INSTITUTO DE MEDICINA INTEGRAL PROF. FERNANDO FIGUEIRA – IMIP

FERNANDO FIGUEIRA

PEDIATRIA

4ª EDIÇÃO

INSTITUTO DE MEDICINA INTEGRAL PROF. FERNANDO FIGUEIRA – IMIP

FERNANDO FIGUEIRA

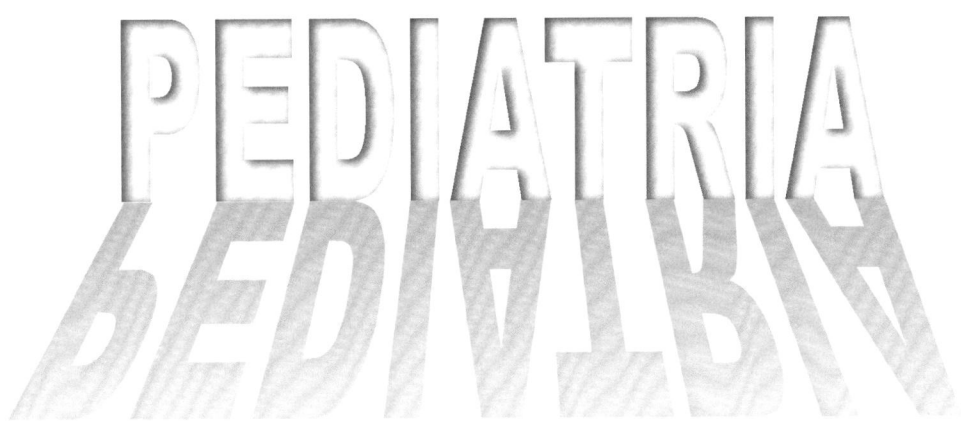

4ª EDIÇÃO

ORGANIZADORES

João Guilherme Bezerra Alves

Médico com doutorado pela Universidade Federal de Pernambuco – UFPE – Recife – PE
Coordenador do Programa de Pós-graduação do Instituto de
Medicina Integral Prof. Fernando Figueira – IMIP
Diretor de Ensino do Instituto de Medicina Integral Prof. Fernando Figueira – IMIP

Otelo Schwambach Ferreira

Médico com mestrado em Pediatria pela Universidade
Federal de Pernambuco – UFPE – Recife – PE
Professor adjunto aposentado do Departamento de Medicina Clínica da
Universidade Federal de Pernambuco – UFPE – Recife – PE

Ruben Rolando Schindler Maggi

Médico com mestrado em Saúde Materno-infantil pelo Instituto de
Medicina Integral Prof. Fernando Figueira – IMIP
Especialização em Pediatria pela Universidade Federal de
Pernambuco – UFPE – Recife – PE – e pela Universidade do Chile
Diretor clínico do HGP do Instituto de Medicina Integral Prof. Fernando Figueira – IMIP
Tutor do Curso de Medicina da Faculdade Pernambucana de Saúde – FPS – Recife – PE

Jailson de Barros Correia

Médico com Doutorado pela Universidade de Liverpool – Inglaterra
Bolsista de Produtividade em Pesquisa do Conselho Nacional de Desenvolvimento Científico e Tecnológico – CNPq
Diretor de Pesquisa do Instituto de Medicina Integral Prof. Fernando Figueira – IMIP
Professor adjunto de Doenças Infecciosas e Parasitárias da Universidade de Pernambuco – UPE – Recife – PE

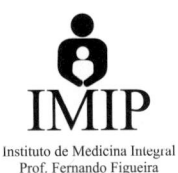

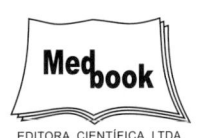

FERNANDO FIGUEIRA – PEDIATRIA – 4ª edição

Direitos exclusivos para a língua portuguesa
Copyright © 2011 by
MEDBOOK – Editora Científica Ltda.

Nota da Editora: Os autores desta obra verificaram cuidadosamente os nomes genéricos e comerciais dos medicamentos mencionados; também conferiram os dados referentes à posologia, objetivando informações acuradas e de acordo com os padrões atualmente aceitos. Entretanto, em função do dinamismo da área de saúde, os leitores devem prestar atenção às informações fornecidas pelos fabricantes, a fim de se certificarem de que as doses preconizadas ou as contraindicações não sofreram modificações, principalmente em relação a substâncias novas ou prescritas com pouca frequência. Os autores e a editora não podem ser responsabilizados pelo uso impróprio nem pela aplicação incorreta de produto apresentado nesta obra.

Apesar de terem envidado o máximo de esforço para localizar os detentores dos direitos autorais de qualquer material utilizado, os organizadores e o editor desta obra estão dispostos a acertos posteriores caso, inadvertidamente, a identificação de algum deles tenha sido omitida.

Reservados todos os direitos. É proibida a duplicação ou reprodução deste volume, no todo ou em parte, sob quaisquer formas ou por quaisquer meios (eletrônico, mecânico, gravação, fotocópia, distribuição na Web, ou outros), sem permissão expressa da Editora.

Editoração Eletrônica: REDB STYLE – Produções Gráficas e Editorial Ltda.

CIP-BRASIL. CATALOGAÇÃO-NA-FONTE
SINDICATO NACIONAL DOS EDITORES DE LIVROS, RJ

F413
4.ed.

    Fernando Figueira : Pediatria / organizadores João Guilherme Bezerra Alves... [et.al]. - 4.ed. - Rio de Janeiro : MedBook, 2011.
    1.728p.

    Inclui bibliografia
    ISBN 978-85-99977-59-0

    1. Pediatria - Manuais, guias, etc. I. Figueira, Fernando, 1919-2003. II. Alves, João Guilherme Bezerra.

10-5187.   CDD: 618.92
            CDU: 616-053.2

07.10.10 07.10.10   021909

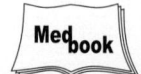

Editora Científica Ltda.
Rua Mariz e Barros, 711 – Maracanã
CEP 20.270-004 – Rio de Janeiro – RJ
Tel.: (21) 2502-4438 • 2569-2524
contato@medbookeditora.com.br
medbook@superig.com.br
www.medbookeditora.com.br

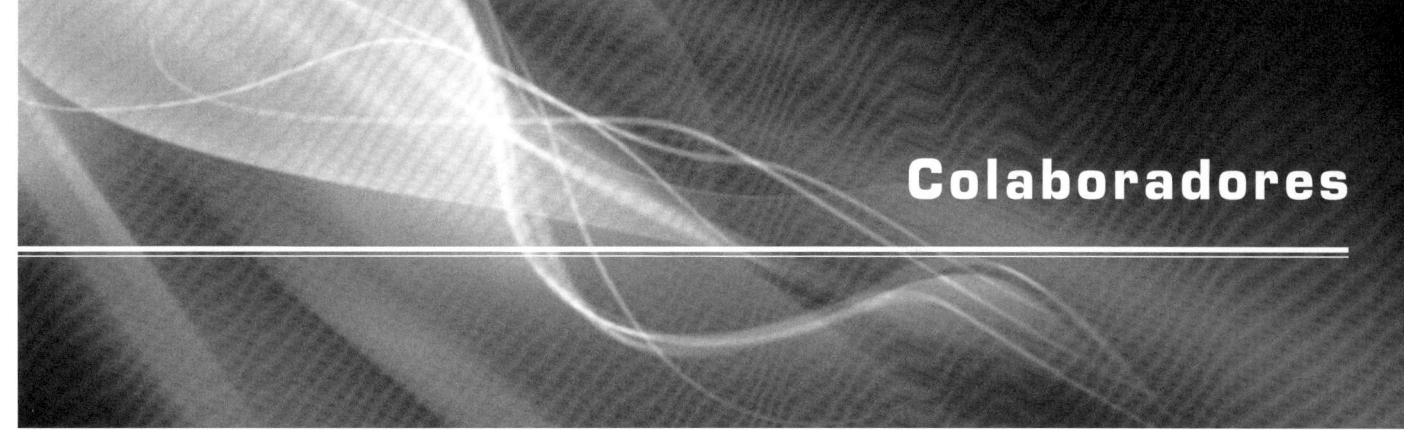

Colaboradores

Adauto Barros Amin
Médico com Doutorado em Pediatria e Puericultura – Universidade Federal do Rio de Janeiro – UFRJ – RJ. Professor de Pediatria da Faculdade de Medicina da Universidade Federal de Juiz de Fora – MG. Chefe do Setor de Nefrologia Pediátrica do Hospital Universitário da Faculdade de Medicina da Universidade Federal de Juiz de Fora – MG. Chefe do Serviço de Nefrologia Pediátrica da Santa Casa de Misericórdia de Juiz de Fora – MG

Adeildo Simões da Silva
Médico com Mestrado em Pediatria pela Universidade Federal de Pernambuco – UFPE – Recife – PE. Professor Adjunto da Disciplina de Neonatologia e Puericultura da Universidade Federal de Pernambuco – UFPE – Recife – PE

Adélia Maria de Miranda Henriques-Souza
Médica Doutoranda em Neurociências e Ciências do Comportamento pela Universidade Federal de Pernambuco – UFPE – Recife – PE. Preceptora dos Residentes de Neurologia da Universidade Federal de Pernambuco – UFPE – e do Hospital da Restauração –Recife – PE. Neurologista Infantil do Instituto de Medicina Integral Prof. Fernando Figueira – IMIP – e do Hospital da Restauração – Recife – PE

Adriana Freitas Lins Pimentel Silva
Cirurgiã-Dentista com Especialização em Ortodopediatria pela Universidade Federal de Pernambuco – UFPE – e Ortodontia pela Faculdade de Odontologia do Recife – FOR – PE. Coordenadora de Saúde Bucal do Distrito Sanitário II da Cidade do Recife – PE. Odontopediatra do Município de Ipojuca – PE

Adriana Oliveira Rodrigues
Assistente Social com Especialização em Gestão Organizacional em Serviços de Saúde da Universidade Federal de Pernambuco – UFPE – Recife – PE. Assistente Social da Unidade de Oncologia Pediátrica do Instituto de Medicina Integral Prof. Fernando Figueira/Centro de Hematologia e Oncologia Pediátrica – IMIP/CEHOPE – Recife – PE

Adriano Almeida Calado
Médico com Doutorado em Urologia pela Universidade Federal de São Paulo – UNIFESP – SP. Urologista Pediátrico do Instituto de Medicina Integral Prof. Fernando Figueira – IMIP. Professor Adjunto de Urologia da Universidade de Pernambuco – UPE – Recife – PE. Chefe do Setor de Urologia Pediátrica do Hospital Universitário Oswaldo Cruz da Universidade de Pernambuco – HUOC – UPE – Recife – PE

Alberto Barros Lima
Médico com Mestrado em Saúde da Criança e Adolescente pela Universidade Federal de Pernambuco – UFPE – Recife – PE. Preceptor da Emergência Pediátrica do Instituto de Medicina Integral Prof. Fernando Figueira – IMIP. Plantonista do Hospital Correia Picanço e da Policlínica Amaury Coutinho – Recife – PE

Alcides da Silva Diniz
Médico com Pós-Doutorado pelo Prince Leopold Institute of Tropical Medicine – Bélgica – e Doutorado em Nutrição pela Universidade Federal de Pernambuco – UFPE – Recife – PE. Professor Associado II do Departamento de Nutrição da Universidade Federal de Pernambuco – UFPE – Recife – PE. Líder do Grupo de Pesquisa na Área de Saúde Pública da Universidade Federal de Pernambuco – UFPE – Recife – PE

Alethéia Soares Sampaio
Doutoranda em Saúde Pública pelo Centro de Pesquisas Ageu Magalhães da Fundação Oswaldo Cruz – Fiocruz – Recife – PE. Médica Infectologista do Serviço de Atendimento Especializado – SAE – HIV/DST do Centro Integrado de Saúde Amaury de Medeiros – CISAM – e da Universidade de Pernambuco – UPE – Recife – PE. Pesquisadora da Fundação Oswaldo Cruz – Fiocruz – Recife – PE. Médica com Mestrado em Medicina Tropical pela Universidade Federal de Pernambuco – UFPE – Recife – PE

Alex Sandro Rolland de Souza
Médico com Doutorado em Saúde Materno-Infantil pelo Instituto de Medicina Integral Prof. Fernando Figueira – IMIP. Médico com Especialização em Ultrassonografia em Ginecologia e Obstetrícia e em Medicina Fetal pela Federação Brasileira de Ginecologia e Obstetrícia – FEBRASGO. Preceptor da Residência Médica em Ginecologia e Obstetrícia e Coordenador da Residência Médica em Medicina Fetal do Instituto de Medicina Integral Prof. Fernando Figueira – IMIP

Alexandre Menezes Caetano
Médico com Residência Médica em Hematologia e Hemoterapia pela Fundação de Hematologia e Hemoterapia de Pernambuco – HEMOPE – Recife – PE. Médico Hematologista Infantil da Fundação de Hematologia e Hemoterapia de Pernambuco – HEMOPE – Recife – PE

Almerinda Maria do Rêgo Silva
Médica com Mestrado em Saúde da Criança e do Adolescente pela Universidade Federal de Pernambuco – UFPE – Recife – PE. Professora Assistente do Departamento Materno-Infantil da Universidade Federal de Pernambuco – UFPE – Recife – PE. Supervisora do Internato de Pediatria do Curso Médico da Universidade Federal de Pernambuco – UFPE – Recife – PE. Coordenadora do Ambulatório de Alergologia e Imunodeficiências Primárias do Centro de Pesquisa em Alergia e Imunologia Clínica do Hospital das Clínicas da Universidade Federal de Pernambuco – UFPE – Recife – PE

Amanda Almeida de Oliveira
Fonoaudióloga Mestranda em Saúde Materno-Infantil, Especialização em Fonoaudiologia Hospitalar pela Faculdade Mauricio de Nassau e em Motricidade Oral com Enfoque em Disfagia pelo Instituto CEFAC – Recife – PE. Fonoaudióloga do Centro de Atenção aos Defeitos da Face do Instituto de Medicina Integral Prof. Fernando Figueira – CADEFI – Recife – PE. Professora do Curso de Especialização em Fonoaudiologia do Instituto de Medicina Integral Prof. Fernando Figueira – IMIP

Ana Carla Lins Neves Gueiros
Médica com Mestrado em Saúde da Criança e do Adolescente pela Universidade Federal de Pernambuco – UFPE – Recife – PE. Médica Endocrinologista Infantil do Instituto de Medicina Integral Prof. Fernando Figueira – IMIP. Tutora do Curso de Medicina da Faculdade de Pernambucana Saúde – FPS – Recife – PE

Ana Carolina Valença Collier
Médica com Especialização em Estrabismo pela Santa Casa de São Paulo – SP. Médica Oftalmologista do Instituto de Medicina Integral Prof. Fernando Figueira – IMIP. Chefe do Departamento de Estrabismo e Oftalmopediatria. Preceptora da Residência Médica do Instituto de Olhos do Recife – IOR – Recife – PE

Ana Catarina Gaioso Lucas Leite
Cirurgiã-Dentista com Doutorado pela Faculdade de Odontologia de Pernambuco – UPE – Recife – PE. Cirurgiã-Dentista Doutoranda em Odontopediatria pela Faculdade de Odontologia de Pernambuco da Universidade de Pernambuco – UPE – Recife – PE. Odontopediatra do Setor de Odontologia do Instituto de Medicina Integral Prof. Fernando Figueira – IMIP

Ana Cláudia de Aquino Carneiro Lacerda
Médica Pediatra e Nefropediatra do Instituto de Medicina Integral Prof. Fernando Figueira – IMIP. Médica do *Staff* de Nefrologia Pediátrica da Unidade Renal do Instituto de Medicina Integral Prof. Fernando Figueira – IMIP

Ana Cláudia Mendonça dos Anjos
Médica com Residência Médica em Onco-Hematologia Pediátrica pelo Centro Infantil de Investigações Hematológicas Dr. Domingos A. Boldrini – Campinas – SP. Hematologista Infantil Assistente da Fundação de Hematologia e Hemoterapia de Pernambuco – HEMOPE – Recife – PE. Hematologista Pediatra do Grupo Intermédica-Notre Dame

Ana Elizabeth Bonifácio da Silva Marques
Médica com Especialização em Cardiologia Pediátrica do Instituto de Medicina Integral Prof. Fernando Figueira – IMIP. Médica Pediatra do Instituto de Medicina Integral Prof. Fernando Figueira – IMIP. Médica Plantonista da Emergência Pediátrica do Hospital da Restauração e do Serviço de Pronto Atendimento do Hospital das Clínicas da Universidade Federal de Pernambuco – Recife – PE

Ana Elizabeth Figueiredo
Médica com Residência em Medicina Comunitária pela Universidade Federal de Pernambuco – UFPE – Recife – PE. Médica Coordenadora do Alojamento Conjunto do Instituto de Medicina Integral Prof. Fernando Figueira – IMIP

Ana Hermínia de Azevedo Ferreira
Médica com Residência Médica em Pediatria e Especialização em Endocrinologia Pediátrica pelo Instituto de Medicina Integral Prof. Fernando Figueira – IMIP. Médica do Ambulatório de Ensino de Pediatria do Instituto de Medicina Integral Prof. Fernando Figueira – IMIP. Médica do Ambulatório Especializado de Endocrinologia Pediátrica do Instituto de Medicina Integral Prof. Fernando Figueira – IMIP

Ana Luiza Diniz Barbosa Macedo
Residência Médica em Pediatria pelo Instituto de Medicina Integral Prof. Fernando Figueira – IMIP. Médica Diarista da Unidade Neonatal do Instituto de Medicina Integral Prof. Fernando Figueira – IMIP

Ana Maria Aldin de Souza Oliveira
Médica com Mestrado em Pediatria. Professora da Disciplina de Pediatria na Universidade Federal de Pernambuco – UFPE – Recife – PE. Preceptora da Residência Médica em Pediatria do Hospital Barão de Lucena– Recife – PE

Ana Maria Campos van der Linden
Médica com Especialização em Neurologia Infantil pelo Hôpital St. Vincent de Paul – Clinique du Prof. Stéphane Thieffry – Université de Paris. Neurologista Infantil do Instituto de Medicina Integral Prof. Fernando Figueira – IMIP

Ana Paula Amaral Pedrosa
Psicóloga com Certificação de Distinção de Conhecimento na Área de Psico-Oncologia pela Sociedade Brasileira de Psico-Oncologia – SBPO – SP. Psicóloga da Unidade de Oncologia Pediátrica do Instituto de Medicina Integral Prof. Fernando Figueira/Centro de Hematologia Oncologia Pediátrica – IMIP/CEHOPE – Recife – PE. Psicóloga Hospitalar do Instituto de Medicina Integral Prof. Fernando Figueira – IMIP

Ana Paula Campos Pereira
Nutricionista com Doutorado em Nutrição pela Universidade Federal de Pernambuco – UFPE – Recife – PE. Nutricionista da Secretaria Estadual de Saúde – Hospital da Restauração – Recife – PE. Pesquisadora e Colaboradora do Grupo de Estudos da Nutrição da Diretoria de Pesquisa do Instituto de Medicina Integral Prof. Fernando Figueira – IMIP

Ana Rodrigues Falbo
Médica com Doutorado em Saúde Pública pela Escola Nacional de Saúde Pública – ENSP – Fundação Oswaldo Cruz – Fiocruz. Líder do Grupo de Pesquisa Estudos de Saúde da Criança no Departamento de Pesquisa do Instituto de Medicina Integral Prof. Fernando Figueira – IMIP. Coordenadora de Tutores da Faculdade Pernambucana de Saúde – FPS – Recife – PE

Analíria Moraes Pimentel
Doutoranda no Curso de Pós-Graduação em Medicina Tropical pela Universidade Federal de Pernambuco – UFPE – Recife – PE. Professora Adjunta da Disciplina de Doenças Infecciosas e Parasitárias da Universidade de Pernambuco – UPE – Recife – PE. Presidente do Departamento de Infectologia Pediátrica da Sociedade de Pediatria de Pernambuco. Membro do Comitê Assessor Permanente em Imunizações do Governo do Estado de Pernambuco e Membro do Núcleo Consultivo em Infectologia Pediátrica da Sociedade Brasileira de Pediatria – SBP

Andréa Echeverria
Psicóloga/Psicanalista com Mestrado em Saúde Materno-Infantil pelo Instituto de Medicina Integral Prof. Fernando Figueira – IMIP. Psicóloga com Especialização em Psicanálise pela Universidade Federal da Paraíba – UFPB. Coordenadora do Curso de Psicologia da Faculdade Pernambucana de Saúde – FPS –Recife – PE

Andréa Rezende Duarte
Mestre em Genética pela Universidade Federal de Pernambuco – UFPE – Recife – PE. Médica Geneticista do Instituto de Medicina Integral Prof. Fernando Figueira – IMIP

Angélica Cordeiro Guimarães
Médica com Especialização em Neonatologia. Médica Neonatologista do Hospital Dom Malan – Petrolina – PE

Anna Cleide Valois Montarroyos de Moraes
Médica Residente em Pediatria pelo Instituto de Medicina Integral Prof. Fernando Figueira – IMIP. Pediatra Médica Assistente do Instituto de Medicina Integral Prof. Fernando Figueira – IMIP. Pediatra Plantonista do Hospital Otávio de Freitas – Recife – PE

Antônio Carlos dos Santos Figueira
Médico com Doutorando em Bioética pela Universidade do Porto – Portugal. Mestrado em Saúde Materno-Infantil pela Universidade de Londres. Presidente do Instituto de Medicina Integral Prof. Fernando Figueira – IMIP. Presidente da Faculdade Pernambucana de Saúde – FPS – Recife – PE. Membro da Academia Pernambucana de Medicina

Antônio Milton Lima Garcia
Médico com Especialização em Neurologia Infantil pelo Hospital de Clínicas de Porto Alegre – RS. Neurologista Infantil do Instituto de Medicina Integral Prof. Fernando Figueira – IMIP. Neurologista Infantil do Hospital da Restauração – Recife – PE

Antonio Sergio Petrilli
Médico com Doutorado em Pediatria e Ciências Aplicadas à Pediatria pela Universidade Federal de São Paulo – UNIFESP. Superintendente Geral e Oncologista Pediatra do Grupo de Apoio ao Adolescente e à Criança com Câncer – GRAACC – São Paulo – SP. Professor Associado do Departamento de Pediatria da Universidade Federal de São Paulo – UNIFESP

Anuska Elizabeth Loureiro Lins da Gama
Médica com Especialização em Cardiologia Pediátrica pelo Instituto de Medicina Integral Prof. Fernando Figueira – IMIP. Médica Diarista do Pós-Operatório de Cirurgia Cardíaca UTI Pediátrica do Instituto de Medicina Integral Prof. Fernando Figueira – IMIP. Médica Plantonista da UTI Pediátrica do Hospital Barão de Lucena– Recife – PE

Arli Diniz Oliveira Melo Pedrosa
Psicóloga com Mestrado em Gestão Hospitalar pelo Universidade de Pernambuco – UPE. Especialização em Administracion Hospitalaria y Sistemas de Salud pela Universidad Autonoma de Madrid – UAM – Espanha. Especialização em Psicologia Hospitalar pelo Conselho Regional de Pernambuco e Certificação de Distinção de Conhecimento na Área de Psico-Oncologia pela Sociedade Brasileira de Psico-Oncologia – SBPO – SP. Psicóloga e Diretora Administrativa da Unidade de Oncologia Pediátrica do Instituto de Medicina Integral Prof. Fernando Figueira/Centro de Hematologia e Oncologia Pediátrica – IMIP/CEHOPE – Recife – PE. Diretora Presidente do Núcleo de Apoio à Criança com Câncer – NACC – Recife – PE

Aronita Rosenblatt
Cirurgião-Dentista com Pós-Doutorado Departamento de Epidemiologia e Saúde Pública-University College London e Doutorado em Odontopediatria pela Faculdade de Odontologia de Pernambuco da Universidade de Pernambuco – UPE – Recife – PE – e pela University College – Londres. Professora Titular de Odontopediatria da Universidade de Pernambuco – UPE – Recife – PE. Professora Visitante da School of Dental Medicine e Children's Hospital Harvard. Senior Clinical Investigator – Forsyth Institute – Boston

Audrey Violeta Martins de Vasconcelos
Médica Mestranda em Ciências da Saúde pela Faculdade de Ciências Médicas da Universidade Federal de Pernambuco – UFPE – Recife – PE. Médica Hematologista Infantil da Fundação de Hematologia e Hemoterapia de Pernambuco – HEMOPE – Recife – PE. Responsável Técnica da Agência Transfusional do Hospital da Restauração – Recife – PE

Bárbara Guiomar Sales Gomes da Silva
Médica com Mestrado em Neuropsiquiatria e Ciências do Comportamento pela Universidade Federal de Pernambuco – UFPE – Recife – PE. Médica Intensivista do Hospital das Clínicas da Universidade Federal de Pernambuco – UFPE – Recife – PE. Médica Assistente da Unidade de Endocrinologia Pediátrica do Hospital das Clínicas Universidade Federal de Pernambuco – UFPE – Recife – PE

Bernadete de Lourdes Liphaus
Médica com Doutorado em Ciências pela Faculdade de Medicina da Universidade de São Paulo – UFSP. Médica do Laboratório de Investigações Médicas (LIM) 36 do Instituto da Criança do Departamento de Pediatria da FMUS

Bertoldo Kruse Grande de Arruda
Médico com Doutorado Reconhecido pelo Conselho Federal de Educação do Ministério da Educação e pelo Conselho Coordenador de Ensino e Pesquisa da Universidade Federal de Pernambuco. Vice-Presidente do Instituto de Medicina Integral Prof. Fernando Figueira – IMIP. Membro da Comissão Assessora do Programa Nacional de Reorientação e Formação Profissional em Saúde: Pró-Saúde, do Ministério da Saúde e Ministério da Educação, desde 2005. Docente do Programa de Pós-Graduação em Saúde Materno-Infantil do Instituto de Medicina Integral Prof. Fernando Figueira – IMIP

Bettina Barbosa Duque Figueira
Médica com Mestrado em Perinatologia pelo Hospital do Servidor Público Estadual de São Paulo – SP. Médica Neonatologista e preceptora de Residência Médica em Pediatria do Hospital Municipal Dr. Carmino Caricchio e da Maternidade Leonor Mendes de Barros – São Paulo – SP

Cândida Augusta Rebêlo de Moraes Guerra
Cirurgiã-Dentista com Mestrado e Especialização em Odontopediatria pela Faculdade de Odontologia de Pernambuco da Universidade de Pernambuco – UPE – Recife – PE. Odontopediatra do Setor de Odontologia do Instituto de Medicina Integral Prof. Fernando Figueira – IMIP

Carla Baptista Vasquez Cordeiro
Fonoaudióloga com Especialização em Audiologia pela Universidade Católica de Pernambuco – UNICAP. Fonoaudióloga com Especialização em Voz pela Universidade Federal de Pernambuco – UFPE – Recife – PE. Fonoaudióloga do Instituto de Medicina Integral Prof. Fernando Figueira – IMIP

Carla Renata Pacheco Donato Macedo
Médica com Mestrado em Pediatria pela Universidade Federal de São Paulo – UNIFESP. Médica com Residência Médica em Pediatria pelo Hospital Infantil Darcy Vargas. Oncologista Pediatra do Grupo de Apoio ao Adolescente e à Criança com Câncer – GRAACC – Grupo de Apoio ao Adolescente – São Paulo – SP

Carlos Alberto Longui
Médico com Pós-Doutorado em Endocrinologia Molecular – National Institutes of Health – EUA. Professor Adjunto da Faculdade de Ciências Médicas da Santa Casa de São Paulo – SP. Membro do Corpo Editorial do Periódico Pediatria Moderna

Carlos Alexandre Antunes de Brito
Médico com Doutorado em Saúde Pública pelo CPqAM da Fundação Oswaldo Cruz – Fiocruz. Professor Adjunto da Universidade Federal de Pernambuco – UFPE – Recife – PE. Consultor da Secretaria de Saúde do Estado, MS em Dengue e Pesquisador do CNPq

Carlos Noronha Neto
Médico Doutorando em Saúde Materno-Infantil pelo Instituto de Medicina Integral Prof. Fernando Figueira – IMIP. Mestre em Tocoginecologia pela Universidade de Pernambuco – UPE – Recife – PE. Preceptor da Residência Médica em Medicina Fetal do Instituto de Medicina Integral Prof. Fernando Figueira – IMIP. Preceptor da Residência Médica em Tocoginecologia da Maternidade Monteiro de Moraes – CISAM – Recife – PE

Carolina de Fátima Oliveira Melo
Médica com Especialização em Pediatria pela Universidade Federal de São Paulo – UNIFESP. Oncologista Pediatra da Unidade de Oncologia Pediátrica do Instituto de Medicina Integral Prof. Fernando Figueira/Centro de Hematologia e Oncologia Pediátrica – IMIP/CEHOPE – Recife – PE

Carolina Prado Diniz
Médica com Mestrado em Obstetrícia pela Universidade Federal de São Paulo – UNIFESP – SP. Médica com Especialização em Medicina Fetal pela Federação Brasileira das Associações de Ginecologia e Obstetrícia – FEBRASGO – SP. Médica Ultrassonografista no Hospital Regional de Juazeiro, Administrado pelo Instituto de Medicina Integral Prof. Fernando Figueira – IMIP – BA

Clarissa Maria Dubeux Lopes Barros
Psicóloga com Mestrado em Psicologia Clínica pela Universidade Católica de Pernambuco – UNICAP – Recife – PE. Psicóloga do Instituto de Medicina Integral Prof. Fernando Figueira – IMIP. Tutora do Curso de Psicologia da Faculdade Pernambucana de Saúde – FPS – Recife – PE

Cláudia Corrêa de Araújo
Médica com Mestrado em Saúde da Criança e do Adolescente pela Universidade Federal de Pernambuco – UFPE – Recife – PE. Cirurgiã Pediátrica do Instituto de Medicina Integral Prof. Fernando Figueira – IMIP. Cirurgiã Pediátrica da Secretaria de Saúde do Estado de Pernambuco no Hospital da Restauração – Recife – PE. Cirurgiã Pediátrica da Universidade de Pernambuco – UPE – Recife – PE

Cláudia Marina Tavares de Araújo
Fonoaudióloga com Doutorado em Nutrição pela Universidade Federal de Pernambuco – UFPE – Recife – PE. Professora Adjunta do Departamento de Fonoaudiologia do Centro de Ciências da Saúde da Universidade Federal de Pernambuco – UFPE – Recife – PE

Cláudia Virgínia de Araújo Dantas
Cirurgiã Pediátrica do Instituto de Medicina Integral Prof. Fernando Figueira – IMIP. Cirurgiã Pediátrica do Hospital Barão de Lucena – Recife – PE

Cláudio de Oliveira Andrade Marques
Médico com Residência em Ortopedia pelo Hospital das Clínicas da Universidade Federal de Pernambuco – UFPE – Recife – PE. Ortopedista do Instituto de Medicina Integral Prof. Fernando Figueira – IMIP. Ortopedista do Hospital Otávio de Freitas – Recife – PE

Cleide Fernandes Teixeira
Fonoaudióloga com Doutorado em Saúde Pública pelo Centro de Pesquisa Aggeu Magalhães CPqAM/Fiocruz – Recife – PE. Fonoaudióloga com Especialização em Audiologia Pública pelo Centro de Pesquisa Aggeu Magalhães CPqAM/Fiocruz – Recife – PE. Professora do Curso de Fonoaudiologia da Universidade Federal de Pernambuco – Recife – PE

Cleusa Cavalcanti Lapa Santos
Médica com Mestrado em Medicina Interna pela Universidade Federal de Pernambuco – UFPE – Recife – PE. Chefe do Setor de Cardiopediatria do Instituto de Medicina Integral Prof. Fernando Figueira – IMIP. Cardiologista Pediátrica do Hospital das Clínicas da Universidade Federal de Pernambuco – UFPE – e Cardiologista Pediátrica do Instituto do Coração de Pernambuco – Recife – PE

Coeli Regina Carneiro Ximenes
Fonoaudióloga com Mestrado em Saúde Materno-Infantil pelo Instituto de Medicina Integral Professor Fernando Figueira – IMIP. Fonoaudióloga do Instituto de Medicina Integral Prof. Fernando Figueira – IMIP. Fonoaudióloga do Real Instituto de Otorrino e Fonoaudiologia do Real Hospital Português de Beneficência – RHP – Recife – PE. Professora do Curso de Especialização em Motricidade Oral do Instituto de Medicina Integral Prof. Fernando Figueira – IMIP

Cristiane Kochi
Médica com Doutorado em Medicina pela Faculdade de Ciências Médicas da Santa Casa de São Paulo – SP. Professora Adjunta da Faculdade de Ciências Médicas da Santa Casa de São Paulo – SP. Médica Pediatra da Irmandade da Santa Casa de Misericórdia de São Paulo – SP

Cristina de Paula Quirino Mello
Médica com Especialização em Pediatria pela Universidade de Pernambuco – UPE – Recife – PE. Médica Cardiologista Pediátrica do Instituto de Medicina Integral Prof. Fernando Figueira – IMIP. Médica Plantonista da UTI de Cardiopediatria do Pronto-Socorro Cardiológico de Pernambuco – PROCAPE – Recife – PE

Cristine Barboza Beltrão
Médica com Mestrado em Endocrinologia pelo Hospital das Clínicas da Faculdade de Medicina da Universidade de São Paulo – HCFM – USP. Pediatra do Ambulatório de Endocrinologia Pediátrica do Hospital Santa Clara – Recife – PE. Pediatra do Real Hospital Português – Recife – PE

Cynthia de Araújo Barros
Médica com Mestrado em Saúde Materno-Infantil pelo Instituto de Medicina Integral Prof. Fernando Figueira – IMIP. Médica com Especialização em Cancerologia Pediátrica pela Sociedade Brasileira de Oncologia Pediátrica – SOBOPE – SP. Oncologista Pediatra da Unidade de Oncologia Pediátrica do Instituto de Medicina Integral Prof. Fernando Figueira/Centro de Hematologia e Oncologia Pediátrica – IMIP/CEHOPE – Recife – PE

Cynthia Waechter Rodrigues Borba Maranhão
Médica com Especialização em Endocrinologia pelo Hospital Agamenon Magalhães – Recife – PE. Preceptora da Enfermaria de Pediatria e Supervisora da Residência Médica em Pediatria do Hospital Barão de Lucena – Recife – PE. Ambulatório de Endocrinologia Infantil dos Planos Santa Clara e Grupo Saúde – Recife – PE

Daniel Damiani
Biomédico pela Universidade de Santo Amaro – UNISA – SP. Professor de Neurociências da Faculdade de Santa Marina – SP

Daniela Mayumi Takano
Médica com Mestrado em Patologia pela Universidade Federal de Pernambuco – UFPE – Recife – PE. Médica Dermatopatologista do Serviço de Dermatologia do Instituto de Medicina Integral Prof. Fernando Figueira – IMIP. Médica Dermatopatologista do Centro de Estudos de Dermatologia do Recife – CEDER

Daniela Saraiva Guerra Lopes
Médica Residente em Pediatria do Instituto de Medicina Integral Prof. Fernando Figueira – IMIP

Danielle Cintra Bezerra Brandão
Médica com Especialização em Neonatologia pelo Instituto de Medicina Integral Prof. Fernando Figueira – IMIP. Neonatologista da Unidade Neonatal do Instituto de Medicina Integral Prof. Fernando Figueira – IMIP

Deborah Foinquinos Krause
Psicóloga com Mestrado em Psicologia Clínica pela Universidade de Brasília – UNB. Coordenadora do Serviço de Psicologia do Instituto de Medicina Integral Prof. Fernando Figueira – IMIP. Tutora do Curso de Psicologia da Faculdade Pernambucana de Saúde – FPS – Recife – PE

Délia Maria de Moura Lima Herrmann
Médica com Doutorado em Ciências da Saúde pela Universidade de São Paulo – USP – SP. Professora Adjunta de Pediatria da Faculdade de Medicina da Universidade Federal de Alagoas – UFAL – AL

Demócrito de Barros Miranda Filho
Médico com Doutorado em Medicina Tropical da Faculdade de Medicina pela Universidade de São Paulo – USP. Médico do Núcleo de Epidemiologia e Comissão de Controle de Infecção Hospitalar do Hospital Barão de Lucena – Recife – PE. Professor Adjunto da Disciplina de Doenças Infecciosas e Parasitárias da Universidade de Pernambuco – UPE – Recife – PE

Durval Damiani
Médico com Doutorado em Medicina pela Universidade de São Paulo – USP. Professor Livre-Docente e Chefe da Unidade de Endocrinologia Pediátrica do Instituto da Criança – Hospital das Clínicas da Faculdade de Medicina da Universidade de São Paulo – USP. Membro do Corpo Editorial do Periódico International Journal of Pediatric Endrocrinology e do Journal of Pediatric Endrocrinology Metabolism

Edjane Figueiredo Burity
Médica com Mestrado em Saúde da Criança e do Adolescente pela Universidade Federal de Pernambuco – UFPE – Recife – PE. Pneumologista Pediátrica do Hospital Infantil Helena Moura – Recife – PE. Médica Preceptora do Centro de Alergia e Imunologia em Pediatria do Hospital das Clínicas da Universidade Federal de Pernambuco – UFPE – Recife – PE

Eduarda Pontual Santos
Psicóloga com Mestrado em Saúde Materno-Infantil pelo Instituto de Medicina Integral Prof. Fernando Figueira – IMIP. Psicóloga do Instituto de Medicina Integral Prof. Fernando Figueira – IMIP. Tutora do Curso de Psicologia da Faculdade Pernambucana de Saúde – FPS – Recife – PE

Edna Maria de Albuquerque Diniz
Médica com Doutorado pelo Departamento de Pediatria da Faculdade de Medicina da Universidade de São Paulo – SP. Professora da Pós-Graduação e da Graduação do Departamento de Pediatria da Faculdade de Medicina da Universidade de São Paulo em RDIDP. Coordenadora de Ensino e Pesquisa em Neonatologia do Hospital Universitário da Universidade de São Paulo – SP

Eduardo Cavalcanti Lapa Santos
Médico com Especialização em Clínica Médica pela Sociedade Brasileira de Clínica Médica – SBCM. Médico Residente de Cardiologia pelo INCOR – Hospital das Clínicas da Faculdade de Medicina de São Paulo – HC-FMUSP. Médico Assistente do Pronto-Socorro do Hospital do Servidor Público Estadual do Estado de São Paulo – IAMSPE

Eduardo Jorge da Fonseca Lima
Doutorado em curso em Saúde Materno-Infantil pelo Instituto de Medicina Integral Prof. Fernando Figueira – IMIP. Mestrado em Saúde da Criança pela Universidade Federal de Pernambuco – UFPE – Recife – PE. Coordenador Geral das Residências e Estágios do Instituto de Medicina Integral Prof. Fernando Figueira – IMIP. Diretor da Pós-Graduação da Sociedade Brasileira de Pediatria – SBP (2010-2013). Coordenador do Serviço de Pediatria do Hospital Esperança – Recife – PE

Eduardo Just da Costa e Silva
Médico Doutorando e Mestrado em Saúde da Criança e do Adolescente pela Universidade Federal de Pernambuco – UFPE – Recife – PE. Preceptor da Residência Médica em Diagnóstico por Imagem e Radiologista do Instituto de Medicina Integral Prof. Fernando Figueira – IMIP. Tutor do Laboratório de Anatomia por Imagem da Faculdade Pernambucana de Saúde – FPS – Recife – PE

Edvaldo da Silva Souza
Médico com Doutorado em Saúde Materno-Infantil pelo Instituto de Medicina Integral Prof. Fernando Figueira – IMIP e Mestrado em Imunologia de Doenças Infecciosas pela Universidade de Londres. Médico Assistente do Hospital-Dia do Instituto de Medicina Integral Prof. Fernando Figueira – IMIP. Tutor do 3º Ano e Coordenador do 4º Ano do Curso de Medicina na Faculdade Pernambucana de Saúde – FPS – Recife – PE. Membro do Grupo de Estudos da Saúde da Criança – Diretoria de Pesquisa do Instituto de Medicina Integral Prof. Fernando Figueira – IMIP

Eleazar Menezes Araújo
Médico com Mestrado em Ciências da Saúde pela Universidade de Pernambuco – UPE – Recife – PE. Urologista Pediátrico do Instituto de Medicina Integral Prof. Fernando Figueira – IMIP. Urologista da Associação de Assistência à Criança Deficiente – AACD – Recife – PE

Eliana Biondi Medeiros Guidoni
Médica com Doutorado e Mestrado em Pediatria pela Faculdade de Ciências Médicas da Santa Casa de São Paulo – FCMSCSP – SP. Professora Assistente do Serviço de Nefrologia do Departamento de Pediatria da Santa Casa de São Paulo – FCMSC – SP. Médica Assistente do Serviço de Nefrologia do Departamento de Pediatria da Santa Casa de Misericórdia de São Paulo – SP

Eliane Nóbrega Albuquerque
Psicóloga Mestranda em Hebiatria pela Universidade de Pernambuco – UPE – Recife – PE. Psicóloga com Especialização em Psicologia Hospitalar com Habilitação em Saúde da Família pelo Centro de Psicologia Hospitalar e Domiciliar do Nordeste – CPHD. Psicóloga Hospitalar do Instituto de Medicina Integral Prof. Fernando Figueira – IMIP

Eliane Siqueira Campos Gonzalez
Médica Pediatra com Mestrado em Saúde Materno-Infantil pelo Instituto de Medicina Integral Prof. Fernando Figueira – IMIP. Pesquisadora do Grupo de Estudos em Nutrição da Diretoria de Pesquisa do Instituto de Medicina Integral Prof. Fernando Figueira – IMIP – Diretoria de Pesquisa – Estudos da Nutrição. Coordenadora do Núcleo de Epidemiologia do Hospital de Pediatria Helena Moura – Recife – PE. Técnica de Nível Superior de Planejamento em Saúde da Secretaria Municipal de Saúde de Olinda

Elsa Regina Justo Giugliani
Médica com Pós-Doutorado em Saúde Materno-Infantil pela Universidade de Londres – Reino Unido e Pós-Doutorado pela Universidade de Johns Hopkins – Baltimore, Estados Unidos. Coordenadora da Área Técnica de Saúde da Criança e Aleitamento Materno do Ministério da Saúde. Professora de Pediatria da Faculdade de Medicina da Universidade Federal do Rio Grande do Sul – UFRG

Emanuel Sávio Cavalcanti Sarinho
Médico com Doutorado em Medicina pela Universidade de Pernambuco – UPE – Recife – PE. Professor Adjunto IV e da Pós-Graduação em Saúde da Criança e do Adolescente da Universidade Federal de Pernambuco – UFPE – Recife – PE. Vice-Coordenador da Residência Médica e Supervisor da Residência Médica em Imunologia do Hospital das Clínicas da Universidade Federal de Pernambuco – UFPE – Recife – PE

Enilson Sabino da Silva
Médico com Mestrado em Saúde Materno-Infantil pelo Instituto de Medicina Integral Prof. Fernando Figueira – IMIP. Cirurgião Pediátrico do Instituto de Medicina Integral Prof. Fernando Figueira – IMIP. Chefe da Cirurgia Pediátrica do Hospital da Polícia Militar de Pernambuco – Recife – PE

Érika Furtado de Azevedo
Médica com Mestrado em Saúde Materno-Infantil pelo Instituto de Medicina Integral Prof. Fernando Figueira – IMIP. Médica com Especialização em Cancerologia Pediátrica pela Sociedade Brasileira de Oncologia Pediátrica – SOBOPE – SP. Oncologista Pediatra da Unidade de Oncologia Pediátrica do Instituto de Medicina Integral Prof. Fernando Figueira/Centro de Hematologia e Oncologia Pediátrica – IMIP/CEHOPE – Recife – PE

Eunice Mitiko Okuda
Médica com Doutorado em Pediatria com Área de Concentração em Reumatologia Pediátrica pela Faculdade de Ciências Médicas Santa Casa de São Paulo – SP. Médica Assistente do Serviço de Reumatologia do Departamento de Pediatria da Irmandade da Santa Casa de São Paulo – SP. Membro do Departamento de Reumatologia Pediátrica da Sociedade Pediatria de São Paulo – SP

Fábia Michelle Rodrigues de Araújo
Médica com Mestrado em Saúde Materno-Infantil pelo Instituto de Medicina Integral Prof. Fernando Figueira – IMIP. Médica Pediatra do Instituto de Medicina Integral Prof. Fernando Figueira – IMIP. Médica Hematologista Infantil da Fundação de Hematologia e Hemoterapia de Pernambuco – HEMOPE – Recife – PE. Hematologista e Hemoterapeuta do Hospital Universitário Oswaldo Cruz – HUOC – Recife – PE. Responsável Técnica da Agência Transfusional do Instituto de Medicina Integral Prof. Fernando Figueira – IMIP

Fabiana Araújo Sperandio
Médica com Doutorando em Otorrinolaringologia pela Universidade de São Paulo – USP. Coordenadora da Residência Médica em Otorrinolaringologia do Instituto de Medicina Integral Prof. Fernando Figueira – IMIP

Fábio Marinho do Rego Barros
Médico com Mestrado em Ciências da Saúde pela Universidade Federal de Pernambuco – UFPE – Recife – PE. *Fellowship* em Hepatologia pela Washington University in Saint Louis – Missouri – USA. Hepatologista do Real Hospital Português – Recife – PE. Preceptor da Residência de Gastroenterologia do Hospital das Clínicas da Universidade Federal de Pernambuco – UFPE – Recife – PE

Fernanda Maria Ulisses Montenegro
Médica com Doutorado em Saúde Materno-Infantil pelo Instituto de Medicina Integral Prof. Fernando Figueira – IMIP. Médica do Ambulatório de Pediatria do Instituto de Medicina Integral Prof. Fernando Figueira – IMIP. Tutora do Curso de Medicina da Faculdade Pernambucana de Saúde – FPS – Recife – PE

Fernando Antônio Ribeiro de Gusmão Filho
Médico com Doutorado em Saúde Pública pelo Centro de Pesquisas Ageu Magalhães da Fundação Oswaldo Cruz – Fiocruz – Recife – PE. Médico do Núcleo Hospitalar de Epidemiologia do Instituto de Medicina Integral Professor Fernando Figueira – IMIP. Professor de Medicina da Universidade de Pernambuco – UPE – Recife – PE

Fernando Jorge dos Santos Figueira (In Memoriam)
Criador do Instituto de Medicina Integral Prof. Fernando Figueira – IMIP

Fernando Kok
Médico com Doutorado em Neurologia pela Universidade de São Paulo – USP – SP. Médico Assistente do Serviço de Neurologia Infantil do Hospital das Clínicas da Universidade de São Paulo – USP – SP. Consultor em Erros Inatos do Metabolismo do Centro de Medicina Diagnóstica Fleury

Flávia Miranda Gomes de Constantino Bandeira
Médica com Doutorado em Saúde Pública pela Fundação Oswaldo Cruz – Fiocruz. Médica com Mestrado em Pediatria pela Universidade Federal de Pernambuco – UFPE – Recife – PE. Regional Medical Advisor – Novo Nordisk – Índia

Florisbela de Arruda Camara e Siqueira Campos
Nutricionista com Doutorado em Nutrição pela Universidade Federal de Pernambuco – UFPE – Recife – PE. Nutricionista com Mestrado em Nutrição em Saúde Pública pela Universidade Federal de Pernambuco – UFPE – Recife – PE. Professora Associada II na Universidade Federal de Pernambuco – UFPE – Recife – PE

Francisco de Paula Ramos Pedrosa
Médico com Especialização em Cancerologia Pediátrica pela Sociedade Brasileira de Oncologia Pediátrica – SOBOPE – SP. Oncologista Pediatra e Diretor Médico da Unidade de Oncologia Pediátrica do Instituto de Medicina Integral Prof. Fernando Figueira/Centro de Hematologia e Oncologia Pediátrica – IMIP/CEHOPE – Recife – PE

Francisco Faustino de Albuquerque Carneiro de França
Médico com Especialização em Cardiologia e Ecocardiografia pela Sociedade Brasileira de Cardiologia – SBC. Médico Responsável pela Seção de Eletrocardiografia e Tele-Eletrocardiografia do Instituto Dante Pazzanese de Cardiologia – São Paulo – SP

Francylene Malheiros Cesar de Macedo
Médica com Especialização em Pneumologia Pediátrica pelo Instituto de Medicina Integral Prof. Fernando Figueira – IMIP. Pneumologista Pediátrica do Hospital Infantil Helena Moura – Recife – PE

Frederick Lapa Santos Filho
Médico com Residência em Psiquiatria pelo Hospital das Clínicas da Universidade Federal de Pernambuco – UFPE – Recife – PE. Médico Psiquiatra do Instituto de Medicina Integral Prof. Fernando Figueira – IMIP

Frederick Lapa Santos
Médico com Mestrado em Medicina Interna pela Universidade Federal de Pernambuco – UFPE – Recife – PE. Assistente de Cardiologia e Médico Assistente do Hospital das Clínicas da Universidade Federal de Pernambuco – UFPE – Recife – PE. Tutor do Curso de Medicina da Faculdade Pernambucana de Medicina – FPS – Recife – PE

G. J. Ebrahim
Professor Emérito do Instituto de Saúde da Criança da Universidade de Londres. Editor-Chefe do Journal of Tropical Pediatrics. Pesquisador e Colaborador do Royal Institute of Public Health – Londres

Gabriela da Câmara Lima Gomes de Mattos
Médica Neonatologista da Unidade Neonatal do Instituto de Medicina Integral Prof. Fernando Figueira – IMIP

Gabriela Ferraz Leal
Doutora em Genética pela Universidade Federal de Pernambuco – UFPE – Recife – PE. Médica Geneticista do Instituto de Medicina Integral Prof. Fernando Figueira – IMIP. Médica Geneticista da Universidade de Pernambuco – UPE – Recife – PE

Geisy Maria de Souza Lima
Médica com Mestrado em Saúde Materno-Infantil pela Universidade Federal de Pernambuco – UFPE – Recife – PE. Coordenadora da Neonatologia do Instituto de Medicina Integral Prof. Fernando Figueira – IMIP. Professora Assistente de Puericultura da Universidade de Pernambuco – UPE – Recife – PE

Georgia Veras de Araujo
Médica com Residência em Pediatria e Pneumologia Pediátrica pelo Instituto de Medicina Integral Prof. Fernando Figueira – IMIP. Pediatra Preceptora do Instituto de Medicina Integral Prof. Fernando Figueira – IMIP. Pediatra da Prefeitura do Recife – PE

Geraldo José Ribeiro Dantas Furtado
Médico Doutorando em Neurociências pela Universidade Federal de Pernambuco – UFPE – Recife – PE. Chefe do Serviço de Neurocirurgia Pediátrica do Instituto de Medicina Integral Prof. Fernando Figueira – IMIP. Tutor do Curso de Medicina da Faculdade Pernambucana de Saúde – FPS – Recife – PE

Gerlane Alves Pontes da Silva
Médica com Especialização em Administração Hospitalar pela Fundação Oswaldo Cruz – Fiocruz – ENSP. Médica Coordenadora Hospital-DIA/HIV do Instituto de Medicina Integral Prof. Fernando Figueira – IMIP

Getúlio de Albuquerque Trigueiro
Professor Adjunto Aposentado de Pediatria da Universidade Federal de Pernambuco – UFPE – Recife – PE. Pediatra do Serviço de Doenças Respiratórias do Instituto de Medicina Integral Prof. Fernando Figueira – IMIP

Gilene Maria Wanderley da Cunha
Médica com Residência em Pediatria e Neonatologia pelo Instituto de Medicina Integral Prof. Fernando Figueira – IMIP. Coordenadora Estadual do Programa de Reanimação Neonatal da Sociedade Brasileira de Pediatria – SBP – PE

Giorgio Tamburlini
Médico com Doutorado em Saúde da Criança e Perinatologia. Consultor da Organização Mundial de Saúde. Diretor de Pesquisa do Istituto di Saúde Infantil Ricovero e Cura a Carattere Scientifico Burlo Garofalo – Trieste – Itália

Giselia Alves Pontes da Silva
Médica com Doutorado em Pediatria e Ciências Aplicadas à Pediatria pela Universidade Federal de São Paulo – UFSP – SP. Professora Titular do Departamento de Saúde Materno-Infantil da Universidade Federal de Pernambuco – UFPE – Recife – PE

Gustavo Gonçalves de Torres
Médico com Especialização em Coluna na Santa Casa de Misericórdia – SP. Médico Ortopedista do Instituto de Medicina Integral Prof. Fernando Figueira – IMIP. Membro Titular da Sociedade Brasileira de Ortopedia e Traumatologia – SBOT – e da Sociedade Brasileira de Coluna – SBC

Guttemberg Alexandre da Cunha Cruz
Membro Titular da Sociedade Brasileira de Ortopedia e Traumatologia – SBOT. Médico Ortopedista do Instituto de Medicina Integral Prof. Fernando Figueira – IMIP. Médico Ortopedista na Emergência Pediátrica do Hospital da Restauração – Recife – PE

Haiana Charifker Schindler
Médica com Doutorado em Medicina Tropical pela Universidade Federal de Pernambuco – UFPE – Recife – PE. Professora Adjunta da Universidade Federal de Pernambuco – UFPE – Recife – PE. Pesquisadora Titular do CPqAM da Fundação Oswaldo Cruz – Fiocruz

Hegla Virginia Florêncio de Melo Prado
Médica com Mestrado em Saúde Materno-Infantil pelo Instituto de Medicina Integral Prof. Fernando Figueira – IMIP. Coordenadora da Graduação do Instituto de Medicina Integral Prof. Fernando Figueira – IMIP. Preceptora das Enfermarias de Pediatria Clínica do Instituto de Medicina Integral Prof. Fernando Figueira – IMIP

Hélder Lima Leite
Médico com Especialização em Pediatria e em Neonatologia pela Sociedade Brasileira de Pediatria – SBP. Médico Assistente e Preceptor de Residência Médica em Pediatria da UTI Pediátrica do Hospital da Restauração – Recife – PE

Hélio van der Linden Júnior
Médico com Especialização em Neurologia Infantil pelo Hospital das Clínicas da Faculdade de Medicina da Universidade de São Paulo – USP – SP. Neurologista Infantil e Neurofisiologista do Instituto de Neurologia de Goiânia, do Hospital de Clínicas e da Reabilitação Vila São Bento Cottolengo – Trindade – GO. Neurologista Infantil do Centro de Reabilitação e Readequação Dr. Henrique Santillo. CRER – HC – Trindade – GO

Ida Cristina Fereira Leite (In Memoriam)
Nutricionista com Doutorado em Nutrição em Saúde Pública pela Universidade Federal de Pernambuco – UFPE – Recife – PE. Pesquisadora do Grupo de Estudos em Nutrição da Diretoria de Pesquisas do Instituto de Medicina Integral Prof. Fernando Figueira – IMIP. Nutricionista (Nutrição Clínica) da Secretaria de Saúde do Estado de Pernambuco – Hospital da Restauração – Recife – PE

Ilma Kruze Grande de Arruda
Nutricionista com Doutorado em Nutrição pela Universidade Federal de Pernambuco – UFPE – Recife – PE. Professora Associada 3 do Depto. de Nutrição e Preceptora de Residência em Nutrição da Universidade Federal de Pernambuco – UFPE – Recife – PE. Líder do Grupo de Pesquisa na Área de Nutrição Clínica da Universidade Federal de Pernambuco – UFPE – Recife – PE. Colaboradora do Grupo de Estudos em Nutrição da Diretoria de Pesquisa do Instituto de Medicina Integral Prof. Fernando Figueira – IMIP

Iracy Boeckmann de Andrade
Fonoaudióloga com Especialização em Psicologia Hospitalar. Fonoaudióloga do Instituto de Medicina Integral Prof. Fernando Figueira – IMIP

Iracy de Oliveira Araújo
Médica com Especialização em Nefrologia Pediátrica pelo Instituto de Medicina Integral Prof. Fernando Figueira – IMIP. Nefrologista Pediátrica da Unidade Renal Pediátrica do Instituto de Medicina Integral Prof. Fernando Figueira – IMIP. Médica Intensivista da UTI Pediátrica do Hospital Barão de Lucena e do Hospital Universitário Oswaldo Cruz da Universidade de Pernambuco – HUOC/UPE – Recife – PE

Isabel Carolina da Silva Pinto
Nutricionista com Mestrado em Nutrição pela Universidade Federal de Pernambuco – UFPE – Recife – PE. Nutricionista com Pós-Graduação em Nutrição Clínica pelo Programa de Residência do Instituto de Medicina Integral Prof. Fernando Figueira – IMIP. Nutricionista do Instituto de Medicina Integral Prof. Fernando Figueira – IMIP

Isabel Cristina de Vasconcelos Maranhão
Médica com Especialização em Pediatria pelo Instituto de Medicina Integral Prof. Fernando Figueira – IMIP. Pediatra do Serviço de Doenças Respiratórias do Instituto de Medicina Integral Prof. Fernando Figueira – IMIP. Técnica da Divisão de Saúde da Criança e Adolescente da Secretaria Estadual de Saúde – PE. Pediatra da Prefeitura da Cidade do Recife

Isabella Chagas Samico
Médica com Doutorado em Saúde Pública pela Escola Nacional de Saúde Pública da Fundação Oswaldo Cruz – ENSP/Fiocruz – Rio de Janeiro. Docente e Pesquisadora do Grupo de Estudos de Gestão e Avaliação em Saúde – GEAS – do Instituto de Medicina Integral Prof. Fernando Figueira – IMIP. Docente e Orientadora da Pós-Graduação *Stricto Senso* (Mestrado e Doutorado em Saúde Materno-Infantil) pelo Instituto de Medicina Integral Prof. Fernando Figueira – IMIP. Coordenadora de Avaliação da Faculdade Pernambucana de Saúde – FPS – FBV-IMIP. Editora Associada da Revista Brasileira de Saúde Materno-Infantil do Instituto de Medicina Integral Prof. Fernando Figueira – IMIP

Isabella Marques Lira
Médica da UTI Pediátrica do Instituto de Medicina Integral Prof. Fernando Figueira – IMIP

Ivanise Helena Bezerra Torres
Médica com Doutorado em Nutrição pela Universidade Federal de Pernambuco – UFPE – Recife – PE. Professora Adjunta de Pediatria do Departamento Materno-Infantil do Centro de Ciências da Saúde da Universidade Federal de Pernambuco – UFPE – Recife – PE. Coordenadora do Ambulatório de Crescimento e Desenvolvimento de Pediatria da Universidade Federal de Pernambuco – UFPE – Recife – PE

Ivanna Sheila Botelho da Silva
Médica com Especialização em Cancerologia Pediátrica pela Sociedade Brasileira de Oncologia Pediátrica – SOBOPE – SP. Oncologista Pediatra – Unidade de Oncologia Pediátrica do Instituto de Medicina Integral Prof. Fernando Figueira/Centro de Hematologia e Oncologia Pediátrica – IMIP/CEHOPE – Recife – PE

Ivany Bradley da Cunha Xavier
Fonoaudióloga com Especialização em Audiologia Clínica e Educacional pelo HRAC/USP – Bauru. Fonoaudióloga do Setor de Audiologia do Instituto de Medicina Integral Prof. Fernando Figueira – IMIP. Preceptora de Estágios Práticos da Especialização em Audiologia do Instituto de Medicina Integral Prof. Fernando Figueira – IMIP. Professora da Disciplina Aparelhos de Amplificação Sonora Individual do Curso de Especialização em Audiologia do Instituto de Medicina Integral Prof. Fernando Figueira – IMIP

Ivoneide Trindade
Médica com Especialização em Neurologia Infantil pelo Hospital das Clínicas da Universidade de São Paulo – USP – SP. Neuropediatra da Associação de Assistência à Criança Deficiente – AACD – Recife – PE. Professora de Neuropediatria de Cursos de Tratamento Neuroevolutivo – Conceito Bobath

Izabel Ribeiro da Cunha Lima
Médica com Especialização em Reumatologia pelo Departamento de Pediatria da Faculdade de Ciências Médicas da Santa Casa de São Paulo. Médica Pediatra do Instituto de Medicina Integral Prof. Fernando Figueira – IMIP

Jacqueline Rosangela Araújo
Médica com Mestrado em Saúde da Criança e do Adolescente pela Universidade Federal de Pernambuco – UFPE – Recife – PE. Médica Endocrinologista Pediátrica do Hospital das Clínicas da Universidade Federal de Pernambuco – UFPE – Recife – PE

Jailson de Barros Correia
Médico com Doutorado pela Universidade de Liverpool – Inglaterra. Bolsista de Produtividade em Pesquisa do Conselho Nacional de Desenvolvimento Científico e Tecnológico – CNPq. Diretor de Pesquisa do Instituto de Medicina Integral Prof. Fernando Figueira – IMIP. Professor Adjunto de Doenças Infecciosas e Parasitárias da Universidade de Pernambuco – UPE – Recife – PE

Janaína da Silva Nogueira
Médica com Especialização em Pediatria e Neonatologia. Médica Neonatologista da Casa Maternal Santa Mônica da Universidade de Ciências de Saúde de Alagoas – AL

Janaína Viana Zoby do Prado
Psicóloga com Especialização em Psicologia Hospitalar pelo Centro de Psicologia Hospitalar do Nordeste – PE. Psicóloga da Unidade Neonatal do Instituto de Medicina Integral Prof. Fernando Figueira – IMIP

Jaqueline Cabral Peres
Médica com Residência Médica em Hematologia e Hemoterapia pela Fundação de Hematologia e Hemoterapia de Pernambuco – HEMOPE – Recife – PE. Médica Hematologista Infantil da Fundação de Hematologia e Hemoterapia de Pernambuco – HEMOPE – Recife – PE. Médica Pediatra da Emergência do Hospital da Restauração – Recife – PE

Joakim Cunha Rego
Médico com Mestrado em Saúde Materno-Infantil pelo Instituto de Medicina Integral Prof. Fernando Figueira – IMIP. Médico com Especialização em Pediatria e Pneumologia Pediátrica pela Sociedade Brasileira de Pneumologia e Tisiologia – SBPT. Pediatra Pneumologista do Serviço de Doenças Respiratórias do Instituto de Medicina Integral Prof. Fernando Figueira – IMIP

João Freire Campos
Médico com Especialização em Oftalmologia pelo Conselho Brasileiro de Oftalmologia – CBO. Médico Oftalmologista do Instituto de Medicina Integral Prof. Fernando Figueira – IMIP. Diretor do Grupo de Oftalmologia do Recife – PE. Chefe do Serviço de Oftalmologia do Centro Médico Hospitalar da Polícia Militar de Pernambuco – Recife – PE

João Guilherme Bezerra Alves
Médico com Doutorado pela Universidade Federal de Pernambuco – UFPE – Recife – PE. Coordenador do Programa de Pós-Graduação do Instituto de Medicina Integral Prof. Fernando Figueira – IMIP. Diretor de Ensino do Instituto de Medicina Integral Prof. Fernando Figueira – IMIP

Joaquim Carlos Rodrigues
Médico com Doutorado em Pediatria e Livre-Docente do Departamento de Pediatria da Faculdade de Medicina da Universidade de São Paulo – USP – SP. Médico com Mestrado em Pediatria pela Faculdade de Medicina da Universidade de São Paulo – USP – SP. Chefe da Unidade de Pneumologia Pediátrica do Instituto da Criança do Hospital das Clínicas da Faculdade de Medicina da Universidade de São Paulo – USP – SP

Jorge Andrade Pinto
Médico com Doutorado em Pediatria – Imunologia e Mestrado em Pediatria pela Universidade Federal de Minas Gerais – UFMG. Professor Associado-Doutor do Departamento de Pediatria da Universidade Federal de Minas Gerais – UFMG. Coordenador do Serviço de Alergia e Imunologia do Departamento de Pediatria da Universidade Federal de Minas Gerais – UFMG

José Anchieta de Brito
Médico com Mestrado em Ciências Médicas pela Universidade de Pernambuco – UPE – Recife – PE. Professor Assistente dos Módulos Prática Médica VII (Doenças Infecciosas) e Morfofuncional I e II do Curso Médico da Universidade de Pernambuco – UPE – Recife – PE. Médico do Laboratório de Patologia Clínica – Bacteriologia do Hospital Universitário Oswaldo Cruz da Universidade de Pernambuco – HUOC – UPE – Recife – PE

José Eulálio Cabral Filho

Pós-Doutorado em Neurofarmacologia pelo Massachusetts Institute of Technology – USA – e Doutorado em Farmacologia pela Universidade de São Paulo – USP. Editor Executivo da Revista Brasileira de Saúde Materno-Infantil do Instituto de Medicina Integral Prof. Fernando Figueira – IMIP. Coordenador do Comitê de Ética em Pesquisa e Vice-Coordenador da Pós-Graduação *Stricto Sensu* do Instituto de Medicina Integral Prof. Fernando Figueira – IMIP

José Henrique Silva Moura

Doutorando em Saúde da Criança e do Adolescente pela Universidade Federal de Pernambuco – UFPE – Recife – PE. Médico com Mestrado em Saúde da Criança e do Adolescente pela Universidade Federal de Pernambuco – UFPE – Recife – PE. Médico Chefe da UTI Neonatal do Hospital de Ávila e da UTI Pediátrica do Hospital da Restauração– Recife – PE

José Pacheco Martins Ribeiro Neto

Médico com Mestrado em Pediatria pela Universidade Federal de Pernambuco – UFPE – Recife – PE. Chefe da Unidade Renal Pediátrica do Instituto de Medicina Integral Prof. Fernando Figueira – IMIP. Coordenador de Tutores da Faculdade Pernambucana de Saúde – FPS – Recife – PE

Jucille do Amaral Meneses

Médica com Doutorado em Saúde Materno-Infantil – Instituto de Medicina Integral Prof. Fernando Figueira – IMIP. Coordenadora da Residência Médica em Pediatria com Área de Atuação em Neonatologia do Instituto de Medicina Integral Prof. Fernando Figueira – IMIP. Presidente da Sociedade Pernambucana de Pediatria

Julio Toporovski

Médico com Livre-Docência pela Faculdade de Ciências Médicas da Santa Casa de São Paulo – FCMSC – SP. Médico com Especialização em Pediatria e Nefrologia pela Faculdade de Ciências Médicas da Santa Casa de São Paulo – FCMSC – SP. Chefe de Departamento de Pediatria da Faculdade de Ciências Médicas da Santa Casa de São Paulo – FCMSC – SP. Docente no Curso de Pós-Graduação da Faculdade de Ciências Médicas da Santa Casa de São Paulo – SP

Kaline Maria Maciel de Oliveira

Médica com Mestrado em Saúde Materno-Infantil pelo Instituto de Medicina Integral Prof. Fernando Figueira – IMIP. Médica com Especialização em Cancerologia Pediátrica pela Sociedade Brasileira de Oncologia Pediátrica – SOBOPE – SP. Oncologista Pediatra da Unidade de Oncologia Pediátrica do Instituto de Medicina Integral Prof. Fernando Figueira/Centro de Hematologia e Oncologia Pediátrica – IMIP/CEHOPE – Recife – PE

Karine Soares de Mesquita Sznejder

Fonoaudióloga com Especialização em Motricidade Oral pela Universidade Federal de Pernambuco – UFPE –, em Audiologia pela Universidade Católica de Pernambuco – UNICAP – e em Disfagia pelo Instituto CEFAC – Recife – PE. Fonoaudióloga do Centro de Atenção aos Defeitos da Face do Instituto de Medicina Integral Prof. Fernando Figueira – CADEFI. Fonoaudióloga em Atendimento Domiciliar pelo GEAP – Fundação de Seguridade Social

Karla Danyelle Xavier do Bomfim

Médica com Mestrado em Saúde Materno-Infantil pelo Instituto de Medicina Integral Prof. Fernando Figueira – IMIP. Preceptora do Ambulatório Geral de Pediatria de Egresso dos Residentes de Pediatria do Instituto de Medicina Integral Prof. Fernando Figueira – IMIP e Neonatologista da Unidade Neonatal do Hospital das Clínicas da Universidade Federal de Pernambuco – UFPE – Recife – PE. Tutora do Curso de Medicina da Faculdade Pernambucana de Saúde – FPS – Recife – PE

Kátia Galeão Brandt

Médica com Doutorado em Ciências pela Universidade de São Paulo – USP – SP. Médica do Ambulatório de Gastroenterologia Infantil do Instituto de Medicina Integral Prof. Fernando Figueira – IMIP. Preceptora da Residência em Gastroenterologia Infantil do IMIP

Lígia Helena Pessoa de Melo Rosendo

Médica com Mestrado em Medicina Tropical pela Universidade Federal de Pernambuco – UFPE – Recife – PE. Médica do Serviço de Dermatologia do Instituto de Medicina Integral Prof. Fernando Figueira – IMIP. Médica da Secretaria de Saúde do Estado de Pernambuco

Lígia Maria Kelner Silveira (In Memoriam)

Fonoaudióloga com Especialização em Voz pelo Conselho Federal de Fonoaudiologia – CFF – DF. Fonoaudióloga com Especialização em Audiologia pela Universidade Católica de Pernambuco – UNICAP – PE. Fonoaudióloga Clínica do Ambulatório de Pediatria do Instituto de Medicina Integral Prof. Fernando Figueira – IMIP

Lívia Barbosa de Andrade

Doutoranda em Saúde Materno-Infantil pelo Instituto de Medicina Integral Prof. Fernando Figueira – IMIP. Coordenadora da Especialização em Fisioterapia Pediátrica do Instituto de Medicina Integral Prof. Fernando Figueira – IMIP. Fisioterapeuta Respiratória do Instituto de Medicina Integral Prof. Fernando Figueira – IMIP

Luciana Araújo de Oliveira Cunha

Médica com Mestrado em Pediatria pela Universidade Federal de Minas Gerais – UFMG. Médica do Serviço de Alergia e Imunologia do Departamento de Pediatria da Faculdade de Medicina e do Hospital das Clínicas da Universidade Federal de Minas Gerais – UFMG. Preceptora da Residência de Alergia e Imunologia Pediátrica e Responsável pelo Ambulatório de Imunodeficiências Primárias do Hospital das Clínicas da Universidade Federal de Minas Gerais – UFMG

Luciana Cordeiro Souza Lima
Médica com Especialização em Pediatria pela Sociedade Brasileira de Pediatria – SBP. Médica Assistente da Unidade Neonatal Externa 4º HGP do Instituto de Medicina Integral Prof. Fernando Figueira – IMIP. Supervisora do Programa de Residência Médica em Pediatria do Instituto de Medicina Integral Prof. Fernando Figueira – IMIP

Luciana Santana Lima
Médica com Mestrado em Saúde Materno-Infantil pelo Instituto de Medicina Integral Prof. Fernando Figueira – IMIP. Professora Substituta da Disciplina de Cirurgia Pediátrica da Universidade Federal de Pernambuco – UFPE – Recife – PE. Preceptora da Residência Médica de Cirurgia Pediátrica do Instituto de Medicina Integral Prof. Fernando Figueira – IMIP

Luciano Lira de Albuquerque
Médico com Especialização em Oftalmologia pelo Conselho Brasileiro de Oftalmologia – CBO. Médico com Mestrado em Saúde Materno-Infantil pelo Instituto de Medicina Integral Prof. Fernando Figueira – IMIP. Coordenador do Serviço de Oftalmologia do Instituto de Medicina Integral Prof. Fernando Figueira – IMIP. Médico Oftalmologista do Hospital Getúlio Vargas – Recife – PE e do Instituto de Olhos do Recife – IOR

Lucio Vilar Rabelo Filho
Médico com Doutorado em Ciências da Saúde pela Universidade de Brasília – UNB – DF. Médico com Mestrado em Medicina Tropical da Universidade Federal de Pernambuco – UFPE – Recife – PE. Professor Adjunto e Coordenador da Disciplina de Endocrinologia do Centro de Ciências de Saúde da Universidade Federal de Pernambuco – UFPE – Recife – PE

Luis Eduardo Cuevas
Médico com Mestrado em Medicina Tropical pela Escola de Medicina Tropical de Liverpool – Inglaterra. Professor de Medicina Tropical na University of Liverpool – Liverpool – Inglaterra. Pesquisador no Departamento de Epidemiologia da Liverpool School of Tropical Medicine – Liverpool – Inglaterra

Luis Eduardo Procópio Calliari
Médico com Mestrado em Medicina pela Universidade Federal de São Paulo – UNIFESP – SP. Professor Assistente da Especialização da Faculdade de Ciências Médicas da Santa Casa de São Paulo – SP. Membro do Corpo Editorial dos Arquivos Brasileiros de Endocrinologia e Metabologia

Luiz Cláudio Arraes de Alencar
Médico com Pós-Doutorado em Imunologia na Universidade de Paris. Médico do Instituto de Medicina Integral Prof. Fernando Figueira – IMIP. Coordenador do Centro da Pesquisa Clínica do Instituto de Medicina Integral Prof. Fernando Figueira – IMIP. Professor da Universidade Federal de Pernambuco – UFPE – Recife – PE

Luziene Alencar Bonates Lima
Médica com Mestrado em Saúde Materno-Infantil pelo Instituto de Medicina Integral Prof. Fernando Figueira – IMIP. Médica Cardiologista Infantil do Ambulatório Especializado de Pediatria do Instituto de Medicina Integral Prof. Fernando Figueira – IMIP. Médica Plantonista da Unidade de Terapia Infantil do Pronto-Socorro Cardiológico de Pernambuco – PROCAPE

Lygia Carmem de Moraes Vanderlei
Médica com Doutorado em Saúde Pública – Barcelona – Espanha. Pesquisadora do Grupo de Estudos em Avaliação em Saúde – GEAS – do Instituto de Medicina Integral Prof. Fernando Figueira – IMIP. Docente da Pós-Graduação do Instituto de Medicina Integral Prof. Fernando Figueira – IMIP. Editora Científica da Revista Brasileira de Saúde Materno-Infantil do Instituto de Medicina Integral Prof. Fernando Figueira – IMIP

Magda Maria Sales Carneiro-Sampaio
Médica com Doutorado em Medicina – Pediatria pela Universidade de São Paulo – USP. Prof. Titular do Departamento de Pediatria do Instituto da Criança do Hospital das Clínicas da Faculdade de Medicina da Universidade de São Paulo – USP. Médica Reumatologista Pediátrica do Instituto da Criança do Hospital das Clínicas da Faculdade de Medicina da Universidade de São Paulo – USP

Malaquias Batista Filho
Médico com Doutorado em Saúde Pública pela Faculdade de Saúde Pública da Universidade de São Paulo – USP. Docente de Pós-Graduação e Pesquisador do Instituto de Medicina Integral Prof. Fernando Figueira – IMIP. Membro do Conselho de Segurança Alimentar e Nutricional – CONSEA

Mara Alves da Cruz Gouveia
Médica Residente em Pediatria pelo Instituto de Medicina Integral Prof. Fernando Figueira – IMIP

Marcela Corrêa de Araújo Pandolfi
Médica com Especialização em Nefrologia Pediátrica pelo Instituto de Medicina Integral Prof. Fernando Figueira – IMIP. Médica da Unidade Renal Pediátrica do Instituto de Medicina Integral Prof. Fernando Figueira – IMIP

Marcelo Longman Mendonça
Médico com Doutorado em Ciências pela Universidade de São Paulo – USP – SP. Preceptor da Residência de Otorrinolaringologia do Instituto de Medicina Integral Prof. Fernando Figueira – IMIP

Marcelo Marques de Souza Lima
Médico com Mestrado em Obstetrícia pela UNIFESP/EPM. Médico com Especialização em Medicina Fetal pela Federação Brasileira de Ginecologia e Obstetrícia – FEBRASGO. Superintendente do Instituto de Medicina Integral Prof. Fernando Figueira – IMIP – Dom Malan

Marcelo Pitta Pontual
Médico com Mestrado em Pediatria pela Universidade Federal de Pernambuco – UFPE. Médico da Unidade de Nefrologia Pediátrica do Instituto de Medicina Integral Prof. Fernando Figueira – IMIP. Revisor do Jornal de Pediatria da Sociedade Brasileira de Pediatria – SBP

Márcia Ferreira Pedrosa
Médica com Mestrado em Saúde Materno-Infantil pelo Instituto de Medicina Integral Prof. Fernando Figueira – IMIP. Médica com Especialização em Cancerologia Pediátrica pela Sociedade Brasileira de Oncologia Pediátrica – SOBOPE – SP – e Especialização em Pediatria pela Sociedade Brasileira de Pediatria – SBP. Oncologista Pediatra da Unidade de Oncologia Pediátrica do Instituto de Medicina Integral Prof. Fernando Figueira/Centro de Hematologia e Oncologia Pediátrica – IMIP/CEHOPE – Recife – PE

Márcia Jaqueline Alves de Queiroz Sampaio
Médica com Mestrado em Saúde Materno-Infantil pelo Instituto de Medicina Integral Prof. Fernando Figueira – IMIP. Médica Preceptora da Pediatria do Instituto de Medicina Integral Prof. Fernando Figueira – IMIP. Médica Preceptora da Pediatria do Hospital da Restauração e Membro do Departamento de Segurança Infantil da Sociedade de Pediatria de Pernambuco – SPP – Recife – PE

Márcia Maria Melo de Souza Campina
Médica Preceptora do Ambulatório Geral de Pediatria do Instituto de Medicina Integral Prof. Fernando Figueira – IMIP

Marcos Guilherme Praxedes Barretto
Médico com Especialização em Cirurgia Geral e Cirurgia Plástica pelo Hospital Agamenon Magalhães – Recife – PE. Chefe do Centro de Tratamento de Queimados do Hospital da Restauração – HR – Recife – PE

Marcos Tadeu Nolasco da Silva
Médico com Mestrado e Doutorado pela Faculdade de Ciências Médicas da Universidade Estadual de Campinas – UNICAMP. Professor do Departamento de Pediatria da Faculdade de Ciências Médicas da Universidade Estadual de Campinas – UNICAMP

Marcos Vinicius Ronchezel
Médico com Doutorado em Medicina pela Universidade Federal de São Paulo UNIFESP – SP. Assistente do Setor de Reumatologia Infantil do Departamento de Pediatria da Santa Casa de Misericórdia de São Paulo – SP

Marcus Aurélio Bezerra de Andrade
Médico com Residência Médica em Pediatria pela Universidade Federal de Pernambuco – Recife – PE. Médico Neonatologista do Instituto de Medicina Integral Prof. Fernando Figueira – IMIP

Margarida Maria de Castro Antunes
Médica com Doutorado em Saúde da Criança e do Adolescente pela Universidade Federal de Pernambuco – UFPE – Recife – PE. Médica do Serviço de Gastroenterologia Infantil do Instituto de Medicina Integral Prof. Fernando Figueira – IMIP. Preceptora da Residência em Gastroenterologia Infantil do IMIP

Maria Ângela Wanderley Rocha
Médica com Mestrado em Medicina Tropical pela Universidade Federal de Pernambuco – UFPE – Recife – PE. Professora Adjunta e Regente da Disciplina de Doenças Infecciosas e Parasitárias da Faculdade de Ciências Médicas da Universidade de Pernambuco – UPE – Recife – PE. Chefe do Centro de Doenças Infecciosas e Parasitárias Infantil. Coordenadora do Centro de Referência em Imunobiológicos Especiais do Hospital Universitário Oswaldo Cruz da Universidade de Pernambuco – HUOC – UPE – Recife – PE

Maria Carolina dos Santos
Médica com Mestrado em Medicina, Área Concentração Pediatria pela Faculdade de Ciências Médicas da Santa Casa de São Paulo – SP. Pediatra da Unidade de Reumatologia Pediátrica da Irmandade da Santa Casa de São Paulo – SP

Maria Cristina Ventura Ribeiro
Médica com Mestrado em Ciências da Saúde pela Universidade Federal de Pernambuco – UFPE – Recife – PE. Médica da Cardiologia e Ecocardiografia Pediátrica do Instituto de Medicina Integral Prof. Fernando Figueira – IMIP – do Prevencor e do Hospital Santa Joana – Recife – PE

Maria da Conceição Freitas
Médica com Especialização em Endocrinologia e Metabologia. Endocrinologista do Hospital Getulio Vargas – HGV – Recife – PE. Preceptora de Residência Médica do Hospital Getulio Vargas – HGV – Recife – PE

Maria das Graças de Moura Lins
Médica com Doutorado e Mestrado em Saúde da Criança e do Adolescente pela Universidade Federal de Pernambuco – UFPE – Recife – PE. Médica da UTI Neonatal do Hospital das Clínicas da Universidade Federal de Pernambuco – UFPE – Recife – PE

Maria de Fátima Bazhuni Pombo March
Médica com Doutorado em Doenças Infecciosas e Parasitárias pela Universidade Federal do Rio de Janeiro – UFRJ – RJ. Professora Adjunta de Pediatria da Universidade Federal do Rio de Janeiro – UFRJ – e da Universidade Federal Fluminense – UFF – RJ. Presidente do Comitê de Doenças Respiratórias da Sociedade de Pediatria do Estado do Rio de Janeiro – RJ – RJ

Maria de Fátima Costa Caminha
Doutora em Nutrição pela Universidade Federal de Pernambuco – UFPE – Recife – PE. Mestrado em Saúde Materno-Infantil pelo Instituto de Medicina Integral Prof. Fernando Figueira – IMIP. Coordenadora de Tutores do Primeiro Período de Enfermagem da Faculdade Pernambucana de Saúde – FPS – Recife – PE. Membro do Comitê de Ética em Pesquisa em Seres Humanos do IMIP e dos Grupo de Pesquisa em Nutrição e de Epidemiologia da Violência do Instituto de Medicina Integral Prof. Fernando Figueira – IMIP. Tutora do Mestrado em Saúde Materno-Infantil do Instituto de Medicina Integral Prof. Fernando Figueira – IMIP

Maria do Carmo Leal
Médica com Doutorado em Saúde Pública pela Fundação Oswaldo Cruz – Fiocruz – RJ. Pesquisadora Titular da Fundação Oswaldo Cruz – Fiocruz – RJ

Maria do Carmo Lyra de Godoy
Médica com Especialização em Pediatria. Médica da UTI do Hospital da Restauração e do Hospital Santa Joana – PE. Médica da Unidade de Tratamento de Queimados

Maria do Carmo Menezes Bezerra Duarte
Médica com Doutorado em Saúde Materno-Infantil pelo Instituto de Medicina Integral Prof. Fernando Figueira – IMIP. Coordenadora da UTI Pediátrica do Instituto de Medicina Integral Prof. Fernando Figueira – IMIP e da UTI Pediátrica do Hospital Esperança – Recife – PE

Maria Eugênia Farias Almeida Motta
Médica com Doutorado em Pediatria e Ciências Aplicadas à Pediatria pela Universidade Federal de São Paulo – UNIFESP – SP. Médica com Especialização em Gastroenterologia Pediátrica pela Associação Médica Brasileira – Sociedade Brasileira de Pediatria. Professora Adjunta de Pediatria da Universidade Federal de Pernambuco – UFPE – Recife – PE

Maria Goretti de Lima Ramos
Cirurgiã-Dentista com Especialização em Planejamento em Saúde Urbana pelo Instituto de Medicina Integral Prof. Fernando Figueira – IMIP. Cirurgiã-dentista, Odontopediatra e Pesquisadora do Instituto de Medicina Integral Prof. Fernando Figueira – IMIP. Coordenadora do Curso de Prevenção em Saúde Bucal – SESCAD. PRÓ-ODONTO – ABO. Membro da Comissão de Ação Social do Conselho Regional de Odontologia de Pernambuco – CRO – PE

Maria Heloiza Torres Ventura
Médica com Mestrado em Saúde Coletiva pela Universidade Católica de Santos – SP. Responsável pelo Serviço de Reumatologia Pediátrica da Santa Casa de Misericórdia de Santos – SP. Professora Assistente da Disciplina de Reumatologia da Faculdade de Medicina de Santos – Fundação Lusíada. Professora da Disciplina de Pediatria da Faculdade de Medicina da Universidade Metropolitana de Santos – UNIMES

Maria Inês Vasconcelos Lopes Ferreira
Médica com Especialização em Hematologia pela Pontifícia Universidade Católica do Rio de Janeiro – RJ. Chefe da Unidade Hemocentro Recife da Fundação de Hematologia e Hemoterapia de Pernambuco – HEMOPE – Recife – PE

Maria Isabella Londres Lopes
Médica com Mestrado em Pediatria pela Universidade Federal de Pernambuco – UFPE – Recife – PE. Médica Assistente do Serviço de Pediatria do Hospital das Clínicas da Universidade Federal de Pernambuco – UFPE – Recife – PE

Maria Júlia Gonçalves de Mello
Médica com Doutorado em Medicina Tropical pela Universidade Federal de Pernambuco – UFPE – Recife – PE. Médica Responsável pela Comissão de Controle de Infecção Hospitalar do Instituto de Medicina Integral Prof. Fernando Figueira – IMIP. Tutora do Curso de Medicina da Faculdade Pernambucana de Saúde – FPS – Recife – PE. Instrutora do PALS – Pediatric Advanced Life Suport

Maria Laura Campelo de Melo Dias
Médica com Doutorado pela Universidade Federal de Pernambuco – UFPE – Recife – PE. Médica com Mestrado em Pediatria pela Universidade Federal de Pernambuco – UFPE – Recife – PE. Professora de Puericultura e Neonatologia do Departamento Materno-Infantil da Universidade Federal de Pernambuco – UFPE – Recife – PE

Maria Lia Avelar da Fonte
Psicóloga Mestranda em Saúde Materno-Infantil pelo Instituto de Medicina Integral Prof. Fernando Figueira – IMIP. Psicanalista Assistente do Ambulatório Especializado de Psicologia do Instituto de Medicina Integral Prof. Fernando Figueira – IMIP. Supervisora de Estágio Curricular Obrigatório, de Observação e de Residência em Psicologia do Instituto de Medicina Integral Prof. Fernando Figueira – IMIP

Maria Lucineide Porto Amorim
Médica com Residência em Pediatria pelo Hospital das Clínicas de Pernambuco. Médica da Prefeitura da Cidade do Recife – PE. Médica Preceptora dos Alunos de Medicina da Faculdade Pernambucana de Saúde – FPS – Recife – PE. Coordenadora do Centro de Assistência Toxicológica do Hospital da Restauração – HR – Recife – PE e Presidente do Departamento de Segurança Infantil da Sociedade de Pediatria de Pernambuco

Maria Madalena Monteiro Rosa de Oliveira
Médica com Especialização em Saúde Pública pela Fundação Oswaldo Cruz – FIOCRUZ – RJ. Coordenadora do Núcleo Hospitalar de Epidemiologia – NEPI do Instituto de Medicina Integral Prof. Fernando Figueira – IMIP

Maria Virginia Tavares Santana
Médica com Doutorado em Cardiologia pela Universidade de São Paulo – USP. Chefe da Cardiologia Pediátrica e Cardiopatias Congênitas do Adulto do Instituto Dante Pazzanese de Cardiologia. Presidente do Grupo de Estudo da Circulação Pulmonar – GECIP da SBC SBC e Líder do Pulmonary Vascular Research Institute para a América Latina – PVRI

Mariana Andrade Gama de Oliveira Coelho Cavalcanti
Médica com Especialização em Oncologia Pediátrica pela Associação Médica Brasileira/Sociedade Brasileira de Cancerologia – RJ. Oncologista Pediatra da Unidade de Oncologia Pediátrica do Instituto de Medicina Integral Prof. Fernando Figueira/Centro de Hematologia e Oncologia Pediátrica – IMIP/CEHOPE – Recife – PE. Médica Pediatra da UTI Pediátrica do Hospital da Restauração – Recife – PE

Marianne Weber Arnold
Doutoranda em Saúde Materno-Infantil pelo Instituto de Medicina Integral Prof. Fernando Figueira – IMIP. Cirurgiã Pediátrica do Instituto de Medicina Integral Prof. Fernando Figueira – IMIP. Cirurgiã Pediátrica da Universidade de Pernambuco – UPE – Recife – PE. Professora Substituta da Disciplina de Cirurgia Pediátrica da Universidade Federal de Pernambuco – UFPE – Recife – PE

Marisa Amorim Sampaio
Psicóloga Doutoranda em Saúde Materno-Infantil pelo Instituto de Medicina Integral Prof. Fernando Figueira – IMIP. Psicóloga com Mestrado em Saúde Materno-Infantil pelo Instituto de Medicina Integral Prof. Fernando Figueira – IMIP

Marta Victor de Araújo
Médica com Residência em Pediatria pelo Instituto de Medicina Integral Prof. Fernando Figueira – IMIP. Médica Psiquiatra Infantil do Ambulatório Especializado do Instituto de Medicina Integral Prof. Fernando Figueira – IMIP. Médica Psiquiatra Infantil do Ambulatório de Psiquiatria da Policlínica Albert Sabin – Prefeitura do Recife – PE

Martha Maciel Lyra Cabral
PhD em Saúde Pública pelo Centro de Pesquisas Ageu Magalhães da Fundação Oswaldo Cruz – Fiocruz – Recife – PE. Professora Adjunta da Faculdade de Medicina da Universidade Federal de Pernambuco – UFPE – Recife – PE. Médica Plantonista do Hospital da Polícia Militar – Recife – PE

Matilde Campos Carrera
Médica com Doutorado em Medicina Tropical pela Universidade Federal de Pernambuco – UFPE – Recife – PE. Médica do Ambulatório de Dermatologia Pediátrica do Instituto de Medicina Integral Prof. Fernando Figueira – IMIP. Médica do Ambulatório de Dermatologia Geral no Hospital Barão de Lucena – Recife – PE. Médica Supervisora da Prefeitura do Recife – PE

Mecciene Mendes Rodrigues
Médica com Mestrado em Medicina Tropical pela Universidade Federal de Pernambuco – UFPE – Recife – PE, Especializações em Dermatologia pela Sociedade Brasileira de Dermatologia – SBD – e em Hansenologia pela Sociedade Brasileira de Hansenologia. Médica Dermatologista e Supervisora da Residência e Especialização em Dermatologia do Instituto de Medicina Integral Prof. Fernando Figueira – IMIP. Tutora do Curso de Medicina da Escola Pernambucana de Saúde – FPS – Recife – PE

Mecneide Mendes Lins
Médica com Mestrado em Saúde Materno-Infantil pelo Instituto de Medicina Integral Prof. Fernando Figueira – IMIP. Médica com Especialização em Cancerologia Pediátrica pela Sociedade Brasileira de Oncologia Pediátrica – SOBOPE – SP – e Especialização em Pediatria pela Sociedade Brasileira de Pediatria – RJ. Oncologista Pediatra da Unidade de Oncologia Pediátrica do Instituto de Medicina Integral Prof. Fernando Figueira/Centro de Hematologia e Oncologia Pediátrica – IMIP/CEHOPE – Recife – PE

Michela Cynthia da Rocha Marmo
Médica com Mestrado em Pediatria e Ciências Aplicadas à Pediatria pela Universidade Federal de São Paulo – UNIFESP – SP. Médica do Serviço de Gastroenterologia Infantil do Instituto de Medicina Integral Prof. Fernando Figueira – IMIP. Preceptora da Residência em Gastroenterologia Infantil do IMIP

Micheline Coelho Ramalho Vasconcelos
Fonoaudióloga com Mestrado em Saúde da Criança e do Adolescente pela Universidade Federal de Pernambuco – UFPE – e Especialização em Motricidade Oral pelo Centro Especializado em Assistência Odontológica – CEAO e em Fisiologia pela Universidade Federal de Pernambuco – UFPE – Recife – PE. Fonoaudióloga do Centro de Atenção aos Defeitos da Face do Instituto de Medicina Integral Prof. Fernando Figueira – CADEFI – Recife – PE. Coordenadora e Professora do Curso de Bacharelado em Fonoaudiologia da Fundação de Ensino Superior de Olinda – FUNESO – Olinda – PE

Mônica Maria Coentro Menezes
Médica com Mestrado em Pediatria pela Universidade Federal de Pernambuco – UFPE – Recife – PE. Preceptora da Enfermaria de Cirurgia Pediátrica do Instituto de Medicina Integral Prof. Fernando Figueira – IMIP. Tutora do Curso de Medicina na Faculdade Pernambucana de Saúde – FPS – Recife – PE

Monique Lima Martins Sampaio
Médica com Especialização em Oncologia Pediátrica pelo Centro de Hemoterapia e Oncologia de Pernambuco – CEHOPE – Recife – PE. Plantonista da UTI Oncológica do Instituto de Medicina Integral Prof. Fernando Figueira – IMIP. Pediatra da Equipe de Transplante de Medula Óssea do Real Hospital Português – Recife – PE

Murilo Carlos Amorim de Britto
Médico com Doutorado em Saúde Pública pela Escola Nacional de Saúde Pública – ENSP. Tutor do Curso de Medicina da Faculdade Pernambucana de Saúde – FPS – Recife – PE. Professor da Pós-Graduação *Strictu Senso* pelo Instituto de Medicina Integral Prof. Fernando Figueira – IMIP

Nadja Arraes de Alencar Carneiro França
Médica com Especialização em Cardiologia e Cardiologia Pediátrica pela Sociedade Brasileira de Cardiologia – SBC. Médica da Seção de Cardiologia Pediátrica e Cardiopatias Congênitas do Adulto. Responsável pelo Ambulatório de Doenças Adquiridas e de Prevenção da Doença Arterosclerótica na Infância e Adolescência do Instituto Dante Pazzanese de Cardiologia – São Paulo – SP

Nara Vasconcelos Cavalcanti
Médica com Mestrado em Pediatria Tropical pela Universidade de Liverpool – Inglaterra. Preceptora da Enfermaria de Pediatria Clínica do Integral Prof. Fernando Figueira – IMIP. Médica Plantonista do Setor de Doenças Infecciosas e Parasitárias na Infância Hospital Universitário Oswaldo Cruz da Universidade de Pernambuco – HUOC-UPE – Recife – PE

Nilzete Liberato Bresolin
Médica com Especialização em Terapia Intensiva pela Escola Paulista de Medicina SP. Chefe da Unidade de Terapia Intensiva do Hospital Infantil Joana de Gusmão. Professora Assistente de Nefrologia Pediátrica na Universidade Federal de Santa Catarina – UFSC – SC. Presidente do Departamento de Nefrologia da Sociedade Brasileira de Pediatia – SBP

Norma de Paula Motta Rubini
Livre-Docência em Alergia e Imunologia pela Universidade Federal do Estado do Rio de Janeiro – UNIRIO. Médica com Especialização em Alergia e Imunologia pela Universidade Federal do Estado do Rio de Janeiro – UNIRIO. Coordenadora do Curso de Pós-Graduação em Alergia e Imunologia na Universidade Federal do Estado do Rio de Janeiro – UNIRIO. Chefe do Serviço de Alergia e Imunologia do Hospital Universitário Gaffrée e Guinle – Rio de Janeiro – RJ

Osmar Monte
Médico com Doutorado em Medicina pela Faculdade de Ciências Médicas da Santa Casa de São Paulo – SP. Professor Adjunto da Faculdade de Ciências Médicas da Santa Casa de São Paulo – SP. Diretor e Administrador da Faculdade de Ciências Médicas da Santa Casa de São Paulo – SP

Otelo Schwambach Ferreira
Médico com Mestrado em Pediatria pela Universidade Federal de Pernambuco – UFPE – Recife – PE. Professor Adjunto Aposentado do Departamento de Medicina Clínica da Universidade Federal de Pernambuco – UFPE – Recife – PE

Ozanil Cursino Araújo
Médico com Mestrado em Pediatria pela Universidade Federal de Pernambuco – UFPE. Tutora do Curso de Medicina da Faculdade Pernambucana de Saúde – FPS – Recife – PE. Preceptora da Residência em Neonatologia do Instituto de Medicina Integral Prof. Fernando Figueira – IMIP. Coordenador da Pediatria do Hospital Otávio de Freitas – Recife – PE

Patrícia Gomes de Matos Bezerra
Médica com Doutorado em Saúde Materno-Infantil pelo Instituto de Medicina Integral Prof. Fernando Figueira – IMIP. Coordenadora da Pneumologia Pediátrica do Instituto de Medicina Integral Prof. Fernando Figueira – IMIP. Tutora do Curso de Medicina da Faculdade Pernambucana de Saúde – FPS – Recife – PE

Patrícia Oliveira de Almeida Freire
Médica com Mestrado em Saúde da Criança e do Adolescente pela Faculdade de Ciências Médicas da Universidade Estadual de Campinas – UNICAMP – SP. Endocrinologista Infantil do Hospital da Polícia Militar de Pernambuco – Recife – PE. Membro da Comissão para Uso de Análogos de GnRH da Secretaria Estadual de Saúde de Pernambuco – PE

Paula Fabiana Sobral Silva
Médica Mestranda em Saúde Materno-Infantil pelo Instituto de Medicina Integral Prof. Fernando Figueira – IMIP. Neuropediatra do Hospital da Restauração – Recife – PE

Paula Teixeira Lyra Marques
Médica com Especialização em Pediatria pelo Instituto de Medicina Integral Prof. Fernando Figueira – IMIP – e Alergia e Imunologia Clínica em Pediatria pela Universidade Federal de Pernambuco – UFPE – Recife – PE. Médica Assistente do Ambulatório de Imunologia Clínica do Hospital-Dia do Instituto de Medicina Integral Prof. Fernando Figueira – IMIP. Médica Assistente e Preceptora do Ambulatório de HIV/AIDS da DIP Infantil do Hospital Universitário Oswaldo Cruz da Universidade de Pernambuco – HUOC/UPE – Recife – PE

Paulo Carvalho Vilela
Médico com Doutorado em Cirurgia Pediátrica pela Universidade Federal de Pernambuco – UFPE – Recife – PE. Professor Adjunto da Disciplina de Cirurgia Pediátrica da Universidade Federal de Pernambuco – UFPE – Recife – PE. Tutor do Curso de Medicina da Faculdade Pernambucana de Saúde – FPS – Recife – PE. Cirurgião Pediátrico do Instituto de Medicina Integral Prof. Fernando Figueira – IMIP

Paulo Germano de Frias
Médico com Mestrado em Pediatria pela Universidade Federal de Pernambuco – UFPE – Recife – PE. Docente e Pesquisador do Grupo de Estudos de Gestão e Avaliação em Saúde – GEAS – do Instituto de Medicina Integral Prof. Fernando Figueira – IMIP. Diretor Executivo de Atenção à Saúde da Criança e do Adolescente da Secretaria de Saúde do Recife

Paulo Neves Baptista Filho
Médico com Doutorado em Medicina Tropical pela Universidade Federal de Pernambuco – UFPE – Recife – PE. Professor Adjunto de Doenças Infecciosas pela Universidade de Pernambuco – UPE – Recife – PE

Paulo Sérgio Gomes Nogueira Borges
Médico com Mestrado em Saúde da Criança e Adolescente pela Universidade Federal de Pernambuco – UFPE – Recife – PE. Cirurgião Pediátrico do Instituto de Medicina Integral Prof. Fernando Figueira – IMIP

Pedro Gabriel Bezerra da Fonseca
Psicólogo Mestrando em Psicologia Cognitiva pela Universidade Federal de Pernambuco – UFPE – Recife – PE. Psicólogo do Ambulatório de Psicologia do Instituto Materno-Infantil Prof. Fernando Figueira – IMIP

Pricila Honorato Mullachery
Cirurgiã-Dentista Mestranda em Saúde Pública pela Universidade de Nova York. Cirurgiã-Dentista com Mestrado em Saúde Pública pelo Centro de Pesquisas Aggeu Magalhães – Recife – PE. Pesquisadora do Instituto de Medicina Integral Prof. Fernando Figueira – IMIP

Raul Arrieta
Médico Responsável da Hemodinâmica em Cardiopatias Congênitas do Instituto de Medicina Integral Prof. Fernando Figueira – IMIP

Raul Correia Ribeiro
Médico com Mestrado em Hematologia pela Universidade Federal do Paraná – UFPR. Oncologista Pediatra do St. Jude Children's Research Hospital – Memphis. Diretor do International Outreach Program St. Jude Children's Research Hospital – Memphis – TN. Diretor da Divisão de Leukemia/Lymphoma – Division St. Jude Children's Research Hospital – Memphis

Rebeca Domingues Raposo
Fonoaudióloga Doutoranda em Saúde da Criança e do Adolescente e Mestrado pela Universidade Federal de Pernambuco – UFPE – Recife – PE. Fonaudióloga da Neonatologia do Instituto de Medicina Integral Prof. Fernando Figueira – IMIP e do Hospital Agamenon Magalhães – Recife – PE

Regina Coeli Ferreira Ramos
Médica com Mestrado em Ciências da Saúde na Área de Infectologia da Universidade de Pernambuco – UPE – Recife – PE. Preceptora do Ambulatório de Infectologia/AIDS Pediátrico do Hospital Universitário Oswaldo Cruz da Universidade de Pernambuco – HUOC-UPE – Recife – PE. Membro do Comitê Assessor Permanente em Imunizações do Governo do Estado de Pernambuco e Membro do Departamento de Infectologia Pediátrica da Sociedade de Pediatria de Pernambuco – SPPE

Regis Carneiro de Andrade Filho
Médico com Mestrado em Cirurgia pela Universidade Federal de Pernambuco – UFPE – Recife – PE. Médico Ortopedista do Instituto de Medicina Integral Prof. Fernando Figueira – IMIP. Professor Adjunto do Departamento de Cirurgia da Universidade Federal de Pernambuco – UFPE – Recife – PE

Renata Carneiro de Menezes
Médica com Mestrado em Medicina Interna pela Universidade Federal de Pernambuco – UFPE – Recife – PE. Médica com Especialização em Reumatologia pela Sociedade Brasileira de Reumatologia – SBR. Reumatologista e Preceptora de Reumatologia da Enfermaria de Clínica Médica do Hospital Oscar Coutinho – Recife – PE

Renata de Sá Cassar
Médica com Especialização em Pediatria pela Sociedade Brasileira de Pediatria, Cardiologia Pediátrica e Ecocardiografia pela Sociedade Brasileira de Cardiologia. Médica Assistente do Setor de Ecocardiografia Pediátrica e Fetal da Cardiopediatria do Instituto de Medicina Integral Prof. Fernando Figueira – IMIP

Ricardo Nunes Moreira da Silva
Médico com Especialização em Pediatria pelo Hospital dos Servidores do Estado – RJ. Pediatra do Hospital Maternidade Fernando Magalhães – RJ. Membro do Comitê de Atenção Integral ao Desenvolvimento e Reabilitação da SOPERJ. Consultor do Programa de Atenção Humanizada ao Recém-Nascido de Baixo Peso – Método Canguru – MS

Rita de Cássia Coelho Moraes de Brito
Doutoranda em Saúde Materno-Infantil pelo Instituto de Medicina Integral Prof. Fernando Figueira – IMIP. Mestrado em Saúde da Criança e do Adolescente pela Universidade Federal de Pernambuco – UFPE – Recife – PE. Preceptora do Ambulatório de Pediatria do Instituto de Medicina Integral Prof. Fernando Figueira – IMIP. Preceptora da Enfermaria de Pneumopediatria do Hospital da Restauração – Recife – PE. Coordenadora do 3º Ano do Curso de Medicina da Faculdade Pernambucana de Saúde – FPS– Recife – PE

Rita de Cássia Xavier Balda
Médica com Doutorado em Medicina pela Universidade Federal de São Paulo – UNIFESP – SP. Médica Assistente da Disciplina de Pediatria Neonatal da Universidade Federal de São Paulo – UNIFESP – SP. Neonatologista do Hospital e Maternidade Santa Joana – Recife – PE

Roberta Garcia Monteiro Vieira
Fonoaudióloga com Especialização em Patologias da Linguagem e em Audiologia Clínica pela Universidade Católica de Pernambuco – UNICAP – Recife – PE. Fonoaudióloga do Setor de Audiologia do Instituto de Medicina Integral Prof. Fernando Figueira – IMIP. Preceptora de Estágios Práticos da Especialização em Audiologia do Instituto de Medicina Integral Prof. Fernando Figueira – IMIP

Roberta Hollanda Pedrosa Monteiro
Psicóloga com Especialização em Psicologia Hospitalar pelo Centro de Psicologia Hospitalar e Domiciliar – Recife – PE. Psicóloga do Instituto de Medicina Integral Prof. Fernando Figueira – IMIP. Coordenadora do Programa de Residência de Psicologia do Instituto de Medicina Integral Prof. Fernando Figueira – IMIP

Roberta Leal Queiroz Silveira
Médica com Especialização em Urologia Pediátrica pela Sociedade Brasileira de CIPE e em Cirurgia Geral pelo Hospital Getúlio Vargas – HGV – Recife – PE. Cirurgiã Pediátrica do Instituto de Medicina Integral Prof. Fernando Figueira – IMIP – e do Hospital Agamenon Magalhães – Recife – PE. Médica Plantonista do Hospital da Restauração – Recife – PE

Roberta Souza da Costa Pinto Meneses
Médica com Mestrado em Saúde Materno-Infantil pelo Instituto de Medicina Integral Prof. Fernando Figueira – IMIP. Médica Plantonista da Unidade de Terapia Intensiva Pediátrica e Médica Diarista da Unidade Renal Pediátrica do Instituto de Medicina Integral Prof. Fernando Figueira – IMIP. Médica Plantonista da Emergência Pediátrica do Hospital Helena Moura

Roberto Pedrosa Galvão Filho
Médico com Doutorado em Ciências pela Faculdade de Medicina da Universidade de São Paulo – USP. Coordenador da Residência Médica em Oftalmologia e Médico Oftalmologista do Instituto de Olhos do Recife – IOR. Coordenador Norte-Nordeste da Sociedade Brasileira de Glaucoma

Rosana Carla de Freitas Aragão
Médica com Mestrado em Pediatria pela Universidade Federal de Pernambuco – UFPE – Recife – PE. Médica Preceptora da UTI Pediátrica do Instituto de Medicina Integral Prof. Fernando Figueira – IMIP. Professora Assistente da Universidade de Pernambuco – UPE – Recife – PE

Rosana Souza Cardoso Alves
Médica com Doutorado em Neurologia pela Faculdade de Medicina da Universidade de São Paulo – FMUSP – SP. Professora Colaboradora da Disciplina de Neurologia Infantil do Departamento de Neurologia da Faculdade de Medicina da Universidade de São Paulo – USP – SP. Responsável pelo Serviço de Polissonografia do Centro Diagnóstico Fleury

Roseane Campos Callado
Médica com Especialização em Pediatria pelo Instituto de Medicina Integral Prof. Fernando Figueira – IMIP. Preceptora do Ambulatório de Pediatria do Instituto de Medicina Integral Prof. Fernando Figueira – IMIP

Ruben Rolando Schindler Maggi
Médico com Mestrado em Saúde Materno-Infantil pelo Instituto de Medicina Integral Prof. Fernando Figueira – IMIP. Diretor Clínico do HGP do Instituto de Medicina Integral Prof. Fernando Figueira – IMIP. Tutor do Curso de Medicina da Faculdade Pernambucana de Saúde – FPS – Recife – PE

Ruth Guinsburg
Médica com Doutorado em Pediatria pela Universidade Federal de São Paulo – UNIFESP – SP. Professora Titular em Pediatria pela Universidade Federal de São Paulo – Escola Paulista de Medicina – UNIFESP – SP. Coordenadora do Programa de Reanimação Neonatal da Sociedade Brasileira de Pediatria. Editora da Revista Paulista de Pediatria

Sabrina de Matos Ribeiro
Médica com Residência em Pediatria e em Cardiologia pelo Instituto de Medicina Integral Prof. Fernando Figueira – IMIP. Médica Plantonista da UTI Pediátrica do Instituto de Medicina Integral Prof. Fernando Figueira – IMIP

Sandra Cristina da Silva Santana
Nutricionista com Doutorado e Mestrado em Nutrição do Programa de Pós-Graduação em Nutrição da Universidade Federal de Pernambuco – UFPE – Recife – PE. Sanitarista da Prefeitura do Recife – Distrito Sanitário I – PE. Professora dos Cursos de Nutrição, Biomedicina e Enfermagem da Faculdade Maurício de Nassau – Recife – PE

Sandra Maria de Araujo Silva
Médica com Mestrado em Saúde da Criança e do Adolescente pela Universidade Federal de Pernambuco – UFPE – Recife – PE. Médica Onco-Hematologista do Hospital Universitário Oswaldo Cruz da Universidade de Pernambuco – HUOC/UPE. Médica Onco-Hematologista do Instituto de Hematologia e Hemoterapia de Pernambuco – HEMOPE

Seráfico Pereira Cabral Júnior
Médico com Mestrado em Saúde Materno-Infantil pelo Instituto de Medicina Integral Prof. Fernando Figueira – IMIP. Chefe do Departamento de Litíase e Coordenador do Serviço de Urologia do Instituto de Medicina Integral Prof. Fernando Figueira – IMIP. Preceptor da Residência Médica em Urologia do Instituto de Medicina Integral Prof. Fernando Figueira – IMIP. Membro da Sociedade Brasileira e Americana de Urologia e do Colégio Brasileiro de Cirurgia

Sérgio Padilha Peixoto Pinto
Médico com Especialização em Coluna pelo Hospital das Clínicas da Universidade Federal de Pernambuco – UFPE – Recife – PE. Médico Ortopedista do Instituto de Medicina Integral Prof. Fernando Figueira – IMIP – e do Real Hospital Português – Recife – PE e da Fundação de Hematologia e Hemoterapia de Pernambuco – HEMOPE – Recife – PE. Membro Titular da Sociedade Brasileira de Ortopedia e Traumatologia – SBOT – e da Sociedade Brasileira de Coluna – SBC

Silvana Ayres Carneiro Leão
Médica com Especialização em Hematologia e Hemoterapia – Pontifícia Universidade Católica do Rio de Janeiro – PUC-RJ. Médica com Residência em Hematologia e Hemoterapia pelo Instituto Arthur Siqueira Cavalcanti – SES – RJ. Hemoterapeuta da Fundação de Hematologia e Hemoterapia de Pernambuco – HEMOPE – Recife – PE

Silvana Brasília Sacchetti
Médica com Doutorado em Pediatria pela Universidade São Paulo – USP. Médica Responsável pelo Serviço de Reumatologia do Departamento de Pediatria da Irmandade de Misericórdia da Santa Casa de São Paulo – SP

Silvana Cléa da Silva Camelo
Assistente Social da Unidade de Oncologia Pediátrica do Instituto de Medicina Integral Prof. Fernando Figueira/Centro de Hematologia e Oncologia Pediátrica – IMIP/CEHOPE – Recife – PE

Silvia Ferreira Pedrosa
Assistente Social da Unidade de Oncologia Pediátrica do Instituto de Medicina Integral Prof. Fernando Figueira/Centro de Hematologia e Oncologia Pediátrica – IMIP/CEHOPE – Recife – PE

Silvio Cavalcanti de Albuquerque
Fellowship em Ressonância Magnética e Tomografia Computadorizada na Pittsburgh University – Pittsburg – EUA. Médico Radiologista do Instituto de Medicina Integral Professor Fernando Figueira – IMIP – e do Hospital das Clínicas da Universidade Federal de Pernambuco – UFPE – Recife – PE. Preceptor das Residências Médicas em Diagnóstico por Imagem e Radiologista Responsável pelo Setor de Diagnóstico por Imagem do Instituto de Medicina Integral Professor Fernando Figueira – IMIP

Sônia Margarete Lustosa França
Cirurgiã-Dentista com Especialização em Odontopediatria pela Universidade Federal de Pernambuco – UFPE – Recife – PE. Odontopediatra do Instituto de Medicina Integral Prof. Fernando Figueira – IMIP

Suely Arruda Vidal
Médica Doutoranda em Saúde Materno-Infantil pelo Instituto de Medicina Integral Prof. Fernando Figueira – IMIP. Médica com Mestrado em Saúde Materno-Infantil do Instituto Integral Prof. Fernando Figueira – IMIP. Docente e Pesquisadora do Grupo de Estudos de Gestão e Avaliação em Saúde – GEAS – do Instituto de Medicina Integral Prof. Fernando Figueira – IMIP

Susana Viegas Chen
Médica com Especialização em Pediatria pelo Hospital Universitário da Universidade Federal de Alagoas – UFAL – Maceió – AL. Médica com Especialização em Endocrinologia Pediátrica pela Santa Casa de Misericórdia de São Paulo – SP. Coordenadora do Serviço de Pediatria do Hospital de São Gonçalo – RJ

Suzana Maria Bezerra Serra
Médica com Mestrado em Neurociência pela Universidade Federal de Pernambuco – UFPE – Recife – PE. Neurocirurgiã do Instituto de Medicina Integral Prof. Fernando Figueira – IMIP. Neurocirurgiã Pediátrica do Hospital da Restauração – Recife – PE

Suzana Maria da Mota Silveira
Médica com Mestrado em Saúde Materno-Infantil pelo Instituto de Medicina Integral Prof. Fernando Figueira – IMIP. Médica do Núcleo de Epidemiologia Hospitalar do Instituto de Medicina Integral Prof. Fernando Figueira – IMIP. Médica do Hospital Universitário Osvaldo Cruz da Universidade de Pernambuco – HUOC/UPE – Recife – PE

Suzana Maria Ramos Costa
Médica Doutoranda em Saúde da Criança e do Adolescente pela Universidade Federal de Pernambuco – UFPE – Recife – PE. Médica com Mestrado em Genética pela Universidade Federal de Pernambuco – UFPE – Recife – PE. Médica Assistente do Serviço de Endocrinologia Pediátrica do Instituto de Medicina Integral Prof. Fernando Figueira – IMIP

Suzana Vieira da Cunha Ferraz
Médica com Mestrado em Pediatria pela Universidade Federal de Pernambuco – UFPE – Recife – PE. Médica da Comissão de Controle de Infecção Hospitalar do Instituto de Medicina Integral Prof. Fernando Figueira – IMIP. Coordenadora do Programa de Prevenção e Controle das Infecções Relacionadas à Saúde na Unidade Neonatal do Instituto de Medicina Integral Prof. Fernando Figueira – IMIP

Taciana Duque de Almeida Braga
Médica com Doutorado em Saúde da Criança e do Adolescente pela Universidade Federal de Pernambuco – UFPE – Recife – PE. Coordenadora da Unidade Neonatal de Alto Risco do Instituto de Medicina Integral Prof. Fernando Figueira – IMIP. Coordenadora de Tutores do Curso de Medicina da Faculdade Pernambucana de Saúde – FPS – Recife – PE

Taciana Sá Barreto Carneiro Albuquerque
Médica Mestranda em Educação em Saúde pela Universidade de Maastricht. Médica com Especialização em Pneumologia Pediátrica pelo Instituto de Medicina Integral Prof. Fernando Figueira – IMIP. Médica Assistente Pneumologista Pediátrica do Instituto de Medicina Integral Prof. Fernando Figueira – IMIP

Tania Campos Fell Amado
Nutricionista com Doutorado e Mestrado em Nutrição pela Universidade Federal de Pernambuco – UFPE – Recife – PE. Professora Associada 1 das Disciplinas: Dietoterapia/Nutrição e Dietoterapia e Estágio Curricular na Universidade Federal de Pernambuco – UFPE – Recife – PE. Coordenadora da Área de Nutrição do Programa de Residência Multiprofissional Integrada à Saúde do Hospital das Clínicas da Universidade Federal de Pernambuco – UFPE – Recife – PE

Tânia Moisa da Silva Marinho
Médica com Mestrado em Saúde Materno-Infantil pelo Instituto Integral Prof. Fernando Figueira – IMIP. Preceptora do Ambulatório Geral de Pediatria do Instituto Integral Prof. Fernando Figueira – IMIP. Tutora do Curso de Medicina da Faculdade Pernambucana de Saúde – FPS – Recife – PE

Tatiana Campos Corrêa de Araújo
Médica com Residência em Pediatria pelo Instituto de Medicina Integral Prof. Fernando Figueira – IMIP. Médica Diarista da Unidade Neonatal Interna do Instituto de Medicina Integral Prof. Fernando Figueira – IMIP e do Centro Integrado de Saúde Amauri de Medeiros – CISAM da Universidade de Pernambuco – UPE – Recife – PE. Médica Plantonista do Hospital das Clínicas da Universidade Federal de Pernambuco – UFPE – Recife – PE

Tatiana Wanderley Correia de Andrade
Fonoaudióloga com Especialização em Patologia da Linguagem pela Universidade Católica de Pernambuco – UNICAP – e em Linguagem pela Universidade Federal e Pernambuco – UFPE – Recife – PE. Fonoaudióloga do Centro de Atenção aos Defeitos da Face do Instituto de Medicina Integral Prof. Fernando Figueira – CADEFI – Recife – PE

Teresa Cristina Teixeira da Fonseca
Médica com Especialização em Cancerologia Pediátrica pela Sociedade Brasileira de Oncologia Pediátrica – SOBOPE – SP. Oncologista Pediatra da Unidade de Oncologia Pediátrica do Instituto de Medicina Integral Prof. Fernando Figueira/Centro de Hematologia e Oncologia Pediátrica – IMIP/CEHOPE – Recife – PE

Tereza Cristina Ramos de Carvalho
Médica com Especialização em Pediatria e Neonatologia pela Sociedade Brasileira de Pediatria – SBP. Médica Assistente na UTI Neonatal do Instituto de Medicina Integral Prof. Fernando Figueira – IMIP

Thais Ferreira Pedrosa
Psicóloga com Especialização em Psicologia Hospitalar pelo Conselho Regional de Psicologia de Pernambuco e Certificado de Distinção de Conhecimento na Área de Psico-Oncologia pela Sociedade Brasileira de Psico-Oncologia – SBPO – SP. Psicóloga da Unidade de Oncologia Pediátrica do Instituto de Medicina Integral Prof. Fernando Figueira/Centro de Hematologia Oncologia Pediátrica – IMIP/CEHOPE – Recife – PE. Psicóloga Hospitalar do Instituto de Medicina Integral Prof. Fernando Figueira – IMIP – Recife – PE

Thereza Selma Soares Lins
Médica com Mestrado em Saúde da Criança e do Adolescente pela Universidade Federal de Pernambuco – UFPE – Recife – PE. Médica com Especialização em Endocrinologia Pediátrica pela Santa Casa de Misericórdia de São Paulo – SP. Médica e Chefe do Serviço de Endocrinologia Infantil do Instituto de Medicina Integral Prof. Fernando Figueira – IMIP

Umbertina Conti Reed
Médica com Doutorado pela Faculdade de Medicina da Universidade de São Paulo – USP – SP. Professora Titular da Disciplina de Neurologia Infantil do Departamento de Neurologia da Faculdade de Medicina da Universidade de São Paulo – USP – SP. Diretora Técnica do Serviço de Neurologia Infantil da Divisão de Clínica Neurológica e Chefe do Ambulatório de Doenças Neuromusculares do Hospital das Clínicas da Faculdade de Medicina da Universidade de São Paulo – USP – SP

Valentina Nicole de Carvalho
Médica com Doutorado em Ciências Biológicas pela Universidade Federal de Pernambuco – UFPE – Recife – PE. Eletrencefalografista do Hospital Barão de Lucena, do Hospital Santa Joana Diagnóstico e do Instituto de Medicina Integral Prof. Fernando Figueira – IMIP – Recife – PE

Valéria Cristina Santucci Ramos
Médica com Mestrado em Pediatria pela Faculdade de Ciências Médica da Santa Casa de São Paulo – SP. Professora Assistente da Disciplina de Reumatologia e Pediatria da Pontifícia Universidade Católica de São Paulo – PUC-SP

Valéria de Figueiredo Salazar
Médica com Especialização em Neurologia pelo Hospital do Servidor Público Estadual de São Paulo – SP. Médica do Serviço de Equoterapia da Polícia Militar de Pernambuco – Recife – PE. Professora do Curso de Pós-Graduação em Psicopedagogia da Universidade Católica de Pernambuco – UNICAP – Recife – PE

Valter Kozmhinsky
Médico com Mestrado em Medicina Tropical pela Universidade Federal de Pernambuco – UFPE – Recife – PE. Chefe do Serviço de Dermatologia do Instituto de Medicina Integral Prof. Fernando Figueira – IMIP. Professor de Dermatologia da Faculdade de Pernambuco – UPE – Recife – PE

Vanessa van der Linden
Médica com Mestrado em Pediatria pela Universidade de São Paulo – USP – SP. Médica Neuropediatra do Hospital Barão de Lucena – Recife – PE. Médica Neuropediatra e Coordenadora Clínica da Associação de Assistência à Criança Deficiente – AACD – Recife – PE

Verônica Maria da Rocha Kozmhinsky
Cirurgiã-Dentista com Mestrado em Saúde Materno-Infantil pelo Instituto de Medicina Integral Prof. Fernando Figueira – IMIP. Cirurgiã Dentista com Especialização em Odontopediatria pela Faculdade de Odontologia de Pernambuco da Universidade de Pernambuco – UPE – Recife – PE. Coordenadora do Setor de Odontologia e Odontopediatra do Instituto de Medicina Integral Prof. Fernando Figueira – IMIP. Cirurgiã-Dentista com Especialização em Odontopediatria pela Faculdade de Odontologia de Pernambuco – UPE. Coordenadora do Setor de Odontologia e Odontopediatra do Instituto de Medicina Integral Prof. Fernando Figueira – IMIP

Vilneide Maria Santos Braga Diégues Serva
Médica com Mestrado em Saúde Materno-Infantil pela Universidade de Londres – Inglaterra. Coordenadora do Banco de Leite Humano do Instituto de Medicina Integral Prof. Fernando Figueira – IMIP. Tutora do Curso de Medicina da Faculdade Pernambucana de Saúde – FPS – Recife – PE. Professora da Disciplina de Pediatria da Universidade de Pernambuco – UPE – Recife – PE

Wanda Alves Bastos
Médica com Especialização em Reumatologia Pediátrica pela Sociedade Brasileira de Reumatologia – SBR. Médica Pediatra Reumatologista Voluntária e Cofundadora do Serviço de Reumatologia Infantil do Departamento de Pediatria da Santa Casa de Misericórdia de São Paulo – SP

Yehuda Benguigui
Médico com Especialização em Saúde Coletiva pela Hebrew University – Jerusalém – Israel. Médico com Especialização em Saúde Coletiva pela Escola Nacional de Saúde Pública – Rio de Janeiro – RJ. Coordenador da Unidade de Saúde Infantil e dos Adolescentes, OPAS/OMS – Washington DC – USA

Zelina Barbosa de Mesquita
Médica com Mestrado em Pediatria pela Faculdade de Ciências Médicas da Santa Casa de São Paulo – SP. Médica Responsável pela Reumatologia Infantil do Instituto de Medicina Integral Prof. Fernando Figueira – IMIP. Tutora do Curso de Medicina da Faculdade Pernambucana de Saúde – FPS – Recife – PE

Zelma de Fátima Chaves Pessôa
Médica Mestranda em Saúde Materno-Infantil pelo Instituto de Medicina Integral Prof. Fernando Figueira – IMIP. Médica Preceptora de UTI Pediátrica do Instituto de Medicina Integral Prof. Fernando Figueira – IMIP. Superintendente do Complexo Regulador da Secretaria Estadual de Saúde de Pernambuco – Recife – PE. Coordenadora da UTI Pediátrica da Prontolinda – Olinda – PE

Prefácio da 4ª Edição

O livro-texto de pediatria do Instituto de Medicina Integral Prof. Fernando Figueira (IMIP), nessa sua 4ª edição, está atingindo a maior idade. Lançado em 1990, fruto do pensamento do Prof. Fernando Figueira, criador do IMIP, e apoiado pelo Sr. Jackson de Oliveira, então diretor da editora Medsi, rapidamente passou a ser o livro de pediatria mais utilizado nas escolas médicas do Norte e Nordeste do país, além de ter uma grande procura nas demais regiões do Brasil. Ao longo dessas duas décadas, o livro foi cuidadosamente aprimorado, atingiu um crescimento superior a 300% no seu volume e passou a contar com quase 300 colaboradores, todos oriundos de centros de excelência da pediatria nacional e internacional. A atual edição aborda quase que completamente todos os aspectos relevantes da saúde da criança, desde aqueles relativos à promoção e prevenção até a complexidade dos tratamentos e da reabilitação.

Os capítulos procuram apresentar tudo o que há de mais novo, com base em evidências, na assistência à saúde do recém-nascido, da criança e do adolescente, voltado para o exercício prático da medicina com arte, sempre adaptado às condições da realidade nacional. Dentro deste contexto, a promessa de que a medicina translacional, aquela que integra o conhecimento novo da bancada do laboratório ao atendimento de ponta do paciente, ou seja, do molecular ao social, muito tem a melhorar a qualidade de vida das crianças brasileiras. Paralelamente, este livro reafirma as ideias pioneiras surgidas e divulgadas pelo IMIP, de que é fundamental a preservação da saúde na vida intrauterina e na infância para a prevenção das doenças da vida adulta.

Esta edição faz parte das comemorações do cinquentenário do IMIP, criado em 13 de junho de 1960 pelo educador Prof. Fernando Figueira, como Instituto de Medicina Infantil de Pernambuco. O IMIP dispõe, hoje, de uma escola de saúde que recebe em média 3 mil alunos por ano, com programas de graduação em medicina, enfermagem, psicologia e fisioterapia, residência em enfermagem, nutrição e várias especialidades médicas, mestrado e doutorado em saúde materno-infantil. Mantém o maior complexo hospitalar do país com mais de 5.000 m² de área construída e quase 1.000 leitos, destinado exclusivamente a pacientes do SUS, além de desenvolver programas comunitários, beneficiando cerca de 70 mil indivíduos das camadas mais pobres da região metropolitana do Recife. Além disso, conta com uma rede de pesquisa com centros nacionais e internacionais, disponibilizando dezenas de publicações científicas anuais em periódicos indexados.

Aos nossos colaboradores que, com a força limpa do seu trabalho, contribuíram para o engrandecimento desta obra, nossos agradecimentos e a certeza de que esse esforço em muito contribuirá para melhor assistência à criança brasileira.

João Guilherme Bezerra Alves
Otelo Schwambach Ferreira
Ruben Rolando Schindler Maggi
Jailson de Barros Correia

Aspectos Históricos e Doutrinários: Fernando Figueira e o IMIP

Instituto de Medicina Integral Prof. Fernando Figueira (IMIP)

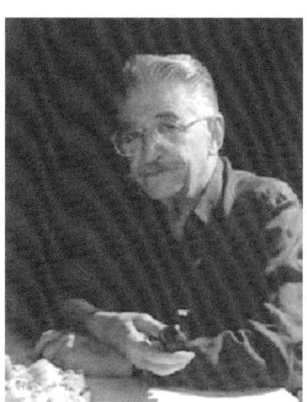

Prof. Fernando Figueira
(4/2/1919 – 1/4/2003)

NOTA BIOGRÁFICA

Uma lição de vida dedicada aos princípios de solidariedade, fraternidade e respeito aos mais carentes, assim como uma intensa dedicação ao ensino e à pesquisa na área médico-social.

Sempre demonstrou a consciência da importância da utilização rigorosa do saber médico-científico coerente com a realidade social, econômica e cultural vivida por grande parte da população nordestina.

Diplomado em medicina em 1940 pela Faculdade de Medicina da Universidade do Recife (atual UFPE), iniciou suas atividades como clínico geral na cidade de Quebrangulo, zona rural do Estado de Alagoas.

Entre 1948 e 1957, trabalhou como médico do Hospital das Clínicas e professor-assistente de Pediatria da Universidade de São Paulo, sendo discípulo dileto do Prof. Pedro de Alcântara.

Retornou ao Recife em 1958, sendo aprovado no mesmo ano, com distinção, como livre-docente da UFPE.

Entre 1958 e 1960, foi professor-visitante nos Estados Unidos (Nova York), no México (cidade do México) e França (Paris).

Em 13 de junho de 1960, liderou um grupo de amigos na criação do IMIP, sua principal obra.

No ano de 1961, assumiu a Cátedra de Pediatria da UFPE e tornou-se professor titular de Pediatria da Faculdade de Ciências Médicas – UPE.

Demonstrou imensa coragem e convicção ao elaborar parecer que impediu a cassação pelo Decreto-lei nº 477 de 37 estudantes de medicina da UFPE, no ano de 1969. Acerca desse parecer, o jornalista paraibano Sitônio Pinto em artigo publicado no jornal O Norte (20/11/89), comenta: "A atitude do professor Fernando Figueira bem pode ter sido o primeiro gesto oficial de desobediência civil contra a tirania. Os pesquisadores da história – que já começa a ser contada, nesse jubileu do parecer Figueira – hão de provar o que, neste momento, é simples intuição de um cronista do tempo."

Criou a Academia Pernambucana de Medicina em 1970. Presidiu a Sociedade de Medicina de Pernambuco entre 1969 e 1971.

Quando Secretário de Saúde de Pernambuco (1971 a 1975), foi pioneiro na elaboração de um Plano de Saúde para o Estado de Pernambuco, na criação do primeiro código sanitário do Estado e na proibição da distribuição de leite em pó nas maternidades, impulsionando os programas de incentivo ao aleitamento materno. Criou ainda a Fundação de Saúde Amaury Medeiros (Fusam), o Centro Integrado de Saúde Amaury Medeiros (Cisam) e o Hemocentro de Pernambuco (Hemope). Reformulou o atendimento psiquiátrico no Estado, criando triagem dos doentes e evitando hospitalizações desnecessárias.

Entre 1977 e 1984, presidiu a Associação Brasileira de Reprodução e Nutrição em Saúde Materno-Infantil e a Associação Brasileira de Educação Médica (Abem). Dirigiu a Faculdade de Ciências Médicas de Pernambuco de 1978 a 1982.

No ano de 1996, foi a primeira pessoa designada pelo Ministro da Saúde para presidir a Autoridade Nacional em Saúde da Criança e do Adolescente. Nesse mesmo ano também foi presidente de honra do Comitê Estadual de Redução da Mortalidade Infantil no Estado de Pernambuco.

Teve destacada atuação na produção de textos, protocolos e livros científicos, que sintetizavam a realidade da saúde na sociedade. Publicou diversos livros e mais de 100 trabalhos científicos.

Fernando Figueira, ao lado de Octávio de Freitas, Amaury Medeiros e Josué de Castro, deram as maiores contribuições à medicina de Pernambuco, no século XX. Para celebrar sua memória, em 14 de junho de 2003 foi instituído, pelo Ministério da Saúde do Brasil (Portaria MS/GM no 728) o Prêmio Nacional Professor Fernando Figueira, para reconhecer os estabelecimentos hospitalares de saúde integrantes da rede SUS, com destaque ao atendimento pediátrico humanizado e estímulo ao aleitamento materno.

ALGUNS PENSAMENTOS DO PROF. FERNANDO FIGUEIRA, DITOS AOS SEUS ALUNOS NO IMIP

"Conscientemente ou não, o homem somente se realiza plenamente, quando se esquece de sua individualidade, se eleva e se projeta como parte integrante do imenso corpo social ao qual pertence."

"Enquanto houver, em minha terra, uma criança ameaçada de perder o que ela tem de mais sagrado – a sua própria vida – haveis de encontrar em mim, um homem torturado."

"O exercício da medicina não deve se subordinar à crueza das leis econômicas. Deve ser regido pelas necessidades sociais de um povo em determinado momento histórico."

"Não me rotulem, nem me classifiquem. Sou um homem arredio a todas as formas de qualificação. Digam que sou um visionário, na minha luta pela salvação da criança pobre de minha terra, e eu vos convidarei a percorrer comigo corredores de hospitais, sendas de mangues, orfanatos e presídios. Sei, que daí, então, passareis a caminhar ao meu lado, despertados pelo silêncio dos que nada mais reivindicam, porque já perderam quase a ideia de sua condição de ser humano."

"Em minha vida, a medicina tem sido sempre inquietação na luta contra as desigualdades sociais. Ao lado do saber, infelizmente limitado, procuramos cultivar a esperança e com ela, o sonho, a esperança, a grande impulsionadora na busca de melhores caminhos para a nossa estrutura social tão injusta e o sonho, numa linguagem lírica, arquitetura dos nossos ideais."

"Um médico tem profunda responsabilidade sobre a vida dos que o procuram. Quando esse médico é um professor, a responsabilidade torna-se maior. Há de pensar no sentido do título de profissional da medicina que entrega ao seu discípulo. O grau de médico, proclamado no instante solene da formatura, deveria ser motivo para graves reflexões. Sem querer assumir posições estranhas, arriscaria dizer que nesse instante, não deveria haver festas; não é fato para risos fáceis, mas para sérios e difíceis pensamentos. É dado, naquela hora, o direito de lidar através da ciência com a vida e a morte a quem quase sempre conhece pouco os complexos sistemas orgânicos do ser humano. A partir daquela data, o ex-aluno da escola médica passará a agir sozinho. Será ele e a sua consciência."

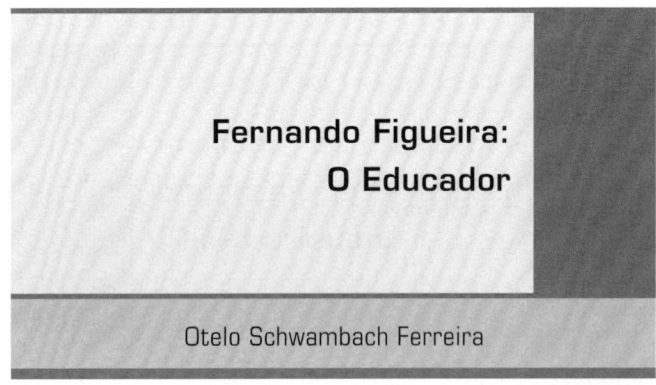

Fernando Figueira: O Educador

Otelo Schwambach Ferreira

Durante três décadas e alguns anos ouvi magistrais lições do Professor Fernando Figueira e também vivenciei atos praticados por este excepcional educador, porque para dar aulas nem sempre é preciso falar.

E deponho como podem fazer incontáveis alunos do Professor Fernando Figueira, dos cursos formais de pediatria e de medicina geral, sobre os ensinamentos transmitidos continuamente na sua longa e fértil tarefa de educar. E também deponho, assim como podem fazer outros que participaram do cotidiano do inesquecível Mestre, e que receberam notáveis ensinamentos de ética, de justiça e de outros temas do comportamento humano, de conhecimentos gerais, de política, de administração em saúde, de esperança no trabalho e de fé na luta pelos ideais.

A principal lição do Professor Fernando Figueira foi o exemplo contínuo e inabalável de amor pelo trabalho e pelos seus ideais demonstrados, sobretudo, no amor e na dedicação à comunidade carente que o levou a idealizar e a concretizar o IMIP. O IMIP foi por ele criado e mantido como uma grande escola dedicada aos problemas de saúde, sempre dedicado aos pobres. Também presenciei muitas demonstrações de amor e dedicação pela Faculdade de Medicina da Universidade Federal de Pernambuco, na qual foi professor titular de Clínica Pediátrica, e pelo Hospital Pedro II, antigo hospital de clínicas da UFPE. O mesmo comportamento dedicou à Secretaria de Saúde de Pernambuco, no período em que assumiu as funções de secretário, à Academia Pernambucana de Medicina, também nascida dos seus ideais e dos seus atos, à ABEM e à Sociedade de Medicina de Pernambuco. Foi presidente destas três últimas instituições. Enfim, amor e dedicação por tudo em que se envolveu.

É fácil destacar alguns marcos típicos dessa dedicação. O mais notável, sem dúvida, foi sempre a chegada às 6 horas ao IMIP, de segunda a sábado, e com frequência também nos domingos, nos feriados e dias santificados, desde 1960, ano da fundação da instituição. E esta lição, chegar cedo ao trabalho, por décadas, de forma metódica, moldou os seus discípulos de forma indelével. O comparecimento às reuniões científicas semanais do IMIP, também ao longo de toda a existência do Mestre, nas quais chegava pontualmente, lhe conferia inquestionável autoridade moral para cobrar o cumprimento dos horários e o cuidado com a qualidade dessa atividade científica tradicional da instituição. No turno da tarde, a rotina de trabalho do Professor Fernando Figueira era também marcada pelo fiel cumprimento dos horários programados.

E o Professor Fernando Figueira argumentava que as mães pobres chegavam ao IMIP mais cedo que ele e assim justificava a rotina de estar cedo no trabalho, antes dos alunos e dos assistentes, mesmo dos mais jovens. E esse era um valor tão marcante no ideário do Professor Fernando Figueira que, várias vezes, referiu-se aos que não cumpriam os horários como "ladrões de crianças pobres". É imagem forte, dura, sem dúvida, que significa a luta inabalável pelos carentes por quem dedicou toda a vida, a ponto de abandonar totalmente a clínica particular para assumir integralmente uma responsabilidade maior.

Cangaceiro da Pediatria – assim ele foi chamado por pediatra, de Brasília ou talvez de São Paulo, que percebeu a garra com que o Professor Fernando Figueira defendia o IMIP e o carinho que dedicava aos pobres do Nordeste. E essa marca ele imprimia por onde andava, inclusive nos gabinetes dos ministros, na busca de soluções para ensinar pediatria, para exercer de forma digna outras atividades na área da saúde e para criar condições para pesquisar e para praticar medicina no IMIP.

Outra lição memorável do Professor Fernando Figueira foi a de se cercar de competentes auxiliares. E ele, com esta postura, ensinou todos os que aprenderam ou trabalharam no IMIP a valorizar a equipe profissional. Vários de seus assistentes foram estimulados a viajar a outros centros médicos do Brasil e de outros países para se qualificar. Carlos Serrano, Arthur Aballi, David Morley, Ramos Galvan, Joaquim Craviotto, Cesar Pernetta, René François, Lytt Gardner, Nelson Chaves e tantos outros cérebros internacionais e brasileiros participaram intensamente das atividades docentes, de pesquisa e assistenciais do IMIP. Alguns, inclusive, vivenciaram a instituição de forma muito íntima, passando a morar no hospital e a conviver com os residentes e com os outros estudantes. Arturo Aballi, cubano que viveu grande parte de sua vida nos Estados Unidos, excepcional pediatra, professor e pesquisador, durante anos, passava um mês em atividades integrais com os estudantes de graduação e de pós-graduação, ministrando aulas teóricas e práticas nos ambulatórios, nas enfermarias, no laboratório e no serviço de radiologia. O extraordinário pediatra e professor Cesar Pernetta morou um ano no IMIP. Este foi um período áureo para o aprendizado dos residentes. A postura, de estar sempre em contato com a medicina pensada e praticada em outras regiões, é ainda hoje uma das linhas mestras de trabalho da instituição.

Pensar grande, pensar no futuro e adaptar as atividades às novas tendências e às novas necessidades também foram características do Mestre, que muitos dos seus alunos reconhecem como lição a ser refletida pelos que dirigem ou lideram qualquer atividade, serviço ou instituição. O Professor Fernando Figueira desde cedo definiu que o IMIP deveria estar voltado para o ensino e a pesquisa. Sempre defendeu e agiu de forma que o perfil da instituição fosse de nível muito elevado, sempre com rigor científico e ética.

O Professor Fernando Figueira criou programas com perfis variados para atender às várias demandas por ensinamentos. A residência médica, nascida em 1967, sob os auspícios da OPAS, Fundação Josiah Macy, IMIP e UFPE, foi instalada pelo Professor Carlos Serrano, pediatra colombiano, enviado pela OPAS especificamente para essa missão. O programa ainda hoje é reconhecido como um dos mais importantes do Brasil. Cursos com menor carga horária que a da residência médica, para médicos e outros profissionais da área da saúde, existentes desde o fim dos anos 1960, com a participação da OMS-FISI, Ministério da Saúde e de outros organismos nacionais e internacionais, ainda hoje são oferecidos.

Percebendo que era essencial que o IMIP acompanhasse a tendência brasileira de qualificação pós-graduada, o Professor Fernando Figueira criou o mestrado e mais recentemente incentivou e orientou as linhas básicas do doutorado, ambos em saúde materno-infantil. Os acordos com as universidades de Heidelberg, de Londres, da Itália e de vários países da África e da América Latina demonstram que o IMIP aprendeu a lição do educador sobre o qual estamos discorrendo.

As múltiplas fontes de informação que o Professor Fernando Figueira usava permitiam a ele estar à frente do seu tempo. Permitiam que partisse antes dos outros, refletindo, lendo, conversando, visitando outros serviços e, observando o que se passava ao seu redor, decidia. Assim um dia falou: "Vou cuidar da mãe pobre que passa horas esperando para o filho ser atendido no IMIP." E criou o Ambulatório de Tocoginecologia Social, transformando o IMIP – Instituto de Medicina Infantil de Pernambuco – em IMIP – Instituto Materno-Infantil de Pernambuco. Isso tudo no início dos anos 1970. E os médicos e os outros profissionais do IMIP começaram a cuidar das senhoras pobres do Nordeste.

Nas décadas de 1980 e 1990, os serviços do IMIP foram ainda mais ampliados. Foi criado o Projeto Canguru, instalado o serviço de atenção às crianças HIV-soropositivas e com outras imunodeficiências, montado o serviço de atendimento às crianças portadoras de câncer e instalado o Banco de Leite, que se tornou modelo do setor em âmbito nacional. Por ações como estas e tantas outras, o IMIP recebeu em 1991 o título de Hospital Amigo da Criança – o primeiro do Brasil – outorgado pelo Ministério da Saúde, Unicef e pela Organização Mundial de Saúde. Tudo isso demonstrou mais uma característica do Mestre: a coragem de ousar.

A equipe tinha um líder que chegava mais cedo que todos ao trabalho, que sempre mostrava excepcional domínio tanto sobre temas médicos como sobre temas de cultura geral e sobre o momento vivido pelo país. A liderança sempre exercida pelo Professor Fernando Figueira é outra lição de valor extraordinário. Ele, sempre presente, sempre chamando para si a responsabilidade de comandar, como que avisava a todos nós: "Meus alunos, vocês devem estar sempre comprometidos com suas tarefas, seus livros, seus pacientes, sua região e seu país."

Como criador e líder de uma escola pediátrica, sem dúvida muito importante no Brasil, também exerceu com maestria a função de descobridor de talentos. Frequentava as reuniões com os residentes, ouvia as participações deles nas discussões de casos, os estimulava e cobrava a participar das aulas para os cursos de graduação de medicina, de enfermagem e de outros cursos da área da saúde. Estava sempre alerta para a renovação e a ampliação do quadro de auxiliares que comandava. Vários dos seus alunos foram indicados pelo Professor Fernando Figueira para o exercício da nobre missão de ensinar a pediatria. Também aprendemos com ele que essa é uma qualidade essencial de quem comanda um grupo de profissionais para o alcance de determinadas metas.

Quem teve a oportunidade de participar da prática assistencial do Professor Fernando Figueira, no seu consultório, seguramente aprendeu outras lições de excepcional beleza e qualidade. O antes citado Professor Arturo Aballi disse que consulta realizada pelo Professor Fernando Figueira era inigualável. As orientações da consulta eram transcritas em uma folha de papel ofício, na frente e no verso, com recomendações sobre lazer ("Onde brinca o seu filho?", perguntava rotineiramente), acidentes, vacinas, alimentação. Indicava como proceder em urgências e quais os assistentes que poderiam ser consultados caso ele não fosse encontrado. O item menos enfatizado era a medicação.

Assim, a vida do Professor Fernando Figueira foi uma aula prática contínua.

Até nas comemorações, nos momentos festivos, quando falava dos seus momentos mais íntimos, quando decidiu ser médico de crianças e sair de Quebrangulo, interior de Alagoas, para se dedicar à vida acadêmica em São Paulo e no Recife, emitia conceitos e relatava experiências com conteúdo importante para se guardar.

Na sala de aula, nas reuniões científicas em que se abordavam temas científicos, doutrinários ou administrativos, sem dúvida, era onde o Professor Fernando Figueira imprimia sua característica de excepcional educador.

Teve notável atuação como professor de temas da teoria e da prática médica. O trabalho como médico em cidade do interior do Brasil, o contato na USP com a equipe do Professor Pedro de Alcântara e com toda uma geração de excepcionais professores de pediatria, as duas teses que produziu e defendeu, os inúmeros trabalhos que publicou, a leitura ampla que fazia de temas de medicina geral. Era um assíduo frequentador das edições recentes do Martindale, do Harrison, do Medical Letter, do Oxford Textbook of Medicine e de outros livros de medicina geral e de pediatria. A prática da pediatria clínica, o convívio com uma equipe de assistentes nacionais e internacionais e com professores visitantes de alto nível conferiram a ele uma excepcional visão da temática clínica e cirúrgica, da criança, do adulto e, mais tarde, da problemática do idoso.

Também foi extraordinário educador de temas da doutrina e da ética médica e da administração de serviços de saúde.

Muitos dos temas abordados pelo Professor Fernando Figueira, e a forma clara, precisa, incisiva e quase sempre inquestionável de se expressar, sem dúvida ainda hoje devem ser lembrados por aqueles que tiveram a felicidade de ouvir o saudoso e inesquecível mestre.

Alguns desses temas são listados a seguir e comentados em "voo de pássaro", como costumava falar, para dar uma visão ainda mais ampla e realista da importância do educador Professor Fernando Figueira:

SOBRE EDUCAÇÃO MÉDICA

"Qual a importância de todos aqueles conhecimentos de anatomia na formação do médico?"

"O que se ensina na escola médica – o conhecimento inútil – e o que se deixa de ensinar..."

"O contato com o paciente deveria ocorrer no primeiro dia de aula do curso médico."

"É preciso conhecer o ambiente da família para diagnosticar a doença da criança."

"O médico tem que conhecer antes a sociedade que vai servir."

"Coloque um aluno do primeiro ano do curso médico no IMIP e outro na escola tradicional e faça uma avaliação ao término de três anos..."

"Os médicos que tentam o concurso de residência médica e não são aprovados têm mais necessidade de fazer esse curso do que os aprovados. Para o bem da sociedade!"

"A consulta médica em dois momentos – com os pais e com a criança separadamente."

"Polifarmácia – desconfie de uma consulta com prescrição de mais de dois a três medicamentos."

"Exames e medicamentos desnecessários penalizam especialmente as crianças carentes."

O Professor Fernando Figueira criticava com frequência o modelo programático do curso de medicina e questionava com acentuado vigor a excessiva teorização, o conteúdo das disciplinas e tudo o que promovia o distanciamento do aluno da sociedade a que vai servir. Questionava de forma extremamente enfática a qualidade do aprendizado, tanto é que defendia um exame geral de avaliação, feito por entidade independente da escola que graduou o aluno.

"Quanto custa à sociedade formar um médico após seis anos e dois de residência?"

"A grande maioria dos aprovados no vestibular é oriunda de famílias abastadas?"

"É justo deixar milhares de crianças fora da sala de aula?"

"Deveria existir um serviço civil obrigatório, na comunidade, para os profissionais da área de saúde."

"É preciso cuidado quando se vai ao exterior à procura de conhecimento médico, pois há o risco de se aprender o que não existe aqui."

A preocupação com o social, com a economia, com o destino do dinheiro público e com a modelagem do currículo às necessidades da comunidade era, também, uma lição do Mestre.

"Função básica do educador: exemplaridade."

"Um residente sem dedicação exclusiva, com carga horária semanal de 60 horas e mais um plantão de 24 horas fica fora da biblioteca. Qual o tempo que resta para estudar? E para o seu próprio lazer?"

"Médicos mal preparados, por própria culpa ou da escola médica, como causa de mortalidade na infância..."

"A importância do conhecimento humanístico na formação médica."

"Há necessidade de encontros, congressos, muitos com custo elevadíssimo, para se discutir a desnutrição?"

"O Nordeste precisa de pediatras, precisa de generalistas. Não precisa de especialistas."

"Um médico deveria ler, no mínimo, umas quatro horas por dia."

"Um médico nunca se forma; o curso médico nunca é terminal; é necessário um programa de educação médica continuada."

"O principal professor do médico é o cliente pobre."

Estas lições do Mestre dispensam comentários.

Sobre doutrina geral e médica:

"Aquele que chega atrasado está roubando o tempo alheio."

"A pediatria está errada quando deixa órfã uma criança que acompanhou desde o nascimento, conhece o seu passado, sua família, tem a sua confiança e, ao chegar à adolescência, para de atendê-la..."

"Colo da mãe é remédio de primeira qualidade."

"Tempo com os filhos – O que importa é a qualidade e não a quantidade..."

"Pais presentes e pais ausentes..."

"O primeiro pediatra é o obstetra."

"Ato médico que não vê o paciente dentro do seu contexto socioeconômico é ato de afligir o aflito."

"É lastimável saber que Professores de Medicina recebem dinheiro de laboratórios..."

Estas observações do Professor Fernando também dispensam comentários.

"A insensibilidade do médico que não vê doente, que apenas trabalha com números – uma questão de saúde pública."

"A emoção da cura e da morte..."

Criticava ele os médicos, sobretudo os sanitaristas ("uma questão de saúde pública") que abandonavam o contato com o enfermo, com a comunidade e, a partir de números, em gabinetes, pretendiam ditar normas para serem aplicadas aos pacientes.

"Cada ato médico é um ato educativo."

Esta é uma noção de que ele falava com frequência e com ênfase especial. Citava exemplos da boa e da má prática médica que seriam aprendidas pela comunidade. Sobretudo, citava exemplos do mau uso da semiótica clínica e complementar, da farmacoterapia, que eram aprendidos pelo familiar que, a seguir, os transmitia aos vizinhos.

"Defina o seu poder resolutivo; conheça o poder resolutivo da sua unidade."

"Ajuste o projeto à competência do seu orientador."

Inúmeras vezes o Professor Fernando ressaltou a importância de que os profissionais e os serviços da área da saúde definissem com precisão o seu poder resolutivo. E nos ensinava a pensar assim: "O curso médico e a pós-graduação me qualificaram, eu sou capaz de resolver este problema do seu filho." "A unidade que trabalho não tem neurologista e não faz tomografia, e o meu cliente precisa do parecer do profissional e do exame; vou encaminhar para a unidade ao lado, que dispõe dessas facilidades."

Porém, a maior evidência de como valorizava o tema foi quando ele, o mais qualificado dos professores, disse a um aluno do mestrado: "Ajuste o projeto à competência do seu orientador."

São lições inesquecíveis de sapiência, de humildade e de respeito ao aluno e ao paciente.

"Meus adoráveis desertores."

"Às vezes, o necessário recesso afetivo."

"Os balconistas de luxo."

Assim se referia aos seus colaboradores que, por várias razões, sobretudo pela prática da clínica privada, se afastaram do IMIP e do convívio mais próximo com ele. No entanto, o Professor Fernando Figueira continuou mantendo com todos uma postura de magnanimidade e grande afeto, e todos continuaram a respeitá-lo e ouvi-lo com respeito e carinho. Com estas frases continuava nos convocando para a luta em favor da comunidade carente.

SOBRE TEMAS SOCIAIS

"A mãe pobre não pode voltar para sua casa sem atendimento médico."

"Quando médico faz greve, é o pobre que morre; o rico vai para os hospitais privados, que sempre estão funcionando."

"O compromisso do IMIP é com a comunidade pobre."

"A mãe pobre chega ao IMIP antes que eu."

"Respeito pela senhora pobre – o cumprimento, o chamar pelo nome, o acompanhar até a porta..."

"Quanto custa este remédio? Quanto custou este internamento? Quanto custa a vinda desta mãe ao IMIP? Qual o custo-benefício desta reunião? Quantas crianças deixaram de ser atendidas quando 100 médicos estão reunidos?"

Ele falava com propriedade especial sobre temas sociais e dedicou toda a sua vida à criança e à mãe carentes, e todos seus alunos ficaram marcados por esta temática. Grande parte dos seus pensamentos e atos era moldada pelo social. Defendia que as prioridades do curso médico de graduação e de pós-graduação, do Ministério da Saúde e da Economia, das Secretarias Estaduais e Municipais de Saúde, do IMIP, enfim, deveriam ser moldadas de acordo com as necessidades da comunidade e, portanto, por critérios sociais.

"Quando alguém recebe bem mais do que precisa, está deixando outro sem o mínimo necessário."

"A criança rica não tem culpa de ter nascido em berço de ouro."

"Pobres ricos do Recife..."

"O Brasil perde uma grande quantidade de talentos com a alta mortalidade na infância."

"Médico patrão de médico."

"A mercantilização da medicina; a saúde esta sendo comprada como se compra uma barra de sabão."

"Os intermediários da criança."

"Deus e o IMIP – proteção divina."

Então, os comportamentos visionários, ousados, criativos, justos, modelares, perspicazes, humanitários, sagazes, críticos, pertinazes, lutadores e guerreiros (quando preciso), obstinados, observadores, sensíveis, amigos e místicos são algumas das características mais marcantes do Professor Fernando Figueira e que foram transformadas, por ele, em lições que precisam de divulgação e preservação.

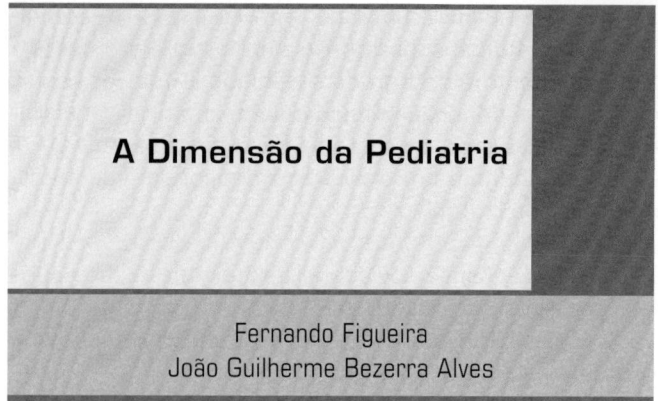

A Dimensão da Pediatria

Fernando Figueira
João Guilherme Bezerra Alves

PRIMEIRO

Dentro de uma compreensão holística, o processo saúde/doença deve ser entendido como um conjunto de interações sistêmicas ou, em outras palavras, como uma conjugação dinâmica de fatores do mundo físico, biológico e social. O desmembramento de quaisquer desses aspectos pode ser aceito como uma perspectiva de abordagem, um método de análise, uma necessidade artificial e provisória de decompor a realidade em suas manifestações aparentes ou específicas, uma simplificação cartesiana para alcançar e compreender a própria complexidade das coisas.

Decompor o objeto de estudo em seus elementos constituintes, como se faz no ensino e na pesquisa, deve ser apenas uma estratégia para entender melhor o todo a partir do conhecimento mais detalhado das partes que entram na sua formação, sem perder jamais a ideia, a visão e o compromisso de conjunto. Existe uma unidade fundamental e orgânica que faz da vida de indivíduos e coletividades um processo solidário dentro do ecossistema em suas várias instâncias – familiar, comunitária, regional, nacional e internacional. Poderíamos talvez ir até mais além, alcançando uma dimensão cósmica e espiritual, se quiséssemos acompanhar, com risco de perder o pragmatismo de um livro didático, o pensamento de Theilhard de Chardin, ao estabelecer uma realidade concordância entre a ciência e a fé.

Estas reflexões, transitando entre o conceitual e o filosófico, na verdade, representam uma recomendação ou um conselho aos leitores mais jovens: a necessidade de ir além de cada capítulo e sua interdependência, além do livro e suas contingências de elaboração e conteúdo, além mesmo das referências bibliográficas indicadas no texto.

O que queremos dizer é que o aprendizado não é um produto material de simples leitura ou de ensinamentos simples. O aprendizado é também um posicionamento ético. A leitura deve ser um processo dialético de incorporação de conhecimentos técnicos e científicos a uma base doutrinária, a um compromisso humano e social, a um paradigma de vida. É a forma de caminhar entre a técnica e a ciência – solitárias – para o saber solidário. É assim que se passa do conhecer formal para o saber consequente e criativo.

Com este posicionamento, o leitor passa a ser também autor, na medida em que se informa (no sentido convencional do aprendizado) sobre uma base prévia de objetivos de vida e de perspectivas profissionais já estabelecidas. Este compromisso de leitura, essa perspectiva de aprendizado criam um circuito de retroalimentação entre livro e leitor, fazendo da consulta ao texto e aos seus diferentes capítulos uma experiência criadora e crítica, em vez de uma transferência passiva de informações técnicas e científicas.

Estabelecidos estes pressupostos, pode resultar a expectativa de que o livro venha a ser uma introdução à epistemologia da saúde ou, ainda, uma coletânea de capítulos didáticos com a marca ideológica de um proselitismo político. Não é isto o que acontece. Na realidade, é um texto de pediatria com características convencionais, na medida em que se reconhece o interesse nuclear de enfocar os problemas da prática pediátrica cotidiana, isto é, as questões colocadas no dia a dia do profissional que lida com a demanda rotineira na área de saúde da criança. Mais ainda: fundamentando-se na experiência do Instituto Materno-Infantil de Pernambuco (IMIP), que efetua cerca de 300 mil atendimentos anuais, com mais de 90% representados por famílias de baixas condições socioeconômicas, o livro expressa uma leitura sentida e refletida dos problemas da criança no Nordeste do Brasil.

SEGUNDO

A perspectiva social, tratada de forma explícita nos capítulos com enfoque epidemiológico e geopolítico, aparece, de modo implícito, nos diversos componentes da publicação. Não seria preciso estar sempre lembrando ao leitor (porque se supõe que já existe uma consciência política e social e, portanto, um aviso prévio permanente neste sentido) que, por trás da desidratação, das doenças infecciosas graves, das parasitoses, da desnutrição e de muitos casos de oligofrenia etc., existe uma matriz de geração e ampliação de riscos – a pobreza – e, dentro da pobreza, a miséria, que é a própria cassação dos direitos de cidadania. E, por conseguinte, dos direitos à saúde, negados, muitas vezes, por sentenças sumárias arbitrárias em outras instâncias, nos tribunais clandestinos do processo social.

A doença, num país em que a mortalidade nos cinco primeiros anos de vida atinge cerca de 90 de cada 1.000 crianças nesta faixa etária, é a porção clinicamente visível de um *iceberg* submerso no mar escuro das imensas desigualdades que caracterizam o processo histórico e social brasileiro. O que esperar de um contexto em que 30% das mães são analfabetas, em que os salários representam apenas 38% do produto interno de 2.000 dólares (contra uma participação de 70% num PIB de 15.000 dólares, nos EUA), em que 40% das famílias não alcançam as recomendações básicas de calorias, onde 50% não dispõem de casas saneadas, ou onde, segundo a revista Target, 92% da população consome apenas 38% dos bens e serviços produzidos, ficando os 62% restantes à disposição de 8% das famílias dos estratos de renda mais elevados?

A sociedade brasileira, tal como está estruturada e tal como funciona, é uma fábrica de doenças que produz, todos os anos, 360 mil mortes em crianças menores de 5 anos. Infelizmente, muitas vezes, os próprios serviços de saúde, na medida em que se organizam para explorar a doença como fonte de renda, como se a patologia fosse um recurso natural, um bem da terra, uma matéria-prima a ser industrializada segundo os princípios de marketing ou segundo as leis de oferta e procura, colaboram como filiais da própria fábrica de doenças, em vez de buscar e produzir saúde.

No plano editorial deste livro não foi solicitado aos autores de cada capítulo insistir no enfoque desses aspectos, o que acabaria sendo repetitivo e desnecessário. Trata-se de uma realidade tão onipresente que esquecê-la ou desprezá-la seria aceitar o pecado social de alienação ilimitada. Não é de acreditar que esta seja a condição de consciência dos pediatras e dos médicos brasileiros. Nesta declaração de princípios, portanto, se afirmam a mensagem, a marca, o compromisso do livro todo e, por dedução, de todos os capítulos. Assumindo estas posições, cada elemento da publicação é um meio para se chegar a um fim ou objetivo bem definido – o resgate da grande dívida contraída com a criança brasileira, vítima da conspiração silenciosa que se manifesta através da fome, da desnutrição, das doenças evitáveis e curáveis que, dolorosamente, não estão sendo evitadas, nem curadas.

TERCEIRO

A moderna pediatria deve ser a medicina integral do homem em crescimento e desenvolvimento. Gravitando em torno deste eixo conceitual de duplo apoio, se delineia toda uma constelação de saberes, atribuições e responsabilidades que formam o universo da prática profissional.

Na realidade, as implicações do processo saúde/doença da criança começam antes mesmo da concepção. Como abordagem holística, a pediatria deve compreender toda a problemática de saúde que se inicia com a decisão de procriar e os riscos em que implica a reprodução para o feto, o recém-nascido, o infante, o adolescente e, por extensão, o adulto futuro e a geração do amanhã. Não se limita, portanto, à abordagem de um breve capítulo do ciclo biológico do homem em crescimento e desenvolvimento e suas eventuais e imprevisíveis intercorrências. Pelo contrário, deve constituir a resenha da vida em seu sentido integral: biológico, psíquico, espiritual e social, seus riscos intrínsecos, presumíveis, preveníveis, reversíveis ou, em muitas hipóteses, inexoráveis.

Na medida em que assume esta compreensão e extensão, a pediatria praticamente deixa de ter limites formais, como equivocadamente se dispõe dentro de uma visão miniaturizada, particularizada, especializada, alienada e alienante, proposta como estatuto pela tradição conservadora e acomodada. Com esta perspectiva limitada o que se forma são miniprofissionais, ou, para usar a sábia expressão de Ortega & Gasset, bárbaros verticais, os novos hunos do conhecimento setorizado e da tecnologia parcializada, sob o manto protetor dos interesses classistas, corporativistas, monopolistas, etnocêntricos e egocêntricos. Este o perfil dos novos bárbaros...

O modelo biomédico, que ainda conta com a adesão obstinada de muitíssimos profissionais e com a aceitação massificada do grande público, é em essência, reducionista e até mesmo atomista, transferindo, de forma mecânica, a compreensão micro para o grande mundo da vida. É como se a física nuclear tivesse se tornado o preâmbulo das ciências biomédicas. Da climatologia médica passamos à abordagem etiológica entendida, classicamente, ao nível de citologia e de macroagressores. Já agora, com a microscopia eletrônica e com a citoquímica, o modelo desce às minúcias da biologia molecular, perdendo, cada vez mais, o domínio do conjunto, afastando-se das ciências humanas para a enganosa utopia das ciências exatas. É o "ponto de mutação", na lúcida análise de Fritjof Capra. Reduzindo-se, especializando-se, estruturando-se, afunilando-se no sentido do micro, o modelo biomédico aprofunda-se num impasse do qual não vai sair por esforço próprio. Torna-se necessária uma revolução cultural para resgatar o enfoque holístico da saúde ou, em termos mais radicais, como propõe Ivan Illicht, desapropriar a saúde do monopólio biomédico.

É difícil e artificial, voltamos a insistir, demarcar fronteiras para a pediatria, como é difícil e arbitrário estabelecer limites para a vida e seus desdobramentos, no sentido mais transcendente da expressão.

Entre a bioquímica do ácido ribonucleico e o "metabolismo" social, entre as propriedades do código genético e as leis e princípios de organização e funcionamento da sociedade (moral, religião, cultura, produção e consumo de bens e serviços) esta grande novela da vida e, dentro de seu eterno enredo, a criança, o homem em crescimento e desenvolvimento.

Ebrahim soube reunir e sistematizar, com notável espírito de síntese e de análise, a compreensão holístico-humanista da pediatria, discutindo desde a importância dos cromossomos no desenvolvimento fetal até o papel da sociedade e do Estado, sobretudo nos países em fase de rápidas transformações.

Na vida fetal, mais do que um abrigo biológico provisório, a mãe, o "macroambiente", isto é, o suporte dinâmico de relacionamento do feto com o meio físico, o *habitat* biológico, o ecossistema social. O que esperar, como diagnóstico e como prognóstico, de mães malnutridas, mal-lavadas, mal-amadas, doentes, desgastadas pelo trabalho e por gestações múltiplas? O que aguardar de mães em que a própria gravidez, um fato indesejável, considerando-se, por exemplo, que segundo a Unicef, no último ano, 30% das gestantes do Terceiro Mundo não queriam, de fato, ter filhos? São 42 milhões de crianças que ingressam invasivamente no mundo, sem o "aprove-se" prévio e consciente dos pais. Chegam sem ser chamadas, como convivas indiscretas para o que deveria ser, segundo os poetas, o festival da vida. São crianças que nascem mais para morrer do que para viver. São fetos que, muitas vezes, levam a própria mãe à morte, sabendo-se que 40% de toda a letalidade materna por complicações da gestação e do parto ocorre por tentativa de aborto, nos países pobres da Ásia, da África e da América Latina.

O pediatra deve ter sensibilidade e, mais do que isto, responsabilidade para as contradições da vida social que resultam em doenças, incapacitações e mortes. O dualismo pobreza/riqueza, a dicotomia atraso/desenvolvimento é uma situação que deve ser enfrentada e superada como forma de enfrentar e superar as próprias desigualdades que se manifestam nos níveis de saúde.

Não se pode aceitar, de forma passiva, a realidade constrangedora de nossos dias, em que se aprende à custa da criança pobre, manipulada nos hospitais de ensino como material facilmente acessível aos estudantes da área de saúde, muitas vezes motivados apenas pela aquisição de *know-how* para projetos pessoais de enriquecimento. Isto conduz a uma outra observação igualmente condenável: o pediatra como ator de dois papéis, com um desempenho relaxado e omisso para as crianças pobres e uma conduta atenciosa e esmerada para o filho do abastado. É um inominável *apartheid* que se pratica, discriminando clientelas não pelo teor da melanina da pele, mas pela cor do dinheiro. São pecados morais e sociais que devem ser exorcizados com as preces e as penalidades de uma nova ética.

A pediatria deve alcançar, como uma responsabilidade profissional inalienável, a importância da vulnerabilidade da criança nos primeiros anos de vida. Mais do que conhecimentos básicos sobre a biologia do crescimento e sua monitoração, deve conhecer a relevância dos fatores sociais e culturais sobre o desenvolvimento nos anos iniciais da vida. Os estudiosos de psicologia infantil e, especificamente, de psicologia da aprendizagem ressaltam a importância de que os dois primeiros anos são decisivos para definir a expectativa existencial de vida, isto é, a disposição de luta, o horizonte de aspirações, a fé no futuro. Experiências emocionalmente gratificantes induzem uma projeção otimista, enquanto as frustrações amortecem e embotam esta predisposição inicial para a realização futura do potencial humano de desenvolvimento. É esta a argumentação e conclusão de Erickson.

No caso brasileiro, é oportuno e ao mesmo tempo trágico lembrar que 94% das formas graves de desnutrição ocorrem em crianças menores de 2 anos, segundo o livro *Alimentação e nutrição no Brasil: Pró-memória*. No Nordeste rural, 40% das crianças menores de 5 anos apresentam nanismo. Até os 2 anos, 50% ou mais são anêmicas e, mesmo em São Paulo, capital do progresso material mas, ao mesmo tempo, como diz Dom Helder Câmara, capital do egoísmo humano, 34% das crianças apresentam anemia. É um quadro inquietante, um cenário que deve ser assumido como uma condição de agravos permanentes às crianças, em fases críticas de crescimento e desenvolvimento.

Há de se levar em conta que a família é a unidade social mínima em qualquer sociedade. Trata-se de uma coletividade de pequeno porte associada por consideráveis forças de adesão: biológicas e afetivas. Alguns ecologistas da saúde definem a família como um microambiente, fisicamente abrigado (ou não) sob o mesmo teto. Ao nível familiar (ocupação dos pais, educação, renda, atitudes, crenças, tamanho da família, habitação, intercâmbio com o macroambiente) já se definem vários requisitos que implicam a possibilidade maior ou menor de se ter saúde. Os conceitos de "família vulnerada" de Eisler, de "família risco", de Ramos Galvan, de "criança contato", de Béghin, especificamente aplicados à epidemiologia clínica da desnutrição, na verdade também se justificam para uma grande série de agravos patológicos que vitimam, com uma grande frequência particular, por conta de uma lógica perversa mas, infelizmente, real, famílias estigmatizadas por certas características, entre as quais a pobreza constitui o elemento mais comum e mais importante.

Nesta linha de raciocínio está implícito que a comunidade representa a instância maior do processo saúde/doença e suas implicações em relação à criança. A estratificação social cria, também, uma estratificação da saúde. As mudanças sociais mudam, no mesmo sentido, o perfil das doenças. As migrações rurais/urbanas canalizam para as cidades as endemias do campo. A "ruralização" urbana, à custa das populações pobres sem terras ou expulsas da terra, acaba recriando nas periferias das grandes cidades as condições desfavoráveis do próprio campo, com o agravante próprio dos problemas da vida urbana, sobretudo em razão da promiscuidade que se estabelece num ambiente essencialmente insalubre. São forças, fatores e eventos que não podem passar despercebidos por quem se dispõe a praticar e, mais do que isto, professar uma pediatria consciente e consequente.

Há de se questionar, finalmente, o papel do Estado em cada sociedade e em cada contexto histórico. Que uso faz o governo do mandato conferido pela sociedade aos poderes instituídos? Quem manda no Estado: os grupos hegemônicos da sociedade, estabelecidos por força do poder econômico, ou um interesse superior, eclético e legítimo da sociedade como um todo? Da resposta a esta questão fundamental resulta uma série de consequências para a saúde, na medida em que se definem as estruturas econômicas, as funções sociais e, por extensão, o acesso aos bens e serviços produzidos. A definição de prioridades é um atributo próprio do governo em cada nação, sendo fácil perceber que as decisões hierárquicas de quem representa o poder têm implicações substantivas com as condições de saúde e seu encaminhamento.

Face ao comportamento da sociedade e do Estado, a chamada isenção política de alguns profissionais de saúde é uma forma de acomodamento e de aceitação do poder, tal como ele se apresenta. Não é, em última instância, uma isenção, mas uma forma de consagrar o governo e a sociedade como eles efetivamente o são. É o apoio covarde da própria inércia.

Não se pode praticar a pediatria como um amortecedor de conflitos, como um analgésico que mascara as dores dos injustiçados. A medicina não deve funcionar como um recurso cosmético que esconde rugas ou oculta manchas, a serviço de uma sociedade injusta ou de um Estado usurpador de cidadanias. Esta a reflexão que deve ficar, quando já caminhamos para o segundo decênio da instituição do Ano Internacional da Criança (1979) e quando todos os governos se comprometem, pelo menos formalmente, a realizar uma revolução pela sobrevivência e pelo desenvolvimento das crianças no mundo.

A saúde hoje não é um compromisso aleatório de alguns países. O projeto Saúde para todos até o Ano 2000, coordenado pela OMS, a Revolução pela Sobrevivência Infantil, patrocinada pela Unicef, e o esforço pela Seguridade Alimentar e Nutricional, liderado pela FAO, englobam e comprometem os povos e todas as nações efetivas de dignidade, ou seja, em situação bem diferente do mundo do ano 1000, quando pairava sobre a terra a grande noite da Idade Média.

A sociedade, o Estado, cada um de nós têm um compromisso com a transparência e as luzes do século XXI.

QUARTO

É oportuno e pertinente aprofundar a observação de que, mesmo nos serviços privados de boa qualidade, não se tem conferido o espaço devido para os cuidados que devem rotineiramente ser observados em relação ao desenvolvimento emocional da criança e do adolescente. Trata-se de uma malformação congênita da própria pediatria no Brasil, já que, inclusive ao nível de ensino teórico, o conteúdo curricular orientado para estes aspectos é inexpressivo.

O conselho de Chess, a este respeito, é magistral: *"O pediatra deve cruzar os limites de sua especialidade e internar-se no território da conduta infantil com mais frequência que o psiquiatra geral ou o neurologista. Deve capacitar-se para tratar com tanta competência os terrores noturnos e as reações de dependência materna como o sarampo e a otite... O pediatra, com orientação psicológica, está em condições de atuar como psiquiatra preventivo."* É uma recomendação que se completa com a pragmática observação de Mateo Alonso: *"Um bom médico da criança poderia evitar a intervenção do psiquiatra do adulto."*

Reconhecendo a necessidade de resgatar esta deficiência, o HGP/IMIP criou o Programa da Mãe Participante como um primeiro passo para evitar o rompimento da relação mãe/filho, sobretudo através da violência da hospitalização.

O estresse do ambiente hospitalar e suas ações, por necessidade diagnóstica ou terapêutica, somado ao próprio trauma da doença, ao lado da segregação da criança, representa uma agressão emocional que não tem sido devidamente considerada pelos profissionais de saúde. E isso é somente um argumento, agudo, forte e constrangedor, em razão do próprio componente da iatrogênese psíquica relacionada com o ato médico.

QUINTO

Por fim, uma observação e um apelo.

Já esclarecemos que não houve orientação editorial específica para permeabilizar todos os capítulos com os posicionamentos assumidos e explicitados neste capítulo. Há uma ideia matriz, uma força de impulsão espiritual, ideológica, ética e política que inspiram a fundação e o desenvolvimento do Instituto Materno-infantil de Pernambuco (IMIP). Como instituição, no entanto, o IMIP não se confunde com o seu fundador. Pessoa física e pessoa jurídica se separam. Como pessoa física, assumimos plena responsabilidade por palavras, atos e eventuais omissões. Não estabelecemos condicionamentos ou ligação entre pensamentos e atitudes pessoais, quando conflitivas ou mal-interpretadas, com os destinos da instituição que fundamos e dirigimos há 35 anos, ou seja, o IMIP não deve ser penalizado pelas nossas atitudes e posições como pessoa.

Esta separação também se aplica aos profissionais que aqui trabalham. A opção pelo IMIP expressa, em princípio, uma acolhida honrosa e construtiva do papel a que este complexo de serviços se dispõe a cumprir, em favor de mães e crianças. Não se pode, no entanto, formalizar uma identidade completa de pensamento e ação entre a instituição e os profissionais que formam seus quadros de recursos humanos. Admitir esta situação seria aceitar uma visão homogênea e totalitária das coisas e das pessoas.

Nessas condições, este livro, como tentativa de representar a experiência e os paradigmas do complexo de serviços do IMIP, não é oficialmente um texto de autoria institucional. Cada capítulo é de inteira responsabilidade de cada autor. É evidente que não poderia ser de outra maneira.

O apelo dirige-se à crítica construtiva dos leitores. Um livro é um produto de mútua interação entre quem o escreve e quem o consulta, ou seja, é um produto sob contínuo processo de acabamento. É natural que existam impropriedades e omissões. As primeiras devem ser analisadas e corrigidas. As segundas devem ser preenchidas, tudo na medida das possibilidades e de critérios preestabelecidos.

BIBLIOGRAFIA

Barbosa FS. Mensagem aos "Tropicalistas Brasileiros". Publicação avulsa, 1989.

Cançado MER, Almeida JS. A eficácia do micropoder. Jornal do Brasil, 27/5/1989.

Capra F. O ponto de mutação. 7 ed. São Paulo: Cultrix, 1988.

Ebrahim GJ. Child health in a changing environment. London: MacMillan Press, 1982.

Figueira F. Prefácio. In: Muller M. O matador de bebês. Campinas: Cemicamp, 1981.

Figueira F. A criança brasileira. Série Criança, 1, Recife, 1983.

Moncada GB. Psicopediatria. Barcelona: Salvat Editores, 1987.

Nâjera E. Investigación y desarrollo professional. Ponencia de la Reunión de Epidemiologia (ALAESP). Tasco-Mexico, novembro de 1987.

Weatherall DJ, Ledingham JGG, Warrell DA (eds.). Oxford Textbook of Medicine. 2 ed. Oxford: University Press, 1987.

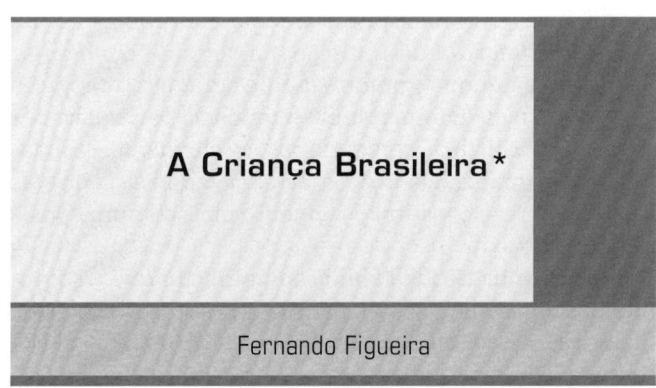

A Criança Brasileira*

Fernando Figueira

Uma memória cansada pela análise de tantos problemas socioeconômicos, em locais tão variados, não conserva senão certas imagens que têm um valor de símbolo e de síntese. A imagem mais viva que me ficou em minha grande peregrinação foi o olhar das crianças.

Nos países que estão quase numa economia de subsistência, estava cheio de vida. Naqueles países que estão colocados ao largo das grandes rotas da Humanidade, os olhos das crianças brilhavam com esperança, às vezes dolorosa. Na América Latina, especialmente nas grandes favelas marginais, parecia que o olhar da juventude estava enevoado pela desesperança e quiçá pela ira. Amanhã tomarei uma vez mais o bastão do peregrino para lançar-me às rotas das Américas. Cada ano voltarei, trazendo o pó do caminho que hoje está formado por queixas, aspirações frustradas e também por cólera.

Esguerra Barry

O convite que me foi transmitido para falar nesta solenidade aninhava-se, ainda, entre os papéis que povoam a mesa para onde afluem e de onde partem os caminhos do meu mundo diário, quando recebo telefonema, através do qual me indaga Fernando Fonseca, secretário perpétuo da Sociedade Brasileira de Pediatria, se aceitava o chamamento. Sem hesitação, aceitei-o. E a uma outra indagação de instante subsequente feita, sobre qual seria

---

*Palestra proferida em julho de 1980, no Rio de Janeiro, na Sociedade Brasileira de Pediatria

o tema de minha escolha, acudiu-me, inesperado e súbito, o impulso de uma resposta ditada, evidentemente, pela motivação maior de toda a minha vida: a criança. Especialmente, a "criança brasileira".

Depois, à noite, no silêncio e no recolhimento de minha biblioteca, ao refletir sobre a grandeza do tema escolhido, senti, temeroso, aflito quase, a dimensão da responsabilidade que assumira, já em função do tema que, múltiplo em suas projeções, abre perspectivas para o debate corajoso, contundente e honesto, à procura de soluções não mentirosas nem enganadoras, já pelo receio de frustrar a expectativa de uma plateia que, constituída de figuras exponenciais, há de esperar, talvez, de um médico de província, momentaneamente transformado em orador, o impacto de um pronunciamento inédito ou o brilho de uma abordagem nova de um problema que já se torna velho.

Convenço-me agora, senhores, de que eram e são fundados meu temor e minha aflição. Porque não vos trarei nem a ótica da contenda, nem o choque do original. Apenas tentarei deixar nesta Casa a marca de um grito de protesto.

Logo que me propus a falar sobre a criança brasileira, detive-me, perplexo, ante um mundo de ideias que me fizeram oscilar diante da proposição. Esta, à primeira vista, me parece fácil. A isto me induzia a experiência de uma vida inteira dedicada à criança. Qual dúvida hamletiana, porém, me surgiu na consciência, agressiva, constante e impertinente, a indagação: existe a criança brasileira? E, sequência lógica da inicial, outras interrogações me formulei: Quais os seus pensamentos, a sua conduta, os seus gostos, a sua maneira de se vestir? E de ser, e de se imaginar e de imaginar as demais? E o seu modo próprio de se firmar? Como se dimensionam os seus heróis e ídolos? Como se modula sua linguagem? Que idioma estranho é o seu, cujas raízes provêm de uma alienação imposta por fontes espirais, como o germe da violência, a perfídia dos tóxicos e a distorção do sexo? Do sexo que perdeu a sua espontaneidade para tornar-se um culto erótico, associado a componentes sadomasoquistas, atingindo todos os níveis sociais, classes e valores.

Existe a criança brasileira? Ou estamos a um processo de compreensão de fases fisiológicas definidas e que, hoje, são supressas com uma adultificação antecipada e deformada?

Há, naturalmente, uma evolução social que a marcha da civilização transmuta, em termos discutíveis e polêmicos. Podemos ver em *A moreninha*, de Macedo, a adolescente do século passado, e em *Clarissa*, de Veríssimo, a adolescente da metade deste século. Mas, de *Clarissa* para cá, tudo mudou de tal maneira, houve uma conturbação tão rápida que *Clarissa* parece não mais existir em nossos tempos, pois a criança passou da pré-adolescência para a idade adulta, sem que se registrassem os elos naturais do acoplamento de idades.

A criança dita brasileira não mais difere daquela que Margareth Mead viu em Samoa, sem, contudo, apresentar suas virtudes naturais, mas, apenas, defeitos assimilados e cunhados pela cultura estrangeira, aliciadora e propagandística, veiculada por sistemas multinacionais de divulgação. Proliferam um pouco por todo o país aquelas crianças ainda pré-púberes mas senhoras desrespeitosamente chamadas de prostitutas, que iniciam nossos filhos nos doces e sagrados jogos do amor.

Meninas pré-púberes já deixaram, há muito, de o ser, e não são mais pré-adolescentes ou quase adolescentes, são mulheres essas crianças brasileiras, de úteros infantis dilacerados? Ninguém mais ignora o fenômeno que as páginas policiais noticiam, com detalhes perturbadores, de quase meninos que pularam da pré-adolescência para uma adultícia violenta, onde se firmam como quadrilheiros, assaltantes e toxicófilos, e chegam a pertencer, não a classes marginalizadas, mas a abastadas famílias. Usam *jeans*, mascam chicletes, fumam maconha, cheiram cola. Falam uma linguagem que não é nossa. Curtem o estupor cacofônico da discoteca e a música americana é o seu hino! São brasileiras essas crianças? O que aconteceu ou está acontecendo?

A educação não é mais uma forma de aprendizado para habilitar alguém ao exercício de uma profissão digna. É o comércio destinado a dar diplomas a qualquer custo, a todo preço. Para atingi-lo, meninos e meninas prostituem-se, drogam-se, violentam-se, roubam e assaltam. É essa a criança brasileira? Existe a criança brasileira? O que fizeram da criança brasileira?

A adolescente desta segunda metade do século já não é mais uma personagem de romance. É uma pobre moça – qualquer moça – que morre drogada e sodomizada por traficantes de tóxicos, ricos e influentes. Há até o caso de um deles que, após a prática de um crime de violentação e morte, que a todos revoltou e repugnou, passou, de tão rico e influente, a gozar de uma impunidade flagrante em terras estrangeiras. Ele que, vindo para aqui menino, também não chegou a ser no Brasil uma criança brasileira, desde que a infância gozada neste país em embalos moldados "a outrance", como é a moda fora do que, tudo é chamado de "caretice". "Caretice" é querer manter brasileira a criança brasileira. É não aceitar os modelos que uma sutil conspiração estrangeira preparou, cuidadosamente, para a desnacionalização progressiva. Para destruir o cerne da nação, fazendo da nossa criança uma figura como que saída das histórias em quadrinhos forjadas no exterior. Um ser descaracterizado, desnacionalizado, por imagens falsas, fazendo-o integrar uma patologia social moldada na corrupção, na violência, na droga, no crime. É isso o que estão fazendo com a criança brasileira, para nosso estarrecimento e angústia.

As autoridades educacionais devem adotar medidas para conter a corrupção que vem de fora e adentra os nossos lares, maneirosamente, estigmatizando com os piores modelos alienígenas o que já foi a criança brasileira. Das que escaparam a essa escala criminosa, é necessário preservar a brasilidade.

Faço um chamamento à consciência brasileira para a gravidade de um fenômeno que só tem sido captado nos seus efeitos e não nas suas causas. Causas que são visíveis e aí estão para quem quiser ver a olhos vivos. É imperativo que se diga, meus senhores: o rei está nu.

A criança brasileira está em crise, porque não existe ou quase não existe. O que existe é uma deformação de psicopatologia social adrede planejada e quase levada a termo em grandes proporções. E aí temos desorganização social, que é o nosso mal maior. E só pensamos na inflação, que, também planejada de fora, como se a pessoa humana fosse um bem menor.

E surgem Febens e outros órgãos inoperantes para os pobres. E viagens ao exterior para os ricos, como se isso fosse solução. Trata-se de um caso de segurança nacional e só os que querem permanecer cegos insistem em não ligar maior importância ao fato, considerando como simples caso de polícia o que transcende do social e, quiçá, do político. É possível que sociólogos, antropólogos, pedagogos, juristas se mantenham de braços cruzados ante o problema? Não sugiro processos repressivos, mas soluções nitidamente educacionais – amplo senso: repressão, sim, às causas, às fontes constantes de transformação, do desajustamento, da deformação por que passa a criança dita brasileira. Para todas elas, educação polidimensional que ensine, inclusive, que o sexo, bom, puro, limpo, é uma dádiva de Deus, para o prazer a que todo jovem tem direito, quando praticado sem deformação machista. Sem apelos estranhos. Sem imposições antecipadas pelo artifício ou pela degradação da droga. Sem o uso da violência. Com o respeito ao que, sagrado no amor – a espontaneidade do gesto – ato divino e insuperável, decorrência de um envolvimento igualmente espontâneo e nascido da maturidade fisiológica e sentimentos que dignificam o relacionamento constante de seres que se atraem naturalmente. Há que cogitar das causas e não dos efeitos. Há que impedir motivações inspiradas pela propaganda malévola, que transformou o que era a criança brasileira num artigo de consumo, no comércio de uma sociedade movida pelos falsos testemunhos da desinformação planejada. Há que atentar para o preço que, em nível nacional, o mal está custando. Há que acordar para a realidade que nos atormenta. E não se louva ao capitão que não cuida.

Toda essa paisagem de deformações e desvirtuamento alicerça-se, indubitavelmente, no estado de oligofrenia social que tem sido o grifo característico de uma sociedade cujos fundamentos, entre outros, têm origem no fenômeno da urbanização, da industrialização e da tecnologia, gerador ágil de desníveis e estratificações que, por força da concentração de riquezas, se refletem, negativamente, na educação e na saúde. Na educação, pela ausência de um lastro democrático no ensino, tornado, assim, em privilégio de poucos e frustração de muitos. Isto, sem descermos em análise da inadequação dos conteúdos programáticos e dos currículos escolares ou ao exame de formação e da qualificação dos professores, que nem sempre detêm o espírito de liderança e os requisitos científicos e sociais próprios do educador, ou da crítica da má paga com que são aviltados, ou ao estudo do sentido de improvisação dispensado a quase tudo que se relaciona com o ato de educar. E não se argumente com essa massificação demagógica que prolifera no país, conduzindo a criança, desde sua idade escolarizável, para os descaminhos do irracional.

E nem se diga que pugno pela elitização. Seria o sufrágio do aristocrático e do anacrônico. Defendo o valor e o padrão. Defendo a consciência. E nem se pense que confundo educação com ensino. Se o ensino é transmissão do conhecimento e a educação labora o homem pleno – moral, intelectual e espiritualmente –, ambos se fundem na direção comum.

Talvez seja ocioso entrar, aqui, na minúcia dos descompassos que desvirtuam nosso sistema educacional, que parece até questionar, em termos do social, o futuro do país. Não é demais ouvir, do próprio excelentíssimo Senhor Ministro da Educação e Cultura, afirmações como estas, que fez em conferência pronunciada na Escola Superior de Guerra, em 1979.

"O crescimento quantitativo da população escolar, sem a consequente elevação do nível qualitativo das ações culturais-educativas, sem a redução das disparidades regionais e sem o atendimento às necessidades reais dos diferentes grupos de população, são obstáculos que se somam.

No primeiro grau, o atendimento sequer atinge aproximadamente 25% da população dos 7 aos 14 anos. A oferta de vagas privilegia as regiões e os grupos sociais economicamente mais desenvolvidos. Não são menores, nem mais simples, as questões que se projetam no horizonte do segundo grau, ainda hoje perdido entre um esquema de formação, que abjurou de modo simplista, e um programa de profissionalização concebido aleatoriamente. O saldo tem sido, se não inexpressivo, parcimonioso. Até hoje continua às voltas com a dificuldade de implementação de um ensino profissionalizante que cumpra o duplo objetivo de terminalidade e continuidade. O mito da Universidade fortaleceu obsessivamente a aspiração do alunado pela continuidade. A insuficiência de informações sobre mercado de trabalho, bem como a indefinição do papel social e econômico do técnico do primeiro grau, acabou por retirar a possível objetividade. A precariedade de recursos físicos, os prédios inadequados, carência de material didático e instalações estranhas às disciplinas de educação prática jogaram também o seu papel. O arremedo da profissionalização, que a recente reforma vem produzindo, apenas conseguiu prejudicar o ensino básico, de tal modo que se tornou urgente e essencial promover a conciliação ou o entrosamento entre a vertente formativa e a vertente profissionalizante, estabelecendo-se uma saudável complementariedade."

E mais adiante, depois de salientar variáveis reajustadoras:

"A educação e cultura, manifestação e desempenho da identidade nacional, terão cada vez mais que fincar os pés na terra, no encalço de um programa realista. Para consolidar-se como um projeto pedagógico, todo ele voltado para a qualificação da sociedade brasileira, não basta ceder às reivindicações quantitativas da explosão demográfica: é preciso orientá-las, conduzi-las, fazê-las passar pelo insubstituível filtro da qualidade."

Não sei se conforta ouvir de um ministro de Estado, exatamente o da Educação e Cultura, isto é, daquele a quem incumbe encaminhar, ordenar, elaborar e fazer executar programas de educação, confissão tão desalentadora. Nela se retrata, embora num instantâneo, a falência da ação do governo desenrolada, ano após ano, com dispêndios mal direcionados na estruturação dos meios que facultarão à criança e ao jovem o ingresso nas áreas de competição, consubstanciadoras do processo de desenvolvimento econômico, político e social da nação. De qualquer modo, porém, vale. Vale pela descoberta do despreparo e da desorientação por ele inteligentemente detectados. E pela promessa, que a nossa ânsia de corrigir e acertar, nela advinha implícita, pois reformulações serão feitas. Entre elas, uma há – e não me posso furtar de acentuá-la – imperativa e urgente. É a que condiciona o Mobral. Sempre me ficou no espírito a dúvida de que os recursos destinados em alfabetização de adultos pulverizavam-se no inócuo. Hoje, inexiste a suspeita. Solidificou-se em convicção.

O Mobral criou a figura singular do analfabeto que sabe ler. Isto é, lê e não aprende, lê e não entende. Lê e não interpreta. Memoriza hoje para esquecer amanhã, pois "mobralizar" atenta contra todo um processo de aculturação.

É fácil imaginar que o salário mínimo, consumindo oito horas de trabalho diárias, não oferece condições físicas e intelectuais, sequer motivação, para que à noite, o adulto fuja ao refazer de forças para assimilar conhecimentos que em nada irão beneficiar-lhe a família. Ao contrário. É uma forma de reduzir ainda mais o seu convívio com a constelação familiar.

Um outro enfoque é o que considera o índice médio de vida das classes desfavorecidas em nosso país. Tão baixa, essa mensuração, que o Mobral somente pode ser tomado como um investimento perdido. E aplicá-lo no adulto pobre, vivendo na miséria, é afligir o aflito.

Sensato seria, e socialmente mais rentável, canalizar os recursos da campanha para o atendimento da criança. Seria investir no futuro.

Se adentrarmos o mundo antigo, veremos que nele a criança, considerada a filosofia de vida própria de cada povo, é sempre meta de atenções maiores. Na velha Grécia, já se lhe dispensa uma educação que ia do físico ao social. Passando pelo ético e pelo moral, conjugada a uma atitude preventiva e pedagógica. E todas as escolas de filosofia, dos estoicos aos peripatéticos, dedicavam-lhe capítulos especiais. Na antiga Roma, procurava-se tecer em torno dela uma rede de proteção e amparo rígido, sabido, como sabiam os romanos, que a força do seu império prolongar-se-ia no tempo na medida em que, no tempo, se prolongasse o vigor moral dos seus cidadãos. Se nos aproximarmos um pouco mais do nosso tempo, sentiremos na Renascença, com a revolução que se operou nos conceitos então vigentes de educação, o constante interesse pela formação da criança, traduzido de formas várias: desenvolvimento das funções do corpo e das aptidões do espírito, preservação do espírito da criança para seu pleno desenvolvimento natural, formação do homem com vistas à vida espiritual e em face da vida temporal etc.

Também na idade contemporânea, o tônus, é ainda, como não poderia deixar de ser, a criança com todos os seus envolvimentos. Mas agora, em que pese a voz dos educadores, pedagogos, psicólogos, sociólogos, antropólogos, juristas, a criança parece ter-se tornado, particularmente nas nações pobres como a nossa, a massa em que trabalham os dedos ágeis de organizações estranhas e poderosas, que têm por objetivos enfraquecer Estados e regimes e desacelerar a marcha de possíveis correções sociais. E o pior é que a semente cai em solo diuturnamente trabalhado por agentes desagregadores e, assim, germina e frutifica.

A este capítulo, um outro se associa, a ele indissoluvelmente vinculado. E o que diz respeito à criança inserida na organização social.

A organização social repousa – num entendimento de leigo – na estrutura do binômio família-sociedade. E esse binômio gira em torno da criança. Se a família é harmônica no seu relacionamento de grupo e se nos diversos grupos o são, por sua vez, entre si, a sociedade também o é e a criança nela se insere com a marca do equilíbrio.

É o que não ocorre entre nós. Que o digam os 25 milhões de crianças carentes (pais com menos de dois salários mínimos) e os 16 milhões de crianças mais carentes ainda (pais com menos de um salário mínimo mensal) e os 2 milhões de crianças abandonadas, que uma comissão parlamentar de inquérito conseguiu apurar em 1975, num país cuja população, em mais da metade, é integrada por jovens até 19 anos. Hoje a situação é mais grave.

E isto deve-se – repito – àquele estado de oligofrenia social a que aludi antes, decorrente do predomínio econômico de poucos, estabelecendo um crescente distanciamento entre ricos – poucos e cada vez mais ricos – e pobres – muitos e cada vez mais pobres – e determinando a figura de uma harmonia falsa e explosiva no relacionamento da família, dos grupos, da sociedade e da organização social.

E, como sequela, tanto entre os ricos quanto entre os pobres, a degradação dos padrões morais, a degradação da família e, apenas entre os pobres, a fome e a miséria.

Ao fim, o traço comum: o desequilíbrio e a marginalização da criança de todo o processo social. Da criança, o núcleo de convergência da família e da organização social.

E indaga-se: se a oligofrenia social instalada no país é a responsável por este quadro de desolação, quem por ela responde?

Não há o que perquirir. Não há o que especular.

É a insegurança. Não do povo. Mas do arcabouço governamental. Presa do econômico e do político, encolhe-se, esquecido do social. Como se este se dissociasse daqueles. Como se este não fosse a variável precípua. Tenta constituir uma democracia política e deixa que a democracia social mofe, farisaicamente, na poeira dos arquivos. E ao término, no somar dos negativos, é a criança a vítima indefesa, muitas vezes transformada, socialmente, em caso de polícia.

Fala-se dos direitos da criança. A declaração que os enuncia, alinhados em princípios, corporifica uma mensagem de respeito à criança. De respeito, amor e, sobretudo, de compreensão, de dignidade da pessoa humana. Do homem que emergirá dessa massa tenra, feita de carne, sangue, nervos, músculos e, principalmente, sentimentos, derivará o comportamento do mundo – nações, povos, raças – no seu angustiado caminhar. Certamente por isto entender, que a Assembleia das Nações Unidas a proclamou. Dói, entretanto, saber que sua ressonância morre entre as paredes da inaplicabilidade. E passa, apenas, a servir de núcleo de campanhas líricas, episódicas e inócuas.

Fabrica-se, por exemplo, um "ano internacional da criança". Frases sonoras e de efeitos fascinantes enchem-nos os ouvidos. Risos e sorrisos simpaticamente comerciais tentam conquistar-nos. Vozes trêmulas e melodiosas, em canções de ritmos e compassos absorventes, apelam para a nossa sensibilidade. E o que resta, o que sobra para a criança? Imagens multicoloridas num vídeo de receptor de televisão, para entretenimento daqueles que podem tê-lo.

Para a criança, senhores, para a criança nada ficou. Não, perdão. Alguma coisa restou. Um documento internacional, solicitado, que ao fim, parece resumir uma mensagem dirigida, especialmente, à comunidade pobre: cuidem vocês próprios de sua própria vida. Organizem vocês próprios os serviços para as suas crianças. Façam o seu mutirão!

Como esperar, todavia, que uma população faminta, doente, analfabeta em seu maior percentual, desprovida dos meios elementares de sobrevivência, uma população de mortos-vivos, possa estruturar os seus próprios serviços comunitários? Como pode ela organizar serviços essenciais para a assistência primária de saúde, se sua preocupação maior, de todas as horas, para a satisfação de uma só das suas necessidades básicas é a alimentação?

O documento recomenda, em síntese, proteção integral à criança, proteção através do direito, que lhe é devido: "ao desenvolvimento físico, mental, moral, espiritual e social"; "a um nome e a uma nacionalidade"; "a alimentação, habitação, recreação e assistência adequadas" etc.

Abstraindo-se o nome e a nacionalidade, único direito que lhe é efetivamente outorgado, porque compelido, como poderá desenvolver-se, em toda a sua plenitude, a criança que a economia decretou pobre, faminta, desnutrida, abandonada? Como poder alimentar-se bem, vestir-se bem, divertir-se, educar-se uma criança no denominado terceiro mundo? Uma criança dos países dependentes, "subinformados", que a estratégia da "trilateral" porfia em manter inconscientizados dentro das formas duras da pobreza? Como poder exercitar-se no simples ato de sobreviver a criança cujos pais vivem à mercê de um salário mínimo, que a nossa lei maior conceitua como o mínimo capaz de satisfazer, em cada região, as necessidades normais do trabalhador e sua família?

Impossível calar. Impossível desconhecer que o salário mínimo atribuído às classes produtoras é iatrogênico. E, como tal, gerador de doenças, embora a afirmativa possa ensejar equívocos semânticos – quando digo classes produtoras, me refiro, propositadamente, ao trabalhador, ao operário, isto é, aqueles que, explorados em sua força de trabalho, realmente produzem. E não aqueles que, integrando o grupo de privilegiados, são falsamente rotulados de "classe produtora".

É impossível desconhecer que o salário mínimo desafia as necessidades calóricas, desafia o custo alimentar. É impossível desconhecer que o salário mínimo é iníquo e atenta contra tudo que se configura no respeito à dignidade do ser humano.

A essa dirigida falta de discernimento no trato do social puro, emparelha-se a leviandade, também conduzida, no enfoque dos problemas de saúde infantil.

Exemplo típico é a carta de Punta del Leste, de todos nós largamente conhecida. Não é excrescente rememorá-la, contudo.

Viu-se, naquele documento, que Ministros de Saúde das Américas, reunidos em Punta del Leste, estabeleceram a redução de 50% da mortalidade infantil de menores de 5 anos, durante o decênio 1961/1971. Posteriormente, em outubro de 1968, em uma outra reunião especial, esta realizada em Buenos Aires, foi apresentado um estudo do comportamento da situação prevista. Evidenciou a análise que, no primeiro quinquênio contido naquele prazo, a queda da mortalidade de menores de 5 anos havia sido, apenas, de 11% na América Central e 12% na América do Sul.

A que raciocínio pode nos levar a avaliação feita? Outro não há se não o de que existe uma trabalhada inconsequência no manuseio da saúde da criança dos países pobres.

Como admitir que ministros de Saúde, alguns deles, talvez, ministros por imposições outras, que não o conhecimento da realidade médico-social dos seus países, possam fixar o percentual de óbitos em cada ano de um determinado período?

Que poder de vida e de morte lhes foi dado?

Não seria mais lógico afirmarem que adotariam medidas racionais e compatíveis, de tal modo que, naquele período, a mortalidade infantil começaria a decrescer de qualquer maneira, até os limites do possível?

Por que não considerar a experiência dos países socialistas?

China e Cuba, este último país da América Latina que registra o menor índice de mortalidade infantil, demonstraram a possibilidade de reduzi-la a cifras que se avizinham das dos países ricos. E são eles, sabidamente, membros da comunidade pobre do mundo.

Não haveria nisso qualquer implicação com o regime e com filosofia política. Já se afirmou, na 26ª Assembleia Mundial de Saúde:

"A relação entre os serviços de saúde e o sistema político não é tão íntima que possa impedir que os primeiros mudem isoladamente e com independência dentro da maior parte dos sistemas políticos."

Não há o que recear, portanto, na adoção de modelos socialistas em termos de saúde ou em outros quaisquer termos desde que sejam melhores do que os nossos.

Comenta-se que há no campo da política internacional um planejamento pelas potências dominantes – conhecido como trilateral – para a manutenção e o prolongamento do seu poder econômico, político e social. Essa manutenção e esse prolongamento do seu poder repousam no estado de pobreza dos países subdesenvolvidos. Argumentam, por um lado, que o alívio da pobreza é uma exigência dos princípios éticos básicos do Ocidente. E, por outro, afirmam que não é possível eliminar a pobreza do mundo de uma só vez ou dentro de um futuro imediatamente previsível. Mas que poderão contribuir para isso num período de tempo mais longo. Ora, a manutenção do estado de pobreza implica continuidade da desnutrição, da fome, da alta mortalidade infantil.

Por que não aproveitar, então, a experiência dos países que já demonstraram, como disse antes, a possibilidade de reduzir a mortalidade infantil a percentuais mínimos a curto prazo? Seria um serviço à nação e ao mundo pobres. Seria, antes de tudo, um serviço à criança.

O que ocorrerá ao nosso país, se persistirem os cofatores responsáveis pela debilitação social gradativa e crescente, que sentimos diante de nós, junto de nós, em torno de nós, configurada nas milhões de crianças carentes? E milhares delas congenitamente oligofrênicas, pois que passaram privações alimentares em sua vida intrauterina.

"Há que haver um direcionamento novo, na saúde e na educação. Nesse binômio é que repousa a consciência de um povo. É uma consciência coletiva que há de se sobrepor à força e ao arbítrio."

"É essa consciência que oferece segurança a um país. A qualquer país. E não o potencial bélico deste, que deve existir só, única e exclusivamente para respeitá-la."

Muitas vezes eu me indago, em solilóquios melancólicos dentro de madrugadas cinzentas e insones, que relação mágica ou trágica está sendo estabelecida entre a criança não desejada e sofrida antes de nascer e uma mãe permanentemente constrangida pela carência de tudo. E me indago, também, por que nós, os pediatras deste país, permanecemos desligados do processo. Não como filiados a agremiações partidárias, mas como cidadãos a quem incumbe, mais do que o direito, o dever inalienável de zelar e cuidar daqueles que, amanhã, como líderes e liderados, serão a própria nação em movimento.

Alienar-se, omitir-se é trair-se e trair a criança. É um crime. Não capitulado. Mas é um crime.

Não importa a filosofia política que ofereça lastro ao regime instalado. O que importa, o que realmente importa, é a defesa social, é o ordenamento social, que permita a criança nascer, crescer e desenvolver-se de espírito e liberta de qualquer forma de opressão.

Se por isto lutarmos, se por isto pugnarmos, existiremos, seremos parcela daquela consciência coletiva de que lhes falei antes. E, assim, existirá a pediatria brasileira.

Na hipótese contrária, seremos, apenas, meros detentores de títulos. Anêmicos, pálidos doutores. E a pediatria brasileira perder-se-á, desmotivada e triste, em congressos de conteúdo programático comprometido com laboratórios e empresas que exibem equipamentos de última geração, para impingi-los à nossa ignorância do que é prioritário em saúde materno-infantil.

No capítulo dos congressos, meus senhores, muito existe a sugerir e reparar.

Deveriam eles inserir em seus programas, como tópico primeiro, a avaliação da situação sanitária das crianças do Brasil. E, mesmo considerando a penúria dos nossos índices estatísticos, seriam sempre norteados, de início, para a nosologia prevalente.

A partir daí, elaborar-se-ia uma série de medidas outras, com fisionomia normativa:

- Festividades e programas turísticos seriam reduzidos ou eliminados, até. Inexistiria previsão de tempo para lazer. Pouco importando que o número de participantes seja reduzido. Há uma necessidade imperiosa de afastar os deslumbrados e aqueles que fazem dos congressos apenas uma fórmula para faltarem ao cumprimento do seu dever, acorbertados pela isenção, decretada pelo governo, da frequência aos serviços. Afinal, cada congresso não pode deixar de ser uma tomada de posição.
- Convocar-se-iam profissionais reconhecidamente eminentes de outras áreas para darem a esses congressos a dimensão que deles sempre espera a criança brasileira. A humildade engrandece. E a pediatria, todos sabemos, sozinha, não pode solucionar os problemas da criança.
- Visitantes curiosos e custosos não trazem contribuição rica ao desenvolvimento da assistência à criança brasileira. Não cogitam de como aumentar os índices de cobertura da assistência à criança. Os nossos congressos deveriam, então, ser realizados sem brindes, sem sorteios inúteis, sem a tônica de uma sociedade

consumista e suicida, egoísta e maléfica aos interesses nacionais.

Deveriam assim os nossos congressos estar mais voltados para a medicina social, aglutinando os valores intrínsecos que ainda restam na nossa cultura deformada e constrangida, sem apelos a professores estrangeiros que, muitas vezes, aqui vêm para fazer turismo e ensinar o que já sabemos ou o que não podemos fazer.

Há que renascer, entre nós, um sentimento nacionalista de amor, sem chauvinismo e prevenções.

Que sejam bem-vindos os mestres de outras terras que tenham competência e estejam suficientemente informados, com experiência vivida em países pobres como o Brasil! Que venham discutir, de igual para igual, com os líderes da pediatria brasileira, os nossos problemas! Pois o que muitos deles trazem em conferências repletas de projeções multicoloridas encontramos, tranquilamente, na intimidade dos nossos consultórios, em livros atualizados e com a responsabilidade de quem assina um trabalho.

Meus amigos.

Não citei autores. Não poderia fazê-lo, apesar de não haver, nesta arenga, que tem sabor de despedida, qualquer traço de originalidade. Não o fiz, apenas porque minhas divagações, embora reflitam meus mais profundos sentimentos, mesclam-se em leituras várias, tão várias e colhidas de tantas origens, que não me seria possível identificá-las.

Poderia ter feito digressões sobre doenças e doentes. Poderia ter trazido gráficos e diapositivos. Poderia ter exibido a fascinação das estatísticas.

Entretanto, preferi uma abordagem diversa, para deixar aqui registrado o meu protesto contra a indiferença e o descaso criminosos com que se olha a criança brasileira. Vim cumprir um dever e inquietar consciências.

E não se diga que faço oposição ao vazio. Não se faz oposição ao vazio.

E por favor, senhores, não me definam.

Em certa solenidade, lembro-me de ter dito o que, agora, por oportuno, repito:

"... Há uma certeza em minha vida tão cheia de dúvidas e inquietações: a de que a força do mundo está na criança."

"Não me perguntem o que tenho feito pela criança pobre de minha terra – e é quase tudo o que é possível –, indaguem por que não faço mais. E eu vos responderei que realmente tenho feito pouco, dentro das perspectivas do que pretendo, e isso torna-se, para mim, um tormento diuturno. Ao perceber o abandono em que milhares ainda vivem, sinto que é preciso renovar, a cada instante, a doação de toda uma vida."

"Uma criança doente, um desafio. Para devolver-lhe a saúde ou suprir as deficiências de uma vida gerada na fome e no desespero dos que perderam a consciência do amanhã, é preciso saber utilizar a ciência pelos caminhos mais lúcidos que só o amor pode inspirar."

"Para sentir o que se deve fazer por uma criança, basta acreditar no futuro. Nela estão todos os roteiros."

"Um poeta saberia descobrir, talvez, o mistério que dizem os olhos de uma mãe desprovida dos mínimos recursos para salvar o filho doente. Eu, neles, vejo, apenas, um grito de acusação da própria natureza."

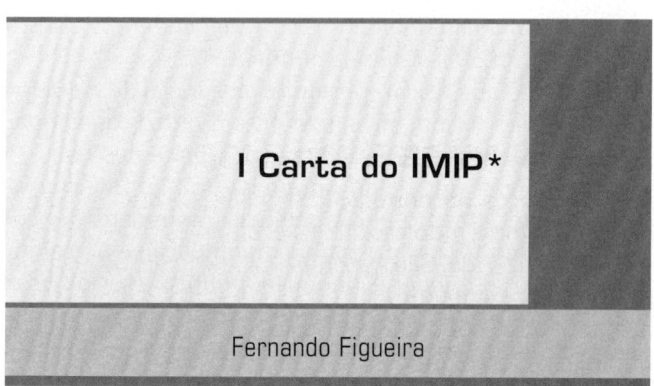

I Carta do IMIP*

Fernando Figueira

INTRODUÇÃO

O Instituto Materno-Infantil de Pernambuco (IMIP) tem uma história, uma filosofia de trabalho e um comportamento social. Fundado há 35 anos (13/6/1960), por inspiração e iniciativa de um grupo de médicos pernambucanos, o IMIP, a materialização em níveis estadual e regional, de uma doutrina de saúde que já se consolidara na França, com Robert Debret, na Inglaterra, com David Morley, nos Estados Unidos, com Julius Richmond, no México, com Frederico Gomez, e no Brasil com Fernando Figueira, Martagão Gesteira, Martinho da Rocha, Gomes de Mattos, Pedro de Alcântara e outros. Partindo de uma visão holístico-humanista, o IMIP nasceu e se desenvolveu comprometido com a saúde da mulher e da criança, no contexto da família e da sociedade. Coerente e fiel com esta compreensão abrangente do processo saúde/doença, o IMIP sente-se na obrigação política e ética de fazer, de público, uma reflexão crítica sobre os problemas de saúde da mulher e da criança no Brasil e, particularmente, no Nordeste. É uma forma de movimentar ideias, de desencadear análises, de renovar compromissos, de estimular o debate participante e construtivo. Pretende-se, neste momento de transição, de dúvidas e até desalento coletivo, a busca de perspectivas para uma mobilização de vontades e consciências, visando resgatar a enorme dívida social que se manifesta nos desajustes e contrastes

---

Texto original preservado, conforme publicação em 20/11/1989 no Diário de Pernambuco e no Jornal do Comeercio. Revista do IMIP 1989; 3(2):79-82.

do processo saúde/doença. Ainda que fundamentada no registro amargurado de uma situação desalentadora e revoltante, é uma carta de esperança e fé, até mesmo pela razão criadora do inconformismo.

Mais do que uma simples convicção técnica, apoiada nas estatísticas oficiais sobre a situação de saúde e os cuidados de assistência à mulher e à criança, no Brasil, o IMIP tem um testemunho próprio desses problemas, vivenciados nos 300 mil atendimentos anuais efetuados em seus serviços. Não se trata, por conseguinte, de um posicionamento apenas técnico, mas de um sentimento solidário que resulta da própria experiência do dia a dia, cumprindo nas atividades de atenção primária de saúde nas áreas de favela, no atendimento dos ambulatórios gerais e especializados e na assistência intensiva dos casos de hospitalização. Um pequeno retrato do grande painel nacional.

NOSSAS MÃES E CRIANÇAS

Dois terços da população brasileira estão constituídos por crianças, adolescentes e mulheres no período reprodutivo da vida. São, portanto, cerca de 90 milhões de pessoas representando, por si só, um contingente humano maior que o de qualquer outro país latino-americano. Em termos demográficos, seria uma grande nação dentro de uma grande pátria.

No entanto, a pátria tem sido pequena e até mesmo mesquinha para suas mães e crianças, excetuada a pequena minoria de 8% que representaria a contraditória imagem de uma Bélgica dentro da Nigéria. É revoltante o contraste de um país que é o oitavo do mundo em volume físico de sua economia, o quinto em extensão territorial, o quarto em produção agrícola, o terceiro em rebanho bovino, o segundo em produção avícola e o primeiro em terras agricultáveis, ocupar apenas um inaceitável 64º lugar no que se refere à possibilidade de sobrevivência de suas crianças no primeiro ano de vida. Mesmo com uma renda per capita de 2.000 dólares, que poderia chegar aos 2.600 dólares se contabilizado o valor da chamada economia informal, o Brasil apresenta uma taxa de mortalidade infantil que se equipara à de El Salvador (840 dólares per capita e uma guerra interna de 15 anos) e do Vietnã, um dos países mais atrasados da Ásia, destroçado, durante 20 anos, por uma guerra avassaladora contra duas das maiores potências militares do mundo, a França e os Estados Unidos. Estamos em situação de desvantagem com o Líbano, pequeno país vitimado pela mais destruidora guerra religiosa dos últimos 100 anos. A mortalidade infantil no Brasil é bem superior à encontrada na Tailândia, com 810 dólares de renda per capita, ou na China e Sri Lanka, com 300-400 dólares. É duas vezes mais elevada que a da Jamaica, nação que apresenta apenas um terço da renda média alcançada.

Aqui morre quase a metade de todas as crianças que sobrevivem ao crítico primeiro ano de vida na América Latina. São 320 mil óbitos, quase 1.000 mortes por dia. O Nordeste brasileiro contribui, isoladamente, com um quarto dos óbitos infantis registrados em todo o continente latino-americano, apresentando, neste particular, um comportamento que se equipara nas estatísticas do Congo, Quênia, Honduras e África do Sul. Doenças facilmente evitáveis e curáveis, como as diarreias, infecções respiratórias, desnutrição e doenças imunopreveníveis, deixam de ser evitadas e curadas, respondendo, no caso do Nordeste, por mais de 70% dos óbitos ocorridos nos cinco primeiros anos de vida.

Tal como as crianças, as mães pagam um tributo elevado em termos de doenças e mortes relacionadas com a reprodução. Bastaria lembrar que, entre 1980 e 1987, morreram 150 mães para cada 100 mil nascimentos, enquanto na Noruega, Suíça, Finlândia e Suécia esse coeficiente era de quatro a cinco para 100 mil crianças nascidas vivas, segundo dados da Unicef. No Norte do país, o indicador assumia proporções ainda mais elevadas, chegando a 300 mortes maternas para cada 100 mil nascimentos. Adotando-se a estimativa de outras nações do Terceiro Mundo, acredita-se que 40% dos óbitos maternos registrados no ciclo gestação-parto-puerpério ocorrem por tentativa de aborto, justificada pelo dramático reconhecimento da dificuldade ou impossibilidade da criação de seus filhos.

No conjunto, as mortes na população materno-infantil representam quase 80% de todos os óbitos ocorridos no país, sendo que pelo menos 85% se devem a doenças que poderiam ser evitadas ou tratadas com sucesso.

A mortalidade infantil, pré-escolar e materna representa apenas a porção visível do grande iceberg imerso no oceano estrutural de doenças e outras adversidades que comprometem a qualidade de vida da população brasileira. Desse contexto fazem parte os 30 milhões de crianças desnutridas, e 70 mil novos casos anuais de tuberculose, os portadores de esquistossomose e os chagásicos, as vítimas de malária, de hanseníase, de meningite, do tracoma, da leishmaniose e as dezenas de milhões de pessoas parasitadas por protozoários e helmintos intestinais. O Brasil é um país de doentes, sendo as mães e as crianças pobres as maiores vítimas deste hospital a céu aberto que subsiste nas favelas e nos campos.

A PRIMEIRA EXCLUSÃO

A discriminação de saúde, que se reflete no quadro de doenças prevalentes no expressivo grupo materno-infantil, é a própria reprodução, em nível epidemiológico, do *apartheid* econômico e social subsistente no país. Segundo o "Perfil estatístico de mães e crianças no Brasil" (IBGE, 1988), 27% das famílias tinham uma renda *per capita* inferior a meio salário mínimo. No meio rural, mais da metade (52%) se achava nessa condição. No caso do Nordeste, a situação se agrava: 40% das famílias radicadas nas cidades e 68% dos residentes no meio rural viviam de rendas abaixo de meio salário, sendo que metade desse contingente chegava apenas a um quarto de salário mínimo.

O Brasil tem um déficit de 10 milhões de moradias. Das famílias com pessoas menores de 17 anos, 53,8% moram em habitações com condições inadequadas de saneamento. Entre as que ganham até um quarto de salário mínimo e possuem crianças e adolescentes, 91% ocupavam moradias inadequadamente saneadas. Nas mesmas condições de renda, no Nordeste, somente 5,1% das famílias habitavam casas saneadas de forma apropriada, enquanto no meio rural esta proporção, já residual, baixa para apenas 0,6%.

As adversas condições materiais de vida se refletem, por outro lado, numa situação alimentar e nutricional extremamente desfavorável. Dois terços das famílias brasileiras apresentavam deficiência energética. Em 17% dos casos, esta deficiência alcançava 400 calorias/dia. O Brasil é o quinto país do mundo em número absoluto de crianças desnutridas. Um terço de gestantes apresenta anemia, problema que atinge cerca de 50% das crianças de 1 e 2 anos de idade. Entre o Nordeste e o Norte se situa o mais extenso espaço geográfico, em termos de terras contínuas de um único país, afetado pela deficiência de vitamina A. É o maior mapa de hipovitaminose A do mundo.

Sem renda, sem moradia, sem alimentação adequada, sem educação, sem acesso aos serviços de saúde, profissionalizando a esperança com a ficção remota do futuro, a população brasileira vive num Bizâncio distante e inacessível, um Olimpo reservado apenas a poucos eleitos pela triagem econômica da sociedade estratificada e elitista.

É o *nonsense* da organização econômica e social, com seus valores e suas práticas, que explicam o próprio comportamento da política, dos serviços e dos profissionais de saúde. A doença tornou-se um produto de mercado. Mais doença significa mais procura aos balcões, como no sistema de compra e venda do comércio liberal. É uma lógica pervertida, operada por uma engrenagem perversa. A sociedade teratológica comporta-se como uma fábrica de doença. O sistema de prestação de serviços responde como uma rede de supermercados, buscando o lucro. Parte dos doentes passa pelos guichês dos serviços de saúde, pelo caixa um do atendimento previdenciário ou pelo caixa dois dos serviços privados. Outra parte de entrada e sem saída – adoece e cura, adoece e se incapacita ou simplesmente adoece e morre, segundo a história natural da própria doença. Mesmo nas capitais brasileiras, onde se concentram os recursos humanos e materiais mais abundantes e qualificados, perde-se, a cada ano, 4 milhões de anos-vida, por mortes prematuras ou evitáveis.

A SEGUNDA EXCLUSÃO

O caráter excludente da sociedade se repete e até se acentua no comportamento dos processos e do sistema de prestação de serviços. Segundo dados do Ministério da Saúde, 20% dos partos no país ocorriam fora das maternidades, sendo que, no Nordeste, esta proporção mais que duplicava, chegando a 47%. Menos de 40% das mães recebem assistência pré-natal adequada. Quase um quarto das crianças que morrem antes de completar 1 ano não recebe, pelo menos, um atestado de óbito corretamente preenchido, pela simples razão de que não foram assistidas de forma devida no curso ou no término de sua doença, encerrando suas breves e injustiçadas vidas como uma nebulosa referência de morte por "causas mal definidas". No caso de pré-escolares (1 a 4 anos) a condição é ainda mais deprimente: 33% morrem sem assistência médica competente. Mesmo entre escolares e adolescentes, grupos nos quais a mortalidade é das mais baixas, 15% dos óbitos não contam com um atestado conclusivo sobre suas causas.

Estas omissões simbolizam, por si, o quadro de negligência e abandono em que se encontra a saúde da mulher e da criança no Brasil. Sem cuidados iniciais ao nascer e sem cuidados terminais ao morrer, a criança é a própria imagem do descuido à saúde, do descaso à vida, da negação tácita, precoce e preliminar dos direitos mais elementares de cidadania. É nesse contexto que se inscreve a omissão dos partidos políticos, a omissão dos serviços e de profissionais de saúde e, por outro lado, a estranha posse da doença conseguida por empresas de saúde como fonte de renda, a exemplo de qualquer mercado de ações que só considera o investimento na bolsa e a poupança no bolso. É uma política de exclusão e de desapreço. Basta considerar a falta de simetria entre a magnitude dos problemas e o perfil das despesas públicas. Não há a menor correspondência, por exemplo, entre os gastos com a defesa, num país sem ameaças de invasão e sem ambições imperialistas, e o orçamento da Divisão Nacional de Saúde Materno-infantil que, em princípio, teria o encargo de atender a 90 milhões de clientes potenciais. Esta Divisão é apenas um pequeno apêndice de um Ministério também apendicular, que é o Ministério da Saúde. Trata-se de um gueto administrativo, uma presença simbólica face às responsabilidades dos problemas que deveria enfrentar.

Há de haver um novo direcionamento, na saúde e na educação. Nesse binômio é que repousa a consciência de um povo. É uma consciência coletiva, que há de se sobrepor à força do arbítrio. É essa consciência que oferece segurança a um país. A qualquer país. E não no potencial bélico, que deve existir, só e exclusivamente, para respeitá-la.

OS SUBTERRÂNEOS DA PROBLEMÁTICA

Subjacente a este quadro, formando sua base explicativa, encontra-se a pobreza cultural, gerada de um passado colonial e escravocata e mantida, no presente, por um modelo de capitalismo selvagem que concentra a riqueza e espalha a miséria, instituindo a libertinagem do lucro desmedido em substituição ao controle social do mercado de bens e serviços. É o capitalismo periférico e dependente, que começa em Wall Street, passa pelo FMI e ancora na especulação parasitária do mercado financeiro, na usura bancária que, a cada oito meses, duplica seu patrimônio, nas manobras mercantilistas dos monopólios e oligopólios comerciais e industriais, no feudalismo agrário dos grandes latifundiários. O que representa, por exemplo, o serviço de nossa dívida interna? O governo gasta, pagando juros bancários, oito vezes mais que os recursos aplicados nos programas de distribuição de alimentos às mães e crianças carentes e famintas do Brasil. A expressão política desse contexto é a própria usurpação da cidadania – o vilipêndio do analfabetismo, a apropriação injusta do trabalho, o paternalismo malsão, o clientelismo vulgar, a baixeza da prostituição, a violência indiscriminada, o medo do poder e o poder do medo. Sem ética nos fins e sem princípios morais nos meios, a sociedade assim organizada é uma matriz permanente de desajustes, de desigualdades, de doenças, de incapacitações evitáveis, de mortes prematuras e de sequelas de toda ordem: físicas, mentais, morais e sociais.

A POLÍTICA DE RESGATE

É necessário resgatar a saúde da mulher e da criança como um problema nacional e de absoluta prioridade. O tratamento desta questão passa, obrigatoriamente, pelo próprio questionamento do modelo econômico, político e social e pela definição das bases éticas que devem fundamentar a mudança do quadro existente. Mas é necessário desde agora – e já com grande atraso – desencadear na área própria da saúde um movimento institucional de reciclagem dos princípios e práticas de abordagem dos problemas materno-infantis, partindo da premissa lógica de que a saúde é um direito do indivíduo, um bem social e uma obrigação do Estado.

É necessário estabelecer diretrizes e objetivos seguros para a política de saúde materno-infantil, com muito mais razão de que se reconhece a necessidade de uma política monetária para o Banco Central e o Banco do Brasil.

É necessário colocar as estatísticas de saúde materno-infantil (a mortalidade infantil, a mortalidade materna, a mortalidade por doenças evitáveis e curáveis etc.), nos painéis de controle da administração pública e da informação social, ao lado do PIB, da inflação, do desemprego, dos números das dívidas externa ou interna, dos investimentos públicos e privados.

É necessário estruturar um sistema de avaliação e até mesmo auditoria dos programas, projetos, atividades e seus resultados na área de assistência materno-infantil, de forma a possibilitar um monitoramento responsável e consequente dos problemas pertinentes desta área, com apresentação de relatórios periódicos a título de prestação de contas à opinião pública.

Mais do que a simples prevenção de mortes, é necessário buscar a promoção da saúde materno-infantil como direito de plena afirmação do potencial genético de crescimento e desenvolvimento em seus aspectos físico, biológico, cultural e social, sem discriminação de qualquer natureza.

É necessário, enfim, o estabelecimento de uma ética política e profissional de pleno respeito à vida das mães e crianças, como forma de se alcançar a legitimação da cidadania, validando, assim, o próprio conceito político de Nação Moderna.

Esta carta é o nosso compromisso, a nossa crítica e a nossa pergunta. Como qualquer carta, e mais do que uma carta qualquer, aguarda a devida resposta. Do governo, da sociedade e de toda a Nação.

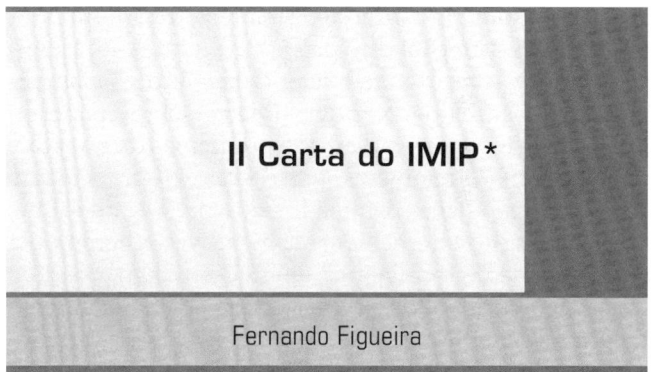

II Carta do IMIP*

Fernando Figueira

CARTA AO PÚBLICO E ÀS AUTORIDADES

Fiel aos princípios éticos que inspiraram sua fundação e nortearam seu desenvolvimento e, mais ainda, aos compromissos formais assumidos em função de seu papel de centro regional de referência para a área materno-infantil, o Instituto Materno-Infantil de Pernambuco – IMIP, sente-se, mais uma vez, convocado a assumir um posicionamento público face à conjuntura de saúde e aos serviços que vêm sendo prestados à população nesta área.

Assiste-se, nos dias atuais, a uma agudização de antigos e estruturais problemas de prestação de serviços públicos de saúde. São as dificuldades de acesso dos usuários, as filas crescentes e o atendimento inadequado, resultando em situações que se convertem, seguidas vezes, até em mortes dos pacientes nos corredores ou nos leitos dos hospitais, conforme tem sido noticiado amplamente pela imprensa. A crise está à vista de todos e à pele de

---

*Escrita pelo presidente do IMIP e cols., em 16 de maio de 1990, e divulgada na imprensa pernambucana no Diário de Pernambuco e no Jornal do Commercio. Foi ainda remetida às autoridades de saúde do país e publicada na Revista do IMIP 1990; 4 (1)

quase todos, especialmente das mães e crianças de baixa renda, mais expostas aos riscos desse contexto, em razão de sua própria vulnerabilidade biológica e social.

Há cerca de um ano, percebendo esta situação e seus desdobramentos, o IMIP divulgou, praticamente em nível nacional, um pronunciamento ao público e às autoridades, denunciando os graves problemas de saúde da mulher e da criança no país e reclamando uma nova e decisiva postura profissional, ética, social e política para o encaminhamento das soluções apontadas. Há pouco mais de seis meses, com o apoio da Divisão de Saúde da Sudene, da Dinsami/MS e da OPAS, o IMIP realizou, debate e divulgou os resultados de uma pesquisa sobre condições de eficiência dos serviços de saúde na área materno-infantil, partindo de observações e análises efetuadas no Estado de Pernambuco. Os resultados desse estudo e, inclusive, a possibilidade de sua aplicação nos demais estados do Nordeste, acham-se franqueados às autoridades da região e do país.

Simultaneamente, efetuou um seminário, com abrangência para as regiões Norte e Nordeste, sobre o papel do setor saúde face aos problemas e programas de nutrição. Finalmente, há três meses, percebendo o agravamento crítico das condições de atendimento na área de saúde, o IMIP discutiu internamente e, inclusive, programou a realização de um seminário para debater, com a participação de representantes da sociedade civil, a qualidade da prestação de serviços de saúde no Estado de Pernambuco.

Está sendo difícil responder, supletivamente, pela situação caótica e suas consequências desestabilizadoras. Esta consciência dramática da realidade está clara para a direção, o corpo de profissionais e mesmo para os usuários do próprio IMIP, cujos serviços são pressionados por uma demanda imprevisível.

Em decorrência desse quadro ocorre a hipertrofia da assistência, influenciando na qualidade do ato médico e concorrendo para que áreas prioritárias, como as de ensino e pesquisa, sejam preteridas na dimensão que deveriam assumir, em se tratando de um centro de referência.

Em 1989, por exemplo, foram realizados 670 mil atendimentos, representados por diversas atividades, como internações, consultas ambulatoriais, exames complementares etc. A massa de atendimento aumenta a um ritmo bem maior que o próprio crescimento da população. Assim, entre 1985 e o final de 1989, as estatísticas de produção de serviços elevaram-se em quase 280%. Para o IMIP se desloca o fluxo de pacientes que, por diversas razões, não são atendidos em outros serviços de saúde da capital, do interior e até de outros Estados. Para esta preferência contribuem a qualidade dos serviços prestados e a inexistência de descontinuidade no atendimento.

É necessário, com urgência, reprogramar a prestação de serviços públicos de saúde no Estado de Pernambuco, definindo áreas de cobertura geográfica e populacional, natureza e qualidade do atendimento, fluxos e normas de referência e contrarreferência, complementaridade, hierarquia, integração, coordenação, controle e avaliação, para que a "entropia" instalada no "sistema" de saúde não evolua para o caos estrutural e irreversível.

Fazendo questão, por compromissos éticos e institucionais, de assegurar os melhores cuidados aos usuários e, ao mesmo tempo, cumprir, em nível elevado, suas responsabilidades como centro de ensino, de pesquisa e de extensão na área de saúde da mulher e da criança, o IMIP percebe, de forma consciente, que a própria qualidade de seus serviços passa a ser comprometida pelo tumulto em que se converteu o fluxo aleatório, imprevisível e ilimitado de atendimento nos últimos anos.

É a palavra de advertência, de reflexão e de compromisso que o IMIP, de forma construtiva, deseja expressar para o público e para as autoridades.

Saúde Urbana: Criança e Ambiente

G. J. Ebrahim

Ao final do século passado, estimava-se que 80% das crianças no mundo viviam nos países menos desenvolvidos do Sul e quase a metade delas nas áreas urbanas. Como o ritmo da urbanização foi acelerado, as cidades dos países menos desenvolvidos experimentaram um crescimento exponencial de suas populações. Até recentemente, esse crescimento era devido à imigração interna, geralmente descrita como um deslocamento das pessoas pobres da área rural para as cidades. Agora, o aumento natural tem suplantado o aumento pela migração. Isto tem resultado em crescentes demandas locais para a provisão de moradia, água e saneamento, educação, atenção à saúde, emprego e outras necessidades básicas que se tornaram cada vez mais prementes. Estima-se que nos países pobres, 40% da população das cidades de porte médio esteja vivendo abaixo da linha da pobreza, definida como "quando 80% da renda disponível é usada para o provimento das necessidades calóricas mínimas, por meio de alimentos locais". Isto deixa muito pouco para ser gasto em outros itens básicos. Uma proporção entre 20% e 25% das residências pobres experimenta períodos prolongados de "pobreza absoluta", definida como a situação em que "após gastar 80% dos recursos disponíveis com alimentação se obtêm apenas 80% das necessidades calóricas mínimas". Desta forma, como o ambiente em que quase 40% das crianças que vivem nas cidades dos países pobres é um ambiente de pobreza, é gerada uma cultura de pobreza na qual prosperam a discórdia e a disfunção familiar, a fragmentação social e a luta, protecionismo e outras formas de extorsão. A lei e a ordem terminam nos limites das áreas pobres das cidades. As manifestações observadas nessa cultura de pobreza são a elevada mortalidade (infantil e em menores de 5 anos), as desordens nutricionais, surtos de doenças infecciosas, abuso de drogas, incluindo o alcoolismo, a violência, incluindo o homicídio, crianças de rua e a gravidez na adolescência.

A assistência primária à saúde e o programa GOBI-FFF (*G*rowth monitoring, *O*ral rehydration, *B*reast feeding, *I*mmunization, *F*emale education, *F*amily spacing, *F*ood supplements) do Unicef tiveram um impacto na saúde global, porém o seu potencial total ainda não foi alcançado porque os governos, com poucas exceções, carecem de vontade política e de habilidades programáticas necessárias para atingir a pobreza urbana. A dívida externa criou uma grande solução de continuidade no financiamento em muitos países pobres. Sendo assim, novas fontes para iniciativas no setor saúde são escassas. Provedores de cuidados de saúde, educação e outros serviços comunitários sofrem de deficiências em seu treinamento e muitas vezes de empatia para lidar com os problemas específicos da pobreza urbana.

A cidade pode ser um lugar de oportunidades. Entretanto, o sistema que opera essas oportunidades é bastante complexo. São necessárias algumas habilidades para entender e se engajar no sistema. Os ricos são capazes de prover tal treinamento dentro do ambiente familiar e durante um período prolongado de educação, que se estende à educação universitária. Essas oportunidades são negadas à criança urbana pobre, que é progressivamente empurrada para no futuro se tornar permanentemente pertencente a uma classe sem privilégios, que subsiste do trabalho manual, intercalado por períodos de desemprego. Assim, a cidade, em qualquer lugar do mundo e, particularmente nos países pobres, exemplifica dois tipos de comportamentos em relação à infância, adoração e investimento no futuro da criança de um lado e, do outro, negligência, levando a uma espiral decrescente. Regras para uma justa distribuição, exigem justiça e honestidade. E algumas metodologias envolvidas para atingir essas necessidades, precisam de uma aplicação ampla e irrestrita.

Tradução de
Vilneide Braga Serva

Nova Saúde Pública

G. J. Ebrahim

Os últimos 25 anos do século XX serão lembrados como os de maior impacto na saúde global. Desde a Conferência Mundial de Alma-Ata, quando a Atenção Primária à Saúde foi conceituada, houve um progresso sem precedentes na saúde global. Historicamente falando, os princípios da Atenção Primária à Saúde representaram a convergência da Estratégia Básica da Saúde, advogada pela Organização Mundial da Saúde na década de 1960, com o Suporte às Necessidades Básicas, defendido pela Organização Internacional do Trabalho, na década de 1970, enfocando a importância da alimentação, da disponibilidade de água, do saneamento, da habitação e do aquecimento. Naquela época, apenas 20% das pessoas que viviam nos países em desenvolvimento recebiam serviços básicos de saúde de maneira regular.

Uma cuidadosa análise das tendências da saúde em diferentes países, assim como de programas em menor escala, ajudou a identificar os elementos-chave da Atenção Primária à Saúde. Enquanto as nações anunciavam o lema "Saúde para todos no ano 2000", etapas importantes estavam sendo alcançadas em relação à situação mundial da saúde, etapas estas que na década de 1970 pareciam inatingíveis. Seis doenças mortais na infância – sarampo, pneumonia, diarreia, tétano, coqueluche e desnutrição – que respondiam, juntas, por mais de 8 milhões de mortes por ano, estão sendo progressivamente controladas. Um grande número de deficiências nutricionais e doenças infecciosas que deixavam graves sequelas, como xeroftalmia, deficiência de iodo, tracoma, poliomielite e oncocercose, responderam às ações globais. Com o alcance de cada um desses pontos, novas experiências foram adquiridas e lições foram aprendidas. Essas experiências formam, então, o alicerce para a formulação do próximo objetivo. Além do crescimento de políticas da saúde, três fatores intersetoriais têm um papel importante no declínio marcante da mortalidade infantil e de crianças menores de 5 anos. São eles:

- Distribuição equitativa e acesso universal ao Sistema de Saúde, tendo início em um nível primário, complementado pelos níveis secundário e terciário.
- Acesso universal à educação, tendo como foco principal a educação primária.
- Disponibilidade de uma nutrição adequada em todos os níveis da sociedade, de modo que haja estímulo à produtividade na agricultura.

Estimulados pelo sucesso dessas tecnologias e metodologias, novos objetivos foram desenhados no Encontro Mundial de Cúpula pela Infância, em setembro de 1990.

Como as nações definiram uma opção pela Assistência Primária à Saúde, tornaram-se necessárias a reestruturação dos sistemas de saúde e uma reorientação dos planejadores, gerentes e trabalhadores de saúde. Diferentes países têm se tornado capazes de realizar essas ações, com diferentes níveis de sucesso. A habilidade em promover mudanças no setor saúde depende do sistema político, da capacidade administrativa dentro do país e da capacidade das instituições de treinamento e pesquisas de responderem aos novos desafios. A filosofia que guia a Atenção Primária à Saúde é representada pela equidade, disponibilidade e aceitabilidade social do Sistema de Saúde em mover um processo de gerar poder às famílias e às comunidades para melhorarem sua própria saúde. A ênfase no setor saúde, incluindo o treinamento dos trabalhadores da saúde (agentes comunitários), tem sido uma orientação vertical, predominantemente direcionada ao tratamento de doenças. Existe a necessidade de uma reorientação. Alguns países têm tido mais sucesso do que outros em atingir essas mudanças. Uma análise dos passos necessários para as melhorias na saúde em países como China, Sri Lanka e Costa Rica, e no estado da Índia de Kerala, mostra que é preciso inovação em três frentes:

1. A formulação de políticas, o que torna necessário a seleção dos objetivos, a identificação das estratégias e a designação dos recursos e das responsabilidades institucionais.
2. A administração de programas, o que exige a transformação do planejamento em ação, o estabelecimento de procedimentos administrativos e o desenvolvimento das estruturas organizacionais.
3. A assistência, o que exige a provisão dos serviços, o treinamento dos profissionais de saúde e a implementação de programas.

Essas inovações devem ser supridas por estabilidade política e econômica, como têm demonstrado eventos recentes na Rússia. O Comitê de Vigilância Epidemiológica da Rússia reportou que a incidência de doenças infecciosas aumentou em 180% no ano de 1994, após um pico anterior de aumento de 290%, em 1993. A expectativa de vida na Rússia declinou para 59 anos.

Com vontade política, como em uma máquina de mudanças, são necessários planejamento inovador e reorientação no treinamento profissional. Então, só assim as nações poderão atingir, na metade da década, objetivos com algum grau de confiabilidade e sustentação e partir para a próxima fase.

Com bases nas informações alcançadas no final da última década em 61 países em desenvolvimento, cerca de metade está perto de atingir os objetivos delineados para a metade da próxima década. A remoção dos entraves burocráticos é essencial para que se tenha uma estrutura montada e, a partir daí, se encaminhe para o próximo estágio.

Extraordinários avanços nas disciplinas de genética, biologia molecular, imunologia e epidemiologia criaram novas oportunidades para a prevenção de doenças, o que, até então, era considerado impossível. Durante a década passada, os países margeados pelo norte do Mar Mediterrâneo observaram uma queda de 90% nas taxas de nascimento de crianças afetadas pela talassemia maior, enquanto a situação permanece inalterada nos países margeados pelo sul do Mar Mediterrâneo. Esse imenso progresso foi conseguido não apenas pela implementação de novas terapias, mas com intervenções concentradas em conscientizar as populações sobre os riscos da talassemia, legislação exigida para testes pré-matrimoniais (e aconselhamento, se necessário), testes precoces no feto e interrupção da gravidez nos casos em que o sangue do feto é positivo para talassemia. A lição a aprender é a de que a disponibilidade de novas tecnologias pode nos permitir traçar vias que solucionem problemas antes considerados intratáveis. Uma Nova Saúde Pública é um movimento multissetorial, mas isso tornaria necessário o desenvolvimento de novas estratégias de Saúde Pública.

A Velha Saúde Pública concentrava-se na higiene ambiental, no controle das infecções e na melhoria da nutrição. Agora, a era de uma Nova Saúde Pública está começando a ser desenhada. Muitas das estratégias da Nova Saúde Pública, embora alicerçadas nos fundamentos da Velha Saúde Pública, necessitam ser fundamentadas firmemente, tanto nas ciências sociais como nas do comportamento, incluindo a epidemiologia social, assim como em desenvolvimentos tecnológicos e científicos. Os médicos da Nova Saúde Pública deverão aprender a construir uma ponte não só entre as manifestações clínicas da doença, por um lado, e os vírus, moléculas e genes, pelo outro, como também terão de preencher a lacuna existente entre o comportamento social, a estrutura política e o poder econômico. Só então estaremos aptos a entender e efetivamente prevenir as doenças crônicas.

A Velha Saúde Pública estava relacionada com as consequências de um ambiente anti-higiênico e com a segurança da comida, do ar e da água. Ela enfocava os assuntos referentes à melhoria da nutrição e à proteção contra as infecções que largamente afetam a população mais jovem, e que geralmente estão associadas à pobreza. A Nova Saúde Pública é um movimento multissetorial concentrado nas doenças crônicas, enraizadas em estilos de vida insalubres, danos ambientais ou riscos profissionais. Mudanças sociais, ambientais e do comportamento são seus focos de atuação.

Os caminhos das pesquisas em genética, biologia molecular e imunologia têm levado progressivamente à convergência dessas disciplinas. Um exemplo prático tem sido demonstrado no desenvolvimento das vacinas. Pelo menos dez vacinas – MMR, Hib, hepatite A, hepatite B, novas vacinas por vias oral e injetável para febre tifoide, rotavírus, cólera e malária – foram introduzidas recentemente ou estão sendo avaliadas em ensaios clínicos. Muitas outras estão na linha de montagem. Ao mesmo tempo, uma série de novas ferramentas diagnósticas estão ficando acessíveis ao profissional de saúde. As nações mais bem-sucedidas na retirada dos entraves burocráticos estarão mais bem posicionadas para usufruir dessas novas tecnologias. A razão óbvia para isso é que o sucesso na remoção desses entraves é uma medida não apenas da vontade política, mas também da eficiência e da resposta do setor saúde. Alguns países que obtiveram significativas mudanças na sua situação de saúde, notadamente a China, estão planejando o que está sendo chamado de "Segunda Revolução da Saúde", cujo objetivo é a prevenção de doenças como o câncer, a hipertensão arterial, a doença coronariana, a doença cerebrovascular e a doença pulmonar crônica.

Com a Revolução da Sobrevivência da Criança, firmemente levada em consideração, e a da Maternidade Segura, já iniciada, chegou a hora de objetivar a saúde do recém-nascido (RN). Existem duas razões que nos compelem a fazer isso. Como no caso da Revolução da Sobrevivência da Criança, uma série de tecnologias de baixo custo podem ser identificadas para assegurar uma transição segura do RN para a vida extrauterina. Em segundo lugar, as pesquisas epidemiológicas indicam que os períodos fetal e neonatal, assim como a primeira infância, podem se tornar foco para várias estratégias da Nova Saúde Pública. Há evidências de programação fisiológica por meio do aleitamento materno, de sinais hormonais que operam durante os estágios precoces formativos da vida e a de que estímulos externos são suficientemente fortes para fundamentar ações da saúde. Baixo peso, perímetro craniano diminuído e índice de massa corpórea pouco desenvolvido ao nascer, ao lado de desnutrição no primeiro ano de vida, estão associados a maior risco de doença cardiovascular na vida adulta. Tamanho pequeno ao nascer ou no primeiro ano de vida também tem sido associado a aumento da pressão arterial e alterações plasmáticas adversas em várias substâncias, como glicose, insulina, fibrinogênio, fator VII e apolipoproteína B – todas relacionadas, direta ou indiretamente, com a fisiologia vascular.

Enquanto contemplamos essas novas possibilidades, devemos também lembrar das tendências atuais voltadas para a medicina baseada em evidências, incluindo a saúde pública. Como os custos dos cuidados à saúde estão aumentando assustadoramente em todos os países, os grandes compradores de saúde, como os governos, as seguradoras de saúde e os empregadores de grandes companhias, estão começando a se desviar do modelo de assistência curativa. Eles estão progressivamente exigindo melhores preços quando da aquisição de cuidados preventivos e da promoção da saúde.

Existem também novos problemas emergentes. O aumento da pobreza, a decadência urbana e a associação com problemas da família, como a separação dos pais, a gravidez no adolescente, as crianças de rua, a drogadição e a violência, criam uma situação social dentro de um contexto em que novas doenças-problemas, como a infecção pelo HIV, precisam ser abordadas. Isso leva à necessidade de programas de nível básico nos quais a epidemiologia social, a ciência do comportamento e a Nova Saúde Pública se interliguem. A implementação de uma Segunda Revolução da Saúde também necessitará de mudanças radicais na agricultura e nos setores industriais, tanto para redução da comercialização de cigarro, álcool e produtos de gordura animal como dos narcóticos.

Para preencher os requerimentos de uma Nova Saúde Pública, nos devemos fazer alguns questionamentos pertinentes: estamos criando uma nova classe de trabalhadores da saúde capazes de levar a mensagem da saúde e os frutos do progresso científico para aqueles que mais necessitam? Estamos provendo esses trabalhadores da saúde com tecnologias simples, embasadas cientificamente, com aplicabilidade nas residências e nas comunidade? A que ponto os planejadores da saúde têm habilidades para mobilizar as contribuições de outros setores, como moradia, proteção ambiental e manejo do lixo; educação para saúde em escolas e universidades; alimentação saudável, desde a agricultura até seu preparo; planejamento urbano com locais apropriados para o lazer; e os serviços sociais?

Tradução de
Vilneide Braga Serva

Um Mundo Digno para a Criança?

Giorgio Tamburlini

Nós devemos discutir os motivos pelos quais existe uma enorme divisão no mundo entre quem tem tudo e quem não tem nada.

Jeremy Rifkin

Crianças e mulheres estão morrendo porque aqueles que têm o poder de prevenir suas mortes optam por não agir.

Richard Horton

"Um mundo digno para a criança" é o título do documento aprovado pela Sessão Especial da Assembléia Geral da ONU dedicado à infância, prevista inicialmente para os dias 20 e 21 de setembro de 2001, em Nova York, adiada depois dos acontecimentos do dia 11 de setembro e finalmente realizada em maio de 2002.

Um mundo adequado para as crianças é "um mundo no qual todas as crianças tenham o melhor possível, desde o início da vida: recebam uma educação básica de qualidade e tenham amplas possibilidades para desenvolver suas capacidades num ambiente seguro e encorajador".

Para a operacionalidade dessa finalidade geral, o documento indica algumas ações e três objetivos principais, conjuntamente com objetivos secundários. Alguns desses objetivos são quantificados e têm um prazo para realização:

1. Promover a saúde (objetivos a serem alcançados até 2005):
   a. garantir o atendimento primário de saúde para todas as comunidades;
   b. aumentar em 30% o acesso das populações à água tratável e à rede de esgoto;
   c. reduzir em 30% a mortalidade nos primeiros cinco anos de vida;
   d. reduzir em 30% a desnutrição;
   e. reduzir em 25% o número de indivíduos de 15 a 25 anos de idade com AIDS;
   f. Impedir em 75% a transmissão vertical (mãe-filho) da AIDS (objetivo a ser alcançado até 2010).
2. Promover uma educação básica de qualidade:
   a. diminuir em 50% a evasão escolar (primária);
   b. elevar para 90% o total das crianças com nível de instrução primária completa até o ano 2005.
3. Proteger a infância contra abuso sexual, exploração e violência:
4. Neste setor não são especificados os objetivos em termos de quantidade, assim como não é especificada nenhuma data, todavia são indicados os seguintes objetivos secundários:
   - Eliminar todas as formas de tráfico e de exploração das crianças.
   - Eliminar as modalidades de trabalho mais árduos para os menores.
   - Proteger as crianças das consequências dos conflitos armados e das migrações forçadas.
   - Registrar todos os nascimentos.
   - Reintegrar "os meninos de rua".

É UM MUNDO POSSÍVEL?

Não existem dúvidas que estes objetivos são compartilhados. A questão é como realizá-los? Para poder responder essa pergunta é necessário examinar o que aconteceu desde a aprovação da Convenção sobre os Direitos da Infância e dos Objetivos do Milênio estabelecidos no ano 2000 na ONU em Nova York.

Existem alguns fatos positivos: a Convenção foi assinada por 192 países – um recorde em termos de acordos internacionais, mesmo não contando com a participação de um país fundamental como os Estados Unidos – e 155 desses países definiram programas de ação para aplicar os princípios. Foi dada atenção maior à proteção das crianças, reforçada por leis nacionais, acordos internacionais e programas de intervenção. Em 1990, morriam anualmente 13 milhões de crianças com menos de 5 anos, em 2008, esse número se reduziu a menos de 10 milhões – em relação ao número de nascimentos que permaneceu inalterado (cerca de 140 milhões ao ano). Em 90 milhões de crianças foram evitadas a carência de iodo, a anemia e a hipovitaminose A, com o uso de fortificantes ou de suplementação alimentar.

Todavia, em 2008, dos 68 países objeto da análise publicada pela iniciativa Countdown to 2015, 16 mostraram melhora significativa na mortalidade em menores de 5 anos (do Brasil ao Egito, do México ao Nepal, da Bolívia à China); 26 – quase todos da África subsaariana – não mostraram nenhuma melhora em relação aos dados de 1990 (por ex., Angola permaneceu com taxa de 206 mortes por 1.000 nascidos vivos) ou ainda registraram uma tendência negativa (por ex., Congo, de 106 para 126 por 1.000; Quênia de 97 para 121 por 1.000; Zimbábue de 76 a 105 por 1.000). Os restantes 26 países estiveram na metade do caminho, mas com progresso inadequado. Confirmou-se a estreita relação entre o indicador da mortalidade em menores de 5 anos e da mortalidade materna: em 26 países com nenhuma melhora nos objetivos do milênio, quatro registraram níveis altíssimos de mortalidade materna (por ex., 2.100 mortes maternas por 100 mil nascimentos em Serra Leoa e 1.800 mortes por 100 mil nascimentos em Níger).

O nível de atuação das intervenções retém maior eficácia no setor materno-infantil, que registra grande disparidade nas diferentes nações e no que concerne às diversas tipologias de intervenção. Por exemplo, são observadas melhoras muito modestas (em torno de 2%) com a assistência às crianças com diarreia e pneumonia e com a garantia de pessoal qualificado durante o parto.

Além disso, 150 milhões de crianças com menos de 5 anos (uma em cada quatro) são desnutridas; 130 milhões (uma em cada cinco, sobretudo meninas) não têm acesso à escola primária e muitas crianças têm acesso a uma instrução de nível muito baixo. Nos últimos 10 anos, 2 milhões de crianças morreram por causa dos conflitos armados; 6 milhões sofreram ferimentos graves e ficaram com sequelas. Está aumentando o fenômeno da criança-soldado e da exploração sexual; esta última envolve atualmente 10 milhões de crianças e recruta cerca de 1 milhão de novas crianças por ano. Mais de 20 milhões de crianças foram obrigadas a deixar a terra natal através da migração forçada por causa de conflitos de guerra ou miséria. Enfim, 200 milhões de crianças foram envolvidas em trabalho e tráfico ilegal com elevado risco de aquisição de doenças profissionais, ferimentos e outras doenças.

Quais são as razões de um balanço que não satisfaz?

Pode-se tentar uma resposta analisando os cenários que caracterizaram os últimos 10 anos. Mesmo considerando que todos eles sejam ligados a um sistema complexo e ao mesmo tempo independente, esses cenários podem ser vistos segundo quatro dimensões principais, que são por outro lado as dimensões centrais da questão do "desenvolvimento possível": a dimensão econômica, a dimensão social, a dimensão ambiental e, enfim, a dimensão política.

Trataremos esquematicamente das características que, segundo a nossa opinião, são mais importantes.

A dimensão econômica

O modelo econômico que imperou nos anos 1990 é, como sabemos, definido como "neoliberal". Esse modelo favorece a ulterior difusão da economia de mercado, a redução dos vínculos relacionados com investimentos, a diminuição da despesa pública, a redução das taxas de importação e o auxílio ao desenvolvimento (Banco Mundial) dos países pobres. Essa ajuda, entretanto, é condicionada à adoção de políticas de "ajuste estrutural" em relação às suas respectivas economias, ou seja, no final condicionadas pelo mesmo estilo político neoliberal. Os teóricos de tal hipótese afirmam que por meio desse tipo de política seria possível estimular a atividade produtiva e os investimentos, aumentar a riqueza global e deste modo iniciar a resolução gradual do problema da pobreza e da falta de desenvolvimento.

O modelo implementado compreende também algumas características, como concentrações de capital, tendência à formação de cartéis, protecionismo dos produtos pertencentes aos países economicamente fortes, "deslocamento da produção" sem um correspondente "deslocamento de garantias" e nem a previsão de regras em defesa do trabalho. É característica ainda a aplicação de políticas de redução da despesa pública, essencialmente contrárias à redistribuição dos bens.

O resultado desse modelo levou realmente ao aumento da "riqueza global", em média, 3% de incremento por ano do Produto Interno Bruto (PIB). Entretanto, não reduziu a pobreza e nem tampouco melhorou o desenvolvimento:

- A população que vivia com menos de 1 dólar *per capita* por dia era de 1,175 bilhão de pessoas em 1998; 10 anos antes esse número era de 1,25 bilhão de pessoas.
- A população que vivia com menos de 2 dólares per capita por dia era de 2,8 bilhões no ano 2000; correspondia a 3 bilhões de pessoas 10 anos antes.

Para essa pobreza econômica, corresponde uma pobreza de fato: 1,4 bilhão de pessoas não têm acesso à água potável e 2 bilhões não têm banheiro.

Isso aconteceu porque na ausência de uma política de redistribuição de renda, com a economia em expansão, a pirâmide da distribuição da riqueza cresce para o alto, mas a base continua essencialmente a mesma. A demonstração de que isso é verdade está na análise, seja da situação global ou a de cada país individualmente. Mesmo nos países da União Europeia (UE), nos quais a política de redistribuição é mais forte do que em outros lugares, a pobreza, em relação à média na Europa, não diminuiu e inclusive, em muitos países, aumentou nos últimos 20 anos. É interessante notar que a pobreza aumentou, sobretudo, para os indivíduos menores de 18 anos. Se os recursos financeiros para a saúde e educação primária são reduzidos, como foi decidido nas políticas de "reajuste estrutural" impostas para muitos países, uma vez que doença e analfabetismo são dois fatores importantes de produção de pobreza, o resultado é um círculo vicioso em vez de círculos virtuosos para a economia.

O problema, além disso, é que tal modelo permite que as forças que dirigem a economia global estejam progressivamente sofrendo uma mudança na sua origem: da posição inicial dos governos eleitos aos atuais mercados. Todos os dias no mercado financeiro são negociados montantes de dinheiro equivalentes ao PIB de um país de porte médio. Este movimento de capital obedece somente à exigência do lucro para os investidores e não aos interesses da coletividade. Como dizia recentemente um executivo de uma grande multinacional numa entrevista na BBC: "O meu principal objetivo é que meus clientes ganhem dinheiro." Se a aplicação dessa lógica implica danos ou menores oportunidades para terceiros, isso não é da competência nem dos executivos e nem daqueles que investem as suas economias de modo que possam render o máximo possível.

É preciso também esclarecer que tal modelo não é realmente liberal, ou melhor, é liberal apenas num sentido único. Os países industrializados intervêm maciçamente para proteger os seus próprios produtos. Um exemplo são os EUA e a UE que gastam, respectivamente, 410 e 360 bilhões de dólares americanos, anualmente, para proteger os próprios produtos industriais e agrícolas, prejudicando naturalmente a exportação dos outros países. A regra principal não é a regra da livre concorrência, mas sim a regra de que quem tem mais poder o utiliza para se avantajar.

A dimensão social

"Este século está se concluindo com a decadência das relações humanas", escreveu Nadine Gordimer, em 1999. De fato se assistiu a um incremento dos conflitos internacionais e regionais, dos desajustes sociais e da criminalidade. As desigualdades, como já vimos, acentuaram-se, seja no plano internacional ou nacional e isto produziu um conflito aberto ou implícito. Nesses últimos anos, uma série de estudos focalizou o impacto da desigualdade em termos de saúde. E aqui também é digno de nota o fato de que a desigualdade, em termos de saúde, atinja sobretudo as crianças.

Além disso, segundo R. Wilkinson, a desigualdade produz doença não somente nas camadas mais pobres mas também em outros grupos sociais; muita desigualdade faz mal um pouco a todos. Paralelamente, outros autores analisaram os efeitos do chamado "capital social", que é o conjunto das relações sociais e a força das normas e convenções que regulam essas forças, em relação à saúde, concluindo que a erosão do capital social, da confiança recíproca, o aumento da hostilidade e da desconfiança geram estresse e doença. De fato, as projeções sobre o peso total das doenças para o ano 2020 colocam em primeiro lugar como causa de invalidez e morte a depressão, traumas e lesões. Isso se verifica também em relação às crianças e aos adolescentes: acidentes e traumas causados por conflitos ocuparam o lugar da poliomielite e dos antigos flagelos infecciosos como causa de invalidez e morte nos países mais pobres. As consequências da migração, a perda das raízes no âmbito cultural e muitas vezes também territorial de populações inteiras tiveram e têm uma repercussão infalível em termos de exposição às doenças infecciosas tradicionais (tuberculose), de afecções crônico-degenerativas ligadas a estilos de violência e do recurso aos tráficos ilegais, que envolvem cada vez mais as crianças. Esses fenômenos representam o produto da pobreza extrema, da desigualdade de renda, de oportunidades, de proteção social e desagregação social e cultural.

A dimensão ecológica

As modificações do ambiente causadas pela atividade humana atingiram sobretudo nesses últimos anos – e este é um dos principais "fatores limitantes" dos quais poderia ser ativado um processo de extinção do gênero humano – uma dimensão global. O aquecimento do planeta (o International Panel on Climate Change (IPCC), na revisão das estimativas feitas no ano 2001, calculou um aumento de 1,4 a 5,8°C até o ano 2100) e as mudanças climáticas, como o aumento dos fenômenos extremos (a seca e as chuvas torrenciais causadas pelas emissões gasosas que produzem o efeito estufa), constituem um processo evidente, rápido e potencialmente irreversível: as alternativas no momento consistem na sua maior ou menor velocidade, que a este ponto dependem mais das dinâmicas demográficas futuras do que das escolhas políticas, sobretudo porque estas últimas no estado atual não parecem obter o consenso internacional necessário. Outros elementos ambientais críticos são a carência de água – devido ao consumo de fontes não renováveis ou a crescente poluição das bacias – e a emissão ambiental de dezenas de milhares de produtos químicos dos quais se conhecem, apenas em parte, os efeitos a longo prazo em relação à saúde humana. Entre os efeitos conhecidos, são de particular importância aqueles causados pela poluição atmosférica que se traduzem em doenças respiratórias, cardiovasculares e, entre aqueles ainda não completamente conhecidos e quantificados, os efeitos sobre as funções endócrinas e reprodutivas.

Um aspecto particular, que hoje em dia se conhece bem a sua importância na intersecção entre a economia e o meio ambiente, é constituído pelas consequências da crescente utilização de métodos intensivos na agricultura e agropecuária, que representam consequências diretas da concorrência global dos mercados agrícolas. A pesquisa do produto maior a um preço menor levou à utilização de tecnologias que forçam o crescimento por meio do consumo de alimentos de alto conteúdo proteico, do uso extensivo de pesticidas e fertilizantes, da alta concentração de animais em pequenos espaços etc. Agora, as crianças dos países pobres representam a população de maior risco ambiental: milhões são intoxicadas pelo chumbo na Índia, pelo arsênico em Bangladesh, pelos poluentes químicos na Nigéria, pela poluição atmosférica em quase todas as grandes metrópoles e pelos pesticidas em toda a parte, com os conhecidos aspectos do desastre ecológico na zona do mar de Aral, na estepe Cazaque e Uzbeque.

Entre outras coisas, os países pobres são utilizados como lata do lixo do mundo, e existe uma pressão crescente para modificar as regras, consideradas muito restritivas, mesmo desobedecidas, da Convenção da Basileia do ano de 1992 sobre a exportação dos resíduos tóxicos.

A dimensão política e normativa

Provavelmente, é nessa dimensão em que se jogarão as possibilidades de realização dos objetivos anunciados pela Sessão Especial da Assembleia Geral das Nações Unidas (United Nations General Assembly Special Session, UNGASS). Atualmente não existem instrumentos de governo da economia que se ocupam do interesse comum. A economia global é governada pelos países mais ricos e pelas principais multinacionais, cujos interesses são representados diretamente nas sedes internacionais (Organização Mundial do Comércio, WTO) ou pelos governos. As Nações Unidas perderam representatividade e força; são continuadamente ignoradas pelas decisões unilaterais ou pelos acordos decididos em outras sedes. Em analogia ao FMI ou ao Banco Mundial, pesa politicamente a contribuição financeira dada e consequentemente a riqueza; não vale o princípio do voto para cada país. Então não é nada mais do que uma câmera de compensação para o uso dos mais fortes.

As normas aprovadas ou em curso de definição no WTO, como os acordos Trade Related Intellectual Property Rights (TRIPS), "Multilateral Agreement on Investments" (MAI), General Agreement on Trade in Services (GATS), de fato, privilegiam o interesse do investidor e não o das populações.

Os acordos TRIPS (direitos em relação às formulações de medicamentos, vacinas etc.) rendem e renderão sempre mais, se não forem levados em consideração, sobretudo, o interesse e os direitos dos povos – é ainda muito problemático o acesso aos fármacos e vacinas essenciais para a maior parte da população pobre e sem cobertura de sistemas de saúde filantrópicos.

O GATS e o MAI (liberalização dos investimentos nos serviços) provocarão a queda dos sistemas universalizados de acesso à escola de base e serviços de saúde, agravando os erros de programação já existentes e, entre outras coisas, a uniformização dos sistemas sem considerar os diversos contextos culturais.

O que aconteceu nos últimos 20 anos é que, se por um lado houve a afirmação dos direitos humanos, com a aprovação da Convenção sobre os Direitos da Infância e de muitas outras convenções, de outro lado se sucederam novas introduções de elementos normativos que de fato contradizem os direitos, como nos casos citados anteriormente. Além do mais, as normas do WTO são autoexecutáveis, ou seja, preveem automaticamente a aplicação de sanções em caso de desobediência, enquanto as convenções, mesmo sendo dotadas de um valor legal, exigirem uma ação de defesa dos direitos não respeitados por parte de um organismo internacional, que atualmente não existe.

AS ESTRATÉGIAS PROPOSTAS PARA O PLANO UNGASS SOBRE A INFÂNCIA

Para tornar possíveis os objetivos do plano, o documento propõe um complexo de estratégias:

- Encorajar as doações dos países desenvolvidos (objetivo de 0,7% do PIB), prioritariamente para programas de desenvolvimento, saúde e escola.
- Acelerar a redução da dívida para os países menos desenvolvidos.
- Garantir a exportação duty and quota-free, ou seja, sem taxas de alfândega e limites de quantidade para os países menos desenvolvidos.
- Dar prioridade à África subsaariana.
- Favorecer parcerias com as ONGs, sobretudo com o setor privado; proceder a realização de revisões periódicas do estado das coisas (responsabilidade do Unicef).
- Prever maior colaboração entre as agências de Organização das Nações Unidas (ONU) e as "instituições de Bretton Woods" (o Fundo Monetário Internacional e o Banco Mundial), para tornar as suas políticas coerentes e dar prioridade aos investimentos com finalidade de redução da pobreza (Poverty Reduction Strategies, PRS), centralizados sobre investimentos para aumentar as "oportunidades básicas" (sobretudo, educação e saúde).

Todavia, nada faz pensar que esses enunciados estratégicos serão realizados.

A redução do débito está marcando o passo, apesar de algumas recentes aberturas e empenhos. A propósito, é importante lembrar que, uma vez que a dívida tenha sido reduzida, ou cancelada, permanece o problema de como fazer para que a maior disponibilidade de despesas para os países não se traduza, por exemplo, em despesas militares, e sim em planos de investimentos de acordo com os objetivos de desenvolvimento anunciados nos planos PRS (Poverty Reduction Strategies). Põe-se então a questão, que não é simples do ponto de vista do direito e das relações internacionais, de quais sejam as possibilidades de ingerência e de sanções sobre os países e, sobretudo, por parte de qual autoridade que tenha poder de decidir "sobre as nações".

Já foram citadas anteriormente as limitações relevantes postas pelos países mais ricos em relação à importação de algumas matérias-primas. Os USA acabaram de estabelecer pesadas taxas para a importação do aço e estão prontos a repetir a mesma coisa em relação a qualquer produto que ameace a sua produção interna. Sendo assim, violam os princípios do livre mercado e não respeitam os acordos feitos com o WTO (Organização Mundial do Comércio).

A comissão da OMS Macroeconomics and Health (2001) estimou que investindo uma soma de 35 bilhões de dólares/ano no ano 2007 e 61 bilhões no ano 2015, em programas sanitários essenciais poderia se obter a médio prazo benefícios econômicos na proporção de diversas centenas de bilhões de dólares em termos de economia sanitária e de maior produtividade, além de desenvolvimento de recursos humanos. Os países ricos deveriam contribuir com este empenho pelo menos com 50% do total, deixando aos países pobres a tarefa de aumentar gradualmente o balanço sanitário para os serviços de base. O Global Fund, lançado no ano passado pelo G8 para poder atender a AIDS, a malária e a tuberculose, os três maiores killers, conseguiu obter promessas de doações de poucos bilhões de dólares, menos de um décimo do necessário. Com a exceção de alguns, como Bill Gates, que deseja ser perdoado por ser o dono do monopólio da informática, a maior parte das empresas não deu nada e aquelas que fizeram doações (as indústrias farmacêuticas) investiram em programas que aumentarão o mercado dos fármacos por elas produzidos. Ou seja, os mesmos países que em Nova York assinam com solenidade esses empenhos pró-infância, em outras partes do mundo estabelecem planos e tomam decisões bem diversas.

Resta de verdadeiro e confortante, em relação a um passado recente, alguma coisa: existe uma nova iniciativa para a redução da dívida dos países endividados; existe maior consenso sobre o fato de que a educação e saúde sejam motores de desenvolvimento (isso tinha sido dito 20 anos atrás: Development with a human face). Aliás, o Banco Mundial, fazendo uma inversão de direção notável, abraçou essa tese, reconhece além do mais que a pobreza não se reduz automaticamente com o crescimento e que existe o problema da compra-venda em que as mercadorias devem ser avaliadas com equidade. Existe ainda a prioridade para a África subsaariana e a afirmação do direito dos povos ao lado do direito dos investidores. São ratificadas como força crescente e com um pouco de capacidade de persuasão aquelas ligadas às campanhas para o consumo "equiparado", para o boicote contra quem não respeita os direitos e as convenções internacionais, como, por exemplo, o trabalho dos menores de idade e o movimento de opinião que fez com que algumas agências do rating financeiro avaliem agora também as credenciais "éticas" de alguns investimentos.

De certo modo, falta uma análise objetiva do porquê as coisas não aconteceram como se previa. E é verdade também que o modelo implicitamente proposto é fundamentalmente um modelo "de compaixão", pelo qual com os 0,7% do PIB dos países ricos, se procura remediar os danos mais macroscópicos e possíveis de serem avaliados, enquanto os 99% da força motriz continuam a se dirigir na atual direção reproduzindo e agravando os desequilíbrios.

Algumas considerações conclusivas

Em vista do que foi apresentado, a resposta não pode ser meramente pessimista, e tudo indica que se possa atribuir certa ingenuidade, para não dizer hipocrisia, aos planos e às estratégias sobre a infância por parte da ONU. A verdade é que não existe, além da análise das causas da situação atual, a nomeação de representantes políticos reais que tenham o poder de atribuir (e controlar), em nível internacional, a execução de intervenções que focalizem as razões primárias do desequilíbrio. Falta disponibilizar recursos suficientes e, sobretudo, reforçar a função das Nações Unidas e reconduzir as normas internacionais utilizando linhas de princípios coerentes, onde os direitos humanos e o direito das crianças, em particular, sejam balanceados com os direitos dos capitais, e onde sejam identificados poderes apropriados de controle e de sanções. Na ausência de tudo isso, não parece possível definir e efetuar estratégias, seja a médio ou a longo prazo, que consigam, não hoje, mas ao menos amanhã, tornar realmente o nosso mundo viável para as crianças.

Mesmo que os setores mais atentos da população, hoje, sejam mais conscientes desta situação (é uma pena que não seja a maioria), é possível que somente a pressão de eventos catastróficos (crises econômicas, conflitos e eventos "naturais") fará amadurecer ulteriormente as consciências e criar, como aconteceu depois da Primeira Guerra Mundial em relação à instituição das Nações Unidas, a certeza de que é preciso voltar a discutir a questão dos organismos que se colocam "sobre as nações," que tenham condições de representar de modo adequado os povos e efetuar avaliações sobre o próprio funcionamento. Nem a representação em base às cotas de financiamento que vigoram nas instituições de Bretton Woods, nem aquela baseada sobre um país – um voto, esquema atualmente em vigor para ONU, podem de fato servir como base do direito, adequada para decidir e tornar operativas as decisões apropriadas em nome da comunidade internacional. A UE parece efetivamente mais permeável a considerações de utilidade pública e com mecanismos de decisão que permitem escolhas dirigidas a médio prazo, mas se encontra exposta aos ventos do protecionismo das identidades e dos interesses econômicos da maioria dos cidadãos que a compõem. As comunidades profissionais e científicas, os movimentos de opinião pública, as autoridades espirituais são importantes nesse jogo. O tema da situação da infância é um de importância evidente e indica claramente o problema do futuro do mundo, ou seja, o futuro das crianças: colocada desta forma a questão, com uma saliência ética, talvez possa levar a considerações e comportamentos diversos daqueles que atualmente prevalecem.

REFERÊNCIAS

www.countdownto2015.org
www.unicef.org
www.worldbank.org
www.who.int
www.msf.org
www.oxfam.org

Sumário

SEÇÃO I — ASPECTOS GERAIS, 1

1. **Algumas Razões para o Estudo da Pediatria, 1**
   Fernando Figueira
   João Guilherme Bezerra Alves

2. **A Estratégia AIDPI e seu Impacto na Mortalidade Infantil na Região das Américas, 3**
   Yehuda Benguigui

3. **As Políticas de Saúde para a Criança no Brasil, 13**
   Paulo Germano de Frias
   Pricila Honorato Mullachery
   Elsa Regina Justo Giugliani

4. **Morbidade e Mortalidade na Infância, 18**
   Lygia Carmem de Moraes Vanderlei
   Paulo Germano de Frias
   Suely Arruda Vidal
   Maria do Carmo Leal

5. **Crescimento e Desenvolvimento na Infância e na Adolescência, 24**
   Isabella Chagas Samico
   Maria Madalena Monteiro Rosa de Oliveira
   Tânia Moisa da Silva Marinho
   Thereza Selma Soares Lins

6. **Prevenção na Infância de Doenças Crônicas Não Transmissíveis dos Adultos, 37**
   João Guilherme Bezerra Alves
   Fernando Figueira

7. **Prontuário Médico em Pediatria, 45**
   Mônica Maria Coentro Menezes
   Antônio Carlos dos Santos Figueira

8. **Cumprimento da Prescrição Médica, 49**
   José Pacheco Martins Ribeiro Neto
   João Guilherme Bezerra Alves

9. **Tópicos do Tratamento Sintomático na Clínica Pediátrica, 53**
   João Guilherme Bezerra Alves

SEÇÃO II — ACIDENTES, 61

1. **Acidentes na Criança e no Adolescente, 61**
   Márcia Jaqueline Alves de Queiroz Sampaio
   Zelma de Fátima Chaves Pessôa
   Maria Lucineide Porto Amorim

2. **Intoxicações Exógenas em Pediatria, 62**
   Márcia Jaqueline Alves de Queiroz Sampaio
   Maria Lucineide Porto Amorim

3. **Aspiração e Ingestão de Corpos Estranhos, 69**
   Márcia Jaqueline Alves de Queiroz Sampaio
   Zelma de Fátima Chaves Pessôa

4. **Acidentes por Animais Peçonhentos, 73**
   Márcia Jaqueline Alves de Queiroz Sampaio
   Zelma de Fátima Chaves Pessôa
   Maria Lucineide Porto Amorim

5. **Queimaduras e Choques Elétricos, 76**
   Márcia Jaqueline Alves de Queiroz Sampaio
   Maria do Carmo Lyra de Godoy
   Marcos Guilherme Praxedes Barretto

6. Afogamento, 82
   Márcia Jaqueline Alves de Queiroz Sampaio
   Zelma de Fátima Chaves Pessôa

7. Prevenção de Acidentes, 87
   Márcia Jaqueline Alves de Queiroz Sampaio

SEÇÃO III — CARDIOLOGIA, 95

1. Cardiopatias Congênitas, 95
   Maria Virginia Tavares Santana

2. Febre Reumática, 129
   Cleusa Cavalcanti Lapa Santos
   Cristina de Paula Quirino Mello
   Frederick Lapa Santos

3. Endocardite Infecciosa, 134
   Eduardo Cavalcanti Lapa Santos
   Frederick Lapa Santos
   Cleusa Cavalcanti Lapa Santos

4. Cardiomiopatias, 139
   Luziene Alencar Bonates Lima
   Frederick Lapa Santos
   Cleusa Cavalcanti Lapa Santos

5. Pericardites, 152
   Maria Cristina Ventura Ribeiro

6. Insuficiência Cardíaca, 158
   Sabrina de Matos Ribeiro
   Nadja Arraes C. França

7. Crises Hipoxêmicas, 167
   Anuska Elizabeth Loureiro Lins da Gama
   Ana Elizabeth Bonifácio da Silva Marques

8. Arritmias Cardíacas, 171
   Franciso Faustino de Albuquerque Carneiro de França

9. Doença de Kawasaki, 188
   Luziene Alencar Bonates Lima
   Emanuel Sávio Cavalcanti Sarinho
   Cleusa Cavalcanti Lapa Santos

10. Cardiologia Fetal, 195
    Renata de Sá Cassar

SEÇÃO IV — CIRURGIA, 211

1. Afecções Ambulatoriais, 211
   Paulo Sérgio Gomes Nogueira Borges
   Cláudia Corrêa de Araújo

2. Obstrução Intestinal no Período Neonatal, 217
   Enilson Sabino

3. Causas Cirúrgicas de Desconforto Respiratório, 222
   Luciana Santana Lima

4. Malformações Congênitas da Parede Abdominal, 233
   Paulo Carvalho Vilela

5. Causas Cirúrgicas de Icterícia, 238
   Paulo Carvalho Vilela

6. Causas Cirúrgicas de Dor Abdominal, 242
   Marianne Weber Arnold

7. Massa Abdominal, 248
   Cláudia Corrêa de Araújo

8. Causas Cirúrgicas de Hemorragia Digestiva na Infância, 255
   Marianne Weber Arnold

9. Megacólon Congênito, 258
   Cláudia Virgínia de Araújo Dantas
   Enilson Sabino
   Marianne Weber Arnold

10. Enterocolite Necrosante, 260
    Roberta Leal Queiroz Silveira

11. Hidronefrose, 263
    Roberta Leal Queiroz Silveira
    Enilson Sabino

12. Afecções Urológicas, 268
    Enilson Sabino
    Roberta Leal Queiroz Silveira

SEÇÃO V — DERMATOLOGIA, 273

1. Doenças Dermatológicas, 273
   Valter Kozmhinsky
   Matilde Campos Carrera
   Mecciene Mendes Rodrigues
   Lígia Helena Pessoa de Melo Rosendo
   Daniela Takano

SEÇÃO VI — DOENÇAS INFECCIOSAS, 299

DOENÇAS VIRAIS DE IMPORTÂNCIA PEDIÁTRICA, 299

1. Sarampo, 299
   Haiana Charifker Schindler

2. Rubéola, 307
   Márcia Campina

3. Roséola, 313
   Márcia Campina

4. Varicela-Zóster, 315
   Eduardo Jorge da Fonseca Lima
   Luciana Cordeiro Souza Lima

5. Caxumba, 319
   Haiana Charifker Schindler

6. Hepatites Virais, 323
   Luiz Cláudio Arraes de Alencar
   Alethéia Soares Sampaio
   Fábio Marinho do Rego Barros

7. Enteroviroses Poliomielite e Não Pólio, 333
   Maria Ângela Wanderley Rocha
   José Anchieta de Brito

8. Raiva, 338
   Analíria Moraes Pimentel
   Regina Coeli Ferreira Ramos

9. Dengue e Febre Hemorrágica da Dengue, 349
   Carlos Brito
   Rita Moraes de Brito

DOENÇAS BACTERIANAS DE IMPORTÂNCIA PEDIÁTRICA, 360

10. Tuberculose, 360
    Martha Maciel Lyra Cabral
    João Guilherme Bezerra Alves
    Emanuel Sarinho

11. Meningite Bacteriana, 374
    Ruben Schindler Maggi

12. Doença Meningocócica, 380
    Jailson de Barros Correia
    Maria do Carmo M. B. Duarte
    Zelma de Fátima Chaves Pessôa
    Luis Eduardo Cuevas

13. Estreptococcias, 389
    Haiana Charifker Schindler

14. Infecções Estafilocócicas, 398
    Hegla Virginia Florêncio de Melo Prado
    Nara Vasconcelos Cavalcanti

15. Salmoneloses, 407
    Alberto Barros Lima Filho

16. Difteria, 411
    Ivanise Helena Bezerra Torres
    Maria Laura Campelo de Melo Dias

17. Tétano, 418
    Maria Ângela Wanderley Rocha
    Demócrito de Barros Miranda Filho

18. Coqueluche, 424
    Paulo Neves Baptista

19. Leptospiroses, 428
    Rosana Carla de Freitas Aragão

DOENÇAS PARASITÁRIAS DE IMPORTÂNCIA PEDIÁTRICA, 432

20. Parasitoses Intestinais, 432
    João Guilherme Bezerra Alves
    Roseane Campos Callado

21. Esquistossomose Mansônica, 441
    João Guilherme Bezerra Alves
    Fernanda Maria Ulisses Montenegro

22. Leishmaniose Visceral (Calazar), 447
    Jailson de Barros Correia
    Márcia Jaqueline Alves de Queiroz
    Nara Vasconcelos Cavalcanti
    João Guilherme Bezerra Alves

23. Infecções Relacionadas à Assistência à Saúde, 456
    Maria Júlia Gonçalves de Mello
    Fernando Antônio Ribeiro de Gusmão Filho
    Suzana Vieira da Cunha Ferraz

24. Sepse, 463
    Maria do Carmo M. B. Duarte
    Zelma de Fátima Chaves Pessôa

25. Imunizações, 473
    Eduardo Jorge da Fonseca Lima

SEÇÃO VII – ENDOCRINOLOGIA, 509

1. **Crescimento Normal e Patológico, 509**
   Carlos Alberto Longui
   Osmar Monte
   Cristiane Kochi

2. **Puberdade Precoce, 518**
   Thereza Selma Soares

3. **Puberdade Atrasada, 524**
   Thereza Selma Soares
   Jaqueline Araújo

4. **Hipotireoidismo, 528**
   Cristine Barboza Beltrão
   Thereza Selma Soares

5. **Hipertireoidismo, 534**
   Patrícia Oliveira de Almeida Freire
   Thereza Selma Soares Lins

6. **Diabetes Melito Tipo 1, 536**
   Luis Eduardo Calliari

7. **Diabetes Melito Tipo 2, 548**
   Lucio Vilar Rabelo Filho
   Maria da Conceição Freitas

8. **Anomalias da Diferenciação Sexual, 552**
   Durval Damiani
   Daniel Damiani
   Jacqueline Araújo

9. **Dislipidemia, 563**
   Cynthia Waechter Rodrigues Borba Maranhão

10. **Síndrome Metabólica, 565**
    Bárbara Guiomar Sales Gomes da Silva
    Jacqueline Araújo

11. **Osteogênese Imperfeita, 569**
    Suzana Maria Ramos Costa

12. **Urgências em Endocrinologia Pediátrica**
    Ana Carla Lins Neves Gueiros
    Thereza Selma Soares Lins

SEÇÃO VIII – FONOAUDIOLOGIA, 583

1. **Atuação Fonoaudiológica, 583**
   Amanda Almeida de Oliveira
   Carla Baptista Vasquez Cordeiro
   Cleide Fernandes Teixeira
   Iracy Boeckmann de Andrade
   Ivany Bradley da Cunha Xavier
   Karine Soares de Mesquita Sznejder
   Lígia Maria Kelner Silveira
   Micheline Coelho Ramalho Vasconcelos
   Rebeca Domingues Raposo
   Roberta Garcia Monteiro Vieira
   Tatiana Wanderley Correia de Andrade

SEÇÃO IX – GASTROENTEROLOGIA, 603

1. **Microbiota Intestinal: Instalação e Funções, 603**
   Kátia Galeão Brandt

2. **Desenvolvimento Sensório-Motor Oral: Comportamento Adaptativo, 610**
   Cláudia Marina Tavares de Araújo

3. **Choro Excessivo do Lactente ("Cólica do Lactente"), 613**
   Maria das Graças de Moura Lins
   Kátia Galeão Brant

4. **Desordens Gastrointestinais Funcionais, 616**
   Margarida Maria de Castro Antunes
   Giselia Alves Pontes da Silva

5. **Doença do Refluxo Gastroesofágico (DRGE), 622**
   Maria das Graças de Moura Lins
   Margarida Maria de Castro Antunes
   Giselia Alves Pontes da Silva

6. **Constipação Intestinal, 628**
   Maria Eugênia Farias Almeida Motta
   Giselia Alves Pontes da Silva

7. **Intolerância Alimentar, 636**
   Maria das Graças de Moura Lins
   Maria Eugênia Farias Almeida Motta
   Giselia Alves Pontes da Silva

8. **Doença Celíaca, 643**
   Kátia Galeão Brandt
   Margarida Maria de Castro Antunes

9. **Doença Inflamatória Intestinal, 648**
   Maria das Graças Moura Lins
   Giselia Alves Pontes da Silva

10. **Diarreia Aguda, 652**
    Kátia Galeão Brandt

11. **Diarreia Persistente, 661**
    Michela Cynthia da Rocha Marmo

12. Doença Péptica e Infecção por Helicobacter Pylori, 664
    Michela Cynthia da Rocha Marmo

13. Enteropatia Ambiental, 671
    Michela Cynthia da Rocha Marmo

14. Distúrbios da Deglutição, 672
    Coeli Regina Ximenes
    José Eulálio Cabral

SEÇÃO X – GENÉTICA, 679

1. Genética Médica: Uma Visão Panorâmica, 679
   Gabriela F. Leal
   Andréa R. Duarte

2. Doenças Neuromusculares Genéticas, 397
   Gabriela F. Leal

SEÇÃO XI – HEMATOLOGIA, 703

1. O Hemograma e o Mielograma na Infância, 703
   Audrey Violeta Martins de Vasconcelos

2. Diagnóstico Diferencial das Anemias na Infância, 709
   Jaqueline Cabral Peres

3. Anemia e Doença Falciforme, 714
   Flavia Miranda Gomes de Constantino Bandeira

4. Anemia Aplástica, 720
   Ana Cláudia Mendonça dos Anjos

5. Anemia Hemolítica Autoimune, 726
   Fábia M. R. Araújo
   Jaqueline Cabral Peres

6. Manifestações Hemorrágicas na Infância, 730
   Monique Lima Martins Sampaio

7. Púrpura Trombocitopênica Imune, 732
   Alexandre Menezes Caetano

8. Manifestações Hematológicas das Doenças Sistêmicas, 735
   Ana Cláudia Mendonça dos Anjos
   Fábia Michelle Rodrigues de Araújo
   Jaqueline Cabral Peres

9. Doença Tromboembólica na Infância, 738
   Fábia M. R. Araújo

10. Transfusão de Hemocomponentes em Pediatria, 745
    Silvana Carneiro Leão
    Maria Inês V. Lopes Ferreira

SEÇÃO XII – IMUNOLOGIA, 755

1. Sistema Imune, 755
   Jorge Andrade Pinto
   Luciana Araújo de Oliveira Cunha

2. Infecções Respiratórias de Repetição, 760
   Daniela Saraiva Guerra Lopes
   Emanuel Sávio Cavalcanti Sarinho
   Gerlane Alves Pontes da Silva

3. Imunodeficiências Primárias, 763
   Almerinda Maria do Rêgo Silva
   Isabella Marques Lira

4. Imunodeficiências Secundárias, 781
   Edvaldo da Silva Souza
   Gerlane Alves Pontes da Silva
   Mara Alves da Cruz Gouveia

5. AIDS na Infância, 793
   Daniela Saraiva Guerra Lopes
   Edvaldo da Silva Souza
   Gerlane Alves Pontes da Silva

6. Prevenção da Transmissão Materno-Infantil do Vírus da Imunodeficiência Humana (HIV) e do Vírus Linfotrópico Humano I/II (HTLV I/II), 804
   Edvaldo da Silva Souza
   Gerlane Alves Pontes da Silva
   Mara Alves da Cruz Gouveia

7. Hipersensibilidades e Doenças Alérgicas, 810
   Norma de Paula Motta Rubini

8. Autoimunidade na Infância, 816
   Magda Carneiro-Sampaio
   Bernadete L. Liphaus

9. Indicações de Imunoglobulina Intravenosa Humana, 823
   Marcos Tadeu Nolasco da Silva

SEÇÃO XIII – NEFROLOGIA, 827

1. **Malformações do Trato Urinário, 827**
   Ana Cláudia de Aquino Carneiro Lacerda
   Iracy de Oliveira Araújo
   Roberta Souza da Costa Pinto Meneses
   José Pacheco Martins Ribeiro Neto

2. **Infecções do Trato Urinário, 831**
   Eliana Biondi Medeiros Guidoni
   Julio Toporovski

3. **Glomerulonefrite Difusa Aguda Pós-Estreptocócica, 840**
   Marcela Corrêa de Araújo Pandolfi
   José Pacheco Martins Ribeiro Neto

4. **Insuficiência Renal Aguda, 844**
   Nilzete Liberato Bresolin

5. **Síndrome Nefrótica, 852**
   Ana Cláudia de Aquino Carneiro Lacerda
   Marcelo Pitta Pontual

6. **Hipertensão Arterial, 858**
   José Pacheco Martins Ribeiro Neto

7. **Litíase Urinária na Infância, 870**
   Seráfico Pereira Cabral Júnior
   Adriano Almeida Calado
   Eleazar Menezes Araújo

8. **Hematúria, 876**
   Marcello Pitta Pontual

9. **Insuficiência Renal Crônica, 882**
   Iracy de Oliveira Araújo
   Roberta Sousa da Costa Pinto Meneses
   José Pacheco Martins Ribeiro Neto

10. **Tubulopatias, 889**
    Adauto Barros Amin
    José Pacheco Martins Ribeiro Neto

11. **Disfunção do Trato Urinário Inferior, 896**
    Adriano Almeida Calado

SEÇÃO XIV – NEONATOLOGIA, 903

1. **Medicina Fetal, 903**
   Alex Sandro Rolland de Souza
   Carolina Prado Diniz
   Marcelo Marques de Souza Lima
   Carlos Noronha Neto

2. **Atenção Humanizada ao Recém-Nascido de Baixo Peso: Método Mãe Canguru, 918**
   Alex Sandro Rolland de Souza
   Carolina Prado Diniz
   Marcelo Marques de Souza Lima
   Carlos Noronha Neto

3. **Prematuridade — Aprendendo com o Follow-up e Revendo o Ambiente e os Cuidados na UTI Neonatal, 921**
   Ricardo Nunes Moreira da Silva

4. **Classificação e Exame Físico do Recém-Nascido, 926**
   Geisy Maria de Souza Lima
   Danielle Cintra Bezerra Brandão
   Ana Elizabeth Figueiredo

5. **Alimentação do Recém-Nascido Prematuro, 933**
   Bettina B. Duque Figueira
   Taciana Duque de A. Braga

6. **Assistência ao Recém-Nascido em Sala de Parto, 943**
   Gilene Maria Wanderley da Cunha
   Taciana Duque de Almeida Braga

7. **Asfixia Perinatal, 948**
   Délia Maria de Moura Lima Herrmann
   Janaína da Silva Nogueira
   Susana Viegas Chen

8. **Tocotraumatismo, 954**
   Tereza C. Ramos Carvalho
   Geisy Maria de Souza Lima

9. **Regulação Térmica e Transporte, 958**
   Suzana Maria da Mota Silveira
   Maria Júlia Gonçalves de Mello
   Ana Maria Aldin
   Hélder Leite

10. **Distúrbios Respiratórios, 965**
    Jucille Meneses
    Adeildo Simões da Silva
    Ana Luiza Diniz Barbosa

11. **Distúrbio Metabólico no Período Neonatal, 975**
    Gabriela C. L. Gomes de Mattos
    Ozanil Cursino Araújo
    Tatiana Campos Corrêa de Araújo

12. Equilíbrio Hidroeletrolítico, 983
    Ozanil Cursino Araújo

13. Icterícia Neonatal, 988
    Luciana Cordeiro Souza Lima

14. Distúrbios Hematológicos no Período Neonatal, 1005
    José Henrique Silva Moura
    Marcus Aurélio B. de Andrade
    Sandra Maria de Araujo Silva

15. Convulsões no Período Neonatal, 1017
    Bettina B. Duque Figueira

16. Dor no Período Neonatal, 1025
    Ruth Guinsburg
    Rita de Cássia Xavier Balda

17. Sepse Neonatal, 1031
    Suzana Vieira da Cunha Ferraz
    Angélica Cordeiro Guimarães

18. Infecções Congênitas e Perinatais, 1049
    Edna Maria de Albuquerque Diniz

19. Sífilis Congênita, 1060
    Geisy Maria de Souza Lima

SEÇÃO XV – NEUROLOGIA, 1067

1. Exame Neurológico do Recém-Nascido e do Lactente, 1067
   Ana van der Linden

2. Epilepsias da Criança e do Adolescente, Estado de Mal Epiléptico, Síndrome de West e Síndrome de Lennox-Gastaut, 1069
   Valentina Nicole de Carvalho
   Adélia Henriques-Souza

3. Crises Febris, 1089
   Adélia Henriques-Souza

4. Distúrbios Paroxísticos Não Epilépticos, 1092
   Ana van der Linden

5. Distúrbios do Sono, 1095
   Rosana S. Cardoso Alves

6. Cefaleias da Infância e da Adolescência, 1101
   Ana van der Linden
   Antônio Milton Lima Garcia

7. Hipertensão Intracraniana, 1106
   Geraldo José Ribeiro Dantas Furtado

8. Malformações do Sistema Nervoso, 1110
   Geraldo José Ribeiro Dantas Furtado
   Suzana Serra
   Vanessa van der Linden

9. Parasitoses do Sistema Nervoso, 1136
   Ana van der Linden
   Adélia Maria de Miranda Henriques-Souza

10. Encefalite Aguda, 1143
    Ana van der Linden
    Hélio van der Linden Júnior

11. Paralisia Cerebral, 1148
    Valéria Salazar

12. Encefalopatias Crônicas Progressivas da Infância, 1154
    Fernando Kok

13. Distúrbios do Movimento, 1157
    Hélio van der Linden Júnior

14. Ataxia, 1169
    Vanessa van der Linden

15. Síndromes Neurocutâneas, 1175
    Ana van der Linden

16. Síndrome da Criança Hipotônica, 1182
    Umbertina Conti Reed

17. Síndrome de Guillain-Barré, 1200
    Vanessa van der Linden

18. Paralisia Facial Periférica, 1203
    Hélio van der Linden Júnior

19. Doenças Cerebrovasculares (DCV) e Doença de Moyamoya, 1208
    Ana van der Linden
    Paula F. Sobral Silva

20. Distúrbios da Aprendizagem, 1211
    Ivoneide Trindade

SEÇÃO XVI – NUTRIÇÃO, 1217

1. Introdução à Nutrição, 1217
   Malaquias Batista Filho
   Isabel Carolina da Silva Pinto

2. **Aspectos Geopolíticos e Epidemiológicos da Desnutrição, 1223**
   Bertoldo Kruse Grande de Arruda
   Ilma Kruse Grande de Arruda
   Eliane Siqueira Campos Gonzalez

3. **Aleitamento Materno, 1234**
   Vilneide Maria Santos Braga Diégues Serva

4. **Alimentação Complementar no Primeiro Ano de Vida, 1246**
   Vilneide Maria Santos Braga Diégues Serva

5. **Obesidade na Infância e Adolescência, 1255**
   Ana Hermínia de Azevedo Ferreira
   Thereza Selma Soares Lins

6. **Desnutrição Energético-Proteica, 1262**
   Ana Rodrigues Falbo
   Malaquias Batista Filho
   João Guilherme Bezerra Alves
   Marisa Amorim Sampaio

7. **Anemias Carenciais, 1279**
   Eduardo Jorge da Fonseca Lima
   Ilma Kruze Grande de Arruda
   Ida Cristina Ferreira Leite (in memoriam)
   Ana Paula Campos Pereira
   Maria Isabella Lourdes Lopes

8. **Distúrbios da Deficiência de Vitamina A, 1295**
   Alcides da Silva Diniz

9. **Hipovitaminose C, 1304**
   Vilneide Maria Santos Braga Diégues Serva

10. **Hipovitaminose D – Raquitismo Carencial, 1306**
    Ilma Kruze Grande de Arruda
    Tania Campos Fell Amado
    Florisbela de Arruda Câmara e Siqueira Campos

11. **Deficiência de Zinco, 1309**
    Alcides da Silva Diniz
    Sandra Cristina da Silva Santana

12. **Desnutrição e Infecção, 1314**
    Anna Cleide Valois Montarroyos de Moraes

13. **Inapetência, 1317**
    João Guilherme Bezerra Alves

Seção XVII – Oftalmologia, 1321

1. **Desenvolvimento da Visão, 1321**
   Luciano Lira de Albuquerque

2. **Conceitos Básicos e Exame Oftalmológico na Criança, 1322**
   Luciano Lira de Albuquerque
   João Freire Campos
   Ana Carolina Valença Collier

3. **Vícios de Refração (Ametropias), 1324**
   João Freire Campos
   Luciano Lira de Albuquerque

4. **Estrabismo, 1325**
   Ana Carolina Valença Collier

5. **Ambliopia, 1328**
   Ana Carolina Valença Collier

6. **Glaucoma na Infância, 1329**
   Roberto Galvão Filho

7. **Leucocorias, 1331**
   Luciano Lira de Albuquerque
   Ana Carolina Valença Collier
   João Freire Campos

8. **Cataratas na Infância, 1332**
   Luciano Lira de Albuquerque
   João Freire Campos

9. **Retinopatia da Prematuridade, 1333**
   Luciano Lira de Albuquerque

10. **Retinoblastoma, 1335**
    Luciano Lira de Albuquerque

11. **Conjuntivites, 1336**
    Ana Carolina Valença Collier
    Luciano Lira de Albuquerque

12. **Tracoma, 1341**
    Luciano Lira de Albuquerque

13. **Celulites, 1343**
    Ana Carolina Valença Collier
    Luciano Lira de Albuquerque

14. **Obstrução Congênita das Vias Lacrimais, 1344**
    João Freire Campos

SEÇÃO XVIII – ONCOLOGIA, 1347

1. Generalidades, 1347
   Francisco Pedrosa
   Raul Correia Ribeiro

2. Leucemias, 1348
   Mecneide Lins

3. Linfoma Não Hodgkin, 1355
   Márcia Ferreira Pedrosa

4. Linfoma de Hodgkin, 1359
   Márcia Ferreira Pedrosa

5. Tumores do Sistema Nervoso Central, 1362
   Ivanna Botelho

6. Tumor de Wilms, 1365
   Márcia Ferreira Pedrosa

7. Neuroblastoma, 1369
   Cynthia de Araújo Barros

8. Rabdomiossarcoma, 1371
   Kaline Maciel

9. Tumores de Células Germinativas, 1374
   Érika Furtado

10. Tumores Ósseos da Criança e do Adolescente, 1376
    Antonio Sérgio Petrilli
    Carla Renata P. D. Macedo

11. Síndromes Mielodisplásicas, 1380
    Teresa Fonseca

12. Infecção em Criança com Câncer, 1381
    Érika Furtado

13. Suporte Psicossocial à Criança com Câncer, 1383
    Arli Melo Pedrosa
    Ana Paula Amaral Pedrosa
    Adriana Oliveira Rodrigues
    Silvia Ferreira Pedrosa
    Silvana Cléa da Silva Camelo
    Thaís Pedrosa

14. Psico-Oncologia, 1384
    Arli Melo Pedrosa
    Ana Paula Amaral Pedrosa
    Thais Pedrosa

15. Cuidados Paliativos em Oncologia Pediátrica, 1386
    Arli Pedrosa
    Carolina Oliveira
    Mariana Andrade

SEÇÃO XIX – ORTOPEDIA, 1391

1. Noções de Ortopedia para o Pediatra, 1391
   Regis Carneiro de Andrade Filho
   Guttemberg Alexandre da Cunha Cruz

2. Deformidades Congênitas, 1395
   Regis Carneiro de Andrade Filho

3. Deformidades Posturais do Desenvolvimento, 1397
   Regis Carneiro de Andrade Filho
   Cláudio Marques

4. Afecções da Coluna, 1398
   Sérgio Padilha Peixoto Pinto
   Gustavo Gonçalves de Torres

5. Artrite Séptica, 1402
   Regis Carneiro de Andrade Filho

6. Osteomielite, 1404
   Regis Carneiro de Andrade Filho

7. Traumatismo Ortopédico na Infância, 1407
   Guttemberg Alexandre da Cunha Cruz

SEÇÃO XX – PNEUMOLOGIA E OTORRINOLARINGOLOGIA, 1409

1. Resfriado, Gripe e Amigdalite Aguda, 1409
   Getúlio de Albuquerque Trigueiro
   Taciana Sá Barreto Carneiro de Albuquerque
   Georgia Veras de Araujo
   Patrícia Gomes de Matos Bezerra
   Rita de Cássia Coelho Moraes de Brito

2. Laringite Aguda, Laringite Estridulosa, Epiglotite e Traqueíte Bacteriana, 1417
   Karla Danielle Xavier do Bomfim
   Patrícia Gomes de Matos Bezerra
   Rita de Cássia Coelho Moraes de Brito
   Isabel Cristina de Vasconcelos Maranhão

3. Otites Média, Aguda e Crônica Mastoidite, 1425
   Marcelo Longman Mendonça
   Fabiana Araújo Sperandio

4. Rinossinusites, 1430
   Marcelo Longman Mendonça
   Fabiana Araújo Sperandio

5. Obstrução das Vias Aéreas Superiores por Hipertrofia da Tonsila Faríngea e das Tonsilas Palatinas, 1434
   Marcelo Longman Mendonça
   Fabiana Araújo Sperandio

6. Tosse Crônica, 1438
   Rita de Cássia Coelho Moraes de Brito
   Patrícia Gomes de Matos Bezerra

7. Rinite Alérgica, 1443
   Rita de Cássia Coelho Moraes de Brito
   Paula Teixeira Lyra Marques

8. Pneumonias Agudas, 1448
   Maria de Fátima Bazhuni Pombo March

9. Pneumonias Recorrentes na Infância, 1459
   Joakim da Cunha Rego
   Francylene Malheiros Cesar de Macedo
   Edjane Figueiredo Burity
   Murilo Carlos Amorim de Britto

10. Bronquiolite Aguda, 1462
    Maria do Carmo Menezes Bezerra Duarte
    Patrícia Gomes de Matos Bezerra

11. Síndrome do Lactente Sibilante, 1467
    Joakim da Cunha Rego
    Francylene Malheiros Cesar de Macedo

12. Asma – Epidemiologia, Patologia e Diagnóstico, 1471
    Murilo Carlos Amorim de Britto
    Patrícia Gomes de Matos Bezerra
    Rita de Cássia Coelho Moraes de Brito

13. Asma – Manejo, 1478
    Murilo Carlos Amorim de Britto
    Patrícia Gomes de Matos Bezerra
    Rita de Cássia Coelho Moraes de Brito

14. Fibrose Cística, 1484
    Murilo Carlos Amorim de Britto
    Taciana Sá Barreto Carneiro de Albuquerque
    Patrícia Gomes de Matos Bezerra

15. Derrames Pleurais, 1491
    Joaquim Carlos Rodrigues
    Murilo Carlos Amorim de Britto
    Patrícia Gomes de Matos Bezerra

16. Diagnóstico por Imagem nas Doenças Respiratórias, 1500
    Eduardo Just da Costa e Silva
    Silvio Cavalcanti de Albuquerque

17. Espirometria e Broncoscopia, 1513
    Edjane Figueiredo Burity
    Murilo Carlos Amorim de Britto

18. Terapia Inalatória, 1516
    Murilo Carlos Amorim de Britto
    Patrícia Gomes de Matos Bezerra

19. Fisioterapia Respiratória e Reabilitação Pulmonar, 1523
    Lívia B. Andrade
    Murilo Carlos Amorim de Britto

SEÇÃO XXI – REUMATOLOGIA, 1527

1. Artrite Idiopática Juvenil, 1527
   Renata Carneiro de Menezes
   Izabel Ribeiro da Cunha Lima
   Zelina Barbosa de Mesquita

2. Vasculites, 1532
   Silvana B. Sacchetti
   Valéria Cristina Santucci Ramos
   Maria Heloiza Torres Ventura

3. Lúpus Eritematoso Sistêmico, 1542
   Wanda Alves Bastos
   Maria Carolina dos Santos

4. Dermatomiosite Juvenil, 1549
   Izabel Ribeiro da Cunha Lima
   Zelina Barbosa de Mesquita

5. Dores nos Membros, 1553
   Eunice Mitiko Okuda
   Marcos Vinicius Ronchezel

SEÇÃO XXII – SAÚDE BUCAL, 1561

1. Atenção Odontológica, 1561

Parte A – Atenção Odontológica na Infância, 1561
Sônia Margarete Lustosa Franca
Maria Goretti de Lima Ramos
Verônica Maria da Rocha Kozmhinsky

Parte B – Atenção Odontológica a Pacientes Especiais, 1567
Ana Catarina Gaioso Lucas Leite
Maria de Fátima Pessoa de Araújo Sabino
Verônica Maria da Rocha Kozmhinsky

2. Cárie Dentária, 1569
Aronita Rosenblatt
Cândida Augusta Rebêlo de Moraes Guerra
Verônica Maria da Rocha Kozmhinsky

3. Gengivite, 1572
Cândida Augusta Rebêlo de Moraes Guerra
Maria Goretti de Lima Ramos
Verônica Maria da Rocha Kozmhinsky

4. Hábitos Bucais, 1573
Adriana Freitas Lins Pimentel Silva
Cândida Augusta Rebêlo de Moraes Guerra
Verônica Kozmhinsky

SEÇÃO XXIII – SAÚDE MENTAL, 1579

1. A Importância dos Papéis Familiares no Desenvolvimento Infantil, 1579
Ana Paula Amaral Pedrosa
Eliane Nóbrega Albuquerque
Janaína Viana Zoby do Prado

2. Dificuldades de Aprendizagem, 1581
Clarissa Maria Dubeux Lopes Barros

3. A Violência Doméstica e suas Repercussões na Infância, 1585
Eduarda Pontual Santos
Roberta Hollanda Pedrosa Monteiro
Thais Ferreira Pedrosa

4. A Família em Tratamento: O Sintoma, a Criança e seus Pais, 1587
Maria Lia Avelar da Fonte

5. Psicoses na Infância, 1590
Marta Victor de Araújo

6. Depressão, 1596
Marta Victor de Araújo

7. Transtorno do Déficit de Atenção e da Hiperatividade, 1601
Adélia Maria de Miranda Henriques-Souza

8. Deficiência Mental: Em que Evoluímos no Cuidado dos que Não Avançam?, 1608
Andréa Echeverria
Pedro Gabriel Bezerra da Fonseca

9. Anorexia – Você Tem Fome de Quê?, 1613
Deborah Foinquinos Krause

10. Tratamento Psicofarmacológico, 1617
Frederick Lapa Santos Filho

Índice Remissivo, 1629

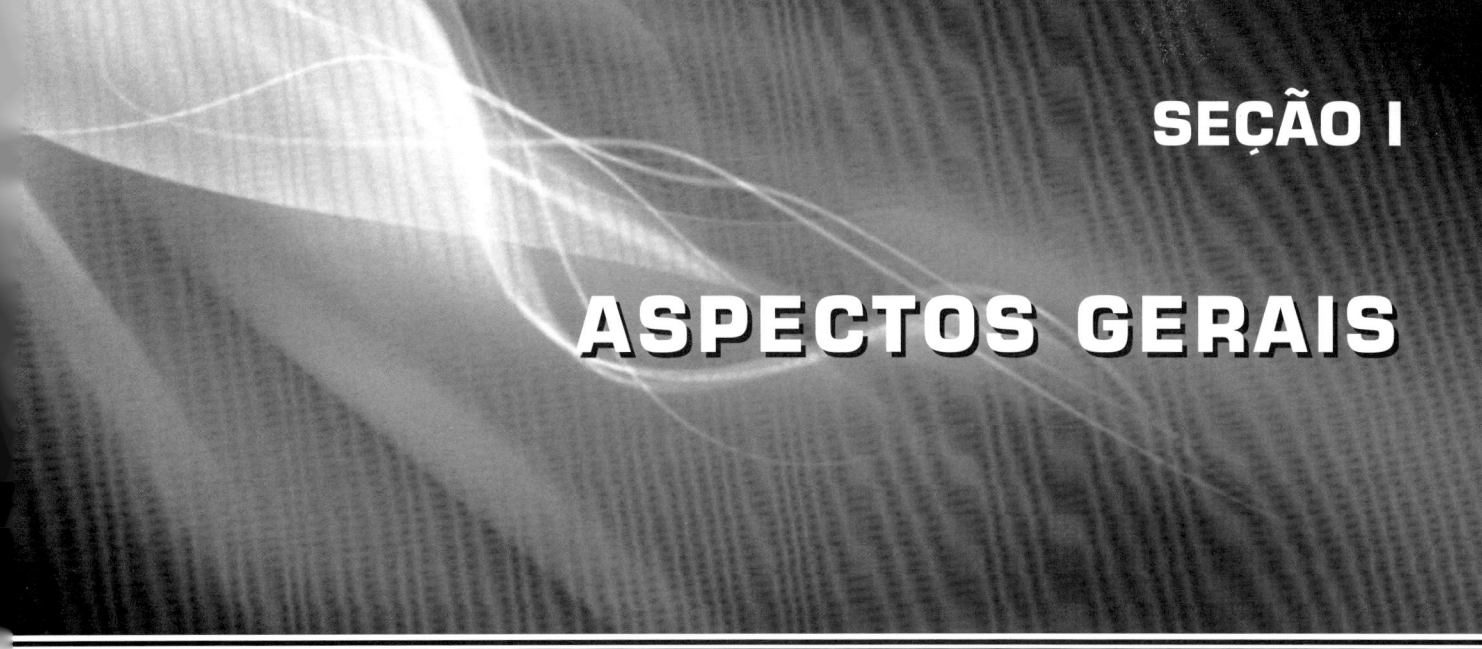

SEÇÃO I
ASPECTOS GERAIS

CAPÍTULO 1

Algumas Razões Para o Estudo da Pediatria

Fernando Figueira
João Guilherme Bezerra Alves

A pediatria surgiu como especialidade médica há mais de um século, pela constatação de que os problemas da saúde da criança diferem dos do adulto e que as respostas das crianças aos agravos à saúde variam com a sua idade. O estudo da pediatria, ou seja, a saúde da criança e do adolescente de zero aos 19 anos de idade, com a finalidade de que atinja o seu pleno crescimento e desenvolvimento e todo o potencial como adulto, é da maior relevância para a formação dos profissionais do setor saúde. Como diz o Prof. Pedro de Alcântara, "a pediatria é o mais rendoso investimento espiritual e econômico, pois todo o progresso humano é feito por adultos, que a essa idade chegaram graças aos cuidados que anteriormente receberam da pediatria".

O médico que atende criança, além de procurar zelar pelo progresso físico, mental e emocional do paciente, também deve se preocupar com as questões sociais e ambientais, pelo forte impacto que representam sobre a saúde e o bem-estar da criança e suas famílias. O estudo da pediatria, mais do que qualquer outra especialidade médica, deve ultrapassar o campo da medicina. Para melhor entender os agravos à saúde da criança e do adolescente, o médico deve ter forte formação humanística. Dessa forma, devem também fazer parte dos estudos médicos a filosofia, a antropologia, a sociologia e a política, entre outras disciplinas. O aforismo "o médico que só sabe medicina, sabe muito pouco" parece bem ilustrativo.

Entre várias razões para o estudo da pediatria, destacaríamos inicialmente a dimensão epidemiológica. O Brasil continua a ser um país jovem, apesar das mudanças demográficas que vêm sendo registradas nas últimas décadas com o aumento da população dos idosos. Pelo Censo Demográfico do IBGE relativo ao ano 2000, a população de zero a 19 anos correspondia a 40,16% da população total de 169 milhões de brasileiros. Dessa forma, inexoravelmente, qualquer médico, a despeito de sua especialidade, irá se deparar com o atendimento de uma criança ou um adolescente. Além disso, nessa faixa etária, o indivíduo adoece com maior frequência e gravidade, apresentando taxas mais elevadas de mortalidade. Durante os primeiros anos de vida a criança adoece em torno de oito vezes por ano, necessitando de assistência médica em grande parte desses padecimentos. No primeiro ano de vida, especialmente no primeiro mês, são observadas as maiores taxas de morbimortalidade.

É preciso que o médico esteja ciente de que a criança não é uma simples miniatura do adulto, mas um ser humano em pleno crescimento e desenvolvimento, com suas características próprias de maior vulnerabilidade, tanto biológica como psicológica e social. Em cada especialidade médica, um melhor conhecimento da criança é essencial. Vejamos o exemplo do controle da dor: alguns estudos apontam, mesmo entre os países ricos, que o uso de medicamentos para o controle da dor no pós-operatório de crianças chega a ser 10 vezes menor quando comparado com o de adultos. Isso é baseado no falso conhecimento de que a criança, quanto mais jovem, apresenta o limiar para a dor mais elevado. Dessa forma, vários procedimentos cruentos realizados nos hospitais e unidades de terapias intensivas que atendem crianças, como punções venosas centrais, coletas de liquor, dissecções venosas, postectomias, muitas vezes são realizados sem nenhum controle da dor, diferentemente do observado em pacientes adultos. As evidências científicas atuais comprovam que a criança sente dor desde a vida intrauterina.

Em todas as especialidades médicas, a abordagem da criança exige peculiaridades próprias. Vejamos alguns exemplos. Na dermatologia, o período de maior importância para a prevenção do câncer de pele deflagrado pela exposição solar ocorre nas décadas iniciais da vida, especialmente na primeira. Na oftalmologia, a detecção tardia da ambliopia, geralmente após os 7 anos de idade, leva a sequelas irreparáveis para a visão. As hipertrofias amigdalianas e adenoidianas acompanham o crescimento normal do tecido linfoide, alcançando o ápice por volta dos 6 anos de idade. Os sopros fisiológicos, funcionais, chegam a ser detectados em cerca da metade das crianças na faixa etária escolar. O tempo de jejum no pré-operatório de um lactente é menos da metade do que de um adulto; jejuns prolongados nessas crianças podem acarretar distúrbios metabólicos como a hipoglicemia. Algumas deformidades aparentes como um "pé plano" ou um *genu-valgum* são normais nos primeiros anos de vida.

É grave a constatação de que um médico mal preparado, por culpa dele ou da escola médica, contribui para aumentar a morbimortalidade na infância. Somos testemunhas de vários exemplos presenciados nas enfermarias do IMIP. Crianças foram encaminhadas com diagnóstico de febre reumática e estavam sendo tratadas com corticoides, quando, na realidade, eram portadoras de estafilococcias. Recém-nascidos, incluindo prematuros, foram transferidos sem melhor suporte para o controle térmico, acarretando hipotermia e suas maléficas consequências ao bem-estar do RN. Procurar se preparar da melhor forma possível para assistir adequadamente aqueles que necessitam dos seus cuidados, em especial, os mais vulneráveis, as crianças, deve ser um compromisso moral do médico. Sendo assim, o estudante de medicina deve aprender a estudar, a buscar o conhecimento novo por si próprio, desenvolver o espírito crítico e discernir nas suas leituras o conhecimento útil do inútil. O curso médico não é terminal, e com a quantidade de informações novas que surgem a cada dia, o médico nunca estará "formado" e sim sempre se "formando". Hoje em dia, todos os médicos devem se familiarizar com dois instrumentos que se apresentam da maior importância para esse processo de autoeducação médica: a informática e a língua inglesa.

Outra dimensão do estudo da pediatria é o conhecimento recente de que as principais doenças do adulto têm o seu início na infância. Por exemplo, as doenças cardiovasculares, principal causa de mortalidade no mundo, inclusive no Brasil, têm a sua base fisiopatológica iniciada já nos primeiros anos de vida e até na vida intrauterina. A aterosclerose, principal responsável pela coronariopatia e doença vascular cerebral, é considerada hoje como uma doença da infância. Várias outras doenças que apresentam forte impacto na saúde do adulto, também têm início na infância, como a hipertensão arterial essencial, a obesidade, as dislipidemias, o diabetes melito, a doença pulmonar obstrutiva crônica e várias afecções mentais. Praticamente todos os fatores de risco mutáveis para essas afecções, os hábitos não saudáveis, começam a se estabelecer na infância ou na adolescência: o sedentarismo, o tabagismo, maus hábitos alimentares etc. Daí a importância de o médico que assiste crianças contribuir de maneira decisiva para a prevenção das doenças da vida adulta.

A criança representa a história do homem, o seu passado – *The child is father of the man*. Esse elo é fundamental para o bom exercício da medicina: aqueles que assistem adultos precisam conhecer a infância de seus pacientes, e os que cuidam das crianças necessitam conhecer melhor o objetivo final da pediatria, o adulto saudável.

Uma outra importância do melhor conhecimento da criança está nas raízes da violência, um dos principais problemas com que a nossa sociedade se depara nos dias de hoje. Apesar de não representar um problema propriamente médico, as suas repercussões no setor saúde são nefastas. A violência já é uma das principais causas de morbimortalidade e representa importante impacto nos custos com a saúde. Alguns inquéritos realizados em casas de detenção mostram que os primeiros atos de criminalidade, na grande maioria dos casos, teve início antes dos 19 anos de idade, ou seja, na adolescência. Estudos com crianças que foram vítimas da síndrome da criança espancada mostram que os pais agressores também foram vítimas de violência por seus pais. Parece bem estabelecido que uma criança bem cuidada, que recebe carinho, amor, atenção, terá grandes chances de ser um adulto produtivo e com bons frutos para a sua sociedade. Por outro lado, a criança maltratada tenderá a ser um adulto infrutífero para a sociedade em que vive. Acreditamos, por isso, que toda forma de combate à violência passe necessariamente por maior atenção à infância. Não devemos esquecer jamais que a criança representa o futuro; as sociedades que não investem no cuidado de suas crianças estão condenadas a um futuro sombrio.

BIBLIOGRAFIA

Alcântara P. Introdução ao estudo da pediatria. In: Marcondes E, Vaz FAC, Ramos JLA, Okay Y. Pediatria básica. 9 ed. Sarvier, 2002.

Behrman RE. Overview of Pediatrics. In: Behrman RE, Kliegman RM, Jenson HB. Nelson Textbook of pediatrics. 16 ed. Saunders, 2000.

Meneghello J, Fanta E, Paris E, Rosselot V. Meneghello Pediatria. 5 ed. Mediterrâneo, 2000.

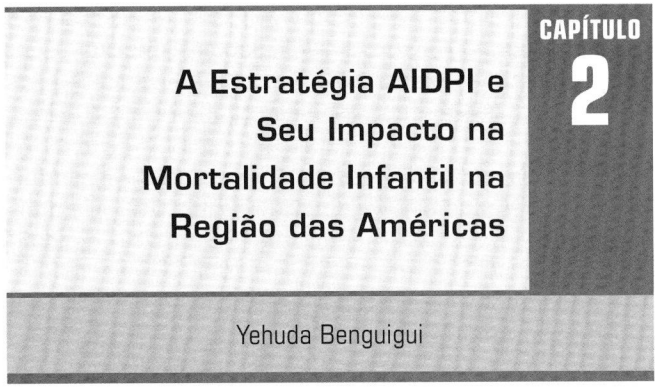

A Estratégia AIDPI e Seu Impacto na Mortalidade Infantil na Região das Américas

CAPÍTULO 2

Yehuda Benguigui

INTRODUÇÃO

O continente americano é uma região composta por 48 países com dimensões geográficas, sociais, culturais e econômicas muito diversas. Entre suas características estão uma extensão territorial de cerca de 40 milhões de quilômetros quadrados e mais de 920 milhões de habitantes em 2008.

A diversidade se manifesta em muitos aspectos, tais como países muito pequenos, com menos de 100 km² de superfície, como muitos países do Caribe, e outros com território de mais de 5 milhões de km², como o Canadá, Estados Unidos e Brasil. Também há diversidade quanto à população, de menos de 80 mil habitantes em todo o país (como na Dominica, Bermuda, Anguila) a países com 100 a 300 milhões de habitantes (como os Estados Unidos, México e Brasil), muito maior que toda a população do Cone Sul, Região Andina ou América Central.

Apesar dessas disparidades demográficas e populacionais, a cobertura dos serviços básicos tem passado por mudanças em todos os países, sempre com grandes desigualdades, não só de país a país, mas também em um mesmo país e, principalmente, nas zonas rurais. A população está tendo mais acesso aos serviços de saúde e educação, abastecimento de água e saneamento, intervenções eficazes com base em evidências científicas e em função de custos, bem como na vacinação sistemática. O aumento da cobertura tem permitido melhorar a prevenção e o controle de doenças como a diarreia e infecções respiratórias agudas, que até agora tinham sido um ônus considerável, e reduzir pela metade a mortalidade infantil.

No entanto, ainda persistem grandes desafios para a redução de doenças transmissíveis como HIV/AIDS, malária e tuberculose, e de doenças crônicas como a obesidade, hipertensão, diabetes etc. Além disso, é importante ressaltar a mortalidade neonatal, que passou a constituir, em média, nos países, 63% da mortalidade infantil, e sua redução tem sido mínima nos últimos anos.

As Metas de Desenvolvimento do Milênio (MDM), propostas pelas Nações Unidas em 2000, estabeleceram marcadores do progresso em termos de desenvolvimento humano que, ao mesmo tempo, são indicadores da eficiência dos sistemas de saúde. A MDM-4 visa reduzir a mortalidade infantil em dois terços até 2015, tomando como base os dados epidemiológicos de 1990, o que vem oferecendo novas oportunidades visando obter melhor apoio para a agenda de saúde.

Em 2008, o 48º Conselho Diretor da Organização Pan-americana da Saúde (Opas), em sua 60ª sessão do Comitê Regional, aprovou a Estratégia e Plano de Ação Regionais para a Saúde do Recém-nascido no Contexto do Processo Contínuo da Atenção Materna do Recém-nascido e da Criança. Este plano de ação aborda as desigualdades persistentes, centrando-se nos grupos mais marginalizados e, ao mesmo tempo, propõe estratégias de cooperação técnica e métodos diferenciados para responder a situações diversas nos países, constituindo a base das estratégias e planos de ação futuros da Opas em termos da saúde do recém-nascido.

A SITUAÇÃO DA MORTALIDADE INFANTIL NA REGIÃO DAS AMÉRICAS

A mortalidade infantil na região das Américas apresenta uma gama muito ampla de situações e diferentes realidades em cada um dos 48 países que compõem o continente, 22 na área continental e 26 cujos territórios são insulares.

No continente vivem cerca de 77 milhões de crianças com menos de 5 anos, das quais cerca de 90% vivem nos oito países mais populosos (Estados Unidos, Brasil, México, Colômbia, Argentina, Peru, Venezuela e Canadá). Três destes países, Estados Unidos, Brasil e México, concentram 61% do total das crianças do continente. Em contraste, os países menos populosos do Caribe, principalmente os de língua inglesa, que formam um núcleo de 26 estados, concentram menos de 1% da população.

Segundo o relatório de Desenvolvimento Humano do PNUD de 2007-2008, 13 países apresentam valores de índice de desenvolvimento humano (IDH) que os colocam no grupo dos países de alto IDH (Canadá, Estados Unidos, Barbados, Argentina, Chile, Uruguai, Costa Rica, Bahamas, Cuba, México, Trinidad e Tobago, Panamá e Brasil), enquanto 16 países apresentam um desenvolvimento humano médio.

Em outras palavras, 25,4% da população de crianças menores de 5 anos do continente vivem em países com IDH médio, um pouco mais de 19 milhões de crianças, e representam 39% da mortalidade em crianças menores de 5 anos (mais de 125 mil mortes anuais).

Em 2007, na região das Américas, cinco países permaneciam com mortalidade em crianças menores de 5 anos superior a 25 por 1.000 nascidos vivos (Haiti, Guiana, Bolívia, Guatemala e República Dominicana) e, em contraste, sete países apresentavam mortalidade inferior a 12 por 1.000 nascidos vivos (Antígua e Barbuda, Costa Rica, Dominica, Chile, Estados Unidos, Cuba e Canadá).

No continente americano, a redução da taxa de mortalidade em crianças menores de 5 anos ocorrida nos últimos 18 anos foi considerável e chegou a cerca de 50%.

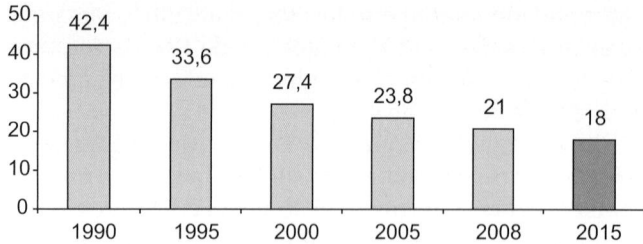

Fig. I.2.1. Evolução da mortalidade em crianças menores de 5 anos no continente americano de 1990 a 2008, com projeções para 2015. *Fonte:* Estimativas da FCH/CA, Opas/OMS 2008.

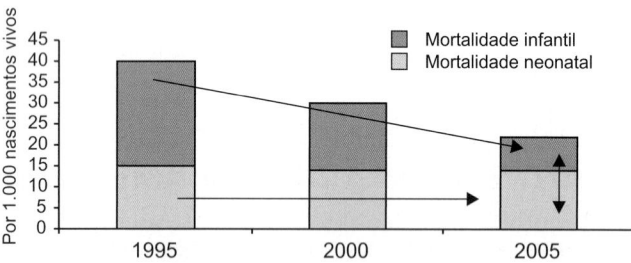

Fig. I.2.2. Evolução da mortalidade infantil e neonatal nas Américas de 1995 para 2005. *Fonte:* Estimativas da FCH/CA, Opas/OMS 2008.

Em termos de taxas, caiu de 42,4 por 1.000 nascidos vivos em 1990 para 21 por 1.000 nascidos vivos em 2007, o que representa mais de 350 mil mortes evitadas (Fig. I.2.1).

Setenta e três por cento das crianças que morrem antes dos 5 anos de idade falecem antes de completar o primeiro ano de vida, o que representa mais de 237 mil mortes e uma taxa média de mortalidade infantil (TMI) de 11,9 por 1.000 nascidos vivos. No entanto, ainda existem países com TMI superior a 40 por 1.000 nascidos vivos (Haiti e Bolívia) e outros com taxas inferiores a 10 (Canadá, Estados Unidos, Chile, Cuba, Guadalupe, Martinica). A TMI foi reduzida em 48% de 1995 a 2005 na região das Américas.

Sessenta e dois por cento das crianças que morrem antes do primeiro ano de vida falecem antes de completar 28 dias de vida e 60% delas morrem antes dos primeiros 7 dias de vida, geralmente por causas relacionadas com a gravidez e o parto. A asfixia ao nascimento, a septicemia, o baixo peso e a prematuridade são as causas de mais de 60% das mortes neonatais na maioria dos países da região.

Nos países com taxas de mortalidade neonatais muito baixas (Estados Unidos, Canadá, Chile, Cuba), a mortalidade neonatal representa atualmente 80% do total da mortalidade infantil, devido à redução acelerada da mortalidade pós-neonatal. Em contraste, em países com taxas de mortalidade neonatais muito elevadas (Haiti, Bolívia, Guatemala), a mortalidade neonatal representa menos de 50% do total da mortalidade infantil. A Fig. I.2.2 mostra a evolução da mortalidade infantil e neonatal nas Américas por períodos de 5 anos.

Se a região das Américas continuar com a mesma tendência de redução da mortalidade infantil em crianças menores de 5 anos, bem como com o emprego de intervenções disponíveis fundamentadas em comprovações científicas, de baixo custo e alto impacto, estará a caminho de alcançar os objetivos da MDM-4 até 2015. No entanto, existem alguns países da região que terão de acelerar mais o ritmo de redução das taxas de mortalidade para alcançarem a média geral (Haiti, Bolívia, Guatemala, Nicarágua, Honduras, Guiana). Além disso, será necessário fazer, em todos os países com taxas de mortalidade neonatais elevadas, mais esforços para a redução, a fim de se obter um impacto na mortalidade infantil. A Fig. I.2.3 mostra as taxas de mortalidade infantil e neonatal por sub-regiões.

A ATENÇÃO INTEGRADA ÀS DOENÇAS PREVALENTES DA INFÂNCIA (AIDPI)

Todos os países da região têm como prioridade melhorar as condições de saúde das crianças e buscar estratégias simples e de baixo custo que permitam utilizar as tecnologias disponíveis de maneira fácil e compreensível por todos que atendem crianças nos serviços de saúde.

A implementação de ações de saúde materna e infantil em nível local constitui a estratégia fundamental

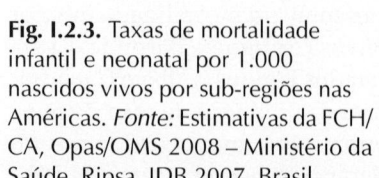

Fig. I.2.3. Taxas de mortalidade infantil e neonatal por 1.000 nascidos vivos por sub-regiões nas Américas. *Fonte:* Estimativas da FCH/CA, Opas/OMS 2008 – Ministério da Saúde, Ripsa. IDB 2007, Brasil.

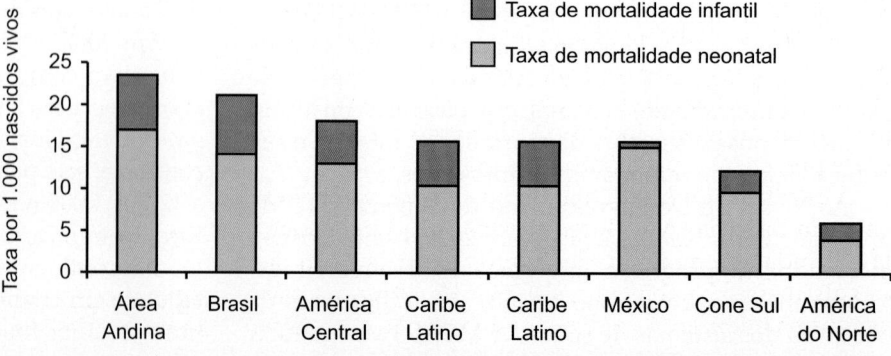

para cumprir com os compromissos assumidos na Cúpula Mundial em Prol da Infância, realizada em Nova York em 1990. A Cúpula mencionada, que reuniu representantes de 146 países e chefes de Estado de 71 países, ratificou a Declaração Mundial sobre a Sobrevivência, a Proteção e o Desenvolvimento da Criança. Aprovou também um plano de ação para que os governos, organismos internacionais e outras entidades trabalhem para a redução da morbidade e mortalidade maternas e infantis, o combate contra a desnutrição e o analfabetismo, o fortalecimento dos serviços de saneamento, abastecimento de água potável e a melhoria das condições sociais da mulher.

Em virtude do estabelecimento das metas da Cúpula, todos os países da região têm desenvolvido planos operacionais com as bases técnicas, estratégias e meios para alcançar as metas estabelecidas no ano de 2000. O Comitê Interagencial para o acompanhamento das metas da Cúpula definiu também metas intermediárias que deveriam ser alcançadas, com os respectivos indicadores e as principais estratégias disponíveis.

Posteriormente, a Conferência Internacional sobre População e Desenvolvimento realizada no Cairo, Egito, em setembro de 1994, estabeleceu como objetivos nesta área a promoção da saúde e a sobrevivência infantil com a redução das causas evitáveis de morbimortalidade e as disparidades entre os países e em um mesmo país. Concordou também em empreender ações relativas ao estado nutricional das mães e das crianças, bem como à promoção da amamentação materna como principal estratégia de sobrevivência infantil.

Além disso, na Cúpula das Américas, que foi realizada em Miami, Flórida, em dezembro de 1994 – denominada Pacto para a Prosperidade: Democracia, Livre Comércio e Desenvolvimento Sustentável nas Américas –, os governantes de toda a região estabeleceram na declaração de princípios superar a pobreza e a discriminação em nosso continente, que inclui o acesso equitativo aos serviços básicos de saúde e confere prioridade especial ao grupo materno-infantil. Ao mesmo tempo, todos os governos participantes se comprometeram a respaldar a ênfase dada por suas autoridades locais de saúde às estratégias e às ações relativas ao cuidado pré-natal e pósnatal, ao atendimento do parto, à saúde reprodutiva, à vacinação e ao tratamento das diarreias e infecções respiratórias agudas, entre outros.

Diante dos compromissos internacionais, a Organização Mundial da Saúde (OMS) e o Fundo das Nações Unidas para a Infância (Unicef) julgaram necessário dispor de uma estratégia única para a prevenção e o tratamento das principais doenças ou problemas de saúde que afetam a infância, incluindo ao mesmo tempo aspectos de prevenção e promoção da saúde.

A estratégia de Atenção Integrada às Doenças Prevalentes da Infância (AIDPI) tem por finalidade a redução da morbidade e mortalidade infantis em países em desenvolvimento; combina a assistência das doenças mais comuns na infância (p. ex., pneumonia, diarreia, malária, problemas dos ouvidos e anemia) com nutrição e vacinação adequadas. Em 1995, foram finalizados os guias para a assistência integral das doenças da infância na atenção primária, liderada pela OMS e com o apoio de um programa de pesquisa. A OMS e o Unicef promoveram em 1996 um curso de treinamento com base nesses guias para profissionais da saúde da atenção primária e emitiram uma declaração conjunta sobre a AIDPI em julho de 1997.

Posteriormente ao esforço de capacitação, elaborouse uma estratégia mais ampla para abranger intervenções tanto preventivas como terapêuticas e para promover a saúde e o desenvolvimento infantil. Os três componentes destas intervenções foram: (*a*) melhorar as aptidões dos profissionais da saúde, (*b*) melhorar os sistemas de saúde para apoiar a AIDPI e (*c*) melhorar as práticas familiares e comunitárias.

A implementação da estratégia AIDPI em um país é realizada em três fases. A primeira fase compreende atividades de introdução da AIDPI que conduzem a uma decisão pelo Ministério da Saúde de avançar com os preparativos e planejamento adicional. A segunda fase é de implementação inicial, na qual todos os países adaptam as diretrizes clínicas da AIDPI genérica às suas próprias características epidemiológicas e culturais e começam sua execução em um número limitado de áreas ou distritos. Esta experiência deve ser documentada e analisada cuidadosamente. A terceira fase se concentra na expansão, utilizando a experiência acumulada durante a fase de implementação inicial por meio de uma ampla gama de atividades da AIDPI e de seu acesso a elas. A Fig. I.2.4 mostra os países que adotaram a estratégia AIDPI e sua fase de implementação (junho de 2009).

A expansão da estratégia AIDPI para novos componentes e com um enfoque de ciclo de vida levou ao desenvolvimento até agora de 12 componentes diferentes (neonatal, rubéola congênita, vigilância do desenvolvi-

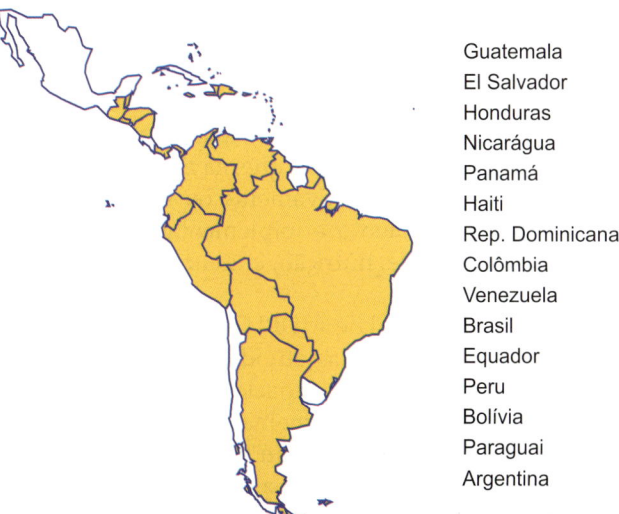

Fig. I.2.4. Países da América Latina e Caribe que adotaram a estratégia AIDPI em diferentes níveis de atenção.

mento infantil, asma e doenças respiratórias obstrutivas, abuso e maus-tratos infantis, traumatismos, obesidade, diabetes, epilepsia, saúde bucal, riscos ambientais, povos indígenas), disponíveis para serem utilizados dependendo dos cenários epidemiológicos prevalentes.

A implementação destes componentes, bem como da estratégia e das intervenções que a integram, deverá considerar os diferentes níveis de atenção, tanto nos serviços de saúde como na comunidade e na família, proporcionando assim ativa participação intersetorial e comunitária.

Neste sentido, a estratégia AIDPI também tem feito esforços para incorporar elementos de apoio com relação às estratégias de comunicação para cada um desses componentes, trabalhando em três frentes de comunicação. Primeiro, desenvolver estratégias e ações de defesa de ideias que deem visibilidade não apenas à estratégia e seus benefícios, como também à saúde de crianças menores de 5 anos; em segundo lugar, estabelecer esforços orientados a melhorar não somente as aptidões dos provedores para orientação adequada de mães e cuidadores, mas também em perspectiva mais ampla de comunicação interpessoal e orientada para a melhoria dos processos de comunicação dos serviços de saúde; e, finalmente, desenvolver estratégias de comunicação orientadas para a promoção das práticas-chave em âmbito familiar e comunitário.

O COMPONENTE COMUNITÁRIO DA ESTRATÉGIA AIDPI

Em 1997, em uma reunião de agências internacionais na República Dominicana, foi reconhecido que apenas melhorar a qualidade da atenção das crianças doentes nos serviços de saúde não era suficiente para reduzir os níveis de morbidade e mortalidade infantis. Propôs-se elaborar uma estratégia com base na comunidade e nas famílias para promover as principais práticas familiares, essenciais para a sobrevivência, crescimento e desenvolvimento infantis. Em 1999, foi realizado o lançamento oficial na região do componente comunitário da estratégia AIDPI.

Este componente parte da premissa de que as famílias e as comunidades têm a principal responsabilidade de prover atenção às crianças e que, na maioria dos casos, elas nunca participam efetivamente ou são consultadas sobre o desenvolvimento e implementação de programas voltados à saúde, nutrição, crescimento e desenvolvimento infantis.

A Aliança Regional de AIDPI Comunitária, por meio da implementação de suas atividades de treinamento, tem permitido fortalecer as capacidades locais das sociedades nacionais da Cruz Vermelha, Ministérios da Saúde e as redes sociais envolvidas em níveis local e nacional, em aspectos relacionados com a metodologia de comunicação social, incluindo defesa de ideias, coordenação e articulação interinstitucional e metodologia do planejamento de base.

Estas capacidades têm permitido concretizar a criação de condições para a abordagem das redes sociais e promoção das principais práticas familiares priorizadas em cada um dos níveis. Por outro lado, são fortalecidas capacidades mediante a capacitação em tópicos, como AIDPI clínica, AIDPI comunitária e principais práticas familiares e comunitárias. Um amplo número de atores sociais nos diferentes níveis e países fortaleceu sua capacidade para continuar com o processo.

Pode-se determinar também que as ações por meio das redes sociais contribuíram para a mudança de tendências de alguns indicadores de saúde infantil e materna. Em outros âmbitos, onde a prática de assistência e tratamento à mulher gestante foi priorizada, o número de partos atendidos em instituições aumentou progressivamente à medida que diminuíram os partos realizados por parteiras ou familiares.

O COMPONENTE NEONATAL DA ESTRATÉGIA AIDPI

Do total de mais de 230 mil mortes infantis nas Américas em 2007, mais da metade foi de mortes neonatais. Embora a mortalidade infantil tenha diminuído progressivamente em toda a região, as mudanças na mortalidade neonatal têm sido mínimas. Aproximadamente dois terços dos recém-nascidos morrem na primeira semana de vida devido a causas perinatais, assistência inadequada dos problemas durante o parto e falta de assistência oportuna da asfixia. Por essa razão, a mortalidade neonatal tem sido uma preocupação crescente para a saúde pública dos países da região, sendo atualmente o principal componente da mortalidade infantil, devido à redução mais acentuada da mortalidade pós-neonatal.

Em setembro de 2000, em uma reunião realizada no Rio de Janeiro, com a participação de 26 especialistas de 11 países das Américas, foram definidas as bases para iniciar o processo e o desenvolvimento do que posteriormente se transformou no componente neonatal da AIDPI. Publicado em 2004 como parte do Manual de Atenção Integrada às Doenças Prevalentes da Infância, serviu de base para iniciar nos países o processo de adaptação e implementação. Em 2006, foi publicado o Manual Clínico da AIDPI Neonatal no contexto do processo contínuo de atenção materna, do recém-nascido e da saúde infantil, e em 2009 foram incorporadas à AIDPI neonatal, como fascículos separados, as "Intervenções Baseadas em Evidências Científicas: Metodologia e Instrumentos de Seguimento e Monitoramento da AIDPI Neonatal nos estabelecimentos de saúde."

De 29 de setembro a 3 de outubro de 2008, o 48º Conselho Diretor da Organização Pan-americana da Saúde, em sua 60ª sessão do Comitê Regional, aprovou a Estratégia e Plano de Ação Regionais para a Saúde do Recém-nascido no Contexto do Processo Contínuo de Atenção Materna, do Recém-nascido e da Criança. O plano de ação estratégico regional se baseia no Consenso Estratégico Interinstitucional para a Redução da Mortalidade e Morbidade Perinatal e Neonatal na América Latina e Caribe. Remete ao compromisso dos governos da região para 8 anos (2008-2015), de forma que suas atividades sejam orientadas em resposta a este compromisso.

O Plano de Ação abrange quatro áreas estratégicas interdependentes: (1) criar um meio favorável para a promoção da saúde perineonatal, (2) fortalecer os sistemas de saúde para melhorar o acesso aos serviços de atenção materna, do recém-nascido e da criança, (3) promover intervenções comunitárias e (4) criar e fortalecer os sistemas de acompanhamento e avaliação. Cada área conta com uma ou mais linhas de ação e, por sua vez, todas as linhas de ação têm um objetivo que representa um resultado a ser alcançado.

Atualmente, 14 países da região já adaptaram o componente neonatal da AIDPI e capacitaram mais de 3 mil profissionais nesta estratégia. O desafio para o futuro é grande, mas apenas com a diminuição da mortalidade neonatal nos países será possível reduzir a mortalidade infantil e alcançar os objetivos das Metas de Desenvolvimento do Milênio até 2015.

O COMPONENTE DA ESTRATÉGIA AIDPI PARA ENFERMAGEM

Devido à importância do atendimento de enfermagem nesta área e à alta proporção de cuidados de saúde das crianças prestados por este pessoal, em 2003 a Opas criou uma iniciativa regional de trabalho de enfermagem em saúde infantil, com o intuito de enriquecer a estratégia, motivo pelo qual se reuniram as Unidades de Saúde Infantil e Recursos Humanos em um programa conjunto articulado com os processos de cooperação técnica, para o desenvolvimento do pessoal de enfermagem da região.

Em cooperação com a Associação Latino-americana de Escolas de Enfermagem (Aladefe), a Opas vem acelerando a incorporação da AIDPI no currículo das escolas e faculdades de enfermagem, ratificado na VIII Conferência Ibero-americana de Educação em Enfermagem, realizada em Concepção, Chile, em novembro de 2005.

Dando prosseguimento ao processo com a finalidade de revisar e completar o Manual da AIDPI para Enfermagem, foram realizados cinco seminários – Lima, Peru (6-8 de setembro de 2006); Manágua, Nicarágua (23-25 de janeiro de 2007); Guatemala (3-5 julho de 2007); Assunção, Paraguai (26-28 de março de 2008), e Quito, Equador (2-4 de julho de 2008) –, que tiveram a participação de mais de 200 profissionais de outras escolas e faculdades de enfermagem da América Latina e Caribe. O resultado desta iniciativa foi a elaboração e publicação, por parte da Opas, em 2009, do primeiro manual de AIDPI para capacitação de profissionais de enfermagem nas Américas. O processo de capacitação com este novo material já começou na Argentina, República Dominicana e Uruguai. No momento, o material está sendo traduzido para o português e adaptado para utilização no Brasil, pela Escola de Enfermagem da Universidade de São Paulo (EE/USP).

ALGUMAS EXPERIÊNCIAS COM A IMPLEMENTAÇÃO DA ESTRATÉGIA AIDPI NAS AMÉRICAS

Brasil

A implementação do Programa de Agentes Comunitários da Saúde (PACS) e da estratégia do Programa de Saúde da Família (PSF), elementos essenciais para a reorientação do modelo de atenção, tem permitido a identificação de um conjunto de questões relativas às bases conceituais e operacionais da atenção primária à saúde no Brasil e de suas relações com os demais níveis do sistema.

A fase de introdução da AIDPI no Brasil começou com uma reunião realizada em Brasília, em março de 1996, quando foi amplamente discutida e aprovada por técnicos e consultores de diferentes programas do Ministério da Saúde, que trabalhavam para a saúde infantil, representantes de instituições governamentais e não governamentais, Sociedade Brasileira de Pediatria, universidades e técnicos das secretarias estaduais e municipais de saúde. Os materiais genéricos foram adaptados e os materiais para capacitação foram preparados.

Devido às características da estratégia AIDPI, sua implementação foi priorizada nas regiões Nordeste e Norte do país, onde se encontravam os municípios de maior mortalidade infantil (> 40/1.000 nascidos vivos) e nos quais os Programas de PSF e PACS já haviam sido implantados.

O primeiro seminário de capacitação foi realizado em junho de 1997, época em que a taxa de mortalidade infantil (TMI) no Brasil era de 31,9 por 1.000 nascidos vivos. A ação foi centralizada em quatro dos 27 estados: Ceará, Pernambuco e Sergipe na região Nordeste (TMI, em 1997, de 46, 57 e 45, respectivamente) e o estado do Pará na região amazônica (TMI de 32,7). Os seminários de capacitação rapidamente se estenderam a outros estados do Sul e Sudeste, onde as TMI eram superiores a 20 por 1.000 nascidos vivos.

A partir de 1998, deu-se início a um trabalho mais direto com as universidades, visando a formação de profissionais para atender o perfil epidemiológico do país. Buscou-se apoio para a implementação nas escolas de medicina e enfermagem segundo as diretrizes das políticas públicas e sua incorporação aos programas do Ministério da Saúde.

No final de 2000, havia um número superior a 4 mil profissionais capacitados como facilitadores, docentes e profissionais de nível operacional, amplamente distribuídos na maioria dos municípios. Os resultados até aqui alcançados foram amplamente positivos, refletindo o grande esforço dos governos federal, estaduais e municipais para a melhoria dos serviços de assistência básica de saúde.

Em 2001, as taxas de mortalidade infantil do Brasil eram estimadas em 28,7 por 1.000 nascidos vivos, com maior participação do componente neonatal precoce. As taxas no Nordeste eram de 42,9 por 1.000 nascidos vivos e no Norte eram de 28,6.

Um dos resultados destas experiências foi a publicação, em 2005, pelo Departamento de Pediatria da Faculdade de Medicina da Universidade de São Paulo, com o apoio da Opas, do documento "Estratégia de Atenção Integrada às Doenças Prevalentes da Infância (AIDPI)", que propõe todas as bases técnicas da AIDPI, bem como as bases que relacionam cada um dos sinais clínicos com suas classificações e tratamentos.

As taxas de mortalidade infantil em 2005 caíram consideravelmente nas três regiões do Nordeste para 27, 44 e 32, respectivamente e, no estado do Pará, para 24 por 1.000 nascidos vivos. Esta redução, assim como no Peru, deve-se à diminuição das causas de mortalidade por diarreia e infecções respiratórias agudas, bem como de doenças evitáveis com imunização. Atualmente, a mortalidade neonatal representa 66,3% das mortes em crianças com menos de 1 ano.

Em 2006, a Fiocruz publicou um livro com 20 trabalhos sobre experiências com a implementação do AIDPI no Brasil nos últimos anos.

Peru

O Ministério da Saúde (Minsa) do Peru, como parte de seus planos de Reforma Setorial, priorizou a atenção integral das pessoas como componente primordial na melhoria da qualidade. Assim, a partir de 1996, o Peru iniciou a implementação da estratégia AIDPI, capacitando 53 facilitadores nacionais, e durante 1997, executou um plano-piloto operacional em 12 sub-regiões de saúde, previamente selecionadas das 33 existentes.

Das 12 sub-regiões, seis estavam em âmbitos de ação do Programa de Saúde Básica para Todos (PSBPT), financiado com verbas públicas, e as outras seis em âmbitos de ação do Projeto 2000 (P2000), financiado com verbas da United States Agency for International Development (USAID) e do Estado peruano. Ambos os projetos tiveram participação ativa no processo de implementação da AIDPI-97.

Cinco das sub-regiões-piloto tinham populações de crianças menores de 5 anos que superavam 100 mil. As sub-regiões de Puno, Apurímac, Ayacucho, Pasco e Ucayali apresentam as mais altas taxas de mortalidade infantil (TMI), superando inclusive a média nacional, que segundo o censo populacional realizado em 1993, era de 58,3 por 1.000 nascidos vivos.

As principais atividades realizadas em 1997 para a implementação-piloto da estratégia AIDPI no Peru foram: capacitação de profissionais da saúde; acompanhamento dos profissionais capacitados em seus respectivos locais de trabalho; atividades de abastecimento de serviços de saúde e informação, educação e comunicação social, assumidas sem distinção pelos programas envolvidos. Em dezembro do mesmo ano, a Direção Geral de Saúde das Pessoas cria a Comissão Nacional de AIDPI com a finalidade de fortalecer a implementação em áreas iniciais e estendê-la a outras áreas.

Em 1998, é aprovado o Requerimento Nacional de Medicamentos Essenciais, que incorpora todos os medicamentos necessários para a atenção integrada das crianças.

Em 1999, a Direção Geral de Saúde das Pessoas cria o Subcomitê de AIDPI Comunitário, para apoiar a implementação do componente comunitário da estratégia AIDPI no Peru. Em outubro é assinado o convênio de apoio interinstitucional entre a Opas/OMS e o Rotary Club do Distrito 4450, com a finalidade de promover a implementação da estratégia AIDPI e, em dezembro, o material da AIDPI comunitária já está adaptado ao país.

Em junho de 2000, é assinada a ata de compromisso entre a Opas/OMS e a Universidade Nacional Federico Villareal para incorporar os conteúdos da estratégia AIDPI ao currículo de graduação e pós-graduação das faculdades de medicina, enfermagem, obstetrícia e nutrição.

A experiência da AIDPI no Peru é de grande relevância, caracterizada pelos seguintes fatores: o compromisso do Ministério da Saúde na institucionalização da AIDPI e sua incorporação ao Modelo de Atenção Integral em Saúde (Mais); criação de uma massa crítica em todo o país; implementação de ações comunitárias e participação das faculdades de medicina e enfermagem com seu papel formador de novos profissionais da saúde com conhecimentos em AIDPI.

Deste modo, o Peru é um dos países no qual foi observada importante redução na taxa de mortalidade infantil, que diminuiu de 33 por 1.000 nascidos vivos, em 2000, para 21 por 1.000 nascidos vivos, em 2007. Esta redução tem sido proporcionada pela diminuição das causas de mortalidade por diarreia e infecções respiratórias agudas, bem como das doenças evitáveis por imunização. Atualmente, o desafio é a redução da mortalidade neonatal, que representa 76% das mortes em crianças menores de 1 ano.

Bolívia

A Bolívia iniciou as atividades relacionadas com a implementação da AIDPI em 1996, momento caracterizado por taxas elevadas de mortalidade infantil que, segundo a pesquisa Endesa de 1994, chegavam a 75 por 1.000 nascidos vivos e a 116 em crianças menores de 5 anos. Estes números escondiam enormes discrepâncias urbano-rurais, com uma diferença de mortalidade infantil de 60 por 1.000 nascidos vivos na área urbana e de 92 em áreas rurais.

A versão genérica dos materiais da AIDPI clínica da Opas/OMS chegou ao país em meados de 1996. O trabalho de adaptação foi realizado por uma equipe nacional de técnicos do Ministério da Saúde, membros da Sociedade Boliviana de Pediatria e com o apoio técnico da Opas/OMS e Basics. A adaptação considerou as características epidemiológicas do país e buscou chegar a um consenso entre os diferentes programas do Ministério da Saúde, especialmente o Programa Ampliado de Imunização (PAI) e malária. Em dezembro de 1996, foi realizado o primeiro curso nacional da AIDPI, no qual foram validados os materiais adaptados e capacitados 25 facilitadores, nacionais e internacionais. Em 1998, foi realizada uma adequação dos materiais adaptados, incorporando metodologias educativas para adultos.

A partir de 1997, começou a fase de implementação inicial. Foram selecionados três distritos (Altiplano Vale Sul de La Paz, Chiquitanía Centro e Vales Cruceños de Santa Cruz). Nesses distritos foram capacitados mais de 80% do pessoal operacional e se atingiu uma porcentagem de consultas de acompanhamento de 96%, consolidando-se o projeto do sistema de acompanhamento e monitoramento depois da capacitação da AIDPI.

A fase de expansão começou no primeiro trimestre de 1998, segundo consta no documento "Plano Nacional de AIDPI. Ano II da implementação. Fase de Expansão", que contém definições e planos operacionais e metas nacionais para os departamentos. A partir da formação de Centros de Treinamento Clínico em AIDPI, com base nos centros de treinamento para diarreia e IRA, a capacitação em AIDPI clínica foi expandida para Cochabamba e Chuquisaca. Posteriormente, a partir de 1999, foi estendida para Oruro, Potosi, La Paz, Tarija, Beni e Pando, completando a expansão em nível nacional.

Em 1999, o processo de reforma do setor da saúde criou a necessidade de implementar o Seguro Básico de Saúde, incorporando a estratégia AIDPI como modelo de atenção em crianças menores de 5 anos e adequando os atendimentos de acordo com as classificações da AIDPI. Neste mesmo ano, foi realizada a I Avaliação da AIDPI em serviços, aplicando e validando a metodologia elaborada pela OMS, cujos resultados foram muito satisfatórios nas três redes de serviços avaliadas.

Nos anos seguintes, foi ampliado o projeto de instrumentos técnicos destinados a fortalecer o processo de acompanhamento e monitoramento da AIDPI em serviços de saúde, com base em indicadores. Conseguiu-se que o monitoramento fosse de caráter descentralizado e aplicado às redes de saúde.

Em 2006, o Ministério da Saúde e Esportes tomou a decisão política de combater a desnutrição, em especial em crianças menores de 5 anos e entre as mulheres. Assim, foi feita uma revisão no projeto técnico dos algoritmos da AIDPI, de modo que a avaliação privilegiasse o estado nutricional das crianças; como resultado desta revisão, foi elaborada a AIDPI nutricional, que incorporou os novos padrões de crescimento enfatizando a prevenção, detecção e conduta da desnutrição crônica. Este componente de AIDPI nutricional clínica faz parte de um pacote de estratégias que integram o Programa Nacional de Desnutrição Zero.

A Bolívia diminuiu, em 2008, a sua TM para 50 por 1.000 nascidos vivos e a mortalidade em crianças menores de 5 anos para 57 por 1.000 nascidos vivos. A taxa de mortalidade neonatal é de 27 por 1.000 nascidos vivos, representando 54% do total da mortalidade infantil.

Entre os resultados de maior destaque da aplicação da AIDPI estão a melhoria nas aptidões clínicas dos profissionais e um enfoque de consultas mais integral, que têm permitido a identificação de doenças não reconhecidas pela mãe e habitualmente também não detectadas pelos profissionais da saúde nos serviços básico de atenção.

Com as atividades de acompanhamento e monitoramento, pôde-se dar um retorno de maneira imediata aos profissionais da saúde, identificar as barreiras que limitam a aplicação da AIDPI nos serviços, fortalecer o vínculo entre os centros de treinamento e os serviços, bem como conseguir o compromisso dos profissionais da saúde para a aplicação da AIDPI.

República Dominicana

A República Dominicana foi um dos 10 primeiros países das Américas em que as autoridades de saúde adotaram a estratégia da AIDPI a partir de 1996 para enfrentar os problemas de saúde infantil e, ao mesmo tempo, colaborar com outros países para assessoria e capacitação de profissionais da saúde.

O país iniciou as atividades de introdução da estratégia AIDPI em 1996, quando a taxa de mortalidade em crianças menores de 5 anos era de 45 por 1.000 nascidos vivos e a taxa de mortalidade infantil, de 38.

Devido às ações desenvolvidas neste processo, em 1997, a República Dominicana foi sede da Primeira Reunião Global de Avaliação dos Avanços na Implementação das Atividades. Desta reunião participaram mais de 125 profissionais da saúde pública mundial, funcionários dos Ministérios da Saúde, organismos de cooperação internacional e ONGs, procedentes dos cinco continentes, que promulgaram a Declaração de Santo Domingo em apoio à estratégia da AIDPI.

Como parte do mesmo processo, o dia 9 de setembro foi declarado "Dia Nacional da AIDPI". Nesta data, todos os anos, são realizadas diferentes ações, entre elas, um fórum nacional para revisar, analisar e difundir os avanços obtidos na implementação da estratégia nos serviços de saúde e na comunidade.

A Secretaria de Estado de Saúde Pública e Assistência Social (Sespas), como parte das Metas de Desenvolvimento do Milênio, lançou a Estratégia de Mobilização Nacional de Tolerância Zero às mortes infantis e maternas evitáveis, com o objetivo de acelerar ações que contribuíssem para a redução de mortes e doenças nestes grupos populacionais. Neste contexto, incluiu a AIDPI para enfrentar esta situação, não só formando um grupo nacional de AIDPI, mas apoiando todas as atividades nacionais nesta iniciativa. Como resultado, a República Dominicana foi um dos primeiros países a incluir a AIDPI nas normas de atenção a crianças menores de 5 anos e na atenção básica de saúde, como parte da Lei Geral de Saúde (87-01), capacitando a maior parte do pessoal operacional, formando grupos de facilitadores nacionais de AIDPI, incluindo a estratégia em um novo modelo de atenção e elaborando um curso de planificação e organização local da AIDPI para os gestores e responsáveis distritais e de áreas de saúde, a fim de fortalecer seu desempenho gerencial, entre outros.

Visando diminuir a alta mortalidade neonatal (> 30 em 1996), a Sespas incorporou a AIDPI neonatal ao processo de capacitação de todos os profissionais de saúde que atendem mães e recém-nascidos, vinculada à capacitação em reanimação neonatal avançada e com apoio técnico e de equipamentos pela Igreja Jesus Cristo dos Santos dos Últimos Dias, que desde 2006 apoia a melhoria do desempenho da saúde neonatal do país. Além disso, os agentes comunitários de saúde e outros atores sociais em áreas selecionadas foram capacitados quanto à AIDPI neonatal comunitária. O país foi signatário do Projeto Regional de AIDPI Comunitário, coordenado pela Cruz Vermelha Dominicana e Secretaria de Saúde, com o acompanhamento técnico da Opas/OMS, que contribuiu para o fortalecimento do modelo de trabalho comunitário integrando os atores sociais e introduzindo procedimentos inovadores.

Desde 2003, a Missão Médica Católica, como parte do Projeto Regional de Ação pela Saúde Familiar, apoia a Pastoral Materno-infantil e a Pastoral da Saúde, em coordenação com a Sespas, para promover as principais práticas familiares que previnem doenças e mortes materno-infantis, com enfoque nas populações vulneráveis e prioritárias.

Nas faculdades de medicina e enfermagem, foram introduzidos os conteúdos da AIDPI em algumas universidades, nos programas de residência em medicina familiar e comunitária, residência em pediatria e capacitados docentes, sendo realizadas mais de 30 investigações operacionais em temas referentes à AIDPI em nível nacional.

Por decreto presidencial, 2008 foi declarado o ano nacional de promoção da saúde, sendo cada um dos meses do ano dedicado a um tópico de saúde relevante; por exemplo, setembro foi declarado o mês da saúde infantil e novembro, o mês da Saúde Familiar: Construindo uma Vida Melhor, quando foi realizado o Encontro Nacional de Saúde Neonatal, como parte do processo contínuo de atenção materna, do recém-nascido e da criança, que serviu de cenário para formar a Aliança Nacional da Saúde Neonatal, com base no Consenso Regional Interagencial, quando 17 organizações assinaram um compromisso de apoio à Sespas. Foi estabelecido um grupo de trabalho para a elaboração das diretrizes neonatais, revisão dos quadros de procedimentos da AIDPI neonatal, guias de monitoramento e acompanhamento, entre outros.

Em 9 e 10 de junho de 2009, foi realizado o Encontro Nacional de Saúde Infantil e HIV-AIDS no âmbito da AIDPI. Durante este evento, as autoridades da saúde assumiram o compromisso de incorporar o enfoque da AIDPI à atenção de crianças portadores do HIV, a fim de melhorar seu acesso à assistência de qualidade nos serviços de saúde em todos os níveis.

Todas estas atividades permitiram o avanço do país na implementação da estratégia AIDPI, sendo atualmente aplicada em 32 províncias e oito áreas de saúde, em diferentes graus de implementação.

Em 2007, segundo dados publicados pela Sespas e Opas, estimou-se a taxa de mortalidade em crianças menores de 5 anos em 29 por 1.000 nascidos vivos e a taxa de mortalidade infantil, em 30,6. A taxa de mortalidade neonatal caiu para 19 por 1.000 nascidos vivos e atualmente representa 62% do total da mortalidade infantil.

DESAFIOS PARA O FUTURO DA ESTRATÉGIA AIDPI

A partir da Cúpula Mundial em prol da Infância das Nações Unidas em 1999, a comunidade internacional formalizou um novo compromisso para o cumprimento das Metas de Desenvolvimento do Milênio (MDM) no ano de 2000, que se propõe a diminuir a mortalidade infantil e de crianças menores de 5 anos em dois terços até 2015, tendo como base o ano de 1990.

No entanto, o ritmo de redução mantido nos últimos anos, bem como as tendências na redução das mortes no período neonatal, indica que os avanços não são suficientes e que persistem desigualdades no acesso à atenção à saúde, principalmente dos grupos mais vulneráveis.

A Fig. I.2.5 mostra a tendência na redução da mortalidade em crianças menores de 5 anos na região das Américas a partir de 1990, no ano de 2000, meta da Cúpula do Milênio das Nações Unidas e sua projeção para 2015, meta das MDMs. Até 2000, foram evitadas quase 150 mil mortes e a meta em 2015 será evitar mais 300 mil mortes. Se a velocidade de descenso anual da mortalidade continuar como até o momento, em 2,6% ao ano, não será possível alcançar as MDMs propostas para 2015, motivo pelo qual é necessário que os países façam um esforço para acelerar a redução para 6,3% ao ano, com ênfase nas mortes no período neonatal e especialmente no primeiro nível de referência.

Para que haja condições mais apropriadas para que se possa adaptar, aplicar, divulgar e desenvolver a saúde infantil e em crianças menores de 5 anos, é preciso responsabilidade por parte dos governos para que sejam criadas condições propícias para promover planos nacionais que fomentem um ambiente favorável à saúde infantil e priorizem a saúde materna e neonatal.

As mudanças políticas e sociais ocorridas nas últimas décadas nos países da região devem gerar novas formas de relação entre o Estado e a sociedade civil que promovam a participação das populações mais vulneráveis e tradicionalmente excluídas da gestão pública, como são as populações marginalizadas e os povos indígenas. Isto garantirá maior exercício de seus direitos políticos, econômicos, sociais e culturais, bem como maior igualdade no acesso à saúde.

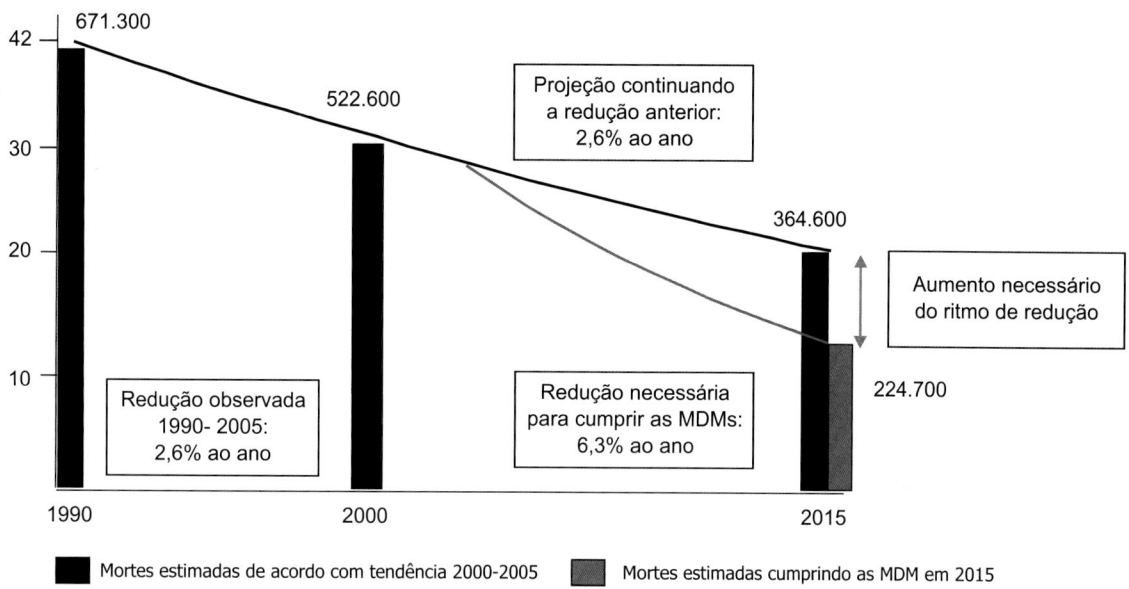

Fig. I.2.5. Mortalidade em crianças menores de 5 anos na região das Américas. Tendências registradas entre 1990 e 2005 e projeções até 2015; número de mortes e taxas por 1.000 nascidos vivos. *Fonte:* Estimativas da Unidade de Saúde da Criança e do Adolescente (FCH/CA), com base em dados da Unidade de Análise da Situação de Saúde e Tendências (AIS). Organização Pan-americana da Saúde (Opas), 2005.

A região das Américas é a que apresenta o maior nível de desigualdade entre os países e as discrepâncias são muito mais profundas, ao se comparar as mesmas regiões por áreas geográficas com o interior do país.

Utilizando-se diversos indicadores, chega-se à mesma conclusão, quer sejam usados indicadores econômicos, de educação ou sociais e, em especial, os indicadores de saúde como a mortalidade infantil e em crianças menores de 5 anos.

Em relação ao perfil da mortalidade em crianças menores de 5 anos, pode-se observar, na Fig. I.2.6, que ainda existe grande desigualdade na Américas, com países com taxas menores de 15 por 1.000 nascidos vivos e outros com mais de 30. Os nascidos vivos nos seis países com maior mortalidade têm cinco vezes mais risco de morrer

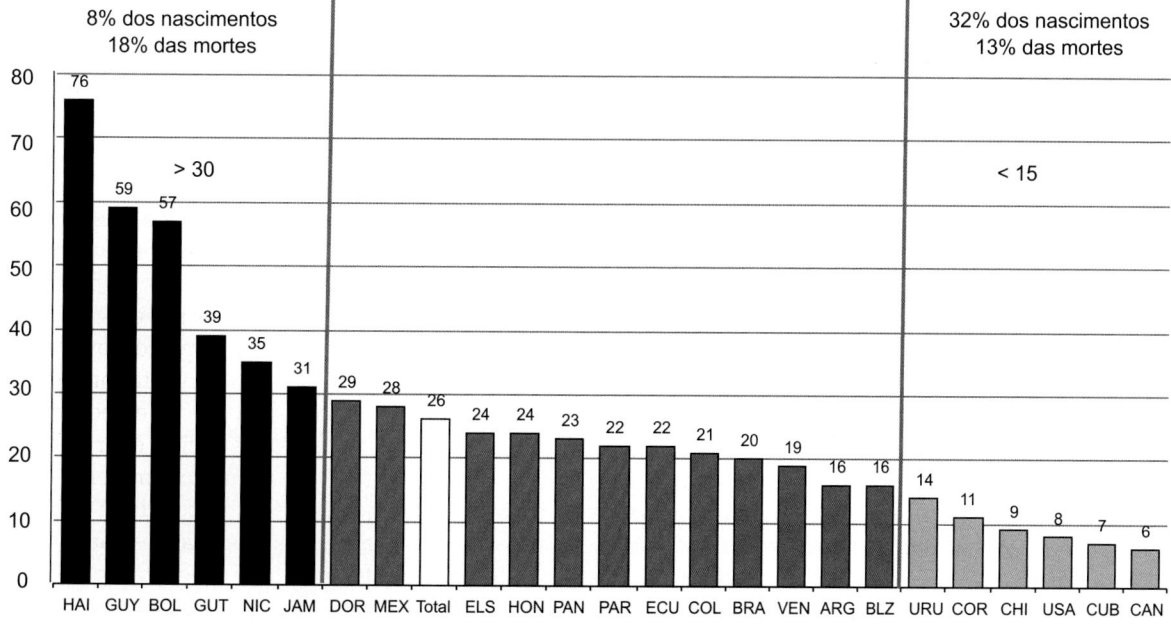

Fonte: Estimativas da FCH/CA com base nos dados da AIS/OPAS, 2008

Fig. I.2.6. Taxa de mortalidade por 1.000 nascidos vivos em crianças menores de 5 anos em países da região das Américas em 2007.

antes dos 5 anos que os nascidos vivos nos seis países com as menores taxas.

O peso dessa relação de desigualdade poderia ser ilustrado pelo fato de que os seis países com as menores taxas de mortalidade, de 15 por 1.000 nascidos vivos, embora sejam responsáveis por cerca de 32% dos nascimentos na região, contribuem unicamente com 13% do total das mortes em crianças menores de 5 anos. Por outro lado, os seis países com taxas de mortalidade de 30 ou mais por 1.000 nascidos vivos são responsáveis por apenas 8% do total de nascimentos, mas, contribuem com 18% das mortes em crianças menores de 5 anos.

O componente comunitário da estratégia AIDPI é uma eficiente intervenção para promover o uso de práticas familiares em famílias de menor nível social e econômico, como as populações indígenas. O nível de aceitação e implementação da estratégia é alto devido à sua metodologia participativa de apropriação comunitária, uma rede na América Latina de mais de 500 mil agentes comunitários de saúde (ACS) e milhares de atores sociais que pertencem à mesma comunidade. As comunidades aceitam a estratégia em seu sistema cultural próprio porque ela promove o apoderamento das mulheres e da própria comunidade e aumenta a capacidade de gestão e sustentabilidade dos programas de saúde comunitária.

Qualquer processo fisiológico normal durante a infância pode ter complicações. O sistema de saúde deve estar preparado para responder a essas necessidades, melhorando a qualidade da atenção e o acesso nos diferentes níveis do sistema, fomentando práticas reconhecidas com fundamentação científica e adequado custo-benefício, como é a amamentação materna exclusiva, e as principais práticas familiares e comunitárias priorizadas em cada um dos âmbitos.

Com base nas resoluções internacionais, dados com fundamentação científica e lições aprendidas na região, recomenda-se a promoção das intervenções comunitárias como parte integral da estratégia AIDPI. A meta estratégica seria ampliar a cobertura de atenção de acordo com o contínuo da atenção materna, do recém-nascido e da saúde criança, mediante intervenções comunitárias, especialmente em áreas de acesso limitado e de maior desnível social e econômico.

As intervenções de promoção para melhorar as práticas familiares e comunitárias tiveram forte impacto na saúde, crescimento e desenvolvimento infantis, motivo pelo qual devem continuar sendo prioritárias no contexto da AIDPI. As famílias precisam de conhecimento e apoio para promover cuidados efetivos em casa, desenvolver a habilidade de reconhecer sinais de perigo de doença e morte, além de contar com os mecanismos apropriados para procurar rapidamente um sistema de saúde adequado.

Na região, continuam existindo problemas relacionados com a falta de informação de qualidade e padronização da saúde infantil, bem como a falta de análise e uso para a tomada de decisões. São imprescindíveis a vigilância e o monitoramento do desempenho dos profissionais da saúde e outros recursos humanos para garantir o cumprimento das diretrizes mínimas de qualidade e fortalecer as competências.

Nenhum país, organismo ou organização pode abordar, por si só, todos os problemas de morbidade e mortalidade maternas, do recém-nascido e da criança, motivo pelo qual unificar os esforços facilitará a criação de um processo contínuo da atenção e o alcance das Metas de Desenvolvimento do Milênio. Os principais parceiros serão as organizações bilaterais e multilaterais, o setor privado, as entidades científicas e acadêmicas, as organizações não governamentais, as organizações religiosas e a sociedade civil, entre outros.

BIBLIOGRAFIA

Amaral JJF, Cunha ALA, Silva MASF. Atenção Integrada às Doenças Prevalentes na Infância – AIDPI: Avaliação nas unidades de saúde. Ministério da Saúde, OPS/OMS, 2002.

Benguigui Y, Bosio JC, Arianos SJ. AIDPI nas Américas. Série Opas/FCH/CH/08.06.E, Washington D.C., 2008.

Cunha AJA, Benguigui Y, Fontenele E, Silva MAS. Atenção Integrada às Doenças Prevalentes na Infância. Implantação e avaliação no Brasil. Rio de Janeiro: Editora Fiocruz, 2006.

Cunha ALA, Amaral JJF, Silva MASF. A estratégia de "Atenção Integrada às Doenças Prevalentes na Infância – AIDPI" e sua implantação no Brasil. Rev Ped Ceará 2001; 2(1):33-38.

Cúpula do Milênio. Metas de Desenvolvimento do Milênio. Nações Unidas, 2000.

Darmstadt GL, Bhutta ZA, Cousens S et al. Intervenções efetivas em função dos custos baseados em comprovações científicas: quantos recém-nascidos podemos salvar? The Lancet 2005.

Grisi S, Okay Y, Sperotto G. Estratégia de Atenção Integrada às Doenças Prevalentes da Infância. Opas, Universidade de São Paulo, 2005.

Grupo Interagencial Regional para a Redução da Morbidade e Mortalidade Neonatal. Redução da mortalidade e morbidade neonatal na América Latina e Caribe: um consenso estratégico interagencial. Opas/OMS, Unicef, Usaid, Access, Basics, Core Group, Save the Children, 2007.

Huicho L, Dávila M, Campos M et al. Scaling up Integrated Management of Childhood Illness to the National Level: achievements and challenges in Peru. Health Policy and Planning 2005; 20(1):14-24.

Lambrecht T, Bryce J, Orinda V. Integrated management of childhood illness: a summary of first experience. Bulletin of the World Health Organization 1999; 77(7):582-594.

Ministério da Saúde. Caderno de Atenção Básica. A implantação da Unidade de Saúde da Família. Brasília, DF, 2000.

Ministério da Saúde/Departamento de Atenção Básica – DAB. Mapa de atividades de Coordenação de Investigação da Atenção Básica. Brasília. DF, 2000.

Organização Mundial da Saúde. IMCI planning guide: Gaining experience with the AIDPI strategy in a country. Department of Child and Adolescent Health and Development. Genebra, 1999.

Organização Mundial da Saúde. Integrated management of childhood illness: a OMS/Unicef initiative. Bulletin of the World Health Organization 1997; 75(Suppl. 1).

Organização Pan-americana da Saúde. Acompanhamento e monitoramento da AIDPI Neonatal. Série OPAS/FCH/CA/0.9.06.E, Washington D.C., 2009.

Organização Pan-americana da Saúde. AIDPI Neonatal: Intervenções baseadas em comprovações científicas. Publicação Opas/FCH/CH/09.08.E, Washington D.C., 2009.

Organização Pan-americana da Saúde. Estratégia e Plano de Ação Regionais para a Saúde do Recém-nascido no Contexto do Processo Contínuo da Atenção Materna, do Recém-nascido e da Criança. Série Opas/FCH/CH, Washington D.C., 2009.

Organização Pan-americana da Saúde. Estratégias de comunicação para a saúde integral na infância: Guia metodológico para seu desenvolvimento. Série OPAS/FCH/CA/05.013.E, Washington D.C., 2005.

Organização Pan-Americana da Saúde. Manual clínico de AIDPI Neonatal no contexto do contínuo de atenção materna, do recémnascido e da criança. Publicação OPAS/FCH/CA/06.2.E., Washington D.C., 2006.

Organização Pan-americana da Saúde. Manual de atenção integrada às doenças prevalentes da infância. Opas/Paltex, 2004

Organização Pan-americana da Saúde. Situação da saúde nas Américas: indicadores básicos. Opas/HDM/HÁ, 2008.

Organização Pan-americana da Saúde. Uma visão de saúde intercultural para os povos indígenas das Américas. Publicação Opas/FCH/CH/08/2.E, Washington D.C., 2008.

Quênia-Mogisha N, Pangu K. The household and community component of AIDPI: A resource manual on strategies and implementation stops. Health Section Unicef Esaro, 1999: p. 3.

Unicef. The States of the World's Children, 2009.

Victora CG, Huicho L, Amaral JJ et al. Are health interventions implemented where they are most needed? District uptake of the Integrated Management of Childhood Illness strategy in Brazil, Peru and the United Republic of Tanzania. Bulletin the World Health Organization 2006; 84(10):792-801.

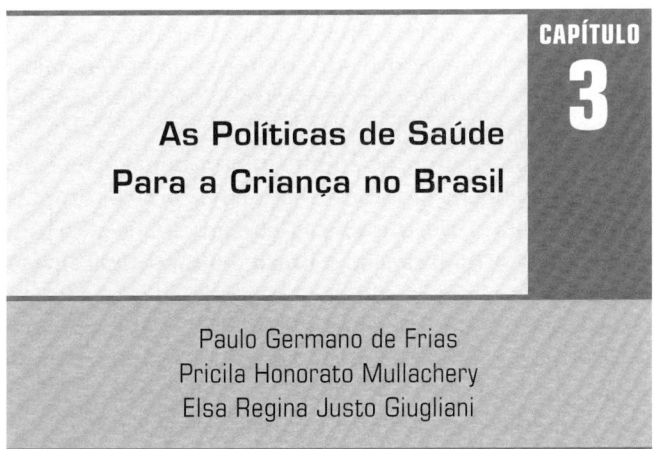

CAPÍTULO 3

As Políticas de Saúde Para a Criança no Brasil

Paulo Germano de Frias
Pricila Honorato Mullachery
Elsa Regina Justo Giugliani

INTRODUÇÃO

Os primeiros anos de vida caracterizam-se como um período de maior vulnerabilidade do indivíduo, além de ser a fase em que mais se pode estimular o seu desenvolvimento global. Assim, tendo em vista o interesse em garantir a reprodução da população em condições favoráveis, a atenção à saúde da criança é uma prioridade na maioria dos países, visando o desenvolvimento adequado das gerações futuras e possibilitando a formação de indivíduos saudáveis e socialmente adaptados.

Entretanto, a morbidade e a mortalidade na infância ainda são problemas de saúde pública em boa parte dos países, como consequência das condições de vida adversas experimentadas por grande parte da população. A imaturidade imunológica das crianças, associada ao desafio da convivência com as agressões do ambiente, faz deste grupo um dos mais vulneráveis. Por isso, a mortalidade infantil é um dos mais sensíveis indicadores de condição de vida.

Na área da saúde, o compromisso social do Estado e da sociedade com suas crianças costuma traduzir-se em políticas públicas voltadas para a ampliação do acesso aos serviços de saúde, a fim de oferecer ações de promoção da saúde e de prevenção e tratamento das condições prevalentes neste grupo etário. A profunda transformação do sistema de saúde brasileiro com a criação do Sistema Único de Saúde (SUS) foi decisiva para garantir o acesso a bens e serviços aos grupos populacionais mais vulneráveis, ao tornar-se público, adotando as mesmas diretrizes e princípios organizativos em todo o território nacional, entre os quais se destacam a universalidade, a equidade e a integralidade, além do controle social, da participação popular e da descentralização das ações e serviços.

Essas mudanças gradativas têm contribuído de forma decisiva para a melhoria da situação da saúde da criança no País. Este capítulo tem por objetivo descrever as políticas de saúde voltadas para as crianças no Brasil a partir da década de 1970, apontando aspectos dos cenários nacional e internacional que contribuíram para o seu desenvolvimento. O texto divide-se em três partes, contemplando (1) as ações voltadas para a saúde da criança no período que antecede a criação do SUS; (2) as mudanças que o novo modelo de atenção trouxe para a área de saúde da criança e (3) os programas para redução da mortalidade infantil e conformação da política atual de saúde da criança.

A SAÚDE DA CRIANÇA NO PERÍODO QUE ANTECEDE O SUS

O desenvolvimento da política de saúde da criança no Brasil ocorre em um período de grandes mudanças nos cenários nacional e internacional, sendo a criação do Sistema Único de Saúde, em 1988, um importante marco, um divisor de águas no desenvolvimento da política de saúde no País.

Em décadas que antecederam a criação do SUS, o modelo assistencial vigente no País e a forma de organização dos serviços adotavam um padrão de intervenção estatal caracterizado pela dicotomia entre a saúde pública e a assistência médica individual (previdenciária, filantrópica ou liberal). As políticas de saúde materno-infantil desenvolveram-se em um cenário de exclusão da maioria dos brasileiros.

No âmbito internacional, a partir da década de 1970, organizações internacionais como a Organização Mundial de Saúde (OMS) e a Organização Pan-americana de Saúde (Opas) incentivaram debates sobre a universalização do cuidado. A Declaração de Alma-Ata, em 1978, apontava a atenção primária como caminho necessário para a estruturação de sistemas nacionais de saúde.

No Brasil, é a partir da década de 1980 que começa a emergir o movimento de reforma sanitária, a partir das críticas ao modelo assistencial vigente, culminando com a institucionalização do SUS por meio da criação de sua base legal e jurídica.

Paralelamente ao movimento pela reforma sanitária, que se fortalecia com a adesão de diversos segmentos, as reivindicações por políticas específicas, a exemplo das desenvolvidas pelo movimento de mulheres em prol de uma atenção integral em todos os ciclos da vida, foram decisivas para a superação de propostas focalizadas na atenção materno-infantil e para a adoção de abordagens que considerassem o perfil epidemiológico vigente e a inclusão de todos.

Entre os programas direcionados à saúde da criança desenvolvidos na década de 1980, destaca-se o Programa Nacional de Incentivo ao Aleitamento Materno, instituído em 1981 com a finalidade de incentivar o aleitamento materno e reduzir o desmame precoce. Esse programa, considerado modelo nos âmbitos nacional e internacional pela diversidade de ações que visavam a promoção (meios de comunicação de massa, treinamento de profissionais de saúde), a proteção (leis trabalhistas, controle da comercialização de leites artificiais) e o apoio (grupo de mães, aconselhamento individual, material informativo) ao aleitamento materno, estimulou e promoveu o debate sobre aspectos relacionados com a educação, a organização de serviços de saúde, o trabalho da mulher e a falta de controle sobre a publicidade dos alimentos infantis industrializados. Entre outros avanços, o programa foi decisivo para a implantação do alojamento conjunto, o início da amamentação imediatamente após o nascimento, a não oferta de água e outros leites nas maternidades, a criação de leis sobre creche no local de trabalho da mulher e o aumento do tempo da licença-maternidade.

A partir de 1984, o Brasil implantou o Programa de Assistência Integral à Saúde da Criança (PAISC), como estratégia de enfrentamento às adversidades nas condições de saúde vivenciadas pela população infantil, em particular no que se refere à sobrevivência infantil, haja vista as altas taxas de mortalidade da época. O PAISC foi criado com o objetivo de promover a saúde de forma integral, priorizando as crianças pertencentes a grupos de risco e procurando qualificar a assistência e aumentar a cobertura dos serviços de saúde. As ações envolviam o acompanhamento do crescimento e desenvolvimento, o incentivo ao aleitamento materno e orientação alimentar para o desmame, o controle das doenças diarreicas e das infecções respiratórias agudas e a imunização. Nessa época, foram elaborados e impressos manuais de normas técnicas sobre esses temas e materiais didáticos e adotado o primeiro Cartão de Saúde da Criança. Foram realizadas capacitações para profissionais de saúde sobre o PAISC em todo o País.

No mesmo ano, o Programa de Assistência Integral à Saúde da Mulher (PAISM), inspirado nas ideias feministas, enfatiza as ações dirigidas ao controle das doenças e agravos prevalentes. Uma nova postura das equipes de saúde é proposta, considerando a mulher como um ser integral e oferecendo os subsídios para que ela possa se apropriar das informações pertinentes sobre o seu corpo e saúde. Entre as ações do PAISM, a assistência pré-natal, o planejamento familiar e a qualificação do parto domiciliar por parteiras tradicionais tiveram particular repercussões sobre a saúde da criança.

O SUS E AS REPERCUSSÕES NA SAÚDE DA CRIANÇA

Com a constituição do SUS e a concepção organizativa do sistema que preconiza uma rede de serviços definidos em níveis de complexidade tecnológica crescente (hierarquizada) dispostos numa área geográfica e atendendo a uma população definida (regionalizada), a assistência à mulher e à criança passou a incorporar novos desafios. O poder decisório da utilização dos recursos e as competências relativas às ações e serviços de saúde passaram a ser, a partir de então, descentralizados ou distribuídos entre as três esferas de governo (municipal, estadual e federal). Previa, ainda, a participação de entidades de caráter privado, de forma complementar, desde que contratadas ou conveniadas, sob a fiscalização do Estado e do controle social.

Ao mesmo tempo, no âmbito internacional, havia importantes deliberações sobre a sobrevivência e os direitos da criança. Em 1990, durante a Reunião da Cúpula Mundial em Favor da Infância, o Brasil e outros 158 Estados membros da Organização das Nações Unidas assinaram a Declaração Mundial sobre a Sobrevivência, Proteção e Desenvolvimento da Criança, assumindo o compromisso de viabilizar, até o ano 2000, os meios necessários ao cumprimento das 26 metas estabelecidas, sendo 19 na área da saúde.

No mesmo ano, o Brasil ratificou os preceitos da Convenção Internacional dos Direitos da Criança ao promulgar a Lei Federal nº 8.069 de 13/7/1990, conhecida como Estatuto da Criança e do Adolescente. Este foi o marco legal para a elaboração do "Plano Básico de Ação para a Proteção da Criança e do Adolescente nos Anos 90". Desencadeou-se um grande movimento da sociedade civil organizada em defesa dos direitos da criança

– O Pacto pela Infância – objetivando a integração com as instâncias governamentais em busca da melhoria das condições de vida e sobrevivência.

O Ministério da Saúde, como instância governamental técnico-normativa e regulamentadora, responsável pela liderança das ações de promoção, proteção e recuperação da saúde, passou, progressivamente, a substituir o conceito de saúde materno-infantil pelo de saúde integral da mulher e da criança, criando espaço institucional para a consolidação dos Programas de Assistência Integral à Saúde da Mulher e da Criança.

Ainda no começo da década de 1990, foi criado o Programa de Agentes Comunitários de Saúde (PACS), tendo como base atividades educativas e preventivas realizadas por pessoas pertencentes à comunidade. Com a necessidade de estruturação dos serviços de atenção primária nos municípios, emergiu a proposta do Programa de Saúde da Família (PSF). No entanto, essas propostas eram limitadas pelo modelo de financiamento, que não conseguiu reverter a racionalidade de pagamento por produção ambulatorial e hospitalar. Só em 1996, com a Norma Operacional Básica 1/96 (NOB 96), promoveu-se um sistema de pagamento *per capita* desvinculado da produção de procedimentos e destinado ao custeio da atenção primária.

Essas normatizações e a consolidação do PACS e do PSF no País, sobretudo nos municípios de pequeno porte das regiões Norte e Nordeste, foram decisivas na interiorização de algumas categorias profissionais, além de ampliarem o acesso aos serviços de saúde com influência direta sobre a saúde infantil.

OS PROGRAMAS DE REDUÇÃO DA MORTALIDADE INFANTIL E A ESTRUTURAÇÃO DA POLÍTICA DE SAÚDE DA CRIANÇA

Para a grande maioria dos países da América Latina, a queda da mortalidade se apresenta principalmente após a Segunda Guerra Mundial. No entanto, é a partir da década de 1970 que as taxas de mortalidade infantil no Brasil sofrem as maiores reduções. Entre as décadas de 1930 e 1970 a queda nas taxas de mortalidade infantil é de aproximadamente 30% (de 162% para 115%), enquanto entre as décadas de 1970 e 1990, ou seja, em metade do tempo, a redução é de quase 60% (de 115% para 48%).

A ampliação dos serviços de saneamento básico e abastecimento de água, os programas de saúde voltados para a criança, sobretudo os relacionados com a atenção pré-natal, o parto e o puerpério, a ampliação da oferta de serviços médico-hospitalares, as campanhas de vacinação e os programas de promoção do aleitamento materno e de reidratação oral, em muito colaboraram para a continuidade da redução da mortalidade infantil, principalmente a partir dos anos 1980.

Apesar disso, ao final da década de 1990, os níveis de mortalidade infantil ainda eram considerados altos, além de se destacarem as desigualdades regionais e entre grupos populacionais. Essa realidade e o desafio de cumprir as Metas da Cúpula Mundial em Favor da Infância fizeram com que o Ministério da Saúde lançasse, em 1995, o Projeto de Redução da Mortalidade Infantil (PRMI). Este objetivava a redução dos óbitos infantis e a melhoria da situação de saúde das crianças a partir da intensificação dos diversos programas governamentais, promovendo a articulação intersetorial com instituições internacionais como a Unicef e a Opas, organizações não governamentais, sociedades científicas, conselhos de secretários de saúde e a sociedade.

O lançamento do PRMI desencadeou uma mobilização nacional, com a realização de seminários nacionais, regionais, estaduais e municipais envolvendo as Secretarias de Saúde e as instituições parceiras.

O PRMI foi incorporado pelo Programa Comunidade Solidária (estratégia de articulação e coordenação de ações de governo voltadas para o combate à fome e à pobreza) como um dos projetos prioritários, sendo direcionado para as áreas mais carentes, onde o risco de adoecimento e morte da população infantil era mais elevado. Foram beneficiados inicialmente 913 municípios selecionados por critérios de pobreza, além dos bolsões de miséria de 12 capitais das regiões Norte e Nordeste.

Paralelamente à implantação do PSF e do PRMI, a OMS, a Opas e a Unicef propuseram o desenvolvimento da estratégia da Atenção Integrada às Doenças Prevalentes na Infância (AIDPI), que foi incorporada pela Área Técnica de Saúde da Criança do Ministério da Saúde como uma estratégia para redução da mortalidade em crianças menores de 5 anos e também para a organização da atenção à saúde da criança. Essa estratégia, que permite sistematizar o atendimento à criança na rotina dos serviços de atenção primária integrando ações curativas com as de promoção e prevenção, foi fundamental em algumas regiões, sobretudo onde a adversidade social persistia e se associava ao acesso deficiente aos serviços, e onde o novo modelo de atenção à saúde estava em processo de implantação e consolidação.

Assim, a estratégia AIDPI foi iniciada nos municípios com elevadas taxas de mortalidade infantil e que tinham o PACS, PSF e PRMI em desenvolvimento. Para operacionalizar a estratégia no Brasil, foi feita uma adaptação inicial dos materiais da OMS, seguida de uma revisão periódica anual das normas, para garantir a sua adequação às políticas ministeriais.

No plano internacional, os 189 países membros das Nações Unidas no ano de 2000 comprometem-se a cumprir oito objetivos estabelecidos pela Cúpula do Milênio. Entre estes se destacam os relacionados com a garantia do acesso universal de crianças e adolescentes pelo menos ao ensino fundamental, a redução da mortalidade de crianças menores de 5 anos e a melhoria da saúde materna.

No âmbito nacional, o MS (2004), reconhecendo, além da gravidade da situação relacionada com as mortalidades materna e neonatal, as desiguais conformações que se apresentam no território brasileiro, e que estas se configuram em violações aos direitos humanos de mulheres e crianças, propõe o Pacto pela Redução da Mortalidade Materna e Neonatal como instrumento para a busca de soluções sustentáveis e garantia de corresponsabilização governamental e da sociedade. Esse pacto constitui-se em política de Estado até 2015 e tem por objetivo articular os atores sociais historicamente mobilizados em torno da melhoria da qualidade de vida de mulheres e crianças, com monitoramento por uma Comissão Nacional, e é considerado pela Organização das Nações Unidas (ONU) um modelo de mobilização e diálogo social para promoção dos objetivos do milênio.

Em 2005, o Ministério da Saúde apresentou a Agenda de Compromissos com a Saúde Integral da Criança e a Redução da Mortalidade Infantil. O objetivo da agenda é apoiar a organização de uma rede única integrada de assistência à criança, identificando as principais diretrizes a serem seguidas pelas instâncias estaduais e municipais. O documento propõe um conjunto de ações organizadas em linhas de cuidado, abrangendo a criança integralmente para que se supere a desarticulação entre os níveis de atenção, garantindo a continuidade da atenção.

Os principais eixos das linhas de cuidado elencadas na Agenda envolvem: o nascimento saudável (anticoncepção e concepção; prevenção, diagnóstico e tratamento das DSTs/AIDS; saúde dos adolescentes; atenção pré-natal ao parto e ao puerpério, e urgência e emergência maternas e neonatais); as crianças menores de 1 ano (cuidados com o recém-nascido (RN); acompanhamento do RN de risco; triagem neonatal; aleitamento materno; saúde em instituições de educação infantil e atenção às doenças prevalentes) e as de 1 a 6 anos e 7 a 10 anos (saúde em instituições de educação e atenção às doenças prevalentes).

Em 2006, a redução da mortalidade infantil como política de governo foi ratificada ao ser incluída entre as prioridades operacionais do Pacto pela Vida. Esse pacto contém um conjunto de compromissos sanitários, expressos em objetivos de processos e resultados e derivados da análise da situação de saúde do País e das prioridades definidas pelos governos federal, estaduais e municipais.

Atualmente, a Área de Saúde da Criança e Aleitamento Materno do Ministério da Saúde, considerando os compromissos assumidos pelo Governo brasileiro em defesa da criança, assim como o diagnóstico epidemiológico das condições de saúde da criança brasileira, elegeu como prioritárias as seguintes linhas de cuidado: incentivo e qualificação da vigilância do crescimento e desenvolvimento; atenção à saúde do recém-nascido; promoção, proteção e apoio ao aleitamento materno; vigilância da mortalidade infantil e fetal; e prevenção de violências e promoção da cultura de paz. É importante salientar que o Brasil é um dos poucos países que possuem uma política nacional de promoção, proteção e apoio ao aleitamento materno.

Apesar das diversas intervenções direcionadas à saúde da mulher e da criança, normatizadas e implementadas nas três esferas de governo e em todos os níveis de complexidade do sistema de saúde, há uma dificuldade concreta na compreensão das Políticas Nacionais de Saúde considerando os múltiplos recortes utilizados com base no tipo de problema de saúde, no tipo de serviço de atenção (urgência/emergência, pequenos hospitais etc.), em áreas de atenção (saúde bucal, portador de deficiência etc.) ou em segmentos populacionais (criança, adolescente, mulher, idoso etc.). Todos estes recortes lançam mão de instrumentos normativos que tentam uniformizar normas esparsas anteriores. No entanto, os diferentes recortes das políticas com coletâneas de normas permanecem complexos e de difícil compreensão, exigindo, muitas vezes, a leitura de diversas normas para um adequado entendimento.

A Área Técnica de Saúde da Criança, apesar de sua trajetória, não tem uma política nacional publicada pelo Ministério da Saúde como têm, por exemplo, as Políticas Nacionais de Alimentação e Nutrição e de Desenvolvimento Científico e Tecnológico. As normas são mais fragmentadas e dispersas em várias portarias.

Entre as políticas, os programas e as ações que dispõem de instrumentos normativos ou legislação específicos com repercussões na saúde da criança, vale destacar a implantação do Alojamento Conjunto, a Humanização do Pré-natal e Nascimento, o Método Mãe Canguru, a Iniciativa Hospital Amigo da Criança, os Bancos de Leite Humano, as Normas para Comercialização de Alimentos Infantis (NBCAL), a Triagem Neonatal, o Projeto Nascer – relacionado com a transmissão vertical da sífilis/HIV, as Unidades de Cuidados Intensivos e Intermediários Neonatais, a distribuição da Caderneta de Saúde da Criança a todas as crianças nascidas em território brasileiro, a vigilância do óbito infantil e fetal, a Rede Norte-Nordeste de Saúde Perinatal, a Rede Amamenta Brasil, entre outros.

O Quadro I.3.1 mostra um resumo das principais ações desenvolvidas na Área da Saúde da Criança, assim como ações de maior magnitude para a ampliação do acesso e a qualificação dos serviços para a população em geral, que tiveram especial influência na melhoria da situação de saúde infantil.

Conclui-se que foram muitos os avanços na Política de Saúde da Criança no Brasil nas últimas décadas. Tanto do ponto de vista normativo quanto da implementação de programas e estabelecimentos de pactos, essa foi uma área de destaque e com resultados importantes, demonstrados pela acentuada queda da taxa de mortalidade infantil e melhoria do estado nutricional e de saúde das crianças.

Quadro I.3.1. Principais ações desenvolvidas na área de saúde da criança, no âmbito do SUS, com repercussões para as crianças e que dizem respeito à proteção da criança no cenário nacional e internacional

Ano	Ações
1973	Programa Nacional de Imunização
1978	Declaração de Alma-Ata
1981	Programa Nacional de Incentivo ao Aleitamento Materno
1982	Alojamento Conjunto
1984	Programa de Assistência Integral à Saúde da Criança/Programa de Assistência Integral à Saúde da Mulher
1988	Constituição Federal e Bancos de Leite Humano
1990	Declaração Mundial da Criança e Estatuto da Criança e do Adolescente
1991	Programa de Agentes Comunitários de Saúde
1992	Iniciativa Hospital Amigo da Criança
1994	Programa de Saúde da Família
1995	Programa de Redução da Mortalidade Infantil e Programa Comunidade Solidária
1996	Piso da Atenção Básica
1998	Sistema de referências à gestante de alto risco e Atenção Integrada às Doenças Prevalentes na Infância (AIDPI)
1999	Unidade de Cuidado Intermediário Neonatal e Política Nacional de Medicamentos Genéricos
2000	Metas do Milênio e Programa de Humanização do Pré-natal
2001	Norma Operacional de Assistência à Saúde/2001 e Triagem Neonatal
2002	Projeto Nascer
2003	Fome Zero
2004	Projeto de Expansão da Estratégia Saúde da Família (PROESF) e Pacto de Redução da Mortalidade Materna e Infantil
2005	Agenda de Compromissos com a Saúde Integral da Criança
2006	Pacto pela Vida

BIBLIOGRAFIA

Aguiar RAT, Oliveira VB. As reformas na área da saúde: a emergência do Sistema Único de Saúde e as propostas de mudança do modelo assistencial. In: Alves CRL e Viana MRA. Saúde da família: cuidando de crianças e adolescentes. Belo Horizonte: Coopmed, 2006.

Brasil. Constituição Federal de 1988.

Brasil. Lei federal nº 8.069 de 13 de julho de 1990. Dispõe sobre o Estatuto da Criança e do Adolescente e dá outras providências. Diário Oficial da República Federativa do Brasil, Brasília, DF, 16 de julho de 1990. Seção 1, p. 13.563-13.577.

Brasil. Lei nº 8.080 de 19 de setembro de 1990.

Brasil. Lei nº 8.142 de 28 de dezembro de 1990.

Brasil. Ministério da Saúde. Atenção Integrada às Doenças Prevalentes na Infância. Disponível em: <http://www.saúde.gov.br/programas/scriança/criança/aidpi.htm>. Acessado em 1/12/2000.

Brasil. Ministério da Saúde. Metas da Cúpula Mundial em Favor da Infância-avaliação de meia década, 1990-1995. Brasília: Ministério da Saúde, 1997. 40 p.

Brasil. Ministério da Saúde. Pacto Nacional pela Redução da Mortalidade Materna e Neonatal. Ministério da Saúde, 2004. Disponível em: <http://dtr2002.saude.gov.br/proesf/Site/Arquivos_pdf_word/pdf/Pacto%20Aprovado%20na%20Tripartite.pdf>. Acessado em 21/11/2008.

Brasil. Ministério da Saúde. Programa Nacional de Incentivo ao Aleitamento materno – PNIAM. Brasília: Ministério da Saúde, 1991. 41 p.

Brasil. Ministério da Saúde. Projeto para Redução da Mortalidade na Infância. Brasília: Ministério da Saúde, 1995. 40 p.

Brasil. Ministério da Saúde/SNPES/Dinsami. Unicef. Opas. Sociedade Brasileira de Pediatria. Programa de Assistência Integral à Saúde da Criança. Aleitamento Materno e Orientação Alimentar para o Desmame. 3 ed. Brasília: Ministério da Saúde, 1986. 22 p.

Brasil. Ministério da Saúde/SNPES/Dinsami. Unicef. Opas. Sociedade Brasileira de Pediatria. Programa de Assistência Integral à Saúde da Criança. Assistência e Controle das Doenças Diarréicas. 2ª ed. Brasília: Ministério da Saúde, 1986. 22 p.

Brasil. Ministério da Saúde/SNPES/Dinsami. Unicef. Opas. Sociedade Brasileira de Pediatria. Programa de Assistência Integral à Saúde da Criança. Assistência e Controle das Infecções Respiratórias Agudas (IRA). 2 ed. Brasília: Ministério da Saúde, 1986. 22 p.

Brasil. Ministério da Saúde/SNPES/Dinsami. Unicef. Opas. Sociedade Brasileira de Pediatria. Programa de Assistência Integral à Saúde da Criança. Controle de Doenças Preveníveis por Imunização. 2ª ed. Brasília: Ministério da Saúde, 1986. 22 p.

Brasil. Ministério da Saúde/SNPES/Dinsami. Unicef. Opas. Sociedade Brasileira de Pediatria. Programa de Assistência Integral à Saúde da Criança. Acompanhamento do Crescimento de Desenvolvimento. 3 ed. Brasília: Ministério da Saúde, 1986. 11p.

Brasil. Ministério da Saúde. Agenda de Compromissos para a Saúde Integral da Criança e Redução da Mortalidade Infantil. Brasília: Ministério da Saúde, 2005. 80 p.

Declaração de Alma-Ata. In: Conferência internacional sobre cuidados primários de saúde, 1978, Alma-Ata, Cazaquistão, União das Repúblicas Socialistas Soviéticas. Relatório. Brasília, DF: Organização Mundial da Saúde (OMS), Fundo das Nações Unidas para a Infância (Unicef), 1979.

Instituto Brasileiro de Geografia e Estatística. Evolução e perspectivas da mortalidade infantil no Brasil. Rio de Janeiro: IBGE, 1999.

Kessner DM, Kalk C, SINGER J. Assessing health quality – a case for tracer. New England J Med 1973; 288:189-94.

Osis MJMD. PAISM: um marco na abordagem da saúde reprodutiva no Brasil. Cad Saúde Pública 1998; 1(Supl 14): 25-32.

Peliano AMTM, Rezende LFL, Beghin N. Comunidade solidária, estratégia de combate à fome e pobreza. Revista Planejamento e

Políticas Públicas 1995. Disponível em: <www.ipea.gov.br/pub/ppp/ppp12/parte2.pdf>. Acessado em 21/11/2008.

Rea MF. The Brazilian national breastfeeding program: a success story. Int J Gynecol Obstet 1990; 31:79-82.

Unicef. Situação mundial da infância. Sobrevivência infantil. Nova York: Nações Unidas, 2008.

Unicef. Um mundo para as crianças. Relatório da Sessão Especial da Assembléia Geral das Nações Unidas sobre a Criança. As metas das Nações Unidas para o milênio. Nova York: Nações Unidas, 2002.

Victora CG. Intervenções para reduzir a mortalidade infantil pré-escolar e materna no Brasil. Rev Bras Epidemiol 2001; 4(1):3-53.

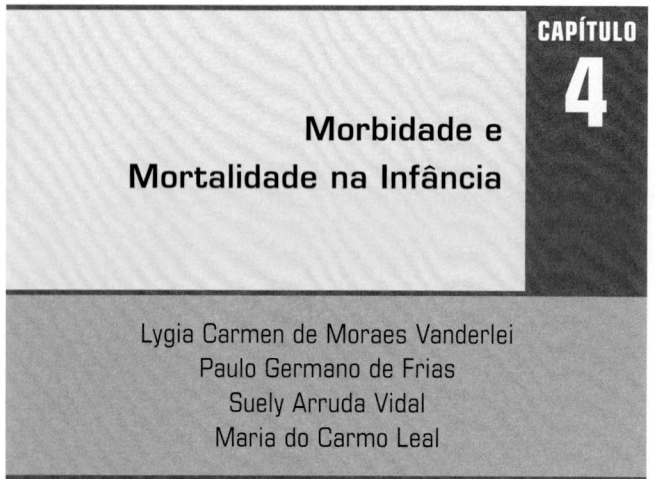

CAPÍTULO 4
Morbidade e Mortalidade na Infância

Lygia Carmen de Moraes Vanderlei
Paulo Germano de Frias
Suely Arruda Vidal
Maria do Carmo Leal

MORTALIDADE INFANTIL E NA INFÂNCIA

A priorização da criança nas políticas sociais públicas é consensual entre as diretrizes governamentais da maioria dos países do mundo, a despeito de seu nível de desenvolvimento socioeconômico ou das características de seu sistema sociopolítico-econômico. No Brasil, a primazia à criança é assegurada pela Lei Federal nº 8.069 de 13/7/1990, conhecida como o Estatuto da Criança e do Adolescente, que reafirma a prioridade à criança na proteção, no atendimento nos serviços públicos, na formulação e execução das políticas sociais e destinação de recursos.

No entanto, em que pese o interesse das nações para garantir proteção, promoção e manutenção da saúde infantil, a magnitude da mortalidade e do adoecimento neste grupo populacional persiste elevada como consequência da situação de exclusão social em que vive uma parte expressiva da população mundial. As condições de adversidade do ambiente afetam particularmente as crianças pela imaturidade imunológica associada ao desafio do aprendizado de conviver com as agressões do mundo vivo que as circunda. Consequentemente, a mortalidade infantil é um dos mais sensíveis indicadores de condição de vida, sendo utilizada em todos os continentes. Quando se pretende enfatizar o desenvolvimento tanto econômico quanto humano nos distintos países, a mortalidade na infância é uma das principais medidas indicativas.

O indicador de mortalidade infantil – a taxa de mortalidade infantil (TMI), é calculada pelo número de óbitos em menores de 1 ano dividido pelo número de nascidos vivos (nv) no mesmo ano e local, multiplicado por mil. É decomposto em duas partes: *mortalidade infantil neonatal* (do nascimento até 27 dias), que, por sua vez, pode ser decomposta em dois componentes: mortalidade neonatal precoce (do nascimento até 6 dias) e mortalidade neonatal tardia (do 7º dia até o 27º dia de vida completo); e *mortalidade infantil pós-neonatal* (do 28º dia até o 364º dia de vida completos). O indicador de *mortalidade na infância* – taxa de mortalidade na infância (TMM5) – é calculado pelo número de óbitos em menores de 5 anos dividido pelo número de nascidos vivos, no mesmo período e local, e multiplicado por mil.

Uma vez que a saúde é uma das dimensões mais integrais da qualidade de vida do ser humano, o compromisso social do Estado e da sociedade com as crianças é traduzido em políticas públicas aplicadas que aumentem o acesso a bens e serviços básicos. Entretanto, a inexistência de um sólido investimento em educação da população e na geração de empregos para a família que priorize uma abordagem mais coordenada sobre a situação de vida de forma simultânea, compromete a eficácia dessas políticas, limitando-as a melhorias pontuais, com perda do impacto que poderiam fazer sobre a saúde infantil.

De acordo com as estimativas da Organização Mundial de Saúde (OMS), quase 40% das mortes de menores de 5 anos, o equivalente a 3,7 milhões em 2004, ocorre nos primeiros 28 dias de vida, sendo que três quartos destes óbitos acontecem durante a primeira semana de vida, a maioria deles por causas preveníveis. Contudo, estas proporções variam de acordo com o nível de desenvolvimento socioeconômico do país, a cobertura e a qualidade dos serviços de saúde. Desta maneira, dados referentes a 2004 mostram que um bebê nascido em um país menos desenvolvido tem 14 vezes mais probabilidade de morrer durante os primeiros 28 dias de vida do que um nascido em um país industrializado.

É importante contextualizar que, em muitos países do mundo, principalmente os desenvolvidos, a superação das elevadas TMIs e TMM5s se deu por meio de investimentos nas áreas sociais, entre elas a saúde, com melhoria expressiva das condições de vida. Por outro lado, em outros países, como no caso brasileiro, esse decréscimo ocorreu mesmo sem significativos ganhos na qualidade de vida, mas mediante a implantação de políticas públicas efetivas, por prevenção de um grande número de óbitos considerados evitáveis por ações de atenção à saúde ou da parceria do setor de saúde com outros setores.

No Quadro I.4.1 podem-se comparar alguns indicadores sociais e de renda de países desenvolvidos e em desenvolvimento com as taxas de mortalidade infantil,

Quadro I.4.1. Indicadores socioeconômicos (2006) e taxas de mortalidade infantil (TMI), neonatal (TMNN) e na infância (TMM5) em alguns países desenvolvidos e da América Latina (2007)

Indicadores Países	Pop>15a alfabetizada (% da pop)	Água potável (% da pop)	Esgotamento sanitário (% da pop)	RNB* (US$) per capita	TMI por 1.000 nv	TMNN por 1.000 nv	TMM5 por 1.000 nv
Argentina	98	96	91	6.050	15	10	16
Bolívia	90	86	43	1.260	48	24	57
Brasil	91	91	77	5.910	20	13	22
Canadá	100**	100	100	39.420	5	3	6
Chile	97	95	94	8.350	8	5	9
Colômbia	94	93	78	3.250	17	13	20
Costa Rica	96	98	96	5.560	10	8	11
Cuba	100	91	98	***	5	4	7
Estados Unidos	92**	99	100,0	46.040	7	4	8
México	92	95	81	8.340	29	11	35
Paraguai	94	77	70	1.670	24	12	29
Peru	91	84	72	3.450	17	11	20
Uruguai	98	100	100	6.380	12	7	14
Venezuela	93	83	68	7.320	17	11	19

Fonte: Situação Mundial da Infância 2009 – Unicef.
*Renda Nacional Bruta.
**Razão líquida de matrícula/frequência na escola primária.
***Escala de renda média (3.706 a 11.455 dólares).

neonatal e na infância, observando-se que não existe uma relação fixa entre taxa de mortalidade infantil e na infância e PIB *per capita*. É importante que se considere que os valores apresentados sobre as taxas de mortalidade em 2007 representam as melhores estimativas disponíveis no período de elaboração do informe Unicef, com base nas tarefas do Grupo Interorganismos sobre Estimativas de Mortalidade Infantil, e portanto podem divergir das estimativas oficiais dos referidos países.

No Brasil, acompanhando a tendência mundial, a mortalidade infantil vem declinando progressivamente ao longo das últimas décadas. Conforme dados recentes da Organização Mundial de Saúde, a TMI, que em 1990 correspondia a 48 óbitos por 1.000 nascidos vivos, diminuiu para 20 óbitos em 2007, mostrando redução média de mais da metade do indicador. No mesmo período, os óbitos de crianças até 5 anos de idade recuaram de 58 para 22 por 1.000 nascidos vivos.

Diversos fatores têm sido relatados como importantes no processo do decréscimo da mortalidade infantil ao longo das três últimas décadas, a saber: diminuição da taxa de fecundidade total (média de filhos tidos por mulheres em idade fértil); aumento do acesso ao saneamento básico; melhoria geral das condições de vida, da segurança alimentar e nutricional e do grau de instrução materna; maior acesso aos serviços de saúde e ampliação da cobertura da Estratégia de Saúde da Família, além do desenvolvimento de tecnologias médicas, a exemplo da imunização, da terapia de reidratação oral, aumento da prevalência do aleitamento materno, entre outros.

No entanto, apesar da tendência decrescente nos últimos anos, várias localidades documentaram a estagnação, e quando não, o recrudescimento da mortalidade infantil. A persistência de importantes diferenciais nas TMIs entre regiões brasileiras, variando entre 13,8 óbitos por 1.000 nascidos vivos no Sul a 31,6 no Nordeste no ano de 2005, denuncia as desigualdades nos investimentos em áreas submetidas a precárias condições de vida (Quadro I.4.2).

As citadas diferenças regionais na mortalidade infantil e na infância no Brasil se acompanham da desigualdade na qualidade de informações para o cálculo e análise do seu indicador, que apresentam limitações dependendo dos dados fornecidos pelas diferentes unidades da Federação. Dados da Rede Interagencial de Informações

Quadro I.4.2. Indicadores socioeconômicos e taxa de mortalidade infantil (TMI) em regiões brasileiras e estados selecionados

Indicadores Estados	Taxa de analfabetismo > 15 anos (2006) (%)	PIB per capita R$ (2005)	TMI (1.000 nv) (2005)
Brasil	10,4	11.658,11	21,2
Norte	11,3	7.247,02	23,4
Nordeste	20,7	5.498,02	31,6
Maranhão	22,8	4.149,54	32,7
Piauí	26,2	3.699,84	28,7
Ceará	20,6	5.053,92	27,5
R.G. do Norte	21,8	5.947,88	33,6
Paraíba	22,7	4.689,80	33,9
Pernambuco	18,5	5.931,35	32,2
Alagoas	26,4	4.686,81	44,4
Sergipe	18,2	6.820,85	32,2
Bahia	18,6	6.582,76	29,2
Centro-Oeste	8,3	14.604,44	17,8
Sudeste	5,9	15.467,82	14,2
Sul	5,7	13.207,81	13,8
Paraná	6,5	12.339,08	14,6
Santa Catarina	5,1	14.539,16	12,6
R.G. do Sul	5,2	13.309,62	13,7

Fonte: Brasil. IDB-2007. Indicadores e Dados Básicos para a Saúde.

para a Saúde (Ripsa) mostram, a partir de métodos diretos e estimativas indiretas, as diferenças no risco de morte entre os estados brasileiros para o ano de 2005.

Dessa forma, apenas nos sete estados das regiões Sul e Sudeste, no Distrito Federal e no Mato Grosso do Sul, região Centro-Oeste, as TMIs são calculadas por métodos diretos, ou seja, o cálculo é realizado utilizando as informações coletadas pelos Sistemas de Informação em Saúde do Ministério da Saúde (Sistema de Informação sobre Mortalidade – SIM – e o Sistema de Informação sobre Nascidos Vivos – Sinasc). Nos demais estados brasileiros, a precariedade das informações de óbitos de menores de 1 ano e/ou de nascidos vivos resulta na subenumeração dos mesmos, comprometendo o seu uso. Por conseguinte, principalmente no Norte e Nordeste, a TMI é realizada por estimativas indiretas, geralmente a partir de dados dos censos demográficos e pesquisas nacionais por amostra de domicílios (PNAD). Tais estimativas recorrem a modelos estatísticos que fornecem uma ideia da situação, porém podem levar a distorções no resultado e nada dizem sobre as causas do óbito.

Nesse contexto, os diferenciais das TMIs observados entre as regiões geográficas brasileiras se reproduzem entre os diversos estados de uma mesma região, entre as cidades de um mesmo estado e mesmo em localidades de um mesmo município. Assim, o estado de Alagoas, na região Nordeste, apresentou em 2005 uma TMI de 44,39 e o Ceará, de 27,54, levando à diferencial de risco de 1,6 vez. Para a região Sul, as diferenças foram menores, de 14,55 no Paraná a 12,59 em Santa Catarina. A amplitude do risco entre os estados de Alagoas (44,39) e de Santa Catarina (12,59) determina uma probabilidade de morte 3,5 vezes maior para uma criança nascida em Alagoas (Quadro I.4.2).

Além da magnitude dos indicadores, o perfil de morbidade e mortalidade também vem apresentando mudança considerável nas últimas décadas. Para os países desenvolvidos, a substancial melhora nas condições de vida determinou a chamada *transição epidemiológica*. Nesta situação, ocorreu a superação de doenças e agravos definidos como do atraso, a exemplo das doenças imunopreveníveis, a desnutrição, a diarreia e as pneumonias e a ascensão de outras, como as malformações congênitas, doenças genéticas e as afecções perinatais.

No Brasil, o quadro atual de morbimortalidade infantil e na infância tem se caracterizado pela sobreposição de doenças típicas de países subdesenvolvidos com as das nações desenvolvidas, caracterizando o que se descreve como *polarização epidemiológica*. Desse modo, nos dados nacionais referentes ao ano de 2007, as afecções perinatais persistem como as principais causas básicas de óbitos infantis (60%), seguidas pelas malformações congênitas, que se mantêm em segundo lugar desde 1999 e, pela primeira vez, as doenças do aparelho respiratório passam a representar a terceira causa de morte infantil no País, superando as doenças infecciosas e parasitárias, que ocupam o quarto lugar.

Esse comportamento nacional se reproduz nas capitais dos estados, como mostra o Quadro I.4.3, que apresenta o número e o coeficiente de mortalidade infantil (CMI) por causas básicas de óbito entre as crianças residentes na cidade do Recife. Observa-se que as afecções perinatais foram as primeiras causas de óbito (7,2% nv), seguidas das malformações congênitas (3% nv) e que as doenças infecciosas e parasitárias e as do aparelho respiratório se encontram na terceira posição (0,7% nv).

É importante considerar que, ao contrário do ocorrido em países como Canadá, Cuba, Chile e Costa Rica, que conseguiram redução simultânea da mortalidade pós-neonatal e neonatal, no Brasil não houve mudança significativa do componente neonatal nas últimas décadas, como mostra a Fig. I.4.1. A redução média anual da TMI no País foi de 4,8% ao ano entre 1990 e 2007, tendo o componente pós-neonatal apresentado maior tendência de queda (7,3% ao ano) e o neonatal precoce, a menor (3,1% ao ano).

Este fato se explica por ser a faixa etária pós-neonatal mais suscetível às ações de promoção, prevenção, diagnóstico e tratamento precoce, mediante o emprego de tecnologias simplificadas e de baixo custo, assim como da melhoria das condições ambientais. Já o componente neonatal reflete melhor a qualidade da atenção à saúde recebida pelas crianças e mães do que o bem-estar social, além dos fatores biológicos, de prevenção mais difícil. As intervenções nesta faixa etária, por serem mais complexas, necessitam de investimentos em serviços hospitalares. Por outro lado, procedimentos rotineiros e simples de atenção ao pré-natal, ao parto e ao recém-nascido não parecem estar sendo aplicados adequadamente pelos serviços de saúde.

No entanto, apesar da mortalidade pós-neonatal apresentar a maior queda, sua persistência até nas regiões mais desenvolvidas do País apresenta-se como um problema, já que a maioria das mortes, frequentemente

Quadro I.4.3. Número e coeficiente de mortalidade infantil (CMI) por causa básica (Capítulo CID-10). Recife, 2007

Causas básicas (Cap. CID-10)	Número de mortes	CMI (por 1.000 nv)
Algumas afecções perinatais	159	7,2
Malformação congênita	67	3
Doenças infecciosas e parasitárias	16	0,7
Doenças do aparelho respiratório	15	0,7
Causas externas	14	0,6
Doenças endócrinas	3	0,1
Demais causas	12	0,5
Total	**283**	**12,8**

Fonte: Diretoria de Vigilância à Saúde da Secretaria de Saúde do Recife.
Nota: O CM de < 1 ano foi calculado por 1.000 nv (Sinasc 2007).

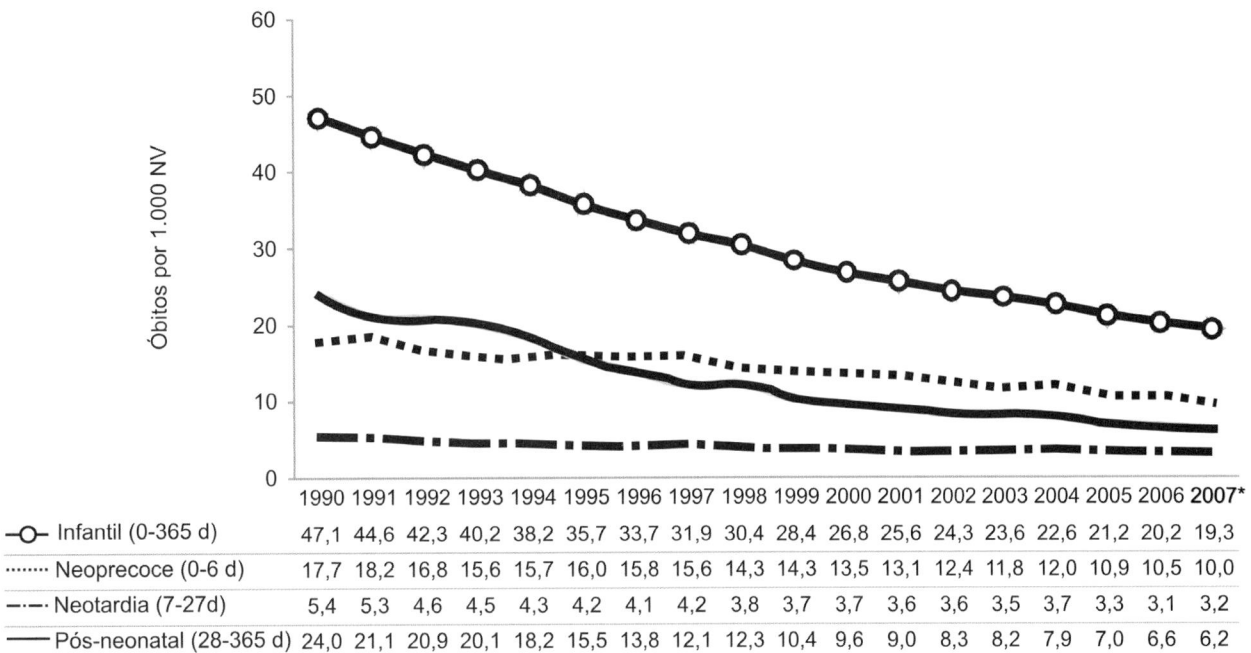

Fig. I.4.1. Taxa de mortalidade infantil e seus componentes. Brasil, 1990-2007. *Fonte:* Manual de vigilância do óbito infantil e fetal, MS, 2009.

associadas à desnutrição e a doenças infecciosas, destacando-se as diarreias e pneumonias, são potencialmente evitáveis.

A definição de políticas públicas voltadas para a superação dos problemas relacionados com a morbimortalidade materna e perinatal, o acesso e o padrão de utilização dos serviços de saúde implicam necessariamente o conhecimento prévio da magnitude, perfil de morbidade e mortalidade por causas e os fatores relacionados com o seu decréscimo. O uso de alguns recursos simplificados, em cenários caracterizados pela insuficiência e inadequação de serviços de atenção ao recém-nascido prematuro, a exemplo do Método Mãe Canguru, pode trazer benefícios inestimáveis ao fortalecimento do vínculo mãe-bebê, com a redução de mortes neonatais.

Para redução desses óbitos, impõe-se melhor compreensão da sua ocorrência nas unidades de saúde e das estruturas disponíveis para a prestação de serviços nas maternidades. O investimento na reestruturação da assistência à gestante e ao bebê, iniciando-se com a humanização do atendimento e a garantia do trabalho articulado da atenção básica com a assistência ao parto e ao recém-nascido, torna-se fundamental para a reversão do quadro estabelecido no País.

MORBIDADE

Apesar de ser considerado um parâmetro básico para o estabelecimento das necessidades de saúde infantil, o conhecimento sobre o perfil de morbidade de crianças menores de 5 anos que não demande internações hospitalares no Brasil ainda é limitado. Isto ocorre pela representatividade restrita dos registros ambulatoriais existentes, uma vez que dependem da cobertura dos serviços de saúde.

No entanto, conhecer o perfil dos agravos que determinaram as internações hospitalares de crianças menores de 5 anos, assim como as características socioeconômicas e demográficas das suas famílias, permite a obtenção de dados para o planejamento de ações específicas na sua redução. Alguns autores consideram que as informações sobre a magnitude e as causas de hospitalização são importantes indicadores da qualidade da assistência oferecida e indicadores indiretos da resolubilidade do sistema ambulatorial.

O Quadro I.4.4, baseando-se nos dados da Pesquisa Nacional de Demografia e Saúde da Mulher e da Criança (PNDS 2006) publicada em 2008, mostra que pouco mais de 12% das crianças menores de 5 anos foram hospitalizadas no ano anterior à pesquisa e que as principais doenças que geraram as hospitalizações foram as bronquites e pneumonias, que corresponderam a 26,8% e 21,7%, respectivamente, seguidas das diarreias, que obtiveram 18,9% das hospitalizações infantis, do total de 4.817 crianças internadas.

Entretanto, o perfil de hospitalizações apresenta as mesmas desigualdades regionais anteriormente descritas, distribuídas nos diferentes segmentos sociais, afetando, sobretudo, crianças pertencentes às famílias com piores condições de vida, com menos acesso aos serviços de saúde e consequente retardo na obtenção de atenção adequada, o que favorece o agravamento das doenças e aumenta os riscos de hospitalização.

Quadro I.4.4. Distribuição percentual das internações de crianças menores de 5 anos segundo características sociodemográficas. Brasil, 2006

Características	Causas da internação					Crianças internadas (%)	Total de crianças
	Diarreia (%)	Pneumonia (%)	Bronquite (%)	Não sabe (%)	Outros (%)		
Idade (meses)							
<6 m	2,6	16	2,8	37,9	40,3	8,4	495
6-11 m	11,7	37	26,9	0,5	27,8	8	486
12-23 m	30,7	12,5	34,6	0,4	28	15,8	921
24-35 m	19,3	23,7	29,6	3,4	33	16,6	976
36-47 m	16,9	27,7	26,8	10,6	34,5	13	983
48-59 m	12,4	19,8	20,3	10,7	40,5	8,2	956
Região							
Norte	36,4	26,8	18,1	1,2	33,2	14,1	1.023
Nordeste	28,4	22,2	30,3	4,9	25,6	13,6	924
Sudeste	7,4	16,8	29,2	13,1	37,6	11,6	955
Sul	16,4	23,5	23,5	2,6	40,3	11,1	924
Centro-Oeste	17,5	35,4	17,8	6,1	30,5	11	991
Residência							
Urbana	17,5	19,8	24,5	6,9	36,3	12,7	3.158
Rural	26,2	31,4	38,6	10,6	17,7	10,5	1.659
Anos de estudo da mãe							
Nenhum	29,2	10,5	32,8	16,9	13	13,7	162
1-3	30,7	18	24,5	0,1	30,4	15,8	572
4	18,7	19	20,9	27,2	24,3	16,7	530
5-8	17,1	32,4	28,1	2,8	35,5	11,6	1.709
9-11	17,3	16,4	27,1	7,2	34,8	12,4	1.504
12 e mais	4,9	3,2	35,1	3,2	54,7	5,6	312
Total	**18,9**	**21,7**	**26,8**	**7,5**	**33,3**	**12,3**	**4.817**

Fonte: MS/PNDS-2006.

Nesse sentido, observa-se que as internações referidas ocorreram em maior proporção nas idades de 12 a 47 meses, concentrando-se nas regiões Norte e Nordeste e nos filhos de mães com menor nível de escolaridade. Destaca-se ainda que, do total de crianças hospitalizadas em decorrência de diarreia, 31% tinham de 12 a 23 meses de idade, com predominância dos meninos e residiam majoritariamente nas regiões Norte e Nordeste (com valores de 36% e 28%, respectivamente), preponderantemente em áreas rurais.

Outra informação que merece reflexão é a alta associação entre os anos de estudo das mães e a prevalência de internação de seus filhos por doença diarreica. Assim, se nas mulheres com menos de 3 anos de estudo esse valor era de 30%, entre as mães com 12 anos ou mais ele diminui para 5%, apontando que a iniquidade de acesso às políticas públicas sociais é um dos principais fatores associados ao aumento das internações por doenças diarreicas.

Desta maneira, os dados do Quadro I.4.4 evidenciam melhor a desigualdade das características regionais de hospitalização, com um perfil de morbidade mais "avançado" nas regiões Sul/Sudeste/Centro-Oeste e um mais "atrasado" no Norte/Nordeste. Cabe a discussão do papel desempenhado pelo setor de saúde como instrumento de redução das iniquidades, na garantia do acesso e da qualidade da atenção nos serviços de saúde. A prestação de serviços centrada na assistência médica curativa, em detrimento de atividades de promoção, prevenção, diagnóstico e tratamento precoce, tem não só perpetuado, como também intensificado as desigualdades nos perfis de adoecimento e morte da população infantil. Neste sentido, reproduz-se a ainda atual "Lei dos Cuidados Inversos de Hart", revelando menor oferta de cuidados assistenciais à população que os necessita mais.

Diante desse cenário, o desafio que se coloca tanto na atenção básica como na de média e alta complexidade, é o da necessidade da oferta de distintas intervenções, fruto do perfil epidemiológico polarizado, acarretando maior esforço para o planejamento e o desenvolvimento das atividades que contemplem a diversidade dos problemas de saúde apresentados. Para fazer frente a esta situação, o Ministério da Saúde vem consolidando paulatinamente a mudança do antigo modelo de atenção, por meio da eleição da estratégia dos Programas de Agentes Comunitários (PACs) e de Saúde da Família (PSF), implantados a partir do início da década de 1990, como eixo estruturante do modelo de atenção à saúde.

No referido modelo, a unidade de saúde funciona como uma porta de entrada para o Sistema de Saúde, dispondo de uma equipe mínima composta de um médico, um enfermeiro, um auxiliar ou técnico de enfermagem e quatro a seis agentes de saúde, que tem responsabilidade sanitária sobre uma área adscrita com população de aproximadamente 750 famílias. O PSF prioriza as ações de promoção, proteção e recuperação da saúde dos indivíduos e da família, com enfoque maior para os grupos de risco, trabalhando com o princípio da vigilância à saúde, e fortalecendo, desta forma, a atenção primária.

Concluindo, podem-se constatar alguns avanços no perfil epidemiológico da saúde das crianças brasileiras desde a última década, com manutenção de um perfil ainda de "atraso" epidemiológico, agravado pelas desigualdades que caracterizam a situação sociossanitária das crianças e famílias pobres do País. A Estratégia da Saúde da Família, com atuação prioritária nas localidades onde persistem precariedades de condições de vida, pode representar um recurso importante para enfrentamento do problema com resultados sobre a melhoria da assistência pré-natal e da ampliação da cobertura da atenção populacional.

Finalmente, o sucesso do novo modelo assistencial está atrelado ao adequado funcionamento da rede integrada de atenção à saúde do SUS, que contempla a atenção básica e a média e alta complexidade. Em outras palavras, para a prevenção das causas da mortalidade infantil, particularmente o componente neonatal, além da atenção pré-natal, sempre será necessária adequada atenção no âmbito hospitalar.

BIBLIOGRAFIA

Araújo, JD. Polarização epidemiológica no Brasil. Informe Epidemiológico do SUS, Brasília, 1992; 1(2):5-16.

Brasil. Ministério da Saúde. Metas da Cúpula Mundial em Favor da Infância-avaliação de meia década,1990-1995. Brasília, DF, 1997. 40 p.

Brasil. Ministério da Saúde. Plano de intensificação de ações para a redução da mortalidade infantil e materna. Brasília, DF, 2000. 24 p.

Brasil. Ministério da Saúde. Portaria nº 1.886 de 18 de dezembro de 1997. Aprova as normas e diretrizes do Programa de Agentes Comunitários de Saúde e do Programa de Saúde da Família. Diário Oficial da República Federativa do Brasil, Brasília, DF, 22 de dezembro de 1997. Seção 1, p. 11-13.

Brasil. Ministério da Saúde. Rede Interagencial de Informações para a Saúde – RIPSA/Indicadores e dados básicos para a saúde [tabelas] – IDB-2007. Disponível em: <http://tabnet.datasus.gov.br/cgi/idb2007/matriz.htm>. Acessado em 15/5/2009.

Brasil. Ministério da Saúde. Secretaria de Atenção à Saúde. Departamento de Ações Programáticas. Saúde da Criança e Aleitamento Materno. Secretaria de Vigilância em Saúde. Departamento de Análise de Situação de Saúde. Coordenação Geral de Informação e Análise Epidemiológica. Brasília: Editora do Ministério da Saúde, 2009. 77 p.

Brasil. Ministério da Saúde. Secretaria de Ciência, Tecnologia e Insumos Estratégicos. Departamento de Ciência e Tecnologia. Pesquisa Nacional de Demografia e Saúde da Mulher e da Criança – PNAD 2006. Brasília, DF, 2008.

Duarte CMR. Reflexos das políticas de saúde sobre as tendências da mortalidade infantil no Brasil: revisão da literatura sobre a última década. Cad Saúde Pública 2007; 23:1.511-1.528.

Frias PG, Pereira PMH, Andrade CLT, Szwarcwald CL. Sistema de Informações sobre Mortalidade: estudo de caso em municípios com precariedade de dados. Cad Saúde Pública 2008; 24(10):2.257-2.266.

Frias PG, Pereira PMH, Giugliani ERJ. Políticas de saúde direcionadas às crianças brasileiras: breve histórico com enfoque na oferta de serviços a partir de traçadores. In: Saúde Brasil 2008. Ministério da Saúde, 2009 (no prelo).

Hart JT. Commentary: three decades of the inverse care law. BMJ 2000; 320:18-9.

Jobim R, Aerts D. Mortalidade infantil evitável e fatores associados em Porto Alegre, Rio Grande do Sul, Brasil, 2000-2003. Cad Saúde Pública 2008; 24(1):179-187.

Lansky S, Franca E, Perpétuo IH, Ishitani L. A mortalidade infantil: tendências da mortalidade neonatal e pós-neonatal. In: 20 anos do SUS. Ministério da Saúde, 2009 (no prelo).

Laurenti R. Transição demográfica e epidemiológica. In: Congresso Brasileiro de Epidemiologia, 1º de setembro de 1990, Campinas, São Paulo. Anais. Rio de Janeiro: Associação Brasileira de Pós-graduação em Saúde Coletiva (Abrasco), 1990:143-165.

Mello MHP, Gotlieb SLD, Laurenti R. A saúde no Brasil: análise do período 1996 a 1999. Brasília: Organização Pan-americana da Saúde, 2001. 244.: il.

Nunes A, Santos JRS, Barata RB, Vianna SM. Medindo as desigualdades em saúde no Brasil: uma proposta de monitoramento. Brasília: Organização Pan-americana de Saúde, Instituto de Pesquisa Econômica Aplicada, 2001. 224p. : il.

Oliveira LAP. A mortalidade infantil recente e a dinâmica social. In: Simões CCS (org.). Perfil estatístico de crianças e mães no Brasil: mortalidade infantil e saúde na década de 80. Rio de Janeiro: FIBGE (Fundação Instituto Brasileiro de Geografia e Estatística), 1989:49-54.

Organização Mundial de Saúde. Relatório Estatísticas Sanitárias Mundiais. OMS, 2009. Disponível em: <http://www.saudebusinessweb.com.br/noticias/index.asp?cod=57634>. Acessado em 27/5/2009.

Puffer RR, Serrano CV. Patterns of mortality in childhood. Washington, DC: Panamerican Health Organization (Paho), 1973. [Scientific Publication, 262.]

Romero DE, Szwarcwald CL. Crisis económica y mortalidad infantil en Latinoamérica desde los años ochenta. Cad de Saúde Pública 2000; 16(3):799-814.

Simões CCS. Perfis de saúde e de mortalidade no Brasil: uma análise de seus condicionantes em grupos populacionais específicos. Brasília: Organização Pan-americana de Saúde, 2002. 141p.:il.

Szwarcwald CL, Leal MC, Jourdan AMF. Mortalidade infantil: o custo social do desenvolvimento brasileiro. In: Leal MC, Sabroza PC, Rodriguez RH (orgs). Saúde, ambiente e desenvolvimento. São Paulo/Rio de Janeiro: Hucitec/Abrasco, 1992: 251-78.

Unicef. Estado mundial de la infância 2009. División de Comunicaciones, Unicef 3 UN Plaza, NY, NY 10017, EEUU. Diciembre de 2008.

CAPÍTULO 5

Crescimento e Desenvolvimento na Infância e na Adolescência

Isabella Chagas Samico
Maria Madalena Monteiro Rosa de Oliveira
Tânia Moisa da Silva Marinho
Thereza Selma Soares

INTRODUÇÃO

Crescimento é a modificação física, do peso, do volume e do tamanho dos tecidos e dos órgãos do organismo decorrente de alterações no número ou volume das células. O crescimento faz parte dos complexos processos que transformam o ovo em embrião, feto, criança, adolescente e, finalmente, em pessoa adulta. É habitualmente caracterizado por incremento físico, por exemplo, aumento do volume do tecido linfoide que ocorre até os 6 a 8 anos de idade. Mas, também, no processo de crescimento, pode ocorrer redução – como a diminuição do mesmo tecido linfoide, que após aumentar de volume, reduz-se até alcançar o volume característico da vida adulta. O crescimento é avaliado por medidas físicas como peso e altura.

Desenvolvimento significa modificação funcional das células, tecidos ou órgãos corpóreos. Também é um processo observado nas transformações do ovo em indivíduo adulto. Habitualmente, desenvolvimento implica aquisição ou aperfeiçoamento de funções. A aquisição da capacidade de solucionar problemas aritméticos cada vez mais complexos é um exemplo que demonstra incremento funcional. Mas, no processo de desenvolvimento, pode-se observar redução da capacidade funcional. Um bom exemplo é o da digestão da lactose. Este açúcar é digerido facilmente antes dos 4 ou 5 anos de idade; mas, quando há redução ontogenética da lactase em certas crianças nessa faixa etária, a lactose não é metabolizada pelo intestino. O desenvolvimento é avaliado por testes funcionais: capacidade de o indivíduo digerir certa quantidade de lactose (prova de sobrecarga da lactose) ou pela habilidade em resolver problemas aritméticos de complexidade variável.

O processo de crescimento e desenvolvimento (CD) do ser humano está intimamente relacionado com as características normais e a saúde do embrião, do feto, da criança e do adolescente, e é definido e avaliado por mudanças em tamanho e maturação do organismo até a fase adulta.

O CD de um indivíduo representa a interação entre o potencial genético e o ambiente físico e social, o que lhe confere características complexas e dinâmicas. Não é um processo uniformemente contínuo, pois se constitui de fases rápidas (aceleração) seguidas de fases mais lentas (desaceleração), e é sujeito à grande variabilidade individual. O período pré-natal, os 3 primeiros anos de vida pós-natal e a adolescência são as fases em que o CD apresenta aceleração.

O acompanhamento do CD é reconhecido como uma ação básica que permeia toda a atenção à saúde da criança e do adolescente. O CD é um dos melhores indicadores de saúde de uma população, por apresentar estreita dependência de fatores ambientais. No Brasil, o estado nutricional de crianças abaixo de 5 anos tem se modificado ao longo das últimas décadas: de um cenário de elevada frequência de desnutrição a outro, mais recente, de prevalência significativa de sobrepeso. A velocidade dessa transição é variável, entretanto, demonstra as desigualdades importantes entre as diversas regiões do Brasil, ilustrando a relação entre o CD e condições biológicas e socioambientais.

FATORES QUE INFLUENCIAM O CD

Genéticos

Os genes herdados dos pais definem a maior ou menor capacidade de crescer e se desenvolver, ou seja, o potencial genético. Em ambiente adequado, esse potencial é responsável por cerca de 80% das variações do crescimento. Em ambiente hostil, a genética influi apenas em 50% a 60% das modificações observadas, ou seja, nessa última situação, as condições externas são extremamente importantes. Especialmente nas crianças menores de 5 anos, os fatores ambientais têm influência mais expressiva que os genéticos.

Nutrição

A nutrição inadequada interfere nas manifestações do potencial genético. Nos primeiros 2 anos de vida deve-se ter especial atenção às práticas alimentares, sendo que o aleitamento materno tem um papel importante para o estado de nutrição. A desnutrição, além dos efeitos que produz durante a infância, pode também retardar o início da puberdade.

Doenças agudas repetidas ou crônicas

Tais doenças influem no metabolismo das proteínas. Infecção do trato urinário, tuberculose, asma, anemia, cardiopatias, doenças neurológicas e psicológicas (privação afetiva) são importantes causas de retardo no processo de crescimento e desenvolvimento.

Fatores ambientais, sociais e econômicos

Condições de vida inadequadas como deficiência de saneamento básico e moradia e baixo nível socioeconômico interagem com os demais fatores, influenciando de forma direta o crescimento e desenvolvimento da criança e do adolescente.

Sistema neuroendócrino

Para que os hormônios funcionem de forma satisfatória, é necessário que haja sincronismo das glândulas e maturação dos receptores dos órgãos-alvo. A ação neuroendócrina acontece de forma mais intensa durante os processos de mudanças no período da adolescência. As maiores alterações envolvem o eixo hipotalâmico-hipofisário-gonadal, cujo funcionamento varia de acordo com a idade. No hipotálamo, ocorre a secreção pulsátil do hormônio liberador de gonadotrofina (GnRH) que libera as gonadotrofinas hipofisárias: hormônio luteinizante (LH) e hormônio folículo-estimulante (FSH). Elas atuam nas gônadas e estimulam as células germinais e a síntese de outros hormônios.

Antes da puberdade, a pequena secreção de esteroides sexuais mantém a taxa de atividade hipotalâmica de GnRH e a síntese de FSH e LH em nível baixo. Com a maturação do sistema nervoso central (SNC), surge a secreção pulsátil de gonadotrofinas, inicialmente à noite (primeira alteração endócrina de puberdade) e, posteriormente, durante todo o dia. A frequência e a amplitude dessa secreção são importantes para a manutenção da capacidade reprodutiva.

CD PRÉ-NATAL

O crescimento embrionário-fetal normal é o produto de divisões celulares e crescimento, sem interferências adversas, que tem como resultado um recém-nascido a termo com plena expressão do potencial genético.

No período pré-natal, ocorre uma das fases de intensa aceleração do CD e, como tal, encontra-se vulnerável a numerosos fatores que podem influenciar no processo. Aspectos relacionados com a saúde materna (idade, gravidez múltipla, intervalo intergestacional, condição socioeconômica, uso de drogas como álcool e tabaco, infecções e outros agravos, como desnutrição, hipertensão e diabetes), como também características fetais (malformações, síndromes genéticas), podem implicar um CD pré-natal inadequado.

A avaliação do CD nesse período é fundamental para que sejam possíveis a detecção de anormalidades em tempo hábil e as intervenções oportunas. É realizada mediante o controle pré-natal, que deve ser precoce, periódico, contínuo e realizado por profissionais habilitados. Nessa avaliação são utilizados elementos da anamnese (história atual, idade gestacional, antecedentes pessoais e familiares), do exame físico (altura do fundo uterino, ausculta fetal e incremento do peso materno) e exames complementares (estudos ecográficos, bioquímicos e citológicos).

Ao nascimento, é indispensável a aferição de parâmetros físicos: peso, comprimento, perímetros cefálico,

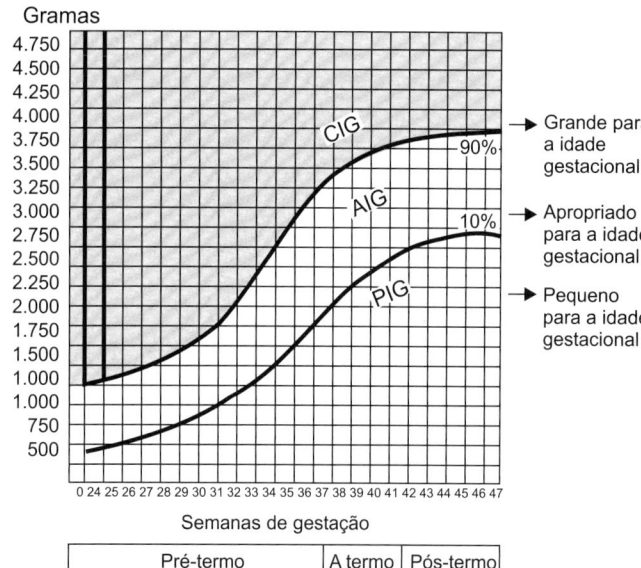

Fig. I.5.1. Classificação de recém-nascidos por peso de nascimento e idade gestacional do Centro Médico da Universidade do Colorado. (Fonte: Battaglia FC, Lubchenco LD. J Pediatr 1967; 71:159).

torácico e abdominal e exame pediátrico geral detalhado do neonato. Para o estudo adequado da relação *peso ao nascimento* e *idade gestacional*, utiliza-se a curva apropriada à classificação do recém-nascido em *pequeno, adequado* ou *grande* para a idade gestacional (Fig. I.5.1).

O peso ao nascer é considerado o indicador que melhor retrata o período fetal. Independentemente da causa, o baixo peso ao nascer (BPN), inferior a 2.500 g, é o fator de risco mais comumente associado às mortes e doenças perinatais, representando um dos principais indicadores de risco para o crescimento pós-natal. O BPN deve ser prontamente diagnosticado, investigado e acompanhado em forma prioritária.

CD PÓS-NATAL NA CRIANÇA E NO ADOLESCENTE

O estudo do CD pós-natal é característico da criança e componente obrigatório do conhecimento de todos os que estudam e praticam a assistência médica ou social à criança e ao adolescente. O estudo do CD, além de obrigatório, deve ser praticado de forma sistemática e competente. A quantidade de informações úteis que se obtém com a análise adequada do CD, com métodos simples e de baixo custo (pesar continuamente a criança e lançar os dados na curva de crescimento, por exemplo), não é superada por nenhuma outra análise na pediatria.

O CD normal é caracterizado por processos contínuos e previsíveis e exige monitoramento sequenciado que permita detecção precoce dos desvios. Desvios podem significar doenças importantes que exijam e permitam intervenção oportuna (p. ex., hipotireoidismo). Mais adiante, esse tema será abordado ao se discutir a Caderneta da Criança (CC).

Diversos fatores fazem variar a abordagem do CD, tanto em extensão como em profundidade. Devem-se considerar, particularmente, a idade da criança e o estado de saúde. Por exemplo, o estudo do CD será diferente para uma criança com 6 meses de vida em comparação com aquele de uma criança com 10 anos. Da mesma forma, será diferente em uma criança sadia e em uma portadora de desnutrição ou retardo psicomotor.

Cada aspecto do CD tem características e velocidades diferentes para as distintas idades. Por exemplo, o sistema nervoso central apresenta crescimento máximo durante o 1º ano de vida. Já no sistema reprodutivo o crescimento torna-se evidente com o início da puberdade (Fig. I.5.2).

Na abordagem do CD, consideram-se ainda outros dois conceitos: crescimento e desenvolvimento compensatório e tendência secular do crescimento e desenvolvimento.

CD compensatório é a aceleração ou desaceleração que ocorre após diminuição ou aumento do ritmo do CD, de causa fisiológica ou patológica. Pode ser rápido e intenso ou lento e prolongado, completo ou incompleto (relativo à canalização), total ou parcial (relativo aos parâmetros antropométricos e funcionais). Para que este processo aconteça de forma completa, há necessidade da presença de um potencial de CD normal e depende da intensidade do agravo e etapa da vida na qual o mesmo ocorreu, além de diagnóstico e intervenção adequados.

Tendência secular consiste em aceleração dos parâmetros do CD ao longo do tempo, decorrente da melhoria nas condições de vida das populações, o que favorece maior expressão do potencial genético. Como exemplos, tem-se a ocorrência da menarca e estirão em idades mais precoces e aumento da estatura, entre outros.

A seguir, encontram-se delineados outros aspectos e procedimentos de mensuração para o CD. Embora descritos separadamente, são componentes de um mesmo processo com ações que acontecem simultaneamente e inter-relacionadas.

Crescimento

Durante os 2 primeiros anos de vida, há uma importante relação entre crescimento e fatores nutricionais. Nesta fase, deficiências no crescimento encontram-se usualmente relacionadas com problemas de oferta, absorção ou assimilação de nutrientes. A partir do 2º ano de vida até a puberdade há maior relação do hormônio de crescimento (GH) com seus receptores teciduais que surgem neste período. Na fase puberal, o crescimento apresenta estreita relação com a secreção dos hormônios sexuais. Entretanto, para todas as situações, deve-se estar atento ao papel que as condições de vida, em especial as deficiências nutricionais e as infecções, representam para o crescimento.

O crescimento é aferido com *medidas e índices antropométricos com os quais são construídos indicadores*, definindo níveis de corte que possibilitem situar o indivíduo em uma faixa aceita como normal, de acordo com determinado padrão de referência. O padrão de referência de uma população é construído a partir de metodologias que consideram os seguintes aspectos:

- O potencial de crescimento dos indivíduos da população de referência deve reproduzir o potencial de crescimento da população examinada.
- Os indivíduos da população de referência devem viver em condições ambientais favoráveis que possibilitem um pleno desenvolvimento do potencial de crescimento.
- Os valores antropométricos assinalados no padrão devem reproduzir a distribuição das medidas da população de referência.

Por muito tempo, a Organização Mundial de Saúde (OMS), e também muitos países, incluindo o Brasil, considerou como referência as curvas desenvolvidas pelo National Center of Health Statistics – NCHS (1977/1978), mas uma série de revisões técnicas iniciadas em 1993 considerou estas curvas inadequadas, especialmente por terem sido baseadas em crianças com predomínio de aleitamento artificial; assim, desde 1994 a OMS resolveu direcionar um processo de confecção de um novo padrão internacional, com base em estudos longitudinais (crianças menores de 24 meses) e transversais (crianças maiores) com mais de 8.000 crianças de diversos continentes e países, incluindo o Brasil (Pelotas, RS).

Embora o Centers for Disease Control and Prevention (CDC) tenha feito uma revisão das curvas do NCHS em 2000, a partir de 2006 a OMS divulgou estas novas curvas

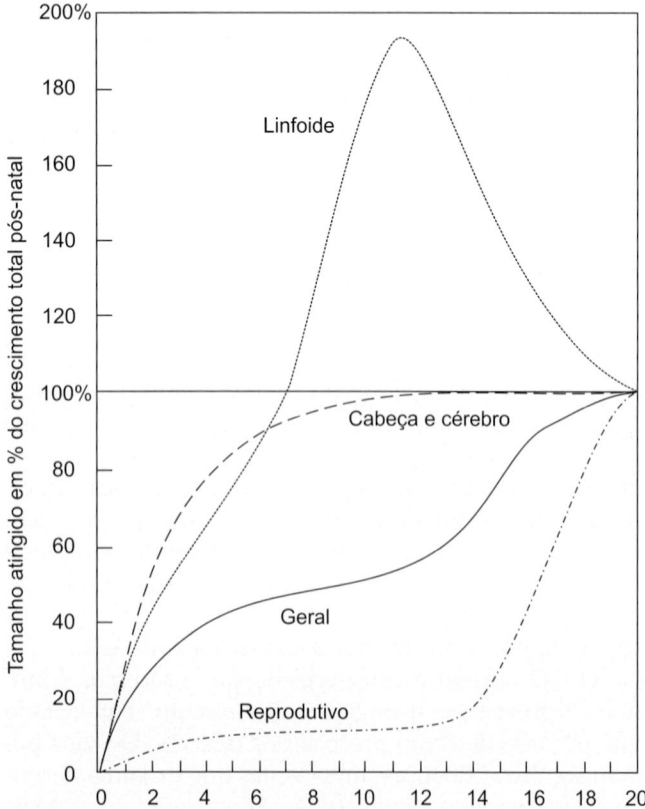

Fig. I.5.2. Curvas de crescimento de diferentes partes e tecidos do corpo.

que estabelecem os padrões de peso para idade, estatura para idade e índice de massa corpórea (IMC), definindo valores médios de normalidade e utilizando o escore Z como valores ou medidas de dispersão, substituindo os percentis que definiam a dispersão nas curvas anteriores.

Entre as várias diferenças observadas entre ambos padrões (NCHS *vs.* OMS), merece destaque que as novas curvas apresentam valores mais elevados de peso para idade nos primeiros meses de vida, mas a partir do 4º mês a velocidade de crescimento é mais lenta.

De especial interesse é a necessidade de massificar o uso das novas curvas de IMC na infância, considerando o preocupante aumento de prevalência do sobrepeso e obesidade em crianças e adolescentes, com sérias repercussões na vida adulta.

A utilização do padrão de referência é realizada rotineiramente por meio de gráficos ou curvas de crescimento, o que proporciona correta interpretação dos parâmetros aferidos. Há, entretanto, variabilidade dentro da normalidade desses valores, os quais podem se agrupar em uma medida central e em valores de dispersão (percentil; escore Z; desvio padrão). Considera-se como melhor critério para a normalidade um intervalo de valores situados entre ± 2 escores Z, equivalentes aproximados dos percentis 3 e 97 da referência (variabilidade do potencial genético entre indivíduos saudáveis), e não apenas um valor médio.

É importante ressaltar que a avaliação e a interpretação dos dados e índices antropométricos, demonstrados a seguir, têm pouco significado quando não ocorre uma ação apropriada no sentido de melhorar o estado de saúde da criança ou da população.

Dados antropométricos

- **Peso:** reflete precocemente alterações do crescimento, sendo de grande importância nos primeiros meses de vida. Observar condições do instrumental, pessoal habilitado e condições clínicas da criança (p. ex., presença de edema).
- **Comprimento/Altura:** apresentam resposta mais tardia aos agravos nutricionais e exigem maior cuidado com a aferição. Comprimento é a terminologia para crianças menores de 2 anos de idade e é avaliado em decúbito dorsal (deitado), e altura, para crianças após os 2 anos de idade, sendo obtida na posição ereta (em pé). O termo estatura representa genericamente ambos, comprimento e altura.
- **Perímetro cefálico (circunferência occipitofrontal):** utilizado para avaliar eventuais anormalidades neurológicas ou de desenvolvimento. É de grande importância para o acompanhamento do CD, sendo recomendadas aferições regulares prioritariamente nos 2 primeiros anos de vida (período de maior crescimento pós-natal do cérebro), independentemente da presença ou não de agravos.
- **Perímetro (circunferência) torácico e abdominal:** especificamente utilizados de rotina durante o período neonatal.

Outras medidas podem ser utilizadas em situações especiais, como: envergadura, segmento superior/inferior, tamanho do pênis e testículo, distância interpupilar.

Índices antropométricos

- **Peso para idade:** representa a massa corporal em relação à idade cronológica.
- **Estatura para idade:** representa o crescimento linear, e a deficiência indica anormalidades de saúde ou nutricionais de modo cumulativo e a longo prazo.
- **Peso para estatura:** indica o peso em relação à estatura. Tem como vantagem não necessitar do conhecimento da idade cronológica. Tem aplicação na avaliação e seguimento de casos de desnutrição aguda e de peso excessivo. Tende a ser substituído pelo IMC.
- **Perímetro cefálico para idade:** representa a medida da circunferência occipitofrontal em relação à idade cronológica.
- **Perímetro (circunferência) braquial:** considerado como um índice alternativo para avaliação do estado nutricional quando não é possível a mensuração do peso e estatura. É idade-independente, embora se recomende o uso na faixa etária de 1 a 5 anos que, em eutróficos, praticamente não aumenta neste período (em torno de 0,3 cm/ano). Em estudos de base comunitária, este índice mostra-se como bom preditor para mortalidade infantil.
- **Velocidade de crescimento:** consiste no crescimento linear com relação a um determinado período de tempo. Em geral, é obtida considerando-se o acréscimo do crescimento longitudinal em 1 ano de vida. É importante ter em mente a variabilidade individual e a faixa etária (Quadro I.5.1) para definição da normalidade ou não e para acompanhamento da resposta a um tratamento específico, por exemplo, do hipotireoidismo. Nas Figs. I.5.4 e I.5.5, têm-se a representação gráfica da velocidade de crescimento linear.

Além das diferenças existentes no crescimento linear de acordo com a faixa etária, há também diferenças na velocidade de crescimento entre órgãos ou segmentos corporais, o que possibilita estabelecer relações de crescimento. O estudo desta relação de crescimento de uma parte do corpo para o organismo inteiro (*crescimento diferencial, relativo, alométrico*) denomina-se *alometria*. Diversas pesquisas têm demonstrado a importância deste método de avaliação, possibilitando melhor entendimento sobre o processo de crescimento e desenvolvimento humanos.

Quadro I.5.1. Velocidade de crescimento linear – valores médios

Idade	Incremento linear (cm/ano)
Primeiro ano de vida	20-25
Segundo ano de vida	12
Terceiro ano de vida	8
De 3 anos ao início da fase puberal	5-7
Fase puberal	8 (feminino)/10 (masculino)

Os gráficos de crescimento padrão da OMS/MS (peso/idade, altura/idade e IMC) podem ser encontrados em http://www.who.int/childgrowth/en/ ou em http://www.who.int/growthref/en/ ou em *sites* relacionados do MS, como http://nutricao.saude.gov.br/documentos/curvas_oms_2006_2007.pdf ou em http://portal.saude.gov.br/portal/saude/visualizar_texto.

Para uma adequada avaliação, é fundamental, além do quadro clínico, observar os pontos no gráfico e a inclinação do traçado. Por exemplo, mesmo com registros entre ± 2 escores Z, tidos como a variabilidade do normal na maioria dos casos, uma criança que apresenta traçado horizontal ou descendente provavelmente está doente e precisa de avaliação apropriada. Atenção especial deve ser dada quando da ocorrência de prematuridade ao nascimento.

Além dos gráficos, podem ser usadas tabelas. Algumas avaliam o indivíduo que cresce próximo a um valor central, e outras, de maior valia, apresentam valores médios e os seus desvios normais. Entretanto, na prática são pouco utilizadas.

A caderneta da criança (CC)

É um importante instrumento para o acompanhamento de crianças na faixa etária de 0 a 5 anos, sendo fundamental sua utilização nos serviços de atenção primária à saúde. Permite dar continuidade aos registros e condições de avaliação a longo prazo, o que é sempre o objetivo maior da assistência, mesmo que a criança seja acompanhada por vários profissionais em serviços distintos. Além de ser um bom parâmetro para os profissionais de saúde, também o é para os pais/responsáveis, promovendo maior interação com os serviços de saúde.

A CC deve ser entregue a todos os pais/responsáveis de crianças menores de 5 anos na maternidade ou quando da visita à unidade de saúde, em campanhas de vacinação, creches ou na visita do agente comunitário de saúde. Além da avaliação do crescimento e desenvolvimento, viabiliza informações sobre o nascimento, calendário vacinal, ocorrência de afecções e outros pormenores importantes na saúde da criança. A caderneta substituiu o cartão da criança, popularmente conhecido como "cartão de vacinas", que, pelo próprio apelido, já expressava a subutilização deste instrumento, fato que deve ser corrigido por meio da periódica sensibilização e capacitação dos profissionais de saúde, que aqui devem registrar todas as informações pertinentes.

Atualmente, o Ministério da Saúde recomenda, para o registro do peso para a idade, um gráfico com cinco linhas: +3 escores Z, +2 escores Z, média (0 escore Z), –2 escores Z (equivalente próximo ao percentil 3) e –3 escores Z, (equivalente ao percentil 0,13). Peso abaixo de –2 escores Z significa *peso baixo* e abaixo de –3 escores Z alerta para *peso muito baixo* para a idade. Se acima de +2 escores Z pode ser classificado como *sobrepeso*.

Observar os marcos do desenvolvimento infantil na CC, registrando as informações obtidas, conversando com os pais/responsáveis e, com isso, motivando-os a participar cada vez mais ativamente dos registros e do acompanhamento do CD das crianças.

Cópias da CC podem ser encontradas em http://nutricao.saude.gov.br/documentos/caderneta_saude_da_crianca.pdf.

Desenvolvimento

Processo complexo, de transformações contínuas, dinâmicas e progressivas que envolvem o crescimento, a maturação, a aprendizagem e os aspectos psíquicos e sociais. Cada etapa do desenvolvimento constitui um resultado da interação entre fatores genéticos (intrínsecos) e ambientais (extrínsecos), e cada uma dessas fases é um suporte à fase seguinte. Não necessariamente um mesmo nível de desenvolvimento deve ser alcançado para todas as etapas em determinada idade cronológica.

O desenvolvimento encontra-se intimamente relacionado com o crescimento e a maturação cerebral, apresentando intensa velocidade de crescimento (neurogênese, gliogênese e migração neuronal) durante os primeiros anos de vida. Este período de crescimento rápido do cérebro é um período crítico para o desenvolvimento por ser de grande vulnerabilidade a diversos agravos. Inicia-se no período pré-natal (último trimestre de gestação) até os 2 a 4 anos de vida. Saliente-se que este também é um período no qual o cérebro possui grande plasticidade, isto é, a capacidade de o tecido cerebral modificar sua organização e função em decorrência de agravos ou lesões precoces do cérebro ou da ação de estímulos ambientais.

O desenvolvimento neurológico ocorre de acordo com etapas predeterminadas e sua direção se faz no sentido cefalocaudal, proximodistal e de atividades globais a específicas.

No estudo do desenvolvimento é imprescindível uma abordagem abrangente, considerando não apenas as características biológicas e neurológicas, mas também os aspectos psíquicos. Estes têm origem ainda na fase pré-natal e são o resultado das interações com as pessoas e o ambiente. Para que se construa um adequado desenvolvimento psíquico é necessária uma relação de afeto e segurança mútuos. Por exemplo, no período fetal, como os pais esperam/desejam o bebê; após o nascimento, a relação mãe-filho; a interação da criança ou adolescente com a família e o seu meio social.

Para a avaliação do desenvolvimento, é essencial considerar os achados da história e exame clínico, ressaltando-se aspectos concernentes ao comportamento e às relações interpessoais. Durante o atendimento, tem-se a possibilidade de observar a criança ou adolescente e a interação com pais/responsáveis. De forma mais ativa, podem ser utilizados alguns instrumentos, como brinquedos e/ou objetos.

Ademais, no sentido de se identificar a sequência do desenvolvimento, utilizam-se os marcos do desenvolvimento que fazem parte da abordagem sistemática desta avaliação. Utiliza-se a Ficha de Acompanhamento do Desenvolvimento preconizada pelo Ministério da Saúde, que consta na CC, conforme a Fig. I.5.3. A área sombreada corresponde ao período de incidência ou desaparecimento de determinado marco. A avaliação deve ser feita de forma integral, evitando-se análises pontuais ou isoladas.

Crescimento e Desenvolvimento na Infância e na Adolescência

Registro na escala: P = marco presente; A = marco ausente; NV = marco não verificado

Idade	Marcos do desenvolvimento	Como pesquisar	1	2	3	4	5	6	7	8	9	10	11	12
0 a 1 mês	Postura: barriga para cima, pernas e braços fletidos cabeça lateralizada	Deite a criança em superfície plana, de costas: observe se seus braços e pernas ficam flexionados e sua cabeça lateralizada.												
	Observa um rosto	Posicione seu rosto a aproximadamente 30cm acima do rosto da criança e observe se ela olha para você de forma evidente.												
	Reage ao som	Bata palma ou balance um chocalho a cerca de 30cm de cada orelha da criança e observe se ela reage com movimentos nos olhos ou mudança de expressão facial.												
	Eleva a cabeça	Posicione a criança de bruço e observe se ela levanta a cabeça, levantando (afastando) o queixo da superfície, sem virar-se para um dos lados.												
1 a 2 meses	Sorriso social quando estimulada	Sorria e converse com a criança: não lhe faça cócegas ou toque sua face. Observe se ela responde com um sorriso.												
	Abre as mãos	Observe se em alguns momentos a criança abre as mãos espontaneamente.												
	Emite sons	Observe se a criança emite algum som que não seja choro. Caso não seja observado, pergunte ao acompanhante se faz em casa.												
	Movimenta ativamente os membros	Observe se a criança movimenta ativamente os membros superiores e inferiores.												
2 a 4 meses	Resposta ativa ao contato social	Fique à frente do bebê e converse com ele. Observe se não responde com sorriso e emissão de sons como se estivesse conversando com você. Pode pedir que a mãe/cuidador o faça.												
	Segura objetos	Ofereça um objeto tocando o dorso da mão ou dedos da criança. Esta deverá abrir as mãos e segurar o objeto pelo menos por alguns segundos.												
	Emite sons	Fique à frente da criança e converse com ela. Observe se ela emite sons (gugu, dadá etc.)												
	De bruço levanta a cabeça, apoiando-se nos antebraços	Coloque a criança de bruço em uma superfície firme. Chame sua atenção à frente com objetos ou seu rosto e observe se ela levanta a cabeça apoiando-se nos antebraços.												
4 a 6 meses	Busca nova de objetos	Coloque um objeto ao alcance da criança (sobre a mesa ou na palma de sua mão) chamando sua atenção para o mesmo. Observe se ela tenta alcançá-lo.												
	Leva objetos à boca	Coloque um objeto na mão da criança e observe se ela leva-o à boca.												
	Localiza o som	Faça um barulho suave (sino, chocalho etc.) próximo à orelha da criança e observe se ela vira a cabeça em direção ao objeto que produziu o som. Repita no lado oposto.												
	Muda de posição ativamente (rola)	Coloque a criança em superfície plana de barriga para cima. Incentive-a a virar para a posição de bruços.												
6 a 9 meses	Brinca de esconde-achou	Fique à frente da criança e brinque de aparecer e desaparecer atrás de um pano ou de pessoa. Observe se a criança faz movimentos para procurá-lo quando desaparece, como tentar puxar o pano ou olhar atrás da outra pessoa.												
	Transfere objetos de uma mão para outra	Ofereça um objeto para a criança segurar. Observe se ela transfere-o de uma mão para outra. Se não fizer, ofereça outro objeto e observe se ela transfere o primeiro para a outra mão.												
	Duplica sílabas	Observe se a criança fala, papai, dadá, mamãe. Se não fizer, pergunte à mãe/cuidador se o faz em casa.												
	Senta-se sem apoio	Coloque a criança em uma superfície firme, ofereça-lhe um objeto para ela segurar e observe se ela fica sentada sem o apoio das mãos para equilibrar-se.												
9 a 12 meses	Imita gestos	Faça algum gesto conhecido pela criança como bater palmas ou dar tchau e observe se ela o imita. Caso ela não o faça, peça à mãe/cuidador para estimulá-la.												
	Faz pinça	Coloque próximo à criança uma jujuba ou bolinha de papel. Chame atenção da criança para que ela pegue. Observe se ao pegá-la ela usa o movimento de pinça com qualquer parte do polegar associado ao indicador												
	Produz jargão	Observe se a criança produz uma conversação incompreensível consigo mesma, com você ou com a mãe/cuidador (jargão). Caso não for possível observar, perguntar a ela o que faz em casa.												
	Anda com apoio	Observe se a criança consegue dar alguns passos com apoio												

*Créditos: Adaptação da tabela contida no Manual de Crescimento do Ministério da Saúde 2002 por Amira Figueiras, Ricardo Hapdem e Rosania Araujo.
Nota: as áreas sombreadas indicam as faixas de idade em que é esperado que a criança desenvolva as habilidades testadas.

Fig. I.5.3 Instrumento de vigilância do desenvolvimento

É importante também utilizar a CC para conversar com os pais/responsáveis sobre o significado desses marcos para o desenvolvimento da criança e estimular a participação deles neste processo.

Esses instrumentos de avaliação têm como base grupos de características denominados "condutas". A classificação mais utilizada relaciona-se com as condutas de Gesell: motora, adaptativa, de linguagem e psicossocial.

Assim como os gráficos de crescimento, as tabelas de desenvolvimento são um guia, sinalizando o fato de que, se há um retardo, deve-se realizar uma avaliação mais detalhada e, se necessário, com uma equipe multidisciplinar de profissionais, com o objetivo de investigar a causa e disponibilizar estimulação adequada e oportuna.

Outros aspectos como erupção dentária, maturação óssea e maturação sexual também fazem parte e complementam a avaliação do desenvolvimento.

ASPECTOS ESPECÍFICOS DO CD NA ADOLESCÊNCIA

Adolescere significa crescer. Aos aspectos biológicos desta fase, que são universais na espécie humana, dá-se o nome de puberdade, do latim *pubertate*, sinal de pelos, barba, pelugem.

A puberdade não representa a ativação súbita de um sistema previamente adormecido, mas, sim, o acionamento gradual de um conjunto que vem ocorrendo desde a vida intrauterina.

O objetivo principal dos técnicos de saúde que lidam com adolescentes é ajudá-los a tornarem-se adultos competentes. Para isso, é importante que tanto os profissionais de saúde quanto eles próprios, e seus pais, tenham conhecimento adequado sobre o CD neste período. Assim, é possível detectar os desvios mais precocemente e/ou minimizar as angústias causadas pelas transformações repentinas do corpo nesta fase da vida.

Durante a infância, a criança ainda tem anos para adaptar-se às mudanças do esquema corporal. No adolescente, de repente, ocorrem modificações bruscas e em pouco mais de 2 anos o esquema corporal já não será mais o mesmo. A adaptação também deve ocorrer rapidamente e podem então surgir os conflitos, as preocupações e as angústias motivadas pelo novo corpo.

Entre as preocupações sobre as mudanças pubertárias, destacam-se: ritmo das mudanças, desproporção entre os diversos segmentos do corpo, altura e peso, desenvolvimento dos caracteres sexuais secundários (pelos, mamas, voz, idade de início das características sexuais), mudança no odor corporal, menstruação e ejaculação, tamanho do pênis e acne.

O início da puberdade não tem data fixa para acontecer, apresentando variações de um indivíduo para outro. No sexo feminino, surge em média 2 anos antes que no masculino. Para as meninas, os fenômenos pubertários podem ter início aos 8 anos, ou mais tardiamente, aos 16 anos, com média entre 11 e 14 anos. Para os meninos, o início fica entre 9 e 17 anos, com média entre 12 e 14 anos.

Alguns marcos da influência neuroendócrina no púbere merecem destaque especial:

- **Adrenarca:** ocorre muitos anos antes da puberdade, quando se observa aumento da secreção dos andrógenos suprarrenais (androstenediona), desidroepiandrosterona (DHEA) e sulfato de desidroepiandrosterona (SDHEA), que atingem concentrações máximas no final da puberdade.
- **Hormônio do crescimento (GH):** é produzido em maior quantidade e a secreção é máxima nas fases média e final da puberdade.
- **Crescimento estatural:** os meninos e as meninas atingem 20% a 25% do crescimento linear final em um período de 24 a 36 meses. Resulta do crescimento do tronco e membros inferiores. O tronco cresce mais, embora os membros inferiores cresçam primeiro. O crescimento nesta fase apresenta características próprias, que podem ser assim resumidas:
  1. Crescimento estável, quando os ganhos de altura e peso são relativamente constantes, cerca de 5 a 6 cm e 2 a 3 kg ao ano.
  2. Acentuada aceleração na velocidade do crescimento linear.
  3. Maior velocidade de crescimento.
  4. Declínio agudo no aumento do crescimento anual.

O canal de crescimento do adolescente geralmente segue o observado para ele em fase anterior da vida. Nos meninos, o incremento da estatura ocorre entre 10 e 16 anos e a velocidade máxima acontece entre 13 e 14 anos, podendo alcançar cerca de 10 cm/ano. Nas meninas, o estirão pubertário tem início entre 9 e 14 anos e a velocidade máxima acontece entre 11 e 12 anos, podendo atingir 8 a 9 cm/ano. Após estes períodos, têm início a desaceleração do ganho estatural e a parada do crescimento (Figs. I.5.4 e I.5.5) – para o sexo masculino, entre 17 e 18 anos, e para o feminino, entre 15 e 16 anos.

- **Crescimento ponderal:** é intenso e corresponde a cerca de 50% do peso do adulto. Este acréscimo se deve tanto ao aumento da massa corporal magra (músculos) quanto ao aumento da massa corporal não magra (gordura). A maior força muscular do sexo masculino é reflexo do maior tamanho e do maior número de células musculares. Nos 3 anos que precedem a máxima velocidade de crescimento em altura, há diminuição na taxa de acumulação de gordura, mais evidente nos homens, levando à impressão de emagrecimento. Durante a desaceleração estatural, há aumento da velocidade de acumulação de gordura, mais evidente nas mulheres. No momento em que se completa a maturação somática, a mulher tem, em média, duas vezes maior quantidade de lipídios corporais que o homem. As meninas crescem, para depois começarem a ganhar peso e menstruar. Os meninos crescem e ganham peso ao mesmo tempo.

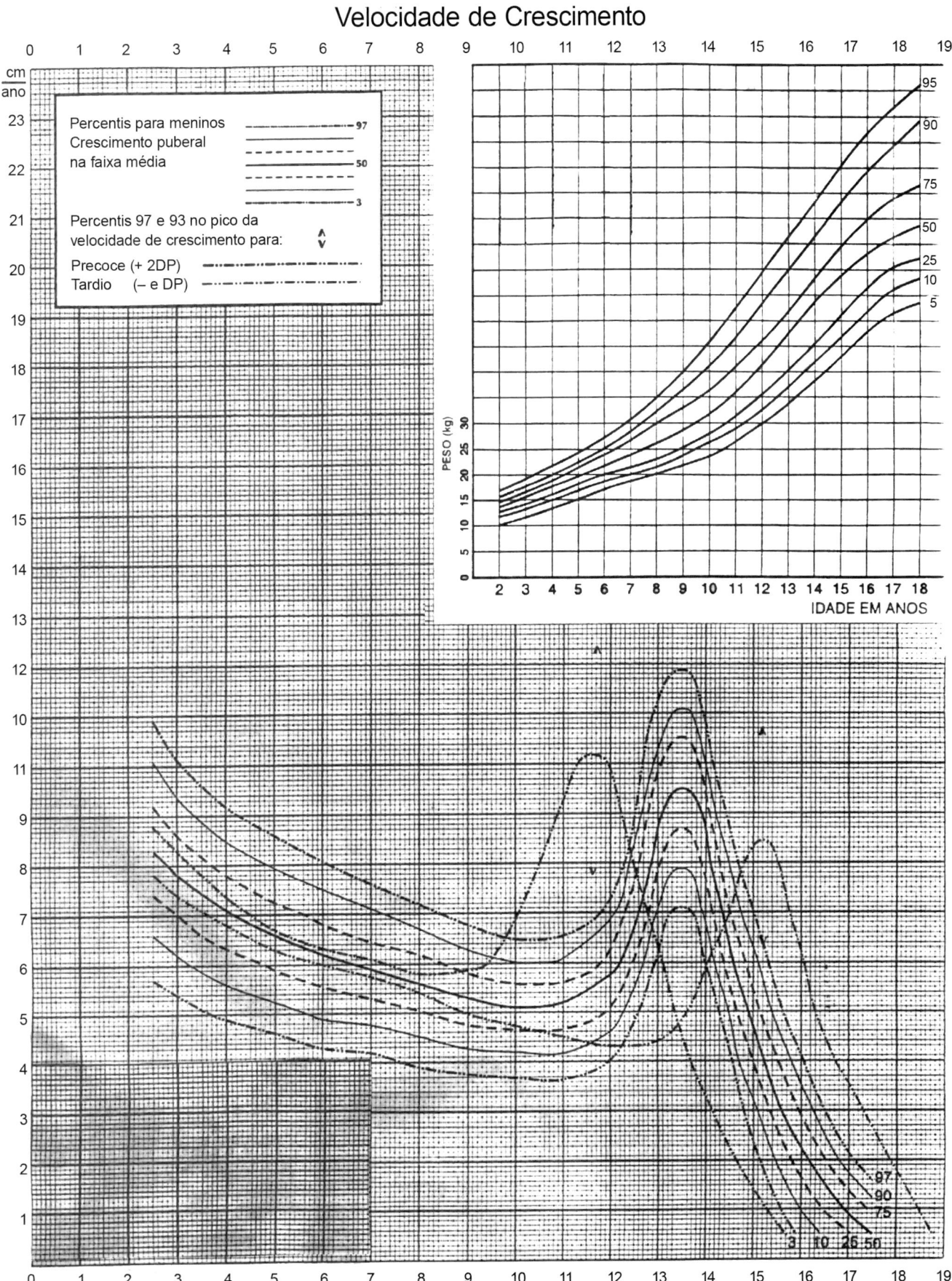

Fig. I.5.4. Velocidade de crescimento linear

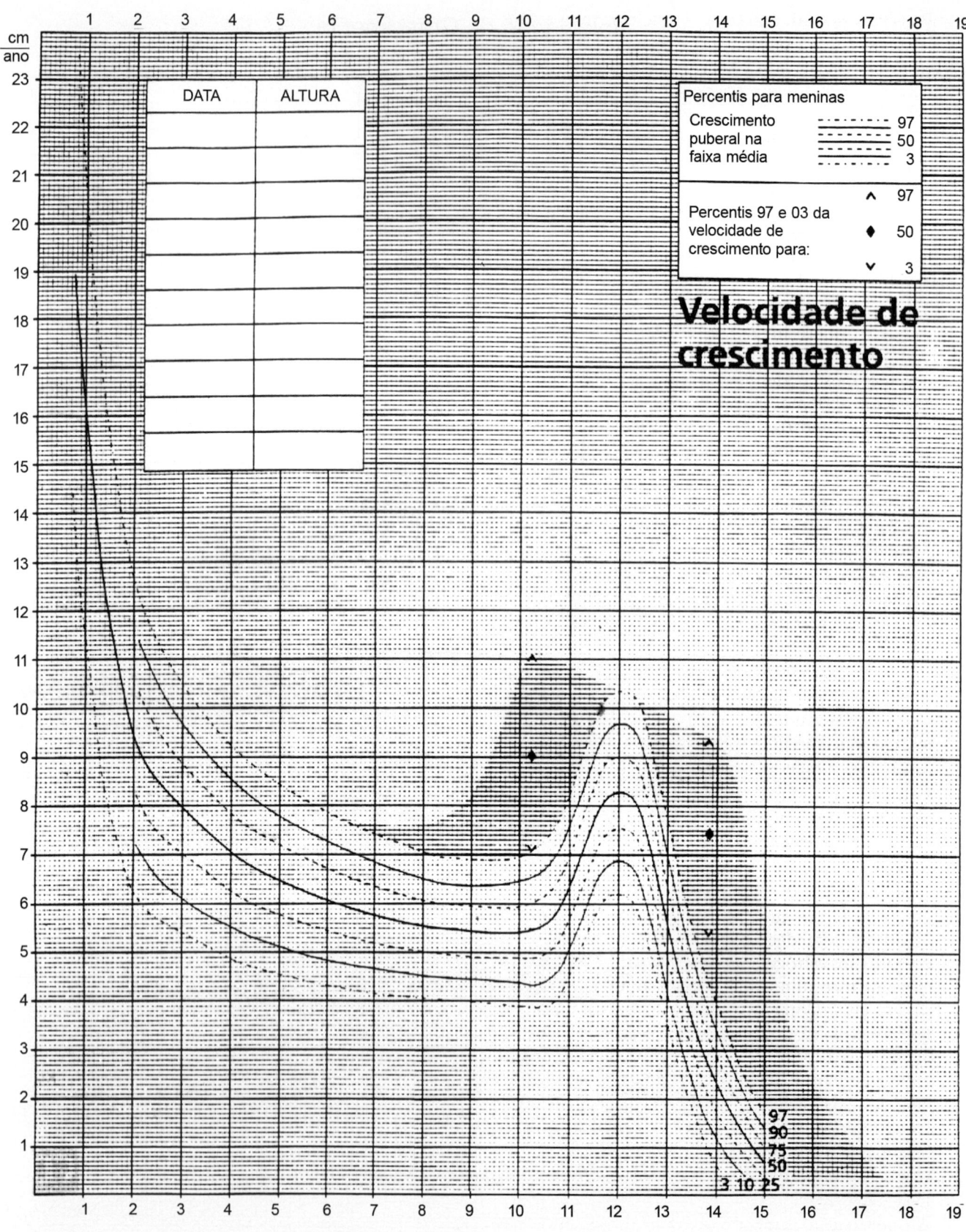

Fonte: Tanner JM, Whitehouse RH, Archives of disease in childhood 976; 51:170.

Fig. I.5.5. Velocidade de crescimento linear

- **Maturação sexual:** é tipificada pelo surgimento dos caracteres sexuais secundários. A avaliação da maturação sexual é realizada por meio do exame clínico, investigando-se e observando-se os seguintes itens:
  1. **Telarca** – desenvolvimento anatômico das mamas. É, geralmente, o primeiro sinal clínico da puberdade nas meninas. A mama cresce em resposta aos estrógenos, e o seu tamanho final depende da carga genética, que determina o número de receptores específicos a esses hormônios e à prolactina. A avaliação do desenvolvimento das mamas deve seguir os critérios de Tanner.
  2. **Pubarca** – aparecimento de pelos na região pubiana, nos grandes lábios nas meninas e na bolsa escrotal nos meninos, podendo atingir a face interna das coxas e o abdome. Ocorre por ação dos estrógenos ovarianos e andrógenos das suprarrenais. A avaliação dos pelos pubianos deve seguir os critérios de Tanner.
  3. **Axilarca** – aparecimento de pelos axilares. Surgem, geralmente, 1 a 2 anos após a pubarca. Nos homens, coincide com o aparecimento dos pelos faciais.
  4. **Menarca** – primeira menstruação, atestado da maturação sexual para as meninas. Ocorre, em média, aos 12 anos, com extremos entre 9 e 16 anos. Os ciclos menstruais nos 2 anos que sucedem a menarca são, em geral, irregulares e anovulatórios.
  5. **Voz** – sofre mudança pelo rápido crescimento da laringe, que modifica sua forma: as cordas vocais ficam mais longas e mais espessas.
  6. **Poluição** – é a eliminação involuntária de esperma pelos meninos, equivalem à menarca das meninas. As primeiras ejaculações apresentam infertilidade relativa, ocasionada pelo pouco número e pouca agilidade dos espermatozoides.
  7. **Ginecomastia** – aumento mamário que pode surgir no adolescente, decorrente da sensibilidade dos receptores aos estrógenos que também circulam no organismo masculino. Pode atingir volumes variados, porém, na maioria das vezes, há aumento discreto que involui em poucos meses. Nos casos mais intensos, ocorre aumento mais acentuado das mamas e duração mais prolongada, que alcança 1 a 2 anos. Nestes casos, deve-se proceder à avaliação clínico-laboratorial e multiprofissional. Afastadas afecção hormonal e disgenesia sexual, algumas vezes opta-se por mastectomia, face às implicações emocionais para o garoto.
  8. **Aumento do volume testicular** – é o primeiro sinal clínico da puberdade masculina e ocorre por ação do FSH. Pode ser avaliado utilizando-se o orquidômetro de Prader, que permite mensurar o tamanho dos testículos em mililitros. O jovem púbere tem volume testicular igual ou superior a 4 mL.

Fases do crescimento puberal
Puberdade muito inicial

Há alterações hormonais sem alterações físicas. Esta fase corresponde aos estádios evolutivos descritos por Tanner – G1 (genital 1), P1 (pelos pubianos 1) e M1 (mamas 1) (Quadro I.5.2).

Quadro I.5.2 Estadiamento puberal segundo os critérios de Tanner

Sexo: Masculino
A.1. Graus de desenvolvimento genital:
- Estádio 1 (G1) – testículos, escroto e pênis de tamanho e proporções infantis.
- Estádio 2 (G2) – aumento de escroto e testículos.
A pele escrotal torna-se avermelhada e muda de textura.
- Estádio 3 (G3) – aumento do pênis, principalmente em comprimento.
Maior crescimento do escroto e dos testículos.
- Estádio 4 (G4) – o pênis aumenta mais em comprimento e em diâmetro, com o desenvolvimento da glande.
Maior crescimento do escroto e testículos. Maior pigmentação da pele escrotal.
- Estádio 5 (G5) – genitália adulta em tamanho e forma.

A.2. Graus de desenvolvimento dos pelos pubianos:
- Estádio 1 (P1) – não há pelos pubianos, ou seja, os pelos sobre a região pubiana não estão mais desenvolvidos que os da parede abdominal.
- Estádio 2 (P2) – crescimento esparso de pelos longos, finos, lisos ou discretamente encaracolados, principalmente na base do pênis.
- Estádio 3 (P3) – os pelos tornam-se mais escuros, mais espessos e mais encaracolados, distribuindo-se na região pubiana.
- Estádio 4 (P4) – os pelos são do tipo adulto, mas a sua área de distribuição é menor do que do adulto. Não há extensão para a superfície interna das coxas.
- Estádio 5 (P5) – os pelos são do tipo e quantidade iguais aos do adulto. Há extensão para a superfície interna das coxas.
- Estádio 6 (P6) – extensão da distribuição para a linha alba.

B. Sexo: Feminino
B.1. Graus de desenvolvimento mamário:
- Estádio 1 (M1) – mamas infantis com elevação apenas da papila.
- Estádio 2 (M2) – estádio de broto mamário. Há elevação da mama e da papila como um pequeno monte. Aumenta o diâmetro areolar.
- Estádio 3 (M3) – maior aumento da mama e aréola, sem separações de seus contornos.
- Estádio 4 (M4) – projeção da aréola e da papila, formando uma pequena saliência acima do nível da mama.
- Estádio 5 (M5) – mamas com aspecto adulto, com a papila projetada e a aréola incorporada ao contorno da mama.

B.2. Graus de desenvolvimento dos pelos pubianos:
- Estádio 1 (P1) – não há pelos pubianos, ou seja, a pelugem sobre o púbis não é mais desenvolvida do que sobre a parede abdominal.
- Estádio 2 (P2) – crescimento esparso de pelos longos, finos, lisos ou levemente encaracolados, principalmente ao longo dos grandes lábios.
- Estádio 3 (P3) – os pelos tornam-se mais escuros e encaracolados, distribuindo-se na região pubiana.
- Estádio 4 (P4) – os pelos são do tipo adulto, mas a área de distribuição é consideravelmente menor que a do adulto. Não há extensão para a superfície interna das coxas.
- Estádio 5 (P5) – os pelos são do tipo e quantidade iguais aos do adulto, distribuídos como um triângulo vertido. Há extensão até a superfície interna das coxas.
- Estádio 6 (P6) – extensão acima da região pubiana ou até a linha alba.

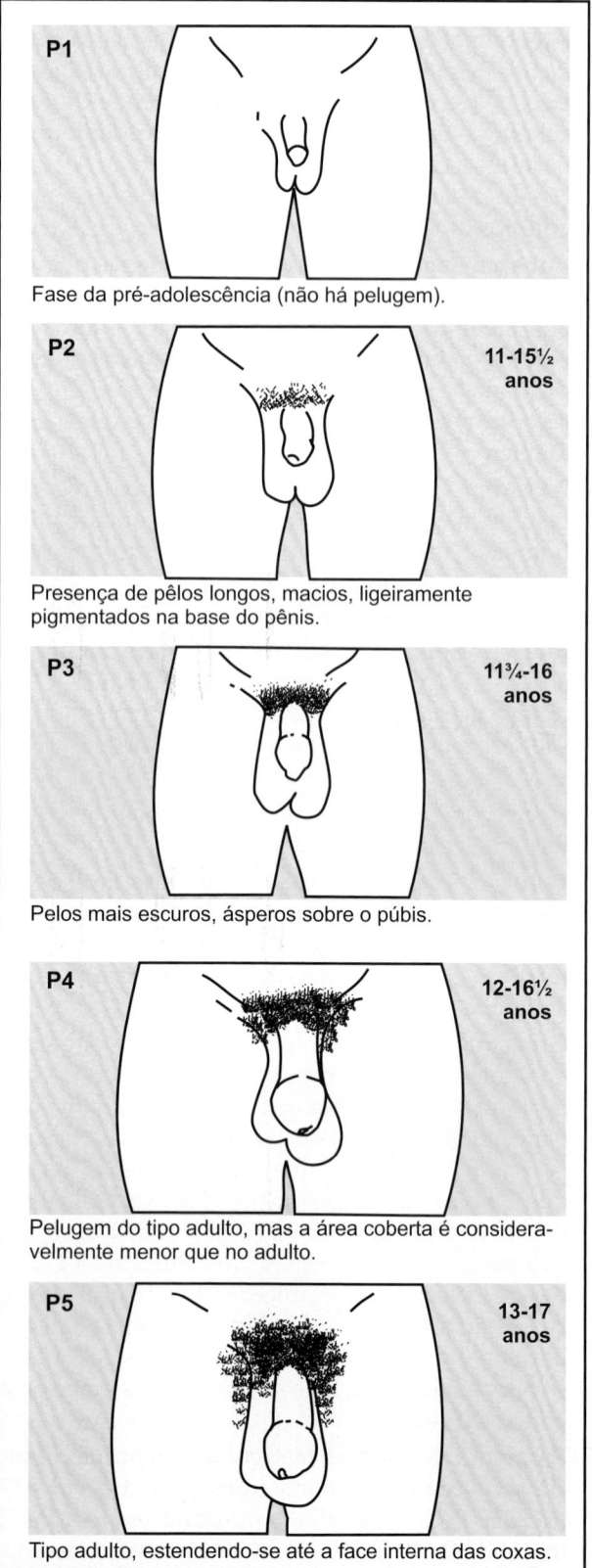

Fig. I.5.6. Desenvolvimento puberal masculino (critérios de Tanner)

Desenvolvimento Puberal Feminino
Critérios de Tanner

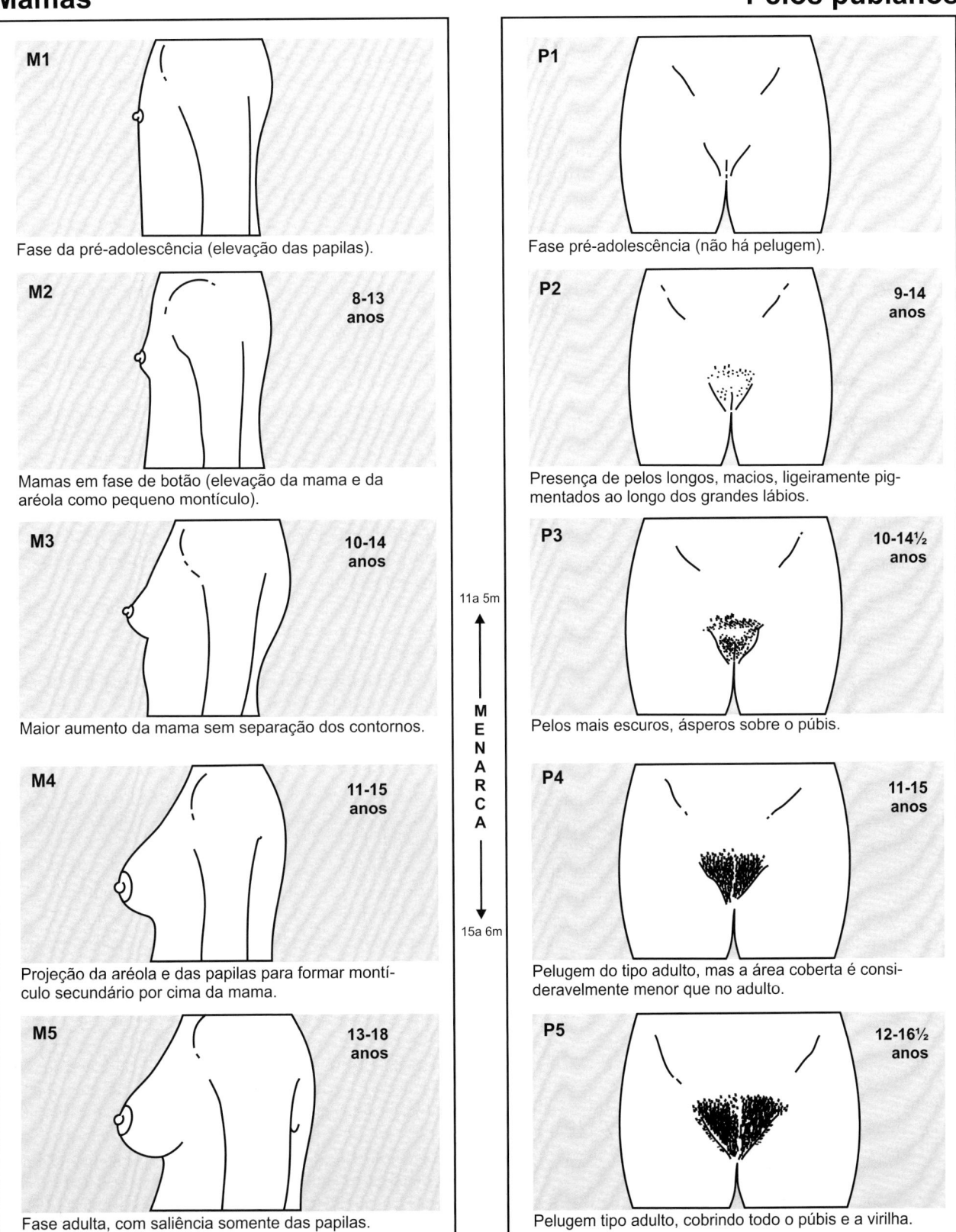

Fig. I.5.7. Desenvolvimento puberal feminino (critérios de Tanner)

Puberdade inicial

Ocorrem alterações hormonais mais intensas e observam-se mudanças físicas precoces. Correspondem, segundo Tanner, aos estádios G2, P2, M2. Observe-se que o menino, antes de iniciar o estirão, já é púbere (G2). A menina, primeiramente apresenta o estirão de crescimento, no início do qual está ainda no estádio M1, para mostrar caracteres pubertários.

- **Alterações físicas nos meninos entre 9,5 e 13,5 anos:** aumento do epidídimo; aumento das vesículas seminais e da próstata; aumento dos testículos, enrugamento, afinamento e aumento da vascularidade da bolsa escrotal; pelos finos na bolsa escrotal.

- **Alterações físicas nas meninas entre 8 e 14 anos:** aumento dos ovários e do útero; pelos nos grandes lábios; alteração na gordura corporal; pregueamento dos grandes lábios, botão mamário.

Média puberdade

Intensificam-se as alterações hormonais e físicas, que correspondem, para Tanner, aos estádios G3, P3 e M3.

- **Alterações físicas nos meninos entre 10,5 e 15 anos:** aumento do pênis em comprimento; pelos na base do pênis (de início retos e ligeiramente grossos e pigmentados, e depois, mais grossos, mais pigmentados e encaracolados); início dos pelos faciais nos cantos dos lábios superiores; umidade axilar e odor característico; os testículos continuam aumentando; espermatogênese significativa; mudança na voz; aumento da musculatura; aumento da mama e aréola.

- **Alterações físicas nas meninas entre 10 e 14,5 anos:** o tamanho dos ovários continua a aumentar; os ovários, assim como o útero e as tubas, estão mais baixos na pelve; aumentam os pequenos lábios; desenvolvem-se os ductos mamários; espessa-se a mucosa vaginal e intensificam-se as secreções; ativam-se as glândulas de Bartholin; a vagina cresce; o pH vaginal torna-se ácido; o corpo uterino torna-se maior que o colo e surge a menarca, quando geralmente as mamas estão no estádio M4 e aparecem a acne, a atividade apócrina na axila e vulva e os pelos axilares; pico máximo do crescimento linear.

Final da puberdade

Nesta fase é atingida a maturidade física dos adolescentes. Corresponde aos estádios G4/G5, P4/P5, M4/M5 de Tanner.

- **Alterações físicas nos meninos entre 11,5 e 16 anos (Fig. I.5.6):** o pênis continua a crescer e se alarga, atingindo, em média, 15 cm de comprimento; a glande aumenta; crescem ainda os testículos e a próstata; ejaculação com esperma maduro (geralmente em G4); pelos pubianos e axilares abundantes; aumentam os pelos faciais nas bochechas e abaixo do lábio inferior; a voz é irregular e profunda; a musculatura é nítida; atinge o pico da velocidade de crescimento linear.

- **Alterações físicas nas meninas entre 11 e 15 anos (Fig. I.5.7):** continuam aumentando as mamas e os ovários; pequenos lábios e vagina alongam-se; pelos grossos e abundantes.

BIBLIOGRAFIA

Cabral Filho, JE. Avaliação do crescimento em crianças baseada na análise alométrica. Revista do IMIP 1998; 12(2): 51-53.

CDC (Center for Diseases Control). Overview of the CDC Growth Charts [on-line] 2000. Disponível em: <http://www.cdc.gov/nccdphp/dnpa/growthcharts/text.htm> [2002 Dez 6].

Ebrahim GJ. Paediatric practice in developing countries. 2ª ed. London and Basingstoke: The Macmillan Press Ltd., 1993.

Engstrom EM, Anjos LA. Déficit estatural nas crianças brasileiras: relação com condições socioambientais e estado nutricional materno. Cadernos de Saúde Pública 1999; 15(3):559-567.

Goldfarb CE, Roberts W. Developmental monitoring in primary care. Canad Fam Phys 1996; 42:1.527-1.536.

Lima MC, Batista Filho M, Rissin A, Carvalho MJ. Geografia da desnutrição e sobrepeso em crianças brasileiras, no limiar dos anos 90. Revista do IMIP 1999; 13(2):114-119.

Ministério da Saúde. Fundamentos técnico-científicos e orientações práticas para o acompanhamento do crescimento e desenvolvimento. Brasília, DF: Ministério da Saúde, 2001.

Opas/OMS (Organização Pan-americana da Saúde/Organização Mundial da Saúde). Promoção do crescimento e desenvolvimento integral de crianças e adolescentes. Módulos de aprendizagem (AIDPI). Washington, DC: Opas/OMS (Série HCT/AIEPI – 25.P.1), 2000.

Panpanich R, Garner P. Growth monitoring in children (Cochrane Review). In: The Cochrane Library, Issue 2. Oxford: Update Software, 2001.

Santos-Monteiro J, Guedes RCA, Castro RM, Filho JEC. Estimulação psicossocial e plasticidade cerebral em desnutridos. Rev Bras Saúde Mater Infant 2002; 2(1):15-22.

Strasburger VC, Brown RT. Adolescent medicine – a practical guide. Philadelphia: Little, Brown and Company, 1991.

Suplicy M. Sexo para adolescentes: amor, homossexualidade, masturbação, virgindade, anticoncepção, AIDS. São Paulo: FTD, 1988.

Terra de Souza AC, Peterson KE, Cufino E et al. Relationship between health services, socioeconomic variables and inadequate weight gain among Brazilian children. Bulletin of the World Health Organization 1999; 77(11):895-905.

WHO (World Health Organization). Physical Status: The use and interpretation of anthropometry – Report of a WHO Expert Committee. Geneva: WHO (Technical Report Series, nº 854), 1995.

Wright J, Vazé P, Russell G et al. Seasonal aspects of weight-for-age in young children in Zimbabwe. Public Health Nutrition 2001; 4(3):757-764.

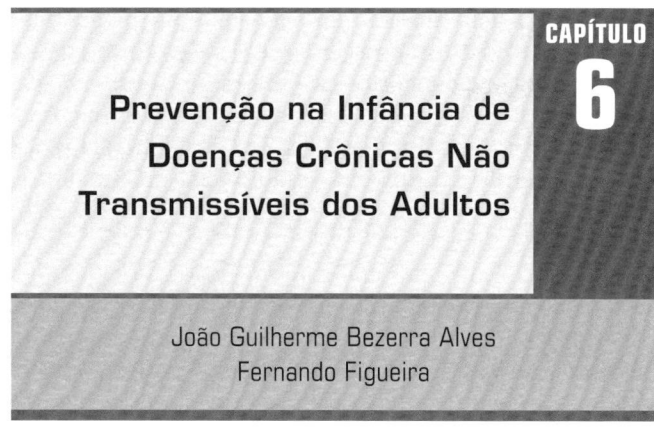

CAPÍTULO 6

Prevenção na Infância de Doenças Crônicas Não Transmissíveis dos Adultos

João Guilherme Bezerra Alves
Fernando Figueira

INTRODUÇÃO

O controle das doenças infecciosas e a diminuição das taxas de mortalidade na infância aumentaram a longevidade do homem nesse último século. A expectativa de vida, que era de 47 anos no início do século passado, é hoje de quase 80 anos. O extraordinário avanço médico obtido nesse período equivale à conquista, em termos de expectativa de vida, obtida entre a idade do bronze (3000 a.C.) e o século XX. Essas mudanças colocaram as doenças crônicas não transmissíveis (DCNTs), afecções características da vida adulta e cuja incidência aumenta com a idade, como as principais causas de morbimortalidade no mundo. Isso aconteceu mesmo nos países em desenvolvimento como o Brasil, que atravessa um momento de transição epidemiológica, com diminuição das taxas de incidência das doenças infecciosas e aumento das DCNTs.

Entre as DCNTs, a doença cardiovascular (DCV) é a sua principal representante, sendo hoje no mundo a principal causa de morte. A doença vascular cerebral responde como a segunda causa de morte nos países ricos. No Quadro I.6.1 são apresentadas as 10 principais causas de morte no mundo, segundo a Organização Mundial da Saúde (OMS). De cada três óbitos registrados nesses países, a DCV é responsável direta por um deles. Nos Estados Unidos, 950 mil pessoas morrem anualmente devido à DCV, ou seja, uma morte a cada 33 segundos; cerca de 61 milhões de americanos vivem com algum tipo de DCV. No Brasil, a DCV também representa hoje a principal causa de morte; de 1.031.691 de óbitos registrados no ano de 2006, 237.298 foram por DCV e doença vascular cerebral (DVC) (Fig. I.6.1).

A principal representante da DCV é a doença coronariana cardíaca (DCC), clinicamente manifestada como angina, infarto do miocárdio ou morte súbita, e que causa mais da metade dos óbitos por DCV. Nos Estados Unidos há mais de 10 milhões de coronariopatas, 1,1 milhão de episódios de infarto do miocárdio com cerca de 450 mil mortes, cerca de 6 milhões de internamentos e mais de 100 mil intervenções de revascularização do miocárdio por ano.

O impacto econômico é preocupante devido ao seu elevado custo e à ascensão contínua. O custo direto e indireto das DCVs nos EUA é estimado em 300 bilhões de dólares. Só a DCC consome, por ano, 55,2 bilhões de dólares como custos diretos (internações hospitalares, medicamentos, honorários médicos, exames auxiliares etc.) e 118,2 bilhões de dólares de custos indiretos (absenteísmo, aposentadorias precoces etc.). A DCC é a principal causa de aposentadoria nos países ricos. No Brasil, representa os maiores gastos do Sistema Único de Saúde (SUS) e os maiores custos da previdência com licenças e aposentadorias.

Na prevenção e controle das DCNTs, não se tem conseguido resultados brilhantes como no caso das doenças infecciosas, apesar do elevado empenho e do investimento feito pelos países ricos. A complexidade e a interação dos mecanismos etiopatogênicos envolvidos, aliadas à sua multicausalidade, dificultam o controle das DCNTs. Os melhores resultados, até aqui obtidos, foram com programas direcionados às mudanças de estilo de vida e dos hábitos alimentares comprovadamente maléficos à saúde dos adultos, como, por exemplo, combates às dietas ricas em colesterol, ao sedentarismo, à obesidade e ao tabagismo. Hábitos saudáveis parecem ser a chave para o controle das DCNTs. Entretanto, mudanças de estilo de vida e hábitos alimentares, já instalados na vida adulta,

Quadro I.6.1. Principais causas de morte no mundo, segundo a OMS*

1. Doença coronariana: 7.200.000 (12,2%)
2. Doença vascular cerebral: 5.700.000 (9,7%)
3. Infecções respiratórias: 4.200.000 (7,1%)
4. Doença pulmonar obstrutiva crônica: 3.000.000 (5,1%)
5. Doença diarreica: 2.200.000 (3,7%)
6. HIV/AIDS: 2.000.000 (3,5%)
7. Tuberculose: 1.500.000 (2,5%)
8. Câncer da traqueia, brônquios e pulmões: 1.300.000 (2,3%)
9. Acidentes de trânsito: 1.300.000 (2,2%)
10. Prematuridade/baixo peso: 1.200.000 (2,0%)

*Estimativa de 58.800.000 mortes em todo o mundo em 2004.

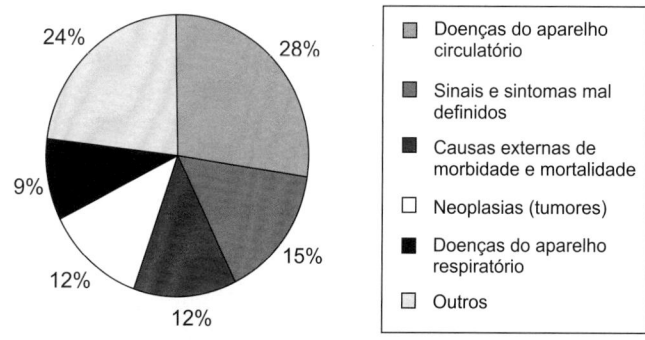

Fig. I.6.1. Distribuição das causas de morte no Brasil – 2000. *Fonte:* MS/Funasa/Cenepi – Sistema de Informação sobre Mortalidade (SIM).

são objetivos difíceis de serem atingidos devido à fraca aderência pela população-alvo.

Com o conhecimento bem embasado, especialmente nessa última década, de que o estilo de vida e os hábitos alimentares começam a se formar na infância, vislumbra-se uma grande missão para aqueles que cuidam da saúde da criança: criar hábitos saudáveis na infância que se perpetuem na vida adulta, contribuindo assim para a prevenção primária das DCNTs da vida adulta.

ATEROSCLEROSE – DOENÇA DA INFÂNCIA

As coronariopatias, a doença vascular cerebral, as vasculopatias renais e periféricas – essas duas últimas, as principais causas de doença renal terminal no adulto e gangrena, respectivamente – têm como causa básica a aterosclerose.

A aterosclerose é um processo crônico degenerativo dos vasos sanguíneos que aumenta com a idade. Apresenta-se inicialmente como uma lesão do endotélio vascular, as estrias gordurosas (provocadas pelo acúmulo de gordura), que posteriormente evoluem para formar placas fibrosas nas paredes dos vasos. Essas placas podem levar a fenômenos obstrutivos nos vasos, acarretando isquemias nos órgãos irrigados (angina, infarto do miocárdio, acidente vascular cerebral isquêmico, danos renais, gangrena) ao desprender trombos, e apresentar hemorragias ou ulcerações (Fig. I.6.2).

Uma informação da maior importância, advinda de pesquisas realizadas nas últimas décadas, é a de que o processo aterosclerótico tem início na infância. As primeiras evidências surgiram em 1952, por meio do estudo de Enos e colaboradores, que constataram percentuais entre 45% e 77% de aterosclerose em vasos coronarianos de soldados jovens mortos na Guerra da Coreia. McNamara, em 1971, confirmou esses achados, também em vítimas fatais jovens durante a Guerra do Vietnã. Holman detectou estrias gordurosas, lesão inicial precursora do processo aterosclerótico, em menores de 5 anos falecidos por causas externas.

Estudos multicêntricos como o Bogalusa (1992) e o PDAY (2002) detectaram lesões ateroscleróticas em aorta a partir dos 3 anos de idade e em vasos coronarianos na segunda década de vida. Todos esses achados corroboram a tese de que a aterosclerose deva ser considerada como uma doença da infância, apesar de, habitualmente, só apresentar manifestações clínicas na vida adulta. Sendo assim, a prevenção da aterosclerose e suas complicações deve ter início na infância.

FATORES DE RISCO PARA ATEROSCLEROSE

Entre os vários fatores de risco conhecidos para o desenvolvimento da aterosclerose, temos aqueles não modificáveis e os que podem sofrer algum tipo de intervenção (Quadro I.6.2).

A prevenção desses fatores de risco que se instalam já na infância, por se tratar de prevenção primária, apresenta maiores chances de ser eficaz, além de representar custos bem inferiores. Além disso, as DCNTs são afecções incuráveis e apenas podem ser controladas. Abordaremos a seguir a importância de cada um desses fatores de risco e as medidas de intervenção possíveis na infância que contribuam na redução do seu impacto sobre as DCNTs da vida adulta.

Dislipidemias

As dislipidemias, caracterizadas por alterações do colesterol total circulante, das lipoproteínas (LDL, HDL, VLDL e IDL) e dos triglicerídeos, representam o principal fator de risco para a aterosclerose. Níveis elevados de

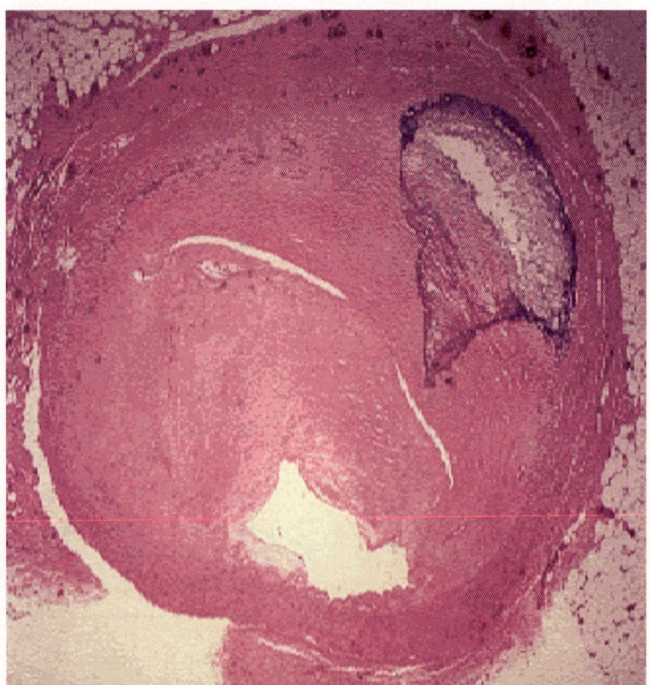

Fig. I.6.2. Placa ateromatosa – corte histológico.

Quadro I.6.2. Fatores de risco para aterosclerose

Não modificáveis	Modificáveis
Herança	Dislipidemias
Sexo	Hipertensão arterial
Idade	Tabagismo
Raça	Obesidade
	Sedentarismo
	Diabetes melito
	Estresse
	Baixo peso ao nascer
	Desmame precoce

colesterol, principalmente aquele carreado pelas proteínas de baixa densidade (LDL), estão fortemente associados à patogênese da placa aterosclerótica.

Estudos populacionais, clínicos e experimentais apontam íntima relação entre a doença coronariana e os níveis circulantes do colesterol. Populações com ingestões mais elevadas de colesterol, de gordura saturada ou que apresentam hipercolesterolemia, têm maiores taxas de ataques cardíacos. Segundos estudos, os migrantes que modificaram seus hábitos alimentares, como, por exemplo, os indianos que mudaram para a Inglaterra e aumentaram a ingestão de colesterol e gordura saturada, passaram a ter maior número de DCC. Por outro lado, mesmo os indivíduos fortemente afetados pela aterosclerose, como pacientes com lesões e estreitamento em coronárias, se beneficiaram com a queda dos níveis circulantes do colesterol total. Segundo o Lipid Research Clinics Program, diminuição de 1 mg/dL nos níveis circulantes de colesterol decresce em 2% o risco de DCC. O National Heart, Lung, Blood Institute afirma que as pessoas que reduzem em 10% os seus níveis de colesterol circulantes antes dos 40 anos de idade apresentam diminuição de 50% na incidência de DCC.

Infelizmente, vem sendo observado nos países industrializados, e até mesmo nos em desenvolvimento, um incremento geral nos níveis plasmáticos de colesterol e triglicerídeos de suas populações. Esse fato parece relacionado com a mudança dos padrões alimentares e de outros estilos de vida, como o aumento do sedentarismo. Alguns estudos estimam que mais de 30% das pessoas acima dos 20 anos de idade apresentam algum grau de dislipidemia primária (essencial ou não familiar). Mesmo em crianças que vivem em áreas carentes, como a região Nordeste, tem sido observada elevada frequência de dislipidemias. Estudo recente realizado no IMIP detectou que cerca de 30% das crianças atendidas no ambulatório apresentavam perfil lipídico aterogênico. O risco de ataque cardíaco entre as pessoas com hipercolesterolemia ou aumento do LDL é crescente (Quadro I.6.3).

Os níveis dos lipídios circulantes na infância tendem a se manter na vida adulta. Por exemplo, as concentrações de colesterol aferidas aos 20 anos de idade são um fator preditivo de risco para DCC três a quatro décadas após. Estudos do Bogalusa e Muscatine verificaram que metade das crianças com colesterol circulante acima do percentil 75 apresentava hipercolesterolemia 10 a 15 anos mais tarde. Também entre aquelas crianças com baixo HDL por volta dos 10 a 14 anos de idade, perto da metade (42%) continuou apresentando valores inferiores de HDL, 12 anos mais tarde.

As dislipidemias familiares, afecções de transmissão hereditária com incidência em torno de 1:600, diferentemente das dislipidemias primárias (essenciais), cursam com níveis bem elevados de colesterol, triglicerídeos ou abetalipoproteínas e não apresentam grande impacto epidemiológico como as dislipidemias essenciais. Devido aos elevados níveis de lipídios circulantes já na infância, esses indivíduos podem apresentar manifestações clínicas nas primeiras décadas de vida; crianças com hipercolesterolemia familiar chegam a apresentar ataques cardíacos antes dos 20 anos de idade. As dislipidemias podem ainda ser encontradas, de forma secundária, em algumas afecções comuns na infância, como diabetes melito tipo I, hipotireoidismo, síndrome nefrótica, doença hepática biliar e com o uso de alguns fármacos (progestágenos, estrógenos anabólicos, acutane, corticoides, diuréticos e betabloqueadores). O excesso de álcool, pelos adolescentes, pode levar à trigliceridemia.

Parece que os diferentes métodos de alimentação da criança podem programar o seu metabolismo de lipídios durante toda a vida. No estudo de Hertfrodshire, foi verificado que aqueles bebês que foram amamentados durante os 12 primeiros meses de vida apresentaram menor taxa de mortalidade para DCC na vida adulta, além de concentração sérica mais elevada de HDL, fator de proteção para a aterosclerose. Sendo assim, a primeira lição de ordem prática para a prevenção das dislipidemias na infância e de suas respectivas complicações na vida adulta é a de estimular o aleitamento materno de forma exclusiva durante os 6 primeiros meses de vida.

Nos primeiros 2 a 3 anos de idade não se deve limitar a ingestão de colesterol ou mesmo de gorduras saturadas, devido ao período de rápido crescimento do sistema nervoso central, pois os lipídios são substratos essenciais para o processo de mielinização. Após essa faixa etária, existem algumas recomendações, como as da Academia Americana do Coração, para que as crianças tenham na sua dieta diária um máximo de 30% das calorias totais provenientes de gordura. Dessa gordura, até 10% devem ser de ácidos graxos saturados, presentes nas carnes e outros produtos de origem animal (leite, ovos). A ingestão diária de colesterol é limitada a 300 mg, o que restringe o consumo de ovos para duas a três unidades por semana. Vários estudos têm mostrado a segurança dessas dietas, não acarretando nenhum prejuízo no crescimento ou desenvolvimento das crianças.

Outros fatores dietéticos também devem ser observados, por interferirem de forma indireta com os níveis circulantes de lipídios. Por exemplo, elevadas ingestões calóricas contribuem para a obesidade. As fibras, além, de diminuírem a absorção do colesterol e dos ácidos graxos

Quadro I.6.3. Risco de ataque cardíaco em indivíduos com colesterol total > 300 mg/dL ou LDL > 240 mg/dL, segundo a faixa etária

Idade (anos)	Risco (%)
30	5
40	24
50	51
60	85

Fonte: Lipid Research Clinic Program.

Quadro I.6.4. Intervenções na infância para a prevenção das dislipidemias na vida adulta

Aleitamento exclusivo até o 6º mês de vida
Evitar dietas hipercalóricas e excesso de peso
Da oferta calórica total, restringir a 30% as fontes de gordura
Limitar o consumo de colesterol para 30 mg/dL
Consumir dieta rica em fibras
Estimular o consumo de frutas e vegetais
Promover atividade física
Perfil lipídico para as crianças com história familiar *

*DCC precoce ou hipercolesterolemia em familiares (pais, irmãos, tios ou avós com idade inferior a 55 anos).

saturados, competem com a síntese hepática do LDL. As frutas e os vegetais possuem propriedades antioxidantes que ajudam a preservar o endotélio vascular, prevenindo, dessa forma, o processo aterogênico. Diretrizes internacionais enfatizam ainda o consumo de carnes magras ou peixes e desestimulam as carnes gordurosas, sempre ressaltando a importância de se procurar manter adequado o crescimento da criança.

Em relação ao estilo de vida, a promoção da atividade física de forma regular e contínua (60 minutos diários ao menos 5 dias da semana) e a prevenção do tabagismo e do consumo de álcool entre os adolescentes são também práticas importantes para a prevenção e controle das dislipidemias.

Existe uma recomendação universal para que todas as pessoas após os 20 anos de idade determinem o seu perfil lipídico. Entretanto, as crianças e adolescentes que apresentem algum risco, como história familiar de aterosclerose precoce (evento em pais, irmãos, tios ou avós com idade inferior a 55 anos) ou de hipercolesterolemia (colesterol total acima de 240 mg/dL), devem realizar o seu perfil lipídico, independentemente da faixa etária (National Cholesterol Education Program). Para a criança acima dos 2 anos de idade, admitem-se como ideais níveis do colesterol total circulante inferiores a 170 mg/dL; níveis entre 170 a 200 mg/dL são preocupantes e acima de 200 mg/dL necessitam de tratamento. Para o LDL, a sua concentração deve permanecer abaixo de 110 mg/dL, o HDL acima de 35 mg/dL e os triglicerídeos abaixo de 125 mg/dL.

No Quadro I.6.4, encontra-se um resumo das ações na infância para a prevenção das dislipidemias na vida adulta.

Hipertensão arterial

A hipertensão arterial (HA) é um importante e independente fator de risco para as DCNTs, especialmente para DCV e doença vascular cerebral. A elevação de apenas 5 mmHg na pressão diastólica resulta num aumento de 20% de risco de DCV e de 35% de acidente vascular cerebral. A HA é ainda um dos principais fatores de risco para doença renal terminal na vida adulta.

A HA, nos EUA, acomete 60 milhões de pessoas. No Brasil, atinge mais de 20 milhões de brasileiros, dos quais 30% não sabem sequer que são hipertensos.

Até poucos anos atrás, a HA na infância era estudada praticamente nas suas formas secundárias, decorrentes de afecções renais, cardíacas ou endócrinas. Essas formas são facilmente reconhecidas na prática médica diária, pois essas crianças apresentam níveis tensoriais bastante elevados e um cortejo sintomático exuberante. Entretanto, estudos recentes de ordem epidemiológica têm demonstrado que já na infância, a HA dita essencial, primária, é bem mais frequente do que a secundária. Ela chega a atingir em torno de 2% da população infantil em vários estudos em diversas regiões no mundo; esse também foi o percentual encontrado em escolares na cidade do Recife por um grupo de pesquisadores do IMIP.

Como a HA essencial na infância é habitualmente assintomática, pois os níveis tensoriais se encontram apenas moderadamente elevados mas acima do percentil 95 para a faixa etária, o seu reconhecimento só é feito quando a aferição da pressão arterial passa a ser uma rotina no atendimento de crianças. A Academia Americana de Pediatria vem recomendando aos seus pediatras que afiram a pressão arterial de seus pacientes ao menos uma vez por ano a partir dos 3 anos de idade. A HA, quando identificada na infância, é mais facilmente controlada, habitualmente com medidas gerais e dietéticas, associadas ao controle de peso, sem a necessidade de emprego de fármacos. A falta de reconhecimento e controle dessas crianças portadoras de HA aumenta muito as chances de elas se tornarem adultos hipertensos.

Em relação à HA, assim como às dislipidemias, vários estudos apontam forte correlação entre os achados da infância com os da vida adulta. Crianças com pressão arterial acima do percentil 90 para a idade apresentam um risco 2,4 mais elevado de serem adultos hipertensos, quando comparadas com crianças que têm a pressão arterial abaixo do percentil 90.

Muitos fatores conhecidos como associados com HA na vida adulta também têm sido correlacionados com HA em crianças e adolescentes. A obesidade, por exemplo, é reconhecida como um dos mais importantes e independentes fatores de risco para HA em crianças. Uma relação direta entre peso e PA tem sido bem documentada em crianças a partir dos 5 anos de idade, sendo ainda mais intensa em adolescentes.

Outro possível fator ambiental envolvido com a HA é a ingestão de sal. Alguns ensaios controlados com intervenção alimentar e restrição da oferta de sal durante os 6 primeiros meses de vida resultaram em redução significativa dos níveis de pressão sistólica. Uma recente revisão da literatura apontou que a restrição de sal na infância, quando cumprida ao longo de anos, apresenta efeitos na pressão arterial, tornado-a mais baixa.

Quadro I.6.5. Ações na infância para prevenir a hipertensão arterial na vida adulta

Aferição da pressão arterial em toda criança a partir dos 3 anos de idade
Prevenir e combater a obesidade
Evitar excesso de sal na dieta
Estimular o consumo de alimentos ricos em potássio
Prevenir o baixo peso ao nascer

O potássio também atua na regulação da pressão arterial, por meio da indução da natriurese e da supressão da produção e liberação da renina. A ingestão de potássio apresenta uma relação inversa com as pressões sistólica e diastólica em crianças. Dados preliminares também dão suporte a uma correlação inversa entre a oferta de cálcio na dieta e a pressão arterial, presumivelmente secundária ao aumento dos níveis de cálcio intracelular, os quais elevam o tônus da musculatura lisa e a resistência vascular das arteríolas.

Recentemente, vem se reconhecendo o retardo do crescimento intraútero também como fator de risco para o desenvolvimento da HA. Estudos experimentais em animais comprovam que a subnutrição antes do nascimento determina alterações permanentes no controle da pressão arterial. Vários estudos epidemiológicos realizados a partir da década de 1990 têm mostrado importante associação de baixo peso ao nascer, resultado da má nutrição fetal, com hipertensão arterial na vida adulta. A explicação seria que os insultos nutricionais na vida intrauterina afetariam a nefrogênese. Um resumo das ações na infância que poderiam contribuir para o controle da HA na vida adulta encontra-se no Quadro I.6.5.

Obesidade

A obesidade vem apresentando significativo aumento no mundo, nas 2 últimas décadas. Mais da metade da população adulta e entre 10% e 15% da população infantil nos EUA apresentam excesso de peso ou obesidade. Houve incremento de peso na população pediátrica geral na ordem de 2 kg entre as décadas de 1970 e 1980 e de aproximadamente 5 kg entre os anos 1980 e 1990; isso representa aumento de 54% na prevalência de obesidade em crianças.

Até para alguns países pobres o problema da obesidade tem se mostrado relevante. No Brasil, cerca de 32% da população adulta apresenta algum grau de excesso de peso (índice de massa corporal > 25), sendo 27% na população masculina e 38% na feminina.

As pessoas obesas apresentam maior taxa de mortalidade geral e maior risco para as DCVs, diabetes melito tipo 2, hipertensão arterial, câncer, osteoartrite, apneia do sono e distúrbios mentais. A obesidade na infância também é acompanhada de substancial morbidade, como hipertensão arterial, intolerância à glicose, alterações no metabolismo do colesterol (> LDL e < HDL), problemas ortopédicos e importante disfunção psicossocial. Ela também está associada com obesidade na vida adulta (50% a 65% dos adultos obesos eram crianças ou adolescentes obesos). Adultos obesos que o foram desde a infância apresentam resposta terapêutica menos adequada do que aqueles que se tornaram obesos na vida adulta.

Não existe uma hipótese única para explicar a obesidade. O fator genético, baixo metabolismo individual (taxa de metabolismo em repouso – TMR), balanço positivo entre a ingestão calórica e o gasto energético são alguns dos fatores etiológicos envolvidos. O fato de grande número dos adultos obesos já apresentarem obesidade desde criança apoia a tese de que ela tenha início na infância. Sabe-se que o número de adipócitos é imutável nos adultos, não regredindo em quantidade, mas apenas em tamanho, quando os obesos conseguem reduzir o seu peso. Esse número de células adiposas é determinado nos primeiros anos de vida, em que parece existir um "período crítico" no qual fatores exógenos, principalmente a alimentação, podem atuar na determinação do seu número. Parece, assim, que durante a infância a superalimentação pode acarretar maior número de células adiposas, predispondo o indivíduo ao excesso de peso.

A obesidade é considerada hoje um grave problema de saúde pública, devendo a sua prevenção e combate receber prioridades absolutas. Obviamente que isso deve ter início na infância, desde os primeiros meses de vida. As intervenções devem focalizar a alimentação e a atividade física, aqui abordadas nos subtítulos Dislipidemias e Sedentarismo.

Sedentarismo

É alarmante, na história recente da humanidade, o declínio secular na atividade física (AF), conceituada como "o movimento corporal produzido pela musculatura esquelética que requer gasto calórico". A automação e a tecnologia contribuíram de forma significativa para a inatividade física, tanto no lazer como no trabalho, em casa ou no escritório. O homem gasta hoje, em média, 1.000 kcal diárias a menos do que há um século; uma criança despende aproximadamente menos 400 kcal.

Na infância, fora essas mudanças em que eles acompanham seus pais, outras alterações em relação à AF têm sido verificadas, especialmente nas últimas 4 décadas. O crescente processo de urbanização, a especulação imobiliária, o excesso de veículos motorizados nas vias públicas e o extraordinário crescimento da violência têm determinado intensas restrições à atividade física na infância. Exemplificando, brincadeiras tão comuns em nosso meio há 30-40 anos, que possibilitavam gasto energético em virtude do uso da musculatura esquelética, como ir a pé ou de bicicleta à escola, jogar bola nas ruas e outras tantas atividades que necessitam de espaço, quase não são vistas atualmente. As atividades passaram a ser entre quatro paredes: uma criança gasta hoje, em média, 27 horas assistindo à televisão por semana – isso corresponde à sua principal atividade durante a semana, só sendo ultrapassada pelas horas de sono. Essas mudanças, de imediato, já se refletem na elevação dos índices de obesidade na infância em todo o mundo, principal resultado da redução da AF, pois, consequentemente, ocorrem menor gasto calórico e aumento do tecido adiposo.

Os benefícios da AF para a saúde são inúmeros. Algumas dessas vantagens encontram-se registradas no Quadro I.6.6. Do ponto de vista clínico, a AF diminui o risco de uma série de doenças: aterosclerose (angina, infarto do miocárdio, doença vascular cerebral, gangrena); obesidade; hipertensão arterial; diabetes melito; osteoporose; dislipidemias; afecções osteomusculares (artroses, atrofia muscular); câncer de colo e de mama; distúrbios mentais (ansiedade, depressão); doença pulmonar obstrutiva crônica e asma.

Além disso, a atividade física também proporciona uma melhora da autoestima e contribui para o bem-estar e socialização do cidadão. Atividade física também diminui o tempo de recuperação das cirurgias de grande porte e propicia vantagens às gestantes, como melhor crescimento do feto e menor chance de parto distócico. Em prematuros de peso muito baixo, há estudos que demonstram que o estímulo da AF, realizado por meio de movimentos de flexão e extensão dos membros (5 minutos duas vezes ao dia), propicia ganho ponderal mais rápido e maior densidade óssea.

Os estudos epidemiológicos sempre apontam para uma forte e independente associação entre atividade física (ou aptidão física) e saúde. A inatividade física é um fator de risco independente para a doença cardiovascular, hipertensão arterial, obesidade e hipercolesterolemia. A melhora da aptidão física em adultos de meia-idade reduz em mais da metade a mortalidade geral por todas as causas. O risco de DCC em pessoas inativas, independentemente de outros fatores de risco, é 1,9 vez maior quando comparado com indivíduos fisicamente ativos. Mesmo entre as pessoas portadoras de DCC, a prática regular de atividade física diminui em 25% o risco de um novo ataque cardíaco.

Apesar de todas essas evidências científicas, as taxas de sedentarismo são bastante elevadas. A OMS estima que 70% da população mundial seja fisicamente inativa, aqui definida como pessoas que não fazem 30 minutos de atividade física diária, pelo menos 5 dias na semana. Nos EUA, a inatividade física atinge 75% dos adultos. No Brasil, segundo dados do Ministério da Saúde, 60% das pessoas que vivem nas áreas urbanas são sedentárias. Mais da metade dos escolares não tem aulas regulares, duas vezes por semana, de educação física; o percentual, que era de 42% em 1991, caiu para 25% em 1995. Ainda, no Brasill, entre adolescentes de escolas públicas no Rio de Janeiro, o índice de sedentarismo é de 85% entre os rapazes e de 94% nas moças.

Alguns estudos identificam certos fatores de risco para o sedentarismo: idade, sexo feminino, pais inativos fisicamente, escolas sem atividades esportivas, residência em área urbana e TV no quarto da criança.

As consequências da diminuição da atividade física para a saúde do homem adulto são bem conhecidas. Entretanto, para a criança, os estudos ainda são escassos e as respostas a essa questão ainda não são bem evidentes. De qualquer forma, três vantagens são bem embasadas em estudos científicos:

- **As crianças são mais saudáveis:** apresentam melhor crescimento na vida intrauterina, têm menos excesso de peso, apresentam melhor desempenho cardiovascular, desenvolvem menor recorrência de IVAS e de crises de asma, além de apresentarem maior densidade óssea.
- **Esses efeitos são transferidos à vida adulta:** como as DCNTs da vida adulta têm as suas raízes na infância, os efeitos benéficos da AF também se iniciam na infância e se estendem durante toda a vida.
- **Manutenção do hábito na vida adulta:** crianças e adolescentes fisicamente ativos apresentam menor chance de se tornarem adultos sedentários.

Os benefícios da AF não precisam vir necessariamente de exercícios físicos rigorosos, bastam ser moderados, contanto que sejam realizados de maneira regular. A me-

Quadro I.6.6. Principais benefícios da atividade física para o corpo humano

Sistema cardiovascular
> Débito cardíaco • Contratilidade do miocárdio • Massa capilar cardíaca • Diâmetro das coronárias • Captação de cálcio pela fibra cardíaca > Frequência cardíaca • Função autônoma • Pressão sistólica e diastólica
Metabolismo
> Colesterol total, LDL e triglicerídeos • HDL • Captação da glicose pela célula
Sistema respiratório
> Ventilação pulmonar < Perfusão pulmonar
Sistema endócrino
> Sensibilidade da célula à insulina < Produção hepática de glicose < Número de células musculares que utilizam glicose
Sistema musculoesquelético
> Massa muscular < Massa de gordura < Gordura visceral • Densidade óssea
Sistema imunológico
> Interleucinas II > Sistema de células *natural killers*

lhor AF é sempre aquela que se pode fazer regularmente. Nunca deve ser punitiva e nem sempre é competitiva, mas sempre prazerosa. O hábito da AF deve perdurar por toda a vida, pois os estudos também apontam inúmeras vantagens para o idoso, principalmente na manutenção de sua aptidão física. Dessa forma, o exercício físico regular pode prolongar a vida e torná-la mais saudável e alegre.

A OMS vem estimulando a participação dos profissionais de saúde, familiares (atividade física começa em casa) e da comunidade (colégio, associações, prefeituras, igrejas etc.), para que programas de estímulo à AF sejam desenvolvidos. Algumas sugestões tem sido apresentadas:

- Reduzir o número de horas gastas com televisão, *videogame* e computador.
- Estimular a participação dos estudantes em competições esportivas.
- Reforçar as aulas de educação física nas escolas.
- Exemplaridade dos pais.

Concluindo, os benefícios da atividade física regular e contínua são bem estabelecidos e irrefutáveis. Infelizmente, em relação à atenção primária à saúde, os profissionais de saúde ainda não têm dado a atenção necessária a esse tema. A promoção da atividade física entre as crianças deve fazer parte dos cuidados de rotina para o bem-estar da criança e do adulto. Ser fisicamente ativo desde a infância apresenta muitos benefícios, não só na área física, mas também na esfera social e emocional, e pode levar a um melhor controle das DCNTs da vida adulta.

Diabetes melito

Diabetes melito é a doença endócrina mais comum na humanidade, apresentando prevalência entre 2% e 4% nos países ricos. Segundo o Censo Nacional de Diabetes Melito, essa doença metabólica apresenta prevalência de 7,6% em nove capitais brasileiras. Devem existir 4,5 milhões de brasileiros diabéticos, dos quais 450 mil são insulino-dependentes. Desse total, quase a metade desconhece a sua condição de diabético.

Os indivíduos portadores de diabetes melito apresentam uma série de complicações que provocam morbimortalidade precoce. Em média, as complicações surgem 15 a 20 anos após o aparecimento da hiperglicemia. Uma das principais é a aterosclerose, que ocorre de forma mais precoce e com maior intensidade; existe uma forte associação entre hiperinsulinismo e coronariopatias. São ainda complicações comuns, a retinopatia diabética (principal causa de cegueira nos países ricos), a nefropatia (causa frequente de doença renal terminal em adultos), a neuropatia e a vasculopatia periférica levando a gangrenas.

Também aqui existe uma série de evidências científicas indicando que o diabetes melito tipo 2 pode ter suas origens na vida fetal ou na infância. Vários estudos apontam que uma das maiores consequências da alimentação fetal inadequada é um desenvolvimento alterado do tecido pancreático, originando maior suscetibilidade ao surgimento do diabetes não insulino-dependente. A síndrome metabólica, que cursa com aumento da pressão arterial, obesidade central (aumento da circunferência abdominal), intolerância à glicose, dislipidemia e resistência à insulina, tem sido descrita como associada a baixo peso ao nascer.

No diabetes melito tipo 2 também parece ocorrer o fenômeno *tracking*, ou seja, a manutenção das alterações presentes na infância durante a vida adulta. Vários estudos têm demonstrado que crianças que apresentam níveis da insulina circulante elevados tendem a apresentar hiperinsulinismo na vida adulta.

Dessa forma, uma boa assistência à gestante com alimentação balanceada, visando proporcionar crescimento adequado, seria uma medida de impacto para a prevenção primária do diabetes melito tipo 2.

Tabagismo

Evitar que as pessoas fumem cigarros seria a medida isolada de maior simplicidade e eficácia para o controle das DCNTs. Só nos Estados Unidos, essa atitude evitaria 450 mil mortes por ano. Apesar disso, o número de jovens fumantes é preocupante; cerca de um terço dos adolescentes fuma cigarros. A OMS estima que um terço da população mundial adulta – 1 bilhão e 200 milhões de pessoas, entre as quais 200 milhões de mulheres – sejam fumantes; para os próximos 30 a 40 anos, é projetada a morte de 10 milhões de pessoas/ano devido ao tabagismo, 70% delas em países em desenvolvimento.

Os fumantes apresentam um risco duas vezes maior de ataque cardíaco quando comparados aos não fumantes. Aproximadamente 20% das mortes pelas DCVs estão relacionadas com o hábito de fumar cigarros. Esse hábito, em pessoas jovens, está associado a sinais precoces de DCV, doença vascular cerebral, aumento de risco do câncer e da doença pulmonar obstrutiva crônica, além de redução do crescimento e da função pulmonar. Quando comparadas com não fumantes, as pessoas com hábitos de fumar apresentam maior número de doenças respiratórias, tosse com e sem secreção e são fisicamente menos aptas.

Aproximadamente 90% dos fumantes fumaram seu primeiro cigarro na adolescência e 71% se tornaram fumantes na adolescência. A cada dia, mais de 6 mil jovens americanos se tornam fumantes.

Segundo a OMS, 10% de aumento nos preços dos cigarros levaria 40 milhões de pessoas a parar de fumar. Em saúde pública, outras medidas que poderiam desestimular o tabagismo seriam: elevação dos impostos sobre a comercialização de cigarros, proteção efetiva aos não fumantes contra exposição à fumaça, em especial às crianças, e eliminação da propaganda e promoção do cigarro.

Como a maioria dos fumantes inicia esse vício na infância, ou seja, mais precisamente na adolescência, os programas preventivos específicos devem ser direcionados para esse grupo etário. Orientação e exemplos por parte dos pais, da escola e programas educativos são formas eficazes de prevenção do tabagismo.

Baixo peso ao nascer

Baixo peso ao nascer é aceito hoje como um fator de risco para uma série de DCNTs, como: DCV, diabetes melito, HA, doença vascular cerebral e doença pulmonar obstrutiva crônica. Os primeiros indícios surgiram em 1977, quando Forsdahl, na Noruega, verificou que a subnutrição na infância, seguida de recuperação nutricional, condicionava maior morbimortalidade por coronariopatias na vida adulta. Esses achados foram posteriormente confirmados na Inglaterra, País de Gales e EUA. É o autor inglês, o Prof. David Barker, juntamente com seu grupo de pesquisadores, que tem o maior número de trabalhos publicados sobre esse tema. Em 1986, eles divulgaram uma pesquisa que serviu de marco para despertar o interesse da comunidade científica para a hipótese das origens fetais das doenças dos adultos: verificaram taxas de mortalidade por DCV em várias regiões da Inglaterra e do País de Gales inversamente relacionadas com o peso ao nascer.

A hipótese de Barker para justificar esses achados é a de que ocorra um período de maior sensibilidade na vida fetal e na primeira infância, em que determinados estímulos levam a alterações estruturais e funcionais do organismo que perdurariam ao longo da vida. Um estímulo ou um insulto, quando aplicado em um período crítico ou sensível do desenvolvimento, resulta em efeito permanente ou duradouro na estrutura ou função do organismo. Admite-se que, na luta pela sobrevivência, o feto, ao se adaptar à desnutrição, desenvolve mecanismos que levam a alterações permanentes na sua fisiologia e metabolismo celular, reprogramando as relações da glicose com a insulina, o hormônio do crescimento e o fator de crescimento I-1. Além do elevado risco de morbimortalidade no período neonatal, esses recém-nascidos, ao se tornarem adultos, apresentam maior risco de morrer de DCNT. Esse é um dado preocupante, pois o impacto do baixo peso ao nascer perdurará por várias décadas nas taxas de morbimortalidade pelas DCNTs, devido aos elevados índices de baixo peso ao nascer observados em nosso país (percentuais próximos de 13% nas capitais brasileiras), bem diferentes dos países ricos (abaixo de 4%).

Precisamos aprender mais sobre os caminhos que o feto percorre no processo de adaptação à desnutrição, pois essas adaptações levam à sobrevivência, mas com alterações permanentes na fisiologia, estrutura e metabolismo do organismo, podendo concorrer para o desenvolvimento das DCNTs na vida adulta. Fica o alerta para os profissionais de saúde que lidam com a saúde materno-infantil, especialmente o primeiro pediatra, que é, na realidade, o obstetra, pois é ele que assiste as crianças nos seus primeiros 9 meses de vida, sendo vital a sua participação na profilaxia do baixo peso ao nascer.

Desmame precoce

Vários estudos nos últimos anos têm demonstrado que os benefícios do aleitamento materno perduram por toda a vida. Excesso de peso/obesidade, diabetes tipo 2, dislipidemia, síndrome metabólica, hipertensão arterial e coronariopatia são algumas das DCNTs nas quais o desmame precoce tem sido comprovado como importante fator de risco.

Admite-se que a proteção do aleitamento materno esteja associada à maior quantidade de ácidos graxos poli-insaturados de cadeia longa presentes no leite materno. Esses ácidos graxos têm um papel fundamental no crescimento e desenvolvimento do ser humano, e a sua carência pode deixar sequelas para o resto da vida. Outro efeito do leite materno é que ele interfere na programação do fator de crescimento semelhante à insulina, substância que modula a velocidade de crescimento. Elevadas velocidades de crescimento, usualmente associadas com leite de vaca, estão associadas a maior risco de DCNT na vida adulta.

CONCLUSÕES

Em resumo, estima-se que os programas de prevenção das DCNTs, especialmente aquelas secundárias à aterosclerose, devam ter início na infância, para que tenham resultados mais eficazes e a um custo mais baixo. A prevenção do baixo peso ao nascer, iniciada com assistência pré-natal adequada, seria a primeira medida, contribuindo não só para a redução dos índices de mortalidade infantil, mas também diminuindo os índices de morbimortalidade pelas DCNTs.

A infância é um período crítico para o estabelecimento de hábitos alimentares e de estilo de vida. Sabendo-se que muitos desses hábitos constituem importantes fatores de risco para as DCNTs da vida adulta, torna-se obrigatório que os profissionais da área de saúde alertem os pais sobre esses riscos.

A prevenção primária está indicada para todas as crianças e adolescentes, por meio do estabelecimento de algumas normas para alimentação, como: aleitamento exclusivo até o 6º mês de vida; retardo na introdução de alimentos sólidos para o lactente; restrição ao abuso do sal; coibir o excesso de gordura (máximo de 30% da cota calórica total), colesterol e ácidos graxos saturados e estimular o consumo de fibras, frutas e vegetais. Deve haver também vigilância constante do crescimento da criança, procurando-se detectar e corrigir precocemente as variações em relação ao peso. Quanto ao estilo de vida, orientar os pais, crianças e adolescentes sobre os malefícios à saúde do tabagismo, estimular constantemente a prática de atividade física regular, procurando controlar o uso da televisão e de jogos eletrônicos. O exemplo dos pais é de fundamental importância para a adesão das crianças e adolescentes.

Como prevenção secundária, deve-se procurar identificar e orientar as crianças portadoras de HA, aferindo sistematicamente a pressão arterial das crianças a partir dos 3 anos de idade. Nas famílias de risco para DCNTs, deve-se recomendar a verificação do perfil lipídico como indicativo de doença aterosclerótica precoce ou hipercolesterolemia entre os familiares (pais, avós, irmãos ou tios de primeiro grau, com idade inferior a 55 anos).

Como as DCNTs são o problema de saúde pública número um tanto em países ricos como em países em desenvolvimento, políticas sanitárias voltadas para a criança devem ser estimuladas, para que se consiga aumentar a longevidade do homem neste século, com melhor qualidade de vida. É obrigação daqueles que cuidam da saúde da criança estender seus conhecimentos sobre as doenças que mais frequentemente atingem os adultos. Da mesma forma, aqueles que atendem adultos precisam conhecer mais a "história" de seus pacientes, ou seja, a sua infância. A melhoria da saúde da mãe e da criança pode ser a chave para a prevenção eficaz de doenças do adulto.

BIBLIOGRAFIA

Alves JG, Carneiro-Sampaio M. Prevenção de doenças do adulto na infância e na adolescência. Rio de Janeiro: MedBook, 2007.

Alves JG, Figueira F. Doenças do adulto com raízes na infância. Recife: Bagaço, 1998.

Alves JG, Gale CR, Mutrie N, Correia JB, Batty GD. A 6-month exercise intervention among inactive and overweight favela-residing women in Brazil: the Caranguejo Exercise Trial. Am J Public Health 2009; 99(1):76-80.

Alves JG, Galé CR, Souza E, Batty GD. Effect of physical exercise on bodyweight in overweight children: a randomized controlled trial in a Brazilian slum. Cad Saúde Pública 2008; 24(suppl 2):S353-9.

Alves JG, Siqueira PP, Figueiroa JN. Overweight and physical inactivity in children living in favelas in the metropolitan region of Recife, Brazil. J Pediatr (RJ). 2009; 85(1):67-71.

Alves JG. Low birth weight and early weaning: new risk factors for atherosclerosis. J Pediatr (RJ) 2004; 80:339-40.

American Academy of Pediatrics. Promoting physical activity. Disponível em: <www.aap.org/family/physicalactivity/physicalactivity.htm>. Acessado em 9/7/09.

Batty GD, Alves JG, Correia J, Lawlor DA. Examining life-course influences on chronic disease: the importance of birth cohort studies from low- and middle- income countries. An overview. Braz J Med Biol Res 2007; 40(9):1.277-1.286.

Bessesen DH. Update on obesity. J Clin Endocrinol Met 2008; 44(5):346-355.

De França, Alves JG. Dyslipidemia among adolescents and children from Pernambuco. Arq Bras Cardiol 2006; 87(6):722-727.

Enos WF, Holmes RH, Beyer J. Coronary artery disease among soldiers killed in action in Korea. JAMA 1953; 152:1.090-1.093.

Gidding SS. Preventive pediatric cardiology – tobacco, cholesterol, obesity and physical activity. Pediatric Cardiology Ped Clin N Am 1999; 46(2):253-262.

Gomes Bda M, Alves JG. Prevalence of high blood pressure and associated factors in students from public schools in Greater Metropolitan Recife, Pernambuco State, Brazil, 2006. Cad Saúde Pública 2009; 25(2):375-381.

Jedrychowski W, Maugeri U, Flak E, Mroz E, Bianchi I. Cohort study on low physical activity level and recurrent acute respiratory infections in schoolchildren. Cent Eur J Public Health 2001; 9(3):126-129.

Kay JD, Sinaiko AR, Daniels RS. Pediatric Hypertension. Am Heart J 2001; 142(3):422-432.

Labarthe D. Nondrug interventions in hypertension prevention and control. Cardiol Clin 2002; 20(2):249-263.

Malina RM. Physichal activity and fitness: pathways from childhood to adulthood. Am J Hum Biol 2001; 13:162-172.

McNamara JJ, Molot MA, Stremple JF et al. Coronary artery disease in combat casualties in Vietnam. JAMA 1971; 216:1.186-1.187.

MMWR. Morbidity and Mortality Weekly Report. Increasing physical activity. A report on recommendations of the Task Force on Community Preventive Services 2001; 50(18):1-14.

Moyer-Mileur LJ, Brunstetter V, McNaught TP, Gill G, Chan GM. Daily physical activity program increases bone mineralization and growth in preterm very low birth weight infants. Pediatrics 2000; 106(5):1.088-1.092.

Pratt HD, Tsitsika AK. Fetal, childhood, and adolescence intervention leading to adult disease prevention. Prim Care 2007; 34(2):203-217.

Raman VS, Heptulla RA. Hyperlipidemia in children. Tex Med 2009; 105(2):38-43.

Sherwood NE, Story M. Obesity: a public health perspective. Clinics in Family Practice 2002; 4(2):210-214.

Singhal A. The early origins of atherosclerosis. Adv Exp Med Biol 2009; 646:51-58.

Stuebe AM, Michels KB, Willett WC et al. Duration of lactation and incidence of myocardial infarction in middle to late adulthood. Am J Obstet Gynecol 2009; 200(2):138.e1-8

Twisk JW, Physical activity guidelines for children and adolescents: a critical review. Sports Med 2001; 31(8):617-627.

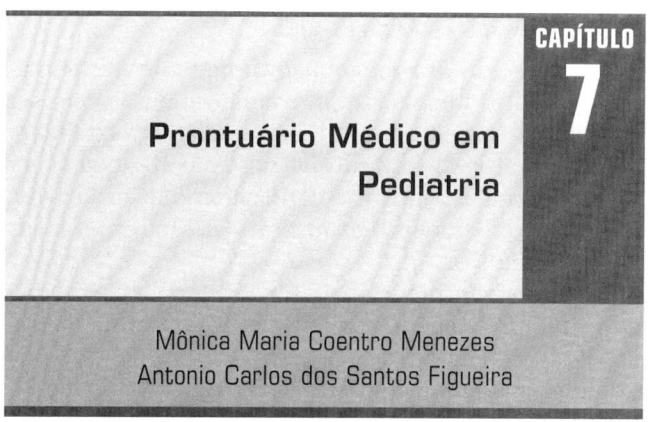

CAPÍTULO 7

Prontuário Médico em Pediatria

Mônica Maria Coentro Menezes
Antonio Carlos dos Santos Figueira

INTRODUÇÃO

Todo indivíduo tem direito a ter sua história médica devidamente registrada em um prontuário médico. Nele, devem estar presentes o histórico da doença, dados de antecedentes pessoais e familiares, assim como condições socioeconômicas e toda a evolução subsequente do paciente. Cabe ao médico assistente e aos demais profissionais que compartilham do atendimento do paciente a responsabilidade do preenchimento do prontuário, o qual deve ser feito com cuidado e respeito, no sentido de que esteja sempre o mais completo possível. Dessa forma serão beneficiados o paciente, o profissional assistente e as políticas públicas de saúde

Por meio da Resolução nº 1.638/2002, o Conselho Federal de Medicina define prontuário médico como o documento único, constituído por um conjunto de informações, sinais e imagens registrados a partir de fatos, acontecimentos e situações sobre a saúde do paciente e a assistência a ele prestada, com caráter legal, sigiloso e científico, utilizado para possibilitar tanto a comunicação entre os membros de uma equipe multiprofissional como a continuidade da assistência prestada ao indivíduo.

Com o adequado preenchimento do prontuário, o médico estará facilitando a obtenção do diagnóstico e o tratamento da enfermidade do paciente, garantindo o acesso a informações precisas que certamente viabilizam a realização de pesquisa científica, além de estar assegurando um instrumento de defesa legal na prática clínica diária.

Para garantir os devidos cuidados com esse documento, o Conselho Federal de Medicina tornou obrigatória a criação de uma Comissão de Revisão de Prontuário nas instituições de saúde de todo o País.

No Instituto de Medicina Integral Prof. Fernando Figueira (IMIP), foi criada, em 2000, a Comissão de Revisão de Prontuário, sendo formada por um grupo técnico de assessoria, estudo e análise, normativo e fiscalizador, subordinado à superintendência dessa instituição. A partir de avaliações periódicas dos prontuários, os resultados obtidos, assim como as sugestões, são enviados às diretorias clínica e de ensino para que medidas sejam tomadas, proporcionando melhoria tanto na forma quanto no conteúdo desses prontuários.

ASPECTOS BIOÉTICOS

No exercício da relação médico-paciente existem alguns preceitos morais bastante antigos, que devem ser observados na nossa prática médica diária: a confidencialidade e a privacidade. Devemos entender que as informações contidas no prontuário pertencem ao paciente e que os profissionais e as instituições são apenas seus fiéis depositários.

O juramento hipocrático, no século V a.C., estabelecia que: "Qualquer coisa que eu veja ou ouça, profissional ou privadamente, que não deva ser divulgada, eu manterei em segredo e não contarei a ninguém." A confidencialidade é a garantia do resguardo das informações dadas em confiança e a proteção contra a sua revelação não autorizada. Esse preceito não deve ser uma prerrogativa dos pacientes adultos, aplicando-se a todas as faixas etárias.

A privacidade é a limitação do acesso às informações de determinada pessoa, bem como do acesso à própria pessoa e à sua intimidade. O artigo XII da Declaração Universal dos Direitos Humanos, proposta pela ONU em 1948, já estabelecia o direito à não interferência na vida privada pessoal ou familiar.

Pode ocorrer a quebra da privacidade, em algumas situações, desde que por justa causa e com amparo na legislação, como em alguns casos de testemunho em corte judicial; doença de notificação compulsória; maus-tratos em crianças e adolescentes; abuso do cônjuge ou idosos; ou, ainda, ferimento por arma de fogo ou de qualquer tipo, quando houver suspeita de ato criminoso.

Nos hospitais que dispõem de prática do ensino médico, alunos e professores utilizam os dados do prontuário com finalidade educativa, essencial à formação de novos profissionais de saúde. Esse acesso é eticamente adequado, desde que especificamente vinculado às atividades de ensino-aprendizagem.

Revisado recentemente, o novo Código de Ética Médica foi publicado no Diário Oficial da União, em 24 de setembro de 2009 (Resolução do Conselho Federal de Medicina nº 1.931/2009). Esse documento, no capítulo X, que se refere a documentos médicos, afirma que é vedado ao médico "deixar de elaborar prontuário legível para cada paciente", assim como "negar ao paciente acesso ao seu prontuário, ficha clínica ou similar, bem como deixar de dar explicações necessárias à sua compreensão, salvo quando ocasionar riscos para o paciente ou para terceiros", artigos 87 e 88, respectivamente. Já o capítulo IX assegura a manutenção do segredo médico.

No caso de pesquisas científicas, o pesquisador somente poderá acessar o prontuário após a elaboração de um projeto de pesquisa e o mesmo ter sido aprovado pelo Comitê de Ética em Pesquisa da Instituição.

COMPONENTES DO PRONTUÁRIO MÉDICO

A composição do prontuário médico exige uma sequência de informações dispostas de forma ordenada, para que seja obtido um raciocínio lógico sobre os problemas que acometem o paciente. Esse documento deve ser destinado a pacientes que serão atendidos no ambulatório ou na unidade de internação e pode ser dividido nos seguintes segmentos: identificação, anamnese, exame físico, hipóteses diagnósticas, evolução por problemas e prescrição, além de outros componentes. A decisão de como será disposto cada segmento do prontuário depende de cada instituição, podendo inclusive haver mudanças entre diferentes setores de uma mesma instituição, no sentido de adequar-se a cada situação do paciente.

No IMIP, esse documento segue o modelo que descreveremos a seguir:

Identificação do paciente

Consiste em dispor, de forma clara, a apresentação inicial do paciente, ou seja, o seu nome completo, data de nascimento, sexo, naturalidade, filiação, endereço atual (procedência) e data do atendimento. Na abertura do prontuário deverá ser dado um número de registro que facilitará o arquivamento e consequentemente a localização desse documento em qualquer época em que seja necessário. Caso o paciente seja internado, deverá ser registrada a enfermaria para a qual foi destinado, com o respectivo número do leito.

Esses registros poderão ser manuscritos ou digitados em etiquetas, nos serviços que dispuserem de informatização, como é o caso dessa instituição.

Anamnese

Constitui parte fundamental do prontuário do paciente, ajudando de forma significativa a elucidação diagnóstica. A fim de coordenar melhor a sequência de informações, a anamnese deve seguir um roteiro lógico e simples, como o seguinte esquema: queixa principal e duração, história da doença atual, interrogatório sintomatológico, antecedentes e imunização

Queixa principal e duração

Na maioria das vezes, a anamnese deve começar pela informação da queixa principal e de sua duração. Nesse momento deve-se registrar, de forma sucinta, que queixa motivou o paciente a procurar um serviço médico e há quanto tempo apresentava esse sinal ou sintoma. Dessa maneira, pode-se determinar o ponto central do problema do paciente.

História da doença atual

Constitui parte importante da anamnese, pois esse segmento servirá como ponto de partida para todo o acompanhamento do paciente, ao longo do internamento. Em pediatria, geralmente a história é relatada por um acompanhante da criança, salvo em algumas crianças maiores e adolescentes. A princípio, essa história deverá ser expressa de forma espontânea, ou seja, sem interferência de quem a esteja coletando. Porém, às vezes se faz necessário intervir no relato do caso, no sentido de direcionar melhor as queixas, obter adequada cronologia dos fatos, além de detalhar alguns sinais e sintomas referidos. Como exemplo poderíamos citar um paciente que apresenta vômitos. Em sua história é interessante que saibamos há quanto tempo esses vômitos começaram, quais as características do líquido eliminado, em que frequência eles têm ocorrido, enfim, todos os dados que venham a facilitar a formulação diagnóstica. É importante referir se alguma medida terapêutica já foi realizada.

Interrogatório sintomatológico

Estabelece perguntas direcionadas aos diversos sistemas do nosso organismo, com a finalidade de obter dados importantes. Essas informações podem ou não estar relacionadas com o problema atual do paciente, porém constituem uma forma de se alcançar a avaliação geral do mesmo.

A princípio, o informante deve ser questionado acerca de aspectos gerais ligados ao paciente, como distúrbios da temperatura corporal, alterações do apetite e do peso, modificações em relação à atividade do paciente, entre outros. Alterações na pele, ouvidos e olhos devem ser consideradas.

O interrogatório a respeito de diversos sistemas, como o respiratório, cardiovascular, digestivo, genitourinário, musculoesquelético e nervoso, pode indicar alguns distúrbios que possam ser corrigidos durante o atendimento do paciente no serviço.

Não devem ser esquecidas as referências acerca de medicamentos que tenham sido usados pelo paciente e qual o período de uso.

Antecedentes

Auxiliam a compreensão de todo o processo da doença. Para os menores de 1 ano é importante a obtenção da idade da mãe, assim como as informações relacionadas com o período pré-natal, natal e neonatal. Devem ser registrados o número de consultas feitas durante a gestação, exames realizados, intercorrências, a duração da gestação, o tipo de gravidez (se única ou múltipla), a via do parto e o número de filhos tidos. Em relação ao período neonatal, dados como peso ao nascer, boletim de Apgar e aleitamento materno necessitam ser questionados.

Independentemente da idade do paciente, informações sobre a alimentação do menor, seu crescimento e desenvolvimento, doenças anteriores e condições socioeconômicas não deverão ser esquecidas.

Imunização

O calendário vacinal deve ser sempre registrado. É importante que seja solicitado o cartão da criança, para verificação do cumprimento das vacinações. Caso o responsável pela criança não esteja com o mesmo, devemos perguntar se a criança tem comparecido ao posto de saúde ou ainda se participou de campanhas de vacinação.

Exame físico

Deverá ser sempre o mais completo possível. Devemos ter o cuidado de avaliar o paciente como um todo, ou seja, não direcionar o exame apenas para a queixa clínica da ocasião, mas aproveitar o momento para detectar também outros problemas.

A avaliação antropométrica é de fundamental valor para o acompanhamento do paciente pediátrico, já que sabemos se tratar de um ser em crescimento. O peso e a estatura devem ser aferidos com rigor e registrados adequadamente. Em crianças, especialmente no 1º ano de vida, devemos acompanhar a evolução do perímetro cefálico. Os relatos da temperatura corporal, da frequência cardíaca e respiratória, além da pressão arterial, constituem dados de informações relevantes em relação aos sinais vitais. A gravidade em que o paciente se apresenta no momento da internação bem como seu estado nutricional têm especial significado, pois situam quais medidas devem ser adotadas de imediato, dependendo do estado da criança, assim como todo o suporte nutricional a ser oferecido.

É importante que seja criado um roteiro em relação ao exame físico de todos os sistemas para que, dessa forma, seja feita uma avaliação global da criança. Deve ser dada ênfase aos pontos de alterações observados no exame. Como sugestão de roteiro, podemos citar a sequência que consta nos prontuários do IMIP, disposta da seguinte forma: observação do aspecto geral da criança, sua pele e mucosas, cadeias de gânglios linfáticos, crânio, olhos, ouvidos, nariz, boca, orofaringe e pescoço; em seguida, avalia-se o aparelho respiratório e cardiovascular, o abdome, a genitália externa e o ânus, a coluna, os membros e, por fim, o sistema nervoso.

Do ponto de vista semiológico, é importante ressaltar que não devem ser esquecidos os princípios básicos para análise dos segmentos corpóreos, que são: a inspeção, a palpação, a percussão e a ausculta. Dessa forma, torna-se possível chegar a uma avaliação final dos achados do exame físico.

Hipóteses diagnósticas

Após a análise dos dados coletados na história, associadas ao exame físico, deverão ser formuladas todas as hipóteses diagnósticas adequadas para o caso. Essas hipóteses diagnósticas constituirão os problemas do paciente a serem acompanhados e resolvidos. Durante o período de internação, novas hipóteses poderão ser acrescentadas e algumas anteriores poderão ser afastadas. O preenchimento adequado das hipóteses diagnósticas é muito importante, pois, além do acompanhamento durante o internamento, também servirá, posteriormente, para pesquisas científicas.

Evolução por problemas

A evolução clínica do paciente feita avaliando-se cada problema em particular tem demonstrado ser uma forma interessante e lógica de acompanhar os dias de internamento dos pacientes. A orientação por problemas é metodizada, organizada, hierarquizada e, se bem realizada, presta melhor serviço ao paciente, ao ensino e à pesquisa. Essa prática tem sido realizada pelo Hospital Geral de Pediatria do IMIP há vários anos, com bons resultados.

São destacadas as vantagens da evolução por problemas:

- Estimula o raciocínio acerca de cada enfermidade apresentada, favorecendo um aprendizado qualitativa e quantitativamente melhor.
- Permite acompanhar a história natural da doença com mais precisão.
- Favorece a listagem diagnóstica de maneira mais fácil e completa.
- Organiza as condutas para cada problema de modo que sejam mais facilmente localizadas no prontuário.
- Possibilita que a prescrição de medidas gerais, de dieta e de medicamentos seja mais racionalmente estabelecida.
- Ajuda o plantonista ou outro evolucionista que assuma o caso a ter condição de avaliar o enfermo com maior rapidez e eficiência.
- Permite que o resumo de alta seja mais agilmente formulado.

Em cada evolução diária, não deverão ser esquecidas a data e hora da avaliação do paciente. É importante o registro dos dias de internamento hospitalar, dias de uso de antibióticos ou outra medicação necessária e dias de pós-operatório (se pertinentes ao caso). Em seguida, é interessante que seja feito o registro das hipóteses diagnósticas, tendo-se o cuidado de acrescentar à lista os novos problemas que possam ter surgido durante o internamento.

De acordo com os dados contidos no relatório de enfermagem, assim como os referidos pelo paciente ou acompanhante, serão resumidos os dados subjetivos do paciente. Os informes da enfermagem estão contidos em *Cuidados Sistematizados de Enfermagem*, divididos em relatos por horário, no plantão diurno e noturno, e no início devem constar a identificação do paciente, peso à admissão e atualizado, além da hipótese diagnóstica principal. Em seguida estão os registros do estado geral do paciente, tipo de dieta, padrão respiratório, acesso venoso, curativos, drenos, além de um gráfico que contém outros dados, como sinais vitais, oxigenioterapia, controle hídrico (ganhos e perdas), assim como controles da glicosúria, cetonúria, glicemia capilar (dextro) e densidade urinária.

Como dados objetivos, deverão ser descritos o exame físico do paciente e os resultados de exames complementares, caso tenham sido solicitados. Os exames complementares (laboratoriais e de imagem) realizados devem ser colocados em ordem cronológica, facilitando assim o seguimento do caso.

Havendo a necessidade de um parecer médico de algum especialista, este deverá estar com data e hora em que foi realizado, assim como assinado e com carimbo.

Após a avaliação de todas essas informações, segue-se a interpretação de todos esses dados para que, dessa forma, seja decidida a conduta adequada para cada problema e, assim, programada a prescrição médica.

A evolução por problemas clínicos não é estática, rígida e imutável. Cada evolucionista poderá realizar ajustes que julgar necessários, dependendo do estilo ou maneira de trabalhar.

Prescrição

Deve ser o resultado da interpretação de todos os dados obtidos na evolução do paciente. Cabe ao evolucionista não somente decidir a terapêutica a ser tomada, mas expressá-la de forma clara, detalhada e o mais explicativa possível.

De modo geral, a prescrição segue a seguinte ordem:

- **Nutrição:** determinar o tipo de alimentação que o paciente deverá receber, podendo ser por via oral, enteral ou parenteral. Caso o paciente esteja impedido de alimentar-se temporariamente, orienta-se então o jejum.
- **Medicamentos:** estabelecer todos os medicamentos a serem prescritos, tendo o cuidado de especificar o nome do fármaco; sua apresentação; a forma de diluí-lo, caso seja necessário; a via e o intervalo adequado a ser administrado. Após os medicamentos, devem ser prescritos os hemoderivados, se necessários para o caso.
- **Cuidados gerais:** neste item devem ser referidos os cuidados em relação à aferição dos sinais vitais, decúbito adequado e curativos, entre outras orientações que se façam necessárias para cada caso.

Outros componentes do prontuário

No momento da realização do internamento deve ser preenchido o *Termo de Responsabilidade para Internamento*, o qual contém dados de identificação dos pais ou responsáveis, no caso de internação de menores, além de normas da legislação e da própria instituição.

No caso de pacientes que tenham se submetido a algum ato cirúrgico, deve constar no prontuário o *Boletim Operatório*, com a descrição detalhada de todo o procedimento, assim como a *Ficha de Assistência Anestésica*.

Durante o internamento deverá ser preenchida a *Ficha de Controle de Infecção Hospitalar*, de fundamental importância para o conhecimento da situação microbiológica do hospital, proporcionando, portanto, o uso adequado de antimicrobianos.

Segundo orientação do Conselho Regional de Medicina, em todos os setores do prontuário o *profissional assistente deverá assinar e carimbar* as informações registradas, garantindo a veracidade das mesmas. O uso de "corretivos líquidos" de escrita devem ser evitados para que não seja caracterizada a adulteração do documento. A escrita deve ser feita com caneta, de forma clara e objetiva, apresentando letra legível, que permita o entendimento dos dados por parte de todos os que tiverem acesso ao prontuário. Não devem ser deixadas folhas em branco.

Ao término do período de internação deverá ser preenchido o *Resumo de Alta*, de forma sucinta e objetiva. Esse formulário deve conter: nome do paciente; idade; sexo; registro; período de internação; diagnósticos confirmados; principais exames realizados; procedimentos e terapêuticas adotados; exame físico atual; medicações orientadas para após a alta e programação de retorno ao ambulatório, caso seja necessário. O responsável pelo caso deverá assinar esse resumo do período de permanência hospitalar.

ARQUIVO DO PRONTUÁRIO/NOVAS PERSPECTIVAS

Hospitais e clínicas de todo o país têm enfrentado um problema: o arquivamento dos prontuários. A guarda de muitos prontuários por um tempo prolongado tem sido motivo de busca de novas alternativas para o arquivo.

O Conselho Federal de Medicina, por meio da Resolução nº 1.639/2002, normatiza o uso de sistemas informatizados para a guarda e o manuseio dos prontuários, sob a supervisão da Comissão de Revisão de Prontuários de cada instituição. Essas comissões decidirão quais documentos devem ser preservados, seja por razões legais, epidemiológicas ou histórico-sociais.

Essa resolução permite que, por meio de microfilmagem ou digitalização dos originais dos prontuários em papel, possa ocorrer um descarte criterioso desses documentos. As regras técnicas previstas nessa resolução estão baseadas na norma ISO/IEC 17.799 e no Código de Ética para Gestão da Segurança da Informação.

A informatização, além de facilitar a guarda desses documentos, proporciona que as informações fiquem contidas em um banco de dados, permitindo que, em segundos, o médico tenha acesso aos dados de um paciente sob seus cuidados.

BIBLIOGRAFIA

Código de Ética Médica (revisado e publicado no Diário Oficial da União em 24 de setembro de 2009).

Figueira F, Ferreira OS, Alves JGB. Pediatria. Recife: Medsi, 2 ed., 1996.

Francisconi CF, Goldim JR. Aspectos bioéticos da confidencialidade e privacidade. In: Costa SIF, Garrafa V, Oselka G. Iniciação à Bioética. Brasília: Conselho Federal de Medicina, 1998.

Garrafa V, Oselka G, Diniz D. Saúde pública, bioética e equidade. Bioética 1997; 5:27-33.

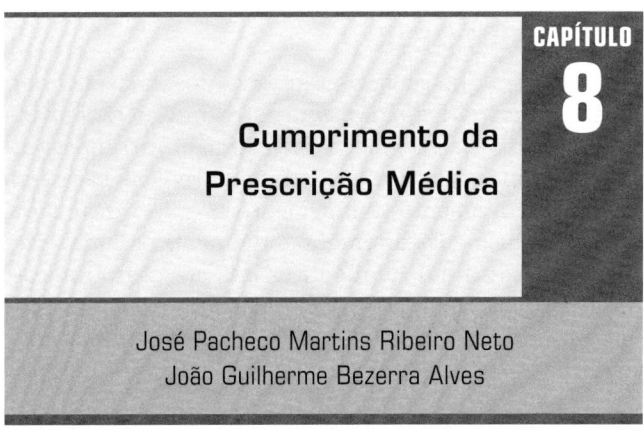

CAPÍTULO 8

Cumprimento da Prescrição Médica

José Pacheco Martins Ribeiro Neto
João Guilherme Bezerra Alves

INTRODUÇÃO

Em pleno início do século XXI, estima-se que cerca da metade das prescrições médicas no mundo não seja cumprida adequadamente pelos pacientes. A taxa de cumprimento varia de 10% a 15% entre adolescentes em relação a medicamentos, e em recém-nascidos, em até 85% quanto ao uso de vacinas. O não cumprimento da prescrição médica apresenta importantes repercussões tanto do ponto de vista de morbidade como de mortalidade, além do elevado custo que acarreta ao setor saúde e, por isso, vem sendo abordado como um problema de saúde pública pelas autoridades sanitárias. Essa preocupação com o cumprimento da prescrição medicamentosa teve início nos anos 1970 e hoje tem uma dimensão mais generalizada, englobando também a prescrição de dieta, exercícios e estilo de vida. Em pesquisa com o termo *compliance*, tradução em língua inglesa da palavra cumprimento, no Medline durante o mês de julho de 2009, encontramos 87.873 referências. O objetivo deste capítulo é mostrar a relevância desse problema, apresentar os principais fatores que estão relacionados com o cumprimento da prescrição médica pelo paciente e descrever as principais medidas que podem contribuir para maior cumprimento da prescrição médica.

CONCEITUAÇÃO

Cumprimento da prescrição médica, termo que na língua inglesa chama-se *compliance*, significa a obediência completa pelo paciente ao tratamento médico proposto. Alguns autores preferem os termos adesão e concordância, em vez de cumprimento e obediência, uma vez que esses termos podem implicar conotações negativas na relação médico-paciente quando interpretados como uma simples incompetência do paciente em cumprir uma prescrição médica; o termo inglês *compliance* significa, segundo o Dicionário Oxford, "a prática de obedecer regras estabelecidas pelas autoridades". Os termos adesão e concordância incluem mais explicitamente os direitos dos pacientes, embora não tenham o mesmo significado, mas o termo *compliance* continua ainda hoje sendo o mais utilizado na prática diária.

EPIDEMIOLOGIA

Estima-se que cerca de um terço dos pacientes deixe de cumprir adequadamente os regimes terapêuticos a curto prazo e a metade, a longo prazo; várias pesquisas apontam resultados que variam a frequência de não adesão ao tratamento com percentuais entre 10% e 90%. O não cumprimento dos regimes terapêuticos é mais elevado nos esquemas terapêuticos das afecções crônicas, como, por exemplo, a penicilina para os pacientes com febre reumática, a insulina para os diabéticos, os anticonvulsivantes para os pacientes com crises convulsivas recorrentes, os anti-inflamatórios para os doentes com artrite reumatoide etc. A Organização Mundial de Saúde (OMS) estima que 50% dos pacientes portadores de doenças crônicas nos países em desenvolvimento não cumpram adequadamente as prescrições médicas.

A não adesão ao tratamento, além de representar oportunidades perdidas para a recuperação da saúde, implica elevados custos ao setor saúde. No Reino Unido, por exemplo, estima-se que 230 milhões de libras em medicamentos retornem às farmácias anualmente. Nos EUA, estima-se que o não cumprimento dos regimes médicos custe mais de 100 bilhões de dólares por ano ao sistema de saúde.

Em nosso meio, o problema do não cumprimento da prescrição médica parece ser bem mais frequente do que se imagina. A seguir, serão relatados alguns resultados de estudos realizados no IMIP nas 2 últimas décadas. No ambulatório de pacientes convulsivos, entre 70 crianças que, segundo a informação dos acompanhantes, vinham fazendo uso correto do fenobarbital por via oral há mais de 3 meses, o nível plasmático desse fármaco em 64,28% dos casos encontrava-se abaixo dos níveis terapêuticos. Já entre 121 crianças da alta hospitalar, nas quais a medicação havia sido fornecida gratuitamente para complementação do esquema terapêutico, houve abandono ou incorreção no tratamento em praticamente metade dos casos. O próprio entendimento da receita médica, imediatamente após a consulta, só ocorreu em 36% dos casos no ambulatório do IMIP, havendo uma variação importante quando os acompanhantes dessas crianças conseguiam ou não ler a receita médica.

IMPORTÂNCIA DA OBEDIÊNCIA

No dia a dia da prática diária, o médico está acostumado a desenvolver um raciocínio fisiopatológico da doença, a solicitar os diversos métodos diagnósticos para confirmar determinadas afecções e a prescrever os medicamentos necessários ao tratamento; entretanto, ele não tem o hábito de verificar a obediência ou os problemas envolvidos para o cumprimento daquele plano terapêutico instituído. Esse elo crucial, em uma cadeia de eventos que foi planejada e efetivada para alcançar um objetivo de saúde desejável, tem sido frequentemente negligenciado. Se não for estabelecido este importante elo, o objetivo do tratamento pode não ser alcançado. Desperdiça-se, muitas vezes, um ato médico bem elaborado, que tem início com uma semiótica bem realizada, exames complementares corretamente indicados e interpretados, além de um raciocínio clínico e um plano terapêutico bem abalizados, perante a não execução dos mesmos. Daí a observação fundamental de que o ato médico não se encerra no final da consulta, mas se estende até a complementação de todo o programa terapêutico instituído.

A não obediência à medicação, supondo-se que o diagnóstico esteja correto e o fármaco prescrito seja eficaz, resulta sempre no insucesso do ato médico. Esse é o problema principal do *no compliance*, que implica uma série de consequências, como:

- Aumento da morbidade e letalidade das doenças diagnosticadas.
- Utilização de outros fármacos, não necessários, e com todos os riscos de seu emprego.
- Solicitação de exames complementares evitáveis.
- Elevação do custo terapêutico.
- Alterações na relação médico-paciente (pais).
- Hospitalizações que poderiam ser evitadas.

FATORES ENVOLVIDOS NO CUMPRIMENTO DA PRESCRIÇÃO MÉDICA

A razão do não cumprimento da prescrição médica é multicausal e complexa, sendo os principais fatores abordados a seguir.

Paciente (Pais)

Várias razões são alegadas pelos pais – esquecimento, interrupção da medicação pela melhora dos sintomas, resistência da criança às medicações, aparente ineficácia ou efeitos colaterais da medicação, não compreensão das instruções, entre outras.

Doença

O cumprimento é melhor para doenças de curta duração. É mais difícil tomar medicações para doenças assintomáticas ou para prevenção de futuras doenças. A hospitalização e a restrição das atividades, pela doença, melhoram o cumprimento, assim como este também é melhor quando a família teve uma experiência anterior com a doença que está sendo novamente tratada.

Médico

É mais provável que o cumprimento seja mais eficiente quando a prescrição é feita pelo pediatra habitual da criança, devido à confiança previamente desenvolvida. O médico que despende um tempo maior no momento de explicar, de maneira simples, a doença que afeta a criança e a prescrição a ser dada, detalhando o tempo de uso, a dose e os efeitos colaterais que podem surgir, terá mais chance de obter êxito no tratamento.

Estudo no Chile verificou erros em 40,6% das prescrições, sendo os mais comuns a ausência de duração do tratamento, de posologia ou de forma farmacêutica, medicamentos inexistentes e receitas não legíveis.

Medicação

O cumprimento é melhor quando são prescritos comprimidos em vez de líquidos, principalmente quando essas apresentações em líquidos não possuem "medidas" padronizadas. O gosto do medicamento também é um fator que compete para a não adesão do paciente, especialmente entre as crianças. O cumprimento também é melhor quando é prescrito um número menor de medicamentos e quanto menor for o número de doses da medicação durante o dia. Há uma diminuição do cumprimento com o aparecimento dos efeitos colaterais.

Farmácia

É essencial que os pais tenham acesso à farmácia e que esta seja fornecedora da medicação prescrita, assim como exista posto de distribuição de medicamentos para a população de baixo poder aquisitivo. Mesmo para aqueles que podem comprar a medicação, remédios de custo elevado sempre contribuem para baixa adesão.

Interação médico-pais

É necessário que o médico compreenda a preocupação dos pais e que sua expectativa seja satisfeita no ato da consulta. Além disso, é de fundamental importância o relato médico expondo completamente a afecção ao paciente ou ao seu responsável, a história natural da doença e todo o plano terapêutico, incluindo os possíveis efeitos adversos do tratamento. Quando isto ocorre, o cumprimento é bem melhor.

Fatores demográficos familiares e socioeconômicos

Existe uma tendência de que as mães donas de casa, que têm um número menor de filhos, sejam melhores cumpridoras da prescrição. Alguns estudos também apontam maior adesão em relação ao primogênito.

Recentes estudos mostraram que há mais adesão quando o paciente paga pela assistência médica.

Fatores psicológicos

Os pais que se preocupam com a saúde dos seus filhos cumprem melhor a prescrição médica, assim como aqueles que estão satisfeitos com a assistência médica que estão recebendo.

TÉCNICAS PARA AVALIAÇÃO DO CUMPRIMENTO

Com a finalidade de avaliar o cumprimento, têm sido usados vários tipos de técnicas, cada uma delas com variáveis graus de precisão e de utilidade clínica para os pediatras. As técnicas são as seguintes.

Entrevista médico/paciente (pais)

É a mais utilizada na prática diária. Consiste na obtenção de informações sobre o cumprimento da medicação. Isto pode ser feito por meio de perguntas aos pais, de forma a não deixá-los com sentimento de culpa e/ou como responsáveis pelo fracasso do tratamento (p. ex., deve ser perguntado aos pais se eles tiveram alguma dificuldade em dar os medicamentos ao seu filho, e não, questionar: "Você deu a medicação ao seu filho?"). Desta maneira, temos uma possibilidade maior de obter respostas falsas).

- Vantagem: não é dispendiosa e é facilmente obtida.
- Desvantagem: as informações não são totalmente confiáveis.

Observação

Consiste na observação direta da administração de medicamentos à criança, tarefa que não pode ser realizada pelo médico, e sim por um membro da família.

- Vantagem: é objetiva e não dispendiosa.
- Desvantagem: não realizada pelo médico, podendo haver falhas pelo observador.

Contagem de pílulas ou dosagem do líquido

O médico solicita aos pais que tragam, na próxima visita, os "vidros" ou caixas da medicação em uso para serem conferidos.

- Vantagem: método simples, facilmente realizado, não dispendioso.
- Desvantagem: a solicitação para trazer a medicação para conferência pode ser interpretada pelos pais como um ato de desconfiança e interferir na relação médico-paciente. Também pode facilmente ser burlada.

Dosagem do medicamento

Consiste em algum tipo de dosagem do fármaco prescrito, habitualmente no sangue ou na urina.

- Vantagem: é objetiva e reprodutível, isto é, verificável e precisa.
- Desvantagem: é dispendiosa e avalia o cumprimento durante curtos períodos.
  - Exemplo: dosagem plasmática de anticonvulsivantes.

Êxito do tratamento

Consiste em avaliação indireta, em que a melhora do paciente ou o não aparecimento de recidivas são avaliados.

- Vantagem: é sempre realizada pelo médico.
- Desvantagem: a relação com o cumprimento nem sempre é exata e conhecida.
  - Exemplo: uma criança com amigdalite, com cultura positiva para *Streptococcus* beta-hemolítico do grupo A, faz tratamento com penicilina por 10 dias. Repete-se a cultura posteriormente. A cultura pode ser negativa, mesmo que o paciente não tenha cumprido os 10 dias de tratamento.

FATORES ENVOLVIDOS NA MELHORA DO CUMPRIMENTO

Para que haja melhoria do cumprimento, serão necessários três pré-requisitos: que o diagnóstico esteja correto, que os benefícios sejam superiores ao custo e efeitos colaterais e que os pais estejam conscientes da terapêutica. Apesar desses pré-requisitos, é necessário, principalmente em nosso meio, que os pais tenham acesso à medicação.

Doença

Sabendo que o não cumprimento está mais relacionado com doenças de longa evolução, enfermidades que cursam assintomáticas e aquelas em que a família não teve experiência anterior, devem-se enfatizar as consequências e a gravidade do não cumprimento da medicação.

Médico

Como o cumprimento da prescrição é melhor quando a criança é acompanhada por um único médico, deve-se encorajar para que isto ocorra com maior frequência, tanto nos serviços públicos como privados. O médico, por sua vez, dever gastar mais tempo para explicar a prescrição, mostrando a sua importância, e ter certeza de que a posologia foi corretamente entendida.

Medicação

Deve-se dar preferência a medicamentos que sejam mais facilmente administrados. Sempre que possível, prescrever o menor número possível de medicamentos. Em crianças com mais de uma doença, dar prioridade e tratar inicialmente as de maior gravidade. Explicar quais os efeitos colaterais que poderão acontecer e o que deve ser feito, evitando assim que medicamentos sejam suspensos desnecessariamente.

Farmácia

Aguardar que as autoridades ponderem a importância da saúde, que sejam instaladas farmácias e que estas estejam devidamente munidas de medicamentos para distribuição à população carente.

Interação médico-pais

Melhorar a interação dos médicos com os pais, tentando compreender a preocupação dos pais, transmitindo ao mesmo tempo tranquilidade e confiança, este é um dos principais fatores do cumprimento da prescrição. Desenvolver, em conjunto com os pais, uma maneira para melhorar o cumprimento, como, por exemplo, a utilização de lembretes que possam ser colocados na geladeira. Fazer questão de que haja o retorno do paciente.

Embora a maior parte da literatura sobre o cumprimento dos regimes médicos sugira que os níveis do cumprimento sejam comumente baixos, os médicos, em geral, não têm oferecido sugestões específicas sobre como minimizar o não cumprimento das prescrições.

Esperamos que essas notas tenham "alertado" os médicos sobre a importância do cumprimento, e que este deva ser encarado em um contexto amplo, como parte de um processo dinâmico e complexo, envolvendo a doença, o médico, a medicação, a farmácia, a interação médico-pais e os fatores familiares.

BIBLIOGRAFIA

Alves JGB et al. Níveis plasmáticos do fenobarbital em crianças convulsivas. Revista do IMIP 1987; 1(2):121-131.

Alves JGB et al. Obediência à prescrição médica em pacientes pediátricos após receberem alta hospitalar. Revista do IMIP 1987; 1(2):134-136.

Barrera FQ. Valor y cumplimiento de las prescripciones médicas. In: Meneghello J, Fanta, E, Grau A, Blanco O. Pediatría Práctica en Diálogos. Buenos Aires: Editora Panamericana, 2001.

Becker IH. Patient adherence to prescribed therapies. Med Care 1985; 23:539-555.

Braga V et al. Entendimento da prescrição médica pelos acompanhantes das crianças carentes no ambulatório do IMIP. Revista do IMIP. 1988; 2(1):25-26.

Green IC. Persistent pediatrics problems: Beyond drug therapy. Pediatr Clin North Am 1982; 29:3-8.

Cramer JA, Benedict A, Muszbek N, Keskinasian A, Khan ZM. The significance of compliance and persistence in the treatment of diabetes, hypertension and dyslipidaemia: a review. Int J Clin Pract 2008; 62(1):76-87.

Horn R. Compliance, adherence, and concordance. Chest 2006; 30(1):65S-72S.

Hughes DA, Bagust A, Haycox A, Walley T. The impact of non-compliance on the cost-effectiveness of pharmaceuticals: a review of the literature. Health Econ 2001; 10(7):601-615.

Jin J, Sklar GE, Min-Sen-Oh V, Chuen-Li S. Factors affecting therapeutic compliance: A review from the patient's perspective. Ther Clin Risk Manag 2008; 4(1):269-286.

Kyngas HA, Kroll DME. Compliance in adolescents with chronic diseases: a review. J Adolesc Health 2000; 26(6):379-388.

Lima J et al. Compliance with short-term antimicrobial therapy: some techniques that help. Pediatrics 1979; 57:383-386.

Mattar ME et al. Pharmaceutic factors affecting pediatric compliance. Pediatrics 1975; 55:101-108.

Rapoff MA, Cristophersen ER. Improving compliance in pediatric practice. Pediatr Clin North Am 1982; 29:339-357.

Ribeiro Neto JPM, Alves JGB. Cumprimento da prescrição médica. Revista do IMIP 1987; 1(2):189-192.

Shaya FT. Compliance with medicine. Ophthalmol Clin North Am 2005; 18(4):611-617.

Winnick S, Luca DO, Hartmen AL, Toll D. How do you improve compliance? Pediatrics 2005; 115:718-724.

Zuber RF. Compliance with the Medicare conditions of participation: patient rights. Home Health Nurse 2005; 23(8):490-494.

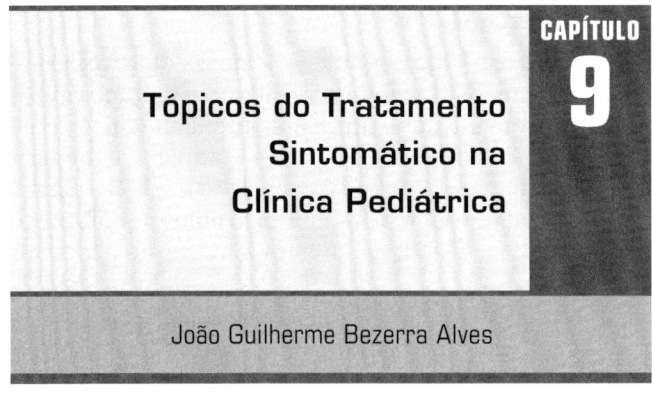

CAPÍTULO 9

Tópicos do Tratamento Sintomático na Clínica Pediátrica

João Guilherme Bezerra Alves

INTRODUÇÃO

O simples tratamento do sintoma clínico apresentado pelo paciente, sem uma análise mais profunda e cuidadosa de sua causa, pode resultar em práticas iatrogênicas. Apesar de todo o avanço tecnológico da medicina, o melhor método de investigar doentes ainda se baseia no exame clínico bem realizado, acompanhado da análise cuidadosa dos sintomas e sinais apresentados. O abuso da medicação sintomática interfere na história natural da enfermidade e compromete o raciocínio clínico, correndo-se o risco de postergar ou falsear o diagnóstico, com consequências irreparáveis para o cliente.

O excesso da terapia sintomática, além de onerar o custo do tratamento, fator de primordial importância, especialmente em nosso meio, concorre para comprometer a adesão do paciente ao plano terapêutico, uma vez que o aumento do número de fármacos prescritos é importante fator de risco para o *non-compliance* (não cumprimento da prescrição médica). Os riscos de intoxicação medicamentosa e as possibilidades de efeitos colaterais também aumentam com o excesso dos medicamentos sintomáticos.

Um dos métodos mais simples e eficaz de se avaliar a qualidade do ato médico é o de aferir o número de medicamentos prescritos ao término da consulta. Mais de três fármacos por paciente, geralmente, indica uma consulta de baixa qualidade. Observa-se, concomitantemente, que essas consultas acompanhadas de polifarmácia têm um tempo de duração inferior àquelas com receitas de pouco, ou até mesmo, nenhum remédio. Isso significa que a prescrição com excesso de medicamentos é um ato, na maioria das vezes, não apropriado para o processo de educação em saúde para o paciente, além de estimular a automedicação.

Evidentemente, em algumas situações, a medicação sintomática tem sua indicação estabelecida. Nesses casos, a prescrição deve ser sempre particularizada e associada à incansável pesquisa diagnóstica. O julgamento de que os sintomas apresentados possam estar causando sofrimento ao paciente é de extrema importância, devendo sempre se impor o bom senso.

Dessa forma, descrevemos sucintamente uma avaliação crítica do emprego dos medicamentos mais comumente prescritos na prática pediátrica: antitérmicos, antidiarreicos, antitussígenos, expectorantes, mucolíticos e anti-inflamatórios para os processos infecciosos.

ANTIPIRÉTICOS

Mais de um terço dos atendimentos pediátricos é motivado pela febre. Na maioria das vezes, tem como causas infecções benignas e de evolução autolimitada. A febre representa a principal razão para o emprego de medicamentos na prática pediátrica; mais de 80% das crianças já utilizaram algum tipo de antipirético antes de completarem o primeiro ano de vida. Entretanto, entre nós, mais da metade desses pais administram doses incorretas de antipiréticos aos seus filhos. A febre é também a razão mais frequente para o emprego de antibióticos, na maioria das vezes de forma inadequada.

Admite-se que essa verdadeira fobia existente em relação à febre, tanto por parte dos familiares como até pelos profissionais da área de saúde, decorra do falso conceito de que a febre desencadeia convulsões, além de sua histórica vinculação às grandes epidemias de etiologias infecciosas e curso febril que dizimaram grande parte das populações atingidas. Entretanto, reconhece-se hoje que a febre apresenta uma série de aspectos positivos ao hospedeiro e que os antitérmicos podem ser maléficos. Além de representar uma das principais razões que possibilitam a identificação e o acompanhamento das doenças, admite-se que a febre faça parte das reações gerais de defesa do organismo frente aos agentes infecciosos.

Conceito da febre

A febre pode ser conceituada como a elevação da temperatura axilar acima de 37,8°C. Normalmente, a temperatura oral e a retal são respectivamente 0,5°C e 1°C acima da temperatura axilar. O local que reflete com maior segurança a temperatura interna corpórea é o retal. Por motivos higiênicos e culturais, além do risco de acidentes em crianças menores, esse método não é difundido entre nós. A leitura da temperatura em dobra axilar deve ser sempre feita após, no mínimo, 3 minutos da aplicação do termômetro.

Como a maioria das famílias carentes que atendemos não tem termômetro em suas residências, as mães habitualmente usam a palpação para a identificação da febre em seus filhos. Esse método é confiável? Tudo indica que sim. Estudo realizado no IMIP identificou sensibilidade de 75,9% e especificidade de 90,6% de as mães identificarem febre em seus filhos por meio da palpação. Estudo posterior realizado na Índia indicou menor acurácia desse método em adultos.

A temperatura corpórea apresenta um ritmo circadiano que independe de alterações ambientais. Sendo assim, a variação diária pode chegar até 1°C, com a máxima por volta de 17 a 19 horas e a mínima entre 2 e 6 horas.

A regulação da temperatura corpórea em crianças é menos precisa do que em adultos. Ocorrem certas variações da temperatura com o crescimento físico. Ela é relativamente mais elevada nos recém-nascidos e lactentes, havendo diminuição gradual a partir de 2 anos, com estabilização aos 13-14 anos nas meninas e 4 anos mais tarde nos meninos.

Febre e defesas imunológicas

Na evolução dos animais, a febre é considerada como uma grande vantagem na sua sobrevivência. Estudos experimentais demonstram que a febre exerce um mecanismo protetor. Em animais poiquilotérmicos a sobrevida diminui quando a febre, provocada por agentes infecciosos, é controlada com antitérmicos. O estudo clássico de Kluger com iguanas (*Dipsosaurus dorsalis*) evidenciou claramente o efeito protetor da febre ao prolongar a sobrevivência dos animais infectados. Muito embora não possamos transportar esses resultados para o homem, esta evidência sugere fortemente que a febre seja um mecanismo protetor. Estudos controlados observaram aumento da mortalidade em animais com infecção grave, quando eram administrados antitérmicos.

A febre é uma síndrome produzida pelo aumento transitório do centro termorregulador localizado na área pré-optica do hipotálamo. Esse centro age como um verdadeiro termostato, para manter a temperatura interna entre 37°C e 37,2°C. A produção de calor depende do metabolismo dos carboidratos, das gorduras e proteínas, além da atividade física. Por este motivo, a temperatura corporal se eleva após as refeições e com a atividade física. Já as perdas, reguladas pelo sistema nervoso autônomo, ocorrem através dos pulmões e da pele pelos mecanismos de condução, convecção e radiação (60% pelo mecanismo de radiação, sendo o seu controle realizado através da perfusão cutânea). Na febre, o centro termorregulador desencadeia uma série de respostas metabólicas para produção e conservação do calor, como aumento da atividade da musculatura estriada, maior metabolismo hepático, vasoconstrição e piloereção cutânea, por meio de medidores químicos (monoaminas e prostaglandinas).

Nos estados mórbidos, a ativação do centro termorregulador se faz através de polipeptídeos de pequeno peso molecular, que são produzidos por leucócitos fagocíticos, desde que estimulados por agentes infecciosos (vírus, bactérias, protozoários), processos inflamatórios ou neoplásicos.

A febre deve ser diferenciada da hipertermia, situação em que não ocorre a participação do SNC como centro termorregulador. Diferentemente da febre, sem o envolvimento do *set point* hipotalâmico existe a necessidade de se elevar as perdas de calor, sendo, dessa forma, observadas sensação de calor, vasodilatação cutânea e sudorese. São os casos de elevação da temperatura ambiental, excesso de roupas, desidratação, hipernatremia, atividade física excessiva, hipertireoidismo e intoxicações medicamentosas (salicilatos, fenotiazínicos, atropínicos), entre outros.

As substâncias hoje conhecidas como pirógenos, que estimulam o centro termorregulador no hipotálamo, incluem as interleucinas-1 (1-alfa e 1-beta) e –6, fator de necrose tumoral (TNF) e interferon (INF). A ação desses mediadores não é apenas a elevação da temperatura, como identificamos no Quadro I.9.1. A relação da febre com a resposta imunológica, através das ações das citocinas, é uma relação evidente dos efeitos benéficos que advêm com a febre, pois muitos dos eventos não hipotalâmicos das citocinas estão relacionados com a imunidade e a proteção contra agentes agressivos.

O crescimento viral e bacteriano pode ser inibido pela elevação da temperatura. Tanto a neurossífilis como a gonorreia foram tratadas no passado por meio da indução de febre; esse tipo de terapia da sífilis e da malária levou Julius Wagner-Jauregg a ganhar o Prêmio Nobel em 1927.

Existem evidências hoje de que o uso de antipiréticos prolonga o tempo de doença ou piora a evolução das infecções. Segundo o estudo controlado de Doran e colaboradores, a utilização do paracetamol na varicela, em crianças, prolonga a duração da doença e provoca um maior número de vesículas na pele. Na malária, o acetominofeno prolonga o tempo de excreção do *Plasmodium falciparum*. Segundo Ahmady e Samadi, o paracetamol também prolonga a evolução do sarampo. Já Sugimura e colaboradores observaram que o emprego de antipiréticos em lactentes com quadros infecciosos elevava o risco de pneumonia.

Quadro I.9.1 Ação de algumas citocinas envolvidas na febre

Ação	Citocinas*
Induz atividade antiviral	IL-1, TNF, IFN
Mitogênico para várias células	IL-1, TNF, IL-6
Citostático para várias células	IL-1, TNF, IL-6
Estimula atividade granulocítica	IL-1, TNF
Estimula proliferação de linfócitos B	IL-1, IFN
Estimula diferenciação de linfócitos B	IL-1, IFN
Estimula proliferação fibroblástica	IL-1
Estimula atividade fibroblástica	IL-1
Estimula liberação de hormônios pituitários	IL-1
Citostático para células tumorais	TNF
Estimula atividade eosinofílica	TNF
Estimula proliferação de linfócitos T	TNF, IL-6, IFN
Induz quimiotaxia	TNF
Ativa células endoteliais	TNF
Estimula osteoclastos	TNF
Induz reagentes da fase aguda	TNF, IL-6
Estimula diferenciação de linfócitos T	IL-6
Estimula atividade NK	IFN
Atividade antitumoral	IFN

IL-1 e Il-6, interleucinas-1 e –6; *TNF*, fator de necrose tumoral; *INF*, interferon.

Graham e colaboradores observaram que voluntários infectados pelo *Rhinovirus* apresentavam anticorpogênese menos satisfatória quando utilizavam ácido acetilsalicílico ou paracetamol.

Várias revisões recentes têm apontado para mais vantagens do que desvantagens da febre sobre o organismo humano. Segundo F. Shann, o tratamento com antitérmicos provavelmente aumenta a mortalidade nas infecções graves e pode prolongar a eliminação viral ao alterar a resposta de anticorpogênese às infecções virais. Conclui que esses fármacos devam ser restringidos ao tratamento de crianças com febre elevada ou desconforto grave.

Tratar sempre a febre?

O tratamento sintomático da febre, sem uma melhor análise crítica de sua gênese, uma avaliação dos seus prós e contras, pode acarretar prejuízos aos pequenos pacientes. Na abordagem da criança com febre, é preciso inicialmente lembrar que a febre é muitas vezes um aviso de alguma anormalidade no organismo. Caso não houvesse a febre, em quanto tempo um diagnóstico de uma doença infecciosa, por exemplo, não seria retardado, com sério comprometimento prognóstico? Da mesma forma, o tratamento intempestivo desse sinal clínico pode perfeitamente mascarar diagnósticos importantes e levar a danos no hospedeiro.

Felizmente, na sua grande maioria, os estados febris são decorrentes de quadros infecciosos benignos, de curso natural limitado. Em um número menor de crianças, a febre pode ser o aviso de uma doença potencialmente grave. Por exemplo, febre elevada em recém-nascidos e lactentes jovens é um importante fator preditivo de bacteremia.

A febre também se presta para o seguimento dos quadros no seu acompanhamento terapêutico. Por exemplo, a manutenção da hipertermia em um paciente com quadro pneumônico, em uso correto de antibiótico, pode significar a presença de um agente infeccioso não sensível ao fármaco utilizado. Caso esse mesmo paciente viesse recebendo medicação antitérmica regularmente, essa descoberta poderia ser obscurecida.

Dessa forma, a abordagem de uma criança com febre deve ser sempre particularizada. Um recém-nascido, com 39°C de temperatura axilar, sempre preocupa, não pelo simples estado da febre, mas pela identificação da causa dessa elevação da temperatura – bacteremia? meningite? septicemia? Não haveria, nesse caso, necessidade de se tratar sintomaticamente esse sintoma, mas sim de observação clínica rigorosa, secundada por avaliações laboratoriais, visando um diagnóstico preciso e imediato.

Da mesma forma, o caso de uma criança de 8 anos de idade, que clinicamente se apresenta bem, com o mesmo grau de hipertermia, secundário a um quadro de infecção viral de vias respiratórias, também não necessitaria de tratamento sintomático. Já uma criança de 1 ano de idade, com história familiar de convulsão febril "benigna", com a mesma temperatura, necessitaria de uma pronta abordagem sintomática.

Possíveis desvantagens do estado febril

Convulsão febril

A convulsão febril é desencadeada pela febre em crianças que nascem com predisposição constitucional e hereditária para essa afecção, além de só atingir indivíduos entre a faixa etária acima dos 6 meses aos 6 anos. As crianças que não possuem esse gene, ainda não identificado, nunca apresentarão convulsão febril, mesmo que tenham febre elevada. Ao contrário, aquela parte da população portadora dessa característica hereditária (4% da população infantil geral) inexoravelmente apresentará convulsão febril durante a sua infância no período etário dos 6 meses aos 6 anos, na maioria das vezes apenas um episódio, quando tiver febre, independentemente do grau de temperatura e de seu modo de elevação.

Estudos controlados em pacientes que já tinham apresentado uma crise de convulsão febril benigna evidenciaram que apenas o emprego de medidas antitérmicas não diminui o risco de uma nova convulsão.

Heat stroke

Caracteriza-se por uma disfunção do centro termorregulador, levando o paciente a delírio, coma e anidrose. Raramente ocorre – apenas em situações de hipertermia elevada, acima de 42°C.

Mal-estar

Questiona-se se esse sintoma, que, às vezes, acompanha o estado febril, é propriamente ocasionado pela febre ou se seria decorrente da causa da febre, por exemplo, o estado infeccioso. Também o desaparecimento desse sintoma com o emprego de antitérmicos não pode ser considerado como resultado da termólise, já que esses medicamentos apresentam concomitantemente efeito analgésico.

Riscos do tratamento da hipertermia

Além daqueles naturalmente decorrentes da falta de uma avaliação crítica em relação à decisão de se tratar sintomaticamente um quadro febril – retardo do diagnóstico, falsas interpretações no seguimento dos pacientes, apagamento de sintomas importantes como a dor, a inflamação articular em casos de febre reumática –, ocorre uma série de efeitos indesejáveis, dependendo do meio com que se decide combater a febre.

O simples fato de se indicar um medicamento para combater a febre aumenta o risco de intoxicação medicamentosa, que permanece mesmo após o desaparecimento desse sintoma, uma vez que geralmente os familiares mantêm esses fármacos ao alcance das crianças, dentro de casa.

Vários efeitos colaterais podem advir do uso dos medicamentos disponíveis entre nós como antitérmicos. Alguns são de fácil resolução, entretanto outros podem acarretar sequelas graves e até a morte.

AAS

O seu uso em crianças é praticamente proscrito devido à sua associação com a síndrome de Reye. Apresenta ainda como efeitos tóxicos hepatotoxicidade, reações de hipersensibilidade, gastroenterorragias e alterações plaquetárias. Por esses motivos, o seu uso como antitérmico é desaconselhado na prática pediátrica.

Dipirona

A dipirona é um medicamento proscrito há mais de 20 anos nos EUA e em outros países desenvolvidos, como a Inglaterra e a Suécia, devido a um possível efeito mielotóxico que acarretaria agranulocitose. Entretanto, é comercializada em mais de 100 países, e vários estudos comprovam a sua segurança. O estudo internacional sobre agranulocitose, por exemplo, que envolveu mais de 22,8 milhões de pessoas em sete países, detectou apenas 100 casos de agranulocitose; um caso por ano para 1 milhão de pessoas. A OMS estimou o risco de mortalidade com o uso da dipirona para 0,25 por 1 milhão de pessoas, semelhante ao do acetaminofeno. No Brasil, em 2001, o Ministério da Saúde, por meio da Agência Nacional de Vigilância Sanitária (Anvisa), patrocinou um encontro internacional para avaliar a segurança da dipirona, que chegou à conclusão da eficácia e segurança deste fármaco. O México, país em que a dipirona é largamente empregada, repetiu essa estratégia e também concluiu sobre a segurança da dipirona. Reações de hipersensibilidade ocorrem com frequência, especialmente em pessoas que apresentam reações com o uso do AAS.

Paracetamol

Diferentemente da dipirona, o paracetamol tem sido um fármaco universalmente aceito como de segurança irrefutável. Entretanto, alguns estudos têm lançado algumas dúvidas sobre essa segurança, apontando para efeitos letais e de hepatotoxicidade, seja pelo seu uso terapêutico ou intencional, interação medicamentosa com outros medicamentos, influência de fatores nutricionais e outras doenças. O paracetamol é a principal causa de insuficiência hepática aguda relacionada com droga e mortes nos EUA e Reino Unido. A American Association of Poison Control Centers (AAPCC) lista o paracetamol como a principal causa isolada de morte nos centros de intoxicação nos EUA, desde o ano de 1994. A Academia Americana de Pediatria divulgou recentemente normas sobre os riscos e prevenção da intoxicação pelo paracetamol. Em adição à hepatotoxicidade, o paracetamol e outros anti-inflamatórios não esteroidais têm sido associados com nefropatia, anemia hemolítica e plaquetopenia.

Ibuprofeno

Antipirético mais recente no mercado nacional, após comercialização nos Estados Unidos, o ibuprofeno é um anti-inflamatório não esteroidal com ações analgésicas e antipiréticas. Vários ensaios clínicos comprovam sua eficácia como antitérmico, semelhante à do acetaminofeno e outros, com efeito ligeiramente superior. Seu modo de ação, apesar de ainda não completamente descrito, está relacionado com a inibição da síntese das prostaglandinas e da cicloxigenase.

Entretanto, esse medicamento apresenta uma série de efeitos adversos, devendo ser prescrito com cuidado e apenas para crianças acima dos 6 meses de idade. Estudos endoscópicos em indivíduos sadios demonstram que o seu uso por apenas 7 dias pode provocar lesões visíveis (ulcerações) na mucosa digestiva. Reações anafiláticas também têm sido descritas. São ainda efeitos adversos: nefrotoxidade, hepatotoxidade (provoca elevação de uma ou mais enzimas hepáticas em 15% dos pacientes) e aumento do tempo de coagulação. Alguns estudos também citam maior risco de infecções de partes moles em pacientes com varicela.

Meios físicos

Consistem na tentativa de aumentar a dissipação do calor corpóreo para o meio ambiente, através da irradiação (p. ex., despir a criança), condução (massagear, fazer fricção), convecção (ambiente ventilado) e evaporação (banho tépido). Com esses meios, geralmente se consegue rapidamente – em 5 a 20 minutos – baixar a temperatura.

Parece ser essa a grande vantagem desse método, ou seja, baixar a temperatura antes que a medicação utilizada comece a surtir o efeito desejado; o pico de ação dos antitérmicos, desde que bem absorvidos, acontece por volta de 60 minutos após sua administração oral ou retal e um pouco menos quando utilizados por via parenteral.

De outra forma, caso o centro termorregulador continue a ser estimulado por pirógenos, continuará a liberar mediadores químicos (prostaglandinas) que, caso não sejam neutralizados, levarão mensagens para a continuidade de produção de calor pelos órgãos efetores (fígado e sistema muscular esquelético); ou seja, o organismo continuará em regime de metabolismo acelerado, consumindo reservas energéticas.

Em pacientes desnutridos graves, em que falta o tecido celular subcutâneo que ajuda na manutenção do calor corpóreo e das escassas reservas energéticas em nível hepático, além da massa muscular atrófica, os meios físicos nesses pacientes podem acarretar, em última instância, hipoglicemia. Essa é uma das causas de morte súbita do desnutrido grave – hipoglicemia provocada pela hipotermia.

De qualquer modo, em todo tipo de hospedeiro, a elevação da temperatura sempre se faz à custa de maior consumo energético, e a queda, sem que a função termostato do centro hipotalâmico seja regulada, originará sempre um "estresse metabólico" como resposta do organismo.

Conclusões

Embora aparentemente inócuos e de largo emprego, os fármacos antitérmicos e os meios físicos utilizados no controle da temperatura corpórea apresentam efeitos indesejáveis. Seu uso, portanto, deve ser sempre comedido, especialmente lembrando-se de que a reação febril tem, em geral, características de benignidade e, na maioria das vezes, significa um aviso de que algo no organismo possa estar alterado.

ANTIDIARREICOS

Os medicamentos antidiarreicos incluem os fármacos que alteram a secreção ou a motilidade intestinal, substâncias adsorventes e probióticos. Esses agentes habitualmente não são indicados para crianças com diarreia aguda, devido à falta de evidência científica de que sejam eficazes, assim como seus possíveis efeitos adversos ao organismo.

O uso de medicamentos antidiarreicos, apesar de ter diminuído em nosso meio, especialmente em crianças, nas quais a doença diarreica constitui uma das principais causas de morbimortalidade, ainda é uma prática utilizada. A diarreia ainda mata cerca de 1,8 milhão de crianças no mundo e responde por 17% do obituário total de crianças. O emprego desses medicamentos pode relegar a segundo plano, a terapia de reidratação oral, item fundamental no tratamento da diarreia aguda. A prática diária mostra que uma consulta sem a prescrição de medicamentos, especialmente em crianças com diarreia, é laboriosa e mais demorada; entretanto, seus resultados são duradouros, pois dessa forma é realizado um ato de educação para a saúde da família do paciente.

Outro dado importante, que deve sempre estar em nossa lembrança, principalmente por vivermos em uma região pobre, é o custo terapêutico. Vários estudos têm apontado que o custo do tratamento da diarreia aguda é bastante onerado com o emprego de medicamentos sintomáticos.

A Academia Americana de Pediatria recomenda que esses tipos de fármacos não sejam usados rotineiramente no manuseio da diarreia aguda. Alguns desses medicamentos, como a loperamida, por exemplo, pode agravar e prolongar a diarreia secundária a organismos invasivos como a *Shigella* ou bactérias produtoras de toxinas como o *Clostidrium difficile*. O uso de medicamentos como o caolin pectina é enganoso, pois as fezes se apresentam mais moldadas, embora o conteúdo total fecal eliminado seja mantido, o que leva a subestimação do quadro diarreico. *Lactobacillus* GG e *Saccharomyces boulardii* têm sido usados em vários ensaios clínicos e os resultados demonstram uma pequena vantagem na redução da gravidade e duração das enterites virais ou bacterianas. No momento, entretanto, a recomendação para o uso desses agentes no manuseio da diarreia não está clara.

A diarreia em crianças não deve ser tratada com combinações de anticolinérgicos e opiáceos, devido ao potencial de efeitos colaterais tóxicos. Esses medicamentos aumentam o risco de agravamento do processo inflamatório intestinal nas diarreias infecciosas, podendo desencadear quadros de colite hemorrágica ou megacólon tóxico.

Fármacos que alteram a motilidade intestinal

São incluídos nesse grupo: elixir paregórico, difenoxilato e atropina.

Geralmente, manifestam rápido início de ação, produzindo contrações segmentares do intestino e, assim, retardando o movimento propulsor do bolo fecal. Como inibem o peristaltismo, mecanismo importante de defesa do organismo frente às infecções intestinais, seu emprego tende a agravar o quadro diarreico, propiciando estagnação em alça, crescimento bacteriano, maior absorção de toxinas e favorecimento à invasão da mucosa intestinal. Provocam ainda sonolência, irritabilidade e sinais de intoxicação opiácea, dificultando a terapia de reidratação oral.

Esses medicamentos oferecem clinicamente uma falsa impressão de melhora do quadro diarreico.

Chow e colaboradores demonstraram o elevado risco de desenvolvimento de quadros de enterocolite necrosante em pacientes jovens que fazem uso desse tipo de medicação (Quadro I.9-2). Rhutta e Tahier, no Paquistão, relataram seis óbitos entre 19 lactentes com quadro de íleo paralítico secundário ao uso da loperamida.

Fármacos adsorventes

São exemplos desses medicamentos: caolim, pectina e hidróxido de alumínio.

Adsorvem as toxinas bacterianas e a água, aparentemente melhorando os sintomas – produzem fezes "mais bem formadas". Não existem estudos controlados que demonstrem a eficácia dos adsorventes na melhoria do quadro diarreico. Seus principais efeitos não desejados são: diminuição da absorção de nutrientes (David Morley afirma que habitualmente se perdem, mais ou menos, 600 cal/dia nas fezes diarreicas) e outros fármacos (digitálicos, anticonvulsivantes), aumento da excreção fecal de eletrólitos, principalmente o potássio. Como os inibidores do peristaltismo intestinal, também levam à falsa impressão de melhora da diarreia e aumentam o risco da desidratação.

Probióticos

Aqui são incluídas as especialidades farmacêuticas que contêm colônias de *Lactobacilos acidophilus* ou *Saccharomyces boulardii*. Essas preparações são administradas na tentativa de recolonização do intestino com flora sacarolítica, objetivando alterar o pH intestinal e assim evitar o crescimento de germes patógenos em potencial.

As evidências de que esses compostos sejam eficazes no tratamento da diarreia ainda não se encontram bem sedimentadas. Magalhães, na cidade do Recife, não obteve crescimento desses bacilos *in vitro*, a partir de produtos de comercialização terapêutica. Chama atenção ainda, o elevado custo desses medicamentos.

Recente revisão sistemática, envolvendo cinco estudos com 619 crianças, concluiu que a administração precoce de *S. boulardii* em lactentes anteriormente saudáveis com diarreia aguda levava à discreta redução da duração do quadro de diarreia aguda. Entretanto, a maioria dos ensaios clínicos realizados em países pobres ou em desenvolvimento não demonstrou vantagens na utilização dos probióticos no tratamento da diarreia aguda.

Fármacos que diminuem a secreção intestinal

A loperamida apresenta efeito inibidor na secreção intestinal, entretanto, também diminui o peristaltismo, o que a associa com efeitos como constipação e megacólon tóxico.

Mais recentemente, foram lançados fármacos que apresentam como efeito único a inibição da secreção intestinal de água e eletrólitos pela mucosa intestinal. O mais estudado deles é o racecadotril, medicamento que atua inibindo a encefalinase, enzima responsável pela inativação do neurotransmissor encefalina. Esse opiáceo endógeno reduz a secreção do AMPc intracelular, ativador da secreção intestinal de água e eletrólitos. O racecadotril, ao inibir a ativação da encefalina, diminui a secreção do lúmen intestinal. Os estudos clínicos, entretanto, ainda são limitados. Recentes revisões sistemáticas sobre esse novo medicamento concluíram que os estudos ainda são em pequeno número e de moderada qualidade, não validando, por enquanto, o seu emprego.

TRATAMENTO SINTOMÁTICO DA GRIPE

Conceituação e importância

Os medicamentos conhecidos como antigripais habitualmente constam de associações de anti-histamínico,

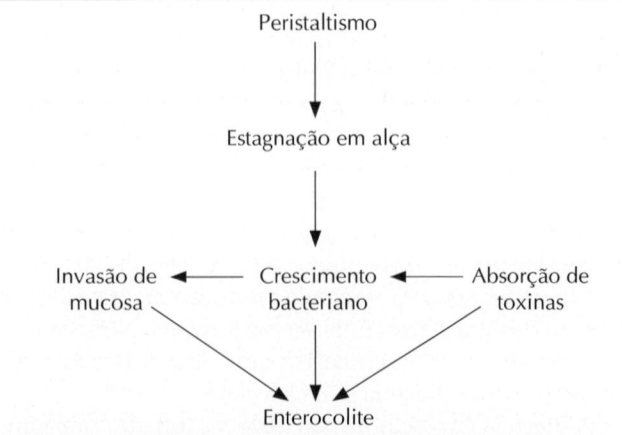

Quadro I.9.2. Medicamentos usados no tratamento sintomático da diarreia que alteram a motilidade intestinal*

* Difenoxilato, loperamida, atropina, elixir paregórico.

descongestionante, antitussígeno e anti-inflamatório/analgésico. Essas associações são largamente utilizadas no tratamento sintomático do resfriado comum e da gripe. Essas afecções chegam a atingir, anualmente, por mais de uma vez a população adulta e até oito vezes a população infantil, especialmente crianças com menos de 4 anos de idade. Apesar de terem, geralmente, evolução benigna e autolimitada, sua elevada incidência representa importante causa de absenteísmo no trabalho e na escola, tendo considerável impacto econômico; alguns estudos estimam um prejuízo mundial acima de 10 bilhões de dólares/ano.

Etiopatogenia

A síndrome gripal tem como etiologia um número elevado de agentes virais. Entre outros, são os principais responsáveis: adenovírus (33 sorotipos), influenza (três sorotipos), coronavírus (quatro sorotipos), rinovírus (mais de 100 sorotipos), echovírus (31 sorotipos), vírus sincicial respiratório (um sorotipo), vírus coxsackie A (23 sorotipos) e vírus coxsackie B (seis sorotipos).

A fisiopatologia da gripe e dos resfriados está basicamente relacionada com o quadro inflamatório, provocado pela liberação de substâncias inflamatórias (citocinas, interferons, histamina, cininas, prostaglandinas, leucotrienos, entre outros), mediante a ação viral. Essas substâncias são responsáveis, em última análise, pela congestão nasal, coriza, lacrimejamento, tosse, expectoração, além das manifestações gerais como febre, cefaleia, apatia, anorexia, mialgias e artralgias. O tratamento da gripe procura combater esses sintomas por meio de efeitos fisiopatológicos e farmacodinâmicos defensáveis, mas que, entretanto, ainda necessitam de comprovação da eficácia, além do risco de reações adversas que impõem aos seus consumidores.

Evidências científicas

De modo geral, os ensaios clínicos e as revisões sistemáticas sobre esse tipo de medicamento não comprovam a sua eficácia, especialmente em crianças. Os estudos ainda são escassos, principalmente em crianças de baixa idade e, além disso, esses medicamentos podem apresentar importantes reações adversas.

Revisão sistemática da Cochrane, atualizada em 2009, localizou sete ensaios clínicos randomizados com o emprego de descongestionantes nasais ou sistêmicos no tratamento do resfriado comum. Todos esses estudos foram realizados em adultos. Observou-se pequena mas significativa redução nos sintomas subjetivos (6%) após a utilização de uma única dose do descongestionante, quando comparada ao placebo. Esse efeito foi corroborado pelo achado de diminuição da resistência aérea nasal. Com a repetição das doses por 3 a 5 dias, esse efeito descongestionante foi reduzido para 4%, ainda corroborado pela diminuição da resistência aérea das narinas. Foram observados um número relativamente pequeno de eventos adversos e maior risco de insônia com a pseudoefedrina, quando comparada com o placebo. Esses autores concluíram que uma única dose de descongestionante nasal no tratamento sintomático do resfriado comum é modestamente eficaz na redução a curto prazo da congestão nasal em adultos. Esses fármacos podem produzir tais efeitos em alguns indivíduos até 3 a 5 dias do início de sua utilização. Os estudos em crianças são insuficientes e, por esse motivo, esses medicamentos só devem ser utilizados no tratamento sintomático do resfriado comum em maiores de 12 anos de idade.

Pseudoefedrina

A pseudoefedrina é um dos fármacos mais utilizados nas formulações dos antigripais sistêmicos, apesar do número escasso de estudos que comprovem a sua eficácia, especialmente em crianças. Trata-se de um simpatomimético, adrenérgico, que induz vasoconstrição ao atuar nos receptores alfa-adrenérgicos da mucosa respiratória, além de broncodilatação, aumento da contratilidade e frequência cardíaca, por estimular concomitantemente os beta-receptores. A duração média de seus efeitos é de 4 a 6 horas e o seu metabolismo é hepático, sendo eliminada em mais de 50% na urina sem ser metabolizada. Como reações adversas podem ser observados efeitos cardiovasculares (taquicardia, palpitações e arritmias), sobre o sistema nervoso central (insônia, excitabilidade, cefaleia, alucinações, vertigem e convulsões), gastrointestinais (náuseas e vômitos) e musculares (debilidade e tremor). Apresenta efeitos aditivos com outros simpatomiméticos, como as fenotiazinas e os antidepressivos tricíclicos. O seu emprego como descongestionante sistêmico no tratamento sintomático do resfriado comum não é recomendado para menores de 12 anos de idade.

Anti-histamínico

Outra categoria de fármaco bastante utilizada na composição dos antigripais sistêmicos são os anti-histamínicos. Apesar da sua ampla utilização, sua eficácia como descongestionante no resfriado comum não é comprovada. Revisão sistemática da Cochrane incluiu 32 estudos com um total de 8.930 indivíduos com resfriado comum. Não foi observada nenhuma evidência de efeito com significância clínica, tanto em adultos como em crianças, com o emprego dos anti-histamínicos como monoterapia no tratamento sintomático do resfriado comum. Os anti-histamínicos de primeira geração apresentaram efeitos sedativos como reações adversas. Dois ensaios clínicos realizados em crianças, associando anti-histamínicos com simpatomimétricos, não apresentaram maior eficácia do que o placebo. Em 11 ensaios clínicos realizados em adultos e crianças maiores, a maioria mostrou diminuição da obstrução nasal com a associação do anti-histamínico. Os revisores concluíram que os anti-histamínicos, utilizados como monoterapia no tratamento dos sintomas de congestão nasal no resfriado comum, tanto em adultos como em crianças, são ineficazes. A sua associação com simpatomiméticos também não é eficaz em crianças menores. Entretanto, em crianças maiores e adultos, a maioria dos ensaios clínicos mostra um efeito benéfico nos sintomas nasais (coriza, congestão nasal e espirros), apesar de não estar ainda claro se esses efeitos são clinicamente significativos.

Vasoconstritor

A presença de fármacos vasoconstritores nas fórmulas dos antigripais pode representar, especialmente para um medicamento de venda livre, importantes reações adversas, como hipertensão arterial, isquemia miocárdica ou cerebral e glaucoma. O uso dos vasoconstritores por via tópica nasal ainda pode ser mais grave do que por via oral, pelo fato de não sofrerem o efeito metabólico de "primeira passagem" hepática, o que faz com que sua ação sistêmica seja potencializada. Também é bastante conhecido o efeito rebote local, o que induz a sua utilização em excesso.

Legislação

O Food and Drug Administration (FDA) admite no mercado de medicamentos de venda livre (*over-the-counter*), nos EUA, antigripais associados com, no máximo, quatro fármacos: analgésico/anti-inflamatório + anti-histamínico + descongestionante + antitussígeno. A Anvisa realizou, em outubro de 2001, em Brasília, um "Painel de Avaliação dos Medicamentos Antigripais", grupo multidisciplinar de clínicos e cientistas brasileiros de notório saber. Esse painel originou a Resolução RDC/40 de 26/2/2003, que normatiza a comercialização atualmente desses medicamentos no Brasil: "As associações em medicamentos para o tratamento sintomático da gripe aceitas serão as de analgésicos/anti-inflamatórios + descongestionantes sistêmicos + anti-histamínicos + estimulante (cafeína) contendo até um máximo de quatro fármacos. Os seguintes: (*a*) Gomenol; (*b*) Eucaliptol; (*c*) Salicilamida; (*d*) Extrato seco de limão bravo; (*e*) Cinarizina; (*f*) Canfossulfonato de sódio; (*g*) Alho; (*h*) Extrato de suprarrenal; (*i*) Corticosteroides (exceto os de uso tópico nasal); (*j*) Antibióticos; (*k*) Vitamina C; (*l*) Cloreto de amônio; (*m*) Guaifenesina; (*n*) Anestésicos locais; (*o*) Creosoto de Faia; (*p*) Hidróxido de alumínio; (*q*) Bloqueadores H2; (*r*) Óleos essenciais; (*s*) Mucolíticos; (*t*) Fitoterápicos; (*u*) Bloqueadores da bomba de prótons."

CONCLUSÃO

Apesar de serem amplamente utilizados na prática pediátrica diária, os medicamentos antigripais não são imunes de importantes reações adversas e não têm a sua eficácia comprovada. É necessária a realização de ensaios clínicos randomizados que comprovem ou não a real eficácia desses medicamentos no tratamento sintomático das gripes e resfriados. Enquanto isso, a sua utilização deve ser restrita a crianças acima dos 12 anos de idade.

BIBLIOGRAFIA

Alves JG, Almeida ND, Almeida CD. Tepid sponging plus dipyrone versus dipyrone alone for reducing body temperature in febrile children. São Paulo Med J 2008; 126:107-111.

Alves JG, Cardoso Neto FJ, Almeida CD, Almeida ND. Dipyrone and acetaminophen: correct dosing by parents? São Paulo Med J 2007; 125:57-59.

Alves JG, Correia JB. Ability of mothers to assess the presence of fever in their children without using a thermometer. Tropical Doctor 2002: 32:145-146.

Alves JG. A febre e as defesas imunológicas. Revista do IMIP 1999; 13(1):52-55.

Alves JGB. Loperamida no tratamento da diarréia em lactentes. Revista do IMIP 1991; 5(1):74-75.

Anvisa. Resolução RDC nº 40, de 26 de fevereiro de 2003. Disponível em: <www.anvisa.gov.br/legis/resol/2003/rdc/40_03rdc.htm>. Acessado em 13/6/2009.

Arcila-Herrera H, Barragán-Padilla S, Borbolla-Escoboza JR et al. Consensus of a group of Mexican expertis: efficacy and safety of metamizol (Dipirone). Gac Med Mex 2004; 140:99-101.

Chow CB, LI SN, Leung NK. Loperamide associated necrotising enterocolitis. Acta Paediatric Scand 1986; 75:1.034.

Graham NMH, Burrell CJ, Douglas RM et al. Adverse effects of aspirin, acetaminophen, and ibuprofen on immune function, viral shedding, and clinical status in rhinovirus-infected volunteers. J Infect Dis 1990; 162:1.277-1.282.

López LG, Gómez Carrasco JA, García de Frías E. Adverse reaction of pseudoephedrine. An Pediatr (Barc) 2005; 62(4):378-380.

Martindale. The extra pharmacopoeia. The Pharmaceutical Press, 1988.

Rampersad A, Mukundan D. Fever. Curr Opin Pediatr 2009; 21:149-144.

Schimidt BD. Fever phobia: misconceptions of parents about fevers. Am J Dis Child 1980; 134(2):176-181.

Shann F. Antipyretics in severe sepsis. Lancet 1995; 345:338.

Singh M, Pai M, Kalantri SP. Accuracy of perpection and touch for detecting fever in adults: a hospital based study from a rural, tertiary hospital in Central India. Trop Med Int Health 2003; 8:408-414.

Sugimura T, Fujimoto T, Motoyama H et al. Risks of antipyretics in young children with fever due to infectious disease. Acta Pediatr Jpn 1994; 36:375-378.

Sutter AI, Lemiengre M, Campbell H, Mackinnon HF. Antihistamines for the common cold. Cochrane Database Syst Rev 2003; (3):CD001267.

Taverner D, Latte J. Nasal decongestants for the common cold. Cochrane Database Syst Rev. 2007 Jan 24; (1):CD001953. Review. Update in: Cochrane Database Syst Rev 2009; (2):CD001953.

Tenq CL, Nq CJ, Nik-Sherina H et al. The accuracy of mother's touch to detect fever in children's: a systematic review. J Trop Pediatr 2008; 54:70-73.

Tormo R, Polanco L, Slazar-Lindo E, Goulet O. Acute infectious diarrhoea in children: new insights in antisecretory treatment with racecadotril. Acta Paediatr 2008; 97:1.008-1.015.

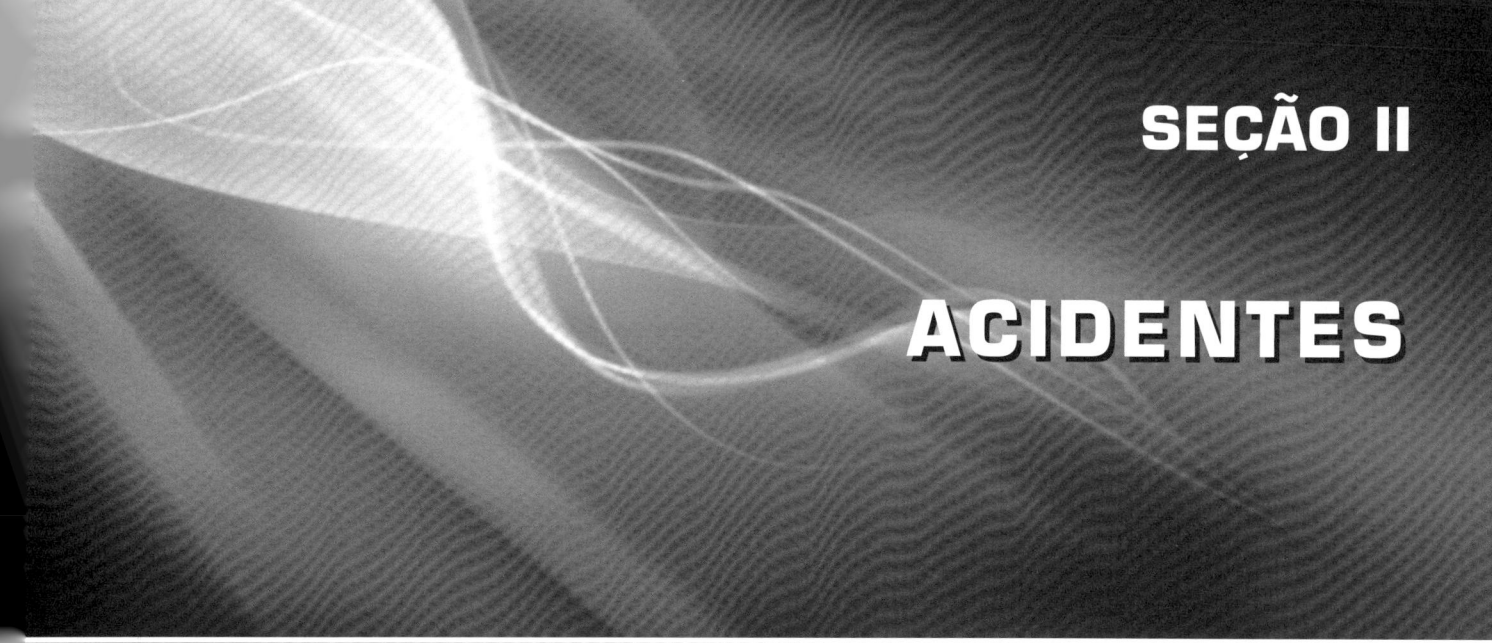

SEÇÃO II
ACIDENTES

CAPÍTULO 1

Acidentes na Criança e no Adolescente

Márcia Jaqueline Alves de Queiroz Sampaio
Zelma de Fátima Chaves Pessôa
Maria Lucineide Porto Amorim

INTRODUÇÃO E ASPECTOS EPIDEMIOLÓGICOS RELEVANTES

O acidente é um evento não intencional, evitável e causador de lesões físicas e/ou emocionais no âmbito doméstico ou em outros ambientes sociais, como o do trabalho, do trânsito, da escola, de esportes e de lazer.

O primeiro relato escrito sobre acidentes data de 1830, com o "Livro dos Acidentes". O acidente passou a ser considerado pela Organização Mundial de Saúde (OMS) como um problema de saúde pública a partir de 1955, na VIII Conferência Mundial de Saúde.

No Brasil, a partir do reconhecimento dos acidentes como um problema de saúde pública, vêm ocorrendo diversos avanços, como a Portaria Ministerial 142/1997, que codificou as causas externas para internamento hospitalar no Sistema Único de Saúde (SUS), um novo Código de Trânsito Brasileiro (Lei 9.503/1998), e a Portaria Ministerial 737/2001, que estabeleceu a Política Nacional de Redução da Morbimortalidade por Acidentes e Violência. Diversas campanhas de âmbito nacional e estadual vêm sendo desenvolvidas por entidades médicas como a Sociedade Brasileira de Pediatria e suas afiliadas, com o objetivo de conscientizar os profissionais de saúde e a sociedade em geral.

Segundo a OMS, cerca de 1 milhão de pessoas morrem vítimas de acidentes todos os anos no mundo, aproximadamente 50 milhões ficam com sequela permanente, e mais de 90% dessas mortes ocorrem em países em desenvolvimento. Estima-se que o número de mortes de crianças irá crescer dramaticamente em decorrência das mudanças no ambiente e do aumento da exposição aos riscos. No Brasil, os acidentes representam a principal causa de morte de crianças de 1 a 14 anos, configurando-se como grave problema de saúde pública. Segundo dados do Ministério da Saúde, no ano de 2005, cerca de 6 mil crianças até 14 anos morreram por causas externas (acidentes e violência) e 140 mil foram hospitalizadas. Estima-se que, no Brasil, diariamente, 16 crianças morrem e 380 são hospitalizadas por causas externas. O número de mortes e hospitalizações de meninos foi duas vezes maior que o de meninas. Desse total de mortes, 79% foram por acidentes. A principal causa de morte em 40% dos casos foi o acidente de trânsito (Quadro II.1.1), sendo 1.109 na condição de pedestre, principalmente em crianças de 5 a 14 anos. Quedas continuam a

Quadro II.1.1. Causas de mortalidade em números absolutos (< 15 anos), Brasil, 2005

Trânsito	2.326
Afogamento	1.496
Sufocação	806
Queimadura	373
Queda	310
Intoxicação	108
Arma de fogo	40
Outras	349
Total	**5.808**

Fonte: IBGE e Ministério da Saúde.

Quadro II.1.2. Causas de hospitalizações em números absolutos (< 15 anos), Brasil, 2005

Quedas	75.204
Trânsito	17.781
Intoxicação	5.299
Sufocação	585
Arma de fogo	567
Afogamento	407
Outras	21.946
Total	**138.604**

Fonte: IBGE e Ministério da Saúde.

representar a principal causa de hospitalização (Quadro II.1.2). Embora a taxa de hospitalização se mantenha elevada e estável ao longo do tempo (277,7 por 100 mil habitantes em 2005), o número total de mortes de crianças e adolescentes de 0 a 14 anos apresentou um leve declínio de 2000 para 2005 (13,2 para 11,6 por 100 mil habitantes).

O Hospital da Restauração, principal hospital de trauma do Estado de Pernambuco, atende, anualmente, cerca de 6 mil crianças de zero a 12 anos, vítimas de acidentes. As quedas são os acidentes mais frequentes, seguidas por queimaduras, aspiração e ingestão de corpo estranho, acidentes de trânsito, intoxicações exógenas, acidentes por arma de fogo e afogamentos. Já em adolescentes de 10 a 19 anos, a principal causa de internamento são os traumatismos, nos quais estão incluídos atropelamentos, colisões de trânsito e quedas, seguidos por queimaduras, picadas por animais peçonhentos e intoxicações por psicofármacos.

A morte é um evento trágico, mas é apenas parte do problema. Estima-se que, para cada 10 mil crianças, 2.500 são vítimas anualmente de acidentes, 100 requerem hospitalização, cinco ficam permanentemente inválidas, três morrem por acidente ou sequela e 1.300 necessitam de tratamento ambulatorial. Cerca de 2% da população mundial está incapacitada devido a acidente ou violência, gerando consequências emocionais, sociais e financeiras à família e à sociedade. No Brasil, quanto ao impacto econômico, as projeções estimam gastos com internação hospitalar de 287 milhões de reais por ano. Esses valores estão subestimados, pois não incluem os gastos em emergências, as despesas com exames e serviços de diagnósticos não realizados durante a internação, além dos gastos com tratamentos ambulatoriais e reabilitações.

Por incidirem com elevada frequência em adolescentes e adultos jovens, os acidentes e as violências são responsáveis pelo maior número de anos potenciais de vidas perdidos (APVP). No Brasil, este indicador aumentou em 30% em relação a acidentes e violência, entre 1981 e 1991.

BIBLIOGRAFIA

Brasil. Ministério da Saúde. Portaria 737/GM. Política Nacional de Redução da Morbimortalidade por Acidentes e Violências. Brasília, 2001.

Campos JA, Paes CEN, Blank D et al. Manual de segurança da criança e do adolescente. Belo Horizonte: Sociedade Brasileira de Pediatria, 2003.

Neto RS, Queiroz MJA. Acidentes na infância: estudo descritivo de 6.048 casos no Hospital da Restauração (monografia), Recife, 2001.

Queiroz MJA, Pessoa ZF, Amorim MLP. Acidentes. Pediatria. Recife: Medsi; 2004:1.315-1.333.

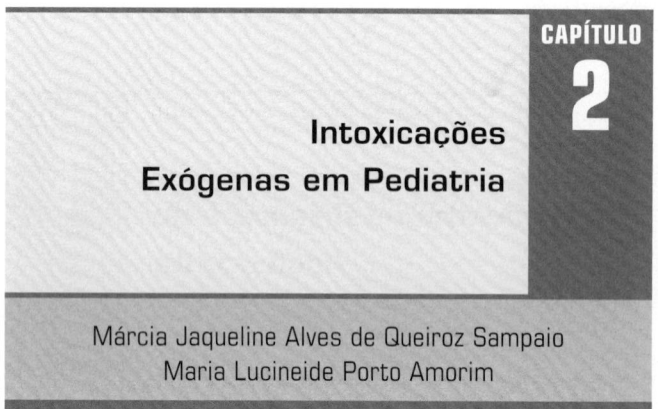

CAPÍTULO 2

Intoxicações Exógenas em Pediatria

Márcia Jaqueline Alves de Queiroz Sampaio
Maria Lucineide Porto Amorim

INTRODUÇÃO

Intoxicação exógena aguda pode ser definida como um processo patológico, causado por substâncias químicas e caracterizado por um desequilíbrio fisiológico, secundário a modificações bioquímicas no organismo, e que nem sempre é evidenciado por sinais e sintomas no homem. As intoxicações, principalmente as não intencionais, constituem uma causa importante de atendimento em emergência pediátrica.

O Sistema Nacional de Informações Tóxico-farmacológicas (Sinitox) foi constituído em 1980, pelo Ministério da Saúde, a partir da constatação, entre as prioridades do governo, da necessidade de se criar um sistema abrangente de informação e documentação em toxicologia e farmacologia. De alcance nacional, o sistema é capaz de fornecer informações às autoridades de saúde pública, aos profissionais de saúde e áreas afins, e à população em geral. Disponibiliza estatísticas nacionais de casos de intoxicação e envenenamento desde 1985, no *site* www.fiocruz.br/sinitox/.

Em 2006, foram registrados 112.760 casos de intoxicação humana por 31 dos 37 Centros de Informação e Assistência Toxicológica (CIATs) em atividade no país. Quanto às faixas etárias mais acometidas, destacam-se as crianças menores de 5 anos, com 24,2% do total de casos, os adultos de 20 a 29 anos, com 18,8%, os de 30 a 39 anos, com 13,6%, os de 40 a 49 anos, com 10,1% e os jovens de 15 a 19 anos, com 8,5%. Quanto aos principais agentes tóxicos que causaram intoxicações em crianças menores de 5 anos, destacam-se os medicamentos (36,1%), os domissanitários (21,6%) e os produtos químicos industriais (9%). Felizmente, muitas dessas ocorrências resultam da ingestão de substâncias de baixa toxicidade ou da exposição a um agente potencialmente tóxico, porém em baixas doses.

Nas intoxicações acidentais, é importante que o pediatra ou a equipe de saúde oriente a família quanto às noções básicas de prevenção, ressaltando para não realizar nenhum procedimento em casa e buscar sempre informações, a qualquer hora, nos CIATs, pelo número 0800 722 6001, e que essas informações sejam repassadas também às pessoas que cuidam da criança.

REGISTROS DE INTOXICAÇÕES EM PERNAMBUCO EM 2008

No ano de 2008, foram registrados 3.061 casos de intoxicações exógenas no CEATOX-PE, conforme se vê no Quadro II.2.1.

O Quadro II.2.2 discrimina os principais agentes responsáveis pelas intoxicações de zero aos 19 anos de idade em Pernambuco. A faixa etária mais acometida foi a de crianças menores de 4 anos. Os medicamentos foram os tóxicos mais ingeridos e os acidentes por escorpiões, os mais frequentes em todas as faixas etárias.

ATENDIMENTO AO PACIENTE INTOXICADO

Para cada tipo de intoxicação existem normas e protocolos específicos de tratamento, mas deve-se sempre "tratar o paciente, não o agente tóxico". Para isso, ao atender um paciente com suspeita de intoxicação, como em qualquer outra emergência médica, devemos fazer uma avaliação inicial rápida das condições clínicas do paciente para identificar e corrigir situações de risco iminente. Podemos, de forma sistemática e organizada, iniciar pelo ABCDE do atendimento hospitalar:

A. Vias aéreas
- Assegurar a permeabilidade das vias aéreas.
- Inspecionar a cavidade oral.

Quadro II.2.1. Distribuição total e percentual das notificações por agentes tóxicos em Pernambuco, 2008

Agente	Total	Solicitação de Informação	Total	%
Medicamentos	624	2	626	20,5
Agrotóxicos/uso agrícola	448	7	455	14,9
Agrotóxicos/uso doméstico	40		40	1,3
Produtos veterinários	17		17	0,6
Raticidas	93		93	3
Domissanitários	86		86	2,8
Cosméticos	7		7	0,2
Produtos químicos industriais	67		67	2,2
Metais	0		0	0
Drogas de abuso	36		36	1,2
Plantas	6		6	0,2
Alimentos	27		27	0,9
Animais peçonhentos/serpentes	84		84	2,7
Animais peçonhentos/aranhas	3		3	0,1
Animais peçonhentos/escorpiões	1.129	3	1.132	37
Outros animais peçonhentos/venenosos	77		77	2,5
Animais não peçonhentos	211		211	6,9
Desconhecido	49		49	1,6
Outros	45		45	1,5
Total	**3.049**	**12**	**3.061**	**100**

Fonte: Ceatox – PE/2008.

Quadro II.2.2. Principais agentes tóxicos do nascimento aos 19 anos em Pernambuco, 2008

Agentes	Faixa etária					Total
	< 1	1-4	5-9	10-14	15-19	
Medicamentos		87	42	52	80	**261**
Agrotóxicos/uso agrícola		18	7	25	85	**135**
Agrotóxicos/uso doméstico		08	4	3	5	**12**
Produtos veterinários		2		1	4	**7**
Raticidas		20	2	3	15	**40**
Domissanitários		36	8	4	5	**23**
Cosméticos		2	1		1	**4**
Produtos químicos industriais		28	1	2	4	**35**
Metais						
Drogas de abuso				4	8	**12**
Plantas		3	2	1		**6**
Alimento/bebidas		2		9	3	**14**
Animais peçonhentos/serpentes		3	4	9	8	**24**
Animais peçonhentos/aranhas						
Animais peçonhentos/escorpiões	3	93	131	107	77	**411**
Outros/animais peçonhentos venenosos		9	12	15	1	**37**
Animais não peçonhentos	1	10	14	37	28	**90**
Desconhecidos		7	9	08	6	**30**
Outros		8	3	7	5	**23**
Total	**4**	**336**	**240**	**287**	**335**	**1.202**

Fonte: Ceatox-PE/2008.

B. **Respiração/ventilação**
- Uma via aérea pérvia não significa ventilação e oxigenação tecidual adequadas, sendo necessária uma avaliação da respiração.
- Caso necessário, a intubação deve ser realizada imediatamente, para prevenir a aspiração do conteúdo gástrico.

C. **Circulação**
- Tem como objetivo avaliar o comprometimento hemodinâmico e infundir fluidos, quando necessário.

D. **Déficit neurológico**
- A avaliação da função neurológica deve ser feita rapidamente, observando-se as pupilas (se estão isocóricas e fotorreagentes) e verificando o nível de consciência por meio da escala de coma de Glasgow.

E. **Exposição**
- Observação de possíveis sinais externos, como: marcas de picada, perfurações, edema, eritema, equimoses, escoriações, bolhas, sangramentos, queimaduras, fraturas e luxações, entre outros.

EXAME FÍSICO

Reconhecimento da síndrome tóxica e identificação do agente causal

Após a estabilização do paciente, deve ser feito um exame físico mais detalhado visando identificar a substância envolvida de acordo com os sinais clínicos encontrados. Por meio dessas alterações, podemos caracterizar uma determinada síndrome tóxica, definida como um conjunto complexo de sinais e sintomas produzidos por doses tóxicas de substâncias químicas que, apesar de diferentes, têm efeitos semelhantes.

As principais síndromes tóxicas são as que se seguem.

Síndrome anticolinérgica

Manifestações clínicas: agitação psicomotora e/ou sonolência; confusão mental; alucinações visuais; mucosas secas; rubor cutâneo; hipertermia; retenção urinária; diminuição dos ruídos intestinais e midríase.

Agentes envolvidos: antagonistas H1 da histamina; atropina; escopolamina (hioscina); antidepressivos tricíclicos; vegetais beladonados; medicamentos antiparkinsonianos.

Síndrome de depressão neurológica

Manifestações clínicas: sonolência ao coma; hiporreflexia; miose; hipotensão; bradicardia; hipotermia e edema pulmonar.

Agentes envolvidos: benzodiazepínicos; barbitúricos; derivados da imidazolina (descongestionantes tópicos); antidepressivos tricíclicos; inibidores da acetilcolinesterase (principalmente organofosforados); salicilatos; álcoois (etanol, metanol, etilenoglicol, isopropanol); monóxido de carbono; opioides naturais (heroína, morfina) e seus análogos sintéticos (meperidina), por exemplo.

Síndrome colinérgica

Manifestações clínicas: sialorreia; lacrimejamento; diurese; diarreia e vômitos; broncorreia (edema pulmonar); bradicardia; broncoespasmo; fraqueza e fasciculações musculares, e convulsões.

Agentes envolvidos: agrotóxicos organofosforados e carbamatos, e alguns cogumelos.

Síndrome simpatomimética

Manifestações clínicas: agitação psicomotora; alucinações; sudorese; taquicardia; hipertensão arterial (ou hipotensão, nos casos graves); midríase; tremores; convulsões e arritmias, nos casos graves.

Agentes envolvidos: anfetaminas; *ecstasy*; cocaína; teofilina; fenilpropanolamina; efedrina; pseudoefedrina e cafeína.

Síndrome de liberação extrapiramidal

Manifestações clínicas: hipertonia; espasmos musculares; sinal da roda denteada; catatonia; acatisia; crises oculógiras; opistótono.

Agentes envolvidos: bloqueadores dopaminérgicos D_2 (domperidona); metoclopramida; butirofenonas (haloperidol); fenotiazínicos.

Síndrome meta-hemoglobinêmica

Manifestações clínicas: cianose; taquicardia; astenia; irritabilidade; dificuldade respiratória; depressão neurológica e convulsões.

Agentes envolvidos: sulfona (dapsona); anilina e derivados; sulfonamidas; quinonas; cloratos; metoclopramida; anestésicos locais; nitrobenzeno; azul de metileno, entre outros.

EXAMES COMPLEMENTARES

A investigação laboratorial varia conforme a circunstância da intoxicação e deve ser realizada de acordo com o quadro clínico do paciente, tendo dois objetivos: o primeiro, para avaliar e tratar as condições clínicas da criança e o segundo, para identificação do tóxico.

Avaliação das condições gerais da criança

Devem-se realizar hemograma, gases arteriais, prova de função renal e hepática, ECG, exames radiológicos e outros, dependendo da situação clínica da criança.

Identificação e/ou quantificação do tóxico

Embora apresentem pouca utilidade no atendimento inicial do paciente intoxicado, a identificação e/ou quantificação de certos agentes tóxicos podem ser extremamente úteis para a manutenção do tratamento, a avaliação da gravidade ou a instituição de terapia específica.

Podem ser:

- Qualitativas: indicam que houve exposição ao agente tóxico. A urina é, em geral, a amostra de eleição para esta triagem toxicológica, podendo ser usado também o conteúdo gástrico.
- Quantitativas: são úteis apenas quando existe correlação entre as concentrações sanguíneas e os efeitos tóxicos (p. ex., nas intoxicações por antiarrítmicos, barbitúricos, digoxina, etilenoglicol, metanol, paraquat, anticonvulsivantes, lítio, teofilina, paracetamol, salicilatos, carboxiemoglobina e metemoglobina). O sangue (soro ou plasma) é a substância mais utilizada.

TRATAMENTO DIRECIONADO

Interromper/diminuir a absorção

A orientação varia de acordo com a via de absorção do agente tóxico.

Cutânea

Retirar toda a roupa do paciente, o mais rapidamente possível; lavar o corpo ou a área afetada, exaustivamente, com água corrente; se a substância for oleosa, deve-se usar sabão.

Ocular

Lavar com água corrente ou soro fisiológico, mantendo os olhos abertos. Após a descontaminação, o paciente deve ser examinado por um oftalmologista para verificar se houve lesão e tratá-la especificamente.

Inalatória

Remover o paciente da fonte de exposição; fornecer oxigênio úmido (se disponível) e suporte ventilatório, se necessário.

Oral

Principal via de introdução do agente tóxico em crianças. Existem várias opções para a descontaminação do trato gastrointestinal. A indução de vômito e a lavagem gástrica têm sido utilizadas rotineiramente há muitos anos. Entretanto, existem muitas controvérsias quanto ao seu uso, principalmente quanto à real eficácia desses procedimentos. Na literatura médica, está bem estabelecido que, depois de 60 minutos, muito pouco da dose ingerida é removido por êmese ou lavagem gástrica. Estudos mais recentes demonstram que uma dose única de carvão ativado, mesmo sem a realização prévia de esvaziamento do estômago, é tão eficiente quanto a sequência tradicional de lavagem gástrica seguida do uso de carvão ativado.

Descontaminação gastrointestinal

a. Medidas provocadoras de êmese
- **Solução emetizante aniônica** (detergente de cozinha com pH neutro)
  - Mecanismo de ação: irritação gástrica local
  - Latência: 5 minutos
  - Dose: 20 mL diluídos em 200 mL de água (morna), VO

Vantagens: realizável no local da ocorrência e remove partículas grandes

Contraindicações: crianças < 6 meses, depressão do SNC, convulsões, ingestão de cáusticos e derivados do petróleo

b. Lavagem gástrica
- Indicações
  - Ingestão de agente potencialmente tóxico
  - Na presença de convulsões ou coma (fazer intubação traqueal prévia)
  - Crianças < 6 meses
- **Contraindicações**
  - Ingestão de cáusticos (ácidos ou álcalis)
  - Ingestão derivados do petróleo
  - Grandes partículas de produto
- **Controvérsias ao uso**
  - Utilização excessiva
  - Necessidade de indicação precoce
  - Remoção insuficiente do agente tóxico
  - Estimula a passagem do agente tóxico pelo piloro
  - Retarda o uso do carvão ativado
  - Não altera o tempo de evolução da intoxicação
  - Riscos dos procedimentos
- **Técnica de lavagem gástrica**
  - Posicione o paciente em decúbito lateral esquerdo
  - Passe uma sonda gástrica de grosso calibre (nº 18-22, em adultos, e nº 8-12, em crianças) pela boca ou pelo nariz até o estômago
  - Retire primeiramente o máximo de conteúdo gástrico que conseguir (reserve amostra para análise toxicológica)

Volume total: RNs = 500 mL; lactentes = 2 a 3 L; escolares = 4 a 5 L; adultos = 6 a 8 L.

c. Carvão ativado
- **Mecanismo de ação**: adsorvente eficaz para quase todas as substâncias. São pouco adsorvidos pelo carvão ativado: ácidos, álcalis, alcoóis, metais, lítio e cianeto.
- **Indicações**
  - Ingestão de doses potencialmente tóxicas
  - Agente tóxico de ação prolongada ou com circulação êntero-hepática
  - Em caso de suspeita de ingestão concomitante de outras substâncias
- **Administração**: via oral ou sonda nasogástrica, em suspensão, diluído 1:4 ou 1:8 em água.
- **Dose (isolada ou seriada)**
  - Crianças: total de 1 a 2 g/kg de peso
  - Adultos: 50 a 100 g/dose

d. Catárticos
- Reduzem o tempo de trânsito intestinal e os efeitos constipantes das doses múltiplas de carvão ativado.
- **Mais usados**
  - Sorbitol a 70%: crianças = 4 mL/kg; adultos = 250 mL
  - Sulfato de sódio ou magnésio: crianças = 250 mL/kg/dose; adultos = 15 a 20 g/dose
- **Administração**
  - Associação com carvão ativado em doses múltiplas
  - Repetir com a metade da dose se não houver eliminação de fezes com carvão em menos de 6 horas

Aumento da excreção do agente tóxico

a. Manipulação do pH urinário
- Alcalinização: uso de bicarbonato de sódio com o objetivo de obter um pH urinário de 8,0. Na urina alcalina, os ácidos fracos (barbitúricos, salicilatos) ionizam-se, o que diminui sua reabsorção tubular e aumenta sua excreção renal.
- Dose: 1 a 2 mEq/kg em *bolus* seguidos de manutenção suficiente para atingir o pH desejado.

b. Múltiplas doses de carvão ativado e catárticos
- Carvão ativado administrado em doses de 20 a 30 g a cada 3 a 4 horas, durante alguns dias. O tratamento é útil para fármacos excretados na luz intestinal, como digitoxina, teofilina, fenobarbital.

c. Remoção extracorpórea

Em casos graves, que não respondem as medidas de suporte.
- **Hemoperfusão**: processo em que se promove a depuração fazendo o sangue passar através de uma coluna contendo material adsorvente (carvão ativado ou resina Amberlite®). Principais substâncias adsorvidas: barbitúricos, fenitoína, teofilina, carbamazepina, paraquat, glutetimida, organofosforados, hormônios tireoideanos, carbamatos e salicilatos.
- **Hemodiálise**: consiste em um processo em que se promove a depuração do sangue fora do organismo,

através de um sistema de membranas. Para um bom resultado, é importante que a substância ingerida tenha baixo peso molecular (< 500 daltons), pequeno volume de distribuição, baixa ligação proteica e seja hidrossolúvel.
- **Diálise peritoneal:** é um processo de depuração do sangue por intermédio do peritônio, que funciona como uma membrana semipermeável.

Antídotos/Antagonistas

a. Naloxona (Narcan®)
- **Indicação**
  - Intoxicações por opiáceos e opioides
  - Diagnóstico diferencial de coma
- **Apresentação**
  - Ampolas de 1 mL com 0,4 mg
- **Posologia**
  - Adultos:

Dose inicial: 0,4-2,0 mg EV a cada 2-3 min; dose máxima de 10 mg
Dose de manutenção: 0,4-0,8 mg/h, ou dois terços da dose inicial

  - Crianças:

Dose inicial: 0,01 a 0,03 mg/kg EV a cada 2-3 min
Dose de manutenção: repetir dose inicial a cada 2-3 min se necessário

b. Flumazenil (Nanexat®)
- **Indicação**
  - Intoxicações graves por benzodiazepínicos
  - Seu uso em comas de causa desconhecida ou quando se suspeita da ingestão de múltiplos toxicantes não é geralmente indicado, por existir risco significativo de convulsões, arritmias e síndrome de abstinência
- **Apresentação**
  - Ampolas de 5 mL com 0,5 mg (0,1 mg/mL)
- **Posologia**
  - Infundir EV lentamente (15 segundos)

Crianças: 0,01 mg/kg a cada 30 segundos até obter resposta (máximo de 1 mg)
Adultos: 0,3 mg a cada 30 segundos até obter resposta (máximo de 5 mg em 10 min)

c. Sulfato de atropina
- **Indicação**
  - Intoxicações por organofosforados, carbamatos e outros inibidores da colinesterase
- **Apresentação**
  - Ampolas de 1 mL com 0,25 mg
- **Posologia**

Adultos: 1-4 mg EV
Crianças: 0,01-0,05 mg/kg
Repetir em 5, 10, 15 ou 30 min até obter sinais de atropinização

d. Oximas (mesilato de pralidoxima (Contrathion®)
- **Indicação**
  - Intoxicações por organofosforados. Está indicada quando não se conhece o praguicida mas se identifica uma síndrome colinérgica grave com presença de sinais nicotínicos
- **Apresentação**
  - Frascos com 200 mg
- **Posologia**
  - Dose inicial:

Adultos: 1 a 2 g EV em 5 a 10 min; dose máxima de 200 mg/min
Crianças: 20 a 40 mg/kg EV ou 1 a 2 mL/kg/min de solução a 1% (1 g em 100 mL de soro fisiológico); dose máxima de 4 mg/kg/min

  - Dose de manutenção:

Adultos: 200 a 500 mg/h
Crianças: 5 a 10 mg/kg/h

e. Biperideno (Akineton®)
- **Indicação**
  - Intoxicações por neurolépticos (fenotiazínicos, haloperidol), metoclopramida e bromoprida
- **Apresentação**
  - Ampola de 1 mL com 5 mg
- **Posologia**

Adultos: 5 mg IM ou EV, até de 6/6 h
Crianças: 0,06-0,1 mg/kg/dose até de 6/6 h

f. Cloridrato de difenidramina (Difenidrin®)
- **Indicação**
  - Intoxicações por neurolépticos (fenotiazínicos, haloperidol), metoclopramida e bromoprida e como antialérgico.
- **Apresentação**
  - Ampola de 1 mL com 50 mg
- **Posologia**

Adultos: 10 a 50 mg IM ou EV, até de 6/6 h
Crianças: 5 mg/kg/24 h divididos em 3 a 4 doses IM ou IV

g. N-acetilcisteína (Fluimucil®)
- **Indicação**
  - Intoxicações por paracetamol
  - Níveis plasmáticos tóxicos no nomograma de Rumack-Matthew
  - Suspeita de ingestão de doses tóxicas de paracetamol, na impossibilidade de dosagem sérica do fármaco
- **Apresentação**
  - Envelopes de 100 ou 200 mg de pó para suspensão oral; ampolas de 3 mL com 300 mg
- **Posologia**
  - Endovenosa: 140 mg/kg em 200 mL de soro glicosado (SG) a 5% em 15 min seguidos por 50 mg/kg em 500 mL de SG a 5% em 4 h, finalmente 100 mg/kg em 1.000 mL de SG a 5% em 16 h

- Oral: 140 mg/kg em solução a 5% ou suco, seguidos por 70 mg/kg, de 4/4 h, num total de 17 doses

h. **Azul de metileno**
- **Indicação**
  - Intoxicações por fármacos que causem metemoglobinemia, como dapsona, nitritos, anilina, fenazopiridina etc.
- **Apresentação**
  - Produto formulado em ampolas de 5 mL a 1% ou 2%
- **Posologia**
  - 1 a 2 mg/kg de solução a 1% EV em 5 min; podem ser necessárias doses repetidas

i. **Deferoxamina (Desferal®)**
- **Indicação**
  - Intoxicações por compostos derivados do ferro, pacientes politransfundidos (talassemia e anemia falciforme) e como quelante do alumínio
- **Apresentação**
  - Frasco-ampola com 500 mg
- **Posologia**
  - Casos graves: 15 mg/kg/h EV por 24 h (dose máxima de 6 g/dia)
  - Casos leves/moderados:

  Crianças: 40 a 90 mg/kg IM
  Adultos: 1g inicial, seguido por 500 mg IM a cada 4/8 h

j. **Vitamina K1 (Fitomenadiona – Kanakion®MM)**
- **Indicação**
  - Raticidas cumarínicos, derivados da indandiona e anticoagulantes orais
- **Mecanismo de ação**
  - Precursor da síntese dos fatores de coagulação II, VII, IX e X
- **Apresentação**
  - Kanakion® MM, ampola de 1 mL contendo 10 mg (uso EV)
  - Kanakion® MM pediátrico, ampola de 0,2 mL com 2 mg (uso EV, IM ou oral)
- **Posologia**
  - *Adulto:* 10 a 20 mg a cada 8-12 h (dose máxima de 50 mg)
  - *Criança:* 0,3 mg/kg a cada 8-12 h

k. **Penicilamina (Cuprimine®)**
- **Indicação**
  - Mais utilizada nas intoxicações por cobre, mas também nas por mercúrio, chumbo e na doença de Wilson, cistinúria
- **Mecanismo de ação**
  - Não conhecido; geralmente utilizada em pacientes com sintomatologia leve que permita utilizar a via oral, ou após tratamento com ácido etilenodiaminotetracítico ou (EDTA); menos nefrotóxica
- **Apresentação**
  - Cápsula com 250 mg

- **Posologia**
  - *Adulto:* 250 mg de 6/6 h por 3 a 10 dias
  - *Criança:* 20 a 40 mg/kg/dia (máxima 1 g/dia) por 3 a 10 dias

l. **Dimercaprol® (Britsh Antilewisite – BAL)**
- **Indicação**
  - Intoxicações agudas e crônicas por mercúrio inorgânico, arsênico e ouro, e em associação com o EDTA nas intoxicações graves por chumbo (com encefalopatia). Pode ser útil também para antimônio, cromo, níquel etc.
- **Apresentação**
  - Ampola de 1 mL a 10% (100 mg)
- **Posologia**
  - Chumbo: 4 mg/kg IM de 4/4 h por 3 a 5 dias
  - Outros metais: 3 a 5 mg/kg IM de 4/4 ou 6/6 h por 2 dias, depois, de 12/12 h por 10 dias

m. **DMSA (2,3-ácido dimercapto succínico)**
- Não disponível no Brasil. Substitui com vantagens o BAL. Poucos efeitos colaterais; uso oral ou EV; não provoca depleção de ferro, cobre ou zinco

n. **EDTA-cálcico**
- **Indicação**
  - Intoxicações por chumbo e cádmio
- **Apresentação**
  - Produto manipulado ou importado (ampola de 5 mL/1 g)
- **Posologia**
  - 50 a 75 mg/kg diluídos em SG a 5%, 250 a 500 mL (não ultrapassar concentração de 3%) EV em 1 h de 12/12 h por 5 dias; repetir em 5 dias

o. **Glucagon**
- **Indicação**
  - Intoxicações por betabloqueadores
- **Apresentação**
  - Frasco-ampola com 1 mg + diluente
- **Posologia**
  - Dose de ataque: 50-150 µg/kg EV lentamente
  - Dose de manutenção: 10 a 50 µg/kg/h

p. **Dantrolene**
- **Indicação**
  - Síndrome neuroléptica maligna e hipertermia maligna
- **Posologia**
  - Dose de ataque: 1 mg/kg EV rápido, repetido até melhora dos sintomas ou até o máximo de 10 mg/kg
  - Dose de manutenção: 4 a 8 mg/kg/dia de 6/6 h por 1 a 3 dias

q. **Piridoxina (vitamina B6)**
- **Indicação**
  - Intoxicações por isoniaziada (INH)

- **Posologia**
  - 1 g de piridoxina para cada g de INH ingerida; infundir EV em solução a 10% em 5 a 10 min, repetir após 15 a 30 min se necessário

TRATAMENTO SINTOMÁTICO

- Aporte calórico e nutrientes
- Correção dos distúrbios hidroeletrolíticos
- Correção dos distúrbios ácido-básicos
- Assistência respiratória, cardiocirculatória e neurológica
- Controle das funções renal e hepática

BIBLIOGRAFIA

American Academy of Pediatrics Section on Orthopaedics; American Academy of Pediatrics Committee on Pediatric Emergency Medicine; American Academy of Pediatrics Section on Critical Care. Management of pediatric trauma. Pediatrics, 2008; 121(4):849-884.

Kendrick D, Coupland C, Mulvaney C et al. Home safety education and provision of safety equipment for injury prevention. Cochrane Database Syst Rev 2007; 24(1):CD005014.

Lessa MA, Bochner R. Análise das internações hospitalares de crianças menores de um ano relacionadas a intoxicações e efeitos adversos de medicamentos no Brasil. Rev Bras Epidemiol 2008; 11(4):660-674.

Matos GC, Rozenfeld S, Bortoletto ME. Intoxicações medicamentosas em crianças menores de cinco anos/Drug intoxication among children under five years old. Rev Bras Saúde Mater Infant 2002; 2(2):167-176.

Weneck GL, Hasselmann MH. Intoxicações exógenas em crianças menores de seis anos atendidas em hospitais da região metropolitana do Rio de Janeiro, Brasil. Rev Assoc Med Bras 2009; 55(3):302-307.

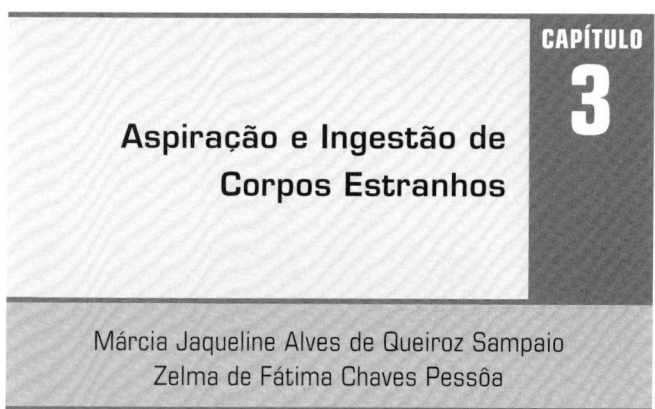

CAPÍTULO 3

Aspiração e Ingestão de Corpos Estranhos

Márcia Jaqueline Alves de Queiroz Sampaio
Zelma de Fátima Chaves Pessôa

Em países desenvolvidos como os Estados Unidos, a aspiração de corpos estranhos representa importante causa de morbidade e mortalidade, sendo mais frequente em crianças de 6 meses a 4 anos e mais em meninos do que em meninas (relação 2:1). Nos EUA, a cada ano, cerca de 500 a 2.000 mortes são decorrentes da aspiração de corpos estranhos. Em países em desenvolvimento não há conhecimento sobre dados precisos do impacto desse tipo de agravo.

Apesar da evolução das técnicas de radiologia, o diagnóstico de aspiração de corpo estranho pode ser difícil, exigindo procedimentos endoscópicos. A aspiração de corpo estranho, embora possa gerar quadros respiratórios de evolução mais lenta, com pneumonias de repetição, atelectasias e hiperinsuflação pulmonar, pode promover graves quadros obstrutivos de vias aéreas superiores, constituindo-se em emergência médica.

Crianças e adolescentes com deficiência mental, que utilizam drogas ilícitas e álcool e que apresentam déficits neurológicos que levam à redução dos mecanismos protetores de vias aéreas, apresentam risco de aspiração.

A maioria dos corpos estranhos se aloja no brônquio direito por este ser mais retificado. Em lactentes, por estarem deitados a maior parte do tempo, o corpo estranho se aloja com mais frequência no lobo superior do pulmão direito. Em crianças maiores e adolescentes, o corpo estranho pode se alojar no lobo médio ou inferior.

A aspiração de corpo estranho pode se apresentar como desconforto respiratório súbito ou pode apresentar um tempo de latência e se manifestar por complicações. Infelizmente, uma história consistente de aspiração de corpo estranho é observada em apenas 70% dos pacientes. Alguns pacientes podem apresentar pneumonias recorrentes em uma mesma área tempos depois e outros podem desenvolver hemoptises, bronquiectasias e estenose brônquica, mimetizando quadros de asma, pneumonia ou infecção de vias aéreas superiores.

A aspiração de corpo estranho pode ser classificada, de acordo com a natureza do material aspirado, em:

- **Orgânica (60% dos casos):** vegetais (milho, feijão, ervilha) e animais (pedaços de carne, ossos de galinha, espinhas de peixe).
- **Inorgânica:** objetos metálicos (moedas, alfinetes), de plástico (pequenos brinquedos, botões), vidro, borracha (vedantes de tampas, ligas) e talco.

A atuação terapêutica vai depender da localização do corpo estranho:

- **Região supraglótica:** quadros obstrutivos mais graves que necessitam de manobras específicas. Estas manobras são idade-dependentes e devem ser realizadas antes mesmo da chegada ao departamento de emergência.
- **Região infraglótica:** corpo estranho alojado em traqueia ou nos brônquios, podendo ocasionar obstrução total ou parcial.

QUADRO CLÍNICO

Exige que em toda criança menor de 5 anos com manifestações súbitas de disfunção respiratória associadas a tosse paroxística, estridor ou sibilância, frente à história elucidativa ou não, seja considerada a hipótese de aspiração.

Os dados mais sugestivos de cada quadro são detalhados a seguir:

- **Corpo estranho na região supraglótica**: sintomas intermitentes ou contínuos de tosse metálica, rouquidão, afonia, estridor, taquipneia e disfunção respiratória grave nos casos de obstrução total, com morte da criança em 45% dos casos.
- **Corpo estranho na região infraglótica**: quando ocorre obstrução total, pode haver parada cardiorrespiratória. Quando a obstrução é parcial, pode haver tosse rouca, estridor inspiratório e expiratório e disfunção respiratória. Em caso de obstrução tipo valvular, há tendência à hiperinsuflação localizada, associada à sibilância setorial e/ou à diminuição de murmúrio vesicular.

Os exames complementares devem ser realizados se as condições clínicas do paciente permitirem radiografias anteroposterior e lateral da região cervical; radiografias do tórax à inspiração e expiração para avaliar áreas de hiperinsuflação, atelectasia, infiltrados e consolidações no pulmão acometido.

TRATAMENTO

É iniciado pelas manobras para desobstrução de vias aéreas (Pediatric Emergency Medicine of the American Academy of Pediatrics – AAP, American Heart Association – AHA):

- **< 1 ano**: recomenda-se a manobra dos golpes dorsais, na qual se coloca a criança em decúbito ventral sobre o antebraço do reanimador, com a cabeça mais baixa que o tronco e a face voltada para baixo, sustentando-a com a mão em torno da mandíbula e do tórax. O reanimador deve apoiar o antebraço sobre a coxa para ter mais firmeza. Aplicam-se cinco golpes firmes e rápidos, utilizando-se a base da outra mão sobre a região interescapular da criança. Após isso, vira-se a criança de frente, sempre mantendo a cabeça mais baixa em relação ao tronco, e aplicam-se cinco compressões torácicas sobre o terço inferior do esterno. Se o corpo estranho for visualizado, poderá ser retirado com os dedos; mas, tentativas às cegas são contraindicadas. Se não houver desobstrução com a manobra, faz-se respiração boca a boca ou bolsa-valva-máscara, repetindo-se a sequência de manobras até a desobstrução (Fig. II.3.1).
- **> 1 ano**: realiza-se a manobra de Heimlich, que varia com o nível de consciência da criança. Se a criança estiver consciente, o reanimador deve posicionar-se de pé por trás dela, colocar um braço em torno de sua cintura e fechar a mão em punho com o polegar contra o abdome, logo acima do umbigo. O outro braço deve também abraçar o paciente, com a mão sobre a outra empunhada. Então, pressiona-se o abdome firme e rapidamente para dentro e para cima seguido de cinco compressões até a desobstrução da via aérea. Se o paciente estiver inconsciente, deve ser colocado em posição supina em superfície rígida, com o reanimador cavalgando sobre suas pernas. Coloca-se a base de uma das mãos sobre a linha média do abdome, logo acima do umbigo, e a outra mão sobre a primeira, exercendo pressão rápida e firme em série de cinco compressões para dentro e para cima contra o diafragma da criança. Após as compressões, realiza-se ventilação boca a boca ou bolsa-valva-máscara. Se a obstrução continuar, repete-se a manobra até se obter sucesso ou até que haja parada cardiopulmonar, quando serão iniciadas as manobras de reanimação (Figs. II.3.2 e II.3.3).

Após a desobstrução da via aérea, o paciente deverá ser levado ao centro cirúrgico para retirada do corpo estranho por broncoscopia.

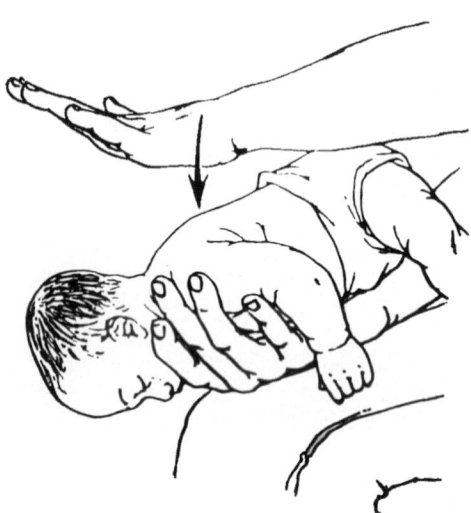

Fig. II.3.1. Manobra dos golpes dorsais para crianças menores de 1 ano.

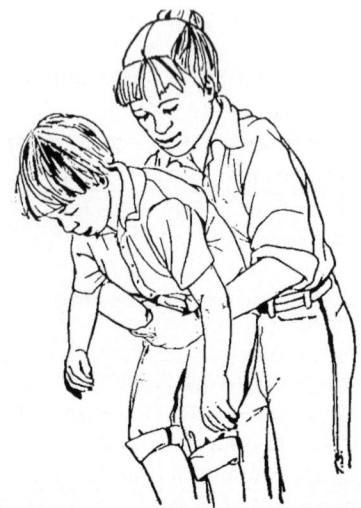

Fig. II.3.2. Manobra de Heimlich: criança consciente.

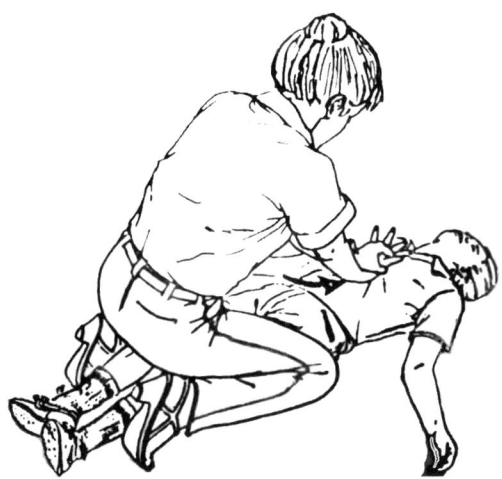

Fig. II.3.3. Manobra de Heimlich: criança inconsciente.

A broncoscopia rígida sob anestesia é o procedimento de escolha para remover a maioria dos corpos estranhos da traqueia ou dos brônquios. Broncoscopia flexível com fibra óptica não é indicada para remoção de corpos estranhos da via aérea inferior, pela inabilidade de ministrar anestésicos e maior dificuldade de controlar o equipamento. Toracotomia aberta é indicada quando há falha na retirada do objeto pela broncoscopia rígida ou quando o objeto se encontra impactado na via aérea.

A desobstrução não resultará na imediata ventilação de uma determinada área, podendo persistir as alterações parenquimatosas. Por este motivo, não se deve esperar o restabelecimento da ventilação e oxigenação normais imediatamente após a retirada do corpo estranho, devendo-se manter aporte de oxigênio adequado ao paciente.

OBJETOS NO NARIZ

Corpos estranhos são comumente inseridos no nariz por crianças mais novas e passam despercebidos. O quadro clássico descrito é a presença de secreção nasal unilateral e persistente, e inexplicável mau cheiro na narina. Outros sintomas inespecíficos são sinusite crônica, epistaxes recorrentes e halitose. A remoção do objeto deve ser feita mediante adequada visualização e com instrumentos apropriados. Pode ser utilizado vasoconstritor tópico para aumentar a visualização e aspirar secreção nasal. Complicações incluem trauma da mucosa, fratura da lâmina cribriforme e potencial risco de aspiração do objeto para a via aérea proximal.

Corpo estranho no trato digestivo

A ingestão de corpos estranhos é um problema potencialmente grave que predomina em menores de 6 meses a 3 anos, apresentando-se com gravidade em menos de 1% de todos os pacientes. A maioria dos corpos estranhos ingeridos passa pelo trato digestivo espontaneamente, embora complicações graves, como perfuração ou obstrução intestinal, possam ocorrer. Corpos estranhos

Quadro II.3.1. Sintomas referidos na ingestão de corpo estranho

Saliva sanguinolenta
Tosse
Sialorreia
Disfagia/odinofagia
Dificuldade para deglutir
Febre
Recusa alimentar
Sensação de corpo estranho na garganta
Engasgo
Irritabilidade
Dor na garganta, pescoço ou tórax
Pneumonia aspirativa recorrente
Desconforto respiratório
Estridor
Taquipneia ou dispneia
Vômitos
Sibilância

alojados no esôfago devem ser removidos usando-se um cateter de Folley ou sendo empurrados para o estômago. Uma vez que tenham ultrapassado o esôfago, os corpos estranhos grandes ou pontiagudos devem ser removidos quando alcançados por endoscopia. Os objetos pequenos e não perfurantes e todos os objetos que tenham ultrapassado a curvatura duodenal devem ser conduzidos de forma conservadora, com acompanhamento por meio de radiografias e inspeção das fezes. Em geral, o corpo estranho é eliminado até 7 dias após o acidente.

Cerca de 40% das ingestões de corpos estranhos passam despercebidas pelos pais ou responsáveis e, em muitos dos casos, a criança nunca desenvolve sintomatologia. O Quadro II.3.1 mostra alguns sintomas que podem ser referidos após ingestão de corpos estranhos.

IDENTIFICAÇÃO DOS CORPOS ESTRANHOS INGERIDOS

Radiografias simples em dois planos de pescoço, tórax e abdome superior, em geral, são usadas na investigação inicial de pacientes com suspeita de ingestão de corpo estranho, mas, no estudo de Arana, em 325 crianças apenas 64% dos objetos ingeridos foram radiopacos. Atualmente, 10% a 20% das crianças que ingerem corpos estranhos são manuseadas por endoscopia.

Corpos estranhos como plásticos, vidro, madeira, bem como ossos de galinha e espinhas de peixe podem não ser vistos em radiografias. Alguns autores recomendam estudo radiográfico com contraste para identificação dos objetos radiotransparentes no esôfago, mas, devido ao risco de aspiração, a recomendação atualmente mais aceita é a avaliação endoscópica dessas crianças.

Tomografia computadorizada, ultrassonografia e ressonância magnética podem ser usadas para identificação de objetos radiotransparentes.

Corpo estranho no esôfago

Corpo estranho no esôfago pode causar dano, levando à estenose. O objeto pode causar erosão da mucosa esofágica, levando a fístulas traqueoesofágicas. O objeto pode, ainda, erodir estruturas vizinhas ao esôfago, como a aorta, causando sangramento com risco de morte. Objetos pontiagudos podem causar perfuração do esôfago.

No caso de ingestão de baterias esféricas, a intervenção endoscópica imediata é indicada devido ao potencial de queimaduras elétricas (pela corrente entre o anódio e o catódio) e à lesão tecidual necrótica por liquefação (efeito corrosivo) por causa dos eletrólitos alcalinos que compõem a bateria. Queimaduras podem ocorrer mesmo após 4 horas após a ingestão. Baterias que permaneçam no estômago por mais de 48 horas ou com diâmetro maior que 2 cm devem ser removidas endoscopicamente. No caso de a bateria ter ultrapassado a curvatura duodenal, ela será eliminada em menos de 72 horas, devendo ter o seu trajeto acompanhado com radiografias simples a cada 3 ou 4 dias até a eliminação nas fezes.

Observação: na ingestão de baterias a maioria dos autores recomenda a retirada ainda no estômago mas existem estudos em que se demonstra que podem ser adotadas medidas conservadoras, sem riscos, se as baterias estiverem livres no estômago.

Os esquemas seguintes orientam a condução quando da ingestão de corpos estranhos radiopacos ou radiotransparentes (Figs. II.3.4 e II.3.5 e Quadro II.3.2).

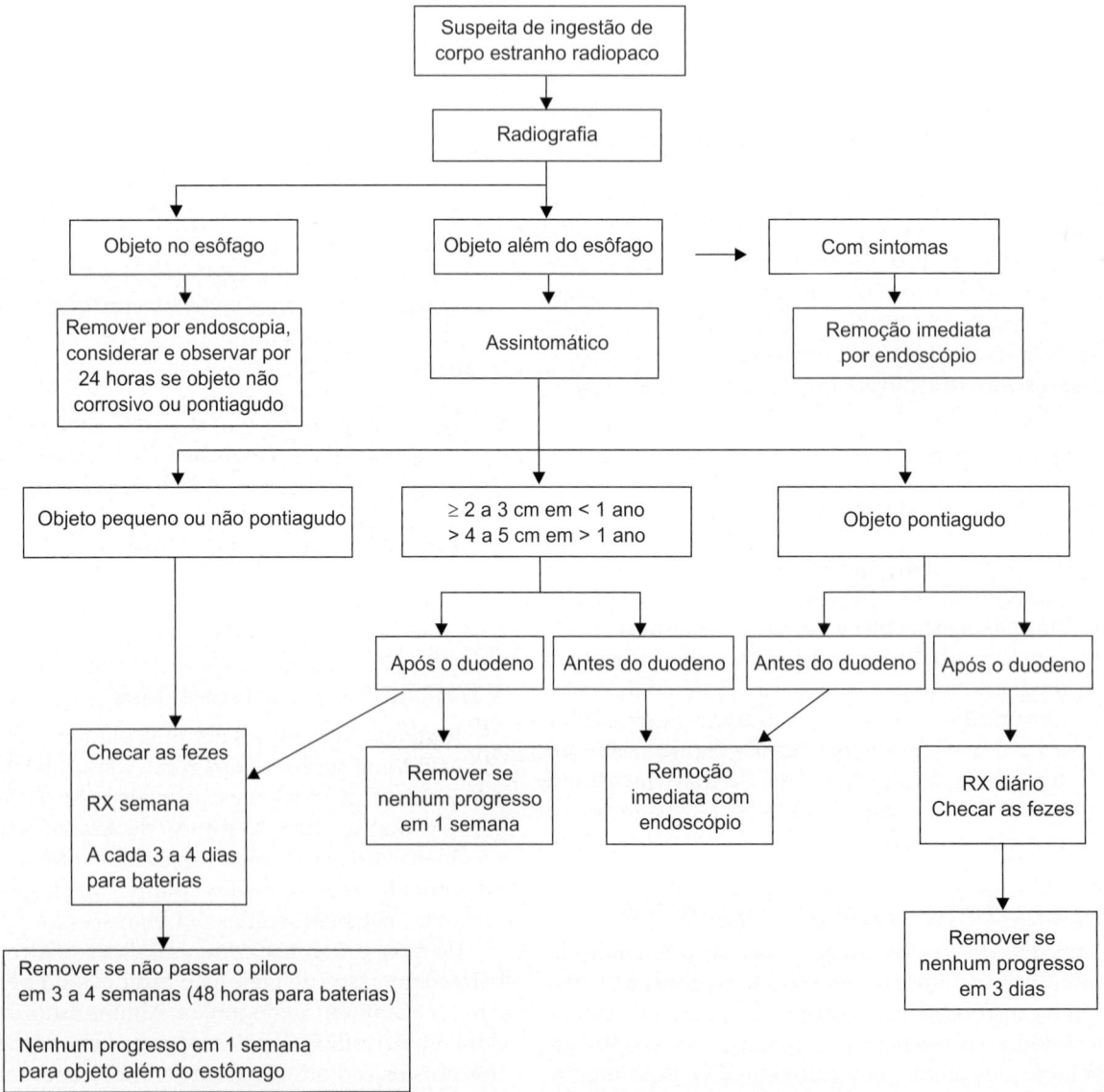

Fig. II.3.4. Esquema para a condução de corpos estranhos radiopacos.

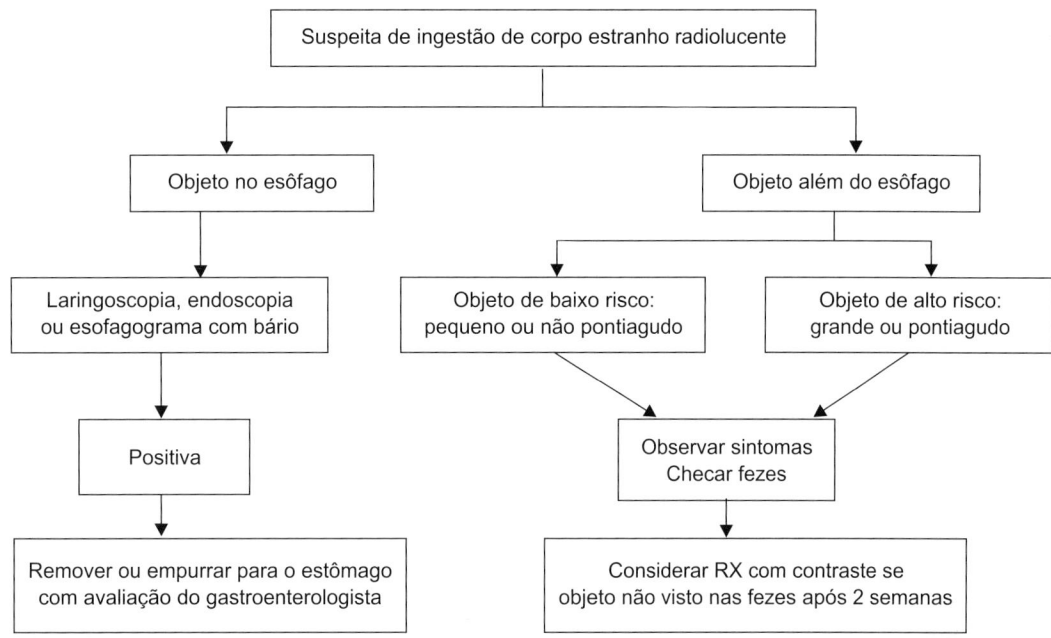

Fig. II.3.5. Esquema para a condução de corpos estranhos radiotransparentes.

Quadro II.3.2. Recomendações práticas de acordo com o nível de evidência

Recomendação clínica	Nível de evidência
Endoscopia para pacientes com baterias ou objetos pontiagudos no esôfago.	C
A observação é recomendada para pacientes com objetos pequenos, não pontiagudos, abaixo do diafragma, ou assintomáticos com objetos além do alcance do endoscópio.	C
Remoção cirúrgica deve ser considerada para objetos não pontiagudos além do estômago que permanecem na mesma localização por mais de 7 dias.	C

Nível de evidência C = Consenso, evidência orientada pela prática atual com a doença, opinião de especialista ou série de casos.

BIBLIOGRAFIA

Arana A, Hauser B, Hachimi-Idrissi S, Vandenplas Y. Management of ingested foreign bodies in childhood and review of the literature. Eur J Pediatr 2001; 160:468-472.

Chen MK, Beierle EA. Gastrointestinal foreign bodies. Pediatr Ann 2001; 30:736-742.

Dahshan A. Management of ingested foreign bodies in children. J Okla State Med Assoc 2001; 94:183-186.

Eisen GM, Baron TH, Dominitz JA et al. Guideline for the management of ingested foreign bodies. Gastrointest Endosc 2002; 55:802-806.

Monte C. Foreign body ingestion in children. American Family Physician® 2005; 72:2.

Poirier MP. Foreign bodies of the respiratory tract. Inter J Emerg Med 2004; 2:1.

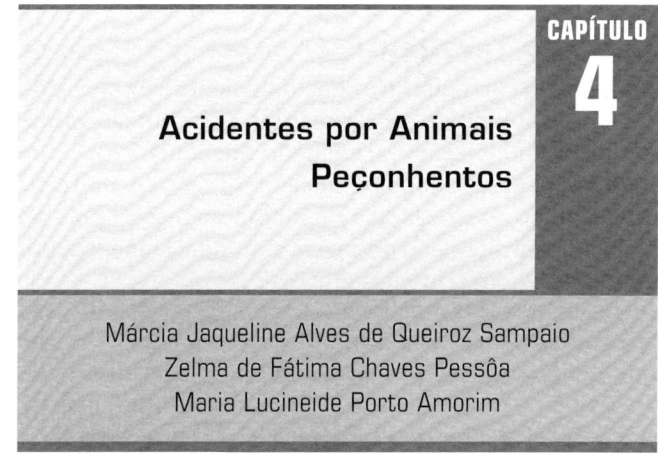

CAPÍTULO 4

Acidentes por Animais Peçonhentos

Márcia Jaqueline Alves de Queiroz Sampaio
Zelma de Fátima Chaves Pessôa
Maria Lucineide Porto Amorim

ESCORPIONISMO

Os acidentes por escorpiões têm importância médica em virtude de sua grande frequência e gravidade, sobretudo no Nordeste, onde foi verificado aumento do número de notificações. No ano de 2008, em um único centro de notificação da cidade do Recife (Ceatox), foram notificados 1.132 casos. Sabemos que existe subnotificação, tendo em vista as dificuldades de acesso aos serviços de saúde nessa região. O grupo de maior risco, neste tipo de acidente, é o de crianças entre 0 e 7 anos de idade, seguido pelo de idosos, maiores de 65 anos.

Os principais agentes de importância médica no Brasil pertencem ao gênero *Tityus: T. serrulatus*, responsável por acidentes de maior gravidade, *T. bahiensis*, e *T. stigmurus* (mais frequente no Nordeste e único notificado no Estado de Pernambuco). Têm coloração amarelo-escura, apresentando um triângulo negro no cefalotórax (parte anterior do tronco) e uma faixa escura longitudinal mediana.

Os escorpiões são animais carnívoros, alimentando-se principalmente de insetos, como baratas, grilos, traças, cupins, aranhas e outros escorpiões. Têm hábitos noturnos e durante o dia se escondem sob pedras, tijolos e telhas. Podem sobreviver vários meses sem alimento e mesmo sem água, o que torna seu combate muito difícil.

A maioria dos casos tem curso benigno, com baixa letalidade.

Com base nas manifestações clínicas, os acidentes podem ser inicialmente classificados como:

- **Leves:** apresentam apenas dor no local da picada e, às vezes, parestesias.
- **Moderados:** dor intensa no local da picada e manifestações sistêmicas do tipo sudorese discreta, náuseas, vômitos ocasionais, taquicardia, taquipneia e hipertensão leve.
- **Graves:** sudorese profusa, vômitos incoercíveis, salivação excessiva, alternância entre agitação e prostração, bradicardia, insuficiência cardíaca, edema pulmonar, choque, convulsões e coma.

Conduta Terapêutica

- **Atitudes corretas:** lavar imediatamente o local picado com água limpa e sabão; manter o acidentado calmo e controlado; levar o acidentado imediatamente a um hospital, para ser submetido a observação e/ou tratamento. Se possível, levar o animal agressor, pois alguns escorpiões não possuem importância médica por não causarem acidentes graves.
- **Atitudes incorretas:** colocar no local picado qualquer remédio caseiro tipo alho, fumo, folhas etc.; cortar o local picado para promover a "saída" do veneno; dar chás ou outros remédios "milagrosos" por via oral.

Tratamento específico

- **Casos leves:** alívio da dor através de infiltração de lidocaína a 2% sem vasoconstritor, no local da picada, e observação por 6 a 12 horas.
- **Casos moderados e graves:** são mais frequentes nas crianças. O tratamento consiste na administração de soro específico antiescorpiônico (SAEE) nas seguintes doses – quadros moderados = 2 a 4 ampolas IV; quadros graves – 5 a 10 ampolas.

OFIDISMO

A ocorrência do acidente ofídico está relacionada com atividades no setor agrícola, tendo a zona da mata canavieira grande importância em Pernambuco, pois contribui com grande número de casos de acidentes por serpentes venenosas. Os pés são os locais mais comuns da picada, uma vez que estão desprotegidos na totalidade dos casos. Os acidentes produzidos pelas cobras brasileiras determinam quadros clínicos com características peculiares.

No ano de 2008, em Pernambuco, foram notificados 84 casos de acidentes por serpentes peçonhentas, sendo 24 em crianças menores de 19 anos.

Diante de um acidente ofídico, é importante identificar se a cobra é venenosa ou não. Para identificar a cobra venenosa, observe a Fig. II.4.1.

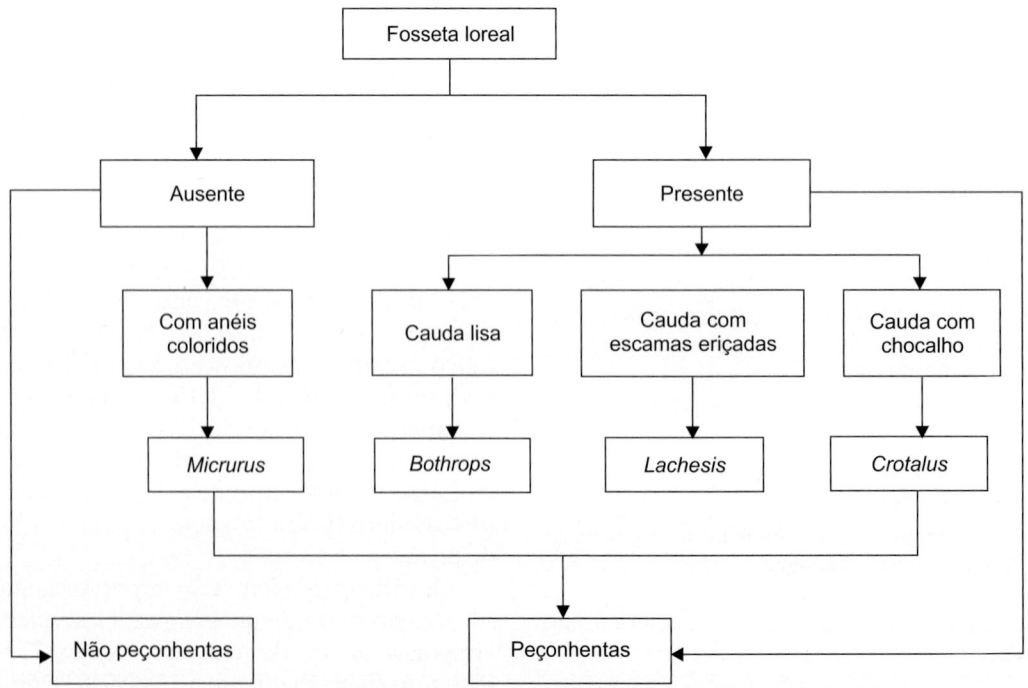

Fig. II.4.1. Identificação das cobras venenosas e não venenosas. *Fonte:* Ministério da Saúde, 1998.

Tratamento geral

- Manter o segmento picado elevado e estendido.
- Hidratação.
- Analgésicos.
- Antibioticoterapia em vigência de infecção.
- Soroterapia específica.

ACIDENTE BOTRÓPICO

Os malefícios do veneno decorrem de *ação proteolítica* (proteases, hialuronidases e fosfolipases), da liberação de mediadores da resposta inflamatória, da ação das hemorraginas sobre o endotélio vascular e da ação pró-coagulante do veneno, que causam edema, bolhas e necrose; da *ação coagulante*, em que há consumo dos fatores da coagulação e incoagulubilidade sanguínea, e mesmo plaquetopenia; e da *ação hemorrágica* e lesões na membrana basal dos capilares associadas a plaquetopenia e alterações da coagulação.

O quadro clínico é caracterizado por manifestações locais como dor, edema, calor, equimoses e sangramentos e é de instalação imediata. Infartamento ganglionar e bolhas podem aparecer na evolução, acompanhados ou não de necrose. As manifestações sistêmicas são gengivorragias, epistaxes, hematêmese e hematúria.

Os exames complementares evidenciam tempo de coagulação, tempo de protrombina e tempo de tromboplastina parcial aumentados, e sumário de urina com proteinúria, glicosúria e hematúria.

No Quadro II.4.1 estão especificadas a soroterapia e as doses adequadas para o acidente botrópico.

ACIDENTE CROTÁLICO

As ações principais do veneno são:

- **Neurotóxica:** responsável pela inibição da acetilcolina, fator responsável pelo bloqueio neuromuscular e paralisias motoras.
- **Miotóxica:** justifica as lesões de fibras musculares esqueléticas (rabdomiólise) com liberação de enzimas e mioglobina para o soro, que são posteriormente excretadas pela urina.
- **Coagulante:** consumo do fibrinogênio e incoagulabilidade sanguínea.

O quadro clínico é caracterizado por manifestações locais, como dor, parestesia, edema discreto ou eritema, e as seguintes manifestações sistêmicas:

- **Gerais:** mal-estar, prostração, sudorese, náusea e vômitos.
- **Neurológicas:** fácies miastênica (fácies neurotóxica de Rosenfeld) evidenciada por ptose palpebral uni ou bilateral, flacidez da musculatura da face, alteração do diâmetro pupilar, oftalmoplegia (visão turva) e/ou visão dupla (diplopia).
- **Musculares:** mialgias e mioglobinúria pela lesão das fibras musculares esqueléticas.

Os exames laboratoriais complementares mostram creatinoquinase (CK) e desidrogenase lática (DLH) alteradas e tempo de coagulação prolongado.

No Quadro II.4.2 estão especificadas a soroterapia e as doses adequadas para o acidente crotálico.

ACIDENTE LAQUÉTICO

As principais ações do veneno são a *proteolítica* (proteases), a *anticoagulante* (fração do veneno com atividade tipo trombina), a *hemorrágica* (presença de hemorraginas) e a *neurotóxica* (estimulação vagal).

O quadro clínico é semelhante ao do acidente botrópico, com dor, edema e bolhas no local da picada. As manifestações sistêmicas principais são hipotensão arterial, tonturas, bradicardia, cólicas abdominais e diarreia.

No Quadro II.4.3 estão especificadas a soroterapia e as doses adequadas para o acidente laquético.

Quadro II.4.1. Classificação quanto à gravidade e à soroterapia recomendada no acidente botrópico

Manifestações e tratamento	Classificação		
	Leve	Moderada	Grave
Locais · Dor · Edema · Equimose	Ausentes ou discretas	Evidentes	Intensas
Sistêmicas · Hemorragia grave · Choque · Anúria	Ausentes	Ausentes	Presente
Tempo de coagulação	Normal ou alterado	Normal ou alterado	Normal ou alterado
Soroterapia (nº de ampolas)	2-4	4-8	12

Quadro II.4.2. Classificação quanto à gravidade e à soroterapia recomendada no acidente crotálico

Manifestações e tratamento	Classificação (Avaliação Inicial)		
	Leve	Moderada	Grave
Fácies miastênica/visão turva	Ausente ou tardia	Discreta ou evidente	Evidente
Mialgia	Ausente ou discreta	Discreta	Intensa
Urina vermelha ou marrom	Ausente	Pouco evidente ou ausente	Presente
Oligúria/anúria	Ausente	Ausente	Presente ou ausente
Tempo de coagulação	Normal ou alterado	Normal ou alterado	Normal ou alterado
Soroterapia (nº de ampolas) SAC/SABC*	5	10	20
Via de administração	Intravenosa		

*SAC, soro anticrotálico; SABC, soro antibotrópico-crotálico.

Quadro II.4.3. Classificação quanto à gravidade e à soroterapia recomendada no acidente laquético

Orientação para o Tratamento	Soroterapia (nº de ampolas)	Via de Administração
Poucos casos estudados. Gravidade avaliada pelos sinais locais e intensidade das manifestações vagais (bradicardia, hipotensão arterial, diarreia)	10 a 20 SAL ou SABL*	Intravenosa

*SAL, soro antilaquético; SABL, soro antibotrópico-laquérico.

Hospitais que devem ser procurados em acidentes por animais peçonhentos

Cidade	Hospital
Afogados da Ingazeira	H. Regional de Afogados da Ingazeira
Arcoverde	H. Regional de Arcoverde
Caruaru	H. Regional do Agreste
Garanhuns	H. Regional Dom Moura
Limoeiro	H. Regional José Fernandes Salsa
Ouricuri	H. Regional Fernando Bezerra
Palmares	H. Regional de Palmares
Petrolina	H. Regional Dom Malan
Salgueiro	H. Regional Inácio de Sá
Recife	H. da Restauração

BIBLIOGRAFIA

Andrade A, Campolina D, Dias MB. Toxicologia na prática clínica. São Paulo: Medsi, 2001.

Brasil. Fundação Nacional de Saúde. Manual de diagnóstico e tratamento de acidentes por animais peçonhentos. Brasília, 2001.

Queiroz MJA. Intoxicações agudas. Diagnóstico e tratamento em Pediatria. Recife: Medsi, 2001:417-432.

Schvartsman C, Schvartsman S. Intoxicações exógenas agudas. J Pediatr 1999; 75(Supl 2):244-550.

Sinitox (Sistema Nacional de Informações Tóxico-farmacológicas), 2005. Disponível em: <www.cict.fiocruz.br/intoxicaçoeshumanas/index.htm>.

Varandas L, Schindler R, Bernadino L, Albuquerque O. Cuidados hospitalares para crianças. Organização Mundial de Saúde, 2005:27-39.

Wong A. Atualizações em intoxicações exógenas, 2005. Disponível em: <www.saudetotal.com>.

http://www.intox.org/databank/index.htm
http://toxnet.nlm.nih.gov/cgi-bin/sis/htmlgen?HSDB
http://www.atsdr.cdc.gov/toxpro2.html
http://www.inchem.org/
http://www4.anvisa.gov.br/agrosia/asp/default.asp
http://www.bvsde.paho.org/sde/ops-sde/cursotoxi.html

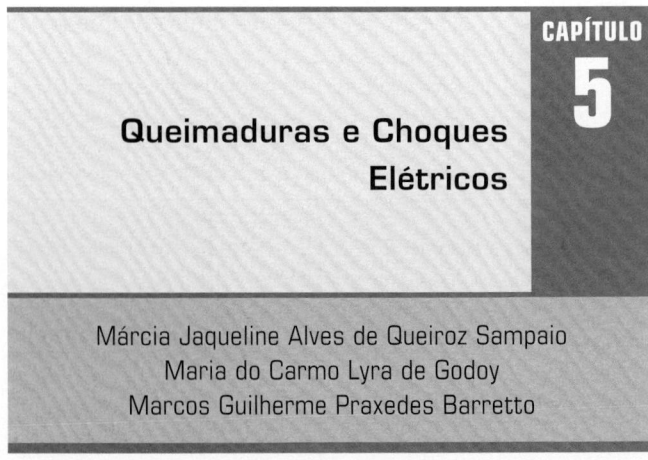

CAPÍTULO 5
Queimaduras e Choques Elétricos

Márcia Jaqueline Alves de Queiroz Sampaio
Maria do Carmo Lyra de Godoy
Marcos Guilherme Praxedes Barretto

No Hospital da Restauração, único serviço público em Pernambuco a prestar atendimento ao paciente queimado, cerca de 3 mil pacientes por ano são atendidos na urgência, com uma média de 800 internações e aproximadamente 8.500 atendimentos ambulatoriais.

Crianças de até 14 anos representam 62% de todos os atendimentos. Nestas, as principais causas de queimaduras são os acidentes domésticos provocados por líquidos superaquecidos, geralmente na cozinha (café, leite, mingau, água, feijão, sopa etc.) em 50,2% dos casos, manuseio de líquidos inflamáveis, como álcool, gasolina e querosene (9%), eletricidade – choque e descarga elétrica (11%), principalmente com gambiarras em domicílios e fogos de artifício (5%). Em concordância com outros serviços de referência, podemos afirmar que, com as seguintes medidas – retirada da criança da cozinha, supressão do álcool ao alcance das crianças e retirada das gambiarras elétricas nas residências –, 95% das queimaduras infantis seriam evitadas.

Os pacientes são provenientes, em 60% dos casos, do interior. O serviço consegue salvar pacientes com até 70% de superfície corporal queimada, dependendo da etiologia, da profundidade e das localizações destas injúrias.

DEFINIÇÃO DE QUEIMADURA

Lesão tecidual decorrente de trauma térmico, elétrico, químico ou radioativo.

CLASSIFICAÇÃO

1. **De acordo com a profundidade:** não se pode ser categórico quanto ao grau de queimadura na primeira avaliação, sendo importante reavaliar as lesões de queimadura após 24 a 48 horas e as produzidas por descarga elétrica após 48 a 72 horas.
   - **I Grau ou superficial:** acomete a epiderme e caracteriza-se pela presença de eritema e dor. Não provoca alterações hemodinâmicas. O exemplo clássico é a queimadura solar. O tratamento se faz com compressas frias e analgésicos.
   - **II Grau superficial:** acomete a epiderme e parcialmente a derme. Caracteriza-se por superfície rósea e úmida com bolhas ou flictemas muito dolorosas. O tecido terá condições de se recuperar, sendo raras as cicatrizes. É importante não romper a bolha íntegra. Se a bolha estiver rota, a ferida deve ser desbridada para retirada da pele desvitalizada. Em seguida, faz-se o curativo.

   Profunda: acomete a camada reticular da derme. A pele se apresenta seca com coloração rosa-pálida e, dependendo do comprometimento vascular, a dor é moderada. Costuma cicatrizar em 3 a 9 semanas, com cicatrizes muitas vezes antiestéticas e hipertróficas. Exemplo: lesão térmica por chamas ou por líquidos superaquecidos.
   - **III Grau:** acomete epiderme, derme e parte do tecido celular subcutâneo. Tem aspecto pálido e superfície endurecida. Provoca lesões deformantes, levando muitas vezes a sequelas (Figs. II.5.1 e II.5.2). Demora muito tempo para cicatrizar e necessita precocemente de enxertia para recuperação da lesão. É indolor por destruição das fibras nervosas da derme. Esses pacientes têm alto risco de infecção e apresentam grande perda de líquidos. Exemplo: lesão elétrica ou térmica.
   - **IV Grau:** embora a terminologia não seja comumente utilizada, tais queimaduras são aquelas que envolvem destruição de estruturas como tendões, nervos, músculos, ossos e fáscia profunda. São observadas em lesões graves por corrente elétrica. Sempre devem ser tratadas em centros especializados.

2. **De acordo com a área de superfície queimada**

   Na avaliação da superfície corporal queimada (SCQ), são usados os dados do Quadro II.5.1.

   Ao se usar o quadro, assinalar o percentual e o tipo de lesão (I, II, III grau) em cada região acometida para se ter uma ideia global da agressão sofrida pelo enfermo. As queimaduras de I grau não são consideradas nos cálculos de superfície corporal queimada.

   De acordo como os dados colhidos com a aplicação do quadro, os pacientes são classificados em:

3. **Quanto à extensão**
   - **Pequeno queimado:** até 10% da SCQ, sem envolvimento de mãos, pés, face e períneo.
   - **Médio queimado:** até 20%, sem envolvimento de vias aéreas ou traumas.
   - **Grande queimado:** acima de 30%; associação com inalação de fumaça ou queimadura acima de 10% de III grau.

ATENDIMENTO IMEDIATO À CRIANÇA QUEIMADA

Avaliação inicial

A abordagem inicial no tratamento do paciente queimado é semelhante, independentemente da etiologia da queimadura. Procede-se a avaliação da via aérea, respiração e circulação, seguida pela determinação da profundidade da queimadura, área de superfície queimada e as partes do corpo envolvidas. Ao mesmo tempo devem-se obter informações quanto à data, local, tempo, causa da queimadura, história de doenças prévias e imunização. Queimaduras significativas, associadas a trauma, devem ser avaliadas de acordo com o protocolo do suporte avançado de vida. A abordagem primária constitui o ABCDE da reanimação da criança, com a identificação precoce e tratamento imediato das lesões que levam ao risco de morte.

Remover imediatamente toda a roupa quente, queimada ou exposta a agentes químicos para prevenir a perpetuação do dano à pele. Se as vestes estiverem em chamas, enrolar a vítima em um cobertor ou fazê-la "deitar e rolar". Se houver contato com agentes químicos, lavar a área atingida com grande quantidade de água corrente. A neutralização é formalmente contraindicada, pois pode aumentar as lesões teciduais.

Para diminuir a dor, aplicar gases embebidas com solução salina fria; deve-se ter cautela nos grandes

Quadro II.5.1. Esquema de Lund-Browder

Idade	Diagrama da Área Queimada					
	0 a 1	1 a 4	5 a 9	10 a 14	Adulto	Total
Área						
Cabeça	19,9%	17%	13%	11%	7%	
Pescoço	2%	2%	2%	2%	2%	
Tronco A	13%	13%	13%	13%	13%	
Tronco P	13%	13%	13%	13%	13%	
Braço D	4%	4%	4%	4%	4%	
Antebraço D	3%	3%	3%	3%	3%	
Mão D	2,5%	2,5%	2,5%	2,5%	2,5%	
Braço E	4%	4%	4%	4%	4%	
Antebraço E	3%	3%	3%	3%	3%	
Mão E	2,5%	2,5%	2,5%	2,5%	2,5%	
Genitália	1%	1%	1%	1%	1%	
Nádega D	2,5%	2,5%	2,5%	2,5%	2,5%	
Nádega E	2,5%	2,5%	2,5%	2,5%	2,5%	
Coxa D	5,5%	6,5%	8,0%	8,5%	9,5%	
Perna D	5%	5%	5,5%	6%	7%	
Pé D	3,5%	3,5%	3,5%	3,5%	3,5%	
Coxa E	5,5%	6,5%	8,0%	8,5%	9,5%	
Perna E	5%	5%	5,5%	6%	7%	
Pé E	3,5%	3,5%	3,5%	3,5%	3,5%	
					Total	

Fonte: A criança queimada, 1999.

queimados, pelo risco de hipotermia. A colocação de gelo em lesões extensas agrava o dano à pele e pode causar hipotermia. Nos grandes queimados, cobrir a área queimada com lençol limpo, o que diminui a dor e fornece uma cobertura superficial até que haja avaliação detalhada. Após a triagem inicial, decide-se se a criança será referenciada para um centro de queimados.

As queimaduras circunferenciais de III grau devem ser observadas cuidadosamente, uma vez que há perda da elasticidade no local acometido. Aquelas no tórax podem interferir na respiração, levando à insuficiência respiratória. O tratamento é a escarotomia da lesão, que restabelece de imediato a expansibilidade torácica.

Assegurar a permeabilidade de vias aéreas

Após afastar o paciente das chamas, administrar oxigênio através de máscara, devido ao grande risco de inalação de fumaça. A intubação traqueal deve ser realizada, de forma precoce, na presença de rebaixamento do nível de consciência, em queimaduras circunferenciais de pescoço e na presença de estridor.

Acesso venoso adequado e hidratação

Não são necessários em queimaduras de primeiro grau. Se a área corporal queimada for maior que 15%, o acesso venoso periférico ou intraósseo deve ser obtido imediatamente na pele sã; e o acesso central, quando a área queimada for maior que 20%.

Qualquer queimadura significativa leva à intensa produção de citocinas capazes de promover resposta sistêmica inflamatória, com aumento da permeabilidade capilar e perda de fluidos e proteínas do intravascular para o terceiro espaço, redução do débito cardíaco e choque hipovolêmico.

A ressuscitação volumétrica deve ser iniciada com solução cristaloide (soro fisiológico a 0,9% ou Ringer lactato), 20 mL/kg/hora, até melhor avaliação da estimativa das perdas de fluidos. Uma das fórmulas mais utilizadas na reposição volêmica, a de Parkland, sugere um esquema com uso de Ringer lactato a 4 mL/kg/percentual de SCQ (superfície corporal queimada) nas primeiras 24 horas, sendo metade do volume infundido nas primeiras 8 horas, 25% nas 8 horas seguintes e os 25% restantes nas últimas 8 horas. Nas 24 horas seguintes deve ser iniciada a infusão de coloides. A solução coloidal recomendada é a albumina, na dose de 250 mL para cada 10% de SCQ acima dos primeiros 20%. A monitoração da reposição volêmica deve ser intensiva nos primeiros dias, utilizando-se como parâmetro a diurese horária, que deve ser de 1 mL/kg/hora, medida por meio da sonda vesical de demora.

Manuseio da dor

A simples cobertura da lesão pode reduzir dramaticamente a dor. Em pequenas e médias queimaduras, utilizar analgésicos por via oral ou intramuscular. O uso de narcóticos, frequentemente, é necessário no grande queimado. Em crianças, a morfina é utilizada por via endovenosa na dose de 0,1 a 0,2 mg/kg.

Transporte

Recobrir as lesões com gaze esterilizada ou, na falta desta, com panos ou lençóis limpos. As partes da roupa grudadas no corpo só devem ser removidas em serviços de referência, exceto nas queimaduras por agentes químicos. Manter a cabeça e as extremidades queimadas elevadas para minimizar o edema.

Curativos

Após a realização de desbridamento e limpeza da ferida, um curativo oclusivo deve ser aplicado como tratamento inicial. Este tem como objetivos: proteção do epitélio lesado; redução da colonização bacteriana ou fúngica; imobilização do segmento acometido para manter a posição funcional desejada, e redução da perda calórica através da evaporação.

As queimaduras de II grau são manejadas com trocas diárias de curativos, utilizando-se antibióticos tópicos: sulfadiazina de prata a 1% ou sulfadiazina de prata associada a nitrato cério (dermacério). Em alguns casos de queimaduras de II grau superficiais e profundas, opta-se

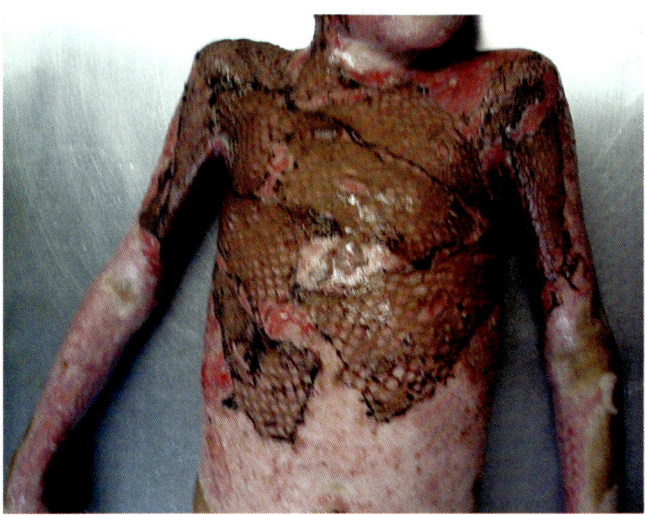

Fig. II.5.2. Paciente da Fig. II.5.1 após tratamento. Fonte: CTQ-HR.

pelo curativo biológico ou sintético que adere à ferida até que ocorra epitelização. A utilização de heparina tópica em *spray* e prata nanocristalina, independentemente da extensão da queimadura, é um avanço tecnológico, praticado atualmente em centros avançados, inclusive no Hospital da Restauração. As queimaduras de III grau são tratadas com excisão da área queimada e substituição por autoenxerto retirado de áreas doadoras do próprio paciente. Em áreas extensas, quando não for possível o autoenxerto, utiliza-se o aloenxerto de cadáver sobre o autoenxerto.

ENCAMINHAMENTO AO SERVIÇO ESPECIALIZADO

- Crianças com estado geral comprometido.
- SCQ acima de 10% em queimaduras de II grau ou acima de 5% nas lesões de III grau.
- Áreas de risco: queimadura de face, períneo, mãos e pés.
- Lesões inalatórias acompanhadas de queimaduras de vias aéreas (queimadura em ambiente fechado).
- Queimaduras por descarga elétrica e/ou química, pois podem evoluir com aprofundamento das lesões e levar à exposição de tendões e ossos.
- Queimaduras circulares em extremidades, pois pode haver necessidade de procedimento cirúrgico de urgência para evitar maior sofrimento vascular.
- Lesões associadas a queimaduras: trauma cranioencefálico (TCE), fraturas e traumas de partes moles.
- Patologias preexistentes: nefropatias, cardiopatias, diabetes e outras que tornem o paciente suscetível às complicações clínicas.
- Condições socioeconômicas precárias, que não permitam tratamento ambulatorial.
- Distúrbios emocionais: estresse, ansiedade e tentativa de suicídio.
- Negligência familiar e crianças vítimas de maus-tratos.

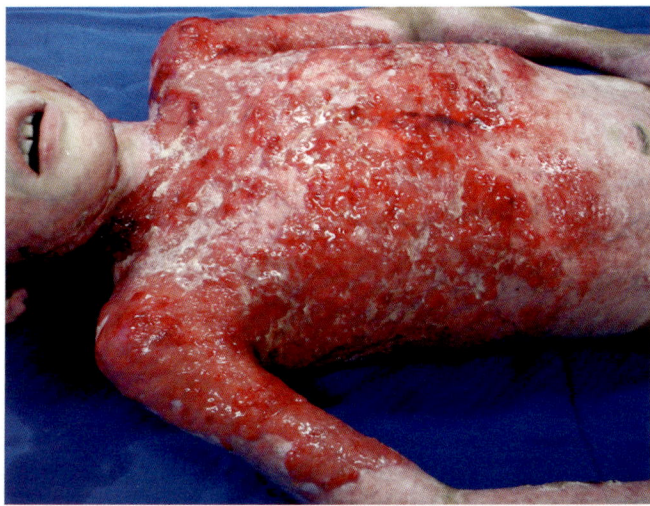

Fig. II.5.1. Paciente vítima de queimadura com álcool. Fonte: CTQ-HR.

COMPLICAÇÕES NO PACIENTE QUEIMADO

Infecções e complicações sépticas

O uso de curativos sintéticos, biológicos e tradicionais diminuiu muito o risco de infecção na área queimada. O diagnóstico precoce é fundamental, pois a vigilância constante da queimadura pode detectar precocemente sinais de infecção, como evolução da área queimada de II grau para necrose de toda a espessura da derme, focos de hemorragia escuros e lesões em pele íntegra. As infecções invasivas por *Pseudomonas aeruginosa*, que ocorrem tardiamente, vêm diminuindo nas últimas décadas, determinando aumento proporcional de infecções fúngicas, sendo a *Candida* sp o patógeno mais comum e o *Aspergillus* sp, o responsável pelos casos mais graves. O tratamento consiste no uso de antibióticos sistêmicos e excisão da região infectada com infiltração local de antibióticos.

Quanto às infecções em sítios distantes, a pneumonia é a infecção mais frequente, principalmente por *Staphylococcus aureus* (após 5 a 7 dias da queimadura) e gram-negativos, como *Pseudomonas aeruginosa*. Pneumonia, bacteremia e tromboflebite supurativa são os principais responsáveis pela mortalidade.

Lesão por inalação

A criança vítima de incêndio, em ambientes fechados, tem grande risco de intoxicação por monóxido de carbono, lesão aguda do pulmão por inalação de fumaça e queimadura de vias aéreas.

O quadro clínico de queimadura de vias aéreas inclui desconforto respiratório, hipoxemia, rouquidão, estridor, sibilância, lesão de orofaringe, edema de língua e chamuscamento de sobrancelhas e pelos nasais. Se houver qualquer dúvida sobre a patência da via aérea ou potencial para sua deterioração, é necessária a intubação imediata, uma vez que as vias aéreas das crianças são menores e mais facilmente ocluídas por edema.

Qualquer criança obnubilada presumivelmente tem hipoxia secundária à inalação de fumaça, uma vez que o monóxido de carbono tem maior afinidade por hemoglobina do que o oxigênio. A oximetria de pulso e a gasometria podem estar normais, pois medem o gás arterial, mas não diferenciam se está ligado à oxiemoglobina ou à carboxiemoglobina. Por outro lado, o nível sanguíneo de carboxiemoglobina mede o grau de intoxicação por monóxido de carbono e guia a condução do caso.

O tratamento se faz com altas concentrações de oxigênio inspirado ($FiO_2 = 1,0$), que desloca o monóxido de carbono da hemoglobina, permitindo a formação de oxiemoglobina. Enquanto a meia-vida da carboxiemoglobina é de 240 minutos em ar ambiente ($FiO_2 = 0,21$), ela é reduzida para 40 a 60 minutos com FiO_2 de 1,0. Quando o nível de carboxiemoglobina é maior que 25% a 30%, torna-se necessária a intubação traqueal imediata. O tratamento com 100% de oxigênio continua até o nível de carboxiemoglobina cair a menos de 10% do total do nível de hemoglobina. A necessidade de oxigênio prolongada com níveis normais de carboxiemoglobina pode significar lesão aguda do parênquima pulmonar por inalação de fumaça, induzida por toxinas, que prejudica a função alveolar e geralmente se manifesta 24 a 48 horas após o insulto inicial. O tratamento é suportivo com oxigenioterapia e toalete pulmonar. O uso de antibióticos sistêmicos é indicado na presença de infecções pulmonares documentadas com cobertura para *Staphylococcus aureus* e gram-negativos, principalmente *Pseudomonas aeruginosa*.

Outras complicações

- **Gastrointestinais:** íleo adinâmico, ulceração aguda de estômago e duodeno (úlcera de Curling, rara nos dias atuais devido ao uso de bloqueadores H2).
- **Graus variados de insuficiência hepatocelular** com hipoalbuminemia e queda dos fatores de coagulação.
- **Coagulação intravascular disseminada:** por diminuição dos fatores de coagulação e/ou trombocitopenia.

CHOQUE ELÉTRICO

O choque elétrico é a passagem de corrente elétrica através do corpo, utilizando-o como condutor. Esta passagem de corrente pode não causar nenhuma consequência mais grave, além de um susto, porém pode causar contrações musculares, queimaduras com destruição do músculo, nervo e tecido percorridos pela corrente elétrica, fibrilação cardíaca ou até mesmo a parada cardíaca devido ao efeito elétrico no coração.

A extensão e a gravidade das lesões dependem da tensão (quanto maior for a tensão da corrente elétrica, maior é a probabilidade de ocorrer dano físico à pessoa), do caminho percorrido pela eletricidade ao longo do corpo (do ponto onde entra até o ponto onde ela sai), da duração do choque e, principalmente, da resistência da pele.

O tipo de corrente desempenha um papel importante na extensão do dano tecidual. A corrente alternada pode ser mais perigosa do que a corrente contínua, uma vez que pode "prender" o indivíduo à fonte de eletricidade, o que causa contrações musculares repetidas, produzindo tetania, que ao ocorrer nos músculos da parede torácica pode resultar em sufocação, como nos casos de choque nos domicílios.

Por outro lado, a corrente contínua produz contração muscular apenas no início e no final do fluxo. Se esta corrente passar através do coração, pode causar fibrilação ventricular e assistolia. É encontrada nas redes de alta tensão.

Outro fator importante é a resistência dos tecidos, que é inversamente proporcional à injúria tecidual. Nervos, músculos e vasos sanguíneos têm baixa resistência e, desta forma, a corrente elétrica preferencialmente flui através destas estruturas, causando sério dano. A condutividade diminui enquanto se move destas estruturas para a pele, os tendões, ossos e a gordura. A pele grossa exibe maior dano na porta de entrada da corrente do que mais internamente, pois este tipo de pele impede a corrente de fluir. A pele fina e molhada ou as mucosas exibem menor dano térmico no local de entrada da corrente e injúrias internas mais significativas, por conta da baixa resistência ao fluxo.

As queimaduras elétricas correspondem de 3% a 5% das internações por queimaduras, caracterizando-se por acometimento mais significativo de tecidos profundos, quando comparado a lesões cutâneas. Este fenômeno é explicado por maior resistência da pele à corrente elétrica (Figs. II.5.3 a II.5.6). A corrente elétrica penetra pelos dedos ou mão, caminha por áreas de baixa resistência, e deixa o corpo por uma área aterrada, geralmente os pés. Na pele, podem aparecer duas pequenas áreas de queimaduras (geralmente de III grau) – a de entrada e a de saída da corrente elétrica. As queimaduras podem ser mais graves do que aparentam ("lesão em *iceberg*"). Embora as lesões cutâneas da queimadura elétrica possam parecer localizadas, pode haver lesão de tecidos profundos, colocando em risco a integridade de órgãos e membros, levando inclusive a óbito. O fluxo de mão a mão é o mais perigoso, responsável por 60% da mortalidade em virtude do risco de secção da medula espinal ao nível de C4 a C8, sufocação por tetania da musculatura da parede do tórax e dano miocárdico. O caminho da mão para o pé leva a 20% das mortes que são secundárias a arritmias cardíacas.

As queimaduras de alta voltagem (> 1.000 volts) são associadas à destruição invisível de tecidos profundos. As queimaduras de baixa voltagem são semelhantes às queimaduras térmicas, não existindo transmissão para tecidos profundos (correntes domiciliares).

Alterações cardíacas são as maiores responsáveis pelo risco de morte imediata e incluem arritmias cardíacas ou dano miocárdico. Mais comumente, a fibrilação ventricular é observada em choques decorrentes de corrente alternada de baixa voltagem e assistolia nos de alta voltagem. Taquicardia e hipertensão podem ser secundárias à produção excessiva de catecolaminas.

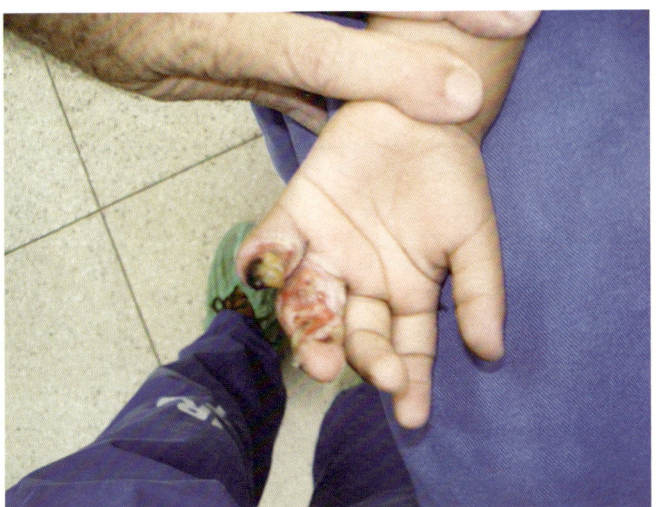

Fig. II.5.3. Criança vítima de choque elétrico. Fonte: CTQ-HR.

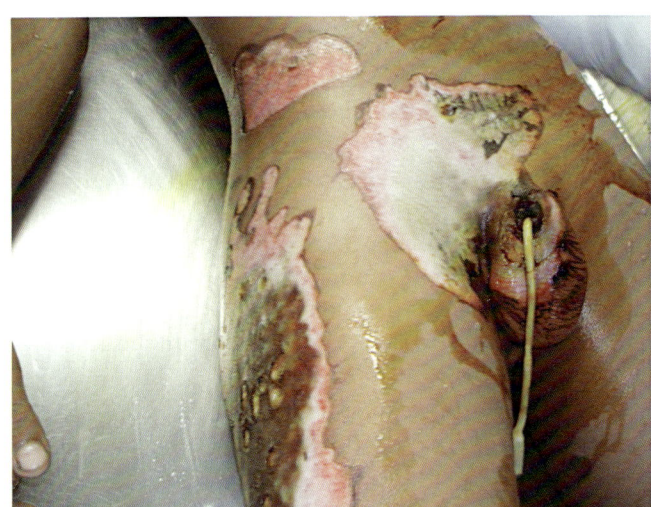

Fig. II.5.5. Criança vítima de choque elétrico. Fonte: CTQ-HR.

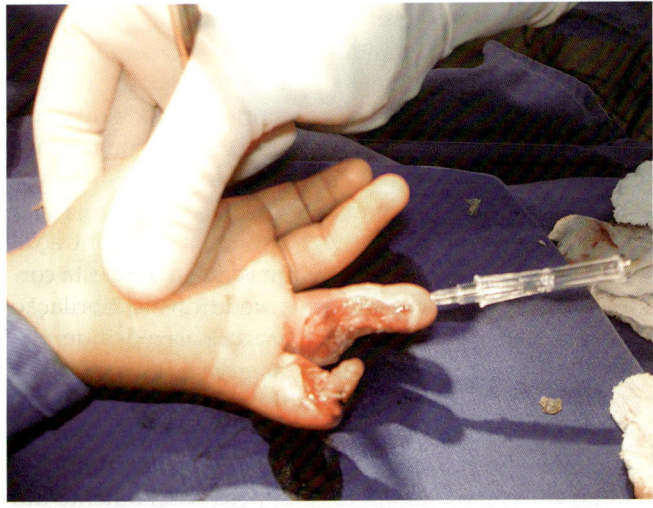

Fig. II.5.4. Criança da Fig. II.5.1 em tratamento. Fonte: CTQ-HR.

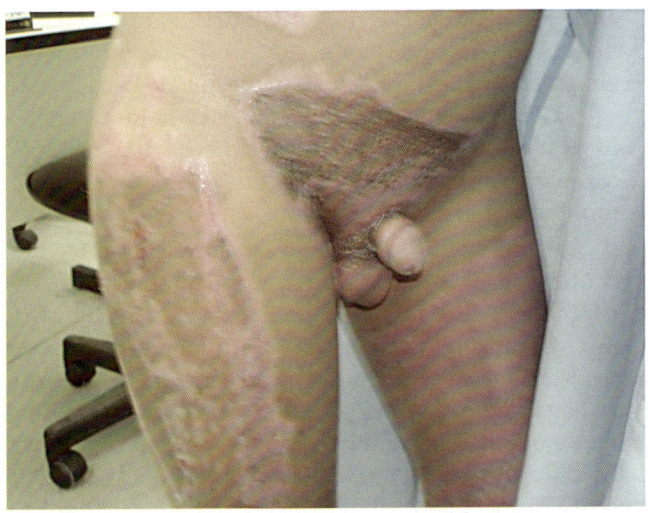

Fig. II.5.6. Criança da Fig. II.5.5 após tratamento. Fonte: CTQ-HR.

TRATAMENTO

Primeiras providências

- Desligar o aparelho da tomada ou a chave geral.
- Puxar a vítima pelo pé ou pela mão, sem lhe a tocar a pele, usando material não condutor. Se tiver que usar as mãos para remover uma pessoa, envolva-as em jornal ou em um saco de papel. Empurrar a vítima para longe da fonte de eletricidade com um objeto seco, não condutor de corrente, como um cabo de vassoura, tábua, corda seca, cadeira de madeira ou bastão de borracha.
- Pisar no chão seco, se não estiver com botas de borracha.

O ATENDIMENTO INICIAL DEVE SEGUIR O ABCDE DO TRAUMA

- Iniciar imediatamente as manobras de ressuscitação na ausência de pulso femoral ou carotídeo, pois isto significa parada cardiorrespiratória por fibrilação ou por assistolia.
- Arritmias sérias podem ocorrer mesmo depois que um ritmo cardíaco estável tenha sido obtido, sendo, desta forma, necessária rigorosa monitoração cardíaca durante as primeiras 48 horas.
- Imobilizar os locais da fratura, se houver, uma vez que não é rara a presença de lesões associadas como fraturas de vértebras, decorrentes do espasmo tetânico de grupamentos musculares por eletrocussão, e lesões de cabeça e pescoço, resultantes de queda de grandes alturas (o que ocorre com frequência no eletrocutado).
- Proteger as áreas de queimadura.
- Controlar a dor e o estado de choque.
- Diferentes graus de lesões musculares podem cursar com rabdomiólise, que libera mioglobina das células musculares, a qual entra na circulação sanguínea, deposita-se nos glomérulos renais e pode levar à insuficiência renal aguda com mioglobinúria. Para prevenção desta lesão, estes pacientes devem receber hidratação generosa, associada à infusão contínua de bicarbonato de sódio a 5% e manitol (25 g a cada 6 horas). O debito urinário deve ser mantido acima de 100 mL/h. É recomendável a passagem de uma sonda vesical para monitorar a urina.
- A lesão de maior significado encontra-se em tecidos profundos. Edema muscular, agravado pela ressuscitação volêmica, pode sobrevir e levar, por compressão vascular, à síndrome compartimental. Em todo paciente bem ressuscitado, a ausência de pulso arterial em membros e/ou o aumento da pressão tecidual maior que 40 mmHg sugerem a presença da síndrome. Esses casos exigem a fasciotomia de urgência. Na presença de queimadura de superfície, uma escarotomia pode ser realizada antes.
- Podem ocorrer alterações neurológicas imediatas ou tardias (até 9 meses após o acidente), como encefalopatia cortical, hemiplegia, afasia e disfunção do tronco cerebral
- Testes laboratoriais devem incluir hemograma, elétrólitos, ureia, creatinina, sumário com pesquisa de mioglobina. Considerar, se necessário, enzimas cardíacas.

BIBLIOGRAFIA

Brian JD, Patrick MM, Martin RE. Assessment, triage, and early management of burns in children. Clin Pediatr Emerg Med 2006; 7.

Centers for Disease Control and Prevention, National Center for Injury Prevention and Control. Fire and burn injuries fact sheet. Disponível em: http://www.cdc.gov/ncipc/factsheets/fire.htm.

Guidelines 2000 for Cardiopulmonary Resuscitation and Emergency Cardiovascular Care, Section 3: Special Challenges in ECC: Electric Shock and Lightning Strikes: International Consensus on Science. Circulation: J Am Heart Assoc:Volume 102(8) Supplement22: 250-252.

Reed JL, Pomerantz WJ. Emergency management of pediatric burns. Pediatric Emergency Care 2005; 21:118-129.

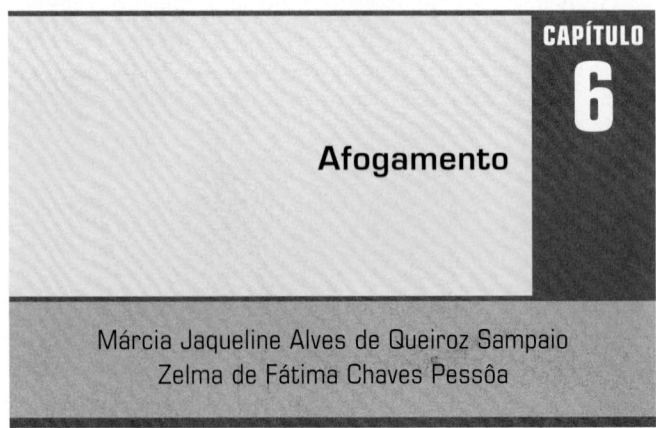

CAPÍTULO 6

Afogamento

Márcia Jaqueline Alves de Queiroz Sampaio
Zelma de Fátima Chaves Pessôa

Os acidentes por submersão têm alta morbimortalidade, mesmo considerando-se o grave problema da subnotificação em nosso meio.

A cada ano, mais de 500 mil mortes em todo o mundo são decorrentes de afogamento. Em geral, o afogamento é primário. Pode, em 13% dos casos, ser secundário a doenças, como epilepsia e ataque cardíaco, a trauma e ao uso de álcool e drogas.

O manejo adequado das vítimas de afogamento desde o momento do acidente até o atendimento hospitalar tem relação direta com melhor prognóstico.

A tendência atual é considerar *afogamento todo acidente por imersão ou submersão da vítima com entrada de líquido em via aérea superior (VAS)*, comprometendo total ou parcialmente a ventilação e as trocas gasosas, com ou sem o óbito da vítima, abolindo, desse modo, o termo *quase afogamento*.

Epidemiologia

Nos Estados Unidos, os acidentes por afogamento são a terceira causa de morte na população geral, sendo a segunda causa de morte em adolescentes. No Brasil, em 2007, foram notificados 237 acidentes por afogamento e submersão; destes, 207 ocorreram na Região Nordeste. Em Pernambuco, no mesmo ano, foram notificados 171 acidentes por submersão (82,6% do total de acidentes da Região Nordeste), sendo 33 casos na faixa de 5 a 19 anos. A faixa etária mais atingida foi a de 10 a 19 anos, com 27 casos, predominando o sexo masculino (85%). Foram notificados 40 acidentes por submersão em adultos jovens de 20 a 30 anos, no estado.

O perfil epidemiológico das vítimas difere quando o afogamento ocorre em água do mar ou água doce. Sendo assim, homens solteiros com menos de 22 anos afogam-se mais frequentemente em água do mar, enquanto meninos menores de 10 anos sofrem afogamento mais frequentemente em água doce. Em nosso meio, o afogamento em piscina é menos frequente devido ao acesso restrito da maior parte da população a este tipo de lazer. Em contrapartida, não são raros os relatos de afogamento em córregos, açudes, fossas, cacimbas e outros reservatórios de água.

O afogamento gera um grande impacto social, pois as vítimas são jovens em sua maioria e, portanto, saudáveis e produtivas.

Por definição, todo afogamento ocorre em meio líquido e, portanto, todo afogamento é úmido, apesar de, em alguns acidentes por submersão, as alterações orgânicas poderem ser resultantes do espasmo glótico decorrente da presença de líquido em vias aéreas superiores, o chamado *afogamento seco*, ou por aspiração de conteúdo gástrico devido à grande quantidade de líquido no trato digestivo. A despeito do mecanismo inicial, ocorrerão asfixia, hipoxia, acidose e coma. A evolução pode ser para a recuperação com ou sem sequelas ou para o êxito letal (Fig. II.6.1).

A submersão promove asfixia, podendo resultar em parada cardiorrespiratória e isquemia completa. As manobras de reanimação cardiorrespiratória, por sua vez, podem levar a uma isquemia incompleta, além da lesão por reperfusão. Os eventos anteriormente descritos podem gerar situações de hipotensão arterial e hipertensão intracraniana, agravando a isquemia preexistente. A lesão pulmonar desenvolvida pela presença de líquido em vias aéreas gera hipoxemia, levando, juntamente com os mecanismos anteriores, à lesão cerebral dos tipos anóxica e citotóxica.

As principais alterações orgânicas dos acidentes por este tipo de acidente são:

• Cérebro: a duração da submersão, a temperatura corporal, o tempo de parada cardiorrespiratória, a duração e a qualidade das manobras de reanimação cardiorrespiratória, bem como o suporte à vítima pós-reanimação, alteram a intensidade da lesão cerebral para quadros mais ou menos graves.

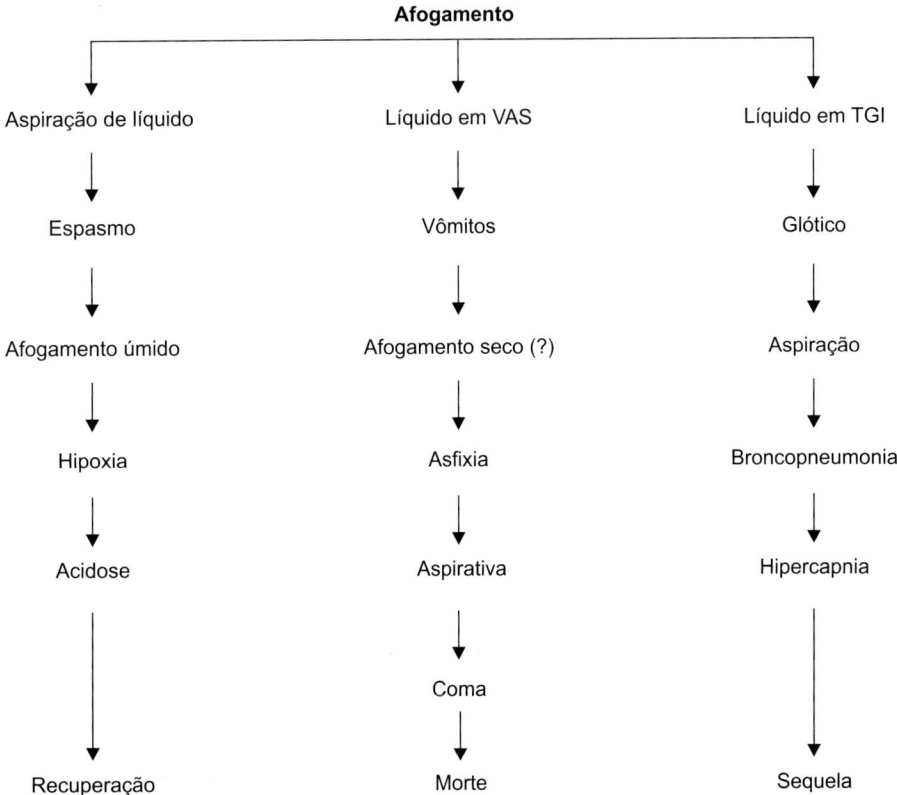

Fig. II.6.1. Evolução do paciente vítima de afogamento.

- **Pulmões:** são os órgãos-alvo do acidente por submersão, embora não sejam os que gerem as sequelas mais graves. Estes, a despeito do tipo de água (salgada ou doce), apresentam destruição do surfactante (mais intensamente com água doce), edema pulmonar de origem não cardiogênica (mais intenso na água salgada), o que promove a diminuição do gradiente alvéolo-arterial de oxigênio e consequente hipoxemia.
- **Coração:** as arritmias cardíacas decorrem mais intensamente da hipoxia, acidose e hipotermia, bem como da duração e qualidade da parada cardiorrespiratória, do que das alterações decorrentes da hemólise com hipercalemia, como se acreditava há alguns anos. Isso porque são necessárias aspirações de volumes tão grandes quanto 11 mL/kg, para promover hemólise suficiente e desencadear hipercalemia grave o bastante para gerar parada cardíaca por fibrilação ventricular.
- **Outros órgãos:** em consequência da hipoxia e acidose, os rins apresentam albuminúria e cilindrúria em pouco mais de 20% dos casos. A insuficiência renal aguda raramente é encontrada como consequência direta do afogamento. O sangue sofre pequenas alterações, uma vez que em seres humanos, aspirações tão pequenas quanto 1 a 3 mL/kg, incapazes de promover hemólise importante, já desencadeiam graves alterações na troca gasosa pulmonar. Assim, a maioria das vítimas humanas apresenta valores normais de hemoglobina e hematócrito associados a níveis variados de leucocitose, decorrente mais do estresse vivenciado do que da infecção.

Quadro II.6.1. Escala de Conn

Categoria	Descrição
A (alerta)	Alerta, consciente
B (obnubilado)	Torporoso, responde à dor e com respiração normal
C (comatoso)	Inconsciente, resposta anormal à dor e respiração anormal
C1 (decorticação)	Resposta à dor com flexão
C2 (descerebração)	Resposta à dor com extensão
C3 (flacidez)	Resposta à dor ausente

QUADRO CLÍNICO E GASOMÉTRICO

De forma didática, a gravidade clínica é apresentada por graus, como se segue:

- **Grau I** – tosse, presença de roncos e/ou sibilos à ausculta respiratória e ausência de estertores. O paciente está lúcido, podendo estar sonolento ou agitado. A PaO_2 está normal, a $PaCO_2$, normal ou diminuída, e o pH, normal ou aumentado.
- **Grau II** – estertores leves a moderados e o paciente continua lúcido, sonolento ou agitado. A $PaCO_2$ permanece normal ou diminuída, mas a PaO_2 já se mostra diminuída. Ocorre acidose metabólica leve.
- **Grau III A** – paciente em edema agudo de pulmão, lúcido, agitado ou torporoso. A PaO_2 é menor que 50 mmHg e a $PaCO_2$, menor que 45 mmHg. Há acidose metabólica bem estabelecida.
- **Grau III B** – paciente em edema agudo pulmonar ou choque, torporoso ou em coma. A PaO_2 permanece menor que 50 mmHg, mas a $PaCO_2$ se encontra maior que 45 mmHg. Já se percebe acidose mista.
- **Grau IV A** – paciente em apneia, mas com pulsos presentes e em coma. A PaO_2 continua menor que 50 mmHg, estando a $PaCO_2$ e a acidose com níveis variáveis.
- **Grau IV B** – paciente em parada cardiorrespiratória, coma, com hipoxemia e acidose mista graves.

Em toda vítima de acidente por submersão é fundamental a avaliação neurológica por meio de escalas que analisam diferentes parâmetros do nível de consciência (escalas de Conn e de Glasgow).

- Escala de Conn – mais usada em vítimas de afogamento (Quadro II.6.1).
- Escala de Glasgow – avalia a abertura ocular e a resposta motora e verbal (Quadro II.6.2).

INVESTIGAÇÃO COMPLEMENTAR

- Hemograma com plaquetas: leucocitose está presente em cerca de 50% dos casos.
- Gasometria arterial.
- Ionograma e calcemia – para os pacientes a partir do grupo B da classificação de Conn.

Quadro II.6.2. Escala de Glasgow

Abertura Ocular		Resposta Motora		Resposta Verbal	
Sinal	Escore	Sinal	Escore	Sinal	Escore
Espontânea	4	Obedece comando	6	Orientada	5
Estímulo verbal	3	Localiza dor	5	Confusa	4
Estímulo doloroso	2	Retira membros	4	Inadequada	3
Ausente	1	Flexão	3	Incompreensível	2
		Extensão	2	Ausente	1
		Ausente	1		

- Função renal.
- ECG.
- EEG.
- Radiografia de tórax: deve ser estudada criteriosamente, pois pode haver imagens de congestão. Em geral, os grupos A e B da classificação de Conn exigem ao menos uma radiografia de tórax em sua avaliação. Em crianças vítimas de afogamento em banheira é importante a avaliação de radiografias dos ossos para investigar maus-tratos.
- Dosagem de álcool, anticonvulsivantes e outros fármacos, quando indicada.
- Outros exames de imagem – tomografia computadorizada e ressonância magnética, conforme indicação clínica.

O tratamento no local do acidente envolve as seguintes medidas:

- Manobras de reanimação devem ser realizadas por pessoal treinado.
- Transferir a vítima tão rápido quanto possível para ambiente hospitalar.
- Não perder tempo com tentativas de eliminar água por meio de vômitos (risco de aspiração). Não realizar manobra de Heimlich.
- Abrir a via aérea fixando a região cervical, pelo risco de trauma raquimedular (TRM).

No tratamento hospitalar, enquanto a equipe de reanimação presta o atendimento de emergência, um membro da equipe deve pesquisar dados sobre o acidente, úteis para instituição da conduta terapêutica: circunstâncias; tempo de submersão; se a vítima sabia nadar; tipo de água (limpa, contaminada, do mar ou doce); temperatura da água; necessidade de reanimação no local (tempo e qualidade da mesma, se houve sucesso); traumas ou causas associadas (TCE, TRM, convulsões, cãibras, ingestão de álcool ou outras drogas).

- **Admissão na emergência** – realizar avaliação sumária pelo método do ABCD:
    - A (vias aéreas pérvias); B (respiração eficaz); C (circulação ou pulsos presentes); D (drogas).

Procurar classificar a gravidade da vítima pela escala de coma de Conn ou de Glasgow. Os grupos B e C da escala de Conn devem ser observados em UTI.

- **Observação mínima de 24 horas** – quando submersão > 1 minuto, necessidade de reanimação ou presença de cianose após o acidente, a despeito do bom estado em que cheguem à emergência (grupo A de Conn).

Destaca-se a importância de observação mínima de 6 a 24 horas mesmo de pacientes classificados no grupo A de Conn, pelo risco de desenvolvimento da síndrome de desconforto respiratório agudo (SDRA), antes chamado *afogamento secundário*, situação grave de descompensação respiratória, com edema agudo de pulmão, que pode ocorrer após as primeiras 24 horas do acidente.

- **Medidas terapêuticas**
    1. **Imobilização cervical** – recentes evidências demonstram que não há necessidade de ser instituída de rotina, exceto quando há relato de acidente por mergulho, uso de pranchas, sinais de alcoolismo.
        - Não realizar: manobras de drenagem postural da água ou de Heimlich pelo risco de agravar lesões cervicais, levar à interrupção da reanimação e devido ao risco de vômitos com aspiração.
    2. **Administração de oxigênio** – em cateter nasal ou pressão positiva contínua nas vias aéreas (CPAP) a 100%, com pressão positiva expiratória final (PEEP) de 6 a 10 cmH$_2$O, mesmo sem cianose evidente. A intubação traqueal deve ser orientada pelo nível de consciência e quadro respiratório, sendo obrigatória se Glasgow ≤ 8 ou grupo III A da classificação de Szpilman.
    3. **Acesso venoso** – Um ou dois acessos periféricos e ao menos um acesso venoso central são recomendados para avaliação de pressão venosa central (PVC), administração de fármacos e coleta de exames.
    4. **Manuseio hídrico** – tratar choque hemodinâmico, quando presente, conforme capítulo específico. A restrição de 70% a 80% da cota basal é indicada quando estiverem presentes sinais sugestivos da síndrome da secreção inapropriada de hormônio antidiurético (ADH) ou de hipertensão intracraniana.
    5. **Correção de arritmias (fibrilação ventricular ou taquicardia ventricular)** – desfibrilar, se necessário.
    6. **Diuréticos** – furosemida não deve ser usada de rotina, pois o edema pulmonar não é cardiogênico. Quando usar, preferir doses baixas – 1 a 2 mg/kg/dia – pelo risco de hipovolemia e agravamento da isquemia preexistente.
    7. **Controle de convulsões** – preferencialmente com difenilidantoína – 20 mg/kg, por não alterar o nível de consciência. Pode usar midazolam – 0,5 a 1 mg/kg EV. Fenobarbital e tiopental são restritos a casos rebeldes, requerendo, quando usados, a instituição de ventilação mecânica e monitoração rigorosa da pressão arterial, por causarem vasodilatação, hipotensão arterial e redução da pressão de perfusão cerebral.
    8. **Correção de fatores inotrópicos negativos:**
        - Hipotensão arterial, acidose e hipoxemia – corrigir hipovolemia com SF a 0,9%, 20 mL/kg em *bolus*, se necessário, até 40 a 60 mL/kg nos primeiros 20 a 30 minutos. Fornecer oxigênio a 100%. Usar bicarbonato de sódio a 8,4%, se excesso de base (BE) < 10 e pH < 7,2 sem resposta à expansão hídrica.
        - Hipoglicemia – *push* com 2 mL/kg de SG a 10%; cuidado com hiperglicemia. A infusão de glico-

se deve objetivar hemoglicoteste (HGT) entre 130 a 150 mg%.
- Hipocalcemia – se documentada: 0,5 a 1 mL/kg de gluconato de cálcio a 10%.
- Hipotermia – predispõe a hipoglicemia; retirar roupas molhadas e aquecer o paciente.
9. **Manuseio eletrolítico** – cota basal de eletrólitos. A ingestão de álcool pode causar hipoglicemia. Se houver coma, administrar glicose.
10. **Controle da PIC** – se hipertensão intracraniana presente, usar manitol, 0,25 a 0,5mg/kg EV, podendo repetir até três vezes associado à furosemida, 1 mg/kg (em geral, na UTIP). Cuidado com hipovolemia e sangramentos.
11. **Esvaziamento gástrico** – evitar aspiração de vômitos.
12. **Cateterismo vesical** – controle do débito urinário.
13. **Antibioticoterapia** – monitorar com Gram e cultura de aspirados traqueais. Se o afogamento ocorreu em água contaminada (fossa sanitária, por exemplo) ou se existe pneumonia aspirativa, iniciar penicilina + cloranfenicol + amicacina nas doses usuais ou esquema preconizado no serviço, de acordo com a CCIH. Não usar antibióticos de forma profilática – risco de selecionar cepas resistentes.
14. **Corticoterapia** – não recomendada, até o momento, em vítimas de afogamento. Relacionada com aumento da incidência de infecções.
15. **Agentes β_2 inalados ou EV** – se houver broncoespasmo, podem ser utilizados em suas doses usuais.
16. **Uso de drogas vasoativas** – dopamina ou dobutamina, 10 a 20 µg/kg/min em bomba de infusão, em caso de choque refratário à expansão volêmica.
17. **Ventilação protetora** – quando Glasgow < 8, a indicação de intubação traqueal e ventilação mecânica é formal. A tendência atual é ser menos agressivo, usando parâmetros fisiológicos, sempre que possível, volumes correntes baixos, em torno de 6 mL/kg, PEEP alta de 10 ou mais, PIP = 30 a 35 até boa expansibilidade pulmonar, Ti = 0,7 a 0,8, FiO_2 < 60%, sempre que possível. Na SDRA secundária a afogamento, não usar hipercapnia permissiva pelo risco de aumentar a hipertensão craniana.
18. **Hiperventilação** – atualmente, a hiperventilação em caso de hipertensão intracraniana é aceita nas primeiras 12 horas após sua detecção, respeitando-se níveis de PaO_2 de 100 e de $PaCO_2$ entre 25 e 30 mmHg, evitando, assim, a redução excessiva do fluxo sanguíneo cerebral.

A Fig. II.6.2 apresenta um fluxograma para investigação da vítima de acidente por submersão.

- **Controvérsias**
  - **Coma barbitúrico com tiopental:** não deve ser utilizado de forma rotineira por não promover a adequada proteção cerebral a que se destinava.

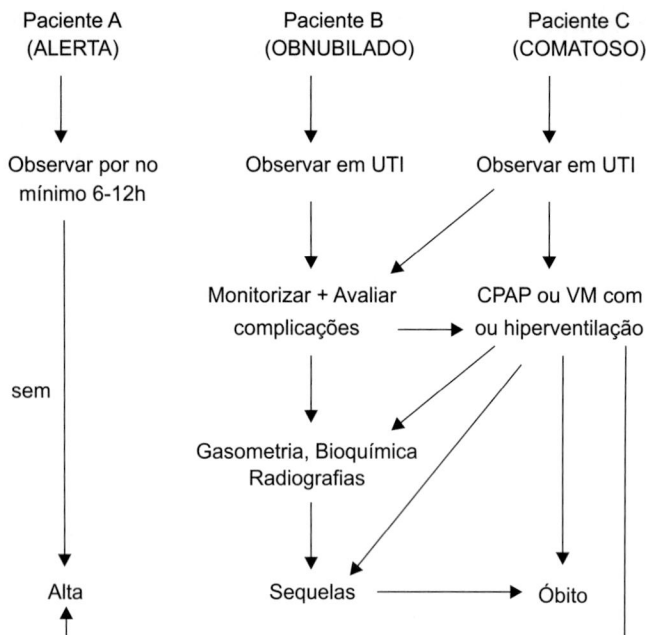

Fig. II.6.2. Investigação da vítima de acidente por submersão.

- **Bloqueadores H2:** risco de translocação bacteriana pela perda da acidez gástrica, não devendo ser usados de rotina. Usar de preferência omeprazol.
- **Hipotermia:** para reduzir o metabolismo em casos de hipertensão craniana, não é usada de forma rotineira ou como tratamento de primeira linha.
- **Manitol:** usado nos casos em que há hipertensão intracraniana, porém com cuidado para evitar agravamento de quadros de edema agudo pulmonar e hipotensão secundária a hipovolemia.
- **Novas terapias:** surfactante exógeno, oxigenação por membrana extracorpórea (ECMO), óxido nítrico e ventilação líquida ainda em fase experimental.

O prognóstico está relacionado com a qualidade do atendimento à vítima no local do acidente, bem como com o atendimento hospitalar, além dos fatores próprios ao acidente por submersão, como a duração da submersão, causas associadas ou outros traumas e ingestão de álcool ou outras drogas. Pacientes do grupo B apresentam 10% de mortalidade, enquanto os do grupo C, 34%. As vítimas com Glasgow menor que 5 apresentam 80% de mortalidade e grave risco de sequelas neurológicas permanentes.

BIBLIOGRAFIA

American Heart Association Guidelines for Cardiopulmonary Resuscitation and Emergency Cardiovascular Care. Circulation 2005; 112:IV-133-IV-135.

Blasco JA, Perez DM et al. Ahogamientos y casi ahogamientos en niños. An Ped (Barc) 2005; 62(1):20-24.

Duarte MCMB, Pessôa ZFC et al. Afogamento. In: Terapia intensiva em pediatria. 1ª ed. Rio de Janeiro: MedBook, 2008; 47:594.

Hwang V, Shofer FS, Durbin DR et al. Prevalence of traumatic injuries in drowning and near drowning in children and adolescents. Ann Emerg Med 2004; 43:(4).

Ibsen LM, Koch T. Submersion and asphyxial injury. Crit Care Med 2002; 30:(11).

Idris AH. Recommended guidelines for Unifor reporting of data fromdrowning: the "Utstein style". Ressuscitation 2003; 59:45-57.

Olshaker JS. Submersion. Emerg Med Clin North Am 2004; 22:(2).

Pessôa ZF, Queiroz MJ et al. Acidentes comuns na infância e na adolescência. In: Fernando Figueira – Pediatria. 3ª ed. Rio de Janeiro: Medsi, 2004; 20:1.317-1.333.

Piva JP, Celiny PRG et al. Afogamento. In: Medicina intensiva em pediatria. 1ª ed. Rio de Janeiro: Revinter, 2005; 27:531-544.

www.datasus.gov.br/informações em saúde – Morbidade hospitalar/ afogamento e submersões acidentais. Acessado em 1/6/

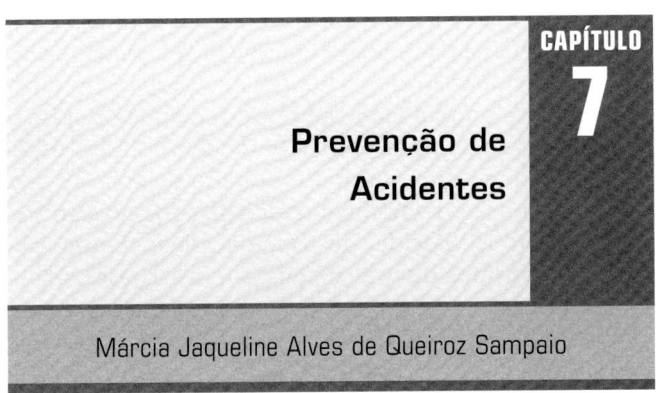

CAPÍTULO 7

Prevenção de Acidentes

Márcia Jaqueline Alves de Queiroz Sampaio

Os "acidentes" não ocorrem por acaso nem são produtos da fatalidade. Existe sempre um fator de risco sobre o qual é possível atuar, modificando assim a ocorrência de eventos traumáticos. Especialistas estimam que só 20% dos acidentes acontecem ao acaso, 80% podendo ser evitados.

A educação é considerada um dos mais importantes recursos na prevenção de acidentes, devendo estar presente em todos os programas com esta finalidade, incluída de forma permanente nas escolas e outras instituições para que o processo educativo possa se efetivar. Embora a maioria dos acidentes envolvendo crianças ocorra no ambiente doméstico, a escola tem papel fundamental na conscientização da criança quanto aos riscos que permeiam o domicílio e os mecanismos para evitá-los. A escola constitui um espaço ideal para fortalecer a implantação de sementes preventivas em relação aos acidentes com crianças e adolescentes.

O ambiente doméstico compreende a estrutura física, o comportamento da família e as atividades desenvolvidas no cotidiano que podem, em determinadas situações, constituir-se em fator de risco nas ocorrências de acidentes. No contexto familiar, as crianças estão mais vulneráveis a esses acidentes e as famílias supõem que conhecem bem o ambiente doméstico, tornando-se menos vigilantes e facilitando os acidentes domésticos, que

têm repercussões indesejáveis. É necessário que a família culturalmente responsável em promover a segurança e proteção de seus membros se conscientize e possa realizar efetivamente esse cuidado preventivo.

O pediatra, como conhecedor de grupos suscetíveis, do desenvolvimento, do ambiente familiar e dos hábitos e atitudes da criança, deve atuar como educador e difusor de seus conhecimentos, orientando a família durante a consulta. Várias iniciativas são implementadas, mundialmente para a redução de riscos. Uma delas é o desenvolvimento de listas de cuidados, para que sejam feitas avaliações pelos próprios pais ou por terceiros (agentes de saúde) dos riscos ambientais e domiciliares aos quais estão expostas as crianças. Estas ações devem estar ligadas à visualização direta dos pais e das crianças, dos locais (cozinha, banheiro, piscinas etc.) e dos fatores de riscos, bem como das iniciativas possíveis para eliminá-los. Recomenda-se que estas listas sejam refeitas semestralmente.

A consulta pediátrica deve incluir, portanto, a prevenção de ocorrência de traumas dentro e fora do domicílio e motivar as famílias a usar as estratégias que sabidamente previnem ou reduzem os traumatismos, as quais podem ser passivas ou ativas. As passivas protegem o indivíduo automaticamente, sem nenhuma ação de sua parte, e são consideradas mais eficazes, como veículos equipados de fábrica com bolsas de ar. As ativas requerem ação por parte do indivíduo, como o uso do cinto de segurança.

O lactente tem habilidades motoras primitivas que não lhe permite escapar facilmente de perigos, daí o risco de afogamentos, queimaduras em grandes incêndios e sufocação. Como passam a maior parte de seu tempo em casa, é neste local que ocorre a maioria dos traumatismos. A criança necessita de proteção o tempo todo. Os acidentes domésticos são passíveis de prevenção por intermédio da orientação familiar, de alterações físicas do espaço domiciliar e da elaboração e cumprimento de leis específicas, como embalagem de medicamentos. Outra grande preocupação nesta faixa etária é o traumatismo como ocupante de veículos motorizados.

O pré-escolar adquire capacidades motoras mais sofisticadas, o que coloca estas crianças em contato com outros tipos de traumatismos, como queda de bicicletas e queimaduras com fósforos. Porém, ainda não é capaz de reconhecer o perigo.

A faixa etária escolar tem a menor taxa de traumatismo, uma vez que passa a maior parte do tempo sentada na escola. O maior risco é no trânsito, como pedestre. Em torno dos 7 anos, a criança começa a reconhecer o perigo.

Os adolescentes apresentam características próprias da idade, como o desejo de testar seus próprios limites, o sentimento de que "comigo nada acontece", a grande curiosidade pelas coisas novas e o hábito de tomar atitudes impulsivas sem pensar nas consequências de seus atos. Os adolescentes que sofreram muitos acidentes na infância precisam de maior atenção dos pais.

Quadro II.7.1. Principais acidentes por faixa etária

Faixa etária	Acidentes mais comuns
0-6 meses	Afogamento (banho), ingestão de corpo estranho, intoxicações, queimaduras (banhos de sol), quedas, sufocações e engasgos.
7-12 meses	Afogamento, aspiração e ingestão de corpos estranhos (vegetais crus, confeitos, brinquedos), choques elétricos, intoxicações, quedas (própria altura, cama, andador) e queimaduras.
1-3 anos	Afogamento, choque elétrico, corpos estranhos (ingestão, aspiração, ouvido, nariz), intoxicações, picadas venenosas, quedas e colisões, queimaduras (líquidos quentes, ácidos e substâncias corrosivas, elétricas).
3-7 anos	Acidentes de trânsito (passageiros), afogamento (piscinas, tanques, baldes, praia), choque elétrico, ferimentos, intoxicações, mordeduras, picadas venenosas, quedas e colisões, queimaduras (materiais combustíveis).
7-12 anos	Acidentes na escola, na vizinhança e nos esportes, acidentes de trânsito (pedestres e passageiros).
Adolescência	Agressões, acidentes de trânsito, acidentes esportivos, afogamentos, uso de drogas.

O grupo de crianças e adolescentes tem sido vítima de diferentes tipos de acidentes e violência. Enquanto na criança a maioria dos acidentes ocorre no ambiente doméstico, na adolescência ocorrem principalmente no espaço extradomiciliar.

A atuação quanto à prevenção pode ser estabelecida em três fases:

- **Pré-evento:** prevenção de eventos que podem causar traumatismos, como redução da velocidade nas estradas.
- **Durante o evento:** prevenção de traumatismos quando o evento ocorre, como o uso do cinto de segurança.
- **Pós-evento:** prevenção de intensidade ou incapacidade desnecessária quando ocorre um traumatismo, como o atendimento adequado ao politraumatizado no local do acidente e em centros de emergência.

A prevenção de acidentes exige medidas de ordem social, como condições de vida, trabalho, saúde e educação; governamental, como o respaldo legal e cumprimento das leis existentes (limites de velocidade nas cidades, uso do cinto de segurança), e aprovação de outras (embalagens seguras para medicamentos); campanha de grande apelo nacional (Detran); estímulo para prevenção de acidentes em casa e nas escolas (Comissões Internas de Prevenção de Acidentes e Violência Escolar). É, portanto, um trabalho conjunto de toda a sociedade. Com a conscientização da sociedade, pelo menos 90% dos acidentes poderiam ser evitados com atitudes preventivas.

PREVENÇÃO DOS ACIDENTES EM OCUPANTES DE VEÍCULOS MOTORIZADOS

A bibliografia associa os fatores de risco para acidentes de trânsito ao elemento humano (condutores e pedestres), ao veículo e às condições da via e ambientais. Embora não existam pesquisas consistentes e sistemáticas no Brasil, é consenso que os fatores associados ao homem predominam amplamente sobre os demais. Portanto, a prevenção tem que ser ampla, abrangendo todas essas vertentes, como diminuição do número de colisões por meio da punição de motoristas alcoolizados ou que não transportam as crianças de forma correta; diminuição dos traumatismos durante a colisão – carros com bolsas de ar; uso de cintos de segurança; transporte das crianças no banco traseiro do veículo em cadeiras e assentos apropriados.

Quando transportada corretamente, uma criança tem 71% menos chance de morrer em uma colisão. O risco de morte mais elevado (25 vezes maior) está associado à ejeção do veículo.

É essencial a utilização de dispositivos de retenção que garantam mais segurança no transporte da criança em veículos e todos devem ter o selo do Inmetro. Nunca transportar a criança deitada no banco de trás.

As seguintes normas para contenção das crianças ocupantes de veículos motorizados devem ser obedecidas:

- **Do nascimento aos 9 meses e com peso até 10 kg:** assentos especialmente projetados para lactentes, presos ao carro, de acordo com as instruções do fabricante, usando o cinto de segurança, permanecendo em posição semirreclinada e de frente para a traseira do carro (Fig. II.7.1).
- **Crianças de pelo menos 9 meses, com peso mínimo de 10 kg, e as que sentam sem apoio, até 20 kg:** assento de segurança infantil, que não necessite de uma correia de corda e preso ao carro de acordo com as instruções do fabricante, usando o cinto de segurança; permanecer sentada e voltada para frente (Fig. II.7.2).
- **Crianças com peso acima de 20 kg:** *booster* (assento almofadado para a criança ficar mais alta e poder usar

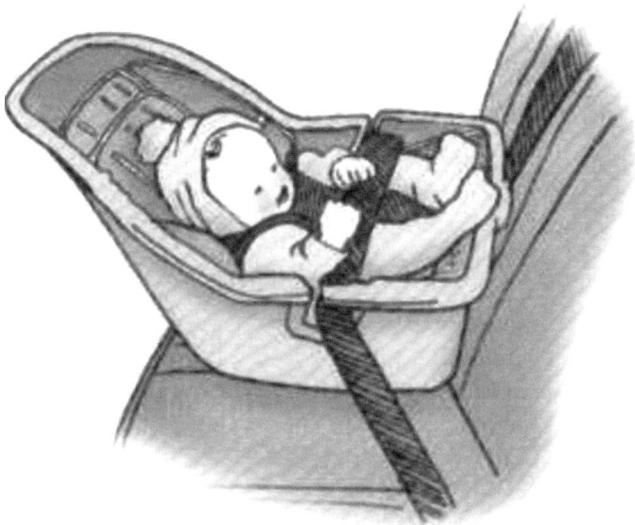

Fig. II.7.1. Do nascimento aos 9 meses. *Fonte:* Sociedade Brasileira de Pediatria.

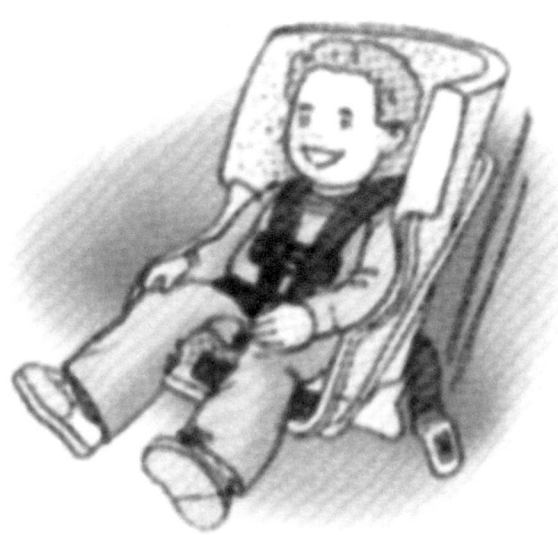

Fig. II.7.2. Crianças de 10 a 20 kg. *Fonte:* Sociedade Brasileira de Pediatria.

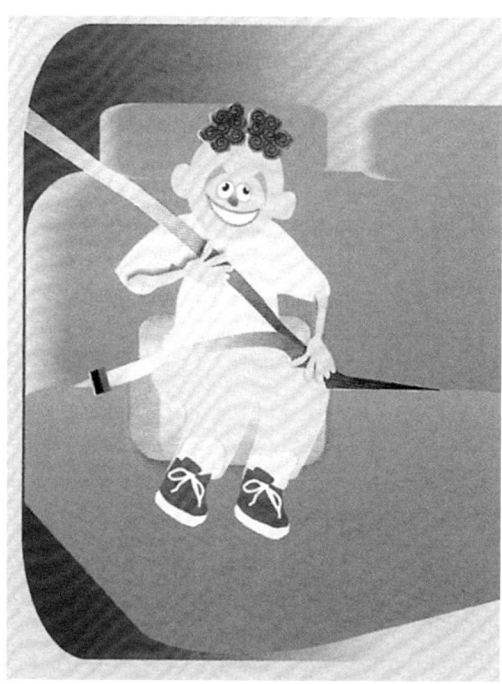

Fig. II.7.3. Criança no *booster. Fonte:* Sociedade Brasileira de Pediatria.

o cinto na posição correta) até a altura de 1,45 m ou por volta de 8 anos, para que o cinto de segurança de três pontos do carro passe confortavelmente pelo meio do ombro, centro do peito (nunca sobre o pescoço) e sobre os quadris da criança. Não substituir por almofadas, pois, numa desaceleração brusca, ela pode escorregar e seu corpo descer ou deslocar-se, havendo a possibilidade de o cinto dirigir-se para o pescoço, provocando estrangulameto e/ou traumas torácicos e abdominais (Fig. II.7.3).

- **Uso do cinto de segurança:** é indicado somente quando a criança ou adolescente estiver com altura de 1,45 m ou mais e conseguir sentar-se corretamente no banco do automóvel com os pés apoiados no piso. O cinto deve apoiar-se sempre nas partes ósseas. Sua faixa transversal deve passar no meio do ombro e diagonalmente pelo tórax. A faixa subabdominal deve apoiar-se nas saliências ósseas do quadril.

PREVENÇÃO DE ACIDENTES EM OCUPANTES DE ÔNIBUS ESCOLAR

Os acidentes em ônibus escolar têm pouca contribuição na mortalidade por acidentes de trânsito, porém várias crianças sofrem traumatismos dentro do veículo anualmente.

As seguintes medidas preventivas são recomendadas para *crianças fora do ônibus:* criação de rotas para que as crianças não precisem atravessar ruas movimentadas quando entram ou saem do ônibus; melhora dos sistemas de espelhos para melhor visualização da criança fora do ônibus; supervisão de adultos no ponto do ônibus. Para *crianças dentro do ônibus (colisão):* aumento da altura dos assentos para conter melhor as crianças maiores; disponibilização de cintos de segurança nos veículos mais novos; aperfeiçoamento das saídas de emergência e treinamento da saída ordenada.

PREVENÇÃO DE ACIDENTES COM PEDESTRES

As mortes por atropelamento são uma doença urbana, com dois terços das mortes e uma proporção ainda maior de traumatismos ocorrendo nas grandes cidades. A maioria dos óbitos ocorre quando as crianças correm para a rua ou tentam atravessá-la entre cruzamentos, pois têm dificuldade de julgar a que velocidade os carros estão se movendo, a qual distância eles estão e de que direção os sons do trânsito estão vindo. Querer independência faz parte do desenvolvimento das crianças, e os adultos, muitas vezes, querem apoiar essa crescente autoestima. No entanto, na hora de atravessar a rua, deve-se pensar duas vezes antes de deixar as crianças irem sozinhas. O risco de as crianças se acidentarem pode ser reduzido com o exemplo dos adultos e com o ensino de um comportamento seguro para pedestres.

Medidas de prevenção

- É aconselhável a criança andar acompanhada até os 11 anos. A partir desta idade é capaz de compreender e participar do trânsito quase como um adulto.
- Caminhar sempre na calçada, longe do meio-fio. Nas estradas, caminhar no acostamento, à esquerda da via, em fila indiana, no sentido contrário dos veículos.
- Ensinar aos filhos as regras de trânsito a partir de 2 a 3 anos de idade; dos 2 aos 6 anos a criança é capaz de entender as noções mais simples, como a calçada é para pedestres e a rua para carros, a utilidade dos semáforos e as placas de trânsito.
- Caminhar com a criança para identificar o caminho mais seguro, que evite tráfego pesado em alta velocidade, escolhendo o trajeto mais reto, com poucas ruas para atravessar.
- Atravessar as ruas apenas na faixa de segurança, olhando para os dois lados e segurando as crianças pela mão.
- Não permitir que as crianças brinquem ou andem de bicicleta na rua.
- Entrar ou sair do carro sempre pelo lado da calçada.
- Separar veículos e pedestres, com barreira ou espaços, com passarelas ou passagens subterrâneas.
- Evitar caminhadas na rua.
- Diminuir a velocidade dos veículos motorizados em zonas residenciais e escolas.
- Lanterna ou materiais reflexivos nas roupas da criança podem evitar atropelamentos, principalmente à noite.

PREVENÇÃO DAS QUEDAS E FERIMENTOS

Algumas características físicas próprias do desenvolvimento da criança podem favorecer as quedas, como o tamanho e o peso da cabeça em relação ao seu corpo, que acabam facilitando o desequilíbrio e podem causar sérias lesões. As quedas ocorrem em todas as idades e serão mais graves quanto maior for a altura: traumatismos cranianos, politraumatismos e fratura de membros.

Medidas de prevenção

- Entre as principais associações de quedas em crianças menores de 1 ano estão os móveis, escadas e andador. Este último é responsável por mais acidentes que qualquer outro produto infantil destinado a crianças entre 5 e 15 meses – a maior parte das lesões resulta de quedas em escadas ou simplesmente por tropeços quando estão no andador.
- O estrado do berço começa a ser baixado quando o bebê começa a sentar sem apoio; as camas e berços devem ser mantidos com grades levantadas, fixas, e os espaços entre as barras não deve ser maior que 6 cm, para evitar que a criança caia ou prenda a cabeça entre elas.
- Não deixar qualquer objeto solto, como brinquedos que possam ser utilizados para ficar em pé.
- As crianças de 1 a 4 anos não devem ficar próximas a escadas, em locais altos como sacadas, lajes, barreiras e barrancos.
- Não deixar fios soltos para evitar tropeções.
- Proteger janelas e escadas com telas ou grades e usar portões ou portas nas escadarias.
- Vidros grandes em portas, separações e/ou janelas devem estar identificados.
- Manter o piso da casa no mesmo nível, seco, e usar tapetes antiderrapantes.
- Os móveis devem ser firmes e equilibrados, arredondados e sem pontas ou arestas e longe de janelas.
- Crianças com menos de 6 anos não devem dormir em beliches; se não houver escolha, colocar grades de proteção nas laterais.
- Quando crianças de 5 anos ou mais andarem de bicicleta, *skate* ou patins, deve-se verificar se são do tamanho adequado, incentivar o uso de capacete, que é equipamento fundamental na redução de risco de lesões na cabeça (em até 85%), de roupas de cores de fácil visualização (verde-claro, amarelo, laranja) e desincentivar o uso de fones de ouvido. Sempre andar pela direita, junto com o fluxo do trânsito.

ACIDENTES EM PARQUINHOS

A maioria envolve quedas, que são as lesões mais graves (fraturas) e responsáveis por 24% das fatalidades. O risco de lesão é quatro vezes maior se a criança cai de um brinquedo mais alto que 1,5 metro. Estrangulação representa perto da metade de todas as mortes relativas a equipamentos de parquinhos. Ferimentos, contusões, esmagamento e lesões internas também são observados. Os brinquedos de maior risco são, pela ordem: balanço (quedas ou atinge a cabeça da criança com a cadeirinha), barras para escalar, escorregador, carrossel e gangorra.

SEGURANÇA DO PARQUINHO

A supervisão dos adultos é imprescindível. Deixar o bebê com irmãos mais velhos pode ser arriscado, a não ser que tenham idade adequada e responsabilidade suficiente, bem como com outras mães, porque primeiro elas vão olhar o próprio filho.

- **Amortecimento das quedas:** utilizar piso de areia, serragem, cascalho fino e esteira de borracha. Ao brincar de escorregar, a criança terá que cair num piso de areia fina, de borracha ou cortiça. Os pisos de concreto, ardósia e terra batida não são recomendados, pois não amortecem quedas.
- **Idade apropriada:** ensine às crianças o comportamento nos parquinhos: não empurrar, dar encontrões ou se amontoar. Mostre os equipamentos adequados para idade. Placas devem indicar a idade compatível das crianças em relação aos brinquedos. Crianças menores que brincam em equipamentos de crianças mais velhas correm mais risco. Por exemplo, somente aos 2 anos, quando já consegue andar com equilíbrio, a criança poderá ir ao escorrega e trepa-trepa. A gangorra, que exige mais coordenação motora, fica para depois, assim como as casinhas de dois andares, com túneis, escadas, pontes, cordas e outros obstáculos (por volta dos 3 anos).
- **Manutenção dos brinquedos:** os brinquedos devem ter correntes seguras, degraus firmes, apoio de mãos, ter os cantos arredondados, tintas atóxicas, parafusos galvanizados (não enferrujam) e embutidos, e materiais que não soltem fiapos. Os parques de ferro devem ser substituídos pelos de plásticos ou madeira tratada. Os de ferro são mais baratos, mas têm problemas de corrosão, não duram muito e oferecem maior risco.
- **Balanço:** deve ficar distante de outros brinquedos, de preferência protegido por uma cerca. A cadeia deve ter encosto, para diminuir o risco de queda para trás.
- **Barras para escalar:** se forem muito grossas, a criança terá dificuldade para segurá-las com firmeza. Se forem finas demais, faltará apoio para os pés e o risco de escorregões será maior. O diâmetro recomendado é de 3 cm em média.
- **Carrossel:** o encaixe da parte giratória com o eixo principal do brinquedo deve ser perfeito. Se houver um vão entre eles, a criança poderá prender as mãos e se ferir com gravidade.
- **Escorregador:** as escadas devem ter corrimões, e no topo do escorregador deve ser instalada uma grade de proteção alta o suficiente para a criança se segurar. A rampa de descida precisa ser feita de uma chapa única e, no final, ligeiramente inclinada para o alto. Isso evitará o impacto violento contra o piso.
- **Gangorra:** na posição horizontal, a gangorra deve ficar a 1 m de distância do chão. Deve ter uma alça, para a criança segurar com firmeza. Os melhores modelos têm uma cadeira, para aumentar o conforto e a segurança.

PREVENÇÃO DAS INTOXICAÇÕES EXÓGENAS

As intoxicações ocorrem principalmente até os 4 anos, pois é nesta fase que as crianças exploram o ambiente com seus sentidos – olfato, paladar, tato, visão e audição. Além disso, não possuem a noção de risco desenvolvida. As estatísticas mostram que o desinteresse dos pais pelos princípios primários de segurança, além da natural falta de discernimento e da imaturidade física e psíquica da criança, torna-as suscetíveis a este tipo de exposição. O hábito da automedicação em nossa cultura e as embalagens coloridas armazenadas em local de fácil acesso também aumentam as chances de intoxicação aguda em criança.

Medidas de prevenção

- Guardar fármacos e substâncias tóxicas fora do alcance das crianças, trancados com chave, em armários diferentes, em seus recipientes originais, e evitar a reutilização da embalagem. Não armazenar produtos tóxicos junto com alimentos.
- Qualquer medicamento pode ser perigoso, por isso deve-se dar preferência à embalagem com tampa de segurança, que embora não garanta que a criança não abra a embalagem, dificulta muito, a tempo de alguém intervir ou a criança desistir.
- Não pegar medicamentos no escuro nem oferecê-los com gosto atrativo como se fossem guloseimas.
- Seguir as instruções do fabricante; ler o rótulo ou a bula antes de usar o produto.
- Não praticar automedicação e não guardar produtos fora de validade, produtos químicos velhos ou com rótulo danificado.
- Criação de leis que defendam o uso de embalagens seguras.
- Ensinar a criança a não colocar plantas, remédios ou frutas desconhecidos na boca. Conhecer as plantas do domicílio e da vizinhança pelo nome e características.
- Não manter em casa plantas venenosas.
- Não usar remédios caseiros feitos de plantas sem orientação médica.
- Quando adquirir um brinquedo para a criança, certificar-se de que ele é atóxico.

PREVENÇÃO DE QUEIMADURAS

O fogo exerce uma atração quase mágica na infância. A "brincadeira" tende a começar no quarto, quando as crianças estão sozinhas com fósforos ou isqueiros, e se transforma em um incêndio de grande proporção. No entanto, a maioria das queimaduras ocorre na cozinha, onde as crianças brincam nos horários de preparo dos alimentos.

Medidas de prevenção

- Bloquear o acesso à cozinha, que é o local mais perigoso da casa, pode ser a medida mais eficaz.
- Usar as bocas de trás do fogão e colocar os cabos das panelas também para trás; remover os botões do fogão quando fora de uso.

- Avaliar a temperatura do banho em crianças pequenas; colocar a água fria primeiro e verificar a temperatura da banheira com o cotovelo ou dorso da mão.
- Toalhas de mesa compridas ou jogos americanos podem ser puxados, causando escaldadura ou queimadura de contato.
- Não deixar ao alcance das crianças, líquidos e alimentos quentes, fios elétricos, torradeiras, bules e garrafas térmicas.
- Não comer ou beber líquidos quentes com a criança no colo.
- Cuidado com ferro elétrico; evitar tábuas de passar roupa que possam ser puxadas para baixo.
- Cuidado com álcool, pois ele é responsável por um grande número de queimaduras graves em criança; dar preferência ao gel, pois tem menor poder de combustão.
- Nunca jogar álcool engarrafado sobre chamas ou brasas ou utilizá-lo para cozinhar. O álcool poderá explodir, provocando queimaduras graves ou até fatais.
- Fogos de artifícios devem ser manipulados por profissionais e *nunca* por crianças. Nas festas juninas, não permitir brincadeiras com balões ou saltar fogueira.
- Vela ou candeeiros acesos em móveis de madeira, perto de cortina, mosquiteiro ou colchões podem causar incêndio em poucos minutos.
- Acender velas em recipientes fundos (como jarros de vidro) ou num prato fundo com água.
- Apagar velas e candeeiros quando sair de casa, mesmo que seja uma ida à casa da vizinha.
- Deixar itens inflamáveis, como roupas, móveis, jornais e revistas, longe da lareira, do aquecedor e do radiador.
- Tirar todos os aquecedores portáteis do alcance das crianças.
- Checar os perigos de incêndio. Procurar por fios desencapados ou materiais inflamáveis próximos à fonte de calor, como aquecedores de ambiente.

PREVENÇÃO DO CHOQUE ELÉTRICO

- Verificar sempre o estado das instalações elétricas. Fios desencapados podem ser muito perigosos. Não usar gambiarras.
- Evitar usar extensões. Muitos aparelhos ligados na mesma tomada podem causar sobrecarga e curto-circuito na fiação.
- Substituir as fiações antigas e desencapadas.
- As tomadas devem estar protegidas por tampas apropriadas, esparadrapo, fita isolante ou mesmo cobertas por móveis.
- Fios elétricos devem estar isolados e longe do alcance da mão das crianças.
- Cuidado com eletrodomésticos em mau estado de conservação, a exemplo de ventiladores e geladeiras que podem causar choque e curto-circuito. Se possível, fazer revisões ou troca. Usar chinelo de borracha.
- Antes de consertos e reformas, desligar a chave geral e utilizar os serviços de um eletricista.

- Desligar o chuveiro antes de mudar a chave verão/inverno.
- Nunca tocar as instalações elétricas com as mãos, pés ou roupas molhados.
- Não colocar objetos metálicos (facas, garfos etc.) dentro de equipamentos elétricos.
- Considerar a instalação de um dispositivo de proteção residual (DR), no quadro de distribuição de energia elétrica, que tem a função de cortar a vazão de corrente elétrica que causa choques.
- Só permitir que as crianças empinem pipas em campos abertos com boa visibilidade, sem a presença de fios e postes de eletricidade. Orientar a não usar cerol nem retirá-las, caso o brinquedo se enrosque na rede.
- Orientar sobre os perigos de entrar nas áreas das estações de distribuição ou nas de torres de transmissão.

PREVENÇÃO DE AFOGAMENTO

Os cuidados preventivos primários como a prática de natação por crianças pequenas, a proteção de piscinas, tanques, cacimbas etc., não dispensam a supervisão adequada de crianças e adolescentes por um adulto que saiba nadar. Crianças pequenas podem ser vítimas de afogamento em pequenos volumes de água: uma camada líquida de 3 a 5 cm pode ser fatal. A orientação a respeito da não ingestão de álcool ou outras drogas é importante não só para a prevenção de afogamentos. Os seguintes fatores influenciam a ocorrência do afogamento:

- **Menores de 5 anos** – falta de vigilância e ingestão de álcool pelos responsáveis, falta de proteção nas piscinas, poços e cacimbas e a responsabilização de crianças como cuidadoras de outras menores.
- **Maiores de 5 anos** – autoconfiança própria da idade, confiança excessiva dos responsáveis, sobretudo quando a criança sabe nadar, ocorrência de complicações como TCE, fraturas, convulsões e cãibras, além da ingestão de álcool e outras drogas, fato cada vez mais frequente, em especial nas classes menos favorecidas.

Medidas de prevenção

- Grande parte dos afogamentos com bebês acontece em banheiras. Na faixa etária de até 2 anos, quaisquer recipientes com água, como vasos sanitários, baldes e bacias, podem ser perigosos, por isso todos devem ser mantidos com tampa e as crianças, sob vigilância permanente. Manter as portas dos banheiros fechadas.
- Esvaziar baldes, banheiras e piscinas infantis depois do uso e guardá-los sempre virados para baixo e longe do alcance das crianças.
- Manter cisternas, tonéis, poços e outros reservatórios domésticos trancados ou com alguma proteção que não permita "mergulhos".
- Utilizar cercas de proteção ao redor da piscina de, no mínimo, 1,5 m, que não possam ser escaladas, e portões com cadeados ou trava de segurança que dificultem o acesso dos pequenos. Alarmes e capas de piscina garantem mais proteção se usados juntamente com a cerca.

- Evitar brinquedos e outros atrativos próximos à piscina e aos reservatórios de água.
- Boias e outros equipamentos infláveis passam uma falsa segurança. Eles podem estourar ou virar a qualquer momento e ser levados pela correnteza. O ideal é usar sempre um colete salva-vidas quando próximo a rios, praias, lagos e piscinas.
- Crianças devem aprender a nadar com instrutores qualificados ou em escolas de natação. Se os pais ou responsáveis não sabem nadar, devem aprender também.
- Sempre nadar com um companheiro.
- Respeitar as placas, os guarda-vidas e verificar as condições das águas abertas.
- Ensinar a criança a não brincar de empurrar, dar "caldo" dentro da água ou simular que está se afogando.
- Sempre usar colete salva-vidas aprovado pela guarda costeira quando estiver em embarcações em praias, rios, lagos ou praticando esportes aquáticos.
- Ter um telefone próximo à área de lazer e o número da central de emergência.
- Verificar quais os amigos ou vizinhos que têm piscina em casa, e quando a criança for visitá-los, certificar-se de que será supervisionada por um adulto enquanto brinca na água.
- Checar as condições de profundidade, obstáculos e correntezas antes de entrar em lagos, rios, piscinas e praias; nunca saltar em águas desconhecidas.

PREVENÇÃO DA INGESTÃO E ASPIRAÇÃO DE CORPO ESTRANHO

A aspiração de produtos alimentares está relacionada principalmente com a imaturidade da mastigação associada à oferta de alimentos sólidos.

Medidas de prevenção

- Crianças devem dormir em colchão firme, de barriga para cima, cobertas até a altura do peito com lençol ou manta que estejam presos embaixo do colchão. O colchão deve estar bem preso ao berço (não mais que dois dedos de espaço entre o berço e o colchão) e sem qualquer embalagem plástica.
- Remover todos os brinquedos e travesseiros do berço quando o bebê estiver dormindo, para reduzir o risco de asfixia.
- Manter fora do alcance pequenos objetos como botões, colar de contas, bolas de gude, moedas e tachinhas, pois tudo pode ser ingerido.
- Utilizar cortinas ou persianas sem cordas para evitar risco de estrangulamento.
- Não alimentar a criança enquanto ela anda ou corre.
- Orientar a não colocar objetos na boca.
- Não usar medicamentos mastigáveis até os 3 anos de idade e cápsulas e comprimidos até 7 anos.
- Não usar cordões ou chupetas no pescoço.
- Observar as especificações das faixas de idade na hora de comprar ou ganhar brinquedos.

ACIDENTES COM BRINQUEDOS

Brincar é essencial e contribui para o desenvolvimento da criança, porém algumas normas de segurança devem ser respeitadas e a supervisão dos adultos é necessária.

Quedas e engasgos são os principais responsáveis pelos acidentes e mortes em brinquedos. Engasgo é a causa mais comum de morte. Brinquedos de locomoção, principalmente bicicletas, estão associados a mais acidentes que qualquer outro grupo de brinquedos.

A maioria dos acidentes relacionados com brinquedos não é fatal. Aproximadamente 98% das crianças que sofrem algum tipo de acidente com brinquedos são tratadas com curativos e recebem alta.

O selo do Inmetro na embalagem indica que o brinquedo foi testado e aprovado, e as instruções, como indicação de idade e cuidados, estão escritas nos rótulos.

Medidas de prevenção

- O brinquedo deve ser grande o bastante para não ser engolido. Resistente para não quebrar. Não deve ter pontas nem arestas.
- Todas as partes do brinquedo devem ser maiores do que o pulso da criança, para prevenir sufocação. Se um brinquedo consegue ser passado por dentro de um tubo de papelão de um rolo de papel higiênico, ele é muito pequeno para crianças pequenas.
- A criança precisa ser orientada quanto ao uso adequado do brinquedo. Aqueles muito barulhentos que podem prejudicar a audição da criança e produtos com cheiros e formas que imitem alimentos devem ser evitados. Peças pequenas (como olhos) em animais de pelúcia devem ser firmemente costuradas.
- Brinquedos com cordas, alças ou fitas maiores do que 15 cm podem resultar em estrangulamento.
- Indicar aos pais brinquedos educativos que estimulem a coordenação motora, a socialização, a criatividade e a inteligência.
- Educar a criança a guardar todos os brinquedos em lugar seguro após seu uso e supervisionar, principalmente, se há crianças de idades diferentes em casa.
- Cuidado com as tintas e pinturas que contenham chumbo.

BIBLIOGRAFIA

Criança Segura (Organização Não Governamental). Disponível em: <www.criancasegura.org.br>.

Fonseca SS, Victoria GG, Halpern R et al. Fatores de risco para injúrias acidentais em pré-escolares. Pediatrics 2002; 78:97-104.

Laforest S, Robitaille Y, Lesage D et al. Surface characteristcs, equipment height, and the occurrence and severity of playground injuries. Inj Prev 2001:735-40.

Queiroz MJA, Pessoa ZF, Amorim MLP. Acidentes. Pediatria. Recife: Medsi, 2004:1.315-1.333.

The Injury chartbook. A graphical overview of the global burden of injuries. World Health Organization, Genebra, 2002. Disponível em: <htpp://whqlibdoc.who.int/publications/924156220X.pdf>

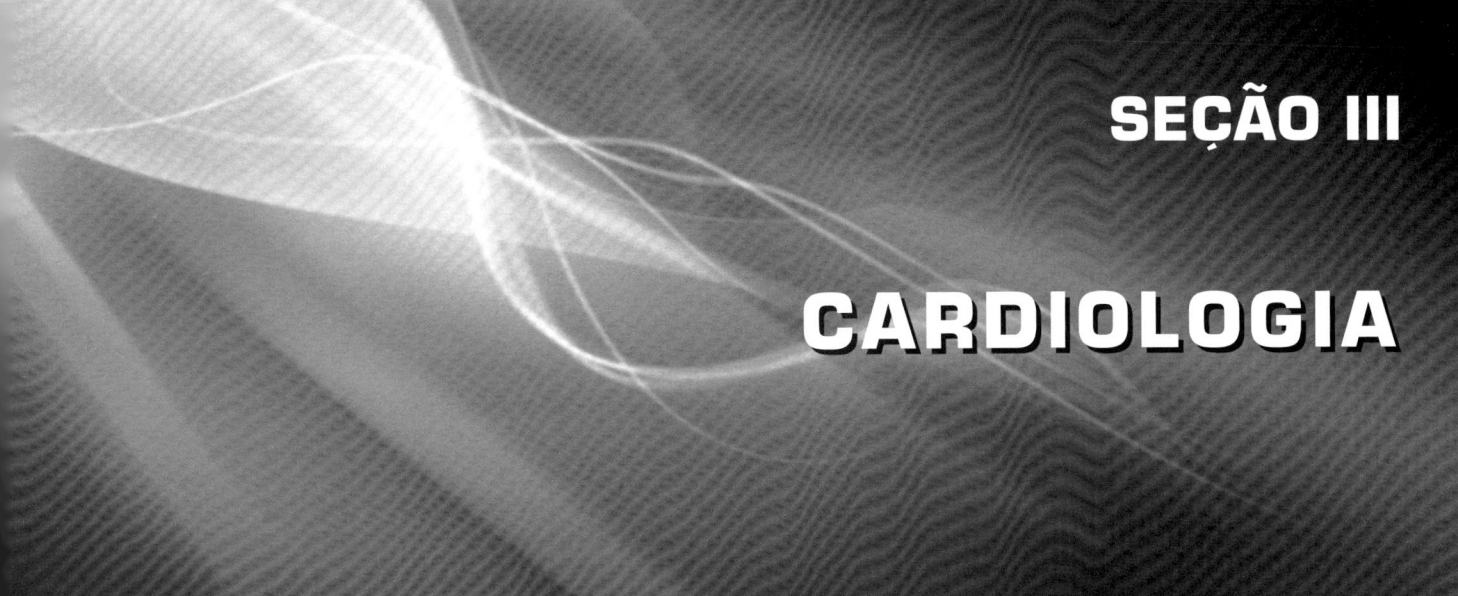

SEÇÃO III
CARDIOLOGIA

CAPÍTULO 1
Cardiopatias Congênitas

Maria Virginia Tavares Santana

INTRODUÇÃO

As malformações congênitas são denominadas em geral como os defeitos estruturais presentes já ao nascimento ou detectadas ainda intraútero.

A incidência das malformações cardíacas congênitas é geralmente avaliada pelo número de crianças com cardiopatias em cada 1.000 nascidos vivos. É consenso geral que em cada 1.000 crianças vivas por ocasião do nascimento, oito apresentam cardiopatia. Extrapolando este dado para a realidade brasileira, é possível que por ano tenhamos, aqui no Brasil, cerca de 30.000 bebês com cardiopatias congênitas. Esta regra, entretanto, não leva em consideração o fato de que a incidência da doença cardíaca congênita, é cerca de dez vezes maior no feto do que no recém-nascido, embora não existam ainda dados completamente confiáveis, uma vez que o diagnóstico da doença cardíaca congênita depende de uma necropsia cuidadosa do feto, raramente realizada.

A incidência das várias lesões cardíacas congênitas dependerá da fonte bibliográfica a que se recorra e a variabilidade dos dados está na dependência da amostra considerada. Acrescente-se a isto o fato de que lesões sem repercussões passam despercebidas ao exame ou mesmo, se reconhecidas, não são referidas ao cardiologista, explicando assim os diferentes percentuais relatados na literatura.

A valva aórtica bicúspide incide em cerca de 2% da população em geral, sendo duas vezes mais frequente que todas as anomalias congênitas do coração, quando consideradas em conjunto. Sendo uma valva anatomicamente malformada, é sede de calcificações de graus variáveis, podendo a lesão obstrutiva manifestar-se tardiamente na vida adulta.

Na análise de 900 pacientes referidos para o Instituto Dante Pazzanese de Cardiologia e analisados no período entre 1986 e 1990, as cardiopatias no primeiro ano de vida estavam assim distribuídas conforme mostram os Quadros VIII.1.1 a VIII.1.3.

Neste capítulo vamos considerar os principais dados clínicos, a investigação diagnóstica e a conduta das cardiopatias congênitas mais frequentes.

Quadro III.1.1. Material e métodos

Janeiro de 85 e dezembro de 89 – Total = 900 pacientes
- Sexo:
  Masculino = 459 (51%)
  Feminino = 441 (49%)
- Idade média = 308 meses (1 dia-12 meses)
- Peso médio = 5,3kg (1,1-13kg)

Quadro III.1.2. Incidência

T4F	5,0
OAVC	5,6
PCA	4,2
EP	5,0
D-TGA	4,6
MIOC	4,2
CIA	4,2
CIV	48,8

Quadro III.1.3. Incidência

AT	3,2
CoAo	2,4
DVSVD	2,3
EAO	1,7
VU	1,4
Outros	5,7

COMUNICAÇÃO INTERATRIAL (CIA)

O defeito septal atrial tipo *ostium secundum* (CIA OS), importante anomalia congênita, resulta da falência do desenvolvimento do septo que separa ambas as cavidades atriais. Sua importância deriva do fato de ser relativamente frequente e facilmente corrigida, quando comparada às outras malformações cardíacas congênitas, com excelentes resultados a curto e longo prazos.

A frequência desta cardiopatia varia entre 7% e 9% consideradas todas as anomalias congênitas do coração. Predomina no sexo feminino na proporção de 2:1. Em 10% dos casos, a CIA associa-se à drenagem venosa pulmonar anormal parcial.

A CIA os classifica de acordo com a sua localização topográfica em:

- **Defeito tipo fossa oval ou *ostium secundum*:** constituem cerca de 70% dos casos e afeta uma parte ou a totalidade da fossa oval.
- **Defeito tipo veia cava superior:** abrange 8%-12% de todas as comunicações interatriais tipo *ostium secundum* e se localiza nas proximidades da desembocadura da veia cava superior. Associa-se, com frequência, à anomalia de drenagem das veias pulmonares direitas que podem desembocar diretamente no átrio direito ou na veia cava superior.
- **Defeito tipo cava inferior:** responsável por cerca de 2% dos defeitos, localiza-se na parte mais póstero-inferior do septo interatrial, próximo à desembocadura da veia cava inferior.

Fisiopatologia

Durante a vida intrauterina o fluxo sanguíneo passa do átrio direito para o esquerdo pelo *foramen ovale*, que é permeável por causa da maior pressão no circuito direito. Após o nascimento, com expansão dos pulmões, inicia-se a circulação normal, com retorno do sangue saturado ao átrio esquerdo, aumentando a pressão nesta cavidade, com o consequente fechamento funcional do *foramen ovale*.

Existindo um defeito septal interatrial ocorre curto-circuito da esquerda para a direita, o qual geralmente só tem repercussão clínica quando a magnitude da relação entre os fluxos pulmonar e sistêmico é aproximadamente 2:1. Os principais fatores que influem quantitativamente no curto-circuito esquerdo-direito são:

1. O tamanho do defeito interatrial.
2. A relação entre as resistências vasculares pulmonares e sistêmica.
3. A maior distensibilidade do ventrículo direito em relação ao esquerdo.

Não se conhecem as causas que permitem manter a resistência vascular pulmonar normal, apesar de existir um fluxo três ou quatro vezes superior ao normal. A hipótese mais provável é o aumento da capacidade de distensibilidade das arteríolas pulmonares, produzindo-se uma adaptação entre continente e conteúdo, permitindo que as resistências não variem. Além disso, nesse tipo de defeito não se produz aumento da pressão venocapilar pulmonar, como poderia acontecer em outros curtos-circuitos da esquerda para a direita, como é o caso da comunicação interventricular e da persistência do canal arterial.

Como o defeito situa-se entre os átrios, a fuga de sangue da esquerda para a direita descomprime o átrio esquerdo, equalizando as pressões entre os átrios. Com a evolução, a comunicação interatrial mostra, em geral, aumento gradual e muito lento das resistências pulmonares sendo possível a ocorrência de hipertensão pulmonar ao redor da terceira e da quarta década de vida. Excepcionalmente, em uma minoria de lactentes, existe hipertensão arterial pulmonar precoce.

Quadro clínico

O diagnóstico de CIA pode ser difícil e frequentemente não ocorre suspeita do defeito no lactente e na criança. A ausência de sintomas e a pobreza dos achados auscultatórios tendem a retardar o diagnóstico até a idade adulta. Atualmente, com o crescente número de pediatras que têm tido acesso a cursos especializados e o consequente encaminhamento ao especialista, tem crescido o diagnóstico precoce neste tipo de defeito.

Quando sintomáticos, os pacientes apresentam intolerância a esforços maiores, palpitações e maior tendência a resfriados ou processos broncopulmonares. Nos lactentes que apresentam comunicação interatrial mal tolerada, a sintomatologia é mais precoce, com quadro de déficit ponderoestatural e sinais clínicos de insuficiência cardíaca congestiva. A ausculta cardíaca nos casos sem hipertensão pulmonar é típica e se caracteriza por sopro sistólico ejetivo em foco pulmonar, em geral sem frêmitos, com segunda bulha desdobrada constante e fixa e componente pulmonar normal.

À medida que a resistência vascular pulmonar aumenta, ausculta-se aumento na intensidade do componente pulmonar do segundo ruído. Nos casos com grande curto-circuito E-D, ouve-se ruflar mesodiastólico em foco tricúspide e aumento do primeiro ruído, por estenose "relativa" da valva tricúspide.

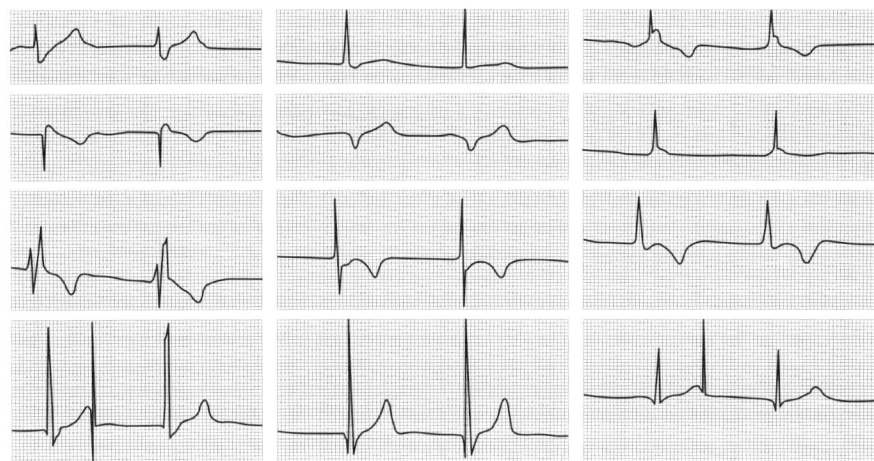

Fig. III.1.1. Eletrocardiograma de um caso de CIA OS, mostrando SÂQRS em torno de + 80° e distúrbio de condução pelo ramo direito (padrão rSR' em V1).

Investigação diagnóstica

Achados eletrocardiográficos

O ritmo é sinusal. Em 10% a 30% dos casos ocorre bloqueio atrioventricular (AV) de primeiro grau. O SÂQRS situa-se entre + 90° a + 120°. Discreta a moderada hipertrofia ventricular direita está presente em 85% dos casos e se manifesta com padrão de rSR' ou RSR' (Figs. III.1.1 e III.1.2) em precordiais direitas. Bloqueio completo do ramo direito é raro na criança, porém ocorre em cerca de 50% dos pacientes com mais de 60 anos.

Achados radiológicos

O *situs* é *solitus* e a radiografia de tórax mostra cardiomegalia discreta a moderada na maioria dos casos, embora 10% a 15% dos pacientes apresentem área cardíaca normal. Entretanto, existindo ou não cardiomegalia, há sempre um contorno anormal com aumento do átrio direito (AD), do ventrículo direito (VD) e do tronco pulmonar com aorta diminuída. O desenho vascular pulmonar aumenta quando a relação entre os fluxos pulmonar/sistêmico é maior que 2:1. Em oblíqua anterior direita, o esôfago contrastado não é comprimido pelo átrio esquerdo, permitindo, nos casos duvidosos, o diagnóstico diferencial com outras cardiopatias de *shunt* (Fig. III.1.3).

Achados ecocardiográficos

No clássico modo M e no bidimencional, as dimensões do VD estão aumentadas e se registra movimento paradoxal do septo interventricular por sobrecarga vo-

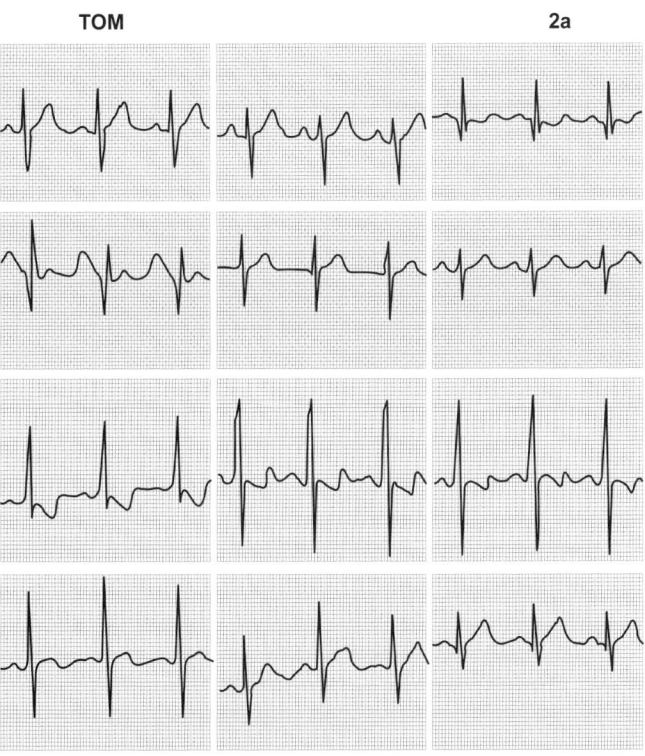

Fig. III.1.2. Traçado eletrocardiográfico em paciente portador de CIA OS. O ritmo é sinusal, o SÂQRS situa-se em torno de + 90° e, em V1, o padrão de distúrbio da condução pelo ramo direito, com aspecto de rR'.

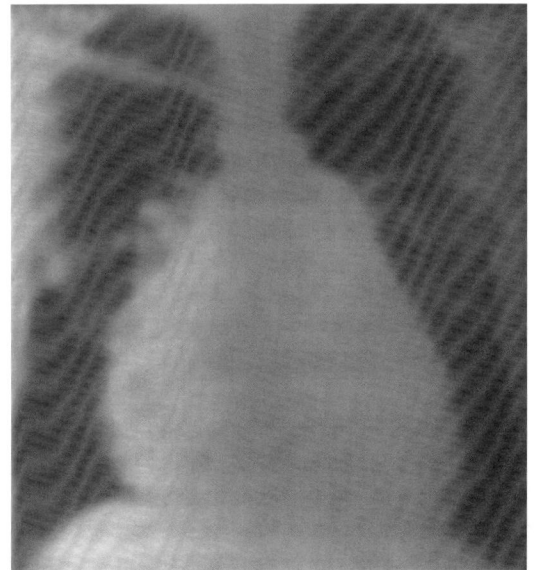

Fig. III.1.3. Aspecto radiológico de uma CIA OS, mostrando cardiomegalia, abaulamento do tronco de artéria pulmonar com aorta diminuída e fluxo pulmonar aumentado.

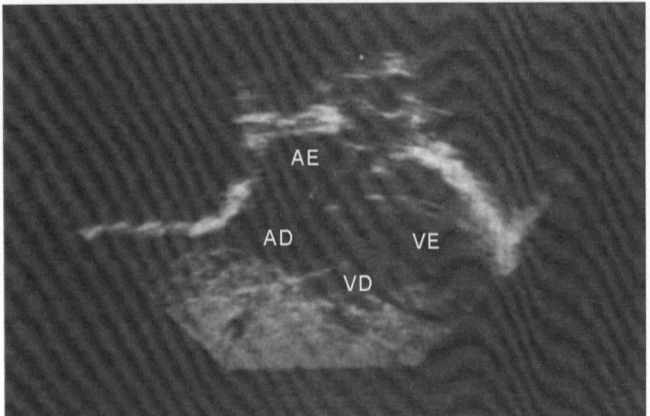

Fig. III.1.4. Visibilização ecocardiográfica, na posição subxifoide de quatro câmaras, de uma ampla CIA OS.

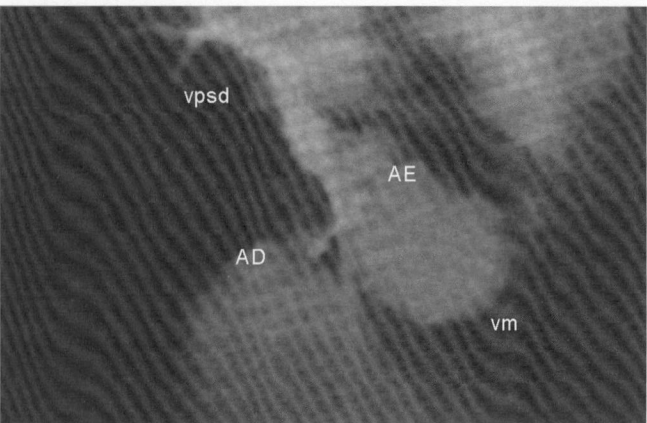

Fig. III.1.5. Imagem angiográfica de uma CIA OS, com injeção de contraste em veia pulmonar superior direita (VPSD) contrastando o átrio esquerdo (AE) e pela CIA, o átrio direito (AD). (VM = válvula mitral).

lumétrica. O ecocardiograma bidimensional permite, utilizando-se os cortes apicais e subxifoides, visibilizar diretamente o septo interatrial e, portanto, o defeito (Fig. III.1.4). No corte paraesternal, o tronco pulmonar e as artérias pulmonares apresentam-se dilatados em graus variáveis, dependendo da magnitude do *shunt*. Nas crianças maiores, e nos adultos que não apresentam janela ecocardiográfica adequada, é importante realizar ecocardiograma transesofágico para definir melhor a lesão. Em geral, o ecocardiograma permite o diagnóstico correto, prescidindo da realização do cateterismo, que ficaria reservado para os casos que cursam com hipertensão pulmonar, e em adultos com mais de 40 anos de idade, nos quais é obrigatório o estudo da circulação coronária.

Cateterismo cardíaco

Permite a quantificação da repercussão hemodinâmica e a determinação das lesões associadas. O cateter passa para o átrio esquerdo pelo defeito septal e permite a suspeita da cardiopatia. A extração de amostras oximétricas seriadas mostra salto oximétrico entre as veias cavas e o átrio direito que será diagnóstica para saltos de 12% em uma única tomada ou de 10% e 8% para duas e três tomadas, respectivamente. O registro manométrico evidencia pressão auricular direita normal, e à exceção dos casos de CIA muito pequenos, igual pressão em átrio esquerdo, com variação máxima de 2 mmHg.

A pressão ventricular direita permanece nos limites da normalidade (entre 20 e 30 mmHg) e a resistência vascular pulmonar permanece baixa, na idade pediátrica e nos adultos jovens, aparecendo sinais de doença vascular pulmonar depois dos 40 anos. Considera-se que existe hipertensão arterial pulmonar quando a pressão pulmonar for igual ou superior a 50% da pressão sistêmica.

A angiografia tem como finalidade mostrar o defeito septal, o que se consegue mediante injeção de contraste na veia pulmonar superior direita em projeção oblíqua esquerda de 45° a 60° e craniocaudal de 30° (Fig. III.1.5).

Conduta

A necessidade de correção cirúrgica no primeiro ano de vida é excepcional, ficando reservada para os lactentes sintomáticos portadores, em geral, de grandes defeitos e naqueles que cursam com aumento da pressão pulmonar. Como a cardiopatia é bem tolerada e desde que não haja repercussões hemodinâmicas, preconiza-se a correção cirúrgica após os 4 anos de idade. Estando o diagnóstico bem definido e tratando-se de CIA moderada a ampla, indicamos a correção cirúrgica entre o primeiro e o segundo ano, com a finalidade de evitar mais transtornos para o coração e o pulmão. Deve-se a todo custo evitar a correção após o 15º ano de vida, pela possível associação com prolapso da valva mitral, o que ocorre em cerca de 50% dos casos, comprometendo os resultados tardios pela persistência de sintomas como palpitações, precordialgia atípica e arritmias.

Atualmente existe outra alternativa para o fechamento da CIA por meio do cateterismo intervencionista, utilizando-se próteses específicas para este defeito. No Instituto Dante Pazzanese de Cardiologia utilizam-se as próteses de Amplatzer. Trata-se de uma prótese de dois discos confeccionada com *nitinol* (liga de níquel e titânio), unidos por uma cintura, cujo tamanho deve corresponder ao diâmetro estirado do defeito septal. É esta estrutura que oclui o defeito. No seu interior existe retalhos de poliéster para facilitar a trombose e diminuir a incidência de *shunts* residuais.

Somente a CIA *ostium secundum* se presta a este tipo de procedimento. Os outros critérios de inclusão são: diâmetro da CIA OS entre 4 e 38 mm; sobrecargas volumétricas das cavidades direitas; *shunt* predominante esquerda-direita; distância maior que 5 mm entre as margens do defeito e estruturas contíguas, como seio coronário, valvas AV, veias cavas e veias pulmonares.

Os ecocardiogramas transtorácico e transesofágico têm papel decisivo na seleção e durante o procedimento na sala de hemodinâmica. Desta forma, o ecocardiograma confirma o diagnóstico; mede o diâmetro da CIA nos

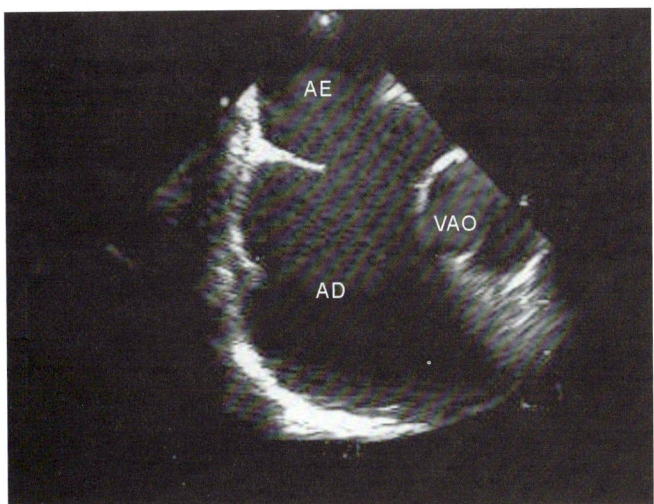

Fig. III.1.6. Ecocardiograma transesofágico no plano longitudinal, mostrando CIA OS ampla, com presença de bordas que permitem implantação da prótese de Amplatzer.

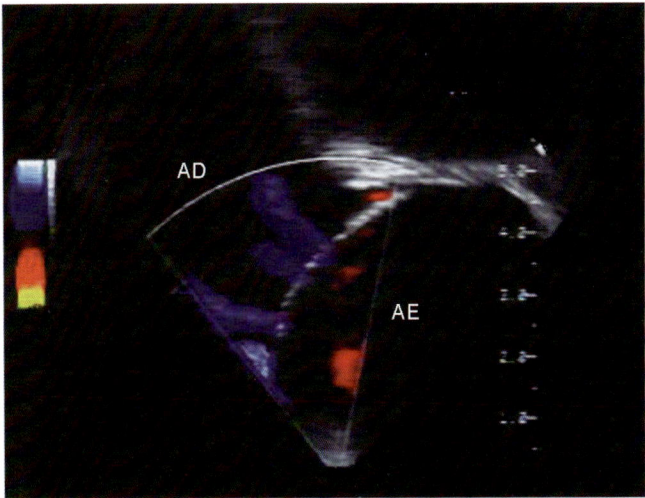

Fig. III.1.7. CIAs múltiplas mostradas pelo ecocardiograma transesofágico. Este tipo de defeito não se presta para o implante de prótese de Amplatzer.

planos transverso e longitudinal; define e informa com detalhes as bordas do defeito; calcula o diâmetro do VD no modo M e bidimencional; avalia possíveis anomalias associadas e mede o orifício efetivo do fluxo e o orifício passível de distensão (Fig. III.1.6).

Os critérios de exclusão seriam: bordas finas com menos de 1 mm constituídas pelo *septum primum* com mobilidade aumentada; ausência extensa de bordas (menor que 5 mm) nas regiões superior, posterior e inferior adjacentes ao defeito; desproporção entre as dimensões da prótese e as do átrio esquerdo (AE) (dimensão da prótese + 14 ≤ diâmetro do AE); defeitos múltiplos (Fig. III-1.7); defeitos complexos (*septum primum* amplo com grande mobilidade e bordas finas); outros defeitos associados (CIV, PCA, drenagem anômala de veias pulmonares); hipertensão pulmonar (RVP > 7UW, saturação de O_2 < 94%, *shunt* invertido pela CIA), angina instável ou IAM recente, ICC (NYHA) ≥ lll; hipocontratilidade do VD e/ou VE (FE ≤ 0,30); infecções e neoplasias com expectativa de vida inferior a dois anos.

A experiência do Instituto Dante Pazzanese de Cardiologia, de outubro de 1997 a abril de 2002, é de 68 pacientes portadores de CIA tipo *ostium secundum*, submetidos à oclusão com a utilização da prótese Amplatzer, com idade variando de 3 a 61 anos (22,6 ± 16,7). O peso variou de 20 a 91 kg (48,3 ± 19,9). De 68 tentativas de implante, obteve-se sucesso em 66 (97%). Em dois casos não se conseguiu completar o procedimento, sendo a prótese resgatada e os pacientes encaminhados para tratamento cirúrgico. A taxa de *shunt* residual imediato foi de 29/66 (43,9%) na sala de cateterismo. A taxa decresceu para 15/66 (22,7%) no ato da alta hospitalar, para 8/66 (12,1%) 30 dias após e para 4/66 (8,1%) 1 ano após. Considerando que nenhum dos casos sem *shunt* nos primeiros meses voltou a apresentar *shunt* residual, projeta-se que este percentual é de apenas 6% a longo prazo.

DEFEITOS SEPTAIS ATRIOVENTRICULARES

Usualmente chamados defeitos dos coxins endocárdicos ou malformações do canal atrioventricular, englobam um grupo de lesões cuja deformidade situa-se no septo atrioventricular normal. Se as valvas atrioventriculares direita e esquerda são individualizadas, chamamos defeito septal atrial tipo *ostium primum* (OP). Quando a valva atrioventricular é única, denominamos defeito completo do canal atrioventricular, no qual, além da CIA OP, associa-se CIV de via de entrada.

Anatomia e fisiopatologia
Comunicação interatrial (CIA) tipo *ostium primum*

Este defeito caracteriza-se pela presença de CIA baixa, causada por malformação do septo atrial. O orifício valvar é único, mas as valvas atrioventriculares direita e esquerda são individualizadas e separadas por tecido fibroso. A grande maioria apresenta, na valva atrioventricular esquerda, o chamado *cleft*, que, na realidade, é uma comissura funcional da valva esquerda, que neste caso é tricúspide. Se este *cleft* é competente, não há refluxo de sangue do ventrículo esquerdo em direção ao átrio esquerdo ou ao átrio direito, o que ocorre, entretanto, nos casos com incompetência do *cleft* (Fig. III.1.8).

A fisiopatologia está, portanto, relacionada com a magnitude e direção do *shunt* esquerda-direita, resultando numa relação fluxo pulmonar/fluxo sistêmico elevada. Os principais determinantes da quantidade do *shunt* são o tamanho do defeito, a presença ou não do *cleft* da valva atrioventricular esquerda e a complacência ventricular direita, influenciada pela resistência vascular pulmonar.

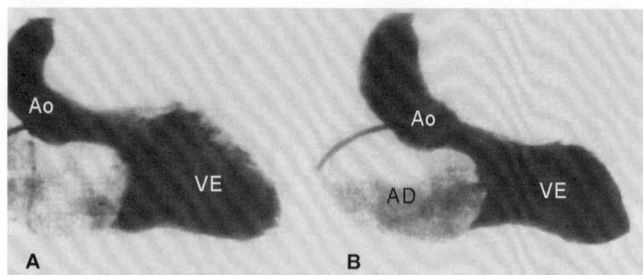

Fig. III.1.8. Angiografia em OAD a 10° em um paciente portador de CIA OP. **A.** Diástole ventricular mostrando a implantação alta da aorta. **B.** Sístole ventricular, com o *cleft* incompetente da válvula mitral opacificando o átrio direito (AD).

Em geral, a CIA *ostium primum* não é restritiva, de maneira que a magnitude do *shunt* está diretamente relacionada com a relativa resistência ao enchimento oferecido pelos ventrículos direito e esquerdo. A resistência ao esvaziamento ventricular depende da capacidade de distensão ou complacência ventricular, a qual é diretamente proporcional à massa muscular influenciada pela resistência vascular pulmonar, que sofre mudanças importantes após o nascimento. Imediatamente após o nascimento, a complacência dos ventrículos direito e esquerdo é aproximadamente igual, havendo pouco *shunt* em qualquer direção. A resistência e a pressão vascular pulmonar caem, em geral, drasticamente nos primeiros dias de vida, no paciente com defeito do septo interatrial. Isto é particularmente verdadeiro nos pacientes com grandes defeitos, uma vez que o leito vascular pulmonar fica agora exposto a maior concentração de oxigênio. Por outro lado, passam-se meses (em geral, 4 a 6 meses) antes que a massa ventricular direita diminua relativamente à massa do ventrículo esquerdo e a relação normal adulta entre os dois ventrículos se estabeleça. Desse modo, um *shunt* significativo não é esperado nos primeiros meses de vida.

Em conclusão após o estágio de maturação do ventrículo direito, instala-se o *shunt* esquerda-direita através do defeito, devido à maior complacência do ventrículo direito, uma vez que as pressões dos dois átrios são, nos defeitos grandes, equivalentes. Nos defeitos com algum grau de restrição, a pressão do átrio esquerdo é sensivelmente maior, para permitir também o *shunt* esquerda-direita.

As consequências hemodinâmicas deste *shunt* são o aumento do átrio e ventrículo direitos. O átrio esquerdo, quando o *cleft* é competente, tem tamanho normal, em que pese o aumento do retorno venoso pulmonar, uma vez que o defeito atrial permite sua descompressão. Quando o *cleft* da valva atrioventricular esquerda é incompetente, a pressão do átrio esquerdo pode mostrar-se ligeiramente aumentada.

Apesar do aumento do fluxo pulmonar, a pressão arterial pulmonar raramente está elevada nos casos sem incompetência valvar esquerda, comportando-se como a CIA *ostium secundum*. Há que lembrar, entretanto, que as crianças com síndrome de Down apresentam leito vascular pulmonar mais receptivo ao desenvolvimento de hipertensão pulmonar, fato atribuído à oxigenação inadequada pela forma ogival do palato, como também à maior predisposição embriológica do leito vascular pulmonar em manter o padrão fetal.

Quando a resistência pulmonar se eleva, a pressão da artéria pulmonar também se eleva, levando à hipertrofia do ventrículo direito e, consequentemente, à diminuição do *shunt* esquerda-direita. Quando a complacência do ventrículo direito excede à do ventrículo esquerdo, o *shunt* resultante é direita-esquerda, com consequente aparecimento de cianose.

Defeito completo do canal atrioventricular

No defeito completo do canal atrioventricular, as quatro cavidades estão em comunicação, consequentemente à existência de CIA tipo *ostium primum*, de CIV posterior e de uma única valva atrioventricular comum a ambos os ventrículos (Fig. III.1.9).

O defeito do septo atrial costuma ser amplo, havendo igualdade de pressões nos átrios. Entretanto, o *shunt* se processa, comumente, da esquerda para a direita, por ter o ventrículo direito paredes mais distensíveis que as do ventrículo esquerdo.

As dimensões da CIV parecem ser o principal fator determinante do nível da pressão arterial pulmonar, o que explica a maior incidência de hipertensão pulmonar nas formas completas, comparadas com as parciais, em que o septo ventricular está fechado. O ventrículo direito é submetido à sobrecarga devido ao hiperfluxo pelos *shunts*, nos planos atrial e ventricular, e pela resistência pulmonar elevada. Todavia, sendo essa muito aumentada, os fluxos se reduzem, podendo cessar quando as

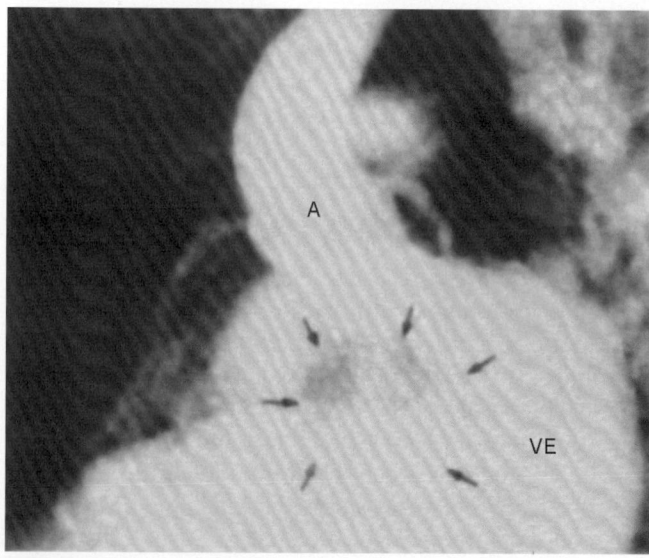

Fig. III.1.9. Ventriculografia esquerda em projeção hepatoclavicular, demonstrando o aspecto angiográfico típico do defeito completo do canal AV. Observam-se a imagem negativa da válvula AV única e a implantação alta da aorta, configurando o aspecto de "pescoço de ganso".

pressões na aorta e na artéria pulmonar se equilibram. De outro modo, pode mesmo haver fluxo do ventrículo direito para o ventrículo esquerdo e aparecimento de cianose, quando a resistência pulmonar suplanta a resistência sistêmica.

Quadro clínico

Tem-se encontrado predominância do sexo feminino nas formas parciais, enquanto nas formas completas a incidência é igual nos dois sexos.

Quando a CIA *ostium primum* é isolada, sem incompetência da valva atrioventricular esquerda, a evolução é mais benigna, e o quadro clínico assemelha-se ao causado pela CIA *ostium secundum*.

No caso de existir incompetência da valva atrioventricular esquerda, os sintomas geralmente começam no primeiro ano de vida, com aparecimento de insuficiência cardíaca. O crescimento é deficiente e as infecções respiratórias, frequentes. Quando a doença vascular pulmonar se estabelece, há aparecimento de cianose ao exercício, limitação da capacidade física e, tardiamente, cianose de repouso com insuficiência cardíaca direita.

Os dados auscultatórios concordam com as alterações anatômicas presentes. Quando o defeito do tipo *ostium primum* é isolado, ausculta-se sopro sistólico ejetivo na área pulmonar, com pico na proto ou mesossístole, terminando antes da segunda bulha. A rápida ejeção de um volume sanguíneo aumentado na artéria pulmonar é responsável por este sopro. A segunda bulha no foco pulmonar desdobra-se ampla e fixa com o componente pulmonar normal ou aumentado na dependência da pressão em território pulmonar. Quando há associação com incompetência da valva atrioventricular esquerda, à ausculta anterior acrescenta-se o sopro da insuficiência mitral.

Nas formas completas dos defeitos dos coxins, o baixo peso, infecções respiratórias, dispneia e insuficiência cardíaca instalam-se precocemente. Não havendo doença vascular pulmonar obstrutiva grave, pode faltar a evidência clínica de insaturação sistêmica de oxigênio. A cianose se manifesta ou não durante o choro ou em períodos de insuficiência cardíaca congestiva. Em geral, a morte ocorre na infância e, raramente, algum paciente sobrevive até a adolescência ou a fase adulta.

À ausculta, observa-se sopro holossistólico de regurgitação no mesocárdio com irradiação para todo o precórdio e, nos casos com incompetência da valva atrioventricular única, este sopro é audível no ápice e na região axilar. O segundo ruído tem, geralmente, componente pulmonar acentuado no segundo espaço intercostal esquerdo.

Se os pacientes sobrevivem ao período de falência cardíaca, costuma desenvolver-se doença vascular pulmonar, com diminuição dos sinais estetacústicos. Percebe-se, então, um clique protossistólico ejetivo em foco pulmonar, com sopro sistólico de pouca intensidade e segunda bulha única e hiperfonética.

Achados eletrocardiográficos

Em cerca de 95% dos casos, o eletrocardiograma apresenta características próprias que consistem em (Fig. III.1.10).

- Orientação superior do eixo de QRS no plano frontal, com desvio para a esquerda.
- Distúrbio da condução pelo ramo direito do feixe de His.
- Sobrecarga biventricular ou ventricular direita.

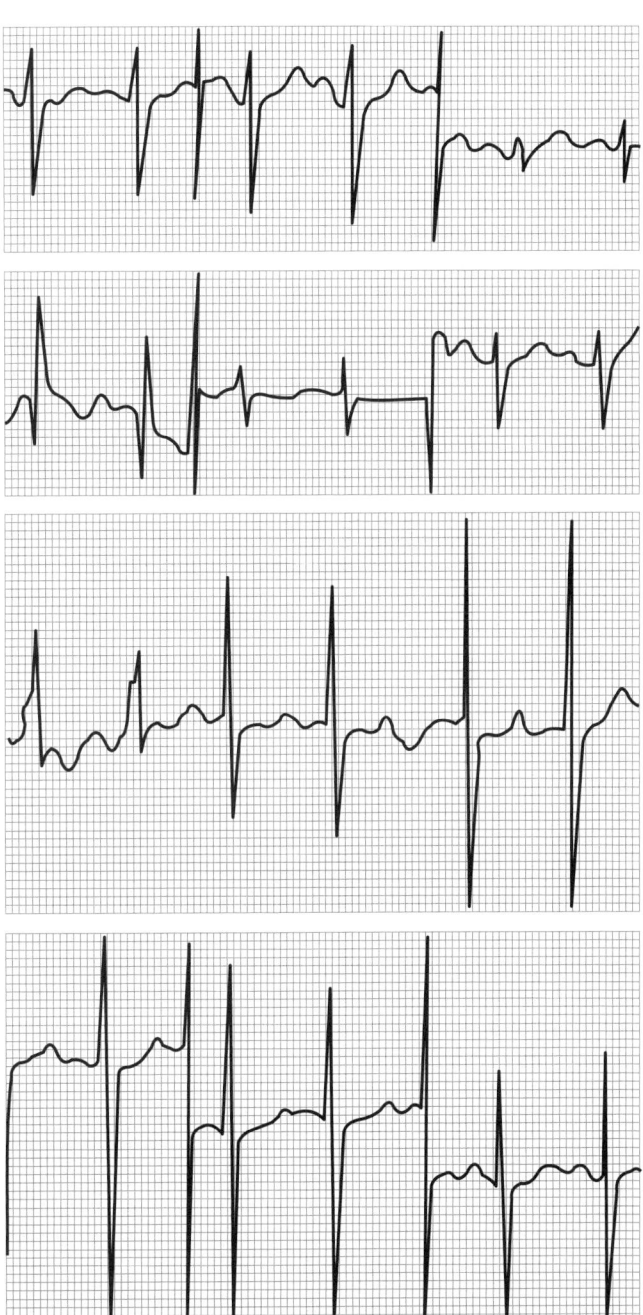

Fig. III.1.10. Aspecto eletrocardiográfico de um caso de CIA OP, demonstrando a rotação anti-horária do SÂQRS e o padrão de distúrbio de condução pelo ramo direito (RR' em V1).

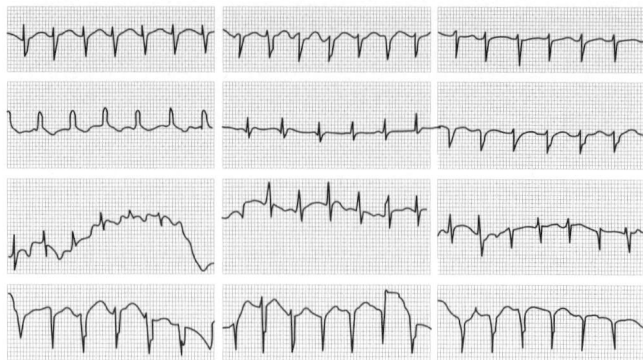

Fig. III.1.11. Eletrocardiograma de um bebê de 25 dias, portador de defeito completo do canal atrioventricular em ritmo sinusal, SÂQRS a –120° com rotação anti-horária e sobrecarga ventricular direita.

Tanto na forma parcial quanto na total, as características eletrocardiográficas são muito semelhantes, sobretudo no que diz respeito à orientação superior da alça do SÂQRS, sendo que, na forma parcial, situa-se entre 0 e –60°, e na completa, entre –60° a –160°. Bloqueio atrioventricular de primeiro grau é encontrado em 93% dos casos com valva atrioventricular única e em 70% na forma parcial. O padrão do SÂQRS em derivações V_1 e V_2 é muito variável, podendo exibir complexos do tipo rSR', rsR'S', rR' ou rSr'.

Nas formas completas do defeito, a sobrecarga encontrada traduz o grau da pressão pulmonar e do trabalho cardíaco, de forma que o padrão será de sobrecarga biventricular ou ventricular direita isolada nos casos com hipertensão pulmonar (Fig. III.11).

Radiologia

Na forma parcial dos defeitos dos coxins, ocorre *shunt* arteriovenoso pelo septo interatrial e, em consequência, há aumento das câmaras direitas e hiperfluxo pulmonar. Casos com insuficiência da valva atrioventricular esquerda permitem crescimento do átrio esquerdo e redução do calibre da aorta. Assim, o esôfago é marcado pelo crescimento do átrio esquerdo.

Na forma completa, o quadro radiológico traduz o processamento de *shunts* arteriovenosos nos planos atrial e ventricular. O fluxo atrioventricular da esquerda para a direita determina aumento das câmaras cardíacas direitas e hiperfluxo com hipertensão pulmonar. Por outro lado, as câmaras esquerdas também estão comprometidas, especialmente quando há insuficiência da valva atrioventricular única. Quando há hipertensão pulmonar por hiper-resistência, a área cardíaca diminui de tamanho, notando-se saliência do arco médio por aumento da artéria pulmonar. Os hilos estão dilatados, com vasos calibrosos que se afunilam abruptamente, tornando a periferia clara e hipertransparente, com pobreza do desenho vascular pulmonar.

Ecocardiograma

Na CIA tipo *ostium primum*, observam-se movimento paradoxal do septo ventricular e dilatação do ventrículo direito como expressão da sobrecarga de volume desta cavidade. O movimento anormal do septo desaparece na presença de insuficiência da valva atrioventricular esquerda. A existência da fenda ou *cleft* desta valva e a inserção baixa do folheto septal se manifestam como deslocamento anterior do eco mitral com aposição diastólica ao septo interventricular. Ao ecocardiograma bidimensional no corte de quatro câmaras, o diagnóstico é confirmado pela presença do defeito septal baixo e pela inserção das valvas septais atrioventriculares direita e esquerda na borda superior do septo interventricular (Fig. III.1.12).

Na forma completa do defeito, o modo M mostra dilatação de ambos os ventrículos e do átrio esquerdo. Não se observa movimento paradoxal do septo devido à existência da sobrecarga de volume biventricular. A valva atrioventricular esquerda mostra múltiplos ecos, deslocamento anterior e passagem de eco da mitral através do septo interventricular, durante a diástole. No corte subxifoide observa-se a valva comum sem interposição do septo interventricular.

Cateterismo cardíaco e angiocardiografia

Na forma parcial, processa-se *shunt* atrioventricular no plano atrial, quer pela passagem de sangue arterializado do átrio esquerdo para o átrio direito, através do defeito septal, quer pelo sangue regurgitado do ventrículo esquerdo diretamente para o átrio direito, em razão da incompetência da cúspide anterior da valva atrioventricular esquerda. Dessa maneira, eleva-se a concentração de oxigênio no átrio direito, ventrículo direito e na artéria pulmonar. Do ponto de vista manométrico encontra-se discreta elevação das pressões médias dos átrios e das pressões sistólicas do ventrículo direito e da artéria pulmonar, em

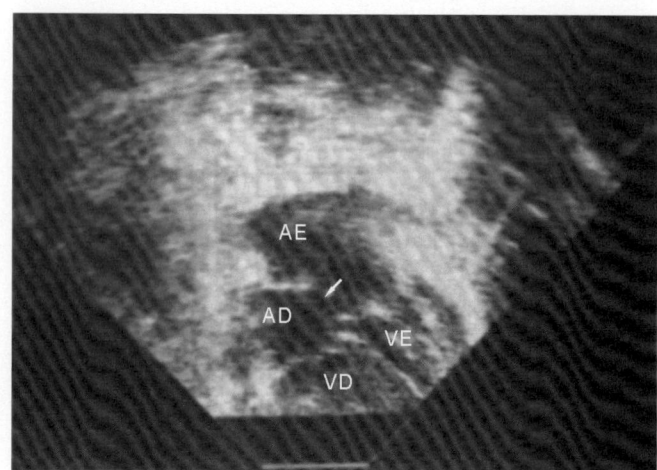

Fig. III.1.12. Ecocardiograma bidimensional de uma criança com CIA *ostium primum*. Na projeção observa-se o defeito septal baixo envolvendo os coxins endocárdicos do canal AV.

graus variados sem, contudo, atingir cifras importantes de hipertensão pulmonar por hiper-resistência.

O ventrículo esquerdo na projeção anteroposterior mostra uma concavidade ao nível da valva atrioventricular esquerda, que se estende desde a valva aórtica até a parede diafragmática do ventrículo, mais visível em diástole ventricular (Fig. III.1.8).

As alterações hemodinâmicas dos coxins causam modificação na posição do orifício atrioventricular, no relacionamento deste orifício com a via de saída do ventrículo esquerdo e na morfologia desta via de saída e na posição da cúspide septal da mitral. Tais alterações costumam fazer com que a opacificação da via de saída do ventrículo esquerdo e da aorta ascendente determine a produção de uma imagem característica, patognomônica, em casos de malformações dos coxins endocárdicos: a imagem do "pescoço de ganso" (Fig. III.1.9). A distância entre a valva mitral e o ápice ventricular mostra-se encurtada, enquanto a que vai do ápice ao plano da valva aórtica é alongada.

Havendo incompetência valvar esquerda, a regurgitação pode ser apreciada, e o jato de contraste, dirigido diretamente para o átrio direito. Na forma total, observa-se maior saturação de oxigênio no átrio direito, que se acentua no ventrículo direito. Quando o curto-circuito é exclusivamente da esquerda para a direita, a saturação de oxigênio nas cavidades esquerdas apresenta-se normal. No entanto, esse tipo de defeito costuma, precocemente, desenvolver hipertensão pulmonar por hiper-resistência, provocando fluxo sanguíneo bidirecional e insaturação arterial sistêmica de oxigênio.

Na manometria, observam-se aumento da pressão média das cavidades atriais e hipertensão pulmonar grave, causada por aumento do fluxo pulmonar e da resistência arteriolar. Ocorrem fenômenos vasoespásticos nas arteríolas e, posteriormente, doença vascular pulmonar degenerativa e progressiva.

Na angiografia, a concavidade medial é mais pronunciada e mais profunda, devido à completa separação das duas cúspides da valva única. O ventrículo direito e a artéria pulmonar opacificam-se durante a sístole ventricular por causa da CIV.

Tratamento

Os casos com defeito dos coxins endocárdicos, nas formas parciais, com fenda da cúspide mitral e competência da valva, apresentam boa evolução clínica e bom prognóstico, até que a cirurgia seja necessária. Existindo incompetência valvar, a evolução clínica é menos favorável, podendo manifestar-se com insuficiência cardíaca. O tratamento inicial é clínico com finalidade de controlar a descompensação cardíaca e os fenômenos infecciosos pulmonares. Deve ser feita profilaxia da endocardite infecciosa toda vez que houver manipulação cirúrgica, extrações dentárias e processos infecciosos. O tratamento cirúrgico é, em geral, indicado após o primeiro ano de vida. A cirurgia é segura e os resultados, satisfatórios, com baixa mortalidade.

Os pacientes com a forma completa do defeito apresentam sintomatologia precoce, uma vez que o desenvolvimento de hipertensão pulmonar grave é a regra. O tratamento médico deve ser, portanto, de manutenção do estado geral, controlando a insuficiência cardíaca e os fenômenos broncopneumônicos até a fase de indicação cirúrgica, que, em regra, situa-se entre o quarto e o sexto mês de vida.

COMUNICAÇÃO INTERVENTRICULAR (CIV)

O septo interventricular é constituído por quatro porções ou componentes, três dos quais de estrutura predominantemente muscular e o restante, membranoso. Para melhor compreensão dos diversos tipos possíveis de defeito septal, os seguintes aspectos da anatomia devem ser enfatizados:

- A inserção da valva septal da tricúspide divide a porção membranosa do septo em duas partes: o septo membranoso atrioventricular e interventricular.
- O septo infundibular (SI) separa as duas câmaras de saída (aorta e pulmonar),
- A crista supraventricular (CSV) tem dois componentes: um que separa a aorta (Ao) da artéria pulmonar (AP) e outro que separa a AP da tricúspide, impedindo a continuidade pulmonar-tricúspide.
- A trabécula septomarginal continua por cima (banda septal) com o SI e a CSV, e por baixo (banda moderadora) com a base do músculo papilar anterior.

Anatomicamente, quatro tipos de CIV são possíveis:

- **Perimembranosa:** relaciona-se parcialmente com o septo membranoso ou em continuidade ao corpo fibroso (aorto-mitro-tricuspídeo), havendo, também componente muscular. Subdivide-se em três subtipos, segundo as estrutura com as quais se relaciona: CIV do septo de entrada, trabecular e de saída. Correspondem aos defeitos infracristais clássicos.
- **Muscular:** relaciona-se totalmente com as porções musculares do septo e comporta, também, três subtipos: CIV muscular da via de entrada, trabecular e da via de saída.
- **Infundibular subarterial:** também muscular, corresponde aos defeitos classicamente denominados supracristais. Os defeitos são formados pelas bordas das valvas aórtica ou pulmonar ou ambas.
- **Mista:** resultante da combinação em proporções variáveis das características anatômicas dos três tipos anteriores.

Fisiopatologia

O quadro hemodinâmico e as repercussões clínicas da CIV – qualquer que seja o tipo – dependerão da intensidade e direção do fluxo de sangue entre as duas cavidades, as quais bombeariam sangue com graus distintos de saturação do oxigênio para circuitos arteriais com pressão e resistência também distintas. As alterações hemodinâmicas, bem como as consequentes manifestações clínicas, serão determinadas, pois, pelo tamanho do defeito e pela resistência vascular pulmonar.

Em condições normais, a resistência oferecida pela circulação pulmonar e a pressão do ventrículo direito são menores, respectivamente, que a imposta pela circulação sistêmica e pela pressão do ventrículo esquerdo. Em consequência, havendo comunicação entre ambas as cavidades, o fluxo será do ventrículo esquerdo para o ventrículo direito. Isso determina hiperfluxo pulmonar, que se traduz por aumento do retorno venoso ao coração esquerdo com sobrecarga de volume do átrio e ventrículo esquerdos, levando à dilatação de ambas as cavidades.

Se existe uma CIV de pequeno tamanho, o ventrículo direito e a circulação pulmonar ficam protegidos das pressões mais elevadas que existem no ventrículo esquerdo e na circulação sistêmica, de tal sorte que as arteríolas pulmonares evoluem normalmente.

Se o tamanho da comunicação é grande, o ventrículo direito e a artéria pulmonar são submetidos a pressões sistêmicas e a importante hiperfluxo. Isso dificulta a maturação normal das arteríolas pulmonares no recém-nascido, dificultando ou impedindo a regressão fisiológica da resistência pulmonar elevada. Com o passar do tempo, essa situação torna-se irreversível, até que a resistência pulmonar ultrapassa a sistêmica, e o *shunt* se inverte, passando a ser do ventrículo direito para o ventrículo esquerdo.

Quadro clínico

Quando a CIV é pequena, as crianças são assintomáticas, com desenvolvimento físico normal. Ao exame clínico não se evidencia sua localização anatômica. Se o defeito é mínimo, com 2 a 3 mm, o sopro é proto ou protomesossistólico.

Nas comunicações de tamanho médio, o lactente se apresenta com processos respiratórios mais frequentes, que não afetam, porém, seu crescimento, podendo manifestar-se ou não sinais de insuficiência cardíaca, cujo aparecimento dependerá da resistência vascular pulmonar, a qual, se baixa, propicia a sua eclosão.

Ao exame físico, palpa-se um frêmito em mesocárdio esquerdo baixo, que corresponde a um sopro pansistólico de intensidade variável. O segundo ruído é desdobrado com componente pulmonar um pouco aumentado.

Na CIV de grande tamanho, o início dos sintomas quase sempre ocorre no período da lactância, entre o segundo e o quarto mês de vida, com quadro de franca insuficiência cardíaca congestiva. Existe hipodesenvolvimento físico, anorexia, dispneia e sudorese excessiva. Ao exame encontram-se hepatomegalia, taquicardia e precórdio hiperativo. O frêmito é menos frequente do que nas formas anteriores, e ouve-se sopro de intensidade moderada no mesocárdio (++, na escala de + a 4+). Vale enfatizar que o sopro será tanto mais intenso quanto menor for o defeito e vice-versa, uma vez que, nos defeitos grandes, não existindo diferença de pressão entre os ventrículos, o fluxo se faz de maneira laminar. A segunda bulha desdobra-se curta com componente pulmonar hiperfonético, traduzindo o aumento de pressão no território pulmonar.

Quando o defeito evolui para hipertensão pulmonar fixa (HP), o quadro clínico varia substancialmente, no sentido de que pode haver melhora da insuficiência cardíaca e diminuição do sopro pansistólico, ensejando a errônea impressão de que o defeito está diminuindo. Nessa situação, a análise do segundo ruído mostrando aumento importante do componente pulmonar permite distinguir as duas situações.

Aspectos eletrocardiográficos

Os achados eletrocardiográficos não são específicos para a CIV, mas traduzem as alterações hemodinâmicas resultantes. Se o defeito é pequeno, o ECG é normal. Nos pacientes com defeitos não restritivos, o SÂQRS encontra-se conservado, e o padrão é de sobrecarga biventricular. O achado de SÂQRS com rotação anti-horária sugere múltiplos defeitos ou CIV perimembranosa com extensão para a via de entrada ou mesmo CIV de via de entrada, sendo esta a forma mais frequente nos pacientes com síndrome de Down.

Em qualquer idade, a presença de doença vascular pulmonar se expressa, eletrocardiograficamente, por sobrecarga ventricular direita com desvio do SÂQRS para a direita, sem apresentar padrão compatível com sobrecarga ventricular esquerda.

Achados radiológicos

Nos primeiros dias de vida, a radiografia de tórax, como regra geral, é inteiramente normal. Com o desenvolvimento de *shunt* esquerda-direita, os pulmões tornam-se pletóricos (Fig. III.1.13). Quando o fluxo pulmonar é grande, nos defeitos não restritivos, a cardiomegalia está presente, a pletora pulmonar é acentuada e a aorta é pequena. Quando os defeitos são restritivos, com discreto aumento do fluxo pulmonar, a radiografia de tórax pode ser normal. O desenvolvimento e a progressão da doença vascular pulmonar se refletem na diminuição da sombras vasculares na periferia, na redução da área cardíaca e proeminência dos vasos hilares.

Achados ecocardiográficos

O modo M não serve para determinar a localização nem demonstrar a anatomia do defeito. Quando a CIV é grande, constata-se evidência ecocardiográfica de sobrecarga diastólica do ventrículo esquerdo. O ecocardiograma bidimensional localiza a posição exata do defeito, permitindo a quantificação do seu tamanho (Fig. III.1.14). Além disso, fornece informações fisiológicas no que diz

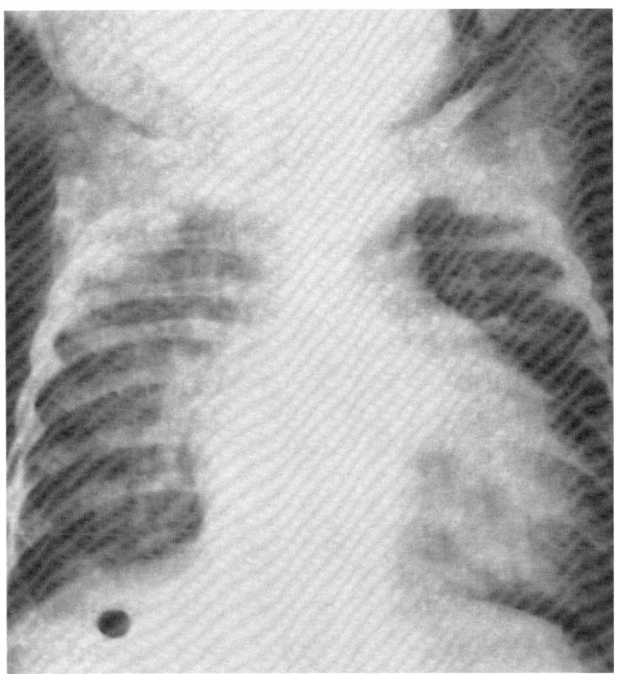

Fig. III.1.13. Radiografia de tórax em PA, de um paciente portador de CIV, mostrando cardiomegalia e hiperfluxo pulmonar.

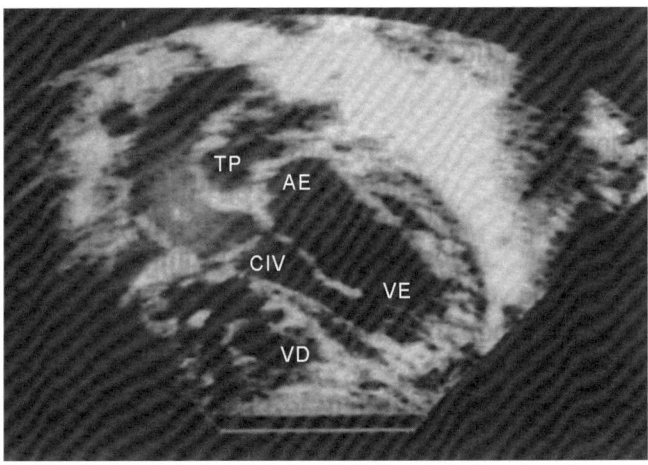

Fig. III.1.14. Ecocardiograma bidimensional de uma CIV perimembranosa em projeção paraesternal, eixo maior, demonstrando a presença de pequena CIV.

respeito à pressão da artéria pulmonar, do ventrículo direito e do gradiente pressórico entre os dois ventrículos. As medidas do AE e do VE fornecem informações adicionais da magnitude do *shunt*.

A localização da CIV pode ser determinada pela obtenção de vários cortes, pelos quais podem ser visibilizadas: as perimembranosas, nos cortes subcostal, apical de cinco câmaras (Fig. III.15A e B) e paraesternal longitudinal e transversal; as de via de saída, subaórtica e duplamente relacionadas no corte subcostal oblíqua direita e no longitudinal eixo curto; as de via de entrada, no corte apical de quatro câmaras e as musculares trabeculares, nos cortes apicais.

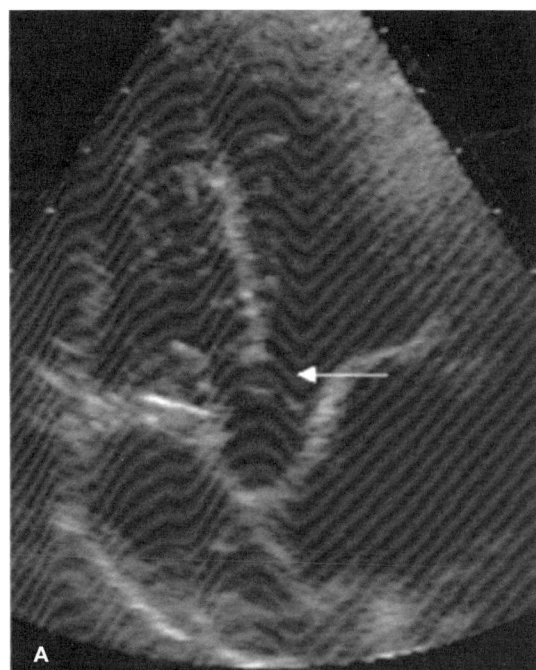

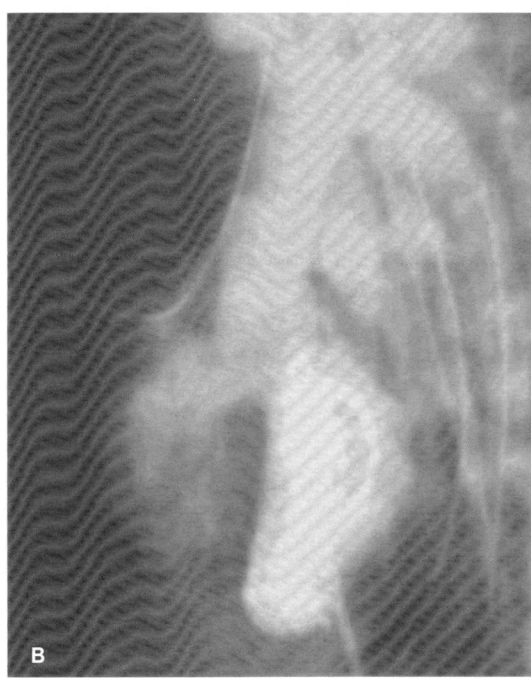

Fig. III.1.15A. Ecocardiograma no corte apical de cinco camadas demonstrando CIV perimembranosa. **B.** Angiograma correspondente comprovando a localização da CIV.

O mapeamento com Doppler colorido é muito útil na detecção das CIVs, especialmente aquelas das porções central e apical do septo muscular.

Cateterismo cardíaco e angiografia

Têm como objetivo confirmar a existência do defeito, sua localização e suas características anatômicas, assim como assegurar se o curto-circuito se realiza através de um só defeito ou se de múltiplos (Fig. III.1.16). Permite

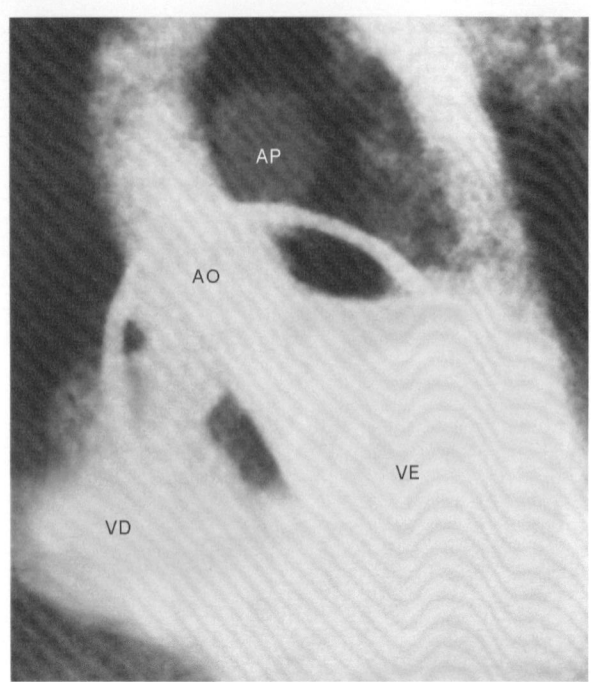

Fig. III.1.16. Imagem angiográfica de uma comunicação interventricular perimembranosa, em projeção hepatoclavicular. Opacificação do VD através da CIV. (VE = ventrículo esquerdo; VD = ventrículo direito; Ao = aorta; AP = artéria pulmonar).

ainda avaliar a magnitude do curto-circuito, medir as resistências pulmonares e descartar lesões associadas.

A ventriculografia esquerda na projeção hepatoclavicular axial identifica as CIVs perimembranosas, que ficam bem delimitadas como uma descontinuidade imediatamente abaixo das cúspides direita e não coronária da valva aórtica. A extensão do defeito para a via de entrada é vista por retenção do contraste abaixo do folheto septal da valva tricúspide, ao longo da borda superior do septo de entrada. Quando se estende para o septo trabecular, a ventriculografia esquerda opacificará primeiro a porção trabecular do VD.

A CIV justa-arterial duplamente relacionada é mais vista na projeção oblíqua direita, com angulação craniocaudal, que aparece como uma descontinuidade imediatamente abaixo das cúspides direita e esquerda da valva aórtica, onde a opacificação precoce da via de saída do VD consubstancia a sua posição subarterial. A projeção quatro câmaras e a hepatoclavicular visibilizam melhor a CIV muscular e a de via de entrada. As CIVs muscular múltiplas podem exigir várias projeções para seu delineamento, desde a porção posterior à anterior do septo muscular.

Tratamento

Quando a insuficiência cardíaca está presente, aplicam-se as medidas terapêuticas habituais. Quando este quadro é incontrolável e as infecções respiratórias são recorrentes, o baixo ganho ponderoestatural é manifesto e a hipertensão pulmonar está progredindo – a indicação cirúrgica é mandatória, independentemente da idade da criança. Como regra geral, prefere-se corrigir esses defeitos após o primeiro ano de vida, dando oportunidade para que ocorra o fechamento espontâneo, o que acontece em 50% a 70% dos casos, principalmente entre o sexto e o 36º mês de vida.

As CIVs pequenas que cursam, portanto, sem sintomas e isentas de repercussão hemodinâmica, são deixadas em evolução clínica, tendo-se como único cuidado a prevenção da endocardite infecciosa quando da manipulação dentária, operações ou infecções. Por volta do 10º ano de vida, se não houver ocorrido o fechamento espontâneo, a conduta comporta duas soluções: caso não haja repercussão hemodinâmica, e portanto, cursando com eletrocardiograma e radiografia de tórax normais, mantém-se o paciente em evolução clínica. Há autores que advogam a correção cirúrgica com objetivo de prevenir endocardite infecciosa, cuja prevalência gira em torno de 0,016% por ano e por paciente. Por outro lado, como o risco de endocardite infecciosa é baixo e deve-se levar em conta o risco anestésico-cirúrgico da correção, associado ao fato de que não se preveniria, com segurança, a possibilidade de ocorrer endocardite infecciosa no pós-operatório, uma vez que se utiliza material estranho ao coração (Teflon®, Dacron®, pericárdio bovino), é lícito manter tais pacientes em evolução clínica.

A conduta do Setor de Cardiopediatria do Instituto Dante Pazzanese tem sido corrigir esses defeitos quando existe o mínimo de repercussão hemodinâmica, deixando, contudo, em evolução clínica, as CIVs com menos de 3 mm de tamanho, com ECG e radiografia de tórax normais. Nos defeitos não restritivos, indica-se cirurgia no primeiro ano de vida, se a CIV cursar com insuficiência cardíaca congestiva não controlável, broncopneumonias repetidas, baixo peso ou com evolução para hipertensão pulmonar. Caso contrário, a idade ideal para correção cirúrgica situa-se entre o primeiro e o segundo ano de vida.

PERSISTÊNCIA DO CANAL ARTERIAL

O canal arterial é uma estrutura normal nos mamíferos e desenvolve-se no homem a partir da porção distal do VI par do arco aórtico. Conecta a artéria pulmonar com a aorta descendente, distalmente na origem da artéria subclávia esquerda, no local conhecido como istmo da aorta. Embora a patência do canal arterial durante a vida fetal tenha sido considerada resultante de um processo passivo, há atualmente consideráveis evidências sugerindo que sua permeabilidade seja decorrente da produção contínua de prostaglandina E2 pelas paredes vasculares. Com o baixo fluxo pulmonar durante a vida fetal, que é de apenas 7%, não ocorre a inatividade das prostaglandinas pelo pulmão. Após o nascimento, a situação se inverte. Cessa a produção placentária de prostaglandina e o fluxo pulmonar atinge 100%, inativando as prostaglandinas. O fechamento funcional do canal arterial resulta da contração abrupta da camada muscular, livre do efeito relaxante produzido pelas prostaglandinas e pelo aumento do conteúdo de O_2 na circulação sistêmica. Nas crianças normais, 100% dos canais arteriais têm fechamento funcional com 96 horas, completando-se com 21 dias o fechamento anatômico.

A persistência do canal arterial (PCA) ou *ductus arteriosus* implica situação anormal na qual a patência do vaso continua além do tempo normal em que deveria ocorrer o fechamento. Teoricamente, o canal arterial pode persistir por diversas razões, como falência na contração da parede muscular, ausência do "estímulo contrátil" pelo oxigênio ou a presença de agentes relaxantes. A persistência como lesão isolada tem sido estimada em cerca de um para cada 2.500 ou 5.000 nascidos vivos e representa 9 a 12% de todas as cardiopatias congênitas. Há predominância de 2:1 em favor do sexo feminino.

Fisiopatologia

A persistência isolada do canal arterial resulta no fluxo de sangue da aorta para a artéria pulmonar. O volume deste escape sanguíneo depende do comprimento e dos diâmetros internos do *ductus* e da resistência vascular sistêmica e pulmonar. Como a resistência pulmonar é usualmente muito mais baixa que a sistêmica, o fluxo se faz da aorta para a artéria pulmonar. Com o aumento do fluxo pulmonar, ocorre sobrecarga volumétrica do átrio e ventrículo esquerdos. Com o passar do tempo, o hiperfluxo imposto à rede arterial pulmonar e a transmissão da pressão da aorta terminam por aumentar a pressão e a resistência pulmonar. A sintomatologia e os achados clínicos são determinados pela magnitude do *shunt*.

Quadro clínico

A maioria dos pacientes é assintomática e a malformação é reconhecida quando as características do sopro são detectadas. Ocasionalmente, história de prematuridade, asfixia neonatal ou rubéola materna estão presentes. Pacientes com grande *shunt* podem ter falência do crescimento e durante a infância apresentar dificuldade de se alimentar e/ou infecções respiratórias recorrentes, e desenvolver insuficiência cardíaca.

Ao exame físico, o hipodesenvolvimento está presente em um terço dos pacientes. Eles são acianóticos e todos os pulsos são palpáveis e aumentados, com pressão arterial alargada.

O precórdio é hiperativo, com desvio do *ictus* para a esquerda. Nos condutos típicos, ausculta-se um sopro contínuo em maquinaria, mais bem audível na região infraclavicular esquerda, ocasionalmente sendo máximo no terceiro EIE, traduzindo fluxo turbulento pelo canal. O segundo ruído é desdobrado e com componente pulmonar normal, podendo, às vezes, estar encoberto pelo sopro. Sopros adicionais podem estar presentes devido ao aumento do fluxo pela válvula aórtica (sopro ejetivo) ou pela valva mitral (ruflar diastólico).

Com o aumento progressivo da pressão na artéria pulmonar, o sopro assume características ejetivas, perdendo a usual forma contínua com aumento do componente pulmonar do segundo ruído.

Investigação

Achados eletrocardiográficos

Nos casos com pequeno curto-circuito, o ECG pode ser normal. A sobrecarga volumétrica do ventrículo esquerdo se expressa no ECG por sinais de sobrecarga diastólica, caracterizados por ondas Q profundas e ondas R de grande voltagem nas precordiais esquerdas, e onda P alargada por dilatação auricular esquerda (Fig. III.1.17).

Nos casos com hipertensão pulmonar importante, o ECG mostrará sinais de sobrecarga biventricular ou sobrecarga ventricular direita isolada com desvio do SÂQRS para a direita.

Radiografia de tórax

Pode ser perfeitamente normal nos pacientes com *shunt* pequeno. A cardiomegalia estará presente naqueles com fluxo pulmonar igual ou superior a 2:1 em relação ao sistêmico. Aumento da vasculatura pulmonar é então visto com óbvia protrusão do tronco da artéria

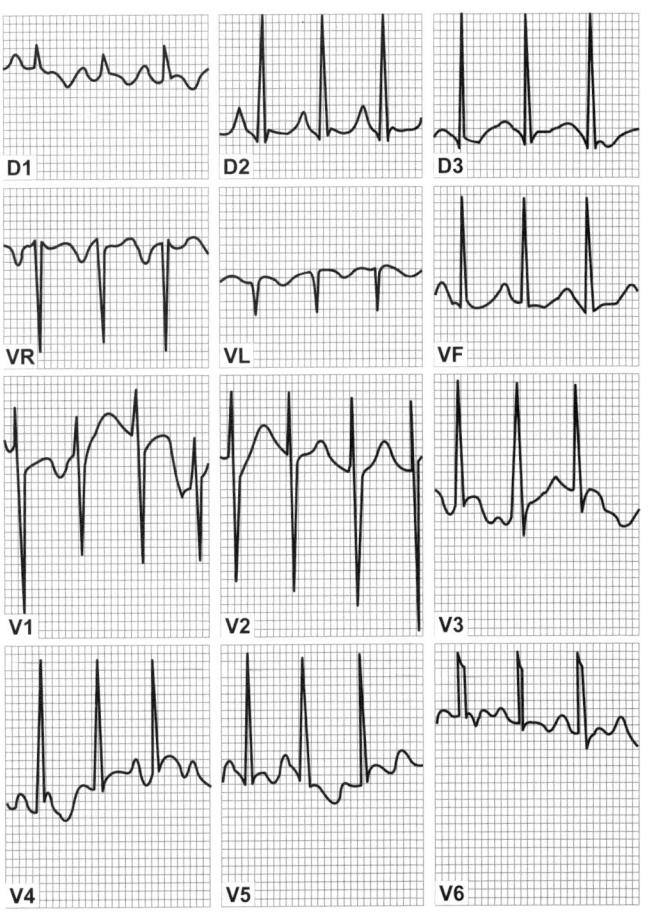

Fig. III.1.17. Traçado eletrocardiográfico de um paciente com PCA, exibindo ritmo sinusal, SÂQRS em torno de +75°, e sobrecarga biventricular com predomínio de VE.

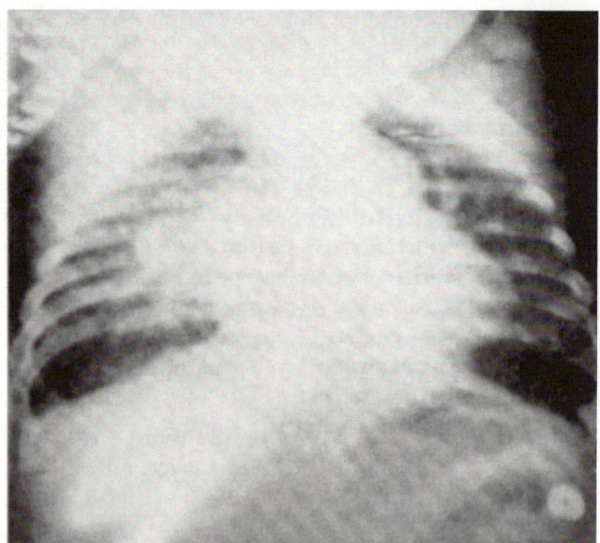

Fig. III.1.18. Telerradiografia em PA de um bebê portador de PCA grande. Notam-se abaulamento do tronco pulmonar e hiperfluxo pulmonar.

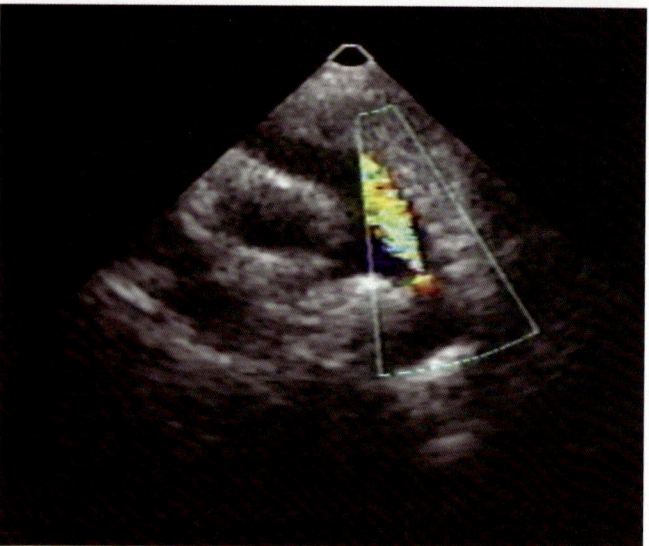

Fig. III.1.19. Corte em eixo curto no segundo e terceiro EIE demonstrando PCA pequeno, com fluxo contínuo da aorta para tronco pulmonar.

pulmonar na borda esquerda média da silhueta cardíaca (Fig. III.1.18). A aorta é também proeminente. Aumento do átrio esquerdo está geralmente presente e reflete o aumento do retorno venoso pulmonar devido ao *shunt* E-D. Estes achados são modificados quando a doença vascular pulmonar se desenvolve.

Ecocardiograma

Trata-se de um procedimento muito útil no apoio ao diagnóstico clínico, tanto o modo M como o bidimensional. No primeiro, o mais importante é a relação das dimensões do átrio esquerdo comparada com a da aorta. Normalmente, esta relação é de 1:1. Em geral, qualquer relação maior de 1,2:1 indica que existe crescimento do átrio esquerdo com o que se infere sobrecarga de volume. Associado a este aumento, existe também sobrecarga do VE.

Ao modo bidimensional, o corte paraesternal em eixo curto no segundo e terceiro EIE (Fig. III.1.19) e o supraesternal são os que mais informações proporcionam, já que é possível visibilizar a continuidade entre a artéria pulmonar e a aorta, medir o diâmetro, determinar a geometria e calcular o gradiente sistólico entre as grandes artérias. À medida que a pressão pulmonar se eleva, desaparecem os sinais de sobrecarga diastólica das cavidades esquerdas, dando lugar ao aparecimento de hipertrofia do ventrículo direito. A presença de refluxo pela valva tricúspide, caso exista, permite o cálculo da pressão pulmonar utilizando-se a equação modificada de Bernoulli: gradiente = $4V_2$, onde V = velocidade em metros/segundos.

Cateterismo cardíaco

Quando o quadro clínico e os dados do exame físico são característicos, e o eletrocardiograma, a radiografia do tórax e o ecocardiograma apoiam o diagnóstico, a correção cirúrgica é realizada sem a necessidade do cateterismo cardíaco. Este fica reservado para os casos com hipertensão pulmonar ou na coexistência de lesões associadas que necessitem de maiores esclarecimentos para o planejamento cirúrgico.

A oximetria mostra salto oximétrico entre o ventrículo direito e a artéria pulmonar significativo: de 8% em uma tomada isolada, ou de 6% e 4%, respectivamente para duas e três tomadas.

A trajetória do cateter é significativa ao passar diretamente da artéria pulmonar para a aorta descendente. A angiografia em projeção lateral esquerda permite determinar com precisão a localização e o calibre do conduto (Fig. III.1.20).

Conduta

Conforme já salientado, o tratamento cirúrgico baseia-se no diagnóstico clínico e na confirmação pelos métodos de investigação não invasivos.

A correção abaixo do primeiro ano de vida fica reservada para os casos complicados por insuficiência cardíaca congestiva de difícil controle, broncopneumonias repetitivas, baixo ganho pondero-estatural e aumento ou desenvolvimento de hipertensão pulmonar. Após o primeiro ano de vida, prevalece o axioma de que canal arterial diagnosticado é igual a canal arterial operado. Os casos com hipertensão arterial pulmonar fixa e cianose são inoperáveis.

Outra alternativa para o tratamento do PCA é ocluí-lo pelo cateterismo terapêutico. Vários dispositivos têm sido empregados, desde a introdução da técnica descrita por Porstman em 1967. Devido à simplicidade do procedimento, ao baixo custo, à boa eficácia e ao baixo índice de complicações, as molas de Gianturco tornaram-se

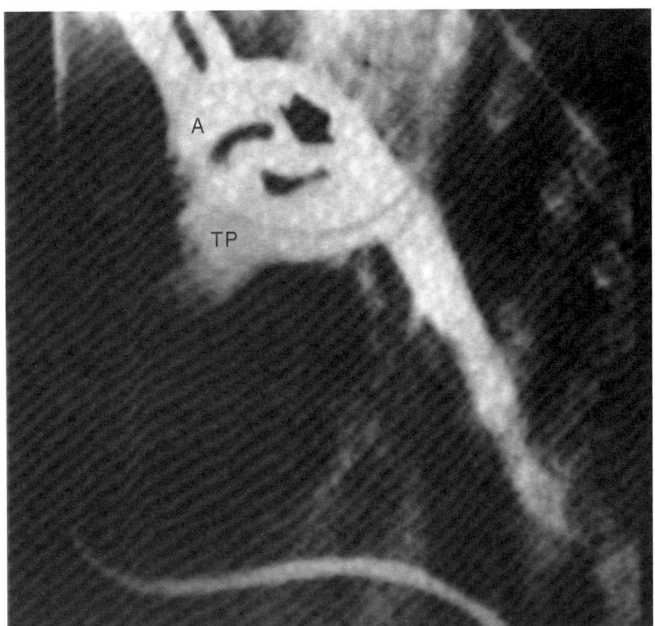

Fig. III.1.20. Imagem angiográfica da aorta em perfil esquerdo, demonstrando a presença de um amplo canal arterial (*seta*). (*Ao* = aorta; *TP* = tronco pulmonar).

os dispositivos mais frequentemente empregados, com aplicação inequívoca em pequenos canais (Fig. III.1.21*A* e *B*). Entretanto, a abordagem de canais maiores que 3 a 3,5 mm com tal método, além de estar associada a maior taxa de embolização, exige adaptações na técnica de implante, múltiplos dispositivos, uso de espirais de liberação controlada ou mais calibrosas. Como alternativa, podem-se utilizar as *umbrellas* de Rashkind. Após a publicação de trabalhos experimentais convincentes, a prótese de Amplatzer para oclusão percutânea do canal arterial foi introduzida para aplicação clínica com resultados animadores. Hoje está disponível para fechamento de canais arteriais de até 14 mm.

A experiência do Instituto Dante Pazzanese de Cardiologia consiste em 318 procedimentos, no período de fevereiro de 1972 a julho de 2002. Destes, em 93 (29,4%) utilizaram-se as *umbrellas* de Rashkind, em 196 (61,6%), as molas de Gianturco, sendo seis com liberação controlada, e em 29 (9,1%), a prótese de Amplatzer.

ESTENOSE PULMONAR

É uma malformação congênita caracterizada por obstáculo à passagem do sangue do ventrículo direito para a artéria pulmonar. A obstrução pode localizar-se no plano valvar, supravalvar (tronco e artérias pulmonares), subvalvar e subinfundibular (Fig. III.1.22). A estenose pulmonar valvar é a mais frequente e comparece com 10% de todas as malformações cardíacas congênitas. A morfologia mais encontrada e a que produz obstrução mais grave é a fusão dos três folhetos em cúpula com uma pequena abertura quase sempre central, porém, algumas vezes excêntrica. Em 20% dos casos, a valva pulmonar

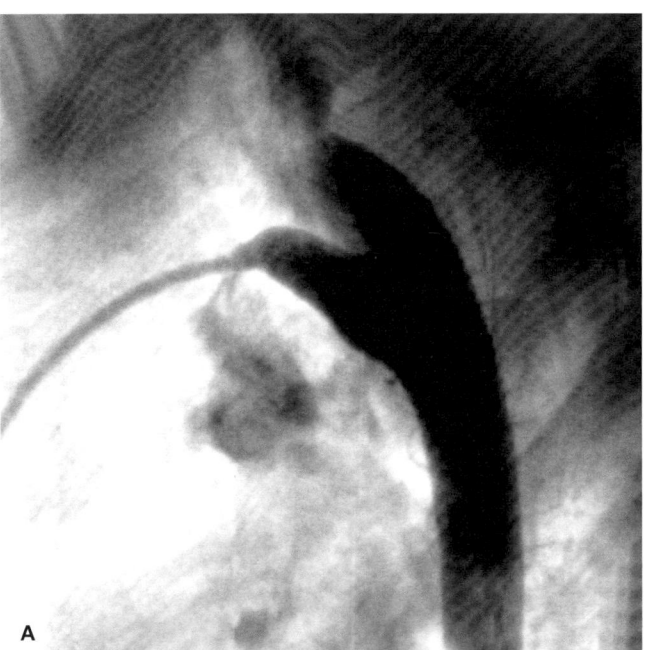

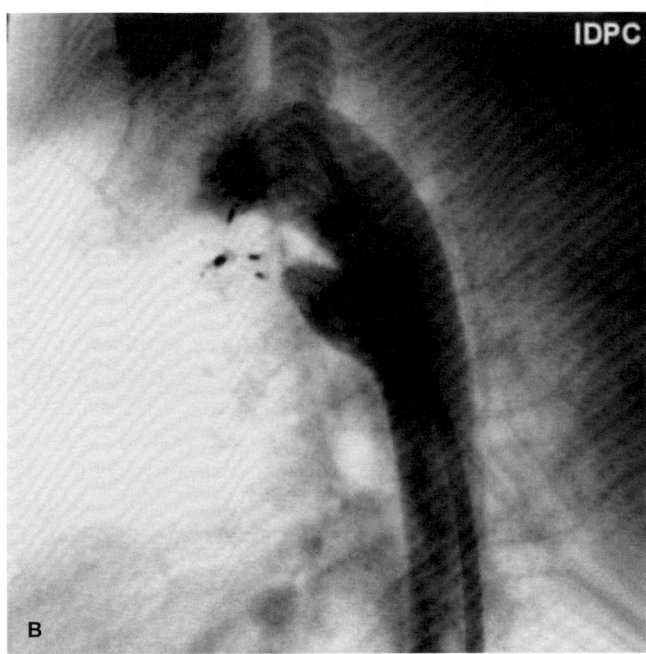

Fig. III.1.21A. Angiografia em aorta demonstrando PCA de forma crônica com maior diâmetro no coto aórtico. **B.** Imagem final do PCA ocluído com molas de Gianturco.

pode ser bicúspide. Outras vezes, as comissuras estão conservadas e a obstrução se deve ao extraordinário engrossamento das valvas. É a chamada estenose pulmonar por valva displásica e a maioria dos pacientes com a síndrome de Noonan tem este tipo de estenose.

Em quase sua totalidade, a estenose pulmonar é de origem congênita e de etiologia desconhecida, embora se tenha sugerido a possibilidade de endocardite fetal como mecanismo de produção, nunca comprovada histopatologicamente. Tem predileção pelo sexo masculino, numa proporção de 2:1 em relação ao feminino.

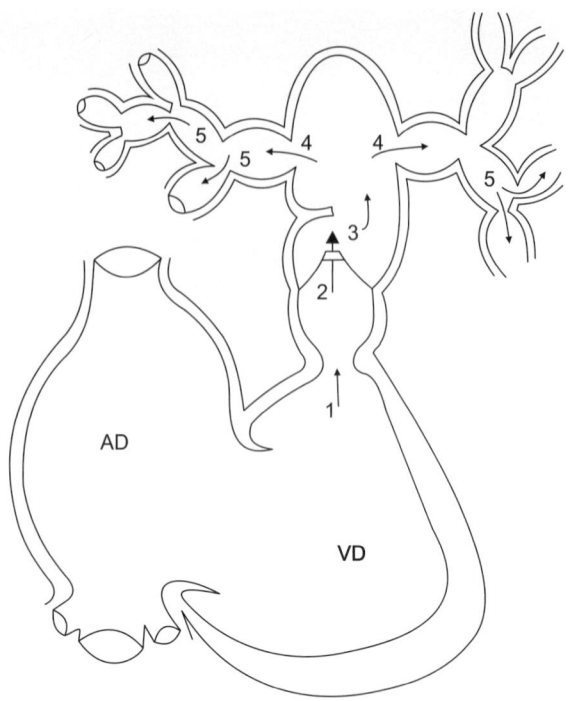

Fig. III.1.22. Desenho ilustrativo demonstrando os tipos de obstrução à ejeção do ventrículo direito. (*1.* Estenose infudibular; *2.* Estenose valvular; *3.* Estenose supravalvular; *4.* Estenose na origem dos ramos pulmonares; *5.* Estenose de ramos pulmonares). (Cortesia do Dr. Hortênsio Medeiros Sobrinho.)

Fisiopatologia

As consequências hemodinâmicas dependem da gravidade da estenose. Quando grave, a pressão sistólica do ventrículo direito pode exceder a do esquerdo e ocorre hipertrofia ventricular direita reativa. Quando esta hipertrofia é importante, associa-se com elevação da pressão diastólica do ventrículo direito. Se o *foramen ovale* está permeável, ou na eventual associação com defeito septal atrial, ocorre *shunt* da direita para a esquerda no plano atrial e, portanto, aparecimento de cianose.

Por meio da hipertrofia, o ventrículo direito consegue manter débito cardíaco adequado durante muito tempo, porém, nos casos graves, pode entrar em falência e dilatar-se. Nos estados iniciais, a insuficiência ventricular manifesta-se somente durante as situações que aumentam o consumo de oxigênio ou na presença de arritmias.

Quadro clínico

Nas formas leves e moderadas, os pacientes são geralmente assintomáticos, e mesmo aqueles com obstruções graves podem ser assintomáticos durante muito tempo. Os lactentes com forma obstrutiva crítica desenvolvem insuficiência cardíaca e cianose necessitando de tratamento precoce.

O crescimento não é afetado por esta patologia, com exceção daqueles portadores de síndrome de Noonam que apresentam retardo do crescimento, fácies típica (triangular, hipertelorismo, ptose palpebral, epicanto, implantação auricular baixa) e retardo mental.

A ausculta cardíaca caracteriza-se por sopro sistólico ejetivo em foco pulmonar, acompanhado de frêmito com diminuição do componente pulmonar do segundo ruído, o qual se encontra retardado pela demora do fechamento da valva pulmonar.

Nas formas discretas e moderadas, o sopro tem sua intensidade máxima na mesossístole, enquanto nas graves, o pico é tardio, ocupa toda a sístole e pode encobrir o componente aórtico do segundo ruído (Fig. III.1.23).

Um clique protossistólico ejetivo é encontrado nas estenoses valvares discretas e moderadas, estando ausente nas graves.

O segundo ruído desdobra-se largo, com duração superior a 0,10 segundo e componente pulmonar retardado e diminuído. Nas formas graves, ausculta-se o segundo ruído único e hipofonético pelo extremo retardo do fechamento da valva pulmonar.

Regurgitação tricúspide pode complicar o quadro clínico nas formas graves, sendo audível sopro holossistólico no terceiro e quarto EIE, que por assemelhar-se ao sopro da comunicação interventricular, pode causar confusão, que deve ser evitada a qualquer custo pelo conhecimento desta possível associação.

Achados eletrocardiográficos

O eletrocardiograma reflete a gravidade da estenose. Ele é anormal na metade das estenoses leves e em quase todos os casos nas formas moderadas e graves.

Salvo raras exceções, o ritmo cardíaco é normal. Há crescimento auricular direito, nos casos com obstruções importantes.

O SÂQRS desvia-se para a direita, particularmente quando a obstrução é significativa, situando-se, nestes casos, em torno de + 150°. Nas derivações precordiais direitas, o padrão é de rs, RSR' ou RS nas formas discretas com SÂQRS normal ou ligeiramente desviado para a direita. Nas formas moderadas de obstruções, o SÂQRS situa-se entre + 110° e + 150° com padrão de RS ou Rs em V_1 e alteração da repolarização que se traduz por ondas T negativas de V_1 a V_3. Nos casos com obstrução grave, o SÂQRS desvia-se além de + 150° com padrão em V_1 de R puro e ondas T negativas de V_1 a V_6 (Fig. III.1.24).

Achados radiológicos

Na estenose pulmonar discreta, o contorno cardíaco pode ser normal. Os achados radiológicos típicos caracterizam-se por um coração de tamanho normal com proeminência do tronco pulmonar e da artéria pulmonar esquerda, traduzindo a dilatação pós-estenótica, achado frequente nesta patologia. Quando ocorre insuficiência tricúspide é comum o encontro de cardiomegalia à custa do átrio e ventrículo direitos. A vasculatura pulmonar é normal nas obstruções leves, porém marcada oligoemia é achado constante nas formas moderada e grave de obstruções (Fig. III.1.25).

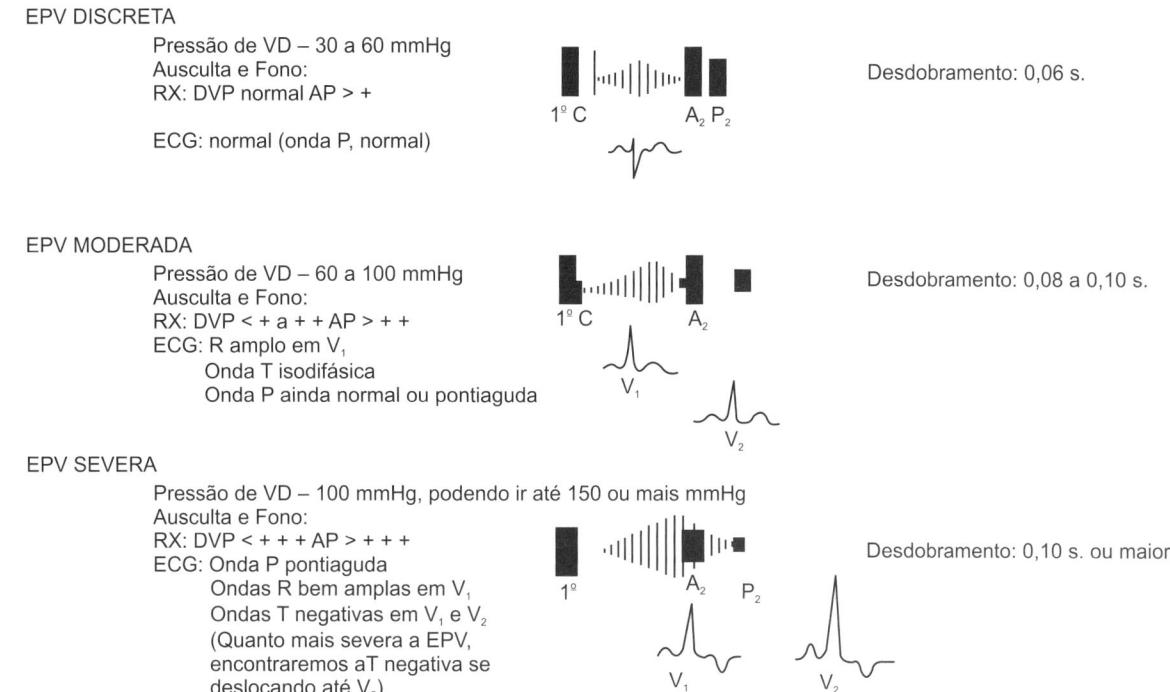

Fig. III.1.23. Diagrama ilustrativo dos diversos graus de gravidade de estenose pulmonar, demonstrando os dados auscultatórios, radiológicos e eletrocardiográficos na EPV discreta, moderada e grave.

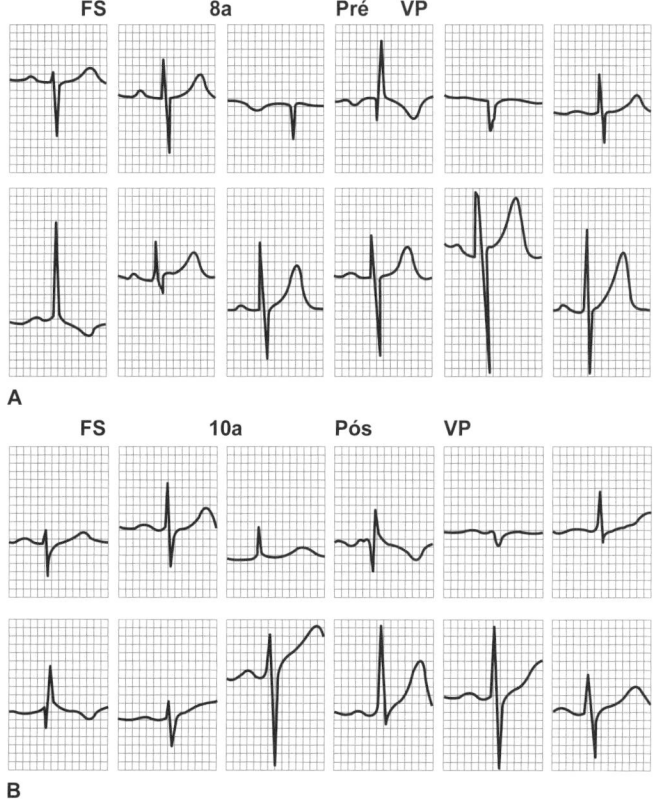

Fig. III.1.24A. Traçado eletrocardiográfico de um caso de EPV, antes da realização da valvuloplastia pulmonar com cateter-balão, exibindo grande hipertrofia ventricular direita. **B.** Após 2 anos de valvuloplastia, regressão da HVD para distúrbio de condução pelo ramo direito.

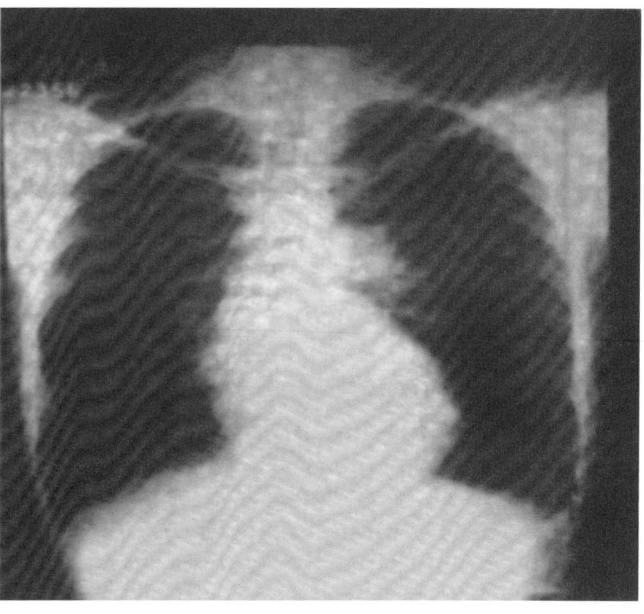

Fig. III.1.25. Aspecto radiológico típico de um paciente portador de estenose pulmonar valvular. O coração é de tamanho normal. Observam-se dilatação pós-estenótica do tronco e ramo esquerdo da artéria pulmonar, com oligoemia pulmonar.

Achados ecocardiográficos

Ao modo bidimensional, as valvas aparecem engrossadas e com movimento de abertura, alterado, movendo-se em bloco, descrevendo uma cúpula com orifício central que pode ser vista no eixo paraesternal curto (Fig. III.1.26). As cúspides são espessadas e densamente

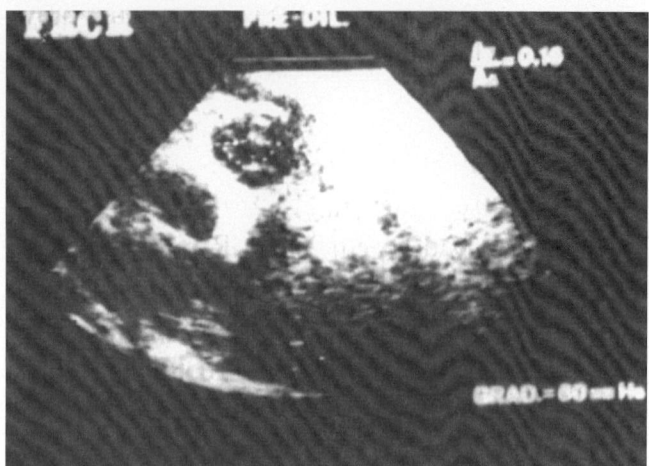

Fig. III.1.26. Aspecto ecocardiográfico de uma menina de 6 anos portadora de estenose pulmonar valvular. Em pontilhado, a área da abertura valvular.

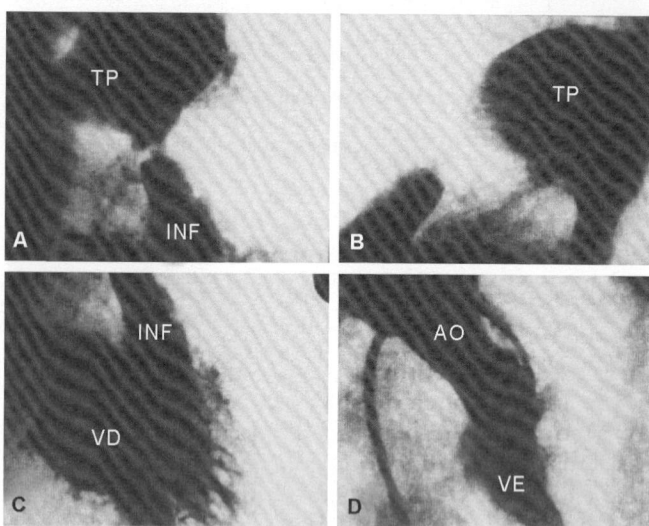

Fig. III.1.27. Angiografia de um rapaz de 21 anos, portador de EPV. Em **A**, demonstrando a válvula estenótica com anel hipoplásico e extrema dilatação do TP, também documentado em **B**. **C**. Injeção em VD em PA, com infundíbulo normal. **D**. VE e aorta normais.

ecorrefletoras. Em neonatos e lactentes, a posição subcostal também se presta para esta avaliação. O estudo com Doppler permite a estimativa precisa do gradiente sistólico máximo pela valva estenótica. A hipertrofia ventricular direita é detectada, quando presente, tanto pelo modo M como pelo bidimensional. O mapeamento de fluxo em cores detecta fluxo turbulento no tronco pulmonar, permite o reconhecimento de insuficiência pulmonar quando presente e de *shunt* no plano atrial, o qual frequentemente ocorre da direita para esquerda nas formas críticas.

Achados hemodinâmicos

A pressão normal do ventrículo direito varia de 20 a 35 mmHg. Na presença de obstrução à ejeção do ventrículo direito, ocorrem elevação da pressão do ventrículo direito e queda da pressão em território pulmonar. Esta diferença de pressão chama-se gradiente. Nas formas leves, o gradiente sistólico é inferior a 50 mmHg. Entre 50 e 70 mmHg a obstrução é moderada, sendo grave nos casos com gradiente sistólico superior a 70 mmHg.

Estabelecidas as pressões no ventrículo direito e na artéria pulmonar e, portanto, o gradiente sistólico, procede-se à injeção de contraste no ventrículo direito em posição PA com o paciente semissentado. Essa técnica permite a visibilização do trato de saída do ventrículo direito, tronco e artérias pulmonares, a qual pode ser complementada pela injeção de contraste, com o paciente colocado em perfil esquerdo (Fig. III.1.27).

A ventriculografia esquerda permite descartar anomalias associadas (comunicação interventricular, obstruções na via de saída do ventrículo esquerdo) e, nos casos com grande hipertrofia do ventrículo direito, mostra proeminência do septo para a via de saída do ventrículo esquerdo.

Conduta

O tratamento clínico comporta os cuidados pediátricos inerentes à idade, como alimentação adequada, observância dos níveis de hematócrito e hemoglobina, tratamento de intercorrências como infecções, desidratação e anemia. Quando a estenose pulmonar é discreta, situando-se o gradiente sistólico TP-VD em até 50 mmHg, não é preconizado nenhum tipo de tratamento intervencionista, sendo a conduta conservadora. Nos casos com obstrução moderada ou grave, a opção é o tratamento pela valvoplastia pulmonar por cateter-balão ou, nos casos que não se prestam a este tipo de intervenção, o tratamento cirúrgico conservador, pela valvotomia cirúrgica.

Desde a introdução da valvoplastia pulmonar por cateter-balão por J. Kan, de Baltimore, em 1982, este passou a ser o método de escolha para o tratamento da obstrução valvar pulmonar, desde que os casos sejam convenientemente selecionados. Desta forma, a valvoplastia pulmonar por cateter-balão seria indicada naqueles casos com gradientes sistólicos TP-VD superiores a 50 mmHg, anel pulmonar normodesenvolvido e ausência de estenose infundibular fixa ou displasia valvar (Fig. III.1.28). A introdução deste método no Brasil foi feita pelo Instituto Dante Pazzanese de Cardiologia em 1983, e desde então a nossa opção tem sido pelo tratamento da estenose pulmonar com cateter-balão, sempre que preenchidos os critérios de indicação. Após 19 anos de experiência, em nossa casuística consta 569 procedimentos em 553 pacientes, com idade variando entre 3 dias a 61anos (média de 8,4 anos), com excelentes resultados a curto e longo prazo (Fig. III.1.29). O peso variou de 2,8 a 60 kg (m = 20,7 ± 17,7 kg). O gradiente sistólico pré-procedimento variou de 86,8 ± 35,2 mmHg e no seguimento tardio foi de 11,1 ± 10,8 mmHg.

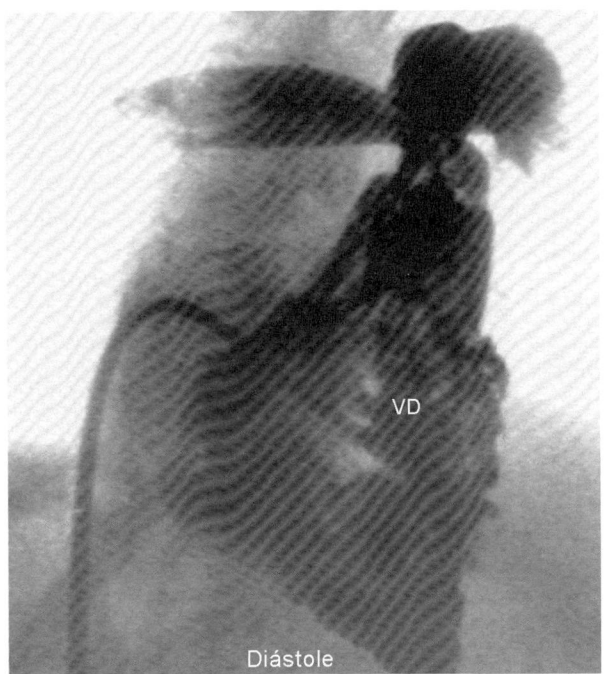
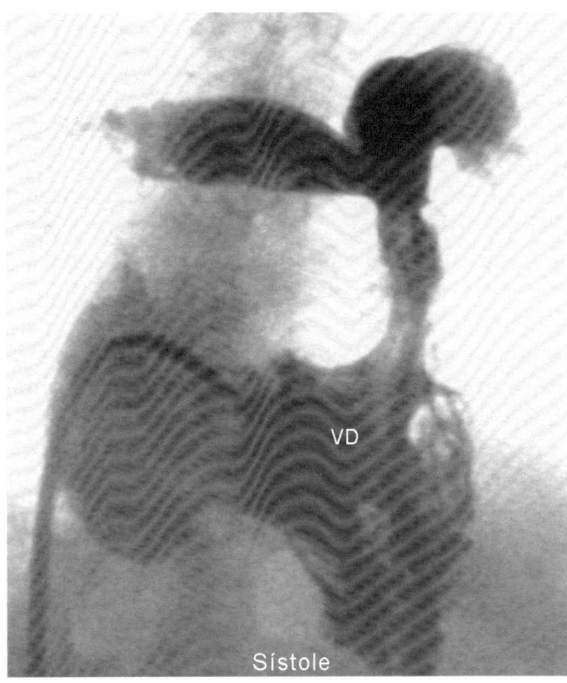

Fig. III.1.28. Angiografia em PA semissentada de paciente com síndrome de Noonan e valva pulmonar displásica.

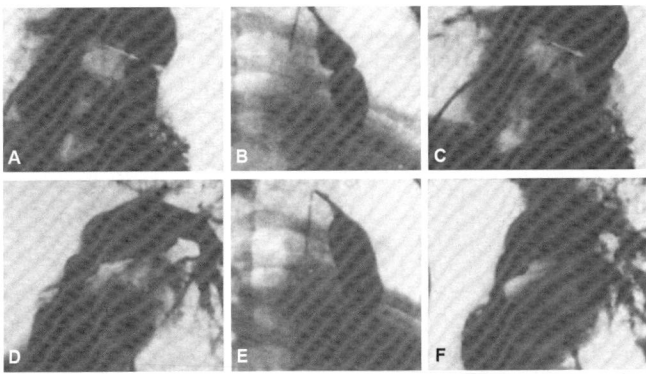

Fig. III.1.29. Imagem angiográfica de um caso de estenose valvular pulmonar. **A.** Visibilização do grau de estenose limitada pelas setas. **B.** Cateter posicionado na área estreitada, formando uma ampulheta. **C.** Abertura da válvula após a valvuloplastia com cateter-balão, demonstrando em **E** o aspecto cilíndrico do cateter. **D** e **F.** Imagens em perfil esquerdo pré- e pós-dilatação, respectivamente.

A valvulotomia cirúrgica tem sido reservada para os casos que não se prestam à dilatação pelo cateter-balão ou em recém-nascidos com obstrução crítica, insuficiência tricúspide e hipoxia.

COARCTAÇÃO DA AORTA

A coarctação da aorta (CoAo) é uma anomalia congênita que se caracteriza pela presença de estreitamento que afeta o arco aórtico na junção com o *ductus arteriosus*, imediatamente abaixo da origem da artéria subclávia esquerda. Na verdade, compreende um espectro de lesões, que variam desde um discreto estreitamento até a hipoplasia e atresia com completa interrupção do arco aórtico.

A incidência da coarctação de aorta ocorre em torno de 1 para cada 12.000 nascidos vivos e é a sexta mais frequente de todas as cardiopatias congênitas. Tem sido sugerida a ocorrência de incidência sazonal nesta anomalia. Isto foi originalmente observado por Campbell e Polani em 1961 e por Miettinen et al. em 1970, que encontraram maior incidência nos bebês nascidos entre abril e agosto, sugerindo a existência de fatores exógenos na etiologia desta malformação. Tem predileção pelo sexo masculino, na proporção de 2:1, e está particularmente associada à síndrome de Turner (XO), na proporção de 2%, enquanto 15% das pacientes com síndrome de Turner tem coarctação.

Achados anatômicos

A coarctação da aorta foi classificada por Bonnet, em 1903, em dois tipos: infantil e adulto. O primeiro era proximal à junção aortoductal e ocorria com a persistência do canal arterial. O tipo adulto era distal à origem do canal arterial, estando este ocluído, e coexista com extensa circulação colateral, sendo compatível com uma sobrevida maior. Atualmente reconhecem-se três tipos de coarctação: a pré-ductal, a justaductal ou paraductal, e a pós-ductal.

Coarctação pré-ductal

Este tipo de coarctação é raro e associa-se mais frequentemente à atresia aórtica e à hipoplasia do ventrículo esquerdo.

Coartação justaductal

Também infrequente, a maioria acompanha-se de canal arterial ocluído.

Outro aspecto importante da coarctação da aorta são as anomalias de curso das artérias subclávias. A mais comum é o curso retroesofágico da artéria subclávia direita, a qual pode se originar proximal ou distal (mais frequente) à coarctação. Quando tem origem distal à coarctação, a pressão arterial é diferente nos dois braços, sendo mais elevada no braço esquerdo.

É frequente que exista ligeira dilatação pós-estenótica na face anterior da aorta e se encontre também uma área pequena com endotélio rugoso causado pelo jorro de sangue em alta velocidade após a obstrução, constituindo uma região adequada onde se assenta, ocasionalmente, endarterites e aneurismas dissecantes.

As artérias colaterais que permitem a passagem do sangue pela área da coarctação se encontram anormalmente dilatadas. Os grupos arteriais mais desenvolvidos são os ramos da artéria subclávia, principalmente as artérias mamárias internas e as artérias intercostais. Outras artérias envolvidas são a vertebral anterior, a epigástrica superior, a escapular, a torácica lateral etc. A dilatação das artérias intercostais produz nas crianças mais velhas a corrosão dos arcos costais, que é o sinal radiológico conhecido como sinal de Röesler. Embora a localização habitual de coarctação da aorta seja na região do istmo aórtico, pode-se encontrar coarctação em outros níveis, como na aorta torácica ou abdominal.

Quanto às anomalias associadas à coarctação, destacam-se a valva aórtica bicúspide em cerca de 50% dos casos, a persistência do canal arterial e a comunicação interventricular.

Coarctação pós-ductal

É o tipo mais comum e pode ser encontrado com canal arterial permeável ou ocluído. Quando o canal arterial ou *ductus arteriosus* encontra-se aberto, há quase sempre hipoplasia do istmo da aorta e associa-se com lesões intracardíacas, como comunicação interventricular, coração univentricular e conexão ventriculoarterial discordante.

Fisiopatologia

A coarctação produz um obstáculo à circulação do sangue na aorta, originando hipertensão na parte superior do corpo e hipotensão na parte inferior. Em consequência, a circulação para esta parte do corpo se efetua pelas artérias colaterais, o que ocasiona pulsos diminuídos ou ausentes nos membros inferiores.

A explicação mais simples para a hipertensão arterial presente nas crianças com coarctação de aorta é a de caráter hemodinâmico por aumento da resistência consequente à obstrução. Há, contudo, a existência de outros mecanismos fundamentalmente de caráter neuro-hormonal que implicam os rins e os barorreceptores. Assim, os rins se encontram em situação análoga ao "rim de Goldbalt", com alterações da função do aparelho justaglomerular e do sistema renina-angiotensina, originando excesso de renina, o que resultaria em vasoconstrição arteriolar na metade superior do corpo. A ação nos barorreceptores se manifesta por alteração da atividade simpática e da produção de catecolamina, ocasionando hipertensão arterial.

Na presença de anomalias associadas como a CIV e o PCA, a coarctação tende a agravar o circuito da esquerda para a direita. Se estas comunicações são amplas, igualam-se as pressões entre os dois circuitos e a magnitude das trocas sanguíneas será determinada pela relação entre a resistência pulmonar e a sistêmica.

Quando as comunicações são pequenas, o curto-circuito depende das dimensões dos defeitos e dos gradientes de pressões entre eles. Em ambas as circunstâncias, a presença de coarctação da aorta contribui para agravar o curto circuito da E-D.

Quando a coarctação é pré-ductal e associa-se com *ductus arteriosus* patente, pode existir *shunt* D-E pelo *ductus* para a porção inferior do corpo, o qual recebe sangue insaturado da artéria pulmonar com o consequente aparecimento de cianose nos membros inferiores.

O esforço imposto ao miocárdio por estas alterações hemodinâmicas tende a precipitar ou agravar quadros de insuficiência cardíaca que se manifestam geralmente em recém-nascidos e crianças pequenas.

Quadro clínico

As manifestações clínicas da coarctação da aorta diferem segundo a época de aparecimento, sendo mais graves aquelas que ocorrem no primeiro ano de vida. Neste período, o quadro clínico é de insuficiência cardíaca, manifestando-se por dificuldade de alimentação, falência do crescimento, sudorese excessiva e dispneia com infecções respiratórias repetitivas. O início do quadro de insuficiência cardíaca se dá em geral nos primeiros 3 meses de vida, embora alguns bebês possam desenvolvê-lo na primeira semana de vida.

Ao exame físico, os pacientes apresentam-se taquipneicos, com tiragem intercostal e coloração acinzentada. Em alguns casos pode-se notar cianose nos membros inferiores, quando a coarctação é pré-ductal cursando com canal arterial patente. A palpação dos pulsos femoral, tibial posterior e pedioso revela diminuição ou ausência deles. É conveniente efetuar a palpação dos pulsos em ambos os membros superiores, não só para compará-los com os dos membros inferiores, como também para detectar possíveis anomalias de origem das artérias subclávias.

O exame do abdome mostra a presença de hepatomegalia. A aferição da pressão arterial nos membros superiores e inferiores é particularmente importante e revela, como regra, hipertensão nos membros superiores e hipotensão ou mesmo ausência de pressão nos inferiores. Um clique de ejeção é frequentemente audível em área aórtica mesmo no período neonatal, presumivelmente devido à associação com valva aórtica bicúspide. A associação com CIV e/ou PCA é reconhecida pela presença de soprologia que acompanha essas patologias, referidas anteriormente.

Quando a coarctação é diagnosticada após o primeiro ano de vida, a suspeição se deve à detecção de hipertensão arterial e/ou à diminuição dos pulsos em membros inferiores, sendo rara a presença de sintomas, que podem limitar-se a cefaleia e fatigabilidade fácil, sangramento nasal, membros inferiores frios e dor nas panturrilhas ao exercitar-se.

Achados eletrocardiográficos

No recém-nascido com coarctação de aorta, o ECG revela hipertrofia ventricular direita. Caso mostre sobrecarga biventricular, é possível a associação com comunicações intercavitárias e com a persistência do canal arterial. Observando-se alterações de repolarização ventricular, a fibroelastose endocárdica não deve ser esquecida.

As crianças mais velhas, particularmente aquelas após o primeiro ano de vida, mostram padrões de sobrecarga ventricular esquerda.

Achados radiológicos

No recém-nascido, existe cardiomegalia praticamente em todos os casos, principalmente quando se acompanham de curto-circuitos da esquerda para a direita, evidenciando também hiperfluxo pulmonar (Fig. III.1.30).

Nas crianças maiores, especialmente após o quinto ano de vida, observam-se irregularidades nas bordas inferiores dos arcos costais, mais evidentes nos arcos posteriores da II até a VI costela. Estas corrosões são produzidas pelas dilatações das artérias intercostais, constituindo o sinal de Röesler. Nesta faixa etária, a cardiomegalia é pouco acentuada.

Achados ecocardiográficos

A coarctação da aorta é mais bem visibilizada utilizando-se os cortes supraesternal e paraesternal alto, e em neonatos, a posição subcostal também pode contribuir para seu estudo. O achado de algumas anormalidades intracardíacas pode sugerir a presença da coarctação antes que o arco aórtico seja estudado. Obstruções da via de saída do VE, hipertrofias significativas dos ventrículos direito e esquerdo e ausência de pulsação da aorta abdominal sugerem a presença de coarctação. O exame do arco aórtico pelo corte supraesternal permite visualização de todo o arco aórtico, particularmente no neonato, demonstrando o estreitamento aórtico próximo à origem da artéria subclávia esquerda (Fig. III.1.31).

A coarctação pode ter um longo segmento coarctado ou, mais comumente, um pequeno segmento obstruído, causado por projeção de tecido endotelial dentro da aorta formando uma prateleira posterior. Pode estar acompanhada de hipoplasia do arco aórtico proximal, assim como de estenose adicional na região transversa da aorta e porção descendente transversal. É comum a persistência do canal arterial.

A magnitude da lesão pode ser avaliada pelo estudo com Doppler contínuo, que mostra jato anterógrado de alta velocidade que pode se estender para a fase diastólica do ciclo cardíaco (Fig. III.1.32). Este achado denota a

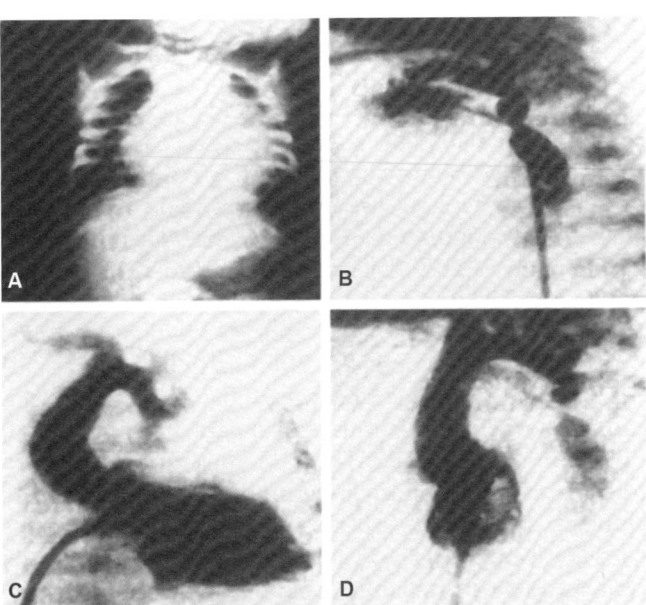

Fig. III.1.30. Criança de 2 meses portadora de coarctação da aorta, pequeno canal arterial e fibroelastose de ventrículo esquerdo. **A.** Cardiomegalia demonstrada em radiografia de tórax em PA. **B.** Injeção de contraste em aorta demonstrando a área coarctada e um pequeno canal arterial. **C** e **D.** Ventriculografia esquerda demonstrando as falhas de enchimento, caracterizando a presença de fibroelastose.

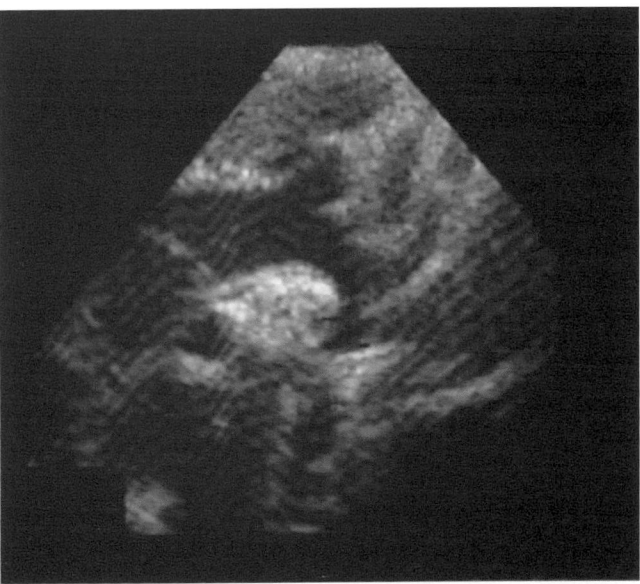

Fig. III.1.31. Imagem ecocardiográfica em corte supraesternal com demonstração da coarctação da aorta (CoAo) após a emergência da artéria subclávia esquerda.

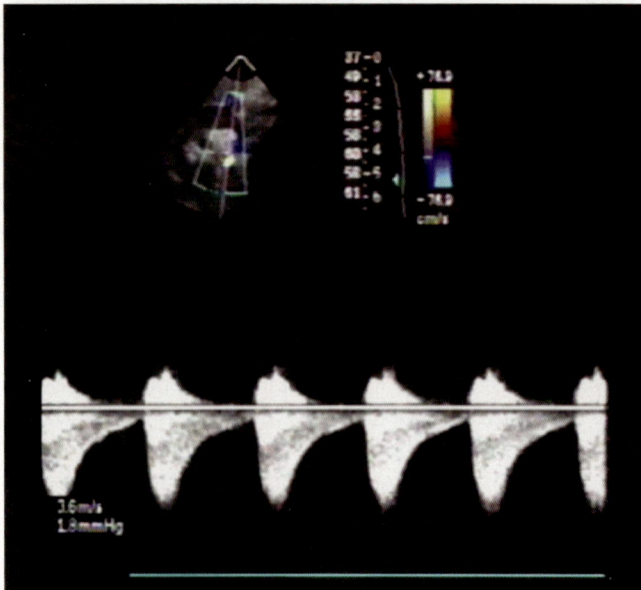

Fig. III.1.32. Estudo com Doppler contínuo e traçado típico de CoAo grave, com extensão da curva para a fase diastólica do ciclo cardíaco.

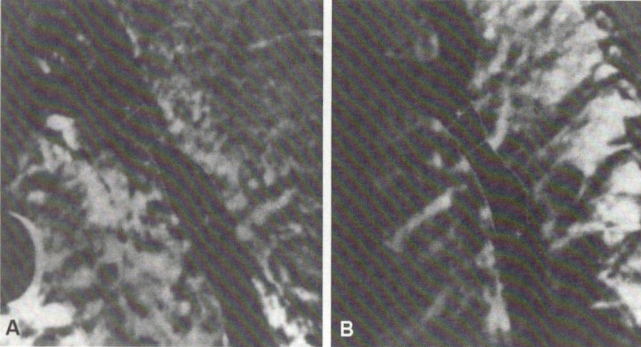

Fig. III.1.33. Aortografia através da angiografia por subtração digital, mostrando: **A.** Coarctação cinturada; **B.** Imagem após a dilatação com cateter-balão.

gravidade da lesão. Calcula-se o gradiente sistólico máximo pela equação de Bernoulli.

Cateterismo cardíaco

A combinação de exame clínico cuidadoso, medida da pressão arterial, análise do ECG e da radiografia de tórax e dos dados fornecidos pelo ecocardiograma permite o diagnóstico de coarctação de aorta sem a necessidade de procedimento invasivo. Caso haja dúvida quanto ao diagnóstico, recomenda-se a realização de ressonância magnética (RM). O cateterismo está justificado se ainda persistem dúvidas quanto à anatomia da região coarctada, à distribuição da circulação colateral e na presença de lesões associadas, ou quando a alternativa é o tratamento intervencionista pelo cateter-balão. A demonstração hemodinâmica da coarctação baseia-se na constatação de gradiente pressórico, pela área coarctada, o qual pode estar mascarado na presença de extensas colaterais. Coarctação isolada pode ser bem demonstrada com ventriculografia esquerda seletiva em projeção oblíqua anterior esquerda, passando-se o cateter pelo *foramen ovale*. Melhor visibilização da coarctação é obtida injetando-se o contraste na aorta ascendente ou ao nível da artéria subclávia esquerda pela cateterização anterógrada da aorta, via ventrículo esquerdo por acesso venoso (Fig. III.1.33). Se o cateter não passa anterogradamente, utiliza-se a cateterização arterial retrógrada pela artéria axilar.

Tratamento

No recém-nascido com coarctação da aorta e insuficiência cardíaca, o tratamento médico visa o controle da falência cardíaca pelo uso de digital, diuréticos e vasodilatadores. Todo esforço deve ser empregado no sentido de evitar qualquer intervenção antes do terceiro mês de vida, frente aos altos índices de recoarctação, seja pelo tratamento cirúrgico convencional ou pela aortoplastia com cateter-balão. A falência do tratamento invasivo nesta faixa etária se deve à presença de tecido embriológico ductal na área coarctada, cuja proliferação resulta em recoarctação. Somente a presença de situações como insuficiência cardíaca refratária ao arsenal médico disponível, cifras elevadas de pressão arterial e associação com fibroelastose endocárdica justifica a abordagem invasiva da coarctação no primeiro ano de vida e particularmente nos primeiros 3 meses de vida.

Os melhores resultados com o manuseio invasivo destas crianças são obtidos entre o primeiro e o quinto ano de vida, não só com respeito aos índices de recoarctação como também no que tange à normalização da pressão arterial.

No nosso Serviço, temos optado pela aortoplastia com cateter-balão pelo cateterismo cardíaco em todos os casos que obedecem aos critérios de seleção, a saber: idade superior a 3 meses, aspecto cinturado da coarctação e ausência de longo segmento hipoplásico. De outubro de 1986 a julho de 2002, a casuística consta de 222 procedimentos em 208 pacientes com idade variando de 27 dias a 52 anos, com média de 6,1 anos. O gradiente sistólico pré-aortoplastia foi de 41,2 ± 19,1 mmHg, caindo para 7,5 ± 7,9 mmHg. Antes da dilatação, o diâmetro da coarctação era de 5,82 mm ampliando-se para 10,9 mm após o procedimento (Fig. III.1.34). Para pacientes com anatomia desfavorável e peso superior a 40 kg, outra opção é a colocação de *stent*. Esta foi realizada em 22 pacientes com idades entre 11 e 51 anos, sendo 19 portadores de coarctação da aorta nativa, e em três após tratamento cirúrgico, por apresentarem recidiva da obstrução 3 anos após a operação. O gradiente sistólico pré-procedimento variou de 47 ± 20,7 mmHg e após o implante do *stent* foi para 2,8 ± 2,4 mmHg.

O tratamento cirúrgico fica reservado para os casos que não se prestam ao emprego da aortoplastia com cateter-balão ou à colocação de *stent*.

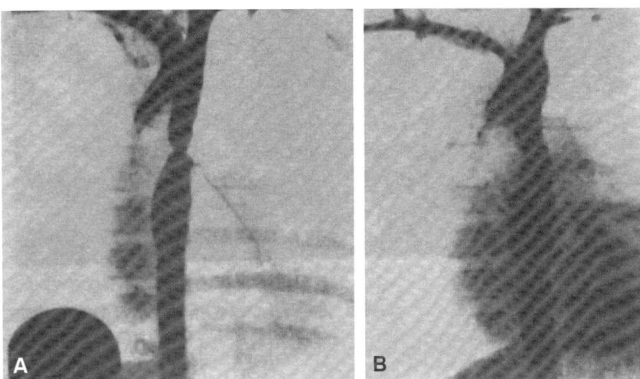

Fig. III.1.34. Aortografia em projeção PA demonstrando, em **A**, a área coarctada e, em **B**, o aspecto final após a aortoplastia com cateter-balão.

ESTENOSE AÓRTICA

A obstrução ao esvaziamento da cavidade ventricular pode processar-se no local da valva aórtica, na região subvalvar ou supravalvar (Fig. III.1.35). Cada uma dessas obstruções tem características anatômicas bem definidas, produzindo sobrecarga sistólica do ventrículo esquerdo, aumento do consumo de oxigênio e, em determinadas circunstâncias, falência ventricular esquerda. Compreendem cerca de 5% das malformações cardíacas congênitas. A estenose valvar aórtica é a mais frequente, responsável por 75% das obstruções, seguida pela estenose subaórtica fixa (23%). Em apenas 1% a 2% a estenose é supravalvar.

Achados anatômicos

A valva aórtica normal é composta de três folhetos ou cúspides. Na obstrução valvar, as cúspides podem estar fundidas de forma cêntrica ou excêntrica. Mais frequentemente a valva é bicúspide ou tem a aparência de bicúspide, devido à presença de uma comissura central rudimentar. Ocasionalmente, a valva é unicúspide com orifício central ou excêntrico.

O tipo mais comum de estenose subaórtica é a chamada fixa, devido à presença de um anel completo ou uma meia-lua de tecido fibroelástico, 0,5 a 1 cm abaixo da valva aórtica. Geralmente é excêntrico, aderente às cúspides aórticas e ao folheto anterior da valva mitral, inserindo-se também no endocárdio espessado do septo interventricular.

Na estenose supravalvar aórtica, o estreitamento situa-se acima do plano valvar e da origem das artérias coronárias, as quais estão geralmente dilatadas e com paredes espessadas. São descritos vários tipos, como a obstrução em ampulheta, o estreitamento tubular difuso e a obstrução em membrana.

Fisiopatologia

O ventrículo esquerdo aumenta a pressão sistólica de acordo com a gravidade da obstrução. A hipertrofia secundária resulta em menor distensibilidade, com o re-

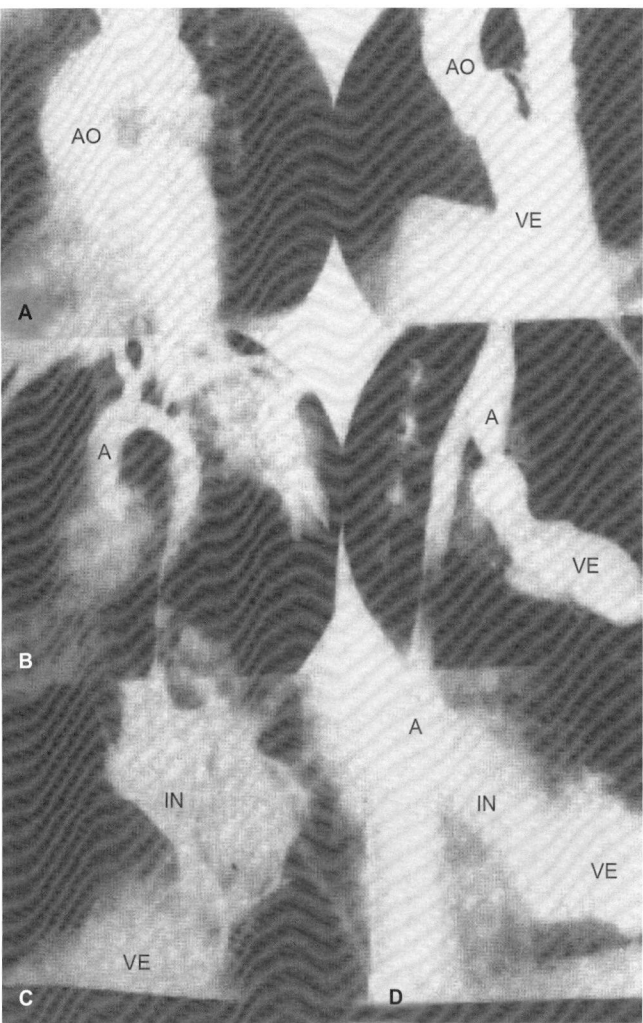

Fig. III.1.35. Demonstração angiográfica dos tipos de estenose aórtica. **A.** Valvular. **B.** Supravalvular. **C.** Hipertrofia septal assimétrica. **D.** Estenose subaórtica fixa.

sultante aumento da pressão final diastólica, interferindo no enchimento ventricular. Em consequência, ocorre aumento de pressão no átrio esquerdo, produzindo a protrusão do septo interatrial para a direita, e a válvula do *foramen ovale* torna-se incompetente, permitindo algum curto-circuito da esquerda para a direita.

Simultaneamente, ocorre aumento da pressão venocapilar pulmonar e, em alguns casos, podem desenvolver-se quadros de edema agudo de pulmão. Esta evolução encontrada nas estenoses aórticas críticas pode aparecer nos primeiros dias ou nas primeiras semanas de vida.

Quando a estenose aórtica é moderada, a lesão é bem tolerada e não se observam sintomas durante a infância.

A estenose aórtica discreta é produzida geralmente por valva aórtica bicúspide, e a evolução para estenose mais grave ocorre na idade adulta e se deve à fibrose ou à calcificação valvar que aparece entre a 3ª e a 5ª década da vida.

Na fisiopatologia e na história natural desta cardiopatia, consideram-se três grupos bem diferentes. A estenose é considerada leve quando o gradiente sistólico entre o ventrículo esquerdo e a aorta é inferior a 50 mmHg, moderada quando o gradiente se situa entre 50 e 70 mmHg e grave naqueles casos em que o gradiente sistólico é superior a 70 mmHg.

Quadro clínico

A estenose crítica do recém-nascido se manifesta por quadro de insuficiência cardíaca progressiva de rápida evolução, palidez e hipotensão. A criança é irritada e dispneica, apresenta retração subcostal e evolui para insuficiência cardíaca refratária e óbito.

Se a estenose não é crítica, as manifestações clínicas são mais tardias, geralmente na adolescência ou na idade adulta. A dispneia é pouco frequente, a não ser nas obstruções graves. O paciente apresenta tonturas quando o ventrículo esquerdo se mostra incapaz de manter débito cardíaco adequado, principalmente frente ao esforço físico. Algumas vezes ocorrem síncopes, que são prenúncios de morte súbita.

A angina do peito é outro sintoma que traduz a gravidade da estenose aórtica e se deve à insuficiência coronária relativa, produzida pelo ventrículo hipertrofiado que tem maior demanda de oxigênio, a qual está limitada pelo débito coronário insuficiente. Ocorre principalmente em adultos, mas pode ser observada, também, em crianças. A morte súbita nesta cardiopatia é estimada em torno de 15% e é explicada pela ocorrência de arritmias ventriculares.

A endocardite infecciosa é uma complicação grave que aparece com a evolução da valvopatia, principalmente na estenose aórtica por valva bicúspide.

Ao exame físico, o desenvolvimento somático e mental é normal na maioria das crianças. Chama atenção um grupo de crianças portadoras de estenose supravalvar aórtica acompanhada da síndrome de Williams-Beuren, caracterizada por retardo mental e a peculiar fácies de duende. São crianças ternas que se emocionam com facilidade e bruscamente se tornam agressivas. A voz é de timbre metálico. A estenose aórtica, qualquer que seja a sua localização, caracteriza-se, quando grave, pela presença de pulsos arteriais globalmente diminuídos. Na ausculta do precórdio, a presença de clique protossistólico indica que a obstrução é valvar, sendo raramente encontrado na estenose subvalvar e ausente na estenose supravalvar aórtica. O clique é produzido por uma abertura brusca do aparelho valvar e sua presença traduz boa mobilidade da valva. Não é observado nas estenoses aórticas calcificadas ou muito graves.

Na estenose aórtica valvar, o sopro sistólico ejetivo tem sua intensidade máxima no terceiro e no quarto EIE irradiando-se para o segundo EID, fúrcula e vasos do pescoço. Quanto mais grave é a estenose, mais tardio será o pico do sopro, encobrindo às vezes o segundo ruído, o qual pode exibir, nesses casos, desdobramento paradoxal.

Na estenose subvalvar fixa, o sopro sistólico é mais bem audível no mesocárdio com irradiação para fúrcula e carótida direita, raramente precedido por clique protossistólico. Na maior parte dos casos existe sopro diastólico suave na região paraesternal esquerda, por fibrose do aparelho valvar aórtico, secundário ao jorro de sangue que se choca contra as sigmoides aórticas.

Na estenose supravalvar, o sopro é intenso na área aórtica e carótida direita e o segundo ruído aórtico apresenta-se aumentado pelo regime de hipertensão arterial a que estão submetidas as sigmoides aórticas.

Achados eletrocardiográficos

O ritmo é sinusal sem alterações da condução. As variações da onda P são pouco significativas e os casos com importante sobrecarga ventricular esquerda podem mostrar hipertrofia atrial esquerda, caracterizada por ondas P bimodais em D_2 e isodifásicas em V_1. O SÂQRS é em geral conservado, desviando-se para a esquerda nos casos com longa evolução sem tratamento, ou naqueles com grave hipertrofia, existindo alterações da repolarização ventricular.

Nas formas leve e moderada de obstrução, o ECG pode ser normal e há mesmo formas graves sem alterações eletrocardiográficas. Portanto, o ECG não serve como guia de gravidade da estenose. Isto ocorre pelas características anatômicas do VE, embriologicamente uma câmara de pressão, presente no ECG das crianças, quando recebe volume.

Nos casos que evoluem sem alívio da estenose, o ventrículo esquerdo hipertrofiado termina por imprimir suas características no padrão eletrocardiográfico. A hipertrofia ventricular esquerda se manifesta por ondas R altas em derivações D_3, aVF, V_5 e V_6 e ondas S profundas em V_1 e V_2. Nas formas graves, acompanha-se de alterações da repolarização ventricular, as quais se refletem por retificação do segmento ST e ondas T apiculadas que terminam por tornar-se negativas com a progressão da lesão.

Aspectos radiológicos

O estudo radiológico da estenose aórtica é inespecífico. A área cardíaca em geral é de tamanho normal mesmo nas obstruções graves. Quando a evolução é demorada, sem que seja oferecido qualquer tipo de tratamento, à hipertrofia segue-se a dilatação, manifestando-se na radiografia por cardiomegalia de graus variáveis.

Na obstrução valvar, observa-se ainda dilatação pós-estenótica da aorta, demonstrada radiologicamente pelo aumento da aorta ascendente, aspecto ausente nas formas de obstrução sub e supravalvar. A imagem da aorta ascendente é sem dúvida diferente na obstrução supravalvar. Não se observa dilatação pós-estenótica, e quando este segmento é hipoplásico, a aorta não é visualizada em projeção posteroanterior.

Aspectos ecocardiográficos

O ecocardiograma ao modo M e bidimensional é um procedimento de utilidade no diagnóstico e quantificação da lesão. A forma normal da valva aórtica ao modo M, durante a sístole ventricular, é a de um retângulo. A metade anterior corresponde ao folheto coronário direito e a posterior, ao não coronário.

Algumas vezes se obtêm os ecos do folheto coronário esquerdo dentro do retângulo. Durante a diástole ventricular, os dois folhetos se juntam e formam um eco linear no centro da aorta. No ecocardiograma bidimensional, posicionando-se o transdutor em eixo longo, paraesternal, observa-se, na presença de estenose aórtica valvar, a falta de abertura normal das sigmoides aórticas que se abrem em *domo* ou "paraquedas" (Fig. III.1.36). O eco bidimensional identifica o local da obstrução sempre e quando o raio de ultrassom não está paralelo à obstrução. Na presença de obstrução subvalvar, a posição do eixo longo paraesternal detecta a membrana obstrutiva como um eco duplo, linear, paralelo ao septo interventricular. Quando se utiliza a posição apical, a membrana é identificada, paralela à valva aórtica.

Na estenose supravalvar, observa-se, no corte transverso paraesternal, o pequeno tamanho da raiz aorta, revelando a dilatação das artérias coronárias.

Cateterismo cardíaco

O cateterismo cardíaco tem como finalidade valorizar a gravidade da estenose e sua localização. A cateterização retrógrada da aorta pela artéria femoral é realizada com o objetivo de medir o gradiente, quantificando o grau de obstrução. A ventriculografia esquerda em projeção lateral e oblíqua anterior esquerda, juntamente com o aortograma, elucida a anatomia e a localização do defeito. A análise deve ser feita de forma cuidadosa, observando-se o tamanho da cavidade ventricular, as características funcionais da valva mitral, a mobilidade das cúspides aórticas, o número de folhetos presentes, a dificuldade de esvaziamento do contraste, e a anatomia das artérias coronárias, da aorta ascendente e descendente. Geralmente a cavidade ventricular esquerda é de tamanho normal ou discretamente dilatada. As cúspides aórticas estão espessadas e durante a sístole adquirem a forma de *domo* ou "paraquedas", protruindo para a luz da aorta ascendente (Fig. III.1.37).

Na estenose aórtica valvar, o contraste atravessa a valva aórtica por um orifício central ou excêntrico (Figs. III.1.37 e III.1.38).

A estenose subvalvar aparece na ventriculografia esquerda como um defeito de enchimento formado pela membrana imediatamente abaixo da valva aórtica (Fig. III.1.35). A projeção oblíqua anterior direita facilita a identificação da membrana e, ao mesmo tempo, permite analisar as características da valva mitral. Se a estenose é do tipo fibromuscular, observa-se estreitamento difuso da via de saída do ventrículo esquerdo. A aortografia serve também para valorizar o grau de insuficiência aórtica, caso coexista.

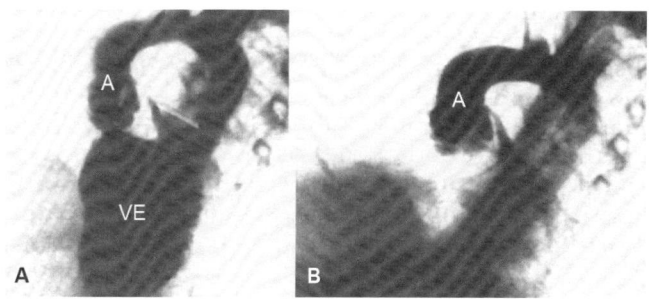

Fig. III.1.37A. Ventriculografia esquerda de um paciente com estenose aórtica valvular. **B.** Aortografia, demonstrando as válvulas aórticas tricúspide e estenótica, sem refluxo.

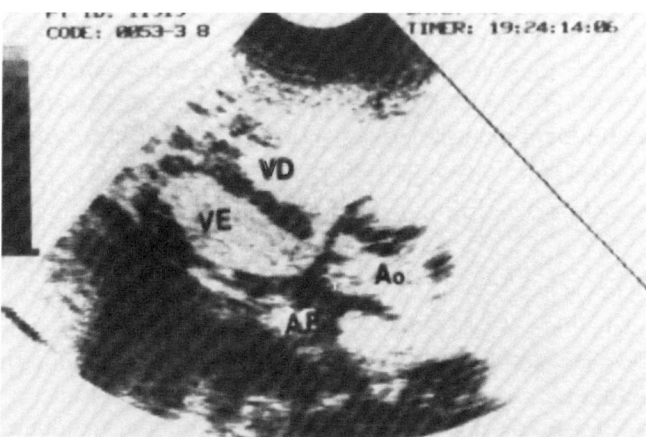

Fig. III.1.36. Ecocardiografia bidimensional em um paciente portador de estenose aórtica estudado em posição paraesternal, eixo maior.

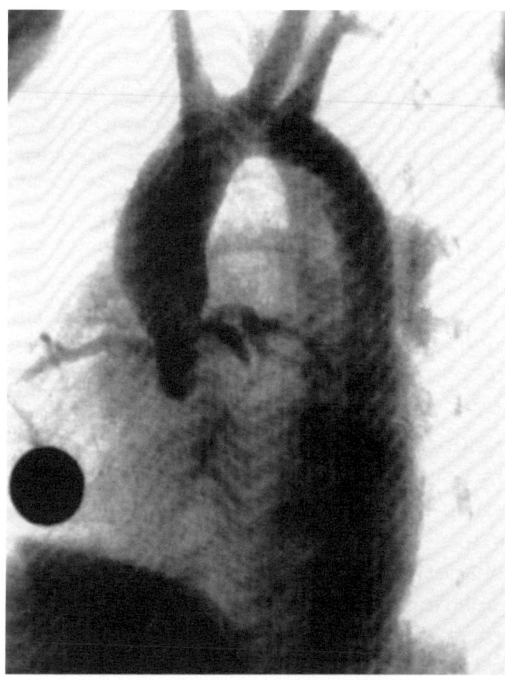

Fig. III.1.38. Angiografia na raiz da aorta em paciente com EAO crítica e valva biscúpide.

A estenose supravalvar é visualizada como um estreitamento anular distal à valva aórtica. Os seios de Valsalva estão dilatados, com artérias coronárias dilatadas e tortuosas. Nos casos em que a estenose é difusa, observa-se estreitamento que se estende ao longo da aorta ascendente, a distâncias variáveis do plano valvar (Fig. III.1.35).

Tratamento

Em que pesem os grandes avanços no tratamento das cardiopatias congênitas nos últimos anos, o tratamento das obstruções aórticas, seja pela valvoplastia aórtica com cateter-balão ou pela valvotomia cirúrgica, permanece ainda paliativo. Sem dúvida, a diminuição do gradiente sistólico conseguido com as técnicas empregadas, com a consequente melhora da função ventricular e da perfusão coronária, tem proporcionado bons resultados a curto e médio prazo, permitindo melhora na qualidade de vida sem excessivas restrições na atividade física. Sendo uma valva anatomicamente malformada e que trabalha contra a resistência sistêmica, a calcificação ou a recalcificação ocorre ao longo dos anos, empanando os resultados imediatos conseguidos por qualquer técnica utilizada na sua correção. Além disso, na correção destes defeitos, a valva aórtica pode ser lesada, produzindo insuficiência aórtica, condição mais deletéria que a própria obstrução. Por todas estas razões, a indicação para a intervenção nessas obstruções tem de ser feita sob rígidos critérios, quais sejam: a presença de sintomatologia importante, como angina do peito, crises sincopais e insuficiência cardíaca, ou quando o gradiente é significativo mesmo na ausência de sintomas.

Para a estenose aórtica valvar, a indicação para a intervenção, seja pela valvoplastia com cateter-balão ou por valvotomia cirúrgica, é indiscutível naqueles casos com gradiente sistólico transvalvar superior a 70 mmHg. Optando-se pela dilatação com cateter-balão, há que se observar os critérios de indicação pelo método que incluem: anel valvar normodesenvolvido, abertura valvar central e grau discreto de regurgitação aórtica. No Instituto Dante Pazzanese de Cardiologia, no período de maio de 1986 a julho de 2002, 82 pacientes foram tratados pelo cateter-balão. A idade variou de 2 dias a 31 anos, com media de 8,8 ± 6,1 anos, e o peso de 1,1 a 85 kg (m = 29,2 ± 21,7 kg). O gradiente sistólico prévio era, em média, de 80,18 ± 26,0 mmHg, com queda após o procedimento para 21,7 ± 13,5 mmHg.

Quando a valva obstruída não se presta para o tratamento com a valvoplastia aórtica por cateter-balão, emprega-se o tratamento cirúrgico pelas técnicas convencionais, obedecendo aos critérios de indicação já mencionados.

A obstrução subvalvar é corrigida na presença de gradiente sistólico igual ou inferior a 50 mmHg, devido à maior frequência com que a insuficiência da valva aórtica se associa à lesão, a qual progride com o passar do tempo e com o aumento da obstrução. Este tipo de estenose é sempre corrigido pela cirurgia, uma vez que os resultados com o cateter-balão não são animadores.

Nas obstruções supravalvares, a correção cirúrgica é indicada nos casos com gradiente sistólico igual ou superior a 50 mmHg, devido à hipertensão no sistema coronário, a qual favorece o desenvolvimento de aterosclerose coronária mais precocemente.

TETRALOGIA DE FALLOT (T4 F)

Do ponto de vista anatômico, a T4 F é um complexo de malformações, caracterizadas por quatro alterações anatômicas:

- Estenose pulmonar.
- Comunicação interventricular.
- Cavalgamento aórtico.
- Hipertrofia do ventrículo direito, consequente à obstrução da via de saída do ventrículo direito.

A T4 F é cardiopatia frequente e representa cerca de 10% de todas as malformações congênitas do coração. Nas crianças com síndrome de Down, é a quarta cardiopatia em prevalência, comparecendo com 6% dos casos.

Fisiopatologia

As consequências hemodinâmicas da T4 F são determinadas pela gravidade da obstrução da via de saída do ventrículo direito, superimposta pela presença do defeito septal ventricular, geralmente não restritivo. Isto resulta em equalização das pressões dos dois ventrículos, comportando-se ambos como uma câmara de ejeção comum. Quando a obstrução na via de saída do ventrículo direito é mínima e a resistência vascular pulmonar é normal, o fluxo pulmonar excede o sistêmico, havendo *shunt* predominante da esquerda para a direita. O quadro clínico assemelha-se ao encontrado na CIV e a cianose encontra-se ausente. Quando a obstrução é significativa, o *shunt* dominante é da direita para a esquerda e a cianose é um dado clínico constante. Nessa situação, o fluxo sistêmico excede o pulmonar. A cianose, nesta patologia, depende do grau de estenose pulmonar e não se relaciona com a dextroposição da aorta. Tipicamente, a pressão da artéria pulmonar é mais baixa que a normal, coincidindo com a redução do fluxo sanguíneo pulmonar.

A queda pós-natal normal da hemoglobina que ocorre no neonato não acontecerá se houver marcada insaturação arterial de oxigênio, embora, nessa situação, anemia relativa se desenvolva no 3º ou 4º mês de vida. A resposta normal da medula óssea à hipoxia é o aumento da eritropoese, com aumento do número de células vermelhas, dos níveis de hematócrito e de hemoglobina.

Como o estoque fetal de ferro é limitado e sua quantidade no leite é baixa, resulta grande quantidade de células vermelhas com pouca quantidade de hemoglobina. Em consequência, encontra-se baixa concentração de hemoglobina corpuscular média e volume corpuscular médio, típicos da anemia por deficiência de ferro.

A tendência para desenvolver acidose metabólica e crises hipóxicas é exacerbada pela anemia ferropriva. Por outro lado, aumento acentuado do hematócrito implica aumento da viscosidade e tendência a acidente vascular cerebral.

Quadro clínico

A apresentação clínica é determinada pelo grau de obstrução da via de saída do ventrículo direito. Quando a obstrução é grave, os sintomas estão presentes desde o nascimento. Cianose persistente pode ser encontrada nos primeiros dias de vida. Como a insaturação arterial é grave, a acidose metabólica se instala e é compensada pela taquipneia.

Entretanto, a maioria das crianças com T4 F é acianótica ao nascimento, porque a obstrução da via de saída é de grau moderado e o aparecimento da cianose depende da progressão da estenose infundibular, o que costuma ocorrer entre o 6º e o 18º mês de vida. Estando a criança acianótica, a suspeita diagnóstica se baseará no sopro, no segundo ruído e no aspecto radiológico, como se verá adiante.

Além da cianose, outra característica dessa doença é a posição de cócoras adotada pelas crianças, com o objetivo de aliviar a hipoxemia e a dispneia. Com esta postura, aumenta-se a resistência periférica pelo acotovelamento das artérias ilíacas, tornando mais fácil o sangue vencer a resistência oposta pela obstrução da via de saída do ventrículo direito, do que ganhar a circulação sistêmica. Dessa forma, maior quantidade de sangue é oferecida aos pulmões para a hematose.

Um importante e frequentemente dramático aspecto no quadro clínico de pacientes com T4 F é o aparecimento de crises hipoxêmicas. Esses episódios são mais frequentes entre o 6º mês e o 2º ano de vida, sendo potencialmente perigosos e gerando risco de dano cerebral ou morte. Ocorrem, em geral, pela manhã e são precipitados pelo choro, alimentação, exercícios ou banho. Caracterizam-se por hiperpneia progressiva, aumento da cianose, rigidez ou flacidez generalizada, com rotação do globo ocular para trás. O quadro neurológico que se segue é variável, podendo ocorrer perda de consciência, convulsões, coma e progressão para êxito letal. A explicação para a ocorrência dessas crises é variada, havendo quem as atribua ao espasmo do infundíbulo do ventrículo direito ou, como sugerem outros, são devidas a alterações na sensibilidade do centro respiratório às mudanças impostas pelo aumento da PCO_2 e pela queda da PO_2 e pH arterial, consequentes às situações que aumentem o consumo de oxigênio ou predisponham a maior *shunt* da direita para a esquerda.

Ao exame físico, além da cianose de intensidade variável, chama atenção a presença de hipocratismo digital e unhas em vidro de relógio, dados apenas observáveis em crianças com mais de 6 meses de idade. Na ausculta do precórdio, o primeiro ruído é normal; o segundo, porém, é único e normofonético, uma vez que apenas o componente aórtico é percebido à ausculta. Sopro sistólico ejetivo, proto e mesossistólico é audível no foco pulmonar, e sua intensidade é diretamente proporcional ao grau de obstrução. Nos casos que cursam com atresia pulmonar, esse sopro desaparece, sendo substituído por sopro contínuo no foco pulmonar, traduzindo *shunt* pelo canal arterial patente ou por colaterais sistêmico-pulmonares. Esse sopro costuma ser mais bem audível no dorso.

Achados eletrocardiográficos

O achado mais frequente é o desvio do SÂQRS para a direita, em torno de + 120º a + 150º, com rotação horária e hipertrofia ventricular direita, traduzida por ondas R altas em V_4R e V_1 e ondas S dominantes em V_5 e V_6. Caracteristicamente, existe transição brusca do QRS de V_1 para V_2, manifestada por complexos R puros ou Rs em V_1 para rS em V_2 e V_3 (Fig. III.1.39). Quando no plano frontal o SÂQRS desvia-se superiormente e no sentido anti-horário, deve-se suspeitar da presença de defeito septal atrioventricular (valva atrioventricular única), mormente em portadores da síndrome de Down.

Achados radiológicos

Os achados típicos são *situs solitus* torácico e abdominal com a ponta do coração para a esquerda. A configuração da área cardíaca é característica e a concavidade do arco médio corresponde à hipoplasia da artéria pulmonar e ao aumento do ventrículo direito, tornando a ponta do coração proeminente e aguçada, dando-lhe a forma típica do tamanco holandês (ou *coeur en sabot*, dos franceses) (Fig. III.1.40). O fluxo pulmonar diminuído se traduz na pobreza da circulação pulmonar. Em cerca de 30% dos casos, o arco aórtico desce à direita, situação que pode ser suspeitada pela visibilização da veia cava superior (VCS) deslocada pelo arco aórtico e pela ausência do botão aórtico no contorno superior esquerdo da silhueta cardíaca.

Ecocardiografia

Como em toda malformação cardíaca, a exploração se inicia colocando-se o transdutor em posição subcostal, para determinar o *situs* visceroatrial. Nesta posição, observam-se facilmente a comunicação interventricular e o cavalgamento da aorta. O corte apical de quatro e cinco câmaras corrobora os achados do corte subcostal, permitindo o cálculo do tamanho da CIV e o grau de dextroposição da aorta, o qual deve ser avaliado também e principalmente na projeção do eixo maior do ventrículo direito. No corte do eixo curto, analisam-se o infundíbulo, a valva, o anel pulmonar, o tronco e as artérias pulmonares utilizando-se o mapeamento do fluxo em cores e o cálculo do gradiente transvalvar ou infundíbulo-valvar pelo Doppler usando-se a equação de Bernouille. A confluência ou não das artérias pulmonares é mais bem visu-

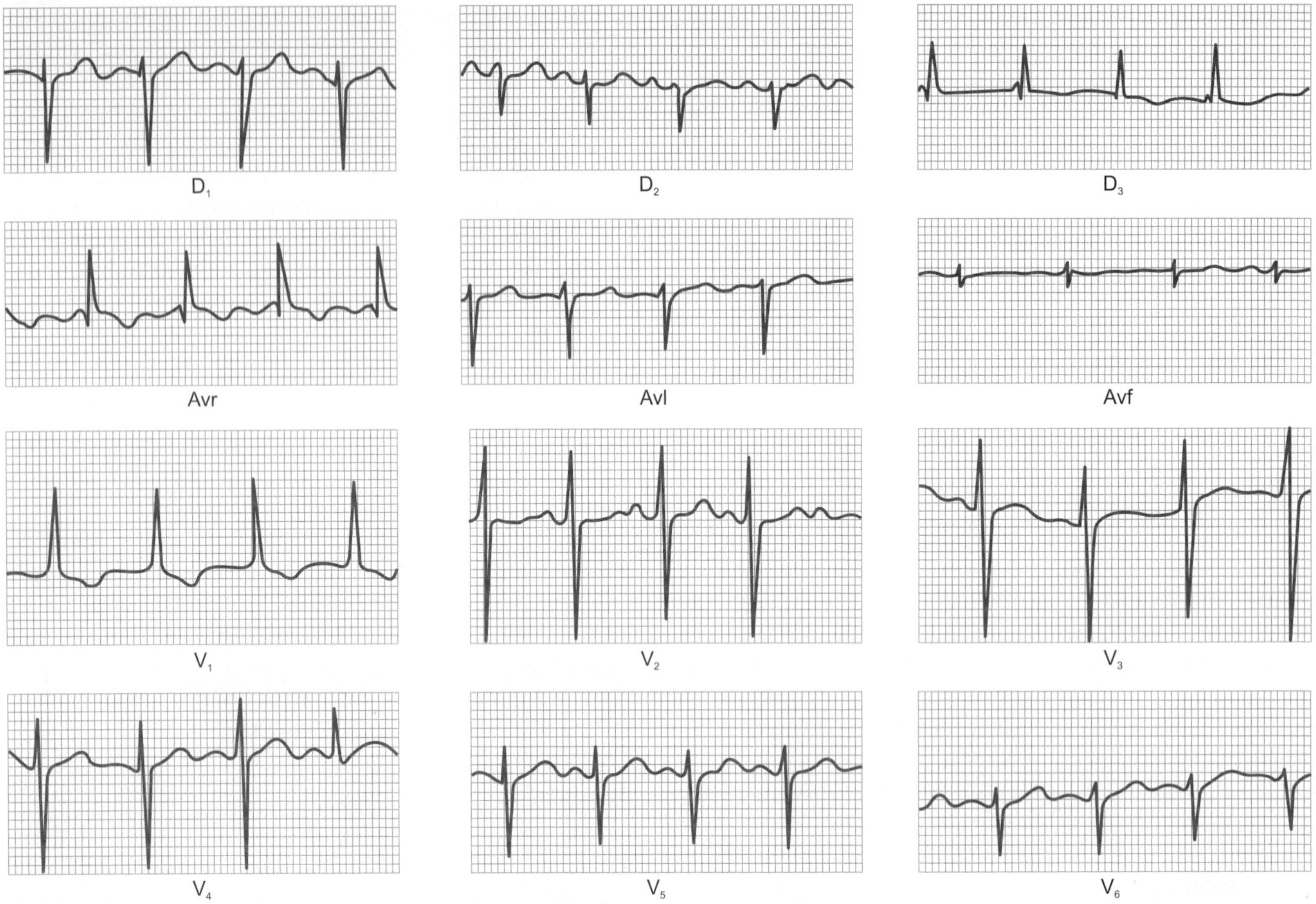

Fig. III.1.39. Traçado eletrocardiográfico típico de um caso de tetralogia de Fallot demonstrando, em V1, R puro (SVD), transição brusca de V1 para V2 e pouco potencial de VE em V5 e V6.

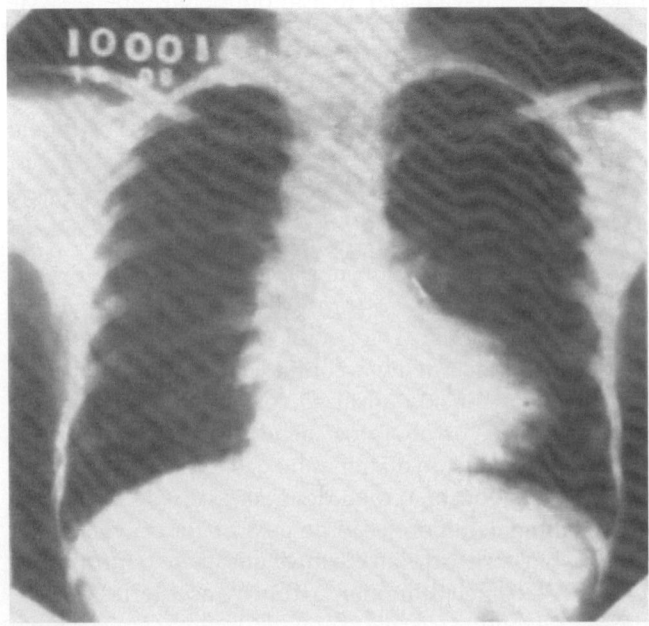

Fig. III.1.40. Telerradiografia em PA de um caso típico de tetralogia de Fallot, com arco aórtico à direita, ponta levantada de VD e hipofluxo pulmonar.

alizada nos planos paraesternal alto em eixo curto ou no supraesternal, mensurando-as antes da bifurcação lobar (Fig. III.1.41).

Ainda na posição supraesternal rodar o transdutor no sentido anti-horário para identificar o arco aórtico quando desce à esquerda. Se isto não ocorre, continua-se a rotação anti-horária. A bifurcação do tronco braquiocefálico dirigido para esquerda, indica arco aórtico à direita.

Cateterismo cardíaco e angiocardiografia

A saturação arterial de oxigênio depende da gravidade da obstrução da via de saída do ventrículo direito. Quando é de moderada a grave, a PO_2 na aorta encontra-se diminuída, em geral abaixo de 70%.

A pressão nos átrios é normal; a do ventrículo direito, porém, encontra-se aumentada, geralmente igual à do ventrículo esquerdo. A pressão da artéria pulmonar é tipicamente abaixo do normal. Observa-se gradiente de pressão entre o ventrículo direito e o tronco pulmonar, configurando-se a estenose infundibular e anu-

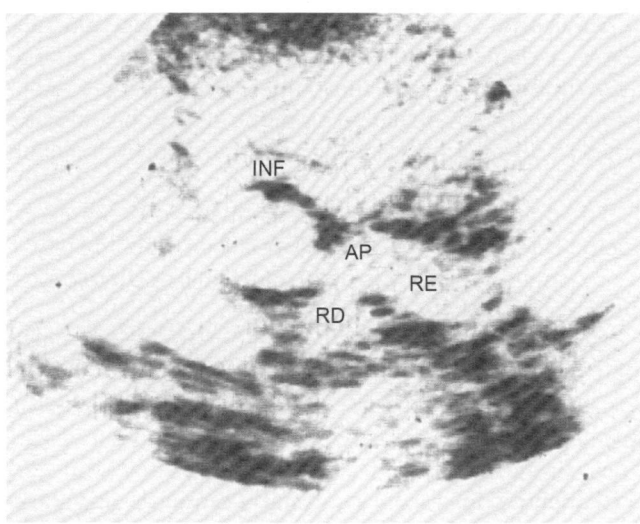

Fig. III.1.41. Aspecto ecocardiográfico de um paciente portador de tetralogia de Fallot. Notam-se hipoplasia do infundíbulo (*inf*) e estenose pulmonar.

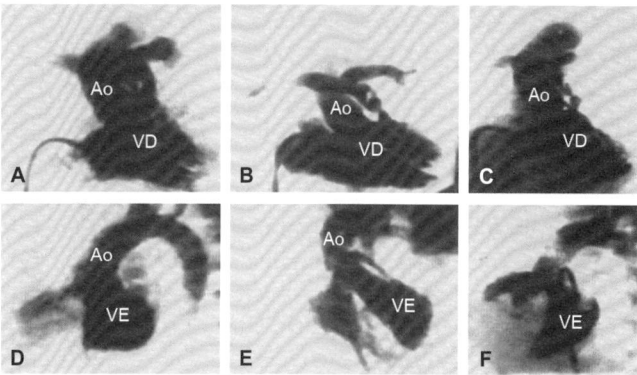

Fig. III.1.42. Aspectos angiográficos da tetralogia de Fallot, mostrando, em **A**, **B** e **C**, os diferentes aspectos desta anomalia, que varia de boa anatomia (**A**), anatomia regular (**B**) e má anatomia (**C**), caracterizada pelo hipodesenvolvimento do anel da válvula pulmonar, tronco e ramos pulmonares (**C**). Em **D**, **E** e **F**, ventriculografia esquerda mostrando os graus variáveis da dextroposição da aorta, com pouco cavalgamento em **A** e extremamente dextroposta em **F**.

lovalvar. A injeção de contraste no ventrículo direito, com o paciente semissentado em posição oblíqua anterior direita a 10° ou 20°, permite a visão da estenose da via de saída, da valva pulmonar e da anatomia das artérias pulmonares (Fig. III.1.42). A CIV é demonstrada com injeção de contraste no ventrículo esquerdo (Fig. III.1.43). É interessante também neste estudo verificar o tipo de circulação coronária, definindo sua origem e seu curso.

Tratamento

Formulada a hipótese diagnóstica de T4 F, a confirmação desta suspeita deve ser alicerçada pelo estudo ecocardiográfico. O paciente é mantido em controle clínico mensal, com especial cuidado na monitoração do hematócrito e da hemoglobina, evitando, a todo custo, quadros de anemia ou hemoconcentrações deletérias. O hematócrito ideal é aquele mantido na faixa entre 50% e 56%. Concentrações de hemoglobina inferiores a 12 g% são prejudiciais, traduzindo-se, nestes pacientes, em anemia relativa, que deve ser corrigida com ferro ou transfusões de concentrado globular, conforme o quadro clínico do paciente. Caso sobrevenham crises hipoxêmicas, além do tratamento imediato, que comporta sedação, posição genupeitoral, administração de oxigênio e correção do desequilíbrio hidroeletrolítico, cuidados adicionais dizem respeito às causas desencadeantes, como anemia, infecções, desidratação ou hemoconcentração excessiva (hematócrito superior a 65%).

Excluídas as causas pediátricas desencadeadoras dessas crises e persistindo o quadro de hipoxia, a conduta é cirúrgica. No Serviço de Cardiologia do Instituto Dante Pazzanese, costuma-se adotar a seguinte conduta:

- Se o paciente tem menos de 6 meses de idade, indica-se cirurgia paliativa, tipo Blalock-Taussig, a qual

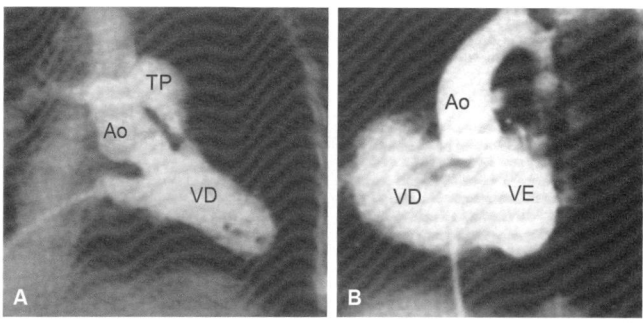

Fig. III.1.43. Estudo angiográfico de um paciente com tetralogia de Fallot e válvula AV única. **A.** Ventriculografia direita em projeção PA, evidenciando estenose infundíbulo-valvular e opacificação da aorta através da CIV. **B.** Ventriculografia esquerda em projeção hepatoclavicular, demonstrando a válvula AV única e a dextroposição da aorta.

consiste na anastomose da artéria subclávia direita ou esquerda com a artéria pulmonar direita ou esquerda.

- Nas crianças com mais de 6 meses de idade, com anatomia satisfatória, traduzida por bom calibre do tronco e artérias pulmonares, indica-se a correção total. Se a anatomia é desfavorável, com hipoplasia importante do anel pulmonar, tronco e artérias pulmonares, a opção é também pela cirurgia paliativa, postergando-se a correção total para os 2 anos de idade. Após o 1º ano de vida, a opção preferencial é pela correção cirúrgica total dos defeitos.

- Nas crianças que cursam sem crises hipoxêmicas, a conduta é o acompanhamento clínico mensal, com controle do hematócrito e da hemoglobina, programando-se a correção cirúrgica a partir do 1º ano de vida, idade ideal, em que se consegue menor morbimortalidade.

TRANSPOSIÇÃO COMPLETA DAS GRANDES ARTÉRIAS (D-TGA)

Anomalia congênita cianogênica resultante de alterações no desenvolvimento embriológico da região troncoconal, caracteriza-se pela origem das grandes artérias de ventrículos inapropriados. Dessa forma, a aorta origina-se do ventrículo morfologicamente direito e a artéria pulmonar, do ventrículo morfologicamente esquerdo. Há, portanto, uma discordância ventriculoarterial. Sendo o *situs solitus* visceroatrial, o átrio direito recebe as veias cavas e o seio coronário e conecta-se com o ventrículo direito, do qual se origina a aorta. O átrio esquerdo, recebendo as veias pulmonares e, portanto, sangue arterializado, conecta-se com o ventriculoesquerdo, de onde tem origem a artéria pulmonar. Essas relações caracterizam uma concordância atrioventricular com discordância ventrículo-arterial. A consequência desses arranjos são dois circuitos em paralelo, funcionando sem nenhum objetivo, já que o sangue venoso que retorna da circulação sistêmica é novamente devolvido a ela, sem passar pelo circuito pulmonar, condição obrigatória para que ocorra a hematose. Já o sangue oxigenado, proveniente dos pulmões, chega ao átrio esquerdo e ventrículo esquerdo, retornando à circulação pulmonar. A vida é incompatível nessas condições, tornando-se obrigatória, para a sobrevida destes bebês, a existência de intercomunicações entre a circulação sistêmica e a pulmonar.

Essa anomalia compreende cerca de 7% a 9% das cardiopatias congênitas ao nascimento, incide uma vez em cada 4.500 nascidos vivos e é responsável por 20% das mortes por causa cardíaca na infância, se não for tratada adequadamente. Incide com maior frequência no sexo masculino (duas a três vezes) e em filhos de mães diabéticas. A etiologia é desconhecida e provavelmente é multifatorial.

Anatomia

Com raras exceções, a D-TGA ocorre em *situs solitus* visceroatrial e ponta para a esquerda. Casos com CIV associada podem apresentar-se em *situs inversus* ou ambíguos.

A presença de um infundíbulo muscular subaórtico resulta em descontinuidade fibrosa entre a válvula aórtica e a válvula tricúspide, enquanto a artéria pulmonar, por não ter infundíbulo, permite continuidade fibrosa mitropulmonar.

A valva aórtica situa-se à direita e anteriormente à válvula pulmonar na maioria dos casos. De forma não infrequente, a aorta origina-se anteriormente e à esquerda e raramente pode situar-se posteriormente à artéria pulmonar. Uma variedade de defeitos cardíacos pode associar-se com D-TGA: defeito septal atrial e ventricular, estenose pulmonar valvar ou subvalvar, atresia pulmonar, anomalias das valvas atrioventriculares, graus variáveis de hipodesenvolvimento do ventrículo direito ou esquerdo e coração univentricular.

As obstruções da via de saída, quando do tipo subvalvar, podem resultar de vários fatores, a saber: anel fibroso, infundíbulo muscular, túnel fibromuscular, aneurisma do septo ventricular membranoso, anormalidade da valva mitral e depósito de tecido acessório do coxim endocárdico.

As anormalidades das valvas atrioventriculares incluem: estenose, atresia, malformações tipo Ebstein e cavalgamento das valvas atrioventriculares direita e esquerda.

Nas transposições associadas a defeito septal ventricular subpulmonar, é frequente a coexistência de anomalias do arco aórtico, que incluem coarctação da aorta, atresia e interrupção do arco aórtico. A anatomia das artérias coronárias na D-TGA já está bem definida. Em cerca da metade dos casos, a coronária esquerda origina-se do seio esquerdo e a coronária direita, do seio posterior. Em 20% dos casos, a circunflexa origina-se como ramo da coronária direita.

Do ponto de vista clínico e anatomofuncional, a D-TGA pode ser classificada em dois grandes grupos:

1. Transposição simples, em que o septo interventricular está intacto e não há obstrução na via de saída do ventrículo esquerdo, podendo associar-se a outras lesões como a PCA. Corresponde a 80% das transposições.
2. Transposição complicada, acompanhada de CIV e/ou de obstrução da via de saída do ventrículo esquerdo, podendo coexistir coarctação da aorta ou interrupção do arco aórtico.

Fisiopatologia

A anormalidade fisiológica dominante na D-TGA é a deficiência de suplência de O_2 e a excessiva sobrecarga de trabalho dos ventrículos. As circulações sistêmica e pulmonar funcionam em paralelo, contrastando com o arranjo em série da circulação normal. A maior parte do sangue que sai de cada ventrículo recircula de volta ao mesmo ventrículo. Só uma relativamente pequena quantidade de sangue é intercambiada entre as duas circulações, fornecendo o fluxo efetivo sistêmico e pulmonar. Portanto, o pré-requisito para a sobrevida de bebês com D-TGA é a existência de defeitos anatômicos para o intercâmbio de sangue, defeitos que podem ser: forame oval permeável, comunicação interatrial (CIA), comunicação interventricular (CIV) ou persistência do canal arterial (PCA).

Na presença de CIA, o *shunt* será do átrio direito (AD) para o átrio esquerdo (AE) na diástole ventricular, devido à maior complacência do ventrículo esquerdo, ligado à resistência pulmonar. Na sístole ventricular, o *shunt* é do AE para o AD, devido à menor distensibilidade do átrio esquerdo, acrescido da sobrecarga de volume pelo retorno venoso pulmonar.

Na presença de CIV e/ou PCA, o *shunt* será do ventrículo direito (VD) para o ventrículo esquerdo (VE) na sístole, em virtude da menor resistência imposta pelo leito vascular pulmonar, e do VE para o VD, na diástole, uma vez que a passagem de sangue na sístole sobrecarrega temporária e favoravelmente o VE, elevando a pressão dessa cavidade e invertendo o *shunt*.

Os efeitos da D-TGA sobre o coração tornam-se, assim, facilmente compreensíveis. Se as intercomunicações são inadequadas, as consequências são hipoxemia e acidose metabólica secundária. Uma súbita deterioração da criança sugere a redução ou o fechamento de comunicações anatômicas entre os dois circuitos. A presença de defeito septal ventricular melhora a cianose. Se a CIV não é restritiva, permite troca adequada, levando a hiperfluxo pulmonar e falência cardíaca. Havendo obstrução da via de saída do VE, ocorrem sobrecarga pressórica desta câmara, redução do fluxo pulmonar e, portanto, maior grau de cianose.

Os efeitos pulmonares da D-TGA se relacionam com a magnitude do fluxo sanguíneo pulmonar, a presença ou ausência de comunicações de alta pressão entre os circuitos e a existência ou não de estenose pulmonar.

A presença de D-TGA traz pouco efeito para o desenvolvimento fetal, de maneira que a maioria dos bebês tem tamanho normal ou aumentado ao nascimento, presumivelmente devido à maior frequência de transposição em filhos de mães diabéticas.

Os sobreviventes não tratados ou mesmo aqueles submetidos à adequada paliação mostram evidências de retardo do crescimento. Isto se torna progressivamente mais óbvio nas crianças mais velhas que não foram submetidas à correção cirúrgica definitiva.

Manifestações clínicas

Cianose, deterioração rápida, hipoxemia e falência cardíaca congestiva com morte precoce resumem o curso clínico usual nas crianças não tratadas com D-TGA. O sinal clínico mais precoce na D-TGA é cianose persistente e precoce que aumenta progressivamente e aparece em 55% dos casos nas primeiras 12 horas de vida e em 80% nas primeiras 24 horas. Portanto, naqueles com septo interventricular intacto ou quando existe obstrução na via de saída do VE, mesmo na presença de CIV, a cianose é sinal precoce, evoluindo rapidamente para hipoxemia e acidose.

Nos bebês que portam comunicações de tamanho suficiente para permitir a manutenção de saturação arterial de O_2 elevada, como CIV, PCA ou CIA amplos, a cianose é mais tardia. Embora eles apresentem insaturação periférica, os sintomas de taquipneia, dispneia e hepatomegalia consequentes à ICC são mais evidentes.

Há, então, duas grandes formas de apresentação inicial da D-TGA: a primeira é com cianose precoce, quando o septo interventricular encontra-se intacto, e a segunda é com ICC, quando o *shunt* é significativo.

Ao exame do precórdio, o coração é frequentemente hiperativo à palpação e um proeminente levantamento do ventrículo direito é notado ao longo da BEE.

Quando o septo interventricular encontra-se íntegro, os sopros são suaves ou até inexistentes. A maioria tem um SS ejetivo nos focos da base, provavelmente relacionado com fluxo pulmonar aumentado. A segunda bulha é única e hiperfonética pela anteriorização da aorta.

Na presença de defeito septal ventricular, ausculta-se sopro holossistólico em mesocárdio, de intensidade variável, com segundo ruído único e hiperfonético.

Quando o sopro ejetivo em FP é audível em intensidade superior a ++/4+, a associação com obstrução na via de saída do VE, seja no plano valvar ou subvalvar, não deve ser esquecida. É importante palpar os pulsos em membros inferiores por não ser infrequente a associação desta patologia com coarctação da aorta principalmente na presença de CIV subpulmonar.

Achados eletrocardiográficos

O comportamento do SÂQRS depende dos defeitos associados. Na presença de FO ou CIA pequenos, o SÂQRS situa-se entre + 90° e + 120°; se houver CIV, o SÂQRS tende a conservar-se ou desviar-se para a esquerda. O desvio do SÂQRS para a direita, além de +150°, geralmente associa-se a obstruções do coração esquerdo, seja valvar ou subvalvar.

No primeiro dia de vida, o ECG pode mostrar padrão inteiramente normal para um recém-nascido. Entretanto, com o passar dos dias, aparece hipertrofia anormal do ventrículo direito na maioria das crianças. Inicialmente isto pode ser identificado por ondas T persistentemente positivas nas precordiais direitas.

Cerca de 80% dos pacientes com septo ventricular intacto, com estenose pulmonar ou com CIV pequena, apresentam hipertrofia ventricular direita isolada (Fig. III.1.44). Sobrecarga biventricular está presente em cerca de 60% a 80% dos pacientes com grande CIV (Fig. III.1.45). Esses achados eletrocardiográficos são modifi-

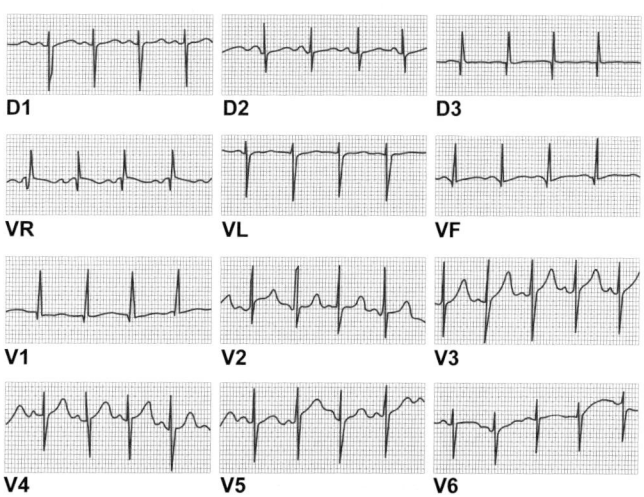

Fig. III.1.44. Eletrocardiograma de um recém-nascido portador de D-TGA + CIA, em ritmo sinusal SÂQRS + 150°, SVD isolada e ausência de transição brusca de V1 para V2.

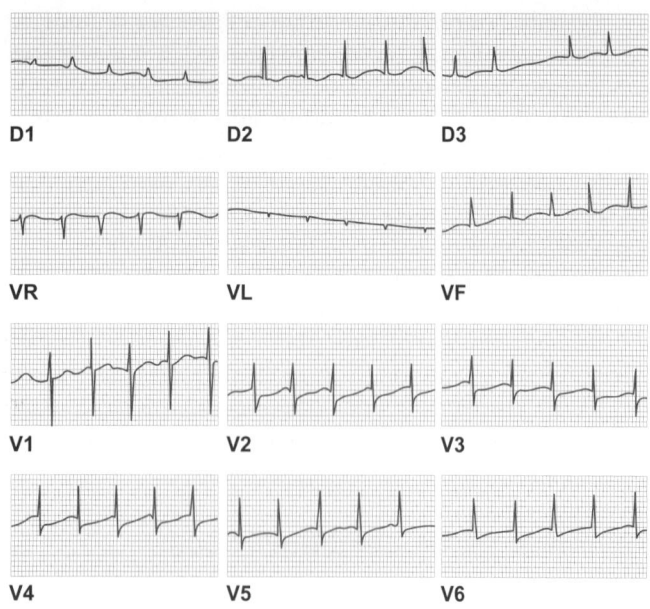

Fig. III.1.45. Eletrocardiograma de um recém-nascido de 20 dias com D-TGA + CIV, demonstrando sobrecarga biventricular.

cados por graus significativos de obstrução na via de saída ao VE ou por aumento da resistência pulmonar.

Aspectos radiológicos

A aparência radiológica reflete os distúrbios hemodinâmicos presentes. Ao nascimento, o coração é de tamanho normal e a sombra mediastinal é estreita em cerca de um terço dos pacientes. Sem dúvida, a posição anterior/posterior das grandes artérias contribui para este aspecto, porém a ausência da sombra tímica é a principal responsável (Fig. III.1.46). Após a 1ª semana de vida, este

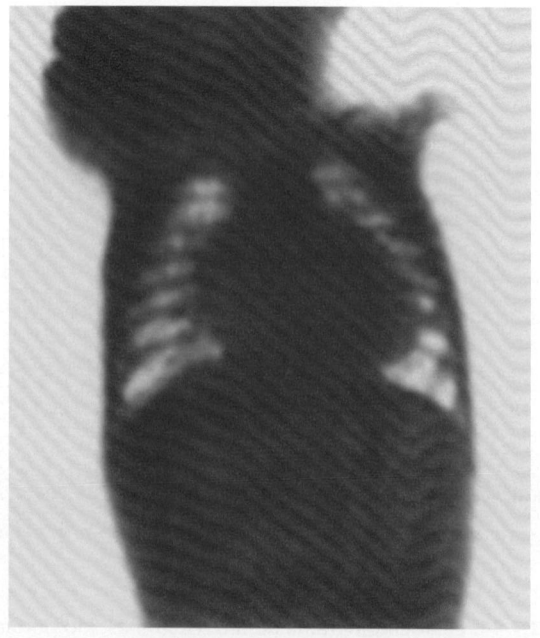

Fig. III.1.46. Radiografia de tórax em PA de um bebê com D-TGA + CIV, exibindo pedículo vascular estreito e hiperfluxo pulmonar.

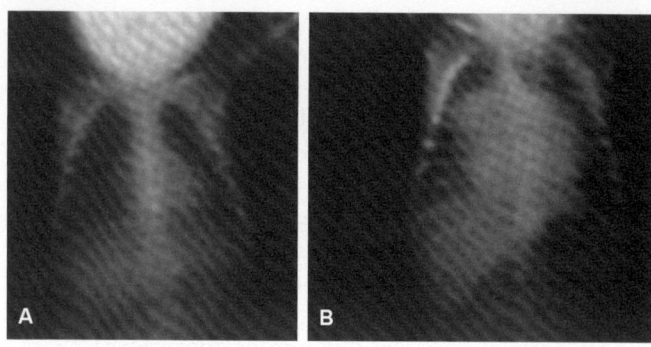

Fig. III.1.47. Recém-nascido com D-TGA + CIA. **A.** Com 2 dias de vida. Nota-se o tamanho normal da área cardíaca com fluxo pulmonar normodistribuído. **B.** Com 15 dias de vida, área cardíaca ovoide e aumentada, pedículo estreito e hiperfluxo pulmonar, traduzindo a queda da resistência vascular pulmonar.

aspecto é mais frequente. Com o aparecimento do hiperfluxo e o início da ICC, há um progressivo aumento da área cardíaca (Fig. III.1.47).

Essa progressão não ocorre se houver estenose pulmonar, em que o coração é de tamanho normal, com oligoemia pulmonar. Nesse caso, a aparência radiológica é semelhante à da tetralogia de Fallot. Arco aórtico à direita é infrequente e, quando ocorre, está associado à comunicação interventricular.

Ecocardiograma

Os achados ecocardiográficos confirmam as anomalias de conexão, e a técnica pela ecocardiografia bidimensional é a que permite melhor visibilização dessas alterações. Um achado importante é a demonstração da conexão ventriculoarterial discordante pela origem posterior do tronco pulmonar e suas artérias direita e esquerda a partir do ventrículo esquerdo no corte subcostal ou em eixo longo paraesternal (Fig. III.1.48). No mesmo corte com alguma angulação do transdutor, identifica-se o

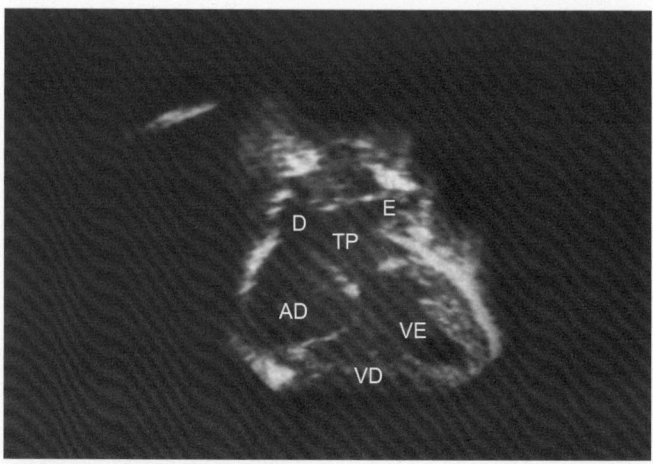

Fig. III.1.48. Ecocardiograma de um caso de D-TGA demonstrando a origem do TP a partir do VE, caracterizando a discordância ventriculoarterial.

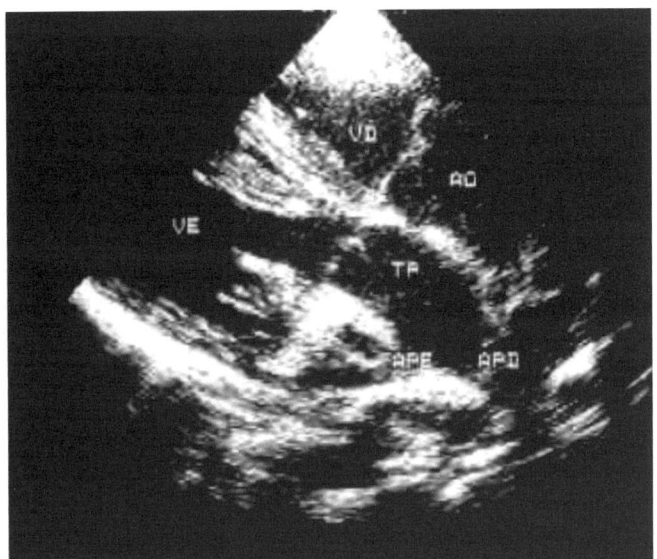

Fig. III.1.49. Ecocardiograma em corte paraestenal. Eixo longo em paciente com D-TGA, mostrando a discordância ventriculoarterial.

tronco braquiocefálico saindo da aorta ascendente. Na projeção em eixo menor (Fig. III.1.49), observa-se o arranjo paralelo das grandes artérias.

Anomalias adicionais, como presença e tamanho da CIV, posição e grau da estenose subpulmonar, inserção da valva tricúspide, devem ser bem demonstradas para um planejamento cirúrgico correto.

O uso do Doppler tem grande importância na demonstração do fluxo pelas comunicações interatrial, ventricular ou pelo canal arterial, mesmo que seus tamanhos sejam poucos significativos. Além de analisar a conexão atrioventricular e ventriculoarterial, caracterizando a discordância entre os ventrículos e as grandes artérias, o estudo detalhado dos septos atrial e ventricular tem grande importância, visando definir não apenas a presença de tais defeitos, mas também sua magnitude e localização.

A anatomia coronária é um ponto muito importante na análise anatômica da TGA, pois o reimplante dos óstios coronários na operação de Jatene é um aspecto bastante valorizado quando se estudam os resultados tardios desse procedimento.

A via de saída do ventrículo esquerdo deve também ser cuidadosamente estudada para detectar-se obstrução subpulmonar fixa, dinâmica ou hipertrófica.

Achados hemodinâmicos

O curso do cateter reflete a anatomia, com a aorta originando-se do ventrículo direito e a artéria pulmonar, do ventrículo esquerdo. A cateterização da artéria pulmonar pelo ventrículo direito é frequentemente possível quando existe, associado, um defeito septal ventricular.

Os achados hemodinâmicos variam com a idade do paciente e as anomalias associadas. Em todas as idades, a saturação da artéria pulmonar é maior do que a da aorta. Quando o septo interventricular está intacto e a resistência vascular pulmonar já caiu, a pressão da artéria pulmonar é, em geral, normal. As pressões do ventrículo direito e da aorta são iguais à da circulação sistêmica. Quando coexistem CIV e PCA com elevação da resistência vascular pulmonar, a pressão em território pulmonar é elevada.

A angiografia em ventrículo direito e esquerdo é essencial para a programação cirúrgica, definindo a presença, a localização e o número de comunicações interventriculares em projeção hepatoclavicular (Fig. III.1.50). A aortografia demonstra ou exclui a presença de PCA e/ou coarctação da aorta e define a anatomia das artérias coronárias.

Tratamento

Não há tratamento médico efetivo para o problema produzido pelas anormalidades da conexão ventriculoarterial, baseando-se o suporte terapêutico na correção da acidose metabólica, da insuficiência cardíaca e na infusão de prostagladinas E_1 (PGE_1) para a manutenção do canal arterial pérvio nos casos de recém-nascidos com septo interventricular intacto e hipoxemia intensa.

A época apropriada para a correção cirúrgica e o tipo de cirurgia proposta dependem dos defeitos associados.

Nos casos de D-TGA com septo interventricular íntegro, nos quais as trocas processam-se pelo FO permeável ou pela CIA em geral restritiva, o bebê apresenta-se em intensa hipoxemia, necessitando do uso de PGE_1 para a

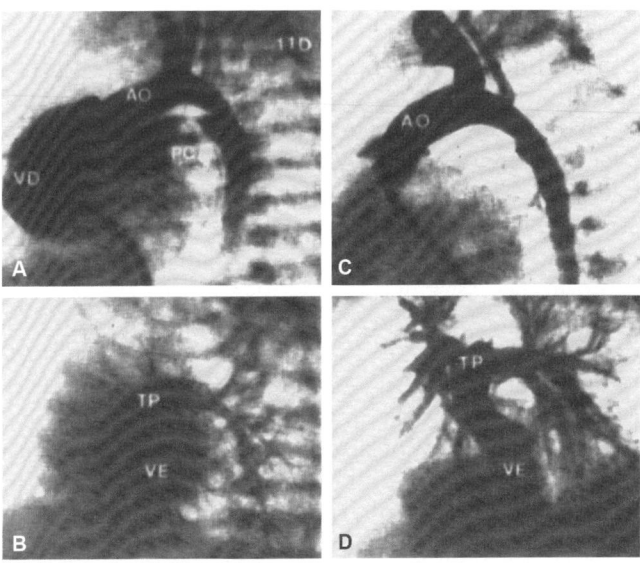

Fig. III.1.50. Imagem angiográfica de um caso de D-TGA. **A.** Injeção em VD em projeção hepatoclavicular demonstrando a discordância ventriculoarterial e a presença de um pequeno PCA em um paciente de 11 dias. **B.** A origem do TP a partir do VE. **C** e **D.** Reestudo do paciente com 6 meses, evidenciando o fechamento do PCA.

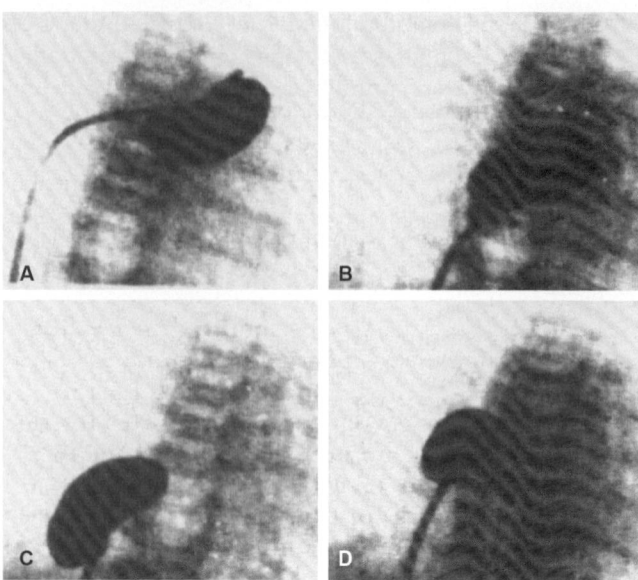

Fig. III.1.51. Atriosseptoplastia com cateter-balão de Rashkind.
A e **B.** Cateter-balão insuflado e posicionado em átrio esquerdo.
C. Cateter-balão através do septo interatrial rompendo o septo.
D. Cateter desinsuflado posicionado em átrio direito.

manutenção do PCA pérvio, e a realização da atriosseptostomia com cateter-balão de Rashkind, visando à ampliação do defeito septal atrial (Fig. III-I-51). Este método foi desenvolvido por Rashkind e Miller em 1966, com diminuição acentuada da morbidade e da mortalidade, invertendo as cifras desta, que até então eram de 90% no primeiro ano de vida. O cateter-balão é inserido durante cateterização cardíaca no átrio esquerdo através do FO permeável. Em seguida, o cateter-balão é insuflado com uma mistura crescente de contraste e soro, iniciando-se com 2,5 mL, e recuado abruptamente do AE para o AD, sendo imediatamente desinsuflado. Este procedimento é repetido diversas vezes, até que ocorra a ruptura do septo interatrial.

A conduta que se segue a este procedimento é variável e depende da experiência do Serviço que atende o paciente.

No Instituto Dante Pazzanese de Cardiologia, adotamos a seguinte conduta: após a realização da atriosseptostomia, obrigatória em todos os casos em que esta manobra é factível (em geral até o 1º mês de vida) se o bebê tem menos de 15 dias de vida e o ventrículo esquerdo mantém massa muscular e pressão equivalentes ou pelo menos 80% da pressão sistêmica, a opção é pela correção anatômica pela técnica de Jatene. Esta técnica de correção da D-TGA foi introduzida em 1975, pelo Dr. Adib Jatene, do Instituto Dante Pazzanese de Cardiologia, considerada mundialmente, a partir de então, como o tratamento de escolha em todos os casos em que o emprego desta técnica se impõe. Os princípios básicos deste procedimento visam à translocação das artérias coronárias para a artéria pulmonar, seguindo-se da secção transversal da aorta e da artéria pulmonar, com anastomose da porção proximal da artéria pulmonar, já com as coronárias implantadas na porção distal da aorta, e anastomose do coto proximal da aorta com a porção distal da artéria pulmonar. Desta forma, a nova aorta origina-se do ventrículo esquerdo, e a artéria pulmonar reconstruída, utilizando-se o coto proximal da aorta, conecta-se com o ventrículo direito, restabelecendo a conexão ventriculoarterial concordante. Se o bebê com D-TDA e FO "perdeu" a oportunidade para a correção pela técnica de Jatene devido à queda da resistência vascular pulmonar, estando a pressão e a massa do ventrículo esquerdo abaixo das do ventrículo direito, a opção é pela técnica de "preparo rápido" do VE, introduzida por Yacoub em 1977. Esta técnica consiste em sobrecarregar o VE pela realização de bandagem da artéria pulmonar e da confecção de um *shunt* distal à bandagem. Desta forma, em cerca de 15 a 20 dias o VE readquire massa muscular capaz de receber a aorta pela técnica de Jatene.

Outra opção para estes bebês é, após a atriosseptostomia com o cateter-balão de Rashkind, deixá-los em evolução clínica até o 6º mês de vida, ocasião em que são corrigidos pela retransposição no plano atrial por meio da técnica de Senning ou Müstard. Neste tipo de procedimento, constrói-se um túnel intra-atrial, direcionando-se a conexão venosa atrial para a valva mitral e o ventrículo esquerdo, de onde se origina a artéria pulmonar, e o retorno venoso pulmonar é direcionado para a valva tricúspide e ventrículo direito, o qual se conecta com a aorta, restabelecendo os fluxos normais.

Nos casos de D-TGA com CIV, o tratamento médico visa o suporte terapêutico, com medidas anticongestivas, e tratamento de intercorrências pediátricas, como anemia e infecção. Em geral, entre o 1º e o 2º mês de vida, esses casos são submetidos à correção cirúrgica pela técnica de Jatene.

Os portadores de D-TGA + CIV + EP, após a atriosseptostomia com cateter-balão de Rashkind, evoluem clinicamente. Se a estenose pulmonar (EP) é importante, com a consequente hipoxemia, ou se ocorre evolução da EP, com aparecimento de crises hipoxêmicas, está indicada a realização de cirurgia de *shunt* tipo Blalock-Taussig clássico (anastomose da artéria subclávia direita ou esquerda com a artéria pulmonar direita ou esquerda) ou utilizando-se tubo de Goretex. Os pacientes com este tipo de arranjo são mantidos em evolução clínica até o 3º ano de vida, ocasião em que têm a sua patologia corrigida pela técnica de Rastelli. Esse procedimento foi introduzido por Rastelli et al. em 1969, sendo específico para os casos de D-TGA com defeito septal ventricular e obstrução na via de saída do VE. Consiste no redirecionamento da aorta para o VE utilizando *patch* de pericárdio bovino através da comunicação interventricular. O tronco da artéria pulmonar é ligado e seccionado e, por meio de um conduto extracardíaco, direcionado ao ventrículo direito. Esta técnica tem a vantagem de restaurar o ventrículo esquerdo como uma câmara sistêmica, reconstruindo os fluxos de forma normal.

BIBLIOGRAFIA

Anderson RH, MaCartney FJ, Shinebourne EA, Tynan M. Paediatric Cardiology. Churchill Livingstone, Edinburgh. London Melbourne and New York, 1987; 2:931.

Canter CE, Shaddy RE, Bernstein D et al. American Heart Association Council on Cardiovascular Disease in the Young; American Heart Association Council on Clinical Cardiology; American Heart Association Council on Cardiovascular Nursing; American Heart Association Council on Cardiovascular Surgery and Anesthesia; Quality of Care and Outcomes Research Interdisciplinary Working Group. Indications for heart transplantation in pediatric heart disease: a scientific statement from the American Heart Association Council on Cardiovascular Disease in the Young; the Councils on Clinical Cardiology, Cardiovascular Nursing, and Cardiovascular Surgery and Anesthesia; and the Quality of Care and Outcomes Research Interdisciplinary Working Group. Circulation 2007; 115(5):658-676.

Castaneda AR, Norwood WI, Lang P, Sanders S. Transposition of the great arteries and intact ventricular septum: anatomical correction in the neonate. The Society of Thoracic Surgeons 20th Anniversary Meeting. Book of Abstracts, San Antonio (Texas); 1984:58.

Cazzianiga M, Herraiz I, Bermúdez R et al. Angiografia cuantitativa del ventrículo isquierdo en ñinos. III Cardiopatias congénitas cianóticas. Rev Lat Cardiol 1982; 35:443.

De La Cruz MV, Arteaga MM, Quero JM. Conexiones y relaciones ventriculo-arteriales. Classificacion anatomica y embriogenesis. Rev Lat Cardiol 1981;2:65.

Dobell ARC, Bloss RS, Gibbons JE, Collins G. Congenital valvular aortic stenosis. Surgical management and long term results. J Thorac Cardiovascular Surg 1981;81:916.

Elzenga NJ, Gittenberger-de Groot AC. Coarctation and related aortic arch anomalies in hypoplastic left heart syndrome. *Int J Cardiol* 1985; 8:379-389.

Fernandes SM, Landzberg MJ. Transitioning the young adult with congenital heart disease for life-long medical care. Pediatr Clin North Am 2004; 51(6):1.739-1.748.

Ferreiro CR, Chagas AC, Carvalho MH et al. Influence of hypoxia on nitric oxide synthase activity and gene expression in children with congenital heart disease: a novel pathophysiological adaptive mechanism. Circulation 2001; 103(18):2.272-2.276.

Goldberg S, Allen N, Sahn D. Pediatric and Adolescents Ecocardiography, 2 ed., Chicago: Year Book Med Publ, 1980:204-233.

Jatene AD, Fontes VF, Paulista PP et al. Anatomic correction of transposition of the great vessels. J Thorac Cardiovasc Surg 1976; 72:364.

Kan J. New England J Med 1982; 307:540-542.

Lopes AA, Maeda NY, Gonçalves RC, Bydlowski SP. Endothelial cell dysfunction correlates differentially with survival in primary and secondary pulmonary hypertension. Am Heart J 2000; 139(4):618-623.

Pedra CA, Haddad J, Pedra SF et al. Paediatric and congenital heart disease in South America: an overview. Heart 2009; 95(17):1.385-1.392.

Pedra CAC, Pedra SRFF, Esteves CA et al. Experiência global no fechamento percutâneo do canal arterial. Arq Bras Cardiol 1998; 71(6):769-780.

Pedra SRFF, Pontes Jr. SC, Cassar RS et al. O papel da ecocardiografia no tratamento percutâneo dos defeitos septais. Arq Bras Cardiol 2006; 86(2):87-96.

Pedro AS. Cardiologia Pediátrica. Clínica y Cirurgica. 1 ed. Barcelona: Salvat Editores, 1986: 331.

Quero JM. Ten common congenital cardiac defects. Paediatrician 1981; 10:3.

Ribeiro AL, Gagliardi SP, Nogueira JL et al. Mortality related to cardiac surgery in Brazil, 2000-2003. J Thorac Cardiovasc Surg 2006; 131(4):907-909.

Soto B et al. Classification of ventricular septal defects. Br Heart J 1980; 43:332.

Ten Harkel AD, Berkhout M, Hop WC, Witsenburg M, Helbing WA. Congenital valvular aortic stenosis: limited progression during childhood. Arch Dis Child 2009; 94(7):531-535.

Vasquez-Pérez J, Quero JM, Andura J, Rey CH. Atrial septal defect with pulmomary hypertension in infancy. Pediatr Cardiol 1980; 1:235.

Yacoub MH, Radley-Smith R, McLaurin R. Two-stage operation for anatomical correction of transposition of the great arteries with intact ventricular septum. Lancet; 18:1.275-1.277.

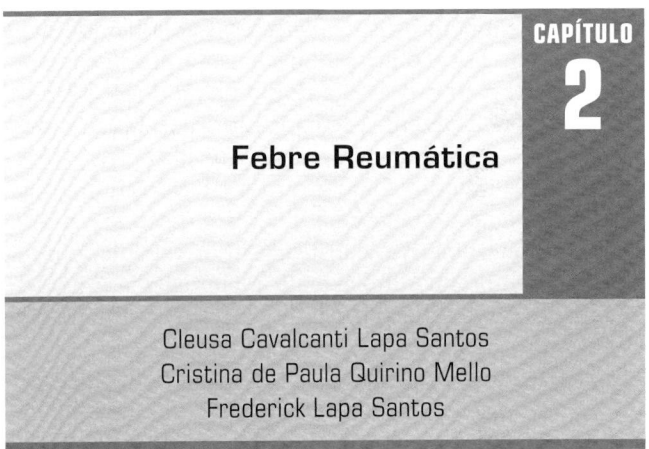

CAPÍTULO 2

Febre Reumática

Cleusa Cavalcanti Lapa Santos
Cristina de Paula Quirino Mello
Frederick Lapa Santos

INTRODUÇÃO, CONCEITUAÇÃO E EPIDEMIOLOGIA

A febre reumática (FR) continua sendo importante causa de acometimento cardíaco em nosso meio e é considerada o principal motivo de internamento devido à cardiopatia em indivíduos jovens.

Conhecida desde a Antiguidade, as fases clínicas da doença começaram a ser descritas a partir do século XVII com os relatos de Sydenham, que descreveu a coreia. William C. Wells, em 1813, relatou os nódulos subcutâneos, e Laennec, em 1818, fez a notificação do primeiro caso de cardiopatia reumática.

A doença foi amplamente divulgada a partir do século XIX, quando se estabeleceu uma relação entre infecção estreptocócica de orofaringe e a eclosão da doença. Os quadros clínico e laboratorial, bem como o tratamento da fase aguda e a profilaxia, têm sido bem estabelecidos no decorrer das últimas décadas, permanecendo, entretanto, uma interrogação quanto aos mecanismos etiopatogênicos da doença.

A base epidemiológica da FR é a faringoamigdalite estreptocócica. A doença acomete ambos os sexos com igual frequência, principalmente crianças dos 5 aos 15 anos de idade, sendo pouco encontrada abaixo dos 5 anos e rara antes dos 3 anos. Há predomínio nítido da

FR em populações economicamente desfavorecidas, declinando a incidência da doença à medida que melhora o padrão econômico populacional.

A incidência da FR após uma infecção estreptocócica é variável, oscilando entre 0,3% e 3%.

ETIOLOGIA, PATOGENIA E PATOLOGIA MORFOLÓGICA E FUNCIONAL

A FR é uma complicação tardia, não supurativa, de uma infecção causada pelo Streptococcus beta-hemolítico do grupo A de Lancefield. Os mecanismos que conduzem à doença ainda não estão completamente esclarecidos, sendo porém evidente a participação de uma resposta imune humoral e celular anormal, estando ligada ao desencadeamento de um processo autoimune.

A existência de um mimetismo molecular entre as estruturas antigênicas do Streptococcus beta-hemolítico e antígenos do hospedeiro é o mecanismo proposto como responsável pelo processo autoimune da doença em indivíduos geneticamente predispostos. Têm sido demonstrados vários anticorpos de reação cruzada entre o Streptococcus beta-hemolítico do grupo A e tecidos humanos.

O Streptococcus beta-hemolítico em discussão é uma bactéria gram-positiva, constituída por cápsula, parede celular, membrana citoplasmática, citoplasma e núcleo. A cápsula é formada por ácido hialurônico, que exerce papel antifagocitário. A parede celular contém em sua camada externa as proteínas M, T e R e também o ácido lipoteicoico, que parece ser responsável pela ligação da bactéria à fibronectina, presente na célula epitelial da cavidade oral do hospedeiro e que inicia a colonização bacteriana. A parede celular é ainda rica em carboidratos e permite que seja feita a classificação sorológica do estreptococo em grupos de A a O. A parede interna é mucopeptídica e confere à parede celular forma e rigidez. As proteínas M, R e T têm alta capacidade antigênica, sendo a proteína M a mais importante, uma vez que apresenta propriedade antifagocitária e é altamente antigênica, desempenhando papel fundamental na resposta imune do hospedeiro contra o Streptococcus beta-hemolítico.

Do ponto de vista histopatológico, a doença é caracterizada por um processo inflamatório no tecido conjuntivo dos órgãos afetados. A inflamação das camadas do coração caracteriza a cardite, a principal manifestação da doença na fase aguda, podendo ser causa de morte nesta fase ou posteriormente, devido às sequelas valvulares que pode impor ao órgão. Há envolvimento dos três folhetos cardíacos: pericárdio, miocárdio e endocárdio, ou seja, uma verdadeira pancardite. A valva mais frequentemente envolvida é a mitral, seguida pela valva aórtica e, raramente, a tricúspide e a pulmonar.

Quadro clínico

Entre a infecção estreptocócica e a eclosão da doença em sua fase aguda, há um período dito de "latência" variável, de 2 semanas até 6 meses.

A artrite é a manifestação mais comum da FR, ocorrendo em mais de 75% dos casos no primeiro surto, sendo mais comum em crianças maiores e adultos.

Classicamente, a artrite é descrita como uma poliartrite migratória, não supurativa e usualmente não deixa sequelas. Acomete grandes articulações, podendo raramente envolver articulações de mãos, pés e coluna. Apresenta excelente resposta ao uso de anti-inflamatórios, após 1 a 5 dias de sua introdução.

É importante ressaltar que em cerca de 20% dos casos a artrite pode ser atípica, o que dificulta o diagnóstico.

O acometimento cardíaco é marcado por taquicardia persistente, aparecimento de sopros ou exacerbação de sopros antigos, atrito pericárdico ou ritmo de galope. Embora descrita como uma pancardite, o acometimento valvar é responsável pela gravidade da doença na fase aguda e guarda relação direta com o prognóstico na fase crônica. As valvas mais frequentemente acometidas são a mitral e a aórtica. A cardite pode variar de subclínica a grave, muitas vezes com quadro de insuficiência cardíaca rebelde ao tratamento clínico, podendo ser necessário tratamento cirúrgico na fase aguda. A cardite subclínica é encontrada nos pacientes que apresentam artrite ou coreia sem sinais clínicos de cardite, porém com achados ao eco-Dopplercardiográfico com padrão patológico de regurgitação valvar.

O sopro usualmente encontrado nos casos de cardite é o de insuficiência mitral (holossistólico, com sede no ápex, podendo se irradiar para a região axilar ou dorsal). O envolvimento da valva aórtica origina um sopro diastólico de alta frequência acústica, caracterizando a insuficiência aórtica. Outro sopro encontrado na fase aguda é o de Carey-Coombs, mesodiastólico na região apical, que resulta da valvite mitral.

A coreia é uma manifestação mais tardia, podendo ter um período de latência de 1 a 6 meses. É mais frequente no sexo feminino e caracteriza-se por movimentos incoordenados, involuntários, que podem ser acompanhados de hipotonia muscular. Podem ocorrer disartria, disfagia e labilidade emocional. Os movimentos tendem a se exacerbar com excitação, desaparecendo durante o sono. Isoladamente, a presença de coreia permite o diagnóstico de FR.

Dois tipos de envolvimento cutâneo são descritos na FR – os nódulos subcutâneos (Fig. III.2.1) e o eritema marginado. Os nódulos subcutâneos são raros e estão associados mais comumente com cardite grave. São indolores, pequenos, firmes, sem sinais flogísticos, móveis, e localizam-se nas superfícies extensoras das articulações e saliências ósseas, sendo observados em joelhos, cotovelos e espinha dorsal.

O eritema marginado é caracterizado por lesões maculares, não pruriginosas, bordas eritematosas e centro claro, evanescente. Usualmente é visto no tronco e raízes dos membros e pode surgir ou se intensificar com o calor.

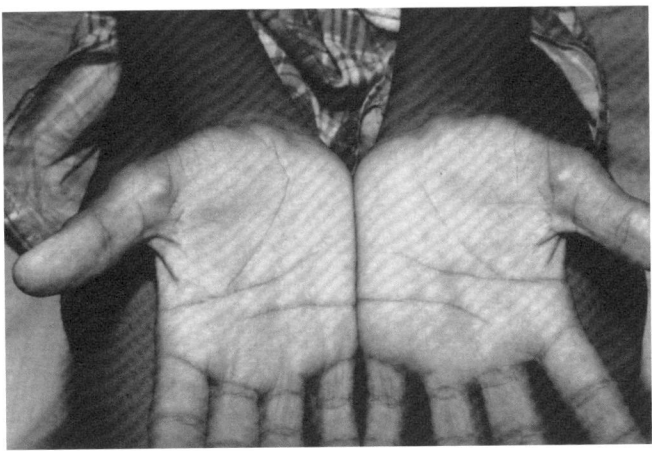

Fig. III.2.1. Nódulos subcutâneos.

No Instituto de Medicina Integral Professor Fernando Figueira (IMIP), no período de janeiro de 1999 a janeiro de 2001, foram internados 133 pacientes em fase aguda da doença com a seguinte distribuição de apresentação clínica:

- Cardite   48
- Artrite + cardite   41
- Artrite   20
- Coreia   16
- Coreia + artrite   3
- Coreia + cardite   2
- Artrite + cardite + nódulo subcutâneo   1
- Cardite + nódulo subcutâneo   1
- Artrite + coreia + nódulo subcutâneo   1

No mesmo período, foram internadas 14 crianças com valvulopatia grave reumática crônica que necessitaram de intervenção cirúrgica. Destas, oito exibiam insuficiência mitral grave, três insuficiência mitral grave mais insuficiência aórtica leve, uma, estenose mitral grave mais insuficiência aórtica leve, uma, estenose mitral pura grave e uma, insuficiência aórtica grave.

DIAGNÓSTICO CLÍNICO

O diagnóstico da FR é clínico, não existindo sinal patognomônico ou exame laboratorial específico. Os critérios estabelecidos por Jones e modificados posteriormente ainda são recomendados para o diagnóstico do surto inicial da FR. *Dois critérios maiores ou um critério maior mais dois menores*, tendo ambos como denominador comum a evidência de uma infecção estreptocócica prévia, indicam alta probabilidade de FR (Quadro III.2.1).

Quadro III.2.1. Critérios de Jones modificados

Critérios Maiores	Critérios Menores
Cardite	Febre
Poliartrite	Artralgia
Coreia	Elevação dos reagentes de fase aguda (VHS, PCR)
Eritema marginado	Aumento do intervalo PR no ECG
Nódulos subcutâneos	

Associado com evidência de infecção estreptocócica recente (cultura de secreção da orofaringe positiva para *Streptococcus* beta-hemolítico do grupo A ou aumento dos títulos de anticorpos)

DIAGNÓSTICO POR MÉTODOS COMPLEMENTARES

É importante ressaltar que não existe exame laboratorial específico para FR. Existem dois grupos de exames que são comumente utilizados: os denominados "reações da fase aguda do soro", que refletem o estado inflamatório sistêmico, e os que revelam infecção anterior pelo *Streptococcus* beta-hemolítico do grupo A. Nenhum desses exames estabelece um diagnóstico de certeza.

A evidência laboratorial de uma infecção recente pelo *Streptococcus* beta-hemolítico é realizada por meio da cultura de secreção de orofaringe ou pela dosagem de anticorpos antiestreptocócicos.

A *cultura de material da orofaringe*, na maioria dos casos, tem pouca positividade devido ao período de latência entre a infecção estreptocócica e o início da doença. Entretanto, em casos com manifestações clínicas precoces, o *Streptococcus* beta-hemolítico pode ser isolado. Uma cultura positiva pode não distinguir entre infecção estreptocócica aguda e o estado de portador são.

Em relação à dosagem de *anticorpos antiestreptocócicos*, podem ser titulados: antiestreptolisina O (ASLO), anti-hialuronidase, antiestreptoquinase e antidesoxirribonuclease B (anti-DNase B). Destes, o mais utilizado é o ASLO, devido à facilidade de determinação e à homogeneidade dos resultados obtidos. Títulos elevados traduzem infecção estreptocócica recente, não fazendo diagnóstico de FR. Cerca de 20% dos casos de FR não apresentam aumento dos títulos de ASLO.

Os títulos costumam se elevar a partir da 2ª semana do início da infecção estreptocócica, atingindo seu máximo ao final de 4 a 6 semanas, declinando então lentamente. Alguns pacientes podem permanecer com títulos elevados durante vários meses. Recomenda-se a realização de duas dosagens de ASLO com intervalo de 15 dias.

O *hemograma* é pouco expressivo, podendo evidenciar anemia normocítica normocrômica ou microcítica hipocrômica, discreta leucocitose e desvio à esquerda. O hemograma é importante no diagnóstico diferencial com outras doenças como anemia falciforme, lúpus eritematoso sistêmico, leucemias etc.

Entre as provas ligadas ao processo inflamatório, a *velocidade de hemossedimentação* (VHS) encontra-se elevada na fase inicial da doença, normalizando-se em torno da 2ª e 3ª semana da doença; seus níveis normais encontram-se abaixo de 10 a 20 mm. A VHS sofre influência de várias medicações, como anti-inflamatórios e injeções de penicilina benzatina; outras doenças e situações clínicas, como neoplasias, colagenoses, processos inflamatórios em geral e anemia expressiva, podem elevar a VHS.

A *proteína C-reativa* (PCR) encontra-se elevada em praticamente todos os pacientes, antes do final da 2ª semana da doença. Entretanto, não é um exame confiável para avaliar a evolução da doença, pois tende à normalização antes do final da atividade inflamatória. O seu reaparecimento pode sinalizar uma reativação reumática.

A *alfa-1-glicoproteína ácida* é outro componente mucoproteico que indica processo inflamatório, semelhante à mucoproteína, sendo de mais fácil realização. Apresenta títulos elevados na fase aguda da doença, que se mantêm por tempo prolongado.

Na *eletroforese de proteínas*, as alterações na fase aguda são expressas pela queda dos níveis de albumina e elevação das taxas das frações alfaglobulinas e gamaglobulinas. A redução da albumina é habitual, embora não seja constante. A elevação das alfaglobulinas acontece precocemente. A alfa-1-globulina tem alteração inconstante e transitória, não tendo valor na prática médica. A alfa-2-globulina, contudo, apresenta elevação constante e tende a se manter durante todo o período de atividade da doença.

Outros exames complementares, como o eletrocardiograma, a radiografia do tórax e o ecocardiograma, podem ser realizados com o intuito de melhorar a avaliação do envolvimento cardíaco.

No eletrocardiograma podem ser observados aumento dos intervalos PR e/ou QT em cerca de 25% a 40% dos casos, além de BAV do segundo grau ou, em alguns casos, BAV total. Alterações difusas do segmento ST e inversão da onda T podem ser detectadas.

A avaliação da área cardíaca pela radiografia de tórax é um bom índice do grau de comprometimento cardíaco, sendo ainda importante na análise seriada do curso agudo da doença. As alterações pulmonares são raras e decorrentes da pneumonite reumática.

O ecocardiograma presta importante auxílio tanto na fase aguda como na fase crônica da FR. Na fase aguda, permite avaliar existência e grau de derrame pericárdico, comprometimento miocárdico e grau de envolvimento valvar.

A cintilografia cardíaca com gálio-67 é um exame pouco utilizado na prática diária, que permite avaliar o processo inflamatório cardíaco na fase aguda da doença.

TRATAMENTO
Erradicação do foco estreptocócico

Tem por objetivo remover a fonte de anticorpogênese representada pela infecção estreptocócica da orofaringe.

O fármaco de escolha é a penicilina G benzatina administrada em uma única aplicação na dose de 600.000 UI para crianças até 20 kg e de 1.200.000 UI para crianças maiores e adultos. Outra opção é a fenoximetilpenicilina (penicilina V), 40.000 U/kg/dia, ministrada de 6/6 horas, durante 10 dias, sendo a dose máxima de 400.000 UI (250 mg) de 6/6 horas. Amoxacilina e ampicilina também podem ser alternativas para erradicação do estreptococo.

Nos casos de *alergia à penicilina*, pode ser usada a eritromicina na dose de 40 mg/kg/dia de 6/6 horas, por 10 dias (dose máxima de 500 mg/dia ou clindamicina na dose de 15 a 25 mg/kg/dia de 8/8 ou 6/6 horas por 10 dias. Sulfas não devem ser utilizadas em virtude de serem medicamentos bacteriostáticos.

Repouso

O tempo de repouso na fase aguda da FR é variável e depende do tipo de manifestação clínica e da gravidade do comprometimento. Nos casos de coreia e artrite, o repouso absoluto deve ser mantido até o controle dos sintomas, com retorno gradual à atividade física.

Os quadros de cardite deverão ser considerados individualmente, sendo usualmente mais prolongado o repouso, permitindo-se a retomada das atividades físicas somente após o controle da insuficiência cardíaca.

Tratamento sintomático
Artrite

A artrite da FR apresenta excelente resposta ao uso de anti-inflamatórios não esteroidais, especialmente o ácido acetilsalicílico (AAS). A dose do AAS é de 90 a 120 mg/kg/dia em 4 doses diárias (média de 100 mg/kg/dia; máxima de 4 a 6 g/dia), devendo ser mantida por 2 semanas e então reduzida gradualmente até completar 8 semanas. O naproxeno é outra opção terapêutica com resposta similar ao AAS. Pode ser utilizado na dose de 15 a 25 mg/kg/dia em 2 séries, com duração do tratamento similar ao do AAS.

Cardite

O tratamento da cardite é direcionado ao controle do quadro inflamatório e da insuficiência cardíaca. Os fármacos anti-inflamatórios de escolha são os *corticosteroides*. O esquema preconizado é a prednisona na dose de 1 a 2 mg/kg/dia (máximo de 60 mg/dia). A dose inicial deve ser mantida por 15 a 21 dias e em seguida reduzida gradativamente a cada semana. Nos casos de cardite grave, que não apresenta resposta à corticoterapia tradicional, recomenda-se o uso de terapia endovenosa com metilprednisolona (pulsoterapia). O esquema preconizado é de 1 g de metilprednisolona, diluído em 200 mL de SG a 5%, administrado em jejum pela manhã por 3 dias consecutivos, o que equivale a uma série. O número de séries pode variar de duas a quatro, respeitando-se um intervalo mínimo de 7 dias entre as mesmas.

O tratamento da insuficiência cardíaca deve ser realizado com medicamentos digitais, diuréticos, vasodilatadores e fármacos vasoativos, que devem ser utilizados de acordo com o grau de insuficiência cardíaca.

Os casos que evoluem com insuficiência cardíaca rebelde ao tratamento clínico e com grave lesão valvar devem ser encaminhados para cirurgia.

Coreia

Como manifestação isolada da FR, a coreia deve ser tratada com sintomáticos. O haloperidol é o fármaco mais utilizado, na dose inicial de 1 a 2 mg/dia, administrado uma a duas vezes ao dia. A dose pode ser aumentada em 1 mg a cada 3 a 5 dias até a remissão dos sintomas (dose máxima 4 a 6 mg/dia). Após 3 semanas sem sintomas, inicia-se a regressão gradual do medicamento (1 mg/semana).

O ácido valproico também tem sido preconizado, na dose de 20 a 30 mg/kg/dia divididos em três séries diárias. Após 3 semanas sem sintomas, a dose é suspensa paulatinamente até completar 8 a 12 semanas de tratamento.

O fenobarbital, na dose de 3 a 5 mg/kg/dia a cada 24 horas, é outra alternativa.

Alguns trabalhos recentes tem mostrado a eficácia do uso de corticosteroides no tratamento sintomático da coreia.

PROFILAXIA SECUNDÁRIA

A profilaxia secundária tem por objetivo evitar novos surtos de atividade reumática nos indivíduos predispostos, diminuindo, consequentemente, a morbidade e a mortalidade desses pacientes. O fármaco de eleição continua sendo a penicilina G benzatina, em virtude da sua ação bactericida, eficácia clínica, baixo espectro, baixo custo e baixa incidência de efeitos colaterais. Comprovadamente, ela é efetiva na redução e na eliminação do risco de recorrência da doença. A dose profilática é de 600.000 UI em crianças até 20 kg e 1.200.000 UI nos adolescentes e adultos, via intramuscular, a cada 21 dias. Outra opção é a penicilina oral (fenoximetilpenicilina). A dose é de 200.000 UI para crianças e de 250.000 UI para adolescentes e adultos a cada 12 horas.

O uso de 0,5 mL de lidocaína a 2% *sem vasoconstritor* reduz a dor da aplicação nas primeiras 24 horas e não interfere, significativamente, nos níveis séricos da penicilina. Pode ser uma alternativa para aumentar a adesão dos pacientes que não suportaram usar a penicilina devido à dor.

Nos casos de alergia à penicilina, pode ser utilizada a sulfadiazina nas doses de 0,5 g em pacientes com menos de 25 kg e de 1 g nos demais (dose única ou dividida em duas tomadas diárias). Pacientes que estão usando sulfadiazina devem fazer controle de hemograma a cada 15 dias nos primeiros 2 meses de uso e posteriormente a cada 6 meses, pela possibilidade de leucopenia.

A duração da profilaxia depende, principalmente, da presença de comprometimento cardíaco e do intervalo do último surto. Recomenda-se que:

- Pacientes que nunca apresentaram comprometimento cardíaco devem manter profilaxia por 5 anos após o último surto ou até os 21 anos, valendo o que cobrir maior período.
- Pacientes que apresentaram comprometimento cardíaco, porém evoluíram com regressão da lesão valvar ou ficaram com lesão residual de grau leve, devem manter profilaxia por 10 anos após o último surto, ou até os 25 anos, valendo o que cobrir maior período.
- Pacientes com lesão valvar de grau moderado a grave deverão fazer profilaxia por toda a vida ou pelo menos até os 40 anos de idade.
- Após cirurgia para troca ou reparo valvar, deve ser mantida profilaxia por toda a vida.

BIBLIOGRAFIA

Assis RVC, Higuchi ML. New pathological aspects of rheumatic heart disease. Cardiol Young 1992; 2:216-221.

Baird RW, Bronze MS, Kraus W. Epitopes of group A streptococcal M protein shared with antigens of articular cartilage and synovium. J Immunol 1991; 146:3.132-3.137.

Barbosa PJBB, Müller RE, Latado AL et al. Diretrizes brasileiras sobre diagnóstico, tratamento e prevenção da febre reumática da Sociedade Brasileira de Cardiologia, Sociedade Brasileira de Pediatria e Sociedade Brasileira de Reumatologia. Arq Bras Cardiol 2009; 93(3 Supl. 4):1-18.

Carapetis JR, Brown A, Wilson NJ, Edwards KN. On behalf of the rheumatic fever guidelines writing group. An Australian guideline for rheumatic fever and rheumatic heart disease: an abridged outline. eMJA 2007: 581-586.

Dajani AS, Ayoub EM, Bierman FZ. Guidelines for the diagnosis of rheumatic fever: Jones Criteria, updated 1992. JAMA 1992; 268:2.069.

Dajani AS. Rheumatic fever. In: Braunwald-Zipes-Libby. Heart Disease. A textbook of cardiovascular medicine, 6 ed. Philadelphia: Saunders, 2001: 2.192-2.198.

Decourt, LV. Doenca reumática. São Paulo: Sarvier, 1972.

Gerber MA, Baltimore RS, Eaton CB et al. American Academy of Pediatrics. Prevention of rheumatic fever and diagnosis and treatment of acute streptococcal pharyngitis: a scientific statement from the American Heart Association Rheumatic Fever, Endocarditis, and Kawasaki Disease Committee of the Council on Cardiovascular Disease in the Young, the Interdisciplinary Council on Functional Genomics and Translational Biology, and the Interdisciplinary Council on Quality of Care and Outcomes Research. Circulation 2009; 119:1.541-1.551.

Guilherme L, Cunha-Neto E, Coelho V, Snitcowsky R. Human-infiltrating T cell clones from rheumatic heart disease patients recognize both streptococcal and cardiac proteins. Circulation 1995; 92:415-420.

Hashkes PJ. Naproxen as an alternative to aspirin for the treatment of arthritis of rheumatic fever: a randomized trial. J Pediatr 2003; 143(3):399-401.

Kim EJ. Index of suspicion. Case #6. Diagnosis= Acute rheumatic fever (ARF). Pediatr Rev 2000; 21:26.

Kothari SS, Chandrashekhar Y, Tandon R, Bhatia ML. Active Rheumatic carditis, In Rheumatic fever, Jagat Narula,Renu Virmani, K. Srinath Reddy, Rajendra Tandon, American Registry of Pathology, Washington, 1999, 257-270.

Medeiros CCJ, Moraes AV, Sniticowsky R. Echocardiographic diagnosis of rheumatic fever and rheumatic valvar disease. Cardiol Young 1992; 3:236-239.

Ministério da Saúde. Portaria nº 156 de 20 de janeiro de 2006. Dispõe sobre o uso da penicilina na atenção básica à saúde e nas demais unidades do Sistema Único de Saúde (SUS). Diário Oficial da União, 2006; 15(1):54.

Shikhman AR, Cunningham, MW. Immunological mimicry between N-acetyl-beta-D-glucosamine and cytokeratin peptides. J Immunol 1994; 152:4.375-4.387.

Snitcowisky R. Rheumatic fever prevention in industrializing countries – problems and approaches. Pediatrics 1996; 97(6):996-998.

Stollerman GH. Rheumatogenic streptococci and autoimmunity. Clin Imunnol Immunopathol 1991; 61:113-142.

Stollerman GH. The nature of rheumatogenic streptococci. The Mount Sinai J Med 1996; 63(3-4):44-57.

Tanaka ACS, Guilherme L, Kalil J. Febre reumática. In: Cardiologia em Pediatria – Temas fundamentais. São Paulo: Ebaid/Roca, 2000:347-388.

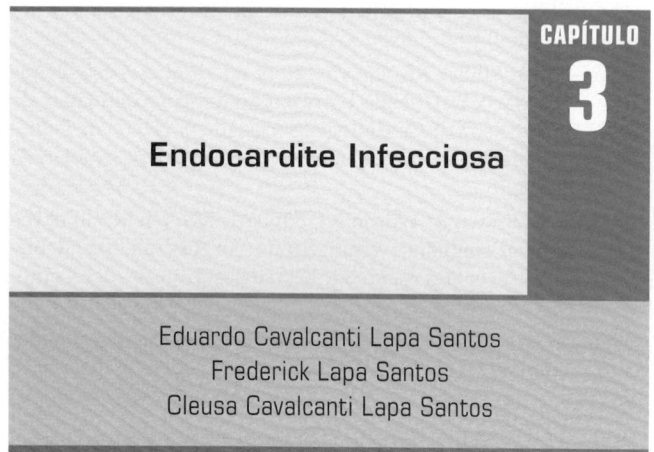

CAPÍTULO 3
Endocardite Infecciosa

Eduardo Cavalcanti Lapa Santos
Frederick Lapa Santos
Cleusa Cavalcanti Lapa Santos

INTRODUÇÃO, CONCEITUAÇÃO E EPIDEMIOLOGIA

A endocardite é um tipo de infecção que normalmente acomete as valvas cardíacas, mas também pode envolver defeitos septais (p. ex., comunicação interatrial, comunicação interventricular), cordoalhas tendíneas e miocárdio mural. Infecções que afetam *shunts* arteriovenosos, arterioarteriais (p. ex., persistência do canal arterial) e coarctação de aorta assemelham-se clínica e patologicamente à endocardite.

A endocardite infecciosa (EI) classicamente é dividida nas formas aguda e subguda. A EI aguda geralmente é causada pelo *Staphylococcus aureus* e caracteriza-se por toxicidade importante, destruição da válvula em dias a semanas e, comumente, infecções metastáticas (p. ex., abscesso esplênico). A forma subaguda costuma ser provocada por *Streptococcus viridans*, enterococo, estafilococo coagulase-negativo e cocobacilos gram-negativos, evolui em semanas a meses, sem apresentar toxemia importante e raramente causa infecção metastática.

Até 75% dos pacientes acometidos por EI têm alguma alteração cardíaca estrutural ou outro fator de risco que predisponha à doença. Sequelas valvares de febre reumática, assim como cardiopatias congênitas, costumam ser as condições mais comuns em países em desenvolvimento. Em nações desenvolvidas, vêm ganhando cada vez mais destaque o uso de fármacos endovenosos, as valvopatias degenerativas do idoso, os dispositivos intracardíacos (p. ex., marca-passos, cardiodesfibriladores implantáveis), o uso de hemodiálise e as infecções hospitalares (p. ex., infecção relacionada com cateteres venosos centrais).

Enquanto nas séries mais antigas o agente causador mais comum de endocardite de válvulas nativa era o *Streptococcus viridans*, nas séries mais recentes o *Staphylococcus aureus* já aparece em primeiro lugar. Isso reflete a mudança dos fatores de risco previamente citada. Hemodiálise, por exemplo, é ligada independentemente à endocardite por *Staphylococcus aureus*. Da mesma forma, pacientes que estão usando cateteres venosos centrais que apresentam bacteremia por *Staphylococcus aureus* devem ser compulsoriamente submetidos a ecocardiograma transesofágico para excluir endocardite como complicação.

Vem-se observando incidência crescente de EI entre neonatos. Neste grupo de pacientes é comum a infecção ser secundária a cateteres venosos centrais infectados, sendo frequentemente visto o acometimento da valva tricúspide sem lesão predisponente. Após o período neonatal, a maioria das infecções ocorre em crianças com cardiopatias congênitas de base. Importante mencionar que a comunicação interatrial (CIA) tipo *ostium secundum*, um dos tipos mais prevalentes de cardiopatia congênita, não predispõe a endocardite.

Outro fator predisponente comum em nosso meio é a cardiopatia reumática, sendo a valva mitral e a valva aórtica as estruturas mais acometidas por EI, nesta modalidade etiológica.

O uso de drogas endovenosas está adquirindo um papel cada vez mais importante como fator de risco para endocardite entre adolescentes e adultos. Para se ter uma ideia, o risco de um usuário de drogas ser acometido por EI é muitas vezes maior do que o de um paciente com cardiopatia reumática ou um portador de prótese valvar. Esses indivíduos geralmente apresentam comprometimento da valva tricúspide, sendo o micro-organismo mais comum o *Staphylococcus aureus*.

Entre os pacientes portadores de prótese valvar, a incidência de EI é maior nos primeiros 6 meses após a cirurgia, principalmente no primeiro mês. Esses casos mais precoces são classicamente causados pelo *Staphylococcus epidermidis*. Um dado importante sobre a endocardite de valva protética é que há um risco muito maior de a infecção se estender para o tecido perivalvar, causando deiscência da prótese e distúrbios de condução como bloqueios atrioventriculares.

ETIOLOGIA, PATOGENIA E PATOLOGIA MORFOLÓGICA E FUNCIONAL

O *Streptococcus viridans*, como já citado, é o principal agente causador da EI em valva nativa de acordo com as séries mais antigas. Este agente coloniza normalmente a orofaringe das pessoas, o que explica o risco de bacteremia por tal agente após procedimentos dentários.

Pacientes que desenvolvem endocardite pelo *Streptococcus bovis* devem ser submetidos à colonoscopia, uma vez que grande parte destes indivíduos possui alterações estruturais do cólon, como pólipos ou neoplasias.

O *Staphylococcus aureus* é responsável por casos de evolução rápida, marcada por toxemia e por complicações a distância. Em até 50% dos casos pode cursar com insuficiência cardíaca. Os estafilococos coagulase-negativos, em especial o *Staphylococcus epidermidis*, são os principais responsáveis pela endocardite que ocorre nos primeiros meses após a colocação de próteses valvares.

Os agentes do grupo HACEK (**H**aemophilus parainfluenzae, **H**aemophilus aphorphilus, **A**ctinobacillus actinomycetemcomitans, **C**ardiobacterium hominis, **E**ikenella corrodens e **K**ingella kingae), germes fastidiosos e de crescimento lento, caracteristicamente são causa de EI com hemocultura negativa, em virtude de a hemocultura exigir mais tempo para se tornar positiva.

Outros micro-organismos como riquétsias e fungos também podem causar EI. Entre os principais fungos estão a *Candida albicans*, as demais cândidas, assim como o *Histoplama* e *Aspergillus*. Fatores de risco para endocardite fúngica são cirurgia valvar prévia, cirurgias não cardíacas, uso de antibióticos, usuários de drogas EV, portadores de cateteres venosos centrais e estados de imunossupressão.

O surgimento de EI segue dois passos. Primeiramente, há lesão endotelial com formação subsequente de depósitos de plaquetas e fibrina, constituindo patologicamente a endocardite trombótica não bacteriana. Após esse evento, qualquer episódio de bacteremia transitória (p. ex., extração dentária) pode levar à colonização desse trombo, surgindo então a endocardite infecciosa.

Os fatores que podem causar lesão endotelial e, por conseguinte, iniciar o processo previamente descrito são três: (1) jato de alta velocidade atingindo o endotélio (p. ex., lesão de jato na parede do ventrículo direito na CIV); (2) fluxo de uma câmara de alta pressão em direção a uma de baixa pressão (p. ex., fluxo entre o ventrículo esquerdo e o átrio esquerdo na insuficiência mitral); e (3) fluxo através de um orifício estreitado a alta velocidade (p. ex., valva aórtica estenosada).

QUADRO CLÍNICO

O sinal mais comum na EI é a febre, presente em mais de 80% dos casos. Pode estar ausente em idosos, pacientes com insuficiência cardíaca avançada, pacientes com insuficiência renal crônica, desnutrição acentuada, pacientes imunodeprimidos em geral e em algumas infecções causadas por estafilococos coagulase-negativos.

O segundo sinal mais encontrado nesta doença é a presença de sopros cardíacos. Em casos de infecção da valva tricúspide não é comum que se ausculte sopro, devido aos baixos gradientes existentes entre as câmaras direitas. Em casos de endocardite subaguda, os sopros também não são observados em grande parte, sendo mais frequentes nos casos agudos.

Manifestações periféricas de EI devem ser ativamente procuradas em todos os pacientes com suspeita da doença. A mais comum é a presença de petéquias, que podem ser vistas na conjuntiva palpebral, na mucosa oral e extremidades. Os nódulos de Osler são lesões sobrelevadas, dolorosas, que costumam surgir nas polpas digitais e não contêm micro-organismos no seu interior. As manchas de Janeway, por outro lado, são lesões maculares, indolores, que acometem as regiões palmares e plantares e, caso biopsiadas, revelam a presença do organismo causador em sua estrutura. Por fim, a fundoscopia sempre é um exame recomendável na suspeita de EI, uma vez que pode revelar a presença de manchas de Roth, hemorragias retinianas com o centro pálido. Nenhum desses achados é patognomônico de EI. Todos são mais frequentes nos casos de endocardite de câmaras esquerdas, praticamente não sendo observados quando do acometimento das valvas tricúspide e pulmonar.

A presença de embolia sistêmica é mais comum em casos de infecção causada por *Staphylococcus aureus*, assim como com vegetações > 10 mm. A valva que mais emboliza é a mitral, principalmente quando o folheto anterior é o acometido. A forma mais comum de embolia ocorre no sistema nervoso central (65% dos casos) e o território-alvo é o vascularizado pela artéria cerebral média. Pode haver ainda infarto agudo do miocárdio, isquemia mesentérica, oclusão arterial aguda de membros etc.

Em relação às manifestações neurológicas, além do acidente vascular cerebral (AVC) isquêmico cardioembólico, destaca-se a hemorragia intracraniana, atribuída à embolização séptica para os *vasa vasorum* das artérias intracerebrais, o que resulta na formação de aneurisma micótico, passível de ruptura subsequente.

Os casos de insuficiência cardíaca são geralmente resultado de destruição valvar, ruptura ou distorção de cordoalha tendínea. Fístulas intracardíacas, miocardite concomitante e embolia coronariana também podem ser responsáveis pela falência cardíaca. Um sinal eletrocardiográfico que tem grande valor preditivo positivo para complicações intracardíacas é o surgimento de novos bloqueios atrioventriculares, habitualmente associados a abscesso miocárdico e mais comuns em endocardite de valva aórtica. Isto é explicado pelo fato de a extensão perivalvar da infecção se dar na região mais frágil do anulovalvar. No caso da valva aórtica, esse local é próximo ao septo membranoso e ao nó atrioventricular.

Entre as manifestações renais, ressalte-se que as principais causas de elevação de ureia e creatinina durante a

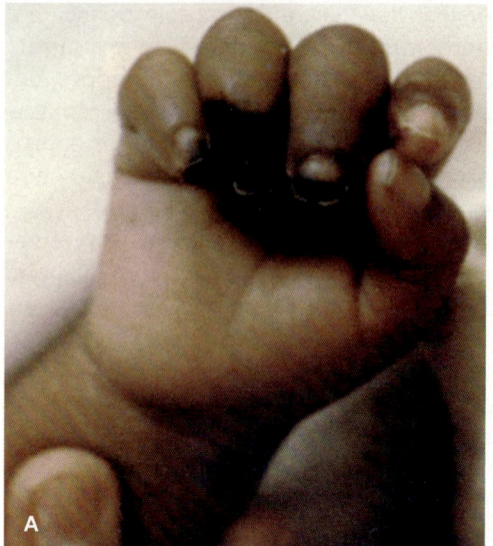 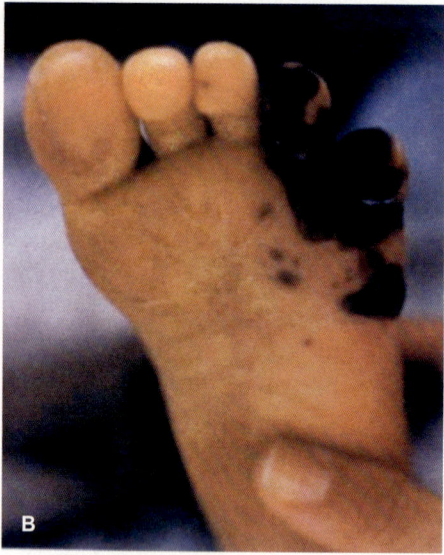 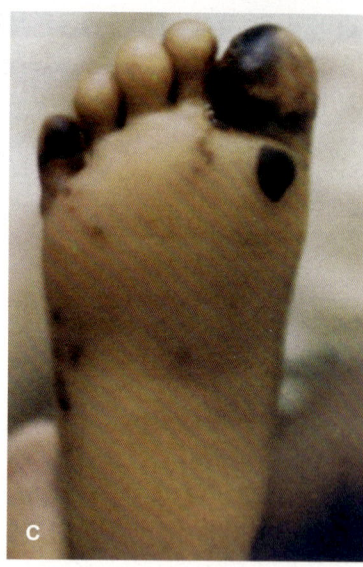

Fig. III.3.1. A a **C** Vasculite em caso de endocardite infecciosa.

infecção são o uso de antimicrobianos (p. ex., aminoglicosídeos) e a presença de instabilidade hemodinâmica. Além disso, pode haver glomerulopatia e embolia renal. A glomerulopatia típica da EI é a glomerulonefrite membranoproliferativa.

DIAGNÓSTICO

Os critérios de Duke modificados (Quadro III.3.1) são utilizados no diagnóstico de EI. Esses critérios foram desenvolvidos pelo grupo de Durack na Universidade de Duke, em 1994, sendo modificados posteriormente, em 2000.

Percebe-se facilmente que os dois principais exames complementares na investigação de endocardite infecciosa são o ecocardiograma e a hemocultura.

O ecocardiograma deve ser realizado idealmente nas primeiras 12 horas após levantar-se a hipótese diagnóstica de endocardite. Análises de custo-benefício mostram que o ecocardiograma transesofágico (ETE) seria o exame inicial de escolha em todos os pacientes, mas como não se encontra disponível na maioria dos serviços, preconiza-se que o exame de imagem inicial seja o ecocardiograma transtorácico (ETT), ficando a opção do ETE nos seguintes casos:

- Pacientes com prótese valvar (nestes casos o ETT fica com muitos artefatos).
- Pacientes com alguns tipos de cardiopatias congênitas.
- Pacientes com janela acústica ruim para o ETT.
- Pacientes com achados de alto risco pelo ETT (vegetações menores que 10 mm, achados sugestivos de extensão perivalvar, disfunção miocárdica secundária, regurgitação valvar importante).
- Pacientes com ETT negativo mas que persistem com suspeita de endocardite.

Quadro III.3.1. Critérios de Duke modificados para o diagnóstico de endocardite infecciosa

Critérios maiores

1. Hemoculturas positivas
   - 1.1 Agentes típicos de endocardite infecciosa em duas hemoculturas separadas (*Streptococcus viridans*, *Streptococcus bovis*, grupo HACEK, *Staphylococcus aureus*, ou enterococo adquirido na comunidade na ausência de outro foco)
   - 1.2 Micro-organismos consistentes com endocardite infecciosa isolados em duas hemoculturas separadas por mais de 12 horas ou isolados em três ou mais hemoculturas colhidas separadamente
   - 1.3 Uma única hemocultura positiva para *Coxiella burnetti* ou título de anticorpos IgG > 1:800 contra o mesmo agente
2. Evidência de acometimento endocárdico
   - 2.1 Ecocardiograma positivo para endocardite (vegetação intracardíaca, abscesso miocárdico, nova deiscência parcial de prótese valvar)
   - 2.2 Sopro novo (não adianta se piorar ou mudança de sopro preexistente)

Critérios menores

1. Fator predisponente (cardiopatia estrutural de base ou uso de drogas EV)
2. Febre mais alta do que 38ºC
3. Fenômenos vasculares (embolia arterial, infartos pulmonares sépticos, aneurismas micóticos, hemorragia intracraniana, petéquias conjuntivais, lesões de Janeway)
4. Fenômenos imunológicos (nódulos de Osler, manchas de Roth, fator reumatoide positivo, glomerulonefrite)
5. Critérios microbiológicos que não preencham os critérios maiores

Endocardite infecciosa definida por critérios clínicos se:

1. Dois critérios maiores ou
2. Um critério maior e três menores ou
3. Cinco critérios menores

É importante notar que, frente a grande suspeita clínica, mesmo um ETE negativo não exclui completamente a hipótese de endocardite. Resultados ecocardiográficos falso-negativos são atribuídos a vegetações pequenas ou que já embolizaram. Persistindo a suspeita clínica de EI, recomenda-se que um segundo ETE seja repetido após 7 a 10 dias. Outro dado importante sobre o ecocardiograma é que a valva tricúspide é mais bem avaliada pelo ETT do que pelo ETE.

Em relação às hemoculturas, devem ser colhidos pelo menos três pares (um par = um frasco de cultura para aeróbios + um frasco para anaeróbios) em sítios de punção diferentes. Como a bacteremia na EI é contínua, não há necessidade de se obter as amostras de sangue no momento da febre. Sugere-se um intervalo de pelo menos 1 hora entre a primeira e a última amostra. Cada frasco deve ser inoculado com pelo menos 10 mL de sangue. Caso o paciente esteja estável e recebendo antibiótico por vários dias antes da coleta do exame, recomenda-se parar o antibiótico e aguardar 3 a 5 dias para a obtenção das hemoculturas. Essa conduta diminuirá a taxa de resultados falso-negativos presente.

Quando há suspeita de EI mas as hemoculturas se apresentam persistentemente negativas, algumas hipóteses devem ser levantadas:

- Infecção causada por bactéria fastidiosa (p. ex., grupo HACEK, *Bartonella*, *Coxiella burnetti*, *Brucella*).
- Infecção causada por organismos não bacterianos (p. ex., fungos).
- Uso de antimicrobianos previamente à coleta das culturas.
- Presença de endocardite não infecciosa (marântica, de Liebman Sacks etc.).

Outros exames complementares podem fornecer dados adicionais na investigação de EI. O hemograma pode revelar em até 90% dos casos um padrão de anemia da doença crônica (normocítica, normocrômica, ferro sérico baixo, ferritina alta, saturação de transferrina alta). Nos casos de endocardite subaguda não costuma haver leucocitose importante, ao contrário dos casos agudos.

A velocidade de hemossedimentação (VHS) está elevada em praticamente todos os pacientes (> 55 mm por hora). Exceções são pacientes que apresentam insuficiência renal crônica, insuficiência cardíaca congestiva ou coagulação intravascular disseminada. Outros testes podem revelar a presença de estimulação imune, como fator antinuclear (FAN), fator reumatoide, crioglobulinas etc.

O sumário de urina costuma revelar alterações mesmo quando a função renal está normal. Proteinúria e hematúria microscópica estão presentes em até 50% dos casos.

TRATAMENTO

A base do tratamento da EI é o uso de combinação de antibióticos bactericidas por período prolongado. O ideal é que os antibióticos sejam usados de acordo com o resultado do antibiograma das hemoculturas. Contudo, há situações nas quais é necessário iniciar antibióticos, empiricamente, antes do resultado das hemoculturas. O principal exemplo são os pacientes que se encontram com quadro de endocardite aguda com toxemia importante, muitas vezes já com complicações da doença (p. ex., insuficiência cardíaca, abscesso miocárdico etc.). Já nos casos de endocardite subaguda com evolução de algumas semanas, em que o paciente se encontra estável, o indicado é que se proceda à coleta das culturas e se aguardem os resultados para então dar início ao tratamento medicamentoso.

O tratamento para EI de valva nativa geralmente dura 4 semanas, enquanto o de prótese valvar demora 6 semanas. Esse período deve ser contado a partir do momento em que as hemoculturas se tornam negativas. No início do tratamento da endocardite, sugere-se que sejam colhidas hemoculturas a cada 24 a 48 horas, independentemente da evolução clínica do paciente. A partir do momento em que elas se tornarem negativas, começa-se a contar o dia 1 (D1) de antibiótico.

Quadro III.3.2. Tratamento de EI em valva nativa causada por *Streptococcus viridans* suscetível à penicilina e *Streptococcus bovis*

Antibiótico	Dosagem (kg/24 h)	Duração (semanas)
Penicilina G cristalina ou ceftriaxona	200.000 U IV 4/4 ou 6/6 h 100 mg IV 24/24 h	4 4
Penicilina G cristalina ou ceftriaxona + gentamicina	200.000 U IV 4/4 ou 6/6 h 100 mg IV 24/24 h 3 mg IM ou IV 8/8 h	2 2 2
Vancomicina	40 mg IV 4/4 ou 6/6 h	4

Quadro III.3.3. Tratamento de EI causada por enterococos

Antibiótico	Dosagem (kg/24 h)	Duração (semanas)
Penicilina G cristalina + gentamicina	300.000 U IV 4/4 ou 6/6 h 3 mg IM ou IV 8/8 h	4-6 4-6
Ampicilina + gentamicina	200-400 mg IV 6/6 h 3 mg IM ou IV 8/8 h	4-6 6
Vancomicina	40 mg IV 6/6 ou 12/12 h	6

Quadro III.3.4. Tratamento de EI causada por estafilococo meticilina-sensível na ausência de material protético

Antibiótico	Dosagem (kg/24 h)	Duração (semanas)
Oxacilina com ou sem gentamicina	200 mg IV 4/4 ou 6/6 h 3 mg IM ou IV 8/8 h	6 3-5 dias
Cefazolina com ou sem gentamicina	100 mg IV 6/6 ou 8/8 h 3 mg IM ou IV 8/8 h	6 3-5 dias
Vancomicina	40 mg 6/6 ou 12/12 h	6

Quadro III.3.5. Tratamento de EI causada por estafilococo meticilina-resistente na ausência de material protético

Antibiótico	Dosagem (kg/24 h)	Duração (semanas)
Vancomicina	40 mg IV 6/6 ou 12/12 h	6

Quadro III.3.6. Tratamento de EI causada por estafilococo meticilina-resistente na presença de prótese ou outro material protético

Antibiótico	Dosagem (kg/24 h)	Duração (semanas)
Vancomicina +	40 mg IV 6/6 ou 12/12 h	6
rifampicina +	20 mg VO 8/8 h	6
gentamicina	3 mg IM ou IV 8/8 h	2

Quadro III.3.7. Tratamento de EI causada por estafilococo meticilina-sensível com prótese ou outro material protético

Antibiótico	Dose kg/24 h	Duração (semanas)
Oxacilina +	200 mg IV 4/4 ou 6/6 h	6
rifampicina +	20 mg VO 8/8 h	6
gentamicina	3 mg IM ou IV 8/8 h	2

Quadro III.3.8. Tratamento de EI causada por micro-organismos do grupo HACEK

Antibiótico	Dose kg/24 h	Duração (semanas)
Ceftriaxona	100 mg IV 24/24 h	4
Ampicilina/sulbactam	200-400 IV 4/4 h	4

Após o início do tratamento, espera-se que o paciente fique afebril após 7 dias no máximo. Caso isto não aconteça, algumas possibilidades devem ser aventadas:

- Falha do esquema antibioticoterápico.
- Complicações locais, como abscesso miocárdico.
- Complicações a distância, como êmbolos sépticos.
- Infecções hospitalares associadas (p. ex., infecção relacionada com cateter venoso central).
- Febre causada por antibióticos (diagnóstico de exclusão, muitas vezes acompanhado de eosinofilia no hemograma).

A falha do esquema antibioticoterápico é uma das muitas indicações de cirurgia no tratamento da EI. As indicações cirúrgicas na EI dividem-se em indicações absolutas (Quadro III.3.9) e relativas (Quadro III.3.10).

Sempre que um paciente for submetido à troca cirúrgica da valva, deve ser enviado material para cultura. Se o resultado for positivo, deve-se reiniciar o tratamento com antibióticos usando-se o esquema normalmente prescrito para portadores de prótese valvar. Se a cultura for negativa, deve-se continuar com o mesmo regime de medicações, mas com a duração de uma endocardite de prótese valvar.

Quadro III.3.9. Indicações absolutas de cirurgia na endocardite infecciosa

1. Insuficiência cardíaca classe funcional III ou IV da NYHA causada pela disfunção valvar
2. Infecção não controlada pelo uso de antibióticos adequados
3. Endocardite causada por micro-organismos que não costumam responder bem ao tratamento clínico (fungos, *Brucellae, Pseudomonas aeruginosa*)
4. Prótese valvar instável ou com obstrução do orifício
5. Fístula para cavidade pericárdica
6. Recorrência de endocardite de prótese valvar após tratamento adequado

Quadro III.3.10. Indicações relativas de cirurgia na endocardite infecciosa

1. Extensão perivalvar da infecção (fístula intracardíaca, abscesso miocárdico com febre persistente)
2. Endocardite causada por enterococo altamente resistente a antibióticos
3. Vegetações maiores que 10 mm
4. Recorrência de endocardite de valva nativa após tratamento adequado
5. Dois ou mais episódios de embolização para artérias maiores (p. ex., AVC isquêmico, isquemia mesentérica, oclusão arterial aguda de membros etc.)

Sempre se deve solicitar avaliação da odontologia no início do tratamento para endocardite. Muitas vezes o paciente tem algum foco dentário que predispôs a bacteremia e, caso o mesmo não seja eliminado, a resposta aos antibióticos pode não ser eficiente.

O tratamento de abscessos esplênicos complicando o curso da endocardite geralmente necessita de procedimentos invasivos (punção percutânea ou mesmo esplenectomia). Caso seja necessária cirurgia de troca valvar para o tratamento da endocardite, o ideal é que a esplenectomia seja feita primeiramente. É importante destacar formas de se diferenciar abscesso esplênico de um simples infarto esplênico estéril por embolia. Isto pode ser feito por meio da tomografia computadorizada com contraste. O abscesso é realçado pela injeção do contraste, enquanto o infarto, não.

Em relação ao uso de anticoagulantes durante o curso de EI, geralmente se faz a terapia apenas nos pacientes com indicações claras (p. ex., prótese mecânica, fibrilação atrial (FA) com passado de embolização etc.) e sem evidências de complicações em sistema nervoso central.

Ao final do tratamento de EI, todos os pacientes devem ser submetidos a um novo ETT que servirá de base para comparações futuras. Assim, o médico saberá se o paciente ficou com alguma vegetação estéril ou regurgitação valvar ao final do tratamento, por exemplo.

Quadro III.3.11. Pacientes de altíssimo risco para endocardite infecciosa

1. Pacientes com prótese valvar
2. Endocardite infecciosa prévia
3. Pacientes com determinados tipos de cardiopatia congênita
3.1 Cardiopatia congênita cianótica não reparada
3.2 Cardiopatia congênita reparada há menos de 6 meses
3.3 Cardiopatia congênita reparada por prótese ou *patch* mas que ficou com defeitos residuais próximos aos materiais protéticos
4. Pacientes transplantados cardíacos que desenvolveram valvopatia no enxerto

PROFILAXIA

Em 2007, a American Heart Association publicou novas diretrizes sobre a profilaxia de EI. Segundo as diretrizes, apenas pacientes com as características citadas no Quadro III.3.11 podem necessitar de profilaxia quando da realização de alguns tipos de procedimento.

Esses pacientes, caso sejam submetidos a procedimentos dentários em geral, devem receber 2 g de amoxacilina VO 30 a 60 minutos antes. Caso o paciente seja alérgico, podem-se utilizar 600 mg de clindamicina. Nem todos os procedimentos dentários necessitam de profilaxia antibiótica. Pacientes submetidos apenas a manuseio de tecidos não infectados, colocação ou remoção de próteses ortodônticas ou retirada de dentes de leite não precisam receber nenhum tipo de profilaxia.

Pacientes que serão submetidos a incisão ou biópsia da mucosa respiratória (p. ex., adenoidectomia, tonsilectomia, broncoscopia com biópsia) deverão ser submetidos também ao esquema mencionado.

BIBLIOGRAFIA

Baddour LM, Wilson WR, Bayer AS et al. Infective endocarditis: diagnosis, antimicrobial therapy, and management of complications: a statement for healthcare professionals from the Committee on Rheumatic Fever, Endocarditis, and Kawasaki Disease, Council on Cardiovascular Disease in the Young, and the Councils on Clinical Cardiology, Stroke, and Cardiovascular Surgery and Anesthesia, American Heart Association –executive summary: endorsed by the Infectious Diseases Society of America. Circulation 2005; 111:3.167.

Bonow RO, Carabello BA, Chatterjee K et al. ACC/AHA 2006 guidelines for the management of patients with valvular heart disease. A report of the American College of Cardiology/American Heart Association Task Force on Practice Guidelines (Writing committee to revise the 1998 guidelines for the management of patients with valvular heart disease). J Am Coll Cardiol 2006; 48:e1.

Crawford MH, Durack DT. Clinical presentation of infective endocarditis. Cardiol Clin 2003; 21:159-166.

Ferrieri P, Gewitz MH, Gerber MA. et al. Unique features of infective endocarditis in childhood. Circulation 2002; 105(17):2.115.

Karchmer AW. Infective endocarditis. In: Libby, Bonow, Mann and Zipes. Braunwald's heart disease: a textbook of cardiovascular medicine. 8 ed. Philadelphia: Saunders Elsevier, 2008:1.713.

Le T, Bayer AS. Combination antibiotic therapy for infective endocarditis. Clin Infect Dis 2003; 36:615-621.

Mangoni ED, Adinolfi LE, Tripodi MF et al. Risk factors for "major" embolic events in hospitalized patients with infective endocarditis. Am Heart J 2003; 146:311-316.

Olaison L, Pettersson G. Current best practices and guidelines: indications for surgical intervention in infective endocarditis. Infect Dis Clin North Am 2002; 16:453-475.

Paridon S. Infectious endocarditis. In: Pediatric Cardiology – The Requisites in Pediatrics. Vetter, 1 ed. Philadelphia: Mosby Elsevier, 2006: 111.

Wilson W, Taubert KA, Gewitz M et al. Prevention of infective endocarditis – recommendations by the American Heart Association. A guideline from the American Heart Association Rheumatic Fever, Endocarditis, Kawasaki Disease Committee, Council on Cardiovascular Disease in the Young And the Council on Clinical Cardiology, Council on Cardiovascular Surgery and Anesthesia and the Quality of Care and Outcomes research Interdisciplinary Working Group. Circulation, 2007.

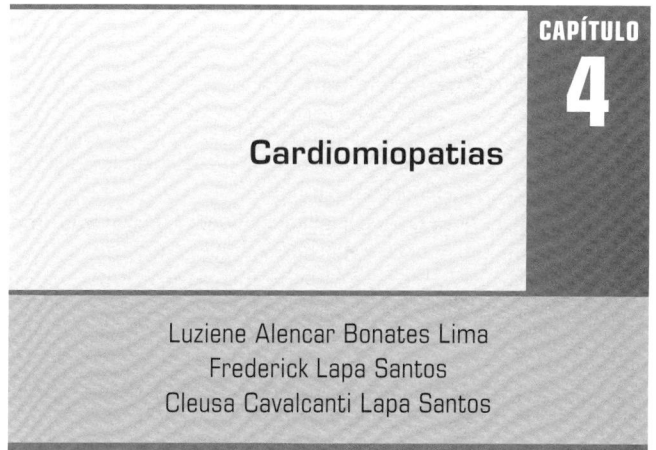

CAPÍTULO 4

Cardiomiopatias

Luziene Alencar Bonates Lima
Frederick Lapa Santos
Cleusa Cavalcanti Lapa Santos

INTRODUÇÃO, CONCEITUAÇÃO E EPIDEMIOLOGIA

O termo *cardiomiopatia*, inicialmente utilizado em 1957, designava um grupo de afecções miocárdicas não atribuíveis à doença das artérias coronárias. Em 1995, a Organização Mundial de Saúde (OMS) definiu as *cardiomiopatias* (CMPs) como doenças do miocárdio associadas à disfunção cardíaca, e propôs uma classificação baseada no distúrbio fisiopatológico dominante, observando, se possível, a etiologia e a patogênese. Eram reconhecidas quatro formas: dilatada, hipertrófica, restritiva e arritmogênica do ventrículo direito. As formas que não preenchiam critérios destas categorias eram denominadas CMPs não classificáveis e aquelas associadas a outras doenças cardíacas ou sistêmicas eram denominadas CMPs específicas.

Em 2006, com os avanços na área da biologia molecular, a American Heart Association (AHA) publicou um documento sugerindo modificações na definição e classificação existentes. Com a nova definição, as cardiomiopatias passaram a ser consideradas "um grupo heterogêneo de doenças do miocárdio associadas ou não à disfunção mecânica e/ou elétrica; usualmente (mas nem sempre) exibem hipertrofia ou dilatação ventricular inapropriada e são decorrentes de uma variedade de causas, frequentemente genéticas. Podem estar confinadas ao coração ou fazer parte de doenças sistêmicas, que levam à insuficiência cardíaca progressiva".

As cardiomiopatias, atualmente, são classificadas em *primárias* e *secundárias*. Nas CMPs primárias o coração é o único órgão afetado, e podem ser subdivididas quanto à etiologia em genéticas, adquiridas ou mistas. Nas CMPs secundárias o comprometimento miocárdico ocorre durante a evolução de uma doença sistêmica, sendo excluídas outras cardiopatias que levam a comprometimento miocárdico, como as valvulopatias, a hipertensão arterial sistêmica e as cardiopatias congênitas (Quadro III.4.1).

Neste capítulo abordaremos as principais formas de cardiomiopatias primárias.

CARDIOMIOPATIA DILATADA
Conceito

A disfunção sistólica e a dilatação ventricular são as anormalidades características da cardiomiopatia dilatada (CD), que pode ser leve, quando há pouca ou mesmo nenhuma manifestação clínica, ou intensa, traduzindo-se por alterações congestivas.

Epidemiologia

A CD é a forma mais comum de cardiomiopatias primária e secundária, com uma incidência anual de 5 a 8 casos/100.000 habitantes e prevalência de 36 casos/100.000 habitantes. É a principal causa de indicação para transplante cardíaco em crianças com menos de 5 anos (Quadro III.4.2).

Quadro III.4.1. Classificação das cardiomiopatias. (Adaptada da American Heart Association, 2006.)

Cardiomiopatias primárias	
Genéticas	Hipertrófica Displasia arritmogênica do ventrículo direito Ventrículo esquerdo não compactado Glicogenoses Defeito de condução (doença de Lenegre) Miopatias mitocondriais (Kearns-Sayre, MELAS, MERRF) Desordens dos canais iônicos: – Síndrome do QT longo – Síndrome de Brugada – Taquicardia ventricular polimórfica catecolaminérgica – Síndrome do QT curto
Mistas (genéticas e não genéticas)	Dilatada Restritiva (endomiocardiofibrose, síndrome hipereosinofílica)
Adquiridas	Inflamatória (miocardite) Provocada pelo estresse ("Tako-tsubo") Periparto Taquicardiomiopatia Hipertrofia miocárdica em filhos de mãe diabética
Cardiomiopatias secundárias	
	Infiltrativas Depósito Toxicidade (álcool, antraciclinas, hemocromatose) Endomiocárdica Inflamatória (granulomas) Endócrina Cardiofacial Neuromuscular/neurológica (Duchenne, Becker) Deficiências nutricionais (beribéri, selênio) Autoimunes (ARJ, lúpus, sarcoidose, esclerodermia)

Quadro III.4.2. Principais causas de cardiomiopatia dilatada (CD)

Inflamatórias
Miocardite infecciosa (p. ex., viral/chagásica)
Não infecciosa (colagenose, periparto, hipersensibilidade, rejeição a transplante)
Granulomatosa (sarcoidose/miocardite de células gigantes)
Tóxicas
Álcool
Quimioterápicos (doxorrubicina, ciclofosfamida, interferon)
Metais pesados (chumbo/mercúrio)
Catecolaminas (anfetaminas/cocaína)
Metabólicas
Deficiências nutricionais (tiamina, selênio, carnitina)
Deficiências eletrolíticas (cálcio, fósforo, magnésio)
Endocrinopatias (tireoidopatias, diabetes, feocromocitoma)
Obesidade
Familiar
Miopatia cardíaca e esquelética (Duchenne, Becker, Erb, Friedreich)
Miopatia mitocondrial (p. ex., síndrome de Kearns-Sayre)
Alguns casos de displasia arritmogênica do VD
Superposição com Miocardiopatia Restritiva
Hemocromatose
Amiloidose
Sarcoidose
Idiopática
Miocardiopatia primária do VE ou biventricular

Etiologia e patogenia

Em crianças, a miocardite varia de 8% a 45% como causa da CD. A grande maioria não apresenta uma causa identificável. Descrevem-se ainda formas familiares de CD em até 30% dos pacientes, sendo, nestes casos, a transmissão autossômica dominante o padrão mais comum de herança, embora haja padrões de herança autossômica recessiva, ligada ao X e a mitocondrial.

Fisiopatologia

A disfunção sistólica dilata os ventrículos, havendo predomínio do volume das câmaras sobre a massa miocárdica. Os átrios também estão aumentados. O ventrículo esquerdo (VE) perde a sua forma elíptica, tornando-se globoso. O peso do coração aumenta. Histologicamente, encontram-se hipertrofia e degeneração miocitária com graus variáveis de linfócitos, áreas de lesão e necrose de miócitos.

A depressão da contratilidade, decorrente da agressão miocitária, diminui a fração de ejeção (FE), a fração de encurtamento circunferencial da miofibrila e ainda o débito cardíaco (DC). Eleva-se o volume telediastólico do VE e, consequentemente, há incremento da pressão diastólica final do VE (pd2VE). Seguem-se dilatação e hipertrofia ventricular objetivando compensar o coração e assim manter o DC adequado. Com o aumento da tensão parietal, contudo, ocorre uma elevação nociva do consumo de oxigênio.

Pressões maiores no VE são transmitidas retrogradamente para o átrio esquerdo, o sistema venoso pulmonar, o capilar pulmonar, a artéria pulmonar, o ventrículo direito e, por fim, para o sistema venoso sistêmico, já que o princípio hidráulico de vasos comunicantes deve ser respeitado.

Quando se reduz o DC, o sistema nervoso simpático é estimulado, reduzindo o fluxo sanguíneo renal e sobrevindo a ativação do sistema renina-angiotensina-aldosterona.

Quadro clínico

A exteriorização clínica constitui-se em uma insuficiência cardíaca esquerda, variando de grau leve a intenso. Taquidispneia às mamadas e déficit de desenvolvimento ponderal, bem como dispneia ao esforço e diminuição da tolerância ao exercício, podem ser as queixas observadas pelos pais/responsáveis ou referidas pelas crianças maiores. Nos pacientes mais graves pode mesmo advir o choque cardiogênico, com alta mortalidade (até 30% dos pacientes). Palpitações, síncope ou quase síncope são descritas em até 13% das crianças com CD. Saliente-se, por outro lado, que há um grupo de pacientes que são inteiramente assintomáticos, sendo identificados por meio de sopro cardíaco ou de cardiomegalia em radiografia solicitada por outros motivos.

Exame físico

Sinais de insuficiência cardíaca são descritos em até 80% dos casos, com taquipneia, taquicardia, palidez cutânea, pulsos débeis, pressão arterial normal ou convergente, perfusão periférica reduzida e, nos casos mais graves, cianose. Estertores raramente são achados em lactentes e crianças menores, mesmo quando edema pulmonar é documentado radiograficamente.

Ao exame precordial, o *ictus cordis* encontra-se desviado para a esquerda da linha hemiclavicular. Pode haver hipofonese de bulhas e ser evidente uma terceira bulha (B3) com ritmo de galope. Hepatomegalia é detectada à palpação abdominal. Nas crianças maiores e adolescentes pode ser notada estase jugular, em geral não vista em crianças menores. Edema periférico é um achado habitual nos casos mais acentuados e anasarca nos pacientes mais graves.

Exames complementares

Radiografia do tórax

Em geral há aumento da área cardíaca, especialmente à custa do VE (Fig. III.4.1). Congestão venocapilar pulmonar e, nos casos mais intensos, quadro radiológico de edema pulmonar podem ser detectados, bem como derrame pleural direito ou bilateral.

Eletrocardiograma (ECG)

Taquicardia sinusal é vista na grande maioria dos casos. Sobrecarga atrial e ventricular esquerda, em geral associada a distúrbio da repolarização ventricular, é habitual nos traçados (Fig. III.4.2). Arritmias supraventriculares ou ventriculares e ainda distúrbios de condução podem ser evidenciados.

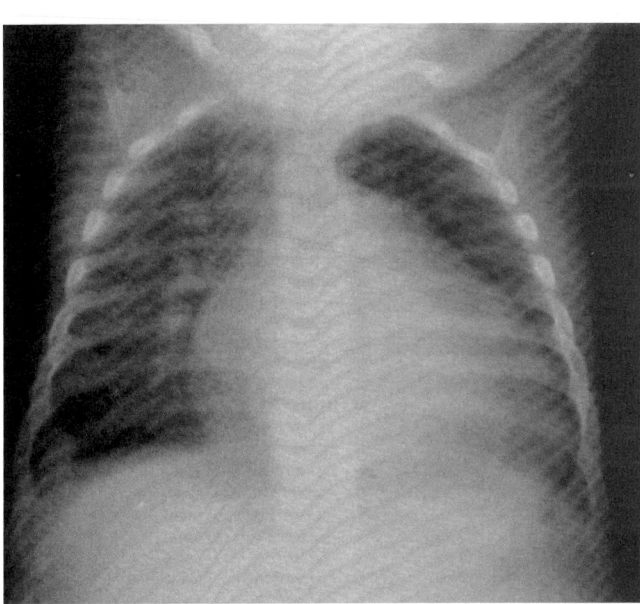

Fig. III.4.1. Radiografia de tórax evidenciando cardiomegalia e congestão venocapilar pulmonar.

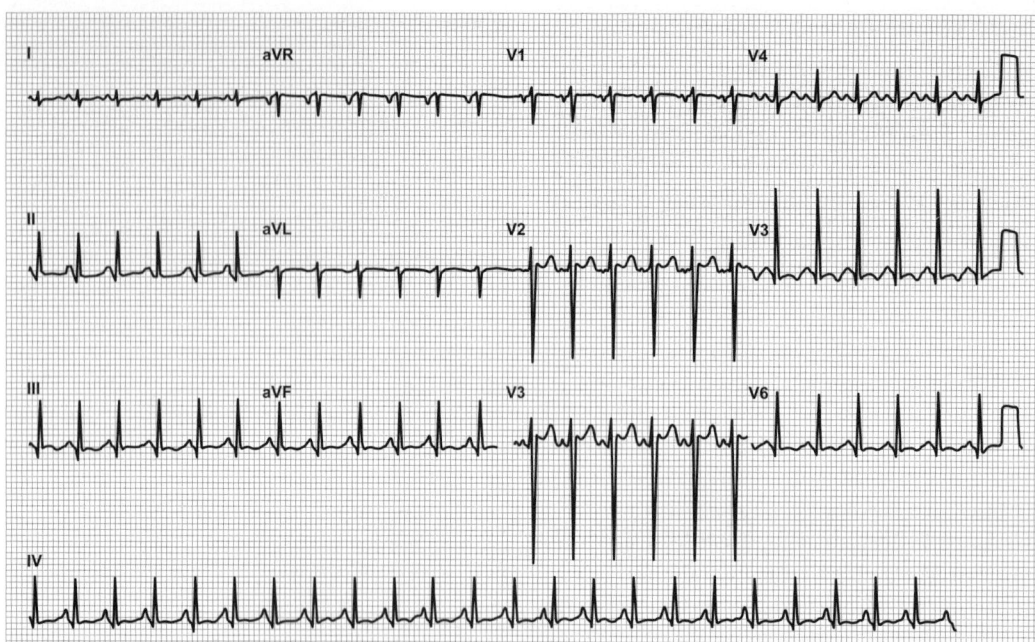

Fig. III.4.2. Eletrocardiograma na cardiomiopatia dilatada. Evidencia ritmo sinusal, prolongamento do intervalo PR e sinais de sobrecarga biventricular.

Ecocardiograma (ECO)

Permite avaliar o tamanho das câmaras cardíacas, com aumento em geral do átrio e ventrículo esquerdos (Fig. III.4.3), e determinar o grau da disfunção ventricular, por meio da mensuração da FE, que rotineiramente se encontra reduzida na CD, permitindo ainda demonstrar a presença de derrame pericárdico em alguns pacientes. Além disso, graus variados de insuficiência mitral podem ser documentados com a ajuda do mapeamento de fluxo em cores. A presença de trombos intracavitários pode ser detectada.

Nas crianças menores, o ECO pode ainda mostrar a saída aórtica normal das artérias coronárias, diferenciando-a dos casos de origem anômala da artéria coronária esquerda que sai do tronco da artéria pulmonar, com sua repercussão isquêmica miocárdica, levando a um quadro de insuficiência ventricular esquerda, que é uma causa secundária de CD e merece abordagem terapêutica distinta.

Cintilografia do miocárdio

Quando a etiologia da CD for miocardite, a cintilografia do miocárdio poderá fornecer uma informação não invasiva; o gálio e o índio são radioisótopos captados por células inflamatórias, desde que sua presença seja em grau moderado a importante. Uma cintilografia miocárdica indicadora de inflamação (positiva) guarda boa relação com o encontro histopatológico de alterações

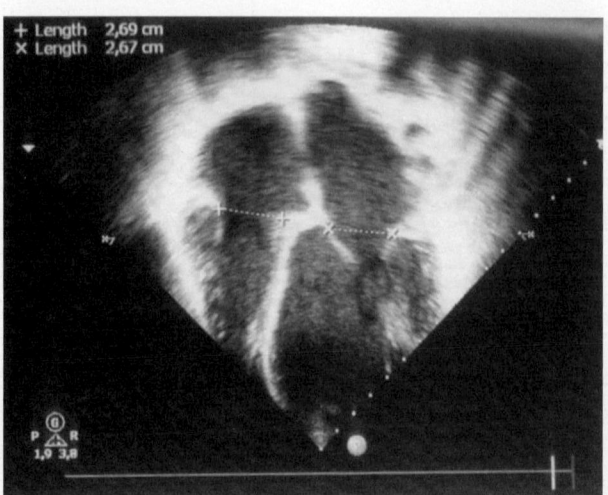
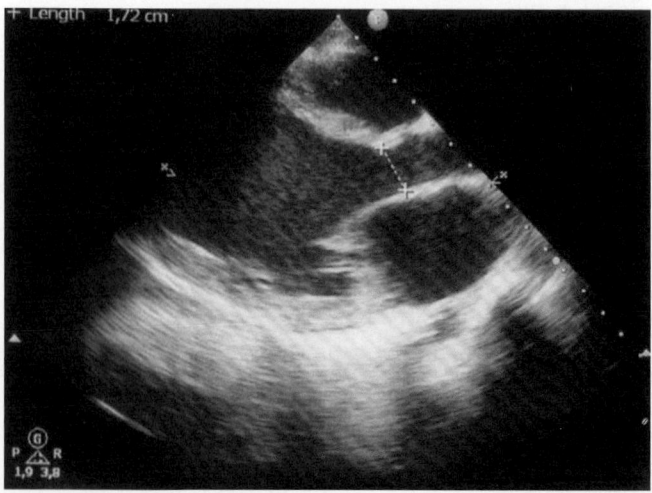

Fig. III.4.3. Ecocardiograma bidimensional na cardiomiopatia dilatada. **A.** Corte apical quatro câmaras evidenciando aumento das cavidades cardíacas esquerdas. **B.** Corte paraesternal longitudinal evidenciando aumento acentuado do ventrículo esquerdo.

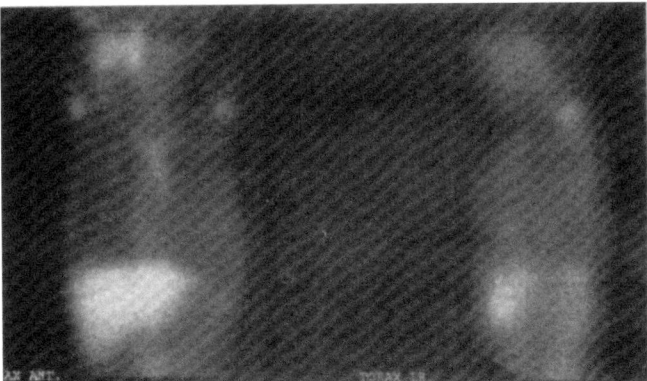

Fig. III.4.4. Cintilografia miocárdica com gálio em caso de miocardite.

sugestivas de miocardite (Fig. III.4.4), podendo dispensar a biópsia endomiocárdica nestas circunstâncias, que é um procedimento agressivo e não isento de riscos, especialmente no paciente mais grave, mais debilitado, com FE abaixo de 0,20.

Cateterismo cardíaco

Sua indicação é cada vez mais restrita, uma vez que as informações obtidas pelo ECO são bem fidedignas.

A manometria revela os achados citados na fisiopatologia: aumento da pd2VE e da pressão capilar pulmonar. A cineangioventriculografia demonstra aumento do volume diastólico e sistólico final, bem como hipocontratilidade difusa do VE e, muitas vezes, também do ventrículo direito (VD), dependendo da fase evolutiva em que se encontre o paciente. Contribui ainda na exclusão de anomalia de origem da artéria coronária que pode não ter sido demonstrada pelo estudo ecocardiográfico, em especial em crianças maiores e adolescentes.

Biópsia endomiocárdica

Na MD, o quadro histológico é de hipertrofia e fibrose em graus diversos. Nos casos de miocardite viral há presença de infiltrado linfocitário, necrose e fibrose, conforme os critérios de Dallas. A biópsia ajuda bastante a elucidação das doenças mitocondriais e as de base infiltrativa.

Tratamento
Clínico

Consiste em reduzir a retenção de sal e água, com diuréticos, diminuir a pré-carga e a pós-carga que se encontram elevadas e aumentar a contratilidade miocárdica, o que se faz através do bloqueio do sistema adrenérgico e do sistema renina-angiotensina-aldosterona; no primeiro grupo, utilizam-se betabloqueadores (carvedilol, bisoprolol e metoprolol) e no segundo, inibidores da enzima conversora da angiotensina (IECA) ou bloqueadores do receptor da angiotensina (BRA), que devem ser prescritos a todos os pacientes com insuficiência cardíaca estável com FE reduzida, a não ser que haja contraindicação ao seu uso ou não tolerem de forma alguma esses fármacos. Os pacientes não precisam estar tomando doses altas de IECA antes de serem considerados para tratamento com betabloqueadores. Nos casos em que se usa dose baixa de IECA, a adição de um betabloqueador produz maior melhora nos sintomas e redução no risco de morte do que meramente aumento isolado na dose do IECA, mesmo nas doses-alvo usadas nos trabalhos clínicos. O digital continua a ter um papel na terapêutica, especialmente nos casos sintomáticos ou com elevação da frequência cardíaca ou com arritmias como a fibrilação atrial (ver Capítulo 6).

Imunossupressão

Permanece controversa, não havendo dados suficientes na literatura que suportem o seu emprego rotineiro.

Transplante cardíaco

É indicado nos casos de insucesso terapêutico clínico em que os pacientes persistem com insuficiência cardíaca grave.

CARDIOMIOPATIA HIPERTRÓFICA
Conceito

A cardiomiopatia hipertrófica (MH) é um distúrbio polimorfo com diversas exteriorizações clínicas. A hipertrofia miocárdica inapropriada com desarranjo miofibrilar do septo interventricular, em desproporção com hipertrofia da parede ventricular livre, domina a cena por meio de uma disfunção diastólica; a função sistólica, por sua vez, tende a ser hiperdinâmica.

De acordo com a localização da hipertrofia, classifica-se a MH em:

- Septal.
- Medioventricular.
- Apical.
- Lateral.
- Concêntrica.

A MH é um processo mórbido muito complexo. Os dados atualmente disponíveis mostram que obstrução dinâmica da via de saída do VE (VSVE) é bem mais comum do que se pensava antes e deve ser diligentemente procurada em pacientes sintomáticos.

Epidemiologia

A MH representa 20% a 30% dos casos de miocardiopatias idiopáticas na faixa pediátrica. A prevalência é baixa, sendo da ordem de 0,2% (1:500) da população geral, contudo é o distúrbio cardíaco de base genética mais comum. Afeta duas vezes mais o sexo masculino do que o feminino.

Etiologia/patogenia

A MH obedece à herança autossômica dominante. Metade dos pacientes apresenta parentes de primeiro grau também afetados pela doença (forma familiar), o que reforça a necessidade de se rastrear a família. Os 50% restantes dos portadores de MH corresponderiam a mutações espontâneas (forma esporádica).

Pelo menos 11 genes mutantes codificadores da proteína do sarcômero estão associados à MH:

- Cadeia pesada da betamiosina (cromossomo 14q11-12).
- Proteína C de ligação da miosina (cromossomo 11p11).
- Troponina T (cromossomo 1g3).
- Alfatropomiosina (cromossomo 15q2).
- Troponina I (cromossomo 19p13).
- Proteína C de ligação da miosina (cromossomo 11p11), subunidade reguladora da cadeia leve da miosina (cromossomo 12q23)].
- Cadeia leve da miosina essencial (cromossomo 3p21).
- Actina (cromossomo 15q11-14).
- Titina.
- Cadeia pesada da alfamiosina.

Mais de 400 mutações diferentes já foram descobertas. A mutação do gene da troponina T denota um prognóstico pior, com maior incidência de morte súbita em seus portadores, embora a hipertrofia exibida seja leve e até mesmo ausente.

É importante ressaltar que a penetrância da doença é incompleta na fase inicial da vida (infância e adolescência), passando a se expressar de forma total na idade adulta.

Fisiopatologia

Diástole

A disfunção diastólica, através da rigidez imposta ao ventrículo pela hipertrofia, levando a enchimento cardíaco comprometido, é a característica da MH, quer esteja presente obstrução da VSVE, quer não.

Sístole

A função sistólica também exibe alterações. Há elevação da FE e da contratilidade miocárdica.

Setenta por cento dos casos de uma coorte baseada numa população não hospitalar de MH têm propensão a desenvolver um gradiente da VSVE ≥ 30 mmHg (e ≥ 50 mmHg na maioria) em repouso ou com exercício; apenas 30% apresentam a forma não obstrutiva verdadeira de MH. Esse gradiente pode ser:

- Persistente.
- Lábil.
- Latente.

Vários mecanismos podem ser imputados na gênese do gradiente sistólico na via de saída do VE a saber:

- Movimento anterior sistólico da valva mitral, que se aproxima do septo interventricular
- Efeito Venturi provocado por uma onda de impulso muito rápida devido à contratilidade aumentada
- Obstrução provocada pela FE muito aumentada
- Contribuição dada pelos músculos papilares hipertróficos

A presença de insuficiência mitral está relacionada com o grau de obstrução subaórtica, representando um fator a mais de piora hemodinâmica nesses pacientes, reduzindo ainda mais o volume do VE e aumentando a sobrecarga atrial esquerda.

Isquemia miocárdica

Há uma reserva vasodilatadora comprometida, necessidade de oxigênio aumentada e elevadas pressões de enchimento, condicionando a isquemia subendocárdica. Em crianças, um trajeto intramiocárdico da artéria descendente anterior e seu esmagamento durante a sístole, chamado efeito de ordenha, caracterizam a "ponte miocárdica", que pode predispor a isquemia miocárdica e morte súbita.

Quadro clínico

A manifestação clínica é muito ampla e depende da idade, variando de pacientes totalmente assintomáticos até aqueles que evoluem com sintomas graves. A maioria dos assintomáticos representa casos encontrados durante rastreamento familiar.

Os sintomas preponderantes são:

- Dispneia ao esforço.
- Angina do peito.
- Palpitações.
- Síncope.

Não se deve esquecer da morte súbita, que pode coroar estes últimos ou pode ser ainda a primeira manifestação clínica da doença. MH é a principal causa de morte súbita no grupo de crianças e adultos jovens em atividade física ativa.

A dispneia é o sintoma mais frequente, estando relacionado com elevada pd2VE.

Síncope pode ser explicada pela vasodilatação periférica (via reflexo barorreceptor) e subsequente agravamento da obstrução da via de saída do VE. Arritmias complexas representam uma fonte para a síncope e mesmo para morte súbita.

Quando a MH se manifesta no primeiro ano de vida, chama atenção a insuficiência cardíaca com dispneia, tiragem intercostal, tosse e comprometimento do estado geral.

Exame físico

Os pacientes sem obstrução podem parecer normais; havendo, contudo, obstrução, o pulso arterial carotídeo traduz as alterações que ocorrem no coração, manifestando-se por ascensão rápida seguida de brusca interrupção na mesossístole (*pulso bisferiens*). O *ictus cordis* é potente, podendo ou não estar desviado para fora, observando-se o duplo impulso, que significa a segunda contração ventricular para vencer a obstrução que se instalou na VSVE, após um início de sístole livre de obstáculo. É fácil agora entender o mecanismo do pulso carotídeo mencionado.

Um sopro mesotelessistólico, que não encobre a primeira bulha, no rebordo esternal esquerdo e na ponta representa a estenose subvalvar aórtica. Um segundo sopro sistólico, com características diferentes, que muitas vezes atrapalham os menos experientes, holossistólico (encobrindo a primeira bulha), pode ser audível na ponta e irradiar-se em direção à axila, significando a presença de insuficiência mitral já como complicação da MH.

Exames complementares

RX do tórax

Em recém-nascidos e lactentes, a cardiomegalia pode ser detectada numa primeira radiografia ou surgir posteriormente; são casos de evolução muito grave.

Em crianças maiores, adolescentes e adultos jovens, habitualmente encontra-se uma área cardíaca normal, podendo haver sinais de aumento do átrio esquerdo. Aumento do VE somente é visto nas fases avançadas da doença, quando a MH passa a ter evolução semelhante à dos portadores da forma dilatada de cardiomiopatia, o que em geral ocorre na idade adulta.

Eletrocardiograma

Excelente método avaliador, pois quase sempre está alterado. O ECG é tão importante que, em determinados casos, permite sinalizar que há uma alteração, embora o ECO ainda não mostre hipertrofia. O conhecimento dessa informação auxilia o rastreamento familiar de irmãos e primos de um caso índice; esses parentes devem ser acompanhados até após o estirão da adolescência, quando só então a MH passa a se expressar em muitos casos. A repetição periódica, anual ou a cada 2 anos, de um ECG serve como um orientador para se entender que tudo está indo bem, podendo guiar o momento adequado para repetição do estudo ultrassonográfico do coração.

O ritmo sinusal é o mais comum; em um terço dos pacientes, contudo, detecta-se fibrilação atrial. A análise do segmento ST permite a suspeita de síndrome de pré-excitação, associação que não é rara na MH. Sobrecarga

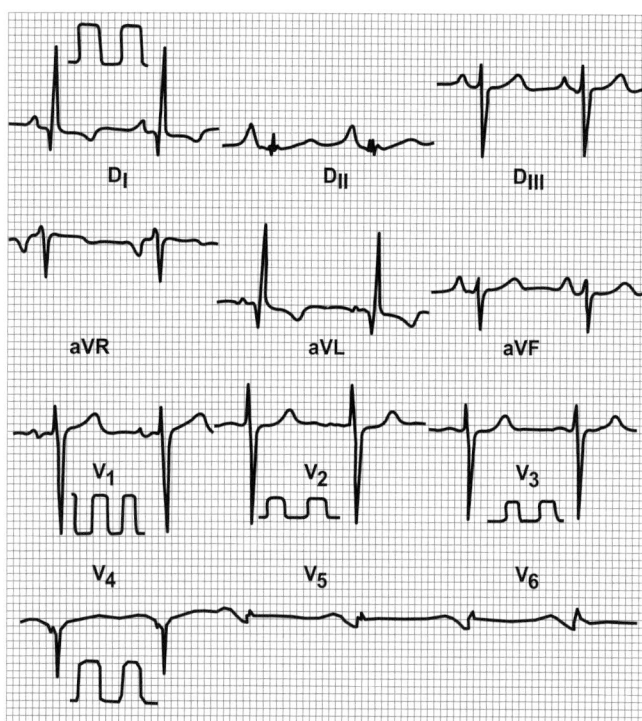

Fig. III.4.5. Eletrocardiograma na miocardiopatia hipertrófica. Presença de ondas Q patológicas em D1 e aVL e mais exuberantes em V4-V5-V6 (área de pseudoinfarto na região anterolateral).

atrial esquerda com desvio do eixo do complexo QRS para a esquerda, associada à presença de ondas Q em D2, D3, aVF, V5 e V6, aponta para hipertrofia ventricular esquerda, em geral com inversão de onda T nestas mesmas derivações (Fig. III.4.5).

No recém-nascido é comum hipertrofia ventricular direita associada à sobrecarga atrial direita com desvio do eixo elétrico para a direita, paralelamente, porém, à presença de ondas Q nas derivações de parede inferior.

Nos casos mais raros de hipertrofia apical, ondas T gigantes nas derivações precordiais podem ser registradas.

Ecocardiograma

Demostra a hipertrofia e a hipercontratilidade do VE, além de quantificar a magnitude do gradiente VSVE, quando presente, servindo, ademais, de parâmetro de acompanhamento (Fig. III.4.6).

Três achados ecocardiográficos são importantes na MH:

1. Assimetria da espessura do septo em relação à parede posterior do VE, normalmente de 1,0:1,0, passa a ser 1,3:1,0 ou maior (medida na diástole). Esse critério só é válido em crianças acima de 2 anos de idade.
2. Movimento anterior sistólico do folheto septal da valva mitral, que passa a se aproximar do septo interventricular na mesossístole, não necessariamente implicando obstrução.

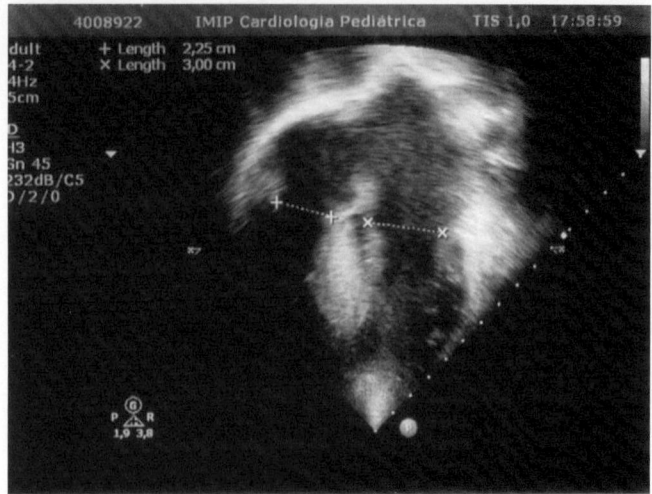

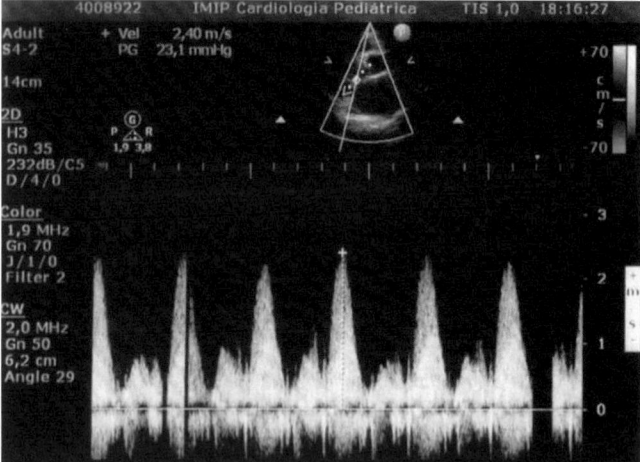

Fig. III.4.6. Ecocardiograma bidimensional na cardiomiopatia hipertrófica. Evidenciando hipertrofia miocárdica importante tanto na parede livre do ventrículo esquerdo como no septo interventricular.

3. O Doppler quantifica a presença de gradiente sistólico, aprecia o grau de regurgitação mitral e informa sobre o relaxamento ventricular.

Eletrocardiografia dinâmica

O Holter deve ser registrado rotineiramente em pacientes com MH, visando à identificação de arritmias ventriculares complexas, como episódios de taquicardia ventricular assintomática, que são um marcador prognóstico para morte súbita.

Cateterismo cardíaco

Passou a ter um papel de retaguarda, sendo indicado apenas em situações especiais, quando o eco-Doppler cardiograma não consegue estabelecer com segurança o subgrupo hemodinâmico do paciente ou naqueles casos em preparo para o tratamento cirúrgico.

A manometria costuma mostrar aumento das pressões diastólicas e informará sobre a presença e o quanto de obstrução está em jogo. Um gradiente sistólico através da VSVE, ou, muito mais raramente, do ventrículo direito, poderá estar presente na situação basal (em repouso), surgir apenas após manobras fisiológicas ou farmacológicas e, obviamente, poderá não haver (em geral o grupo não obstrutivo é manejado apenas com ECO) diferenciação, pois, das formas obstrutiva e não obstrutiva. Se não há gradiente detectável em repouso, utilizam-se manobras que tendam a:

- ↑ contratilidade (exercício, dopamina, isoproterenol).
- ↓ pré-carga (manobra de Valsalva e vasodilatadores venosos).
- ↓ pós-carga (vasodilatadores arteriais).

Em crianças maiores e adolescentes, pode-se empregar o ECO durante o exercício (ECO de estresse), quando o gradiente através da VSVE geralmente aparece em 70% dos casos.

A ventriculografia evidencia tipicamente a presença de hipertrofia, variando consoante a localização e a extensão da mesma. Na forma septal assimétrica, o aspecto ventricular em diástole lembra "uma banana", enquanto durante a obliteração quase total da cavidade ventricular no final da sístole, passa a exibir um aspecto semelhante ao de "pé de uma bailarina". Nas formas medioventriculares e apical, a configuração sistólica assemelha-se à de uma "ampulheta" e à de um "naipe de espada", respectivamente.

A visibilização e a quantificação do grau de hipertrofia septal podem ser obtidas com mais detalhes por meio da injeção simultânea de contraste nas duas câmaras ventriculares, ou seja, cineangiografia biventricular.

Tratamento

As medidas terapêuticas são dirigidas para os pacientes sintomáticos da MH; o tratamento pode melhorar a qualidade de vida, aliviando os sintomas, levando em conta que não haja efeitos colaterais de monta.

O paciente assintomático pode constituir um dilema clínico, devendo pesar-se judiciosamente os riscos *versus* benefícios.

As metas terapêuticas são:

- Melhorar o desempenho diastólico (facilitando o enchimento ventricular).
- Inibir a sístole (reduzindo a contratilidade miocárdica).

Nas hipertrofias maciças ou nas formas obstrutivas importantes nos assintomáticos, o tratamento pode ser cogitado, uma vez que a terapêutica minimizaria a obstrução, reduzindo a isquemia miocárdica.

Betabloqueadores

Seu uso melhora os sintomas em um terço a metade dos pacientes. O propranolol tem sido o agente mais utilizado na literatura pediátrica.

Ações:

- ↓ contratilidade.
- ↑ vasoconstrição periférica (elevando a pós-carga).
- ↑ tempo diastólico.
- ↓ gradiente sistólico.
- ↓ consumo de oxigênio.
- ↓ isquemia miocárdica.

Contudo, parece não ter efeito direto no processo ativo do relaxamento diastólico.
Doses: 5 a 18 mg/kg/dia
Contraindicação: asma brônquica.

Antagonistas dos canais de cálcio

Representam outra boa opção terapêutica nesta miocardiopatia. Estes fármacos têm sido prescritos a grande número de pacientes. A maior experiência acumulada em crianças é com o verapamil, que, ao ser comparado ao propranolol, tem resposta terapêutica semelhante.

Ações:

- ↓ contratilidade (efeito inotrópico negativo).
- ↓ cronotropismo.
- ↓ gradiente sistólico.
- ↓ pressão arterial (que merece vigilância).
- ↓ consumo de oxigênio miocárdico.
- ↑ relaxamento do VE.
- ↑ enchimento do VE.

Dose: 5 a 7 mg/kg/dia.

Diltiazem

Parece ter ação benéfica no relaxamento, porém ainda não existem evidências suficientes para sua utilização em crianças deste grupo.

Nifedipina

Por seu potencial em reduzir a PA (pós-carga) e provocar taquicardia, não tem sido advogado o seu uso na MH.

Disopiramida

É um antiarrítmico da classe Ia, tendo também certo efeito antagonista de cálcio. Opcional para as formas obstrutivas na falha terapêutica com os betabloqueadores e os antagonistas de cálcio já citados.

Ações:

- Efeito inotrópico negativo.
- Melhora da função diastólica.

Dose: 1 a 3 mg/kg/dose até quatro vezes ao dia.

Amiodarona

Fármaco antiarrítmico classe III, efetivo no tratamento de distúrbios em pacientes adultos com MH. A taquicardia ventricular (TV) sintomática é um achado frequente ao Holter em pacientes com MH, sendo um marcador sensível para maior ocorrência de morte súbita nesta doença. Amiodarona tem sido sugerida como medicamento de escolha no tratamento das arritmias ventriculares da MH.

Cirurgia

É indicada nas formas obstrutivas em que houve insucesso com o tratamento clínico. A técnica proposta é a ventriculomiectomia, com o objetivo de reduzir o componente obstrutivo, resultando em diminuição das queixas em dois terços dos casos e melhora da qualidade de vida. A experiência maior é com adultos. Discute-se muito se a cirurgia aumenta a sobrevida, e a maioria dos trabalhos aponta para uma não interferência neste importante indicador de resultado terapêutico.

CARDIOMIOPATIA RESTRITIVA

Conceito

Agrupam-se sob a denominação cardiomiopatia restritiva (MR) várias enfermidades que têm em comum a dificuldade no enchimento ventricular, ou seja, uma disfunção diastólica. Nos casos mais leves é preservada a função sistólica.

Epidemiologia

A MR é uma das formas mais raras de cardiomiopatia. Estudos demonstram incidência anual de 0,04 caso/100.000 crianças.

Etiologia

A MR pode ser causada por várias doenças (Quadro III.4.3):

Endomiocardiofibrose (EMF)

Será o modelo discutido neste capítulo. A EMF é uma doença adquirida e de natureza progressiva, mantendo muitos aspectos ainda enigmáticos. Ocorre sob forma endêmica na África, ao longo do cinturão tropical. Há muitos relatos no Brasil.

Prevalência

Não é conhecida. Crianças e adultos jovens são os mais atingidos, não havendo predomínio de gênero.

Etiologia

A etiologia da EMF é incerta. Muitas teorias já foram apresentadas e descartadas. A mais aceita é a que imputa

Quadro III.4.3. Causas de cardiomiopatia restritiva

Infiltrativas
Amiloidose
Sarcoidose
Doença de Gaucher/Hurler
Armazenamento
Hemocromatose
Doença de Fabry
Doença de armazenamento do glicogênio
Fibróticas
Irradiação
Esclerodermia
Metabólicas
Deficiência de carnitina
Defeitos do metabolismo dos ácidos graxos
Endocárdicas
Doenças possivelmente relacionadas
Endomiocardiofibrose
Síndrome hipereosinofílica (endocardite de Löffler)
Síndrome carcinoide
Irradiação
Doxorrubicina
Superposição com MD
Idiopática

ao *eosinófilo* o papel de gatilho de uma reação inflamatória do endomiocárdio por meio de substâncias proteicas tóxicas liberadas durante sua desgranulação.

A EMF apresenta-se sob duas formas clínicas:

- Doença endocárdica de Löffler ou endocardite eosinofílica (cursa com intensa hipereosinofilia).
- Forma clássica (cursa sem eosinofilia ou esta é leve a moderada).

Patologia

Identificam-se três fases anatomopatológicas da doença endomiocárdica eosinofílica:

1. **Necrose** – Há achados de miocardite importante, rica em eosinófilos; associa-se à artrite.
   Duração: 5 semanas.
2. **Trombose** – Surge no final do 1º ano de evolução; trombos ocluem pequenos vasos. Ocorre algum grau de espessamento endocárdico.
3. **Fibrose** – Nítido predomínio de organização cicatricial (fibrose endocárdica); surge aos 24 meses de evolução.

A fase fibrótica representaria o elo de ligação entre a endocardite de Löffler e a EMF clássica, supondo alguns autores que esta última seja a fase final da doença endocárdica eosinofílica.

A EMF caracteriza-se por fibrose grave do endocárdio, sem a presença de fibras elásticas, de um ou de ambos os ventrículos. Compromete a via de entrada da câmara ventricular, poupando a via de saída e as valvas pulmonar e aórtica. Há obliteração da ponta do ventrículo e diminuição da cavidade atingida pela fibrose. Dificulta o relaxamento diastólico. Nos casos mais intensos, a via de entrada pode estar totalmente excluída. Envolve os músculos papilares, levando à insuficiência da valva mitral ou tricúspide, dependendo do ventrículo envolvido. O endocárdio torna-se uma verdadeira carapaça fibrótica, atingindo ainda o miocárdio subendocárdico através de traves fibrosas, que se dirigem do endocárdio para o miocárdio.

Fisiopatologia

A insuficiência cardíaca diastólica criada pela restrição da cavidade ventricular tem como órgão de choque o átrio, que se dilata de maneira desmedida em alguns casos. Na EMF de ventrículo esquerdo (VE), associa-se ainda regurgitação mitral ao distúrbio de relaxamento ventricular, havendo transmissão da pressão ventricular para o átrio esquerdo, veias pulmonares e capilar pulmonar, podendo, na progressão da doença, comprometer ainda a pressão arterial pulmonar e a pressão do ventrículo direito.

Na EMF do ventrículo direito (VD), a repercussão hemodinâmica do dano ao VD e ao aparelho valvar tricuspídeo (regurgitação) é para o átrio direito e o sistema venoso sistêmico.

Na EMF biventricular, predominam os distúrbios do coração direito sobre os do coração esquerdo, exteriorizando-se clinicamente a hipertensão venosa sistêmica.

O selo hemodinâmico da EMF é a queda rápida da pressão ventricular no início da diástole, seguindo-se de elevação rápida para um platô, que resulta numa curva de pressão semelhante ao símbolo da "raiz quadrada", traduzindo dificuldade de enchimento ventricular.

Quadro clínico

Reflete essencialmente o distúrbio hemodinâmico. Na nossa série de 10 crianças (sete meninos e três meninas), com idades de 4 a 15 anos, todas estavam em classe funcional III-IV e se apresentavam com mau estado geral e desnutrição. Seis tinham EMF de VD, três EMF biventricular e uma, EMF de VE.

Na EMF esquerda:

- Dispneia.
- Tosse.
- Palpitação.
- Fadiga.

Na EMF direita:

- Edema de membros inferiores.
- Dor em hipocôndrio direito.
- Aumento do volume abdominal.
- Palpitação.
- Fadiga.
- Hematúria.

Na EMF biventricular:

- Há uma conjunção das formas separadas, predominando, contudo, as manifestações direitas.

Exame Físico

Em comum nas três apresentações, o precórdio está "quieto", sem impulsões mesocárdicas, podendo haver ruído protodiastólico (uma terceira bulha precoce).

Na EMF esquerda:

- Taquipneia ou dispneia.
- Estertores subcrepitantes pulmonares.
- Sopro sistólico mitral.

Na EMF direita:

- Estase jugular.
- Hepatomegalia expressiva.
- Ascite, que pode ser volumosa.
- Edema de membros inferiores de pequena monta, desproporcional ao grau da ascite.
- Sopro sistólico tricuspídeo.

Nem sempre há sopro de insuficiência mitral e/ou tricúspide, mesmo na presença de franca regurgitação, pois a pressão diastólica ventricular final pode ser semelhante à pressão média atrial.

Exames complementares

Radiografia de tórax

Cardiomegalia por aumento atrial (Fig. III.4.7). Congestão venocapilar pulmonar na EMF de VE.

Eletrocardiograma

As alterações são inespecíficas. Em nossa série de 10 crianças, oito estavam em ritmo sinusal e duas em fibrilação atrial; em adultos geralmente predomina a fibrilação atrial. Baixa voltagem dos complexos QRS sinaliza um grande átrio direito na EMF, raramente sendo explicado por grande derrame pericárdico nesta doença. Sobrecarga atrial e ventricular pode ocorrer, bem como alterações de repolarização e bloqueio de ramo direito e esquerdo.

Ecocardiograma

Detectam-se aumento das câmaras atriais, ventrículos pequenos com espessamento anômalo da parede

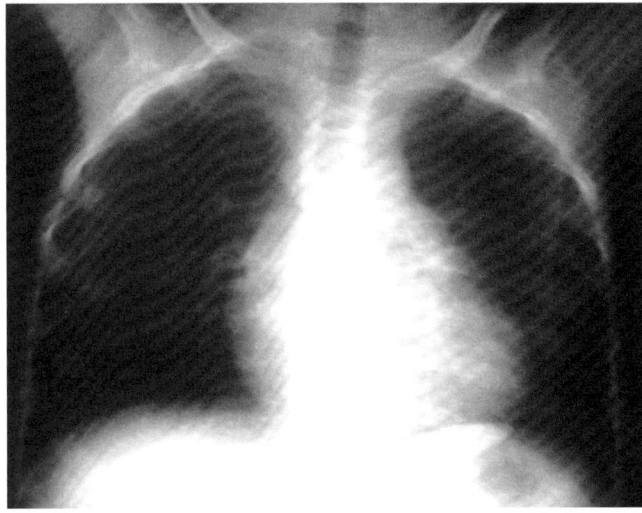

Fig. III.4.7. Radiografia de tórax na cardiomiopatia restritiva em PA, mostrando aumento dos átrios.

ventricular semelhante a uma massa densa de ecos, que pode ser confundida com um tumor cavitário obliterando a região apical (Fig. III.4.8). Evidências de derrame pericárdico.

A Dopplerfluxometria contribui mostrando diminuição da velocidade do fluxo diastólico inicial e prolongamento do tempo de desaceleração, parâmetros que apontam para alteração da função diastólica. O pericárdio não está espessado.

Cateterismo cardíaco

Além da curva típica em "raiz quadrada", contribuirá com os aspectos angiográficos.

Na EMF de VE (Fig. III.4.9):

- VE assume forma globosa.
- Regurgitação do contraste para o átrio esquerdo.

Na EMF de VD (Fig. III.4.10):

- Obliteração da via de entrada.
- Perda do trabeculado inerente ao VD normal.
- VD assume aspecto tubular ("em salsicha").
- Amputação da ponta.
- Regurgitação de contraste para o átrio direito.

Na EMF biventricular:

- Conjugação das formas isoladas.

Biópsia endomiocárdica

A presença de fibrose é o achado na EMF, porém sua ausência não exclui o diagnóstico.

Diagnóstico diferencial

Outras formas de miocardiopatia restritiva devem ser consideradas (Quadro III.4.2), bem como a pericar-

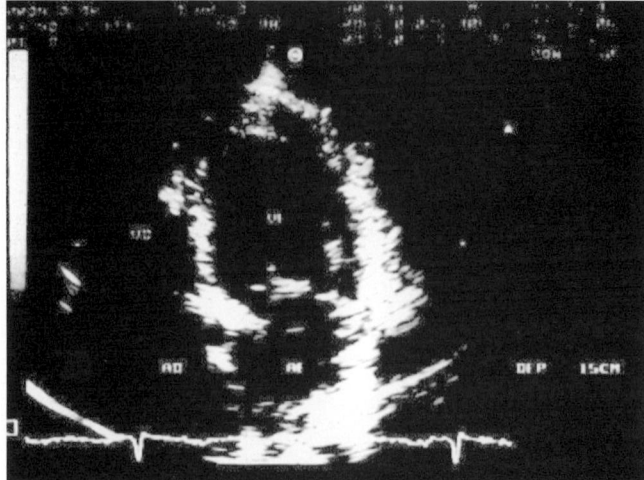

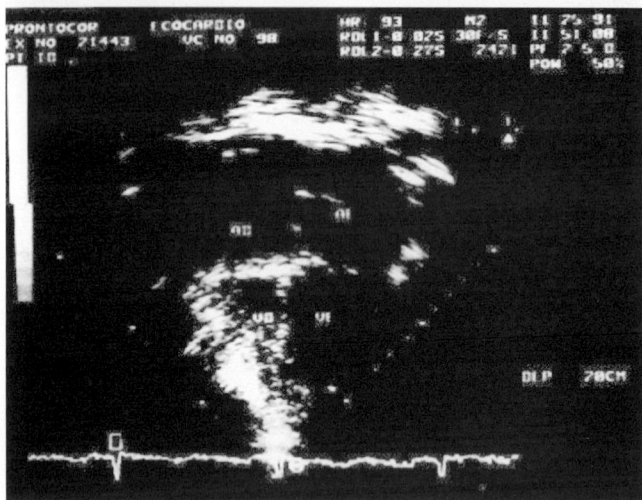

Fig. III.4.8. Ecocardiograma bidimensional na cardiomiopatia restritiva. EMF de VD onde se observa uma cavidade de VD restrita e grande átrio direito.

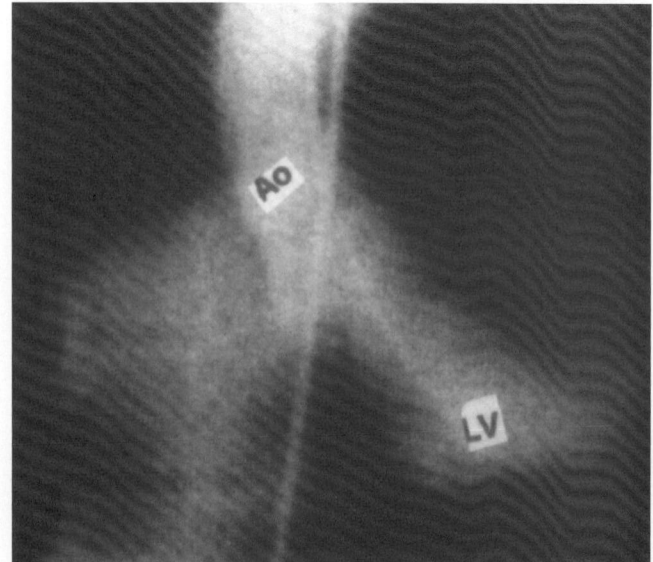

Fig. III.4.9. Ventriculografia angiográfica mostrando VE restrito e refluxo de contraste para o átrio esquerdo.

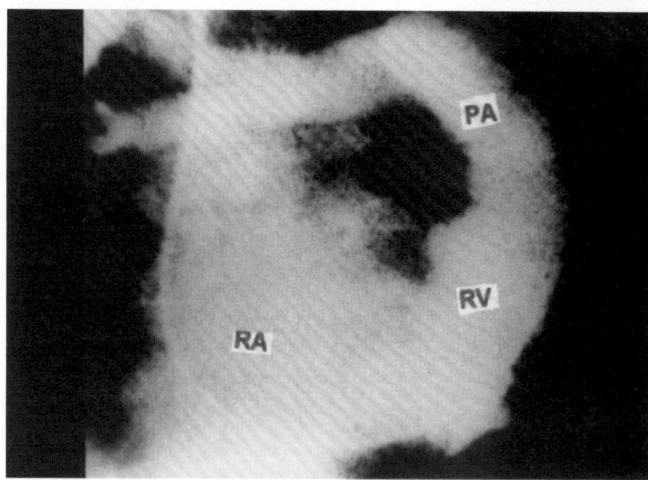

Fig. III.4.10. Ventriculografia angiográfica evidenciando grande átrio direito, amputação da via de entrada do ventrículo direito e artéria pulmonar dilatada.

dite constritiva. A presença de obliteração da ponta com ecos anômalos facilita o diagnóstico de EMF. O espessamento pericárdico, algumas vezes com calcificação que até mesmo uma simples radiografia de tórax pode mostrar, quando mais intensa, dirige o diagnóstico para pericardite constritiva. A tomografia computadorizada e a ressonância magnética podem fornecer informações a mais e preciosas sobre a espessura do pericárdio, quando o ECO não for capaz de mostrar. A biópsia ajuda no diagnóstico diferencial caso mostre a presença de fibrose indicativa de EMF. Quando o espessamento pericárdico não é marcante, ou se limita a uma região ou se restringe apenas ao pericárdio visceral, o diagnóstico diferencial com a MR só será possível com toracotomia exploradora.

Tratamento

Clínico

Resume-se ao uso de diuréticos. O digital tem ação limitada nos casos com fibrilação atrial que cursam com frequência ventricular elevada ou nos casos menos habituais em que haja disfunção sistólica associada. Os inibidores da enzima de conversão da angiotensina podem agravar o enchimento ventricular já comprometido, não devendo ser usados. A resposta terapêutica é muito precária na classe funcional III e, principalmente, na IV.

Cirúrgico

A decorticação ventricular (endocardiectomia) é a indicação para pacientes grau III/IV. A mortalidade operatória e a médio prazo no pós-operatório é elevada, porém para estes pacientes a cirurgia é o que ainda se pode oferecer de concreto para uma doença de prognóstico tão reservado.

CARDIOMIOPATIA ARRITMOGÊNICA DO VENTRÍCULO DIREITO

Conceito

A cardiomiopatia arritmogênica do ventrículo direito, mais conhecida como displasia arritmogênica do ventrículo direito (DAVD), é uma doença do músculo cardíaco que pode cursar com um componente dilatado e a insuficiência cardíaca direita originalmente descrita, porém sua tradução clínica mais marcante é por meio de arritmias ventriculares graves em adultos e morte súbita em indivíduos jovens e em atletas.

Etiologia

A etiologia é desconhecida. Achados sugerem ocorrência familiar com herança autossômica dominante, já tendo sido detectadas anormalidades no cromossomo 1, cromossomo 14q23-24 e cromossomo 10.

Epidemiologia

Na região italiana de Veneto foi descrita uma prevalência da ordem de 11,2% de todas as mortes súbitas cardíacas juvenis (abaixo de 35 anos).

Patologia

Ocorre substituição gordurosa dos miócitos, com áreas de fibrose. A infiltração pode ser adiposa ou fibroadiposa. O ventrículo direito pode estar aumentado e ser local de um aneurisma, em especial na parede inferior, como foi encontrado na série de Basso de 30 estudos anatomopatológicos em 50% dos casos. Nesta mesma casuística, em 67% dos casos, havia focos esparsos de linfócitos com morte celular, predominando a variedade fibroadiposa em que a perda miocitária foi substituída tanto por tecido fibroso como por tecido gorduroso. Na variedade adiposa há apenas substituição gordurosa, sem fibrose intersticial.

Fisiopatologia

A instabilidade elétrica cardíaca, devido à atrofia fibrogordurosa do miocárdio do VD, explica parte da gênese da morte súbita nestes pacientes:

- Arritmia ventricular.
- Disfunção grave do nó sinusal.
- Insuficiência cardíaca progressiva.

Diagnóstico

Deve ser considerado em indivíduos com arritmias esforço-induzidas e síncope. Os critérios baseiam-se em:

- Alterações morfofuncionais (globais ou regionais).
- Anormalidades na despolarização/condução.
- Anormalidades na repolarização.
- Arritmias.
- História familiar.

Pode-ser verificar anormalidade no ventrículo direito por meio de imagem (ECO, tomografia computadorizada, angiografia do VD ou pela ressonância magnética).

Eletrocardiograma

- Critérios maiores:
  - Ondas epsilon ou complexo QRS prolongados (acima 110 ms) em precordiais direitas (V1, V2 ou V3).
  - Taquicardia ventricular com morfologia de bloqueio do ramo esquerdo (ECG, Holter ou teste ergométrico).
- Critérios menores:
  - Inversão de T em precordiais direitas além de V1 (crianças acima de 12 anos; na ausência de bloqueio completo do ramo direito).
  - Potenciais tardios (ao ECG de alta resolução – ECGAR).

Ecocardiograma

Pode detectar áreas hipocinéticas nas paredes do VD, porém sua especificidade é baixa. Quando houver aumento inexplicável no tamanho da cavidade ventricular direita, deve-se cogitar o diagnóstico de MAVD num paciente com arritmia.

Eletrocardiografia dinâmica

Extrassistolia ventricular frequente com morfologia de bloqueio do ramo esquerdo (> 1.000/24 horas).

Ressonância magnética

Promissora em mostrar anormalidades estruturais e de movimentação parietal. Os cortes devem visar o ventrículo direito e a sua via de saída. Os critérios estabelecidos são:

- Áreas com sinal muito intenso.
- Ectasia da via de saída do VD.
- Discinesia (aneurisma).
- Aumento do átrio direito e do VD.

Biópsia endomiocárdica

Apesar de específica, apresenta baixa sensibilidade.

Tratamento

Clínico

Não há condutas consensuais bem estabelecidas. Pacientes com arritmias não ameaçadoras à vida são tratados empiricamente com antiarrítmicos (sotalol, betabloqueadores, flecainida, propafenona e amiodarona em esquema único ou em associação).

Ablação com cateter fica reservada para os pacientes com arritmias ventriculares monomórficas múltiplas em que os fármacos foram inefetivos ou causaram muito efeito colateral ou, ainda, para aqueles casos em que as recorrências foram frequentes.

Cardiodesfibrilador implantável está sendo avaliado em adultos com formas de arritmia ameaçadoras à vida ou nos sobreviventes de morte súbita.

Transplante

Tem sido realizado em um número pequeno de casos, porém com bons resultados.

BIBLIOGRAFIA

Arola A, Tuominen J, Ruuskanen O et al. Idiopathic dilated cardiomyopathy in children: prognostic indicators and outcome. Pediatrics 1998; 101(3):369-376.

Azevedo VMP, Santos MA, Albanesi Filho FM et al. Outcome factors of idiopathic dilated cardiomyopathy in children – a long term follow up review. Cardiol Young 2007; 17:175-184.

Basso C, Thiene G, Corrado D et al. Arrhytmogenic right ventricular cardiomyopathy. Circulation 1996; 94:983.

Boucek MM, Aurora P, Edwards LB et al. Registry of the International Society for Heart and Lung Transplantation: Tenth Official Pediatric Transplantation Report – 2007. J Heart and Lung Transpl 2007; 26(8):796-807.

Canter CE, Kantor PF. Heart transplant for pediatric cardiomyopathy. Progr Pediatr Cardiol 2007; 23:67-72.

Carvalho J. Cardiomyopathies In: Anderson/Baker/Macartney/Shinebourne/Tynan, Paediatric Cardiology, 2 ed. London: Churchill, 2002: 1.595.

Checchia PA, Kulik TJ. Acute viral myocarditis: Diagnosis. Pediatr Crit Care Med 2006; 7(6):S8-S11.

Ellis CR, Di Salvo T. Myocarditis: basic and clinical aspects. Cardiology in Review 2007; 15:170-177.

Fontaine G, Gallais Y, Formes G et al. Arrhythmogenic right ventricular dysplasia/cardiomyopathy. Anesthesiology 2001; 95(1).

Hunt SA et al. 2009 Focused update incorporated into the ACC/AHA 2005 Guidelines for the diagnosis and management of heart failure in adultos. J Am Coll Cardiol 2009; 53:1.

James N, Smith M. Treatment of heart failure in children. Current Paediatrics 2005; 15:539-548.

Jefferies JL. Novel medical therapies for pediatric heart failure. Progr Pediatr Cardiol 2007; 23:61-66.

Lipshultz SE, Towbin JA, Sleeper LA et al. The incidence of pediatric cardiomyopathy in two regions of the United States. N Engl J Med 2003; 348:1.647-1.655.

Liu PP, Schultheiss HP. Myocarditis. In: Libby/Bonow/Mann/Zipes. Braunwald's heart disease – a textbook of cardiovascular medicine. 8 ed. Saunders, 2008: 1.775.

Magnani JW, Dec GW. Myocarditis: Current Trends in Diagnosis and Treatment. Circulation 2006; 113:876-890.

Maron BJ, Towbin JA, Thiene G et al. Contemporary Definitions and Classification of the Cardiomyopathies. An American Heart Association Scientific Statement From the Council on Clinical Cardiology, Heart Failure and Transplantation Comittee; Quality of Care and Outcomes Research and Functional Genomics and Translational Biology Interdisciplinary Working groups; and Council on Epidemiology and Prevention. Circulation 2006; 113:1.807-1.816.

Maron MS, Olivotto I, Zenovich AG et al. Hypertrofic cardiomyopathy is predominantly a disease of left ventricular outflow tract obstruction. Circulation 2006; 114:2.232.

Maron, BJ. Hypertrophic cardiomyopathy in childhood. Pediatr Clin N Am 2004; 51:1.305-1.346.

Nishimura RA, Ommen SR (eds.). Hypertrophic cardiomyopathy. The search for obstruction. Circulation 2006; 114:2.200.

Ribeiro IP, Santos FL, Santos CL et al. Cardiopatias restritivas – pericardite constrictiva × miocardiopatia restritiva. Revista do IMIP 1999; 13(2):151.

Richardson P, McKenna W, Bristol M et al. Report of the 1995 World Health Organization/International Society and Federation of Cardiology Task Force on the definition and classification of cardiomyopathies. Circulation 1996; 93:841-842.

Rosenthal D, Chair MRK, Edens E et al. International Society for Heart and Lung Transplantation: Practice guidelines for management of heart failure in children. J Heart and Lung Transpl 2004; 23(12):1.313-1.333.

Santos CL, Moraes CR, Santos FL et al. Endomyocardial fibrosis in children. Cardiol Young 2001; 11(2):205.

Towbin JA, Lowe AM, Colan SD et al. Incidence, causes, and outcomes of dilated cardiomyopathy in children. JAMA 2006; 296:1.867-1.876.

Webber SA. Primary restrictive cardiomyopathy in childhood. Progr Pediatr Cardiol 2008; 25:85-90.

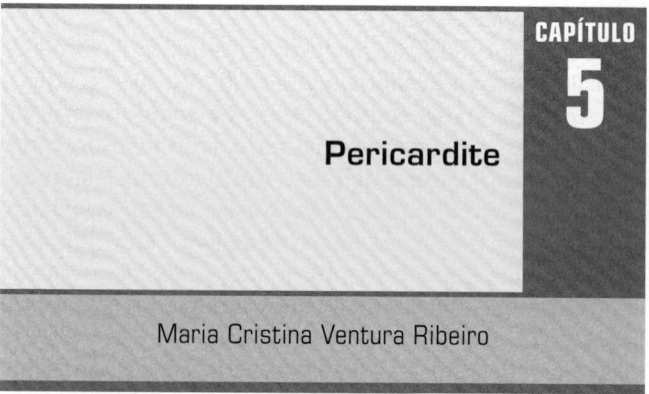

CAPÍTULO 5

Pericardite

Maria Cristina Ventura Ribeiro

INTRODUÇÃO, CONCEITUAÇÃO E EPIDEMIOLOGIA

O pericárdio é uma membrana serofibrosa que recobre o coração e a porção inicial dos grandes vasos da base. É constituído por duas camadas: uma mais interna (visceral ou epicárdio) e outra mais externa (parietal). Entre a camada visceral e a parietal há o líquido pericárdico, cuja quantidade é de 5 a 10 mL em uma criança normal, que tem a função de facilitar o deslizamento entre as duas camadas do pericárdio.

O pericárdio pode ser acometido por diferentes processos infecciosos ou inflamatórios (Quadro III.5.1).

A pericardite aguda resulta no acúmulo de quantidades variadas de líquido no saco pericárdico (derrame pericárdico). Nas fases mais precoces, a inflamação pode estar presente sem que haja uma quantidade significativa de líquido (pericardite seca). O pericárdio pode ainda reagir ao agente agressor com formação de fibrose e calcificação,

Quadro III.5.1. Causas de pericardite

Idiopática
Infecciosa
– Viral:
coxsackie vírus, echovírus, adenovírus, vírus da gripe, varicela, parotidite e da AIDS
– Bacteriana:
Tuberculosa
Por infecção contígua ou via hematogênica: *staphylococcus, pneumococcus, meningococcus, haemophylus*
– Fúngica
Inflamatória
Febre reumática
Doença autoimune: lúpus eritematoso sistêmico, artrite reumatoide, esclerodermia
Pericardite induzida por fármacos
Hidralazina, isoniazida e procainamida
Associada à doença sistêmica
Insuficiência renal (pericardite urêmica)
Hipotireoidismo
Cirrose
Neoplasia
Envolvimento direto do tumor ou metástase
Pós-irradiação
Outras
Pós-cirurgia cardíaca
Pós-trauma
Insuficiência cardíaca

constituindo a pericardite constritiva. Desta forma, a pericardite pode apresentar-se clinicamente como:

- **Pericardite aguda** – seca (sem derrame pericárdico):
  – com derrame – sem tamponamento.
  – com tamponamento.
- **Pericardite constritiva**

PERICARDITE AGUDA

Na pericardite aguda, os sintomas e os achados do exame físico e dos exames complementares dependerão do agente etiológico, do volume do líquido contido entre os folhetos pericárdicos e da velocidade do acúmulo deste líquido.

Estudo da dinâmica do líquido intrapericárdico em modelo animal demonstrou que um aumento agudo do líquido pode levar ao tamponamento cardíaco, enquanto um acúmulo gradual de uma quantidade maior de líquido pode ocorrer, sem causar comprometimento hemodinâmico.

Quadro clínico

O quadro clínico consiste basicamente em febre, dor torácica e alterações eletrocardiográficas evolutivas. Em muitos casos, os sintomas podem ser inespecíficos, relacionados com doença associada. A dor torácica é de intensidade variada, aumenta com a inspiração, tosse ou movimentação do tórax, e melhora em posição supina. Pode irradiar-se para o pescoço, dorso ou ombros. A dor torácica é um sintoma mal definido na criança.

Exame físico

- **Atrito pericárdico:** quando presente, é achado patognomônico. Pode variar de intensidade ou ser intermitente. Assemelha-se ao ruído do atrito de couro novo. Geralmente é sistodiastólico, porém pode surgir em apenas umas das fases do ciclo cardíaco.
- **Bulhas abafadas:** pode surgir em derrame volumoso.
- **Sinais de tamponamento cardíaco:** no exame físico, encontram-se dispneia, distensão das veias jugulares e pulso paradoxal. Quando graves, ocasiona uma situação de emergência, com estado de choque.
- **Pulso paradoxal:** na inspiração, em situação normal, a pressão negativa intratorácica determina aumento do retorno venoso para o ventrículo direito. Há também aumento da capacitância dos vasos pulmonares com diminuição do retorno para o ventrículo esquerdo, e diminuição do débito do ventrículo esquerdo com diminuição da pressão arterial sistólica. O acúmulo do líquido pericárdico limita o volume sanguíneo permitido nas quatro cavidades e exacerba as variações que ocorrem com a respiração. No tamponamento, o retorno para o ventrículo direito na inspiração diminui reduzindo o débito do ventrículo esquerdo com exagero do decréscimo normal (10 mmHg, ou > 9% da PA) da pressão arterial sistólica durante a inspiração. O pulso paradoxal não é patognomônico do tamponamento, podendo surgir em doença pulmonar obstrutiva crônica, miocardiopatia restritiva, obesidade e embolia pulmonar maciça.

Exames complementares

Eletrocardiograma

As alterações eletrocardiográficas que ocorrem na pericardite correspondem ao efeito da doença do pericárdio sobre o miocárdio subjacente. Surgem alterações inespecíficas da repolarização ventricular (segmento ST e onda T), baixa voltagem do QRS e alternância elétrica (causada pelo excessivo movimento do coração dentro do saco pericádico com derrame volumoso).

Ausência de alterações eletrocardiográficas não exclui o diagnóstico de pericardite.

Radiografia de tórax

Na pericardite seca, sem derrame, o estudo radiológico é normal. No derrame pericárdico (Fig. III.5.1), sur-

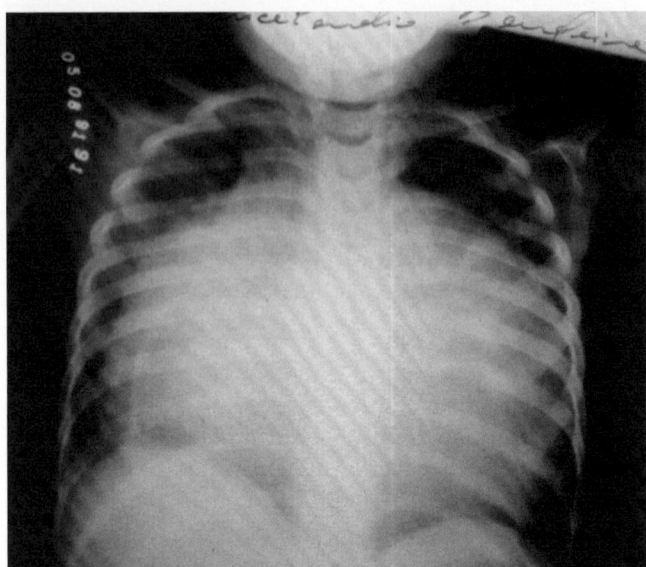

Fig. III.5.1. Radiografia de tórax mostrando derrame pericárdico.

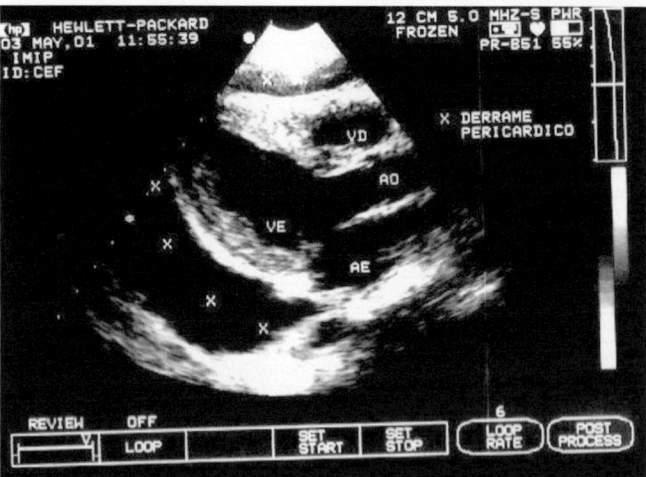

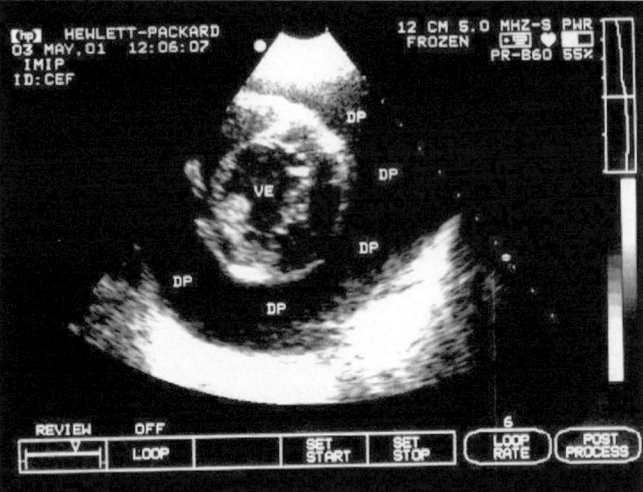

Fig. III.5.2. Ecocardiograma no derrame pericárdico.

ge cardiomegalia de grau variado. Quando muito volumoso o derrame, o coração apresenta-se com aspecto de moringa. Chama atenção a ausência de sinais de congestão pulmonar.

Ecocardiograma

Constitui-se atualmente no procedimento de escolha para detecção do derrame pericárdico, avaliação do seu significado hemodinâmico e seguimento desses pacientes. O líquido pericárdico, quando aumentado, apresenta-se ao ecocardiograma como uma separação entre as duas lâminas do pericárdio, formando um espaço anecoide ao redor do coração. A graduação do derrame baseia-se na intensidade da separação dos folhetos pericárdicos, limitando-se à parede posterior nos casos leves e envolvendo todo coração e a parede anterior nos mais acentuados (Fig. III.5.2).

Derrame pericárdico leve resulta em um espaço anecoide posterior de até 1 cm, moderado, de 1 a 2 cm, e importante quando maior que 2 cm de separação. O acúmulo de líquido pode ser localizado, com distribuição irregular do líquido, principalmente nos derrames póscirúrgicos e pós-trauma.

No diagnóstico do tamponamento, observam-se colapso diastólico do ventrículo direito (principalmente da via de saída) e/ou colapso diastólico do átrio direito. Estes são sinais sensíveis, porém pouco específicos. Ao Doppler observam-se exagerado decréscimo inspiratório da velocidade do fluxo da valva mitral (a onda E mitral diminui mais de 15%) e um exagero do aumento inspiratório do fluxo tricúspide (a onda E tricúspide aumenta mais de 25%).

É importante lembrar que o diagnóstico do tamponamento cardíaco deve ser um diagnóstico clínico, sendo o ecocardiograma importante para diagnosticar a presença de derrame pericárdico e para apontar dados sugestivos de tamponamento cardíaco.

Diagnóstico etiológico e tratamento

A pericardite aguda comumente é uma manifestação de uma doença mais generalizada e o diagnóstico etiológico é de grande importância para a conduta terapêutica. É importante conhecer a prevalência na própria comunidade antes de estabelecer as indicações para exames diagnósticos.

O diagnóstico etiológico pode ser feito pelo conhecimento da doença sistêmica subjacente ou por meio do exame do líquido pericárdico e da biópsia. A retirada do líquido pericárdico pode ser diagnóstica ou terapêutica. Grandes derrames pericárdicos necessitam de esvaziamento por punção (pericardiocentese) ou, preferencialmente, por drenagem subxifoide. A biópsia pericárdica é realizada por pequena incisão subxifoidea, que permite melhor exploração do pericárdio e facilita a drenagem.

Após coleta, o líquido pericárdico deve ser encaminhado para exames de bioquímica, citologia e bacteriologia e dosagem da enzima adenosina desaminase (ADA), para investigação de etiologia tuberculosa.

Pericardites agudas mais comuns

Pericardite aguda viral ou idiopática

A pericardite aguda viral e a idiopática são clinicamente indistinguíveis, pois, na grande maioria dos pacientes, a etiologia viral não é definida. O líquido é tipicamente serossanguinolento ou seroso com predomínio de linfócitos. Derrame volumoso e tamponamento são raros.

Tem caráter benigno, resolve-se espontaneamente após 3 ou 4 semanas e responde bem ao repouso e aos anti-inflamatórios não esteroidais como indometacina, ibuprofeno ou ácido acetilsalicílico. Estes devem ser utilizados por no mínimo 2 semanas e a dose inicial deve ser reduzida lentamente, após melhora da dor e da febre.

O uso de corticoide raramente é necessário. É indicado em caso de dor intensa e febre alta não responsiva após tratamento com anti-inflamatórios não esteroidais. Utiliza-se a prednisona na dose de 1 a 2 mg/kg/dia (até 60 mg/kg/dia). Pode haver recorrência em até 15% a 20% dos casos, quando se tenta suspender o tratamento anti-inflamatório. O tratamento das recorrências deve ser o mesmo do tratamento inicial.

Nos pacientes com síndrome de imunodeficiência adquirida, o acometimento pericárdico é frequente. Surge em cerca de 21% dos casos. Na maioria, o derrame pericárdico é leve e se resolve espontaneamente. Porém, quando mais acentuado, utilizam-se anti-inflamatórios não esteroidais ou pode ser necessária a retirada do líquido pericárdico.

Pericardite purulenta bacteriana

Em nosso meio, a etiologia mais comum é o *Staphylococcus aureus* e, em segundo lugar, o *Haemophylus influenzae*. Pode ser primária ou mais comumente consequente à disseminação direta ou hematogênica de uma pneumonia, endocardite, artrite séptica, meningite, osteomielite ou qualquer outro foco de infecção.

Derrame importante e tamponamento são muito mais frequentes, sendo necessária, em cerca de 50%, a drenagem do líquido pericárdico, que se apresenta purulento e com predomínio de polimorfonucleares.

É importante a realização de hemoculturas ou culturas do líquido pericárdico, para auxiliar no esquema antibiótico que deverá ser mantido por um período de 4 a 6 semanas. A pericardite purulenta pode evoluir para a constrição em 30% dos casos.

Em levantamento realizado no Serviço de Cardiologia do Instituto de Medicina Integral Professor Fernando Figueira (IMIP), no período de janeiro de 1998 a abril de 2001, observaram-se 23 casos de pericardite purulenta. Em 13% desses pacientes foi necessária a realização de pericardiocentese, drenagem pericárdica em 43%, e pericardiectomia em 13%. Em 47% dos casos, obteve-se resposta adequada com a antibioticoterapia prolongada, sem outro procedimento associado.

Pericardite tuberculosa

Ocorre por disseminação direta de gânglios mediastinais ou por disseminação hematogênica. O início pode ser insidioso, com dispneia, tosse, febre, perda de peso, dor torácica e sudorese noturna. Quando o quadro é subagudo, complica-se com tamponamento em 60% das vezes e evolui com frequência para constrição.

O líquido apresenta-se serossanguinolento com predomínio de linfócitos. O diagnóstico é feito por identificação do bacilo de Kock ou granuloma no tecido ou líquido pericárdico. A dosagem da ADA no líquido pericárdico ou líquido pleural auxilia muito no diagnóstico; quando maior que 50 U/mL, há alta probabilidade da etiologia tuberculosa.

O tratamento consiste no esquema tríplice com rifampicina, isoniazida e pirazinamida pelo período de 9 a 12 meses. A administração de corticoide por um período de 1 a 2 meses está indicada para reduzir a inflamação e diminuir o risco de desenvolver constrição.

Pericardite da febre reumática

Surge como um componente da pancardite. O envolvimento pericárdico isolado é muito raro.

O derrame raramente é volumoso e é incomum ocorrer tamponamento. Pode ser fibrinoso ou serofibrinoso e tende a resolver-se com a diminuição da atividade reumática. Para o tratamento, utiliza-se corticoide (prednisona – 1 a 2 mg/kg/dia até 60 mg/kg/dia).

Pericardite das doenças do colágeno

A pericardite é uma manifestação possível em qualquer doença autoimune, sendo mais frequente no lúpus eritematoso sistêmico (LES), na artrite reumatoide e na esclerodermia.

O derrame pode surgir em fases de atividade da doença, pode ser subclínico ou, mais raramente, pode ser a primeira manifestação da doença. No LES o derrame é frequente, sendo clinicamente evidente em 25% dos casos.

O líquido pode ser seroso, hemorrágico ou serofibroso. Apresenta glicose diminuída (< 45 mg/dL) e proteína aumentada (>5g/dL). Ainda que raramente, pode induzir ao tamponamento, aderência e constrição. O tratamento consiste no controle da doença subjacente.

Pericardite induzida por fármacos

Faz parte do lúpus induzido por fármacos, do qual pode ser a única manifestação. Pode surgir com o uso de hidralazina, isoniazida e procainamida. O tratamento consiste na suspensão do fármaco e no uso de anti-inflamatórios.

Pericardite da insuficiência renal (pericardite urêmica)

A pericardite no paciente renal crônico é frequente e o derrame pericárdico assintomático é comum. Pode ocorrer tamponamento ou ser causa de hipotensão nas sessões de hemodiálise.

Em paciente com transplante renal, pode surgir em 2% a 3% e frequentemente associa-se à rejeição. Nos pacientes já em diálise, esta deve ser intensificada, procurando-se reduzir a dose de heparina pelo risco de precipitar derrame pericárdico hemorrágico.

Se houver instabilidade hemodinâmica, faz-se drenagem subxifoide. O uso de anti-inflamatórios, além de pouco eficaz, pode levar a efeitos colaterais.

Pericardite do hipotireoidismo

Ocorre derrame em um terço dos casos de mixedema. O líquido é claro, com proteínas e colesterol aumentados. A pericardite no mixedema apresenta-se com bradicardia e não com taquicardia, como na maioria das outras etiologias.

Responde de forma lenta à terapêutica de reposição hormonal. A pericardiocentese ou a drenagem não são úteis, pois logo ocorre o reacúmulo do líquido.

Pericardite da síndrome pós-pericardiotomia

Surge após cirurgia cardíaca com abertura do pericárdio. Inicia-se na primeira semana, ou após 2 a 3 semanas da cirurgia, com febre, mal-estar, dor torácica, irritabilidade e diminuição do apetite. É frequente a associação com derrame pleural.

Acredita-se que seja causada por uma reação autoimune à manipulação do pericárdio. Responde aos anti-inflamatórios não esteroidais ou ao corticoide pelo período de 3 semanas com redução lenta, pois pode haver recidiva. A pericardiectomia fica reservada aos raros casos em que ocorre constrição.

Caso o derrame pericárdico ou derrame pleural pós-cirúrgico apresente uma concentração alta de linfócitos (> 80%) e triglicerídeos (> 500 mg%) no exame do líquido, deve-se fazer o diagnóstico de quilotórax.

Pericardite das neoplasias

O diagnóstico baseia-se na identificação de células neoplásicas no líquido pericárdico ou de invasão neoplásica do tecido pericárdico. Neoplasias malignas primárias do pericárdio são muito raras e incluem o mesotelioma, o angiossarcoma, o linfoma e o teratoma. A maioria dos casos de neoplasia do pericárdio é de etiologia metastática.

Pericardite pós-irradiação

Ocorre após irradiação do mediastino. Pode ocorrer precocemente durante o tratamento ou anos após. Surge na forma de uma pericardite aguda, de um derrame pericárdico ou de uma pericardite constritiva.

PERICARDITE CONSTRITIVA

A pericardite constritiva caracteriza-se por fibrose e calcificação do pericárdio progressivas, aumento da sua espessura e progressiva restrição à diástole ventricular, com consequente aumento da pressão venosa.

A diminuição do enchimento diastólico leva à diminuição do volume sistólico, desencadeando os mecanismos de compensação com o aumento da atividade simpática e ativação do sistema renina-angiotensina-aldosterona e retenção de líquido.

Em nosso meio, a etiologia tuberculosa tem papel de destaque. Em países desenvolvidos, a pericardite pós-radioterapia e pós-pericardiotomia é a mais frequente.

Pode haver um quadro de pericardite constritiva transitória durante a resolução da pericardite aguda com derrame. Esse tipo de constrição resolve-se espontaneamente em poucas semanas.

Quadro clínico e diagnóstico
Manifestações clínicas

Essas consistem em dispneia, náusea, vômito, dor no hipocôndrio direito, estase jugular, hepatomegalia, ascite e edema de membros inferiores. Os casos avançados apresentam aumento da estase jugular à inspiração (sinal

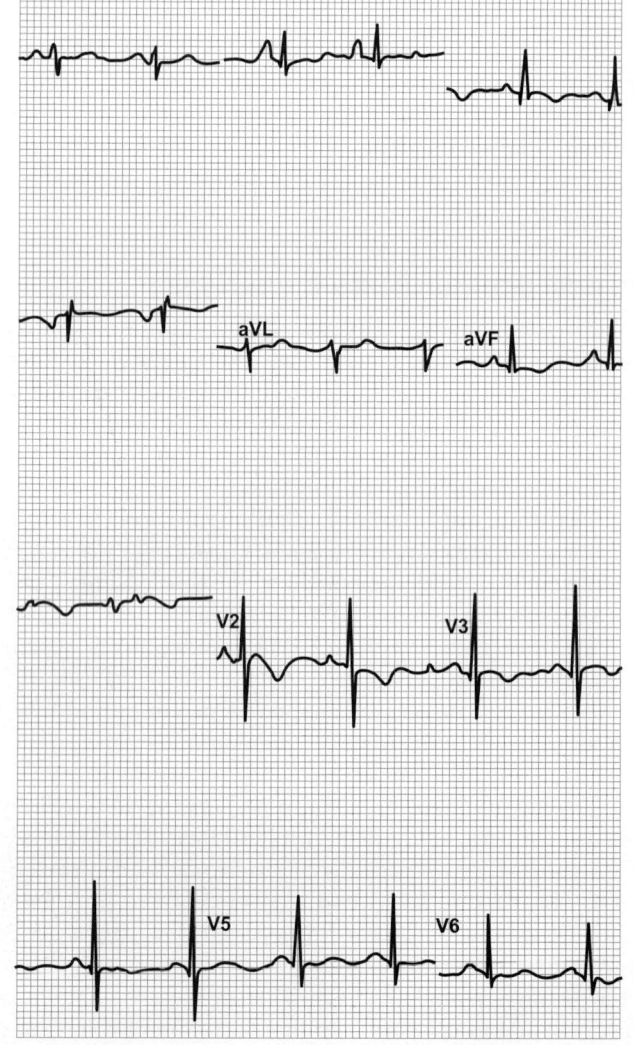

Fig. III.5.3. ECG na pericardite constritiva.

de Kussmaul) e ausculta-se um ruído pericárdico diastólico precoce (*knock* pericárdico), causado pela abrupta cessação do enchimento ventricular.

Os exames complementares revelam:

- **Eletrocardiograma:** alterações inespecíficas da repolarização ventricular (Fig. III.5.3).
- **Radiografia do tórax:** área cardíaca normal ou discretamente aumentada. Pode-se observar calcificação pericárdica (Fig. III.5.4).

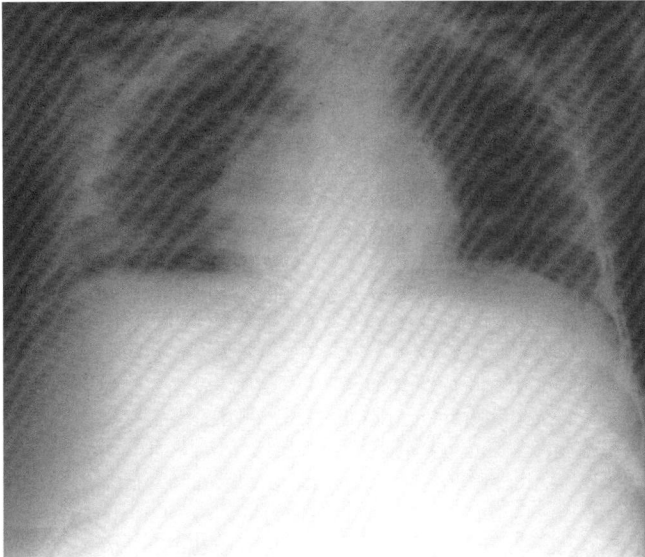

Fig. III.5.4. Radiografia de tórax na pericardite constritiva (calcificação pericárdica).

- **Tomografia computadorizada e ressonância magnética:** são mais específicas para demonstrar o aumento da espessura do pericárdio e a calcificação. O pericárdio normal mede menos que 1 mm de espessura. A maioria dos casos de pericardite constritiva apresenta espessamento do pericárdio maior que 3 mm, pelo menos em algumas áreas. Porém, a pericardite constritiva pode ocorrer sem espessamento pericárdico.
- **Ecodopplercardiograma** (Fig. III.5.5): não há nenhum indicador absoluto de constrição ao ecodopplercardiograma. Os dados clínicos, anatômicos e fisiológicos devem ser combinados para o diagnóstico.

Podem-se encontrar os seguintes achados:

- Pericárdio espessado, associado a graus variados de calcificação.
- Movimentação anormal do septo interventricular. O septo muda de posição abruptamente e pode ser observado um entalhe protodiastólico.
- Relaxamento abrupto e achatamento da parede posterior do ventrículo esquerdo na diástole (observado ao modo M).
- Variação no tamanho ventricular durante a respiração (o diâmetro do ventrículo esquerdo diminui na inspiração e aumenta na expiração).
- Exagero na variação do fluxo diastólico através da valva mitral e tricúspide durante a respiração.
- Veia cava inferior dilatada e ausência na variação do seu diâmetro com a respiração.

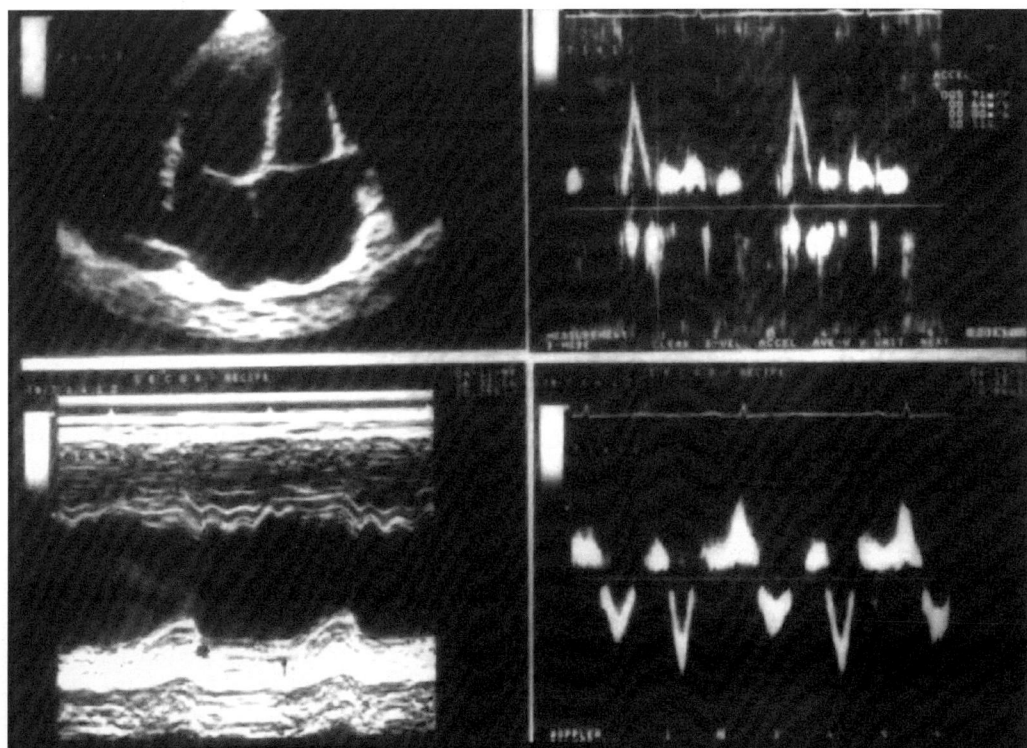

Fig. III.5.5. Ecocargiograma na pericardite constritiva.

- **Cateterismo:** equalização das pressões do ventrículo esquerdo e ventrículo direito.

O diagnóstico diferencial deve ser feito com hepatopatias, síndrome nefrótica, disfunção ventricular direita, estenose tricúspide, insuficiência tricúspide, carcinoma do ovário e tamponamento cardíaco. Outro diagnóstico diferencial importante é com a miocardiopatia restritiva idiopática. Vários achados do ecoDopplercardiograma podem auxiliar nessa diferenciação e, mais recentemente, o uso do Doppler tecidual tem sido de grande utilidade.

TRATAMENTO

Consiste na pericardiectomia e no tratamento específico, quando possível.

BIBLIOGRAFIA

Acquatella H. Echocardiographic evaluation of the spectrum of pericardial disease: an overview. Echocardiography 1989; 6 (1):35-43.

Altman CA. Pericarditis and pericardial diseases. In: Garsos AJ (ed.). The science and practice of pediatric cardiology. 2 ed. Baltimore: Williams & Wilkins, 1998: 1.795-1.815.

Blasco PB, Comas JG, Ferrer JC. Transient pos operative pericardial constriction in a child. Int J Cardiol 2009; 131(2):e45-e47.

Edwads AJ, Ring NJ, Marshall AJ. Massive pericardial effusion with left-to-right intracardiac shunt. Cardiol Young 2001; 11:461-463.

Farinha NJ, Bartolo A, Trindade L. Acute pericarditis in childhood. The 9-year experience of a tertiary referral center. Acta Med Port 1997; 10(2-3):157-160.

Filho FA. Pericardites. In: Timerman A, Cesar LAM (eds.). Manual de Cardiologia do Estado de São Paulo. São Paulo: Atheneu, 2000: 242-244.

Hancock EW. Diferencial diagnosis of restrictive cardiomyopathy and constrictive pericarditis. Heart 2001; 86:343-349.

Jayashree M, Singhi SC, Singh RS. Purulent pericarditis:clinical profile and outcome following surgical drainage and intensive care in Chandigarh. Ann Trop Pediatr 1999; 19(4):377-381.

Köhler I. Síndrome pós-pericardiotomia. Quatro décadas de dúvida etiológica. Arq Bras Cardiol 1993; 60(3):197-202.

Nguyen DM, Tim DS. The management of chylothorax/chylopericardium following pediatric cardiac surgery: a 10-year experience. J Card Surg 1995; 10:302-308.

Oh JK, Hatle LK, Mulvagh SL. Transient constrictive pericarditis: diagnosis by two-dimensional Doppler echocardiography. Mayo Clin Proc 1993; 68(12):1.158-1.164.

Rheubanks. Pericardial diseases. In: Moss and Adams (eds.). Heart disease in infants, children and adolescentes. 6 ed. Philadelphia: Lippincott Williams & Wilkins, 2001: 1.287-1.296.

Roodpeyma S, Sadeghian N. Acute peicarditis in childhood: A 10-year experience. Pediatr Cardiol 2000; 21:363-367.

Saudela JS, Bonet LA, Ferreira JA. Guias de practica de la Sociedad Española de cardiologia en patologia pericárdica. Rev Esp Cardiol 2000; 53:394-412.

Tanaka ACS. Pericardiopatias. In: Ramires JAF (ed.). Cardiologia em Pediatria. Brasil: Roca, 2000: 463-477.

Üstünsoy H, Celkan MA, Sivrikoz MC. Intrapericardial fibrynolytic therapy in purulent pericarditis. Euro J Cardiothor Surg 2002; 22:373-376.

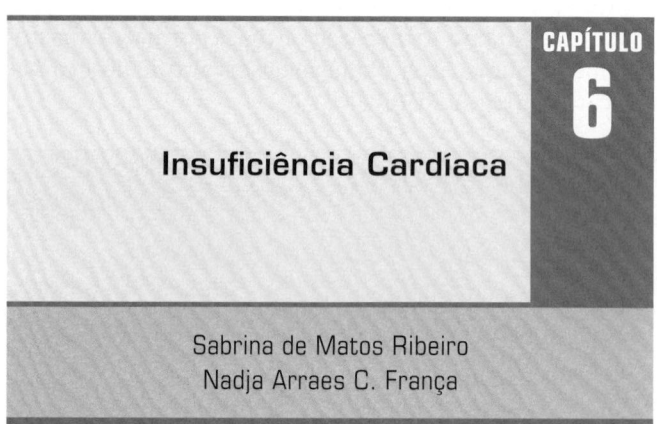

CAPÍTULO 6

Insuficiência Cardíaca

Sabrina de Matos Ribeiro
Nadja Arraes C. França

INTRODUÇÃO, CONCEITUAÇÃO E EPIDEMIOLOGIA

A insuficiência cardíaca (IC) é definida como uma síndrome clínica na qual há incapacidade do coração em manter uma perfusão tecidual adequada às exigências metabólicas do organismo. Alteração em um ou mais fatores determinantes do débito cardíaco (frequência cardíaca, contratilidade, pré-carga e pós-carga) pode resultar em insuficiência cardíaca. É causada por anormalidades cardiovasculares e não cardiovasculares que resultam em sinais e sintomas característicos, incluindo edema, insuficiência respiratória, déficit de crescimento e intolerância aos exercícios, acompanhados por alterações circulatórias, neuro-hormonais e moleculares.

Na infância, é considerada uma das mais temidas emergências. Em 90% dos casos, incide no 1º ano de vida. Nessa faixa etária, chega a apresentar letalidade de 70%, sendo de 90% nos primeiros 6 meses.

Quanto mais precoce o seu aparecimento, mais grave o seu curso, exigindo diagnóstico e manuseio imediatos.

O impacto econômico da insuficiência cardíaca é de extrema importância. O gasto com a saúde varia enormemente de país para país. Nos Estados Unidos, o gasto relacionado com a IC é de cerca de 1 trilhão de dólares por ano. No Brasil, estima-se que 6,4 milhões de pessoas sofram de insuficiência cardíaca. Em 2000, as internações por insuficiência cardíaca custaram 204 milhões de reais.

CLASSIFICAÇÃO

A classificação da New York Heart Association (NYHA) que conhecemos não é aplicada à maioria da população pediátrica. A classificação de insuficiência cardíaca de Ross foi desenvolvida para prover acesso global à gravidade da doença em lactentes, tendo sido subsequentemente modificada para ser aplicada em to-

Quadro III.6.1. Classificação de Ross para insuficiência cardíaca em lactentes

Classe	
Classe I	Sem limitações ou sintomas
Classe II	Taquipneia ou sudorese leves em lactentes ao se alimentar Dispneia ao exercício em crianças mais velhas Sem alteração do crescimento
Classe III	Taquipneia ou sudorese importantes ao se alimentar ou ao exercício Tempo prolongado para se alimentar Déficit de crescimento
Classe IV	Sintomas em repouso: taquipneia, retrações costais, sudorese

das as idades pediátricas (Quadro III.6.1). Esta classificação mostrou correlação com o aumento do nível de norepinefrina e com a evolução após manejo clínico ou cirúrgico.

Há outra classificação utilizada em crianças maiores e adolescentes: a classificação da New York University Pediatric Heart Failure, a qual incorpora sinais e sintomas de IC, uso de medicação, presença de fisiologia univentricular e dados radiográficos e ecocardiográficos. A maior pontuação está relacionada com a pior insuficiência.

ETIOLOGIA, PATOGENIA E PATOLOGIA MORFOLÓGICA E FUNCIONAL

Os mecanismos envolvidos na insuficiência cardíaca são multifatoriais e extremamente complexos, sendo objetos de inúmeros estudos ao longo dos anos. Há envolvimento de fatores neuroendócrinos, celulares e de expressão genética, entre outros.

Funcionando como bomba hidráulica, o coração é um órgão capaz de produzir sua própria energia e bombear sangue suficiente para suprir as necessidades teciduais. As propriedades de enchimento e ejeção funcionam em equilíbrio por meio do ajuste de cinco variáveis fundamentais:

- **Pré-carga:** representada pela tensão passiva da parede do coração no início da contração.
- **Pós-carga:** é a tensão ou esforço durante a fase de contração.
- **Contratilidade:** capacidade intrínseca de uma fibra cardíaca contrair-se.
- **Sinergia de contração:** processo sequencial e ordenado de contração.
- **Frequência cardíaca:** número de batimentos do coração por minuto.

O coração pode sofrer vários tipos de agressão, como sobrecargas de pressão ou volume, processos inflamatórios e perda de massa miocárdica. Quando isto acontece, desencadeiam-se reações com a finalidade de manter em equilíbrio suas variáveis básicas de funcionamento, com preservação das propriedades de enchimento e ejeção.

A agressão ao coração acarreta diminuição do volume ejetado e consequente aumento do volume no final da diástole, com maior tensão da parede ventricular. Assim, há maior exposição das proteínas do complexo de contração actina/miosina, na tentativa de maior resposta contrátil (lei de Frank-Starling).

Com a queda no volume ejetado, há embotamento dos barorreceptores e consequente estímulo do sistema nervoso simpático, aumentando a ativação adrenérgica e, portanto, a captação de cálcio; há ativação do sistema renina-angiotensina-aldosterona e aumento da resistência vascular periférica, com retenção hidrossalina.

Havendo persistência da agressão, inicia-se o processo de remodelação miocárdica, com aumento da massa cardíaca por hipertrofia dos miócitos e alteração da geometria ventricular. Este processo constitui um mecanismo extremamente complexo, no qual estão envolvidos inúmeros mediadores bioquímicos, além de modificações gênicas em proteínas envolvidas no processo de contração miocárdica.

Na infância e em especial no recém-nascido, existem aspectos peculiares relevantes que levam à restrição dos mecanismos compensatórios. O miocárdio infantil tem menor número de elementos contráteis, com redução do processo de excitação-contração, sendo a proporção de massa contrátil/não contrátil 70% menor, quando comparada com a do adulto. A atividade da ATPase de cálcio encontra-se reduzida, os ventrículos são mais rígidos e menos complacentes e há reserva limitada de suprimentos energéticos, com maior utilização de glicose. Somam-se a isto a imaturidade do sistema nervoso autônomo, as adaptações hemodinâmicas da circulações fetal e neonatal e as características peculiares estruturais das cardiopatias congênitas. Nessas cardiopatias, muitas vezes, como nas comunicações interventriculares, a função miocárdica e o débito sistêmico são normais, mas a pré-carga, a pós-carga e o fluxo pulmonar elevados acarretam o quadro de insuficiência cardíaca e edema pulmonar. No recém-nascido é comum a presença de fatores agravantes como acidose, hipoglicemia, anemia, hiperviscosidade e infecções (Fig. III.6.1).

Quanto à etiologia, as cardiopatias congênitas são as principais causas de insuficiência cardíaca na infância. O Quadro III.6.2 correlaciona o tipo de cardiopatia congênita com a fase do seu aparecimento.

De grande importância, também, é a análise das cardiopatias adquiridas na infância e das causas extracardíacas de insuficiência cardíaca.

No primeiro dia de vida, a disfunção miocárdica é a causa mais frequente de insuficiência cardíaca, na maioria das vezes, como consequência de asfixia neonatal; a insuficiência tricúspide pode estar presente, nestes casos, como resultado de isquemia e até de necrose de músculo papilar e/ou como consequência de persistência do padrão fetal. Infecções virais e septicemia também causam

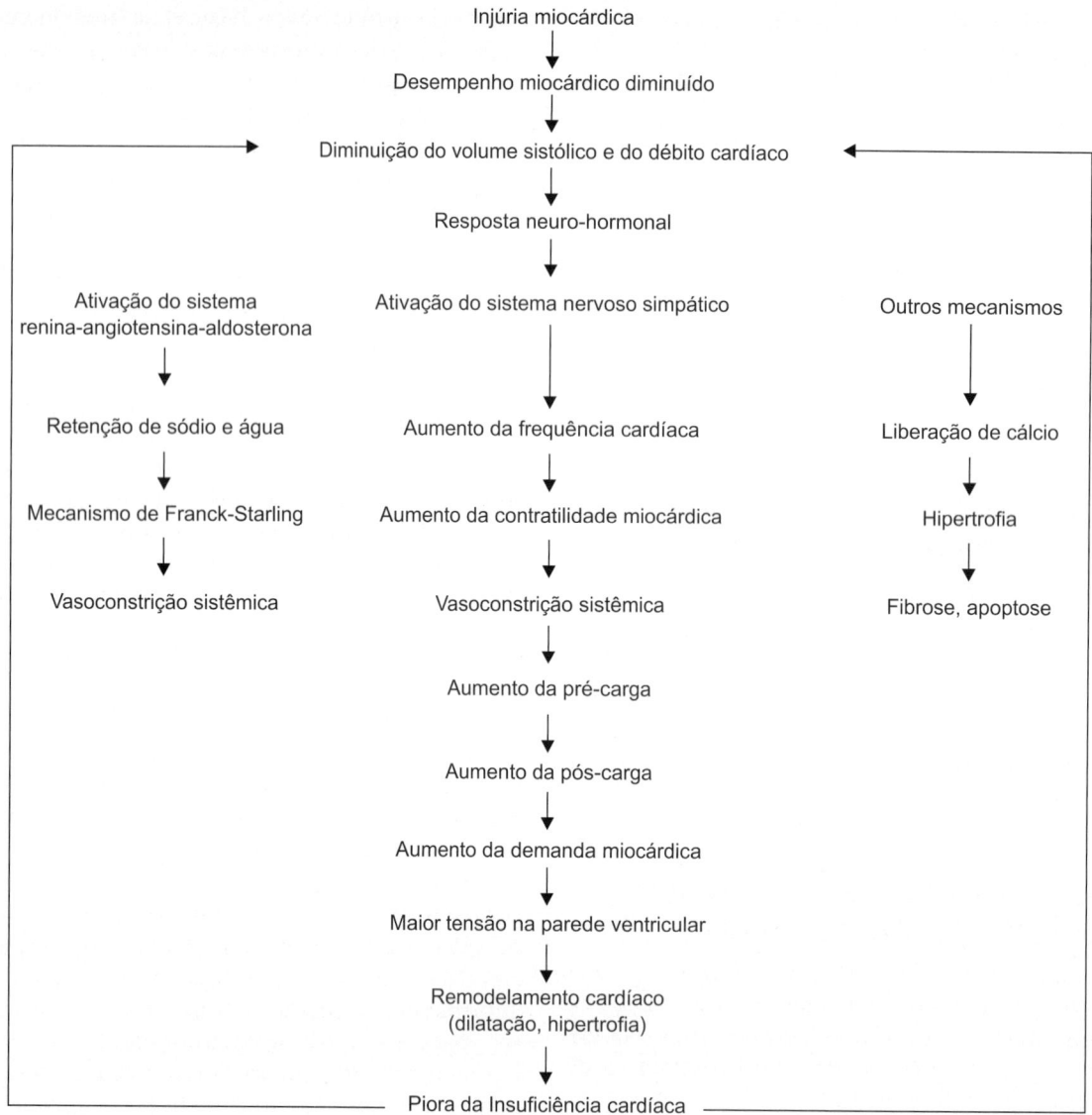

Fig. III.6.1. Representação fisiopatológica da insuficiência cardíaca crônica

disfunção do músculo cardíaco no período neonatal. Hipoglicemia, hipocalcemia, anemia grave e hiperviscosidade sanguínea, como já mencionado, podem causar ou agravar o quadro de insuficiência cardíaca nestes pacientes. As taquiarritmias podem evoluir com disfunção miocárdica desde o período intrauterino.

No lactente, as cardiomiopatias dilatadas e as miocardites são causas comuns de insuficiência cardíaca; a doença de Pompe e a doença de Kawasaki também podem cursar com insuficiência cardíaca.

Mais tardiamente na infância, as miocardites, pericardites e endocardites, as doenças sistêmicas como as colagenoses e, em nosso meio, em especial, a doença reumática constituem causas frequentes de insuficiência cardíaca; ressalta-se, também, a cardiomiopatia secundária ao uso de antraciclinas e a insuficiência cardíaca secundária às glomerulonefrites.

DIAGNÓSTICO

As manifestações clínicas da insuficiência cardíaca decorrem de diminuição do débito cardíaco, de congestão pulmonar e de congestão venosa sistêmica. Uma anamnese minuciosa é fundamental no diagnóstico.

A *dispneia* é o sintoma principal, podendo manifestar-se aos esforços como às mamadas, ou mesmo em repouso nos casos mais graves. Resulta de congestão venocapilar pulmonar e pode ser agravada por infecção pulmonar.

Sudorese é um sintoma frequente em crianças e muitas vezes precede o aparecimento do quadro de insuficiência cardíaca. Resulta da estimulação do sistema simpático.

Fadiga, principalmente em crianças maiores, resultante da má perfusão dos músculos esqueléticos, é outro sintoma comumente observado.

Diminuição do volume urinário é um sintoma tardio e reflete o débito cardíaco diminuído.

Quadro III.6.2. Etiologia da IC de acordo com a faixa etária

Faixa etária	Cardiopatias congênitas
1º dia	Persistência do padrão fetal Insuficiência tricúspide – Ebstein Síndrome de hipoplasia do coração esquerdo
2ª semana	Síndrome de hipoplasia do coração esquerdo Transposição das grandes artérias Drenagem anômala total de veias pulmonares Estenose pulmonar crítica Coarctação de aorta Persistência do canal arterial – prematuros
2ª a 4ª semana	Transposição das grandes artérias Coarctação de aorta Cardiopatias congênitas com *shunt* E-D: – nível aórtico – nível ventricular
2º mês	Cardiopatias congênitas com *shunt* E-D: – nível aórtico – nível ventricular Coarctação de aorta Coronária anômala Fibroelastose
3º ao 6º mês	Cardiopatias congênitas com *shunt* E-D: – nível aórtico – nível ventricular Coarctação de aorta Fibroelastose
6º mês a 2 anos	Cardiopatias congênitas com *shunt* E-D: – nível aórtico – nível ventricular
2 a 12 anos	Cardiopatias congênitas com *shunt* E-D: – nível aórtico – nível ventricular
> 12 anos	Cardiopatias congênitas com *shunt* E-D: – nível aórtico – nível ventricular Pós-operatório tardio de cardiopatias congênitas complexas Evolução natural de cardiopatias congênitas não operadas

Ao exame físico, os sinais mais comumente evidenciados na criança em insuficiência cardíaca são:

- **Taquicardia:** o aumento da frequência cardíaca surge para compensar a diminuição do débito cardíaco. Deve ser analisada de acordo com a faixa etária.
- **Ritmo de galope:** constitui sinal de gravidade e reflete alteração na distensibilidade ventricular. Entretanto, a taquicardia pode dificultar a ausculta da terceira e quarta bulhas.
- **Taquipneia:** resulta da congestão venocapilar pulmonar e pode vir associada à ausculta de sibilos e/ou estertores finos em bases pulmonares, nos casos graves.
- **Hepatomegalia:** é achado frequente em crianças, resultante de congestão venosa sistêmica, é o sinal de congestão mais facilmente detectado em neonatos e lactentes.
- **Estase jugular:** aparece em crianças maiores, sendo difícil sua visualização em recém-nascidos e lactentes.
- **Edema:** raro na infância e, quando presente, é sinal de mau prognóstico. É de localização preferencialmente facial em crianças menores.
- **Irritabilidade e déficit ponderoestatural:** também são sinais de insuficiência cardíaca.

A presença de sopros não se relaciona diretamente com a insuficiência cardíaca e sim com a cardiopatia subjacente.

EXAMES COMPLEMENTARES

O *eletrocardiograma* é útil no direcionamento do diagnóstico etiológico e na detecção de arritmias associadas.

A *radiografia do tórax* é um exame simples, mas de fundamental importância no diagnóstico da insuficiência cardíaca. A análise deve ser sistemática, precisa e rigorosa para que se possa fornecer todos os substratos disponíveis. Deverão ser analisados:

- **Estruturas ósseas e partes moles:** à procura de alterações relacionadas com a doença de base; por exemplo, as erosões das costelas presentes na coarctação de aorta, as anomalias de posição visceral em casos de *situs inversus* ou *ambigus* etc.
- **Mediastino:** identificação do *situs* torácico através da árvore traqueobrônquica que se correlaciona de perto com o *situs* atrial, análise da artéria pulmonar, da posição do arco aórtico e da presença de veia cava superior esquerda persistente.
- **Estudo da vasculatura pulmonar:** as marcas vasculares na radiografia do tórax são o resultado da quantidade de sangue que passa pelos pulmões. A pletora pulmonar é indicativa de aumento do fluxo sanguíneo pelos pulmões. A manifestação radiológica da pletora consiste principalmente na dilatação das artérias pulmonares direita e esquerda. Na presença de hiper-resistência pulmonar, há marcante dilatação das artérias pulmonares em sua porção central, incluindo artéria pulmonar principal e artérias pulmonares direita e esquerda nos segmentos central e hilar; as artérias lobulares segmentares e subsegmentares são pequenas e as periféricas, invisíveis.
- **Estudo da silhueta cardíaca:** a análise da área cardíaca é de fundamental importância na presença de insuficiência cardíaca, sendo rara a ocorrência desta entidade com índice cardiotorácico normal (prematuros com PCA, miocardites incipientes e pericardite constritiva são exceções). O formato do coração guarda relação com o tipo de cardiopatia e oferece substrato para o diagnóstico etiológico.

O *ecocardiograma*, se possível uni e bidimensional com Doppler e fluxo a cores, se impõe em todas as crianças em insuficiência cardíaca. Esse método diagnóstico

Quadro III.6.3. Exames complementares para diagnóstico de insuficiência cardíaca em criança, de acordo com a classe de recomendação e o nível de evidência

Classe de recomendação	Indicações	Nível de evidência
Classe I	Radiografia de tórax	C
	Ecocardiograma	B
	Eletrocardiograma	B
	Exames laboratoriais (hemograma, eletrólitos, função hepática, função renal, provas de atividade reumática	C
	Cateterismo para cardiopatias congênitas complexas	C
	Cintilografia miocárdica com gálio-67 para investigação de processo inflamatório	B
	Radioisótopos	B
	Dosagem de BNP	B
Classe IIa	Ressonância magnética cardíaca para investigar cardiopatias congênitas e circulação pulmonar, avaliar a função ventricular direita e a presença de processos inflamatórios	B
	Biópsia endomiocárdica para doença miocárdica desconhecida	B
Classe IIb	Cintilografia miocárdica com 123I-MIBG para avaliar a inervação adrenérgica cardíaca e estimar o prognóstico nas cardiomiopatias	B

desenvolvido na Suécia, em 1954, vem progressivamente ocupando papel de destaque na cardiologia e em especial na cardiologia pediátrica. Consiste em explorar o coração por meio de ultrassom, técnica inócua e incruenta e que oferece substratos anatomofuncionais de extrema importância.

Na criança em insuficiência cardíaca, a ecocardiografia é realizada com os seguintes objetivos: avaliação da função do coração; medidas indiretas de pressões intracavitárias; avaliação da anatomia das cardiopatias congênitas e de lesões adquiridas, e avaliação de resultados terapêuticos clínicos e cirúrgicos.

Em algumas situações, há indicação para realização de estudo ecocardiográfico por via transesofágica para esclarecimento diagnóstico, monitoração intraoperatória e auxílio em alguns procedimento técnicos de intervenção pelo cateterismo.

O *cateterismo cardíaco* é indicado em situações especiais; entre elas, para decidir a indicação cirúrgica de cardiopatias complexas quando o ecocardiograma não fornece todos os detalhes anatômicos, para estudo da circulação pulmonar na presença de hipertensão pulmonar grave e também terapeuticamente, como veremos mais adiante.

Outros exames laboratoriais devem ser requisitados rotineiramente, como hemograma completo, dosagens de eletrólitos, glicemia, ureia e creatinina, dependendo do diagnóstico etiológico. Cintilografia miocárdica e ressonância magnética podem ser indicadas também, conforme o caso.

A procura por biomarcadores que se relacionam com a função ventricular e com o estágio clínico do paciente com IC é um foco recente na procura por novos meios diagnósticos. Peptídeos natriuréticos estão sendo estudados para o diagnóstico e a análise de prognóstico de IC em crianças e adultos. O peptídeo natriurético tipo B (BNP) é secretado pelos ventrículos em resposta ao aumento da tensão devido à sobrecarga de volume e pressão. Alguns estudos envolvendo pacientes adultos já evidenciaram redução na duração e no custo de atendimentos em emergências hospitalares. Em crianças, os altos níveis de BNP podem estar associados a pior prognóstico (Quadro III.6.3).

TRATAMENTO

O tratamento da insuficiência cardíaca na infância tem como objetivo o alívio dos sintomas, a melhora da função contrátil do miocárdio, a melhora da perfusão periférica e a remoção da causa subjacente.

Medidas gerais

- **Hospitalização**: dependendo da gravidade do caso; nos mais graves, em UTI.
- **Repouso**: mais rigoroso quanto mais grave o quadro clínico; decúbito elevado; sedativos podem ser utilizados em ambiente hospitalar.
- **Temperatura ambiente adequada**, em especial nos neonatos.
- **Dieta hipossódica**, sendo a restrição do sal tanto maior quanto mais grave a insuficiência cardíaca. O suporte nutritivo é de extrema importância, já que a insuficiência cardíaca implica maior requerimento metabólico. Em casos de gravidade, a alimentação deve ser fracionada ou administrada por sonda gástrica. Nos mais graves, alimentação enteral ou parenteral pode ser indicada (Quadro III.6.4).

Quadro III.6.4. Medidas gerais na insuficiência cardíaca em criança, de acordo com a classe de recomendação e o nível de evidência

Classe de recomendação	Indicações	Nível de evidência
Classe I	Dieta: – Em lactentes deve ser fracionada; em crianças maiores e adolescentes considerar restrição de sal; em situações especiais, alimentação por sonda – Adotar restrição hídrica	C
	Vacinação especial	B
	Reabilitação física	B

- **Restrição hídrica:** a cota hídrica diária deve ser rigorosamente observada quando a criança estiver em venóclise, podendo ser reduzida a 60% dos valores normais ou até menos, de acordo com a gravidade.
- **Oxigenioterapia:** um teor adequado de oxigênio é fundamental no manuseio da insuficiência cardíaca, sendo a oxigenioterapia indispensável nos casos mais graves e quando há associação com infecção pulmonar; pode ser necessário o uso de respiradores artificiais. Em cardiopatias do tipo canal arterial-dependentes, no entanto, a oxigenioterapia é contraindicada.

Correção dos fatores agravantes

Correção de anemia ou policitemia, tratamento de infecções associadas, correção de distúrbios metabólicos e manuseio adequado de arritmias associadas são de extrema importância no controle da insuficiência cardíaca na infância.

Tratamento farmacológico

Agentes inotrópicos

Digitálicos

A utilização dos glicosídeos digitálicos no tratamento da insuficiência cardíaca remonta há mais de 200 anos e, embora permaneçam dúvidas quanto ao seu exato mecanismo de ação, sabe-se que o digital aumenta a força e a velocidade de contração da fibra miocárdica como um potente agente inotrópico. O digital inibe a enzima da membrana adenosina trifosfatase de sódio e potássio, causando elevação dos níveis de sódio intracelular e de cálcio, com consequente aumento da contração miocárdica. O digital também sensibiliza os barorreceptores, provoca diminuição da norepinefrina e da renina plasmática; em relação ao cronotropismo cardíaco, atua prolongando o tempo de condução sinoatrial e atrioventricular. Entretanto, alguns estudos mais recentes estão mostrando que, para aquelas crianças que possuem IC com função sistólica próxima do normal, a resposta é limitada.

A digoxina tem uma particularidade que não deve ser esquecida: a proximidade entre as doses tóxica e terapêutica. A intoxicação digitálica em geral manifesta-se, inicialmente, com náuseas e vômitos devido ao efeito no sistema nervoso central. Entretanto, pode se apresentar com alterações mais importantes, como bloqueio atrioventricular, bradicardia sinusal, arritmia ventricular e/ou hipercalemia. Devem-se monitorar cuidadosamente os fatores que influenciam os efeitos da digoxina, como o potássio sérico, a função renal e o balanço ácido/básico, e suspender o fármaco temporariamente.

As apresentações mais utilizadas na prática são:

- *Lanatosídeo* C – Cedilanide – 0,01 mg/kg/dia (duas doses diárias) IV; 1 ampola = 2 mL = 0,4 mg. Dose máxima na infância = 0,2 mg/dia.
- *Digoxina oral* – Prematuros: 0,005 mg/kg/dia (duas doses diárias); recém-nascidos: 0,008 a 0,01 mg/kg/dia (duas doses diárias); lactentes e crianças maiores: 0,01 mg/kg/dia (duas doses diárias); acima de 10 anos: 0,005 mg/kg/dia. Dose máxima usual na infância = 0,125 mg/dia. Apresentações: solução oral – 1 mL = 0,5 mg; elixir pediátrico – 1 mL = 0,05 mg; comprimidos – 0,25 mg.

Simpatomiméticos

São utilizadas a dopamina, a dobutamina, a epinefrina e a norepinefrina.

A *dopamina* é uma catecolamina endógena, precursora da norepinefrina, com propriedades simpatomiméticas. É utilizada no tratamento da insuficiência cardíaca grave que cursa com baixo débito cardíaco. Seus efeitos são dose-dependentes; doses de 2,5 a 5 µg/kg/min provocam estímulo dos receptores dopaminérgicos dos leitos vascular renal e mesentérico com vasodilatação nestes locais (efeito dopa); com doses intermediárias de 5 a 10 µg/kg/min, há estímulo dos receptores beta-1 com aumento da liberação de norepinefrina, havendo aumento do inotropismo e vasoconstrição periférica (efeito beta); acima de 10 µg/kg/min há estímulo dos receptores alfa, com intensa vasoconstrição das artérias e veias (efeito alfa), embora permaneça o efeito inotrópico positivo. É usada por via IV.

A *dobutamina* é uma catecolamina sintética com estrutura semelhante à da dopamina e ação predominante nos receptores beta-1 e leve no beta-2 e alfa; não exerce estímulo nos receptores dopaminérgicos e não induz à liberação de norepinefrina nas terminações nervosas. Tem importante efeito inotrópico positivo e ação vasodilatadora renal. É utilizada na dose de 0,5 a 20 µg/kg/min, IV.

A *epinefrina* é uma catecolamina endógena utilizada no tratamento da insuficiência cardíaca grave com baixo débito cardíaco e choque cardiogênico. Estimula os receptores beta-1, beta-2 e alfa dos vasos periféricos, com potente efeito vasoconstritor. A dose recomendada é de 0,05 µg/kg/min, IV.

A *norepinefrina* atua nos receptores beta-1 adrenérgicos com potente efeito vasoconstritor; a dose utilizada é de 0,1 a 2 µg/kg/min, IV.

Inibidores da fosfodiesterase

São fármacos derivados da bipiridina e que atuam inibindo a fosfodiesterase, com consequente aumento do AMP cíclico, estimulando a proteína cinase e levando à fosforilação dos canais lentos de cálcio, com maior influxo deste íon resultando em maior contração. O acúmulo do AMP cíclico também é responsável pelo relaxamento da musculatura lisa dos vasos arteriais e venosos e pelo aumento do lusitropismo, ou seja do relaxamento miocárdico na diástole.

Os principais fármacos são a amrinona e a milrinona; a milrinona é a mais utilizada, por ser 10 vezes mais potente e possuir menor índice de efeitos colaterais, tais como trombocitopenia.

A *amrinona*, por via IV, é usada nas seguintes doses: recém-nascidos – dose de ataque de 0,75 mg/kg em 2 a 3 min e dose de manutenção de 3 a 5 µg/kg/min; crianças e adultos – dose de ataque de 0,75 mg/kg em 2 a 3 min e dose de manutenção de 5 a 10 µg/kg/min. A dose máxima nas 24 horas de 10 mg/kg.

Diante da incidência importante de efeitos colaterais, como trombocitopenia, este medicamento está em desuso em crianças.

A *milrinona*, por via IV, é empregada nas seguintes doses: ataque – 50 µg/kg em 10 min; manutenção – 0,35 a 0,75 µg/kg/min.

Diuréticos

Os diuréticos são muito utilizados no tratamento da insuficiência cardíaca, com o objetivo de aumentar a perda de água e sódio. Os principais diuréticos utilizados são:

- **Diurético de alça:** furosemida – de alta eficácia, é o mais utilizado, com ação na alça ascendente de Henle e túbulo distal, inibindo a reabsorção de sódio e cloro. A dose usual recomendada é de 1 a 4 mg/kg/dia a cada 4 a 24 horas. Uso IV ou oral.
- **Tiazídicos:** entre os diuréticos tiazídicos, a hidroclorotiazida é o mais utilizado nos pacientes pediátricos. Inibe a reabsorção de sódio, atuando no túbulo distal, e aumenta a excreção de sódio, água, potássio, magnésio, hidrogênio, fosfato e bicarbonato. É considerada de média eficácia. A dose utilizada é de 0,5 a 3 mg/kg/dia a cada 12 horas. Uso oral.
- **Diuréticos poupadores de potássio:** neste grupo, a espironolactona é o preferencialmente utilizado na infância; atua por competir com a aldosterona pelos sítios receptores nos túbulos distais, com consequentes excreção de sódio e água e retenção de potássio e hidrogênio. Tem também efeito cardioprotetor. A dose é de 1 a 3,5 mg/kg/dia divididos a cada 6 a 24 horas.

Vasodilatadores

Os vasodilatadores são fármacos amplamente utilizados no manejo da insuficiência cardíaca, com a finalidade de diminuir a pré-carga e a pós-carga, participando também do processo de remodelação miocárdica por meio da ativação do sistema neuro-hormonal.

Na prática, os vasodilatadores mais utilizados na infância são os de ação mista, arterial e venosa, entre eles:

- **Nitroprussiato de sódio:** utilizado principalmente em pós-operatório ou em casos de insuficiência cardíaca aguda grave; início de ação rápido, não devendo ser mantido por mais de 3 dias pelo risco de acúmulo de tiocianato. A dose recomendada é de 0,5 a 10 µg/kg/min.
- **Inibidores da enzima conversora da angiotensina (IECA):** ação vasodilatadora arterial e venosa, com participação no processo de remodelação do miocárdio, já que a angiotensina II está comprovadamente envolvida no processo de hipertrofia das fibras miocárdicas e, juntamente com a aldosterona, também no acúmulo de colágeno. O mais utilizado na infância é o captopril – 0,2 a 6 mg/kg/dia em duas a quatro doses; em segundo lugar, o enalapril – 0,08 mg/kg/dose a cada 12 a 24 horas.

Na impossibilidade da manutenção de um IECA por tosse persistente e/ou reação alérgica, a exemplo do edema angioneurótico, podem ser utilizados os bloqueadores dos receptores da angiotesina (BRA).

Betabloqueadores

O uso dos betabloqueadores no manejo da insuficiência cardíaca crônica tem demonstrado importante benefício, por meio do bloqueio das ações da norepinefrina, sabidamente responsável por uma série de reações desfavoráveis bioquímicas e moleculares. Entre eles, o de maior eficácia é o carvedilol, um beta-antagonista não seletivo de terceira geração, com propriedades bloqueadoras beta-1, beta-2 e alfa, possuindo, portanto, também importante ação vasodilatadora, e exercendo efeitos antioxidantes e antiproliferativos do miocárdio. Índices neuro-hormonais também pareceram melhorar em crianças que receberam carvedilol. Um relato de caso mostrou diminuição da resistência vascular pulmonar num paciente de 4 anos com cardiomiopatia dilatada idiopática. Quando combinado com diuréticos, digoxina e IECA, mostra-se efetivo na diminuição da

Quadro III.6.5. Tratamento farmacológico da insuficiência cardíaca em criança, de acordo com a classe de recomendação e o nível de evidência

Classe de recomendação	Indicações	Nível de evidência
Classe I	Para pacientes com disfunção sistólica assintomática: – IECA	B
	Para pacientes com disfunção ventricular sintomática: – Diuréticos, se retenção hídrica – Inibidores da ECA – Betabloqueadores se estáveis, exceto contraindicações – Digoxina para sintomas	C B B C
Classe IIa	Espironolactona se classe IV da IC recente ou atual com função renal preservada e potássio normal	B
	BRA naqueles já em uso de digoxina, diurético, betabloqueador, e que não toleram IECA	B
	Anticoagulação na presença de fibrilação atrial (FA) ou tromboembolismo prévio	B
Classe III	Inotrópico EV intermitente a longo prazo BRA no lugar de IECA em pacientes que não toleram ou não tenham experimentado IECA	C
	Bloqueadores do canal de cálcio	B

taxa de hospitalização e melhora a sobrevida em adultos com ICC. Em crianças, ainda são necessários maiores estudos.

Num estudo não controlado, foram analisadas 24 crianças com IC secundária à cardiomiopatia. Após otimização dos fármacos já em uso (diurético, digoxina e IECA), foi adicionado o carvedilol àquelas crianças que não apresentavam melhora do quadro com o arsenal medicamentoso anterior. Nesse estudo, foram detectados aumento na fração de ejeção e diminuição do volume ventricular após início do carvedilol. Entretanto, estudos com grupo-controle devem ser realizados para verificar a real eficácia do carvedilol na progressão da ICC, taxa de hospitalização e mortalidade em crianças. Em outro estudo, foram dosados os níveis de norepinefrina, dopamina e aldosterona no plasma de crianças com ICC, e observou-se que houve melhora na atividade neuro-humoral após início do tratamento com o carvedilol. Há também dados de pesquisas indicando que, num tratamento de 3 meses com carvedilol, alguns pacientes saíram da lista de transplante.

Habitualmente, inicia-se o tratamento com a dose de 0,05 a 0,08 mg/kg/dia em duas tomadas. Esta dose deve ser duplicada a cada 2 semanas, podendo chegar até 0,8 mg/kg/dia dependendo dos efeitos colaterais, como hipotensão, tonturas, cefaleias, vômitos, fadiga, dispneia, edema, dor torácica, refluxo ácido, *flutter* atrial e síncopes.

O Quadro III.6.5 apresenta uma síntese do tratamento medicamentoso de acordo com a medicina baseada em evidências.

Tratamento eletrofisiológico

A terapia eletrofisiológica com ressincronização e implante de cardiodesfibriladores se encontra na classe I de recomendação para tratamento de pacientes adultos selecionados com insuficiência cardíaca. As indicações em crianças permanecem especulativas.

Tratamento etiológico

As medidas terapêuticas já citadas no manejo da insuficiência cardíaca na infância, na grande maioria dos casos, funcionam como tratamento de suporte para a remoção da causa, no momento adequado.

O tratamento cirúrgico das anomalias congênitas, a indicação de cateterismo terapêutico, o uso de indometacina nos prematuros com PCA e de prostaglandinas nas cardiopatias canal-dependentes e, em casos extremos, a indicação de transplante cardíaco são armas a serem utilizadas com o objetivo de remover a causa subjacente.

TRANSPLANTE

O transplante cardíaco tem sido utilizado para tratamento de doença cardíaca terminal pediátrica nas últimas 4 décadas, tendo sido o primeiro transplante realizado no final da década de 1960.

A evolução e progressão de insuficiência cardíaca foram classificadas em estágios de A a D, conforme explicado no Quadro III.6.6.

As recomendações classe I (há evidência ou concordância geral que o transplante cardíaco é útil e efetivo) para transplante em crianças são:

- IC estágio D associada com disfunção ventricular esquerda em crianças com cardiomiopatia ou doença cardíaca congênita previamente corrigida ou em que foi realizada cirurgia paliativa.
- IC estágio C associada a limitações severas a atividades e exercícios.
- IC estágio C associada com disfunção ventricular esquerda em crianças com cardiomiopatia ou doença cardíaca congênita previamente corrigida ou em que foi realizada cirurgia paliativa, situações nas quais o déficit de crescimento é atribuído à IC.

Quadro III.6.6. Estágios da evolução e progressão da insuficiência cardíaca

Estágio	Interpretação	Exemplos Clínicos
A	Em risco para desenvolver IC	Doença cardíaca congênita
		História familiar de cardiomiopatia
		Exposição a antraciclinas
B	Função e/ou estrutura cardíaca	Coração univentricular anormal
		Cardiomiopatia assintomática
	Sem sintomas de IC	Doença cardíaca congênita corrigida
C	Função e/ou estrutura cardíaca	Defeitos cardíacos congênitos corrigidos ou não presentes
	Sintomas de IC no passado ou presente	Cardiomiopatias
D	Função e/ou estrutura cardíaca anormal	Mesmo que o estágio C
	Infusão contínua de inotrópicos ou PGE1 para manter a patência do *ductus arteriosus*	Suporte mecânico ventilatório ou circulatório

- IC estágio C se associada a "quase" morte súbita e/ou arritmias intratáveis potencialmente letais.
- IC estágio C em cardiomiopatia restritiva associada com hipertensão pulmonar reativa.
- Na presença de outras indicações para transplante cardíaco, o transplante é viável em pacientes com doença cardíaca pediátrica e resistência vascular pulmonar > 6 unidades Woods e/ou gradiente de pressão transpulmonar > 15 mmHg se houver diminuição da RVP para < 6 unidades Woods ou do gradiente transpulmonar para < 15 mmHg ao se utilizar suporte inotrópico ou vasodilatador pulmonar.

CONSIDERAÇÕES ESPECIAIS

Após as considerações citadas sobre o tratamento da insuficiência cardíaca na infância, é de extrema importância a subdivisão de condutas imediatas a serem tomadas de acordo com três situações clínicas:

- **Insuficiência cardíaca aguda no recém-nascido ou lactente:** no neonato em insuficiência cardíaca, duas entidades devem ser primordialmente lembradas: septicemia e cardiopatia canal-dependente. A criança deve ser colocada em UTI pediátrica e ter acesso venoso garantido. Na presença de baixo débito, infusões de dopamina e/ou dobutamina estão indicadas. A realização de ecocardiograma se impõe de imediato, e outras medidas terapêuticas, conforme o diagnóstico.
- **Crianças maiores em insuficiência cardíaca aguda:** hospitalização em UTI, aquisição de acesso venoso, furosemida IV, dopamina e/ou dobutamina, realização de ECG, radiografia de tórax e o estudo ecocardiográfico são as medidas iniciais de maior importância para estabilização e esclarecimento do quadro.
- **Crianças estáveis em insuficiência cardíaca:** estas crianças podem ser tratadas em regime ambulatorial. Iniciam-se digital e dose pequena de furosemida. Nos casos mais graves, aumenta-se a dose de furosemida, associando-se hidroclorotiazida ou espironolactona.

Nos pacientes portadores de lesões esquerdas regurgitantes, *shunts* esquerda-direita ou cardiomiopatia dilatada, os IECA são os fármacos que devem ser utilizados, já que a diminuição da pós-carga é de extrema importância para estes pacientes. O uso de betabloqueadores, em especial o caverdilol, tem sido objeto de inúmeros estudos no manejo da insuficiência cardíaca na infância, e resultados satisfatórios têm sido obtidos em pacientes com cardiomiopatia e insuficiência cardíaca crônica estável.

Em todos os casos, não se deve esquecer a importância das medidas gerais, da correção dos fatores agravantes e, principalmente, da remoção da causa subjacente, no momento adequado.

NOVOS TRATAMENTOS EM ESTUDO

Estratégias atuais do tratamento farmacológico baseiam-se nos mecanismos neuro-hormonais responsáveis pela insuficiência cardíaca.

A ativação do sistema renina-angiotensina, com produção subsequente de norepinefrina, tem sido modificada com o uso de betabloqueadores, antagonistas da aldosterona (esplerenona) e bloqueadores do receptor da angiotensina. Peptídeos natriuréticos têm sido utilizados não só como marcadores biológicos de sobrecarga ventricular, mas também como tratamento para descompensações agudas. O uso dos inotrópicos usuais, como milrinona e dobutamina, resultam em detrimento miocárdico, diferentemente dos novos fármacos como o levosimendam, o que faz parte do grupo dos agentes sensibilizadores de cálcio. Há outros grupos de fármacos que estão em estudo, como antagonistas do receptor da endotelina (bosentan, tezosentan), inibidores do fator de necrose tumoral, inibidores das endopeptidases (candoxatril, ecadotril) e antagonistas da vasopressina (conivaptan, relcovaptan, tolvaptan). A maioria dos estudos com esses fármacos são direcionados para adultos, havendo uma deficiência enorme de grandes estudos para uso em pacientes pediátricos.

Outra possibilidade de tratamento seria o implante de células-tronco na IC crônica (p. ex., cardiomiopatia dilatada). Entretanto, até o momento, esta terapia está sendo utilizada apenas no infarto agudo do miocárdio.

Um estudo constatou que o uso do sildenafil na insuficiência cardíaca crônica mostrou melhora na ventilação durante o exercício e na capacidade aeróbica. Além de esse estudo ter sido feito em adultos, outra ressalva a ser feita é que todos os participantes eram do sexo masculino. O único efeito adverso observado no uso crônico do fármaco foi rubor facial.

A procura por polimorfismos genéticos que podem influenciar a terapia farmacológica terá um impacto significativo no tratamento da insuficiência cardíaca. Atualmente, a escolha de medicações para determinados genótipos com o intuito de minimizar os efeitos colaterais e maximizar a eficácia, não é possível. Entretanto, o progresso que tem sido observado é uma grande promessa para o futuro da medicina genômica. Há um exemplo bem evidente, que é o uso do dinitrato de isossorbida e da hidralazina como tratamento de opção, em vez do IECA, para insuficiência cardíaca em afro-americanos. Com certeza, esses estudos resultarão em melhores cuidados para pacientes pediátricos com insuficiência cardíaca.

BIBLIOGRAFIA

Auslender M, Artman M. Overview of management of pediatric heart failure. Progress in Pediatric Cardiology 2000; 11:231-241.

Auslender M. Pathophysiology of pediatric heart failure. Progress in Pediatric Cardiology 2000; 11:175-184.

Azeka E, Ramires JAF, Valler C, Bocchi EA. Delisting of infants and children from the heart transplantation waiting list after carvedilol treatment. J Am Coll Cardiol; 40:2.034-2.038.

Bocchi EA, Braga FGM, Ferreira SMA, Rohde LEP, Oliveira WA. III Diretriz Brasileira de Insuficiência Cardíaca Crônica. Arq Bras Cardiol 2009; 93(Supl 1):1-71.

Bruns LA, Chrisant MK, Lamour JM et al. Caverdilol as therapy in pediatric heart failure; an initial multicenter experience. J Pediatric 2001; 138:457-458.

Canter EC et al. Indications for heart transplantation in pediatric heart disease: a scientific statement from the American Heart Association Council on Cardiovascular Disease in the Young; the Councils on Clinical Cardiology, Cardiovascular Nursing, and Cardiovascular Surgery and Anesthesia; and the Quality of Care and Outcomes Research Interdisciplinary Working Group. Circulation 2007; 115:658-676.

Chang AC, Towbin JA. Heart failure in children and young adults: from molecular mechanisms to medical and surgical strategies. Saunders Elsevier, 2006; 195-200.

Cicogna AC, Okoshi MP, Okoshi K. História natural da remodelação miocárdica; da agressão aos sintomas. Rev Soc Cardiol do Estado de São Paulo 2000; 10:8-17.

Di Filippo. Beta-adrenergic receptor antagonists and chronic heart failure in children. Therapeutics and Clinical Risk Management 2007; 3:847-854.

Fenton M, Burch M. Understanding chronic heart failure. Arch Dis Child 2007; 92:812-816.

Garson Jr. A, Bricker JT, Fisher DJ, Neish SR. The Science and Practice of Pediatric Cardiology. Baltimore: Williams & Wilkins, 1998.

Giardini A et al. Modulation of neutohumoral activity after treatment of children in heart failure with carvedilol. Cardiol Young 2003; 13:333-336.

Gonçalves RC, Caramuru LH, Atik E. Insuficiência cardíaca. In: Ramires JAF (Ed.). Cardiologia em pediatria – temas fundamentais. São Paulo: Editora Roca, 2000: 189-212.

Guazzi M, Samaja M, Arena R, Vicenzi M, Guazzi MD. Long-term use of Sildenafil in the therapeutic management of heart failure. J Am Coll Cardiol 2007; 50:2.136-2.144.

Hougen TJ. Digitalis use in children: an uncertain future. Progr Pediatr Cardiol 2000; 12:37-43.

Hsu DT, Pearson GD. Heart failure in children. Circ Heart Fail 2009; 2:63-70.

Kaufman BD, Shaddy RE, Girish SS, Tanel R, Towbin JA. Assessment and management of the failing heart in children. Cardiol Young 2008; 18:63-71.

Lowrie L. Diuretic therapy of heart failure in infants and children. Progr Pediatr Cardiol 2000; 12:45-55.

Moffett BS, Chang AC. Future pharmacologic agents for treatment of heart failure in children. Pediatric Cardiol 2006; 27:533-551.

Nichols DG, Cameron DE, Greeley WJ, et al. Critical heart disease in infants and children. St. Louis: Mosby, 1995.

Rossi Neto, JM. A dimensão do problema da insuficiência cardíaca do Brasil e do mundo. Rev Soc Cardiol do Estado de São Paulo 2004; 14:1-10.

Rusconi P et al. Carvedilol in children with cardiomyopathy: 3-year experience at a single institution. J Heart Lung Transplant 2004; 23(7):832-838.

Seguchi M, Nakazawa M, Momma K. Further evidence suggesting a limited role of digitalis in infants with circulatory congestion secondary to large ventricular septal defect. Am J Cardiol 1999; 83:1.408-1411.

Shaddy RE, Tani LY, Gidding SS et al. Beta-blocker treatment of dilated cardiomyopathy with congestive heart failure in children: a multi-institutional experience. J Heart Lung Transplant 1999; 18(3):269-274.

Williams Jr JF, Ritchie JL et al. Guidelines for the evaluation and management of heart failure. Report of the American College of Cardiology/American Heart Association. Task Force on Practice Guidelines (Comittee on Evaluation and Management of Heart Failure). Circulation 1995; 92:2.764-2.784.

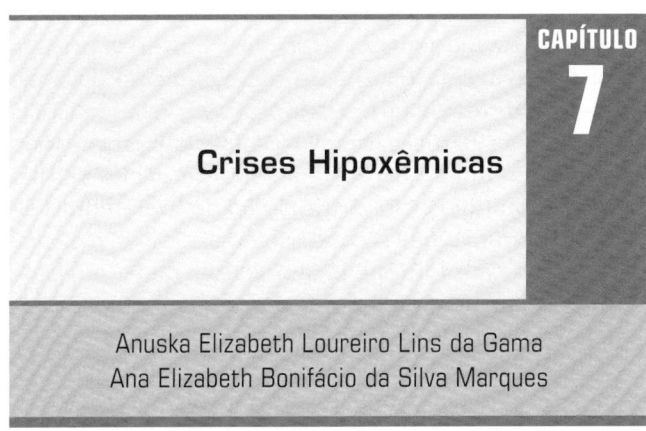

CAPÍTULO 7

Crises Hipoxêmicas

Anuska Elizabeth Loureiro Lins da Gama
Ana Elizabeth Bonifácio da Silva Marques

INTRODUÇÃO, CONCEITUAÇÃO E EPIDEMIOLOGIA

A crise de hipoxia, também denominada crise hipoxêmica ou crise de cianose, representa uma situação de emergência que deve ser prontamente reconhecida, instituindo-se tratamento imediato e adequado para reduzir complicações neurológicas e evitar o óbito. Está muito relacionada com cardiopatias congênitas que se apresentam com hipofluxo pulmonar, como a tetralogia de Fallot, transposição das grandes artérias, atresia pulmonar e atresia tricúspide. Ocorre mais frequentemente nos lactentes, com maior incidência entre o 2º e 6º mês de vida, em decorrência da anemia fisiológica e do aporte progressivamente menor de fluxo para o leito pulmonar pelo canal arterial, ou após o 1º ano de vida, quando há aumento da atividade física da criança pela deambulação.

ETIOLOGIA, PATOGENIA E PATOLOGIA MORFOLÓGICA E FUNCIONAL

As bases fisiopatológicas para os episódios de hipoxia permanecem obscuras. O substrato inicial para o desencadeamento da crise hipoxêmica parece estar relacionado com o desequilíbrio abrupto entre as resistências pulmonar e sistêmica, seja por situações fisiológicas, como exercício, ou patológicas espontâneas, como a febre, ou ainda por iatrogênicas, como o uso inadvertido de fármacos vasodilatadores em determinadas patologias, como, por exemplo, na tetralogia de Fallot. Inicialmente foram atribuídas a espasmo do infundíbulo do ventrículo direito (VD) por estimulação simpática, o que não explicaria a ocorrência de tal situação na presença de cardiopatias com atresia pulmonar. Acredita-se que o mecanismo mais associado seria um centro respiratório vulnerável a mudanças bruscas nos níveis de saturação arterial sistêmica, o que provocaria hiperpneia, elemento básico de manutenção da crise, independentemente do fator desencadeante do processo, e manteria o seguinte círculo vicioso: o aumento da frequência cardíaca e do débito cardíaco acarreta aumento do retorno venoso sistêmico para um coração com obstrução fixa ao débito pulmonar; como consequência, ocorre aumento do *shunt* da direita para a esquerda (D-E), com queda da pressão parcial de oxigênio (pO_2) e do pH e aumento da pressão parcial de dióxido de carbono (pCO_2). Esta sequência de eventos estimula o centro respiratório provocando hiperpneia, a qual provoca aumento do débito cardíaco, perpetuando o ciclo. A contração do infundíbulo do VD pode ter um papel secundário nessas crises, mas não parece ser a causa inicial, já que se sabe que o músculo cardíaco somente será capaz de espasmo espontâneo sob condições adversas, como hipocalcemia e hipotermia.

Crises de hipoxia ocorrem, algumas vezes, sem aparente causa precipitante, especialmente em pacientes com cianose grave.

Situações que elevam a resistência pulmonar, como esforço físico, choro, taquicardia, uso inadvertido de medicamentos como digital, ou situações que diminuem a resistência sistêmica, como hipertermia, hipotensão, infecção, exercício físico, aumentam o *shunt* D-E com consequente aumento de sangue insaturado no território sistêmico.

No recém-nascido e no lactente jovem, portadores de cardiopatia cianogênica com fluxo pulmonar dependente do canal arterial, uma piora súbita da cianose com precipitação de crise de hipoxia pode ser devido à diminuição crítica do calibre do canal arterial com consequente redução do fluxo pulmonar.

QUADRO CLÍNICO

O quadro clínico pode se apresentar de maneira tão sutil que passa despercebido ou, caracteristicamente, a criança pode exibir piora importante e súbita da cianose, geralmente ao despertar, pela manhã. Os episódios são, usualmente, autolimitados, durando entre 15 e 30 minutos, podendo, entretanto, ser mais prolongados. A hipoxemia pode ser grave, podendo seguir-se de perda da consciência, convulsões, coma e até morte.

A criança com crise hipoxêmica se apresenta com:

- Piora súbita e progressiva da cianose.
- Irritabilidade.
- Choro excessivo.
- Taquipneia.
- Hipoatividade.
- Diminuição da intensidade do sopro.

DIAGNÓSTICO

História clínica de hiperpneia, aumento importante do grau de cianose e ausculta pulmonar normal é patognomônica desta situação clínica. Alguns lactentes podem apresentar apenas irritabilidade com aumento discreto do grau de cianose, sendo, nestes casos, erroneamente diagnosticados como tendo "cólica".

EXAMES COMPLEMENTARES

Diante de um paciente que vem apresentando crises hipoxêmicas, devem-se afastar alguns fatores clínicos gerais, precipitantes ou agravantes, como: anemia, deficência ferropriva, infecção, desidratação, alterações metabólicas, hidroeletrolíticas etc. No entanto, esta investigação laboratorial em paralelo não deve atrasar o atendimento imediato da crise. Gasometria arterial deve ser obtida. Exames como radiografia do tórax, eletrocardiograma e ecocardiograma são mandatórios, para diagnóstico da patologia de base.

Radiografia do tórax

Avaliar sinais de doença cardíaca e/ou pulmonar por meio dos seguintes dados:

- Índice cardiotorácico.
- Silhueta cardíaca.
- Parênquima pulmonar.
- Vascularidade pulmonar.
- Posição dos brônquios.
- Seios costo e cardiofrênicos.

Eletrocardiograma

Deve ser avaliado para nortear o diagnóstico mediante análise e interpretação dos dados com base na idade do paciente.

Ecocardiograma

Define o diagnóstico anatomofuncional na maioria dos pacientes.

Cateterismo cardíaco

Pode ter utilidade diagnóstica nas situações em que o ecocardiograma não consegue estabelecer o diagnóstico de certeza e/ou terapêutica em casos selecionados.

TRATAMENTO

O atendimento imediato irá se refletir na sobrevida do paciente, devendo ser instituído de forma emergencial. Este tratamento objetiva otimizar a oferta de oxigênio aos tecidos, e pode ser dividido em terapêutica geral e específica.

As medidas gerais incluem instalação imediata de uma linha venosa com o objetivo de manter hidratação e administrar medicamentos. A criança deve ser colocada em posição genupeitoral, medida que eleva a resistência sistêmica com consequente diminuição do *shunt* D-E. Deve-se manter o paciente em temperatura adequada e corrigir possíveis fatores desencadeantes ou agravantes, como dor, infecção e anemia. O uso de oxigênio por cateter ou máscara é uma medida controversa, para a qual não existe consenso. Em algumas situações, assistência ventilatória pode ser necessária.

Correção da acidose

O efeito deletério da acidose, que ocorre devido à hipoxia tecidual, provoca vasoconstrição do leito vascular pulmonar e, de forma contrária, vasodilatação sistêmica, acarretando aumento do *shunt* da direita para a esquerda, desviando assim o fluxo dos pulmões e perpetuando a crise.

Tratamento empírico

Bicarbonato de sódio, 1 mEq/kg, que pode ser repetido após 10 a 15 minutos.

Tratamento baseado em dados gasimétricos

Fórmula de Astrup = mEq de bicarbonato = peso × excesso de base × 0,3 (o bicarbonato deve ser diluído em 1:1 com água destilada, para evitar modificações bruscas na osmolaridade plasmática).

Tratamento medicamentoso

- Sedação com o intuito de suprimir o centro respiratório, cessar a hiperpneia e interromper o círculo vicioso.
    - Morfina – 0,1 a 0,2 mg/kg/dose (subcutâneo, intramuscular ou endovenoso); dose máxima diária – 10 mg.
    - Meperidina (dolantina) – 1 mg/kg/dose; dose máxima de 6 mg/kg/dia (intramuscular ou endovenosa).
- Betabloqueadores podem ser utilizados nos casos que não responderam às medidas iniciais:

- Propranolol na dose de 0,01 a 0,25 mg/kg por via endovenosa. Diluir em 10 mL de água destilada, infundir metade da dose em *bolus* e a outra metade em 5 a 10 minutos, caso a dose inicial não tenha revertido a crise.

Os betabloqueadores podem ser usados, profilaticamente, na prevenção das crises.

- Propranolol na dose de 0,5 a 1,5 mg/kg (8/8 h ou 6/6 h).
    - Dose máxima = 6 mg/kg/dia.
    - Administração via oral.

Prostaglandinas

Indicadas nos casos de cardiopatias dependentes de canal arterial, seja para manter o fluxo pulmonar ou sistêmico no período neonatal, em situações de hipoxemia grave ou insuficiência cardíaca. Utiliza-se a PGE1 por agir melhor na musculatura do canal arterial, com menos efeitos colaterais.

- Dose de 0,01 a 0,1 µg/kg/min.
- Avaliação do efeito terapêutico:
    - Aparecimento de sopro cardíaco.
    - Melhora da cianose visualizada pela oximetria de pulso.
    - Elevação da PO_2 na gasometria arterial.
- Efeitos colaterais:
    - Hipotensão.
    - Edema pelo extravasamento capilar.
    - Febre.
    - Apneia.
    - Mioclonias.
    - Bradicardia
    - Convulsão.
    - Rigidez muscular.
    - Irritabilidade.

Terapêutica invasiva
Cateterismo cardíaco

O cateterismo cardíaco permite a confirmação diagnóstica, quando métodos não invasivos foram inconclusivos, podendo ainda ser utilizado como medida terapêutica.

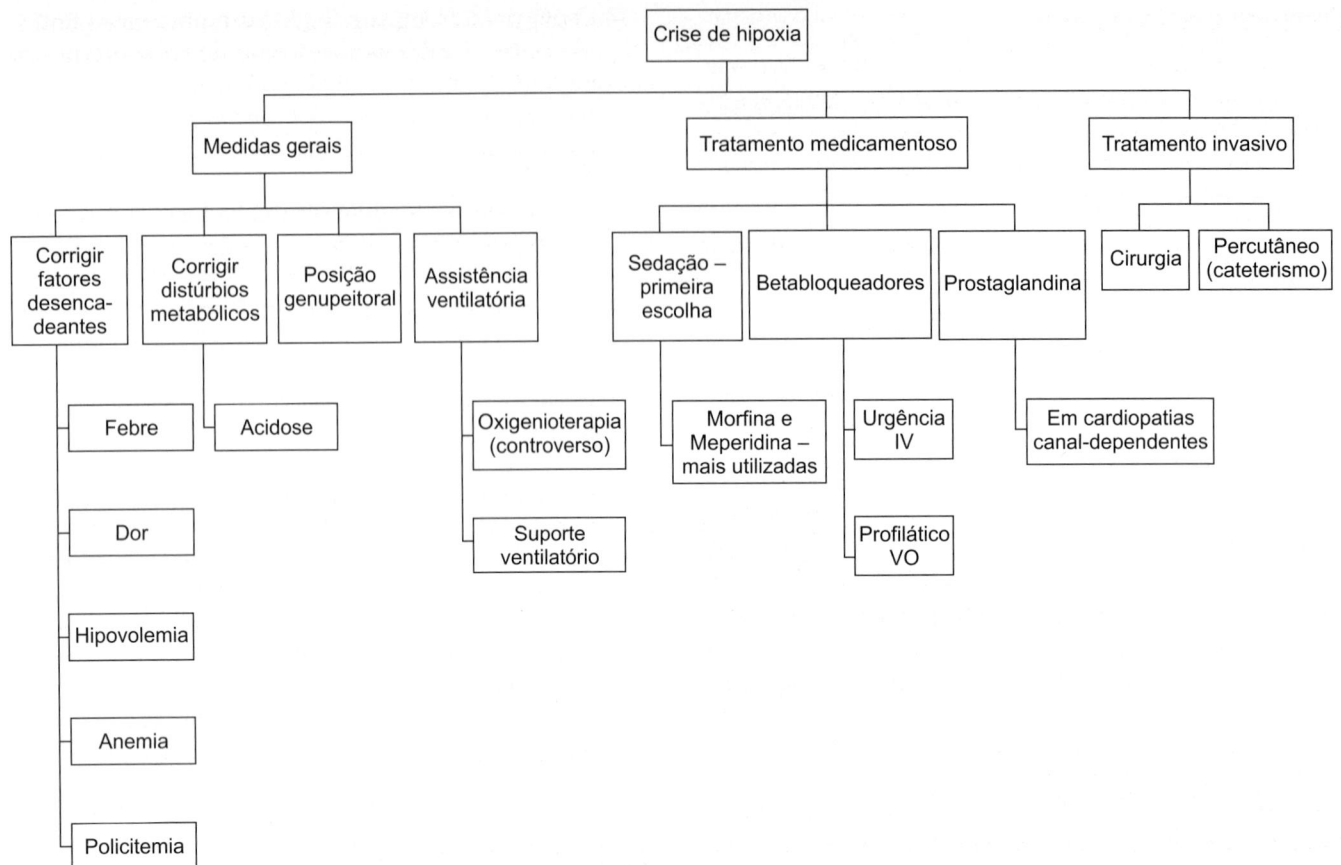

Fig. III.7.1. Tratamento clínico para crises hipoxêmicas

Atriosseptostomia com balão de Rashkind

Consiste na ampliação da comunicação interatrial (CIA) restritiva por via percutânea com cateter-balão, permitindo mistura maior do sangue e melhorando a hipoxemia e a acidose. Deve ser realizada em crianças com menos de 2 meses devido à espessura do septo interatrial que aumenta com a idade.

As complicações inerentes ao procedimento são:

- Distúrbios do ritmo.
- Perfuração do coração.
- Embolização de fragmento do balão, quando este se rompe.
- Lesão das valvas atrioventriculares.
- Lesão das veias sistêmicas e pulmonares.

Valvoplastia pulmonar percutânea com cateter-balão

Abertura da valva pulmonar estenótica com cateter-balão. Complicações podem ocorrer em 10% a 30% dos procedimentos e são:

- Ruptura do balão.
- Taqui e bradiarritmia.
- Sangramento no local de punção.
- Perfuração na via de saída do ventrículo direito.

Nos casos de atresia da valva pulmonar, utiliza-se *laser* ou radiofrequência para abrir um orifício valvar e permitir a introdução de um cateter-balão, completando a dilatação. Deve-se proceder a colocação de *stent* no canal arterial, para manter a permeabilidade do mesmo.

Cirurgia

- Pode ser indicada em casos de falha dos procedimentos previamente descritos.
- Atriosseptectomia cirúrgica (cirurgia de Blalock-Hanlon).
- Anastomose sistêmico-pulmonar.
  - Cirurgia de Blalock-Taussig (clássica ou modificada). Consiste na anastomose entre a aorta e um dos ramos da artéria pulmonar, objetivando aumento do fluxo pulmonar.
- Valvotomia pulmonar (cirurgia de Brock).
  - Abertura cirúrgica da valva pulmonar.

BIBLIOGRAFIA

Breitbart RE, Fyler DC. Tetralogy of Fallot. In: Keane JF, Lock JE, Fyler DC. Nadas' Pediatric Cardiology. 2 ed. Philadelphia, Pennsylvania: Saunders Elsevier, 2006: 564.

Guntheroth WG, Morgan BC, Mullins G. Phisiologic studies of paroxysmal hiperpneia in cyanotic congenital heart disease. Circulation 1965; 31:70.

Rudolph AM. Pulmonary stenosis and atresia with ventricular septal defect (tetralogy of Fallot). In: Rudolph AM. Congenital diseases of the heart; clinical-physiological considerations. 2 ed. Armonk, New York: Futura Publishing Company, Inc, 2001: 489.

Salerno LMVO. Crises hipoxêmicas. In: Santana MVT. Cardiopatias congênitas no recém-nascido – diagnóstico e tratamento. São Paulo: Editora Atheneu, 2000: 115.

Shinebourne EA, Anderson RH. Fallot's tetralogy. In: Anderson RH, Baker EJ et al. Paediatric Cardiology. 2 ed. London: Churchill Livingstone, 2002:1.213.

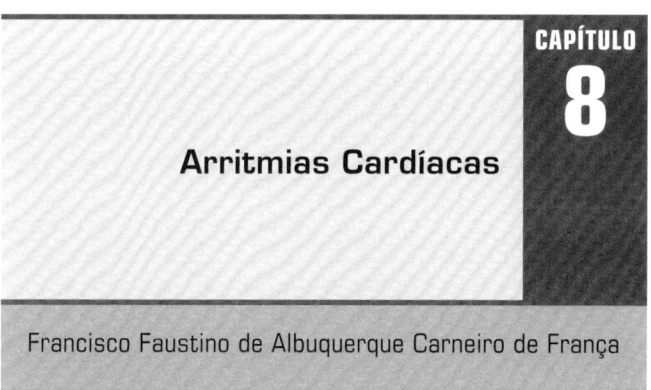

CAPÍTULO 8

Arritmias Cardíacas

Francisco Faustino de Albuquerque Carneiro de França

INTRODUÇÃO

A abordagem do paciente pediátrico com arritmia cardíaca reveste-se de importância especial, pois a conduta a ser tomada diverge daquela adotada no adulto. As arritmias cardíacas incidem entre 1% e 2 % em fetos na fase final da gravidez e entre 1% e 5% em recém-nascidos. Para compreender melhor o seguimento desta intervenção, é fundamental ter em mente os fatores que contribuem para o desencadeamento da arritmia: (*a*) a eletrofisiologia básica da célula cardíaca; (*b*) o substrato anatômico com ou sem cardiopatia definida; (*c*) os mecanismos responsáveis pela arritmia; (*d*) a farmacologia dos medicamentos antiarrítmicos.

O mecanismo gerador das diferentes arritmias cardíacas é semelhante tanto no adulto quanto na criança, mas o paciente pediátrico comporta-se de modo diverso. O coração, nesta faixa etária, possui um poder de recuperação extraordinário, sendo, portanto, mesmo em situações patológicas, mais resistente. Assim, o coração infantil é considerado mais saudável. Além disso, uma causa frequente de arritmia no adulto está praticamente ausente na criança – a doença aterosclerótica coronariana. Outro fator que influencia o comportamento de uma eventual arritmia é a tolerância do coração pediátrico às frequências cardíacas (FCs) elevadas (taquicardias). Desde o nascimento, as FCs são elevadas. No recém-nascido, as FCs podem variar entre 130 e 180 bpm. Diagnostica-se taquicardia sinusal (TS) quando as frequências cardíacas encontram-se na faixa entre 140 e 200 bpm – em geral, > 140 bpm para crianças e > 200 bpm para lactentes. A TS pode persistir até a idade escolar, de acordo com um comportamento inteiramente fisiológico.

ETIOLOGIA

Na presença de arritmia cardíaca em paciente pediátrico, devem ser investigadas as seguintes possibilidades etiológicas: distúrbio eletrolítico (K^+, Ca^{++}, Mg^{++}); doença reumática; cardiopatias congênitas – comunicação intraterial (CIA), anomalia de Ebstein; transposição corrigida dos grandes vasos; atresia tricúspide; estenose pulmonar; estenose aórtica; cardiopatias cianogênicas complexas; traumatismo decorrente de cirurgia cardíaca – Senning, Blalock-Hanlon, Mustard; dupla via nodal (dissociação de nó AV-vias α e β); BAV total – congênito, intoxicação medicamentosa, processos inflamatórios e/ou infecciosos; hipotermia, icterícia obstrutiva, mixedema (doença do nó sinusal); cardiomiopatias; tumores cardíacos; hipertireoidismo; dilatações e/ou hipertrofias de câmaras cardíacas; intoxicação farmacológica; QT longo (síndrome do QT longo – Jervell-Lange-Nielsen, Romano-Ward, intoxicação medicamentosa); síndrome de Brugada; amiloidose; pericardite; síndrome de Wollf-Parkinson-White (Quadro III.8.1).

QUADRO CLÍNICO

O quadro clínico é muito variado e depende da presença ou ausência de acometimento patológico estrutural do coração e do tipo de arritmia (taqui, bradiarritmia ou apresentação das duas, síndrome bradi-taqui ou arritmias de excitação). Para as taquiarritmias e arritmias de excitação, os sinais e/ou sintomas mais comuns são palpitações, sensação de descompasso cardíaco, dispneia, palidez, sudorese, tonturas, pré-síncope, síncope, desencadeamento de insuficiência cardíaca congestiva, piora de cianose; para as bradiarritmias, tonturas, pré-síncope, síncope. Mais detalhes e correlação com arritmias são descritos no tópico *Arritmias em particular*.

DIAGNÓSTICO

O diagnóstico da arritmia é essencialmente eletrocardiográfico. Outros exames que poderiam ajudar na elucidação incluiriam a investigação etiológica: exames bioquímicos, imunológicos, hematológicos, dosagens hormonais, radiografia do tórax, ecocardiograma bidimensional com Doppler e fluxo em cores, Holter de 24 horas (eletrocardiografia dinâmica), variabilidade da FC, eletrocardiograma de alta resolução, teste ergométrico, teste de inclinação, cardioestimulação transesofágica, estudo eletrofisiológico invasivo, entre outros.

MECANISMOS DAS ARRITMIAS

Todas as arritmias cardíacas originam-se de alterações da geração do estímulo, da propagação ou de am-

Quadro III.8.1. Etiologia das arritmias em pediatria

A. Anatômicas/eletrofisiológicas	
Desenvolvimento incompleto ou posição anômala dos nós sinusal e/ou AV e do sistema de condução His-Purkinje	Arritmia sinusal
	Bloqueio sinoatrial
	Parada sinusal
	Flutter do recém-nascido
Síndrome de Brugada	Taquicardia ventricular
Dupla via nodal	Taquicardia juncional paroxística
Alterações do sistema nervoso autônomo, incluindo síndrome do QT longo	*Torsades de pointes*
Vias acessórias ou anômalas (pré-excitação)	Taquicardia supraventricular por macrorreentrada
Circuito intrajustanodal	BAV congênito
	Outros bloqueios AV
B. Cardiomiopatias	
Miocardites	Extrassístoles ventriculares e/ou supraventriculares
Cardiomiopatia hipertrófica	Taquicardia supraventricular
Displasia ventricular arritmogênica do VD	Taquicardia ventricular
	BAV de graus variáveis
Cardiomiopatia chagásica	Distúrbios de condução de ramos do feixe de His
Outras cardiomiopatias	FTA
C. Doença Reumática	
Cardite reumática aguda	BAV
	FA, FTA
Orovalvopatias	Taquicardias supraventriculares
D. Cardiopatias Congênitas	
Extrassístoles supraventriculares	
EAo	
EP grave	Extrassístoles ventriculares
Canal AV	BAV graus variáveis
Cardiopatias congênitas cianogênicas	
Hipertensão pulmonar primária	Taquicardia ventricular
	Fibrilação ventricular
E. Cirurgia Cardíaca	
Derivação cardiopulmonar	Bradiarritmias diversas
Correção de CIA	BAV de graus variáveis
Correção de CIV	Extrassístoles supraventriculares e/ou ventriculares
Correção de tetralogia de Fallot	
Cirurgia de Fontan, Blalock-Hanlon, Mustard	
Ablação por cateter, de vias anômalas	
F. Distúrbios Hidroeletrolíticos/Alimentares/Endócrinos	
Desidratação	
Desnutrição grave	Extrassístoles supraventriculares, ventriculares
Hipo/hipertireoidismo	Taquiarritmias
Níveis baixos ou elevados de Ca^{++}, K^+, Mg^{++}	Bloqueios AV

FA, fibrilação atrial; *FTA*, *flutter* atrial; *BAV*, bloqueio atrioventricular.

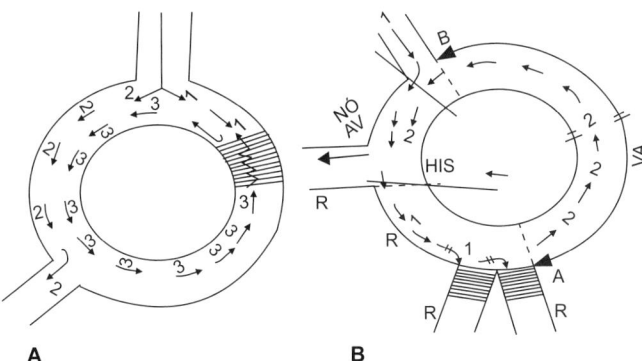

Fig. III.8.1. Mecanismo de reentrada. **A.** Microrreentrada. **B.** Macrorreentrada (via anômala). (*ZB*, zona bloqueada; *R*, ramos; *VA*, via acessória.)

bos. As primeiras compreendem o grupo dos distúrbios do automatismo. O automatismo normal difere nos diferentes tecidos do coração, de acordo com sua localização. No nó sinusal, por exemplo, o potencial da membrana é baixo e o início do impulso é relativamente rápido. Já nas células de Purkinje, o potencial de membrana é alto e possui velocidade mais lenta para iniciar o impulso.

O tipo mais comum de mecanismo gerador de arritmia é a reentrada (Fig. III.8.1). Nela, um impulso chegando a uma zona bloqueada que não permite a passagem de um estímulo desvia-se e volta a reativar aquela zona inicial quando ela se recuperou. O impulso que produz a reentrada pode ser induzido pela atividade normal do nó sinusal ou por outro estímulo, automático ou deflagrado.

ARRITMIAS EM PARTICULAR

Aqui serão abordadas as arritmias cardíacas encontradas em pacientes pediátricos: arritmia sinusal, marcapasso variável, extrassistolia atrial/juncional, taquicardia atrial paroxística, taquicardia juncional paroxística AV, taquicardia paroxística por via anômala (da síndrome de Wolff-Parkinson-White), taquicardia sinusal inapropriada, *flutter* e fibrilação atriais, extrassistolia ventricular, taquicardias ventriculares, fibrilação ventricular e as bradiarritmias. As taquiarritmias supraventriculares são as mais comuns e compreendem arritmias com frequência cardíaca elevada, em geral > 140 bpm. Sua incidência é de cerca de 1 para cada 25.000 crianças e predomina no sexo masculino. Apresentam-se com QRS estreito (< 120 ms). Especial atenção deve ser dada às características eletrocardiográficas que as identificam, entre elas a precipitação por extrassistolia supraventricular (atrial/juncional). Cuidado adicional deve ser observado quanto à frequência cardíaca visto que o grupo pediátrico, mesmo normal, pode apresentar FCs elevadas sem que isto constitua uma taquicardia paroxística supraventricular (TPSV).

As taquicardias ventriculares (TVs) podem apresentar-se com frequência menor do que a das supraventriculares, porém com QRS largo (> 120 ms).

Do ponto de vista clínico, as taquiarritmias podem ser bem toleradas ou podem ser observadas pelos responsáveis pela criança como palidez, sudorese, movimentação exagerada do precórdio ou dos vasos do pescoço, tonturas, vertigem, pré-síncope e síncope. Em nossa experiência no acompanhamento de eletrocardiografia dinâmica (Holter) de pacientes pediátricos com idade maior, a queixa mais comum referida é a palpitação.

Quando mal toleradas podem levar, nos portadores de cardiopatia estrutural, à insuficiência cardíaca ou à instabilidade hemodinâmica. Na presença de insuficiência cardíaca e com ecocardiograma demonstrando alteração importante da função sistólica do ventrículo esquerdo, a abordagem terapêutica deve ser precisa e rápida pelo risco de maior gravidade das arritmias cardíacas.

Arritmia sinusal

É frequente em crianças normais, podendo acentuar-se em processos patológicos, como cardite reumática, ou por distúrbios metabólicos, respiratórios e doenças do sistema nervoso central. A característica principal é a variabilidade do intervalo R-R de acordo com as fases da respiração (arritmia sinusal fásica). Considerada fisiológica, é influenciada pelo tônus vagal, acentuando-se durante bradicardia sinusal e desaparecendo nas taquicardias.

Marcapasso variável

Arritmia benigna sem necessidade de abordagem terapêutica. Caracteriza-se, ao ECG, por modificações na morfologia da onda P: positiva, isodifásica ou negativa, demonstrando diferentes regiões de origem.

Extrassistolia atrial/juncional

É muito frequente na infância e a maioria não exige tratamento. Reveste-se de importância na precipitação de taquicardias supraventriculares e nos pós-operatórios de cirurgia cardíaca. As ondas P podem estar presentes ou ausentes (atriais e juncionais, respectivamente), o QRS é estreito (supraventricular), e aparecem precocemente no ciclo.

Taquicardia atrial paroxística

Aparece em qualquer idade, porém é mais comum em crianças menores de 1 ano. As etiologias são as mesmas de outras arritmias, mas adquire importância maior na síndrome de Wolff-Parkinson-White (WPW). Na maioria dos casos ocorre em corações normais. As frequências são sempre elevadas, variando entre 150 e 300 bpm, e os complexos QRS são estreitos. Pode originar-se por alteração do automatismo ou por reentrada. A onda P é diferente da sinusal e é, em geral, precipitada por extrassistolia. Também pode apresentar-se com bloqueio AV tipo Mobitz I ou 2:1. Por vezes, em crianças maiores, a FC pode ser menor (Fig. III.8.2). Se a FC persistir elevada, pode ocorrer deterioração da função cardíaca.

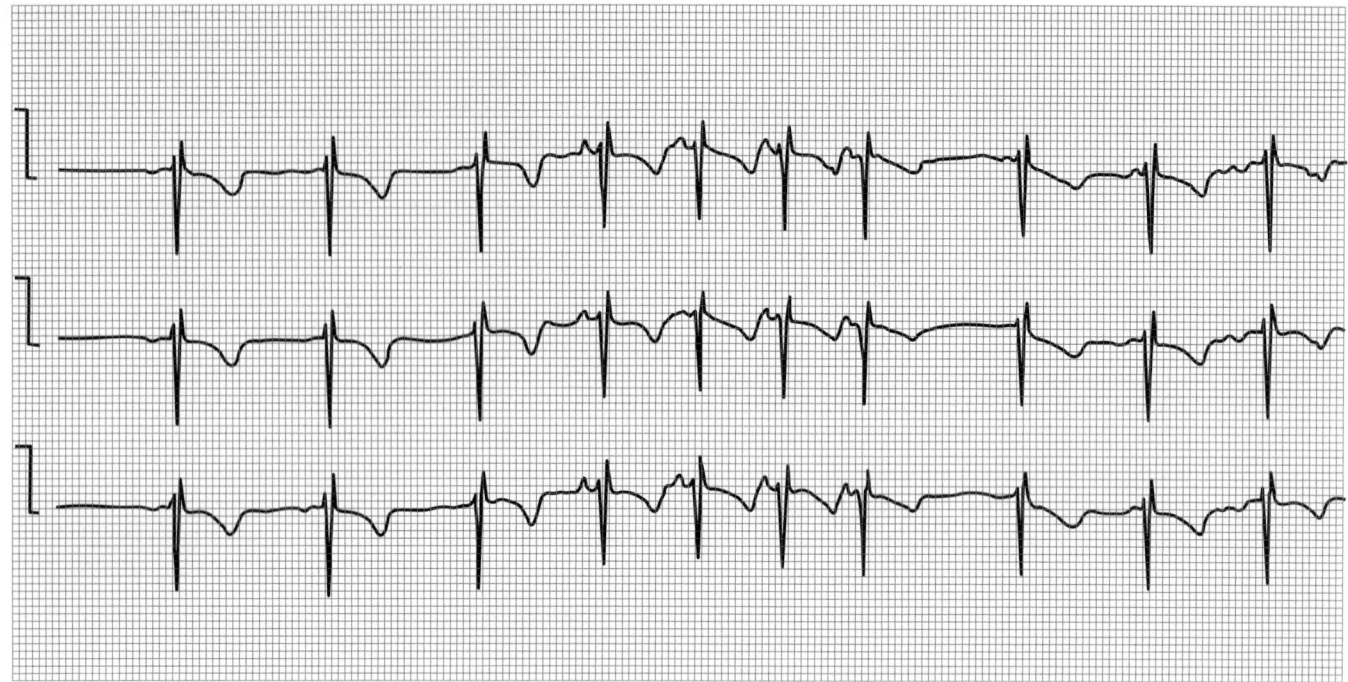

Fig. III.8.2. ECG dinâmico em criança de 7 anos, do sexo masculino, com coração estruturalmente normal com taquicardia atrial. C_1, C_2 e C_3 correspondem, respectivamente, a CM_1, CM_3 e CM_5.

Taquicardia juncional paroxística por reentrada nodal

Tipo de taquiarritmia com FC entre 170 e 270 bpm e que se apresenta, comumente, no pós-operatório de cirurgia cardíaca. As ondas P apresentam-se negativas em D_2, D_3 e aVF, positivas em D_1 e aVR e sucedem os complexos QRS ou ficam ocultas no seu interior. Quando sucedem o QRS, o intervalo R-P' é menor do que 80 ms (Fig. III.8.3).

Os pacientes com este tipo de taquicardia apresentam dupla via nodal que é utilizada em um circuito reentrante com participação do nó AV e duas conexões aos átrios: via α, lenta, e β, rápida.

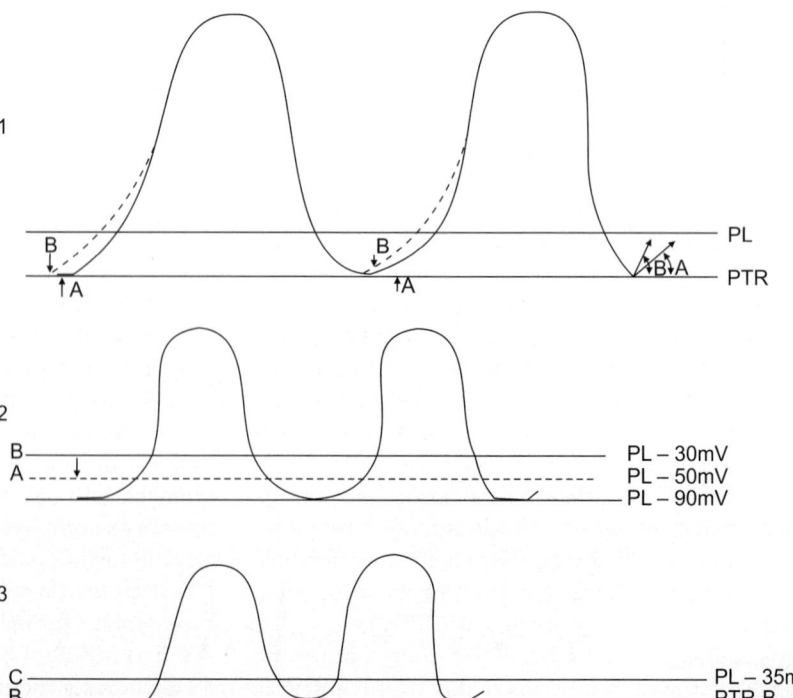

Fig. III.8.3. Taquicardia paroxística juncional por reentrada nodal em paciente de 3 anos. No traçado superior são registradas as derivações do plano frontal. A frequência cardíaca é de 214 bpm e não se observa P'. No traçado inferior registra-se a derivação V_1 com 25 mm/s para observar melhor a ausência de P', caracterizando uma dupla vida nodal.

Taquicardia paroxística por via anômala

Também chamada taquicardia ortodrômica, é muito comum em crianças (Fig. III.8.4). Pode associar-se à doença de Ebstein ou à transposição corrigida dos grandes vasos. Resulta de um feixe ou via acessória anômala, uma conexão muscular anormal ligando os átrios aos ventrículos pré-excitando-os (daí o nome pré-excitação ventricular). O circuito da taquicardia é macrorreentrante, pois utiliza a propagação inicial pela via anterógrada (His-ramos-Purkinje) e como via retrógrada um feixe anômalo (oculto). O intervalo R-P' é < P'-R e com R-P' > 80 ms. Quando o circuito da taquicardia utiliza como via anterógrada o feixe anômalo e retorna pela via normal, a taquicardia é chamada taquicardia paroxística supraventricular tipo antidrômica e os complexos QRS são largos (forma mais rara). Um tipo raro variante é a taquicardia de Coumel, uma forma incessante que ocorre em crianças e adolescentes, com condução exclusiva ventriculoatrial. Nesta, estão presentes ondas P negativas em D_2, D_3, aVF; isodifásicas ou positivas em D_1 e aVL; positivas em aVR; isodifásicas em derivações precordiais direitas e negativas nas esquerdas. O R-P' é > P'R.

Flutter e fibrilação atriais

São arritmias menos frequentes que as taquicardias supraventriculares anteriormente mencionadas. São raras na infância, embora possam ocorrer na vida intrauterina e em recém-nascidos. As causas mais prováveis são a cardiopatia reumática, doença de Ebstein, atresia tricúspide e CIA. Ao eletrocardiograma, o *flutter* atrial caracteriza-se, no tipo mais comum ou tipo I, pela presença de ondas "F" negativas em D_2, D_3, e aVF e positi-

vas em V_1, com um serrilhado típico e com frequências atriais entre 240 e 340 bpm. O tipo II mostra frequências atriais entre 340 e 440 bpm e positividade de "F" nas derivações inferiores (Fig. III.8.5) A frequência ventricular dependerá do período refratário do nó AV. Os intervalos R-R serão sempre regulares para um grau fixo de bloqueio AV ou irregulares para os casos de graus variáveis de bloqueio.

A fibrilação atrial caracteriza-se pela presença de frequências atriais > 400 bpm, produzindo um traçado irregular da linha de base com a presença de oscilação típica, ausência de ondas P e presença de ondas "f". A frequência ventricular depende do período refratário do nó AV e, em geral, está presente um bloqueio AV de segundo grau fisiológico. Em consequência, os intervalos R-R serão irregulares. Torna-se arritmia com risco de morte quando na presença de vias anômalas pelo fato de os impulsos serem conduzidos (de forma anormal) pelo sentido antidrômico (descendo pela via anômala e subindo pela via normal), de forma rápida – mesma frequência da FA/FTA (Fig. III.8.6) –, excitando de forma anormal os ventrículos e podendo desencadear fibrilação ventricular.

Taquicardia sinusal inapropriada

É uma arritmia rara na criança, ocorre em indivíduos normais e caracteriza-se por uma taquicardia crônica (> 3 meses de duração), taquicardia sinusal em repouso e/ou uma resposta exagerada da FC aos mínimos esforços e com resposta às demandas fisiológicas comuns. Isso inclui esforços mínimos e estresse psicológico, não se relacionando com aumentos exagerados das necessidades fisiológicas ou metabólicas. O diagnóstico é feito

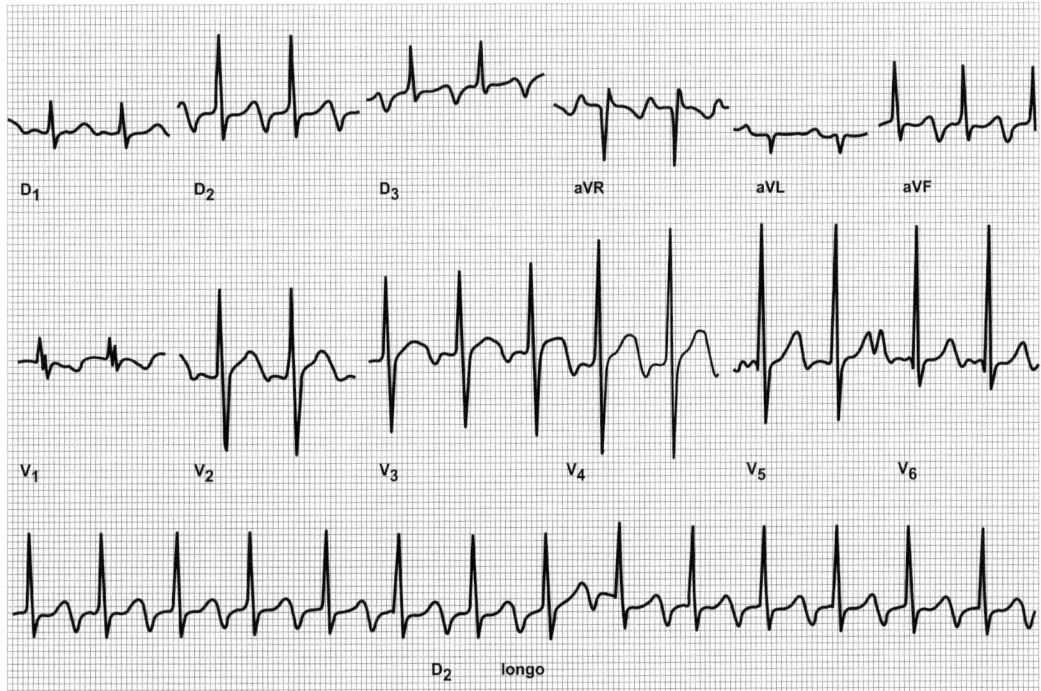

Fig. III.8.4.
Taquicardia paroxística supraventricular – forma permanente de Coumel.

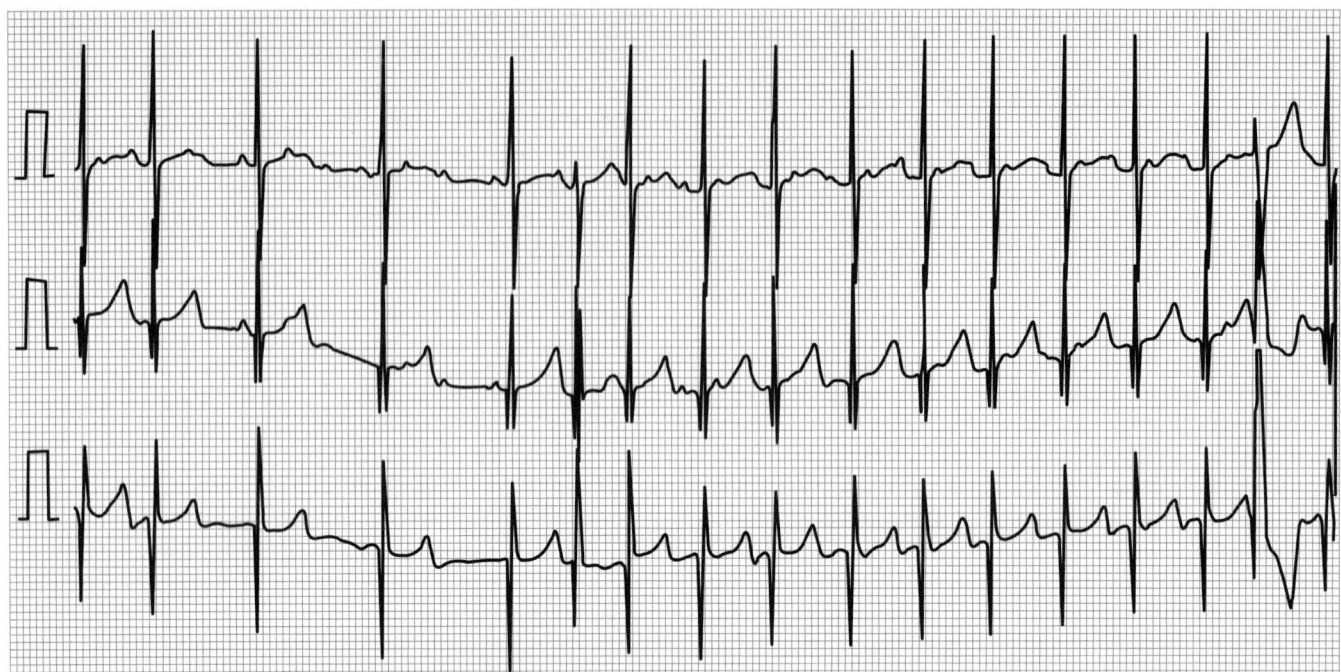

Fig. III.8.5. ECG dinâmico em crianças de 4 meses, do sexo masculino, portadora de WPW oculta, apresentando *flutter* atrial – C_1, C_2 e C_3 correspondem, respectivamente, a CM_1, CM_3 e CM_5.

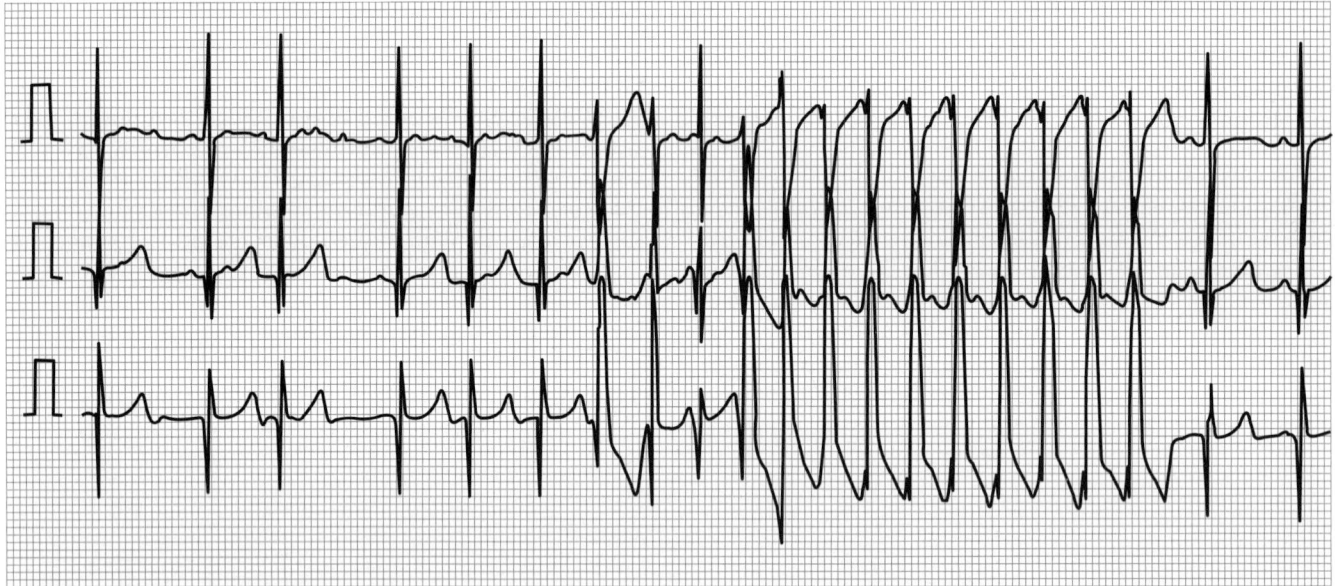

Fig. III.8.6. ECG dinâmico em crianças de 4 meses, do sexo masculino, portadora de WPW oculto, apresentando *flutter* atrial e manifestação da pré-excitação com condução antidrômica – CM_1, CM_3 e CM_3 correspondem, respectivamente, a CM_1, CM_2 e CM_3.

por exclusão, devendo-se afastar os fatores que possam desencadear uma FC elevada, como alterações endocrinológicas (hipertireoidismo, feocromocitoma), diabetes melito com disfunção autônoma, entre outros. Sua etiologia ainda não está totalmente esclarecida, mas se acredita que se relacione com hiperautomatismo do nó sinusal, disfunção autônoma associada a uma atividade simpática aumentada ou parassimpática reduzida, além de barorreflexo alterado. O eletrocardiograma apresenta TS com ondas P positivas nas derivações inferiores e na derivação D_1. O quadro clínico é de palpitações e/ou pré-síncope relacionadas com repouso ou com mínimos esforços. A investigação diagnóstica inclui exames laboratoriais, como estudo hematológico completo, glicemia de jejum, avaliação das funções tireoideana e adrenal, incluindo catecolaminas plasmáticas, metanefrinas urinárias e excreção de sódio urinário de 24 horas. Outros exames utilizados são o ecocardiograma bidimensional com Doppler, Holter de 24 horas, teste ergométrico e provas de função autônoma.

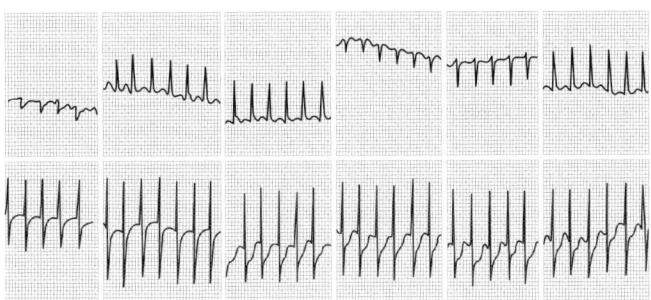

Fig. III.8.7. Taquicardia paroxística por via anômala em paciente de 1 ano. Na derivação V_1, a seta indica P', com R-P' medindo 100 ms.

timento precoce, com QRS largo e aberrante e geralmente com pausa longa (Fig. III.8.7).

Taquicardias ventriculares

São raras na infância. Constituem-se arritmias de QRS largo (> 120 ms), caracterizadas por frequências cardíacas > 100 bpm e com três ou mais batimentos extrassistólicos ventriculares sucessivos. Quanto à duração, podem ser classificadas em sustentadas, quando duram mais de 30 segundos, e não sustentadas, quando duram menos de 30 segundos (Fig. III.8.8). A taquicardia ventricular é chamada incessante quando os batimentos representam mais de 50% de todos os obtidos num registro de 24 horas. Incidem em 1% a 2% das crianças normais e em 10% a 20% nos traçados de Holter. A taquicardia ventricular tipo *torsades de pointes* é um tipo grave de taquicardia que pode ser precipitada por acentuada bradicardia e aparecimento de extrassistolia ventricular (EV) aberrante e com fenômeno R sobre T.

Fibrilação ventricular

É uma arritmia pré-mortal caracterizada por complexos QRS aberrantes e amplitude variável com frequências entre 80 e 180 bpm. Pode ser precipitada por diversos fatores, mas se relaciona, também, no grupo pediátrico, com as síndromes do QT longo quer na forma autossômica recessiva com surdez – Jervell-Lange-Nielsen –, quer na forma autossômica dominante sem surdez – Romano-Ward, displasia arritmogênica do ventrículo direito e síndrome de Brugada. Esta última mostra ao ECG um padrão de bloqueio de ramo direito e elevação transitória ou persistente do segmento ST nas derivações V_1 a V_3.

Bradiarritmias

As bradiarritmias constituem arritmias que apresentam frequências cardíacas inferiores ao mínimo nor-

O tratamento consiste, inicialmente, no aumento do consumo de cloreto de sódio e água, devendo-se administrar bastante líquido. O tratamento farmacológico deve ser iniciado de forma gradual à medida que os sintomas estejam sob controle. Ele se baseia no controle da disfunção autônoma. Como primeira escolha, indicam-se os betabloqueadores em doses altas. Quando houver hipersensibilidade beta-adrenérgica, a associação com bloqueadores dos canais de cálcio pode ser útil. Outros antiarrítmicos só deverão ser indicados quando a terapêutica inicial falhar. Nos casos de alterações autônomas, a fludocortisona está indicada. A ablação por radiofrequência reserva-se como última opção terapêutica.

Extrassistolia ventricular

Na criança, ocorre tanto em corações normais quanto em patológicos. Nos primeiros, é, em geral, benigna. Nos segundos, reveste-se de importância, pois traduz algum grau de disfunção ventricular e pode resultar de inúmeras causas. Deve ser tratada quando produz distúrbios no desempenho cardíaco. Ao ECG, caracteriza-se por ba-

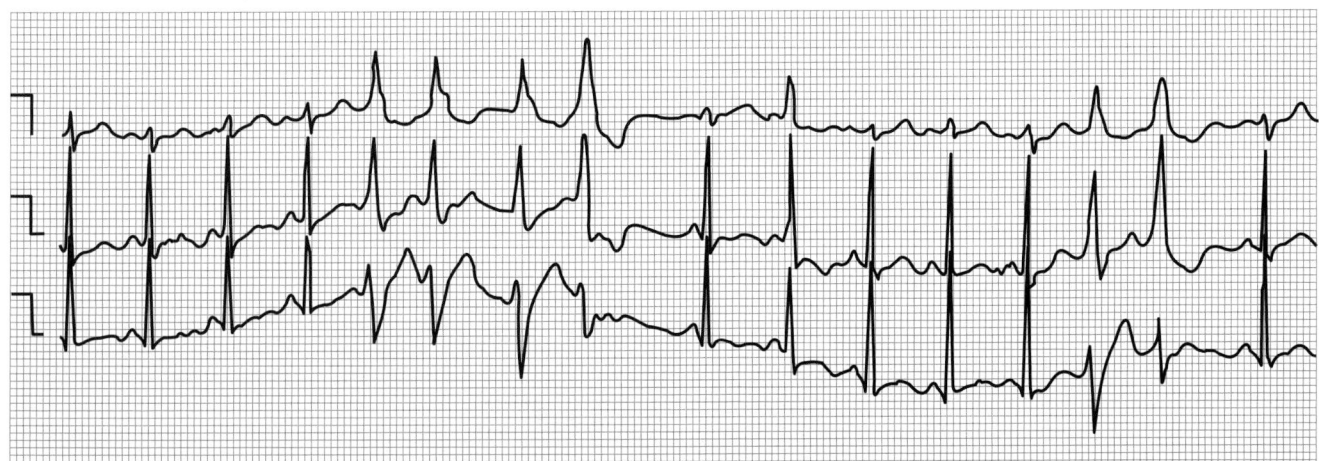

Fig. III.8.8. ECG dinâmico em criança de 8 anos, do sexo masculino, com coração estruturalmente normal, apresentando taquicardia ventricular não sustentada – C_1, C_2 e C_3 correspondem, respectivamente, a CM_1, CM_3 e CM_5.

mal para a idade: < 100 bpm no recém-nascido e até 3 meses, < 80 bpm dos 3 meses aos 2 anos, < 70 bpm dos 2 aos 10 anos e < 55 bpm nas crianças com mais de > 10 anos. Durante o sono noturno, os parâmetros são, respectivamente < 80, < 70, < 60 e < 50 bpm. Em presença de ritmo sinusal com FCs menores que as mencionadas, considera-se bradicardia sinusal. A bradicardia sinusal não é tão frequente na criança em vigília; contudo, durante o sono noturno e mesmo em vigília, devido à modulação do sistema nervoso autônomo, podem ocorrer FCs mais baixas. As paradas sinusais (quando a pausa após o último batimento sinusal é o dobro do P-P precedente) e os bloqueios sinoatriais (pausa após o último batimento sinusal maior que o dobro do P-P precedente) só se revestem de importância clínica quando produzem pausas sinusais maiores que 2 segundos. As pausas sinusais sintomáticas maiores que 2 segundos são raras. As arritmias aqui descritas incluem as relacionadas com a doença do nó sinusal e os bloqueios atrioventriculares.

Na eventualidade de bradiarritmia, deve-se fazer uma correlação com a sintomatologia apresentada. Isso é fundamental para a conduta que será adotada, seja farmacológica, seja terapia elétrica (implante eventual de marca-passo artificial).

Quando ocorre disfunção do nó sinusal, há um espectro de disfunções elétricas dos átrios com ou sem comprometimento do nó sinusal. A disfunção pode resultar do estado fisiológico, do uso de digitais, betabloqueadores, manobras vagais, agentes vagotônicos, hipotermia, icterícia obstrutiva e mixedema. O mecanismo eletrofisiológico implicado resulta de depressão da formação do estímulo sinusal ou da sua condução. Comumente, apresenta-se com bradicardia sinusal importante, parada sinusal e bloqueio sinoatrial. Causas anatômicas incluem amiloidose, pericardite, tumor, traumatismo cirúrgico e anomalias congênitas. Os sintomas mais importantes compreendem as tonturas e a síncope. O comprometimento do nó sinusal é comum no pós-operatório de cirurgia cardíaca para correção de defeitos congênitos (cirurgia de Mustard, por exemplo). Já a disfunção isolada é rara no grupo pediátrico.

O diagnóstico é facilmente confirmado por estudo eletrofisiológico, não invasivo ou invasivo, demonstrando um tempo de recuperação do nó sinusal corrigido prolongado, além de outras alterações.

Os bloqueios atrioventriculares (BAVs) compreendem os bloqueios de primeiro, segundo e terceiro grau. Ao eletrocardiograma, o diagnóstico baseia-se na relação da condução dos átrios aos ventrículos (relação P-QRS). No BAV de primeiro grau, o intervalo PR está acima dos valores superiores da normalidade, que variam no grupo pediátrico de acordo com a idade e a FC (Fig. III.8.9). Os limites máximos normais são de 110 ms para os recém-nascidos, 150 ms para os lactentes, 170 ms nas crianças e 190 ms nos adolescentes. O BAV de segundo grau pode ser subdividido em tipo Mobitz I ou Wenckebach e tipo Mobitz II ou tipo Mobitz. No primeiro, o intervalo PR apresenta um prolongamento progressivo até que ocorra uma P bloqueada (Fig. III.8.10). No segundo, o impulso sinusal é bloqueado de forma súbita, estando o último intervalo PR precedente à P bloqueada sem prolongamento (Fig. III.8.11). A relação AV pode ser de diversos graus e de relações diversas das P bloqueadas para os batimentos conduzidos (2:1, 3:1 etc.). No BAV de terceiro grau, as P bloqueadas não guardam relação com o ritmo de escape abaixo do bloqueio (dissociação AV). O intervalo P-P é muito menor que os intervalos R-R, traduzindo frequência atrial maior que a frequência distal.

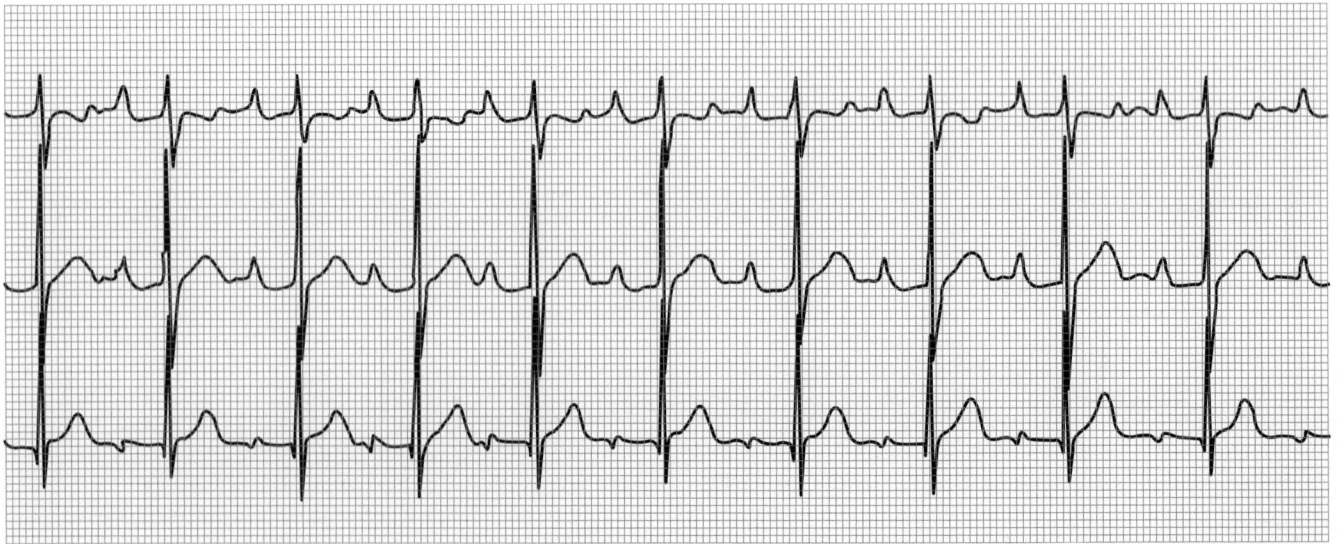

Fig. III.8.9. ECG dinâmico em criança de 11 anos, do sexo masculino, apresentando BAV de primeiro grau – C_1, C_2 e C_3 correspondem, respectivamente, a CM_1, CM_3 e CM_5

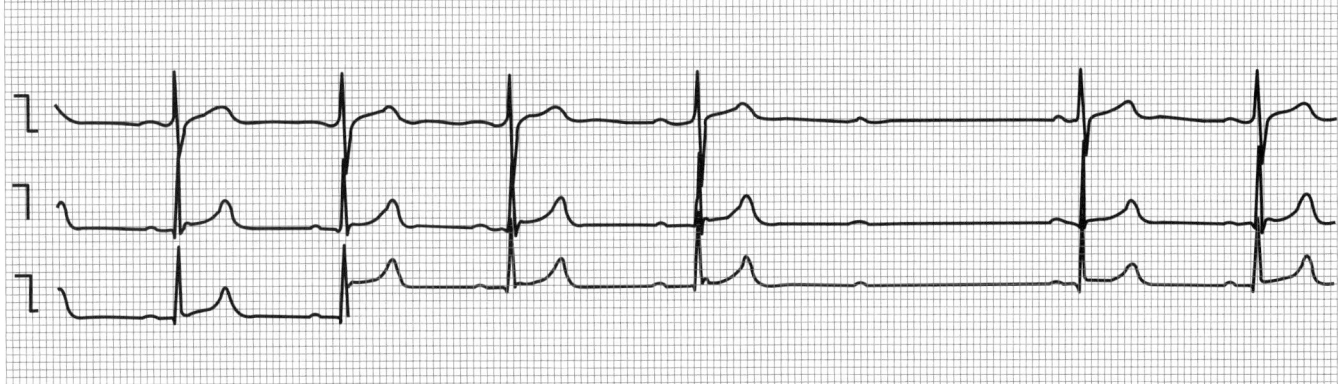

Fig. III.8.10. ECG dinâmico em criança de 15 anos, do sexo masculino, apresentando BAV de segundo grau, tipo Mobitz I – C_1, C_2 e C_3 correspondem, respectivamente, a CM_1, CM_2 e CM_3.

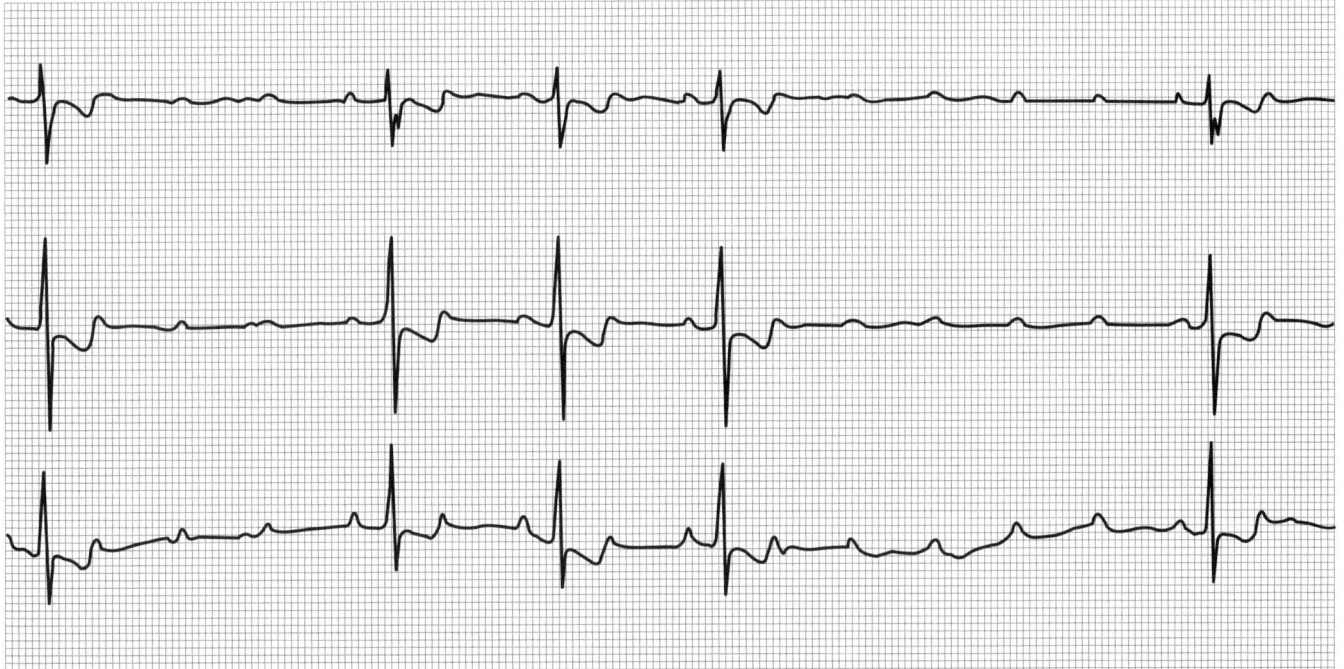

Fig. III.8.11. ECG dinâmico em criança de 15 anos, do sexo masculino, portadora de síndrome bradi-taqui apresentando BAV de segundo grau, tipo Mobitz II, com graus variáveis de resposta AV – C_1, C_2 e C_3 correspondem, respectivamente, a CM_1, CM_2 e CM_3.

Síndromes do QT longo, do QT curto e síndrome de Brugada

A síndrome do QT longo constitui um leque de alterações genéticas que afetam determinados genes cromossômicos através de mutações frequentes e ligadas diretamente aos canais de potássio (K^+) ou de sódio (Na^+). Em geral, considera-se um QT_c longo como > 480 ms. O mapeamento genético identificou três tipos de genes mais frequentes relacionados com a síndrome do QT longo: (KCNQ1) LQT1, (HERG – *human ether-a-go-go related gene*), LQT2 e (SCN5A) LQT3. Os dois primeiros são consequentes às alterações nas correntes de potássio, subunidade α. Entre elas, duas são mais conhecidas: a síndrome de Romano Ward (SRW) e a síndrome de Jervell e Lange-Nielsen (SJLN).

Síndrome de Romano Ward

Relaciona-se em geral com os genes (KCNQ1) LQT1, (HERG) LQT2, (SCN5A) LQT3 e caracteriza-se por transmissão autossômica dominante. Ao eletrocardiograma (ECG), observam-se um intervalo QT longo, quadro clínico de síncope, morte súbita e, por vezes, convulsões. O tipo de arritmia ventricular associada é uma taquicardia ventricular (TV) tipo *torsades de pointes*. Outros achados associados incluem sindactilia, asma e diabetes melito.

No comprometimento do LQT1, o fator desencadeante das alterações clínicas são emoção e natação. A alteração eletrocardiográfica típica é uma onda T de base larga e de início abrupto, praticamente sem segmento ST. O QTc pode estar, às vezes, nos limites normais. No LQT2, o fator desencadeante é a emoção ou um estímulo auditivo. Ao ECG, além do QT longo, a onda T apresenta baixa amplitude e lembra, às vezes, o ECG de uma hipocalemia. No LQT3, o acometimento é do gene SCN5A do canal de sódio que também está relacionado com a síndrome de Brugada, porém o ECG exibe um QT prolongado com ST retificado e longo, lembrando um ECG de uma hipocalcemia (Fig. III.8.12).

A terapêutica de escolha é o uso de betabloqueadores. Quando estes são contraindicados, a mexiletina pode ser uma segunda opção.

Síndrome de Jervell e Lange-Nielsen

Caracteriza-se por ser autossômica recessiva com quadro clínico semelhante ao da SRW, porém com surdez. Relaciona-se com os genes (KCNQ1) JLN1 e (KCNE1-*mink*) JLN2, que codificam canais de potássio e subunidades α e β, respectivamente. A clínica é de síncope e parada cardíaca geralmente secundária à TV tipo *torsades de pointes*. O intervalo QT pode estar mais alterado que na SRW e a evolução pode ser pior. Ao ECG, as alterações de onda T não são bem conhecidas.

Síndrome de Brugada (SB)

A SB é autossômica dominante. O intervalo QT pode se apresentar normal ou prolongado. A manifestação clínica mais comum é síncope relacionada com taquicardia ventricular polimórfica (*torsades de pointes*). A morte ocorre, em geral, durante o sono ou nas primeiras horas da manhã. Associa-se também com taquiarritmias supraventriculares. A história familiar de eventos semelhantes é importante. São descritos três tipos de Brugada: (*1*) Brugada 1 – supradesnivelamento do segmento ST ≥ 2 em precordiais direitas (V_1, V_2, V_3) com deslocamento do ponto J, convexidade superior, porção descendente e negatividade de T lembrando um arco; (*2*) Brugada 2 – supradesnivelamento do segmento ST em V_1 com o ponto J ≥ 2 mm, porém com descenso mais lento, permanecendo ≥ 1 mm da linha de base em formato de sela de montar; (*3*) Brugada 3 – supradesnivelamento do segmento ST nas mesmas derivações < 1 mm com formato de sela. Os dois últimos tipos apresentam ST de concavidade superior. O aspecto confunde-se com um bloqueio de ramo direito ou com o padrão do ECG da displasia arritmogênica do ventrículo direito. As alterações descritas podem ser intermitentes. Distúrbios da condução intraventricular tipo bloqueio divisional e intervalo PR aumentado estão presentes em alguns casos.

O achado de um eletrocardiograma dos tipos descritos deve ser investigado. Em geral, o primeiro passo

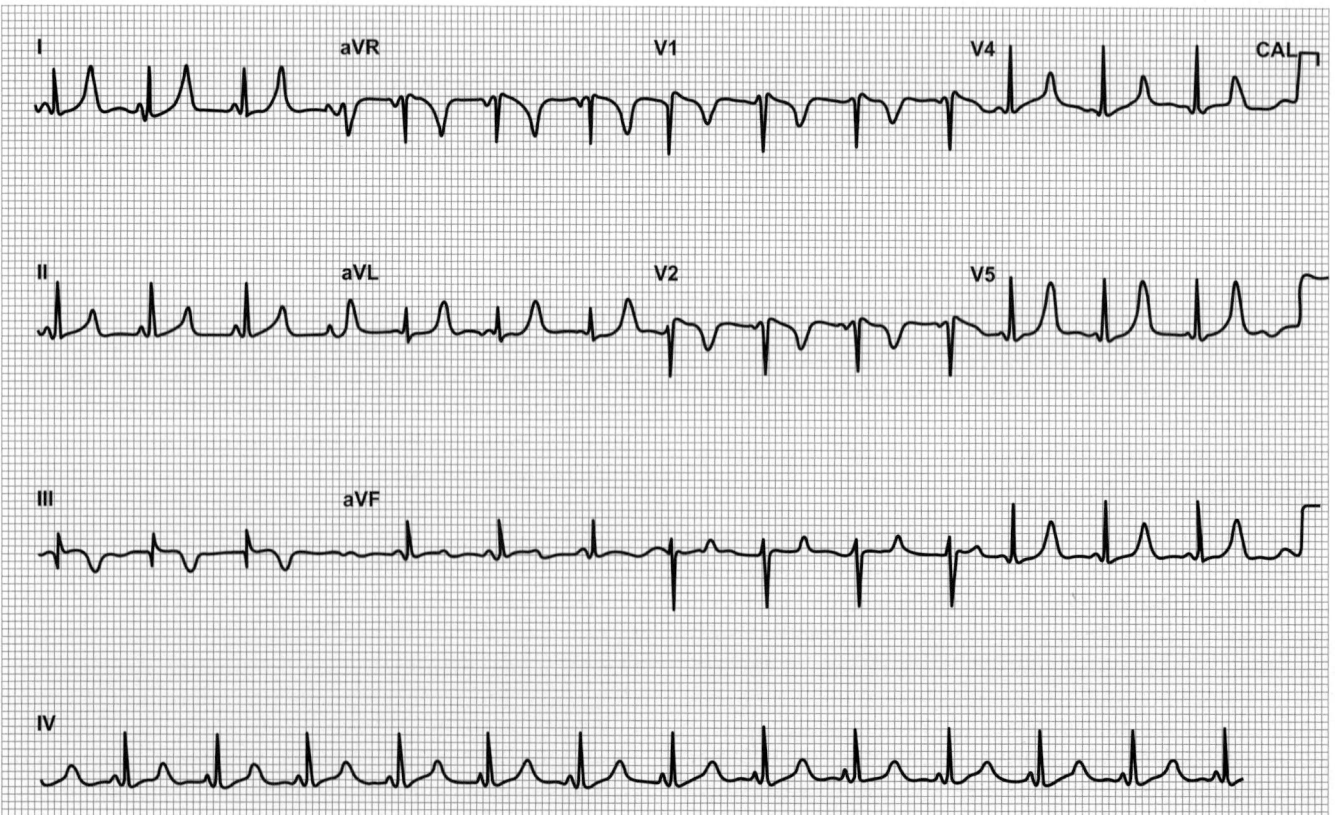

Fig. III.8.12. Lactente de 4 meses, do sexo masculino, com QT = 490 ms tipo LQT3.

é indicar um teste farmacológico nos tipos Brugada 2 e 3 com a finalidade de reproduzir arritmias, sintomas ou transformação em Brugada 1. Os fármacos mais utilizados são ajmalina, flecainida, procainamida e propafenona. A procainamida tem baixa sensibilidade. A ajmalina e a flecainida não são comercializadas no Brasil. O teste deve ser interrompido se surgirem arritmias (mesmo extrassistolia ventricular) ou sintomas. Não há indicação para se fazer o teste em pacientes com Brugada 1.

O estudo eletrofisiológico invasivo (EEFI) é indicado em todos os casos sintomáticos e nos assintomáticos com história familiar de síncope ou outro evento. A indução de fibrilação ventricular (FV) ao EEI mostra uma incidência desta complicação em cerca de 12% dos casos em até 3 anos de evolução. Um estudo desenvolvido por Ekardt e colaboradores demonstrou que 3% a 5% dos pacientes, em que foram indicados desfibriladores implantáveis, apresentaram FV em um acompanhamento de 3 anos.

A síndrome é rara em crianças. Probst e colaboradores descreveram 30 casos de crianças e adolescentes com idade inferior a 16 anos. A maioria era assintomática e a sintomatologia mais frequente se dava quando os traçados eletrocardiográficos estavam alterados. As arritmias ocorriam em repouso, principalmente durante episódios febris.

Deve-se salientar que pacientes pediátricos com SB nem sempre apresentam arritmias, e uma história familiar de morte súbita não implica necessariamente pior prognóstico. Nos adultos, a quinidina tem sido utilizada com sucesso para reduzir a fibrilação ventricular induzida no estudo eletrofisiológico e parece ter bons resultados em evitar arritmias no adulto. Contudo, a experiência no grupo pediátrico é baixa. O bom senso é a melhor conduta, já que os resultados das indicações de desfibrilador implantável em adolescentes e crianças apresentam um número elevado de complicações. Nos casos febris, a melhor conduta é usar antipiréticos e observar o paciente em regime de hospitalização. A terapêutica com betabloqueadores tem obtido resultados satisfatórios na prevenção de arritmias cardíacas. Tem sido proposto o uso profilático de quinidina em crianças assintomáticas; no entanto, ainda não há um consenso geral.

Síndrome do QT curto

A síndrome do QT curto é uma síndrome autossômica dominante. Caracteriza-se por um intervalo QTc ≤ 300 ms, incidência familiar de eventos clínicos como palpitações, fibrilação atrial, síncope, morte súbita, períodos refratários curtos ao EEI e fibrilação ventricular induzida no mesmo. Ao eletrocardiograma, além do intervalo QT curto, as ondas T apresentam-se altas e pontiagudas. Não há doença cardíaca estrutural. Parece estar relacionada com uma alteração do canal retificador de potássio (IKr). O aspecto morfológico da onda T assemelha-se ao de uma hipercalemia. O tratamento farmacológico antiarrítmico ainda não foi bem estabelecido na população pediátrica. A experiência farmacológica até agora têm sido limitada, mas já foram utilizados a flecainima, o sotalol, a ibutilida e a hidroquinidina. Os melhores resultados foram obtidos com a quinidina, apesar dos seus efeitos colaterais.

Em crianças, o tratamento de escolha, quando possível, é o desfibrilador implantável, o qual apresenta as mesmas restrições de indicação do que na síndrome do QT longo. Nos pacientes em que não é possível o implante do desfibrilador implantável, opta-se pelo tratamento farmacológico.

Síndrome do QT longo adquirido

O QT longo pode ser produzido também por vários fatores que alteram o potencial de ação da célula cardíaca, desencadeando alterações na repolarização ventricular. Essas alterações incluem prolongamento da duração do potencial, alteração do período refratário e desencadeamento de pós-potenciais, entre outras. Acredita-se que a modulação vagal possa exercer alguma influência na duração do QT mesmo em pessoas normais, e, por algum desequilíbrio, prolongar o intervalo QT. Assim, existiria, portanto, uma base eletrofisiológica predispondo uma alteração do QT produzida por qualquer outro fator.

Vários fármacos são capazes, potencialmente, de alterar o QT e/ou produzir taquicardia ventricular tipo *torsades de pointes*, sendo os mais frequentes: amiodarona, cisaprida, claritromicina, digoxina, disopiramida, eritromicina, fluconazol, fluoxetina, haloperidol, loratadina, quinidina, procainamida, terfenadina e antidepressivos tricíclicos. Recomendamos consultar o *site* www.qtdrugs.org, especializado no assunto.

Outras doenças cardíacas também podem alterar o QT, como infarto do miocárdio, cardiomiopatia dilatada, principalmente na vigência de insuficiência cardíaca congestiva, cardiomiopatia hipertrófica, doença de Kawasaki, miocardite, bradicardia e bloqueio atrioventricular total.

Doenças não cardíacas também podem associar-se com QT prolongado, como diabetes melito insulinodependente, disionias como a hipocalemia, insuficiência hepática, anorexia nervosa, hemorragia intracraniana e hipotireoidismo.

TRATAMENTO DAS ARRITMIAS

A indicação de tratamento da arritmia cardíaca no paciente pediátrico constitui decisão importante, pois devem ser analisados os benefícios dos fármacos antiarrítmicos sobre os efeitos deletérios: toxicidade, efeitos adversos, potencial pró-arrítmico, ou seja, a capacidade de produzir novas arritmias ou exacerbá-las. Muito se tem discutido sobre o momento certo de introduzir a terapêutica. As arritmias no grupo pediátrico apresentam-se como ritmos lentos (bradicárdicos), rápidos (taquicárdicos), entre outros. No caso das bradiarritmias, a maioria dos fármacos utilizados tem efeito fugaz e exige doses repetidas a curtos intervalos de tempo, havendo, às vezes, a necessidade de implante de marcapasso artificial. Como as taquiarritmias são mais frequentes, a terapêutica é orientada para debelar a crise e prevenir as recorrências.

Na abordagem de um paciente pediátrico com arritmia cardíaca, deve-se orientar a conduta baseando-se na presença ou ausência de doença estrutural cardíaca e no seu comportamento, principalmente no quadro clínico. Diante de um paciente assintomático ou oligossintomático com arritmias não complexas, como extrassístoles supraventriculares, extrassístoles ventriculares não malignas ou mesmo taquicardias ventriculares não sustentadas com coração normal (taquicardias ventriculares idiopáticas), não há necessidade de intervenção farmacológica, a não ser que produzam distúrbio clínico. No coração com doença estrutural, incluindo cardiomiopatias, miocardites, cardiopatias congênitas, orovalvopatias, prolapso valvar mitral (PVM), e que apresente arritmia, a conduta é diferente da adotada no primeiro grupo. O PVM reveste-se de importância cada vez maior por sua alta incidência no grupo pediátrico e, na maioria das vezes, por não estar comprovada degeneração mixomatosa da valva mitral, mas apenas um abaulamento sistólico de um ou dos dois folhetos ao ecocardiograma. Neste último caso há uma tendência geral a não se instituir tratamento. Quando há substrato anatômico patológico para as arritmias cardíacas e principalmente quando a fração de ejeção é baixa (< 40%), há indicação unânime para o tratamento farmacológico. Nesse caso, o ecocardiograma desempenha papel importante na seleção dos casos.

Tratamento das arritmias supraventriculares

Na presença de taquiarritmia supraventricular (de QRS estreito), deve-se investigar sempre se há distúrbio eletrolítico, pois, frequentemente, este é a causa da arritmia. É importante dosar K^+, Ca^{++} e Mg^{++} rotineiramente. Evita, assim, um tratamento farmacológico desnecessário que pode agravar o caso, desencadeando pró-arritmias.

As primeiras medidas incluem: (a) colocação de gelo moído em saco plástico na região submandibular por 5 a 10 segundos; (b) massagem do seio carotídeo por 10 segundos; (c) provocação de vômito por estimulação da orofaringe (para crianças maiores); (d) manobra de Valsalva. A opção seguinte é o tratamento farmacológico por ordem decrescente dos seguintes fármacos: (a) adenosina – administrada IV, em bolus, 0,05 mg/kg/dose até, no máximo, 6 mg/dose. Doses adicionais de 0,05 a 0,1 mg/kg/dose poderão ser administradas a intervalos de 2 a 5 minutos, não ultrapassando um total de 0,25 mg/kg; (b) cloridrato de amiodarona, dose de ataque de 5 mg/kg/dia, IV, administrada em 20 a 60 minutos, podendo ser repetida até uma dose máxima diária de 15 mg/kg. A dose de ataque pode ser administrada por via IV, em bolus, lenta, durante 5 minutos ou por infusão contínua com doses iniciais de manutenção de 5μg/kg/min até obter-se o efeito desejado ou até a dose máxima de 15μg/kg/min. A dose máxima diária recomendada para adolescentes é de 2,2 g; (c) digoxina, 20 a 30 μg/kg, IV, nas 24 horas, com metade da dose inicialmente e depois um quarto da dose de 6 em 6 horas; (d) verapamil, 100 a 150 μg/kg, IV, em infusão, durante 5 minutos. É contraindicado em crianças < 1 ano (disfunção sistólica e hipotensão importantes); (e) propafenona, 1 mg/kg, IV, em 5 minutos; (f) sulfato de quinidina, VO, 5 mg/kg de 4 em 4 horas até reversão ao ritmo sinusal. Pode-se tentar até a sexta dose, optando-se depois por cardioversão elétrica.

Como manutenção, para arritmias recidivantes, deve-se utilizar propranolol, IV, 1 a 4 mg/kg em doses divididas a cada 6 a 8 horas; quando as arritmias não respondem ao tratamento farmacológico ou quando estão relacionadas com uma via acessória em presença de fibrilação atrial ou com período refratário do feixe anômalo muito curto, pode ser indicada a ablação por radiofrequência.

Na intervenção das taquicardias supraventriculares por via acessória, o papel do digital é controvertido: em adultos, o digital encurta o período refratário do feixe anômalo, mas o efeito na criança pode ser diferente. Contudo, seu uso pode ser benéfico, pois aumenta a refratariedade na junção AV e interrompe o movimento circular responsável pela arritmia. Em geral, é contraindicado o uso de quinidina quando presente FA com frequência ventricular elevada, a não ser que se associe um fármaco que bloqueie o nó AV.

Na presença de fibrilação atrial, o prognóstico dependerá da cardiopatia de base, cuja presença pode aumentar o risco de tromboembolismo. Ela também pode precipitar um quadro de insuficiência cardíaca. O controle das FCs elevadas pode ser alcançado com o uso de betabloqueadores, digoxina ou verapamil. O flutter e a fibrilação atriais são raros no grupo pediátrico, podendo haver reversão espontânea. Podem estar presentes em diferentes cardiopatias como CIA, estenose pulmonar, cardiopatias complexas e no pós-operatório de cirurgia de cardiopatias congênitas, principalmente cirurgia de Senning e de Blalock-Hanlon. Por vezes, poderá ser necessária até a ablação por cateter. Para FA/FTA com início do surto superior a 48 horas, fazer anticoagulação oral previamente à conversão ao ritmo sinusal.

Como manutenção, podem ser escolhidos, para tratamento por via oral, amiodarona, 5 a 10 mg/kg/dia em dose única ou fracionada; propranolol, 1 a 4 mg/kg/dia em duas tomadas; sotalol, 2 a 8 mg/kg/dia; propafenona, 8 a 15 mg/kg/dia em três tomadas; digoxina, 10 μg/kg/dia divididos em duas tomadas.

Tratamento das arritmias ventriculares

Para as arritmias ventriculares, o tratamento de escolha inclui lidocaína, propranolol, cloridrato de sotalol, amiodarona e verapamil nas taquicardias ventriculares idiopáticas do ventrículo esquerdo (taquicardias sensíveis ao verapamil, com morfologia ao ECG de bloqueio de ramo direito + bloqueio divisional anterosuperior esquerdo). O teste ergométrico é muito útil para selecionar os casos passíveis de terapêutica. As arritmias que aumentam com o esforço físico são candidatas ao tratamento. As TVs monomórficas não sustentadas em pacientes assintomáticos e com coração estruturalmente normal não exigem tratamento. Quando a intervenção é necessária, os fármacos mais utilizados são propranolol, cloridrato de sotalol, cloridrato de amiodarona, e mexiletina para os pacientes ambulatoriais; para as TVs sustentadas, lidocaína e cardioversão elétrica. Como manutenção, para prevenir recorrência, podem ser utilizadas quinidina, sotalol, propranolol, amiodarona e mexiletina. No Brasil, as apresentações comercializadas da mexiletina e da disopiramida dificultam seu uso em pediatria. A fenitoína também tem seu uso limitado. Deve-se lembrar que tanto em arritmias supraventriculares quanto nas ventriculares com instabilidade hemodinâmica, a intervenção elétrica aparece em primeiro lugar. Para mais detalhes das doses, consultar o Quadro III.8.2.

Tratamento das bradiarritmias

A terapêutica medicamentosa, em geral, não surte qualquer efeito benéfico prolongado. A conduta final consiste na indicação do implante de marcapasso definitivo. Para a doença do nó sinusal (DNS): *classe I* – quando há indicação indiscutível para o implante – doença do nó sinusal (DNS) de causa não reversível ou induzida por fármacos insubstituíveis com síncope, pré-síncope, tonturas concomitantes à bradicardia importante; *classe II* – indicação discutível – DNS com sintomas de baixo débito cerebral não claramente relacionados com bradicardia; *classe III* – sem indicação para implante – DNS assintomática e DNS com sintomas independentes de bradiarritmia.

Os bloqueios atrioventriculares são distúrbios da condução que podem ocorrer em diversos níveis do sistema específico de condução do coração: intra-atrial, junção AV, feixe de His ou infra-His. O tipo mais frequente de localização é no nó AV.

O bloqueio atrioventricular (BAV) de primeiro grau pode ocorrer em 8% das crianças normais, em diversas cardiopatias congênitas, como canal AV comum, em pós-operatórios de cirurgia cardíaca, em cardite reumática e miocardite diftérica. Vários fármacos também podem produzi-lo, tais como digitais, betabloqueadores, amiodarona, bloqueadores dos canais de cálcio, além de distúrbios eletrolíticos. Os bloqueios de segundo grau podem ser do tipo I, ou Wenckebach, e do tipo II, ou Mobitz (ou Mobitz I/Mobitz II, respectivamente). O tipo I é mais fisiológico. O tipo II localiza-se, em geral, no sistema His-Purkinje e pode resultar de bloqueios de ramos do feixe de His; é, na maioria das vezes, patológico, relacionando-se etiologicamente com pós-operatório de cirurgia cardíaca, cardiomiopatias, miocardites, cardiopatias congênitas. A sua progressão para BAV de terceiro grau é mais provável.

O BAV de terceiro grau pode ser congênito ou adquirido. O primeiro é muito raro e representa 6% a 7% dos BAVs em crianças. Há predominância do sexo masculino de 2:1. Quanto mais precoce o diagnóstico, em faixa etária muito baixa, pior o prognóstico. À semelhança das arritmias ventriculares, quando o coração está livre de substrato anatômico patológico, a evolução é boa. Ao contrário, quando está presente uma cardiopatia, há desenvolvimento de tonturas e crises de Stokes-Adams. O uso farmacológico de atropina restringe-se ao tratamento das bradicardias associadas à hipotensão, dissociação eletromecânica e assistolia.

Para os BAVs de segundo grau, as indicações de implante de marca-passo (MP) incluem: (*a*) forma permanente ou intermitente, irreversível ou causada por fármacos necessários e insubstituíveis, independentemente do tipo e localização, com sintomas de baixo fluxo cerebral ou insuficiência cardíaca congestiva (ICC) resultantes de bradicardia; (*b*) QRS largo, assintomático, permanente ou intermitente e irreversível; (*c*) FA ou *flutter* atrial, com períodos de frequência ventricular baixa e em pacientes com sintomas de baixo fluxo cerebral e/ou ICC resultantes de bradicardia.

Para os BAVs de terceiro grau, as indicações de MP são: (*a*) bloqueio atrioventricular total (BAVT) permanente ou intermitente, irreversível, de qualquer etiologia ou localização, com sintomas definidos de baixo fluxo cerebral e/ou ICC resultantes de bradicardia; (*b*) BAVT assintomático, resultante de cirurgia cardíaca e persistente por mais de 15 dias e apresentando QRS largo; (*c*) como no anterior, porém, com QRS estreito e ritmo de escape infranodal; (*d*) BAVT assintomático, irreversível, de localização intra- ou infra-His, ou com ritmo de escape infra-His; (*e*) BAVT assintomático, irreversível, mesmo com QRS estreito, apresentando arritmias ventriculares que necessitam de antiarrítmicos depressores do ritmo de escape; (*f*) BAVT adquirido, irreversível, assintomático, com FC média < 40 bpm na vigília e sem aceleração adequada ao exercício; (*g*) BAVT irreversível, assintomático, com assistolia > 3 segundos na vigília; (*h*) BAVT irreversível, assintomático, com cardiomegalia progressiva; (*i*) BAVT congênito, assintomático, com ritmo de escape de QRS largo ou com FC inadequada para a idade; (*j*) BAVT irreversível, permanente ou intermitente, resultante de ablação da junção AV; (*k*) BAVT adquirido, assintomático, de etiologia chagásica.

Quadro III.8.2. Fármacos antiarrítmicos

Fármaco/Grupo	Dose oral	Dose EV	Indicações	Efeitos adversos	Interações medicamentosas
Quinidina/I-A	5 mg/kg 4/4 h	–	FA, FTA TAP Taquicardias reentrantes TV	*Torsades de pointes* Cinchonismo Distúrbios gastrointestinais, trombocitopenia, exantemas, anemia hemolítica	Antiarrítmicos – potencialização Anticoagulantes –hipoprotrombinemia Cimetidina – prolonga ação da quinidina Aumenta concentração sérica do digital Verapamil – hipotensão arterial Potencializa efeitos bloqueadores neuromusculares
Procainamida-A	15-50 mg/kg/dia fracionados a cada 4/6h	10-15 mg/kg, IV em 30 min	TAP FTA Taquicardias reentrantes	Hipotensão bradicardia, distúrbios gastrointestinais Reação semelhante ao lúpus	Efeitos cardíacos aditivos com antiarrítmicos Aumenta efeitos de forma semelhante à atropina, antimuscarínicos e aos anti-histamínicos Anti-hipertensivos – hipotensão Cimetidina/ranitidina – reduzem a depuração renal
Procainamida/I-A	15-50 mg/kg/dia 8/8h	–	Arritmias ventriculares	Insuficiência cardíaca, distúrbios visuais, retenção urinária BAV, *torsades de pointes*	Álcool – hipotensão e hipoglicemia Distúrbios da condução e ICC com diltiazem, verapamil, lidocaína, procainamida, betabloqueadores, quinidina Anticoagulantes – aumentam/ diminuem seus efeitos Antidiabéticos orais/insulina – aumenta hipoglicemia Intensifica efeitos antimuscarínicos da atropina
Lidocaína/I-B	–	1 mg/kg, em bolo repetidos cada 5 min até 3 doses Manutenção: 20-50 µg/kg/min em SG 5%	EV TV	Sedação, confusão mental, convulsão, distúrbios da condução	Efeitos aditivos com antiarrítmicos Cimetidina – retarda eliminação da lidocaína
Fenitoína/I-B	10-15 mg/kg ataque, seguidos de 3-8 mg/kg/dia a cada 12 h	15 mg/kg durante 1 h	Arritmias ventriculares da intoxicação digitálica	Hipotensão, redução débito cardíaco, bradicardia, hiperplasia gengival, exantema	Reduz meias-vidas: anticoagulantes orais, cloranfenicol, rifampicina, tetraciclina, ciclosporina, corticosteroides, quinidina Aumentam sua concentração: cimetidina, cloranfenicol, dicumarol, isoniazida, sulfonamidas, trimetoprim

Fármaco/Grupo	Dose oral	Dose EV	Indicações	Efeitos adversos	Interações medicamentosas
Mexiletina/I-B	1-5 mg/kg/dia 8/8h	–	EV TV	Náuseas, vômitos, distúrbios do paladar, exantema, nistagmo, confusão mental, bradicardia, hipotensão	Metoclopramida pode acelerar sua absorção Fenitoína e rifampicina diminuem sua meia-vida Hipnoanalgésicos retardam sua absorção
Propafenona/I-C	1 mg/kg em 5 min	5-15 mg/kg/dia 8/8h	Taquiarritmias reentrantes Prevenção FA/FTA	Náuseas, vômitos, gosto amargo na boca Bradicardia, bloqueios AV ou IV	Aumenta concentração de digoxina, varfarina Aumenta meia-vida do propranolol e do metoprolol Cimetidina aumenta sua concentração
Propranolol/II	1-4 mg/kg/dia 12/12h	0,1 mg/kg por 10 min	Arritmias SV Taquiarritmias da tireotoxicose	Bradiarritmias, ICC, asma brônquica, depressão, pesadelos, fadiga, sonolência, alucinações	Bradicardia em associação com antiarrítmicos Diminui biotransformação da lidocaína Potencializa ação dos bloqueadores neuromusculares não despolarizantes Cimetina aumenta seu efeito
Amiodarona/III	5 mg/kg em 1 tomada	5-15mg/kg/dia em 250 mL SG 5 % em 15 min	Taquiarritmias reentrantes Outras arritmias SV e ventriculares	Anorexia, náuseas, vômitos, hipotensão, rubor facial, microdepósitos na córnea Reações de fotossensibilidade Coloração azulada da pele Alteração do metabolismo tireoidiano Bradicardia, bloqueios, arritmias ventriculares Infiltrados pulmonares, fibrose pulmonar	Aumenta concentração de digoxina, fenitoína, quinidina, procainamida Intensifica ação da varfarina Efeitos aditivos sobre FC, com outros antiarrítmicos
Sotalol/III	1,5-8 mg/kg/dia	–	Taquiarritmias por via acessória Arritmias ventriculares	Mesmos do propranolol	Idem
Verapamil/IV	–	0,1-0,3mg/kg em 30 s, podendo ser repetida até 3 vezes a intervalos de 15 min com vigilância da PA	Taquicardias reentrantes SV náuseas, vômitos, hipotensão, choque, cefaleia, rubor facial, insuficiência cardíaca, BAV	Anti-hipertensivos: hipotensão Propranolol e outros antiarrítmicos: BAV Aumenta concentração de digital	
Diltiazem/IV	–	1-3 mg/kg/dia 8/8h	Redução da FC na FA. Prevenção de recorrência de arritmias ventriculares	Bradicardia, tonturas, rubor, edema de tornozelos, reações dermatológicas, síndrome Stevens-Johnson	Bradicardia com outros antiarrítmicos e/ou QT aumentado Cimetidina/ranitidina aumentam seu acúmulo

BAV, bloqueio atrioventricular; *EV*, endovenoso; *FA*; *FC*, frequência cardíaca; *FFA*; *flutter* atrial; *ICC*, insuficiência cardíaca congestiva; *TAP*; *TV*, taquicardia ventricular.

Terapia elétrica

A estimulação elétrica artificial pode ser utilizada tanto nas bradiarritmias quanto nas taquiarritmias. No tópico sobre as bradiarritmias, já foram mostradas a utilidade e a indicação para implante de marca-passo definitivo.

Algumas taquiarritmias respondem muito bem à cardioversão elétrica. Em relação às taquicardias reentrantes nodais ou por via acessória, seu uso restringe-se aos casos que não apresentaram respostas a algumas condutas farmacológicas. A carga varia de 1 a 2 J/kg. No caso do FTA, a cardioversão elétrica é o tratamento de escolha e responde muito bem a cargas mais baixas – 0,5 J/kg. Nas taquicardias ventriculares, o tratamento elétrico ocupa o segundo lugar, quando a terapêutica farmacológica falhou ou, primeiro, quando houver instabilidade hemodinâmica. A fibrilação ventricular constitui a arritmia mais grave e o tratamento fundamental é a cardioversão elétrica. Há três grupos de pacientes vulneráveis à FV: (a) os portadores de síndrome do QT longo; (b) os que apresentam cardiopatias graves; (c) os que apresentam síndrome de WPW com período refratário curto da via anômala. Na síndrome do QT longo congênito, a terapêutica é empírica, pois sua patogênese não é clara e dirige-se no sentido de moderar a atividade simpática. Antagonista beta-adrenérgicos em altas doses são a terapêutica de escolha. A conduta na síndrome do QT longo adquirida difere daquela na congênita. Aqui, além de corrigir possíveis distúrbios eletrolíticos, devem-se suprimir os fármacos que aumentam o QT. Inicia-se infusão de isoproterenol ou tratamento elétrico com cardioversão nos casos de *torsades de pointes*. O isoproterenol é contraindicado na síndrome do QT longo congênito. A observação do ECG é muito importante, devendo observar-se os sinais de alarme de *torsades*: (a) prolongamento do intervalo QT não corrigido maior do que 0,60 segundo; (b) alargamento do QRS maior do que 25%; (c) reaparecimento de bradiarritmia e (d) reaparecimento de pausas ventriculares e alterações de onda T pós-pausa, bem como o aparecimento de EV na fase tardia do ciclo.

Ablação e cirurgia

Além da terapêutica elétrica, já mencionada, surgiram novas técnicas avançadas para o tratamento das taquiarritmias, quer com QRS estreito, quer com QRS largo.

No adulto, duas opções têm-se desenvolvido cada vez mais e consistem na ablação por radiofrequência e no tratamento cirúrgico. No paciente pediátrico, essas técnicas revestem-se de um aspecto peculiar devido ao pequeno tamanho do coração, o que costuma dificultar sua realização.

A ablação por radiofrequência com o emprego de cateter produz lesão no tecido, utilizando energia de radiofrequência com menor trauma, e assemelha-se a uma eletrocauterização. A descarga é transmitida através de um cateter-eletrodo posicionado no endocárdio, na região identificada como sendo a responsável pelo aparecimento da arritmia. O foco arritmogênico é identificado por meio de técnicas eletrofisiológicas de mapeamento endocavitário. De modo geral, indica-se este tratamento para taquicardiais atriais crônicas, taquicardias por reeentrada nodal, taquicardias pelas vias acessórias e taquicardias ventriculares que não conseguiram ser controlada pelo manejo farmacológico ou que apresentem risco de morte súbita. No grupo pediátrico, sua execução é muito difícil. Os resultados são excelentes quando bem indicados, sendo algumas das complicações a destruição do nó AV e a consequente necessidade de implante de marca-passo artificial.

O tratamento cirúrgico atualmente restringe-se aos casos que não obtiveram sucesso com a ablação por cateter . O desfibrilador implantável é restrito àqueles em que haja risco de morte súbita.

CLASSIFICAÇÃO DOS FÁRMACOS ANTIARRÍTMICOS E SEU USO

A classificação dos fármacos antiarrítmicos baseia-se no efeito que eles exercem sobre o potencial de ação da célula cardíaca em nível eletrofisiológico. Inicialmente descrita por Vaughan-Williams, é universalmente aceita. Os fármacos antiarrítmicos podem ser classificados em quatro grupos – I, II, III e IV. O grupo I é subdivido em I-A, I-B e I-C.

Os do grupo IA compreendem: quinidina, procainamida e disopiramida, que diminuem a velocidade de ascensão da fase 0, aumentando a sua duração, bem como do período refratário. Do ponto de vista clínico, diminuem a frequência da TV, a frequência atrial no FTA e podem até induzir BAV total. O grupo II-B é representado pela fenitoína, lidocaína e mexiletina. Elas encurtam a duração do período refratário e exercem pouco efeito sobre a condução. O grupo IC é constituído por um único fármaco comercializado no Brasil, a propafenona, que exerce efeito lentificando a condução, com mínimos efeitos sobre a refratariedade. Os do grupo II, os betabloqueadores, sendo o propranolol seu representante principal, diminuem a FC, a contratilidade cardíaca e retardam o tempo de condução AV, além de suprimir o automatismo. O grupo III inclui amiodarona e sotalol, que atuam prolongando o período refratário. O sotalol é um betabloqueador que possui atividade típica do grupo III. O último grupo é representado pelos bloqueadores dos canais de cálcio. No Brasil, os utilizados como antiarrítmicos são o verapamil e o diltiazem. Os Quadros III.8.2 e III.8.3 esquematizam o grupo farmacológico, as doses, as indicações, os efeitos adversos e as interações medicamentosas.

Quadro III.8.3. Digital e adenosina como antiarrítmicos

Fármaco	RN pré-termo	RN	< 2 anos	> 2 anos	Pré-adolescentes e adolescentes até 25 kg	> 25 kg	Indicações	Efeitos adversos	Interações medicamentosas
Digoxina VO	0,005mg/kg/dia	0,008-0,01mg/kg/dia	0,01-0,012mg/kg/dia	0,08-0,012mg/kg/dia em 2 doses	0,125mg/dia	0,25mg/dia	TAP – Taquicardias reentrantes SV	Arritmias ventriculares	Aumento da concentração com amiodarona, bloqueadores dos canais de cálcio, aumento do risco de arritmias com outros antiarrítmicos
Deslanósido (lanatósido C desacetilado) IV	0,01mg/kg/dia em 2 doses						Idem	Idem	Idem
Adenosina	0,05-0,2mg/kg/dose						Taquicardias supraventriculares IV adenosina-sensível	Rubor, pressão torácica, tontura, cefaleia	Xantinas antagonizam efeito

As doses dos digitálicos variam de acordo com a idade e o peso e com as condições clínicas.

BIBLIOGRAFIA

Andrade JCS et al. Diretrizes para o implante de marcapasso cardíaco permanente. Reblampa 1999; 12(1):1-9.

Andrade JCS. Marcapasso em crianças. Rev Soc Cardiol do Estado de São Paulo 1999; 5:802-808.

Bhandarl A et al. Síndrome do QT longo. Conceitos modernos sobre doenças cardiovasculares. Publi Am Heart Assoc 1985.

Brugada P et al. Prognostic value of electrophysiologic investigation in Brugada Syndrome. J Cardiovasc Electrophysiol 2001, 12:1.004-1.007.

Camm AJ, Malik M, Yap YG. Acquired QT syndrome. Oxford, UK: Blackwell Futura, 2004.

Camm AJ, Watanabe Y, Yamada K. A Symposium: new trends in the treatment of rhythm disorders. Am J Cardiol 1989; 64:lj-97j.

Ekardt L et al. Long-term prognosis of individuals with right precordial ST-segment-elevation Brugada syndrome. Circulation 2005; 111:257-263.

Gaita F et al. Shor QT syndrome: pharmacological treatment. J Am Coll Cardiol 2004; 43:1.494-1.499.

Galvão Fº SS. Fulguração endocavitária: seu uso em taquiarritmias. Rev Soc Cardiol do Estado de São Paulo 1991; 1:47-53.

Gillette PC et al. Preexcitation syndromes. Pediatric arrhythmias electrophysiology and pacing. Philadelphia: WD Sauders Company, 1990: 360-379.

Hamilton RM, Gow RM. In: Freedom RM, Benson NL, Smallhorn JF (eds.). Disorders of heart rate and rhythm. Neonatal Heart Disease. Springer-Verlag, 1992: 777-805.

Korolkovas A, França FFAC. Dicionário terapêutico Guanabara, 16 ed. Rio de Janeiro: Guanabara Koogan, 2009.

Li H et al. Current concepts in long QT syndrome. Pediatr Cardiol 2000; 21:542-550.

Maia IG. ECG nas arritmias. 1 ed. Editora Cultural Médica, 1989.

Moffa PJ, Sanches PCR. Eletrocardiograma normal e patológico. 1 ed. Roca, 2001.

Moreira DAR. Arritmias em neonatos. In: Santana MVT (ed.). 1 ed. Atheneu, 2000: 349-376.

Morillo CA, Guzmán JC. Taquicardia sinusal inapropriada. Rev Esp Cardiol 2007; 60(3):10-14.

Probst V et al. Clinical aspects and prgnosis of Brugada syndrome in children. Circulation 2007; 115:2.042-2.048.

Roberts NK, Gelband H. Cardiac arrhythmias in the neonate, infant and child. 1 ed. New York: Appleton-Century-Crofts, 1977.

Santana MVT. Cardiopatias congênitas no recém-nascido. Diagnóstico e tratamento. 1 ed. São Paulo: Atheneu, 2000: 23.

Scanavacca MI et al. Arritmias cardíacas. In: Ramires JAF (ed.). Cardiologia em pediatria. São Paulo: Roca, 2000: 223-256.

Sosa E et al. Tratamento cirúrgico das arritmias cardíacas. Rev Soc Cardiol do Estado de São Paulo 1991; 1:40-46.

Taketomo CK, Hodding JH, Krauss DM. Pediatric Dosage Handbook. 15 ed. Hudson, Ohio: Lexi-Comp, 2008.

Viskin S. Brugada syndrome in children. Don't ask, don't tell? Circulation 2007; 115:1.970-1.972.

Wilde AM et al. Proposed diagnostic criteria for de Brugada syndrome: consensus report. Circulation 2002; 106:2.514-2.519.

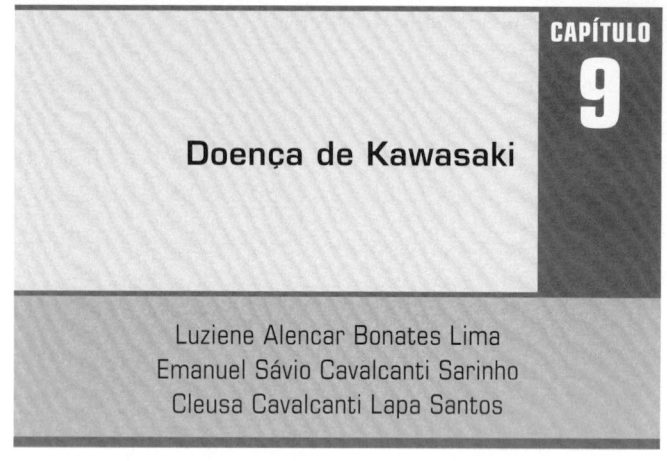

CAPÍTULO 9

Doença de Kawasaki

Luziene Alencar Bonates Lima
Emanuel Sávio Cavalcanti Sarinho
Cleusa Cavalcanti Lapa Santos

INTRODUÇÃO, CONCEITUAÇÃO E EPIDEMIOLOGIA

A doença de Kawasaki (DK) é uma vasculite sistêmica aguda, autolimitada e de etiologia desconhecida. É a principal causa de cardiopatia adquirida em crianças que vivem em países desenvolvidos. Foi descrita, inicialmente, no Japão, em 1967, como uma doença incomum caracterizada por febre prolongada, *rash* cutâneo e linfadenopatia. Após os primeiros relatos, a doença passou a ser descrita em todos os continentes. Embora seja provável uma etiologia infecciosa, o agente causal não foi identificado.

Ao longo dos últimos 25 anos, centenas de trabalhos foram publicados, relatando a epidemiologia, patologia e achados clínicos da doença de Kawasaki. Entretanto, permanecem desconhecidas a etiologia e a patogenia, e ainda não se dispõe de exames laboratoriais que confirmem o diagnóstico clínico.

A DK acomete principalmente lactentes e pré-escolares, embora sejam relatados, na literatura, casos entre escolares, adolescentes e adultos. Mais de 80% dos casos ocorrem em menores de 5 anos, com 60% dos pacientes apresentando-se com menos de 2 anos de idade e cerca de 25%, com menos de 1 ano. Existe uma discreta predominância no sexo masculino, com uma proporção de 1,5:1.

A DK ocorre durante todos os meses do ano, sendo descrito, no Japão, aumento sazonal durante os meses da primavera.

A morbidade e a mortalidade da doença estão relacionadas como comprometimento das artérias coronárias, que pode resultar no desenvolvimento de aneurismas, oclusão trombótica e, potencialmente, morte súbita; 25% dos pacientes não tratados apresentam alterações coronarianas que podem apresentar regressão total, parcial ou ocasionar sequela definitiva.

ETIOLOGIA, PATOGENIA E PATOLOGIA MORFOLÓGICA E FUNCIONAL

A DK ainda não apresenta etiologia definida, embora alguns dados sugiram uma doença infecciosa:

1. Em algumas áreas, atualmente, tem sido observado um pico sazonal.
2. Ocorre em surtos, com identificação clara do epicentro.
3. O pico de incidência ocorre entre lactentes; contudo, é rara antes do 3º mês de vida, o que pode indicar proteção por anticorpos maternos.
4. É incomum nos escolares e adolescentes, o que sugere infecção assintomática, na maioria dos casos, em crianças de baixa idade, com o desenvolvimento de anticorpos protetores.
5. Apresenta muitas características clínicas semelhantes às das doenças infecciosas, como escarlatina e infecções por adenovírus.

Estudos epidemiológicos sugerem que esse possível agente etiológico infeccioso atinge uma minoria geneticamente predisposta. Outra grande possibilidade é a de que a DK seja uma doença autoimune resultante de uma resposta anômala frente a um agente infeccioso. Toxinas bacterianas podem atuar como superantígenos, estimulando grandes populações de linfócitos T (LT) e induzindo uma cascata imune com liberação de grande quantidade de citocinas. Certas toxinas elaboradas por *Staphylococcus aureus* e *Streptococcus pyogenes* funcionam como superantígenos, e algumas investigações têm sugerido evidências do papel destas toxinas na patogênese da doença, à semelhança do que ocorre na síndrome do choque tóxico.

A possibilidade de outros agentes bacterianos intervirem, como *Salmonella*, *Pseudomonas aeruginosa* e *Yersinia pseudotuberculosis* é muito remota. Alguns estudos tentaram responsabilizar a *Rickettsia*. A possibilidade etiológica de variante do *Propionibacterium acnes* também foi sugerida, pois o antígeno desta bactéria foi encontrado em complexos imunes circulantes, e os ácaros da poeira domiciliar (*Blomia tropicalis*, *Dermatophagoides pteronyssinus* e *Dermatophagoides farinae* e outros) existentes em grande quantidade em tapetes e estofados podem funcionar como possíveis vetores.

Em relação aos vírus, outras possibilidades além do adenovírus incluem uma resposta anormal ao vírus Epstein-Barr, do sarampo, da parainfluenza e da rubéola. Outra possibilidade é uma hipersensibilidade ao *Mycoplasma*.

A doença atualmente não tem sido associada à exposição ambiental de pesticidas nem a substâncias químicas ou metais pesados (mercúrio), apesar de residências próximas à estação de tratamento de água e lavagem de tapetes e carpetes com xampu terem sido responsabilizadas no passado, por alguns trabalhos científicos.

Alguns estudos sugerem ainda a possibilidade de a DK ser resultante de uma reação alérgica grave, pois existe maior incidência de atopia em pacientes com DK do que em controles. Várias crianças acometidas apresentam aumento de IgE total na fase aguda que pode ser de duas a quatro vezes o valor normal para a idade, com queda progressiva nos 2 meses subsequentes. O papel da IgE na patogênese permanece obscuro e provavelmente é apenas uma consequência da excessiva estimulação imune que ocorre na doença.

Suspeita-se da influência genética em virtude da predisposição em desenvolver a doença e complicações coronarianas. A prevalência varia entre diferentes grupos étnicos. Os indivíduos de origem asiática são os mais propensos ao acometimento pela doença. Estudos têm sugerido que o polimorfismo genético disseminado geograficamente nessa população poderia influenciar a suscetibilidade à doença, em particular polimorfismos nos genes para receptores quimiotáticos, no gene promotor dos linfócitos T auxiliares (CD4) e em alguns alelos B e C do antígeno de histocompatibilidade principal (HLA classe I). Os genes do CD40 e ITPKC podem estar relacionados com uma tendência a desenvolver lesões coronarianas.

O mecanismo que determina as alterações patológicas básicas é o comprometimento vascular. Ocorre acometimento dos vasos de pequeno e de médio calibre – não apenas os da circulação coronária, mas os vasos dos diversos órgãos do corpo. Autoanticorpos contra uma proteína de 74 kDa existente nas células musculares lisas do endotélio vascular têm sido encontrados em vários pacientes com DK.

Estudos cuidadosos de necropsia que correlacionam o óbito com a fase da doença sugerem as seguintes alterações na progressão da lesão arterial:

- **Estágio I (de 0 a 9 dias):** caracterizado por perivasculite de pequenas artérias, pericardite e miocardite. Inflamação do sistema de condução atrioventricular também pode estar presente.
- **Estágio II (de 12 a 25 dias):** caracterizado por panvasculite em vasos de médio calibre e em artérias musculares com formação de aneurismas e trombose. Miocardite, pericardite e endocardite com valvulite também podem estar presentes.
- **Estágio III (28 a 31 dias):** fase proliferativa na camada muscular da íntima das artérias coronárias e de outros vasos de médio calibre. Pode tornar-se bem proeminente e a inflamação aguda desaparecer totalmente.
- **Estágio IV (após 40 dias de doença):** cicatrizes arteriais com estenose podem acontecer, e o óbito ocorrer por infarto do miocárdio.

Várias linhas de evidência sugerem que a genética é a base para a suscetibilidade à DK ao influenciar a ampla magnitude da resposta imune. Na fase aguda, há excesso de linfócitos B ativados com produção exagerada de imunoglobulinas que provoca a ativação de monócitos e macrófagos. Essa ativação celular exacerbada faz com que haja aumento exagerado de citocinas pró-inflamatórias circulantes.

Evidências bioquímicas e imunológicas sugerem que as citocinas pró-inflamatórias ativem células endoteliais e aumentem a expressão de moléculas de adesão, como a ICAM1 e VCAM1, que, por sua vez, recrutam células imunes para se fixarem no interior do lúmen vascular, iniciando a injúria ao vaso. Anticorpos dirigidos diretamente contra as células endoteliais promovem a ampliação da vasculite e participam da patogênese ao promover necrose do endotélio vascular, o que pode resultar em microaunerismas e trombose intraluminal.

As alterações imunes evolutivas encontradas no sangue periférico na DK são as seguintes:

- **Fase aguda:** existe redução numérica dos linfócitos supressores/citotóxicos (CD8) e a elevação dos linfócitos auxiliares (CD4), bem como de linfócitos B ativados (CD20).
- **Fase subaguda:** ocorre 1 a 2 semanas após o início da doença, quando aparecem, em grande quantidade, os imunocomplexos circulantes do tipo IgG que promovem a ativação plaquetária com a consequente liberação de mediadores vasoativos. Nessa fase, a interleucina-1 e o fator de necrose tumoral-α atingem o ápice. Posteriormente, a presença de anticorpos anticélulas endoteliais pode ser evidenciada no soro de pacientes, e ocorre a injúria endotelial a partir da deposição desses complexos imunes.

QUADRO CLÍNICO E DIAGNÓSTICO

Um dos principais problemas atuais é o retardo no diagnóstico da DK, o que aumenta o risco de sequelas. Por isso, é importante manter uma política de vigilância ativa de casos de DK, a qual está se tornando uma causa comum de cardiopatia adquirida na infância, inclusive no Brasil.

Em todos os casos suspeitos, deve ser feito um minucioso e adequado diagnóstico diferencial, especialmente com as várias doenças infecciosas, uma vez que o diagnóstico da DK é estabelecido apenas após a exclusão de várias outras condições clínicas.

Quadro clínico: aspectos gerais

É comum história de infecção viral nas 2 semanas anteriores ao período de estado. A presença de febre associada a no mínimo quatro critérios principais da doença de Kawasaki levanta a possibilidade da doença (Quadro III.9.1). Contudo, se é detectada a presença de comprometimento das artérias coronárias por meio de estudo ecocardiográfico ou angiográfico, o diagnóstico de doença de Kawasaki é estabelecido.

Com a elevação da incidência da DK, muitas crianças estão desenvolvendo a doença sem o preenchimento dos critérios necessários para o diagnóstico, porém com envolvimento coronariano. As crianças com idade abaixo de 1 ano e superior a 4 anos são as mais suscetíveis a esta forma atípica da doença e são justamente as que apresentam maior risco de complicações cardíacas. Nesses casos, podem inexistir a linfadenomegalia (em 90% dos casos),

Quadro III.9.1. Critérios diagnósticos para a doença de Kawasaki

Presença de pelo menos cinco das seis condições a seguir:
1. Febre por 5 dias ou mais
2. Conjuntivite bilateral não purulenta
3. *Rash* polimorfo
4. Alterações em boca e lábios (vermelhidão, ressecamento, rachaduras; língua em framboesa ou vermelhidão difusa da orofaringe)
5. Alterações em extremidades (vermelhidão ou edema de mãos e pés, descamação durante a convalescença)
6. Linfadenomegalia cervical (maior que 1,5 cm de diâmetro, usualmente unilateral, único, não purulento e doloroso)
Exclusão de doenças que podem ter apresentação similar
Estafilococcias (síndrome da pele escaldada, síndrome do choque tóxico)
Estreptococcia (escarlatina)
Sarampo e outros exantemas virais
Leptospirose
Doenças por riquétsias
Síndrome de Stevens-Johnson
Reações a fármacos
Artrite reumatoide juvenil

Adaptado do editorial do British Medical Journal, de recomendação do Center for Disease Control and Prevention e do Grupo de Estudo Internacional de Doença de Kawasaki, 2004.

o *rash* (em cerca de 50% dos casos) ou qualquer outro sintoma ou sinal clínico.

Um dado importante que faz pensar em DK é que a *febre* é geralmente alta (acima de 39°C), em picos, remitente, rebelde aos antitérmicos e prolongada, com duração em torno de 15 dias nos pacientes não tratados. Muitas vezes o paciente encontra-se inconsolável, chorando de dor o tempo todo, principalmente ao ficar em pé ou ao menor manuseio.

A *conjuntivite* é bastante característica na DK, envolve principalmente a conjuntiva bulbar e não apresentando exsudato. Desenvolve-se na primeira semana após o início da febre e usualmente é bilateral e simétrica, não havendo edema nem fotofobia. É menos proeminente na região do limbo e também é autolimitada, com duração máxima de 15 dias.

As *alterações da boca* mais frequentes são eritema, secura, fissura, descamação e sangramento dos lábios. Na orofaringe, encontram-se eritema e "língua em framboesa", com vermelhidão difusa e proeminência papilar. Não ocorre ulceração na língua nem na mucosa oral.

No início da doença, ocorre *eritema das regiões palmar e plantar e/ou induração de mãos ou pés*. O edema pode ser muito doloroso e prejudicar os movimentos finos, levando à recusa da criança em ser colocada em pé. Após 10 a

20 dias do início da febre, ocorre descamação dos dedos das mãos e dos pés, que frequentemente se inicia na região periungueal. Na fase de convalescença, podem ser observadas linhas transversais que deprimem as unhas (linhas de Beau).

O *rash cutâneo* aparece nos 5 primeiros dias e pode ser urticariforme com placas eritematosas, maculopapular, morbiliforme, escarlatiniforme e multiforme com lesões em alvo. É comum o envolvimento de tronco seguido das extremidades, que se podem apresentar com áreas arroxeadas e dolorosas à digitopressão. A acentuação do *rash* no períneo é comum e posteriormente pode descamar. Bolhas e vesículas não são vistas. A descamação, quando aparece, indica o final de fase aguda da doença.

A *linfadenopatia* cervical é vista em 75% dos pacientes, enquanto os outros critérios diagnósticos são bem mais frequentes. O linfonodo, maior que 1,5 cm de diâmetro, pode ser único ou múltiplo, uni ou bilateral, firme, e algumas vezes doloroso. Pode haver eritema, mas não ocorre flutuação. Ocasionalmente, uma adenite cervical importante pode ser o sinal mais proeminente da DK.

Artrite e *artralgia* aparecem em 30% dos pacientes. Na primeira semana de doença, o acometimento é poliarticular, envolvendo joelhos, articulação coxofemoral, mãos e pés. Mais comum é a artrite de início tardio (2ª ou 3ª semana), pauciarticular, e que acomete principalmente o joelho.

Meningite asséptica é vista em até 25% dos casos e pode ser responsável pela irritabilidade dos pacientes. Hepatite com icterícia obstrutiva é ocasional. *Distensão da vesícula biliar* é comumente vista à ultrassonografia e pode acarretar dor abdominal ou ser palpada ao exame clínico. Outros achados são *diarreia*, *pneumonite*, *otite média estéril* e *uretrite*.

Além dessas alterações, ainda podem ocorrer rinorreia, tosse, dor abdominal e vômitos. Eritema no local da vacinação do BCG foi observado em mais de 50% das crianças que haviam sido vacinadas no ano anterior à doença. Este dado foi incorporado aos critérios diagnósticos de DK no Japão, onde a vacinação com BCG é rotineira. Apesar de termos procurado esse dado em crianças diagnosticadas no IMIP, não confirmamos esse achado. Na fase aguda ainda pode ocorrer o fenômeno de Raynaud. Uma complicação rara, porém grave, é a gangrena de dedos resultante de uma isquemia grave.

Alguns casos de enxaqueca que se pensava serem idiopáticos têm sido incriminados como complicações tardias da doença.

A DK pode ser classificada em três estágios clínicos:

- A *fase febril*, de 10 a 15 dias de duração.
- A *fase subaguda*, que cursa da 2ª a 4ª semana e é caracterizada pela defervescência, persistindo irritabilidade, anorexia, conjuntivite, descamação dos dedos, artrite e artralgia, podendo haver algum grau de comprometimento miocárdico. É nessa fase que a trombocitose é mais acentuada.
- A terceira fase é a de *convalescença*, podendo durar até 2 meses; apesar dos sinais clínicos e laboratoriais progressivamente desaparecerem, podem persistir as temidas sequelas coronarianas. A fase de doença ativa finaliza com o retorno do VSH ao normal.

O diagnóstico por métodos complementares não oferece, ainda hoje, método que defina a existência da DK. Os dados apresentados a seguir são encontrados em portadores de casos dessa enfermidade e, juntamente com os dados clínicos, somam evidências da existência da doença.

A *trombocitose* em alguns casos pode ter o seu aparecimento retardado, só ocorrendo na 2ª semana de doença, quando os riscos de sequelas evitáveis são consideráveis. Pode atingir 800.000/mm^3 ou níveis mais elevados. Importante ressaltar que a plaquetose é um dado inespecífico, pois qualquer inflamação de membranas serosas, como a que ocorre nos casos de derrame pleural e de artrite reumatoide, pode ocasioná-la. Anormalidades nos testes de função hepática e piúria estéril podem ocorrer e auxiliar no diagnóstico.

Os achados laboratoriais são inespecíficos na DK. No hemograma durante a 1ª semana de doença, é encontrada leucocitose (acima de 20 mil em 50% dos casos) com neutrofilia e desvio à esquerda, além de anemia normocítica normocrômica sem evidências de hemólise. Durante o processo febril da DK pode ser evidenciada eosinofilia (acima de 350 células por mm^3 em até 60% dos pacientes), o que é incomum nas infecções bacterianas e virais que fazem mais comumente os diagnósticos diferenciais.

A leucocitose é acompanhada de uma ativação policlonal de linfócitos B. O soro destes pacientes, na grande maioria das vezes, é negativo para fator reumatoide, fator antinúcleo, anticorpo anti-DNA e anticorpo antineutrófilo (pANCA e c-ANCA). Além do aumento dos linfócitos B, há ainda incremento de linfócitos T com aumento do número de CD4 e CD8 circulantes, com excesso de receptor solúvel para a interleucina-2. Os níveis circulantes de várias citocinas, como fator de necrose tumoral-α, interferon-γ, IL-1, IL-6 e IL-8, estão aumentados e promovem inflamação e trombocitose. Acredita-se que o sucesso do tratamento da imunoglobulina associada à aspirina seja baseado na redução da ativação dessas citocinas no endotélio vascular.

Na sequência da inflamação, a aderência do leucócito ao endotélio vascular é o ponto-chave. Descreve-se a presença de anticorpos antiendotélio na DK. Existe ativação imune das células endoteliais que resulta em processo inflamatório dos vasos, com consequentes aumento da fragilidade das suas paredes e predisposição à formação de aneurismas.

A elevação do VSH é um achado universal e ajuda a afastar reação a fármacos e doença viral. As provas de fase aguda de inflamação (α-glicoproteína ácida, proteína C-reativa, fração α-2 das proteínas) podem persistir alteradas até a convalescença. Hemocultura, cultura de orofaringe, sumário de urina, radiografia de tórax, fator reumatoide e outros exames podem ser necessários para afastar as diversas possibilidades diagnósticas.

Os níveis de IgE total frequentemente estão aumentados e os níveis de IgG total podem encontrar-se reduzidos em alguns casos. Piúria estéril ocorre em até 40% dos pacientes na 1ª semana da doença.

Quadro clínico: aspectos relacionados com o aparelho cardiovascular

O acometimento do sistema cardiovascular na doença de Kawasaki é de particular importância, em virtude de os óbitos registrados na fase precoce ou tardia da doença serem decorrentes de complicações cardiovasculares. As anormalidades mais comuns envolvem as artérias coronárias, que podem apresentar ectasia difusa ou aneurismas em aproximadamente 25% dos pacientes não tratados com a imunoglobulina na fase aguda da doença. Aneurismas gigantes (diâmetro interno máximo de pelo menos 8 mm) têm prognóstico pior e maior risco de desenvolver trombose coronariana, estenose ou infarto do miocárdio. Usualmente não involuem, ao contrário dos aneurismas de menor diâmetro.

Outras alterações cardíacas incluem miocardite, insuficiência cardíaca congestiva, pericardite, derrame pericárdico e arritmias (bloqueio atrioventricular total). Acometimento valvar pode surgir 1 a 3 anos após a fase aguda da doença; ocorre em 1% a 2% dos casos não tratados e envolve, na maioria dos casos, as valvas mitral e aórtica.

A miocardite grave pode se manifestar com insuficiência cardíaca congestiva ou, mais raramente, com choque cardiogênico. A pericardite geralmente regride após a fase aguda, mas existem relatos de tamponamento cardíaco em alguns casos.

Os aneurismas tornam-se aparentes, geralmente após 1 a 3 semanas do início do quadro febril, sendo incomum o aparecimento após 5 semanas do início da doença.

Os principais fatores de risco para o desenvolvimento de aneurismas coronarianos incluem: (1) sexo masculino; (2) idade abaixo de 1 ano e acima de 5 anos; (3) outros sinais e sintomas de envolvimento cardíaco, sejam miocárdicos, endocárdicos ou pericárdicos, incluindo arritmias; (4) febre por mais de 14 dias; (5) recorrência da febre após período afebril de pelo menos 24 horas; (6) crianças não tratadas com imunoglobulina; (7) leucocitose acima de 30.000 p/mm^3; (8) proteína C-reativa > 100 mg/L; (9) albumina sérica < 3,5 g/dL. Todavia, algumas das crianças que desenvolvem aneurismas podem não se incluir nesses critérios.

Taquicardia é encontrada em todos os pacientes durante a fase aguda da doença. Sopro sistólico suave pode ser audível na borda esternal esquerda alta e ser considerado funcional.

Alterações eletrocardiográficas são inespecíficas e observadas em cerca de 30% dos pacientes. Consistem em complexos QRS de baixa voltagem, alterações do segmento ST com ondas T achatadas ou invertidas e prolongamento do intervalo PR e/ou QT.

O ecocardiograma bidimensional tornou-se importante recurso para o diagnóstico e manejo da criança com doença de Kawasaki. A sensibilidade para detecção de ectasias e aneurismas na porção proximal das artérias coronárias é próxima de 100%, com especificidade de 97% (Fig. III.9.1). Entretanto, quando a localização dos aneurismas é distal, a sensibilidade diminui para cerca de 50%. O exame deve ser realizado no momento do diagnóstico para detectar eventuais lesões graves e servir de referência para comparações posteriores. Deve ser repetido na 3ª e 4ª semana e após 2 meses do início da doença; em alguns casos são necessários exames adicionais. Um diâmetro interno das coronárias de 3 mm ou mais é considerado anormal, segundo proposta do Ministério da Saúde do Japão. A artéria coronária esquerda é mais afetada, principalmente o ramo descendente anterior. A história natural dos aneurismas na DK varia desde a involução completa, registrada em 50% dos casos, até o infarto do miocárdio fatal. A arteriografia coronária seletiva, devido aos seus riscos, é utilizada apenas nos pacientes com aneurismas persistentes e em casos de lesões múltiplas graves, especialmente naqueles em que se antecipa uma futura conduta cirúrgica (Fig. III.9.2).

Atualmente busca-se descobrir um teste diagnóstico, mesmo antes da identificação do agente infeccioso, a exemplo da pesquisa de anticorpos heterófilos utilizada antes do conhecimento de que o vírus Epstein-Barr fosse o agente etiológico da mononucleose infecciosa. Nesse aspecto, os estudos com a metaloproteinase mostram-se promissores para discriminar, no futuro, aqueles pacientes que apresentam DK.

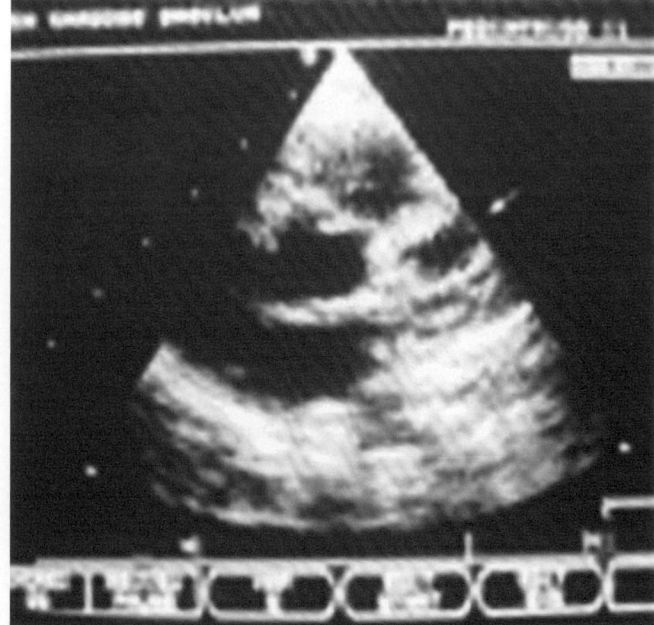

Fig. III.9.1. Aneurisma de artéria coronária esquerda em paciente com doença de Kawasaki.

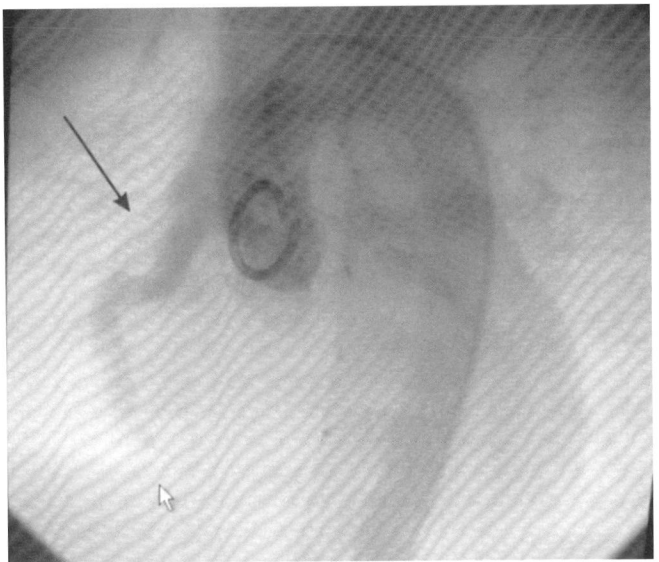

Fig. III.9.2. Imagem de arteriografia seletiva de artéria coronária direita evidenciando ectasia difusa.

DIAGNÓSTICO DIFERENCIAL

As doenças infecciosas, principalmente sarampo e escarlatina, podem mimetizar a DK, pois até 50% dos pacientes com uma destas duas infecções podem preencher os critérios para DK. Conjuntivite e/ou faringite exsudativas, lesões orais discretas ou ausentes e a contagem de plaquetas persistentemente normal afastam a possibilidade de DK.

Mononucleose, roséola, meningococcemia, leptospirose, rubéola, enteroviroses, toxoplasmose, artrite reumatoide juvenil, síndrome de Reiter, síndrome do choque tóxico e reações a fármacos são algumas das condições clínicas que também podem ser confundidas com DK.

TRATAMENTO

A terapia da DK na fase aguda visa reduzir a inflamação do miocárdio e da parede das artérias coronárias. Na fase subaguda, o objetivo do tratamento é inibir a agregação plaquetária.

A recomendação da terapia medicamentosa para a DK pode ser vista no Quadro III.9.2 e coincide com a conduta recomendada pelo Center for Disease Control (CDC) dos Estados Unidos, pelo Grupo de Estudo de Doença de Kawasaki e por editorial do British Medical Journal.

Um dos motivos pelo qual a imunoglobulina atua na DK é por induzir a apoptose (morte celular programada) de neutrófilos, reduzindo o número dessas células circulantes. Outros mecanismos de atuação da gamaglobulina venosa são o bloqueio de receptores, protegendo o endotélio, e uma ação imunomoduladora.

Quanto mais precoce a sua utilização, melhor o prognóstico. Nesse aspecto, já existe revisão sistemática demonstrando evidência de que o regime de dose única de

Quadro III.9.2. Terapia recomendada para a doença de Kawasaki

a. Fase aguda

- AAS – 80-100 mg/kg/dia a cada 4-6 h, até 15 dias do início da doença
- Gamaglobulina intravenosa – a recomendação atual é de 2 g/kg em dose única aplicada em 12 h. Deve ser aplicada nos 10 primeiros dias da doença.

b. Fase subaguda e de convalescença

- Após a 2ª semana de doença, se o paciente encontra-se afebril.
- AAS – 3-5 mg/kg/dia em dose única diária. Suspender na 6ª semana após verificação de inexistência de anormalidades coronarianas por meio de ecocardiografia e de VSH normal

2 g/kg leva a um melhor curso clínico e a menores custos hospitalares do que o esquema anterior de 5 dias com doses menores repetidas.

Há incertezas sobre o valor do tratamento após o 10º dia de doença, mas a tendência é aplicar a imunoglobulina venosa se há evidências de que a inflamação persiste com febre, astenia, provas de fase aguda do soro alteradas e evidências de comprometimento coronariano.

Atualmente, parece claro que, na fase aguda da doença, o AAS, associado à gamaglobulina venosa, resulta em melhor efeito anti-inflamatório. O índice de complicações cai de 20% para menos de 5%, além de reduzir a probabilidade de aparecimento de aneurismas gigantes. O benefício suplanta os custos e os riscos, sendo a gamaglobulina venosa imprescindível ao paciente com DK com menos de 10 dias de evolução.

A administração da imunoglobulina venosa deve ser inicialmente gota a gota (10 a 20 gotas/min da solução) e progressivamente aumentada. O preparado deve ser conservado em geladeira e manipulado com rigor técnico e assepsia. As reações adversas ocorrem em menos de 5% dos casos e incluem reações pirogênicas, cefaleia, náuseas, vômitos, calafrios, manifestações vasomotoras com alterações na tensão arterial, taquicardia e, raramente, reação anafilática, principalmente nos portadores de deficiência de IgA. A imunoglobulina venosa tratada pela pepsina é ineficaz; portanto, para uma resposta satisfatória, é necessária a IgG intacta. A criança tratada com imunoglobulina venosa deve passar 9 meses sem receber imunização ativa.

Apesar de sua eficácia terapêutica, 8% dos pacientes com DK podem necessitar uma segunda dose de imunoglobulina para casos de febre recorrente ou recrudescente após 24 a 36 horas da administração inicial. Em casos refratários à imunoglobulina, alguns estudos preconizam a utilização de corticosteroides, porém ainda não existem evidências suficientes que comprovem sua eficácia relacionada com a redução das complicações coronarianas. Ainda nos casos refratários, há relato da utilização empírica de medicações imunossupressoras (metotrexato, ciclosporina, tacrolimus), de inibidores do fator de necrose tumoral (abciximab, infliximab) e de plasmaférese.

Após 15 dias de evolução da doença, o objetivo da terapêutica com o AAS é obter uma ação antiagregante plaquetária, o que é conseguido com doses de 5 a 10 mg/kg/dia. É importante que o uso do AAS permaneça como parte integral do tratamento, embora com doses diferentes dependendo da fase da doença. Nos casos em que a criança apresente sinais de infecção por varicela ou influenza, o AAS deve ser substituído por outro agregante plaquetário como o dipiridamol.

Além da história frequente de doença viral na fase prodrômica, os pacientes com DK parecem ter mais predisposição a infecções virais e bacterianas, especialmente estreptócicas, que devem ser prontamente tratadas.

O paciente deve ficar em repouso na fase febril da doença. A hospitalização é indicada por curto período para administração da gamaglobulina venosa ou quando houver sinais de complicações cardíacas.

A determinação de provas de reação de fase aguda (mucoproteínas, PCR, α1-antitripsina) e de hemograma com contagem de plaquetas e VSH é necessária no acompanhamento do paciente até o retorno ao normal.

O seguimento do paciente deve ser feito pelo pediatra e o cardiologista infantil. Na vigência de aneurismas coronarianos, o uso de anticoagulantes (varfarina sódica, heparina, enoxaparina) associados à terapia antiplaquetária (AAS, dipiridamol) deve ser considerado. Na trombose coronoriana aguda, a transferência para um centro especializado e a pronta terapia fibrinolítica com estreptoquinase, uroquinase ou ativador do plasminogênio tecidual devem ser realizadas sob a supervisão do cardiologista. O acompanhamento cardiológico e ecocardiográfico deve ser feito por um período mínimo de 2 anos em todos os pacientes com DK, mas alguns autores recomendam por toda a vida.

PROGNÓSTICO E PREVENÇÃO

Aneurismas coronarianos podem ser demonstráveis em até 40% dos pacientes na fase aguda da doença. Contudo, apenas 20% continuarão a apresentá-los de maneira definitiva. A regressão acontece entre 1 e 2 anos após.

A mortalidade por infarto do miocárdio na fase de doença ativa é de cerca de 1%. Pode ainda ocorrer morte súbita. O seguimento a longo prazo dos pacientes com aneurismas coronarianos é fundamental, pois eles apresentam maior risco de infarto do miocárdio na faixa etária de adulto jovem.

Do ponto de vista clínico, crianças sem sequelas após a 8ª semana da doença parecem livres de distúrbios cardíacos. Contudo, estudos relatam alterações no perfil lipídico, sendo agora recomendado que todas as crianças portadoras de DK sejam aconselhadas a evitar fatores de risco potenciais para aterosclerose.

A recorrência da DK é pouco frequente e ocorre em apenas 3% dos pacientes. Um novo episódio pode ocorrer até 8 anos após o primeiro surto e apresenta um risco considerável de complicações cardíacas.

O não conhecimento do agente etiológico da DK impossibilita práticas específicas de prevenção.

BIBLIOGRAFIA

Al-Mayouf SM. The use of corticosteroid therapy in refractory Kawasaki patients. Clin Rheumatol 2004; 23:11-13.

Ashouri N, Takahashi M, Dorey F, Mason W. Risk factors for nonresponse to therapy in Kawasaki disease. J Pediatr 2008; 153:365-368.

Ayusawa M, Sonobe T, Uemura S et al. Revision of diagnostic guidelines for Kawasaki disease (the 5th revised edition). Pediatrics International 2005; 47:232-234.

Belay ED, Maddox RA, Holman RC et al. Kawasaki syndrome and risk factors for coronary artery abnormalities. Pediatr Infect Dis J 2006; (25):245-249.

Burnes JC, Kushner LH, Bastian JF, Shike H et al. Kawasaki disease: a brief history. Pediatrics 2000; 106(2):e27.

Burns JC, Mason WH, Hauger SM et al. Infliximab treatment for refractory Kawasaki syndrome. J Pediatr 2005; 146:662-667.

Cutis N. Kawasaki disease. Editorial BMJ 1997; 315:322-323.

Freeman AF, Shulman ST. Issues in the diagnosis of Kawasaki disease. Progr Pediatr Cardiol 2004; (19):123-126.

Fulton DR, Newburguer JW. Kawasaki disease. In: Keane JF, Lock JE, Fyler DC. NADAS' pediatric cardiology. Philadelphia: Elsevier, 2006:401-414.

Inoue Y, Okada Y, Shinohara M et al. A multicenter prospective randomized trial of corticosteroids in primary therapy for Kawasaki disease: clinical course and coronary artery outcome. J Pediatr 2006; (149):336-341.

Stockhein JA, Innocentini N, Shulman ST. Kawasaki disease in older children and adolescents. J Pediatr 2000; 137(2) E.

Taubert KA. Kawasaki disease. Ame Fam Phys 1999; 59(11).

Laupland KB, Dele H. Epidemiology, etiology, and management of Kawasaki disease: state of the art. Pediatric Cardiol 1999; 20(3) 177-183.

McCrindle BW. Cardiovascular complications – coronary artery structure and function. Progr Pediatr Cardiol 2004; (20):1-5.

Moreno N, Méndez-Echevarría A, Inocencio J et al. Coronary involvement in infants with Kawasaki disease treated with intravenous gama-globulin. Pediatr Cardiol 2008; (29):31-35.

Neches WH. Kawasaki disease. Paediatr Cardiol 2002; 1.683-1.696.

Newburguer JW, Takahashi M, Gerber MA et al. Diagnosis, treatment and long-term management of Kawasaki Disease: A Statement for health professionals from the Comitee on Rheumatic Fever, Endocarditis, and Kawasaki Disease, Council on Cardiovascular Disease in the Young, American Heart Association. Pediatrics 2004; (114)6: 1.708-1.733.

Rowley AH. The etiology of Kawasaki disease: a conventional infectious agent. Progr Pediatr Cardiol 2004; (19):109-113.

Sato N, Sugimura T, Akagi T et al. Selective high dose gamma-globulin treatment in Kawasaki disease: assessment of clinical aspects and cost effectiveness. Pediatr Int 1999; 41(1):1-7.

Satou GM, Giamelli J, Gewitz MH. Kawasaki disease diagnosis, management, and long term implications. Cardiol Review 2007; (15):163-169.

Schroh AM, Domínguez P, Laghezza LB et al. Kawasaki disease: heart disease during childhood. Rev Esp Cardiol 2006; 59(4):387-390.

Tizard EJ. Complications of Kawasaki disease. Cur Paediatr 2005; (15):62-68.

_____. Recognition and management of Kawasaki disease. Cur Paediatr 2004; (2):122-130.

Wood LE, Tulloh RMR. Kawasaki disease in children. Heart 2009; 95:787-792.

Zhang T, Yanagawa H, Oki I, Nakamura Y. Factors relating to the cardiac sequelae of Kawasaki disease one month after initial onset. Acta Paediatr 2002; 91(5):517-520.

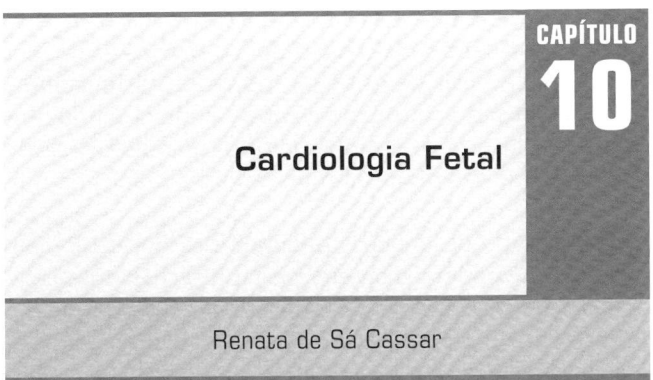

CAPÍTULO 10
Cardiologia Fetal
Renata de Sá Cassar

INTRODUÇÃO, CONCEITUAÇÃO E EPIDEMIOLOGIA

A possibilidade de detecção intrauterina de anormalidades estruturais e funcionais do coração fetal, seguida da capacitação do médico em interferir na história natural das doenças cardíacas fetais, trouxe à prática clínica uma nova subespecialidade, a cardiologia fetal.

O instrumento fundamental para o diagnóstico cardiológico intrauterino é a ecocardiografia fetal, atualmente uma ferramenta indispensável para a avaliação fetal. O maior impacto deste fato é que muitas cardiopatias graves, com necessidade de atendimento clínico-cirúrgico de emergência logo após o nascimento, passaram a ter o diagnóstico conhecido ainda na vida fetal, permitindo o planejamento antecipado das ações a serem tomadas pela equipe médica no pós-parto imediato.

A grande importância em buscar como rotina a detecção de problemas cardíacos fetais se deve ao fato de que a literatura médica descreve índices de cardiopatias da ordem de 1% de todos os recém-nascidos vivos, sendo que constituem o principal grupo de malformações graves, correspondendo a quase 40% de todas as malformações graves observadas em neonatos. Estudos realizados em abortamentos espontâneos ocorridos no 1º trimestre de gestação revelaram percentuais de até 35% de anomalias cardíacas nos conceptos, e dados de necropsia de natimortos mostraram que 10% deles apresentavam anormalidades cardíacas. Nos últimos anos, foram descritas inúmeras anormalidades da função, do ritmo e das paredes cardíacas fetais, que antes não faziam parte das estatísticas.

Esses dados, somados à experiência com a ecocardiografia fetal acumulada ao longo dos anos de prática na especialidade, permitem afirmar que a possibilidade de ser detectada alguma cardiopatia do bebê ao ecocardiograma fetal, incluindo anormalidades da forma, da função, do ritmo ou das paredes cardíacas, é da ordem de 5%, ou seja, de 50 em cada 1.000 gestações.

Apesar de a ecocardiografia fetal ser ferramenta fundamental para o serviço de cardiologia fetal, é imprescindível a atuação de uma equipe multidisciplinar, da qual fazem parte fetólogo, obstetra, ultrassonografista obstétrico, cardiologista pediátrico, neonatologista, hemodinamicista pediátrico, cirurgião cardíaco, geneticista, psicólogo e nutricionista.

RISCOS PARA ANORMALIDADES CARDÍACAS FETAIS

A prevalência de anormalidades cardíacas fetais, incluindo anomalias estruturais, alterações do ritmo e alterações funcionais, é maior que aquela encontrada em recém-nascidos.

Os casos que são direcionados para avaliação do cardiologista e ecocardiografista fetal são, na grande maioria, aqueles que fazem parte do grupo considerado de maior risco para alterações cardíacas (Quadro III.10.1). Porém, é importante o conhecimento de que mais de 90% das malformações cardíacas ocorrem em fetos sem qualquer fator de risco (grupo de gestantes de baixo risco), tornando o rastreamento realizado pela ultrassonografia obstétrica o método mais importante de triagem das anomalias cardíacas na vida intrauterina. Como a ultrassonografia obstétrica ainda apresenta baixos níveis de detecção de cardiopatias, alguns autores defendem a realização da ecocardiografia fetal em todas as gestantes (ecografia pré-natal de rotina), visando ampliar o diagnóstico das cardiopatias congênitas na atenção primária à população. Considerando a importância prognóstica do diagnóstico intrauterino de cardiopatias congênitas e arritmias graves, alguns autores advogam que o ideal seria que o coração fetal fosse avaliado em todas as gestações por meio da ecocardiografia fetal, por profissional capacitado. Entretanto, mais estudos sobre efetividade são necessários, na medida em que as limitações de recursos humanos e financeiros protelam a implementação universal desta prática na rede pública de saúde.

Apesar de a maioria das doenças cardíacas fetais, como já foi explicado, ocorrer em gestações sem fatores de risco, ou seja, na população geral, existem situações que, quando presentes, definitivamente aumentam as possibilidades de o bebê apresentar algum defeito cardíaco durante a vida intrauterina. Esses fatores podem ser divididos em maternos, fetais e familiares.

Quadro III.10.1. Recomendações da ecocardiografia fetal e classe de evidências (Diretriz da Sociedade Brasileira de Cardiologia)

Recomendações	Classe
Detecção ou exclusão de anormalidades cardíacas fetais estruturais ou funcionais como rotina da avaliação pré-natal, independentemente da presença de fatores de risco para cardiopatias	I
Translucência nucal aumentada à ultrassonografia obstétrica no 1º trimestre	I
Detecção ou suspeita de alterações cardíacas à ultrassonografia obstétrica	I
Presença de alterações do ritmo cardíaco	I
Presença de história familiar materna ou paterna de cardiopatias congênitas	I
Cariótipo alterado	I
Diabetes materno	I
Lúpus eritematoso sistêmico ou outra colagenose materna	I
Exposição a agentes teratogênicos	I
Uso materno de indometacina, AAS, anti-inflamatórios e outros agentes que interfiram no metabolismo da prostaglandina	I
Anormalidades extracardíacas detectadas à ultrassonografia obstétrica	I
História de perdas fetais anteriores	I
Restrição do crescimento intrauterino	I
Oligodrâmnio ou poli-idrâmnio	I
Hidropisia fetal	I
Idade materna avançada	I
Uso materno de substâncias com potencial efeito deletério sobre o coração fetal (álcool, fumo e drogas com ação sobre o sistema nervoso central)	I
Infecções virais ou parasitárias maternas	I
Avaliação do coração fetal no 1º trimestre da gestação por ecocardiografia transvaginal ou transabdominal	IIb
Avaliação detalhada da morfologia cardíaca fetal por ecocardiograma 3D/4D	IIa

Fatores de risco maternos

Entre todos os fatores de risco maternos para a presença de anormalidades cardíacas fetais, o mais importante, sem dúvida, é o diabetes melito. Quando o diabetes já acomete a gestante desde o período pré-concepcional, é chamado diabetes prévio e acarreta o risco de provocar anomalias estruturais no bebê na fase precoce da formação do coração. As doenças cardíacas fetais mais frequentes causadas pelo diabetes materno prévio à gestação são as que acometem a saída das grandes artérias, mas comunicações anormais do septo interventricular também podem ocorrer. Além disso, cerca de um quarto a um terço dos fetos de mães diabéticas apresenta hipertrofia miocárdica, especialmente do septo interventricular. Já o diabetes gestacional, no final do 2º ou no início do 3º trimestre, não costuma ser acompanhado de anomalias da formação do coração, mas frequentemente (25% a 30% dos casos) também pode causar hipertrofia ventricular. O controle adequado do diabetes pela gestante é fundamental, com dieta e às vezes necessitando de insulina, já que a frequência e a gravidade das anormalidades cardíacas parecem depender dos níveis de glicose maternos.

As infecções ou infestações maternas durante a gestação também podem causar alterações no coração fetal. Alguns germes específicos, como coxsackievírus, echovírus, parvovírus, herpesvírus, citomegalovírus, o vírus da rubéola, o do sarampo, o da catapora, o vírus da AIDS e até mesmo o vírus da gripe ou influenza, assim como o parasita causador da toxoplasmose, podem, em alguns casos, causar problemas inflamatórios no músculo cardíaco fetal, que se manifestam por anormalidades na função ou no ritmo do coração.

Um grupo de doenças inflamatórias do tecido conjuntivo, que podem acometer gestantes, chamadas colagenoses, representa risco de um problema cardíaco fetal específico. São exemplos de colagenoses o lúpus eritematoso sistêmico, a artrite reumatoide, a polimiosite, a dermatomiosite e a síndrome de Sjögren. Nestas doenças, a paciente pode ter dores ou inflamações nas articulações, às vezes boca seca ou olhos secos, febre e cansaço. Entretanto, muito frequentemente, a gestante com colagenose pode não apresentar qualquer sintoma e não ter sido ainda diagnosticada como portadora da doença, sendo a única manifestação o aparecimento do bloqueio atrioventricular fetal que, em corações sem outra doença estrutural, é uma característica da colagenose materna. Como já mencionado, não é raro que, ao ser detectada a presença de um bloqueio atrioventricular fetal, sejam solicitados à gestante exames que demonstrem a presença de colagenose materna, não suspeitada previamente. Como há necessidade de tratamento dessas doenças, pode-se avaliar a importância do conhecimento deste fato.

A exposição materna a medicamentos também pode ter reflexos sobre o coração do bebê. São conhecidos os efeitos nocivos de algumas substâncias, se utilizadas durante a fase de formação do coração fetal, no início do 1º trimestre de gestação. O carbonato de lítio, medicamento utilizado para o controle de algumas formas de depressão, pode causar a anomalia de Ebstein da válvula tricúspide, que pode ser grave e acarretar importante insuficiência cardíaca fetal. Fármacos utilizados para combater convulsões, como o ácido valproico e o fenobarbital, e medicamentos anticoagulantes também podem causar anormalidades do coração fetal. Substâncias psicoativas, como a cocaína e a maconha, ocasionam com muita frequência cardiopatias estruturais fetais importantes. É prejudicial para o feto o excesso de álcool ingerido pela mãe, tanto durante o período de formação do coração, quando podem ocorrer anomalias estruturais, como depois que o sistema circulatório já está completo, com reflexos sobre a função e o ritmo cardíaco. O tabagismo materno também pode provocar alterações na dinâmica cardiocirculatória fetal.

Outro grupo de substâncias, os anti-inflamatórios não esteroidais, como, por exemplo, a indometacina, o piroxicam, a fenilbutazona e até o AAS, pode causar a diminuição transitória do ducto arterioso, situação conhecida como constrição ductal, que resulta em sobrecarga das cavidades direitas do coração e pode ter reflexo no período pós-natal imediato. Ainda não são inteiramente conhecidas todas as substâncias que podem ter este efeito, havendo suspeitas de que até alguns "chás" caseiros podem conter componentes químicos capazes de ocasionar constrição ductal, o que reforça a ideia de que o ideal é a gestante abster-se de ingerir qualquer medicamento, comercial ou "caseiro", durante toda a gravidez.

A idade materna pode, embora infrequentemente, constituir-se em um risco maior que o global de anormalidades cardíacas fetais. Bebês de gestantes com mais de 40 anos e das com menos de 15, de maneira geral, têm mais chances de apresentar anormalidades cardíacas, independentemente da eventual associação com problemas dos cromossomos (síndromes genéticas).

A presença de poli-idrâmnio ou oligoidrâmnio está frequentemente associada a anormalidades no coração do bebê, o que reflete provavelmente a consequência funcional do problema cardíaco ou dos eventuais defeitos que podem acompanhá-los. Obviamente, esses achados podem decorrer simplesmente de uma alteração na função da placenta ou do bem-estar do bebê, sem relação com o coração fetal.

Fatores de risco familiares

História familiar de cardiopatia congênita pode representar um risco maior para anormalidades cardíacas fetais na gestação atual. Entretanto, este risco depende do grau de parentesco e do tipo de cardiopatia. Cardiopatias congênitas em parentes de primeiro grau do concepto (mãe, pai ou irmãos) são as que apresentam mais chances de recorrência, sendo menor a influência paterna. Entre as cardiopatias, as mais frequentemente associadas com risco aumentado de recorrência são as "obstrutivas", como a estenose aórtica ou a estenose pulmonar. A presença de doenças genéticas na família, como a síndrome de Down, acarreta algum incremento ao risco de recorrência, e este fato deve ser levado em conta no acompanhamento da gestação.

Fatores de risco fetais

Um importante marcador de anomalias cardíacas fetais é o aumento da translucência nucal, uma medida realizada rotineiramente entre a 11ª e a 14ª semana de gestação através da ultrassonografia obstétrica transvaginal. O seu limite máximo normal é de 2,5 mm. Quando aumentada, existe probabilidade maior de o bebê apresentar alguma anormalidade nos cromossomos, manifestada por uma síndrome genética, especialmente a trissomia do cromossomo 21 (síndrome de Down), trissomia do cromossomo 18 (síndrome de Edwards) ou trissomia do cromossomo 13 (síndrome de Patau). Entretanto, uma translucência nucal aumentada pode estar associada à presença de cardiopatias estruturais do coração fetal, mesmo quando o feto não tiver qualquer anomalia cromossômica, ou seja, quando o exame do cariótipo for normal. Isso provavelmente reflete modificações funcionais durante o período precoce da formação embrionária do coração, independentemente da existência ou não de doenças genéticas. Por esta razão, uma translucência nucal aumentada torna mandatório afastar o diagnóstico de cardiopatia fetal, qualquer que seja o cariótipo. Felizmente, muitas vezes não existe cardiopatia em um feto com translucência aumentada ou, se presente, ela não é grave, e a família pode ser tranquilizada.

A associação de anomalias cardíacas fetais com doenças genéticas é bem conhecida. Assim, sabe-se que em torno de 50% dos bebês com síndrome de Down têm cardiopatias congênitas, e que este percentual sobe para cerca de 90% quando o diagnóstico é de trissomia do 18 ou do 13. Outras anomalias genéticas, como a síndrome de Noonan, também muito frequentemente estão associadas com anomalias cardíacas. Por isso, sempre que for identificada alguma anormalidade no cariótipo, através da amniocentese, da cordocentese ou de biópsia de vilosidades coriônicas, deve ser afastada a presença concomitante de cardiopatia fetal estrutural. Da mesma maneira, quando uma cardiopatia for detectada ao ecocardiograma fetal, deve-se pensar também na possibilidade de algum problema genético, que deve ser excluído. Algumas anomalias específicas têm um risco especialmente maior de se associarem a doenças cromossômicas, sendo o maior exemplo o chamado defeito septal atrioventricular. Outra associação frequente, e que, portanto, constitui fator de risco para cardiopatias fetais, é a presença de malformações extracardíacas. Assim, a detecção, à ultrassonografia obstétrica morfológica, de algum defeito fetal em qualquer sistema (trato digestivo, sistema nervoso central, sistema genitourinário, vascular, coluna vertebral e outros) aumenta a possibilidade de coexistir uma anomalia cardíaca no bebê.

A restrição do crescimento intrauterino, embora mais frequentemente tenha como causa a insuficiência placentária, pode decorrer da presença de uma anomalia cardíaca.

A presença de hidropisia fetal, seja o derrame pleural, o derrame pericárdico e a ascite e o edema subcutâneo, tem inúmeras causas, mas deve ser lembrada a possibilidade de que seja devida à insuficiência cardíaca, por alguma cardiopatia estrutural ou funcional.

As alterações do ritmo cardíaco fetal podem constituir problemas específicos que necessitarão de atenção.

Entretanto, uma alteração do ritmo do coração pode estar relacionada com a presença de uma anormalidade anatômica ou funcional deste órgão e, assim, refletir fator de risco para cardiopatia.

ÉPOCA DA REALIZAÇÃO DOS EXAMES

O ideal seria afastar, no início da gravidez, a possibilidade de haver alguma anormalidade cardíaca fetal, tanto para tranquilizar a família quanto para planejar a conduta no caso alguma alteração. Embora seja possível a visibilização do coração no 1º trimestre da gestação por meio da ecocardiografia transvaginal, ao redor da 13ª e 14ª semana, as imagens obtidas não são suficientemente claras para que o exame possa ser considerado definitivo, em termos de rotina. A visualização do coração e dos grandes vasos através do abdome materno antes de 18 semanas, da mesma maneira, é possível em muitos casos, mas não constitui um exame rotineiro, que permita conclusões "definitivas". Portanto, a idade gestacional considerada ideal para a indicação do ecocardiograma fetal situa-se entre a 20ª e a 28ª semana, embora o exame possa ser realizado até o termo. Ao final da gestação, a menor mobilidade fetal e a menor quantidade relativa do líquido amniótico dificultam a obtenção de imagens cardíacas com boa qualidade técnica.

ANORMALIDADES CARDÍACAS FETAIS DIAGNOSTICADAS NA VIDA FETAL PELA ECOCARDIOGRAFIA

De maneira geral, praticamente todas as anormalidades cardíacas significativas podem ser diagnosticadas na vida fetal, por meio do ecocardiograma pré-natal. As exceções ocorrem por dificuldades técnicas de algum exame específico, uma limitação inerente a qualquer método de imagem, por alguma alteração que venha a se desenvolver após o ecocardiograma ter sido realizado ou por problemas muito pequenos, que podem não ser identificados e, ainda, pela persistência pós-natal de estruturas ou comunicações que normalmente desaparecem após o nascimento.

As anormalidades do coração e da circulação do bebê procuradas ao ecocardiograma fetal podem ser divididas da seguinte maneira:

- Anomalias estruturais (afetam a forma do coração, durante o período de seu desenvolvimento).
- Anormalidades funcionais (caracterizam-se por alguma alteração do funcionamento cardíaco ou circulatório, mesmo que a anatomia seja normal).
- Anormalidades das paredes do coração, que podem se tornar mais espessas, menos contráteis ou com menor capacidade de relaxamento.
- Anormalidades do ritmo cardíaco fetal.

Anormalidades estruturais (anomalias "congênitas")

Constituem o tipo mais frequente de anormalidades e podem afetar qualquer estrutura do coração ou dos vasos relacionados com o coração. Obviamente, não é nosso objetivo discorrer sobre cada uma das cardiopatias congênitas, mas a seguir será apresentada uma ideia das mais comuns.

Comunicação interventricular

A comunicação interventricular (CIV) é a presença de um orifício (ou mais de um) no septo interventricular (Figs. III.10.1 e III.10.2). Esse defeito é extremamente frequente e não deve assustar a gestante e sua família, pois, na maior parte das vezes, existe fechamento espontâneo, antes mesmo do nascimento ou nos primeiros meses de

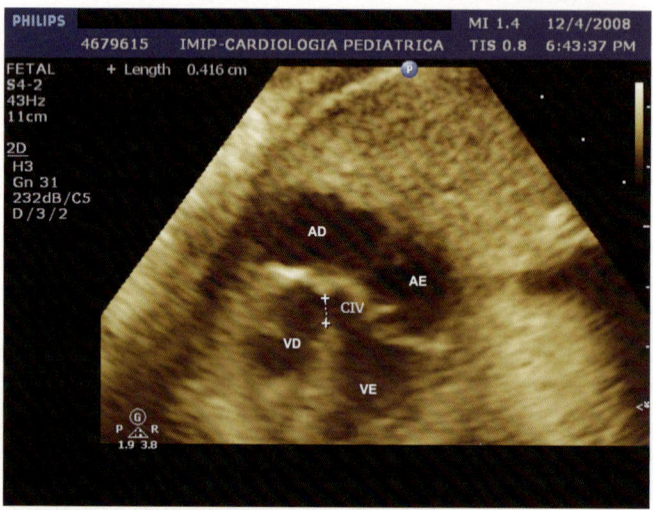

Fig. III.10.1. Imagem de comunicação interventricular (CIV) em ecocardiograma fetal. Átrio direito (AD), átrio esquerdo (AE), ventrículo direito (VD) e ventrículo esquerdo (VE).

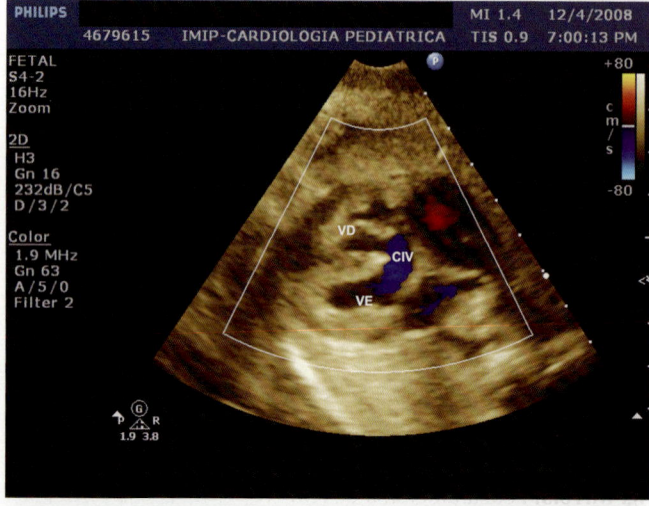

Fig. III.10.2. Imagem com mapeamento de fluxo em cores de comunicação interventricular (CIV) em ecocardiograma fetal.

vida pós-natal. Mesmo quando persiste depois do parto, na maioria dos casos, se não for grande, não ocorre qualquer repercussão funcional e não tem significado clínico, sendo a única manifestação um sopro, que o pediatra poderá escutar e que desaparecerá quando o defeito se fechar. A revisão com o cardiologista poderá ser feita com toda a calma, ao final do primeiro mês, se o pediatra ainda estiver escutando o sopro. É também muito frequente que uma comunicação interventricular pequena, detectada no berçário no 2º ou 3º dia de vida, não tenha sido observada no ecocardiograma fetal. Neste momento, os pais às vezes questionam o porquê de este defeito não ter sido detectado durante a gestação, se tudo foi feito para não haver surpresas. O que ocorre é que, dependendo do tamanho e da localização do orifício, na vida fetal as pressões iguais entre os ventrículos podem não permitir a passagem de sangue pelo defeito, e ele, então, pode não ser visto. Após o nascimento, com a queda da pressão na artéria pulmonar, a pressão do ventrículo direito também diminui e com isso cria-se diferença de pressões entre o ventrículo esquerdo e o direito, e aparece fluxo pela CIV, que vai se manifestar clinicamente por um sopro característico. Quando, nesse momento, é realizado um ecocardiograma, a CIV é visibilizada. As implicações clínicas são exatamente as mesmas de quando o defeito foi visto no pré-natal, isto é, não há significado funcional. O conhecimento desta possibilidade, previamente à realização do ecocardiograma fetal, minimiza o eventual impacto psicológico da detecção pós-natal de uma pequena comunicação interventricular.

Defeitos do septo atrioventricular

Existem muitas variantes desse tipo de defeito e estão entre as cardiopatias mais comumente detectadas pelo ecocardigrama fetal, constituindo uma das malformações mais prevalentes. Aproximadamente metade dos casos está acompanhada de outras alterações fetais, tanto cardíacas (isomerismo direito e esquerdo, estenose pulmonar, dupla via de saída do ventrículo direito) como extracardíacas (principalmente cromossomopatias) (Fig. III.10.3).

Anomalias com obstrução da via de saída do ventrículo direito

Existem várias cardiopatias que refletem a mesma consequência funcional: obstrução ao fluxo do ventrículo direito para a artéria pulmonar, que pode ocorrer com fechamento completo da válvula pulmonar (atresia pulmonar) ou com obstrução parcial da mesma (estenose pulmonar) (Fig. III.10.4). Pode haver ou não comunicação entre os ventrículos associada a este defeito, o que terá implicações futuras, pois, quando não existe orifício entre os ventrículos, geralmente o ventrículo direito é pouco desenvolvido, o que terá reflexos no tipo de tratamento a ser realizado no futuro. Neste grupo de anomalias é frequente que ocorram outros defeitos associados, mas o importante para a definição da conduta é a obstrução à saída de sangue para os pulmões.

Do ponto de vista de repercussão clínica, é importante que se saiba que são defeitos bem tolerados pelo bebê durante a vida intrauterina. Isso se deve ao fato de que a circulação fetal, como já comentado, pode permanecer equilibrada mesmo que o fluxo do ventrículo para os pulmões esteja interrompido, já que o canal arterial, ou às vezes vasos chamados "colaterais" que se formam a partir da aorta e seus ramos, fazem com que se mantenha a necessária irrigação dos pulmões. Logo após o nascimento, quando o canal arterial tende a se fechar, instala-se o quadro clínico, que pode ser grave, com cianose e acidose. Neste momento, são indicados a introdução de prostaglandina e o encaminhamento do recém-nascido para cirurgia (realização de Blalock-Taussig) ou cateterismo cardíaco (implante de *stent* em canal arterial), para restabelecer a circulação dos pulmões, ou, em alguns casos, para abertura da válvula pulmonar com cateter-balão, sem cirurgia. Obviamente, este tipo de conduta exige

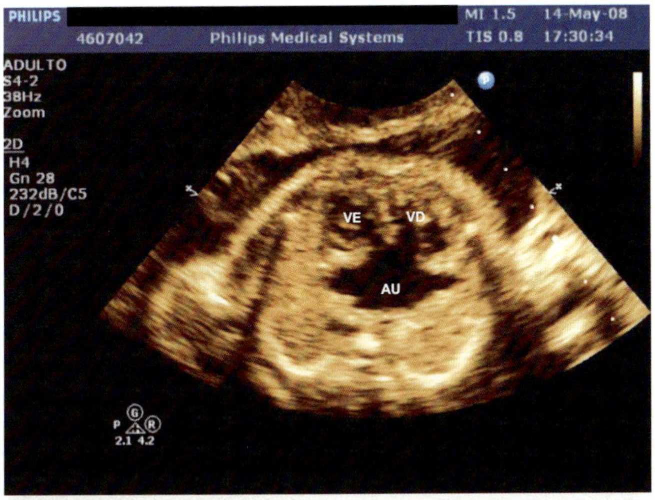

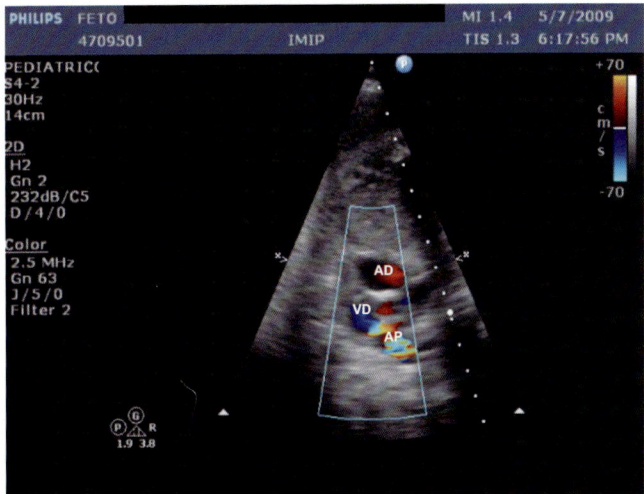

Fig. III.10.3. Ecocardiograma de feto com diagnóstico de defeito do septo atrioventricular (DSAV) forma total + átrio único (AU) + isomerismo esquerdo.

Fig. III.10.4. Ecocardiograma de feto com diagnóstico de estenose valvar pulmonar. Imagem de fluxo acelerado em artéria pulmonar (AP) ao mapeamento de fluxo em cores.

um centro especializado, com unidade de tratamento intensivo cardiológico neonatal e equipe de cirurgia cardíaca pediátrica de prontidão. Por essa razão, o diagnóstico pré-natal de uma cardiopatia com obstrução da via de saída do ventrículo direito permite que se planeje o nascimento do bebê já no centro especializado onde ele vai ser tratado, evitando, assim, todos os danos do transporte numa situação de emergência cardiológica, que se constitui alto risco. Além disso, o planejamento prévio do parto melhora de forma muito significativa o prognóstico.

Tetralogia de Fallot

Como se trata de uma cardiopatia comum, é importante que se conheçam alguns aspectos morfológicos e funcionais que permitam seu reconhecimento pré-natal ao ecocardiograma fetal. Existe uma comunicação interventricular, com cavalgamento da valva aórtica e desvio anterior do septo infundibular, acarretando estreitamento na via de saída do ventrículo direito, de grau variável, desde importante até muito leve, às vezes ausente na vida fetal, o que causa hipertrofia das paredes do ventrículo direito. A estenose da saída do ventrículo direito, que costuma progredir na vida pós-natal durante o 1º ano de vida, vai definir a maior ou menor urgência em corrigir este defeito. Pelo fato de esta cardiopatia apresentar essas quatro características (comunicação entre os ventrículos, posição anormal da aorta, estreitamento da saída do ventrículo direito e espessamento da parede do ventrículo direito), ela ficou conhecida como tetralogia de Fallot. O importante, neste defeito, é, assim, o fato de que não causa repercussão dentro do útero, mas seu conhecimento pré-natal permite que o necessário acompanhamento cardiológico pós-natal possa ser planejado para iniciar-se no momento em que o bebê sair do hospital após o parto. Neste caso, a conduta obstétrica, quanto ao tipo de parto e ao local do mesmo, não tem motivos para ser modificada, porque, embora seja uma cardiopatia que invariavelmente necessitará de cirurgia para correção definitiva, esta poderá, na grande maioria das vezes, ser protelada para a fase tardia do 1º ano de vida e, assim, não é uma situação de risco neonatal.

Transposição dos grandes vasos

É uma cardiopatia congênita cujo diagnóstico pré-natal é fundamental, pois permite que o bebê possa melhorar suas chances de boa evolução pós-natal. O que ocorre é a discordância ventriculoarterial – a aorta origina-se do ventrículo direito e anterior e a artéria pulmonar origina-se do ventrículo esquerdo e posterior (Fig. III.10.5). Esta anomalia também não causa qualquer tipo de manifestação clínica ou funcional durante a vida fetal, pois a circulação intrauterina permanece equilibrada. O risco de morte surge imediatamente após o nascimento, quando todo o sangue não oxigenado que chega ao lado direito do coração volta para o corpo

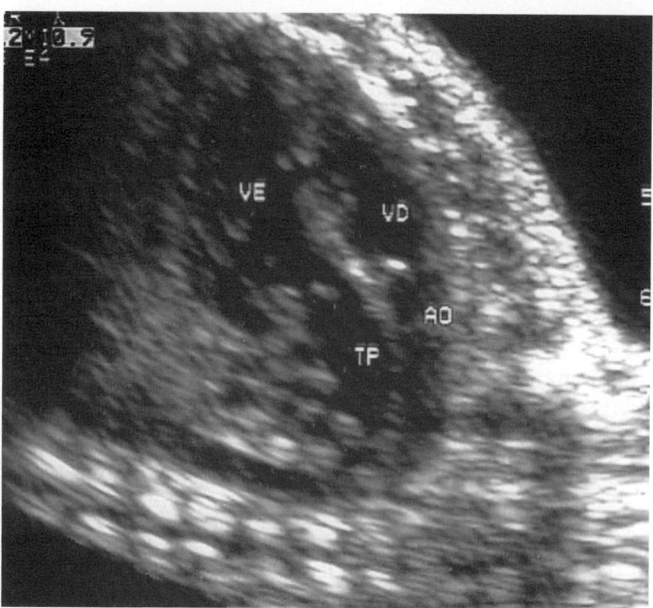

Fig. III.10.5. Imagem ecocardiográfica bidimensional de feto com transposição das grandes artérias. Ventrículo esquerdo (VE), tronco pulmonar (TP), ventrículo direito (VD), aorta (AO).

através da aorta, e o sangue oxigenado que chega ao ventrículo esquerdo volta aos pulmões pela artéria pulmonar. Com isso, o recém-nascido depende, para viver, da permanência de alguma mistura de sangue entre os átrios ou através do canal arterial, e essas comunicações fecham-se rapidamente, havendo então cianose grave em virtude de oxigenação inadequada. Também nesta situação será necessário atendimento cardiológico imediato, para abrir a comunicação interatrial, quando for restritiva (atriosseptostomia com cateter-balão), num primeiro momento, e depois para submeter o recém-nascido a uma cirurgia corretiva (cirurgia de Jatene). Como comentado previamente, o conhecimento pré-natal desta anomalia, por meio do ecocardiograma fetal, permite que o transporte seja feito dentro do útero, que é a melhor UTI que existe, e que o parto seja realizado já no centro especializado preparado para o atendimento cardiológico nos primeiros dias após o nascimento. A melhor evolução neonatal dos recém-nascidos portadores de transposição dos grandes vasos que tiveram diagnóstico pré-natal tem sido sistematicamente demonstrada na literatura médica.

Anomalias com obstruções do lado esquerdo do coração

Este grupo de cardiopatias pode variar de gravidade, desde formas leves de estreitamento na válvula aórtica, quando nenhuma medida de maior impacto precisa ser tomada, até formas graves, que colocam a vida do bebê em risco já na vida intrauterina. Nas obstruções graves, será importante pesar os riscos e benefícios de manter a gestação até que o feto tenha maturidade pulmonar suficiente para organizar o nascimento e se sub-

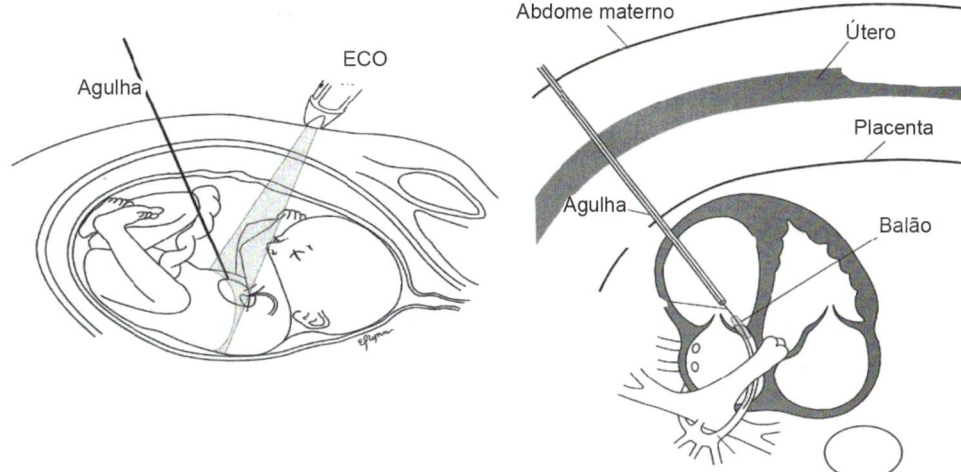

Fig. III.10.6. Valvoplastia aórtica fetal; após punção transuterina do ventrículo esquerdo, a válvula aórtica é dilatada com balão colocado através da agulha de punção.

meter ao tratamento cirúrgico ou por cateterismo intervencionista no período pós-natal imediato. Em alguns casos podem existir comprometimento importante sendo necessária a realização de intervenção intrauterina com catéter balão na valva aórtica. De qualquer forma, mais uma vez é necessário salientar a importância do diagnóstico pré-natal pela ecocardiografia fetal, já que o desconhecimento prévio desta cardiopatia pode inviabilizar as chances de atendimento e de salvamento do bebê. Como descrito previamente, em alguns centros os casos de estenose valvar aórtica crítica ("atresia funcional"), com importante repercussão já na vida fetal, vêm sendo tratados com intervenção intrauterina, através de punção do coração e dilatação da válvula com cateter-balão (Fig. III.10.6).

Trata-se de uma área ainda em desenvolvimento, mas que poderá permitir o tratamento precoce de bebês com este grave problema, quando detectado durante a vida fetal. Em nosso serviço, realizamos a primeira intervenção em coração fetal em abril de 2009 (Fig. III.10.7*A* a *C*).

No grupo das obstruções do lado esquerdo do coração, outra cardiopatia é a síndrome do coração esquerdo hipoplásico, em que as valvas mitral e aórtica, assim como a cavidade do ventrículo esquerdo, estão hipoplásicas (Fig. III.10.8). Esta doença, apesar de ser muito grave, tem a possibilidade de ser tratada cirurgicamente no período neonatal imediato (cirurgia de Norwood) ou por meio de procedimento híbrido (implante de *stent* no canal arterial pela hemodinâmica e bandagem das artérias pulmonares cirúrgica); o bebê só terá chance de sobrevida se puder receber atendimento logo após o nascimento, razão pela qual também deverá nascer no local de atendimento cardiológico, o que depende do diagnóstico durante a vida fetal.

A coarctação da aorta é uma anomalia relacionada com o lado esquerdo do coração, de difícil diagnóstico no período pré-natal. Embora possa ser suspeitada, é infrequente que seja possível demonstrar sua presença com certeza, até porque esta doença só se instala efetivamente após o nascimento, quando do fechamento do canal arterial com alguns dias de vida pós-natal.

Outras cardiopatias estruturais

Outras anomalias cardíacas congênitas podem ser detectadas por meio do ecocardiograma fetal, e cada uma delas deverá ser particularizada de acordo com as características específicas daquela gestação em especial, de maneira a se poder oferecer a melhor forma de acompanhamento e de tratamento pré- e pós-natal (Figs. III.10.9 a III.10.13).

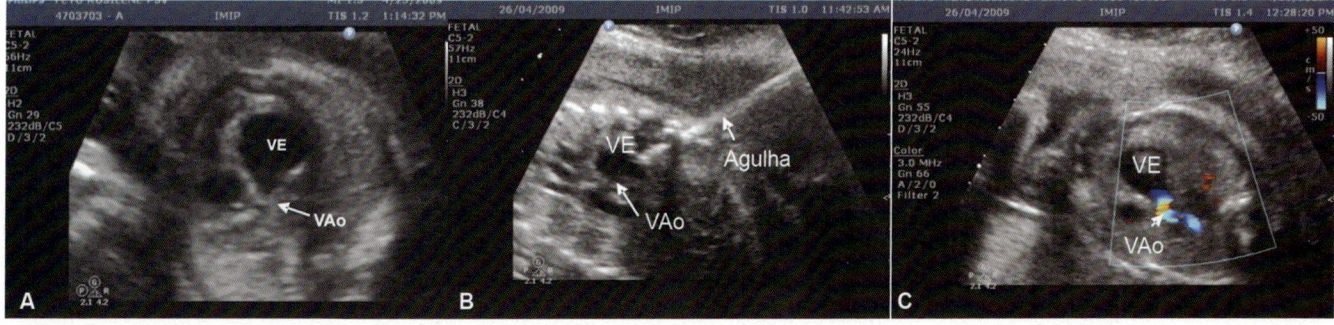

Fig. III.10.7. Valvuloplastia aortica fetal. **A.** Ventrículo esquerdo (VE) dilatado e estenose da valva aórtica (VAo) importante. **B.** Agulha (*seta*) dentro do VE para realização da dilatação com balão. **C.** Fluxo através da VAo após procedimento (*seta*).

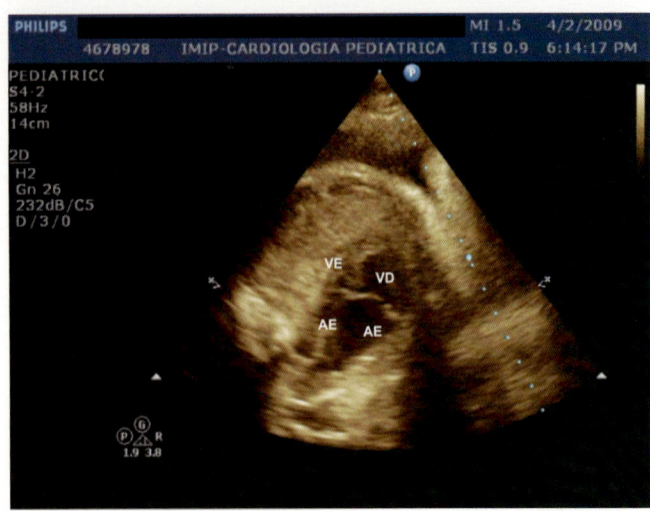

Fig. III.10.8. Imagem de coração fetal com hipoplasia das cavidades esquerdas. Átrio direito (AD), átrio esquerdo (AE), ventrículo direito (VD) e ventrículo esquerdo (VE).

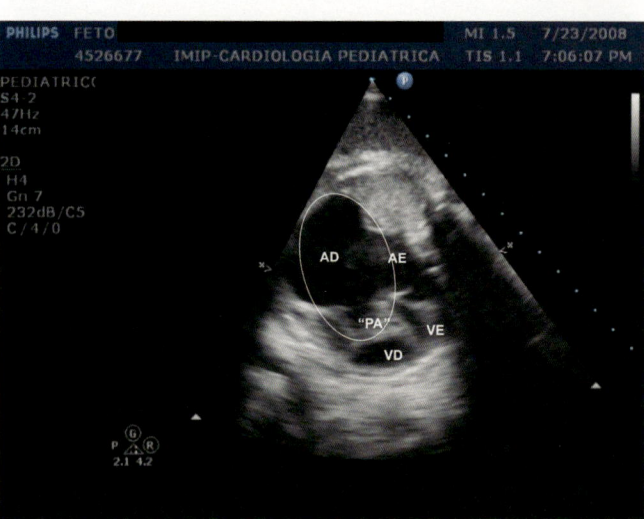

Fig. III.10.10. Ecocardiograma de feto com diagnóstico de anomalia de Ebstein da valva tricúspide. Imagem bidimensional de corte de quatro câmaras, onde observa-se grande aumento do átrio direito (AD) e a porção atrializada do ventrículo direito ("PA").

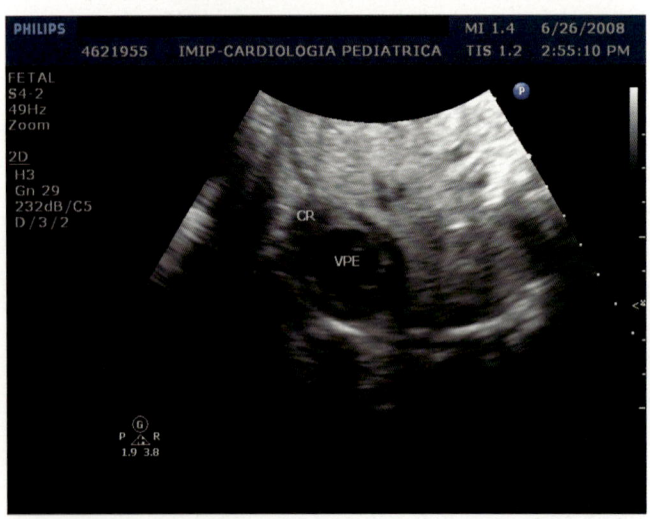

Fig. III.10.9. Ecocardiograma de feto com coração univentricular. Imagem de corte tranverso dos ventrículos, onde identificamos ventrículo principal esquerdo (VPE) e câmara rudimentar (CR) hipoplásica.

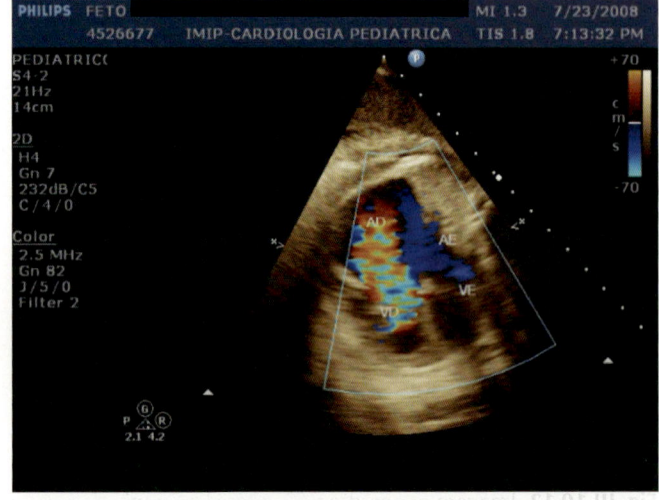

Fig. III.10.11. Ecocardiograma de feto com diagnóstico de anomalia de Ebstein da valva tricúspide. Imagem com Doppler colorido do corte de quatro câmaras, onde observa-se grande aumento do átrio direito e ao mapeamento em cores, insuficiência tricúspide importante.

Anormalidades funcionais do coração e da circulação fetal

São problemas que acometem o funcionamento do coração e a circulação durante a vida fetal, mas que não causam nem são causados por doenças estruturais, sendo normal a formação anatômica do sistema cardiovascular do coração fetal. De certa forma, pode-se dizer que se o fator causador do problema for resolvido, a função cardiocirculatória terá condições de voltar ao normal. A seguir, serão discutidos alguns exemplos dessas situações.

Constrição prematura do canal arterial (constrição ductal)

É um dos mais típicos e frequentes exemplos de anormalidade cardiovascular funcional. Ocorre que o canal arterial, ou ducto arterioso, que tem o papel de levar para a aorta todo o sangue que sai pela artéria pulmonar que não atinge os pulmões, e que corresponde a 80% do sangue ejetado pelo ventrículo direito, sofre um estreitamento transitório, que pode variar de intensidade, desde uma constrição leve até o fechamento completo. Com o aumento da idade gestacional, o ducto torna-se mais

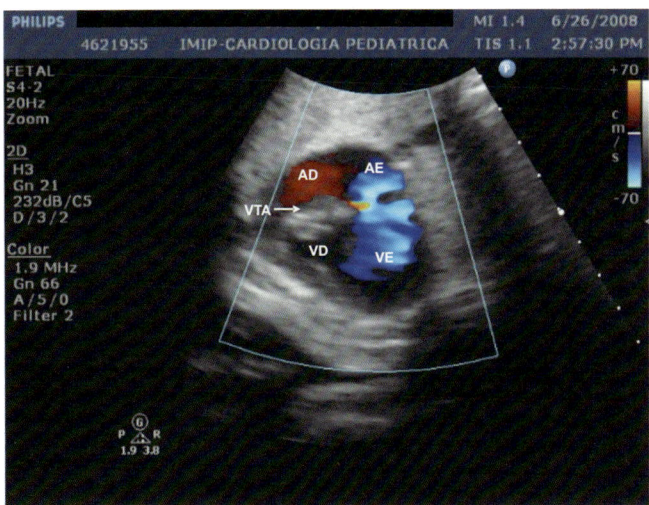

Fig. III.10.12. Imagem de coração fetal com atresia tricúspide. Átrio direito (AD), átrio esquerdo (AE), ventrículo direito (VD), ventrículo esquerdo (VE) e assoalho da valva tricúspide atrésica (VTA).

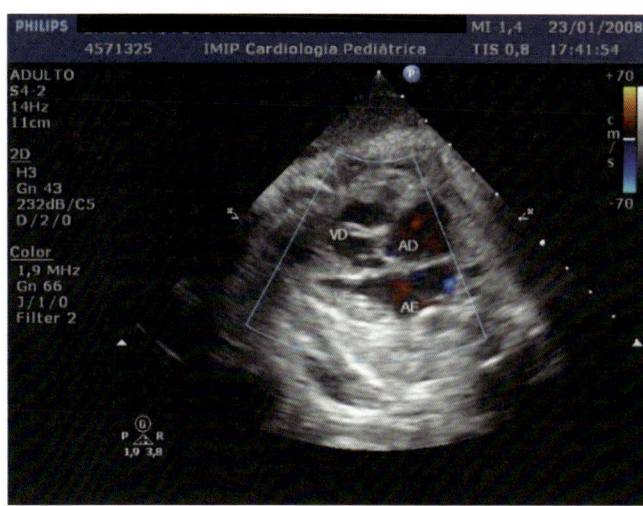

Fig. III.10.14. Ecocardiograma de feto com diagnóstico de constrição ductal precoce. Imagem de aumento importante do ventrículo direito (VD).

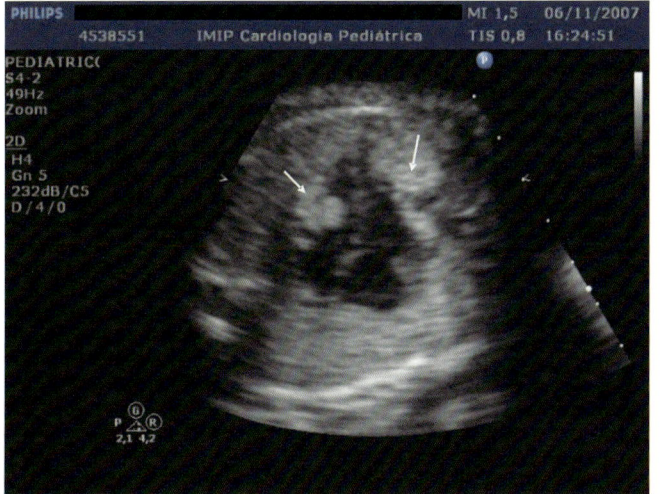

Fig. III.10.13. Imagem ecocardiográfica bidimensional de coração fetal com tumorações (seta) em ventrículos direito e esquerdo.

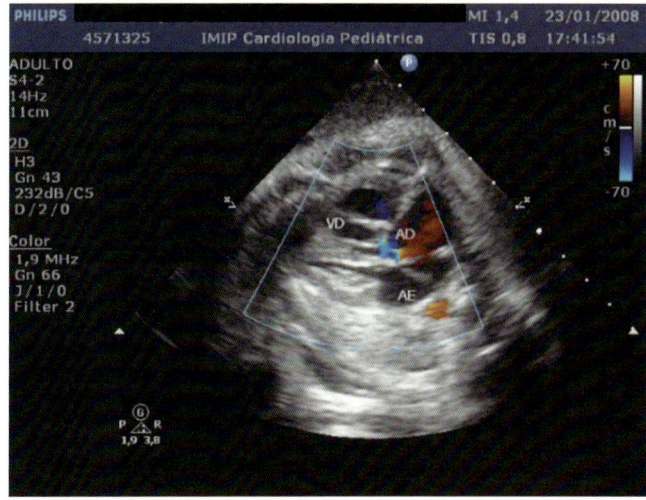

Fig. III.10.15. Ecocardiograma de feto com diagnóstico de constrição ductal precoce. Imagem em corte de quatro câmaras onde observa-se aumento importante do ventrículo direito (VD) e aumento do átrio direito (AD).

sensível a fatores constritores, ocorrendo incidência elevada da constrição ductal após a 31ª semana de gestação e sendo infrequente antes da 27ª semana. Estudos têm demonstrado, em alguns casos, repercussão hemodinâmica importante, cursando com insuficiência cardíaca e hidropisia, podendo culminar com o óbito fetal ou neonatal nos casos prolongados. O mecanismo pelo qual isso acontece pode ser entendido ao se acompanhar a seguinte sequência de eventos: a patência intrauterina do canal arterial é mantida pela presença da prostaglandina; se algum fator faz com que diminuam os níveis sanguíneos fetais de prostaglandina, existe uma tendência para o fechamento ou diminuição de calibre do ducto arterioso (Figs. III.10.14 a III.10.16).

O fator mais conhecido que diminui a prostaglandina no feto é a ingestão ou injeção, pela mãe, de medicamentos anti-inflamatórios, especialmente a indometacina, o piroxicam, a fenilbutazona e até o AAS. A diminuição ou a suspensão destes medicamentos frequentemente faz com que os níveis de prostaglandina fetal circulantes voltem a aumentar e o ducto arterioso retorne ao seu calibre normal. Porém, não raramente existe constrição ductal sem um fator desencadeante aparente (idiopática), não tendo a gestante consumido nenhuma substância com o efeito conhecido de causar constrição ductal. Como ainda não foi provado se os chás medicinais caseiros e os alimentos que contenham derivados flavanoides podem ter algum efeito sobre o canal arterial, tem-se recomendado

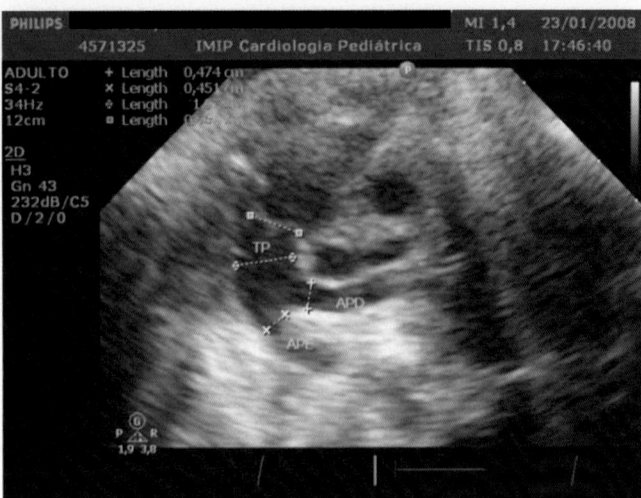

Fig. III.10.16. Ecocardiograma de feto com diagnóstico de constrição ductal precoce. Observa-se, nessa imagem, aumento do tronco pulmonar (TP) e das artérias pulmonares direita e esquerda (APD e APE).

que as gestantes não façam uso dos mesmos. No que se refere ao diagnóstico de constrição ductal, o ecocardiograma fetal mostra uma desproporção de tamanho entre os dois ventrículos, com o ventrículo direito aumentado, a presença de refluxo pela válvula tricúspide e velocidades anormais do sangue no interior do ducto arterioso. Estes achados podem voltar ao normal após alguns dias, mas é importante que o feto seja acompanhado com exames seriados e, se a repercussão funcional for importante e houver perspectiva de maturidade pulmonar, o melhor tratamento é promover o parto, já que a situação se resolve com o nascimento. O recém-nascido deverá ficar em observação, mas frequentemente ocorre o desaparecimento completo de qualquer manifestação, com cura total e definitiva; porém, alguns deles podem apresentar hipertensão pulmonar.

Restrição intrauterina do forame oval

Esta situação é menos frequente, e o que ocorre é que a comunicação normal entre os átrios, o *foramen ovale*, torna-se pequeno. Isto interfere na passagem do sangue que vem da veia umbilical e do ducto venoso, que encontra uma resistência para chegar ao átrio esquerdo. Como consequência, existe aumento das cavidades direitas do coração e dilatação de todo o sistema venoso, com hidropisia fetal (acúmulo de líquido na pleura, no pericárdio, no abdome e nos tecidos sob a pele), representando uma forma de insuficiência cardíaca. O tratamento consiste na utilização de diuréticos por via materna e, assim que houver maturidade pulmonar, interromper a gestação, pois a situação se resolve com o nascimento. Quando esta situação ocorre muito precocemente na vida fetal, pode impedir que o ventrículo esquerdo, a válvula mitral e a aorta se desenvolvam adequadamente, predispondo ao desenvolvimento da síndrome do coração esquerdo hipoplásico. Devido à gravidade do caso, nessas situações alguns centros têm indicado a realização de intervenção intrauterina para abertura da comunicação interatrial, por meio da introdução de cateter-balão, por punção do abdome materno com uma agulha especial, sob visão ultrassonográfica.

Insuficiência cardíaca de alto débito por anemia fetal ou por anomalias vasculares distantes do coração

Uma situação obstétrica bem conhecida é a chamada isoimunização Rh, em que ocorre anemia fetal. Quando o grau de anemia do feto é importante, o coração é obrigado a trabalhar em um regime com maior velocidade do fluxo sanguíneo e com maior contratilidade, para suprir as necessidades do organismo. Isto é conhecido como insuficiência cardíaca de "alto débito", e a manifestação clínica é a hidropisia fetal, com derrames serosos (ascite, derrame pleural e pericárdico) e edemas de pele e subcutâneo, além de aumento da frequência cardíaca. O tratamento desta situação é a transfusão intrauterina, em que é injetado diretamente na veia umbilical sangue irradiado, sob visão ultrassonográfica, até que o hematócrito do feto aumente a níveis considerados aceitáveis. Este procedimento é repetido tantas vezes quantas forem necessárias para manter o feto em boa forma até ser atingida a maturidade pulmonar, quando é promovido o seu nascimento, para tratamento pós-natal. A função cardíaca habitualmente se recupera completamente e o feto não costuma apresentar qualquer tipo de sequela cardiovascular futura. Outras alterações com consequências funcionais semelhantes ocorrem quando existem anomalias vasculares, como o aneurisma de veia de Galeno (veia intracraniana que drena os vasos cerebrais), as fístulas arteriovenosas, que podem existir no fígado ou no cérebro, ou ainda a agenesia do ducto venoso. O tratamento destas situações é pós-natal, e o feto deve ser mantido em acompanhamento cardiológico e receber diuréticos por via materna até que a interrupção da gestação possa ser realizada de forma segura no que se refere à viabilidade fetal.

Anormalidades do músculo cardíaco fetal

Neste grupo de anormalidades cardíacas fetais, ocorre uma modificação das paredes musculares dos ventrículos, que pode se manifestar de várias formas distintas, como se verá a seguir.

Hipertrofia miocárdica fetal secundária ao diabetes materno

A forma mais frequente de hipertrofia miocárdica observada no período pré-natal ocorre em fetos de mães diabéticas. A hipertrofia miocárdica fetal está presente como complicação do diabetes materno prévio ou gestacional em cerca de 25% a 30% dos casos.

O septo interventricular é preferencialmente afetado, mas as paredes livres do ventrículo direito e, especialmente, do esquerdo podem também estar envolvidas.

A etiologia da hipertrofia miocárdica em fetos de mães diabéticas permanece controversa, tendo sido previamente sugerida e recém-demonstrada sua associação ao hiperinsulinismo fetal.

Este problema não costuma trazer manifestações clínicas significativas, sendo bem tolerado durante a vida fetal. A análise cuidadosa dos fluxos pelo sistema Doppler mostra, em fetos mais afetados, alteração na capacidade de distensão ou enchimento do coração (chamadas de disfunção "diastólica" ou hipocomplacência ventricular). Esta alteração relaciona-se com o grau de acometimento do músculo cardíaco, que, por sua vez, depende da forma como o diabetes materno está sendo controlado. Se esta hipertrofia miocárdica (e as alterações da função diastólica) persistir até o momento do nascimento, o recém-nascido precisará de atenção especial do pediatra, pois poderá ocorrer quadro de disfunção respiratória e alterações transitórias na radiografia de tórax (cardiomegalia), às vezes necessitando de medicamentos no período neonatal para melhorar os sintomas. A resolução espontânea da hipertrofia miocárdica, com volta da espessura das paredes cardíacas ao normal nos primeiros meses de vida pós-natal, é a regra, e na imensa maioria das vezes não há qualquer alteração residual.

Miocardiopatia hipertrófica fetal

Diferentemente da situação anterior, é uma doença geralmente genética, de cunho familiar, que pode afetar a criança em qualquer momento, desde a vida fetal até a idade adulta. Caracteriza-se por grande espessamento localizado do músculo cardíaco, com comprometimento da função do coração e muitas vezes causando obstrução na via de saída do ventrículo esquerdo devido ao importante aumento da massa muscular no septo interventricular, abaixo da válvula aórtica, às vezes com obstrução subaórtica. É uma anomalia rara, mas com repercussão funcional significativa, às vezes necessitando de medicação administrada através da mãe e de atendimento neonatal imediato. Outra forma de miocardiopatia hipertrófica é a observada no gêmeo receptor na síndrome da transfusão feto-fetal em gestações monozigóticas.

Miocardiopatia dilatada

No feto ela pode ser primária ou secundária a alto débito cardíaco (anemia fetal, fístulas arteriovenosas), a lesões miocárdicas diretas, como infecções virais ou por parasitas, e à hipoxia e exposição a toxinas, a drogas e a outros agentes externos. A miocardiopatia dilatada fetal secundária a distúrbios do ritmo é chamada taquicardiomiopatia, mas também ocorre por bradicardia importante, como no bloqueio atrioventricular total.

Qualquer que seja a causa, a manifestação clínica, observada no ecocardiograma fetal, é um aumento do volu-

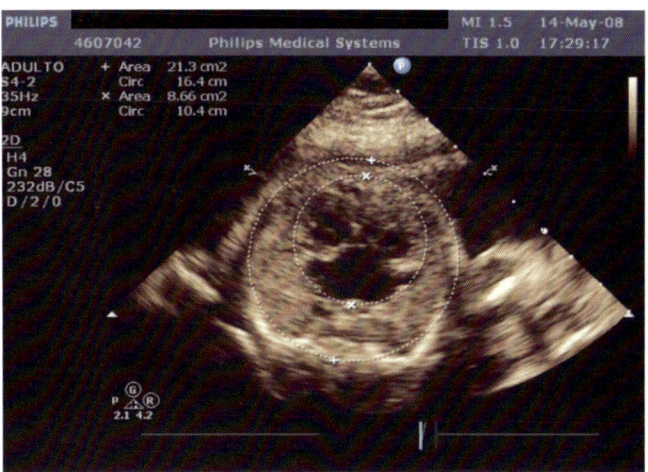

Fig. III.10.17. Imagem ecocardiográfica de feto com cardiomegalia, avaliada por meio do cálculo do índice cardiotorácico.

me cardíaco, sendo a relação entre a área cardíaca e a do tórax maior que 50% e a circunferência do coração maior que um terço da circunferência torácica (Fig. III.10.17). Além disso, observa-se alteração da contratilidade ventricular, podendo estar presentes sinais de insuficiência cardíaca, representados principalmente por hidropisia fetal.

Esta situação precisa de tratamento clínico, utilizando-se medicamentos dados à mãe para atingir o feto através da placenta, como diuréticos e fármacos que aumentem a força de contração do coração. O esvaziamento dos derrames líquidos (através de punção dos mesmos com uma agulha especial introduzida no útero materno, sob anestesia local materna e sob visão ultrassonográfica) é, às vezes, uma alternativa para acelerar a melhora clínica, mas, em alguns casos, é necessária a interrupção da gestação, de acordo com a idade gestacional e a maturidade pulmonar, para tratamento pós-natal.

Miocardiopatia restritiva

É a forma menos frequente de doença miocárdica no feto. Normalmente está representada pela fibrose endomiocárdica. O que existe é uma dificuldade de os átrios esvaziarem-se nos ventrículos porque estes não se distendem normalmente, muitas vezes devido às suas regiões apicais estarem preenchidas por substâncias anormais que infiltram suas paredes internas e impedem seu relaxamento. Como consequência, os átrios são muito grandes, muito maiores que os ventrículos, e frequentemente as válvulas mitral e tricúspide permitem refluxos anormais. Secundariamente, há também manifestações de insuficiência cardíaca fetal, com ascite, derrame pleural e pericárdico, edema de pele e de tecidos moles e sinais de sofrimento fetal.

O prognóstico da miocardiopatia restritiva de apresentação fetal é ruim e o tratamento clínico geralmente apresenta pouco efeito. Portanto, o ideal é a interrupção da gestação do feto hidrópico que apresente potencialidade de maturidade pulmonar fetal, para tratamento intensivo neonatal.

Arritmias cardíacas fetais

Essas alterações não podem ser analisadas conjuntamente como se fossem uma única anormalidade, porque a forma mais frequente, representada pelas extrassístoles, é benigna e, na grande maioria das vezes, sem nenhum significado clínico, mas as situações em que a frequência cardíaca é anormalmente alta (taquicardias fetais) ou anormalmente baixa (bloqueio atrioventricular fetal), embora muito mais raras, podem ser graves e necessitam de tratamento intrauterino imediato. Por esta razão, cada uma dessas formas de alteração do ritmo será considerada isoladamente.

O ritmo cardíaco fetal normal é regular (1:1), com frequência que varia na faixa de 120 a 170 batimentos por minuto (bpm).

Arritmias sinusais

A taquicardia sinusal é identificada pela presença de ritmo com condução AV 1:1 e frequência cardíaca variável, acima de 160 bpm. Na maioria dos casos é consequência de estimulação adrenérgica e, isoladamente, não tem significado clínico.

A bradicardia sinusal, usualmente secundária à modificação do tônus vagal por hipoxia ou compressão do cordão umbilical, manifesta-se por ritmo com sequência AV também 1:1 e frequência cardíaca abaixo de 100 bpm que, se transitória, faz com que o curso seja geralmente benigno.

Extrassístoles atriais

Este tipo de arritmia é uma das mais frequentes anormalidades cardíacas observadas durante a vida fetal. Em sua grande maioria, trata-se de um evento benigno, que não necessita de tratamento e que não inspira cuidados específicos.

Sua origem pode ser nas aurículas (extrassístoles atriais, auriculares ou supraventriculares, que correspondem a mais de 95% dos casos) ou nos ventrículos. Nas extrassístoles atriais, um estímulo elétrico isolado anormal faz com que os átrios contraiam-se mais cedo do que com o estímulo normal, e isso torna o ritmo irregular. Estes estímulos atriais extras podem ou não se transmitir aos ventrículos. Caso eles passem para os ventrículos, a extrassístole atrial será seguida de um batimento extra dos ventrículos. Se a extrassístole atrial não for conduzida aos ventrículos, poderá haver frequência cardíaca mais lenta, porque depois de cada batimento extra ocorrerá maior pausa antes do próximo batimento normal. De qualquer maneira, este tipo de arritmia é facilmente identificada ao ecocardiograma fetal, e uma vez constatada que a alteração do ritmo é causada por extrassístoles atriais e que o coração do feto é normal do ponto de vista estrutural e funcional, a família pode ser tranquilizada.

Deve ser evitado pela gestante o uso de quaisquer substâncias que possam aumentar a excitabilidade elétrica do coração fetal, como gotas nasais, café, chá, chimarrão, álcool, fumo ou remédios que contenham produtos estimulantes do sistema nervoso. Na sua grande maioria, como já mencionado, as extrassístoles atriais não precisarão ser tratadas, porque o risco de que elas venham a se tornar arritmias mais sérias é muito pequeno e elas se resolvem espontaneamente ainda durante a vida fetal, não raro em poucos dias. Em alguns casos, só vai ocorrer melhora depois do nascimento.

A paciente deverá ser acompanhada pelo seu obstetra e, eventualmente, este poderá pedir que ela faça um exame de controle mais adiante. A única situação em que habitualmente se indica tratamento para as extrassístoles atriais fetais é quando elas ocorrem "em salva", isto é, quando se apresentam em grupos de três ou mais batimentos anormais em sequência, especialmente se isso se repete frequentemente. Neste caso, como existe a possibilidade de que as extrassístoles se transformem em taquicardia atrial, que é uma arritmia mais importante, geralmente a gestante receberá medicamentos para tentar suprimir a alteração.

Taquicardia atrial sustentada e *flutter* atrial

São formas de alteração do ritmo cardíaco fetal que apresentam maior gravidade do que as extrassístoles e podem ser fatais se não tratadas. O aspecto positivo é que essas arritmias, de maneira geral, respondem bem ao tratamento clínico e, na grande maioria, podem ser resolvidas com terapêutica adequada administrada à mãe. O ponto fundamental é que essas arritmias sejam detectadas, sendo necessário que a frequência cardíaca fetal seja avaliada rotineiramente e, a qualquer dúvida ou suspeita, a gestante deve ser encaminhada para revisão ecocardiográfica fetal.

Na taquicardia atrial sustentada, existe um foco elétrico anormal que gera estímulos numa frequência muito alta (na faixa de 200 a 250 batimentos por minuto), originado em algum local dos átrios fora da localização normal. Estes estímulos fazem com que os átrios pulsem nesta frequência mais alta, e cada um desses estímulos é transmitido depois aos ventrículos, que também vão demonstrar a mesma frequência alta, já que a cada batimento atrial corresponde um batimento ventricular (é o que se chama de condução atrioventricular 1 para 1). A consequência é que o coração vai apresentar praticamente o dobro da sua frequência normal, o que prejudica a função cardíaca, já que não há tempo suficiente para que os ventrículos se encham completamente, aumentando as pressões em todas as entradas de sangue no coração (ducto venoso, veias cavas, veias pulmonares) e diminuindo a quantidade de sangue que sai do coração pela aorta e pela artéria pulmonar. Instala-se um quadro de insuficiência cardíaca, cuja principal manifestação é a hidropisia fetal. Geralmente há também poli-idrâmnio e alterações dos fluxos em vários vasos do sistema circulatório.

No *flutter* atrial, as consequências funcionais são as mesmas que na taquicardia atrial. O que difere é o mecanismo da arritmia, porque os átrios mostram uma frequência muito mais alta do que a normal, 400 a 500 vezes por minuto. Obviamente, os ventrículos não conseguiriam acompanhar esta frequência, e por isso a natureza proporcionou um mecanismo de defesa natural, "bloqueando" uma parte destes estímulos anormais antes que eles cheguem aos ventrículos. Assim, o que se vê habitualmente é que a frequência atrial é de 400 a 500 batimentos por minuto, e a frequência ventricular é a metade, de 200 a 250 batimentos por minuto (constituindo o que se chama de condução atrioventricular 2 para 1, ou bloqueio 2 para 1, já que de cada 2 estímulos atriais, 1 é "bloqueado" e 1 é conduzido para os ventrículos).

Quando uma taquicardia atrial ou um *flutter* atrial são detectados durante a vida fetal, é imperioso que a gestante seja atendida pelo cardiologista fetal. Se houver sinais de insuficiência cardíaca, o feto deverá receber cuidados em ambiente de tratamento intensivo, pela necessidade de controlar rigorosamente o coração fetal e o materno, já que a mãe deverá receber medicamentos que necessitam de monitoração.

Em algumas situações, hoje mais raras devido ao progresso do tratamento farmacológico das arritmias, quando não há resposta ao tratamento por via materna, é indicado o tratamento direto do feto através de punção do cordão umbilical pelo especialista em medicina fetal, e injeção da medicação na corrente sanguínea fetal, pela veia umbilical. Obviamente, quando a situação clínica for grave, já tiver sido tentado tratamento farmacológico e houver idade gestacional suficiente, com adequada maturidade pulmonar fetal, o tratamento de escolha neste caso é a interrupção da gestação, para que o recém-nascido seja submetido a cardioversão elétrica.

Como comentado anteriormente, os fetos com alterações graves do ritmo cardíaco, em sua grande maioria, com maior ou menor dificuldade e em maior ou menor tempo de tratamento, respondem bem à terapêutica e têm sua arritmia revertida, podendo ser mantidos no útero até o final da gravidez e sendo observada normalização das manifestações de insuficiência cardíaca e hidropisia fetal. Estes fetos costumam ser normais do ponto de vista anatômico e habitualmente não repetem a arritmia no período pós-natal.

Bloqueio atrioventricular total (BAV)

Trata-se de uma alteração do ritmo cardíaco fetal que também pode ser grave do ponto de vista funcional, com elevado índice de letalidade nas formas graves, necessitando ser adequadamente identificada para que possam ser tomadas as medidas terapêuticas necessárias. Pode ocorrer sem lesão estrutural associada, usualmente secundário à presença de colagenose materna, com ou sem expressão clínica. Na maioria das vezes, existe positividade para a presença de anticorpos anti-SSA ou anti-Ro. A mortalidade fetal situa-se ao redor de 40%, mas quando o BAV total ocorre em fetos com lesões estruturais, especialmente isomerismo esquerdo e defeito do septo atrioventricular, este índice é maior que 80%.

Nesta situação os estímulos atriais normais não conseguem chegar aos ventrículos, devido a um bloqueio desses estímulos por lesão no tecido cardíaco especializado encarregado desta função. Isto faz com que a frequência dos átrios seja normal, mas a frequência de pulso dos ventrículos seja anormalmente baixa (na faixa de 40 a 70 batimentos por minuto).

As condutas terapêuticas, no BAV total diagnosticado no feto, dependem da presença de hidropisia e da maturidade pulmonar fetal. Indica-se a interrupção da gestação no feto hidrópico maduro, para implante neonatal de marca-passo. A maior dificuldade está no feto hidrópico sem maturidade pulmonar, podendo, nesses casos, ser utilizados simpatomiméticos, como o salbutamol e o fenoterol, para tentar um aumento transitório da frequência cardíaca, porém o resultado não tem sido satisfatório. Na presença de colagenose materna, estão indicados corticosteroides; recentemente foi descrita a utilização de imunoglobulina intravenosa materna nos casos secundários à presença de anticorpos anti-Ro, com resultados promissores. A possibilidade de estimulação cardíaca fetal por meio de implante de eletrodo especial por via percutânea já foi demonstrada e pode vir a ser uma alternativa menos invasiva para o tratamento pré-natal.

FOCOS ECOGÊNICOS OU *GOLF BALLS*

Os focos ecogênicos endocárdicos, conhecidos também como *golf balls*, são áreas ecogênicas brilhantes dentro do coração fetal. Sua etiologia parece relacionada com a calcificação dentro dos músculos papilares, que seria devida a um desenvolvimento anormal da microvasculatura, levando a alterações isquêmicas do músculo.

Estudos descrevem a prevalência de *golf balls* de 0,5% a 20%, dependendo da população e da metodologia. Focos múltiplos ocorrem em 6% a 11%.

É importante esclarecer a família de que se trata de um achado benigno, sem significado clínico ou funcional, e que não acarreta risco nenhum para o feto. Ao ecocardiograma fetal, quando este é um achado isolado, muitas vezes tais focos ecogênicos nem são descritos pelo cardiologista, para não trazer preocupação desnecessária.

Trabalhos iniciais, realizados na Inglaterra e outros locais, tentaram associar o achado de *golf balls* no coração fetal com risco aumentado de doenças cromossômicas, como a síndrome de Down, devido a ter sido verificado que os bebês com síndrome de Down frequentemente tinham esses focos ecogênicos nos seus exames ecográficos. Entretanto, um grande número de estudos posteriores mostrou claramente que a frequência de *golf balls*, na população geral, era igual à demonstrada nos fetos com síndrome de Down, e que não havia nenhuma razão para associar focos ecogênicos com doenças cromossômicas.

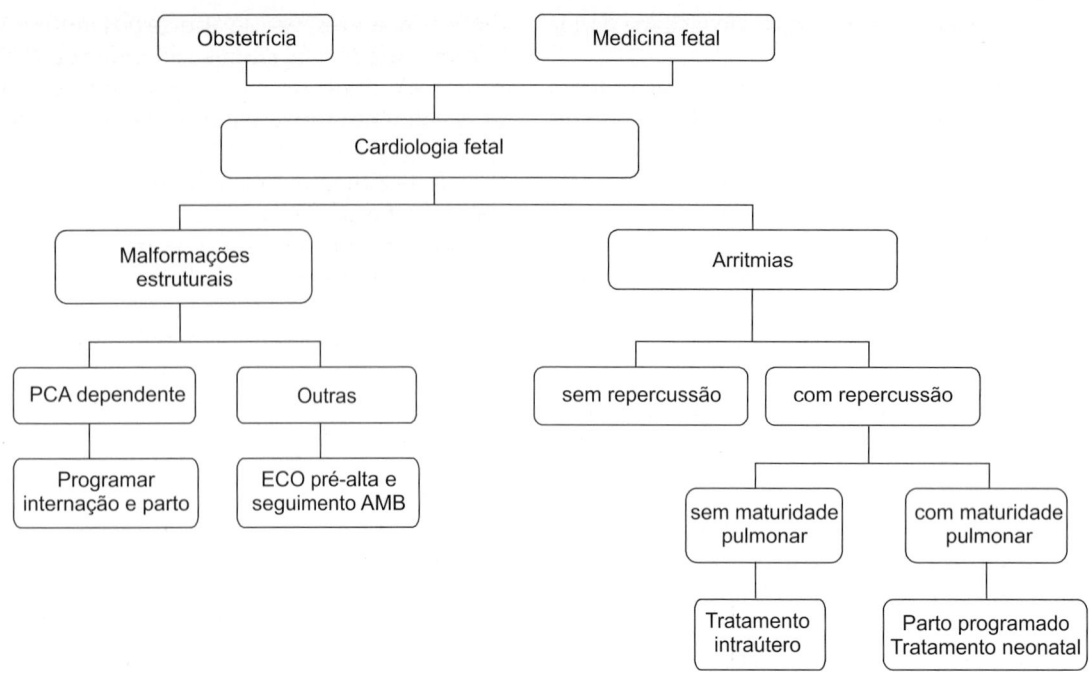

Fig. III.10.18. Fluxograma mostrando as condutas nas diferentes situações no Serviço de Cardiologia Fetal do IMIP.

IMPLICAÇÕES DO DIAGNÓSTICO INTRAUTERINO

Diante do diagnóstico intrauterino de uma cardiopatia fetal, é importante que seja esclarecido se a mesma apresenta comprometimento funcional tardio, comprometimento funcional neonatal, comprometimento funcional intrauterino e/ou arritmias cardíacas fetais.

Em nossa instituição (IMIP), as condutas são direcionadas de acordo com o fluxograma mostrado na Fig. III.10.18.

ALTERAÇÕES CARDÍACAS PASSÍVEIS DE INTERVENÇÃO INTRAÚTERO

As anormalidades cardíacas nas quais pode ser indicado tratamento intrauterino, seja esse medicamentoso ou intervencionista, são:

- Estenose aórtica (tipo atresia funcional).
- Estenose pulmonar crítica (valva imperfurada).
- Cardiopatias complexas (síndrome da hipoplasia do coração esquerdo) com septo interatrial íntegro ou *shunt* restritivo.
- Implante de marcapasso BAVT.
- Tratamento de taquiarritmias com repercussão hemodinâmica.

Nos casos em que seja indicada intervenção cardíaca fetal, a idade gestacional adequada situa-se entre a da 25ª e a 28ª semana.

CONCLUSÃO

A ecocardiografia fetal não é apenas um método diagnóstico, mas sim a base da cardiologia fetal. O impacto do diagnóstico pré-natal de anormalidades cardíacas incide em vários aspectos, sendo que, em relação ao tratamento de doenças cardíacas estruturais, as principais malformações que se beneficiam são as cardiopatias com circulação pulmonar e/ou sistêmica dependente do canal arterial: transposição das grandes artérias; atresias pulmonares; estenose valvar aórtica crítica; estenose valvar pulmonar crítica; síndrome de hipoplasia do coração esquerdo; interrupção do arco aórtico e coarctação da aorta importante.

O Serviço de Cardiologia Fetal do IMIP foi instituído no ano de 2007, realizando, no período de junho 2007 a maio de 2009, 431 ecocardiogramas fetais, e diagnosticando, nesse período, alterações no sistema cardiovascular em 61 casos. Desses 61, apenas três necessitaram de intervenção na vida fetal, sendo que em dois fetos, devido à arritmia cardíaca com repercussão (tratamento medicamentoso) e em um feto foi realizado tratamento intervencionista (valvoplastia aórtica). O diagnóstico fetal permitiu a realização de intervenção neonatal programada em sete recém-nascidos. A média da idade gestacional de realização do ecocardiograma fetal foi 30,3 semanas.

BIBLIOGRAFIA

Alano MA, Ngougmna E, Ostrea Jr. EM et al. Analysis of nonsteroidal antiinflammatory drugs in meconium and its relation to persistent pulmonary hypertension of the newborn. Pediatrics 2001; 107:519-523.

Assad RS, Zielinsky P, Kalil RK et al. New lead for in utero pacing for fetal congenital. Heart Block 2003; 1:300-302.

Bacaltchuk T, Antunes P, Zielinsky P. Rastreamento pré-natal das anormalidades cardíacas: papel da ultra-sonografia obstétrica de rotina. R Bras Ginecol Obstet 2001; 23(9):553-558.

Hagemann L, Zielinsky P. Rastreamento populacional de anormalidades cardíacas fetais por ecocardiografia pré-natal em gestações de baixo risco no Município de Porto Alegre. Arq Bras Cardiol (São Paulo) 2004; 82(4):313-319.

Hagen A, Albig M, Schmitz L et al. Prenatal diagnosis of isolated foramen ovale obstruction. A report of two cases. Fetal Diagn Ther 2005; 20(1):70-73.

Jaeggi ET, Fouron JC, Silverman ED et al. Transplacental fetal treatment improves the outcome of prenatally diagnosed complete atrioventricular block without structural heart disease. Circulation 2004; 110(12):1.542-1.548.

Luchese S, Manica JL, Zielinsky P. Estudo da constrição intra-uterina do canal arterial. Análise de uma coorte histórica de 20 casos. Arq Bras Cardiol (São Paulo) 2003; 81(4):399-404.

Makrydimas G, Sotiriadis A, Huggon IC et al. Nuchal translucency and fetal cardiac dfects: a pooled analysis of major fetal echocardiography centers. Am J Obstet Gynecol 2005; 192(1):89-95.

Marshalll AC, Van Der Velde ME, Tworwtzky W et al. Creation of an atrial septal defect in utero for fetuses with hypoplastic left heart syndrome and intact or highly restrictive atrial septum. Circulation 2004; 110(3):253-258.

Pedra SR, Smallhorn JR, Ryan G et al. Fetal cardiomyopathies: pathogenic mechanisms, hemodynamic findings, and clinical outcome. Circulation 2002; 106(5):585-591.

Sharland G. Routine fetal cardiac screening: what are we doing and what should we do? Prent Diagn 2004; 24(13):128-8.

Simpson JM, Cook A, Sharland G. The significance of echogenic foci in the fetal heart: a prospective study of 228 cases. Ultrasound Obstet Gynecol 1996; 8:225-228.

Small M, Copel JA. Indications for fetal echocardiography. Pediatr Cardiol 2004; 25(3):210-222.

Sociedade Brasileira de Cardiologia. Diretriz para indicações e utilização da ecocardiografia na prática clínica. Arq Bras Cardiol 2004; 82(Supl. II):11-34.

Zielinsky P, Hagemann LL, Daudt LE et al. A pre and postnatal analysis of factors associated with fetal myocardial hypertrophy in diabetic pregnancies. J Mat Fet Invest 1992; 2:163-167.

Zielinsky P, Nicoloso LH, Firpo C et al. Alternative parameters for echocardiographic assessment of fetal diastolic function. Braz J Med Biol Res 2004; 37(1):31-36.

Zielinsky P. Diseases of the myocardium, endocardium and pericardium during fetal life. In: Yagel S, Norman H, Silverman, Gembruch U, Cohen SM (orgs.). Fetal cardiology-embryology, genetics, physiology, echocardiographic evaluation, diagnosis and perinatal management of cardiac diseases. 1 ed. London and New York: 2003:281-289.

Zielinsky P. Ecocardiografia fetal e cardiologia fetal. In: Ecocardiografia – princípios e aplicações clínicas. Rio de Janeiro: Revinter, 2007: 331-358.

Zielinsky P. Role of prenatal echocardiography in the study of hypertrophic cardiomyopathy in the fetus. Echocardiography 1991; 8(6):661-668.

SEÇÃO IV
CIRURGIA

CAPÍTULO 1
Afecções Ambulatoriais

Paulo Sérgio Gomes Nogueira Borges
Cláudia Corrêa de Araújo

FIMOSE

É um dos problemas mais frequentes encontrados no consultório de cirurgia pediátrica, com incidência em torno de quatro casos/10.000 meninos ao ano.

Ao nascimento, 96% dos meninos não expõem a glande. Essa característica é fisiológica, normal e não é considerada fimose se assintomática. Alguns autores consideram essa característica uma fimose fisiológica. A não exposição da glande a protege do contato com a urina que fica acumulada na fralda, evitando a dermatite amoniacal (assadura) na glande e no meato uretral, além de consequências como a estenose de meato uretral. À medida que o pênis cresce, debris do epitélio se acumulam embaixo do prepúcio, separando gradualmente o prepúcio da glande, e, aos 3 anos de idade, 90% dos meninos expõem a glande (Fig. IV.1.1).

A fimose ocorre quando há incapacidade de retrair o prepúcio completamente em qualquer idade, devido a um anel prepucial estreito. Como somente 4% dos meninos têm o prepúcio retrátil ao nascimento, consideram-se como patológicos apenas aqueles casos em que a abertura prepucial é tão estreita que acarreta obstrução urinária ou inflamação da glande, prepúcio ou ambos (balanopostite).

A fimose é adquirida quando ocorre como consequência de uma outra doença, como a dermatite amoniacal, que provoca fissuras no prepúcio ou postite e cicatrização com estenose do prepúcio. Outra causa frequente de fimose secundária é a causada pelos "exercícios" que consistem em prática frequente por orientação de pediatras e familiares. Ao se forçar a retração do prepúcio para expor a glande, formam-se lacerações que cicatrizam e provocam estenose prepucial.

É importante salientar que, muitas vezes, é confundida com fimose a aderência entre o prepúcio e a glande (Fig. IV.1.2). A aderência balanoprepucial é um importante fator de proteção para a parafimose em crianças no período escolar. Essa aderência se desfaz espontaneamente ao longo do tempo sem necessidade de tratamento.

Outro motivo de confusão com fimose é o cisto de esmegma, que ocorre por acúmulo de esmegma entre o prepúcio e a glande, e está associado à aderência balanoprepucial. À medida que a aderência se desfaz, o cisto é eliminado, sem necessidade de tratamento específico. O tratamento fica reservado para os casos em que ocorre inflamação no cisto, devendo esse ser esvaziado. O excesso de prepúcio não é considerado patológico se assintomático e não deve ser indicada postectomia.

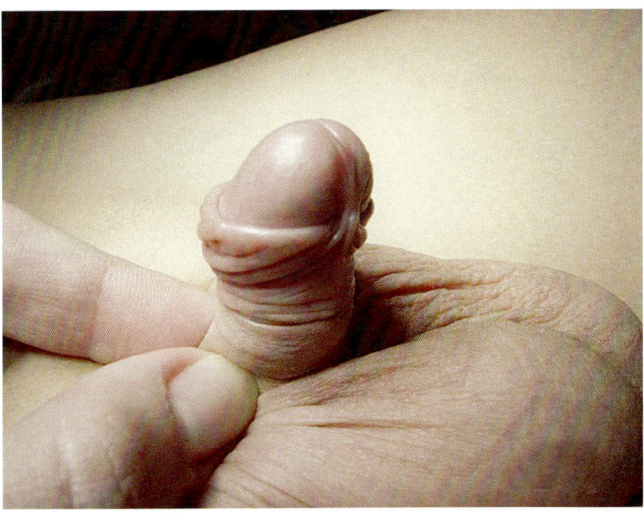

Fig. IV.1.1. Exposição total da glande.

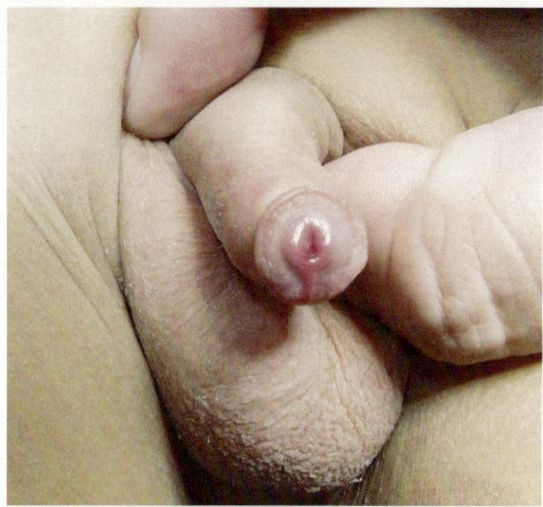

Fig. IV.1.2. Aderência balanoprepucial.

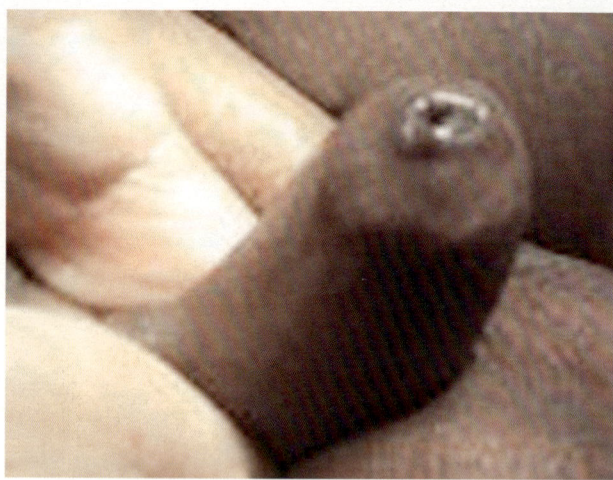

Fig. IV.1.4. Incapacidade de expor a glande por estreitamento prepucial.

O diagnóstico e o tratamento ainda são grande motivo de controvérsia, e a circuncisão (remoção do prepúcio) é realizada como ritual por diversos grupos culturais e religiosos. Na América do Norte, a postectomia no período neonatal já foi realizada de forma rotineira; entretanto, a orientação atual da Academia Americana de Pediatria é que esse procedimento não seja realizado de forma habitual no recém-nascido.

Quadro clínico e diagnóstico

O diagnóstico é realizado pela história e exame físico. A história pode ser de dificuldade para urinar, que é observada pela genitora, choro associado a esforço miccional e balonamento prepucial. Pode haver história de hiperemia e eliminação de secreção purulenta pelo orifício prepucial, caracterizando balanopostite. Outra forma de apresentação é a parafimose, que ocorre quando há retração do prepúcio e ele fica preso entre a glande e o corpo do pênis, provocando edema prepucial. A parafimose é causada por manipulação do prepúcio pela criança ou durante os "exercícios" (Fig. IV.1.3).

O exame deve ser feito de maneira gentil, de modo a não provocar fissuras na tentativa de expor a glande, pois elas são causa de fibrose e consequente fimose iatrogênica. Ao exame, não se consegue expor a glande à retração do prepúcio (Fig. IV.1.4). Não se deve tentar expor a glande durante o exame físico de crianças assintomáticas com menos de 1 ano de idade.

Na criança sintomática, a incapacidade de expor pelo menos o orifício uretral é diagnóstica de fimose e indicação de tratamento.

Tratamento

São consideradas indicações para o tratamento:

- Não expor a glande e ter sintomatologia, como balanopostite de repetição, parafimose, esforço miccional e balonamento prepucial ou anel fibroso no prepúcio, a despeito da idade.
- Meninos de 7 a 10 anos de idade que não expõem a glande, mesmo sem sintomatologia, com o objetivo de evitar parafimose; e balanopostite, visto que a higiene local fica prejudicada. Além disso, deve-se realizar a cirurgia antes da adolescência para evitar um pós-operatório mais doloroso pela presença de ereções mais frequentes.

O tratamento da fimose pode ser clínico ou cirúrgico. Sempre que possível, deve ser tentada a primeira opção, com a aplicação tópica de betametasona, que se mostra eficaz com duas aplicações diárias durante 1 mês. A taxa de sucesso é em torno de 70% a 95% e não há relatos de efeitos colaterais. Após o tratamento bem-sucedido, orienta-se a genitora sobre a higiene com retração do prepúcio durante o banho e limpeza local para evitar recidiva. Considera-se contraindicação para o tratamento clínico a fimose cicatricial com fibrose na pele do prepúcio. Nos casos de recidiva da fimose após o tratamento clínico, pode-se repetir o tratamento com corticoide tópico.

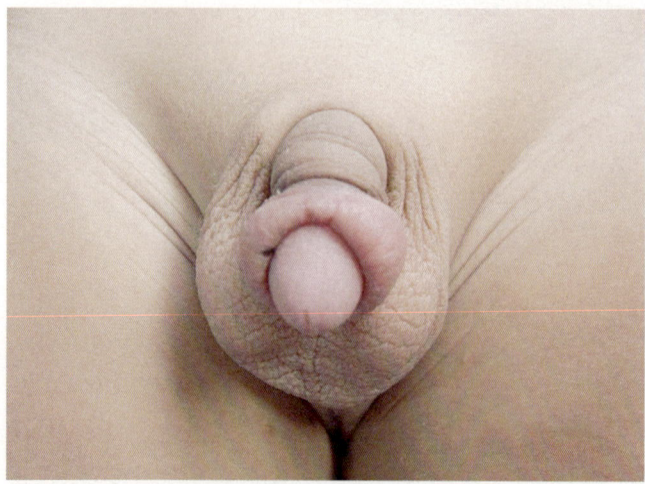

Fig. IV.1.3. Parafimose.

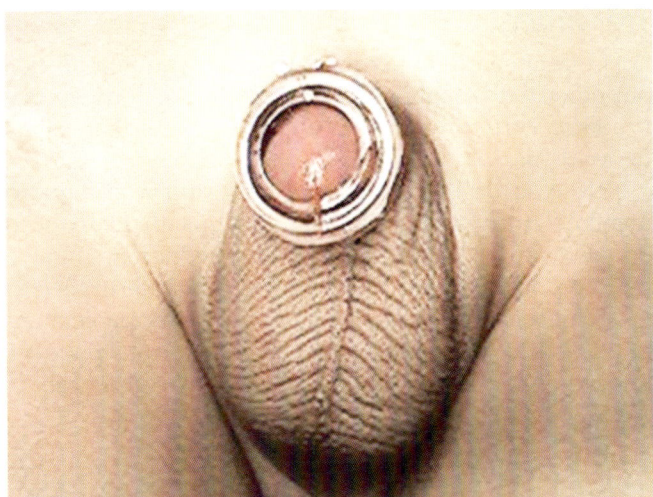
Fig. IV.1.5. Postectomia com *plastibell*.

A postectomia ou circuncisão está indicada quando há falha no tratamento clínico, nos casos de fimose cicatricial e quando a família não tem condição econômica para adquirir a pomada. A cirurgia é realizada sob anestesia geral inalatória e bloqueio regional. Existem duas técnicas cirúrgicas, sendo a mais utilizada a postectomia com um anel plástico (*plastibell*) que é introduzido no interior do prepúcio e amarrado ao mesmo (Fig. IV.1.5).

O prepúcio que fica distal ao anel é ressecado. O anel plástico permanece amarrado ao prepúcio e cai espontaneamente dentro de 7 a 10 dias. É orientada a realização de banhos de assento várias vezes ao dia com água morna para diminuir o edema e a inflamação, que surgem após a cirurgia. É comum haver hiperemia local e até saída de secreção purulenta quando o anel solta do prepúcio. Esse tipo de cirurgia não pode ser realizado em todas as crianças, já que existe tamanho limitado do *plastibell*.

Outra técnica cirúrgica que pode ser realizada é a mesma do adulto, em que se realizam ressecção parcial do prepúcio e sutura da pele à mucosa com pontos de fio absorvível.

Há descrição na literatura de várias complicações da postectomia, como hematoma local, recidiva da fimose, lesão da glande, fístula uretrocutânea e estenose de meato uretral. A estenose de meato uretral é mais frequente quando é realizada postectomia no período neonatal, já que a criança fica todo o tempo de fralda e, então, mais suscetível à dermatite amoniacal, que pode causar a estenose do meato. A possibilidade de todas essas complicações na cirurgia constitui uma vantagem para o tratamento clínico, que, como vimos, não apresenta complicações, a não ser a falha do tratamento.

A balanopostite é tratada com banhos de assento com *permanganato de potássio*, e o tratamento da fimose é realizado após a resolução do processo infeccioso.

O tratamento da parafimose se baseia em redução manual do prepúcio sob anestesia regional (bloqueio peniano) ou sedação, termoterapia para diminuir o edema e posterior tratamento da fimose.

SINÉQUIA DE PEQUENOS LÁBIOS

Representa metade das anormalidades da genitália externa feminina em consultórios. Ocorre dos 3 meses aos 4 anos de idade, com pico entre o 1º e o 2º anos de vida. É rara no recém-nascido e após 5 anos de idade, visto que os níveis de estrogênio são mais elevados nessa faixa etária. Níveis baixos de estrógeno tornam o epitélio labial suscetível à formação de aderências após infecção, traumatismo local ou irritação amoniacal quando em uso de fraldas. Incide em 1,8% das meninas.

Consiste na aderência parcial ou completa dos pequenos lábios vulvares que geralmente se origina na fúrcula posterior e progride para o clitóris. Constitui uma doença adquirida. A troca frequente das fraldas e a manutenção da genitália externa limpa e seca são medidas básicas para evitar este tipo de problema.

Quadro clínico e diagnóstico

O exame da genitália deve ser feito rotineiramente no consultório do pediatra e pela genitora diariamente, quando da colocação da fralda, para que se faça o diagnóstico precoce dessa doença, já que pode estar relacionado com infecção e obstrução do trato urinário.

Há união dos pequenos lábios por uma ponte cutânea delgada e mole. É assintomática na maioria das meninas, sendo habitualmente um achado do exame da genitália feminina. Deve-se fazer diagnóstico diferencial com hímen imperfurado, atresia vaginal e problemas de intersexo.

Os sintomas mais frequentes são infecção urinária, disúria e obstrução ao fluxo urinário. Pode haver bacteriúria assintomática em até 20% dos casos.

Tratamento

O tratamento pode ser clínico ou cirúrgico. A aplicação tópica de creme de estrogênio conjugado tem 90% de sucesso. Aplica-se o creme no local da aderência dos pequenos lábios uma a duas vezes ao dia até que se desfaça a aderência (geralmente até 4 semanas). Depois de desfeita a aderência, manter a aplicação de vaselina no local, uma vez ao dia, por 1 a 2 meses, visando evitar recidiva. O creme de estrogênio tem como efeitos colaterais a hiperpigmentação da vulva e, mais raramente, hiperestesia mamária, que remitem após término do tratamento. As aderências que não cedem ao tratamento tópico devem ser desfeitas cirurgicamente. Na cirurgia é realizado apenas descolamento dos pequenos lábios. A aplicação pós-operatória do creme de estrogênio ou vaselina pode reduzir a incidência de recidivas.

HÉRNIAS

São condições frequentes na infância, sendo a causa mais comum de cirurgia nessa fase. Três modalidades de hérnia são as mais comumente encontradas: inguinais, umbilicais e epigástricas.

A hérnia é definida como uma protuberância de uma parte de um órgão ou tecido através da parede que o contém.

Hérnias inguinais

Resultam de insinuação do conteúdo abdominal por meio do conduto peritônio vaginal patente. Quando o conteúdo do saco herniário é apenas líquido, forma-se a hidrocele comunicante (Fig. IV.1.6).

Outra variação anatômica da hérnia inguinal é o cisto de cordão, que corresponde a uma reabsorção incompleta do conduto.

A incidência em prematuros chega a ser de 30% e no recém-nascido a termo varia de 1% a 4%, sendo mais comum à direita (60%) e no sexo masculino (3:1).

Quadro clínico e diagnóstico

Na maioria das vezes é observada pelos genitores como um aumento de volume no escroto ou região inguinal relacionado com o choro ou qualquer condição que aumente a pressão intra-abdominal. Com uma palpação gentil da região inguinal com o dedo de encontro ao púbis observa-se espessamento do cordão inguinal que confirma o diagnóstico. A hidrocele ao exame se mostra como uma inchação cística insensível do escroto que envolve o testículo e é capaz de transiluminar-se.

A hérnia inguinal é a modalidade com maior probabilidade de encarcerar, sendo esse quadro uma das causas mais frequentes de obstrução intestinal no lactente. O menor apresenta irritabilidade, dor tipo cólica abdominal e vômitos associados à massa firme e macia na virilha, podendo estender-se para o escroto nos meninos.

Nessa situação, o tratamento torna-se uma urgência médica devido ao risco de sofrimento vascular e necrose das estruturas herniadas (alças intestinais, ovário).

Tratamento

O tratamento da hérnia inguinal é sempre cirúrgico por ocasião do diagnóstico. A laparoscopia pode ser utilizada na correção cirúrgica e também para diagnóstico de recidivas.

No caso da hérnica encarcerada, realiza-se redução manual e cirurgia após 24 a 48 horas, quando há redução do edema local. Se não for possível a redução manual, é indicada cirurgia imediatamente, em caráter de urgência.

A hidrocele isolada tem tendência ao desaparecimento espontâneo no 1º ano de vida, a partir do qual pode ser indicada a correção cirúrgica em caso de persistência.

Hérnia umbilical

Desenvolve-se quando o anel umbilical não se fecha após a separação do cordão. Há uma incidência maior em negros, prematuros e recém-nascidos de baixo peso. Lactentes com síndrome de Down, hipotireoidismo congênito, mucopolissacaridose ou síndrome de Beckwith-Wiedermann têm maior probabilidade de ter hérnia umbilical.

Quadro clínico e diagnóstico

Observa-se uma protrusão do umbigo que se acentua com o aumento da pressão intra-abdominal (Fig. IV.1.7). Raramente encarcera em crianças e tem tendência ao fechamento espontâneo até os 3 anos de idade, dependendo do diâmetro do anel.

Tratamento

A cura cirúrgica está indicada nas seguintes situações: (1) Hérnias maiores do que 1cm após 2 a 3 anos de idade; (2) hérnias umbilicais, maiores que 2cm em qualquer idade; (3) após 6 anos de idade, de qualquer tamanho.

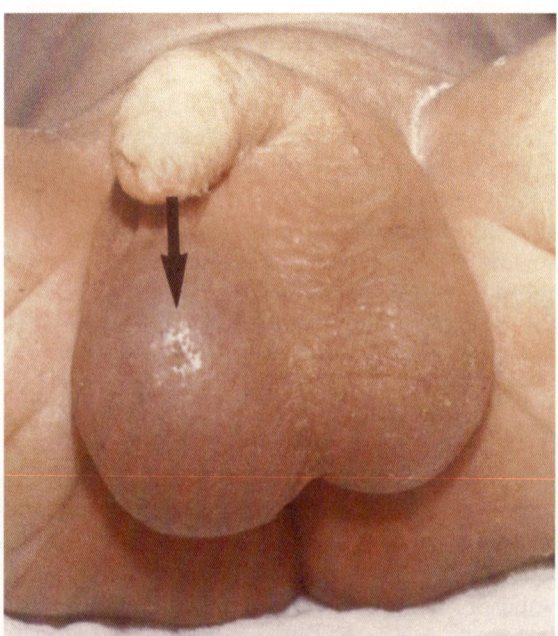

Fig. IV.1.6. Hidrocele à direita.

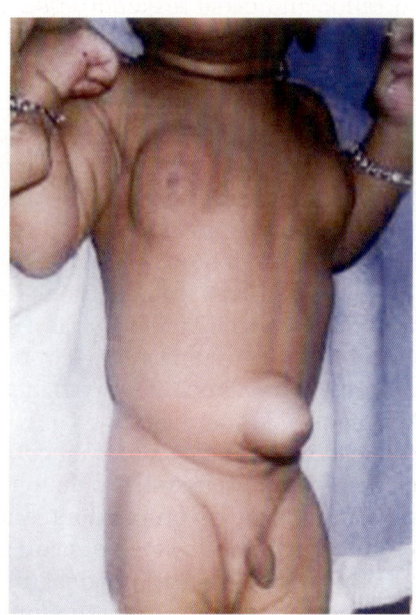

Fig. IV.1.7. Hérnia umbilical.

Hérnia epigástrica

Desenvolve-se dentro da linha alba onde há protrusão da gordura pré-peritoneal ou um saco peritoneal através de pequenos defeitos da fáscia.

Quadro clínico e diagnóstico

O paciente se apresenta com uma ou mais massas palpáveis ou dor, podendo localizar-se logo acima do umbigo ou em qualquer ponto até o apêndice xifoide na linha alba. Não deve ser confundida com condição comum vista em lactentes, que é a diástase dos músculos retos abdominais. Nessa se observa um volume na linha média do umbigo até o xifoide, não havendo qualquer necessidade de tratamento, pois se resolve espontaneamente à medida que a parede abdominal continua a se desenvolver.

Tratamento

O tratamento das hérnias epigástricas é cirúrgico de maneira eletiva, pois raramente elas apresentam complicações.

DISTOPIA TESTICULAR (CRIPTORQUIDIA, ECTOPIA TESTICULAR, TESTÍCULO RETRÁTIL)

A distopia testicular constitui a anomalia geniturinária mais comum em crianças do sexo masculino e ocorre quando os testículos não descem para sua posição normal intraescrotal.

Criptorquidia se origina do grego *kryptós*, que significa *escondido*, e *orchis*, *testículo*. Define-se como criptorquidia o testículo que não se situa nem pode ser manipulado na bolsa escrotal, estando localizado em algum ponto de sua descida normal. Ele pode ser dividido em testículo intra-abdominal (no interior da cavidade abdominal) e em testículo retido (no canal inguinal), que constitui a maioria dos casos. A criptorquidia é unilateral em 75% a 90% dos casos.

Testículo ectópico é aquele que se encontra em local que não constitui o trajeto normal do testículo, como na coxa, períneo, região suprapúbica ou bolsa escrotal contralateral. Em 80% dos casos é unilateral.

Testículo retrátil é aquele que se movimenta livremente entre a bolsa escrotal e o anel inguinal superficial e que, ao exame físico, é levado facilmente à bolsa escrotal e lá permanece sem tensão. Geralmente é bilateral e ocorre devido à hiperatividade do músculo cremastérico (reflexo cremastérico).

A criptorquidia ocorre mais frequentemente à direita (70%), porém em 10% a 25% dos casos é bilateral. Tem incidência de 2% a 6% no recém-nascido a termo e de 30% no recém-nascido prematuro. Cerca de 60% a 70% dos meninos com peso ao nascimento menor do que 1.500g apresentam criptorquidia. Com 1 ano de vida, apenas 0,5% dos meninos a termo e 5% dos prematuros apresentam o testículo fora da bolsa escrotal. Em 75% dos recém-nascidos a termo e em 95% dos prematuros que nascem com criptorquidia, o testículo desce espontaneamente para a bolsa escrotal no 1º ano de vida.

O testículo ectópico não apresenta essa característica de descida espontânea para a bolsa escrotal, visto que ele não se encontra no trajeto normal do testículo.

Na puberdade, a tendência do testículo retrátil é não mais apresentar essa característica de retratibilidade, já que, nessa fase, o reflexo cremastérico é menos ativo e o testículo aumenta de volume, dificultando a passagem pelo anel inguinal externo.

Há maior associação da criptorquidia com síndrome de Prunne-Belly; defeitos do tubo neural, como meningomielocele; defeitos da parede abdominal, como gastrosquise, onfalocele e extrofia de bexiga; hipospádia; anomalias renais (rim em ferradura, obstrução de junção pieloureteral, agenesia renal) e hérnia inguinal.

Quadro clínico e diagnóstico

O diagnóstico da criptorquidia e do testículo ectópico deve ser realizado durante o primeiro exame do recém-nascido para que seja tomada a conduta adequada, evitando-se diagnóstico e tratamento tardios e suas consequências.

A exploração visual das áreas inguinal e escrotal pode revelar hemiescroto hipoplásico ou com pouca rugosidade. Com as mãos aquecidas deve-se procurar palpar o testículo. Em 80% a 90% dos casos, o testículo é palpável durante o exame físico. Na maioria das vezes, o testículo se encontra no canal inguinal e é classificado como retido.

O testículo retrátil é facilmente trazido à bolsa escrotal e lá permanece. Observa-se em alguns casos, durante o exame, quando se palpa a região interna da coxa, o movimento do testículo em direção à bolsa escrotal por ação do reflexo cremastérico. Pode-se recorrer à posição de pernas cruzadas na tentativa de diminuir o reflexo cremastérico, quando a maioria dos testículos retráteis desce à bolsa.

Quando o testículo é palpado na raiz da coxa, períneo, região glútea ou suprapúbica, é classificado como ectópico.

Se após exame minucioso o testículo não foi localizado, classifica-se como "testículo não palpável", podendo localizar-se alto no canal inguinal, ser intra-abdominal ou não existir (anorquia). A anorquia ocorre em 3% a 5% dos casos de testículo não palpável e é mais frequente à direita.

Quando, durante o exame físico, o testículo é palpado na região inguinal ou é ectópico, não há necessidade de exames complementares para o diagnóstico.

A não identificação do testículo na região inguinal sugere testículo intra-abdominal ou anorquia. O testículo intra-abdominal é móvel e, portanto, difícil de ser identificado por exames como ultrassonografia ou tomografia. A não identificação, por esses exames, do testículo no interior do abdome não afasta a possibilidade de ele estar lá (falso-negativo). Esse fato é importante frente à possibilidade de desenvolvimento de câncer testicular em um testículo intra-abdominal. O exame de escolha é a laparoscopia. Cirurgiões experientes consideram desnecessários os exames complementares frente a um exame físico minucioso.

Deve-se procurar a associação com hipospádia, pois, nesse caso, a presença de um distúrbio intersexual é frequente, necessitando de avaliação mais completa, inclusive com exame cromossômico.

Complicações

A identificação e o tratamento adequado são importantes, já que existe uma série de complicações relacionadas a essa doença. Uma das mais importantes é a fertilidade. Sabe-se que o testículo que não está na bolsa escrotal está exposto a uma temperatura mais elevada e isso leva a alterações nos túbulos seminíferos e no conteúdo da espermatogônia, com consequente diminuição da fertilidade. Essas alterações são identificadas já a partir dos 6 a 12 meses de vida e são consideradas irreversíveis a partir dos 2 anos de idade.

O testículo criptorquídico está mais exposto a traumas e à torção, tem um potencial aumentado de malignidade e, embora a correção cirúrgica não diminua essa chance, é possível a detecção facilitada e precoce da neoplasia pela localização palpável. A chance de malignidade no testículo criptorquídico é 5 a 10 vezes maior do que na população em geral e se manifesta em torno dos 20 a 40 anos de idade, sendo mais frequente nos testículos intra-abdominais.

Tratamento

O tratamento do testículo ectópico é sempre cirúrgico. A cirurgia pode ser eletiva, mas sempre antes dos 2 anos de idade, visando evitar consequências na fertilidade.

O testículo retrátil não necessita de tratamento, visto que ele não permanece todo o tempo fora da bolsa escrotal. Pode ser feito tratamento hormonal para esse problema, principalmente quando há dúvidas em diferenciá-lo de um testículo retido.

O tratamento hormonal é baseado na premissa de que a criptorquidia é causada por deficiência do eixo hipotalâmico-hipofisário-gonadal. Os hormônios utilizados podem ser a gonadotrofina coriônica humana (HCG) ou o fator liberador de hormônio luteinizante (LHRH). A HCG é administrada por via intramuscular por um período de 3 semanas, enquanto o LHRH é administrado por via intranasal por um período de 3 a 4 semanas.

Criptorquidia bilateral com testículos próximos à bolsa escrotal e crianças acima de 4 anos de idade apresentam uma melhor resposta ao tratamento com HCG. Testículos altos na região inguinal ou intra-abdominais raramente descem. A taxa de sucesso se situa entre 10% e 50%.

Se a descida testicular não for evidente em 3 a 4 semanas após o término do tratamento, indica-se cirurgia. Os efeitos colaterais do tratamento com HCG são dose-dependentes e, em altas doses, há relatos de fechamento prematuro das epífises de crescimento, desenvolvimento de características sexuais secundárias, irritabilidade e alterações na histologia testicular. O tratamento com LHRH apresenta menos efeitos colaterais e não causa virilização como a HCG. Pode haver recidiva da criptorquidia em 10% a 20% dos casos. O LHRH e a HCG podem ser utilizados em associação, parecendo haver melhores resultados do que quando administrados isoladamente.

Constitui contraindicação para o tratamento hormonal a associação da criptorquidia com hérnia inguinal, com ectopia testicular e quando houve cirurgia prévia na região inguinal. É importante destacar a falta de consenso quanto a essa modalidade terapêutica.

O tratamento cirúrgico é a orquidopexia, que é realizada por via inguinal, sendo o testículo fixado à bolsa escrotal. Constituem-se complicações da cirurgia a atrofia testicular por lesão dos vasos espermáticos, o edema local, o hematoma escrotal e a hérnia inguinal recidivada.

A melhor conduta atual para os testículos não palpáveis é a videolaparoscopia. Por meio desse procedimento faz-se diagnóstico de testículo intra-abdominal, anorquia e testículo atrófico, além de se realizar o tratamento com orquidopexia ou orquiectomia, respectivamente.

CISTO TIREOGLOSSO

É a tumoração congênita mais comum do pescoço. Raramente se manifesta ao nascimento, aparecendo mais comumente em crianças de 2 a 10 anos de idade, sem predileção por sexo.

É um resíduo ectodérmico que pode desenvolver-se junto à linha de descida da glândula tireoide da base da língua para o lobo piramidal da tireoide. Tecido de tireoide ectópica é identificado em cerca de 30% dos casos e o adenocarcinoma papilar tem sido descrito em até 10% dos pacientes submetidos à excisão na idade adulta.

Quadro clínico e diagnóstico

Caracterizado pela presença de tumoração macia, lisa e insensível na linha média do pescoço, que se movimenta à deglutição ou exteriorização da língua. O cisto pode infectar-se, associando aos sinais flogísticos a drenagem de secreção mucopurulenta para a pele. Faz diagnóstico diferencial com tireoide ectópica, tumor de tireoide, cisto dermoide e linfadenite submentoniana.

Tratamento

O tratamento é cirúrgico com excisão do cisto, conduto e porção média do osso hioide. Cistos infectados devem ser tratados com calor local, antibióticos e drenagem cirúrgica, se necessário, para que, após resolução da infecção, proceda-se eletivamente à exérese completa.

ANOMALIAS DA FENDA BRANQUIAL

Durante a 4ª e a 8ª semanas de gestação, o embrião humano desenvolve quatro pares de arcos branquiais com fendas intermédias que dão origem às estruturas maduras da cabeça e do pescoço. Seios, fístulas e resíduos cartilaginosos da fenda branquial ocorrem tipicamente no lactente, enquanto cistos branquiais são mais encontrados em escolares e adolescentes. Sua localização depende do arco acometido, sendo as anomalias do segundo arco as mais frequentes.

Quadro clínico e diagnóstico

Seios ou fístulas são indolores e podem apresentar-se com drenagem de secreção clara mucoide, partindo de uma pequena abertura junto à margem anterior do músculo esternocleidomastoideo. O cisto pode ser mais difícil de diagnosticar pela ausência de comunicação com a pele, porém uma infecção pode chamar a atenção para a anomalia. Nesses casos, a ultrassonografia pode ser útil para identificar lesões mais profundas e caracterizar o seu conteúdo.

Tratamento

É cirúrgico, com excisão completa do cisto e do trajeto do seio. Se infectados, devem ser tratados inicialmente com antibióticos e eventual drenagem, adiando-se a cirurgia até que se resolva completamente o quadro infeccioso, sob risco de lesão de estruturas nobres e maior índice de recidiva.

ORIFÍCIOS PRÉ-AURICULARES

Não são de origem branquial, pois representam inclusões ectodérmicas relacionadas com o desenvolvimento aberrante dos tubérculos auditivos. Tendem a ser familiares e, com frequência, são bilaterais.

Exteriorizam-se como orifícios localizados na parte anterior do trago da orelha, identificados logo ao nascimento. Podem drenar material sebáceo ou tornar-se infectados secundariamente.

O tratamento é cirúrgico, com excisão completa do cisto e do trajeto do seio.

Se infectados, devem ser tratados com antibióticos e eventual drenagem, adiando-se a cirurgia definitiva até que se resolva completamente a infecção.

BIBLIOGRAFIA

Bacon JL. Prepubertal labial adhesions: evaluation of referral population. Am J Obstet Gynecol 2002; 187(2):327-31.

Bax T, Sheppard BC, Crass RA. Surgical options in the management of groin hernias. Am Fam Physician 1999; 59(1):143-156.

Birk D, Formentini A, Poch B, Beger HG. "No-puncture-laparoscopy" in hernia management in childhood-reliable complement to estabilished therapy concepts. Chirurg 1999; 70(3):290-3.

Brown MR, Cartwright PC, Snow BW. Problemas de urologia e ginecologia pediátricas comuns em consultório. In: Rushton HG, Greenfield SP (eds.). Clínicas Pediátricas da América do Norte: Urologia Pediátrica. Rio de Janeiro: Interlivros Edições Ltda. 1997:1.099-1.122.

Cicia S, Florio G. Postectomy for phimosis: 5-year-experience. Chir Ital 2000; 52(6):733-736.

Ellis DG, Mann CM. Abnormalities of the urethra, penis, and scrotum. In: O'Neill Jr JA, Rowe MI, Grosfeld JL, Fonkalsrud EW, Coran AG. Pediatric Surgery. St Louis, Missouri: Mosby 1998:1.783-1.795.

Kapur P, Caty MG, Glick P. Hérnias pediátricas e hidroceles. In: Caty MG, Irish MS, Glick PL (eds.). Clínicas Pediátricas da América do Norte: Cirurgia Pediátrica para o Pediatra. Parte I. Rio de Janeiro: Interlivros Edições Ltda. 1999: 61-80.

Langer JC, Coplen DE. Circuncisão e anomalias pediátricas do pênis. In: Caty MG, Irish MS, Glick PL (eds.). Clínicas Pediátricas da América do Norte: Cirurgia Pediátrica para o Pediatra. Parte I. Rio de Janeiro: Interlivros Edições Ltda. 1999:91-103.

Lee KS, Koizumi T, Nakatsuji H et al. Treatment of phimosis with betamethasone ointment in children. Nippon Hinyokika Gakkai Zasshi 2001; 96(2):619-623.

Lundquist ST, Stack LB. Diseases of the foreskin, penis, and urethra. Emerg Med Clin North Am 2001; 19(3):529-546.

O'Donnel KA, Glick PL, Caty MG. Problemas umbilicais pediátricos. In: Caty MG, Irish MS, Glick PL (eds.). Clínicas Pediátricas da América do Norte: Cirurgia Pediátrica para o Pediatra. Parte I. Rio de Janeiro: Interlivros Edições Ltda. 1999:81-90.

Papparella A. Laparoscopic management of nonpalpable testes: a multicenter study of the Italian Society of Video Surgery in Infancy. J Pediatr Surg 2005; 40(4):696-700.

Pillai SB, Besner GE. Problemas testiculares pediátricos. In: Caty MG, Irish MS, Glick PL. Clínicas Pediátricas da América do Norte: Cirurgia Pediátrica para o Pediatra. Parte I. Rio de Janeiro: Interlivros Edições Ltda. 1999:105-124.

Taylor GP. Pathology of the pediatric regio inguinalis: mysteries of the hernia sac exposed. Pediatr Dev Pathol 2000; 3(6):513-524.

Watanabe T. An investigation on the mechanism of contralateral manifestations after unilateral herniorrhaphy in children based on laparoscopic evaluation. J Pediatr Surg 2008; 43(8):1.543-1.547.

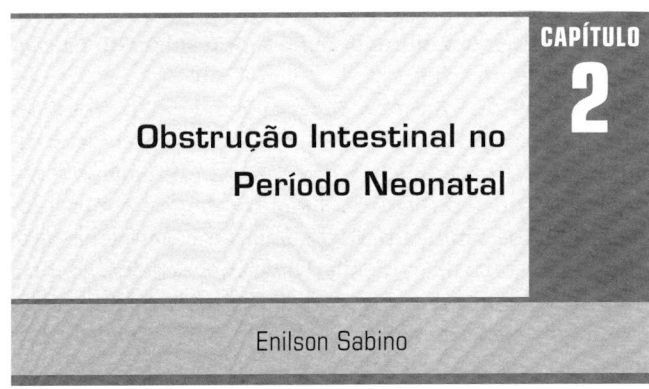

CAPÍTULO 2

Obstrução Intestinal no Período Neonatal

Enilson Sabino

INTRODUÇÃO

Vômito, distensão abdominal e ausência de evacuação são sinais comuns nas diversas formas de obstrução intestinal observadas em recém-nascidos. Os vômitos são geralmente biliosos. A perda de secreções gástrica, biliar, pancreática e intestinal rapidamente leva à hipovolemia, desidratação e desequilíbrio ácido-básico.

O grau de distensão abdominal está diretamente associado ao nível da obstrução. Quando ela é severa, o diafragma se eleva, causando desconforto respiratório. O trato gastrointestinal é estéril ao nascimento, porém logo imediatamente o recém-nascido começa a aspirar bactérias. Quando há obstrução intestinal, ocorrem intensa proliferação bacteriana, dano à mucosa, entrada de germes na corrente sanguínea, perfuração intestinal e sepse. Essa sequência de eventos pode ser evitada por um diagnóstico rápido, ressuscitação pré-operatória e uma cirurgia que reverta a obstrução.

O desenvolvimento embrionário do trato gastrointestinal está suficientemente bem compreendido, apesar das controvérsias que existem para explicar as causas dos seus erros. O período mais crítico começa na 5ª semana da vida embrionária, quando o intestino médio, que compreende o duodeno até a metade do cólon transverso, começa a crescer mais rápido do que o embrião. O intestino em crescimento se dirige à cavidade celômica, onde seu ápice está conectado ao ducto onfalomesentérico. Com a continuidade do alongamento intestinal, todo o intestino irrigado pela artéria mesentérica superior se encontra fora da cavidade abdominal do embrião. Durante a 10ª semana, o intestino normalmente retorna à cavidade abdominal. Nessa fase, a rotação intestinal resulta na localização normal da alça pré-arterial, que inclui a junção duodenojejunal, à esquerda da artéria mesentérica superior, e as alças pós-arteriais (parte ileocecal) à direita. Esse processo normal da rotação intestinal é acompanhado pela fixação do intestino à parede abdominal posterior. As anormalidades nesse processo resultam em má rotação do intestino, ocasionando obstrução intestinal em graus variados.

Tem havido algumas controvérsias a respeito da fase da oclusão epitelial do trato gastrointestinal. Estudos descreveram que a oclusão epitelial do duodeno em embriões acontece durante a 6ª e a 7ª semanas e concluíram que as atresias membranosas podem resultar de sua falha na recanalização.

Atresias do intestino delgado também podem ser explicadas como resultado de acidentes vasculares intrauterinos. Louw e Barnard realizaram um clássico experimento que consistiu na ligadura de vasos mesentéricos de fetos caninos para demonstrar a patogênese da atresia intestinal. A evidência clínica que suporta a teoria do acidente vascular é a presença de epitélio escamoso e lanugo distal à atresia. Isso indica que, em certo momento, o intestino estava patente para receber o líquido amniótico. Volvo intrauterino, encarceramento intestinal e invaginação têm sido implicados nas atresias.

Obstrução intestinal também pode estar associada com fibrose cística do pâncreas. Finalmente, ausência congênita de células ganglionares nos plexos mioentéricos é uma importante causa de obstrução intestinal em neonatos.

ATRESIA CONGÊNITA DO PILORO

A atresia congênita do piloro ocorre em menos de 1% de todas as anomalias do trato gastrointestinal. Há uma ocorrência familiar e uma suspeita de transmissão autossômica recessiva.

Quadro clínico

Os vômitos nessa doença não são biliosos, levando os médicos, inicialmente, a pensarem que os vômitos têm uma origem funcional e não mecânica, o que leva a certo retardo no diagnóstico. A criança se apresenta com sinais de desidratação, desnutrição e desequilíbrio ácido-básico.

Etiopatogenia

Há um sólido diafragma de mucosa que pode ser resultado de uma injúria vascular ou mecânica. Essa lesão tem de ser diferenciada da membrana antral perfurada, que causa obstrução parcial em crianças maiores e que pode ser confundida com estenose do piloro.

Diagnóstico

Radiografias simples de abdome demonstram um estômago bastante dilatado e ausência de ar distal. Pode-se também realizar um estudo contrastado do esôfago, estômago e duodeno (EED) para refinar o diagnóstico.

Tratamento

O tratamento é cirúrgico, porém o controle prévio da hidratação e dos eletrólitos se faz necessário. A cirurgia consiste na realização de uma incisão vertical no local da oclusão do estômago ao duodeno. Uma sutura horizontal é realizada no sentido de ampliar a junção piloroduodenal. Uma gastroduodenostomia está indicada somente quando o piloro e o duodeno estão completamente separados, devendo-se manter uma drenagem gástrica com sonda. A introdução da dieta se faz em torno do 5º dia de pós-operatório e depende do volume drenado por meio da sonda gástrica.

OBSTRUÇÃO DUODENAL

A associação entre a história materna de poli-idrâmnio e obstrução intestinal alta em neonatos é bem conhecida, podendo ocorrer em aproximadamente 50% dos casos. A obstrução do lúmen duodenal pode ser de diferentes formas: completa ou incompleta e intrínseca ou extrínseca.

Etiopatogenia

A estenose, estreitamento no lúmen duodenal, está usualmente associada a uma compressão extrínseca da parede duodenal. Obstrução parcial pode ser causada por bandas mesentéricas associadas com má rotação do cólon, por uma veia porta anterior, por tecido pancreático aberrante na parede duodenal ou por um pâncreas anular. O grau de obstrução é variável e, às vezes, o paciente pode não ser sintomático até tardiamente na idade adulta. Obstruções parciais também podem ser causadas por membrana ou diafragma parcialmente formados ou mesmo perfurados.

As atresias duodenais descritas por vários autores podem ser divididas em três tipos diferentes:

- **Tipo 1** – Produzida por diafragma ou membrana completos e intactos, formados de mucosa e submucosa.
- **Tipo 2** – Constituída por dois terminais em fundo-cego do duodeno, unidos por um cordão fibroso e um mesentério intacto.
- **Tipo 3** – Não há nenhum cordão fibroso conectando as porções terminais em fundo-cego do duodeno, com ausência do mesentério.

O pâncreas anular é a forma mais comum de compressão extrínseca do duodeno. O tecido pancreático envolve em graus variados o duodeno, podendo causar obstrução parcial ou completa. O anel de tecido pancreático é devido, provavelmente, à persistência do primórdio ventral do pâncreas, que normalmente faz uma rotação ao redor do duodeno para juntar-se com a porção dorsal, tornando-se a cabeça do pâncreas. Concomitantemente com o pâncreas anular é comum a presença de estenose ou atresia duodenal no mesmo nível.

Quadro clínico

Vômitos biliosos frequentemente nas primeiras horas de vida são o sinal mais comum e precoce na atresia duodenal. Raramente, a obstrução duodenal ocorre proximamente à ampola de Vater, onde o vômito é incolor. Nesses casos, geralmente o diagnóstico é retardado. A distensão abdominal não é um achado comum. A eliminação de mecônio depende de se a obstrução é completa ou incompleta.

Diagnóstico

A ultrassonografia pré-natal pode sugerir o diagnóstico de atresia duodenal, mostrando o estômago e a primeira porção do duodeno dilatados e com líquido no seu interior, além da presença de poli-idrâmnio (Fig. IV.2.1). O diagnóstico da atresia duodenal é complementado com raios X de abdome, cujo achado característico é o sinal da dupla bolha. Esse sinal consiste na distensão gástrica (1ª bolha), seguida do piloro e da 2ª bolha, que corresponde à primeira porção do duodeno também dilatada. Em adição, não se observa ar no restante das alças intestinais. Quando se observa ar no intestino delgado, é importante complementar o estudo com um EED (Fig. IV.2.2).

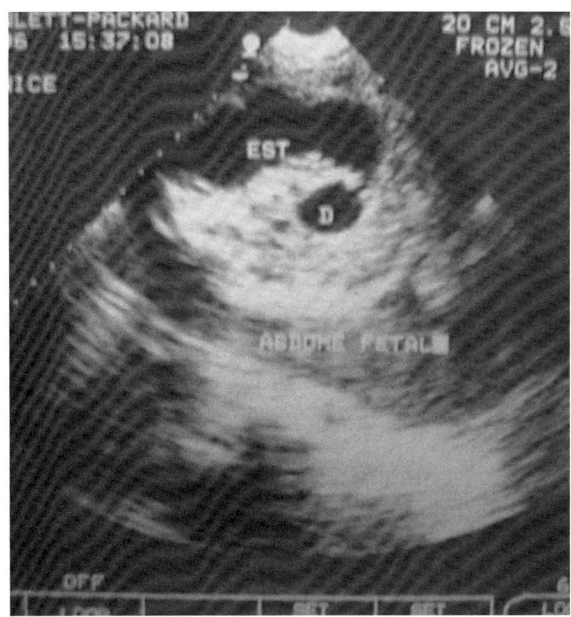

Fig. IV.2.1. Ultrassonografia pré-natal – atresia duodenal.

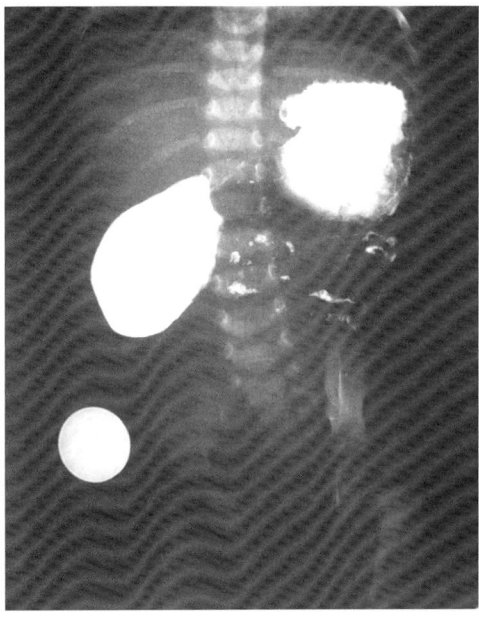

Fig. IV.2.2. Atresia duodenal intrínseca com membrana perfurada.

Tratamento

Nos pacientes com o diagnóstico de atresia duodenal, o tratamento cirúrgico está indicado. Não podemos considerar uma emergência cirúrgica, salvo quando há suspeita de um volvo, e a oportunidade da cirurgia depende das condições clínicas do paciente e das malformações associadas. Nos pacientes com síndrome de Down, que constituem até 30% dos casos, e em pacientes com desconforto respiratório e/ou cianose, uma avaliação cardíaca completa deve ser realizada antes da cirurgia.

MÁ ROTAÇÃO INTESTINAL

Existem muitas variações de rotação intestinal anormal, uma das quais é a não rotação, em que todo o cólon e o íleo terminal estão do lado esquerdo do abdome e o duodenojejuno, no lado direito. A expressão *má rotação* deveria ser reservada a esse tipo, descrito por Ladd em 1936. Podemos encontrar ainda as rotações e as fixações incompletas.

Etiopatogenia

Na má rotação completa há um mesentério comum que não está fixado à parede abdominal posterior. O ceco se encontra no centro do abdome. Bandas de peritôneo saem do ceco em direção à parede póstero-lateral abdominal, cruzando por cima do duodeno (bandas de Ladd) e causando obstrução. Acima das bandas, o duodeno está dilatado e, abaixo, está pequeno e dobrado sobre si mesmo. O íleo terminal está colado ao jejuno proximal por aderências ou bandas peritoneais anormais. Essa condição cria um pedículo intestinal estreitado, predispondo à ocorrência de um volvo intestinal completo de 360° no sentido horário.

Quadro clínico e diagnóstico

A típica criança com má rotação inicia a dieta sem muitos problemas. Depois, começa a regurgitar, até finalmente vomitar bile, dando início à investigação diagnóstica. No exame físico do abdome não é comum a distensão abdominal, devido à localização alta da obstrução. No exame complementar, uma placa simples abdominal pode revelar o sinal da dupla bolha, característico na obstrução duodenal, não sendo necessário mais nenhum exame de raios X. Entretanto, se o exame apenas sugerir um duodeno dilatado e a presença de gás distalmente, está indicado um exame do trânsito intestinal com bário, com mais vantagens do que o enema, para firmar o diagnóstico (Fig. IV.2.3). Há casos de uma sintomatologia exuberante com agravamento rápido da criança, que apresenta hipovolemia importante, distensão abdominal, dor abdominal intensa e, às vezes, evacuações sanguinolentas. Nesses casos, devemos pensar que ocorreu um volvo intestinal, devendo ser tratado como uma emergência cirúrgica.

Tratamento

Após o controle hidroeletrolítico, um infante com má rotação sintomática deve ser operado o mais rápido possível. A passagem de uma sonda orogástrica é fundamental para descomprimir o estômago e a primeira porção do duodeno dilatada.

ATRESIA JEJUNOILEAL

Atresia jejunoileal é uma causa importante de obstrução intestinal no período neonatal. A incidência é entre 1/330 e 1/1.500 nascidos vivos. Podemos classificar as atresias jejunoileais nos seguintes tipos:

- **Tipo I** – Membrana, com intestino contínuo e mesentério normal.
- **Tipo II** – Alça intestinal proximal termina em fundo cego, unida por um cordão fibroso à alça distal e mesentério normal.
- **Tipo IIIA** – Alça intestinal proximal termina em fundo cego, separada da alça distal e mesentério com falha em forma de V.
- **Tipo IIIB** – Atresia em forma de árvore de natal.
- **Tipo IV** – Múltiplas atresias.

Quadro clínico

Todos os recém-nascidos com atresia no intestino delgado vomitam bile e têm graus variados de distensão abdominal, dependendo do local da obstrução. As atresias jejunoileais estão assim distribuídas: no jejuno, 51%, sendo 31% proximais e 20% distais; e no íleo, 49%, sendo 13% proximais e 36% distais. Quanto mais distal é a obstrução, maior é a distensão abdominal. O recém-nascido pode apresentar-se com desconforto respiratório e sinais de sepse.

Diagnóstico

Raios X demonstram alças intestinais dilatadas com níveis hidroaéreos. Quando há considerável distensão e múltiplas alças intestinais dilatadas, no diagnóstico diferencial devem ser incluídos a doença de Hirschsprung e o íleo meconial. Nessa situação, o enema opaco deve ser realizado para ajudar no diagnóstico (Fig. IV.2.4).

Tratamento

Constatada a atresia como causa da obstrução, a cirurgia está indicada, e as técnicas cirúrgicas empregadas dependerão do tipo de atresia e da vitalidade das alças intestinais. Antibióticos devem ser iniciados já no pré-operatório e, dependendo do tempo do íleo paralítico e

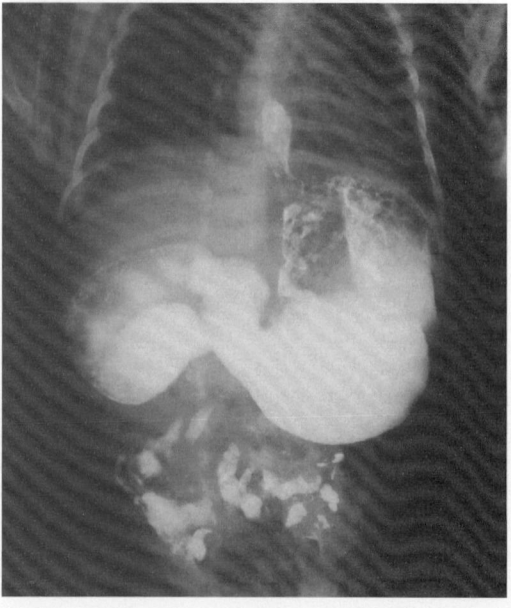

Fig. IV.2.3. Má rotação intestinal.

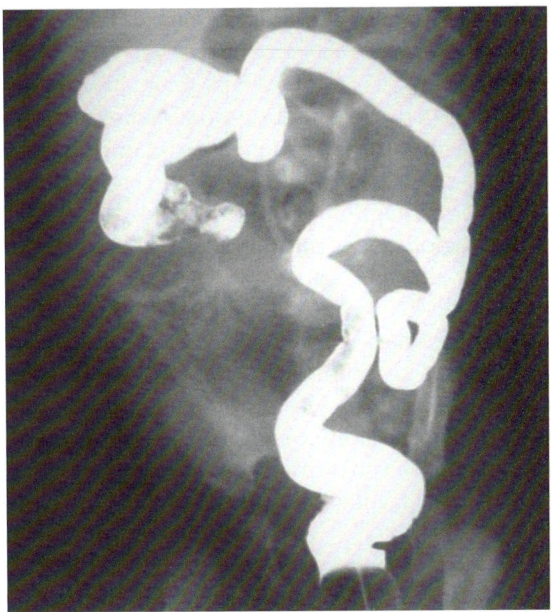

Fig. IV.2.4. Enema opaco – atresia ileal e cólon desfuncionalizado.

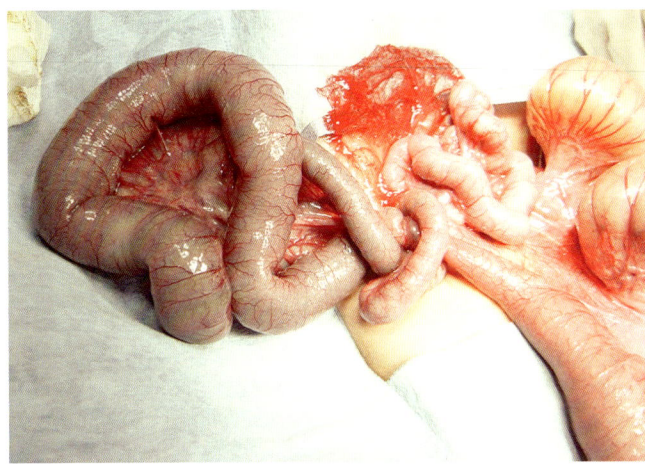

Fig. IV.2.5. Volvo intestinal em paciente com íleo meconial.

do grau de desnutrição, a nutrição parenteral é necessária no tratamento do neonato.

ÍLEO MECONIAL

Mecônio anormal, espesso e viscoso, impactado no íleo distal, pode ser observado em 15% das crianças nascidas com fibrose cística do pâncreas. Na fibrose cística todas as glândulas secretoras de muco são anormais. O mecônio contém uma mucoproteína defeituosa que, em adição à insuficiência de enzimas pancreáticas, contribui para a anormalidade do mecônio. Íleo meconial tem também sido reportado em crianças com teste do suor normal e que não demonstram sinais posteriores de fibrose cística. Essa situação é rara, contudo têm de ser realizados muitos testes do suor e um longo seguimento clínico, antes de se afastar com segurança o diagnóstico de fibrose cística em uma criança que teve um quadro de íleo meconial. O íleo, no íleo meconial, está obstruído nos 15 a 20 cm distais pelas fezes viscosas e não está dilatado. A parte do íleo dilatado está a montante dessa área.

A história familiar é importante, porque a fibrose cística é uma anomalia genética autossômica recessiva. Mesmo na ausência do íleo meconial, o teste do suor deve ser realizado em todos os irmãos de um caso conhecido.

Quadro clínico

Distensão abdominal e vômitos biliosos aparecem dentro das primeiras horas de vida. Alças intestinais firmes podem ser palpadas ao exame físico abdominal. Radiografias de abdome evidenciam sinais característicos, com ar misturado ao mecônio anormal, tomando um aspecto de bolhas de sabão ou vidro quebrado no chão. A radiografia ortostática evidencia alças intestinais dilatadas, porém sem a formação de níveis hidroaéreos, tipicamente vistos nas atresias jejunoileais.

Tratamento

Íleo meconial não complicado por perfuração ou volvo é inicialmente tratado com enemas de gastrografina, que é uma solução aquosa de metilglucamina diatrizoato. É radio-opaca e possui uma alta osmolaridade (1.800 mOsm). Em contato com a mucosa, puxa a água das células para a luz do intestino, diluindo o mecônio viscoso. A acetilcisteína é uma enzima proteolítica que rapidamente liquefaz o mecônio viscoso e anormal. É utilizada na irrigação intestinal após o uso do enema de gastrografina. Se houver falha no tratamento conservador ou se aparecerem complicações, estará indicado o tratamento cirúrgico (Fig. IV.2.5).

Depois de desobstruído o intestino, devem ser mantidos os cuidados pós-operatórios de rotina, não se esquecendo de iniciar os cuidados para a mucovicidose, principalmente aqueles concernentes ao sistema respiratório.

BIBLIOGRAFIA

Arena F, Impellizzeri P, Scalfari G et al. An uncommon case of associate intrinsic and extrinsic stenosis of the duodenum in newborn. Pediatr Med Chir 2008; 30(4):212-214.

Assumpção MC. Obstrução duodenal. In: Pereira RM, Silva ACS, Pinheiro PFM (eds.). Cirurgia Pediátrica: Condutas Clínicas e Cirúrgicas. Rio de Janeiro: Guanabara Koogan 2005: 320-322.

Ayuob AAR. Íleo meconial. In: Maksoud JG (ed.). Cirurgia Pediátrica. Rio de Janeiro: Revinter, 1998: 747-751.

Baginski GNF, Pereira RM. Atresias intestinais. In: Pereira RM, Silva ACS, Pinheiro PFM (eds.). Cirurgia Pediátrica: Condutas Clínicas e Cirúrgicas. Rio de Janeiro: Guanabara Koogan 2005: 329-334.

Lampl B, Levin TL, Berdon WE, Cowles RA. Malrotation and midgut volvulus: a historical review and current controversies in diagnosis and management. Pediatric Radiol 2009; 39(4):359-66.

Maksoud JG. Atresia intestinal. In: Maksoud JG (ed.). Cirurgia Pediátrica. Rio de Janeiro: Revinter 1998: 740-746.

Maksoud JG. Moléstia de Hirschsprung. In: Maksoud JG (ed.). Cirurgia Pediátrica. Rio de Janeiro: Revinter 1998: 778-794.

Marchese LT. Obstrução duodenal. In: Maksoud JG (ed.). Cirurgia Pediátrica. Rio de Janeiro: Revinter 1998: 732-738.

Mondragón LT. Doença de Hirschsprung. In: Pereira RM, Silva ACS, Pinheiro PFM (eds.). Cirurgia Pediátrica: Condutas Clínicas e Cirúrgicas. Rio de Janeiro: Guanabara Koogan 2005: 393-403.

Moura EB. Má rotação intestinal e outras desordens do trato intestinal superior. In: Pereira RM, Silva ACS, Pinheiro PFM (eds.). Cirurgia Pediátrica: Condutas Clínicas e Cirúrgicas. Rio de Janeiro: Guanabara Koogan 2005: 323-328.

Pereira MR. Íleo meconial e outras causas de obstrução intestinal. In: Pereira RM, Silva ACS, Pinheiro PFM (eds.). Cirurgia Pediátrica: Condutas Clínicas e Cirúrgicas. Rio de Janeiro: Guanabara Koogan 2005: 417-425.

Ruiz MJ, Thatch KA, Fisher JC, Simpson LL, Cowles RA. Neonatal outcomes associated with intestinal abnormalities diagnosed by fetal ultrasound. J Pediatr Surg 2009; 44(1):71-4; discussion 74-5.

Stollman TH, de Blaauw I, Wijnen MH, et al. Decreased mortality but increased morbidity in neonates with jejunoileal atresia; a study of 114 cases over a 34-year period. J Pediatr Surg 2009; 44(1):217-21.

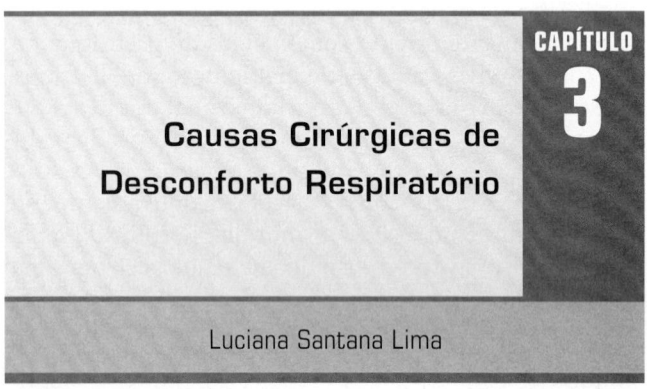

CAPÍTULO 3
Causas Cirúrgicas de Desconforto Respiratório

Luciana Santana Lima

INTRODUÇÃO

As lesões congênitas pulmonares de resolução cirúrgica são relativamente raras e de sintomatologia variável, desde quadros assintomáticos até a presença de sinais incompatíveis com a vida. Seu diagnóstico pode ser feito precocemente por meio de ultrassonografia pré-natal ou por outros exames complementares (radiografia, tomografia de tórax) e deve ser suspeitado em casos de infecções respiratórias de repetição. O tratamento cirúrgico tem índices baixos de complicações e apresenta melhora efetiva dos sintomas, estando indicado em razão do risco de infecção, interferência no crescimento pulmonar, insuficiência cardíaca e malignização das lesões pulmonares.

ETIOLOGIA, PATOGÊNESE E PATOLOGIA

O surgimento das malformações pulmonares está relacionado a alterações no processo de formação das estruturas pulmonares, processo esse dividido em cinco fases sequenciais iniciadas na separação a partir do intestino anterior:

- **Embrionária** – A partir do 22º dia de gestação, os primórdios respiratórios iniciam sua separação do intestino anterior com a formação do septo esofagotraqueal. Há, posteriormente, o surgimento do divertículo respiratório e dos brotos pulmonares, que dão origem aos brônquios direito e esquerdo, os quais se dicotomizam sucessivamente. No final da 7ª semana de desenvovimento embrionário, o pulmão primitivo está formado com a mesma segmentação do adulto.
- **Pseudoglandular** – Nesta fase se dá a formação da árvore respiratória até os bronquíolos terminais, com a migração das estruturas vasculares e o crescimento centrífugo da cartilagem e musculatura lisa nos brônquios.
- **Canicular** – A partir dos bronquíolos terminais formam-se os bronquíolos respiratórios, ductos alveolares e alvéolos.
- **Saco terminal** – Iniciam-se o crescimento das unidades de troca gasosa e a produção de surfactante.
- **Alveolar** – Nesta última fase completa-se a formação das estruturas pulmonares com o crescimento da superfície de troca pulmonar.

Revisaremos neste capítulo as causas mais frequentes de malformações que cursam com desconforto respiratório na primeira infância, às vezes, desde o nascimento.

ATRESIA DO ESÔFAGO (AE)

A atresia do esôfago consiste numa interrupção da continuidade esofágica e, na maioria dos casos, com fístula para a traqueia originada do coto esofágico distal.

A primeira descrição de uma atresia do esôfago com fístula traqueoesofágica foi feita por Thomas Gibson, em 1696, e a tentativa inicial de correção cirúrgica ocorreu em 1888, sem sucesso. As primeiras cirurgias com êxito foram realizadas por Ladd e Leven em experiências independentes em 1939. Nessa ocasião não foi possível a realização de cirurgia em um só tempo, o que só veio a acontecer em 1941. Deve-se a Carvalho Pinto *et al.*, em 1953, a primeira cirurgia na América Latina com sucesso para a cura da atresia do esôfago.

A incidência da atresia do esôfago ocorre a cada 1 para 3.000/10.000 nascidos vivos, havendo um discreto predomínio do sexo masculino. Cerca de 35% dos recém-nascidos com atresia de esôfago nascem prematuros.

Embriologia

A traqueia e o esôfago derivam do intestino primitivo. Durante a 4ª e a 5ª semanas de desenvolvimento embrionário, a traqueia se forma como um divertículo ventral, a partir da faringe primitiva, que é a porção mais caudal do intestino. Um septo se desenvolve no local onde as dobras traqueoesofágicas longitudinais se fundem juntas.

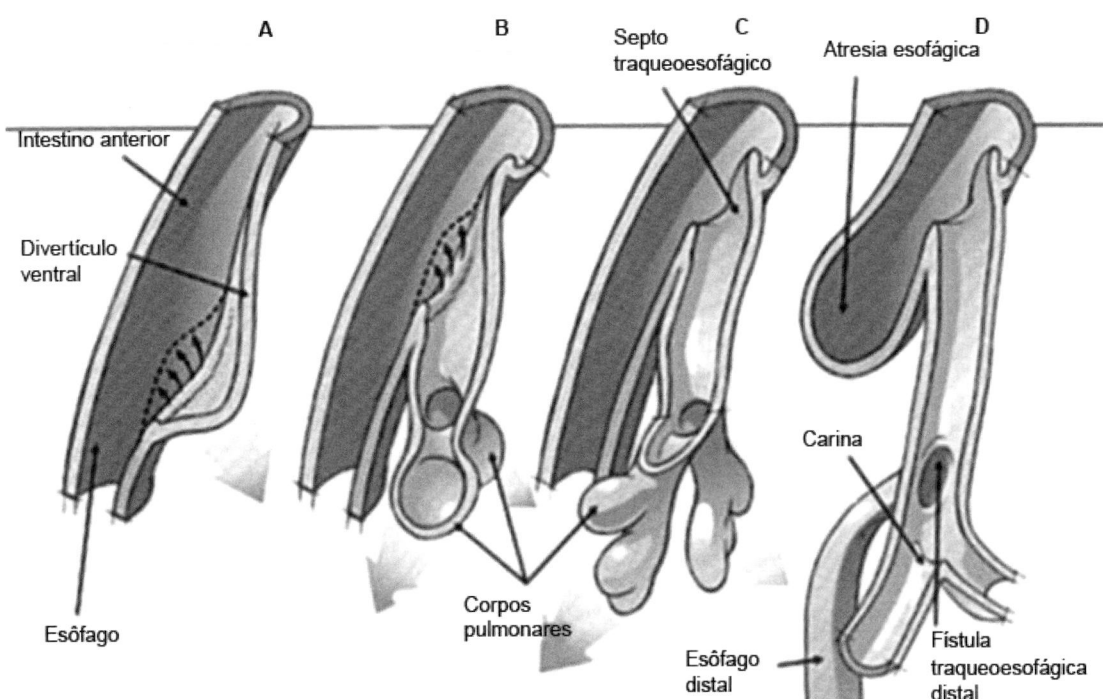

Fig. IV.3.1. Demonstração dos estágios de desenvolvimento embrionário do septo traqueoesofágico. **A.** Formação do divertículo laringotraqueal a partir da porção caudal da faringe primitiva. **B.** Início da fusão das dobras traqueoesofágicas longitudinais em direção à linha média para formação do septo traqueoesofágico. **C.** Septo traqueoesofágico totalmente formado. **D.** Se houver um desvio do septo no sentido posterior, ocorrem atresia do esôfago e fístula traqueoesofágica.

Esse septo divide o intestino numa porção ventral, o tubo laringotraqueal, e numa porção dorsal, o esôfago.

A atresia do esôfago é consequência de um desvio posterior do septo traqueoesofágico. Esse desvio causa uma separação incompleta entre o esôfago e o tubo laringotraqueal e tem como consequência a formação de uma fístula entre o esôfago e a traqueia.

Ainda não estão esclarecidos os mecanismos que levam a essa falha do desenvolvimento embrionário. No entanto, há referências a vascularizações inadequadas, à torção dorsal do septo traqueoesofágico e mesmo a um crescimento mais rápido da traqueia no sentido caudal. Em trabalhos recentes há a identificação de alguns genes envolvidos em tal processo anômalo. A seguir é visto o esquema de formação do esôfago e da traqueia (Fig. IV.3.1.)

Patogênese e patologia

A atresia esofágica consiste na formação incompleta do esôfago, ocorrendo mais frequentemente com presença de fístula traqueoesofágica. A classificação anatômica, de acordo com Kluth, dos diversos tipos de atresia depende da presença ou não de fístula e da sua localização. O tipo mais comum é aquele que apresenta um coto proximal em fundo-cego, associado a uma fístula traqueoesofágica distal (86% dos casos). Quase sempre a fístula se localiza na carina traqueal (Fig. IV.3.2).

Na atresia do esôfago, geralmente o coto proximal é dilatado, funcionando como um reservatório de alimentos e secreções; a sua extensão é variável. Já o coto distal apresenta menor calibre, é mais friável de que o proximal e sua vascularização é mais frágil, dado importante de ser lembrado durante dissecção cirúrgica para evitar deiscência de anastomose por desvascularização da região (Fig. IV.3.3).

A ocorrência de atresia esofágica como uma malformação isolada se dá raramente. Nessas circunstâncias é atribuída a uma não recanalização do esôfago durante a 8ª semana de desenvolvimento, não estando associada à fístula traqueoesofágica. É o segundo tipo de anomalia mais comum e é resultante de um desenvolvimento insuficiente do coto esofágico distal. Sua correção é dificultada pela distância maior entre os cotos, muitas vezes necessitando de correções em mais de um tempo cirúrgico (Fig. IV.3.4).

A fístula traqueoesofágica sem atresia, conhecida como fístula em H, representa o terceiro tipo mais comum. Essa condição é de difícil diagnóstico clínico, principalmente se ela for longa e oblíqua, quando os sintomas serão menos intensos, podendo não ser identificada por muitos anos. Geralmente o quadro clínico se apresenta como infecção respiratória de repetição (Fig. IV.3.5).

Podem ser encontradas malformações associadas à atresia do esôfago numa frequência que varia entre 50% e 70%, sendo geralmente defeitos da linha média. Alguns recém-nascidos podem apresentar mais de uma malformação. As cardíacas são as mais comumente encontradas, representando cerca de 1/3 de todas as anomalias. Defeitos de septo ventricular, persistência de ducto arterial e tetralogia de Fallot são as malformações mais frequentes.

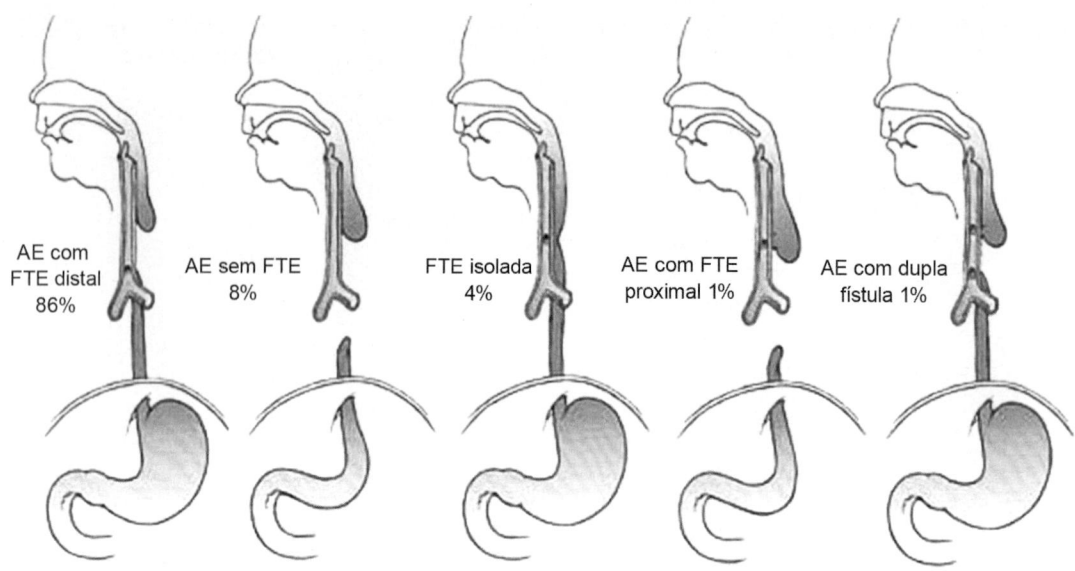

Fig. IV.3.2. Tipos anatômicos da AE com e sem fístula traqueoesofágica e seu percentual de ocorrência.

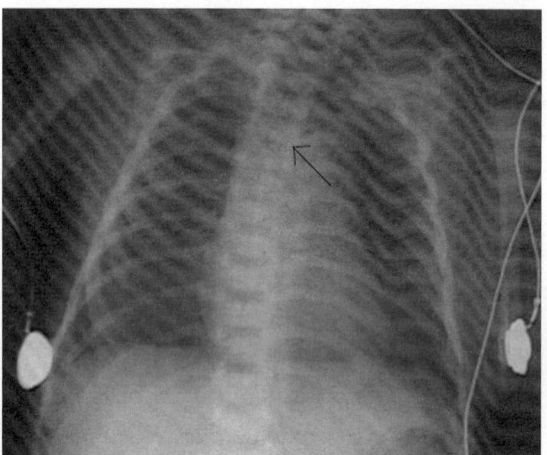

Fig. IV.3.3. RX toracoabdominal demonstrando atresia do esôfago com fístula traqueoesofágica distal. Observam-se ar no estômago e coto proximal atrésico dilatado.

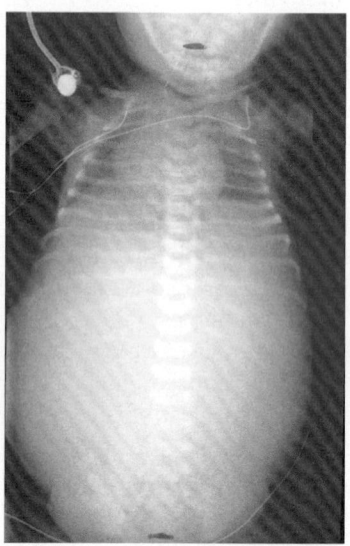

Fig. IV.3.4. Atresia de esôfago sem fístula. Não é observado ar no abdome, caracterizando a ausência de fístula traqueoesofágica.

Entre os defeitos musculoesqueléticos, os mais comuns são os das costelas, extremidades e vértebras. Também podem ocorrer malformações do trato urinário e, entre elas, as ureterais, hipospádias, rim em ferradura e agenesia renal são encontradas em cerca de 10% dos casos. As malformações gastrointestinais, representadas pela malformação anorretal, a atresia duodenal e a má rotação intestinal, ocorrem em aproximadamente 16% dos pacientes com atresia do esôfago.

A atresia do esôfago também pode fazer parte de algumas síndromes: trissomias 13, 18 e 21. A associação **VATER** consiste na ocorrência de defeitos *V*ertebrais, atresia *A*nal, fístula *T*raqueo*E*sofágica e anomalias *R*enais. Na presença de malformação *C*ardíaca e de membros (*L*imb), é formada a associação **VACTERL**.

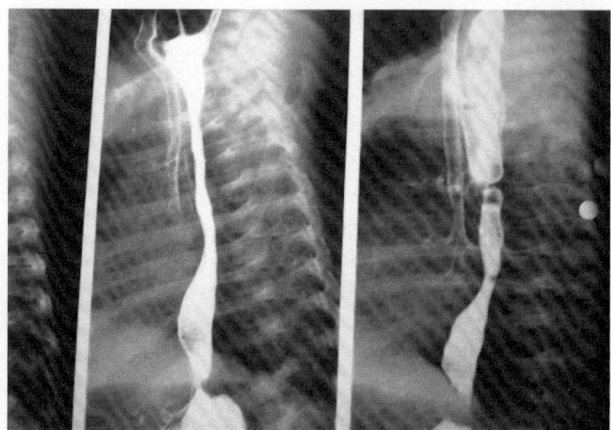

Fig. IV.3.5. Fístula traqueoesofágica: observa-se presença de contraste em traqueia e esôfago.

A atresia esofágica sem fístula traqueoesofágica é a que mais apresenta malformações associadas. O inverso se dá com a fístula em H isolada.

Quadro clínico e diagnóstico

A partir do nascimento, uma série de sintomas e sinais são observados. Dentre eles, os mais frequentes são salivação aerada, tosse, cianose e sufocação, que representam broncoaspiração e podem piorar durante tentativa de alimentação inadvertida. A pneumonia se instala com a evolução do quadro, e o desconforto respiratório é variável. Na presença de fístula traqueoesofágica, pode-se observar um aumento de volume no abdome superior em função de um estômago dilatado pela presença de ar proveniente da traqueia. O inverso acontece na atresia sem fístula, na qual o estômago é hipoplásico e vazio. Na fístula isolada sem atresia, o diagnóstico pode ser tardio, representado por infecções respiratórias de repetição, principalmente se a fístula é longa e oblíqua (fístula "em N").

Os pacientes que não tiveram um diagnóstico firmado começam a apresentar quadro sugestivo de infecção respiratória, em função da aspiração da saliva coletada no coto proximal e de refluxo gastroesofágico provocado pelo grande volume gástrico, favorecido pela presença da fístula traqueoesofágica. Nos casos sem fístula, a instalação de um quadro de infecção respiratória se dá mais tardiamente pela aspiração de saliva.

O diagnóstico da atresia do esôfago já é sugerido pela ultrassonografia pré-natal, que pode revelar poli-idrâmnio, reduzida quantidade de líquido intraluminal no intestino fetal, coto esofágico proximal dilatado e ausência de bolha gástrica. O poli-idrâmnio é mais pronunciado nos casos sem fístula traqueoesofágica. Nesses casos, é fundamental a transferência da gestante para um hospital terciário que disponha de unidade intensiva neonatal, equipe de cirurgia pediátrica e de obstetrícia.

À suspeita de atresia do esôfago, deve-se introduzir uma sonda orogástrica nº 8 ou 10 e, na presença da atresia, obrigatoriamente haverá uma impossibilidade de progressão da sonda até o estômago. É importante não se tentar passar sondas mais finas para evitar que se enrolem no coto proximal e deem a falsa impressão de progressão até o estômago ou então que se dirijam ao seio hipofaríngeo. Nas atresias com fístulas proximais é possível a passagem da sonda para a traqueia.

A radiografia de tórax deve ser realizada em posição póstero-anterior e em perfil, com membro superior esquerdo elevado para visualização da sonda em coto proximal atrésico e a sua altura em relação aos corpos vertebrais. Deve ser feita abrangendo todo o abdome, o que vai confirmar ou não a presença de fístula (gás em trato gastrointestinal e estômago proeminente) e de outras malformações associadas do aparelho digestivo, como a atresia duodenal, pela presença de uma dupla bolha. Esse exame fornecerá informação sobre a possibilidade de anomalias cardíacas associadas e mesmo de um arco aórtico à direita, que poderá, inclusive, mudar a abordagem cirúrgica, assim como de anomalias vertebrais, de costelas e infiltrado sugestivo de pneumonia. Os estudos contrastados do coto proximal não são realizados de rotina, pela possibilidade de aspiração e agravamento do quadro respiratório.

Além do diagnóstico da atresia devem ser pesquisadas outras malformações: cardíacas (radiografia de tórax, eletrocardiograma, ecocardiograma, que também pode mostrar a posição do arco aórtico, ajudando na abordagem cirúrgica), urinárias (ultrassonografia de vias urinárias), esqueléticas (radiografia de tórax e lombossacra), entre outras.

Tratamento
Cuidados iniciais

Após o diagnóstico, iniciam-se os cuidados necessários a fim de se preparar o paciente para o procedimento cirúrgico. Os principais cuidados objetivam evitar que o paciente aspire secreções acumuladas no coto esofágico.

A posição da criança depende da presença de fístula traqueoesofágica. Nos casos afirmativos deve-se posicionar a criança em decúbito elevado para dificultar o refluxo do conteúdo gástrico para a fístula, que é mais danoso do que a aspiração da saliva armazenada no coto proximal. Nos casos sem fístula, o decúbito deve ser em Trendelemburg, para evitar broncoaspiração de saliva armazenada no coto proximal. Aspira-se a orofaringe e coloca-se uma sonda de duplo lúmen (nº 8 ou 10), para aspiração contínua do coto esofágico proximal, chamada de sonda de reploge.

A hidratação venosa deve ser mantida. Em caso de saturação inadequada de O_2, ofertar oxigênio. Se houver desconforto respiratório importante, prefere-se a intubação orotraqueal, seguida por assistência ventilatória mecânica, a manter o paciente em ventilação à pressão positiva por máscara pelo aumento da distensão gástrica e, consequentemente, aumento do refluxo gástrico para a árvore respiratória.

É aconselhável o uso inicial de antibióticos nos casos de atresia do esôfago com fístula traqueoesofágica, pela possibilidade de pneumonia química/aspirativa com posterior colonização. O esquema proposto é: ampicilina/penicilina cristalina e gentamicina.

Alguns pacientes com pneumonia severa, atelectasia, sepse e de baixo peso poderão vir a precisar de gastrostomia prévia para evitar refluxo e aguardar melhor condição cirúrgica. Pacientes saudáveis poderão submeter-se à correção cirúrgica em um só tempo.

Com a estabilização, o paciente poderá submeter-se à correção da anomalia. Atualmente, a via de acesso cirúrgico preconizada é a via recomendada por Marchese, ao nível do triângulo auscultatório do hemitórax direito e extrapleural. Nessa via de acesso, a incisão é menor e não há praticamente dissecção da musculatura, apenas sua divulsão, havendo, nesses casos, um maior conforto para o paciente, anestesiologista e equipe cirúrgica. Nos casos de cotos distantes, pode-se utilizar a técnica de Livaditis, que consiste no alongamento do esôfago proximal através de miotomia circular com intuito de aumentar o comprimento do coto proximal atrésico.

Algumas situações especiais modificam a conduta cirúrgica de rotina. Nos pacientes portadores de arco aórtico à direita, a via de acesso será a toracotomia esquerda. Já nos casos de atresia do esôfago sem fístula, geralmente não é possível a correção num só tempo. Aqui, as sugestões de técnica variam bastante: confecção de gastrostomia alimentar aguardando um crescimento esofágico para posterior anastomose, gastrostomia alimentar associada à esofagostomia para posterior cirurgia de interposição gástrica, intestinal ou colônica. Kimura *et al.* propuseram tentativa de alongamento extratorácico do coto proximal em múltiplos estágios. A técnica de Foker utiliza a tração estadiada dos cotos esofágicos por meio de fios metálicos. Mais recentemente, a correção cirúrgica videotoracoscópica vem ganhando espaço e vários adeptos.

No nosso serviço, geralmente se realiza drenagem torácica fechada do hemitórax abordado e é introduzida sonda transanastomótica para alimentação no pós-operatório. No 7º dia de pós-operatório é feito esofagograma para a avaliação da anastomose esofágica. Esses procedimentos variam de acordo com o protocolo de cada serviço.

Complicações

As complicações mais frequentes são: deiscência de anastomose, ocorrendo em cerca de 15% dos pacientes, com tratamento que pode ser clínico ou cirúrgico; estenose na anastomose, que pode necessitar de dilatações endoscópicas, uso de antiácidos e, em alguns casos, confecção de procedimento antirrefluxo; recidiva da fístula esofagotraqueal; refluxo gastroesofágico pela mobilização do coto distal na anastomose e mudança da anatomia na região do cárdia. Existe também a possibilidade de haver algum grau de dismotilidade no segmento esofágico distal ligado à fístula.

Prognóstico

Durante muito tempo, a classificação de Waterston, correlacionando a mortalidade com alguns fatores de risco (pneumonia aspirativa, peso ao nascimento e anomalias cardíacas graves), foi amplamente usada para avaliar o prognóstico dos pacientes com atresia do esôfago com ou sem fístula.

De acordo com a classificação mais recente (Spitz *et al.*), a pneumonia aspirativa é excluída como fator de risco. Considera a associação de baixo peso ao nascer (abaixo de 1.500g) e a presença de malformação cardíaca o quadro de pior prognóstico. No entanto, mesmo que o baixo peso ainda seja considerado um fator de risco, os avanços obtidos no tratamento desse tipo de paciente nas unidades de terapia intensiva, juntamente com os avanços na anestesia, contribuíram bastante para a melhora do prognóstico.

HÉRNIA DIAFRAGMÁTICA CONGÊNITA

A literatura médica cita a hérnia diafragmática congênita (HDC) desde o século XVII. A remoção das vísceras abdominais, posicionadas no tórax devido à falha no diafragma, era aceita como a primeira condição no tratamento da doença, e, com base nisso, Gross realizou a primeira correção com êxito, em 1946, num paciente com menos de 48 horas de vida.

A HDC é a anormalidade do desenvolvimento do diafragma mais comum, com incidência que varia entre 1:2.000 e 1:5.000 nascidos vivos e representa cerca de 8% das malformações graves que acometem os recém-nascidos (RN). A letalidade da afecção varia entre 55% e 65%. É mais frequente no sexo masculino, em uma proporção de 2:1. Em geral, os defeitos diafragmáticos são unilaterais (97%) e mais frequentemente à esquerda (75% a 90%). As principais malformações associadas incluem os defeitos cardíacos, defeitos abertos do tubo neural, as trissomias (13, 18 e 21) e síndromes bem definidas (pentalogia de Cantrell, síndrome de Roberts, síndrome de Fryms, entre outras).

Etiologia, patogênese e patologia

Quatro componentes embriológicos contribuem para a formação do diafragma: o septo transverso, as duas dobras pleuroperitoneais, os miótomos cervicais e o mesentério dorsal. O desenvolvimento do músculo se inicia durante a 3ª semana de gestação e se completa em torno da 8ª semana. Qualquer falha no desenvolvimento desses componentes pode causar a HDC, com presença de solução de continuidade do diafragma e possível herniação de vísceras abdominais para o tórax. A causa para o surgimento da hérnia diafragmática é desconhecida (Figs. IV.3.1 e IV.3.2).

Os principais tipos de HDC são: a hérnia de Bochdaleck, um defeito póstero-lateral, tipo mais comum, ocorrendo em 90% dos casos à esquerda; e a de Morgagni, de localização anterior, retroesternal, usualmente do lado direito.

Os aspectos cardinais da HDC são: hipertensão pulmonar com persistência do padrão de circulação fetal e redução do volume corrente e da complacência pulmonar. A deficiência de surfactante é observada em 100% dos casos.

A ventilação das crianças é difícil, principalmente por causa da menor complacência pulmonar e do menor volume corrente. As curvas de volume-pressão desses pulmões hipoplásicos são anormais, de modo que, a uma dada pressão, os pulmões são insuflados com um volume de ar menor de que o normal. Pressões inspiratórias maiores são transferidas aos alvéolos já abertos, produzindo ruptura do parênquima pulmonar e maior incidência de pneumotórax. O menor volume corrente, por sua vez, é consequência direta do menor volume pulmonar e do menor número de alvéolos. Essas alterações ventilatórias são as principais causas da tendência à retenção de CO_2 observada nessas crianças.

As modificações da vasculatura pulmonar são similares às encontradas na hipertensão pulmonar primária, na aspiração de mecônio e na hipoplasia cardíaca esquerda. Em neonatos com hipoplasia é frequente a presença de hipertensão pulmonar associada, resultado da diminuição do número de vasos pulmonares e dos capilares, com aumento da resistência pelo espessamento da camada muscular arterial e aumento da reatividade da musculatura à hipoxia, à hipercarbia, à acidose e a múltiplos outros mediadores do tônus vascular.

A hipertensão pulmonar causa redução do fluxo sanguíneo para os pulmões, aumento da pressão diastólica final do ventrículo direito e tendência à persistência do padrão de circulação fetal, com *shunt* direita-esquerda através do ducto arterioso e do forame oval e, principalmente, com *shunts* intrapulmonares.

Quadro clínico e diagnóstico

Após o nascimento, cerca de 90% dos RNs se tornam sintomáticos e a manifestação mais comum é o desconforto respiratório de graus variados. Quanto mais cedo surgirem os sintomas e sinais, mais grave deve ser o comprometimento pulmonar. Associado a isso aparecem outros sinais sistêmicos: palidez, taquicardia, hipotensão arterial.

No exame físico podem ser observados retração subcostal e esternal, batimentos de asa de nariz, tórax acometido abaulado e abdome escafoide. A ausculta pulmonar revela uma diminuição do murmúrio vesicular com presença de ruídos hidroaéreos e *ictus cordis* desviado contralateralmente.

Alguns estudos tentam determinar fatores preditivos de mortalidade para a malformação. O diagnóstico intrauterino assim como o baixo escore de Apgar no 1º minuto, o baixo peso ao nascimento, a prematuridade e a associação com outras malformações atuam como importantes fatores que contribuem para o aumento da letalidade.

O diagnóstico pode ser estabelecido na fase pré-natal por meio de achados da ultrassonografia: a presença do estômago dentro do tórax, a não visualização da cúpula diafragmática em cortes longitudinais, a não caracterização da bolha gástrica, o desvio do mediastino, a pequena circunferência abdominal e o poli-idrâmnio, entre outros. A ressonância nuclear magnética está começando a ser utilizada como meio diagnóstico, localizando com exatidão a posição do fígado.

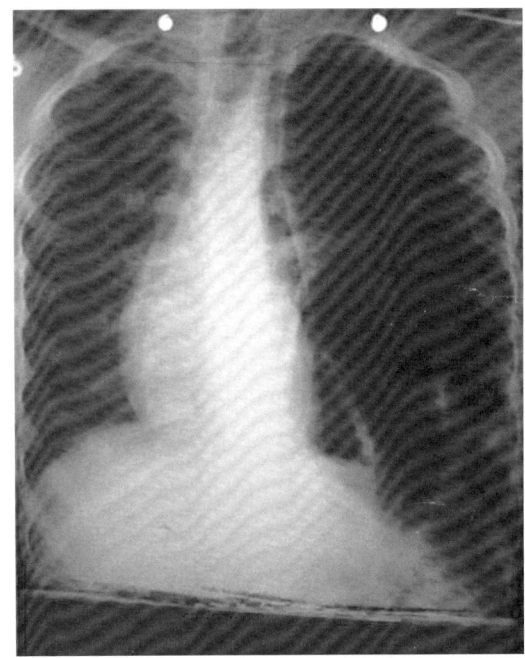

Fig. IV.3.6. HDC com defeito à esquerda.

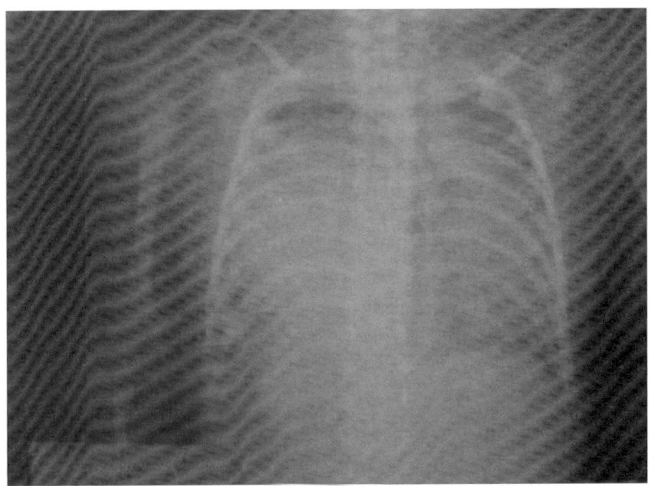

Fig. IV.3.7. HDC com defeito à direita.

A radiografia de tórax e abdome quase sempre é suficiente para o diagnóstico. Na avaliação radiológica se observa a presença de imagens aéreas sugestivas de alças intestinais no hemitórax afetado com desvio do mediastino para o lado contralateral e visualização de sonda orogástrica no tórax. No abdome se observa uma diminuição ou mesmo ausência de gás, em função do posicionamento das alças no tórax (Figs. IV.3.6 e IV.3.7).

Os principais diagnósticos diferenciais são com as doenças pulmonares congênitas ou adquiridas, que causam desconforto respiratório no neonato. A HDC também pode ter seu diagnóstico de uma forma mais tardia em lactentes e pré-escolares com desconforto respiratório leve e infecções respiratórias de repetição.

Tratamento
Cuidados pré-operatórios

Após o diagnóstico devem ser iniciados alguns cuidados essenciais, visando a um manejo individualizado para a doença.

A intubação orotraqueal para ventilação mecânica deve ser a primeira medida, idealmente sendo feita na sala de parto ou, o mais breve possível, nos casos de RN com o diagnóstico pós-natal e com desconforto respiratório. Em relação à ventilação, estudos atuais demonstram a necessidade da utilização da chamada ventilação protetora (*gentle ventilation*), que emprega o uso de ventilação convencional inicialmente no modo ventilatório/controlado, seguido de ventilação mandatória intermitente sincronizada e associada à pressão de suporte. Procura-se adotar uma estratégia ventilatória com hipercapnia permissiva ($PaCO_2$ entre 50 e 60 mmHg, mantendo-se o pH > 7,24 com valores-alvo para saturação de oxigênio pré-ductal entre 89% e 94%). O uso de máscara com pressão positiva para ventilação deve ser evitado, pela possibilidade de distensão do estômago e intestinos, o que poderá levar a um comprometimento maior da função pulmonar.

Deve ser feita a cateterização arterial, de preferência na artéria umbilical, para monitoração frequente da gasometria. A cateterização venosa também deve ser prontamente realizada e poderá ser feita pela veia umbilical. Evitar manipulação excessiva e analisar o uso de analgésicos, sedativos e relaxantes musculares, visto que esses RNs apresentam grande labilidade na oxigenação arterial e tendência a agravar a hipoxemia com estímulos externos.

A disfunção do sistema de surfactante existente nos pacientes com HDC deve ser compensada com a oferta exógena do produto, já na sala de parto ou o mais rapidamente possível. A lógica dessa estratégia baseia-se no fato de se inundar o pulmão antes de os efeitos da ventilação com pressão positiva lesarem o epitélio pulmonar e liberar proteínas intra-alveolares que vão inativar a quantidade já limitada de surfactante exógeno. O corticoide antenatal parece melhorar a síntese de surfactante nesses pacientes, porém mais estudos necessitam ser realizados para uma melhor conclusão.

Deve-se aspirar o conteúdo gástrico com sonda orogástrica calibrosa e mantê-la aberta para descomprimir o estômago e as alças intestinais que estão na caixa torácica.

A hipoxemia, a hipercapnia e a acidose decorrem, basicamente, do *shunt* D-E pelo ducto arterioso e/ou *foramen ovale*, devido à intensa vasoconstrição pulmonar (hipertensão pulmonar), sendo esse quadro agravado para a presença da hipotensão arterial. Deve-se avaliar a necessidade de uso de fármacos vasoativos em condições de instabilidade hemodinâmica e realizar ecocardiograma em todos os casos para avaliar a presença de malformações cardíacas que complicam a evolução e o grau de hipertensão pulmonar.

Em caso de resistência vascular pulmonar refratária ao uso da ventilação mecânica e do surfactante, faz-se necessário o uso de substâncias que venham diminuir essa resistência. O óxido nítrico parece funcionar como estratégia de estabilização dos pacientes graves antes da utilização da membrana de oxigenação extracorpórea (ECMO) e, ainda, como adjuvante do suporte ventilatório. A ECMO tem sua indicação mais acentuada em casos nos quais não se consegue resposta à terapêutica estabelecida.

Alguns estudos utilizando o sildenafil e a milrinona para o controle da hipertensão pulmonar e melhora do índice de oxigenação estão sendo desenvolvidos.

Está provado que a hérnia diafragmática está longe de ser um problema meramente cirúrgico. Os determinantes mais importantes dos resultados são os fatores pré-natais que influenciam o desenvolvimento do parênquima pulmonar, do leito vascular pulmonar e do sistema surfactante pulmonar. Dessa maneira, os RNs não devem ser operados em situação de emergência, considerando-se que a hérnia diafragmática é uma emergência fisiológica e não cirúrgica.

Tratamento cirúrgico

Até algum tempo atrás, acreditava-se que a redução do conteúdo herniado e o fechamento da falha diafragmática deveriam ser realizados emergencialmente logo após o nascimento.

Atualmente, sabe-se que a estabilização do paciente antes do procedimento cirúrgico é fundamental para a melhora do prognóstico, diminuindo a morbidade e a mortalidade de forma significativa. A compreensão de que a hipoplasia pulmonar, a hipertensão pulmonar persistente e a deficiência de surfactante não são modificadas pela correção cirúrgica confirma essa proposta. E, mais, a estabilidade circulatória, a mecânica respiratória e as trocas gasosas podem deteriorar-se após a correção cirúrgica.

A ocasião ideal para a correção ainda não está plenamente estabelecida. Tanto se encontram indicações para cirurgia logo nas 24 horas após estabilização, como condutas em que se aguardam até 7-10 dias após. A manutenção de níveis normais de pressão na artéria pulmonar por 24-48 horas, evidenciados por ecocardiograma, parece ser um bom indicador.

A técnica cirúrgica adotada dependerá do tamanho da falha diafragmática (nos grandes defeitos poderá ser necessário o uso de próteses), da presença ou não de saco herniário e da capacidade de um abdome com volume insuficiente para receber as vísceras. Realizam-se a redução cuidadosa do conteúdo herniário e a inspeção do hemitórax acometido, bem como do conteúdo abdominal reduzido, avaliando-se sua viabilidade (Figs. IV.3.8 a IV.3.10).

O uso de drenagem torácica é controverso. Alguns advogam não drenar, relatando uma melhor resposta no pós-operatório. Outros sugerem que a manutenção de

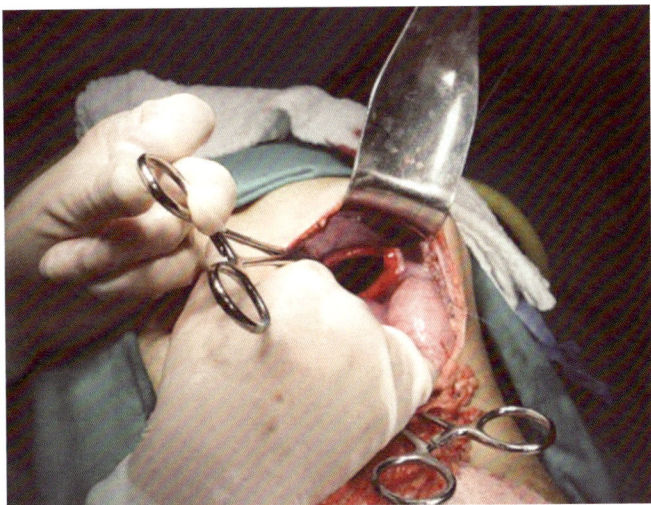

Fig. IV.3.8. Achado cirúrgico: observa-se grande solução de continuidade no diafragma.

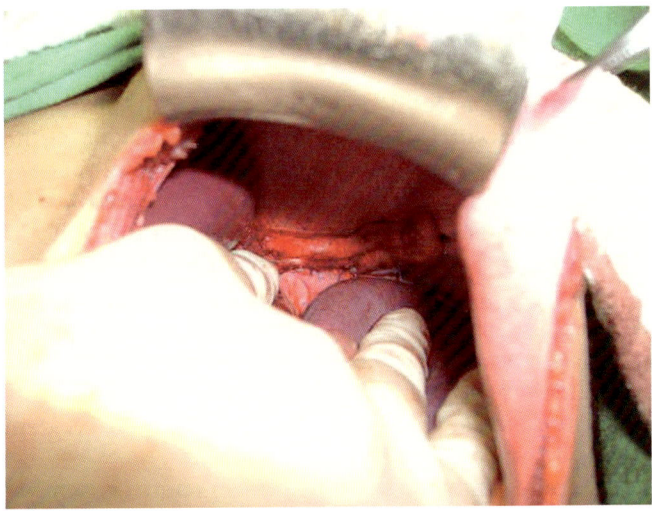

Fig. IV.3.9. Cirurgia: aspecto final após fechamento.

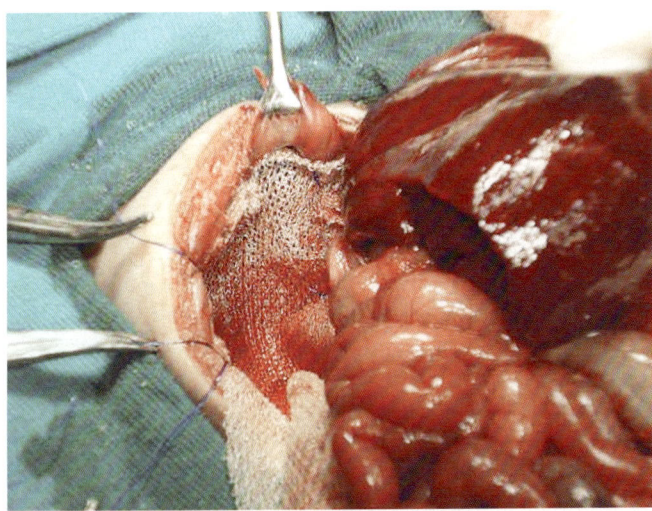

Fig. IV.3.10. Uso de prótese sintética.

um sistema de pressão intratorácico, dentro de padrões fisiológicos, pode minimizar o risco de lesão pulmonar e de pneumotórax. Utilizam-se as mesmas estratégias ventilatórias consideradas no pré-operatório.

O tratamento intrauterino das hérnias diafragmáticas não é mais defendido, entre outros problemas, pelo grande risco de parto prematuro, além de não existirem estudos que confirmem se essa opção é mais eficaz do que a correção pós-nascimento. A ligadura ou oclusão da traqueia do feto é uma opção terapêutica defendida atualmente. Com a oclusão traqueal, o fluido pulmonar responsável pelo desenvolvimento da árvore traqueobrônquica permanece, evitando a hipoplasia. Não impede, no entanto, a hipoplasia ventricular. Os critérios de seleção usados para escolha são controversos, procurando-se identificar fatores preditores de gravidade.

As principais complicações no pós-operatório da HDC são: pneumotórax contralateral; deterioração temporária da mecânica respiratória; sangramento; tendência exagerada à retenção de água e diminuição do retorno venoso por compressão da veia cava inferior; obstrução intestinal por bridas precoces; volvo gástrico ou volvo do intestino médio; derrame pleural; ascite quilosa, entre outras.

Fatores prognósticos

Os principais fatores associados ao prognóstico da HDC são: anoxia perinatal e precocidade do início dos sintomas; índices ventilatórios; medidas de complacência pulmonar; ocorrência de pneumotórax decorrente de ventilação agressiva; capacidade de atingir $PO_2 > 100$ mmHg; grau de hipertensão pulmonar; precocidade do diagnóstico antenatal; tamanho do defeito diafragmático; herniação do fígado para o tórax; associação de cardiopatia ou outras malformações complexas. Esses parâmetros se relacionam com a gravidade da hipoplasia pulmonar e da hipertensão pulmonar.

Alguns estudos demonstram que o uso de próteses para correção do defeito se torna cada vez mais comum, que o tratamento cirúrgico após a estabilização do paciente é o mais indicado e que, apesar de todos os esforços, a sobrevida ainda se situa em torno de 63%, demonstrando que a solução da problemática gerada pela HDC ainda está distante de ser resolvida.

CISTO BRONCOGÊNICO

Forma-se a partir da separação de um grupo de células que se desenvolvem independentemente do trato respiratório. Geralmente é central, único e adjacente à traqueia ou ao brônquio-fonte. Localiza-se no mediastino médio ou posterior.

O quadro clínico mais comum se caracteriza por fenômenos de broncoespasmo ou infecções respiratórias de repetição na faixa etária pré-escolar. Os cistos de localização intercarinal podem manifestar-se com insuficiência respiratória já nos recém-nascidos, necessitando de correção cirúrgica precoce.

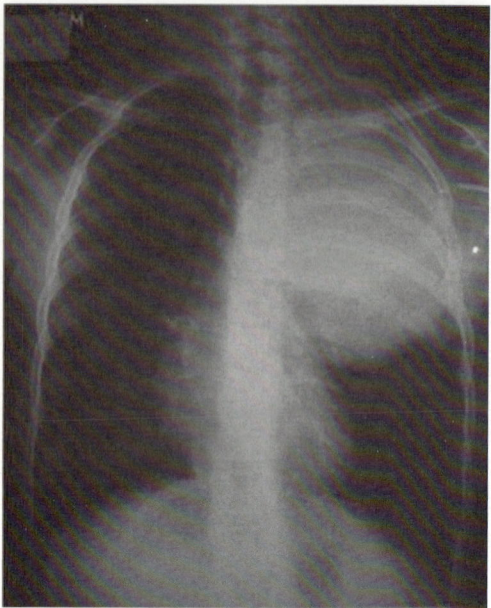
Fig. IV.3.11. Cisto broncogênico em hemitórax superior esquerdo.

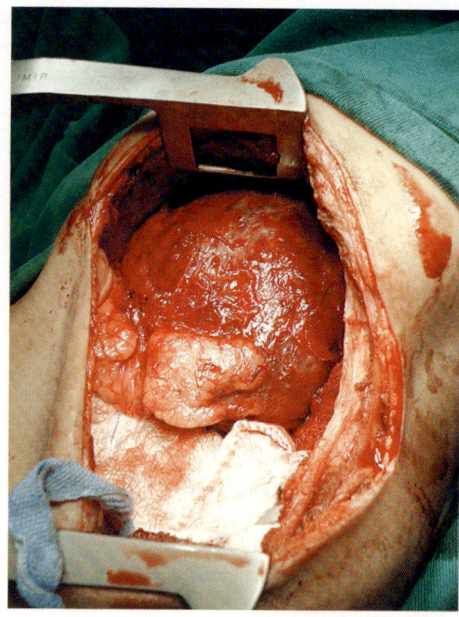
Fig. IV.3.12. Achado cirúrgico: volumoso cisto broncogênico ocupando metade do hemitórax esquerdo.

Outros cistos podem ser apenas achados clínicos ou radiológicos acidentais sem sintomatologia ou repercussão para a mecânica respiratória ou ainda podem causar mecanismo valvular, simulando um enfisema lobar.

O diagnóstico, na maioria das vezes, é suspeitado por meio da radiografia de tórax, que demonstra massa paratraqueal arredondada e radiodensa, que pode mudar de conformação de acordo com a posição do paciente (Fig. IV.3.11). No entanto, a tomografia de tórax é a melhor opção diagnóstica, demonstrando formações expansivas bem delimitadas, de paredes finas, apresentando interior hipodenso e homogêneo. Em geral, são lesões não captantes de contraste intravenoso. A broncografia pode ser útil em alguns casos em que há compressão extrínseca da árvore traqueobrônquica.

O tratamento consta da ressecção cirúrgica, que deve ser realizada precocemente com o paciente em boas condições clínicas. Pode ser por meio de toracotomia convencional ou por videotoracoscopia (Fig. IV.3.12). Deve-se ressecar toda a lesão, tentando-se preservar o máximo possível de parênquima pulmonar sadio. Os episódios de infecção recorrente podem aumentar o grau de dificuldade cirúrgica e o prognóstico. O pós-operatório transcorre, em geral, sem problemas.

CISTO PULMONAR

Assim como o cisto broncogênico, o cisto pulmonar se forma a partir de células com desenvolvimento independente do trato respiratório. São derivados das células do bronquíolo respiratório, sendo, portanto, periféricos e geralmente únicos.

O quadro clínico típico é o de crianças com história de infecções respiratórias de repetição. Ainda podem surgir manifestações dependentes da comunicação entre o cisto e a árvore traqueobrônquica e, ocasionalmente recém-nascidos com franca insuficiência respiratória.

O diagnóstico é feito a partir da radiografia simples do tórax e da tomografia computadorizada, que demonstram lesão arredondada e hiperinsuflada (Fig. IV.3.13). O principal diagnóstico diferencial é com as pneumatoceles, as quais, geralmente, apresentam paredes menos espessas, enquanto os cistos pulmonares possuem paredes mais bem definidas; além disso, as pneumatoceles costumam ser múltiplas. Quando infectados, podem confundir-se com abcessos pulmonares.

O tratamento é cirúrgico, mesmo naqueles sem repercussão clínica ao diagnóstico, pela possibilidade de complicações futuras. Consiste na retirada do cisto,

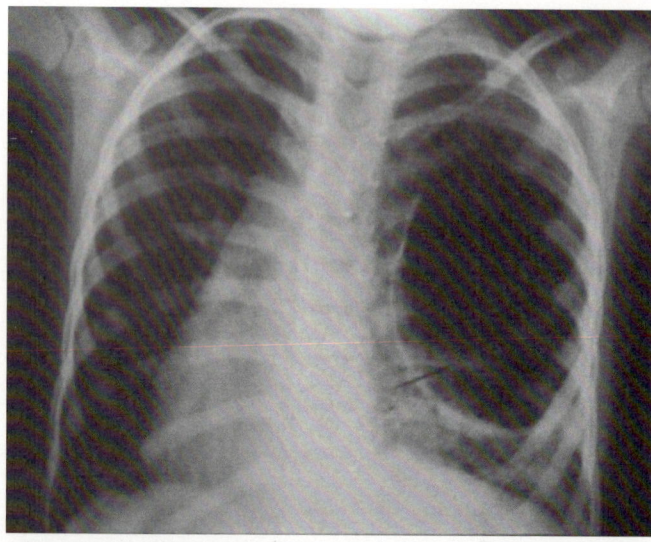
Fig. IV.3.13. Cisto pulmonar com gás.

respeitando-se o lobo acometido quando possível. Caso contrário, pode-se optar pela lobectomia. A cirurgia pode ser feita por toracoscopia. O prognóstico, em geral, é bom.

MALFORMAÇÃO ADENOMATOIDE CÍSTICA

A malformação (ou doença) adenomatoide cística é caracterizada pela substituição do parênquima pulmonar por tecidos formados por cistos e áreas sólidas. Eles não se comunicam com a árvore traqueobrônquica, provocam compressão de estruturas vizinhas e se infectam com facilidade. A grande maioria é unilateral, acometendo um lobo pulmonar. A bilateralidade é rara.

A embriologia demonstra que o aparecimento é tardio durante a gestação, em torno da 35ª semana, e consiste num crescimento desordenado dos bronquíolos terminais, o que impede o crescimento alveolar. Está associada, em cerca de 30% dos casos, a outras malformações congênitas.

A malformação adenomatoide cística pode ser classificada em três tipos, de acordo como o tamanho e a quantidade dos cistos:

- **Tipo I** – Cisto único ou múltiplos, com diâmetro acima de 2cm e presença de epitélio ciliado colunar. É o tipo mais frequente e de melhor prognóstico.
- **Tipo II** – Múltiplos cistos menores do que 1cm de diâmetro, revestidos por epitélio ciliado cuboide.
- **Tipo III** – Grandes massas não císticas com estrutura bronquiolar e alveolar e epitélio não ciliado cuboide. Tecido adenomatoso.

O quadro clínico pode apresentar-se no período neonatal com dispneia leve até franca insuficiência respiratória. A hidropisia fetal pode estar presente em casos mais severos. Posteriormente, podem surgir infecções respiratórias de repetição. Quando o diagnóstico é feito durante a gestação, o parto deve ser realizado com estrutura cirúrgica preparada, pela possibilidade de o recém-nascido apresentar quadro de insuficiência respiratória logo após o nascimento.

O diagnóstico pode ser feito durante a gestação por meio da ultrassonografia, que também pode diagnosticar outras malformações associadas. A radiografia de tórax é imprescindível para o diagnóstico, pois são observadas áreas císticas de tamanhos diversos entre o parênquima pulmonar normal acometendo um lobo pulmonar (Fig. IV.3.14). A tomografia computadorizada do tórax é reservada para os casos em que os exames anteriores não foram esclarecedores. É importante lembrar a hérnia diafragmática como diagnóstico diferencial nesses casos (Fig. IV.3.15).

O tratamento é cirúrgico e consiste na ressecção das estruturas lobulares comprometidas. Também aqui, a cirurgia na criança maior pode ser mais trabalhosa devido às infecções respiratórias de repetição. A cirurgia in-

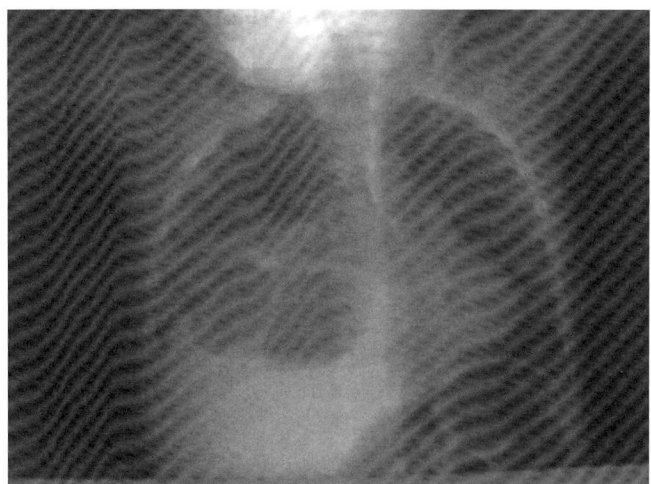

Fig. IV.3.14. Malformação adenomatoide cística em base de hemitórax direito.

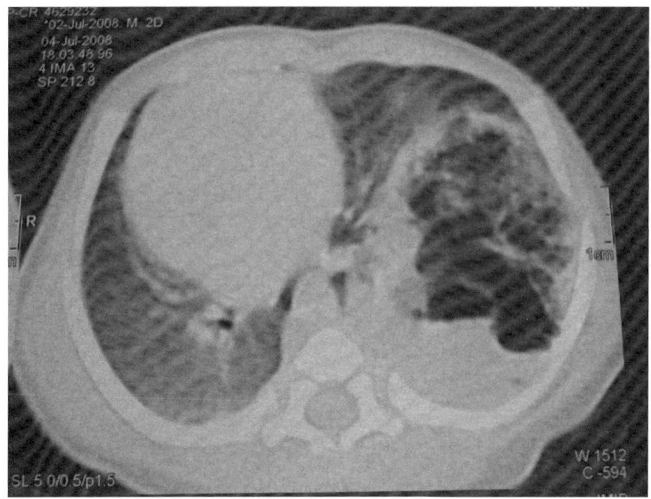

Fig. IV.3.15. Aspecto tomográfico: múltiplos cistos de diversos tamanhos entre o parênquima pulmonar normal em lobo inferior de hemitórax esquerdo.

traútero vem sendo realizada em serviços com estrutura adequada e em casos selecionados, pois 15% das lesões pioram a ponto de necessitar intervenção intraútero pelo risco de óbito fetal.

SEQUESTRO PULMONAR

Consiste na presença de um segmento de tecido pulmonar normal, porém sem comunicação com a árvore brônquica. Sua irrigação arterial é anômala, através de artéria sistêmica, e drenagem venosa através das veias pulmonares, sistema ázigo ou mesmo átrio direito.

Embriologicamente, tem origem a partir de um broto pulmonar acessório.

O sequestro pulmonar é classificado em:

- **Intralobar** – Quando o tecido sequestrado está contido dentro do lobo normal. É mais encontrado nos

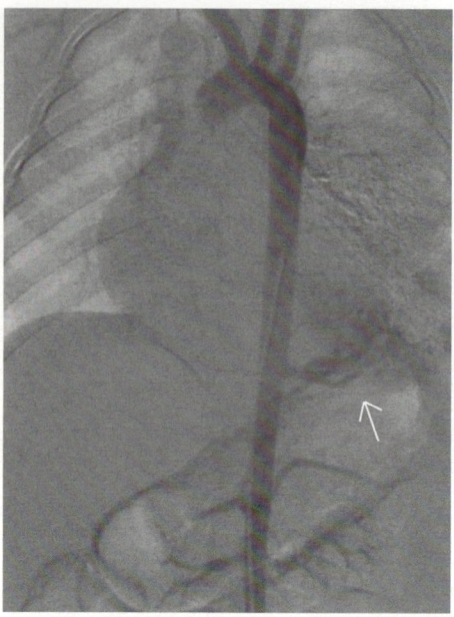

Fig. IV.3.16. Aortografia com visualização de artéria anômala.

lobos inferiores e à esquerda. Radiologicamente, pode manifestar-se como uma opacificação ou uma lesão cística com nível líquido. É cerca de três vezes mais frequente da que o extralobar.
- **Extralobar** – Ocorre quando a lesão está separada do lobo pulmonar normal e também no exterior da pleura visceral. Tem um maior índice de malformações associadas, principalmente cardíacas e hérnia diafragmática. Geralmente não é necessária uma conduta cirúrgica nesses casos, em vista do não aparecimento de complicações decorrentes de infecção. A malformação adenomatoide cística pode estar presente, formando, juntamente com o sequestro, a forma híbrida de apresentação.

O quadro clínico do sequestro intralobar é representado por infecções respiratórias de repetição; o extralobar pode provocar sintomas compressivos no parênquima adjacente, causando infecções ou restrição respiratória. Nos sequestros de grandes dimensões, pode haver sintomas secundários ao *shunt* vascular (vaso anômalo).

O diagnóstico pode ser feito por meio da ultrassonografia fetal e, no pós-natal, mediante radiografia de tórax que revela massa radiopaca ou densidade de parênquima difusa. A tomografia computadorizada do tórax com contraste sistêmico e a arteriografia demonstram a irrigação arterial anômala do tecido pulmonar (Fig. IV.3.16).

O tratamento do sequestro intralobar é cirúrgico, com a retirada também do lobo comprometido. No extralobar, se houver indicação cirúrgica, o tratamento é mais simples, sem necessidade de retirada de pulmão normal, apenas do tecido pulmonar ectópico. Nos dois casos, a ressecção e a ligadura cuidadosa devem ser realizadas, evitando-se hemorragias de grande vulto provenientes do vaso sistêmico nutridor.

ENFISEMA LOBAR CONGÊNITO

É a hiperinsuflação de um lobo pulmonar secundária a um mecanismo valvular, em que a entrada de ar no lobo pulmonar é mais fácil da que a saída. A causa, em geral, é de difícil identificação, podendo existir uma malformação da cartilagem bronquiolar favorecendo uma broncomalacia ou mesmo ser devida a uma atresia de brônquio. Pode também ser devida a processo compressivo extrínseco. Aparece mais frequentemente nos lobos superiores e à esquerda, dificilmente acometendo os lobos inferiores.

O quadro clínico pode iniciar-se ao nascimento, com desconforto respiratório de grau variado, ou mesmo na idade pré-escolar. Cerca de 50% dos diagnósticos são realizados no 1º mês de vida. A sintomatologia é decorrente da compressão exercida pelo lobo acometido sobre o pulmão normal.

O diagnóstico é sugerido pela radiografia de tórax, que é bastante característica: área de hipertransparência

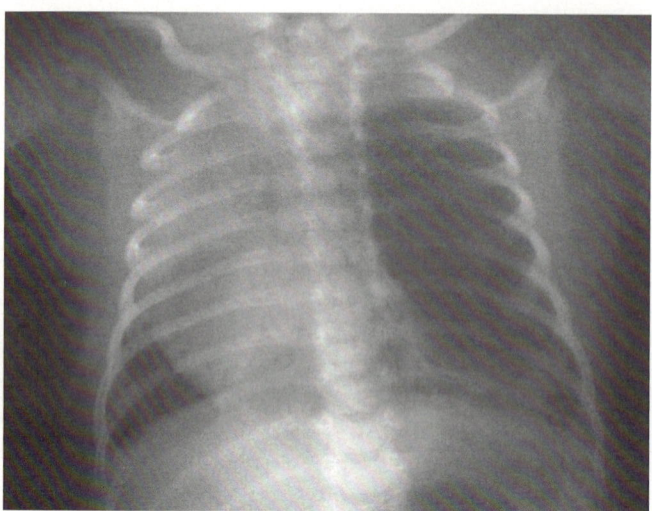

Fig. IV.3.17. Enfisema lobar congênito em hemitórax esquerdo.

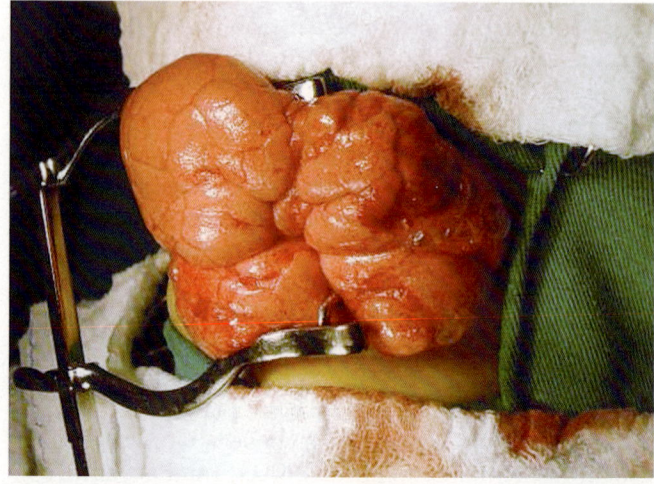

Fig. IV.3.18. Achado cirúrgico: observa-se hiperinsuflação do lobo afetado.

e hiperinsuflação aérea, com retificação do diafragma ipsilateral e hérnia de pulmão pelo mediastino anterior (Fig. IV.3.17). O principal diagnóstico diferencial é feito com pneumotórax. A broncoscopia pode ajudar a demonstrar área de broncomalacia, compressão extrínseca ou muco intraluminal.

O tratamento depende da causa da hiperinsuflação. Se ela for causada por broncomalacia, consiste na ressecção do lobo afetado. Se for por compressão extrínseca, a retirada da causa da compressão permite que o lobo afetado retorne à sua função normal (Fig. IV.3.18).

BIBLIOGRAFIA

Alabbad SI et al. Use of transanastomotic feeding tubes during esophageal atresia repair. J Pediatr Surg 2009; 44:902-905.

Amim B et al. O valor da ultrassonografia e ressonância magnética fetal na avaliação das hérnias diafragmáticas. Radiol Bras 2008; 41(1):1-6.

Bittencourt PSF et al. Endoscopy dilatation of esophageal strictures in children and adolescents. J Pediatr 2006; 82:127-131.

Dosios T et al. Pleuropulmonary blastoma in childhood. A malignant degeneration of pulmonary cysts. Pediatric Surg Int 2004; 20:863-865.

Fauza DO, Wilson JM. Hérnia diafragmática congênita. In: Maksoud JG (ed.). Cirurgia Pediátrica. Rio de Janeiro: Revinter, 2003:469-507.

Figueiredo SS et al. Atresia do trato gastrointestinal: avaliação por métodos de imagem. Rev Radiol Bras 2005; 38(2):141-150.

Gibson T. The Anatomy of Human Bodies Epitomized. 6ª ed. London: Awnsham and Churchill, 1703.

Hebra A, Othersen HB, Tagge EP. Bronchopulmonary malformations. In: Ashcraft KW (ed.). Pediatric Surgery. Pennsylvania: WB Saunders Company 2000:273-286.

Jeung MY, Gasser B, Gangi A et al. Imaging of the cystic masses of the mediastinum. Radiographics 2002; 22:79-93.

Júnior ASC, Perfeito JAJ, Forte V. Tratamento operatório de sessenta pacientes com lesões pulmonares: O que aprendemos? J Bras Pneumol. 2008; 34(9):661-666.

Keckler SJ et al. VACTERL anomalies in patients with esophageal atresia: an updated delineation of the spectrum and review of the literature. Pediatr Surg Int 2007; 23:309-317.

Kimura K, Soper RT. Multistaged extrathoracic esophageal elongation procedure for long gap esophageal atresia: experience with 12 patients. J Pediatr Surg 2001; 36:1.725-1.727.

Kluth D. Atlas of esophageal atresia. J Pediatr Surg 1976; 11:901-919.

Ladd WE. The surgical treatment of esophageal atresia and tracheoesophageal fistula. New Engl J Med 1944; 230:625.

Lourenço SN, et al. Traqueo-oclusão intra-útero: técnica cirúrgica assistida à corticoterapia promove aumento nos receptores de VEGF (Vascular Endothelial Growth Factor) em pulmões de fetos de rata. Rev Med 2007; 86(1):20-27.

Marchese LT et al. Toracotomia posterior no acesso cirúrgico do esôfago atrésico: uma via simplificada. Rev Bras Cirurg 1985; 12(4):105-110.

Margotto PR. Uso de sildenafil (Viagra) na hipertensão pulmonar persistente do recém-nascido. Comum Ciência Saúde 2006; 17:141-154.

Pinto CVA, Refinetti P, Vilhena-Moraes R. Atresia congênita do esôfago. A propósito de um caso operado com sobrevida. Rev Paulista Med 1953; 43:580.

Pinus J. Atresia do esôfago. In: Maksoud JG (ed.). Cirurgia Pediátrica. Rio de Janeiro: Revinter, 2003:527-542.

Rebello CM, Proença SRM, Troster EJ, Jobe AH. Terapia com surfactante pulmonar exógeno – o que é estabelecido e o que necessitamos determinar. J Pediatr 2002; 78:215-226.

Rosenberg NP, Schuler C, Delgiovo F, Bittencourt JAF. Cisto broncogênico com abordagem videotoracoscópica. J Pneumol 2002; 28(6):439-441.

Rossi FS, Warth NA, Deutsch AD, Troster EJ, Rebello CM. Abordagem respiratória protetora no tratamento da hérnia diafragmática congênita. Rev Paulista Pediatr 2008; 26(4):378-382.

Spitz L. Oesophageal atresia: at risk-groups for the 1990s. J Pediatr Surg 1994; 29:723-725.

Stocker JT, Madewell JE, Drake RM. Congenital cystic adenomatoid malformation of the lung. Classification and morphologic spectrum. Human Pathol 1977; 8(2):155-171.

Van Der Zee DC, Bax NMA. Thoracoscopy repair of esophageal atresia with distal fistula. Surg Endosc 2003; 17:1.065-1.067.

Velhote MCP. Lesões congênitas do pulmão. In: Maksoud JG (ed.). Cirurgia Pediátrica. Rio de Janeiro: Revinter 2003:589-600.

Vilela PC, Lima LS, Arnold MW. Hérnia diafragmática congênita. In: Duarte MCMB (ed.). Terapia intensiva em pediatria. Rio de Janeiro: Medbook, 2008:697-702.

Vilela TT et al. Cistos congênitos do mediastino: aspectos de imagem. Radiol Bras 2009; 42(1):57-62.

Waterson DJ, Bonham-Carter RE, Abedeen E. Esophageal atresia: tracheoesophageal fistula. A study of survival in 218 infants. Lancet 1962; 1:819.

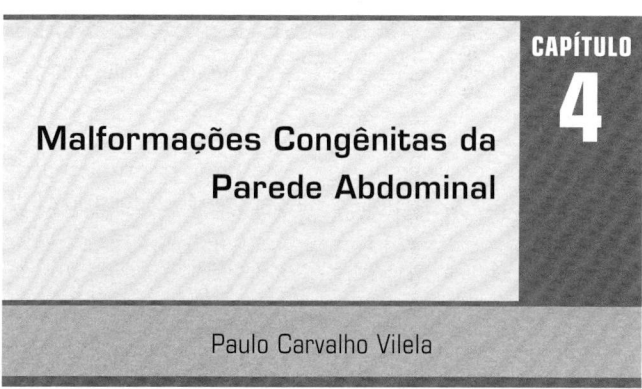

CAPÍTULO 4

Malformações Congênitas da Parede Abdominal

Paulo Carvalho Vilela

GASTROSQUISE

É uma malformação congênita relativamente frequente, ocorrendo aproximadamente entre 1:5.000 e 1:10.000 nascidos vivos. Decorre de uma falha no fechamento da parede abdominal, que produz um defeito localizado, na maioria das vezes, à direita da inserção do cordão umbilical, variando entre 0,5 e 2cm e através do qual ocorre a exteriorização das alças intestinais (Fig. IV.4.1.).

Ao nascimento, essas alças intestinais se encontram enrijecidas e aderidas entre si, o que produz algum grau de dificuldade no reposicionamento dessas vísceras na cavidade abdominal. Esse aumento na rigidez e na ade-

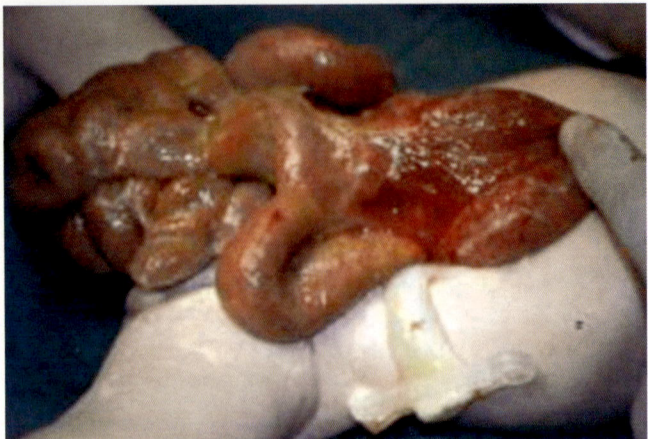

Fig. IV.4.1. Gastrosquise com defeito à direita do cordão umbilical.

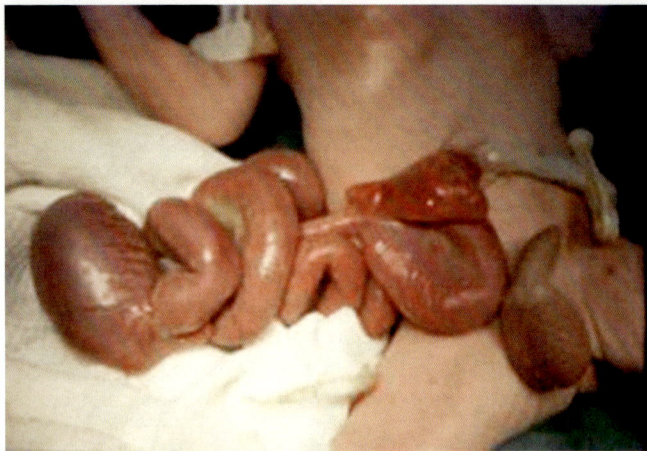

Fig. IV.4.3. Gastrosquise com defeito à direita e atresia de cólon.

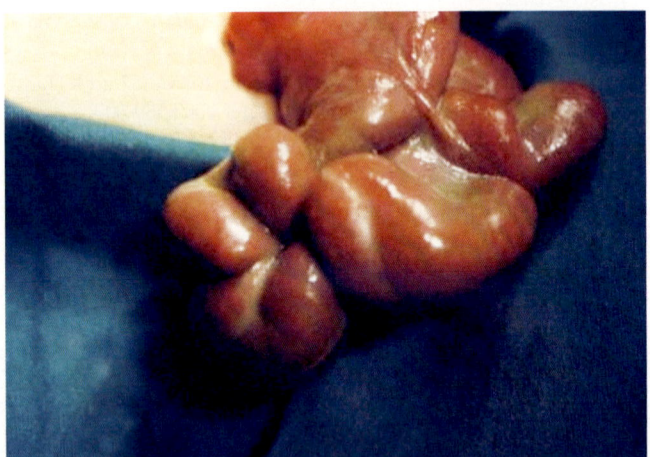

Fig. IV.4.2. Matriz gelatinosa envolvendo alças intestinais.

são entre as alças intestinais é produzido por uma matriz gelatinosa que se deposita na serosa do intestino (Fig. IV.4.2).

Etiologia

Não se conhece a causa do defeito da parede abdominal, mas estudos epidemiológicos relacionam a ocorrência de gastrosquise com a utilização de drogas tipo maconha, fumo e álcool. Acomete com maior frequência nas gestantes jovens.

Fisiopatologia

Acredita-se que as alterações mais importantes em relação ao conteúdo abdominal eviscerado na gastrosquise ocorram durante o 3º trimestre da gestação e sejam relacionadas ao contato entre as alças e substâncias presentes no líquido amniótico. Existem evidências de que o trabalho de parto também aumente a deposição dessa matriz gelatinosa sobre as alças intestinais. Essa matriz gelatinosa ou *peel* é a responsável pela dificuldade en-

contrada em reposicionar o intestino eviscerado na cavidade abdominal.

Em 4% a 10% dos casos estão presentes alterações na continuidade intestinal, como atresia intestinal, decorrentes de acidentes vasculares causados por torção ou angulação da vascularização do mesentério (Fig. IV.4.3). Esses acidentes vasculares podem comprometer segmentos extensos dos intestinos delgado e grosso, podendo causar até mesmo a síndrome de intestino curto. Ocorre também uma maior prevalência de partos prematuros e crescimento intrauterino retardado nas gestações complicadas com gastrosquise. Após o nascimento, a evisceração do conteúdo abdominal favorece a perda de calor nesses recém-nascidos, a qual se associa a uma perda líquida significativa, tanto por evaporação como para o terceiro espaço (edema de parede e distensão das alças intestinais), fazendo com que hipotermia e desidratação sejam achados comuns entre recém-nascidos acometidos dessa malformação.

Diagnóstico

O diagnóstico pré-natal da gastrosquise pode ser feito por ultrassonografia fetal, com segurança, a partir da 12ª semana de gestação. A evisceração deve ser diferenciada do cordão umbilical e difere da onfalocele por não ter membrana limitante e não apresentar evisceração do fígado. O ultrassom também pode diagnosticar alterações na continuidade intestinal, como atresias. Após o nascimento, a malformação consiste em um defeito à direita da inserção do cordão umbilical, através do qual se observa a evisceração de alças intestinais enrijecidas e aderidas entre si em graus variáveis. É importante observar a continuidade do trato gastrointestinal para identificar atresias.

Tratamento

O primeiro relato de sucesso no manejo de um paciente com gastrosquise é da década de 1940, e desde então houve uma evolução considerável, obtendo-se sucesso em 90% dos casos de gastrosquise não complicada. O diagnóstico pré-natal é um fator importante para reduzir a mortalidade nesses pacientes no nosso meio, especialmente por permitir que a gestante seja encaminhada a um serviço capaz de realizar o reparo da gastrosquise imediatamente após o parto e que disponha de instalações apropriadas para o manejo de recém-nascidos de alto risco.

Durante a gravidez, deve-se evitar o parto prematuro, uma vez que a prematuridade agrava ainda mais as condições desses recém-nascidos. Não existem evidências conclusivas sobre a via de parto ideal para bebês com gastrosquise. Na experiência do IMIP, o parto programado por via alta, com as equipes obstétrica, neonatal e cirúrgica atuando juntas, produz o melhor resultado nesses casos.

Nos casos sem diagnóstico pré-natal com parto ocorrendo fora de centros terciários, o recém-nascido, durante a remoção, precisa de certos cuidados fundamentais para não agravar suas condições clínicas. A hipotermia e as perdas volêmicas são os aspectos mais importantes a serem considerados durante a remoção desses pacientes. Os recém-nascidos devem ser colocados em decúbito lateral para não angular os vasos do mesentério, com um cateter nasogástrico para evacuação das secreções gastrointestinais envolvido em material plástico estéril (*nunca utilizar tecidos como gazes ou compressas úmidas*) e com venóclise, utilizando soluções com eletrólitos (soro glicofisiológico ou Ringer lactato 20mL por kg). Iniciar antibioticoterapia venosa (ampicilina e gentamicina nas doses habituais).

O tratamento cirúrgico tem como objetivos a colocação das alças de volta à cavidade abdominal e a reconstrução da parede e umbigo. Quando isso não é possível devido a uma desproporção entre o intestino edemaciado e a cavidade abdominal, utiliza-se um silo de material plástico (Fig. IV.4.4) para a acomodação temporária do intestino eviscerado, suturado ao defeito na parede.

O intestino será então reduzido progressivamente para a cavidade por meio de uma ordenha diária do silo plástico, com técnica asséptica e sem o uso de anestesia.

No pós-operatório, os pacientes com gastrosquise evoluem quase sempre com um íleo paralítico prolongado, em média de 20 dias, necessitando de nutrição parenteral até o retorno do peristaltismo intestinal, quando é então restabelecida a nutrição por via oral.

Prognóstico

Os recém-nascidos que não apresentam perdas da massa intestinal têm um excelente prognóstico, uma vez que a gastrosquise em geral não se associa a nenhum outro tipo de malformação.

ONFALOCELE

Constitui um defeito da parede abdominal anterior, caracterizado pelo alargamento do orifício umbilical, que permanece recoberto com um tecido avascular derivado da geleia de Wharton, através do qual ocorre a herniação do conteúdo abdominal; seu diâmetro é geralmente menor do que 5cm, mas pode chegar a 15cm. Geralmente, nos defeitos menores, ocorre a herniação de apenas um segmento de alça intestinal, enquanto nos defeitos maiores (acima de 5cm) ocorre, normalmente, a herniação de vísceras maciças, mais frequentemente o fígado (Fig. IV.4.5).

Etiologia

Sua etiologia envolve a falha de retorno das vísceras abdominais para o abdome no final da 10ª semana após a concepção. Assim, nos recém-nascidos com onfalocele, um saco membranoso cobre as vísceras, que se encontram herniadas por meio de um defeito relativamente grande. O cordão umbilical se insere nessa membrana. Tanto o intestino como o fígado persistem anatômica e funcionalmente normais. A incidência varia de 1 por 2.000 até 1 por 6.000 recém-nascidos, com maior frequência em gestantes com idade avançada e conceptos do sexo masculino.

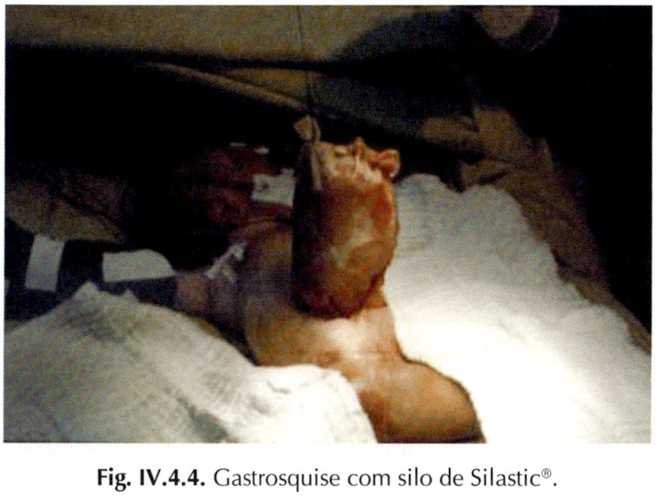

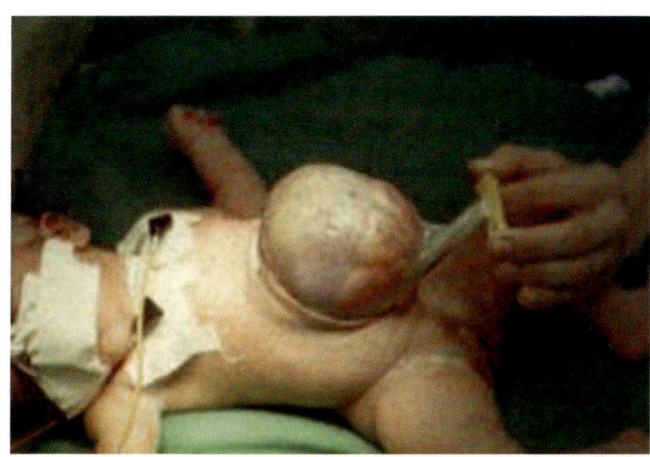

Fig. IV.4.4. Gastrosquise com silo de Silastic®.

Fig. IV.4.5. Onfalocele com herniação do fígado.

Malformações associadas

Embora a maioria dos casos de onfalocele sejam isolados, aberrações cromossômicas podem ocorrer em 20%-54% dos casos. A frequência é maior nas onfaloceles pequenas, que não contêm fígado, sendo mais comuns as trissomias 18 e 13, seguidas pela trissomia 21, a monossomia 45,X e a triploidia.

Além das cromossomopatias, malformações viscerais podem acompanhar a onfalocele em 50%-70% dos casos. São frequentes malformações cardíacas, renais, faciais e de membros, bem como síndromes como a de Beckwith-Wiedmann e a pentalogia de Cantrell (onfalocele, *ectopia cordis*, hérnia diafragmática, anomalias cardíacas e defeitos esternais/pericárdicos).

Diagnóstico

Durante a gestação, o diagnóstico ultrassonográfico de defeitos da parede abdominal é difícil no 1º trimestre, uma vez que a herniação intestinal constitui um achado normal nessa época. Por volta da 12ª semana de gestação, no entanto, não se verifica mais essa herniação, o que já foi confirmado em estudos com ultrassonografia endovaginal. Na onfalocele, os achados ecográficos dependem do tamanho do defeito, da presença de ascite e dos órgãos encontrados no saco herniário. Os principais elementos diagnósticos, no entanto, são a presença de uma membrana limitante e a inserção do cordão umbilical nessa membrana que cobre o defeito da parede abdominal. Ocasionalmente, um material amorfo pode ser visualizado entre o peritônio e o âmnio, correspondendo à geleia de Wharton.

Nos casos de ruptura da onfalocele, o conteúdo abdominal é visualizado flutuando na cavidade amniótica, à semelhança da gastrosquise, porém em geral as onfaloceles rotas são geralmente grandes defeitos e o fígado pode estar exposto. O diagnóstico de onfalocele é possível com a ultrassonografia endovaginal a partir de 10 semanas, quando pode ser encontrada uma massa ecogênica no abdome fetal, de tamanho aproximadamente igual ao do diâmetro abdominal.

Após o parto, o diagnóstico da onfalocele é evidente na maioria dos casos, considerando-se situações especiais para os casos em que houve ruptura pré-natal da membrana (Fig. IV.4.6), condição que pode ser confundida com uma gastrosquise.

Outra situação que produz alguma dificuldade diagnóstica ocorre quando o paciente é portador de extrofia de cloaca. Nessa situação temos uma onfalocele do segmento inferior do abdome associada a uma evisceração da bexiga em duas placas separadas por uma placa intestinal, constituída do íleo terminal e ceco. Associa-se geralmente com ânus imperfurado.

O aspecto mais importante do diagnóstico da onfalocele consiste na identificação precisa das malformações associadas (Quadro IV.4.1) e na instauração de medidas para que sejam corrigidas ou que tenham seus efeitos

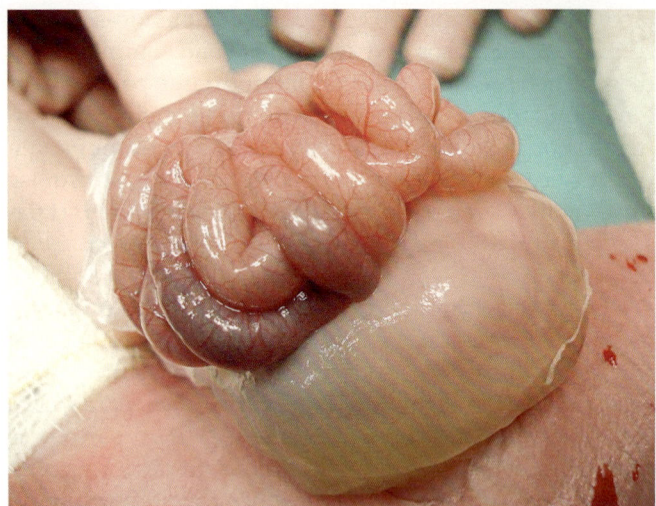

Fig. IV.4.6. Onfalocele com ruptura pré-natal de membrana.

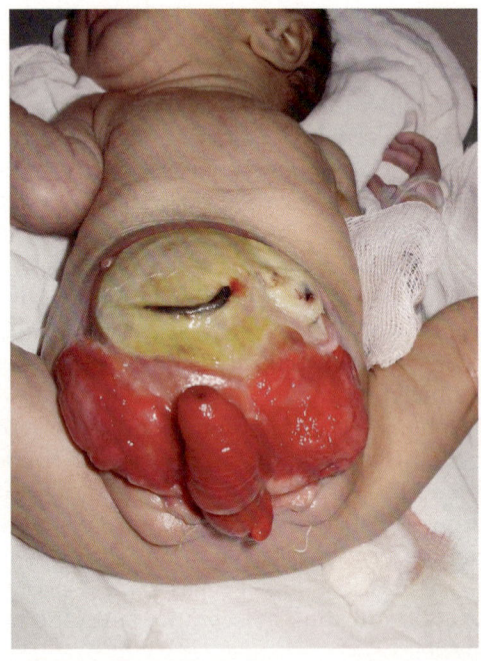

Fig. IV.4.7. Onfalocele associada à extrofia de cloaca.

minimizados. Entre a mais importante destacamos a insuficiência respiratória, que foi relatada em uma série como único fator de risco para a morte. A hipoglicemia deve ser prevenida e investigada nos bebês portadores da síndrome de Beckwith-Wiedmann (macrossomia, macroglossia, onfalocele e hipoglicemia) (Fig. IV.4.8) e de malformações cardíacas, especialmente na pentalogia de Cantrell.

Tratamento

O atendimento inicial do recém-nascido portador de onfalocele consiste em identificar precocemente as anomalias associadas com atenção para a possibilidade de hipoglicemia. O recém-nascido deverá ser posicionado

Quadro IV.4.1. Síndromes associadas com onfalocele

Pentalogia de Cantrell (defeito na dobra cefálica)
Hérnia diafragmática anterior Fenda externa *Ectopia cordis* Anomalias cardíacas
Síndrome da linha média inferior (defeito na dobra caudal)
Extrofia de cloaca ou de bexiga Ânus imperfurado Atresia do cólon Fístula vesicointestinal Anomalias sacrais Mielomeningocele
Síndrome de Beckwith-Wiedmann
Macrossomia Macroglossia Hipoplasia insular pancreática
Trissomias
Trissomias 13 a 15 Trissomia 18 Trissomia 21
Síndrome de Reigers
Síndrome de *prune belly*

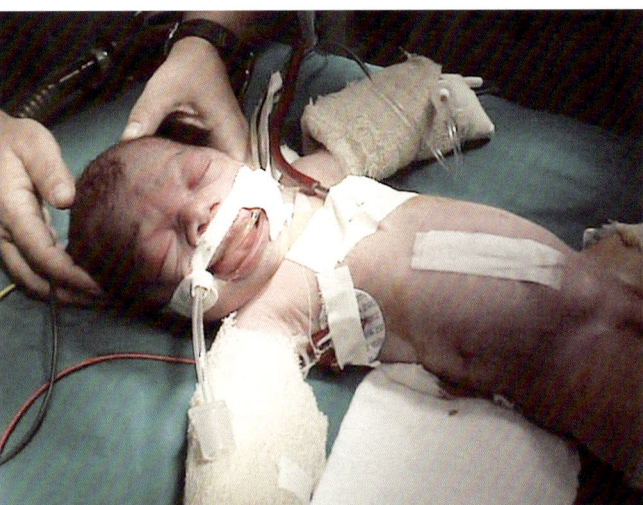

Fig. IV.4.8. Síndrome de Beckwith-Wiedmann mostrando a macroglossia e o *nevus flamineo* na fronte.

em decúbito lateral, e a onfalocele embebida em solução de povidine tópico ou álcool iodado a 2%.

O tratamento definitivo da onfalocele pode ser cirúrgico ou não, sendo a escolha determinada pelas características do defeito e anomalias associadas.

O reparo cirúrgico é reservado para os casos em que a onfalocele mede menos que 5 cm de diâmetro e não contém fígado no seu interior. Também está indicado quando há ruptura perinatal da onfalocele. O reparo não cirúrgico fica reservado para casos de onfaloceles gigantes com herniação do fígado ou bebês com comprometimento respiratório, situações que pioram com a anestesia ou compressão do abdome.

O tratamento não cirúrgico com mercurocromo a 2% descrito por Groβ, em 1957, utiliza atualmente a aplicação de povidine diluído ou sulfadiazina de prata por 48 horas. Isso promove a formação de uma crosta sob a qual ocorre a epitelização que sela a cavidade, formando uma hérnia ventral. A correção dessa herniação abdominal será realizada ao término do 1º ano de vida.

O tratamento cirúrgico pode ser em um tempo, com fechamento fascial primário, colocação de um silo para redução gradual ou confecção cirúrgica de uma hérnia ventral recobrindo o saco da onfalocele. O tamanho do silo utilizado varia de acordo com o diâmetro do defeito ou quantidade de vísceras herniadas. É necessário enfatizar que nenhuma dessas técnicas deverá produzir comprometimento da capacidade ventilatória aos bebês ou, ainda, ser utilizada em pacientes com capacidade respiratória comprometida.

BIBLIOGRAFIA

Allen RG, Wrenn Jr. EL. Silon as a sac in the treatment of omphalocele and gastroschisis. J Pediatr Surg 1969; 4:3-8.

Amorim MMR, Vilela PC, Santos LC, Falbo GH. Gastrosquise: diagnóstico pré-natal × prognóstico neonatal. RBGO 2000; 22(4):191-200.

Baird PA, MacDonald EC. An epidemiologic study of congenital malformations of the anterior abdominal wall in more than half a million consecutive live births. Am J Hum Genet 1981; 33:470-478.

Bond SJ, Harrison MR, Filly RA et al. Severity of intestinal damage in gastroschisis: correlation with prenatal sonographic findings. J Pediatr Surg 1988; 23:520-525.

Cantrell JR, Haller JA, Ravitch MM. A syndrome of congenital defects involving the abdominal wall, sternum, diaphragm, pericardium, and heart. Surg Gynecol Obstet 1958; 107:602.

Gilbert WM, Nicolaides KH. Fetal omphalocele: associated malformations and chromosomal defects. Obstet Gynecol 1987; 70:633-635.

Groβ M (ed). Lehrbuch der kinderchirurgie. Stuttgart: Georg Thieme, 1957:311.

Moore TC, Collins DL, Catanzarite V, Hatch Jr. EL. Pre-term and particularly pre-labor cesarean section to avoid complications of gastroschisis. Pediatr Surg Int 1999; 15:97-104.

Moore TC, Nur K. An international survey of gastroschisis and omphalocele (490 cases). I. Nature and distribution of additional malformations. Pediatr Surg Int 1986; 1:46-50.

Reynolds M. Abdominal wall defects in infants with very low birth weight. Semin Pediatr Surg 2000; 2:88-90.

Roeper PJ, Harris J, Lee G, Neutra R. Secular rates and correlates for gastroschisis in california (1968-1977). Teratol 1987; 35:203-210.

Snyder CL. Outcome analysis for gastroschisis. J Pediatr Surg 1999; 34:1.253-1.256.

Tsakayannis DE, Zurakowski D, Lillehei CW. Respiratory insufficiency at birth: a predictor of mortality for infants with omphalocele. J Pediatr Surg 1996; 31:1.088-1.091.

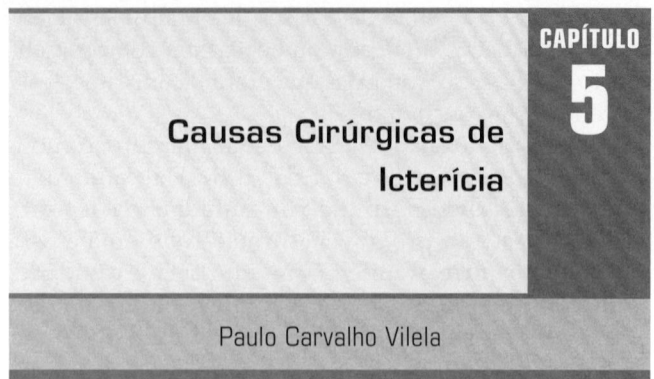

Causas Cirúrgicas de Icterícia

CAPÍTULO 5

Paulo Carvalho Vilela

INTRODUÇÃO

A icterícia é um sinal observado com frequência em recém-nascidos e crianças em geral. Na maioria dos casos é decorrente de eventos fisiológicos, como o processo de adaptação do fígado após o nascimento (icterícia fisiológica do recém-nascido), ou em crianças maiores, como sinal principal de hepatites virais.

Em ambas as situações, não é necessário nenhum tipo de tratamento específico para o processo hepático que provoca a elevação dos níveis de bilirrubina sérica.

Existem, porém, na idade pediátrica, doenças que apresentam a icterícia como sinal cardinal. Elas têm em comum a icterícia em consequência da obstrução mecânica da via biliar e, quando tardiamente diagnosticadas, produzem danos hepáticos severos, acarretando morbidade e mortalidade a essas crianças.

A maior dificuldade do diagnóstico das causas cirúrgicas de icterícia na infância está na sua baixa prevalência perante as outras causas. Isso faz com que o pediatra geral ou neonatologista tenham pouco contato com casos de icterícia obstrutiva, o que compromete o aprendizado prático, tornando ainda maior a necessidade do conhecimento teórico sobre o manejo diagnóstico e terapêutico desses pacientes.

A icterícia produzida por afecções passíveis de tratamento cirúrgico tem em comum o fato de ser de natureza obstrutiva, produzindo elevação da fração direta das bilirrubinas e também elevação dos níveis séricos da fosfatase alcalina. Nos momentos iniciais não produz dano ao parênquima hepático, motivo pelo qual as transaminases pirúvica e oxalacética não alteram seus níveis séricos. Essas alterações das dosagens séricas de bilirrubina e transaminases são os elementos mais facilmente disponíveis para levantar a suspeita de que um recém-nascido ictérico há mais de 15 dias ou um escolar com quadro de icterícia flutuante seja portador de obstrução biliar passível de correção cirúrgica.

O foco deste capítulo está na forma de identificar as causas cirúrgicas de icterícia na infância, possibilitando o diagnóstico e encaminhamento precoce desses pacientes a centros habilitados a realizar o tratamento adequado. Nunca é demais enfatizar que o sucesso do tratamento cirúrgico da obstrução biliar repousa primordialmente no seu diagnóstico precoce.

Serão discutidos os aspectos diagnósticos da atresia das vias biliares e dos cistos de colédoco, os quais são as causas mais frequentes de icterícia passível de tratamento cirúrgico na infância.

ATRESIA DAS VIAS BILIARES

A atresia das vias biliares é uma entidade nosológica reconhecida desde o século passado. É a causa mais frequente de colestase perinatal passível de tratamento cirúrgico. Foi classificada por Holmes em "corrigível e não corrigível" em 1916. A primeira cirurgia com sucesso para um tipo corrigível foi realizada por Ladd em 1928. A variante "não corrigível" teve o seu tratamento cirúrgico descrito por Kasai em 1959. Ocorre entre 1:10.000 e 1:12.000 nascidos vivos, com uma pequena preferência pelo sexo feminino (1:0,64). Ocupa o primeiro lugar entre as causas de insuficiência hepática que provocam a necessidade de transplante na infância.

Etiologia

A etiologia da atresia das vias biliares não está completamente estabelecida. Teorias de que ela seria decorrente de alterações congênitas na formação da árvore biliar dividem espaço com hipóteses de uma etiologia perinatal inflamatória ou infecciosa. As teorias congênitas explicam mais facilmente as diferentes formas anatômicas de alterações dos ductos biliares encontradas e anomalias de posição cardíaca e da veia porta, porém entram em desacordo com as manifestações clínicas desses pacientes. Alterações inflamatórias induzidas por infecção viral perinatal, tendo como agente etiológico o reovírus III e outros, parecem ser mais compatíveis com as manifestações clínicas e evolução dos pacientes portadores de atresia das vias biliares. A etiologia parece ser multifatorial, com participação tanto de um componente congênito como de um componente perinatal adquirido.

Fisiopatologia

A lesão anatômica consiste em uma obliteração progressiva das vias biliares intra e extra-hepática, causando colestase intra-hepática. Tal estase, por sua vez, produz trombos biliares nos colangíolos, iniciando um processo inflamatório com proliferação ductal. Esse infiltrado inflamatório pericolangiolar produz posteriormente fibrose periportal, a qual pode evoluir para um quadro de cirrose nos casos não tratados. As alterações fibróticas do parênquima hepático produzem bloqueio ao fluxo sanguíneo porta intra-hepático, provocando hipertensão porta e/ou insuficiência hepática pela perda dos hepatócitos por necrose. É importante frisar que, quando o fluxo biliar é restabelecido, as lesões do parênquima hepático tendem a estabilizar-se, mas existem relatos de que elas podem ainda evoluir para cirrose.

Quadro clínico

A icterícia é o principal sinal da atresia das vias biliares. É frequentemente confundida com a icterícia fisiológica no período neonatal em decorrência de o paciente parecer bem, sem nenhum outro sintoma. Após o 15º dia de vida, quando ocorre o desaparecimento da icterícia fisiológica, o recém-nascido passa a apresentar icterícia progressiva ou persistente. As fezes do paciente, que já estariam com uma coloração castanho-escura, apresentam-se hipocólicas ou acólicas, e à palpação abdominal se evidencia um aumento progressivo do fígado tanto em tamanho quanto em consistência, tornando-se facilmente perceptível a sua borda. O paciente começa a apresentar colúria, a qual confunde o diagnóstico de acolia fecal, uma vez que a urina colúrica tinge as fezes acólicas. Geralmente, o neonato é normal em todos os demais aspectos do desenvolvimento. A atresia das vias biliares também deve ser suspeitada em pacientes que apresentam alterações cardíacas de posição tipo *situs inversus*, parecendo haver alguma relação entre essas condições.

Diagnóstico

O diagnóstico deve ser suspeitado em todo recém-nascido que persiste ictérico além do 15º dia de vida, especialmente quando a icterícia está associada com hipocolia ou acolia fecal. A hepatomegalia se torna significativa após os 30 dias de vida, quando são percebidas alterações na consistência do órgão, que se torna endurecido à palpação e com a borda romba. Não existem, nessa fase, sinais de insuficiência hepática, como ascite, teleangectasias etc. Esses sinais surgem nos pacientes não tratados após vários meses de vida.

Os estudos de bioquímica mostram hiperbilirrubinemia acima de 2mg%, com predomínio da fração direta e pouca ou nenhuma alteração das transaminases. O método de imagem inicialmente utilizado deve ser a ultrassonografia abdominal, que fornece dados negativos, como a não visualização da vesícula biliar ou de dilatações dos ductos biliares intra e extra-hepáticos. Pode ainda fornecer dados positivos com a identificação de um cone fibroso localizado na *porta hepatis* acima da veia porta. O exame deve ser precedido de aproximadamente 4 horas de jejum para que haja preenchimento da vesícula biliar.

O próximo passo no diagnóstico é a biópsia hepática percutânea, a qual deve apresentar as alterações já descritas, o que determina a exploração operatória do paciente. Também pode ser utilizada a cintilografia biliar de excreção com ácido diisopropiliminodiacético (DISIDA) na investigação do paciente sob suspeita de ter atresia das vias biliares, porém o seu valor diagnóstico é inferior ao estudo histológico do tecido hepático.

Diagnóstico diferencial

As doenças que produzem icterícia nesse período da vida são as mais importantes neste tópico. Destacamos a hepatite neonatal, que pode cursar com quadro clínico semelhante ao da atresia das vias biliares; a presença de células gigantes e de infiltrado inflamatório no fragmento de biópsia hepática faz a diferenciação. As infecções congênitas também produzem um quadro clínico semelhante ao da atresia das vias biliares e são confirmadas por sorologias específicas para cada uma delas, destacando-se sífilis, rubéola, citomegalovirose e toxoplasmose. Entram no diagnóstico diferencial os erros inatos do metabolismo das bilirrubinas e a síndrome de Allagille, que também têm características anatomopatológicas próprias. É importante ressaltar que o diagnóstico de atresia das vias biliares deve ser o primeiro a ser totalmente investigado no recém-nascido com icterícia colestática, uma vez que a possibilidade de um resultado favorável ao tratamento repousa na precocidade com que ele é instituído, o que significa antes do término do 2º mês de vida.

Tratamento

O tratamento da atresia das vias biliares é inicialmente a portoenterostomia, que tem por objetivo promover a desobstrução dos ductos biliares ao nível da *porta hepatis* e restabelecer o fluxo de bile para o tubo digestivo. Essa cirurgia é tanto mais bem-sucedida quanto mais precocemente realizada, devendo idealmente ocorrer até 60 dias de vida do paciente. Após esse período, as taxas de insucesso em promover o desaparecimento da icterícia são muito maiores. A colestase persistente provoca o desenvolvimento de cirrose biliar com posterior insuficiência hepática. Para pacientes com diagnóstico tardio (após os 6 meses de vida), a opção terapêutica restante é o transplante de fígado, modalidade reservada também para aqueles pacientes em que a portoenterostomia não obtém sucesso em promover uma drenagem biliar satisfatória. A Fig. IV.5.1 mostra um algoritmo de conduta diante um RN com icterícia obstrutiva.

Prognóstico pós-operatório

O resultado do tratamento cirúrgico da atresia das vias biliares está relacionado com três fatores que interagem com a produção e excreção de bile pelo fígado: (*a*) idade no momento da cirurgia, a qual deve ser o mais precoce possível, idealmente antes dos 40 dias de vida, período no qual a obstrução persistente começa a produzir danos ao parênquima hepático; (*b*) o diâmetro dos canalículos na *porta hepatis*, o qual, quando permite drenagem satisfatória da bile, a ponto de o paciente tornar-se anictérico, estabiliza a lesão hepática, não comprometendo a reserva funcional hepática; (*c*) a presença de colangites, fenômeno que se acredita ser dependente da capacidade de excreção biliar pelo fígado após a cirurgia e que ocorre com mais frequência ao longo do 1º ano de pós-operatório, diminuindo após esse período.

Tomando esses três parâmetros, classificamos os pacientes operados de atresia biliar em três grupos:

- **Grupo 1** – Aquele em que se obtém drenagem biliar satisfatória, normalizando-se os níveis de bilirrubina,

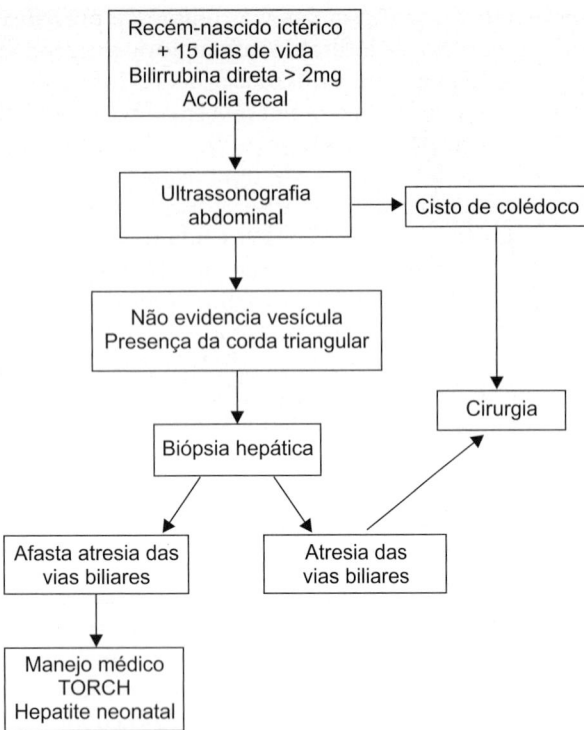

Fig. IV.5.1. Algoritmo de conduta em RN com icterícia obstrutiva (*TORCH*, toxoplasmose, outra, rubéola, citomegalovírus e herpes simples.)

estabilizando-se a lesão hepática, e cujos episódios de colangites são esporádicos.
- **Grupo 2** – Pacientes com drenagem biliar após cirurgia, porém sem atingir normalização dos níveis de bilirrubina. Esse grupo de pacientes apresenta colangites com frequência, as quais, associadas à persistência da colestase, fazem com que a fibrose hepática evolua para cirrose com consequente insuficiência do órgão, levando o paciente a necessitar de transplante.
- **Grupo 3** – Pacientes nos quais não se obtém drenagem biliar. Para esse grupo, o transplante hepático é a única opção restante.

Os pacientes dos Grupos 2 e 3 devem ser encaminhados para programas de transplante hepático para continuação do tratamento. Os do Grupo 1 devem ser acompanhados, especialmente durante os primeiros 2 anos de vida, para o diagnóstico e tratamento precoce dos surtos de colangite. O quadro clínico é de hipertermia, icterícia colestática e fezes acólicas. O tratamento consiste na administração de antibioticoterapia endovenosa para gram-negativos por um período não inferior a 12 dias. Esses pacientes, com frequência, desenvolvem também hipertensão porta com varizes esofágicas, as quais devem ser pesquisadas por endoscopia após o 1º ano de vida.

Relatos brasileiros mostram que, no nosso meio, os pacientes de atresia das vias biliares são operados na sua maioria com mais de 60 dias de vida (79,5%), comprometendo significativamente os resultados do tratamento.

CISTO DE COLÉDOCO

É a dilatação congênita da árvore biliar. Acomete, em 90% dos casos, o segmento extra-hepático (ducto hepático e colédoco), podendo atingir de formas variadas o segmento intra-hepático (doença de Caroli). Foi inicialmente descrita por Douglas em 1852, classificada de acordo com os achados anatômicos por Alonzo-Lej *et al.*, em 1959, e modificada por Todani *et al.* em cinco tipos (Quadro IV.5.1). Tem um forte componente hereditário, acometendo preferencialmente populações da Ásia, com grande predomínio de japoneses, e frequentemente de irmãos e gêmeos.

Quadro IV.5.1. Classificação do cisto de colédoco

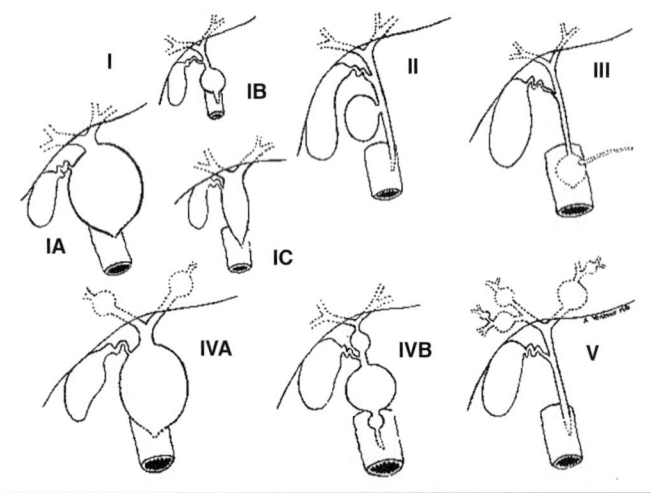

Etiologia

Inúmeras teorias procuram explicar o aparecimento dos cistos de colédoco. Spitz conseguiu produzir dilatação da via biliar em fetos de carneiro por meio da ligadura distal do colédoco. Babbit propôs a teoria da junção biliopancreática longa produzindo refluxo de secreções pancreáticas para a árvore biliar, o que resultaria em seu enfraquecimento e dilatação. Wong e Lister demonstraram que a junção biliopancreática se encontra fora da parede duodenal em fetos humanos antes da 8ª semana de vida intrauterina, e que a obstrução seria provocada por um defeito nessa migração para o interior da parede duodenal.

Quadro clínico

As manifestações clínicas do cisto de colédoco diferem de acordo com a faixa etária do paciente no momento da sua apresentação. Em lactentes, costumam apresentar-se como icterícia obstrutiva em um bebê com idade entre 1 e 3 meses, associada com colúria, acolia fecal e hepatomegalia, sendo clinicamente indistinguível da atresia das vias biliares. Ainda em lactentes, o cisto de colédoco pode manifestar-se como uma massa no quadrante superior direito sem icterícia, e nos casos avançados da doença se encontra um paciente com quadro de falência hepática e hipertensão porta. Em crianças maiores, as manifestações costumam surgir após os 2 anos de idade e se caracterizam pela tríade de dor abdominal, icterícia flutuante e massa abdominal palpável no quadrante superior direito do abdome. A dor abdominal tem características que variam desde desconforto a uma dor forte em barra, similar aos quadros de pancreatite. Podem ser encontrados também febre e calafrios, decorrentes dos surtos de colangite. A massa abdominal geralmente ocupa o quadrante superior direito, é fixa, com dimensões variáveis, podendo ser ou não dolorosa. A icterícia, geralmente flutuante, pode eventualmente manifestar-se desde o início de uma forma persistente, quando o quadro obstrutivo é mais severo.

Diagnóstico

O diagnóstico deve ser suspeitado em crianças com quadro de icterícia flutuante ou não, com elevação da bilirrubina direta ou conjugada. A ultrassonografia abdominal é um excelente método para visualizar a dilatação da árvore biliar (Fig. IV.5.2).

Não se consegue, entretanto, estudar com a precisão necessária a parte retroduodenal do ducto biliar. A tomografia computadorizada define com precisão superior a anatomia e as relações anatômicas do cisto. A colangiografia retrógrada endoscópica permite a visualização precisa da junção biliopancreática, mas tem como desvantagem ser um método invasivo, requerendo anestesia geral em crianças para ser realizado. Mais recentemente, a colangiorressonância soma as características vantajosas da ultrassonografia e da colangiopancreatografia retrógrada endoscópica; permite uma

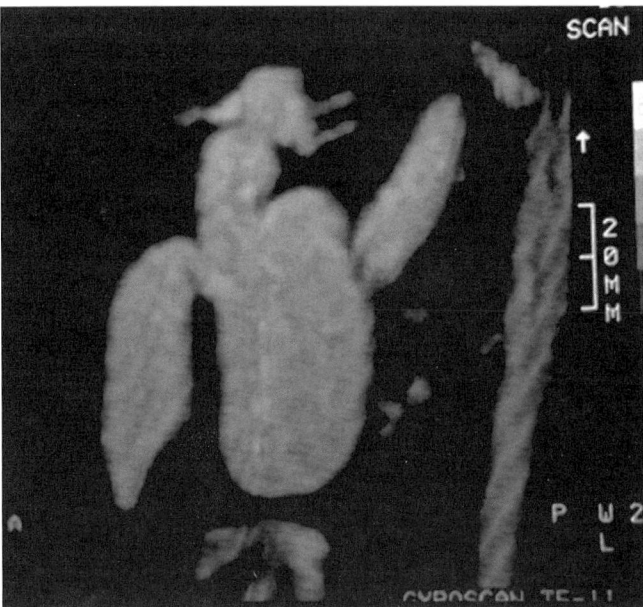

Fig. IV.5.3. Colangiorressonância de cisto de colédoco.

visualização acurada da árvore biliar e pancreática, de forma não invasiva, e é indispensável atualmente para um correto planejamento da cirurgia nesses pacientes (Fig. IV.5.3).

Tratamento

O tratamento ideal para o cisto de colédoco é a sua completa excisão com reconstrução biliodigestiva (hepatojejunostomia) em Y de Roux. A drenagem interna do cisto sem a sua ressecção apresenta morbidade excessiva com o desenvolvimento de estenoses e colangite, e a permanência da mucosa do cisto apresenta um maior risco de malignização, com o aparecimento de carcinoma das vias biliares, motivo pelo qual essa técnica não é mais realizada. Em algumas situações em que a ressecção do segmento distal do cisto pode favorecer a lesão da junção biliopancreática é realizada a mucossectomia desse segmento. O tratamento em estágios pode estar indicado nos casos em que houve perfuração do cisto com coleperitônio, estado geral comprometido ou colangite severa. Nesses casos, realiza-se uma drenagem externa do cisto com posterior ressecção entre 2 e 3 meses após.

Resultados

As complicações esperadas em relação ao tratamento do cisto de colédoco relacionam-se diretamente com a manutenção de uma drenagem biliar satisfatória e eliminação do tecido displásico com potencial de malignização. A ressecção do cisto com reconstrução em Y de Roux produziu os melhores resultados em relação à estenose e colangite pós-operatória. Alguns pacientes podem desenvolver cirrose biliar com hipertensão porta e sangramento gastrointestinal.

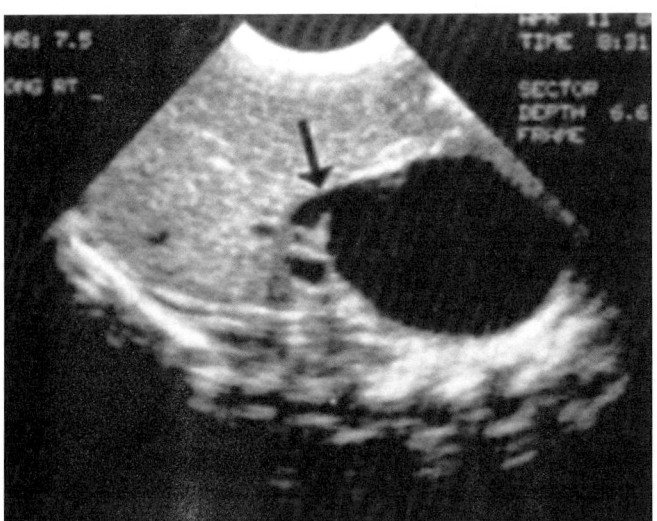

Fig. IV.5.2. Ultrassonografia mostrando dilatação cística do colédoco.

BIBLIOGRAFIA

Alonso-Lej F, Revor WB, Pessagno DJ. Congenital choledochal cyst, with a report of 2, and an analysis of 94 cases. Surg Gynecol Obstet Internat Abst Surg 1959; 108:1.

Altman RP, Chandra R, Lilly JR. Ongoing cirrhosis after successful porticoenterostomy in infants with biliary atresia. J Pediatr Surg 1975; 10:685-691.

Babbit DP. Congenital choledochal cyst: new etiological concept based on anomalous relationships of common bile duct and pancreatic bulb. Ann Radiol 1969; 12:231-241.

Bates MD, Bucuvalas JC, Alonso MH et al. Biliary atresia: pathogenesis and treatment. Semin Liver Dis 1998; 3:281-293.

Douglas AH. Case of dilatation of the common bile duct. Monthly J Med Sci 1852; (Lond)14:97.

Filler RM, Stringel G. Treatment of choledochal cyst by excision. J Pediatr Surg 1980; 15:437-442.

Holmes JB. Congenital obliteration of the bile ducts – diagnosis and suggestions for treatment. Am J Dis Child 1916;11:405-431.

Kasai M, Suzuki S. A new operation for "non correctable" biliary atresia. Shujyutsu 1959; 13:733-739.

Kieling CO, dos Santos JL, Vieira SM et al. Biliary atresia: we still operate too late. J Pediatr (RJ). 2008; 84(5):436-441.

Kim SH. Choledochal cyst: survey by the surgical section of the American Academy of Pediatrics. J Pediatr Surg 1981; 16:402-407.

Lane GJ, Yamataka A, Kohno S, et al. Choledochal cyst in the newborn. Asian J Surg 1999; 22:310-312.

Miyano T, Yamataka A, Li L. Congenital biliary dilatation. Semin Pediatr Surg 2000; 9:187-195.

Miyano T, Yamataka A. Choledochal cysts. Curr Opin Pediatr 1997; 9:283-288.

Miyano T. Congenital biliary dilatation. In: Puri P (ed.) Newborn Surgery. Oxford, UK: Butterworth-Heinemann, 1996: 433-439.

Mowat AP. Biliary atresia into the 21st century. A historical perspective. Hepatology 1996; 23:1.682-1.692.

Nio M, Ohi R. Biliary atresia. Semin Ped Surg 2000; 4:177-186.

Ohi R, Klingensmith WD, Lilly JR. Diagnosis of hepatobiliary disease in infants and children with Tc-99m-diethyl-IDA imaging. Clin Nucl Med 1981; 6:297-302.

Ohi R, Shikes RH, Stellin GP et al. In biliary atresia duct histology correlates with bile flow. J Pediatr Surg 1984; 19:467-470.

Park WH, Choi SO, Lee HJ. The ultrasonographic "triangular cord" coupled with gallbladder images in the diagnostic prediction of biliary atresia from infantile intrahepatic cholestasis. J Pediatr Surg 1999; 34(11):1.706-1.710.

Spitz L. Experimental production of cystic dilatation of the common bile duct in neonatal lambs. J Pediatr Surg 1977; 12:39-42.

Todani T, Narusue M, Tabuchi K et al. Management of congenital choledochal cyst with intrahepatic involvement. Ann Surg 1977; 187:272-280.

Todani T, Watanabe Y, Narusue M et al. Congenital bile duct cysts – classification, operative procedures, and review of thirty-seven cases including cancer arising from choledochal cyst. Am J Surg 1977; 134:263-269.

Wong KC, Lister J. Human fetal development of hepato-pancreatic duct junction: a possible explanation of congenital dilatation of the biliary tract. J Pediatr Surg 1981; 16:139-145.

Yamataka A, Kuwatsuru R, Shima H et al. Initial experience with non-breathe hold magnetic resonance cholangiopancreatography: a new noninvasive technique for the diagnosis of choledochal cyst in children. J Pediatr Surg 1997; 32:1.560-1.562.

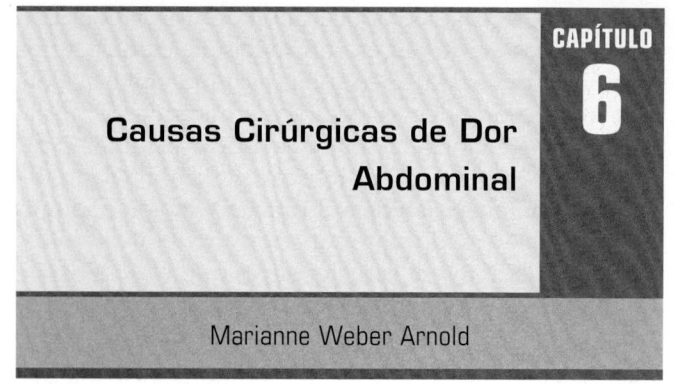

CAPÍTULO 6
Causas Cirúrgicas de Dor Abdominal

Marianne Weber Arnold

INTRODUÇÃO

As causas cirúrgicas de dor abdominal na infância geralmente são representadas por doenças que se apresentam sob a forma de abdome agudo. Abdome agudo compreende qualquer quadro clínico em que predominem manifestações relacionadas ao abdome e em que requeira uma decisão urgente quanto à terapêutica a ser adotada.

O diagnóstico correto da causa do abdome agudo, principalmente em pediatria, depende muito mais da experiência e habilidade do examinador do que de dados laboratoriais ou radiológicos, mesmo com o avanço da tecnologia dos exames de imagem. As crianças, especialmente as mais pequenas, por não compreenderem o objetivo do exame físico, geralmente não colaboram com o examinador, e a reavaliação clínica é fundamental.

Os fenômenos fisiopatológicos do abdome agudo estão relacionados com a reação do peritônio e as modificações do intestino. O peritônio possui extensa rede capilar sanguínea e linfática, o que lhe assegura uma função protetora por meio de exsudação, absorção e formação de aderências. Ele se divide em peritônio visceral e parietal. O visceral é inervado pelo sistema nervoso autônomo, e o parietal, pelo sistema nervoso cerebroespinal, através dos últimos seis nervos intercostais – a mesma inervação da musculatura da parede abdominal.

O peritônio visceral responde a um processo irritativo lentamente por meio da instalação progressiva de íleo paralítico localizado ou generalizado, acompanhado de dor do tipo visceral, que caracteristicamente é mal localizada, difusa e geralmente em cólica.

O peritônio parietal responde rápido por meio da contratura da musculatura abdominal, que pode ser localizada ou generalizada. Acompanha-se de dor parietal, que é do tipo constante, fixa e se agrava com o movimento ou aumento da pressão intra-abdominal.

Essas características nem sempre são perceptíveis em crianças, sobretudo nas menores. Tradicionalmente, o abdome agudo divide-se em síndrome obstrutiva, síndrome inflamatória, síndrome perfurativa e síndrome hemorrágica.

Em pediatria, classicamente dividimos as causas de abdome agudo pela faixa etária em:

Quadro IV.6.1. Causas de abdome agudo na infância por faixa etária

Recém-nascido	Lactente	Pré-escolar e escolar
Enterocolite necrosante	Hérnia inguinal encarcerada	Apendicite aguda
Atresias intestinais	Invaginação intestinal	Infestação maciça por áscaris
Megacólon congênito	Megacólon congênito	Colecistite aguda
Íleo meconial	Má rotação intestinal	Diverticulite de Meckel
Anomalia anorretal	Estenose hipertrófica do piloro	Invaginação intestinal
Má rotação intestinal	Apendicite aguda	Obstrução por bridas congênitas
Peritonite meconial	Infestação maciça por áscaris	Pancreatite aguda
Estenose hipertrófica do piloro	Obstrução por bridas congênitas	Cisto de ovário torcido
Cisto de ovário torcido	Cisto de ovário torcido	

- Abdome agudo no recém-nascido
- Abdome agudo no lactente
- Abdome agudo no pré-escolar e escolar

O Quadro IV.6.1 contém uma lista de causas de abdome agudo na infância. Neste capítulo daremos ênfase às causas cirúrgicas de dor abdominal mais representativas no lactente, pré-escolar e escolar, uma vez que as causas do período neonatal foram abordadas em outros capítulos.

ABDOME AGUDO NO LACTENTE

Nesse grupo etário há o predomínio da síndrome obstrutiva, tendo como causas básicas principais a hérnia inguinal encarcerada e a invaginação intestinal. Algumas patologias congênitas só irão produzir sintomatologia após o período neonatal, como a semiobstrução duodenal por pâncreas anular, a estenose hipertrófica do piloro e o megacólon congênito.

Como representantes mais expressivos de abdome agudo no lactente, abordaremos mais detalhadamente a hérnia inguinal encarcerada e a invaginação intestinal.

HÉRNIA INGUINAL ENCARCERADA

É uma das formas de apresentação das doenças com persistência do conduto peritoniovaginal, em que existe a patência da persistência com um diâmetro que permite a passagem de estruturas intra-abdominais para a região inguinal ou inguinoescrotal, as quais, por ocasião do encarceramento, estão dentro do saco herniário sem retornar à cavidade abdominal e, consequentemente, desencadeando sofrimento vascular. No caso dos meninos, por questões do diâmetro reduzido do canal inguinal, antes mesmo que ocorra sofrimento vascular intestinal já existe sofrimento vascular testicular.

O quadro incide com maior frequência nos 6 primeiros meses de vida e é mais comum nos meninos. Nas meninas, é rara a ocorrência de encarceramento intestinal, sendo mais frequente o encarceramento do ovário.

O quadro clínico inicial é de choro contínuo, sem razão aparente, seguido de vômito. Nem sempre há o conhecimento prévio da existência da hérnia inguinal, dificultando um pouco o diagnóstico.

Ao exame físico se evidencia na região inguinal ou inguinoescrotal uma tumoração endurecida, pouco móvel, ou irredutível e dolorosa, às vezes com hiperemia local, a depender do tempo de encarceramento, o que representa comprometimento vascular do testículo pela compressão dos vasos espermáticos no canal inguinal.

O diagnóstico diferencial é feito com cisto de cordão espermático, hidrocele, torção de testículo e torção da hidátide de Morgagni.

O tratamento inicial deve ser a redução manual após a sedação da criança com dolantina, 2mg/kg/dose IM. Caso haja longo tempo de evolução ou comprometimento do estado geral da criança, deve ser indicada cirurgia. Quando há sofrimento de alça intestinal, geralmente a redução manual não ocorre.

Depois da redução manual, deve ser agendada a correção cirúrgica da hérnia inguinal num período de 24 a 48 horas, porque o edema resultante do encarceramento dificulta a cirurgia.

A complicação mais frequente da hérnia inguinal encarcerada é o sofrimento testicular, que já se constata após 6 horas de ocorrência do encarceramento, podendo chegar à necrose e atrofia completa do testículo.

Invaginação intestinal

É a intussuscepção ou penetração de uma alça intestinal dentro de si mesma. É a causa mais frequente de abdome agudo no lactente, com pico de incidência entre os 5 e 9 meses de idade com predominância do sexo masculino. Ocorre principalmente nos meses do ano em que há maior número de infecções respiratórias e digestivas.

Essa doença foi inicialmente descrita por Hunter, em 1793, e a primeira correção cirúrgica bem-sucedida foi realizada em 1871, por Hutchinson. Em 1876, Hirschsprung descreveu a redução hidrostática e Ravitch popularizou a redução com enema baritado.

Na invaginação intestinal, o intestino penetra dentro dele mesmo, impulsionado pelas ondas peristálticas. O mesentério também se invagina, o que resulta em obstrução venosa e edema de parede. À medida que a doença progride, o edema aumenta e, posteriormente, há obstrução do fluxo arterial seguida de isquemia e necrose da parede da alça intestinal proximal.

A maioria das invaginações intestinais são ileocecocólicas (80%), iniciando-se no íleo terminal próximo à válvula ileocecal e seguindo em direção ao ceco, podendo progredir por toda a extensão do cólon até o reto, chegando, inclusive, até a prolapsar-se pelo reto. A invaginação intestinal também pode ser ileoileal (mais frequente como invaginação pós-operatória) ou colocólica.

Na maioria das vezes, a invaginação é idiopática (90%). Em alguns casos há um fator desencadeante (10%) que, na maioria das vezes, é um nódulo linfoide hipertrofiado, mas também pode ser um divertículo de Meckel, pólipos, hemangioma, linfoma (suspeitar sempre quando a criança tiver mais de 3 anos de idade) ou duplicação intestinal.

Alguns fatores têm sido relacionados com a sua etiopatogenia, tais como fatores anatômicos próprios dessa faixa etária: em razão de a válvula ileocecal ser mais ampla no 1º ano de vida, o mesentério é mais longo, e há um menor grau de fixação do ceco e cólon direito à goteira parietocólica. Mudança alimentar determinaria um processo irritativo entérico seguido de hiperplasia linfoide e distúrbios da motricidade intestinal. Também é descrito que a infecção por adenovírus e rotavírus provocaria um espessamento das placas de Peyer, podendo agir como ponto desencadeante da invaginação intestinal. Atualmente, alguns trabalhos tentam verificar se a vacinação contra o rotavírus aumentaria a ocorrência de invaginação intestinal, porém os resultados ainda são controversos.

O quadro clínico característico é de um lactente eutrófico, que subitamente apresenta dor de grande intensidade traduzida por choro forte, acompanhado de palidez cutânea e contração dos membros inferiores. Após o surto de dor, a criança permanece bem. A dor assume um caráter de cólica, sendo cada vez mais frequentes os surtos dolorosos, os quais passam a ser acompanhados de vômitos, que inicialmente são reflexos à dor e posteriormente são secundários à obstrução intestinal causada pela invaginação.

Consequentemente à isquemia intestinal ocorre a eliminação de secreção mucossanguinolenta pelo ânus, com o aspecto característico de "geleia de framboesa".

Quando a invaginação é ileoileal, a sintomatologia obstrutiva é mais precoce e raramente se consegue palpar a massa abdominal típica. Essa forma geralmente acomete crianças acima de 2 anos de idade que têm algum fator identificável que funcione como "cabeça" da invaginação (invaginação intestinal não idiopática) ou em pós-operatório.

Ao exame físico, o estado geral é bom e observa-se uma tumoração elíptica, em forma de salsicha na projeção da moldura cólica, ou seja, na periferia do abdome, e a fossa ilíaca direita é vazia (sinal de Dance).

Numa fase mais tardia da doença, o estado geral será comprometido de acordo com o tempo de evolução da doença, com graus variáveis de desidratação, e a massa elíptica terá sua palpação dificultada pela distensão abdominal secundária à obstrução intestinal.

O toque retal poderá auxiliar no diagnóstico, tendo como achado característico a presença da secreção mucossanguinolenta (Fig. IV.6.1), podendo-se, ocasionalmente palpar a cabeça da invaginação.

Nos exames complementares, a radiografia simples de abdome é inespecífica, podendo evidenciar alças intestinais dilatadas com níveis hidroaéreos secundários à obstrução intestinal.

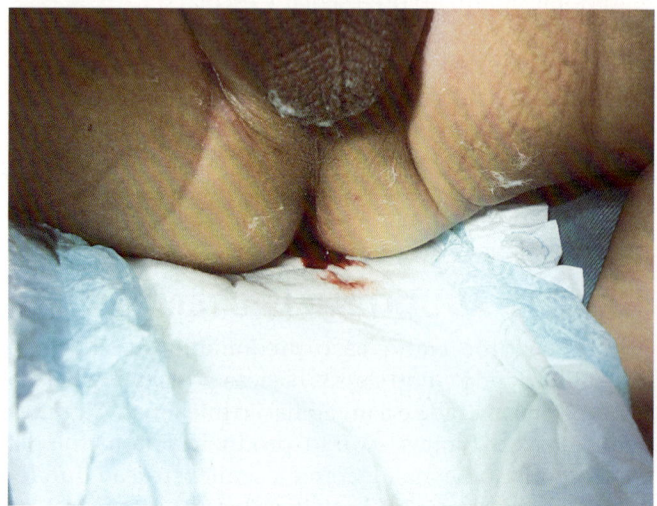

Fig. IV.6.1. Lactente com evacuação mucossanguinolenta.

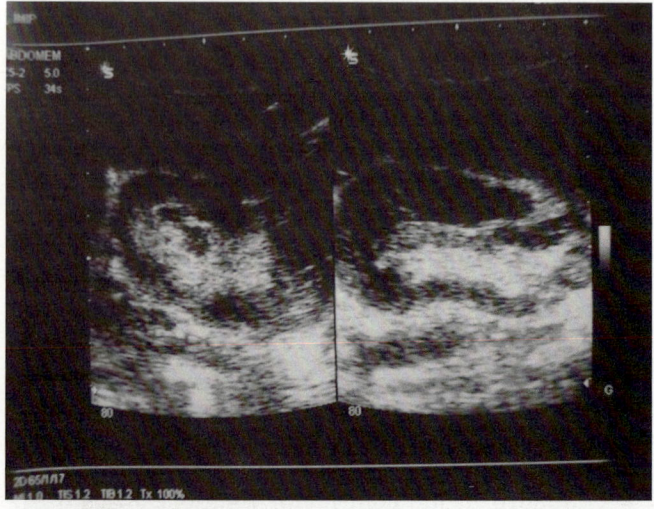

Fig. IV.6.2. Ultrassonografia com imagem característica de invaginação intestinal.

A ultrassonografia é o exame de escolha atualmente, com a imagem característica em alvo (corte transversal) ou imagem de pseudorrim (corte longitudinal), podendo chegar a uma sensibilidade de quase 100% e a um valor preditivo negativo também próximo de 100%, a depender da experiência do ultrassonografista. Por meio desse exame também podem ser visualizadas algumas lesões causais, tais como pólipos e linfomas, e eventualmente podem ser identificados linfonodos mesentéricos e hiperplasia linfoide, caracterizando a forma idiopática da doença.

O enema opaco (Fig. IV.6.3) deve ser realizado caso não esteja disponível a ultrassonografia ou quando ela foi duvidosa. A imagem característica é a de casca de cebola ou de pata de caranguejo.

O tratamento pode ser por meio de redução hidrostática ou pneumática, ou cirúrgico. Tanto a redução hidrostática como a pneumática devem ser guiadas por ultrassonografia ou fluoroscopia, em centros em que haja facilidade de realização de cirurgia de urgência, caso haja perfuração intestinal ou a redução não tenha sido possível.

Para a realização da redução hidrostática, o paciente deve preencher alguns critérios: estar dentro da faixa etária de invaginação idiopática (2 meses a 2 anos), estar bem clinicamente, sem sinais sugestivos de peritonite, e o tempo de história deve ser menor do que 36 horas, conforme demonstrado por Vilela *et al.* na avaliação do tratamento de invaginação intestinal no IMIP, no período de 1998 a 2000. Nesse período, a redução hidrostática foi realizada com sucesso em 80% dos casos, verificando-se que o tempo de história clínica não deve ser superior a 36 horas para que haja sucesso nesse tipo de terapêutica.

Alguns centros utilizam a redução pneumática, e outros, a redução com enema baritado. No IMIP, damos preferência à redução hidrostática guiada pela ultrassonografia, por ser um método não invasivo, não utilizar radiação e não ser necessário nenhum equipamento específico para a sua realização, bastando apenas uma sonda de Foley para ser introduzida pelo reto e soro fisiológico conectado a um equipo de soro e colocado a uma altura de 1m, deixando-se gotejar livremente para dentro do cólon; por pressão retrógrada, a alça invaginada vai se reduzindo até estar completamente normal. À ultrassonografia, quando é visualizado o fluxo livre de líquido para dentro do intestino, considera-se que o procedimento foi concluído com sucesso, bem como a eliminação de fezes e flatos após o procedimento e o desaparecimento dos sintomas. Deve-se verificar se há líquido livre na cavidade que possa indicar perfuração de alça com extravasamento do conteúdo intestinal para a cavidade peritoneal.

O tratamento cirúrgico está indicado nas seguintes situações:

- Quando há dúvidas em relação ao sucesso da redução hidrostática.
- Perfuração de alça durante o procedimento.
- Tempo de evolução da doença maior do que 36 horas ou estado geral comprometido sugerindo necrose de alça.
- Paciente fora da faixa etária de invaginação intestinal idiopática (menor de 2 meses ou maior do que 2 anos).
- Quando há suspeita de doença primária servindo como "cabeça" da invaginação.
- Invaginação pós-operatória (por ser mais frequente a forma ileoileal).

Após a correção dos distúrbios hidroeletrolíticos, o paciente é submetido à laparotomia (Fig. IV.6.4) e realiza-se então a redução manual com ordenha retrógrada suave da alça invaginada, com posterior avaliação da sua viabilidade. Em caso de necrose da alça, muitas vezes a redução manual não é possível, e caso a redução tenha sido bem-sucedida, mas a necrose de alça esteja presente, deve-se realizar a ressecção do segmento intestinal doente com anastomose primária, a menos que haja peritonite franca ou o paciente esteja clinicamente muito grave, situação na qual devem ser feitas a ressecção da alça e a exteriorização dos segmentos viáveis proximal e distal.

Caso haja doença local como causa da invaginação, deve-se proceder à ressecção no mesmo ato operatório.

A taxa de recorrência da invaginação intestinal é em torno de 10% dos casos, tanto os tratados com redução hidrostática como os casos cirúrgicos, desde que a avaliação da conclusão do procedimento guiado por exames de imagem seja correta, pois pode haver confusão entre recidiva da invaginação e redução incompleta.

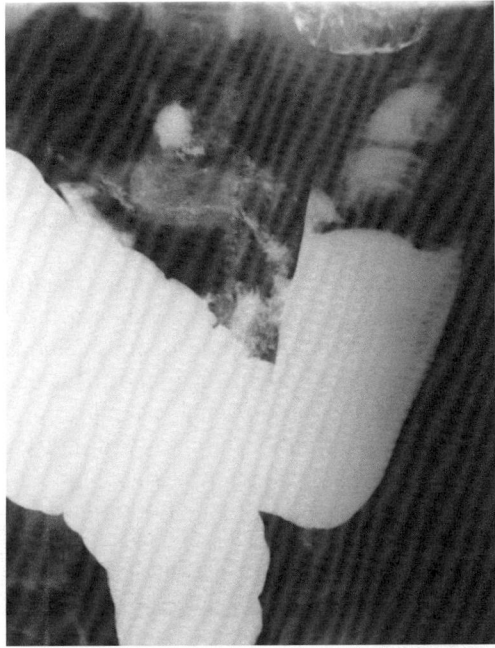

Fig. IV.6.3. Enema opaco.

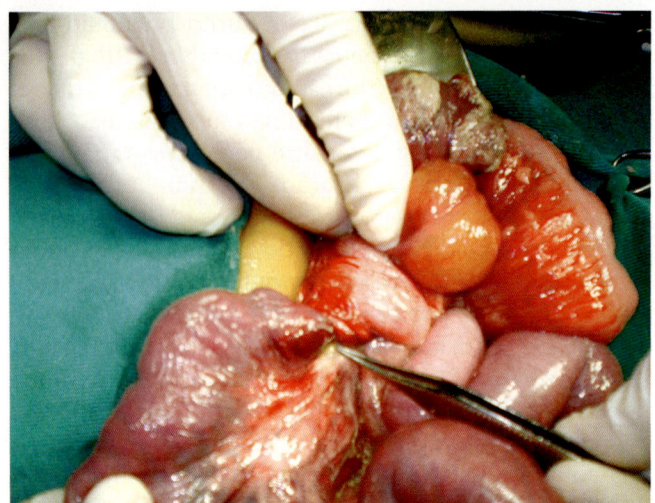

Fig. IV.6.4. Invaginação intestinal ileocecocólica.

A permanência hospitalar dos pacientes submetidos à redução hidrostática é de 24 horas, enquanto os submetidos à laparotomia têm uma permanência maior, a depender do achado cirúrgico. Casos com necrose de alça e submetidos à ressecção intestinal têm uma permanência maior e a taxa de mortalidade está relacionada principalmente ao tempo de doença e à gravidade do caso à admissão hospitalar.

ABDOME AGUDO NO PRÉ-ESCOLAR E ESCOLAR

Nesse grupo etário, a causa mais comum de abdome agudo é a apendicite aguda, determinando uma síndrome inflamatória. Devemos lembrar também o trauma abdominal como causa de abdome agudo. A infestação maciça por áscaris também é responsável por abdome agudo nesse grupo etário, podendo ocorrer em qualquer idade.

APENDICITE AGUDA

Processo inflamatório que acomete o apêndice geralmente secundário à obstrução da luz apendicular. É a principal causa de cirurgia abdominal na criança.

A apendicite é mais frequente após os 4 anos, com pico de incidência entre 8 e 12 anos, mas pode ocorrer em crianças de qualquer idade, até mesmo no período neonatal. Até 6% dos casos acontecem em crianças abaixo de 2 anos, faixa etária em que o quadro clínico é atípico e consequentemente o diagnóstico é mais difícil.

O principal fator desencadeante é a obstrução da luz apendicular, que pode ser secundária a um processo inflamatório com hiperplasia linfoide apendicular ou a fecalito ou parasitoses (oxiuríase, ascaridíase, tricocefalíase). A obstrução favorece a proliferação bacteriana e, consequentemente, o desenvolvimento de processo inflamatório apendicular, inicialmente na mucosa e submucosa com reação exsudativa (apendicite aguda catarral). Nessa fase, por irritação dos plexos autônomos submucoso e mioentérico, inicia-se o quadro álgico com dor periumbilical mal caracterizada, seguida de vômitos.

A seguir, há obstrução vascular determinando edema (apendicite aguda edematosa) e posteriormente progressão do processo inflamatório para todas as camadas da parede apendicular (apendicite aguda flegmonosa), com piora do retorno venoso e posterior necrose do apêndice, seguida de ruptura (apendicite aguda gangrenosa), com disseminção do conteúdo da luz apendicular e de bactérias para a cavidade abdominal, com evolução para peritonite. O envolvimento do peritônio, já na fase edematosa, traduz-se clinicamente por dor localizada na fossa ilíaca direita. A febre traduz o início do processo inflamatório e infeccioso.

A necrose apendicular desencadeia o processo de bloqueio pelo epíploo e alças intestinais nas crianças maiores, fazendo com que a peritonite seja localizada. Nos casos de longa evolução e nas crianças menores, nas quais é menor a capacidade de bloquear o processo, a peritonite pode ser generalizada.

O diagnóstico da apendicite aguda é essencialmente clínico, embora com o progresso da tecnologia dos exames de imagem possam eles cada vez mais colaborar para a conclusão diagnóstica correta e precoce, ou seja, antes da perfuração apendicular com piora do quadro.

O quadro clínico se baseia em dor – inicialmente periumbilical seguida de localização em fossa ilíaca direita –, do tipo contínua ou em crescendo, que piora com a movimentação do corpo ou com manobras que aumentem a pressão abdominal, tais como a tosse, acompanhada de náuseas e vômitos, febre (em torno de 38ºC) e anorexia (presente desde o início do quadro). Também podem estar presentes constipação, diarreia ou disúria.

O exame físico é a chave para o diagnóstico, com dor localizada em fossa ilíaca direita e algum grau de irritação peritoneal localizada ou generalizada, caso já se tenha instalado peritonite generalizada. O paciente geralmente assume uma posição antiálgica, com o corpo levemente encurvado para a frente e se locomovendo com cuidado. Também podem estar presentes graus variáveis de desidratação, a depender do tempo de evolução da doença. O toque retal pode evidenciar dor e/ou abaulamento em fossa ilíaca direita.

Em crianças abaixo de 4 anos, o quadro clínico não é tão característico, retardando, na maioria das vezes, o diagnóstico. Podemos encontrar distensão abdominal, febre e dor abdominal não localizada, difusa. Geralmente o dignóstico se dá quando já há uma peritonite difusa, levando à indicação de laparotomia exploradora com o achado de apendicite aguda perfurada.

O hemograma é inespecífico e pode demonstrar leucocitose com desvio à esquerda e anaeosinofilia. Um leucograma normal não afasta a possibilidade de apendicite.

Para o diagnóstico diferencial com infecção urinária podemos solicitar um sumário de urina. Pode haver leucocitúria em casos de apendicite retrocecal.

A radiografia simples de abdome pode ser normal e, em alguns casos, revelar uma imagem radiopaca na projeção da fossa ilíaca direita – o fecalito.

Atualmente, a ultrassonografia tem sido bastante utilizada para o diagnóstico de apendicite, com visualização do apêndice aumentado e sem peristalse, e, nos casos mais avançados, presença de líquido na fossa ilíaca direita ou até mesmo livre na cavidade abdominal, nos casos de peritonite difusa. O apêndice normal não é visualizado na ultrassonografia, o que limita o seu uso principalmente para descartar a apendicite aguda. Em casos selecionados de dificuldade no diagnóstico da dor abdominal, principalmente em crianças menores, pode-se considerar o uso da tomografia computadorizada. A laparoscopia também pode ser utilizada no auxílio ao diagnóstico, inclusive por se tornar a via de acesso para o tratamento cirúrgico, dependendo da causa.

No diagnóstico diferencial da apendicite aguda devemos incluir:

- Gastroenterite aguda: geralmente cursa com diarreia e dor tipo cólica difusa.
- Infecção urinária: geralmente não há sinais de irritação peritoneal.
- Pneumonia: ausculta pulmonar e radiografia de tórax firmam o diagnóstico.
- Peritonite primária: geralmente acomete crianças abaixo de 6 anos e com síndrome nefrótica.
- Adenite mesentérica: há infecção das vias aéreas e dor abdominal intensa e difusa.
- Crise de falcização na anemia falciforme.
- Doença inflamatória pélvica nas meninas.
- Colecistite, diverticulite, pancreatite, torção de cisto de ovário etc.

O tratamento da apendicite aguda é sempre cirúrgico (Fig. IV.6.5). Após a correção de distúrbios hidroeletrolíticos deve-se iniciar antibioticoterapia (para gram-negativos e anaeróbios, utilizamos metronidazol e gentamicina) e encaminhar a criança para a cirurgia, que pode ser realizada por via convencional, com uma incisão localizada em fossa ilíaca direita, ou por via laparoscópica. A apendicectomia via laparoscópica tem-se tornado cada vez mais o método de escolha para o tratamento cirúrgico, com uma tendência a um menor número de complicações no pós-operatório, principalmente nos casos de apendicite aguda perfurada com peritonite.

Deve-se manter o uso de antibióticos apenas nos casos de apendicite perfurada por um período de 5 dias.

Como complicações frequentes da apendicite, principalmente nos casos em que já há perfuração apendicular, há o abscesso de ferida operatória e os abscessos intracavitários. Os abscessos de ferida operatória serão drenados, sem haver necessidade de retirada dos pontos, com boa evolução clínica.

Deve-se suspeitar de abscessos intracavitários quando o paciente volta a ter febre e dor abdominal no pós-operatório. O diagnóstico é feito por meio da ultrassonografia. Como tratamento, um levantamento desses casos realizado no IMIP, por Falbo Neto *et al.*, concluiu que a antibioticoterapia endovenosa por um período de 10 dias é eficaz para a resolução desses abscessos, com índice de cura da ordem de 90%, sendo a laparotomia reservada apenas para os casos de falha do tratamento clínico.

Outras complicações que também podem surgir mais tardiamente são a obstrução por bridas, e, no sexo feminino, a esterilidade, principalmente nos casos de apendicite aguda perfurada, devido ao envolvimento das trompas no processo inflamatório e infeccioso local.

Quando não há perfuração do apêndice, a evolução é bastante satisfatória e o paciente recebe alta num prazo de 24-48 horas.

Devemos sempre lembrar que a apendicite aguda é um quadro grave, e, se não tratado a tempo, pode tornar o tratamento bastante demorado devido ao quadro de choque séptico que esses pacientes podem desenvolver, chegando mesmo ao óbito.

INFESTAÇÃO MACIÇA POR ÁSCARIS

A infestação por áscaris é uma afecção de alta prevalência em nosso meio, variando desde a simples ascaridíase até quadros mais complexos, como a obstrução intestinal por áscaris, peritonite por áscaris, ascaridíase hepatobiliar ou acometimento pulmonar ou do sistema nervoso central.

A obstrução intestinal por áscaris ocorre devido à infestação maciça desse verme, que forma verdadeiros novelos dentro da luz intestinal, os quais podem determinar também a ocorrência de volvo intestinal. Pode também surgir peritonite, secundária à perfuração de alça intestinal, com penetração de áscaris na cavidade abdominal, ou mesmo pelo processo inflamatório intestinal que permeia a cavidade peritoneal.

A ascaridíase hepatobiliar ocorre por migração de pequenos vermes para a árvore biliar. Há dois picos de incidência: entre o 1º e o 2º anos de vida e após os 6 anos.

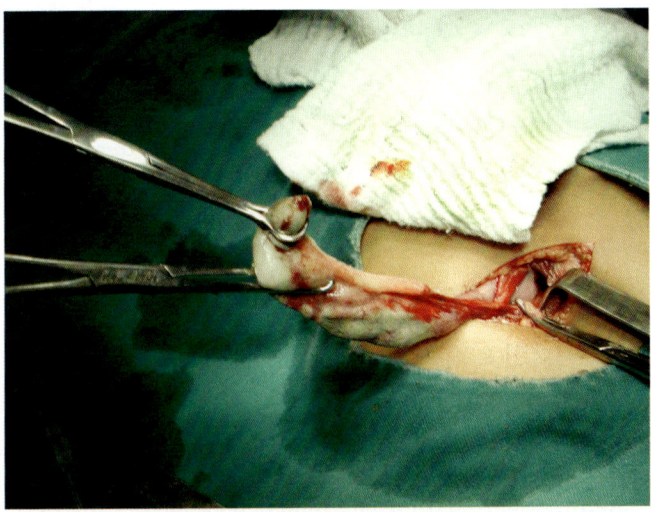

Fig. IV.6.5. Apendicite aguda gangrenosa.

A obstrução intestinal por áscaris se manifesta por quadro de dor abdominal tipo cólica, de caráter progressivo, associado a vômitos e distensão abdominal em graus variáveis, a depender do local da obstrução (quanto mais baixa, mais intensa), e eliminação de áscaris nos vômitos ou nas fezes. Na fase inicial pode haver diarreia secundária ao processo inflamatório.

Ao exame físico observam-se graus variáveis de comprometimento do estado geral e desidratação, temperatura normal ou elevada, peristaltismo visível, distensão abdominal e tumoração palpável (novelo de áscaris). Os ruídos hidroaéreos podem ser de timbre metálico, inicialmente, ou ausentes, numa fase mais tardia. Ao toque retal pode-se constatar a ampola retal vazia ou pode haver a eliminação de vermes.

Devido ao revestimento quitinoso dos áscaris, na radiografia se verifica a presença dos vermes como se fosse uma imagem em "miolo de pão", associada à presença de níveis hidroaéreos secundários à obstrução. Se a obstrução não for completa, são vistas a imagem dos áscaris, a distensão de alças sem níveis hidroaéreos e a presença de gás na ampola retal. Caso haja volvo intestinal, a imagem característica é de uma grande imagem de nível hidroaéreo que se estende de um lado ao outro do abdome.

A ultrassonografia pode visualizar a presença dos vermes na luz intestinal e na árvore biliar.

Devemos nos lembrar que a parasitose é muito frequente em nosso meio, e, assim sendo, o paciente pode apresentar um infestação por áscaris sem que isso seja a verdadeira razão da sintomatologia por ele apresentada.

A conduta na obstrução por áscaris é dieta zero, instalação de sonda nasogástrica, hidratação e correção dos distúrbios hidroeletrolíticos, uso de antiespasmódicos e de óleo mineral (20mL/kg a cada 4 horas). Após o retorno do peristaltismo intestinal, deve-se iniciar mebendazol em doses habituais. O óleo mineral auxilia na dissolução do novelo de áscaris e facilita a progressão dos vermes até eles serem expelidos.

A cirurgia é reservada para os casos em que há obstrução intestinal completa, como no volvo intestinal, quando o tratamento clínico não surte efeito após 48 horas e há deterioriazção do estado geral do paciente ou perfuração intestinal. A conduta cirúrgica irá variar desde a simples ordenha manual dos áscaris até a ressecção intestinal com enterostomias.

Na ascaridíase hepatobiliar, o quadro clínico é de icterícia de padrão obstrutivo associada à dor abdominal intensa no hipocôndrio direito. Pode haver hemobilia e formação de abscessos hepáticos. Se houver colecistite aguda, está indicada a laparotomia. Caso haja visualização de áscaris no colédoco, a retirada por colangiografia endoscópica retrógrada pode ser tentada. Os abscessos hepáticos geralmente respondem à terapia antimicrobiana.

BIBLIOGRAFIA

Callahan MJ, Rodriguez DP, Taylor GA. CT of appendicitis in children. Radiology 2002; 224(2):325-332.

Canty TG, Collins D, Losasso B, Lynch F, Brown C. Laparoscopic appendectomy for simple and perforated appendicitis in children: the procedure of choice? J Pediatr Surg 2000; 35(11):1.582-1.585.

Chang EJ, Zangwill KM, Lee H, Ward JI. Lack of association between rotavirus infection and intussusception: implications for use of attenuated rotavirus vaccines. Pediar Infect Dis J 2002; 21(2):97-102.

Crystal P, Hertzanu Y, Farber B, Shabshin N, Barki Y. Sonographically guided hydrostatic redution of intussusception in children. J Clin Ultrasound 2002; 30(6):343-348.

Costa JE, Correia PJ, Campos M, Mariz C, Carvalho JL. Intestinal invagination in children. Redution with pneumo-enema. Acta Med Port 2001; 14(4):381-384.

Falbo Neto GH, Vilela PC, Arnold MW, Granjeiro DN, Araujo CC. Tratamento não cirúrgico de abscessos intracavitários pós-apendicectomias. Rev Bras Saúde Materno Infantil 2001; 1(3):257-262.

Kaiser AD, Applegate KE, Ladd AP. Current success in the treatment of intussusception in children. Surgery 2007; 142(4):469-475.

Martins JL, Cury EK, Pinus J. Temas de cirurgia pediátrica. São Paulo: Atheneu, 1997.

Simonsen L, Morens D, Elixhauser A et al. Effect of rotavirus vaccination programme on trends in admission of infants to hospital for intussusception. Lancet 2001; 358(9289):1.224-1.229.

Thambidorai CR, Aman FY. Laparoscopic appendicectomy for complicated appendicitis in children. Singapore Med J 2008; 49(12):994-997.

Vilela PC, Araujo CC, Arnold MW et al. Invaginación: análisis de 42 casos. Experiencia de un hospital del nordeste de Brasil. Rev Cir Infant 2001; 11(2):100-107.

Waseem M, Rosenberg HK. Intussusception. Pediatr Emerg Care 2008; 24(11):793-800.

Williams RF, Blakely ML, Fischer PE et al. Diagnosing ruptured appendicitis preoperatively in pediatric patients. J Am Coll Surg 2009; 208(5):819-825.

Wong KK, Cheung TW, Tam PK. Diagnosing acute appendicitis: are we overusing radiologic investigations? J Pediatr Surg 2008; 43(12):2.239-2.241.

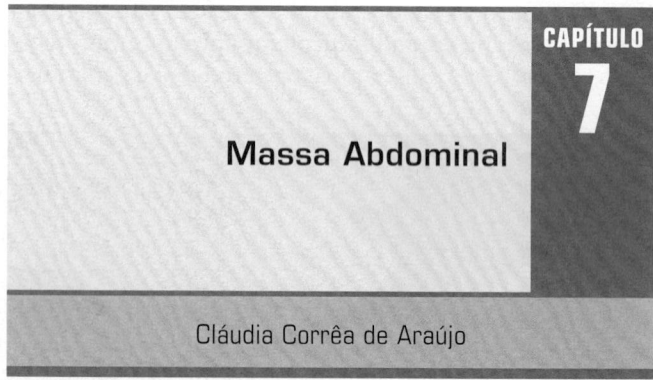

CAPÍTULO 7

Massa Abdominal

Cláudia Corrêa de Araújo

INTRODUÇÃO

Várias doenças em pediatria podem apresentar-se com massa abdominal palpável. A idade, a história clínica e o exame físico permitem que o pediatra defina as principais possibilidades e indique os mais importantes meios complementares para confirmação diagnóstica. Devido à possibilidade de doença neoplásica, que pode ser benigna ou maligna, a investigação deve ser rápida para o início precoce do tratamento. As massas císticas geralmente são benignas, e as sólidas, frequentemente malignas.

No recém-nascido, a maioria das massas abdominais é benigna e metade dos casos tem origem renal. A *hidronefrose* é a massa abdominal mais frequente nesse período, sendo a *obstrução de junção pieloureteral* a causa mais comum. O *rim multicístico displásico* corresponde à segunda causa de massa abdominal no período neonatal. Muitas vezes o diagnóstico dessas duas afecções é realizado no período pré-natal por meio da ultrassonografia. *Cistos de ovário* são comuns e se apresentam como massas móveis laterais à linha média. Outras massas abdominais que acometem a criança nessa faixa etária são a *duplicação do trato gastrointestinal*, o *cisto de mesentério*, o *neuroblastoma* e o *cisto de colédoco*.

Nas crianças maiores há maior frequência de tumores malignos em relação ao período neonatal. A maioria das massas abdominais nessa faixa etária tem origem retroperitoneal, como o *neuroblastoma* e o *tumor de Wilms*. As *tumorações de origem hepatobiliar* correspondem a 6% de todos os tumores abdominais após o período neonatal.

O Quadro IV.7.1 mostra uma lista de causas neoplásicas e não neoplásicas que podem evoluir com massa no abdome na criança.

Os métodos de imagem, muito importantes no diagnóstico das massas abdominais, permitem caracterizar a tumoração, se cística ou sólida; identificar sua topografia, intra ou retroperitoneal; distinguir o órgão afetado e, nos tumores malignos, avaliar a extensão local e o acometimento de outros órgãos.

A radiografia simples de abdome pode identificar calcificações na projeção da massa, desvio das alças e uma imagem com densidade de partes moles no local da tumoração. A ultrassonografia de abdome é o primeiro exame solicitado na criança com massa abdominal palpável. Avalia toda a cavidade abdominal e o retroperitônio, muitas vezes confirmando o diagnóstico. A tomografia de abdome fornece informações detalhadas do abdome e retroperitônio, sendo solicitada quando persiste dúvida diagnóstica na ultrassonografia e na investigação dos tumores malignos.

Neste capítulo discutiremos algumas causas de massa abdominal na criança, especialmente as de abordagem cirúrgica. Outras doenças serão abordadas em capítulos diversos do livro.

PLASTRÃO APENDICULAR

Entre 2% e 7% dos casos de apendicite aguda podem se apresentar com massa abdominal palpável: é a apendicite hiperplásica ou plastrão apendicular. Ocorre quando há bloqueio do processo inflamatório apendicular por epíploo e alças intestinais, com importante fibrose local, formando uma tumoração na fossa ilíaca direita.

Quadro clínico

Geralmente há história de um quadro de dor abdominal que antecedeu o surgimento da massa em alguns dias. O estado geral é preservado e a febre pode ou não estar associada. Ao exame se palpa uma massa na fossa ilíaca direita indolor; entretanto, alguns pacientes apresentam dor à palpação, mas sem sinais de irritação peritoneal.

Diagnóstico

O leucograma pode se apresentar normal ou com leucocitose. A ultrassonografia abdominal é importante para afastar a possibilidade de abscesso periapendicular, e a imagem ultrassonográfica é de uma tumoração formada por alças intestinais ou epíploo.

Tratamento

O tratamento inicial da apendicite hiperplásica é conservador. Nas crianças que se apresentam com febre ou leucocitose administra-se antibioticoterapia venosa. Nas assintomáticas e com leucograma normal é realizada apenas observação, sem necessidade de antibioticoterapia.

Não é indicada cirurgia nessa fase devido à presença de fibrose local, com possibilidade de sangramento, lesão intestinal, de trompas, ovários e ureter. Indica-se cirurgia quando não há melhora com o tratamento clínico ou se surge peritonite generalizada ou abscesso periapendicular.

Quadro IV.7.1. Causas de massa abdominal na criança

Neoplásicas	Não neoplásicas
Tumor de Wilms	Hidronefrose
Neuroblastoma	Rim policístico
Teratoma retroperitoneal	Rim multicístico
Linfoma não Hodgkin	Cisto renal
Tumor de ovário	Hemorragia suprarrenal
	Cisto de colédoco
	Pseudocisto de pâncreas
	Cisto mesentério e de omento
	Duplicação do trato gastrointestinal
	Distensão vesical (bexigoma)
	Hidrocolpo/hematocolpo
	Cisto de ovário
	Tricobezoar
	Plastrão apendicular
	Cisto de úraco
	Hepatoesplenomegalia
	Fecaloma

Realiza-se ultrassonografia semanal para acompanhar a regressão da massa ou surgimento de complicações como abscesso e aumento da tumoração. Dos casos, 72% a 96% regridem com o tratamento clínico.

É preconizada em muitos serviços de cirurgia pediátrica a apendicectomia após 4 a 8 semanas, com o objetivo de prevenir outros episódios de apendicite. Alguns autores acreditam ser desnecessária a apendicectomia eletiva, pois verificaram apenas 14% de recorrência dos sintomas nesses pacientes. Além disso, em muitos casos não se identifica o apêndice durante a cirurgia.

CISTO DE MESENTÉRIO E DE OMENTO

Os cistos de mesentério e de omento são raros e benignos, sendo o cisto de mesentério quatro vezes mais frequente do que o de omento. Aproximadamente 1/4 dos cistos de mesentério ocorre em crianças com menos de 10 anos e é mais frequente no sexo masculino. Pode surgir desde o duodeno até o reto, principalmente no mesentério do íleo. Os cistos podem ser únicos ou múltiplos, apresentar poucos centímetros e até grandes proporções, ocupando toda a cavidade, ser uni ou multiloculados e apresentar conteúdo seroso, quiloso ou hemorrágico. O tipo mais frequente é único e multiloculado com conteúdo seroso.

Várias hipóteses foram formuladas para explicar a origem desses cistos. Atualmente a mais aceita é a de que os cistos de mesentério e de omento se originem de uma proliferação de ductos linfáticos ectópicos no mesentério que não se comunica com o sistema linfático.

Quadro clínico

Os cistos de mesentério e de omento podem ser diagnosticados antes de a criança nascer pela ultrassonografia pré-natal, durante laparotomia para tratamento de outra patologia, ou podem apresentar-se como grandes massas abdominais com repercussão clínica importante.

A forma mais frequente de apresentação é um quadro de obstrução intestinal, com distensão e dor abdominais e vômitos. A forma clássica de apresentação é sob a forma de semiobstrução intestinal associada a uma massa palpável móvel no abdome, de consistência cística. O sintoma mais comumente encontrado é a dor abdominal, seguida de vômitos e anorexia. Os vômitos são secundários à dor abdominal ou por tração do mesentério pelo cisto. Ao exame físico é identificada distensão abdominal pelo próprio cisto ou por distensão de alças secundária à obstrução intestinal. A massa palpável é de consistência cística, geralmente indolor e móvel. Os cistos pequenos muitas vezes são assintomáticos.

Pode haver hemorragia no interior do cisto, provocando queda do hematócrito, dor e, dependendo do volume da hemorragia, sinais de choque hipovolêmico. Febre está presente quando há infecção do cisto. Outras complicações são volvo, torção do pedículo do cisto e ruptura.

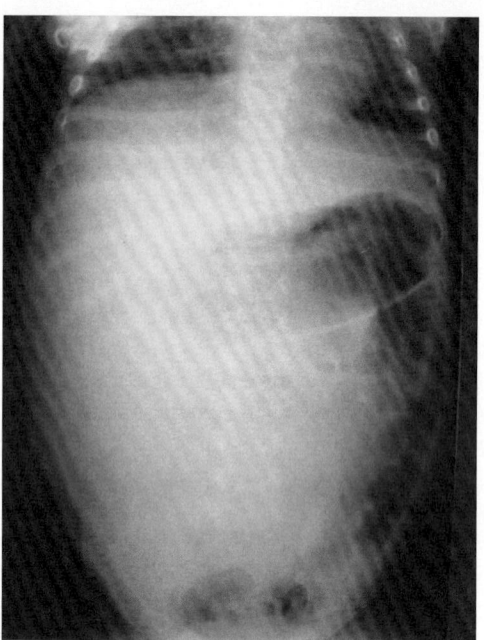

Fig. IV.7.1. Massa com densidade de partes moles rechaçando alças intestinais para a esquerda.

Diagnóstico

O diagnóstico pode ser feito durante o pré-natal por meio da ultrassonografia. Muitas vezes são necessários exames complementares para a definição da origem da massa cística abdominal ou da etiologia de uma distensão abdominal onde não se palpa a tumoração.

A radiografia simples do abdome identifica uma imagem de massa com densidade de partes moles que rechaça alças intestinais ao se redor (Fig. IV.7.1). O cisto de omento em geral comprime as alças posteriormente.

A ultrassonografia constitui o exame de escolha e identifica uma massa cística muitas vezes com septos no interior. O achado de ecos de suspensão sugere hemorragia ou infecção do cisto. Algumas vezes não é possível diferenciar os cistos de mesentério dos de omento, sendo essa diferenciação realizada apenas durante a cirurgia. A tomografia computadorizada de abdome pode ser realizada quando há dúvidas na ultrassonografia.

Tratamento

O tratamento é cirúrgico através da ressecção da massa. Em mais da metade das crianças é necessária a enterectomia para ressecção total do cisto de mesentério. Evita-se a ressecção intestinal sempre que possível, tentando-se realizar a enucleação do cisto. Outra forma de tratamento é a ressecção parcial do cisto e a marsupialização, com eletrocauterização da mucosa remanescente. A drenagem do cisto não é indicada pelo risco de recorrência. O tratamento do cisto de omento geralmente é mais simples, sem dificuldade técnica e sem necessidade de ressecção de alça intestinal. A ressecção pode ser realizada pela videolaparoscopia.

sos é unilateral, sendo mais comum no rim esquerdo. A presença de doença bilateral é incompatível com a vida. Parece haver um ligeiro predomínio no sexo masculino e na raça branca. O rim contralateral apresenta alterações, como agenesia, hidronefrose, ectopia, refluxo e displasia em até 50% dos casos.

Conseguiu-se reproduzir essa doença em animais pela ligadura do ureter no início da gestação. O rim multicístico pode representar uma forma de hidronefrose severa, secundária à atresia de ureter e/ou da pelve.

Quadro clínico

O diagnóstico é realizado por meio de um achado na ultrassonografia pré-natal ou mediante palpação de uma massa abdominal em um paciente com infecção urinária. O rim multicístico raramente apresenta sintomas na ausência de infecção.

Há relato de neoplasias em crianças com rim multicístico, como tumor de Wilms, adenossarcoma e carcinoma de células renais. Complicações são raras, como infecção e hipertensão. Há relatos de involução espontânea.

Diagnóstico

O uso rotineiro da ultrassonografia no pré-natal tem identificado um grande número de casos intraútero. A ultrassonografia identifica múltiplos cistos de tamanho variável no rim, com pouco ou nenhum parênquima de aparência normal.

Na cintilografia renal, o rim multicístico não apresenta função e esse exame pode diferenciar o rim multicístico da displasia renal associada com hidronefrose e outras causas de uropatia obstrutiva.

Tratamento

Os pacientes são acompanhados com ultrassonografia e é observada involução espontânea sem ocorrência de complicações, como infecção, sangramento ou neoplasia.

A partir dos 6 meses de idade, recomenda-se nefrectomia se não houve involução do rim multicístico, com o objetivo de prevenir complicações, como hipertensão, hematúria, infecção e neoplasia. A nefrectomia pode ser realizada por lombotomia ou videolaparoscopia.

CISTO DE OVÁRIO NO PERÍODO NEONATAL

A detecção de cistos ovarianos neonatais tem crescido desde a introdução da ultrassonografia rotineira pré-natal. Ao nascimento, 98% dos recém-nascidos do sexo feminino têm pequenos cistos ovarianos vistos pela ecografia e cerca de 80% dos casos são menores do que 0,9cm.

Surgem como resultado da estimulação excessiva pelos hormônios placentários e maternos. Após o nascimento, os níveis de hormônio materno circulantes diminuem e ocorre resolução espontânea do cisto em cerca de 10 a 12 meses.

No feto, cistos ovarianos muito volumosos podem levar a poli-idrâmnio, hipoplasia pulmonar e distocia. Recém-nascidos com cistos ovarianos grandes (≥ 5 cm) podem apresentar-se com massa abdominal palpável, desconforto respiratório ou compressão de estruturas retroperitoneais, como ureter e veia cava. Pode haver torção ovariana, hemorragia intracística, ruptura com peritonite e obstrução intestinal por aderências ao intestino.

Tratamento

Alguns cirurgiões recomendam a aspiração pré-natal de cistos ovarianos maiores de 4cm no feto, com o objetivo de prevenir torção ovariana neonatal e outras complicações.

Nos recém-nascidos assintomáticos com cistos menores de 5cm deve ser mantida observação, pois há grande chance de resolução espontânea. Realiza-se o acompanhamento com ultrassonografia mensal.

Nos casos de falha na resolução espontânea do cisto e nos recém-nascidos com cistos ovarianos sintomáticos é indicado tratamento.

Cistos simples (sem septações ou componentes sólidos) podem ser tratados com aspiração percutânea. Nesses casos, a recidiva do cisto pode ocorrer em até 30%.

Cistos complexos (com septações ou áreas sólidas) ou com sinais de torção devem ser tratados cirurgicamente por via laparoscópica ou laparotomia. Durante a cirurgia deve ser preservado o máximo de tecido ovariano, mas em alguns casos é difícil separar o cisto do tecido ovariano, sendo necessário realizar ooforectomia.

TRICOBEZOAR

O bezoar resulta do acúmulo de corpo estranho não digerível em um ou mais segmentos do tubo digestivo, sendo mais frequente no estômago e intestino delgado. É classificado, de acordo com sua composição, em fitobezoar (fibras vegetais), tricobezoar (cabelo), lactobezoar (fórmulas lácteas concentradas), dentre outros.

O primeiro relato de tricobezoar humano foi relatado por Baudamant em 1779. Tricobezoar é mais frequente em crianças e adolescentes e em meninas. Retardo mental e tricotilomania (distúrbio do controle dos impulsos, em que as crianças arrancam os fios de cabelo) são fatores de risco.

A ingestão de cabelo através dos anos leva à formação de uma massa composta por fios de cabelo que se molda segundo a forma anatômica do estômago ou segmento intestinal acometido. A extensão do cabelo do estômago para o intestino delgado é conhecida como síndrome de Rapunzel.

A apresentação clínica varia de acordo com a localização e o volume do bezoar. Massa palpável em abdome superior é a apresentação mais comum. Os pacientes podem referir dor abdominal, náusea e saciedade precoce, e também apresentar vômitos e perda de peso. São descritas na literatura complicações, como invaginação intestinal, úlcera gástrica, hemorragia digestiva, perfuração e obstrução intestinal.

Diagnóstico

O diagnóstico pode ser realizado por meio de endoscopia digestiva, ultrassonografia, tomografia computadorizada e estudo contrastado do trato gastrointestinal.

- A radiografia simples do abdome pode mostrar imagem de distensão gástrica (Fig. IV.7.5).
- À ultrassonografia, o bezoar se apresenta como uma massa intraluminal com superfície hiperecoica e marcada sombra acústica posterior.
- A endoscopia é capaz de identificar os bezoares gástricos, mas apenas 12% dos de delgado.
- A tomografia computadorizada realiza o diagnóstico em 97% dos casos (Fig. IV.7.6).
- O estudo contrastado do trato gastrointestinal evidencia imagem de falha de enchimento intraluminal.

Tratamento

Os objetivos do tratamento são a remoção do bezoar e a prevenção de recorrência. O tricobezoar pequeno pode ser removido endoscopicamente ou por via laparoscópica. Os maiores necessitam de laparotomia com gastroto-

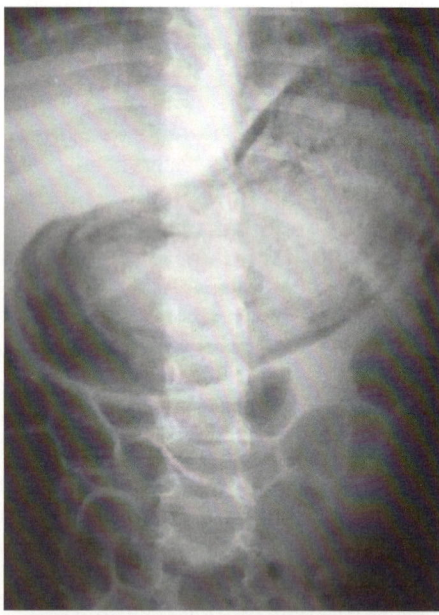

Fig. IV.7.5. Radiografia simples de abdome mostrando distensão gástrica e massa com densidade de partes moles na topografia do estômago.

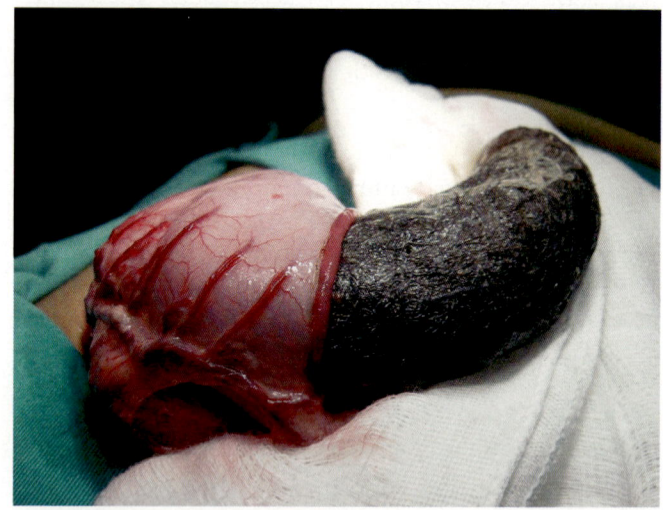

Fig. IV.7.7. Remoção cirúrgica de tricobezoar gástrico.

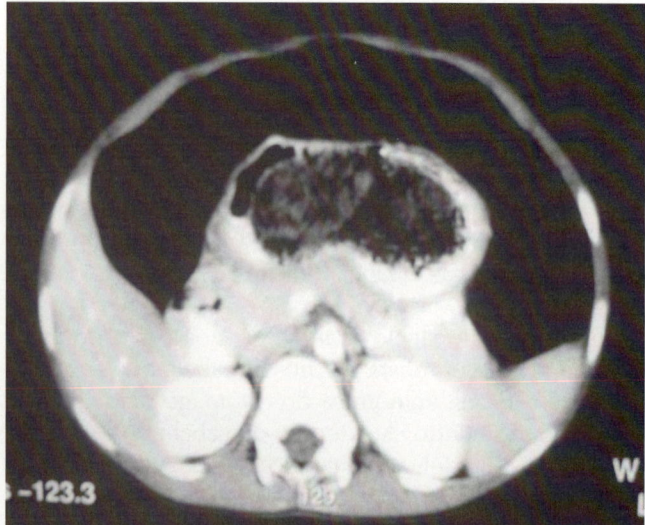

Fig. IV.7.6. Aspecto tomográfico do tricobezoar na luz do estômago.

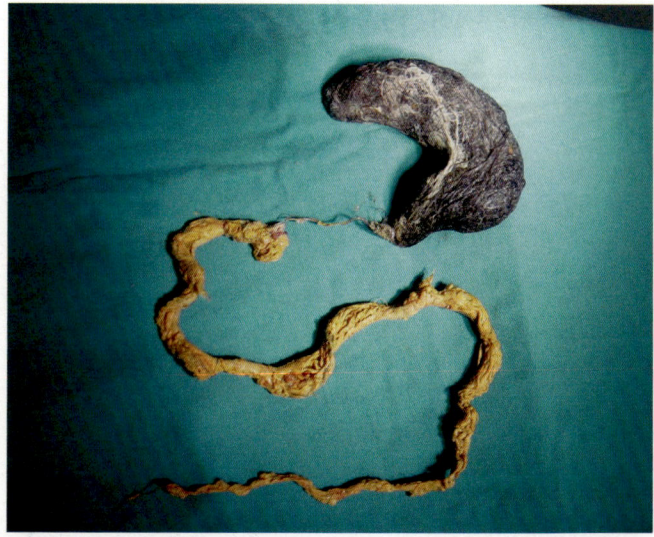

Fig. IV.7.8. Tricobezoar gástrico com extensão para intestino delgado (síndrome de Rapunzel). Aspecto após remoção cirúrgica.

mia e/ou enterotomia e retirada do corpo estranho (Figs. IV.7.7 e IV.7.8). O aspecto do tricobezoar é de uma massa formada por cabelos negros devido à desnaturação das proteínas pelo suco gástrico e revestida por muco.

As crianças são encaminhadas para acompanhamento psiquiátrico ambulatorial.

BIBLIOGRAFIA

Barbosa AL, Bromberg SH, Amorim FC et al. Obstrução intestinal por tricobezoar. Relato de caso e revisão da literatura. Rev Bras Coloproctol 1998; 18(3):190-193.

Brandt ML, Helmrath MA. Ovarian cysts in infants and children. J Pediatr Surg 2005; 14:78-85.

Emmert GK. Multicystic kidney. In: King LR. Urologic Surgery in infants and children. WB Saunders Company 1998:31-37.

Erzurumlu K, Malazgirt Z, Bektas A et al. Gastrointestinal bezoars: a retrospective analysis of 34 cases. Word J Gastroenterol 2005; 11(12):1.813-1.817.

Farmer DL. Urinary tract masses. Sem Pediatr Surg 2000; 9(3):109-114.

Frey AS, McKee M, King RA et al. Hair apparent: Rapunzel syndrome. Am J Psychiat 2005; 162(2).

Johnson PRV, Spitz L. Cysts and tumors of the pancreas. Sem Pediatr Surg 2000; 9(4):209-215.

Kessler A, Nagar H, Graif M et al. Percutaneous drainage as the treatment of choice for neonatal ovarian cysts. Pediatr Radiol 2006; 36:954-958.

Maksoud JG. Cirurgia pediátrica. Rio de Janeiro: Ed. Revinter, 1998.

O'Neill JA, Rowe MI, Grosfeld JL, Fonkalsrud EW, Coran AG. Pediatric surgery. Fifth edition. Missouri: Ed. Mosby-Year Book, 1998.

Rabie ME, Arishi AR, Khan A et al. Rapunzel syndrome: the unsuspected culprit. W J Gastroenterol 2008; Feb 21; 14(7):1.141-1.143.

Stern LE, Warner BW. Gastrointestinal duplications. Sem Pediatr Surg 2000; 9(3):135-140.

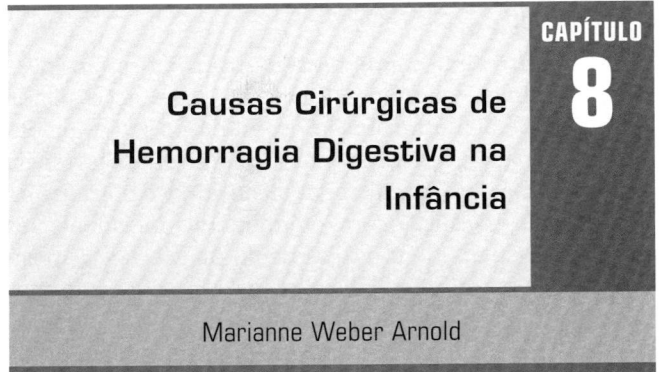

Causas Cirúrgicas de Hemorragia Digestiva na Infância

CAPÍTULO 8

Marianne Weber Arnold

INTRODUÇÃO

Hemorragia digestiva no grupo etário pediátrico é relativamente comum e na maioria dos casos é de curta duração, podendo estar presente à apresentação clínica de um grande número de doenças, com graus variáveis

Quadro IV.8.1. Causas mais frequentes de hemorragia digestiva na infância

Período neonatal	Lactente	Pré-escolar e escolar
Sangue deglutido no canal de parto	Invaginação intestinal	Gastrites, esofagites
Enterocolite necrosante	Divertículo de Meckel	Divertículo de Meckel
Gastrites, esofagites	Duplicação intestinal	Duplicação intestinal
Volvo intestinal	Gastrites, esofagites	Pólipos
	Ingestão de corpo estranho	Malformações vasculares do trato gastrointestinal
	Malformações vasculares do trato gastrointestinal	Proctite e/ou fissura anal
	Proctite e/ou fissura anal	Hemorroidas
	Pólipos	Hipertensão porta
	Doença nodular linfoide do cólon	
	Diarreia infecciosa	

de gravidade e sem guardar relação entre o volume de sangue eliminado e a gravidade da doença, como no caso das grandes hematêmeses por sangue deglutido no canal de parto pelo recém-nascido, sem significado patológico, e na pequena enterorragia presente nos casos de invaginação intestinal ou enterocolite necrosante. Isso ressalta a importância de uma propedêutica rigorosa, na qual o médico deverá estar atento aos detalhes da história clínica e do exame físico para chegar ao diagnóstico etiológico o mais preciso possível, a fim de instituir tratamento, seja clínico ou cirúrgico, o mais breve possível.

Além da clássica divisão das hemorragias digestivas em alta e baixa, a depender do local de origem do sangramento (antes ou depois da ampola de Vater), em pediatria devemos também relacionar o sangramento à faixa etária da criança. Dessa forma, o Quadro IV.8.1 demonstra as causas mais frequentes de hemorragia digestiva na infância.

Neste capítulo abordaremos as principais causas cirúrgicas de hemorragia digestiva. Devemos lembrar que, inicialmente, muitas vezes antes de confirmar a etiologia do sangramento para estabelecer tratamento específico, devido ao volume de sangue eliminado há alterações hemodinâmicas, podendo o paciente chegar a um choque hipovolêmico. Sendo assim, a abordagem inicial de um paciente com hemorragia digestiva é a avaliação do seu estado geral e, quando necessário, a reposição volêmica, avaliação da hematimetria tanto para o acompanhamento da atividade da hemorragia como para orientação terapêutica, sendo necessária, ocasionalmente, a transfusão de sangue e, mais raramente, de hemoderivados.

VOLVO INTESTINAL

Ocorre devido a um vício de rotação intestinal. A fixação do mesentério ocorre após a rotação normal do intestino com uma base ampla. Quando o mesentério se fixa numa base estreita, geralmente por rotação incompleta, o peristaltismo e a distensão abdominal podem favorecer a torção sobre o eixo da artéria mesentérica superior e, assim, levar ao volvo intestinal. Devido a essa torção, rapidamente ocorrem diminuição na irrigação sanguínea e retorno venoso do segmento intestinal torcido (geralmente todo o intestino delgado), e, consequentemente, isquemia e necrose intestinal.

O quadro clínico é de uma criança que estava bem e subitamente apresenta dor abdominal, vômitos e graus variáveis de distensão abdominal, e que rapidamente vai piorando o estado geral e evoluindo para choque hipovolêmico. O sangramento intestinal ocorre devido à deposição mucossanguinolenta após uma evacuação normal e devido à hipertensão venosa súbita ao nível da mucosa intestinal secundária à torção do mesentério, acarretando transudação mucossanguinolenta para a luz intestinal, que será eliminada no início do quadro.

O tratamento é unicamente cirúrgico, com intervenção imediata ao diagnóstico, e a depender do grau de comprometimento intestinal, após desfeito o volvo, pode haver necessidade de ressecção intestinal.

INVAGINAÇÃO INTESTINAL

É a intussuscepção ou penetração de uma alça intestinal dentro de si mesma. É a causa mais frequente de abdome agudo no lactente. A maioria das invaginações intestinais são ileocecocólicas e idiopáticas.

O quadro clínico é de um lactente eutrófico que subitamente se apresenta com dor forte. Após o surto de dor, a criança permanece bem. A dor assume um caráter de cólica, sendo cada vez mais frequentes os surtos dolorosos, que passam a ser acompanhados de vômitos. Consequentemente à isquemia intestinal ocorre a eliminação de secreção mucossanguinolenta pelo ânus, com o aspecto característico de "geleia de framboesa".

Ao exame físico, o estado geral é bom e se observa uma tumoração elíptica, em forma de salsicha, na projeção da moldura cólica. Numa fase mais tardia da doença, o estado geral será comprometido de acordo com o tempo de evolução da doença, com graus variáveis de desidratação, e a massa elíptica terá sua palpação dificultada pela distensão abdominal secundária à obstrução intestinal.

O toque retal evidencia a secreção mucossanguinolenta e ocasionalmente pode-se palpar a cabeça da invaginação.

A radiografia simples de abdome é inespecífica, podendo evidenciar alças intestinais dilatadas com níveis hidroaéreos secundários à obstrução intestinal. A ultrassonografia é o exame de escolha atualmente, com a imagem característica em alvo (corte transversal) ou imagem de pseudorrim (corte longitudinal). O enema opaco deve ser realizado caso não esteja disponível a ultrassonografia ou quando essa for duvidosa. A imagem característica é a de casca de cebola ou de pata de caranguejo.

O tratamento pode ser por meio de redução hidrostática ou pneumática ou cirúrgico.

DIVERTÍCULO DE MECKEL

O divertículo de Meckel é um remanescente do ducto onfalomesentérico e é a anomalia congênita mais comum do intestino delgado, ocorrendo em aproximadamente 2% de toda a população, e dessa população 30% terão complicações cirúrgicas clinicamente demonstráveis. É mais frequente nos meninos, na proporção de 2:1. As manifestações clínicas são mais frequentes até os 2 anos de idade. Essa doença foi descrita pela primeira vez em 1598, por Hildanus e subsequentemente por Ruysch, em 1791. Littre descreveu a presença de um divertículo em uma hérnia em 1745. O nome divertículo de Meckel deriva de um anatomista, Johann Friedrich Meckel, o qual, em 1809, detalhou sua embriologia e patogênese.

Embriologicamente, o saco vitelino é unido ao intestino primitivo pelo ducto onfalomesentérico, o qual se oblitera entre a 5ª e a 9ª semanas de vida intrauterina. O divertículo de Meckel ocorre por uma falha nesse processo, permanecendo um segmento pérvio desse ducto, em continuidade com o íleo terminal. Ele é considerado um divertículo verdadeiro, por possuir todas as camadas da parede intestinal, e seu suprimento arterial se dá por um remanescente da artéria vitelina direita. A presença de mucosa ectópica (geralmente gástrica) ocorre em cerca de metade dos casos e se encontra principalmente nos divertículos sintomáticos. A secreção ácida da mucosa gástrica pode levar a ulcerações na mucosa intestinal e sangramento. De fato, em cerca de 95% dos casos de divertículo de Meckel ressecados por sangramento foi identificada mucosa gástrica ectópica.

As complicações associadas ao divertículo de Meckel são sangramento, obstrução e inflamação (diverticulite). A presença de mucosa gástrica ectópica pode causar ulceração, a qual pode resultar em inflamação, sangramento ou perfuração.

O quadro clínico é de uma criança com sangramento retal indolor, geralmente volumoso, com necessidade frequente de hemotransfusão. Apesar de o sangramento ser significativo, cessa espontaneamente e a recorrência é regra. Uma cintilografia com tecnécio-99 é o exame de escolha para crianças com sangramento intestinal, nas quais há suspeita de um divertículo de Meckel. A positividade desse exame é relacionada à presença de mucosa gástrica ectópica, pois demonstrará uma captação extragástrica heterotópica, tendo uma especificidade de até 95%. Angiografia é um método invasivo e raramente necessário para o diagnóstico dessa patologia.

O tratamento deve ser inicialmente a ressuscitação volêmica, e após o diagnóstico do divertículo está indicada a cirurgia para ressecção do divertículo e, ocasionalmente, do segmento intestinal acometido. Em casos de hemorragia grave pode-se indicar a embolização arterial.

DUPLICAÇÃO INTESTINAL

Duplicação intestinal é uma malformação intestinal rara, ocorrendo em cerca de 1:4.500 necropsias. A maioria é diagnosticada até os 2 anos de idade. A primeira descrição foi feita por Calder, em 1733. Em 1937, Ladd denominou de duplicações as lesões císticas esféricas ou tubulares contíguas ao trato gastrointestinal, e, em 1953, Gross definiu os critérios para a duplicidade intestinal, que são: o cisto estar junto do trato alimentar, ter mucosa semelhante ao trato digestivo contíguo e possuir revestimento de musculatura lisa. A duplicação pode ocorrer desde a boca até o ânus, sendo mais frequentes as jejunoileais, seguidas das esofágicas, de colo, de estômago e de duodeno. A localização mais frequente é na borda mesentérica do tubo digestivo, e muitas vezes há um suprimento sanguíneo comum ao da alça contígua, fatores que dificultam a sua ressecção completa. Cerca de 25% têm mucosa gástrica ectópica, a qual predispõe a ulceração péptica, sangramento e, ocasionalmente, perfuração. Caso haja comunicação com a luz intestinal haverá exteriorização do sangramento. Se não houver essa comunicação, o sangue irá se acumular dentro do cisto e o paciente apresentará dor e massa abdominal de crescimento rápido. A apresentação clínica irá depender do tipo de duplicação e da localização, e, muito frequentemente, o diagnóstico é feito durante a laparotomia exploradora. Quando a duplicação é gástrica ou duodenal, por ocasião de uma endoscopia digestiva alta para identificação da causa da hemorragia intestinal, pode-se identificar a malformação. Como cerca de 25% dos casos apresentam mucosa gástrica ectópica, é difícil o diagnóstico diferencial entre um divertículo de Meckel e a duplicação intestinal na cintilografia com tecnécio.

PÓLIPOS DO CÓLON

Esses pólipos são a causa mais frequente de sangramento retal entre o 3º e o 6º anos de vida. Clinicamente se apresenta como sangramento retal após as evacuações, sob a forma de gotejamento de sangue vivo e indolor, muitas vezes com exteriorização de tumoração pelo ânus. Histologicamente, é um hamartoma, não sendo relacionado com a possibilidade de malignização. Geralmente é pólipo único e localizado na parede posterior da ampola retal, porém pode localizar-se em qualquer parte do cólon.

O diagnóstico é feito por meio do toque retal, e, em alguns casos, quando o pólipo é mais alto, está indicada uma retossigmoidoscopia ou colonoscopia. O tratamento consiste na exérese do pólipo por via endoanal, e, nos mais altos, ressecção do pólipo durante a retossigmoidoscopia ou a colonoscopia.

HEMORROIDAS

Elas são pouco frequentes na infância e estão relacionadas com a obstipação e a falta de ingesta de fibras vegetais. Podem ser observados sangramento e dor local após as evacuações. O diagnóstico é feito com a inspeção anal, e o tratamento é à base de dieta laxante. A cirurgia é prática de exceção na infância.

HIPERTENSÃO PORTA

Causada pela obstrução do fluxo de sangue portal ao fígado, o que acarreta anastomoses portossistêmicas entre as veias do sistema porta, vênulas da submucosa do esôfago e do estômago e a veia ázigo. Essa circulação será responsável pela formação de varizes esofágicas e de fundo gástrico que podem romper-se, levando a sangramento profuso com hematêmese e melena. As causas mais frequentes na infância são a fibrose hepática congênita, trombose portal secundária à onfalite ou cateterismo umbilical, esclerose hepatoportal, e, em nosso meio, devemos considerar a esquistossomose.

O diagnóstico é feito por meio da história clínica, pelos antecedentes e sintomatologia; a endoscopia digestiva alta é fundamental na identificação das varizes e também participa do tratamento, proporcionando a esclerose das mesmas. A ultrassonografia também é de grande valor.

O tratamento visa, fundamentalmente, prevenir a hemorragia das varizes esofágicas e de fundo gástrico. Atualmente, cada vez menos se indicam as cirurgias para descompressão e derivações portossistêmicas.

BIBLIOGRAFIA

Carvalho E, Nita MHS, Ana AR. Hemorragia digestiva. J Pediatr 2000; 76(supl. 2):S135-S146.

DeBartolo HM, Van Heerden Jr. JA. Meckel's diverticulum. Am Surg 1976; 183:30.

Maksoud JG, Gonçalves MEP. Treatment of portal hypertension in children. Word J Surg 1994; 18:251-258.

Mezoff AG, Preud'Homme DL: How serious is that GI bleed? Contemp Pediatr 1994; 11:60-92.

Oldham KT, Lobe TE. Gastrointestinal hemorrhage in children. Pediatr Clin North Am 1985; 32:1.247-1.263.

Raffensperger JG. Swenson's pediatric surgery. New York: Appleton & Lange, 1990.

Rutherford RB, Akers DR. Meckel6s diverticulum: a review of 118 pediatric patients, with special reference to the pattern of bleeding and to mesodiverticular bands. Surgery 1966; 59:618-626.

Schettino GCM, Fagundes EDT et al.Trombose de veia porta em crianças e adolescentes. J Pediatr 2006; 82(3):171-178.

Spechler S, Schimmel E. Gastrointestinal tract bleeding of unknown origin. Arch Intern Med 1982; 142:236-240.

St-Vil D, Brandt ML, Panic S. Meckel's diverticulum in children: a 20 year review. J Pediatr Surg 1991; 26:1.289.

Stringer MD, Spitz L, Abel R. Management of alimentary tract duplication in children. Br J Surg 1995; 82:74.

Vilela PC, Araujo CC, Arnold MW et al. Invaginación: análisis de 42 casos. Experiencia de un hospital del nordeste de Brasil. Rev Cir Infant 2001; 11(2):100-107.

Wardell S, Vidican DE. Heal duplication cist causing massive bleeding in a child. J Clin Gastroenterol 1990; 12:681-684.

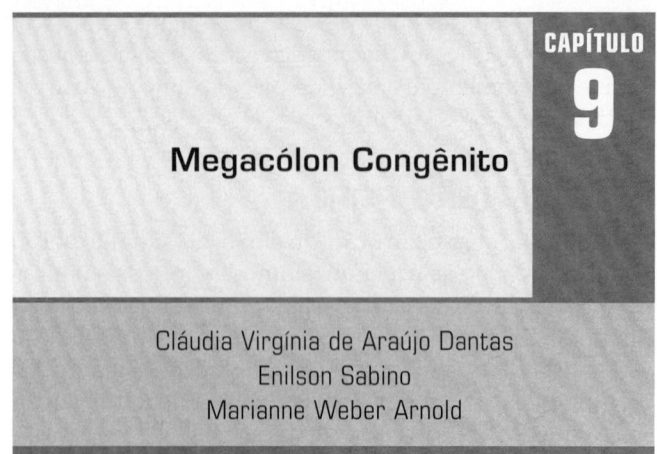

CAPÍTULO 9
Megacólon Congênito

Cláudia Virgínia de Araújo Dantas
Enilson Sabino
Marianne Weber Arnold

INTRODUÇÃO, CONCEITUAÇÃO E EPIDEMIOLOGIA

O megacólon congênito ou doença de Hirschsprung é caracterizado pela dificuldade de evacuação que, no período neonatal, se apresenta como retardo na eliminação do mecônio e, em crianças maiores, caracteriza-se por constipação crônica.

A incidência do megacólon gira em torno de 1 para 5.000 nascidos vivos. Acomete mais o sexo masculino (4:1) e os caucasianos (88%). A tendência de casos em uma mesma família reforça o caráter genético dessa patologia, e o gene de maior relação com a doença está localizado no braço longo do cromossomo 10. Tem associação com outras anomalias congênitas em 28% dos casos, distribuídas entre anomalias cardíacas, cerebrais e craniofaciais, além da síndrome de Down, sugerindo uma doença de transmissão autossômica recessiva.

ETIOLOGIA, PATOGÊNESE E PATOLOGIA MORFOLÓGICA E FUNCIONAL

Apesar de haver referências prévias de pacientes com megacólon, foi em 1886 que Harald Hirschsprung, pediatra dinamarquês, descreveu a doença pela primeira vez como uma entidade clínica distinta. Havia muitas teorias para tentar explicar a doença. Todas atribuíam a porção dilatada do cólon como sendo a parte doente. Essa situação permaneceu até 1945, quando o professor Swenson iniciou seus estudos sobre a doença de Hirschsprung e demonstrou que a porção distal não dilatada não possuía células ganglionares e não apresentava ondas peristálticas, sendo, portanto, o segmento verdadeiramente afetado.

A inervação do intestino normal é realizada por fibras simpáticas que terminam em plexos ganglionares distribuídos intrinsecamente na parede intestinal. Podemos observar três diferentes tipos de estações ganglionares: Auerbach, localizado entre as camadas musculares circulares e longitudinais; Henle, localizado na submucosa; e finalmente os de Meissner, localizados na muscular da mucosa.

As células ganglionares constituem o aparato neurorregulador intrínseco do intestino. Na clássica doença de Hirschsprung, as células ganglionares estão ausentes nos três plexos. Dessa forma, o segmento aganglônico está em constante estado de contração, e o segmento logo acima dessa região irá, aos poucos, dilatar-se, devido ao acúmulo do conteúdo intestinal.

Na grande maioria das vezes, o segmento desnervado se limita ao reto e/ou ao sigmoide terminal (90%). Em 7% dos casos, o segmento é longo e em 3% é total.

Quadro clínico

No período neonatal são observados retardo na eliminação de mecônio, ocorrendo após 48 horas de vida, distensão abdominal e vômitos biliosos. Percebe-se à inspeção o peristaltismo intestinal, e, quando a distensão abdominal se acentua, o quadro clínico de obstrução é acompanhado de desconforto respiratório pela inibição da dinâmica respiratória, que pode expressar-se por certo grau de cianose. Pode haver um quadro de enterocolite com febre e, paradoxalmente, diarreia explosiva, que tem como substrato a isquemia do segmento normalmente inervado, a qual pode evoluir com perfuração intestinal, peritonite e morte. Essa complicação fatal é de ocorrência mais comum no período neonatal.

No período pós-neonatal, a presença de constipação intestinal crônica torna-se mais intensa, podendo chegar à distensão abdominal importante, com peristaltismo visível das alças na parede abdominal e desnutrição crônica. Há períodos oligossintomáticos intercalados com períodos de distensão abdominal e diarreia. Ao toque retal, pode não haver eliminação explosiva de fezes.

Diagnóstico

A radiografia simples do abdome evidencia uma dilatação acentuada das alças intestinais com dificuldade em distinguir delgado e cólon (Fig. IV.9.1).

O enema opaco clássico sem preparo prévio do cólon demonstra a porção proximal dilatada e a distal contraída, com uma zona de transição em forma de cone entre as duas (Fig. IV.9.2). No período neonatal, esse é um exame pouco sensível, porém uma radiografia realizada após 24 horas demonstrando retenção do contraste se torna fortemente sugestiva (chapa tardia).

A manometria anorretal tem sido aceita como uma técnica objetiva de estudar a função do complexo muscular esfincteriano. O diagnóstico é dado com ausência do reflexo retoesfincteriano. Em 11% dos casos, o resultado é duvidoso.

Na biópsia retal, o diagnóstico é feito por meio do exame histopatológico da mucosa e submucosa retais, demonstrando ausência de células ganglionares nos três diferentes tipos de plexos e hipertrofia dos filetes nervosos. A biópsia retal pode ser realizada por sucção ou biópsia da parede retal, devendo ser feita 2-4cm acima de linha pectínea. Outro recurso utilizado para o diag-

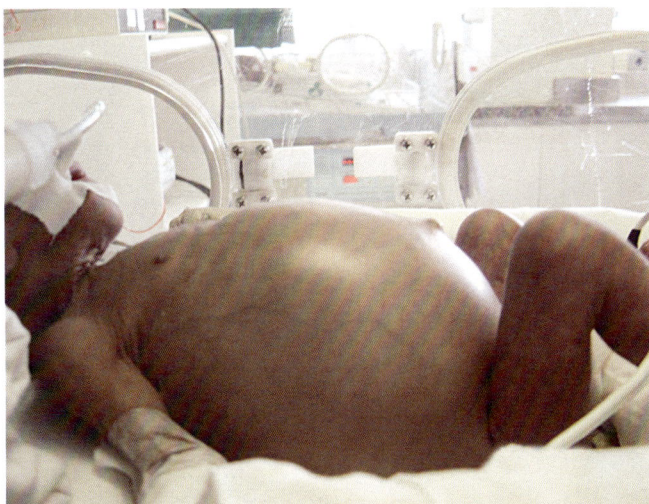

Fig. IV.10.1. Recém-nascido prematuro com distensão abdominal.

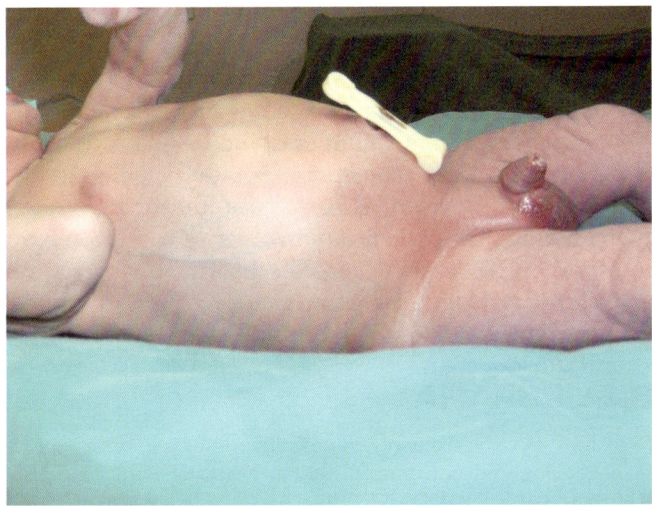

Fig. IV.10.2. Recém-nascido com hiperemia de parede adominal.

nais surgem posteriormente, com distensão abdominal (90% dos casos), vômitos ou resíduo gástrico esverdeado (70% dos casos) e sangramento nas fezes (50% dos casos). Com a progressão da doença há edema e eritema da parede abdominal com massa abdominal palpável, sugerindo a presença de necrose de alça com bloqueio local (Fig. IV.10.1).

Diagnóstico

O primeiro exame a ser realizado é uma radiografia simples do abdome em AP e decúbito lateral esquerdo com raios horizontais, quando houver suspeita de pneumoperitônio. A radiografia permite identificar alças dilatadas com edema de parede, líquido livre na cavidade e presença de alça dilatada e fixa em uma mesma topografia em radiografias seriadas. A imagem de ar dissecando a parede da alça, denominada de pneumatose intestinal (Fig. IV.10.3), pode ser identificada em 40%-90% dos casos. O pneumoperitônio, gás livre na cavidade abdominal, e o pneumoporta, presença de ar no sistema porta, são sinais mais tardios da doença e acontecem em aproximadamente 50% e 20% dos casos, respectivamente (Fig. IV.10.4). A radiografia deve ser realizada a cada 6 a 8 horas nos casos de suspeita de enterocolite necrosante, a fim de acompanhar a evolução da doença. A ultrassonografia abdominal auxilia na detecção de pneumatose e pneumoporta, assim como na presença de ascite.

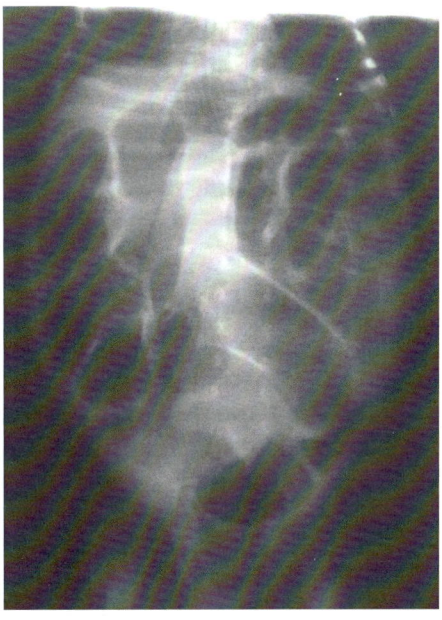

Fig. IV.10.3. Raios X de abdome com alças dilatadas e imagem de pneumatose intestinal.

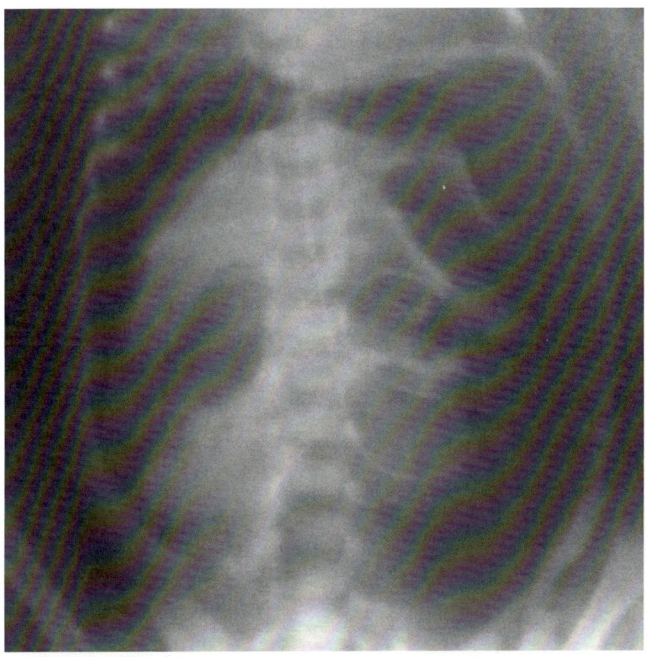

Fig. IV.10.4. Raios X de abdome com pneumoperitônio.

Tratamento

Na suspeita da doença deve-se suspender a dieta oral e introduzir sonda orogástrica calibrosa com aspiração intermitente a cada 3 horas. A hidratação venosa deve ter uma cota hídrica maior devido à perda pela peritonite. Devem ser realizados com urgência a coleta para exames laboratoriais e os exames radiológicos. A antibioticoterapia e a correção de distúrbios metabólicos devem ser realizadas precocemente para estabilização clínica do neonato.

É muito difícil definir a necessidade e o momento exato da intervenção cirúrgica. O tratamento inicial para um neonato estável consiste em estabilização clínica e exames clínico e radiológico seriados. A punção abdominal pode ser indicada na suspeita clínica de peritonite com edema e hiperemia de parede. É um procedimento inócuo e confiável, realizado no quadrante inferior direito, sendo sugestivo de enterocolite quando é aspirado conteúdo achocolatado.

Critérios para indicação de intervenção cirúrgica:

- **Clínicos** – Piora clínica (queda de pressão arterial, apneia, acidose metabólica mantida) apesar de tratamento agressivo; massa abdominal palpável; eritema de parede abdominal; aspiração de líquido purulento ou achocolatado da cavidade abdominal (Fig. IV.10.2).
- **Radiológicos** – Pneumoperitônio; alça dilatada fixa (necrose de alça) e pneumoporta.

A intervenção cirúrgia varia desde apenas uma drenagem cavitária (Fig. IV.10.5) com dreno de Penrose, realizada em neonatos graves com hemodinâmica instável, a uma laparotomia exploradora. A cirurgia deve ser realizada apenas após a estabilização clínica do recém-nascido, mesmo depois de um procedimento de drenagem cavitária, e consiste em realizar ressecção do segmento isquemiado e confecção de anastomose ou ostomia, a depender do quadro geral do neonato (Fig. IV.10.6).

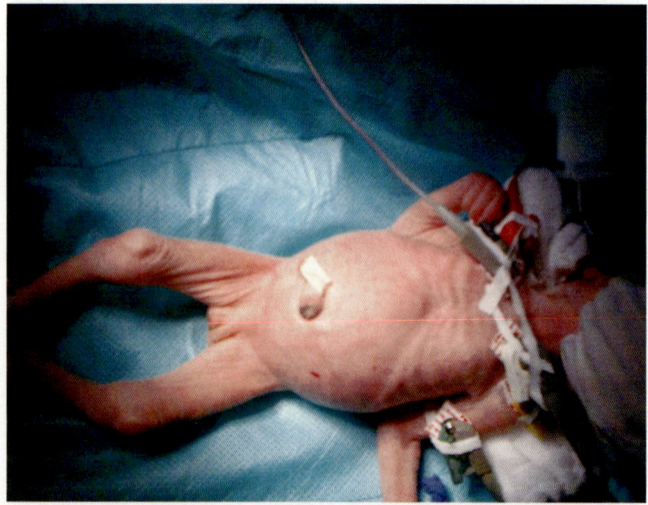

Fig. IV.10.5. Recém-nascido com drenagem cavitária.

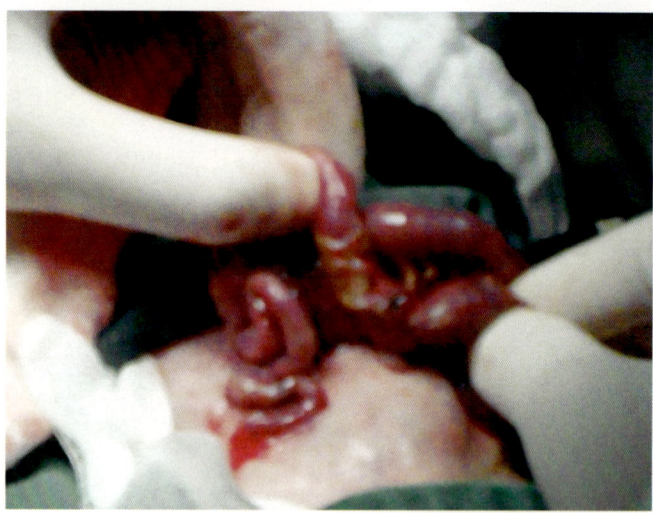

Fig. IV.10.6. Segmento de alça com necrose e perfuração.

Prognóstico

A mortalidade acontece em 20% a 40% dos casos. A estenose intestinal é evidenciada em 20% a 25% dos pacientes posteriormente a um episódio de enterocolite. O cólon é o local mais acometido, seguido pelo íleo terminal. Em casos de grandes ressecções intestinais, principalmente de íleo, podem desenvolver-se a síndrome do intestino curto ou síndromes disabsortivas, que são de péssimo prognóstico para o neonato.

BIBLIOGRAFIA

Bradshaw WT. Necrotizing enterocolitis: etiology, presentation, management, and outcomes. J Perinat Neonatal Nurs PUBMED ID.01-JAN-2009; 23(1):87-94.

Caplan MS. Probiotic and prebiotic supplementation for the prevention of neonatal necrotizing enterocolitis. J Perinatol PUBMED ID.01-MAY-2009; 29(suppl 2):S2-S6.

Deshpande G, Rao S, Patole S. Prevention and treatment of necrotising enterocolitis in preterm neonates. Early Hum Dev PUBMED ID.01-OCT-2007; 83(10):635-642.

Follador AM, Hamaji MC, Grecco SP, Segre CA. Enterocolite necrotizante: análise de um protocolo. Rev Paulista Pediatr 1981; 2(8):18-21.

Freitas SS, Gatelli CH, Gerhardt C et al. Perfil dos pacientes com enterocolite necrotizante no Hospital Geral de Caxias do Sul. Revista de Ciências Médicas 2003; 33(1).

Henry MC, Moss RL. Neonatal necrotizing enterocolitis. Semin Pediatr Surg MAY 2008; 17(2): 98-109.

Hunter CJ, Chokshi N, Ford HR. Evidence vs. experience in the surgical management of necrotizing enterocolitis and focal intestinal perforation. J Perinatol MAY 2008; 28(suppl 1):S14-7.

Maksoud JG. Cirurgia pediátrica, vol. II, 2ª ed. Rio de Janeiro: Revinter, 2003:1.420.

Moss RL, Dimmitt RA, Barnhart DC et al. Laparotomy versus peritoneal drainage for necrotizing enterocolitis and perforation. N Engl J Med – 25 MAY 2006; 354(21):2.225-2.234.

Moss RL; Kalish LA, Duggan C et al. Clinical parameters do not adequately predict outcome in necrotizing enterocolitis: a multi-institutional study. J Perinatol OCT 2008; 28(10):665-674.

Souza JCK, Salle JLP. Cirurgia pediátrica teoria e prática. São Paulo: Roca, 2008:744.

Velhote MC, Velhote CE, Maksoud JG. Valor da punção abdominal na indicação cirúrgica da enterocolite necrotizante de lactente. Pediatria, 1985; 7(3):142-145.

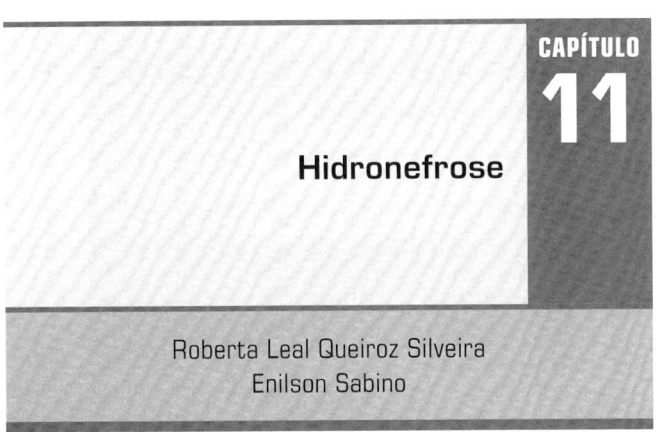

CAPÍTULO 11

Hidronefrose

Roberta Leal Queiroz Silveira
Enilson Sabino

INTRODUÇÃO

A hidronefrose corresponde a uma dilatação do sistema pielocaliciano, podendo também estar associada a uma dilatação ureteral, secundária ou não a um processo obstrutivo. A estenose da junção ureteropiélica (JUP) é a malformação mais frequente de obstrução do trato urinário (Fig. IV.11.2).

Desenvolvimento do sistema urinário normal

- **4ª à 5ª semana de gestação** – Desenvolvimento do broto ureteral, a partir do ducto mesonéfrico (ducto de Wolff), em direção ao blastema metanefrético.
- **7ª semana de gestação** – Diferenciação dos néfrons, originários do blastema metanefrético, pela influência do broto ureteral.
- **20ª semana de gestação** – O broto ureteral dará origem ao completo sistema coletor, ureter, cálices, ducto e túbulos coletores.
- **36ª semana de gestação** – Nefrogênese completa.

Causas de hidronefrose

- Interrupção na canalização do ureter. O ureter inicialmente se apresenta como um cordão sólido que se canaliza no sentido do terço médio em direção à pelve e à bexiga por volta da 6ª semana de gestação. As junções ureteropiélica e vesicoureteral são as últimas a se canalizarem.
- Débito urinário e complacência do sistema coletor do feto são maiores em relação ao neonato devido à presença dos hormônios femininos, progesterona e elastina, que causam flacidez ureteral.
- Presença de pregas ureterais intraluminares.

Quadro IV.11.1 Causas de hidronefrose na infância

Obstrutivas	Não obstrutivas
Estenose de junção ureteropiélica	Refluxo vesicoureteral
Obstruções extrínsecas (tumor, hidrocolpos...)	Poliúria residual (IRC, diabetes)
Megaureter obstrutivo (estenose de junção ureterovesical)	Sistema coletor dilatado: Síndrome de Prune-Belly, hidronefrose residual do recém-nascido
Válvula de uretra posterior	Bexiga neurogênica
Ureter retrocava	Estenose de uretra
Estenose pós reimplante ureteral	
Litíase urinária	

Algumas condições podem levar à hidronefrose na infância, sejam de origem anatômica ou funcional. O Quadro IV.11.1 demonstra as principais causas de hidronefrose neste grupo etário.

ETIOPATOGENIA

Fatores obstrutivos

Obstrução da junção ureteropiélica

Apresenta uma incidência de 1:5.000 nascidos vivos. O sexo masculino é mais acometido do que o feminino, numa proporção de 3:1. Representa 40% das massas renais na infância. O lado esquerdo é o mais afetado, e 10% a 20% são bilaterais.

As causas das obstruções da JUP podem ser classificadas em extrínsecas e intrínsecas:

- **Intrínsecas** – Presentes na luz da via excretora. A principal causa seria decorrente da redução das fibras musculares lisas substituídas por fibras colágenas ou presença de válvulas ureterais ou processos inflamatórios locais.
- **Extrínsecas** – Existência de vasos anômalos, como a artéria polar inferior, que angulam o ureter; presença de implantação alta do ureter na pelve e bandas fibrosas.

Geralmente, o diagnóstico ainda se dá na vida intrauterina confirmado após o nascimento com exames regulares. Nas crianças com diagnóstico tardio, o quadro clínico se manifesta mais frequentemente por infecções urinárias de repetição, dor lombar, principalmente após ingesta de líquido, e massa abdominal palpável (Fig. IV.11.1).

Litíase renal

A litíase urinária na infância representa apenas 2% a 3% dos casos de litíase na população em geral. Pode

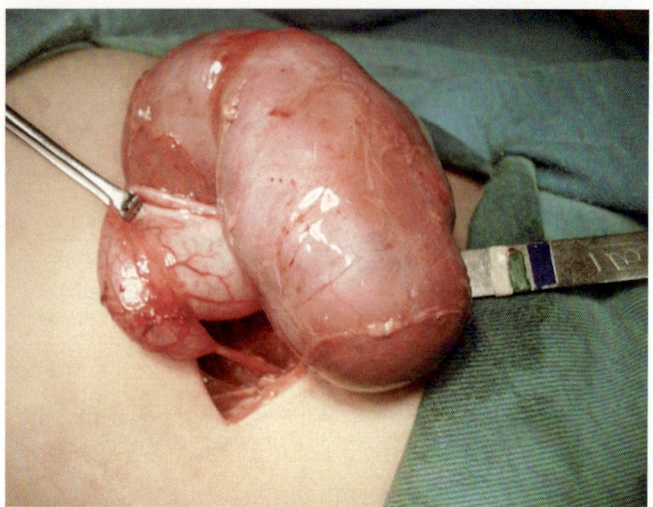

Fig. IV.11.1. Estenose de JUP com parênquima renal normal

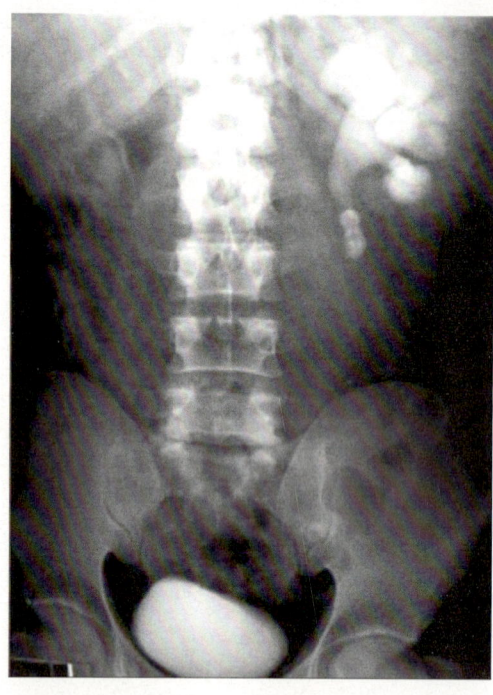

Fig. IV.11.3. Urografia excretora com cálculo ureteral em pelve renal esquerda causando hidronefrose.

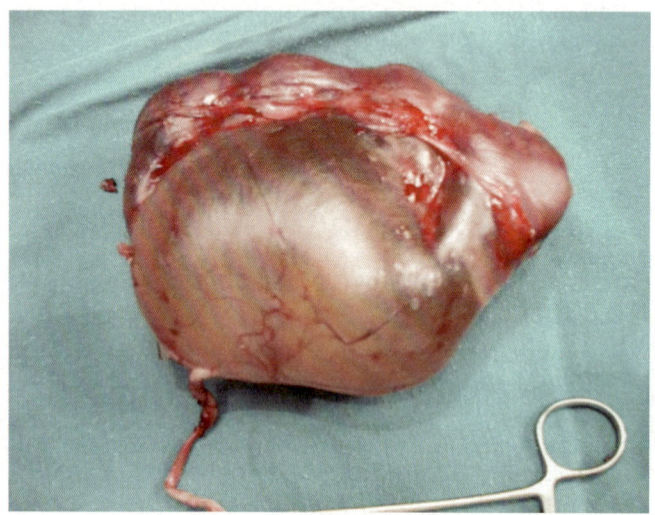

Fig. IV.11.2. Volumosa hidronefrose com pelve extrarrenal renal dilatada e obstrução na JUP

Compressões extrínsecas

A hidronefrose seria secundária a uma compressão ureteral extraluminal, como nos casos de hidrocolpo e tumores pélvicos.

Megaureter obstrutivo

Classificação de megaureter quanto ao seu diâmetro:

- **Grau 1** – Ureteres < 0,7cm de diâmetro.
- **Grau 2** – Ureteres de 0,7 a 1cm de diâmetro.
- **Grau 3** – Ureteres > 1cm de diâmetro.

Classificação de megaureter quanto à origem:

- **Primário** – Decorrente de uma obstrução funcional justavesical (JUV) por um segmento de ureter adinâmico, assim como presença de válvulas ou pregas intraluminares que causam obstrução a montante (Fig. IV.11.4).
- **Secundário** – Decorrente de válvula de uretra posterior, bexiga neurogênica ou processos cicatriciais pós-reimplante de ureter.

Ureter retrocaval

Anormalidade encontrada apenas no lado direito, pois consiste em uma anomalia de formação da veia cava. O ureter em seu terço proximal desce anteriormente à coluna vertebral e cruza a veia cava posteriormente em direção à pelve (Fig. IV.11.5).

ser encontrada em todas as faixas etárias, desde o neonato até a adolescência, porém há uma ocorrência maior na infância e na adolescência e uma predominância nos meninos em relação às meninas, na proporção de 1,2-2:1. Causas metabólicas, infecção e malformações do trato urinário são fatores importantes na litogênese. Geralmente estão presentes os sintomas associados, como dor abdominal recorrente, hematúria, disúria, polaciúria e, mais raramente, cólica renal típica e incontinência urinária. A associação de radiografia e ultrassonografia permite o diagnóstico do cálculo em mais de 90% dos casos (Fig. IV.11.3). A ultrassonografia faz também uma avaliação da hidronefrose associada, do parênquima renal e dos órgãos vizinhos. A conduta cirúrgica dependerá do diâmetro, da localização do cálculo e do grau de hidronefrose.

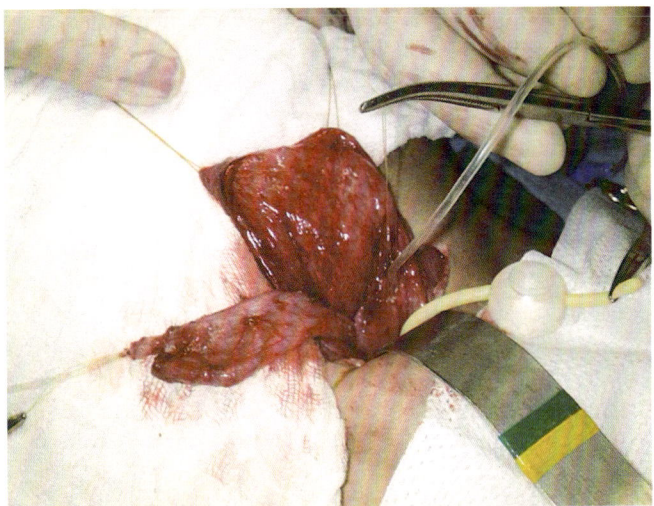

Fig. IV.11.4. Estenose de JUV à direita com megaureter

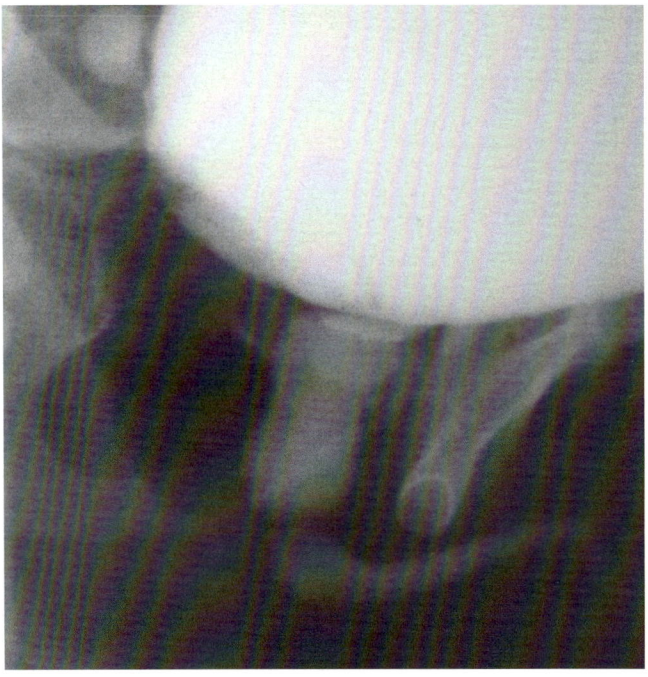

Fig. IV.11.6. Uretrocistografia com uretra posterior dilatada.

ralmente se apresentam com infecção do trato urinário (ITU) de repetição, retenção urinária, acidose e uremia já no 1º ano de vida. A ultrassonografia após o nascimento e a uretrocistografia miccional confirmam o diagnóstico (Fig. IV.11.6).

FATORES NÃO OBSTRUTIVOS

Megaureter não obstrutivo ou refluente

- **Primário** – Presente nos casos de junção uretrovesical anômala com trajeto intravesical curto, determinando refluxo e dilatação das vias excretoras. É causa de infecção e deteriorização da função do trato urinário superior (Fig. IV.11.7).
- **Secundário** – Observado nos quadros de bexiga neurogênica e válvula de uretra posterior, com formação de trabéculas e divertículos na parede da bexiga e consequente distorção da junção uretrovesical.

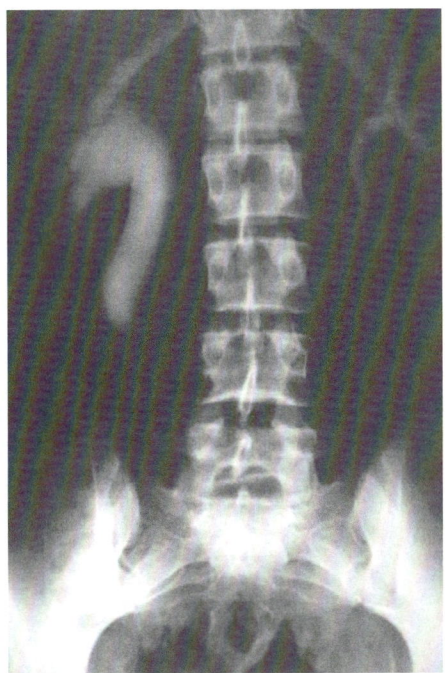

Fig. IV.11.5. Urografia excretora com obstrução ureteral à direita e dilatação a montante por ureter retrocaval.

Flacidez do sistema coletor

Observada nos quadros de síndrome de *Prune Belly* e dilatação não obstrutiva antenatal.

Válvula de uretra posterior

Anomalia congênita obstrutiva presente em meninos. Pode ser diagnosticada ainda na vida intrauterina por meio de ultrassonografia gestacional. A gravidade neonatal depende do volume urinário e do oligâmnio, que pode diminuir o líquido na árvore respiratória e determinar baixa produção de surfactante. Ocorrem hipoplasia pulmonar e insuficiência respiratória ao nascimento. No exame físico ao nascimento pode-se evidenciar um aumento do volume abdominal, com bexiga e rins palpáveis. As crianças com diagnóstico tardio ge-

MEGAURETER NÃO OBSTRUTIVO E NÃO REFLUENTE

Encontrado nos casos em que não se observa um processo obstrutivo. Pode ser visto nas dilatações transitórias secundárias a um processo infeccioso ou em casos de poliúria em doentes diabéticos e renais crônicos.

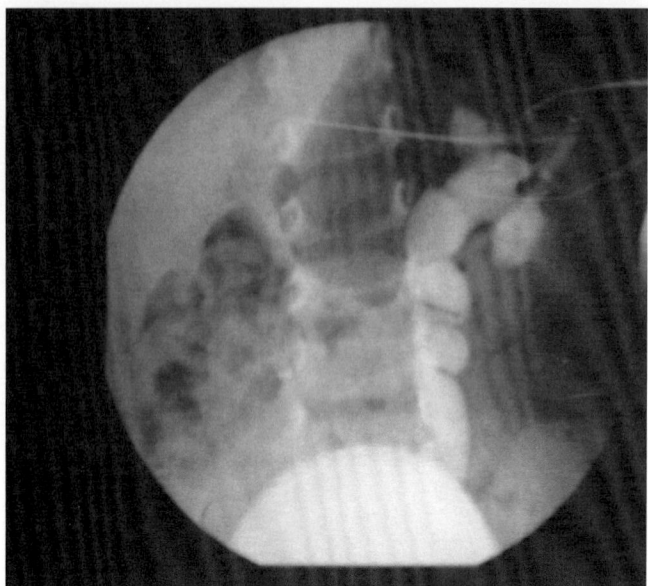

Fig. IV.11.7. Refluxo vesicoureteral à esquerda com dolicomegaureter.

DIAGNÓSTICO PRÉ-NATAL

A maioria das dilatações antenatais é diagnosticada no 2º ou 3º trimestre de gestação e se resolve espontaneamente durante os primeiros 2 ou 3 anos de vida. Apenas 10% dos diagnósticos intraútero evoluem para uma hidronefrose significativa. A conduta durante o período gestacional depende do estado geral do feto, da idade gestacional, de a hidronefrose ser uni ou bilateral e do volume do líquido amniótico. O oligâmnio geralmente está associado a algum grau de displasia renal e desenvolvimento incompleto pulmonar, desencadeando hipoplasia pulmonar. Uma ultrassonografia seriada deve ser realizada para melhor acompanhamento da dilatação do sistema urinário, assim como do volume de líquido amniótico. A interrupção da gestação ou intervenção intraútero (punções e aspirações ou derivações urinárioamnióticas) são defendidas como condutas por alguns autores. O procedimento geralmente está reservado para os casos mais graves, como hidronefrose bilateral com oligoâmnio severo presente nos quadros obstrutivos vesicais e infravesicais, mas a gravidade do neonato com displasia renal bilateral ou hipoplasia pulmonar não justificaria a intervenção.

DIAGNÓSTICO PÓS-NATAL

A confirmação da dilatação das vias urinárias deve ser realizada com uma ultrassonografia após as primeiras 48-72 horas de vida, com o intuito de avaliar o grau da hidronefrose, a dilatação ureteral e o aspecto da bexiga (Fig. IV.11.8). A creatinina sérica, ao nascimento, é semelhante à da gestante, e somente por volta de uma semana de vida terá o nível normal, em torno de 0,4mg/dL. A uretrocistografia miccional (UCM) deve ser realizada após os 30 dias de vida para avaliação de refluxo vesicoureteral (RVU); 10% das crianças com estenose de JUP apresentam RVU em associação. Na suspeita de válvula de uretra posterior, deve-se proceder à realização sequencial da UCM, após confirmação da hidronefrose pela ultrassonografia.

A cintilografia renal (DMSA e DTPA ou MAG3) deve ser realizada após o 1º mês de vida nos casos com hidronefrose graus 3 ou 4 com o intuito de confirmar o processo obstrutivo e avaliar a função renal relativa dos rins dilatados (Fig. IV.11.9). A urografia excretora atualmente está restrita aos casos duvidosos, podendo ainda ser substituída pela urorressonância, que não emprega radiação.

TRATAMENTO CIRÚRGICO PARA HIDRONEFROSE

A pieloplastia é recomendada para os casos confirmados de hidronefrose secundária a uma obstrução na junção ureteropiélica após uma avaliação criteriosa da função do parênquima renal. A técnica mais utilizada e aceita é a pieloplastia desmembrada à Anderson e Hynes descrita em 1949 (Fig. IV.11.10). A via de acesso mais utilizada é a lombotomia posterior aberta, mas laparoscopia por via retroperitoneal pode também ser recomendada para crianças maiores. Nos casos de má rotação renal e anomalias de fusão, a melhor via cirúrgica é a laparotomia. A técnica cirúrgica consiste em realizar a ressecção da área estenosada e uma anastomose término-terminal da pelve ao ureter normal com fio absorvível. Nos casos em que há uma dilatação importante da pelve renal procede-se também com uma redução da pelve renal. Drenagem cavitária deve sempre ser realizada e cateteres transanastomóticos podem também ser utilizados, ficando sua indicação a critério do cirurgião.

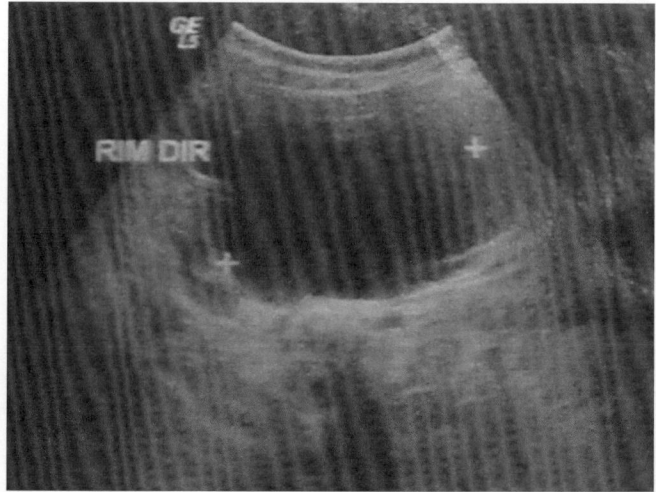

Fig. IV.11.8. Ultrassonografia com dilatação da pelve renal direita.

nóstico é a histoquímica para a avaliação da atividade da acetilcolinesterase. O método não se preocupa com a presença ou ausência de neurônios, mas com o aumento difuso da atividade da acetilcolinesterase na zona aganglionar.

O diagnóstico diferencial dependerá da idade em que a criança apresenta os sintomas. No período neonatal, a diferenciação será necessariamente feita com as inúmeras causas congênitas de obstrução baixa, tais como anomalias anorretais, atresias intestinais baixas, íleo meconial, síndrome do colon esquerdo e hipotireoidismo. Nas crianças maiores, o diagnóstico diferencial é com a constipação intestinal crônica e com o megacólon psicogênico.

Tratamento

Antes da definição diagnóstica no recém-nascido iniciam-se as condutas semelhantes às dos quadros de obstrução mecânica, ou seja, dieta zero, sonda nasogástrica, hidratação e antibióticos venosos, associadas a irrigações do colon com solução salina, para descomprimir o mesmo. Atualmente, o tratamento cirúrgico da doença de Hirschsprung pode ser realizado em um tempo único, pelo abaixamento endoanal descrito por Mondragón, utilizando-se a biópsia de congelação para definir a zona ganglionar do colon a ser abaixada, ou estagiado, com confecção primária de uma colostomia acima da zona de transição, com múltiplas biópsias escalonadas, em todos segmentos do intestino grosso, para definir a zona ganglionar a ser abaixada no segundo tempo, e posterior abaixamento do colon sadio. Existem várias técnicas cirúrgicas utilizadas no tratamento, como as descritas por Swenson, Soave, Duhamel ou Georgeson, todas ten-

do como princípio básico a ressecção do segmento intestinal aganglionico e anastomose do segmento intestinal normal com o reto próximo à linha pectínea.

Complicações

Existem as complicações inerentes à técnica cirúrgica empregada, tais como hemorragia, bridas, abscesso de ferida operatória, fístulas e deiscência do coto retal ou da anastomose.

Complicações mais tardias incluem incontinência fecal, retenção fecal com formação de fecaloma e constipação (que pode estar relacionada à ressecção incompleta de segmento aganglionico ou a formas de displasia neuronal funcional).

Os pacientes, mesmo no pós-operatório, ainda podem desenvolver enterocolite de Hirschsprung, que será tratada clinicamente com antibióticos.

BIBLIOGRAFIA

Bai Y, Chen H, Hao J et al. Long-term outcome and quality of life after the Swenson procedure for Hirschsprung's disease. J Pediatr Surg 2002; 37:639-642.

Carcassonne M, Guys JM, Morrison-Lacombe G, Kreitmann B. Management of Hirschsprung's disease before 3 months of age. J Pediatr Surg 1989; 24:1.032-1.034.

De la Torre-Mondragón L, Ortega-Salgado JA. Transanal versus open endorectal pull-through for Hirschsprung's disease. J Pediatr Surg 2000; 35:1.630-1.632.

De la Torre-Mondragón L. Doença de Hirschsprung. In: Pereira RM, Silva ACS, Pinheiro PFM (eds.). Cirurgia Pediátrica: Condutas Clínicas e Cirúrgicas. Rio de Janeiro: Guanabara Koogan, 2005:393-403.

De la Torre-Mondragón L. Enfermedad de Hirschsprung. Mitos y realidades a 120 años de su descripción. Acta Pediatr Mex 2008; 29(3):139-146.

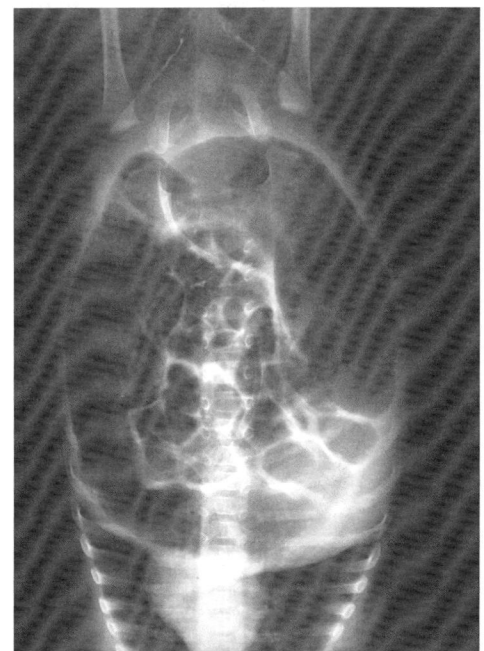

Fig. IV.9.1. Raios X simples de megacólon congênito.

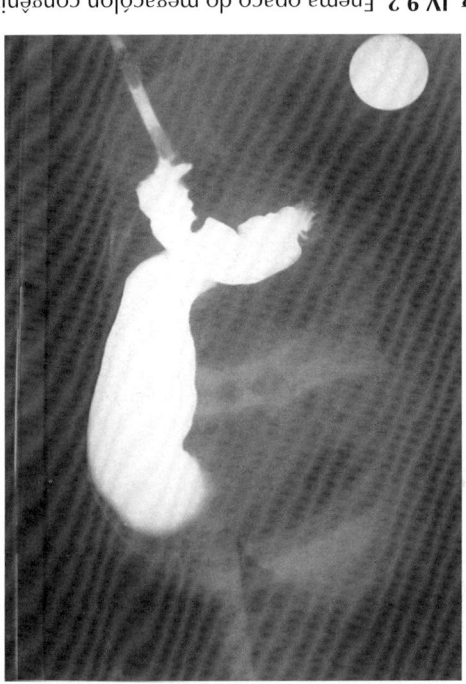

Fig. IV.9.2. Enema opaco do megacólon congênito.

CAPÍTULO 10

Enterocolite Necrosante

Roberta Leal Queiroz Silveira

INTRODUÇÃO

A enterocolite necrosante é a doença gastrointestinal emergencial mais comum no neonato. Decorre de uma necrose de coagulação ou isquêmica da parede intestinal. A incidência varia de 0,12% a 0,7% dos nascimentos e se caracteriza por sinais gastrointestinais de instalação insidiosa em neonatos prematuros e de baixo peso ou muito baixo peso, que representam cerca de 80% dos casos. É diagnosticada com maior frequência nas 2 primeiras semanas de vida, apesar de também se manifestar em neonatos com menos de 24 horas de vida ou lactentes com mais de 3 meses. A etiologia é multifatorial, mas apenas a prematuridade é um fator de risco definido.

ETIOPATOGENIA

A patologia depende da vulnerabilidade do hospedeiro, assim como de outros fatores. A hipoxia neonatal desencadeia eventos isquêmicos, devido à hipoxemia, seguidos de eventos de reperfusão intestinal. A ação de toxinas bacterianas com invasão de bactérias e uma alimentação com fórmulas lácteas não adequadas para a idade em um intestino ainda imaturo são também fatores associados à doença.

O ecossistema intestinal é composto por três componentes principais: celularidade, nutrientes e microflora. São fatores proteteores intestinais:

- **Secreção gastrointestinal** – As secreções gástricas e biliares diminuem a população bacteriana. O peristaltismo intestinal, com seus movimentos, facilita a eliminação de microrganismos, assim como dificulta a adesão de bactérias à parede intestinal.
- **Regeneração do epitélio intestinal** – Após lesão epitelial ocorre migração de enterócitos para reparo da área lesada.
- **Epitélio intestinal** – A coesão entre as células da mucosa intestinal impede o transporte microbiano e de antígenos. A presença de muco recobrindo a mucosa impede a adesão de antígenos e microbios patogênicos ao epitélio viloso intestinal. Além de água, eletrólitos e mucina, o muco intestinal também é composto por glicoproteínas, albumina e imunoproteínas que protegem as vilosidades intestinais.
- **Liberação de óxido nítrico** – Induzida por ação de citotoxinas, fatores de crescimento e inflamação, pode causar dano celular e falha na barreira mucosa por apoptose dos enterócitos e inibição do reparo da camada epitelial.

A microflora do neonato alimentado por fórmula láctea artificial é rica em enterobactérias e organismos gram-negativos e pobre em anaeróbios, devido à alcalinização do meio e ausência de probióticos existentes no leite materno. Tem-se postulado que alguns recém-nascidos possam ter um genótipo pró-inflamatório que em situações de estresse, como alimentação artificial ou hipoxemia, desencadearia a patologia.

Quadro clínico

O início é insidioso e de difícil diferenciação com uma sepse neonatal. Os sinais e sintomas gastrointesti-

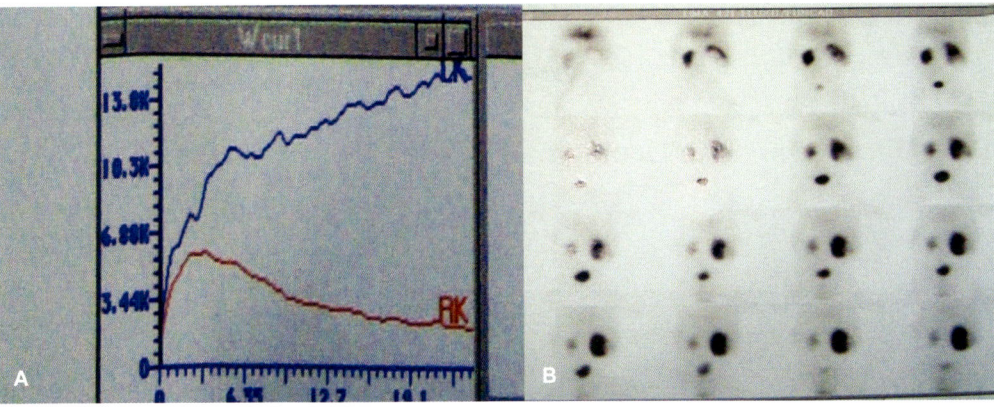

Fig. IV.11.9. Cintilografia com DTPA. **A.** Rim esquerdo obstrutivo com padrão de curva ascendente após infusão de furosemida. **B.** Rim direito normal e esquerdo com dilatação evidenciando acúmulo do traçador.

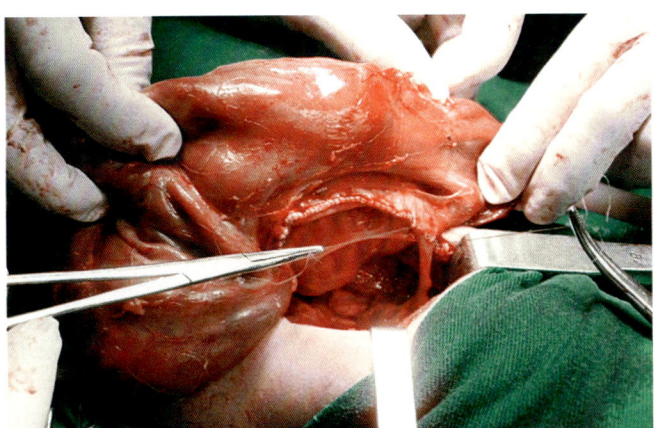

Fig. IV.11.10. Pieloplastia com redução do volume da pelve renal e anastomose pieloureteral

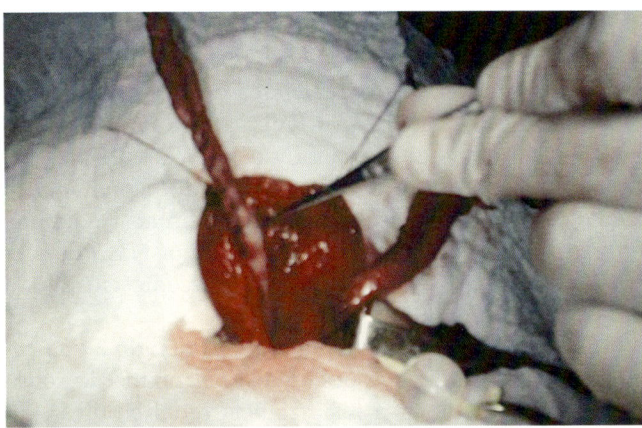

Fig. IV.11.11. Megaureter bilateral com reimplante bilateral e remodelamento do ureter à direita

TRATAMENTO CIRÚRGICO DO MEGAURETER

A maioria das dilatações se deve a um quadro transitório. A condução antenatal é semelhante à da hidronefrose, que depende da bilateralidade, do volume do líquido amniótico e do grau de disfunção renal. Após o nascimento, são realizados os exames diagnósticos como na hidronefrose. A ultrassonografia confirmará a presença de uretero-hidronefrose, e a UCM, a existência de válvula de uretra posterior ou RVU. Antibioticoprofilaxia deverá ser iniciada até que sejam realizados todos os exames diagnósticos. Na presença de válvula de uretra posterior, prosseguir com tratamento endoscópico ou derivação urinária nos casos mais graves. Nos casos suspeitos de obstrução na junção ureterovesical (JUV), realizar um renograma com diurético confirmando obstrução e dilatação de todo ureter até JUV.

Nos casos suspeitos de JUV ou RVU, a dilatação ureteral poderá ser transitória e resolver-se em torno do 2º ou 3º ano de vida. Os pacientes com RVU que persistam com quadros de ITU de repetição, piora do refluxo e alteração da função renal, mesmo com correto tratamento conservador, deverão ser submetidos a tratamento cirúrgico. A cirurgia de reimplante ureteral para os casos de RVU e estenose de JUV tem como objetivo o remodelamento ureteral para os ureteres muito dilatados, com implantação do ureter na bexiga por meio de um novo túnel submucoso. As técnicas são variadas e podem ser tanto extravesicais como intravesicais (Fig. IV.11.11).

BIBLIOGRAFIA

Denes FT, Braz MP, Earp ALS, Monteiro ES. Litíase urinária em crianças: tratamento intervencionista. Projeto Diretrizes/Associação Médica Brasileira e Conselho Federal de Medicina. Soc Bras Urol 2006:16.

Garrone GO, Ortiz V, Ambrogini C. Litíase urinária em crianças. Projeto Diretrizes/Associação Médica Brasileira e Conselho Federal de Medicina. Soc Bras Urol 2006:10.

Macedo AJ, Lima SVC, Streit D, Barroso UJ. Urologia pediátrica. São Paulo: Roca, 2004:482.

Maksoud JG, Cirurgia pediátrica, volume II, 2ª ed. Rio de Janeiro: Revinter, 2003:1.420.

Rego EAF. Litotripsia extracorpórea no tratamento de cálculos urinários em crianças. J Pediatr (RJ) 2002; 78(5).

Souza JCK, Salle JLP. Cirurgia pediátrica. Teoria e prática. São Paulo: Roca, 2008:744.

Tibúrcio MA. Válvula ou uretra posterior, cap. 15. Urologia pediátrica. São Paulo: Roca, 2004; 177.

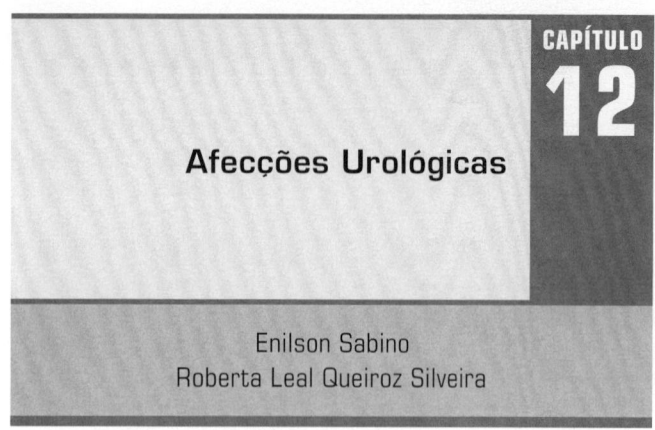

CAPÍTULO 12
Afecções Urológicas

Enilson Sabino
Roberta Leal Queiroz Silveira

REFLUXO VESICOURETERAL (RVU)

O refluxo vesicoureteral é o retorno da urina da bexiga para o ureter. Ocorre em cerca de 1% das crianças. Quando um dos irmãos tem RVU, a incidência nos demais está aumentada, variando de 8% a 26%. A proporção entre os sexos é a mesma no período neonatal e do lactente. No período escolar, o refluxo é mais frequente, na proporção de 4-5:1, no sexo feminino. Nas crianças com infecção urinária, o RVU está presente em 29% a 50% dos casos.

Essa doença merece muita atenção devido à sua capacidade de produzir lesões renais (nefropatia do refluxo) que podem levar à insuficiência renal crônica. Em 25% das crianças que requerem diálise e transplante renal, a causa de sua insuficiência renal é a nefropatia do refluxo.

Etiopatogenia

No RVU primário, há uma anomalia na inserção do ureter na bexiga. O seu trajeto submucoso é encurtado, estando seu meato mais lateralmente. Essa falha compromete o mecanismo antirrefluxo ao nível vesical, que decorre da compressão do trajeto intramural submucoso do ureter à medida que a bexiga vai enchendo e aumentando lentamente sua pressão interna.

No RVU secundário há uma distorção na junção ureterovesical devido à hipertrofia do detrusor ocorre geralmente formação de trabeculações e divertículos secundariamente a obstruções infravesicais como na válvula de uretra posterior e na bexiga neurogênica.

Fisiopatologia

A associação entre RVU e infecção urinária levando a cicatrizes renais foi estabelecida por Hodson em 1959. Anos mais tarde, após investigações em animais, Hodson et al. observaram que o RVU primário associado à obstrução no colo vesical produz retrações cicatriciais segmentárias no parênquima renal com maior rapidez quando há infecção urinária, mas que também pode haver lesões renais na ausência de infecção do trato urinário (ITU). Esses achados também foram evidenciados nos estudos experimentais de Ransley. Na anatomia renal são identificados diferentes tipos de papilas renais e nas papilas de aspecto plano ocorre o refluxo intrarrenal parenquimatoso. Outros autores afirmam que o principal fator das lesões renais no RVU é a displasia renal decorrente de um estímulo deficiente do broto ureteral na formação do parênquima renal.

Quadro clínico

O quadro clínico é variável, desde assintomático a quadros clínicos severos de ITU. Num quadro de cistite podem ocorrer disúria, polaciúria, urgência miccional e tenesmo. Em quadros importantes de pielonefrite aguda, a criança apresenta febre, náuseas, vômitos, prostração e dor lombar, podendo ter o sinal de Giordano positivo. Em recém-nascido e lactente pode haver um quadro mais inespecífico, com irritabilidade, inapetência, febre, vômitos, diarreia, prostração e desidratação.

Diagnóstico

O diagnóstico do RVU é frequentemente obtido durante a investigação de um quadro de infecção urinária. A avaliação com ultrassonografia das vias urinárias e uretrocistografia miccional (UCM) deve ser realizada em toda criança com infecção do trato urinário documentada por urocultura e/ou febril (Fig. IV.12.2). A ultrassonografia realizada no pré-natal melhorou muito o diagnóstico das uropatias nas crianças. A anormalidade do trato urinário mais frequentemente encontrada é a hidronefrose, que ocorre em torno de 50% dos casos. Desses, a dilatação do trato urinário secundária ao RVU é em torno de 10%. Os recém-nascidos com hidronefrose, mesmo sem ITU, também devem ser submetidos à mesma investigação. A UCM é o exame preconizado para o diagnóstico do RVU, pois permite o detalhamento anatômico e é utilizado para a classificação dos graus do refluxo (Fig. IV.12.3).

Segundo o Comitê Internacional de Estudo do Refluxo (Fig. IV.12.1), o RVU é classificado em cinco graus:

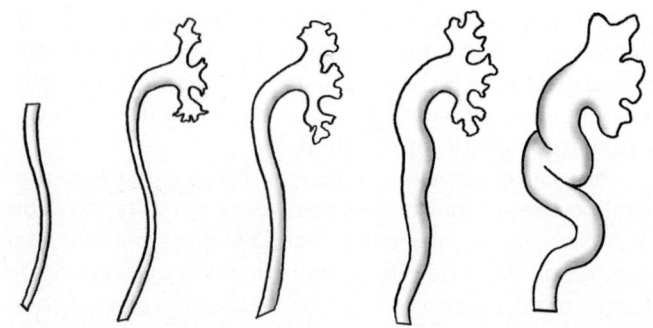

Fig. IV.12.1. Graus do RVU.

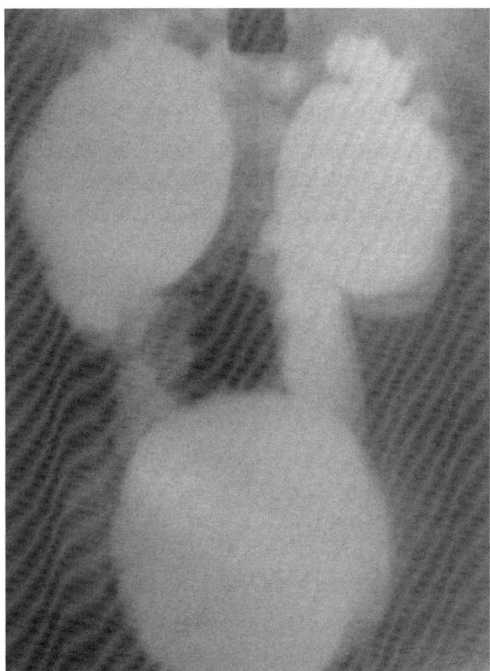

Fig. IV.12.2. Uretrocistografia miccional: refluxo vesicoureteral grau V bilateral.

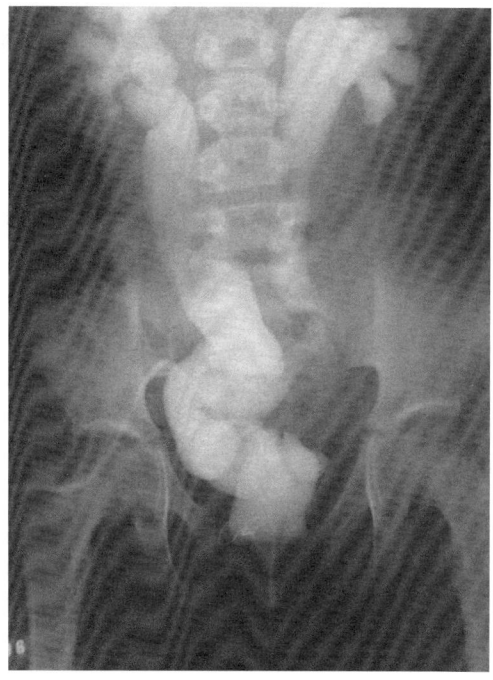

Fig. IV.12.3. Uretrocistografia miccional: refluxo vesicoureteral grau V à direita e grau IV à esquerda.

- **Grau I** – Contraste refluindo nos ureteres sem atingir a pelve renal.
- **Grau II** – Contraste atinge a pelve renal sem dilatá-la.
- **Grau III** – Dilatação discreta dos cálices sem tortuosidade ureteral.
- **Grau IV** – Dilatação moderada e deformidade dos cálices sem tortuosidade ureteral.
- **Grau V** – Dilatação acentuada dos cálices com tortuosidade ureteral.

Os exames que utilizam radioisótopos são importantes, após o diagnóstico de RVU, para avaliar a função renal e sua evolução prognóstica.

Tratamento

O tratamento clínico do RVU primário é baseado no conhecimento de uma tendência natural de melhora ou cura com o tempo e de que manter a urina estéril minimiza o risco da nefropatia por refluxo. O manejo clínico inclui a administração diária de uma dose de antibiótico, tipo cefalexina, sulfametropim e nitrofurantoína, e o controle das disfunções miccionais. A criança é acompanhada com realização de exames periódicos de urina a cada 3 meses ou quando houver suspeita clínica de infecção urinária. A UCM e a USG das vias urinárias devem ser realizadas a cada 12 a 18 meses para controle evolutivo. O tratamento clínico deve ser mantido até a cura espontânea do RVU ou até sua melhora suficiente em um prazo que não pareça mais aumentar o risco de pielonefrite.

O tratamento cirúrgico é indicado na falha do manejo clínico do RVU, a qual ocorre quando o paciente apresenta ITU mesmo na vigência da quimioprofilaxia, não há obediência à prescrição por parte do paciente e familiar e ocorre persistência do RVU. Em adição, aqueles casos em que o RVU parece não se resolver, como os refluxos IV, V, III bilateral, e aqueles com malformações associadas, tipo divertículo, ureterocele, duplicidade ureteral e outras, frequentemente necessitam do tratamento cirúrgico.

O tratamento cirúrgico pode ser por via aberta, endoscópica ou laparoscópica. O objetivo da cirurgia é impedir que a urina infectada ascenda para o trato urinário superior, evitando novos episódios de pielonefrite e diminuindo, dessa forma, a probabilidade de novas cicatrizes renais. O sucesso da cirurgia aberta, pelas técnicas convencionais como a de Cohen, pode chegar até 95%. O tratamento endoscópico do RVU, que consiste na injeção suburetral de variadas substâncias, como o Teflon® e, mais recentemente, o Deflux®, tem obtido sucesso em torno de 75% com uma única injeção, podendo chegar a 90% com duas ou três repetições. A via laparoscópica ainda se encontra em desenvolvimento. Estudos iniciais sugerem bons resultados, semelhantes às demais abordagens.

VÁLVULA DE URETRA POSTERIOR

A VUP é uma malformação congênita das vias urinárias, caracterizada pela persistência das pregas mucosas fetais na uretra posterior, que causa graus variáveis de obstrução ao fluxo urinário. Sua incidência é estimada em um caso para cada 5.000 a 25.000 recém-nascidos vivos, sendo a causa mais frequente de obstrução infravesical nos meninos.

Etiopatogenia

Young et al., em 1919, classificaram, em bases anatômicas, três tipos distintos de VUP:

- **Tipo 1** – As válvulas se desprendem no sentido distal, desde o *verumontanum*, podendo ou não unir-se na linha média anteriormente até a parede lateral da uretra posterior. Durante a micção, abrem-se como umas cúspides valvulares, ocluindo a uretra e causando graus variáveis de obstrução. É o tipo mais frequente.
- **Tipo 2** – As pregas valvulares se desprendem do *verumontanum* em direção ao colo vesical. Não há dúvida sobre sua existência, porém há controvérsias a respeito do seu caráter valvular e obstrutivo.
- **Tipo 3** – É menos frequente do que o tipo 1, caracterizando-se por um diafragma perfurado abaixo do *verumontanum*; portanto, sem relação com o mesmo, e que pode dificultar a passagem retrógrada de uma sonda uretral. Alguns autores consideram esse tipo de VUP como uma estenose uretral, sem mecanismo valvular.

Fisiopatologia

A obstrução urinária infravesical, causada pela presença da VUP, determina várias alterações morfofuncionais em todo o trato urinário. A uretra posterior prostática se dilata, tornando-se fusiforme. A musculatura vesical inicialmente se hipertrofia devido ao esforço realizado para vencer o obstáculo. Surgem, na bexiga, trabeculações e formações diverticulares. A uretero-hidronefrose frequentemente está presente, devido, amiúde, ao refluxo vesicoureteral uni ou bilateral ou mesmo à obstrução da junção vesicoureteral ocasionada por uma trabeculação ou divertículo. As lesões renais são de natureza variável, embriologicamente podem ser displásicos, como consequências dos processos obstrutivos, do RVU, das infecções urinárias de repetição e das disfunções vesicais na chamada bexiga da VUP.

Quadro clínico

O quadro clínico costuma variar com a idade, o grau de obstrução urinária e suas consequências para o trato urinário como um todo. Recém-nascidos que apresentam oligoidrâmnio à ultrassonografia pré-natal, por insuficiência renal fetal, podem nascer com hipoplasia pulmonar, hipertensão pulmonar e, consequentemente, insuficiência respiratória neonatal, com necessidade de assistência ventilatória e outros cuidados de UTI. Nos recém-nascidos com ou sem diagnóstico pré-natal de VUP, podem-se evidenciar ao nascimento globo vesical palpável, ausência de diurese franca (apenas gotejamento) e lojas renais preenchidas devido à hidronefrose.

Podem ocorrer casos de urosepse e os recém-nascidos apresentarem febre, piúria, anorexia, irritabilidade, distensão abdominal, edema e distúrbios hidroeletrolítico e ácido-básico. Nos casos mais severos podem ocorrer ascite urinária por perfuração do trato urinário e insuficiência renal. Nas crianças maiores, o quadro clínico é diferente, em geral relacionado a problemas miccionais. Podem ocorrer disúria, urgência miccional, sensação de esvaziamento vesical incompleto, incontinência urinária devido à criança urinar por gotejamento e transbordamento. Frequentemente há infecção urinária de repetição, anorexia e retardo pondo-estatural.

Diagnóstico

O diagnóstico pré-natal das patologias urinárias se tornou possível e mais frequentemente com o desenvolvimento e disseminação da ultrassonografia obstétrica. A presença de uma VUP deve ser suspeitada quando a bexiga urinária estiver aumentada e, em algumas ocasiões, assumir um aspecto em buraco de fechadura, devido à dilatação da uretra posterior. A hidronefrose está frequentemente presente e pode ou não ser acompanhada de dilatação dos ureteres (Fig. IV.12.4).

Apesar de a ultrassonografia pré-natal poder definir estenoses e a anatomia das anormalidades do trato urinário, ela não pode predizer a função renal. Alguns estudos sugerem que a presença de líquido amniótico normal e de urina na bexiga é um fator de bom prognóstico para a função renal. Por outro lado, o achado ultrassonográfico de oligoidrâmnio geralmente está relacionado com malformações severas e má função renal. Após o nascimento, a ultrassonografia deve ser repetida, em torno de 48 horas, para confrontar os achados com os do exame pré-natal.

A uretrocistografia miccional (Fig. IV.12.5) é o exame de escolha para o diagnóstico da VUP. São obtidas imagens que evidenciam a dilatação e o alongamento constantes da uretra posterior. Além disso, também pode demonstrar a presença de divertículos, a ocorrência ou não de RVU, a capacidade volumétrica da bexiga e o resíduo pós-miccional.

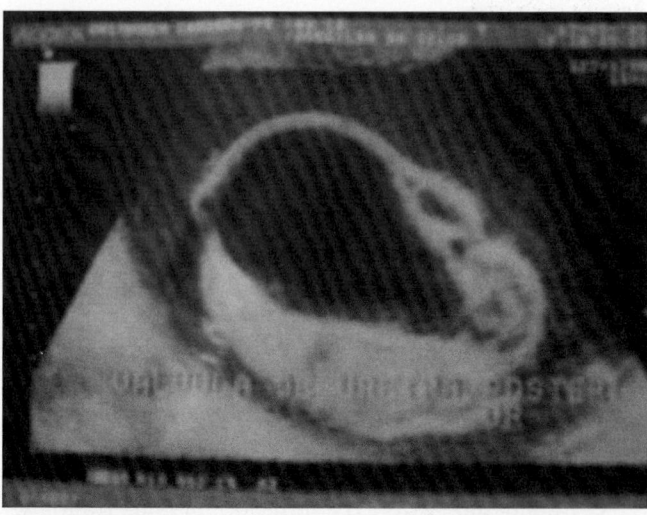

Fig. IV.12.4. Ultrassonografia demonstrando VUP.

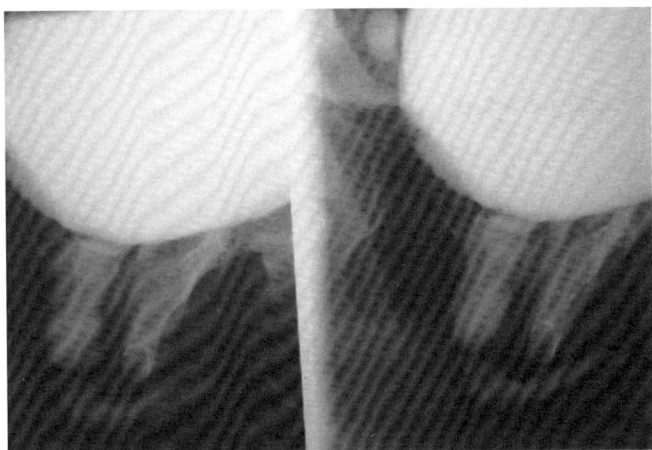

Fig. IV.12.5. Uretrocistografia miccional.

Os exames laboratoriais contribuem para o diagnóstico da função renal e da situação clínica global do paciente. São solicitados exames bioquímicos de ureia, creatinina, ionograma e gasometria, além de hemograma com plaquetas e exames urinários de sumário e urocultura.

Tratamento

A intervenção pré-natal para as anormalidades do trato urinário, incluindo os pacientes com suspeita de VUP, tem como objetivo maximizar a função renal e aumentar o líquido amniótico para proteger o feto contra uma hipoplasia pulmonar. Entretanto, em várias séries de casos de intervenção fetal houve muitas complicações com o procedimento, incluindo trabalho de parto prematuro, hemorragia, ascite urinária e falha de drenagem do cateter. Portanto, os riscos e benefícios devem ser bem estabelecidos, e a intervenção fetal deve ser realizada por equipe multidisciplinar, experiente e em um centro avançado.

O tratamento de escolha é a ablação endoscópica da VUP, que deve ser realizada por cirurgião pediátrico habilitado e com material endoscópico apropriado. O paciente deve estar clinicamente estabilizado e com a via urinária previamente descomprimida por uma sonda uretral de calibre adequado. Nos casos de difícil controle clínico pode-se realizar uma derivação urinária cirúrgica por meio de uma vesicostomia, ureterostomia ou mesmo de uma pielostomia bilateral.

Normalmente, 3 meses após a ressecção endoscópica da VUP realiza-se uma UCM de controle. Ocorrendo bom resultado, o paciente é submetido ao fechamento da vesicostomia, se houver. Em algumas ocasiões há necessidade de nova abordagem endoscópica para complementação do tratamento.

Os pacientes com grandes repercussões no trato urinário, principalmente aqueles que desenvolvem insuficiência renal com necessidade de processos dialíticos, devem ser acompanhados por equipe multidisciplinar que inclua cirurgiões, pediatras, nefrologistas pediátricos, nutricionistas e psicólogos.

BIBLIOGRAFIA

Carnevale J. Válvula de uretra posterior. In: Mastroti RA, Chiara MV (eds.) Clinica Cirúrgica e Urológica em Pediatria. São Paulo: Robe Editorial, 1997:663-675.

Chiara NV. Refluxo Vesico-Ureteral. In: Mastroti RA, Chiara MV (eds.). Clínica Cirúrgica e Urológica em Pediatria. São Paulo: Robe Editorial, 1997:675-686.

Coulthard MG. Vesicoureteric reflux is not a benign condition. Pediatr Nephrol 2009; 24(2):227-232.

Izzo C. Válvulas da uretra posterior. In: Maksoud JG (ed.). Cirurgia Pediátrica. Rio de Janeiro: Revinter, 1998:1.167-1.176.

Kaplan GW (ed.) The Urologic Clinics of North America. Philadelphia: WB Saunders Company 1995:235.

Lee RS, Diamond DA, Chow JS. Applying the ALARA concept to the evaluation of vesicoureteric reflux. Pediatr Radiol 2006; 36(suppl 2):185-191.

Oliveira EA, Silva JMP. Infecção urinária e refluxo vesicoureteral. In: Pereira RM, Silva ACS, Pinheiro PFM (eds.). Cirurgia Pediátrica – Condutas Clínicas e Cirúrgicas. Rio de Janeiro: Guanabara Koogan, 2005:470-478.

Podestá ML. Refluxo vesicoureteral. In: Maksoud JG (ed.). Cirurgia Pediátrica. Rio de Janeiro: Revinter, 1998:1.177-1.190.

Puri P, Menezes MN. The role of endoscopic treatment in the management of grade V primary vesicoureteral reflux. Pediatric Urol 2007; 52(5):1.505-1.510.

Report of the International Reflux Study Committee. Medical versus surgical treatment of primary vesicoureteral reflux: a prospective international reflux study in children. J Urol 1981; 125(3):277-283.

Sarhan O, Zaccaria I, Macher MA et al. Long-term outcome of prenatally detected posterior urethral valves: single center study of 65 cases managed by primary valve ablation. J Urol 2008; 179(1):18-19.

Sjostrom S, Jodal U, Sixt R, Bachelard M, Sillen U. Longitudinal development of renal damage and renal function in infants with high grade vesicoureteral reflux. J Urol 2009; 181(5):2.277-2.283.

Thakre AA, Yeung CK. Technique of intravesical laparoscopy for ureteric reimplantation to treat VUR. Adv Urol 2008:1.687-6.369.

Tibúrcio M A, Tibúrcio AEL.Válvula de uretra posterior. In: Pereira RM, Silva ACS, Pinheiro PFM (eds.) Cirurgia Pediátrica – Condutas Clínicas e Cirúrgicas. Rio de Janeiro: Guanabara Koogan, 2005:520-531.

Venhola M, Uhari M. Vesicoureteral reflux, a benign condition. Pediatr Nephrol 2009; 24(2):223-226.

SEÇÃO V
DERMATOLOGIA

CAPÍTULO 1

Doenças Dermatológicas

Valter Kozmhinsky
Matilde Campos Carrera
Mecciene Mendes Rodrigues
Lígia Helena Pessoa de Melo Rosendo
Daniela Takano

INTRODUÇÃO

A frequência de doenças dermatológicas na criança é elevada. No ambulatório de pediatria geral, até 80% ou mais das crianças apresentam alterações da pele. A maior parte é de enfermidades que não causam transtorno e não constituem causa de busca por assistência médica. Mas algumas são importantes, como as genodermatoses, as autoimunes, como o vitiligo, e as infecciosas, como a hanseníase. Assim, o conhecimento das principais afecções da pele é um dos aspectos essenciais da prática pediátrica, e o pediatra deve conhecer as enfermidades que ele tem capacidade para diagnosticar e tratar e as que ele precisa de apoio do especialista.

As principais enfermidades cutâneas diagnosticadas nas 50.500 crianças e adolescentes examinadas no Ambulatório de Dermatologia do IMIP, por um único profissional, nos últimos 20 anos, foram: dermatite atópica e suas variantes (26%); escabiose (11%); dermatite seborreica (6%); dermatofitoses/tíneas (5,6%); miliária (5,5%); estrófulo (5,5%); ptiríase versicolor (4,8%); vitiligo (3,9%); impetigo (3,9%); dermatite de contato (3,8%); pediculose (3,2%); verruga (2,6%); molusco contagioso (1,9%); *nevus* (1,7%); candidíase (1,1%); dermatite herpetiforme (1,1%) e genodermatoses (1,1%).

Essa distribuição não é a encontrada num ambulatório geral de pediatria. Como a casuística é de um serviço especializado, de referência, a ocorrência das enfermidades é diferente. Assim é que a frequência de impetigo, enfermidade que o pediatra diagnostica e trata com frequência e não encaminha para o ambulatório especializado, é de apenas 3,9% nessa casuística. Mas os dados servem para mostrar a diversidade nosológica que acontece na prática médica com a pele da criança e a atenção que o pediatra deve dar ao assunto.

MÉTODOS DIAGNÓSTICOS CLÍNICOS E LABORATORIAIS

Semiologia

O exame dermatológico consiste, basicamente, na visualização da lesão ou das lesões apresentadas. Com a melhor iluminação possível, avalia-se toda a superfície cutânea e, depois de examinar a região afetada, procura-se detalhar o quadro lesional.

É necessário obter informações precisas sobre a história. É importante caracterizar a cronologia do aparecimento da lesão, o aspecto e a topografia iniciais, as transformações ocorridas e os sintomas locais (prurido, queimor) ou sistêmicos associados.

A semiótica dermatológica procura, sobretudo, identificar as *lesões elementares*, alterações da pele ou das mucosas, resultantes de diversos mecanismos, que permitem o diagnóstico das afecções. Essas lesões são consideradas o alfabeto da pele.

As lesões elementares são divididas em:

- **Manchas ou máculas:** consistem em alterações da cor da pele sem relevo ou depressão. Classificam-se em *vásculo-sanguíneas* e *pigmentares*.

As *vasculares transitórias* são:

- **Eritema:** é avermelhada e secundária à vasodilatação de arteríolas. Desaparece à dígito ou vitropressão (Fig. V.1.1).
- **Enantema:** é eritema em mucosa.
- **Exantema:** é eritema disseminado, agudo e de curta duração.
- **Eritrodermia:** é eritema disseminado, tendendo à cronicidade, com posterior descamação.
- **Isquemia:** consiste na palidez por vasoconstrição.
- **Cianose:** é caracterizada pela cor azulada.
- **Cianema:** é a cianose nas mucosas.

As *vasculares permanentes* são:

- **Telangiectasia:** é a dilatação de pequenos vasos da derme.
- **Angiomas:** consistem na malformação ou neoplasia de vasos (Fig. V.1.2).

As *manchas sanguíneas* são:

- **Púrpura:** é resultante do extravasamento de hemácias e não desaparece à dígito ou vitropressão.
- **Petéquia:** é púrpura puntiforme e a equimose é a com mais de 2mm.
- **Víbice:** é a púrpura linear.

As *manchas* ou *máculas pigmentares* dependem do aumento, diminuição ou ausência de melanina. São denominadas de *manchas hipercrômicas*, *hipocrômicas* ou *acrômicas* (Figs. V.1.3 a V.1.6).

Outros pigmentos endógenos podem alterar a cor da pele (hemossiderina, bilirrubina, caroteno). Pigmentos exógenos (mercúrio, bismuto, prata), tatuagens, fármacos sistêmicos (clofazimina, minociclina) ou tópicos (permanganato de potássio) também podem modificar a cor da pele.

- **Lesões elementares sólidas:** as lesões deste grupo são:
  - **Pápula:** é a elevação palpável circunscrita menor do que 0,5cm. No processo de cura, não deixa cicatriz. Pode atingir epiderme, derme ou ambas as camadas.
  - **Placa:** é uma confluência de pápulas.

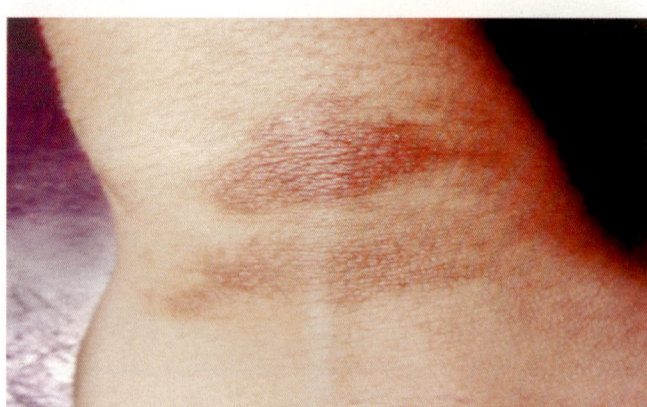

Fig. V.1.3. Fitofotodermatose (mancha hipercrômica).

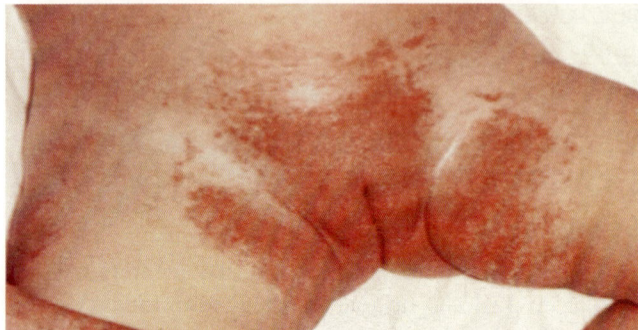

Fig. V.1.1. Dermatite das fraldas com candidíase (eritema com lesões com tensura).

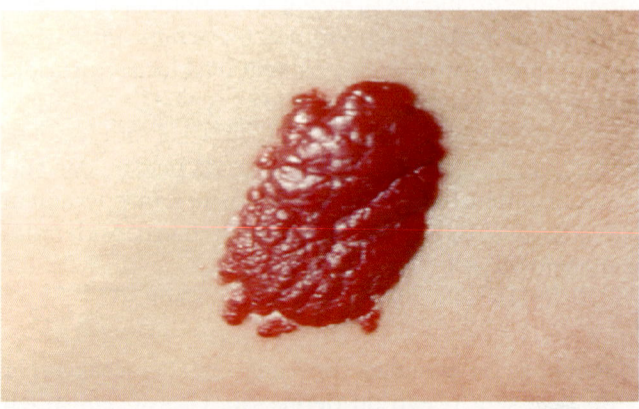

Fig. V.1.2. Hemangioma.

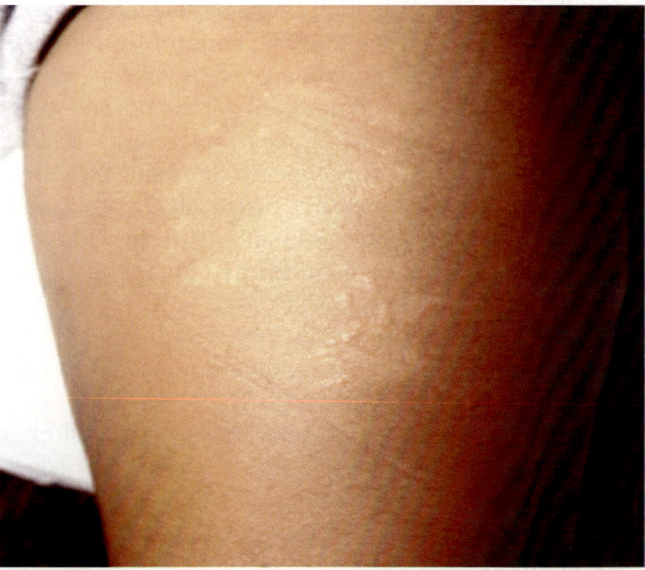

Fig. V.1.4. Hanseníase indeterminada (mancha hipocrômica).

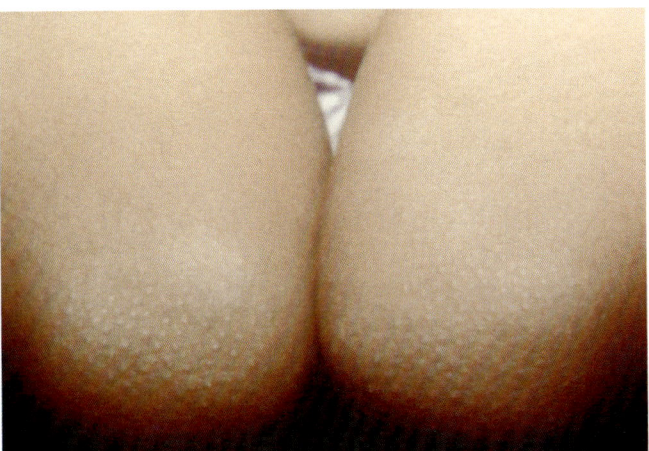
Fig. V.1.5. Pitiríase alba com queratose pilar (manchas hipocrômicas com pápulas ceratósicas foliculares).

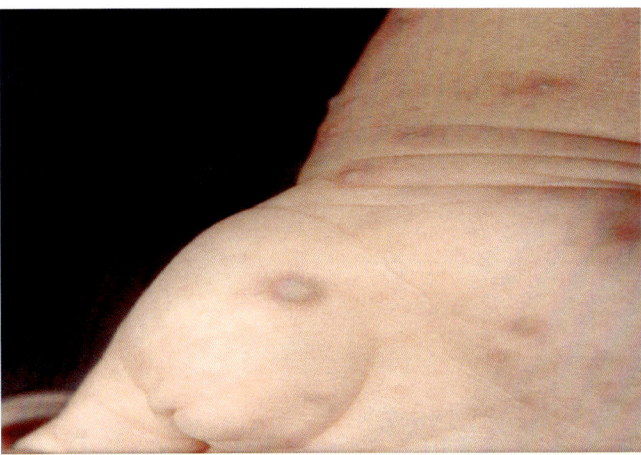
Fig. V.1.7. Doença de mão, pé e boca (vesículas).

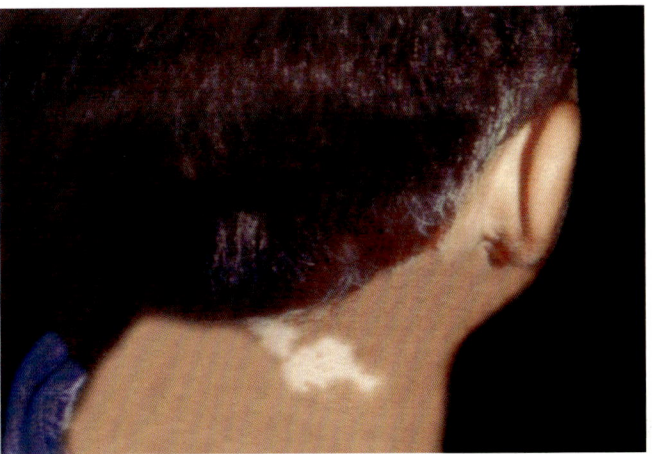
Fig. V.1.6. Vitiligo (mancha acrômica).

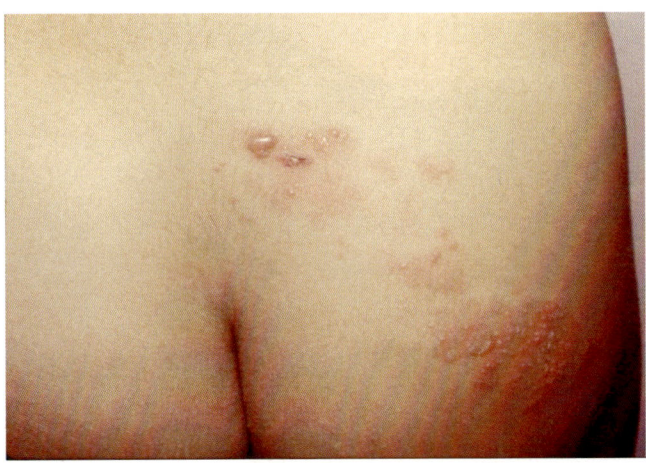
Fig. V.1.8. Herpes zoster (vesícula em base eritematosa).

- **Nódulo**: é a lesão sólida com mais de 0,5cm, elevada ou apenas palpável, e que pode atingir a hipoderme.
- **Nodosidade**: é um nódulo maior do que 3cm.
- **Goma**: é um nódulo que evolui com necrose central e fistulização.
- **Verrucosidade**: é a lesão endurecida, elevada, amarelada, com superfície irregular.
- **Vegetação**: tem o aspecto de "couve-flor", friável.
- **Lesões elementares de conteúdo líquido**: podem conter serosidade, sangue ou pus.
- **Vesícula**: é menor do que 0,5cm e a **bolha** é maior do que 0,5cm (Figs. V.1.7 a V.1.9).
- **Pústula**: é coleção visível de pus, podendo ser de causa infecciosa ou estéril (Fig. V.1.10).
- **Abscesso**: consiste numa coleção purulenta profunda com sinais flogísticos.
- **Hematoma**: é a coleção de sangue em camada profunda da pele.

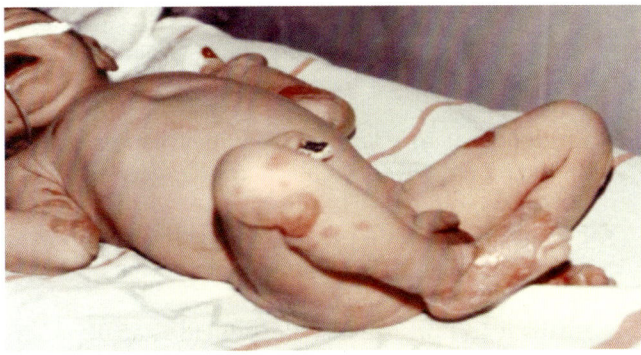
Fig. V.1.9. Epidermólise bolhosa (bolhas em área de traumatismo genodermatose).

- **Alterações de espessura**: as representantes deste grupo são:
    - **Ceratose**: é o espessamento da epiderme devido ao aumento da camada córnea, tornando a pele de aspecto áspero e amarelado.

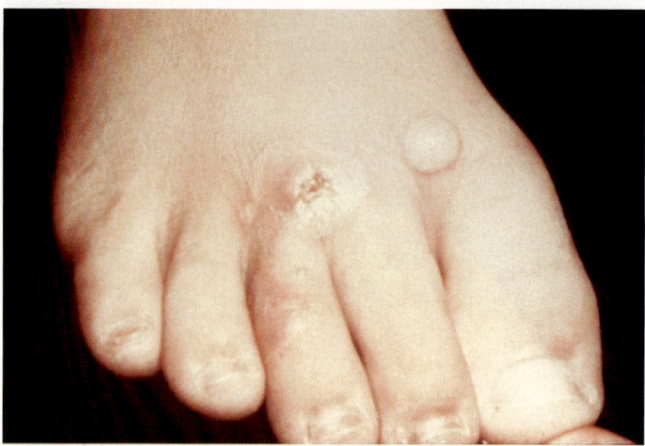

Fig. V.1.10. Impetigo estafilocócico (pústula).

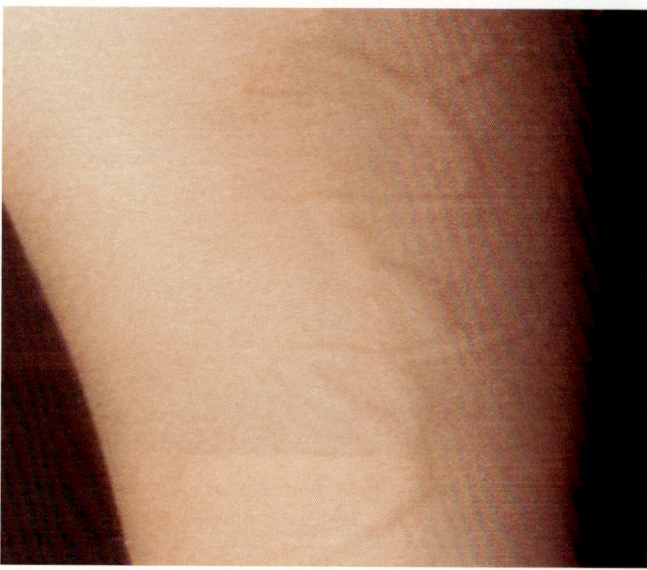

Fig. V.1.12. Dermografismo (urtica).

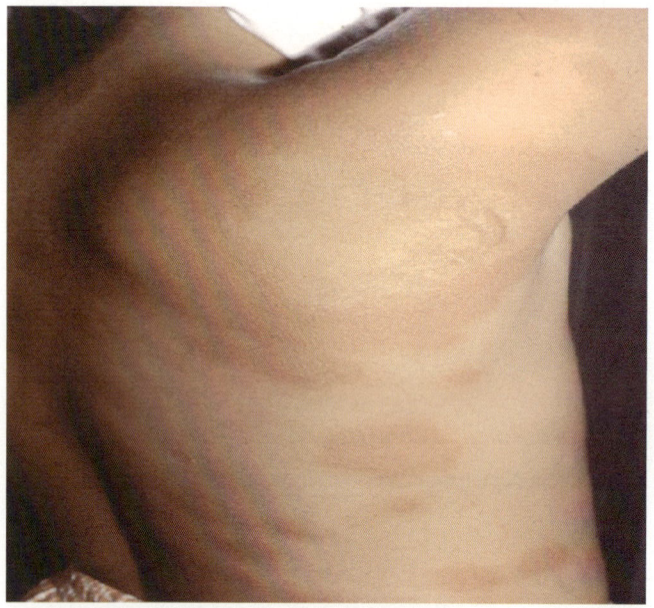

Fig. V.1.11. Hanseníase dimorfa (lesões infiltradas).

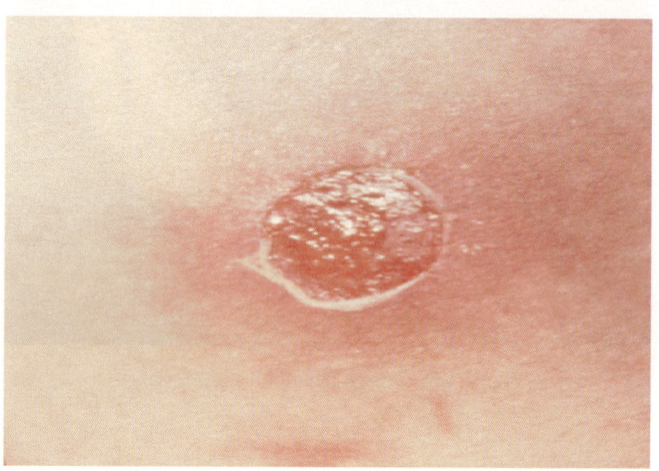

Fig. V.1.13. Impetigo estafilocócico (exulceração com halo eritematoso).

- **Liquenificação**: é caracterizada pelo espessamento de toda a epiderme, com acentuação dos sulcos relacionada com o prurido crônico.
- **Edema**: é tipificado pelo espessamento depressível devido ao acúmulo de líquidos na derme ou hipoderme.
- **Infiltração**: consiste no espessamento não depressível por depósito de células na derme (Fig. V.1.11).
- **Urtica ou ponfo**: é o espessamento fugaz e pruriginoso por acúmulo de líquido na derme ou hipoderme, por mecanismo de liberação de histamina (Fig. V.1.12).
- **Esclerose**: é caracterizada pelo endurecimento da pele devido à modificação das fibras colágenas. A pele apresenta consistência firme com difícil pregueamento.
- **Atrofia**: é a diminuição da espessura da pele por redução dos elementos celulares.
- **Perdas e reparação tecidual**: as lesões do grupo são:
  - **Exulceração**: é perda limitada à epiderme (Fig. V.1.13).
  - **Escoriação**: é a perda produzida por trauma, geralmente após o ato de coçar, superficial e linear, podendo ser profunda.
  - **Ulceração**: é a perda que pode atingir a derme, hipoderme ou músculo.
  - **Úlcera**: é ulceração sem tendência à reparação (Fig. V.1.14).
  - **Fissura**: consiste na perda linear e estreita.
  - **Fístula**: é a comunicação linear de um foco de supuração com o meio externo para eliminação de material necrótico.

- **Escama**: é a perda laminar da camada córnea, resultante de ceratinização anormal (Fig. V.1.15).
- **Crosta**: é o produto do ressecamento de exsudato seroso, purulento ou hemático (Fig. V.1.16).
- **Escara**: é lesão enegrecida, espessa, resultante de necrose tecidual.
- **Cicatriz**: é o produto de reparação de perda da pele com substituição por tecido fibroso (Fig. V.1.17).

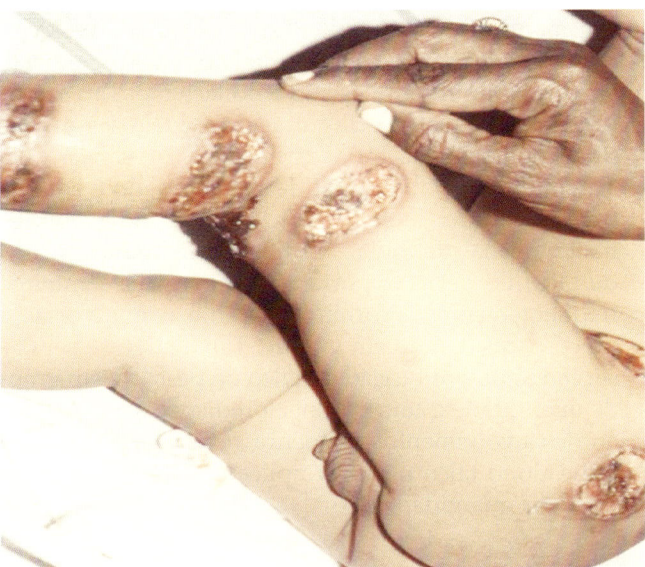

Fig. V.1.14. Leishmaniose cutânea (úlcera).

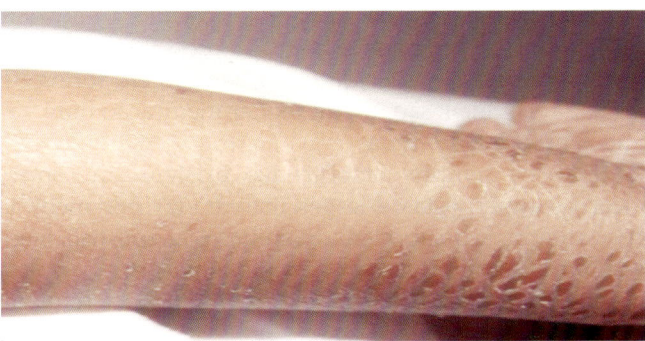

Fig. V.1.15. Ictiose vulgar (escamas).

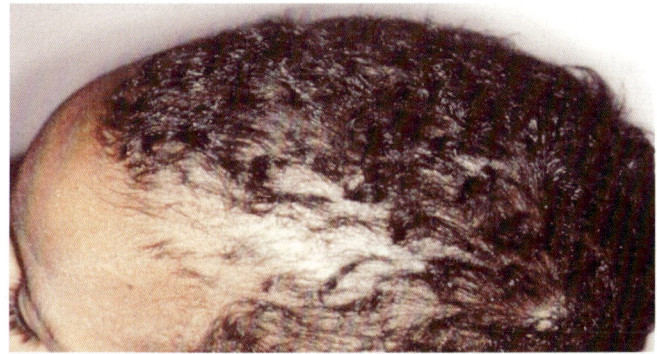

Fig. V.1.16. Dermatite atópica (crostas).

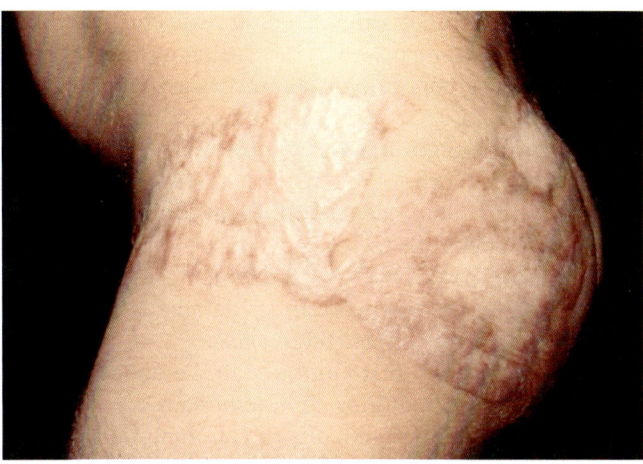

Fig. V.1.17. Leishmaniose cutânea (cicatriz).

Aspectos morfofuncionais

Para o diagnóstico e a compreensão dos processos patológicos que acometem a pele é de grande importância o conhecimento dos seus aspectos anatômicos e funcionais. A pele é um órgão especializado, composto por dois grandes compartimentos: a epiderme e a derme. O subcutâneo não faz parte da pele; no entanto, está diretamente relacionado, oferecendo suporte e união com os órgãos adjacentes.

A epiderme é composta predominantemente por células escamosas (ceratinócitos) que, ao se ceratinizarem, formam importante barreira protetora, participando também do sistema imune por meio da produção de interleucinas. A epiderme contém ainda os melanócitos, que são responsáveis pela produção de melanina, cuja principal função é proteger a pele dos efeitos deletérios da exposição solar; as células de Langerhans, derivadas da medula óssea, com capacidade de apresentação de antígenos; e as células neuroepiteliais (células de Merkel), que fazem parte do complexo sistema neurossensitivo.

A derme, tecido conjuntivo onde se apoia a epiderme, é constituída principalmente por colágeno e fibras elásticas, e contém importantes estruturas, como o plexo neurovascular, os anexos cutâneos, os dendrócitos e os mastócitos.

Ambos os compartimentos e seus constituintes podem ser alvo de doenças inflamatórias, neoplásicas, degenerativas, malformativas e circulatórias.

Exames complementares

Ocasionalmente, aspectos clínicos similares são compartilhados por entidades dermatológicas distintas. Nessa situação, para o diagnóstico diferencial, faz-se necessário o uso de exames complementares para a melhor definição.

O estudo anatomopatológico das biópsias de pele é muitas vezes fundamental e está indicado para o diagnóstico de tumores, sendo importante para o estadiamento de lesões malignas e para a avaliação das suas margens de ressecção. É útil no diferencial de lesões inflamatórias e pode demonstrar a presença de ocasionais microrganismos infecciosos por meio de colorações especiais.

A indicação da biópsia deve ser feita com os possíveis diagnósticos em mente, considerando a localização anatômica e a morfologia da lesão, em especial sua forma e tamanho, além das comorbidades do paciente e de aspectos estéticos. Todos os espécimes submetidos a estudo histológico devem ser corretamente identificados, acompanhados de descrição clínica detalhada, com especificação dos diagnósticos diferenciais.

O estudo imuno-histoquímico (IIQ) e de imunofluorescência (IF) são métodos complementares à avaliação histológica. O primeiro é realizado em material fixado e é utilizado frequentemente no diagnóstico de neoplasias pouco diferenciadas. O segundo é realizado em tecido fresco (IF direta) ou no soro do paciente (IF indireta), principalmente para detecção de anticorpos de forma qualitativa e quantitativa, respectivamente, sendo importante no diagnóstico diferencial de lesões bolhosas.

Para a detecção de microrganismos infecciosos, podem ser ainda indicados a pesquisa direta, a cultura e ainda métodos de biologia molecular por reação em cadeia da polimerase (PCR).

Deve-se lembrar também dos exames laboratoriais sorológicos, que trazem muitas vezes informações adicionais importantes para o diagnóstico de doenças infecciosas e autoimunes.

Ampla variedade de exames complementares está disponível para auxiliar no diagnóstico das doenças dermatológicas. O conhecimento das entidades clínicas e da sua fisiopatologia é necessário para a correta indicação desses procedimentos e interpretação dos seus resultados. Vale ressaltar que o principal objetivo é realizar uma prática médica consciente, sempre com o benefício do paciente.

CUIDADOS COM A PELE NORMAL

A pele, o maior órgão do corpo humano e que está em contato direto e contínuo com o ambiente, necessita de cuidados que visam, principalmente, à profilaxia de agressões, de ações danosas e de enfermidades. Sobretudo a pele da criança que vive nos trópicos, região caracterizada por altas temperaturas e umidade, necessita de alguns cuidados muito simples, a maior parte facilmente executável e de baixo custo, como medida profilática de várias enfermidades.

Os principais cuidados serão apresentados de forma sumária a seguir.

- **Ambiente**: deve ser o mais ventilado e com menor temperatura possível. O uso do ventilador e do ar-condicionado, se não houver contraindicação, ajuda.
- **Vestuário**: preferencialmente de algodão e sem excessos; a fralda, embora vivamos a época das descartáveis, idealmente também deve ser desse tecido. Quando a opção for pela fralda descartável, é importante trocar logo após "urina e fezes"; a conduta de colocar fralda às 18 horas e trocar de manhã pode produzir dermatite. Ainda é importante registrar que é possível que a fralda da marca X seja mais bem tolerada pela pele do que a da marca Y, em face do processo de industrialização de cada produto.
- **Banhos**: nos primeiros meses da vida recomenda-se apenas um banho com sabonete neutro por dia; o outro banho deve ser sem sabonete.
- **Cremes e pomadas**: é um assunto difícil de ser tratado com mães e avós, que não acreditam que a pele possui um manto protetor maravilhoso, e que o excesso de cremes e pomadas na pele normal pode ser prejudicial, sobretudo no recém-nascido e no lactente. Talvez por pressão da indústria e da cultura, o excesso desses produtos na região das fraldas é notório.
- **Talco**: é outro tabu difícil de ser abordado e se nota excesso de uso desse produto na pela sadia, com finalidade mal definida. Na menina, é comum o uso de talco no períneo; portanto, na genitália feminina, frequentemente, de forma abundante, com agressão à mucosa, resultando em vulvite. Também deve ser observado que a aplicação do talco no pescoço, em grande quantidade e com esponja, predispõe à aspiração e ao desenvolvimento de doença respiratória. Quando indicado, o talco deve ser aplicado com a mão e em pequena quantidade.

PRINCÍPIOS GERAIS DA TERAPÊUTICA

A intervenção terapêutica só deve ocorrer após a definição diagnóstica.

Numa lesão em estado agudo, vesiculosa ou exsudativa, a terapêutica é feita com compressa úmida. Uma lesão seca requer medicação num veículo em forma de pomada. Já uma lesão úmida requer medicação num veículo em forma de creme.

Deve-se sempre lembrar que existem síndromes, afecções superpostas e lesões mascaradas por medicações anteriores que podem dificultar o diagnóstico. Nesse último caso é preferível orientar os pais para suspenderem a medicação que vinha sendo utilizada e retornar após o surgimento da lesão original.

A *polifarmácia* deve ser evitada. Deve ser prescrita apenas a medicação necessária e específica.

Ao se utilizar uma medicação tópica, deve-se lembrar sempre de que, além do princípio ativo, existem veículo, estabilizador, perfume e outras substâncias com propriedades potenciais de sensibilização. Quanto menos substâncias, menor a possibilidade de efeitos colaterais. Também é importante ressaltar que a medicação aplicada em área pilosa deve estar na forma líquida. Assim, por exemplo, o impetigo de couro cabeludo é tratado com asseio, com água, sabão e solução de permanganato de potássio, ou seja, não devem ser usados cremes e pomadas no couro cabeludo ou em outra área com pelos.

É fundamental que o tratamento seja adequado ao indivíduo e não só à patologia. Os pais e as crianças, quando possível, devem ser orientados sobre o diagnóstico, noções fisiopatológicas, tratamento e prognóstico, sempre em linguagem clara e simples. O médico deve demonstrar segurança e oferecer apoio, para obter confiança do paciente, e deve sempre valorizar o envolvimento emocional que existe em toda doença. Em alguns casos, conselhos e carinho são a única terapêutica necessária.

DOENÇAS ECZEMATOSAS

O eczema ou a dermatite é doença caracterizada por erupção inflamatória na pele de etiologia principalmente alérgica. As lesões se apresentam como eritema, vesículas, exsudato, crostas, escamas e liquenificação, dependendo da fase em que se encontra o processo (aguda, subaguda ou crônica).

Microscopicamente, há edema intercelular (espongiose) com vasodilatação e infiltrado inflamatório crônico (exoserose e exocitose) e, depois, espessamento da epiderme (acantose e hiperceratose).

Os eczemas podem ser de tipos diferentes de acordo com a causa ou o mecanismo de sensibilização.

Na clínica pediátrica, os três principais tipos são: eczema atópico, eczema de contato e eczema seborreico.

Eczema atópico

Doença benigna, inflamatória, pruriginosa e crônica, que cursa com períodos de acalmia e exacerbação.

Extremamente frequente na infância, compromete a derme e a epiderme. São afetadas 10% a 15% das crianças. A prevalência tem aumentado nas últimas décadas, principalmente em países desenvolvidos, provavelmente em detrimento das doenças infecciosas e pela "teoria de higiene". Cerca de 60% dos quadros têm início no 1º ano de vida. Em geral, a doença é geneticamente determinada e associada a outros distúrbios da mesma natureza, como asma e/ou rinite alérgica e, eventualmente, urticária. Desaparece em 80% dos casos entre 4 e 6 anos. Em alguns casos, persiste até a idade adulta, sendo o quadro em geral mais leve.

Tem etiopatogenia multifatorial, englobando um complexo mecanismo neuroimunoendócrino e fatores ambientais, nos quais, em alguns casos, há alérgenos alimentares envolvidos. Ocorre complexa alteração imunológica, permitindo que indivíduos geneticamente predispostos reajam anormalmente a múltiplos estímulos endógenos e/ou ambientais.

Dentre as alterações não imunológicas destacam-se as farmacológicas e metabólicas. Podem apresentar achatamento da curva de tolerância à glicose, alterações da sudorese, do manto lipídico pela diminuição da secreção sebácea, xerose cutânea, distúrbio psicofisiológico, limiar mais baixo para prurido e reatividade vascular cutânea anômala ao frio e ao calor.

Dentre as alterações imunológicas ocorrem alterações na quimiotaxia de monócitos, macrófagos e neutrófilos, que favorecem a colonização cutânea por *Staphylococcus*, com produção de exotoxinas, que são superantígenos.

Isso pode levar à produção de grande quantidade de imunoglobulina (IgE), que está aumentada em 80% dos casos. Há ainda níveis elevados de histamina, diminuição das células T supressoras, diminuição de linfócitos T CD3, CD4, CD8 e aumento da fração CD4/CD8; aumento de IgG-4 (específicas contra p-lactoglobulina e ovos) e diminuição transitória de IgA nos primeiros meses, o que permite absorção de alérgenos através da mucosa intestinal, como leite e ovos, predispondo à maior produção de IgE. Sabe-se ainda que o sistema imune inato possui uma diversidade de receptores que reconhecem o agente agressor, sinalizam as respostas induzidas pela inflamação e facilitam o recrutamento de novas células efetoras, o que resultará em uma resposta imune adaptativa.

A disfunção de barreira cutânea, a redução da secreção sebácea, o aumento da perda transepidérmica de água e o distúrbio do sistema imune inato são os aspectos-chave do eczema atópico.

Quadro clínico e diagnóstico

O diagnóstico é eminentemente clínico, com base nos critérios de Hanifin-Rajka, com sintomas e sinais principais e secundários.

O prurido está presente em todos os casos; geralmente ocorre um círculo vicioso: pruído-escarificação-prurido.

A morfotopografia lesional varia segundo as faixas etárias:

- **Infantil**: inicia-se aos 2 ou 3 meses ou até os 2 anos, com lesões eritematovesicais secretantes e crostosas, principalmente na face e na região malar, poupando o maciço centrofacial. Podem também comprometer o tórax, o pescoço e as extremidades. Entre 4 e 10 anos, atingem as dobras antecubital e poplítea, com quadro subagudo. Os lactentes costumam, muitas vezes, apresentar agitação psicomotora e irritabilidade. Geralmente, são crianças que apresentam labilidade emocional, hiper-reatividade e agressividade reprimida (Fig. V.1.18).
- **Pré-puberal**: o processo é mais crônico, podendo iniciar-se nessa faixa etária ou ser um prolongamento da

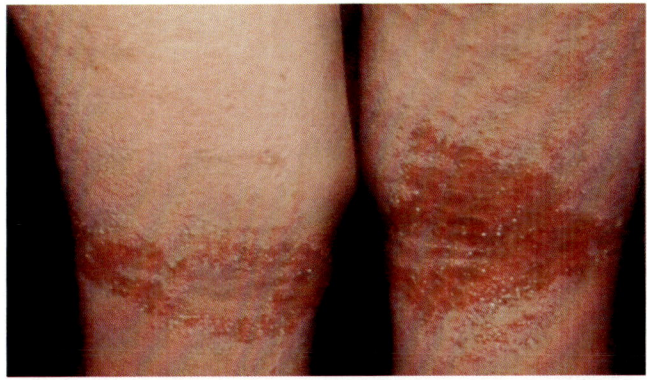

Fig. V.1.18. Dermatite atópica.

fase infantil. Ocorrem lesões eritematosas liquenificadas, principalmente nas dobras antecubital e poplítea, face e dorso das mãos e dos pés.
- **Adulto**: é comum a liquenificação nas áreas flexurais e na região do pescoço.

Existem critérios para diagnosticar o paciente como atópico:

a. **Critérios maiores**: história familiar ou pessoal de eczema atópico; positividade dos testes cutâneos imediatos; dermografismo branco ou vasoconstrição prolongada induzidos por agentes colinérgicos; lesões pruriginosas; lesões eczematosas ou liquenificadas do rosto ou das superfícies extensoras dos membros; curso crônico ou recidivas crônicas.
b. **Critérios menores**: xerose (ocorre perda transepidérmica de água); ictiose principalmente do tipo vulgar (Fig. V.1.15), em 30% dos casos; acentuação das linhas palmoplantares; pitiríase alba; ceratose pilar (Fig. V.1.5); palidez cutâneo-facial com escurecimento orbitário; tendência à infecção cutânea de repetição; dupla prega infrapalpebral (prega de Demmie-Morgan); sinal de Hertogue (madarose ou queda de pelos na parte externa das sobrancelhas) e ceratocone (aumento da curvatura da córnea), em 10% a 15% dos casos.

Na evolução e no prognóstico é importante destacar os fatores desencadeantes: pele seca; substâncias químicas em geral; produtos de limpeza; tintas; roupas de lã e fibras sintéticas; certos alimentos; poeira; fumaça de cigarro; temperatura muito alta ou muito baixa e estresse emocional. Infecções bacterianas, virais ou fúngicas podem atuar como fatores desencadeantes ou complicantes.

Ocorre remissão espontânea, parcial ou total, durante a infância. Podem ser observadas recorrências ocasionais na adolescência e no início da idade adulta. Em 75% dos casos, a doença desaparece entre os 4 e 6 anos. Uma porcentagem menor evolui para remissão ao redor dos 15 anos. Em alguns casos, a doença pode persistir por toda a vida. Das crianças com eczema atópico, 50% terão rinite e/ou asma. A prevenção do eczema atópico é, em parte, possível com a amamentação exclusivamente ao seio e por manipulação precoce da dieta.

Tratamento

O tratamento é abordado em duas etapas: na crise e na intercrise.

Na crise
- Diminuir a sintomatologia (prurido) e a reação inflamatória.
- Controlar infecção secundária.

Na intercrise
- Orientar os pais quanto à evolução e tentar controlar a ansiedade.
- Controlar a afecção enquanto se aguarda a involução espontânea.
- Observar fatores que agravam a doença.
- Lubrificar a pele (cremes hidratantes com a pele úmida, logo após o banho).
- Evitar frio ou calor excessivos.
- Preferir roupas claras e de algodão. Excluir lã e tecido sintético, evitar sudorese excessiva, cortar as unhas, usar dentifrício sem corantes e recomendar banhos com sabonete suave ou neutro e não demorado. O banho de mar é preferível ao banho de piscina, pois favorece a presença em ambiente arejado (controle de aeroalérgenos).
- Evitar o uso de corticoides sistêmicos de rotina, reservando-os para casos mais graves.
- Evitar contato com portadores sintomáticos de herpes simples ou varicela, pelo risco de ocorrer uma complicação grave – a erupção variceliforme de Kaposi.
- As dietas especiais devem ser reservadas para as crianças pequenas com eczema atópico grave não responsivo ao regime de tratamento padrão ou para aquelas que apresentam nítida história de intolerância alimentar específica.

O tratamento tópico varia de acordo com a fase da doença:

- **Eczema agudo**: compressas com permanganato de potássio 1/40.000 ou água boricada a 2%, três ou quatro vezes por dia por períodos curtos.
- **Eczema subagudo**: creme de corticoide associado ou não a antibiótico (mupirocina a 2%, ácido fusídico a 2%).
- **Eczema crônico**: pomada de corticoide, de preferência com curativo oclusivo.

O uso dos corticoides em pomadas (lesões secas) ou cremes (lesões úmidas) é o aspecto principal do tratamento. Na escolha do produto, devem ser avaliados a extensão da lesão, o tempo de uso e a topografia. A escolha da potência de um corticoide tópico deve observar, também, a eficácia e os efeitos colaterais. Sempre se deve dar preferência aos de menor potência, e ao se utilizar um mais potente deve-se respeitar a face e as dobras de flexão, quando a afecção atingir mais de 25% da área corporal ou quando o uso estender-se por mais de 15 dias. O acetato de hidrocortisona é o corticosteroide que apresenta o menor risco de efeitos colaterais, tendo como desvantagem a pouca eficácia. A betametasona é um corticoide tópico potente, com bom efeito anti-inflamatório, mas devem ser lembrados os cuidados já citados.

Outra opção de medicação tópica são os imunomoduladores, como o pimecrolimus e o tacrolimus.

O tratamento sistêmico é feito com anti-histamínico: dexclorfeniramina e hidroxizina. O corticoide sistêmico prednisona ou prednisolona é recomendado, por curto período, para os casos mais graves.

Antibioticoterapia sistêmica é recomendada quando houver infecção secundária. São preferidas a eritromicina e a cefalexina.

O emprego de outros fármacos, como metotrexato, ciclosporina e azatioprina, é procedimento de exceção e do domínio especialista.

A hospitalização é reservada a alguns casos muito graves.

Eczema de contato

Afecção eczematosa de contato da pele é causada por dois mecanismos: irritativo primário e alérgico. Os dois assuntos serão apresentados separadamente.

Eczema de contato irritativo
Introdução, quadro clínico e diagnóstico

A dermatite irritativa primária resulta da superexposição da pele a uma substância irritante. O contato repetitivo pode ultrapassar o limiar de tolerância da pele progressivamente e levar ao desenvolvimento da dermatite. Qualquer contato posterior pode manter o quadro, que pode ser agudo, promovido por agentes com a propriedade de causar dano tecidual, ou crônico, pelo contato contínuo, dano cumulativo.

O aparecimento das lesões crônicas depende da duração, da intensidade e da frequência da exposição ao agente irritante.

Os irritantes fracos precisam entrar em contato com a pele numa concentração suficiente e por período determinado. Os irritantes mais fortes produzem diretamente uma queimadura ou bolha na pele, depois de uma exposição curta, causando dermatite de contato tóxica aguda.

O tipo mais frequente de dermatite irritativa primária na infância é a dermatite das fraldas. Trata-se da lesão eczematosa mais frequente, que surge entre o 2º e o 4º meses de vida. Deve ser entendida como resultado da ação de vários irritantes que se somam e se potencializam no local de uso das fraldas. Ocorre por exposição prolongada a fluidos corpóreos, agravada pela fricção das fraldas, calor, umidade, maceração, diarreia e enzimas intestinais. Provavelmente, lipases e proteases fecais hidrolisam a ureia urinária, liberando amônia e aumentando o pH local, alcalino, que, por sua vez, aumenta os níveis de urease fecal. A amônia age como irritante. Frequentemente pode surgir infecção secundária por *Candida albicans* ou por bactérias, como *Bacillus faecallis*, *Proteus*, *Pseudomonas* e *Streptococcus* (Fig. V.1.1).

O quadro pode manifestar-se de forma leve, com eritema, descamação, aspecto brilhante da pele e, raramente, pápulas. Atinge a região coberta pela fralda, poupando as dobras. A forma moderada apresenta lesões papuloerosivas ou maceradas, que se tornam violáceas e liquenificadas. A forma grave ou ulcerativa apresenta pápulas com ulcerações apicais que variam de profundidade e são denominadas de úlceras de Jacquet. Além das regiões convexas da pele coberta pela fralda, acomete ainda a face interna das coxas, glúteos e glande ou vulva.

Tratamento

O tratamento inclui a troca frequente das fraldas, porém devem ser evitados a limpeza excessiva e o uso de detergente e amaciante.

Compressas de permanganato de potássio a 1/20.000 e corticoide tópico de baixa potência por pouco tempo são importantes auxiliares.

O tratamento das infecções secundárias é importante, e após melhora do quadro deve ser usada pasta d'água ou creme hidratante.

Eczema de contato alérgico
Quadro clínico e diagnóstico

A dermatite de contato do tipo alérgica é uma reação de hipersensibilidade tardia tipo IV. Não acontece na primeira exposição, sendo necessário que o indivíduo esteja sensibilizado. A evolução ocorre por meio de surtos, ressurgindo a cada nova exposição, com quadro de instalação mais rápido, mais grave e mais extenso. Podem surgir lesões distantes da área de contato.

Os testes epicutâneos são indicados para o auxílio no diagnóstico.

Tratamento

O tratamento da fase aguda secretante inclui o uso de compressas de permanganato de potássio até que diminua a exsudação. O uso de corticoide, em forma de creme associado, é útil. Nas formas crônicas, deve-se usar pomada de corticoide em curativo oclusivo. O tratamento sistêmico com corticoide, inicialmente em altas doses e com redução gradativa, é indicado nas formas extensas e/ou graves. Anti-histamínicos não têm efeito na dermatite de contato, mas podem ser usados em alguns casos, para diminuir o prurido. Em geral, o paciente responde bem ao tratamento, mas a cura só é obtida com a descoberta e exclusão da causa.

Dermatite seborreica

Afecção crônica frequente, recorrente e não contagiosa. Caracteriza-se por eritema e descamação, que deixa a pele ligeiramente úmida e rosada. É mais evidente nas áreas ricas em glândulas sebáceas, como, por exemplo, couro cabeludo, sobrancelhas, dobras nasolabiais, tórax, axilas e região inguinal.

Ainda não se conhece a etiopatogenia, mas sabe-se que é influenciada por fatores constitucionais, hormonais (androgênicos), hereditários e estresse físico ou emocional. Acredita-se que a oleosidade excessiva e o fungo *Pityrosporum ovale*, presente na pele afetada, estejam envolvidos no processo. As glândulas sebáceas são estimuladas pelos andrógenos, mais ativos na puberdade. Nos recém-nascidos, elas são estimuladas por andrógenos maternos.

Quadro clínico e diagnóstico

O quadro clínico é caracterizado por caráter crônico, com tendência a períodos de melhora e piora. A doença costuma agravar-se no inverno e em situações de fadiga ou estresse emocional. Surge, em geral, nas primeiras semanas de vida e usualmente melhora ou desaparece no 1º ano, podendo retornar na puberdade e persistir por toda a vida.

Surgem descamação oleosa no couro cabeludo (crosta láctea) e eritema difuso, predominando no vértix e nas margens frontais, podendo estender-se por todo o couro cabeludo. Nos casos mais intensos, a descamação provoca aderência dos cabelos.

Com mais frequência, pode ser também encontrada nas regiões retroauriculares, no sulco nasogeniano, no pescoço, nas axilas e nos genitais. Nos casos mais graves pode apresentar eritrodermia disseminada com descamação. O prurido na dermatite seborreica é discreto ou ausente.

As complicações possíveis são:

- Infecções secundárias por bactérias (*Staphylococcus aureus*) ou fungos leveduriformes.
- Síndrome de Leiner: generalização das lesões com eritrodermia difusa, acompanhada de descamação laminar, diarreia, vômito, febre e anemia. Há deficiência de C5. Inicia-se no 2º ou 4º mês de vida, em lactente distrófico, sendo eventualmente mortal.

O uso de medicação irritante pode acentuar o quadro eritematoso e o prurido, agravando a dermatite.

Tratamento

O tratamento é feito com medidas gerais, como evitar excesso de roupas e de aquecimento, e com o uso de roupas de algodão ou linho. As fraldas devem ser trocadas frequentemente e, nos casos graves, devem ser eliminadas até a melhora clínica.

A aplicação de óleo mineral, previamente aquecido, no couro cabeludo favorece a remoção das escamas. Em seguida, se necessário, deve-se usar creme com corticoide de baixa potência. Também são úteis os xampus antisseborreicos com enxofre, ácido salicílico, alcatrão ou antissépticos.

Nas áreas intertriginosas é importante a limpeza com permanganato de potássio 1/20.000 ou água boricada, uso de creme de corticoide associado ou não com antibiótico e antifúngico e, em seguida, creme ou pasta protetora com óxido de zinco.

O prognóstico é bom. No lactente, tende à cura espontânea após o 3º mês de vida, podendo retornar na adolescência ou na idade adulta.

URTICÁRIA E ANGIOEDEMA

Urticária é uma erupção cutânea caracterizada pelo aparecimento súbito de lesões eritematopapulosas pruriginosas, transitórias e secundárias à liberação de histamina e outros agentes vasoativos. Estima-se que 10% a 20% da população geral terão urticária em algum momento de sua vida.

A urticária e o angioedema são produzidos pela liberação de histamina e outros mediadores, como bradicinina, serotonina, leucotrienos, prostaglandina, acetilcolina e anafilatoxinas, após a desgranulação dos mastócitos encontrados nos vasos sanguíneos. A liberação dos mediadores pode ocorrer por mecanismos imunológicos e não imunológicos.

A urticária não imunológica é causada por agentes desgranulantes de mastócitos. Vários são os estímulos que levam à desgranulação dos mastócitos e à consequente liberação de substâncias químicas. Há os estímulos diretos, como as bases orgânicas (aminas e derivados), fármacos de uso clínico (morfina, codeína, polimixina, vancomicina, aspirina, anti-inflamatórios não esteroidais, contrastes radiológicos) e polímeros biológicos (produtos de áscaris, celenterados, lagostas, toxinas bacterianas, venenos de cobra). Existem ainda os efeitos diretos de agentes físicos sobre os mastócitos, conhecidos como as urticárias ao frio, de pressão, ao calor, à luz e o dermografismo (Fig. V.1.12).

A urticária imunológica é mais comum nas formas agudas. A hipersensibilidade imediata tipo I com a participação da IgE é a mais usual. Habitualmente está relacionada à reação alérgica a fármacos, soros, penicilina em laticínios ingeridos ou alérgenos inalados. Dentro de minutos ou até 36 horas após a exposição, ocorre reação entre o antígeno e a molécula de IgE fixada no mastócito. A penicilina é a causa mais comum desse mecanismo. Broncoespasmo, edema de laringe e choque anafilático podem acompanhar esse tipo de urticária.

Quando o mecanismo depende de complexos imunes, o antígeno tem de permanecer na circulação tempo suficiente para encontrar o anticorpo. A urticária surge 4 a 12 dias após a exposição. Esse mecanismo ocorre na doença do soro e com o uso de alguns fármacos.

Na reação tipo III, com participação de IgG e IgM, ocorrem ativação do complemento e liberação das anafilatoxinas C3a e C5a. A desgranulação dos mastócitos é inibida pelos agentes que aumentam o monofosfeto de adenorina (AMP) cíclico intracelular e é estimulada pelos que elevam o monofosfeto de quanosina (GMP) cíclico. Esse é o mecanismo das urticárias por hipocomplementenemia. São exemplos o angioedema hereditário ou adquirido, a doença do soro e reação a produtos hematológicos.

Dentre os vários fatores causais que podem produzir urticária e angioedema, os mais conhecidos são:

- **Fármacos**: penicilinas, sulfas, sedativos, analgésicos, laxativos, hormônios e diuréticos. Geralmente desen-

cadeiam mecanismos imunológicos tipos I e III ou, ainda, por atuação direta sobre os mastócitos.
- **Alimentos**: pelas suas proteínas intrínsecas, como também pelos corantes, aromatizantes, aditivos e preservativos.
- **Inalantes**: raramente produzem urticária (inseticidas, poeira, pólens, penas, cosméticos e outros produtos voláteis).
- **Infecções**: parasitoses, bactérias, fungos e vírus.
- **Doenças**: lúpus eritematoso sistêmico, leucemias, câncer, hipertireoidismo, febre reumática e artrite reumatoide.
- **Agentes físicos**: luz, calor, frio e pressão.
- **Contactantes**: raramente a absorção de substância via cutânea pode levar à urticária, que surge na pele ou nas mucosas cerca de 30 a 60 minutos após o contato e desaparece cerca de 24 horas após.
- **Fatores psicogênicos**: na maioria das vezes, são apenas agravantes.
- **Anormalidades genéticas**: Às vezes, apresentam formas especiais de urticárias.

Quadro clínico e diagnóstico

A lesão cutânea da urticária é arredondada, oval ou linear e desaparece à vitropressão. Apresenta tamanho variável, centro pálido e bordas irregulares, bem delimitadas, sendo circundadas por halo eritematoso, isolado ou em grupo. Ocorrem vasodilatação e edema da derme papilar e reticular, além de um infiltrado perivascular de linfócitos, neutrófilos e eosinófilos. Em geral, desaparece em torno de 24 horas. Se o quadro permanece por mais de 24 horas, deve ser diferenciado de vasculite ou eritema multiforme.

Por outro lado, o angioedema, que pode ocorrer ou não associado com a urticária, atinge a derme profunda e a hipoderme. Localiza-se preferencialmente nas pálpebras, nos lábios, nas mãos, na genitália, nas mucosas e na laringe.

O dermografismo são pápulas lineares após fricção cutânea com qualquer instrumento pontiagudo.

No diagnóstico, constata-se que o prurido está sempre presente, podendo chegar a ser insuportável. O quadro pode ter caráter agudo, desaparecendo após alguns dias, ou crônico, quando a duração ultrapassa 4 a 6 semanas. A urticária aguda é mais comumente produzida por fármacos, alimentos, inalantes e picada de insetos. A urticária crônica pode ser intermitente ou contínua.

Apesar de ser clinicamente fácil reconhecer um quadro de urticária, a descoberta do agente causal pode ser bastante difícil, principalmente nas formas crônicas, em que mais de 70% das vezes permanece obscura.

Tratamento

No tratamento das urticárias agudas, a primeira medida é o afastamento do agente causal, quando se consegue identificá-lo. O anti-histamínico alivia os sintomas. Mesmo que não se determine a causa, as urticárias evoluem para cura. Em 6 meses, a metade dos casos desaparece; em 1 ano, 70%; e em 5 anos, 90%.

Nos casos agudos, a terapia depende da gravidade. Se houver risco de morte com edema de laringe e de glote, broncoespasmo ou hipotensão, deve-se usar a adrenalina. Nos casos sem risco de morte, corticoide e anti-histamínicos são empregados. O corticoide é suspenso gradativamente após a melhora clínica. O anti-histamínico deve ser mantido por 3 a 5 dias. Nos casos agudos leves não é necessário o uso de corticoide.

Os anti-histamínicos bloqueadores H1 mais usados são: dexclorfeniramina (0,2 a 0,5mg/kg/dia em duas doses diárias), hidroxizina (2mg/kg/ dia em duas doses diárias) e a cetirizina (crianças de 2 a 6 anos: 5mg a cada 24 horas; acima de 6 anos; 10mg a cada 24 horas) e a ciproeptadina. Todos esses medicamentos podem apresentar sedação como efeito colateral. A loratadina (6 a 12 anos: 5mg a cada 24 horas; acima de 12 anos: l0mg a cada 24 horas), que não se liga a receptores do sistema nervoso central (SNC) e não tem ação sedativa.

Os anti-histamínicos bloqueadores H2 são indicados nas urticárias crônicas que não respondem bem aos anti-H1. Apresentam efeito sinérgico quando utilizados juntamente com um anti-histamínico tipo H1. O mais usado é a cimetidina.

INFECÇÕES

Infecciosas bacterianas

Piodermites

São diversos os quadros clínicos, conforme o agente etiológico, o estado do hospedeiro e o local anatômico do acometimento.

As infecções bacterianas são responsáveis por aproximadamente 25% de todas as dermatoses da infância.

A maioria é causada por bactérias gram-positivas, tais como o *Staphylococcus aureus* e o *Streptococcus* do grupo A de Lancefield. Outras bactérias também podem ser responsáveis por infecções cutâneas, como *Haemophilus influenzae*, *Corynebacterium diphteriae*, *Escherichia coli*, *Pseudomonas aeruginosa*, *Clostridium perfrigens* e *Bacteroides fragilis*. O *Staphylococcus aureus* pode ser encontrado nas glândulas anexas e regiões membranomucosas, por tempo variado, entre pessoas sadias, tendo como sítios preferenciais as fossas nasais, axilas, regiões inguinais, vagina, períneo e reto. O *Streptococcus* β-hemolítico do grupo A faz parte da flora endógena do homem.

A virulência da bactéria depende do potencial invasivo, geralmente determinado pela presença de elementos antifagocitários de superfície, por sua capacidade de produção de toxinas. As exotoxinas são liberadas pelas bactérias independentemente de sua ruptura; já as endotoxinas são parte da parede celular, sendo liberadas com a lise das bactérias.

A pele se utiliza de vários mecanismos para evitar a infecção: baixo pH (5,5); presença de ácidos graxos insaturados nas secreções das glândulas sebáceas, que agem como bactericidas; presença de bactérias saprófitas na pele, bloqueando a proliferação de bactérias piogênicas (p. ex., *Staphylococcus epidermidis* × *Staphylococcus aureus*); fatores imunológicos, humoral, celular e combinados.

As infecções causadas pelo *Streptococcus pyogenes* podem alastrar-se através do tecido conjuntivo, devido à ação de enzimas produzidas por essas bactérias, como a hialuronidase. Por outro lado, as infecções estafilocócicas tendem a se apresentar mais localizadas, devido à formação de parede de fibrina na periferia da área envolvida.

A infecção estreptocócica se caracteriza por rápida difusão pelos tecidos, pouca exsudação e formação de edema. Pode disseminar-se através das vias linfáticas ou hematogênicas. Tem alta contagiosidade.

O *Staphylococcus aureus* é frequentemente encontrado na pele, e são os seguintes os fatores que predispõem à infecção cutânea: uso de corticosteroides sistêmicos, queimaduras e traumatismos. A patogenicidade da cepa também é um fator determinante na gravidade da infecção, assim como padrão de resistência aos antibióticos.

De um modo geral, pode-se afirmar que o *Streptococcus* β-hemolítico do grupo A atinge mais a pele, e o *Staphylococcus aureus*, os anexos.

Quadro clínico e diagnóstico

A classificação a seguir é apenas didática, pois os dois podem vir associados.

Estreptodermias

- **Impetigo**: lesão superficial, subcorneana, vesicopustulosa, flácida, que se deixa romper com facilidade. A secreção é serosa ou purulenta, formando crosta melicérica. Evolui por autoinoculação.
- **Ectima**: semelhante à anterior, é, entretanto, mais profunda, ulcerada e com crosta mais espessa. Acomete principalmente crianças em mau estado nutricional e higiene precária.
- **Erisipela**: é uma celulite superficial com comprometimento linfático, eritema, edema, calor e dor. Geralmente, vem acompanhada de uma borda nítida que a separa da pele íntegra. Podem estar presentes: adenite satélite, cefaleia e hipertermia. Quando recidivante, pode evoluir para elefantíase.
- **Celulite**: semelhante à erisipela, atinge a hipoderme profunda. As bordas não são bem nítidas.
- **Escarlatina**: eritrodermia por toxina eritrogênica no sangue, produzida geralmente por faringite.

A depender de uma faixa etária muito jovem, a celulite e a erisipela podem ser causadas por *Haemophilus influenzae* ou *Staphylococcus aureus*.

Estafilodermias

- **Impetigo**: lesão geralmente menor do que a estreptocócica, folicular, com pústula mais densa. Existe uma variedade de formas em recém-nascidos e crianças maiores, com bolhas ou vesículas flácidas, sem halo eritematoso. Pode ser encontrado em epidemias de berçários, causadas pelo grupo II, fagótipo 71 (Figs. V.1.10 e V.1.13).

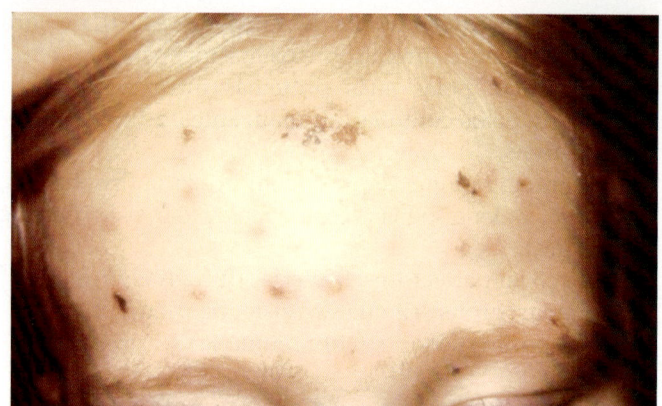

Fig. V.1.19. Foliculites (pústula com base eritematosa de localização folicular).

- **Foliculite superficial, furúnculo e antraz**: na foliculite superficial, o folículo piloso apresenta uma pústula na saída do pelo (Fig. V.1.19). O furúnculo é a infecção do folículo pilossebáceo, com destruição e eliminação de material necrótico e formação de cicatriz. Antraz é o conjunto de furúnculos. São fatores predisponentes: queda do estado geral; obesidade; diabetes; doenças hematológicas; desnutrição; disfunção neutrofílica; corticoterapia sistêmica; imunossupressores e deficiência de imunoglobulinas. Podem surgir como complicações da escabiose ou da pediculose.
- **Periporite**: infecção de glândulas sudoríparas écrinas; pode ser considerada complicação de miliária rubra.
- **Síndrome da pele escaldada estafilocócica**: enfermidade causada pela ação na pele de toxina esfoliativa A e B, produzida pelo *Staphylococcus aureus* fagótipo II (tipos 3A, 3B, 3C, 55 e 7A). Em geral, o foco infeccioso não se encontra na pele, mas nas vias aéreas superiores. Incide com mais frequência em recém-nascidos (doença de Riter von Rittersheim) ou em crianças menores, sendo rara em adultos. Alguns dias após início de onfalite, conjuntivite, otite ou outra infecção estafilocócica, surgem febre e eritema; este se inicia em face e dobras cutâneas, generalizando-se posteriormente. Localiza-se na epiderme superior, com eritema difuso e bolhas flácidas que se rompem, deixando grandes áreas descobertas; assemelha-se a uma grande queimadura.
- **Escarlatina estafilocócica**: A infecção causada pelo *Staphylococcus aureus* dos grupos C e G, produtores de toxina eritrogênica, pode ocasionar um exantema parecido com o causado pelo *Streptococcus pyogenes*. A afecção é caracterizada por febre, irritabilidade e mal-estar, seguidos de erupção micropapular eritematosa e generalizada, áspera e mais acentuada nas dobras. A pele envolvida geralmente fica dolorida e sensível. Não ocorre o aparecimento de enantema e de petéquias em palato.

Dentro de 2 a 5 dias, começam a ocorrer fissuras nas áreas periorais, periorbitais e nas pregas da pele. No final do 5º dia ocorre descamação em flocos grandes e espessos. A escarlatina estafilocócica pode ser decorrente de uma infecção cutânea ou das vias aéreas superiores.

Tratamento

O tratamento das infecções bacterianas da pele consiste em:

- Observar o estado geral do paciente.
- Tratar doença de base se associada.
- Cuidar da higiene do paciente e dos familiares, com corte de unhas e separação de toalhas, roupas etc.
- Tratamento tópico para as formas leves localizadas. Nos casos mais superficiais de impetigo e periporite, usar antissépticos tópicos do tipo solução de permanganato de potássio 1:10.000 e, se necessário, antibiótico tópico, como neomicina com bacitracina, ácido fusídico, mupirocina ou gentamicina.
- Fazer termoterapia nos furúnculos e, se necessário, incisão com drenagem.
- Antibióticos sistêmicos.

A maioria dos impetigos infantis responde a 6.000.000 UI de penicilina benzatina. Desde que não haja sensibilidade à penicilina, essa é a medicação de eleição para estreptodermias.

Nos casos de evidência de infecção estafilocócica, utiliza-se a cefalexina (100mg/kg/dia por via oral de 6 em 6 horas por 7 a 10 dias) ou a eritromicina (40mg/kg/dia). Nas situações graves estão indicados hospitalização e uso de medicação por via parenteral.

Hanseníase na infância

A hanseníase é doença infectocontagiosa de evolução crônica, causada pelo *Mycobacterium leprae*, que tem tropismo pelas células do sistema retículo-endotelial e acomete principalmente a pele e o sistema nervoso periférico.

Em portadores das formas multibacilares, a doença pode comprometer vários outros órgãos e sistemas, a saber: mucosa do trato respiratório superior, articulações, olhos, fígado, testículos, músculos e ossos.

Se não diagnosticada e tratada precocemente, pode causar incapacidades e deformidades permanentes.

Dentre as Américas, aproximadamente 94% dos casos novos de hanseníase são notificados no Brasil, com maior prevalência nas regiões Centro-Oeste, Norte e Nordeste, onde se observam níveis de hiperendemicidade (acima de 2,5 casos detectados/10.000 habitantes), com acometimento de crianças menores de 15 anos, representando mais de 10% dos casos diagnosticados. No Brasil, os casos ocorrem em maior número nas áreas mais pobres. Em Recife, observou-se a maior detecção de casos dentre todas as metrópoles do país no ano de 2004, resultado de ação em área prioritária do Programa de Saúde da Família e Comunidade (PSF).

A transmissão ocorre principalmente por via respiratória, que é considerada a principal porta de entrada e de eliminação do bacilo, ou pelo contato com lesões cutâneas erodidas de pacientes com as formas multibacilares. O bacilo pode ser encontrado nas secreções orgânicas, como leite, esperma, suor e secreção vaginal, mas esses não possuem importância na disseminação da infecção. É considerada de alta infectividade e baixa patogenicidade, pois apenas 10% da população infectada adoece.

Frequentemente, na forma indeterminada da doença ou em pacientes portadores da forma tuberculoide com lesão única, ambas mais comuns na infância, pode ocorrer involução espontânea em até 80% dos casos.

Imunidade, evolução da infecção e classificação de Ridley-Jopling (1966)

A evolução da doença depende de fatores sociais, ambientais e genéticos, determinantes da imunidade do hospedeiro. A forma clínica a ser desenvolvida depende da subpopulação de células T e da atividade macrofágica, havendo predominância de mecanismos de defesa mediados por linfócitos T *helper*-1(Th1) ou T *helper*-2 (Th2), com posterior desenvolvimento das formas clínicas tuberculoide ou virchowiana, respectivamente, sem dicotomia.

Fig. V.1.20, um modelo esquemático explicativo para o desenvolvimento da imunidade na hanseníase:

Quadro clínico e diagnóstico

É considerado caso suspeito de hanseníase o paciente que apresenta uma ou mais das seguintes manifestações clínicas ou laboratoriais:

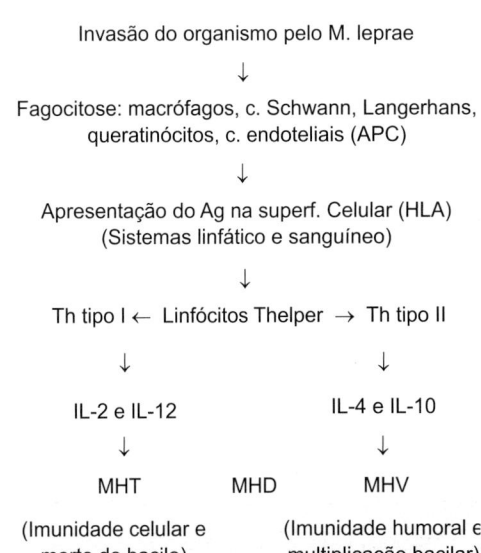

Fig. V.1.20. APC = células apresentadoras de antígenos; HLA = human leukocyte antigen; MHT = mal de Hansen tuberculoide; MHD = mal de Hansen dimorfa; MHV = mal de Hansen virchowiana

- lesões de pele com alteração de sensibilidade;
- acometimento de nervo(s) com espessamento neural e déficit de sensibilidade em área correspondente;
- baciloscopia positiva.

Os especialistas devem ser consultados nas diversas unidades de referência, sempre que necessário, possibilitando uma abordagem qualificada, integral e interdisciplinar.

Hanseníase indeterminada (MHI)

É a forma mais encontrada na infância. Representa a fase inicial da doença e se caracteriza pelo aparecimento de uma ou várias máculas hipocrômicas, de bordas imprecisas. Em crianças é comum a localização em face e membros inferiores. No início, a mancha é hiperestésica, porém geralmente é diagnosticada já com diminuição ou ausência de sensibilidade térmica. Em geral, não há alteração da sensibilidade tátil ou acometimento dos anexos cutâneos; portanto, sem alteração da sudorese ou do crescimento dos pelos. Ocasionalmente, pode manifestar-se por áreas de distúrbios da sensibilidade sem alteração da cor da pele. Não se evidencia comprometimento dos troncos nervosos e não ocorrem incapacidades. A baciloscopia na MHI é negativa.

A evolução dependerá do grau de defesa do indivíduo (representado pela reação de Mitsuda). Em crianças que apresentam imunidade (Mitsuda positivo) poderá haver cura espontânea (em torno de 15% dos casos) ou evolução para a forma tuberculoide em pouco tempo (em média 3 meses). Se houver déficit da imunidade (Mitsuda negativo), o paciente não tratado evoluirá de forma mais lenta para as formas dimorfa ou virchowiana.

Hanseníase tuberculoide (MHT)

Caracteriza-se por lesões em base hipocrômica e/ou levemente eritemato-infiltradas com bordas bem delimi-

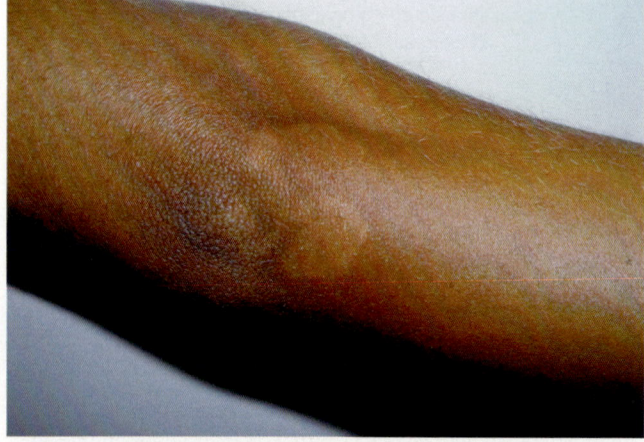

Fig. V.1.21. Criança com mancha de hanseníase indeterminada em cotovelo.

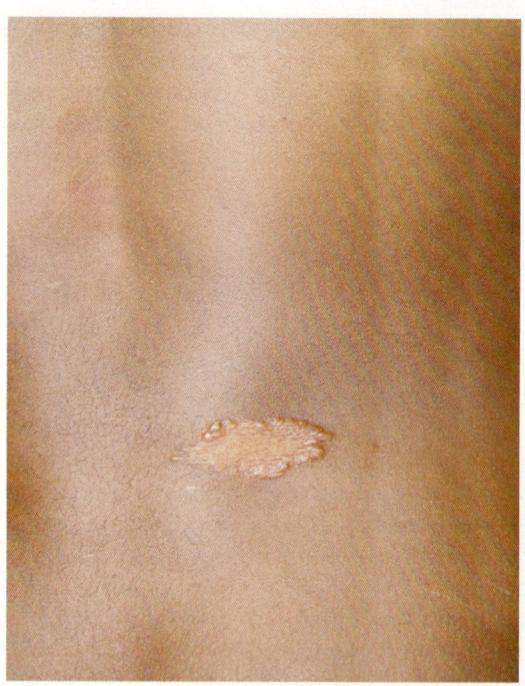

Fig. V.1.22. Criança com lesão de hanseníase tuberculoide em dorso.

tadas, elevadas ou papulosas. São em geral únicas ou em pequeno número, não ultrapassando cinco lesões, com diâmetro máximo de cerca de 10cm, tendendo à assimetria. Comumente estão comprometidas as sensibilidades térmica, dolorosa e tátil. Em decorrência do comprometimento dos anexos cutâneos, há redução da sudorese e alopecia parcial ou total. Os troncos nervosos podem também estar acometidos em pequeno número e de forma assimétrica. O teste de Mitsuda é fortemente positivo e a baciloscopia é negativa.

Há uma variante da MHT chamada hanseníase nodular da infância, que acomete crianças de 1 a 4 anos, comunicantes de adultos com a forma virchowiana. Caracteriza-se por lesão tuberonodular, única ou em pequeno número, situada com maior frequência na face ou membros. Essas lesões involuem espontaneamente, deixando cicatriz varioliforme. Apesar da possibilidade de regressão espontânea, é consenso proceder ao tratamento.

Hanseníase dimorfa (MHD)

Menos frequentemente encontrada na infância, classifica-se em dimorfa-tuberculoide, dimorfa-dimorfa e dimorfa-virchowiana. Caracteriza-se por lesões semelhantes àquelas do polo tuberculoide, porém numerosas, em geral, em número maior do que cinco e/ou com dimensões maiores do que 10cm, de limites menos definidos, podendo ocorrer ainda lesões satélites. As lesões podem ter aspecto de fóvea (placa infiltrada com bordas externas tendendo à expansão e bordas internas bem delimitadas, com área central aparentemente poupada). Podem também ocorrer placas infiltradas e nódulos, assemelhando-

Doenças Dermatológicas

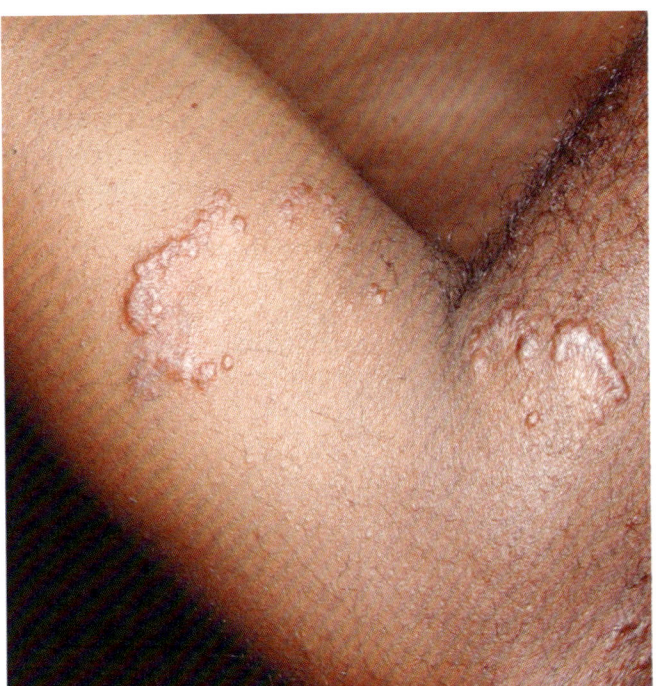

Fig. V.1.23. Adolescente com lesão de hanseníase dimorfa-tuberculoide no braço.

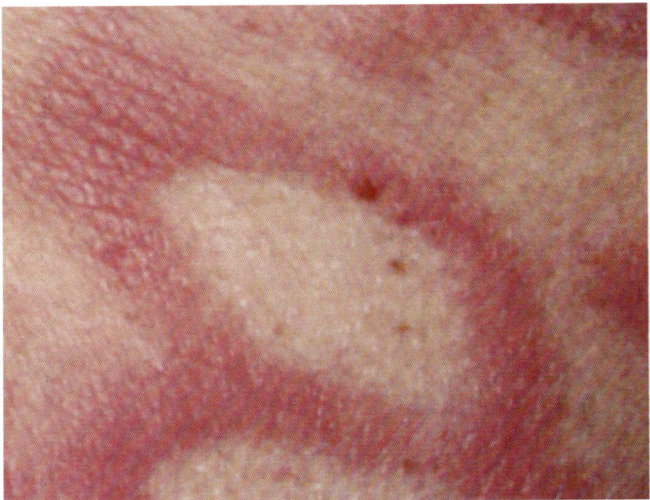

Fig. V.1.24. Hanseníase dimorfa.

Hanseníase virchowiana (MHV)

Forma evolutiva da hanseníase em pacientes sem resistência ao bacilo, sendo comumente pouco encontrada na infância. As manchas evoluem durante anos oligossintomáticas ou assintomáticas e, normalmente, o paciente não é alertado ou estimulado a procurar assistência médica. Caracterizam-se por lesões extensas, simétricas, sem tendência à delimitação, caracterizadas por placas infiltradas, tubérculos e nódulos; estes podem ulcerar, são os chamados hansenomas, ricos em bacilos. Os pavilhões auriculares estão acometidos em cerca de 80% dos casos. A face pode apresentar infiltração difusa com acentuação dos sulcos naturais e madarose bilateral. As extremidades dos membros podem estar infiltradas e com aspecto xerótico. O comprometimento nervoso é gradual e a anestesia é mais tardia, inicialmente em luva ou bota bilateral.

É comum o comprometimento otorrinolaringológico com caráter descendente que se inicia pelas fossas nasais, orofaringe e laringe. As lesões nasais estão presentes em até 80% dos pacientes dimorfos e virchowianos. Há infiltração das mucosas, com obstrução que não responde a vasoconstritores, acompanhada de secreção nasal, a qual é rica em bacilos, sendo uma das principais fontes de infecção dos comunicantes intradomiciliares. Por alterações nas fibras parassimpáticas responsáveis pela inervação das glândulas mucosas pode ocorrer ressecamento. A ulceração e infecção secundárias dos hansenomas podem levar à perfuração e destruição do septo nasal cartilaginoso e ósseo, caracterizando o nariz em sela. Poderá haver perturbações do olfato ou mesmo anosmia por destruição do bulbo olfatório. Lesões de orofaringe surgem em palato, lábios, gengivas e úvula, podendo estender-se à faringe, nasofaringe e amígdalas. Caracterizam-se por

se à forma virchowiana; entretanto, observa-se alguma tendência à delimitação das lesões e presença de áreas de pele sã. As lesões tendem à simetria e pode ocorrer acometimento de troncos nervosos. A baciloscopia pode resultar negativa ou positiva.

É comum o surgimento de quadros reacionais nessa forma da doença, dado o estado de imunidade instável. As reações imunológicas podem levar a uma definição da clínica para o polo tuberculoide, se houver predomínio da imunidade celular, ou virchowiana, em decorrência, respectivamente, da efetividade ou falha na resposta imune.

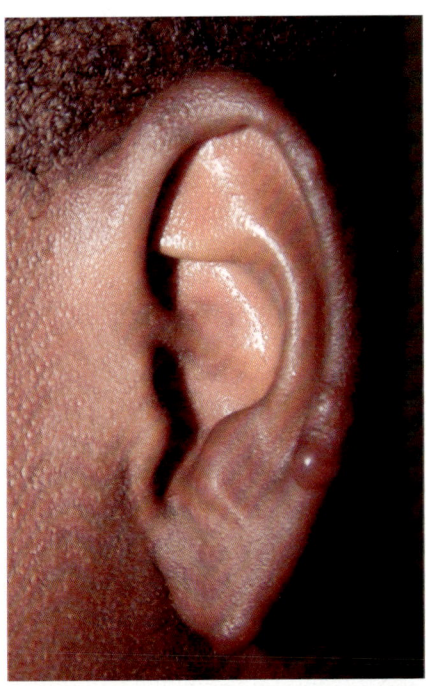

Fig. V.1.25. Criança com lesões de hanseníase virchowiana.

infiltrações extensas, nódulos, ulceração e perfuração de palato. As lesões de laringe podem manifestar-se com rouquidão, estenose de laringe, dor e dificuldade respiratória. Os olhos são afetados em quase todas as suas estruturas, podendo ocorrer dacriocistite, ressecamento ocular e lagoftalmia predispondo a infecções e ulcerações de córnea, principalmente se houver alteração de sensibilidade corneana. Irite e iridociclite aguda e crônica são outros achados. Nas fases mais ativas da doença, fígado, baço, suprarrenais e linfonodos podem aumentar de volume sem que haja distúrbios funcionais importantes. Testículos são frequentemente afetados, podendo levar à esterilidade e a alterações de caracteres sexuais.

Estados reacionais

Os estados reacionais representam episódios de agudização da doença, em decorrência de um rompimento do equilíbrio imunológico entre agente e hospedeiro, que podem ocorrer antes do diagnóstico, durante o tratamento ou após a alta. São fenômenos essencialmente imunológicos, mediados pelas reações tipo III e IV de Gell e Coombs, representados, nas reações hansênicas, pelos tipos II e I, respectivamente. As reações acontecem de maneira espontânea ou são precipitadas por febre, infecções, cirurgias, trauma, vacinação, estresse físico ou mental, alterações do estado hormonal (gravidez, parto, lactação, menstruação, puberdade) e uso de fármacos (progesterona, iodeto de potássio etc.).

As reações são, em grande parte, responsáveis pela morbidade, consequência do dano neural, que resulta em incapacidades e deformidades e manutenção do estigma da doença. Sendo assim, é imprescindível o tratamento imediato desses quadros, pelo risco de instalação rápida de sequelas, em intervalo de tempo até mesmo menor do que uma semana. A reversão do dano por meio do tratamento medicamentoso e da fisioterapia, quando possível, pode levar meses.

- Reação tipo I: as lesões previamente existentes se tornam mais eritematosas, infiltradas e sensíveis ao toque (reversão), mas podem surgir novas lesões (degradação). Às vezes ocorrem necrose e ulcerações das lesões e, ocasionalmente, edema de mãos, pés, face e sintomas sistêmicos gerais. O comprometimento neural é frequente e pode determinar sequelas.
- Reação tipo II: a expressão clínica mais frequente dessa reação é o eritema nodoso hansênico (ENH). São ainda descritas outras formas: eritema polimorfo, vasculites, fenômeno de Lúcio e doença autoagressiva hansênica.

Métodos auxiliares no diagnóstico

Pesquisa de sensibilidade: a primeira sensibilidade alterada é a térmica; a segunda, a dolorosa; e a terceira, a tátil. É importante, portanto, que a pesquisa seja feita nessa ordem. Os testes da histamina e pilocarpina se baseiam na integridade dos filetes nervosos autônomos.

O exame histopatológico, o teste de Mitsuda (resposta imunológica celular ao *M. leprae*) e a baciloscopia já não são solicitados de rotina e não são imprescindíveis ao diagnóstico e tratamento, conforme manual do Ministério da Saúde de 2002. Essas características são observadas apenas na classificação de Ridley-Jopling, imprescindível em algumas pesquisas.

Recentemente, novas técnicas diagnósticas vêm sendo aprimoradas, dentre elas a pesquisa de anticorpos anti-PGL-1 e o PCR. A sua utilização obtém grandes especificidade e sensibilidade em multibacilares, mas não é de utilidade para o diagnóstico de formas paucibacilares.

Tratamento

Esquema utilizado em crianças com a forma paucibacilar-OMS

Idade em anos	Dapsona (diária*)	Rifampicina (mensal)
0-5	25mg	150-300mg
6-14	50-100mg	300-450mg

Idade em anos	Dapsona (diária*)	Rifampicina (mensal)	Clofazimina
0-5	25mg	150-300mg	100mg/sem e 100mg/mês
6-14	50-100mg	300-450mg	150mg/sem e 150-200mg/mês

*Dapsona – 1,5-2mg/kg/dia.

Efeitos colaterais dos fármacos utilizados para o tratamento da hanseníase

Fármaco	Efeitos colaterais
Dapsona	Hemólise, efeitos nos agranulocitoses, TGI (náuseas, vômitos, epigastralgia, anorexia), cefaleia, fadiga, psicose, neuropatia periférica, farmacodermia, síndrome da sulfona, icterícia colestática
Rifampicina	Hepatoxicidade, anorexia, efeitos no TGI (náusea, vômitos, diarreia, dor abdominal, manchas eritematosas em face e couro cabeludo, conjuntivite, acne, hematológicos (hemólise, anemia, plaquetopenia, leucopenia e eosinofilia), síndrome pseudogripal
Clofazimina	Pigmentação cutânea, xerodermia (ictiose), fotossensibilidade, efeitos no TGI (podem simular até um abdome agudo), edema de membros inferiores

TGI (trato gastrointestinal).

A hanseníase é endêmica em nosso meio e do âmbito da assistência não apenas do dermatologista, mas de toda a categoria médica; portanto, deve-se estar alerta e sempre notificá-la (grupo de doenças de notificação compulsória). É importante estar alerta ao preconceito e estigma, e, ao noticiar a família de que a criança está com hanseníase, prestar os devidos esclarecimentos. É de inexorável importância informá-los de que o tratamento possibilitará a cura sem sequelas, principalmente se o diagnóstico foi realizado precocemente. Orientá-la a respeito das áreas do corpo comprometidas e do déficit de sensibilidade; alertá-los sobre a possibilidade de desenvolvimento de quadros reacionais e neurites durante o tratamento, seus sinais clínicos e situações em que há necessidade de procurar a equipe médica. São importantes as orientações aos familiares para os cuidados com as áreas anestésicas, que podem ser focos de traumas não perceptíveis pela criança. O hábito de aplicar hidratante na pele pode orientar pelo tato sobre o surgimento de novas áreas anestésicas e propiciar o início precoce do tratamento de neurites durante o seguimento.

Para a integralidade da assistência é de fundamental importância equipe multidisciplinar composta por médico(a), enfermeiro(a), fisioterapeuta, terapeuta ocupacional e assistente social de referência, para os casos necessários. É necessária a atenção integral para a humanização do tratamento.

Infecciosas fúngicas

As micoses superficiais são afecções causadas por agentes conhecidos como fungos e são limitadas às regiões ceratinizadas da pele ou superfície das mucosas. As dermatofitoses são parasitas que se utilizam da ceratina como fonte de alimento.

Dermatofitoses

Pode ser adquirida do solo (geofílica), de animais (zoofílicas) ou exclusivamente do homem (antropofílica). As dermatofitoses, também conhecidas como *tineas*, são causadas por fatores, como: contato, má higiene, clima tropical e estado carencial. Os dermatófitos são fungos filamentosos dos gêneros *Trichophyton*, *Microsporum* e *Epidermophyton*, sendo o *Trichophyton rubrum* o agente etiológico mais frequente. Apresentam diversos tipos clínicos, conforme local acometido. Cabe à imunidade celular a maior especificidade na proteção aos dermatófitos.

Quadro clínico e diagnóstico

- ***Tinea do couro cabeludo (tinea captis)***: pode apresentar placas tonsurantes descamativas (forma crônica) (Fig. V.1.20) e, na forma aguda (*kerium celsi*), pústulas e microabscessos.
- ***Tinea do corpo (tinea corporis)***: *tinea* da pele sem pelos, geralmente de configuração anular, com bordas eritematosas, vesiculosas, escamosas e papulosas. Tem evolução centrífuga e tendência à cura no centro da lesão.

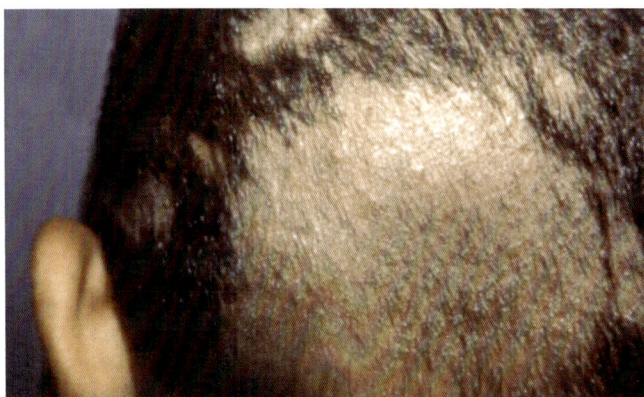

Fig. V.1.26. *Tinea* do couro cabeludo (área de alopecia com tonsura).

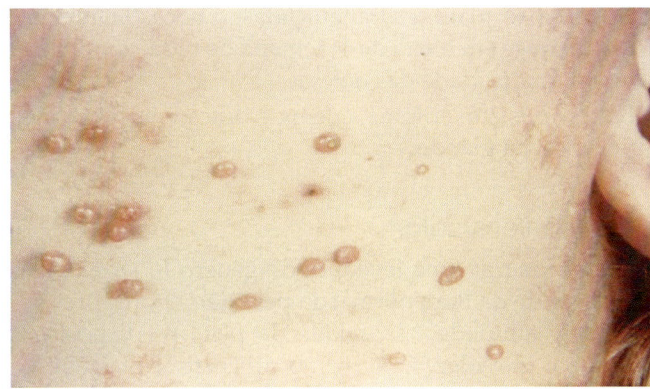

Fig. V.1.27. Molusco contagioso (pápulas umbilicadas).

- ***Tinea da virilha (tinea cruris)***: menos frequente em crianças; lesões semelhantes às da *tinea* do corpo.
- ***Tinea das mãos e dos pés (tinea manum e tinea pedis)***: rara nas mãos e frequente nos pés. Geralmente apresenta eritema, hiperceratose e descamação. Nos pés, pode apresentar uma forma intertriginosa com maceração, fissuras, prurido e, por vezes, vesículas.
- ***Tinea das unhas (tinea unguium)***: inicia-se na borda livre da unha, com deslocamento e destruição da lâmina ungueal. Há acúmulo de escamas subungueais. Ausência de lesão da matriz.
- **Dermatofítides**: caracterizam-se por lesões vesiculosas nas palmas das mãos, nas plantas dos pés ou na borda lateral dos dedos, provenientes de hipersensibilidade aos dermatófitos. Regridem com o tratamento do foco micótico.

Candidíase

São infecções produzidas por leveduras do gênero *Candida albicans*, fungo leveduriforme oportunista, que é normalmente encontrado no organismo. Assumindo a morfologia filamentosa, pseudo-hifa, torna-se patógeno. Alguns fatores são desencadeadores da infecção, como: ambiente quente e úmido; uso prolongado de corticoesteroide ou antibiótico sistêmico; gravidez; diabetes melito; estado carencial; obesidade; imunossupressão e o hábito de sugar os dedos.

Quadro clínico e diagnóstico

Podem apresentar diversos tipos clínicos, conforme o local acometido:

- **Intertriginosa**: acomete as regiões inframamárias, axilares, inguinais, perianais e interdigitais. Cursa com eritema e descamação úmida, além de lesões satélites vesicopustulosas ou eritematoescamosas na periferia (Fig. V.1).
- **Paroníquia**: apresenta eritema, edema e dor. Às vezes, surge secreção purulenta em torno das unhas expostas constantemente à água. Pode lesar a matriz ungueal.
- **Estomatite**: placas esbranquiçadas na boca. Em neonatos, aparece em torno da 4ª semana de vida, geralmente por imaturidade das defesas.
- **Balanopostite**: eritema, edema e descamação no prepúcio ou na glande.

Pitiríase versicolor

Causada por uma levedura do gênero *Pityrosporum*, que faz parte da flora normal da pele. São fatores predisponentes: umidade, oleosidade da pele, predisposição genética e gravidez. O aumento do cortisol plasmático acarreta uma infecção crônica, superficial e geralmente assintomática da pele por meio da forma filamentosa do fungo, chamada *Malassezia furfur*.

Quadro clínico e diagnóstico

Pode assumir várias formas e cores, de acordo com a cor do paciente ou grau de exposição ao sol. A borda da lesão é bem delimitada, e a superfície apresenta descamação furfurácea, mais bem visualizada pelo estiramento da pele (sinal de Zilery).

O diagnóstico laboratorial pode ser estabelecido por meio da pesquisa micológica (exame direto e cultura) das lesões suspeitas de dermatofitose ou candidíase. No exame direto são visualizadas formas filamentosas das *tineas* ou leveduriformes da cândida. A cultura indica a espécie.

Nos casos suspeitos de pitiríase versicolor, solicita-se a pesquisa direta do *Malassezia furfur* com a fita gomada. Quando positiva, são visualizados os corpos esféricos agrupados como em cacho de uvas e hifas curtas.

Piedras

As *piedras* são micoses superficiais do pelo. A *piedra* branca é causada pelo *Trichosporon beigelii*, e a *piedra* negra, por um fungo filamentoso demáceo (escuro) denominado de *Piedraia hortai*.

Quadro clínico e diagnóstico

A *piedra* branca caracteriza-se por pequenos nódulos branco-amarelados, macios, aderentes aos pelos do couro cabeludo, axilas e região pubiana. São mais visualizados com o pelo molhado e são facilmente removidos mecanicamente.

A *piedra* negra é mais rara em nosso meio e se caracteriza por nódulos pretos, endurecidos, aderentes à haste dos cabelos e, eventualmente, aos pelos da barba, bigode, axilas e região pubiana.

Tinea Nigra

É um tipo de dermatomicose menos frequente que acomete mais crianças em regiões tropicais e subtropicais. É provocada pelo fungo filamentoso demáceo *Exophiala weneckii* ou *Phaeoanellomycis werneckii*.

Quadro clínico e diagnóstico

Caracteriza-se por mancha acastanhada aderente em região palmar ou bordas dos dedos e, raramente, em região plantar. Faz diagnóstico diferencial com melanoma maligno extensivo superficial.

Tratamento

O tratamento das infecções micóticas da pele pode ser assim resumido:

- Corrigir fatores agravantes ou predisponentes.
- Em dermatofitoses e candidíases com lesões pequenas e localizadas, fazer uso de antimicóticos tópicos do tipo miconazol, clotrimazol, cetoconazol e outros.
- Em dermatofitoses mais disseminadas ou de couro cabeludo, ou ainda em crianças imunodeprimidas ou diabéticas, fazer uso de griseofulvina sistêmica (10 a 15mg/kg/dia). Em adolescentes, também podem ser usados o itraconazol, o fluconazol ou a terbinafina.
- Na pitiríase, são recomendados sabonetes ou xampus com enxofre e ácido salicílico, sulfeto de selênio a 2,5%, solução com hipossulfito de sódio a 20% a 40%, xampus com cetoconazol ou, ainda, antimicóticos tópicos semelhantes aos indicados nas dermatofitoses.
- Na candidíase disseminada em crianças, deve ser usado o fluconazol ou a anfotericina B. Em adolescentes, recomenda-se o cetoconazol ou o itraconazol, além do fluconazol.
- Deve ser lembrada a possibilidade de inativação da griseofulvina pelo fenobarbital.
- Evitar nistatina sistêmica em candidíase cutânea devido à falta de absorção.

Para as tricomicoses (*piedras*), orientam-se o corte dos pelos e o vão de antifúngicos tópicos em forma de loções ou xampus. É descrito o uso de bicloreto de mercúrio a 1:1.000 ou formol a 2%.

As doses preconizadas dos antimicóticos são:

Itraconazol (via oral):
- Adolescentes com 20 a 40kg – 50mg a cada 24 horas.
- Adolescentes com mais de 40kg – 200mg duas vezes ao dia.
- Período: 7 dias para a maioria das *tineas*, 5 dias para pitiríase versicolor, 1 dia para candidíase.

Fluconazol (vias oral ou endovenosa):
- Para infecções disseminadas ou sistêmicas: dose de ataque de 12mg/dia e manutenção com 6mg/kg/dose a cada 24 horas (dose máxima de 150mg/dia). Em geral, um comprimido em dose única com repetição semanal.
- Período: 6 a 8 doses para *tineas*, três doses para pitiríase versicolor e uma para candidíase.
- Acompanhar a função hepática e renal.

Terbinafina (via oral):
- Adolescentes com 20 a 40kg – 125mg a cada 24 horas.
- Adolescentes com mais de 40kg – 250mg a cada 24 horas.
- Período: em torno de 28 dias.

Anfotericina B (via endovenosa):
- Iniciar com 0,25 a 0,5mg/kg/dia, em infusão endovenosa lenta (2 a 6 horas).
- Concentração para infusão: 0,1mg/mL. Diluir em soro glicosado a 5%.
- Dose de manutenção: 0,5 a 1mg/kg/dia (máxima: 1,5mg/kg/dia).
- Período: mínimo de 4 a 6 semanas, na dependência do quadro clínico, da evolução e da negatividade das culturas.
- Acompanhar as funções hepática e renal.

Cetoconazol (via oral):
- Adolescentes com 20 a 40kg – 100mg a cada 2 horas.
- Adolescentes com mais de 40kg – 200mg a cada 24 horas.
- Período: 7 dias para pitiríase versicolor.

Infecciosas virais

As dermatoviroses são afecções causadas pelos vírus RNA ou DNA. Podem apresentar-se com acometimento sistêmico e sinais na pele (p. ex., rubéola), acometimento de pele e mucosa e com manifestações sistêmicas (p. ex., herpes simples), e de pele e mucosa sem manifestações sistêmicas aparentes (p. ex., verruga). As mais encontradas na clínica são discutidas a seguir.

Molusco contagioso

Causado por um poxvírus, adquirido por contato direto, autoinoculação ou fômites, com um período de in-

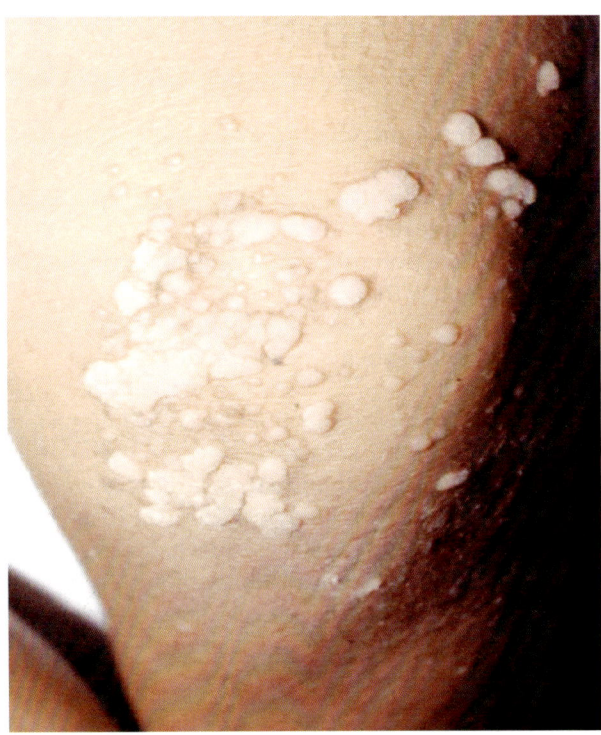

Fig. V.1.28. Verrugas vulgares (vegetação verrucosa).

cubação de 2 semanas a 2 meses. Geralmente, afeta mais crianças do que adultos. Pacientes atópicos têm maior suscetibilidade a lesões mais disseminadas.

Quadro clínico e diagnóstico

A lesão clássica é uma pápula umbilicada, translúcida, hipo ou normocrômica, quase sempre múltipla, que pode ser curetada; o núcleo apresenta material esbranquiçado. As lesões individuais persistem por 2 a 4 meses, mas o surto pode persistir por 3 anos ou mais.

Tratamento

Sendo o molusco contagioso uma afecção benigna e autolimitada, a necessidade de um tratamento traumático é discutível. São opções terapêuticas:

- Curetagem e antissepsia.
- Crioterapia com gelo seco ou nitrogênio líquido.
- Ácido tricloroacético a 10%.
- Eletrocoagulação.

Verrugas

Causadas pelo papiloma vírus humano (HPV), vírus DNA de baixa transmissibilidade, são adquiridas por contato ou autoinoculação. O período de incubação pode ser de 1 a 6 meses, e mais da metade involui espontaneamente em até 2 anos. Podem ser mais disseminadas em pacientes com imunidade celular deprimida.

Quadro clínico e diagnóstico

Clinicamente pode assumir várias formas:

- **Verrugas planas ou juvenis:** são pápulas planas de 1 a 3mm de diâmetro, aparecendo principalmente na face e no dorso das mãos.
- **Verrugas vulgares:** pápulas grandes, hiperceratósicas, firmes, com pontos escuros e hemorrágicos na superfície. São mais frequentes no dorso das mãos e nos dedos.
- **Verrugas periungueais:** semelhantes às anteriores, em local próprio.
- **Verrugas filiformes:** lesões finas corneificadas na face, no pescoço e na comissura labial.
- **Verrugas plantares ou palmares:** lesões hiperceratósicas, achatadas por pressão, interrompendo as linhas naturais da pele, com pontos escuros hemorrágicos na superfície; podem ser muito dolorosas.
- **Condiloma acuminado:** verrugas que surgem em áreas quentes e úmidas, mucosas e semimucosas, com aspecto mole, vegetante, bastante contagiosas.

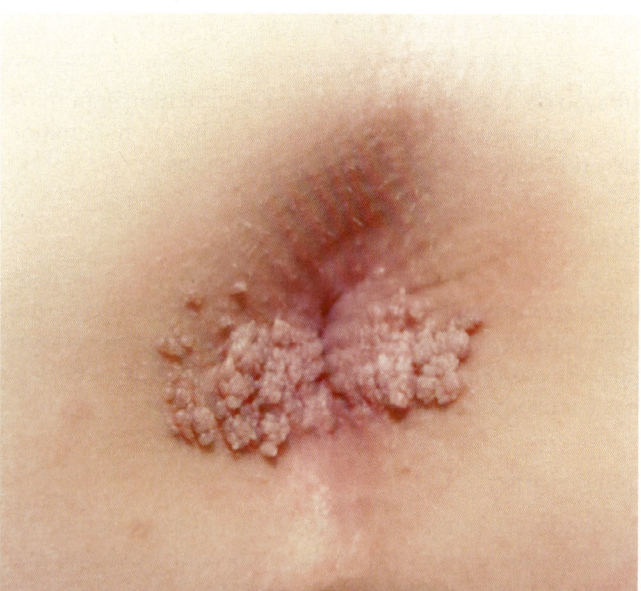

Fig. V.1.29. Condiloma acuminado (vegetação condilomatosa).

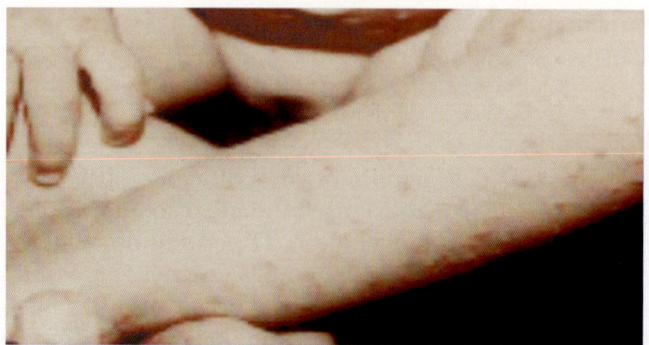

Fig. V.1.30. Estrófulo (papulovesícula em base eritematosa).

Tratamento

O tratamento pode ser feito com:

- Destruição por meio físico (crioterapia, eletrocoagulação).
- Destruição por meio químico (ácido nítrico, ácido salicílico, formalina, ácido tricloroacético, ácido lático, nitrato de prata), ácido retinoico a 0,1%.
- Podofilina em solução alcoólica a 25% para condilomas acuminados.
- Proteção para a área em torno da lesão antes de qualquer tratamento.
- Avaliar o estado imunológico do paciente.
- Evitar incisão e sutura devido ao alto risco de recidiva.
- Evitar tratamento agressivo que traga resultado cosmético indesejável.
- Em gestantes portadoras de condiloma acuminado é contraindicado o parto normal.

Doença do grupo herpesvírus

Herpes Zoster

Quadro clínico e diagnóstico

O herpes zoster é causado pelo mesmo vírus da varicela. Os sintomas são variáveis, sendo menos intensos em idade mais jovem. Após pródromos com dor localizada, surgem vesículas em base eritematosa, com distribuição em faixa, unilateral, conforme o trajeto do nervo acometido. Em crianças, involui geralmente em 2 a 3 semanas, sem deixar sequelas (Fig. V.1.8).

Tratamento

No tratamento, recomendam-se:

- Sintomáticos e analgésicos, se necessário.
- Antisséptico tópico do tipo solução de permanganato de potássio 1:10.000, para evitar infecção aguda.
- Antibiótico tópico do tipo neomicina, se necessário.
- Evitar anestésicos tópicos.
- Em casos graves, extensos, ou em pacientes imunodeprimidos, utilizar aciclovir sistêmico.

Herpes simples

Quadro clínico e diagnóstico

É causado pelo herpesvírus *hominis* tipo I (extragenital) e tipo II (genital, de transmissão geralmente sexual). A primoinfecção herpética ocorre em pessoas que nunca tiveram contato com o vírus, geralmente crianças. As manifestações clínicas, quando presentes, são representadas por uma gengivoestomatite de evolução febril (3 a 7 dias), com certo comprometimento do estado geral e adenopatia. Evoluem para a cura. As manifestações recidivantes são mais encontradas em adultos, próximas ao lábio ou à genitália, em área eritematosa com vesículas agrupadas. O herpes simples pode ser adquirido via transplacentária ou por inoculação do canal do parto, podendo ser grave.

Em gestantes com lesões vulvares ativas é indicada a cesariana.

Tratamento

O tratamento é feito com:

- Sintomático: antissépticos tópicos e analgésicos (antitérmicos), quando necessários.
- Na gengivoestomatite pode ser útil o uso de anestésico tópico. Observar o estado de hidratação devido à ingestão dificultada.
- Em casos graves ou extensos, ou em pacientes imunodeprimidos, utilizar aciclovir sistêmico.

Infecciosas parasitárias

As dermatozoonoses são infecções da pele causadas por ação lesiva de animais dos tipos celenterados, insetos, protozoários e vermes. Esses animais podem ser parasitas ou não e exclusivos do homem ou não. A ação lesiva pode ser ocasional ou permanente. Serão apresentadas as mais importantes na clínica pediátrica.

Escabiose

Também chamada de sarna, é uma dermatose parasitária causada pelo *Sarcoptes scabiei hominis*, transmissível pelo contato direto e, mais raramente, por roupas. A fêmea fecundada escava um túnel na camada córnea da pele e põe ovos diariamente, por 1 a 2 meses, até morrer. Os ovos alcançam a maturidade em 3 semanas, iniciando novo ciclo.

Quadro clínico e diagnóstico

Pruriginosa, principalmente à noite, pode apresentar-se de forma disseminada, mas tem suas localizações mais frequentes em espaços interdigitais, axilas, punhos, cintura pélvica, nádegas, mamas e pênis.

Apresenta polimorfismo lesional onde a lesão típica, o túnel (sulcos retos ou sinuosos ou pápulas lineares que terminam numa vesícula onde estão alojados a fêmea e seus ovos), nem sempre é identificada. Em geral, está associada a lesões urticariformes, escoriações e eczematização. Podem aparecer lesões nodulares e disidróticas recidivantes (vesículas) em mãos e pés de crianças mais jovens. Os sintomas podem ter início em até 4 a 6 semanas após a contaminação (portadores assintomáticos).

Tratamento

As seguintes medidas fazem parte do tratamento:

- É essencial o tratamento de todos os contactantes, uma vez que podem ser portadores assintomáticos. O tratamento apenas dos portadores sintomáticos favorece a reinfecção.
- Trocar, lavar, ferver ou expor ao sol as roupas de cama e íntima.
- Tratar previamente infecção secundária ou estado de sensibilização.
- Indicar anti-histamínico sistêmico para combater o prurido, se necessário.
- Receitar escabicida:
  - Monossulfiram (solução alcoólica a 25%): diluído em duas ou três partes de água e aplicado em todo o corpo, do pescoço aos pés, à noite, repetindo após 24 horas e 10 dias. Durante o tratamento, e mesmo após alguns dias, deve-se evitar ingerir bebida alcoólica devido à possibilidade de efeito *antabuse*.
  - Lindano (hexacloreto de gama benzeno) a 1%: em loção ou creme, aplicado em todo o corpo, do pescoço aos pés à noite, repetindo após 24 horas e 10 dias. Evitar o uso durante a amamentação, em gestantes, em menores de 1 ano de idade e em pacientes neurológicos devido ao efeito colateral de neurotoxicidade.
  - Benzoato de benzila a 25%: aplicar em todo o corpo, do pescoço aos pés, à noite (três aplicações com intervalo de 24 horas), repetindo após 10 dias. Pode causar dermatite por irritação primária.
  - Permetrina a 5%: tem apresentado boa eficácia e segurança, sendo utilizada em todas as faixas etárias.
  - Ivermectina (via oral) em dose única de 200mg/kg, repetida após 10 dias. Dada a eficácia dos tratamentos tópicos, não é o tratamento de rotina, mas de exceção. É de grande utilidade na sarna crostosa (em imunodeprimidos).

O tratamento deve ser suspenso durante 10 dias caso ocorra alergia medicamentosa. Após esse prazo, deve-se empregar outro produto.

Tratamento com duração superior ao indicado pode ser danoso. As manifestações de hipersensibilidade persistente, como prurido, erupção disidrosiforme (vesículas das mãos e dos pés) e nódulos, não são critérios de cura ou ineficácia do tratamento.

A única medicação a ser usada diluída é o monossulfiram. As outras já estão na concentração terapêutica a ser aplicada na pele.

A escabiose nodular responde à corticoterapia tópica ou sistêmica.

A erupção disidrosiforme devida à hipersensibilidade, com vesículas palmoplantares, deve ser tratada com solução de permanganato de potássio a 1:10.000 em compressas e corticoterapia tópica, em todos os surtos recidivantes.

Pediculose

A pediculose é uma dermatose parasitária causada pelos piolhos *Pediculus humanus capitis* (piolho da cabeça), *Pediculos humanus corporis* (piolho do corpo) e *Phithirus pubis* (chato).

Quadro clínico e diagnóstico

Prurido e infecção piodérmica no couro cabeludo, além de lesões eczematizadas nas porções superior da orelha e posterior do pescoço, sugerem a infestação. Devem então ser procuradas lêndeas fixadas nos cabelos e, com maior dificuldade, os piolhos.

O agente da fitiríase fixa-se, em geral, nos pelos pubianos, mas também nos do tórax, das coxas, das axilas e nos cílios, onde também são encontradas lêndeas. O agente da pediculose do corpo costuma habitar as roupas das pessoas em estado de higiene precário, indo ao corpo apenas para se alimentar. Causam lesões na cintura escapular, ombros, nádegas e face posterior das axilas.

Tratamento

O tratamento fundamenta-se em:

- Tratar a infecção ou eczematização secundária previamente.
- Utilizar os medicamentos citados para escabiose em loções ou xampus durante 30 minutos, por 2 dias, e repetir após 1 semana.
- Retirar as lêndeas com pente fino, após aplicação prévia de água com vinagre (diluído em 50%), na pediculose do couro cabeludo, devido à ação duvidosa de alguns fármacos sobre as lêndeas.
- Na fitiríase, lavar as roupas com água quente diariamente.
- Na pediculose do corpo, ferver as roupas.

Larva migrans

Também chamada de dermatite serpiginosa, é uma erupção cutânea causada por larvas de nematoides em que o homem é um hospedeiro final anormal. Os ovos do *Ancylostoma caninum*, por exemplo, eliminados no solo, se abrem, dando origem a larvas infestantes. O homem, em contato com o solo, pode adquirir essa infecção. A larva penetra a pele onde, depois de um período variável, passa a migrar erraticamente.

Quadro clínico e diagnóstico

Apresenta-se como uma erupção linear, saliente, tortuosa, com pápula na porção terminal e de caráter migratório. É pruriginosa.

Tratamento

O tratamento é realizado com:

- Tiabendazol tópico durante 2 semanas.
- Tiabendazol sistêmico (25 a 50mg/kg durante 2 a 4 dias) e albendazol (400mg/dia, por 4 a 5 dias) são empregados quando há lesões numerosas.

ERUPÇÕES POR PICADAS DE INSETOS

Representam as afecções causadas na pele por insetos (dípteros) que sugam sangue do homem e de outros animais. As manifestações cutâneas dependem de reação inflamatória inespecífica ou alérgica, sendo essa última a mais significativa.

Quadro clínico e diagnóstico

Os culicídeos produzem lesões em áreas expostas (face, mãos, antebraços, pernas e pés); os culicoides atacam principalmente à tarde e nos membros inferiores.

A hipersensibilidade se inicia, em geral, em torno do 3º mês de vida por uma resposta alérgica imediata (tipo I) no local das picadas, com lesões urticariformes e ponto hemorrágico central. Posteriormente, com maior idade, aparece uma resposta alérgica tardia (tipo IV) em que surgem pápulas e vesículas (reação alérgica chamada de estrófulo).

Após o 7º ou 8º ano de idade, tende a ocorrer dessensibilização espontânea. Acometem frequentemente crianças atópicas.

Tratamento

Na terapêutica, orientar:

- Evitar contato com insetos é o mais importante.
- Corticoesteroide tópico e anti-histamínico sistêmico, se necessários. O corticoesteroide sistêmico é indicado apenas numa reação muito intensa.
- Tratar infecções secundárias, se houver, com antibiótico tópico ou sistêmico, conforme a intensidade.
- O médico deve ter o cuidado de evitar restrição dietética, corticoesteroide sistêmico de rotina, corticoesteroide tópico permanente, anti-histamínico ou anestésicos tópicos. O tratamento imunoterápico tem eficácia discutível.

OUTRAS
Miliária

Afecção das glândulas sudoríparas écrinas, resultante da obstrução dos condutos excretares, com ruptura e extravasamento de suor dentro da pele. Em nossa região, devido ao clima quente e úmido, é bastante frequente na infância.

Quadro clínico, diagnóstico e tratamento

As miliárias apresentam-se de várias formas:

- **Miliária neonatal**: a retenção do suor ocorre por imaturidade dos condutos excretores das glândulas sudoríparas. Aparece nas primeiras semanas de vida, podendo ser clinicamente vista na forma cristalina ou rubra, principalmente em áreas de dobras, mais submetidas ao calor e à umidade. Pode haver infecção secundária pelo *Staphylococcus aureus*, originando a periporite, ou eczematizar-se. A prevenção deve ser feita proporcionando-se banhos frequentes com água à temperatura ambiente, restringindo-se o excesso de roupas e procurando-se prover um ambiente arejado ao recém-nascido. O tratamento consiste na aplicação de pasta d'água e de solução de permanganato de potássio a 1:15.000, em caso de infecção secundária.

- **Miliária cristalina**: a obstrução ocorre na camada córnea. Surge após sudorese excessiva secundária a calor, febre, exercícios ou exposição solar. Assintomática, aparece mais em adultos e idosos. Clinicamente, surgem vesículas sem eritema em áreas expostas, que involuem espontaneamente ao cessar a sudorese. O tratamento consiste em evitar fatores que aumentem a sudorese e aguardar descamação espontânea. Portanto, o tratamento é geralmente desnecessário.
- **Miliária rubra**: a obstrução ocorre na camada granulosa ou na parte superior da espinhosa. É pruriginosa, encontrando-se mais em crianças e adolescentes. São fatores desencadeantes: temperatura ambiente elevada; umidade; exposição ao sol; febre; exercícios; roupas quentes e uso de irritantes tópicos ou bronzeadores. Clinicamente, há eritema com papulovesículas, principalmente em áreas cobertas. Involui, geralmente, uma semana após o afastamento da causa. O tratamento é feito com pasta d'água, anti-histamínico sistêmico, se houver prurido intenso, e compressas com solução de permanganato de potássio 1:10.000, em caso de periporite.
- **Miliária profunda**: a obstrução ocorre na parte inferior da epiderme ou superior da derme. Decorre de inflamação em camada mais acima, provocada por miliária rubra. Há diminuição ou ausência de sudorese nessas áreas. Em geral, é assintomática, a menos que comprometa áreas extensas. Clinicamente, apresenta-se com elevações rosa-claras, mais parecidas com pápulas do que com vesículas, principalmente no tronco e próximo das extremidades. O tratamento consiste em afastar fatores desencadeantes. Às vezes, é necessário repouso em clima fresco durante vários dias. Em caso de infecção secundária, recomenda-se o uso de antibiótico sistêmico.

DISCROMIAS

São alterações da cor da pele que podem ser decorrentes de fenômenos fisiológicos, doenças congênitas, hereditárias ou adquiridas por deposição de pigmento ou por mecanismos autoimunes.

Do ponto de vista da localização, podem ser únicas e localizadas, segmentares, generalizadas ou ter disposição característica, como ao longo das linhas de Blaschko.

Algumas dessas alterações podem estar presentes ao nascimento e representarem fenômenos fisiológicos e transitórios, como, por exemplo, a cútis marmorata. O fator racial pode também influenciar, como na mancha mongólica.

No que concerne à patogênese da doença, aquelas decorrentes de alteração do componente responsável pela cor da pele, a melanina, podem caracterizar-se por hipercromia, hipocromia ou acromia, sendo as mais comuns os nevos congênitos e adquiridos.

Doenças autoimunes podem também cursar com alteração da cor da pele por destruição do melanócito, a exemplo do vitiligo. No albinismo a anormalidade está na síntese da melanina, estando preservadas a quantidade e a estrutura do melanócito.

São exemplos de pigmentos exógenos presentes em alimentos o caroteno (depósito exógeno), que atribui coloração amarelada à pele e mucosas, e algumas medicações responsáveis por ocasionar pigmentação exógena (depósitos exógenos).

As alterações vasculares constituem outro grupo na patogênese das discromias e podem já estar presentes ao nascimento, tais como o *nevos flammeus*.

Quadro clínico e diagnóstico
Desordens fisiológicas

- **Alteração da coloração em alerquim**: alteração de cor em uma metade do corpo resultante de posicionamento. É incomum e encontrada mais frequentemente no recém-nascido com baixo peso ao nascer. A imaturidade dos centros hipotalâmicos que controlam o tônus vascular periférico é tida como responsável. Manifesta-se quando a criança é colocada em decúbito lateral e surge um eritema bem delimitado na linha média do lado apoiado, e a metade oposta se torna pálida. A alteração da cor diminui em alguns segundos após o bebê ser colocado em posição supina. O quadro é mais frequente nos primeiros dias de vida e remite em algumas semanas.
- **Cútis marmorata fisiológica**: representa imaturidade no controle autônomo do plexo vascular da pele. O quadro é fisiológico e transitório, diminui gradualmente e não persiste por mais de 6 meses. São manchas de coloração marmórea ou azulada de aspecto reticulado, que aparecem nas extremidades e tronco dos recém-nascidos quando expostos ao frio. É mais frequente em recém-nascidos prematuros.
- **Mancha mongólica**: é a alteração pigmentar mais comum na infância, com predomínio nas raças amarela e negra. É composta por células pigmentadas fusiformes na derme profunda. Quanto à patogênese, postula-se que seja um defeito na migração dos melanócitos da crista neural até a junção dermoepidérmica. Caracteriza-se por mancha cinza-azulada localizada principalmente nas regiões lombossacra e glútea, podendo acometer também os membros. Tende a aumentar de tamanho até o 1º ou 2º ano de vida, regredindo espontaneamente durante a infância, porém alguns traços de mancha mongólica podem persistir na vida adulta.

Desordens congênitas e/ou hereditárias

- **Albinismo**: caracteriza-se por hipopigmentação apenas cutânea, oculocutâneo ou restrita à retina. Na sua forma oculocutânea, é a desordem de pigmentação generalizada mais comum, com frequência estimada de 1:20.000 habitantes.
- **Nevo acrômico/hipocrômico**: a mancha característica do nevo acrômico é, na realidade, hipocrômica e apresenta conformação irregular (em mapa geográfico). A informação dos familiares sobre a existência da mancha desde o nascimento ou aparecimento nos primeiros meses de vida é importante, devendo ser lembrada a possibilidade de surgimento tardio.
- **Piebaldismo**: caracteriza-se por mancha acrômica em região frontal, de aspecto triangular, envolvendo cabelos da área (em geral em tufo) ou cílios. Observam-se máculas hipercrômicas na região da lesão ou em área de pele normal. É dermatose congênita de caráter hereditário autossômico dominante.

Desordens hipopigmentares ao longo das linhas de Blaschko

- **Hipomelanose de Ito**: caracteriza-se por manchas acrômicas, irregulares ou em disposição bizarra, que podem seguir as linhas de Blaschko. Pode ser observada já ao nascimento ou surgir na primeira infância sem haver história de reação inflamatória local. Ao exame histológico há redução da melanina (camada basal) ou de melanócitos. São manifestações extracutâneas dessa doença congênita: retardo mental, epilepsia, alterações oftálmicas, na dentição, nos cabelos e no sistema musculoesquelético, que podem estar presentes em cerca de 70% das crianças acometidas.
- **Incontinência pigmentar**: apenas os bebês do sexo feminino sobrevivem, por ser genodermatose neuroectodérmica (multissistêmica) ligada ao X, dominante e rara. Normalmente a família refere o surgimento ao nascimento ou durante as primeiras semanas de vida, de lesões com aspecto vesicobolhoso. A evolução se dá com o aparecimento de lesões papuloverrucosas de configuração linear e localização em extremidades. Em seguida surgem lesões hiperpigmentadas disseminadas ao longo das linhas de Blaschko e, mais tardiamente, máculas hipocrômicas lineares disseminadas de aspecto irregular e anidrose. Outros achados são alopecia cicatricial em vértix variando entre 35% e 75% dos casos e onicodistrofia em 40 a 60% dos casos.

Desordem autoimune

- **Vitiligo**: caracteriza-se pela presença de manchas acrômicas por ausência de pigmento em decorrência de destruição dos melanócitos da pele. Pode apresentar-se sob as formas segmentar e não segmentar ou, mais raramente, sob a coexistência de ambas as formas. A forma segmentar compromete a área de dermátomo total ou parcialmente; tem início precoce; cerca de 30% dos casos ocorrem na infância; frequentemente compromete a face e o couro cabeludo, e comumente não está associada com desordens autoimunes. Inicialmente pode confundir-se com o nevo acrômico. Estabiliza-se tão logo surge. A forma não segmentar é a mais comum, perfazendo um total de 85%-90% de todos os casos; tende à disseminação e mais frequentemente se associa com desordens autoimunes. Em descendentes europeus, no grupo cujo vitiligo ocorre como parte de uma diátese autoimune, tem-se identificado o gene codificado como **NACHT** *leucine-rich-repeat protein 1* ou *NALP1*.

Hipocromias secundárias a dermatoses infecciosas

- **Hanseníase**: caracteriza-se pelo aparecimento de uma ou várias máculas hipocrômicas, de bordas imprecisas, e em crianças é comum a localização em face e membros inferiores. A princípio a mancha é hiperestésica, porém geralmente é diagnosticada já apresentando diminuição ou ausência de sensibilidade térmica, podendo também haver déficit de sensibilidade dolorosa. Em geral não há alteração da sensibilidade tátil.
- **Pitiríase versicolor**: micose superficial, causada pela *Malassezia furfur*, comum na adolescência. Caracteriza-se por máculas hipocrômicas, eritematosas ou acastanhadas, com escamas finas (furfuráceas) que aparecem mais frequentemente no pescoço, no tórax e na porção superior dos membros superiores e/ou áreas seborreicas. As escamas se tornam mais evidentes ao sinal da unha ou quando se realiza estiramento da pele lesional (sinal de Zilery).

Manchas vasculares

- **Mancha salmão (*nevus flammeus*)**: são lesões planas de coloração rosada, cujas localizações mais frequentes são a linha média da região occipital, glabela, fronte, pálpebras superiores e regiões nasolabiais. As lesões se intensificam quando a criança chora e desaparecem à digitopressão. A maioria desaparece na infância, porém as da região occipital podem persistir até a idade adulta em até 50% dos casos.
- **Mancha vinho do Porto**: malformação vascular presente ao nascimento e que não apresenta tendência à regressão durante a vida adulta. Manifesta-se como mancha vinhosa unilateral, segmentar, e que normalmente respeita a linha média. Ocorre em qualquer área do corpo, com predileção pela face.

Desordens Adquiridas de Etiologias Variadas

- **Leucodermia *gutata* ou hipomelanose *gutata* idiopática**: caracteriza-se por máculas acrômicas de alguns milímetros, dispostas em áreas de exposição solar dos membros superiores e inferiores. Podem apresentar atrofia. São atribuídas à exposição solar e têm caráter hereditário.

- **Esclerodermia localizada (*morphea*)**: inicialmente pode caracterizar-se por mácula hipocrômica. Nesse caso, pode apresentar alteração da sensibilidade, em decorrência da atrofia ao nível da camada dérmica. No entanto, evolui com o característico aspecto esclerótico e brilhante da pele, que possibilita o diagnóstico diferencial. É rara na infância.
- **Hipocromias e acromias residuais**: são secundárias a uma dermatose preexistente.

BIBLIOGRAFIA

Azulay RD, Azulay DR. Dermatologia. 5ª ed. Rio de Janeiro: Guanabara, 2008.

Delfávero WM. Micoses Superficiais. Estudando Dermatologia. Programa Nacional de Educação Continuada em Pediatria – PRONAP, fascículo IV, Soc Bras Pediatr, 2000.

Faergemann J. Management of seborrheic dermatitis and versicolor. Am J Clin Dermatol 2000; 1(2):75-80.

Fitzpatrick BT, Eisen AZ, Wolff K, Irwin NF, Austen KF. Dermatology in general medicine. Textbook and atlas. 6ª ed. McGraw-Hill Inc. 2003.

França E. Dermatologia. Recife: Bagaço, 1999.

Grattan CE, Sabroe RA, Greaves MW. Chronic urticaria. J Am Acad Dermatol 2002; 46(5):645-657.

Haneke E. Eczema – Um guia prático para o diagnóstico diferencial e abordagem terapêutica. Adis Internacional Limited, 1999.

Henry NK et al. Antimicrobial therapy for infants and children. Mayo Clinic Proceedings, 2000; 75 (1):86-89.

Higaki S, et al. Comparative study of Staphylococci from the skin of atopic dermatitis patient and from healthy subjects. Int J Dermatol 1999; 38(4):265-269.

Knowles S, Shapiro L, Shear NH. Drug eruptions in children. Adv Dermatol 1999; 14:399-415.

Kozmhinsky V. Problemas Dermatológicos mais Frequentes em Pediatria. Programa Nacional de Educação Continuada em Pediatria – PRONAP. fascículo III. Soc Bras Pediat 1999:39-66.

Lee DJ, Eichenfield LF. Atopic, contact, and seborrheic dermatitis in adolescent. Med 2001; 12(2):269-283.

Lee EE, Maibach HI. Treatment of urticaria. An evidence-based evaluation of antihistamine. Am J Clin Dermatol 2001; 2(1):27-32.

Lever WF, Schaumburg-Lever G. Histopathology of the skin. 8ª ed. J. B. Lippincott Company, 1997.

Liwy G, Alonso FJF, Cesttari SC. Atlas de dermatologia pediátrica topográfico e morfológico. MEDSI – Editora Médica e Científica Ltda. 2000.

Mancini AJ, Frienden IJ, Paller AS. Infantile acropustulose revisited: history and response to topical corticosteroids. Ped Dermatol 1998; 5:337-341.

Meinking T L, Taplin D, Hermida JL et al. The treatment of scabies with ivermectin. N Engl J Med 1995; 333:26-30.

Murahouschi J. Os Problemas da pele. *In:* Romiti N. *Pediatria, Diagnóstico & Tratamento*. São Paulo: Sarvier, 2004.

Poon EE, Seed PT, Greaves MW, Kobza-Black A. The extent and of disability in different urticarial conditions. Br J Dermatol 1999; 140(4):667-671.

Prigent F. Seborreic dermatitis in infancy. Arch Pediatr 2002; 9(9):970-971

Rasmussen VE. Dermatologia pediátrica. Clínicas Pediátricas da América do Norte, 1983; 3:609-628.

Ruiz-Maldonato R. Textbook of pediatric dermatology. Philadelphia: Grune & Stratton, 1989:399-587.

Sampaio S, Rivitti E. Dermatologia básica. 4ª ed. Artes Médicas, 2007.

Wilkinson DS, Ebling FJG, Champion RH, Burton JL. Rook's Textbook of Dermatology. 17ª ed., Blackwell Scientific Publications, 2004.

Zaitz C et al. Micoses superficiais propriamente ditas. *In: Compêndio de Micologia Médica*. 1ª ed. Rio de Janeiro: MEDSI, 1998:65-67.

SEÇÃO VI
DOENÇAS INFECCIOSAS

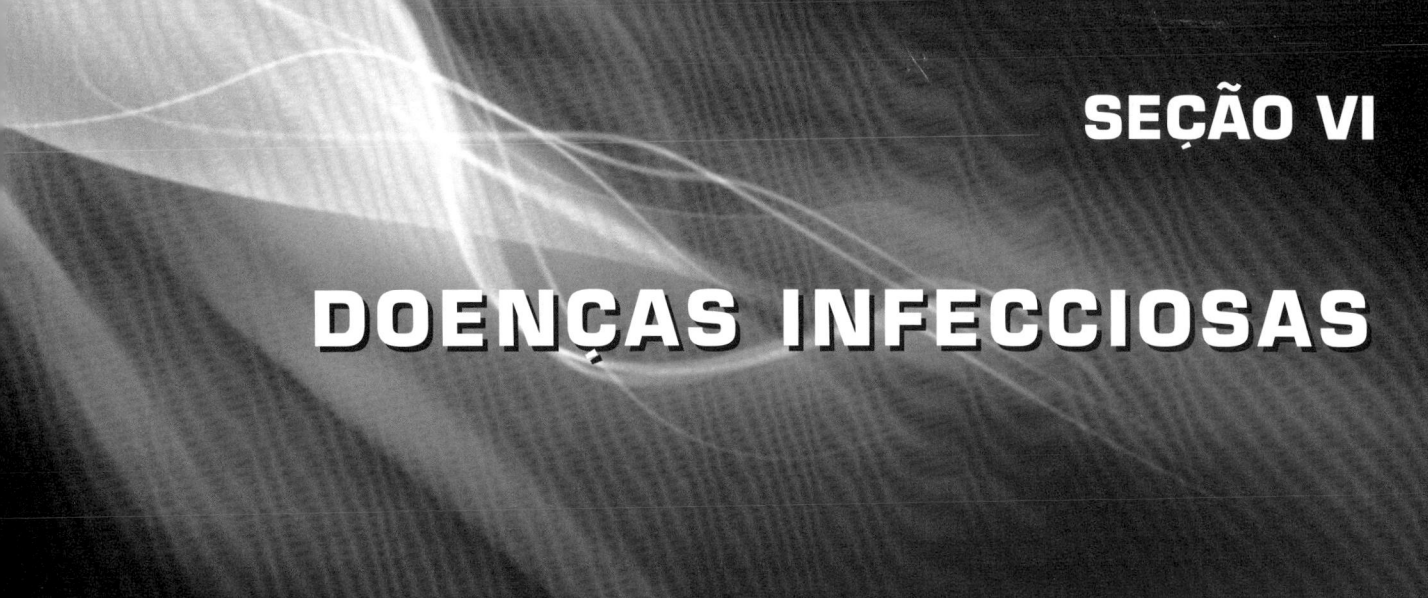

DOENÇAS VIRAIS DE IMPORTÂNCIA PEDIÁTRICA

CAPÍTULO 1
Sarampo

Haiana Charifker Schindler

INTRODUÇÃO, CONCEITUAÇÃO E EPIDEMIOLOGIA

O sarampo é uma doença viral exantemática, extremamente contagiosa, de evolução aguda e descrita desde a mais remota antiguidade.

Responsável por altas morbidade e mortalidade até a década de 1970 em crianças menores de 5 anos de idade, sobretudo as desnutridas e moradoras de regiões pobres e com baixa cobertura vacinal, a situação passou a apresentar gradativa melhora e não há registro de casos autóctones no Brasil desde 2000, acompanhando a boa cobertura vacinal contra a doença, que desde 1999 vem sendo maior do que 95% e sem registros de incidência em menores de 1 ano de idade (Fig. VI.1.1).

Entre 2001 e 2006 foram registrados 67 casos confirmados de sarampo, em três Estados – São Paulo, Santa Catarina e Bahia –, sendo que quatro foram casos importados – Japão, Europa e Ásia – e 63 relacionados aos casos importados. Em 2006 foram confirmados 57 casos no Estado da Bahia, onde mesmo se tendo identificado o vírus responsável pelo surto (D4) não se conseguiu identificar o caso-índice.

Vale ressaltar a ausência do registro vacinal em todas essas pessoas acometidas pelo sarampo. Embora a cobertura vacinal desses municípios estivesse em torno de 95%, ela não refletia a totalidade do município, ou seja, foram identificados bolsões de suscetíveis nas localidades da ocorrência do surto.

O número de óbitos por sarampo também demonstra o benefício conquistado com o controle da doença. Em 1980, essa doença provocou 3.236 mortes, número provavelmente subestimado devido à falta de inclusão das mortes indiretas causadas por complicações, como as pneumonias, que se sucediam com frequência ao sarampo. No ano de 1999, ocorreram os dois últimos casos de óbito por sarampo no país (Fig. VI.1.2).

Para consolidar essa conquista e conseguir a eliminação da doença, o Ministério da Saúde implantou o Plano de Erradicação do Sarampo, no qual se destacam as seguintes ações: (1) atingir coberturas vacinais de rotina acima de 95% em crianças de 1 ano; (2) realização de uma campanha de vacinação indiscriminada, vacinando-se todas as crianças independentemente da situação vacinal prévia; (3) repetir essa campanha a cada 5 anos ou menos, a depender da situação epidemiológica, garantindo o seguimento de maneira a impedir o acúmulo de suscetíveis que se vão originando anualmente dos não vacinados e dos vacinados que não se imunizam.

O comportamento cíclico da doença, com a ocorrência de epidemias periódicas a cada 5 anos em média, pode ocorrer pela velocidade com que se acumulam suscetíveis, caso não sejam adotadas as estratégias adequadas. A incidência, a evolução clínica e a letalidade são influenciadas pelas condições socioeconômicas, estado nutricional e imunitário do paciente, bem como por lugares com aglomeração.

Atualmente, a maioria dos países das Américas não apresenta casos autóctones de sarampo. A meta é eliminar a transmissão do vírus autóctone da região, mesmo que se considere sua circulação em praticamente todos os outros continentes.

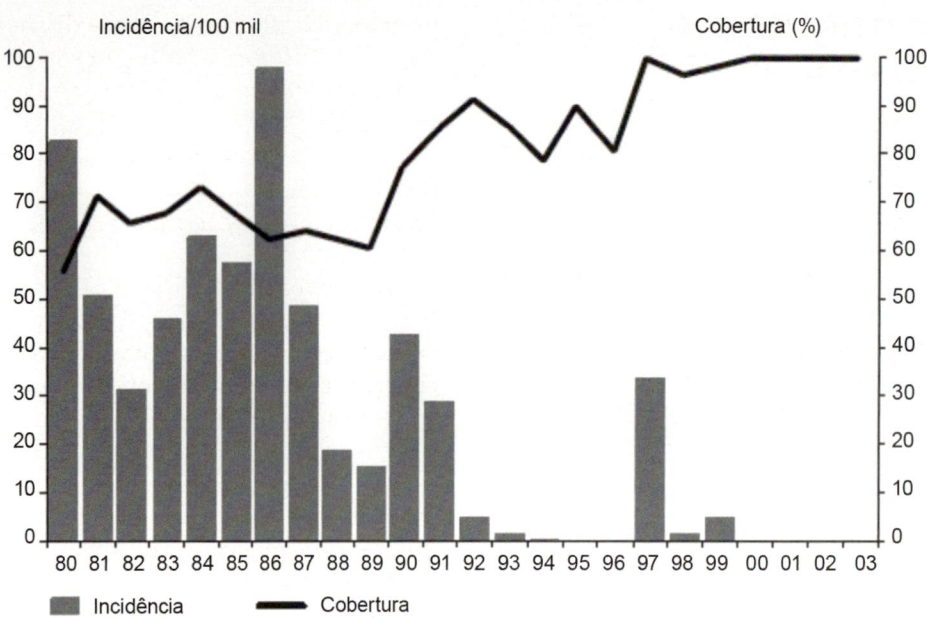

Fig. VI.1.1. Incidência de sarampo e cobertura vacinal em menores de 1 ano (até 2001) e de 1 ano (a partir de 2002), com a vacina tríplice viral 1980-2003. *Fonte:* CGDT/CGPNy/Devep/SVS/MS.

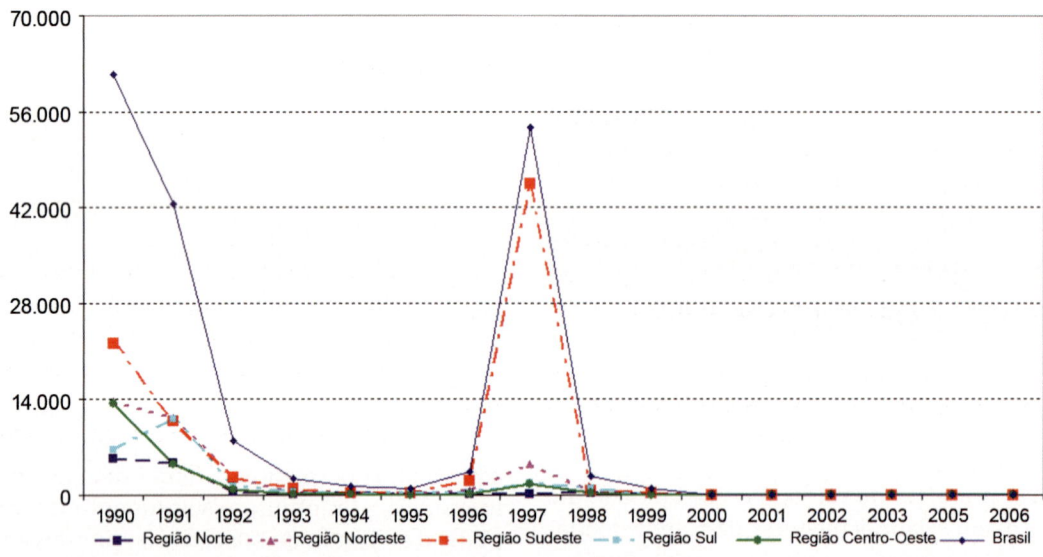

Fig. VI.1.2. Óbitos de sarampo no Brasil e em grandes regiões. 1990-2006. *Fonte:* BNS/SVS/MS – atualizado em 25-10-07.

A suscetibilidade ao vírus do sarampo é geral. Os lactentes cujas mães já tiveram sarampo ou foram vacinadas possuem, temporariamente, anticorpos transmitidos por via placentária, conferindo imunidade, geralmente, ao longo do 1º ano de vida, o que interfere na resposta à vacinação. No Brasil, cerca de 90% das crianças perdem esses anticorpos maternos por volta dos 9 meses de idade.

Em regiões pobres, o sarampo usualmente é muito severo entre as crianças mais jovens, existindo, assim, uma correlação inversa entre a idade e a gravidade da doença. O sexo e a raça não interferem na suscetibilidade individual em adquirir a infecção.

A severidade maior do sarampo em crianças tem sido interpretada como resultante de vários fatores: desnutrição, sistema imunológico imaturo, tipo de exposição ao sarampo (exposição mais intensa, levando a uma alta dose de vírus para a criança, podendo, inclusive, superar a imunidade passiva adquirida por via transplacentária), condições socioeconômicas precárias, baixa cobertura vacinal, entre outros.

ETIOLOGIA, PATOGÊNESE E PATOLOGIA MORFOLÓGICA E FUNCIONAL

O vírus do sarampo pertence ao gênero *Morbillivirus*, família *Paramyxoviridae*. Tem aspecto esférico, mede de 120 a 250nm de diâmetro e está composto por um centro de ácido ribonucleico (RNA) coberto por proteína e com um envoltório externo lipoproteico de estrutura espicular.

Quanto à estrutura antigênica do vírus, são descritos dois antígenos: o NP e o V. O primeiro está ligado à estrutura filiforme do componente interno, e o segundo, à estrutura hemaglutinante da superfície viral. É extremamente lábil ao calor, sendo rapidamente inativado a 37°C, pela ação de luz ultravioleta, radiação ionizante, enzimas proteolíticas e agentes químicos, como acetona, éter e formalina, podendo, porém, permanecer intacto por longos períodos a temperaturas baixas.

O período de transmissibilidade é de 4 a 6 dias antes do aparecimento do exantema, até 4 dias após, com pico máximo nos 2 dias pré e pós-exantema. O vírus é transmitido diretamente por meio de secreções nasofaríngeas do indivíduo doente, expelidas ao tossir, espirrar ou falar, mas também, indiretamente, por uma terceira pessoa ou pela dispersão no ar de gotículas contendo partículas virais em ambientes fechados.

O vírus pode ser isolado nos primeiros dias da doença e cresce em uma variedade de cultivos celulares.

No organismo, o vírus induz a formação de anticorpos tipo IgM e IgG, e seus níveis são detectáveis 12 a 15 dias após a infecção, os quais neutralizam especificamente a infectividade do vírus, fixam complemento com antígeno vírico e inibem a hemaglutinação e hemólise.

Durante a infecção pelo sarampo podem ser observadas leucopenia, à custa de linfócitos e neutrófilos, motilidade defeituosa dos neutrófilos e diminuição dos linfócitos T, B e nulos. Há redução das plaquetas na contagem periférica e ativação patológica do sistema complemento, com déficit de C_1, C_3, C_4 e C_5.

A imunidade determinada pela doença geralmente perdura por toda a vida, apesar de os fatores imunológicos responsáveis por essa proteção serem ainda parcialmente conhecidos. Os resultados dos testes para avaliação da imunidade ligada aos linfócitos T estão normalmente deprimidos ou ausentes na fase aguda da doença. Entretanto, a imunidade celular parece desempenhar um papel fundamental na cura da infecção e proteção contra a reinfecção. Estudos recentes têm demonstrado a detecção de células T $CD4^+$ e $CD8^+$ longo tempo após a infecção aguda, sendo assim consideradas como prováveis contribuintes para a imunidade duradoura.

Após penetração do vírus no organismo, produz-se a primeira multiplicação local, determinando a viremia primária. Nessa fase, bastante discreta, existe uma disseminação do vírus no organismo, atingindo todas as estruturas linfáticas, onde encontra condições ótimas de proliferação.

Inicia-se um segundo ciclo de multiplicação, com viremia secundária, aparecendo as típicas células gigantes de Warthin-Finkeldey nas mucosas bucal, faríngea e brônquica.

A viremia secundária, a partir dos depósitos linfáticos, é mais intensa e prolongada e dura de 5 a 6 dias antes do começo das manifestações clínicas (final da incubação) até o início do período eruptivo.

Nessa fase aparece a manifestação mucocutânea da vasculite, com a erupção característica do sarampo, e o vírus alcança todos os tecidos que posteriormente se mostram comprometidos, sendo responsável pela fase catarral e início da fase eruptiva.

Durante o exantema encontram-se vírus em abundância na pele, os quais podem ser facilmente isolados do sangue total, mas não do soro nem do plasma, visto que a sua maioria está ligada aos eritrócitos. Ao se iniciar a fase catarral, eliminam-se numerosos vírus através da via aérea, desaparecendo com rapidez no 3º dia de exantema.

PATOLOGIA

A infecção das células pelo vírus do sarampo determina a formação de células gigantes multinucleadas com microtúbulos viróticos em seu interior, as quais podem ser encontradas em vários tecidos linfoides e nas mucosas faríngea e brônquica.

As lesões correspondem a uma exsudação catarral difusa, tanto da pele como das mucosas. O exantema da pele traduz a exsudação do soro e a vacuolização das células epiteliais, podendo algumas delas chegar à necrose.

Inicialmente existe acometimento dos vasos superficiais do córion, cujas camadas se mostram com proliferação leucocitária, e o endotélio vascular aparece inflamado, com mudanças granulares em seu citoplasma nas áreas correspondentes ao exantema.

As lesões características da mucosa bucal (manchas de Koplik) são a expressão de necrose focal das glândulas submucosas, com extravasamento de soro, proliferação endotelial e, a seguir, vesiculação e necrose.

As ulcerações profundas são raramente encontradas. As mucosas da laringe e traqueia estão igualmente tumefeitas e congestionadas, habitualmente com exsudato mucopurulento, que pode também estar presente nas cavidades sinusais e no ouvido médio. Os pulmões apresentam evidências de uma reação inflamatória peribrônquica com um infiltrado celular mononuclear nos tecidos intersticiais. Existe uma congestão difusa com reações avermelhadas ou cinzentas de consolidação do tipo broncopneumônico ou de distribuição lobular. Também se pode observar colapso lobular, especialmente nos segmentos inferiores e posteriores, podendo as reações de contiguidade aparecer enfisematosas.

Nos casos em que há complicações neurológicas, podem ser encontradas congestão difusa e hemorragias petequiais na substância branca, gânglios basais, protuberância e medula. Os achados histológicos mais constantes são a congestão, edema, hemorragias e tromboses com desmielinização perivascular. Em geral, as células nervosas não se alteram.

É comum que os rins, o fígado e o baço apresentem manifestações tóxicas que variam desde a congestão até a necrose focal.

Quando a infecção pelo sarampo é fatal, achados histopatológicos incomuns podem ser encontrados, compatíveis com pancreatite aguda severa, sialoadenite necrosante e tireoidite, ainda que a *causa mortis* mais frequente seja pneumonia.

QUADRO CLÍNICO

O período de incubação do sarampo varia entre 7 e 20 dias, com média de 11 dias. Distinguem-se três fases clínicas, cada uma com características bem definidas:

Fase prodrômica, catarral ou pré-eruptiva

Inicia-se com febre e manifestações catarrais em olhos e via aérea superior. A febre, irregular, sofre um aumento gradual até o 5º ou 6º dia da doença, coincidindo com o acme da erupção, sendo essa a duração do período catarral. Tende a descender em crise ou em lise rápida no 2º ou 3º dia pós-exantema.

Ocasionalmente, a curva térmica pode ser bifásica, com uma elevação inicial durante as primeiras 24 a 48 horas da doença, seguida de normalização da temperatura por 1 dia, e então há nova elevação de 39ºC a 41ºC, quando a erupção está mais intensa. Nesse período também se destacam o catarro ocular e o nasal, assim como a tosse.

O catarro ocular inicial é uma linha transversal de congestão ao longo da pálpebra inferior (sinal de Stimson) que evolui para uma extensa hiperemia conjuntival associada a edema de pálpebras e carúnculas. Há intenso lacrimejamento, podendo o paciente queixar-se de fotofobia. A conjuntivite desaparece logo após a queda da temperatura.

A coriza não apresenta características especiais que permitam diferenciá-la do resfriado comum. A tosse, causada pela reação inflamatória do trato respiratório, é seca e persistente, lembrando a tosse convulsiva e, como as outras manifestações catarrais, alcança sua máxima intensidade no auge da erupção para depois diminuir, ainda que ocasionalmente possa persistir por mais tempo.

Aproximadamente 1 a 2 dias antes do período eruptivo podem ser observadas as patognomônicas manchas de Köplik na mucosa oral, ao nível dos molares inferiores. São pequenas manchas irregulares de coloração vermelho-viva, no centro das quais se vê um diminuto ponto branco-azulado. Seu número é variável e geralmente elas se estendem por todo o resto da mucosa bucal e labial. Podem aparecer na conjuntiva e, excepcionalmente, na mucosa intestinal. Do ponto de vista histológico, correspondem a uma degeneração gordurosa e hialina das células superficiais da mucosa. Desaparecem rapidamente após 12 a 18 horas, e por volta do 3º dia as membranas mucosas se apresentam normais. As amígdalas estão congestas e aumentadas, podendo-se observar exsudato catarral ocasional.

Durante esse período podem aparecer exantemas prodrômicos, geralmente do tipo escarlatiniforme, podendo também ser morbiliformes (assemelhando-se mais ao exantema da rubéola do que ao do sarampo) e ainda urticariformes, que desaparecem em 24 horas.

À ausculta pulmonar poderemos encontrar estertores úmidos difusos. O comprometimento do sistema ganglionar é pouco intenso.

Associado a todas essas manifestações existe comprometimento acentuado do estado geral, que se traduz por decaimento, sonolência, anorexia e, em certas ocasiões, excitabilidade e até convulsões. Essas ocorrem sobretudo em lactentes, que podem iniciar a doença com síndrome convulsiva.

O período catarral termina no 3º ou 4º dia com o aparecimento do exantema, quando se inicia o período de estado da enfermidade.

Fase eruptiva, exantemática ou de estado

Nessa fase os sintomas estão no grau de intensidade máxima. Aparece um exantema maculopapular, do tipo morbiliforme, de distribuição craniocaudal, iniciando-se geralmente na região retroauricular e se estendendo à face, pescoço, tronco e membros. É mais confluente no tronco e menos nas extremidades. Em geral, não produz prurido.

O exantema começa a regredir em torno do 2º ao 3º dia, juntamente com a febre, na mesma ordem em que apareceu, deixando uma pigmentação acastanhada por hemorragias capilares que não desaparecem à pressão. Com o desaparecimento do exantema, nos locais onde era mais intenso pode ser observada uma fina descamação, que respeita as regiões palmares e plantares, o que não acontece na escarlatina. Em crianças desnutridas, o exantema pode levar mais tempo para desaparecer, em alguns casos durante mais de 10 dias.

Nessa fase há acentuação do comprometimento do estado geral, anorexia, cefaleia, linfadenopatia nas regiões cervical e occipital e esplenomegalia leve. A pneumonite intersticial (pequenos focos de condensação intersticial) que também ocorre nessa fase, causada pelo vírus do sarampo, apresenta evolução geralmente benigna na maioria dos casos.

A diarreia é de ocorrência frequente em crianças de nível socioeconômico baixo e que apresentam desnutrição, devido à ação do próprio vírus na mucosa intestinal, com perda ativa de proteínas, podendo agravar a desnutrição preexistente.

Fase de convalescença, declínio ou defervescência

Nos casos não complicados, o período de estado se prolonga por 6 a 7 dias, no fim dos quais a temperatura se normaliza por crise ou rápida lise, a coriza e a conjuntivite desaparecem e a tosse diminui de intensidade.

A persistência ou o reaparecimento da febre após esse período deve sugerir complicação. O período de convalescença do sarampo é de curta duração, embora a tosse possa persistir por períodos maiores.

A doença pode não ter essas características, já que existem outras formas clínicas:

Sarampo atenuado ou modificado

Acomete crianças parcialmente protegidas que receberam gamaglobulina após contato com doente, em lactentes jovens que ainda têm anticorpos maternos ou como manifestação após a vacinação de sarampo, constituindo uma falha parcial da vacina.

O período usual de incubação é de 3-4 dias, podendo prolongar-se por 14-20 dias, ou não existir. A febre geralmente é baixa, os sinais catarrais menos intensos podem evoluir sem manchas de Köplik, e o exantema, quando existe, é leve, podendo passar despercebido.

É uma forma abrandada do sarampo comum, às vezes de difícil reconhecimento, podendo ser confundido com outras doenças exantemáticas.

Sarampo atípico

A maioria dos casos descritos na literatura ocorreu nos primeiros anos de vacinação em crianças que receberam vacina com vírus mortos e, em alguns casos, com a vacina de vírus atenuado e que tinham contato com doentes.

É uma forma grave e atípica de sarampo, com quadro inicial que sugere um sarampo mais intenso, de evolução arrastada (2 ou mais semanas de duração), com exantema eritematoso e maculopapular, ocasionalmente vesicular, acompanhado de edema em mãos e pés, sem as típicas manchas de Köplik na maioria dos casos.

O comprometimento pulmonar é frequente, com insuficiência respiratória, adenopatia hilar, pneumonia hilar e derrame pleural. Na avaliação laboratorial, os títulos iniciais de anticorpos fixadores de complemento e inibidores da hemaglutinação, usualmente baixos na doença clássica, podem atingir níveis bastante elevados ao redor do 12º dia de doença.

Sarampo hemorrágico ou negro

É também uma forma severa e rara. A doença pode começar com súbita elevação da temperatura (41°C-42°C), convulsões, delírio ou estupor que progridem até o coma. Seguem-se intenso desconforto respiratório e extensa erupção hemorrágica confluente, tanto da pele como de mucosas. Esse tipo de sarampo é quase sempre fatal, porque se acompanha de coagulação intravascular disseminada.

COMPLICAÇÕES

A gravidade do sarampo está determinada pelas complicações que possam surgir, as quais são decorrentes de uma extensão do processo inflamatório devido ao vírus, de uma invasão bacteriana secundária ou de ambas.

Otite média aguda

É uma das complicações mais comuns do sarampo. Caracteriza-se pela persistência da febre, otalgia e sinais de otite média. As crianças pequenas e desnutridas são mais suscetíveis a essa complicação. As bactérias mais frequentemente encontradas são *estreptococcus pyogenes* e pneumococos.

Pneumonia

A pneumonite é praticamente uma regra, como resultado da extensão da infecção viral a toda árvore traqueobrônquica. Em menores de 6 meses, o quadro clínico pode ser indistinguível de uma bronquiolite. Pode ainda resultar de uma infecção bacteriana associada ou não ao componente viral. A pneumonia de células gigantes é uma forma grave de pneumonia intersticial, geralmente letal, que ocorre sobretudo em indivíduos com comprometimento da imunidade celular.

Os agentes etiológicos da pneumonia bacteriana são os patógenos usuais das infecções pulmonares: estreptococos (incluindo o pneumococo), hemófilos e estafilococos. Aparecem em geral após o 3º dia de exantema, com piora dos sinais de desconforto respiratório associada à persistência ou recrudescência da febre. Acomete preferencialmente lactentes desnutridos. Com frequência, a complicação pulmonar se associa com comprometimento laríngeo ou síndrome diarreica aguda.

Laringite e laringotraqueíte

Fazem parte do curso habitual do sarampo. Ocasionalmente o processo inflamatório progride e causa obstrução da via aérea. Rouquidão progressiva, tosse com timbre alterado e estridor inspiratório, associados com retração supraesternal na fase eruptiva ou de convalescença da doença, indicam o desenvolvimento dessa complicação.

Encefalite aguda

Representa uma das complicações mais sérias e raras, não ultrapassando mais de 0,1% dos casos de sarampo. Aparece habitualmente entre o 2º e o 6º dia de erupção, porém pode ocorrer nos períodos pré- e pós-eruptivos. Febre persistente, cefaleia, vômitos, sonolência, convulsões, alteração da personalidade e coma sugerem essa complicação. Pode haver sinais de irritação meníngea, e o exame do líquido cefalorraquidiano (LCR) revela pleocitose com predomínio de linfócitos, discreto aumento de proteínas e glicose normal ou elevada. Tem um curso bastante variável, podendo haver recuperação completa do paciente, evoluir com sequelas importantes ou como uma síndrome rapidamente progressiva e fulminante, determinando a morte em poucas horas.

Comprometimento ocular

A blefaroconjuntivite viral faz parte dos pródromos do sarampo, persistindo durante o período de estado e desaparecendo com a normalização da temperatura. Em algumas ocasiões, a superinfecção bacteriana, se não tratada adequadamente, pode levar a uma blefaroconjuntivite purulenta, ulceração da córnea e culminar em cegueira. Essa complicação é rara, sendo mais frequente nos países em desenvolvimento.

Alterações cardíacas

O aparecimento de miocardite e pericardite é raro, apesar de serem frequentes as alterações eletroencefalográficas transitórias. Casos graves de pneumonias no sarampo podem estar associados a manifestações cardíacas importantes.

Panencefalite esclerosante subaguda (PESA)

É uma complicação tardia muito rara, com uma incidência de aproximadamente 1/100.000 casos de sarampo e de um para cada um milhão de crianças vacinadas. Trata-se de doença progressiva que atinge preferencialmente crianças maiores e adolescentes. Em geral aparece em torno de 7 anos após o episódio de sarampo. Acredita-se que a PESA resulte da ativação dos vírus do sarampo que permaneceram latentes no cérebro por vários anos, porém, não se conhecem as causas que levariam à sua reativação.

Do ponto de vista anatomopatológico, podem ser encontradas degeneração neuronal com corpos de inclusão intranucleares e intracitoplasmáticos, infiltração perivascular e, numa fase mais avançada, gliose extensa e desmielinização.

As manifestações clínicas iniciais são caracterizadas por deterioração gradual do comportamento e da intelectualidade sem alterações da personalidade, seguidas por comprometimento motor caracterizado por abalos mioclônicos, claudicação e quedas. Há uma deterioração mental progressiva e frequentemente culmina em morte, dentro de um período de 6 a 9 meses.

Em relação aos exames complementares, podem ser encontrados: no EEG, ondas pontiagudas paroxísticas e intervalos regulares com depressão da atividade entre esses paroxismos; acentuada elevação da globulina no LCR, predominantemente da fração da imunoglobulina G (IgG); título elevado de anticorpos séricos e liquóricos contra o vírus do sarampo. A identificação de antígenos virais no cérebro por meio de cultura e imunofluorescência confirma o diagnóstico.

Outras complicações

Outras complicações raras são a púrpura trombocitopênica imune, com prognóstico geralmente bom, pneumomediastino e enfisema subcutâneo.

Acredita-se que a maioria das complicações seja desencadeada pelo próprio vírus do sarampo; aquelas decorrentes de agentes bacterianos ocorrem especialmente em pacientes com comprometimento orgânico ou imunológico importante.

DIAGNÓSTICO

O diagnóstico do sarampo é fundamentalmente clínico, sendo o laboratório, na maioria dos casos, desnecessário. Entretanto, quando houver dúvidas, como nas formas atípicas, pode-se lançar mão dos seguintes exames laboratoriais:

Isolamento do agente causal

O vírus do sarampo pode ser isolado do sangue, da urina e de secreções nasofaríngeas durante o período febril da doença. O agente pode ser cultivado em culturas de tecidos de células de rim humano, rim de macaco e âmnio humano. Esse método, pelas suas dificuldades técnicas, é usado excepcionalmente.

Testes sorológicos

A presença de anticorpos tipo IgM no soro indica infecção recente pelo vírus do sarampo, porém é importante lembrar que podem não ser detectados nos primeiros dias de doença e usualmente não são detectáveis 30 a 60 dias após; anticorpos tipo IgG podem permanecer por toda a vida.

As seguintes técnicas podem ser utilizadas para a detecção de anticorpos do sarampo: imunofluorescência para IgM e IgG, ensaio imunoenzimático para IgM e IgG (ELISA) e inibição de hemaglutinação (teste mais utilizado) e soroneutralização para a determinação de anticorpos totais. A rede pública oferece exames laboratoriais (titulagem de anticorpos IgM e IgG para o sarampo) em todos os estados.

Um título significativo de anticorpos pode ser detectado no soro colhido 2 semanas após o início da doença. Os anticorpos geralmente aparecem 1-3 dias após o início do exantema. Os títulos mais altos são atingidos 2-4 semanas depois e tendem a permanecer, embora em níveis mais baixos, por muitos anos, provavelmente por toda a vida, com exceção dos anticorpos fixadores do complemento, que tendem a desaparecer após alguns anos.

Outros achados laboratoriais

Células gigantes multinucleadas têm sido identificadas no escarro e em secreções nasais de pacientes, no período prodrômico e 1º dia de exantema, e no sedimento urinário durante toda a evolução, pelo método de Papanicolaou ou Wright.

Por meio da imunofluorescência direta, o vírus pode ser identificado em secreções da nasofaringe. Esse é um método específico, e sua sensibilidade é superior a 90%, podendo o vírus ser visualizado 4 dias antes até 10 dias após o aparecimento da erupção cutânea.

O hemograma é inespecífico e pode mostrar leucopenia com linfocitose relativa.

DIAGNÓSTICO DIFERENCIAL

Na situação atual de eliminação quase completa do sarampo é muito importante identificar precocemente um caso suspeitado, realizar as ações de vigilância de forma adequada, com uma correta investigação epidemiológica, e realizar o diagnóstico diferencial para classificar adequadamente qualquer caso suspeito.

Durante o período prodrômico, não se consegue diferenciar o sarampo do resfriado comum, já que ambas as enfermidades apresentam manifestações catarrais parecidas. Também a tosse seca e persistente pode levar a pensar na tosse coqueluchoide. A difteria de localização laríngea deve ser lembrada no caso de haver manifestações laríngeas do tipo obstrutivo no período catarral.

Na fase eruptiva há que considerar várias enfermidades que cursam com exantemas como:

- **Rubéola**: em crianças, não costuma haver período prodrômico. O exantema é róseo, discreto, mais macular do que maculopapular, e excepcionalmente confluente, com máxima intensidade no 2º dia, desaparecendo até o 6º dia, sem descamação A febre é mínima ou ausente. Há presença de linfadenopatia, principalmente retroauricular e occipital.

- **Escarlatina**: a erupção ocorre dentro de 12 horas do início da febre, dor de garganta e vômitos. O exantema é um eritema tipicamente puntiforme. A testa e as bochechas ficam avermelhadas, mas a área em torno da boca se mostra pálida (sinal de Filatow). A descamação é característica e, ao contrário do sarampo, acomete mãos e pés.

- **Eritema medicamentoso**: não há pródromos e o paciente apresenta um exantema maculopapular incaracterístico, que geralmente é pruriginoso. Considerar o antecedente de ingestão de drogas.

- **Exantema súbito (*Roseola infantum*)**: ocorre principalmente em crianças menores de 2 anos. Um período prodrômico de 3-4 dias com febre alta e irritabilidade precede a erupção, que surge no momento em que a temperatura se normaliza, por crise. As lesões típicas são maculopapulosas, discretas, que com frequência se iniciam no tronco, acometendo depois faces e extremidades. Geralmente desaparecem em 2 dias, mas podem durar apenas horas. Não há descamação.

- **Dengue**: caracteriza-se por início súbito, com febre, cefaleia intensa, mialgias, artralgias, dor retro-orbitária, dor abdominal difusa e erupção maculopapular generalizada, que aparece frequentemente com o declínio da febre. É também uma doença de natureza viral.

- **Meningococcemia com ou sem meningite**: os pródromos são variáveis. Usualmente a erupção aparece precocemente dentro das 24 horas. É caracteristicamente petequial e purpúrica, às vezes desaparecendo antes que o doente seja examinado pela primeira vez. Não existe (como no sarampo) uma forma previsível de distribuição.

- **Exantemas virais**: em especial, os produzidos pelos vários subtipos do vírus ECHO estão caracterizados por um exantema rubeoliforme, que desaparece à pressão, e não produzem descamação. Surgem precocemente ou depois de alguns dias do início da enfermidade.

Com exceção dos casos atípicos ou modificados, o sarampo, com seu cortejo de pródromos, erupção e comprometimento do estado geral, raramente ocasiona dificuldades diagnósticas ao pediatra experiente, mas pode suscitar dúvidas nos profissionais jovens que não tenham tido a vivência prática com a doença.

TRATAMENTO

O sarampo é uma doença autolimitada. Não existe um tratamento específico para a enfermidade não complicada. O curso da infecção comum não se altera com a terapêutica antimicrobiana. O uso de antibióticos com finalidade profilática é destituído de qualquer valor, já que não impede o aparecimento das complicações bacterianas, assim como também pode ter efeito contrário e favorecer superinfecção. O tratamento é principalmente de suporte.

Terapia de suporte

- **Repouso:** durante o período febril, de acordo com a disposição da criança.
- **Dieta:** pode ser líquida ou branda, como o paciente preferir. Respeitar a inapetência e oferecer líquidos frequentemente. Pode ser liberada tão logo seja superada a fase de anorexia e o paciente esteja afebril. Nos lactentes deve ser incentivado o aleitamento materno.
- Manter hidratação adequada.
- **Tosse:** é difícil de controlar. A maioria dos produtos para a tosse não apresenta qualquer vantagem e não tem indicação.
- **Conjuntivite:** em geral não requer medicação. As pálpebras devem ser lavadas com água para remoção de crostas e secreções. Caso haja fotofobia, deve-se evitar luz direta nos olhos.
- **Febre:** usar meios físicos e antitérmicos, quando necessários.
- Suplemento de vitamina A.

Nas populações em que a deficiência de vitamina A é um problema reconhecido, como no Brasil, a Organização Mundial de Saúde (OMS) e o Fundo das Nações Unidas para a Infância (UNICEF) recomendam o uso de uma dose elevada e única de vitamina A, o mais precocemente possível após o início do exantema e a despeito do estado nutricional do paciente.

O sarampo deprime as reservas de vitamina A, devido à sua utilização aumentada no curso da doença, quando a ingestão dietética e a absorção estão reduzidas. Além disso, quando existe desnutrição inicial, os estoques de vitamina A no fígado são rapidamente esgotados. Pela depleção de vitamina A, o sarampo pode causar uma deterioração rápida da córnea, levando à cegueira. O exato mecanismo não é conhecido, porém difere da invasão direta da córnea pelo vírus, que também pode causar cegueira, sobretudo em crianças desnutridas.

Após a introdução da suplementação de vitamina A, tem-se demonstrado uma redução da morbidade e da letalidade por sarampo, sobretudo em crianças com forma severa da doença.

A dose recomendada é 100.000 UI de vitamina A, VO, para menores de 1 ano, e de 200.000 UI para as maiores. Caso haja algum sinal ocular de deficiência dessa vitamina, a dose inicial deverá ser repetida no dia seguinte.

Deve-se manter a criança isolada durante o período de contagiosidade da doença (até o 5º dia de erupção),
lembrando-se de que o contágio pode ocorrer antes que o diagnóstico seja dado, pela elevada transmissibilidade do vírus no período prodrômico.

As complicações, quando presentes, devem ser tratadas conforme padronizações terapêuticas, como as existentes para infecções respiratórias e doenças diarreicas do Ministério da Saúde, contidas em manuais e capítulos específicos.

PREVENÇÃO

A principal medida de controle do sarampo é feita por meio da vacinação dos suscetíveis, conseguida mediante a imunização com a vacina de vírus vivo atenuado preparado em células de embrião de galinha. A cepa atualmente utilizada em nosso meio é a Schwartz. Há uma apresentação monovalente e uma combinada com a caxumba e a rubéola (MMR).

A eficácia da vacina contra o sarampo (VAS) depende da idade em que é administrada. No 1º semestre de vida, devido à interferência dos anticorpos maternos, a eficácia é muito baixa, sendo de 85% aos 9 meses e aumentando gradualmente para 95% a 98% após 1 ano de idade, quando confere uma proteção duradoura.

Nos países em que as crianças apresentem um risco elevado de adquirir sarampo antes dos 12 meses de idade, a OMS recomenda que a VAS deva ser administrada aos 9 meses de idade seguida de uma dose de reforço preferencialmente aos 15 meses, juntamente com o reforço da tríplice (DPT) e da Sabin.

Considerando-se que no Brasil o sarampo vem-se mantendo controlado desde 2000, o Ministério da Saúde passou a recomendar sua prevenção a partir de 12 meses de idade com a vacina tríplice viral (MMR – sarampo, rubéola e caxumba) e um reforço entre 4 e 6 anos, a fim de evitar o acúmulo de suscetíveis, conduta semelhante à dos países de baixa incidência.

Uma vez que parte da população adulta pode não ter recebido a vacina antes da década de 1980 e que os casos recentes têm acontecido em indivíduos que viajam a países de baixa cobertura vacinal, o Ministério da Saúde recomenda uma série de orientações em relação a esses grupos, assim como para trabalhadores que possam vir a ter contato com turistas. Estes dados podem ser encontrados nos *sites*:

http://portal.saude.gov.br/portal/saude/visualizar_texto.cfm?idtxt=21463 e http://portal.saude.gov.br/portal/saude/visualizar_texto.cfm?idtxt=21464.

O Calendário Básico de Vacinação atualizado pode ser encontrado no *site:* http://portal.saude.gov.br.

Nas crianças suscetíveis expostas pode-se fazer a VAS nas primeiras 72 horas após o contágio, pois a vacina consegue imunizar o suscetível em prazo menor do que o período de incubação da doença. Após às 72 horas está indicada a imunização passiva por meio da gamaglobulina padrão de origem humana. Quando administrada até 6 dias após a exposição, pode prevenir ou atenuar o sarampo. Indicações e doses dessa conduta, assim como mais detalhes da VAS, podem ser vistas no capítulo específico de imunizações

BIBLIOGRAFIA

Carvalho ES. Sarampo. In: _____ , Farhat CK, Carvalho ES, Carvalho LHFR, Succi RCM. Infectologia pediátrica. 3ª ed., São Paulo: Atheneu, 2007:481-487.

Fundação Nacional de Saúde. Evolução temporal das doenças de notificação compulsória no Brasil de 1980 a 1998. Boletim Epidemiológico 1999; Brasília, DF, ed. especial, a. III, p. 22-23. Disponível em: 20 de fevereiro de 2009.

Fundação Nacional de Saúde. Vigilância Epidemiológica. Funasa assume compromisso de erradicar sarampo até o ano 2000. Disponível em: <http://www.funasa.gov.br/epi/sar/sar00.htm>. Acessado em 20 de fevereiro de 2009.

Fundação Nacional de Saúde. Vigilância Epidemiológica. Sarampo: Nota Técnica. Considerando a ocorrência de casos de sarampo em Gales e Inglaterra. Disponível em: http://portal.saude.gov.br/portal/arquivos/pdf/nota_tecnica_viajantes_inglaterra.pdf. Acessado em 11 de agosto de 2009.

Fundação Nacional de Saúde. Vigilância Epidemiológica. Sarampo: Nota Técnica. Considerando a ocorrência de casos de sarampo em Gales e Inglaterra. Disponível em: http://portal.saude.gov.br/portal/arquivos/pdf/nota_tecnica_viajantes_inglaterra.pdf.

Fundação Nacional de Saúde. Vigilância Epidemiológica. Sarampo: Surto de Sarampo no interior da Bahia: Atualização. Disponível em: http://portal.saude.gov.br/portal/arquivos/pdf/informe_sarampo_ba_150107.pdf. Acessado em 11-8-2009.

Godoy I, Meira DA. Soroprevalência de anticorpos contra o sarampo de uma determinada população infantil de Botucatu, SP. Rev Soc Bras Med Trop 2000; 33(3):259-264.

Guia de Vigilância Epidemiológica/Ministério da Saúde, Secretaria de Vigilância em Saúde, 6ª ed. Brasília: Ministério da Saúde, 2005:816. (Série A, Normas e Manuais Técnicos.)

Hersh BS, Tambini G, Nogueira AC, Carrasco P, De Quadros CA. Review of regional measles surveillance data in the Americas. Lancet 2000; 355 (9219):1.943-1.948.

http://bvsms.saude.gov.br/bvs/periodicos/boletim_epi_edicao_especial.pdf. Acessado em 11-8-2009.

HTTP://portal.saude.gov.br/portal/arquivos/.../nota_tecnica_viajantes_inglaterra.pdf.Acessado em 15-1-2009.

Hussey GD, Klein M. A randomized controlled trial of vitamin A in children with severe measles. New Engl J Med 1990; 323:160-164.

Nanan R et al. A novel sensitive approach for frequency analysis of measles virus-specific memory T-lymphocytes in healthy adults with a childhood history of natural measles. J Gen Virol 2000; 81:1.313-1.319.

Oliveira MI, Curtis SP, Figueiredo CA et al. Rash after measles vaccination: laboratory analysis of cases reported in São Paulo, Brazil. Revista de Saúde Pública 2002; 36(2):155-156.

Organization Panamericana de La Salud. Interrupción de la transmisión del Sarampión. Boletín Epidemiológico diciembre 2000; 4(21). Disponível em: < http://www.paho.org/Spanish/SHA/be_v21n4-sarampion.htm>. Acessado em: 15-2-2009.

Programa Ampliado de Immunización em Las Américas. Hacia la erradication del sarampión en las Américas: el paso final? Boletín Informativo PAI 2002; 4(24):1-2.

Vargas PA et al. Uncommon histopathologic findings in fatal measles infection: pancreatitis, sialoadenitis and thyroiditis. Histopathol 2000; 37(2):141-146.

World Health Organization. O Brasil se aproxima da eliminação. Measles Bulletin mar. 2001; n.6 (WHO/V&B/01).

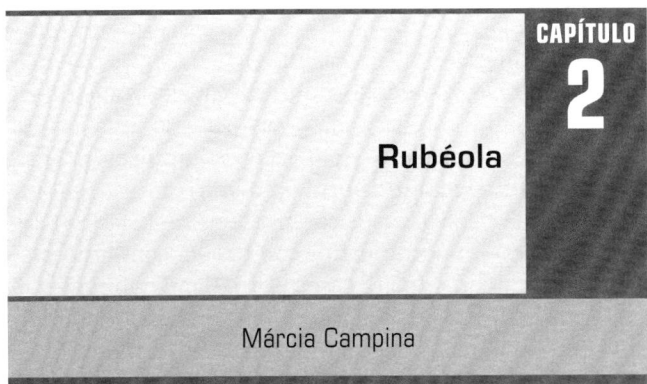

CAPÍTULO 2

Rubéola

Márcia Campina

INTRODUÇÃO, CONCEITUAÇÃO E EPIDEMIOLOGIA

Em crianças, a rubéola pode apresentar-se sob duas formas: rubéola adquirida ou pós-natal e rubéola congênita ou pré-natal.

RUBÉOLA ADQUIRIDA OU PÓS-NATAL

Antigamente também conhecida como sarampo alemão, é uma doença exantemática aguda, de alta contagiosidade, que acomete principalmente crianças e bastante disseminada na época pré-vacinal. É uma infecção viral benigna, exceto quando ocorre no início da gravidez, por causar no feto a síndrome da rubéola congênita, uma doença multissistêmica grave.

É uma virose de distribuição universal, afetando ambos os sexos igualmente; cerca de 70% a 80% das pessoas chegam à vida adulta já imunes. Essa porcentagem varia entre os países, considerando que 25% dos casos são subclínicos. O único reservatório do vírus é o homem, sendo transmitido de pessoa a pessoa por meio do contato direto com gotículas de secreção nasofaríngeas de indivíduos infectados. A transmissão indireta, mesmo sendo pouco frequente, ocorre por conta dos objetos contaminados com secreções nasofaríngeas, sangue e urina. O período de incubação é de 14 a 21 dias (média de 17 dias) e o período de transmissibilidade é de 5 a 7 dias antes do início do exantema e de pelo menos 5 a 7 depois dele. Os pacientes com doença subclínica são contagiantes. Antes da vacina, a incidência máxima da rubéola era em crianças de 5 a 14 anos de idade, e após a vacina a maioria dos casos vem ocorrendo em adolescentes e adultos jovens suscetíveis, incluindo mulheres em idade fértil.

Antes da introdução da vacina antirrubéola em 1969, pandemias da doença ocorriam a cada 6 a 9 anos, com a maioria dos casos ocorrendo na primavera. No Brasil, a partir de 1993, observou-se um aumento da incidência da doença em várias unidades federadas. Em Pernambuco, durante o ano de 1995, encontraram-se muitos casos de rubéola juntamente com a epidemia da dengue clássica, levantando-se a suspeita de uma epidemia concomitante da doença. No período de 1993 a 1996, cerca de 50% dos casos descartados de sarampo foram diagnosticados como rubéola, com 70% a 80% desses casos confirmados laboratorialmente.

Desde 1996, a rubéola adquirida e a síndrome da rubéola congênita são incluídas pelo Ministério da Saúde na lista das doenças de notificação compulsória. Entre 1998 e 2001 houve outro surto epidêmico em Pernambuco. Do total de 5.540 casos confirmados no Estado, 1.196 (22%) ocorreram no município de Recife, com uma incidência acumulada de 117 casos por 100 mil habitantes. A faixa etária de 5 a 11 anos foi a que teve a maior incidência (408 por 100 mil), seguida dos menores de 1 ano, 1 a 4 anos e 12 a 19 anos, com incidências de 173, 167 e 156 por 100 mil habitantes, respectivamente.

Essa distribuição se relaciona com os padrões de transmissão da rubéola em épocas pré-vacinais, acometendo principalmente crianças. Mulheres em idade fértil, ou seja, com idade entre 15 e 39 anos, somaram 986 (22%) casos de rubéola, das quais 144 (15%) estavam gestantes. Recife teve 27 (19%) gestantes e as 117 (81%) demais eram provenientes de 53 municípios diferentes. No Brasil, em 1999 foram registrados 19,7% de casos de rubéola adquirida ou pós-natal, subindo para 21% em 2000.

Mais recentemente, em 2007, houve a notificação de 38.000 casos suspeitados de sarampo e rubéola no Brasil, sendo que nenhum foi confirmado como sarampo, porém 8.200 deles tiveram confirmação laboratorial como rubéola, justificando novas campanhas de reforço vacinal mais extensivas, incluindo a população adulta masculina.

ETIOLOGIA, PATOGÊNESE E PATOLOGIA MORFOLÓGICA E FUNCIONAL

O vírus da rubéola é constituído de RNA e está classificado na família dos togavírus e pertence ao gênero rubivírus.

A patologia orgânica está associada com a replicação do vírus, contudo ele é encontrado em áreas infectadas e não infectadas da pele, sugerindo que os processos imunes podem ser importantes. O *rash* resulta do crescimento disseminado do vírus na pele. O vírus também é recuperado das articulações em associação com artrite por rubéola, e a rara ocorrência de encefalite aguda ou subaguda sugere a replicação viral no cérebro. Na maioria dos casos, os danos orgânicos são muito leves, a ponto de levar a pequena ou nenhuma disfunção. O vírus da rubéola contido na secreção respiratória de uma pessoa infectada entra em contato com o tecido epitelial da nasofaringe da pessoa suscetível. A infecção se localiza no epitélio respiratório e daí o vírus se difunde pela via linfática, possibilitando uma viremia transitória nos linfonodos regionais.

Duplicação viral na nasofaringe e no linfonodo regional ocorre do 1º ao 22º dia após a aquisição do vírus; a viremia, do 6º ao 22º dia; o estabelecimento da infecção na pele e em outros locais, incluindo nasofaringe, do 8º ao 14º dia; e o declínio da viremia até o fim da doença, do 17º ao 19º dia da aquisição viral.

A circulação do vírus no sangue antes do aparecimento da doença é responsável pelo envolvimento placentário em infecções primárias de mulheres grávidas.

QUADRO CLÍNICO

Período prodrômico

As manifestações prodrômicas duram de 1 a 5 dias e variam de acordo com a idade da criança. Nos lactentes, geralmente essas manifestações são inexistentes ou podem ocorrer sob a forma de sintomas catarrais leves e diarreia. Nos adolescentes e adultos, as manifestações são mais evidentes, e as que mais se destacam são a conjuntivite moderada, cefaleia, astenia, anorexia, náuseas, febre baixa ou ausente, calafrios, dor de garganta, coriza, tosse, às vezes esplenomegalia e linfadenopatia occipital, retroauricular e cervical. A linfadenopatia é o sinal mais característico da doença, é dolorosa e surge até 7 dias antes do exantema, persistindo por 1 semana ou mais. O enantema (manchas de Forcheimer, róseas, no palato mole, que podem coalescer em uma grande mancha vermelha e estender-se) ocorre em 20% dos pacientes, pouco antes do início do exantema.

Período exantemático

O exantema surge em 50% a 70% dos casos e pode ser o primeiro indício da doença em 95% dos casos. Febre baixa por 1 a 3 dias pode acompanhar o exantema maculopapular, róseo, que se inicia na face, generalizando-se rapidamente por todo o corpo em 24-48 horas. Sua evolução é tão rápida que o exantema começa a esvaecer na face, quando as lesões atingem o tronco, podendo arrastar-se até o 5º dia. Em alguns casos, o exantema da rubéola é do tipo escarlatiniforme e em outros se assemelha ao do eritema infeccioso, com aspectos rendilhados, podendo ser confluente, sobretudo na face, e apresentar leve prurido e descamação. Há relato de casos de rubéola sem exantema e infecção rubéolica subclínica em 25% a 50% dos casos, e esse fato é de grande importância durante a gestação. As complicações são pouco frequentes, mas dentre elas se destacam:

- Síndrome da rubéola congênita (SRC), que é a principal complicação; será abordada de forma específica.

- Artrite e/ou artralgias em qualquer articulação, sendo mais envolvidas as pequenas articulações; são mais frequentes em mulheres jovens. Surgem com o exantema ou nos 5 dias que se seguem a ele e duram de vários dias a 2 semanas, raramente persistindo por meses. Há relato também de parestesias.
- Encefalite (em 1 para 6 mil casos de rubéola) cerca de 2 a 4 dias após o exantema e ocasionalmente concomitante com ele, evoluindo para a cura total na maioria dos casos.
- Outras complicações neurológicas são a trombose da artéria carótida, mielite, neurite óptica e periférica, síndrome de Guillain-Barré. A panencefalite progressiva da rubéola, uma forma raríssima de encefalite crônica associada à infecção persistente do cérebro pelo vírus da rubéola, foi reconhecida em 1974.
- Púrpura trombocitopênica ou não trombocitopênica, na proporção de 1 para 3.000 casos de rubéola, é mais frequente no sexo feminino. Ocasionalmente, o exantema e a púrpura ocorrem juntos, porém mais comumente as manifestações hemorrágicas se apresentam semanas após o exantema, com duração de alguns dias a vários meses. Em geral, após 2 semanas, as plaquetas voltam ao seu número normal. O prognóstico é bom, exceto quando ocorre hemorragia cerebral.
- Outras complicações incluem miocardite, pericardite (rara), dor testicular, conjuntivite folicular e ceratite epitelial.

DIAGNÓSTICO DIFERENCIAL

Nas suas formas mais intensas, a rubéola pode ser confundida com os tipos leves de escarlatina e sarampo e ainda com a toxoplasmose, mononucleose, enteroviroses, escarlatina, quadros alérgicos, doença do soro, eritema infeccioso (parvovirose) e exantema súbito.

DIAGNÓSTICO LABORATORIAL

O hemograma revela leucopenia discreta ou número normal de leucócitos, neutropenia relativa, plasmocitose, eosinófilos normais e linfócitos aumentados com velocidade de hemossedimentação (VSH) aumentada na 1ª semana de doença.

Isolamento do vírus

Não é exame de rotina e deve ser feito em municípios com ocorrência de surtos de rubéola, devendo a coleta obedecer ao critério de 5 a 10 casos suspeitados por área geográfica, em situações de surtos ou epidemias. As amostras devem ser coletadas num prazo máximo de 3 dias, a partir do exantema (quanto mais cedo for a coleta, maior a possibilidade de isolamento viral), seguindo as orientações das autoridades sanitárias.

Resposta imune humoral

A imunoglobulina M (IgM) surge no início da doença e geralmente atinge o pico entre a 3ª e a 6ª semana após o exantema, não sendo mais detectada após 4 a 6 semanas do início do exantema. Em alguns casos, títulos residuais de IgM podem ser evidenciados pelas técnicas mais sensíveis até cerca de 12 a 18 meses após a infecção. Resultados falso-positivos para IgM podem ser decorrentes da presença do fator reumatoide, e resultados falso-negativos também podem ocorrer pela grande quantidade de IgG no soro bloqueando a IgM. A imunoglobulina G (IgG) surge por volta do 9º dia da infecção e pode ser detectada a partir do 12º dia; portanto, o achado de IgG nos primeiros 12 dias após o contágio significa imunidade previamente adquirida.

A IgG pode ser detectada de várias formas, sendo a técnica de ELISA a mais usada atualmente, pois detecta a IgG em baixos títulos em cerca de 65% das amostras nos 3 primeiros dias do exantema e em 100% deles entre o 4º e o 15º dia. A partir do 16º dia até o 30º dia após o exantema, todas as técnicas são igualmente positivas para IgG em praticamente 100% das amostras, e usualmente anticorpos IgG persistem por toda a vida. De acordo com as normas do Plano de Controle da Rubéola, elaborado pelo Ministério da Saúde e Centro Nacional de Epidemiologia para o diagnóstico laboratorial da rubéola adquirida, deve-se: isolar o vírus, como já abordado, e coletar amostra de sangue nos primeiros 28 dias após o início do exantema.

Amostras colhidas após o 28º dia são consideradas tardias, mas mesmo assim devem ser encaminhadas ao laboratório para pesquisa de IgM, embora resultados não reagentes para IgM não descartem a possibilidade de infecção recente pelo vírus da rubéola.

INTERPRETAÇÃO DOS RESULTADOS DO EXAME SOROLÓGICO

- **Na rubéola pós-natal, exceto em gestantes:** amostra coletada até o 28º dia após o início do exantema com IgM positiva confirma o caso e, se negativa, descarta o caso. Amostra coletada após o 28º dia de início do exantema com IgM positiva confirma o caso e, se negativa, embora não se possa garantir que não houve infecção recente, o caso deve ser descartado.
- **Na rubéola em gestante sintomática:** amostra coletada do 1º ao 4º dia após o início do exantema, com IgM positiva, confirma caso e, se negativa, realizar a pesquisa de IgG usando o mesmo soro coletado para a realização da IgM, que, se positivo, o caso é descartado, porém, se negativo, uma segunda amostra de sangue deve ser coletada após 7 a 21 dias para pesquisar IgM, que, se positiva, confirma o caso e, se negativa, descarta o caso. Amostra coletada do 5º ao 28º dia após o exantema, se IgM-positiva, confirma o caso e, se negativa, descarta o caso; amostra coletada após o 28º dia do início do exantema, se IgM-positiva, confirma o

caso e, se negativa e a pesquisa de IgG, positiva, não se pode afirmar que não houve infecção recente; portanto, o caso deve ser confirmado, porém, se a pesquisa de IgM e IgG forem negativas, o caso é descartado.
- **Na gestante que teve contato com um caso suspeitado ou confirmado de rubéola (gestante assintomática)**: amostra coletada entre o 1º e o 28º dia após o exantema. Se IgM-positiva, confirma o caso e, se negativa, realizar pesquisa de IgG usando o mesmo soro, que, se positivo, descarta o caso e, se negativo, colher nova amostra de sangue entre a 4ª e a 6ª semana (de 29 a 42 dias) após a exposição da gestante, para pesquisar IgM. Nessa segunda amostra coletada, se a pesquisa de IgM é positiva, confirma o caso e, se negativa, descarta o caso. Amostra coletada após o 42º dia, se o resultado da pesquisa de IgM for positivo, o caso é confirmado e, se negativo, realizar pesquisa de IgG e, se essa for negativa, o caso é descartado e, se for positiva, não se podendo afirmar que não houve infecção recente, o caso é confirmado.

OBS.: O laboratório deve notificar o caso de gestante com pesquisa de IgM positiva no exame de rotina do pré-natal à vigilância epidemiológica estadual para acompanhamento, bem como os casos de gestantes que tiveram contato com caso suspeitado ou confirmado de rubéola.

TRATAMENTO

É sintomático, sendo o repouso geralmente desnecessário. Na encefalite, o tratamento é de suporte, sendo contraindicado o uso de corticoide. Nos casos de trombocitopenia, a corticoterapia não traz benefícios.

PROGNÓSTICO

É excelente. A infecção costuma conferir imunidade permanente, embora possa ocorrer reinfecção. A reinfecção, na maioria dos casos, acontece em indivíduos já vacinados, sendo rara naqueles que sofreram a infecção natural. Na reinfecção, a elevação dos títulos é devida à IgG. A partir do 7º dia e em algumas raras circunstâncias podem ser também detectados baixos títulos de IgM. Na reinfecção não se observa a eliminação do vírus pela orofaringe, a não ser excepcionalmente, após a revacinação de pessoas que apresentavam baixos títulos de anticorpos após a vacinação inicial. É quase impossível ocorrer embriopatia na reinfecção, uma vez que, nessa ocasião, não deveria ocorrer viremia; contudo, embora raros, existem casos de rubéola congênita com embriopatia em filhos de mães imunes, tanto após a infecção natural quanto após vacinação.

PROFILAXIA

Consiste na imunização e orientação para se evitar o contato de pacientes com mulheres grávidas suscetíveis, sobretudo no 1º trimestre de gestação.

Profilaxia pré-exposição

Indicar a vacina antirrubéola, prevenindo assim a infecção materna e a subsequente anormalidade fetal. O esquema básico da vacina contra rubéola monovalente ou combinada (dupla ou tríplice viral) corresponde a uma dose, a partir dos 12 meses de idade, de preferência com a vacina combinada (tríplice viral), que produz soroconversão em 99% dos indivíduos, com uma eficácia protetora em mais de 90% dos casos. O vírus vacinal pode ser excretado na nasofaringe em baixos títulos por até 18 a 25 dias após a vacinação, porém não há evidência de contagiosidade. Os anticorpos maternos são protetores para o lactente durante o 1º semestre de vida.

Profilaxia pós-exposição

Crianças ou mulheres grávidas suscetíveis que tiveram contato com rubéola devem ser vacinadas, pois embora essa medida não previna a infecção, protege contra a exposição futura à rubéola. A gestante exposta à rubéola, com estado imune desconhecido, deve realizar imediatamente teste de anticorpos, não receber a vacina e, após resultado dos testes sorológicos, se constatada soroconversão, deve ser aconselhada sobre o risco de transmissão para o feto e as anomalias resultantes; e se a opção de aborto for descartada, administrar gamaglobulina comum ou padrão, na dose de 0,55mL/kg, que reduz a taxa de ataque, mas não elimina o risco de infecção fetal.

RUBÉOLA CONGÊNITA OU PRÉ-NATAL

Diferencia-se da rubéola adquirida em vários aspectos, pois muitas vezes não tem o caráter de benignidade dessa última. É doença crônica e progressiva, frequentemente silenciosa na sua evolução, sendo a maioria dos recém-nascidos infectados assintomáticos, e, em alguns casos, a infecção é tão grave que resulta em morte intrauterina ou pós-natal. Outras vezes a criança pode ser portadora de várias malformações, dependendo do período da embriogênese no qual a infecção ocorreu, e existem ainda situações nas quais os recém-nascidos podem aparentemente ter sido poupados da infecção, vindo a apresentar sintomatologia somente alguns anos mais tarde.

Epidemiologia

O vírus da rubéola é transmitido por via transplacentária, com infecção da placenta e feto logo depois da viremia materna. A infecção pode resultar em malformações de vários tipos, dependendo da fase em que a viremia se instalar. O vírus pode infectar fetos humanos sem necessariamente causar sua morte, provocando doença crônica progressiva, que muitas vezes só vai manifestar-se anos após o nascimento.

O recém-nascido infectado se torna um reservatório do vírus, propagando a doença aos seus contatos, já que a eliminação se dá por muito tempo após o nascimento, chegando, em alguns casos, até a 18 a 24 meses de idade;

daí a necessidade de se evitar o contato dessas crianças com gestantes, particularmente. A propagação da doença ocorre principalmente nos casos que não apresentam sintomatologia, sendo essas crianças um grande perigo de contágio para as gestantes no 1º trimestre de gestação. O vírus da rubéola é transmitido ao feto principalmente por ocasião da infecção materna primária. A taxa de infecção fetal é alta no 1º trimestre, especialmente nas primeiras 8 semanas, decaindo progressivamente no 2º trimestre e voltando a aumentar no final da gestação, o que evidencia menor proteção da barreira placentária.

Cerca de 80% a 90% dos fetos infectados nas primeiras 8 semanas têm malformações detectadas durante os primeiros 4 anos de vida, sendo que essas taxas decrescem progressivamente até a 20ª semana. A porcentagem de malformações em fetos infectados após a 20ª semana de gestação ainda não está bem estabelecida. Em caráter excepcional, infecção no período pré-concepcional e reinfecção também podem causar infecção fetal e malformações congênitas. Os casos de SRC devem ser notificados para avaliar o impacto dos programas de vacinação.

Patogenia

Após a viremia materna, a invasão do concepto pelo vírus pode resultar em:

- Infecção placentária sem infecção fetal.
- Morte e reabsorção do embrião (infecções muito precoces).
- Abortamento espontâneo.
- Natimorto.
- Recém-nascido com anomalias congênitas (SRC).
- Recém-nascido que irá desenvolver a doença algum tempo depois.
- Infecção subclínica.

As alterações nas células infectadas podem influenciar a organogênese e o crescimento do embrião, resultando em um recém-nascido pequeno para a idade gestacional (PIG), hipoplásico, com uma gama variada de malformações congênitas, que variam de acordo com o estágio da organogênese em que ocorreu a infecção fetal.

QUADRO CLÍNICO

As manifestações clínicas da rubéola congênita podem ser precoces e tardias. As manifestações precoces são as que já estão presentes ao nascimento ou que surgem dentro do 1º ano de vida e podem ser transitórias (desaparecem em alguns meses) ou permanentes (persistem por toda a vida).

- **Manifestações precoces transitórias:** trombocitopenia/púrpura, leucopenia, hepatite, hepatoesplenomegalia, icterícia, anemia hemolítica, baixo peso ao nascimento, lesões ósseas (osteopatias das metáfises), linfadenopatia e diarreia.

- **Manifestações precoces permanentes:**
  a. **Sinais gerais:** prematuridade e baixo peso; retardo no crescimento e desenvolvimento intrauterino e pós-natal; aumento da mortalidade; adenopatia e diarreia crônica.
  b. **Lesões ósseas:** micrognatia e alterações dos ossos longos (rarefações lineares das metáfises).
  c. **Lesões oculares:** retinopatia pigmentar; catarata (50% dos casos são bilaterais), glaucoma; microftalmia e defeitos na íris.
  d. **Lesões do sistema nervoso central (SNC):** microcefalia, abaulamento das fontanelas e sinais de encefalite.
  e. **Lesões cardiovasculares:** persistência do canal arterial; estenose da artéria pulmonar; estenose da válvula aórtica; defeitos septais; tetralogia de Fallot; coarctação da aorta e necrose miocárdica.
  f. **Lesões auditivas:** surdez neurossensorial (lesão do órgão de Corti) e surdez central por encefalite.
  g. **Alterações hematológicas:** púrpura trombocitopênica e anemia hemolítica.
  h. **Lesões víscerais:** hepatite e pneumonite intersticial.
  i. **Outras alterações:** discrasias imunológicas e *rash* rubeoliforme crônico.

As **manifestações tardias** estão associadas com a persistência e reativação do vírus, bem como com mecanismos autoimunes, podendo ser evidenciadas desde o 2º ano de vida até a idade escolar. São elas:

a. **Surdez (a principal):** muitas vezes só é diagnosticada quando a criança apresenta dificuldades de aprendizado.
b. **Endocrinopatias:** diabetes em 20% dos casos, hipo e hipertireoidismo e deficiência do hormônio do crescimento.
c. **Lesões oculares:** glaucoma, reabsorção do cristalino com catarata e neovascularização sub-retiniana.
d. **Lesões vasculares:** proliferação da íntima; estenose das artérias; hipertensão por estenose da artéria renal; doença coronariana e cerebral secundárias.
e. **Panencefalite rubeólica:** progressiva, que é rara, com curso semelhante ao da panencefalite esclerosante subaguda, evoluindo para coma, espasticidade, envolvimento do tronco encefálico e morte em 2 a 5 anos. Esses pacientes não representam risco de infecção para outros. Os estigmas da síndrome da rubéola congênita ou da infecção por rubéola, ao lado de títulos altos de anticorpos contra o vírus da rubéola e LCR com discreto aumento das células e proteínas, porém com aumento acentuado da globulina, sugerem o diagnóstico dessa panencefalite.
f. **Distúbios do comportamento:** distúrbios de aprendizado e autismo.

DIAGNÓSTICO DIFERENCIAL

Impõe-se naqueles casos de rubéola congênita que apresentam sufusões hemorrágicas, hepatoesplenomegalia e icterícia, em virtude de essas mesmas alterações ocorrerem na toxoplasmose, citomegalovirose, sífilis, septicemia, eritroblastose fetal e infecções herpéticas; entretanto, a presença de outros dados clínicos nessas doenças permite o seu diagnóstico.

DIAGNÓSTICO LABORATORIAL

Os anticorpos IgG maternos podem ser transferidos passivamente ao feto, através da placenta, não sendo possível diferenciá-los daqueles produzidos pelo próprio feto quando infectado na vida intrauterina; porém, como a quantidade de IgG materna diminui com o tempo, desaparecendo por volta do 6º mês, a persistência dos níveis altos de IgG no sangue do recém-nascido é altamente sugestiva de infecção intrauterina. A IgG fetal aumenta gradualmente durante toda a gravidez, e no parto se encontra em níveis iguais ou superiores aos maternos.

Os anticorpos IgM maternos não ultrapassam a barreira placentária; portanto, a presença de anticorpos IgM específicos para rubéola no sangue do recém-nascido é evidência de infecção congênita. Essa IgM fetal continua sendo produzida durante 3 a 5 meses após o nascimento, tornando-se a imunoglobulina dominante nesse período, que coincide com o declínio da IgG materna pelo catabolismo natural.

Os exames laboratoriais são imprescindíveis para o diagnóstico da síndrome da rubéola congênita e várias técnicas sorológicas podem ser usadas. A inibição da hemaglutinação (IH), eficaz durante muitos anos, tem sido substituída por testes mais sensíveis, sendo o ensaio imunoenzimático (ELISA) o mais indicado atualmente em nosso meio, por sua fácil execução e alta sensibilidade. Na SRC, a ausência de IgM fetal e o encontro de títulos de IgG quatro vezes maiores no soro do recém-nascido em relação ao materno são fortes indícios de infecção congênita; porém, se a IgM fetal é detectada, o diagnóstico é firmado sem a necessidade de exames posteriores.

Em resumo: IgM-positiva, logo após o nascimento ou na criança suspeitada de ter a SRC, confirma o caso; IgM negativa indica a realização da pesquisa de IgG, que, se negativa, descarta o caso, porém, se positiva, torna necessária uma segunda coleta de sangue após 3 meses da primeira coleta. Nessa segunda amostra de sangue, se a IgG se mantiver no título anterior ou for maior, confirma o caso; porém, se houver queda acentuada, em comparação com o anterior, descarta o caso.

TRATAMENTO

Não há tratamento específico. As alterações decorrentes da SRC, tais como insuficiência cardíaca, anemia e trombocitopenia, devem ser corrigidas imediatamente. As alterações já estabelecidas devem ser tratadas e manejadas conforme os protocolos existentes. Toda atenção deve ser voltada para a profilaxia.

PROFILAXIA

Uma etapa importante para o efetivo controle da rubéola e da SRC no Brasil, nos próximos anos, será a implementação de estratégias de vacinação das mulheres acima de 12 anos não vacinadas, a identificação de fatores associados à soroprevalência em gestantes e puérperas e a adoção de estratégias para a eliminação do vírus. O maior objetivo é evitar a infecção materna e a subsequente doença fetal.

As imunizações ativa e passiva têm sido usadas para atingir esse objetivo; no entanto, é essencial evitar, com rigor, a exposição de gestantes à rubéola durante toda a gravidez.

Imunização ativa

A partir de 1993, iniciou-se a implementação gradativa da vacina tríplice viral nos Estados, e a sua finalização ocorreu durante a III Campanha de Segmento do Sarampo, que ocorreu em junho de 2000, na qual Pernambuco implementou a dupla viral na idade dos 12 meses até 11 anos. Em janeiro de 2001, foi implantada no Estado a tríplice viral em substituição à dupla viral. Portanto, para o controle da SRC, a estratégia mais usada é a vacinação de crianças, da população feminina em idade fértil (12 a 49 anos) e das mulheres no período puerperal e pós-aborto.

Mulheres grávidas não devem receber a vacina da rubéola, e as mulheres vacinadas devem evitar engravidar por 30 dias, apesar de não ter sido detectado nenhum caso de SRC, o que levou ao estabelecimento de um risco teórico de 0 a 1,6. A vacinação de filhos de grávidas é recomendada por se acreditar que ou não há a possibilidade de infecção dos contactantes com o vírus vacinal, ou ela é desprezível.

E ainda fazendo parte das medidas preventivas da SRC convém que todo caso suspeitado de rubéola ou da SRC deva ser imediatamente informado, por qualquer pessoa, à unidade de saúde mais próxima ou à Secretária de Saúde do município, cabendo ao profissional de saúde notificar à vigilância epidemiológica do município, preencher a ficha de notificação (SINAN) e coletar sangue para realizar sorologia logo após o nascimento ou após a suspeita de rubéola pós-natal ou da SRC nos casos suspeitados.

A vigilância epidemiológica deve investigar o mais rápido possível (até 48 horas), realizar o bloqueio vacinal no grupo de 1 a 39 anos até 72 horas, coletar sangue (se não tiver sido feito) e encerrar o caso em até 30 dias da notificação. Em uma situação de surto de rubéola, as mulheres grávidas expostas ao vírus devem ser acompanhadas durante a gestação e o pós-parto, bem como o seu recém-nascido durante o 1º ano de vida. O monitoramento da área onde ocorreu o surto deve ser feito até 9 meses depois da notificação do último caso de rubéola.

BIBLIOGRAFIA

Behrman R, Kliegman RM, Jenson HB. *In: Nelson. Tratado de Pediatria*. Rio de Janeiro: 16ª ed., Rio de Janeiro: Ed. Guanabara Koogan, 2002:939-942.

Boletim de Imunização. Organização Panamericana da Saúde. Volume XXX, nº 6, dezembro de 2008.

Carnicer-Pont D, Peña-Rey I, de Aragon VM et al. Eliminating congenital rubella syndrome in Spain: does massive immigration have any influence? Eur J Public Health 2008; 18:688-690.

Centers for Disease Control and Prevention (CDC). Recommendations from an ad hoc meeting of the WHO measles and rubella laboratory network (Labnet) on use of alternative diagnostic samples for measles and rubella surveillance. MMWR Morb Mortal Wkly Rep 2008; 57:657-660.

Das S, Ramachandran VG, Arora R. Cytomegalovirus and rubella infection in children and pregnant mothers – a hospital based study. J Commun Dis 2007; 39:113-117.

Dontigny L, Arsenault MY, Martel MJ et al. Rubella in pregnancy. Obstet Gynaecol Can 2008; 30:152-168.

Gupta SN, Gupta NN. An outbreak of rubella in a hilly district of Kangra-Chamba, Himachi Pradesh, India, 2006. Indian J Pediatr 2009; 76:717-723.

Ministério da Saúde, Fundação Nacional de Saúde, Centro Nacional de Epidemiologia. *In: Manual de Vigilância para Erradicação do Sarampo e Controle da Rubéola*. Brasília, 2001.

Tonelli E, Melo LAD. *In: Doenças Infecciosas na Infância e Adolescência* 2ª ed., Rio de Janeiro: MEDSI, 2000:884-902.

Vianna RA, de Oliveira SA, Camacho LA et al. Role of human herpesvirus 6 infection in young brazilian children with rush illnesses. Pediatr Infect Dis J 2008; 27:533-537.

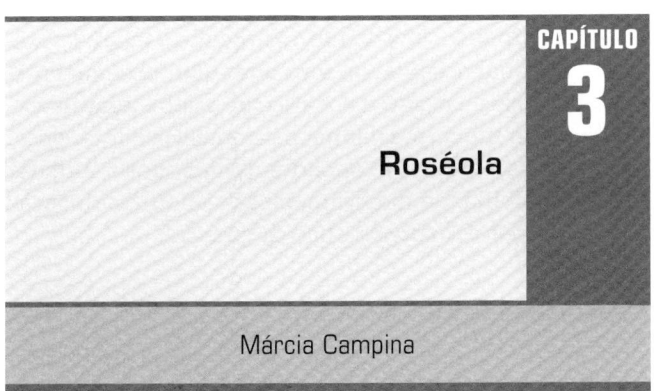

CAPÍTULO 3

Roséola

Márcia Campina

INTRODUÇÃO, CONCEITUAÇÃO E EPIDEMIOLOGIA

Doença viral benigna, conhecida também como exantema súbito, pseudorrubéola, febre de 3 dias ou sexta moléstia. A faixa etária dos 6 aos 15 meses é a mais acometida. A doença pode ocorrer durante o ano inteiro, com alguns relatos indicando uma maior incidência de casos nos meses da primavera e do outono. Os surtos são incomuns e raramente há relato de contato com outras crianças afetadas. O período de incubação é de 5 a 15 dias (em média, 10 dias). A maioria dos adultos excreta o agente etiológico na saliva e pode servir como fonte primária para transmissão do vírus a crianças. As mulheres excretam o vírus no trato genital em baixa quantidade, porém não foi demonstrada a transmissibilidade sexual. Apesar de ocasional, o vírus pode ser transmitido verticalmente ao feto. O leite materno não parece ser um veículo importante de transmissão viral. O exantema súbito não é doença de notificação compulsória no Brasil, exceto na ocorrência de surto.

ETIOLOGIA, PATOGÊNESE E PATOLOGIA MORFOLÓGICA E FUNCIONAL

O agente etiológico da maioria dos casos é o herpes-vírus humano tipo 6 (HHV-6), sendo identificado, em alguns casos, o herpes-vírus humano tipo 7 (HHV-7). Outros vírus, como o vírus ECHOS-16, respondem pela minoria restante dos casos.

Existem dois tipos distintos de HHV-6 (tipos A e B ou 1 e 2), de acordo com as diferenças da sequência do DNA, antigenicidade e necessidades de crescimento laboratorial. O tipo B responde por mais de 99% dos casos de exantema súbito e o tipo A não tem sido associado a qualquer doença.

A patogênese das infecções associadas ao HHV-6 não é muito conhecida; provavelmente o vírus oriundo da saliva de pessoas sadias entra no hospedeiro pela mucosa oral, nasal ou conjuntival, replica-se em local desconhecido, desenvolve uma alta viremia nas células mononucleares do sangue periférico e, após a infecção aguda, fica latente nos monócitos e macrófagos e, possivelmente, nas glândulas salivares, rins, pulmões e sistema nervoso central (SNC). O HHV-6 pode suprimir todas as linhagens celulares dentro da medula óssea, e a infecção pelo HHV-6 ativa está associada à supressão da medula óssea em pacientes que receberam transplantes de medula óssea. O HHV-6 pode ser responsável ainda por síndromes semelhantes à mononucleose e estar associado à síndrome da fadiga crônica, sarcoidose, hepatite aguda, podendo contribuir para o desenvolvimento de doenças linfoproliferativas, incluindo linfomas e leucemias.

QUADRO CLÍNICO

O período prodrômico é geralmente assintomático, caracterizando-se a doença pelo aparecimento de febre abrupta de 39°C a 40°C, irritabilidade e anorexia, em contraste com o bom estado geral da criança. Convulsões podem ocorrer em 5% a 10% das crianças com exantema súbito durante esse período febril, provavelmente desencadeadas pela febre alta e pela invasão direta do tecido nervoso pelo vírus. A febre persiste por 3 ou 5 dias e volta ao normal de maneira abrupta (em crise). Raramente diminui em forma gradual ao longo de 24 a 36 horas (em lise). O exantema surge coincidentemente com o desaparecimento da febre, raramente se manifestando na sua vigência ou até 24 horas após a sua remissão.

O exantema é róseo, macular ou maculopapular, com manchas de 2 a 5mm, não pruriginoso, que desaparece à pressão e raramente coalesce, não descamativo. Caracteristicamente, inicia-se no tronco, estendendo-se ao pescoço, nuca, face e raiz dos membros, persistindo geralmente por 1 a 3 dias. Exantemas evanescentes que desaparecem dentro de algumas horas acontecem em algumas crianças. Concomitantemente ao quadro clássico podem ocorrer edema palpebral, adenopatia leve a moderada nas regiões suboccipital e cervical posterior, tosse, coriza, diarreia e dor abdominal.

Há relato de diferentes manifestações clínicas associadas à infecção pelo HHV-6, como: infecção inaparente; febre como único sintoma; exantema afebril; raros casos de encefalite com meningoencefalite, quase sempre durante o estágio febril do exantema súbito; doenças autoimunes; púrpura trombocitopênica imunológica; intossuscepção; estomatite aftosa recorrente; síndrome hemofagocitária e doença disseminada. Um estudo sugeriu um elo entre o HHV-7 e a pitiríase rósea. Outros estudos sugeriram uma ligação entre o HHV-6 e duas doenças histiocíticas: histiocitose das células de Langerhans e a histiocitose sinusal com linfadenopatia maciça (doença de Rosai Dorfman).

Não se estabeleceu nenhuma relação etiológica consistente com qualquer tipo de neoplasia. Em pacientes imunocomprometidos, incluindo aqueles com a síndrome da imunodeficiência adquirida (AIDS) ou receptores de transplantes de órgãos, as infecções pelo HHV-6 podem ser graves e eventualmente fatais, com quadros de pneumonite e encefalites. Estudos epidemiológicos não sustentam um papel significativo para o HHV-6 como cofator da AIDS.

DIAGNÓSTICO

O diagnóstico da roséola *infantum* é geralmente clínico, levando em conta a idade, a história e os achados clínicos. Nos imunocomprometidos é importante confirmar as outras formas clínicas mais graves provocadas pelo HHV-6 (encefalite e pneumonite), para início do tratamento antiviral. Nesses últimos anos, em alguns países e regiões se iniciou a realização de exames para o HHV-6 (IgG e IgM), em situações de caso suspeitado de sarampo ou rubéola, com IgM positiva para o sarampo, sem nexo epidemiológico, com ou sem história vacinal, e também em surtos de doenças exantemáticas, cujos resultados laboratoriais foram negativos para sarampo, rubéola e dengue, sempre em crianças menores de 2 anos.

A IgM contra a HHV-6 começa a elevar-se entre o 5º e o 7º dia de doença, atingindo o pico máximo em 2 a 3 semanas, para desaparecer após 2 meses. A soroconversão dos anticorpos IgG anti-HHV-6 ocorre nas amostras coletadas com um intervalo de 2 a 3 semanas (os títulos se elevam em pelo menos quatro vezes). Os anticorpos anti-CMV podem ter reação cruzada com o HHV-6. O diagnóstico de certeza da infecção ativa é obtido pelo isolamento viral e, mais recentemente, pela detecção de DNA viral, por meio da reação em cadeia da polimerase (PCR), que tem grandes especificidade e sensibilidade; ambos os exames são restritos a laboratório de pesquisa. Na prática diária prevalecem os testes sorológicos, com destaque para os que detectam anticorpos da classe IgG: imunofluorescência indireta e imunofluorescência anticomplemento, ambos de grande importância nos estudos de prevalência.

A tendência atual é a utilização, na rotina diagnóstica, de técnicas que se baseiam na captura de anticorpos IgM e IgG para o HHV-6, de preferência pela técnica de ensaio imunossorvente ligado à enzima (ELISA), que permite demonstrar infecção recente em uma única amostra de sangue, a partir do 7º dia de doença. Não há testes comercializados para o HHV-7. O hemograma revela leucocitose discreta nos primeiros dias de febre, e após o aparecimento do exantema a contagem de leucócitos cai para 4.000 a 6.000, com linfocitose relativa (70% a 90%), observando-se com frequência a presença de linfócitos atípicos. O líquido cefalorraquidiano (LCR) nas crianças com convulsões associadas ao HHV-6 é quase sempre normal e, nos raros casos de meningoencefalite e encefalite associadas ao HHV-6, o LCR mostra pleiocitose leve com predomínio de células mononucleares, glicose normal e proteína normal ou elevada. Pode haver infiltrado intersticial na radiografia de tórax.

DIAGNÓSTICO DIFERENCIAL

O exantema súbito, quando ocorre na forma clássica, é difícil de ser confundido com as outras doenças exantemáticas. Já as formas atípicas constituem o grande desafio diagnóstico. O exantema súbito pode ser confundido mais comumente com a rubéola, porém o que ajuda a diagnosticar a rubéola é a presença de um período prodrômico levemente sintomático, febre baixa, linfadenopatia occipital e retroauricular proeminente, exantema mais extenso e coalescente e a história de exposição. Sarampo, escarlatina, mononucleose infecciosa, toxoplasmose, enterovirose, eritema infeccioso, miliária e hipersensibilidade medicamentosa são outras doenças que fazem parte do diagnóstico diferencial.

TRATAMENTO

O reconhecimento imediato da infecção pelo HHV-6 ativa em crianças pequenas e em hospedeiros comprometidos evitará o uso desnecessário de antibióticos, bem como a morbidade a ele relacionada e seu alto custo. A terapia antiviral específica para o HHV-6 raramente está indicada, da mesma forma que para o HHV-7, mencionando-se o ganciclovir e o foscarnet para casos especiais, porém a eficácia clínica desses medicamentos não foi avaliada. Também há relatos do uso de aciclovir e cidofovir de forma ocasional. Essa terapia antiviral específica é considerada para os casos incomuns de exantema súbito ou outras formas de infecção pelo HHV-6, em que existe morbidade significativa, como nas crianças com encefalite e pneumonite ou crianças imunocomprometidas.

O prognóstico é bom em quase todos os casos. Hemiparesia e retardo mental podem surgir como consequência da invasão direta do cérebro pelo HHV-6, bem como lesões em outros órgãos, secundárias a essa invasão. Foram relatados raros casos de mortes em pacientes normais e imunocomprometidos que desenvolveram hepatite, pneumonite, encefalite, doença disseminada ou síndrome de hemofagacitose pelo vírus HHV-6.

PREVENÇÃO

Não existem estratégias definidas no momento. Sua importância como vírus emergente e implicação causal em quadros mórbidos relacionados a estados de deficiência imunológica recomenda diagnóstico precoce para eventual abordagem terapêutica.

BIBLIOGRAFIA

Behrman R, Kliegman RM, Jenson HB. In: Nelson. Tratado de Pediatria. Rio de Janeiro: Guanabara Koogan, 2002.

Farhat CK. Infectologia pediátrica. São Paulo: Atheneu, 1998.

Nikkels AF, Pierard GE. Herpesvirus 6. What attention does it deserve in general practice? Rev Med Liege 2006; 61:317-321.

Tonelli E, Melo LAO. Doenças infecciosas na infância e adolescência. Rio de Janeiro: MEDSI, 2000.

Vianna RA, de Oliveira SA, Camacho LA et al. Role of human herpesvirus 6 infection in young brazilian children with rush illnesses. Pediatr Infect Dis J 2008; 27:533-537.

Ward KN, Andrews NJ, Verity CM, Miller E, Ross EM. Human herpesvirus-6 and 7 each cause significant neurological morbidity in Britain and Ireland. Arch Dis Child 2005; 90:619-623.

Zerr DM, Meier AS, Selke SS et al. A population-based study of primary human herpesvirus 6 infection. N Engl J Med 2005; 352:768-776.

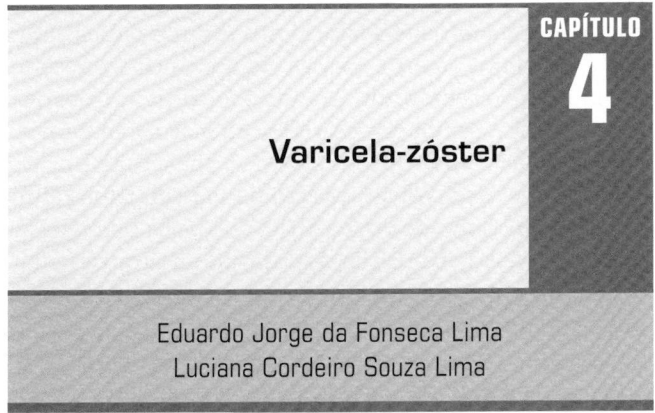

CAPÍTULO 4

Varicela-zóster

Eduardo Jorge da Fonseca Lima
Luciana Cordeiro Souza Lima

INTRODUÇÃO, CONCEITUAÇÃO E EPIDEMIOLOGIA

A varicela resulta da infecção primária pelo vírus varicela-zóster (VVZ) de um indivíduo suscetível, sendo mais comum em crianças, e a forma de herpes-zóster reflete a reativação do vírus latente, ocorrendo especialmente em idosos. Essas duas formas clínicas foram atribuídas ao mesmo vírus desde a década de 1950. A infecção costuma apresentar curso benigno entre crianças, mas pode evoluir para formas graves com disseminação sistêmica em pacientes imunodeprimidos, adolescentes, adultos e gestantes.

Apresenta distribuição universal e sem diferença entre sexos. A sua forma clínica característica é um exantema maculopapular e vesicular. A varicela ocorre de forma endêmica, predominantemente em pré-escolares e escolares. Em locais com estações climáticas bem definidas, surtos epidêmicos entre indivíduos suscetíveis podem ocorrer principalmente no final do inverno e início da primavera, o que pode não acontecer em países de clima tropical.

A alta transmissibilidade da varicela é preocupante, especialmente em aglomerados de indivíduos suscetíveis, como creches, escolas e hospitais; nesses locais, essa infecção endêmica pode ocorrer em surtos epidêmicos. Em indivíduos com contato intradomiciliar infectado, a possibilidade de contaminação pode chegar a 90%. Também se considera exposto um indivíduo que tenha contato íntimo ou face a face por até 5 minutos ou contato não íntimo de 1 hora com caso de varicela ou herpes-zóster.

O VVZ praticamente infecta todas as pessoas, principalmente nos primeiros anos de vida. Estudo realizado em cidades de diferentes regiões brasileiras (Rio de Janeiro, Porto Alegre, Fortaleza e Manaus) mostrou os seguintes índices de soroprevalência de anticorpos contra o VVZ (anti-VVZ) em populações de baixo nível socioeconômico: 68,8%, 89,1%, 90,5% e 95,4% em pessoas com idades entre 1 e 5 anos, 6 e 10 anos, 11 e 15 anos e 16 a 20 anos, respectivamente. Em populações de nível socioeconômico médio-alto, os índices correspondentes às citadas faixas etárias foram de 43,2%, 80,7%, 91,4% e 95,5%. Nos Estados Unidos, em crianças não vacinadas de 5 a 9 anos, a soropositividade para IgG anti-VVZ é de 66%, aumentando para 95% em pacientes de 15 a 19 anos. Nesse país, a incidência anual de varicela em estudantes de escola pública elementar foi de 0,2% a 0,3% após a adoção da vacina.

No Brasil, há grande número de consultas em urgências e internações hospitalares pela varicela e suas complicações, especialmente infecções secundárias por agentes bacterianos. Nos Estados Unidos, após a vacina contra varicela ser adotada, o número de hospitalizações se reduziu de 15,7 para 5,5 por 100.000 habitantes, e o número de atendimentos em urgências, de 178,2 para 61,2 por 100.000 habitantes, quando estudados pacientes com menos de 20 anos de idade.

Além da morbidade e dos custos no tratamento dos pacientes com essa infecção, a possibilidade de complicações graves é outra preocupação. Apesar de mais comum em adultos, pode ocorrer na infância, principalmente se os pacientes forem imunocomprometidos. Em crianças infectadas pelo HIV há evidências de que a imunização para VVZ com a imunoglobulina anti-VVZ poderia prevenir tanto a infecção primária pelo vírus como o herpes-zóster.

Apesar do conhecimento vigente de que o primeiro episódio de varicela implicaria imunidade permanente, há estudos relatando que um segundo episódio de varicela possa ser mais comum do que o imaginado. Em um estudo envolvendo casos de varicela, 4,5% dos pacientes (1995) e 13,3% (1999) relataram episódio prévio da doença. Como o valor preditivo positivo do relato de varicela prévia para soropositividade do IgG anti-VVZ pode chegar a 95% em alguns estudos, a possibilidade de repetição do quadro da varicela é real.

ETIOLOGIA, PATOGÊNESE E PATOLOGIA MORFOLÓGICA E FUNCIONAL

O VVZ pertence ao grupo dos herpes-vírus – família *Herpes viridae*, subfamília *alpha-herpesviridae*. É composto por um *core* contendo nucleoproteína e DNA, envolvido por capsídeo icosaédrico e por envelope contendo lipídeos. O homem é o único hospedeiro natural do vírus. A transmissão acontece por contato direto de pessoa a pessoa, por intermédio de gotículas de muco ou de saliva de indivíduo infectado, pelo ar e por líquidos das vesículas de pacientes com varicela ou herpes-zóster. Um paciente com varicela pode transmitir a doença de 1 a 2 dias antes do aparecimento do *rash* até o período em que as vesículas desaparecem e restam crostas, o que pode levar de 5 a 10 dias. As crostas, diferentemente da varíola, não contêm vírus. A possibilidade de transmissão pode estar diretamente relacionada ao número de lesões.

Acredita-se que o vírus entre pela mucosa do trato respiratório e se multiplique no sistema linfático regional, causando uma pequena viremia após 4 a 6 dias da infecção. A partir dessa, o vírus pode infectar alguns órgãos, como fígado e baço, e aproximadamente após 10 a 12 dias da infecção pode ocorrer uma viremia de grande magnitude, o que resulta no aparecimento das lesões cutâneas após mais ou menos 14 dias da infecção. O período de incubação no hospedeiro imunocompetente é de 10 a 21 dias, com uma média de 14 a 16 dias.

QUADRO CLÍNICO

A doença pode começar com sintomas constitucionais inespecíficos, como febre baixa e mal-estar, podendo durar 1 a 2 dias. Esses achados são mais comuns em adolescentes e adultos e podem estar associados a cefaleia e anorexia. Em crianças, esse período prodrômico não costuma acontecer e os sintomas surgem juntamente com o exantema. A febre pode ter relação com a extensão do *rash*, sendo mais intensa e prolongada em casos de lesões mais numerosas e dispostas em áreas mais extensas.

As lesões cutâneas geralmente se iniciam com um exantema extremamente pruriginoso maculopapular que evolui com vesículas de conteúdo claro, geralmente de forma elíptica, com 2 a 3mm de diâmetro e halo hiperemiado, que se torna mais evidente quando o conteúdo da vesícula adquire aparência pustular. No início do processo de cicatrização, o centro da vesícula pode tornar-se seco, dando à lesão aparência umbilicada, evoluindo logo após para crostas. Um eritema cutâneo generalizado e fugaz pode ocorrer imediatamente antes ou concomitantemente ao exantema.

As lesões costumam iniciar-se na face, no couro cabeludo ou no tronco, sendo apenas um grupo pequeno de lesões no tronco por 1 ou 2 dias antes da sua disseminação centrífuga, quando então atinge extremidades; daí podermos encontrar formas mais jovens nos membros. A evolução de cada lesão se completa em 12 a 24 horas, e novas lesões aparecem em grupos de três a cinco, o que gera o característico polimorfismo regional da varicela. Existe ainda comprometimento de mucosas, especialmente boca, vias aéreas, genitais e conjuntivas. Após um intervalo variável de 5 a 20 dias, o quadro se autolimita e as crostas caem, permanecendo pequenas depressões inicialmente róseas e em seguida hipocoradas, usualmente sem cicatrizes, as quais podem ocorrer em lesões que sofreram infecção bacteriana secundária. Casos secundários de contatos intradomiciliares costumam evoluir com maior número de lesões do que os casos-índice.

Menos comumente, formas de herpes-zóster podem ocorrer nos primeiros 2 anos de vida de filhos de mães que tiveram varicela durante a gestação, o que pode sugerir a primoinfecção intraútero com reativação na vida extrauterina.

A seguir, veremos algumas formas clínicas que merecem destaque.

Varicela neonatal

No período neonatal, a varicela pode associar-se a complicações viscerais e alta mortalidade, especialmente se a doença materna tiver início nos últimos 5 dias antes e até 2 dias após o parto. Nessas circunstâncias, o recém-nascido terá recebido um grande inóculo viral por via hematogênica, sem a proteção dos anticorpos maternos, que ainda não foram produzidos. A chance de um recém-nascido desenvolver quadro de varicela nessa situação está em torno de 20% a 50%. A doença neonatal se iniciará entre o 5º e o 10º dia de vida, podendo apresentar forma grave de comprometimento visceral, pneumonia, púrpura e mortalidade superior a 30%.

Quando a infecção materna ocorre antes de 5 dias do parto, a produção de anticorpos maternos que atravessam a placenta já aconteceu e a doença no recém-nascido aparecerá nos primeiros 4 dias de vida, sendo considerada leve. Ao contrário da varicela, a ocorrência de herpes-zóster na gravidez não constitui um problema para o feto ou recém-nascido, porque há passagem transplacentária de quantidade protetora de anticorpos e a infecção não costuma acompanhar-se de viremia.

Síndrome da varicela congênita

Como a quase totalidade das mulheres chegam a idade fértil já imunes à varicela, a incidência dessa infecção é de 0,5 a 3 casos por 1.000 gestantes. A letalidade dessa infecção em gestantes já chegou a atingir 41%, o que vem diminuido com o advento das tecnologias de suporte intensivo, assim como da utilização de aciclovir em algumas dessas pacientes. Além da gravidade clínica na gestante, a infecção pode resultar na síndrome da varicela congênita. Essa síndrome foi descrita pela primeira vez em 1947, e desde então menos de 100 casos foram descritos na literatura. Uma análise de 39 casos publicados inclui como achados clínicos cicatrizes cutâneas correspondentes aos dermátomos acometidos, hipoplasia de um ou mais membros com dedos malformados, paralisia de membros, coriorretinite, catarata, microftalmia, nistagmo, hidrocefalia com atrofia cortical e retardo mental, e morte precoce. A incidência dessa síndrome é de aproximadamente 1,8%, quando a mãe se infecta antes de 20 semanas de gestação, ficando apenas 0,6% para o restante da gravidez, sendo o período mais crítico para desenvolvimento de embriopatia aquele que vai da 7ª à 20ª semana de gestação.

Complicações da varicela

O índice de complicações é substancialmente mais elevado em pessoas maiores de 15 anos ou em crianças menores de 1 ano. Em crianças previamente sadias, a incidência de complicações graves pode ser calculada em 8,5/100.000 crianças na população de risco. As complicações mais comuns da varicela que podem resultar em hospitalizações são as infecções bacterianas das lesões da pele e costumam ser causadas pelos estafilococos ou estreptococos, que também podem causar pneumonia secundária. Formas graves e invasivas de infecções pelo *Streptococcus* β-hemolítico do grupo A têm sido descritas em associação com varicela na infância, tais como epiglotite e fascite necrosante, empiema subdural e endocardite em uma criança previamente vacinada.

Complicações neurológicas são variáveis em gravidade e frequência, sendo a mais comum um quadro de ataxia cerebelar que geralmente se desenvolve de 3 a 4 dias após o início do *rash* e tem excelente prognóstico quando se apresenta isoladamente. Encefalite, meningite asséptica, mielite e vasculopatia ocorrem mais comumente em adultos, mas há relatos de ocorrência em crianças previamente sadias.

Outros sítios de complicações graves da varicela incluem pneumonia de aspecto nodular ou intersticial grave, hepatite, acometimento renal com glomerulonefrite ou vasculopatia. Têm sido descritas complicações graves também em crianças previamente vacinadas contra varicela.

DIAGNÓSTICO

O diagnóstico da varicela e do herpes-zóster é clínico. Raras vezes, o diagnóstico laboratorial das infecções causadas pelo VVZ é necessário. A leucopenia típica ocorre durante as primeiras 72 horas e é seguida de linfocitose. O diagnóstico laboratorial pode ser importante para pacientes de alto risco. O vírus pode ser facilmente recuperado do fluido vesicular coletado por punção das lesões com tubo capilar, nos 3 primeiros dias de exantema na varicela e por um período maior nos casos de herpes-zóster ou de pacientes imunossuprimidos. O isolamento viral é feito por meio da inoculação em fibroblastos fetais ou âmnio humano.

Vários testes sorológicos são úteis para demonstrar infecções pelo VVZ. O soro deve ser obtido no início do quadro clínico e em 2 ou 3 semanas após o seu início. Um aumento de quatro vezes ou mais nos títulos de anticorpos é suficiente para confirmar o diagnóstico. O teste de fixação de complemento é o mais frequentemente utilizado, e o título desses anticorpos se eleva a partir do 1º dia do exantema, porém declina rapidamente, não sendo mais detectável após 6 ou 12 meses de doença, o que inviabiliza seu uso para determinar o estado imune de pacientes que possam ter tido a primoinfecção há mais tempo. Outros testes sorológicos têm sido úteis na detecção de imunidade pregressa ao VVZ: anticorpos fluorescentes contra antígenos de membrana (FAMA), hemaglutinação por imunoaderência, hemaglutinação indireta, anticorpos neutralizantes e ELISA e aglutinação pelo látex. A presença desses anticorpos também é importante no diagnóstico de algumas complicações como vasculopatias e alterações neurológicas, nas quais a pesquisa de DNA do VVZ nem sempre é suficiente.

DIAGNÓSTICO DIFERENCIAL

O diagnóstico diferencial das lesões vesicobolhosas é o que determina as possibilidades diagnósticas, apesar de a forma clínica da varicela ser dificilmente confundida. Alguns quadros que podem ser considerados seriam o impetigo bolhoso, picadas de insetos, urticária, escabiose, eczema herpético pelo vírus herpes-simples e a síndrome de Stevens-Johnson.

TRATAMENTO

Varicela e herpes-zóster em crianças imunocompetentes são doenças autolimitadas que não necessitam de terapêutica específica. Orientações gerais são importantes, como unhas bem aparadas para evitar escoriações, cuidados de higiene pessoal enfatizados com a finalidade de diminuir o risco de infecção bacteriana secundária de pele, devendo-se evitar uso tópico de substâncias irritantes. Para combater a febre e eventualmente a dor, devem ser utilizados analgésicos e antitérmicos. O prurido das lesões pode ser aliviado com preparados de calamina tópicos, e nos casos mais acentuados podem ser usados anti-histamínicos orais. O uso de antibióticos está restrito aos casos de infecção bacteriana da pele ou pneumonias bacterianas. Considerando-se a etiologia habitual por estreptococos ou estafilococos, penicilinas ou cefalosporinas de primeira geração devem ser os antibióticos de primeira escolha.

O tratamento antiviral pode modificar a evolução da doença, sendo o seu uso indicado geralmente para os indivíduos imunodeprimidos. O aciclovir (ACV) é uma guanosina análoga que tem alta especificidade e potência contra o VVZ, inibindo a sua replicação. Deve ser iniciado de forma precoce, preferencialmente nas primeiras 24 horas de evolução do exantema. Embora o uso do ACV não diminua significativamente a taxa de transmissão da varicela nem o absenteísmo escolar, ocorre uma importante diminuição da morbidade por disseminação visceral. O fármaco deve ser administrado o mais precocemente possível, dentro dos primeiros 3 dias do início da doença, na dose de 5 a 10mg/kg/dose a cada 8 horas, por via endovenosa, durante 7 a 10 dias. A terapia endovenosa é indicada para a doença grave, e a varicela em pacientes imunocomprometidos. O medicamento também pode ser administrado por via oral, na dose de 200 a 800mg/dose, cinco vezes ao dia, mas tem menor absorção. Outra indicação seria o tratamento de varicela em recém-nascidos, mesmo que tenham recebido a imunoglobulina anti-VVZ, na dose de 750mg/m^2/dia. O ACV também é utilizado em varicela não complicada em indivíduos maiores de 13 anos.

Pela conhecida associação de varicela, uso de aspirina e a síndrome de Reye, este fármaco não deve ser utilizado. Alguns trabalhos têm tentado determinar a relação entre o uso de ibuprofeno e outros anti-inflamatórios não esteroidais com infecções invasivas pelo *Streptococcus* ß-hemolítico do grupo A, mas ainda não há evidências que contraindiquem ou assegurem seu uso de maneira rotineira. Dessa forma, o acetaminofen ainda é o fármaco de escolha para o tratamento sintomático na varicela.

PROFILAXIA – VACINAS E IMUNOGLOBULINAS

As vacinas disponíveis são constituídas por vírus vivos atenuados derivados da cepa Oka, com diferentes quantidades de unidades formadoras de placa (UFP) do VVZ, e devem ser administradas por via subcutânea.

A soroconversão obtida em crianças imunocompetentes varia de 82% a 90% com uma única dose, mas atinge praticamente 100% quando é aplicada uma segunda dose, 8 semanas após a dose inicial. Isso é semelhante ao que ocorre em adultos que apresentam soroconversão de 88% com uma dose e 94% com duas doses. Nos imunodeprimidos é importante ressaltar que, mesmo naquelas crianças com resposta insatisfatória, diminui em muito o risco da aquisição de varicela grave. Estima-se que uma só dose da vacina contra a varicela induza imunidade contra a infecção em 70% a 90% das crianças que a receberam, e em 95% a 98%, contra as formas graves da doença. Contudo, não é incomum a ocorrência dessa virose em crianças já vacinadas.

Nos Estados Unidos, a vacina contra a varicela foi introduzida há cerca de 13 anos no calendário básico de imunização. No entanto, apesar da comprovada eficácia protetora dessa vacina e do excelente resultado na diminuição da mortalidade e das internações hospitalares, observaram-se muitos casos da doença em crianças vacinadas, principalmente durante a ocorrência de surtos em pessoas não vacinadas. Com base na observação dessas falhas vacinais, diversos estudos foram realizados com a finalidade de avaliar a real eficiência da vacinação em prevenir a varicela.

Uma segunda dose da vacina contra a varicela é recomendada, dos 4 aos 6 anos de vida, pelo menos com 3 meses de intervalo entre as doses.

A vacina, desde os primeiros trabalhos realizados, mostrou ser efetiva em contactantes (até 72 horas de contato), pois o tempo de desenvolvimento de anticorpos é menor do que o tempo de incubação da doença. Vários países desenvolvidos já incluíram a vacina contra a varicela no calendário de vacinação de rotina, pois os estudos de custo-benefício levando em consideração especialmente a falta ao trabalho dos pais e a falta à escola nesses países demonstraram que a vacina é vantajosa.

ESQUEMA VACINAL E VIA DE ADMINISTRAÇÃO

A vacina é aplicada por via subcutânea. A Sociedade Brasileira de Pediatria (SBP) e a Sociedade Brasileira de Imunizações (SBIm) recomendam a vacina contra varicela rotineiramente a todas as crianças hígidas, a partir de 12 meses de vida, e agora com reforço aos 4-6 anos; também deve ser prescrita a adolescentes e adultos que não tiveram a doença e que ainda não foram vacinados, em um esquema de duas doses com intervalo de 60-90 dias entre elas. (Para mais detalhes sobre a vacina, veja o Capítulo V.25, Imunizações).

IMUNOTERAPIA PASSIVA

No Brasil, a imunoglobulina humana antivaricela-zóster (IGHAVZ), administrada por via intramuscular, está disponível exclusivamente nos CRIEs e é indicada nas seguintes situações:

1. Contatos de pessoa suscetível à varicela com o vírus durante a gestação.
2. Recém-nascidos cujas mães apresentem varicela nos últimos 5 dias antes do parto ou até 2 dias depois.
3. Imunocomprometidos em situação de pós-exposição.

A dose da IGHAVZ é de 125 unidades/10kg (dose máxima = 625 unidades), administradas antes das primeiras 96 horas pós-exposição.

PROGNÓSTICO

A varicela é uma doença benigna na maioria dos casos e tem uma taxa de mortalidade de cerca de 2 por

100.000 casos. Para crianças imunodeprimidas, a taxa de mortalidade da infecção primária não tratada é de 7%-14% e pode aproximar-se de 50% em adultos também imunodeprimidos.

BIBLIOGRAFIA

Clemens SAC, Azevedo T, Fonseca JC et al. Soroepidemiologia da varicela no Brasil – Resultados de um estudo prospectivo transversal. J Pediatr (Rio J) 1999; 75:435-441.

Gershon A. Chickenpox, measles, and mumps. In: Remington J, Klein J (eds.). Infections of the fetus and newborn infant. 5ª ed. Philadelphia: Saunders, 2001.

Gershon AA. Varicella-zoster virus infections. In: Gershon AA, LaRussa P (eds.). Gershon: Krugman's Infectious Diseases of Children, 11th ed., Mosby, 2004:11.

Gorgas DL. Infections related to pregnancy. Emerg Med Clin North Am 2008; 26(2):345-366,viii.

Hall S, Maupin T, Seward J et al. Wharton M. Second varicella infections: are they more common than previously thought? Pediatrics 2002; 109(6):1.068-1.073.

LaRovere KL, Raju GP, Gorman MP. Postvaricella acute transverse myelitis in a previously vaccinated child. Pediatr Neurol 2008; 38(5):370-372.

Laskey AL, Johnson TR, Dagartzikas MI, Tobias JD. Endocarditis attributable to group A beta-hemolytic streptococcus after uncomplicated varicella in a vaccinated child. Pediatrics 2000; 106(3):E40.

Lee LE, Ho H, Lorber E et al. Vaccine-era varicella epidemiology and vaccine effectiveness in a public elementary school population, 2002-2007. Pediatrics 2008; 121(6):e1.548-1.554.

Lesko SM, O'Brien KL, Schwartz B, Vezina R, Mitchell AA. Invasive group A streptococcal infection and nonsteroidal antiinflammatory drug use among children with primary varicella. Pediatrics 2001; 107(5):1.108-1.115.

Mueller NH, Gilden DH, Cohrs RJ, Mahalingam R, Nagel MA. Varicella zoster virus infection: clinical features, molecular pathogenesis of disease, and latency. Neurol Clin 2008; 26(3):675-697,viii.

Nagel MA, Cohrs RJ, Mahalingam R et al. The varicella zoster virus vasculopathies: clinical, CSF, imaging, and virologic features. Neurology 2008; 70(11):853-860.

Nagel MA, Cohrs RJ, Mahalingam R et al. The varicella zoster virus vasculopathies: clinical, CSF, imaging, and virologic features. Neurology 2008; 70:853-860.

Nagel MA, Forghani B, Mahalingam R et al. The value of detecting anti-VZV IgG antibody in CSF to diagnose VZV vasculopathy. Neurology 2007; 68(13):1.069-1.073.

Perella D, Fiks AG, Jumaan A et al. Validity of reported varicella history as a marker for varicella zoster virus immunity among unvaccinated children, adolescents, and young adults in the post-vaccine licensure era. Pediatrics 2009; 123(5):e820-828.

Schned AR, Ornvold K, Tsongalis GS, Chobanian MC. Fatal relapse of ANCA-associated glomerulonephritis triggered by successive Epstein-Barr and varicella zoster virus. Am J Kidney Dis 2006; 47(5):915-922.

Schwab J, Ryan M. Varicella zoster virus meningitis in a previously immunized child. Pediatrics 2004; 114(2):e273-274.

Slack CL, Allen GC, Morrison JE, Garren KC, Roback MG. Postvaricella epiglottitis and necrotizing fasciitis. Pediatrics 2000; 105(1):e13.

Staat MA, Meinzen-Derr J, Welch T et al. Varicella-related hospitalization and emergency department visit rates, before and after introduction of varicella vaccine, among white and black children in Hamilton County, Ohio. Pediatrics 2006; 117(5):e833-839.

Ulloa-Gutierrez R, Dobson S, Forbes J. Group A streptococcal subdural empyema as a complication of varicella. Pediatrics 2005; 115(1):e112-114.

Wood SM, Shah SS, Steenhoff AP, Rutstein RM. Primary varicella and herpes-zóster among HIV-infected children from 1989 to 2006. Pediatrics 2008; 121(1):e150-156.

Zielbold C, von Kries R, Lang R, Weigl J, Schmitt HJ. Severe complications of varicella in previously healthy children in Germany: a 1-year survey. Pediatrics 2001; 108(5):E79.

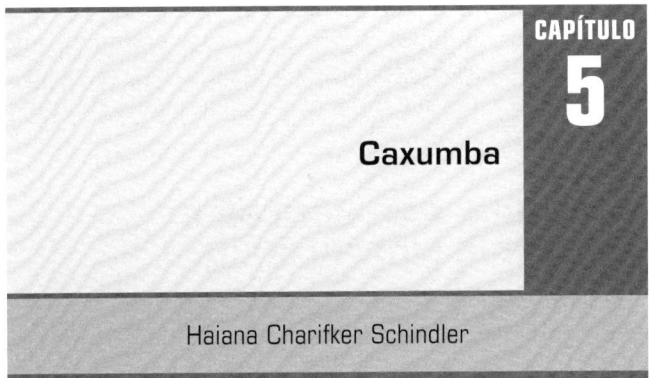

CAPÍTULO 5

Caxumba

Haiana Charifker Schindler

INTRODUÇÃO, CONCEITUAÇÃO E EPIDEMIOLOGIA

Caxumba ou parotidite epidêmica é uma doença infecciosa aguda, conhecida popularmente como *papeira*, tendo sido descrita por Hipócrates no século V a.C. O vírus causal foi descoberto por Johnson e Goodpasture em 1934, tendo sido responsável por frequentes surtos de uma doença caracterizada por inchaço e dores no pescoço, abaixo das orelhas, uni ou bilaterais, associados a dor e edema dos testículos em alguns pacientes.

É uma doença autolimitada e transmissível, que se manifesta pelo aumento do volume das glândulas parótidas e, às vezes, das glândulas sublinguais e submandibulares, com presença de febre. Em 30% dos casos não há hipertrofia glandular aparente nem capacidade de produzir manifestações sistêmicas.

A orquite é a complicação mais comum na fase pré-puberal dos adolescentes, chegando a 50% dos casos, podendo também acometer cerca de 20% dos homens adultos infectados; a ooforite ocorre em 5% dos casos ocorridos na pós-puberdade feminina. Outras complicações frequentes são encefalite, pancreatite e meningite asséptica, que na maioria das vezes não deixam sequelas.

Atualmente, é utilizada uma vacina com vírus vivo atenuado, que pode ser administrada de forma individual ou em combinação com o vírus do sarampo e da rubéola – vacina tríplice viral.

A caxumba tem distribuição universal com surtos epidêmicos em intervalos de 2 a 3 anos. A transmissão se dá pelo ar ou diretamente por gotículas contendo o vírus ou pela saliva e urina.

Observada sobretudo na idade escolar (em especial na faixa dos 5-9 anos), calcula-se que 80%-90% dos adultos apresentem anticorpos séricos para a caxumba sem história de imunização prévia, e que cerca de 20%-40% dos doentes apresentem formas subclínicas da doença, o que dificulta o isolamento dos comunicantes.

Como não é doença de notificação obrigatória, não há dados de rotina disponíveis para análise epidemiológica.

O homem parece ser o único hospedeiro do vírus, e a época de maior contagiosidade varia entre 6 e 7 dias antes das manifestações clínicas, até 9 dias após o surgimento dos sintomas. O vírus pode ser encontrado na urina até 14 dias após o início da doença. É tão contagiosa quanto a rubéola e influenza, porém menos do que o sarampo e a varicela.

ETIOLOGIA, PATOGÊNESE E PATOLOGIA MORFOLÓGICA E FUNCIONAL

O agente etiológico é um vírus da família *Paramyxoviridae*, gênero *paramixovírus*, do mesmo grupo do parainfluenza. Contém, no seu genoma, uma única fita de RNA. Pode ser rapidamente inativado por agentes químicos (éter, clorofórmio e formalina), calor e luz ultravioleta.

Apresenta dois antígenos principais: o V (viral ou do envoltório) e o S (solúvel ou do núcleo capsídeo). O antígeno S estimula a produção de anticorpos tipo IgM, fixadores do complemento, e característicos da fase aguda da doença (primeiros 15 dias). O antígeno V é responsável pelo estímulo à formação de anticorpos fixadores do complemento, inibidores da hemaglutinação e neutralizantes da classe IgG, que surgem a partir da 2ª semana de doença, indicando aquisição da imunidade e sendo responsáveis pela proteção do lactente nos 6 primeiros meses de vida, quando transferidos passivamente pela mãe.

O vírus penetra as vias aéreas superiores, multiplicando-se nos linfonodos regionais e no epitélio superficial da árvore respiratória. Decorrido o período de incubação de 12 a 25 dias (média de 16-18 dias) após a exposição, dá-se a viremia, que dura cerca de 3 a 5 dias, com disseminação do agente para os tecidos glandulares e/ou nervosos (glândulas salivares, testículos, ovários, glândulas mamárias, pâncreas, tireoide, sistema nervoso central [SNC]), explicando o caráter sistêmico da doença.

Os envolvimentos meníngeo e renal são considerados parte da doença, sendo comuns pleocitose no líquido cefalorraquidiano (LCR) e hematúria.

O vírus pode ser isolado da orofaringe (*swab*), saliva, sangue, LCR, leite, urina e fezes. A inflamação que ocorre nos tecidos infectados leva aos sintomas característicos de parotidite e meningite asséptica.

Os achados histopatológicos são inespecíficos e consistem basicamente em edema intersticial e infiltrado linfocitário.

QUADRO CLÍNICO

No período prodrômico, os sintomas são inespecíficos e incluem mialgia, anorexia, astenia, cefaleia e temperatura corporal moderadamente elevada, podendo ser normal.

A parotidite é a primeira e mais comum manifestação da doença, ocorrendo em 30%-40% dos infectados, embora possa inexistir ou suceder-se ao acometimento de outros órgãos. É bilateral em cerca de 75% dos casos, iniciando-se por uma glândula e atingindo a outra em torno de 2 a 5 dias. Às vezes o edema é simultâneo.

Ocasionalmente são vistos sinais inflamatórios na abertura do ducto de Stenon (ducto parotídeo principal), ao nível do segundo molar superior.

Seguindo os sintomas inespecíficos, além do desconforto ao mastigar, nota-se edema parotídeo mole, sem rubor e com leve calor local. O edema situa-se entre a mandíbula e o músculo esternocleidomastoideo, abaixo e à frente da orelha, deslocando o lóbulo para cima e para adiante. Atinge o seu máximo dentro de 1 a 3 dias, coincidindo com a acentuação da dor à mastigação e à deglutição.

Os sintomas tendem a decrescer depois de 1 semana e geralmente desaparecem após 10 dias. A temperatura tende a se normalizar antes do desaparecimento do edema parotídeo.

Em 25% dos casos há edema de glândulas submandibulares (semelhante ao da adenomegalia cervical anterior) e sublingual (edema da região submentoniana e do assoalho da boca). Nos casos de acometimento acentuado das glândulas salivares, pode ser observado edema de face, pescoço e área pré-esternal, por obstrução à drenagem linfática.

O acometimento do SNC é frequente. Na era pré-vacinal, alguns estudos apontavam o vírus da caxumba como responsável por 17,1% das meningites assépticas. Apesar de a incidência ter diminuído, o SNC pode estar frequentemente afetado na forma de meningite asséptica, e quase nunca deixa sequelas. Geralmente se manifesta 3 a 10 dias após a parotidite, mas pode precedê-la ou existir isoladamente. A meningite é assintomática em 50%-60% dos pacientes, acometendo sobretudo crianças, e pode ser a única manifestação clínica da caxumba em 30%-40% dos casos. A forma sintomática é mais frequente em adultos, ocorre em cerca de 15% dos pacientes e geralmente não deixa sequelas.

A cefaleia é a principal queixa, podendo ocorrer fotofobia, febre e sinais de irritação meníngea. O exame do LCR revela pleocitose (< 500-1.000 células/mm^3), proteinorraquia normal, normo ou hipoglicorraquia, podendo persistir com essas alterações por cerca de 5 semanas. O vírus pode ser isolado do LCR no início do quadro.

A encefalite é rara e ocorre em cerca de 0,5% dos casos, e, ao contrário de meningite, é mais grave (letalidade de 1,4%), podendo deixar sequelas a longo prazo. A febre é alta (40°-41°C), durando em média 1 a 2 semanas, e há possibilidade de ocorrerem convulsões. O acometimento do sensório varia desde a sonolência até o coma. Um tipo precoce de encefalite pode ocorrer antes ou conjuntamente com a parotidite, devido à ação viral direta sobre o neurônio. A forma tardia aparece cerca de 10 dias após a parotidite e se deve a um processo desmielinizante pós-infeccioso de base imunológica.

Existe a possibilidade de ocorrer estenose do aqueduto secundária à meningoencefalite, resultando em hidrocefalia. Síndrome de Guillain-Barré, mielite transversa, ataxia cerebelar e paralisia facial também têm sido associadas à caxumba.

A orquite (inflamação testicular) é a manifestação mais frequente da caxumba em homens na idade pós-puberal (15-29 anos). Ocorre em 50% dos casos nessa faixa etária, habitualmente 1 a 3 semanas após a parotidite, podendo precedê-la ou existir isoladamente. O acometimento bilateral se dá em 30% dos pacientes infectados. O início é agudo, com febre elevada, calafrios, vômitos e dor no abdome inferior. Os testículos se edemaciam rapidamente (podem atingir até quatro vezes o tamanho normal) e se tornam extremamente dolorosos. A febre dura cerca de 5-7 dias, acompanhando o desaparecimento do edema testicular. Em cerca de 50% dos casos ocorre algum grau de atrofia testicular, mas a esterilidade é rara.

A ooforite (inflamação do ovário) é mais rara, ocorrendo em 5% das mulheres na idade pós-puberal e podendo mimetizar a apendicite aguda. Não existe relação com alterações da fertilidade.

A pancreatite é infrequente, mas ocasionalmente ocorre sem parotidite e se caracteriza por dor epigástrica, náuseas e vômitos. A hiperglicemia é transitória e tem sido demonstrada uma relação causal com o desenvolvimento de diabetes melito. Há registros da ocorrência de surtos de diabetes poucos meses ou anos depois de surtos de caxumba. Deve ser lembrado que a amilase sérica pode encontrar-se elevada pelo simples acometimento parotídeo. Mastite e tireoidite são formas mais raras de acometimento glandular.

As manifestações articulares predominam na puberdade, mas podem ser observadas em crianças. Habitualmente, ocorrem 1 a 3 semanas após a parotidite, mas podem precedê-la ou existir isoladamente. Em geral, acompanham-se de febre baixa.

São descritas três formas clínicas: artralgias, monoartrite e poliartrite migratória (a mais frequente). As grandes articulações são as mais acometidas. A dor é intensa e a duração pode variar de 2 dias a 3 meses, sendo autolimitada e não deixando sequelas. Tem sido proposto um mecanismo imunomediado, mas se postula também a ação viral direta como causa. A resposta aos salicilatos não é boa, sendo melhor aos esteroides e ao ibuprofeno.

Alterações no eletrocardiograma, compatíveis com miocardite, são encontradas na fase aguda em 3%-15% dos pacientes com caxumba, porém manifestações sintomáticas são raras. Nefrite, prostatite, hepatite e trombocitopenia são descritas raramente.

COMPLICAÇÕES

- **Surdez:** é secundária à neurite, com lesão do oitavo par craniano. A incidência é de aproximadamente 1/20.000 casos de caxumba. A perda auditiva é unilateral em 80% dos casos, pode estar associada à reação vestibular (labiríntica), como ataxia, vômitos, vertigens e zumbidos, sendo em geral permanente.
- **Esterilidade:** muito rara.

Diabetes melito

A caxumba, como muitas doenças infectocontagiosas, pode ocasionar abortamento caso ocorra no 1º trimestre de gestação. Questiona-se uma associação da caxumba com fibroelastose endocárdica no recém-nascido. Mulheres grávidas não devem receber a vacina MMR (caxumba, sarampo e rubéola). No entanto, a aplicação inadvertida da vacina durante a gestação não é indicação de interrupção da gravidez.

DIAGNÓSTICO

O diagnóstico é predominantemente clínico, observando-se os sinais e sintomas apresentados. A amilase, que durante a fase aguda da doença se apresenta com níveis elevados e se normaliza com a regressão clínica do quadro, pode ser utilizada como marcador de comprometimento de parótidas.

Provas específicas – sorologia e isolamento viral – podem ser utilizadas esporadicamente quando se requer a confirmação etiológica. Além do elevado custo das técnicas de isolamento do vírus, a maioria das provas sorológicas é de pouca utilidade, visto que podem ser positivas em infectados ou indivíduos vacinados. Estão indicadas nos casos graves (encefalites), sobretudo quando não há manifestações clínicas de parotidite.

O isolamento viral pode ser feito em amostras clínicas, incluindo saliva, secreção de orofaringe, saliva, urina e LCR. O material deve ser coletado nos primeiros 5 dias de doença.

A sorologia é feita para pesquisa de anticorpos por meio de reações de neutralização, inibição da hemaglutinação ou ensaio imunossorvente ligado à enzima (ELISA). Por serem pouco práticos para o diagnóstico na fase aguda da doença, não fazem parte da rotina de manejo clínico. Para fins de pesquisa, o teste de ELISA que detecta anticorpos IgM e IgG é o mais solicitado. Os anticorpos IgM usualmente se tornam detectáveis durante os primeiros dias da doença, com pico máximo no final da 1ª semana. Para avaliar IgG são requeridas duas dosagens séricas: uma na fase aguda e outra no período de convalescença (15-20 dias de intervalo). Deve ocorrer uma elevação de, pelo menos, quatro vezes nos títulos de IgG, quando existe doença. As reações de ELISA e de neutralização são as de escolha para avaliar a imunidade tardia.

A fixação do complemento positiva sugere infecção recente. Considera-se a positividade de uma única amostra de soro para anticorpos fixadores do complemento, dirigidos contra o antígeno S (solúvel), como indicativa de infecção aguda.

DIAGNÓSTICO DIFERENCIAL

1. **Outras infecções:** virais (coxsackie, influenza, parainfluenza, vírus ECHO, citomegalovírus, coriomeningite linfocitária, vírus Epstein-Barr); bacterianas (*Staphylococcus aureus*, pneumococos, *H. influenzae*, *Salmonella typhi* e outros gram-negativos; *M. tuberculosis*; treponêmicas – sífilis).
2. **Linfadenopatias cervicais.**
3. **Tumores:** hemangiomas.
4. **Sialoadenite crônica ou recorrente:** secundária a reações alérgicas e sensibilidade a fármacos (iodo, fenotiazinas, oxifenilbutazona).
5. **Doenças hematológicas:** anemia falciforme, leucemias.
6. **Doenças autoimunes:** síndrome de Sjögren.
7. **Obstrução ductal:** estenose congênita ou adquirida e sialolitíase.

TRATAMENTO

Como não há medicamentos específicos para a doença são indicados alguns cuidados gerais, como repouso, uso de analgésicos, antitérmicos e termoterapia na área parotídea, e observação de possíveis complicações.

Caso haja encefalite, deverá ser tratado o edema cerebral e mantida a vigilância das funções vitais.

Na ocorrência de orquite deve ser feito um tratamento de apoio com aplicação de bolsas de gelo, suspensório escrotal e analgésico ou anti-inflamatório.

Para a pancreatite, apenas tratamento sintomático e hidratação parenteral, caso necessária.

O paciente deverá ser afastado da creche, escola ou local de trabalho por 10 dias a partir do início da parotidite. Em relação aos comunicantes, apesar de a vacina não ter eficácia para evitar o aparecimento da doença, não havendo contraindicação a sua aplicação poderá proporcionar proteção contra exposições subsequentes. Em situações de surto em escolas recomenda-se vacinação de bloqueio.

PREVENÇÃO

A doença confere imunidade permanente após qualquer forma clínica em que se manifeste. Inquéritos sorológicos têm demonstrado que cerca de 80%-90% dos adultos apresentam anticorpos séricos para a caxumba, sem história de imunização prévia.

A prevenção é feita por meio da aplicação da vacina tríplice viral (sarampo, rubéola e caxumba), de acordo com o esquema vacinal preconizado pelo Sistema de Vigilância da Saúde do Ministério da Saúde (SVS/MS). Mais detalhes dessa vacina podem ser encontrados no Capítulo VI.25, Imunizações.

BIBLIOGRAFIA

American Academy of Pediatrics Committee on Infectious Diseases. Infection prevention and control in pediatric ambulatory settings. Pediatrics 2007; 120:650-665.

Atkinson W. Mumps. *In: The Pink Book – Epidemiology & Prevention of Vaccine – Preventable Diseases*, CDC's National Immunization Program. USA, 2002:115-123.

Berezin E. Caxumba. *In:* Carvalho ES, Farhat CK, Carvalho ES, Carvalho LHFR, Succi RCM. *Infectologia pediátrica*. 3ª ed., São Paulo: Atheneu, 2007:355-357.

Bitsko RH, Cortese MM, Dayan GH et al. Detection of RNA of mumps virus during an outbreak in a population with a high level of measles, mumps, and rubella vaccine coverage. J Clin Microbiol 2008; 46:1.101-1.103.

CDC Update: Multistate Outbreak of Mumps – United States, January 1 –May 2, 2006-May 26. MMWR 2006; 55(20):559-563.

CDC Updated Recommendations for Isolation of Persons with Mumps – MMWR 2008; 57(40):1.103-1.105.

CDC. Epidemiology and Prevention of Vaccine-Preventable Diseases, The Pink Book: Course Textbook, 11ª ed. – pp. 186-197 (May 2009) published by the National Immunization Program, Centers for Disease Control and Prevention. Disponível em: http://www.cdc.gov/vaccines/pubs/pinkbook/default.htm. Acessado em 12-9-2009.

Fundação Nacional de Saúde. Parotidite Infecciosa, Aspectos Clínicos e Epidemiológicos. Disponível em:<http://www.funasa.gov.br/pub/GBDIP/Gbdip054.pdf >. Acessado em 12-8-2009.

Ministério da Saúde. Caxumba – Informações gerais sobre a doença. Disponível em: <http://portal.saude.gov.br/portal/saude/profissional/visualizar_texto.cfm?idtxt=3166>. Acessado em 12-8-2009.

Ministério da Saúde. Fundação Nacional de Saúde. Centro Nacional de Epidemiologia. Coordenação do Programa Nacional de Imunizações. Manual dos Centros de Referência de Imunobiológicos Especiais. 2ª ed. Brasília, 2000.

Ministério da Saúde. SI-PNI – Sistema de Informação do Programa Nacional de Imunizações. DATASUS. Vacina SCR (Tríplice Viral). Disponível em: <http://pni.datasus.gov.br/vac_adolescente/src_adolescente.asp>. Acessado em 12-8-2009.

Plotkin SA, Rubin SA. Mumps vaccine. *In:* Plotkin SA, Orenstein WA, Offit PA (eds.). *Vaccines*. 5ª ed. Philadelphia, PA: Saunders, 2008:435-465.

Soud FA, Cortese MM, Curns AT et al. Isolation compliance among university students during a mumps outbreak, Kansas 2006. Epidemiology and Infection 2009; 137:30-37.

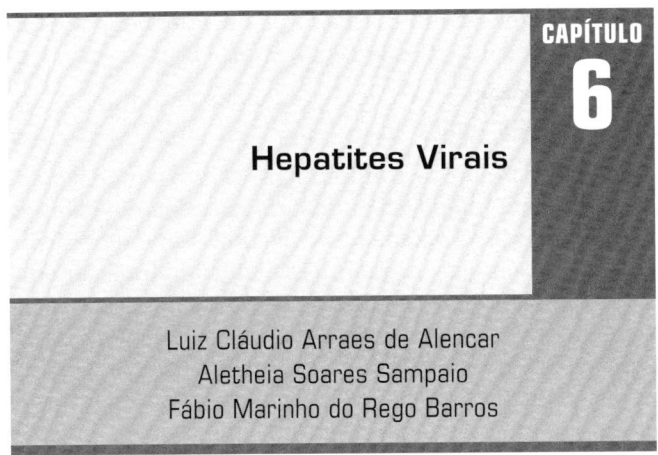

CAPÍTULO 6

Hepatites Virais

Luiz Cláudio Arraes de Alencar
Aletheia Soares Sampaio
Fábio Marinho do Rego Barros

INTRODUÇÃO, CONCEITUAÇÃO E EPIDEMIOLOGIA

As hepatites virais são doenças infecciosas causadas por vírus hepatotrópicos, tradicionalmente designadas por letras do alfabeto. Elas podem ter evolução aguda ou crônica e, em consequência de sua alta prevalência e das potenciais complicações, constituem um grande problema de saúde pública, cujas amplitude e gravidade dependem, entre outros fatores, da área geográfica.

Embora o alfabeto das hepatites virais tenha aumentado nas últimas décadas, caracterizando diversas variedades, a hepatite não é nenhum problema novo. A descrição de icterícia já existia há vários séculos antes de Cristo, oriunda da Babilônia e relatada por Hipócrates. A natureza infecciosa da doença foi primeiramente reconhecida por Pope Zacharias, 8 séculos depois de Cristo, sendo os vários surtos epidêmicos provavelmente relacionados com a transmissão enteral de alguns vírus, supostamente o vírus da hepatite A.

No início do século XX, com a introdução das vacinas contra febre amarela e injeções para diabetes e sífilis, novos surtos de icterícia ocorreram, sendo a primeira associação com a transmissão parenteral e transfusional descrita em 1943. Todavia, foi apenas em 1965 que Blumberg identificou pela primeira vez o marcador viral da hepatite B (HNANB). A entidade, conhecida desde 1974 como hepatite não A, não B, teve o seu agente etiológico identificado posteriormente e denominado de vírus da hepatite C.

Nas últimas 3 décadas, avanços no estudo das hepatites virais têm ocorrido de forma ampla, utilizando-se de conhecimentos em áreas diversas e transformando essa doença em assunto primordial não só para as áreas clínica, epidemiológica e virológica, mas também para profissionais de saúde pública, medicina ocupacional e, principalmente, nos bancos de sangue.

Ao redor de 1970, com o desenvolvimento de testes sorológicos para os vírus das hepatites A e B, tornou-se evidente que existiam outras causas de hepatites pós-transfusionais produzidas não por esses agentes ou mesmo por outros vírus não hepatotrópicos conhecidos, como citomegalovírus ou Epstein-Barr. A hepatite não A, não B foi então a designação preferida à proposta inicial da hepatite C, já que se acreditava que mais de um agente estaria envolvido na transmissão dessa forma da doença. Todavia, por meio de estudos epidemiológicos, com o auxílio de um modelo animal apropriado como o chimpanzé, ficou logo evidente que o termo HNANB incluía duas formas diferentes da doença: uma semelhante à hepatite pelo vírus B (HBV), principalmente nos casos com exposição parenteral, e outra epidêmica, de transmissão fecal-oral, semelhante à doença provocada pelo vírus A.

Outro vírus responsável por um surto epidêmico de hepatite aguda ocorrido em Nova Deli, na Índia, em 1955-1956, devido à contaminação fecal do um reservatório de água potável, foi reconhecido como agente etiológico da então chamada HNANB epidêmica ou de transmissão entérica, denominada, no início da década de 1990, de hepatite E (HEV). Até o momento, cinco são os vírus hepatotrópicos identificados: responsáveis pelas hepatites A, B, C, D e E. Dois novos vírus foram recém-identificados, o vírus da hepatite G (GBV-C/ HGV) e o TTV (*transfusion-transmitted virus*) com papéis, até o momento, não bem estabelecidos em relação às hepatites, assim como o hipotético (ainda) vírus da hepatite F.

Finalmente, com o aprimoramento das técnicas da engenharia genética, em 1989, pesquisadores do Laboratório Chiron, na Califórnia, e do Centers for Diseases Control (CDC), de Atlanta, conseguiram identificar o principal agente da hepatite pós-transfusional — NANB, denominado de vírus da hepatite C (HCV).

Dados mais precisos sobre a epidemiologia das hepatites só puderam ser obtidos com o desenvolvimento de testes laboratoriais para pesquisa de antígenos e anticorpos virais, permitindo, assim, a distinção entre os diferentes vírus hepatotrópicos. Dentre eles, merecem relevância os vírus das hepatites A, B e C, devido à sua larga distribuição geográfica e, no que diz respeito aos dois últimos, à possibilidade de evolução para doença hepática crônica.

Por apresentarem algumas diferenças importantes em vários aspectos, descreveremos as características da doença conforme o agente etiológico.

ETIOLOGIA, PATOGÊNESE E PATOLOGIA MORFOLÓGICA E FUNCIONAL

Hepatite A

O vírus da hepatite A (HAV) é um RNA-vírus, sem envelope, pertencente à família *Picornaviridae*. É o mais resistente dentre os membros dessa família, podendo permanecer infectante na água ou em alimentos por mais de 7 dias.

Sua transmissão se dá pela via fecal-oral. O período de incubação varia entre 10 e 50 dias. O paciente infectado elimina o vírus nas fezes entre o período aproximado de 14 a 21 dias antes e 1 semana após o advento da icterícia. O período de maior infectividade é o correspondente à semana anterior ao surgimento da icterícia.

A soroprevalência para hepatite A de uma determinada região é considerada um bom marcador das condições sanitárias existentes naquela área. No recente inquérito nacional de prevalência das hepatites A, B e C, realizado pelo Ministério da Saúde do Brasil, dados preliminares sugerem uma suscetibilidade surpreendentemente elevada.

QUADRO CLÍNICO

A infecção pelo HAV pode acarretar um amplo espectro de manifestações clínicas, variando de formas assintomáticas e passando pelas formas ictéricas, podendo, ainda, em raras situações, levar à hepatite fulminante. Em crianças, em geral assume formas leves, nas quais frequentemente não há icterícia, podendo passar despercebida (formas subclínicas). Quando sintomática, o início é tipicamente abrupto, com pródromos leves, como cefaleia, febre, astenia, seguidos de sintomas gastrointestinais inespecíficos, como náuseas, vômitos e diarreia. Esses pródromos surgem cerca de 1 semana antes do aparecimento de colúria, acolia fecal e icterícia, que são os sintomas clássicos da hepatite. Ao exame físico, podem-se observar hepatomegalia discreta, esplenomegalia e linfadenopatia cervical. Essa forma costuma ser autolimitada, com duração média de cerca de 8 semanas. Raramente há manifestações extra-hepáticas.

A hepatite A aguda pode evoluir com colestase hepática prolongada, de bom prognóstico, não deixando sequelas. Não há evolução de hepatite A para a forma crônica. Em 5%-10% dos casos pode haver formas de apresentação em curva bi ou trimodal de elevação de transaminases e bilirrubinas, com duração total da infecção de até 6 meses.

Infecção grave pode ocorrer em pessoas adultas de meia-idade e idosas, bem como em pacientes com coinfecção pelo vírus da hepatite C ou doença hepática crônica (cirrose) de qualquer etiologia, os quais têm maior risco de apresentar hepatite A fulminante. Em geral, quanto mais idoso for o paciente, maior risco apresenta de desenvolver formas graves da doença.

Na hepatite A, os níveis das aminotransferases costumam elevar-se acima de 1.000 UI/L, o que caracteriza o quadro de hepatite viral aguda e auxilia bastante no esclarecimento diagnóstico. O leucograma geralmente é semelhante ao das demais doenças virais, com leucopenia e linfocitose, sendo um exame considerado inespecífico.

Para o diagnóstico etiológico, costumam ser suficientes os testes sorológicos, não sendo necessário o auxílio de métodos de biologia molecular.

Os anticorpos podem ser detectados por diversos métodos, sendo o ensaio imunossorvente ligado à enzima (ELISA), dentre todos, o mais comumente utilizado. O achado de anticorpos da classe IgM caracteriza infecção aguda, enquanto o achado de anticorpos apenas da classe IgG configura infecção prévia.

TRATAMENTO

Não há tratamento antiviral específico para a hepatite A. Como é uma doença do curso geralmente benigno e autolimitado, o tratamento se resume à manutenção de terapia de suporte, a qual visa manter hidratação adequada, podendo ser necessário o uso de medicações antieméticas endovenosas nos casos de vômitos de difícil controle. Contudo, o uso de sintomáticos deve ser feito com cautela, devendo-se evitar medicações sabidamente hepatotóxicas, como, por exemplo, paracetamol em altas doses (> 6g/dia).

A dieta não deve ser diferente da habitual, e deve-se respeitar a aceitação do paciente.

Recomenda-se, também, repouso relativo, orientando-se o paciente a evitar exercícios físicos até normalização das transaminases.

O uso da vitamina K é controverso; porém, é recomendado por alguns autores, na dose de 10mg/dia, por 1 a 3 dias, em casos de alterações importantes nos exames relacionados com o tempo de protrombina. Essas alterações sugerem um monitoramento do paciente com maior frequência, pois poderá haver progressão para insuficiência hepática aguda grave (antes chamada de hepatite fulminante).

Nos pacientes adolescentes e adultos, a ingestão do álcool não é recomendada por até 6 meses após a normalização das transaminases.

Embora raramente, alguns desses pacientes podem evoluir com formas graves e até fulminantes, apresentando sinais de insuficiência hepática aguda, frequentemente identificada por sua principal característica, a encefalopatia hepática. Ocorre insuficiência hepática aguda grave quando há desenvolvimento acelerado do dano hepático e da deterioração das funções do fígado, com o surgimento do quadro de encefalopatia, num paciente com fígado previamente sadio ou compensado (sem nenhuma alteração funcional, mesmo na presença de uma doença hepática).

Essa síndrome hepática pode aparecer, também, por outras causas infecciosas virais ou por agressões tóxicas. Os vírus HAV e HBV são os mais frequentes. A hepatite C raramente provoca evolução fulminante, e a hepatite E é a responsável por esses casos, sobretudo nas gestantes. Dentre as agressões tóxicas, o acetaminofeno (paracetamol) tem destaque pelo seu amplo uso, sobretudo no Reino Unido. Em casos de se optar pela prática do "princípio da precaução máxima", marcadores de coagulação (notadamente tempo de protrombina e atividade enzimática) podem ser monitorados. As alterações desses exames de coagulação por vezes precedem o surgimento de sintomas clínicos do quadro grave de hepatite.

O quadro clínico da insuficiência hepática aguda grave se caracteriza pela presença de encefalopatia, insuficiência renal, acidose metabólica, distúrbios da coagulação e complicações infecciosas secundárias, entre outros.

O prognóstico costuma ser reservado, sendo os principais fatores preditivos para recuperação a idade (melhor prognóstico nas crianças e nos pacientes jovens), o grau de encefalopatia hepática, a etiologia e, sobretudo, o tempo observado entre o início da icterícia e o desenvolvimento da encefalopatia hepática, sendo melhor o prognóstico quando esse período é curto.

O tratamento dessa síndrome requer terapia intensiva e condução por especialistas, sempre com o suporte de equipe de transplante hepático. Medidas gerais compreendem desde oferecimento de dieta hipoproteica a lavagens intestinais, para diminuir a produção de substâncias tóxicas derivadas da metabolização proteica, até o uso de antibióticos, como neomicina, para diminuir a flora colônica produtora dessas substâncias.

As alterações metabólicas devem ser monitoradas com pequenos intervalos e corrigidas, se necessário.

As complicações específicas, como infecções ou insuficiência renal, devem ser tratadas o mais precocemente possível.

O transplante hepático pode ser considerado após apurada verificação dos fatores prognósticos envolvidos. Existem critérios preestabelecidos para indicação de transplante hepático, como os do King's College e de Clichy.

PROFILAXIA

Já que a principal fonte de transmissão de hepatite A é por via fecal-oral, a profilaxia mais importante é a garantia de medidas de higiene e condições sanitárias adequadas. Cuidados na lavagem de alimentos, como frutas e verduras, bem como orientação das crianças quanto à lavagem correta das mãos antes e após refeições e o uso de sanitários, são fundamentais no bloqueio da rota de transmissão. Além disso, pessoas com hepatite A aguda não devem manipular alimentos.

O uso de hipoclorito de sódio, na concentração de 1:100, sobre as superfícies sanitárias inativa o HAV e é recomendado na limpeza de banheiros, para evitar que o indivíduo, eliminando vírus, contamine seus contactantes intradomiciliares. Na fase aguda da doença (principalmente nas primeiras 2 semanas), o paciente doente deve ser afastado de comunidades, como escolas, quartéis e creches.

Quanto às vacinas contra a hepatite A, são realizadas com vírus inativado e estão indicadas em situações especiais, tais como:

- Crianças que vivem em comunidades com alta prevalência de HAV, nas quais há epidemias periódicas.
- Portadores de doença hepática crônica, suscetíveis à hepatite A.
- Receptores de transplantes alogênicos ou autólogos, após transplante de medula óssea.
- Candidatos a receber transplante autólogo de medula óssea antes da coleta, bem como doadores de transplantes alogênicos.
- Portadores de patologias que indiquem esplenectomia.
- Usuários de drogas injetáveis.

O esquema vacinal recomendado é de duas doses, com intervalos de 6 a 12 meses entre uma e outra. O volume a ser administrado é de 0,5 a 1mL, por via intramuscular profunda.

Vale salientar, porém, que as concentrações de anticorpos obtidos com a vacinação são 10 a 100 vezes mais baixas do que as obtidas pela infecção natural. Portanto, níveis sorológicos baixos, mas de valores efetivamente seguros, podem não ser detectados por métodos convencionais, o que não significa ausência de proteção. As vacinas para hepatite A são altamente efetivas em imunocompetentes, com níveis de anticorpos protetores surgindo, na maioria dos vacinados, cerca de 15 dias após a primeira dose.

Em crianças com menos de 1 ano de idade, estudos ainda não permitem conclusões definitivas, de modo que não se recomenda a vacinação nessa faixa etária. (Para mais detalhes, veja a Seção VI, Cap. 25, Imunizações.)

Quanto ao uso de imunoglobulina para hepatite A, a sua administração antes da exposição ao HAV ou ainda no período de incubação protege contra a doença clínica. Se for administrada precocemente (até 2 semanas após o contato com o HAV), sua proteção chega a 80% a 90%. Segundo a Academia Americana de Pediatria, pode-se usar imunoglobulina para hepatite A após exposição em casos de: contatos domiciliares e sexuais; recém-nascidos de mães infectadas até 2 semanas antes ou 1 semana depois do parto; contactantes de creches-escolas, se a transmissão no local foi bem documentada; e em situações de epidemia em instituições e hospitais.

HEPATITE B

O vírus da hepatite B (HBV) é um DNA-vírus, de cadeia dupla, medindo 42 nm (partícula de Dane), pertencente à família dos *Hepadnavirus*.

O rápido desenvolvimento de marcadores sorológicos sensíveis e específicos do HBV permite estimar que atualmente 350 a 700 milhões de indivíduos sejam portadores do vírus da hepatite B, estimando-se que 50 milhões de novas infecções por HBV ocorram anualmente e que 1 a 2 milhões de mortes ao ano sejam atribuídas aos efeitos desta infecção.

No Brasil, a ocorrência de contato com o HBV varia de acordo com a região geográfica, sendo de maior frequência na Região Amazônica, onde chegava a 20% das crianças de 0 a 4 anos, 40% das crianças de 5 a 9 anos e mais de 80% nos indivíduos maiores de 20 anos. Porém, com a implantação da vacinação universal na Amazônia, essa região deixou de apresentar perfis de alta prevalência (> 8% da população). Recentemente, a ampliação da vacinação para HBV no Brasil pelo Programa Nacional de Vacinação, estendendo-a do 0 aos 40 anos, também contribuiu para a diminuição da prevalência dessa infecção no país. Com isso, o Brasil deixou de apresentar regiões de alta prevalência, verificando-se atualmente apenas regiões de baixa (>2%) e média prevalências (2% a 8%), além de se tornar autossuficiente na produção de vacinas contra o HBV com tecnologia recombinante. A vacina produzida no Brasil pelo Instituto Butantã apresenta o mesmo padrão de imunogenicidade e toxicidade da vacina considerada *padrão-ouro*.

As vias de transmissão do HBV incluem contato sexual, seja hetero ou homossexual, uso de drogas injetáveis, contato com sangue ou secreções de pacientes contaminados (acidentes ocupacionais) e transmissão vertical. Nas crianças, merece relevância a transmissão vertical, já que os recém-nascidos (RNs) têm alto risco de desenvolver formas crônicas (>90%), quando comparados aos adultos (5%-10%).

Na infância, a transmissão vertical é a principal forma de contaminação, devendo-se destacar o maior risco no caso de mães que adquiriram a doença no 3º trimestre da gestação e daquelas com HBeAg positivo, o que indica fase de replicação viral, com viremia mais alta. Após a puberdade, passa a ser de mais importância o contágio a partir de contato sexual e uso de drogas. Em crianças pequenas, que não sejam filhas de mães contaminadas, deve ser levantada a hipótese de abuso sexual ou de contaminação intradomiciliar.

QUADRO CLÍNICO

A hepatite B tem período de incubação bastante variável, de semanas até 6 meses, sendo difícil a sua determinação precisa. O HBV é um vírus bastante resistente ao ambiente, podendo vir a permanecer viável por até 7 dias em condições favoráveis.

Do ponto de vista clínico, é geralmente assintomática em adultos (90% dos casos), porém cerca de 10% dos casos podem desenvolver sintomas de hepatite aguda. Pode vir precedida de um período prodrômico, com lesões cutâneas maculopapulares, febre, artralgias, seguidas pelos sintomas clássicos, como icterícia, colúria e acolia fecal. A partir daí, os pacientes podem evoluir para cura espontânea ou permanecer como portadores crônicos, o que ocorre em cerca de 5% a 10% dos adolescentes e adultos. O risco de desenvolver infecção crônica pelo HBV está inversamente relacionado à idade, sendo superior a 90%, se a criança for infectada no período neonatal, e de 20% a 30%, se a infecção ocorrer nos primeiros 5 anos de vida.

Dos pacientes que desenvolvem hepatite B crônica, muitos apresentam cirrose hepática dentro de um período variável que pode chegar a 20 ou 30 anos. O risco de hepatite fulminante pelo vírus B é baixo, representando menos de 1% dos casos. Pacientes com doença hepática crônica (cirrose) podem desenvolver carcinoma hepatocelular (CHC), situação duas vezes mais frequente em homens do que em mulheres. Há uma peculiaridade em relação ao CHC nos pacientes com HBV, pois não é obrigatório ter cirrose para desenvolver aquela neoplasia, visto que esse vírus é DNA e se incorpora ao núcleo do hepatócito, prescindindo da cirrotização, em alguns casos, para desenvolvimento do carcinoma.

O prognóstico da hepatite crônica pelo HBV adquirida na infância permanece incerto, pois a reativação da replicação viral ou da doença hepática pode ocorrer na fase adulta, e a soroconversão para anti-HBe positivo (o que caracterizaria o término da fase replicativa e a tendência à "cura") não é sempre associada à remissão da doença e ao clareamento do vírus.

Nos últimos 3 anos, a história natural da infecção pelo vírus da hepatite B foi mais bem conhecida por meio de estudos epidemiológicos de longo seguimento. Observou-se que o desenvolvimento de cirrose e CHC tem estreita relação com os níveis basais de HBV-DNA. Assim, atualmente se incorpora ao arsenal diagnóstico a carga viral do HVB.

Existem, atualmente, oito genótipos conhecidos do HVB, definidos por letras do alfabeto (A-H). Estudos iniciais demonstram haver relação do genótipo com a agressão da doença e capacidade de resposta aos imunomoduladores, como o interferon.

DIAGNÓSTICO

Os marcadores virais relacionados ao HBV estão vinculados à sua estrutura, que é complexa. O vírus apresenta um antígeno de superfície e um componente central, chamado *core*. Tanto a superfície (HBsAg) como a região *core* (HBcAg) apresentam propriedades antigênicas, induzindo, portanto, a produção de anticorpos específicos, como o anti-HBs e o anti-HBc. Esse último, na fase aguda, é constituído por imunoglobulinas de classe M (anti-HBc IgM) e, na fase tardia, por imunoglobulinas G (anti-HBc-IgG).

Atualmente, por meio de técnicas sorológicas mais sofisticadas, tornou-se possível pesquisar o DNA viral e a DNA-polimerase. Ainda que esses elementos não se definam como antígenos ou anticorpos, eles podem ser incorporados ao conceito de marcadores virais, pois não apenas confirmam a infecção pelo HBV, como estabelecem a ocorrência de replicação viral, fato de grande importância clínica, principalmente no acompanhamento dos casos que evoluem para cronicidade. Na ausência desse marcador pode-se lançar mão da biópsia hepática a fim de avaliar o grau de atividade inflamatória e de estágio de fibrose.

Durante a infecção pelo vírus B, ele produz e secreta um polipeptídeo solúvel, não particulado, denominado antígeno *e* (HBeAg). Em resposta ao antígeno *e*, o sistema imune produz um anticorpo (anti-HBe).

Ocorrendo a infecção, a presença dos diversos antígenos e dos respectivos anticorpos no soro permite estabelecer curvas de positividade e análise de tendência à cura ou à progressão para cronicidade.

O primeiro elemento detectável é o HBsAg, presente no soro ainda na fase da incubação, cerca de 4 a 12 semanas depois do contágio. Após um período de ascensão, a curva desse antígeno declina, negativando-se dentro de 1 a 3 meses, quase sempre um pouco antes ou no início das manifestações clínicas da hepatite (fase aguda).

Seguindo-se a curva do HBsAg, pode-se detectar o HBeAg, importante marcador de replicação viral, cujo perfil é semelhante, tendendo a negativar-se um pouco antes do HBsAg.

A próxima curva demonstrável é a que marca a presença do primeiro anticorpo a surgir no soro, o anti-HBc. Esse marcador tende a aparecer no final do período de incubação, pouco antes da fase clínica, e não apresenta declínio, o que significa que os anticorpos estarão presentes no soro definitivamente. Uma característica já assinalada, o que merece ênfase no que se refere ao anti-HBc, é que, na fase inicial da infecção, a imunoglobulina que o constitui é da classe M, ao passo que, na fase tardia, é da classe G. Portanto, a presença do anti-HBc IgM no soro marca a infecção aguda para vírus B.

Após a curva do anti-HBc, surge a do anti-HBe, cuja fase descendente se estende por período prolongado, tendendo a desaparecer tardiamente. Naqueles pacientes com a doença aguda, a presença do anti-HBe indica que o processo está evoluindo para cura, mesmo que o HBsAg ainda esteja presente.

O último marcador a surgir é o anticorpo anti-HBs, usualmente quando já houve o desaparecimento do HBsAg dias ou semanas antes, deixando um período de "janela imunológica". Em termos práticos, isso significa que, se apenas esses dois marcadores (HBsAg e anti-HBs) forem pesquisados, o resultado poderá ser negativo para ambos em vigência de hepatite B aguda. Tal fato demonstra claramente a importância da pesquisa concomitante do anti-HBc IgM, marcador que cobre todo esse hiato imunológico e que evita, portanto, a possibilidade de qualquer resultado falso-negativo.

Vale enfatizar que a pesquisa do anti-HBc IgM é obrigatória num caso de hepatite aguda com suspeita do vírus B. Do ponto de vista prático, quando se quer investigar a possibilidade de hepatite aguda pelo HBV, devem ser solicitados os marcadores HBsAg e anti-HBc IgM. Todavia, por redução do custo, o teste essencial seria o anti-HBc IgM. Contudo, a avaliação concomitante dos dois primeiros permite avaliar o curso evolutivo do seguinte modo: na suposição de que o anti-HBc IgM seja positivo, confirmando a hepatite B aguda, a confrontação com os outros dois marcadores determina as alternativas que se seguem:

1. **HBsAg positivo e anti-HBs negativo:** essa situação não define o curso evolutivo, pois não surgiram anticorpos nem desapareceu o antígeno. Se isso ocorrer, a evolução é favorável. Caso contrário, permanecendo inalterado esse perfil, a progressão para cronicidade passa a ser considerada. Há, portanto, a necessidade de novos testes para esses marcadores.
2. **HBsAg e anti-HBs negativos:** hepatite B detectada durante a janela imunológica dos marcadores de superfície. A evolução mais provável é para cura, com o aparecimento posteriormente do anti-HBs.
3. **HBsAg negativo e anti-HBs positivo:** a detecção do anticorpo anti-HBs permite estimar uma evolução favorável e, consequentemente, de imunidade.

O Quadro VI.6.1 apresenta as várias situações sorológicas, em caso do suspeita da hepatite B, e suas respectivas interpretações.

De acordo com a Sociedade Brasileira de Hepatologia (SBH), a investigação e o seguimento das crianças infectadas pelo HBV incluem:

- Avaliação clínica e determinação de ALT, HBsAg, HBeAg e anti-HBe, a cada 6 meses.
- Dosagem de alfafetoproteína e realização de ultrassonografia anualmente, independentemente do HBeAg.

Apesar dos avanços da biologia molecular, o diagnóstico de rotina da hepatite B permanece sorológico.

Um fenômeno importante que ocorre nas áreas de alta prevalência de hepatite B é a diminuição da detecção de uma eventual presença concomitante com o HCV. Os testes para esse vírus perdem a sensibilidade em tais casos, o que tem grande relevância quando se lida com segurança transfusional.

Quadro VI.6.1. Marcadores sorológicos na hepatite B

HbsAg	HbeAg	Anti-HBc IgM	Anti-HBC total ou IgG	Anti-HBe	Anti-HBs	Interpretação
+	+	+	+	−	−	Hepatite B aguda (fase inicial)
+	−	+	+	+	−	Hepatite B aguda (fase tardia)
+	+	−	+	−	−	Hepatite B crônica
+	−	−	+	+	−	Hepatite B crônica
−	−	−	+	+ ou −	−	Janela imunológica
−	−	+	+	+ ou −	−	Hepaptite B aguda
−	−	−	+	+ ou −	+	Hepatite B pregressa, imune
−	−	−	−	−	+	Paciente vacinado

Fonte: Veronesi. Tratado de Infectologia. 3ª edição, 2005.

TRATAMENTO

Antes de abordarmos o tratamento da hepatite B crônica, devemos enfatizar que o termo *cura* necessita ser utilizado com muita cautela nessa população de pacientes. Isso porque, quando ocorre a infecção do hepatócito, o DNA viral se incorpora no DNA do hospedeiro através de sua forma de cccDNA (*covalently closed circular* DNA) e essa incorporação pode manter-se até décadas após a soroconversão HBe/Anti-HBe e HBs/Anti-HBs.

Não existe indicação para tratamento da hepatite B na forma aguda no adulto. Na sua forma crônica, divide-se o regime de tratamento dependendo do *status* do antígeno *e*, ou seja, para pacientes HBeAg-positivos e para HBeAg-negativos. Essa última população se constitui nos mutantes da região pré-*core* do genoma viral, tendo como característica uma menor taxa de replicação e aminotransferases elevadas ou flutuantes.

Os objetivos do tratamento da hepatite B crônica são (em ordem decrescente de importância):

- Soroconversão HBs para Anti-HBs
- Soroconversão HBe para Anti-HBe
- Indetectabilidade sustentada do HBV-DNA
- Redução prolongada e permanente de lesão necroinflamatória e de fibrose hepáticas
- Normalização sustentada e permanente das aminotransferases

Em geral, o paciente precisa ser tratado quando:

- Houver lesão necroinflamatória (aumento do nível de ALT) ou fibrose no fígado, diagnosticadas pela biópsia hepática
- Houver replicação viral

Antes de se programar o tratamento, devem ser levadas em conta vários aspectos da infecção:

- *Status* do antígeno *e* (HBeAg)
- Níveis do HBV-DNA
- Níveis de aminotransferases
- Presença ou ausência de cirrose/descompensação hepática

As opções terapêuticas para hepatite B crônica disponíveis no Brasil atualmente são:

a. **Fármacos imunomoduladores:**
   - Interferon-α
   - Interferon peguilado-α
b. **Fármacos antivirais:**
   - Lamivudina (análogo nucleosídeo)
   - Adefovir (análogo nucleosídeo)
   - Entecavir (análogo nucleosídeo)
   - Telbivudina (análogo nucleosídeo)

TRATAMENTO NA INFÂNCIA

Segundo o Consenso sobre Condutas nas Hepatites Virais, da SBH (2007), os critérios para indicação de tratamento na infância são:

- Crianças maiores de 2 anos
- Duas determinações de HBsAg positivas no intervalo de 6 meses
- Evidência de replicação viral: HBeAg positivo ou HBV-DNA detectável, quando anti-HBe positivo
- Aumento de ALT em 1,3 vez o valor normal em duas determinações no intervalo de 6 meses
- Histologia compatível com hepatite crônica (mínimo F1, A1).

Os fármacos utilizados para tratamento do VHB na infância são:

a. **Interferon-α (monoterapia):** 6 UM/m², três vezes por semana, durante 6 meses. A dose deve ser reduzida nos casos de supressão medular ou febre, o que ocorre em 20% dos casos. A perda do HBV-DNA ou soroconversão para Anti-HBe varia de 20% a 58%, sendo mais baixa em populações orientais (3% a 17%). As aminotransferases elevadas têm valor preditivo para resposta à terapêutica com interferon na infância. Não pode ser utilizado em crianças menores de 1 ano de idade.
b. **Lamivudina:**
   - Crianças: 3mg/kg/dia, durante, no mínimo, 1 ano.
   - Crianças acima de 12 anos: usar a dose de adulto.

   A lamivudina resulta em soroconversão para anti-HBe em aproximadamente 1/4 dos pacientes; até 20% das crianças tratadas desenvolvem mutações, levando à resistência à lamivudina. Por conta disso, a Sociedade Brasileira de Hepatologia recomenda que, na ausência de contraindicações, o tratamento seja iniciado com interferon. Após um período de observação de 6 a 12 meses, se não houver resposta (ou seja, HBV-DNA ainda detectável e ALT acima de 1,3 vez o valor normal), indicar o uso da lamivudina por 1 ano, estendendo o tratamento por pelo menos 6 meses após soroconversão do HBeAg. Ainda não se sabe, porém, se deve ser mantida a lamivudina nos casos em que não houve resposta.
c. **Lamivudina + interferon-α:** não há evidências de superioridade da associação desses fármacos em relação à monoterapia.
d. Novos fármacos surgiram recentemente com resultados bem superiores aos tratamentos preexistentes, com boa tolerância. Esses medicamentos já estão incluídos na rotina terapêutica.

Uma avaliação criteriosa clínica, por exames de imagem e biópsia hepática ou métodos não invasivos para avaliação de fibrose/cirrose hepática, torna-se necessária antes do início do tratamento para HBV com esses fármacos.

Os disponíveis para uso em crianças são:

- **Adefovir:** é um potente análogo nucleosídeo, potente inibidor da transcriptase reversa. Apresenta boa barreira genética e baixa indução de resistência (RTN23GT e MA181V). Deve ser utilizado na dose de 10mg/dia. Doses mais altas são nefrotóxicas.
- **Entecavir:** potente inibidor da guanosina. Não há descrição de indução de resistência. A dosagem varia de acordo com o uso prévio de lamivudina.
- **Tenofovir:** análogo de nucleosídeo. Usado na dose: 100mg/dia.
- **Adefovir e telbivudina:** ainda não estão disponíveis no Brasil.

Os fármacos antivirais surgiram de estudos em pacientes infectados pelo vírus da imunodeficiência humana (HIV), quando se observou que em pacientes coinfectados a lamivudina também era capaz de reduzir níveis de HBV-DNA. Assim, no final da década de 1990, iniciou-se a utilização da lamivudina para tratamento da hepatite B crônica na dose de 100mg/dia, em forma de comprimido oral, com resultados razoáveis iniciais de soroconversão HBe/anti-HBe (16% a 21%) e de perda sérica do HBV-DNA em torno de 60%-75% dos pacientes. Com o seu uso prolongado, observou-se emergência de mutações, sobretudo no *motif* YMDD, que conferiu à lamivudina até 75% de resistência após 5 anos de uso, além de apresentar resistência cruzada com outros antivirais. Sua utilização para início de tratamento deve ficar restrita a casos específicos, em que o seu tempo de uso será curto ou quando não houver disponibilidade de adquirir outra medicação.

Os outros antivirais posteriores, como adefovir, demonstraram perfil de eficácia um pouco inferior ao da lamivudina, com menor resistência, embora após 5 anos de uso seu nível de resistência seja em torno de 30%. O entecavir apresenta excelente potência antiviral e baixa resistência após 3 anos de estudo. A telbivudina foi recém-aprovada pela Agência Nacional de Vigilância Sanitária (ANVISA) para comercialização no Brasil, e seus dados de resistência são escassos.

De uma forma geral, os antivirais são indicados por tempo indefinido para os pacientes HBeAg-negativos e por 48 semanas (ou mais) para pacientes HBeAg-positivos. Seus efeitos adversos são, na maioria, insignificantes.

Não há evidências até o momento de que associações entre antivirais ou entre antiviral e imunomodulador apresentem maior vantagem do que os fármacos isoladamente, exceto em pacientes resistentes.

PROFILAXIA

As principais medidas profiláticas relacionadas à hepatite B se assemelham às medidas de proteção geral contra as doenças sexualmente transmissíveis, ou seja, a prática do sexo seguro, com o uso de preservativos, para prevenir a primoinfecção, além de cuidados adequados com sangue e secreções do pacientes contaminados, principalmente entre profissionais de saúde, que devem ser estimulados a fazer uso da vacina.

Em crianças, a transmissão vertical é o principal foco de contaminação. Cuidados adequados e testagem sorológica no pré-natal visam proteger conceptos de mães infectadas e identificar aquelas HBeAg e/ou HBsAg-positivas. Esquemas profiláticos, incluindo o uso de vacinas e imunoglobulinas, permitem diminuir os casos de hepatite B entre recém-nascidos e, consequentemente, diminuir o número de casos de hepatite B crônica.

No Brasil, a vacinação para hepatite B já faz parte do calendário oficial do Ministério da Saúde. O esquema básico vacinal consiste na administração de três doses: idealmente, a primeira dose é aplicada ao nascimento ou nas primeiras 12 horas de vida, com a segunda sendo aplicada após intervalo de 1 mês, e a terceira, 6 meses após a primeira, por via intramuscular.

Também se encontra disponível na rede pública de saúde e é recomendada pelo Ministério da Saúde a vacina para adolescentes e adultos jovens até 40 anos de idade que ainda não tenham sido infectados pelo HBV. O esquema a ser utilizado é o mesmo: três doses, com intervalo de 1 e 6 meses, entre a segunda e a terceira (0, 1, 6 meses). (Para mais dados dessa vacina, veja a Seção VI, Cap. 25, Imunizações.)

Nos casos de contato sexual com portadores do HBV, a imunoglobulina deve ser seguida de esquema vacinal, idealmente até 14 dias após o contato. Quanto aos profissionais de saúde, devem receber imunoglobulina apenas se não forem vacinados ou tiverem esquema incompleto; se possível, fazer até 24 horas após o acidente.

A dose de imunoglobulina é única: 0,06mL/kg, e para RN e lactentes, 100 U ou 0,5mL.

HEPATITE C

O HCV é um vírus pequeno, composto de uma única cadeia de RNA, de polaridade positiva, com aproximadamente 10.000 nucleotídeos. Possui organização genética similar aos flavivírus (tais como os vírus da dengue e da febre amarela), sendo considerado um gênero próprio (*Hepacivírus*) da família *Flaviviridae*. Contém uma fase de leitura aberta (ORF – *open reading frame*) capaz de codificar uma poliproteína precursora de 3.011 a 3.033 aminoácidos, a qual é secundariamente clivada em várias proteínas estruturais e não estruturais.

O genoma do HCV, como o de outros vírus constituídos de RNA, apresenta um notável grau de variabilidade, determinando variações de sua sequência e, consequentemente, mutação genética. A análise comparativa de sua sequência evidenciou a existência de pelo menos seis genótipos virais, subtipados como 1a, 1b, 2a, 2b, 3a, 4, 5 e 6, de acordo com a classificação proposta por Simmonds et al.

Esse vírus foi o grande responsável pelas hepatites classificadas como não A, não B, descritas nas décadas de 1970 e 1980.

A hepatite C constitui atualmente um dos grandes problemas de saúde mundial, sendo a maior causa de indicação para transplante de fígado. Tem sido responsável por 8.000 a 10.000 mortes a cada ano e se estima para a próxima década que 30.000 a 40.000 pacientes morrerão anualmente de doença hepática crônica relacionada ao HCV. Embora a incidência de novos casos de HCV esteja declinando, um número maior de pacientes com HCV é identificado na fase de cirrose e carcinoma hepatocelular. A incidência está em declínio por duas razões: (a) a transmissão por hemoderivados tem sido reduzida para próximo de zero e (b) precauções universais têm reduzido marcadamente a transmissão na área médica.

Apesar de os usuários de drogas endovenosas permanecerem como o principal grupo de risco para o HCV, a taxa de transmissão está diminuindo devido à conscientização do risco em dividir a mesma agulha e à instalação de programas para troca dessas agulhas em alguns países (programa de redução de danos entre usuários de drogas).

O perfil epidemiológico da infecção pelo HCV é tão complexo quanto a história natural da doença ocasionada por esse agente viral. Circulando no sangue em títulos variáveis de milhares a milhões de UI/mL, o HCV tem como principais mecanismos de transmissão o sangue infectado e seus hemoderivados. Nos Estados Unidos, estudos em caráter prospectivo e realizados pelo Instituto Nacional de Saúde revelaram um decréscimo importantíssimo da infecção pelo HCV após a realização do teste para detecção do anti-HCV como rotina nos bancos de sangue. No período de 1960 a 1991, de cada 100 indivíduos receptores de produtos sanguíneos, 5% a 15% se infectaram com o HCV. De acordo com esses estudos, no momento atual o risco de transmissão do HCV por transfusão sanguínea é de 1:103.000, ou seja, muito baixo. Recentemente, com o advento de testes sorológicos mais sensíveis, o risco de se infectar com HCV por transfusões de sangue e seus hemoderivados é de 0,1/2.700.000 transfusões.

Independentemente do risco quase nulo de transmissão do HCV por produtos sanguíneos, outros mecanismos de transmissão devem ser considerados capazes do infectar uma pessoa com esse vírus, tais como: o uso de drogas endovenosas lícitas (principalmente com a utilização das seringas não descartáveis no passado) e ilícitas; transplante de órgãos por parte de doadores infectados e uso de cocaína intranasal. Além disso, o uso compartilhado de objetos pessoais, como barbeadores e escovas de dente, tem sido descrito como prática potencialmente contaminante.

Estudos recentes identificaram que 75% dos pacientes infectados pelo HCV tinham como principal fonte de infecção a via parenteral, seja de forma aparente, inaparente, direta ou indireta. Peculiar, a transmissão do HCV por via parenteral inaparente direta estaria provavelmente localizada no ambiente familiar, tendo como fatores epidemiológicos a exposição e a transmissão por lesões cutâneas e de mucosa. Por outro lado, a transmissão por via parenteral inaparente indireta poderia estar relacionada com o contato íntimo prolongado ou com a contaminação de instrumental e utensílios com sangue infectado. Porém, até o presente momento, não existem evidências de transmissão familiar ou sexual, quando os contatos específicos do caso-índice foram testados. Portanto, não se preconiza de maneira categórica o uso de preservativos aos casais monogâmicos discordantes.

Em crianças, o HCV é causa pouco frequente de doença hepática na infância. A maioria das crianças acometidas adquire a infecção por transmissão vertical. Por sua vez, a frequência de transmissão vertical do HCV varia de 5% a 7%, sendo mais alta quando a mãe tem alta carga viral do HCV (HCV-RNA maior ou igual a 1 milhão/mL) ou tem coinfecção com HIV.

Embora faltem dados acerca da história natural da hepatite C na infância, sabe-se que a frequência de eliminação espontânea do vírus é alta no 1º ano de vida e a progressão da doença é muito inferior àquela observada em adultos. Por conta disso, o diagnóstico da hepatite C após transmissão vertical por dosagem de HCV-RNA na população pediátrica deve ser realizado, no mínimo, após os 18 meses de vida.

A maioria das crianças com hepatite C não tem sintomas ou elevação de transaminases. O diagnóstico é realizado da mesma forma que no adulto. A biópsia hepática é indicada para o diagnóstico e estadiamento da hepatite C crônica na infância.

Em adultos, acredita-se que 80%-85% das pessoas infectadas agudamente pelo HCV tornar-se-ão crônicas, ao passo que 15%-20% terão cura espontânea. Os casos sintomáticos (ictéricos) tendem mais à cura espontânea.

A infecção pelo HCV tem distribuição universal, e as suas altas taxas de prevalência estão diretamente relacionadas com os chamados grupos de risco acrescido (hemofílicos, pacientes hemodialisados, receptores de múltiplas transfusões de sangue, recém-nascidos de mães portadoras, usuários de drogas ilícitas). Desses grupos, destacam-se os hemofílicos e os pacientes hemodialisados. Nos hemofílicos, a prevalência de infecção pelo VHC varia de 53% a 89% em vários países do mundo, observando-se, no Brasil, índices de 87,3%, enquanto nos pacientes hemodialisados se verificam percentuais que variam de 19% a 47,2%. Finalmente, em pacientes com hepatite crônica pós-transfusional não A, não B, a prevalência desse vírus alcança percentuais alarmantes, como os observados em determinados países: Espanha – 85%; Alemanha – 70%; Egito – 82%.

Na população em geral, as prevalências variam de região para região. Na maioria dos países da Europa Ocidental e da América do Norte, a prevalência varia de 0,1% a 2%, enquanto em determinadas áreas do Mediterrâneo esse percentual alcança 2,9% da população estudada. As maiores taxas de prevalência são observadas na África, com percentuais que variam de 6% a 12,5%. Estudos de prevalência de infecção pelo HCV em doadores sanguíneos revelam índices baixos em países da Europa Ocidental, variando de 0,3% a 0,8%, e outros bastante significativos em determinadas áreas da Ásia e da África, de 2% e 13,6%, respectivamente. Na América do Norte, a taxa média de prevalência entre doadores sanguíneos está em torno de 0,16%. A prevalência de infecção pelo HCV na América do Sul é estimada por estudos realizados em amostras de pré-doadores de sangue, revelando uma prevalência de 0,8% a 1%.

No Brasil, existem dados escassos a respeito da prevalência do HBV e do HCV, além de muitos pontos a esclarecer na história natural dessas viroses, constituindo um campo aberto a estudos epidemiológicos. Para que ações de saúde sejam adequadamente planejadas, faz-se necessária a obtenção de dados sobre suas prevalências nas diversas localidades do Brasil. A prevalência estimada na população brasileira é de 1,5% a 2%.

DIAGNÓSTICO

O teste de triagem da infecção pelo HCV é realizado por meio do método de ELISA de terceira geração. A confirmação da infecção se dá mediante a pesquisa do RNA viral realizada pela técnica de reação em cadeia da polimerase (PCR), tanto qualitativa quanto quantitativa. Os testes qualitativos disponíveis no mercado têm maior sensibilidade do que os quantitativos (50 UI/mL *versus* 600 UI/mL). A genotipagem pode ser realizada por meio da técnica INNO-LIPA ou PCR-RFLP.

A realização de biópsia hepática pode ser útil na avaliação dos pacientes com clara indicação ao tratamento (veja a seguir).

TRATAMENTO
Indicações
- Pacientes adultos com hepatite C crônica, confirmada por HCV-RNA.
- Pacientes com fibrose ou atividade inflamatória de moderada a intensa na biópsia hepática.
- Pacientes com cirrose hepática, exceto se estiverem descompensados.

Objetivos
- Erradicar o vírus.
- Prevenir, estabilizar ou melhorar lesões hepáticas.
- Evitar complicações maiores, no caso dos cirróticos, como carcinoma hepatocelular.

Fatores individuais agravantes devem ser considerados, tais como obesidade, ingestão do álcool em excesso, coinfecção pelo HIV e uso de drogas.

A determinação do genótipo do HCV influencia também na indicação do tratamento e na escolha da estratégia terapêutica, já que pacientes com genótipos 2 e 3 têm resposta terapêutica sabidamente melhor, quando comparados aos genótipos 1 e 4. Os demais genótipos são infrequentes na prática clínica.

Diferentemente da hepatite B crônica, aqui o termo cura pode e deve ser utilizado. Cura significa resposta virológica sustentada, ou seja, indetectabilidade do RNA viral por PCR qualitativa após 24 semanas do final do tratamento. Nos últimos 15 anos, a RVS geral para todos os genótipos cresceu de 6% para 55%, utilizando-se para isso basicamente dois agentes: o interferon (ou interferon peguilado) e a ribavirina, com variações sobre duração do tratamento e doses dos mesmos.

ESQUEMA DE TRATAMENTO ATUAL DA HEPATITE C CRÔNICA

Interferon peguilado α-2a ou α-2b (na forma subcutânea) + ribavirina na forma de comprimidos orais: essa associação é considerada atualmente como padrão terapêutico para adultos.

TRATAMENTO EM CRIANÇAS

As informações sobre a hepatite C em crianças e adolescentes são mais escassas do que em adultos. Os resultados do tratamento parecem, contudo, ligeiramente mais satisfatórios do que nos adultos. O tratamento do HCV deve ser considerado a partir do 3º ano de vida, sendo individualizado e em centros de referência para hepatologia pediátrica. A vacinação para hepatite A em crianças portadoras de hepatite C acima de 2 anos é obrigatória.

Atualmente, podem ser utilizados esquemas de tratamento com interferon convencional e/ou ribavirina e a associação do interferon peguilado com a ribavirina. Estudos demonstraram uma taxa de resposta virológica sustentada de 33% a 45%, quando se usa o interferon convencional em monoterapia, e uma resposta virológica de 38%, quando se usa interferon associado à ribavirina, sendo tal resposta superior em pacientes com genótipos não 1. Quanto ao esquema de associação interferon peguilado com ribavirina, seu uso por 48 semanas leva a uma resposta que chega a 48% nos genótipos 1 e a 100% nos genótipos 2 e 3.

As doses recomendadas são:

- Ribavirina:
  - 25 a 36kg – 400mg/dia (200mg duas vezes ao dia).
  - 37 a 49kg – 600mg/dia (200mg pela manhã e 400mg à noite).
  - 50 a 61kg – 800mg/dia (400mg duas vezes ao dia).
  - > 61kg: equivalente à do adulto.
- Interferon convencional: 3M UI/m^2, em três tomadas semanais, subcutâneas.
- Interferon peguilado: 1,5g/kg/semana.

HEPATITE D

O vírus da hepatite D ou delta (HDV) é um pequeno vírus contendo RNA circular. Caracteriza-se por duas propriedades biológicas particulares: trata-se de um vírus satélite, necessitando, para a realização do seu ciclo viral completo, do DNA do HBV e da proteína de superfície desse vírus. É, até o momento, o único agente satélite e subviral humano.

Outras características importantes do HDV que o destacam entre os vírus hepatotrópicos são suas elevadas patogenicidade e infectividade, bem como seu poder de supressão e dominância sobre outros vírus.

A transmissão do HDV segue o mesmo caminho do HBV. Quando o paciente se contamina com os dois vírus concomitantemente, dá-se a coinfecção. Quando o HDV contamina um paciente já contaminado pelo vírus B, a transmissão é chamada de superinfecção. A coinfecção costuma ter evolução benigna com a clarificação dos dois vírus. Não é consenso que a coinfecção apresente uma taxa de formas fulminantes superior à da infecção isolada do HBV.

A superinfecção, no entanto, piora o prognóstico do paciente previamente portador do HBV. Nos portadores, a taxa de cronificação aumenta e, nos crônicos, o padrão histopatológico tem maior tendência à deteriorização.

A relação entre infecção pelo HDV e hepatocarcinoma não está estabelecida.

Seu tratamento não tem tempo definido de duração, sendo por vezes necessária a utilização do interferon por toda a vida do paciente, a fim de controlar a progressão dessa doença.

HEPATITE E

O vírus da hepatite E é um RNA-vírus, hepatotrópico, de transmissão fecal-oral. Assemelha-se ao HAV, já que baixas condições de higiene têm ligação direta com o risco de transmissão.

Sua distribuição geográfica é, no entanto, restrita a algumas áreas específicas. O Sudeste Asiático, em particular o Subcontinente Indiano, é a região que apresenta maior taxa de endemicidade.

O quadro clínico da hepatite E é indistinguível do das demais hepatites, embora pareça apresentar uma proporção mais elevada de quadros de icterícia. Tem ainda a particularidade de apresentar maior gravidade em mulheres grávidas.

HEPATITE G

Evidências epidemiológicas indicam que, além dos vírus hepatotrópicos já descritos, outros agentes virais ainda permanecem por serem descritos. Dois vírus foram isolados recentemente (nos anos de 1990), identificados como pertencentes à família *Flaviridae* e caracterizados, sendo inicialmente denominados de vírus da hepatite G (HGV) e de vírus C da hepatite GB. Essa diferenciação pareceu prematura, preferindo-se hoje considerá-los uma única entidade, nomeada de G/GBV-C ou simplesmente vírus da hepatite G (HGV).

A transmissão desse vírus ocorre pela exposição a sangue contaminado, sendo encontrado, por essa razão, mais frequentemente em populações expostas a sangue e hemoderivados, como hemofílicos, usuários de drogas injetáveis e talassêmicos, dentre outros.

O HGV tem distribuição universal, estando frequentemente associado ao vírus C da hepatite, por compartilharem mecanismos em comum de transmissão. O significado de sua presença ainda não está completamente esclarecido. Os testes modernos de biologia molecular para o HGV levaram a estudos em que não se consegue associar doença hepática à presença desse vírus.

BIBLIOGRAFIA

Camarero C, Ramos N, Moreno A et al. Hepatitis C virus infection acquired in childhood. Eur J Pediatr 2007.

Consenso sobre condutas nas hepatites virais B e C. Sociedade Brasileira de Hepatologia. agosto, 2005. Disponível em: http://www.sbhepatologia.org.br/pdf/uploads/34930consenso_redacao_final_c.pdf. Acessado em: 15-6-2007.

Consensus Conference Treatment of Hepatitis C. Agence Nationale d'Accreditation et d'Evaluaction en Sante. Paris, France, 2002.

Estrada B. Treatment of hepatitis B in children. Infect Medc 1999; 16:79.

Ferreira CT, Silveira TR. Hepatites virais. *In:* Tonelli E, Freire LMS (eds.). *Doenças Infecciosas e Adolescência*. Rio de Janeiro: MEDSI, 2000:1.041-1.064.

Ferreira CT, Silveira TR. Viral hepatitis prevention by immunization. J Pediatr (RJ). 2006; 82 (suppl 3):S55-66.

Firpi RJ, Martin P. Update on hepatitis B treatment. Medscape General Medicine 2002; 4(3):2.002.

Hoofnagle J, Seeff L. Peginterferon and ribavirin for chronic hepatitis C. N Engl J Med 2006; 355:2.444-2.451.

Kemmer NM, Miskovisky EP. infections of the liver hepatitis A. Infect Dis Clin North Am 2002; 14:3.

Manual de Normas de Vacina. 3ª ed. Fundação Nacional de Saúde — Ministério da Saúde. Brasília, 2001. Disponível em: http://www.portoalegre.rs.gov.br/concurso/doc_usu/411_medicovareas_vacinas.pdf. Acessado em: 16-6-2007.

Practice Guidelines – Chronic Hepatitis B. American Association for Studies of Liver Disease. Disponível para *download* em: http://www.aasld.org/eweb/docs/chronichep_B.pdf.

Practice Guidelines – Chronic Hepatitis C. American Association for Studies of Liver Disease. Disponível para *download* em: http://www.aasld.org/eweb/docs/hepatitisc.pdf.

Sulkowski MS. Hepatite C vírus infection in HIV – infected patients. Curr Infect Dis Reports 2001; 3:469-476.

Tan J, Lok A. Update on viral hepatitis: 2006. Curr Opin Gastroenterol 2007; 23:263.

Update on viral Hepatitis: 2008. Bulent Degertekin and Anna S.F.Lok. Curr Op 2009; 25:180-185.

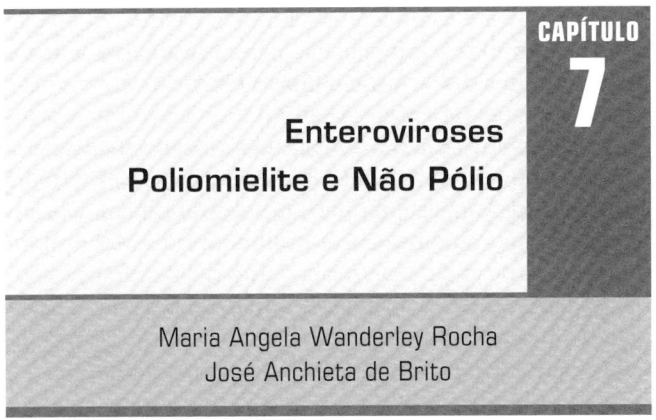

CAPÍTULO 7

Enteroviroses Poliomielite e Não Pólio

Maria Angela Wanderley Rocha
José Anchieta de Brito

INTRODUÇÃO, CONCEITUAÇÃO E EPIDEMIOLOGIA

Os enterovírus (EVs) humanos são vírus de transmissão predominantemente entérica, estando presentes em todas as partes do mundo. Grande parte das infecções causadas por enterovírus é inaparente, porém alguns casos podem cursar com formas clínicas variadas, incluindo miocardite, conjuntivite hemorrágica aguda, doença de mãos-pés e boca, além de quadros neurológicos graves, tais como meningite asséptica, encefalites e formas paralíticas.

Os enterovírus têm sido divididos em vários subgrupos; dentre eles, os poliovírus, vírus coxsackie grupos A e B, vírus ECHO e outros enterovírus, todos pertencentes à família *Picornaviridae*.

A história dos enterovírus está bastante relacionada à dos poliovírus, pois a poliomielite já havia sido relatada centena de anos antes da descoberta dos poliovírus. Com relação aos vírus causadores da herpangina, miocardite e pleurodínia, eles foram descritos em meados dos séculos XIX e XX.

Embora tenham uma distribuição mundial, os enterovírus são mais prevalentes em regiões de clima tropical e subtropical durante todo o ano, porém nas regiões de clima temperado, onde as estações do ano são bem definidas, as infecções ocorrem principalmente no outono e verão.

Os seres humanos são os únicos reservatórios conhecidos dos enterovírus humanos, cuja transmissão ocorre por via fecal-oral, oral-oral e respiratória, principalmente em locais de aglomerados de crianças pequenas, como creches, colônias de férias, que quando associados aos hábitos precários de higiene facilitem a disseminação dos enterovírus.

Existem mais de 68 tipos de enterovírus identificados. Dentre os enterovírus não pólio, os mais prevalentes nos Estados Unidos são os tipos vírus ECHO 4, 6, 9, 11 e 30; vírus coxsackie A9, A16, B2, B5, e enterovírus 70 e 71.

O vírus da hepatite A, anteriormente descrito como enterovírus, foi reclassificado com base nas suas características moleculares como sendo um hepatovírus.

A poliomielite apresenta graus variáveis de gravidade, desde a infecção assintomática até a paralisia flácida de caráter assimétrico. Os poliovírus podem permanecer infectantes por longos períodos na água, leite e alimentos.

Em 1988 ocorreram mais de 350.000 casos de poliomielite em mais de 125 países. Atualmente é uma doença erradicada na maioria dos países, havendo ainda circulação do poliovírus selvagem em regiões da África, Sudeste Asiático e Leste do Mediterrâneo. A poliomielite ainda é considerada endêmica pela Organização Mundial de Saúde (OMS) na Nigéria, Índia, Afeganistão e Paquistão. Em 2008 ocorreram 1.700 casos da doença nesses países endêmicos.

Vacinação, vigilância e notificação devem ser mantidas para se conseguir a erradicação do poliovírus em todas as regiões e garantir a não reintrodução nos países onde o vírus não mais circula. Existem perspectivas de erradicação, porém o elevado número de pessoas que se deslocam de e para áreas endêmicas faz com que o risco de reintrodução da poliomielite seja preocupante e permanente, enquanto existirem áreas endêmicas no mundo. Entre 2003 e 2005, a doença foi reintroduzida, por meio de casos importados, em 25 países de onde fora anteriormente eliminada.

Em 1989 documentou-se no Brasil (Paraíba) o último caso de poliomielite e, em 1991, o último caso nas Américas (Peru). Em 1994, após 3 anos do último caso de poliomielite nas Américas, o Brasil recebeu o Certificado Internacional de Eliminação da Poliomielite, sendo declarado País Livre de Pólio.

Em 2000-2001, na República Dominicana e no Haiti, foram notificados 22 casos de poliomielite decorrentes do vírus vacinal em indivíduos não vacinados ou inadequadamente vacinados. Foi o surto mais importante causado pelo vírus vacinal, e outros de menor porte foram notificados (1988/2002) no Egito, China, Filipinas e Madagascar. Os surtos ocorreram devido à circulação prolongada do vírus vacinal em áreas de baixa cobertura com vacina oral contra a poliomielite (VOP) e condições sanitárias precárias. Isso permitiu que os vírus derivados da VOP sofressem mutação, tornando-se virulentos e estabelecendo a circulação. No Brasil, a incidência de poliomielite associada à vacina é baixa. Em 15 anos (1988 a 2003) foram registrados 40 casos confirmados de poliomielite associada à vacina oral, com predomínio na primeira e segunda dose.

O Brasil mantém-se em vigilância para evitar a reintrodução do poliovírus selvagem. Para nossa garantia, devemos alcançar coberturas vacinais mínimas de 95% em pelo menos 80% dos municípios. O Ministério da Saúde orienta para a vigilância, notificação e controle das paralisias flácidas. Em todo caso de paralisia flácida aguda (PFA) em menores de 15 anos deve-se suspeitar de poliomielite, mesmo que haja outras hipóteses diagnósticas, e conduzir da forma padronizada, com exame físico e neurológico, notificação à vigilância epidemiológica e coleta de amostra de fezes.

Com o risco a médio e longo prazo de reintrodução dos poliovírus originados de estoques de laboratórios, a OMS orienta, e o Brasil/Ministério da Saúde, em 2009, implantou o Plano Nacional de Contenção Laboratorial do Poliovírus Selvagem. O objetivo é identificar e controlar materiais que contenham ou que sejam potencialmente infectantes para o poliovírus selvagem, estimulando o descarte de todos os materiais desnecessários.

ETIOLOGIA, PATOGÊNESE E PATOLOGIA MORFOLÓGICA E FUNCIONAL

Dentre os enterovírus humanos incluem-se os vírus ECHO e seus 28 sorotipos, poliovírus com três sorotipos, o vírus coxsackie tipo A com 23 sorotipos, além do vírus coxsackie tipo B. Outros enterovírus têm sido isolados e classificados, levando-se em consideração sua biologia molecular, morfologia, replicação e antigenicidade.

A replicação dos enterovírus comumente ocorre no trato gastrointestinal ou trato respiratório. Uma vez presentes no sangue, os vírus podem afetar vários órgãos, causando formas clínicas variadas.

Ainda não se conhece o local preciso no trato gastrointetinal onde ocorre a replicação inicial dos enterovírus; sabe-se, no entanto, que o tecido linfoide da submucosa do íleo é considerado um dos sítios de replicação viral, sendo detectado 1-3 dias após sua ingestão. Após multiplicação viral no tecido linfoide ileal, os vírus atingem linfonodos (cervical e mesentérico), levando a uma viremia transitória de pequena magnitude, geralmente não detectável. A viremia maior resulta da disseminação para diferentes órgãos, afetando meninges, coração e pele.

Infecções severas por enterovírus foram reportadas em animais de experimento submetidos a diferentes situações, como: exposição ao frio, desnutrição, gravidez, uso de corticoide ou radiação.

Poliomielite

A doença pode ser causada por três tipos de poliovírus, que são antigenicamente distintos (tipos 1, 2 e 3). Uma infecção produzida por um tipo de vírus confere imunidade apenas para esse tipo, sendo, portanto, imunidade tipo-específica. O tipo 2 é o que menos produz paralisia, e a proteção contra ele se desenvolve mais rapidamente.

A infecção se inicia, após o contato, com a multiplicação do vírus na mucosa orofaríngea e no trato gastrointestinal. Nas amígdalas e placas de Payer do íleo ocorre intensa multiplicação viral com progressão para os linfonodos cervicais profundos e mesentéricos. Na sequência ocorre uma viremia transitória com disseminação do vírus para outros tecidos e vísceras. Nos locais extraneurais, o vírus se replica continuamente e volta à corrente sanguínea para estabelecer uma viremia persistente.

Na maioria das infecções naturais, mesmo em indivíduos não imunes, a infecção não progride além do estágio linfático, sem manifestações clínicas (infecção inaparente). Algumas vezes essa infecção produz uma viremia transitória, resultando em uma doença febril inespecífica (forma abortiva). Se a viremia persistente se estabelece, os vírus se propagam para o sistema nervoso central (SNC). Durante a etapa neurológica ocorre proliferação intraneural do vírus, e o quadro clínico vai depender do número de neurônios agredidos. Os primeiros sinais de paresia surgem quando há destruição de 60% dos neurônios correspondentes a um determinado agrupamento muscular.

Alguns neurônios, inicialmente agredidos, podem recuperar paulatinamente suas funções, explicando assim a regressão de algumas paresias observadas na fase pós-febril imediata e algumas semanas após a fase aguda.

As lesões principais são as do SNC, pelo neurotropismo apresentado pelo vírus; porém, outros órgãos ou sistemas podem ser lesados. Acometem principalmente os neurônios motores dos cornos anteriores da medula, assim como os neurônios motores do bulbo, núcleo do cerebelo, mesencéfalo, ponte, hipotálamo, tálamo e área motora do córtex cerebral (restrita ao giro pré-central). São também descritas alterações nos núcleos motores dos nervos cranianos.

QUADRO CLÍNICO

Enteroviroses não pólio

A maioria das infecções se apresenta como um quadro febril inespecífico ou de forma oligossintomática. Outras manifestações presentes incluem exantema associado ou não a erupções vesiculares em membros (mão e pés), úlceras bucais, herpangina, quadro respiratório agudo, meningite asséptica, conjuntivite, encefalite, miopericardite e, ocasionalmente, paralisia (Quadro VI.7.1).

DOENÇA DE MÃOS-PÉS E BOCA

Causada principalmente pelo vírus coxsackie A16 e por outros sorotipos A4, A5 e A9, caracteriza-se por apresentar exantema, lesões intraorais ulcerativas que medem entre 4 e 8mm em língua, e mucosa bucal, e lesões dolorosas tipo vesículas localizadas predominantemente em face dorsal de mãos e pés, linfadenopatia regional, náuseas e diarreia, podendo estar ainda presentes lesões em nádegas que não progridem para vesículas.

Herpangina

Tem como principal agente causador o vírus coxsackie A (sorotipos A1-10, 16, 22), capaz de provocar febre de início súbito, cefaleia, mal-estar, lesões orofaríngeas de 1-2mm em pilares amigdalianos (vesícula e úlceras), exantema rubeoliforme e petéquias. Outros enterovírus também foram isolados em pacientes portadores de herpangina; dentre eles, vírus coxsackie B1-B5, vírus ECHO 3, 6, 9, 16, 17, 25 e 30.

Quadro VI.7.1. Outras manifestações clínicas que podem estar presentes nas infecções causadas por enterovírus não pólio

Sistemas afetados e sintomas associados		Vírus coxsackie			Vírus ECHO					Outros enterovírus	
		Grupo A Tipo		Grupo B Tipo							
Sistemas	Sintomas	A2	A9	B5	4	6	9	11	18	70	71
Sistêmicos	Febre	x	x	X	x	x	x	x	x	x	x
Nervoso	Meningite asséptica (com sinais de Kernig e/ou de Brudzinsk)			X		x	x	x			x
	Encefalite	x	x	X		x	x				x
	Síndrome de Guillain-Barré	x	x				x				
	Paralisia		x	X	x			x	x	x	x
	Polineurite										x
Gastrointestinais	Vômitos e/ou diarreia	x	x	X	x	x	x	x	x	x	x
	Dor abdominal		x	X		x	x				
	Hepatite				x	x	x				
	Pancreatite			X		x		x			
Respiratório	Sintomas no trato respiratório superior podem incluir: dor de garganta, coriza, tosse, faringite, faringoamigdalite, amigdalite, nasofaringite	x	x	X	x	x	x	x	x		
	Pleurodinia		x	X		x	x				
	Bronquiolite			x							
	Pneumonia			x		x	x	x			
Cardiovascular	Miocardite	x	x	X	x	x		x			
	Pericardite	x	x	X	x	x		x			
Geniturinário	Orquite e epididimite		x	X		x					
	Insuficiência renal aguda (raramente)			X							
Locomotor	Mialgia	x	x	X	x	x	x	x	x	x	x
	Polimiosite		x						x		
	Miosite	x	x				x	x			x
	Artrite (raramente)							x			
Cutâneos (Exantema)	Rubeoliforme ou mobiliforme (maculopapular)		x		x		x	x			x
	Roseoliforme			X	x			x			
	Herpetiforme			X	x			x			
	Petequial e outras manifestações cutâneas		x								

*Casos de síndrome hemoliticourêmica associados à infecção pelo vírus ECHO 22, vírus coxsackie A4, B2 e B4 foram reportados.
**Linfadenopatia, esplenomegalia e síndrome semelhantes à mononucleose foram descritas em casos de infecções por vírus coxsackie e vírus ECHO.

Conjuntivite hemorrágica aguda

É uma doença que acomete mais indivíduos adultos, ocorrendo raramente em crianças, tendo como agente etiológico o vírus ECHO 70. Os sintomas se caracterizam por início súbito, com um quadro de dor ocular intensa, fotofobia, turvação visual, lacrimejamento, edema de pálpebras, eritema, congestão ocular com hemorragia subconjuntival, ceratite epitelial pontilhada transitória e secreção ocular inicialmente serosa que pode evoluir para mucopurulenta quando associada à infecção bacteriana secundária. Linfadenopatia pré-auricular pode estar presente. Sintomas sistêmicos são raros. Quadro de conjuntivite não hemorrágica causada por vírus coxsackie A9, A10, A16, B5 e vírus ECHO 1, 4, 6, 7, 9, 16 e 20 foi relatado.

Poliomielite

A poliomielite pode apresentar-se sob várias formas clínicas: inaparente, abortiva, não paralítica e paralítica.

Forma inaparente

Ocorre em 90% a 95% dos casos. Não há evidência de doença, porém há produção de anticorpos.

Forma abortiva

Ocorre em 4% a 8% dos casos. Caracteriza-se por sintomas transitórios e inespecíficos, como qualquer outra virose: mal-estar, febre, cefaleia, anorexia, vômitos e diarreia, que geralmente regridem espontaneamente em cerca de 3 dias.

Formas não paralítica e paralítica

As formas não paralíticas e paralíticas (1% a 2% dos casos) são fases subsequentes à forma abortiva.

Na forma não paralítica há comprometimento inflamatório do SNC sem paralisia, caracterizado por meningite que não difere das meningites linfocíticas.

Na forma paralítica, após a sintomatologia inicial da doença, surge a paralisia de um ou mais grupos musculares. O quadro clínico apresentado vai depender do comprometimento espinal, bulbar ou bulboespinal. A paralisia apresentada é flácida, assimétrica, com ausência ou diminuição dos reflexos tendinosos e sensibilidade preservada. Dificuldade respiratória pode estar presente, refletindo comprometimento do diafragma e/ou dos músculos intercostais.

Na forma bulbar, há acometimento dos núcleos motores dos nervos cranianos e de outras zonas vitais da medula relacionada com a respiração e a circulação. O comprometimento do centro vasomotor do bulbo resulta em irregularidade na respiração, na pressão arterial (vai da hipotensão à hipertensão) e no ritmo e frequência do pulso.

As paralisias apresentadas na fase aguda da doença nem sempre são as definitivas, pois, após a regressão do edema apresentado nessa fase, assim como a normalização da função de alguns neurônios, pode-se observar a recuperação de grupos musculares. As sequelas de paralisia vão depender do maior ou menor acometimento da inervação dos músculos atingidos.

Alguns fatores predispõem à forma paralítica, tais como idade (aumenta no adulto), gestação e imunodeficiência.

DIAGNÓSTICO

Enteroviroses não pólio

O diagnóstico clínico específico da maioria das infecções por enterovírus é difícil e requer exames laboratoriais especializados. O diagnóstico laboratorial pode ser feito por meio de cultivo do vírus e/ou identificação do ácido nucleico viral por reação em cadeia da polimerase (PCR) a partir de amostras de sangue, fezes ou por meio de sorologias para detecção de níveis séricos de anticorpos específicos, em amostras coletadas durante a fase aguda e de convalescença da doença. No entanto, não é adequada a solicitação de sorologias, por existirem vários sorotipos de enterovírus.

Poliomielite

O isolamento do vírus é feito a partir de amostras de fezes do paciente ou de seus contatos entre a 1ª e a 17ª semana, sendo o ideal nas primeiras 3 semanas da doença. Amostras fecais com isolamento de vírus selvagem permitem a confirmação diagnóstica. O método de hibridização molecular (dot blot), que utiliza sondas sintéticas de DNA, permite reconhecer todos os enterovírus humanos ou apenas sequências tipo-específicas dos poliovírus, sejam de origem vacinal ou selvagem.

Em 1991 foi introduzido no Brasil o método de reação em PCR, que permite a amplificação da sequência-alvo do genoma viral, aumentando, consideravelmente, a sensibilidade do diagnóstico. Os poliovírus selvagem e vacinal também podem ser isolados a partir de amostras de água de esgoto, e as mesmas técnicas descritas previamente podem ser utilizadas para a identificação do enterovírus detectado.

Sorologia

No Brasil, a sorologia deixou de ser utilizada como apoio para o diagnóstico de poliomielite a partir de 1990. Essa decisão foi tomada devido à grande quantidade de vacina oral contra a poliomielite (VOP) administrada no país, que levou à maioria da população a apresentar altos títulos de anticorpos para os três tipos de poliovírus, dificultando a interpretação dos resultados.

DIAGNÓSTICO DIFERENCIAL

Na poliomielite, o diagnóstico diferencial é dirigido para a forma paralítica da doença e deve ser feito com quadros de paralisias flácidas:

- **Síndromes paralíticas por outras enteroviroses (vírus Echo e coxsackie)**: evolução habitualmente para a recuperação completa em tempo relativamente curto.
- **Polirradiculoneurite (síndrome de Guillain-Barré)**: curso mais subagudo. A paralisia é simétrica, geralmente precedida de parestesia, com alteração de sensibilidade e dissociação albuminocitológica no exame do líquido cefalorraquidiano (LCR).
- **Mielite transversa**: instalação abrupta, paralisia simétrica, distúrbio de sensibilidade e alteração de esfíncteres são comuns

TRATAMENTO
Enteroviroses não pólio

Não existe terapia antiviral específica nos quadros de infecções por enterovírus não pólio. O tratamento consiste no manejo das complicações clínicas por eles causadas, como, por exemplo, menigite e anormalidades cardíacas. Nos pacientes imunodeprimidos e pacientes graves com risco de morte podem ser administradas imunoglobulinas com o objetivo de prevenir complicações severas.

Poliomielite

Também não existe tratamento específico para a poliomielite. O tratamento é sintomático e de cuidados gerais, e depende da fase da doença em que o paciente se encontra. Nas formas paralíticas:

- **Repouso no leito**: o paciente deve ser colocado em posição de função. Mudança de decúbito de 4 em 4 horas.
- **Combate à dor**: usam-se analgésicos e termoterapia (compressas de calor úmido). Não administrar medicação intramuscular.
- **Fisioterapia**: deve ser iniciada o mais precocemente possível, logo após a fase aguda da doença, quando o paciente não mais apresentar febre e dores.
- **Comprometimento respiratório**: fisioterapia respiratória, traqueostomia ou ventilação mecânica, dependendo do comprometimento. Vigilância quanto às atelectasias e infecções bacterianas.

PREVENÇÃO

A prevenção das infecções por enterovírus consiste na melhoria das condições sanitárias e de higiene. Em casos de surtos epidêmicos pode ser avaliada a necessidade de fechamento temporário de creches ou instituições que cuidam de crianças pequenas com objetivo de diminuir o risco de transmissão. Não há necessidade de restrições ou cancelamento de viagens programadas para locais que apresentam surtos da doença.

Há dois tipos de vacinas disponíveis contra a poliomielite: a vacina injetável de poliovírus inativados (VIP) e a vacina oral de poliovírus atenuados (VOP).

Vacina injetável de poliovírus inativados (VIP)

Essa vacina foi desenvolvida por Salk, em 1954, tendo sido a primeira vacina licenciada e utilizada contra poliomielite, contendo cepas dos três poliovírus. Por conter vírus mortos, ela imuniza exclusivamente a pessoa vacinada, não havendo imunização secundária entre contatos. A imunidade desenvolvida é essencialmente humoral, sendo a proteção intestinal transitória e de baixo nível. Não produz cepas virais mutantes, e os indivíduos vacinados com ela não correm o risco de desenvolver casos de paralisia associados à vacina.

Atualmente, mais de 22 países aplicam de rotina a vacina VIP no calendário primário de vacinação. Entre eles estão os EUA, Canadá, Inglaterra e a maioria dos países europeus. Alguns países adotaram um esquema sequencial: as duas primeiras doses com vacina inativada (VIP) e as demais com a vacina oral (VOP). Assim, não ocorreria o risco de paralisias pós-vacinal (maior risco na primeira e segunda dose) e seriam mantidas a imunidade intestinal e a manutenção da imunidade coletiva por meio da disseminação do vírus vacinal.

No Brasil, no momento, a VIP é disponibilizada pelo serviço público no Centro de Referência para Imunobiológicos Especiais (CRIE), tendo como principais indicações a imunodeficiência primária, infecção por HIV assintomáticas ou sintomáticas, neoplasias, imunodepressão por medicamentos, quimioterapia ou radioterapia, transplante de medula óssea e contatos domiciliares de indivíduos imunodeficientes. Na rede privada é disponibilizada em apresentação combinada com outras vacinas.

Esquema básico recomendado

Três doses com intervalos de 60 dias entre as doses a partir dos 2 meses e reforço 1 ano após a última dose. É administrada por via intramuscular ou subcutânea.

Vacina oral de poliovírus atenuados (VOP)

Desenvolvida por Sabin e licenciada em 1962. Contém cepas atenuadas dos poliovírus e pode se apresentar em suspensão trivalente (contendo os três tipos de poliovírus), bivalente ou monovalente. Na imunização de rotina utiliza-se a forma trivalente. É administrada por via oral e induz imunidade humoral e produção de IgA secretória na orofaringe e trato gastrointestinal. Os vírus vacinais podem ser excretados nas fezes por um período de até 2 meses (maior pico de eliminação na 1ª semana após a administração), podendo infectar secundariamente contatos suscetíveis de indivíduos vacinados. Essa vacina pode produzir cepas virais mutantes e os indivíduos vacinados com ela correm o risco de desenvolver eventuais casos de paralisias associadas à vacina.

Esquema básico recomendado

Três doses aos 2, 4 e 6 meses de idade, com intervalo de 2 meses entre elas e reforço aos 15 meses. O Brasil continua mantendo campanhas de vacinação com a VOP como ação complementar para a vacinação de rotina.

A OMS avalia que, com a erradicação do poliovírus selvagem do mundo, o uso contínuo da VOP comprometerá a proposta de um mundo livre da poliomielite. Assim, o uso mantido da VOP após a interrupção da circulação do vírus selvagem passa a ser inconsistente com um mundo livre de pólio e sua erradicação. O Brasil estuda e avalia a necessidade e o momento de introdução da vacina inativada (VIP) no calendário básico do país.

BIBLIOGRAFIA

Brasil. Ministério da Saúde, Secretaria de Vigilância em Saúde. Poliomielite; Guia de vigilância epidemiológica. 6ª ed. Brasília: Ministério da Saúde, 2005:587-602.

Carvalho LHF, Weckx LY. Universal use of inactivated polio vaccine. J Pediatr 2006; 82(3):S75-S81.

Castro CMO, Oliveira DS, Macedo O et al. Echovirus 30 associated with cases of aseptic meningitis in state of Pará, Northern Brazil. Mem Inst. Oswaldo Cruz, 2009; 104(3):444-450.

CDC. Non polio Enteroviruses infections. National Center Immunization and Respiratory Diseases. 2009. Disponível em: <http://www.cdc.gov.ncidod/dvrd/revb/enterovirus/non-polio_entero.htm>. Acessado em 11-8-2009

Freire LMS, Moreira MC. *In:* Tonelli E, Freire LMS (eds.). *Doenças Infecciosas na Infância e Adolescência.* 2ª ed. Rio de Janeiro: MEDSI, 2000:945-985.

Lamarão LM, Gomes MLC. Enterovírus não pólio na região norte do Brasil/Non-polio enteroviruses in the nothern region of Brazil. Rev Para Méd 2002; 16(2):7-12.

Modlin JF. Coxsakievírus, echovírus and newer enteroviruses. *In:* Mandel GL, Bennet JE, Dolin R (eds.). *Principles and pratice of infectious diseases.* 6ª ed. New York: Elsevier Churchill Livngstone, 2005:1.620-1.636

Modlin JF. Poliovirus. *In:* Mandel GL, Bennet JE, Dolin R (eds.). *Principles and pratice of infectious diseases.* 6ª ed. New York: Elsevier Churchill Livngstone, 2005:1.613-1.620.

Plotkin S, Vidor E. Poliovirus vaccine-inactivated. *In:* Plotkin S, Orenstein WA (eds.). *Vaccines.* 4ª ed. Philadelphia: Elsevier, 2004:625-649.

Silva EE, Azevedo JPR, Costa EV. Enteroviúrus de importância médica. *In:* Coura JR (eds.). *Dinâmica das Doenças Infecciosas e Parasitárias.* Rio de Janeiro: Guanabara Koogan, 2005:1.681-1.700.

WHO. Enteroviruses non polio. Media centre 2002. Disponível em: <http://www.who.int.mediacenter/factsheets/fs174/en/>. Acessado em 11-8-2009.

World Health Organization, Centers for Disease Control and Prevention, United Nations Children´s Fund. Global Polio Eradication Initiative – Strategic Plan 2004-2008.

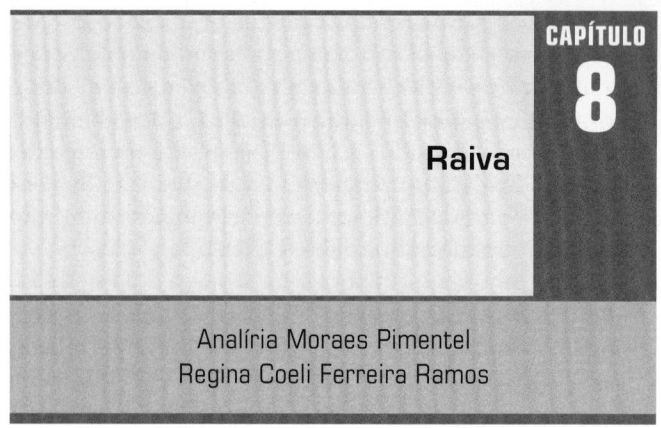

CAPÍTULO 8

Raiva

Analíria Moraes Pimentel
Regina Coeli Ferreira Ramos

INTRODUÇÃO, CONCEITUAÇÃO E EPIDEMIOLOGIA

A raiva, apesar de ser conhecida desde os tempos mais remotos da história da humanidade, continua sendo um problema de saúde pública nos países em desenvolvimento. Conhecida também como hidrofobia, a raiva é uma encefalite viral aguda transmitida por mamíferos, os únicos animais suscetíveis ao vírus. Essa antropozoonose acomete adultos e crianças indistintamente. A criança, pela sua menor capacidade de defesa às agressões e por estar em contato mais próximo com os animais domésticos, brincando ou mesmo os instigando, constitui-se em presa fácil.

Todos os mamíferos são suscetíveis ao vírus e capazes de transmitir o agente causal. Em países desenvolvidos, a população de cães e gatos é controlada, e a raiva comporta-se como uma enzootia silvestre, com casos esporádicos de infecção humana. O sistema de vigilância e os programas de controle são permanentes. Nos países subdesenvolvidos e em desenvolvimento, devido ao controle insatisfatório de cães e gatos raivosos, torna-se um problema de saúde ainda mais preocupante, pois o controle da raiva envolve não apenas áreas rurais, como também áreas urbanas.

A importância da raiva humana como uma enzootia não deve ser desprezada, pois do ponto de vista econômico se torna importante devido ao risco de causar significativo prejuízo em relação ao rebanho. Os principais vetores são diferentes de região para região, tendo, nos países em desenvolvimento, o cão como vetor principal e, nos países desenvolvidos, os mamíferos silvestres (raposa, doninha, mangusto, guaxinim, musaranho, morcego) são os mais importantes mantenedores do vírus na natureza. Nesses países, o número de casos da raiva em humanos tem sido pequeno ao longo dos anos, embora ainda possa ser registrado, como recentemente (2001), no Canadá, o caso de uma criança de 9 anos, que foi vítima de mordida de morcego e, não recebendo os cuidados preventivos, faleceu da doença. Nos Estados Unidos ocorrem, em média, dois casos por ano de raiva, sendo, em geral, transmitidos por animais silvestres, principalmente o morcego.

No Brasil, o número de casos de raiva humana, ao longo dos anos, vem diminuindo, principalmente a transmitida por cães. Na década de 1990, a incidência de raiva humana no país ainda era alta, sendo os casos de maior concentração localizados nas regiões Norte e Nordeste. A partir da instituição do programa de controle da raiva no Brasil, no ano de 1994, foi observada uma diminuição significativa no número de casos em relação aos anos anteriores e certa estabilidade até o final daquela década. Entre os anos de 1990 e 1997, à exceção da Região Sudeste, as quatro regiões do país notificaram casos de raiva. Nesse período, a média de notificação foi de 44,4 casos/ano, e na Região Nordeste, de 26 casos/ano. Pernambuco apresentou comportamento semelhante durante esse período (Fig. VI.8.1).

Acredita-se que esse perfil tenha sido devido às ações mais efetivas da vigilância epidemiológica em relação ao monitoramento da circulação viral por meio de diagnóstico laboratorial, às campanhas de vacinação antirrábica animal, às apreensões de cães e gatos errantes e ao processo de mobilização social. Em 2000, o índice de positividade para a raiva canina era de 6,5% entre as 919 amostras examinadas (60 amostras positivas). Em 2001 aumentou para 10% (114 amostras positivas) e, a partir de 2002, houve um decréscimo progressivo, passando de 8,6% para 0,5% em 2008 (Fig. VI.8.2).

Apesar das campanhas de vacina realizadas em animais desde 1995, com cobertura por volta dos 80%, ainda está sendo considerada elevada a sua taxa de incidência. Na pesquisa realizada entre os anos de 1990 a 2001, o cão foi o responsável por 74% dos casos até 1996, seguido por morcegos (12%) e gatos (5%). No período de 1997 a 2000, o cão participou com 80%, enquanto morcegos e gatos contribuíram com 6% cada. Em 2000, o macaco sur-

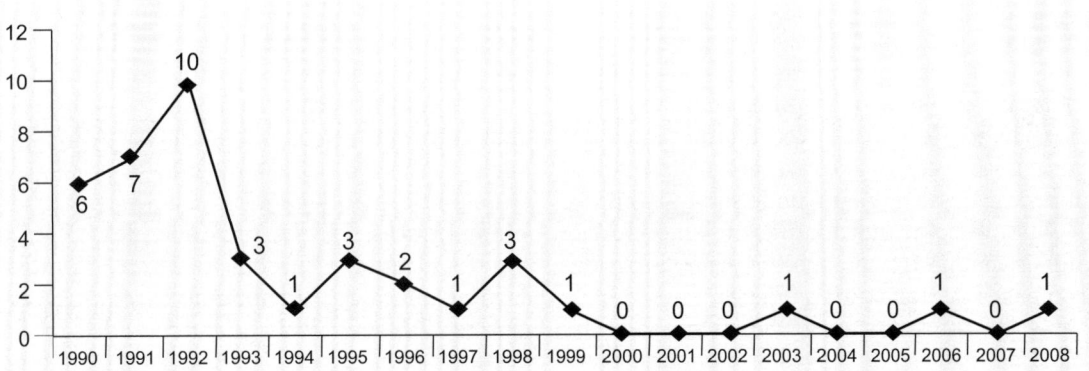

Fonte: CPRLP/GPCZE/DGCDA/Secretaria Executiva de Vigilância em Saúde/SES

Fig. VI.8.1. Número de casos de raiva humana. Pernambuco, 2001 a 2008.

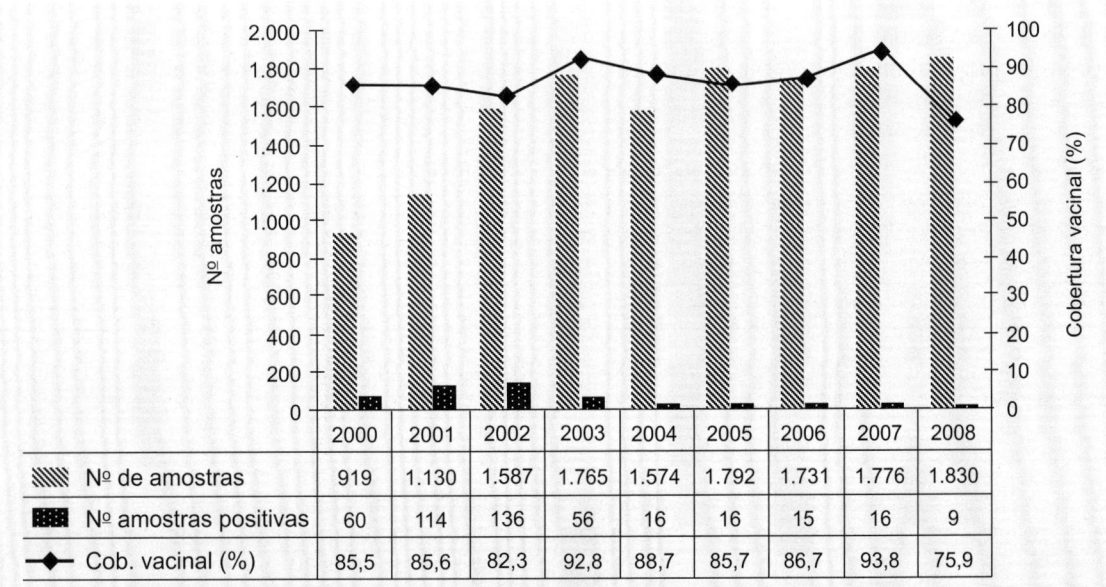

Fonte: CPRLP/GPCZE/DGCDA/Secretaria Executiva de Vigilância em Saúde/SES-PE

Fig. VI.8.2. Monitoramento do vírus rábico e cobertura vacinal na espécie canina. Pernambuco, 2000 a 2008.

giu também como um potencial transmissor; no entanto, hoje em dia, o morcego hematófago (*Desmondus rotundus*) representa o principal responsável pela manutenção da doença e o mais importante transmissor da raiva em herbívoros, segundo o observado no Quadro VI.8.1.

A erradicação da doença tem sido impossível, tendo-se em vista a existência desses reservatórios silvestres naturais, bem como a falta de controle de animais que vagueiam livremente (cães errantes, animais sem dono) no nosso país, necessitando de um maior rigor no controle da prevenção e, com isso, tornando-se um dos grandes desafios da vigilância epidemiológica.

No Brasil, no ano de 2008, foram notificados três casos de raiva humana, cujas transmissões foram: dois por morcegos e um por primata não humano, ocorridos em Pernambuco, Goiás e no Ceará, respectivamente. Em Pernambuco, no município de Floresta (2008), ocorreu o primeiro caso de cura de raiva humana no Brasil e o terceiro no mundo, transmitido por morcego hematófago. O vírus da raiva é neurotrópico, matando, sistematicamente, o animal infectado. Esse animal morto não constitui fonte de infecção para outros animais, pois o vírus não sobrevive por muito tempo em fômites, para manutenção da infecção natural. No entanto, antes da morte, o vírus passa do cérebro para a saliva através dos nervos periféricos e, dessa maneira, pode ser transmitido a outro animal por meio de mordeduras ou lambeduras. Somente animais mamíferos são suscetíveis ao vírus da raiva, sendo capazes de transmitir a doença.

Outras vias de transmissão consideradas são via aérea, por meio de inalação de aerossóis contendo o vírus em cavernas densamente povoadas por morcegos infectados, e em acidentes em laboratório. A transmissão inter-humanos, embora rara, é descrita na literatura científica, registrando a ocorrência de oito casos de raiva humana, por transplante de córnea, e um caso de transmissão pela saliva. As vias respiratória e digestiva (nos animais) e transmissão sexual e vertical também são relatadas, porém com possibilidade remota. Algumas raças de animais, quando doentes, não costumam atacar seres da sua espécie ou de espécie diferente, a exemplo do gado bovino ou o próprio homem. Existem, portanto, formas clínicas diferentes, com mudanças comportamentais caracterizadas por agressividade ou quietude e baixa agressividade, como observado na forma da raiva "muda" no cão.

Cães e gatos são as espécies mais estudadas em relação à raiva. No animal infectado, o vírus está presente na saliva. No cão surge um quadro premonitório, com mudança de humor, tornando o animal arredio e deprimido, e, mais raramente, desenvolvendo a sua afetividade para o seu dono. Quando a afetividade está presente, a transmissibilidade passa a ser por lambeduras "carinhosas" nas mucosas ou locais de abrasão cutânea prévia.

O período de incubação nesses animais pode variar de 14 dias a vários meses. O período de infectividade começa cerca de 3 dias antes e dura até 2 dias depois do início dos sintomas, período em que normalmente o animal vai a óbito. Para maior segurança na prevenção da raiva, as normas da vigilância epidemiológica tomam como base um período de 10 dias antes do óbito do animal.

Duas formas clínicas da raiva se apresentam no animal: a forma furiosa e a paralítica. A forma furiosa é a mais conhecida, caracterizando-se por agressividade e inquietude, com tendências a atacar qualquer pessoa ou animal que esteja nas proximidades. O animal fica vagando, errante, e surgem espasmos da musculatura da faringe e laringe, dificultando a deglutição e fonação, o que resulta em grande quantidade de saliva e mudança de timbre do uivo ou do latido. Ele desenvolve depressão respiratória progressiva, queda do estado geral e morre devido à paralisia respiratória.

Na forma muda ou paralítica há o predomínio dos fenômenos paralíticos, como as paralisias de membros e mandíbula (o animal não morde), e o comportamento, ao contrário da forma furiosa, torna o animal mais arredio, não apresentando agressividade; sobrevém a morte, também ocasionada pela paralisia respiratória, em poucos dias.

Quadro VI.8.1. Casos de raiva de acordo com as espécies afetadas – Pernambuco, 2001 a 2008

Ano	Espécie							
	Canina	Felina	Bovina	Equídeo	Raposa	Ovina	Morcego	Humana
2001	114	12	6	2	14	1	1	–
2002	136	27	16	1	14	–	–	–
2003	56	6	9	2	8	–	1	1
2004	16	2	16	–	7	–	–	–
2005	15	2	9	1	17	–	–	–
2006	15	3	19	–	18	1	2	1
2007	16	2	39	4	13	–	1	–
2008	9	2	74	14	7	2	1	1

Fonte: CPRLP/GPCZE/DGCDA/Secretaria Executiva de Vigilância em Saúde/SES-PE.

Quadro VI.8.2. Risco de transmissão do vírus da raiva

Alto risco	Médio risco	Baixo risco
Morcego	Cães*	Ingestão de produtos originados de animais raivosos**
Raposa	Gatos*	Ratos***
Onça	Bovinos	Cobaias***
Macaco	Equinos	*Hamster****
Coiote	Caprinos	Roedores urbanos***
Gato do mato	Suínos	Coelhos***
Jaritataca	Ovinos	
Guaxinim	Macacos em cativeiros (de área urbana de raiva controlada)	
Mangusto		

*Quando procedentes de áreas controladas.
**Em caso de passarem por processo de cocção.
***São considerados de alto risco quando expostos à pesquisa com o vírus rábico, em laboratório, ou ratos de áreas epizoóticas que ataquem com violência.

O gato desenvolve sintomas semelhantes aos dos cães; no entanto, predomina o comportamento de se esconder em lugares escuros, de onde surge subitamente, para o ataque a qualquer animal ou pessoa.

Quanto aos morcegos, todas as espécies são consideradas de alto risco, uma vez que os conhecimentos a respeito da infecção rábica, nesses quirópteros, são controversos. É comum a presença desses animais contaminados tanto em áreas rurais como em áreas urbanas. Suas mordidas, em geral, são pequenas, indolores e quase imperceptíveis. Todos os casos de contato com morcegos devem ser investigados. Ocorrendo dúvidas, o tratamento preventivo deve ser recomendado imediatamente.

Os animais, em relação ao risco de transmissão, são classificados em espécies de alto, médio e baixo risco (Quadro VI.8.2). Quanto às lesões causadas, podem ser classificadas em leves ou graves, de acordo com o tipo de exposição (mordedura, arranhadura, lambedura ou contato); extensão (superficial, profunda, única ou múltipla) e localização anatômica (Quadro VI.8.3). É importante o conhecimento desses fatores, pois vão influenciar na indicação e escolha do tratamento.

Quadro VI.8.3. Esquema para tratamento profilático antirrábico humano com vacina de cultivo celular

Condições do animal agressor	Cão ou gato sem suspeita de raiva no momento da agressão	Cão ou gato clinicamente suspeito de raiva no momento da agressão	Cão ou gato raivoso, desaparecido ou morto; animais silvestres (inclusive os domiciliados); animais domésticos de interesse econômico ou de produção
Tipo de exposição			
Contato indireto	• Lavar com água e sabão • Não tratar	• Lavar com água e sabão • Não tratar	• Lavar com água e sabão • Não tratar
Acidentes leves	• Observar o animal por 10 dias após exposição. • Se o animal permanecer sadio no período de observação, encerrar o caso. • Se o animal morrer, desaparecer ou se tornar raivoso, administrar 5 doses de vacina (dias 0, 3, 7, 14 e 28).	• Iniciar o tratamento com 2 doses, uma no dia 0 e outra no dia 3. • Observar o animal durante 10 dias após exposição. • Se a suspeita de raiva for descartada após o 10º dia de observação, suspender o tratamento e encerrar o caso. • Se o animal morrer, desaparecer ou se tornar raivoso, completar o esquema até 5 doses. Aplicar uma dose entre o 7º e o 10º dia e uma dose nos dias 14 e 28.	• Iniciar imediatamente o tratamento com 5 doses de vacina administradas nos dias 0, 3, 7, 14 e 28.
Acidentes graves	• Observar o animal durante 10 dias após exposição. • Iniciar tratamento com duas doses, uma no dia 0 e outra no dia 3. • Se o animal permanecer sadio no período de observação, encerrar o caso. • Se o animal morrer, desaparecer ou se tornar raivoso, dar continuidade ao tratamento, administrando o soro e completando o esquema até 5 doses. Aplicar uma dose entre o 7º e o 10º dia e uma dose nos dias 14 e 28.	• Iniciar o tratamento com soro e 5 doses de vacina nos dias 0, 3, 7, 14 e 28. • Observar o animal durante 10 dias após exposição. • Se a suspeita de raiva for descartada após o 10º dia de observação, suspender o tratamento e encerrar o caso.	• Iniciar imediatamente o tratamento com soro e 5 doses de vacina nos dias 0, 3, 7, 14 e 28.

Fonte: Ministério da Saúde – Funasa.

A ingestão de produtos originados de animais raivosos oferece baixo risco de infecção, principalmente se passarem por processo de cocção. Os animais de baixo risco serão considerados de alto risco quando expostos à pesquisa com o vírus rábico, em laboratório, ou ratos de áreas epizoóticas que ataquem com extrema violência.

ETIOLOGIA, PATOGÊNESE E PATOLOGIA MORFOLÓGICA E FUNCIONAL

O vírus da raiva foi isolado por Pasteur e seu grupo, que foram ainda responsáveis pelo desenvolvimento da primeira vacina antirrábica, a qual utilizava medulas dissecadas de coelhos inoculados em laboratório. Pasteur também definiu os conceitos de vírus fixos e vírus de rua.

Denominam-se vírus fixos as cepas cuja virulência foi modificada por passagens sucessivas em animais de laboratório, inoculados por via intracerebral. Têm um período de incubação mais curto (4 a 6 dias), pouca afinidade pela substância negra e não aparece na saliva do animal, quando inoculado. Essas cepas atingem títulos muito mais elevados no SNC do que os vírus de rua e são, por isso, utilizadas no preparo de vacinas.

O vírus de rua ou vírus selvagem é o que circula infectando hospedeiros e desencadeando a doença. Tem afinidade por células nervosas, epitélio respiratório, tecidos glandulares e seromucosos. Essa cepa apresenta um longo e variável período de incubação (1 a 12 semanas), quando inoculada em animais de laboratório, e produz inclusões citoplasmáticas. O homem naturalmente infectado pode desenvolver tempos de incubação muito mais longos, até superiores a 1 ano.

O vírus da raiva pertence ao gênero *Lyssavirus*, da família *Rhabdoviridae*. Tem forma de projétil de arma de fogo, e todos os vírus contêm, em sua estrutura, um nucleocapsídeo em forma de hélice, envolvido por dupla camada lipídica. O seu genoma é constituído por RNA e possui cinco proteínas: N, M, G, NS e L. Todas as proteínas são antigênicas, mas têm papéis diferentes em relação às respostas imunológicas. As proteínas L, N, NS, em conjunto com o RNA, controlam a transmissão e a replicação viral. As outras proteínas M (membrana) e G (glicoproteína), localizadas na face interna do envelope viral, formam as projeções na superfície externa do vírus.

A proteína G é o único antígeno viral que induz a síntese de anticorpos neutralizantes. Essa mesma proteína divide com as proteínas N e M a capacidade de indução de resposta celular imune. Atualmente se considera que as células T (*helper* e citotóxicas) envolvidas nesse processo tenham um papel importante na resposta imunológica da raiva. O vírus da raiva, até a década de 1980, era classificado, com base em achados antigênicos e sorológicos, em quatro sorotipos. Estudos genéticos recentes ampliaram essa classificação, caracterizando seis genótipos diferentes de vírus, e, até o momento, a grande maioria está incluída no genótipo I, inclusive as cepas de vírus fixos de laboratório. O vírus é sensível aos solventes lipídicos (sabão, éter, clorofórmio e acetona, etanol, iodina) e aos quaternários da amônia.

O vírus contido na saliva e secreção do animal infectado, ao penetrar o organismo humano, se multiplica no ponto de inoculação, atingindo as terminações nervosas periféricas e iniciando o processo migratório, até o sistema nervoso central (SNC). A partir daí, dissemina-se para vários órgãos e glândulas salivares, onde se replica e é eliminado pela saliva das pessoas ou dos animais infectados, desencadeando os sintomas da doença.

Além das glândulas salivares, outras localizações importantes e que podem servir de diagnóstico da doença são a córnea, humor aquoso, líquido cefalorraquidiano (LCR) e terminações nervosas da pele. As principais lesões produzidas pelo vírus rábico são as localizadas no SNC, que são do tipo inflamatório: células mononucleares, principalmente linfócitos em região perivascular; reação microglial difusa ou focal; alterações neuronais; inclusões virais, como os chamados corpúsculos de Negri, que caracterizam, anatomicamente, a infecção rábica.

As manifestações clínicas da doença só se iniciam após sua invasão, e, uma vez instalado o quadro, a doença é praticamente fatal. A literatura registra apenas três casos de pacientes que sobreviveram à doença, porém só em um caso há evidências conclusivas de que se tratava realmente de caso de raiva humana. Quanto à imunidade natural, não se tem relato de caso em humanos. A imunidade é conferida apenas com uso de vacinas, acompanhado ou não por soro específico.

QUADRO CLÍNICO

Didaticamente, a raiva humana é dividida em três formas clássicas: espástica, demencial e paralítica. No entanto, essas formas, na vivência clínica, coexistem no mesmo paciente, podendo haver predomínio de uma delas, faltar ou passar despercebido um ou outro sintoma clássico, dificultando o diagnóstico.

O período de incubação varia de curto (4 dias) a muito longo (19 anos), sendo a média de 20 a 90 dias. Após sua penetração, o vírus apresenta um período de latência, caminhando pelos nervos periféricos até o SNC. Tem preferência, além do tronco cerebral, pelo tálamo, núcleos da base e medula espinal. Não há viremia e resposta imune à infecção natural durante esse período.

Marcando o fim do período de inoculação, surge a fase prodrômica, com a presença maciça do vírus no SNC. Essa fase dura 2 a 10 dias. A maioria dos pacientes apresenta sintomas inespecíficos, como febre, fadiga, cefaleia e mal-estar geral. Podem ainda estar presentes outros sintomas, como dor de garganta, tosse, dispneia, sintomas gástricos (náuseas, vômitos, dor abdominal ou diarreia) e nervosos (cefaleia, vertigem, ansiedade ou irritabilidade). Com a evolução do quadro começam a surgir os sinais sugestivos de encefalite ou distúrbios psiquiátricos. Os únicos sintomas específicos nessa fase são:

dor, formigamento, parestesia e hiperestesia cutânea no local da agressão. A fase neurológica aguda surge quando a disfunção do SNC domina o quadro clínico. A hiperatividade aparece quando o cérebro é mais envolvido do que a medula espinal.

As manifestações espásticas se caracterizam por contraturas e espasmos musculares, tremores e convulsões, que aumentam de intensidade no decorrer da evolução da doença. As contrações e espasmos podem estar presentes em qualquer grupo muscular, sendo os mais acometidos os da deglutição e respiração. Essas contraturas dificultam a deglutição, e os espasmos, geralmente dolorosos, ocorrem subitamente, levando à apneia, quando comprometem os grupos musculares da laringe e da respiração.

A hidrofobia e a aerofobia, sinais patognomônicos da doença, estão presentes em 17% a 80% dos casos. Entre os estímulos capazes de desencadear essas crises espasmódicas destacam-se a visão de líquidos ou os sons produzidos por eles, quando derramados, e o movimento do ar contra a superfície da face. O paciente apresenta sialorreia intensa, e os espasmos frequentes impossibilitam a deglutição de qualquer líquido. Os pacientes solicitam líquido para mitigar a sede, porém não conseguem ingeri-lo. Podem apresentar opistótono, crises convulsivas ou olhar parado.

O estado psíquico do paciente oscila entre agitação severa, obnubilação, depressão e períodos normais. O exame neurológico é normal, apesar do envolvimento do SNC. O quadro clínico dura de 2 a 7 dias e a morte sobrevém durante as crises convulsivas ou apneicas ou, mais raramente, depois da apatia, estupor e coma.

As manifestações paralíticas incluem sinais de meningismo, comprometimento variável dos pares cranianos, paralisias flácidas associadas a distúrbios do estado de consciência, entre outras. Os pacientes que mostram as manifestações paralíticas proeminentes apresentam apenas pequenos distúrbios da deglutição e fenômenos espásticos. Essas manifestações, sem estarem associadas a uma história clínica e epidemiológica evidente, na maioria das vezes mascaram o diagnóstico precoce e protelam os cuidados peculiares que a doença requer.

Essa forma clínica é a mais frequente nos indivíduos vitimados por morcegos ou que não apresentam sinais de acidente. Presente em 20% dos pacientes, a paralisia constitui o sintoma clínico mais importante da fase neurológica aguda. Em geral, o paciente desenvolve parestesia, fraqueza ou paralisia flácida confinada ou mais proeminente na região da agressão. Os reflexos podem estar ausentes e a paralisia pode progredir para os outros membros. Pode apresentar-se como quadro de paralisia simétrica ascendente, do tipo Landry, Guillain-Barré, mielite transversa, ou atingir simultaneamente todos os membros.

Com a evolução do quadro são envolvidos os músculos da deglutição e respiração. O óbito pode ocorrer abruptamente; no entanto, com maior frequência, esses pacientes sobrevivem mais e têm evolução menos drástica, em relação àqueles acometidos de manifestação espástica. Caso o paciente receba assistência respiratória nessa fase, pode vir a sobreviver por semanas.

Nos casos de maior sobrevida, em decorrência de infecções, as complicações mais frequentes, além das neurológicas (aumento da pressão intracraniana, lesão hipotalâmica, levando a diabetes insípido), são as respiratórias (hiperventilação, hipoxia, infecção pulmonar, entre outras), cardiovasculares e gastrointestinais. Até o presente, existem três casos bem documentados de raiva não fatal, todos eles ocorridos na década de 1970, e que se encontram nessa forma clínica.

Há formas clínicas com manifestações demenciais em que a infecção acomete todos os setores do SNC, produzindo amplo espectro de sintomas mentais, afetando a memória, inteligência, afetividade e motricidade, entre outros. Os pacientes têm comportamento bizarro ou apresentam algum tipo de alucinação. A intensidade do comprometimento cerebral é variável e a dificuldade diagnóstica será maior quanto mais precoces forem os sintomas e mais discretas as manifestações espásticas que vierem a se desenvolver. A anamnese dirigida e a hipótese da doença, associadas a algumas características próprias, ajudam ao diagnóstico.

A evolução do quadro clínico da raiva humana até a morte dura, em média, 7 dias após muito sofrimento. O paciente geralmente deve ser sedado, pois o estado de consciência permanece normal até estágios avançados da doença.

DIAGNÓSTICO

A história clínica e epidemiológica é fundamental para a conclusão do diagnóstico. Deve-se suspeitar de raiva sempre que o paciente apresentar quadro neurológico de origem indeterminada. A investigação de acidentes com animais, há meses ou anos passados, deve ser sempre realizada. Além de gatos e cães, deve ser pesquisada a possibilidade de transmissão por outros animais, a exemplo dos bovinos, caprinos, equinos, suínos, morcegos e macacos.

O isolamento do vírus pode ser obtido quando na detecção *in vitro* pelo método de imunofluorescência direta obtida por meio de esfregaço, em amostras de saliva, compressão de córnea (extremamente dolorosa para o paciente), raspado de mucosa lingual, tecido bulbar dos folículos pilosos e biópsia de pele da nuca (biópsia de congelação). Essas provas têm sensibilidade limitada; portanto, mesmo quando negativas, não se pode excluir a possibilidade da infecção pelo vírus da raiva.

O vírus pode ser também isolado do LCR ou saliva por meio da inoculação em camundongos. Pode ser realizada imunofluorescência para determinação de IgM específica no soro ou dosagem de IgM na secreção lacrimal ou saliva. A realização da necropsia é de extrema importância para a confirmação de diagnóstico. O cérebro e o cerebelo deverão ser encaminhados ao laboratório, conservados sob refrigeração, ou em glicerina misturada com água destilada, ou líquido de Bedson ou Vallée, para a realização de exames. Não usar formol, pois esse inviabiliza a amostra. O exame é rápido e sensível, tanto em seres humanos como em animais, com sensibilidade próxima de 100%, e o resultado pode ser obtido em até 48 horas.

Outros exames podem ser solicitados, porém mostram alterações inespecíficas na maioria dos casos. No hemograma, os achados leucocitários podem ser variáveis; o sedimento urinário está pouco alterado; o LCR demonstra alterações compatíveis com o acometimento infeccioso encefálico (proteínas discretas ou moderadamente aumentadas, com pleocitose com predominância de células mononucleares). Os anticorpos neutralizantes no LCR ou soro geralmente são positivos entre 7 e 10 dias após o início do quadro, só tendo valor significativo em pacientes não vacinados.

DIAGNÓSTICO DIFERENCIAL

Quando as manifestações clássicas, características da doença, e os dados epidemiológicos estão presentes, o diagnóstico é facilmente realizado. No entanto, na prática, vários fatores podem dificultar o seu reconhecimento, tornando necessário o diagnóstico diferencial com outras doenças que apresentam quadros clínicos semelhantes. São fatores que podem confundir o diagnóstico precoce da raiva humana: desconhecimento de agressões anteriores por animais; manifestações clínicas iniciais da doença, por quadros de paralisia ou demência, sem características conclusivas. Os casos de paralisias se assemelham aos de outras encefalomielites virais, como a poliomielite e a mielopatia pós-vacinação antirrábica, entre outros. Nas formas demenciais, o diagnóstico diferencial é feito com os quadros psicopatológicos, a exemplo da histeria.

TRATAMENTO

Não existe tratamento específico e eficaz para a doença. O paciente deve ser colocado em isolamento restrito para protegê-lo de infecções e para não contaminar a equipe de saúde através de sua saliva, lágrima ou outros fluidos ou tecidos corporais.

Segundo a experiência bem-sucedida de cura do paciente de Floresta, município de Pernambuco, um adolescente de 15 anos, em que foi empregado o protocolo adotado de Milwaukee (EUA) em 2004, possivelmente o tratamento da raiva humana terá novas perspectivas. Esse paciente foi submetido a tratamento em unidade de terapia intensiva, com fármacos vasoativos, sedação e antivirais, segundo o protocolo citado, juntamente com o suporte das funções vitais adaptado às condições locais. Para a sedação foi usada a quetamina e, como antiviral, a amantadina, com o objetivo de diminuir o metabolismo cerebral e evitar os movimentos anormais, respectivamente.

Esses fármacos parecem ter um efeito neuroprotetor contra o vírus da raiva, que ocasiona uma inflamação no tecido cerebral, diminuindo o fluxo sanguíneo e levando a óbito. O paciente de Pernambuco foi o 16º paciente submetido a esse protocolo e foi o terceiro caso de cura da doença descrita no mundo. Ainda não se tem relato do uso do protocolo de Milwaukee em crianças.

As complicações mais frequentes desses pacientes são a hipoxia, arritmias cardíacas, distúrbios hidroeletrolíticos, nutricionais, hipotensão, edema cerebral.

PROFILAXIA DA RAIVA HUMANA

As bases gerais da profilaxia da raiva humana não somente visam à proteção individual das pessoas, como também incluem medidas relacionadas ao controle da raiva animal. Na raiva animal são importantes o controle da população canina e felina, além da captura e cobertura vacinal, e, na raiva humana, o uso de vacinas e/ou soro antirrábico. Quando indicada a prevenção da raiva humana, essa deve ser iniciada o mais precocemente possível, mesmo que o agente agressor possua história de vacinação completa ou atualizada. O simples fato de o animal estar vacinado não constitui elemento suficiente para ignorar a indicação do tratamento antirrábico humano. A prevenção da doença pode ser realizada tanto na pré-exposição ao vírus, ou seja, antes de o risco ocorrer, como acontece em determinadas profissões, como médicos veterinários, cuidadores e adestradores de animais, pesquisadores em laboratórios (prevenção pré-exposição), quanto na pós-exposição, quando se suspeita de exposição ao vírus onde o animal agrediu e provocou uma ou várias lesões no indivíduo.

Faz parte da profilaxia, na pós-exposição, a limpeza cuidadosa da lesão provocada pelo agressor e, dependendo do caso, a indicação de imunização passiva com soro antirrábico de origem equina (SAR) ou imunoglobulina antirrábica (IGRH) e a imunização ativa por meio de vacinas. A indicação incorreta ou falta desses itens selecionados irá comprometer o esquema de profilaxia. A vacina administrada após a agressão irá estimular o sistema imunológico a desenvolver anticorpos específicos antes de instalado o quadro, enquanto o vírus migra para o SNC. São esses anticorpos que impedirão que a doença se estabeleça. A doença ocorre porque os anticorpos protetores só são produzidos quando o quadro clínico já está instalado. O desenvolvimento da resposta imunológica à vacina é favorecido pelo longo período de incubação da doença. O soro antirrábico funciona como coadjuvante da vacina, retardando a proliferação e migração do vírus, bem como diminuindo o seu poder infectivo.

IMUNIZAÇÃO ATIVA - VACINAS

Atualmente todas as vacinas utilizadas na prevenção do vírus rábico são constituídas de vírus inativados. Várias vacinas foram utilizadas na prevenção da raiva humana desde a sua descoberta por Pasteur. A vacina utilizada em programas de saúde pública no Brasil e na América Latina, desde a década de 1960, foi a Fuenzalida & Palácios, que passou por várias modificações técnicas na tentativa de diminuir seus efeitos adversos. Essa vacina é produzida em cérebro de animais adultos ou recém-nascidos, contém vírus inativados (mortos), é apresentada como suspensão a 2% de tecido nervoso de camundongos – lactentes infectados com o vírus rábico fixo inativados pela betapropiolactona – e deve ser conservada entre + 2º e + 8ºC até o momento de sua aplicação. Cada ampola contém 1mL, que corresponde ao volume de aplicação, independentemente da idade e do peso do paciente.

A via de administração é a intramuscular, tendo a via intradérmica suas indicações específicas. Em crianças menores de 2 anos deve ser aplicada no vasto lateral da coxa e, em adultos e crianças maiores, na região deltoide.

A vacinação não apresenta contraindicação (gravidez, doenças intercorrentes ou outros tratamentos).

Os efeitos adversos mais frequentes são as reações locais e sistêmicas. As reações neurológicas são menos frequentes, e as anafiláticas, muito raras. As manifestações locais são: prurido, dor, eritema, endurecimento no local da aplicação e enfartamento ganglionar satélite. As reações sistêmicas gerais mais encontradas são: adenopatias, dores musculares e articulares, febre, mal-estar, cefaleia, insônia e palpitações. As neurológicas se caracterizam por encefalomielite, mielite transversa, mononeurite, polirradiculoneuropatia desmielinizante inflamatória aguda ou síndrome de Guillain-Barré. As reações de hipersensibilidade são do tipo imediato, com reação anafilática e choque anafilático, ou do tipo tardio, com urticária, prurido cutâneo, exantema e petéquias.

Essas vacinas produzidas em cérebros de animais têm como problema principal as reações adversas neuroparalíticas em decorrência da mielina animal presente na sua composição.

Apesar das tentativas de isenção dessas reações adversas, o risco das reações continuava, devido à vagina não ser totalmente livre de mielina. No Brasil, desde 2002, essa vacina foi substituída pelas de cultivo celular, que são mais potentes, mais seguras e são produzidas em substrato isento de tecido nervoso animal.

VACINAS PRODUZIDAS EM SUBSTRATOS ISENTOS DE TECIDO NERVOSO

Os estudos para a obtenção dessas vacinas se iniciaram na década de 1960, e na década de 1970 foi lançada a primeira vacina produzida em cultura de células diploides humanas (a vacina HDCV – *human diploid cell vaccine*). Essas vacinas, em relação às produzidas em tecido nervoso de animais, apresentam uma série de vantagens, como reações adversas com menor gravidade e menor taxa de incidência, e possuem maior potência, por serem mais concentradas, sem aumentar o risco de reações adversas.

Outras vacinas também utilizadas atualmente em todo o mundo são: (*a*) vacina purificada produzida em cultivo de células Vero (PVCV – *purified vero cell vaccine*); (*b*) vacina purificada produzida em cultivo de células de embrião de galinha (PCEV – *purified chick-embryo cell vaccine*); (*c*) vacina purificada produzida em embrião de pato (PDEV – *purified duck-embryo cell vaccine*); (*d*) vacina purificada produzida em cultura de células de rim de *hamster* (VCRH).

As vacinas com células de embrião de galinha purificada (PCEV) ou as de embrião de pato (PDEV) são licenciadas apenas para administração intramuscular. As formulações de dosagens da vacina HDCV podem ser aplicadas tanto por via intramuscular quanto por via intradérmica (região do deltoide). Pessoas que estão fazendo uso de cloroquina ou medicamentos antimicrobianos relacionados, tais como mefloquina, devem receber vacina contra raiva por via intramuscular, e não intradérmica, para minimizar o potencial de falência da vacina. A via intradérmica, até o momento, só é recomendada no esquema de pré-exposição da Organização Mundial de Saúde (OMS).

A vacina atualmente distribuída no Brasil pelo Ministério da Saúde para a profilaxia da raiva é a PVCV (*purified vero cell vaccine*). Todas essas vacinas são isentas de tecido nervoso animal, não possuem contraindicação, e seus efeitos adversos se resumem às reações locais ou febre, mal-estar, náuseas e cefaleia. Não há relato de óbito associado ao seu uso. A frequência das reações neurológicas relatadas até o momento tem sido baixa. Nos Estados Unidos, a taxa encontrada foi de 1 para cada 150.000 pacientes tratados. São apresentadas na dose de 0,5mL e 1mL, dependendo do fabricante.

SORO ANTIRRÁBICO E IMUNOGLOBULINA HUMANA ANTIRRÁBICA

O soro antirrábico (SAR) é uma solução concentrada e purificada de anticorpos, preparada em equinos imunizados contra o vírus da raiva. Administrado desde a década de 1950, tem ação inicial no local da inoculação do vírus, quando infiltrado onde ocorreu o ferimento. Entretanto, para atingir níveis sorológicos adequados, deve ser também administrado por via intramuscular, quando possível. Estão disponíveis o soro heterólogo purificado, de origem equina (SAR), e a imunoglobulina humana (IGHAR). O SAR é o mais utilizado em todo o mundo, inclusive no Brasil. Esse soro passou, ao longo do tempo, por processo de purificação, e hoje contém baixas concentrações de proteína animal, sendo seguro e eficaz. A incidência de doença do soro associada com esses novos soros varia entre 1% e 2%, e a incidência de reações anafiláticas é calculada como sendo menos de 1:40.000 tratamentos. O soro deve ser conservado em geladeira entre + 2ºC e + 8ºC, e a dose indicada é de 40 UI/kg de peso do paciente.

A imunoglobulina humana (IGHAR) antirrábica foi também desenvolvida visando à redução do número de reações adversas do tratamento antirrábico. É produzida a partir do plasma de doadores previamente imunizados. É bem tolerada e apresenta apenas discreta reação local (hiperemia e dor) ou pode surgir febre. A IGHAR se encontra disponível só nos Centros de Referência para Imunobiológicos Especiais (CRIEs) do Programa de Imunizações das Secretarias de Saúde.

É indicada quando o paciente tem história prévia de reação anafilática ao soro heterólogo de origem equina, tem contatos profissionais ou por lazer frequentes com animais, principalmente com equídeos, e fez uso prévio de imunoglobulinas de origem equídea. A dose preconizada é de 20 UI/kg de peso.

O soro SAR ou IGHAR deve ser aplicado integralmente na dose recomendada no dia zero, ou seja, no dia do primeiro atendimento do paciente. Nos casos em que não se dispuser do soro ou de sua dose total, deve-se aplicar a parte disponível, iniciar a vacinação e administrar o restante do soro recomendado antes da aplicação da terceira dose da vacina de cultivo celular. Após esse prazo, o soro não é mais indicado. Não existe indicação de soroterapia para os pacientes que já receberam tratamento completo. Em situações especiais, como nos pacientes imunodeprimidos ou se houver dúvidas sobre o tratamento anterior, o soro deve ser recomendado.

Quando a dose calculada for insuficiente para infiltrar toda a lesão, ela pode ser diluída em soro fisiológico. Nos casos de pouco acesso à ou com impossibilidade anatômica da região, tenta-se infiltrar o que for possível no local e a quantidade restante deve ser aplicada por via intramuscular (pode ser também utilizada a região glútea). A dose recomendada não deve ser excedida, pois, dessa maneira, poderá interferir na resposta imunológica da vacina.

O soro e a vacina não devem ser aplicados na mesma região anatômica, nem ser administrados com a mesma seringa.

A realização do teste de sensibilidade cutânea foi excluída da rotina da soroterapia conforme as normas e as recomendações do CENEPI/FUNASA/MS, desde 2002. O valor preditivo desse teste é considerado discutível e é imprevisível para as manifestações de hipersensibilidade imediata precoce. Portanto, nos casos em que o soro heterólogo está indicado, na tentativa de prevenir ou atenuar possíveis reações adversas imediatas, deve-se ter preparada solução aquosa de adrenalina (diluição 1:1.000) e aminofilina (10mL = 240mg), fonte de oxigênio, e ter em mãos material para possível intubação e acesso venoso para infusão de soro fisiológico a 0,9% e/ou Ringer Lactato, fármacos bloqueadores dos receptores H_1 e H_2 da histamina (anti-histamínicos) e corticosteroide. Essa pré-medicação parenteral deverá ser realizada 20 a 30 minutos antes da aplicação do soro heterólogo.

OPÇÕES PARA PRÉ-MEDICAÇÃO

Opção 1 – Via parenteral

- **Antagonistas dos receptores H_1 da histamina:** maleato de dextroclorfeniramina (crianças – 0,08mg/kg; adultos – 5mg) ou prometazina (crianças – 0,5mg/kg; adultos – 50mg).
- **Antagonistas dos receptores H_2 da histamina:** cimetidina (crianças – 10 mg/kg; adultos 300 mg) ou ranitidina (crianças – 1,5mg/kg; adultos – 50mg).
- **Corticosteroide:** hidrocortisona (crianças – 10mg/kg; adultos – 500mg). A dose máxima é de 1.000mg.

Opção 2 – Via oral

- **Antagonistas dos receptores H_1 da histamina:** maleato de dexclorfeniramina – solução oral (xarope); o genérico contém 0,4mg/mL. Administrar 0,2mg/kg de peso, atingindo, no máximo, 5mg.
- **Antagonistas dos receptores H_2 da histamina:** cimetidina (20 a 30mg/kg; dose máxima, 400mg) ou ranitidina (1,0 a 2,0mg/kg de peso; dose máxima, 300mg).
- **Dexametasona:** 2mg ou 4mg (dose máxima, 20mg), podendo também ser administrados por via intramuscular.

Nesses casos, o soro heterólogo deverá ser aplicado após 2 horas da pré-medicação.

Opção 3 – Esquema misto:

- **Por via oral:** antagonistas dos receptores H_1, 1 hora antes da soroterapia; por via parenteral, administração dos receptores H_2 e hidrocortisona. Essa medicação parenteral deverá ser administrada 20 minutos antes da soroterapia.

O esquema de via parenteral é o mais conhecido e empregado no momento.

ESQUEMA PRÉ-EXPOSIÇÃO

Para que a prevenção pré-exposição seja indicada, deve-se ter conhecimento do tipo de contato ou exposição e da frequência com que os profissionais ou tratadores têm com esses animais, bem como da incidência de casos de raiva na região.

Esse esquema é indicado para profissionais que estejam permanentemente expostos ao risco de infecção pelo vírus rábico (estudantes ou profissionais das áreas da medicina veterinária e de biologia, e profissionais e auxiliares de laboratórios de virologia e/ou anatomopatologia para raiva). Também é indicado para aqueles que atuam no campo na captura, vacinação, identificação e classificação de mamíferos, passíveis de portarem o vírus, e para os funcionários de zoológicos (Quadros VI.8.4 e VI.8.5).

Quadro VI.8.4. Vacina utilizada na pré-exposição à raiva

Esquema com a vacina de cultivo celular
• Esquema: 3 doses.
• Dias de aplicação: 0, 7 e 28.
• Via de administração e dose: intramuscular – dose completa, ou via intradérmica, utilizando a dose de 0,1mL.
• Local de aplicação: deltoide ou vasto lateral da coxa.
• Controle sorológico: a partir do 14º dia após a última dose do esquema. Esse controle deve ser realizado anualmente, principalmente nos profissionais que se expõem permanentemente, administrando-se uma dose de reforço, sempre que os títulos forem inferiores a 0,5 UI/mL. Repetir a sorologia a partir do 14º dia após a dose de reforço.

Fonte: Ministério da Saúde – Funasa.

Quadro VI.8.5. Conduta em caso de possível exposição ao vírus da raiva em pacientes que receberam esquema de pré-exposição.

Sorologia (titulação)	Cultivo celular
Com comprovação sorológica (titulação maior ou igual a 0,5 UI/mL) há mais de 90 dias	2 doses, uma no dia 0 e outra no dia 3. Não indicar soro
Sem comprovação sorológica ou titulação inferior a 0,5 UI/mL	Verificar o Quadro VIII.1.5, em caso de esquema vacinal incompleto

Fonte: Ministério da Saúde – Funasa.

A OMS recomenda que os profissionais que trabalham sob o risco de exposição ao vírus devem ter títulos de anticorpos neutralizantes acima de 0,5 UI/mL. Portanto, essa avaliação sorológica, obrigatória para todas as pessoas que receberam profilaxia pré-exposição, deve ser realizada com periodicidade e de acordo com o risco a que estão expostas. A primeira avaliação sorológica deve ser realizada após 14 dias do término do esquema de vacinação; depois, deve ser repetida a cada 1 ou 2 anos. Para os profissionais considerados de grande risco, ou seja, os que lidam diretamente com vírus em laboratório ou em necropsia de animais suspeitados, esse procedimento deve ser repetido a cada 6 meses. Caso o resultado da sorologia seja inferior a 0,5 UI/mL, deve ser administrada uma nova dose da vacina, por via intramuscular ou intradérmica.

ESQUEMA COM VACINA DE CULTIVO CELULAR

- Três doses da vacina, aplicadas nos dias 0, 7 e 28.
- **Vias de administração e dose:** via intramuscular (deltoide) – a dose total, dependendo do fabricante, de preferência no deltoide, é de 0,5mL ou 1mL, e via intradérmica, 0,1mL no antebraço.

Essa não deve ser aplicada na região glútea e, caso o paciente seja imunodeficiente (por doença ou uso de fármacos imunossupressores), a via intradérmica não deve ser empregada.

Quadro VI.8.6. Vacina utilizada na pós-exposição à raiva

Esquema vacinal
Esquema com a vacina de cultivo celular
• Esquema: 5 doses
• Dias de aplicação: 0, 3, 7, 14 e 28
• Via de administração e dose: intramuscular – 0,5 ou 1 mL, de acordo com o fabricante
• Local de aplicação: deltoide ou vasto lateral da coxa em menores de 2 anos; não utilizar a via intradérmica e a região glútea para aplicação da vacina, na pós-exposição

Fonte: Ministério da Saúde – Funasa.

ESQUEMA DE PÓS-EXPOSIÇÃO

A profilaxia da raiva está indicada sempre que houver um acidente animal. Quando isso acontece, condições desfavoráveis para que o vírus não se estabeleça na lesão devem ser uma das prioridades dessas ações, bem como que seja induzida e desencadeada a produção de anticorpos específicos o mais rapidamente possível, para impedir, dessa forma, que o vírus atinja as terminações nervosas específicas e seja instalada a doença.

Fazem parte desse processo, na pós-exposição, a limpeza cuidadosa da lesão provocada pelo animal e, dependendo do caso, a indicação de imunização passiva com soro antirrábico de origem equina (SAR) ou imunoglobulina humana antirrábica (IGRH) e/ou a imunização ativa por meio de vacinas.

A indicação inadequada ou incorreta de um desses tópicos selecionados compromete o esquema de profilaxia. A escolha do esquema a ser adotado irá depender da história clínica bem detalhada de como e quando ocorreu o acidente, do local do ferimento, bem como do estado do animal agressor na hora da ocorrência. Esses dados são de extrema importância para a conduta adequada (Quadros VI.8.5 e VI.8.6).

LIMPEZA DA LESÃO

A água corrente e sabão ou outro detergente são os indicados. Após a limpeza do ferimento, usar substâncias antissépticas, que têm como função eliminar as possíveis fontes de infecção no local. As substâncias antissépticas mais usadas na pele são polvedine, clorexidine e álcool-iodado, e, na mucosa ocular, solução fisiológica ou lavagem com a própria água corrente.

De rotina, não se recomenda sutura do(s) ferimento(s). Quando necessário, aproximam-se as bordas da lesão com pontos isolados e deve ser realizada a infiltração do soro antirrábico. A infiltração do soro (homólogo ou heterólogo) deve ser feita ao redor da lesão, em maior quantidade possível de doses e sempre 1 hora antes do ato cirúrgico. Caso a lesão seja muito extensa, a dose a ser empregada pode ser diluída em soro fisiológico para que toda a lesão seja infiltrada. No caso de lesões em região anatômica de difícil acesso para infiltração de toda a dose, a quantidade restante deve ser aplicada por via intramuscular, na região glútea. A profilaxia do tétano (averiguar sobre a cobertura vacinal) deve ser questionada e, se indicada, proceder ao esquema preconizado para a prevenção dessa doença. O uso de antibióticos é reservado aos casos indicados, segundo critério médico.

CARACTERÍSTICAS DO FERIMENTO

Devem ser considerados: o local do acidente (regiões próximas ao sistema nervoso central ou regiões mais enervadas), a profundidade do ferimento (pois os mais profundos aumentam o risco de exposição do sistema nervoso e oferecem dificuldade à assepsia) e a extensão e número de lesões (única ou múltiplas).

De acordo com esses critérios, as exposições podem ser classificadas como:

- **Acidentes leves:** são ferimentos superficiais, pouco extensos em geral, únicos, em tronco e membros (exceto mãos, polpas digitais e pés), e lambeduras de pele com lesões superficiais.
- **Acidentes graves:** são ferimentos em áreas consideradas nobres (cabeça, pescoço, face, mãos, polpas digitais e pés), ferimentos profundos, múltiplos ou extensos em qualquer região do corpo, e lambedura de mucosas e de pele onde já existe lesão grave.

O contato indireto, como a manipulação de utensílios contaminados e lambedura da pele íntegra, não é considerado acidente de risco e não exige tratamento profilático.

CARACTERÍSTICAS IMPORTANTES DO AGENTE AGRESSOR

São consideradas como considerações e condutas importantes referentes ao agente agressor:

a. Ter conhecimento do estado de saúde do animal no momento da agressão e de como se deu o fato. O animal pode ter reagido a uma agressão do próprio homem ou ter uma agressão espontânea (sem causa aparente), podendo indicar alteração do seu comportamento e sugerir a doença raiva.
b. A observação do animal por um período de 10 dias. Essa conduta deve ser realizada, mesmo que, no momento da agressão, o animal esteja sadio, pois, nesse intervalo, poderá ainda desencadear a doença.
c. Saber da procedência do animal: ter conhecimento da procedência e hábito de vida do animal, verificando qual o local de moradia ou se é desconhecido (não domiciliado). Os domiciliados são mais controlados, pois são menos expostos do que os outros animais de procedência desconhecida. Se o animal é de área conhecida, verificar se há controle de raiva nessa área ou não.

Os animais silvestres são considerados como de risco, mesmo que domiciliados e/ou domesticados, em virtude do desconhecimento científico da raiva nesses animais. Os domésticos e de interesse econômico ou de produção, como os bovinos, caprinos, ovinos e suínos, entre outros, são também de risco. Os animais como ratazana de esgoto, rato de telhado, camundongo, cobaia ou porquinho-da-índia, *hamster* e coelho são considerados como de baixo risco para transmissão da raiva.

Em caso de acidentes causados por um desses animais de baixo risco de transmissão da doença não é necessário indicar tratamento profilático.

REEXPOSIÇÃO AO VÍRUS

As pessoas com risco de reexposição ao vírus da raiva que já tenham recebido tratamento pós-exposição devem ser tratadas novamente, de acordo com as indicações do Quadro VI.8.7. Quando possível, essas pessoas devem fazer pesquisa de anticorpos.

Nos casos de reexposição com tratamento anterior completo não está indicada a administração do soro antirrábico (homólogo ou heterólogo). Sua administração se fará necessária em caso de dúvida ou após análise do caso, principalmente em se tratando de paciente imunodeprimido, que deve receber sistematicamente soro e vacina. Recomenda-se que, ao final do tratamento, seja realizada uma análise sorológica, após o 14º dia da aplicação da última dose.

Nos indivíduos que receberam muitas doses de vacina, por vários motivos, o risco de reações adversas às vacinas aumenta quanto maior for o número de doses aplicadas. Nesses casos, se possível, deverá ser solicitada a avaliação sorológica dos pacientes.

Quadro VI.8.7. Esquemas de reexposição, conforme o esquema anterior; as doses aplicadas e o esquema a ser utilizado

Tipo de esquema anterior	Vacina	Cultivo celular
Completo	Cultivo celular	a. *até 90 dias:* não tratar
Incompleto		b. *após 90 dias:* 2 doses, uma no dia 0 e outra no dia 3
		a. *até 90 dias:* completar o número de doses
		b. *após 90 dias:* ver esquema de pós-exposição (conforme o caso)

Fonte: Ministério da Saúde – Funasa.
Obs.: Em caso de reexposição, com histórico de tratamento anterior completo ou incompleto, e sendo o animal agressor (cão ou gato) passível de observação, proceder somente à observação do animal.

Nos casos de indivíduos que já receberam esquema de pré-exposição anterior e estão sob nova suspeita de risco ao vírus, o ideal é o conhecimento do esquema vacinal anterior (completo ou não) e a titulação da última sorologia.

MEDIDAS PREVENTIVAS – SAÚDE PÚBLICA

Várias medidas de saúde pública são empregadas no controle da raiva em animais. A imunização de cães e gatos e a eliminação de cães vadios e de animais selvagens selecionados já fazem parte do programa.

Nos países em desenvolvimento, essas medidas devem ser mais rigorosas, intensificando maior conscientização da população, sobre a imunização dos animais, com seus respectivos reforços (dependendo do esquema vacinal empregado e regulamento local), a notificação dos casos suspeitados às autoridades de saúde pública, e a prevenção das pessoas que foram expostas. A raiva é uma doença, na maioria dos casos, fatal para o ser humano.

BIBLIOGRAFIA

Ajjan N, PILET C. Comparative study of the safety and protective value, in pre-exposure use, of rabies vaccine cultivated on human diploid cells (HDCV) and of the new vaccine grown on Vero cells. Vaccine 1989; 7:125-128.

American Academy of Pediatrics. Active and passive imunization. *In:* Pickering LK (ed.). *2000 Red Book: Report of the Committee on Infections Diseases*. 25ª ed. Elk Grove Village. Il: American Academy of Pediatrics, 2000:477-481.

Brasil. Ministério da Saúde. Fundação Nacional da Saúde. Centro Nacional de Epidemiologia. Coordenação de Controle de Zoonoses e Animais Peçonhentos. Programa Nacional de Profilaxia da Raiva, 1980-2000.

Brasil. Ministério da Saúde. Fundação Nacional da Saúde. Centro Nacional de Epidemiologia. Coordenação de Controle de Zoonoses e Animais Peçonhentos. Programa Nacional de Profilaxia da Raiva. Norma Técnica de Tratamento Anti-Rábico Humano. Brasília, Fundação Nacional de Saúde, 2002.

Brasil. Ministério da Saúde. Secretaria de Vigilância Sanitária em Saúde. Guia epidemiológico. 6ª ed. Brasília: Ministério da Saúde, 2005: 603-632.

CDC. Human rabies. Montana and Washington, 1977. MMWR 1997; 46:770-774.

CDC. Human-to-human transmission of rabies via corneal transplant – Thailand. MMWR 1981; 30:473-474.

Costa WA. Raiva humana *In: Imunizações – fundamentos e práticas*. Kalil Kairalla Farhat, Lily Yin Weckx, Luiza Helena FR Carvalho, Regina Célia de Menezes Succi. 5ª ed., 2008:450-459.

Cupo P, Azevedo-Marques MM, Menezes JB, Hewing SE. Proposal of abolition of the skin sensitivity test before equine rabies immuneglobulin application. Rev Inst Med Trop São Paulo. 2001; 43:51-53.

Cupo P, Azevedo-Marques MM, Menezes JB, Hewing SE. Reações de hipersensibilidade imediatas após uso intravenoso de soros antivenenos: valor prognóstico dos testes de sensibilidade intradérmicos. Ver Inst Med Trop São Paulo. 1991; 33:115-122.

Neves J, Carvalho ACM, Velloso SM. Epidemiology and clinical aspects of human rabies in Minas Gerais: misdiagnosis and misunderstandings on the psychopathological disturbances. Rev Soc Bras Med Trop 1979/1980; 13:55.

Pickering LK, Backer CJ, Long SS, McMillan JA. American Academy of Pediatrics. *In:* eds. Red Book: 2006, 27ª ed. El K Grove Village, Il: American Academy of Pediatrics, 2006:552-559.

Pimentel AM, Távora MEG, Hinrichsen MJ et al. Raiva. *In:* Hinrichsen SL. *Doenças Infecciosas e Parasitárias*. 2005:96-111.

SES – PE (Secretaria Estadual de Saúde de Pernambuco). Dados sobre a Raiva no Estado de Pernambuco. Recife: Diretoria de Epidemiologia e Vigilância Sanitária SES-PE, 2002.

SES – PE (Secretaria Estadual de Saúde de Pernambuco). Dados sobre a Raiva no Estado de Pernambuco. Recife: Diretoria de Epidemiologia e Vigilância Sanitária SES-PE, 2008.

Willoughby R et al. Survival after Treatment of Rabies with Induction of Coma. New Engl J Med 2005; 352(24):2.508-2.514. Disponível em: http://content.nejm.org/cgi/content/short/352/24/2508.

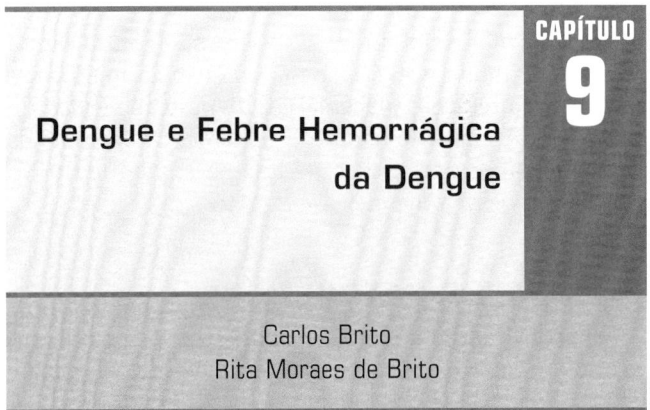

CAPÍTULO 9

Dengue e Febre Hemorrágica da Dengue

Carlos Brito
Rita Moraes de Brito

INTRODUÇÃO, CONCEITUAÇÃO E EPIDEMIOLOGIA

A dengue é uma doença infecciosa, causada por um flavivírus e transmitida pelo mosquito do gênero *Aedes aegypti*. Os primeiros relatos de epidemias com quadros clínicos compatíveis com dengue datam de 1780, na Filadélfia, e de casos de febre hemorrágica da dengue (FHD) só a partir de 1953, em Manila, Filipinas.

Nas últimas décadas vêm ocorrendo intervalos curtos entre as epidemias, de 1 a 3 anos, com aumento do número de casos da forma hemorrágica da doença.

Nas Américas, a partir da década de 1970, ocorreu disseminação da doença, com a primeira grande epidemia de FHD ocorrendo em Cuba, em 1981. Dez anos depois, o Brasil relata a primeira epidemia por FHD, pelo sorotipo DEN-2, mas foi em 1998 e 2002 que ocorreram as duas maiores epidemias, com 528.388 e 794.219 casos notificados, respectivamente. Nessa última verificou-se o aumento de casos de FHD (n = 2.714), decorrentes do sorotipo DEN-3. O sorotipo DEN-1 foi detectado em Pernambuco em 1987; o sorotipo 2, em 1994, e o sorotipo 3 foi detectado na epidemia de 2002, ocasião em que Pernambuco foi o segundo Estado com maior número de casos, com 101.871 notificações.

O vírus é transmitido ao homem pela picada do mosquito fêmea, cujo principal vetor é o *Aedes aegypti*, que tem hábitos diurnos, domésticos e preferência por depósitos de água limpa.

No Brasil, durante as duas últimas décadas, a doença predominou entre adultos, porém em 2007 houve um aumento do número de casos na faixa etária pediátrica, com 45% dos casos de FHD atingindo menores de 15 anos. Em 2008, em Pernambuco, dos 391 casos notificados de FHD, 59% foram em menores de 15 anos, assim como 53% dos óbitos.

Transmissão vertical tem sido descrita sob a forma de relatos de casos em mulheres que, ao adoecerem próximas ao parto, tiveram suas crianças com quadro clínico compatível com dengue ao nascer e teste sorológico com anticorpo IgM específico para dengue positivo, além de isolamento viral no sangue das mesmas. Apesar de possível, essa forma de transmissão tem pouco impacto epidemiológico devido à sua baixa prevalência.

Estudo realizado em 10 gestantes que contraíram a doença durante a gravidez não demonstrou malformações fetais, alterações placentárias, do peso ao nascer, do boletim de Apgar e do tempo de gestação. Os soros fetais foram positivos para anticorpo IgG para dengue tipo 1, transferido passivamente.

ETIOLOGIA E PATOGÊNESE

O vírus é da família *Flaviridae*, gênero *Flavivirus*, dividido em quatro sorotipos antigenicamente diferentes: DEN 1, 2, 3, 4. Já se observa a presença de mutantes, porém o valor desses variantes do ponto de vista clínico e epidemiológico ainda não foi estabelecido.

Em 95% dos casos a síndrome surge no segundo episódio de infecção. O primeiro estímulo antigênico (primeira infecção) levará a uma sensibilização do sistema imune envolvendo linfócitos T e B. Apesar de antigenicamente distintos, os sorotipos compartilham epítopos comuns, e é por isso que anticorpos heterólogos de dengue preexistente reconhecem de forma cruzada o novo vírus infectante e formam complexos antígeno-anticorpo, os quais se ligam ao receptor Fc para imunoglobulina nos macrófagos que promovem sua internalização. O anticorpo heterólogo não é capaz de neutralizar o vírus que se replicou livremente dentro da célula.

Observa-se, então, na segunda infecção, uma rápida ativação e proliferação das células T previamente sensibilizadas, lise de monócitos infectados pelos vírus da dengue, bem como produção de anticorpos (cerca de 10 vezes maior) e formação de imunocomplexos. Essas células T e monócitos ativados liberam aminas vasoativas e citocinas como interferon-γ, interleucina (IL) –2, IL–6 e fator de necrose tumoral-α. A ativação do complemento ocorre pela ação de citocinas e presença de imunocomplexos com liberação de C3a e C5a. A consequência final do efeito sinérgico desses elementos liberados leva à retração endotelial e consequentemente ao aumento da permeabilidade vascular e à perda de líquido para o extravascular, o que leva à hipovolemia, hipotensão e ao choque da FHD.

Em coorte prospectiva realizada em Pernambuco, infecção primária foi detectada em 53% de 30 casos de FHD, em epidemia por DEN-3. Casos de FHD associada à infecção primária por DEN-3 têm sido descritos e estão presentes em 15% a 20% dos pacientes. Sorotipo responsável pela epidemia e variações genotípicas podem ser uma explicação para as diferenças na patogenicidade viral. Nogueira et al. estudaram 37 óbitos em 2002, no Estado do Rio de Janeiro, causados por DEN-3; 20 casos (54,1%) foram classificados como infecção primária; 9 (24,3%), como secundária; e 8 (21,6%), como inconclusivos. A caracterização genética do vírus de um dos 37 óbitos por FHD revelou o genótipo subtipo III/Índia, habitualmente associado a uma maior incidência de casos de FHD.

A imunidade homóloga após infecção é definitiva apenas para aquele sorotipo específico exposto.

Há evidências de proteção cruzada temporária contra um outro sorotipo após uma infecção, com duração média de 2 meses, e relatos de até 1 ano dessa proteção, porém, com a queda dos níveis séricos de anticorpos, o indivíduo volta a ficar suscetível à infecção pelos outros sorotipos (imunidade heteróloga).

Trombocitopenia é comum na dengue clássica e é sempre encontrada na FHD. São diversos os mecanismos propostos e estudados para a plaquetopenia, envolvendo produção diminuída e destruição periférica aumentada. A fase de progressiva plaquetopenia ocorre no período de defervescência da febre e em cerca de 2 dias antecedendo o choque, e tem sido demonstrado que a produção diminuída nesse momento tem pouca importância, pois o que se observa é uma medula com um número normal ou aumentado de megacariócitos.

Fortes evidências sugerem, portanto, que a destruição periférica é o principal responsável pela queda dos níveis séricos das plaquetas e que os mecanismos são imunomediados, ocorrendo por ação de imunocomplexos e, principalmente, via ativação de complementos que levam à lise plaquetária.

A interação de antígeno-anticorpo na superfície plaquetária induziria a agregação das plaquetas, e postulou-se que a ligação se daria por meio do receptor Fc das plaquetas com parte da IgG do imunocomplexo, porém alguns estudos demonstraram que a ligação não é primariamente mediada por receptor Fc das plaquetas e que os autoanticorpos plaquetários são do tipo IgM e não, IgG. Na presença desses autoanticorpos ocorre lise plaquetária via ativação de complemento.

Muitos pacientes apresentam petéquias durante a fase febril, apesar da contagem de plaquetas normais, sugerindo alterações funcionais, o que é corroborado por alguns estudos que têm demonstrado uma inibição da agregação plaquetária induzida por difosfato de adenosina (ADP) nesses pacientes.

O grau de leucopenia é similar em ambas, dengue clássica e FHD. Apesar de ocorrer a partir do 2º dia das manifestações clínicas, a supressão da hematopoese ocorre em torno do 4º ou 5º dia após a inoculação do vírus, durante o período de incubação, por 5 a 8 dias, e finaliza na fase febril aguda, 2 a 3 dias antes do início da defervescência da febre.

Um dos mecanismos envolvidos na patogênese decorre da injúria direta do vírus da dengue sobre as células hematopoéticas progenitoras e células estromais, o que é demonstrado pela capacidade de replicação do vírus nessas células, induzindo inibição das unidades formadoras de colônias para macrófago e granulócitos. A produção de citocinas como MIP-1α, com capacidade de inibir o crescimento de células progenitoras hematopoéticas, também foi demonstrada.

QUADRO CLÍNICO

O período de incubação é de 5-10 dias. A doença se apresenta sob a forma assintomática, oligossintomática e clássica.

Em pediatria, parte significativa dos doentes pode apresentar-se sob a forma oligossintomática, o que torna difícil o diagnóstico diferencial com outras doenças virais comuns nessa faixa etária.

A dengue clássica se apresenta com febre de início abrupto, na maioria das vezes intensa e persistente; cefaleia frontal, retro-orbitária, com relato de intensificação quando da movimentação dos olhos; mialgia generalizada, predominando na região lombar; linfadenopatia cervical em 50% dos casos, dificultando o diagnóstico diferencial com rubéola (Fig. VI.9.1).

A febre habitualmente desaparece em lise, quando surge então *rash* morbiliforme, presente em cerca de 50% dos casos, atingindo face, tronco e membros de forma aditiva, não poupando plantas de pés e mãos (Fig. VI.9.2A e B). O prurido pode ser intenso e necessitar de sintomáticos. Na recente epidemia, observaram-se, além do *rash* clássico, pacientes que apresentaram *rash* caracterizado por hiperemia cutânea difusa, aditiva, com pequenas áreas arredondadas brancas, que correspondeu a áreas poupadas que se destacam ao longo do corpo, acompanhado de sensação de "queimor" cutâneo (Fig. VI.9.3).

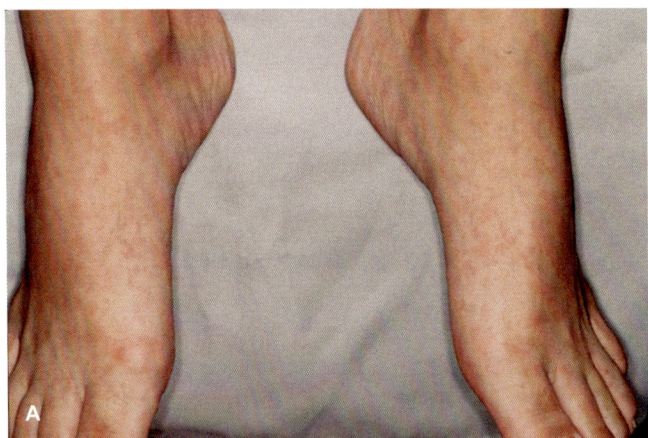

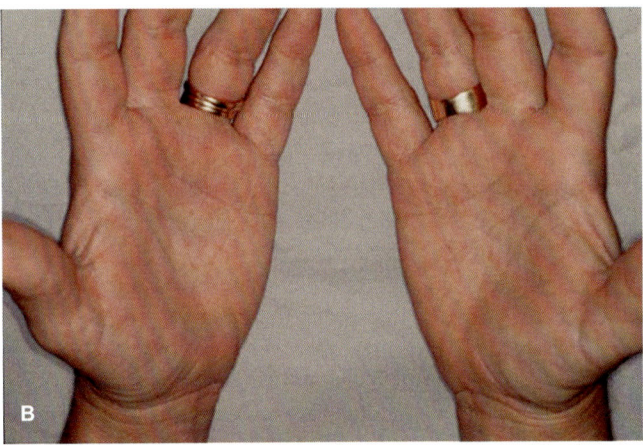

Fig. VI.9.2A. *Rash* maculopapular da dengue. Acometimento plantar. **B.** *Rash* maculopapular da dengue. Acometimento palmar.

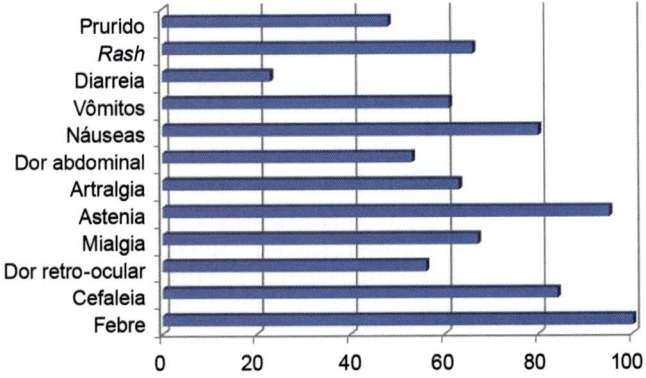

Fig. VI.9.1. Percentual de sinais e sintomas de 100 crianças com dengue, atendidas no IMIP, Recife-PE.

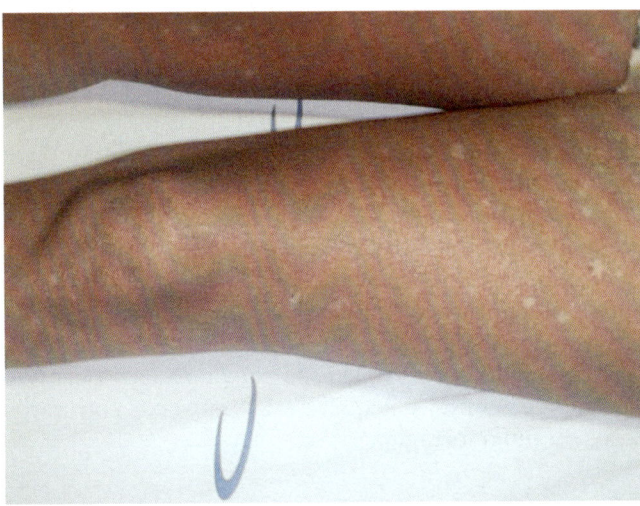

Fig. VI.9.3. Paciente com dengue clássica, apresentando *rash* caracterizado por hiperemia difusa com áreas brancas arredondadas correspondendo à pele normal.

Quadro VI.9.1. Sinais de alarme

1. Dor abdominal intensa e contínua
2. Vômitos persistentes
3. Hepatomegalia dolorosa
4. Derrames cavitários
5. Sangramentos importantes
6. Hipotensão arterial e/ou pulmonar
7. Pressão diferencial <20 mmHg (convergente)
8. Diminuição de diurese
9. Agitação ou letargia
10. Extremidades frias e/ou cianose
11. Hipotermia brusca
12. Sudorese profusa
13. Pulso rápido e fino
14. Lipotimia
15. Aumento repentino do hematócrito

Diarreia está presente em 48% dos casos. Habitualmente não é volumosa, cursando apenas com fezes pastosas numa frequência de três a quatro evacuações por dia, o que facilita o diagnóstico diferencial com gastroenterites de outras causas.

Na epidemia de 2002, a incidência de náuseas e vômitos foi crescente, tornando-se motivo frequente de procura à urgência e causa de internamento.

Os sinais de alarme estão associados ao risco de desenvolver a forma grave da doença e devem ser rotineiramente pesquisados, bem como os pacientes devem ser orientados a procurar o hospital na presença deles (Quadro VI.9.1).

Os casos oligossintomáticos, pela manifestação clínica frustra, dificultam o diagnóstico diferencial com outras viroses endêmicas.

Nas últimas endemias têm-se observado casos sorologicamente confirmados de apresentação atípica, com a presença de *rash* cutâneo como único sinal.

Fenômenos hemorrágicos podem estar presentes na dengue clássica, e esse dado isoladamente não deve ser confundido com FHD. Em uma análise de casos da epidemia ocorrida em 1996, em Porto Rico, foi detectada plaquetopenia inferior a 100.000 em 34% dos pacientes.

A principal manifestação é uma prova do laço positiva, porém outros sangramentos espontâneos podem estar presentes. Dos 18.818 casos de dengue clássica em nosso estado em 1997, além de prova do laço positiva, 7,9% apresentaram petéquias, e 1%, epistaxe, com raros casos de gengivorragia.

Manifestações incomuns

Miocardite, insuficiência hepática, síndrome de Reye (associada com o uso de medicações contendo ácido acetilsalicílico (AAS) e síndrome da angústia respiratória aguda (SARA). Acometimento do sistema nervoso central (SNC) tem sido relatado com diferentes formas clínicas, como meningite e encefalite, bem como acometimento do sistema nervoso periférico com sinais clínicos de polirradiculoneurite (Nimmannitya, 1987; Cam, 2001).

Em Recife, um estudo relatou 41 casos de acometimento neurológico por dengue, que foram classificados como encefalite (22 casos), doença do sistema nervoso periférico (14), mielite transversa (2) e um caso de doença desmielinizante aguda (Ferreira, 2005).

Elevação de transaminases tem sido relatada frequentemente, porém de pequena monta, não atingindo valores superiores a 250 U/L. Na coorte realizada no IMIP, de 58 crianças com a forma clássica, a aspartato aminotransferase (AST) esteve elevada em 55% dos casos e a alanina aminotransferase (ALT), em 31%. Kalayanarooj, na Tailândia, avaliou 60 crianças entre 6 meses a 14 anos, detectando elevação de aminotransferases em 29% dos pacientes com dengue clássica e em 91% dos casos de FHD.

Na epidemia da Tailândia, em 1987, foram observados 18 casos de encefalopatia hepática entre 334 casos de FHD, e um estudo da Indonésia publicado em 1995 relatou um caso de insuficiência hepática entre 306 casos de FHD.

A FHD tem o início da sintomatologia semelhante ao da dengue clássica, evoluindo com deterioração do quadro a partir do 5º dia de doença, habitualmente após melhora clínica e desaparecimento da febre.

Com base na fisiopatologia, os critérios para o diagnóstico de FHD (OMS) são:

1. Manifestações clínicas gerais
2. Plaquetopenia inferior a 100.000/mm^3
3. Manifestação hemorrágica
4. Alterações de permeabilidade capilar representadas por hemoconcentração, que corresponde a um aumento relativo do hematócrito de 20% ou presença de derrame cavitário ou hipoalbuminemia.

A manifestação hemorrágica mais comum é uma prova do laço positiva, que pode ser obtida inflando-se o manguito do tensiômetro na pressão média entre as pressões arteriais sistólica e diastólica e mantendo-se nesse valor por 5 minutos. Considera-se a prova positiva quando aparecem 20 ou mais micropetéquias no local de pressão ou abaixo, em uma área de 2,5cm^2 (Fig. VI.9.4*A* e *B*). Apesar de sua presença não ser específica, serve como um sinal de alerta e deve ser realizada rotineiramente como uma triagem e na presença do mesmo alertar ao médico para o risco de o paciente vir a desenvolver FHD e, portanto, necessitando de um maior monitoração clinicolaboratorial.

Em estudo de 91 casos de FHD, a manifestação hemorrágica predominante foi a prova do laço positiva e petéquias espontâneas em 82% dos casos, com epistaxe

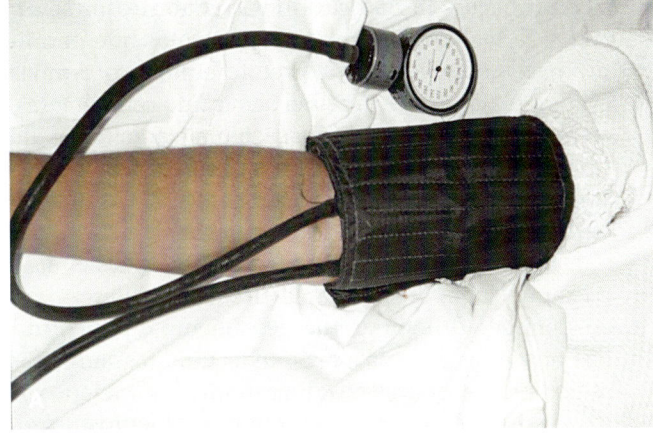

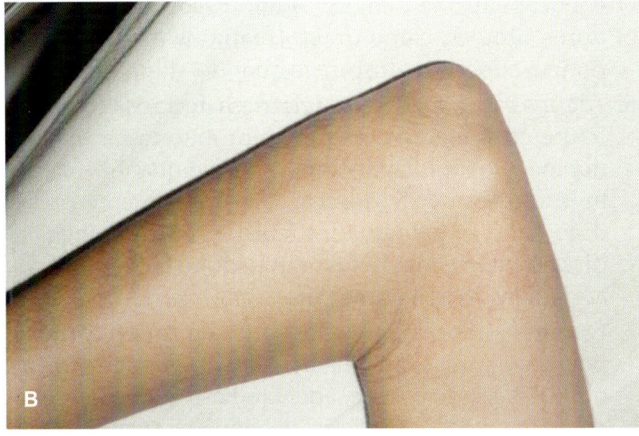

Fig. VI.9.4. Prova do laço positiva. **A.** Tensiômetro insuflado na média das pressões **B.** Micropetéquias que surgiram no antebraço após desinsuflação, com área normal acima.

ou gengivorragia, isoladamente ou associadas a petéquias, em 18% dos casos.

Em estudo com 306 crianças menores de 15 anos na Indonésia com FHD, a prova do laço foi positiva em 78,1% dos pacientes; outras formas de sangramento, como petéquias, estiveram presentes em 29,7%, e epistaxe, em 39,7%, isoladamente ou em associação com a prova do laço positiva.

A Organização Mundial de Saúde (OMS) dividiu ainda os casos em grupos, de acordo com a gravidade. Após preencher os quatros critérios de FHD, o caso pode ser classificado em:

- **Grau I** – apenas prova do laço positiva como manifestação hemorrágica
- **Grau II** – hemorragias espontâneas
- **Grau III** – hipotensão, hipovolemia
- **Grau IV** – choque profundo

Os graus III e IV são denominados de síndrome do choque da dengue.

A grande maioria dos casos de FHD corresponde aos graus I e II; portanto, às formas leves da doença. Na epidemia de Cuba, os graus III e IV representaram apenas 3% de todos os casos de FHD.

DIAGNÓSTICO

Em momentos epidêmicos, a avaliação clínica criteriosa é suficiente para diagnosticar a maioria dos casos. Na avaliação laboratorial, podem ser úteis:

- Leucopenia com linfocitose e atipia celular. Em fase precoce leucocitose e neutrofilia, incluindo desvio à esquerda discreto ("leucograma de estresse")
- Diagnóstico sorológico:
  - Mac-ELISA IgM com maior sensibilidade após 12 dias de doença.
  - Inibição de hemaglutinação (IH): anticorpos IgG com títulos > 1:20
  - Elevação de títulos quatro vezes em uma segunda amostra (soroconversão). A presença de IH positiva em amostra única pode representar apenas infecção passada. Título muito elevado de IgG sugere segunda infecção.
- Isolamento viral: deve ser realizado até o 5º dia da doença; útil em epidemias para identificar o sorotipo responsável.
- Elevação de transaminases – habitualmente elevações discretas, inferiores a 400 U/mL, podem ser vistas em até 29% dos pacientes com dengue clássica em 91% dos casos de FHD, com predominância de elevação de AST sobre ALT.
- Ultrassonografia: útil para identificar a presença de líquido livre em cavidade abdominal ou derrame pleural, que corresponde a um dos quatro critérios necessários para diagnosticar a FHD, ajudando assim a definir mais precocemente essa forma clínica, já que a utilização do critério de hemoconcentração só será feita ao final da doença, quando iremos observar uma queda do hematócrito. Outra alteração frequente é a presença de espessamento de parede vesicular, que pode levar ao diagnóstico errôneo de colecistite alitiásica (Fig. VI.9.5).

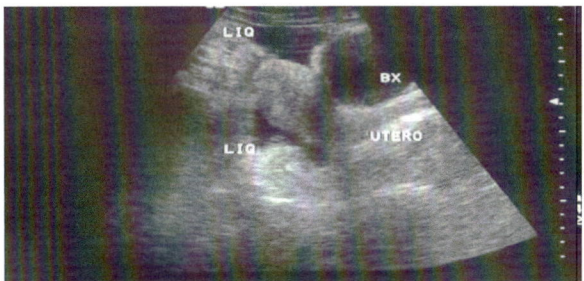

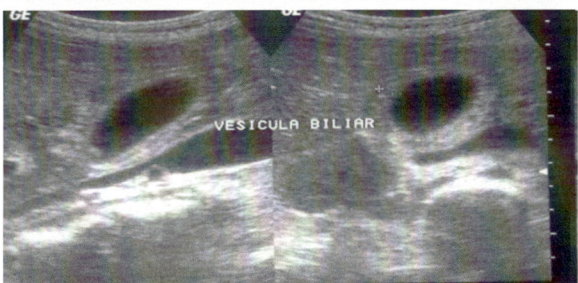

Fig. VI.9.5. Liquido livre em cavidade peritoneal e colecistite alitiásica.

DEFINIÇÃO DE CASO DE DENGUE

- **Caso suspeitado:** considerar caso suspeitado o paciente que tenha doença febril aguda com duração máxima de 7 dias, acompanhada de pelo menos dois dos seguintes achados: cefaleia, dor retro-orbitária, mialgia, artralgia, prostração, exantema.
- **Caso confirmado:** é o caso confirmado laboratorialmente ou confirmado por critério clinicoepidemiológico, que compreende o caso suspeitado de dengue clássica durante uma epidemia.

Diagnóstico diferencial

Deve ser feito principalmente com doenças febris associadas à manifestação hemorrágica: meningococcemia, leptospirose, sepse, malária, hepatites infecciosas, púrpura trombocitopênica idiopática.

A atenção à relação cronológica entre as manifestações sistêmicas e cutâneas, às características peculiares de cada uma das doenças e aos antecedentes epidemiológicos pode auxiliar muito na investigação.

1. **No sarampo:** o exantema, que se dissemina craniocaudalmente ao longo de 3 dias, surge após pródromos de 1 a 5 dias de febre alta, prostração, conjuntivite e rinite. Imediatamente antes ou depois (cerca de 24 horas) do início do mesmo, pode-se identificar o patognomônico sinal de Koplik. O exantema do sarampo pode ser muito parecido com o da dengue. Dura, em média, 5 dias. A febre caracteristicamente cessa em crise no 3º dia de exantema.
2. **A rubéola** compromete menos o estado geral e caracteristicamente causa linfadenopatia generalizada (especialmente suboccipital, retroauricular e cervical). O exantema se dissemina craniocaudalmente em menos de 24 horas e dura apenas 1 a 3 dias, muitas vezes desaparecendo em uma região enquanto está começando a surgir em outras. Não são comuns as manifestações catarrais.
3. **Na meningococcemia**, as lesões cutâneas podem ter a forma de *rash* hemorrágico petequial ou francamente equimótico, com características de vasculite e coloração vermelho-escura ou vinhosa. Surgem muito precocemente nas primeiras 24 horas de doença, sendo mais frequentes nas extremidades e em áreas de pressão ou nas mucosas do palato e/ou conjuntivas.
4. **A febre tifoide** também pode cursar com exantema, geralmente macular ou maculopapular em tronco e ombros, com lesões de 1 a 5mm que duram cerca de 2 a 3 dias e aparecem entre 2 e 3 semanas de doença. Essa ocorrência tardia do exantema facilita a diferenciação com dengue. A leucopenia é comum às duas doenças, podendo ser um fator de confusão no diagnóstico diferencial. O início súbito do quadro febril da dengue também é um importante diferencial.
5. **Leptospirose:** na fase inicial de dengue, a utilização cuidadosa de critérios clínicos e laboratoriais e as reavaliações periódicas do paciente, até que se caracterize melhor a doença, são condutas que permitirão ao médico fazer o correto diagnóstico. Ambas podem ter características iniciais muito semelhantes, como início súbito, calafrios, astenia e anorexia e até sangramentos e alterações hemodinâmicas. Na leptospirose, as lesões podem ser exantemáticas e/ou petequiais e surgem na fase septicêmica (1ª semana). Entretanto, as manifestações clínicas sistêmicas e exames laboratoriais característicos a diferenciam da dengue. O hemograma geralmente é pouco útil nas primeiras 48 horas, mas, em seguida, assume características distintas nas duas doenças, com leucocitose, neutrofilia e desvio à esquerda, na leptospirose, e leucopenia, na dengue. Além disso, outros indicadores simples, como ureia, creatinina e bilirrubinas, podem sugerir leptospirose quando alterados.
6. Alguns casos de **mononucleose infecciosa** (cerca de 5%) e **citomegalovirose** podem manifestar exantema maculopapular fino, inespecífico quanto à distribuição e tempo de duração, mas geralmente precedido em dias pelo quadro febril, com adenomegalia disseminada e mais exuberante, dor e hipertrofia das amígdalas e esplenomegalia.
7. Durante a fase de infecção aguda da **toxoplasmose**, pode haver um exantema maculopapular não pruriginoso, associado a febre, adenopatias e atipia linfocitária. O diagnóstico em geral depende da suspeita clínica e da adequada interpretação de testes sorológicos.
8. As manifestações da **sífilis secundária** se caracterizam por não serem pruriginosas e pela acentuação das lesões nas regiões palmoplantares, não sendo raro o achado de linfadenomegalia generalizada. A face geralmente é poupada, exceto em torno da boca. Achados que reforçam o diagnóstico são as placas mucosas, ovaladas e um pouco elevadas, recobertas por uma membrana hiperceratótica branco-acinzentada, encontradas na boca e genitália de 30% dos pacientes. Os testes sorológicos treponêmicos, que têm sensibilidade de 99%, invariavelmente são positivos nessa fase da doença.
9. Na **pitiríase rósea**, não há manifestações sistêmicas; as lesões se concentram no tronco, raramente acometendo mãos e pés, e sua distribuição acompanha as linhas de clivagem da pele, dando, em uma visão ampla, o aspecto de árvore de natal. O prurido, quando ocorre, é discreto.
10. A **escarlatina** é mais comumente associada ao 2º ou 3º dia de evolução da angina estreptocócica. As lesões têm caráter confluente e, devido às micropápulas muito próximas umas das outras, dão à pele um aspecto de "lixa". O exantema se generaliza rapidamente (cerca de 24 horas) e tem típica descamação furfurácea/laminar que ocorre por volta de 4 ou 5 dias de doença. Outras características são: a acentuação do *rash* nas áreas de pregas cutâneas (sinal de Pastia), a palidez perioral mesmo na presença de *rash* eritematoso intenso na face (sinal de Filatov) e a língua em framboesa.

11. Quadros de **sepse,** como os que envolvem *Staphylococcus aureus*, devem ser diferenciados de FHD e da síndrome de choque por dengue. Investigar a presença de lesões de pele (possíveis "portas de entrada"), furúnculos, sopro cardíaco (endocardite infecciosa aguda), vasculites em extremidades e focos profundos, como abscesso hepático ou infecção respiratória.
12. Nas **farmacodermias,** uma cuidadosa anamnese com insistência em identificar algum antecedente recente de exposição a drogas, aliada a uma investigação clínica voltada para as doenças que podem estar no diagnóstico diferencial de cada caso, pode fazer grande diferença.
13. **Febre amarela.** Por ser transmitida pelo mesmo vetor da dengue e ser endêmica no norte do país, há uma constante preocupação pelo potencial risco de urbanização da doença, podendo atingir outras regiões. Apresenta características clínicas semelhantes às da dengue, dificultando o diagnóstico diferencial. O período de incubação é de 3 a 7 dias, com uma fase aguda caracterizada por febre de início súbito, cefaleia, mialgia, náuseas, vômitos e hiperemia conjuntival. Há um período de remissão de 24 horas em 20% dos pacientes. Na fase tóxica, observam-se icterícia, colúria, oligúria, sangramento de mucosa oral, nasal e do trato gastrointestinal, e diarreia, podendo evoluir para o choque. Observa-se leucocitose com linfocitose associada à elevação de bilirrubinas, transaminases, ureia, creatinina e hipoglicemia. A sorologia por ensaio imunossorvente ligado à enzima (ELISA) ou fixação de complemento permite o diagnóstico específico.
14. Outras doenças infecciosas, como **pielonefrite aguda, malária, hepatite viral e síndrome gripal**, devem ser lembradas. Para várias das doenças já descritas, muito embora um diagnóstico relativamente seguro possa ser feito com bases eminentemente clínicas e epidemiológicas, a confirmação só é possível mediante resultados de testes específicos (p. ex., sorologia).

TRATAMENTO

As recomendações de tratamento da dengue devem seguir as orientações dos manuais do Ministério da Saúde, em que os pacientes com suspeita clínica são estadiados em grupos de A a D, com base no quadro clínico, nos exames complementares e nas condutas estabelecidas.

A Secretária de Saúde do Estado de Pernambuco elaborou um algoritmo simplificado para ser afixado nos ambulatórios e enfermarias para consulta e tomada de decisão (Fig. VI.9.6).

GRUPO A

QUADRO CLÍNICO
- Prova do laço negativa
- Ausência de manifestações hemorrágicas espontâneas
- Ausência de sinais de alarme

EXAMES COMPLEMENTARES
- Hemograma completo a critério médico ou na presença de comorbidades
- Período crítico para surgimento de anormalidades laboratoriais após o 3º dia de doença

CONDUTA TERAPÊUTICA
- Hidratação em casa

Adultos
- 60 a 80mL/kgdia, sendo 1/3 com soro de reidratação oral e 2/3 com ingesta de líquidos caseiros (água, suco de frutas, chás, água de coco etc.)

Crianças
- Hidratação oral (60 a 80mL/kg/dia) com líquidos e soro de reidratação oral, oferecer com frequência, de acordo com a aceitação.
  – Antitérmicos e analgésicos (dipirona ou paracetamol)
  – Antieméticos e antipruriginoso, se necessário

Orientar sobre sinais de alarme: retornar de imediato na presença dos mesmos

Fig. VI.9.6. Algoritmo de tratamento de casos suspeitos de dengue.

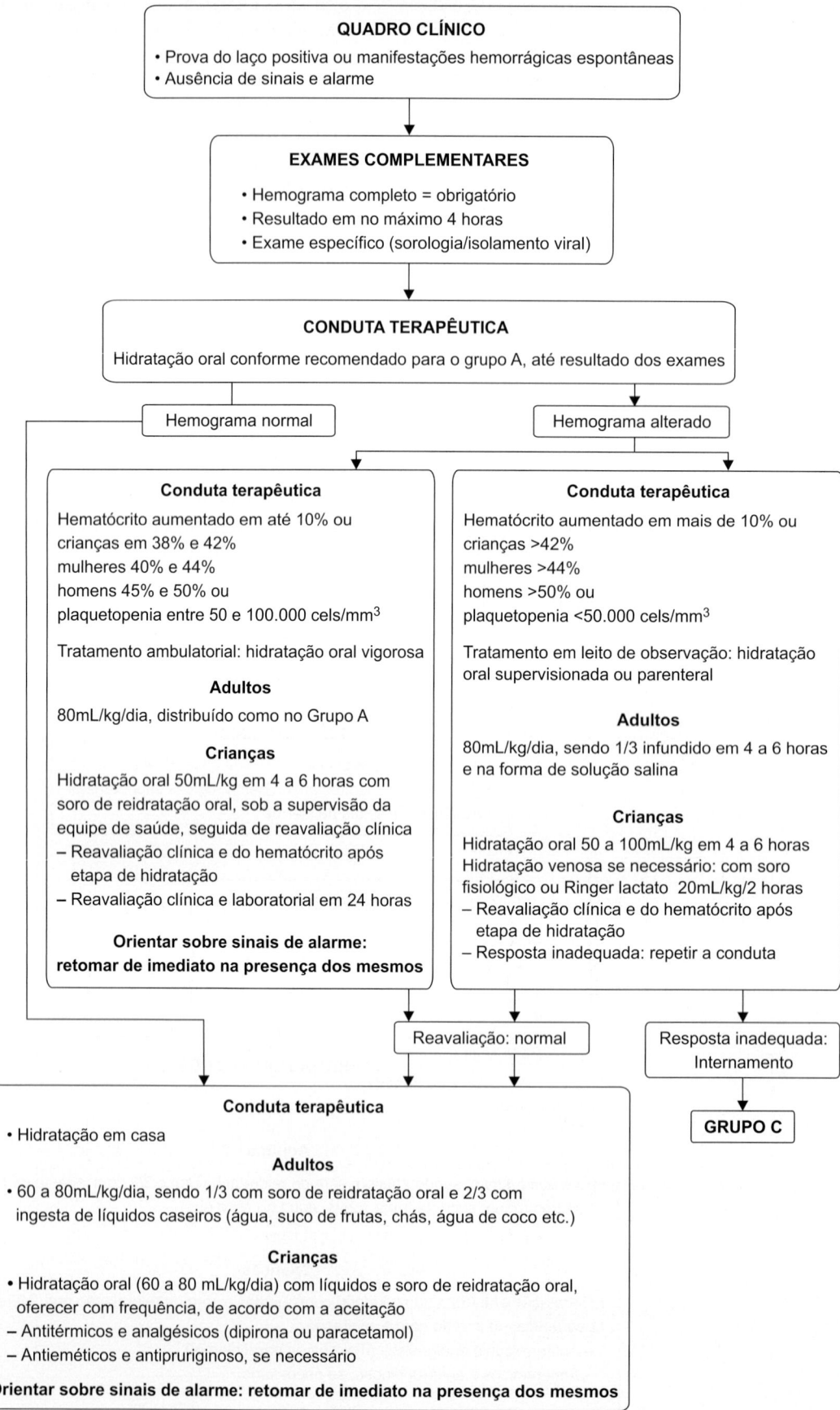

GRUPO C

QUADRO CLÍNICO

Presença de algum sinal de alarme
Paciente sem hipotensão
Manifestação hemorrágica presente ou ausente

EXAMES COMPLEMENTARES

Hemograma completo, proteína, albumina e tipagem sanguínea = obrigatórios.
Outros exames conforme necessidade (gasometria, eletrólitos, transaminases, RX de tórax, ultrassonografia). Exame específico (sorologicamente viral) = obrigatório

CONDUTA TERAPÊUTICA

Tratamento de observação por 24 horas ou hospitalar: hidratação parenteral

Adultos

Hidratação IV imediata: 25mL/kg em 4 horas, com soro fisiológico ou Ringer lactato

Crianças

Fase de expansão: 20mL/kg/h, com soro fisiológico ou Ringer lactato
Repetir essas fases até três vezes se não houver melhora clínica e de hematócrito

MELHORA MANUTENÇÃO

Adultos

1 fase de 25mL/kg em 8 horas; 2 fases com 25mL/kg em 12 horas. Um terço com soro fisiológico e 2/3 de soro glicosilado.

Crianças

Regra de Holliday-Segar
até 10kg: 100mL/kg/dia
10 a 20kg: 1.000mL+50mL/kg/dia para cada kg acima de 10kg
acima de 20kg: 1.500mL+ 20mL/kg/dia para cada kg acima de 20kg
Sódio: 3 mEq em 100mL de solução ou 2 a 3 mEq/kg/dia
Potássio: 2 mEq em 100mL de solução ou 2 a 3 mEq/kg/dia
Fases de expansão rápidas de 20 mL/kg quando necessário, baseadas em critérios clínicos e laboratoriais
Reavaliação de PA a cada 2 horas; hematócrito a cada 4 horas, diurese horária, plaquetas de 12/12 horas

GRUPO D

QUADRO CLÍNICO

Hipotensão arterial ou choque
Manifestação hemorrágica presente ou ausente

EXAMES COMPLEMENTARES

Hemograma completo, proteína, albumina e tipagem sanguínea = obrigatórios. Outros exames conforme necessidade (gasometria, eletrólitos, transaminases, RX de tórax, ultrassonografia). Exame específico (sorologia/isolamento viral) = obrigatório

CONDUTA TERAPÊUTICA

Hidratação IV imediata, independentemente do local de atendimento

Adultos e Crianças

Hidratação IV com solução salina isotônica: 20mL/kg em até 20 minutos
Repetir essas fases até três vezes se necessário
Reavaliação clínica a cada 15-30 minutos e hematócrito após 2 horas

Melhora do choque (normalização de PA em duas posições, do débito urinário, pulso e respiração): Tratar como paciente sem hipotensão manutenção

Resposta inadequada

Hematócrito em elevação e choque: utilizar expansores plasmáticos (coloides sintéticos 10mL/kg/hora; na falta deste: albumina adulto, 3mL/kg/h, criança, 0,5 a 1g/kg). Se resposta, tratar como grupo C

Hematócrito em queda e choque: investigar hemorragias e transfundir concentrado de hemácias, se necessário. Investigar coagulopatia de consumo e discutir conduta com o especialista, se necessário (investigar hiperidratação e insuficiência cardíaca congestiva) e tratar com diuréticos, se necessário

MELHORA – MANUTENÇÃO

Adultos

1ª fase de 25 mL/kg em 8 horas; 2ª fase com 25 mL/kg em 12 horas. Um terço com soro fisiológico e dois terços de soro glicosilado.

Crianças

Regra de Holliday-Segar:
até 10kg: 100mL/kg/dia
10 a 20kg: 1.000mL + 50mL/kg/dia para cada kg acima de 10kg
Acima de 20kg: 1.500mL+20mL/kg/dia para cada kg acima de 20kg
Sódio: 3 mEq em 100mL de solução ou 2 a 3 mEq/kg/dia
Potássio: 2 mEq em 100mL de solução ou 2 a 3 mEq/kg/dia
Fases de expansão rápida de 20mL/kg quando necessário, baseadas em critérios clínicos e laboratoriais
Reavaliação de PA a cada 2 horas; hematócrito a cada 4 horas, diurese horária, plaquetas de 12/12 horas

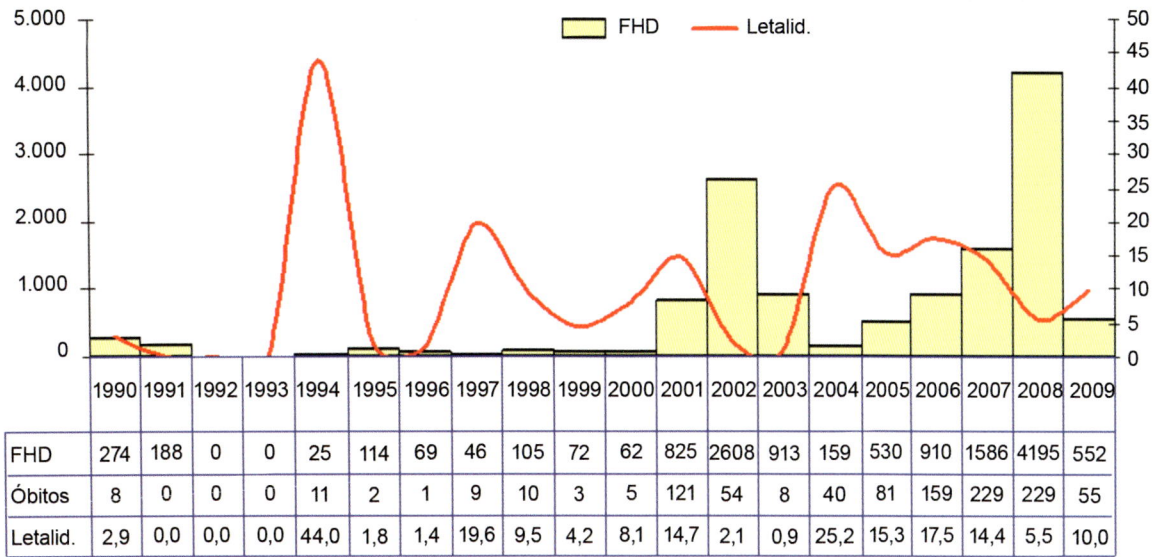

Fig. VI.9.7. Casos confirmados de FHD, Brasil, 1990 a 2009.

A plaquetopenia, na evolução da doença, apresenta uma rápida elevação, podendo em 12 horas dobrar os seus valores após quedas máximas e atingir valores próximos ou superiores a 100.000/µL, não necessitando, na maioria das vezes, de reposição.

Utilizamos em nosso serviço os seguintes critérios para reposição:

1. Plaquetopenia ≤ 20.000 com prova do laço (+) ou micropetéquias.
2. Plaquetopenias ≤ 30.000 – transfundir só se houver sangramento espontâneo importante ou persistente.

Quanto ao uso de corticoide e imunoglobulina, não há evidências que mostrem benefícios dessas terapêuticas coadjuvantes.

PROGNÓSTICO

A letalidade esperada é inferior a 1%. Letalidade inferior a 0,02% foi relatada em Cuba na epidemia de 2001-2002, e mesmo na Ásia, onde a prevalência de FHD é alta, a letalidade tem sido inferior a 1%.

No Brasil, a letalidade por dengue nos últimos anos tem atingido valores superiores a 10% (Fig. VI.9.7). A alta letalidade pode estar associada à qualidade de assistência prestada, bem como à dificuldade de acesso ao sistema de saúde.

PREVENÇÃO

Combate ao vetor com eliminação de criadouros, uso de larvicidas e principalmente saneamento básico (água encanada e esgoto) para a população são as principais medidas preventivas.

Há estudos em andamento para produção de vacinas contra os quatro sorotipos, mas sem previsão no momento de liberação para uso na população.

BIBLIOGRAFIA

Anantapreecha S, Chanama S, A-nuegoonpipat A et al. Serological and virological features of dengue fever and dengue haemorrhagic fever in Thailand from 1999 to 2002. Epidemiol Infect 2005; 133:503-507.

Brito AA, Sobreira S, Tenório M, Lucena-Silva N. Acute disseminated encephalomyelitis in classic dengue. Rev Bras Med Trop 2007; 40(2).

Brito CAA, Albuquerque MFM, Lucena-Silva N. Plama leakage detection in severe dengue: when serum albumin quantification plays a role? Rev Soc Bras Med Trop 2007; 40:220-223.

Brito CAA, Lucena-Silva N. Rash cutâneo atípico em dengue clássica. Rev Soc Bras Med Trop 2007; 40(2).

Carlos CC, Oishi K, Cinco MT et al. Comparison of clinical features and hematologic abnormalities between dengue fever and dengue hemorrhagic fever among children in the Philippines. Am J Trop Med Hyg 2005; 73:435-440.

Cordeiro MT, Silva AM, Brito CAA et al. Characterization of a Dengue Patient Cohort in Recife, Brazil. Am J Trop Med Hyg 2007; 77:1.128-1.134.

Fiqueiredo LTM et al. Estudo prospectivo com lactentes cujas mães tiveram dengue durante a gravidez. Rev Inst Med Trop. São Paulo. 1994; 36(5):417-421.

Guzman MG, Kouri G. Dengue and dengue hemorrhagic fever in the Americas: lessons and challenges. J Clin Virol 2003; 27:1-13.

Halstead SB. Pathogenesis of dengue: challenges to molecular biology. Science 1998; 239:476-481.

Kalaynarrooj S, Vaughn DW, Nimmannitya S. Early clinical and laboratory indicators of acute dengue illness. J Infect Dis 1997; 176:313-321.

Lee IK, Liu JW, Yang KD. Clinical and laboratory characteristics and risk factors for fatality in elderly patients with dengue hemorrhagic fever. Am J Trop Med Hyg 2008; 79:149-153.

Miagostovich MP, Santos FB, Fumian TM et al. Complete genetic characterization of a brazilian dengue type 3 strain isolation from a fatal outcome. Memórias do Instituto Osvaldo Cruz 2006; 101:307-313.

Ministério da Saúde do Brasil. Dengue: diagnóstico e manejo clínico. 3ª Ed. 2007:1-24.

Pan American Health Organization. Dengue e dengue hemorrhagic fever in the Americas: an overview of the problem. Epidemiol Bull 1992; 13:1-2.

Setiewan MW et al. Dengue haemorrhagic fever ultrasound as an aid predict the severity of the disease. Pediat Radiol 1998; 28:1-4.

Siqueira Jr. JB, Martelli CM, Coelho GE, Simplicio AC, Hatch DL. Dengue and dengue hemorrhagic fever, Brazil, 1981-2002. Emerg Infect Dis 2005; 11:48-53.

Souza LJ, Alves JG, Nogueira RMR, et al. Aminotransferase chances acute hepatitis in patients with dengue fever: analysis of 1585 cases. Braz J Infect Dis 2004; 8:156-163.

Tassniyom S et al. Failure of high-dose methylprednisolone in established dengue shock syndrome: a placebo-controlled, double-blind study. Pediatrics 1993; 92:111-115.

Teixeira MG, Costa MCN, Barreto F, Barreto ML. Dengue: twenty-five years since reemergence in Brazil. Cad. Saúde Pública 2009; 25:S7-S18.

DOENÇAS BACTERIANAS DE IMPORTÂNCIA PEDIÁTRICA

CAPÍTULO 10

Tuberculose

Martha Lyra Cabral
João Guilherme Bezerra Alves
Emanuel Sarinho

INTRODUÇÃO, CONCEITUAÇÃO E EPIDEMIOLOGIA

"Não tenha medo dos confrontos, até os planetas se chocam, e do caos... nascem as estrelas"
(Charles Chaplin)

A tuberculose (TB) é uma das doenças mais antigas da humanidade e permanece como uma das infecções mais devastadoras e amplamente difundidas no mundo, sendo considerada um dos mais importantes problemas de saúde pública. É tão prevalente que, em 1993, 111 anos após a identificação do *Mycobacterium tuberculosis* e meio século da introdução da terapia efetiva, a Organização Mundial de Saúde (OMS) considerou necessário declará-la como uma emergência global.

Existem várias evidências da ocorrência de TB ao longo da história da humanidade. Foram encontradas evidências de lesão tuberculosa em esqueletos fósseis de seres humanos em várias regiões do mundo, datados de 5.000 a.C., e relatos do Egito e Grécia Antigas e da Roma Imperial, sendo sempre envolvida por mistérios e tabus. Na América Latina, encontrou-se no Peru evidência de TB em uma múmia pré-colombiana, o que indica que a doença antecedeu a chegada da colonização europeia na América.

Durante a Revolução Industrial, no século XVIII, a doença se disseminou nos centros urbanos da Europa; em 1850, a incidência chegou a 500/100.000 habitantes, em que uma a cada quatro mortes era por TB pulmonar. No entanto, devido às melhorias da saúde pública e das condições de vida da população, a incidência foi reduzindo-se, chegando a 50 por 100.000 em 1950, antes mesmo da difusão do tratamento com antibióticos.

Vários foram os paradigmas adotados na TB; entre o final do século XVIII e o início do século XX, a TB era representada como uma "doença romântica". Idealizada nas obras literárias, como, por exemplo, *La Bohème*, de Puccini, ou *A Montanha Mágica*, de Thomas Mann, e no Brasil, em *Floradas na Serra*, de Dinah Silveira de Queiroz, era identificada como uma doença de poetas e intelectuais. Vários artistas e intelectuais sucumbiram a essa doença, como Frederick Chopin, Franz Kafka, George Orwell e Castro Alves.

Acreditava-se também, até o final do século XIX, que a TB estava ligada à hereditariedade. Considerando-se que muitas pessoas da mesma família adquiriam a doença, a impressão era de que nasciam com o organismo predisposto para essa moléstia. No final do século XIX, a moléstia firmou-se com um "mal social" e passou a ser relacionada às condições precárias de vida, em que vários fatores foram envolvidos, como moradias pouco ventiladas, grande densidade demográfica, má qualidade da alimentação e falta de higiene.

Após ter ficado claro que era contagiosa, a TB se tornou uma doença de notificação obrigatória na Grã-Bretanha, servindo de modelo para outros países. Em 1882, a identificação por Robert Koch do microrganismo responsável pela tuberculose, o bacilo de Koch, cientificamente denominado de *Mycobacterium tuberculosis*, foi um avanço para o melhor conhecimento da infecção e impulsionou várias tentativas de controle e tratamento da doença. Outras contribuições importantes para o fortalecimento da teoria da transmissibilidade foram os trabalhos desenvolvidos, na mesma época, por Pasteur e outros cientistas, que reforçaram a concepção das doenças provocadas por microrganismos.

A doença também influenciou no desenvolvimento da imunologia clínica, já que é o protótipo de resposta imune celular e a resposta tuberculínica é o modelo de hipersensibilidade cutânea retardada proposta por Gell e Coombs.

A vacina BCG (bacilo de Calmette e Guérin) é a única disponível para profilaxia da TB. Ela foi desenvolvida na França por Albert Calmette e Camille Guérin entre 1908 e 1921, a partir de uma cepa do *Mycobacterium bovis* atenuada por 230 passagens seriadas em meios contendo sais biliares bovinos. Durante as passagens, o *M. bovis* perde uma série de genes complexos.

O aumento da incidência da TB no mundo, principalmente nos países em desenvolvimento a partir da década de 1980, é, portanto, não apenas um problema médico e biológico, mas uma complexa interação de conhecimento científico inter-relacionado com fatores políticos, sociais, econômicos e culturais.

A OMS estimou 9,27 milhões de casos novos de TB em de 2007 no mundo (139/100.000 habitantes); desses, aproximadamente 1,37 milhão são infectados pelo vírus da imunodeficiência humana (HIV-positivos) e 1,5 milhão são crianças menores de 15 anos – no entanto, apenas metade deles foi notificada. Dentre os casos de TB infantil, 75% se concentram nos 22 países com maior incidência. Entre os HIV-positivos ocorreram 456.000 mortes por TB. Do total estimado calcula-se que cerca de 4,1 milhões (61/100.000 habitantes) de casos novos da doença foram bacilíferos, sendo essa a forma mais infectante da doença e com maior risco de mortalidade. Aproximadamente 75% dos casos de TB ocorrem no grupo etário economicamente produtivo (15 a 50 anos).

Dentre os indivíduos com TB, 741.127 (12/100.000) estão infectados pelo HIV. A mortalidade persiste elevada; calcula-se que 1,7 milhão de indivíduos (27/100.000) faleceram de TB, incluindo 456.000 coinfectados com TB/HIV.

A tuberculose na criança é considerada como um evento sentinela, que indica a ocorrência de transmissão dentro da comunidade. Além do mais, as crianças infectadas, incluindo aquelas que se recuperaram da doença primária, representam um reservatório para a doença no futuro.

O Brasil, juntamente com outros 21 países, alberga 80% dos casos mundiais de TB. O Brasil ocupa o 14º lugar no *ranking* da OMS de países com maiores números totais de casos incidentes no mundo. Ainda segundo a OMS, a prevalência da doença no país é de 76 casos/100.000 habitantes e a estimativa para mortes por tuberculose por ano no Brasil é de 8,1 por 100.000 habitantes, o que demonstra a gravidade do problema.

O Nordeste é a região com a maior taxa de incidência, com 48,7 casos novos/100.000 habitantes. Em 2008, em Pernambuco, foram notificados 3.922 novos casos de tuberculose, sendo aproximadamente 4% em crianças e adolescentes (de 0 a 14 anos).

Apesar da alta prevalência da doença, é difícil estimar o real impacto dela no mundo, visto que mesmo em alguns países desenvolvidos a notificação, o registro e o arquivo dos casos estão longe do ideal.

A história recente mostra um ressurgimento da doença, imprevisível há algumas décadas, quando as melhorias das condições sociais em diversos países e a terapia com antibióticos mostravam um declínio do número de casos e se acreditava que a doença poderia ser erradicada.

Pesquisas epidemiológicas apontam como responsáveis três grupos de causas entrelaçados para o atual panorama do ressurgimento da TB: o aparecimento, cada vez mais frequente, de formas de tuberculose que desenvolveram resistência a antibióticos; a prevalência de coinfecção com AIDS e o aumento da desigualdade social e econômica. Outros fatores também estão envolvidos na explicação dessa situação preocupante, como o envelhecimento da população e, principalmente, a má qualidade dos programas de controle da tuberculose.

Pode-se perceber o subdesenvolvimento de um país pela elevada prevalência e também por meio de alguns parâmetros relacionados à doença, tais como: menor diminuição dos coeficientes de mortalidade apesar da quimioterapia eficaz; pico de curva de mortalidade em faixa etária mais jovem; primeira exposição ao bacilo de Kock em idade precoce.

O início do século XXI tem apresentado um crescimento da incidência da doença, que se está tornando um dos mais sérios desafios da saúde pública no mundo. A falta de diagnóstico e a cronificação dos casos são responsáveis pela falha de controle.

ETIOLOGIA, PATOGÊNESE, PATOLOGIA MORFOLÓGICA E FUNCIONAL

A tuberculose é causada por micobactérias do gênero *Mycobacterium*. Normalmente, essas bactérias são vistas ao microscópico como um bacilo típico, sob a forma de bastões. Elas são bastonetes aeróbios, não formadores de esporos. As micobactérias *M. tuberculosis*, *M. bovis*, *M. microti*, *M. africanum*, *M. caprae* e *M. pinipedii* são consideradas como espécies e subespécies do complexo *M. tuberculosis*. Essas espécies apresentam vários parâmetros semelhantes, tais como homologia antigênica e extratos antigênicos.

O *M. tuberculosis* é um bacilo álcool-ácido-resistente, aeróbico estrito, não móvel, não esporulado, sem flagelos, não produtor de toxinas e de multiplicação lenta. É um microrganismo intracelular facultativo, pois é capaz de sobreviver e se multiplicar no interior dos macrófagos. Resiste por longo tempo à dissecação, mas morre rapidamente quando exposto à luz solar ou ultravioleta. A resistência a fármacos, a patogenicidade do bacilo e o longo tempo de geração estão relacionados à estrutura lipídica, peculiar a esse gênero, da constituição específica da parede celular. Devido à peculiaridade de sua parede celular, as micobactérias conseguem resistir a situações adversas, como o ressecamento, e muitos medicamentos antimicrobianos não conseguem penetrar por sua parede.

Algumas espécies diferentes do complexo *M. tuberculosis* têm surgido como patógenos importantes (*M. smegmatis*, *M. avium* etc.), com diferentes potenciais de produção de doença e perfis singulares de sensibilidade e resistência a fármacos antimicrobianos.

A infecção pelo *M. tuberculosis* é geralmente resultado da inalação de gotículas infectadas produzidas por indivíduos com TB pulmonar, por meio da tosse, espirro, fala etc. A fonte de infecção, na maioria das crianças, é um adulto de seu convívio, principalmente doméstico. Além do *M. tuberculosis* em si, outros fatores que contribuem para a propagação da tuberculose são: o modo de transmissão, as condições de saneamento na comunidade (ventilação, iluminação solar, abastecimento de água, coleta e tratamento de esgotos, coleta de lixo), condições ambientais (como clima, umidade, calor), o nível de imunidade da população e do indivíduo e, particularmente, a densidade populacional (Fig. VI.10.1).

Dos fatores relativos ao agente etiológico sabe-se que a sua quantidade, alguns ou mesmo um bacilo, é o bastante para provocar a doença. Necessitam de 16 a 20 horas para se multiplicar livremente no organismo, por vários dias, até o desenvolvimento da imunidade. Ocorre uma verdadeira batalha entre o tempo livre de replicação bacilar e a velocidade de produção da resposta imune do hospedeiro.

A história natural da TB se desenvolve continuamente, No entanto, podem ser identificadas três fases: exposição, infecção e doença. Reconhecem-se vários fatores de risco para infecção tuberculosa na infância. Fatores socioeconômicos, geralmente relacionados à pobreza, como subnutrição e a resultante possibilidade de contato próximo com caso de TB ativa, são os mais conhecidos.

Em circunstâncias normais é relativamente difícil para o bacilo da TB invadir o organismo humano e estabelecer doença ativa. A interação bacilo-hospedeiro e as influências do ambiente modificam o curso dessa relação, o risco de se infectar e a progressão da infecção à doença e dessa à cura ou à morte.

Diferentemente de no adulto, na criança essa divisão entre doença e infecção não é óbvia e a progressão de infecção para doença ocorre mais rapidamente. A infecção pelo *M. tuberculosis*, sem quimioprofilaxia, evolui para doença em 5% a 10% dos adultos, em 15% dos adolescentes, e entre 40% e 50% das crianças. A criança apresenta um maior risco de progressão de infecção à doença, de evolução para as formas mais graves (TB miliar e TB meníngea) e extrapulmonares, principalmente no menores de 5 anos.

Em algumas enfermidades crônicas como silicose, diabetes melito, doença maligna do sistema linforreticular, aquelas associadas à imunossupressão congênita ou adquirida (infecção pelo HIV, uso prolongado de corticosteroide e fármacos imunossupressores), o risco de desenvolver TB é maior. No indivíduo HIV-positivo, principalmente naqueles com contagem baixa de linfócitos CD4+, o risco de adoecer nos primeiros 2 anos após infecção pelo *M. tuberculosis* é superior a 50%.

A reação de defesa se processa quando o material antigênico dos bacilos fagocitados é elaborado pelos macrófagos e apresentado aos linfócitos T através das linfocinas que ampliam a resposta imunológica. Merece destaque o interferon-γ (IFN-γ), que torna os macrófagos mais competentes, estimulando-os a produzir enzimas que atuam na lise do bacilo e substâncias que ativam os fibroblastos.

Os fibroblastos ativados irão coalescer e sofrer diferentes transformações para constituir o granuloma. O granuloma apresenta no seu interior fagócitos com bacilos quiescentes, constituindo o nódulo de Ghon. No pulmão, o nódulo de Ghon, a linfangite e a adenite satélite formam o complexo de Ranke.

Durante a fase de multiplicação livre, por via linfo-hematogênica, outros órgãos como linfonodos, rins, medula óssea e sistema nervoso também podem ser atingidos. A disseminação precoce, de poucos bacilos, pode ficar latente pela ação da imunidade celular ou eventualmente ser o ponto de partida para as formas extrapulmonares da doença.

A fonte de infecção é o indivíduo doente, frequentemente com a forma pulmonar, que elimina bacilos para o exterior, podendo infectar até 15 pessoas por ano em uma comunidade. Trabalho realizado na Universidade Federal de Pernambuco e no Centro de Pesquisas Aggeu Magalhães/Fiocruz com 258 crianças menores de 15 anos, vivendo no mesmo domicílio do bacilífero, com seguimento de janeiro de 1997 a julho de 1999, verificou que a primoinfecção ocorreu em 46,1% dos expostos.

A transmissão da TB requer, na maioria das vezes, um contato íntimo e prolongado, pois, apesar de um adulto bacilífero eliminar milhares de bacilos em apenas 1 dia, as defesas anatômicas e funcionais do aparelho respiratório evitam a infecção na maioria das vezes. Apenas partículas extremamente pequenas, contendo poucos bacilos, conseguem vencer a filtração nasal, o mecanismo ciliar, o reflexo da tosse e atingir os bronquíolos terminais e alvéolos. Por isso se diz que a infecção tuberculosa é mínima, já que a carga bacilífera frequentemente é pequena.

No caso de contenção do processo multiplicativo bacilar, haverá imunidade, e o indivíduo terá apenas a *tuberculose-infecção*. Isso ocorre em cerca de 80% dos hospedeiros suscetíveis. A lesão típica inicial é reconhecida como *complexo primário*: foco parenquimatoso e adenopatia satélite.

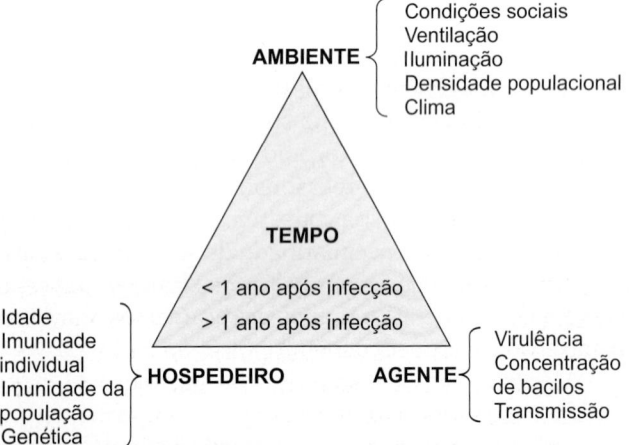

Fig. VI.10.1. Elementos e fatores epidemiológicos envolvidos na tuberculose

O complexo primário pode permanecer latente ou, em função da virulência do germe e/ou da resposta imune celular deficiente, evoluir pela disseminação do bacilo. A disseminação pode ocorrer por contiguidade, via brônquica, linfática e/ou hematogênica, constituindo dessa forma as diversas formas clínicas.

Em torno de 3-12 semanas após a primoinfecção tuberculosa, verifica-se a positivação do teste tuberculínico, uma demonstração da resposta de hipersensibilidade à tuberculoproteína e de infecção do hospedeiro pelo bacilo de Koch. Quando isso ocorre, os bacilos em multiplicação no interior de macrófagos ou próximos aos tecidos, em decorrência principalmente da ação de linfócitos T e de macrófagos ativados, sofrem ação dessa hipersensibilidade com o consequente aparecimento de necrose caseosa nas áreas lesadas.

A resposta de hipersensibilidade tardia aos antígenos do *M. tuberculosis* evolui em três fases: reconhecimento, processamento e efetora. Na *fase de reconhecimento*, os antígenos são captados por células apresentadoras de antígenos em conjunto com moléculas de classe II. Na *fase de processamento*, ocorre ativação linfocitária resultando em liberação de linfocinas, ativação macrofágica e proliferação clonal linfocitária. Na *fase efetora*, o sistema imune celular promove a resposta inflamatória com reestruturação tecidual. Essa hipersensibilidade aumenta as áreas de necrose caseosa nas lesões tuberculosas, promovendo uma maior concentração de linfocinas com destruição e liberação de componentes tóxicos do bacilo, refletida na pele pela positividade do teste tuberculínico.

Portanto, a imunidade celular antituberculosa é a capacidade que o organismo apresenta de impedir a multiplicação bacilar. É do tipo bacterioestático e não é espécie-específica. Antígenos não proteicos como lipídeos e polissacarídeos também participam do desenvolvimento da imunidade. Esses aspectos da tuberculose têm provocado inúmeros questionamentos entre os estudiosos do assunto, mas a tendência é considerar:

a. Imunidade e hipersensibilidade são fenômenos distintos, mediados por diferentes linfocinas. Apesar disso, frequentemente aparecem paralelamente, pois a infecção tuberculosa ocorre com bacilos vivos contendo todas as substâncias imunologicamente ativas.

b. Em indivíduos com *tuberculose-infecção*, ou seja, aparentemente sadios, a probabilidade de adoecimento é maior naqueles com hipersensibilidade exagerada.

c. Em pessoas com *tuberculose-doença*, a ausência de hipersensibilidade tuberculínica está correlacionada com aparecimento de formas graves e invasivas.

Estudos sugerem algum grau de transferência transplacentária e pelo leite materno de imunidade antituberculosa, apesar de a importância desse fato ainda não se encontrar bem estabelecida.

A infecção natural pelo bacilo de Koch inicialmente causa uma imunossupressão no hospedeiro com a finalidade de sobrevivência do agente invasor. A probabilidade de agressão vai depender de vários fatores, conforme foi sistematizado por Rich em 1951:

$$\text{Lesão tuberculosa} = \frac{\text{Carga bacilar} \times \text{Virulência} \times \text{Hipersensibilidade inicial}}{\text{Resistência (Natural + Adquirida)}}$$

Desse modo podem ser inferidos aspectos importantes da tuberculose: primeiro, o bacilo virulento é aquele que se reproduz rapidamente; segundo, o hospedeiro com falha de resposta imune é aquele que produz lentamente suas reações celulares, habitualmente em período superior a 15 dias, elevando a probabilidade de adoecimento.

Para que haja o desenvolvimento da doença é preciso que haja um ambiente propício associado a uma falha no sistema imune do hospedeiro. Na infância, a doença é frequentemente do tipo primário, decorrente de uma primoinfecção com evolução desfavorável, e nesse caso, segundo Youmans, assume características de uma doença do sistema reticuloendotelial com tendência à disseminação.

A doença tuberculosa pós-primária é importante em adolescentes, adultos e idosos. Pode ocorrer em consequência da reativação endógena, após condições que diminuem a imunidade, ou de infecção exógena por aquisição de nova carga bacilífera.

DIAGNÓSTICO

A TB é difícil de ser diagnosticada em indivíduos paucibacilares, particularmente em crianças, cujo quadro clínico geralmente é inespecífico e polimorfo.

A TB na criança difere da do adulto em vários aspectos. A criança geralmente desenvolve a TB – doença como uma complicação imediata da infecção primária. Tipicamente envolve lesão caseosa fechada com pequeno número de bacilos. As formas extrapulmonares da doença, principalmente a doença disseminada e a meningite, são mais frequentes na criança.

Embora a associação de teste tuberculínico (TT) positivo com telerradiografia torácica ou exame físico anormal e história de contágio com adulto bacilífero perma-

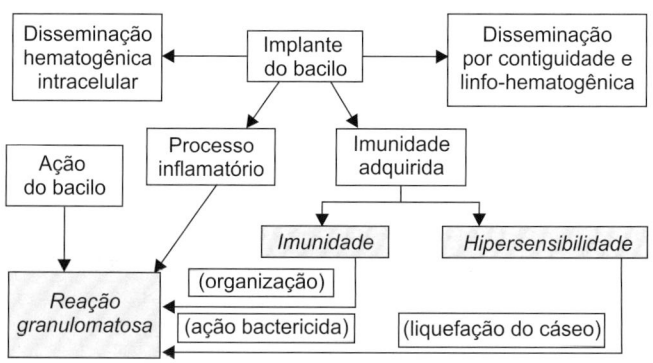

Fig. VI.10.2. Patogênese da tuberculose.

neça a chave para o diagnóstico da tuberculose infantil, o encontro do bacilo por meio de cultura ainda é considerado o padrão-ouro para a confirmação diagnóstica. Várias abordagens para o diagnóstico da TB na infância têm sido publicadas. A maioria agrupa sistemas de escores, classificação diagnóstica, algoritmos ou a combinação de mais de um sistema. O diagnóstico precoce e preciso é condição necessária para que a resposta terapêutica ao uso de antimicrobianos seja satisfatória, assim como para o controle efetivo da doença na comunidade.

O retardo no diagnóstico e a demora no início do tratamento específico da criança ou de seus familiares influem significativamente na morbidade e mortalidade por TB em menores de 15 anos.

A *primoinfecção tuberculosa (tuberculose-infecção)* é assintomática, mas, em pequena porcentagem dos casos, pode haver sintomas inespecíficos como astenia, febre ou irritabilidade. O diagnóstico dessa forma da infecção tuberculosa deve ser um procedimento da rotina pediátrica, obtido pela identificação de portadores de TB no ambiente e pelo teste tuberculínico realizado pela técnica de Mantoux.

A *tuberculose doença* é diagnosticada pela análise de um conjunto de fatores, como citado, e depende de cada caso. Para facilitar o trabalho do médico existe um escore diagnóstico, elaborado no Brasil, que atualmente está sendo utilizado e recomendado para o diagnóstico de tuberculose na criança e adolescente (Quadro VI.10.1).

Algumas condições, apesar de raras, podem aparecer precocemente na evolução da tuberculose primária: a ceratoconjuntivite flictenular, o eritema nodoso e artralgias, localizadas ou generalizadas.

É sempre importante padronizar a terminologia ao se diagnosticar a tuberculose:

Quadro VI.10.1. Sistema de pontuação para dagnóstico de tuberculose

Diagnóstico de tuberculose pulmonar em crianças e adolescentes negativos à baciloscopia			Pontuação
Quadro clínico	Febre ou sintomas como: tosse, adinamia, expectoração, emagrecimento, sudorese, por mais de 2 semanas		+15
	Assintomático ou com sintomas por menos de 2 semanas		0
	Infecção respiratória com melhora sem antibióticos ou após uso de antibióticos para germes comuns		–10
Quadro radiológico	Adenomegalia hilar ou padrão miliar • Condensação ou infiltrado (com ou sem escavação) inalterado por mais de 2 semanas • Condensação ou infiltrado (com ou sem escavação) por mais de 2 semanas, evoluindo com piora ou sem melhora com antibióticos para germes comuns		+15
	Condensação ou infiltrado de qualquer tipo por menos de 2 semanas		+5
	Radiografia normal		–5
Contato com adulto tuberculoso	Próximo, nos últimos 2 anos		+10
	Ocasional ou negativo		0
Teste tuberculínico* e vacinação BCG	Vacinados há mais de 2 anos	Menor de 5mm	0
		5mm a 9mm	+5
		10mm a 14mm	+10
		15mm ou mais	+15
	Vacinados há menos de 2 anos	Menor de 10mm	0
		10mm a 14mm	+5
		15mm ou mais	+15
	Não vacinados	Menor de 5mm	0
		5mm a 9mm	+5
		10mm ou mais	+15
Estado nutricional	Desnutrição grave ou peso abaixo do percentil 10**		+15
	Peso igual ou acima do percentil 10		0

Fontes: Stegen G, Jones K, Kaplan P. *Pediatr* 1969; 43:260-263; Tidijiani O et al. Tubercle 1986; 67:269-281; Crofton J et al.Londres: Macmillan 1992:29, adaptado por Sant'Anna CC. *Tuberculose na infância e adolescência.*[28]
*Essa interpretação não se aplica a revacinados com BCG.
**SISVAN – Sistema de Vigilância Alimentar e Nutricional (MS/1997).

- **Caso de TB** – é o indivíduo que tem diagnóstico confirmado por baciloscopia ou cultura ou embasado em dados epidemiológicos, clínicos e exames complementares.
- **Caso novo** – é o doente de tuberculose que nunca usou ou utilizou por menos de 1 mês fármacos antituberculosos.
- **Comunicante** – é toda pessoa, familiar ou não, que coabita com um doente de tuberculose e em que é recomendada uma busca ativa.

O diagnóstico depende do hábito do médico em fazer a presunção da doença. O polimorfismo clínico é bastante comum na tuberculose e isso deve sempre ser lembrado.

O Quadro VI.10.1 fornece um guia para o diagnóstico da forma pulmonar da doença por meio de um prático sistema de pontuação, cuja interpretação é a seguinte: **40 pontos = diagnóstico muito provável; 30 a 35 pontos = diagnóstico possível; 25 pontos = diagnóstico pouco provável**.

Os aspectos mais importantes do diagnóstico da TB na infância são os seguintes:

- **História clínica e exame físico:** a TB deve ser lembrada em qualquer criança com história de febre por mais de 15 dias. O polimorfismo do quadro clínico é a regra. A gravidade também é variável. Podem existir quadros com sintomas discretos e inespecíficos até aqueles de evolução aguda com toxemia intensa, como a forma miliar em lactentes. É importante lembrar que a tuberculose pode apresentar-se como pneumonia de evolução lenta e rebelde ao tratamento usual. Outras vezes pode se manifestar com exame físico normal ou discretas alterações, enquanto a telerradiografia dos campos pulmonares demonstra grandes alterações. Na adolescência, época em que é frequente a doença pós-primária, o quadro pode ser semelhante ao do adulto. As manifestações clínicas da TB na criança, quando presentes, podem estar associadas a sintomas relacionados ao órgão acometido (Quadro VI.10.2).

A *investigação do contato bacilífero* deve fazer parte da rotina da anamnese pediátrica. A principal fonte de contato é a intra ou justadomiciliar e de acontecimento recente, nos 2 últimos anos. O contágio em creches e em escola, na criança e no adolescente, também deve ser valorizado. Alcoólatras e pessoas com sintomas respiratórios, como tosse de duração maior do que 15 dias, que convivam na família, são possíveis casos-fonte.

- **Teste tuberculínico:** o teste tuberculínico (TT) foi o primeiro teste de imunodiagnóstico empregado no homem (desde 1907) e padronizado posteriormente com as tuberculinas purificadas (derivado proteico purificado (PPD), para melhor interpretação dos resultados. A tuberculina con tém vários antígenos, incluindo os produzidos pela atividade metabólica do *M. tuberculosis* e os provenientes do próprio bacilo.

O TT é um teste de hipersensibilidade cutânea retardada, também conhecido como teste de Mantoux. O PPD do *M. tuberculosis* é injetado por via intradérmica.

A OMS padronizou a técnica de Mantoux com a utilização do PPD-RT 23 e inoculação de 2 UT (0,1mL), na face anterior do antebraço esquerdo entre o terço médio e

Quadro VI.10.2. Manifestações clínicas da tuberculose (TB) infantil

Sinais e sintomas	Forma de TB
• Manifestações de doença crônica	• Todas as formas de TB
• Febre: temperatura ≥ 38ºC por mais de 15 dias, após afastar causas mais comuns, como pneumonia e malária (em áreas endêmicas para malária)	• Todas as formas de TB
• Perda de peso ou dificuldade em ganhar peso (deve-se observar o gráfico de crescimento)	• Todas as formas de TB
• Tosse crônica (tosse persistente por mais de 15 dias)	• TB pulmonar e pleural
• Linfadenomegalia indolor sem formação de fístula • Linfadenomegalia com formação com formação fístula*	• TB ganglionar
• Gibosidade (principalmente se recente)* • Edema articular indolor	• TB da coluna vertebral
• Meningite que não responde a tratamento com antibiótico, com aumento subagudo da pressão intracraniana**	• TB do sistema nervoso central
• Derrame pleural (devem ser investigadas outras causas de derrame pleural)	• TB pleural
• Derrame pericárdico (devem ser afastadas outras causas de derrame pericádico, como as cardiopatias)	• TB pericárdica
• Distensão abdominal com ascite (devem ser afastadas outras causas)	• TB abdominal

*A especificidade dos sintomas para o diagnóstico de TB depende do rigor adotado na definição dos sintomas.
**Outros sintomas menos comuns de TB na criança devem ser pesquisados.
*Sinais muito sugestivos de TB na criança.

o superior. O teste pode ser repetido várias vezes, respeitando-se o intervalo de 3 a 4 meses e tendo-se o cuidado de alternar o antebraço e o local da aplicação. A leitura é realizada após 72 horas da aplicação, devendo ser observada e medida a área hiperemiada e endurecida.

Quando o teste é positivo, acredita-se que o indivíduo apresente linfócitos T sensibilizados à proteína do bacilo, indicando um contato prévio.

As principais indicações do teste tuberculínico são:

1. Investigação dos contactantes intradomiciliares bacilíferos.
2. Exame complementar nos pacientes em que há suspeita de tuberculose-doença.
3. Seguimento de indivíduos HIV-positivos.
4. Investigação de alterações radiológicas de evolução prolongada.

A resposta ao TT induzida pelo BCG parece ser transitória, persistindo no máximo até 2 anos após a vacinação. A presença de cicatriz vacinal e mesmo a revacinação pelo BCG não impedem a utilização do teste. Pesquisas internacionais, incluindo estudos brasileiros bem conduzidos, evidenciam que, mesmo em criança vacinada, uma induração acima de 10mm sugere infecção pelo bacilo de Koch, especialmente quando há epidemiologia positiva. Uma reação flictenular, associada com história familiar de tuberculose, corrobora ainda mais essa hipótese.

Na interpretação do TT considera-se o que é demonstrado no Quadro VI.10.3.

Devem ser consideradas as seguintes condições em que a leitura acima de 5mm é sugestiva de tuberculose-infecção ou doença: contato intradomiciliar comprovado com adulto bacilífero; pessoa com alteração radiológica de tórax sugestiva de TB; uso diário de 15mg de prednisona ou mais por período superior a 15 dias; infecção por HIV; paciente imunossuprimido por doenças crônicas ou fármacos imunossupressores.

Também é importante admitir erros de interpretação que são evitados quando aspectos simples, mas de fundamental importância, são observados, tais como: o prazo de validade e adequada conservação do PPD-RT 23, a dose administrada e se a aplicação foi realmente intradérmica (nesse caso, aparece uma maculopápula esbranquiçada com aspecto de casca de laranja) (Fig. VI.10.3).

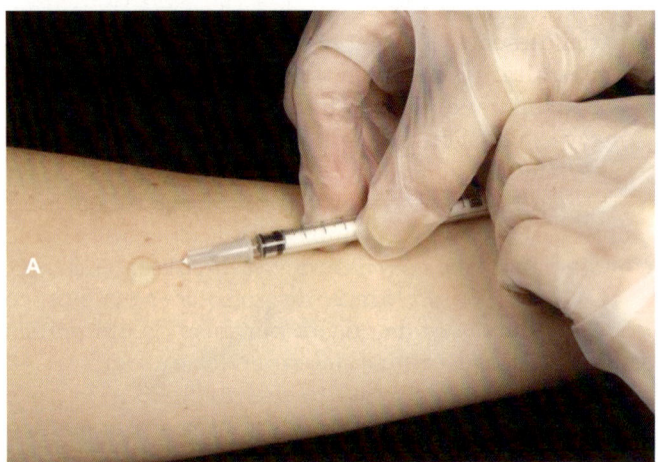

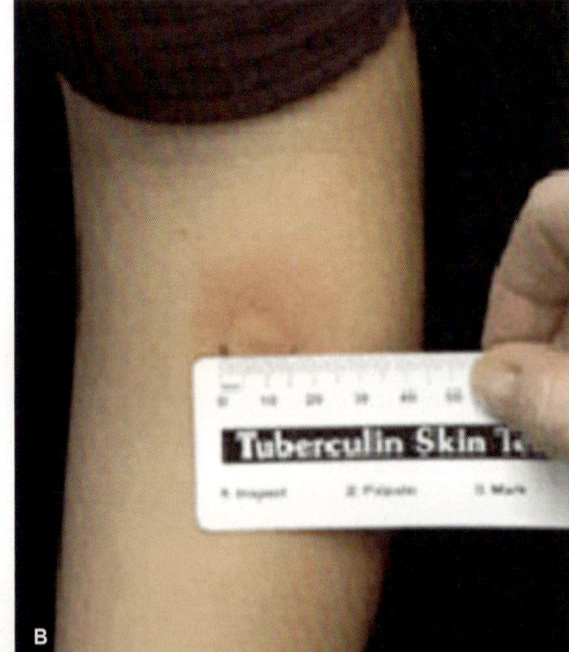

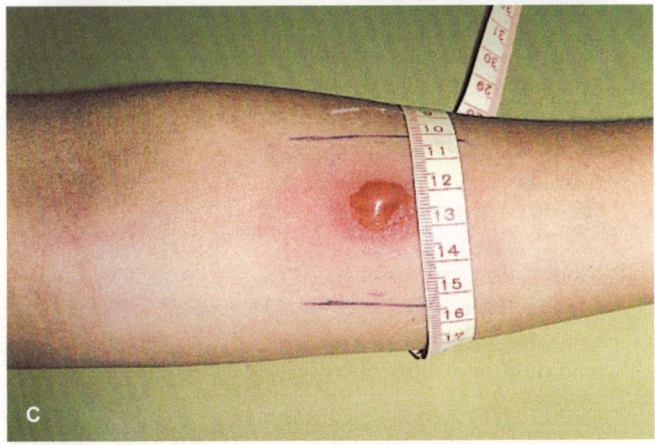

Fig. VI. 10.3. Aplicação (**A**) e leitura do TTI, (**B**) pápula com 15mm e reação listerioide e (**C**) reação flictenular.

Quadro VI.10.3. Interpretação do teste tuberculínico intradérmico pela técnica de Mantoux

Tamanho da pápula	Classificação	Interpretação
0-4mm	Não reator	Não infectado, anérgico
5-9mm	Reator fraco	Infectado por *M. tuberculosis* ou NTM ou vacinado com BCG
≥ 10mm	Reator forte	Infectado, doente
≥ 15mm	Reator forte	Infectado, doente vacinado há menos de 2 anos

Do mesmo modo, uma pessoa experiente deve avaliar a área endurecida do teste 48-72 horas após a sua aplicação. Quando for necessário, pode ser realizada a leitura precoce, pois a reação positiva pode estar presente 24 horas após a sua aplicação.

A *anergia tuberculínica (reação tuberculínica falso-negativa)* é a incapacidade do organismo de exprimir hipersensibilidade à tuberculoproteína. Em alguns casos, o indivíduo não responde também a outros antígenos. Isso sugere imunodeficiência primária do tipo celular ou síndrome da imunodeficiência adquirida. Quando a anergia é específica, a falha de reação ocorre com duas unidades tuberculínicas (2 UT) ou mesmo 250 UT, havendo porém resposta a outros antígenos de hipersensibilidade cutânea retardada, como a candidina ou a tricofitina.

Pacientes com imunossupressão, como os portadores de neoplasias ou subnutrição grave, e indivíduos em uso de corticoides ou imunossupressores frequentemente apresentam anergia tuberculínica. O mesmo pode ocorrer quando existem desidratação, hipotireoidismo, vacinação recente com vírus vivo e algumas doenças virais (varicela, sarampo, rubéola) e bacterianas (coqueluche, febre tifoide). Independentemente dessas circunstâncias, cerca de 5% a 10% dos indivíduos, não se consegue explicar a razão da reatividade diminuída ao teste.

A frequência de anergia na tuberculose é bastante variável (7% a 82%), sendo que a negativação do teste é esperada nas formas disseminadas e invasivas da doença. Também é comum na forma primária ou quando existe imunodeficiência adquirida associada, porque o hospedeiro é mais suscetível à rápida multiplicação bacilar e há grande disseminação secundária, por via sanguínea e linfática, na ausência de necrose tecidual extensa. Pesquisas demonstram que os linfócitos específicos contra o *M. tuberculosis* desses indivíduos anérgicos não secretam interferon-γ em quantidade suficiente, bem como existe uma resposta humoral exacerbada com anticorpos anti-PPD.

Com relação ao vírus da imunodeficiência humana (HIV), pacientes sensibilizados aos antígenos de hipersensibilidade cutânea retardada mantiveram resposta intacta, desde que tivessem contagem de linfócitos T CD4 maior do que 500 células/mm^3. Portanto, uma avaliação precisa do grau de imunodeficiência da pessoa HIV-positiva é fundamental para que a prova tuberculínica seja adequadamente interpretada e uma conduta correta seja indicada.

Uso de corticoide em dose acima de 1mg/kg/dia por mais de 15 dias pode interferir com a adequada resposta à tuberculina. Em relação ao uso por via inalatória, a dose habitual parece não influenciar o PPD. Além disso, crianças com TT positivo não apresentam risco de disseminação da tuberculose-infecção com o uso de corticoide em aerossol.

Também merecem destaque as *reações tuberculínicas falso-positivas* que podem ocorrer por erro na administração ou leitura do teste. A presença de outras micobactérias que compartilham o mesmo antígeno ou a administração da vacina BCG nos 2 primeiros anos após a aplicação também podem levar a resultados falso-positivos.

Indivíduos com *conversão tuberculínica recente*, registrada nos 2 primeiros anos após a primoinfecção tuberculosa, têm habitualmente um risco de doença até 13 vezes maior do que a população em geral. Indivíduos com aumento de 10mm ou mais na prova tuberculínica, num período inferior a 2 anos após a exposição ao *M. tuberculosis*, apresentam elevado risco de doença. Essa informação de paciente com conversão recente deve ser adequadamente avaliada.

A *análise qualitativa do teste tuberculínico* pode ser feita, desde que o diâmetro da induração seja igual ou maior do que 4 mm. Verifica-se se a resposta demonstra um fenômeno tipo Koch ou *Listeria*. Na reação tipo Koch, o contorno da induração é preciso, a consistência, firme, e a sensibilidade dolorosa, presente. Na reação tipo *Listeria* o contorno é impreciso, a consistência é macia e a sensibilidade dolorosa não está presente. Uma prova tuberculínica de pequeno tamanho e com reação tipo *Listeria* pode sugerir efeito protetor do BCG, com consequente imunidade antituberculosa. Já uma grande induração com reação tipo Koch indica suscetibilidade à TB.

Pesquisa realizada no Brasil, considerando como limite de positividade uma reação maior ou igual a 10mm, encontrou pela análise quantitativa uma sensibilidade de 85,9% e especificidade de 86,1% do teste tuberculínico. A análise qualitativa pela pesquisa do fenômeno Koch apresentou sensibilidade de 77,2% e especificidade de 98%. Dessa forma, a combinação das análises quantitativa e qualitativa da prova tuberculínica aumenta a utilidade do teste como instrumento auxiliar no diagnóstico da TB infantil (Quadro VI.10.4).

Um outro teste que foi utilizado foi o *BCG-teste*, que consiste na utilização da vacina BCG como teste diagnóstico. Contudo, na época atual, em que existem a pandemia da AIDS e elevada cobertura vacinal, esse teste não é mais utilizado.

- **Estudo de imagens:** o exame radiológico simples do tórax é o mais importante. Qualquer alteração radiológica dos campos pulmonares é compatível com TB, sendo importante frisar que não existe padrão radiológico típico. Contudo, a forma miliar apresenta um padrão micronodular bastante sugestivo. O comprometimento ganglionar intratorácico é frequente, ge-

Quadro VI.10.4. Avaliação qualitativa da prova tuberculínica

Parâmetro	Reação tipo Koch	Reação tipo Listeria
Contorno	Delimitado	Impreciso
Consistência	Firme	Macia
Sensibilidade dolorosa	Presente	Ausente

Fonte: Oliveira HMV, Sant'Anna CC. J Pediatr. 2000; 76:115-118.

ralmente comprometendo os gânglios hilares ou mediastinais. A tomografia pulmonar pode ser utilizada quando o estudo radiológico do tórax deixar dúvidas em relação a imagens parenquimatosas ou ganglionares. Na meningoencefalite tuberculosa, que cursa com hidrocefalia em 75% a 100% dos casos, o exame tomográfico do cérebro fazer parte da avaliação inicial.

- **Exames bacteriológicos:** a criança tuberculosa é frequentemente paucibacilar, o que faz com que a positividade dos exames bacteriológicos seja muito baixa. Apesar disso, a confirmação bacteriológica deve ser exaustivamente procurada, pois, quando positiva, aumenta acentuadamente a segurança diagnóstica.

  O bacilo de Koch pode ser identificado pela microscopia direta (baciloscopia) e cultura do escarro ou de outros espécimes obtidos do organismo. Segundo o estado bacteriológico, o indivíduo doente pode ser classificado em bacilífero e não bacilífero. Baciloscopia direta positiva significa concentração superior a 5.000 bacilos por mililitro de escarro e implica cultura positiva, desde que adequadamente realizada. A cultura fornece resultados positivos em uma concentração menor de bacilos. Requer 2 a 6 semanas de incubação, mas sempre que possível deve ser realizada. Pode ser positiva em mais de 30% de lavado gástrico e/ou escarro nas formas graves da doença. A hemocultura também pode ser positiva, principalmente quando há imunodepressão, como nos pacientes com AIDS ou com padrão radiológico do tipo miliar.

- **Exames laboratoriais:** o hemograma na TB é de valor limitado. Pode existir anemia, e o leucograma pode ser praticamente normal ou com discreta leucocitose, acompanhada de monocitose. Raramente, a TB pode cursar com leucocitose acentuada (acima de 20.000 leucócitos) e intenso desvio à esquerda. Da mesma forma, pode existir leucopenia importante (menos de 5.000 leucócitos); nessas situações, a associação com AIDS deve ser descartada. A velocidade de hemossedimentação (VHS) encontra-se aumentada na TB, como em vários outros processos mórbidos, mas é um indicador de doença tuberculosa em atividade. A dosagem de adenosina-desaminase, presente no bacilo, pode ser realizada no líquido cefalorraquidiano (LCR) e no líquido pleural. O custo é baixo, mas carece de especificidade.

- **Exames histopatológicos:** é um recurso a ser utilizado nos casos de dúvida diagnóstica, especialmente com processos neoplásicos. No exame podem ser encontradas áreas de necrose caseosa, características de inflamação granulomatosa, com a presença de células gigantes tipo Langerhans. Na suspeita de tuberculose ganglionar, pode-se realizar a punção aspirativa, procedimento relativamente simples, e enviar o material para o exame histopatológico, bacterioscopia e cultura.

- **Outros exames:** as limitações dos métodos bacteriológicos convencionais, utilizados no diagnóstico laboratorial da TB, vêm estimulando o desenvolvimento de novos métodos diagnósticos para a TB. A detecção rápida e precisa do *M. tuberculosis* tem um forte impacto no diagnóstico e tratamento da doença, sendo considerada a principal estratégia de intervenção, a qual interrompe o elo de transmissão e evita a difusão da doença.

  Novas técnicas foram introduzidas na prática laboratorial nos últimos anos, tais como o uso de instrumentos automatizados e semiautomatizados, como o MGIT (BACTEC® 460), que tanto detecta o crescimento das micobactérias em amostras clínicas em 2 ou 3 semanas, como pode ser um método para avaliar a suscetibilidade a antimicrobianos. Ainda são utilizadas inoculações de amostras clínicas em meios de base Ágar (meios enriquecidos – 7H9 e 7H11, principalmente); cromatografia líquido-gasosa, cromatografia líquida de alta pressão e espectrometria de massa; introdução de sondas de ácidos nucleicos não isotópicas, para confirmação do cultivo do complexo *M. tuberculosis*, *M. avium*, *M. intracelullare* e *M. gordonae*; reação em cadeia da polimerase (PCR).

  Os métodos alternativos citados normalmente são utilizados por centros de referências, em pesquisas e apenas em alguns casos específicos. Não são realizados como exames de rotina. São métodos mais caros do que os métodos convencionais (baciloscopia pelo método de Ziehl-Neelsen e cultura em meio sólido) e pouco disponíveis.

  O desenvolvimento da genética molecular tem causado grande influência na pesquisa médica. A aplicação de abordagens moleculares para tentar suprir as dificuldades de detecção de alguns agentes infecciosos pelos métodos convencionais, como o *M. tuberculosis* em amostras clínicas, tem evoluído nas últimas décadas, apresentando a grande vantagem de oferecer o resultado num tempo muito curto. Desenvolveram-se várias técnicas para essa finalidade, sendo os métodos mais conhecidos baseados em amplificação do alvo: PCR, amplificação mediada por transcrição (TMA), amplificação baseada na sequência de ácidos nucleicos (NASBA) e amplificação por transferência de fita (SDA).

  A PCR é a técnica de amplificação de ácido nucleico mais utilizada no diagnóstico da TB. Pode ser usada para diagnosticar rapidamente a TB em amostras com microscopia direta negativa ou determinar se o bacilo acidorresistente identificado na amostra por microscopia direta é o *M. tuberculosis* ou uma micobactéria atípica. Também é útil no acompanhamento dos casos ao se identificar a presença de modificações genéticas da micobactéria associadas à resistência a fármacos antimicobacterianos. É ainda usada para avaliação epidemiológica por permitir a identificação do padrão de transmissão de uma determinada cepa de *M. tuberculosis*.

  Estudos da PCR em crianças não são conclusivos. Entretanto, apesar de apresentar uma baixa sensibilidade, sua alta especificidade demonstrada em alguns estudos pode facilitar a identificação de casos menos típicos, especialmente as formas extrapulmonares.

A melhor compreensão da imunologia da TB e, principalmente, da biologia molecular permitiu o desenvolvimento de testes que podem estimar a resposta imune celular a antígenos específicos do *M. tuberculosis*, como o ESAT-6 e o CFP-10. Isso torna possível a diferenciação com outras micobactérias. Contudo, ainda há problemas de sensibilidade, especificidade e na padronização dos resultados com amostras clínicas de diversas naturezas. ESAT-6 e CFP-10 são potentes indutores de IFN-γ, o que permite o diagnóstico da tuberculose ativa com base nos níveis de IFN-γ produzidos.

Testes sorológicos para a detecção de anticorpos ou de antígenos no sangue, na TB, são ineficientes como métodos diagnósticos.

O *teste terapêutico com finalidade diagnóstica* só deve ser realizado após investigação exaustiva do paciente. Encontra-se justificado em situações nas quais o retardo no tratamento ponha em risco a vida do paciente. O teste é considerado positivo quando ocorre uma resposta clínica satisfatória do paciente, habitualmente dentro de dias ou semanas, após a instituição do regime terapêutico específico para o *M. tuberculosis*.

DIAGNÓSTICO DIFERENCIAL

O diagnóstico diferencial da TB inclui uma ampla variedade de diagnósticos, como:

- **Pneumonias** – especialmente aquelas que se prolongam mesmo com tratamento adequado para as bactérias habituais (pneumococos, hemofilos, estafilococos etc.) e as formas de tuberculose miliar com a pneumonia provocadas por estafilococos.
- **Meningoencefalite** – diferenciar meningite bacteriana parcialmente tratada da meningite tuberculosa.
- **Febre de origem obscura** – casos que persistam por mais de 7 dias devem ser diferenciados de outras infecções, colagenoses e neoplasias.

A TB deve ser investigada em outras situações clínicas, como: déficit ponderal associado com tosse prolongada; derrame pleural extenso com dispneia discreta; adenopatia superficial; doença articular, principalmente quando monoarticular; eritema nodoso; conjuntivite flictenular.

TRATAMENTO

O esquema recomendado para o tratamento da TB em crianças até os 10 anos de idade é demonstrado no Quadro VI.10.5. O tratamento atual é de apenas 6 meses e seguro, efetivo, barato e simples, permitindo melhor seguimento, mesmo por pacientes de famílias socialmente desestruturadas.

Recentemente, o Ministério da Saúde, por meio do Programa Nacional de Controle da Tuberculose (PNCT), introduziu mudanças no tratamento da TB para os indivíduos com 10 anos ou mais (adolescentes e adultos), segundo a norma: A primeira mudança consiste na introdução do etambutol como quarto fármaco na fase intensiva de tratamento (2 primeiros meses) do esquema básico, e tem como justificativa a constatação do aumento da resistência primária à isoniazida (de 4,4% para 6,0%) e da resistência primária à isoniazida (INH) associada à rifampicina (RIF) (de 1,1% para 1,4%), observado no II Inquérito Nacional de Resistência aos Fármacos Anti-TB, conduzido em 2007-2008, em comparação com os resultados do I Inquérito Nacional, realizado no período de 1995 a 1997.

A segunda mudança consiste em introduzir a apresentação em comprimidos com dose fixa combinada dos quatro fármacos (4 em 1) para a fase intensiva do tratamento. Os comprimidos são formulados com doses reduzidas de isoniazida e pirazinamida em relação às atualmente utilizadas no Brasil.

O esquema básico com quatro fármacos é mundialmente utilizado, com excelentes resultados quanto à efetividade, em particular pela maior adesão ao tratamento. Espera-se, com a introdução de um quarto fármaco, aumentar o sucesso terapêutico e evitar o aumento da multirresistência (resistência à rifampicina + isoniazida).

As vantagens da mudança da apresentação dos fármacos são, entre outras, o maior conforto do paciente, pela redução do número de comprimidos a serem ingeridos; a impossibilidade de tomada isolada de fármacos e a simplificação da gestão farmacêutica em todos os níveis. Para crianças até 10 anos, continuará sendo preconizado o tratamento atual.

Os fármacos antituberculose são bem tolerados pela criança. Os efeitos colaterais são raros e a medicação deve ser administrada em uma só tomada, pela manhã, com a criança em jejum.

Os esquemas terapêuticos atualmente adotados reduziram o número de internações hospitalares e o mais grave problema do tratamento, o abandono. A não aderência ao tratamento tuberculostático apresenta taxas de 20% a 30%. A TB hoje é uma doença de tratamento ambulatorial, o que faz com que seu custo terapêutico, por paciente, seja reduzido em mais de 20 vezes.

A estratégia dos esquemas atuais visa obter a negativação do escarro no tempo mais breve possível, em torno de 15 a 30 dias, quebrando a cadeia de transmissão e esterilizando rapidamente as lesões. Essa prática ajuda na prevenção da resistência secundária e reduz sensivelmente as recaídas; isso acontece porque as diferentes populações bacilares são atingidas simultaneamente. Os bacilos de multiplicação rápida são atingidos pela isoniazida (INH) e rifampicina (RIF); os de multiplicação lenta, que ficam no interior dos macrófagos, são combatidos pela pirazinamida (PZA); e aqueles de multiplicação muito lenta e intermitente, localizados nos nódulos caseosos e principais responsáveis pela recidiva, são inativados pela RIF e pela INH. Essa é a explicação para o uso desses dois fármacos até o final do tratamento.

Quadro VI.10.5. Esquema padronizado para o tratamento da tuberculose em crianças de até 10 anos de idade

Esquema I
2RHZ/4RH* – Indicado nos casos novos de todas as formas de TB pulmonar e extrapulmonar, exceto meningite

Fases do tratamento	Fármacos	Peso do doente			
		Até 20kg (mg/kg/dia)	Mais de 20kg e até 35kg (mg/kg/dia)	Mais de 35kg e até 45kg (mg/kg/dia)	Mais de 45kg (mg/kg/dia)
1ª fase (2 meses)	R	10	300	450	600
	H	10	200	300	400
	Z	35	1.000	1.500	2.000
2ª fase (4 meses)	R	10	300	450	600
	H	10	200	300	400

*2RHZ, 1ª fase (2 meses), 4RH, 2ª fase (4 meses).
R – Rifampicina; H – Isoniazida; Z – Pirazinamida

Observações: No tratamento da tuberculose oftálmica e cutânea, a isoniazida poderá ser mantida por mais 6 meses, a critério médico (2RHZ/4RH/6H). No tratamento da associação tuberculose e portador de HIV ou paciente com AIDS, a 2ª fase terá a duração de 7 meses (2RHZ/7RH).

Esquema IR*
2RHZE/4RHE** – Indicado nos casos de retratamento em recidivantes e retorno após abandono do esquema I

Fases do tratamento	Fármacos	Peso do doente			
		Até 20kg (mg/kg/dia)	Mais de 20kg e até 35kg (mg/kg/dia)	Mais de 35kg e até 45kg (mg/kg/dia)	Mais de 45kg (mg/kg/dia)
1ª fase (2 meses)	R	10	300	450	600
	H	10	200	300	400
	Z	35	1.000	1.500	2.000
	E	25	600	800	1.200
2ª fase (4 meses)	R	10	300	450	600
	H	10	200	300	400
	E	25	600	800	1.200

*Esquema I reforçado.
*2RHZE, 1ª fase (2 meses); 4RHE, 2ª fase (4 meses).
R – Rifampicina; H – Isoniazida; Z – Pirazinamida; E – Etambutol

Observações: Os recidivantes de esquemas alternativos por toxicidade ao Esquema I devem ser avaliados para prescrição do esquema individualizado. Havendo alteração visual durante o tratamento, o paciente deverá ser encaminhado para um serviço de referência com o objetivo de avaliar o uso do etambutol.

Esquema II
2RHZ/7RH* – Indicado na meningite tuberculosa

Fases do tratamento	Fármacos	Dose para todas as idades (mg/kg de peso/dia)	Dose máxima em mg
1ª fase (2 meses)	R	20	600
	H	20	400
	Z	35	2.000
2ª fase (7 meses)	R	10 a 20	600
	H	10 a 20	400

*2RHZ, 1ª fase (2 meses); 7RH, 2ª fase (7 meses).
R – Rifampicina; H – Isoniazida; Z – Pirazinamida

Observações: Nos casos de concomitância da meningite tuberculosa com qualquer outra localização de tuberculose, usar o Esquema II.
*Nos casos de meningite tuberculosa, em qualquer idade, recomenda-se o uso de corticosteroides por um prazo de 2 a 4 meses, no início do tratamento.
**Na criança, a prednisona é administrada na dose de 1 a 2mg/kg de peso corporal, até a dose máxima de 30mg/dia. No caso de se utilizar outro corticosteroide, aplicar a tabela de equivalência entre eles.
***A fisioterapia na meningite tuberculosa deverá ser iniciada com orientação o mais precocemente possível.

(continua)

Quadro VI.10.5. Esquema padronizado para o tratamento da tuberculose em crianças de até 10 anos de idade (*Continuação*)

Esquema III
3SETEZ/9EtE* – Indicado nos casos de falência do tratamento com os Esquemas I, IR E II

Fases do tratamento	Fármacos	Peso do Doente			
		Até 20kg (mg/kg/dia)	Mais de 20kg	Mais de 35kg e até 45kg	Mais de 45kg
1ª fase (3 meses)	S	20	500	1.000	1.000
	Et	12	250	500	750
	E	25	600	800	1.200
	Z	35	1.000	1.500	2.000
2ª fase (9 meses)	Et	12	250	500	750
	E	25	600	800	1.200

*3SEtEZ, 1ª fase (3 meses); 9EtE, 2ª fase (9 meses).
S – Estreptomicina; Et – Etionamida; Z – Pirazinamida; E – Etambutol
Observações: Em pessoas maiores de 60 anos, a estreptomicina deve ser administrada na dose de 500 mg/dia. Havendo alteração visual durante o tratamento, o paciente deverá ser encaminhado para um serviço de referência, com o objetivo de avaliar o uso do etambutol.

A criança tuberculosa frequentemente é paucibacilar, mas exige tratamento precoce e radical. Por não apresentarem desenvolvimento imunológico completo, as crianças apresentam maior probabilidade de formas graves, como a miliar e a meníngea, ambas com letalidade elevada.

O tratamento adequado pode atingir mais de 95% de êxito. Infelizmente, isso não é alcançado pela precariedade das condições sociais da população, associada a falhas no sistema de saúde. A tomada irregular da medicação e o abandono precoce do tratamento ainda são problemas difíceis de serem superados.

A meningoencefalite tuberculosa requer considerações especiais. Deve-se usar corticoide no início do esquema com a finalidade de evitar adesões das leptomeninges e bloqueio liquórico, permitindo maior circulação dos fármacos no nível cerebral. O corticoide deve ser prescrito por 60 dias e, depois, reduzido. Pode-se usar a prednisona (1 a 2mg/kg/dia até o máximo de 40mg/dia) ou outro corticoide em dose equivalente.

O corticoide também pode ser usado juntamente com o esquema tríplice na tuberculose endobrônquica (quando há gânglios causando atelectasia), no derrame pleural tuberculoso com desvio do mediastino, na pericardite e na tuberculose miliar com bloqueio alveolocapilar.

As manifestações clínicas de hipersensibilidade, quando ocorrem, são de aparecimento precoce no curso do 1º mês de tratamento. Constituem-se principalmente de erupção cutânea e febre. Com os fármacos do esquema comumente usado, essas reações são geralmente leves e transitórias, frequentemente não exigem suspensão do tratamento e cedem espontaneamente.

Nos casos em que há incômodo para o paciente, como prurido intenso, poder ser utilizado um anti-histamínico. Quando ocorre reação mais importante, é prudente suspender o tratamento e aguardar seu desaparecimento, antes da reintrodução do fármaco. O reinício deve ser feito com INH, seguida de RIF e PZA, deixando a estreptomicina, quando existente no esquema, por último. Exemplificando: se há reação séria de hipersensibilidade com o esquema inicial, os dois primeiros fármacos a serem reiniciados são a INH e a RIF. Se a reação não mais ocorrer, reintroduz-se a PZA com um sexto ou menos da dose habitual, aumentando-se progressivamente a cada 2-3 dias. Caso a reação ocorra com o uso dos dois primeiros fármacos reiniciados, suspende-se a RIF e são reiniciadas novamente a INH e a PZA. Tenta-se, posteriormente, introduzir RIF com doses menores (1/6 a 1/10). Eventualmente, pode-se usar corticoide (prednisona, 1-2mg/kg/dia, dose única matinal, por curto período de uso) durante a dessensibilização, para abreviá-la. Em casos de extrema gravidade, como dermatite esfoliativa grave e síndrome de Stevens-Johnson, o medicamento dever ser afastado definitivamente.

Hepatite é um risco menor na criança do que no adulto. Em caso de função hepática prévia normal, não é necessária a monitoração da função hepática; leves alterações nas taxas de enzimas hepáticas são comuns nas primeiras semanas de tratamento e cedem espontaneamente. Hepatite clinicamente evidente exige imediata suspensão do fármaco e confirmação laboratorial. Nesse caso, após reintrodução do mesmo regime terapêutico ou outro, alternativo, dever ser feita avaliação laboratorial cuidadosa e frequente; todos os fármacos antituberculose são potencialmente hepatotóxicos. Quase sempre o aparecimento precoce de hepatotoxicidade (colangite) se deve à RIF, enquanto reações tardias (hepatite) são devidas à INH.

Outro fato que pode ocorrer é a intolerância gástrica, com vômitos pós-medicação. Nesse caso, pode-se usar antiácido por curto período (p. ex., hidróxido de alumínio, 2,5-5mL, 1 a 3 horas após as refeições) ou fracionar a dosagem, iniciando-se pela PZA seguida pela RIF e, por fim, pela INH.

Como a PZA é um fármaco atualmente bastante utilizado, seu principal efeito colateral, a atralgia, tem sido relatado. A atralgia ocorre devido ao acúmulo do ácido pirazinoico (metabólito do fármaco), que inibe a secreção tubular renal do ácido úrico. É autolimitada e cede prontamente ao uso de ácido acetilsalicílico e outros sintomáticos.

A INH ainda pode induzir a neuropatia periférica, neurite óptica e convulsão, mas esses efeitos colaterais são raros em crianças, não sendo comumente necessária a prevenção com piridoxina. A piridoxina, quando iniciada em casos isolados, deve ser dada na dose de 6mg ao dia. Doses maiores do que 50mg podem inibir o feito antituberculoso do medicamento. Vertigens, contraturas musculares e síndrome semelhante a lúpus (cor normal) são efeitos raros. A INH pode inibir a metabolização hepática de certos fármacos, como a aminofilina e a difenil-hidantoína, facilitando os riscos de intoxicação pelos mesmos.

A tendência atual é utilizar a INH na dose de 5mg/kg/dia, que se mostra eficaz e com escassos efeitos colaterais.

A RIF pode colorir de vermelho-alaranjado a urina, as fezes e as lágrimas. Pode ainda, raramente, ocasionar colestase, distúrbios visuais, anemia hemolítica, leucopenia e trombocitopenia. Uma síndrome semelhante ao resfriado também é descrita, sendo devida a anticorpos circulantes antirrifampicina. Por ser uma indutora enzimática, pode acelerar o metabolismo de fármacos como corticoides e digitálicos.

Pacientes com insuficiência renal de qualquer grau podem ser tratados com RIF, INH e PZA, na posologia convencional, sem ocorrer maiores riscos.

A presença de elevada tendência à formação de mutantes resistentes aos medicamentos determina a necessidade da polifarmacoterapia, que tem como finalidade evitar essa seleção que pode acarretar fracasso terapêutico. A resistência do *M. tuberculosis* pode ser de três tipos: natural, primária e secundária ou resistência bacteriana adquirida.

A resistência natural é aquela em que a cepa é insensível ao fármaco, sem nunca ter tido contato com ele, tendo pouca importância prática. A resistência primária deve-se à infecção por cepa proveniente de outro paciente que adquiriu resistência pelo tratamento inadequado. O paciente nunca foi tratado com o medicamento em questão, mas sua fonte de infecção já o foi. No Brasil e em todo o mundo, a resistência primária vem aumentando. A resistência bacteriana secundária ou adquirida é aquela que aparece em decorrência do uso incorreto do esquema. Isso faz com que os bacilos, inicialmente sensíveis, se tornem mutantes. Nesse caso, a recaída pode ocorrer com bacilos totalmente resistentes aos fármacos usados. Com a pandemia da AIDS surgem cada vez mais cepas multirresistentes aos vários esquemas.

Além da quimioterapia, ao se tratar a TB em uma criança, são indispensáveis uma boa alimentação, ambiente arejado e a seleção de alguém que lhe forneça cuidados e administre os medicamentos. O ideal é a mãe e, se possível, o ambiente deve ser a residência. O hospital apenas deve ser utilizado nos casos muito graves ou quando as condições socioeconômicas forem extremamente precárias.

O controle de tratamento deve ser realizado pelo acompanhamento clínico e por alguns parâmetros laboratoriais. O escarro, quando inicialmente positivo, deve ser negativo no 2º mês de terapêutica. O estudo radiológico é necessário apenas no final do tratamento, exceto quando existe tuberculose miliar; geralmente apresenta melhora do padrão radiológico ao final do 1º mês de esquema. As lesões parenquimatosas pulmonares devem desaparecer, em sua maioria, ao término do tratamento, mas as adenomegalias pulmonares podem persistir por 2 a 3 anos após o tratamento correto, sem significar qualquer problema. Na meningoencefalite tuberculosa, o LCR deve encontrar-se praticamente normal ao final do 1º mês de esquema terapêutico.

TUBERCULOSE E AIDS

A AIDS fez com que a TB voltasse a ser estudada nos países ricos. Fala-se até em uma "nova tuberculose".

A criança ou adolescente com infecção assintomática pelo HIV pode apresentar depleção e disfunção das células CD4, acompanhadas de defeito na função dos macrófagos e dos monócitos. Isso eleva consideravelmente o risco de tuberculose primária, reativação endógena e reinfecção exógena.

A TB pode ser a manifestação inicial da imunodeficiência adquirida. Teste de Mantoux negativo, forma miliar de tuberculose e as complicações extrapulmonares vêm aumentando de frequência com o avanço da AIDS. Nesses pacientes, são comuns a positividade da bacterioscopia do escarro e da hemocultura.

Em relação à vacina BCG, os recém-nascidos e crianças com sorologia positiva ao HIV devem recebê-la desde que não haja qualquer evidência clínica ou laboratorial de imunodeficiência.

PROFILAXIA

A profilaxia da TB é feita por meio de vacinação, quimioprofilaxia primária e secundária, além do controle dos focos de infecção e, principalmente, pela melhora das condições de vida da população.

VACINA BCG

A vacina BCG, desde a sua descoberta até os dias atuais, é assunto de controvérsias. Vários estudos recentes do tipo caso-controle mostram eficácia de 50%-60% para a tuberculose pulmonar e de 80%-90% para a tuberculose miliar e meningite tuberculosa. Um desses estudos realizados no Brasil sobre a eficácia da vacina BCG em meningite tuberculosa foi feito pelos autores deste capítulo no IMIP.

A eficácia da vacina parece diminuir com o tempo e quando há exposição prolongada e intensa ao *M. tuberculosis*.

A eficiência da vacina é aumentada quando é adequadamente conservada e aplicada com a técnica correta, via intradérmica, e na dose suficiente (0,1mL). É fundamental o controle de qualidade.

Pela elevada frequência da TB em nosso meio, todas as crianças acima de 2.000g devem ser vacinadas o mais precocemente possível, inclusive aquelas HIV-positivas, desde que assintomáticas. Os efeitos colaterais são raros quando a vacina é aplicada corretamente. Quando a aplicação é feita erroneamente por via subcutânea, podem ocorrer úlceras e linfadenite em até 10% dos casos, mas sem grandes danos à criança.

A hipersensibilidade tuberculínica pós-vacinal é transitória, em torno de 2 anos, e incompleta, apesar de a imunidade ser provavelmente duradoura (em torno de 10 anos).

A vacina BCG também fornece proteção experimental e clínica contra a forma lepromatosa da hanseníase em até 80%. É inclusive recomendada nos contactantes dessa doença que fizeram uso de BCG há mais de 2 anos.

É importante lembrar que a vacina BCG não deve ser um ato isolado no controle da TB e sim uma medida a mais, que pode ter atuação na cadeia epidemiológica da mesma. Após vários estudos realizados no Brasil, a revacinação com BCG foi descontinuada por ter demonstrado pouca eficácia.

QUIMIOPROFILAXIA

É a administração de um fármaco para evitar a doença. Poder ser primária ou secundária. A primária visa evitar a primoinfecção, como se faz no recém-nascido de mãe bacilífera. A quimioprofilaxia secundária é aquela feita nos indivíduos infectados com elevado risco de desenvolver a doença, o qual é 50 vezes maior nas infecções recentes do que nas antigas e duas vezes maior entre os contactantes reatores do que entre os não reatores.

A quimioprofilaxia da TB consiste na administração de isoniazida em pessoas infectadas pelo bacilo (quimioprofilaxia secundária) ou não (quimioprofilaxia primária), na dosagem de 10mg/kg/dia (até 400mg), diariamente, por um período de 6 meses. O uso da INH profilática reduz em 75% a incidência de doença no 1º ano após o contágio e em 50% nos 5 anos posteriores

Está recomendada nas seguintes situações:

- Comunicantes de bacilíferos, menores de 5 anos, não vacinados com BCG, reatores à prova tuberculínica, com exame radiológico normal e sem sintomatologia clínica compatível com a TB.
- Recém-nascidos comunicantes de foco bacilífero. Nesse caso, administra-se a quimioprofilaxia por 3 meses e, após esse período, faz-se a prova tuberculínica na criança. Se ela for reatora, mantém-se a isoniazida até os 6 meses de idade; se não for reatora, suspende-se o fármaco e aplica-se a vacina BCG.
- Indivíduo recém-infectado (viragem tuberculínica recente).
- Comunicantes intradomiciliares de bacilíferos e imunodeprimidos por uso de fármacos ou por doenças imunossupressoras, sob criteriosa decisão médica.

Nos casos duvidosos quanto à indicação de quimioprofilaxia, pode-se optar pelo acompanhamento clínico rigoroso nos 2 primeiros anos após a provável primoinfecção. Se a criança for bem acompanhada, um eventual risco de adoecimento é minimizado pela possibilidade de diagnóstico e tratamento precoces.

Nos indivíduos soropositivos para HIV, a quimioprofilaxia é indicada nos seguintes casos:

- Comunicantes intradomiciliares ou institucionais de pacientes bacilíferos, independentemente de prova tuberculínica.
- Reatores ao PPD (5mm ou mais) e assintomáticos.
- Não reatores ao PPD (induração menor de 5mm), com CD4 menor do que 350 células/mm^3 ou contagem de linfócitos totais menor do que 1.000 células/mm^3.
- Portadores de lesões radiológicas cicatriciais ou com registro documental de terem sido reatores ao PPD.

Antes do início da quimioprofilaxia em qualquer paciente, é óbvio que a possibilidade de doença tuberculosa deve ser afastada por meio de dados clínicos, teste tuberculínico e exames de imagem.

CONTROLE DO FOCO DE INFECÇÃO

A cultura do foco bacilífero, demonstrando a sensibilidade do bacilo aos fármacos do esquema, pode ser uma valiosa ajuda, especialmente no tratamento malsucedido de uma criança ou mesmo na quimioprofilaxia. O controle sanitário dos focos de infecção, por meio de diagnóstico precoce e tratamento do bacilífero, é de fundamental importância. Apenas quando a fonte de infecção for descoberta e adequadamente tratada é que o médico realmente estará cuidando da criança, da sua família e da comunidade em que ela vive, pois estará assim atuando na cadeia epidemiológica da doença.

MELHORIA DE CONDIÇÕES SOCIAIS

Enquanto houver miséria, o controle da tuberculose vai transcender a medicina, por melhores que sejam os programas de saúde. É importante que o médico tenha consciência dos seus limites e do mal que a ambição, o luxo e o desperdício exagerado de alguns podem acarretar em toda a comunidade.

O sonho de prevenir a TB tem ocupado a mente de cientistas há vários séculos, mas deve ser acompanhado pelo sonho de uma sociedade mais justa e organizada.

BIBLIOGRAFIA

American Academy of Pediatrics. Red Book 2003: report of the Committee on Infectious Diseases. Elk Grove Village, 2003.

American Thoracic Society. Diagnostic standards and classification of tuberculosis in adults and children. Am J Respir Crit Care Med 2000; 161:1.376-1.395.

Brasil, Ministério da Saúde. Tuberculose. In: Guia de Vigilância Epidemiológica. Brasília (DF): Ministério da Secretaria de Vigilância à Saúde, 2005:732-737.

Brasil. Departamento de Informática do SUS. Sistema de Informação de Agravos de Notificação – SINAN, 2008. Disponível em: <http://tabnet.datasus.gov.br/cgi/tabcgi.exe?idb2006/d0202.def>. Acessado em: 10-8-2009.

Dantas O, Ximenes RA, De Albuquerque M de F et al. A case-control study of protection against tuberculosis by BCG revaccination in Recife, Brazil. Int J Tuberc Lung Dis. 2006; 10:536-541.

Datta M, Swaminathan S. Global aspects of tuberculosis in children. Paediatr Respir Rev 2001; 2 :91-96.

Fernandes TMD, Almeida ABS, Nascimento DR. Memória da tuberculose. Disponível em: <http://www.coc.fiocruz.br/tuberculose/frame.htm>. Acessado em: 20-12-2006.

Grange J, Story A, Zumla A. Tuberculosis in disadvantage groups. Curr Opin Pulm Med. 2001; 7:160-164.

Lalvani A et al. Rapid detection of Mycobacterium tuberculosis infection by enumeration of antigen-specific T cells. Am J Respir Crit Care Med 2001; 163:824-828.

Lima JFC, Montenegro LML, Montenegro RA, Cabral MML et al. Desempenho da técnica nested PCR na detecção específica do complexo Mycobacterium tuberculosis em amostras sanguíneas de pacientes pediátricos. J Bras Pneumol 2009; 35(7):690-697.

Marais BJ et al. The natural history of childhood tuberculosis intrathoracic tuberculosis: a critical review of liteature from the pre-chemotherapy era. Int J Tuberc Lung Dis 2004b; 8:392-402.

Militão de Albuquerque MFP, Ximenes RAA, Campelo ARL et al. Neonatal BCG vacine and response to the tuberculin test in BCG vaccinated children in contact with tuberculosis patients in Recife, Brazil. J Trop Pediat 2004; 50:32-36.

National Tuberculosis Center. University of New Jersey. The history of tuberculosis. Disponível em: <http://www.umdnj.edu/~ntbcweb/history.htm>. Acessado em: 21-7-2009.

Organização Mundial de Saúde. A human rights approach to TB: Stop TB Guidelines for Social Mobilization. Geneva, 2001. (WHO/CDS/STB/2001, 9).

Organização Mundial de Saúde. Report 2009 Global tuberculosis control: epidemiology, strategy, financing. Geneva, 2009. Disponível em: <http://www.who.int/tb/publications/global_report/2009/pdf/full_report.pdf>. Acessado em: 15-6-2009.

Palomino JC, Leão SC, Ritacco V. Tuberculosis 2007. São Paulo, 2009. Disponível em: <http://www.tuberculosistextbook.com/>. Acessado em: 28-6-2009.

Perkins MD et al. Serologic diagnosis of tuberculosis using a simple commercial multiantigen assay. Chest, 2003; 123:107-112.

Rodrigues LC et al. Effect of BCG revaccination on incidence of tuberculosis in school-aged children in Brazil: the BCG-REVAC cluster-randomised trial. Lancet 2005; 366(9493):1.290-1.296.

Sant'Anna CC. Tuberculose na infância. São Paulo: Editora Atheneu, 2002.

Sarinho E, Alves JGB et al. Pode-se ler o teste de Mantoux com apenas 24 horas? J Pediatr 1991; 67(9/10):326-329.

Sarinho ESC, Aguiar Fº AS, Silva AMR. J Pediatr (RJ) 1994; 70(2):91-94.

Shingadia D, Novelli V. Diagnosis and treatment of tuberculosis in children. Lancet Infect Dis 2003; 4:1-4.

Starke JR. Childhood tuberculosis: ending the neglect. Int J Tuberc Lung Dis., 2002; 6:374-376.

Van-Lume DS, Souza JR, Melo WG et al. Preliminary results in the immunodiagnosis of tuberculosis in children based on T ell responses to ESAT-6 and PPD antigens. Memórias do Instituto Oswaldo Cruz (online), 2008; 103:401-404.

Walls T, Schingadia D. Global epidemiology of paediatric tuberculosis. J Infect., 2004; 48:13-122.

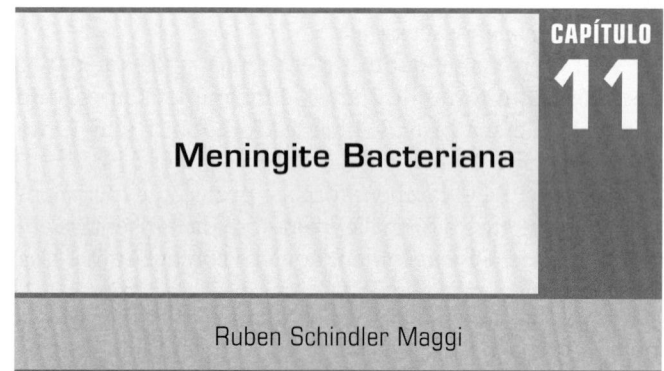

CAPÍTULO 11

Meningite Bacteriana

Ruben Schindler Maggi

INTRODUÇÃO, CONCEITUAÇÃO E EPIDEMIOLOGIA

Meningite é o processo inflamatório das membranas que recobrem o sistema nervoso central (SNC), secundário à agressão de um agente que pode ser infeccioso ou não. Na infância, as causas bacterianas apresentam especial destaque não somente pela sua frequência, como também pela gravidade que a doença representa, com elevados índices de letalidade e sequelas, especialmente em regiões pobres do mundo, onde há baixa cobertura vacinal e precárias condições de atendimento médico. Muitas vezes o comprometimento encefálico tem manifestações importantes, levando à incorporação de termos como meningoencefalite para destacar esse aspecto clínico e histopatológico, porém sem determinar diferenças nos enfoques diagnósticos ou terapêuticos, motivos pelos quais a expressão meningite bacteriana (MB) engloba outros considerados sinônimos.

Praticamente todos os agentes infecciosos conhecidos têm sido associados com doenças inflamatórias do SNC. Na infância, os vírus e as bactérias têm importância especial pela sua elevada incidência, mas fungos e parasitas sempre devem ser considerados, notadamente em crianças portadoras de imunodeficiências. As características das meningoencefalites virais devem ser vistas no capítulo específico, e as fúngicas e parasitárias são abordadas no diagnóstico diferencial.

O comportamento epidemiológico da MB na infância tem sido bastante dinâmico nos últimos 70 anos; após a introdução dos antibióticos e quimioterápicos na sua terapêutica na década de 1940, houve uma dramática queda na letalidade da doença, antes praticamente de 100%, porém continua sendo motivo de especial preocupação. Apesar de haver excelentes antibióticos bactericidas e de boa atuação no SNC, a letalidade observada em países desenvolvidos oscila entre 5% e 20%, chegando a 40% ou mais em países e regiões pobres, notadamente no continente africano, onde a doença atinge os seus piores indicadores de incidência e letalidade.

A situação epidemiológica do Estado de Pernambuco (PE) e sua capital, Recife, é semelhante à de outros Estados da Região Nordeste. Em 2007 e 2008, do total das meningites notificadas houve um aumento considerável na proporção de meningites virais, de 70% a 75% do total, e de 17%, em média, de etiologia bacteriana, com a preocupante constatação de um baixo retorno bacteriológico que permita definir a bactéria causal.

Independentemente das condições socioeconômicas do país ou da região, a MB continua sendo uma doença predominantemente pediátrica. Embora a incorporação de vacinas eficazes tenha mudado o impacto de algumas etiologias na população infantil, especialmente em relação ao *Haemophilus influenzae* e *Streptococcus pneumoniae*, esse impacto ainda não é observado em muitos países pobres, que não contam com acesso universal a essas medidas preventivas devido ao custo ainda inacessível para eles. Assim, mais de 80% dos casos da doença ainda são observados em menores de 15 anos, com forte concentração nos menores de 4 anos.

No período neonatal, a MB se apresenta de forma especial, com quadro clínico inespecífico e indistinguível das infecções sistêmicas graves e desse período de vida, estando frequentemente associada às mesmas, e um de cada três neonatos pode cursar com comprometimento do SNC na vigência desses processos, requerendo um enfoque clínico e terapêutico especial, como descrito no capítulo específico das infecções neonatais.

ETIOLOGIA, PATOGÊNESE E PATOLOGIA MORFOLÓGICA E FUNCIONAL

As diferentes bactérias causadoras de MB apresentam características especiais que dependem de vários aspectos, tais como faixa etária do paciente, situação imunitária e vacinal, malformações associadas e região de moradia, entre outros.

Desses fatores, a idade do paciente é essencial na consideração do diagnóstico etiológico e, consequentemente, na terapêutica empírica inicial. No período neonatal, a maioria dos processos infecciosos sistêmicos aos quais a MB pode estar associada é causada por bactérias que colonizam o canal do parto. Assim, a *Escherichia coli* e o *Streptococcus* do grupo B são os agentes mais frequentes, representando mais de 80% das etiologias definidas nessa idade. *Listeria monocytogenes* e outras enterobactérias completam o espectro etiológico. Essas características da MB neonatal são discutidas no capítulo Sepse Neonatal (Seção XIV, Cap. 17).

Após essa faixa etária e até os 5 anos, dois agentes bacterianos predominam em quase todas as regiões do mundo: o *Streptococcus pneumoniae* (pneumococo), causador das formas mais graves da doença, e a *Neisseria meningitidis* (meningococo), responsável pelos surtos epidêmicos observados periodicamente em diferentes regiões. O *Haemophilus influenzae* já foi a causa mais comum de MB nesse grupo etário, e assim continua em regiões pobres do mundo, porém quase não é mais descrito como causa nos países ricos desde a incorporação das vacinas conjugadas para esse agente, comportamento também observado no Brasil desde o ano 2000, após a inclusão dessas vacinas no programa oficial do Ministério da Saúde.

Em regiões e países onde a prevalência da infecção pelo vírus da imunodeficiência humana (HIV) é alta, notadamente na Ásia e na África subsaariana, a etiologia tuberculosa aparece com frequência condicionando MB nos pacientes com essa doença de base, juntamente com fungos e outros agentes oportunistas.

Na maioria dos casos, a bactéria atinge o SNC pela via hematogênica, após colonização ou infecção subclínica da via aérea superior. O acesso por contiguidade, devido a infecções de ouvido ou seios paranasais, é ocasional. Traumas e feridas cirúrgicas também podem facilitar o acesso de bactérias ao SNC. Caso as barreiras defensivas naturais do organismo (sistema imune, integridade anatômica) não sejam competentes para impedir a chegada das bactérias no SNC, elas vão iniciar o processo inflamatório por meio de diferentes componentes e toxinas. Endotoxinas e lipopolissacarídeos de membrana vão exercer o seu elevado poder toxigênico, induzindo a liberação de mediadores da inflamação e citocinas, substâncias que tendem a aumentar e manter a reação inflamatória ainda na ausência dos fatores antigênicos que originaram o processo. O fator de necrose tumoral (FNT), as várias interleucinas (IL) e o fator ativador de plaquetas (FAP) aparecem como os mediadores mais importantes desse processo inflamatório.

Essas substâncias, embora endógenas e próprias dos sistemas de defesa do organismo, podem ser produzidas e liberadas em excesso e de forma desordenada, condicionando a maioria dos sinais e sintomas clínicos, estando, inclusive, associadas ao prognóstico e letalidade da doença. Diversos estudos experimentais têm reproduzido quadros clínicos de reações inflamatórias sistêmicas graves semelhantes a choque séptico, apenas com a injeção sanguínea desses mediadores. Quando injetados no SNC, provocam quadros clínicos semelhantes aos da MB. Esse conhecimento tem determinado diversas opções terapêuticas destinadas a modular a reação inflamatória nessa e em outras doenças infecciosas, como veremos na terapêutica coadjuvante preconizada para MB.

QUADRO CLÍNICO

Na MB da infância, os sinais e sintomas estão diretamente relacionados à idade do paciente. No período neonatal, os sinais e sintomas são os mesmos encontrados em qualquer infecção grave desse período. Dificuldade para se alimentar, hipoatividade, hiporreflexia, hipo ou hipertermia, vômitos, convulsões, paciente que "não está bem" (observação subjetiva de extremo valor quando verificada por genitoras ou profissionais de saúde experientes em neonatos) são os sinais clínicos mais importantes da doença nesse período, em que o comprometimento do SNC se associa com frequência com as infecções graves. Por isso, é sempre conveniente investigar a presença de MB nas infecções graves dos recém-nascidos (RNs).

Nos lactentes, o quadro clínico da MB continua bastante inespecífico, assemelhando-se a outras doenças. Febre e vômitos estão quase sempre presentes, à semelhança de muitas outras doenças infecciosas dessa idade. Alterações do sensório (irritabilidade, sonolência, torpor) são um pouco mais específicas, especialmente se associadas a comprometimento do estado geral (hipoatividade, falta de apetite). Os sinais de irritação meníngea são raros nessa idade, mas é possível observar e palpar abaulamento da fontanela anterior, manifestação de hipertensão intracraniana. Convulsões associadas à febre neste grupo etário podem corresponder à MB, porém outras situações clínicas podem causar convulsões. Ainda assim, é aconselhável realizar um exame de líquido cefalorraquidiano (LCR) para uma maior segurança no diagnóstico diferencial, especialmente em menores de 1 ano.

Em crianças maiores observam-se os sinais e sintomas já descritos, associados à cefaleia importante (devida à hipertensão intracraniana), sendo frequente o achado dos sinais mais específicos de irritação meníngea, como rigidez de nuca, sinais de Kernig, Brudzinski e Lasegue, todos eles traduzindo a dor e a defesa nas tentativas de alongar as meninges inflamadas que recobrem a medula. Essas características tornam a suspeita clínica mais fácil do que nos pacientes menores.

DIAGNÓSTICO

Diagnóstico laboratorial

O único exame fundamental para o diagnóstico de MB é a análise do LCR, nos seus aspectos citológicos, bioquímicos e bacteriológicos. A técnica de coleta deve ser baseada nas condições clínicas e anatômicas do paciente, podendo a punção ser feita ao nível lombar (a maioria das vezes), suboccipital ou ventricular. Algumas gotas (três ou quatro) são suficientes para a imediata semeadura em meios de cultura, no intuito de melhorar o diagnóstico bacteriológico, muitas vezes comprometido pela labilidade de algumas bactérias, especialmente o meningococo. Esse aspecto é fundamental para o melhor acompanhamento epidemiológico da doença, assim como para estabelecer as opções terapêuticas adequadas após análise do perfil de sensibilidade dos antibióticos e quimioterápicos.

Cerca de 1 a 2 mL (20-40 gotas) são necessários para as análises bioquímica e citológica, e com uma ou duas gotas é possível fazer uma lâmina para bacterioscopia (Gram). A coleta de LCR não deve ser adiada quando há suspeita de MB, e as poucas contraindicações (hipertensão intracraniana, distúrbios graves da coagulação, infecção no local da punção) são relativas, tratáveis e transitórias. A única contraindicação verdadeira é a instabilidade cardiorrespiratória severa, que obriga em primeiro lugar a estabilizar essa condição crítica, protelando o exame, mas não a terapêutica.

As principais características do LCR normal e as alterações mais frequentes nos diferentes tipos de meningoencefalites podem ser observadas no Quadro VI.11.1.

Para a confirmação etiológica existem exames de presunção, alguns mais específicos do que outros, porém nenhum substitui a cultura bacteriana como único exame que permite confirmar o agente responsável. Os problemas básicos relacionados com a cultura são a possibilidade de contaminação da amostra e o tempo que essa leva para positivar, pois é difícil obter resultados antes de 48 horas. Dentre os exames rápidos destacam-se:

- **Bacterioscopia** – pela coloração de Gram, permite a visualização da bactéria em poucos minutos. Os pneumococos aparecem como diplococos gram-positivos, às vezes organizados em fileiras (estreptococos); o *Haemophilus influenzae* B (HiB) é visualizado como bastonete gram-negativo, às vezes com aparência de cocobacilo pelo seu polimorfismo, e os meningococos se caracterizam por serem diplococos gram-negativos intra e extracelulares.
- **Pesquisa de antígenos bacterianos** – por meio dos testes de contraimunoeletroforese (CIE) e aglutinação de látex (LA), podem ser detectados antígenos bacterianos, mesmo em casos de bactérias não viáveis (uso prévio de antibióticos que negativam as culturas). O resultado é obtido em poucos minutos (LA) ou horas (CIE).

A biologia molecular, por meio das técnicas de reação em cadeia da polimerase (PCR), permite amplificar, em poucas horas, partículas de ácidos nucleicos das bactérias, com especificidade semelhante a uma cultura e a vantagem de uma maior sensibilidade. Por ser rotina relativamente cara, ainda não é disponível na maioria dos centros, mais deve tornar-se acessível pela extrema utilidade clínica e epidemiológica.

Entre outros exames, de especial significado podem ser as hemoculturas, que também permitem definir a etiologia nos casos de MB com culturas de LCR negativas. Hemograma e leucograma têm valor relativo, e o médico não deve basear sua suspeita da doença nesses exames, os quais não devem ser avaliações de rotina. Entre

Quadro VI.11.1. Características do líquido cefalorraquidiano

	Normal	M. bacteriana	M. tuberculosa	M. viral	M. fúngica
Cor	Límpida xantocrômica no RN	Turva	Opalescente	Límpida	Límpida ou turva
Leucócitos	Prematuro: 0,15mm³ RN: 0,32mm³ Criança: 0,5mm³	Aumentados, com predomínio de polimorfos	Aumentados, com predomínio linfocítico	Aumentados, com predomínio linfocítico	Normais ou aumentados, com predomínio linfocítico
Proteínas	Prematuro: 60-200mg/dL RN: 60-150mg/dL Criança: até 45mg/dL	Variavelmente aumentadas	Aumentadas	Aumentadas	Normais ou aumentadas
Glicose	RN: 75%-80% da glicemia Criança: 50%-60% da glicemia ou acima de 40mg/dL	Diminuída ou ausente	Diminuída	Normal ou aumentada	Diminuída em 50% dos casos
Bacterioscopia	Negativa	Positiva (Gram)	Raramente positiva (Ziehl-Nielsen)	Negativa	Positiva (tinta da China)
Cultura	Negativa	Positiva (40%-60% dos casos)	Raramente positiva	Positiva em meios especiais	Positiva em meios especiais

os exames bioquímicos, o de maior valor é o ionograma, que deve ser solicitado em pacientes com suspeita de secreção inadequada de hormônio antidiurético (SIHAD), complicação frequente das MB. Exames de imagem, tais como ultrassonografia transfontanela, tomografia de crânio ou ressonância nuclear magnética, são úteis na avaliação das complicações no decorrer da doença, mas não fazem parte da rotina diagnóstica inicial da MB.

Diagnóstico diferencial

No período neonatal, os sinais e sintomas da MB podem ser confundidos com qualquer infecção grave desse período da vida (pneumonias, septicemias) e também com outras doenças próprias do neonato, tais como doenças metabólicas (alterações do sódio, cálcio ou glicose plasmática) e doenças neurológicas também características desse período, como encefalopatia hipóxica ou hemorragias intracranianas.

Em idades posteriores é essencial considerar as outras etiologias infecciosas das meningoencefalites. As de etiologia viral são vistas em outro capítulo. No nosso meio devem ser também consideradas:

- **Meningoencefalite por fungos** – pouco frequente em indivíduos imunocompetentes, deve ser considerada nos pacientes com deficiência imunológica. Quase sempre apresenta sinais de infecção em outros parênquimas (pulmões). Os agentes mais frequentes no nosso meio são a *Candida albicans* e o *Cryptococcus neoformans* (tórula). Ela deve sempre ser suspeitada em pacientes com evolução subaguda, portadores do HIV, desnutridos graves e pacientes hospitalizados em uso prolongado de antibióticos de amplo espectro. No LCR encontra-se aumento de proteínas e células linfomononucleares, e o teste da coloração por tinta da China é positivo em 50% dos casos de toruloses. A confirmação é dada pela cultura positiva para fungos. O tratamento muitas vezes é empírico, utilizando-se antifúngicos sistêmicos: anfotericina B (0,25-1,0mg/kg/dia) associada ou não à flucitosina (100mg/kg/dia). Uma alternativa é o fluconazol (3mg/kg/dia). Esse tratamento deve ser feito por períodos prolongados (6-12 semanas).
- **Meningoencefalite tuberculosa** – essa etiologia deve ser suspeitada em pacientes com quadros de evolução subaguda e com alterações liquóricas como as descritas no Quadro VI.11.1. Essa forma da doença é descrita no capítulo específico de tuberculose (Seção VI.10).
- **Meningismo** – quadro clínico caracterizado pela presença de sinais de irritação meníngea, porém com exame de LCR normal, em pacientes com infecções em outros sítios (otites, pneumonias).
- **Meningoencefalites parasitárias** – pouco frequentes no nosso meio, devem ser lembradas quando o quadro clínico e a epidemiologia sugerem essa causa, com elementos associados tipo eosinofilia no LCR. Entre os agentes que podem atingir o SNC devem ser considerados o *Toxoplasma gondii*, a forma larvária da *Taenia solium* (neurocisticercose), o *Schistosoma mansoni* e os plasmódios causadores de malária, especialmente o *P. falciparum*. Outros aspectos desse grupo de doenças são descritos no capítulo Parasitoses do SNC (Seção XV, Cap. 9).

TRATAMENTO
Antibioticoterapia

A antibioticoterapia eficaz e precoce é o elemento fundamental na terapêutica da MB. Como uma série de medidas de suporte é também fundamental, o tratamento da doença deve ser feito sempre em regime de internação hospitalar, pelo menos na fase inicial da doença. Os antibióticos, no início utilizados sempre pela via endovenosa (EV), podem ser posteriormente administrados pela via intramuscular (IM) ou oral (VO) em pacientes selecionados com boa evolução clínica.

Na escolha inicial do antibiótico adequado devem ser considerados vários fatores, tais como faixa etária do paciente, penetração do antibiótico no SNC, eficácia do mesmo em relação às bactérias supostamente envolvidas, assim como os seus efeitos colaterais, vias de administração e custo.

No período neonatal, as bactérias mais frequentes são as mesmas que condicionam septicemias nesse período, e o tratamento é discutido no capítulo específico. Após o período neonatal, os três agentes etiológicos clássicos têm sido pneumococos, meningococos e *H. influenzae*. O HiB sempre foi a bactéria mais frequente em Pernambuco e na maioria dos Estados brasileiros até 1999, época em que começou uma evidente diminuição dessa etiologia após a vacinação de rotina. Dessa forma, nos últimos anos, pneumococos e meningococos lideram o isolamento bacteriológico, e é contra esses agentes que deve ser direcionada a terapêutica empírica inicial. Vários esquemas terapêuticos garantem cobertura eficaz para essa situação, e os mais indicados são:

a. Penicilina cristalina (400.000 UI/kg/dia) fracionada de 4/4 horas ou de 6/6 horas, EV, associada a cloranfenicol (100mg/kg/dia), EV, de 6/6 horas.
b. Cefalosporinas de terceira geração – ceftriaxona, 80-100mg/kg/dia de 12/12 horas, EV, ou cefotaxima 100-200mg/kg/dia, de 6/6 horas, EV.

Esses dois esquemas são equivalentes em eficácia clínica, e a escolha deve considerar a comodidade posológica (a ceftriaxona é usada apenas em duas aplicações diárias), os custos (as cefalosporinas estão cada vez mais baratas, com custo quase equivalente ao das outras opções), o poder indutor de resistência (maior nas cefalosporinas), a disponibilidade permanente e o perfil de resistência bacteriana local, se possível. Os meningococos são ainda bastante sensíveis a todos esses antibióticos, mas os pneumococos apresentam graus variáveis de resistência aos betalactâmicos (penicilinas e cefalosporinas), sendo ainda bastante sensíveis ao cloranfenicol.

O tempo sugerido para o tratamento completo da doença vai depender do agente etiológico, caso consiga ser identificado:

- Pneumococo – 10 dias
- *H. influenzae* – 7 dias
- Meningococo – 5-7 dias

Caso não seja possível definir a etiologia (por cultura positiva), recomenda-se completar 10 dias de tratamento. Isso condiciona com alguma frequência dificuldades de acesso venoso, sendo útil lembrar que todos os antibióticos sugeridos podem ser utilizados pela via IM, e o cloranfenicol é também eficaz quando utilizado pela via oral.

Outros antimicrobianos, a exemplo de algumas novas fluoroquinolonas, e dos carbapenêmicos, são também eficazes para essa doença, mas não devem ser considerados como tratamento de primeira linha para MB. Da mesma forma, os esquemas empíricos iniciais sugeridos para outras realidades em que haja alta prevalência de pneumococo resistente (vancomicina associada a cefalosporinas de terceira geração ou rifampicina) não têm suporte epidemiológico na nossa realidade, pois a resistência plena dos pneumococos aos betalactâmicos ainda é baixa.

Tratamento de suporte

- **Internação** – de preferência em regime de isolamento individual, se possível em unidade de cuidados especiais, nas primeiras 24-48 horas. A vigilância de função respiratória eficaz, sinais de estabilidade cardiocirculatória, assim como hidratação e equilíbrio eletrolítico e metabólico, são essenciais nessa fase crítica.
- **Hidratação** – com cota hídrica normal; raramente será necessário restringir líquidos, rotina que deve ser evitada.
- **Alimentação** – o aporte calórico é muito importante; caso exista comprometimento da consciência ou vômitos repetidos, alimentar por sonda gástrica.
- **Fármacos vasoativos** – se houver deterioração da situação cardiocirculatória, deverão ser prescritos precocemente.
- **Corticoterapia** – de eficácia comprovada nas MBs causadas por *H. influenzae*, postula-se que também seja de utilidade nas outras MBs, considerando-se as alterações fisiopatológicas semelhantes. Existem dois esquemas sugeridos, ambos com dexametasona, que devem ser iniciados preferencialmente 15 minutos antes da primeira dose do antibiótico:
  – 0,15mg/kg/dose, EV, de 6/6 horas, por 4 dias
  – 0,4mg/kg/dose, EV, de 12/12 horas, por 2 dias

Medicamentos como antitérmicos, analgésicos, anticonvulsivantes, diuréticos e outros são utilizados conforme evolução clínica e sinais associados. Utilizar esses medicamentos apenas quando necessário, para facilitar a avaliação da evolução do paciente. Na maioria das vezes, ela será satisfatória, dispensando novas avaliações laboratoriais, especialmente coleta de LCR. Porém, essa situação se torna obrigatória nos pacientes com má evolução clínica, os quais devem ser reavaliados com 48-72 horas. Evolução clínica insatisfatória com ausência de melhora nos parâmetros laboratoriais do LCR indica necessidade de avaliar mudanças terapêuticas, especificamente a antibioticoterapia.

PROGNÓSTICO

Vários fatores se associam ao prognóstico da doença. Entre os mais importantes se destacam:

- **Agente etiológico** – a letalidade e as sequelas são mais elevadas nas MBs causadas por pneumococos e enterobactérias.
- **Faixa etária** – o prognóstico é pior quanto mais jovem for o paciente.
- **Tempo de doença** – quanto maior o tempo de doença até o início do tratamento específico, maior a probabilidade de complicações.
- **Situação neurológica inicial** – maior comprometimento neurológico no momento do diagnóstico se associa a um pior prognóstico.

A letalidade global das MBs observada nos pacientes internados nos últimos anos no IMIP oscila entre 10% e 20%, sendo maior nas de causa pneumocócica ou por enterobactérias (20%-30%) e menor nas MBs de causa meningocócica (<10%) sempre que não haja doença meningocócica sistêmica associada, condição na qual a letalidade é significativamente maior (30%-50%).

Em países e regiões desenvolvidos, com boa cobertura vacinal para HiB e pneumococos e boas condições de manejo hospitalar, a letalidade global dessa doença é de 5%-10%. Já nas regiões menos favorecidas, como a África subsaariana e a Ásia, a letalidade continua acima de 30%, com taxas elevadas de sequelas graves nos sobreviventes.

PREVENÇÃO E CONTROLE
Quimioprofilaxia

Existem normas definidas pelo Ministério da Saúde para a quimioprofilaxia dos contactantes de meningococo. Consideram-se contactantes as pessoas que mantiveram contato íntimo e prolongado com o paciente (familiares que moram no mesmo domicílio ou colegas de creche, internato, quartéis) e o pessoal de saúde que tenha tido contato íntimo com secreções orofaríngeas do paciente. A quimioprofilaxia não garante proteção absoluta e visa diminuir a quantidade de portadores assintomáticos. O fármaco de escolha é a rifampicina, 10mg/kg/dose, de 12/12 horas, com dose máxima de 600mg, por 2 dias, sendo indicada até 10 dias após o contato com o paciente. O próprio paciente deve receber rifampicina nessas doses antes da alta, pois a antibioticoterapia EV nem sempre elimina o meningococo da via aérea.

Ceftriaxona em dose única intramuscular e ciprofloxacina via oral, também em dose única, podem ser consideradas como alternativas profiláticas à rifampicina.

Em casos de MB por *H. influenzae*, existe também a indicação de quimioprofilaxia para os contactantes domiciliares, incluindo adultos, sempre que existam outras crianças menores de 4 anos; colegas de creche ou escola menores de 24 meses, quando da confirmação do segundo caso no grupo, e também nos pacientes no momento da alta hospitalar. O fármaco de escolha é também a rifampicina, em dose única diária de 20mg/kg, com dose máxima de 600mg, por 4 dias.

Para os outros agentes etiológicos não há indicação formal de quimioprofilaxia.

Vacinas

Existem vacinas para meningococos, porém são sorogrupo-específicas e conferem proteção por tempo limitado, motivos pelos quais devem ser indicadas na dependência do momento epidemiológico da região ou país e da definição do sorogrupo prevalente, devendo-se evitar vacinações individuais ou sem orientação das autoridades sanitárias.

A vacina conjugada para *H. influenzae* faz parte do calendário oficial no Brasil e apresenta elevados níveis de eficácia, o que vem condicionando uma quase completa ausência de doenças invasivas graves causadas por essa bactéria. É necessário observar-se o tempo de proteção da vacina e se há deslocamento da doença para idades posteriores ou aparecimento de doenças causadas por outros tipos de *Haemophilus*.

Em relação a pneumococos, existem atualmente vacinas conjugadas que têm mostrado eficácia em lactentes menores de 1 ano, grupo de maior risco na infância para essas doenças, mas elas também são sorotipo-específicas, sendo necessário ter conhecimento do perfil dos sorotipos prevalentes em cada região, visto que não é adequado incorporar muitos sorotipos na vacina. A vacina heptavalente conjugada contendo sete sorotipos já está disponível no Brasil há vários anos, e novas formas comerciais incorporando mais sorotipos estão sendo introduzidas, mas nenhuma delas faz parte do calendário oficial de vacinas no Brasil; entretanto, devem seguir uma história semelhante à da vacina conjugada contra HiB, ou seja, serem incorporadas quando atingirem um custo acessível para os orçamentos públicos.

BIBLIOGRAFIA

Bouskela MA, Grisi S, Escobar AM. Epidemiologic aspects of Haemophilus influenzae type b infection. Rev Panam Salud Púb 2000; 7:332-339.

Centers for Disease Control and Prevention (CDC). MMWR Morb Mortal Wkly Rep 2009; 15(18):493-497.

Chen L, Duan Q, Cai M, Wu Y, Shang S. Rapid diagnosis of sepsis and bacterial meningitis in children with real-time fluorescent quantitative polymerase chain reaction amplification in the bacterial 16s rRNA gene. Clin Pediatr 2009; 48:641-647.

Corticosteroids for acute bacterial meningitis. Cochrane Database Syst Rev 2007; 24(1):CD004405.

Freire HBM, Freire LMS. Infecções bacterianas do Sistema Nervoso Central. *In:* Lopez FA, Campos D (eds.). *Tratado de Pediatria – Sociedade Brasileira de Pediatria*. Ed. Manole, 2007:1.093-1.100.

Kaplan SL. Management of pneumococcal meningitis. Pediatr Infect Dis J 2002; 21:589-591.

Krysan DJ, Kemper AR. Claims of equivalence in randomized controlled trials of the treatment of bacterial meningitis in children. Pediatr Infect Dis J 2002; 21:753-758.

Lucena R, Gomes I, Cardoso E. Clinical and laboratory aspects of acute bacterial meningitis in infants. Arq Neuropsiquiatr 2002; 60:281-284.

Macaluso A, Pivetta S, Maggi R. Dexamethasone adjunctive therapy for bacterial meningitis in children: a retrospective study in Brazil. Annals Trop Paediatr 1996; 16:193-198.

Maggi R, Figueira AC, Azevedo E. Etiologia das meningites bacterianas em crianças do Estado de Pernambuco. Revista do IMIP, 1990; 4:92-94.

McMaster P, McIntyre P, Gilmour R. The emergence of resistant pneumococcal meningitis – implications for empiric therapy. Arch Dis Child 2002; 87:207-210.

Ministério da Saude/SUS – SINAN NET – Disponível em http://portal.saude.gov.br/saude/. Acessado em 23-7-2009.

Pediatric bacterial meningitis surveillance – African region, 2002-2008. Centers for Disease Control and Prevention (CDC). MMWR Morb Mortal Wkly Rep. 2009 May 15; (18):493-7.

Pelkonen T, Roine I, Monteiro L, et al. Risk factors for death and severe neurological sequelae in childhood bacterial meningitis in sub-Saharan Africa. Clin Infect Dis 2009; 48:1.107-1.110.

Peltola H, Kilpi T, Anttila M. Rapid dissapearance of *Haemophilus influenzae* type B meningitis after routine childhood immunisation with conjugates vaccines. Lancet 1992;340:592-594.

Peltola H. *Haemophilus influenzae* type B disease and vaccination in Latin America and the Caribbean. Pediatr Infect Dis J 1997; 16:780-787.

Russell FM, Fakakovi T, Paasi S, Ika A, Mulholland EK. Reduction of meningitis and impact on under-5 pneumonia after introducing the Hib vaccine in the Kingdom of Tonga. Ann Trop Paediatr 2009(2):111-117.

Shah I. Steroid therapy in children with tuberculous meningitis. Scand J Infect Dis 2009; 6:1-4.

Weber MW, Herman J, Jaffar S. Clinical predictors of bacterial meningitis in infants and young children in The Gambia. Trop Med Int Health 2002; 7:722-731.

CAPÍTULO 12

Doença Meningocócica

Jailson de Barros Correia
Maria do Carmo M. B. Duarte
Zelma de Fátima Chaves Pessôa
Luis Eduardo Cuevas

INTRODUÇÃO, CONCEITUAÇÃO E EPIDEMIOLOGIA

Doença meningocócica (DM) é a expressão utilizada para descrever condições clínicas associadas à infecção pela *Neisseria meningitidis* (ou meningococo). A relação entre esse agente infeccioso e o hospedeiro humano pode variar desde a colonização assintomática da orofaringe (estado de portador), passando por formas localizadas, até quadros invasivos fulminantes que podem levar à morte em poucas horas. As principais formas clínicas de doença invasiva por meningococo são a *meningite meningocócica* e a *sepse meningocócica* (ou *meningococcemia*), acompanhadas ou não de meningite. Nesse capítulo abordaremos aspectos gerais da infecção meningocócica com ênfase na meningococcemia*.

Descrita pela primeira vez por Vieusseaux, após uma epidemia de "febre cerebrespinhal" que aterrorizou Genebra (Suíça) na primavera de 1805, a DM persiste como importante problema de saúde pública por seu potencial epidêmico e alta morbimortalidade das formas invasivas, em especial a sepse meningocócica. Estimativas da Organização Mundial de Saúde (OMS) apontam que anualmente a DM provoca cerca de 50.000 mortes e 500.000 novos casos em todo o mundo, excluindo-se as epidemias.

As populações mais atingidas são as do chamado "cinturão da meningite", da África ao sul do Saara, onde características geoclimáticas e socioeconômicas propiciam condições para explosivas epidemias pelo meningococo tipo A, atingindo incidências de 700 por 100.000 habitantes por ano. Nas últimas décadas, grandes epidemias também foram descritas em outras partes do mundo, com destaque para a Ásia (China, Rússia e Nepal) e América Latina (Chile, Cuba e Brasil, por exemplo). O sorogrupo A está frequentemente associado a grandes epidemias, enquanto os sorogrupos B, C e W135 se associam à doença endêmica e/ou a surtos.

Enquanto grandes epidemias de meningite meningocócica causadas pelo sorogrupo A continuam a ocorrer na África subsaariana, a maioria dos países do mundo vivencia níveis endêmicos da doença com taxas de incidência de 1,6 a 3 para cada 1 milhão de habitantes. No Brasil, na década de 1970, vários Estados foram atingidos por uma epidemia causada pelo meningococo A, chegando a incidências tão altas quanto 170 casos para cada 100.000 habitantes. Na década seguinte, o comportamento epidemiológico da DM no Brasil foi semelhante ao dos países ocidentais, ou seja, apresentou caráter endêmico.

Em meados dos anos 1990 houve nova onda epidêmica com prevalência do meningococo B, retornando em seguida aos níveis endêmicos da doença. No Brasil, em 2006, 3.052 casos de DM foram notificados, sendo que, desses, 68% foram casos de sepse com púrpura. Cerca de 80% ocorreram em menores de 14 anos. Nesse ano, a taxa de letalidade no país pelas formas invasivas foi de 20%, em contraste com 8% a 13% nos Estados Unidos e de 6% a 9% no Reino Unido no mesmo período.

Após o advento da vacinação contra o *Haemophilus influenzae* do grupo B, mais de 90% dos casos de sepse com púrpura decorrem da infecção pela *N. meningitidis*, sobretudo em menores de 4 anos e adolescentes.

---

*A leitura deste capítulo deve ser complementada pelos capítulos sobre *Meningites Bacterianas, Choque e Imunizações*. O capítulo da terceira edição deste livro de Pediatria do IMIP contou com a participação do Professor Charles Anthony Hart.

A DM tem marcada sazonalidade nas regiões temperadas, onde predomina nos meses de inverno, assim como nos meses de baixa umidade na África ao sul do Saara. No Nordeste brasileiro, a DM pode ocorrer durante todo o ano, mas predomina nos meses mais frios.

Cerca de 2% a 5% dos lactentes e até 30% a 45% dos adultos hígidos carreiam o meningococo em suas orofaringes, onde ele sobrevive como comensal por períodos de até vários meses. Há indícios de que o estado de portador teria, com o tempo, efeito protetor pela indução de imunidade contra o meningococo. Fenômeno semelhante aconteceria com portadores de outras espécies não patogênicas de *Neisseria*, como a *Neisseria lactamica*.

A DM endêmica (pelo sorogrupo B) pode ocorrer em qualquer faixa etária, mas é predominantemente uma doença pediátrica. Rara no período neonatal, o pico máximo de incidência está entre 3 meses e 2 anos, sendo que cerca de metade dos casos ocorre em crianças de até 2 anos de idade. Há um outro pico de incidência entre adolescentes e adultos jovens. Por outro lado, a distribuição etária varia bastante nas situações de epidemia, ocorrendo casos em todas as faixas etárias, com predomínio nos escolares, adolescentes e adultos jovens.

Além da idade, outros fatores associados ao maior risco de adoecimento por DM e ao surgimento de novas cepas de meningococo na comunidade são exposição ao tabaco (ativa ou passiva), antecedente recente de infecção viral de vias aéreas superiores, e grupos integrantes de instituições, tais como creches, quartéis, alojamentos estudantis e outras situações de aglomerado. Não há diferenças importantes quanto ao sexo, embora haja discreto predomínio do sexo masculino. No entanto, o principal fator de risco é o contato íntimo e prolongado com portador de cepa virulenta ou caso-índice de DM, quando o risco de adoecer (na semana que sucede o contato) é 700 a 1.000 vezes maior do que o risco na população em geral. Fenômenos de migração, condições socioeconômicas desfavoráveis, fatores ambientais (em especial baixa umidade) ou introdução de uma nova cepa na população favorecem o surgimento de epidemias.

Na maioria dos casos, o hospedeiro não apresenta qualquer deficiência imunitária específica. Algumas características do hospedeiro têm sido associadas ao risco de adoecer por DM, incluindo polimorfismos nos genes para receptores de citocinas. Numa pequena parte dos casos, em especial quando a DM é recorrente ou causada por sorogrupo incomum, pode haver situações que aumentam o risco de DM, como a deficiência de complemento terminal ou proderdina. Portadores de deficiência de properdina em geral desenvolvem DM fulminante, enquanto nos portadores de deficiência de complemento o curso da DM tende a ser mais benigno. Situações de asplenia funcional ou anatômica predispõem a infecções por bactérias encapsuladas, incluindo o meningococo. Doenças como lúpus eritematoso sistêmico, síndrome nefrótica e hepatopatia crônica também estão associadas a maior risco. Por outro lado, a infecção pelo HIV não parece estar associada a risco significativamente maior de DM.

ETIOLOGIA

A *N. meningitidis* (Fig. VI.12.1) é uma bactéria gram-negativa, aeróbia, que, em geral se apresenta aos pares (daí a denominação *diplococo*) e pode estar encapsulada. Produz catalase e oxidase e é capaz de fermentar glicose e maltose, o que a diferencia da *Neisseria gonorrhoeae*, outro patógeno do gênero *Neisseria*. Sua relativa fragilidade faz com que sobreviva pouco tempo no meio ambiente, sendo o único hospedeiro conhecido o ser humano. É um microrganismo fastidioso (exigente), requerendo para o cultivo meios como ágar-sangue, ágar-chocolate ou Müeller-Hinton. Idealmente deve ser incubada em ambiente com 5% a 10% de CO_2.

A cápsula polissacarídica que recobre o meningococo, protegendo-o da fagocitose pelas células do hospedeiro, tem alto poder antigênico, e sua variabilidade permite fazer a distinção entre os 13 sorogrupos conhecidos. Dentre estes, os sorogrupos A, B, C, Y, X e W135 são os mais importantes agentes causais de doença invasiva.

A estrutura da parede celular do meningococo (Fig. VI.12.2) assemelha-se à de outras bactérias gram-negativas. Há duas membranas celulares, entremeadas por uma rígida camada de peptidoglicano. A camada superficial da membrana externa é rica em lipo-oligossacáride (LOS), cuja fração hidrofóbica, lipídio A, constitui a fração ativa da *endotoxina*. A membrana externa do meningococo continuamente produz vesículas (ou *blebs*), ricas em endotoxina e têm relevância na patogênese do choque endotóxico. As proteínas da membrana externa que atuam no transporte de moléculas através da parede celular (*porinas*) são importantes na tipagem (proteínas classes 2 e 3 – *porB*) e subtipagem (classe 1 – *porA*) da *N. meningitidis*. Meningococos virulentos possuem ainda projeções filamentosas chamadas *pili* (ou fímbrias), importantes na aderência às células do hospedeiro, coloni-

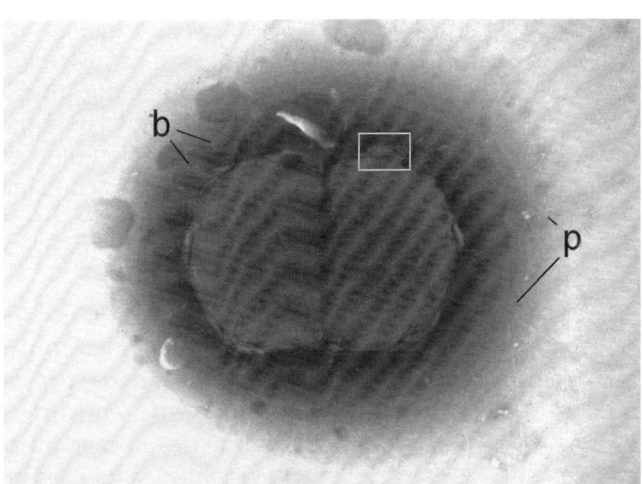

Fig. VI.12.1. Microfotografia eletrônica de meningogocos pareados (diplococos). Legenda: p, *pili* (fímbrias); b, *blebs* (vesículas ricas em endotoxina). O retângulo indica a área de parede celular esquematizada na Fig. VI.12.2. (*Foto:* Departamento de Microbiologia Médica da Universidade de Liverpool.)

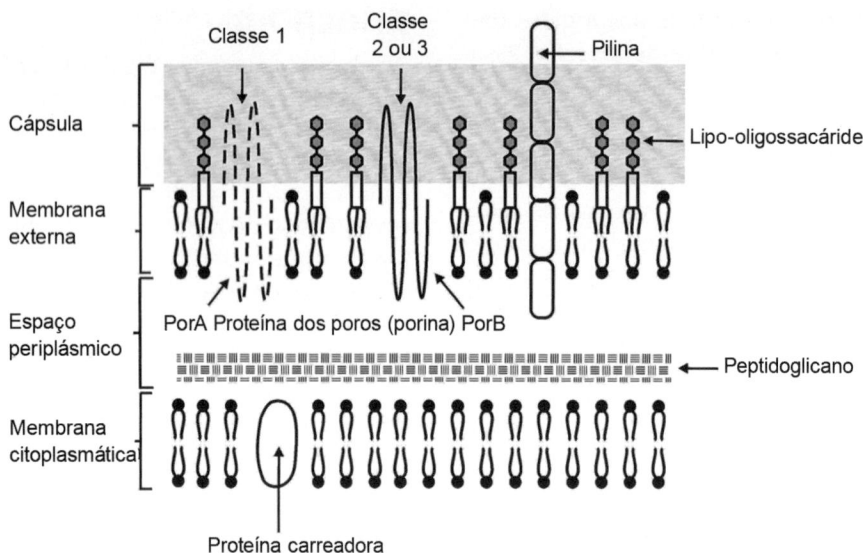

Fig. VI.12.2. Estrutura da parede celular do meningococo.

zação e invasão. Além de sorogrupos, sorotipos e subtipos, os meningococos podem ainda ser divididos em imunotipos e tipos eletroforéticos, o que tem permitido acompanhar fenômenos de migração transcontinental de cepas clonais epidêmicas.

PATOGÊNESE E PATOLOGIA MORFOLÓGICA E FUNCIONAL

Transmitida por meio de gotículas das secreções respiratórias de indivíduos portadores ou doentes, a *N. meningitidis* coloniza a nasofaringe do novo hospedeiro, aderindo-se à mucosa através de suas fímbrias (*pili*) e posteriormente se localiza nas criptas do tecido linfoide nasofaríngeo. Produz protease anti-IgA, protegendo-a da IgA secretória local. Na maioria dos indivíduos permanece aí por um período de até vários meses e permite o desenvolvimento de imunidade humoral do hospedeiro, eventualmente sendo eliminada. Entretanto, numa pequena fração dos casos, a *N. meningitidis* consegue invadir a mucosa, ganhando a corrente circulatória e levando a uma bacteremia, a qual pode ser ocasionalmente transitória, como demonstram os vários casos descritos de bacteremia oculta por meningococo com resolução espontânea (Fig. VI.12.3).

A presença de anticorpos séricos bactericidas contra o meningococo pode bloquear a disseminação hematogênica, mas indivíduos sem imunidade prévia ou com deficiência parcial ou total desses anticorpos estão suscetíveis a desenvolver uma das formas invasivas, sendo a *meningite* e a *sepse meningocócica* (*com ou sem meningite*) as mais importantes. O período de incubação geralmente é de 3 a 4 dias (podendo variar entre 2 e 10 dias).

- **Meningite:** ao atravessar a barreira hematoencefálica, o meningococo se aproveita da relativa debilidade do sistema imune do espaço subaracnóideo para se multiplicar. A reação inflamatória local inclui produção de fator de necrose tumoral-α (TNF-α) e interleucinas (IL) –1 e –6 pelas células da glia, com consequente lesão de tecido nervoso adjacente. Em cerca de 30% dos casos, a infecção permanece localizada, caracterizando a meningite meningocócica. Embora haja sinais e sintomas sistêmicos, a meningite isoladamente não provoca os mesmos eventos fisiopatológicos que levam ao choque meningocócico, tendo, por isso, melhor prognóstico do que as formas sépticas.

- **Sepse meningocócica:** na corrente circulatória, o meningococo encapsulado consegue evadir-se do sistema imune, evitando a opsonização e a fagocitose. A constante liberação, na circulação, de lipo-

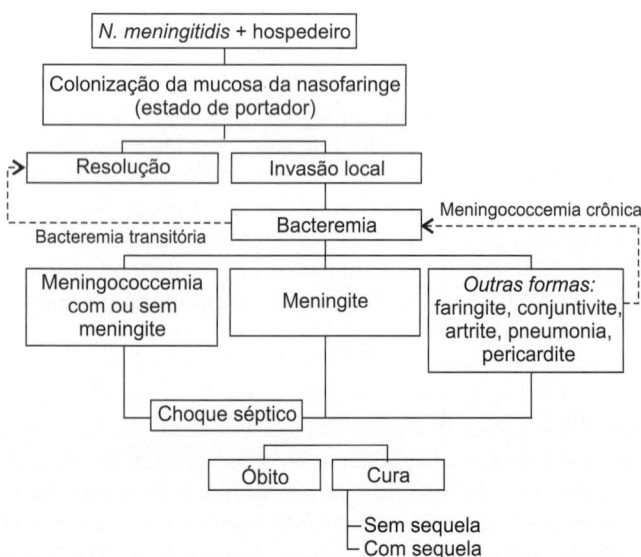

Fig. VI.12.3. História natural, formas clínicas e evolução da infecção meningocócica.

oligossacáride (endotoxina com sua porção ativa, lipídio A) dá origem a uma sequência de eventos fisiopatológicos potencialmente fulminantes. Há uma resposta inflamatória exagerada do hospedeiro, com a produção maciça de mediadores como TNFα, IL-1, IL-2, IL-6, IL-8, IL-10 e IL-12. Essa "tempestade" de citocinas pró e anti-inflamatórias, por sua vez, também está implicada no desenvolvimento do choque vasoplégico e na disfunção miocárdica. Paralelamente ocorrem lesão endotelial e ativação do sistema complemento e da cascata de coagulação, com vasculite e deposição de fibrina, posteriormente levando à coagulação intravascular disseminada (CIVD). Os casos mais graves, com choque e CIVD, podem então cursar com falência de múltiplos órgãos, finalmente levando à morte. Em mais da metade dos casos de doença invasiva há acometimento meníngeo concomitante, caracterizando a *sepse meningocócica com meningite*. A forma clínica de pior prognóstico é a *sepse meningocócica sem meningite*, que ocorre em cerca de 20% dos casos. Nos quadros fulminantes, o intervalo entre os primeiros sintomas e o óbito pode ser de apenas algumas horas.

Raramente, após a bacteremia inicial, a infecção pode localizar-se em outros órgãos, causando artrite, osteomielite, linfadenite mesentérica, conjuntivite, sinusite, celulite periorbitária, pericardite ou pneumonia meningocócica primária. Também raramente, uma infecção meningocócica localizada pode retroalimentar a bacteremia, prolongando sinais e sintomas de forma intermitente por mais de uma semana, caracterizando a meningococcemia crônica.

Estudos anatomopatológicos confirmam o fato de que a infecção meningocócica é uma doença sistêmica, afetando praticamente todos os órgãos, especialmente o sistema nervoso central (SNC), coração, pele, membranas mucosas e serosas e adrenais. No SNC há infiltrado inflamatório nas leptomeninges e espaços perivasculares e vasculite de pequenos vasos, podendo haver comprometimento encefálico e até formação de abscessos cerebrais. No coração, os achados mais importantes são de miocardite (até 70% dos casos que vão a óbito) e/ou pericardite, podendo haver sinais de edema pulmonar, inclusive com derrame pleural.

As hemorragias cutâneas variam desde petéquias isoladas à púrpura disseminada, estando frequentemente associadas à vasculite aguda, com deposição de fibrina em arteríolas, capilares e glomérulos. Hemorragia difusa das adrenais é achado muito frequente (50% a 80% dos óbitos), embora tenham sido descritos casos em que houve colapso circulatório típico da síndrome de Waterhouse-Friderichsen, com adrenais normais macro e microscopicamente, sugerindo que o colapso circulatório tenha sido decorrente do choque endotóxico, em vez de insuficiência adrenal.

QUADRO CLÍNICO

As manifestações predominantes dependerão da forma clínica da doença. A presença de exantema petequial é característica das formas sépticas, mas pode estar ausente em cerca de 1/5 dos casos ou apresentar-se como *rash* inespecífico do tipo maculopapular. Desse modo, o quadro inicial da DM pode ser indistinguível das doenças virais autolimitadas, exigindo alto índice de suspeição diagnóstica. Nesse capítulo trataremos da descrição das formas mais comuns de doença invasiva, cujas diferentes apresentações estão demonstradas no Quadro VI.12.1.

- **Meningite:** os sinais e sitomas têm evolução aguda, variando entre horas a alguns dias, e o quadro clínico varia com a idade. Nos lactentes predominam sinais e sintomas inespecíficos, incluindo febre ou hipotermia, irritabilidade, letargia, recusa alimentar e vômitos, sendo que a presença de convulsões (mesmo que em vigência de febre) ou de fontela tensa na criança "que não está bem" é um importante sinal de alerta e exige investigação imediata e adequada. Nas crianças maiores e adolescentes há febre, cefaleia, vômitos, calafrios, dificuldade para deambular e alterações do sensório, embora nem todos os pacientes apresentem esses sintomas. Ao exame físico é encontrada rigidez nucal. Sinais de Kernig, Brudzinski e Lasegue podem estar presentes. Somente com base em dados clínicos não é possível distinguir a meningite meningocócica das outras etiologias de meningite bacteriana. (Ver capítulo específico.)
- **Sepse meningocócica:** o diagnóstico de DM é feito em cerca de 30% a 50% dos casos em que há *febre* acompa-

Quadro VI.12.1. Sinais e sintomas nas principais formas clínicas da doença meningocócica

	Meningite	Sepse com meningite	Sepse sem meningite
Sinais e sintomas			
• Febre	+++	+++	+++
• Petéquias	–	+++	+++
• Convulsões	+++	++	++
• Vômitos	+++	++	+
• Cefaleia	+++	++	–/+
• Rigidez nucal*	+++	++	–
• Kernig e Brudzinski*	+++	++	–
• Hipotensão	–	++	+++
• Sonolência	++	++	++
• Irritabilidade	++	++	++
• Diarreia	+	++	++
• Mialgia	+	++	+++

*Nos lactentes, pesquisar também abaulamento de fontanela.

nhada de *petéquias** e *decaimento do estado geral*. Embora não seja patognomônica, qualquer criança que apresente a tríade deve ser considerada portadora de DM até prova em contrário, em virtude da urgência que um caso de DM requer. Febre de início súbito é geralmente o primeiro sintoma, e calafrios, mialgia intensa, dores nas pernas, dor abdominal, náuseas, vômitos, diarreia, coriza, odinofagia e artralgias podem surgir, antecedendo o ou concomitantemente ao aparecimento das lesões de pele. Lactentes podem apresentar sintomatologia inespecífica, mas é o achado de lesões petequiais que traz a hipótese de DM ao topo da lista. As lesões cutâneas podem ser petéquias (localizadas ou disseminadas), purpúricas, equimóticas e até lesões necróticas. As mucosas podem estar envolvidas e o exame da boca e conjuntiva é fundamental. A rápida disseminação das lesões é forte indicativo do diagnóstico e ainda está associada a pior prognóstico (Fig. VI.12.4).

Deve-se estar atento ao fato de que em até 20% dos casos o exantema petequial pode ser precedido por *rash* maculopapular, o que torna o diagnóstico clínico especialmente difícil. Nos quadros em que há envolvimento meníngeo pode haver rigidez nucal associada. Na avaliação clínica inicial é imperativo pesquisar sinais de *choque compensado* (taquicardia, taquipneia, tempo de enchimento capilar > 3 segundos, pulsos finos) ou *descompensado* (hipotensão arterial), pois, além de reforçarem o diagnóstico, esses achados serão fundamentais para guiar as medidas terapêuticas imediatas.

Nas formas sépticas pode haver pneumonia meningocócica (8%-10% dos casos), inclusive com acometimento pleural. Comprometimento articular pode estar presente, em duas formas distintas: artrite séptica (de aparecimento precoce, em que é possível isolar o meningococo no líquido sinovial e que involui com tratamento antibiótico) ou artrite reativa, estéril, de base imunológica, que surge no decorrer do tratamento (após o 3º dia), podendo fazer recrudescer a febre e tendo evolução benigna. Complicações cardíacas incluem pericardite e miocardite. O aparecimento de abscesso cerebral, embora raro, é possível. Extensas áreas de necrose podem evoluir com gangrena e autoamputação de extremidades.

DIAGNÓSTICO

O diagnóstico está baseado em dados clínicos e epidemiológicos, juntamente com exames laboratoriais. Uma vez levantada a suspeita clínica de DM (antes mesmo de sua confirmação), deve-se notificar a Vigilância Sanitária para as devidas providências.

---

*Para ajudar a reconhecer petéquias, comprimir as lesões com um vidro transparente, como o fundo de um copo, e observar: ao contrário das lesões maculares, as petéquias não desaparecem à pressão. Esse simples teste pode ser ensinado aos pais para ajudar no reconhecimento precoce de DM em situações de risco e/ou surtos epidêmicos.

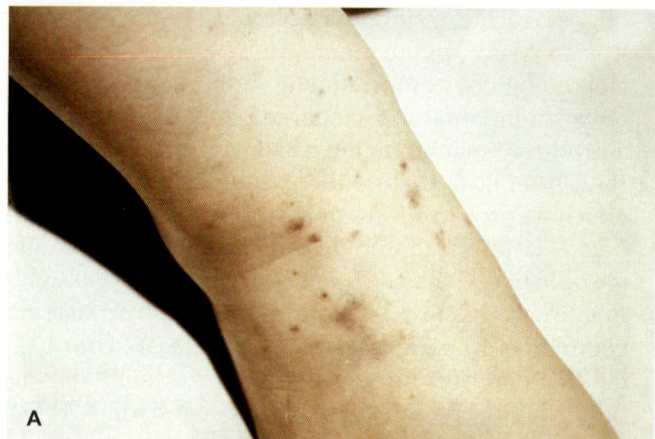
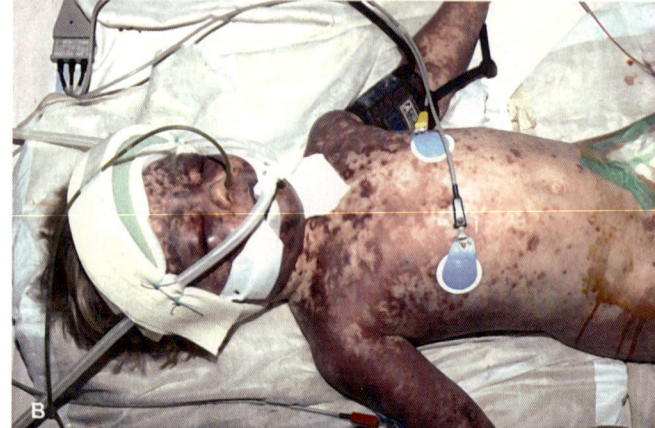
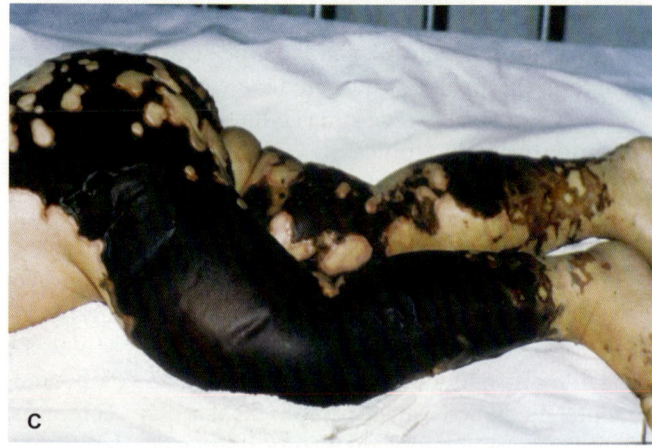

Fig. VI.12.4. Exantema meningocócico: lesões petequiais localizadas (**A**) podem evoluir em questão de horas para *rash* purpúrico-equimótico disseminado, com grave comprometimento geral (**B**). Nos sobreviventes, pode haver extensas áreas de necrose (**C**) que podem levar à amputação de extremidades ou necessidade de enxertos.

Diagnóstico laboratorial

A confirmação diagnóstica da DM é feita por meio do isolamento da *N. meningitidis* nas culturas de sangue e líquido cefalorraquidiano (LCR) (também sendo possível isolar o meningococo em raspado de lesão cutânea ou líquidos sinovial, pleural e pericárdico). A positividade das culturas vai depender da precocidade da coleta em relação ao início da antibioticoterapia e ainda dos cuidados na coleta e processamento das amostras.

Nas formas com meningite, a análise do LCR é o exame mais importante, devendo incluir citobioquímica, Gram, látex e cultura. De forma semelhante à encontrada nas demais meningites bacterianas, há importante aumento do número de células (pleocitose), com predomínio de neutrófilos. As proteínas estão aumentadas, positivando as provas de Pandy e Nonne. Há hipoglicorraquia moderada a intensa. A coloração pelo Gram, após a centrifugação do LCR, pode demonstrar a presença de diplococos gram-negativos intra e extracelulares, mas a confiabilidade da bacterioscopia depende do técnico examinador.

O teste de aglutinação em látex e a contraimunoeletroforese pesquisam antígenos polissacarídicos bacterianos na amostra e podem ser muito úteis no diagnóstico, mesmo quando a cultura é negativa (como nos pacientes que receberam antibióticos antes da chegada ao hospital).

É importante ressaltar que, em até 10% dos casos em que se consegue isolar o meningococo no LCR, as demais características do LCR são normais. A obtenção do LCR é feita, em geral, por via lombar (alternativamente, em mãos experientes, por via suboccipital) e a presença de sinais neurológicos focais indicadores de hipertensão intracraniana contraindica a coleta do LCR pelo risco de herniação (a avaliação do neurologista é necessária). No paciente com sinais de instabilidade hemodinâmica (tempo de preenchimento capilar > 3 segundos, desconforto respiratório, hipotensão arterial), a coleta deve ser postergada até estabilidade cardiocirculatória.

O hemograma geralmente apresenta leucocitose intensa com neutrofilia e desvio à esquerda, embora formas graves cursem com neutropenia. Entretanto, embora seja útil para avaliação retrospectiva do diagnóstico, em geral não se deve esperar pelo hemograma para decidir quanto à coleta de LCR em caso de suspeita de DM, pois horas preciosas podem estar sendo perdidas. Pode haver ainda plaquetopenia (associada a mau prognóstico, especialmente quando nas primeiras 12 horas do início do quadro) e alteração das provas de coagulação (indicando CIVD).

Estudo realizado em Pernambuco demonstra que o uso de técnicas de reação em cadeia da polimerase (PCR) permite aumentar a taxa de confirmação diagnóstica da DM em até 25%, sendo ainda possível quantificar a carga bacteriana, que está associada ao prognóstico da doença. Embora esse seja um método promissor, seus elevados custos operacionais e difícil disponibilidade ainda não justificam seu uso rotineiro em nosso meio.

Diagnóstico diferencial

O diagnóstico diferencial da meningite meningocócica está listado no Quadro VI.12.2. Quanto à meningococ-

Quadro VI.12.2. Diagnóstico diferencial entre meningite meningocócica e meningococcemia com ou sem meningite

Meningite meningocócica (após o período neonatal)
• Meningites bacterianas não meningocócicas (hemófilo e pneumococo) • Meningite viral (vírus da caxumba, enterovírus e outros) • Meningite tuberculosa • Meningite fúngica • Encefalites • Meningismo

Meningococcemia com ou sem meningite
• Viroses inespecíficas acompanhadas de petéquias por esforço (vômito) • Dengue (hemorrágica ou clássica com manifestações hemorrágicas) • Sepse por outros gram-negativos • Doenças hematológicas e leucoses (quando evoluem com púrpura e febre) • Febre purpúrica brasileira • Tifo exantemático • Febre maculosa

cemia, o dilema prático no início do quadro está em diferenciar um potencial caso de DM de uma virose inespecífica quando a criança apresenta *rash* maculopapular ou petéquias apenas em conjuntivas ou em face (geralmente essas últimas decorrentes do esforço do vômito). Nesses casos, a presença de boas condições clínicas, como bom estado geral, a distribuição das petéquias respeitando a área de drenagem da cava superior, petéquias menores do que 3mm e a não disseminação das lesões ou piora do estado geral após algumas horas de atenta observação auxiliam no esclarecimento diagnóstico, levando a suspeitar mais fortemente de um quadro viral. Outro problema importante no nosso meio é diferenciar meningococcemia dos quadros de dengue hemorrágica. Na diferenciação das duas entidades, devem ser levados em consideração os dados epidemiológicos, juntamente com história de doença febril bifásica, com outras manifestações hemorrágicas além das cutâneas e choque hemodinâmico de instalação mais tardia.

Na maioria dos casos em que há dúvida quanto ao diagnóstico, a prudência exige iniciar medidas para DM até que outros dados (evolução clínica, exames laboratoriais) permitam descontinuar ou modificar o tratamento.

TRATAMENTO

As formas invasivas da doença meningocócica se constituem emergência médica. Em muitos casos, a chave para um bom resultado terapêutico está no reconhecimento precoce e na rapidez e adequação das medidas tomadas nos primeiros momentos de assistência, geralmente prestada em serviços de pronto atendimento, postos de saúde ou hospitais periféricos. O exame da criança febril deve incluir a pesquisa de petéquias em conjuntivas e deve ser executado com a criança sem roupa, para a completa avaliação cutânea, inclusive em áreas cobertas, como nádegas. Daí a necessidade de todo profissional de saúde estar alerta para a suspeita do diagnóstico precoce antes mesmo do surgimento dos sinais mais característicos da DM, para o reconhecimento dos sinais de gravidade clínica (palidez, tempo de preenchimento capilar > 3 segundos e alteração do nível de consciência) e pronto para tomar adequadamente as medidas iniciais. O atraso em qualquer um desses passos pode significar a perda da melhor oportunidade terapêutica, comprometendo o prognóstico do paciente.

Meningite meningocócica

- **Meningite:** o tratamento da meningite meningocócica pura (ou seja, quando não há exantema petequial) segue os mesmos princípios do tratamento das meningites bacterianas (ver Seção VI.11), mesmo porque à admissão não se sabe qual a etiologia da meningite em questão. De posse dos exames sugerindo ou confirmando a etiologia meningocócica, deve-se então direcionar o tratamento. (Ver itens antibióticos e corticoides, a seguir.)

Sepse meningocócica com ou sem meningite

- **Primeiro atendimento:** como em todo paciente grave, os cuidados iniciais incluem a sequência (**A**) estabilização de vias aéreas, (**B**) avaliação e – se necessário – suporte à respiração e (**C**) avaliação e suporte à circulação. Uma prioridade adicional *é oferecer a primeira dose parenteral de antibiótico (penicilina ou ceftriaxona) o mais rápido possível*, assim que for levantada a suspeita de DM. Na prática, com frequência a equipe de saúde fica muito preocupada em providenciar isolamento, colher exames ou administrar corticoide inicialmente, levando a um atraso injustificado na administração da primeira dose do antibiótico*. A outra prioridade concomitante contemplada na avaliação circulatória (**C**) é a avaliação de sinais de choque e o início da *ressuscitação hídrica com cristaloides*, discutida a seguir. A rapidez da evolução da DM em muitos casos exige que a *vigilância* seja constante desde o primeiro atendimento, o que deve ser feito por profissional experiente da equipe de saúde.
- **Fluidos:** pelo menos um acesso venoso periférico de grosso calibre deve ser instalado rapidamente (nos pacientes em choque descompensado – hipotensão arterial – deve-se obter acesso intraósseo caso não se consiga acesso venoso nas primeiras três tentativas). Deve-se monitorar continuamente o paciente quanto aos sinais precoces de choque (taquicardia, diminuição do enchimento capilar, pulsos finos), que, quando presentes, indicam início imediato da ressuscitação fluídica com soluções cristaloides (soro fisiológico a 0,9% ou Ringer lactato), na dose de 20mL/kg, em *bolus*, a cada 5 minutos ou em sistema de torneirinha (*three way*) puxa-injeta, reavaliando-se frequentemente a necessidade de repetir a expansão.

   Alguns autores advogam expansão volumétrica com albumina humana a 5%, mas estudos demonstram não haver diferenças na restauração volêmica quanto ao tipo de solução infundida e sim quanto à velocidade de infusão. Após duas a três expansões iniciais (40 a 60mL/kg) e persistência de sinais clínicos de choque deve-se introduzir suporte inotrópico e, após 60mL/kg ou na presença de descompensação respiratória, realizar intubação endotraqueal e assistência ventilatória, e transferir para a unidade de terapia intensiva (UTI). Em caso de mais de três expansões com soro fisiológico a 0,9% sem melhora dos sinais de choque, pode-se expandir com albumina a 5% – 20mL/kg por via venosa.
- **Antibióticos:** o meningococo é, em geral, sensível a penicilina. Há relatos em vários países do mundo de sensibilidade diminuída da *N. meningitidis*, que embora preocupe do ponto de vista epidemiológico, tem relevância clínica questionável. O fármaco de escolha é, portanto, a penicilina cristalina 400.000 UI/kg/dia (inicialmente de 4/4 horas), por 7 dias. Uma alternativa é utilizar uma cefalosporina de terceira geração como a ceftriaxona, 80 a 100mg/kg/dia, em dose única diária ou de 12/12 horas, que, nos casos com evolução clínica favorável, pode ser interrompida por via venosa precocemente. Não se deve interromper o tratamento antes que o paciente esteja afebril por pelo menos 48 horas e estável clinicamente. O cloranfenicol, 100mg/kg/dia, também pode ser utilizado associado inicialmente à penicilina ou como alternativa nos casos de alergia a ela. Em nosso serviço, o esquema empírico inicial preconizado para as meningites bacterianas é penicilina + cloranfenicol. Lembrar que, a menos que o tratamento seja feito com cefalosporina de terceira geração, o paciente deve receber quimioprofilaxia com rifampicina no 6º dia de antibiótico antes da alta para erradicação do estado de portador.
- **Corticoides:** não há evidências definitivas dos benefícios da sua administração na sepse meningocócica, havendo, contudo, riscos potenciais, entre esses o retardo na administração da primeira dose de antibiótico. A administração da hidrocortisona deve ser considerada em pacientes com choque refratário

---

*Esta urgência em administrar a primeira dose do antibiótico não se aplica necessariamente aos casos de meningite pura, em que é possível (e desejável) colher o LCR e – após verificação da turbidez – iniciar o tratamento antibiótico CONCOMITANTE À ADMINISTRAÇÃO DA DEXAMETASONA (ver Seção VI.11).

(não responsivo à reposição volêmica nem ao suporte inotrópico), na possibilidade de insuficiência adrenal. Em situação de estresse, para reposição em caso de falência adrenal e para sensibilização dos receptores adrenérgicos melhorando a resposta clínica às catecolaminas, utilizam-se 1 a 2mg/kg de hidrocortisona a cada 6 horas, em média, durante 5 dias. Nas formas de meningite sem sepse, como a princípio não se sabe a etiologia, utiliza-se dexametasona, 0,6mg/kg/dia em quatro doses, concomitantemente à administração da primeira dose do antibiótico (benefício estabelecido em outras meningites bacterianas).

- **Suporte inotrópico:** após a ressuscitação hídrica inicial, alguns pacientes necessitarão de suporte inotrópico com aminas vasoativas. O esquema preconizado, com base nas orientações mais recentes do Colégio Americano de Medicina Intensiva publicadas (2009), é a infusão de dopamina, 10 µg/kg/min, em bomba de infusão, mesmo em veia periférica, com precaução pelo risco de necrose tecidual por extravasamento. Pode-se associar dobutamina na mesma dose em caso de falência miocárdica. Nos casos que não respondem à dopamina, a adrenalina por via central na dose de 0,05 a 0,1 µg/kg/min deve ser instituída. Esses fármacos devem ser preferencialmente manuseados em UTI.
- **Suporte respiratório:** em todos os casos de choque deve-se oferecer oxigênio a 100%, independentemente de cianose, e da forma que a criança melhor aceite, por máscara ou cânula nasal. Nos casos graves, há evidências de que a intubação traqueal precoce seguida de ventilação mecânica assistida em UTI reduza a mortalidade.

- **Terapias experimentais:** considerando-se os aspectos fisiopatológicos da DM, várias abordagens imunorreguladoras têm sido tentadas como estratégias experimentais: terapias antiendotoxina ou anti-TNF-α, terapias com citocinas anti-inflamatórias ou que visam corrigir a coagulopatia ou o *clearance* dos mediadores inflamatórios do sangue. Até o momento, a maioria dos resultados é desapontadora, além dos custos elevados, mantendo-se em nível experimental.

Prognóstico

A letalidade da DM varia com a forma clínica. É importante ressaltar que, das três causas mais comuns de meningite bacteriana, a meningite meningocócica ainda é a que apresenta melhor prognóstico quanto ao desenvolvimento de sequelas.

Vários escores prognósticos têm sido sugeridos para identificação precoce dos pacientes com maior risco de óbito. Dentre eles, o melhor validado na literatura é o Escore de Prognóstico de Glasgow para Sepse Meningocócica (GMSPS, na sigla em inglês), cujos critérios são: hipotensão, diferença entre temperatura central e periférica (medida com sensor eletrônico na pele, de difícil disponibilidade entre nós), escala de coma de Glasgow, deterioração em 1 hora do escore anterior, ausência de rigidez de nuca, extensão e distribuição da púrpura, e acidose (Quadro VI.12.3).

Em países mais desenvolvidos (com menores taxas de letalidade), cerca de 20% dos sobreviventes de formas graves apresentam sequelas a longo prazo, incluindo amputações de membros, déficit auditivo e problemas no aprendizado e comportamento. Em estudo feito no IMIP de 1996 a 1999 foram identificados

Onde deve ser continuado o tratamento?

Nos casos leves, sem comprometimento hemodinâmico, com paciente estável e sem fatores de risco, pode-se prosseguir o tratamento na enfermaria do hospital de origem. No entanto, como a DM pode evoluir rapidamente para quadros graves de choque hemodinâmico, deve-se considerar o encaminhamento para hospital de referência, com transporte seguro feito adequadamente, para manuseio em UTI. Nos casos mais graves, deve-se considerar a transferência após a reposição volêmica inicial, com o paciente estabilizado. O transporte de um paciente instável para uma UTI distante pode adicionar riscos. O transporte de pacientes com DM deve ser feito por profissional habilitado em reanimação e deve incluir contato prévio com hospital de referência e preparo de material (incluindo fluidos, fármacos para reanimação e equipamento de suporte ventilatório) para ser levado junto ao paciente.

Quadro VI.12.3. Escore prognóstico de Glasgow para sepse meningocócica (GMSPS)

GMSPS ≥ 8 → Alta Letalidade	
• Hipotensão: PAS < 75mmHg para < 4 anos ou • < 85 mmHg para ≥ 4 anos	3 pontos
• Temperatura central – periférica ≥ 3°C	3 pontos
• Modificação da escala de coma de Glasgow escore inicial ≤ 8 ou deterioração de ≥ 3 (em qualquer momento)	3 pontos
• Deterioração em 1h do escore anterior	2 pontos
• Ausência de rigidez de nuca	2 pontos
• Extensão da púrpura: equimose disseminada ou progressão da lesão em avaliação posterior	1 ponto
• Déficit de base ≥ – 8	1 ponto

Fonte: Sinclair *et al.*, 1987.

como marcadores de risco para o óbito: duração do sintomas <24 horas (sugerindo evolução fulminante); plaquetopenia (abaixo de 100.000/mm³) e acidose metabólica.

PREVENÇÃO

Quimioprofilaxia

Consiste na utilização de um curto curso de antibióticos visando erradicar o meningococo potencialmente virulento da orofaringe dos contactantes de pacientes com DM. Deve ser administrado até no máximo 10 dias após o início dos sintomas do caso-índice, idealmente nas primeiras 72 horas. Conforme recomendação do Ministério da Saúde, está indicado para contatos domiciliares do doente (incluindo os domicílios coletivos, como internatos, quartéis e creches, onde a indicação se limita a pessoas que compartilham o dormitório com o doente). No caso de adolescentes e adultos, considerar também quimioprofilaxia nos contatos "de beijo", já que pode haver importante exposição às secreções respiratórias do paciente.

Profissionais de saúde só devem fazer uso de quimioprofilaxia caso haja contato acidental, por inadequação no uso dos equipamentos de biossegurança, com secreções respiratórias do paciente (p. ex., na tentativa de intubação quando o profissional está sem máscara). Lembrar que também está indicado para o próprio paciente, antes da alta, quando tratado com penicilina (que não elimina o meningococo da orofaringe, podendo resultar cerca de 18% de portadores sãos). A quimioprofilaxia não está indicada para os colegas de trabalho, de sala de aula (a menos que haja um segundo caso na escola), vizinhos ou outros contatos ocasionais. Contatos mais íntimos entre pré-escolares devem ser discutidos individualmente. A proteção oferecida pela quimioprofilaxia não é total.

O fármaco de escolha é a rifampicina, dada por via oral de 12 em 12 horas, em quatro tomadas (2 dias), nas doses a seguir: *neonatos*: 5mg/kg/dose; *crianças*: (até 12 anos): 10mg/kg/dose (máximo de 600mg/dose); *adolescentes e adultos*: 600mg/dose. As alternativas são ceftriaxona intramuscular, dose única de 500mg em maiores de 12 anos e mulheres grávidas, e 250mg em crianças abaixo dessa idade, ou ciprofloxacina via oral, 500mg (dose única).

Vacinas

As vacinas contra *N. meningitidis* dos grupos A, C, Y e W135 normalmente são sorogrupo-específicas, pois têm por base a reação imunogênica do hospedeiro ao polissacarídeo capsular dos meningococos.

Por outro lado, a cápsula do meningococo B tem baixo poder antigênico, pois é um homopolímero do ácido *N*-acetil-neuramínico encontrado em glicolipídios neuronais humanos, e, portanto, um autoantígeno. Isso explica por que as estratégias de desenvolvimento de vacinas para o meningococo B não utilizam antígenos capsulares, mas sim, por exemplo, proteínas da membrana externa ou do lipo-oligossacáride do meningococo. A imunogenicidade das vacinas antimeningocócicas B depende da similaridade com as cepas vacinais originais. Há relatos de sucesso na vacinação em Cuba, o que não se repetiu em outras localidades quando da aplicação da mesma vacina, inclusive no Brasil, onde foram utilizadas em várias situações de surtos epidêmicos, com resultados variáveis. Experiências recentes, como na epidemia de doença meningocócica B na Nova Zelândia, mostraram que a produção de uma vacina desenvolvida especificamente para a cepa do surto epidêmico pode trazer efeitos benéficos.

As vacinas polissacarídicas disponíveis comercialmente são contra os sorogrupos A e C (isoladas ou combinadas) e a tetravalente, contra os meningococos dos sorogrupos A, C, Y e W135. Em geral, essas vacinas não afetam o estado de portador, e a duração de anticorpos protetores nos adultos vacinados é de 5 anos e de cerca de 1-2 anos nas crianças menores de 4 anos. Desse modo, a sua indicação se limita a situações epidêmicas – de acordo com o sorogrupo envolvido na epidemia e para viajantes para áreas que exigem de turistas o uso da vacina antes da chegada, como a Arábia Saudita.

Nos últimos anos ocorreu a introdução no mercado brasileiro da vacina antimeningocócica C conjugada ao toxoide tetânico ou diftérico, com bons resultados quanto à indução de imunidade duradoura em crianças menores. Essa vacina já integra o calendário oficial de imunizações de alguns países da Europa. No Brasil, está disponível nas clínicas privadas e por meio dos Centros de Referência para Imunobiológicos Especiais (CRIEs), sendo indicada nesses centros a partir dos 2 meses de idade nos portadores de asplenia congênita ou adquirida, deficiências do complemento, anemia falciforme e talassemia, e esplenectomizados. Mais recentemente foi desenvolvida uma vacina conjugada quadrivalente, A, C, Y, W135, que, embora tenha evidenciado boa imunogenicidade em adolescentes, obteve resultados modestos em lactentes.

BIBLIOGRAFIA

Ajayi-obe EK, Lodi E, Alkali AS et al. Prognostic scores for use in African meningococcal epidemics. Bull World Health Org 1998; 76:149-152.

American Academy of Pediatrics. Meningococcal Disease. *In:* Pickering LK (ed.). *2000 Red Book: Report of the Committee on Infectious Diseases*. 25ª ed. Elk Grove Village, IL: American Academy of Pediatrics, 2000:401.

Anderson MS, Glode MP, Smith AL. Meningococcal Disease. *In:* Feign RD, Cherry JD (eds.). *Textbook of pediatric infectious diseases*. 4ª ed. Philadelphia: W.B. Saunders, 1998:1.143-1.156.

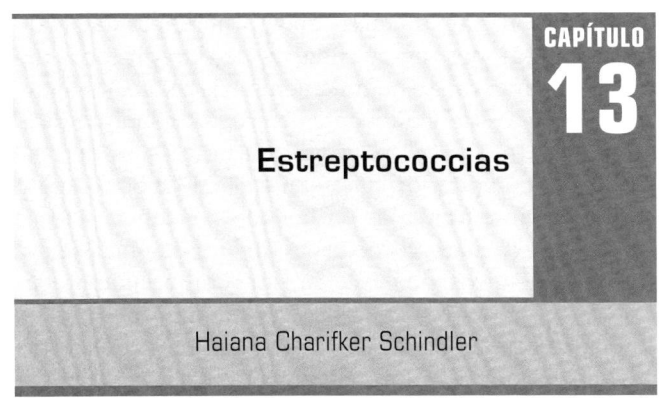

CAPÍTULO 13
Estreptococcias

Haiana Charifker Schindler

Baines PB, Hart CA. Severe meningococcal in childhood. Br J Anaesth 2003; 90:72-83.

Brierley, Carcillo, Choong et al. Clinical practice parameters for hemodynamic support of pediatric and neonatal septic shock: 2007 update from The American College of Critical Care Medicine. Crit Care Med 2009(37):2.

Correia JB, Duarte MCBM, Correia NB et al. *Neisseria meningitidis* bacterial load in blood and cerebrospinal fluid from brazilian patients: preliminary report. Trans Royal Soc Trop Med & Hyg 2002; 96(4):359.

Correia JB, Hart CA. Meningococcal disease. Clin Evid 2004;(12):1.164-1.181.

Cuevas LE, Savory EC, Hart CA, Thomson MC, Yassin MA. Effect of reactive vaccination on meningitis epidemics in Southern Ethiopia. J Infect 2007; 55(5):425-430.

Duarte MC, Amorim MR, Cuevas LE, Cabral-Filho JE, Correia JB. Risk factors for death from meningococcal infection in Recife, Brazil. J Trop Pediatr 2005;(4):227-231.

Hart CA, Cuevas LE. Bacterial Meningitis. *In:* Cook G, Zumla A (eds.). *Manson's Tropical Diseases*. 21ª ed. Londres: Saunders, 2002:981-994.

Hart CA, Cuevas LE. Meningococcal disease in Africa. Ann Trop Med Parasitol 1997; 91:777-785

Hart CA, Thomson AP. Meningococcal disease and its management in children. BMJ 2006; 333(7.570):685-690.

Hazelzet JA. Diagnosing menigococcal as a cause of sepsis. Pediatric Crit Care Med 2005; 6(suppl 3):S50-54.

Jodar L, Feavers, IM, Salisbury, Granoff DM. Development of vaccines against meningococcal disease. Lancet 2002; 359:1.499-1.508.

Maggi RRS. Meningites bacterianas. Tese de Mestrado. Recife, IMIP, 1996.

Marzouk O, Thomson AP et al. Features and outcome in meningococcal disease presenting with maculopapular rash. Arch Dis Child. 2001; 85:386-390.

Munro R. Meningococcal disease: treatable but still terrifying. Intern Med J 2002; 32(4):165-169

Pollard AJ, Brito J et al. Emergency management of meningococcal disease. Arch Dis Child 1999; 80:290-296.

Riordan FA, Thomson AP et al. Lesson of the week: Who spots the spots? Diagnosis and treatment of early meningococcal disease in children. BMJ 1996; 313:1.255-1.256.

Riordan FAI, Marzouk O, Thomson APJ, Sills JA, Hart CA. Porspective validation of the Glasgow Meningococcal Septicaemia Prognostic Score. Comparison with other scoring methods. Eur J Pediatr 2002; 161:531-537.

Stephens DS, Greenwood B, Brandtzaeg P. Epidemic meningitis, meningococcemia and Neisseria meningitidis. Lancet 2007; 30,369:2.196-2.210.

Theilen U, Wilson L, Wilson G et al. Guideline Development Group. Management of invasive meningococcal disease in children and young people: summary of SIGN guidelines. BMJ 2008; 14; 336:1367-170.

Tikhomirov E, Santamaria M, Esteves K. Meningococcal disease: public health burden and control. World Health Tat Stat Q 1997; 50:170-177.

www.portalsaude.gov.br/sinan, acessado em 10-2-2009.

INTRODUÇÃO, CONCEITUAÇÃO E EPIDEMIOLOGIA

O termo *Streptococcus* foi utilizado pela primeira vez por Billroth, em 1874, para descrever um microrganismo com morfologia esférica, disposto aos pares ou em pequenas cadeias, frequentemente isolado de feridas supuradas.

As infecções ocasionadas por bactérias do tipo estreptococo são frequentes na idade pediátrica, determinando algumas doenças características.

O meio ambiente tem um papel fundamental no comportamento dessas infecções, pois a melhoria das condições socioeconômicas e sanitárias da população determina uma importante redução na morbidade e mortalidade da grande maioria das doenças infectocontagiosas, incluindo as estreptococcias. Mesmo após a introdução da penicilina e outros antibióticos eficazes, os indicadores de morbimortalidade não têm melhorado significativamente, constituindo um grande desafio para a saúde pública nos países em desenvolvimento. Nos países desenvolvidos, tem havido uma grande preocupação, devido a um aumento na incidência de infecções severas e invasivas ocasionadas pelo estreptococo ß-hemolítico do grupo A.

Os estreptococos podem viver no trato respiratório, no intestino, na vagina ou em qualquer outra parte do corpo sem causar qualquer problema. Ocasionalmente eles são encontrados em uma área inflamada (p. ex., garganta ou vagina) de uma pessoa portadora e são erroneamente responsabilizados pela infecção. A maior taxa (11,3%) de pessoas sadias ou assintomáticas de estreptococos do grupo A se encontra na faixa etária de crianças, de ambos os sexos, enquanto para adultos a taxa é de 0,8%. Estudo realizado na cidade do Recife com 753 escolares de 5 a 19 anos mostrou uma taxa baixa de portadores, de 0,8%, com uma frequência maior na idade de 7 anos.

A suscetibilidade é universal. Os estreptococos são as bactérias que mais infecções causam no ser humano, especialmente na idade pediátrica, na qual se destacam, por sua alta prevalência, a faringoamigdalite com ou sem escarlatina, o impetigo e outras piodermites, e as infecções do período neonatal.

As diferentes formas clínicas das infecções estreptocócicas se baseiam não só na imunidade do hospedeiro, como também na porta de entrada, nas propriedades do agente causal, nos vários subtipos de estreptococos, no diagnóstico precoce e no tratamento adequado.

A transmissão geralmente ocorre por contágio direto através das secreções respiratórias ou lesões de pele do doente ou portador. Raramente acontece por contato indireto. Em enfermarias de hospitais, creches, escolas e berçários, as estreptococcias podem disseminar-se em surtos epidêmicos, podendo ter um comportamento endêmico nas grandes cidades. Recentemente, a água e os alimentos contaminados têm sido associados com surtos de estreptococcias (principalmente dos grupos C, D e G). Detalhes desse tipo de estreptococcias transmitidas por alimentos podem ser encontrados em: www.cve.saude.sp.gov.br/htm/hidrica/Strepto.htm.

O tipo de infecção estreptocócica varia segundo a época do ano, e no inverno são mais frequentes a faringoamigdalite e outros quadros respiratórios. Já no verão predominam as infecções cutâneas, fato difícil de se observar nos climas tropicais, em que a prevalência da infecção cutânea é sempre alta.

Há que considerar também como outras potenciais fontes de infecção as feridas cirúrgicas contaminadas e o coto umbilical do recém-nascido, infectado no canal de parto, levando inicialmente a uma onfalite.

O período de incubação geralmente é de 2 a 5 dias nos casos de faringite e de cerca de 7 a 10 dias nos casos de impetigo.

A transmissibilidade é máxima durante a fase aguda, diminuindo gradativamente nos casos não tratados, mas com o início precoce e eficaz da antibioticoterapia fica eliminada a capacidade de transmissão em 24 horas. No período de incubação, a transmissão ainda não está bem esclarecida.

O controle precoce das faringoamigdalites e a penicilina têm determinado diminuição importante dos casos de doença reumática, especialmente nos países desenvolvidos (prevalência 0,5/100.000); esse fato não tem sido observado na mesma magnitude nos países em desenvolvimento. No Brasil, dados do Ministério da Saúde estimam uma frequência anual de seis milhões de episódios de faringoamigdalites estreptocócicas, das quais, em condições não epidêmicas, 0,3% resulta em casos de febre reumática, uma incidência de 15.000-18.000 novos casos anuais. Desses, um terço, ou seja, 6.000 evolui para cardiopatia reumática crônica. A Organização Mundial de Saúde (OMS) enfatiza a importância da prevenção primária e secundária, especialmente a detecção precoce e o tratamento correto da faringoamigdalite estreptocócica, bloqueando o aparecimento da febre reumática. A segunda linha de defesa é o tratamento a longo prazo com penicilina.

As condições socioeconômicas e higiênicas têm uma importância capital no comportamento epidemiológico dessa doença, pois o declínio das taxas de doença reumática nos países mais favorecidos foi observado antes da incorporação da antibioticoterapia. No entanto, nesses países tem-se registrado um aumento da incidência de infecções severas e invasivas ocasionadas por estreptococo ß-hemolítico do grupo A, com destaque para a síndrome do choque tóxico e a fascite necrosante. Em cerca de 25% desses casos severos não se define a porta de entrada, porém usualmente se inicia na pele e tecidos moles, no local de um trauma inaparente ou mínimo. Raramente ocorre após um episódio agudo de faringite. São considerados fatores de risco associados: idade jovem ou avançada; diabetes melito; doença cardíaca ou pulmonar crônica; síndrome de imunodeficiência adquirida; usuários de drogas injetáveis; alcoolismo e crianças com varicela. Vários estudos têm sugerido a relação entre o uso de anti-inflamatórios não esteroidais e fascite necrosante, visto que esses fármacos podem alterar a função granulocítica e aumentar a produção de citocinas, além de mascarar os sintomas iniciais da doença.

Na população em geral, 15% a 30% das pessoas podem ser portadoras sadias assintomáticas, e só em 5% delas é observado aumento de títulos de anticorpos, pelo qual nem todos os indivíduos colonizados são considerados infectados. Acredita-se que os portadores assintomáticos transmitam raramente a infecção estreptocócica aos seus comunicantes.

O *Streptococcus pyogenes* ou estreptococo β-hemolítico (EBH) do grupo A é a causa mais frequente da faringite bacteriana. Sua importância está relacionada com as sequelas não supurativas que podem desencadear a febre reumática (FR) aguda e glomerulonefrite aguda pós-estreptocócica. Casos de faringite por grupos de EBH diferentes do grupo A, especificamente os do grupo C e G, estão documentados, mas seu papel não está completamente claro.

A epidemiologia da FR coincide com a da infecção de orofaringe pelo estreptococo β-hemolítico do grupo A. A ocorrência dessa complicação após epidemias de faringite estreptocócica se situa em torno de 3%, taxa mais elevada do que a observada em situações endêmicas. É considerada praticamente extinta em países desenvolvidos, em face da melhoria das condições socioeconômicas e culturais, uso mais adequado de antibióticos para infecções respiratórias e queda da disseminação das estreptococcias. Cepas específicas (pelo tipo de proteína M) têm sido associadas com surtos de FR, sendo chamadas de reumatogênicas. Uma infecção por uma dada cepa confere imunidade quase permanente para essa cepa.

A predisposição familiar ao desenvolvimento dessa doença tem sido apreciada há mais de um século. A primeira descrição (Cheadle, 1889) realçou o acometimento na infância, notando que a doença frequentemente ocorria em mais de um membro da família.

A incidência de FR pode chegar a 1% ou menos com profilaxia adequada, tanto em nível primário, evitando-se a infecção, quanto em nível secundário, com o tratamento precoce da infecção com penicilina. Como a infecção de garganta tanto pode ter manifestações sistêmicas como ser leve, atípica ou mesmo assintomática, em cerca de 30%-70% dos pacientes com sequelas reumáticas não há relatos de infecção prévia.

Na pele, o estreptococo somente provoca infecção quando há alterações na superfície, fato facilitado pelas dermatoses preexistentes ou mordeduras de insetos, predispondo a outra complicação tardia, a glomerulonefrite difusa aguda, de incidência variável, na dependência das cepas estreptocócicas prevalentes, pois nem todas são nefritogênicas. Pode desenvolver-se também após infecções faríngeas e, diferentemente da febre reumática, as recorrências são muito raras, tendo recuperação completa na maioria dos casos. Nos climas tropicais, usualmente, há amplo predomínio de antecedente de infecções cutâneas. Não há relatos de febre reumática após infecções cutâneas por estreptococos β-hemolíticos.

ETIOLOGIA, PATOGÊNESE E PATOLOGIA MORFOLÓGICA E FUNCIONAL

Os estreptococos são cocos gram-positivos, que crescem em cadeias curtas ou longas, com uma temperatura ideal de 37°C, sendo inibido seu crescimento a 40°-41°C.

Na sua conformação, destaca-se um citoplasma rodeado de três estruturas básicas: (*a*) cápsula; (*b*) parede celular onde se encontram o mucopeptídeo, o carboidrato C e as proteínas M, R e T, e (*c*) membrana citoplasmática (Fig. VI.13.1).

Classificação

Existem várias maneiras de classificar os estreptococos considerados patógenos em seres humanos:

- **Grupo-específico:** essa classificação depende do carboidrato C presente na parede celular, e começou com os trabalhos de Lancefield, em 1933, que, utilizando técnicas de precipitação, foi denominando os diferentes grupos por letras do abecedário. Atualmente, utilizando-se técnicas de imunofluorescência, são reconhecidos 20 grupos, desde o grupo A até o grupo U.

- **Tipo-específico:** depende da proteína M presente na superfície da parede celular. Considerada a mais importante proteína de superfície, determina a especificidade do tipo (sorotipo), que é classificado por números. Para o estreptococo do grupo A, que é o mais importante e mais bem estudado, têm-se definido 75 sorotipos, destacando-se alguns que determinam basicamente faringoamigdalites (sorotipos 1-3-4-5) e outros que são predominantemente cutâneos ou nefritogênicos (12-45-52). Essa proteína se encontra nas fímbrias que emergem da parede celular, juntamente com o ácido lipoteicoico; essas fímbrias são responsáveis pela adesão do estreptococo às células epiteliais. Esse processo é mediado por adesinas, entre as quais se encontra o próprio ácido lipoteicoico, o qual se ligaria aos receptores específicos existentes nas células epiteliais.

A agressividade do estreptococo vai depender de alguns componentes estruturais, especialmente os da parede celular. A maioria das substâncias extracelulares (enzimas e toxinas) parece ter importância pouco clara, porém, está bem definida no caso da toxina eritrogênica do estreptococo ß-hemolítico do grupo A, sendo os três sorotipos, A, B e C, responsáveis pelo *rash* da escarlatina (Quadro VI.13.1).

De acordo com o padrão de hemólise desencadeado nas placas de ágar-sangue, uma outra classificação divide os estreptococos em:

- **α-hemolítico ou com hemólise parcial** – apresenta algumas cepas descorando a placa a uma tonalidade esverdeada, devido à qual foi denominado estreptococo *viridans*.
- **β-hemolítico** – representa a maioria e produz hemólise mais completa. Foi nesses grupos que Lancefield desenvolveu os seus primeiros trabalhos, preci-

Quadro VI.13.1. Fatores de virulência do *Streptococcus* do grupo A

Cápsula	Não imunogênica
Proteína M	Antifagocítica, anticomplementar
Ácido lipoteicoico	Aderência às células epiteliais
Toxinas eritrogênicas	Exantema escarlatina Fascite necrosante?
Estreptolisina S	Lisa leucócitos, plaquetas e hemácias; estimula a liberação de enzimas lisossômicas; não imunogênica
Estreptolisina O	Lisa leucócitos, plaquetas e hemácias; estimula a liberação de proteínas lisossômicas; imunogênica
Estreptocinase	Lisa coágulos sanguíneos; facilita a disseminação de bactérias nos tecidos
DNAse	Despolimeriza o DNA celular livre no material purulento

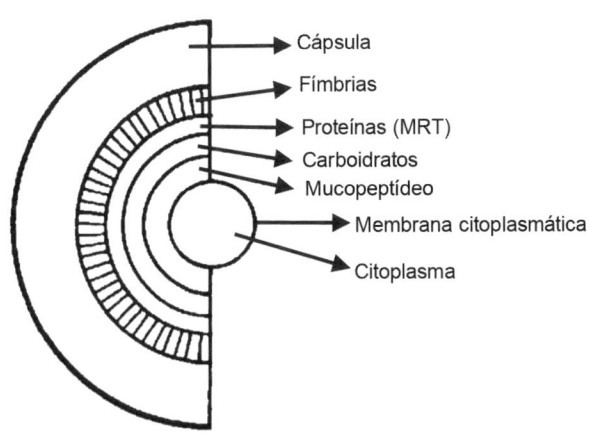

Fig. VI.13.1

pitando o carboidrato C e estabelecendo os primeiros grupos.
- **γ-hemolíticos ou sem hemólise** – são os denominados não hemolíticos.

Pensava-se que somente os β-hemolíticos, especialmente os do grupo A, eram patogênicos, porém tem sido demonstrada a patogenicidade dos grupos B e D e ainda se discute a dos grupos C, G, F. Além disso, há cepas α e γ-hemolíticas que também possuem antígenos específicos.

Os estreptococos do grupo A não colonizam normalmente a pele; entretanto, formam parte da flora orofaríngea humana normal. O *S. pyogenes* pode ser isolado de oro e nasofaringe em até 9% das crianças e 5% de adultos normais.

As infecções estreptocócicas cutâneas não estão envolvidas no desencadeamento da febre reumática. Dependendo da cepa infectante, a faringite estreptocócica pode evoluir para bacteremia, febre reumática, glomerulonefrite ou síndrome do choque tóxico estreptocócico.

O estreptococo do grupo B é um dos principais agentes causais da sepse neonatal precoce, sendo um importante fator de morbimortalidade neonatal e de altos custos em saúde pública. Têm sido implementadas múltiplas estratégias para evitar a transmissão vertical da mãe colonizada para seu recém-nascido, a fim de prevenir a infecção do neonato. Uma das mais empregadas é a profilaxia antibiótica administrada à mãe no momento do parto, dependendo de uma cultura vaginal ou perianal realizada entre a 35ª e a 37ª semana de gestação. Pacientes com culturas não realizadas ou não prontas recebem profilaxia intraparto se o mesmo ocorrer antes da 37ª semana de gestação, se o período após a ruptura das membranas for maior ou igual a 18 horas ou se a temperatura intraparto for maior ou igual a 38ºC.

Diante dessas estratégias tem-se conseguido diminuir de maneira significativa a incidência de sepse neonatal por esse agente, porém existem apreensões acerca da possível geração de resistência antibiótica ou reações adversas aos fármacos por parte da mãe. Dessa forma, novas técnicas de prevenção se encontram em estudo, como as vacinas contra o estreptococo do grupo B.

Os estreptococos que causam doenças humanas com maior frequência se encontram detalhados no Quadro VI.13.2.

Imunidade

O organismo vai desenvolvendo imunidade de forma gradativa. Assim, quanto maior a criança, maior a tendência a desenvolver processos mórbidos localizados. Os títulos de anticorpos contra estreptococos são mais elevados em adolescentes e adultos, em que a capacidade de resposta é maior. Há duas formas de imunidade bem definidas:

- **Imunidade antibacteriana** – é o desenvolvimento de anticorpos contra a proteína M da parede celular, determinando imunidade tipo-específica. São anticorpos bacteriostáticos, que persistem por anos no organismo, e mostram títulos importantes 6 a 8 semanas após o início da infecção, sendo fundamentais para evitar processos de reinfecção. A resposta antibacteriana inicial, antes desse período, ocorre pela fagocitose inespecífica de monócitos e polimorfonucleares.

A imunidade conferida por um anticorpo anti-M protege contra reinfecção homóloga, mas não contra reinfecção heteróloga de outros sorotipos de proteína M. Porém, quando a produção de anticorpos é baixa, fato observado com a utilização precoce da penicilina, pode ocorrer rein-

Quadro VI.13.2. Classificação de patógenos estreptocócicos comuns nos seres humanos

Classificação sorológica	Classificação bioquímica	Tipo de hemólise	Doença estreptocócica
A	*S. pyogenes*	B	Faringite, piodermite, febre reumática, glomerulonefrite
B	*S. agalactine*	α, β, γ	Sepse neonatal, sepse pós-parto
C	*S. equisimilis*	B	
D	*Enterococcus faecalis* *E. faecium* *S. bovis*	A, β, γ α, β, γ α, γ	Infecção das vias urinárias, abscesso intra-abdominal, infecção de ferida, endocardite
F	Grupo *S. milleri*	α, β, γ	
G	Grupo *S. milleri*	α, β, γ	
–	*S. pneumoniae*	A	Pneumonia, sinusite, otite média, meningite, bacteremia
Viridans	*S. salivarius* *S. sanguis* *S. mutans* *S. acidominimus* *S. uberis* *S. mitis* Grupo *S. milleri*	A, γ	Cáries dentárias, bacteremia, endocardite, abscesso intra-abdominal

fecção pelo mesmo tipo de estreptococo. A proteína M, a exemplo do ácido hialurônico, é um fator de virulência, é fortemente antigênica e tem propriedade antifagocitose. Ela bloqueia a produção de C3, impedindo a ativação do complemento via alterna, que normalmente permite a opsonização dos estreptococos do grupo A, facilitando a fagocitose.

Cepas específicas (baseadas na proteína M) têm sido associadas com surtos de febre reumática, sendo chamadas de reumatogênicas, cuja propriedade mais importante pode ser a inclusão de epítopos (determinantes antigênicos) que exibem reação cruzada com tecidos orgânicos. Assim, certos componentes dos estreptococos podem apresentar diferentes graus de mimetismo biológico com estruturas do hospedeiro e algumas vezes determinar o desconhecimento do antígeno e outros elementos bacterianos, induzindo a produção de anticorpos contra estruturas com antigenicidade similar na bactéria e no hospedeiro. A deposição de intensa carga desse tipo de antígenos nos tecidos linfoides da faringe, já hipersensibilizados durante a infância por repetidas infecções estreptocócicas, pode causar uma quebra na tolerância imune, ocasionando o aparecimento de algumas manifestações clínicas da doença reumática.

Também tem sido descrita a presença de anticorpos contra glicoproteínas das valvas cardíacas, sarcolema do músculo cardíaco e alguns núcleos cerebrais, evidenciando a provável etiopatogenia imunitária da cardite e da coreia nessa doença.

- **Imunidade antitoxina** – é mediada por imunoglobulinas tipo IgG produzidas contra toxina eritrogênica e outras, podendo ser adquirida em forma ativa ou passiva. A passiva dura de 6 meses a 1 ano, pela transferência transplacentária de anticorpos maternos, e a adquirida ativamente dura a vida toda, sendo as recidivas explicadas pela existência de vários tipos de toxinas eritrogênicas.
- **Síndrome de Tourette (ST)** – caracteriza-se pela presença de tiques motores e pelo menos um tique fônico. Algumas semelhanças clínicas com a coreia reumática ou de Sydenham (CS) incentivaram a formulação da hipótese da existência de um grupo de transtornos neuropsiquiátricos associados a processo autoimune decorrente de infecção estreptocócica. As evidências ainda não são satisfatórias no que tange a uma base autoimune pós-estreptocócica para a ST. Um aprimoramento dos métodos investigativos e na seleção das amostras pode trazer mais contribuições à questão.

Quadro clínico

Nas estreptococcias existem fatores importantes que determinam os diferentes quadros clínicos, destacando-se a porta de entrada, a idade do hospedeiro e o seu estado imunitário. Assim, nos diferentes grupos etários encontramos:

- **Recém-nascido** – especial prevalência do estreptococo do grupo B, que forma parte da flora vaginal materna, levando a quadros de infecção sistêmica. É a causa mais frequente de sepse e de meningite neonatal nos Estados Unidos e em outros países ricos, assim como em várias regiões do Brasil.

Nos recém-nascidos, a infecção pelo *Streptococcus agalactiae* pode manifestar-se de diversas maneiras, sendo a sepse e a meningite as mais frequentes e letais. A quantidade de sequelas entre os sobreviventes é elevada; portanto, diante de uma suspeita precoce de infecção, deve ser iniciada antibioticoterapia o mais precocemente possível. Pode também condicionar outras infecções graves, como pneumonia, e outras leves, como onfalite, otite e conjuntivite. A erisipela raramente é observada nesse período da vida.

Estudos sobre os aspectos clinicoepidemiológicos das infecções por *Streptococcus pyogenes* (estreptococo β-hemolítico do grupo A) no período neonatal observaram que todas as infecções foram de início tardio e, de acordo com a origem, predominaram as adquiridas na comunidade (95%). A infecção de tecidos moles foi a forma clínica mais frequente e cursou com bacteremia. Os estreptococos do grupo A isolados tiveram 100% de sensibilidade aos antibióticos beta-lactâmicos.
- **Menores de 6 meses** – prevalência de nasofaringites, com coriza mucopurulenta e febre, sendo muitas vezes indistinguíveis de qualquer rinofaringite viral. Somente a cultura dessa secreção estabelece a diferença. Nessa faixa etária existe claro predomínio do estreptococo do grupo A.
- **6 a 30 meses** – continua predominando a nasofaringite, com coriza purulenta, febre moderada, impetigo perinasal e adenomegalias satélites. Frequentemente se complica com sinusite e otite, sendo o estreptococo do grupo A o mais encontrado.
- **30 meses a 5 anos** – é a faixa etária das piodermites, especialmente nos climas tropicais e nas classes socioeconômicas baixas. Sempre o estreptococo do grupo A é o mais prevalente, porém os grupos C e G também têm alguma participação. A complicação mais temida e frequente é a glomerulonefrite difusa aguda.
- **5 anos ou mais** – neste grupo e até a adolescência existe claro predomínio das faringoamigdalites, com ou sem escarlatina. Podem ocorrer complicações supurativas, tais como celulite peritonsilar, abscesso periamigdaliano, otite e sinusite. Meningites ou abscessos cerebrais são raros. As complicações não supurativas também são mais frequentes nesse grupo etário. O eritema marginado, a púrpura anafilática e certas formas de psoríase podem estar relacionados com estreptococcias.

A infecção pelo estreptococo do grupo A pode apresentar-se de variadas formas clínicas: faringoamigdalite, impetigo, escarlatina, erisipela e outras.

Faringoamigdalite

É um quadro agudo, determinado pela presença do estreptococo patógeno nas células epiteliais da faringe, o qual, após superar a flora apatógena local, especialmente o estreptococo α-hemolítico, adere a essas células por meio de fímbrias presentes na parede celular. Tem um período de incubação curto, entre 12 horas e 5 dias. As manifestações clínicas são variáveis, podendo evoluir de forma subclínica em até 50% das infecções ou de forma grave com toxemia severa. A febre, quando presente, tende a ser elevada, atingindo temperaturas de 39°-40°C. Cefaleia, dor de garganta, odinofagia, anorexia e astenia são outros achados frequentes, existindo, nesses casos, eritema e congestão faringoamigdaliana, com exsudato (50%-90% dos casos) de início escasso, puntiforme, branco-amarelado, que pode tornar-se confluente com o evoluir da doença. As adenomegalias cervicais satélites são observadas em até 70% dos casos. Na maioria das vezes, esse quadro não se complica e regride entre 4 e 5 dias. A escarlatina pode ou não estar presente, dependendo da presença da toxina eritrogênica e do estado imunitário do hospedeiro. Os sorotipos mais frequentemente encontrados são os tipos M1-M4 e M12, todos sensíveis à penicilinoterapia. Por isso, para diferenciá-la de quadros virais, devem ser considerados como sugestivos de infecção faringoamigdaliana estreptocócica os seguintes fatores:

- Faixa etária acima de 5 anos
- Ausência de coriza, tosse, espirros e congestão nasal
- Exsudato ou placas de pus nas amígdalas ou parede posterior da faringe
- Petéquias em palato
- Enfartamento ganglionar submandibular doloroso

Em lactentes, apesar de sua apresentação ser incomum, assim como suas complicações não supurativas, observa-se uma rinite seromucoide que, muitas vezes, se torna purulenta, podendo levar a quadro de impetigo, inicialmente restrito à face (estreptococose).

Escarlatina

É o exantema decorrente de um quadro de capilarite generalizada que se desenvolve em algumas estreptococcias, quando a bactéria infectante é capaz de produzir uma ou mais exotoxinas eritrogênicas em um hospedeiro suscetível.

Até o presente, são reconhecidos três tipos de toxinas eritrogênicas diferentes (A, B e C) e se discute a provável existência de uma quarta (alfa). São também denominadas exotoxinas pirogênicas do estreptococo, em virtude dos seus efeitos biológicos, pois não somente são responsáveis pela capilarite, como também podem provocar febre, lesão tecidual e choque tóxico. Provavelmente interferem com o sistema reticuloendotelial e as funções dos linfócitos T.

A escarlatina pode ocorrer em qualquer idade, sendo mais frequente em escolares entre 5 e 18 anos. É rara no lactente, provavelmente devido à transferência de anticorpos maternos contra a toxina eritrogênica. Acomete igualmente ambos os sexos.

O quadro clínico é de uma faringoamigdalite precedendo em 1 a 2 dias as manifestações cutâneas características da doença. O exantema é eritematoso e micropapular generalizado, dando à pele um aspecto grosso ("pele de galinha"), com maior intensidade no tronco e face interna dos membros. Podem estar presentes os sinais de Filatow (palidez perioral contrastando com a hiperemia facial) e de Pastia (exantema intenso com algumas petéquias nos sulcos das dobras das articulações e que não desaparece à pressão). Na língua, são característicos a hipertrofia das papilas e o intenso enantema lingual (língua "em framboesa") e na região do palato.

Após um período de 6 a 10 dias é iniciada a fase de descamação nas regiões da pele comprometida, que é proporcional à intensidade do exantema, podendo ser fina, quase inaparente ou ter um aspecto característico de descamação laminar, especialmente em mãos e pés (descamação "em luva").

Alguns pacientes podem apresentar quadros de amigdalites de repetição; neles existiria a associação de bactérias anaeróbicas na faringe, produtoras de betalactamases, que dificultariam a ação da penicilina e outros antibióticos no local.

As complicações das faringoamigdalites podem ser:

- **Precoces ou supurativas** – usualmente ocorrem por extensão da infecção e na 1ª semana de doença. Dentre elas podemos citar: adenite cervical, otite, sinusite, mastoidite, broncopneumonia, septicemia, meningite, osteomielite e celulite.
- **Tardias ou não supurativas** – são basicamente a glomerulonefrite difusa aguda e a doença reumática. A patogênese é desconhecida, porém acredita-se que seja por hipersensibilidade ao estreptococo ou a alguns dos seus componentes, os quais apresentam alguma semelhança antigênica com estruturas normais do hospedeiro. Essas complicações podem ser observadas após infecções graves ou inaparentes.

INFECÇÕES CUTÂNEAS

As estreptodermias são bastante frequentes em nossa população, sobretudo nas comunidades com condições higiênicas precárias e no ambiente hospitalar. A estação mais propícia para o seu aparecimento é o verão, pois com o calor e umidade há mais proliferação bacteriana. Dentre as infecções de pele mais importantes na infância se destacam:

Impetigo

Corresponde a 60% das piodermites na infância. É uma infecção bacteriana, contagiosa, primária da pele, e causa lesões supuradas, bolhosas ou não, principalmente na face, tronco e membros, podendo surgir como infecções secundárias a lesões preexistentes. Atualmente é aceita a predominância da etiologia estafilocócica (*S. aureus*) no tipo bolhoso e estreptocócica nas formas não bolhosas, podendo, nesse caso, estar em associação ao *S. aureus*. Porém, deve-se considerar que talvez haja uma variação geográfica, com maior prevalência do estreptococo em locais e épocas mais quentes. Na maioria das vezes é difícil diferenciar, pela morfologia da lesão cutânea, se a etiologia é estreptocócica ou estafilocócica, sendo frequente a associação de ambas as etiologias, por serem esses germes parte da flora cutânea habitual.

Na sua forma característica, não há febre e as lesões são indolores, consistindo em uma vesícula transitória que se transforma em crosta amarelada espessa, pouco aderente à pele na sua fase inicial. Com frequência se encontra linfadenite regional.

Tem um período de incubação de aproximadamente 10 dias. Nas populações de condições socioeconômicas precárias, o impetigo se encontra relacionado com escabiose e com pele alterada por mordeduras de insetos, fato que favorece a disseminação.

Os estreptococos cutâneos podem determinar glomerulonefrite, porém não provocam doença reumática. A causa desse mecanismo não está bem definida, parecendo ter um papel importante o colesterol cutâneo na inativação de alguns antígenos estreptocócicos no local da infecção.

Ectima

O ectima é uma infecção piogênica da pele causada principalmente por estreptococo, porém o estafilococo pode ser também encontrado. Localiza-se preferencialmente nos membros inferiores e afeta mais as crianças. Caracteriza-se pelo aparecimento de uma pústula sobre base eritematosa que ulcera, originando crosta espessa, aderida e que deixa cicatriz. É uma lesão mais profunda e maior do que o impetigo. Em geral há uma solução de continuidade prévia, às vezes imperceptível, podendo ocorrer em locais de picada de inseto, lesões de escabiose ou dermatose pruriginosa. Pode também complicar-se com glomerulonefrite.

Erisipela

É um processo infeccioso que atinge a derme profunda, com envolvimento linfático. É necessário que haja uma solução de continuidade na pele para ocorrer a penetração da bactéria (escoriação, ulceração e outras). Localiza-se preferencialmente nos membros inferiores (85%), na mama e na face, podendo também acometer outras áreas.

Caracteriza-se por eritema com bordas nítidas, associado a edema, dor e calor local. Evolui, por um período de 4 a 6 dias, de maneira centrífuga, ou seja, à medida que a lesão se estende, a sua intensidade começa a diminuir no centro (sinal de Milian). Quando o processo é mais intenso, podem ser encontradas bolhas e necrose. Acompanha-se de adenite regional e sintomas gerais (febre, calafrio, mal-estar), melhorando juntamente com a regressão da lesão. Nefrite e septicemia são possíveis complicações.

Celulite

É um processo infeccioso semelhante ao da erisipela, porém mais profundo, atingindo o tecido celular subcutâneo. É de etiologia estreptocócica, mas também pode ser ocasionado por estafilococos, pneumococos, *H. influenzae* (sobretudo celulite facial em crianças menores de 5 anos) e outros agentes menos frequentes.

Infecções pelos estreptococos do grupo B (*agalactiae*)

Determinam infecções em qualquer grupo etário, tendo clara preferência pelo período neonatal e sendo responsáveis por infecções sistêmicas graves no recém-nascido.

Possuem cinco sorotipos diferentes, podendo qualquer um deles estar envolvido na etiopatogenia das infecções, porém o sorotipo III é o mais encontrado nas meningites neonatais tardias.

O estreptococo do grupo B é encontrado normalmente no trato gastrointestinal e aparelho geniturinário feminino. A colonização de gestantes e recém-nascidos varia entre 5% e 30%. Na gestante pode determinar endometrite, amnionite ou infecções do trato urinário. O acometimento do recém-nascido é feito especialmente pela contaminação através do canal do parto, determinando taxas de infecções que variam de um a cinco por 1.000 nascidos vivos. As infecções no recém-nascido podem ser localizadas ou sistêmicas, e, em função do tempo de instalação do quadro clínico, podem ser classificadas em:

- **Precoces:** quando o quadro clínico se manifesta em até 72 horas de vida, com quadro respiratório importante e evidências clínicas e radiológicas de uma pneumonia de evolução grave. Na maioria das vezes se manifesta em um neonato prematuro com antecedentes de infecção materna (febre, rotura prematura ovular, líquido com mau cheiro) e pode confundir-se com doença de membrana hialina.
- **Tardia:** ocorrem após 72 horas de vida, tendo como característica o acometimento frequente de meninges e articulações. São recém-nascidos prematuros ou a termo que quase sempre vinham evoluindo bem. Mais detalhes podem ser encontrados no capítulo Sepse Neonatal (Seção XIV, Cap. 17).

É importante salientar que essa classificação utiliza pontos de coorte arbitrários e que necessita, por vezes, de avaliação individualizada dos casos.

DIAGNÓSTICO

Nas estreptococcias, os exames laboratoriais visam demonstrar a presença do estreptococo patógeno e sua ação no hospedeiro. O isolamento da bactéria em um paciente com quadro clínico sugestivo, obtido por meio de cultura de diferentes amostras biológicas, é o exame considerado *padrão-ouro*. Assim, pode-se coletar material da orofaringe, da nasofaringe, de lesões cutâneas, e, no caso de sepse no período neonatal, podem ser utilizados sangue, líquido cefalorraquidiano (LCR) e urina. Sendo positivo, deve ser interpretado como indicativo de doença aguda, devendo-se lembrar de que culturas positivas também podem estar presentes em portadores assintomáticos. Daí a importância de associar o achado a manifestações clínicas compatíveis.

Os títulos de antiestreptolisina O (ASO) têm sido largamente utilizados para diagnosticar estreptococcia recente, sobretudo quando o isolamento do estreptococo e as culturas são negativas. Valores superiores a 333 U/mL em crianças menores de 5 anos e acima de 500 U/mL nos maiores dessa idade são considerados positivos, especialmente quando os títulos aumentam em controles sucessivos.

Atualmente se vem utilizando a titulação de anticorpos contra outras substâncias antigênicas do estreptococo. A mais utilizada é o teste Streptozyme, que detecta anticorpos contra cinco antígenos extracelulares do estreptococo: estreptolisina O, hialuronidase, desoxirribonucleose, ADNase e estreptocinase.

Como o resultado da cultura é demorado, frente a uma suspeita de faringoamigdalite estreptocócica não se deve retardar o tratamento, pelo qual o diagnóstico quase sempre se baseia em dados clínicos. Recentemente, tem sido utilizada a técnica de detecção de antígenos do estreptococo (polissacarídeo grupo-específico da parede celular da bactéria), exame com que se dispõe em poucas horas de evidências da bactéria; esse teste apresenta elevada sensibilidade (90%) e baixa especificidade (60%). Infelizmente, seu custo elevado limita sua maior utilização em nosso meio.

Hemoculturas devem ser praticadas de forma rotineira quando da suspeita de septicemia neonatal, assim como coleta do LCR, embora a positividade desses exames não seja alta, raramente ultrapassando cifras de 30%.

Outros exames são inespecíficos, destacando-se no hemograma uma leucocitose com predomínio de formas jovens de polimorfonucleares. Na escarlatina é frequente encontrar eosinofilia discreta (5%-10%).

O teste de referência continua sendo o isolamento em cultura, apesar de apresentar problemas de sensibilidade e demora na obtenção do resultado. Assim, estudos vêm sendo realizados no âmbito da biologia molecular por meio da amplificação do DNA do estreptococo pela técnica de reação em cadeia da polimerase (PCR).

Alguns estudos já propuseram o método da PCR em ninho (*nested*-PCR) para ser utilizado no diagnóstico de sepse pelo estreptococo do grupo B, devido à obtenção de resultados promissores na amplificação do DNA dessa bactéria em três tipos de amostras biológicas analisadas (sangue, urina e LCR), tendo, inclusive, sido mais sensível do que a cultura.

DIAGNÓSTICO DIFERENCIAL

Nas estreptococcias, o diagnóstico diferencial deve basear-se nas manifestações clínicas predominantes:

No caso da faringoamigdalite, deve ser feito com:

- **Difteria:** na difteria, a febre é mais baixa, o acometimento ganglionar é relevante na região cervical e o paciente está mais toxemiado.
- **Faringoamigdalites virais:** especialmente nos pacientes menores de 3 anos, nos quais a faringoamigdalite estreptocócica é infrequente.
- **Mononucleose infecciosa:** aqui o quadro febril é menos importante, com acometimento ganglionar generalizado, sendo frequente a presença de hepatoesplenomegalia.

Quando aparece o exantema da escarlatina, o diagnóstico diferencial deverá ser feito com outras doenças exantemáticas, dentre as quais se destacam:

- **Sarampo:** o exantema é maculopapular grosseiro (morbiliforme) e aparece quando a febre é alta (39-40°C), associado aos outros elementos da fase eruptiva do sarampo, como tosse, conjuntivite, fotofobia e o sinal patognomônico das manchas de Koplik.
- **Rubéola:** o exantema é morbiliforme, a febre é baixa ou inexistente, podendo haver linfonodomegalia generalizada, sobretudo de cadeias cervicais e retroauriculares. Podem ocorrer artralgias na fase aguda.
- **Exantema súbito:** acomete especialmente lactentes, sobretudo entre 6 meses e 2 anos de idade. O período prodrômico é característico, com febre alta (por 3 a 5 dias), podendo chegar até 40°C, constante e sem outros sintomas associados. Coincidindo com o fim da febre, surge o exantema morbiliforme, que costuma ser fugaz, não durando mais de 72 horas.
- **Mononucleose infecciosa:** o exantema, de tipo morbiliforme, é infrequente, a febre é mais baixa e a hepatoesplenomegalia é um achado frequente na mononucleose, sendo raríssima na escarlatina.
- **Exantemas virais:** quase todos são de tipo maculopapular, morbiliforme. São frequentes em crianças, muitas vezes afebris, sem acometimento faríngeo e com bom estado geral.
- **Queimaduras de sol:** existe o antecedente de exposição aos raios solares e não há faringite. Porém, o exantema pode ser muito semelhante.
- **Exantema por fármacos:** existe o antecedente de ingesta de fármacos, especialmente antibióticos, sendo rara a presença de febre ou faringite.

- **Doença de Kawasaki:** além do exantema geralmente maculopapular grosseiro, destacam-se o edema e eritema característicos em mãos e pés (fase aguda), descamação periungueal (fase subaguda) e alterações oculares (conjuntivite bilateral sem exsudato), fatos não observados na escarlatina.

TRATAMENTO

Nas doenças estreptocócicas, a primeira opção continua sendo a penicilina, pois o estreptococo mantém uma alta sensibilidade a esse antibiótico, que age inibindo a síntese da parede celular e alterando a vitalidade bacteriana. Dessa maneira, têm-se uma rápida melhora dos sintomas e também uma erradicação da bactéria do local da infecção, diminuindo a incidência de complicações. Para garantir uma terapia adequada pode-se optar tanto pela via parenteral, com o uso da penicilina benzatina (600.000 unidades, por via intramuscular, para crianças com < 30kg, e 1.200.000 unidades para pacientes com > 30kg), como pela via oral, utilizando-se penicilina V (50mg/kg/dia, a cada 6 horas).

Uma dose de penicilina benzatina é suficiente, na maioria das vezes. Como alternativa, embora a um custo mais elevado, pode ser dada amoxicilina (40-50mg/kg/dia, via oral, divididos em três doses). Nos pacientes com hipersensibilidade à penicilina, recomenda-se a eritromicina (30-40mg/kg/dia, via oral, a cada 6/6 horas). Dez dias é o tempo de tratamento convencional, embora evidências indiquem que 7-8 dias pareçam ser suficientes para erradicar o estreptococo.

As cefalosporinas, apesar de terem eficácia semelhante à das penicilinas, são mais caras e têm espectro maior, promovendo a resistência bacteriana. Sulfas não devem ser prescritas, pois não erradicam o estreptococo ß-hemolítico.

Existem cepas de estreptococos, denominadas formas L, desprovidas de parede celular e, portanto, altamente resistentes à penicilina, betalactâmicos e a outros antibióticos que agem na parede celular bacteriana, determinando em parte o percentual de casos que não apresenta boa resposta terapêutica (10%). Nesses casos, macrolídeos ou outros quimioterápicos que atuam alterando a síntese de ácidos nucleicos podem estar indicados.

As medidas gerais incluem repouso durante o período febril, líquidos e dieta branda nos casos de faringoamigdalite.

PREVENÇÃO

- Detectar o caso-índice e os comunicantes.
- Medidas de controle em relação ao paciente:
  - Afastamento da creche, escola ou local de trabalho até 48 horas após iniciada a antibioticoterapia específica e sempre que o paciente esteja afebril, pois, nesse período, ainda há a possibilidade de transmissão do agente etiológico.
- Medidas de controle em relação aos comunicantes e/ou portadores assintomáticos:
  - O manejo do portador assintomático é controvertido. Estima-se que cerca de 5% a 10% dos adultos e 15% a 20% das crianças sejam portadores sadios do estreptococo β-hemolítico do grupo A. O percentual de reinfecções dessas crianças, quando tratadas, chega a ser mais de 80%, porém o estreptococo isoladamente não acarreta risco de sequelas tardias, como a febre reumática ou glomerulonefrite difusa aguda (GNDA) nestes pacientes. Portanto, não se justifica o tratamento dos portadores assintomáticos do estreptococo ß-hemolítico.
- A profilaxia pós-exposição está restrita às seguintes situações: surtos em coletividades fechadas (creches, escolas ou outros grupos institucionalizados), comunicantes domiciliares com história prévia de febre reumática e comunicantes íntimos de pacientes com glomerulonefrite pós-estreptocócica. Nesses casos, em que há maior risco de desenvolvimento de doença estreptocócica, e para evitar o aparecimento de novos casos, as crianças contactantes devem receber penicilina benzatina ou eritromicina (pacientes alérgicos), nas mesmas doses e períodos preconizados para o tratamento dos indivíduos doentes.

A profilaxia de tipo primária é difícil, pela grande quantidade de sorotipos existentes, o que dificulta o desenvolvimento de vacinas eficazes para os estreptococos do grupo A.

A profilaxia secundária está indicada em pacientes com doença reumática por meio do tratamento a longo prazo com penicilina. (Ver capítulo específico.)

BIBLIOGRAFIA

American Academy of Pediatrics. [chapter title]. *In:* Pickering LK, Baker CJ, Kimberlin DW, Long SS (eds.) *Red Book: 2009 Report of the Committee on Infectious Diseases*. 28ª ed. Elk Grove Village, IL: American Academy of Pediatrics, 2009.

American Academy of Pediatrics. Pediatrics, 2005; 115(5):1.438. Disponível em: http://pediatrics.aappublications.org/cgi/content/full/pediatrics;115/5/1438. Acessado em 20 de agosto de 2009.

Ball P. Therapy for pneumococcal infections at millennium: douts and certainties. Am J Med 1999; 107(1A):77S-85S.

Castellano Fº DS, Cerrato SH, Diniz TCG. Doença perinatal associada aos estreptococos do grupo B: aspectos clínico-microbiológicos e prevenção. Juiz de Fora: HU Revista, 2008; 34(2):127-134.

Cezarino BN, Yamamoto L, Del Negro GMB, Rocha D, Okay TS. Diagnosis of neonatal group B Streptococcus sepsis by nested-PCR of residual urine samp. Braz J. Microbiol 2008; 39(1):21-24.

Dias FMV, Kummer A, Teixeira AL, Hounie AG. Neurobiologia da síndrome de Tourette: a hipótese auto-imune pós-estreptocócica: [revisão] / Neurobiology of Tourette's syndrome: the autoimmune post-streptococcal hypothesis: [review]. Rev Psiquiatr Clin (SP) 2008; ;35(6):228-235.

Díaz AM, Manuel ABB, Claver I et al. Aspectos clínico-epidemiológicos de las infecciones por Streptococcus pyogenes en el período neonatal/Clinical and epidemiological aspects of the infections caused by Streptococcus pyogenes in the neonatal period. Rev Cuba. Pediatr 2008; 80(1).

Magdalena CO, Doren AV, Tapia I, Abarzúa FJLC. Sepsis neonatal por Streptococcus Grupo B/Group B Streptococcus neonatal sepsis: up-to-date. Rev Chil Pediatr 2008; 79(5):462-470.

Martin TC, Adamson J, Dickson T, DiGiantomasso E, Nesbitt C. Does group B streptococcal infection contribute significantly to neonatal sepsis in Antigua and Barbuda? West Indian Med J 2007; 56(6):498-501.

Pichichero ME. Group A beta-hemolytic streptococcal infections. Pediatr Ver 1998; 19(9):291-302.

Santos VP. Estreptococcias. J Pediatr (SP) 1999; 75(1):103-113.

Silva SF, Soares RPF, Santos SL et al. Análise comparativa da prevalência de *Streptococcus pyogenes* em secreção de orofaringe de escolares da zona urbana e rural do Estado de Pernambuco. NewsLab 2005; 73:130-140.

Stollerman GH. Rheumatic fever. Lancet, 1997; 349(9.056):935-942.

Veasy LG, Hill HR. Immunologic and clinical correlations in rheumatic fever and rheumatic heart disease. Pediatr Infect Dis J 1997; 16(4):400-407.

CAPÍTULO 14

Infecções Estafilocócicas

Hegla Virginia Florêncio de Melo Prado
Nara Vasconcelos Cavalcanti

INTRODUÇÃO, CONCEITUAÇÃO E EPIDEMIOLOGIA

Os estafilococos são bactérias gram-positivas, aeróbicas ou anaeróbicas facultativas, não formadoras de esporos e que crescem prontamente em meios de cultura simples. A aparência desses cocos inspirou a escolha do nome do gênero; em grego, as palavras *staphylo* e *kokkus* significam, respectivamente, cacho de uva e grão. São microrganismos onipresentes, amplamente distribuídos no meio ambiente, presentes em fômites e na poeira e encontrados como flora normal em seres humanos e animais. São classificados em dois grandes grupos de acordo com a produção da enzima coagulase. As cepas coagulase-positivas são representadas pelo *Staphylococcus aureus*, enquanto aquelas coagulase-negativas compreendem 38 espécies (p. ex., *S. epidermidis*, *S. haemolyticus*, *S. saprophyticus*).

Os estafilococos são responsáveis por uma ampla variedade de entidades clínicas, desde infecções cutâneas leves até infecções graves e com elevada letalidade, como pneumonia e septicemia. O *S. aureus* é agente etiológico de impetigos, celulites, furúnculos, abscessos profundos, endocardites, pericardites, pneumonias, empiemas, septicemias, osteomielites e artrites sépticas. Os estafilococos coagulase-negativos tendem a ser menos virulentos e podem causar infecções do trato urinário, septicemias em recém-nascidos e em pacientes imunocomprometidos, além de infecções associadas a próteses agindo como corpo estranho de longa permanência (p. ex., cateter de derivação ventriculoperitoneal).

O *S. aureus* é responsável por uma parcela importante de infecções adquiridas na comunidade e em ambiente hospitalar, com diferentes proporções, a depender da população analisada. Tais infecções podem ocorrer de forma esporádica ou epidêmica, a qual pode atingir grandes magnitudes, particularmente em unidades neonatais e enfermarias de cirurgia. A epidemiologia das infecções estafilocócicas sofreu grande influência da emergência de cepas de *S. aureus* meticilino-resistentes (MRSA), inicialmente restritas a pacientes hospitalizados (HA-MRSA) e recentemente observadas na comunidade (CA-MRSA). Progressivamente, as cepas de MRSA se tornaram resistentes a outras classes de antimicrobianos, e a denominação MRSA passou a ser utilizada como símbolo de multirresistência.

Dados norte-americanos relatam que, em crianças hospitalizadas, cerca de 51% das infecções estafilocócicas são causadas por MRSA, e há vários relatos de CA-MRSA em crianças e recém-nascidos. No Brasil há pouca informação sobre a proporção de infecções causadas por MRSA em crianças, mas há relatos informando que tais infecções podem representar 31% e 5% das infecções estafilocócicas adquiridas em ambiente hospitalar e na comunidade, respectivamente.

Em ambiente hospitalar, as infecções causadas por MRSA são mais frequentemente observadas em pacientes com comorbidades e portadores de cateteres e estão associadas a maior mortalidade do que aquelas causadas por *S. aureus* sensível à meticilina (MSSA). Por outro lado, os CA-MRSA são observados em pacientes previamente hígidos e habitualmente se manifestam por meio de infecções cutâneas e de partes moles, porém, ocasionalmente, pacientes com CA-MRSA apresentam infecções graves e evoluem para óbito.

Os estafilococos podem ser transmitidos por diversos meios, incluindo contato com pessoas infectadas ou portadores assintomáticos, contato com objetos contaminados e transmissão pelo ar. O mecanismo mais importante na disseminação do estafilococo é por meio de pessoas portadoras de lesões estafilocócicas, uma vez que a bactéria pode ser transmitida por contato direto, mas principalmente pelas mãos de profissionais de saúde transitoriamente colonizadas por um paciente infectado. Adequada lavagem das mãos pode minimizar tal mecanismo de transmissão, tornando-se uma ação fundamental na sua prevenção. Portadores assintomáticos podem ser fonte de infecção para eles próprios e para outras pessoas. Narinas, pele, períneo, faringe e axila são os locais onde o *S. aureus* é mais comumente encontrado.

De todas as partes do corpo humano, a porção anterior das narinas é a mais frequentemente colonizada pelo *S. aureus*, e estudos longitudinais estimam que aproximadamente 20% dos indivíduos são portadores nasais persistentes, 30% são portadores nasais intermitentes e 50% não são portadores.

Apesar de a colonização das narinas pelo *S. aureus* ser fator de risco para o desenvolvimento de infecções hospitalares e de sítio cirúrgico, a descolonização é efetiva na prevenção do surgimento de doença estafilocócica apenas para pacientes cirúrgicos e em diálise. É necessário identificar os fatores determinantes da colonização pelo *S. aureus* e maneiras efetivas de descolonização. A transmissão pelo ar e por objetos contaminados é possível devido à ampla distribuição do *S. aureus* no ambiente e ocorre principalmente em salas de cirurgia inadequadamente ventiladas e muito movimentadas. Os estafilococos são relativamente resistentes ao calor (toleram 50°C por 30 minutos), à dissecação e a elevadas concentrações de sal (cloreto de sódio a 9%), mas são inibidos pela exposição à luz e a determinados desinfetantes (p. ex., hexaclorofeno a 3%).

ETIOLOGIA, PATOGÊNESE E PATOLOGIA

O *S. aureus* apresenta estrutura celular relativamente simples, comumente não é encapsulado e tem parede celular formada por três componentes principais: ácidos tecoicos, peptidoglicanos e proteína A. Os ácidos tecoicos promovem a aderência do *S. aureus* às células mucosas do hospedeiro. Os peptidoglicanos têm atividade semelhante à da endotoxina, estimulando a produção de pirógenos endógenos e citocinas e ativando o complemento. A proteína A está presente na maioria das cepas de *S. aureus* e tem a capacidade de se ligar à porção Fc de determinadas imunoglobulinas (IgGs), consequentemente impedindo que os anticorpos antibacterianos atuem como opsoninas, inibindo a fagocitose da bactéria.

A secreção de coagulase confere virulência ao *S. aureus* por atuar na conversão do fibrinogênio em fibrina, promovendo a coagulação do plasma. A produção do coágulo de fibrina pode ter um papel importante na localização da infecção, como, por exemplo, na formação de abscessos. Muitas cepas de *S. aureus* produzem hemolisinas, substâncias capazes de promover necrose tecidual, lise de células sanguíneas, agregação plaquetária e espasmo da musculatura lisa. Do mesmo modo, outras enzimas (p. ex., catalase, protease e hialuronidase) secretadas pelo *S. aureus* devem auxiliar na invasão e agressão teciduais, porém a participação precisa delas na produção de lesões teciduais estafilocócicas permanece incerta.

A leucocidina de Panton-Valentine, uma citotoxina extracelular produzida por menos de 5% das cepas de *S. aureus*, causa destruição de leucócitos e necrose tecidual. Clinicamente está associada com lesões necróticas envolvendo a pele (furúnculos e abscessos cutâneos) e os pulmões (pneumonia grave com hemorragia). Outras toxinas produzidas pelo *S. aureus* causam doenças específicas mediadas por toxinas. As toxinas epidermolíticas chamadas exfoliatina e epidermolisina são responsáveis pelas manifestações cutâneas da síndrome da pele escaldada estafilocócica. Tais toxinas atuam exclusivamente na epiderme, causando a separação de camadas celulares adjacentes, e são incapazes de causar morte celular ou dano a qualquer outro órgão.

A toxina da síndrome do choque tóxico-1 (TSST-1) estimula a produção de interleucina-1 e de fator de necrose tumoral, induzindo as principais alterações observadas na síndrome do choque tóxico: febre, hipotensão e envolvimento multissistêmico. A maioria das cepas de *S. aureus* é capaz de produzir pelo menos uma das enterotoxinas (A, B, C1, C2, D, E), as quais são responsáveis principalmente por surtos de intoxicação alimentar. Habitualmente, os alimentos são contaminados por lesões nas mãos das pessoas que os manipulam, e, uma vez formadas em quantidade suficiente, as toxinas são resistentes ao calor e à fervura.

O desenvolvimento da infecção estafilocócica depende de fatores relacionados ao hospedeiro e ao microrganismo. A pele intacta representa uma importante defesa contra infecção estafilocócica. Queimaduras, pele úmida e macerada, infecções virais cutaneomucosas (p. ex., herpes e varicela), doenças cutâneas (p. ex., dermatite atópica) e feridas cirúrgicas são importantes portas de entrada para o *S. aureus*. Corpos estranhos, como cateteres endovenosos e de derivação ventriculoperitoneal, valvas cardíacas e próteses vasculares e ortopédicas, reduzem a resistência local à invasão estafilocócica.

Em recém-nascidos, o coto umbilical pode ser colonizado nas primeiras horas de vida e pode representar porta de entrada para infecção local ou a distância. Infecções virais de vias aéreas (p. ex., sarampo e influenza) podem predispor à invasão secundária e pneumonia por *S. aureus* devido ao dano causado ao epitélio respiratório e às defesas locais, como o movimento ciliar. Pacientes em uso crônico de corticosteroides e portadores de diabetes melito, desnutrição grave, HIV e outras condições imunodepressoras estão mais predispostos a desenvolver infecção estafilocócica.

A infecção tem início após a quebra da barreira cutânea ou mucosa que permite o acesso do *S. aureus* aos tecidos adjacentes ou à corrente sanguínea. A produção de citocinas (p. ex., fator de necrose tumoral -α e interleucinas-1, -6 e -8) é desencadeada pelo contato dos leucócitos com componentes da bactéria, como peptidoglicanos e ácidos tecoicos. Os leucócitos migram ao sítio de infecção orientados pela expressão de moléculas de adesão nas células endoteliais. A presença de anticorpos direcionados contra a cápsula ou peptidoglicanos facilita a fagocitose *in vitro*. Entretanto, o real papel dos anticorpos *in vivo* é menos preciso, pois não há correlação entre títulos de anticorpos antiestafilocócicos e proteção contra infecção, exceto na síndrome do choque tóxico, na qual a presença de anti-TSST-1 confere proteção. Os componentes do *S. aureus* capazes de induzir proteção contra infecções subsequentes ainda são desconhecidos.

O achado patológico clássico da lesão estafilocócica é o abscesso. A enzima coagulase desencadeia a produção do coágulo de fibrina ao redor da lesão, resultando na formação da parede que limita o processo e é reforçada pelo acúmulo de células inflamatórias e, posteriormente, tecido fibroso. Necrose de liquefação ocorre no centro da lesão, o qual é composto por bactérias e leucócitos. O acúmulo de pus pode resultar na drenagem do abscesso para o ponto de menor resistência, que pode ser a superfície cutânea ou tecidos adjacentes. O esvaziamento do material necrótico central é seguido lentamente por preenchimento da cavidade com tecido de granulação e eventual cicatrização. Além de invadir tecidos localmente, o *S. aureus* pode apresentar disseminação por via hematogênica ou linfática para outras partes do corpo, como, por exemplo, ossos, articulações, valvas cardíacas e o sistema nervoso central (SNC). O *S. aureus* também pode causar doença por meio da produção de toxinas, as quais são responsáveis pelas principais manifestações da doença.

MANIFESTAÇÕES CLÍNICAS

O *S. aureus* pode causar infecção em vários órgãos, e os aspectos mais importantes das principais síndromes clínicas estão descritos a seguir. Maior detalhamento de cada quadro clínico pode ser encontrado nos capítulos referentes a cada infecção específica.

Infecções cutâneas

As infecções cutâneas causadas pelo *S. aureus* compreendem impetigo, foliculite, hordéolo, hidradenite, furúnculo, celulite e carbúnculo. Impetigo é a infecção estafilocócica mais superficial e ocorre mais frequentemente em áreas escoriadas ou maceradas na face (ao redor das narinas e da boca) e nos membros. Inicialmente, pequena mácula ou pápula eritematosa se desenvolve, evoluindo para uma lesão vesicular que rapidamente se transforma em pústula, dando origem a crostas após o rompimento. Pode causar dor de leve a moderada intensidade e habitualmente ocorre disseminação local, com o surgimento de lesões satélites.

Foliculite é a infecção piogênica do folículo piloso na qual a base do folículo está elevada e há pequena coleção de pus abaixo da superfície epidérmica. Quando ocorre na base da pálpebra, chama-se hordéolo, e o envolvimento das glândulas sudoríparas é chamado de hidradenite. Furúnculos são abscessos circunscritos da pele e do tecido subcutâneo imediatamente adjacente caracterizados por nódulos dolorosos contendo tecido necrótico. Lesões maiores, chamadas de carbúnculos, são formadas por furúnculos coalescentes que se estendem mais profundamente no tecido subcutâneo. Estão frequentemente associadas à febre e a outros sinais de reação sistêmica, ao contrário das demais infecções cutâneas previamente descritas. Celulite é uma infecção de partes moles mal localizada que se manifesta com ou sem foco evidente de infecção cutânea. É importante ressaltar que a celulite pode ser a primeira manifestação de osteomielite, e exames de imagem podem ser necessários, a depender da evolução clínica.

O *S. aureus* também pode causar infecção de sítio cirúrgico ou de ferida decorrente de trauma, particularmente na presença de corpo estranho. Tal infecção é caracterizada por edema, eritema, dor e acúmulo de pus, e o manuseio inicial consiste em reabertura da ferida, retirada do corpo estranho e drenagem do material purulento.

Abscessos profundos

Piomiosite tropical é uma entidade clínica caracterizada por abscessos localizados em grandes músculos estriados, sendo mais frequentemente observada em países tropicais. História de traumatismo prévio no local do abscesso está presente em 20%-50% dos casos. Há inicialmente sintomas prodrômicos como coriza, faringite ou diarreia e em seguida ocorrem febre e dor muscular. A evolução é subaguda, havendo desenvolvimento dos sintomas em dias a semanas e habitualmente não há septicemia. Os principais grupos musculares acometidos em ordem decrescente de frequência são coxa, nádega, braço, panturrilha, virilha, parede abdominal, flanco e ombro. Os abscessos podem ser únicos ou múltiplos e há elevação das enzimas musculares. O tratamento consiste em antibioticoterapia e drenagem cirúrgica do abscesso, a qual é diagnóstica e terapêutica e frequentemente grande volume de pus é drenado.

Outros tecidos, particularmente fígado, baço e pâncreas, também podem apresentar abscessos durante a vigência de bacteremia estafilocócica, devido ao estabelecimento de múltiplos focos metastáticos.

Infecções oculares

Conjuntivite purulenta pode ser causada por *S. aureus* e apresenta como potencial complicação celulite do tecido periorbitário, a qual pode progredir para celulite orbitária e, em seguida, para trombose do seio cavernoso, podendo haver extensão meníngea da infecção. Trombose do seio cavernoso é uma doença grave, rapidamente progressiva, associada a elevada morbimortalidade, e as principais manifestações clínicas são edema periorbitário, proptose, deterioração aguda da acuidade visual e

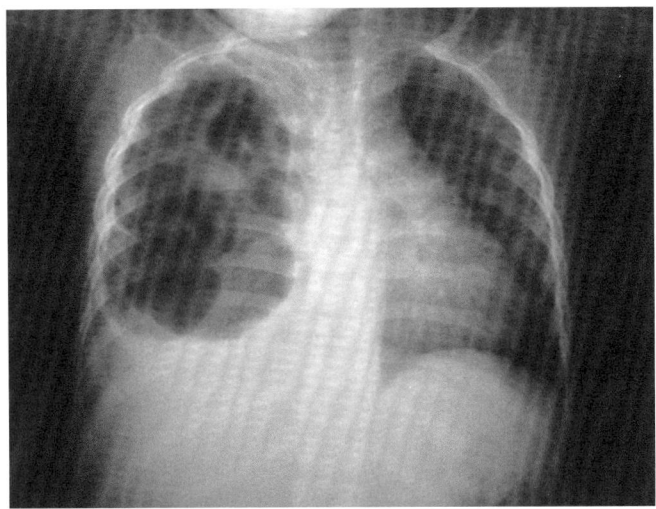

Fig. VI.14.1. Pneumonia estafilocócica com derrame pleural e formações císticas compatíveis com pneumatoceles complicadas por pneumotórax septado.

O diagnóstico dos quadros tóxicos de infecção por estafilococo (SCT, intoxicação alimentar, síndrome da pele escaldada, escarlatina estafilocócica) deve ser baseado nos achados clínicos e epidemiológicos.

Dosagem dos indicadores inflamatórios, como reação em cadeia da polimerase (PCR) e velocidade de hemossedimentação (VSH), tem pouco valor diagnóstico pela baixa especificidade, porém serve para acompanhar o curso clínico da infecção e a resposta à intervenção terapêutica.

O uso de marcadores sorológicos para infecções estafilocócicas graves seria de grande utilidade. Múltiplos antígenos têm sido estudados com essa finalidade, mas até o momento não há nenhum que possa ser uilizado com sucesso.

No diagnóstico diferencial devem ser considerados:

- **Infecções cutâneas:** lesões pelo estreptococo β-hemolítico são indistinguíveis.
- **Pneumonias:** nas crianças, os padrões radiológicos também podem ser indistinguíveis das infecções por *S. pneumoniae* e *H. influenzae*, exceto quando surgem pneumatoceles, piopneumotórax e abscessos, bastante característicos do estafilococo porém não patognomônicos, pois podem aparecer nas pneumonias necrosantes por *Klebisiella* e anaeróbios (Fig. VI.14.1).

TRATAMENTO

Infecções estafilocócicas costumam persistir ou recorrer, formar abscessos, ser graves e se disseminar. Por isso, preconiza-se o uso prolongado de antibioticoterapia e drenagem de abscessos e outras coleções purulentas.

As drenagens cirúrgicas são extremamente importantes e, nos pacientes com abscessos superficiais, podem ser a única intervenção necessária. A não realização de drenagem cirúrgica pode estar associada à persistência ou recorrência de organismos. Antibióticos costumam não penetrar adequadamente o centro das cavidades abscedadas, que é avascular.

O sucesso do tratamento das infecções estafilocócicas está na drenagem de coleções e no início da antibioticoterapia específica. A retirada de válvulas, cateteres e próteses é muitas vezes necessária para o controle das infecções.

Nas infecções moderadas a graves, os pacientes devem ser sempre internados para tratamento endovenoso, pelo menos inicialmente, o que permite níveis séricos de antibiótico mais adequados. A administração de medicações por via intramuscular não é recomendada por ser bastante dolorosas. O tempo de antibioticoterapia vai depender muito do sítio de infecção, devendo ser mantido tratamento endovenoso até que o paciente esteja pelo menos a 72 horas afebril e com demais sintomas controlados. O tratamento oral complementar deve ser mantido por 2 a 4 semanas, podendo prolongar-se ainda mais, como nos casos das infecções ósseas e cardíacas.

A grande maioria dos estafilococos coagulase-positivos é produtora de betalactamase (penicilinase), capaz de hidrolisar o anel betalactâmico da penicilina, tornando-a inativa, e, portanto, é penicilina-resistente. Em 1944, apenas 5% dos *S. aureus* eram resistentes à penicilina, enquanto que em 1959 essa resistência já alcançava a taxa de 80%. Atualmente, cerca de 90% dos estafilococos coagulase-positivos são resistentes à penicilina. Por isso, diante de uma infecção presumidamente causada por eles, deve-se instituir tratamento com uma penicilina sintética penicilinase-resistente. No Brasil, a medicação de escolha hoje é a oxacilina (no início, a meticilina era a de escolha), que está disponível para o uso endovenoso na dose de 100 a 400 mg/kg/dia, de 6/6 horas. Como outra opção, com eficácia semelhante, têm-se as cefalosporinas de primeira geração (cefalotina 100mg/kg/dia ou a cefazolina), lembrando-se de que essas não apresentam adequada penetração no SNC. Como opção por via oral, recomenda-se a cefalexina. Não há nenhuma evidência científica que demonstre superioridade de qualquer uma dessas medicações em relação às demais, porém é demonstrada a superioridade delas em relação à meticilina. Se a resposta clínica for lenta, não há benefícios em trocar esquemas entre essas medicações, e a recomendação é revisar os dados microbiológicos e níveis séricos dos antibióticos.

Os principais efeitos adversos observados no tratamento com as penicilinas penicilinase-resistentes são febre e *rash* eritematoso. Esses efeitos parecem ser dose – e tempo – dependentes, sendo mais observados nos pacientes com mais de 2 semanas de antibioticoterapia. A meticilina pode levar à toxicidade renal grave, manifestada por nefrite intersticial. O paciente apresenta proteinúria e hematúria, na maioria das vezes acompanhadas de febre, *rash* e eosinofilia. Como a oxacilina tem sua excreção primariamente hepática, essa complicação é menos observada. Nos casos de alergia a essas medicações, as cefalosporinas de primeira geração podem ser empregadas, porém é relatada sensibilidade cruzada por ambas serem betalactâmicos.

Há outras opções terapêuticas para as infecções por estafilococos meticilina (oxacilina)-sensíveis. A clindamicina e o trimetoprim-sulfametoxazol podem ser usados nos casos de infecções comunitárias leves a moderadas. Eles são bacteriostáticos e não devem ser utilizados no tratamento inicial de infecções graves. Ciprofloxacina e outras fluoroquinolonas também podem ser utilizadas, mas não nas infecções mais graves, pois não apresentam altas taxas de cura. Os aminoglicosídeos e a rifampicina também são opções, porém essas têm ação predominantemente bacteriostática e aparecem frequentemente cepas resistentes, devendo ser sempre utilizados em associação com outras medicações. As cefalosporinas de segunda e terceira gerações têm eficácia reduzida e não devem ser utilizadas. Já as de quarta geração têm ação sobre estafilococos meticilina-sensíveis.

Nos casos dos organismos MRSA, o tratamento com antibióticos betalactâmicos, incluindo as cefalosporinas, não é adequado, estando indicado o uso dos glicopeptídeos, como a vancomicina (40-50mg/kg/dia, de 6/6 horas) ou ainda a teicoplanina. Nas infecções comunitárias causadas por estafilococos meticilina-sensíveis, deve-se evitar o uso dessas medicações, pois aparentemente apresentam eficácia reduzida nesses casos. Os estafilococos coagulase-negativos (*S. epidermidis*) são frequentemente meticilina-resistentes. São organismos quase que exclusivamente encontrados em ambiente hospitalar. Essas cepas são caracteristicamente multirresistentes e usualmente demonstram pouca ou nenhuma sensibilidade às cefalosporinas, aminoglicosídeos, clindamicina e tetraciclinas, devendo ter o mesmo tratamento dos MRSA.

As duas novidades em relação ao tratamento de infecções estafilocócicas meticilina-resistentes são a linezolida, da família das oxozolidinonas, e a quinupristina-dalfopristina, que são estreptograminas. Essa última só está disponível para administração endovenosa, de preferência em veias centrais, já que frequentemente causa flebites em veias periféricas. A primeira está disponível para uso oral e parenteral. Algumas evidências também demonstram a eficácia da associação da rifampicina com um aminoglicosídeo nessas infecções.

Nos últimos anos, surgiu uma cepa de *S. aureus* resistente ao tratamento com oxacilina, somente encontrada na comunidade. Essa cepa, diferentemente das cepas MRSA mais conhecidas (HA-MRSA), não é encontrada em ambiente hospitalar. Os pacientes acometidos pelo CA-MRSA não têm história de internamento no ano anterior à infecção nem foram submetidos a procedimentos médicos, como diálise, cirurgia ou uso de cateteres. Das principais diferenças entre as cepas CA-MRSA e HA-MRSA destacam-se manifestações clínicas, em sua maioria associadas a infecções de pele e partes moles. Outra característica extremamente significativa é o perfil de resistência a antibióticos, pois, enquanto o HA-MRSA se caracteriza por uma ampla resistência a diversos antibióticos, as cepas CA-MRSA mostram uma sensibilidade (entre 85% e 100%) a fármacos, como clindamicina, gentamicina, ciprofloxacina, trimetoprim-sulfametaxazol e vancomicina, mostrando-se resistente apenas à oxacilina e a outros betalactâmicos.

Os principais fatores de risco associados às colonizações ou infecções por MRSA são: hospitalização prolongada; uso de antibióticos; terapias endovenosas e cateteres; procedimentos cirúrgicos, em especial cirurgias cardíacas e ortopédicas; prematuros; grandes queimados e permanência em UTI. É importante ressaltar que é mandatória aos profissionais de saúde a lavagem adequada das mãos, especialmente entre exames físicos de diferentes pacientes, uma vez que já é comprovada uma alta taxa de colonização nasal e das mãos desses profissionais por esses germes multirresistentes.

PREVENÇÃO

Infecções estafilocócicas são tão comuns que qualquer pessoa já teve algum dos seus tipos clínicos. Nos países tropicais como o Brasil, o tipo de infecção mais comum é o de pele, ocorrendo mais durante os períodos quentes e úmidos do ano. Para prevenir esse tipo de infecção é importante manter cuidados relacionados a bons hábitos de higiene e adequada proteção de feridas cutâneas. É importante destacar que lesões cutâneas pequenas e superficiais são a porta de entrada para infecções como osteomielites, artrites, pneumonias e endocardites. Coleções purulentas são de elevada significância na transmissão da infecção pessoa a pessoa, o que mais uma vez remete à importância dos cuidados com a higiene.

Quanto às infecções hospitalares, a prevenção é um grande desafio. A medida mais importante é a lavagem cuidadosa e repetida das mãos. A aplicação nasal de mupirocina em pessoas colonizadas (pacientes e equipe multidisciplinar) pode ser indicada, porém há discussões quanto ao desenvolvimento de cepas resistentes a partir dessa medida. O uso de antibióticos sistêmicos em portadores é discutível e atualmente não é recomendado. Cuidados operatórios em pacientes cirúrgicos também são preconizados, especialmente antibioticoterapia profilática, nos casos indicados, e cuidados com as feridas cirúrgicas. Outras medidas importantes são a redução do tempo de hospitalização e a indicação criteriosa do uso de medicamentos endovenosos e de cateteres.

Deve haver vigilância constante das infecções estafilocócicas hospitalares, e o isolamento de pacientes com infecção por MRSA é preconizado.

PROGNÓSTICO

A sepse estafilocócica tratada inadequadamente apresenta taxa de mortalidade superior a 80%. As pneumonias estafilocócicas podem ser fatais em qualquer faixa etária, mas têm maior morbimortalidade nos lactentes ou em pacientes com início retardado do tratamento. Leucopenia e neutropenia são indicadores de um pior prognóstico nessas infecções. Fatores do hospedeiro que influenciam o prognóstico são: estado nutricional, competência imunológica e comorbidades.

BIBLIOGRAFIA

Alvarez JA, Ramírez AJ, Mojica-Larrea M et al. Methicillin-resistant *Staphylococcus aureus* at a general hospital: epidemiological overview between 2000-2007. Rev Invest Clin 2009; 61(2):98-103.

Behrman RE, Kliegman RM, Jenson HB. Nelson Textbook of Pediatrics.17a ed. Philadelphia: W. B. Saunders, 2003.

Chauhan S, Jain S, Varma S, Chauhan SS. Tropical pyomyositis (myositis tropicans): current perspective. Postgrad Med J 2004; 80:267-270.

Farhat CK, Carvalho LHFR, Succi RCM. Infectologia Pediátrica. 3a ed. São Paulo: Atheneu, 2007.

Feigin RD. Textbook of pediatric infectious diseases. 5a ed. Philadelphia: Saunders, 2003.

Gerber JS, Coffin SE, Smathers SA, Zaoutis TE. Trends in the incidence of methicillin-resistant *Staphylococcus aureus* infection in children's hospitals in the United States. Clin Infect Dis 2009; 49:65-71.

Gillet Y, Issartel B, Vanhems P et al. Association between *Staphylococcus aureus* strains carrying gene for Panton-Valentine leukocidin and highly lethal necrotising pneumonia in young immunocompetent patients. Lancet 2002; 359:753-759.

Lowy FD. *Staphylococcus aureus* infections. N Engl J Med 1998; 339:520-532.

Matouskova I, Janout V. Current knowledge of methicillin-resistant *Staphylococcus aureus* and community-associated methicillin-resistant *Staphylococcus aureus*. Biomed Pap Med Fac Univ Palacky Olomouc Czech Repub 2008; 152(2):191-202.

Nascimento-Carvalho CM, Lyra TG, Alves NN, Caldas RM, Barberino MG. Resistance to methicillin and other antimicrobials among community-acquired and nosocomial *Staphylococcus aureus* strains in a pediatric teaching hospital in Salvador, Northeast Brazil. Microb Drug Resist 2008; 14:129-131.

Natoli S, Fontana C, Favaro M, S et al. Characterization of coagulase-negative staphylococcal isolates from blood with reduced susceptibility to glycopeptides and therapeutic options. BMC Infect Dis 2009; 4;9:83.

Peltola H, Unkila-Kallio L, Kallio MJ. Simplified treatment of acute staphylococcal osteomyelitis of childhood. The Finnish Study Group. Pediatrics 1997; 99:846-850.

Santos AL, Santos DO, Freitas CC et al. *Staphylococcus aureus*: visitando uma cepa de importância hospitalar. J Bras Patol Med Lab 2007; 43, 6:413-423.

Venkatesh MP, Placencia F, Weisman LE. Coagulase-negative staphylococcal infections in the neonate and child: an update. Semin Pediatr Infect Dis 2006; 17:120-127.

Watanakunakorn C. *Staphylococcus aureus* endocarditis at a community teaching hospital, 1980 to 1991. An analysis of 106 cases. Arch Intern Med 1994; 154:2.330-2.335.

Wertheim HF, Melles DC, Vos MC et al. The role of nasal carriage in *Staphylococcus aureus* infections. Lancet Infect Dis 2005; 5:751-762.

Wharton M, Chorba TL, Vogt RL et al. Case definition for public health surveillance. MMWR, Recomm Rep 1990; 39(RR-13):1-43.

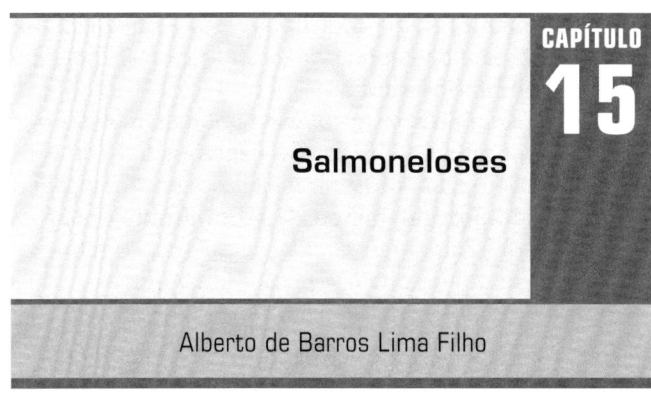

CAPÍTULO 15

Salmoneloses

Alberto de Barros Lima Filho

INTRODUÇÃO

As salmoneloses permanecem como um problema de saúde pública em diversas partes do mundo e incluem a febre tifoide e as outras salmoneloses não tifoides. Nos países em desenvolvimento, a febre tifoide, uma infecção sistêmica pela *Salmonella typhi*, provoca cerca de 600 mil mortes anuais, e por isso iremos dar maior ênfase a ela pela maior prevalência no nosso meio, enquanto nos países desenvolvidos, como os Estados Unidos, as salmonelas não tifoides são mais relevantes.

A febre tifoide, também conhecida como febre entérica, é uma doença multissistêmica e potencialmente fatal causada principalmente pela *Salmonella typhi*. Embora antibióticos tenham reduzido significativamente a frequência de febre tifoide no mundo desenvolvido, continua a ser endêmica em países em desenvolvimento.

A apresentação clássica inclui febre, astenia, dor abdominal difusa e constipação; quando não tratada, pode evoluir para hemorragia intestinal, perfuração intestinal e até morte, embora a recuperação total aconteça na maioria dos casos.

Nas duas últimas décadas tem-se observado um aumento de casos de *Salmonella* não tifoide na Europa e na América do Norte. Nos Estados Unidos, aproximadamente 400 casos de febre tifoide são reportados anualmente, sendo a maioria de viajantes a outros países. A Organização Mundial de Saúde (OMS) estima por ano 16 a 33 milhões de casos de febre tifoide no mundo, com cerca 500 a 600 mil mortes. No Brasil, pela precariedade das condições sanitárias, as regiões Norte e Nordeste apresentam maior coeficiente de incidência dessa febre.

Em relação à raça, a incidência de infecção para todos os sorotipos não tifoides é quase duas vezes maior em negros e latinos, não havendo diferença entre os sexos. Já a febre tifoide não tem predileção racial nem em relação ao sexo.

A transmissão da *Salmonella typhi* não possui vetores não humanos, sendo os principais modos: transmissão oral, por meio de comida ou mãos contaminadas por um indivíduo que cronicamente elimina a bactéria pelas fezes ou urina; contaminação mão-boca após utilização de um banheiro contaminado e sem higienização das mãos; transmissão oral, por meio de esgotos, águas contaminadas ou crustáceos (especialmente nos países em desenvolvimento). Uma inoculação tão pequena quanto 100.000 organismos pode causar infecção em mais de 50% dos voluntários saudáveis.

Aspectos ambientais e comportamentais são fatores de risco associados à febre tifoide: comer comida de vendedores ambulantes; viver na mesma casa com alguém que apresenta um novo caso de febre tifoide; lavar as mãos inadequadamente; beber água potável contaminada e viver em um lar que não possui um banheiro.

ETIOLOGIA, PATOGÊNESE E PATOLOGIA MORFOLÓGICA E FUNCIONAL

As salmonelas são bastonetes gram-negativos, móveis e não encapsulados, sendo bactérias invasoras. O gênero *Salmonella* engloba mais de 2.000 sorotipos.

A gravidade da doença vai depender do sorotipo da salmonela, da via de entrada, da quantidade inoculada e do estado do hospedeiro. No caso de uma grande quantidade de bactérias ser ingerida, elas devem sobreviver a duas barreiras: à acidez gástrica, normalmente letal para elas, e à competição com a flora normal do intestino delgado. Todas as espécies de *Salmonella* serão digeridas pelas células fagocitárias, que, em seguida, irão enviá-las por meio da mucosa e apresentá-las a macrófagos na lâmina própria. No intestino delgado, a salmonela irá produzir inflamação difusa na mucosa, edema e microabscessos.

Nos indivíduos com *Salmonella typhi,* as áreas de necrose no intestino podem ulcerar e causar perfuração, a mais temida complicação; além disso, pode haver a penetração em linfonodos, fígado, baço e medula óssea.

A doença clinicamente manifesta corresponde à bacteremia secundária, quando os bacilos são eliminados por via biliar (de onde voltam e são eliminados em grande quantidade com as fezes) e renal (eliminados com a urina). Os bacilos intracelulares são destruídos à medida que as manifestações da doença cedem e se inicia a recuperação do doente (Fig. VI.15.1).

Crianças com anemia hemolítica, especialmente anemia falciforme, apresentam risco aumentado de infecções por salmonelas devido a alterações na opsonização e fagocitose, e quando infectadas podem desenvolver quadros sistêmicos e osteomielite com múltiplos focos.

QUADRO CLÍNICO

Pode-se observar uma grande variedade de apresentações clínicas, que variam desde a colonização assintomática, passando pelas gastroenterites simples até as formas sistêmicas graves. Pela maior frequência e impacto no nosso meio, abordaremos a gastroenterite e a febre tifoide.

A gastroenterite provocada pela salmonela apresenta período de incubação de até 72 horas; na maioria dos casos, a criança apresenta dor abdominal, náusea, vômito e diarreia aquosa. Sangue nas fezes pode estar presente, mas não é tão comum quanto na shigelose; a febre, que dificilmente excede 39°C, aparece em aproximadamente metade dos pacientes, e os sintomas se resolvem, em geral, espontaneamente, em 2 a 7 dias.

O período de incubação da febre tifoide é de 3 a 60 dias, mas os sintomas ocorrem normalmente em 1 a 2 semanas. Os pacientes podem apresentar febre, além de anorexia, dor abdominal, mialgia, dor de cabeça, tosse, diarreia ou constipação. Ao exame físico, podemos encontrar uma bradicardia relativa, destoante com o aumento da febre, hepatoesplenomegalia e um *rash* usualmente encontrado no tórax anterior, que dura 3 a 4 dias.

Ao longo da 1ª semana de doença, as manifestações gastrointestinais irão desenvolver-se. Essas incluem dor abdominal difusa e, em alguns casos, acentuadas dores tipo cólica no quadrante superior direito do abdome. Por volta do final da 1ª semana da doença, a febre apresenta platôs em 39°-40°C. Nesse momento, o paciente pode desenvolver as manchas, que são da cor de salmão, normalmente maculopapulares, com 1-4cm de largura e menos de cinco em número, e que se resolvem geralmente dentro de 2-5 dias.

O chamado período de estado ocorre durante a 2ª e a 3ª semana, quando observamos prostração e sonolência, podendo haver piora da dor abdominal e da hepatoesplenomegalia. Nesse período, a febre se mantém alta e as complicações quase sempre surgem no final da 3ª semana, sendo as mais perigosas a enterorragia e a perfuração intestinal.

Em geral, na 4ª semana ocorre o período de declínio, com melhora do estado geral e regressão dos sintomas. Segue-se um período de convalescença no qual o paciente pode mostrar-se extremamente astênico, além de poder apresentar queda de cabelo e descamação da pele.

Aproximadamente 1% a 4% dos pacientes convalescentes de febre tifoide se tornam portadores crônicos e permanecem excretando as salmonelas por um período variável, geralmente por mais de 1 ano, sendo o trato biliar o local mais frequente de persistência da bactéria.

Existe ainda o quadro de salmonelose septicêmica prolongada (SSP), uma interação infecciosa entre o *Schistosoma mansoni* e a *Salmonella,* cujo desencadeamento é relacionado à presença de bactéria no intestino e tegumento do parasita localizado no sistema portal do hospedeiro. O quadro clínico é insidioso, com cefaleia, febre irregular acompanhada de calafrios e comprometimento do estado geral. Com a evolução, o paciente apresenta anemia, emagrecimento e fenômenos hemorrágicos. Nos exames complementares, podemos encontrar leucocitose, eosinofilia e ovos de *S. mansoni* nas fezes (devem ser solicitadas pelo menos seis amostras). Há ainda a reação de Widal (títulos acima de 1:100), a hemocultura, a coprocultura e a urocultura, com sensibilidades decrescentes 98%, 35% e 10%, respectivamente. A mielocultura,

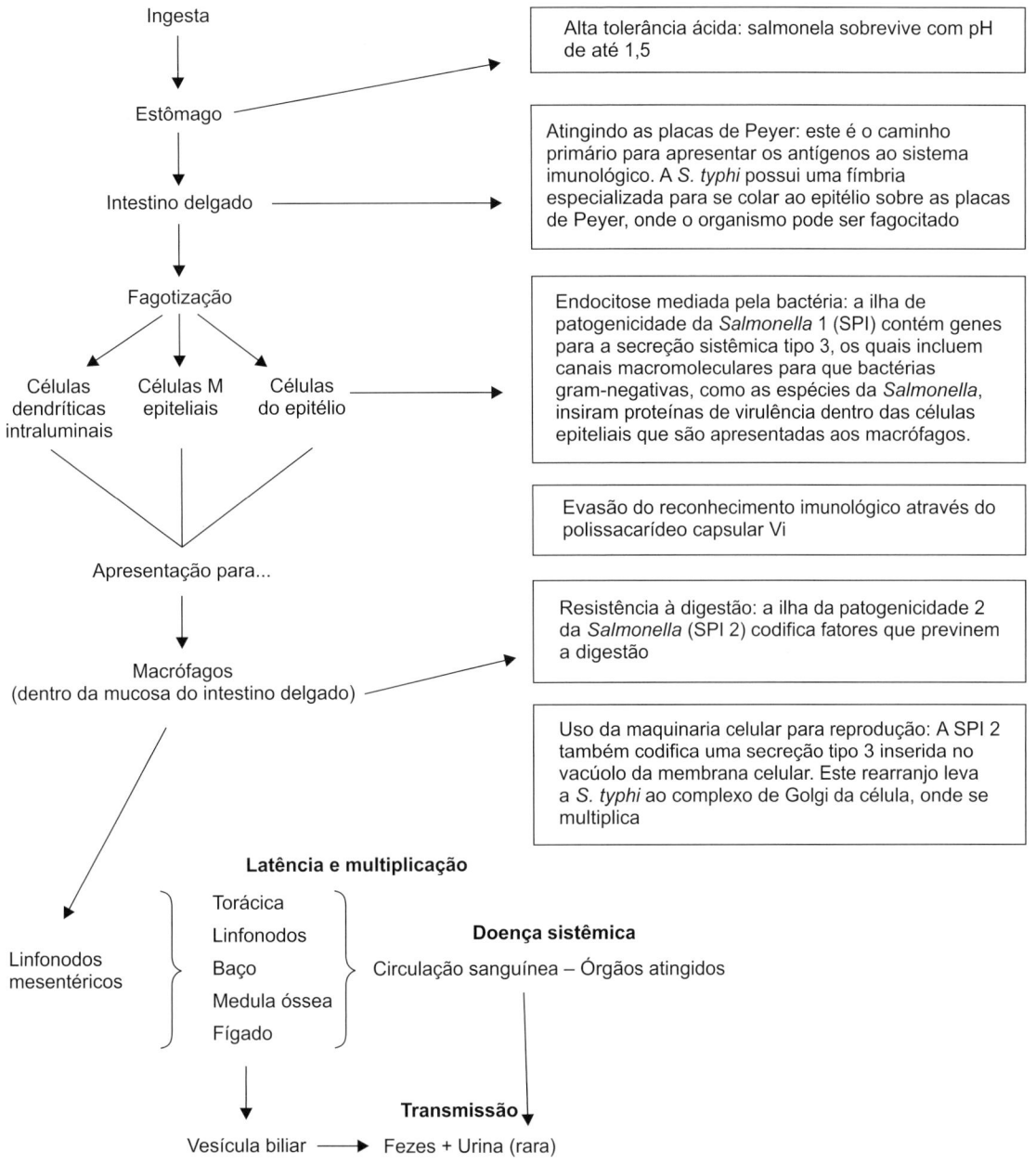

Fig. VI.15.1. Ciclo de vida da *Salmonella typhi*.

sem ser rotina, é outro local de isolamento frequente da bactéria.

Manifestações atípicas da febre tifoide incluem cefaleias graves isoladas que podem mimetizar meningite, pneumonia lobar aguda, artralgias isoladas, sintomas urinários e icterícia. Alguns pacientes, especialmente na Índia e em países africanos, se apresentam principalmente com manifestações neurológicas, como delírio ou, em raríssimos casos, com sintomas parkinsonianos ou síndrome de Guillain-Barré. Nesse momento, deve-se fazer diagnóstico diferencial com intoxicação alimentar, infecção parasitária, gastroenterites virais, shigelose e colites.

ACHADOS LABORATORIAIS

Os pacientes com febre tifoide normalmente revelam no hemograma anemia, trombocitopenia, leucopenia com desvio à esquerda e aneosinofilia. As aminotransferases, embora aumentadas, usualmente não ultrapassam cinco vezes o valor normal.

O teste de Widal pode sugerir infecção; a técnica correta consiste na coleta de duas amostras com 15 dias de intervalo, entre a 2ª e a 4ª semana de doença. Deve-se ter pelo menos uma titulação em dobro da segunda para primeira amostra; títulos menores do que 1:100 habitualmente não são considerados expressivos. O teste, no entanto, está cada vez mais em desuso pelas baixas sensibilidade e especificidade. O critério-padrão para o diagnóstico de febre tifoide tem sido a cultura.

Sangue, secreções intestinais (vômito ou duodenal aspirado) e fezes são locais para culturas que apresentam resultados positivos para *S. typhi* em aproximadamente 85%-90% dos pacientes com febre tifoide, quando colhidas na 1ª semana do quadro clínico. As culturas são consideradas 100% específicas. Em particular, cultura de fezes pode ser positiva para *S. typhi* vários dias após a ingestão da bactéria. Mais tarde, os resultados podem ser positivos pela eliminação das bactérias através da vesícula biliar.

Múltiplas hemoculturas (mais de três) produzem uma sensibilidade de 73%-97%. A cultura de fezes também deve ser colhida em pelo menos três amostras, e por si só produz uma sensibilidade inferior a 50%, e a cultura de urina, por si só, é muito menos sensível, em torno de 25%, devendo ser obtida na 3ª e 4ª semanas.

A mielocultura apresenta positividade em até 90% dos casos, mesmo quando o paciente já se submeteu à antibioticoterapia; trata-se de um procedimento invasivo e por isso não utilizado na investigação rotineira de caso suspeitado.

A reação em cadeia da polimerase (PCR) tem sido usada para o diagnóstico de febre tifoide, com sucesso variável. A combinação de testes de sangue e urina com essa técnica tem conseguido uma sensibilidade de 82,7%, além da relatada especificidade de 100%. No entanto, nenhum tipo de PCR é amplamente disponível para o diagnóstico laboratorial de febre tifoide.

Radiografia simples de abdome é útil na suspeita de perfuração intestinal (sintomática ou assintomática). Tomografia computadorizada (TC) e ressonância magnética (RM) tipo varredura são estudos que podem ser justificados para investigação de abscessos no fígado ou nos ossos, dentre outros locais.

TRATAMENTO

Os casos de gastroenterite sem complicação causados por *Salmonellas* não tifoides não têm indicação de antibioticoterapia. Com a rápida e adequada terapia antibiótica, a febre tifoide é tipicamente uma doença febril de curto prazo com um insignificante risco de mortalidade.

Para infecções extraintestinais ou crianças com aparência toxemiada, o tratamento com antimicrobianos deve ser iniciado após as coletas de culturas. No nosso meio, o fármaco de escolha é o cloranfenicol, na dose de 100 mg/kg/dia em quatro tomadas diárias; o ideal é a utilização da via oral, porque possui maior biodisponibilidade; no entanto, na fase inicial dos casos graves, frequentemente é necessária a utilização da via endovenosa, com tempo de tratamento de 14 dias, sendo opção a ampicilina, 200 mg/kg/dia. Para as *Salmonellas* multirresistentes, raras no Brasil, as opções são cefalosporinas de terceira geração: ceftriaxona (100mg/kg/dia), uma ou duas vezes ao dia por via endovenosa ou intramuscular, ou cefotaxima (150mg/kg/dia) em três doses diárias.

Raramente a criança se torna portadora crônica, mas, quando isso ocorre, o fármaco de escolha é a ampicilina, na dose de 100mg/kg/dia de 6 em 6 horas, ou amoxacilina, 50mg/kg/dia de 8 em 8 horas, por via oral, por um período que pode prolongar-se até 6 semanas. Nas osteomielites, geralmente associadas à anemia falciforme, o antimicrobiano deve ser mantido por 4 a 6 semanas.

Corticosteroides podem ser benéficos nos pacientes com febre tifoide severa, que é caracterizada por quadros de delírio, obnubilação, torpor, coma ou choque. O esquema utilizado é a dexametasona na dose inicial de 3mg/kg, seguida por 1mg/kg, a cada 6 horas, por 48 horas.

MEDIDAS DE CONTROLE

As crianças hospitalizadas com gastroenterite por salmonela, bem como as com infecções extraintestinais, devem permanecer isoladas, até que se exclua colonização ou infecção intestinal por meio da coprocultura.

Medidas preventivas gerais incluem lavagem das mãos com frequência, adequado saneamento básico, cuidados no processamento e armazenagem de alimentos, e no preparo dos alimentos, com cozimento adequado de ovos e produtos animais, entre outros.

O aleitamento materno deve ser estimulado, pois além de todos os benefícios já conhecidos contém imunoglobulina (IGA) secretora e outros elementos de defesa, que protegem a criança da infecção por *Salmonella* sp.

BIBLIOGRAFIA

American Academy of Pediatrics. Salmonella infections. *In:* Pickering L K (ed.). *Red Book 2003 Reports Of the Committee on Infectious Diseases*. 26ª ed. Elk Grove Village, IL: Am Acad Pediatr 2003:541-547.

Berezin EN, Carvalho ES, Farhat CK et al. Estudo da persistência de colonização em pacientes infectados por *Salmonella*. Rev Assoc Med Bras 1990; 36(2):100-106.

Borgnollo G, Barbone F, Scornavacca G et al. Case-control study of *Salmonella* gastrointestinal infection in Italian children. Acta Paediatr 1996; 85(7):804-808.

Bornermann R, Zen DM, Health J et al. An outbreak of *Salmonella* serotype Saintpaul in a children's hospital. Infect Control Hosp Epidemiol 2002; 23(11):671-676.

Cleary TG. Salmonella. *In:* Feigin RD, Cherry JD (eds.). Textbook of pediatric infectious diseases. Philadelphia: Saunders 2004:1.473-1.487.

Ferriani MAG. Salmoneloses. *In:* Farhat CK, Carvalho LHFR, Succi RCM (eds.) Infectologia Pediátrica. 3ª ed. Atheneu, 2007:453-462.

Graham SM, Molyneux EM, Walsh AL et al. Nontyphoidal *Salmonella* infections of children in tropical Africa. Pediatr Infect Dis J 2000; 19(12):1.189-1.196.

Monack DM, Mueller A, Falkow S. Persistent bacterial infections: the interface of the pathogen and the host immune system. Nat Rev Microbiol 2004; 2(9):747-765.

Parry CM, Hien TT, Dougan G et al. Typhoid fever. N Engl J Med 2002; 347(22):1.770-1.782.

Su LH, Chiu CH, Kuo AJ et al. Secular trends in incidence and antimicrobial resistance among clinical isolates of *Salmonella* at university hospital in Taiwan, 1983-1999. Epidemiol Infect 2001; 127:207-213.

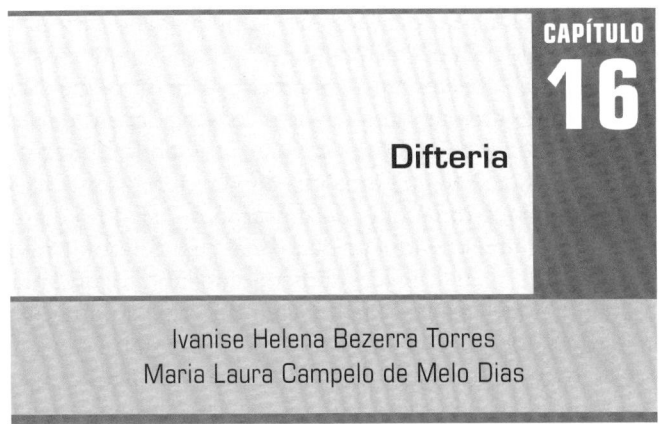

CAPÍTULO 16

Difteria

Ivanise Helena Bezerra Torres
Maria Laura Campelo de Melo Dias

INTRODUÇÃO, CONCEITUAÇÃO E EPIDEMIOLOGIA

A difteria é uma doença infectocontagiosa aguda, causada pelo bacilo *Corynebacterium diphtheriae*. Caracteriza-se por apresentar sintomatologia localizada devido à presença da bactéria, com formação de pseudomembrana e sintomatologia sistêmica consequente à liberação de exotoxinas.

A transmissão da doença ocorre principalmente por contágio direto do indivíduo doente ou portador com o suscetível, pelas gotículas de Flügge. Com menor frequência, o contágio pode ser a partir de lesões cutâneas ou de mucosas outras que não a respiratória ou por contágio indireto por meio de objetos contaminados. O modo indireto de transmissão, por meio de fômites e do leite não pasteurizado, é raro, sendo importante salientar o papel do portador sadio na disseminação da infecção. O período de incubação varia de 1 a 6 dias, e o de transmissibilidade se estende até 2 semanas após o início da doença, porém o uso de antibiótico erradica o bacilo em 24 a 48 horas após sua introdução, na maioria dos casos.

A idade de maior incidência depende do grau de imunidade da população. Nas áreas em que as crianças são vacinadas rotineiramente, a doença é mais comum no adulto e rara na infância. Sua ocorrência é mais frequente nos períodos chuvosos ou frios, em razão da aglomeração de pessoas em ambientes fechados, facilitando a transmissão.

No Brasil, a difteria é doença de notificação e investigação compulsórias. Embora ocorra na maioria dos países do mundo, em muitos deles, especialmente nos desenvolvidos, é descrita como enfermidade rara. Inúmeros fatores interferem na redução da incidência, tais como a melhoria do nível de vida, de educação e de higiene pessoal, e a implementação de práticas de promoção da saúde resultante do desenvolvimento e, principalmente, da imunização ativa em larga escala.

O número de casos de difteria notificados no Brasil vem decrescendo progressivamente, provavelmente em decorrência do aumento da utilização da vacina contra difteria, tétano e coqueluche (DTP). Em 1980 foram notificados 4.646 casos, caindo para 19 em 2001 e verificando-se queda de 99% também no número de óbitos notificados. Em 2003, confirmaram-se 40 casos da doença, com coeficiente de incidência de 0,02/100 mil habitantes. A cobertura vacinal com a DTP vem-se elevando, passando de 66%, em 1990, para 95% em 2003 (Fig. VI.16.1). No ano de 2006 foram notificados nove casos no Brasil. Em Pernambuco, registrou-se um caso em 2003 e nenhum de 2004 a 2006.

Nos países industrializados, a falta de imunidade em adultos é motivo de preocupação. A frequência de viagens internacionais, a disseminação de clones epidêmicos e invasores aliados às condições socioeconômicas desfavoráveis poderão constituir risco para a futura reemergência da difteria em proporções epidêmicas, inclusive no Brasil. O controle dos níveis de imunidade

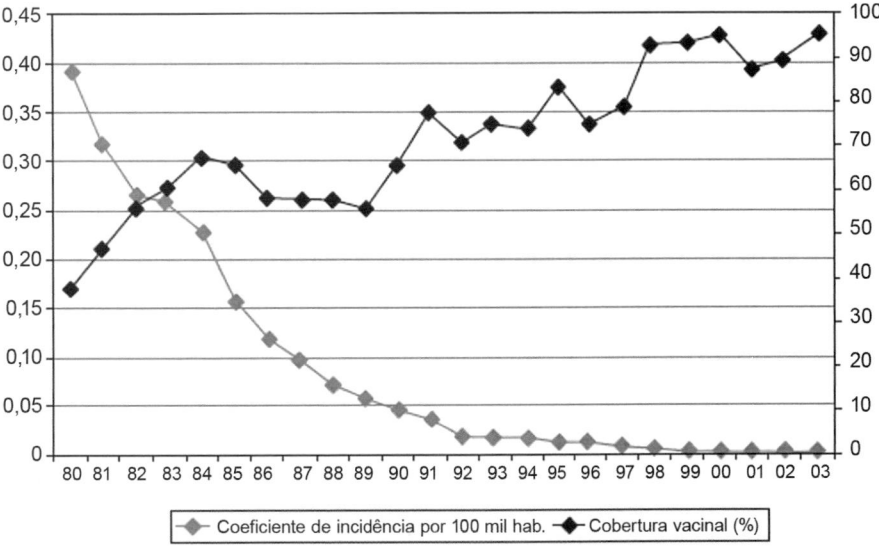

Fig. VI.16.1. Coeficiente de incidência[1] da difteria e cobertura vacinal pela DTP[2]. Brasil, 1980-2003[3].

Fonte: [1]Ministério da Saúde/SVS/Devep/CGDT/Cover; [2]Ministério da Saúde/SVS/Devep/CGPNI. [3]Dados sujeitos a revisão.

deve permanecer como um foco de atenção constante em crianças e, especialmente, na população de indivíduos adultos.

Suscetibilidade e imunidade

A criança, ao nascer, apresenta imunidade à difteria devido à transferência placentária de anticorpos de origem materna, quando as mães estão adequadamente imunizadas. Essa imunidade diminui com o desaparecimento dos anticorpos, tornando a criança mais suscetível a partir dos 6 meses até os 5 a 6 anos ou mais. Com o passar dos anos, instala-se a imunidade natural, secundária à enfermidade ou às infecções frustras; há, portanto, diminuição de incidência da doença.

Para que a imunidade antidiftérica naturalmente adquirida se desenvolva em uma população é necessária a existência de contatos infectantes com o bacilo diftérico. A aquisição de uma imunidade naturalmente adquirida é observada, sobretudo em comunidades não vacinadas sistematicamente e de baixo padrão de vida, quando a transmissão do bacilo diftérico é facilitada. A imunidade naturalmente adquirida tem a desvantagem de deixar, por tempo prolongado, um grupo populacional altamente suscetível, sem uma proteção conveniente.

A imunização com toxoide diftérico induz rapidamente a formação de níveis protetores de antitoxina. Tais níveis perduram por tempo variável, de alguns meses a alguns anos. Na ausência de revacinação ou de estímulos antigênicos naturais, o adulto se torna suscetível.

A avaliação da imunidade antidiftérica pode ser feita pela dosagem de antitoxina diftérica e pela prova de Schick. A dosagem de antitoxina diftérica se baseia no estudo do poder neutralizante do soro na presença de quantidades definidas de toxina de atividade titulada. A quantidade de antitoxina que protege contra a doença está compreendida entre 0,05 e 0,005 unidade antitóxica por mililitro.

ETIOLOGIA, PATOGÊNESE E PATOLOGIA MORFOLÓGICA E FUNCIONAL

O *Corynebacterium diphtheriae* foi descrito por Klebs, em 1883, e isolado em cultura pura por Löefler, em 1884. É um bacilo gram-positivo, medindo de 1μ a 6μ de comprimento por 0,3μ a 0,8μ de largura. Não é esporulado e não apresenta flagelo ou cápsula. As bactérias se dividem de tal modo que, em esfregaços obtidos a partir de meios de cultura, formam ângulos agudos umas com as outras, lembrando, no conjunto, letras chinesas ou fósforos de cozinha empilhados.

A principal característica do bacilo diftérico é sua habilidade para produzir uma exotoxina *in vivo* e *in vitro*. Conforme foi demonstrado por Roux e Yersin, em 1988, essa exotoxina é a responsável pelas manifestações sistêmicas da doença. Freeman, em 1951, demonstrou que a toxina é produzida somente pelo bacilo diftérico infectado por um bacteriófago que carreia o gene πox+, o qual induz a bactéria lisogenada a produzir toxina. No entanto, a expressão desse gene é controlada, em parte, pelo hospedeiro bacteriano. O gene πox+ pode ser reprimido pela existência de uma proteína bacteriana que não contém ferro, e uma alta concentração de ferro no meio de cultura inibe a produção de toxina. Um difteroide não produtor de toxina, essencialmente inócuo na garganta humana, pode tornar-se um bacilo diftérico, quando lisogenado pelo corinefago πox+.

A toxina diftérica é uma proteína termolábil que pesa cerca de 62.000 dáltons. É liberada, inicialmente, pela bactéria como um polipeptídeo de cadeia única inativo; contudo, quando tratada pela tripsina, a exotoxina se divide em dois grandes peptídeos: os fragmentos A e B.

O fragmento A tem peso molecular de 24.000, sendo responsável pelos efeitos tóxicos. O fragmento B tem peso molecular de 38.000, e é imprescindível para que aconteça a penetração da toxina. Cada um desses fragmentos, isoladamente, não apresenta toxicidade para as células. Assim, tanto o fragmento A quanto o B são necessários para produzir toxicidade celular. O papel do fragmento B é proporcionar a entrada da proteína total na célula. A ação tóxica do fragmento A só é exercida quando ele penetra a célula. A exotoxina diftérica inibe a síntese proteica celular.

A maioria das manifestações clínicas apresentadas pelo paciente portador de infecção diftérica é causada pela exotoxina produzida no foco da infecção pelo bacilo diftérico, uma vez que ele tem pequeno poder invasor. Geralmente o bacilo se aloja no trato respiratório superior, onde se multiplica e causa reação inflamatória exsudativa fibrinopurulenta. Em sequência, ocorrem necrose epitelial, produzida pelas exotoxinas elaboradas pelas cepas lisogênicas, invasão da submucosa e maior fluxo de leucócitos para a área, os quais, juntamente com a fibrina, restos celulares e bacilos diftéricos, formam uma pseudomembrana, que tem aspecto consistente e uniforme e é aderente à mucosa.

Quanto mais grave for a infecção diftérica, maior será a extensão do exsudato pseudomembranoso e da necrose das lesões, e mais intenso o edema das regiões atingidas.

A exotoxina produzida pelo bacilo diftérico invade a corrente linfática e a sanguínea, manifestando sua ação a distância, e atinge especialmente o miocárdio, o sistema nervoso, o fígado, os rins e as suprarrenais.

As lesões anatomopatológicas do sistema circulatório, especialmente do miocárdio, são consideradas as mais importantes e responsabilizadas, em geral, pela letalidade. Entre tais alterações se encontram principalmente a degeneração gordurosa e a fibrose intersticial. Pode haver depleção da carnitina no miocárdio, o que levaria a um decréscimo de oxidação dos ácidos graxos, havendo também acúmulo de triglicerídeos no miocárdio. Verificou-se que, administrando-se de forma exógena a carnitina, tais efeitos podem ser minimizados, com a consequente diminuição da mortalidade por miocardite diftérica.

No tecido nervoso, há degeneração gordurosa da bainha de mielina, que ocorre com mais frequência nas fibras motoras.

QUADRO CLÍNICO

A difteria tem um período de incubação de 1 a 6 dias, em média. É importante considerar como dados epidemiológicos a história de contágio e o conhecimento do grau de imunidade do paciente. Um esquema correto de imunização ou uma dose de reforço recente com toxoide diftérico torna o diagnóstico da difteria pouco provável.

A sintomatologia depende da localização da lesão e da intensidade da toxemia apresentada pelo paciente.

De acordo com a localização da membrana, distinguem-se os seguintes tipos de difteria:

a. **Formas respiratórias**: nasal, faríngea, laríngea e laringotraqueal.
b. **Formas não respiratórias**: ocular, otológica, cutânea e genital.
c. **Angina diftérica**: é a forma clínica mais típica. Geralmente, o início é insidioso e a criança apresenta abatimento, palidez, anorexia, febre em geral pouco intensa (37,5°C-38°C) e dor de garganta, que, no início, está apenas vermelha e um pouco tumefeita. Após algumas horas, aparecem pontos branco-amarelados nas amígdalas, que começam a coalescer, formando uma membrana que pode cobri-las e também o palato mole, úvula, pilares e retrofaringe.

Inicialmente fina, branca e tênue, a pseudomembrana se torna, em poucas horas, espessa, cinza, cinza-escura ou negra, dependendo da quantidade de sangue nela contida. As bordas da membrana são nitidamente definidas, sendo ela aderente ao tecido subjacente. Quando se tenta removê-la forçadamente, surge sangramento. Os tecidos abaixo da membrana geralmente não estão intensamente inflamados. Observa-se, ainda, uma linfadenopatia de intensidade variável.

d. **Difteria hipertóxica, maligna ou de pescoço de touro**: é a forma mais grave. Tem início geralmente abrupto, com o paciente apresentando sintomas graves desde então, sendo intenso o grau da toxemia. A membrana se dissemina rapidamente, cobre toda a faringe e pode estender-se para o nariz, o ouvido médio e a cavidade bucal. Ocorre grande tumefação das amígdalas e da úvula, sendo, muitas vezes, impossível visualizar a faringe. O corrimento nasal é abundante e apresenta odor desagradável. Há acentuada tumefação dos gânglios linfáticos cervicais e, quase sempre, uma infiltração extensa do tecido celular subcutâneo do pescoço, de modo que a cabeça é mantida para trás a fim de aliviar a pressão sobre a laringe e a traqueia.

Algumas vezes, a tumefação enche todo o espaço abaixo do pescoço, daí a denominação de pescoço de touro. Geralmente, a temperatura do paciente é elevada, a circulação periférica é deficiente, e as extremidades, frias. Há nítida debilidade muscular, sendo comuns vômitos e diarreia. O paciente pode apresentar ainda albuminúria e cilindrúria, sendo rara a hematúria, podendo haver excitação e delírio ativo ou embotamento, apatia e estupor. A morte geralmente advém secundária à obstrução respiratória ou à insuficiência cardíaca. Em quase todos os casos de difteria maligna há miocardite.

e. **Rinite diftérica**: aparece como forma isolada ou fazendo parte do quadro da difteria faríngea, sendo uni ou bilateral. Os sintomas podem ser muito leves ou ausentes, porque a absorção da toxina pela parte anterior da mucosa nasal é deficiente. Observam-se respiração nasal dificultosa, secreção serossanguinolenta e presença de pseudomembrana nas narinas. A difteria nasal pode persistir por um longo período e a criança tornar-se um portador.

f. **Difteria laríngea**: está presente em cerca de 25% de todos os pacientes com difteria. Ocorre sem comprometimento de outras áreas em apenas 1/4 desses pacientes. A rouquidão e a perda da voz podem iniciar-se abruptamente porque as cordas vocais são envolvidas desde o começo, e os sintomas tendem a progredir sem remissão. Concomitantemente ao aparecimento da rouquidão, que ocorre nos 3 primeiros dias da doença, há também agravamento progressivo da dispneia inspiratória e tiragem, que é tanto mais intensa quanto maior for a obstrução da laringe e menor a idade do paciente. A incidência da laringite diftérica é mais elevada em meninos do que em meninas, o que talvez explique a maior mortalidade no sexo masculino. Tendo em vista o acometimento faringoamigdaliano se superpor, com frequência, ao laríngeo, ocorrem amiúde sintomas clínicos consequentes à obstrução e à toxemia. Após um período de intensa angústia respiratória, a criança entra em estafa, advindo esgotamento, estado de semiconsciência, palidez, cianose e indícios de morte iminente por asfixia.

g. **Difteria ocular**: é rara e se apresenta como conjuntivite aguda, com intensa dor, ardor, fotofobia e exsudato fibrinopurulento. Edema palpebral, úlcera de córnea e leucomas são registrados nas formas mais adiantadas.

h. **Otite diftérica**: também rara, apresenta-se como otite média aguda, com dor intensa e exsudato pseudomembranoso.

i. **Vulvovaginite e difteria cutânea**: são pouco frequentes e sempre secundárias à angina ou rinite diftérica. Aparecem como uma inflamação local, com presença posterior de exsudato fibrinopurulento formando membranas. As lesões da pele podem permanecer por semanas ou meses.

A antitoxina não tem efeito sobre as lesões locais da difteria cutânea, porém deve ser usada porque reduz a incidência das complicações. É importante ressaltar o significado do diagnóstico clínico precoce, dadas as graves consequências que poderão sobrevir, se protelada a administração da terapêutica específica.

Na era da vacinação, a difteria continua manifestando-se de forma clássica em pacientes não vacinados. Entretanto, casos clínicos com manifestações respiratórias altas do tipo catarral e ausência de formação de pseudomembrana foram documentados na literatura.

Complicações

Podem surgir desde o início da doença até a 8ª semana e dependem do estado imunitário do paciente, da extensão da pseudomembrana, do tempo do início do tratamento e da quantidade de toxina absorvida. As mais importantes são a miocardite e a neurite.

Algum grau de distúrbio cardíaco pode ser detectado em quase 50% dos pacientes que sofrem de difteria de intensidade média. Na forma maligna, a incidência de miocardite é mais elevada. A miocardite é, em geral, mais grave em pacientes que apresentam evidência de cardiopatia durante os primeiros dias após o início da doença. A maior incidência é na 2ª semana. Clinicamente, o paciente se apresenta com o pulso cheio e rápido, taquicárdico. As bulhas cardíacas podem tornar-se hipofonéticas com alterações do ritmo cardíaco, presença de extrassístoles e bradicardia ou galope. O paciente pode morrer subitamente. Alterações eletrocardiográficas podem aparecer, entre elas o prolongamento do intervalo PR, depressão ou inversão da onda T, alterações do segmento ST, diminuição de voltagem no complexo QRS e bloqueio de ramo, inclusive bloqueio AV-total.

Nos casos graves pode ocorrer neurite que se instala logo após período latente variável. Verifica-se alguma forma de paralisia em 10% a 20% de todos os pacientes, sendo a dos músculos do palato mole, caracterizada por voz anasalada e regurgitação nasal, a mais frequente. A paralisia ocular é menos comum e envolve tanto os músculos da acomodação (borramento da visão) quanto os oculomotores (estrabismo).

Em geral, a paralisia diftérica regride num prazo de 10 dias, e a cura é quase sempre completa. Há casos graves em que pode ser exigida até a respiração artificial, sendo importante registrar que as complicações cardíacas e neurológicas tardias da difteria podem acontecer mesmo após um caso leve.

DIAGNÓSTICO

Diagnóstico laboratorial

O diagnóstico bacteriológico só é completo quando se obtém o isolamento do bacilo diftérico e se comprova a sua toxigenicidade, uma vez que as cepas toxigênicas do *C. diphtheriae* não se distinguem, pelos aspectos morfológicos ou de cultura, das cepas não toxigênicas.

Isolamento do bacilo

- **Cultura**: o cumprimento das normas de coleta, conservação e transporte do material é muito importante para que se obtenha sucesso no isolamento do germe. Utiliza-se material de lesões de amígdalas, de ulcerações ou de exsudatos de orofaringe e de nasofaringe. Deve-se colher o material antes da administração de antibióticos, porque esses podem interferir no crescimento do *C. diphtheriae*.

É importante lembrar que o estreptococo β-hemolítico está presente na cultura da garganta de 20% a 30% dos pacientes com difteria. Seu isolamento, por si só, não afasta o diagnóstico de difteria.

- **Determinação da toxigenicidade**: pode ser feita pela inoculação em cobaia ou *in vitro* por precipitação de toxina.
- **Anticorpos marcados com fluoresceína, contraimunoeletroforese e radioimunoensaio (ELISA)**: técnicas sofisticadas e poucos utilizadas em nosso meio. Embora os métodos de imunofluorescência deem margem a uma rápida identificação do *C. diphtheriae*, não determinam a capacidade de o bacilo diftérico produzir toxina.

Outros exames laboratoriais

- **Quadro hematológico**: em geral, ocorre leucocitose moderada (10 mil a 15 mil leucócitos/mm^3) com neutrofilia, desvio à esquerda, eosinofilia e presença de numerosos neutrófilos com granulações tóxicas. Nos casos mais graves há diminuição do número de plaquetas e glóbulos vermelhos.
- **Medida da atividade da isoenzima MB da creatinofosfoquinase**: pode ser valiosa no diagnóstico precoce do comprometimento cardíaco da difteria. A ocorrência de mortes por miocardite e sequelas é maior naqueles cujas medidas de atividade de CPK-MB são superiores a 20μ/L.

Diagnóstico diferencial

Deverão ser efetuados diagnósticos diferenciais entre a rinite diftérica e rinites catarrais agudas, rinite sifilítica e corpo estranho na narina; entre a angina diftérica e mononucleose, angina de Plaut-Vincent, angina estreptocócica e outras anginas; e entre a laringite diftérica e laringite estridulosa, laringite por *Haemophilus influenzae* (epiglotite) e corpo estranho na laringite.

TRATAMENTO

O paciente com difteria deverá ser hospitalizado imediatamente em unidade de saúde capacitada para atendimento especializado desses casos.

Isolamento do paciente

Deverá ser mantido em isolamento tipo respiratório por 14 dias após o início do tratamento até a realização de duas culturas de secreções de narinas e faringe negativas. As culturas devem ser colhidas com intervalo de 24 horas e ser realizadas 24 horas após a suspensão do antibiótico. Não sendo possível a realização das culturas, suspende-se o isolamento após 14 dias do início da doença.

Soro antidiftérico

A principal arma no tratamento da difteria é o soro antidiftérico heterólogo (SAD), que é produzido em cavalos. Deve ser administrado precocemente em caso de forte suspeita clínica, uma vez que não é seguro esperar pelo resultado da cultura. A antitoxina é capaz de neutralizar apenas a toxina que está livre na circulação, não tendo efeito sobre a toxina que se encontra no interior das células. Assim, o prognóstico da doença está diretamente ligado à precocidade da aplicação do SAD.

Antes da administração do SAD, é necessário investigar se o paciente já fez uso de soro heterólogo e se há história de alergia, bem como efetuar teste cutâneo para verificar a sensibilidade ao soro.

Para a realização do teste cutâneo, injeta-se 0,1mL do SAD diluído a 1:1.000 por via intradérmica, na região interna do antebraço. Após 20 minutos, faz-se a leitura do teste. O teste é considerado positivo na presença de uma pápula com diâmetro igual ou superior a 3cm.

Nos pacientes com história prévia de alergia ou com a prova intradérmica positiva deve-se aplicar prometazina na dose de 0,5mg/kg/dose por via intramuscular 15 minutos antes da aplicação do SAD e fazer o esquema de dessensibilização recomendado pelo Ministério da Saúde, descrito a seguir, com intervalos de 15 minutos entre as doses (Quadro VI.16.1).

Caso ocorra reação à dose inicial deve-se reiniciar o processo com diluições maiores. Se houver reação após as demais doses, deve-se reduzir a dose subsequente.

Ampolas de adrenalina aquosa a 1:1.000, de corticoide (dexametasona) e de prometazina devem estar à mão para uso em caso de emergência (choque anafilático).

Aplicação do SAD
Dose

A dose de antitoxina recomendada varia com o tempo transcorrido desde o início da doença, com a localização e a extensão da placa e, principalmente, com o grau de toxemia do paciente. Não depende da idade ou do peso do paciente.

O SAD deve ser administrado nas seguintes doses: nas formas leves, para o paciente com pequeno grau de toxemia, de localização nasal, cutânea ou amigdaliana, a dose é de 40.000 UI. Na localização laringoamigdaliana ou mista, a dose é de 60.000 UI a 80.000 UI. Para as formas graves ou tardias (mais de 3 dias), a dose recomendada é de 80.000 UI a 120.000 UI.

Vias de administração

Estudos evidenciaram que, após a administração do SAD por via endovenosa, sua concentração máxima acontece dentro de 30 minutos. Quando aplicado por via intramuscular, essa concentração é obtida em 4 dias, e não há registro de reações adversas significativas com a administração do SAD por via endovenosa. Portanto, a via endovenosa é a preferida atualmente. Deve ser aplicado em dose única, diluído em 100 mL de soro fisiológico e administrado em 60 minutos.

Antibioticoterapia

A antibioticoterapia elimina o agente etiológico, suspendendo a produção da toxina, além de prevenir a transmissão.

A penicilina e a eritromicina são os antibióticos mais usados e exercem ação antibacteriana comprovada contra o C. diphtheriae. O tratamento deverá ter, rigorosamente, a duração de 14 dias.

Os antibióticos recomendados são: penicilina G cristalina, 100.000 UI a 150.000 UI/kg/dia, de 6 em 6 horas, por via endovenosa; penicilina G procaína, 50.000 UI/kg/dia, na dose máxima de 1.200.000 UI/dia, de 12 em 12 horas por via intramuscular, ou eritromicina (40mg-50mg/kg/dia), de 6 em 6 horas, por via oral. A clindamicina pode ser uma opção terapêutica, na dose de 20mg a 40mg/kg/dia, de 8 em 8 horas, por via endovenosa.

Quadro VI.16.1. Esquema de dessensibilização ao soro antidiftérico (SAD)

Nº da dose	Diluição do SAD em SF	Volume de cada injeção	Via de administração
1	1:1.000	0,1mL	ID
2	1:1.000	0,3mL	ID
3	1:1.000	0,6mL	SC
4	1:100	0,1mL	SC
5	1:100	0,3mL	SC
6	1:100	0,6mL	SC
7	1:10	0,1mL	SC
8	1:10	0,3mL	SC
9	1:10	0,6mL	SC
10	Não diluído	0,1mL	SC
11	Não diluído	0,3mL	SC
12	Não diluído	0,6mL	IM
13	Não diluído	1,0mL	IM

*Intervalo entre as doses: 15 minutos.

Uso de corticoide

Os corticoides têm sido preconizados apenas nos casos em que a laringite é evidente para combater o edema. Tal medida não é indicada quando não for diagnosticada laringite. Não se deve protelar a traqueostomia em uma criança com intenso sofrimento respiratório.

Medidas gerais

Recomenda-se repouso, estando contraindicados todos os exercícios físicos por duas semanas.

Devem ser promovidas hidratação e nutrição adequadas. Nos casos graves é recomendada a infusão de soluções apropriadas por via endovenosa para garantir nutrição e hidratação satisfatórias.

O paciente deve ser vigiado e frequentemente avaliado em relação ao seu grau de obstrução respiratória, agitação, prostração, cianose e sonolência.

A indicação da traqueostomia ou da intubação endotraqueal é feita considerando-se a observação clínica e as evidências de insuficiência respiratória. Uma vez traqueostomizado, o paciente deve ser submetido aos cuidados de rotina para esse procedimento.

Tratamento das complicações

Miocardite

O uso da carnitina exógena tem sido indicado devido ao seu efeito sobre o miocárdio, resultando em redução da incidência de insuficiência cardíaca, da implantação de marcapasso e da taxa de mortalidade. A dose preconizada é de 100mg/kg/dia, por via oral, em três tomadas, por um período de 4 dias.

Caso já tenha sido constatado o diagnóstico de miocardite, recomendam-se o repouso absoluto e o controle mediante eletrocardiograma.

O uso de digitálicos é controverso.

A indicação de marca-passo deverá ser avaliada quando houver bloqueio A-V.

Neurite

No caso de paralisia do palato, devido ao risco de aspiração, indica-se alimentação por sonda nasogástrica. Paralisia respiratória e das extremidades pode ser conduzida de acordo com as recomendações para o tratamento da poliomielite.

A alta será dada quando as placas não mais existirem e o paciente apresentar boas condições vitais. Caso o paciente tenha sido traqueostomizado, deve-se esperar o fechamento da solução de continuidade da traqueia. A criança deverá retornar após 1 semana para avaliação e nova cultura.

É recomendada a imunização no momento da alta, tendo em vista a possibilidade de a difteria não conferir imunidade e os doentes serem considerados suscetíveis. O esquema recomendado é o mostrado no Quadro VI.16.2.

Definição de caso suspeitado

Deve ser considerado caso suspeitado toda pessoa que, independentemente da idade e do estado vacinal, apresenta caso agudo de infecção da orofaringe, com presença de placas aderentes ocupando as amígdalas, com ou sem invasão de outras áreas da faringe (palato e úvula) ou outras localizações (ocular, nasal, vaginal, pele) e comprometimento do estado geral e febre moderada. São também considerados como suspeitos os pacientes que apresentem uma ou mais das seguintes manifestações: quadro amigdaliano típico ou não, acompanhado de comprometimento da laringe ou da traqueia (tosse rouca, cornagem, tiragem); aparecimento de miocardite ou comprometimento de nervos periféricos (paralisia do palato, dos músculos oculares, facial ou dos membros) 10 a 15 dias após o quadro amigdaliano agudo; grande aumento de volume dos gânglios do ângulo da mandíbula, podendo haver edema periganglionar; amigdalite de evolução arrastada que não estiver cedendo ao tratamento com antibióticos habituais e com grande comprometimento do estado geral ou seguido do óbito; alteração da voz, passando da rouquidão à extinção; palidez acentuada e astenia.

Para confirmação de caso suspeitado são usados critérios epidemiológicos, clínicos, laboratoriais, anatomopatológicos (necropsia) e morte pós-clínica compatível (óbito de paciente em curso de tratamento de amidalite aguda e no qual se constata miocardite).

Conduta para os comunicantes

Comunicantes são aqueles que tiveram contato íntimo com o caso suspeitado, moradores no mesmo domicílio, na área de residência, na escola, na creche ou no ambiente de trabalho.

Quadro VI.16.2. Esquema recomendado

	Menores de 7 anos		
História vacinal	< 1 ano	≥ 1 ano	7 anos ou mais
Não vacinados	Iniciar o esquema com DTP+Hib	Iniciar o esquema com DTP	Iniciar o esquema com dT
Vacinação incompleta	Completar o esquema com DTP+Hib	Completar o esquema com DTP	Completar o esquema com a dT
Vacinação completa	Aplicar uma dose de DTP como reforço		Aplicar uma dose de dT como reforço

Devido ao curto período de incubação e à fácil transmissão, a investigação deve ter início imediato, o que visará principalmente à descoberta de casos e portadores entre os comunicantes.

Devem ser realizados o exame clínico dos comunicantes e a coleta de material de secreção de naso e orofaringe e de lesões de pele para cultura em meio específico e mantê-los sob vigilância sanitária durante 1 semana a partir do contato. Considera-se caso confirmado todo aquele suspeitado com cultura positiva para o *Corynebacterium diphtheriae* e provas de toxigenicidade positivas ou não.

Devem ser avaliada a situação vacinal dos comunicantes, iniciado o esquema de vacinação para os não vacinados, completado o esquema quando estiver incompleto e, naqueles com vacinação completa, deve ser aplicada uma dose de reforço de DTP ou dT (a partir de 7 anos de idade), se a última dose foi administrada há mais de 5 anos.

Para comunicantes não vacinados, inadequadamente vacinados ou com estado vacinal desconhecido, nos quais não se coletou material para realização da cultura, recomenda-se a quimioprofilaxia.

Os familiares devem ser orientados a procurar assistência médica caso apareça qualquer sintoma sugestivo da doença.

Conduta para os portadores

Portadores são as pessoas que alojam o *C. diphtheriae*, mas não apresentam sintomatologia. O portador pode eliminar a bactéria e transmitir a difteria por 6 meses ou mais, motivo pelo qual ele se torna extremamente importante na disseminação da doença.

Deve ser avaliada a situação vacinal dos portadores e proceder-se como nos comunicantes. Também deve ser realizada a quimioprofilaxia com eritromicina, na dose de 40mg a 50mg/kg/dia, até o máximo de 2g por dia, por via oral, de 6 em 6 horas, durante 7 dias, em crianças, e em adultos, 500mg, de 6 em 6 horas, durante 7 dias. Como segunda escolha, pela facilidade operacional, pode-se aplicar penicilina G benzatina por via intramuscular em dose única de 600.000 UI para crianças com peso menor do que 30kg e 1.200.000 UI a partir de 30kg. Realizar cultura de controle após 14 dias do término do antibiótico e, em caso de positividade, iniciar novo esquema com eritromicina por 10 dias. Se não houver erradicação da bactéria, fazer uso de outros antibióticos conforme antibiograma.

PROGNÓSTICO

A letalidade esperada varia de 5% a 10%, atingindo 20% nos casos mais graves. O prognóstico depende da imunidade do paciente e do tempo decorrido entre o aparecimento dos sintomas e o início do tratamento, sendo mais grave a partir do 4º dia. É indicativa de maior gravidade a presença de pseudomembrana extensa, de miocardite, de grande infartamento ganglionar com edema em região cervical, insuficiência renal e manifestações hemorrágicas.

PREVENÇÃO

A imunização ativa pela vacinação com o toxoide diftérico é a grande arma para a prevenção e o controle da doença. A eficácia da vacinação é alta, variando de 80% a 90%.

O Ministério da Saúde preconiza o seguinte esquema rotineiro de vacinação: três doses de DTP+Hib (difteria, tétano, coqueluche e contra *Haemophilus infuenzae*) aos 2, 4 e 6 meses de idade, com intervalo mínimo entre as doses de 30 dias; uma dose de reforço com a DTP aos 15 meses; outra, entre 4 e 6 anos de idade, e reforços com a dupla bacteriana de adulto (dT), de 10 em 10 anos. A dT deve ser administrada a partir dos 7 anos de idade.

A vacinação de bloqueio deve ser realizada na área de residência, no local de trabalho, na escola ou na creche onde se identificou um caso suspeitado ou portador de difteria. Para tal, o Ministério da Saúde recomenda uma dose da vacina DTP, DTP+Hib ou dT, de acordo com a idade e o estado vacinal, e orientação sobre a complementação do esquema vacinal. Se o esquema vacinal estiver em dia, administrar uma dose de reforço quando a última dose do toxoide diftérico foi aplicada há mais de 5 anos. Para saber mais sobre a vacina antidiftérica, consultar capítulo específico.

BIBLIOGRAFIA

American Academy of Pediatrics. Diphtheria. In: Pickering, LK, Elk Grove Village, IL (eds.). Red Book: 2006 Report of the Committee on Infectious Diseases. 27ª ed. American Academy of Pediatrics, 2006:277.

Beneson AS. Manual para el controle de las enfermidades transmisibles. 16ª ed. Washington, DC: OPS, 1997:569.

Brasil. Ministério da Saúde. Fundação Nacional de Saúde. Manual de Normas de Vacinação. Brasília, 2001.

Brasil. Ministério da Saúde. Secretaria de Vigilância em Saúde. Guia de Vigilância Epidemiológica. 5ª ed. ampliada. Brasília, DF, 2002. Série A. Normas e Manuais Técnicos.

Brasil. Ministério da Saúde. Secretaria de Vigilância em Saúde. Guia de Vigilância Epidemiológica. 6ª ed. ampliada. Brasília, DF, 2005. Série A. Normas e Manuais Técnicos.

Brasil. Ministério da Saúde. Sistema de Informação de Agravos de Notificação. Secretaria de Vigilância em Saúde. Casos confirmados de Difteria. Brasil e Grandes regiões, 1997-2006.

Choe S, Bennett MJ, Fujii G, Curmi PM et al. The crystal structure of diphtheria toxin. Nature 1992; 3.357:216.

Formiga LCD, Mattos-Guaraldi AL, Rodrigues HA, Pessoa MHR, Lourenço NJ. Isolamento de bacilo diftérico toxinogênico fermentador de sacarose no Município do Rio de Janeiro. XI Congresso Brasileiro Microbiologia, Florianópolis, Santa Catarina, 1981.

Formiga LCD, Mattos-Guaraldi AL. Difteria – profissionais susceptíveis, diagnóstico, vacinação e reparação de danos. J Bras Patol 2001; 37:288-289.

Freeman, VJ. Studies on the virulence of bacteriophage infected strains of *Corynebcterium diphtheriae*. J Bacteriol 1951; 61:675-688.

Mattos Guaraldi AL, Moreira LO, Damasco PV, Hirata Jr R. Diphtheria remains a threat to health in the developing world – An overview. Mem Inst Oswaldo Cruz 2003; 98(8):987-993.

Mattos-Guaraldi AL, Formiga LCD. Bacteriological properties of a sucrose fermenting Corynebacterium diphtheriae strain isolated from a case of endocarditis. Curr Microbiol 1998; 37:156-158.

Nakao H, Pruckeler JM, Mazurova IK et al. Heterogeneity of diphtheria toxin gene, tox and its regulatory element, dtxR, in *Corynebacterium diphtheriae* strains causing epidemic diphtheria in Russia and Ukraine. J Clin Microbiol 1996; 34:1.711.

Pimentel AM et al. O uso da DL-carnitina como proteção miocárdica da difteria. J Pediatr 1989; 65:205-209.

Rakhmanova AG, Lumio J, Groundström K et al. Diphtheria outbreak in St. Petersburg: clinical characteristics of 1.860 adult patients. Scand J Infect Dis 1996; 28:37-40.

Ramos ACMF et al. Contribuição da isoenzima MB da creatina fosfoquinase para o diagnóstico da miocardite diftérica. Arq Bras Cardiol 1983; 41:451-454.

Torres IHB. Estudo da morbidade e da mortalidade por difiteria, na Cidade do Recife de 1973 a 1982, por grupos de idade. Revista do IMIP 1987; 1:26-36.

Torres IHB. Resultados da prova de Schick em crianças que receberam a vacina DPT em quatro esquemas vacinais distintos. Determinação do esquema vacinal mais eficaz [dissertação]. Recife: Universidade Federal de Pernambuco, 1983.

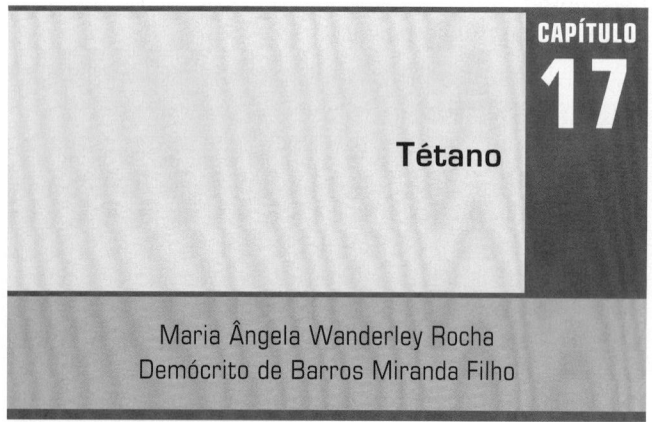

CAPÍTULO 17

Tétano

Maria Ângela Wanderley Rocha
Demócrito de Barros Miranda Filho

INTRODUÇÃO, CONCEITUAÇÃO E EPIDEMIOLOGIA

O tétano é uma doença infecciosa, não contagiosa, causada pela ação de uma exotoxina produzida pelo *Clostridium tetani*. Caracteriza-se por contratura e espasmos dos músculos esqueléticos e pode apresentar-se de forma localizada ou generalizada. Apresenta alta letalidade e é cosmopolita. Sua incidência está associada às condições socioeconômicas e à cobertura vacinal da população. Trata-se de um grave problema de saúde pública para muitos países subdesenvolvidos da América Latina, África, Ásia e Oceania.

No Brasil, o tétano ainda pode ser considerado um sério problema de saúde pública devido ao número significativo de casos de tétano acidental e à ocorrência de doença neonatal, embora em número cada vez menor.

As regiões com maior incidência de tétano neonatal são Norte e Nordeste. Em 1992, o Ministério da Saúde, por meio da Fundação Nacional de Saúde, implantou o Plano de Eliminação do Tétano Neonatal, cujas principais estratégias foram: vacinar contra o tétano todas as mulheres em idade fértil nas áreas de risco; cadastrar e treinar parteiras leigas; ampliar e garantir a assistência pré-natal a todas as gestantes; implementar o sistema de vigilância epidemiológica nas áreas de risco. Como resultado do plano houve diminuição significativa de casos e a partir de então foi recomendado manter e intensificar essas ações.

A incidência de tétano acidental é maior no sexo masculino, provavelmente devido à maior exposição desses indivíduos ao *Clostridium tetani*. Vários estudos no Brasil constataram que a maioria dos ferimentos que determinaram o tétano estava localizada nos pés, o que levou à conclusão de que poderiam ter sido evitados, pelo menos em parte, se o indivíduo estivesse convenientemente calçado. Nos Estados onde as variações climáticas são mais acentuadas, como no Sudeste e Sul do País, nota-se maior incidência de tétano acidental nos meses mais quentes do ano.

O nível socioeconômico da população é um dos fatores mais importantes na determinação da morbimortalidade do tétano. Observa-se que, quanto melhores as condições socioeconômicas de uma população, menores os índices desses indicadores. A letalidade em todo o mundo varia de 6% a 60%, de acordo com as condições de assistência aos doentes, sendo menor em locais em que há disponibilidade de unidades de terapia intensiva (UTI) em serviços especializados. É maior nos extremos da vida, como recém-nascidos e idosos.

Está comprovada a existência de imunidade naturalmente adquirida contra o tétano subsequente a contatos repetidos com pequenas quantidades de material contaminado. A despeito disso, a vacinação é a forma mais eficaz e segura de prevenir a doença e deve ser extensiva a toda a população, independentemente da idade, sexo ou condição socioeconômica. A doença não confere imunidade.

ETIOLOGIA, PATOGÊNESE E PATOLOGIA MORFOLÓGICA E FUNCIONAL

O *Clostridium tetani* é um bacilo gram-positivo estritamente anaeróbio. Encontra-se na natureza na forma de esporo, onde pode ser encontrado em espinhos e pequenos ramos de plantas, pregos, latas enferrujadas e sujas de terra ou areia contaminada, instrumentos de lavoura, agulhas de injeção e fios de sutura não convenientemente esterilizados. Frequentemente é encontrado em áreas contaminadas por fezes de animais herbívoros, no intestino dos quais faz parte da microflora intestinal, o que pode ocorrer também em humanos.

Em condições de aerobiose, o *Clostridium tetani* transforma-se em esporo, sua forma de resistência, medindo 4 a 10μ de comprimento e sendo capaz de resistir por vários anos às condições ambientais. Os esporos são resistentes à fervura, ao fenol e a outros desinfetantes, podendo ser destruídos pelo calor a 120°C por 15 a 20 minutos. A forma vegetativa surge em situação anaeróbica e é capaz de elaborar suas exotoxinas, a tetanospasmina e a tetanolisina. A tetanospasmina é a principal responsável pelas manifestações clínicas do tétano. É altamente neurotrópica e considerada uma das toxinas mais potentes conhecidas. A forma vegetativa é facilmente destruída pelo calor e por inúmeros desinfetantes. A produção de toxina pelo *Clostridium tetani* é mediada por plasmídeos, e apenas as cepas em que eles estão presentes são virulentas.

Os esporos introduzidos na área da lesão germinam, convertendo-se na forma vegetativa, estimulados por uma série de fatores: presença de corpos estranhos (terra, fragmentos metálicos ou de madeira), queimaduras, tecidos necrosados e pus, que baixam o potencial oxirredutor no local. A forma vegetativa pode multiplicar-se sem produzir reação inflamatória, elaborando as toxinas responsáveis pela síndrome clínica.

Das toxinas produzidas pelo *C. tetani*, a tetanospasmina, uma neurotoxina, é responsabilizada pela sintomatologia neuromuscular da doença. É absorvida rapidamente e migra em horas ou dias do foco da infecção até o sistema nervoso central (SNC) (neurônios motores da medula ou núcleos de nervos cranianos), pelas fibras dos nervos motores. Ao atingir o SNC, a tetanoespasmina age na sinapse dos neurônios motores inferiores com os interneurônios inibidores de Rushaw, reduzindo ou bloqueando a ação inibidora desses sobre os primeiros. Com isso, os neurônios motores inferiores permanecem estimulados por impulsos que vêm do cérebro e de regiões sensoriais. Soma-se a isso a ação periférica da tetanoespasmina nas placas neuromusculares (Quadro VI.17.1).

A hiperexcitabilidade se deve à ação da tetanospasmina, que aumenta a liberação de acetilcolina, o neurotransmissor estimulante e, por outro lado, diminui os níveis de glicina, que é o neurotransmissor inibidor dos estímulos nervosos.

Os estudos histopatológicos têm revelado um substrato anatômico muito pobre no tecido nervoso, mesmo se utilizando de microscopia eletrônica, sugerindo que a sintomatologia do tétano seria, em sua quase totalidade, decorrente de distúrbios funcionais da célula nervosa.

Além desses efeitos neurológicos, a toxina tetânica tem ação sobre o sistema nervoso autônomo, aumentando o nível plasmático de catecolaminas que provoca a síndrome de hiperatividade do simpático ou disautonomia, cujas manifestações podem ser oscilações da frequência cardíaca, da pressão arterial, da temperatura corpórea e até da glicemia, além de sudorese intensa e íleo paralítico.

QUADRO CLÍNICO

Período de incubação é o tempo decorrido entre o ferimento e o primeiro sintoma. Esse período varia de 2 a 30 dias, raramente mais, sendo em média de 7 a 10 dias. No tétano neonatal é de 2 a 28 dias, com média de 7 dias. Nem sempre é possível detectar clinicamente a porta de entrada e o foco tetânico, o que impossibilita a determinação do período de incubação em alguns casos. No tétano neonatal, o foco geralmente é o coto umbilical. Define-se como período de progressão o tempo decorrido entre o primeiro sintoma e o primeiro espasmo. Tanto o período de incubação como o de progressão podem ser úteis como indicadores prognósticos no tétano.

Em geral, a primeira manifestação clínica da doença é a contratura dos músculos da mastigação, que evolui progressivamente para o trismo (dificuldade para abrir a boca). A disfagia pode aparecer também nessa fase inicial e se caracteriza por "engasgo" ao tentar deglutir. Ocorre hipertonia da musculatura facial da mímica, com acentuação dos sulcos naturais da face, repuxamento das narinas e da comissura labial (riso sardônico), pregueamento frontal, arqueamento das sobrancelhas e repuxamento das comissuras externas dos olhos, dando à criança uma expressão característica conhecida como fácies tetânica (Fig. VI.17.1). A seguir, manifesta-se o comprometimento da musculatura do pescoço, originando rigidez de nuca, da musculatura paravertebral, do tórax e dos músculos intercostais. São frequentes as queixas de dores localizadas no pescoço e nas costas, já nessa fase. Por último, completa-se o quadro de contra-

Quadro VI.17.1. Resumo da etiopatogenia do tétano

"Porta de entrada"
+
contaminação com esporos de *Clostridium tetani*
⇓
condições de anaerobiose
(infecção secundária, pus, debris, corpo estranho)
⇓
esporos assumem a forma vegetativa
⇓
produção de tetanospasmina
⇓
migração da toxina para o SNC pelos neurônios motores periféricos
⇓
sinapse dos neurônios motores inferiores com neurônios internunciais inibidores
⇓
inibição do interneurônio inibidor da medula espinal
⇓
hipertonia muscular mantida e espasmos

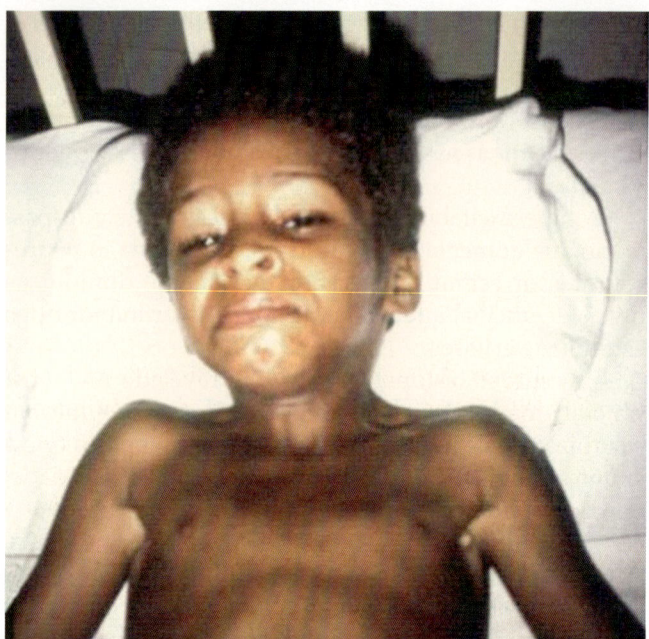

Fig. VI.17.1. Fácies tetânica.

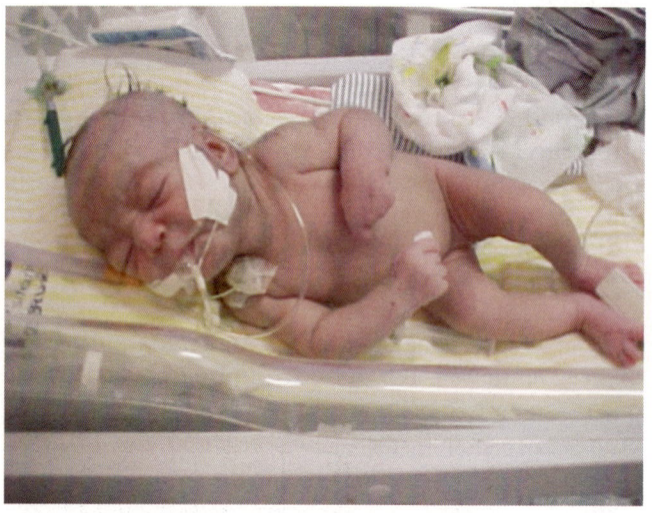

Fig. VI.17.2. Tétano neonatal.

tura com o acometimento dos músculos abdominais e dos membros. Podem ocorrer constipação intestinal e retenção urinária.

Com a evolução da doença surgem os espasmos, que geralmente são desencadeados por estímulos, como luz, ruídos, micção, defecação, acúmulo de secreção brônquica etc. Durante toda a doença o paciente permanece lúcido. Os espasmos podem aumentar em intensidade e duração, tornando-se subintrantes nos casos mais graves, e o óbito pode ocorrer, causado por espasmos de glote, asfixia ou parada cardíaca.

No tétano neonatal, a criança apresenta dificuldade de mamar e choro excessivo. A hipertonia é generalizada e o recém-nascido assume uma posição característica, com hiperextensão dos membros inferiores e hiperflexão dos membros superiores, mantendo as mãos fechadas em "atitude de pugilista". A musculatura da mímica facial se contrai, os olhos ficam fechados, a fronte, pregueada, e os lábios, contraídos, como se a criança fosse pronunciar a letra U (Fig. VI.17.2). Apresenta opistótono, e os espasmos são desencadeados aos menores estímulos ou são espontâneos. A criança deixa de chorar, respira com dificuldade e são frequentes as crises de apneia.

No tétano, a febre, quando ocorre, geralmente está associada à infecção secundária na "porta de entrada" ou, mais frequentemente, em vias respiratórias. Nos casos mais graves, os doentes apresentam sinais de disfunção do sistema nervoso autônomo (SNA), tais como:

- Temperatura de 40°C ou mais, resistente ao uso de antitérmicos.
- Sudorese profusa, mesmo na ausência de febre.
- Oscilações na pressão arterial – hipertensão alternada com hipotensão, que pode ser rapidamente seguida de colapso cardiovascular.
- Instabilidade da frequência cardíaca – de taquicardia a bradicardia ou a perturbação do ritmo, que pode ser seguida de parada cardíaca.
- Íleo paralítico.
- Oscilações dos níveis glicêmicos.

O período de declínio da doença pode começar em 2 a 4 semanas após o início do quadro. Os espasmos se apresentam em intervalos maiores, diminuindo de intensidade, até o completo desaparecimento. A hipertonia começa a ceder e o paciente já consegue deglutir e eliminar as secreções brônquicas. Com a diminuição da hipertonia da musculatura abdominal e dos membros inferiores, ele começa a deambular. Labilidade emocional pode ocorrer nessa fase, em consequência do estresse sofrido e/ou das altas doses de sedativos utilizadas.

As sequelas não são frequentes, podendo ocorrer cifose dorsal de intensidade variável, em consequência de fraturas e esmagamento de vértebras causados pelos espasmos da musculatura paravertebral.

No tétano podem ser identificadas as seguintes formas clínicas:

1. **Tétano localizado:** nessa forma, a hipertonia e os espasmos são restritos a um segmento do corpo, havendo geralmente relação com a localização da porta de entrada. São descritos o tétano cefálico (mais frequente), o monoplégico e o paraplégico (menos frequentes). Geralmente são formas leves, embora o tétano cefálico possa, algumas vezes, exigir maior atenção, pela possibilidade de provocar espasmos de glote.
2. **Tétano generalizado:** é a variedade clínica mais comum (cerca de 80% dos doentes).

Utiliza-se a seguinte classificação clínica para os pacientes com tétano:

a. **Leve:** trismo + disfagia + rigidez generalizada, sem espasmos.
b. **Moderado:** sintomas da doença leve + espasmos leves ocasionais (geralmente sob estímulo).
c. **Grave:** sintomas da doença moderada + espasmos geralmente intensos e repetidos, ocorrendo frequentemente com estímulos mínimos (luz, som, aferição de sinais vitais, toque leve, abrir olhos) ou imperceptíveis.
d. **Gravíssimo:** espasmos subintrantes e incontroláveis + sinais de hiperatividade do sistema nervoso simpático.

Para facilitar a diferenciação entre os casos de tétano moderado, grave e gravíssimo, podem ser divididos os espasmos conforme a intensidade (leves ou intensos), a frequência (ocasionais ou frequentes) e fatores desencadeantes (espontâneos ou provocados). Considera-se moderado o caso com pelo menos duas das três características de menor gravidade na descrição dos espasmos (leves, ocasionais, provocados), e grave, aquele com pelo menos duas características de gravidade (espasmos intensos, frequentes, espontâneos).

Para caracterizar a presença de hiperatividade do SNA convencionou-se agrupar os sinais e sintomas mais frequentes nessa síndrome em duas categorias: sinais maiores (oscilação de pressão arterial, arritmias e oscilação de frequência cardíaca) e sinais menores (sudorese profusa, íleo paralítico e outros que possam ser atribuídos ao quadro). O paciente tem hiperatividade do SNA quando há pelo menos dois sinais maiores ou um maior e dois menores.

De acordo com estudos realizados em pacientes atendidos na Unidade de Tétano do Hospital Universitário Oswaldo Cruz (HUOC) para identificar fatores de risco para morte por tétano, são considerados indicativos de doença com pior prognóstico:

- Tempo entre o início dos sintomas e a hospitalização ≤ 36 horas.
- Período de incubação ≤ 10 dias.
- Período de progressão ≤ 48 horas.
- Ocorrência de espasmos nas primeiras 24 horas de hospitalização.

As principais complicações associadas às formas graves são:

- Infecção respiratória (complicação mais frequente).
- Episódios de apneia.
- Depressão respiratória por necessidade de altas doses de fármacos sedativos.
- Acúmulo de secreções traqueobrônquicas.
- Embolias pulmonares, principalmente nos idosos.
- Fraturas vertebrais.
- Hemorragias gastrointestinais, geralmente por úlceras de estresse.
- Infecção urinária.
- Insuficiência renal.
- Paralisia periférica, sendo as mais comuns a facial e a diafragmática.

DIAGNÓSTICO

O diagnóstico do tétano é eminentemente clínico e epidemiológico. As tentativas de pesquisar o bacilo no foco suspeitado são insatisfatórias e não são utilizadas na prática, não havendo, portanto, exame laboratorial específico.

Principais doenças e situações que fazem diagnóstico diferencial com tétano:

- **Meningite bacteriana:** caracteriza-se por febre alta desde o início do quadro, cefaleia, alterações do sensório e vômitos; sinais de Kerning e Brudzinsky são positivos em boa parte dos casos. Não há trismo.
- **Distúrbios metabólicos:** as causas mais frequentes são hipoglicemia do recém-nascido, hipoglicemia por hipoparatireoidismo, insuficiência renal crônica. Na tetania por hipocalcemia, distúrbio metabólico mais comumente confundido com tétano, os espasmos, que geralmente ocorrem nas extremidades, são seguidos de relaxamento muscular. Sinais de Trousseau e Chvostek presentes. Não há contratura mantida nem trismo, como no tétano.
- **Septicemia:** na sepse neonatal pode haver hipertonia, porém o estado geral é toxemiado, com hipo ou hipertermia, e evidência de foco séptico.
- **Raiva:** ocorrem convulsão, hipersensibilidade cutânea, alterações de comportamento, fotofobia, aerofobia, hidrofobia. Não são comuns trismo ou contratura mantida. Investigar história de mordedura, arranhadura e/ou lambedura por animal.
- **Histeria:** ausência de ferimentos e de espasmos intensos. Quando o paciente se distrai, desaparecem os sintomas.
- **Intoxicação por metoclopramida e neurolépticos:** podem causar trismo e hipertonia muscular. Investigar uso dos fármacos supracitados.
- **Envenenamento por estricnina:** caracteriza-se por espasmos, mas nos intervalos entre eles não há trismo nem hipertonia generalizada. Investigar história de envenenamento

Processos inflamatórios da boca e faringe que podem acompanhar-se de trismo:

- Abscesso dentário, amigdaliano, faríngeo ou retrofaríngeo.
- Periodontite alvéolo-dentária.
- Erupção viciosa de dente do siso.

- Fratura de mandíbula.
- Osteomielite de mandíbula.

Nesses casos, a localização unilateral do processo inflamatório e a contratura do masséter do mesmo lado da lesão são elementos suficientes para orientar o diagnóstico.

- **Doença do soro**: pode cursar com trismo decorrente da artrite temporomandibular, que se instala dias após o uso do soro heterólogo. Nem sempre é fácil diferenciá-la do tétano se o paciente sofreu um ferimento e fez uso do SAT profilático. O período de incubação de ambas as doenças pode ser idêntico; entretanto, por se tratar de um processo generalizado, na doença do soro pode haver também lesões maculopapulares cutâneas, adenomegalia, comprometimento renal e artrites em outras localizações.
- **Outras condições que podem simular tétano**: úlcera péptica perfurada, apendicite aguda, peritonite, osteoartrite cervical aguda com rigidez de nuca, espondilite septicêmica, hemorragia retroperitoneal, epilepsia, lesão intracraniana secundária ao parto e outras causas de convulsões.

TRATAMENTO

O tétano, por ser doença de alta letalidade e de evolução imprevisível, exige assistência médica e de enfermagem especializada, de maneira contínua. Seu tratamento tem basicamente os seguintes objetivos:

Neutralizar a toxina que ainda não se fixou ao SNC

Com essa finalidade, utiliza-se o soro antitetânico (SAT) ou, preferencialmente, a imunoglobulina humana antitetânica (IGHAT). A dose da IGHAT é de 1.000 UI a 3.000 UI IM, embora alguns autores admitam que 500 UI tenham a mesma eficácia. A IGHAT não deve ser usada por via endovenosa. O SAT é utilizado na dose de 10.000 a 20.000 UI por via intramuscular ou endovenosa em qualquer idade. A administração do SAT deve ser precedida de teste de sensibilidade cutânea. Administra-se prometazina, via IM, 15 minutos antes da aplicação do soro. Em teste de sensibilidade positivo ou hipersensibilidade anterior a soros heterólogos deve-se aplicar a IGHAT.

O uso de IGHAT via intratecal (IT) tem mostrado efeitos animadores, segundo alguns pesquisadores. Em um ensaio clínico recente realizado no HUOC, o grupo em que se aplicou a IGHAT via IT se beneficiou dessa forma de tratamento em relação a vários critérios observados. Os pacientes desse grupo tiveram melhor evolução clínica, menor tempo de permanência de espasmos e de hospitalização, menor proporção de complicações em geral, de infecção respiratória e de necessidade ou tempo de ventilação artificial e menor letalidade. Utilizou-se, nessa pesquisa, uma apresentação de IGHAT isenta de conservantes, na dose de 1.000 UI, injetada no espaço subaracnóideo por punção suboccipital ou lombar, no momento da admissão do paciente. Em metanálise recente, Kabura e colaboradores (2006) concluíram que a administração de antitoxina tetânica por via intratecal é mais benéfica do que a administração intramuscular para o tratamento do tétano.

Erradicar o bacilo do foco

Para esse objetivo, as medidas adotadas são o desbridamento do foco e a antibioticoterapia. O foco suspeitado deve ser amplamente desbridado, procurando-se retirar corpos estranhos e tecido necrosado. Recomenda-se o uso prévio de soro sistêmico. Em seguida, deve-se realizar a limpeza com líquidos oxidantes e/ou antissépticos. Não se recomenda o desbridamento do foco quando ele é o coto umbilical. O tratamento antibiótico pode ser feito com um dos seguintes fármacos:

- **Metronidazol**: 15 a 30mg/kg/dia (dose máxima de 1 a 1,5g/dia) divididos em três tomadas (8/8 horas) ou até em dose única/dia, por 7 a 10 dias.
- **Penicilina G cristalina**: 200.000 UI/kg/dia (dose máxima de 12 a 15 milhões de UI/dia) em frações iguais de 4/4 horas, por 7 a 10 dias.
- Outras alternativas são **clindamicina**, **ampicilina/sulbactam** e **eritromicina**.

Tratamento sintomático

Miorrelaxantes e sedativos

Benzodiazepínicos, fenotiazínicos e barbitúricos têm sido utilizados com maior frequência. Os diazepínicos (diazepam) são considerados, pela maioria dos autores, como fármaco de escolha. Têm ação sedativa e miorrelaxante, podendo ser utilizados por via muscular ou venosa. Em qualquer faixa etária, inclusive em recém-nascidos, são utilizadas doses iniciais de 10mg EV com intervalos de 12/12 até 1/1 hora. Atenção para o nível de consciência e depressão respiratória. As doses devem ser ajustadas segundo a resposta do paciente e a gravidade do caso. Os efeitos colaterais observados são: distúrbios do comportamento, diplopia, tonturas e ataxia. Casos de coma prolongado podem ser observados em tetânicos tratados com diazepínicos.

- **Clorpromazina**: tem ação sedativa e miorrelaxante. Os efeitos colaterais observados são: taquicardia, palidez, hipotensão arterial, glicosúria, icterícia e sudorese. Pode ser associada aos diazepínicos, nos casos mais graves, quando a necessidade diária de diazepam atingir 90mg/dia sem resposta satisfatória. Utilizam-se doses de 0,5 a 1mg/kg/dose (máxima de 25mg/dose) EV, com intervalo mínimo de 6 horas.
- **Bloqueio neuromuscular ou "curarização"**: nos casos de tétano grave em que os espasmos não cedem ao

uso de miorrelaxantes em doses altas e o paciente se encontra em risco de insuficiência respiratória, utiliza-se um curarizante (brometo de pancurônio, alcurônio ou vecurônio) por via endovenosa. O uso de bloqueador neuromuscular exige que o paciente esteja sob ventilação mecânica e sedado. Dose: 0,1mg/kg, podendo ser repetido até de hora em hora (1 ampola = 4mg). Nunca deixar de associar um sedativo (diazepínico ou barbitúrico), pois o paciente continua consciente.

- **Tratamento da síndrome de hiperatividade simpática**: nos casos de taquicardia intensa e prolongada associada a níveis pressóricos constantemente elevados, utiliza-se a morfina, na dose de 5 a 10mg de 8/8 ou até de 4/4 horas, via SC ou EV (podendo chegar a doses de 0,01 a 0,1mg/kg/min em infusão contínua). Cada ampola de 1mL tem 10mg de morfina. Thwaites e colaboradores, em ensaio clínico randomizado e duplo-cego para testar o efeito do sulfato de magnésio em solução endovenosa, a fim de controlar os espasmos e a disautonomia, observaram uma redução da necessidade de verapamil para controle da taquicardia associada à disfunção autônoma.

Tratamento de suporte

A traqueostomia precoce deve ser considerada em pacientes com formas clínicas de rápida evolução ou com indicadores de maior gravidade. As indicações são:

- Crise de apneia (mesmo que superada).
- Disfagia que impeça a deglutição de saliva e/ou expelir secreções.
- Trismo acentuado que impeça a eliminação de saliva.
- Espasmos frequentes e intensos (bloqueio neuromuscular + respiração artificial).
- Qualquer sinal de broncoaspiração ou "engasgo".
- Infecção respiratória baixa/secreção em vias aéreas inferiores.
- Atelectasia pulmonar.

Cuidados gerais

- Não alimentar o paciente enquanto persistirem os espasmos.
- Manter o equilíbrio hidroeletrolítico.
- Suporte calórico e vitamínico.
- Evitar estímulos, principalmente durante a fase dos espasmos.
- Protetor gástrico para evitar úlcera de estresse, nos mais graves.
- Evitar escaras.
- Proteger a córnea, nos curarizados.

PREVENÇÃO

Algumas medidas importantes podem ser adotadas para o controle da doença:

- Cuidados adequados com ferimentos comuns.
- Garantir altos índices de cobertura vacinal visando imunizar todos os indivíduos da comunidade.
- Assistência médica de qualidade.
- Melhor assistência à gestação e ao parto.

Em relação aos ferimentos, a profilaxia do tétano deve ser considerada sob dois aspectos:

a. Na ausência de ferimentos

A imunização ativa, por meio da utilização de vacina, deve ser extensiva a toda a população. A imunização básica deve ser feita na infância com a vacina tríplice bacteriana (DTP ou DTPa), que pode estar associada a outras, como a contra Hib (Tetra), HB e a vacina inativada contra poliomielite (VIP), devendo ser iniciada aos 2 meses de idade. Consiste em três doses com 60 dias de intervalo e dois reforços, o primeiro aos 15 meses e o segundo quando a criança se encontrar entre 4 e 6 anos. Para as pessoas que não foram vacinadas na infância, aplicam-se três doses com intervalo de 60 dias, utilizando-se para os maiores de 7 anos a vacina dT (toxoide duplo tipo adulto). Todos os indivíduos com vacinação completa deverão receber reforços com dT a cada 10 anos.

A profilaxia do tétano neonatal e obstétrico é realizada por meio da vacinação da gestante, iniciada o mais precocemente possível. Gestantes já vacinadas com três doses ou mais, com a última dose há mais de 5 anos, devem receber um reforço.

b. Na vigência de ferimentos

Esclarecer se o indivíduo já é vacinado ou se recebeu, em qualquer época, algum tipo de soro heterólogo (antitetânico, antiofídico ou antirrábico).

Limpar cuidadosamente o ferimento com líquidos oxidantes, retirando corpos estranhos e tecidos necrosados, se houver.

Para ferimentos considerados de alto risco de tétano – profundos ou superficiais sujos; com corpos estranhos ou tecidos desvitalizados; queimaduras; feridas puntiformes ou por armas brancas e de fogo; mordeduras; politraumatismos e fraturas expostas –, o uso de antibiótico profilático pode ser considerado, especialmente se o tempo entre o ferimento e a assistência médica for maior do que 6 horas. Nos casos de menor gravidade, optar por fármacos de uso oral cuja absorção seja rápida, como macrolídeos, ampicilina/sulbactam ou clindamicina. Nos ferimentos graves, utilizar antibióticos por via venosa (penicilina cristalina, clindamicina ou metronidazol), que poderão ser substituídos pelos de uso oral, em seguida.

A conduta quanto ao uso de vacina, SAT ou IGHAT está sintetizada no Quadro VI.17.2.

O paciente que teve tétano deve fazer vacinação antitetânica após sua cura. A vacinação antitetânica se constitui no meio mais eficaz, seguro e econômico da prevenção do tétano.

Quadro VI.17.2. Profilaxia contra o tétano de acordo com o tipo de ferimento e a situação vacinal

História vacinal	Ferimentos com risco mínimo[1]		Ferimentos de alto risco		Outras condutas
	Vacina	SAT/ IGHAT	Vacina	SAT/ IGHAT	
Incerta ou menos de três doses	Sim[2]	Não	Sim[2]	Sim[3]	Limpeza e desinfecção, lavar com soro fisiológico e substâncias oxidantes ou antissépticas e desbridamento do ferimento
Três doses ou mais. Última dose há menos de 5 anos	Não	Não	Não	Não	
Três doses ou mais. Última dose há mais de 5 e menos de 10 anos	Não	Não	Sim 1 reforço	Não[4]	
Três doses ou mais. Última dose há 10 ou mais anos	Sim	Não	Sim 1 reforço	Sim[5]	

SAT, soro antitetânico; IGHAT, imunoglobulina humana antitetânica.
[1] Ferimentos superficiais, limpos, sem corpos estranhos ou tecidos desvitalizados.
[2] Vacinar e orientar sobre a complementação posterior do esquema básico. Essa vacinação visa proteger contra o risco de tétano por outros ferimentos futuros. Se houver suspeita de que os cuidados posteriores com o ferimento não serão adequados, deve-se considerar a indicação de imunização passiva com SAT ou IGHAT. Quando indicado o uso de vacina e SAT ou IGHAT concomitantemente, aplicar em grupos musculares diferentes.
[3] Doses: SAT – 5.000 UI IM; IGHAT – 250 UI IM.
[4] Para paciente imunodeprimido, desnutrido grave ou idoso, além do reforço com a vacina, considerar a indicação de IGHAT ou SAT, avaliando individualmente cada caso.
[5] Há controvérsia entre autores quanto à indicação de IGHAT/SAT em indivíduos com esquema vacinal completo nos quais a última dose foi há mais de 10 anos e que apresentem ferimento de alto risco para tétano. Em alguns países, independentemente do estado imunológico ou da idade, nessas situações se indica uma dose de IGHAT ou SAT, além do reforço vacinal como medida de segurança. No Brasil, o Ministério da Saúde recomenda atualmente apenas o reforço da vacinação com uma dose.

BIBLIOGRAFIA

Attygalle D, Rodrigo N. New Trendes in the management of tetanus. Expert Ver Anti-infect Ther 2004; 2(1):73-84.

Bleck, TP. Clostridium tetani (Tetanus). In: Mandell GL, Bennett JE, Dolin R (eds.). Mandell, Douglas and Bennett's Principles and Practice of Infectious Diseases. 5ª ed., Philadelphia: Churchill Livingstone, 2000:2.537-2.543.

Gouveia PAC, Silva CEF, Miranda-Filho DB et al. Tendência temporal do tétano acidental no período de 1981 a 2004 em Pernambuco com avaliação do impacto da assistência em unidade de terapia intensiva sobre a letalidade. Rev Soc Bras Med Trop 2009; 429(1):54-57.

Kabura L, Ilibagiza D, Menten J, Van den Ende J. Intrathecal vs. intramuscular administration of human antitetanus immunoglobulin or equine tetanus antitoxin in the treatment of tetanus: a meta-analysis. Trop Med Inter Health 2006; 11(7):1.075-1.081.

Ministério da Saúde do Brasil. Manual Integrado de Vigilância Epidemiológica do Tétano (no prelo).

Miranda Filho DB, Ximenes, RAA, Bernardino SN, Escarião AG. Identification of risk factors for death from tetanus in Pernambuco, Brazil. A case control study. Rev Inst Med Trop São Paulo, 2000; 42 (6): 333-339.

Miranda-Filho DB, Ximenes RAA, Barone AA et al. Randomised controlled trial of tetanus treatment with antitetanus immunoglobulin by the intrathecal or intramuscular route. BMJ 2004; 328:615.

Miranda-Filho DB, Ximenes RAA, Barone AA et al. Clinical classification of tetanus patients. Braz J Med Biol Res 2006; 39:1.329-1.337.

Tavares W, Bazin AR. Tétano – diagnóstico, tratamento e profilaxia. J Bras Med 1988; 54(4):106-118.

Thwaites CL, Yen LM, Loan HT et al. Magnesium sulphate for treatment of severe tetanus: a randomised controlled trial. Lancet 2006; 368:1.436-1.443.

Veronesi R, Focaccia R, Tavares W, Mazza CC. Tétano. In: Veronesi R, Focaccia R. Tratado de Infectologia. 3ª ed. São Paulo: Atheneu, 2007:1.115-1.140.

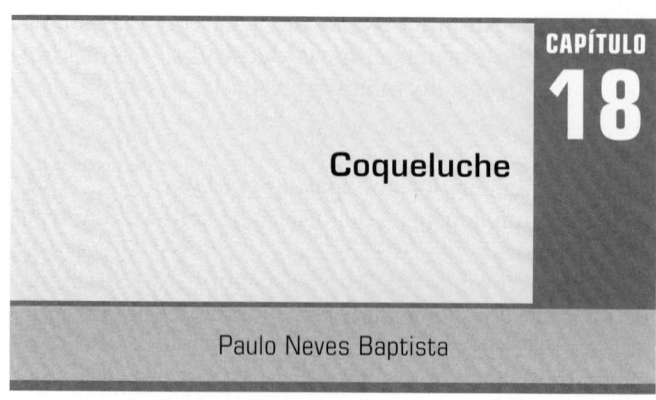

CAPÍTULO 18

Coqueluche

Paulo Neves Baptista

INTRODUÇÃO, CONCEITUAÇÃO E EPIDEMIOLOGIA

A coqueluche é uma doença infectocontagiosa que se caracteriza por acessos súbitos e incontroláveis de tosse. As tossidas são rápidas, curtas e em uma única expiração, seguida por uma inspiração profunda que dá origem ao guincho característico e/ou vômito pós-tosse. Nas 2 últimas décadas tem ocorrido aumento no número de notificações de casos de coqueluche e epidemias mesmo em países com boa cobertura vacinal. Houve aumento também do número de notificações de casos de coqueluche entre os menores de 6 meses de idade, adolescentes e adultos. Por apresentarem quadro clínico mais grave, cerca 50% das notificações dos casos de coqueluche no Brasil são de menores de 1 ano de idade. Caso de coqueluche em menor de 1 ano é um evento sentinela, indicador de outros casos não detectados no domicílio ou na comunidade.

A coqueluche é com frequência não diagnosticada, principalmente na ausência dos sintomas clássicos de tosse paroxística e guincho inspiratório. A ausência de confirmação de caso por meio de exames laboratoriais faz com que menos de 25% do total de casos de coqueluche sejam notificados. A Organização Mundial de Saúde (OMS) estima que anualmente ocorram 50 milhões de casos de coqueluche, com mais de 300.000 mortes em todo o mundo. A coqueluche se encontra entre as 10 principais causas de morte por doenças infecciosas na infância. Apesar da existência da vacina, mesmo em países com boa cobertura vacinal como o Brasil, a coqueluche continua endêmica, com picos epidêmicos, e acometendo mais os menores de 6 meses com vacinação incompleta e os adolescentes e adultos. A coqueluche tem maior incidência nos meses de primavera e verão. É uma doença de notificação compulsória.

ETIOLOGIA, PATOGÊNESE E PATOLOGIA MORFOLÓGICA E FUNCIONAL

A *Bordetella pertussis* é um bacilo gram-negativo, aeróbio e encapsulado, que tem tropismo pelas células ciliadas do trato respiratório. O ser humano é seu único reservatório natural. É uma das bactérias mais contagiosas para o homem, infectando mais de 90% dos contatos intradomiciliares suscetíveis. A transmissão ocorre por meio de secreções do trato respiratório eliminadas por tosse e espirros. A fase catarral e as 2 primeiras semanas da fase paroxística são os períodos de maior transmissibilidade da doença.

A coqueluche é uma doença mediada por toxinas produzidas pela *B. pertussis*. Seus produtos biologicamente ativos como a pertactina, a hemaglutinina filamentosa e as fímbrias facilitam a aderência do bacilo ao epitélio respiratório ciliado. A toxina *pertussis*, a adenilato ciclase e a citotoxina traqueal destroem o epitélio ciliado e permitem que a *B. pertussis* se evada do sistema imune do hospedeiro, sendo responsáveis pelas manifestações clínicas da doença e pela resposta imune. As toxinas causam paralisação do movimento ciliar e morte das células do epitélio respiratório, levando ao acúmulo de secreções. Diminuem a resposta inflamatória, a reação febril e a função de linfócitos e macrófagos. No entanto, a patogênese da coqueluche não está ainda totalmente esclarecida.

As alterações anatomopatológicas observadas na coqueluche se caracterizam por necrose média e basilar do epitélio brônquico com destruição ciliar e congestão de toda a mucosa respiratória. Observam-se também infiltrado de linfócitos, polimorfonucleares e agregados de bacilos entre os cílios do epitélio respiratório. Áreas de atelectasia, enfisema, infiltrado peribrônquico e pneumonia intersticial. No sistema nervoso central (SNC) podem ser encontradas hemorragias, petéquias e atrofia cortical.

QUADRO CLÍNICO

O período de incubação da coqueluche varia de 7 a 21 dias, com média de 7 a 10 dias. O quadro clínico da coqueluche evolui em três fases. A fase catarral, com duração de 1 a 2 semanas, se caracteriza por sintomas de infecção de vias aéreas superiores, como coriza, lacrimejamento, febre baixa ou ausente e tosse; nessa fase, a tosse aumenta gradualmente em frequência e intensidade até se tornar paroxística. A fase paroxística, com os acessos de tosse característicos, leva à suspeita do diagnóstico de coqueluche. Durante o paroxismo de tosse, o paciente pode apresentar protrusão da língua, congestão facial e cianose, algumas vezes seguidas de apneia e vômitos. Tem duração de 1 a 6 semanas, com maior intensidade nas 2 primeiras semanas, quando os acessos de tosse começam a diminuir em intensidade e frequência, tornando-se episódios de tosse comum. Inicia-se então a fase de convalescença, que permanece 2 a 6 semanas, podendo demorar até 3 meses o desaparecimento da tosse. Nos primeiros meses após a coqueluche, na presença de infecções respiratórias inespecíficas, o paciente pode voltar a apresentar tosse coqueluchoide.

Os menores de 1 ano de idade apresentam quadro clínico mais severo, e os acessos de tosse podem ser acompanhados de cianose, apneia e convulsão. Nessa faixa etária, a coqueluche se caracteriza por maior incidência de complicações e maior letalidade, principalmente nos menores de 3 meses de idade, nos quais ocorre a maioria dos óbitos por coqueluche.

Crianças vacinadas, adolescentes e adultos ao se infectarem podem apresentar quadro clínico de infecção respiratória inespecífica caracterizado apenas por tosse persistente. Tem sido evidenciada infecção por *B. pertussis* em cerca de 25% dos adultos e 37% das crianças vacinadas, com tosse por mais de 14 dias sem outra causa aparente. Esses indivíduos, principalmente os adolescentes e adultos, são a principal fonte de contaminação para os menores de 1 ano que não completaram o esquema básico de imunização contra coqueluche.

Várias doenças podem cursar com tosse coqueluchoide, dificultando o diagnóstico diferencial. As etiologias mais frequentes são: *Bordetella parapertussis, Mycoplasma pneumoniae, Chlamydia trachomatis, Chlamydia pneumoniae* e *Adenovírus* (1, 2, 3 e 5).

A broncopneumonia é a complicação mais frequente nos pacientes com coqueluche, podendo ser causada pela *Bordetella pertussis* ou outras bactérias como *H. influenzae* b, *pneumococos* e *estafilococos*. Podem ocorrer também atelectasia e, mais raramente, pneumotórax e enfisema. Entre as complicações neurológicas, a convulsão é a mais frequente, podendo ocorrer ainda hemorragias intracranianas, atrofia cerebral, encefalite, cegueira e surdez. Alguns pacientes podem evoluir com hipoglicemia e distúrbio hidroeletrolítico. Em crianças com hiperleucolinfocitose (>40.000 leucócitos/mm^3) existe um maior risco de desenvolver hipertensão pulmonar e insuficiência cardiorrespiratória. Durante os paroxismos, com a elevação da pressão intra-abdominal e torácica, o paciente pode apresentar epistaxe, hemorragia subconjuntival, petéquias, hérnias e prolapso retal.

DIAGNÓSTICO

Considera-se um caso suspeitado de coqueluche todo indivíduo que apresente tosse por mais de 14 dias, associada a um dos seguintes sintomas: tosse paroxística, guincho inspiratório e vômitos pós-tosse.

Para confirmação de um caso de coqueluche, os seguintes critérios devem ser seguidos:

- **Critério laboratorial**: cultura ou reação em cadeia da polimerase (PCR) positiva para *Bordetella pertussis*.
- **Critério epidemiológico**: todo caso suspeitado de coqueluche, com cultura ou PCR negativa, mas contato intradomiciliar de um caso de coqueluche confirmado por cultura ou PCR.

Na presença de epidemias e em surto intradomiciliar (mais de dois casos no mesmo domicílio, sendo um caso confirmado por cultura ou PCR), um caso de coqueluche pode ser definido como tosse por mais de 14 dias.

- **Critério clínico** – caso suspeitado cujo leucograma apresente linfocitose absoluta > 10.000 linfócitos/mm³ (Ministério da Saúde – Brasil).

A cultura para isolamento da *Bordetella* é um exame de alta especificidade, porém tem uma sensibilidade variável. Sua positividade é maior quando colhida na fase catarral e nas 2 primeiras semanas de tosse paroxística. Depende de vários fatores, como a técnica de coleta, idade do paciente, situação vacinal e uso de antibiótico. Em condições ideais, a positividade da cultura pode chegar a mais de 70% dos casos. O material para cultura deve ser colhido por meio de *swab* pernasal da nasofaringe posterior. É realizada nos hospitais de referência da Secretaria de Saúde para diagnóstico de coqueluche, e no Recife, no Hospital Universitário Oswaldo Cruz.

Outros exames laboratoriais

A PCR de secreção de nasofaringe é um método rápido, sensível e específico. Com a disseminação do seu uso, tem aumentado a confirmação de casos. A PCR ou a cultura de nasofaringe são os exames recomendados pela OMS para confirmação de caso de coqueluche.

- **Sorologia**: o uso da sorologia para diagnóstico da coqueluche é restrito a pesquisas ou laboratórios de órgãos de saúde pública. A dificuldade de padronização dificulta seu uso rotineiro. O método mais utilizado é a demonstração, por meio do ensaio imunossorvente ligado à ensima (ELISA), da elevação dos níveis de imunoglobulina (IgG) antitoxina *pertussis* entre a fase aguda e de convalescença.

- **Hemograma**: linfocitose absoluta acima de 10.000 linfócitos/mm³ tem sido associada à cultura positiva para *B. pertussis*, mas pode está ausente mesmo em casos de coqueluche confirmados por cultura. Não é um exame específico, e os lactentes com frequência desenvolvem linfocitose secundária a outras infecções.

TRATAMENTO

A maioria dos casos de coqueluche pode ser tratada no domicílio, orientando-se os familiares quanto à importância da hidratação e da nutrição em pacientes que podem apresentar vários episódios de vômitos pós-tosse.

A coqueluche nos menores de 1 ano de idade com frequência evolui com complicações, como cianose, apneia, pneumonia, vômitos e desidratação. Os lactentes com cianose durante acessos de tosse, devido ao risco de evoluírem com apneia, precisam ser mantidos em ambiente hospitalar e ocasionalmente necessitam de cuidados intensivos. Nos episódios de tosse paroxística, a drenagem postural é importante para eliminação das secreções e prevenção da aspiração do vômito. Durante os episódios de apneia, as secreções devem ser aspiradas delicadamente. Nesses pacientes, o critério de alta deve ser a ausência de episódio de cianose por mais de 48 horas.

Pela curta duração do tratamento, menor incidência de eventos adversos e eficácia semelhante à eritromicina, recente revisão sistemática recomendou como o tratamento de primeira escolha para coqueluche a azitromicina na dose de 15mg/kg/dia em dose única por 3 dias. A claritromicina, 7,5mg/kg/dia (dose máxima de 1g) em duas tomada e por 7 dias, é outra opção para os maiores de 1 mês de idade. A eritromicina deve ser usada na dose de 40mg/kg/dia (máximo de 2g) em quatro tomadas e durante 14 dias. Custos, cumprimento da prescrição e tolerância ao fármaco deve ser levados em consideração antes da prescrição. Em paciente menor de 1 mês de idade, devido ao aumento do risco de desenvolver estenose hipertrófica do piloro pelo uso da eritromicina, a azitromicina se torna a única opção para o tratamento e profilaxia nessa faixa etária. Na presença de intolerância a macrolídeos, indica-se a associação trimetoprim-sulfametoxazol na dose de 40mg e 8mg/kg/dia, respectivamente (dose máxima de 1.600mg/dia de SMZ e 320mg/dia de TMP), em duas tomadas e durante 7 dias.

O início do tratamento após a fase paroxística, apesar de diminuir a infecciosidade do paciente, não muda o curso da doença. O salbutamol na dose de 0,3mg/kg/dia em quatro tomadas nas duas primeiras semanas da fase paroxística e prednisona 1mg/kg/dia durante 7 dias podem reduzir a intensidade dos acessos de tosse.

Na presença de complicações bacterianas, suspender o macrolídeo e iniciar antibiótico de acordo com a provável etiologia.

PREVENÇÃO

Caso fortemente suspeitado de coqueluche deve ser imediatamente notificado ao serviço de vigilância da secretaria de saúde local. Os pacientes com coqueluche devem ser mantidos isolados até 5 dias após o início da antibioticoterapia.

Quimioprofilaxia

Na presença de um caso de coqueluche, a quimioprofilaxia está indicada para todos os contatos de maior risco, que são os menores de 6 meses de idade e os com o esquema vacinal incompleto. A quimioprofilaxia está indicada até 3 semanas após o início do contato. Os antibióticos indicados para profilaxia dos contatos são os mesmos e na mesma dosagem e duração indicadas para o tratamento.

Vacinas

Existem disponíveis atualmente três apresentações da vacina anticoqueluche combinadas aos toxoides diftérico e tetânico: a vacina de células inteiras de *B. pertussis* (DPT) inativadas pelo calor; a vacina acelular (DaPT) contendo três a cinco antígenos da *B. pertussis* para uso em menores de 7 anos e a acelular para uso em adultos (dTpa). A efetividade da vacina em prevenir doença moderada a severa é estimada como sendo em torno de 80% nos primeiros 5 anos após imunização e diminui com o passar do tempo. No Brasil, o Ministério da Saúde indica a vacina contra coqueluche para uso aos 2, 4 e 6 meses de idade, com uma dose de reforço aos 15 meses e outro reforço entre 4 e 6 anos. Alguns países introduziram a vacinação contra coqueluche para adolescentes e adultos. Na presença de eventos adversos importantes, como convulsão e síndrome hipotônica hiporresponsiva, a vacina de células inteiras deve ser substituída pela vacina acelular, disponível nos Centros de Referência de Imunobiológicos Especiais do PNI estadual.

BIBLIOGRAFIA

Altunaiji S, Kukuruzovic R, Curtis N, Massie J. Antibiotics for whooping cough (pertussis). Cochrane Database Syst Ver CD 004404.

Bamberg ES, Srugo I. What is new in pertussis? Eur J Pediatr 2008; 167:133-139 DOI:10.1007/s00431-007-0548-2.

Baptista PN, Magalhães V, Rodrigues LC, Rocha MAW, Pimentel AM. Pertussis vaccine effectiveness in reducing clinical disease, transmissibility and bacteriologically positive cases after household exposure in Brazil. Pediatr Infect Dis J 2006; 25(09):844-846.

Baptista PN, Magalhães V, Rodrigues LC, Rocha MAW, Pimentel AM. Source of infection in household transmission of culture confirmed pertussis in Brazil. Pediatr Infect Dis J 2005; 24(11):1.027-1.028.

Baptista PN, Magalhães V, Rodrigues LC. Children with pertussis inform the investigation of other pertussis cases among contacts. BMC Pediatrics 2007; 7:21. Disponíveis em: http://www.biomedcentral.com/1471-2431/7/21.

Baptista PN, Magalhães V, Rodrigues LC. The role of adults in household outbreaks of pertussis. Int J Infect Dis (*in press*) 2009. doi10.1016/j.ijid.2009.03.026. Disponível em: http://intl.elsevierhealth.com/journals/ijid.

Bisgard K. Pertussis Guide. Center for Disease Control and Prevention: USA, 2000. Chapter 1 Black S. Epidemiology of pertussis. Pediatr Infect Dis J 1997; 16:S85-9.

Brasil. Ministério da Saúde. Secretaria de Vigilância em Saúde. Guia de Vigilância Epidemiológica/Ministério da Saúde, Secretaria de Vigilância em Saúde. 6ª ed. Brasília: Ministério da Saúde, 2005.

Crowcroft NS, Andrews N, Rooney C, Brisson M, Miller E. Deaths from pertussis are underestimates in England. Arch Dis Child 2002; 86:336-338.

Crowcroft NS, Britto J. Whooping cough a continuing problem. Pertussis has re-emerged in countries with high vaccination coverage and low mortality. British Med J 2002:324.

Crowcroft NS, Pebody RG. Recent developments in pertussis. Lancet 2006; 367(9.526):1.926-1.936.

De Melker HE, Schellekens JFP, Neppenlenbroek SE et al. Reemergence of pertussis in highly vaccinated population of the Netherlands: observations on surveillance data. Emerg Infect Dis 2000; (6):4.

Güris D, Strebel PM, Bardenheier B et al. Changing epidemiology of pertussis in the united states: increasing reported incidence among adolescents and adults, 1990-1996. Clin Infec Dis 1999; 28:1.230-1.237.

Harnden A, Grant C, Harrison T et al. Whooping cough in school age children with persistent cough: prospective cohort study in primary care. BMJ 2006; 333:174-177.

Kerr JR, Marthews RC. *Bordetella pertussis* infection: pathogenesis, diagnosis, management, and the role of protective immunity. Eur J Clin Microbiol Infect Dis 2000; 19:77-88.

Lurie G, Reed PW, Grant CC. When to discharge children hospitalized with pertussis? Acad Pediatr 2009; 9(2):118-122.

Murphy T, Bisgard K, Sanden G. Diagnosis and laboratory methods. *In: Pertussis Guide*. Atlanta, GA: Center for Disease Control and Prevention, 2000. Disponível em: www.cdc.gov/vaccines/pubs/pertussisguide/downloads/_DRAFT_ chapter2_amended.pdf.

Nicholas W, McIntyre. Pertussis: review of epidemiology, diagnosis, managment and prevention. Pediat Resp Rev 2008; 9:2.001-2.012.

Pierce C, Klein N, Peters M. Is leukocytosis a predictor of mortality in severe pertussis infection? Intensive Care Med 2000; 26:1.512-1.514.

Strebel PM, Cochi Sl, Farizo KM, Payne BJ, Hanauer SD, Baughman AL. Pertussis in Missouri: evaluation of nasopharyngeal culture, direct fluorescent antibody testing, and clinical case definitions in diagnosis of pertussis. Clin Infect Dis 1993; 16:276-285.

Wendelboe AM, Van Rie A, Salmaso S, Englund J. Duration of immunity against pertussis after natural infection or vaccination. Pediatr Infect Dis J 2005; 24:S58-S61.

Wright S, Edwards KM, Decker MD, Zeldin MH. Pertussis infection in adults with persistent cough. JAMA 1995; 273:1.044-1.046.

Zanardi L, Pascual FB, Bisgard K et al. Pertussis - United States, 1997-2000. JAMA 2002; 287:977-978.

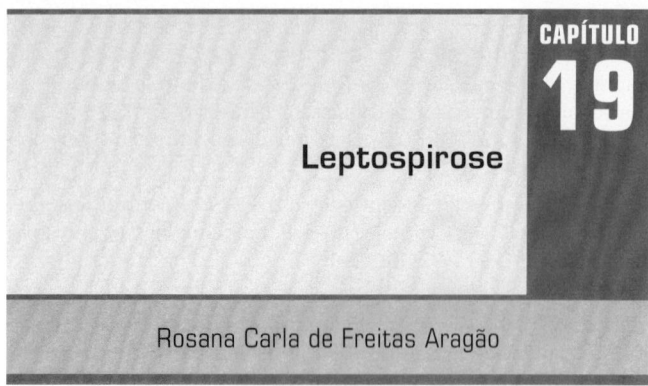

CAPÍTULO 19
Leptospirose
Rosana Carla de Freitas Aragão

INTRODUÇÃO, CONCEITUAÇÃO E EPIDEMIOLOGIA

Leptospirose é uma doença infecciosa aguda, febril, generalizada, causada por espiroquetas do gênero *Leptospira*, podendo infectar naturalmente animais domésticos e selvagens e acidentalmente o homem. Caracteriza-se por uma vasculite generalizada. É também denominada de febre dos pântanos, febre outonal, febre dos 7 dias, entre outras. Foi descrita pela primeira vez no Cairo, em 1880, e em 1886, detalhadamente, por Weil, em pacientes com fenômenos hemorrágicos, renais e icterícia; porém, só em 1915 o agente etiológico foi cultivado. No Brasil, as primeiras publicações foram em 1917, mas estudos dessa zoonose só foram intensificados a partir de 1960.

Pode se apresentar como casos inaparentes, oligossintomáticos, até quadros graves com alta morbimortalidade. Porém, apesar do alto potencial de gravidade, é uma doença frequentemente autolimitada e benigna, principalmente em crianças.

A leptospirose não conhece limites geográficos, tem distribuição universal, apresentando maior prevalência em países tropicais e de clima temperado. As leptospiras patógenas infectam animais domésticos e selvagens, podendo ser fatais ou levar à infecção inaparente com estado de portador crônico, sendo esse o principal fator na transmissão da doença para o homem. Nos túbulos contorcidos renais distais, elas se reproduzem e são eliminadas pela urina durante toda a vida do animal, podendo permanecer por semanas a meses estáveis no solo.

O portador sadio universal de leptospiras para o homem e outros animais é o rato, pois é capaz de eliminar a bactéria pela urina por toda a vida. Outros reservatórios importantes são o cão (animal de convívio direto com o homem), bovinos, suínos, ovinos, caprinos e equinos. Ambiente favorável para a sobrevivência da leptospira são coleções hídricas com pH neutro ou ligeiramente alcalino, temperaturas entre 25° e 30°C, pouco poluídas por outros microrganismos. Condições climáticas, ambientais e socioeconômicas, bem como alta infestação de roedores, contribuem para o surgimento de casos da doença. Em países com boas condições sanitárias, a doença é considerada de aquisição profissional (trabalhadores de abatedouros, veterinários, lixeiros, trabalhadores da rede de esgoto) ou recreativa.

A transmissão ao homem pode ocorrer por contato direto com sangue, órgãos ou urina de animais infectados ou por via indireta, por meio de contato da pele lesada e mucosas com água contaminada com urina de roedores. As enchentes e chuvas constituem em nosso meio grande fonte de contato do homem com água contaminada, ocorrendo maior número de casos nos meses chuvosos. A mordedura do rato também pode transmitir a doença devido ao hábito de esse roedor lamber os genitais, contaminando a boca com urina infectada. A contaminação do homem interrompe a cadeia epidemiológica, devido à não propagação da leptospira em urina com pH ácido. Acomete ambos os sexos, não existindo diferença de suscetibilidade, porém predomina no sexo masculino devido a maior exposição ocupacional e ambiental. Em relação à faixa etária ocorre com maior frequência em adultos jovens. A letalidade varia de 0 a 40% nos diversos estudos e é maior nas formas graves ictéricas da doença e idades mais avançadas (maior de 50 anos). O sorovar prevalente no Brasil é o *icterohaemorrhagiae*.

É doença de notificação compulsória, porém o elevado número de formas leves e subclínicas determina importante subnotificação.

No Brasil, aproximadamente 10% dos casos ocorrem na Região Nordeste, 20% dos quais em Pernambuco. A letalidade média do Brasil é de 11,2%, sendo de 13,6% em Pernambuco. No período de 2001 a 2006, 1.748 casos foram confirmados em PE, com a hemorragia pulmonar sendo a principal causa de óbito pela doença. Outro estudo realizado em Pernambuco, entre 2002 e 2005, mostrou elevada prevalência da doença no sexo masculino (90,2%), com forte concentração em adolescentes entre 12 e 18 anos (64%), em que 60% apresentavam antecedentes de exposição a fatores de risco.

Recife tem condições de relevo (abaixo do nível do mar), hidrográficas (cortada por rios) e demográficas (contingentes populacionais empobrecidos com situações sanitárias precárias) muito propícias à leptospirose.

ETIOLOGIA, PATOGÊNESE E PATOLOGIA MORFOLÓGICA E FUNCIONAL

As leptospiras são bactérias aeróbicas obrigatórias, helicoidais, flexíveis e móveis, gram-negativas. Possuem movimento rotatório ao redor do seu eixo. Pertencem à ordem *Spirochetales*, família *Leptospiraceae*, gênero *Leptospira*, que é constituído de várias espécies, sendo a *Leptospira interrogans* a mais patogênica, outras saprófitas – como a *Leptospira biflexa*. As leptospiras têm características antigênicas distintas de acordo com os sorovares. A *L. interrogans* apresenta cerca de 24 sorogrupos e mais de 220 sorovares. A *L. biflexa* é composta de 65 sorovares agrupados em 38 sorogrupos. Os sorotipos que mais acometem o homem são *L. icterohaemorrhagiae* (ratos), *L. canicola* (cães) e *L. pomona* (porcos). As leptospiras são pouco resistentes em meio ácido, solo seco e em água salgada, porém podem sobreviver por longo tempo em água doce armazenada e solo úmido.

As leptospiras penetram o corpo através da pele lesada ou mucosa íntegra (oral, ocular, esofágica e nasofaríngea), chegando aos diversos órgãos (rins, fígado, pulmões, músculos esqueléticos, coração, olhos, líquido cefalorraquidiano) pelas vias hematogênica ou linfática. É uma doença generalizada, em que o mecanismo principal é uma vasculite sistêmica (pancapilarite), que é responsável pela maioria das manifestações clínicas da doença. Ocorre aumento da permeabilidade capilar, que é a manifestação mais precoce e constante da doença, devido à ação de toxinas, enzimas e produtos antigênicos liberados pela lise bacteriana.

Foram demonstrados depósitos antigênicos no endotélio dos vasos indicando absorção de antígeno circulante de leptospira. A lesão vascular é responsável pelo edema e diátese hemorrágica. A lesão tecidual se caracteriza por grande dano celular na presença de poucos microrganismos, sugerindo-se mediação de fatores tóxicos do espiroqueta e/ou hospedeiro.

A imunidade conferida pela leptospirose é sorotipo-específica; portanto, um indivíduo pode contrair a doença mais de uma vez, desde que exposto a um outro sorotipo.

No fígado ocorre aumento de tamanho com intensa colestase, pois as alterações predominam ao nível do sistema excretor da bile, que é extremamente sensível à desidratação, e a fenômenos toxêmicos que ocorrem na leptospirose, com tumefação endotelial e comprometimento dos microvilos dos hepatócitos sem alterações nos mesmos, explicando os baixos níveis de aminotransferases e altos níveis de bilirrubina. A lesão vascular com a impregnação biliar dos tecidos leva à característica icterícia rubínica da doença. A vesícula tem suas paredes espessadas por edema.

No trato digestivo, ocorrem sufusões hemorrágicas e edema da mucosa gástrica com consequentes hemorragias gastrointestinais.

Nos pulmões ocorre aumento da permeabilidade capilar com extravasamento de plasma e hemácias para a luz alveolar, determinando achado radiológico de pneumonite e pneumonia lobar hemorrágica cuja manifestação clínica é a hemoptise.

Nos músculos esqueléticos ocorre processo inflamatório, por possível ação direta da leptospira, com extensas áreas de necrose hialina se manifestando por dores musculares, principalmente em músculos da panturrilha.

O coração pode ser atingido no pericárdio, miocárdio e endocárdio com lesões hemorrágicas focais e infiltrado linfomonocitário. Ocorre espessamento das meninges com aumento de celularidade mononuclear sem encontro da leptospira, no período de localização, sugerindo mecanismo decorrente de reação antígeno-anticorpo.

A uveíte é decorrente da presença de leptospiras no humor aquoso, podendo ser recidivante. Na fase aguda, devido ao processo de vasculite se encontram hiperemia e hemorragia conjuntival.

Nefrite intersticial focal e necrose tubular aguda focal são encontradas nos rins por lesão direta da leptospira, produtos tóxicos e hipoxemia e hipotensão, devido ao dano vascular decorrente. Ocorre lesão funcional ao nível dos túbulos proximais com alteração da bomba Na/K.

QUADRO CLÍNICO

Após um período de incubação que varia de 3 a 13 dias, com extremos de 1 a 24 dias, o paciente pode apresentar quadro clínico variável – desde formas leves, com sintomas inespecíficos, semelhante a síndrome gripal, com evolução benigna e autolimitada, até quadros graves, potencialmente fatais, com disfunção renal, hepática e hemorragias (síndrome de Weil) decorrentes principalmente da vasculite sistêmica.

No nosso meio, a forma grave é a mais diagnosticada e notificada, pois necessita de internação hospitalar, enquanto que a forma leve é muitas vezes diagnosticada apenas por meio de inquéritos sorológicos em períodos epidêmicos.

A leptospirose apresenta geralmente uma evolução bifásica com um período inicial de leptospirosemia, com duração de 4 a 7 dias, seguido de um período de 1 a 2 dias de defervescência dos sintomas e posterior recrudescência da febre, que pode durar até 30 dias, que é o período imune da leptospirose. Essa evolução bifásica é mais frequente na forma anictérica da doença.

Forma anictérica
Fase de leptospirosemia ou septicêmica

Os sintomas se instalam abruptamente. Nessa fase, as leptospiras podem ser isoladas no sangue, líquido cefalorraquidiano (LCR) e outros órgãos e tecidos. Os principais sinais e sintomas são febre alta, calafrios, cefaleia intensa e mialgia (principalmente no grupo muscular das panturrilhas), anorexia, náuseas, vômitos, dores articulares. Alguns pacientes apresentam distúrbios do sensório. Ardência nos olhos e fotofobia com congestão da conjuntiva são manifestações oculares frequentes. Os sintomas respiratórios se manifestam por tosse seca ou produtiva, podendo ter escarros hemoptoicos e dor torácica. As lesões cutâneas são variadas e não muito frequentes, podendo ocorrer exantema maculopapular, morbiliforme, urticariforme ou petequial. Hepatoesplenomegalia não é achado frequente.

Queda progressiva da temperatura e atenuação dos sintomas assinalam o início da fase imune.

Fase imune ou de localização

Após 1 a 3 dias da defervescência da febre e dos sintomas da fase septicêmica ressurgem a febre com menor intensidade e sinais e sintomas de localização em diversos órgãos.

Nessa fase, anticorpos específicos são detectados no soro, e a leptospirúria é frequente. A principal manifestação clínica da fase imune é o comprometimento das meninges – meningite asséptica – com alterações liquóricas em 80% a 90% dos casos (celularidade <500/mm³ com predomínio de mononucleares) e sintomas clínicos (cefaleia e vômitos) em menos de 50% dos casos. A evolução é benigna, com duração de 2 a 3 semanas. Outra manifestação clínica importante dessa fase é o comprometimento ocular, com o aparecimento de uveíte que pode surgir na 3ª semana até 1 ano após o desaparecimento da sintomatologia aguda da leptospirose. Pode ser autolimitada ou com episódios de recorrência, sendo raramente um processo crônico que pode levar à cegueira.

Forma ictérica ou síndrome de Weil

É a forma clínica menos comum, porém a mais grave e, portanto, a forma mais diagnosticada. Pode ser determinada por qualquer sorotipo de *L. interrogans*, sendo mais frequentes o *icterohaemorragiae*, *copenhageni* e *pyrogenes*. Inicialmente, os pacientes apresentam sintomas inespecíficos semelhantes aos da primeira fase da doença, porém progridem rapidamente para disfunção hepática intensa, disfunção renal, fenômenos hemorrágicos e alterações hemodinâmicas, cardíacas e pulmonares com altas taxas de mortalidade.

A icterícia, característica principal dessa forma clínica, tem início abrupto e coloração amarelo-avermelhada – icterícia rubínica – devido à associação da hiperbilirrubinemia (à custa de bilirrubina direta, podendo atingir níveis de 20mg/dL) à vasodilatação característica (Fig. VI.19.1).

Pode ocorrer prurido. Hepatoesplenomegalia ocorre de forma variável (25% a 70%), porém com níveis de aminotransferases não excedendo 500 U/L. Pode ocorrer aumento de tempo de protrombina, que responde bem à administração de vitamina K.

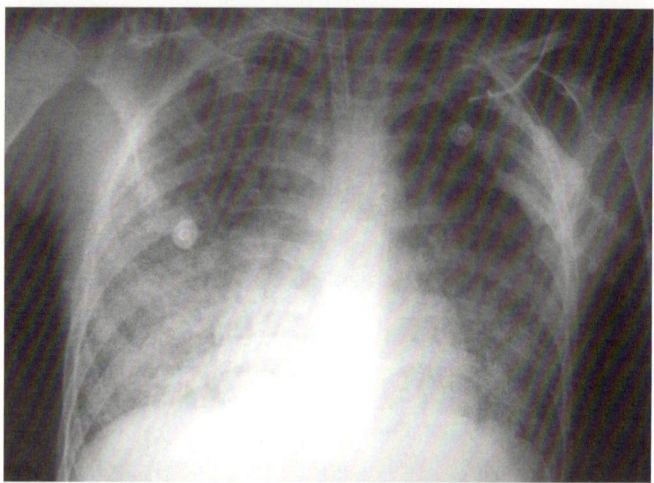

Fig. VI.19.2 Hemorragia pulmonar.

Os fenômenos hemorrágicos são relativamente frequentes, com sangramentos de pele e mucosas (petéquias e equimoses), gastrointestinais (hematêmese, melena e enterorragias) e pulmonares, que variam desde escarros hemoptoicos até hemorragia pulmonar maciça (Fig. VI.19.2), com imagem radiológica de infiltrado intersticial, consolidação lobar ou do tipo miliar com insuficiência respiratória. As alterações vasculares observadas na leptospirose-pancapilarite exercem o papel mais importante na gênese dos fenômenos hemorrágicos, pois não ocorrem alterações da hemostasia.

Miocardite pode ocorrer com graus de intensidades variados, desde alterações eletrocardiográficas e do ritmo cardíaco até colapso cardiocirculatório e insuficiência cardíaca, embora pouco frequentes.

O comprometimento renal é frequente, com quadros de insuficiência renal (IRA) oligúrica ou anúrica, de pior prognóstico, e não oligúrica. A IRA pode ser agravada pelas alterações hemodinâmicas, como desidratação intensa ou hipotensão, podendo determinar necrose tubular aguda de grande intensidade. Encontram-se níveis elevados de ureia e creatinina e fração de excreção aumentada de sódio e potássio devido a alterações na reabsorção proximal de sódio nos túbulos contorcidos proximais. Isso leva a um quadro característico de IRA com níveis normais ou diminuídos de potássio. No sumário de urina, podem ser encontradas leucocitúria, hematúria, proteinúria e cristalúria.

A partir da 3ª ou 4ª semana, os sinais e sintomas começam a decair, com normalização gradativa. Antes do advento dos métodos dialíticos e das melhorias e disponibilidade dos cuidados intensivos, a principal causa de morte era a IRA. Atualmente, a principal causa de óbito é a hemorragia pulmonar.

DIAGNÓSTICO

A confirmação diagnóstica pode ser feita pelo isolamento da leptospira em meio de cultura ou por exames sorológicos, em conjunto com o quadro clínico.

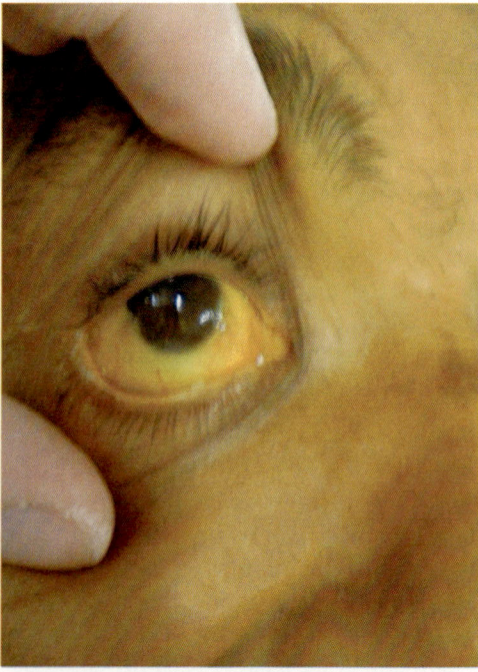

Fig. VI.19.1 Icterícia.

A escolha do método utilizado para confirmação diagnóstica depende do período da infecção em que o paciente se encontra.

Cultura

Na 1ª ou início da 2ª semana de doença, as leptospiras podem ser isoladas do sangue ou LCR. Na urina pode ocorrer positividade a partir da 2ª semana, porém a sensibilidade é baixa devido a eliminação intermitente da leptospira, contaminação por outras bactérias e dificuldades na técnica de armazenamento.

Reações sorológicas

As reações sorológicas para pesquisar o anticorpo antileptospira devem ser realizadas a partir da 2ª semana de doença, quando começam a surgir anticorpos no soro do paciente.

A reação de microaglutinação microscópica tem sensibilidade de 75% e especificidade de 97%. O resultado é considerado positivo quando a titulação é >1:200 ou quando apresentar aumento dos títulos maior que quatro vezes em amostras pareadas com intervalo de 2 a 3 semanas; isso porque os títulos decaem progressivamente, podendo permanecer meses ou anos, e titulações baixas podem ser cicatriz sorológica ou infecção recente. É o método de escolha, porém exige material sofisticado e pessoal treinado para sua execução, sendo disponível em centros de referência. Para esse exame são utilizadas leptospiras vivas de vários sorogrupos e sorotipos.

A reação de macroaglutinação é um método de triagem, com técnica fácil e rápida utilizando antígenos mortos de leptospira. Quando positiva, deve-se proceder à reação de microaglutinação para confirmação diagnóstica.

O ensaio imunossorvente ligado à enzima imunoglobulina M (ELISA IgM) é um teste com altas sensibilidade e especificidade e vem sendo utilizado com maior frequência, facilitando o diagnóstico. As técnicas de reação em cadeia da polimerase (PCR) são um excelente método nos laboratórios com capacidade para sua realização, detectando direta e rapidamente leptospiras em tecidos humanos.

Métodos inespecíficos

Juntamente com o quadro clínico, alguns exames laboratoriais podem contribuir para a suspeita diagnóstica de leptospirose, até a confirmação pelos métodos específicos.

No hemograma se encontra leucocitose com neutrofilia e desvio à esquerda, com contagem de plaquetas normal ou diminuída. A velocidade de hemossedimentação (VSH) está elevada.

As transaminases se encontraram elevadas, porém inferiores a 500 U/L, com bilirrubinas elevadas à custa da fração direta. Fosfatase alcalina e gamaglutamiltransferase podem estar elevadas.

A creatinafosfoquinase (CPK) se eleva variando de acordo com o grau de agressão muscular. No eletrocardiograma (ECG) podem ser encontradas alteração de repolarização ventricular, alteração do ritmo cardíaco etc.

A radiografia de tórax pode ser normal ou mostrar infiltrado intersticial segmentar ou difuso, dependendo do comprometimento pulmonar.

Caso confirmado

Um caso notificado de leptospirose é confirmado quando se consegue isolar a bactéria do sangue, urina ou LCR do paciente; uma macroaglutinação positiva; uma microaglutinação com soroconversão e aumento de títulos em quatro vezes ou titulação única de 1:800; ELISA IgM positivo. Quando não houver possibilidade de confirmação laboratorial (casos suspeitados que evoluem para óbito), o diagnóstico se fundamenta apenas nos critérios clínicos epidemiológicos.

DIAGNÓSTICO DIFERENCIAL

- **Forma anictérica:** quadros gripais, febre tifoide, malária, toxoplasmose, dentre outros.
- **Forma ictérica:** febre tifoide, malária, febre amarela, hepatites virais, hantavirose e outras doenças que cursem com febre, icterícia e fenômenos hemorrágicos.

TRATAMENTO

Como é uma doença autolimitada e com curso clínico variável, ainda permanece controversa a indicação de terapia antimicrobiana. Alguns estudos apontam benefício para o paciente, com redução da frequência de complicações e encurtamento da duração da doença, devendo o tratamento ser iniciado até o 5º dia do início dos sintomas; outros autores defendem o uso apenas nos quadros graves.

Esquemas terapêuticos

- **Penicilina cristalina (fármaco de eleição):** adultos, 6 a 12 milhões UI/dia de 4/4 horas ou de 6/6 horas por 7 dias. Crianças, 100.000 UI/kg/dia de 4/4 horas ou de 6/6 horas por 7 dias.
- **Doxiciclina:** 100mg de 12/12 horas por 7 dias (contraindicada em gestantes e menores de 9 anos).
- **Tetraciclina:** 2g/dia 6/6 horas por 7 dias (contraindicada em gestantes e menores de 9 anos).
- **Ampicilina** (100mg/kg/dia) ou **amoxacilina** (50mg/kg/dia) para gestantes ou crianças, por 7 dias.
- **Eritromicina:** usada em pacientes alérgicos a penicilina.
- **Ceftriaxona** ou cloranfenicol: nos pacientes com comprometimento hepático e renal.

Medidas de suporte são importantes, devendo ser precoces para evitar complicações. A hidratação é de extrema importância, podendo ser realizada via oral ou endovenosa para reposição hídrica e/ou correção metabólica. Alerta para os pacientes que evoluem com sintomas pulmonares e renais que podem necessitar de diálise e assistência ventilatória em unidades de terapia intensiva (UTI).

PROFILAXIA

- Programas de controle de ratos para impedir a presença e a multiplicação desses animais em moradias, depósitos, armazéns, terrenos baldios etc.
- Medidas de saneamento básico, como purificação da água e destino adequado dos esgotos.
- Adoção de medidas concretas que evitem enchentes durante os períodos de chuvas.
- Campanhas educacionais de alerta para os grupos ocupacionais de risco, com medidas protetoras (botas, luvas etc.).
- Vacinas em animais domésticos (cão) contra a leptospirose, embora isso não impeça que o animal elimine a leptospira em sua urina.
- Quimioprofilaxia com doxiciclina, 200mg por 2 a 5 dias, em pessoas com exposição acidental ou ocupacional.

BIBLIOGRAFIA

Alencar LCA, Sampaio AS. Leptospirose. In: Alves JGB, Ferreira OS, Maggi RS (eds). Pediatria. 3ª ed. Rio de Janeiro: MEDSI, 2004:462-467.

American Academy of Pediatrics. Leptospirosis. In: Pickering LK (ed.). Red Book 2003: Report of the Communittee on Infections Diseases. 26ª ed. Elk Grove Village, II: American Academy of Pediatrics, 2003:403-405a.

Brasil, Ministério da Saúde, Serviço de Vigilância em Saúde. Guia de Vigilância Epidemiológica. 6ª ed. Brasília, DF, Ministério da Saúde, 2005:502-520.

Feigin RD, Cherry JD. Leptospirosis. In: Feigin RD, Cherry JD (eds.). Textbook of pediatric infections diseases. 5ª ed. Philadelphia: WB Saunders, 2004:1.708-1.722.

Informe Epidemiológico sobre Leptospirose – Prefeitura de Recife – Secretaria de Saúde Diretoria de Vigilância a Saúde – 04/01/2009 a 30/05/09.

Lomar AV, Diament D, Brito T. Leptospirose. In: Veronesi R, Focaccia R (eds.). Tratado de Infectologia. 3ª ed. São Paulo: Atheneu, 2005:1.241-1.257.

Pimentel AM, Régis Fº JM, Carneiro RM. Leptospirose. In: Tonelli E, Freire LMS. Doenças Infecciosas na Infância e Adolescência. 2ª ed. Rio de Janeiro: MEDSI, 2000; I:752-765.

portal.saude.gov.br/porta/arquivos/pdf/leptos_casos_2007.pdf. Acessado em março de 2009.

portal.saude.gov.br/portal/arquivos/pdf/leptos_casos.pdf. Acessado em março de 2009.

portal.saude.gov.br/portal/arquivoa/pdf/leptos_obitos_leptospirose_2008.pdf. Acessado em março de 2009.

portal.saude.gov.br/portal/arquivos/pdf/leptospirose_2006.pdf. Acessado em março de 2009.

Rocha MAW, Pimentel AM. Leptospirose. In: Lopez FA, Campos Jr. D. (eds.). Tratado de Pediatria – Sociedade Brasileira de Pediatria. 1ª ed. São Paulo: Manole, 2007:1.133-1.140.

DOENÇAS PARASITÁRIAS DE IMPORTÂNCIA PEDIÁTRICA

CAPÍTULO 20

Parasitoses Intestinais

João Guilherme Bezerra Alves
Roseane Campos Callado

INTRODUÇÃO, CONCEITUAÇÃO E EPIDEMIOLOGIA

Estima-se que mais de três bilhões de pessoas no mundo estejam infectadas por algum tipo de enteroparasita. A maioria dessas pessoas vive nas regiões subsaarianas da África, na Ásia e na América Latina. Isso constitui um grave problema de saúde pública no Brasil devido às elevadas prevalência e morbidade, principalmente em crianças de baixa idade, pacientes subnutridos ou com imunossupressão. As parasitoses representam um dos principais motivos de procura aos serviços médicos nas regiões pobres e estão intimamente relacionadas às baixas condições socioeconômicas, podendo ser consideradas eminentemente como um problema social.

As parasitoses mais prevalentes em nosso meio são a ascaridíase, a giardíase, a ancilostomíase e a tricuríase. O poliparasitismo, ou seja, a ocorrência simultânea de dois ou mais parasitas, acomete um percentual significativo de indivíduos nessa situação (cerca de 15%). A sua incidência é elevada já a partir do 1º ano de vida.

MANIFESTAÇÕES CLÍNICAS

Os parasitas podem desencadear manifestações gerais, gastrointestinais, cutâneas, pulmonares e hematológicas, entre outras.

- **Manifestações gerais:** anorexia, astenia, déficit de crescimento (em crianças em situação de risco alimentar).
- **Manifestações digestivas:** diarreia, constipação, dor abdominal, prurido anal, enterorragia, náuseas e vômitos, oclusão intestinal.
- **Manifestações pulmonares:** tosse, quadro asmatiforme, síndrome de Loffler.
- **Manifestações cutâneas:** prurido, urticária, *rash*.
- **Anormalidades hematológicas:** anemia, eosinofilia.

DIAGNÓSTICO

O exame parasitológico de fezes é o método mais simples, específico, e de menor custo. Entretanto, a história de eliminação de vermes dispensa a realização desse exame.

Não há consenso sobre o número de amostras que devem ser examinadas. Como a eliminação de determinados ovos e larvas é cíclica e um único método de análise não é suficiente para definir a etiologia das parasitoses, recomenda-se o exame de pelo menos três amostras, com intervalos de 2 a 3 dias.

PREVENÇÃO DAS PARASITOSES

Essencialmente, a prevenção passa por melhoria geral das condições de vida das populações atingidas. Outras medidas podem contribuir para diminuir o impacto das parasitoses intestinais:

- Melhoria das condições sanitárias.
- Educação sobre higiene ambiental e pessoal e sobre manuseio dos alimentos.
- Fornecimento de água potável.
- Destino adequado do lixo e excretas humanos.

PROTOZOOSES
Amebíase

Infecções mais prevalentes em áreas onde as condições socioeconômicas são precárias. A amebíase é mais frequente no adulto, sendo pouco comum nos lactentes e crianças; atinge 10% a 12% da população mundial, mas apenas cerca de 10% dos infectados apresentam sintomatologia.

Várias espécies de protozoários do gênero *Entamoeba* infectam humanos; entretanto, a *Entamoeba histolytica* é a única espécie capaz de provocar doença. O termo *amebíase* é reservado ao parasitismo pela *Entamoeba histolytica*. Entre as *Entamoebas histolyticas* existem cepas patogênicas e cepas não patogênicas. Estudo realizado na região metropolitana do Recife não identificou cepas patogênicas nessa região. Essas cepas não patogênicas tendem a ser chamadas de *Entamoeba dispar*; elas não têm poder de invasividade tecidual e não são descritas formas extraintestinais de amebíase em nossa região.

Ciclo

Este parasita apresenta duas fases em seu ciclo evolutivo: uma trofozoítica, móvel, cujo hábitat é o intestino grosso ou as últimas porções do íleo; outra cística, em que o trofozoíto se imobiliza e se envolve por uma membrana cística protetora. Essa é sua forma de transmissão, que elimina grande número de cistos para o meio externo, contaminando alimentos e água, podendo existir e sobreviver por longos períodos.

Patogenia

Os trofozoítos penetram a mucosa do intestino grosso por meio de lise celular provocada por enzimas proteolíticas. As lesões da mucosa se localizam principalmente no retossigmoide e ceco. Essas úlceras se espalham na submucosa e se comunicam com a luz intestinal por meio de um orifício estreito. Em sua progressão, podem atingir a camada muscular e, às vezes, nas formas mais agressivas, o peritônio, dando origem à perfuração intestinal. As paredes vasculares, uma vez atingidas, originam hemorragias. Por via hematogênica pode determinar formas extraintestinais.

QUADRO CLÍNICO

O quadro clínico pode variar desde formas assintomáticas (forma mais comum em Recife) até quadros graves de abdome agudo por perfuração intestinal. O período de incubação pode variar de 1 a 2 semanas até meses a anos.

Formas assintomáticas

Em todo o mundo, a maioria (80% a 90%) dos indivíduos infectados é portadora assintomática. Os portadores sãos podem abrigar esses protozoários por vários anos.

Formas sintomáticas
Intestinais

a. **Colite amebiana disentérica**: forma clínica menos frequente. Os sintomas podem surgir subitamente após 2 a 3 dias de um quadro diarreico pouco expressivo. Caracteriza-se por dores abdominais intensas, evacuações frequentes, fezes mucossanguinolentas, puxos, tenesmo, náuseas, vômitos, prostração, anorexia e febre de baixa intensidade. Quadros clínicos mais graves podem surgir em lactentes e crianças desnutridas.
b. **Colite não disentérica**: forma clínica mais frequente. Traduz-se por surtos reiterados de diarreia, alternados por períodos de normalidade ou constipação, cólicas abdominais, meteorismo, anorexia, náuseas, vômitos, tenesmo e astenia.

Extraintestinais

a. **Hepática**: o abscesso amebiano hepático constitui a forma mais comum de acometimento extraintestinal pela *Entamoeba histolitica*. Em cerca de 50% dos casos não existe antecedente de acometimento colônico. O quadro clínico se caracteriza por hepatomegalia dolorosa, febre elevada, anorexia e astenia.
b. **Formas raras**: pulmonar, cerebral, cutânea, genital, esplênica e pericárdica.

DIAGNÓSTICO

A *Entamoeba histolytica* precisa ser diferenciada das outras amebas não patogênicas como a *E. coli*, *E. hartman-*

Quadro VI.20.1. Fármacos utilizados no tratamento de protozooses intestinais

Infecção e parasitas	Droga na ordem de escolha		Comentário
	1ª	2ª	
Entamoeba histolytica	Tinidazol – 500mg 2 vezes/dia, em 3 dias. Criança – 50mg/kg, em dose única. Secnidazol – 2g, dose única. Criança – 30mg/kg em dose única Metronidazol – 750mg, 3 vezes/dia, em 5 dias, adulto. Criança – 20 a 25mg/kg/dia, por 5 dias	Tetraciclina 250mg, 4 vezes/dia, por 15 dias. Paramomicina mais furoato de diloxanida Cloroquina mais furoato de diloxanida Nimorazol 250mg, 3 vezes/dia, por 5 dias	O iodoquinol pode substituir o furoato de diloxanida A escolha do fármaco, posologia e duração do tratamento estão na dependência da localização e intensidade da infecção e da idade do paciente.
Giardia lamblia	Tinidazol – 500mg 2 vezes/dia, em 3dias. Criança – 50mg/kg, em dose única. Secnidazol – 2g, dose única. Criança – 30mg/kg dose única Metronidazol – 250mg, 2 vezes/dia, em 5 dias, adulto. Criança – 15 a 25mg/kg/dia, por 5 dias	Nimorazol – 250mg, 3 vezes/dia, por 5 dias	A escolha do fármaco, posologia e duração do tratamento estão na dependência da localização e intensidade da infecção e da idade do paciente.

ni, E. polecki, E. gingivalis, Endolimax nana e a *Iodamoeba buetschlii*. A *Entamoeba dispar*, não patogênica, é, entretanto, morfologicamente idêntica à *E. histolytica*, e a diferenciação é por vezes difícil. A identificação microscópica de cistos e trofozoítos nas fezes é o método mais comum de diagnóstico.

Exame de fezes

1. **Fezes formadas:** pesquisa de cistos pelo método direto a fresco ou corado; utilizam-se métodos de concentração.
2. **Fezes diarreicas:** o exame direto a fresco pode revelar trofozoítos móveis com hemácias fagocitadas no seu interior. Essa é uma evidência de forma amebiana invasiva, já que as formas não patogênicas não são eritrofágicas. A lâmina pode ainda ser corada.
3. **Retossigmoidoscopia:** visualização de ulcerações amebianas e coleta de material para diagnóstico.

Reações sorológicas

São preconizadas para diagnóstico das formas invasoras, e sua positividade oscila entre 70% e 80% nas formas intestinais e 90% nas extraintestinais.

TRATAMENTO

- **Formas assintomáticas:** como as amebas em nossa região são sabidamente não patogênicas, a orientação é não tratar. Nos Estados Unidos recomenda-se usar fármacos de efeito luminal:
  - Teclosan – 50-100mg/dose, 3 vezes/dia, por 5 dias consecutivos
  - Etofamida – 100-200mg/dose, 3 vezes/dia, por 5 dias seguidos
- **Amebíase intestinal**
  - Metronidazol – 35 a 50mg/kg/dia, 3 vezes/dia, durante 7 a 10 dias

Efeitos colaterais incluem anorexia, náuseas e vômitos, gosto metálico e neuropatia periférica. Vertigem, encefalite e neutropenia requerem descontinuação do tratamento.

- Tinidazol – 50mg/kg/dia, dose única, por 3 dias
- Após estas medicações, fazer curso de fármaco de ação luminal

- **Abscesso amebiano**
  - Metronidazol – 50mg/kg/dia durante 10 dias
  - Tinidazol – 60mg/kg/dia, em dose única, por 3 dias.

GIARDÍASE

É causada pela *Giardia lamblia*, protozoário flagelado cuja fonte de infecção é o homem, sendo endêmica em várias partes do mundo. Ocorre principalmente nos primeiros anos de vida. Possivelmente se adquire imunidade após exposições precoces e sucessivas. A baixa dose infectante contribui para a rápida disseminação da infecção nos países pobres e durante surtos epidêmicos nos países desenvolvidos.

É a protozoose mais comum entre as crianças nos países pobres, acometendo, em algumas populações, mais de 50% das pessoas. Existem várias cepas com virulência variável.

Ciclo

Apresenta-se sob duas formas – uma trofozoítica, que se localiza com maior frequência no duodeno e nas porções altas do jejuno; e uma forma cística, que é a forma infectante eliminada nas fezes. A postura dos ovos se faz de forma cíclica, havendo períodos de 8 a 10 dias nos quais ocorre interrupção da eliminação dos ovos, chamada de períodos negativos.

O cisto viável pode sobreviver no meio externo, em condições adequadas, por vários meses. A infecção ocorre após a ingestão do cisto em água e alimentos contaminados e através da transmissão pessoa a pessoa. No intestino delgado ocorre a excitação com a liberação de trofozoítos. Os trofozoítos permanecem no lúmen do intestino delgado livremente ou podem aderir-se à membrana por suas ventosas. A encistação ocorre quando o parasita progride para o cólon.

Patogênese

Os mecanismos patogênicos ainda não estão bem definidos, mas é provável que sejam multifatoriais. Entre os mais prováveis temos: lesão de mucosa; processo inflamatório; barreira física; invasão tecidual (em imunodeprimidos); associação com outros enteropatógenos e interferência no metabolismo dos sais biliares.

O sistema imune do hospedeiro parece ter papel importante no controle da infecção e no desenvolvimento de imunidade protetora.

QUADRO CLÍNICO

A infecção assintomática é a forma mais comum, principalmente nas áreas onde o parasita é endêmico.

A giardíase aguda em geral é autolimitada (a cura ocorre em 2 a 4 semanas) e se caracteriza por diarreia em mais de 90% dos casos, apresentando-se como fezes líquidas, com muco e sem sangue, acompanhada por perda de peso em 60% a 70% dos indivíduos, náuseas, desconforto e distensão abdominais, flatulência, podendo haver evolução para esteatorreia. Em 30% a 50% dos casos, a diarreia se torna persistente e crônica, com consequente parada ou retardo do crescimento devido à má absorção intestinal. Os pacientes apresentam queixas de anorexia, flatulência, cólicas, náuseas e vômitos e podem mostrar evidências clínicas e laboratoriais de deficiência de vários nutrientes, tais como gorduras, vitamina A e ácido fólico.

Pacientes com hipogamaglobulinemia e imunodeficiências variadas geralmente apresentam maior predisposição e manifestações clínicas prolongadas, com baixa resposta terapêutica.

DIAGNÓSTICO
Exame de fezes
Fezes formadas

Pesquisa de cistos pelo método direto a fresco ou corados; se essa for negativa, podem ser usados métodos de concentração.

O exame seriado das fezes é necessário e aumenta a sensibilidade do método. Uma única amostra de fezes pode detectar cerca de 70% dos casos, aumentando para 85% quando três amostras distintas são analisadas. A excreção de cistos é variável a cada dia; por isso, é importante que fezes coletadas em dias diferentes sejam examinadas.

Fezes diarreicas

Para detectar trofozoítas é preciso examinar fezes aquosas logo após a sua eliminação.

Exame do fluido duodenal

Os trofozoítas também foram encontrados no fluido duodenal.

Biópsia duodenojejunal

Evidencia o parasita e ainda a agressão à mucosa.

Sorologia

É possível a detecção dos antígenos da *Giardia lamblia* em espécimes fecais, utilizando-se o ensaio imunoenzimático (ELISA). Esse método apresenta maiores sensibilidade e especificidade do que o exame das fezes à procura de cistos ou trofozoítos.

TRATAMENTO

- Formas assintomáticas: não tratar.
- Formas sintomáticas: o tratamento de eleição é feito com os derivados nitroimidazólicos – metronidazol ou tinidazol – que têm eficácia elevada.
  - Metronidazol – 15 a 20mg/kg/dia, 3 vezes/dia, durante 5 dias (em formas graves, devem-se utilizar doses maiores e tratamento mais prolongado)
  - Tinidazol – 50mg/kg/dia, dose única
  - Furazolidona – 5 a 7mg/kg/dia durante 7 dias
  - Albendazol – 400mg/dia, por 3 a 5 dias consecutivos.

O albendazol é um derivado benzimidazólico que tem ação vermicida, larvicida e ovicida. Sua absorção é mínima, o que garante altas concentrações na luz intestinal. Seu mecanismo de ação se dá por inibir a absorção de glicose pelo verme ou protozoário, inviabilizando a sua sobrevivência.

Os efeitos colaterais são raros e, quando ocorrem, cedem espontaneamente. Não deve ser usado em crianças menores de 2 anos devido à ausência de informações seguras nessa faixa etária.

CRIPTOSPORIDÍASE

O *Cryptosporidium parvum* é uma importante causa de doença diarreica aguda em indivíduos imunocompetentes, principalmente em menores de 2 anos, embora seja comum em pacientes com síndrome da imunodeficiência adquirida (AIDS) e outras doenças imunodepressoras, conduzindo-os à diarreia crônica. Tem prevalência mundial em torno de 10%, sendo possivelmente maior nos países em desenvolvimento. Podem ser hospedeiros o homem e outros animais.

Ciclo/patogênese

A transmissão do *Criptosporidium* acontece principalmente pela ingestão de águas contaminadas com oocistos, podendo também haver transmissão por meio de alimentos contaminados, de pessoa a pessoa e de animais para pessoas. Parece haver um caráter sazonal, com predomínio nos meses quentes e chuvosos.

No hospedeiro imunocompetente, a replicação do parasita ocorre principalmente na borda apical do enterócito, no jejuno baixo e íleo, local de aderência do *Cryptosporidium parvum*, podendo-se observar atrofia vilositária variável (leve a grave) no ponto de contato. Quando grande quantidade desse protozoário está presente nos intestinos delgado e grosso, é possível causar redução na superfície intestinal disponível para a absorção, mas não existe evidência direta que comprove essa hipótese. Também pode ocorrer invasão da mucosa intestinal. A diarreia poderia ser devida à má absorção por atrofia das vilosidades, com consequente redução da área de absorção e da atividade das dissacaridases.

QUADRO CLÍNICO

A gravidade e a duração do quadro clínico são influenciadas pelo estado imune do hospedeiro. Após período de incubação de aproximadamente 1 semana, o indivíduo começa a apresentar diarreia aquosa, de odor fétido, sem muco ou sangue.

No hospedeiro imunocompetente, a criptosridíase causa uma diarreia profusa e aquosa, às vezes com muco, que é autolimitada, durando de 10 a 14 dias, mas pode permanecer por mais de 1 mês. Há queixas frequentes de dor abdominal tipo cólica, flatulência, náuseas e vômitos, acompanhados por sintomas gerais, como anorexia, mialgia, cefaleia, astenia e indisposição; a febre, se presente, é baixa. Raramente essa parasitose é grave e prolongada, associando-se, nesses casos, com perda de peso importante. Parece determinar imunidade permanente, pois não têm sido registrados casos de infecções recorrentes.

No paciente imunocomprometido, assim como no desnutrido, é comum manifestar-se como uma doença grave, prolongada, com perda de dois a três litros de fezes aquosas, má absorção, desidratação e desnutrição importantes, que podem culminar com o óbito quando não se consegue o controle das perdas fecais. Os sintomas dependem da variação no estado imunológico, estado nutricional e terapia realizada pelo paciente. Também é possível haver a cura espontânea.

DIAGNÓSTICO
Exame de fezes

O diagnóstico é confirmado pela identificação de oocistos nas fezes, sendo necessárias três ou mais amostras fecais, porque a excreção de oocistos é variável ao longo de 1 dia e entre os dias. É necessária a utilização de técnicas especiais de concentração e coloração para identificar os oocistos. Sangue e leucócitos são encontrados raramente na diarreia por *Cryptosporidium parvum*.

Exame do fluido duodenal
Testes sorológicos

Os testes sorológicos são mais usados em estudos epidemiológicos e têm pouca aplicação diagnóstica. A reação em cadeia da polimerase (PCR) é capaz de detectar até um único parasita, e é muito específica.

TRATAMENTO

Eritromicina, espiramicina e clindamicina podem reduzir o número de parasitas e o volume das fezes, mas parecem ter pouco ou nenhum efeito nos pacientes imunodeprimidos.

Nos pacientes com AIDS, a paramomicina parece promover melhores resultados, devendo ser realizada terapia antirretroviral.

HELMINTÍASES
Ascaridíase

A ascaridíase é uma helmintíase ocasionada pelo *Ascaris lumbricoides*, sendo a parasitose humana mais comum. Acredita-se que atinja um quarto da população mundial, sendo encontrada principalmente nas áreas onde as condições sanitárias são ruins, podendo atingir uma prevalência de 90% nessas áreas.

Acomete principalmente crianças de menor idade e pré-escolares, sendo menos frequente nos adultos. Isso ocorre devido ao maior contato das crianças com o solo.

Ciclo

Ovos eliminados pelo indivíduo infectado atingem o solo e se transformam em larvas infectantes – larva rabditoide – após 2 semanas. Quando ingeridos, os ovos se abrem no intestino delgado e as larvas penetram a mucosa. Através da circulação chegam aos pulmões, onde penetram os alvéolos, ascendem pela árvore brônquica e voltam a ser ingeridas, atingindo no intestino delgado sua forma adulta. O período de migração das larvas é de 2 semanas. A ovoposição se inicia 2 a 3 meses após a infestação.

Patogênese

As larvas, ao atravessarem a barreira pulmonar, determinam lesões alveolares e irritação da árvore brônquica, com repercussões que vão depender da intensidade da infestação e da sensibilidade do hospedeiro. O verme adulto pode ser patogênico por vários mecanismos: ação mecânica na luz intestinal, podendo levar à oclusão ou semioclusão; ação traumática e espoliadora; ação tóxica e alergizante; e migração do verme adulto.

Quadro VI.20.2. Fármacos utilizados no tratamento de helmintíases intestinais

Infecção e parasita	Fármaco na ordem de escolha e posologia		Comentários
	1ª	2ª	
Ascaridíase *Ascaris lumbricoides*	Mebendazol – 100mg, 2 vezes/dia por 3dias ou 500mg em dose única. Albendazol – 400mg, em dose única. Levamisol/tetramisol – 40mg, dose única < 1 ano. 75mg, dose única 1-8 anos. 150mg, dose única > 8 anos.	Piperazina – 50-100mg/kg dia, em duas tomadas: jejum e estômago vazio	Na obstrução por *A. lumbricoides*, indicada a piperazina; mebendazol ou albendazol para as poliparasitoses
Enterobíase *Enterobius vermiculares*	Mebendazol – 100mg, 2 vezes/dia, por 3 dias, ou 500mg em dose única. Albendazol – 400mg, em dose única.	Ivermectina – 0,15 a 0,20mg/kg, em dose única	Mebendazol ou albendazol para as poliparasitoses
Ancilostomíase *Necator americanus* *Ancylostoma duodenale*	Mebendazol – 100mg, 2 vezes/dia, por 3 dias ou 500mg/dose única. Albendazol – 400mg, dose única		Mebendazol ou albendazol para as poliparasitoses
Estrongiloidíase *Strongyloides stercoralis*	Tiabendazol – 25mg/kg, 2 vezes/dia por 2 dias (dose máxima – 3g). Albendazol – 400mg, dose única por 3 dias	Ivermectina – 0,15 a 0,20mg/kg, dose única. Cambedazol – 5mg/kg, dose única (até 360mg). Repetir após 10-15 dias.	
Tricuríase *Trichuris trichiura*	Mebendazol – 100mg, 2 vezes/dia, por 3 a 6 dias, ou 200 mg, 2 vezes/dia, 3dias Albendazol – 400mg, em dose única	Tiabendazol – 25mg/kg/dia, até 3g, 2 vezes/dia Ivermectina – 0,15 a 0,20mg/kg, em dose única.	Mebendazol ou albendazol para as poliparasitoses

OBS.: A escolha do fármaco é influenciada pelo espectro de infecções poliparasitárias e intensidade de infecção que o paciente apresentar.

QUADRO CLÍNICO

Pode ser bastante variado, dependendo do estado de infecção (forma larvária ou verme adulto), da carga parasitária e do estado nutricional do paciente.

As larvas, ao migrarem para os pulmões, podem causar sintomas respiratórios, caracterizados por um quadro espástico ou pneumonite, com tosse, dispneia, febre, estertores e sibilos. Os achados radiológicos não são específicos, a não ser pelo seu caráter migratório e fugaz.

A associação de sintomas pulmonares com eosinofilia e alterações radiológicas caracteriza a síndrome de Löeffler.

Os vermes adultos no intestino delgado, a não ser quando numerosos, estão geralmente associados a pouca ou nenhuma sintomatologia. Podem ser observadas cólicas intestinais periumbilicais com ou sem diarreia, meteorismo, náuseas, vômitos, e eliminação de vermes pela boca, ânus e vias aéreas superiores.

A complicação mais importante é a semioclusão intestinal, que ocorre pelo deslocamento maciço de grande carga de parasitas no lúmen intestinal, formando novelos ou massas de vermes que frequentemente se impactam na região ileocecal. Ocorre mais em crianças entre 1 e 5 anos, ocasionando dor abdominal, náuseas, vômitos, parada da eliminação de fezes e gases, distensão abdominal, presença de tumoração palpável mais comumente em região periumbilical e hipocôndrio direito. Pode haver saída prévia de vermes nas fezes ou por via oral.

Na radiologia simples de abdome se identifica a massa de parasitas como imagens tubulares na luz da alça (imagem de miolo de pão).

Outra complicação da ascaridíase se deve à migração do verme e ao seu tropismo por orifícios, podendo então ocorrer o deslocamento para vários órgãos, como árvore biliar, ducto pancreático, apêndice e fígado.

DIAGNÓSTICO
Exame de fezes

Baseia-se no encontro de ovos pelo método direto a fresco ou corado e pelas técnicas de concentração.

Hematológico

Eosinofilia (encontrada também em outras parasitoses).

TRATAMENTO

- Mebendazol – 100mg, 2 vezes/dia por 3 dias, ou 500mg em uma única dose.

É um derivado benzimidazólico de amplo espectro, que tem baixa absorção enteral, permitindo alta concentração na luz intestinal. Seu mecanismo de ação se dá mediante o bloqueio da captação de glicose pelo verme, substância vital para o metabolismo do organismo, provocando sua imobilização e morte posterior. É vermicida para a maioria dos helmintos e bem tolerado, mas podem ocorrer efeitos colaterais leves e transitórios, como dor abdominal, náuseas, vômitos, diarreia, constipação intestinal, tontura ou vertigem, febre, prurido, exantema, graus variados de disfunção hepática quando se usam doses elevadas e neutropenia reversível. Há relatos de convulsões em menores de 1 ano de idade, devendo ser criterioso seu uso nessas crianças.

- Albendazol – 400mg em dose única.

É bastante efetivo, embora inferior ao esquema habitual de mebendazol. Quando usado em dose única, deve ser repetido após 15 dias.

- Pamoato de pirantel – 10 ou 11mg/kg (máximo de 1g) em dose única.
- Levamisol – 2,5mg/kg em dose única.

Diminui a contagem de ovos e tem altas taxas de cura com poucos e discretos efeitos colaterais. Quando usado, deve ser repetido 7 dias depois. Efetivo apenas contra *Ascaris*.

- Piperazina – 100mg/kg, por 3 a 5 dias.

A prescrição da piperazina tem se restringido ao tratamento de obstrução ou semiobstrução intestinal por bolo de *Ascaris lumbricoides*. Tem ação curarizante sobre os vermes, provocando paralisia flácida e expulsão através do peristaltismo intestinal. Com o paciente em jejum, aplica-se óleo mineral, 15-30mL, por sonda nasogástrica a cada 2 horas, até que haja eliminação do óleo pelo ânus; a seguir, inicia-se a piperazina.

Uma recente revisão sistemática com metanálise demonstrou que uma única dose do mebendazol, albendazol ou pamoato de pirantel apresenta elevada eficácia no tratamento da ascaridíase. Como esse enteroparasita apresenta ciclo pulmonar, recomenda-se a repetição do tratamento, independentemente do fármaco utilizado, 2 a 3 semanas após.

ENTEROBÍASE

Também chamada oxiuríase, é uma afecção causada pelo *Enterobius vermiculares* ou *Oxiurus vermiculares*, atingindo, sobretudo, crianças, principalmente quando agrupadas (colégios, orfanatos, creches). É comum o acometimento de várias pessoas da mesma família. Isso ocorre porque os ovos são resistentes e podem sobreviver no meio externo por vários dias.

Ciclo

O verme adulto habita preferencialmente o ceco e áreas adjacentes. As fêmeas fecundadas se desprendem do ceco e vão para a região perianal, principalmente à noite, onde se rompem e eliminam os ovos, os quais, já embrionados, se tornam infectantes. Ao serem ingeridos os ovos, esses vão sofrendo transformações ao longo do intestino delgado, chegando ao nível do ceco na sua forma adulta.

A transmissão pode ocorrer de forma direta (ânus-boca), muito comum em crianças; secundária (poeira ou alimentos contaminados) e por retroinfecção (migração das larvas da região perianal para o intestino grosso).

Patogênese

Ação discreta. Pode determinar um processo irritativo-inflamatório com ulcerações e pequenas hemorragias. A movimentação das fêmeas na região perianal provoca intenso prurido e traumatismo local em consequência do ato de coçar, havendo ainda possibilidade de se desenvolver infecção secundária.

QUADRO CLÍNICO

Dor em quadrante inferior direito, flatulência e diarreia. O sintoma mais importante é o prurido que, por vezes, pode ser intenso, levando à insônia, irritabilidade e anorexia.

Quando a migração atinge o aparelho genital feminino, pode provocar corrimento vaginal e até salpingite e ooforite.

DIAGNÓSTICO

Baseia-se eminentemente na história de prurido anal.

- **Exame das fezes** – excepcionalmente os ovos são encontrados.
- **Método da fita gomada e *swab* anal** – grande positividade.

TRATAMENTO

O tratamento deve ser realizado em todas as pessoas da família e da instituição que a criança frequenta.

- Mebendazol – 100mg, 2 vezes/dia, por 3 dias, ou dose única de 500 mg.
- Albendazol – 400mg/kg em dose única; repetir após 10 dias.
- Pamoato de pirvínio – 10mg/kg, em dose única.

ANCILOSTOMÍASE

Causada por duas espécies de nematódeos: o *Ancylostoma duodenale* e o *Necator americanus*. É de distribuição mundial, e na América Latina apresenta taxa de prevalência em torno de 20%. No Brasil, a prevalência pode chegar a 60% em alguns Estados. Lavradores, crianças e adolescentes, principalmente em zona rural, estão mais sujeitos, pelo hábito de andarem descalços e não disporem de local adequado para destino dos dejetos. Infecções mais graves ocorrem em pessoas que visitam áreas endêmicas. Admite-se que exista uma resistência adquirida.

Ciclo

A infecção ocorre por via percutânea, durante contato com solo contendo material fecal contaminado com larvas filarioides, ou por via oral, após ingestão dessas larvas. As larvas penetram a pele e atingem a circulação. Nos capilares pulmonares penetram os alvéolos, migram pela árvore brônquica até o esôfago, sendo ingeridas. No intestino delgado atingem o estado adulto e iniciam a ovoposição. As fêmeas liberam ovos que, em condições adequadas do solo, se transformam em larvas.

Patogênese

A larva na fase de penetração na pele pode fazer surgir uma lesão cutânea no local da invasão. No pulmão, as larvas podem ocasionar pequenas lesões pulmonares. Durante a fase intestinal da infecção, os parasitas adultos aderem à mucosa duodenal pela cápsula bucal do parasita, que, para a sua nutrição, suga sangue da mucosa, podendo levar a grandes perdas sanguíneas na dependência da gravidade da infestação. Originam-se pequenas úlceras, edema e infiltrado leucocitário e aumento do peristaltismo.

QUADRO CLÍNICO

É polimórfico, podendo-se encontrar desde pacientes assintomáticos (geralmente pouco parasitados e bem nutridos) até situações com anemia grave.

A penetração da larva na pele pode ser acompanhada de erupção papulovesicular e prurido (dermatite pruriginosa), desaparecendo com 24 a 72 horas. A migração das larvas pelos alvéolos pode acarretar tosse, espasticidade e até broncopneumonia (o quadro pulmonar é mais intenso do que na ascaridíase). As manifestações digestivas são náuseas, vômitos, anorexia, diarreia, dores abdominais e constipação, podendo acarretar alteração do apetite, como bulimia e geofagia. Do ponto de vista hematológico podem ser observadas a anemia microcítica e hipocrômica e a eosinofilia. Quadros graves de anemia podem resultar em insuficiência cardíaca.

DIAGNÓSTICO
Exame de fezes

O diagnóstico de certeza é feito por meio do exame das fezes, por exame direto ou amostras fecais preservadas em solução salina, a partir da demonstração de ovos de ancilostomídeos. Podem ser realizados métodos de concentração.

TRATAMENTO

- Mebendazol – 100mg, duas vezes/dia, por 3 dias consecutivos ou em dose única de 500mg.
- Albendazol – dose única de 400mg ou por 3 dias consecutivos.
- Levamisol – 2,5mg/kg em dose única.
- Pamoato de pirantel – 10 ou 11mg/kg (máximo de 1g) em dose única ou por 3 dias.

Como esse parasita apresenta ciclo pulmonar, o tratamento deve ser repetido, a despeito do fármaco, 2 a 3 semanas após o término da terapia.

ESTRONGILOIDÍASE

Afecção causada pelo *Strongyloides stercoralis*, que acomete indivíduos de todas as idades, com maior prevalência entre os 5 e 20 anos. A autoinfestação possibilita que essa parasitose se arraste por longo e indeterminado tempo. Assume grande importância em pessoas imunodeprimidas.

Ciclo

A infecção ocorre a partir da penetração de larvas através da pele; portanto, a contaminação peridomiciliar, propiciada pelas condições de moradia e sanitárias inadequadas, favorece a disseminação do parasita. A infecção por via oral, a partir da ingestão de larvas, é mais rara. Após o ciclo pulmonar, o verme chega ao duodeno e jejuno sob a forma adulta. A fêmea adulta põe ovos na mucosa, e as larvas, quando eclodem, se encaminham para o lúmen. Antes de serem eliminadas pelo ânus, podem penetrar a parede intestinal, gerando autoinfecção; esse processo pode manter a infecção parasitária por longos períodos. Caso não ocorra autoinfecção, a larva é eliminada no meio externo, podendo transformar-se em larva infectante ou em adulto de vida livre.

Patogênese

Os vermes adultos no intestino exercem ação traumática e lítica, levando à reação inflamatória e podendo determinar atrofia vilositária de intensidade variável. As larvas, ao penetrarem a mucosa, podem atingir os linfáticos e disseminar-se (nas formas graves), acometendo gânglios mesentéricos, fígado e vesícula biliar.

QUADRO CLÍNICO

No local que a larva penetra a pele pode ocorrer reação local com prurido. Cerca de 1 semana após podem surgir sintomas respiratórios com tosse, broncoespasmo e infiltrado pulmonar transitório. Posteriormente, quando o verme coloniza o intestino delgado, podem ser observados diarreia, dor abdominal alta (pode simular um quadro dispéptico), náuseas e vômitos.

Em quadros graves com disseminação linfo-hematogênica há diarreia importante, que pode levar à desidratação, enteropatia perdedora de proteínas e esteatorreia com grande perda de peso, náuseas e vômitos, podendo haver enterorragia e melena, sinais de bacteremia e até choque e óbito. Esses quadros fulminantes frequentemente estão associados a outros fatores agravantes, como pacientes imunodeprimidos ou desnutridos.

DIAGNÓSTICO

Exame de fezes
Pesquisa de larvas utilizando-se o método de Baerman-Morais.

Endoscopia e biópsia
Com pesquisa de larvas em líquido duodenal.

Testes sorológicos
Por imunofluorescência ou ELISA, a sensibilidade pode chegar a 90%.

Hemograma
Não é característica, mas pode-se encontrar acentuada eosinofilia.

TRATAMENTO

- **Tiabendazol (fármaco de escolha)** – dose única de 50mg/kg (máximo de 3g) ou 25mg/kg, 2vezes/dia, por 2 dias consecutivos, devendo ser repetida após 7 dias. Apesar de eficaz, esse fármaco tem elevado percentual de efeitos colaterais, o que pode impossibilitar o cumprimento da prescrição. O fracionamento em 2 dias pode reduzir o aparecimento de reações adversas.
  - Efeitos colaterais: sonolência, fadiga, cefaleia, tonturas, febre, calafrios, rubor facial, congestão conjuntival, anorexia, náuseas, vômitos, intolerância gástrica, dor abdominal, diarreia, prurido, exantema, linfadenopatia e odor característico na urina. Nas crianças menores de 5 anos, seu uso deve ser ponderado.
  - Observação: recomenda-se fazer tratamento para estrongiloidíase em todo paciente que irá submeter-se a tratamento imunossupressor.
- **Ivermectina** – 200µg/kg/dia por 1 a 2 dias.
  A ivermectina está sendo recomendada, conforme experiência de alguns autores, como o melhor fármaco para tratar estrongiloidíase, pois tem efeitos colaterais inferiores aos do tiabendazol, com eficácia equivalente.
- **Albendazol** – na dose de 400mg/dia, por 3 dias seguidos.

Alguns estudos apontam que o albendazol apresenta uma maior eficácia no tratamento da ancilostomíase, quando comparado com o mebendazol e o pamoato de pirantel.

TRICURÍASE

Infecção causada pelo *Trichuris trichiura*, também chamada de tricocefalose ou tricurose. O verme é mais frequente nas regiões quentes e úmidas, condições que favorecem o desenvolvimento do ovo no solo. O homem é o único hospedeiro. Muito comum em nosso meio, com prevalência semelhante à da ascaridíase. É mais frequente em crianças de idade escolar.

Ciclo
Os ovos são eliminados pelas fêmeas e atingem o solo, sendo necessários 10 dias em condições ambientais adequadas para que se desenvolva a larva infectante. Os ovos, uma vez ingeridos, abrem-se no duodeno, onde permanecem até alcançar a maturidade. Os vermes adultos migram para o intestino grosso, onde se fixam principalmente ao ceco e cólon ascendente.

Patogênese
As lesões do intestino variam desde simples erosões até úlceras múltiplas e de diferentes graus. A profundidade e extensão dessas lesões vão determinar a quantidade de sangue eliminado, podendo ocorrer até enterorragias maciças. O prolapso retal, frequente nessa parasitose, ocorre por relaxamento esfincteriano e hipotonia muscular devido à diarreia associada a ondas peristálticas de maior intensidade, estimuladas pelos vermes fixados à parede intestinal.

QUADRO CLÍNICO

Em infecções leves, as crianças podem ser assintomáticas ou apresentar alguma dor e desconforto na fossa ilíaca direita; em casos mais graves observam-se quadros diarreicos e disentéricos, tenesmo, urgência e prolapso retal (característico dessa síndrome). Podem ser observadas manifestações gerais como anorexia, perda de peso, anemia, urticária e apatia.

DIAGNÓSTICO

Exame de fezes
Pesquisa de ovos nas fezes por método direto ou utilizando-se métodos de concentração.

Retossigmoidoscopia
Visualização das lesões e coleta de material para exame.

Hemograma
Anemia microcítica e hipocrômica.

TRATAMENTO

- **Pamoato de oxipirantel** – 20mg/kg/dia, 2 vezes/dia, por 2 dias seguidos (recomendado como fármaco de escolha, com taxas de cura de 70% a 90%).
- **Mebendazol** – 100mg, 2 vezes/dia, por 3 dias seguidos (tem efeito ovicida incompleto, mas é eficaz contra os parasitas adultos).

O albendazol é menos efetivo do que o mebendazol para eliminar essa parasitose; dose única de 400mg tem efeito ovicida incompleto e baixas taxas de cura.

Os estudos têm apontado para uma baixa eficácia do tratamento com dose única para essa parasitose. Maiores índices de cura têm sido atingidos com doses dobradas do mebendazol (400mg/dia por 3 dias ou 200mg/dia por 6 dias).

Recentemente, foi lançada no Brasil a nitazoxanida, um derivado da nitrotiazolil-salicilamida que inibe o metabolismo energético anaeróbico dos protozoários. Alguns estudos apontam para a sua eficácia no tratamento das infecções pelo *Cryptosporidium*, *Giardia*, *Entamoeba histolytica*, *Ascaris* e *Trichuris*. A eficácia no tratamento da giardíase é comparável à do metronidazol, e nas infecções leves pelo *T. trichiura* apresenta melhores resultados, quando comparada ao albendazol. A dose preconizada para crianças é de 100 ou 200mg (7,5mg/kg), em duas tomadas diárias por 3 dias; 500mg duas vezes ao dia durante 3 dias para crianças com idade acima dos 12 anos. O custo do tratamento é elevado, superior a R$ 40, dificultando a sua utilização na rede pública. Seus efeitos adversos parecem ser infrequentes e estão mais relacionados ao sistema digestivo (dor abdominal, diarreia e náuseas). A descontinuidade do tratamento pela presença de eventos adversos é da ordem de 1%. Como se trata de um fármaco novo, ainda com poucos estudos, especialmente em relação ao tratamento das helmintíases, acreditamos que seu emprego deva ser reservado para situações especiais.

BIBLIOGRAFIA

Alves JGB, Azevedo MS, Bezerra LHG. Ancilostomose em criança de 1 mês de idade – apresentação de um caso. J Pediatr 1982; 52(1-2):57-59.

Alves JGB, Canuto MS, Falbo GH, Araújo NC, Ribeiro Neto JPM. Abscesso piogênico na infância – apresentação de seis casos. Folha Médica, 1985; 91(1):9-12.

Alves JGB, Ferreira OS, Mendonça STB, Fernandes RS. Ascaridíase e asma brônquica. J Pediat 1983; 54(6):358-660.

Alves JGB, Ferreira OS, Rocha JA. Parasitoses intestinais em crianças atendidas no ambulatório do IMIP. J Pediatr 1982; 52(1-2):15-17.

Alves JGB, Rocha JA, Ferreira OS. Parasitoses intestinais em crianças de 0 a 11 meses de idade atendidas no Instituto Materno Infantil de Pernambuco (IMIP). J Pediatr 1983; 55(3):199-201.

Alves JGB. Aspectos sociais das parasitoses intestinais. Ver Pediatr 1982; 1(1):20-21.

Anderson V, Curran MP. Nitazoxanide – a review of its use in the treatment of gastrointestinal infections. Drugs 2007; 67(13):1.947-1.967.

Escobedo AA, Almirall P, Alfonso M et al. Treatment of intestinal protozoan infections in children. Arch Dis Child 2009; 94(6):478-482

Figueira F. Contribuição ao tratamento da ancilostomíase na criança. Tese. Recife, 1969, 121 p.

Hall A, Hewitt G, Tuffrey V, Silva N. A review and meta-analysis of the impact of intestinal worms on child growth and nutrition. Matern Child Nutr 2008; 4(1):118-226.

Horton J. Albendazole: a review of anthelmintic efficacy and safety in humans. Parasitol 2000; 121:113-132.

Keiser J, Utzinger J. Efficacy of current drugs against soil-transmitted helminth infections. Systematic review and meta-analysis. JAMA 2008; 299(16):1.937-1.948.

Okazaki M, Miranda P, Diegues V et al. Parasitological and serological studies on amoebiasis and other intestinal parasitic infections in Recife and its suburban área, Northheast Brazil. Rev Inst Med Trop São Paulo 1988; 30(4):313-321.

Souza AI, Ferreira LOC, Batista Fº M, Dias MRFS. Enteroparasitoses, anemia e estado nutricional em grávidas atendidas em Serviço Público de Saúde. RBGO, 2002; 24(4):253-259.

World Health Organization. *World Health Report 1997*. Geneva: WHO, 1997.

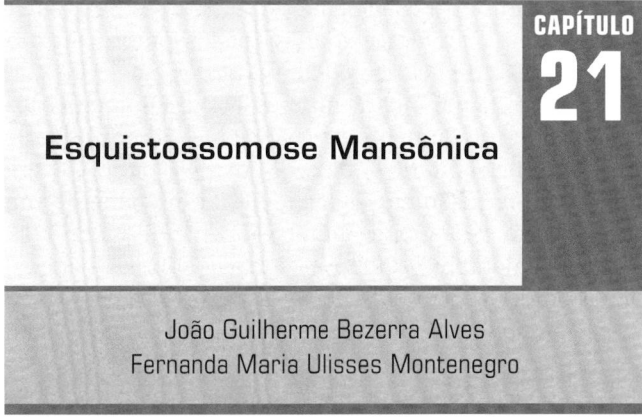

CAPÍTULO 21

Esquistossomose Mansônica

João Guilherme Bezerra Alves
Fernanda Maria Ulisses Montenegro

INTRODUÇÃO, CONCEITUAÇÃO E EPIDEMIOLOGIA

A esquistossomose mansônica, ou doença de Manson-Pirajá da Silva, é uma helmintíase do sistema vascular portomesentérico provocada pelo platelminto da família Schistosomidae, *Schistosoma mansoni*, que tem, no homem e em outros animais vertebrados, o seu hospedeiro definitivo, e em caramujos do gênero *Biomphalaria*, o hospedeiro intermediário. A sua gravidade depende da carga parasitária adquirida nos contatos com os ambientes hídricos contaminados e, quase sempre, de exposições sucessivas aos focos. A doença, entre outras denominações, também é conhecida como esquistossomíase, barriga d'água, bilharziose, xistosa e doença do caramujo.

A esquistossomose é endêmica em pelo menos 75 países em áreas tropicais e subtropicais da América do

Sul, Caribe, África e Ásia, com uma estimativa de 200 milhões de pessoas parasitadas no mundo. Trata-se de uma enfermidade de elevada incidência nas zonas rurais dos países subdesenvolvidos, onde predominam precárias condições socioeconômicas e sanitárias, o que propicia condições para todo o desenvolvimento do ciclo biológico do parasita. A associação com desnutrição energético-proteica, carências vitamínicas, anemias nutricionais e enteroparasitoses eleva de forma importante a sua morbimortalidade.

Acredita-se que seja originária da África e que tenha sido introduzida na América com o tráfico de escravos, fixando-se na Venezuela, Suriname, ilhas do Caribe, Porto Rico, República Dominicana e no Brasil.

Estima-se cerca de seis a oito milhões o número de brasileiros infectados pela esquistossomose. No Brasil, as áreas endêmicas importantes abrangem os Estados do Rio Grande do Norte, Paraíba, Pernambuco, Alagoas, Sergipe, Bahia, Espírito Santo e Minas Gerais. Os índices de prevalência mais elevados ocorrem em municípios dos Estados de Pernambuco, Alagoas, Sergipe e Minas Gerais. Os Estados com distribuição focal são Pará, Maranhão, Ceará, Rio de Janeiro, São Paulo, Paraná, Santa Catarina e Rio Grande do Sul.

Em Pernambuco foi verificado um total de 3.342 internações por esquistossomose no período de 1992 a 2000. A análise do coeficiente de internação hospitalar (por 100 mil habitantes) por esquistossomose mostra uma redução de 7,48 em 1992 para 3,46 em 1998, voltando a aumentar nos 2 últimos anos. Os resultados evidenciam um aumento do coeficiente de mortalidade (por 100 mil habitantes) de 2,19 em 1992 para 2,89 em 1995, uma redução entre 1996 e 1998 e novamente um aumento em 1999 e 2000, com coeficiente de 1,78 e 1,98, respectivamente.

O processo demográfico de urbanização, registrado de forma crescente no Brasil nas últimas décadas, tem contribuído de forma importante para a disseminação dessa doença, especialmente em áreas urbanas. A migração das pessoas infectadas da zona canavieira para as grandes metrópoles propicia a dispersão dos hospedeiros intermediários e o surgimento de focos urbanos. Focos autóctones foram descritos recentemente na região metropolitana do Recife (Olinda, Jaboatão, Paulista e Itamaracá).

No litoral de Pernambuco, atividades imobiliárias inescrupulosas e ações humanas desordenadas vêm degradando o meio ambiente, resultando no surgimento de novos focos e transmissão sazonal da doença. Em locais como Ilha de Itamaracá e Porto de Galinhas, a população de veranistas fica exposta à infecção, sobretudo após o período das chuvas. As ruas dessas praias não contam com sistema de drenagem das águas pluviais e é possível a visualização dos caramujos vetores em poças d'água no peridomicílio, com destaque para a Praia do Forte, na Ilha de Itamaracá, onde a maioria das pessoas infectadas era da classe média alta.

Uma das características da esquistossomose nas áreas de elevada endemicidade é atingir em grande número a população infantil; a infecção esquistossomótica tem início na infância, muitas vezes já no 1º ano de vida, nas áreas endêmicas. O pico de incidência ocorre entre os 10 e 14 anos nessas áreas. Em crianças, essa enfermidade apresenta um maior potencial de morbimortalidade, tanto pelas características de imaturidade imunológica do hospedeiro como pelo maior tempo que o organismo se mantém exposto aos efeitos da infecção. Por esse motivo, a Organização Mundial de Saúde (OMS) tem considerado a população escolar como público-alvo dos programas de intervenção para controle dessa helmintíase.

A diferença em relação à idade do pico de incidência é devida ao gradual desenvolvimento de imunidade e a mudanças na exposição aos focos. Adultos que migram para áreas endêmicas são suscetíveis à infecção, assim como as crianças menores. A intensidade da exposição, as diferenças nas cepas do parasita, o estado nutricional (incluindo deficiências de micronutrientes) e a presença de outras infecções que podem atingir o fígado (p. ex., malária, *calazar*, hepatites virais) contribuem para a severidade da infecção e sua morbidade. Diferenças genéticas do hospedeiro, como o polimorfismo do gene receptor do interferon-γ (INF-γ), atuam na determinação da intensidade da infecção e no risco de desenvolvimento de fibrose hepática severa.

ETIOLOGIA, PATOGÊNESE E PATOLOGIA MORFOLÓGICA E FUNCIONAL

Três são as espécies de esquistossomose que parasitam o homem, mas somente o *Schistosoma mansoni* é encontrado no Brasil.

O *Schistosoma mansoni* é um trematódeo hematófago, unissexuado e digenético. O verme adulto macho chega a 10mm de comprimento por 2mm de largura, não possuindo órgão copulador. Apresenta o corpo dobrado no sentido longitudinal, formando uma goteira na fase ventral (canal ginecóforo), que serve para proteger e fecundar a fêmea. Essa é algo mais longa e delgada. Para a postura, as fêmeas migram aos plexos hemorroidários. Habitam de preferência o sistema das vias portomesentéricas e intra-hepáticas, onde apresentam uma longa sobrevida, podendo chegar aos 25 anos. O ciclo evolutivo compreende duas fases: uma assexuada, no hospedeiro intermediário (caramujo), e outra sexuada, no hospedeiro definitivo (homem).

Com a eliminação dos ovos nas fezes, em condições climáticas favoráveis (luz e temperatura), o ovo origina um embrião ciliado (miracídio), que na água atinge o hospedeiro intermediário, transformando-se, em 30 a 35 dias, em esporocistos de primeira e segunda gerações e, finalmente, em cercárias, que abandonam o molusco, voltando à água em busca do hospedeiro definitivo. As cercárias têm um poder infectante que dura em torno de

10 horas e são eliminadas, em face da luminosidade e temperatura, entre as 11 e as 17 horas do dia. Penetram o homem pela pele ou mucosas; através do sistema venoso alcançam o coração e o pulmão, e depois de múltiplos circuitos pulmonares chegam à circulação, fixando-se em definitivo no sistema porta, onde se produz a diferenciação sexual e completam o seu ciclo. Entre a penetração das cercárias e a eliminação de ovos nas fezes decorrem cerca de 60 dias. Cada fêmea chega a eliminar 300 ovos diários. Desses, 20% a 30% são eliminados nas fezes, ficando o restante retido na mucosa intestinal, tecido hepático, pulmão e, eventualmente, em outros órgãos.

Os transmissores da esquistossomose são moluscos do gênero *Biomphalaria*, tendo importância três espécies no Brasil – *B. glabrata, B. tenagophyla* e *B. straminea*. A *B. glabrata* é a de maior importância epidemiológica pelas suas condições de adaptação às várias circunstâncias mesológicas, além de seus maiores tamanho e longevidade. É especialmente encontrada na zona da mata do nordeste. A *B. tenagophyla* existe particularmente no sul do Brasil, embora possa ser detectada em menor extensão em outras regiões, enquanto a *B. straminea* é amplamente disseminada no país, especialmente na região semiárida do nordeste.

O hábitat ideal dos moluscos são as valas e remansos dos córregos, onde a água é pouca, vagarosa, com turbidez discreta ou ausente e microflora e matéria orgânica abundantes. Proliferam em locais com boa iluminação e temperatura média de 20°-25°C.

As lesões causadas pelo *S. mansoni* variam de acordo com a fase evolutiva do parasita, com sua localização no organismo humano e, finalmente, com a interação imunológica que se desenvolve entre o hospedeiro e o parasita.

A penetração das cercárias em indivíduos primoinfectados leva ao desenvolvimento de uma discreta dermatite, caracterizada histologicamente por congestão e infiltrado leucocitário incipiente. Nos pacientes reinfectados, a passagem das cercárias determina uma reação intensa, enquanto que nos hospedeiros não imunes, depois de algumas horas de penetração, já não há mais que um leve edema; naqueles imunizados, os parasitas permanecem retidos e envolvidos em um infiltrado linfocitário intenso, e depois de 24 horas já é possível encontrarmos sinais de degeneração e necrose dos parasitas com nítida formação de granuloma.

As lesões anatômicas pulmonares produzidas pelos esquistossômulos são discretas e se traduzem por pequenos focos de hemorragia e infiltrado mononuclear circunscrito. As lesões pulmonares mais importantes são aquelas induzidas pelos ovos do *Schistosoma mansoni*. Essas lesões podem ser divididas em dois grupos: (*a*) as produzidas diretamente pelos ovos, que são representadas por reações necrótico-inflamatórias granulomatosas intra e perivasculares; (*b*) aquelas difusas e secundárias à hipertensão pulmonar, com proliferação concêntrica da camada íntima e considerável redução do lúmen vascular.

Os ovos vivos e viáveis, depostos pelas fêmeas nas vênulas da submucosa do intestino, atravessam sua parede para cair no lúmen intestinal, produzindo lesões mínimas, fácil e rapidamente reparadas. Essas lesões compõem um quadro de enterocolite difusa aguda que pode apresentar-se de forma catarral, ulcerosa ou úlcero-hemorrágica. As formas crônicas de lesões intestinais induzidas pela presença dos ovos na parede do retossigmoide, como pólipos e lesões pseudotumorais, são raras nas crianças parasitadas.

Alguns ovos embrionados podem ser carregados pela corrente sanguínea do intestino para o sistema porta. Ali, em seus ramos mais delgados, os ovos promovem a liberação de substâncias antigênicas que determinam a agregação de células inflamatórias, desencadeando uma reação bem característica. A reação inflamatória que acomete a parede do vaso (pileflebite) se estende ao tecido conjuntivo perivascular, que também se mostra comprometido pelo processo inflamatório (peripileflebite).

A formação de granuloma esquistossomótico apresenta três estágios evolutivos: (*1*) primeiro, ou histólise local; (*2*) segundo, produtivo ou da reação macrofágica encistante; (*3*) terceiro, da reparação ou cicatrização. Na primeira fase é formada uma zona de necrose em torno do ovo, acompanhada por fenômenos de exsudação celular, em que predominam granulócitos e monócitos. Em certos casos predominam os neutrófilos ou eosinófilos.

A reação macrofágica adquire uma disposição peculiar com formação de células epitelioides que se colocam radicalmente em relação ao centro do granuloma. À medida que aumenta o número de células epiteloides, diminuem os granulócitos e a substância necrótica. Distinguem-se então três elementos no granuloma: uma zona central necrótica, uma intermediária predominantemente macrófago-granulocitária e uma periférica, representada pelas células epitelioides. Quando os macrófagos atingem o ovo, formam uma ou mais células gigantes do tipo corpo estranho que procuram fagocitar o ovo. Nessa fase terminal, começa a se processar a fibrose ou colagenização do granuloma, partindo da periferia do mesmo. Completado o processo, o granuloma é transformado em um nódulo colágeno denso e duro. À inflamação granulomatosa se segue uma neoformação conjuntivo-vascular, por vezes exuberante e que pode adquirir aspecto angiomatoide, mas que não atinge as lâminas de hepatócitos e, dessa maneira, não compromete a arquitetura lobular. Não há necrose, degeneração primária dos hepatócitos nem regeneração patológica dos mesmos.

Macroscopicamente, o fígado mostra a superfície externa subdividida com certa regularidade por nodulações salientes, circundadas por sulcos pouco profundos. Não se trata de nódulos de parênquima separados do tecido hepático por feixes conjuntivos, como ocorre na cirrose, mas da evidenciação anormal de territórios portais, exagerada pela retração do conjuntivo neoformado. A superfície de corte mostra espaços portais alargados, fibrosados, com aspecto estrelado típico. Esse tipo de fibrose é denominado de Symmers, elemento mais característico da esquistossomose hepática.

Os vermes adultos mortos também são capazes de determinar lesões necrosantes exsudativas, evoluindo para uma resposta celular granulomatosa, semelhante, em toda linha, àquela observada nos granulomas periovulares. O mecanismo imunológico, como nas reações aos ovos do parasita, é essencialmente do tipo celular ou retardado. Em alguns casos, os fenômenos exsudativos necróticos podem prevalecer, enquanto em outros o granulado é mais celular, com formação de camadas de histiócitos e fibroblastos que isolam os tecidos da difusão dos antígenos.

A obstrução dos ramos intra-hepáticos do sistema porta determina um aumento da pressão sanguínea portal e o desvio desse sangue para outras vias de drenagem. A estase do sangue em seu interior, com fibrose capsular e periarteriolar e a proliferação reativa do tecido linfoide, promove o aumento de volume do baço. Quando a hipertensão porta se acompanha de esplenomegalia, está configurada a fase hepatoesplênica da doença.

Também os rins podem ser sede de lesões decorrentes da parasitose. Complexos solúveis antígeno-anticorpos, com excesso de antígeno, depositam-se nos glomérulos, levando a um quadro semelhante ao da glomerulonefrite proliferativa.

Os ovos do parasita, viáveis ou não, podem ainda ser transportados pela corrente sanguínea e depositar-se nos locais mais variados, como ovários, testículos ou sistema nervoso central (SNC), desencadeando reações granulomatosas características.

QUADRO CLÍNICO

As manifestações clínicas variam consideravelmente, intervindo fatores individuais e epidemiológicos, o estado nutricional, o caráter maciço da infecção e a forma de tratamento. Há casos assintomáticos que ocorrem em indivíduos bem nutridos, e o diagnóstico se faz por meio do exame coprológico, e que apresenta importância epidemiológica.

Clinicamente, a esquistossomose pode ser classificada em fases aguda e crônica.

Esquistossomose aguda, inicial ou toxêmica

É frequente na infância, sobretudo em pré-escolares e escolares. Corresponde à fase da penetração das cercárias no organismo através da pele. Ocorre intenso prurido seguido de erupções cutâneas (eritema ou urticária) generalizadas – *dermatite cercariana*. Após alguns dias, surgem febre alta contínua, adinamia, prostração, cefaleia, bronquite tipo asmatiforme ou sinais broncopneumônicos, observando-se, às vezes, náuseas, vômitos e diarreia, em certas ocasiões, mucossanguinolenta. Quase sempre há hepatoesplenomegalia e leucocitose com eosinofilia superior a 50%. É interessante ressaltar que em 10% dos casos de fase aguda é observado abdome agudo clínico. Após a remissão desse quadro, têm-se verificado massas tumorais nas regiões ilíacas, que desaparecem ao final de poucos meses. O quadro pulmonar pode simular, em alguns casos, a tuberculose miliar, em decorrência da tosse, do quadro toxicoinfeccioso e da disseminação miliar dos granulomas nos pulmões. Em cerca de 1% dos casos surgem manifestações de polineurite.

O período toxêmico dura de 1 a 4 semanas, podendo desaparecer de forma espontânea ou evoluir para outra forma clínica. Após 4 a 5 semanas, ovos do parasita são encontrados nas fezes. A intradermorreação com antígenos cercarianos ou com vermes é positiva.

Esquistossomose crônica

A fase crônica se inicia a partir dos 6 meses após a infecção, podendo durar vários anos. Nela podem surgir os sinais de progressão da doença para diversos órgãos, podendo atingir graus extremos de severidade, como hipertensão pulmonar e portal, ascite e ruptura de varizes do esôfago. As manifestações clínicas variam, dependendo da localização e intensidade do parasitismo, da capacidade de resposta do indivíduo ou do tratamento instituído. Apresenta-se por qualquer das seguintes formas:

- **Tipo I ou forma intestinal**: caracteriza-se por diarreia de repetição que pode ser mucossanguinolenta, com dor ou desconforto abdominal. Pode apresentar-se assintomática.
- **Tipo II ou forma hepatointestinal**: caracteriza-se pela presença de diarreia e epigastralgia. Ao exame físico, o paciente apresenta hepatomegalia, podendo-se notar, à palpação, nodulações que nas fases mais avançadas dessa forma clínica correspondem a áreas de fibrose decorrentes de granulomatose periportal ou fibrose de Symmers.
- **Tipo III ou forma hepatoesplênica compensada**: caracteriza-se pela presença de hepatoesplenomegalia. As lesões perivasculares intra-hepáticas são em quantidade suficiente para gerar transtornos na circulação portal, com certo grau de hipertensão que provoca congestão passiva do baço. Nessa fase se inicia a formação de circulação colateral e de varizes do esôfago, com o comprometimento do estado geral do paciente.
- **Tipo IV ou forma hepatoesplênica descompensada**: inclui as formas mais graves de esquistossomose mansônica, responsáveis pelo obituário por essa causa específica. Caracteriza-se por fígado volumoso ou já contraído pela fibrose perivascular, esplenomegalia avantajada, ascite, circulação colateral, varizes do esôfago, hematêmese, anemia acentuada, desnutrição e quadro de hiperesplenismo.

Essa forma clínica é infrequente antes da adolescência; entretanto, no nosso serviço tivemos a oportunidade de verificar um caso de fibrose periportal com hipertensão porta numa criança de 2 anos e 10 meses de idade.

Podem ser consideradas, ainda, como formas particulares as formas pulmonar e cardiopulmonar, verificadas em estágios avançados da doença. A forma pulmonar traduz a endoarterite pulmonar. A forma não hipertensiva se caracteriza por quadros asmatiformes pneumônicos ou broncopneumônicos, com eosinofilia transitória e imagens radiológicas infiltradas ou micronodulares. A partir dos 10 anos de idade se apresentam as formas hipertensivas em crianças com hepatoesplenomegalia, manifestando-se por dispneia aos mínimos esforços, estase jugular, edemas generalizados, hepatomegalia, cardiomegalia, sopro mesossistólico ou protossistólico no foco pulmonar e em borda esternal esquerda; em casos graves, há sopro diastólico de Graham Steell. O eletrocardiograma (EGG) mostra sinais de hipertrofia ventricular direita e negatividades nas variações precordiais diretas. O estudo radiológico evidencia aumento da área cardíaca, proeminência do arco pulmonar, adensamento hilar e diminuição da circulação pulmonar periférica. O cateterismo demonstra que não existe *shunt* esquerda-direita. Há importante hipertensão da artéria pulmonar, com níveis de até 132mm de água, débito cardíaco normal ou diminuído e resistência pulmonar sempre aumentada.

Nas formas cianóticas tem-se encontrado a presença de microfístulas arteriovenosas pulmonares (*shunts* intrapulmonares).

Existem ainda as formas ectópicas, em que a mais grave e incapacitante é a *neuroesquistossomose* (mielorradiculite esquistossomótica), cuja prevalência nas áreas endêmicas tem sido subestimada. O diagnóstico é difícil, mas a suspeita clínica e epidemiológica conduz, com segurança, ao diagnóstico presuntivo. O diagnóstico se baseia num conjunto de observações clínicas e laboratoriais, tais como sintomas neurológicos decorrentes de lesões da medula espinal em nível torácico baixo e/ou lombar alto, eliminação de ovos nas fezes e a exclusão de outras causas de mielite transversa.

As formas chamadas acessórias são raras, e as com hipoevolutismo se referem às crianças com esquistossomose e déficit pondoestatural, infantilismo e retardo na idade óssea.

A forma associada, denominada de *enterobacteriose septicêmica prolongada* (ESP), consiste em infecções sépticas de cursos atípicos, geralmente provocadas por bactérias do gênero *Salmonella* ou, menos frequentemente, por outros germes gram-negativos. Admite-se que ocorra uma deficiência de ordem imunológica, induzida pela esquistossomose, que favoreça esse tipo de infecção. Cursa geralmente com febre de evolução prolongada, irregular, decaimento do estado geral, toxemia, emagrecimento, hepatoesplenomegalia e diarreia. O quadro hematológico apresenta leucocitose moderada e eosinofilia, e a reação de Widal pode ser positiva. A confirmação diagnóstica é dada por meio da mielo ou hemocultura.

DIAGNÓSTICO

O diagnóstico se fundamenta na história natural da enfermidade, nos dados epidemiológicos e clínicos e na presença de ovos do parasita nas fezes, preferencialmente por meio do método Kato-Katz.

A biópsia retal ou hepática nas formas hepatoesplênicas está indicada naqueles casos em que persista a suspeita clínica, com base em dados clínicos e epidemiológicos e nos quais os exames parasitológicos são repetidamente negativos: 15%-25% dos pacientes com esquistossomose não eliminam ovos nas fezes.

O diagnóstico imunológico utiliza o soro do paciente para a detecção de anticorpos anti-*S. mansoni*, IgG e IgM (esse último é encontrado tanto na fase aguda como na crônica), usando como antígenos vermes, ovos ou cercárias.

É um método indireto, portanto, presuntivo e não de certeza. As técnicas sorológicas mais utilizadas são: ensaio imunossorvente ligado à enzima (ELISA), imunofluorescência e reação periovular, tanto em estudos clínicos como epidemiológicos. A sorologia é pouco usada nos serviços públicos de rotina, mas tem sido aplicada em inquéritos epidemiológicos acompanhados de exames de fezes. As avaliações sorológicas, quando positivas, não indicam obrigatoriamente infecção ativa, pois os anticorpos circulantes permanecem após a cura da infecção. Como os resultados das provas imunológicas podem permanecer positivos por anos depois da cura medicamentosa ou espontânea, essas provas não servem para comprovação da eficácia, ou não, do tratamento medicamentoso. O teste da reação em cadeia da polimerase (PCR) e os testes sorológicos possuem sensibilidade ou especificidade suficiente e seriam úteis principalmente em áreas de baixa prevalência da doença, ou em pacientes com baixa parasitemia e/ou imunodeprimidos, a exemplo da síndrome da imunodeficiência adquirida (AIDS), mas não estão disponíveis na rotina.

A pancitopenia em sangue periférico sugere o diagnóstico de hiperesplenismo, devendo ser confirmado por meio do estudo da medula óssea. No protidograma, as frações alfa-1, alfa-2 e beta estão dentro dos limites da normalidade, enquanto a gamaglobulina se encontra sempre bastante elevada.

As provas de função hepática são quase sempre normais. Entretanto, para o diagnóstico diferencial entre a fibrose hepática esquistossomótica e a cirrose de Laennec é de utilidade a manometria hepática transparietal. Na primeira, a pressão é normal ou discretamente elevada, enquanto na segunda está bastante incrementada, com valores entre 150 e 380mm de água. O cateterismo da veia supra-hepática sugere que o obstáculo à circulação é pré-sinusoidal, na esquistossomose, e pós-sinusoidal, na cirrose.

O estudo radiológico do tórax tem a finalidade de avaliar o incipiente acometimento vascular e/ou parenquimatoso do pulmão, e o ECG é útil nos casos de hipertensão pulmonar (*cor pulmonale*).

O estudo radiológico do esôfago e/ou a esofagoscopia têm a finalidade de verificar a presença de varizes.

A ultrassonografia hepática é um método excelente para a detecção de fibrose periportal e hipertensão portal, sendo superior à biópsia hepática em termos de segurança e simplicidade para o diagnóstico da fibrose de Symmers.

TRATAMENTO

Ainda que seja objeto de discussão e controvérsias, admite-se atualmente, baseando-se em estudos clínicos e experimentais, que a ovoposição continuada dos parasitas ocasiona alterações hepáticas de ordem histológica e funcional mais importantes do que as provocadas pelos vermes mortos.

Programas de quimioterapia em massa, que reduzem a infecção, parecem limitar a morbidade pela esquistossomose. Estudos regionais em áreas endêmicas observaram regressão da hepatomegalia e da esplenomegalia em 13% e 56%, respectivamente, após 3 anos de tratamento da esquistossomose com oxamniquine. Hepatomegalia e esplenomegalia são mais frequentes nos pacientes com infecção maciça (> 500 ovos por grama de fezes).

Existem dois fármacos disponíveis para o tratamento da esquistossomose mansônica: oxamniquine e praziquantel. Os dois medicamentos se equivalem quanto à eficácia e segurança. Atualmente, o praziquantel apresenta menor custo/tratamento. A dosagem recomendada para o praziquantel é de 60mg/kg para crianças até 15 anos e de 50mg/kg para adultos, ambos em dose única. O medicamento é apresentado em comprimidos de 600mg, divisíveis em duas partes iguais, de modo a facilitar a adequação da dose. O oxamniquine é recomendado na dosagem de 15mg/kg para adultos e 20mg/kg para crianças até 15 anos, ambos em dose única. Existem duas apresentações: cápsulas de 250mg e suspensão contendo 50mg por mL. Efeitos colaterais incluem tonturas, náuseas, vômitos, cefaleia e sonolência. Esses efeitos são comuns aos dois medicamentos, sendo a tontura mais frequente com oxamniquine, e náuseas e vômitos, com praziquantel.

A importância do tratamento reside não só no fato de curar a doença ou diminuir a carga parasitária dos pacientes, mas de impedir sua evolução para formas graves.

Os pacientes com a forma hepatointestinal com hipertensão porta compensada e/ou varizes esofágicas devem ser submetidos à esplenoportografia e à cirurgia da hipertensão porta (derivação esplenorrenal seletiva, filtração de vermes e esplenectomia com desconexão porto-ázigos). Hipoevolutismo e/ou hiperesplenismo são indicações de esplenectomia. O tratamento clínico deverá ser realizado 15 dias após a cirurgia. Nas formas descompensadas – ascite, hematêmese ou melena –, os pacientes devem ser compensados clinicamente antes do tratamento cirúrgico.

O controle de cura é realizado por meio da investigação de ovos nas fezes, mensalmente, até o 6º mês após o tratamento.

Na ESP, a terapêutica se limita ao emprego de medicamentos esquistossomicidas, com exceção daqueles casos em que haja comprometimento do estado geral, quando se dá preferência ao emprego de antibióticos (cloranfenicol ou ampicilina), e só após o restabelecimento do quadro geral do paciente é que se administra a terapia específica.

PROGNÓSTICO

A esquistossomose é uma enfermidade benigna, considerando-se que as chamadas formas graves são raras. São escassas as estatísticas mostrando letalidade. Existem associações com cirrose hepática e doença pulmonar crônica, que levam os enfermos a formas descompensadas com insuficiência hepática, ascite e hipoalbuminemia, e, às vezes, dano renal. Com referência às formas pulmonares, faltam estatísticas quanto à letalidade.

PREVENÇÃO

A prevenção é extremamente difícil, pois pressupõe uma mudança profunda nas condições socioeconômicas e culturais da população afetada e instalações sanitárias adequadas com modificações dos hábitos higiênicos e domésticos. A impossibilidade de eliminar o planorbídeo intermediário e o fato de não se contar com recursos químicos ou biológicos (molusquicidas), além da sua grande capacidade de reprodução, são fatores que influem negativamente na profilaxia da esquistossomose. A isso se soma a constante migração dos portadores dessa parasitose, o que favorece o surgimento de novos focos endêmicos, às vezes em zonas rurais de difícil acesso; e, por último, a dificuldade de tratar alguns enfermos, pelo risco que às vezes o próprio tratamento determina.

A expansão da doença no Brasil parece estar relacionada com a migração das populações atingidas com a presença do hospedeiro intermediário (caramujo) e condições favoráveis ao seu desenvolvimento. Entre 1975 e 1980, o Ministério da Saúde instituiu o Programa Especial de Controle da Esquistossomose (PECE), que conseguiu reduzir a morbidade da doença em várias áreas endêmicas, com o uso extensivo da niclosamina em muitos criadouros de caramujos e especialmente com o tratamento em massa dos enfermos por meio do oxamniquine. A distribuição etária das formas hepatoesplênicas também aponta para uma redução da morbidade. Em 1960, o pico de prevalência das formas graves se encontrava entre 10 e 30 anos de idade, enquanto agora essas formas são mais prevalentes em adultos de 30 a 50 anos.

De um modo geral, consideram-se medidas profiláticas o saneamento básico, obras de engenharia sanitária, educação para a saúde, luta contra os moluscos e terapia específica.

BIBLIOGRAFIA

Alves JGB, Figueira F. Esquistosomiasis. *In:* Meneghello J, Fanta E, Paris E, Rosselot J (eds.). *Meneghello – Pediatria.* 4ª ed. Chile: Mediterrâneo, 1991.

Alves JGB, Montenegro FMU. Portal hypertension due to schistosomiasis. Indian Pediatr 2001; 38:1.416-1.418.

Barbosa CS, Silva CB, Barbosa PS. Esquistossomose em Pernambuco: reprodução e expansão da endemia. Rev Saúde Públ 1996; 6:609-619.

Bica I, Hamer DD, Stadeck MJ. Hepatic schistosomiasis. Infect Dis Clin North Am 2000; 14:586-604.

Brasil. Ministério da Saúde. Secretaria de Vigilância em Saúde. Guia de vigilância epidemiológica/Ministério da Saúde, Secretaria de Vigilância em Saúde. 6ª ed. Brasília: Ministério da Saúde, 2005:816 p. (Série A. Normas e Manuais Técnicos.)

De Carvalho EM, Acioli MD, Branco MAF et al. Evolução da esquistossomose na Zona da Mata Sul de Pernambuco. Epidemiologia e situação atual: controle ou descontrole? Cad Saúde Públ 1998; 14:787-795.

Domingues AL, Lima AR, Dias HS, Leão GC, Coutinho A. An ultrasonographic study of liver fibrosis in patients infected with Schistosomo mansoni in north-east Brazil. Trans Royal Soc Trop Med Hyg 1993; 87:555-558.

Figueira F et al. Esquistossomose mansônica. São Paulo: Procienx, 1990.

Katz N, Peixoto VP. Análise crítica da estimativa do número de portadores de esquistossomose mansoni no Brasil. Rev Soc Med Trop 2000; 33(3):303-308.

Pordeus LC, Aguiar LR, Quinino LRM, Barbosa CS. A ocorrência das formas aguda e crônica da esquistossomose no Brasil no período de 1997 a 2006: uma revisão de literatura. Epidemiol Serv Saúde 2008; 17(3):163-175.

Prata A. Esquistossomose mansoni. *In:* Veronesi R. *Tratado de Infectologia.* São Paulo, 1997:1.354-1.371.

Resendes APC, Santos-Souza R, Barbosa CS. Internação hospitalar e mortalidade por esquistossomose mansônica no Estado de Pernambuco, Brasil, 1992/2000. Cad. Saúde Públ 2005; 21(5):1.392-1.401.

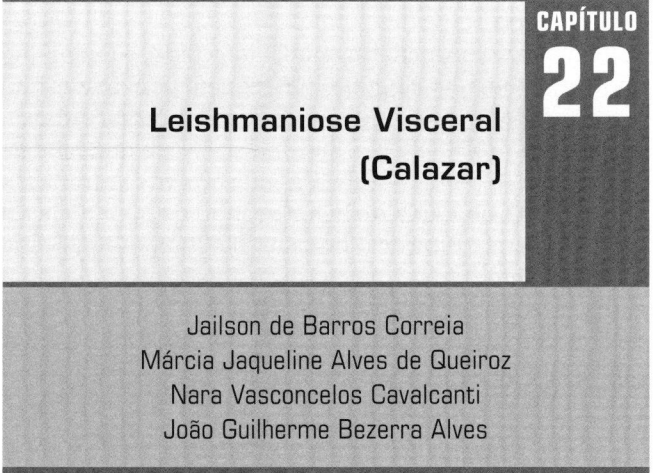

CAPÍTULO 22

Leishmaniose Visceral (Calazar)

Jailson de Barros Correia
Márcia Jaqueline Alves de Queiroz
Nara Vasconcelos Cavalcanti
João Guilherme Bezerra Alves

INTRODUÇÃO, CONCEITUAÇÃO E EPIDEMIOLOGIA

Leishmaniose visceral (LV) é uma doença infecciosa sistêmica e não contagiosa, caracterizada por febre irregular e prolongada, esplenomegalia e pancitopenia. Também chamada de *calazar*, é causada por protozoários da espécie *Leishmania donovani*. No Brasil é encontrada a subespécie *L. d. Chagasi*.

A LV é uma zoonose que acomete várias espécies animais, incluindo cães, raposas, timbus e gambás. No Brasil, o cão doméstico é o principal reservatório. Quando o homem é acidentalmente incluído no ciclo do parasita, torna-se seu hospedeiro final.*

Os vetores da LV são insetos hematófagos dos gêneros *Lutzomyia* ou *Phlebotomus*, encontrados respectivamente no Novo e Velho Mundo. Entre nós, o principal vetor é o *Lutzomyia longipalpis*, ou mosquito-palha, que tem pequena autonomia de voo e costuma picar no início da noite ou antes do amanhecer, embora seja capaz de picar a qualquer hora do dia. A transmissão da LV se dá quando o flebótomo adquire o parasita ao picar um reservatório animal infectado e, depois de completado o ciclo parasitário no vetor, o transmite ao hospedeiro definitivo humano ao picá-lo em seguida.

O termo *calazar*, que quer dizer *febre negra*, teve origem na Índia, onde a LV foi descrita por Leishman e Donovan em 1903. Já nas décadas de 1920 e 1930 foram reconhecidos os primeiros casos no Nordeste brasileiro. Atualmente, a Organização Mundial de Saúde (OMS) estima que cerca de 500 mil casos novos ocorram a cada ano, com variável mortalidade, em mais de 80 nações do planeta.

A distribuição global da LV segue a distribuição do vetor. Na Ásia, é encontrada especialmente na Índia, Bangladesh e Nepal. Na África oriental, em particular no Sudão, Etiópia e Quênia. No sul da Europa, na região do Mediterrâneo; casos esporádicos ocorrem em Portugal, Espanha, França e Itália. No continente americano, pode ser encontrada desde o México até a Argentina, sendo que a maior concentração de casos se situa na Região Nordeste do Brasil (Fig. VI.22.1).

No Brasil, a distribuição geográfica do calazar se encontra em expansão. Entre 1980 e 2005, o Brasil registrou 60 mil casos de leishmaniose visceral, sendo 83% na Região Nordeste. Gradativamente, a leishmaniose visceral se expandiu para as regiões Centro-Oeste, Norte e Sudeste, passando de 15% dos casos em 1998 para 44% em 2005. Entre 1998 e 2005 foram registrados casos autóctones em cerca de 1/3 dos diferentes municípios brasileiros. O surgimento de epidemias de LV foi observado nas áreas periurbanas de algumas das capitais nordestinas, como Natal, Teresina, Salvador e São Luís. Em Pernambuco ocorrem casos no Sertão, Zona da Mata (especialmente nas áreas litorâneas e do Alto Capibaribe) e municípios da região metropolitana que circundam o Recife. Há, no entanto, focos importantes no agreste, o que deixa poucas regiões do Estado livres da doença. Desde 2002 a incidência de LV em Pernambuco permanece estável, oscilando entre 0,8 e 1,2 caso/100.000 habitantes.

_____
*Na África e Ásia, a transmissão é antroponótica.

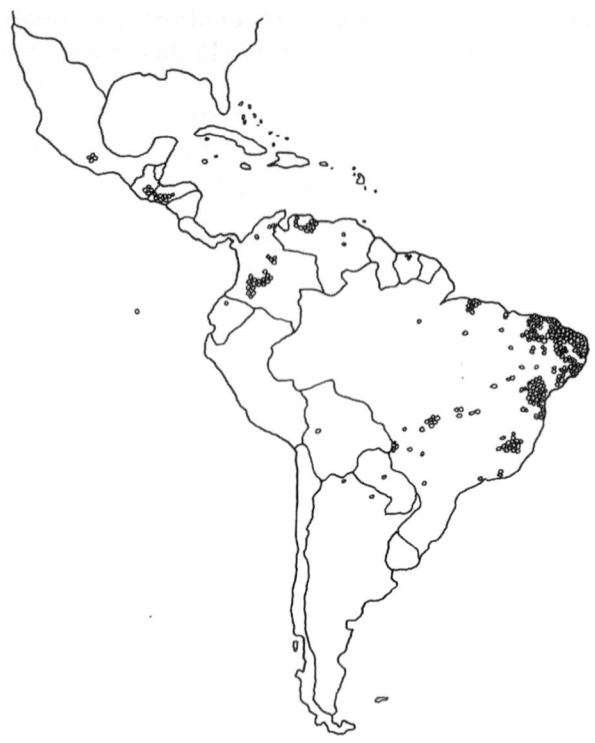

Fig. VI.22.1. Distribuição do *calazar* na América Latina.

Classicamente descrita como enfermidade predominantemente rural, de ocorrência endêmica e esporádica, a epidemiologia da LV tem sofrido modificações importantes nos últimos anos, como demonstram as recentes epidemias em áreas urbanas no Brasil. O desequilíbrio ecológico tem um papel significativo na expansão da doença, pois leva o vetor a adaptar-se a novas situações (como o peridomicílio urbano), assim como a incluir-se no homem no ciclo parasitário da zoonose. Fenômenos de migração de populações não imunes para novos assentamentos em áreas onde o vetor está presente, causados por instabilidade político-econômica, conflitos armados, ou mesmo por projetos de expansão habitacional ou agrícola, têm sido associados ao risco de epidemias.

A LV guarda também íntima relação com a pobreza, ao acometer as populações mais vulneráveis, que têm situação desfavorável do ponto de vista nutricional, assim como em relação à habitação e ao acesso à saúde. Por outro lado, regiões acometidas por LV acabam sendo alijadas do processo de desenvolvimento pelas barreiras impostas pela doença, retroalimentando o ciclo doença-pobreza-doença.

A maior parte dos indivíduos infectados, na realidade, não apresenta doença clínica. Estudos sorológicos feitos em áreas endêmicas mostram que apenas cerca de um em cada 10 infectados desenvolve sintomatologia típica, sugerindo que a maioria dos indivíduos consegue controlar a infecção por meio de adequada resposta imune celular. As razões pelas quais uma minoria não consegue impedir a multiplicação de leishmânias não são totalmente conhecidas, mas fatores como a baixa idade e a desnutrição são considerados como de risco para o adoecimento.

No continente americano, assim como no Mediterrâneo, as crianças são mais frequentemente acometidas. Entretanto, em novos focos da doença, qualquer faixa etária pode ser acometida. Parece haver uma ligeira predominância do *calazar* entre pessoas do sexo masculino, sendo que diferenças no vestuário, ocupação e hábitos poderiam influir no grau de exposição ao vetor, assim como fatores genéticos e hormonais ligados ao sexo poderiam influir na resposta do hospedeiro.

Nas últimas décadas, a coinfecção pelo HIV tem representado um problema emergente nas regiões do mundo onde as duas infecções têm alta prevalência, trazendo modificações importantes na epidemiologia, quadro clínico, diagnóstico, tratamento e prognóstico destes casos.

ETIOLOGIA, PATOGÊNESE E PATOLOGIA MORFOLÓGICA E FUNCIONAL

O agente etiológico da LV é um protozoário flagelado da família *Trypanosomatidae*, gênero *Leishmania* e espécie *donovani*, sendo que as várias subespécies envolvidas dependem da área geográfica: na Ásia e África, temos a *L. d. donovani*, enquanto na Europa mediterrânea, a *L. d. infantum*. No continente americano, temos a *L. d. chagasi* ou simplesmente *Leishmania chagasi*.*

Em seu ciclo evolutivo (Fig. VI.22.2), a leishmânia apresenta dismorfismo, ou seja, é encontrada em sua forma *amastigota* (arredondada a ovaloide, pouco móvel) no interior das células do sistema reticuloendotelial dos vertebrados, e na sua forma *promastigota* (alongada, com extenso flagelo e grande mobilidade) no tubo digestivo dos insetos vetores ou meios de cultivo. Ambas as formas contêm núcleo e cinetoplasto e se reproduzem por fissão binária.

Ao picar o hospedeiro animal infectado, o flebótomo adquire formas amastigotas que seguem para o intestino médio, onde se tranformam em formas móveis, promastigotas. Ali ocorre intensa multiplicação, até que o intestino fica tão repleto de parasitas que ocorre regurgitação através da probóscida do vetor quando de uma nova refeição. Assim, ao picar o homem, o flebótomo deposita formas promastigotas metacíclicas infectantes que, com ajuda de substâncias presentes na saliva do vetor, estabelecem a infecção ao nível da pele. Ali, os promastigotas são fagocitados por macrófagos, dando início a uma complexa resposta imune celular no hospedeiro. No interior dessas células se formam vacúolos parasitóforos, onde os parasitas podem ser destruídos ou escapar dos mecanismos de defesa, transformando-se em amastigotas e replicando-se por fissão binária. O acúmulo de amasti-

---

*Há evidências de que *L. infantum* e *L. chagasi* são, na realidade, a mesma espécie.

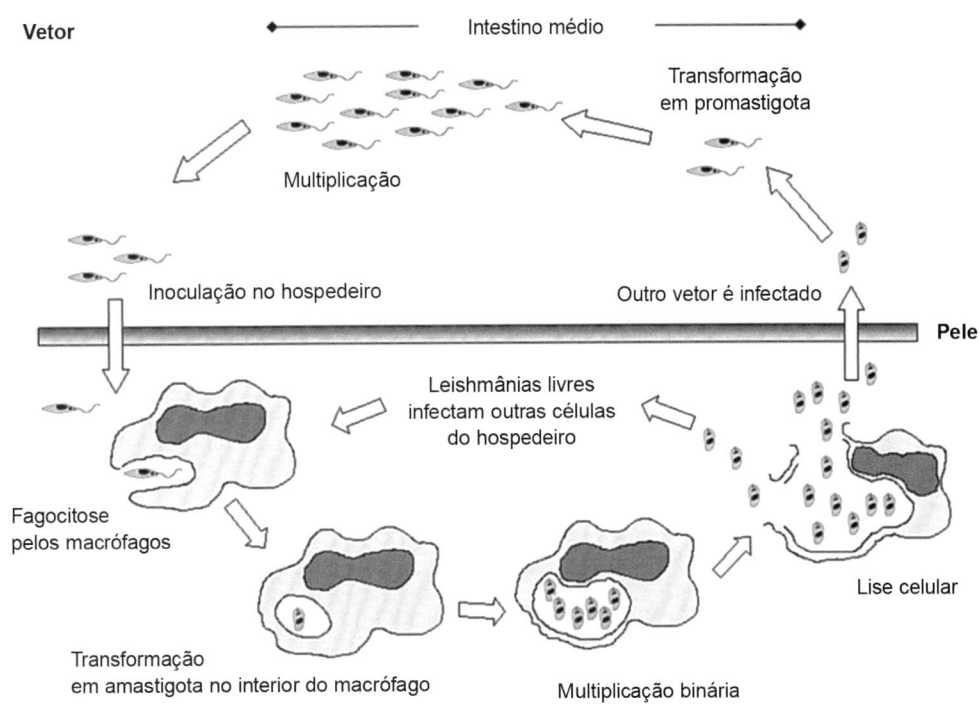

Fig. VI.22.2. Ciclo evolutivo da *Leishmania* no vetor e no hospedeiro animal. Notar que, no *calazar* do Novo Mundo, o cão apresenta parasitismo cutâneo, favorecendo a infecção de novos vetores em picadas subsequentes, enquanto o papel do homem como reservatório não parece ser significativo, sendo esse o hospedeiro final do parasita.

gotas pode provocar lise celular, liberação de parasitas e subsequente infecção de novas células.

A leishmânia utiliza diversos mecanismos para se evadir do sistema imune do hospedeiro e sobreviver no interior das células do sistema reticuloendotelial (SRE). Aparentemente, a resolução do processo infeccioso requer uma expansão de células T (CD4) do tipo Th1 (T *helper* 1), que produz, por exemplo, interferon-γ e interleucina-2. Sabe-se que um padrão de resposta Th1 predominante tem geralmente significado protetor, enquanto o Th2 tem sido associado à doença, embora os fatores que influenciem uma ou outra resposta não sejam bem conhecidos. A elevada produção de fator de necrose tumoral-2 (TNF-α), observada em casos sintomáticos, pode estar associada ao emagrecimento progressivo apresentado por esses pacientes. No SRE ocorrem intensa proliferação celular e diferenciação plasmocitária, havendo aumento do volume dos órgão ricos em células do SRE (baço e fígado), assim como elevação da fração globulina no plasma. Ocorre ainda depressão significativa da resposta imune celular, assim como comprometimento da imunidade humoral, induzindo a um estado de imunodeficiência e predisposição a infecções.

A principal característica anatomopatológica é a multiplicação de macrófagos do sistema fagocitário mononuclear. Essas células se proliferam, acomodando em seu interior grande número de leishmânias, e determinam uma redução progressiva na produção de hemácias, granulócitos e plaquetas. O baço, o fígado e a medula óssea apresentam as alterações mais significativas. A medula óssea apresenta hiperplasia do setor retículo-histiocitário, e a medula amarela é convertida em medula vermelha no interior dos ossos longos. Os parasitas podem ser numerosos na medula óssea, embora haja ocasiões em que o número é escasso. O baço mostra um aumento de volume considerável, sua cápsula pode estar espessada, com áreas de fibrose espalhadas através do parênquima. Pode haver infartos esplênicos com formação de aderências a estruturas vizinhas. Microscopicamente, observamos hiperplasia dos histócitos que contêm um grande número de leishmânias.

Áreas de necrose, focos de hemorragia e ninhos de plasmócitos podem estar presentes, assim como dilatação dos seios esplênicos, espessamento dos cordões de Billroth e, ocasionalmente, focos de eritropoese extramedular. O fígado também se mostra aumentado, com superfície lisa, bordas arredondadas e coloração amarelada. A reação inflamatória é inconstante, inespecífica e, em geral, discreta, embora possa haver achados de franca hepatite. Histologicamente observamos a hiperplasia das células de Kupffer, contendo numerosas leishmânias. Mais raramente pode haver fibrose intralobular que isola, comprime e determina a atrofia de hepatócitos e redução do leito sinusoidal, levando a um quadro de hipertensão porta. Os linfonodos podem estar aumentados de volume e os histócitos em seu interior podem conter leishmânias.

Em infecções graves, histiócitos contendo leishmânias podem estar presentes em qualquer órgão. No coração, podemos identificar um infiltrado inflamatório constituído por linfócitos e plasmócitos com alguns eosinófilos e macrófagos mononucleares contendo leishmânias. Histiócitos parasitados podem ainda ser encontrados no tecido subcutâneo, acompanhados por atrofia da epiderme, nos pulmões (pneumonite intersticial) e no aparelho digestivo. Nefrite intersticial também pode ser encontrada, traduzindo-se em proteinúria, hematúria e alterações da função renal.

QUADRO CLÍNICO

Após um período de incubação que varia de 10 dias a 24 meses (média de 2 a 4 meses), surgem os sinais e sintomas da doença (Fig. VI.22.3). Na casuística do IMIP, em que o tempo médio de duração da doença foi de 30 dias e 44% das crianças apresentavam desnutrição à admissão, os sinais e sintomas mais frequentes estão demonstrados no Quadro VI.22.1.

Do ponto de vista clínico e laboratorial, podemos distinguir didaticamente as seguintes formas de LV: *forma inaparente, forma oligossintomática, forma aguda*, calazar *clássico e forma refratária*.

Quadro VI.22.1. Frequência dos sinais e sintomas observados em 546 crianças admitidas no IMIP entre 1996 e 2006 com diagnóstico de leishmaniose visceral.

Sinais e sintomas	N	%
Esplenomegalia	418	97,0
Febre	519	95,2
Palidez	504	92,3
Hepatomegalia	376	87,2
Anorexia	215	49,9
Tosse	181	42,0
Emagrecimento	163	37,8
Astenia	163	37,8
Dor abdominal	73	16,9
Edema	96	17,6
Diarreia	73	13,4
Fenômenos hemorrágicos	49	11,4
Icterícia	38	7,0

Fonte: IMIP, 2006

Forma inaparente

Também chamada de *infecção assintomática*, é encontrada na maioria dos indivíduos infectados em áreas endêmicas. Por não apresentar manifestações clínicas, essa forma passa despercebida, a menos que seja identificada, por exemplo, por meio de inquéritos sorológicos. Esses indivíduos apresentam evidências laboratoriais de infecção assintomática prévia, como testes sorológicos ou intradermorreação (teste da leishmanina) positivos.

Forma oligossintomática

Descrita em estudos feitos em comunidades hiperendêmicas. Há febre baixa ou ausente, hepatomegalia, baço discretamente aumentado ou mesmo impalpável, ausência de perda de peso ou hemorragias. A maioria dos indivíduos evolui para resolução espontânea sem necessidade de tratamento, enquanto outros evoluem para a forma clássica.

Forma aguda

Febre alta de início súbito ou insidioso, tosse persistente e diarreia, assemelhando-se a quadro séptico. Em geral a história apresenta menos de 2 meses de evolução. Ocorre hepatoesplenomegalia, porém menos expressiva do que na forma clássica. Há adinamia, perda de peso e pode haver fenômenos hemorrágicos. É menos frequentemente encontrada a leucopenia, e a plaquetopenia e o achado de parasitas no mielograma são mais difíceis.

Calazar clássico

O curso é insidioso, com sinais e sintomas iniciais inespecíficos, como tosse seca, diarreia e febre irregular. Geralmente, a informação sobre o início do quadro é im-

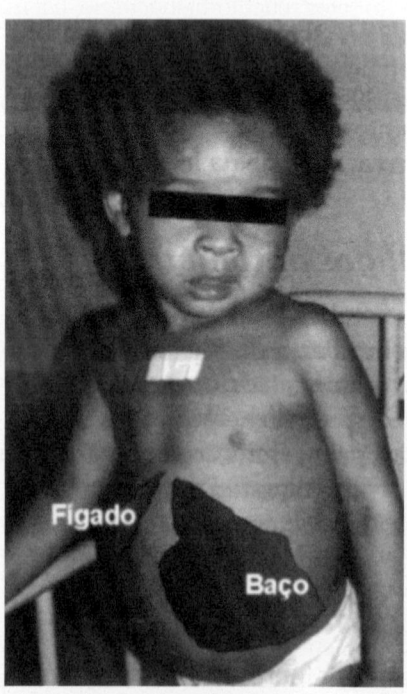

Fig. VI.22.3. Criança internada no IMIP com hepatoesplenomegalia febril. O mielograma mostrou a presença de formas amastigotas de *L. chagasi*, confirmando o diagnóstico de *calazar*. Note a imensa esplenomegalia.

precisa e pode variar de algumas semanas a vários meses. São frequentes os relatos de tratamentos antibióticos nesse período. A febre é prolongada, e pode ter caráter contínuo, com dois ou mais picos diários, ou pode ser intermitente, com intervalos afebris que podem chegar a vários dias. Há decaimento do estado geral, anorexia e astenia. A palidez é progressiva e pode tornar-se acentuada, traduzindo o agravamento da anemia. O comprometimento do estado nutricional pode ser marcante: os cabelos são secos e quebradiços, os cílios, alongados, há edema de extremidades. O emagrecimento pode ser intenso e levar à caquexia. O aumento progressivo do volume abdominal, muitas vezes acompanhado de dor e desconforto, é secundário à hepatoesplenomegalia. O baço aumenta desde o início da doença, apresenta superfície lisa e indolor e consistência levemente endurecida, podendo ultrapassar a cicatriz umbilical ou mesmo chegar à fossa ilíaca. O fígado também está aumentado, só que o faz mais tardiamente e atinge menores proporções. Na doença instalada, o interrogatório sintomatológico e o exame físico são significativos, podendo ser encontrados tosse seca, diarreia ou obstipação, edema, dispneia, mialgias, artralgias e cefaleia.

Pode ainda haver epistaxe, gengivorragia, petéquias, equimoses e até sangramento digestivo. Esses fenômenos hemorrágicos, em geral secundários à trombocitopenia, podem ser discretos ou maciços, potencialmente levando o paciente ao óbito. A presença de icterícia ou de sinais e sintomas relacionados à intensa anemia, como dispneia a mínimos esforços, sopro pansistólico e insuficiência cardíaca, deve servir de alerta, pois denota gravidade.

Forma refratária

Forma evolutiva de *calazar* que não respondeu ou que respondeu apenas parcialmente ao tratamento, apresentando sinais de gravidade decorrentes da longa evolução da doença. Pode, às vezes, evoluir sem febre. Aqui também se aplicam os comentários descritos para a sintomatologia na forma clássica.

Manifestações incomuns

Convém destacar que, embora seja infrequente, podem ocorrer casos de LV sem hepatoesplenomegalia importante, indicando a inclusão da LV no diagnóstico diferencial de quadros febris prolongados em indivíduos provenientes de área endêmica. A ausência de febre, por sua vez, pode ser notada em casos de recrudescência da doença; portanto, deve-se atentar para a história de tratamento anterior. Muito rara no Brasil, a leishmaniose dérmica pós-*calazar* (PKDL, na sigla em inglês) é uma manifestação peculiar da LV, de importância epidemiológica na transmissão do *calazar* indiano. Ainda com relação à pele, em casos raros, pode ser possível identificar o *leishmanioma* (ulcerado ou não) no local na inoculação do parasita pelo flebótomo.

Pacientes com coinfecção leishmânia-HIV

As manifestações clínicas em indivíduos coinfectados pelo HIV ou portadores de outras imunodeficiências (linfomas, por exemplo) podem ser bastante atípicas. As leishmânias podem modificar a progressão da doença pelo HIV, e a imunodepressão causada por esse vírus facilita a progressão das leishmânias. Não existe perfil definido de manifestações clínicas que possa ser indiscutivelmente associado com a coinfecção. A tríade clássica da LV é também a manifestação mais comum na coinfecção em 75% dos casos: febre, hepatoesplenomegalia e pancitopenia. Nos pacientes com LV se observa maior frequência de envolvimento de órgãos não pertencentes ao sistema fagocítico mononuclear e de recidivas. Outras infecções oportunísticas são frequentemente associadas: candidíase, pneumonia por *Pneumocystis jiroveci*, infecções por *Mycobacterium* sp., toxoplasmose e criptococose do sistema nervoso central (SNC).

Pacientes com sinais de gravidade e de alerta

De acordo com o Ministério da Saúde do Brasil, deve ser considerado grave todo paciente com LV com idade inferior a 6 meses, desnutrição grave, comorbidades ou com uma das seguintes manifestações: icterícia, fenômenos hemorrágicos (exceto epistaxe), edema generalizado e sinais de toxemia.

Os seguintes sinais de alerta podem ser indicativos de evolução para gravidade: crianças entre 6 meses e 1 ano, ocorrência de recidiva, de diarreia, vômitos, infecção bacteriana suspeitada ou de febre com duração maior do que 60 dias.

Complicações

Vários fatores concorrem para a relativa imunodepressão do doente com LV: a desnutrição, as alterações quantitativas e qualitativas dos neutrófilos e linfócitos (depressão da imunidade celular), a alta produção de globulinas policlonais ineficientes (depressão da imunidade humoral), além da permanência hospitalar com consequente exposição a germes nosocomiais. Todos esses fatores tornam o paciente de *calazar* suscetível a infecções associadas, especialmente as de etiologia bacteriana. As mais importantes são a sepse e as infecções dos tratos respiratório inferior, urinário e digestivo, além da pele e anexos.

Além das infecções associadas, as principais complicações que põem em risco a vida dos pacientes com VL são as hemorragias, a insuficiência cardíaca decorrente da anemia grave e a insuficiência hepática.

Também foram descritas a hepatite fulminante e a síndrome de Guillain-Barré secundárias à LV.

DIAGNÓSTICO

A LV atinge predominantemente as populações vulneráveis de áreas rurais ou periurbanas, onde as condições socioeconômicas são desfavoráveis e o acesso a serviços de saúde é limitado, o que representa um desafio para o diagnóstico da LV. É essencial que, nessas condições, a equipe de saúde esteja preparada para identificar casos suspeitados precocemente, realizar investigação básica e – se necessário – encaminhá-los prontamente para investigação diagnóstica apropriada. Nunca é demais reiterar que uma esplenomegalia – forte pista para a suspeita diagnóstica – só pode ser identificada se o abdome da criança for adequadamente palpado.

Do ponto de vista prático, deve-se investigar se o paciente se origina de ou visitou área endêmica no último ano; se há cão ou cães afetados na vizinhança ou ainda se há casos humanos na comunidade.

Exames laboratoriais inespecíficos

Servem para subsidiar a suspeita diagnóstica, o acompanhamento do tratamento e, ainda, em certos casos, são úteis no diagnóstico diferencial com outras doenças.

O hemograma é um exame essencial na avaliação inicial do paciente com hepatoesplenomegalia febril. O hemograma do *calazar* apresenta caracteristicamente pancitopenia, isto é, há anemia normocítica e normocrômica, com hemoglobina geralmente inferior a 10g/dL, podendo atingir valores inferiores a 5g/dL. Na série branca observamos leucopenia com neutropenia e linfocitose relativa, anaeosinofilia e monocitose. A contagem de neutrófilos pode ocasionalmente atingir valores inferiores a 500/mm^3, indicando alto risco de infecções bacterianas. As plaquetas estão em geral abaixo de 150.000/mm^3, podendo chegar a valores críticos, abaixo de 20.000/mm^3, quando é maior o risco de sangramento espontâneo. Vale lembrar que, na forma aguda, a contagem de leucócitos e plaquetas pode estar pouco alterada.

Há outros exames que, embora não sejam solicitados de rotina, podem ser úteis em casos difíceis ou quando houver suspeita de complicações: a velocidade de hemossedimentação (VHS) está aumentada, as provas de função hepática (aminotransferases, bilirrubinas) estão em geral apenas tocadas, e as provas de coagulação são normais ou discretamente alteradas. A eletroforese de proteínas mostra caracteristicamente uma acentuada hipoalbuminemia, com hipergamaglobulinemia (policlonal, de base estreitada, em dedo de luva) e valores normais das frações alfa e beta.

A solicitação de hemoculturas, radiografias de tórax, sumário de urina e uroculturas, por exemplo, pode ser útil em casos selecionados, quando houver suspeita clínica de complicação infecciosa associada.

Critérios clinicoepidemiológicos

Segundo o Ministério da Saúde do Brasil, para fins de saúde pública, um caso pode ser considerado confirmado por critérios clinicoepidemiológicos se houver quadro clínico compatível com LV em paciente procedente de área reconhecidamente endêmica e houver resposta favorável ao tratamento específico com antimoniais. Em Pernambuco, cerca de um terço dos casos é diagnosticado dessa forma e apenas em 20% dos casos há diagnóstico parasitológico. No entanto, veremos a seguir que a apresentação clínica da LV faz diagnóstico diferencial com uma série de doenças, infecciosas ou não, nas quais retardos no diagnóstico podem ser decisivos para o prognóstico. Além disso, com a expansão do *calazar* para novas áreas e a existência de formas clínicas cujo quadro é menos característico, seria altamente desejável que fossem disponibilizados testes laboratoriais subsidiários.

Reações sorológicas

Dos vários métodos sorológicos disponíveis para o diagnóstico da LV se destacam a imunofluorescência indireta (IFI), as várias técnicas de ensaio imunossorvente ligado à ensima (ELISA) e a reação de aglutinação direta (DAT, do inglês *direct agglutination test*). As três técnicas apresentam boas especificidade e sensibilidade, mas problemas de disponibilidade, custo e padronização do método ainda são barreiras para o uso rotineiro. Além disso, embora sejam peças úteis no arsenal diagnóstico, os testes sorológicos têm uma importante limitação: como títulos podem persisitir altos por tempo variável após a infecção (mesmo que essa tenha sido assintomática), é difícil diferenciar infecção ativa de memória imunológica. O Ministério da Saúde disponibiliza a IFI e são aceitáveis como positivas as diluições a partir de 1:80. Na presença de dados clínicos e laboratoriais, um teste sorológico reagente reforça o diagnóstico.

Diagnóstico parasitológico

A confirmação diagnóstica da LV ainda depende essencialmente do encontro de formas amastigotas em esfregaços de medula óssea ou baço, obtidos por punção aspirativa e corados, por exemplo, pelo método de Giemsa (Fig. VI.22.4). A interpretação da lâmina exige hematologista ou outro profissional qualificado, sendo que a positividade varia de acordo com a experiência do examinador. Tanto a punção esplênica quanto o mielograma produzem resultados altamente específicos, embora a sensibilidade da punção esplênica (90%-95%) seja superior à do mielograma (70%-80%). As complicações da punção esplênica são raras, mas potencialmente graves e letais, especialmente em mãos pouco experientes. No IMIP, o método de escolha é o mielograma, obtido através da punção esternal ou da crista ilíaca sob anestesia local.

Outros testes

Embora pouco utilizado na prática, é possível ainda cultivar leishmânias obtidas de biópsias em meios como o Novy-McNeal-Nicolle (NNN). Vale lembrar que a

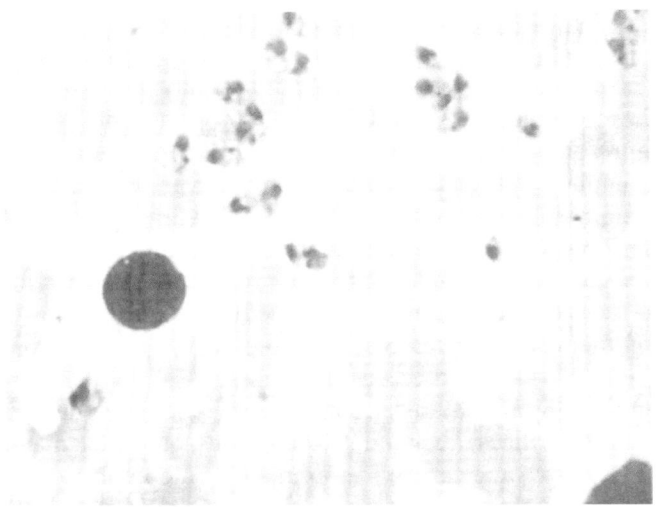

Fig. VI.22.4. Numerosos amastigotas de *Leishmania chagasi* em esfregaço de biópsia. Coloração de Giemsa.

intradermorreação de Montenegro (teste da leishmanina) é negativa na fase ativa do calazar.

Técnicas de biologia molecular, como a reação em cadeia da polimerase (PCR), permitem a identificação de material genético de parasitas em amostras de punção de biópsia e mesmo de sangue periférico, mas essas técnicas ainda não estão disponíveis para uso diagnóstico rotineiro.

Várias novas estratégias têm sido desenvolvidas em busca de disponibilizar testes simples, de baixo custo, não invasivos e com sensibilidade e especificidade aceitáveis para o uso rotineiro. Podemos citar como exemplos a utilização do antígeno rK39 em fita reagente e o Katex, um teste de aglutinação em látex para pesquisa de antígeno na urina.

DIAGNÓSTICO DIFERENCIAL

O *calazar* faz parte do extenso algoritmo de diagnóstico diferencial das hepatoesplenomegalias febris da infância. Embora em muitos casos as evidências epidemiológicas subsidiem o diagnóstico clínico, há muitas situações em que o médico precisa analisar cautelosamente a possibilidade de diagnósticos alternativos, que incluem outras doenças infectoparasitárias, assim como linfoproliferativas. O Quadro VI.22.2 apresenta uma lista (certamente incompleta) de algumas das doenças que podem fazer diagnóstico diferencial com a LV na infância, especialmente quando têm apresentação atípica. Cabe-nos aqui destacar algumas mais importantes ou frequentes.

A enterobacteriose septicêmica prolongada (ESP) é, talvez, a doença infecciosa que mais se confunde clinicamente com o *calazar* em nosso meio. Na ESP há associação de esquistossomose mansônica hepatoesplênica com prolongada bacteremia por enterobactérias (frequentemente *Salmonella*). Também cursa com febre prolongada, anemia, hepatoesplenomegalia e fenômenos hemorrágicos. No entanto, na ESP pode haver história

Quadro VI.22.2. Principais doenças que podem fazer diagnóstico diferencial com a leishmaniose visceral na infância

Diagnóstico diferencial
Doenças infecciosas e parasitárias
Enterobacteriose septicêmica prolongada
Febre tifoide
Malária (crônica)
Esquistossomose mansônica (fase aguda)
Mononucleose infecciosa
Tuberculose miliar
Brucelose
Doença de Chagas (fase aguda)
Doenças não infecciosas
Linfomas
Leucemias (especialmente monocíticas e mieloblásticas)
Doença de Still

de exposição ao *Schistosoma mansoni*, como banhos de rio em área endêmica (embora as duas endemias possam estar superpostas) e sinais sugestivos de hipertensão porta (aumento desproporcional de lobo esquerdo do fígado, circulação colateral). A contagem de leucócitos pode ser normal ou mesmo aumentada, tendendo à eosinofilia. O padrão eletroforético das proteínas pode ser útil. A reação de Widal nem sempre é positiva, mas, quando o é, sugere fortemente ESP. O encontro de enterobactérias à mielo ou hemocultura, assim como de ovos de *S. mansoni* nas fezes, faz o diagnóstico.

A fase aguda, toxêmica, da esquistossomose pode também confundir-se com a forma aguda do *calazar*, mas a leucocitose com acentuada eosinofilia sugere o diagnóstico. Já na fase septicêmica da febre tifoide, a menor intensidade da anemia e da esplenomegalia e ausência de hipergamaglobulinemia ajudam na diferenciação. Nas áreas onde a malária é endêmica, pode haver quadro prolongado de febre e hepatoesplenomegalia secundário às repetidas infecções pelo plasmódio, assim com pancitopenia decorrente do hiperesplenismo. Os episódios de calafrios e sudorese cíclica aqui ajudam a diferenciá-la do *calazar*, assim como o achado de plasmódios nos esfregaços de sangue periférico.

Entre as doenças não infecciosas destacamos principalmente as leucemias e linfomas. Manifestações hemorrágicas precoces sugerem doença linfoproliferativa. Blastos podem ser vistos no sangue periférico, mas muitas vezes o diagnóstico só é definido com o mielograma.

TRATAMENTO

Recomenda-se a hospitalização de todos os pacientes com situações de alerta ou gravidade e também àqueles com alterações laboratoriais siginificativas, como: número de leucócitos < 1.000/mL ou número de neutrófilos < que 500/mm^3; número de plaquetas < 50.000/mL; hemoglobina < 7g/dL; creatinina sérica maior do que duas vezes o valor de referência; atividade de protrombina < 70%; bilirrubina acima dos valores de referência; enzimas hepáticas acima de cinco vezes o valor de referência; albumina < 2,5mg/mL e radiografia de tórax com imagem sugestiva de infecção ou edema pulmonar.

Os pacientes sem sinais de alerta ou gravidade podem ser investigados e tratados ambulatorialmente.

O manejo do paciente com *calazar* inclui a terapia específica para a leishmânia (que há mais de meio século se baseia no uso de antimoniais pentavalentes), assim como medidas de suporte e seguimento clínico.

Antimoniais pentavalentes

Os antimoniais pentavalentes permanecem como terapêutica de escolha para a LV. O seu mecanismo de ação não está bem estabelecido, embora se admita que induzam efeito leishmanicida no interior dos macrófagos. Os dois sais mais largamente disponíveis são o estibogluconato de sódio (Pentostam®) e o antimoniato de N-metil glucamina (Glucantime®), sendo este último mais frequentemente utilizado no Brasil. A dose preconizada pela Organização Mundial de Saúde é de 20 mg/Sb^v/kg/dia*, podendo ser administrada por via IM ou EV, a cada 12 ou 24 horas. A via IM é preferida nos casos mais leves, cujos tratamentos podem ser completados ao nível ambulatorial. Como a concentração do sal na ampola pode variar com o laboratório produtor, recomendamos checar as instruções contidas na bula, a fim de evitar doses incorretas. O período de tratamento varia de 20 a 40 dias, que podem ser consecutivos ou com intervalo. Não há evidências documentadas de que dividir o tratamento em dois ciclos seja benéfico (ou maléfico), mas deve-se atentar para o risco de recorrência e resistência caso o paciente não retorne para o segundo ciclo.

Os antimoniais podem apresentar efeitos adversos, como artralgias, náuseas e dores abdominais, mas são, em geral, mais bem tolerados em crianças, sendo infrequentes os efeitos colaterais significativos. Em geral, esses efeitos são tardios, secundários à acumulação do fármaco. A cárdio e a hepatotoxicidade estão bem documentadas e pode haver pancreatite química, especialmente em pacientes HIV-positivos. Podem ser observadas alterações de repolarização, inversão da onda T, aumento do intervalo QT e até distúrbios de ritmo cardíaco, porém em geral esses têm pouca repercussão hemodinâmica.

A incidência de resistência primária aos antimoniais é relativamente baixa no Brasil. Casos de resistência secundária em geral estão associados a tratamentos incompletos ou com doses subterapêuticas. No entanto, em algumas regiões da Índia, onde a transmissão antroponótica favorece a disseminação da resistência, o uso dos antimoniais como fármacos de primeira linha passou a ser inviável.

---

*Sb^v significa antimonial pentavalente (sal).

Anfotericina B (desoxicolato de anfotericina B)

É o fármaco de segunda linha para o tratamento do *calazar*, indicado nos casos de resistência, contraindicações ou toxicidade aos antimoniais, e em casos graves selecionados. Deve ser utilizada por via endovenosa, na dose de 0,5 a 1mg/kg/dia, não ultrapassando 50mg/dia, até completar uma dose total máxima de 25mg/kg. Deve-se iniciar o tratamento com cerca de 1/10 da dose-teto, aumentando-se progressivamente a cada dia, de acordo com tolerância do paciente. O medicamento deve ser diluído em solução glicosada e administrado lentamente (4 a 6 horas), a fim de minimizar os efeitos colaterais relacionados à infusão (febre, tromboflebite, náuseas) e, ainda, diminuir a nefrotoxicidade e suas consequências, como hipocalemia, cilindrúria, acidose tubular renal, diminuição do ritmo de filtração glomerular e da capacidade de concentração urinária. Na disfunção renal, com níveis de creatinina acima de duas vezes o maior valor de referência, o tratamento deverá ser suspenso por 2 a 5 dias e reiniciado em dias alternados, quando os níveis de creatinina se reduzirem, o que não invalida as doses já recebidas. Devem ser monitorados a ureia, a creatinina, a reserva alcalina e o potássio plasmático periodicamente.

Embora seja altamente eficaz na LV, a inconveniência da via endovenosa, que exige que todo o longo tratamento seja feito no hospital, assim como o custo e a toxicidade, são as suas desvantagens. Estudos recentes têm avaliado esquemas terapêuticos de curta duração, permitindo consequentemente redução de custo e toxicidade, sem prejuízo da eficácia.

O Ministério da Saúde do Brasil recomenda que o desoxicolato de anfotericina B seja utilizado como primeira opção em gestantes e em pacientes com fatores associados ao maior risco de óbito: idade <1 ano e >40 anos, infecção bacteriana, icterícia, fenômenos hemorrágicos, edema, sinais de toxemia, comorbidades, diarreia e vômitos, recidiva ou reativação de LV, febre há mais de 60 dias, e desnutrição do terceiro grau (marasmo e *kwashiorkor*).

As formulações lipossomais de anfotericina (anfotericina B-lipossomal, anfotericina B-dispersão coloidal e ligada a complexo lipídico) visam diminuir a toxicidade e os efeitos adversos da anfotericina. Têm custo muito elevado, mas podem ser uma alternativa para casos bastante selecionados. O Ministério da Saúde do Brasil recomenda o uso de formulações lipossomais de anfotericina B em casos de transplante renal, insuficiência renal estabelecida, toxicidade incontrolável ao desoxicolato de anfotericina B, rim único, sepse, diabetes melito, uso concomitante com outros fármacos nefrotóxicos, cardiopatias em classe funcional III ou IV e refratariedade ao uso do desoxicolato de anfotericina B.

Outros fármacos

A *pentamidina*, uma diamidina aromática, já foi considerada a segunda opção de tratamento em algumas partes do mundo, mas seu uso está em declínio devido à toxicidade e ao surgimento de resistência. Não parece apresentar vantagens quando comparada à anfotericina B para tratamento de casos resistentes aos antimoniais, mas pode ter lugar no tratamento de manutenção de pacientes coinfectados pelo HIV.

O uso do *alopurinol* ou de *derivados imidazólicos* tem sido sugerido como coadjuvante aos antimoniais em casos resistentes ou em imunodeprimidos, enquanto a terapia imunoestimulante com *interferon-γ* mostrou acelerar a resposta ao antimonial. Não há consenso sobre a indicação desses fármacos, e, no caso do interferon, o custo é desvantagem importante.

A *aminosidina* (ou paramomicina), um antibiótico aminoglicosídeo de uso parenteral com peculiar efeito antileishmânia, está sendo avaliada em ensaios clínicos (fase III) e eventualmente pode vir a ser utilizada em conjunto com ou em substituição aos antimoniais.

O primeiro fármaco de uso oral a ter eficácia comprovada para o tratamento do *calazar* é o *miltefosine*, um composto utilizado anteriormente como quimioterápico antineoplásico. Ensaios clínicos na Índia mostraram índices de cura de 95% nas doses de 2,5mg/kg/dia por 4 semanas. Ainda são necessários estudos clínicos com o *calazar* do Novo Mundo, assim como esclarecimento das restrições a seu uso (p. ex., é conhecidamente teratogênico), mas há perspectivas de que em breve esse fármaco terá lugar garantido no arsenal terapêutico do *calazar*. Aguardam-se também os ensaios clínicos com a *sitamaquina*.

Terapêutica de suporte

Os pacientes mais graves exigem abordagem multidisciplinar para o adequado suporte nutricional e, sobretudo, o reconhecimento precoce, investigação e tratamento adequado das complicações.

Sangramentos significativos devem ser tratados com hemoderivados (transfusão de concentrado de hemácias, plaquetas e/ou plasma, de acordo com a necessidade). Em virtude do estado de imunodepressão e risco de infecções associadas, um alto grau de suspeição diagnóstica deve manter a equipe de saúde alerta, e o limiar para a investigação e tratamento deve ser menor do que o habitual.

A antibioticoterapia está indicada em crianças menores de 6 meses ou com número de neutrófilos < 500/mm^3. Na suspeita de infecções bacterianas, iniciar antibióticos empiricamente (ceftriaxona associada à oxacilina) após colher hemoculturas, uroculturas, culturas de outras secreções e realizar RX de tórax. Nos casos em que há neutropenia grave, o uso de fator estimulador de colônias de granulócitos e macrófagos (GM-CSF) mostrou diminuição na incidência de infecções associadas e, embora não haja consenso, sua utilização pode ser considerada em casos muito selecionados, sempre, porém, com seguimento do leucograma.

Seguimento

A resposta terapêutica deve ser monitorada clinicamente. Em geral, observam-se melhora do estado geral e desaparecimento da febre já na 1ª semana, assim como tem início o lento processo de regressão da esplenomegalia, que pode levar semanas para se completar. A rigor, só devem ser considerados resistentes aos antimoniais aqueles casos em que foi feito um curso completo (40 dias), na dose correta e, ainda assim, persistirem sinais e sintomas de atividade da doença.

A falha terapêutica é definida pela ausência de cura clínica após segunda série regular com antimoniato por 30 dias. Pacientes com coinfecção pelo HIV podem responder pobremente aos antimoniais.

Todos os casos devem ser seguidos clinicamente por um período de até 1 ano, para que eventuais recorrências sejam detectadas precocemente. A recidiva é o reaparecimento da sintomatologia em até 12 meses após a cura clínica. É considerado caso novo o reaparecimento após 12 meses de cura clínica desde que não haja evidência de imunodeficiência.

Considera-se abandono do tratamento o paciente que não completou 20 dias de tratamento com antimoniato no tempo preestabelecido ou os pacientes que, não tendo recebido alta, não comparecerem até 30 dias após o agendamento para avaliação clínica. Nesses casos, a seguinte conduta é recomendada: caso o paciente retorne antes de 7 dias da interrupção do fármaco, completar as 20 doses; após 7 dias e se utilizou menos de 10 doses, estando clinicamente curado ou doente, reiniciar o tratamento; caso tenha realizado 10 doses ou mais e está clinicamente curado, observar; se clinicamente doente, reiniciar o tratamento.

Prognóstico

Excluindo-se as formas inaparentes e oligossintomáticas, o *calazar* não tratado leva ao óbito em mais de 80% dos casos. Com o tratamento adequado, essa letalidade cai significativamente, sendo que, em nossa casuística, tem variado em torno de 10%. As principais causas de óbito por *calazar* no IMIP são as infecções, as hemorragias e a insuficiência hepática.

Os pacientes com maior risco para o óbito são aqueles que apresentam hemorragia, icterícia, dispneia, infecção bacteriana associada, plaquetopenia intensa (<50.000/mm^3) e neutropenia grave (<500/mm^3).

PREVENÇÃO

A prevenção do *calazar* deve envolver primariamente a melhoria das condições de vida das populações atingidas, incluindo nutrição, moradia, educação ambiental e para a saúde, a fim de quebrar o ciclo pobreza-doença que retroalimenta a endemia. As medidas atualmente empregadas para o seu controle, embora envolvam custos significativos e um grande esforço de saúde pública, não têm sido capazes de impedir a expansão geográfica da doença. Isso expõe as limitações dos métodos por si, assim como a necessidade de articulação das medidas preventivas nas diversas esferas e níveis de governo.

Medidas como impregnação de inseticidas em coleiras dos cães ou cortinas das casas em áreas infectadas têm sido tentadas como alternativas aos métodos tradicionais de controle. Não se dispõe de fármacos para quimioprofilaxia.

Em relação às vacinas, as limitações técnicas impostas pelos mecanismos de evasão imune e a grande variabilidade antigênica do parasita, assim como a escassez relativa de investimentos em pesquisa e desenvolvimento de vacinas eficazes e de baixo custo, fazem com que essas se tornem uma esperança ainda distante.

O programa de controle brasileiro

No Brasil, o *calazar* é uma doença de notificação compulsória. Requer investigação epidemiológica, que visa identificar o local onde possivelmente ocorreu a transmissão da doença, caracterizando o caso como autóctone ou importado para que sejam tomadas as medidas de controle.

Os objetivos do programa de controle incluem a redução das taxas de letalidade, do grau de morbidade e dos riscos de transmissão por meio do controle da população de reservatórios e do agente transmissor, assim como do diagnóstico e tratamento precoce dos casos humanos da doença.

- **Eliminação de reservatórios:** após realização de inquérito sorológico canino nas áreas consideradas de risco de transmissão, procede-se à eliminação de cães domésticos soropositivos ou com manifestações clínicas, assim como dos cães errantes (eutanásia canina).
- **Controle vetorial:** devem-se aplicar inseticidas de efeito residual nos domicílios e seus anexos, após realização de inquérito entomológico. O controle químico imediato está indicado para as áreas com registro do primeiro caso autóctone de LV e em áreas de surto. Já nas áreas de transmissão moderada e intensa, o controle químico deverá ser programado para o momento em que se verifica o aumento da densidade vetorial. Nas áreas de transmissão esporádica, o controle químico não está indicado.
- **Tratamento de casos humanos:** deve haver diagnóstico e tratamento precoces, assim como busca ativa de casos nas populações vulneráveis.
- **Educação em saúde*:** promoção e engajamento das comunidades nas ações de controle e preservação do meio ambiente.

BIBLIOGRAFIA

Ahmed KAEA. Epidemiology of visceral leishmaniasis in Pernambuco State – Brazil and Leishmania antibody sero-prevalence using a rK39 rapid diagnostic test in children. Tese de Mestrado. Universidade de Liverpool, 2008.

Badaró R, Duarte MI, Luz KG. Leishmaniose visceral (calazar). In: Farhat CK, Carvalho ES, Carvalho LHFR, Succi RCM. (eds.). *Infectologia Pediátrica*. 2ª ed. São Paulo: Editora Atheneu, 1998:563-578.

---

*Em áreas onde a trasmissão é antroponótica (Ásia e África), a busca ativa e o tratamento de casos na comunidade podem reduzir a transmissão.

Brasil. Fundação Nacional de Saúde. Guia de Vigilância Epidemiológica/Fundação Nacional de Saúde. 5ª ed. Brasília: FUNASA, 2002.

Brasil. Ministério da Saúde. Leishmaniose visceral grave. Brasília: Editora do Ministério da Saúde, 2006.

Brasil. Ministério da Saúde. Manual de Recomendações para o Diagnóstico, Tratamento e Acompanhamento da Coinfecção Leishmania-HIV. Brasília: Editora do Ministério da Saúde, 2004.

Correia JB. The epidemiology of visceral leishmaniasis in Pernambuco, Brazil and the use of a latex agglutination test in urine for its diagnosis. Tese de Mestrado. Universidade de Liverpool, 1998.

Guerin PJ, Olliaro P, Sundar S et al. Visceral leishmaniasis: current status of control, diagnosis, and treatment, and a proposed research and development agenda. Lancet Infect Dis 2002; 2:494-501.

Herwaldt BL. Leishmaniasis. Lancet 1999; 354:1.191-1.199.

Maia-Elkhoury ANS, Alves WA, Sousa-Gomes ML et al. Visceral leishmaniasis in Brazil: trends and challenges/Leishmaniose visceral no Brasil: evolução e desafios. Cad. Saúde Públ 2008; 24(12):2.941-2.947.

Murray HW, Berman JD, Davies CR, Saravia NG. Advances in leishmaniasis. Lancet 2005; 366:1.561-1.577.

Murray HW. Kala-azar – progress against a neglected disease. N Engl J Med 2002; 347:1.792-1.793.

Palumbo E. Oral miltefosine treatment in children with visceral leishmaniasis: a brief review. Braz J Infec Dis 2008; 12(1):2-4.

Pastorino AC, Jacob CMA, Oselka GW, Carneiro-Sampaio MMS. Leishmaniose visceral: aspectos clínicos e laboratoriais. J Pediatr (RJ) 2002; 78:120-127.

Pintado V, López-Vélez R. HIV-associated visceral leishmaniasis. Clin Microbiol Inf 2001; 7:291-300.

Queiroz MJ, Alves JG, Correia JB. Visceral leishmaniasis: clinical and epidemiological features of children in an endemic area. J Pediatr (RJ). 2004; 80(2):141-146.

Sampaio MJAQ. Fatores prognósticos associados ao óbito por leishmaniose visceral (calazar) em crianças internadas no Instituto Materno Infantil de Pernambuco. Dissertação de Mestrado. IMIP, 2002.

CAPÍTULO 23

Infecções Relacionadas à Assistência à Saúde

Maria Júlia Gonçalves de Mello
Fernando Antônio Ribeiro de Gusmão Filho
Suzana Vieira da Cunha Ferraz

INTRODUÇÃO, CONCEITUAÇÃO E EPIDEMIOLOGIA

A infecção relacionada à assistência à saúde (IrAS) é definida como aquela que o paciente adquire após a admissão na unidade hospitalar e pode manifestar-se durante a internação ou após a alta. A IrAS está entre as dez causas mais importantes de óbito em vários países. Além dos aspectos éticos, psíquicos e sociais, de determinar hospitalizações mais prolongadas, do risco mais elevado de sequelas e de morte para o paciente, a IrAS tem alto custo para o sistema de saúde, constituindo, assim, um grave problema de saúde pública. É doença de notificação obrigatória ao Ministério da Saúde e deve ser comunicada às Comissões de Controle e Prevenção de Infecções Hospitalares (CCIH).

No Brasil, a Lei 9.431/97 determina a obrigatoriedade dos hospitais possuírem um Programa de Controle e Prevenção de Infecções Hospitalares (PCIH) e preconiza a criação de CCIH. O PCIH é o conjunto de ações desenvolvidas, deliberada e sistematicamente, com vistas à redução máxima possível da incidência e da gravidade das IrAS. O PCIH de cada serviço de saúde é supervisionado pela Agência Nacional de Vigilância Sanitária (ANVISA), em parceria com as agências estaduais e municipais.

A expressão *infecção hospitalar* (IH) ainda é de uso corrente, mas o conceito mais atual é de IrAS. O conceito anterior de IH ou infecção nosocomial foi ampliado porque a epidemiologia desse evento adverso infeccioso é semelhante nos pacientes admitidos no hospital ou naqueles submetidos à assistência à saúde em regime domiciliar, hospital-dia, clínicas especializadas, entre outros serviços de saúde.

Atualmente, ainda vigoram os conceitos estabelecidos pela Portaria 2.616/98 do Ministério da Saúde para diferenciar a infecção comunitária daquela adquirida em decorrência da assistência à saúde:

- **Infecção comunitária (IC):** infecção constatada ou em incubação no ato da admissão do paciente, desde que não relacionada com internação anterior no mesmo hospital. É também complicação ou extensão da infecção já presente na admissão, a menos que haja troca de microrganismo com sinais e sintomas sugestivos de aquisição de nova infecção.
- **Infecção hospitalar (IH) ou IrAS:** infeccção adquirida após a admissão do paciente e que se manifesta durante a internação ou após a alta e pode ser relacionada com a internação ou procedimentos hospitalares.

Os pacientes provenientes de outro hospital que se internam com infecção possivelmente associada à assistência, são considerados, para fins de conduta, como portadores de IrAS do hospital de origem e, do ponto de vista epidemiológico, para fins de notificação, como infecção comunitária em relação ao hospital da admissão atual.

Também são consideradas IrAS:

- Quando, na mesma topografia em que foi diagnosticada infecção comunitária, foi isolado um germe diferente seguido de agravamento clínico do paciente.
- Quando se desconhecer o período de incubação do microrganismo e não houver evidência clínica e/ou laboratorial de infecção no momento da internação, toda manifestação de infecção que se apresentar a partir de 72 horas após a admissão ou quando associada a procedimentos diagnósticos ou terapêuticos realizados nesse período.

As definições de IrAS foram recentemente revisadas pelo Centers for Disease Control and Prevention (CDC). De forma simultânea no Brasil, na tentativa de padronizar definições e sistematizar a vigilância das IrAS, a ANVISA revisou e publicou os critérios de infecções em neonatologia para as infecções do sítio cirúrgico, pneumonia e infecção da corrente sanguínea.

As IrAS em neonatologia são classificadas em:

- **Transplacentárias:** são infecções adquiridas por via transplacentária, de acometimento intraútero. Exemplos: herpes simples, toxoplasmose, rubéola, citomegalovírus, sífilis, hepatite B e infecção pelo vírus da imunodeficiência humana adquirida (HIV).
- **IrAS precoce de provável origem materna:** infecção cuja evidência diagnóstica (clínica/laboratorial/microbiológica) ocorre nas primeiras 48 horas de vida com fator de risco materno para infecção.
- **IrAS tardia de origem hospitalar:** infecção cuja evidência diagnóstica (clínica/laboratorial/microbiológica) ocorre após as primeiras 48 horas de vida.

As infecções do sítio cirúrgico (ISC) são aquelas que ocorrem como complicação de uma cirurgia, comprometendo a incisão, tecidos, órgãos ou cavidade manipulada, podendo ser diagnosticada até 30 dias após a realização do procedimento ou até 1 ano, em caso de implante de prótese.

Em lactentes e crianças, a taxa de incidência de IrAS é menor do que em adultos, variando de 1,2 a 10,3 infecções por 100 saídas. As taxas encontradas são inversamente proporcionais à idade da criança – cerca de 7% a 9% em menores de 1 ano e de 1,5% a 4,0% em crianças maiores de 10 anos.

Os pacientes pediátricos clínicos têm, de maneira geral, um risco maior de contrair IrAS do que os pacientes cirúrgicos. Nos lactentes e crianças maiores, as infecções cutâneas, as infecções da corrente sanguínea (ICS) e as pneumonias são responsáveis por mais de 50% das infecções relatadas, enquanto nos adultos as infecções do trato urinário predominam e as bacteremias representam apenas 6%.

Devido à imaturidade imunológica, os recém-nascidos, sobretudo os prematuros, apresentam maior risco de IrAS. Também os pacientes internados em unidades de terapia intensiva (UTI) apresentam maior risco para a aquisição de IrAS. No entanto, muitos aspectos determinam que as IrAS nas UTIs pediátricas sejam diferentes daquelas observadas nas UTIs neonatais e nas de adultos.

De maneira geral, são considerados como fatores associados a um maior risco de IrAS: o tipo e a gravidade da doença de base; desnutrição; cirurgias (neurocirurgia, cirurgia cardiovascular); procedimentos invasivos, como o uso de cateter vascular central ou vesical; intubação endotraqueal; uso de corticosteroides; bloqueadores H_2 e hospitalização em UTI neonatal ou pediátrica.

Para fins de vigilância epidemiológica, após a caracterização das infecções por topografia, é importante também estabelecer a relação com possíveis fatores de risco, como infecção da corrente sanguínea associada a cateter vascular central, pneumonia associada à ventilação mecânica e infecção urinária associada à sonda vesical de demora. A identificação dos fatores de risco permite selecionar aqueles que podem ser alterados e facilitar o desenvolvimento de estratégias de prevenção.

ETIOLOGIA

Nos pacientes pediátricos, os vírus são responsáveis por cerca de 25% das IrAS, isolados sobretudo nos surtos de diarreia em berçários ou de infecções respiratórias nos lactentes. Nas décadas de 1960 e 1970, as bactérias gram-negativas foram consideradas como os principais agentes etiológicos das IrAS bacterianas. A partir dos anos 1980, os germes gram-positivos e os fungos passaram a predominar. Em algumas publicações recentes parece haver uma recrudescência dos germes gram-negativos. Por isso, cada hospital deve conhecer o seu perfil epidemiológico.

A Rede Nacional de Monitoramento da Resistência Microbiana em Serviços de Saúde da ANVISA (Rede RM) é composta por hospitais, laboratórios de saúde pública, agências de vigilância sanitárias estaduais e municipais, comissões estaduais e municipais de controle de infecção hospitalar, além de diversos outros colaboradores. Tem o objetivo de monitorar o perfil de patógenos prioritários para realização de estudos epidemiológicos e servir de base para programa permanente para monitoramento do perfil de sensibilidade e controle da resistência microbiana hospitalar no Brasil.

Os estafilococos coagulase-negativos (ECN) formam o gênero mais prevalente (29%) entre os 5.406 microrganismos isolados de casos de ICS em unidades de terapia intensiva de 97 hospitais em todo o Brasil, entre julho de 2006 e julho de 2008, segundo a Rede RM (Fig. VI.23.1). Classicamente, existem grandes dificuldades de interpretação desses resultados. Os ECNs são saprófitos que predominam na flora cutânea e podem facilmente contaminar as culturas devido à não adesão às técnicas recomendadas para a coleta e transporte desses espécimes. Porém, reconhece-se que essa grande proporção possa ser sugestiva de inconsistência na aplicação do critério diagnóstico padronizado pela Rede RM na definição dos casos.

O isolamento do microrganismo, a identificação e a atividade antimicrobiana quantificada *in vitro* ressaltam o papel fundamental do laboratório como auxiliar na escolha da terapêutica antimicrobiana. A resistência natural ou adquirida por alguns microrganismos aos medicamentos específicos pode ser detectada precocemente. O principal objetivo dos testes de sensibilidade bacteriana é predizer *in vitro* a resposta clínica de um paciente ao utilizar um determinado antimicrobiano contra um agente infeccioso específico.

Resistência aos antimicrobianos não é um fenômeno novo entre as bactérias. Faz parte do sistema de defesa do próprio germe, aumentando assim a sua capacidade de sobreviver em ambiente hostil. Apesar da sua versatilidade, a bactéria tem um número limitado de mecanismos para adquirir resistência aos antimicrobianos. Esses mecanismos incluem uma modificação no alvo estrutural atingido pelo fármaco, a produção de enzimas que destroem o fármaco ativo ou a diminuição da concentração intracelular do antimicrobiano. As alterações no alvo estrutural estão relacionadas com a redução da afinidade de um receptor ou a substituição por uma via metabólica alternativa, enquanto a diminuição da concentração intracelular pode ocorrer por uma diminuição da permeabilidade ou por um sistema ativo de saída (efluxo) do fármaco da célula. Um microrganismo resiste utilizando uma ou várias dessas estratégias.

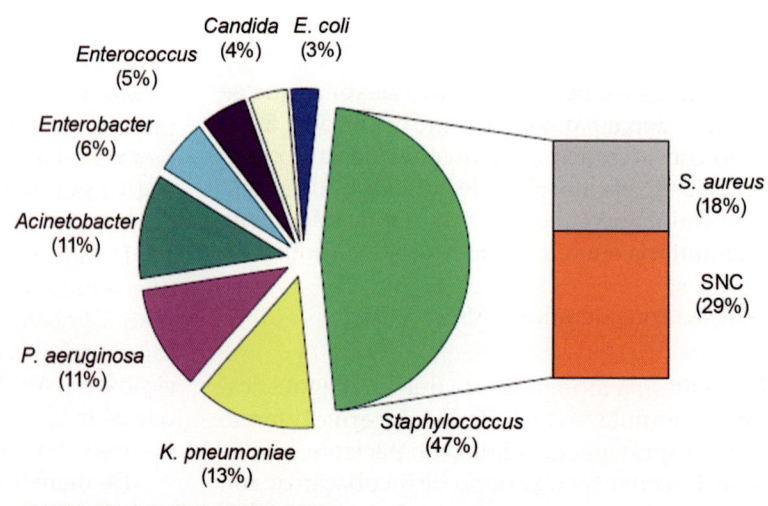

Fig. VI.23.1. Distribuição de microrganismos isolados de infecções primárias de corrente sanguínea em pacientes de terapia intensiva notificados pelos participantes da Rede RM (julho de 2006 a junho de 2008).

Fonte: Rede RM – Anvisa/MS, CGLAB/MS, OPAS/OMS.

A resistência natural aos fármacos é uma propriedade inerente a determinada espécie bacteriana. A resistência adquirida surge como resultado das alterações genéticas nas bactérias, das trocas de informações genéticas entre microrganismos e dos processos subsequentes de seleção pelos agentes antimicrobianos. A presença do antibiótico atua como fator de seleção, suprimindo microrganismos suscetíveis e favorecendo o crescimento dos mutantes resistentes aos fármacos. Infelizmente, a emergência de resistência aos antimicrobianos nas bactérias, parasitas, vírus e fungos tem limitado o progresso alcançado por muitos fármacos desenvolvidos nos últimos 50 anos.

Dentre os mecanismos de resistência antimicrobiana atualmente conhecidos, os patógenos que causam mais preocupação nos hospitais são os que seguem:

- *Staphylococcus aureus* **oxacilina-resistente (MRSA,** *methicillin-resistant Staphylococcus aureus***):** por alteração de origem cromossômica do receptor de ligação a betalactâmicos na sua parede celular, ele apresenta modificação no alvo estrutural, a proteína que se liga à penicilina PBP (*penicillin-binding protein*), conferindo resistência clínica a todos os antibióticos betalactâmicos (penicilinas, cefalosporinas e carbapenêmicos). Assim, os glicopeptídeos (vancomicina e teicoplanina) se tornam os fármacos de escolha para o tratamento de infecções por esses germes. A prevalência de MRSA em hospitais brasileiros componentes da Rede RM chega a 61% (N = 897).
- **Enterococos resistentes à vancomicina:** esses germes (*E. faecalis* e *E. faecium*) não são tão virulentos quanto o *S. aureus*, mas podem causar infecções graves em pacientes hospitalizados. O mecanismo de resistência reside em alterações estruturais de precursores da parede celular mediadas por plasmídeos, que impedem a ligação dos glicopeptídeos, impedindo a sua ação.
- **Bacilos gram-negativos produtores de betalactamases de espectro ampliado (ESBL,** *extended spectrum betalactamases***):** cepas de *Klebsiella pneumoniae* e *Pseudomonas aeruginosa*, entre outros bacilos gram-negativos, podem produzir enzimas que inativam os antimicrobianos betalactâmicos, exceto os associados a inibidores de betalactamases e os carbapenêmicos (imipenem, meropenem). De origem plasmidial e cromossômica, o principal indutor da produção dessa enzima é o uso de cefalosporinas de terceira geração (ceftriaxona, ceftazidima, cefotaxima).
- **Bacilos gram-negativos multirresistentes:** pode-se definir a multirresistência em bacilos gram-negativos quando estes são resistentes a duas ou mais classes de antimicrobianos. Comumente, essas cepas são resistentes a todos os betalactâmicos (inclusive os associados a inibidores de betalactamases e os carbapenêmicos), fluoroquinolonas, aminoglicosídeos e trimetoprim-sulfametoxazol, deixando poucas opções terapêuticas, entre as quais a polimixina B e a tigeciclina, ambas de uso restrito na infância pela sua elevada toxicidade. Esse perfil de resistência é mais encontrado em cepas de *K. pneumoniae*, *P. aeruginosa* e *Acinetobacter baumannii*.

QUADRO CLÍNICO

Um paciente pode ser acometido por um ou mais de um episódio de IrAS em locais diferentes e todos eles devem ser notificados. O quadro clínico das IrAS varia em função da idade do paciente, da sua doença de base, do estado nutricional, dos mecanismos de defesa do hospedeiro, da virulência do agente etiológico e da topografia da infecção.

A IrAS pode ser localizada, como a conjuntivite, piodermite, estomatite, onfalite, infecção de sítio cirúrgico superficial ou de cavidade, do trato urinário, do trato respiratório, ou pode ser uma infecção generalizada, como a infecção da corrente sanguínea.

DIAGNÓSTICO

Para o diagnóstico de IrAS, alguns passos devem ser seguidos:

a. Valorizar o quadro clínico evolutivo da criança que se agravou, não está digerindo bem, apresenta novos picos febris/hipotermia ou apresenta resposta lenta à terapêutica instituída; foi submetida a procedimentos invasivos ou usa dispositivos como próteses, cateter vascular central, cânula de entubação, oxigenoterapia, nutrição parenteral, drenos, sonda vesical etc.; se a criança permanece em jejum prolongado ou está usando leite artificial na dieta. Devem ser realizadas avaliação do estado nutricional, pesquisa do estado imunológico e a utilização prévia de fármacos imunossupressores.

b. Realizar exame físico minucioso: estar atento para a localização da infecção e presença de focos de difícil diagnóstico, como sistema nervoso central (SNC) e sistema urinário em crianças menores, além de endocardite nas crianças em uso de cateter vascular central. Tentar identificar a associação com os dispositivos como sonda vesical de demora.

c. Nos casos mais simples com infecções localizadas e etiologia evidente, não é necessário realizar exames complementares. Exceção se faz por ocasião de surtos de piodermite, conjuntivite e diarreia, entre outros, quando convém estabelecer medidas de bloqueio e uma coorte para acompanhamento.

d. É indispensável a realização de culturas (sangue, urina, secreções, líquido cefalorraquidiano) antes do início ou da alteração da antibioticoterapia, com o objetivo de identificar o agente e determinar sua sensibilidade aos antimicrobianos.

e. Na suspeita de sepse relacionada ao uso do cateter vascular central, devem-se realizar hemoculturas pareadas – uma amostra colhida do dispositivo e outra por veia periférica. Nesses pacientes, quando possível, deve-se retirar o cateter e enviar sua ponta para cultura semiquantitativa.

f. Na dependência da avaliação clínica para estabelecer a topografia da IrAS, solicitar outros exames, como: radiografia de tórax, pesquisa de antígenos e anticorpos, ultrassonografia, ecocardiografia e biópsias, entre outros.

TRATAMENTO

Como já destacado, além dos aspectos psíquicos e sociais e do risco mais elevado de sequelas e morte para o paciente, a IrAS tem alto custo para o sistema de saúde porque determina hospitalização mais prolongada e uso de fármacos de custo mais elevado.

O tratamento varia de acordo com a topografia e a etiologia da IrAS:

- Infecções cutâneas localizadas: tratamento local
- Escabiose e pediculose: antiparasitários
- Se etiologia viral, como nas diarreias e bronquiolites, medidas de suporte além do isolamento digestivo ou respiratório dos pacientes; nos casos de varicela, usar aciclovir e imunoglobulina nos imunodeprimidos.
- Se a etiologia provável for bacteriana, devem-se escolher os antimicrobianos com base no conhecimento da flora local.

O uso restrito de antimicrobianos de amplo espectro no receituário hospitalar tem sido empregado como estratégia para redução da resistência e dos custos com medicamentos. A multirresistência tem-se tornado um desafio para a escolha de terapias efetivas para essas infecções que, quase invariavelmente, necessitam de fármacos de custo muito elevado. Por outro lado, o tratamento inadequado de infecções hospitalares, principalmente nos pacientes de maior gravidade clínica, parece ser um importante determinante de mortalidade hospitalar. Estratégias clínicas e laboratoriais visando reduzir uma antibioticoterapia inadequada devem melhorar o prognóstico. Mudanças no padrão de sensibilidade devem ser acompanhadas, e resultados periódicos, fornecidos ao corpo clínico para adequação da antibioticoterapia empírica.

A CCIH pode ajudar na escolha da antibioticoterapia mais adequada de acordo com o perfil microbiológico da unidade ou após a identificação do agente etiológico, segundo os padrões de sensibilidade. O uso racional desses fármacos é um dos pilares no controle das IrAS, podendo reduzir ou até mesmo reverter o espectro de resistência bacteriana.

PREVENÇÃO

A prevenção é o fator mais importante na luta contra a IrAS. Entre as ações dos Programas de Controle de Infecção Hospitalar se destacam: atualização do material técnico-científico, contando com a participação de profissionais especializados nas diversas áreas pertinentes ao controle de infecção hospitalar; rastreamento, na admissão, de microrganismos multirresistentes e adoção de precauções-padrão, seguidos de medidas de precaução contra a transmissão a partir dos pacientes portadores ou infectados por esses microrganismos multirresistentes; capacitação e orientação de ações básicas na assistência à saúde prevenindo o uso indiscriminado de antimicrobianos e germicidas hospitalares, o que evita o surgimento da resistência e contribui para uma sensível diminuição dos custos hospitalares globais.

Todas as ações são importantes, porém a higienização das mãos continua sendo a mais efetiva medida de controle para prevenir a transmissão de patógenos nosocomiais. A higienização das mãos e a aplicação dos protocolos estabelecidos pela CCIH necessitam de esforços cotidianos visando aperfeiçoar, na prática diária, os procedimentos e as práticas assistenciais (Quadro VI.23.1; Fig. VI.23.2).

De maneira geral, para prevenção das IrAS deve-se:

- Avaliar criteriosamente a indicação do internamento hospitalar.
- Evitar a permanência desnecessária de pacientes sem gravidade no hospital, esperando exames, cirurgias eletivas ou pareceres de especialistas.
- Retirar anéis, relógio e pulseiras antes de começar a sua prática diária para facilitar a higiene adequada das mãos.
- Higienizar as mãos antes e após o manuseio do paciente – usar álcool a 70% glicerinado ou álcool-gel, se não houver sujidade visível nas mãos.
- Exigir técnicas antissépticas ou assépticas na instalação, manuseio de acessos vasculares centrais ou periféricos, ou em qualquer outro procedimento.
- Favorecer o aleitamento materno e contato íntimo da mãe e filho.
- Em recém-nascidos, alimentar precocemente pela via enteral, evitando agravar o estado nutricional, estase e proliferação de enteropatógenos.
- Utilizar racionalmente os antibióticos padronizados e de primeira linha.

Quadro VI.23.1. Técnica de higienização das mãos

1. Lavagem das Mãos com Água e Sabão – molhe as mãos com água, aplique uma quantidade de sabão entre 3 e 5mL e esfregue vigorosamente as mãos durante pelo menos 15 segundos, cobrindo todas as faces das mãos e dedos: palmas, dorso, região interdigital, articulações, polegar, ponta dos dedos (unhas) e punhos. Enxágue com água e use uma toalha descartável, que poderá servir, quando necessário, para fechar a torneira.

2. Solução à Base de Álcool – aplique cerca de 3mL do produto na palma de uma das mãos e esfregue as duas mãos, cobrindo todas as superfícies das mãos e dedos (palmas, dorso, região interdigital, articulações, polegar, ponta dos dedos (unhas) e punhos até que as mãos fiquem secas).

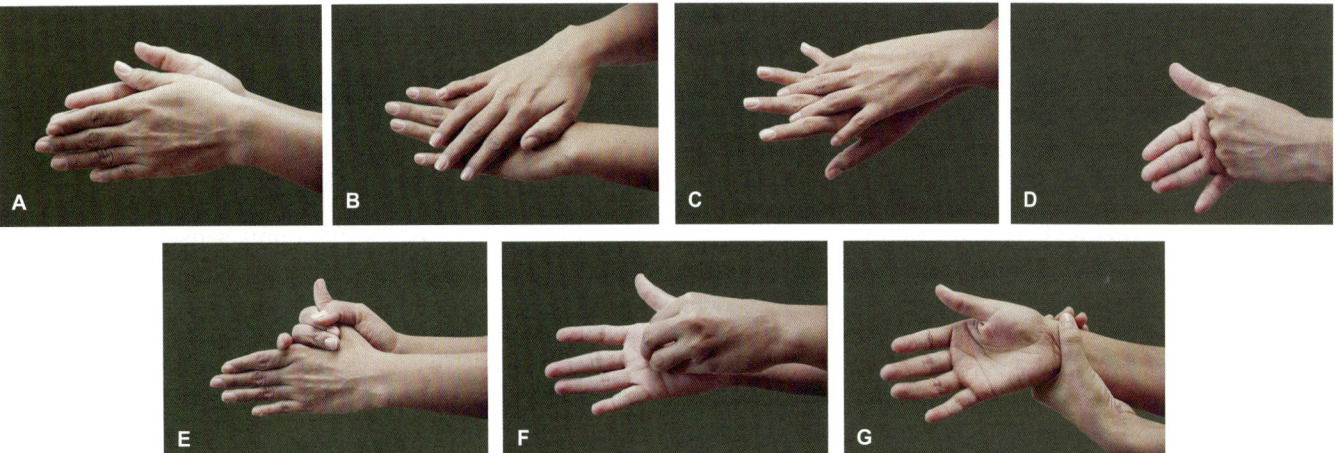

Fig. VI.23.2. Etapas da higienização das mãos. **A.** Passo 1 – Palmas; **B.** Passo 2 – Dorsos; **C.** Passo 3 – Entre os dedos; **D.** Passo 4 – Articulações; **E.** Passo 5 – Polegares; **F.** Passo 6 – Ponta dos dedos; **G.** Passo 7 – Punhos. (*Fotos:* Severino Lima)

- Instituir precauções contra a transmissão de germes dentro do serviço de saúde.
- Não retardar a alta hospitalar sem necessidade.

Afora as medidas gerais, outras medidas específicas devem ser tomadas para a prevenção dos episódios de infecções relacionados a dispositivos invasivos (cateter vascular, ventilação mecânica e sonda vesical), e de sítio cirúrgico, os quais são responsáveis pela maior carga de morbimortalidade e aumento de custos relacionados às IrAS. O Quadro VI.23.2 resume as principais medidas.

A CCIH deve escolher o método de vigilância epidemiológica segundo as características do hospital. Os métodos de busca ativa são os mais adequados, devendo utilizar várias fontes de dados, dentre as quais uma delas é a ficha de infecção relacionada à assistência à saúde. Os seguintes dados são essenciais e devem estar obrigatoriamente presentes na ficha:

- Identificação do paciente, idade, peso e procedência (domicílio ou de outro hospital).
- Ocorrência ou não de infecção comunitária ou hospitalar.
- Topografia da IrAS (um paciente pode ter mais de uma infecção durante o internamento).
- Espécime clínico e a data da coleta dos exames bacteriológicos.
- Utilização de procedimentos invasivos.
- Diagnóstico final e tipo de alta (cura ou óbito).

Os dados colhidos ou fornecidos adequadamente permitem detectar a ocorrência de surtos, além de fornecerem indicadores importantes que devem ser anali-

Quadro VI.23.2. Medidas para a redução de infecções relacionadas a procedimentos invasivos e cirurgia

Infecção da corrente sanguínea associada ao cateter venoso central (CA-BSI)	Pneumonia associada ao ventilador (VAP ou PAV)	Infecção de sítio cirúrgico (ICS)
• Higiene das mãos antes e após manuseio • Máxima precaução de barreira – paramentação cirúrgica para a inserção (gorro e máscara com luvas e capotes estéreis) e grandes campos cirúrgicos cobrindo quase inteiramente o paciente • Clorexidina a 2% para antissepsia cutânea no momento da inserção, no manuseio diário e nos curativos • Escolha do melhor local – a princípio veia subclávia – para cateteres não tunelizados • Revisão diária da necessidade do acesso com pronta remoção quando não mais necessário	• Elevação do tronco e cabeça do paciente entre 30 e 40 graus • Avaliação diária da interrupção da sedação para desmame do respirador e da necessidade da permanência da intubação • Profilaxia da úlcera péptica (individualizar) • Profilaxia da trombose venosa profunda em pacientes maiores de 18 anos	• Uso apropriado da antibioticoprofilaxia – garantir que a infusão seja feita 1 hora antes da incisão cirúrgica, com antibióticos padronizados para profilaxia cirúrgica, e que a descontinuação dos mesmos seja feita em até 24 horas de pós-operatório • Não fazer tricotomia • Controle glicêmico rigoroso (<200 mg%), evitando hiperglicemia • Estabelecer normotermia trans e pós-operatória nos pacientes com cirurgia colorretal Obs.: o controle glicêmico e a normotermia foram estudados em grupos específicos de pacientes; estudos devem ser validados para outros grupos

sados periodicamente no hospital e especialmente nos serviços de berçário de alto risco, UTI (adulta, pediátrica, neonatal) e de queimados. Entre os indicadores obrigatoriamente exigidos pelo MS estão a taxa de IrAS, a taxa de pacientes com IrAS, a distribuição percentual das IrAS e a taxa de letalidade associada à IrAS. Essas taxas são calculadas tendo como numerador o número de ocorrência do evento e o denominador como o total de saídas (altas, transferências e óbitos) ou entradas no mesmo período. São importantes outros indicadores, como a taxa de IrAS por procedimento de risco e a taxa de infecção do sítio cirúrgico de acordo com o potencial de contaminação.

Para comparar taxas entre diferentes hospitais recomenda-se que os indicadores sejam calculados utilizando-se no denominador o total de pacientes-dia ou de procedimentos-dia (somam-se os dias totais de permanência de todos os pacientes no período considerado).

A frequência das IrAS por microrganismos ou por etiologias, além do coeficiente de sensibilidade aos antimicrobianos, é um indicador de relevância clínica para o tratamento da IrAS.

Essas taxas são denominadas, em conjunto, como indicadores de resultado, pois são identificadas no momento ou após a ocorrência da IrAS. Os indicadores de processo aparecem como alternativa de avaliação da qualidade e adequação da assistência de acordo com protocolos técnicos baseados nas melhores evidências.

BIBLIOGRAFIA

Brasil. Agência Nacional de Vigilância Sanitária. Gerência Geral de Tecnologia em Serviços de Saúde. Gerência de Investigação e Prevenção das Infecções e dos Eventos Adversos. Neonatologia – Critérios Nacionais de Infecções relacionadas à assistência à saúde. Brasília, 2008. Disponível em: http://www.anvisa.gov.br/servicosaude/manuais/manual_definicao_criterios_nacionais_infec%E7%F5es_relacionadas_assistencia_saude_neonatologia.pdf.

Brasil. Agência Nacional de Vigilância Sanitária. Gerência Geral de Tecnologia em Serviços de Saúde. Gerência de Investigação e Prevenção das Infecções e dos Eventos Adversos. Sítio Cirúrgico – Critérios Nacionais de Infecções relacionadas à assistência à saúde. Brasília, 2008. Disponível em: http://www.anvisa.gov.br/servicosaude/manuais/criterios_nacionais_ISC.pdf.

Brasil. Agência Nacional de Vigilância Sanitária. Manual de higiene das mãos em serviços de saúde/Agência Nacional de Vigilância Sanitária. Brasília: ANVISA, 2007, 52 p. Disponível em: http://www.anvisa.gov.br/hotsite/higienizacao_maos/manual_integra.pdf.

Brasil. Agência Nacional de Vigilância Sanitária. Rede Nacional de Monitoramento da Resistência Microbiana em Serviços de Saúde – Rede RM. 2009. Disponível em: http://www.anvisa.gov.br/servicosaude/controle/rede_rm/index.htm.

Brasil. Ministério da Saúde. Agência Nacional de Vigilância Sanitária. Pediatria: Prevenção e Controle de Infecção Hospitalar/Ministério da Saúde, Agência Nacional de Vigilância Sanitária. Brasília: Ministério da Saúde, 2005. 116 p. Disponível em: http://www.anvisa.gov.br/servicosaude/manuais/manualpediatria.pdf.

Brasil. Ministério da Saúde. Lei 9.431 de 6 de janeiro de 1997. Diário Oficial da União, 1997.

Brasil. Ministério da Saúde. Portaria 2.616, de 12 de maio de 1998. Diário Oficial da União, 1998.

Centers for Disease Control and Prevention. Division of Healthcare Quality Promotion National Center for Infectious Diseases. The National Healthcare Safety Network (NHSN) Manual. Patient Safety Component Protocol. Atlanta: CDC, 2008

Centers for Disease Control and Prevention. Guidance for Control of Infections with Carbapenem-Resistant or Carbapenemase-Producing Enterobacteriaceae in Acute Care Facilities. Morbidity and Mortality Weeklt Report. 2009; 58(10):256-260. Disponível em: http://www.cdc.gov/mmwr/preview/mmwrhtml/mm5810a4.htm.

Centers for Disease Control and Prevention. Guideline for Hand Hygiene in Health-Care Settings: Recommendations of the Healthcare Infection Control Practices Advisory Committee and the HICPAC/SHEA/APIC/IDSA Hand Hygiene Task Force. Morbidity and Mortality Weeklt Report. 2002; 51(RR-16):1-56. Disponível em: http://www.cdc.gov/mmwr/PDF/rr/rr5116.pdf.

Centers for Disease Control and Prevention. Guidelines for Preventing Health-Care-Associated Pneumonia, 2003. Morbidity and Mortality Weeklt Report. 2003; 53(RR03):1-36. Disponível em: http://www.cdc.gov/mmwr/preview/mmwrhtml/rr5303a1.htm.

Centers for Disease Control and Prevention. Guidelines for the Prevention of Intravascular Catheter-Related Infections. Morbidity and Mortality Weeklt Report. 2002; 51(RR-10):1-36. Disponível em: http://www.cdc.gov/mmwr/PDF/rr/rr5110.pdf.

Centers for Disease Control and Prevention. Recommendations for preventing the spread of vancomycin resistance. Morbidity and Mortality Weeklt Report. 1995;44(RR-12). Disponível em: http://www.cdc.gov/mmwr/PDF/RR/RR4412.pdf.

McGowan Jr. J. Economic impact of antimicrobial resistance. Emerg Infect Dis. 2001; 7(2):286-92. Disponível em: http://www.cdc.gov/ncidod/eid/vol7no2/pdfs/mcgowan.pdf.

Medeiros ES, Stempliuk VA, Santi LQ, Sallas J. Curso uso racional de antimicrobianos para prescritores. São Paulo: Organização Pan-Americana de Saúde, Agência Nacional de Vigilância Sanitária, Coordenação Geral de Laboratórios de Saúde Pública – CGLAB/SVS/MS, Disciplina de Infectologia da Universidade Federal de São Paulo, 2008, 262 p. Disponível em: http://www.anvisa.gov.br/servicosaude/controle/rede_rm/cursos/atm_racional/inicio.htm.

Mulvey MR, Simor AE. Antimicrobial resistance in hospitals: how concerned should we be? Canad Med Assoc J 2009; 180(4):408-415.

Organização Mundial de Saúde. WHO Guidelines on Hand Hygiene in Health Care / First Global Patient Safety Challenge Clean Care is Safer Care. 2009. Disponível em: http://whqlibdoc.who.int/publications/2009/9789241597906_eng.pdf.

Pereira CR. Vigilância epidemiológica das infecções hospitalares e de outros eventos adversos em serviços de saúde. Como instituir um programa de controle de infecção hospitalar. APECIH, 2007:8-26.

Pratt RJ, Pellowe CM, Wilson JA et al. EPIC2 – National Evidence-based Guidelines for Preventing Healthcare-associated Infections in NHS Hospitals in England. J Hosp Infect. 2007:S1-S64.

Quintiliani Jr. R, Sahm DF, Courvalin P. Mechanisms of resistance to antimicrobial agents. In: Murray PR (ed.). Manual of Clinical Microbiology. Washington, DC: Asm Press, 1999:1.505-1.512.

Scott II RD. The direct medical costs of healthcare-associated infections in United States hospitals and the benefits of prevention. Centers for Disease Control and Preventiona, 2009, 16 p. Disponível em: http://www.cdc.gov/ncidod/dhqp/pdf/Scott_CostPaper.pdf.

Siegel JD, Rhinehart E, Jackson M, Chiarello L. Management of multidrug-resistant organisms in healthcare settings. Atlanta: CDC, 2006. Disponível em: http://www.cdc.gov/ncidod/dhqp/pdf/ar/mdroguideline2006.pdf.

Siegel JD, Rhinehart E, Jackson M, Chiarello L: The Healthcare Infection Control Practices Advisory Committee. 2007 Guideline for

Isolation Precautions: Preventing Transmission of Infectious Agents in Healthcare Settings. Atlanta: CDC, 2007. Disponível em: http://www.cdc.gov/ncidod/dhqp/pdf/guidelines/Isolation2007.pdf.

Wenzel RP, Edmond MB. The impact of hospital-acquired bloodstream infections. Emerg Infect Dis. 2001; 7(2):174-177. Disponível em: http://www.cdc.gov/ncidod/eid/vol7no2/pdfs/wenzel.pdf.

Yokoe DS, Mermel LA, Anderson DJ et al. A Compendium of Strategies to Prevent Healthcare-Associated Infections in Acute Care Hospitals. Infect Control Hosp Epidemiol 2008; 29:S12-21. Disponível em: http://www.journals.uchicago.edu/doi/pdf/10.1086/591060.

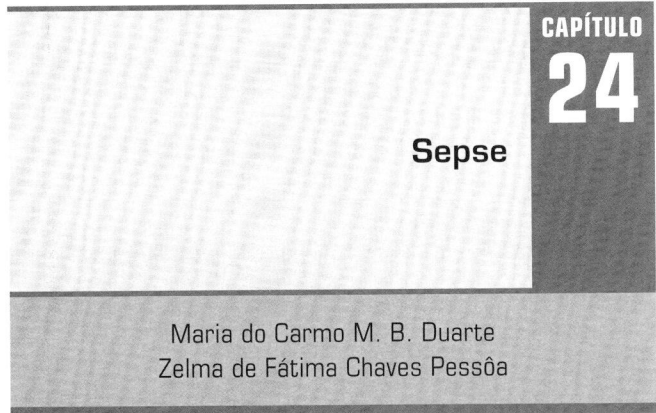

CAPÍTULO 24
Sepse

Maria do Carmo M. B. Duarte
Zelma de Fátima Chaves Pessôa

INTRODUÇÃO, CONCEITUAÇÃO E EPIDEMIOLOGIA

Com o advento das unidades de terapia intensiva (UTI) neonatal e pediátrica, houve redução da letalidade por sepse severa de 97% para 9%, nos países desenvolvidos. Nos países em desenvolvimento, a sepse permanece como um dos grandes desafios em saúde pública por sua alta morbiletalidade e alto custo social. Em 2002, o Colégio Americano de Medicina Intensiva publicou um protocolo de boas práticas clínicas para manejo da sepse e choque séptico neonatal e pediátrico, o qual foi revisado e atualizado em 2007. Desde então, vem sendo observada redução de letalidade por sepse nos centros que adotaram o protocolo como rotina de serviço.

É de suma importância para pediatras e intensivistas o conhecimento da nomenclatura internacional vigente sobre sepse pediátrica, a fim de que haja padronização dos termos descritos a seguir, de acordo com definições da Conferência Internacional de Consenso sobre Sepse Pediátrica, de 2004 (Quadros VI.24.1-VI.24.3).

ETIOLOGIA, PATOGÊNESE E PATOLOGIA MORFOLÓGICA E FUNCIONAL

Diferenças são observadas na microbiota das infecções comunitárias e infecções nosocomiais. Os agentes etiológicos da sepse comunitária variam conforme a faixa etária, o foco infeccioso primário e a doença de base (Quadro VI.24.5). Os agentes determinantes de infecções nosocomiais variam de uma unidade hospitalar para outra. Em pacientes imunodeprimidos podem surgir infecções oportunistas por *Pneumocystis jiroveci*, fungos, *M. tuberculosis* e vírus.

Em resposta à presença de componentes microbianos das infecções bacterianas no compartimento vascular ou tecidual ocorre uma complexa interação e ativação de citocinas pró-inflamatórias.

O processo tem início com a proliferação de microrganismos no foco da infecção e a posterior invasão da circulação por esses ou por substâncias procedentes do agente (endotoxinas ou exotoxinas). Esses agentes estimulam monócitos, macrófagos, endotélio e neutrófilos a liberarem mediadores inflamatórios de primeira linha, como o fator de necrose tumoral (TNF), interleucinas (IL), fator de ativação plaquetário, endorfinas etc., promovendo a liberação de novas citocinas e ativando as cascatas do complemento e da coagulação, o que determina uma resposta inflamatória amplificada, com evolução para coagulação intravascular disseminada (CIVD), se o processo não for interrompido. O TNF é considerado marcador de letalidade na sepse e, desse modo, quanto maior a concentração sérica desse, maior o risco de evolução para o óbito. Outros mediadores, como a IL-1 e a IL-6, também estão relacionados ao aumento de letalidade na sepse pediátrica.

O TNF e a IL-1 agem sobre o endotélio vascular estimulando a síntese de outros mediadores inflamatórios, como o fator de agregação plaquetário (PAF), IL-6 e -8, leucotrienos, prostaglandinas e óxido nítrico, gerando vasodilatação e hipotensão arterial. Como resultado, muitas vias imunobioquímicas são ativadas, como as cascatas do complemento e da coagulação, o sistema calicreína-cinina, a produção de betaendorfinas e a alteração da cinética e função dos polimorfonucleares (PMNs). A ativação dos PMNs e a estimulação da medula óssea determinam leucocitose na maioria dos pacientes sépticos.

Alguns autores têm relatado que, em contraposição aos mediadores pró-inflamatórios (TNF, IL), ocorre uma reação anti-inflamatória compensatória (CARS) da qual participariam as IL-4, -10, -11 e -13 e antagonistas da IL-1, entre outros. O quanto da resposta inflamatória é modulado ou o quanto de cada resposta seria responsável pelo quadro sistêmico ainda não está claro.

Apesar de o processo inflamatório em geral determinar leucocitose, alguns pacientes apresentam neutropenia transitória que pode resultar da inadequada função da medula óssea, aumento do consumo dos PMNs circulantes ou da adesão desses aos receptores da parede endotelial. O processo promove a fagocitose bacteriana, liberação de enzimas proteolíticas e radicais livres de oxigênio, gerando escape capilar de líquido para o interstício. Essas alterações também geram distúrbios na coagulação pela alteração da viscosidade sanguínea e ativação da cascata pelos mediadores inflamatórios, podendo evoluir para CIVD, hipoperfusão tecidual, metabolismo anaeróbico, acidose e disfunção orgânica.

Quadro VI.24.1. Definições de síndrome da resposta inflamatória sistêmica (SIRS), infecção, sepse, sepse severa e choque séptico

SIRS (SÍNDROME DA RESPOSTA INFLAMATÓRIA SISTÊMICA):	
DIAGNÓSTICO: ☐ 1 principal + ☐ 1 secundário	
PRINCIPAL	**SECUNDÁRIO**
☐ Temperatura axilar ≥ 38,5°C ☐ Temperatura axilar ≥ 35,5°C ☐ Leucocitose para a idade ou leucopenia (não induzida por fármacos) ☐ leucócitos imaturos > 10%	**TODAS AS IDADES** ☐ FC > 2 DS para idade (na ausência de estímulo externo, fármacos ou estímulo doloroso). ☐ FC inexplicavelmente elevada durante 0,5 a 4 horas **TODAS AS IDADES** ☐ FR > 2 DS para idade ☐ Ventilação mecânica por processo agudo não relacionada com doença neuromuscular ou com eliminação do anestésico	**CRIANÇAS < 1 ANO** ☐ FC < percentil 10 para idade na ausência de estímulo vagal externo, betabloqueador, cardiopatia congênita ☐ FC inexplicavelmente baixa durante 0,5 hora

INFECÇÃO
☐ Suspeita de infecção ou infecção comprovada (cultura positiva, Gram ou PCR – reação em cadeia da polimerase) para qualquer patógeno ☐ Síndrome clínica associada com alta probabilidade de infecção (achados positivos no exame clínico, de imagem ou de laboratório – por exemplo, leucócitos em líquido estéril, radiografia de tórax com pneumonia, *rash* petequial ou purpúrico ou *purpura fulminans*)

SEPSE = ☐ SIRS + ☐ INFECÇÃO

SEPSE SEVERA – ver Quadro VI.24.2	
☐ SEPSE + ☐ 1 PRINCIPAL OU ☐ 2 SECUNDÁRIOS	
PRINCIPAL	**SECUNDÁRIO**
☐ DISFUNÇÃO CARDIOVASCULAR ☐ SARA SARA = $PaO_2 / FiO_2 < 200$ + estabelecimento agudo + infiltrados bilaterais sem sinais de IC esquerda LPA (lesão pulmonar aguda) = mesma definição que SARA com $PaO_2 / FiO_2 < 300$	☐ DISFUNÇÃO HEMATOLÓGICA ☐ DISFUNÇÃO RENAL ☐ DISFUNÇÃO NEUROLÓGICA ☐ DISFUNÇÃO HEPÁTICA ☐ DISFUNÇÃO RESPIRATÓRIA

CHOQUE SÉPTICO
☐ SEPSE + ☐ DISFUNÇÃO CARDIOVASCULAR (ver Quadro VI.24.2)

Os graves efeitos fisiopatológicos no sistema cardiovascular e outros aparelhos podem resultar na disfunção de múltiplos órgãos e sistemas (SDMO) e morte. Como consequência das alterações hemodinâmicas secundárias à síndrome da resposta inflamatória sistêmica (SRIS), são liberadas catecolaminas e glicocorticoides na corrente sanguínea, causando, de início, hiperglicemia por estímulo à glicogenólise e gliconeogênese, bem como pela resistência periférica à insulina. Com a rápida queda dos estoques de glicogênio, as reservas de gordura e proteínas são utilizadas como alternativas de energia, gerando uma grave depleção nutricional do paciente (Fig. VI.24.1).

Resposta hemodinâmica

Em pediatria, quando ocorre evolução da sepse para choque séptico, a resposta hemodinâmica mais comum (cerca de 60% das crianças) é a existência de vasoconstrição periférica com aumento da resistência vascular sistêmica e baixo débito cardíaco. Provavelmente, isso ocorre devido à hipovolemia relativa (perda para o interstício) ou absoluta (perdas por diarreia e vômitos) na maioria dos casos de sepse pediátrica. Em adultos, a resposta hemodinâmica mais frequente é o aumento do débito cardíaco associado à vasodilatação sistêmica. Por isso, os

Quadro VI.24.2. Critérios de disfunção orgânica

DISFUNÇÃO CARDIOVASCULAR		CVC
DIAGNÓSTICO: apesar da administração em *bolus* de SF ≥ 40mL/kg em 1 hora ☐ 1 principal ou ☐ 2 secundários		
PRINCIPAL	SECUNDÁRIO	
☐ queda da PA abaixo do percentil 5 para a idade ou – 2 DP abaixo do normal para a idade ☐ necessidade de fármacos vasoativos para manter PA normal (dopamina ou dobutamina > 5μg/kg/min, epinefrina ou noradrenalina em qualquer dose)	☐ acidose metabólica inexplicada (déficit > 5 mEq/L) ☐ aumento do lactato arterial superior a 2 × limite normal ☐ debito urinário 0,5mL/kg/h ☐ tempo de preenchimento capilar > 5 segundos ☐ diferença entre temperatura central e periférica > 3°C	

DISFUNÇÃO RESPIRATÓRIA	RPR
DIAGNÓSTICO: ☐ $PaO_2 / FiO_2 < 300$ na ausência de cardiopatia cianogênica ou doença pulmonar crônica (um dos citados) ☐ $PaCO_2 > 65$ ou 20mmHg acima da $PaCO_2$ basal ☐ Necessidade comprovada ou $FiO_2 > 50\%$ para manter saturação ≥ 92% ☐ Necessidade não eletiva de ventilação invasiva ou não invasiva (paciente em POI que desenvolve processo inflamatório ou infeccioso que impede a extubação) SARA = $PaO_2 / FiO_2 < 200$ + estabelecimento agudo + infiltrados bilaterais sem sinais de IC esquerda LPA (lesão pulmonar aguda) = mesma definição que SARA com $PaO_2 / FiO_2 < 300$	

DISFUNÇÃO NEUROLÓGICA	NEU
DIAGNÓSTICO: ☐ Escala de coma de Glasgow < 11 (um dos citados) ☐ mudança aguda do estado neurológico ou queda da escala de Glasgow ≥ 3 em relação ao anterior	

DISFUNÇÃO HEMATOLÓGICA	HEM
DIAGNÓSTICO: ☐ plaquetas < 80.000 (um dos citados) ☐ plaquetas com queda superior a 50% em relação à maior contagem dos últimos 3 dias (doentes crônicos hematológicos ou oncológicos) ☐ INR > 2	

DISFUNÇÃO RENAL	REN
(um dos citados) ☐ creatinina sérica superior a 2 vezes o normal para a idade	
☐ creatinina sérica superior a 2 vezes o basal para o paciente	

DISFUNÇÃO HEPÁTICA	HEP
(um dos citados) ☐ bilirrubina serica ≥ 4 mg% (não válido para RN) ☐ alanina transaminase > normal para a idade	

Quadro VI.24.3. Sinais vitais e variáveis laboratoriais idade-específicas (valores de P_5 e P_{95} da frequência cardíaca, frequência respiratória, contagem de leucócitos e pressão sistólica)

Idade	Frequência cardíaca (bpm)		Frequência respiratória (ipm)	Leucócitos (× 10³/mm³)	PS (mmHg)
	Taquicardia	Bradicardia			
0 dia a 1 sem	> 180	< 100	> 50	> 34	< 65
1 sem a 1mês	> 180	< 100	> 40	> 19,5 ou < 5	< 75
1 m a 1 ano	> 180	< 90	> 34	> 17,5 ou < 5	< 100
2 a 5 anos	> 140	NA	> 22	> 15,5 ou < 6	< 94
6 a 12 anos	> 130	NA	> 18	> 13,5 ou < 4,5	< 105
13 a 18 a	> 110	NA	> 14	> 11 ou < 4,5	< 117

NA, não aplicável; bpm, batimentos por minuto; ipm, incursões por minuto.

Quadro VI.24.4. Pressão arterial média e pressão de perfusão

Idade	Frequência cardíaca	Pressão de perfusão
RN a termo	120-180	55
> 1 ano	120-180	60
> 2 anos	120-160	65
> 7 anos	100-140	65
> 15 anos	90-140	65

Quadro VI.24.5. Agentes etiológicos mais frequentes de acordo com faixa etária e foco

Idade	Foco	Agentes
Até 3 meses	Gastrointestinal	Gram-negativos entéricos
	Vias urinárias	Bactérias gram-negativas
	Pele e subcutâneo	*Staphylococcus aureus* *Streptococcus pyogenes*
	Articulações e ossos	*Staphylococcus aureus*
	Vias aéreas inferiores	*Streptococcus* β-hemolítico do grupo B Bactérias gram-negativas *Staphylococcus aureus*
	Meninges	Bactérias gram-negativas *Streptococcus* β-hemolítico do grupo B *Listeria monocytogenes* *Neisseria meningitidis*
Acima de 3 anos*	Pele e subcutâneo	*Staphylococcus aureus* *Streptococcus pyogenes*
	Articulações e ossos	*Staphylococcus aureus*
	Vias aéreas inferiores	*Streptococcus pneumoniae* *Staphylococcus aureus*
	Meninges	*Neisseria meningitidis* *Streptococcus pneumoniae*

*Nas crianças entre 3 meses a 5 anos pensar na etiologia por *Haemophilus influenzae*, sobretudo naquelas não vacinadas.

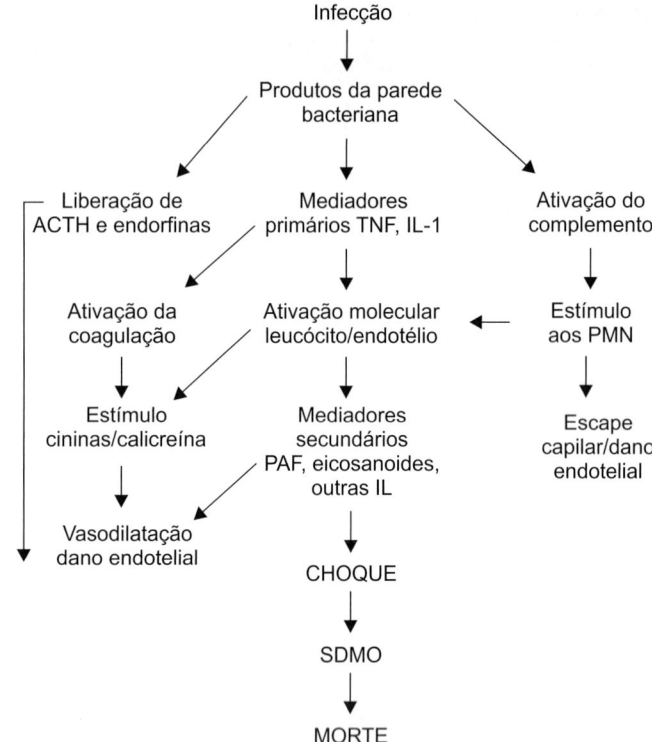

ACTH, hormônio adrenocorticotrópico; IL, interleucina; PAF, fator agregador plaquetário; PMN, polimorfonucleares; SMDO, disfunção de múltiplos órgãos e sistemas

Fig. VI.24.1. Fisiopatologia da sepse.

protocolos terapêuticos dos adultos em choque séptico não podem ser extrapolados para o manuseio do paciente pediátrico.

QUADRO CLÍNICO

A identificação precoce do quadro séptico permite rápida intervenção terapêutica, buscando-se evitar o franco processo inflamatório e a evolução para o choque, falência orgânica e até a morte do paciente. O diagnóstico da sepse é essencialmente clínico, exigindo história clínica detalhada, além de um exame físico cuidadoso com reconhecimento de sinais clínicos iniciais, muitas vezes inespecíficos, e sinais de gravidade, como o tempo de preenchimento capilar prolongado. Exames laboratoriais são úteis para detectar alterações bioquímicas, ácido-básicas, hematológicas, da crase sanguínea, bem como avaliar as funções renal e hepática. Os indicadores laboratoriais indiretos (hemograma, coagulograma, glicemia etc.) usualmente empregados para se chegar ao diagnóstico da sepse individualmente têm baixas sensibilidade e especificidade. Além disso, os resultados de exames bacteriológicos coletados por ocasião da primeira suspeita não estão imediatamente disponíveis para orientar terapias específicas.

O quadro séptico pode apresentar-se de forma súbita e fulminante, como a sepse meningocócica, ou insidiosa, no caso da sepse fúngica, mais frequente nos imunodeprimidos. Os sinais e sintomas da sepse são muito variáveis, em especial nas faixas etárias mais jovens, que apresentam sinais clínicos inespecíficos, e em crianças imunodeprimidas, como as portadoras de doença oncológica ou síndrome da imunodeficiência humana (AIDS).

Os recém-nascidos (RNs) com sepse precoce podem apresentar sinais antes do nascimento ou imediatamente após o parto: sinais de sofrimento fetal, taquicardia fetal e/ou escore de Apgar baixo. Outros sintomas e sinais precoces podem incluir hipoatividade, palidez e recusa alimentar. Após algumas horas, podem apresentar má perfusão periférica, hipotermia, gemido, cianose, apneia, bradicardia, irritabilidade, choro estridente, convulsão, abaulamento de fontanela, distensão abdominal, icterícia, hepatoesplenomegalia e *rash* cutâneo, dentre outros. Lactentes jovens apresentam sintomatologia semelhante à apresentada pelo RN, enquanto as crianças se mostram com febre, calafrios, prostração, irritabilidade, palidez, icterícia, distensão abdominal e/ou íleo infeccioso, convulsão e diminuição do nível de consciência, dentre outros.

Em criança com quadro agudo de febre, decaimento do estado geral com ou sem exantema petequial, acompanhado ou não de sinais meníngeos (dor de cabeça, vômitos, rigidez de nuca, abaulamento de fontanela), deve ser considerado o diagnóstico de sepse meningocócica e estabelecido o tratamento específico imediatamente após a suspeita clínica. Embora não sejam patognomônicos de doença meningocócica, esses achados devem ser interpretados como uma emergência médica, requerendo antibioticoterapia imediata e expansão volumétrica.

Por sua vez, o choque séptico (sepse e disfunção cardiovascular, como definido no Quadro VI.24.1) deve ser reconhecido antes que a hipotensão arterial ocorra, por meio da tríade clínica que inclui hipotermia ou hipertermia, alteração do estado mental e da perfusão das extremidades com vasodilatação periférica (choque quente), ou vasoconstrição com tempo de preenchimento capilar maior do que 2 segundos e extremidades frias (choque frio). As terapias são voltadas para o restabelecimento do estado mental e da perfusão periférica. O restabelecimento do débito urinário pode também ser considerado como um guia da bem-sucedida reanimação volêmica.

Limiares de frequência cardíaca menores do que 90 e maiores do que 160 batimentos cardíacos por minuto (bpm) em lactentes e menores do que 70 e maiores do que 150 bpm em crianças estão relacionados com aumento da mortalidade em criança criticamente doente (não necessariamente séptica).

DIAGNÓSTICO

A avaliação laboratorial é capaz de revelar dois aspectos distintos da sepse. O primeiro é o que se refere à busca ou identificação do agente etiológico, por meio do rastreamento microbiológico do paciente; o segundo diz respeito à identificação de alterações metabólicas, indicativas do comprometimento sistêmico e de órgãos específicos.

A avaliação microbiológica inclui exames diretos e culturas de sangue (duas ou mais, com positividade em torno de 30% a 50%), de urina, de líquido cefalorraquidiano (LCR), de fezes, de secreções, de aspirado de intestino delgado, de exsudatos e de petéquias e sufusões (na suspeita de doença meningocócica), preferencialmente antes da utilização de terapias antimicrobianas. Ressalta-se que, a despeito da importância da investigação etiológica, o início da antibioticoterapia não deve ser retardado em hipótese alguma. Na presença de cateter venoso central, devem-se colher hemoculturas pareadas (periférica e através do cateter venoso central). O LCR deve ser obtido, especialmente no recém-nascido e nos lactentes jovens, exceto quando da presença de instabilidade hemodinâmica (sinais de choque), de hipertensão intracraniana e na ocorrência de plaquetopenia grave.

Outros métodos para a identificação do agente etiológico, como a pesquisa de antígenos por contraimunoeletroforese (CIE), ensaio imunossorvente ligado à enzima (ELISA), aglutinação por látex ou reação em cadeia da polimerase (PCR), são métodos auxiliares de grande valia, porém de maiores custos, impedindo a utilização de forma rotineira.

Na suspeita de sepse em paciente com longa permanência hospitalar, torna-se mandatória a investigação de infecção sistêmica causada por fungo. Atualmente, os fungos, especialmente as diferentes espécies de Cândida, são responsáveis por cerca de 5% das sepses hospitalares. A presença de fatores de risco adicionais, tais como a utilização de múltiplos esquemas de antimicrobianos, antimicrobianos de largo espectro, de nutrição parenteral, presença prolongada de cateter central e colonização de trato digestivo por Cândida, aumenta a chance de infecção fúngica.

A avaliação laboratorial para identificação de comprometimento sistêmico inclui desde a busca de indicadores de resposta inflamatória no sangue periférico (mediadores endógenos, indicadores de fase aguda) até a pesquisa de distúrbios orgânicos e metabólicos, visando às terapias de suporte. Os indicadores da presença da resposta inflamatória sistêmica, em sua maioria, carecem de sensibilidade e especificidade para o diagnóstico da sepse, mas podem ter valor prognóstico e de acompanhamento da resposta à terapêutica.

Em nosso meio, os exames disponíveis que indicam a presença de resposta inflamatória sistêmica são proteína C-reativa, velocidade de hemossedimentação (VHS) e a contagem total e diferencial dos leucócitos. Esses são inespecíficos, quando comparados às alterações morfológicas dos neutrófilos (granulações tóxicas, vacuolização e corpos de Dohle), e apresentam valor preditivo de 76% na presença de bacteremia. Provas de coagulação alteradas, como tempo de protrombina (TP), tempo de tromboplastina parcial (TTP) e produtos de degradação da fibrina aumentados, além da contagem reduzida de plaquetas, configuram o quadro de coagulação intravascular disseminada (CIVD) que se manifesta clinicamente por sangramentos múltiplos (principalmente digestivo e em locais de punção vascular).

Exames de imagem, como radiografias, ecocardiograma e tomografia computadorizada (TC), entre outros, para localizar focos de infecção, bem como exames para avaliar implicações metabólicas e complicações, como eletrólitos, glicose, ureia, creatinina, bilirrubinas, transaminases e gasometria, são necessários.

Por outro lado, estudos recentes demonstram que inúmeros marcadores têm sido sugeridos para o diagnóstico precoce da sepse, dentre os quais a dosagem sérica de algumas citocinas (IL-1, IL-6, IL-8, IL-10, TNF-α), de seus respectivos receptores solúveis (receptor do TNF), de proteínas de fase aguda (proteína C-reativa) e de procalcitonina.

Monitoração

A monitoração utilizada no paciente séptico dependerá da gravidade clínica. Nas crianças estáveis, a opção é a monitoração não invasiva da frequência respiratória, frequência cardíaca, débito urinário, pulsos, perfusão capilar, pressão arterial, oximetria de pulso e a vigilância do nível de consciência. Nas crianças graves, em choque, além dos já descritos, estão indicadas a aferição da pressão venosa central (PVC), da pressão arterial invasiva, da diurese horária por sondagem vesical e a realização de ecocardiograma, como meio diagnóstico e de acompanhamento da resposta miocárdica à terapia instituída.

TRATAMENTO

A resposta inflamatória sistêmica da sepse pode restringir-se a um fenômeno autolimitado ou progredir para quadros de maior gravidade, como sepse grave, choque séptico e disfunção de um ou mais órgãos. Diversas modalidades terapêuticas têm sido empregadas no paciente com sepse, de acordo com a gravidade clínica. Reanimação volumétrica com cristaloides (soro fisiológico) e coloides (albumina), transfusão de hemoderivados, uso de antimicrobianos, imunoterapia e suporte nutricional, associados aos cuidados de terapia intensiva pediátrica, são aspectos importantes da terapêutica da criança séptica.

Medidas de suporte

- **Acesso venoso**: dois acessos periféricos, utilizando cateter curto e de grosso calibre, devem ser inicialmente obtidos. Em caso de mais de três tentativas sem sucesso, a via intraóssea está indicada como alternativa eficaz. Porém, nos casos graves e com instabilidade hemodinâmica, deve ser considerado e instituído pelo menos um acesso venoso central com cateter de duplo lúmen, assegurando a monitoração do paciente e a administração de fluidos e fármacos.
- **Restauração da volemia**: em geral, a criança séptica se apresenta hipovolêmica, por redução absoluta ou relativa do conteúdo intravascular (por perdas externas ou para o interstício pelo aumento da permeabilidade vascular), por vasodilatação ou por ambas. Adequada restauração fluídica é um dos aspectos mais importantes do tratamento e deve ser iniciada precocemente. Usamos como expansor inicial de volume soro fisiológico (SF) a 0,9% ou Ringer lactato (mais comumente em pediatria o SF) – 20mL/kg por via endovenosa em *bolus com seringa*, em 5 minutos, repetindo se necessário, até tanto ou mais do que 40 a 60mL/kg nos primeiros 30 minutos a 1 hora (ver algoritmo do choque séptico). Em caso de mais de três expansões com cristaloides sem melhora do choque, pode-se considerar expansão com albumina a 5% – 20mL/kg.
- **Fármacos vasoativos**: o uso de aminas inotrópicas (dopamina, dobutamina, adrenalina e noradrenalina) e vasoativas (nitroprussiato de sódio) está indicado nos casos não responsivos à expansão volumétrica. O início da dopamina – 10µg/kg/min – vem sendo recomendado mais precocemente após a segunda ou terceira expansão com SF sem que haja melhora do choque já na 1ª hora. Na emergência, pode-se iniciar a infusão de dopamina por veia periférica com cuidado, evitando extravasamento.

Em caso de sinais de baixo débito com resistência periférica normal ou aumentada pode-se iniciar dobutamina, 10µg/kg/min. Choque refratário à dopamina ou dobutamina pode ser revertido com epinefrina (0,05 a 0,3µg/kg/min). No choque quente pode-se administrar noradrenalina. Alguns autores recomendam o uso de noradrenalina associada à dobutamina para reduzir a excessiva vasoconstrição resultante do primeiro medicamento.

Em pacientes com choque quente (baixa resistência vascular periférica [RVP]) não responsivo às catecolaminas, a vasopressina ou a terlipressina podem ser utilizadas, uma vez que agem nos receptores V1 dos vasos sanguíneos.

- **Correção dos distúrbios metabólicos e acidobásicos**: afastar especialmente hipoglicemia ou hiperglicemia >140mg% (fazendo uso de insulina simples nos casos mais graves, pelo risco, segundo estudos, de sangramentos, infecções e maior permanência em ventilação mecânica. A monitoração rigorosa da glicemia é indispensável para evitar hipoglicemia), hipocalcemia, hiponatremia e hipo ou hipercalemia, considerando correção da acidose metabólica pura se pH < 7,20.
- **Suporte ventilatório** – o oxigênio deve ser sempre administrado aquecido e umidificado para manter a saturometria de O_2 entre 90% e 93%. Existem inúmeras maneiras para administração de oxigênio, dependendo da gravidade do paciente. Inicialmente, deve ser administrado por meio de cateter nasal ou capacete. Se não ocorrer melhora da oxigenação, poderá ser preciso instituir uma pressão positiva contínua na via aérea no final da expiração (CPAP) ou ventilação não invasiva. Em caso de insuficiência respiratória, escala de Glasgow ≤ 8 e choque séptico não responsivo a mais de 40mL/kg de fluidos EV estão indicadas a intubação traqueal e a instituição de ventilação pulmonar mecânica invasiva protetora (baixo volume corrente, baixa pressão inspiratória, PEEP para evitar colapso alveolar, frequência fisiológica ou menor, FiO2 < 60%, quando possível).
- **Suporte nutricional**: o catabolismo que ocorre nos pacientes com sepse é intenso e, por esse motivo, deve-se iniciar a alimentação enteral ou parenteral o mais breve possível, tão logo o paciente esteja estabilizado hemodinamicamente, sendo a via preferencial a digestiva, habitualmente por sonda orogástrica ou pós-pilórica (nasojejunal), de modo intermitente em 30 a 60 minutos a cada 3 horas. Caso não haja completa tolerância pode-se indicar nutrição enteral associada

à parenteral como forma de complementar as necessidades calóricas não supridas exclusivamente pela via digestiva.
- **Controle da temperatura corporal**: manter temperatura axilar entre 36,5° e 37,5°C, evitando hipo ou hipertermia.
- **Hemoderivados**:
  - Concentrado de hemácias: 10mL/kg para manter a hemoglobina (Hb) no RN em torno de 12 g% e na criança maior, em torno de 10 g%, visando o adequado transporte de oxigênio. Níveis menores, em torno de 7 a 8g, são tolerados, desde que haja estabilidade clínica.
  - Plasma fresco: 10mL/kg nas coagulopatias (*International normal rate* [INR] prolongado) visando restaurar os fatores de coagulação.
  - Concentrado de plaquetas: 1 U/5kg em 30 minutos, se plaquetas < 30.000 ou < 50.000, com sangramento.
  - Crioprecipitado: 1 U/5kg em 30 minutos especificamente para restaurar o fator VIII e o fibrinogênio.

Medidas específicas

Antimicrobianos

Utilizados inicialmente de forma empírica, de acordo com a faixa etária, foco primário e doença de base. Na sepse comunitária, o esquema se baseia nos agentes etiológicos prevalentes e na resistência aos antimicrobianos observada nos estudos de vigilância epidemiológica local (Quadros VI.24.6 e VI.24.7). Na sepse nosocomial, a escolha dos antimicrobianos vai depender do perfil de sensibilidade dos agentes etiológicos prevalentes, que varia de uma unidade hospitalar para outra. O esquema definitivo deve ser ajustado de acordo com o resultado das culturas e do antibiograma.

Em caso de infecção hospitalar, o esquema inicial em nosso serviço se baseia na análise periódica dos resultados bacteriológicos fornecidos pela Comissão de Controle de Infecção Hospitalar (CCIH). Pela predominância de gram-negativos, atualmente utilizamos um betalactâmico com inibidor de betalactamase (piperacilina com tazobactam) ou uma quinolona associados ou não à amicacina. Os carbapenêmicos e os glicopeptídeos (vancomicina/teicoplamina) são reservados para situações específicas, na tentativa de conter a emergência de cepas multirresistentes (ver capítulo específico). Deve-se monitorar o crescimento de bactérias na cultura. É mandatório notificar a CCIH para o acompanhamento e ajuste do esquema.

Quadro VI.24.7. Dose dos antibióticos empíricos iniciais na sepse comunitária

Antimicrobiano	Dose pediátrica recomendada (EV)
Ampicilina	200mg/kg/dia em 4 doses
Amicacina	15mg/kg/dia de 24 em 24 horas
Cefotaxima	100-200mg/kg/dia em 4 doses
Ceftazidima	100-150mg/kg/dia em 3 doses
Ceftriaxona	80-100mg/kg/dia em 2 doses
Cloranfenicol	100mg/kg/dia em 4 doses
Gentamicina	5-7,5mg/kg/dia de 24 em 24 horas
Oxacilina	100-200mg/kg/dia em 4 doses
Penicilina cristalina	100-400.000 U/kg/dia em 4 doses

Retirada cirúrgica de focos sépticos

Diante de um quadro séptico, a remoção ou drenagem de um foco purulento (peritonite, empiema, osteoartrite, tecido necrosado) deve ser prontamente providenciada, e o material, enviado para cultura. Atenção especial deve ser dada aos pacientes com sepse e dispositivos invasivos, como sonda vesical e cateter venoso central.

Corticoterapia

Ainda que os corticosteroides tenham sido sempre considerados como tendo alguma ação de bloqueio da síntese de citocinas, o seu uso e eficiência na sepse ou no choque séptico não vinham sendo sustentados por evidências clínicas. Foi demonstrado que a sepse grave pode estar associada à insuficiência adrenal relativa ou à resistência aos receptores glicocorticoides induzida pela inflamação sistêmica. Na prática, a insuficiência suprarrenal deve ser suspeitada em todos os pacientes com choque séptico refratário à adequada reposição de volume e resistente às catecolaminas. Não devemos esquecer os pacientes com risco aumentado para insuficiência suprarrenal, como

Quadro VI.24.6. Esquema antimicrobiano inicial da UTIP do IMIP na sepse comunitária conforme idade e foco primário

Idade	Foco respiratório ou indeterminado	Foco digestivo/urinário
RN a 3 meses	SM* penicilina + gentamicina CM* ampicilina + gentamicina ou cefotaxima	SM – ampicilina + gentamicina CM – ampicilina + gentamicina ou cefotaxima
3 m a < 5 anos	SM – oxacilina + cloranfenicol ou CIII** CM – penicilina ou oxacilina + cloranfenicol ou ceftriaxona	SM – ampicilina + gentamicina ou CIII CM – ceftriaxona
> 5 anos	SM – penicilina ou oxacilina + amicacina CM – penicilina + cloranfenicol ou ceftriaxona	SM – CIII CM – ceftriaxona

*SM, sem meningite; CM, com meningite, **CIII, cefalosporina de terceira geração.

aqueles com *purpura fulminans* e síndrome de Waterhouse-Friderichsen associada, os que foram submetidos previamente a tratamento crônico com esteroides e os que apresentam anormalidades hipofisárias e suprarrenais. A dose adequada do corticoide no choque séptico ainda não está bem definida. Em situação de estresse, para reposição em caso de falência suprarrenal e para sensibilização dos receptores adrenérgicos a fim de melhorar a resposta clínica às catecolaminas, utilizam-se 1 a 2mg/kg de hidrocortisona a cada 6 horas em média, durante 5 dias, em caso de melhora clínica com a introdução do corticoide.

Terapias moduladoras e/ou adicionais

Incluem imunoterapia como reposição de imunoglobulinas; reposição de proteínas C e S; reposição de selênio; uso de lazaroides; uso de pentoxifilina, de anticorpos antiendotoxina etc. No entanto, todas essas propostas terapêuticas permanecem em nível experimental, ainda carecendo de confirmação científica que autorizem o uso, principalmente na faixa etária pediátrica.

Tratamento do choque séptico

O choque séptico é o estágio de maior gravidade da sepse, e quando não tratado e revertido adequadamente pode determinar a falência de múltiplos órgãos e o óbito. Didaticamente, o tratamento do choque séptico pode ser dividido nas seguintes etapas: ressuscitação volumétrica, terapia vasopressora, terapia inotrópica, terapia vasodilatadora e reposição de glicose, cálcio, hormônio tireoideo e de hidrocortisona. Apresentamos na Fig. VI.24.2 o algoritmo de tratamento proposto pelo Colégio Americano de Medicina Intensiva publicado em 2009.

Fluidoterapia

A infusão de fluidos deve ser iniciada com SF a 0,9% ou Ringer lactato em doses de 20mL/kg EV em 5 minutos com a finalidade de restaurar as mínimas condições clínicas, melhorando a perfusão (preenchimento capilar menor que 2 segundos), frequência cardíaca, débito urinário (> 1mL/kg/hora), nível de consciência, amplitude de pulsos e pressão arterial. Grandes déficits de fluido são frequentes e o volume inicial para reanimação normalmente exige 40-60mL/kg nos primeiros 30 minutos a 1 hora, podendo chegar até 200mL/kg, na primeira hora. A expansão volêmica deve ser continuada pelo surgimento de sinais de descompensação cardíaca – estertores pulmonares, hepatomegalia, ritmo de galope.

A transferência para uma unidade de terapia intensiva se faz necessária naquelas crianças que não respondem rapidamente às doses iniciais de fluidos. Deve-se elevar a pressão de enchimento a fim de otimizar a pré-carga e atingir um débito cardíaco máximo. Grandes volumes de fluidos para a estabilização aguda de crianças não demonstraram elevar o índice de casos de síndrome da angústia respiratória aguda ou edema cerebral. Se necessário, usar diuréticos nas doses habituais.

Cateteres intravasculares e monitoração

Uma monitoração minimamente invasiva é necessária em crianças com choque séptico que apresentem resposta à fluidoterapia. No entanto, o acesso venoso central e a monitoração da pressão arterial devem ser considerados e usados em crianças com choque refratário à fluidoterapia, como já comentado.

Terapia vasopressora

A dopamina permanece como o vasopressor de primeira linha para casos de choque. A dopamina causa vasoconstrição pela liberação de noradrenalina a partir das vesículas simpáticas. Crianças menores de 6 meses, por vezes, não respondem à dopamina e precisam usar a noradrenalina ou adrenalina. Ultimamente, considerando-se a resposta hemodinâmica mais frequente do paciente pediátrico (Ceneviva, 1998) com baixo débito cardíaco e alta resistência, tem-se preferido o uso da dobutamina associada, quando necessário, à adrenalina.

Terapia inotrópica

O choque refratário à dobutamina ou dopamina pode ser revertido com infusão de adrenalina. Alguns especialistas recomendam o uso de baixas doses de adrenalina como tratamento de primeira linha do choque frio ou hipodinâmico. O uso de inibidores da fosfodiesterase, potentes inotrópicos e vasodilatadores, como milrinona (se houver disfunção hepática) ou inanrinona – novo nome dado à anrinona, evitando-se confusão com amiodarona (se houver disfunção renal), apesar de possível –, reveste-se de maior risco de gerar hipotensão sem pronta reversão, devido à longa meia-vida desses fármacos e à ausência de antídotos. Levosimedam é um novo fármaco promissor que melhora a disfunção miocárdica a partir do aumento da interação do complexo Ca/actina-tropomiosina.

Terapia vasodilatadora

O uso de vasodilatadores pode reverter o choque em pacientes pediátricos que permanecem hipodinâmicos com um estado de alta resistência vascular sistêmica, apesar de reanimação com líquidos e implementação de suporte inotrópico. A maioria dos membros do comitê utiliza nitrovasodilatadores, como o nitroprussiato ou nitroglicerina, como terapia de primeira linha para crianças com baixo débito cardíaco resistente à adrenalina e elevada resistência vascular sistêmica, por possuírem uma curta meia-vida, podendo a toxicidade associada à hipotensão ser revertida imediatamente pela interrupção da infusão. Podem-se usar os inibidores da fosfodiesterase como terapia vasodilatadora, mas o risco de gerar hipotensão sem a pronta reversão, devido à longa meia-vida desses fármacos e à ausência de antídotos, limita o seu uso de forma rotineira no choque séptico pediátrico.

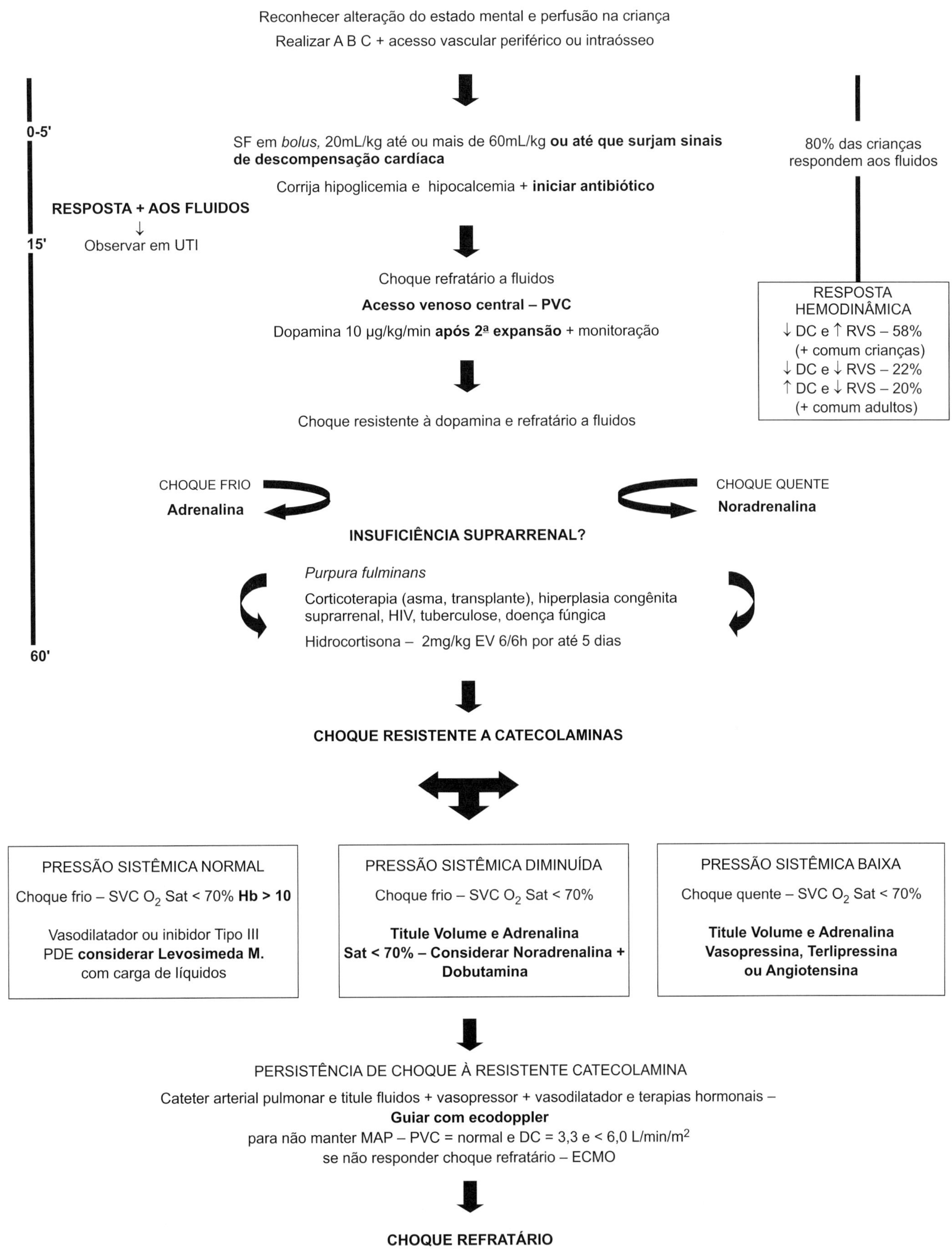

Sepse

Reconhecer alteração do estado mental e perfusão na criança
Realizar A B C + acesso vascular periférico ou intraósseo

⬇

0-5'

SF em *bolus,* 20mL/kg até ou mais de 60mL/kg **ou até que surjam sinais de descompensação cardíaca**

Corrija hipoglicemia e hipocalcemia + **iniciar antibiótico**

RESPOSTA + AOS FLUIDOS
↓
Observar em UTI

15'

80% das crianças respondem aos fluidos

⬇

Choque refratário a fluidos
Acesso venoso central – PVC
Dopamina 10 μg/kg/min **após 2ª expansão** + monitoração

RESPOSTA HEMODINÂMICA
↓ DC e ↑ RVS – 58%
(+ comum crianças)
↓ DC e ↓ RVS – 22%
↑ DC e ↓ RVS – 20%
(+ comum adultos)

⬇

Choque resistente à dopamina e refratário a fluidos

CHOQUE FRIO
Adrenalina

CHOQUE QUENTE
Noradrenalina

INSUFICIÊNCIA SUPRARRENAL?

Purpura fulminans
Corticoterapia (asma, transplante), hiperplasia congênita suprarrenal, HIV, tuberculose, doença fúngica
Hidrocortisona – 2mg/kg EV 6/6h por até 5 dias

60'

⬇

CHOQUE RESISTENTE A CATECOLAMINAS

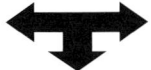

PRESSÃO SISTÊMICA NORMAL	PRESSÃO SISTÊMICA DIMINUÍDA	PRESSÃO SISTÊMICA BAIXA
Choque frio – SVC O$_2$ Sat < 70% **Hb > 10**	Choque frio – SVC O$_2$ Sat < 70%	Choque quente – SVC O$_2$ Sat < 70%
Vasodilatador ou inibidor Tipo III PDE **considerar Levosimeda M.** com carga de líquidos	**Titule Volume e Adrenalina** Sat < 70% – Considerar Noradrenalina + Dobutamina	**Titule Volume e Adrenalina** Vasopressina, Terlipressina ou Angiotensina

PERSISTÊNCIA DE CHOQUE À RESISTENTE CATECOLAMINA
Cateter arterial pulmonar e titule fluidos + vasopressor + vasodilatador e terapias hormonais –
Guiar com ecodoppler
para não manter MAP – PVC = normal e DC = 3,3 e < 6,0 L/min/m²
se não responder choque refratário – ECMO

CHOQUE REFRATÁRIO

Fig. VI.24.2. Algoritmo de tratamento para o choque séptico. (Adaptado de Carcillo *et al.*, 2007.)

Reposição de glicose, cálcio, hormônio tireóideo e hidrocortisona

É importante manter a homeostasia metabólica e hormonal em recém-nascidos e crianças. A hipoglicemia pode causar danos neurológicos quando não identificada e precisa ser rapidamente diagnosticada e imediatamente tratada. A hiperglicemia, pelo risco de sangramentos, infecções e maior permanência em ventilação mecânica, segundo estudos mais recentes, deve ser evitada, fazendo-se, quando necessário, uso de insulina simples nos casos mais graves. A hipocalcemia é um fator frequente e reversível que contribui para a disfunção cardíaca, devendo ser feita a correção do cálcio de forma criteriosa pelo envolvimento desse íon em eventos de morte celular. A reposição com hormônio tireóideo ou hidrocortisona pode salvar vidas de crianças com insuficiência tireóidea ou suprarrenal e choque resistente à catecolamina.

O tratamento com infusão de tri-iodotironina mostrou-se benéfico em pacientes no pós-operatório com doença cardíaca congênita, mas ainda requer pesquisa em crianças com choque séptico. O hipotireoidismo é comum em crianças com trissomia do cromossomo 21 e em crianças com doença do sistema nervoso central (SNC) (p. ex., problemas hipofisários). A hidrocortisona (não a metilprednisolona) deve ficar restrita às crianças com resistência à catecolamina e suspeita ou confirmação de insuficiência suprarrenal. Os pacientes em risco incluem crianças com *purpura fulminans* e síndrome de Waterhouse-Friderichsen associada, crianças que foram submetidas a tratamento com esteroides contra doença crônica e crianças com anormalidades hipofisárias e suprarrenais.

Sedação e analgesia

Os pacientes sépticos necessitam, sobremaneira, de um adequado manuseio da dor e da ansiedade, situações intimamente relacionadas ao paciente crítico. A mais nova recomendação sugere para a sedação, bem como para a sequência rápida de intubação, o uso de cetamina

Quadro VI.24.8. Suporte hemodinâmico no choque séptico – suporte de fármacos

RESPOSTA HEMODINÂMICA

Crianças diferem dos adultos:

↓ DC e ↑ RVS – 58% (+ comum em crianças)
↓ DC e ↓ RVS – 22%
↑ DC e ↓ RVS – 20% (+ comum em adultos)

INDICAÇÃO – CHOQUE REFRATÁRIO À RESSUSCITAÇÃO FLUÍDICA
(≥ 60mL/kg na primeira hora)

OBJETIVO – corrigir a hipóxia tecidual
– aumentar o fornecimento de oxigênio
– aumentar a pressão de perfusão: PAM-PVC

VALORES NORMAIS PAM – PVC (cm H_2O)

RN	55
< 1 ano	60
1-2 anos	65
2-7 anos	65
Até 15 anos	65

Efeitos	Inotrópico	Vasodilatador ou inodilatador (inibidor da fosfodiesterase)	Vasopressor	Homeostasia hormonal
Indicação	Baixo rendimento cardíaco	DC ↓; RVS e ou pulmonar ↑	PA ↓; DC ↑; RVS ↓ choque quente 20%	↓ PA refratária à terapia vasopressora com catecolaminas ou dependentes de terapia vasopressora
Fármacos	• PA normal RVS ↑ (+ comum em pediatria) DOBUTAMINA – 5 a 20µg/kg/min • PA ↓ RVS ↓ – DOPAMINA – 5 a 10µg/kg/min • Choque resistente a DOPAMINA (< 12 meses) EPINEFRINA – 0,05 a 0,3µg/kg/min	• NITROPRUSSIATO DE SÓDIO – 0,5 a 8µg/kg/min • ANRINONA – quando houver disfunção hepática Ataque – 40 g/kg/min durante 1 hora Infusão contínua – 5 a 10g/kg/min • MILRINONA quando houver disfunção renal ataque – 50µg/kg em 10 min infusão contínua – 0,1 a 0,75µg/kg/min	• DOPAMINA – 10 a 20µg/kg/min • Se resistente a dopamina: titular • NORADRENALINA 0,02 a 1µg/kg/min e/ou ADRENALINA > 0,3µg/kg/min • Se refratário à terapia vasopressora VASOPRESSINA (não usada de rotina ainda em pediatria)	• Hipotireoidismo – dosar T3 e T4 • Insuficiência suprarrenal, suspeitar se: *Purpura fulminans* uso crônico de corticoides (asma, transplante) hiperplasia suprarrenal, adrenoleucodistrofia, doença por fungos, HIV e tuberculose, pacientes usando cetoconazol. • teste de estimulação com ACTH HIDROCORTISONA – vários esquemas de ataque – 1-2mg/kg/dia, 6/6horas, até 50mg/kg/dia Infusão contínua: 2,5mg/kg/hora

Adaptado de Proença Filho, JO

associada a midazolam e atropina. Há evidências de que a cetamina reduza a produção sistêmica da IL-6, agindo como imunomodulador. A combinação mais utilizada na UTIP do IMIP é a associação de midazolam e fentanil quando o paciente está submetido à ventilação pulmonar mecânica (ver capítulos específicos).

COMPLICAÇÕES

Dentre as complicações do paciente séptico, a evolução para o choque, CIVD, SARA e disfunção de múltiplos órgãos e sistemas é a mais grave e relacionada a prognóstico mais sombrio. Entretanto, distúrbios renais e hepáticos e comprometimento neurológico determinando graves sequelas também são importantes situações às quais o paciente séptico pode estar exposto.

PROGNÓSTICO

O prognóstico está diretamente relacionado ao manuseio pré-hospitalar, ao diagnóstico precoce, à administração imediata do antibiótico e à adequada reanimação fluídica.

BIBLIOGRAFIA

Brilli RJ. Pediatric sepsis definitions: past, present, and future. Pediatr Crit Care Med 2005; 6(3):S6.

Brierley, Carcillo, Choong et al. Clinical practice parameters for hemodynamic support of pediatric and neonatal septic shock: 2007 update from The American College of Critical Care Medicine. Crit Care Med 2009; 37(2).

Carcillo JA, Fields I. Parâmetros de prática clínica para suporte hemodinâmico a pacientes pediátricos e neonatais em choque séptico. J Pediatr 2002; 78(6):449-466.

Carvalho PA, Trotta EA. Avanços no diagnóstico e tratamento da sepse. J Pediatr 2003; 79(supl. 2):S195-S204.

Casartelli CH, Garcia PCR, Piva, JP et al. Insuficiência adrenal na criança com choque séptico. J Pediatr 2003; 79(supl. 2):S169-S176.

Correia JB, Duarte MCMB. Doença meningocócica. In: Hinrichsen SL. (ed.). DIP. Doenças infecciosas e parasitárias. Rio de Janeiro: Guanabara Koogan, 2005:183-191.

Duarte MCMB. Fatores prognósticos associados ao óbito por doença meningocócica em crianças internadas no Instituto Materno Infantil de Pernambuco. Dissertação de Mestrado. Recife: IMIP, 2001.

Gilio EA, Fontes MAS. Sepse. In: Stape A et al. (eds.). Manual de normas: terapia intensiva pediátrica. São Paulo: Sarvier, 1998:187-191.

Goldstein B, Giroir B, Randolph A. International pediatric sepsis consensus conference: definions for sepsis and organ dysfunction in pediatric. Pediatr Crit Care Med 2005; 6(1):2-8.

Leclerc F, Martinot A, Fourier C. Definitions, risk factors, and outcome of sepsis in children. In: Tibboel D, van der Voort E. (eds.). Update in intensive care and emergency medicine 25. Intensive care in childhood. A challenge to the future. Berlin: Springer-Verlag, 1996:227-238.

Opal SM. Concept of PIRO as a new conceptual framework to understand sepsis. Pediatr Crit Care Med 2005; 6(suppl).

Pêssoa Z. Sepse. In: Alves AGB, Ferreira OS, Maggi RS. (eds.). Fernando Figueira. Pediatria. Instituto Materno-infantil de Pernambuco (IMIP). Rio de Janeiro: Guanabara Koogan, 2004:456-462.

Sapolnik R. Tratamento de choque em pediatria: um desafio a ser resolvido. J Pediatr 2002; 78(6):443-445.

Simon L, Farrell C, Lacroix J et al. Sepse e síndrome de resposta inflamatória sistêmica (SIRS). In: Piva PP, Garcia PCR. (eds.). Piva & Celiny. Medicina Intensiva em Pediatria. Rio de Janeiro: Revinter, 2005:103-134.

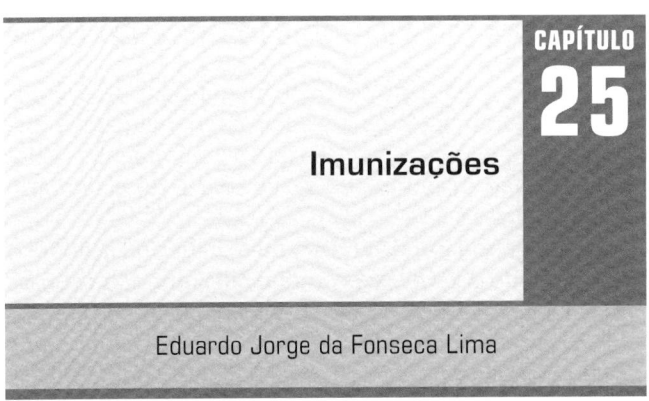

CAPÍTULO 25
Imunizações

Eduardo Jorge da Fonseca Lima

INTRODUÇÃO

A imunização é instrumento de controle de grande importância em saúde pública, utilizado nas ações de vigilância epidemiológica das doenças infecciosas evitáveis por vacina, sendo considerada pela Organização Mundial de Saúde (OMS) uma das quatro atitudes básicas a serem tomadas com a finalidade de melhorar as condições de saúde da população e reduzir a mortalidade.

É importante que todos os profissionais de saúde que exercem as suas atividades nos hospitais e ambulatórios dos diversos serviços e/ou em seus consultórios estejam sensibilizados pela importância individual, coletiva e social das imunizações.

O Brasil, nas últimas duas décadas, apresentou importante avanço no setor da imunização, seja com o aumento das coberturas vacinais contra poliomielite, difteria, tétano, coqueluche e sarampo, e com isso levando a mudanças no panorama das doenças infecciosas tradicionais na infância, seja com a incorporação de novas vacinas, como a hepatite B, *H. influenzae* do tipo b (Hib), rotavírus e recentemente a pneumococo 10 valente conjugada. A organização de um calendário nacional, a disponibilidade dos imunobiológicos na rede pública de saúde e a meta de vacinar todas as crianças nascidas a cada ano constituíram fatores essenciais para os crescentes índices de cobertura vacinal.

Aconteceu ainda o desenvolvimento de novas vacinas, seguras e efetivas, que foram incorporadas aos calendários de vacinação de outros países, como as vacinas contra varicela, hepatite A, pneumococo 7-valente conjugada e meningococo C conjugada. Essas novas vacinas conjugadas apresentam excelente perfil de imunogenicidade, segurança e efetividade.

O maior problema em relação às novas vacinas conjugadas é seu alto custo, particularmente para as crianças menores de 1 ano, que, além de terem coeficientes de incidência mais elevados para doenças invasivas por *N. meningitidis* e *S. pneumoniae*, sendo, portanto, mais suscetíveis, precisam receber três a quatro doses dessas vacinas. Temos que ressaltar a grande conquista que foi a incorporação no calendário nacional de 2010 da nova vacina conjugada 10-valente do pneumococo cujo carreador proteico principal é a proteína D do *Haemophilus influenzae* não tipificável. Essa medida colocou o Brasil entre os países que apresentam um calendário vacinal mais ampliado.

Outras vacinas com perfil de menor risco de eventos adversos, como as acelulares contra coqueluche e inativadas de potência elevada contra poliomielite (VIP), também estão disponíveis e fazem parte do calendário de alguns países.

Outro ganho importante na área da imunização foi o licenciamento das vacinas contra o HPV que são valiosas armas na prevenção do câncer de colo uterino.

A decisão da introdução de uma nova vacina não é definida exclusivamente por dados científicos e clínicos, mas reflete o balanço entre esses critérios e a realidade socioeconômica do País, lembrando que, em relação ao custo-benefício, somente o saneamento básico supera as vacinas dentre as ações básicas de saúde.

Habitualmente, na elaboração de calendários vacinais são observados critérios como magnitude, vulnerabilidade e transcendência (severidade, relevâncias social e econômica).

Ressalta-se que o calendário vacinal ideal deve ser eficaz (proteger contra as doenças às quais se propõe), otimizado (menor número de doses e visitas necessárias), adaptado às necessidades da população, com aceitabilidade pelos profissionais de saúde e pela sociedade, unificado por área geográfica e atualizado permanentemente.

CONSIDERAÇÕES GERAIS SOBRE IMUNIDADE

A imunidade (do latim, *immunitas*) é a capacidade congênita ou adquirida do indivíduo para resistir ou permanecer isento às manifestações patológicas provocadas por vírus, bactérias, venenos ou toxinas.

- A *imunidade adquirida passiva* é conseguida de uma forma natural, pela passagem de anticorpos maternos ao feto através da placenta, ou artificial, pela administração de gamaglobulinas ou soros imunes.
- A *imunidade adquirida ativa* pode ser obtida de uma forma natural, por meio do acometimento de determinadas doenças infecciosas, e de maneira artificial, por meio de administração de vacinas.

As características básicas da resposta imune são:

- Especificidade
- Memória
- Reconhecimento

Elas vão constituir o alicerce para o processo da imunização adquirida ativa (vacinação).

IMUNIZAÇÃO ATIVA ARTIFICIAL – VACINAÇÃO

Da interação entre a vacina (antígeno) e o organismo que a recebe resulta uma resposta que depende, dentre outros fatores, do estado ou natureza do antígeno.

Nas vacinas inativadas, a massa antigênica é pré-formada, não há efeito inibitório sobre os anticorpos passivos do receptor; a duração da imunidade é relativamente curta. Daí a necessidade de doses de reforço; o principal mecanismo de imunidade proporcionada por essas vacinas é humoral (IgG, imunoglobulina G).

Quando o antígeno é constituído somente por polissacarídeos, a estimulação do linfócito B se faz sem a participação do linfócito T-auxiliar, o que resulta numa imunidade transitória.

As vacinas vivas atenuadas são replicantes e a duração da imunidade é relativamente longa. Há uma imitação da infecção natural. Geralmente não requerem reforços; o mecanismo de imunidade é humoral (IgG) e local (IgA secretória de mucosas).

A idade é outro fator que interfere na resposta à vacinação, pois, nos primeiros meses de vida, a criança nascida a termo possui níveis de anticorpos da classe IgG iguais ou mais elevados do que os de sua mãe (imunidade passiva), o que vai implicar qualidade da resposta à maioria das vacinas de vírus vivos atenuados, como, por exemplo, o sarampo.

A resposta imune a antígenos polissacarídeos, como acontecia com a antiga vacina não conjugada do *Haemophilus influenzae* tipo b e acontece com a de pneumo 23-valente, é nula ou insignificante, quando administrada em crianças com menos de 18 meses de vida. A resposta parece envolver a subclasse IgG2 da imunoglobina G que está praticamente ausente nos primeiros meses de vida, pois, de um lado, essa subclasse tem dificuldade de atravessar a placenta, e do outro, o lactente jovem não a sintetiza. Felizmente, as vacinas de polissacarídeos conjugadas a proteínas tornam o antígeno vacinal timo-dependente (envolve o linfócito T-auxiliar na resposta imune), portanto, antígeno potente, e podem ser administradas a crianças a partir dos 2 meses de idade com boa resposta.

Por outro lado, doenças intercorrentes, doenças de base e uso de imunodepressores são condições do receptor que podem interferir na resposta do organismo aos antígenos, implicando muitas vezes o adiamento ou a contraindicação permanente das vacinas vivas.

O Ministério da Saúde do Brasil, por meio da Portaria 1.602 de 17.7.2006, institui em todo o território nacional, os Calendários de Vacinação da Criança, do Adolescente e do Adulto Idoso. Aguarda-se a nova portaria com a inclusão da Pneumo 10 valente (Quadros VI.25.1 e VI.25.2).

Quadro VI.25.1. Calendário de vacinação da criança (MS 2009)

Idade	Vacina	Dose	Doenças evitadas
Ao nascer	BCG-ID	Dose única	Formas graves da tuberculose
	Contra hepatite B[1]	1ª dose	Hepatite B
1 mês	Contra hepatite B	2ª dose	Hepatite B
2 meses	Tetravalente (DTP + Hib)[2]	1ª dose	Difteria, tétano, coqueluche, meningite e outras infecções por *Haemophilus influenzae* tipo b
	VOP (vacina oral contra a poliomielite)	1ª dose	Poliomielite ou paralisia infantil
	VORH (vacina oral de rotavírus humano)[3]	1ª dose	Diarreia por rotavírus
4 meses	Tetravalente (DTP + Hib)	2ª dose	Difteria, tétano, coqueluche, meningite e outras infecções por *Haemophilus influenzae* tipo b
	VOP (vacina oral contra a poliomielite)	2ª dose	Poliomielite ou paralisia infantil
	VORH (vacina oral de rotavírus humano)[4]	2ª dose	Diarreia por rotavírus
6 meses	Tetravalente (DTP + Hib)	3ª dose	Difteria, tétano, coqueluche, meningite e outras infecções por *Haemophilus influenzae* tipo b
	VOP (vacina oral contra a poliomielite)	3ª dose	Poliomielite ou paralisia infantil
	Contra hepatite B	3ª dose	Hepatite B
9 meses	Contra febre amarela[5]	Dose inicial	Febre amarela
12 meses	SCR (tríplice viral)	Dose única	Sarampo, caxumba e rubéola
15 meses	DTP (tríplice bacteriana)	1º reforço	Difteria, tétano, coqueluche
	VOP (vacina oral contra a poliomielite)	Reforço	Poliomielite ou paralisia infantil
4-6 anos	DTP (tríplice bacteriana)	2º reforço	Difteria, tétano, coqueluche
	SCR (tríplice viral)	Reforço	Sarampo, caxumba e rubéola
10 anos	Contra febre amarela	Reforço	Febre amarela

(1) A primeira dose da vacina contra hepatite B deve ser administrada na maternidade, nas primeiras 12 horas de vida do recém-nascido. O esquema básico se constitui de três doses, com intervalos de 30 dias da primeira para a segunda dose e de 180 dias da primeira para a terceira dose.
(2) O esquema de vacinação atual é feito aos 2, 4 e 6 meses de idade com a vacina tetravalente e dois reforços com a tríplice bacteriana (DTP). O primeiro reforço é aos 15 meses e o segundo entre 4 e 6 anos.
(3) É possível administrar a primeira dose da vacina oral de rotavírus humano a partir de 1 mês e 15 dias a 3 meses e 7 dias de idade (6 a 14 semanas de vida).
(4) É possível administrar a segunda dose da vacina oral de rotavírus humano a partir de 3 meses e 7 dias a 5 meses e 15 dias de idade (14 a 24 semanas de vida). O intervalo mínimo preconizado entre a primeira e segunda dose é de 4 semanas.
(5) A vacina contra febre amarela está indicada para crianças a partir dos 9 meses de idade, que residam em área endêmica ou que irão viajar para ela (Estados: AP, TO, MA, MT, MS, RO, AC, RR, AM, PA, GO e DF), área de transição (alguns municípios dos Estados: PI, BA, MG, SP, PR, SC e RS) e área de risco potencial (alguns municípios dos Estados: BA, ES e MG). Se viajar para áreas de risco, vacinar contra febre amarela 10 dias antes da viagem.

O calendário vacinal pode sofrer alterações, dentro do contexto epidemiológico, de novos conhecimentos incorporados e/ou devido à aquisição de novas vacinas para a rede básica de saúde do país. O calendário nacional de 2010 incorporou vacina pneumo 10-valente, com esquema de quatro doses dos 2, 4 e 6 meses, com reforço após o 1º ano.

CONTRAINDICAÇÕES (VERDADEIRAS E FALSAS) E PRECAUÇÕES

As vacinas, apesar de serem relativamente seguras, são associadas, em algumas situações, a eventos adversos que variam desde os mais comuns, como dor local e febre baixa, até outros mais importantes, como choque anafilático, de frequência extremamente rara. O conhecimento das reais contraindicações e precauções é fundamental para o uso seguro das vacinas e para evitar as falsas contraindicações.

A presença de uma contraindicação significa uma proibição absoluta à utilização da vacina. Por outro lado, quando existe uma situação de precaução, devem ser analisados cuidadosamente os riscos e benefícios do uso de determinada vacina. Eventualmente, o benefício de uma vacina pode superar o risco de evento adverso ou o risco de que a vacina não funcione adequadamente, justificando, assim, a sua utilização.

CONTRAINDICAÇÕES

As contraindicações verdadeiras são:

Quadro VI.25.2. Calendário de vacinação do adolescente[1]

Idade e intervalo entre as doses	Vacina	Dose	Doenças evitadas
De 11 a 19 anos (na primeira visita ao serviço de saúde)	Contra hepatite B	1ª dose	Hepatite B
	dT (dupla tipo adulto)[2]	1ª dose	Difteria e tétano
	Contra febre amarela[3]	Reforço	Febre amarela
	SCR (tríplice viral)[4]	Dose única	Sarampo, caxumba e rubéola
1 mês após a 1ª dose contra hepatite B	Contra hepatite B	2ª dose	Hepatite B
6 meses após a 1ª dose contra hepatite B	Contra hepatite B	3ª dose	Hepatite B
2 meses após a 1ª dose da dT	dT (dupla tipo adulto)	2ª dose	Difteria e tétano
4 meses após a 1ª dose da dT	dT (dupla tipo adulto)	3ª dose	Difteria e tétano
A cada 10 anos por toda a vida	dT (dupla tipo adulto)[5]	Reforço	Difteria e tétano
	Contra febre amarela	Reforço	Febre amarela

(1) Se o adolescente não tiver comprovação de vacinação anterior, seguir este esquema. Se apresentar documentação com esquema incompleto, completar o esquema já iniciado.
(2) Se o adolescente já recebeu anteriormente três doses ou mais das vacinas DTP, DT ou dT, aplicar uma dose de reforço. São necessárias doses de reforço da vacina a cada 10 anos. Em caso de ferimentos graves ou gravidez, antecipar a dose de reforço para 5 anos após a última dose. O intervalo mínimo entre as doses é de 30 dias.
(3) Adolescente que resida em área endêmica ou que irá viajar para ela (Estados: AP, TO, MA, MT, MS, RO, AC, RR, AM, PA, GO e DF), área de transição (alguns municípios dos Estados: PI, BA, MG, SP, PR, SC e RS) e área de risco potencial (alguns municípios dos Estados: BA, ES e MG). Em viagem para essas áreas, vacinar 10 dias antes da viagem.
(4) O adolescente que tiver duas doses da vacina tríplice viral (SCR) devidamente comprovadas no cartão de vacinação não precisa receber esta dose.
(5) Adolescente grávida que esteja com a vacina em dia, mas recebeu sua última dose há mais de 5 anos, precisa de uma dose de reforço. A dose deve ser aplicada no mínimo 20 dias antes da data provável do parto. Em caso de ferimentos graves, a dose de reforço deve ser antecipada para 5 anos após a última dose.

- Para vacinas de bactérias atenuadas ou vírus atenuados: imunodepressão e gravidez.

  Observação: No Brasil, para as crianças infectadas pelo HIV, porém assintomáticas, estão indicadas todas as vacinas do calendário vacinal. Nos pacientes sintomáticos, a vacina BCG é contraindicada formalmente. Em relação à poliomielite, a proteção dos indivíduos infectados pelo HIV (assintomáticos e sintomáticos) e dos seus contactantes deve ser feita de preferência com a vacina de vírus inativados (VIP), disponível nos Centros de Referência para Imunobiológicos Especiais (CRIEs). Entretanto, o Ministério da Saúde orienta que, na indisponibilidade da VIP, o portador de HIV, mesmo sintomático, poderá usar a vacina oral contra a poliomielite (VOP). (Ver mais detalhes em item específico.)

- Para qualquer vacina: alergia grave, de natureza anafilática, a um componente da vacina após uma dose prévia.
- Encefalopatias nos primeiros 7 dias após a aplicação de uma dose de vacina que contenha o componente *pertussis*: é contraindicada a utilização posterior de qualquer tipo de vacina que contenha esse componente, inclusive as acelulares.

- Durante 3 meses após o término do tratamento com imunodepressores ou com corticosteroides em doses elevadas e por tempo prolongado. (Ver mais detalhes em item específico.)
- Administração de imunoglobulinas ou de sangue e seus derivados, devido à possibilidade de que os anticorpos presentes nesses produtos neutralizem o vírus vacinal – essa recomendação é válida para vacinas contra o sarampo, a caxumba, a rubéola e a varicela. As vacinas contra a caxumba e a rubéola não devem ser administradas até 3 meses após o uso de imunoglobulina ou de sangue e derivados. Quanto à vacina contra a varicela, o período de espera dever ser de, pelo menos, 5 meses. Já em relação ao sarampo, a interferência com a resposta sorológica pode ser mais prolongada. Além disso, produtos que contenham imunoglobulina não devem ser administrados até 3 semanas após o uso das vacinas citadas.
- Doenças agudas moderadas ou graves – embora não haja evidências de que doenças com essas características interfiram na resposta às vacinas ou aumentem a incidência de eventos adversos, recomenda-se o adiamento da vacinação para que seus sinais e sintomas não sejam atribuídos ou confundidos com eventuais eventos adversos das vacinas.

Precauções

Há algumas situações em que se recomenda o adiamento da vacinação:

Falsas contraindicações das vacinas

Citaremos, a seguir, algumas das mais frequentes e importantes falsas contraindicações das vacinas:

- Doenças agudas leves com febre baixa, como doenças infecciosas ou alérgicas no trato respiratório superior, com tosse ou coriza, e diarreia leve ou moderada – Não há evidência de que esse tipo de doença diminua a eficácia das vacinas ou aumente os seus eventos adversos.
- Uso de qualquer tipo de antimicrobiano – Os antibióticos não interferem na resposta imune às vacinas e nenhum dos antibióticos ou antivirais comumente utilizados é capaz de inativar as vacinas de vírus atenuados.
- Reação local, ainda que intensa, a uma dose prévia de vacina tríplice bacteriana – não só se deve prosseguir com o esquema normalmente, como se contraindica formalmente a utilização de recursos como o fracionamento das doses subsequentes.
- História ou diagnóstico clínico pregresso da doença contra a qual se pretende vacinar. Não havendo certeza absoluta quanto ao diagnóstico, deve-se efetuar a vacinação, porque esta não determinará qualquer aumento na incidência de eventos adversos, caso a criança efetivamente já seja imune à doença em questão.
- Vacinação contra a raiva – o uso simultâneo de qualquer das vacinas atualmente disponíveis contra a raiva e de outras vacinas indicadas não leva à diminuição da imunogenicidade e ao aumento dos eventos adversos.
- Desnutrição – a resposta dos desnutridos, mesmo graves, é adequada para sua proteção, não se descrevendo, também, aumento dos eventos adversos de vacinas, inclusive as preparadas com microrganismos atenuados. A resposta imune das vacinas virais poderá, entretanto, ser menor.
- Doença neurológica estável (p. ex., convulsão controlada ou pregressa, com sequela presente) – as crianças com doença neurológica de base podem ter um risco aumentado de complicações, caso apresentem coqueluche. Por isso, uma vez estabilizada a doença, recomenda-se a vacinação contra a coqueluche, dando-se preferência à vacina DTPa, caso disponível.
- Tratamento com corticosteroides, em doses não imunodepressoras.
- Alergias – história pessoal de alergia (exceto alergia de natureza anafilática relacionada com componente da vacina) ou história familiar de alergia não indica aumento de risco de reações adversas a qualquer das vacinas atualmente utilizadas.
- Gravidez da mãe ou de outro comunicante familiar do vacinado – os vírus atenuados do sarampo, da caxumba e da rubéola não são transmitidos pelos vacinados, não havendo risco de infecção da mulher grávida. Além disso, em muitos casos de rubéola em gestante se verificou que a doença foi adquirida pelo contágio com outro filho que não havia sido vacinado. Embora já se tenha demonstrado transmissão do vírus vacinal da varicela, o evento é raro, não havendo contraindicação para vacinar pessoas que convivam no mesmo domicílio com mulheres grávidas.
- Aleitamento – nenhuma vacina é contraindicada para mulheres que estão amamentando. Apenas o vírus vacinal da rubéola já foi isolado no leite materno. Não há, porém, referência de doença significativa em crianças pequenas e é provável que a transmissão da mãe para a criança, quando ocorre, faça-se por outras vias. Mulheres que amamentam podem receber a vacina eventualmente indicada sem necessidade de cuidados especiais quanto à criança.
- Prematuridade ou baixo peso ao nascimento. (Ver tópico específico.)
- Internação hospitalar – a internação hospitalar pode e deve ser aproveitada para atualizar o esquema de imunizações, desde que não haja contraindicação formal para isso. Cuidado apenas em relação à vacina oral contra a poliomielite, que não deve ser administrada em crianças comunicantes de pacientes imunodeprimidos.

O calendário de vacinação proposto pela Sociedade Brasileira de Pediatria acrescenta algumas vacinas ao calendário do Programa Nacional de Imunizações (PNI) como: varicela, hepatite A, influenza e meningococo C. Abordaremos tanto as vacinas que fazem parte do calendário do MS, como as vacinas não incluídas na rotina do calendário básico. Também serão comentados aspectos da imunização passiva (imunoglobulina e soro) e situações especiais em imunização dos imunodeprimidos e prematuros.

VACINA BCG
Considerações gerais

A vacina BCG é a mais antiga em uso rotineiro. Existe unanimidade na literatura médica sobre a boa eficácia conferida pela vacina BCG para a proteção de duas formas clínicas graves de tuberculose: a miliar e a meningite tuberculosa.

- **Tipo de vacina:** bacteriana viva, contendo *Mycobacterium bovis* atenuados, cepa Moreau, Rio de Janeiro. Essa cepa nacional é considerada de excelente qualidade imunogênica.
- **Via de administração:** intradérmica.
- **Indicações:** no Brasil, a BCG é obrigatória e aplicada em dose única no 1º ano de vida, sendo preconizada de forma precoce, de preferência ainda na maternidade. O Ministério da Saúde não mais recomenda o reforço aos 10 anos de idade, pois os estudos realizados no país para avaliar o efeito protetor da segunda dose de BCG apontam baixa proteção adicional com este reforço.

Observação: a segunda dose será mantida para os contatos domiciliares de doentes com hanseníase, independentemente da forma clínica, com intervalo mínimo de 6 meses.

Outras indicações do BCG

- Profissionais de saúde que tenham contato frequente com pacientes com tuberculose ou síndrome da imunodeficiência adquirida (AIDS) e não sejam reatores ou sejam reatores fracos ao teste tuberculínico.
- Comunicantes de hanseníase: duas doses com intervalo de 6 meses (a presença de cicatriz será considerada como primeira dose). Nas gestantes, a vacinação será adiada para depois do parto.

Contraindicações

- **Relativas (adiamento):** recém-nascidos com peso inferior a 2kg, afecções dermatológicas no local da vacinação ou generalizadas e uso de imunodepressores.
- **Absolutas:** crianças com HIV sintomáticas, adultos HIV-positivos e outras imunodeficiências congênitas ou adquiridas.

Evolução normal

Evolução da lesão vacinal: 2ª semana → nódulo → 5ª - 6ª semana amolecimento do centro do nódulo = crosta → crosta cai → úlcera (2 a 6 mm) → 8ª e 13ª semana = cicatriz (3 a 7 mm).

Observação: a cicatrização pode se prolongar até o 6º mês. Algumas vezes, a lesão só surge vários meses após a aplicação da vacina ou mesmo não surge; nesses casos, o MS só recomenda revacinar uma única vez e após 6 meses da dose inicial.

- **Efeitos adversos:** complicações locais, regionais e sistêmicas:
  a. **Locais e regionais:** geralmente decorrentes, em sua maioria, da má técnica de aplicação:
     - Úlcera maior do que 1cm
     - Abscesso subcutâneo frio ou quente
     - Linfadenopatia regional supurada
     - Cicatriz queloide (processo de cicatrização anormal que não depende da vacina)
  b. **Lesões resultantes de disseminação (bastante raras):**
     - Localizadas: pele, osteoarticular, órgãos torácicos, abdominais e linfonodos
     - Lesões generalizadas.

  O infarto ganglionar (10% dos casos) axilar, supra e infraclavicular, único ou múltiplo, não supurado, pode ocorrer durante a evolução normal da lesão vacinal. Evolui geralmente em torno de 4 semanas e permanece estacionário por 1 a 3 meses, desaparecendo espontaneamente sem necessidade de tratamento.
- **Conservação:** de +2º a +8ºC.

HEPATITE B

Considerações gerais

Estima-se em 350 milhões o número de portadores crônicos do vírus da hepatite B. Pela possibilidade de evolução para hepatite crônica ativa, cirrose e hepatocarcinoma, justifica-se a indicação universal dessa vacina.

As vacinas utilizadas são produzidas por engenharia genética, dotadas de elevado poder imunogênico e com baixa reatogenicidade. Em relação à epidemiologia da hepatite B no Brasil, observamos que a Região Sul é considerada como de baixa endemicidade para a hepatite B (prevalência inferior a 2%); as regiões Centro-Oeste, Nordeste e Sudeste são de intermediária endemicidade (prevalência de 2% a 7%), e a região da Amazônia, do Espírito Santo e a região Centro-Oeste de Santa Catarina são consideradas de alta endemicidade (prevalência superior a 7%).

Embora os grupos de risco para infecção pelo vírus da hepatite B sejam bem conhecidos, em aproximadamente 40% dos casos de infecção crônica não se consegue identificar nenhum fator de risco para a aquisição da doença. Nos países em que foi adotada a vacinação seletiva nesses grupos de risco não se observou o impacto esperado na redução da doença, ao contrário dos locais em que foi introduzida a vacinação universal, onde a vacina não apenas foi capaz de reduzir o número de portadores crônicos, como teve impacto significativo na redução do número de casos de hepatocarcinoma ligados à hepatite B. Com base no exposto, a vacinação universal é a medida mais adequada para controle da doença.

Devido à excelente imunogenicidade da vacina contra hepatite B e à sua capacidade em estimular a memória imunológica, em indivíduos normais não são indicados de rotina testes para verificar os títulos de anticorpos após a vacinação e nem doses de reforço, já que a memória imunológica parece permanecer intacta por vários anos e protege contra infecção crônica por HBV mesmo quando os níveis de anti-HBs são baixos ou nulos.

Entretanto, indivíduos pertencentes a alguns grupos de risco (p. ex., riscos profissionais, pacientes em hemodiálise) devem ser testados 1 a 6 meses após completar o esquema vacinal, e se os títulos de anticorpos contra o antígeno HBs estiverem abaixo de 10mUI/mL, recomenda-se dose de reforço, pois o risco de infecção nesses grupos é elevado e contínuo. Os pacientes em hemodiálise devem ser controlados anualmente.

São observadas as seguintes taxas de soroconversão:

- Crianças – quase 100%
- Adolescentes – 95%
- Adultos maiores que 40 anos – 80% a 85%

- **Constituição:** antígeno de superfície do vírus da hepatite B (HBsAg), obtido por engenharia genética, purificado e associado a adjuvantes.
- **Via de aplicação:** intramuscular. Em crianças menores de 2 anos de idade utilizar o músculo vasto lateral da coxa, e acima de 2 anos, o músculo deltoide. Não deve ser aplicada na região glútea. Excepcionalmente, pode-se utilizar a via subcutânea em pacientes que apresentam discrasias sanguíneas.

- **Esquema vacinal e época de administração:** o esquema mais utilizado é o de três doses, nos momentos: inicial, 1 mês e 6 meses após a primeira dose (0, 1 e 6 meses). A primeira dose da vacina idealmente deve ser administrada dentro das primeiras 12 horas de vida, ainda na maternidade. Caso a mãe seja portadora do HBsAg e especialmente HBeAg-positiva, além da vacina, a criança deve receber a imunoglobulina específica (HBIG, 0,5mL, por via intramuscular), embora seja bastante discutível se, do ponto de vista epidemiológico, o uso isolado da vacina *versus* vacina + gamaglobulina hiperimune apresenta o mesmo resultado protetor para o desenvolvimento de hepatite B no recém-nascido. (Ver considerações sobre o recém-nascido [RN] prematuro, mais adiante.)

  No esquema acelerado de vacinação, o intervalo mínimo da primeira para a segunda dose é de 30 dias e da segunda para terceira dose, de 60 dias, desde que na ocasião da terceira dose a criança tenha mais de 6 meses de idade, ressaltando que um intervalo maior da segunda para a terceira dose melhora a soroconversão.

- **Indicações:** idealmente a vacina deveria ter indicação universal. A estratégia de vacinar apenas os grupos de riscos não demonstra efetividade para controle da doença. O Ministério da Saúde, por meio do Programa Nacional de Imunizações (PNI), recomenda a vacinação de toda a população de crianças e adolescentes entre 0 e 19 anos. Recomenda, também, administrar a vacina aos indígenas de qualquer idade não vacinados e para as seguintes pessoas suscetíveis, independentemente da sua idade: (*1*) profissionais da área da saúde; (*2*) pacientes HIV-positivos; (*3*) doadores de sangue; (*4*) contatos domiciliares e comunicantes sexuais de portadores do VHB; (*5*) doadores e transplantados de órgãos sólidos de medula óssea; (*6*) receptores em potencial de transfusões múltiplas e politransfundidos; (*7*) homens e mulheres homossexuais e (*8*) profissionais do sexo.

  Também é indicada para portadores de (*1*) neoplasia sólida, leucemia, linfoma e anemia aplásica grave; (*2*) nefropatias crônicas em hemodiálise e síndrome nefrótica; (*3*) hepatopatias crônicas e hepatite C; (*4*) asplenia anatômica ou funcional e de doenças relacionadas; (*5*) fibrose cística (mucoviscidose) e (*6*) doenças de depósito (Gaucher, Niemann-Pick, mucopolissacaridoses tipos I e II).

- **Contraindicações específicas:** reação anafilática em dose anterior.
- **Eventos adversos:** a vacina contra a hepatite B é uma das mais seguras, e os eventos adversos mais comuns são as reações locais (3%-29%), cefaleia (9%), fadiga (15%), e temperatura superior a 37,7°C (1%-6%). É descrita ainda púrpura trombocitopênica imune em lactentes após o uso da vacina de hepatite B.
- **Uso combinado de vacinas:** existe no mercado a associação de hepatite A + B nas apresentações adulto e infantil e a chamada vacina hexavalente, composta de vacinas contra hepatite B + DTP acelular + HIB + pólio inativada. Em breve, teremos ainda disponível no Brasil a vacina pentavalente (DTP, HiB e hepatite B).
- **Conservação:** entre 2° e 8°C.

VACINAS CONTRA A POLIOMIELITE
Considerações gerais

A primeira vacina para a prevenção da poliomielite era inativada e foi desenvolvida por Salk, em 1954, constituída por poliovírus 1, 2 e 3, cultivados em células de rim de macaco.

Atualmente, as vacinas inativadas são obtidas de cultura de células diploides humanas ou de células vero, inativadas em formalina, sendo consideradas de potência elevada.

Em 1962 foi licenciada nos Estados Unidos a primeira vacina de vírus vivos atenuados contra a poliomielite. É a chamada vacina Sabin, constituída também por poliovírus 1, 2 e 3. Essa vacina foi fundamental para a imunização contra a pólio em quase todos os países do mundo, interrompendo a transmissão dessa doença e proporcionando ainda imunidade coletiva. Por meio dela foi possível a erradicação da pólio na região das Américas.

Iniciativa para erradicação global da poliomielite

A Assembleia Mundial de Saúde, em 1988, estabeleceu como meta a erradicação global da poliomielite até o ano 2000. O poliovírus P2 foi erradicado em 1999, mas o P1 e o P3 continuam circulando, sendo ainda endêmicos em quatro países atualmente. Muitos obstáculos surgiram nesse período, obrigando a rever-se a estratégia da erradicação. Um desses novos desafios foi o surto de pólio ocorrido no ano 2000 nas ilhas Hispaniola (República Dominicana e Haiti), evidenciando que a cepa Sabin pode readquirir neurovirulência e capacidade de circular causando surtos. Em 1988, 125 países eram endêmicos para poliomielite, com mais de 350.000 casos ao ano. Em 1998, como resultado da iniciativa, o número de países com casos de pólio foi reduzido para 50. As Américas, em 1985, iniciaram seus projetos de controle da pólio, recebendo o certificado de região livre da circulação do vírus selvagem, em 1994, após 3 anos do último caso, que aconteceu no Peru, em 1991.

O Brasil foi um dos primeiros países a lançar mão dos Dias Nacionais de Imunização, e o impacto desse projeto foi reconhecido; adquiriu dimensão internacional, ao ser recomendado pela Organização Panamericana de Saúde (OPAS) como modelo.

Atualmente, os países ainda endêmicos se caracterizam por baixas taxas de imunizações, altas taxas de natalidade, baixo nível de saneamento básico e áreas de intenso conflito político. As principais estratégias de erradicação da poliomielite foram traçadas desde 1988 e permanecem até hoje:

- Garantir cobertura vacinal rotineira elevada, superior a 90% para crianças menores de 5 anos.
- Implantação de dias nacionais de imunização – Essa estratégia faz parte dos programas suplementares de imunização e é uma das mais importantes porque garante a interrupção da circulação do vírus selvagem. São dias em que toda a população abaixo de 5 anos recebe a vacina oral, independentemente do seu *status* vacinal. Essa estratégia, em países de clima tropical, é muito importante, pois permite a correção de falhas vacinais primárias.
- Vigilância dos casos de paralisia associada à vacina (VAPP) – Essa medida é adotada por todos os países endêmicos ou não para poliomielite como medida de segurança em relação ao aparecimento de novos casos. O objetivo é assegurar que todos os casos de paralisia pós-vacinal, incluindo a síndrome de Guillain-Barré, em crianças menores de 15 anos e em qualquer caso de poliomielite, sejam notificados para adoção das medidas de bloqueio. Além disso, os laboratórios credenciados à OMS, responsáveis pela vigilância dos casos de pólio, devem receber, ao menos, duas amostras de fezes dos casos suspeitados, no período de 14 dias desde o aparecimento do déficit motor. Um controle adequado é conseguir amostras de pelo menos 80% dos casos.
- Outra estratégia, integrada às primeiras, se baseia nos resultados emitidos pelos laboratórios que tentam traçar as rotas de transmissão do vírus.
- Esse objetivo é uma etapa que deve ocorrer antes do certificado – Assegurar a contenção de todo material que contém poliovírus selvagem para que não haja risco de reintrodução desse vírus na comunidade acidentalmente ou por bioterrorismo.

Em 1999, a OMS recomendou que todos os Estados membros iniciassem o processo de contenção do poliovírus selvagem em laboratório. Países em todo o mundo estão realizando inventários a fim de identificar laboratórios em que poliovírus e materiais potencialmente infectados estão sendo utilizados ou armazenados, bem como estão sendo desenvolvidos procedimentos e prazos para a sua destruição.

A última etapa do processo, que deverá ocorrer simultaneamente em todos os países, é a interrupção da VOP, pelo risco potencial de paralisias agudas associadas ao vírus vacinal e de epidemias por vírus derivado da vacina. Os países que quiserem continuar a vacinação devem substituir a vacina oral pela VIP ou optar inicialmente pelo esquema sequencial VIP/VOP, como vários países adotaram.

A Comissão Global para a Certificação da Erradicação da Poliomielite declarará o mundo livre de pólio quando todas as regiões tiverem documentado a ausência de transmissão do poliovírus selvagem por pelo menos 3 anos consecutivos e quando os laboratórios com materiais contendo o poliovírus selvagem tiverem implantado apropriadamente as condições de contenção. A Comissão Global será capaz de atestar que o mundo estará livre da poliomielite quando todas as seis regiões forem certificadas. É importante entender que essas metas serão cumpridas em etapas. Apesar da não circulação do vírus selvagem, corre-se o risco de reintrodução do vírus e disseminação da pólio nessas áreas. No final de 2008, a OMS concluiu que os desafios podem ser superados e elaboraram um novo plano estratégico para 2009-2013.

VACINA ORAL CONTRA POLIOMIELITE (VOP)

Essa vacina possui os três sorotipos do vírus, 1, 2 e 3, e mantém a capacidade imunogênica da infecção, com diminuição acentuada da neurovirulência. Ela é administrada por via oral e induz no intestino e na nasofaringe a produção de IgA secretória, desenvolvendo imunidade local, juntamente com imunidade humoral (IgG). A imunidade local é importante para proteção da infecção e replicação viral após exposição ao vírus selvagem, ou seja, o vírus atinge a mucosa intestinal e é capaz de competir com o vírus selvagem por sítios de ligação. Esse fato é de extrema importância, uma vez que essa característica da vacina garante a eficácia da vacinação de bloqueio em casos de epidemias, protegendo os indivíduos expostos ao vírus. Outra vantagem é que o receptor da vacina é capaz de excretar o vírus vacinal nas fezes, contribuindo para que o vírus chegue ao meio ambiente, competindo com o vírus selvagem e garantindo a chamada imunidade de rebanho.

Assim como outras vacinas de vírus vivo atenuados, a vacina Sabin é termoinstável, resistindo pouco a variações de temperatura. Dos três sorotipos existentes, o sorotipo 3 é o mais termossensível, e o mais estável, o 2. Nos países tropicais, essa característica apresenta uma desvantagem na conservação das vacinas. Esse fato foi evidenciado pela constatação de que os pacientes habitantes de regiões tropicais respondem com menos eficácia quando administrado esquema adequado da vacina. Para aumentar a imunogenicidade, tem-se optado por vacinas monovalentes, em países com circulação de um sorotipo específico. Outro fato que contribui para uma resposta inferior ao esperado com essa vacina é a existência de outras enteroviroses em países tropicais.

Riscos associados à vacina oral

Os vírus vacinais são vírus atenuados com neurovirulência e transmissibilidade bastante reduzidas. Porém, possuem potencial de sofrer mutações e recuperar sua virulência. Ocorrendo isso, os vírus podem causar eventos adversos graves, como paralisias nos pacientes vacinados e em seus contatos, com gravidades semelhantes às que ocorrem com o vírus selvagem.

Nas últimas 2 décadas, casos de poliomielite paralítica associados com o uso da vacina viva atenuada têm sido a principal forma de poliomielite adquirida nos Es-

pacto nessa faixa etária e de que parecem ser os adultos e adolescentes os responsáveis pela transmissão da doença a lactente jovem, ainda não imunizado. As recomendações da Academia Americana de Pediatria para uso da vacina dTpa em adolescentes são:

- Adolescentes com idade entre 11 e 18 anos devem receber uma dose única da dTpa em vez da dupla de adulto (dT) como reforço contra tétano, difteria e coqueluche, desde que tenham completado o esquema de vacinação com DTP ou DTPa e não tenham recebido dT ou dTpa. Nos EUA, a idade preferencial para uso dessa vacina é dos 11 aos 12 anos.
- Adolescentes que completaram a série básica com cinco doses de DTP/DTPa e que tenham recebido dT, mas não dTpa, devem receber uma dose única da dTpa para prover proteção contra a coqueluche.
- Recomenda-se um intervalo de 5 anos entre as doses de dT e dTpa para reduzir o risco de reações locais e sistêmicas; entretanto, as vacinas podem ser utilizadas com intervalo menor. Com base em estudos realizados no Canadá, onde a vacina acelular de cinco componentes foi testada em mais de 7.000 adolescentes e adultos, acredita-se que a vacinação com dTpa, 2 anos, no mínimo, após outras vacinas contendo toxoides tetânico e diftérico, provavelmente seja segura.

VACINA CONTRA SARAMPO + CAXUMBA + RUBÉOLA (TRÍPLICE VIRAL) SARAMPO + RUBÉOLA (DUPLA VIRAL)

Considerações gerais

A vacina contra o sarampo está disponível em apresentação isolada (monovalente), combinada com a vacina contra a rubéola (dupla viral) e combinada com a de rubéola e caxumba (tríplice viral), como utilizada atualmente na infância.

Até 2002 estava indicada a administração de uma dose de vacina monovalente contra o sarampo aos 9 meses de idade e uma dose de reforço aos 15 meses com a vacina tríplice viral.

No Calendário do Ministério da Saúde, além de ter sido abolida a dose de vacina monovalente aos 9 meses de idade, foi antecipada a administração da tríplice viral para os 12 meses de idade. A justificativa epidemiológica para essa modificação foi a ausência de novos casos de sarampo no Brasil; portanto, a não circulação de vírus selvagem no país. Do ponto de vista imunológico, a qualidade da resposta à vacina é melhor a partir dos 12 meses de idade, em razão da total ausência de anticorpos maternos. Como a imunogenicidade da vacina, mesmo quando usada após o 1º ano, leva à falha vacinal em torno de 5%, é recomendado reforço da tríplice viral, na idade de 4 a 6 anos, a fim de evitar o acúmulo de pacientes suscetíveis ao sarampo.

As vacinas combinadas contra sarampo + caxumba + rubéola contêm vírus atenuado da cepa Schwarz de sarampo, Wistar RA 27/3 de rubéola e, dependendo do laboratório produtor, vírus vivo atenuado de caxumba da cepa Jerryl Lynn, ou cepa Urabe AM 9, ou ainda RIT 4385 (derivada da Jerryl Lynn).

Os vírus vivos atenuados do sarampo e da caxumba são cultivados em embrião de galinha.

Os vírus vivos atenuados da rubéola são cultivados em células diploides humanas.

- **Via de administração**: a vacina deve ser utilizada por via subcutânea na região posterior do antebraço, anterolateral da coxa ou na região glútea nas crianças que não usam fraldas. A dose é de 0,5mL.
- **Eficácia**: para sarampo e rubéola, confere 95% a 99% de proteção após o esquema vacinal completo. Para caxumba, a eficácia é de 75% a 90%.
- **Profilaxia pós-exposição**: até 72 horas após a exposição, pode ser utilizada como profilaxia para o sarampo. Para rubéola ou caxumba, a profilaxia pós-exposição não é indicada.

Eventos adversos

- **Sarampo**: febre a partir do 5º dia que pode perdurar por 2 a 3 dias. Em até 5% dos vacinados pode aparecer uma erupção morbiliforme 1 semana após a aplicação da vacina.
- **Caxumba**: a incidência de meningite pós-vacinal varia de 1 para 400.000 doses para a cepa Urabe a 1 para 800.000 doses para a cepa Jerryl Lynn.
- **Rubéola**: *rash*, febre ou linfadenopatia estão presentes em 5% a 15% dos casos, ocorrendo 5 a 12 dias após a vacinação. Artralgia e artrite transitória estão presentes em cerca de 0,5% das crianças e em 10% a 25% das mulheres adultas. Aparece em 7 a 21 dias após a vacinação e afeta principalmente as pequenas articulações.

Contraindicações

- Reação anafilática sistêmica após ingestão de ovo de galinha.
- Reação anafilática sistêmica após dose anterior da vacina ou após utilização de neomicina.
- **Gravidez**: é necessário respeitar um intervalo de 30 dias entre a vacina e a gravidez.
- Ter recebido imunoglobulina humana padrão, transfusão de plasma ou de sangue nos últimos 3 meses.
- Imunodeficiência primária ou adquirida. Paciente HIV-positivo pode receber essa vacina na dependência da sua imunodepressão. (Ver tópico específico.)
- Pacientes submetidos à quimioterapia ou corticoterapia em doses imunossupressoras.
- **Conservação**: entre + 2º e + 8ºC.

VACINA CONTRA SARAMPO + RUBÉOLA-DUPLA VIRAL

O uso dessa apresentação visa à eliminação do sarampo e especialmente da síndrome da rubéola congênita (SRC). A vacina dupla viral foi largamente empregada nas mulheres com idade fértil (12 a 49 anos), no pós-aborto e pós-parto imediatos.

A OPAS estabeleceu como meta a eliminação da rubéola e da SRC até 2010, nas Américas. O objetivo foi vacinar homens e mulheres entre 20 e 39 anos de idade. A importância de vacinar o público masculino é fundamental para atingir essa meta. Em uma campanha nacional realizada em 2008, foi obtido um percentual de cobertura geral de 95,79%, sendo considerada a maior campanha de vacinação realizada no mundo.

VACINA CONTRA ROTAVÍRUS

Considerações epidemiológicas

A diarreia aguda é um dos grandes problemas de saúde pública no mundo, sendo o rotavírus o principal agente etiológico causador da doença grave em lactentes e crianças pequenas. Estima-se que ocorra, anualmente, um total de 125 milhões de casos, resultando cerca de dois milhões de internações e 600 mil óbitos. A infecção acontece de forma precoce e geralmente ocorre antes dos 3 anos, e mesmo em locais desenvolvidos, com boas condições sanitárias e de higiene, o rotavírus permanece sendo o mais importante patógeno causador de hospitalização por gastroenterite em crianças pequenas.

O impacto global da doença causada pelo rotavírus, portanto, é expressivo, tanto nos países desenvolvidos como naqueles em desenvolvimento. Entretanto, há uma diferença marcante nos dois panoramas: enquanto, nos primeiros, os óbitos são raros, naquelas regiões mais pobres do planeta, aproximadamente meio milhão de crianças morrem anualmente infectadas por rotavírus. Ao longo das 2 últimas décadas, o desenvolvimento de uma vacina eficaz contra rotavírus assumiu notória prioridade.

Rotavírus

Os rotavírus são classificados como um gênero na família de *Reoviridae*. As partículas virais englobam um genoma viral constituído de 11 segmentos de RNA que codificam seis proteínas virais estruturais (VPs) e cinco proteínas virais não estruturais (NSPs). Os 11 segmentos gênicos podem ter lugar nas células hospedeiras durante a replicação viral, devido à recombinação gênica, que é grande responsável pela variedade de cepas de rotavírus encontradas na natureza. A camada exterior contém proteínas estruturais, VP7 e VP4, que provocam a produção de anticorpos neutralizantes no hospedeiro; são, portanto, consideradas imunogênicas. Nos seres humanos, pelo menos 11 diferentes antígenos VP7 (tipo G) e 11 diferentes antígenos VP4 (tipo P) foram identificados.

A combinação desses dois tipos de antígenos pode variar independentemente, proporcionando um número muito grande de sorotipos. Atualmente, cinco combinações – G1P[8], G2P[4], G3P[8], G4P[8] e G9P[8] – causam aproximadamente 90% de todas as infecções por rotavírus humano em grandes áreas do mundo, sendo o tipo G1P[8] o mais prevalente. Muitos tipos diferentes de rotavírus podem circular simultaneamente, principalmente em países em desenvolvimento. Além disso, os tipos predominantes podem diferir consideravelmente de uma época para a outra, mesmo dentro da mesma área geográfica.

O Brasil, com uma coorte de aproximadamente três milhões de nascidos anualmente, foi um dos primeiros países do mundo a incorporar no Programa Nacional de Imunizações (PNI) a vacina oral monovalente de cepa humana, iniciando em março de 2006 a vacinação rotineira de todos os lactentes. O impacto dessa vacina nos próximos anos será fundamental para melhor entendimento de várias questões.

VACINAS DISPONÍVEIS

A primeira vacina contra rotavírus recebeu seu licenciamento nos EUA em agosto de 1998, sob a designação comercial de Rotashield®. Um ano após, uma vez administrada a 900.000 crianças, emergiram 15 casos de intussuscepção (ou invaginação intestinal) como possível evento adverso grave associado à vacina, sobrevindo a suspensão do seu uso. Isso levou ao surgimento de novas vacinas.

VACINA MONOVALENTE – RIX4414

O Brasil avançou nas ações básicas em saúde com a introdução dessa vacina no seu calendário em março de 2006. A vacina é denominada de vacina oral de rotavírus humano (VORH). Foi elaborada com vírus isolado de humanos e atenuado. É monovalente (G1P8) da cepa RIX4414, com reação cruzada com outros sorogrupos (G2, G3, G4).

As investigações com a RIX4414 envolveram mais de 72.000 crianças em 20 países, configurando pelo menos 15 ensaios clínicos, demonstrando eficácia para proteção das formas graves de diarreia e segurança no seu uso.

- **Esquema vacinal:** está indicado para crianças de 6 a 24 semanas de vida, devendo na rotina ser administrada a primeira dose aos 2 meses e a segunda dose, aos 4 meses. É possível administrar a primeira dose a partir de 1 mês e 15 dias e o intervalo preconizado da primeira para a segunda dose é de 8 semanas, sendo admitido o intervalo mínimo de 4 semanas. A idade máxima para administração da segunda dose é de 5 meses e meio (24 semanas), não devendo ser administrada após essa data.

- **Precauções:** não deve ser administrada na vigência de doença febril moderada a grave e em pacientes com imunodeficiência, com história de doença gastrointestinal crônica, inclusive malformação congênita do aparelho digestivo.
- **Uso concomitante:** foram realizados estudos clínicos com o uso concomitante da vacina de rotavírus com as demais vacinas do calendário básico. Pode ser usada inclusive com a vacina pólio oral no mesmo dia. Caso não aconteça a administração simultânea, deverá respeitar o intervalo de 15 dias entre elas.
- **Eventos adversos:** nos estudos de segurança realizados, as incidências de febre, diarreia, irritabilidade, tosse ou coriza não foram diferentes entre o grupo vacinado e o grupo que recebeu placebo, assim como não foi observado aumento do risco de invaginação intestinal.

VACINA PENTAVALENTE

Vacina oral, atenuada, pentavalente, de rearranjo genético bovino-humano, reunindo amostras geneticamente reestruturadas com especificidades antigênicas para os tipos G1P(5), G2P(5), G3P(5), G4P(5), e G6P[8]. Trata-se de produto não reatogênico e altamente eficaz, alcançando níveis protetores de até 100% frente aos episódios diarreicos mais graves e de 74% contra episódios de qualquer gravidade.

- **Esquema vacinal:** a vacina pentavalente bovino-humana deverá ser administrada em três doses, aos 2, 4 e 6 meses. A primeira dose deverá ser administrada a partir de 6 semanas até, no máximo, 12 semanas, e a terceira dose deverá ser administrada até, no máximo, 32 semanas. O intervalo mínimo é de 4 semanas entre as doses.

Para essa vacina também existem restrições de faixa etária:

- Primeira dose: idade mínima – 1 mês e meio. idade máxima – 3 meses e 7 dias.
- Terceira dose: idade máxima – 8 meses e 0 dia.

Contraindicações

A vacina está contraindicada nas seguintes situações:

- Imunodeficiências congênitas ou adquiridas.
- Uso de corticosteroides em doses imunossupressoras.
- Uso de imunossupressores.
- Presença de doença gastrointestinal crônica.
- Malformação congênita do trato digestivo
- História prévia de intussuscepção.
- **Via de administração:** a vacina deve ser utilizada exclusivamente por via oral.

Algumas considerações finais sobre as vacinas de rotavírus

Apesar da existência de inegáveis vantagens, a vacina para rotavírus ainda possui alguns questionamentos. A opção pela cepa G1P[8], utilizada na vacina, foi feita a partir de estudos locorregionais, nos quais ela foi prevalente, podendo não refletir toda a realidade brasileira, devido à sua enorme extensão territorial e heterogeneidade. Em termos gerais, sabe-se que os quatro sorotipos reconhecidos como de importância epidemiológica universal – G1, G2, G3 e G4 – também ocorrem no Brasil.

Antes da introdução da vacina, a cepa G1P8 era a mais prevalente no país. Esse perfil, no entanto, parece ter sido alterado com a implantação universal da vacina, conforme sugerem estudos realizados, inclusive no nosso serviço.

É necessária, porém, a melhor definição – se ocorreu uma possível pressão seletiva pela vacina e isso resultou na mudança do genótipo mais frequente, de G1 para G2, ou se são mudanças sazonais dos sorotipos de rotavírus.

Diante dos questionamentos e incertezas relacionados às repercussões epidemiológicas da vacina RIX4414, é preciso manter a vigilância pós-*marketing* para monitoração do impacto da vacina na circulação das cepas virais, bem como medir a extensão da proteção cruzada contra diferentes sorotipos.

Outro desafio para essas vacinas parece ser o de demonstrar que, em populações com elevados índices de desnutrição e doenças infecciosas associadas, como na Ásia e na África, a proteção oferecida permanece elevada.

O Comitê de Práticas de Imunização – EUA (ACIP) publicou, em 2008, revisão da posologia das vacinas, posicionando-se em relação a alguns aspectos ainda polêmicos e sem dados de literatura, como a intercambiabilidade dessas vacinas. Nesse documento, a ACIP estabelece que ambas as vacinas tenham sua primeira dose realizada até, no máximo, 14 semanas e 6 dias de vida, e que a última dose seja realizada até, no máximo, 8 meses de idade. Os lactentes que iniciam a vacinação com determinada vacina devem idealmente terminar o esquema vacinal com o mesmo produto. Entretanto, na indisponibilidade do mesmo produto, a vacinação não deve ser interrompida e a vacina que estiver disponível deverá ser administrada. Caso uma das doses tenha sido da vacina pentavalente bovino-humana, um total de três doses deverá ser realizado. Essas novas recomendações ainda não são válidas para o Brasil, onde as vacinas continuam sendo utilizadas conforme já descrito.

VACINA CONTRA A FEBRE AMARELA (FA)
Considerações gerais

A respeito da vacinação contra a febre amarela em nosso meio devem ser considerados:

- O estado de suscetibilidade da população
- O risco de ocorrer a doença
- O custo reduzido da vacina.

A condição de suscetibilidade da população, aliada à presença disseminada de um dos vetores – o *Aedes aegypti* – e à possibilidade de indivíduos infectados chegarem ao Estado, provenientes de áreas endêmicas, caracteriza uma situação de risco potencial de febre amarela em nosso meio.

A febre amarela possui alta letalidade, alcançando taxas médias de 30% a 40% nas formas graves.

A vacina contra FA é eficaz e sempre foi considerada muito segura. Evento adverso envolvendo o sistema nervoso é extremamente raro. No ano de 1999, em Goiânia, houve um evento adverso fatal devido a essa vacina e, em 2000, um outro com as mesmas características, constituindo uma enorme surpresa: a reprodução das manifestações clínicas da febre amarela e o isolamento de vírus vacinal nos tecidos.

- **Tipo de vacina:** vírus vivos atenuados da febre amarela, da cepa 17D, cultivados em ovos embrionados de galinha.
- **Constituição e apresentação:** vacina liofilizada: frascos com cinco doses + ampola diluente com 2,5mL. Cada dose contém o mínimo de 1.000 D50 (dose letal em camundongo) ou o equivalente em unidade formadora de placa (UFP) de vírus vivos de FA. Ainda contém: sacarose, glucamato de sódio, sorbitol, gelatina bovina hidrolisada, eritromicina e canamicina.
- **Idade para vacinação:** nas áreas endêmicas (onde há casos humanos de FA): a partir de 6 meses de idade. Nas áreas enzoóticas ou epizoóticas (onde só há casos de FA em macacos): a partir de 9 meses de idade.
- **Via de administração e doses:** subcutânea, dose única. Reforço de 10/10 anos.
- **Indicações:** imunização ativa contra a febre amarela em residentes ou visitantes de zonas de risco e profissionais expostos ao vírus.
- **Contraindicações:**
  - Imunodeficiências congênitas ou adquiridas
  - Gravidez (a não ser em condições epidemiológicas especiais)
  - Hipersensibilidade a qualquer componente da vacina
  - Reação anafilática ao ovo.
- **Efeitos adversos:** alguns vacinados podem apresentar dor no local da injeção e cefaleia, febre (em geral baixa) e dor muscular, entre o 5º e o 12º dia da vacinação.
- **Conservação:** entre + 2º e + 8ºC.

Observação: o diluente deve estar na mesma temperatura do liofilizado na ocasião da preparação. Após a diluição, só utilizar a vacina por um período de 4 horas.

Estão sendo realizados novos estudos a fim de determinar:

- A idade mais adequada para o início da vacinação contra a febre amarela
- O intervalo entre as doses de reforço
- A conveniência ou não de se recomendar a sua administração simultânea com outras vacinas de vírus vivos
- Intervalo mais adequado entre a vacina de FA e outras de vírus vivos atenuados
- Tempo decorrido para o surgimento de um bom nível imunitário após a vacinação.

Atualmente, a vacina contra FA pode ser aplicada em crianças a partir dos 6 meses de idade, com doses de reforço a cada 10 anos; admite-se o uso simultâneo com outras vacinas de vírus vivos ou com intervalo mínimo de 1 mês; intervalo de 10 dias é preconizado entre a vacinação e a possível exposição ao vírus (viagem a zonas de risco de FA).

VACINAS CONTRA PNEUMOCOCOS CONJUGADAS 7, 10 E 13 – VALENTE E POLISSACARÍDICA

Considerações gerais

O *Streptococcus pneumoniae* continua sendo causa de grande morbidade e mortalidade em pessoas de todas as idades ao redor do mundo. Crianças com menos de 2 anos, indivíduos com mais de 65 anos e portadores de certas doenças crônicas debilitantes e/ou imunossupressoras são particularmente suscetíveis a doenças invasivas causadas por essa bactéria. Além disso, na última década, o aumento da resistência do pneumococo à penicilina tem tornado a preocupação com o pneumococo a tônica de várias publicações.

O *Streptococcus pneumoniae* é responsável por significativa parcela das infecções de vias áreas superiores (otite média e sinusite), sendo o principal agente etiológico bacteriano de pneumonias adquiridas na comunidade e de doenças invasivas (meningite, bacteremia e sepse) em crianças e adultos. Nos países em desenvolvimento, o pneumococo é responsável por mais de um milhão de óbitos por ano em crianças com menos de 5 anos, a maioria por pneumonia, que se caracteriza como a doença responsável pelo maior número de mortes preveníveis por meio de vacinas.

No Brasil, o pneumococo é o segundo agente causador de meningite bacteriana. Segundo dados do Sistema de Informação de Agravos de Notificação (SINAN), entre 2004 e 2007 foram notificados 5.079 casos de meningite por pneumococo no Brasil, com uma letalidade de 31%.

Os 91 sorotipos atualmente descritos são identificados por meio de diferença na composição química em seus polissacarídeos capsulares. São também produzidos outros dois antígenos polissacarídes: o ácido teicoico e o ácido lipoteicoico, ambos com participação na fisiopatologia da infecção pneumocócica. A identificação dos principais sorotipos responsáveis pelas infecções pneumocócicas foi fundamental para o desenvolvimento de vacinas multivalentes capazes de induzirem a produção de anticorpos.

EPIDEMIOLOGIA *VERSUS* SOROTIPOS

Os aspectos epidemiológicos da doença, especialmente os sorotipos envolvidos, variam de um país a outro e de acordo com o sítio da infecção. Sofrem ainda mudanças ao longo do tempo, o que determina a necessidade de avaliações locais periódicas para o estabelecimento de estratégias de controle. Adicionalmente, o monitoramento da resistência aos antimicrobianos é de grande importância para os clínicos, propiciando racionalidade na escolha do tratamento empírico inicial de doenças pneumocócicas.

O Brasil participa de um projeto da Organização Pan-Americana de Saúde, Projeto SIREVA, que realiza vigilância baseada em hospitais e laboratórios sentinelas para prover informações sobre a distribuição de sorotipos e a suscetibilidade do *Streptococcus pneumoniae* na América Latina. No Brasil, a maioria das cepas é resultante de doenças invasivas, especialmente meningites. Esses dados demonstram que o sorotipo mais importante no Brasil para a doença pneumocócica invasiva (DPI) é o 14, responsável por 40,7% de todas as DPIs em crianças com menos de 2 anos de idade, seguido pelo 6B, com 14,2%. Dados em crianças com menos de 5 anos mostram que os sorotipos mais frequentemente encontrados em pneumonia são o 14, o 6B e o 3, seguidos dos sorotipos 1, 19A, 6A e 23F. Esses mesmos dados demonstram que os sorotipos mais frequentemente encontrados em meningites são 14, 6B e 19F, seguidos pelos sorotipos 23F, 6A, 18C e 19A.

VACINAS CONJUGADAS
VACINA CONJUGADA 7-VALENTE
Considerações gerais

Em fevereiro de 2000, o US Food and Drug Administration (FDA) aprovou a vacina pneumocócica conjugada a proteínas, o que a torna imunogênica para crianças menores de 2 anos de idade. Desde o seu lançamento, mais de 198 milhões de doses foram distribuídas globalmente. Essa vacina apresentou excelente eficácia para doenças invasivas nos EUA causadas pelos sorotipos presentes na mesma. Em 2010 esta vacina foi substituída pela 13 valente.

A redução de hospitalização por pneumonia de todas as etiologias foi de 39% e para as pneumonias pneumocócicas houve declínio de 69%. Também foi verificada diminuição de 41,1% das consultas ambulatoriais por pneumonias de todas as causas. As visitas ambulatoriais e o uso de antibióticos por otites médias agudas também foram reduzidos em 42,7% e 41,7%, respectivamente.

No Brasil, a vacina foi licenciada em 2001 e estava presente nos centros de referência de imunobiológicos especiais (CRIEs) e nas clínicas de vacinação.

A vacina pneumocócica 7-valente (VPC7-v) é constituída por polissacarídeos dos sete sorotipos (4, 6B, 9V, 14, 18C, 19F, 23F), conjugados à proteína CRM197, que é uma mutante da proteína diftérica. A tecnologia de conjugação permitiu uma melhor resposta imunológica à série primária de vacinação e memória imunológica, que, pelos dados de imunogenicidade alcançados, permitem extrapolar para uma imunidade persistente.

Era uma vacina com segurança e tolerabilidade demonstradas não só por estudos clínicos que envolveram mais de 18 mil crianças e mais de 160 mil crianças em estudos post-*marketing*, mas também por seu uso em larga escala no mundo.

A VPC7-v reduziu ainda as taxas de colonização por pneumococo e, consequentemente, a transmissão dessas bactérias na comunidade, tendo relevante papel na imunidade coletiva.

A estimativa de cobertura da vacina 7-valente para o Brasil, analisando os dados de 2000 a 2007, seria de 68,2% para crianças com menos de 5 anos. Entretanto, há muitos anos a cobertura da vacina vem crescendo ano a ano, graças principalmente ao aumento dos isolados dos sorotipos 14 e 6B e à diminuição do isolamento dos sorotipos 1 e 5 observada nesse período.

- **Composição:** vacina com antígenos capsulares de sete sorotipos – 4, 6B, 9V, 14, 18C, 19F e 23F –, conjugada ao toxoide diftérico (CRM197).
- **Recomendações para vacinação/esquema vacinal:** a Academia Americana de Pediatria recomendou, a partir de 2001, a vacinação universal de todas as crianças de 2 meses a 24 meses de idade. Para as crianças entre 24 e 60 meses com doença de base e risco aumentado para doença pneumocócica (anemia falciforme, outras hemoglobinopatias, infecção pelo HIV, doenças crônicas), recomenda-se a vacinação com a vacina conjugada e, a seguir, uma dose da vacina polissacarídica 23-valente. O esquema de imunização varia de acordo com a idade, conforme mostrado no Quadro VI.25.4.
- **Via de administração:** a vacina é aplicada por via intramuscular na dose de 0,5mL, nas crianças abaixo de 2 anos, no vasto lateral da coxa, e nas crianças acima de 2 anos, no vasto lateral ou deltoide.
- **Eventos adversos:** as reações locais, como dor e induração, são as mais comuns. Febre nas primeiras 48 horas também pode ocorrer. Não foram observadas reações graves.

É inquestionável o grande impacto global da VPC7-v sobre a redução da incidência da doença pneumocócica em países onde foi introduzida no calendário como os Estados Unidos, mas várias questões levaram ao desenvolvimento de novas vacinas conjugadas:

- A cobertura oferecida pela vacina heptavalente às cepas circulantes é altamente variável, dependendo das diferentes áreas geográficas.

Quadro VI.25.4. Esquema de imunização para a vacina pneumocócica conjugada de acordo com a idade de início

Idade de início	Esquema básico	Reforço
2 a 6 meses	3 doses com intervalo de 2 meses	1 dose entre 12 e 15 meses
7 a 11 meses	2 doses com intervalo de 2 meses	1 dose após a 2ª dose
12 a 24 meses	2 doses com intervalo de 2 meses	Não
Acima de 24 meses (imunocompetente)	1 dose	Não
Acima de 24 meses (imunodeprimido)	2 doses com intervalo de 2 meses	1 dose da vacina polissacarídica 2 meses após a 2ª dose

A redução do impacto da doença pelos sorotipos vacinais em países que introduziram a VPC7-v foi acompanhada por um aumento da doença pneumocócica por sorotipos não incluídos na mesma. Nos Estados Unidos, apesar do número absoluto de casos causados pela doença e de a taxa por DPI ter sido reduzida incontestavelmente, tem sido observado um aumento significativo de DPI atribuído especialmente ao ST 19A e, em menor grau, ao 3 e 7F. A razão para essa substituição não pode ser explicada apenas pela mudança na colonização nasofaríngea, devido aos sorotipos vacinais. É provável que outros fatores possam desempenhar um papel nessa substituição, já que também foram observadas mudanças de sorotipos em países que não incluíram a vacina no calendário nacional.

- Finalmente, estudos indicam que após a introdução da vacinação de rotina com a VPC7-v ocorreram mudanças na etiologia da otite média aguda (OMA) com substituição dos sorotipos que colonizam as vias respiratórias por sorotipos não incluídos na vacina ou por outras bactérias, como *H. influenzae* não tipificável. Foram observados uma redução de casos para o *S. pneumoniae* 49% a 31% e um aumento de 39% a 57% para o *H. influenzae*.

Esses fatores levaram ao desenvolvimento das novas vacinas conjugadas (10-valente e 13-valente).

Desde o licenciamento da vacina heptavalente, a comunidade científica tem procurado identificar um limiar sorológico de anticorpo pelo qual novas vacinas possam ser comparadas imunologicamente com a VPC7-v, evitando, assim, a necessidade de realizar grandes estudos de eficácia em populações, onde a heptavalente já está licenciada para uso.

Segundo a OMS, a aprovação de novas vacinas conjugadas pneumocócicas deve basear-se em três pontos:

- Critérios imunológicos
- Demonstração de segurança
- Confirmação da não interferência de uso com vacinas administradas ao mesmo tempo.

A VPC7-v era o padrão a ser utilizado como comparação para novas vacinas pneumocócicas conjugadas. A OMS recomenda que novas vacinas apresentem critérios de não inferioridade, ou seja, as novas vacinas não devem ter resultados sorológicos menores que 10% para cada um dos sete sorotipos presentes na vacina 7-valente.

Determinar a mínima concentração de anticorpos necessária para conferir proteção contra doenças de possível prevenção por vacinas é de fundamental importância para avaliar se novas vacinas serão tão efetivas como aquelas para as quais foram realizados estudos de eficácia clínica. Esses títulos de anticorpos correlacionados à proteção são também utilizados quando é feita a avaliação da possibilidade de interferência entre vacinas quando aplicadas cocomitantemente.

Adicionalmente, recomenda-se que as vacinas também tenham sua atividade funcional avaliada pela demonstração de anticorpos funcionais, medidos por ensaio opsonofagocítico (OPA). A evidência de memória imunológica, que é a capacidade de aumentar a produção de anticorpos em relação aos níveis alcançados após o esquema primário, quando administrada uma dose de reforço da vacina conjugada ou uma dose de vacina polissacarídica, é outro fator que deve ser avaliado para novas vacinas pneumocócicas. A avidez de anticorpos é também marcador útil da presença de memória imunológica.

Acredita-se que o nível de anticorpo que se correlaciona com proteção contra pneumonia e otite e para a redução de colonização da nasofaringe seja mais alto ainda do que para as doenças invasivas. Importante também destacar que diferenças nas concentrações dos anticorpos não necessariamente resultam nas mesmas diferenças de eficácia protetora.

VACINA 10-VALENTE CONJUGADA AO *HAEMOPHILUS* NÃO TIPIFICÁVEL

Vacina pneumocócica 10-valente conjugada com a proteína D do *H. influenzae* não tipificável (HiNT).

- **Composição:** é constituída por polissacarídeos derivados de 10 diferentes cepas de pneumococo conjugado a proteínas. Dessas, oito são combinadas com a proteína transportadora (proteína D), obtida a partir do segundo mais importante patógeno pediátrico em otite média – o *Haemophilus influenzae* não tipificável. Dois sorotipos (19F e 18C) são conjugados ao toxoide diftérico e toxoide tetânico, respectivamente.

Os 10 sorotipos incluem os já presentes na VPC7-v (4, 6B, 9V, 14, 18C, 19F e 23F) e mais três cepas de sorotipos: 1, 5 e 7F. Como apresenta como carreador principal a proteína D do *H. influenzae* não tipificável (HiNT), levou à possibilidade de ampliar também a proteção para essa bactéria. A adição desses três sorotipos (1, 5 e 7F) aos sete sorotipos já contemplados na vacina heptavalente aumentaria em aproximadamente 10% a cobertura potencial dessa vacina candidata à prevenção de doença invasiva pneumocócica em crianças com menos de 5 anos de idade no Brasil, de acordo com os dados do grupo SIREVA.

Um estudo foi desenvolvido na República Checa para determinar a eficácia dessa vacina em relação à OMA, denominado *Pneumococcal Otitis Media Efficacy Trail* (POET). Foi encontrada uma eficácia de 57,6% (IC 95%: 41,4 a 69,3) para os sorotipos do pneumococo incluídos na vacina; 52,6% (IC 95%: 36,8 a 62,9) independentemente do sorotipo e 35,3% (IC 95%: 1,8 a 57,4) para OMA por *H. influenzae* não tipificáveis. Houve uma redução global de 33,6% (IC 95%: 20,8 a 44,3) para OMA de qualquer etiologia no grupo que recebeu a vacina que inicialmente era 11-v porque incluía o sorotipo 3, retirado posteriormente da vacina original pela baixa eficácia demonstrada.

Novas pesquisas estão sendo realizadas na América Latina para avaliação da eficácia da vacina 10-valente contra pneumonia adquirida na comunidade, de provável etiologia bacteriana, e episódios de OMA.

- **Eficácia e segurança:** o plano de desenvolvimento clínico dessa vacina é baseado em estudos de imunogenicidade e não inferioridade *versus* a heptavalente, bem como a segurança e compatibilidade com outras vacinas que são administradas de acordo com o calendário.

A imunogenicidade foi avaliada por um teste ELISA de dupla absorção que correlaciona o ponto de corte ≥ 0,2μg/mL com o de 0,35μg/mL do ELISA padrão proposto pela OMS. Foram obtidas taxas comparáveis de soroconversão entre os diferentes grupos vacinados, > 92,5% com a decavalente e > 94,1% com os que receberam a heptavalente, para os sorotipos que compartilham de ambas as vacinas, com exceção do sorotipo 6B. Para os três sorotipos adicionais da decavalente (1, 5, e 7F), as taxas de soroconversão foram superiores a 93%.

- **Esquema:** Em março de 2010 esta vacina foi incorporada ao programa nacional de imunização no Brasil. O esquema vacinal para crianças menores de 2 anos é o mesmo da vacina pneumocócica 7-valente, conforme já detalhado. Acima desta idade, ainda não há estudos concluídos para o uso desta vacina.

VACINA 13-VALENTE (VPC13)

- **Composição:** a VPC13 inclui os 13 sorotipos mais prevalentes nas infecções pneumocócicas, como meningite, pneumonia e otite média aguda. Sete desses sorotipos (4, 6B, 9V, 14, 18C, 19F e 23F) estão incluídos na vacina pneumocócica 7-valente, que era o padrão global para prevenção da doença pneumocócica em crianças. Os outros seis sorotipos adicionais (1, 3, 5, 6A, 7F e 19A) conferem a essa nova vacina uma proteção mais abrangente contra as doenças invasivas. Assim como a VPC7-v, a VPC13 usa o CRM197 (toxoide diftérico não mutante) como proteína carreadora. Em relação à 10-v, acrescenta os sorotipos 3, 6A e 19A.
- **Evolução e inovação:** estima-se que os seis sorotipos adicionais (1,3 5, 6A, 7F e 19A) aumentem para 92% a cobertura vacinal para prevenção de doença invasiva pneumocócica em lactentes e crianças pequenas no mundo, inclusive no Brasil. Os sorotipos 6A e 19A são incorporações importantes, uma vez que ambos são responsáveis por doenças invasivas e também são prevalentes em adultos. Além disso, o 19A é o sorotipo envolvido na resistência aos antibióticos, especialmente nos EUA.

Nos Estados Unidos, o FDA caracterizou a VPC13 como válida para ser avaliada pelo "Fast Track", uma designação para agilizar a aprovação de produtos para tratamento de condições graves ou com potencial risco de morte, para as quais haja uma necessidade médica não atendida. A análise rápida garantiu a liberação antecipada do produto que aconteceu no primeiro semestre de 2010.

Os resultados de estudos de fase III de segurança e imunogenicidade da 13-valente comparada com a vacina heptavalente demonstraram que as respostas imunes contra os sete sorotipos comuns às duas vacinas foram similares, e que as respostas aos seis sorotipos adicionais foram robustas e consistentes, com evidência de produção de anticorpos funcionais, não havendo interferência quando administrada concomitantemente com outras vacinas recomendadas para a faixa etária. A vacina também mostrou-se segura e com bom perfil de tolerabilidade. São esperados os estudos da vacina 13-valente em crianças maiores e adultos, o que pode significar a possibilidade de licenciamento para outras faixas etárias.

- **Esquema vacinal:** o esquema vacinal poderá ser o utilizado tanto para crianças como para adultos e idosos; entretanto, nesses, a dose deverá ser única, enquanto nas crianças deverá ser mantido o mesmo sistema da vacina pneumocócica 7-valente, já descrito.
- **Eficácia:** estudos realizados na Alemanha, França, Reino Unido e Polônia compararam a eficácia da vacina 13-valente com a pneumocócica conjugada 7-valente e mostraram a ampliação da proteção.

VACINA POLISSACARÍDICA – 23 SOROTIPOS

Considerações gerais

A vacina polissacarídica é composta de antígenos de polissacarídeos capsulares purificados dos 23 sorotipos mais prevalentes de pneumococo (14 outros sorotipos não contidos na vacina são antigenicamente relacionados e pode haver proteção cruzada) identificados como causadores de infecção.

Estão representados na vacina 88% dos sorotipos que causam bacteremia e meningite em adultos, cerca de 100% daqueles responsáveis por bacteremia e meningite em crianças e 85% dos sorotipos recuperados de crianças com otite média aguda.

A vacina contendo antígeno de polissacarídeo capsular purificado de pneumococo é eficaz em indivíduos adultos jovens, imunologicamente competentes, mas naqueles particularmente suscetíveis, especialmente crianças menores de 2 anos, a eficácia é menor ou mesmo nula. Nessas condições – alvo da recomendação da vacina – os antígenos de polissacarídeos são pouco imunogênicos, com resposta humoral fraca, de curta duração e sem memória.

- **Constituição:** polissacarídeos de 23 sorotipos de pneumococos – 1, 2, 3, 4, 5, 6B, 7F, 8, 9N, 9V, 10A, 11A, 12F, 14, 15B, 17F, 18C, 19F, 19A, 20, 22F, 23F, 33F.
- **Época de administração:** a partir dos 2 anos de idade.
- **Via de aplicação:** intramuscular, utilizando-se o músculo deltoide.
- **Indicações:** as indicações para o uso dessa vacina são para os indivíduos com idade igual ou superior a 2 anos, nas seguintes condições: portadores de asplenia anatômica (congênita ou por remoção cirúrgica) ou funcional (anemia falciforme); imunodeficiência congênita ou adquirida (linfomas, mieloma múltiplo; infecção sintomática ou assintomática pelo HIV; transplante de órgãos e uso de fármacos imunossupressores); portadores de doenças crônicas cardiovasculares, pulmonares, renais (incluindo a síndrome nefrótica) e hepáticas; diabetes; alcoolismo e indivíduos idosos (60 anos ou mais). Nos casos de esplenectomia eletiva, a vacina deve ser administrada pelo menos 2 semanas antes da cirurgia e esse intervalo é também recomendado entre a vacinação e o início de um tratamento com fármacos imunossupressores.

Quadro VI.25.5. Indicações para revacinação com a vacina pneumocócica polissacarídica

Indicação	Revacinação
Idade acima de 60 anos	1 dose após 5 anos se foi vacinado antes de 65 anos
Imunodeficiências, tumores ou após transplante, asplenia anatômica ou funcional, síndrome nefrótica	1 dose após 5 anos
Doenças crônicas cardíacas, pulmonares ou metabólicas, fístula liquórica	Não indicada
Asplenia anatômica ou funcional ou síndrome nefrótica	Crianças até 10 anos, uma vez após 3 anos e > 10 anos, uma vez após 5 anos

- **Esquema vacinal:** dose única. A revacinação depende da idade e da indicação, conforme demonstrado no Quadro VI.25.5.
- **Contraindicações específicas:** reações anafiláticas com doses anteriores.
- **Eventos adversos:** as reações colaterais, como dor, induração e eritema, são frequentes (cerca de 50% dos receptores), bem toleradas e autolimitadas. As reações locais mais severas e febre elevada são raras, observadas às vezes nos indivíduos com altos títulos de anticorpos ao polissacarídeo capsular, submetidos a revacinação.
- **Conservação:** 2° a 8°C.

HEPATITE A
Considerações gerais

A hepatite A é frequente nos países pobres, sendo sua prevalência diretamente relacionada ao saneamento básico local. Dependendo das condições socioeconômicas do país, a faixa etária da população acometida pode ser diferente. Assim, nos países em desenvolvimento, são as crianças e adultos jovens os mais atingidos; já nos países desenvolvidos, esse vírus infecta preferencialmente adultos (menos de 10% dos pacientes são crianças). A letalidade é baixa e tende a aumentar com a idade.

As vacinas contra hepatite A disponíveis são eficazes e bem toleradas, mas é necessário discutir seu uso universal tendo em vista as reais prioridades de saúde pública em nosso país, assim como a alta prevalência na primeira infância, quando essa infecção geralmente é de caráter benigno, cursando na maior parte das vezes de forma oligossintomática. À medida que melhoram as condições de saneamento, o contato com o vírus passa a ocorrer em épocas mais tardias da vida, o que leva à indicação dessa vacina para a população de melhor condição socioeconômica, na qual a possibilidade de adquirir hepatite A na idade adulta (com maior morbidade) é mais provável. A complicação mais temível da doença é a hepatite A fulminante, que acomete cerca de 0,1% a 0,5% dos indivíduos infectados.

No Brasil, desde 1997, a Sociedade Brasileira de Pediatria recomenda que a vacina seja oferecida às crianças, desde que haja disponibilidade de recursos.

- **Constituição:** vírus inativado com formaldeído.
- **Época de administração:** a partir de 1 ano de idade.
- **Via de aplicação:** intramuscular, podendo ser utilizados os músculos vasto lateral da coxa, glúteo ou deltoide (em crianças maiores).
- **Esquema vacinal:** duas doses, com intervalo de 6 meses entre a primeira e a segunda dose. A Argentina introduziu a vacina em dose única ao paciente com 1 ano de vida, com resultados consistentes.
- **Eficácia:** superior a 95%, já após 15 dias da primeira dose.

- **Contraindicações específicas:** hipersensibilidade aos componentes da vacina e o uso abaixo de 1 ano, devido à possibilidade de interferência de anticorpos maternos.
- **Eventos adversos:** dor, eritema, edema e calor no local da aplicação. Não foram notificados eventos graves até o momento.
- **Uso combinado de vacinas:** pode ser utilizada em combinação com a vacina para hepatite B. Nesse caso, o esquema recomendado é de três doses (0, 1 e 6 meses) para proteção adequada de ambas as doenças. Existe apresentação adulta e infantil da vacina combinada A + B.
- **Persistência da imunidade:** a duração da imunidade ainda não foi determinada. Até o momento, não existe recomendação de doses de reforço. Estudos de farmacocinética sugerem que concentrações protetoras possam durar 30 anos.
- **Profilaxia pós-exposição:** poderá ser usada em substituição à gamaglobulina padrão em pessoas suscetíveis, com idade de 1 a 40 anos, desde que aplicada até no máximo 2 semanas após o contato com o caso-índice.
- **Conservação:** +2° a +8°C.

INFLUENZA (GRIPE)

Considerações gerais

O vírus da influenza é um dos maiores causadores de morbidade e hospitalizações dentre as doenças que podem ser prevenidas por vacinação. Estima-se que, a cada temporada, 5% a 15% da população mundial seja atingida pelo vírus. Classicamente, indivíduos acima de 60 anos, imunodeprimidos, gestantes e crianças menores de 2 anos apresentam maiores taxas de complicações. Na recente epidemia pelo vírus A H1/N1, foi observado o aparecimento de complicações mesmo em adultos jovens. O significado desse comportamento ainda está sendo investigado, mas é provável que seja decorrente da falta de contato prévio com esse vírus, diferentemente dos idosos.

A Organização Mundial de Saúde coordena centros de Vigilância Epidemiológica para o vírus influenza em vários países, incluindo o Brasil. Estes centros identificam os vírus circulantes e realizam sua caracterização antigênica. Atualmente é definido um tipo de vacina, anual para o Hemisfério Sul e outra para o Hemisfério Norte. Esta é uma das dificuldades cruciais desta vacina, já que ela é preparada com cepas selecionadas antecipadamente, conferindo imunidade apenas para essas cepas e havendo sempre emergência de cepas novas. Os vírus influenza são classificados em A, B e C e apresentam as seguintes características:

- **Tipo A**
  - Grandes epidemias
  - Doença moderada-severa
  - Todas as faixas etárias
  - Humanos e outros animais
- **Tipo B**
  - Pequenas epidemias
  - Somente humanos
  - Afeta principalmente crianças
- **Tipo C**
  - Raramente afeta humanos
  - Não causa epidemias

A prioridade da OMS é vacinar os grupos de risco principais, visando diminuir complicações, internações, óbitos e a disseminação do vírus, destacando-se os idosos, doentes crônicos, imunodeprimidos, crianças menores de 2 anos, gestantes e profissionais de saúde.

Um grande questionamento atual é o porquê de vacinar as crianças saudáveis. Estudo recente enumerou algumas razões para vacinação nesse grupo de população, que descreveremos a seguir.

- A infecção respiratória é a causa mais comum de consultas e internações em crianças nos meses de outono/inverno.
- Os escolares são os principais disseminadores de gripe.
- Crianças saudáveis com menos de 1 ano de idade possuem risco semelhante a adultos e idosos de alto risco.
- 56% das mortes atribuídas à gripe em crianças ocorreram naquelas com menos de 1 ano de idade.
- A gripe é responsável por 35% das consultas médicas no inverno.

Entretanto, a polêmica sobre esse tópico ainda persiste, apesar da enfática recomendação americana para o uso universal em crianças sadias. Duas revisões sistemáticas, publicadas em 2005, apesar de demonstrarem resultados semelhantes (prevenção de doença clínica – 28% a 38% – e prevenção de casos confirmados – 65% a 80%), apresentaram conclusões contrastantes em relação à preconização do uso da vacina em crianças sadias. Em 2007, nova metanálise publicada, que envolveu 1.501 artigos científicos, dos quais foram selecionados 32 estudos de melhor qualidade técnica, evidenciou eficácia vacinal de casos clínicos confirmados de 36% e eficácia vacinal de casos laboratoriais de 67%. A proteção para OMA foi de 51%. A eficácia maior foi observada nos estudos de melhor qualidade técnica e em maiores de 2 anos. Os autores concluem que a vacinação é uma adequada opção para prevenção de influenza em crianças saudáveis.

Em todo o mundo, atualmente, as recomendações para a vacinação contra influenza sazonal na infância variam de acordo com a percepção do governo de cada país sobre o impacto da doença em suas crianças, sendo pouco preconizada de forma universal na Europa.

Nos EUA, a orientação atual (2009-2010) é vacinar anualmente contra influenza todas as crianças de 6 meses a 18 anos de idade e também os contatos intradomiciliares e cuidadores dos menores de 59 meses de vida, além de todos os indivíduos com mais de 50 anos de idade, ou seja, caminha-se para a vacinação universal.

A SBP no calendário de 2009 recomenda a administração a crianças de 6 meses aos 5 anos de idade. A partir dessa idade é recomendada para os pacientes de maior risco.

O Ministério da Saúde ainda não preconiza a vacinação universal da influenza sazonal na infância, mantendo as indicações em idosos com 60 anos ou mais e para os grupos de risco contra influenza, como os portadores de doenças crônicas e profissionais de saúde. Em relação ao vírus influenza H1N1, em 2010 o MS vacinou com a vacina monovalente todas as crianças de 6 meses a 2 anos, além das portadoras de doenças crônicas.

RECOMENDAÇÕES GERAIS

a. Indivíduos maiores de 60 anos de idade;
b. Residentes de asilos e clínicas que atendem pacientes acometidos de doenças crônicas;
c. Adultos e crianças acometidos por doenças crônicas, incluindo crianças com asma, cardiopatias, nefropatias, hepatopatias, diabetes, fibrose cística, asplenia, neuropatias e trissomias;
d. Crianças e adolescentes (6 meses a 18 anos) que estão recebendo aspirina cronicamente e, assim sendo, podem estar sob o risco de desenvolvimento de síndrome de Reye após influenza;
e. Todas as gestantes no 2º ou 3º trimestre de gestação no período epidêmico (outono ou inverno);
f. Pacientes infectados pelo HIV ou com imunodeficiências congênitas;
g. Doadores e receptores de órgãos sólidos e de medula óssea e receptores de implante coclear;
h. Profissionais de saúde ou outros em contato com pacientes de risco.

- **Constituição:** vírus inativados e fragmentados (tipo *split*).
- **Época de administração:** a partir de 6 meses de idade, especialmente antes da temporada do inverno.
- **Via de administração:** intramuscular, podendo ser utilizados os músculos glúteos ou deltoides (em crianças maiores).
- **Esquema vacinal:** em crianças de 6 a 36 meses, a dose recomendada é de 0,25mL, com intervalo de 1 a 2 meses entre a primeira e a segunda dose. Em crianças de 3 a 8 anos e 11 meses, a dose recomendada é de 0,5mL, com intervalo de 1 a 2 meses entre a primeira e a segunda dose. Em maiores de 9 anos, recomenda-se dose única de 0,5mL. A segunda dose está indicada, apenas, na primoimunização. Como a composição da vacina varia ano a ano devido às modificações das cepas virais, recomenda-se reforço anualmente.

No Quadro VI.25.6 temos o esquema posológico. Apenas produtos *split* (ou equivalentes *subunit* ou "an-

Quadro VI.25.6.

Idade	Produto	Dose	Nº de doses	Via
6-35 meses	*Split* apenas	0,25mL	1 ou 2 *	IM
3-8 anos	*Split* apenas	0,5mL	1 ou 2 *	IM
9-12 anos	*Split* apenas	0,5mL	1	IM
> 12 anos	Inteiro ou *split*	0,5mL	1	IM

*Na primeira vez devem ser aplicadas duas doses com intervalo de 1 mês.

tígeno de superfície purificado") devem ser utilizados em crianças.

- **Contraindicações específicas:** reações anafiláticas às proteínas de frango ou ovos.
- **Eventos adversos:** locais, como dor, eritema, edema e calor, e febre nas primeiras 72 horas após aplicação.
- **Conservação:** 2º a 8ºC.

VACINA CONTRA VARICELA
Considerações gerais

A varicela é doença infecciosa altamente contagiosa, mas habitualmente se manifesta como uma doença benigna ao acometer crianças eutróficas e sadias. Porém, trata-se de infecção que assume grande importância em, pelo menos, duas situações: quando acomete crianças internadas, pois nesses casos se dissemina com bastante rapidez pelas enfermarias; e nos imunodeprimidos, nos quais o vírus varicela-zóster (VVZ) determina doença geralmente grave e às vezes fatal. As vacinas disponíveis no Brasil são constituídas por vírus vivos atenuados derivados da cepa OKA, com diferentes quantidades de unidades formadoras de placa (UFP) do VVZ, e devem ser administradas por via subcutânea.

Estima-se que uma só dose da vacina contra a varicela induza imunidade contra a infecção em 70% a 90% das crianças que a receberam, e em 95% a 98%, contra as formas graves da doença. Contudo, não é incomum a ocorrência dessa virose em crianças já vacinadas. Nos EUA, a vacina contra a varicela foi introduzida há cerca de 12 anos no calendário básico de imunização; no entanto, apesar da comprovada eficácia protetora dessa vacina e do excelente resultado na diminuição da mortalidade e das internações hospitalares observaram-se muitos casos da doença em crianças vacinadas, principalmente durante a ocorrência de surtos em pessoas não vacinadas. Com base na observação dessas falhas vacinais, diversos estudos foram realizados com a finalidade de avaliar a real eficiência da vacinação em prevenir a varicela.

Uma segunda dose da vacina contra a varicela é recomendada, a despeito do fabricante, dos 4 aos 6 anos de vida, pelo menos com 3 meses de intervalo entre as doses, conforme orientação também da Sociedade Brasileira de Imunizações.

A vacina, desde os primeiros trabalhos realizados, mostrou ser efetiva em contactantes (até 72 horas de contato), visto que o tempo de desenvolvimento de anticorpos é menor do que o tempo de incubação da doença. Vários países desenvolvidos já incluíram a vacina contra a varicela no calendário de vacinação de rotina, pois os estudos da relação custo-benefício, levando em consideração especialmente a falta dos pais ao trabalho e a falta à escola nesses países, demonstraram ser vantajosa essa conduta.

A soroconversão obtida em crianças imunodeprimidas é variável com dose única, mas atinge boa soroconversão quando é aplicada uma segunda dose, 8 semanas após a dose inicial. Isso é semelhante ao que ocorre em adultos que apresentam soroconversão de 88% com uma dose e 94% com duas doses. Nos imunodeprimidos, é importante ressaltar que, mesmo naquelas crianças com resposta insatisfatória, diminui em muito o risco da aquisição de varicela grave.

- **Composição**: vacina de vírus vivos atenuados, cepa OKA.
- **Esquema vacinal e via de administração:** é aplicada por via subcutânea. A Sociedade Brasileira de Pediatria (SBP) recomenda a vacina contra varicela rotineiramente a todas as crianças hígidas, a partir de 12 meses de vida, com reforço aos 4-6 anos. Crianças menores de 4 anos de vida que receberam apenas uma dose da vacina e apresentem contato domiciliar ou em creche com indivíduo com a doença também devem receber a segunda dose da vacina. O intervalo mínimo entre a primeira e segunda doses deve ser de 3 meses. Durante surtos ou após contato íntimo com caso de varicela é possível vacinar crianças de 9 a 12 meses; entretanto, as doses administradas antes de 1 ano não devem ser consideradas como válidas.

A vacinação pode ser indicada na profilaxia pós-exposição dentro de 5 dias após contato, sendo preferível nas primeiras 72 horas. Adolescentes suscetíveis com mais de 13 anos de idade devem receber duas doses da vacina, com 4 semanas de intervalo (mínimo) entre as doses. Para crianças, adolescentes e adultos com as indicações especiais descritas a seguir, a vacina contra a varicela, ainda não disponível na rotina do Programa Nacional de Imunizações, está disponível, gratuitamente, nos CRIEs.

Indicações especiais da vacina contra a varicela contempladas pelos CRIEs

- Crianças com leucemia linfoblástica aguda nas seguintes condições:
  - Remissão hematológica com pelo menos 12 meses.
  - Contagem de linfócitos >1.200/mm³.
  - Não submetidas à radioterapia.
  - Sem quimioterapia de manutenção, durante 1 semana antes e 1 semana depois da vacinação.
- Crianças com tumores sólidos malignos, adotando-se as mesmas precauções recomendadas para os pacientes leucêmicos.
- Portadores assintomáticos ou oligossintomáticos do vírus da imunodeficiência humana (HIV) cuja contagem de linfócitos no sangue esteja acima de 15% e a de CD4 seja superior a 25% do valor considerado normal.
- Crianças com doenças crônicas (problemas metabólicos e endócrinos, afecções pulmonares, renais, cutâneas, cardiovasculares etc.) que não se encontrem imunodeprimidas e que não estejam recebendo corticoides sistêmicos em doses elevadas (>2mg/kg de prednisona ou dose equivalente a outros corticoides).
- Transplantados de medula óssea: 2 anos após a realização do transplante, se não estiverem recebendo quimioterapia há mais de 1 ano.
- Portadores de dermatopatias graves.
- Usuários crônicos de AAS.
- Portadores de trissomias.
- Indivíduos com mais de 13 anos de idade que trabalham em ambientes onde a transmissão do VVZ é frequente (professoras de maternal ou de escolas para crianças com idade de 1 a 13 anos).
- **Eventos adversos:** as reações colaterais são pouco frequentes. Reações locais leves podem aparecer em 17% a 25% dos vacinados. Exantema vesicular pode aparecer em 4% a 5% de crianças saudáveis, em 40% a 50% de leucêmicos e em 10% de adultos vacinados, sem maiores consequências. A febre é rara. A ocorrência de zóster é muito menos frequente nos vacinados do que nos indivíduos que contraem a infecção natural, o que afasta um dos óbices para o uso da vacina.

Contraindicações e precauções

- Imunodeficiências congênitas ou adquiridas. (Ver tópico específico em relação ao HIV.)
- Imunodepressão por uso crônico de corticosteroides, em dose maior do que 2mg/kg/dia, por mais de 1 mês. Nesses casos, vacinar após 3 meses do término do tratamento.
- História de reação anafilática à neomicina.
- Gestantes, pois os eventos adversos ainda são desconhecidos nesse grupo.
- Doenças neoplásicas em quimioterapia ou radioterapia – a vacina pode ser administrada para crianças com leucemia linfocítica aguda, desde que a doença esteja em remissão há mais de 1 ano e que a quimioterapia esteja suspensa há pelo menos 2 semanas. É necessário ainda que a contagem de linfócitos seja superior a 700/mm³ e que as plaquetas estejam acima de 100.000/mm³.
- Após a administração de sangue ou hemoderivados recomenda-se postergar a vacinação por 5 meses.
- Todo paciente que receber a vacina contra a varicela deve ser orientado a evitar uso do ácido acetilsalicílico por 8 semanas pelo risco teórico de desenvolvimento da síndrome de Reye.
- **Conservação**: 2° a 8°C.

- **Uso concomitante com outras vacinas virais:** a aplicação simultânea da vacina de varicela com outras vacinas pode ser realizada sem nenhum receio, desde que aplicadas em locais distintos. Caso não seja aplicada no mesmo dia, é recomendado um intervalo de 28 dias para o uso de outra vacina de vírus vivos, como a tríplice viral e febre amarela. Em relação à pólio e às demais vacinas atenuadas não é necessário esse intervalo.

Recentemente, foi liberada pela ANVISA a vacina combinada viral tetravalente (sarampo, caxumba, rubéola e varicela), que estará disponível no Brasil em 2010.

VACINAS CONTRA MENINGOCOCOS: POLISSACARÍDICAS E CONJUGADAS

Considerações gerais

A doença meningocócica é um importante problema de saúde pública, estando associada a elevadas taxas de morbidade e mortalidade no mundo. No Brasil, a mortalidade associada às doenças meningocócicas também é muito elevada, situando-se em torno de 18% a 20% nos últimos anos. Assim, assume fundamental importância a possibilidade de prevenção e controle dessa infecção por meio de vacinas.

Nos países industrializados, as doenças meningocócicas ocorrem principalmente na forma endêmica, e os meningoocos B e C são os responsáveis pela maioria dos casos, apresentando coeficientes de incidência variando entre 1 e 3 por 100.000 habitantes/ano. Contudo, em alguns países em desenvolvimento, essas taxas se situam entre 10 e 25 por 100.000 habitantes/ano. Na África, na região conhecida como cinturão da meningite, o sorogrupo A predomina e as doenças meningocócicas têm alta incidência, chegando a atingir 0,5% a 1% da população.

As infecções pelos outros sorogrupos são menos frequentes. Recentemente, têm sido reportados surtos de doença meningocócica causados pelo sorogrupo W135 na Arábia Saudita, em países do cinturão africano e nos EUA, onde, na última década, também foi observado aumento na proporção de casos devidos ao sorogrupo Y, principalmente em adultos e idosos.

Após a epidemia de meningite causada pelo meningococo A na década de 1970, no Brasil, as doenças meningocócicas causadas por esse sorogrupo se tornaram incomuns. Nos últimos 20 anos, em todos os Estados têm predominado os sorogrupos B e C, com nítido aumento do número de casos pelo meningococo C na última década.

Abordaremos as vacinas polissacarídicas clássicas contra o meningococo, especialmente A + C, a vacina conjugada do meningococo C, as vacinas não polissacarídicas do meningococo B e as perspectivas de novas vacinas.

VACINAS ANTIMENINGOCÓCICAS POLISSACARÍDICAS

Trata-se de um conjunto de vacinas de polissacarídeo da cápsula do meningococo. Entre as vacinas polissacarídicas existem apresentações para meningococos A, C, Y e W135.

As vacinas antimenigococos A e C passaram a ser utilizadas universalmente, com sucesso, no controle de surtos e epidemias determinados por esses sorogrupos, como aconteceu no Brasil em 1975. As vacinas polissacarídicas, de maneira geral, só são imunogênicas a partir de 2 anos de idade, porque os polissacarídeos induzem imunidade T-independente, embora o meningococo do sorogrupo A possa ser imunogênico a partir de 3 meses.

Atualmente, as vacinas contra o meningococo A + C estão indicadas para uso em crianças com asplenia (funcional ou anatômica) e imunodeficiências, particularmente nas deficiências do sistema complemento. Também estão indicadas para os viajantes com destino a áreas endêmicas para esses sorogrupos.

A imunização rotineira com as vacinas polissacarídicas não é recomendada porque elas não são eficazes para as crianças abaixo de 2 anos; o tempo de proteção é curto e, além disso, a vacina polissacarídica não reduz o estado de portador.

- **Constituição:** no Brasil é utilizada a vacina de polissacarídeos dos sorotipos A + C. As vacinas combinadas A, C, Y e W135, tanto polissacarídicas como conjugadas, ainda não estão disponíveis para uso no país.
- **Época de administração:** a partir de 2 anos de idade.
- **Via de administração:** intramuscular, podendo ser utilizados o músculo glúteo ou deltoide (em crianças maiores).
- **Esquema vacinal:** para o meningococo A, a vacina pode ser utilizada a partir de 3 meses de idade. Nesse caso, uma segunda dose deverá ser aplicada após 3 meses. Após 2 anos de idade, a criança deverá ser revacinada.

  As vacinas combinadas (A/C, A/C/Y e W135) são aplicadas a partir dos 2 anos de idade em dose única. Nas crianças vacinadas com idade entre 2 e 5 anos, a revacinação deve ser feita a cada 3 anos. Nas crianças vacinadas com idade acima de 5 anos, assim como nos adultos, a revacinação deve ser feita a cada 5 anos.
- **Contraindicações:** não há contraindicações absolutas, mas deve-se evitar o uso em gestantes, a não ser nas epidemias.
- **Eventos adversos:** os eventos adversos são raros e geralmente de baixa intensidade. Os mais comuns são dor, eritema e induração locais. Febre, irritabilidade e sonolência também podem ocorrer. Não há relatos de eventos adversos graves.
- **Conservação:** as vacinas devem ser conservadas entre 2° e 8°C.

VACINAS ANTIMENINGOCÓCICAS CONJUGADAS

Ao contrário das vacinas polissacarídicas puras, as vacinas conjugadas induzem uma resposta imune T-dependente e estimulam memória imunológica, mesmo nos lactentes a partir dos 2 meses de idade. O grande problema das vacinas conjugadas é o seu alto custo, principalmente para as crianças menores de 1 ano, que constituem o grupo de maior incidência para doenças invasivas pela N. meningitidis e necessitam receber mais de uma dose da vacina. Esse é o principal obstáculo para incluir a vacina no calendário vacinal básico em nosso país.

O Reino Unido iniciou esquema de vacinação em massa com vacina conjugada para o meningococo C em 1999, obtendo uma eficácia de 92% em crianças e de 96% em adolescentes. Observou-se ainda redução da incidência da doença também em não vacinados (imunidade de rebanho), devido à redução da colonização da orofaringe.

Existe no mercado atualmente três apresentações de vacinas conjugadas, sendo duas em que as conjugações são com a toxina de diftérica mutante (CRM197) e uma conjugada com o toxoide tetânico (TT). O licenciamento inicial dessas vacinas foi baseado apenas em estudos de segurança e imunogenicidade, já que os estudos randomizados e controlados de fase III, em função da baixa incidência da doença, foram inexequíveis. Foram usados marcadores sorológicos de imunidade (títulos de anticorpos) e a efetividade da vacina no 1º ano, que foi maior do que 90%. A avaliação da imunogenicidade, a longo prazo, entretanto, evidenciou queda dos níveis de anticorpos bacterianos séricos, tanto em lactentes como em pré-escolares. Foi demonstrada, ainda, excelente resposta a uma dose da vacina polissacarídica, comprovando com isso o fenômeno da memória imunológica. Porém, a invasão desse agente etiológico ocorre em poucas horas e a resposta imune anamnésica pode levar até dias, o que torna necessária a manutenção de níveis de anticorpos sempre elevados para uma pronta resposta.

Essas observações justificaram a mudança dos esquemas de vacinação, com a incorporação de uma dose de reforço entre 12 e 18 meses de idade para garantir uma proteção mais efetiva. A dose de reforço no 2º ano de vida induz resposta anamnésica. Após sua aplicação, estudos clínicos observaram títulos significativos de anticorpos bactericidas em todas as crianças. Portugal foi o primeiro país da Europa a incorporar em seu calendário de rotina, após a imunização primária com duas doses da vacina antimeningocócica C conjugada (aos 3 e 5 meses de idade), uma dose de reforço aos 15 meses de idade. Em fevereiro de 2006, o Reino Unido anunciou mudanças em seu calendário vacinal, alterando o esquema de imunização de rotina com a vacina antimeningocócica C conjugada para duas doses, aos 3 e 4 meses, com uma dose de reforço aos 12 meses de idade. No Brasil é possível que ainda em 2010 esta vacina seja incorporada ao calendário do Ministério da Saúde.

- **Esquema vacinal:** o esquema atual proposto pela Sociedade Brasileira de Pediatria preconiza a administração da vacina aos 3 meses, aos 5 meses e o reforço após 12 meses de idade (na rotina, entre 12 e 15 meses). Os pacientes vacinados após 1 ano de idade não necessitarão da dose de reforço, uma vez que não se observou perda significativa da efetividade vacinal ao longo do tempo.
- **Via de administração:** a vacina deve ser aplicada por via intramuscular. Nos pacientes com alteração de coagulação, a vacina pode ser administrada por via subcutânea. A dose é de 0,5mL.
- **Indicações:** a Sociedade Brasileira de Pediatria recomenda a vacina de forma rotineira a todas as crianças, dependendo da epidemiologia local e disponibilidde financeira.
- **Eventos adversos:** aproximadamente 5% das crianças vacinadas apresentam edema, dor e hiperemia no local da aplicação no 1º ou no 2º dia após a vacinação; 2% apresentam febre nas primeiras 48 horas. Não foram descritos eventos adversos graves.
- **Conservação:** deve ser conservada entre 2º e 8ºC.

A vacinação em massa adotada em alguns países levou a alguns questionamentos em relação à pressão exercida na população de meningococos, especialmente se resultaria na substituição por outro sorogrupo, como o B. No Reino Unido, isso não foi observado. Na Espanha ocorreu surto causado pelo meningococo B do clone ST11, porém ainda não bem relacionado com a vacinação universal do meningococo C.

VACINAS CONJUGADAS QUADRIVALENTES

Em 2005 foi lançada nos EUA a vacina quadrivalente (A, C, W135 e Y) conjugada à proteína do toxoide diftérico (Menactra-SP), com indicação inicial para 11 a 55 anos de idade. Foi incorporada na rotina no calendário americano inicialmente para adolescentes de 11 a 18 anos. Em dezembro de 2007, a ACIP expandiu a indicação dessa vacina para a idade de 2 a 10 anos, em crianças de risco. De modo geral, os dados apresentados demonstraram que, para as crianças de 2 a 10 anos de idade, a vacina Menactra é segura e imunogênica. Além disso, em comparação com a vacina quadrivalente polissacarídica, a Menactra resultou em persistência mais prolongada dos anticorpos bactericidas, melhorando a produção de anticorpos de elevada avidez e o estabelecimento de memória imune. Essa vacina ainda não está licenciada no Brasil

Uma outra vacina quadrivalente (A, C, W-135 e Y) do laboratório Novartis está na fase III do ensaio clínico e espera avançar com o processo de licenciamento em breve. O grande diferencial será a sua indicação para uso já a partir dos 2 meses de idade. Em estudo que envolveu mais de 400 crianças, durante 13 meses, a vacina ofereceu proteção contra os sorotipos em crianças mais jovens, com níveis de anticorpos adequados.

VACINAS CONTRA MENINGOCOCOS B
VACINAS NÃO POLISSACARÍDICAS (ANTIMENINGOCOCO B)

Os polissacarídeos capsulares do sorogrupo B são homopolímeros do ácido siálico, sendo compostos por unidades repetidas do $\alpha(2\rightarrow8)$ ácido N-acetilneuramínico. Diferentemente dos demais antígenos capsulares, o polissacarídeo capsular do meningococo B possui baixa imunogenicidade por ter uma estrutura antigênica (ácido N-acetilneuramínico) similar àquela encontrada em glicolipídios neuronais humanos. Essa característica peculiar, além de impossibilitar que as vacinas polissacarídicas com o sorogrupo B sejam imunogênicas, traz ainda o risco de que reações de autoimunidade possam advir do uso dessas vacinas. Surge, então, um grande desafio para o desenvolvimento de vacinas imunogênicas e sem riscos, contra o sorogrupo B e, consequentemente, para a prevenção da doença meningocócica.

Uma tentativa de superar essa dificuldade foi a de desenvolver vacinas que utilizam os componentes não capsulares do meningococo B. As vacinas baseadas em proteínas vesiculares de membrana externa (OMV), desenvolvidas em Cuba e na Noruega, foram utilizadas com sucesso no controle de surtos. Entretanto, a resposta imune a essas vacinas é específica para cepas homólogas, impedindo que a proteção oferecida seja abrangente para outros soros subtipos do meningococo B, além de apresentar apenas modesta imunogenicidade em crianças abaixo de 2 anos de idade.

A vacina norueguesa contém material de vesículas de menigococo B adsorvido ao hidróxido de alumínio, enquanto a vacina cubana (VA-MENGOC-BC®) contém material de vesículas capsulares do menigococo C e é enriquecida com proteínas de alto peso molecular (65-95kDa).

O desenvolvimento da vacina cubana coincidiu com uma epidemia de doença meningocócica que se iniciou em Cuba no final da década de 1980. Em um estudo de campo realizado em sete províncias daquele país, a vacina mostrou uma eficácia de 81%.

Nos estudos brasileiros com essa vacina, foi observada baixa proteção oferecida às crianças menores de 4 anos, com base nos estudos de caso-controle de São Paulo e do Rio de Janeiro.

O esquema consiste em duas doses com intervalo de 6 a 8 semanas, podendo ser utilizada já a partir do 3º mês de vida; reforço é recomendado a cada 3 anos. A vacina é usada por via intramuscular na dose de 0,5mL.

Na Nova Zelândia, também foi desenvolvida uma vacina de OMP, feita especificamente para a cepa epidêmica B: 4: P1. 7-2,4 da linhagem III/complexo ST-41/44. Em 2004, esse país iniciou um programa de vacinação em massa de crianças e adolescentes até 19 anos. Desde então, tem-se observado um declínio estável no número de casos por ano causados pela cepa epidêmica nessa faixa etária.

NOVAS VACINAS CONTRA O MENINGOCOCO B

Vacinas de proteína vesicular da membrana externa (OMV)

Devido às limitações potenciais das vacinas até então disponíveis contra o meningococo B, novas estratégias estão sendo buscadas. Sua principal limitação é que a resposta predominante de anticorpos bactericidas é dirigida contra a superfície exposta da porina da membrana externa (PorA), que é antigenicamente variável.

Vacinas alternativas contra o meningococo B que estão em desenvolvimento empregam proteínas recombinantes de membrana ou aperfeiçoam as vesículas proteicas da membrana externa. Uma vacina OMV PorA hexavalente foi desenvolvida no Instituto de Vacinas da Holanda (NVI), utilizando preparados de OMV de duas cepas de *N. meningitidis*, sendo cada uma projetada para expressar três diferentes proteínas PorA. Para expandir a cobertura da vacina a mais cepas, o NVI tem preparado uma vacina nonovalente a partir de três cepas, cada uma projetada para expressar três diferentes moléculas PorA.

Neisseria lactamica

Uma abordagem interessante se relaciona com a utilização da espécie comensal *Neisseria lactamica* para produção de uma nova vacina. Essa bactéria, não encapsulada e não patogênica, é usualmente encontrada na nasofaringe de crianças e está intimamente relacionada à *N. meningitidis* patogênica.

A vacina é constituída por OMV e preparada a partir de uma cepa de *N. lactamica* que compartilha uma série de antígenos em comum com a *N. meningitidis*, mas carece antigenicamente de PorA. A hipótese é que a molécula de PorA é imunodominante quando está presente na vacina OMV. A imunização com uma vacina OMV sem PorA muda a resposta dos anticorpos para outros antígenos que são imunogenicamente pobres na presença de PorA, mas capazes de oferecer anticorpos protetores em sua ausência.

Outras proteínas de superfície

Outras numerosas proteínas de superfície têm sido consideradas como candidatas à vacina. Algumas dessas proteínas podem ser consideradas como componentes de uma vacina meningocócica contra o sorogrupo B, mas nenhuma é capaz de proporcionar uma vacina de ampla proteção cruzada por conta própria. Elas podem tornar-se importantes em um sistema multicomponente ou em uma nova geração de vacinas OMV.

Lipopolissacarídeo

A gama de novos antígenos não está restrita a proteínas da membrana externa. Lipopolissacarídeos da membrana externa representam um importante fator de patogenicidade. O seu núcleo interno é altamente distribuído entre as cepas e foi escolhido como proteína de conjugação. Anticorpos murinos dirigidos contra ele possuem atividade bactericida com reação cruzada.

Abordagens genômicas

Progressos no sequenciamento genômico disponibilizaram abordagens adicionais para a identificação de novos antígenos vacinais, e a expressão *vacinologia reversa* tem sido adotada para antígenos identificados pela primeira vez por análise do genoma.

Um número de candidatos à vacina tem sido identificado a partir do *genome mining*, incluindo genoma derivado de antígeno de *Neisseria* (GNA) 2132, NadAe GNA 1870. O antígeno GNA 1870 foi renomeado recentemente como fator H de ligação à proteína (fHBP) para demonstrar seu importante papel na regulação do componente da via alternativa do complemento.

Recentemente, a Novartis formulou vacinas adequadas para uso humano utilizando fHBP, NadA, GNA 2132 e outros dois antígenos descobertos por *vacinologia reversa*. Em um estudo de fase 1, mais de 90% dos adultos que receberam três doses dessa vacina, com intervalos de 1 mês entre cada, desenvolveram títulos bactericidas iguais a 1:4 contra três cepas testes do *N. meningitidis* representantes do ET5, da linhagem 3 e das linhagens hipervirulentas A4.

Dadas todas essas abordagens promissoras, as perspectivas para o desenvolvimento de uma vacina do grupo B de ampla proteção nunca estiveram tão próximas.

VACINA CONTRA PAPILOMAVÍRUS HUMANO (HPV)

Considerações gerais

O papilomavírus humano (HPV) é considerado, atualmente, a doença sexualmente transmissível (DST) mais comum em mulheres. São descritos mais de 100 tipos de HPV, sendo 35-40 tipos reconhecidos como infectantes da genitália humana, causando manifestações clínicas, que vão desde infecções assintomáticas até o câncer cervical invasivo, conforme bem demonstrado nessa última década.

Estima-se que no Brasil morrem cerca de 7.000 mulheres anualmente por esse tipo de tumor. Importante ressaltar que, mesmo naquelas que fazem uso de preservativo, a proteção não é garantida, já que a transmissão pode ocorrer pelo contato direto da pele infectada. O vírus é responsável por causar a doença sexualmente transmissível mais importante do mundo, devido ao fato de ocasionar câncer cervical, a segunda causa de neoplasia mais comum na população feminina, e atingir mulheres com idade mais jovem em relação aos outros tipos de câncer. As estimativas mundiais indicam que aproximadamente 20% de indivíduos normais estão infectados pelo HPV e que a cada ano surgem cerca de 500.000 novos casos de câncer do colo do útero, dos quais cerca de 70% ocorrem em países subdesenvolvidos ou em desenvolvimento. As infecções pelo HPV são mais comuns em mulheres jovens.

O início precoce da atividade sexual e a multiplicidade de parceiros são fatores que aumentam a probabilidade dessa doença. A progressão da infecção para câncer cervical pode levar muitos anos. O pico de infecção pelo HPV ocorre dos 20 aos 25 anos, coincidindo com a fase de maior atividade sexual. Estima-se que 70% a 80% das mulheres sexualmente ativas irão se infectar com um ou mais tipos de HPV em alguma época de suas vidas.

Novos estudos ainda sugerem a relação entre o HPV 16 e o câncer de orofaringe, a despeito da associação com tabaco ou álcool. Isso se deve ao fato de a ocorrência desse tipo de HPV na neoplasia ter sido de 60% a 72%, mostrando uma associação entre esse câncer e o comportamento sexual.

O desenvolvimento da vacina

As vacinas contra o HPV atualmente disponíveis são a bivalente com os sorotipos 16 e 18, que são responsáveis por cerca de 70% das neoplasias anogenitais e lesões pré-cancerosas de alto grau, e a quadrivalente, que cobre, além dos sorotipos 16 e 18, os sorotipos 6 e 11. Esses últimos tipos são responsáveis pelas verrugas.

As vacinas têm mostrado – em estudos multicêntricos muito bem conduzidos, que incluem o Brasil – eficácia praticamente total na prevenção das lesões pré-cancerígenas de colo de útero em mulheres com idades entre 15 e 26 anos (referidas como neoplasia intraepitelial cervical – NIC 2/3+) e de adenocarcinoma *in situ*. Para as duas vacinas, o seguimento já é superior a 6 anos.

Os estudos pré-licenciamento observaram que a vacina é muito imunogênica, especialmente para os tipos 16 e 18, sendo os níveis de anticorpos mais elevados do que os verificados após infecção natural. Além disso, foram demonstrados 95% de proteção contra displasias cervicais de baixo grau (NIC 1) e pré-câncer (NIC 2/3 ou AIS) e 99% de proteção contra verrugas genitais causadas por HPV tipo 6 ou 11.

As duas vacinas são geradas por tecnologias de DNA recombinante e são compostas por partículas semelhantes aos vírus (VLP, *virus-like particle*). As VLPs são produzidas a partir da clonagem dos principais genes da cápside viral (L1) de diferentes tipos de HPV e inseridas em vetores (baculovírus – vacina bivalente – e levedura – vacina quadrivalente). As VLPs têm a mesma proteína da cápsula externa do HPV, porém não contêm o material genético responsável pela replicação viral. As vacinas usam as VLPs como antígenos para induzirem forte proteção e resposta imune. No caso de haver uma exposição, a pessoa vacinada possui anticorpos contra a proteína L1, protegendo-se da infecção.

Diferença importante entre as duas vacinas está no adjuvante: a quadrivalente utiliza um sal de alumínio conhecido como hidroxifosfato-sulfato de alumínio, e a bivalente, o sistema ASO4, que contém um sal de alumínio e o MPLA (monofosforilípide A).

As duas vacinas são muito imunogênicas. Após as três doses dos esquemas básicos propostos, o nível de anticorpos contra os tipos 16 e 18 foi 100 a 200 vezes superior ao verificado em mulheres após a infecção natural com esses vírus. Para a vacina bivalente, após 5,5 anos da vacinação, os títulos de anticorpos (ELISA) continuavam 11 vezes mais elevados do que os títulos após infecção natural; após 6,4 anos, todas as mulheres vacinadas permaneciam soropositivas para os tipos 16 e 18.

Quanto à vacina quadrivalente, mais de 99% dos homens e das mulheres vacinados com idades de 16 a 23 anos desenvolveram anticorpos em títulos elevados logo após a vacinação. Nas mulheres, os títulos de anticorpos anti-HPV 16 continuavam cerca de 10 vezes mais elevados do que após a infecção natural na avaliação de 5 anos, com 98% das vacinadas mantendo soropositividade. Já os níveis de anticorpos anti-HPV 18 caíram mais rapidamente, aproximando-se dos títulos alcançados após a infecção natural ao longo de 18 a 60 meses de avaliação. Além disso, o percentual de soropositivas caiu para 76% e 65%, respectivamente, nas avaliações realizadas 3 e 5 anos após a imunização. Essas diferenças no comportamento dos anticorpos induzidas pelas duas vacinas devem ser analisadas com cautela em relação à efetividade clínica.

Desperta interesse ainda a possibilidade de indução de imunidade cruzada após a imunização com HPVs 16 e 18. Como é sabido, os HPVs 16 e 18 são responsáveis pela maior parte, mas não pela totalidade, dos casos de câncer de colo de útero. Outros tipos, particularmente 31, 33, 45, 52 e 58, também têm potencial oncogênico; portanto, é desejável a proteção cruzada, especialmente em relação aos tipos 31 e 45. A vacina bivalente proporciona proteção cruzada contra HPVs relacionados filogeneticamente aos tipos 16 e 18, enquanto a quadrivalente protege apenas contra tipos relacionados ao HPV 16. Assim, enquanto as duas vacinas conferem proteção parcial contra os HPVs 31, 33, 52 e 58, apenas a vacina bivalente parece ter eficácia cruzada contra o HPV 45.

- **Estratégia, esquema vacinal e via de administração:** no Brasil, a vacina está licenciada nesse momento apenas para meninas e mulheres de 9 a 26 anos, com a idade ideal para vacinação parecendo ser entre 11 e 12 anos. A população prioritária, portanto, preconizada para essa vacina, é a de mulheres não infectadas, ou seja, meninas e adolescentes que ainda não iniciaram atividade sexual.

  Não existe ainda um posicionamento oficial do Ministério da Saúde quanto à entrada dessa vacina no Programa Nacional de Imunizações. Outra questão em pauta de discussão, além da faixa etária a ser priorizada, é a vacinação também dos adolescentes meninos.

  Recentemente, a vacina quadrivalente foi aprovada pelo FDA para o uso no sexo masculino na faixa etária de 9 a 26 anos.

  O esquema da vacinação é de três doses, aplicadas por via intramuscular, no músculo deltoide. A segunda e terceira doses devem ser administradas, respectivamente, 2 e 6 meses após a dose inicial (esquema de 0, 2 e 6 meses) para a quadrivalente, e no esquema de 0, 1 e 6 meses para a bivalente. Para ambas recomenda-se um intervalo mínimo de 1 mês entre a primeira e a segunda dose e de 3 meses entre a segunda e a terceira dose.

- **Eventos adversos:** os efeitos adversos ocorrem em até 14 dias após a vacinação. Esses podem ser locais ou sistêmicos, com predominância dos primeiros. Os eventos locais que mais aparecem são dor, eritema e edema. Os eventos sistêmicos comuns incluem cefaleia, *rash*, problemas gastrointestinais e febre (> 38°C). O surgimento de eventos adversos sérios é extremamente raro, ocorrendo em menos de 0,1% dos casos, tendo frequência similar entre as duas vacinas. De acordo com os dados relativos aos eventos adversos, ensaios sugerem que as vacinas preventivas contra o HPV são bem toleradas.

As vacinas não têm ação terapêutica, pois não modificaram o curso da doença em mulheres com lesões no momento da vacinação, sendo conferido apenas um caráter profilático. É importante ressaltar, ainda, que a vacinação não afasta a necessidade dos exames de rotina para rastreamento do câncer cervical.

IMUNIZAÇÃO PASSIVA – USO DE IMUNOGLOBULINAS E SOROS

A imunização passiva consiste na administração de anticorpos previamente formados visando prevenir, amenizar ou tratar os sintomas de doenças infecciosas. Diferentemente da imunização ativa, que estimula a produção de anticorpos mediante a administração de antígenos, na imunização passiva são introduzidos anticorpos pré-formados. A proteção é imediata, porém transitória, sendo usada para conferir imunidade a um indivíduo suscetível e exposto naquele momento.

Os anticorpos que são administrados podem ter origem humana (as imunoglobulinas) ou origem animal (os anticorpos heterólogos ou soros). Temos ainda os anticorpos monoclonais de origem animal, mas que foram "humanizados".

Existem basicamente dois tipos de imunoglobulinas de origem humana: a imunoglobulina normal e as imunoglobulinas hiperimunes ou específicas. A imunoglobulina humana normal divide-se em dois tipos de preparações: a imunoglobulina humana normal para uso intramuscular e a imunoglobulina humana para uso endovenoso, dependendo do procedimento utilizado para sua preparação. Ambas são obtidas de um conjunto de pelo menos 1.000 plasmas de doadores diferentes. Os anticorpos presentes nas imunoglobulinas padrão e específica são principalmente da classe IgG.

IMUNOGLOBULINA HUMANA NORMAL PARA USO INTRAMUSCULAR (IGHNIM)

Também chamada *standard*, padrão, polivalente ou gamaglobulina.

- Obtenção e composição: é obtida de plasma de doadores não selecionados, cada 1mL contendo 160mg de imunoglobulina humana (95% de IgG), refletindo as doenças mais prevalentes da população de doadores. O seu título de concentração acontece em 48 a 72 horas e a meia-vida dura de 3 a 4 semanas.
- Apresentação: ampola contendo 2mL de imunoglobulina humana.
- Dose: varia com a finalidade do seu emprego. (Ver em Indicações.)
- Via de administração: exclusivamente intramuscular.

Indicações

- **Prevenção de hepatite A:** apresenta 80% a 90% de eficácia na prevenção da hepatite A, quando administrada nas primeiras 2 semanas de exposição.

  A dose recomendada é de 0,02mL/kg da solução. Nos pacientes ainda não vacinados e acima de 1 ano de idade pode-se aplicar concomitantemente a vacina, uma vez que o uso em conjunto não reduz a resposta imune a ela. Atualmente, a vacina pode ser a única medida pós-exposição, conforme discutido no item Hepatite A.
- **Prevenção de sarampo:** quando administrada até 6 dias da exposição, pode prevenir ou atenuar o sarampo em pessoas não imunes. Está indicada especialmente em imunodeficientes, nos quais a vacina não pode ser usada, já que até 72 horas após a exposição a vacina é a melhor opção. As doses recomendadas são: 0,25mL/kg, e nos imunodeprimidos, 0,5mL/kg de peso. Dose máxima = 15mL.

  Observação: A fim de evitar interferência dos anticorpos contidos na preparação de imunoglobulina na resposta vacinal, é aconselhável aguardar um intervalo de 5 meses quando a dose for de 0,25mL/kg e de 6 meses quando a dose for de 0,5mL/kg, para aplicação da vacina contra sarampo.
- **Idade para administração:** qualquer idade.
- **Eventos adversos:** dor no local da injeção.
- **Conservação:** entre +2° e +8°C. Não pode ser congelada.

IMUNOGLOBULINA HIPERIMUNE PARA VARICELA

- Obtenção e composição: a IGHAVZ é obtida de plasma humano, contendo títulos altos de IgG específica contra o vírus da varicela. Contém 10%-18% de globulina e timerosal como preservativo.
- Indicações: a VZIG está indicada na prevenção pós-exposição para indivíduos não imunes com alto risco de complicações, devendo, nesses casos, ser aplicada o mais breve possível, pelo menos nas primeiras 96 horas:
  – Gestante suscetível comunicante de varicela.
  – Recém-nascido de mãe que surgiu com varicela nos últimos 5 dias da gravidez até os 2 primeiros dias após o parto.
  – Prematuros hospitalizados cujo peso de nascimento for menor do que 1.000 gramas ou cuja idade gestacional for menor do que 28 semanas, quando expostos à varicela, independentemente do estado imunitário da mãe. Se o prematuro estiver com mais do que 28 semanas, só é recomendada caso a mãe for soronegativa.
  – Pessoa imunocomprometida sem história da doença ou vacinação.

Ressalta-se que, mesmo que não se consiga impedir a manifestação clínica da doença, o quadro será mais benigno.

- **Apresentação:** frasco – ampola com 125 U ou 625 U.
- **Dose:** única de 125 U para cada 10kg (mínimo de 125 U e máximo de 625 U).
- **Via de aplicação:** intramuscular.
- **Eventos adversos:** locais (dor no local da injeção, eritema e edema). Raramente sintomas respiratórios e reações anafiláticas.
- **Conservação e validade:** entre +2° e +8°C.

IMUNOGLOBULINA HUMANA ANTITETÂNICA (IGHAT)

- Obtenção e composição: a IGHAT é obtida do plasma de doadores selecionados submetidos à hiperimunização contra o tétano e que possuem altos títulos de anticorpos (IgG) específicos contra o tétano. São antitoxinas capazes de neutralizar a toxina produzida pelo *Clostridium tetani*. Sempre que possível, deve-se dar preferência à imunoglobulina em vez de soro heterólogo, pela simplicidade de sua aplicação e menor possibilidade de eventos adversos.
- Dose: única de 250 UI para profilaxia em crianças e adultos. Para o uso no tratamento do tétano e tétano neonatal. Ver capítulo específico.
- Via de administração: intramuscular.
- Indicações: prevenção de tétano em pessoas não vacinadas ou com vacinação incompleta contra o tétano e que sofreram ferimentos. (Ver orientações quanto à imunização contra tétano em caso de ferimentos no Quadro VI.25.7.)

Quadro VI.25.7. Indicações da vacina contra tétano (TT) e de imunização passiva contra tétano (SAT ou IGHAT) por ocasião de ferimentos

História de vacinação contra tétano	Ferimento limpo ou superficial		Outros tipos de ferimentos	
	Vacina*	SAT ou IGHAT**	Vacina*	SAT ou IGHAT**
Incerta ou menos de três doses	Sim	Não	Sim	Sim
Três doses ou mais; última dose há menos de 5 anos	Não	Não	Não	Não
Três doses ou mais; última dose entre 5 e 10 anos	Não	Não	Sim	Não
Três doses ou mais; última dose há mais de 10 anos	Sim	Não	Sim	Não

*Para crianças com menos de 7 anos: vacina tríplice DTP ou dupla do tipo infantil (DT); para crianças com 7 anos ou mais: vacina dupla do tipo adulto (dT) ou, na falta desta, toxoide tetânico (TT).
**5.000 unidades de SAT, por via intramuscular, após a realização de teste de sensibilidade com resultado negativo (veja adiante). Nas pessoas alérgicas ao SAT, indicar a imunoglobina humana antitetânica (dose única de 250 unidades, por via intramuscular) ou administrar o SAT por método de dessensibilização (veja adiante), sob orientação médica. A vacina contra tétano e o SAT (ou a imunoglobina humana antitetânica) devem ser aplicados em locais diferentes.

- **Idade para administração:** qual idade.
- **Eventos adversos:** dor local.
- **Conservação e validade:** entre +2° e +8°C; não pode congelar. O prazo de validade é indicado pelo fabricante.

SORO ANTITETÂNICO (SAT O)
Observações gerais

A conduta a ser tomada depende do estado vacinal do indivíduo por ocasião do ferimento e das suas características.

Transcrevemos a orientação da CENEPI-FUNASA/MS, em vigor até o presente:

Nota: A realização do teste de sensibilidade cutâneo foi excluída da rotina da soroterapia, conforme normas e recomendações do CENEPI/FUNASA/MS. (Ver Manual de Procedimentos para Vacinação – Parte IV, tópico 2, MS/2001.)

Observação: A vacina contra tétano que vem sendo utilizada nos últimos anos no Brasil é combinada com o toxoide diftérico, isto é, dT tipo adulto.

- **Obtenção e composição:** o SAT é obtido do soro de equídeos hiperimunizados com toxoide tetânico. Contém imunoglobulinas específicas contra o tétano.
- **Apresentação:** caixas com 1,5 e 10 ampolas, contendo 5.000 UI por ampola.
- **Dose:** na profilaxia do tétano = 5.000 UI (dose única). Em relação ao tratamento. Ver capítulo específico.
- **Via de aplicação:** intramuscular ou endovenosa.
- **Indicações:** profilaxia e tratamento do tétano após ferimento(s).
- **Idade para administração:** qualquer idade.
- **Eventos adversos:**
  – Locais: dor no local da injeção. Às vezes, eritema e edema discretos.
- **Reações sistêmicas:**
  – Imediatas: no momento da aplicação ou nos primeiros 30 minutos (anafilaxia).
  – Precoces: nas primeiras 24 horas após a aplicação.
  – Tardias: 5 a 14 dias depois da aplicação do soro heterólogo (doença do soro).
- **Conservação e validade:** entre +2° e +8°C; não pode congelar. O prazo de validade é indicado pelo fabricante.

IMUNOGLOBULINA HUMANA ANTIRRÁBICA (IGHAR)
Soro homólogo

- **Obtenção e composição:** a IGHAR é obtida do plasma de pessoas hiperimunizadas com a vacina antirrábica. Constitui uma solução concentrada e purificada de anticorpos específicos contra a raiva.
- **Apresentação:** frasco-ampola.
- **Dose:** dose única – 20UI/kg.
- **Via de aplicação:** infiltração na(s) lesão(ões).

Observação: Quando a quantidade de IGHAR for pequena em relação ao(s) ferimentos(s), a dose deve ser diluída em soro fisiológico. Quando não se conseguir infiltrar toda a dose na lesão (questão anatômica), injeta-se o restante por via intramuscular na região glútea.

- **Indicações:**
  – Profilaxia da raiva humana nas pessoas imunocomprometidas pós-exposição ao vírus rábico.
  – Pessoas nas quais o soro heterólogo é contraindicado (testes de sensibilidade/dessensibilização positivos ou reação adversa a soro heterólogo recebido anteriormente).

Observação: ver mais detalhe na Seção VI, Cap. 8.

- **Contraindicação:** não tem.
- **Idade para a administração:** qualquer idade.
- **Eventos adversos:**
  – Locais: dor, edema e eritema. Raramente abscesso.
  – Sistêmicos: febre baixa.

- Conservação: entre +2° e +8°C. Não pode ser congelada.
- Prazo de validade: indicado pelo fabricante.

IMUNOGLOBULINA HUMANA CONTRA HEPATITE B (IGHAHB)

- Obtenção e composição: é um concentrado de imunoglobulina obtido a partir do plasma de doadores com altos títulos de anticorpos contra o antígeno de superfície do VHB. Contém, também, glicina, timerosal e hidróxido de sódio ou ácido hidroclorídrico (bula do produto). O plasma dos doadores é testado para HBsAg, HIV e hepatite C, e, além disso, a IGHAHB passa por um processo de inativação viral.
- **Indicações:**
  - Prevenção de infecção perinatal pelo vírus da hepatite B nos recém-nascidos de mães HbsAg-positivas, especialmente naquelas que também são HbeAg-positivas. Deve ser aplicada nas primeiras 12 horas de vida.
- Exposição sanguínea acidental, percutânea ou de mucosa. Caso a pessoa esteja vacinada, estará protegida no caso de acidente com sangue. Se o caso-índice for comprovadamente HbsAg-positivo ou desconhecido de alto risco, deve ser realizada a vacina juntamente com a gamaglobulina. Quando a condição do caso-índice for desconhecida, mas esse for de baixo risco, aplicar somente a vacina. Nas duas situações é importante que sejam aplicadas nas primeiras 24 horas do acidente.
- Comunicantes sexuais de casos agudos de hepatite B – aplicar a vacina e gamaglobulina no máximo até 14 dias da exposição.
- Vítimas de abuso sexual.
- Imunodeprimidos após exposição de risco, mesmo que previamente vacinados.

Além das indicações prévias, o CDC recomenda a IGHAHB para: (1) lactentes que ainda não iniciaram a vacinação contra a hepatite B e que estão em contato íntimo com pessoa apresentando infecção aguda; (2) pessoas suscetíveis em contato doméstico com paciente com quadro agudo de hepatite B, desde que haja exposição identificável a sangue, como, por exemplo, pela partilha de escovas de dente, navalhas etc., e (3) pacientes HBsAg-positivos que se submeteram a transplante de fígado.

- **Dose e via de aplicação:** para os recém-nascidos, a dose é de 0,5mL e para as crianças maiores e adultos, é de 0,06mL/kg (máximo de 5mL). A IGHAHB é administrada via IM em grande massa muscular. No RN, o músculo de escolha é o anterolateral da coxa; crianças, adolescentes e adultos recebem o imunobiológico no deltoide ou no glúteo. RNs de mães HBsAg-positivas devem receber IGHAHB nas primeiras 12 horas de vida, no máximo até 7 dias de vida, em local diferente da vacina. No caso de exposição percutânea ou de mucosa e de exposição por contato sexual, a IGHAHB deve ser administrada o mais precocemente possível, no máximo em até 7 dias para a primeira situação e em 14 dias para a segunda.
- **Eventos adversos:** eritema, induração e dor de intensidade leve são comuns. Ocasionalmente, podem ocorrer febre, sintomas gastrointestinais, mal-estar, cefaleia e exantema. Angioedema, urticária e reação anafilática são eventos raros. Intoxicação por timerosal é uma complicação rara em pacientes recebendo terapia prolongada com IGHAHB após transplante de fígado.
- **Contraindicações:** a IGHAHB está contraindicada para pessoas que apresentaram reação anafilática com dose anterior. Pacientes que apresentem história de eventos adversos à imunoglobulina humana devem receber a IGHAHB sob supervisão médica direta em local onde a anafilaxia possa ser tratada. *Precaução:* pacientes com síndromes hemorrágicas podem receber o imunobiológico após o uso dos fatores de coagulação indicados.
- **Conservação:** entre +2° e +8°C.

VACINAÇÃO EM IMUNODEPRIMIDOS
Considerações gerais

Prevenir doenças infecciosas de alto risco em pacientes imunodeprimidos, por meio do uso de vacinas, é tarefa criteriosa de suma importância, que deve considerar os eventos adversos pós-vacinais e fatores que possam interferir no sucesso da resposta imunológica. Esses fatores envolvem o imunobiológico e o hospedeiro. A competência imunológica pode ser comprometida por condições diversas, como desnutrição, imunodeficiências congênitas, câncer, terapia imunossupressora, infecção pelo HIV e doenças crônicas, entre outras.

Em relação à vacina, devem ser levados em conta a imunogenicidade e os riscos de sua administração, ou seja, eficácia e segurança. Quanto aos fatores inerentes ao hospedeiro, o risco de adquirir a infecção ou de ela se apresentar de forma mais grave do que na população em geral tem de ser ponderado. É importante salientar que a natureza e o grau de imunodepressão devem ser cuidadosamente analisados antes de se indicar imunoprofilaxia para esses indivíduos. Cabe ainda observar os fatores relacionados ao ambiente familiar, como a situação vacinal dos seus membros, que serve como forma indireta de prevenção, e avaliar as precauções tomadas em caso de uso de vacinas de vírus vivo em contatos intradomiciliares.

Como regra geral, as vacinas de bactérias ou vírus vivos não devem ser administradas nos imunodeprimidos, uma vez que existe o risco de disseminação da cepa vacinal e há mais ocorrências de eventos adversos pós-vacinais. Embora a eficácia das vacinas seja menor nesses pacientes, as vacinas recombinantes (inativadas, subunitárias, recombinantes, polissacarídicas e de toxoides) são consideradas seguras e benéficas em quase todas as condições que comprometem a imunidade.

Imunodeficiências primárias

Tanto nas deficiências de células T como nas de células B são contraindicadas as vacinas de agentes vivos e podem ser indicadas as inativadas. Entretanto, a resposta sorológica pode ser variável, geralmente com produção insuficiente de anticorpos.

São contraindicadas na imunodeficiência celular as seguintes vacinas: BCG, pólio oral, tríplice viral, varicela, febre amarela e rotavírus.

Em relação à imunidade humoral, destacamos que pacientes com deficiência de IgA podem receber a vacina tríplice viral.

Embora não seja comprovada a eficácia da vacina contra varicela em imunodeprimidos, ela pode ser aplicada nos portadores de deficiência de anticorpos, porém é contraindicada na imunodeficiência celular. Contatos domiciliares suscetíveis devem receber a vacina a fim de diminuir o risco de infecção no paciente; no entanto, se houver surgimento de *rash* cutâneo pós-vacinal, eles deverão ser afastados do paciente com o sistema imune comprometido.

A vacina contra a gripe é segura e eficaz, devendo ser recebida antes da estação da doença e estar disponível a todos contactantes do ambiente domiciliar.

As imunodeficiências severas combinadas são as formas mais temidas de imunodeficiência congênita, já que, na maioria das vezes, são diagnosticadas posteriormente ao início do calendário vacinal, sendo geralmente reconhecidas após complicações da vacina BCG, que podem ser locorregionais ou sistêmicas. A fim de prevenir tais complicações, crianças com história familiar sugestiva de imunodeficiência não devem receber a vacina até que seja comprovada sua imunocompetência.

Não há restrição de vacinas para pacientes com deficiência de complemento e enfatiza-se nesses pacientes a importância da imunização contra meningococo, *Haemophilus influenzae* tipo b (Hib) e pneumococo. Na deficiência da função dos fagócitos indicam-se todas as vacinas da rotina, exceto a BCG.

Uso de corticosteroides

A dose, a frequência, o tempo de uso, a via de administração dos corticosteroides e a doença de base têm importância no grau de imunodepressão induzida e no esquema vacinal a ser utilizado. Doses iguais ou superiores a 2mg/kg/dia de prednisona ou 20mg/dia em crianças com mais de 10kg de peso (ou o equivalente para outros corticosteroides), por 14 dias ou mais, têm sido consideradas suficientes para contraindicar vacinas de vírus vivos.

O uso de doses (diárias ou em dias alternados) iguais ou maiores do que 2mg/kg/dia de prednisona (ou equivalente), porém por períodos inferiores a 14 dias, permite a administração de vacinas de vírus vivos imediatamente ou, se possível, 2 semanas após a suspensão da terapia. Entretanto, se houver doença imunossupressora de base, é contraindicada a vacinação de agentes vivos. Caso tenha sido feito uso das doses anteriores por mais de 14 dias, deve-se suspender a corticoterapia por 1 mês antes da aplicação da vacina replicante. Vale ressaltar que corticoides tópicos em pele, aerossol e intra-articular não contraindicam a aplicação de vacinas de vírus vivos, exceto também se houver evidências clínicas e/ou laboratoriais de imunodeficiência, quando a aplicação deve ser retardada até 1 mês após a suspensão da terapia. Em relação às vacinas inativadas, é segura a sua utilização independentemente da dose e da duração do tratamento.

Transplante de medula ou órgãos sólidos

A vacinação de pacientes que se submeteram a transplante de medula óssea ou de órgãos sólidos deve levar em consideração a imunidade do doador, a terapia imunossupressora, o tipo de transplante (autólogo ou alogênico), o tipo de célula utilizada no resgate, a reação enxerto *versus* hospedeiro e o tempo entre o transplante e a vacinação.

De um modo geral, todas as crianças submetidas a um transplante de medula devem ser alvo de um programa de revacinação depois de decorridos 12 meses do transplante, podendo-se usar as vacinas de bactérias mortas, vírus inativado, frações de bactérias ou toxoides, lembrando que é necessário assegurar as seguintes condições: não haver evidência de reação enxerto *versus* hospedeiro; a terapêutica imunossupressora ter sido suspensa há mais de 6 meses (12 meses para vacinas vivas), e a última administração de imunoglobulinas ter sido há mais de 3 meses.

Decorridos 24 meses do transplante de medula óssea, os pacientes podem receber as vacinas de vírus atenuados, sempre se levando em consideração a situação epidemiológica. A vacina BCG não é indicada para pacientes submetidos a transplantes.

Os receptores de transplantes de órgãos sólidos desenvolvem alto risco de infecção devido à imunossupressão resultante da doença de base e da terapia administrada para manter o órgão transplantado. A imunização nesses pacientes pode ser realizada antes do transplante, com o objetivo de prevenir infecções que possam ocorrer durante o primeiro período pós-transplante ou após o transplante com o objetivo de prevenir infecções tardias.

Vacinação em paciente com asplenia anatômica ou funcional

O baço é um importante órgão linfoide, com funções imunológicas que compreendem: fagocitose, produção de células T e B de memória e produção de anticorpos opsonizantes, sendo, portanto, importante na eliminação de bactérias encapsuladas, como *Streptococcus pneumoniae*, *Haemophilus influenzae* tipo b e *Neisseria meningitidis*.

Nesses pacientes não há contraindicações para vacinas de vírus inativados ou vírus atenuados, e as indicações específicas para imunização englobam:

- **Vacina contra meningococos:** pode ser aplicada a vacina conjugada ou a polissacarídica (a polissacarídica é limitada, pois não proporciona proteção de longa duração e não reduz substancialmente os portadores de nasofaringe).
- **Vacina contra o *Haemophilus influenzae* tipo b:** crianças menores de 5 anos que não foram vacinadas ou que receberam uma dose da vacina antes dos 12 meses devem receber duas doses da vacina conjugada com intervalo de 2 meses entre elas. Aquelas que receberam duas doses da vacina antes dos 12 meses deverão receber mais uma. Crianças com mais de 5 anos que não receberam nenhuma dose da vacina deverão receber duas doses com intervalo de 2 meses entre elas.
- **Vacina contra pneumococo:** é indicada a administração da vacina conjugada 7-valente, seguindo-se as recomendações da vacinação para pessoas sadias, mais uma dose de 23-valente aos 2 anos e reforço a cada 5 ou 10 anos.

VACINAÇÃO EM PACIENTE HIV-POSITIVO

As doenças preveníveis por vacina podem trazer maior morbimortalidade em pacientes com HIV; por isso, medidas preventivas anti-infecciosas mediante uso de imunobiológicos são importantes para o controle da infecção pelo HIV e AIDS.

O efeito protetor das vacinas varia em função do grau de imunodeficiência; assim, caso não haja confirmação sorológica de títulos adequados de anticorpos, os pacientes são considerados suscetíveis. Na tentativa de obtenção da resposta imunológica ideal, as vacinas devem ser dadas o mais precocemente possível no curso da infecção pelo HIV, pois, além de menor comprometimento imunológico, há menos efeitos adversos pós-vacinais. Pacientes com doença grave e imunodepressão severa devem ter sua vacinação adiada, sempre que possível, até que se obtenha algum grau de reconstituição imune após a terapia.

Observa-se que em pessoas imunodeprimidas o risco de efeitos adversos é praticamente igual ao da população em geral para vacinas de vírus inativados, mas esse risco é variável para as vacinas de vírus vivos atenuados. À medida que aumenta a imunodepressão, aumenta o risco da aplicação da vacina de agentes vivos. Complicações graves decorrentes da imunização com vacinas de agentes vivos já foram descritas após uso da BCG, pólio oral e sarampo em pacientes imunodeprimidos.

A imunização com agente vivos ou atenuados em imunodeprimidos é indicada segundo classificação clínico-imunológica do Centers for Disease Control and Prevention (CDC). Pessoas com linfócitos T CD4 ≥ 350 (20%), segundo essa classificação, podem fazer uso desse tipo de imunobiológico; entre 200 e 349 (15%-19%) indica-se avaliar os parâmetros clínicos e risco epidemiológico; e abaixo de 200 (< 15%) fica contraindicada a vacinação.

BCG

A eficácia e a segurança da vacinação com a BCG em crianças HIV-positivas são pontos bastante polêmicos. A OMS recomendava a vacinação com BCG em crianças HIV-positivas assintomáticas que viviam em países de alto risco devido à elevada incidência de tuberculose naqueles países. Em países ricos, seu uso sempre foi contraindicado. A dificuldade em se estabelecer diagnóstico de infecção pelo HIV no recém-nascido e o pequeno número de casos descritos de crianças portadoras de HIV com infecção disseminada pelo BCG eram os argumentos para o seu uso em assintomáticos. Entretanto, o Comitê de Segurança Vacinal da OMS, em abril de 2007, modificou suas recomendações orientando não aplicar a vacina em crianças infectadas, mesmo assintomáticas. É provável que o Ministério da Saúde também revise a sua indicação nos pacientes assintomáticos.

Em relação aos adultos com HIV, a vacina BCG não é indicada, pois existem poucas evidências de que essa vacina possa beneficiar esse grupo.

Rotavírus

Pode ser aplicada em crianças nascidas de mães HIV-positivas desde que assintomáticas e sem imunossupressão.

Poliomielite

A imunização contra a pólio deve ser feita de preferência com a vacina inativa não só para os pacientes, como também para os contactantes. A OMS recomenda a utilização da vacina tanto para as crianças HIV-positivas assintomáticas quanto para as sintomáticas. A vacina de vírus vivos normalmente não é administrada a pacientes imunocomprometidos, contudo, em áreas onde o risco de exposição à pólio é alto, os benefícios da vacina de vírus vivos aparentemente superam os riscos, mesmo em pacientes HIV sintomáticos.

A vacina, preferencialmente inativada (VIP), deve ser dada em duas doses com intervalo de 2 meses, iniciando-se aos 2 meses de idade, com reforço aos 15 meses e entre 4 e 5 anos.

Sarampo

O sarampo geralmente se manifesta de forma grave em adultos e crianças que apresentam o vírus da imunodeficiência humana. A vacina pode ser realizada, contudo a soroconversão está diminuída em pacientes infectados pelo HIV. A vacina fica contraindicada em pacientes com contagem de linfócitos CD4+ inferior a $750/mm^3$ em menores de 1 ano; inferior a $500/mm^3$ em crianças entre

1 e 5 anos e inferior a 200/mm³ em indivíduos com mais de 6 anos de idade.

Pacientes com infecção sintomática pelo HIV, independentemente de seu estado vacinal, quando expostos ao sarampo devem receber imunoglobulina comum até 6 dias após o contato. Crianças com AIDS em uso regular de imunoglobulina intravenosa não precisam utilizar imunoglobulina profilática se a última dose tiver sido aplicada há menos de 3 semanas.

Varicela

A infecção pelo vírus da varicela-zóster pode ser bastante grave em pessoas imunodeprimidas. Duas doses da vacina com intervalo de 3 meses entre elas podem ser aplicadas em crianças assintomáticas ou levemente sintomáticas (categorias N-1 e A-1) e com porcentagem CD4 maior ou igual a 25%. Não há dados disponíveis sobre o uso dessa vacina em pacientes adultos HIV-positivos.

Crianças e adultos suscetíveis que se exponham ao vírus devem receber imunoglobulina específica para varicela-zóster, no máximo nas primeiras 96 horas.

Hepatite B

A vacina contra hepatite B é segura para aplicação em crianças infectadas por HIV, contudo a soroconversão é baixa. O Ministério da Saúde estabelece dar a primeira dose preferencialmente nas primeiras 12 horas de vida. Se for verificado que a criança se infectou pelo HIV, aplicar mais uma dose 6-12 meses após a 3ª, mesmo que a mãe não seja HBsAg-positiva. Em crianças com evidência clínica ou laboratorial de imunodeficiência, utilizar o esquema de 0, 1, 2, 6-12 meses, com o dobro da dose recomendada na rotina. Quando a vacina não for aplicada durante o 1º ano de vida e o indivíduo estiver sintomático, a vacina deve ser aplicada em dose dupla.

Hepatite A

Pode ser usada nos pacientes HIV-positivos e apresenta taxas de soroconversão elevadas nesses pacientes. Deve ser dada a todas as crianças com menos de 13 anos portadoras de HIV/AIDS e a adultos com HIV/AIDS que sejam portadores do vírus da hepatite B ou C.

Hib

Essa vacina é indicada para os portadores de HIV/AIDS, visto que esse grupo corre maior risco de infecção disseminada pelo Hib. Devido ao risco aumentado de infecção por Hib entre os HIV-positivos, é recomendada a administração de duas doses, com intervalo mínimo de 2 meses entre elas, para pacientes que iniciam a vacina após os 12 meses de idade, e reforço após 1 ano de idade para aqueles que fizeram as três doses no 1º ano.

Pneumococos

Em pacientes infectados pelo HIV, o risco de doença invasiva por pneumococos e a letalidade são maiores do que na população em geral. Como a resposta à vacina diminui conforme a doença progride, recomenda-se a vacinação precoce, enquanto não existe redução significativa no número de linfócitos.

A vacina contra o pneumococos deve ser aplicada no esquema habitual em crianças que iniciaram o esquema precocemente (2, 4, 6 e 15 meses) com doses de reforço com a vacina polissacarídica aos 24 e 60 meses. As crianças de 12 a 23 meses não vacinadas ou com esquema vacinal incompleto no 1º ano de vida deverão receber duas doses da vacina conjugada 7-valente (VPC7-v) com 8 semanas de intervalo. Crianças entre 2 e 10 anos de idade deverão receber duas doses de vacina polissacarídica, com intervalo de 3 anos, mesmo que tenham feito anteriormente a VPC7-v. Para pessoas com mais de 10 anos, o esquema é de duas doses da vacina polissacarídica, sendo a segunda dada 5 anos ou mais após a primeira.

Influenza

A vacina contra influenza é segura em imunodeprimidos, porém apresenta menor imunogenicidade. Considerando-se o maior risco de adoecer e de apresentar complicações, esses pacientes constituem um grupo que deve receber doses anuais de vacina contra influenza.

Febre amarela

A vacinação contra febre amarela em imunodeprimidos ainda não está totalmente definida. Segundo o Ministério da Saúde, indivíduos que apresentam imunodeficiência moderada podem receber a vacina. Pacientes com contagem de CD4 menor do que 200 que precisam viajar para áreas endêmicas de febre amarela devem ser aconselhados a não viajar; caso isso não seja possível, deve-se orientá-los quanto às medidas de proteção contra a exposição ao mosquito. Além disso, a vacina contra febre amarela pode causar eventos adversos e nem sempre proporciona a soroconversão desejada; por isso, esses pacientes devem ser acompanhados preferencialmente pelos centros de referência.

Meningococo C

A vacina conjugada contra o meningococo C aos 3, 5 e 12 meses e a partir de 12 meses em dose única deve ser recomendada de acordo com as condições epidemiológicas locais.

Vacinação dos comunicantes de imunodeprimidos

Familiares e profissionais de saúde podem ser fontes de agentes infecciosos para os imunodeprimidos e, portanto, devem ser vacinados com um esquema especial.

As vacinas indicadas são a *vacina contra a gripe*, que deve ser administrada anualmente; a *vacina contra a varicela*, a *vacina tríplice viral* e a *vacina pólio inativada*, pela possibilidade de transmissão do vírus atenuado para o imunodeprimido com o uso da pólio oral, conforme já discutido.

Ao se discutir a imunização do imunodeprimido deve-se ter em mente que esse grupo é bastante heterogêneo e a segurança e resposta imune apresentam ampla variação. No entanto, esses pacientes de alto risco para as doenças infecciosas encontram na vacinação realizada de forma apropriada uma estratégia eficaz e de excelente custo-benefício na promoção da sua saúde.

LACTENTES PREMATUROS

Com o avanço da neonatologia, é cada vez mais frequente a presença de recém-nascidos prematuros na assistência ambulatorial, sendo a imunização um aspecto importante no acompanhamento dessas crianças.

Os prematuros apresentam concentração de anticorpos inferior à dos recém-nascidos a termo. Ocorre menor resposta imune tanto humoral como celular, quando comparados a recém-nascidos com peso adequado. Tais características tornam essas crianças suscetíveis a doenças infecciosas e com possibilidade de curso mais grave.

Em relação à imunização dos prematuros, é recomendável seguir a idade pós-natal em vez da idade gestacional ou do peso ao nascimento. Portanto, os lactentes pré-termo, incluindo aqueles de muito baixo peso ao nascer, devem ser vacinados na mesma idade cronológica pós-natal que os lactentes a termo, de acordo com o calendário rotineiro de imunizações infantis, desde que estejam clinicamente estáveis. Quanto ao local de aplicação, devido à reduzida massa muscular, deve-se dar preferência ao músculo vasto lateral da coxa, utilizando-se agulhas mais curtas.

Há duas exceções em relação ao início da vacinação do prematuro: a vacina contra hepatite B nos recém-nascidos de mães HBsAg-negativas, que deve ser adiada até que o lactente pese 2kg ou tenha 2 meses de idade, e a vacina BCG intradérmica, que também deve ser adiada até que o RN atinja o peso de 2kg. Crianças com peso ao nascimento igual ou inferior a 2kg ou com menos de 33 semanas de vida, cuja sorologia da mãe seja desconhecida, devem receber quatro doses da vacina (esquema de 0, 1, 2 e 6 meses): a primeira dose ao nascer, a segunda dose 1 mês após, a terceira dose 1 mês após a segunda dose, e a quarta dose, 6 meses após a primeira dose.

A VOP, se usada em lugar da VIP, não deve ser administrada a lactentes prematuros enquanto eles ainda estiverem internados, assim como a vacina contra rotavírus. É importante salientar que, em relação às outras vacinas, não se deve reduzir a dose nem alterar intervalos.

Algumas vacinas especiais devem fazer parte do calendário do prematuro, como a vacina contra influenza e a antipneumocócica conjugada. Se a vacina contra influenza já é atualmente preconizada em alguns países até para crianças saudáveis, nos prematuros sua indicação é reforçada, já que eles apresentam maiores taxas de hospitalização e de mortalidade. A vacina deve ser aplicada a partir de 6 meses de vida, conforme já discutido, lembrando-se da importância de também vacinar os seus cuidadores, que, sempre que possível, deveriam receber a vacina tríplice acelular para adultos, a fim de evitar a transmissão da *Bordetella pertussis* à criança.

Em relação à pneumo conjugada 7-v, já foram bem demonstradas a sua efetividade e eficácia em recém-nascidos pré-termo. Vale salientar, ainda, que os prematuros também apresentam risco elevado para doença invasiva, e esse risco é tanto maior quanto menores forem a idade gestacional e o peso ao nascer. Atualmente, essa vacina está disponível nos CRIEs para os prematuros menores de 1 ano que nasceram com idade gestacional inferior a 35 semanas e submetidos à assistência respiratória.

Os eventos adversos das vacinas nos prematuros, de forma geral, são semelhantes, tanto em frequência como em intensidade, àqueles apresentados pelos recém-nascidos a termo, com exceção da DTP clássica em prematuros com peso ao nascimento menor do que 1.500 gramas, nos quais foi relatada uma associação entre a vacina e o aumento de episódios de apneia. Para esses prematuros também está disponibilizada nos CRIEs a DTP acelular. Foi demonstrado também um possível aumento de convulsões febris, porém não foi estabelecida uma relação causal bem definida.

Em relação à proteção para infecção do vírus sincicial respiratório, é altamente recomendada pela Sociedade Brasileira de Imunizações a administração do anticorpo monoclonal IgG1 humanizado para os prematuros (com idade gestacional ≤ a 28 semanas) com até 1 ano de idade e para os RNs com displasia broncopulmonar e cardiopatas com até 2 anos de idade, desde que tenham recebido tratamento clínico nos últimos 6 meses. Poderá ainda ser recomendada para os recém-nascidos pré-termo até o 6º mês de idade, os quais nasceram com idade gestacional de 29 a 32 semanas.

A melhor época para a administração é no início do período de sazonalidade (maio a setembro). A dose é de 15mg/kg, por via IM, no vasto lateral da coxa. Em geral são necessárias cinco doses. O anticorpo monoclonal ainda não está disponível nos CRIEs.

BIBLIOGRAFIA

American Academy of Pediatrics. Pickering LK, Baker CJ, Long SS, McMillan JA (eds.). Red Book: 2006 Report of the Committee on Infectious Diseases. 27ª ed. Elk Grove Village (IL): American Academy of Pediatrics, 2006.

Ault KA. Future II Study Group. Effect of prophylactic human papillomavirus L1 virus-like-particle vaccine on risk of cervical intraepithelial neoplasia grade 2, grade 3, and adenocarcinoma in situ: a combined analysis of four randomised clinical trials. Lancet 2007; 369:1.861-1.868.

Bilukha O, Messonnier N, Fischer M. Use of meningococcal vaccines in the United States. Pediatr Infect Dis J 2007; 26:371-376.

Black S, Shinefield H, Fireman B et al. Efficacy, safety and immunogenicity of heptavalent pneumococcal conjugate vaccine in children. Northern California Kaiser Permanente Vaccine Study Center Group. Pediatr Infect Dis J 2000; 19:187-195.

Brasil. Ministério da Saúde. Fundação Nacional de Saúde. Manual de normas de vacinação. 3ª ed. Brasília (DF): MS/FUNASA, 2001.

Brasil. Ministério da Saúde. Secretaria de Vigilância em Saúde. Departamento de Vigilância Epidemiológica. Manual de vigilância epidemiológica dos eventos adversos pós-vacinação. 2ª ed. Brasília (DF): Ministério da Saúde, 2008.

Brasil. Ministério da Saúde. Secretaria de Vigilância em Saúde. Departamento de Vigilância Epidemiológica. Manual dos centros de referência para imunobiológicos especiais. 3ª ed. Brasília (DF): Ministério da Saúde, 2006.

Centers for Disease Control and Prevention (CDC). Guidelines for the prevention and treatment of opportunistic infections among HIV-exposed and HIV-infected children: recommendations from CDC, the National Institutes of Health, the HIV Medicine Association of the Infectious Diseases Society of America, the Pediatric Infectious Diseases Society, and the American Academy of Pediatrics. MMWR 2009; 58(RR11):1-166.

Centers for Disease Control and Prevention (CDC). Prevention and control of influenza: recommendations of the Advisory Committee on Immunization Practices (ACIP), 2008. MMWR 2008; 57 (RR07):1-60.

Centers for Disease Control and Prevention (CDC). Prevention of varicella: recommendations of the Advisory Committee on Immunization Practices (ACIP). MMWR 2007; 56(RR04):1-40.

Centers for Disease Control and Prevention (CDC). Recommendation from the Advisory Committee on Immunization Practices (ACIP) for use of quadrivalent meningococcal conjugate vaccine (MCV4) in children aged 2-10 years at increased risk for invasive meningococcal disease. MMWR 2007; 56:1.265-1.266.

Centers for Disease Control and Prevention (CDC). Updated recommendations of the Advisory Committee on Immunization Practices (ACIP) regarding routine poliovirus vaccination. MMWR 2009; 58:829-830.

Clark HF, Lawley D, Mallette LA, DiNubile MJ, Hodinka RL. Decline in cases of rotavirus gastroenteritis presenting to The Children's Hospital of Philadelphia after introduction of pentavalent rotavirus vaccine. Clin Vaccine Immunol 2009; 16:382-386.

Dutta A. Epidemiology of poliomyelitis – options and update. Vaccine 2008; 26:5.767-5.773.

Farhat CK, Weckx LY, Carvalho LHFR, Succi RCM (eds.). Imunizações: fundamentos e prática. 5ª ed. São Paulo: Editora Atheneu, 2007.

Feavers I, Knezevic I, Powell M, Griffiths E. WHO Consultation on Serological Criteria for Evaluation and Licensing of New Pneumococcal Vaccines. Challenges in the evaluation and licensing of new pneumococcal vaccines, 7-8 July 2008, Ottawa, Canada. Vaccine 2009; 27:3.681-3.688.

Gilio AE (coord.). Manual de Imunizações: Centro de Imunizações do Hospital Israelita Albert Einstein. 4ª ed. Rio de Janeiro: Elsevier, 2009.

Hsu HE, Shutt KA, Moore MR et al. Effect of pneumococcal conjugate vaccine on pneumococcal meningitis. N Engl J Med 2009; 360:244-256.

Lima EJF, Oliveira M. Imunização. In: Alves JGB, Ferreira OS, Maggi RS (org.). Fernando Figueira: Pediatria. Instituto Materno-Infantil de Pernambuco (IMIP). 3ª ed. Rio de Janeiro: MEDSI, 2004:497-522.

Lima EJF, Araujo R, Rios J. Vacinação em imunodeprimidos: uma revisão. Âmbito Hospitalar 2009; 194:29-39.

Luiz-Palacios GM, Pérez-Schael I, Velázquez FR, et al. The new attenuated human rotavirus vaccine is safe and highly protective against severe rotavirus gastroenteritis: a randomized, double-blind, placebo-controlled multinational trial. N Engl J Med 2006; 354:11-22.

Manzoli L, Schioppa F, Boccia A, Villari P et al. The efficacy of influenza vaccine for healthy children: a meta analysis evaluating potential sources of variation in efficacy estimates including study quality. Pediatr Infect Dis J 2007; 26:97-106.

Nøkleby H, Aavitsland P, O'Hallahan J et al. Safety review: two outer membrane vesicle (OMV) vaccines against systemic Neisseria meningitidis serogroup B disease. Vaccine 2007; 25:3.080-3.084.

Plotkin SA, Orestein WA, Offit PA (eds.). Vaccines. 5ª ed. Philadelphia: Saunders, 2008.

Salinas B, Pérez-Schael I, Linhares AC et al. Evaluation of safety, immunogenicity and efficacy of an attenuated rotavirus vaccine, RIX4414: a randomized, placebo-controlled trial in latin american infants. Pediatr Infect Dis J 2005; 24:807-816.

Tregnaghi MW (dir.). Manual de Vacinas da América Latina. 3ª ed. Madri-Espanha: Euro RSCG Life Esquema, Edição Brasil, 2005.

Trotter CL, Andrews NJ, Kaczmarski EB, Miller E, Ramsay ME. Effectiveness of meningococcal serogroup C conjugate vaccine 4 years after introduction. Lancet 2004; 364:365-367.

Vesikari T, Wysocki J, Chevallier B et al. Immunogenicity of the 10-valent pneumococcal non-typeable Haemophilus influenzae protein D conjugate vaccine (PHiD-CV) compared to the licensed 7vCRM vaccine. Pediatr Infect Dis J 2009; 28:(4 suppl):S66-76.

Weckx LY, Kfouri RA, Amato Neto V (eds.). Controvérsias em imunizações 2008. São Paulo: Segmento Farma, 2009.

Weckx LY, Amato Neto V (eds.). Mais algumas controvérsias em imunizações. São Paulo: Segmento Farma, 2004.

World Health Organization, Centers for Disease Control and Prevention, United Nations Children's Fund. Global Polio Eradication Initiative strategic plan 2009-2013 framework document. Geneva: World Health Organization; 2008. Disponível em: http://www.polioeradication.org/content/publications/PolioStrategicPlan0913_Framework.pdf.

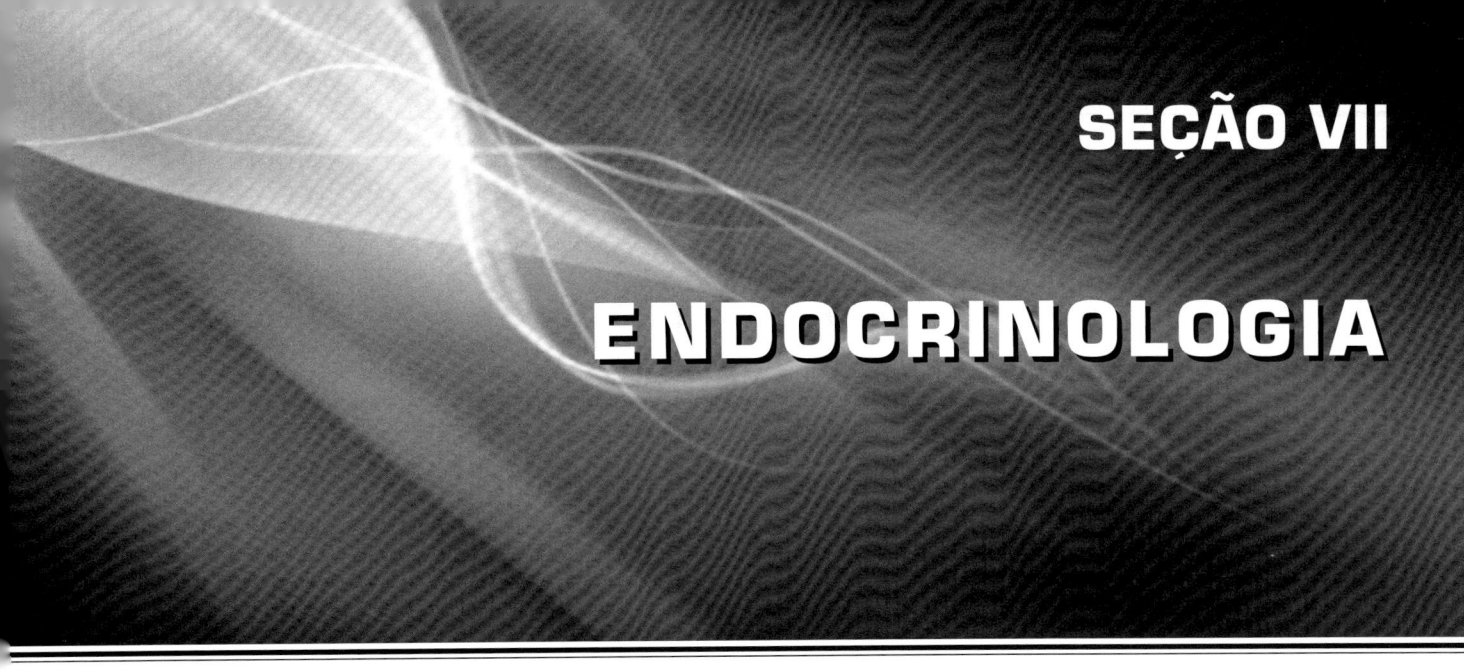

SEÇÃO VII
ENDOCRINOLOGIA

CAPÍTULO 1

Crescimento Normal e Patológico

Carlos Alberto Longui
Osmar Monte
Cristiane Kochi

INTRODUÇÃO

O ritmo de crescimento do ser humano pode ser interpretado como um "somatostato" capaz de detectar desvios da homeostasia corporal. Dessa forma, o crescimento inadequado em qualquer fase do desenvolvimento deve ser interpretado como um sinal de alarme para uma doença subjacente. O crescimento anormal, insuficiente ou excessivo, pode ter ainda um impacto social significativo, que por si determine a necessidade de tratamento. Portanto, conhecer os padrões de crescimento normal e seus principais determinantes é um requisito imprescindível ao pediatra.

O ganho estatural obtido desde a concepção até o final do desenvolvimento puberal é, em última análise, dependente do crescimento ósseo longitudinal da cartilagem de conjugação ou cartilagem de crescimento. Os fatores nutricionais, hormonais e metabólicos variam amplamente desde a vida embrionária até a adulta, promovendo um ritmo de crescimento peculiar a cada fase do desenvolvimento (Fig. VII.1.1).

A cartilagem de crescimento possui uma estrutura que permite a maturação progressiva de células em repouso, o crescimento linear ordenado e a ossificação harmônica da região metafisária (Fig. VII.1.2). Esse equilíbrio é fundamental para se evitar a fusão prematura ou retardada da epífise com a metáfise óssea, determinando o final do crescimento linear.

O ritmo de proliferação da cartilagem de crescimento é modulado por diversos hormônios, como os hormônios tireoideanos, o hormônio do crescimento (GH) e os fatores de crescimento similares à insulina (IGFs), pela oferta adequada de proteínas e calorias, suporte de nutrientes como cálcio e fósforo, bem como suficiente oxigenação tecidual e manutenção do equilíbrio ácido-básico ao nível da cartilagem de crescimento. Um dos principais sistemas responsáveis pela modulação da cartilagem de crescimento é o eixo hipotalâmico-hipofisário-figadal-cartilaginoso (Figs. VII.1.3 e VII.1.4). A secreção do IGF-1 pelo fígado depende especialmente da secreção de GH, que, por sua vez, é controlada tanto por hormônios hipotalâmicos (hormônio liberador do hormônio de crescimento [GHRH] e somatostatina), como por hormônios provenientes do trato digestivo (grelina), capazes de sinalizar a ingestão de alimentos.

CRITÉRIOS DE AVALIAÇÃO DO CRESCIMENTO

O conhecimento dos critérios úteis na identificação do padrão de crescimento é fundamental para o diagnóstico dos distúrbios de crescimento.

Estatura e peso

O uso de técnicas acuradas na quantificação da estatura e peso é essencial para a precisão das medidas, o que permite maior confiabilidade em menor tempo de observação do crescimento. O valor obtido deve ser comparado ao padrão populacional de referência que melhor represente o critério de normalidade. Desde que disponível, um padrão regional representativo de uma população é o critério que deve ser adotado. Em nosso meio, poucos são os gráficos regionais disponíveis, aspecto esse agravado pela falta de atualização dos dados. Temos uti-

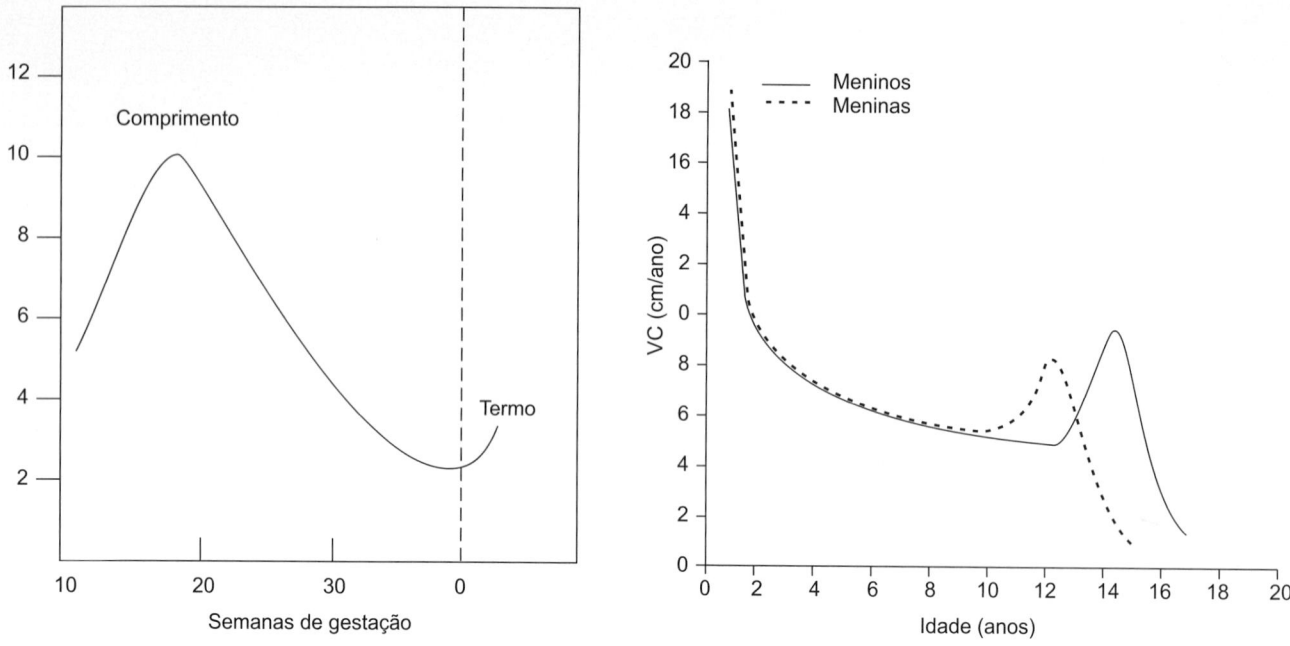

Fig. VII.1.1. Velocidade de crescimento pré e pós-natal.

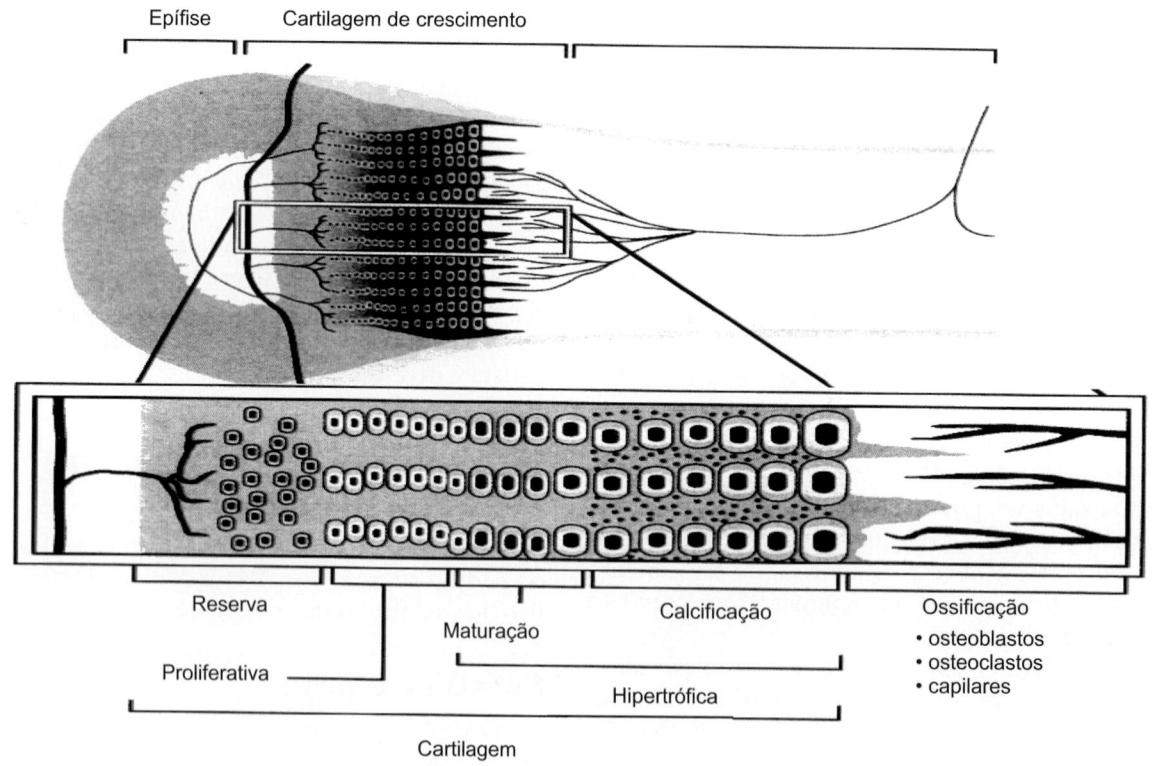

Fig. VII.1.2. Estrutura da cartilagem de crescimento.

lizado os gráficos disponibilizados pelo National Center for Health Statistics (NCHS), que, embora não representem a população brasileira, foram atualizados no ano de 2000 e refletem as intensas modificações nutricionais ocorridas nos últimos 30 anos. Os gráficos e dados-fonte podem ser obtidos no endereço: http://www.cdc.gov/growthcharts.

Análises mais recentes têm apontado que, nessa última versão, os dados do NCHS incluem indivíduos com excesso de peso, fenômeno observado na popula-

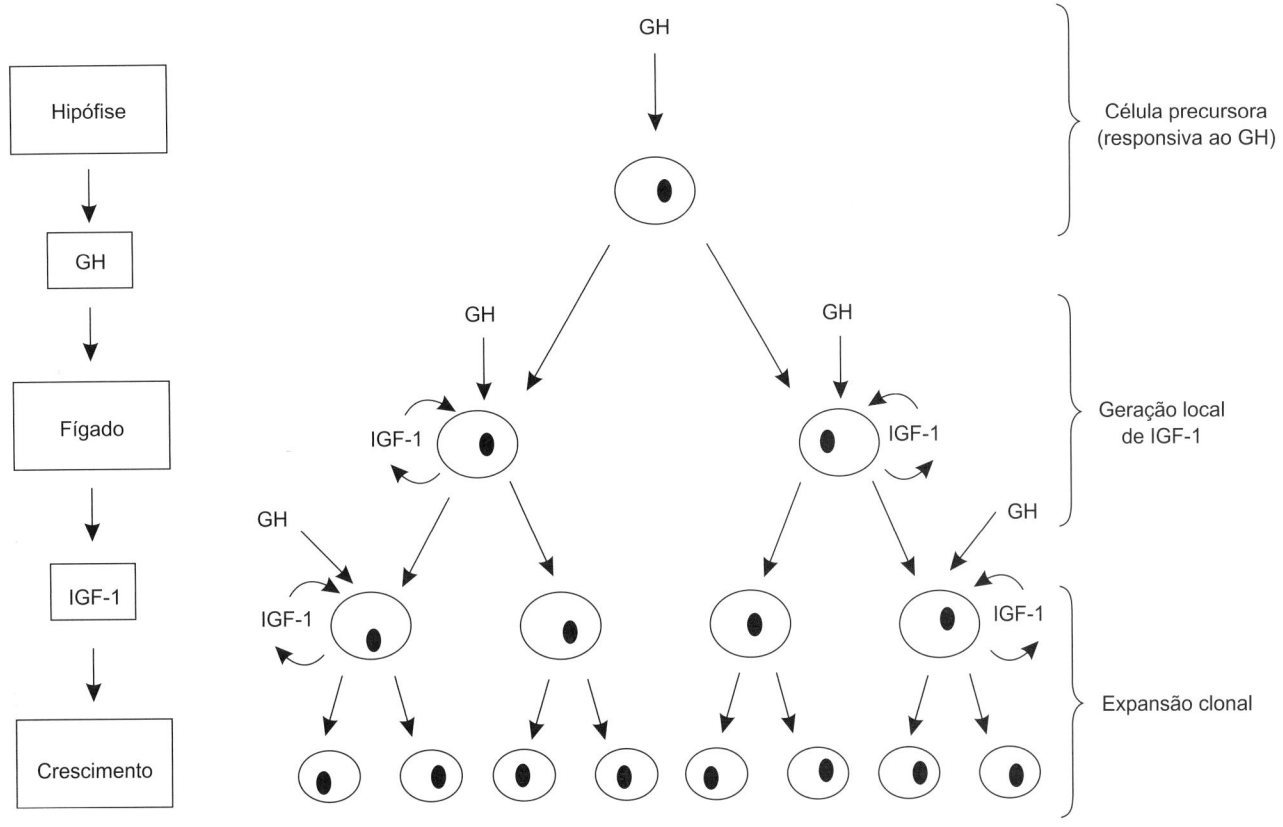

Fig. VII.1.3. Fatores reguladores do crescimento da cartilagem de conjugação.

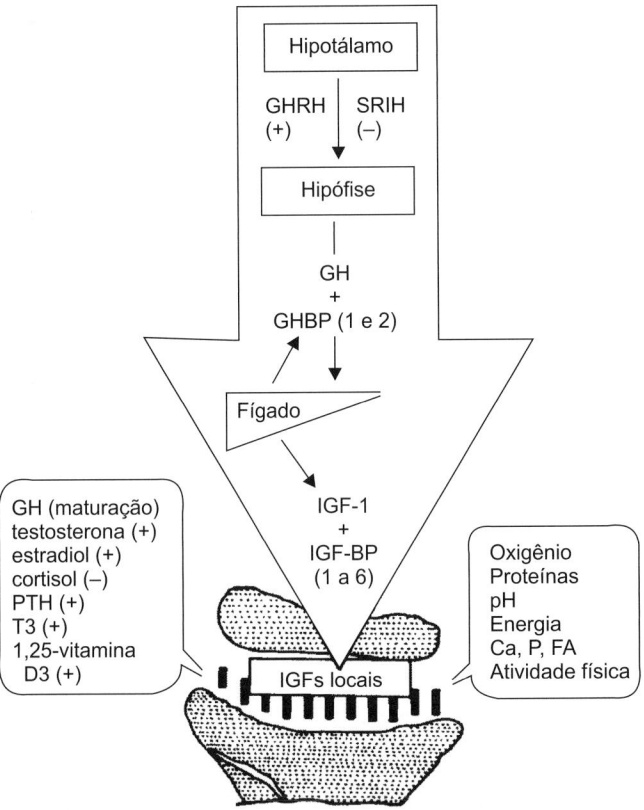

Fig. VII.1.4. Eixo hipotalâmico-hipofisário-fígado-cartilaginoso conjugação.

ção norte-americana nas últimas décadas. A Organização Mundial de Saúde (OMS) tem proposto novos gráficos, e os dados de crianças da faixa etária de 0 a 5 anos foram colhidos de seis países diferentes, incluindo o Brasil. Todas as crianças incluídas tiveram aleitamento materno, introdução adequada da alimentação complementar, não apresentavam doenças crônicas, e suas mães não eram tabagistas ou etilistas crônicas. Em todas as populações estudadas, o percentil 50 das variáveis avaliadas foi semelhante, sugerindo que os gráficos são reprodutíveis em qualquer população. A partir dos 5 anos de idade, os dados são baseados na população americana de 1977, porém com análise estatística mais moderna (2007, http://www.who.int/childgrowth/standards).

Os gráficos populacionais descrevem as estaturas e pesos médios em função da idade cronológica dos indivíduos. A variabilidade populacional é expressa em percentis ou em escores de desvios-padrão em relação à média populacional. O significado dos percentis pode ser exemplificado por uma criança que se encontre no percentil 10: pode-se inferir que, dentre 100 crianças do mesmo sexo e idade, essa criança seja menor do que 90 e maior do que 10.

Peso e estatura também podem ser expressos em número de desvios-padrão em relação à média populacional. Essa descrição é útil nos pacientes que se encontram acima ou abaixo dos extremos da normalidade ou mesmo quando é necessário um valor exato que expresse a posição do paciente em relação à população. Tem ainda a vantagem de permitir que, após o cálculo do escore, os valores de ambos os sexos sejam combinados para compor um só grupo de estudo. Alguns programas computadorizados o fazem automaticamente, mas o cálculo é simples e pode ser obtido pela seguinte equação:

$$Zest = \frac{\text{estatura (paciente)} - \text{estatura média (população)}}{\text{desvio-padrão (população)}}$$

Como exemplo, vamos supor um paciente com estatura de 100cm, estatura média da população para a mesma idade e sexo de 120cm e desvio-padrão estabelecido pelos dados populacionais para a mesma idade e sexo equivalente a 5cm; logo:

$$Zest = \frac{100 - 120}{5} = -4 \, DP$$

O que significa que esse paciente se encontra a 4 desvios-padrão abaixo da média populacional, obviamente muito abaixo do mínimo aceito como normal (percentil 3 ou –2 DP), tornando muito provável a existência de uma doença subjacente.

Idade óssea (IO)

O desenvolvimento ósseo é caracterizado por uma sequência de maturação, na qual ocorre o aparecimento progressivo de núcleos de ossificação que variam em tamanho e forma, desde o nascimento até o término do crescimento, ao final do desenvolvimento puberal. O método de Greulich-Pyle é o mais clássico e simplificado, porém tem o inconveniente de estabelecer padrões de IO com longos intervalos entre si, às vezes superiores a 12 meses. O método de Tanner-Whitehouse é mais descritivo, com IOs expressas em decimais semelhantes à idade cronológica, além de permitir boa diferenciação entre a maturação do carpo e das falanges. Esse método tem o inconveniente de ser mais complexo e demorado, de difícil aplicação na prática clínica diária, porém muito útil nos protocolos de estudo.

O principal valor da IO é oferecer um índice de maturação global, visto que os fatores reguladores do desenvolvimento ósseo são similares aos que regulam a maturação hipotálamo-hipofisária. Em relação ao crescimento, a IO é uma variável imprescindível para a previsão da estatura final. De forma simplificada, podemos exemplificar que uma criança com idade cronológica de 10 anos e IO de 7 anos terá melhor prognóstico estatural final do que outra criança com IO compatível com a cronológica. Este prognóstico se aplica nas variantes da normalidade ou quando a doença subjacente é diagnosticada precocemente, permitindo tratamento adequado do quadro.

Velocidade de crescimento (VC)

Representa o número de centímetros que um indivíduo cresce a cada ano, como ilustrado na Fig. VII.1.1. É o método mais sensível para se reconhecer os desvios do crescimento normal. Para evitar o erro de cálculo, o período mínimo entre as determinações da estatura deve ser de 6 meses. Considera-se como normal a variação entre os percentis 25 e 75 da velocidade de crescimento (VC), porém a interpretação dessa variável deve incluir um aspecto cumulativo longitudinal, ou seja, o paciente que sucessivamente estiver crescendo no percentil 25 irá acumular uma perda anual de estatura em relação à média populacional, o que pode representar tanto uma variante normal quanto uma doença subjacente.

Estatura-alvo (target height = TH)

A estatura de um indivíduo deve ser correlacionada não apenas à população de referência à que pertence, mas também à estatura de seus pais. A estatura é uma das características fenotípicas que apresentam grande influência da herança genética. Deve-se confirmar a estatura dos pais, visto que a estatura referida pelos mesmos tem baixa precisão. Quando o percentil dos pais (ou escore Z) é semelhante, existe grande probabilidade de a criança atingir na vida adulta um percentil muito próximo do familiar.

A TH pode ser visualizada graficamente, posicionando-se a estatura do paciente e de seus pais no gráfico populacional. Assim, uma paciente do sexo feminino e sua mãe são posicionadas diretamente no gráfico de referência feminino, enquanto a estatura do pai é reduzida em 13cm para o estabelecimento do percentil de um indivíduo do sexo masculino num gráfico feminino. O oposto é realizado quando da avaliação de um paciente do sexo masculino, quando a estatura do pai é posicionada diretamente no gráfico, enquanto a estatura materna é adicionada de 13cm para a definição de seu percentil. A TH corresponde à média dos percentis obtidos. O cálculo também pode ser realizado por meio das fórmulas:

Paciente feminino:

$$TH = \frac{(\text{estatura pai} - 13) + \text{estatura mãe}}{2}$$

Paciente masculino:

$$TH = \frac{\text{estatura pai} + (\text{estatura mãe} + 13)}{2}$$

Nos casos em que a estatura dos pais seja discordante, a altura-alvo familiar não é muito informativa, visto que, nessa situação, diferentes irmãos seguem padrões estaturais às vezes paternos, às vezes maternos.

ÍNDICE DE MASSA CORPORAL (IMC)

O IMC pode ser calculado pela razão entre o peso (kg) e o quadrado da estatura (metros). Representa um índice geral da correlação entre peso e estatura, sendo útil na determinação dos estados de hiper ou hiponutrição. Várias das doenças endócrinas e genéticas interferem tanto na estatura como no ganho de peso, frequentemente determinando a elevação do IMC, seja por excesso relativo de peso (como na obesidade exógena), por crescimento deficiente (como na síndrome de Turner) ou por ambos simultaneamente (como na síndrome de Prader-Willi, no hipotireoidismo e na deficiência de GH).

Proporções dos segmentos corporais (SS/SI)

A proporção entre o segmento superior e o segmento inferior é um critério clínico extremamente útil no diagnóstico das displasias ósseas, bem como nas doenças osteometabólicas. Os valores de normalidade devem ser ajustados para a faixa etária, como mostrado na Fig. VII.1.5. Além disso, podemos também utilizar a relação estatura sentada/comprimento da perna para avaliar crescimento proporcional ou desproporcional.

Variantes do crescimento normal

Variante da duração do crescimento

A média da população feminina faz seu estirão máximo de crescimento entre os 11 e 12 anos de idade, atingindo a estatura final por volta dos 15 anos. A média masculina tem seu estirão entre os 12 e 14 anos, completando o crescimento ao redor dos 17 anos. Existe, porém, grande variabilidade no tempo necessário para o término do cres-

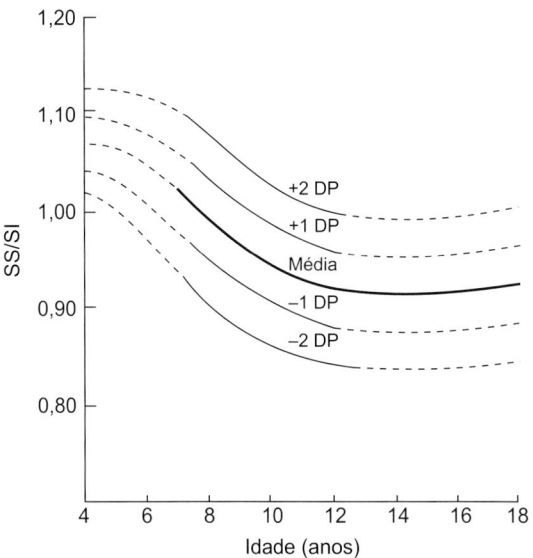

Fig. VII.1.5. Valores normais da proporção entre o segmento superior e o segmento inferior (SS/SI).

cimento em ambos os sexos. Indivíduos normais do sexo feminino podem completar seu crescimento entre 13 e 17 anos, enquanto os indivíduos do sexo masculino podem demorar de 15 a 19 anos para atingir a estatura final.

Tais variações em relação à média são denominadas de retardo constitucional do crescimento e puberdade (RCCP) ou de aceleração constitucional do crescimento e puberdade (ACCP). A principal característica desses indivíduos é que a IO se encontra atrasada na RCCP e avançada na ACCP, o que lhes garante um prognóstico de estatura final dentro do normal para o padrão genético familiar (Fig. VII.1.6). Tais dados são úteis no diagnóstico diferencial com quadros de hipogonadismo ou de puberdade precoce patológica.

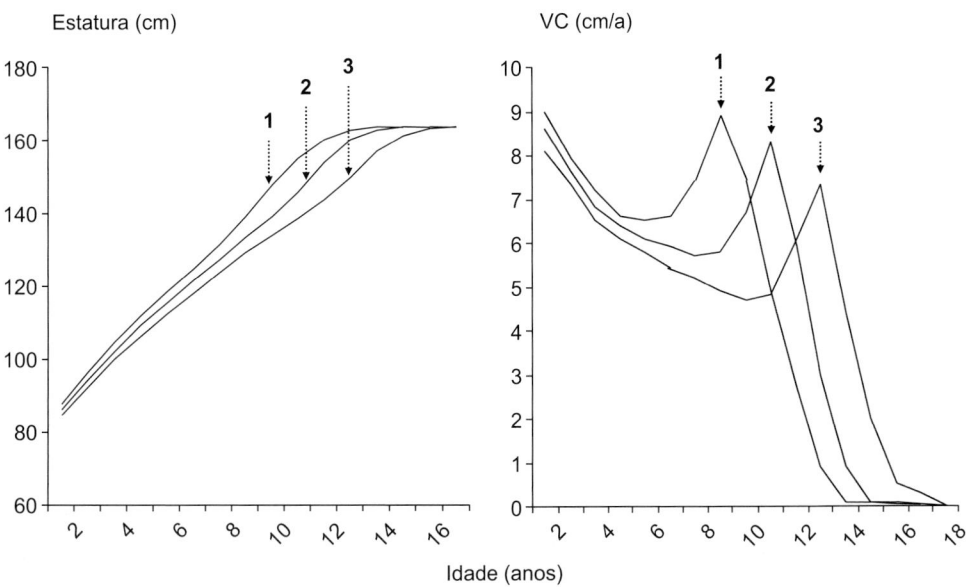

Fig. VII.1.6. Variantes normais do crescimento e do desenvolvimento puberal (RCCP e ACCP).

Variante da amplitude de crescimento

Como previamente referido, o padrão genético familiar tem grande influência sobre a estatura final dos indivíduos. Pais altos tendem a ter filhos altos, enquanto pais baixos tendem a ter filhos baixos (baixa estatura familiar = BEF). Obviamente, esse fenômeno pode ser considerado uma variação normal, embora seja provável que, no futuro, possamos conhecer a maior parte dos genes que regulam a estatura e, portanto, compreender os determinantes genéticos de tal variabilidade populacional. Estes conhecimentos poderão abrir novas perspectivas em nossa decisão de tratar ou não um indivíduo com previsões extremas da estatura.

CRESCIMENTO DEFICIENTE

O crescimento deficiente pode manifestar-se clinicamente como estatura abaixo do percentil familiar, como estatura abaixo do padrão populacional ou por velocidade de crescimento inadequada ao sexo, idade ou grau de desenvolvimento puberal (DP). Considera-se estatura inadequada quando o paciente se encontra a mais de 1 DP abaixo do esperado em relação a seus pais. Considera-se portador de baixa estatura (BE) o paciente com estatura abaixo do percentil 3 (equivalente a aproximadamente – 2 DP em relação à média da população).

Considera-se crescimento lento a VC inferior ao percentil 25, especialmente quando apresentar aspecto cumulativo em períodos subsequentes. Dessa forma, crianças com VC reduzida, mas com estatura ainda normal, podem ter seu diagnóstico retardado até que a estatura fique evidentemente comprometida. Parte das crianças encaminhadas para avaliação estatural apresenta estatura no limite da normalidade, mas não possui estaturas anteriores que permitam o cálculo da VC, necessitando de seguimento longitudinal antes da definição do estado de normalidade ou doença. Por outro lado, por definição, 3% das crianças normais se encontram abaixo do percentil 3 e, portanto, podem ser confundidas com crianças com baixa estatura causada por doenças. Desse modo, os critérios de avaliação do crescimento, quando usados em seu conjunto, podem ser úteis na diferenciação clínica entre as variantes normais e os estados patológicos.

Causas não endócrinas do crescimento deficiente

O comprometimento estatural pode ocorrer por alterações primárias do osso ou por anormalidades dos fatores que regulam a proliferação da cartilagem do crescimento. Dentre as causas primárias podem ser incluídas doenças genéticas, como as displasias ósseas, síndromes (Noonan, Siver-Russel, Seckel, Bloom, Turner, Down etc.), doenças de depósito ao nível ósseo (mucopolissacaridoses), além de anormalidades que comprometam o potencial de crescimento da cartilagem de crescimento, como o retardo do crescimento intrauterino (RCIU) especialmente quando de instalação precoce na gestação. Nessas afecções, a estatura está comprometida em relação ao padrão familiar, e a idade óssea é normal ou pouco atrasada, conferindo evidente redução da previsão estatural na vida adulta.

Nas anormalidades da regulação do crescimento da cartilagem de conjugação, o potencial de crescimento ósseo é normal, com recuperação total ou parcial da estatura final, dependente da precocidade do diagnóstico e efetividade do tratamento da doença de base. Nesse grupo de anormalidades, grande número de doenças pode causar crescimento inadequado. As principais doenças envolvidas são:

Desnutrição

Representa ainda um fator causal ou agravante frequente. A deficiência de sais, vitaminas ou oligoelementos pode estar associada e agravar os sinais dependentes da deficiência proteico-calórica. A oferta inadequada de nutrientes pode ser primária (restrição social, anorexia nervosa, anorexia associada a doenças etc.) ou secundária à má absorção intestinal (doença celíaca, deficiência de enzimas intestinais, parasitose crônica, doença inflamatória intestinal, mucoviscidose etc.). Múltiplas alterações hormonais adaptativas são observadas na desnutrição e têm o objetivo de direcionar o metabolismo e o consumo de energia para garantir a sobrevida do indivíduo, em detrimento do crescimento estatural. Ocorre grande atraso da VC, da IO e do desenvolvimento puberal. Os principais achados hormonais são: redução da insulinemia (com consequente elevação do IGFBP-1); redução do GH no marasmo e elevação no *kwashiorkor* (consequentes à diminuição da IGF-1); redução da IGFBP-3; elevação das proteínas carreadoras que inibem a ação da IGF-1; elevação do cortisol (menor metabolização); redução das concentrações totais de T_3 e T_4 (fração livre geralmente normal, mas com tendência à redução da conversão periférica do T_4 para T_3) e redução da secreção dos esteroides sexuais.

Doença respiratória crônica

Seu exemplo mais típico é a asma brônquica. As repercussões sobre a estatura dependem da gravidade da asma e da idade de início do quadro. Os fatores associados ao retardo de crescimento são: hipoxia crônica, menor disponibilidade de nutrientes (redução do apetite, dietas hipoalergênicas, infecções de repetição), maior gravidade noturna (alterações da secreção noturna de GH e gonadotrofinas), aumento do gasto energético (maior trabalho respiratório, hipoxia, infecção) e uso de medicamentos que interferem na secreção de GH ou em sua ação periférica (aminofilina, glicocorticoides).

A corticoterapia sistêmica pode controlar o broncoespasmo e melhorar a VC, porém, a longo prazo, os efeitos colaterais sobre a cartilagem de crescimento impedem o crescimento adequado. O uso de glicocorticoides inalatórios determina melhor controle dos sintomas, com grande redução dos efeitos colaterais sistêmicos. Desde que respeitadas as doses preconizadas, o impacto sobre o crescimento é discreto e o controle da doença de base é um efeito predominante, o que promove a melhora da VC. A sensibilidade individual aos glicocorticoides é extremamente variável, fazendo com que a avaliação sobre o eixo hipotalâmico-hipofisário-adrenal deva ser investigado em cada caso particular.

Doença gastrointestinal

Os principais exemplos são a doença celíaca e a doença de Crohn, nas quais a redução da VC costuma preceder os sintomas clássicos da doença. Aproximadamente 30% das crianças com doença celíaca avaliadas aos 4 anos de idade se apresentam abaixo do percentil 3, sendo que até 60% dos casos apresentam baixa estatura em idades posteriores. A síndrome disabsortiva parece ser o fator causal predominante, embora fatores inflamatórios e hormônios gastrointestinais pareçam estar envolvidos. Ocorrem redução da liberação de GH, aumento da prolactina, secreção anormal de gonadotrofinas e concentrações totais reduzidas de T_4 e T_3. Na doença de Crohn, a resposta inflamatória crônica e a anorexia são fatores agravantes. A corticoterapia controla os sintomas, mas oferece um risco adicional para o bloqueio da VC, quando doses elevadas são necessárias. A correção cirúrgica determina a correção do ritmo de crescimento.

Cardiopatia congênita

Os mecanismos envolvidos são a hipoxia, a acidose e a subnutrição associadas ao hipermetabolismo. O comprometimento estatural é mais intenso nas cardiopatias cianóticas, sendo o peso mais reduzido do que a estatura. A correção cirúrgica precoce pode prevenir ou reverter a perda estatural.

Anemias

A anemia falciforme e a talassemia são os principais exemplos. A estatura está comprometida desde a fase de lactente. Há anoxia crônica e transfusões repetidas com depósitos anormais de ferro (protocolo de quelação do ferro não adequado), culminando com hemocromatose, que pode reduzir a secreção de GH e de IGF-1. Na anemia falciforme, os fenômenos tromboembólicos podem comprometer a circulação porta-hipofisária e causar insuficiência hipofisária.

Doença hepática crônica

Doenças crônicas com repercussão hepática ou doenças primárias do fígado, como a atresia de vias biliares, a obstrução portal ou as hepatites crônicas, determinam intensas modificações metabólicas. Ocorrem aporte e metabolismo hepático inadequados de proteínas e lipídes, além de redução da geração de IGF-1, apesar de concentrações elevadas de GH.

Doença renal crônica

As doenças dos túbulos renais são as que repercutem mais intensamente sobre o crescimento, porém as doenças predominantemente glomerulares também podem reduzir a VC. Apenas 15% das crianças com insuficiência renal crônica (IRC) atingem estatura final acima do percentil 25. A VC permanece normal enquanto o *clearance* de creatinina é maior do que $25mL/min/1,73m^2$. A perda estatural é agravada quando se instala a osteodistrofia renal (composta de osteoporose, raquitismo e hiperparatireoidismo secundário). Na uropatia obstrutiva e na displasia renal, a redução da VC pode ser o sinal de apresentação clínica da doença, ocorrendo já nos primeiros 2 anos de vida.

Os mecanismos envolvidos na desaceleração do crescimento são: acidose (especialmente nas tubulopatias), diabetes insípido nefrogênico (ingestão predominante de água livre e redução da ingestão de nutrientes), anorexia, necessidade de dietas hipoproteicas, perda proteica pela urina, hipoxia crônica (associada à anemia), presença de fatores inibidores do crescimento, como algumas IGFBPs (proteínas carreadoras dos IGFs) que não podem ser dialisáveis. Os transplantes renais determinam melhora de diversos aspectos da doença de base, porém habitualmente não promovem a recuperação estatural, especialmente quando diversos imunossupressores são necessários em virtude da rejeição crônica, em especial quando glicocorticoides são necessários em doses elevadas.

Diversas anormalidades endócrinas são observadas na nefropatia crônica. Existe elevação do GH, porém com resistência hepática à geração de IGF-1. A bioatividade do IGF-1 está reduzida em decorrência do acúmulo de IGFBP-1 e da maior atividade proteolítica da IGFBP-3. Esses fatores inibidores são removidos pela hemodiálise, mas não pela diálise peritoneal.

O tratamento da doença renal crônica é complexo, visando à correção do equilíbrio hídrico e ácido-básico, da anemia e do raquitismo, com um adequado aporte calórico diário. O impacto sobre a estatura é evidente e deve ser tratado o mais precocemente possível, visto que o uso de GH apenas nas fases tardias pós-transplantes não é eficaz em recuperar o padrão estatural da família. Doses suprafisiológicas de GH, especialmente nos primeiros 2 anos de tratamento, são mais eficazes, devendo ser introduzidas assim que o impacto sobre a estatura já for evidente.

Causas endócrinas do crescimento deficiente

As endocrinopatias podem comprometer a estatura final por reduzir a VC (deficiência de GH, diabetes melito, síndrome de Cushing, hipotireoidismo etc.), por acelerar a IO mais rapidamente do que a VC (puberdade precoce, hiperplasia adrenal congênita, hipertireoidismo) ou por restringir o potencial ósseo de crescimento (pseudo-hipoparatireoidismo, raquitismos, retardo do crescimento intrauterino).

Deficiência do hormônio de crescimento

Com a disponibilidade de GH recombinante, tornou-se evidente que a normalização da estatura final de pacientes deficientes de GH depende da precocidade do diagnóstico e do uso de doses frequentes e em quantidade adequada. Portanto, o médico pediatra é o principal responsável pela suspeita clínica da deficiência hormonal, devendo, para tanto, ser capaz de reconhecer os sinais e sintomas mais frequentemente observados. A deficiência de GH existe como um espectro contínuo, variando desde casos típicos, com deficiência completa, até quadros parciais, com mínimas alterações do ritmo secretório endógeno. Indivíduos normais também apresentam ampla variação no padrão de secreção de GH, o que torna muitas vezes difícil sua distinção com os deficientes parciais de GH. Na prática clínica, as deficiências parciais de GH são difíceis de serem separadas de quadros mais intensos de retardo constitucional do crescimento e puberdade.

O quadro clínico da deficiência de GH depende da idade de início, etiologia e da severidade da deficiência. A redução da VC é um sinal precoce, a relação SS/SI permanece normal, a IO está atrasada em graus variáveis, sendo mais intensa quando associada à deficiência de TSH e, portanto, dos hormônios tireoideanos. Observam-se fronte olímpica, maxilares pequenos, face de "boneca", voz com tonalidade elevada, e pele e cabelos finos. Existe predomínio de obesidade troncular, e as mãos e pés são pequenos. Em recém-nascidos e lactentes, a hipoglicemia e o micropênis podem estar presentes. Retardo do crescimento intrauterino, icterícia prolongada, parto pélvico ou defeitos da linha média facial devem sugerir o diagnóstico de insuficiência hipofisária congênita. A presença de consanguinidade ou de história familiar de deficiência de GH deve alertar para os casos de etiologia genética, geralmente genes envolvidos na diferenciação hipofisária.

Diagnóstico da deficiência de GH

A secreção insuficiente de GH representa uma causa relativamente pouco frequente de baixa estatura (ao redor de 5% dos casos triados para as unidades de endocrinologia pediátrica). Apresenta uma incidência estimada de 1:5.000 nascidos vivos.

A determinação da concentração sérica basal de GH não permite diagnosticar nem triar os casos suspeitados para a deficiência hormonal, não sendo, portanto, um exame útil para o diagnóstico. A quantificação sérica do IGF-1, quando reduzida, pode servir como uma triagem inicial, mas apresenta vários inconvenientes em nosso meio. O IGF-1 pode estar reduzido em diversas situações clínicas, sendo a subnutrição a principal condição que leva a diagnósticos falso-positivos. Por outro lado, em virtude da grande faixa de normalidade do IGF-1, indivíduos com deficiência parcial de GH podem apresentar valores dentro dos limites normais.

Dessa forma, crianças com VC reduzida, sem sinais característicos de outras doenças sistêmicas crônicas, devem ser submetidas a testes funcionais para avaliação da secreção de GH. Embora os testes de estímulo também possuam taxas consideráveis de casos falso-positivos e falso-negativos, ainda permanecem como o principal método de confirmação da deficiência de GH. O diagnóstico é confirmado quando, em pelo menos dois testes, o pico máximo de liberação do GH for inferior ao valor de corte estabelecido para o método de dosagem do GH. Na maior parte dos laboratórios, os valores de corte são de 10ng/mL (radioimunoensaio – RIE), 7ng/mL (ensaio imunorradiométrico [IRMA]), 5ng/mL (enzimoensaio, fluoroimunoensaio, quimioluminescência). Os valores expressos em U/L devem ser divididos por 3 para se obter a correspondência em ng/mL.

Os testes habitualmente empregados em nossa unidade de endocrinologia pediátrica são: o teste de estímulo com clonidina (0,1mg/m^2 VO; com quantificação do GH nos tempos de 0, 45, 60 e 90 minutos) e o teste de estímulo com insulina regular (ITT: 0,1U/kg EV em *bolus*, quantificando-se a glicemia, GH e cortisol nos tempos de 0, 15, 30, 45, 60 e 90 minutos). Em lactentes pequenos ou quando há história prévia de convulsões, o ITT pode ser substituído pelo estímulo com glucagon (30µg/kg, máximo de 1mg EV; coleta de GH nos tempos de 30, 60, 90, 120 e 180 minutos).

Pacientes com disfunção neurossecretória, em especial crianças submetidas previamente à radioterapia, podem apresentar resposta do GH durante o teste, mas secreção espontânea inadequada sem o estímulo farmacológico. Esses são os casos nos quais a avaliação integrada da pulsatilidade do GH pode eventualmente ser útil.

Os critérios de normalidade não estão adequadamente ajustados a recém-nascidos e lactentes, aos diferentes estágios puberais ou às variações do índice de massa corporal, sabidamente capazes de bloquear a resposta do GH em testes como o da clonidina.

Etiologia da deficiência do hormônio de crescimento

Uma vez confirmada a secreção insuficiente de GH, deve-se investigar a etiologia do processo. Embora grande parte dos casos seja idiopática, algumas das doenças determinantes do quadro devem ser tratadas de modo específico. O Quadro VII.1.1 resume as principais causas da deficiência de secreção ou ação do GH.

A investigação etiológica deve incluir uma detalhada história familiar, antecedentes obstétricos e de traumas, infecções ou irradiação do sistema nervoso central (SNC). Requer a realização de exames radiográficos (raios X de sela túrcica, tomografia de sela), embora o exame atualmente de primeira escolha seja a ressonância magnética

Quadro VII.1.1. Causas da deficiência do hormônio de crescimento

1. Processos inflamatórios e infecciosos
Meningoencefalites virais (rubéola, citomegalovírus); parasitárias (toxoplasmose)
Bacterianas; fúngicas
Hipofisite autoimune

2. Processos infiltrativos
Histiocitose; sarcoidose; hemossiderose

3. Alterações vasculares
Aneurisma da base craniana; infarto hipofisário; anemia falciforme

4. Processos expansivos hipotalâmico-hipofisários
Craniofaringioma; gliomas (hipotalâmico, óptico); pinealoma ectópico (germinoma)
Hidrocefalia (especialmente do III ventrículo); cisto do III ventrículo

5. Sequelas do tratamento de neoplasias
Pós-quimioterapia intratecal; pós-radioterapia do SNC

6. Defeitos congênitos da linha média facial
Displasia septo-óptica; fenda palatina e lábio leporino
Displasia frontonasal; síndrome do incisivo central único

7. Traumas cranianos
Perinatais (parto pélvico, anoxia grave); acidentes (fraturas da base crânio)
Neurocirúrgicos; síndrome da criança espancada

8. Genética
Síndromes (Silver-Russel; Prader-Willi; Fanconi; Rieger; Allagile)
Anormalidades gênicas
(GH; receptor GH; receptor IGF-1; subunidade ácido-lábil; genes de diferenciação hipofisária)

9. Idiopáticas

nuclear (RMN) da região hipotalâmico-hipofisária. Em nosso serviço, temos utilizado um protocolo rápido de aquisição da RMN (FAST1), que consta de apenas 12 cortes sagitais da região selar (T_1, espessura de 2mm e GAP de 0,2mm; jejum hídrico de 6 horas), realizados sem contraste e geralmente sem sedação. Esse novo protocolo é realizado em apenas 3,15 minutos e tem sido empregado após o teste da clonidina. Considerando que metade dos pacientes com deficiência de GH apresenta anormalidades hipotalâmico-hipofisárias como hipersinal ectópico, afilamento de haste e hipoplasia da adeno-hipófise, o novo protocolo é capaz de evitar a necessidade do ITT em grande parte dos casos, além de reduzir drasticamente o custo dos exames de imagem.

Tratamento da deficiência do hormônio de crescimento

O hormônio de crescimento é hoje disponível em quantidade e pureza suficientes para permitir um tratamento precoce e adequado da deficiência de GH, porém seu custo ainda é um grande fator restritivo à ampliação de suas indicações em indivíduos com baixa estatura extrema, mas não deficiente de GH. Na maior parte dos Estados, o GH é fornecido como um medicamento de alto custo aos pacientes que comprovadamente são deficientes desse hormônio. A síndrome de Turner é outra anormalidade incluída no protocolo de alguns Estados.

A via de escolha da administração do GH é a subcutânea, pois permite maior aderência ao tratamento e manutenção de concentrações diárias médias de IGF-1 dentro de valores adequados. Formulações de depósito não têm oferecido melhora na aderência (pois são mais dolorosas) e parecem determinar concentrações de IGF-1 acima do esperado. O GH é classicamente empregado no período noturno, na tentativa de simular a maior secreção espontânea nesse horário, provavelmente importante para a manutenção do ritmo metabólico circadiano. O aumento da velocidade de crescimento é dose-dependente, porém é preciso que se estabeleça um adequado risco-benefício. Na deficiência de GH, as doses testadas variam de 0,1 a 0,2U/kg/dia (equivalentes a 0,033 a 0,066mg/kg/dia). Vários autores têm preconizado o uso das doses maiores, especialmente no 1º e 2º anos de tratamento, quando a resposta clínica é mais evidente. As doses diárias proporcionam resultados superiores às antigamente aplicadas em dias alternados. O uso de doses suprafisiológicas na puberdade é discutível, visto que o benefício estatural é discreto e o custo se eleva em demasia, bem como o risco de efeitos colaterais. O bloqueio puberal pode ser realizado em pequeno número de casos, especialmente aqueles com início tardio do tratamento com GH. Fatores como o atraso da idade óssea, estatura familiar e menor VC pré-tratamento sugerem boa resposta ao uso de GH, porém os principais fatores determinantes de uma estatura final adequada são o diagnóstico e o tratamento precoce da deficiência de GH.

Cuidados e restrições ao uso do hormônio de crescimento

São raras a dor ou as reações alérgicas no local da aplicação do GH. Existe um hiperinsulinismo compensatório, mas elevações glicêmicas são extremamente raras. O GH aumenta a lipólise, ativa a lipase lipoproteica e mantém inalterado ou mesmo reduz o colesterol total e sua fração LDL. Apresenta um efeito anabolizante proteico e pode ter efeitos benéficos sobre a força muscular, desejável em pacientes portadores de síndrome de Prader-Willi. Os efeitos sobre o sistema imune são discretos (redução dos linfócitos B, mas sem alterar as imunoglobulinas; redução dos linfócitos T com manutenção da relação CD4/CD8).

O GH pode determinar a retenção de sódio, água, cálcio e fósforo. Aproximadamente 20% dos pacientes referem cefaleia matutina, principalmente no início do tratamento. Existe o consenso atual de que, em doses terapêuticas, não há qualquer risco adicional de indução de neoplasias do sistema hematopoético ou de qualquer outro sistema avaliado. Porém, o uso de GH deve ser evitado em pacientes que apresentem doenças que por si determinam um maior risco neoplásico, como a síndrome de Bloom, anemia de Fanconi, síndrome de Down e anormalidades gênicas que cursem com falhas do mecanismo de reparo do DNA. Pacientes com deficiência de GH causadas por craniofaringiomas devem ser observados por um período médio de 12 meses para garantir a cura do processo antes de receberem a substituição hormonal.

Outras indicações de uso do hormônio de crescimento

A síndrome de Turner é uma das indicações já clássicas de GH. Os melhores resultados são obtidos quando o início do tratamento é precoce (3º ou 4º ano de vida), com recuperação do padrão de estatura familiar antes da época puberal. Isso permite a introdução progressiva dos esteroides sexuais em idade semelhante ao início espontâneo na população geral, prevenindo algumas das alterações psicossociais observadas nos tratamentos tardios. A dose empregada é de 0,15 a 0,2 U/kg/dia (equivalente a 0,05 a 0,066mg/kg/dia).

As pacientes com síndrome de Turner têm maior propensão ao hipotireoidismo causado pela tireoidite de Hashimoto e devem periodicamente ser submetidas à avaliação funcional da tireoide e quantificação dos anticorpos anti-TPO e anti-Tg. Em nossa unidade, não recomendamos o uso associado de oxandrolona, que, além de incapaz de aumentar a estatura final, pode inclusive prejudicá-la quando utilizada em doses excessivas ou precocemente, causando um avanço desproporcional da IO. Nessas pacientes, um cuidadoso exame cardiovascular e de vias urinárias deve ser realizado antes da introdução do GH.

O retardo do crescimento intrauterino (RCIU) também é hoje uma indicação clássica para o uso de GH. É preciso que os pacientes com essa anormalidade sejam acompanhados até os 18-24 meses de vida para que sejam identificados todos aqueles que irão recuperar espontaneamente o padrão familiar de crescimento. Apenas 15% a 25% dos pacientes com RCIU não apresentarão recuperação satisfatória e poderão beneficiar-se do tratamento com GH. O tratamento precoce com doses entre 0,15 e 0,2 U/kg/dia tem determinado os melhores resultados.

A duração do tratamento em indivíduos não deficientes de GH ainda é um aspecto controverso. Aparentemente, o uso do medicamento deve ser prolongado até após a fase do estirão puberal, para que se possa evitar o fenômeno de queda de crescimento após a parada do GH. Estudos a longo prazo são ainda necessários para que tenhamos certeza da real utilidade do GH nessas condições, ficando as indicações atuais restritas a protocolos clínicos bem controlados.

BIBLIOGRAFIA

Groll A, Candy DC, Preece MA, Tanner JM, Harries JT. Short stature as the primary manifestation of celiac disease Lancet 1980; 22; 2(8.204):1.097-1.099.

Kanof ME, Lake AM, Bayless TM. Decreased height velocity in children and adolescents before the diagnosis of Crohn's disease. Gastroenterology 1988; 95(6):1.523-1.527.

Kattamis C, Liakopoulou T, Kattamis A. Growth and development in children with thalassaemia major. Acta Paediatr Scand Suppl 1990; 366:111-117.

Longui CA. Uso de GH em pacientes com baixa estatura idiopática. Arq Bras Endocrinol Metab 2008; 52(5):750-756.

Martin AJ, Landau LI, Phelan PD. The effect on growth of childhood asthma. Acta Paediatr Scand 1981; 70(5):683-688.

Oberger E, Engstrom I, Karlberg J. Long-term treatment with glucocorticoids/ACTH in asthmatic children. III. Effects ongrowth and adult height. Acta Paediatr Scand 1990; 79(1):77-83.

Ray PE, Holliday MA. Growth rate in infants with impaired renal function. J Pediatr 1988; 113(3):594-600.

Rose SR, Ross JL, Uriarte M, Barnes KM et al. The advantage of measuring stimulated as compared with spontaneous growth hormone levels in the diagnosis of growth hormone deficiency. N Engl J Med 1988; 28; 319(4):201-207.

Rosenfeld RG, Wilson DM, Lee PD, Hintz RL. Insulin-like growth factors I and II in evaluation of growth retardation. J Pediatr 1986; 109(3):428-433.

Salzer HR, Haschke F, Wimmer M, Heil M, Schilling R. Growth and nutritional intake of infants with congenital heart disease. Pediatr Cardiol 1989; 10(1):17-23.

Smith EP, Sadler TW, D'Ercole AJ. Somatomedins/insulin-like growth factors, their receptors and binding proteins are present during mouse embryogenesis. Development 1987; 101(1):73-82.

Van Diemen-Steenvoorde R, Donckerwolcke RA. Growth and sexual maturation in paediatric patients treated by dialysis and following kidney transplantation. Acta Paediatr Scand Suppl 1988; 343:109-117.

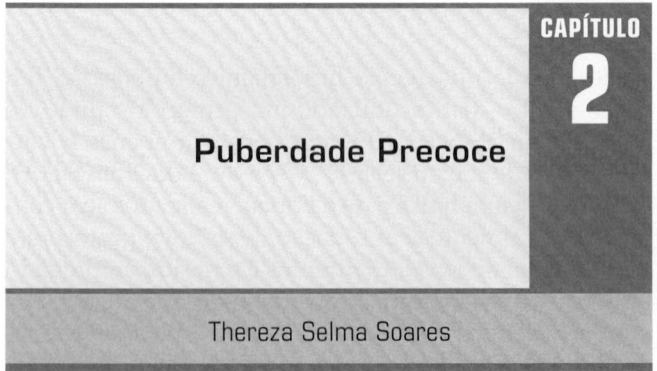

CAPÍTULO 2

Puberdade Precoce

Thereza Selma Soares

INTRODUÇÃO

A puberdade compreende um período de transição entre a infância e a vida adulta. Esse período de transição começa na infância tardia e é caracterizado pela maturação do eixo hipotalâmico-hipofisário-gonadal, pelo surgimento de caracteres sexuais secundários, aceleração do crescimento e, finalmente, aquisição das funções reprodutivas.

A puberdade normal tem início entre os 8 e 13 anos no sexo feminino. A sequência dos sinais puberais observados é a telarca (desenvolvimento das mamas), seguida de pubarca (desenvolvimento de pelos pubianos) e, posteriormente, menarca (primeira menstruação). O estirão puberal feminino é um evento inicial, ocorrendo antes ou durante o 1º ano de desenvolvimento mamário. Nos meninos, o início puberal ocorre entre os 9 e 14 anos, com aumento do volume testicular, embora o aparecimento de pelos pubianos seja a primeira evidência de puberdade a ser notada. Um testículo cujo maior eixo seja igual ou maior que 2,5cm ou cujo volume testicular seja maior ou igual a 4mL é tido como puberal. Portanto, a sequência habitual é o crescimento testicular, a pubarca e o crescimento peniano. Em contraste com as meninas, o estirão puberal ocorre na segunda metade da puberdade.

Marshall e Tanner descreveram cinco diferentes estágios puberais que são utilizados para caracterizar a progressão puberal, sendo o intervalo entre esses estágios de aproximadamente 6 meses a 1 ano.

Classicamente, a puberdade precoce (PP) é definida como o aparecimento de caracteres sexuais secundários antes dos 8 anos, nas meninas, e antes dos 9 anos, nos meninos, baseando-se em estudo longitudinal europeu dos anos de 1960. Estudos recentes sugerem início puberal mais precoce no sexo feminino, embora nenhum novo critério tenha sido definido.

Os mecanismos dessa antecipação do início puberal no sexo feminino permanecem obscuros. Causas genéticas, ambientais e aceleração secular do crescimento e desenvolvimento têm sido lembradas. Entre os possíveis fatores envolvidos estão: fatores genéticos, melhoria da nutrição, saúde e condições socioeconômicas, fatores étnicos, urbanização, uso de alimentos e produtos que contenham estrógenos e placenta, e exposição a certos agentes químicos naturais que mimetizam a ação estrogênica (disruptores endócrinos).

FISIOLOGIA DA PUBERDADE NORMAL

A puberdade tem início quando há aumento da secreção pulsátil do hormônio hipotalâmico liberador de gonadotrofinas (GnRH), que atua na hipófise anterior, promovendo a secreção de gonadotrofinas, do hormônio luteinizante (LH) e do hormônio foliculestimulante (FSH). As gonadotrofinas, por sua vez, estimulam as gônadas, resultando em produção de esteroides sexuais, testosterona nos testículos e estradiol nos ovários, e maturação dos gametas.

CLASSIFICAÇÃO DA PUBERDADE PRECOCE

A puberdade precoce pode ser classificada como se vê no Quadro VII.2.1.

Os sinais de precocidade sexual são muito mais frequentes nas meninas do que nos meninos. Em uma série recente com 104 crianças encaminhadas para avaliação de puberdade precoce, 87% eram do sexo feminino, e 78% dos casos apresentavam variantes normais de desenvolvimento pubertário. O diagnóstico mais prevalente

Quadro VII.2.1. Classificação de puberdade precoce

1. Variantes normais do desenvolvimento puberal
  – Telarca precoce
  – Adrenarca precoce
  – Menarca precoce

2. Puberdade precoce gonadotrofina-dependente, central ou verdadeira.
3. Puberdade precoce gonadotrofina-dependente ou periférica da pseudopuberdade precoce

foi o de adrenarca precoce, seguido de telarca precoce isolada (18% de todos os casos de precocidade sexual). Apenas 9% (todas elas meninas) tinham puberdade precoce central.

Caracteristicamente, pacientes com puberdade precoce central ou periférica em geral apresentam aumento na velocidade de crescimento e no desenvolvimento somático, bem como aceleração da maturação esquelética, que causam prejuízo estatural.

ETIOPATOGENIA E QUADRO CLÍNICO

Variantes normais do desenvolvimento pubertário

Consistem no aparecimento precoce de sinais puberais isolados (telarca, pubarca ou menarca) sem haver progressão puberal. São as causas mais frequentes de início prematuro de caracteres sexuais, sendo consideradas variantes benignas por não haver progressão puberal.

Telarca precoce

Consiste no desenvolvimento mamário uni ou bilateral em meninas antes do 8 anos, na ausência de outros sinais de maturação sexual, e representa o principal diagnóstico diferencial da puberdade precoce gonadotrofina-dependente (PPGD).

A velocidade de crescimento (VC) e a idade óssea (IO) são compatíveis com idade cronológica (IC). O aumento mamário é caracteristicamente cíclico e mais prevalente antes dos 2 anos, persistindo por 2 ou 3 anos. Trata-se de uma condição frequente, de curso benigno e autolimitado, sem repercussão na idade de início da futura puberdade. Entretanto, é necessário manter-se a vigilância periódica dessas crianças, já que 14% podem progredir para puberdade precoce gonadotrofina-dependente.

Pubarca precoce

Caracteriza-se por aparecimento isolado e prematuro de pelos pubianos e/ou pelos axilares. A expressão *adrenarca precoce* é utilizada para definir a elevação precoce dos andrógenos suprarrenais, especialmente o desidroepiandrosterona-sulfato (S-DHEA), cujos níveis, em metade dos casos, estão elevados para a idade cronológica, mas compatíveis com os encontrados no estágio puberal de Tanner II.

É mais comum no sexo feminino e usualmente surge após os 6 anos de idade. Pode haver aumento da VC, com leve avanço da IO, porém sem comprometimento da estatura final. Apesar de se tratar de uma variante benigna, chama-se a atenção para associação de adrenarca precoce em meninas com desenvolvimento de síndrome de ovários policísticos na vida adulta. O diagnóstico diferencial deve ser feito com pubarca precoce secundária à forma não clássica da hiperplasia adrenal congênita.

Menarca precoce

Consiste no sangramento vaginal isolado que ocorre prematuramente, antes dos 8 anos, sem apresentar outros sinais puberais ou avanço da IO. Uma história clínica detalhada, bem como o exame da genitália externa, é fundamental para se afastar possíveis lesões traumáticas ou manipulações genitais.

PUBERDADE PRECOCE GONADOTROFINA-DEPENDENTE

A PPGD, também denominada de verdadeira ou central, resulta da ativação prematura do eixo hipotalâmico-hipofisário-gonadal (HHG) e mimetiza o desenvolvimento puberal fisiológico, embora numa idade cronológica inadequada. No sexo masculino, o aumento do volume testicular acima de 4mL representa a primeira manifestação de puberdade precoce gonadotrofina-dependente. No sexo feminino, o aumento da velocidade de crescimento e a telarca representam os eventos iniciais. A incidência estimada de PPGD é de 1:5.000-10.000, sendo muito mais frequente no sexo feminino (8:1). Muitas dessas crianças se tornam potencialmente férteis, porém o prejuízo mais significativo a longo prazo é a redução da estatura de adulto.

De uma maneira geral, quanto mais precoce for a instalação da puberdade nessas crianças, tanto maior será o prejuízo estatural. Paradoxalmente, teremos um paciente com alta estatura na infância e baixa estatura na vida adulta (Fig. VII.2.1).

As principais causas de PPGD são apresentadas no Quadro VII.2.2.

A causa idiopática responde por cerca de 80%-90% dos casos de PPGD em meninas, sendo menos comum em meninos (menos de 50%). Trata-se de um diagnóstico de exclusão que pode ser estabelecido apenas após uma adequada avaliação clínica e laboratorial e, mesmo assim, algumas vezes o seguimento obriga a uma reconsideração diagnóstica.

Nos meninos há predomínio de causas neurogênicas para a PPGD que são responsáveis por cerca de 50% dos casos. Nas meninas, quanto menor a faixa etária, maior probabilidade de ocorrência de distúrbios do sistema nervoso central (SNC). Entre os tumores se destaca o hamartoma hipotalâmico, por ser o mais frequente. Um

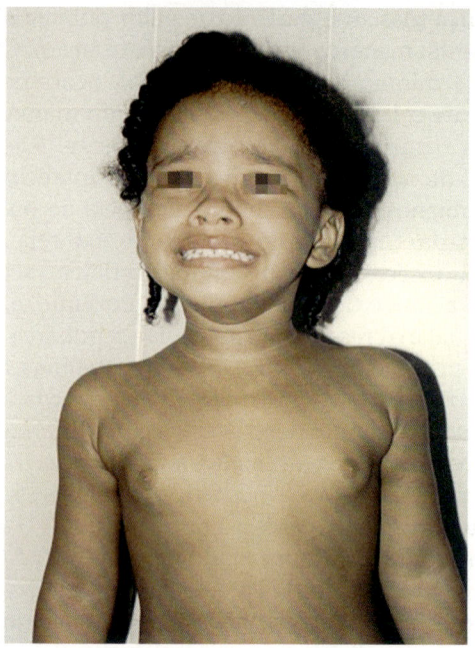

Fig. VII.2.1. Puberdade precoce central em menina de 2 anos e 8 meses de idade cronológica (telarca precoce, aumento ovariano e uterino, avanço de idade óssea).

Quadro VII.2.2. Etiologia da puberdade precoce gonadotrofina-dependente (GGPD)

Sem anormalidades no SNC
• Idiopática
• Secundária à exposição crônica prévia a esteroides sexuais (tratamento tardio de formas virilizantes de hiperplasia adrenal congênita, testotoxicose ou síndrome de McCune-Albright; ressecção de tumores secretores de esteroides sexuais)
• Após a exposição a disruptores endócrinos
• Causas genéticas (mutações nos genes *GPR54* e *KiSS-1*)
Com anormalidades no SNC
• Hamartoma hipotalâmico
• Tumores: astrocitoma, craniofaringioma, ependimoma, glioma hipotalâmico ou óptico, adenoma hipofisário secretor de LH, pinealoma, neurofibroma, disgerminoma
• Malformações congênitas: cisto aracnoide, cisto suprasselar, hidrocefalia, espinha bífida, displasia septo-óptica, mielomeningocele, malformações vasculares
• Doenças adquiridas: processos inflamatórios e infecciosos do SNC (encefalite e meningite, tuberculose, sarcoidose, abscessos, asfixia perinatal, trauma craniano, radioterapia e quimioterapia).
• Irradiação do SNC

número crescente de casos tem sido descrito após radioterapia para leucemia linfoblástica aguda do SNC ou radioterapia prévia a transplante de medula óssea (sobretudo, doses < 18Gy). A PPGD também já foi descrita após radioterapia hipofisária.

Outra causa de PPGD é a exposição prolongada a esteroides sexuais, como ocorre na hiperplasia adrenal congênita (HAC) ou em tumores virilizantes ou na terapia androgênica, ocasionando avanço da IO e podendo levar à maturação do eixo hipotalâmico-hipofisário-gonadal. No entanto, a PPGD só se desenvolve após a remoção da fonte de esteroides sexuais (p. ex., instituição do tratamento da HAC, retirada do tumor ou suspensão da terapia esteroide anabolizante).

DIAGNÓSTICO CLÍNICO

Uma anamnese minuciosa com determinação da época do aparecimento, da cronologia e da velocidade de progressão dos sinais puberais é importante para um diagnóstico correto, devendo-se pesquisar ingestão de esteroides, traumas ou infecções do SNC, sintomas neurológicos, como cefaleia e distúrbios visuais, além da história familiar da puberdade. O exame físico deve incluir a descrição de caracteres sexuais secundários, de acordo com os critérios de Tanner, juntamente com as medidas de volume testicular. Peso e estatura devem ser avaliados, bem como calculada a idade estatural, utilizando-se de curvas de crescimento apropriadas. Outros aspectos do exame físico a serem avaliados incluem presença de acne, oleosidade de pele e cabelos, manchas cutâneas café com leite (síndrome de McCune-Albright), odor e pelos axilares, desenvolvimento muscular e presença de massas abdominais ou pélvicas.

A PPGD idiopática pode evoluir da maneiras diferentes. Em 60% dos casos em meninas, a secreção de estradiol é regular e progressiva, resultando, se não tratada, em menarca precoce, baixa estatura secundária à fusão prematura das epífises ósseas e distúrbios psicológicos. Essa é a forma de PPGD que, efetivamente, merece ser tratada. Em cerca de 10% dos casos, a secreção de estradiol e os sinais clínicos regridem espontaneamente, o que pode corresponder à ativação transitória do eixo. Nos 30% restantes, a evolução dos caracteres sexuais é lenta, caracterizando uma forma lentamente progressiva que resulta em estatura adulta adequada.

DIAGNÓSTICO LABORATORIAL

Dosagens hormonais

A avaliação inicial consta das dosagens de LH, FSH, estradiol (meninas) e testosterona (meninos). Em condições basais, os níveis de LH e FSH são parcialmente superponíveis em crianças pré-púberes e púberes. Quando os níveis de LH estão baixos (na faixa pré-puberal), está indicada a determinação de LH e FSH após a infusão de GnRH (teste do GnRH) no paciente com o objetivo de induzir um pulso de LH e FSH. O teste do GnRH é importante para diferenciação entre PPGD e PPGI. O teste de estímulo de gonadotrofinas com GnRH exógeno é realizado pela administração endovenosa de GnRH (gonadorelina, 100µg), com coletas de LH e FSH nos

Quadro VII.2.3. Diagnóstico da PPC

• Pico do LH no teste do GnRH
Meninas: > 6,9U/L Imunofluorimetria (IFMA) > 15UI/L Imunorradiometria (IRMA) > 8,0U/L Quimioluminescência (ICMA)
Meninos: > 9,6U/L Imunofluorimetria (IFMA) > 15U/L Imunorradiometria (IRMA) > 8,0U/L Quimioluminescência (ICMA)
• Valor basal do LH
Ambos os sexos: > 0,6U/L Imunofluorimetria (IFMA) > 0,2U/L Quimioluminescência (ICMA)

Fonte: Adaptado de Brito VN, Latronico AC, Arnhold IJ, Mendonça BB. Uptade on etiologys diagnosis and therapeutic management of sexual precocity. Arq Bras Endocrinol Metab 2008; 52/1:28-31.

tempos de 0, 15, 30, 45 e 60 minutos. Uma elevação significativa do LH (basal ou após GnRH) caracteriza a PPGD, demonstrando amadurecimento do eixo HHG. O valor da resposta puberal variará de acordo com o método laboratorial utilizado (Quadro VII.2.3). A avaliação do FSH não é útil para o diagnóstico de PPGD, mas níveis suprimidos indicam puberdade precoce gonadotrofina-independente.

Quanto aos esteroides sexuais, níveis elevados (> 20 pg/mL) de estradiol (E2) corroboram o diagnóstico de PP em meninas. Contudo, valores pré-puberais são encontrados em 40% a 50% dos casos. Já os níveis de testosterona (T) têm maior sensibilidade diagnóstica. Valores de T > 19ng/mL (IFMA) ou > 30ng/mL radioimunoensaio (RIE) são indicativos de PP, sem distinguir, contudo, as formas centrais das periféricas. Altos níveis de estradiol em meninas (ou testosterona, nos meninos), na presença de gonadotrofinas suprimidas, sugerem o diagnóstico de puberdade precoce gonadotrofina-independente.

A mensuração da gonadotrofina coriônica (HCG) deve ser realizada com o objetivo de excluir tumores gonadais e extragonadais produtores de HCG. Outras medidas importantes incluem TSH, T_4 livre e precursores dos andrógenos adrenais.

EXAMES DE IMAGENS

Idade óssea

É indispensável na avaliação da eficácia terapêutica e na previsão da estatura final. Nos casos de puberdade precoce, independentemente da causa, a IO está avançada em relação à cronológica, exceto nos caso de hipotireoidismo.

Avanço da IO igual ou superior a 2 anos é um dos critérios de maior peso na decisão terapêutica.

Ultrassonografia pélvica

Permite a determinação das proporções e morfologia do útero e ovários, bem como a detecção de cistos ou processos neoplásicos. O tamanho uterino e ovariano está aumentado numa fase mais tardia da PPGD e normal na telarca precoce. É preciso, contudo, atentar que pequenos cistos ovarianos são comuns em meninas pré-puberes. No entanto, a presença de seis ou mais cistos foliculares de até 10mm ou de volume ovariano maior do que 1,5cm pode ser sugestiva de PPDG em meninas com menos de 8 anos.

Ressonância magnética (RM)

A avaliação anatômica do SNC nos casos de PPGD deve ser feita preferencialmente por RM, que deve ser solicitada em meninas com menos de 6 anos de idade e em todo menino, em função da elevada possibilidade de as lesões do SNC (hamartomas, tumores etc.) serem o fator etiológico do processo. Há controvérsias em relação a se todas as meninas que desenvolvem PPGD entre 6 e 8 anos de idade requerem a realização de RM, devido à alta incidência de formas idiopáticas nessa população.

TRATAMENTO

O principal objetivo do tratamento é evitar a fusão prematura da cartilagem de crescimento que compromete a estatura final, além da redução dos problemas emocionais da criança, redução do grau de ansiedade familiar e do maior risco de abuso sexual a que essas com puberdade precoce estão sujeitas.

Inicialmente, o tratamento é dirigido para causa básica: cirurgia ou radioterapia, no caso de tumores. O tratamento medicamentoso está reservado aos casos de puberdade precoce completa com aceleração desproporcional da IO e queda na previsão da estatura de adulto, puberdade precoce rapidamente progressiva ou por razões psicossociais (crianças com graves distúrbios de comportamento, imaturidade emocional ou retardo mental). O acetato de medroxiprogesterona e o acetato de ciproterona não têm sido utilizados por serem pouco eficientes. Os fármacos de escolha utilizados atualmente são os agonistas de depósito do GnRH, que agem na hipófise, causando estímulo inicial de poucos dias, seguido de supressão mantida da secreção de gonadotrofinas.

O uso crônico dos análogos do GnRH resulta na regressão ou estabilização dos caracteres sexuais secundários, normalização da VC e redução do avanço da IO, sendo a única medicação que preserva o potencial estatural (especialmente nas crianças mais jovens), melhorando o prognóstico estatural na maioria dos pacientes. Os efeitos colaterais em curto prazo são raros e não há relatos de efeitos adversos a longo prazo. Dentre as substâncias disponíveis no mercado, temos o acetato de leuprolide e a triptorelina, na dose habitual de 3,75mg a cada 4 semanas por via intramuscular, e a goserelina, que é administrada na parede abdominal, por via subcutânea, na dose de 3,6mg a cada 4 semanas. Apresentações para aplicação trimestral já estão disponíveis. Recentemente foi demonstrado que o implante subdérmico do GnRHa histrelina atinge e mantém uma excelente supressão do pico do LH e dos níveis dos esteroides sexuais por 1 ano em crianças com PPC. O seguimento do tratamento deve ser feito a cada 3 meses por meio da monitoração do desenvolvimento puberal, da velocidade de crescimento, idade óssea (anualmente), previsão da estatura final e dosagens hormonais. A maioria dos estudos mostra que os melhores resultados são obtidos quando a suspensão do tratamento é feita entre os 12-13 anos de idade óssea na menina e entre os 13-13,5 anos de idade óssea no menino.

PUBERDADE PRECOCE GONADOTROFINA-INDEPENDENTE PERIFÉRICA OU PSEUDOPUBERDADE PRECOCE (PPIG)

Na PPIG ocorre desenvolvimento precoce de eventos puberais secundários à secreção autônoma de esteroides sexuais de origens gonadal, adrenal ou exógena, independentemente da ativação do eixo hipotalâmico-hipofisário-gonadal. Apesar de haver progressão dos caracteres sexuais secundários, a maturação é incompleta, ou seja, não há fertilidade. Clinicamente, pode ser distinguida da PPDG por não apresentar os eventos puberais na mesma sequência que a puberdade normal. Laboratorialmente, a PPIG se caracteriza pela ausência de resposta puberal das gonadotrofinas ao teste de estímulo com GnRH.

As principais causas de PPIG estão listadas no Quadro VII.2.4.

Quadro VII.2.4. Etiologia da puberdade precoce gonadotrofinas- independente

Causas Tumorais
- Tumores ovarianos
- Tumores adrenais
- Cistos ovarianos autônomos
- Tumores testiculares
- Tumores produtores de HCG

Causas Genéticas
- Mutações ativadoras no gene do receptor do LH: testotoxicose
- Mutações nos genes *CYP21A2, CYP11* e *HSDB2*
- Mutações ativadoras no gene da aromatase
- Mutações inativadoras no gene do receptor do glicocorticoide
- Mutações ativadoras na subunidade α do gene *GNASI*: síndrome de McCune-Albright
- Mutações no gene *DAX-1*

Outras
- Hipotireoidismo primário
- Uso exógeno de esteroides sexuais

Fonte: Adaptado de Brito VN, Latronico AC, Arnhold IJ, Mendonça BB. Uptade on etiology, diagnosis and therapeutic management of of sexual precocity. Arq Bras Endocrinol Metab 2008; 52/1:28-31.

TUMORES OVARIANOS

São tumores raros na infância. Dor abdominal é a manifestação clínica mais frequente. Os níveis de estradiol podem estar muito elevados e ser acompanhados de níveis suprimidos de gonadotrofinas. A ultrassonografia (US) pélvica, em geral, permite o diagnóstico. O tratamento consiste na remoção cirúrgica do tumor.

TUMORES TESTICULARES

Os tumores de células intersticiais e de células de Leydig secretam testosterona e podem causar virilização precoce. O testículo afetado se encontra aumentado de volume, assimétrico e de contornos irregulares. O diagnóstico é confirmado por meio da ultrassonografia testicular. A ressecção cirúrgica do tumor é o tratamento de escolha.

CISTOS OVARIANOS

Cistos foliculares secretam estrogênios de forma transitória, causando desenvolvimento mamário, aumento do volume uterino e até mesmo sangramento vaginal irregular. São causas frequentes de PPIG em meninas, podendo ser recorrentes. Os cistos com diâmetro menor do que 2,5cm devem ser monitorados por US e a conduta é expectante. Cistos foliculares maiores podem apresentar rotação sobre o pedículo e infarto, e devem ser retirados cirurgicamente.

TUMORES ADRENAIS

Tumores adrenais podem secretar apenas andrógenos ou estrógenos e cortisol. Nesses casos, clinicamente poderão apresentar-se como síndrome de Cushing. O tratamento é cirúrgico.

ADMINISTRAÇÃO DE ESTEROIDES SEXUAIS

A ingestão de substâncias contendo estrógenos (anticoncepcionais, alimentos), a exposição a certos agentes químicos naturais que mimetizam a ação estrogênica (disruptores endócrinos) e a absorção cutânea de estrógenos (preparados cosméticos, pomadas) podem causar feminilização em crianças. Administração exógena de andrógenos (principalmente oxandrolona), dependendo da dose e do tempo de uso, pode levar a diferentes estágios de virilização em crianças.

HIPOTIREOIDISMO PRIMÁRIO

Hipotireoidismo primário, grave e de longa duração representa a única forma de puberdade precoce em que se observam crescimento deficiente e retardo da idade óssea.

As meninas se apresentam com desenvolvimento mamário, sem pelos pubianos; algumas podem ter sangra-

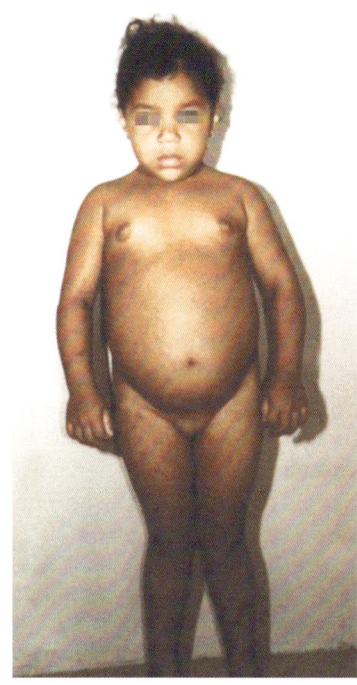

Fig. VII.2.2. Puberdade precoce periférica em menina com hipotireoidismo primário (telarca, sangramento vaginal e aumento ovariano bilateral e uterino, associados a baixa estatura e retardo de idade óssea).

mentos vaginais irregulares, podendo haver hiperprolactinemia associada ou não à galactorreia. Grandes cistos ovarianos solitários ou múltiplos podem ser observados à US (Fig. VII.2.2). Os meninos apresentam aumento do volume testicular sem sinais de virilização. A reposição da levotiroxina, em doses adequadas, reverte o quadro de puberdade precoce associado ao hipotireoidismo.

CAUSAS GENÉTICAS

Várias causas genéticas têm sido identificadas.

Testotoxicose familiar

É uma forma rara de PPIG em menino com herança autossômica dominante, causada por uma mutação ativadora do gene do LH. A maturação sexual se inicia entre 1 e 4 anos, os testículos estão aumentados de volume, com testosterona bastante elevada, porém com resposta bloqueada de gonadotrofinas.

O tratamento consiste em fármacos que bloqueiam a síntese adrenal e gonadal de andrógenos (cetoconazol) ou em bloqueador do receptor androgênico (ciproterona), ou na associação de espironolactona (um antiandrogênico) com testolactona (um inibidor de aromatase).

SÍNDROME DE MCCUNE-ALBRIGHT

Caracteriza-se pela tríade clássica de manchas cutâneas café com leite, displasia fibrosa de ossos longos e puberdade precoce. É causada por uma mutação ativadora da subunidade α da proteína G, sendo muito mais frequente no sexo feminino. Raios X e cintilografia óssea são úteis para avaliar as lesões ósseas. O tratamento nas meninas é geralmente feito com um antiestrogênico, enquanto nos meninos as opções de tratamento incluem um antiandrogênico em combinação com um inibidor de aromatase.

HIPERPLASIA ADRENAL CONGÊNITA

Portadores de defeitos da esteroidogênese adrenal (mutações nos genes CYP21A2, CYP11 e HSDB2) desenvolvem virilização. São desordens de herança autossômica recessiva com quadro clínico de largo espectro, refletindo graus variados de deficiência enzimática. O quadro clínico mais frequente é causado pela deficiência da 21-hidroxilase (mutações no gene CYP21A2). O diagnóstico é estabelecido por meio de teste de estímulo a adrenal com ACTH, e o tratamento é feito com a reposição de glicocorticoides.

CONSIDERAÇÕES FINAIS

O diagnóstico da puberdade precoce se baseia nos aspectos clínicos. Os exames laboratoriais e de imagem são importantes para o estabelecimento do diagnóstico etiológico e da diferenciação das formas de puberdade precoce. Um acompanhamento cuidadoso permite distinguir os casos normais daqueles em que há uma disfunção, e o tratamento adequado permite alcançar o objetivo maior, que é promover a saúde física, mental e social da criança.

BIBLIOGRAFIA

Brito VN, Batista MC, Borges MF et al. Diagnostic value of fluorometric assays in the evaluation of precocious puberty. J Clin Endocrinol Metab 1999; 84:3.539-3.544.

Brito VN, Latronico AC, Arnhold IJ, Mendonça BB. Update on the etiology, diagnosis and therapeutic management of sexual precocity. Arq Bras Endocrinol Metab 2008; 52:18-31.

Buck Louis GM, Gray Jr. LE, Marcus M et al. Environmental factors and puberty timing: expert panel research needs. Pediatrics 2008; 121(3):S192-207.

Carel JC, Eugster EA, Rogol A et al. ESPE-LWPES GnRH Analogs Consensus Conference Group et al. Consensus statment on the use of gonadotropin-releasing hormone analogs in children et al. Pediatrics 2009; 123(4):752-762.

De Vries l, Horev G, Schwartz M, Philip M. Ultrasonographic and clinical parameters for early differentiation between precocious puberty and premature thelarche. Eur J Endocrinol 2006; 154:891-898.

Eugster EA, Clarke W, Kletter GB et al. Efficacy and safety of histrelin subdermal implant in children with central precocious puberty: a multicenter trial. J Clin Endocrinol Metab 2007; 92:1.697-1.704.

Grumbach MM, Styme D. Puberty: ontogeny, neuroendocrinology, physiology, and disorders. In: Larsen PR, Kronenberg HM, Melmed S, Polonsky KS (eds.). Williams Textbook of Endocrinology. 10ª ed. Philadelphia: W.B. Saunders, 2003:1.115-1.186.

Heger S, Sippell WG, Partsch CJ. Gonadotropin-releasing hormone analogue treatment for precocious puberty. Twenty years of experience. Endocr Dev 2005; 8:94-125.

Kaplowitz P. Clinical characteristics of 104 children referred for evaluation of precocious puberty. J Clin Endocrinol Metab 2004; 89:3.644-3.650.

Klein KO. Increased final height in precocious puberty after long term treatment with LHRH agonists: the National Institute of Health experiences. J Clin Endocrinol Metabolism 2001; 86(10):4.711-4.716.

Latronico AC, Shinozaki H, Guerra Jr. G et al. Gonadotropin-independent precocious puberty due to luteinizing hormone receptor mutations in brazilian boys: a novel constitutively activating mutation in the first transmembrane helix. J Clin Endocrinol Metab 2000; 85:4.799-4.805.

Lins TSS, Vilar L. Manuseio da Puberdade Precoce. In: Vilar L (ed.). Endocrinologia clínica. (3ª ed.) Rio de Janeiro: Guanabara Koogan, 2006:204-217.

Marshall WA, Tanner JM. Variations in pattern of pubertal changes in girls. Arch Dis Child 1969; 44(235):291-303.

Marshall WA, Tanner JM. Variations in the pattern of pubertal changes in boys. Arch Dis Child 1970; 45(239):13-23.

Mieszczak J, Eugster EA. Treatment of precocious puberty in McCune-Albright syndrome. Pediatr Endocrinol Rev 2007; 4(suppl 4):419-422.

Palmert AS, Boepple BA. Variation in the timing of puberty: clinical spectrum and genetic investigation. J Clin Endocrinol Metab 2001; 86:2.364-2.368.

Pasquino AM, Pucarelli I, Passeri F et al. Progression of premature thelarche to central precocious puberty. J Pediatr 1995; 126:11-14.

Silva ACCS, Adan LFF. Crescimento em meninos e meninas com puberdade precoce. Arq Bras Endocrinol Metab 2003; 47:422-431.

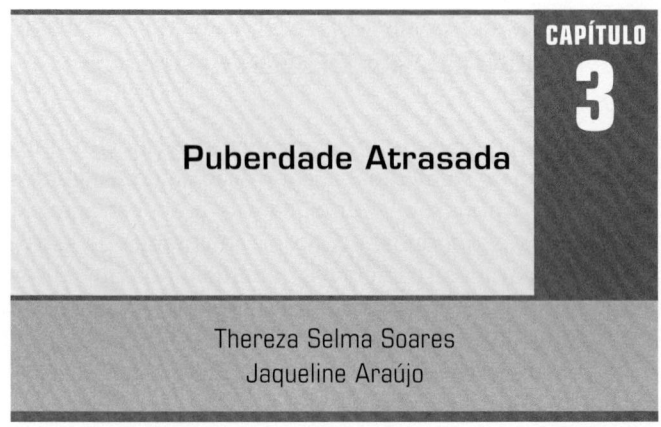

CAPÍTULO 3

Puberdade Atrasada

Thereza Selma Soares
Jaqueline Araújo

DEFINIÇÃO

A puberdade atrasada caracteriza-se pela ausência completa de sinais físicos de maturação sexual após os 13 anos nas meninas e após os 14 anos nos meninos.

Variações no desenvolvimento puberal são comuns na prática clínica diária, e o adequado conhecimento dos limites considerados normais é importante para que o médico da atenção básica possa orientar adequadamente os pais e familiares de crianças que apresentem variações da normalidade, bem como encaminhar os casos que necessitam de especialistas no momento adequado.

A idade definida como normal para o início puberal é baseada em 95% da população, existindo, portanto, 2,5% de meninas e meninos normais que iniciam a puberdade após os 13 e 14 anos, respectivamente. Esses casos representam o extremo final do intervalo de normalidade, um padrão de desenvolvimento designado de retardo constitucional de crescimento e puberdade (RCCP).

FISIOLOGIA DA PUBERDADE NORMAL

A puberdade tem início quando há aumento da secreção pulsátil do hormônio hipotalâmico liberador de gonadotrofinas (GnRH) que atua na hipófise anterior, promovendo a secreção de gonadotrofinas, do hormônio luteinizante (LH) e do hormônio foliculestimulante (FSH). As gonadotrofinas, por sua vez, estimulam as gônadas, resultando em produção de esteroides sexuais, testosterona nos testículos e estradiol nos ovários, e na maturação dos gametas.

Fatores genéticos e ambientais definem a época do início das manifestações puberais. Entre os fatores ambientais se destacam nutrição, nível socioeconômico e ausência de doenças crônicas. Restrição alimentar severa se associa a retardo no desenvolvimento puberal. Uma das explicações é que a leptina, hormônio produzido pelas células adiposas, tenha uma ação importante no desencadeamento da puberdade.

CLASSIFICAÇÃO

Uma maneira prática de sistematizar a avaliação é dosar as gonadotrofinas (LH e FSH) e estabelecer o caminho da investigação (Quadro VII.3.1):

- **Retardo puberal com níveis normais ou baixos de gonadotrofinas:** é o caso mais encontrado na prática clínica, sendo frequentemente de origem constitucional. No entanto, pode ter origem hipotalâmico-hipofisária ou ser secundário a doenças sistêmicas de origem endócrinas ou não.
- **Retardo puberal com níveis elevados de gonadotrofinas:** é causado pela falência gonadal bilateral. A secreção insuficiente dos esteroides sexuais gonadais provoca hipersecreção das gonadotrofinas por ausência de *feedback*.

Retardo puberal com níveis baixos de gonadotrofinas

1. Retardo constitucional do crescimento e puberdade (RCCP)
2. Hipogonadismo hipopogonadotrófico funcional

Quadro VII.3.1. Classificação do Retardo Puberal

1. Retardo puberal com níveis baixos de gonadotrofinas
   - Retardo constitucional de crescimento e puberdade (RCCP)
   - Hipogonadismo hipogonadotrófico
2. Hipogonadismo hipogonadotrófico funcional
   - Doenças sistêmicas crônicas
   - Desnutrição
   - Endocrinopatias
   - Anorexia nervosa
   - Excesso de exercício físico nas atletas femininas
3. Hipogonadismo hipogonadotrófico
   3.1 Doenças do sistema nervoso central
      - Tumores
      - Radioterapia
      - Outras doenças do SNC
   3.2 Deficiência isolada de gonadotrofinas
      - Síndrome de Kallmann
      - Hipoplasia adrenal congênita (ligada ao X)
      - Deficiência isolada de LH
      - Deficiência isolada de FSH
   3.3 Pan-hipopituitarismo idiopático
   3.4 Outras doenças
      - Síndrome de Prader-Willi
      - Síndrome de Laurence-Moon-Bield
4. Retardo puberal com níveis elevados de gonadotrofinas
   - Síndrome de Turner e suas variantes
   - Síndrome de Klinefelter e suas variantes
   - Síndrome de Noonan
   - Disgenesia gonadal pura tipo 46,XX
   - Disgenesia gonadal pura tipo 46,XY
   - Defeitos da biossíntese testicular
   - Insensibilidade androgênica
   - Anorquia/criptorquidia
   - Radioterapia/quimioterapia
   - Infecções e traumas

É causado por uma patologia ou doença de base que retarda a puberdade, que se iniciará espontaneamente quando o fator etiológico for resolvido.
3. Hipogonadismo hipogonadotrófico
É o resultado da deficiência permanente de gonadotrofinas. Pode ser consequente a defeito congênito ou adquirido. Não é detectado até a idade puberal.

Retardo puberal com níveis elevados de gonadotrofinas

Hipogonadismo hipergonadotrófico

É causado por alteração gonadal, congênita ou adquirida.

QUADRO CLÍNICO

Retardo constitucional do crescimento e puberdade

É a causa mais comum de atraso puberal. Trata-se de uma variante normal do desenvolvimento, uma vez que os adolescentes afetados alcançam uma completa e espontânea maturação sexual. São indivíduos saudáveis que iniciam espontaneamente a puberdade após o limite superior da normalidade. O crescimento e o desenvolvimento puberal ocorrem em ritmos diferentes das crianças e adolescentes representativos da média, havendo uma variação tanto da época quanto da duração do fenômeno puberal. O quadro clínico revela paciente de aspecto sadio, sem dismorfismos, estatura abaixo do 3º percentil durante a infância. A idade óssea (IO) se encontra habitualmente atrasada em 2 ou mais anos, embora esteja adequada para a idade estatural. Pacientes do sexo masculino são os que mais frequentemente procuram assistência médica.

A história familiar frequentemente revela que a mãe teve menarca após 15 anos ou que o pai ou tios tiveram o estirão puberal após os 16 anos. Quando esses indivíduos atingem a IO dos 11 aos 13 anos nas meninas e dos 12 aos 14 anos nos meninos, iniciam a maturação puberal.

A essa altura, quando submetidos ao teste de estímulo do GnRH, mostram uma resposta puberal de LH. Esses resultados demonstram que os caracteres sexuais secundários iniciarão dentro de 6 meses.

Hipogonadismo hipogonadotrófico funcional

Doenças sistêmicas crônicas (gastrointestinais, renais, pulmonares, cardíacas, oncológicas etc.) e má nutrição também podem retardar a puberdade. Em geral, uma perda de peso superior a 20% do peso ideal causada por doença ou dieta voluntária pode acarretar deficiência de gonadotrofinas. Retorno ao peso ideal restaura a secreção de gonadotrofinas.

Anorexia nervosa é uma causa funcional de hipogonadismo, com prevalência em ascensão entre as adolescentes, que envolve perda de peso com uma significativa disfunção psicológica.

Exercícios físicos rigorosos envolvendo atletas femininas podem retardar a puberdade.

Hipogonadismo hipogonadotrófico

Essa classificação reflete uma condição irreversível, requerendo reposição terapêutica. O atraso puberal no hipogonadismo hipogonadotrófico é resultante da deficiência de gonadotrofinas, que pode ser secundária a um defeito genético ou adquirido não detectado até a idade puberal.

Laboratorialmente, caracteriza-se por respostas diminuídas de gonadotrofinas quando estas são submetidas ao teste de estímulo com GnRH.

Doenças do sistema nervoso central (SNC)

- **Tumores:** tumores intra e principalmente extrasselares podem acarretar infantilismo sexual. A neoplasia mais comumente associada à deficiência de gonadrotrofina é o craniofaringioma, que pode levar a outras deficiências hormonais (especialmente deficiência de hormônio do crescimento [GH]).
- **Radioterapia:** radioterapia do SNC para tratamentos de leucemias, tumores tem sido uma causa crescente de deficiência de gonadotrofinas, que pode acompanhar-se de outras deficiências hormonais.
- **Outras doenças do SNC:** doenças infecciosas, infiltrativas, traumas cranianos e defeitos do desenvolvimento de linha média (displasia septo-óptica) podem acarretar hipogonadismo hipogonadotrófico.

Deficiência isolada de gonadotrofinas

Pacientes com deficiência isolada de gonadotrofinas se apresentam com atraso puberal, mas com estatura e idade óssea normais, quando examinados no início do período puberal.

Devido à ausência de esteroides gonadais, os pacientes não entram em puberdade e a idade óssea se atrasa, o crescimento ósseo persiste e adquirem estatura com proporções eunucoides.

A síndrome de Kallmann é a forma mais comum de deficiência isolada de gonadotrofinas, estando associada à anosmia ou hiposmia, resultado da agenesia ou hipoplasia de bulbos olfativos. Pacientes do sexo masculino podem apresentar criptorquidia, micropênis e ginecomastia.

Pan-hipopituitarismo idiopático

Ocorre quando, além da deficiência de gonadotrofinas, o GH também é afetado. A velocidade de crescimento (VC) diminui e resulta em baixa estatura. Podem vir associadas outras deficiências hormonais, como a do hormônio tireoestimulante (TSH) e/ou do hormônio adrenocorticotrópico (ACTH).

Outras doenças

A deficiência de gonadotrofinas faz parte de desordens genéticas, como as síndromes de Prader-Willi e de Laurence-Moon-Bield.

Hipogonadismo hipergonadotrófico

É causado por alteração gonadal e se caracteriza por níveis elevados de gonadotrofinas com constantes níveis baixos de esteroides sexuais. As causas mais comuns do hipogonadismo hipergonadotrófico estão associadas a alterações do cariótipo e apresentam menor dificuldade diagnóstica.

Hipogonadismo hipergonadotrófico em meninas

Distúrbios congênitos

A síndrome de Turner (disgenesia gonadal 45X) e suas variantes são as causas mais frequentes de hipogonadismo hipergonadrotófico no sexo feminino, que apresenta quadro clínico típico: baixa estatura, atraso puberal, vários estigmas somáticos (pterígio *coli*, pescoço curto, implantação baixa da linha do cabelo, hipertelorismo mamário, hipoplasia do 4º metacarpiano, cúbito valgo).

Muitas dessas pacientes podem apresentar outras alterações que devem ser investigadas, como cardiopatia (coarctação da aorta) e malformações renovasculares (rim em ferradura, malformações ureterais).

Distúrbios adquiridos

A insuficiência ovariana primária adquirida pode resultar de quimioterapia e radioterapia.

Hipogonadismo hipergonadotrófico em meninos

Distúrbios congênitos

A síndrome de Klinefelter (ou disgenesia dos túbulos seminíferos) e suas variantes são as causas mais frequentes de insuficiência testicular primária.

Classicamente, o paciente afetado apresenta alta estatura com proporções eunucoides, genitália externa pouco desenvolvida, testículos pequenos e endurecidos à palpação, e ginecomastia. Pode haver déficit do coeficiente intelectual associado.

Distúrbios adquiridos

Insuficiência testicular primária adquirida pode resultar de quimioterapia e radioterapia da pelve ou gônadas.

INVESTIGAÇÃO CLÍNICA

A investigação clínica se inicia com avaliação clínica cuidadosa. A história deve incluir:

- Qualquer enfermidade atual ou anterior.
- Uso prévio de medicações, quimioterapia ou radioterapia de região hipotalâmica, hipofisária ou gonadal.
- Presença de desordens alimentares, como anorexia.
- Presença de distúrbios neurológicos: cefaleia, alterações visuais, alterações do olfato (hiposmia ou anosmia).
- Anormalidades do aparelho geniturinário: anorquia, criptorquidia, micropênis.
- Idade do início da puberdade dos pais e irmãos.

No exame físico, a investigação clínica pode ser facilitada por:

- Presença de dismorfismo (estigmas das síndromes de Turner, Klinefelter, Prader-Willi, Laurence-Moon-Bield etc.).
- Sinais específicos de doenças crônicas.
- Antropometria, que deve constar de peso, altura, envergadura, distância púbis-chão e púbis-vértice, para avaliar presença de proporções eunucoides.
- Caracterização do estádio puberal pelos critérios de Tanner, medição do pênis e caracterização da consistência de localização dos testículos.

INVESTIGAÇÃO LABORATORIAL

A investigação laboratorial inicial do atraso puberal é feita por meio da determinação da idade óssea e dos níveis séricos de LH, FSH e testosterona, nos meninos, e LH, FSH e estrógenos, nas meninas, além de ultrassonografia pélvica (avaliação de útero e ovário).

No caso de suspeita de doenças crônicas sistêmicas devem ser solicitados exames gerais e específicos para tais doenças.

No caso de suspeitas de deficiência hipofisária múltipla devem ser solicitadas outras avaliações hormonais:

- TSH E T_4 livre (avaliação da função tireoideana).
- Prolactina (afastar prolactinoma).
- **S-DHEA** e cortisol (avaliação indireta da produção de ACTH pela hipófise com a finalidade de avaliar pan-hipopituitarismo).
- IGF-1, IGFBP-3 (avaliação indireta da produção de hormônio do crescimento pela hipófise com finalidade de avaliar pan-hipopituitarismo).
- Teste do GnRH: se as dosagens basais de LH, FSH, testosterona ou estradiol revelarem valores baixos, o diagnóstico é de hipogonadismo hipogonadotrófico ou de retardo constitucional do crescimento e puberdade; nesses casos se realiza o teste de estímulo com GnRH. Existem duas possibilidades:
  1. Resposta do LH do tipo puberal: trata-se de retardo constitucional do crescimento e puberdade.
  2. Resposta do LH do tipo pré-puberal: nesse caso, o diagnóstico diferencial entre RCCP e hipogonadismo hipogonadotrófico não pode ser realizado. Apenas a evolução da puberdade diferencia essas duas entidades.

As pacientes com LH e FSH elevados são portadoras de hipogonadismo hipergonadotrófico e não necessitam ser submetidas ao teste do GnRH. Nesses casos, solicita-se cariótipo para afastar a síndrome de Turner ou Klinefelter.

TRATAMENTO

Retardo constitucional do crescimento e puberdade

Muitos pacientes com RCCP podem ser tratados apenas com a explicação do seu tipo de crescimento normal e pela tranquilização de que eles deverão desenvolver-se completa e normalmente no devido tempo. No entanto, para os adolescentes com problemas de adaptação social, além de um suporte psicológico, deve-se induzir a puberdade no momento adequado.

Meninos

Nesses pacientes, um breve período de androgenioterapia é eficaz na indução de um desenvolvimento rápido das características sexuais secundárias, tais como o aumento dos pelos pubianos e do pênis. A indução puberal está recomendada após 14 anos de idade cronológica, quando a idade óssea for igual ou superior a 12 anos. Utiliza-se testosterona, na forma de depósito, na dose de 50-100mg/mês via intramuscular, por um período de 3-6 meses. Essa dosagem de testosterona, além de proporcionar um rápido desenvolvimento dos caracteres sexuais secundários, resulta em uma aceleração na velocidade de crescimento sem qualquer efeito prejudicial sobre a estatura final de adulto. Os efeitos colaterais são restritos àqueles esperados no início da puberdade, como acne leve, aumento de peso e ereções frequentes. Após a terapia, é importante uma observação continuada para se assegurar de que o paciente está progredindo normalmente na puberdade. Se, após 6 meses de terapia pela testosterona, não for detectada qualquer evidência de puberdade (indicada pelo crescente tamanho testicular), novo ciclo de tratamento deve ser realizado.

Meninas

Nas meninas, a indução puberal pode ser feita após 13 anos de idade cronológica, quando a idade óssea for igual ou superior a 11 anos, com o uso de estinilestradiol, na dose de 5-10μg/dia via oral, ou estrógenos conjugados, na dose de 0,3mg/dia via oral, por um período de 3 meses. Esse breve curso de estrogenioterapia induz o desenvolvimento mamário e aceleração na VC sem repercussões sobre a estatura final. Se, após 3 a 6 meses do término da terapia, não forem evidenciados sinais pubertários (desenvolvimento mamário), novo curso deve ser realizado.

Hipogonadismo hipogonadotrófico funcional

O tratamento da doença de base ou má nutrição associada ao hipogonadismo hipogonadotrófico funcional restaura o peso ideal, havendo então o desenvolvimento espontâneo da puberdade.

Hipogonadismos hipogonadotrófico e hipergonadotrófico

Meninos

A reposição hormonal é feita com testosterona na forma de depósito, devendo ser iniciada após 13-14 anos. A dose inicial é de 50mg por via intramuscular a cada 4 semanas. Com a progressão da puberdade é gradualmente aumentada para a dose reposição do adulto, que é de 200mg (por dia) intramuscular a cada 10 a 15 dias. Uma alternativa à terapêutica de manutenção injetável é a testosterona transdérmica, que libera 4-6mg/dia de testosterona.

Meninas

A reposição hormonal deve ser iniciada aos 11-12 anos com etinilestradiol, na dose de 5μg/dia por via oral, ou com estrógenos conjugados, na dose de 0,3mg/dia via oral. Essa dose é gradativamente aumentada nos próximos 2-3 anos até atingir 20μg/dia de etinilestradiol ou 0,625mg/dia, quando a menarca deve ser induzida e mantida com a associação de progesterona (medroxiprogesterona na dose de 5 a 10mg/dia) a partir do 14º ao 21º dia do ciclo com 28 dias. Alternativamente, podem ser utilizados preparados comerciais contendo associação com estrógenos e progestágenos para uso oral ou transdérmico.

BIBLIOGRAFIA

Grumbach MM, Styne DM. Puberty: ontogeny, neuroendocrinology, physiology, and disorders. *In:* Wilson JD, Foster DW, Kronenberg HM, Larsen PR (eds.). *Williams: Textbook of Endocrinology*. 19ª ed., Philadelphia: Saunders, 1998.

Reiter EO. Delayed puberty. Adolesc Med 2002; 13(1):101-118.

Rosenfield RL. The ovary and female sexual maturation. *In:* Sperling MA. *Pediatric endocrinology*. 2ª ed. Philadelphia: Saunders, 1996.

Seldmayer IL. Delayed puberty: analysis of a large case series from an academic center J Clin Endocrinol Metabol 2002; 87(4):1.613-1.620.

Soares TS. Puberdade precoce e retardada. *In: Manual de diagnóstico diferencial em pediatria*. 1ª ed. Rio de Janeiro: Medsi, 2002.

Styne DM. The testes: disorders of sexual differentiation and puberty. *In:* Sperling MA. *Pediatric endocrinology*. 2ª ed. Philadelphia: Saunders, 1996.

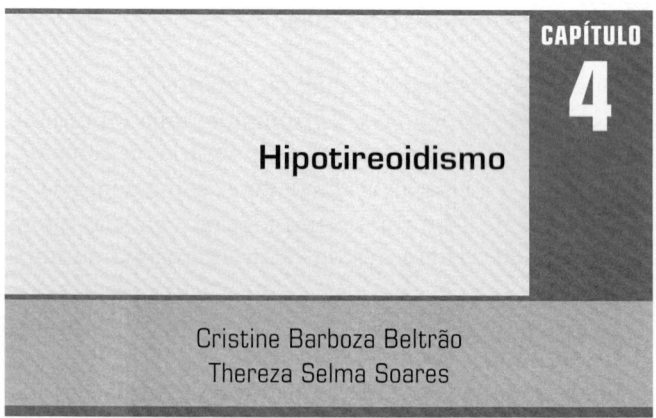

CAPÍTULO 4

Hipotireoidismo

Cristine Barboza Beltrão
Thereza Selma Soares

INTRODUÇÃO
Controle da função tireodeana
Desenvolvimento da glândula tireoideana

A glândula tireoide é a primeira estrutura endócrina que se desenvolve no embrião humano, 22 dias após a concepção, a partir da invaginação e do espessamento do assoalho da faringe primitiva. A seguir, migra em direção caudal até a base do pescoço. Aos 51 dias, mostra sua forma definitiva.

A tireoide contém dois tipos de células produtoras de hormônios: células C ou parafoliculares produtoras de calcitonina, que compreendem 1% das células da tireoide humana, e células foliculares produtoras de hormônios tireoideanos, que se encontram em maior quantidade. Essas células formam uma estrutura denominada de folículo, onde se acumula o coloide.

Eixo hipotalâmico-hipofisário-tireoideano

A função tireóidea é regulada pelo hormônio estimulador da tireoide (TSH), produzido pela hipófise anterior, que, por sua vez, é regulada pelo hormônio liberador da tireotrofina (TRH), produzido no hipotálamo. O TRH promove a liberação inicial do TSH e, posteriormente, sua síntese. O TSH age na tireoide estimulando a liberação dos hormônios tireoideanos T_3 e T_4 (tiroxina). O T_4 é produzido em maior quantidade, mas é convertido, na sua maioria, em T_3 nos tecidos periféricos. O T_3 é o hormônio biologicamente ativo, que vai, finalmente, agir nas células-alvo.

Metabolismo do iodo

O iodo é essencial para a síntese dos hormônios tireoideanos. Ele entra no organismo por meio da alimentação e é convertido a iodeto no estômago. É absorvido no trato gastrointestinal e liberado nos líquidos extracelulares. Há rápida depuração de iodeto por captação tireoideana e depuração renal.

A carência de iodo pode levar ao cretinismo endêmico, caracterizado por hipotireoidismo e retardo mental severo. Por isso, o iodo deve ser acrescentado no sal e consumido como sal iodado. No Brasil, são acrescentados 15-30mg de iodato/kg de sal. A ingestão diária recomendada é de 150µg/dia. Por outro lado, o excesso de iodo também pode ser danoso. Pode haver um efeito denominado de Wolff-Chaikoff: a oferta excessiva de iodo reduz a captação do iodeto pela tireoide, diminuindo a biossíntese hormonal e podendo, inclusive, levar ao hipotireoidismo.

Biossíntese dos hormônios tireoideanos

A síntese de T_4 e T_3 pela glândula tireoide ocorre na célula tireoideana. Compreende as seguintes etapas: (1) transporte ativo do iodeto para a tireoide através da bomba sódio-iodo *simporter*; (2) oxidação e organificação do iodo; (3) síntese da tireoglobulina no retículo endoplasmático; (4) acoplamento com formação de MIT, DIT, T_3 e T_4; (5) internalização da tireoglobulina; (6) desiodinação e (7) síntese e liberação dos hormônios tireoideanos para a corrente sanguínea.

Transporte dos hormônios tireoideanos

Os hormônios tireoideanos liberados na corrente sanguínea circulam normalmente de forma livre ou ligada a proteínas – globulina transportadora de tiroxina (TBG), albumina ou transtirretina. No entanto, o hormônio ativo é o livre. Em algumas situações pode haver aumento ou diminuição do hormônio total, mas não do livre, como gravidez (pode haver aumento da TBG e aumento de T_4 total com T_4 livre normal) e uso de salicilatos ou fenitoína (pode haver diminuição dos valores de TBG com diminuição de T_4 total, mas com T_4 livre normal).

HIPOTIREOIDISMO

O hipotireoidismo é caracterizado pela produção insuficiente de hormônios tireoideanos (T_3 e T_4). Pode ocorrer no período neonatal (hipotireoidismo congênito) ou ser tardio (hipotireoidismo adquirido).

Hipotireoidismo congênito (HC)

O HC ocorre em cerca de 1:3.000 a 1:4.000 recém-nascidos, sendo uma causa de retardo mental que pode ser prevenida quando diagnosticada e tratada precocemente. O programa de rastreamento, com base no "teste do pezinho", tornou-se obrigatório em todo o Brasil desde 1983, permitindo o diagnóstico precoce de HC.

O hipotireoidismo congênito pode ser classificado em transitório ou permanente (Quadros VII.4.1 e VII.4.2).

Hipotireoidismo transitório (HT)

O HT acomete um em cada 40.000 nascidos vivos. Pode ocorrer quando há história clínica materna de uso de medicamentos (como iodeto, metimazol, propiltiouracil, amiodarona), uso de povidine-iodo em excesso no local da coleta, e passagem de anticorpos por via transplacentária, no caso de mãe com doença tireoideana autoimune.

Recém-nascidos prematuros podem apresentar hipotireoidismo transitório por imaturidade do eixo hipotalâmico-hipofisário-tireoideano. Pacientes hospitalizados em UTI, portadores de doença grave, também podem apresentar alteração transitória nos níveis de hormônios tireoideanos.

Pacientes portadores de deficiência de globulina carreadora de tiroxina (TBG), hipoalbuminemia ou deficiência de transtirretina também podem apresentar hipotireoidismo transitório. Nesses casos há diminuição dos

Quadro VII.4.1 Classificação do hipotireoidismo congênito

Transitório	Permanente
Uso de medicamentos	Primário
Passagem de anticorpos	Central
Deficiência de TBG	Resistência aos hormônios
Doença severa	tireoideanos
Prematuridade	Carência de iodo

Quadro VII.4.2 Características clínicas e de exames no hipotireoidismo congênito

Gene defeituoso	Herança	Ultrassonografia	Cintilografia (captação)	Teste do perclorato	Outras características
TTF1	Autossômica dominante	Ausente, hipoplasia, normal	Ausente, normal ou baixa	Negativo	Insuficiência respiratória, coreoatetose, retardo mental
TTF2	Autossômica recessiva	Ausente, hipoplasia	Ausente, normal ou baixa	Negativo	Palato em ogiva, atresia de coanas, cabelos eriçados
PAX8	Autossômica dominante	Ausente?, hipoplasia, ectopia	Ausente, normal ou baixa	Negativo	Malformação renal
TSHR	Autossômica recessiva ou dominante	Hipoplasia	Ausente, normal ou baixa	Negativo	
NIS	Autossômica recessiva	Bócio	Ausente ou baixa	Negativo	
TPO	Autossômica recessiva	Bócio	Aumentada	Positivo	
SCL26A4	Autossômica recessiva	Bócio	Aumentada	Positivo	Surdez neurossensorial
THOX2	Autossômica recessiva	Bócio	Aumentada	Positivo	
TG	Autossômica recessiva	Normal ou bócio	Aumentada	Negativo	Bócio pode ser tardio
DEHAL	Autossômica recessiva	Normal ou bócio	Aumentada	Negativo	Bócio pode ser tardio, atraso físico e mental graves, iodotirosinas séricas aumentadas

níveis de hormônio total, mas não do livre. A deficiência de TBG é a mais comum das três e ocorre apenas em meninos (possui herança ligada ao X). Seu diagnóstico costumava ser bastante frequente quando a triagem neonatal era realizada apenas com T_4 total.

Hipotireoidismo permanente

O hipotireodismo permanente ou definitivo pode ser classificado em primário (acometendo a glândula tireoide), secundário/terciário ou central (acometendo o eixo hipofisário-hipotalâmico) e em resistência aos hormônios tireóideos. Pode haver ainda cretinismo por carência de iodo.

Hipotireoidismo primário

O hipotireodismo primário acomete a maioria dos casos de HC permanente e pode ser dividido em disgenesia tireoideana (acomete 1 em cada 4.000 nascidos vivos) ou disormonogênese (acomete 1 em cada 30.000). A disgenesia tireoideana é responsável por 85% dos casos de HC primário. Compreende os defeitos no desenvolvimento da glândula tireoideana: atireose (ausência da glândula), hemiagenesia, ectopia (geralmente sublingual) e hipoplasia. Não há bócio. Os casos de disgenesia são, na sua maioria, esporádicos, porém, em 3%, podem ser de origem genética.

A disormonogênese, responsável por 15% dos casos de HC primário, compreende os defeitos na síntese dos hormônios tireoideanos. Geralmente há bócio. São defeitos hereditários com herança autossômica recessiva. Podem ser classificados da seguinte maneira: (*a*) incapacidade de concentrar iodo; (*b*) defeito na organificação do iodo por alteração da enzima peroxidase (TPO) ou do sistema H_2O_2; (*c*) defeito na síntese e transporte da tireoglobulina (TG) e (*d*) atividade diminuída da iodotirosina desalogenase (DEHAL). A associação de defeito na organificação com surdez neurossensorial é conhecida como síndrome de Pendred.

Hipotireoidismo secundário/terciário (central)

O hipotireoidismo central acomete 1 em cada 100.000 nascidos vivos. Geralmente, está associado às outras deficiências hipofisárias, sendo a deficiência de hormônio do crescimento (GH) a mais frequente, seguida pela deficiência de gonadotrofinas. A presença de hipoglicemia e micropênis pode sugerir a deficiência de outros hormônios. Se o teste de rastreamento é feito apenas com a dosagem do TSH, o diagnóstico pode não ser feito, pois os níveis desse hormônio podem estar normais.

Resistência aos hormônios tireoideanos

A resistência aos hormônios tireoideanos ocorre por mutações no gene do receptor do hormônio tireóideo (TRβ) na região de ligação do T_3 ao receptor. A doença é autossômica dominante.

Carência de iodo

Ela pode levar ao hipotireoidismo ou cretinismo. Atualmente, o HC causado por carência de iodo é raramente visto no Brasil, pois há obrigatoriedade de adição de iodo no sal.

HIPOTIREOIDISMO ADQUIRIDO (HA)

Caracteriza-se pelo surgimento da sintomatologia de hipotireoidismo em idades mais avançadas. Diferentemente do hipotireoidismo congênito, geralmente não há associação com retardo mental. As diversas causas do hipotireoidismo adquirido estão descritas no Quadro VII.4.3.

A tireoidite de Hashimoto (autoimune) é a etiologia mais frequente de hipotireoidismo adquirido (HA) na criança, em áreas onde não há carência de iodo. Constitui-se na inflamação da glândula tireoide, que ocorre por ativação primeiramente dos linfócitos T CD4 (T-*helper*) por antígenos. Os linfócitos T CD4 recrutam os linfócitos T CD8 e ocorre a formação de anticorpos (antitireoglobulina e antitireoperoxidase). O paciente pode apresentar tireoidite com ou sem hipotireoidismo. A glândula apresenta tamanho normal, bócio ou atrofia tireoideana. Há uma forte predisposição familiar, sendo mais frequente no sexo feminino, na síndrome de Down (28%), na síndrome de Turner (41%) e no diabetes tipo 1 (20%).

Em regiões endêmicas para baixa ingestão de iodo, ela constitui a causa mais comum de hipotireoidismo, com prevalência de 5% a 15% na idade escolar. Nessas áreas, o hipotireoidismo se deve a uma interação entre a carência persistente de iodo e fatores ambientais, como a ingestão de substâncias bocígenas e desnutrição.

Aproximadamente 40% das crianças tratadas com radioterapia (5.000 rad [50 Gy]) para tumores de cabeça e pescoço (p. ex., linfoma de Hodgkin) desenvolvem hipotireoidismo primário num período entre 1 e 26 anos. Cerca de 20% das crianças que receberam radiação cranioespinal para tratamento de tumores intracranianos ou leucemia estão sob risco de desenvolver hipotireoidismo primário ou central.

O uso de fármacos antitireoideanos, como propiotiouracil, metimazol e carbonato de lítio, interfere na síntese dos hormônios tireoideanos, causando hipotireoidismo. A terapia com iodo-131 no tratamento de hipertireoidismo pode levar ao HA, que surge no 1º ano após o tratamento. O hipotireoidismo também se desenvolve após cirurgia com ablação da tireoide em pacientes com câncer.

A ingestão de iodo em doses excessivas na forma de expectorante, contraste iodado, amiodarona, interferon, ou de alimentos naturais, como cassava, uma raiz alimentícia semelhante à mandioca que contém substâncias bocígenas (tiocionatos), pode causar HA.

Hipotireoidismo hipotalâmico-hipofisário pode originar-se de qualquer processo neoplásico (especialmente craniofaringioma), inflamatório (meningite), infiltrativo ou traumático que comprometa o sistema nervoso central (SNC). Pode ocorrer deficiência isolada de TSH ou pan-hipopituitarismo.

Doenças infiltrativas (cistinose) e insuficiência renal crônica podem evoluir com HA.

QUADRO CLÍNICO

A maioria dos recém-nascidos com HC se apresenta clinicamente normal ao nascimento, dificultando o diagnóstico clínico. Apenas 10%-15% dos pacientes apresentam algum sinal ou sintoma que alerta o médico durante o período neonatal. Por isso é importante o diagnóstico precoce e o início de tratamento em até 3 semanas de vida, a fim de evitar sequela neurológica. Os sinais e sintomas variam com a gravidade da deficiência hormonal e com a idade em que for diagnosticada. No período neonatal pode haver icterícia, letargia, constipação, sonolência, pele seca e fria, choro rouco, fontanela ampla, hérnia umbilical e, eventualmente, bócio (Fig. VII.4.1*A* e *B*).

Nos lactentes, o quadro clínico é de mais fácil reconhecimento com hipotonia generalizada, crescimento estatural deficiente, aumento de peso em relação à estatura

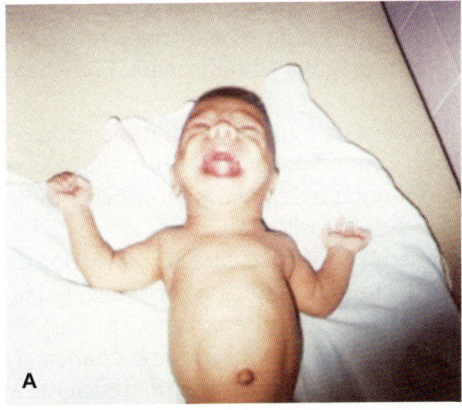

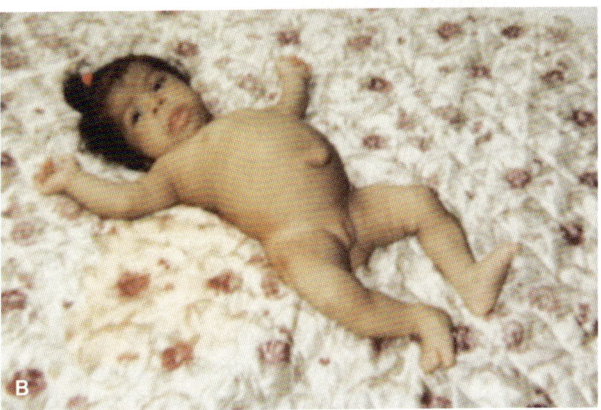

Fig. VII.4.1. Hipotireoidismo congênito. **A**, Aspecto geral: macroglossia, hérnia umbilical. **B**, Criança de 1 ano e 7 meses, com idade óssea neonatal, idade estatural de 6 meses e idade ponderal de 8 meses.

Quadro VII.4.3 Etiologia do hipotireoidismo adquirido

Tireoidite de Hashimoto
Bócio endêmico
Pós-radioterapia
Pós-iodo e pós-cirurgia
Uso de fármacos e substâncias bociogênicos
Hipotireoidismo hipotalâmico-hipofisário
Doenças sistêmicas

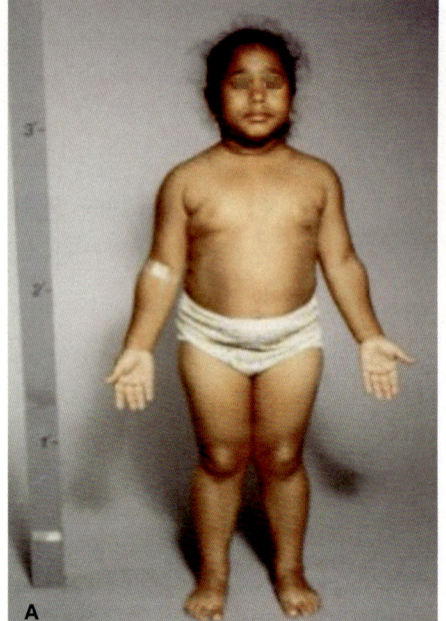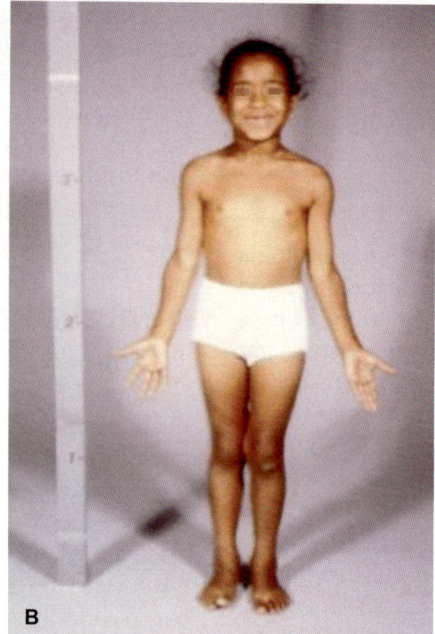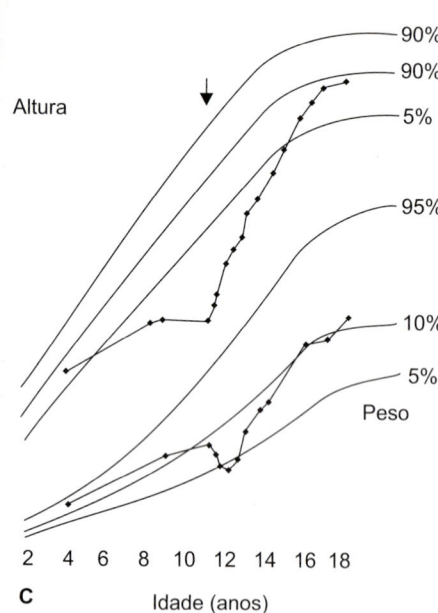

Fig. VII.4.2. Hipotireoidismo adquirido. **A**, Paciente de 9 anos ao diagnóstico. **B**, A mesma paciente após tratamento. **C**, Gráfico mostrando queda na velocidade de crescimento. (*Fonte:* adaptado do thyroidmanager.org.)

por acúmulo de mucopolissacarídeos e água nos tecidos, mixedema, constipação e sucção débil. A pele é pálida, áspera, fria e seca. A fácies apresenta fronte enrugada, face grosseira e macroglossia com protrusão da língua. Alterações cardiovasculares são frequentes, como sopro sistólico, cardiomegalia e bradicardia. Pode haver derrame pericárdico.

As alterações do SNC dependem da época do aparecimento e do grau de deficiência hormonal e se traduzem por retardo mental e alterações motoras como espasticidade, ataxia e defeitos da fala.

O cretinismo endêmico caracteriza-se por deficiência mental, surdo-mudez, diplegia espástica, baixa estatura e variados graus de hipotireoidismo.

No hipotireoidismo adquirido na criança, a manifestação mais frequente é o crescimento deficiente associado com atraso da idade óssea. Outros sintomas são declínio do rendimento escolar, ganho de peso, fadiga, pele seca e fria, constipação, mixedema e eventualmente bócio e transtornos na puberdade (Fig. VII.4.2A-C). O desenvolvimento sexual geralmente é retardado, porém, pode haver puberdade precoce, principalmente em meninas.

DIAGNÓSTICO
Triagem neonatal

A triagem neonatal ("teste do pezinho") avalia doenças como fenilcetonúria, anemia falciforme e hipotireoidismo congênito (teste básico). Quando o teste é ampliado, são avaliadas também fibrose cística e hiperplasia adrenal congênita, dentre outras doenças.

A triagem neonatal deve ser idealmente realizada entre 3 e 5 dias de vida. Infelizmente, no Brasil, ela ainda não é a média de realização da triagem em muitos Estados. Além disso, em alguns lugares, ainda há demora na convocação dos pacientes com exame alterado.

A triagem é feita por punção através da pele (no pezinho). A gota de sangue obtida é colocada em papel de filtro e transportada sob a forma de mancha de sangue seco. Existem duas estratégias de rastreamento para hipotireoidismo congênito: dosagem primeiramente do T_4 total ou dosagem primeiramente do TSH neonatal.

No Programa de Triagem Neonatal do Brasil, utiliza-se dosagem inicial do TSH. Considerando-se o hipotireoidismo primário como a forma mais comum de HC, o TSH se encontra sempre aumentado. Essa estratégia, no entanto, não diagnostica os casos de hipotireoidismo central, que é uma etiologia muito mais rara. Pacientes com níveis de TSH > 20μU/mL devem ser convocados para consulta com endocrinologista pediátrico. Alguns estudos, no entanto, têm sugerido a diminuição desse valor de corte, e alguns serviços já utilizam valor de corte de 10 ou 15μU/mL na convocação dos pacientes. A confirmação dos resultados é feita com a dosagem de T_4 total, T_4 livre e TSH séricos. Pacientes com valores séricos de TSH > 9μUI/mL devem iniciar tratamento com levotiroxina sódica.

Exames laboratoriais
Função tireoideana (TSH, T_4 total, T_4 livre, T_3)

Na prematuridade ou doença severa, os níveis de T_4 livre, T_4 total e T_3 podem ser baixos, com TSH normal. Na deficiência de TBG, os níveis de T_3 e T_4 são baixos, com TSH elevado e T_4 livre normal.

No hipotireoidismo primário (congênito ou adquirido), o TSH é alto com T_4 livre, T_4 total e T_3 baixo. No hipotireoidismo compensado, os valores de TSH podem estar pouco elevados, com os demais exames normais.

Nos casos de HC central, o TSH pode ser normal ou baixo e os hormônios tireoideanos são baixos. Nos casos de resistência aos hormônios tireoideanos, o TSH é normal ou alto e os hormônios tireoideanos, elevados.

Teste de estímulo com TRH

Esse teste é útil para diferenciar os casos de hipotireoidismo central. No hipotireoidismo de origem hipofisária não há aumento do TSH após administração do TRH, enquanto no hipotireoidismo de origem hipotalâmica há elevação tardia do TSH após administração do TRH.

Dosagem de tireoglobulina

É o exame mais sensível para indicar a presença de tecido tireoideano. É útil nos casos de suspeita de hipotireoidismo congênito por atireose, pois não é dosável. Nos casos de bócio, geralmente se encontra aumentada.

Anticorpos antitireoideanos

A presença de anticorpo antitireoperoxidase (anti-TPO) e antitireoglobulina (anti-TG) direciona para o diagnóstico de hipotireoidismo adquirido por tireoidite de Hashimoto. Pode ser útil também para o diagnóstico de hipotireoidismo congênito transitório por passagem transplacentária de anticorpos maternos.

Exames de imagem

Idade óssea

Pode ser útil no diagnóstico e acompanhamento dos pacientes com HC. Geralmente se encontra atrasada em relação à idade cronológica.

Ultrassonografia da tireoide

É útil para avaliar presença e localização da tireoide. Também auxilia na determinação do tamanho. Na tireoidite de Hashimoto, a glândula mostra padrão heterogêneo. Estudos recentes têm sugerido o uso da ultrassonografia com Doppler colorido para melhorar a sensibilidade diagnóstica.

Cintilografia da tireoide

Constitui-se no padrão-ouro para diagnóstico do HC. Pode ser feita com ^{131}I, ^{123}I ou ^{99}Tc. O iodeto é mais específico para avaliar a função da glândula, e o tecnécio, sua morfologia. Esse exame, porém, deve ser feito em hipotireoidismo, idealmente antes da introdução da levotiroxina. Devido às dificuldades de ser realizado em recém-nascido e ao seu alto custo, ele geralmente é feito após os 3 anos de idade, no HC. Nessa época, a levotiroxina pode ser suspensa por 4 semanas para realização do exame, sem prejuízo no desenvolvimento neurológico do paciente.

Teste do perclorato

O teste de perclorato é útil para o diagnóstico diferencial dos defeitos de organificação do iodo. O perclorato compete com o iodeto, bloqueando sua entrada na célula tireoidea e impedindo a formação de hormônios tireóideos. A oxidação e incorporação do iodeto são catalisadas pela peroxidase tireoidea. Quando sua atividade está subnormal nos defeitos de organificação, o transporte de iodeto para dentro do folículo é normal, mas pouco iodo é formado e incorporado. Assim, o iodeto inorgânico se acumula na tireoide. Após a administração de perclorato ocorre a saída abrupta do iodeto acumulado. O teste é positivo quando há uma perda maior do que 20% do iodeto, indicando defeito na organificação.

Ressonância magnética de sela túrcica

É útil nos casos de hipotireoidismo central quando há suspeita de outras deficiências hormonais para avaliação da anatomia da hipófise.

Avaliação genética

Mutações em vários genes podem ser pesquisadas de acordo com a suspeita diagnóstica no HC: *TTF1, TTF2, PAX8, TSHR* (na disgenesia tireoideana), *NIS, TPO, SCL26A4, THOX2, TG, DEHAL* (na disormonogênese), *LHX3, LHX4, HESX1, POUF1* e *PROP1* (no hipotireoidismo central). Infelizmente, esses exames ainda não estão disponíveis com facilidade.

No Quadro VII.4.1 estão resumidos os achados de exames no hipotireoidismo congênito de acordo com o defeito encontrado.

TRATAMENTO

O tratamento deve ser realizado com levotiroxina sódica e deve ser prontamente instituído após o diagnóstico, devido ao risco de sequela no desenvolvimento neuropsicomotor, caso haja demora no tratamento. Alguns estudos mostram que, se o tratamento é iniciado até 3 semanas de vida, não há risco de sequela neurológica. A dose varia com a idade e o peso do paciente, devendo ser administrada pela manhã (Quadro VII.4.4).

Essas doses são aproximadas e devem ser individualizadas. O acerto da dose é conseguido por meio da determinação da concentração plasmática de TSH, que deve permanecer próxima do limite inferior sem estar

Quadro VII.4.4 Dosagem de levotiroxina sódica por via oral

Idade	Dose de levotiroxina (µg/kg/dia)
0-3 meses	10-15
3-6 meses	7-10
6-12 meses	6-8
1-5 anos	4-6
6-12 anos	3-5
>12 anos	2-4

suprimida, e do T_4 e T_4 livre, que devem permanecer no limite superior da faixa de normalidade. É importante evitar a superdosagem, que se associa a alterações do sono, irritabilidade, taquicardia e cranioestenose.

Nos casos de hipotireoidismo severo por diagnóstico tardio, preferimos hospitalizar a criança devido a riscos cardiovasculares e iniciar reposição de hormônios tireoideanos de forma gradual.

Acompanhamento

O controle clínico e laboratorial deve ser feito a cada 2-3 meses no 1º ano de vida, a cada 3-4 meses no 2º e 3º anos de vida e a cada 3-6 meses até o término do crescimento, além da determinação anual da idade óssea. Se houver alteração nos exames, a dose deve ser reajustada e os exames, repetidos, após 1 mês e meio do ajuste da dose.

Idealmente, o paciente portador de hipotireoidismo congênito também deve ser acompanhado por psicólogo.

Prognóstico

O grau de comprometimento neurológico varia em função da idade do início do tratamento e da intensidade da deficiência hormonal. De uma forma geral, as crianças tratadas até 3 semanas de vida não apresentam alterações neurológicas. O tratamento iniciado após 6 semanas de vida está associado a sequelas. Os genitores devem ser alertados sobre a importância da aderência ao tratamento. Cabe ao pediatra orientar no berçário a realização do teste do pezinho até a 1ª semana de vida.

BIBLIOGRAFIA

Borrajo GJC. Newborn screening in Latin America at the beginning of the 21st century. J Inherit Metab Dis 2007; 30:466-481.

Brasil. Ministério da Saúde. Manual de Normas Técnicas e Rotinas Operacionais do Programa Nacional de Triagem Neonatal. Brasília: Ministério da Saúde, 2004.

Camilot M, Teofoli F, Vincenzi M et al. Implementation of a congenital hypothyroidism newborn screening procedure with mutation detection on genomic DNA extracted from blood spots: the experience of the italian northeastern reference center. Genet Test 2007; 11(4):387-390.

Cavarzere P, Castanet M, Polak M et al. Clinical description of infants with congenital hypothyroidism and iodide organification defects. Horm Res, 2008; 70:240-248.

Kratzsch J, Pulzer F. Thyroid gland development and defects. Best Pract Res Clin Endocrinol and Metab, 2008; 22:57-75.

Mathai S, Cutfield WS, Gunn AJ et al. A novel therapeutic paradigm to treat congenital hypothyroidism. Clin Endocrinol (Oxford) 2008; 69(1):142-147.

Medeiros-Neto G, Knobel M. Genetic classification of inherited disorders of thyroid metabolism. Thyroid 2003; 13(8):771-801.

Pardo V, Rubio IGS, Knobel M et al. Phenotipic variation among four family members with congenital hypothyroidism caused by two distinct thyroglobulin gene mutations. Thyroid, 2008; 18(7):783-786.

Perone D, Teixeira SS, Clara SA, Santos DC, Nogueira C. Aspectos genéticos do hipotireoidismo congênito. Arq Bras Endocrinol Metab 2004; 48(1):62-69.

Setian N. Tireoide. In: Setian N (eds.). Endocrinologia pediátrica: aspectos físicos e metabólicos do recém-nascido ao adolescente. 2ª ed. São Paulo: Sarvier, 2002.

Van VG. Development of the thyroid gland: lessons from congenitally hypothyroid mice and men. Clin Genet, 2003; 63:445-455.

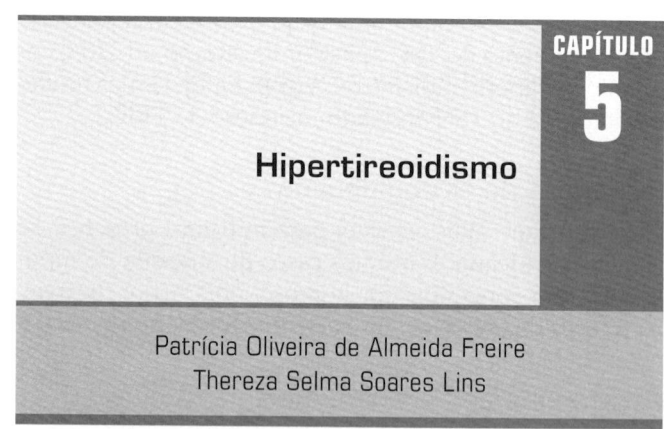

CAPÍTULO 5

Hipertireoidismo

Patrícia Oliveira de Almeida Freire
Thereza Selma Soares Lins

INTRODUÇÃO

O hipertireoidismo é a condição clínica resultante da hiperatividade da glândula tireoide, expondo os tecidos a altas concentrações de hormônios tireoideanos circulantes.

As causas de hipertireoidismo em crianças e adolescentes estão descritas no Quadro VII.5.1. A doença de Graves (DG) é responsável por 95% dos casos. A tireoidite de Hashimoto e os nódulos tireoideanos tóxicos são causas menos comuns, mas devem ser consideradas no diagnóstico diferencial do hipertireoidismo, principalmente em adolescentes.

DOENÇA DE GRAVES (DG)

É uma doença autoimune que se caracteriza clinicamente pela presença de bócio difuso, hipertireoidismo e exoftalmia.

Quadro VII.5.1. Etiologia do hipertireoidismo

Doença de Graves
Bócio multinodular tóxico
Adenoma tóxico (doença de Plummer)
Resistência hipofisária aos hormônios tireoideanos
Adenoma hipofisário produtor de TSH
Síndrome de McCune-Albright
Tireoidite de Hashimoto
Tireotoxicose neonatal
Tireotoxicose factícia

EPIDEMIOLOGIA

A DG raramente tem início na infância, especialmente antes dos 5 anos de idade. A sua incidência anual varia de 0,1 caso por 100.000 indivíduos na infância a três casos por 100.000 na adolescência, com uma maior prevalência no sexo feminino (seis a oito vezes).

PATOGÊNESE

Na DG ocorre produção de autoanticorpos antiperoxidase (anti-TPO), antitireoglobulina (ATG) e de imunoglobulinas estimuladoras dirigidas contra o receptor de hormônio tireoestimulante (TSH), (*thyrotropin receptor antibody* – [TRAb]), os quais vão mimetizar a ação do TSH, estimulando a produção de excessiva de T_3 e T_4 e a hiperplasia da glândula.

Ocorre em indivíduos geneticamente predispostos, e aproximadamente 60% dos pacientes com DG apresentam história familiar positiva para doença autoimune da tireoide ou associação com outras doenças autoimunes, como diabetes melito tipo 1, vitiligo, doença de Addison e miastenia grave.

QUADRO CLÍNICO

O aparecimento dos sintomas se inicia com leve intensidade, várias semanas meses ou mesmo anos antes do diagnóstico, principalmente entre os pré-púberes.

Os sintomas iniciais de hipertireoidismo podem ser apenas a labilidade emocional e a hiperatividade motora. A criança se encontra irritada, com falta de atenção na escola e com sono agitado. Há perda de peso, apesar do apetite conservado. Podem ser encontrados queda de cabelo, fraqueza muscular e tremores de extremidades.

As manifestações cardíacas incluem taquicardia, palpitação e diferencial aumentado entre a pressão sistólica e diastólica, com certo grau de aumento da pressão sistólica.

A pele é quente e úmida, enrubescida, com sudorese excessiva acometendo principalmente as mãos, e observa-se intolerância ao calor e/ou ao exercício.

A tireoide está difusamente aumentada, com consistência fibroelástica na grande maioria dos pacientes. Embora uma certa proptose seja frequente, poucas vezes se observa oftalmopatia. A dermopatia se manifesta raramente. Um achado importante na infância é a aceleração da velocidade do crescimento e da idade óssea (IO), principalmente nas crianças que desenvolvem a doença antes do estirão de crescimento.

DIAGNÓSTICO

O diagnóstico laboratorial é confirmado por meio dos seguintes achados: TSH suprimido, com aumento dos níveis de T_4 total, T_3 total e T_4 livre. Os fenômenos autoimunes são comprovados mediante a pesquisa dos autoanticorpos TRAb, anti-TPO e anti-TG, sendo detectados em 90%, 80% e 70% dos casos, respectivamente.

TRATAMENTO

O objetivo do tratamento visa restabelecer o estado de eutireoidismo. O uso de betabloqueadores pode ser útil, no início, para controle dos sintomas adrenérgicos devido à ação excessiva dos hormônios tireoideanos. O propranolol é o mais utilizado, na dose de 2-3mg/kg/dia, duas a três vezes ao dia. Entretanto, é fundamental lembrar que os betabloqueadores não podem ser utilizados como monoterapia, pois não têm ação sobre a função tireoideana. Para tal, dispomos de três opções terapêuticas (medicamentosa, radioiodoterapia e cirurgia) que não promovem cura específica da doença e acarretam efeitos colaterais importantes.

O uso de fármacos antitireoideanos (FATs) ainda tem sido a primeira escolha de tratamento na infância na maioria dos serviços, na tentativa de evitar o hipotireoidismo permanente que ocorre com frequência após a radioiodoterapia e a cirurgia. Dispomos de duas tionamidas: propiltiouracil (PTU) e metimazol (MMZ). Elas promovem a inibição da enzima tireoperoxidase bloqueando a oxidação e a organificação do iodo, essenciais para a síntese dos hormônios tireoideanos. Parecem também exercer um efeito imunomodulador. O PTU também inibe a conversão de T_4 a T_3. Inicia-se o tratamento, em geral, com altas doses de PTU (5-10mg/kg/dia 8/8 horas) ou MMZ (0,5-1mg/kg/dia 12/12 horas ou até uma vez ao dia) até que se atinja a normalização laboratorial em 3 a 4 meses, quando se reduz a dose para níveis mínimos em que se mantenha o eutireoidismo. A melhora clínica costuma ser notada em 2 a 3 semanas, mas o desaparecimento completo dos sintomas ocorre apenas quando é alcançada a normalização laboratorial. Uma das desvantagens do uso dos FATs são os efeitos colaterais existentes.

Mais de 25% das crianças apresentam efeitos colaterais menores, como *rash* cutâneo, artralgia, cefaleia ou febre, os quais são geralmente transitórios. Efeitos colaterais mais severos ocorrem em mais de 0,5% dos pacientes, como agranulocitose, neutropenia, vasculite e hepatite, incluindo raros casos de morte por insuficiência hepática (pelo PTU). Porém, os principais problemas do tratamento medicamentoso são o longo tempo de uso necessário (mínimo de 2 anos), que dificulta a aderência ao tratamento, e a baixa taxa de remissão, que é de 20%-30%.

A radioiodoterapia atua causando a destruição das células tireoideanas. Está indicada na ocorrência de recidivas após a suspensão dos FATs e nas recorrências após tireoidectomia subtotal. Tem a vantagem de ser de fácil execução e de baixo custo. Em alguns centros dos Estados Unidos, tem sido a primeira escolha para adolescentes e para pacientes com perfil de baixa aderência ao tratamento farmacológico, por sua efetividade e baixo custo. Apresenta alto percentual de hipotireoidismo a curto e longo prazos (70%).

A tireoidectomia total é utilizada como alternativa terapêutica nos casos em que há intolerância ao uso dos FATs, no caso de recidivas após suspensão do uso de fármacos, na presença de nódulos ou como primeira escolha nos bócios volumosos (acima de 80g). A tireoidectomia subtotal pode provocar a recorrência da doença. A indicação do tratamento cirúrgico deve ser analisada cuidadosamente frente aos riscos das possíveis complicações, especialmente em serviços com pouca experiência. As principais complicações da tireoidectomia são hipoparatireoidismo e lesão do nervo laríngeo recorrente, os quais dependem da habilidade do profissional responsável pela cirurgia.

DOENÇA DE GRAVES FETAL/NEONATAL

Essa doença ocorre por passagem transplacentária de anticorpos maternos para o feto, estimulando a tireoide fetal a produzir excessiva de hormônios. A tireotoxicose fetal pode manifestar-se por taquicardia (FC > 160bpm) e bócio evidenciado por ultrassonografia. O tratamento da gestante deve ser feito com PTU.

A tireotoxicose neonatal pode manifestar-se com craniossinostose, baixo peso, irritabilidade, bócio e leve exoftalmia transitória, com remissão espontânea (até 3 meses de idade), ou de forma persistente (durante a infância), com necessidade de uso de FAT até o controle do hipertireoidismo.

BIBLIOGRAFIA

Birrell G, Cheethan T. Juvenile thyrotoxicosis; can we do better? Arch Dis Child 2004; 89:745-750.

Cabezas OR, Muñoz CMT, Román JP, Oliver JA. Enfermedad de Graves: estado actual y revisión de 20 anos. An Pediatr (Barc) 2004; 61(2):131-136.

Goulart MAP, Benchimol AK. Hipertireoidismo. In: Guedes EP, Moreira RO, Benchimol AK (eds.). Endocrinologia. Rio de Janeiro: Rúbio, 2006:169-182.

Menezes Fº HC, Bedin MR, Della Manna, T. Hipo e hipertireoidismo. In: Schvartsman BGS, Maluf Jr PT (eds.). Endocrinologia na prática pediátrica. São Paulo: Manole, 2008:180-187.

Rivkees SA, Dinauer C. An optimal treatment for pediatric Graves' disease is radioiodine. J Clin Endocrinol Metab 2007; 92(3):797-800.

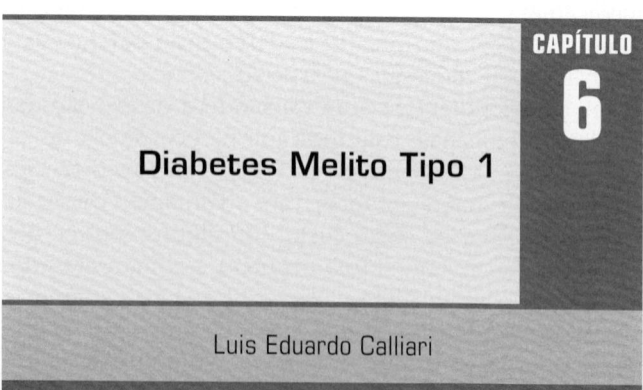

CAPÍTULO 6

Diabetes Melito Tipo 1

Luis Eduardo Calliari

INTRODUÇÃO

Na atualidade, o diabetes melito (DM) é compreendido e tratado de forma diferente do que era até há alguns anos. A incidência de DM na faixa etária pediátrica está aumentando em muitas partes do mundo, inclusive no Brasil. Esses são motivos pelos quais os pediatras necessitam atualizar seu conhecimento a respeito da doença, reforçando vínculos e trabalhando em conjunto com o endocrinologista pediátrico.

O DM é uma síndrome metabólica caracterizada pela ocorrência de elevação nos valores de glicemia, podendo apresentar várias condições como causa.

Os avanços médicos trouxeram um conhecimento maior da etiopatogenia de várias dessas condições e de sua evolução, permitindo atualizar a forma de classificar o diabetes. Os estudos das complicações crônicas relacionadas aos estados hiperglicêmicos também colaboraram com essas mudanças, principalmente no que se refere aos critérios de diagnóstico e formas de tratamento.

DIAGNÓSTICO

O diagnóstico de DM é baseado nos valores de glicemia tanto de jejum quanto após teste de sobrecarga oral de glicose, como mostra o Quadro VII.6.1.

CLASSIFICAÇÃO

A classificação atual do diabetes melito leva em consideração a etiologia do processo, como mostra o Quadro VII.6.2:

Quadro VII.6.1. Diagnóstico de diabetes melito e intolerância à glicose

I. Diabetes melito
a. Sintomas típicos + glicemia ao acaso > 200mg/dL (11,1 mmol/L) sendo: sintomas típicos – perda de peso, poliúria, polidipsia Acaso – qualquer horário do dia, independentemente da última refeição
b. Glicemia de jejum > 126mg/dL (7mmol/L) em duas ocasiões, sendo: jejum – definido por 8 h sem ingestão calórica
c. Resposta ao teste de tolerância à glicose oral (TTGO) com glicemia >200mg/dL 2 horas após a ingestão de glicose (1,75g/kg ou 75g)
II. Tolerância alterada à glicose
a. Glicemia de 140 a 200mg/dL aos 120 minutos do TTGO
III. Glicemia de jejum alterada
a. Glicemia de jejum acima de 110mg/dL e abaixo de 126mg/dL

Quadro VII.6.2 Classificação etiológica do diabetes melito

1. Diabetes tipo 1
a. Autoimune
b. Idiopático
2. Diabetes tipo 2
Associado à resistência insulínica e/ou à deficiência de secreção insulínica pancreática.
3. Outros tipos específicos
a. Defeitos genéticos da célula beta
• Cromossomo 20, HNF-4α (MODY*-1)
• Cromossomo 7, glicoquinase (MODY*-2)
• Cromossomo 12, HNF-1α (MODY*-3)
• Cromossomo 13, fator promotor de insulina-1 (IPF-1; MODY4)
• Cromossomo 17, HNF-1ß (MODY5)
• Cromossomo 2, *NeuroD1* (MODY6)
• DNA mitocondrial
• Síndrome de Wolfram
b. Defeitos genéticos da ação da insulina
• Acantose *nigricans*
• Leprechaunismo
• Lipodistrofia congênita ou atrófica (síndrome de Berardinelli)
• Resistência insulínica tipo I
• Síndrome de Rabson-Mendenhall
c. Doenças do pâncreas exócrino
• Fibrose cística
• Hemocromatose
• Neoplasia
• Pancreatite
• Pancreatopatia fibrocalculosa
• Ressecção pancreática
• Trauma, pancreatectomia
d. Endocrinopatias
• Acromegalia
• Aldosteronoma
• Doença de Cushing
• Feocromocitoma
• Glucagonoma
• Hipertireoidismo
• Somatostatinoma
e. Induzido por fármacos ou substâncias químicas
• Diuréticos e anti-hipertensivos: clortalidona, clonidina, diazóxido, furosemida, metazolona, tiazídico.
• Hormônios: ACTH, glucagon, glicocorticoides, anticoncepcionais orais, hormônio de crescimento, hormônios tiroideanos.
• Agentes neuro e psicoativos: clorprotixeno, difenilidantoínas, haloperidol, carbonato de lítio, fenitoína, fenotiazinas, levodopa, antidepressivos tricíclicos.
• Agonistas beta-adrenérgicos: adrenalina, noradrenalina, isoproterenol.
• Anti-inflamatórios: indometacina.
• Agentes antineoplásicos: haloxano, L-asparaginase, estreptotozaína.
• Outros: ciclosporina, isoniazida, ácido nicotínico, interferon-β, vacor (raticida)
f. Infecções
• Citomegalovírus (CMV)
• Rubéola congênita
g. Formas incomuns de DM imunomediado
• Síndrome de Stiff-Mann
• AC antirreceptor de insulina
h. Outras síndromes genéticas associadas ao DM
• Porfiria
• Síndrome de Alström
• Síndrome de Down
• Síndrome de Klinefelter
• Síndrome de Lawrence-Moon-Beidel
• Síndrome de McCune-Albright
• Síndrome de Prader-Willi
• Síndrome de Refsum
• Síndrome de Turner
• Síndrome de Werner
• Ataxia de Friedreich
• Coreia de Huntington
• Distrofia miotônica de Steinert
• Pseudo-hipoparatireoidismo

DIABETES GESTACIONAL

Características diagnósticas dos principais tipos de diabetes que ocorrem na infância e adolescência

A presença de DM na infância ou adolescência sempre foi associada ao DM tipo 1 (DM1), porém a maioria das causas de DM descritas no Quadro VII.6.2 pode ocorrer nessa faixa etária, ao contrário do que se acreditava anteriormente. O DM1 ainda é a causa mais prevalente nessa faixa etária em nosso meio. No entanto, sabe-se atualmente que o DM tipo 2 (DM2), MODY, DM secundário à fibrose cística ou à quimioterapia, mitocondriopatias, entre outros, podem ocorrer nas crianças ou adolescentes em variada frequência. O conhecimento das características dessas doenças é fundamental para o estabelecimento de um diagnóstico correto e para que o tratamento seja adequado.

Diabetes melito tipo 1 (DM1)

Na grande maioria dos casos de DM1, o quadro clínico é bastante sugestivo, caracterizando-se por polidipsia, polifagia, poliúria e perda de peso. Se o diagnóstico não for suspeitado nesse momento, o paciente progredirá para o quadro de desidratação e acidose, podendo chegar à cetoacidose diabética (CAD). O DM1 é abordado com mais detalhes adiante.

Diabetes melito tipo 2 (DM2)

As características do DM2 na adolescência assemelham-se muito àquelas dos adultos, uma vez que a base etiopatogênica é a mesma: resistência insulínica. Geralmente acomete adolescentes obesos, portadores de acantose *nigricans*, mais frequentemente do sexo feminino da raça negra e quando associado a sintomas de síndrome dos ovários policísticos. Os antecedentes familiares de DM aumentam o risco de evolução para a doença.

O quadro clínico inicial é muito variável, podendo ser assintomático, oligossintomático (apenas com discretas poliúria e polidipsia), ou com perda de peso importante, simulando um DM1. É interessante observar que, na adolescência, a evolução para cetoacidose diabética é mais frequente do que no adulto. A conduta inicial depende do estado do paciente, podendo ser iniciada apenas dieta ou sua associação com hipoglicemiantes orais ou insulina.

Mody

Maturity-onset diabetes of the young (MODY) é causado por alterações monogênicas que interferem na secreção de insulina pelo pâncreas. Várias mutações foram descritas, levando à classificação de diferentes tipos de MODY (1, 2, 3, 4, 5, 6), que podem apresentar quadro clínico variado. Normalmente são pacientes com pouca secreção de insulina, portanto magros, e os sintomas iniciais dependem do grau de insulinopenia. A deficiência de produção de insulina pancreática geralmente é progressiva. Pacientes com MODY2 podem ser assintomáticos ou apresentar sintomas leves de hiperglicemia e não necessitar de tratamento inicialmente. Evolutivamente, se necessário tratamento medicamentoso, podem ser utilizados hipoglicemiantes orais (sulfas) e, muito raramente, insulina. Outros tipos de MODY podem ter graus mais severos de insulinopenia e simularem DM1, inclusive com insulino-dependência. Pelo seu caráter genético, é comum acometer mais de duas gerações da mesma família. No Brasil, os tipos de MODY mais frequentes são o 2 e o 3.

Diabetes mitocondrial

Alterações no DNA mitocondrial podem afetar vários órgãos; dentre eles, o pâncreas. Como a função mitocondrial é fundamental nesses tecidos, geralmente o DM está associado a outras alterações, principalmente musculares e nervosas. O quadro mais comum é a associação entre DM e surdez. Na faixa etária pediátrica, o quadro de DM pode assemelhar-se mais ao DM insulino-dependente, como na síndrome de Kerns-Sayre, porém o mais comum é encontrarmos pacientes previamente diagnosticados como DM2, não insulino-dependentes, portadores da alteração mitocondrial. O diagnóstico molecular se impõe em pacientes com DM e alguma alteração neuromuscular (sendo surdez a mais comum), principalmente se a mãe apresentar diabetes.

Outros tipos de DM

Diabetes relacionado à fibrose cística, secundário a neoplasias, síndrome de Cushing ou outras doenças geralmente é diagnosticado a partir da condição primária. Muitas vezes não há sintomatologia específica de hiperglicemia, sendo indicada a busca ativa desses tipos de DM por meio de exames de triagem, como glicemia de jejum ou teste oral de tolerância à glicose.

DIABETES MELITO TIPO 1

Epidemiologia

O DM1 ocorre principalmente em crianças e adolescentes e mais raramente em adultos, sem preferência de sexo ou condição socioeconômica. O risco populacional de desenvolvimento de DM1 é de 0,4%, e sobe para até 50% a 70% em gêmeos monozigóticos de pais diabéticos. Quando o parentesco é entre pais, filhos ou irmãos, o risco médio é de 5%. Em famílias com dois membros portadores de diabetes, o risco para os não afetados sobe para 30%. Estudos em famílias múltiplas identificaram maior suscetibilidade dependente do grau de identidade genética com o afetado e uma correlação entre risco e número de alelos em comum com o caso-índice.

A incidência global de DM1 é bastante variada, desde 0,7, no Paquistão, até 34,9 casos por 100.000 habitantes por ano na Finlândia, representando uma variação de 400 vezes. É maior em caucasianos e menor em negros, hispânicos e asiáticos. No Estado de São Paulo é de 7,4/100.000 habitantes/ano. Entretanto, essa incidência vem sofrendo considerável aumento nos últimos anos, como mostram estudos em vários países do mundo. Alguns levantamentos europeus sugerem que esse aumento seja maior nas faixas etárias mais baixas, em menores de 5 anos. Considerando-se a idade ao diagnóstico, observa-se que existem dois picos de incidência – entre 5 e 7 anos e durante a puberdade. É previsto que a incidência da doença possa ser 40% mais elevada em 2010 do que em 1997.

A prevalência de DM1 em escolares nos Estados Unidos é de cerca de 1,9/1000, porém relaciona-se com a idade – 1/1.430 crianças com 5 anos de idade e 1/360 aos 16 anos.

ETIOPATOGENIA

O DM1 é uma doença crônica na qual ocorre interação entre fatores genéticos e ambientais que induzem a

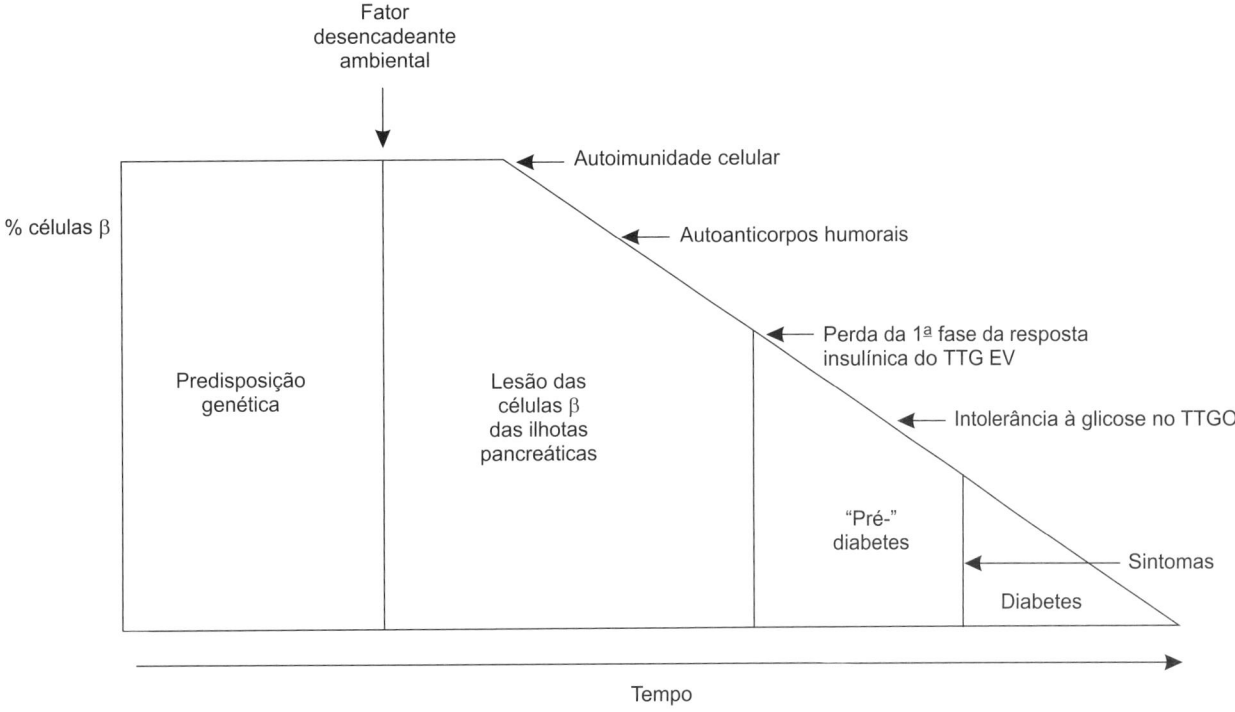

Fig. VII.6.1. Evolução da fase pré-clínica do DM1, representada pela quantidade de células β restantes no pâncreas.

uma reação autoimune contra as células β-pancreáticas, evoluindo com insulinopenia relativa ou absoluta, culminando com hiperglicemia.

Alguns indivíduos já nascem com predisposição genética para o desenvolvimento da doença. Em certo momento de suas vidas, há o contato com algum fator ambiental, que agiria como "gatilho", desencadeando um processo autoimune. Tanto a imunidade celular quanto a imunidade humoral se direcionam especificamente contra as células β, levando à sua destruição progressiva. Inicialmente, ocorre diminuição da secreção de insulina, mas ainda com manutenção dos níveis glicêmicos, sem repercussão clínica. Posteriormente, há evolução progressiva para os sintomas e sinais típicos, quando geralmente é feito o diagnóstico. Finalmente, alguns meses após o diagnóstico clínico, a destruição maciça das células β cursa com insulinopenia absoluta e dependência da insulina exógena (Fig. VII.6.1).

Mesmo quando o quadro clínico é evidente, estudos sugerem que ainda exista um percentual de células β funcionantes (ao redor de 20% a 30% do total inicial), as quais são responsáveis pela secreção de insulina que permite a ocorrência da fase de "lua de mel" ou fase de remissão, nos primeiros meses após o diagnóstico, quando a necessidade de insulina exógena é muito pequena.

Fatores genéticos

Existem inúmeras evidências relacionando fatores genéticos de DM1 ao risco de desenvolvimento da doença. O DM1 tem padrão de herança poligênica, modulada por fatores ambientais.

Os genes mais implicados no aparecimento do DM1 estão localizados na região do antígeno linfocitário humano (HLA) do complexo de histocompatibilidade principal (MHC) classe II, no cromossomo 6p21, responsável por 60% do risco de evolução para DM1. Cerca de 95% dos pacientes com DM1 possuem antígenos de classe II HLA DR3 ou DR4. A associação que confere maior risco aproximadamente sete a dez vezes maior, de desenvolvimento de DM1 é HLA DR3/4, seguido pelos homozigotos DR4 e DR3 (risco duas a três vezes maior). No entanto, 40% dos indivíduos normais também expressam esses alelos, o que sugere que deve haver uma composição genética para que ocorra a doença.

A região do DQ também é associada fortemente à suscetibilidade, havendo genótipos que aumentam e outros que diminuem o risco de evolução para DM1. Em caucasianos, os heterodímeros DQA1*0301, DQB1*0302 e DQA1*0501 e DQB1*0201 apresentam forte associação com DM1.

Outros autores encontraram que a ausência do ácido aspártico na posição 57 da cadeia β do DQ em homozigose (não Asp/não Asp) confere um risco relativo aproximadamente 100 vezes maior para DM1. A presença do ácido aspártico em pelo menos um dos alelos do DQβ teria, portanto, caráter protetor contra a doença. Além disso, a presença de arginina na posição 52 da cadeia α também confere maior suscetibilidade ao aparecimento da doença, principalmente se associada à falta do ácido aspártico na cadeia β. As duas posições são localizações críticas da molécula do HLA que permitem ou impedem a apresentação do antígeno aos receptores das células T e ativar a cascata autoimune.

Interessantemente, alguns haplótipos do MHC estão negativamente associados à presença de DM1, os assim chamados genes "protetores", e são encontrados em menos de 1% dos pacientes. A presença do DR2, com os haplótipos DQB1*0602, DRB1*0403 e DQA1*0102, confere proteção do DM. Esses genes protetores parecem ter efeito dominante, já que o DQB1*0602 protege do diabetes mesmo na presença de alelos do sistema HLA de alto risco para a doença.

Essas descrições foram feitas em populações caucasianas, porém, em outros grupos étnicos, a suscetibilidade pode envolver outros alelos. No Brasil há estudos de várias populações, e a maior associação foi feita com os alelos DQB1*0302 e DQA1*03, sendo o DQB1*0301 associado a efeito protetor. Polimorfismos dos genes da insulina e do CTLA4 não estiveram associados a maior risco em uma das populações estudadas.

A influência do HLA na suscetibilidade ao DM1 é inquestionável, embora essa não seja a única alteração genética envolvida na etiopatogenia da doença. Existem outros genes envolvidos, sendo que pelo menos 20 *loci* não HLA contribuem para o aumento do risco, entre eles os genes TAP (*transporter involved in antigen presentation*) 1 e 2, genes mitocondriais e genes que codificam citocinas e receptores de células T.

Outros importantes genes não HLA associados ao risco de DM1 são o IDDM2, que corresponde ao cromossomo 11p5.5 do gene da insulina no cromossomo 11, o qual pode estar relacionado à transcrição do gene no timo durante seu desenvolvimento, importante para o estabelecimento da autotolerância, e o IDDM12, no cromossomo 2q33, região da proteína 4 associada ao LT citotóxico (CTLA4).

Mais recentemente, descreveu-se a associação de DM1 com o gene PTPN22, que poderia ser responsável pela progressão para a autoimunidade persistente contra as células β.

Fatores ambientais

A presença do risco genético, entretanto, não garante o desenvolvimento do DM1. Parece haver a necessidade de algum fator desencadeante da doença relacionado ao meio ambiente. Vários fatores são implicados no desencadeamento do processo de autoimunidade contra as células β, como alimentos, medicamentos, infecções virais, sazonalidade e localização geográfica, porém evidências sugerem que, entre esses, os vírus são os mais importantes.

A hipótese da ligação do DM1 a fatores alimentares ganhou maior atenção, especialmente entre os pediatras, com os estudos que citam a associação entre anticorpos contra um dos componentes do leite de vaca, a albumina sérica bovina (BSA) e a maior prevalência de DM1. Tais estudos foram estimulados inicialmente por dados epidemiológicos que mostravam correlação inversa entre época de introdução do leite de vaca na dieta de lactentes e DM1. Em seguida, demonstrou-se a presença de uma região de 17 aminoácidos na estrutura da BSA, muito semelhante a uma proteína de 69 KDa da superfície da célula β. Este achado sugere a ocorrência de mecanismo autoimune de mímica molecular. Outros autores não encontraram maior positividade dos anticorpos anti-BSA em pacientes diabéticos, permanecendo, portanto, aberta a questão da relevância da introdução precoce do leite de vaca no desenvolvimento do DM1. Estudos prospectivos estão sendo conduzidos para elucidar a questão, sendo o maior deles o BABYDiab, que não mostrou impacto significativo de vacinas ou amamentação com leite materno sobre o diabetes. Outros fatores alimentares podem estar relacionados à etiologia do DMI, entre eles a ingestão de produtos defumados, provavelmente devido à presença de nitritos e nitratos que induziriam lesão na célula β.

Infecções virais podem causar destruição das células β por dois mecanismos – na infecção e destruição direta das células β (vírus Coksackie A) – ou por colaborar para o desencadeamento ou exacerbação de um processo crônico já previamente iniciado (rubéola, CMV, vírus Epstein-Barr).

Alterações imunológicas

As maneiras pelas quais os agentes virais podem desencadear o processo imune são muito discutidas. O mecanismo de mímica molecular é o mais aceito: haveria resposta imune contra uma célula infectada por um vírus cuja proteína apresenta uma sequência de aminoácidos muito semelhante à de proteínas da célula β. Nesse modelo, a célula infectada apresenta o antígeno viral processado aos linfócitos TCD8, via HLA classe I. Esses linfócitos iniciam ação citotóxica contra a célula infectada, mas também contra as células β, devido à sua semelhança com os antígenos. Paralelamente, macrófagos infectados ou que tenham fagocitado o vírus apresentam peptídeos virais aos linfócitos TCD4 através dos antígenos HLA classe II. Os linfócitos TCD4 estimulam, por meio de interleucinas, a produção de linfócitos B, que, por sua vez, produzirão anticorpos contra as células β, associando-se à ação citotóxica dos linfócitos T-CD8.

Um modelo alternativo se baseia na infecção viral da própria célula β. A infecção leva à liberação de citocinas (p. ex., interferon-α) e outros mediadores do processo inflamatório, que induzem a expressão de moléculas de adesão no endotélio vascular das ilhotas pancreáticas. Ocorrem então extravasamento e adesão de leucócitos circulantes e a apresentação de antígenos pelas células β infectadas aos macrófagos e linfócitos. Esses linfócitos TCD8 iniciam processo de citotoxicidade. Os macrófagos ativados produzem citocinas e radicais livres, que aumentam a toxicidade contra a célula β e atraem linfócitos TCD4 para o local. Esses, à semelhança do ocorrido no mecanismo de mímica molecular, estimulam os linfócitos B a produzirem anticorpos contra as células β.

A apresentação de antígenos específicos das células β por macrófagos, células apresentadoras de antígenos (APCs), às células T CD4 auxiliares (Th), é a primeira fase do processo. As células Th1 ativadas secretam interleucina (IL)-2 e interferon-γ, que inibem a produção pelas células Th2 de IL-4 e 10. Há, então, ativação de macrófagos e de células T citotóxicas, que destroem as células β por meio de vários mecanismos, como produção de radicais livres, óxido nítrico e outras citocinas. Histologicamente, esse processo é reconhecido como insulite, com presença de infiltrado linfocitário acompanhado por macrófagos e neutrófilos. À medida que a evolução se torna crônica, as células β são progressivamente depletadas. Modelos experimentais têm demonstrado que a resposta insulínica aguda à glicose começa a tornar-se indetectável mesmo quando 40% das células β ainda estão presentes. Durante a fase pré-clínica tardia, e próxima ao diagnóstico, é provável que muito da deficiência insulínica ocorra devido a uma inibição funcional das células β mediada pelas citocinas. Esse seria um mecanismo parcialmente reversível, já que a maioria dos pacientes experimenta uma certa recuperação da função das célula β que se reflete pelo aumento nos níveis de peptídeo C.

A destruição final das células β resulta de um assalto múltiplo de células (macrófagos, linfócitos CD4 e CD8) associado a vários mecanismos de lesão (lesão por radicais livres, citocinas e toxicidade mediada por células T CD8). Estudos do pâncreas de pacientes que foram a óbito durante a primeira descompensação, portanto em fase clínica inicial, mostram intenso infiltrado linfocitário. Encontrou-se, também, na maioria dos casos, reação imuno-histoquímica positiva para glucagon e somatostatina e negativa para insulina, sugerindo que a lesão seja realmente específica para as células β, e que as células α e δ não sejam primariamente afetadas.

Independentemente do estímulo inicial, o processo de destruição das células β ocorre de forma lenta, e durante um certo tempo não há sintomatologia clínica. Nessa fase, as células β sofrem agressão autoimune e se utilizam de fatores de defesa. A maioria das células não resiste, porém algumas células podem recuperar total ou parcialmente sua função normal.

A destruição das células β que ocorre até o diagnóstico não prossegue com a mesma intensidade após o início da terapêutica com insulina. Acredita-se que a introdução de insulina exógena acarrete menor solicitação da produção desse hormônio pelo pâncreas. Isso poderia levar à menor exposição de antígenos de superfície, que, por consequência, diminuiria a rapidez do processo de destruição celular. Com a redução da intensidade do processo de autoimunidade, a célula poderia utilizar mecanismos de reparação, melhorando a sua capacidade funcional.

Desde o início do desenvolvimento do processo autoimune até o aparecimento clínico da doença pode haver um hiato de vários anos. Mesmo durante essa fase pré-hiperglicêmica, já existe a possibilidade de se detectarem, no soro desses pacientes, marcadores imunológicos do DM. Os marcadores mais utilizados, do ponto de vista clínico, são os anticorpos anti-ilhotas pancreáticas (ICA), autoanticorpos anti-insulina (AAI), anticorpos antidescarboxilase do ácido glutâmico (GAD) e o antitirosinofosfatase ICA 512/IA2. A presença de dois ou mais anticorpos representa elevado risco de evolução para diabetes.

Alterações metabólicas

Após a instalação do processo autoimune começa a haver destruição das células β e progressiva diminuição da secreção de insulina. Antes que os níveis glicêmicos estejam consistentemente elevados, ocorre perda da primeira fase de secreção insulínica (PFSI), detectada a partir do teste rápido de tolerância à glicose endovenosa.

A progressão da lesão leva também à redução da resposta insulínica tardia, que é caracterizada laboratorialmente pelo TTG oral alterado. Na infância e adolescência, dificilmente o diagnóstico é feito nessa fase, já que é rara a presença de sintomas.

Quadro clínico

Os sintomas típicos do DM1 são poliúria, polidipsia, polifagia e perda de peso, e decorrem secundariamente da hiperglicemia. Os níveis aumentados de glicose ultrapassam o seu transporte máximo em nível tubular, promovendo uma perda renal (glicosúria) que exerce efeito osmótico, aumentando a perda hídrica. A poliúria instalada ativa mecanismos de compensação, levando à polidipsia. Quando esses sintomas estão presentes, o diagnóstico clínico não é difícil de ser feito. Geralmente se iniciam de forma abrupta, mas podem ocorrer insidiosamente. Se o quadro não for diagnosticado rapidamente, pode evoluir até a cetoacidose diabética (CAD). O diagnóstico precoce, portanto, beneficia os pacientes por evitar evolução para a cetoacidose, que apresenta elevada morbimortalidade, e por preservar uma maior produção de insulina, contribuindo para reduzir futuramente o risco de complicações crônicas. Levantamento realizado na Santa Casa de São Paulo mostrou uma prevalência de CAD ao diagnóstico de aproximadamente 68%, ou seja, ainda elevada em nosso meio.

Cabe ressaltar que a responsabilidade pela suspeição clínica e realização dos primeiros exames geralmente repousa nas mãos do pediatra. É a ele que a família recorre quando a criança começa a apresentar sintomas. Diagnosticar precocemente pode evitar riscos associados à CAD, que é a maior causa de mortalidade por diabetes na infância e adolescência.

Duas faixas etárias apresentam maior dificuldade diagnóstica: lactentes e adolescentes. Lactentes muitas vezes não apresentam história pregressa de poliúria devido ao uso de fraldas, que dificultam a observação. Podem chegar a quadros graves de desidratação, evoluindo com choque hipovolêmico se não forem tratados adequadamente. Portanto, um lactente desidratado, com diurese paradoxalmente abundante e clara, e que não apresente história de perda oral ou intestinal de líquidos, deve ser investigado quanto à possibilidade de diabetes.

Outro grupo de pacientes em que muitas vezes não há história de poliúria e polidipsia é o de adolescentes. Nessa fase, os pais já não acompanham os hábitos dos filhos, e o paciente pode chegar com desidratação avançada e nível de consciência comprometido. Um adolescente nessas condições pode sugerir o diagnóstico de intoxicação exógena, sendo que a presença de poliúria e hálito cetônico sugere o diagnóstico de DM.

Em atendimentos de emergência existe a necessidade de resultados rápidos, e a realização de glicemia capilar, glicosúria e cetonúria pode levar ao diagnóstico sem perda de tempo, em poucos minutos, devendo ser utilizada como triagem. A confirmação laboratorial da glicemia nesses casos deve ser acompanhada de gasometria arterial e mensuração de eletrólitos (sódio e potássio). A soma dos resultados desses exames reflete a gravidade da descompensação.

Raramente, quando a suspeita diagnóstica é feita em fase muito inicial e os sintomas são muito discretos, a produção insulínica ainda ocorre parcialmente e os valores glicêmicos podem não estar muito alterados, havendo a necessidade de se realizar o teste de tolerância à glicose oral (TTGO). No DM1, essa é uma situação de exceção, já que a destruição das células β é maciça e os sintomas aparecem já com glicemias mais elevadas.

Tratamento

Introdução

Nas últimas décadas aumentou o conhecimento a respeito do impacto que um bom controle metabólico pode trazer sobre a redução dos riscos de complicações crônicas. A necessidade de instituição de esquemas de insulinização que permitissem a melhora do controle e a dificuldade de implantação de esquemas intensivos com insulinas humanas levaram ao desenvolvimento de novos tipos de insulina e à evolução dos sistemas aplicadores. Aliado a isso, as novas lancetas e aparelhos para leitura de glicemia capilar facilitaram muito a automonitoração domiciliar. Todos esses fatores contribuem atualmente para que o tratamento seja menos penoso e mais seguro e efetivo, permitindo que se opte por esquemas mais personalizados, levando-se em consideração as características do paciente e atingindo-se o objetivo de melhorar o controle metabólico.

A base do tratamento do DM1 consiste em insulinoterapia, monitoração, dieta e atividade física. Além desses fatores, o paciente e a família também devem participar ativamente do tratamento preconizado, sendo esse o processo de "educação em diabetes", cujos objetivos gerais são o restabelecimento das funções metabólicas, evitar complicações agudas, manter a glicemia o mais próximo possível de valores normais, retardar ou evitar as complicações crônicas e oferecer qualidade de vida próxima do normal.

A tentativa de intensificar o controle do diabetes em crianças e adolescentes geralmente esbarra na dificuldade de aceitação desses esquemas pela família, devido ao maior número de picadas imposto ao paciente. Os profissionais envolvidos no tratamento devem respeitar os limites do paciente, porém não pode deixar dúvidas quanto ao benefício do controle sobre a evolução a longo prazo.

Nos últimos anos, o conceito de que o controle metabólico é importante na determinação do aparecimento e evolução das complicações crônicas foi exaustivamente comprovado, a partir dos resultados do *Diabetes Control and Complications Trial* (DCCT). Esse estudo multicêntrico e prospectivo concluiu, de forma definitiva, que existe redução no risco de aparecimento de complicações crônicas (nefropatia, retinopatia e neuropatia) em pacientes bem controlados. Outros estudos mostraram resultados semelhantes. O seguimento dos pacientes do DCCT se transformou em outro estudo, o *Epidemiology of Diabetes Interventions and Complications* (EDIC). O acompanhamento mostrou que, após 7 anos com HbA1c igual, os pacientes que previamente haviam sido submetidos ao tratamento intensivo mantinham menor risco de evolução para complicações crônicas, especialmente retinopatia. O mesmo já pode ser dito com relação a complicações macrovasculares.

A soma desses resultados justifica a busca por um bom controle metabólico, mesmo que à custa de tratamento mais intensificado. É importante que o pediatra conheça e reforce esses conceitos, uma vez que intensificar o controle do diabetes em uma criança ou adolescente requer mais aplicações de insulina e monitoração mais frequente, o que nem sempre é facilmente aceito. Por ser o médico de confiança da família, cabe a ele reforçar a importância do tratamento, informando seus benefícios.

Para que se consiga o melhor resultado possível, sabe-se hoje que um trabalho realizado por equipe multidisciplinar é mais completo e eficiente. Geralmente essa equipe é composta por médico, enfermeiro, nutricionista, psicólogo e educador em diabetes. Atuam ainda paralelamente, de acordo com a necessidade, oftalmologista, neurologista, nefrologista e cirurgião vascular.

REGULAÇÃO DA SECREÇÃO DE INSULINA

Na secreção fisiológica da insulina, o estímulo principal para a secreção é a elevação dos níveis glicêmicos. A insulina é liberada na circulação portal de forma basal, na maior parte do dia, e em *bolus*, quando há ingestão alimentar.

Idealmente, o tratamento do diabetes objetiva a imitação da secreção fisiológica pancreática. Vários esquemas terapêuticos podem ser utilizados, sendo que a escolha depende dos hábitos do paciente e do tipo de insulina utilizada.

BREVE HISTÓRICO DA INSULINA

A descoberta da insulina em 1922 revolucionou o manejo do diabetes. Antes dessa data, o paciente era submetido a uma restrição rigorosa alimentar, e a condição era fatal. Em 1986 houve o aparecimento das insulinas humanas, obtidas por meio de recombinação genética, produzidas por bactérias (*E. coli*) ou fungos (*Saccharomyces cerevisiae*) modificados geneticamente.

A tecnologia de DNA recombinante também é utilizada na produção dos análogos de insulina. Esses são preparações sintéticas baseadas em pequenas modificações na estrutura molecular da insulina humana que resultam em mudanças na sua farmacocinética.

TIPOS DE INSULINA (QUADRO VII.6.3)

Insulina humana

Os principais tipos de insulina humana são a Regular (R) e neutra protamina Hagedorn (NPH). As diferenças nos perfis farmacocinéticos se devem à presença de protamina na NPH, que prolonga a dissociação dos hexâmeros até sua forma monomérica. Reações imunes são raras (menos de 1%) e reações alérgicas podem ocorrer pela presença da protamina.

Insulina regular

A insulina R é uma solução com cristais de insulina em forma de hexâmeros, devido à presença de zinco em baixas concentrações, e tem aspecto cristalino. É a única insulina que pode ser aplicada via subcutânea (SC), intramuscular (IM) ou endovenosa (EV). Devido às suas características farmacocinéticas, deve ser usada para correções de glicemias elevadas ou como insulina pré-prandial, porém com aplicação 30 minutos antes da refeição para que o pico de ação coincida com a absorção do alimento.

Insulina intermediária (NPH)

Sua preparação é baseada na adição de protamina à insulina R, que causa uma ionização da molécula, promovendo cristalização e formação de estrutura hexamérica mais longa, que retarda a absorção da insulina após aplicação no subcutâneo. Essa modificação atrasa o início e o pico de ação da insulina. Seu aspecto é de uma suspensão turva, que exige uma mistura prévia à aplicação para homogeneização.

A NPH apresenta maior duração de ação, associada a pico geralmente após 6 a 8 horas da aplicação, portanto podendo ser usada como a insulina que mantém níveis séricos entre as refeições. O número de aplicações diárias pode variar de uma a quatro vezes por dia, de preferência associado à insulina de ação rápida/ultrarrápida nas refeições. A absorção da NPH é muito variável, chegando até a 45%, e o momento do pico passa a ser imprevisível, mudando muito no mesmo paciente em dias diferentes.

Análogos da insulina

As limitações farmacocinéticas e farmacodinâmicas das insulinas humanas estimularam o desenvolvimento de outras formulações, objetivando menor variabilidade e maior proximidade à secreção fisiológica de insulina. Os análogos são produtos sintéticos, provenientes de modificações na estrutura da molécula da insulina, obtidos a partir da tecnologia de DNA recombinante.

Em nosso meio, temos disponíveis análogos de ação ultrarrápida, utilizados no momento das refeições, como a lispro, a aspart e a glulisina, e os de ação prolongada, como insulina basal, glargina e detemir.

Análogos da insulina de ação ultrarrápida

Os análogos de ação ultrarrápida existentes são a insulina aspart, a insulina lispro e a insulina glulisina. São preparações que objetivam mimetizar a segunda fase de secreção insulínica, sendo encontradas como soluções estáveis em pH neutro, incolores. As alterações estruturais da molécula resultam em menor tendência à associação, facilitando a dissociação dos hexâmeros em dímeros e monômeros e aumentando a rapidez na absorção após injeção no subcutâneo.

Essas insulinas possuem início de ação mais rápido, pico mais precoce e tempo de duração mais curto do que a insulina R. Todas podem ser utilizadas em bomba de infusão.

Pelo seu rápido início de ação, devem ser administradas imediatamente antes das refeições para controle da glicemia pós-prandial. Em crianças muito pequenas, pode-se atrasar a aplicação para imediatamente após a refeição. A comparação com a R mostra uma ação mais

Quadro VII.6.3 Características das insulinas

Preparação	Início da ação	Pico	Duração	Origem
Regular	30 a 60 min	2 a 4 h	6 a 8 h	Humana
Lispro	15 a 30 min	0,5 a 1 h	2 a 5 h	Sintética
Aspart	10 a 20 min	1 a 3 h	3 a 5 h	Sintética
NPH	1 a 2 h	6 a 12 h	12 a 24 h	Humana
Ultralenta	4 h	8 a 24 h	28 h	Humana
Glargina	1 a 2 h	Sem pico	18 a 24 h	Sintética
Detemir	0,8 a 2 h	Sem pico	Até 24 h	Sintética

rápida, menos excursões hiperglicêmicas pós-prandiais, menor risco de hipoglicemias e efeito similar na hemoglobina glicosilada.

Normalmente, essas características permitem maiores flexibilidade e conveniência para o paciente, especialmente para crianças e adolescentes.

Análogos de ação prolongada

Insulina glargina e detemir são análogos que tentam imitar a secreção basal de insulina. São preparações incolores, cristalinas, baseadas em modificações na sequência de aminoácidos, com ação prolongada e redução da variabilidade intra e interpacientes, comparadas com a NPH. Geralmente estão associadas à redução nos episódios de hipoglicemia e menor variabilidade glicêmica.

A insulina glargina tem liberação constante da insulina para o sangue, resulta em taxa mais lenta de absorção, ausência de pico, e duração mais prolongada, quando comparada à NPH.

A glargina pode ser aplicada pela manhã ou à noite em dose única. A aplicação pela manhã ainda reduz o risco de hipoglicemia noturna. Essa é uma grande vantagem, principalmente no tratamento de crianças antes da puberdade, devendo-se apenas tomar o cuidado de manter o horário da aplicação todos os dias.

A insulina detemir é estável em pH neutro, o que permite que permaneça em solução quando injetada, fazendo com que a absorção não dependa da cristalização no frasco, da dissolução dos cristais ou do subcutâneo. A independência desses fatores reduz a variação da farmacocinética da insulina após aplicação, diminuindo sua variabilidade de absorção e ação. Resultados clínicos confirmam esses achados, indicando uma menor variação intrapaciente da detemir em relação à NPH e à glargina. A duração da detemir varia com a dose utilizada, podendo ser aplicada uma ou duas vezes ao dia. A eficácia clínica e a tolerabilidade foram comparadas principalmente com a NPH, mostrando redução de hipoglicemias, principalmente noturnas. Interessantemente, a variação de peso no esquema com detemir foi menor em relação à NPH, às vezes com tendência à perda, apesar de glicemias de jejum e HbA1c comparáveis. As variações foram de 0,5 a até 2kg a menos com detemir.

Glargina e detemir não devem ser misturadas com outras insulinas pelo risco de modificação da farmacocinética de uma delas.

INSULINOTERAPIA

Introdução

A insulina deve ser iniciada assim que for feito o diagnóstico de DM1. Se o paciente estiver em quadro de descompensação importante, com hiperglicemia, acidose e cetose, está indicada a internação, e o tratamento é específico para a cetoacidose diabética. No paciente recém-diagnosticado, inicialmente se utiliza insulina de ação rápida ou ultrarrápida, até obtenção de valores glicêmicos mais baixos e estabilização do quadro clínico.

A reposição de insulina é iniciada com quantidades médias de 0,5 unidade por quilograma de peso (U/kg) por dia, variando de 0,3 a 0,7 U/kg. Nos primeiros dias é comum haver uma necessidade elevada de insulina pelo efeito da glicotoxicidade, que normalmente é reduzida nos dias subsequentes. Como não há uma dose padrão inicial, o ajuste é necessário, sendo baseado nos controles de glicemia capilar. A cada dia, nessa fase inicial é variada a quantidade de insulina em cerca de 10% a 20% da dose total, para mais ou para menos, de acordo com a automonitoração.

Durante os primeiros meses, o paciente pode passar por um período em que as células β ainda conseguem produzir e secretar alguma quantidade de insulina, havendo redução na dose diária. Esse período é chamado de "fase de lua de mel" ou de fase de remissão e tem seu nadir entre o 3º e o 6º mês após o diagnóstico.

O tratamento com insulina exógena, por via subcutânea, não segue o padrão de secreção fisiológica, já que a insulina aplicada passa diretamente para a circulação periférica, diferentemente da insulina endógena que, ao ser secretada pelo pâncreas, é direcionada para a circulação portal, sendo parcialmente metabolizada no fígado (cerca de 50%). A absorção da insulina pelo subcutâneo é irregular, dependendo do local da aplicação, do fluxo sanguíneo, da realização de atividade física e do tipo de insulina. Essas características variam de acordo com o tipo de insulina.

Além de levar em consideração características inerentes à insulina propriamente dita, a escolha do melhor esquema terapêutico ainda depende da idade, estágio puberal, horário de escola, frequência e intensidade de atividades físicas, padrão de alimentação e, mais importante, da aceitação do esquema proposto pelo paciente e pela família. Deve-se manter, no entanto, o objetivo de atingir valores de hemoglobina glicada próximos do normal, com o menor número de episódios de hipoglicemia.

Esquemas

A proposta atual de insulinoterapia objetiva mimetizar a secreção endógena pancreática, em regime basal-*bolus*, visando controlar a glicemia durante os vários períodos do dia, com menor risco de hipoglicemia. Na pratica, porém, nem sempre é possível utilizar esquemas intensivos, que dependem de muitas picadas para insulina e de monitoração. A seguir descrevemos os esquemas mais utilizados.

Esquema convencional

Neste esquema, o paciente utiliza uma a duas doses de insulina NPH diariamente, em horários e doses prefixados, geralmente antes de grandes refeições, associadas ou não à insulina regular. A insulina deve ser calculada

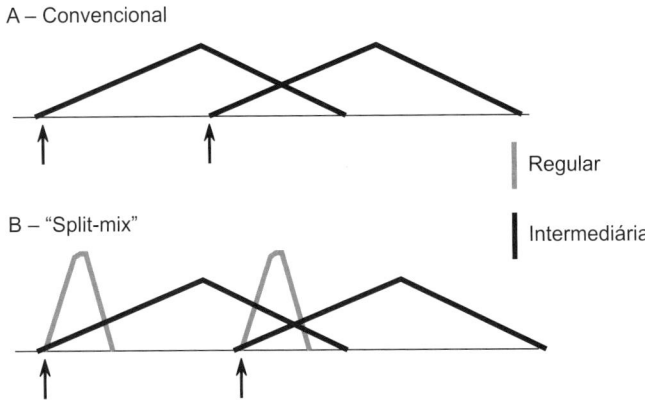

Fig. VII.6.2. Esquema convencional de insulina.

para manter um controle razoável, porém exige que haja uma regularidade de dieta e atividade física, já que a dose de NPH é fixa. Alguns pacientes conseguem manter bom controle, por pouco tempo, utilizando apenas uma dose de NPH, geralmente logo após o diagnóstico, no período de lua de mel. No entanto, o esquema deve progredir para o uso de duas ou três doses/dia, e, de preferência, associado à insulina de ação rápida/ultrarrápida. Quando a aplicação ocorrer no mesmo horário, os dois tipos de insulina são aplicados na mesma seringa (Fig. VII.6.2).

Com o esquema convencional, é esperado que possam ocorrer hiperglicemias, principalmente no período pós-prandial, e corre-se o risco de hipoglicemias mais tardias, devido à ação da insulina R e à somatória dos efeitos dos dois tipos de insulina. Hipoglicemias noturnas também são frequentes pelo uso da NPH noturna. Os controles podem ser feitos com glicemia capilar antes das principais refeições e considera-se bom controle quando valores de glicemia capilar pré-prandial não estão elevados e há ausência de hipoglicemia importante.

Sabemos que esse esquema está associado à elevação do risco de complicações crônicas, devendo portanto ser modificado progressivamente, visando melhor controle da glicemia e redução do risco de hipoglicemias. Esta progressão para uma maior intensificação da insulinoterapia pode ser feita gradualmente, com base nos controles domiciliares (Fig. VII.6.3).

Esquema intensivo

Este esquema visa ajustar a dose de insulina durante o dia, de acordo com a necessidade do paciente. A proposta é manter dois tipos de insulina, uma para os períodos inter-refeições, como uma insulina basal, e outra para impedir a elevação da glicemia após refeições. Nesse tipo de tratamento, também chamado de basal-*bolus*, utilizam-se insulinas de ação intermediária (NPH) ou, preferencialmente, prolongada (glargina ou detemir) como insulina basal, e os análogos ultrarrápidos (lispro ou aspart) para ação prandial (Figs. VII.6.4 e VII.6.5). A dieta é mais flexível, já que a glicemia pode ser controlada com a aplicação de insulina de acordo com a quantidade de alimentação ingerida. O cálculo da dose é baseado nos valores de glicemia capilar antes da refeição somados à dose de insulina necessária para cobrir a refeição. Com esse esquema, espera-se que o paciente apresente um bom controle metabólico, mantendo HbA1c preferencialmente abaixo de 7,5% (valores normais [vn] = 4% a 6%), o que vai reduzir muito o risco de complicações crônicas.

O tratamento intensivo inicialmente proposto com NPH sempre esteve associado a aumento no risco de hipoglicemia, porém com os novos análogos, de ação mais lenta e com menos picos, o risco de hipoglicemia foi muito reduzido, especialmente as hipoglicemias graves e noturnas. Outra complicação do esquema intensivo é o ganho de peso. Esse problema foi minimizado com as novas insulinas, especialmente com a detemir, a qual

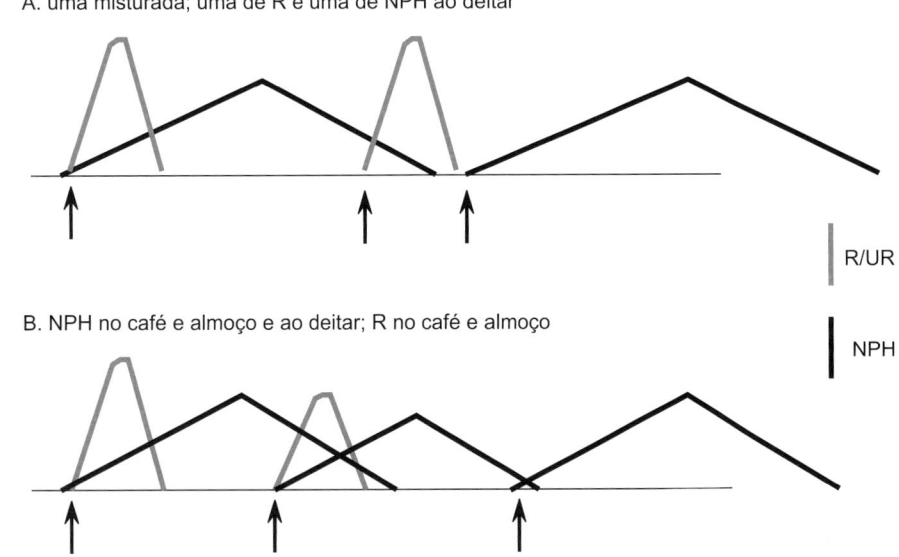

Fig. VII.6.3. Esquema convencional de insulina intensificado com até três doses/dia.

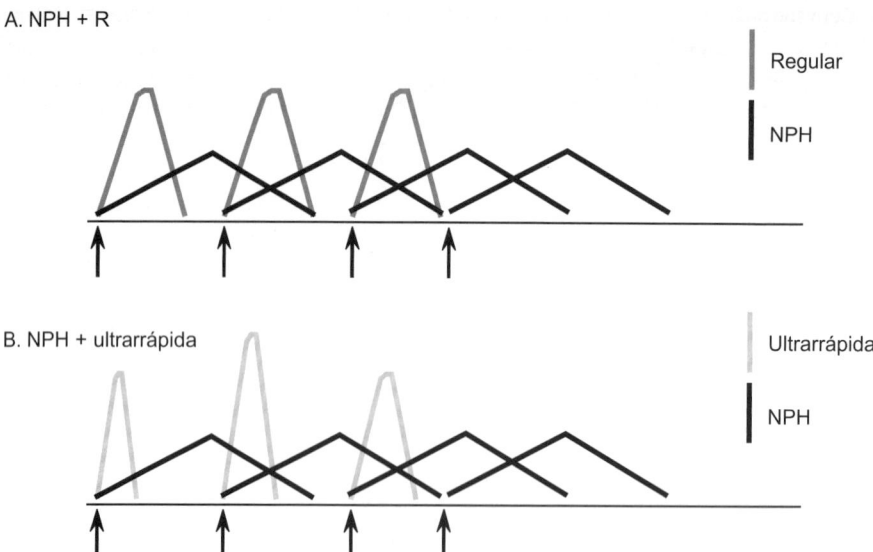

Fig. VII.6.4. Esquema intensivo com quatro doses de NPH + regular ou ultrarrápida (lispro ou aspart).

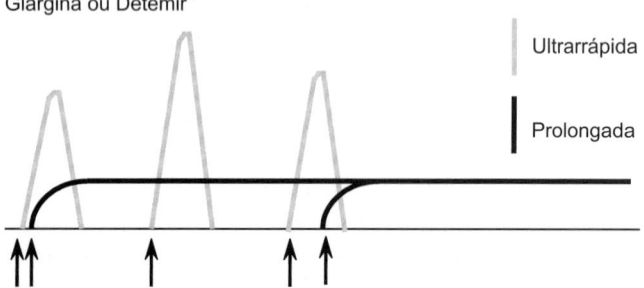

Fig. VII.6.5. Esquema intensivo com insulina de ação prolongada e ultrarrápida.

em alguns estudos esteve associada inclusive à perda de peso.

Com o controle intensivo, podem ser objetivadas a euglicemia (80 a 120mg/dL pré-prandiais; 100 a 140mg/dL antes de dormir e 180mg/dL pós-prandiais) e a quase normalização da hemoglobina glicada.

A necessidade de múltiplas injeções e controles, as dificuldades de interpretação dos resultados e o maior risco de hipoglicemia limitam esse esquema, que deve ser utilizado em pacientes mais motivados.

Sistema de infusão contínua de insulina (SICI – bomba de infusão)

A bomba de infusão é considerada por alguns autores como o padrão-ouro do tratamento do DM1. Cada vez mais compacta, tem um sistema de ejeção de insulina acoplado a um cateter que se liga a uma cânula fixada no subcutâneo, mantendo uma liberação de insulina basal durante as 24 horas do dia, que pode ser programada em diferentes quantidades de acordo com o horário (p. ex., menor dose na madrugada, maior dose de manhã). Como o cateter é trocado a cada 3 ou 4 dias, os *bolus* de insulina para refeição não necessitam de nova picada, o que representa uma grande vantagem para o paciente. O uso de bomba de infusão está associado, em alguns estudos, à melhora do controle e ao menor risco de hipoglicemia.

Um dos fatores de sucesso da bomba está relacionado à escolha do paciente, já que o uso do sistema demanda conhecimento dos recursos do aparelho, disciplina e automonitoração constante, pois como não há insulina residual circulante, se houver algum problema com o sistema da bomba, a elevação da glicemia ocorre rapidamente.

No Brasil, os modelos mais modernos comercializados são Paradigma (Medtronic®) e Spirit (Roche®). A Spirit é resistente à água e seu sistema libera insulina a cada 3 minutos. A Paradigma libera insulina em pulsos de 0,05 U e tem sistema de cálculo de *bolus* automático com base na contagem de carboidrato, no fator de correção, no valor de insulina ativa e nos objetivos pré-definidos no *set up* inicial. Esse recurso é fácil para o paciente, que insere a quantidade de gramas de carboidrato e o valor da glicemia capilar, e o sistema calcula a dose a ser administrada de insulina com base nos dados inseridos. Esse modelo também pode ser associado a sistema de leitura contínua de glicose subcutânea, que permite visualização em tempo real, facilitando a adoção de condutas.

Efeitos colaterais

O efeito colateral mais comum do uso de insulinas, se é que podemos considerá-lo como tal, é a hipoglicemia, que pode ocorrer quando há uma inadequada proporção entre a dose de insulina administrada e a dieta e atividade física do paciente. Lipodistrofias, como hiper ou atrofia, podem ocorrer nos locais de aplicação, geralmente quando não há rodízio. Alergia à insulina é uma complicação mais rara, geralmente com irritação, vermelhidão e edema da pele, que se revertem em dias ou semanas sem mudança da terapêutica.

O desenvolvimento de anticorpos anti-insulina é associado com a administração de insulina exógena, sendo encontrados em níveis baixos em até 50% dos pacientes. A formação de complexos de insulina com anticorpos pode reduzir ou inativar temporariamente a ação da insulina, alterando sua potência biológica. Normalmente, o efeito da presença desses anticorpos é clinicamente insignificante.

Monitoração

Partindo-se do princípio de que qualquer esquema terapêutico é individual e pode variar a cada dia, devem ser realizados exames para avaliação do tratamento por meio de monitoração domiciliar. Os pacientes devem ser orientados para a realização de automonitoração, feita por meio de exames de glicemia capilar por punção digital (ponta de dedo). Atualmente são utilizados aparelhos com alto índice de correlação com glicemia sérica, que necessitam de pouca quantidade de sangue (3 a 5μL) e dão resultado em poucos segundos, sendo muito úteis para avaliação do esquema terapêutico.

Os controles glicêmicos realizados no período préprandial são importantes para avaliação da dose de insulina basal ou intermediária e ajudam no cálculo da dose a ser aplicada no momento da refeição. Os controles realizados no período pós-prandial avaliam o efeito da dose aplicada antes da refeição e auxiliam a calcular a sensibilidade à insulina e a dose para contagem de carboidratos.

Outro recurso que pode ser utilizado periodicamente é o chamado *Continuous Glucose Monitor System* (CGMS), que é um controle de monitoração contínua, por meio de um aparelho que integra medidas de glicose tomadas no subcutâneo aproximadamente a cada 5 minutos. A instalação é feita em laboratórios e tem duração de 1 a 3 dias até a retirada. A análise é feita por sistemas computadorizados que permitem a visualização em gráficos para melhor interpretação, sendo uma arma diagnóstica extremamente útil em determinadas situações.

O CGMS atualmente já pode ser utilizado de forma contínua pelos pacientes, com leitura em tempo real, chamado de *guardian-real time*. Consta de um sensor e um transmissor por radiofrequência, que enviam os resultados para o leitor ou para a bomba de insulina (sistema Paradigma), que mostra na tela os resultados a cada 5 minutos em tempo real, além de gráficos e setas de tendência de aumento ou redução da glicemia. Ainda possui alarmes de hipo e hiperglicemia, que ajudam na segurança do paciente.

Dieta

O manejo nutricional é fundamental para o sucesso da terapêutica em pacientes com DM, embora a sua aderência seja um dos aspectos mais difíceis do tratamento. A terapia nutricional deve ser iniciada assim que é feito o diagnóstico de DM e é importante que seja reforçada a cada consulta médica, para que se esclareçam as dúvidas e para adequá-la às necessidades das crianças. Devido à sua complexidade, necessitaria de um capítulo específico. Geralmente são orientadas seis refeições ao dia (café, lanche, almoço, lanche, jantar e ceia), mantendo-se o aporte nutricional e calórico semelhante ao de crianças não diabéticas. Devem-se ainda incluir frutas, verduras e legumes, evitar alimentos gordurosos e reduzir açúcares de absorção rápida.

Atividade física

A atividade física deve ser estimulada em qualquer criança ou adolescente, em especial no paciente com DM.

As principais ações do exercício no metabolismo são menor utilização de glicose pelo músculo, menor produção de corpos cetônicos, redução da resistência periférica à insulina, redução dos valores de LDL-colesterol e triglicerídeos, maior consumo energético e melhor controle do peso. Isso tudo faz com que haja melhor controle dos valores glicêmicos.

Além da atuação no metabolismo, a atividade física promove maior integração social e é um estímulo psicológico positivo.

Deve-se tomar o cuidado de que se ajustem a dose da insulina e a alimentação de acordo com a atividade exercida (checar intensidade, duração e frequência do exercício). A atividade física ideal é aeróbica, com duração de 40 a 60 minutos, no mínimo duas vezes por semana e com intensidade moderada, evitando-se ultrapassar 70% da taxa cardíaca máxima.

Como complicações podem ocorrer a hipoglicemia, que pode ser precoce ou tardia, maior absorção da insulina administrada no subcutâneo, e risco de descompensação metabólica em pacientes que fazem exercício com glicemias elevadas (>300mg/dL).

Acompanhamento ambulatorial

A frequência da consulta ambulatorial é variável de acordo com a necessidade do paciente, já que as modificações no controle metabólico são dinâmicas. Via de regra, logo após o diagnóstico não devem ser espaçados os intervalos das consultas para mais de 1 mês, mas, depois desse período, são suficientes consultas a cada 3 ou 4 meses. A cada consulta solicita-se a determinação da hemoglobina glicada, que representa a média das glicemias dos últimos 3 meses. O perfil lipídico, a função renal, a proteinúria (ou microalbuminúria, quando possível), a função tireoideana e o exame de fundo de olho devem ser realizados anualmente no paciente sem complicações ou em intervalos menores em casos específicos.

Os pacientes diabéticos que apresentam intercorrências agudas, geralmente infecciosas, necessitam aumento da dose da insulina na maioria dos casos. Se a família e o paciente estiverem utilizando a automonitoração e o paciente estiver sem cetonúria importante, pode-se manter o tratamento domiciliar fazendo-se ajustes nas doses da insulina intermediária com suplementação de insulina de ação rápida, quando necessário. Com relação ao tratamento das doenças infecciosas, devem ser utilizados os mesmos conceitos que norteiam o uso de antibióticos ou outros medicamentos usados em crianças não diabéticas.

O estudo DAWN Youth – *diabetes attitudes, wishes and needs in youth* – (diabetes, atitudes, desejos e necessidades no jovem) avaliou mais de 6.000 pacientes, pais e profissionais e concluiu que a criança e o adolescente com DM1 precisam de maior atenção especializada nas escolas, atendimento diferenciado de acordo com a idade cronológica, avaliação da condição psicológica com instrumentos validados, entre outros achados. Esses resultados mostram como é complexo o acompanhamento da criança com DM1 e que ainda há necessidade de melhor estruturação dos serviços que atendem a esses pacientes.

BIBLIOGRAFIA

American Diabetes Association. Diagnosis and classification of DM. Diabetes Care 2004; 27(suppl 1):S5-10.

Atkinson MA, MacLaren NK. The pathogenesis of insulin-dependent diabetes mellitus. N Engl J Med 1994; 331(21):1.428-1.436.

Belhaus M, Schechtman HP, Calliari LEP et al. Dez anos de evolução no diagnóstico e tratamento do diabetes mellitus tipo1 em serviço universitário de São Paulo. Arq Bras Endocrinol Metab 2009; 53(supl 1):S92.

Calliari LE, Malerbi FEK on behalf of the DAWN Youth Brazil advisory board. New perspectives, new solutions – improving care for children in Brazil. Diabetes Voice, 2008; 53:33-35.

Calliari LEP. Diabetes mellitus – classificação e diagnóstico. In: Monte O, Longui CA, Calliari LEP, Kochi C (eds.). Endocrinologia para o pediatra, 3ª ed. São Paulo: Atheneu, 1998:327-332.

Churchill JN, Ruppe RL, Smaldone A. Use of continuous insulin infusion pumps in young children with type 1 diabetes: a systematic review. J Pediatr Health Care 2009; 23(3):173-179.

Diabetes Control and Complications Trial Research Group. The effect of intensive treatment of diabetes on the development and progression of long-term complications in insulindependent diabetes mellitus. N Engl J Med 1993; 329:977-986.

Eisenbarth GS. Type I diabetes mellitus: a chronic autoimmune disease. N Engl J Med 1986; 314:1.360-1.368.

Ferreira SRG, Franco LJ, Vivolo MA et al. Population-based incidence of IDDM in the state of São Paulo, Brazil. Diabetes Care, 1993; 16(5):701-704.

Hauache OM, Reis AF, Oliveira CS et al. Estimation of diabets risk in Braziian population by typing for polymorphisms in HLA-DR-DQ, ins and CTLA4 genes. Dis Markers 2005; 21(3):139-145.

Hirsch IB. Insulin analogues. N Engl J Med 2005; 352(2):174-183.

Hummel M, Füchtenbusch M, Schenker M, Ziegler AG. No major association of breast-feeding, vaccinations, and childhood viral diseases with early islet autoimmunity in the German. BABYDIAB Study. Diabetes Care 2000; 23:7.

Karjalainen J, Martin JM, Knip M et al. A bovine albumin peptide as a possible trigger of IDDM. N Engl J Med 1992; 327:302-307.

Nathan DM, Cleary PA, Backlund JY et al. Diabetes Control and Complications Trial/Epidemiology of Diabetes Interventions and Complications (DCCT/EDIC) Study Research Group. Intensive diabetes treatment and cardiovascular disease in patients with type 1 diabetes. N Engl J Med 353(25):2.643-2.653.

Oki JC, Isley WL. Diabetes mellitus. In: DiPiro JT, Talbert RL, Yee GC, et al. (eds.). Pharmacotherapy: a pathophysiologic approach. 5ª ed. New York, NY: McGraw-Hill, 2002:1.335-1.356.

Plank J, Siebenhofer A, Berghold A, et al. Systematic review and meta-analysis of shortacting insulin analogues in patients with diabetes mellitus. Arch Intern Med 2005; 165(12):1.337-1.344.

Steck AK, Zhang W, Buganwan TL et al. Diabetes. 2009; 58(4):1.028-1.033.

Vigiano CE. Terapia nutricional no diabetes mellitus tipo 1. In: Monte O, Longui CA, Calliari LEP, Kochi C (eds.). Endocrinologia para o pediatra. 3ª ed. São Paulo: Atheneu, 1998:395-414.

Wilkin TJ. Autoantibodies as mechanisms, markers and mediators of B-cell disease. Diabetes/Metabolism Reviews 1991; 7(2):105-120.

Ziegler AG, Eisenbarth GS. Imunology of IDDM (Type I diabetes) – 1989. The Diabetes Annual / 5, 1990.

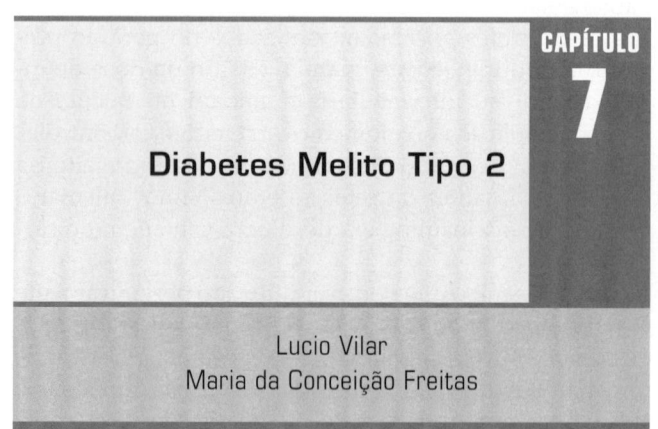

CAPÍTULO 7

Diabetes Melito Tipo 2

Lucio Vilar
Maria da Conceição Freitas

INTRODUÇÃO

O diabetes melito tipo 2 (DM2), classicamente um diagnóstico restrito aos adultos, tornou-se cada vez mais reconhecido em crianças e adolescentes no mundo todo durante as duas últimas décadas. Nos Estados Unidos, entre 2002 e 2003, a proporção de DM2 entre os casos de diabetes recém-diagnosticados na faixa etária de 10 a 19 anos variou de 14,9%, em brancos não hispânicos, a 46,1% em hispânicos, 57,8%, nos afro-americanos, e 86,2%, nos índios americanos.

As taxas são mais baixas na Europa, onde o DM2 representa 1% a 2% dos casos de diabetes melito (DM) de início na juventude. Em contraste, são maiores em Taiwan, onde o DM2 representa 54,2% dos novos casos de DM diagnosticados em crianças em idade escolar; no Japão, onde a incidência de DM2 em crianças em idade escolar está estimada em 3/100.000/ano, e entre crianças kwaitianas, cuja prevalência relatada é de 34,9 por 100.000. Crescimento significativo do número de casos em jovens tem também sido relatado no Canadá, Alemanha, Austrália, Nova Zelândia, Japão, Líbia e Bangladesh. O aumento da incidência de DM2 nesses países se deve a um importante incremento na ocorrência de obesidade nessa faixa etária. No entanto, no nosso meio, isso não tem sido observado de forma marcante.

FISIOPATOLOGIA E FATORES DE RISCO

Os dados sobre a fisiopatologia do DM2 no grupo pediátrico são escassos e a maioria da informação deriva de dados experimentais e observações a longo prazo em adultos com DM2. A forma clássica dessa doença é caracterizada pela combinação de resistência ao efeito insulínico e incapacidade da célula β em manter um adequado nível de secreção de insulina. A constelação de características clínicas em crianças com DM2 sugere que a anormalidade inicial, assim como em adultos, é a resistência insulínica que se acompanha, mais tardiamente, de insuficiência secretória da célula β. Além disso, piora da resistência insulínica é o principal determinante da progressão da tolerância normal à glicose para tolerância alterada à glicose (IGT) e para o diabetes franco.

A importância de fatores genéticos no desenvolvimento da resistência insulínica fica evidente pela presença de atividade diminuída da insulina e hiperinsulinemia entre parentes de primeiro grau não diabéticos de indivíduos com DM2. Além disso, certas populações (p. ex., índios Pima americanos e nativos do Pacífico Sul) têm alta prevalência de DM2. Nos EUA, a ocorrência de DM2 é maior entre negros, asiáticos e hispânicos do que na raça branca. Entre os jovens com DM2, 74% a 100% têm parentes de primeiro ou segundo grau acometidos pela doença. Entretanto, vários outros fatores influenciam a sensibilidade insulínica, tais como obesidade, sedentarismo, puberdade, sexo feminino, fatores perinatais e envelhecimento. Assim, fatores ambientais (sobretudo a obesidade), comportamentais e sociais contribuem para o surgimento de resistência insulínica e DM2 nos jovens geneticamente suscetíveis.

Entre os fatores perinatais que implicam risco aumentado para DM2 se incluem baixo peso ao nascer e crianças nascidas de mães que tiveram diabetes gestacional.

A concordância de DM2 entre gêmeos homozigóticos é de cerca de 90%, enquanto o risco de desenvolvimento de DM2 em um parente de primeiro grau de indivíduos com a doença se aproxima de 40%.

Resistência insulínica também é frequente na síndrome dos ovários policísticos (SOP), que acomete 5% a 10% das mulheres em idade reprodutiva. Um estudo mostrou que, entre adolescentes com SOP, 56% tinham IGT e 4%, DM2.

ASPECTOS CLÍNICOS E LABORATORIAIS

Os critérios para o diagnóstico de DM2 são aqueles recomendados pela Associação Americana de Diabetes (American Diabetes Association, ADA): (1) glicemia de jejum (GJ) ≥ 126mg/dL, em duas ocasiões, (2) glicemia ao acaso > 200mg/dL, em um paciente com sintomas (poliúria, polidipsia e inexplicável perda de peso), mais GJ ≥ 126 mg/dL, ou (3) glicemia ≥ 200mg/dL, 2 horas após a ingestão de 75g de glicose anidra ou 82,5g de Dextrosol®.

Os pacientes com DM2 geralmente são assintomáticos ou oligossintomáticos, com ou sem glicosúria, e sem cetonúria. Cetoacidose é rara. Obesidade ou sobrepeso estão presentes à ocasião do diagnóstico em cerca de 85% dos casos. Raramente, há história de recente perda de peso. Outros aspectos de suspeição são sinais de resistência insulínica, tais como hipertensão, dislipidemia, acantose nígrica ou hiperandrogenismo ovariano. Além disso, jovens com DM2 têm frequentemente história familiar em parentes de primeiro ou segundo grau.

As crianças com DM2 geralmente são diagnosticadas próximo à época da puberdade, dada a resistência insulínica fisiológica desse período da vida, que pode exacerbar a doença. No entanto, o diagnóstico de DM2 é algumas vezes também complicado devido a apresentações não usuais, tornando difícil a diferenciação entre o DM tipo 1 (DM1) e o DM2. Em particular, cetose ou cetoacidose podem estar presentes em um terço dos jovens recém-diagnosticados com DM2. Por outro lado, devido ao crescente número de crianças e adolescentes obesas, cerca de 20%-25% dos pacientes com DM1 recém-diagnosticados podem ter excesso ponderal e ser erroneamente classificados como portadores de DM2.

Nos casos duvidosos pode-se lançar mão da dosagem do peptídeo C e dos anticorpos contra a célula β, que caracteristicamente estarão baixos/positivos e normais elevados/negativos no DM1 e DM2, respectivamente. No entanto, alguns pacientes com características clínicas de DM2 (p. ex., obesidade, acantose nígrica, história familiar de diabetes etc.) podem ter positividade para anticorpos contra as células β. Tais pacientes têm sido classificados por alguns autores como portadores de DM2 autoimune, diabetes híbrido, diabetes 1,5, diabetes duplo ou diabetes autoimune do jovem de início tardio (LADY, da sigla em inglês).

TRATAMENTO

O tratamento do DM2 no grupo pediátrico inclui: (1) educação tanto para o paciente quanto para sua família, quanto ao diabetes e seus riscos; (2) modificação do estilo de vida, com ênfase na necessidade do aumento da atividade física e no seguimento de um plano nutricional adequado; (3) estabelecimento de metas para o controle

Quadro VII.7.1. Metas do controle glicêmico para os diabéticos

	ADA	IDF	AACE
HbA_{1c} (%)	< 7,0	< 6,5%	< 6,5
Glicemia de jejum (mg/dL)	90-130	100-110	< 110
Glicemia pré-prandial (mg/dL)			
Pós-prandial 2 horas (mg/dL)	< 180	135	140

ADA, Associação Americana de Diabetes; IDF, Federação Internacional de Diabetes; AACE, Associação Americana de Endocrinologistas Clínicos.

glicêmico e (4) farmacoterapia. Como definido em um recente *workshop* de consenso da Federação Internacional de Diabetes (IDF), as metas a serem alcançadas são bem-estar físico e psicológico, bom controle glicêmico a longo prazo e prevenção de complicações micro e macrovasculares.

O tratamento do DM2 em jovens precisa objetivar alcançar valores quase normais da glicemia de jejum e hemoglobina glicada (HbA1c), com o intuito principal de prevenir as complicações vasculares que podem ser particularmente agressivas na juventude. A ADA recomenda como metas glicemia de jejum de 80-120mg/dL, glicemia à hora de deitar de 100-140mg/dL e HbA1c < 7% (Quadro VII.7.1).

O tratamento inicial do DM2 dependerá da apresentação clínica, que varia de diagnóstico incidental a um quadro clínico grave. A ADA atualmente recomenda a seguinte ingestão de carboidratos (HC) e gordura para jovens com DM2: HC e gorduras monossaturadas devem prover 60%-70% da ingestão energética; a ingestão de ácidos graxos transinsaturados deve ser minimizada, enquanto a ingestão de gordura poli-insaturada deve corresponder a aproximadamente 10% do total da energia ingerida. A atividade física deve ser fortemente encorajada, uma vez que ela melhora a sensibilidade insulínica e a tolerância à glicose. Os pacientes devem exercitar-se durante por pelo menos 30 minutos diariamente.

Entretanto, menos de 10% dos pacientes com DM2 atingem um controle glicêmico adequado apenas com modificações no estilo de vida. Assim, a farmacoterapia vai fazer-se necessária na maioria dos casos. A maior experiência no grupo pediátrico é com a metformina, que leva à redução da glicemia por meio de três mecanismos principais: (1) inibição da neoglicogênese (responsável por 75% de sua ação anti-hiperglicêmica); (2) melhora da sensibilidade periférica à insulina (que leva à redução da insulinemia) e (3) redução do *turnover* de glicose no leito esplâncnico.

A dose inicial da metformina é de 500mg/dia durante ou após o jantar, podendo ser aumentada 3 a 7 dias depois para 850mg durante ou após o jantar ou 500mg duas vezes ao dia (durante ou após o café da manhã e o jantar). Os reajustes seguintes da dose devem ser graduais, de preferência a cada 7 a 10 dias, para minimizar os efeitos colaterais, até que se consiga um controle glicêmico adequado ou se atinja a dose máxima recomendada. Essa última, em geral, é de 2.550mg/dia. Entretanto, geralmente não se observam benefícios adicionais quando se usam doses > 2.000mg/dia. Mais recentemente, passou-se a dispor de uma formulação de liberação estendida para ser administrada em uma única tomada diária. Na dose de 1-2g/dia, se mostra tão eficaz quanto a metformina administrada duas vezes ao dia, e é mais bem tolerada.

Sintomas gastrointestinais (náuseas, diarreia, dor abdominal, dispepsia, gosto metálico na boca etc.) ocorrem em até 20% dos pacientes tratados com metformina. São mais comuns quando o fármaco é tomado em jejum ou quando é iniciado com doses acima de 850mg/dia, sendo geralmente transitórios, mas cerca de 5% dos pacientes têm de abandonar o tratamento devido a esses efeitos colaterais. Com a formulação de liberação estendida, a frequência dessas reações adversas é aproximadamente 50% menor.

Hipoglicemia é excepcionalmente rara, a menos que o paciente faça uso concomitante de secretagos de insulina ou insulina, ou ingira álcool em excesso. Acidose lática constitui o efeito colateral mais temível da metformina, por implicar alta mortalidade (42% a 47%), mas é bastante rara (incidência < 1 caso /100.000 pacientes tratados). Quase sempre só ocorre na presença de disfunção renal (levando ao acúmulo do fármaco) ou de doenças que predisponham à acidose lática.

Em comparação às sulfonilureias, a metformina propicia similar controle da $HbA_{1c'}$ com a vantagem de não induzir hipoglicemias nem ganho de peso. Se após 3-6 meses a monoterapia com metformina não propiciar um adequado controle glicêmico, deve-se considerar a adição de uma sulfonilureia ou de uma glinida (Fig. VII.7.1). Entre as sulfonilureias, a glimepirida e a gliclazida MR são preferíveis por induzirem menos hipoglicemia. No Quadro VII.7.2 estão resumidas as principais características das sulfonilureias. A experiência com glitazonas (*pioglitazona e rosiglizona*) e glinidas (*repaglinida e nateglinida*) em indivíduos com menos de 18 anos é muito limitada; portanto, é prudente evitar esses fármacos nesse grupo etário.

Insulinoterapia deve ser considerada para pacientes não responsivos à terapia combinada com hipoglicemiantes orais. Além disso, deve ser utilizada como terapia inicial, nos pacientes muito sintomáticos, com desidratação, cetose, acidose ou glicemia de jejum > 300mg/dL (veja a Fig. VII.7.1). As características farmacocinéticas das principais insulinas humanas estão resumidas no Quadro VII.7.3.

Ainda não há dados disponíveis no grupo pediátrico sobre o uso dos fármacos mais recentemente aprovados para o tratamento do DM2, como os inibidores da DPP-4 (*vildagliptina, sitagliptina e saxagliptina*) e análogos do GLP-1 (*exenatide e liraglutide*). Da mesma forma, a recomendação atual é que as insulinas glargina e detemir não sejam administradas a crianças com idade < 6 anos.

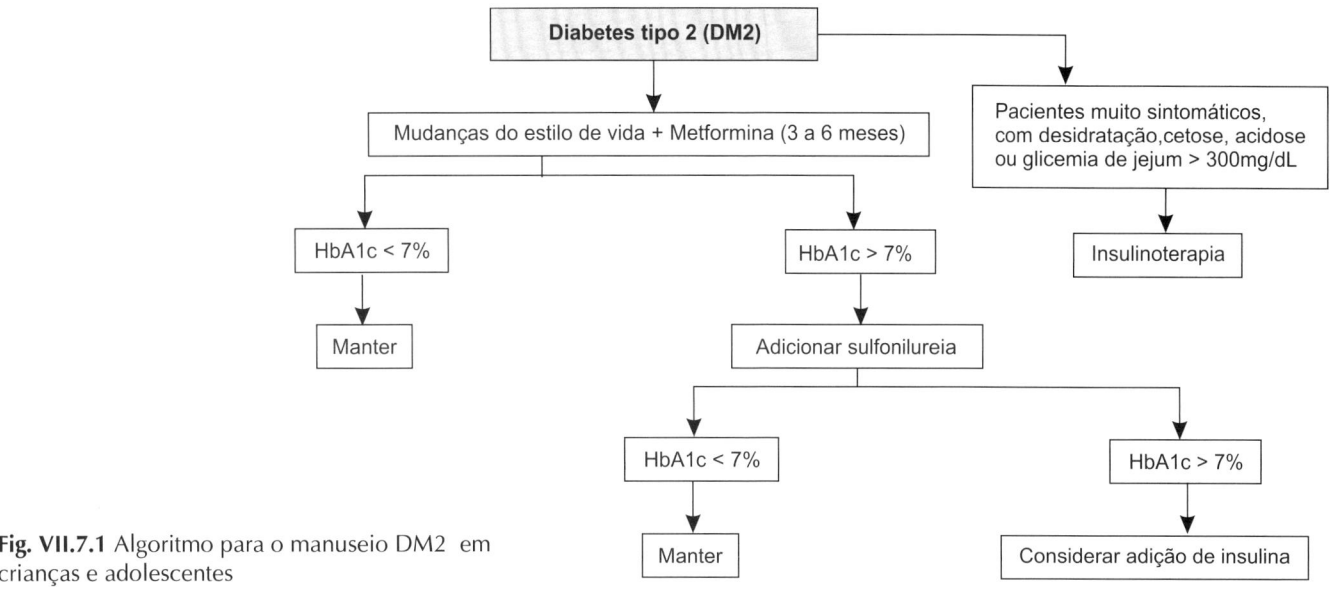

Fig. VII.7.1 Algoritmo para o manuseio DM2 em crianças e adolescentes

Quadro VII.7.2. Características das principais sulfonilureias

Fármacos	Tempo de ação (horas)	Dose usual			Tomadas diárias
		Dose inicial (mg/dia)	De manutenção (mg/dia)	Dose máxima (mg/dia)	
Clorpropamida	24-62	125	125-500	500	1
Gliclazida	24	30	30-60	60	1
Glipizida	6-24	2,5	5-20	20	1-3
Glibenclamida	12-24	2,5	5-20	20	1-2
Glimepirida	24	1	1-4	8	1

Obs.: Em muitos pacientes, o efeito hipoglicêmico máximo das sulfonilureias é obtido com cerca de metade da dose máxima recomendada pelos fabricantes.

Quadro VII.7.3. Características farmacocinéticas das principais insulinas humanas

Ação	Insulina	Início de ação	Pico de ação	Duração efetiva
Rápida	• Regular	0,5-1 h	2-3 h	5-8 h
Ultrarrápida	• Lispro • Aspart • Glulisina	5-15 min 5-15 min 5-15 min	0,5 -1,5 h 0,5 -1,5 h 0,5 -1,5 h	4-6 h 4-6 h 4-6 h
Intermediária	• NPH	2-4 h	4-10 h	10-16 h
Lenta	• Glargina • Detemir	2-4 h 4-6 h	Sem pico Sem pico	20-24 h Sem pico

Obs.: Apenas as insulinas regular, lispro, glulisina ou aspart podem ser aplicadas por vias EV e IM; as demais, apenas por via SC.

BIBLIOGRAFIA

Alberti G, Zimmet P, Shaw J et al. Consensus Workshop Group. Type 2 diabetes in the young: the evolving epidemic: the International Diabetes Federation Consensus Workshop. Diabetes Care 2004; 27(7):1.798-1.811.

American Diabetes Association. Diagnosis and Classification of Diabetes Mellitus (Position Statement). Diabetes Care 2009; 32(Suppl.1):S62-S67.

_____. Type 2 diabetes in children and adolescents. Diabetes Care 2000; 23;381-389.

Arslanian S. Type 2 diabetes in children: clinical aspects and risk factors. Horm Res 2002; 57(Suppl 1):19-28.

_____. Type 2 diabetes in children: pathophysiology and risk factors. J Pediatr Endocrinol Metab 2000; 13(Suppl 6):1.385-1.394.

Fagot-Campagna A, Pettitt DJ, Englegau MM et al. Type 2 diabetes among north american children and adolescents: an epidemiologic review and a public health perspective. J Pediatr 2000; 136(5):664-672.

Fagot-Campagna A. Emergence of type 2 diabetes mellitus in children: epidemiological evidence. J Pediatr Endocrinol Metab 2000; 13(suppl 6:1.395-1.402.

Feltbower RG, McKinney PA, Campbell FM, Stephenson CR, Bodansky HJ. Type 2 and other forms of diabetes in 0-30 year olds: a hospital based study in Leeds, UK. Arch Dis Child 2003; 88(8):676-679.

Forti A, Gusmão A, Loureiro R et al. Classificação e diagnóstico do diabetes mellitus. In: Vilar L et al. (Eds). Rio de Janeiro: Guanabara Koogan, 2009:585-598.

Franz MJ, Bantle JP, Beebe CA et al. American Diabetes Association. Nutrition principles and recommendations in diabetes. Diabetes Care 2004; 27(Suppl 1):S36-46.

Hundal RS, Inzucchi SE. Metformin: new understandings, new uses. Drugs 2003; 63(18):1.879-1.894.

Liu L, Hironaka K, Pihoker C. Type 2 diabetes in youth. Curr Probl Pediatr Adolesc Health Care 2004; 34(7):254-272.

Marcovecchio M, Mohn A, Chiarelli F. Type 2 diabetes mellitus in children and adolescents. J Endocrinol Invest 2005; 28(9):853-863.

Mattheus DR, Ahmed S, Lyra R, Vilar L. Tratamento farmacológico do diabetes tipo 2. In: Vilar L et al. (Eds). Rio de Janeiro: Guanabara Koogan, 2009:622-641.

Mizuno CS, Chittiboyina AG, Kurtz TW, Pershadsingh HA, Avery MA. Type 2 diabetes and oral antihyperglycemic drugs. Curr Med Chem 2008; 15(1):61-74.

Moussa MA, Alsaeid M, Abdella N et al. Prevalence of type 2 diabetes mellitus among Kuwaiti children and adolescents. Med Princ Pract 2008; 17(4):270-275.

Ortega-Rodriguez E, Levy-Marchal C, Tubiana N, Czernichow P, Polak M. Emergence of type 2 diabetes in an hospital based cohort of children with diabetes mellitus. Diabetes Metab 2001; 27(5 Pt 1):574-578.

Palmert MR, Gordon CM, Kartashov AI et al. Screening for abnormal glucose tolerance in adolescents with polycystic ovary syndrome. J Clin Endocrinol Metab 2002; 87(3):1.017-1.023.

Pinhas-Hamiel O, Zeitler P. The global spread of type 2 diabetes mellitus in children and adolescents. J Pediatr 2005; 146(5):693-700.

Rosenbloom AL, Joe JR, Young RS, Winter WE. Emerging epidemic of type 2 diabetes in youth. Diabetes Care 1999; 22(2):345-354.

Rosenbloom AL, Silverstein JH, Amemiya S, Zeitler P, Klingensmith GJ. ISPAD Clinical Practice Consensus Guidelines 2006-2007. Type 2 diabetes mellitus in the child and adolescent. Pediatric Diabetes 2008; 9(2):512-526.

Rosenbloom AL. Increasing incidence of type 2 diabetes in children and adolescents: treatment considerations. Paediatr Drugs 2002; 4(4):209-221.

Rotteveel J, Belksma EJ, Renders CM, Hirasing RA, Delemarre-Van de Waal HA. Type 2 diabetes in children in the Netherlands: the need for diagnostic protocols. Eur J Endocrinol 2007; 157(2):175-180.

Shah S, Kublaoui BM, Oden JD, White PC. Screening for type 2 diabetes in obese youth. Pediatrics 2009; 124(2):573-579.

Tfayli H, Arslanian S. Pathophysiology of type 2 diabetes mellitus in youth: the evolving chameleon. Arq Bras Endocrinol Metabol 2009; 53(2):165-174.

Urakami T, Morimoto S, Nitadori Y et al. Urine glucose screening program at schools in Japan to detect children with diabetes and its outcome-incidence and clinical characteristics of childhood type 2 diabetes in Japan. Pediatr Res 2007; 61(2):141-145.

Warren-Ulanch J, Arslanian S. Treatment of PCOS in adolescence. Pediatr Ann 2006; 35(12):880-887.

Wei JN, Sung FC, Lin CC et al. National surveillance for type 2 diabetes mellitus in Taiwanese children. JAMA 2003; 290(10):1.345-1.350.

Writing Group for the SEARCH for Diabetes in Youth Study Group, Dabelea D, Bell RA, D'Agostino Jr. RB, et al. Incidence of diabetes in youth in the United States. JAMA 2007; 297(24):2.716-2.724.

Zeitler P. Update on nonautoimmune diabetes in children. J Clin Endocrinol Metab 2009; 94(7):2.215-2.220.

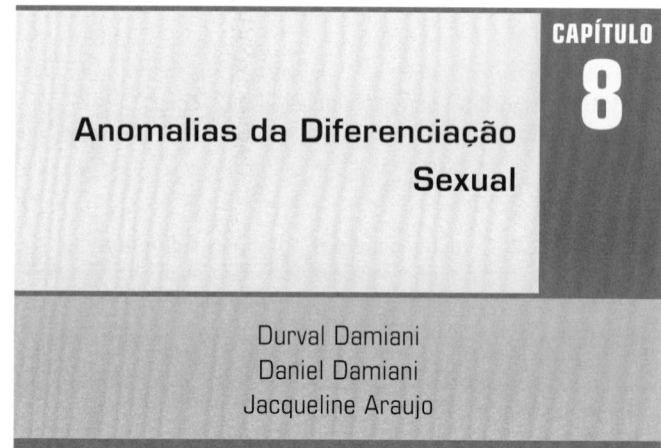

CAPÍTULO 8

Anomalias da Diferenciação Sexual

Durval Damiani
Daniel Damiani
Jacqueline Araujo

INTRODUÇÃO

Deparar-se com um recém-nascido com algum grau de ambiguidade genital é um desafio para qualquer profissional da área médica. A primeira grande responsabilidade é a detecção do problema, o que requer conhecimentos da normalidade anatômica da genitália externa. A seguir, o profissional depara-se com a inevitável pergunta dos pais: "É menino ou menina?" Em certos momentos, essa pergunta é impossível de ser respondida e os pais devem ser orientados quanto ao significado de uma ambiguidade genital e quanto aos passos que deverão ser tomados para sua elucidação.

A ambiguidade genital é uma emergência pediátrica tanto do ponto de vista imediato, já que algumas etiologias (hiperplasia adrenal congênita, síndromes malformativas) colocam a vida da criança em risco, como a longo prazo, uma vez que uma situação de definição de sexo mal resolvida acarretará prejuízos irreparáveis ao bem-estar psicossocial do paciente.

A questão se complica com a verificação de que não é dada, geralmente, a devida atenção ao exame da genitália por parte do médico que atende o recém-nascido, e não é incomum que a suspeita do problema seja levantada por um membro da família. Vemos com frequência uma verdadeira peregrinação de familiares tentando obter uma resposta. A detecção e a orientação precoces dessas crianças são as medidas preventivas que farão uma grande diferença na evolução. Enfatiza-se muito o papel do primeiro médico que atende essas crianças, já que a sua palavra é tomada como "verdade absoluta" e fica difícil desfazer essa primeira informação, se ela não foi correta. A orientação de que a criança não deve ser registrada enquanto não se esclarecer claramente qual é seu sexo evita algumas das "cicatrizes" que o problema pode acarretar. Neste capítulo procuramos instrumentalizar os profissionais com conhecimentos básicos suficientes para orientar com segurança a melhor conduta em cada caso.

UMA NOVA TERMINOLOGIA

Vários e controversos são os problemas que circundam o assunto das anomalias da diferenciação sexual (ADS). Uma anomalia genital ocorre em 1 de cada 4.500 nascimentos. A investigação etiológica da ambiguidade genital não é simples e implica a atuação conjunta e integradora de vários especialistas com experiência no tema, para que se possa, chegando ao diagnóstico, propor uma conduta. A nomenclatura vigente em livros-textos e em artigos científicos sobre o assunto foi desenvolvida por Theodor Albrecht Edwin Klebs, em 1876. A classificação baseia-se na natureza da gônada presente, e os três grupos básicos são o pseudo-hermafroditismo masculino (PHM – genitália ambígua com testículos), pseudo-hermafroditismo feminino (PHF – genitália ambígua com ovários) e hermafroditismo verdadeiro (HV – testículo e ovário com ou sem genitália ambígua).

Já há vários anos abolimos o termo *intersexo*, pois denota um sexo intermediário ou um terceiro sexo, o que não é adequado para os pacientes e pode levar os familiares a falsas concepções quanto a homossexualismo, transexualismo ou travestismo. Por tal razão, preferimos a expressão genérica *anomalias da diferenciação sexual*, capaz de incluir qualquer alteração do desenvolvimento sexual, quer de gônadas, em termos de estruturas internas ou de genitália externa.

Definindo de forma bastante global, diz-se que uma ADS é a situação em que não há acordo entre os vários sexos do indivíduo, ou seja, o sexo genético, retratado pela sua constituição cariotípica 46,XX ou 46,XY, o sexo gonadal/hormonal, e o sexo fenotípico. Dessa forma, pode-se ter casos com e sem ambiguidade genital. Por exemplo, uma criança com síndrome de Turner apresenta um cariótipo com perda total ou parcial de um dos cromossomos sexuais, em mosaico ou não, com gônadas em fita, e, no entanto, o seu sexo fenotípico é feminino, sem ambiguidade. Por outro lado, uma criança com insensibilidade androgênica parcial apresenta cariótipo 46,XY, testículos, e seu sexo fenotípico é ambíguo. Ambas as situações configuram uma ADS, porém uma apresenta genitália externa feminina normal, enquanto na outra a genitália externa é ambígua.

A terminologia utilizada para caracterizar os grandes grupos também não é adequada, pois envolve os termos *hermafroditismo* e *pseudo-hermafroditismo*, que se mostram estigmatizantes tanto para os pacientes quanto para os familiares. Mais ainda, a complementação do termo *pseudo-hermafroditismo* traz uma especificação de sexo (masculino ou feminino) que nem sempre está de acordo com o gênero assumido para aquele paciente. Assim, nas formas de insensibilidade completa a andrógenos, uma paciente com fenótipo feminino é definida, sindromicamente, como PHM, o que, convenhamos, cria muita confusão e incerteza na cabeça do próprio paciente e de seus familiares.

Na tentativa de atenuar esse problema decorrente da nomenclatura, bem como de estabelecer normas de conduta diagnóstica e terapêutica, um grupo de especialistas membros da Lawson Wilkins Pediatric Endocrine Society (LWPES) e da European Society for Paediatric Endocrinology (ESPE) se reuniu em Chicago (EUA) no final de 2005 para elaborar um consenso a respeito do assunto, eliminando termos que pudessem causar dúvidas e/ou dar a conotação de o indivíduo ser ou estar sendo criado no sexo incompatível com o seu diagnóstico.

O Quadro VII.8.1 apresenta a classificação proposta, substituindo termos, como *pseudo-hermafroditismo* e *hermafroditismo*, por termos que seriam mais bem aceitos pelos pacientes e pela sociedade em geral. Sempre que se tiver um diagnóstico preciso, ele deve ser o preferido. Assim, em vez de o diagnóstico ser ADS 46,XY para uma insensibilidade androgênica parcial, deve-se preferir o diagnóstico específico "insensibilidade androgênica parcial". Entretanto, essa nova terminologia merece algumas considerações e análise crítica e convém ser revisada antes de sua pretendida aceitação.

Por exemplo, o grupo que estabeleceu a proposta parte do princípio de que os cariótipos 46,XX e 46,XY são "códigos secretos" para os pacientes e para seus familiares, o que não é verdade. Com o amplo acesso aos meios

Quadro VII.8.1. Proposta de modificação de nomenclatura em anomalias da diferenciação sexual

Nomenclatura prévia	Nomenclatura proposta
Intersexo	Anomalia da diferenciação sexual (ADS) ou *disorders of sex development* (DSD)
Pseudo-hermafroditismo masculino Subvirilização em um homem XY Submasculinização num homem XY	ADS 46,XY ou 46,XY DSD
Pseudo-hermafroditismo feminino Virilização numa mulher XX Masculinização numa mulher XX	ADS 46,XX ou 46,XX DSD
Hermafroditismo verdadeiro	ADS ovotesticular ou Ovotesticular DSD
Homem XX ou sexo reverso XX	ADS 46,XX testicular ou 46,XX testicular DSD
Sexo reverso XY	Disgenesia gonadal completa 46,XY

de comunicação e de informação, qualquer um passa a relacionar 46,XX como um cariótipo do sexo feminino e 46,XY, como do sexo masculino. Muitas das decisões a respeito do gênero de criação não serão condizentes com tal interpretação. Por exemplo, numa insensibilidade completa a andrógenos, o novo diagnóstico fica sendo "ADS 46,XY" e o paciente é criado no sexo feminino. Acrescentar o cariótipo ao nome da disfunção não nos parece adequado, pois cria os mesmos problemas que o consenso tenta resolver.

Por outro lado, substituir hermafroditismo verdadeiro por "ADS ovotesticular" acaba sendo a persistência da proposta de Klebs, em que se leva em conta o tipo de gônada para se definir o diagnóstico. Um paciente criado no sexo feminino acharia estranho que o nome de sua disfunção trouxesse o termo *ovotesticular*. Chamarmos a condição de "ADS verdadeira" talvez pudesse resolver o problema sem criar novos estigmas pela nomenclatura.

Quanto aos pacientes "homens XX" ou sexo reverso, a proposta "ADS 46,XX testicular" cria uma automática conotação de gênero de criação (masculino), e devemos lembrar que, enquanto 80% dos casos são homens fenotípicos e serão criados no sexo masculino, 20% apresentam genitália ambígua e poderão eventualmente ser criados no sexo feminino. Voltamos então à difícil e constrangedora situação de uma menina ter no nome de seu diagnóstico um cariótipo "feminino" ao lado do nome da gônada masculina. Aliás, essa foi a razão pela qual a terminologia *insensibilidade androgênica* substituiu *testículo feminizante* no passado.

Concluindo, todo paciente com anomalia da diferenciação sexual requer o máximo de atenção e cuidados; tudo o que puder ser feito para minimizar o sofrimento tanto do paciente quanto dos familiares é bem-vindo, e esse é o mote que norteia todos os que trabalham nesse complexo campo da endocrinologia e que foi o objetivo do Consenso de Chicago. No entanto, alguns objetivos não foram cumpridos, persistindo uma terminologia dúbia e estigmatizante, e é isso que pretendemos que seja revisto nas futuras edições desse consenso.

EMBRIOLOGIA DO APARELHO GENITAL

Algumas noções do desenvolvimento embriológico são importantes para que se compreenda a gênese das anomalias da diferenciação sexual. A diferenciação sexual fetal ocorre num período que vai da 6ª à 14ª semana de vida intrauterina. Sempre se acreditou que a evolução para o sexo feminino necessitasse de requisitos mínimos, por ser a programação inicial intrínseca de todas as estruturas envolvidas no processo, enquanto a diferenciação para sexo masculino precisa ser imposta ativamente, sendo, por consequência, mais sujeita a erros do que a diferenciação para o sexo feminino. Na verdade, têm sido descobertos genes responsáveis pela determinação ovariana, a qual parece não ser tão passiva assim, como veremos adiante.

Num embrião de 4 semanas, verifica-se a primeira manifestação de gônada através da proliferação do epitélio celômico e da condensação do mesênquima subjacente; são as pregas genitais. Por volta de 21 dias de vida intrauterina, inicia-se uma migração ativa das células germinativas primordiais até chegarem a pregas genitais. Em cerca de 6 semanas de vida, inicia-se a proliferação do epitélio celômico penetrando o mesênquima subjacente, formando os cordões sexuais primitivos que envolverão as células germinativas; a partir daí, inicia-se a diferenciação em gônada masculina (testículo) ou feminina (ovário), ou seja, o processo de determinação gonadal, que é o passo crucial da diferenciação sexual.

Sexo masculino

No braço curto do cromossomo Y se identifica um gene chamado SRY (*sex-determining region on the Y chromosome*) que, no momento, se admite ser o sinalizador para que a gônada bipotencial tome seu rumo para testículo. As células epiteliais dos cordões testiculares darão origem às células de Sertoli por volta de 7 semanas de vida intrauterina, sendo essas as organizadoras da estrutura testicular, agrupando-se para formar cordões que englobam as células sexuais primitivas, que passarão a ser as *espermatogônias*, e compartimentalizando células em estruturas tubulares (*túbulos seminíferos, túbulos retos e rete testis*). Fora da região dos túbulos, as células intersticiais, mesenquimatosas, chamadas de *células de Leydig*, surgem por volta de 8 semanas de vida intrauterina e serão responsáveis pela secreção de testosterona.

Uma vez diferenciado o testículo, sob estímulo de gonadotrofina coriônica placentária (HCG), numa fase inicial e, posteriormente, sob estímulo de gonadotrofinas hipofisárias, iniciará a síntese de testosterona (T) que, convertida perifericamente a di-hidrotestosterona (DHT) pela enzima 5α-redutase tipo 2, será responsável pela manutenção e desenvolvimento dos ductos de Wolff (testosterona) e pela virilização da genitália externa (di-hidrotestosterona). A diferenciação prostática, resultante de evaginação endodérmica da uretra pélvica, também a cargo da DHT, ocorre por volta de 10 semanas de vida intrauterina. O processo de virilização da genitália externa pela DHT requer a integridade do receptor androgênico. A produção de T se inicia com 8,5 semanas de vida intrauterina, e o período que vai de 9 a 11 semanas é chamado de período crítico da embriogênese.

O segundo hormônio importante na diferenciação sexual do sexo masculino é produzido pelas células de Sertoli a partir de 7,5 semanas de vida intrauterina, o hormônio antimülleriano (AMH), responsável pela regressão dos ductos de Müller pro meio de um processo de apoptose.

Os ductos de Wolff, por ação local e parácrina da T, diferenciam-se em epidídimo, canais deferentes, vesículas seminais e ductos ejaculatórios, completando-se o desenvolvimento no 3º mês de vida intrauterina.

A virilização da genitália externa masculina depende de três passos básicos: (1) síntese adequada de T pelo testículo fetal, (2) redução de T a DHT pela 5 α-redutase tipo 2 existente e (3) presença e função adequada de receptores intracelulares nas células-alvo.

A ação androgênica começa a se manifestar pelo aumento da distância anogenital. Até a 14ª semana, o tamanho do clitóris e do pênis é o mesmo, começando, a partir desse momento, um crescimento acelerado desse último. Iniciado o crescimento rápido do tubérculo genital, ele levará consigo as duas pregas uretrais que formarão as paredes laterais de um sulco profundo – *sulco uretral ou urogenital* – que se estende por toda a face caudal do tubérculo genital aumentado, agora chamado de *falo*.

As pregas uretrais vão fechar-se até o final do 3º mês, formando então o conduto da uretra peniana. No 4º mês de vida intrauterina, as células ectodérmicas da ponta do pênis proliferam, invaginam-se e formam um cordão maciço que se estende ao interior da uretra no corpo do pênis. Esse cordão irá transformar-se em tubo, constituindo a porção balânica da uretra peniana.

Por volta de 3 meses e meio de vida intrauterina, o testículo começa um deslizamento por baixo do peritônio, em direção caudal, graças à ação do AMH numa fase inicial, da gonadotrofina coriônica, a seguir, e finalmente por ação androgênica, chegando à bolsa escrotal simultaneamente ao nascimento.

Sexo feminino

Na ausência do cromossomo Y, ao contrário do que ocorre em animais inferiores, são necessários dois cromossomos X para que a gônada se desenvolva no ovário.

Retomando o estádio de gônada indiferenciada, o epitélio superficial da gônada feminina, diferentemente do que ocorre no sexo masculino, continua a proliferar, dando origem a uma segunda geração de cordões, os cordões corticais, que penetram o mesênquima subjacente, permanecendo, porém, próximos à superfície da gônada. Esses cordões se desagregam em acúmulos celulares isolados, cada um com uma ou mais células germinativas primitivas. Tais células posteriormente se converterão em oogônias, enquanto as células epiteliais circundantes, que provêm do epitélio superficial, formarão as células foliculares.

Por volta de 9 semanas de vida intrauterina, terminado o período crítico, o primórdio genital está irreversivelmente destinado a ser feminino e não pode mais ser induzido a diferenciar-se em gônada masculina.

A partir de 9 semanas de vida intrauterina, os ductos de Müller (que não sofreram apoptose induzida pelo AMH) vão desenvolver-se, dando origem às trompas de Falópio e ao conduto uterovaginal. Esse último fará sua diferenciação em útero e terço proximal da vagina.

A modificação dos genitais externos é muito menos notável na menina do que no menino: o tubérculo genital aumenta um pouco e forma o clitóris; as pregas genitais não sofrem fusão, convertendo-se em lábios menores, ao passo que as eminências genitais crescem muito e vão formar os lábios maiores. O sulco urogenital permanece aberto e forma o vestíbulo vaginal. A gônada se desloca muito menos na mulher, situando-se, ao final de todo o processo embriogênico, abaixo do estreitamento da pelve verdadeira.

MECANISMOS MOLECULARES ENVOLVIDOS NO PROCESSO DE DETERMINAÇÃO GONADAL

Desde a década de 1950, o papel do cromossomo Y tem sido reconhecido como vital para a determinação testicular, mas logo se reconheceu que não era o cromossomo Y como um todo, mas uma região situada no seu braço curto (região 1 A 1, com 35 Kb), que continha a sequência sinalizadora para a gônada indiferenciada seguir a testículo. Essa pequena região passou a ser chamada de *sex-determining region on the y chromosome* (SRY) e se constitui num gene com apenas um éxon.

No entanto, a caracterização do SRY não esclareceu totalmente o problema da determinação gonadal, porque logo ficou aparente que outros genes no cromossomo X (p. ex., DAX-1) ou em autossomos também deveriam estar implicados nesse processo, o qual se foi revelando muito mais complexo do que inicialmente imaginado (Fig. VII.8.1). A maioria dos distúrbios da determinação gonadal com causas conhecidas pode ser explicada por mutação em um dos três fatores de transcrição localizados no centro da via de determinação sexual: SRY, SOX-9 (*SRY-box related*) e NR5A-1 (receptor nuclear subfamília 5, grupo A, membro 1, que codifica o fator esteroidogênico – SF-1).

Anormalidades com o gene *Wilms' tumour gene* (WT-1) no cromossomo 11 estão associadas ao desenvolvimento de tumor de Wilms (síndrome de Denys-Drash) e gonadoblastomas (síndrome de Frasier), bem como à combinação de tumor de Wilms, aniridia, anomalias genitais e retardo mental (síndrome WAGR). O gene WT-1 aparentemente está envolvido na formação da gônada bipotencial, sendo sua atuação anterior ao próprio SRY. Também envolvidos no desenvolvimento da gônada bipotencial estão o gene GATA-4 e o LIM-1, recém-clonados.

Recentemente tem surgido um interesse crescente sobre o fator esteroidogênico-1 (SF-1). Trata-se de um receptor nuclear que regula múltiplos genes envolvidos no desenvolvimento das gônadas e glândulas suprarrenais, bem como na síntese de esteroides gonadais e adrenais, AMH e gonadotrofinas. Mutações no SF-1 podem resultar em hipogonadismo primário, disgenesia testicular, ausência de útero, vagina em fundo cego, clitoromegalia e distúrbios psicossexuais.

A progressão posterior da gônada indiferenciada a testículo passa a ser mediada tanto pelo SRY como por genes autossômicos. Há evidências de que o SRY se ligue ao promotor do gene do AMH e controle a expressão de enzimas esteroidogênicas (interação WT-1/SF-1). A pro-

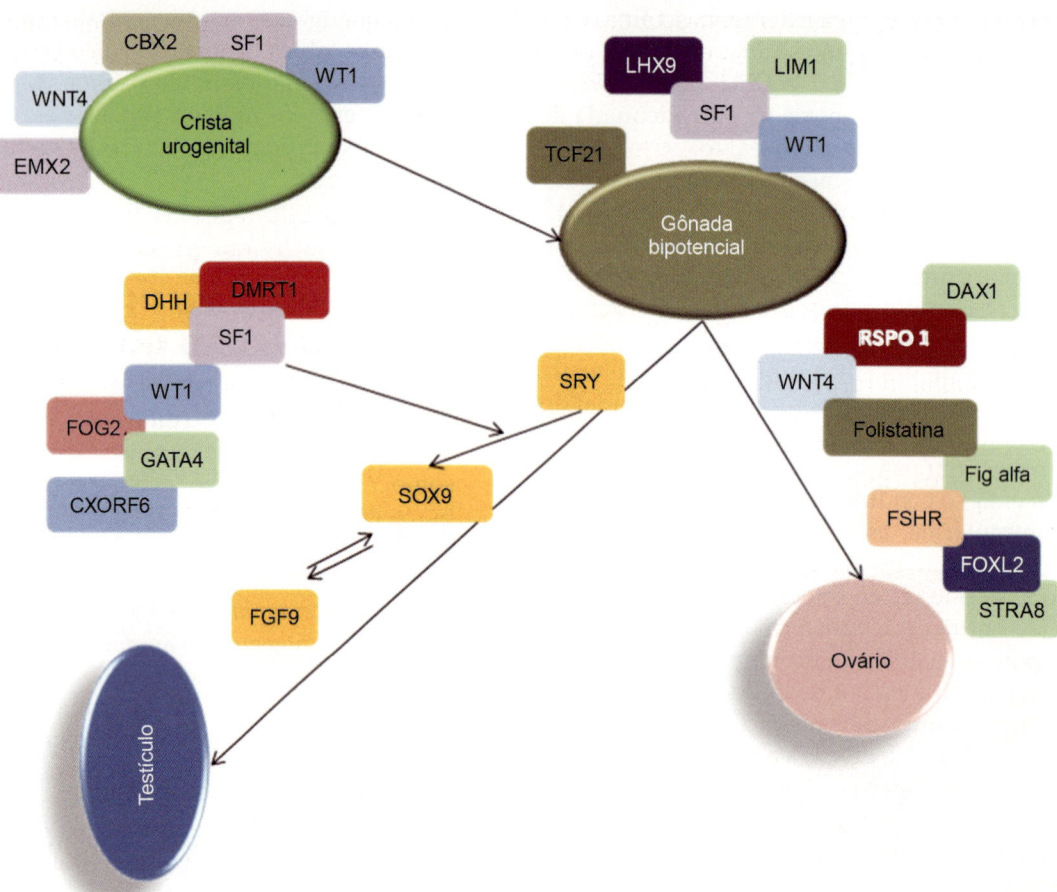

Fig. VII.8.1. Determinação gonadal – genes e fatores de transcrição envolvidos.

dução de um fator de transcrição testicular (GATA-4) ativa também o promotor do AMH e pode estar implicada nesse processo de determinação gonadal.

O gene SOX-9, localizado no cromossomo 17, está relacionado à condrogênese e à diferenciação gonadal. Esse gene é transcrito nas estruturas gonadais masculinas seguindo a expressão do SRY. Defeitos no SOX-9 levam à reversão sexual em indivíduos 46,XY, bem como a alterações esqueléticas conhecidas como displasia campomélica.

Deleções no braço curto do cromossomo 9 (envolvendo os genes DMRT-1 e DMRT-2) têm sido associadas à reversão sexual em indivíduos 46,XY, bem como anomalias faciais (fechamento precoce da sutura frontal), hidronefrose e retardo de desenvolvimento. Deleções no braço longo do cromossomo 10 (10q) também têm sido envolvidas em reversão sexual e retardo mental.

No braço curto do cromossomo X estão genes cuja "dose" é importante para a determinação testicular (DSS – *dose-sensitive sex reversal*) e, juntamente com genes envolvidos na diferenciação da glândula suprarrenal, constituem o *DSS/Adrenal hypoplasia congenital*, no cromossomo X, região 1 (DAX-1). Em situações de duplicação do DAX-1 ocorre reversão sexual em indivíduos 46,XY. Em contraste, mutações em DAX-1, diminuindo sua atividade, levam à falta de formação da glândula suprarrenal e a hipogonadismo hipogonadotrófico.

Já a diferenciação ovariana era tida como a "programação de fábrica" da gônada indiferenciada, no sentido de que, na ausência do SRY, a gônada chegaria ao ovário. Recentemente tem sido mostrado que o gene para R-spondina (RSPO-1), uma vez mutado, leva à reversão sexual feminina para masculina em indivíduos 46,XX. Tem-se formulado a hipótese de que a RSPO-1 possa participar na supressão de vias masculinas de diferenciação em ausência de SRY e na manutenção da sobrevida do oócito, regulando positivamente a sinalização de Wnt-4. Recentes trabalhos demonstram que o destino da gônada indiferenciada é determinado pela ação de sinais que promovem a formação de testículo e de sinais que promovem a formação de ovários. SOX-9 e Fgf-9 forçam a gônada a caminhar para o testículo, enquanto Wnt-4 e possivelmente RSPO-1 forçam a gônada a seguir para o ovário.

Dessa forma, vemos que uma verdadeira cascata de determinação gonadal tem sido construída e talvez ainda estejamos longe de ter esse mapa totalmente concluído. No entanto, a partir do momento em que temos uma gônada diferenciada, fica mais fácil entendermos o que ocorre daí em diante para resultar no fenótipo final do indivíduo.

CRITÉRIOS DIAGNÓSTICOS NAS ANOMALIAS DA DIFERENCIAÇÃO SEXUAL

Definição de ambiguidade genital

Um aspecto básico importante é o conhecimento do médico sobre uma genitália normal. Existem situações de variação da normalidade que podem dar a impressão de ambiguidade genital, como, por exemplo, um capuz clitoriano mais desenvolvido, sem tecido cavernoso, não configura uma hipertrofia clitoriana e, isoladamente, não é uma ambiguidade genital. Esse aspecto é frequentemente observado no prematuro. A não palpação de gônadas numa genitália de aspecto masculino é vista por muitos médicos "inocentemente" como criptorquidia bilateral. As hiperplasias congênitas de suprarrenais (HCSR) podem apresentar tamanho grau de virilização que a criança parece do sexo masculino, porém, sem gônadas palpáveis, na verdade, trata-se de uma menina, com ovários, trompas e útero, mas completamente virilizada (Fig. VII.8.2).

Num estudo realizado por Kaefer e colaboradores com 79 pacientes em que coexistiam criptorquidismo e hipospádia, a incidência de anomalia da diferenciação sexual chegou a 27%. Se gônada não era palpável ao exame clínico, o risco de uma ADS era três vezes maior do que quando era palpada. De forma análoga, quanto maior o grau de hipospádia, maior era a probabilidade de se detectar uma ADS.

Num certo sentido, é sempre melhor suspeitarmos para mais, ou seja, é mais seguro, em caso de dúvida, encaminhar a criança a um serviço especializado para uma avaliação diagnóstica.

De acordo com Danish, qualquer das alterações a seguir mencionadas é suficiente para levantar a suspeita de uma ambiguidade genital:

- **Numa genitália de aspecto masculino:**
  - Gônadas não palpáveis (Figs. VII.8.2 e VII.8.3).
  - Tamanho peniano esticado abaixo de –2,5 desvios-padrão da média de tamanho peniano normal para a idade (Quadro VII.8.2); (ver Fig. VII.8.3).
  - Gônadas pequenas, ou seja, maior diâmetro inferior a 8mm.

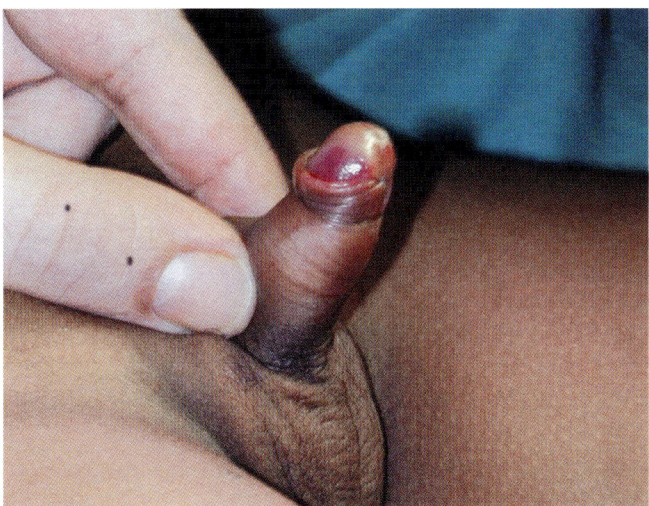

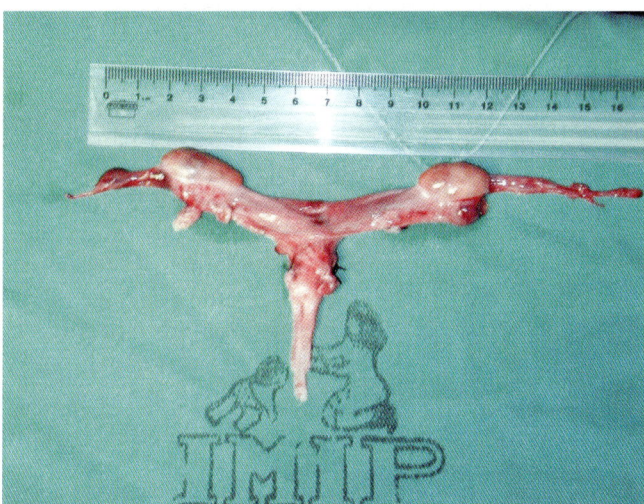

Fig. VII.8.2. Paciente encaminhado por criptorquidia bilateral aos 3 anos de idade. Genitália externa masculina, uretra fálica, ausência de gônadas em blosa escrotal ou região inguinal. A USG pélvica mostrou presença de útero e ovários; cariótipo 46XX. Níveis elevados de 17OHP confirmaram o diagnósico de HCSR por deficiência da 21OH não perdedora de sal. Paciente com sexo social e psicológico definido como masculino. Feito retirada de útero e ovários e manutenção do sexo de criação.

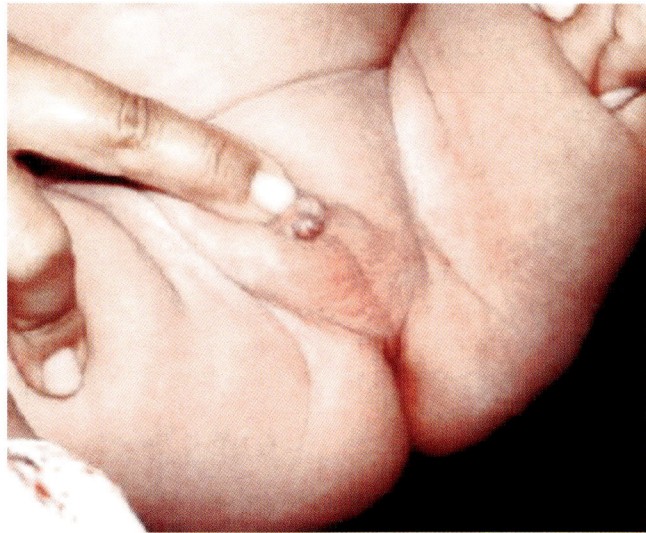

Fig. VII.8.3. Paciente com 1 mês de vida, internado por diarreia, vômitos, com hiponatremia e hipercalemia. O exame da genitália mostra aspecto masculino com micropênis e ausência de gônadas em bolsa escrotal ou região inguinal. A investigação mostrou: USG pélvica – presença de útero e ovários, cariótipo 46XX, níveis elevados de 17OHP, firmando o diagnóstico de HCSR por deficiência da 21OH forma perdedora de sal. Paciente já havia sido registrado no sexo masculino; como o sexo social e o psicológico não estavam estabelecidos, foi feita a redesignação para o sexo feminino, com correção cirúrgica da genitália externa com 1 ano de idade.

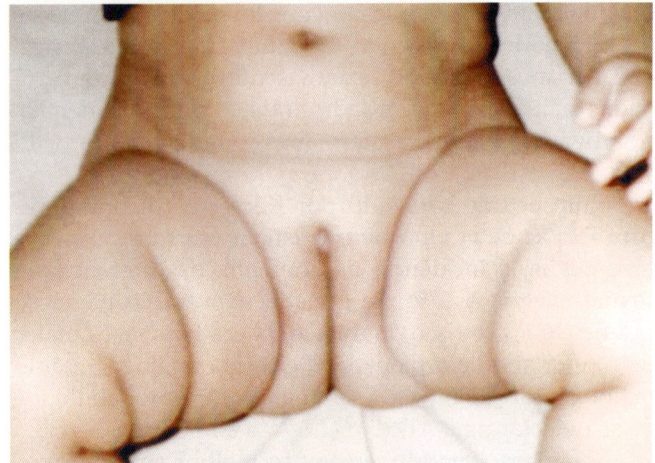

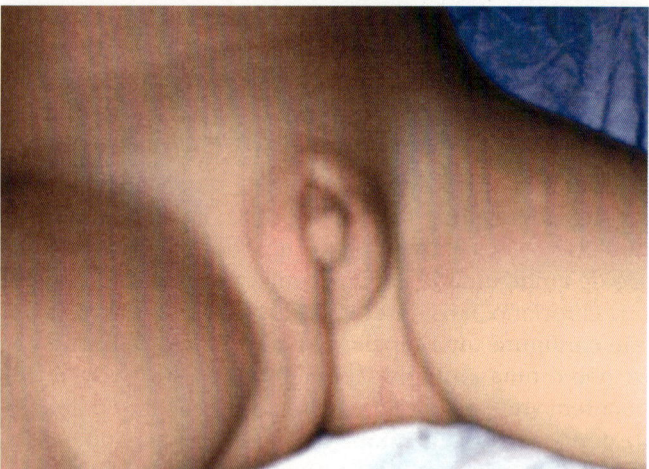

Fig. VII.8.5. Genitália claramente ambígua. A investigação demonstrou tratar-se de hermafroditismo verdadeiro com cariótipo 46XX e ovotestes bilateral. Definido sexo de criação feminino e feita a retirada da porção testicular das gônadas.

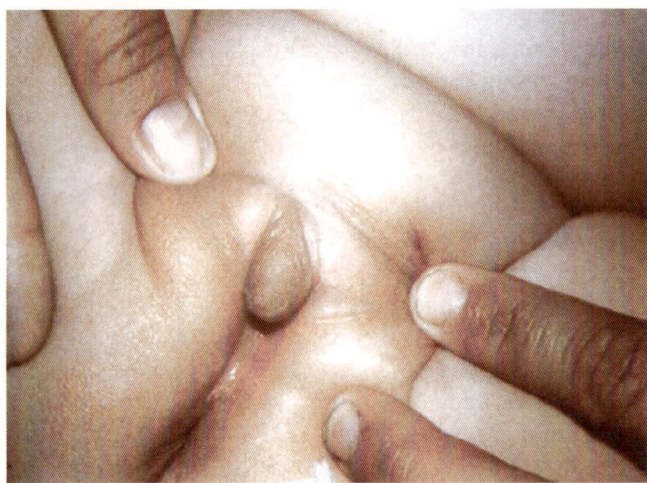

Fig. VII.8.4. Genitália externa aparentemente normal, porém o exame detalhado mostra clitoromegalia, fusão de pregas uretrais e orifício único. A investigação mostrou: USG pélvica: presença de útero e ovários, cariótipo 46XX, níveis elevados de 17OHP, sódio baixo e potássio elevado firmando o diagnóstico de HCSR por deficiência da 21OH forma perdedora de sal.

- Presença de massa inguinal que poderá corresponder a útero e trompas rudimentares.
- Hipospádia.
- **Numa genitália de aspecto feminino:**
  - Diâmetro clitoriano superior a 6mm (Figs. VII.8.4 e VII.8.5).
  - Gônada palpável em bolsa labioescrotal.
  - Fusão labial posterior.
  - Massa inguinal que possa corresponder a testículos.

CLASSIFICAÇÃO DAS ANOMALIAS DA DIFERENCIAÇÃO SEXUAL

Há várias formas de classificar as anomalias da diferenciação sexual: partindo-se de achados clínicos, como presença ou não de gônadas, partindo-se do cariótipo ou partindo-se do presumido defeito que teria originado aquele fenótipo particular. Utilizaremos aqui a classificação sindrômica de acordo com as gônadas:

Quadro VII.8.2. Tamanho peniano tracionado (em cm) para diferentes idades

Idade	Média ± DP	Média – 2,5 DP
RN – 30 semanas	2,5 ± 0,4	1,5
34 semanas	3,0 ± 0,4	2,0
Termo	3,5 ± 0,4	2,5
0-5 meses	3,9 ± 0,8	1,9
6-12 meses	4,3 ± 0,8	2,3
1-2 anos	4,7 ± 0,8	2,6
2-3 anos	5,1 ± 0,9	2,9
3-4 anos	5,5 ± 0,9	3,3
4-5 anos	5,7 ± 0,9	3,5
5-6 anos	6,0 ± 0,9	3,8
6-7 anos	6,1 ± 0,9	3,9
7-8 anos	6,2 ± 1,0	3,7
8-9 anos	6,3 ± 1,0	3,8
9-10 anos	6,3 ± 1,0	3,8
10-11 anos	6,4 ± 1,1	3,7
Adulto	13,3 ± 1,6	9,3

1. Disgenesia gonadal (DG): a gônada é um estroma fibroso (*streak*). Ocorre disgenesia gonadal pura quando há *streak* bilateral e mista quando a gônada disgenética é unilateral, administrando-se um testículo contralateral.
2. ADS 46,XX (pseudo-hermafroditismo feminino; PHF): as gônadas são exclusivamente ovários.
3. ADS 46,XY (pseudo-hermafroditismo masculino, PHM): as gônadas são exclusivamente testículos.

4. ADS ovotesticular (hermafroditismo verdadeiro, HV): coexistência no mesmo indivíduo de tecido testicular e ovariano.
5. Defeitos embriogenéticos não atribuíveis a gônadas, hormônios ou alterações cariotípicas.

ABORDAGEM DIAGNÓSTICA DAS ANOMALIAS DA DIFERENCIAÇÃO SEXUAL

As anomalias da diferenciação sexual nem sempre se apresentam como ambiguidade genital e, portanto, nem sempre são diagnosticadas precocemente. Assim, as insensibilidades completas a andrógenos levando a um fenótipo feminino poderão não ser diagnosticadas até a época puberal, quando a queixa de amenorreia primária pode levar ao diagnóstico. O mesmo ocorre com alguns casos de ADS ovotesticular (hermafroditismo verdadeiro), nos quais a genitália externa se apresenta normal e a descoberta ocasional numa cirurgia exploradora poderá revelar a presença de testículo e ovário no mesmo indivíduo. A ADS 46,XX testicular (homem XX), a síndrome de Turner e a síndrome de Klinefelter são outros exemplos em que o diagnóstico pode ser feito apenas em época posterior de vida e somente um alto grau de atenção a pequenos detalhes clínicos pode propiciar um diagnóstico mais precoce. No entanto, podemos dizer que a grande maioria das anomalias do desenvolvimento sexual se apresenta com alguma anormalidade da genitália externa e deve obrigatoriamente ser diagnosticada em berçário.

Uma vez detectada a ambiguidade, a obtenção de dados de anamnese, de exame físico, laboratoriais e radiológicos, bem como a avaliação psicológica da criança e dos familiares quanto à identidade sexual já presente, é fundamental para a correta orientação do caso, ou seja, deve haver uma equipe multiprofissional em que o endocrinologista, pediatra, psiquiatra/psicólogo, geneticista, cirurgião e assistente social somem esforços no sentido de se obter uma visão ampla e clara do problema em questão e da melhor conduta a ser tomada em cada caso.

A família deve ser imediatamente comunicada de que há uma anormalidade genital e de que exames complementares serão necessários para a identificação do sexo. É importante utilizar termos neutros ao falar com os familiares, reforçar que a criança tem somente um sexo, o qual não é possível ser definido apenas com o exame da genitália externa, e jamais deixar a impressão de que a criança tem dois sexos. Deve-se solicitar que o registro da criança seja adiado.

Anamnese

Os pontos a seguir devem constar obrigatoriamente na história de uma criança com genitália ambígua:

Quadro VII.8.3. Classificação das anomalias da diferenciação sexual

ADS 46,XX	ADS 46,XY
Hiperplasia congênita das suprarrenais • deficiência da 21-hidroxilase (CYP21) • deficiência da 11-hidroxilase (CYP11B1) • deficiência da 3β-hidroxiesteroide desidrogenase (3BHSD2) • deficiência da 20,22-desmolase (CYP11A) • deficiência da 17-hidroxilase (CYP17) **Deficiência de aromatase** **Deficiência da P450 oxidorredutase** **Resistência a glicocorticoides** **Andrógenos maternos ingeridos e/ou produzidos** **Idiopático**	**Alterações no desenvolvimento gonadal** Síndrome da regressão testicular Agonadismo (regressão entre a 8ª e a 12ª semana) Testículos rudimentares (regressão entre a 14ª e a 20ª) Anorquia (regressão após a 20ª semana) Agenesia ou Hipogenesia de células de Leydig **Distúrbios da função testicular** Deficiência ou anormalidade de LH ou de seu receptor Síndrome da persistência dos ductos de Müller **Defeitos de síntese de Testosterona** Deficiência enzimática • 20,22-desmolase (CYP11A) • 3β-hidroxiesteroide desidrogenase tipo 2 (3BHSD2) • 17-hidroxilase (CYP17) • 17,20-desmolase (CYP17) • 17β-hidroxiesteroide desidrogenase tipo 3 • Interferência por ingestão hormonal materna
ADS por disgenesia gonadal Disgenesia gonadal pura 46XY e 46XX Disgenesia gonadal mista Disgenesia dos túbulos seminíferos (Sd Klinefelter) Disgenesia gonadal e suas variantes (Sd Turner)	**Distúrbios dos tecidos-alvo dependentes de andrógenos** Deficiência de 5α redutase tipo 2 (SRD5A2) Síndrome da insensibilidade androgênica: parcial ou completa Idiopática
Defeitos embriogenéticos não atribuíveis a gônadas ou hormônios ou a alterações cariotípicas Epispádia Transposição peno-escrotal Pênis bífido associado a extrofia vesical Agenesia de pênis associada a ânus imperfurado Ausência congênita de vagina Tumor de Willms com cariótipo 46,XY (WT1) Agenesia renal com cariótipo 46,XX Quadros sindrômicos	**ADS ovotesticular** Ovário + testículo Ovotestes + ovotestes Ovotestes + ovário ou testículo **ADS 46,XX testicular** – homem XX

1. Ingestão materna de fármacos potencialmente virilizantes (andrógenos, progesterona) ou feminilizantes (ciproterona, progestágenos) entre 8 e 12 semanas de gestação.
2. Muitas das etiologias das ambiguidades genitais apresentam transmissão genética, e dados familiares podem ser informativos. Verificar se há casos semelhantes na família ou se houve mortes inexplicadas por desidratação, o que pode sugerir a presença de casos com hiperplasia congênita de suprarrenal.
3. Verificar a presença de doença virilizante materna, ingestão materna de hormônios virilizantes ou virilização materna durante a gestação (deficiência de P450 oxidorredutase, deficiência de aromatase, luteoma gravídico).

Exame físico

Ao exame clínico, verificar a presença de malformações, particularmente anorretais e de coluna terminal. Nesses casos, a ambiguidade genital pode ser apenas uma malformação sem base hormonal. O estado de hidratação, a pilificação corpórea e a pressão arterial são importantes. Apesar de as características clínicas da genitália externa não permitirem um diagnóstico etiológico, são muito úteis para dirigir a priorização de exames e de testes funcionais que deverão ser realizados naquele paciente. Os seguintes elementos deverão ser cuidadosamente avaliados ao exame físico:

- **Gônadas**: localização, tamanho e consistência. Gônadas palpáveis em bolsa labioescrotal ou são testículos ou ovotestículos, constituindo-se no elemento mais elucidativo do exame físico. A ausência de gônadas palpáveis deixa ADS 46,XX ou ADS ovotesticular (PHF ou HV) como hipóteses diagnósticas sindrômicas mais prováveis. A presença de gônadas indica ADS 46,XY (PHM) como causa sindrômica mais provável.
- **Falo**: caracterização do tamanho em relação às medidas consideradas normais. (Ver Quadro VII.8.2.)
- **Posicionamento do meato uretral**: aliado ao tamanho do falo, esse dado é de grande importância na conduta a ser tomada quanto ao sexo de criação, evidentemente desde que o sexo social não esteja ainda estabelecido, quando, então, assume a maior importância na decisão final quanto à atribuição do sexo.

Ao se avaliar uma genitália externa, a direção inicial para os exames laboratoriais pode ser dada pela presença ou ausência de gônadas palpáveis. Assim, podem-se selecionar três situações:

1. **Não há gônadas palpáveis**: o diagnóstico mais provável é de ADS 46,XX (pseudo-hermafroditismo feminino) devido à hiperplasia congênita de suprarrenal. Desequilíbrio eletrolítico (hiponatremia e hipercalemia) reforça ainda mais o diagnóstico.
   - *ADS ovotesticular ou ADS 46,XX testicular (hermafroditismo verdadeiro ou homem XX)*: nesse caso, a caracterização histológica das gônadas, através de laparoscopia ou mesmo laparotomia exploradora, é essencial ao diagnóstico. A estimulação prévia com gonadotrofina coriônica humana (HCG) com dosagem de testosterona antes e após o estímulo pode revelar elevação dos níveis, podendo-se, a partir daí, inferir a presença de tecido testicular. Mais específica do que a própria dosagem de testosterona é a dosagem de hormônio antimülleriano, que pode demonstrar a presença de células de Sertoli, melhor marcador de tecido testicular do que a presença de células de Leydig. Avaliamos a possibilidade da detecção de tecido ovariano, ao lado de tecido testicular, por meio da estimulação com hormônio luteinizante (LH) e hormônio foliculocirculante (FSH), o que se mostrou factível, com elevação de estradiol (acima de 50pg/mL nos casos em que havia a presença de tecido ovariano) e de inibina A (um marcador de tecido ovariano, não presente em testículo).
   - *Disgenesia gonadal mista*: nesses casos, a apresentação mais comum é de um testículo de um lado e de um *streak* (gônada fibrosa semelhante à da síndrome de Turner) do outro, e o cariótipo mais comum é o mosaicismo 46,XY/45,X. No entanto, há casos em que as gônadas não são palpáveis. Também nesses casos a laparotomia exploradora se faz necessária para definição diagnóstica.
   - *Virilização por hormônios ingeridos ou produzidos pela mãe, incluindo defeito de aromatase, deficiência de P450 oxidorredutase*: nos casos de ingestão, o diagnóstico é sempre de exclusão, nunca sendo possível afirmar que tal medicação ingerida em época crítica da embriogênese foi a real causadora do problema em questão. Deve-se lembrar que as formas idiopáticas não podem ser descartadas nesses casos.
   - *Agenesia renal*: situação que responde por algumas ambiguidades genitais, razão pela qual a urografia excretora ou um exame ultrassonográfico renal sempre devem fazer parte da exploração, nesses casos.
2. **Ambas as gônadas são palpáveis**: o diagnóstico mais provável é ADS 46,XY (pseudo-hermafroditismo masculino), não se podendo excluir, no entanto, ADS ovotesticular ou disgenesia gonadal mista.
   - *Cariótipo 46,XY*: a avaliação inicial nesse caso será a da integridade da via sintética de testosterona. Para tal, utiliza-se gonadotrofina coriônica humana, dosando-se os hormônios da via sintética de testosterona, tanto antes quanto depois do estímulo. Se a resposta for boa, estarão excluídos todos os defeitos de síntese de T, hipogenesia/agenesia de células de Leydig ou anorquia. Relação T/DHT normal exclui defeito de conversão periférica, enquanto uma relação elevada firma o diagnóstico de deficiência de 5α-redutase. Caso não ocorra elevação de T após teste com HCG, há duas possibilidades: defeito de síntese de T (a elevação do precursor imediato ao bloqueio localiza o defeito enzimático) ou falta de

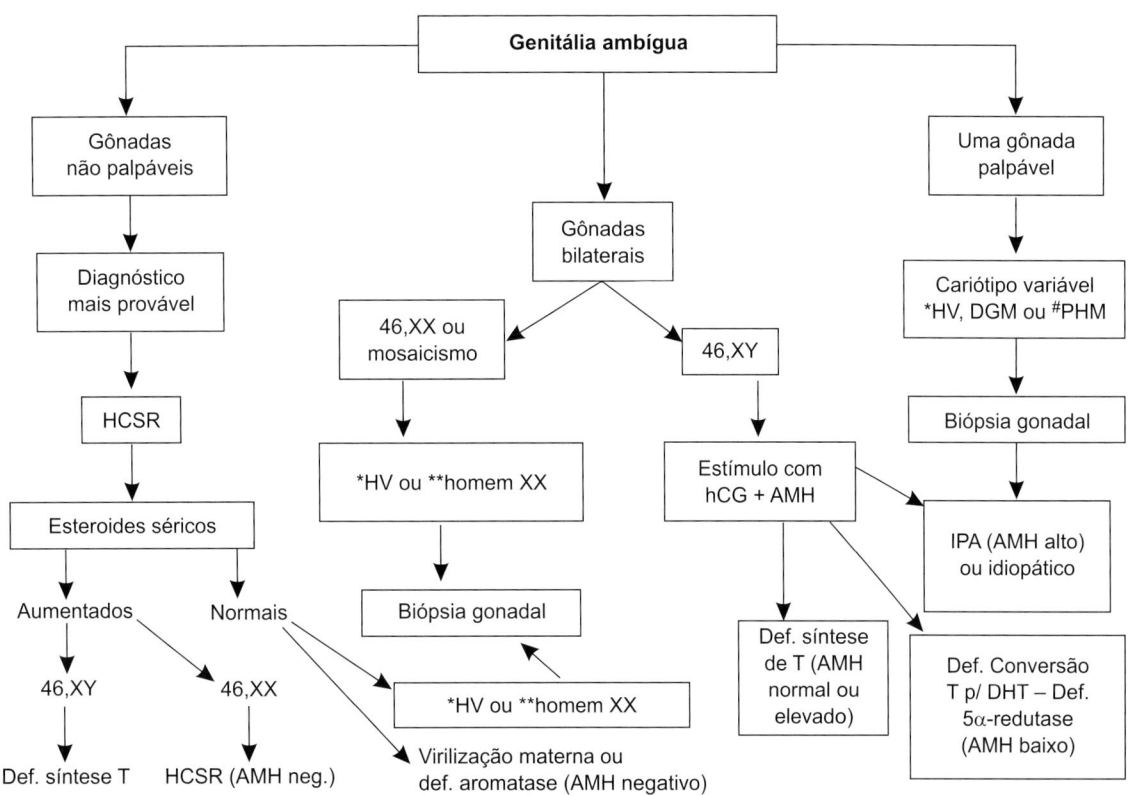

Fig. VII.8.6. Roteiro diagnóstico nas ambiguidades genitais, partindo-se da presença ou ausência de gônadas palpáveis

produção de T por disgenesia testicular, anorquia ou hipoplasia de células de Leydig, situações em que não ocorre elevação de precursores.

Por exclusão, podemos ter as insensibilidades parciais a andrógenos, ou seja, ocorrem adequada produção de T e conversão de T a DHT, mas a atuação periférica de DHT está comprometida pela falta ou pela incapacidade funcional dos receptores androgênicos.

- *Cariótipo 46,XX*: o diagnóstico provável é de ADS ovotesticular ou ADS 46,XX testicular, necessitando-se de biópsia gonadal para o diagnóstico de certeza.
- *Mosaicismos*: nesses casos, sempre necessitaremos demonstrar qual tecido gonadal está presente, por meio de testes de estímulo (HCG, FSH) e/ou biópsia gonadal para elucidação diagnóstica.
3. **Apenas uma gônada é palpável**: pode tratar-se de disgenesia gonadal mista, ADS ovotesticular ou ADS 46,XY, necessitando-se de laparoscopia/laparotomia e biópsia gonadal para diagnóstico definitivo. A Fig. VI.8.6 resume o roteiro diagnóstico baseado na presença ou ausência de gônadas palpáveis.

Avaliação radiológica

O estudo contrastado dos ductos internos (genitograma) pode dar informações quanto à presença de derivados müllerianos (útero, trompas, terço proximal de vagina) e oferecer ao cirurgião elementos para o planejamento cirúrgico. A ultrassonografia também tem-se mostrado útil para evidenciar a presença de útero e/ou cavidade vaginal, bem como para demonstrar gônadas em situação intra-abdominal, sem, no entanto, permitir a caracterização do tipo de gônada presente. Deve-se lembrar, no entanto, que o não encontro de gônadas ao ultrassom não significa, necessariamente, que tais estruturas não estejam presentes, havendo necessidade, em casos selecionados, de laparotomia exploradora ou laparoscopia para uma completa elucidação das estruturas presentes e o consequente planejamento terapêutico.

TRATAMENTO DAS ANOMALIAS DA DIFERENCIAÇÃO SEXUAL E SEXO DE CRIAÇÃO

A partir da constatação de uma anomalia da diferenciação sexual com graus variados de ambiguidade genital, todo um trabalho de elucidação etiológica deve ser desencadeado e deverá culminar numa conduta quanto ao sexo de criação e em um tratamento da condição básica. O tratamento pode requerer intervenção medicamentosa, como reposição hormonal e intervenção cirúrgica, no sentido de adaptar, da melhor forma possível, o aspecto fenotípico ao sexo de criação escolhido.

Várias são as possibilidades etiológicas, e o tratamento depende da etiologia. Deve ser lembrado que as condições que colocam em risco a vida do paciente são as formas perdedoras de sal da hiperplasia congênita das suprarrenais e os quadros malformativos, em que uma malformação grave pode estar presente, associada a uma alteração genital que é, na verdade, mais uma dentre as várias malformações.

A questão de maior importância no tratamento de crianças com diferenciação sexual anômala é a escolha do sexo de criação, e, a partir daí, todas as outras condutas terapêuticas, no que concerne ao tratamento clínico e ao tratamento cirúrgico, são decorrência da opção tomada. Além do sexo social, o diagnóstico etiológico e as condições anatômicas presentes, permitindo uma abordagem cirúrgica eficiente, desempenham parte importante nessa decisão.

O sexo social deve ser avaliado com muito cuidado e por profissionais experimentados em tal abordagem, já que, uma vez estabelecido, passa a ter papel preponderante no sexo definido a ser escolhido para a criança. Acreditamos que, mais do que a idade do paciente, a avaliação da identidade sexual pode dar a informação desejada. Classicamente, a partir de 3 anos de idade, o sexo social já está plenamente estabelecido, pois ele acompanharia, do ponto de vista de desenvolvimento, a aquisição da fala. No entanto, nós já tivemos caso de criança com 9 anos de idade sem identidade sexual estabelecida, o que permitiu uma modificação do seu sexo de criação numa idade em que, teoricamente, tal conduta seria impossível.

Uma vez escolhido o sexo de criação, a correção cirúrgica virá a seguir, removendo-se todas as estruturas que não digam respeito ao sexo escolhido. Para exemplificarmos, na insensibilidade parcial a andrógenos com opção para o sexo feminino, os testículos deverão ser removidos. A cirurgia estética da genitália externa muitas vezes é feita num primeiro tempo logo após o diagnóstico, deixando-se a correção definitiva para época posterior ao estirão pubertário. Na época da puberdade, os casos que não apresentem gônadas funcionantes deverão ter uma puberdade induzida por hormônios exógenos.

Um aspecto importante do tratamento é o seguimento psicológico que essas crianças e os familiares deverão ter. As dúvidas que surgem, tanto para os familiares quanto para a própria criança, devem ser respondidas por uma equipe treinada no tratamento de tais casos. As consultas deverão dispor de tempo adequado para que todos possam expressar claramente suas questões, seus medos e suas inseguranças, e o papel da equipe multiprofissional é de apoio e compreensão, com o objetivo de contribuir para a criação de um indivíduo adulto adaptado ao contexto social em que vive e à sua própria condição.

BIBLIOGRAFIA

Damiani D, Guerra-Júnior G. New definitions and classifications of the intersexual states: in which the Chicago Consensus has contributed to the state of the art? Arq Bras Endocrinol Metabol 2007; 51(6):1.013-1.017.

Damiani D. Disorders of sexual development – still a big challenge! [editorial]. J Pediatr Endocrinol Metab 2007; 20:749-750.

DiNapoli L, Capel B. SRY and the standoff in sex determination. Mol Endocrinol 2008; 22(1):1-9.

Dreger AD, Chase C, Sousa A, Gruppuso PA, Frader JB. Changing the nomenclature/taxonomy for intersex: a scientific and clinical rationale. J Pediatr Endocrinol Metab 2005; 18:729-733.

Ferguson-Smith M. The evolution of sex chromosomes and sex determination in vertebrates and the key role of DMRT1. Sex Dev 2007; 1:2-11.

Gubbay J, Collignon J, Koopman P et al. A gene mapping to the sex-determining region of the mouse Y chromosome is a member of a novel family of embryologically expressed genes. Nature 1990; 346:245-250.

Hasegawa T, Fukami M, Sato N et al. Testicular dysgenesis without adrenal insufficiency in a 46,XY patient with a heterozygous inactive mutation of steroidogenic factor-1. J Clin Endocrinol Metab 2004; 89:1.595-101.

Hiort O, Holterhus PM. The molecular basis of male sexual differentiation. Eur J Endocrinol 2000; 142:101-110.

Hughes IA, Houk C, Ahmed SF, Lee PA, LWPES1/ESPE2 Consensus Group. Consensus statement on management of intersex disorders. Arch Dis Child 2006; 91:554-562.

Jacobs P, Strong J. A case of human intersexuality having a possible XXY sex determining mechanism. Nature 1959; 183:302-303.

Kaefer M, Diamond D, Hendren WH et al. The incidence of intersexuality in children with cryptorchidism and hypospadias: stratification based on gonadal palpability and meatal position. J Urol 1999; 162:1.003-1.006.

Koopman P, Gubbay J, Vivian N et al. Male development of chromosomally female mice transgenic for Sry. Nature 1991; 351:117-121.

Krob G, Braun A, Kuhnle U. True hermaphroditism: geographical distribution, clinical findings, chromosomes and gonadal histology. Eur J Pediat 1994; 153:2-10.

Laitinen MPE, Anttonen M, Ketola I et al. Transcription factors GATA-4 and GATA-6 and a GATA family cofactor, FOG-2, are expressed in human ovary and sex cord-derived ovarian tumors. J Clin Endocrinol Metab 2000; 86:3.476-3.483.

Lee PA, Mazur T, Danish R, et al. Micropenis. I – Criteria, etiologies, and classification. Johns Hopk Med J 1980; 146:156-163.

Maciel-Guerra AT, Guerra-Júnior G. Menino ou menina? Os distúrbios da diferenciação do sexo. São Paulo: Editora Manole Ltda, 2002.

Michel-Calemard L, Lesca G, Morel Y et al. Campomelic acampomelic dysplasia presenting with increased nuchal translucency in the first trimester. Prenat Diagn 2004; 24:519-523.

Miyamoto Y, Tanikguchi H, Hamel F, Silversides DW, Viger RS. A GATA4/WT1 cooperation regulates transcription of genes required for mammalian sex determination and differentiation. BMC Mol Biol 2008; 9:44.

Nachtigal MW, Hirokawa Y, Enyeart-VanHouten DL et al. Wilms' tumor 1 and Dax-1 modulate the orphan nuclear receptor SF-1 in sex-specific gene expression. Cell 1998; 93:445-454.

Nikolova G, Vilain E. Mechanisms of disease: transcription factors in sex determination – relevance to human disorders of sex development. Nat Clin Pract Endocrinol Metab 2006; 2(4):231-238.

Sax L. How common is intersex? a response to Anne Fausto-Sterling. J Sex Res 2002; 39:174-178.

Sekido R, Lovell-Badge R. Sex determination involves synergistic action of SRY and SR1 on a specific Sox9 enhancer. Nature 2008; 453:930-934.

Sinclair AH, Berta P, Palmer MS et al. A gene from the human sex-determining region encodes a protein with homology to a conserved DNA-binding motif. Nature 1990; 346:240-244.

Tomizuka K, Horikoshi K, Kitada R et al. R-spondin 1 plays an essential role in ovarian development through positively regulating Wnt-4 signaling. Hum Mol Genet 2008; 17(9):1.278-1.291.

Wilson JD, Griffin JE, Russel DW. Steroid 5α-reductase 2 deficiency. Endocr Rev 1993; 14:577-593.

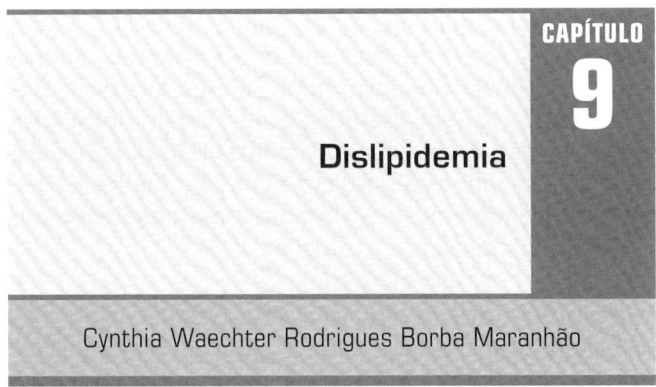

CAPÍTULO 9

Dislipidemia

Cynthia Waechter Rodrigues Borba Maranhão

INTRODUÇÃO

O processo aterosclerótico se inicia desde a infância. Estudos mostram que crianças, adolescentes e adultos jovens que faleceram por acidentes já apresentavam lesões ateroscleróticas e que elas estão relacionadas a altos níveis lipídicos ou a outros fatores de risco cardiovascular, como obesidade, hipertensão e tabagismo.

A coorte de Bogalusa avaliou a associação entre alterações na espessura da camada íntima-média da carótida de adultos e a correlação com fatores de risco mensurados desde a infância, mostrando que a lipoproteína de baixa densidade (LDL) e o índice de massa corpórea (IMC) medidos na infância se correlacionam positivamente com as alterações da carótida, vistas em adultos jovens. Já o estudo Finns, outra coorte prospectiva que avaliou risco cardiovascular e alterações da carótida na idade adulta, concluiu que o valor da LDL, da pressão arterial, do IMC e a presença de tabagismo entre 12 e 18 anos de idade apresentaram relação direta com o aumento da espessura da carótida em adultos de 33 a 39 anos.

CLASSIFICAÇÃO DAS DISLIPIDEMIAS

As dislipidemias podem ser classificadas em primárias, isto é, de causa genética, ou secundárias a outras doenças, como hipotireoidismo e diabetes. A causa mais comum de elevação do colesterol total (CT) é a hipercolesterolemia poligênica, ou seja, aquela em que a herança genética do indivíduo predispõe ao aumento do CT sob algumas circunstâncias, como, por exemplo, a obesidade, que geralmente responde bem ao tratamento dietético. A hipercolesterolemia familiar tem herança monogênica, causada geralmente por uma mutação no receptor de LDL, a qual é fortemente associada a risco de doença cardiovascular prematura, com a necessidade de tratamento medicamentoso.

AVALIAÇÃO DA DISLIPIDEMIA NA INFÂNCIA

Os níveis de colesterol variam de acordo com a fase de desenvolvimento da criança. Há um aumento importante até os 2 anos de idade e, durante a infância, esses níveis se assemelham aos de um adulto jovem, para, então, diminuir um pouco mais durante a adolescência.

O *National Cholesterol Education Program* (NCEP) recomenda avaliar o perfil lipídico de crianças com história familiar de doença cardiovascular prematura (menos de 55 anos no homem e menos de 65 anos na mulher) ou dislipidemia. Também recomenda avaliação nos casos de história familiar desconhecida ou naquelas crianças com outros fatores de risco, como obesidade, hipertensão e diabetes. As crianças obesas devem ser avaliadas independentemente da história familiar ou de outros fatores de risco.

Ainda de acordo com o NCEP, níveis de CT abaixo de 170mg/dL e LDL de 110mg/dL são aceitáveis (menor que o percentil 75) na infância. Alguns critérios do NCEP têm sido modificados para adolescentes, como triglicerídeos abaixo de 100mg/dL e HDL menor do que 40mg/dL.

A dosagem de APO A-1, relacionada ao metabolismo da hipoproteína de alta densidade (HDL) (ideal acima de 120mg/dL), e de Apo B, envolvida no metabolismo da LDL (ideal abaixo de 90mg/dL), tem tomado especial destaque na infância, particularmente para aqueles pacientes com história familiar de doença cardiovascular prematura (Quadro VII.9.2).

TRATAMENTO

O tratamento inicial consiste em dieta com redução das gorduras totais (30%) e saturadas (7% a 10%) e ingestão de 200mg/dia de colesterol, devendo ser iniciada preferencialmente após os 2 anos, já que, antes dessa idade, as crianças necessitam de uma alta ingestão de gorduras devido ao rápido crescimento e desenvolvimento. Contudo, estudos recentes têm mostrado segurança e eficácia na introdução de dieta com baixo teor de gorduras em crianças a partir de 6 meses de idade.

Quadro VII.9.1. Classificação de Fredickson modificada pela Organização Mundial de Saúde

Tipo	Colesterol total	LDL	Triglicerídeos	Anormalidades de lipoproteínas
I	Elevado	Baixo ou normal	Elevado	Excesso de quilomícrons
IIa	Elevado ou Normal	Elevado	Normal	Excesso de LDL
IIb	Elevado	Elevado	Elevado	Excesso de LDL e VLDL
III	Elevado	Baixo ou normal	Elevado	Excesso de quilomícrons remanescentes e IDL
IV	Elevado ou normal	Normal	Elevado	Excesso de VLDL
V	Elevado	Normal	Elevado	Excesso de quilomícrons e VLDL

IDL, hipoproteína de densidade intermediária; LDL, lipoproteína de baixa densidade; VLDL, lipoproteína de densidade muito baixa.

Quadro VII.9.2. Valores de referência de lípides em mg/dL entre 2 e 19 anos de acordo com o NCEP

	Idade	Desejável	Limítrofe	Aumentado
CT	–	< 170	170-199	200
LDL	–	< 110	–	130
HDL	< 10 anos 10-19 anos	40 35	–	–
TG	< 10 anos 10-19 anos	100 130	–	> 100 > 130

CT, colesterol total; HDL, lipoproteína de alta intensidade; LDL, lipoproteína de baixa densidade.

O ambiente familiar é muito importante para ajudar o paciente a fazer as melhores escolhas e manter uma dieta saudável.

Outras medidas importantes são a utilização de fibras solúveis, as quais diminuem a concentração de LDL, e dos ésteres de estanol e esterol, presentes em margarinas, iogurtes, sucos e cereais, capazes de reduzir o colesterol em 5% a 10%.

O aumento da atividade física afeta primariamente as concentrações de HDL e triglicerídeos, mas tem sido relatada melhora da LDL.

Tratamento medicamentoso

O tratamento medicamentoso já tem sido utilizado em crianças a partir dos 8 anos, com segurança relatada em alguns estudos.

A medicação deve ser iniciada se houver LDL maior do que 190mg/dL e história familiar incerta ou negativa para doença cardiovascular, assim como se houver LDL maior do que 160mg/dL e história familiar de doença cardiovascular prematura ou dois ou mais fatores de risco, como obesidade, hipertensão e síndrome metabólica. Em crianças com diabetes, o tratamento deve ser considerado quando o LDL for maior do que 130mg/dL.

Resinas ligadoras de ácidos biliares

Atuam realizando a ligação do colesterol da dieta aos ácidos biliares no lúmen intestinal, prevenindo a recaptação para a circulação êntero-hepática. Representadas pela colestiramina e pelo colesevalam, apresentam efeitos colaterais apenas relacionados ao trato gastrointestinal. Apresentam redução de 10% a 15% no LDL.

Estatinas

As estatinas inibem a enzima 3-hidróxi-3-metil-glutaril coenzima A redutase, reduzindo a síntese endógena do colesterol com aumento do *clearance* de LDL. Podem diminuir os níveis de colesterol em 20% a 50%. A atorvastatina (10mg/dia), lovastatina (40mg/dia), pravastatina (40mg/dia) e sinvastatina (20mg/dia) são aprovadas pelo Food and Drug Administration (FDA) para uso em crianças com hipercolesterolemia familiar. Efeitos adversos incluem aumento das transaminases e creatinoquinase (CK), além de efeitos teratogênicos.

Inibidor da absorção do colesterol

O ezetimibe ainda não é aprovado pelo FDA para uso em crianças, exceto nos casos de hipercolesterolemia familiar. Em adultos tem sido associado às estatinas. Seus efeitos colaterais se limitam a desconforto gastrointestinal e tem se mostrado como um fármaco potencialmente útil para o tratamento em crianças.

Fibratos

Seu uso está limitado a adolescentes com triglicerídeos acima de 500mg/dL, com aumento do risco de pancreatite. Têm efeitos adversos semelhantes aos das estatinas.

BIBLIOGRAFIA

Bandeira F (ed.). *Endocrinologia e diabetes*. Rio de Janeiro: MEDSI, 2003:1.009.

Cook S, Weitzman M, Auinger P, Nguyen M, Dietz WH. Prevalence of a metabolic syndrome phenotype in adolescents: findings from the third National Health and Nutrition Examination Survey, 1988-1994. Arch Pediatr Adolesc Med 2003; 157:821-827.

Daniels SR, Greer FR. Lipid screening and cardiovascular health in childhood. Pediatrics 2008; 122:198-208.

Kwiterovich Jr. PO. Recognition and management of dyslipidemia in chidren and adolescents. J Clin Endocrinol Metab 2008; 93(11):4.200-4.209.

Li S, Chen W, Srinivasan SR, et al. Bogalusa Heart Study. Childhood cardiovascular risk factors and carotid vascular changes in adulthood. JAMA 2003; 290:2.271-2.276.

McGill Jr. HC, McMaban CA, Zieske AW et al. Effect of nonlipid risk factors on atherosclerosis in youth with favorable lipid profile. Pathobiological Determinants of Atherosclerosis in Youth (PDAY) Research Group. Circulation 2001; 103(11):1.546-1.550.

Raitakari OT, Juonala M, Kahonen M et al. Finns Study. Cardiovascular risk factors in childhood and carotid artery intima-media thickness in adulthood. JAMA 2003; 290:2.277-2.283.

Third report of the National Cholesterol Education Program (NCEP) Expert Panel on Detection, Evaluation and treatment of High Blood Cholesterol in Adults (Adult Treatment Panel III) final report. Circulation. 2002; 106:3.143-3.421.

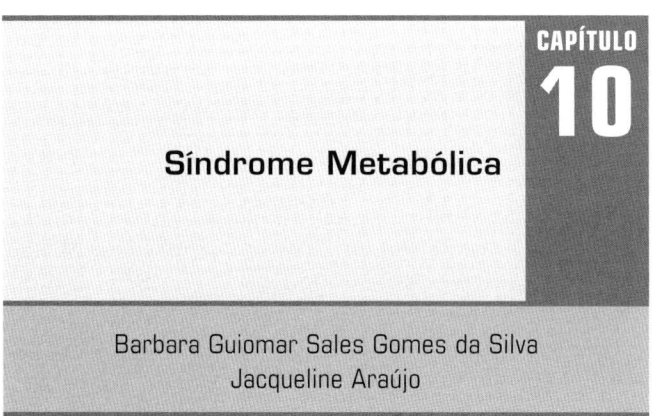

CAPÍTULO 10

Síndrome Metabólica

Barbara Guiomar Sales Gomes da Silva
Jacqueline Araújo

INTRODUÇÃO

Em 1988, Reaven e colaboradores descreveram a "síndrome X", caracterizada por obesidade central, hiperinsulinemia, hiperuricemia, hipertrigliceridemia, hipertensão arterial e propensão à doença cardiovascular. Foi inicialmente descrita em adultos, mas estudos recentes demonstram que essa síndrome, agora conhecida como síndrome metabólica (SM), pode ter origem ainda na vida intrauterina.

A SM é um fator de risco importante para doença cardiovascular e diabetes, afetando todos os níveis de atenção à saúde e gerando custos elevados. Estudos em crianças têm associado a SM a diabetes, doença cardiovascular, espessura da camada íntima-média do endotélio, espessamento carotídeo e esteatose hepática.

DEFINIÇÃO

A Organização Mundial de Saúde (OMS) define a síndrome metabólica no adulto como a associação de diabetes melito (DM) tipo 2, hipertensão, dislipidemia e doença cardiovascular. Acredita-se que essas doenças possam surgir de um fator em comum, e o principal candidato é a resistência insulínica (RI). Uma definição alternativa para a SM feita pelo National Cholesterol Education Program (NCEP) e pelo Adult Treatment Program (ATP) III refere que os adultos têm essa síndrome se preencherem pelo menos três dos cinco critérios seguintes: aumento da pressão arterial, aumento dos triglicerídeos, HDL-colesterol baixo, glicemia de jejum elevada e obesidade central.

Ainda não há um consenso sobre a definição de SM em crianças e adolescentes. Os critérios usados em estudos pediátricos são variados e adaptados dos de adultos, usando limites para gênero e idade.

A Federação Internacional de Diabetes (IDF), em 2007, apresentou uma definição da SM em crianças e adolescentes. De acordo com a IDF, um indivíduo entre 10 e 15 anos tem SM de tiver adiposidade central (circunferência abdominal ≥ percentil 90) mais, pelo menos, dois dos critérios seguintes: triglicerídeos ≥ 150mg/dL; HDL-colesterol < 40mg/dL; pressão arterial sistólica (PAS) ≥ 130mmHg; pressão arterial diastólica (PAD) ≥ 85mmHg; glicemia de jejum ≥ 100mg/dL ou DM tipo 2 previamente diagnosticado.

A definição mais aceita e utilizada atualmente na faixa etária pediátrica foi proposta inicialmente por Cook e colaboradores (adaptada do NCEP-ATPIII para adultos) em 2003 e inclui: circunferência abdominal acima do percentil 90; pressão arterial acima do percentil 90 para a altura, idade e sexo; triglicerídeos > 110mg/dL; HDL < 40mg/dL e glicemia >110mg/dL. Crianças e adolescentes são definidos como tendo SM se tiverem três desses cinco componentes. A definição de Cook e colaboradores foi revisada em 2008 para incluir as novas recomendações da Associação Americana de Diabetes (ADA), de Fernandez e colaboradores e do National Institutes of Health (NIH), que consistem em: glicemia de jejum alterada ≥ a 100mg/dL, circunferência abdominal (de acordo com a idade, sexo e etnia (Quadro VII.10.1) e revisão dos valores de pressão arterial para cada faixa etária. Essa definição é a mais utilizada atualmente.

EPIDEMIOLOGIA

A prevalência de SM em qualquer faixa etária depende das variáveis e dos valores escolhidos para limite das alterações metabólicas. O uso de diferentes definições leva a resultados conflitantes. Por exemplo, em um estudo que avaliou a prevalência de SM em 1.513 adolescentes usando a definição da OMS e a do NCEP, a incidência de SM foi de 8,4% *versus* 4,2%, respectivamente.

Por meio de dados do National Health and Nutrition Examination Survey (NHANES) de 1999 a 2004, a prevalência de síndrome metabólica encontrada por Ford utilizando a definição de SM da IDF foi de, aproximadamente, 4,5%.

Independentemente dos limites considerados, a SM é mais prevalente em crianças e adolescentes com sobrepeso e obesidade – aproximadamente 50% das crianças com obesidade grave desenvolvem SM. A obesidade em crianças e adolescentes está atingindo proporções epidêmicas, representando a doença crônica mais importante nessa faixa etária. Nos EUA, aproximadamente 16% das crianças entre 6 e 11 anos e dos adolescentes estão acima do peso.

Quadro VII.10.1. Circunferência abdominal por percentis para crianças e adolescentes, de acordo com o gênero.

Idade em Anos	Percentil para Meninos					Percentil para Meninas				
	10º	25º	50º	75º	90º	10º	25º	50º	75º	90º
2	43,2	45,0	47,1	48,8	50,8	43,8	45,0	47,1	49,5	52,2
3	44,9	46,9	49,1	51,3	54,2	45,4	46,7	49,1	51,9	55,3
4	46,6	48,7	51,1	53,9	57,6	46,9	48,4	51,1	54,3	58,3
5	48,4	50,6	53,2	56,4	61,0	48,5	50,1	53,0	56,7	61,4
6	50,1	52,4	55,2	59,0	64,4	50,1	51,8	55,0	59,1	64,4
7	51,8	54,3	57,2	61,5	67,8	51,6	53,5	56,9	61,5	67,5
8	53,5	56,1	59,3	64,1	71,2	53,2	55,2	58,9	63,9	70,5
9	55,3	58,0	61,3	66,6	74,6	54,8	56,9	60,8	66,3	73,6
10	57,0	59,8	63,3	69,2	78,0	56,3	58,6	62,8	68,7	76,6
11	58,7	61,7	65,4	71,7	81,4	57,9	60,3	64,8	71,1	79,7
12	60,5	63,5	67,4	74,3	84,8	59,5	62,0	66,7	73,5	82,7
13	62,2	65,4	69,5	76,8	88,2	61,0	63,7	68,7	75,9	85,8
14	63,9	67,2	71,5	79,4	91,6	62,6	65,4	70,6	78,3	88,8
15	65,6	69,1	73,5	81,9	95,0	64,2	67,1	72,6	80,7	91,9
16	67,4	70,9	75,6	84,5	98,4	65,7	68,8	74,6	83,1	94,9
17	69,1	72,8	77,6	87,0	101,8	67,3	70,5	76,5	85,5	98,0
18	70,8	74,6	79,6	89,6	105,2	68,9	72,2	78,5	87,9	101,0

Fonte: Fernandez e cols. J Pediatr 2004; 145:439-444.

ETIOLOGIA E FISIOPATOLOGIA

Resistência insulínica e obesidade

A resistência insulínica (RI) é caracterizada pela incapacidade da insulina de estimular o uso de glicose pelos músculos e pelo tecido adiposo e de suprimir a produção e liberação hepática de glicose. É aceito que a SM e a RI estejam altamente relacionadas e que a RI talvez seja necessária, mas não suficiente, para a expressão da SM, pois nem todos os pacientes com RI desenvolvem SM. Além da obesidade, outros fatores metabólicos, genéticos e ambientais (fatores inflamatórios como o fator de necrose tumoral (TNF)-α e a interleucina (IL)-6; adipocitocinas, como a adiponectina e a leptina; cortisol; estresse oxidativo; fatores vasculares; fatores perinatais; etnia; sexo; hereditariedade; puberdade e estilo de vida) são importantes nesse processo. O componente genético parece ser poligênico e vários genes têm sido sugeridos como candidatos em potencial.

A associação da obesidade com a resistência insulínica e com o risco cardiovascular não está relacionada apenas ao grau da obesidade, e sim ao tipo de distribuição da gordura corporal, sendo a obesidade central (visceral) fortemente associada à síndrome metabólica. Com base na "teoria portal", há maior atividade lipolítica no tecido adiposo visceral, quando comparado ao tecido adiposo subcutâneo, ocorrendo então maior liberação de ácidos graxos livres e glicerol diretamente para o fígado. A deposição ectópica de gordura no fígado e músculos pode ser responsável também pela RI em obesos, pois o acúmulo de gordura nesses sítios prejudica o sinal de sensibilidade à insulina, com menor captação de glicose no músculo e menor supressão da produção hepática de glicose.

Consequências da resistência insulínica

A resistência insulínica na obesidade é altamente relacionada à hipertensão arterial sistêmica (HAS), dislipidemia, intolerância à glicose, esteatose hepática, assim como a uma combinação desses fatores. A RI está também associada com inflamação sistêmica, disfunção endotelial, aterosclerose precoce e alteração na fibrinólise. A presença dessas complicações em crianças pré-puberes é particularmente preocupante, pois a RI e suas complicações podem ser exacerbadas pela puberdade, devido à diminuição fisiológica da sensibilidade à insulina associada com o desenvolvimento puberal normal.

A disfunção endotelial, evento precoce que precede a formação de placas ateromatosas, representa o processo patológico inicial da arteriosclerose que se inicia na infância e está associado à RI e à hiperinsulinemia.

gravis e púrpura trombocitopênica idiopática. Enquanto o adenocarcinoma de estômago e os linfomas são as neoplasias mais encontradas nesses pacientes.

Critérios diagnósticos de deficiência seletiva de IGA

Definitivo

Pacientes de ambos os sexos com mais de 4 anos de idade que apresentem níveis séricos de IgA < 7 mg/dL, com IgG e IgM normais, tendo sido excluídas outras causas de hipogamaglobulinemia. Esses pacientes apresentam produção de anticorpos contra antígenos vacinais normal.

Provável

Pacientes de ambos os sexos com mais de 4 anos de idade que apresentem níveis séricos de IgA pelo menos dois desvios padrões abaixo do normal esperado para a idade, com IgG e IgM normais e com exclusão de outras causas de hipogamaglobulinemia. Esses pacientes apresentam produção de anticorpos contra antígenos vacinais normal.

Fonte: ESID

Hipogamaglobulinemia transitória da infância (HGTI)

Essa patologia se caracteriza por diminuição dos níveis de IgG associada a infecções bacterianas e virais de repetição principalmente do trato respiratório, que apresentam resolução espontânea até os 4 anos de idade. Por esse motivo, o diagnóstico só poderá ser realizado de forma retrospectiva.

Alguns autores consideram a HGTI um prolongamento da hipogamaglobulinemia fisiológica da infância, que ocorre entre 3 e 7 meses de vida.

Até o momento sua incidência não é conhecida, provavelmente pela dificuldade de estabelecer o diagnóstico. Muitos portadores de HGTI são assintomáticos, sendo detectados durante realização de exames de rotina. Outros apresentam infecções de repetição dos tratos respiratórios e digestivos com gravidade semelhante aos deficientes de IgA.

Deficiência de subclasses de IgG

O diagnóstico de deficiência de subclasses de IgG é baseado em níveis baixos de uma ou mais subclasses, na presença de nível normal de IgG total.

Na espécie humana existem quatro subclasses de IgG:

- IgG1 – Corresponde a 67% da IgG sérica total e é produzida, principalmente, em resposta a antígenos proteicos solúveis e a antígenos virais.
- IgG2 – Corresponde a 23% do total e é produzida principalmente contra antígenos polissacarídeos capsulares do pneumococo.
- IgG3 – Corresponde a 7% da IgG total e é estimulada por antígenos virais.
- IgG4 – Corresponde a 3% do total de IgG, mas em alguns indivíduos pode encontrar-se em níveis indetectáveis. Seu valor clínico ainda é discutível. Alguns vírus, como o da hepatite, herpes simples e varicela, são capazes de estimular a IgG4.

Como a maioria dos pacientes com deficiência de subclasses de IgG é assintomática, existem dúvidas a respeito dessa deficiência. Ela poderia ser considerada uma imunodeficiência ou não ou refletiria apenas um retardo na aquisição de níveis adequados dessas subclasses. Exceção é feita com relação à deficiência de subclasse de IgG2, que está associada à produção específica de anticorpos deficiente, principalmente para antígenos polissacarídeos, levando a maior frequência de infecções respiratórias de repetição. Em alguns casos, a deficiência de IgG2 se encontra associada à deficiência seletiva de IgA, concorrendo para quadros infecciosos mais graves nesses pacientes.

Deficiência seletiva de anticorpo antipolissacarídio com imunoglobulinas normais

O diagnóstico é estabelecido por meio de resposta inadequada a antígenos polissacarídios específicos, com resposta normal a outros antígenos e níveis séricos de IgG dentro da normalidade. Alguns pacientes apresentam infecções sinopulmonares de repetição, enquanto outros podem permanecer assintomáticos.

Síndrome de hiper-IgM

Constituem um grupo de defeitos moleculares que se caracterizam por alterações na troca de classes de imunoglobulinas (*switch*), resultando em níveis normais ou aumentados de IgM com IgG e IgA deficientes.

O defeito mais comumente reconhecido envolve anormalidades do CD 40-ligante (CD154), responsável pela forma mais comum da doença, a síndrome de hiper-IgM ligada ao X.

O CD 40-ligante está presente em linfócitos T ativados, enquanto o CD 40 é expresso nos linfócitos B, células dendríticas e macrófagos. Essa interação é importante para a proliferação, diferenciação e troca de isotipo de imunoglobulinas nos linfócitos B, assim como para o estabelecimento de células B de memória. Os linfócitos B ativados por linfócitos T com deficiência na expressão da molécula CD154 causam aumento específico na produção de IgM, uma vez que essa deficiência não favorece a troca de isotipos de IgM por IgG ou IgA.

Como essa molécula também é expressa nos monócitos, a ausência de interação com os LT não determina sua ativação, predispondo infecções oportunistas.

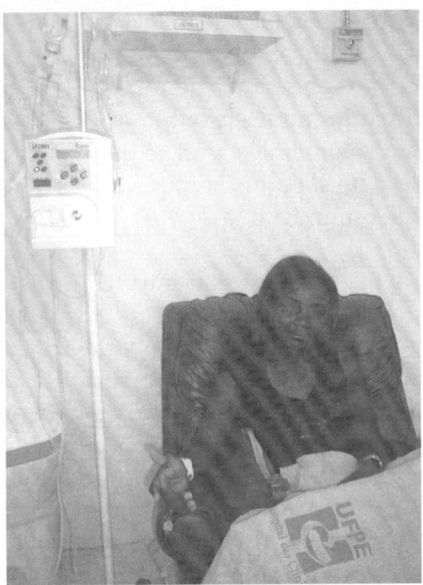

Fig. XII.3.3. Infusão de gamaglobulina venosa em paciente portadora de imunodeficiência comum variável.

ciência de TACI (interator ligante de ciclofilina e modulador de cálcio e ativador transmembrana), defeitos em BAFF-R (fator de ativação de célula B do receptor da família TNF) e MSH5 (gene crítico para síntese de proteínas reguladora da meiose).

A idade de apresentação da doença apresenta distribuição bimodal: um grupo se manifesta entre 5 e 10 anos e outro na 2ª ou 3ª década de vida (Fig. XII.3.3). As infecções bacterianas respiratórias de repetição estão presentes na maioria dos casos. São causadas principalmente por bactérias encapsuladas (*Haemophilus influenzae* e *Streptococcus pneumoniae*) ou atípicas, como *Mycoplasma* spp., e estão associadas a quadros diarreicos crônicos com sintomas de má absorção intestinal. Em 25% dos pacientes, a ICV se associa a doenças autoimunes, principalmente púrpura trombocitopênica e anemia hemolítica. Processos malignos também são comuns nesses pacientes, que apresentam alto risco para linfoma e câncer gástrico, além de a esplenomegalia ser comum em 1/3 dos pacientes.

Laboratorialmente é caracterizada por níveis baixos de pelo menos duas classes de imunoglobulinas, IgG e IgA, com a IgM podendo apresentar-se em níveis normais em cerca de metade dos casos. O número de linfócitos B é normal ou pouco diminuído e ocorre incapacidade na produção de anticorpos específicos após vacinação ou exposição antigênica natural. A imunidade celular se encontra comprometida em 50% dos casos, com inversão da relação CD4/CD8 por diminuição dos linfócitos T CD4+ ou por aumento de linfócitos T CD8+.

Critérios diagnósticos de imunodeficiência comum variável

Provável

Ambos os sexos, com redução importante de IgG (> 2SD para idade) e diminuição significativa de pelo menos um dos isotipos IgA ou IgM, além de preencher os seguintes critérios:

1. Início das manifestações após 2 anos de idade.
2. Ausência de iso-hemaglutininas e resposta à vacina.
3. Outras causas de hipogamaglobulinemias tenham sido excluídas.

Possível

Ambos os sexos, com redução importante (> 2SD para idade) de pelo menos um dos isotipos (IgM, IgG e IgA) e preencha os seguintes critérios:

1. Início da imunodeficiência com mais de 2 anos de idade.
2. Ausência de iso-hemaglutininas e resposta a vacina.
3. Outras causas de hipogamaglobulinemias tenham sido excluídas.

Fonte: ESID

Deficiência seletiva de IgA (DIgA)

A DIgA é definida por níveis de IgA sérica inferiores a 7 mg/dL em crianças com idade acima de 4 anos, com concentrações de IgG e IgM normais, além de produção de anticorpos e imunidade celular sem alterações.

É uma das imunodeficiências mais frequentes, com prevalência em caucasianos de aproximadamente 1:500, sendo menos frequente entre os japoneses (1:18.000). Pela avaliação de doadores de sangue em nosso país, verificou-se incidência de 1:1.000 e, em levantamento de pacientes asmáticos graves, a incidência aumentou para 1:50 crianças.

Com relação às características genéticas, a maioria dos casos parece ser esporádica, mas herança autossômica dominante ou recessiva tem sido descrita em algumas famílias acometidas, a exemplo do que acontece na imunodeficiência comum variável. Há evidências sugestivas de que a DIgA e a ICV são patologias que representam duas variantes fenotípicas associadas ao mesmo defeito molecular. Muitos portadores dessa imunodeficiência se apresentam assintomáticos provavelmente devido ao mecanismo compensatório do aumento das concentrações de IgM nas secreções, enquanto outros apresentam aumento na incidência de infecções bacterianas e virais tanto no trato respiratório como no aparelho digestivo e urogenital.

É importante ressaltar nesse grupo de imunodeficientes a maior ocorrência de giardíase sintomática, assim como infecções digestivas por *Campylobacter jejuni*, *Clostridium dificille*, *Salmonella* sp. e rotavírus. Associação com doenças inflamatórias intestinais e doença celíaca também pode ser observada. A comorbidade com doenças autoimunes, alergias e tumores é comum. Entre as doenças autoimunes mais frequentes podem ser citadas: artrite idiopática juvenil (AIJ), lúpus eritematoso sistêmico (LES), anemia hemolítica, hipotireoidismo, miastenia

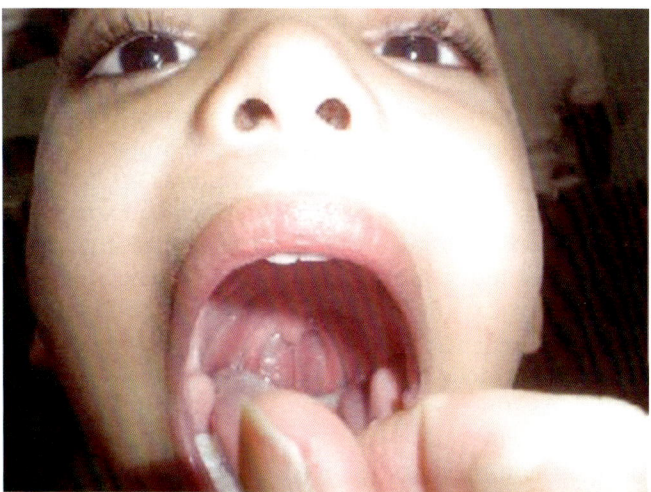

Fig. XII.3.1. Ausência de tonsilas palatinas em paciente portador de agamaglobulinemia congênita.

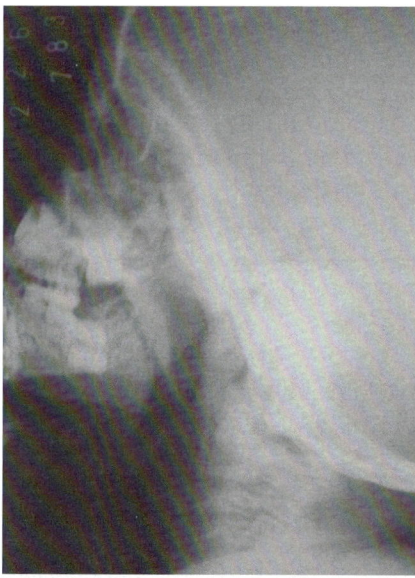

Fig. XII.3.2. Radiografia de cavum – Ausência de adenoide em paciente com agamaglobulinemia congênita.

Sinais de alerta para se pensar em ALX

1. Infecção de repetição por germes extracelulares.
2. Infecção por *H. influenzae* tipo b.
3. Ausência de amigdalas e/ou adenoide.
4. Linfonodos de difícil palpação.
5. Poliomielite secundária ao vírus vacinal.
6. História familiar de ALX.

Critérios diagnósticos de agamaglobulinemia ligada ao X

Definitivo

Meninos com menos de 2% de células CD19+ (linfócitos B) e pelo menos um dos seguintes critérios:

1. Mutação na Btk.
2. Ausência de mRNA para Btk em análise de *northern blot* em neutrófilos e monócitos.
3. Ausência da proteína Btk em monócitos ou plaquetas.
4. Primos maternos, tios ou sobrinhos com menos de 2% de CD19+ (linfócitos B).

Provável

Meninos com menos de 2% de células CD19+ (linfócitos B) e com todos os seguintes critérios positivos:

1. Início de infecções bacterianas de repetição nos primeiros 5 anos de vida.
2. Níveis de IgG, IgA e IgM muito reduzidos (menos do que 2SD para a idade).
3. Ausência de resposta à vacina e de iso-hemaglutininas.
4. Outras causas de hipogamaglobulinemia excluídas.

Possível

Meninos com menos de 2% de células CD19+ (linfócitos B), no qual outras causas de hipogamaglobulinemia tenham sido excluídas e, no mínimo, uma das seguintes:

1. Início de infecções bacterianas de repetição nos primeiros 5 anos de vida.
2. Níveis de IgG, IgA e IgM muito reduzidos (menos que 2SD para a idade).
3. Ausência de iso-hemaglutininas.

Fonte: ESID

Agamaglobulinemia autossômica recessiva

Outros defeitos genéticos foram descritos como causa de agamaglobulinemia autossômica recessiva, podendo dessa forma afetar o sexo feminino. O quadro clínico é semelhante ao ALX.

Imunodeficiência comum variável (ICV)

É uma das imunodeficiências mais frequentes que acomete um grupo heterogêneo de pacientes em qualquer fase da vida, sendo mais comum no adulto jovem. Afeta igualmente o sexo masculino e o feminino com padrão de distribuição esporádica na grande maioria, embora em 10% a 25% dos casos haja presença de história familiar com predominância da herança autossômica dominante. Sua prevalência varia nas diferentes casuísticas entre 1:25.000 a 1:100.000 casos, com incidência média de 1:75.000 nascidos vivos, sendo mais frequente em habitantes do Norte da Europa. Ainda não está bem esclarecido, mas, provavelmente, trata-se de uma doença poligênica, o que poderia explicar a grande heterogeneidade do quadro clínico. Recentemente, foram identificados defeitos em cinco genes em pacientes com ICV: deficiência de ICOS (molécula coestimuladora induzível), deficiência de CD19, defi-

Quadro XII.3.4. Causas de hipogamaglobulinemias secundárias

Medicamentos	
Agentes antimaláricos	Glicocorticosteroides
Captopril	Compostos de ouro
Carbamazepina	Penicilamina
Fenclofenaco	Fenitoína
Sulfasalazina	Valproato
Doenças infecciosas	
Citomegalovírus congênito	Rubéola congênita
Toxoplasmose congênita	Infecção pelo vírus Epstein-Barr
HIV	
Tumores	
Neoplasias de células B	Leucemia linfocítica crônica
Leucemia	Linfoma não Hodgkin
Imunodeficiência induzida por timoma	
Outros distúrbios sistêmicos	
Imunodeficiência causada pelo hipercatabolismo de imunoglobulina	Imunodeficiência causada por perda excessiva de imunoglobulinas (nefrose, queimaduras graves, linfangiectasia, diarreia grave)
Pan-hipopituitarismo	Enteropatia perdedora de proteínas

Fonte: Sorensen RU, Paris K, Saturno E. Allergy and immunology. Antibody deficiency syndromes. Philadelphia: Board Review Manual, Turner White Communications, 2007; 1(2):1-20.

Algumas imunodeficiências de anticorpos podem manifestar-se mais tardiamente na adolescência ou idade adulta, como a imunodeficiência comum variável (IDCV). Nesse caso, o diagnóstico diferencial com outras hipogamaglobulinemias secundárias deverá ser realizado (Quadro XII.3.4).

O diagnóstico laboratorial é feito pela redução dos níveis de imunoglobulinas no soro, por respostas deficientes dos anticorpos aos antígenos vacinais e, em alguns casos, redução dos níveis de células B na circulação ou nos tecidos linfoides.

Agamaglobulinemia ligada ao X (ALX ou síndrome de Bruton)

Foi a primeira deficiência de anticorpo descrita após a observação, feita pelo médico americano Ogden C. Bruton, da ausência de imunoglobulinas por meio da eletroforese do sangue de um paciente com infecções de repetição e de curso grave causadas pelo *Streptococcus pneumoniae*. É uma doença rara, com frequência em torno de 1:200.000, causada pela parada na diferenciação do linfócito B decorrente da ausência de uma proteína denominada de tirosinaquinase de Bruton (BTK), que é codificada pelo gene localizado no braço longo do cromossomo X (Xq21.3 – Xq22).

Mutações no gene BTK correspondem a 80% a 90% das agamaglobulinemias; e mais de 500 mutações já foram identificadas. Essa tirosina é expressa em todas as células B, e sua função parece ser crítica na expansão e maturação de células pré-B. A ausência dessa proteína nas células induz a apoptose. Em decorrência do bloqueio da maturação das células B, toda a produção de imunoglobulinas e consequentemente de anticorpos ficará comprometida, revelando níveis circulantes muito baixos. As funções dos linfócitos T e das células mieloides continuam preservadas, embora neutropenia tenha sido relatada em cerca de 15% a 25% dos casos.

Apesar de o início dos sintomas ocorrer em torno do 1º ano de vida (entre 6 e 18 meses após o nascimento), a idade média para diagnóstico é por volta de 2 a 3 anos, quando complicações pulmonares, principalmente bronquiectasias, já podem se ter instalado.

As infecções do trato respiratório, como pneumonias, sinusites e otites, causadas por *Haemophilus influenzae*, *Streptococcus pneumoniae* e *Staphilococcus aureus*, e as infecções gastrointestinais, principalmente pelo *Campylobacter jejuni*, causando quadro diarreico crônico, são as manifestações predominantes na ALX. Infecções sistêmicas por *Ureaplasma urealyticum* ou por outras espécies de *Mycoplasma* podem estar presentes afetando o trato respiratório, urogenital e com frequência as articulações.

A artrite muitas vezes pode ser o sintoma de apresentação dessa doença, sendo normalmente asséptica, monoartrítica, afetando grandes articulações, e geralmente não causa dor, respondendo bem à terapia de reposição com gamaglobulina, sem causar danos definitivos às articulações. Ocorre também maior incidência de infecções do sistema nervoso central por enterovírus, ecovírus, hepatite viral e poliomielite adquirida após a vacina antipólio oral, quando comparada com outras imunodeficiências humorais. A razão de sua maior suscetibilidade talvez se deva à total ausência de imunoglobulinas. A associação com doenças autoimunes e com neoplasias não parece ser muito frequente como em outras IDPs. No entanto, portadores de ALX podem apresentar quadros de artrite reumatoide, poliartrite asséptica, dermatomiosite, processos linforreticulares malignos e neoplasias gastrointestinais.

Algumas alterações no exame físico podem ser observadas, como ausência ou tamanho reduzido de amígdalas e linfonodos (Figs. XII.3.1 e XII.3.2).

Na investigação laboratorial encontram-se níveis bastante reduzidos de IgG (< 200 mg/dL), IgM e IgA (abaixo do percentil 3 – ver Quadro XII.2.2). O número de células B circulantes (CD19+) abaixo de < 2% ou ausente. Na medula óssea, o número de células pré-B se apresenta normal ou aumentado. A produção de anticorpos vacinais (IgG) ou iso-hemaglutininas (IgM) se encontra muito deficiente ou ausente. Na radiografia de cavum evidencia-se ausência de tecido adenoidiano.

alguns permanecendo clinicamente normais até a idade adulta, enquanto outros apresentam quadro de infecções recorrentes e doenças autoimunes. Além dos sintomas comuns às outras SCIDs, esses pacientes apresentam predisposição a anormalidades ósseas. Normalmente esses pacientes apresentam linfopenia mais acentuada do que nos outros tipos de SCID, com contagem média de linfócitos menor do que 500/mm^3.

Disgenesia reticular

Forma mais grave e rara de imunodeficiência combinada, caracterizada por um defeito na maturação de células-tronco das linhagens mieloide e linfoide, levando à pancitopenia grave. Geralmente, é letal nos primeiros dias de vida.

Deficiência de JAK 3

A deficiência de JAK3, proteína sinalizadora essencial para a cadeia gama comum, apresenta manifestações clínicas semelhantes às demais SCIDs com relação aos processos infecciosos e reação enxerto versus hospedeiro. Corresponde a cerca de 6% das imunodeficiências combinadas.

Deficiência do receptor alfa da IL7

Segundo estatística americana, 10% dos casos de SCID estão relacionados a essa deficiência, que apresenta número de linfócitos B e células NK normais com diminuição de linfócito T e alteração das funções das células B.

Deficiência de RAG1 e RAG2 e síndrome de Omenn

A deficiência completa das proteínas recombinases 1 e 2 (RAG1 e 2) compromete a maturação dos linfócitos T e B, com preservação das células NK e da série mieloide. As manifestações clínicas são idênticas às demais SCIDs.

Na síndrome de Omenn, no entanto, ocorre deficiência parcial dessas enzimas, permitindo o desenvolvimento de clones de linfócitos T que coexpressam marcadores de ativação. Caracteriza-se por altos níveis de IgE com baixos níveis das demais imunoglobulinas, eosinofilia, eritrodermia esfoliativa, linfoadenopatia e hepatoesplenomegalia.

Deficiência de Artemis

Doença de descoberta recente, decorrente da alteração da recombinação dos segmentos VDJ dos receptores das células T, sem defeito nas proteínas recombinases. Apresenta deficiência importante da diferenciação de linfócitos T e B, com células NK normais. À semelhança das outras SCIDs, a clínica é a mesma, com a peculiaridade de extrema sensibilidade a radiações ionizantes.

Critérios diagnósticos para SCID

Provável

Paciente do sexo masculino ou feminino com menos de 2 anos de idade e com:

1. Menos de 20% de células T CD3+, com número absoluto de linfócitos menor do que 3.000/mm^3, com resposta proliferativa a mitógenos menor do que 10% do controle ou
2. Presença de linfócitos maternos na circulação.

Definitivo

Paciente do sexo masculino ou feminino menor de 2 anos, com menos de 20% de células T CD3+ e número absoluto de linfócitos menor do que 3.000/mm^3, e pelo menos um dos seguintes itens:

1. Mutação da cadeia gama comum.
2. Mutação de Janus quinase 3 (JAK3).
3. Mutação de *recombination-activating genes* 1 ou 2 (RAG1 ou RAG2).
4. Mutação de interleucina-7R alfa (IL-7R α).
5. Atividade de adenosina deaminase (ADA) menor do que 2% do controle ou mutação nos dois alelos de ADA.

Fonte: European Society of Immunodeficiencies (ESID)

Deficiências predominantemente de anticorpos

As imunodeficiências humorais decorrem da não produção de anticorpos devido a defeitos na célula B ou a uma falha na interação entre as células B e T, geralmente mantendo a imunidade celular preservada.

Correspondem a mais da metade dos casos diagnosticados de imunodeficiências primárias nas diversas casuísticas mundiais.

O espectro clínico desse grupo de imunodeficiências é bastante amplo, variando de deficiências acometendo todas as imunoglobulinas com sintomatologia mais grave até quadros mais leves, porém não menos relevantes, com deficiências de apenas uma classe ou subclasse de imunoglobulina (p. ex., deficiência de IgA, deficiência de subclasses de IgG) ou ainda deficiências de anticorpos específicos com níveis de imunoglobulinas normais.

Com frequência, as crianças portadoras de imunodeficiências humorais não desenvolvem sintomas até o final do primeiro semestre de vida devido à transferência transplacentária de anticorpos maternos. Após esse período há uma queda gradativa desses anticorpos pertencentes à classe IgG, que associada à deficiência própria na produção de anticorpos existentes nesses paciente, facilita o desenvolvimento de infecções por bactérias encapsuladas e gram-negativas, que se localizam predominantemente no trato respiratório, podendo causar também infecções no trato gastrointestinal.

Imunodeficiências de células B e T

Esse grupo de doenças abrange as imunodeficiências celulares e as imunodeficiências combinadas graves denominadas de *severe combined immunodeficiency* (SCID) e apresentam frequência estimada de 1:50.000 a 100.000 nascidos vivos. São menos frequentes, embora mais graves quando comparadas com as imunodeficiências de anticorpos. Na maioria dos casos, são causadas por mutações gênicas conhecidas, com herança autossômica recessiva ou ligada ao X.

Embora possam ser provocadas por diferentes genes, essas apresentam em comum diminuição importante dos linfócitos T com prejuízo de suas funções, podendo estar associadas à redução ou não dos linfócitos B e das células NK, que normalmente apresentam suas funções alteradas (Quadro XII.3.3).

Em consequência, toda a imunidade adaptativa (celular e humoral) não funciona nesses pacientes, aumentando a vulnerabilidade a infecções por quaisquer agentes infecciosos, sendo comum infecção por micro-organismos oportunistas como *Candida albicans*, *Pneumocystis jiroveci*, micobactérias atípicas, *herpes-zóster, Parainfluenza 3* (vírus respiratório sincicial), adenovírus, citomegalovírus e EBV. Em cerca de 1/3 dos casos pode haver disseminação do *Mycobacterium bovis* após a vacina BCG com evolução, quase sempre fatal.

Com exceção da SCID ligada ao X, por deficiência de cadeia gama comum, que é mais frequente no sexo masculino, ambos os sexos são acometidos. Os quadros infecciosos aparecem logo nos primeiros meses, principalmente com diarreia persistente e de curso grave, associada a atraso do crescimento, candidíase persistente, pneumonias, otites, septicemia e infecções cutâneas. A maioria dos portadores morre antes dos 2 anos de idade, caso não seja diagnosticada precocemente e instituída terapêutica adequada.

Reações graves de enxerto *versus* hospedeiro de linfócitos maternos, que atingem a circulação fetal de crianças portadoras de SCID durante a gestação ou após transfusão de sangue não irradiado, também podem estar presentes nesses pacientes.

Quadro XII.3.3. Características fenotípicas de algumas SCIDs

	Fenótipo linfocítico
SCID ligada ao X: • Deficiência da cadeia γ comum	T (–); B (+); NK (–)
SCID autossômicas recessivas • Deficiência de JAK3 • Deficiência de IL7 Rα • Deficiência de ADA • Disgenesia reticular • Deficiência de RAG1/RAG2 • Deficiência de Artemis	T (–); B (+); NK (–) T (–); B (+); NK (+) T (–); B (–); NK (–) T (–); B (–); NK (–) T (–); B (–); NK (+) T (–); B (–); NK (+)

Adaptado de: Bonilla e Geha. Update on primary immunodeficiency diseases. J Allergy Clin Immunol 2006; 117(2):s435-s441; Buckley, RH. Primary cellular immunodeficiencies. J Allergy Clin Immunol 2002; 109:747-757.

Do ponto de vista laboratorial, esses pacientes apresentam linfopenia (< 2.000/mm³ no período neonatal e < 4.000/mm³ em lactentes entre 6 e 7 meses de idade), com ausência de linfoproliferação *in vitro*, quando estimulados com mitógenos ou antígenos específicos, e anergia cutânea aos principais antígenos empregados (PPD, candidina, tricofitina e varidase). As concentrações de imunoglobulinas séricas se encontram bastante diminuídas com ausência na produção de anticorpos vacinais.

As imunodeficiências combinadas graves são consideradas emergências médicas; se o transplante de medula óssea for realizado rapidamente, proporciona 97% de chance de sobrevida para esses pacientes.

Imunodeficiência combinada grave ligada ao X (deficiência de cadeia gama comum – XSCID)

É a mais comum das imunodeficiências combinadas, responsável por aproximadamente 44% dos casos registrados estatisticamente nos EUA, acometendo apenas o sexo masculino.

O defeito genético dessa síndrome reside no cromossomo Xq13.1, envolvendo mutações na cadeia gama comum de vários receptores de citocinas (IL-2, IL-4, IL-7, IL-9, IL-15), as quais são de grande importância na proliferação e diferenciação de precursores linfoides.

Essa variante de SCID, portanto, se caracteriza pela ausência ou redução de linfócitos T (LT) e de células NK, enquanto os linfócitos B se encontram em níveis normais com função comprometida. Os linfonodos, as tonsilas, as placas de Peyer se encontram ausentes ou extremamente reduzidos e no baço, as regiões T-dependentes são depletadas de células. Hipoplasia tímica à radiografia de tórax e sinais de infecções graves, prolongadas, muitas vezes por agentes oportunistas, são achados característicos dessa patologia.

Do ponto de vista laboratorial, apresentam linfopenia abaixo de 2.000/mm³, com níveis de imunoglobulinas séricas baixíssimos e ausência na produção de anticorpos dependentes de LT.

Deficiência de adenosina deaminase (ADA)

Essa imunodeficiência representa cerca de 20% das SCIDs. Afeta a produção de linfócitos T e B, de herança autossômica recessiva, e está relacionada com deleções ou mutações no gene do cromossomo 20 que codifica a ADA.

A deficiência desta enzima acarreta acúmulo de produtos tóxicos da adenosina nos linfócitos, levando-os à apoptose. Ocorre de forma mais comum em pessoas homozigotas para essa alteração, com manifestações dos sintomas poucas semanas após o nascimento. Os heterozigotos têm deficiência parcial de ADA e, por esse motivo, podem apresentar um padrão variável de resposta,

Grande parte dos diagnósticos é feita de forma tardia, sendo várias as razões que justificam esse fato: desconhecimento médico sobre essas doenças, apresentação clínica bastante variável, desde casos assintomáticos até quadros graves, ausência de história familiar positiva identificada e dificuldade na investigação laboratorial. Muitos pacientes só são diagnosticados após duas ou mais hospitalizações por doenças infecciosas graves, que deixam sequelas na maior parte das vezes, enquanto outros morrem antes de ser investigados (Quadro XII.3.2).

Nas imunodeficiências humorais, as mais prevalentes, a idade média de aparecimento dos sintomas é de 2,5 anos, enquanto a idade média de diagnóstico é de 7 anos, o que mostra um atraso de cerca de 4 anos na confirmação diagnóstica, aumentando o risco de complicações, principalmente a ocorrência de bronquiectasias. Por outro lado, pacientes portadores de imunodeficiência combinada grave apresentam quadro clínico mais sério, quando em comparação aos portadores de imunodeficiências humorais e, se não forem diagnosticados, evoluem para óbito no 1º ano de vida.

A maioria dos portadores de IDP apresenta infecções de repetição das vias aéreas, como otites, sinusites, bronquites e pneumonias, ou são acometidos por infecções graves e potencialmente fatais, incluindo sepses, meningite e hepatite.

A coexistência de doenças adicionais deve levantar suspeita de imunodeficiência, especialmente se associadas a doenças autoimunes e neoplásicas. Patologias recentemente descritas, como a Ipex (desregulação imune, poliendocrinopatia, enteropatia, síndrome ligada ao X), a Apeced (poliendocrinopatia, candidíase e displasia ectodérmica autoimune) e a Alps (síndrome linfoproliferativa autoimune), estão associadas a doenças autoimunes órgão-específicas, como diabetes melito tipo 1 e tireoidite de Hashimoto.

Com a finalidade de melhorar o diagnóstico das IDPs, para que possam ser diagnosticadas de forma cada vez mais precoce essas patologias, a Fundação Jeffrey Modell e a Cruz Vermelha Norte-Americana elaboraram os 10 sinais de alerta para imunodeficiência primária que foram adaptados para nossa realidade e incluem os seguintes itens:

- Duas ou mais pneumonias no último ano.
- Quatro ou mais novas otites no último ano.
- Estomatites de repetição ou moniliíase por mais de 2 meses.
- Abscessos de repetição ou ectima.
- Um episódio de infecção sistêmica grave (meningite, osteoartrite, septicemia).
- Infecções intestinais de repetição/diarreia crônica.
- Asma grave, doença do colágeno ou doença autoimune.
- Efeito adverso de BCG e/ou infecção por micobactéria.
- Fenótipo clínico sugestivo de síndrome associada à imunodeficiência primária.
- História familiar de imunodeficiência.

Quadro XII.3.2. Sinais e sintomas que sugerem imunodeficiência primária

1. Principal característica das IDPs: infecção
- Infecções bacterianas de repetição
- Infecções graves (meningite, osteomielite)
- Infecções com complicação ou curso prolongado
- Infecções por germes oportunistas
- Candidíase extensa
- Efeito adverso de vacina (BCG)
- Abscessos de órgãos
- Diarreia crônica ou de repetição

2. Aspectos importantes da história familiar
- Consanguinidade dos pais
- Mortes de lactentes sem explicação
- História familiar de IDP (morte por infecção ou sintomas semelhantes em familiares)

3. Miscelânea
- Cabelos anormais
- Ataxia
- Autoimunidade
- Angioedema
- Tendência a sangramento
- Cardiopatias congênitas
- Diarreia crônica
- Retardo da queda do coto umbilical
- Lesões pulmonares sem explicação (bronquiectasias, pneumatocele, doença intersticial)
- Eczema
- Gengivoestomatite
- Dificuldade de crescimento e de ganho ponderal
- Albinismo parcial
- Dificuldade de cicatrização
- Telangiectasia
- Linfadenomegalia
- Eritrodermia neonatal
- Reação enxerto *versus* hospedeiro
- Retenção dos dentes de leite

Adaptado de: De Vries E. Patient-centred screening for primary immunodeficiency: a multi-sage diagnostic protocol designed for non-immunologistis. Clin Exp Immunol, 2006; 145(2):204-214.

Preconiza-se que a presença de mais de um desses indique que o paciente necessita ser investigado laboratorialmente. No entanto, alguns sinais, mesmo se apresentando de forma isolada, como reação adversa à BCG ou infecções por micobactérias, fenótipo sugestivo ou até mesmo história familiar de imunodeficiência, já indicam a necessidade de investigação.

Além desses sinais de alerta, outros achados relevantes, presentes na história clínica ou exame físico do paciente, podem alertar o médico sobre a possibilidade de IDP.

TIPOS DE IMUNODEFICIÊNCIAS PRIMÁRIAS

Abordaremos a seguir as principais patologias de cada grupo de IDP de acordo com a classificação mais recente.

da nomenclatura das IDPs. Após cada encontro, a classificação é atualizada com a inclusão de novas entidades e o refinamento das definições dessas patologias. Com os avanços da biologia molecular, houve na última década a incorporação, em média, de 5 a 10 novas doenças por ano. Inicialmente essas patologias foram agrupadas apenas de acordo com os mecanismos imunes acometidos. Mais recentemente, a classificação passou a considerar também o fenótipo clínico e não apenas o mecanismo imunológico. De acordo com a última atualização, as imunodeficiências se encontram agrupadas da seguinte forma:

1. Imunodeficiências de células B e T.
2. Deficiências predominantemente de anticorpos.
3. Outras síndromes de imunodeficiências bem definidas.
4. Doenças de desregulação imune.
5. Defeitos congênitos dos fagócitos (número e/ou função).
6. Defeitos da imunidade inata.
7. Doenças autoinflamatórias.
8. Deficiências do sistema complemento.

QUADRO CLÍNICO
Manifestações clínicas gerais

A maioria das imunodeficiências primárias tem como principal característica a ocorrência de infecções recorrentes, graves, persistentes e muitas vezes causadas por patógenos incomuns que raramente causariam problemas em pessoas saudáveis.

Infecção recorrente localizada em um único órgão, geralmente, não é indicativa de imunodeficiência primária, sendo sugestiva de anormalidades locais (anatômicas), como, por exemplo, infecção do trato urinário e amigdalites de repetição. Por outro lado, infecções diversificadas que afetam vários sistemas ou órgãos poderão ser um sinal de deficiência imunológica subjacente.

A anamnese detalhada, enfocando a idade em que se iniciaram os sintomas, a frequência, a duração, a gravidade, o agente etiológico provável de acordo com o sítio acometido, as complicações das infecções e a não resposta à terapêutica antibiótica adequada, aliados a um exame físico minucioso e dirigido, auxiliam o diagnóstico presuntivo, dirigindo para uma investigação laboratorial adequada (Quadro XII.3.1).

Quadro XII.3.1. Características clínicas das IDPs

Características	Defeito predominante de célula T	Defeito predominante de célula B	Defeito de fagócito	Defeito de complemento
Idade de início	Precoce: 2-6 meses	Precoce (após os anticorpos maternos serem catabolizados): 5-12 meses, final da infância ou idade adulta	Precoce	Qualquer idade
Patógenos mais frequentes	Micobactérias incluindo BCG, *Pseudomonas*, *Salmonella typhi* herpes-vírus, CMV, EBV, varicela, enterovírus, *Candida*, *Coccidioides*, *Histoplasma*, *Aspergillus*, *Cryptococcus*, *P. jiroveci*, *Toxoplasma*	*S. pneumoniae*, Hib, *S. aureus*, *Campylobacter*, *Pseudomonas*, *Neisseria*, enterovírus, *Giardia lamblia*	*S. aureus, Pseudomonas, Serratia, S. typhi, Klebsiella*, micobactérias incluindo BCG, *Candida, Nocardia, Aspergillus, P. jiroveci*	*Neisseria, E. coli*
Órgãos mais afetados	Crescimento inadequado, diarreia, candidíase	Infecções sinopulmonares, sintomas gastrointestinais, má absorção, artrites, meningoencefalite	Celulite, abscessos, adenite, periodontite, osteomielite	Meningite, artrite, septicemia, infecções sinopulmonares
Características especiais	Doença enxerto versus hospedeiro causada pelas células maternas, ou transfusão de sangue não irradiado, BCGite, tetania hipocalcêmica	Autoimunidade, linfoma, timoma, paralisia pela vacina da pólio	Retardo na queda do coto umbilical, dificuldade de cicatrização	Vasculites, LES, dermatomiosite, glomerulonefrite, angioedema

Adaptado de: Woroniecka M, Ballow M. Office evaluation of children with recurrent infection. Pediatr Clin North Am 2000; 47(6):1211-1224; Bonilla and Geha. Update on primary immunodeficiency diseases. J. Allergy Clin Immunol 2006; 117(2):s435-s441.

entidades raras, de apresentação clínica grave, que se manifestavam predominantemente durante a infância. No entanto, tem-se tornado cada vez mais evidente que essas desordens não são tão raras assim, podendo manifestar-se em qualquer fase da vida e com ampla variabilidade de apresentações clínicas, desde quadros leves ou mesmo assintomáticos até quadros graves com elevada mortalidade.

A primeira das IDPs descrita foi a agamaglobulinemia ligada ao X, em 1952, por Bruton e, desde então, inúmeras outras doenças já foram caracterizadas. No início da década de 1970, a Organização Mundial de Saúde (OMS) publicou a primeira relação com 14 tipos diferentes de IDP. Atualmente já são reconhecidas mais de 150 doenças, a grande maioria com base genética determinada.

Profissionais médicos de diversas especialidades, frequentemente, têm poucas informações sobre essas doenças e, consequentemente, muitos pacientes permanecem sem diagnóstico específico e tratamento adequado, alguns evoluindo para óbito de forma precoce.

Estima-se que cerca de 10% dos pacientes que apresentam infecções de repetição são portadores de algum tipo de imunodeficiência – primária ou secundária –, as últimas muito mais comuns, o que reforça a necessidade de alertar sobre o diagnóstico que resultaria na redução da morbidade e da mortalidade relacionadas com as IDPs.

As imunodeficiências primárias são doenças geneticamente determinadas que resultam em alterações das funções do sistema imune, levando a uma maior suscetibilidade às infecções, às doenças autoimunes e às neoplasias.

Os processos infecciosos constituem as manifestações clínicas mais comuns, caracterizados por infecções de repetição, infecções agudas graves, infecções de curso prolongado com complicações importantes ou, ainda, infecções por micro-organismos oportunistas de baixa patogenicidade. As alterações imunológicas presentes podem envolver distintos componentes do sistema imune inato ou adaptativo, como neutrófilos, macrófagos, células dendríticas, proteínas do complemento, células *natural killer* (NK) e linfócitos B e T.

Os distúrbios autoimunes são a segunda característica clínica mais encontrada em pacientes com IDP, ficando atrás apenas das infecções de repetição. Em uma série de casos com 71 portadores de imunodeficiência comum variável (IDCV) acompanhados no Serviço de Imunologia Clínica da Universidade de São Paulo entre 1980 e 2003, as infecções recorrentes estavam presentes em 86% dos casos, seguidas por autoimunidade (15%) e doenças malignas (8%).

A incidência e a prevalência na população mundial das IDP não foram ainda bem estabelecidas. Estudos epidemiológicos têm demonstrado uma ampla variação geográfica e racial, inclusive com variações dos padrões clínicos das IDPs.

Dados da literatura sugerem uma incidência, considerando todas as imunodeficiências, que varia de 1:2.000 a 1:10.000 nascidos vivos, o que as torna tão frequentes quanto as doenças cujo diagnóstico é realizado por triagem neonatal, como fenilcetonúria (1/14.000), hipotireoidismo (1/5.000) e fibrose cística (1/2.500). Ressalta-se ainda que o número total de pacientes diagnosticados com IDP provavelmente não reflete a atual prevalência dessas doenças, uma vez que esses números dependem da capacidade de diagnóstico presente em cada país e da facilidade de acesso ao registro dessas patologias. Quando consideramos alguns defeitos específicos, a incidência é bastante variável: de 1:500 na deficiência de IgA e de 1:200.000 na doença granulomatosa crônica.

A distribuição relativa de casos de IDP no cenário mundial de acordo com o setor do sistema imune acometido segue a seguinte distribuição, segundo dados da Fundação Jeffrey Modell (2006) com base no registro de quase 19.000 pacientes:

1. Deficiência predominante na produção de anticorpos – 53% dos casos.
2. Imunodeficiência celular – 20%.
3. Imunodeficiência combinada – 7%.
4. Deficiência mediada por fagócitos – 7%.
5. Doenças de desregulação imune – 3%.
6. Deficiência do complemento – 2%.
7. Outras imunodeficiências – 8%.

Recentemente, o Grupo Latino-Americano de Imunodeficiências (Lagid) divulgou a distribuição dos fenótipos de IDP de 3.321 pacientes oriundos de 12 países da América Latina, demonstrando resultado semelhante ao encontrado na população mundial. Desses 3.321 pacientes registrados em 2007, o Brasil contribuiu com 790 casos. No entanto, com base nas estimativas de prevalência para nossa população *versus* o número de casos diagnosticados, avalia-se que o subdiagnóstico das IDPs é bastante elevado.

Na tentativa de resolver esse problema, o Grupo Brasileiro de Imunodeficiências (Bragid) está desenvolvendo um projeto de registro das IDPs no Brasil semelhante ao europeu. Assim, em breve, poderemos saber o número real de diagnósticos, inclusive sua distribuição entre as diversas regiões. Em Pernambuco, considerando os dados dos serviços de imunologia clínica que atendem pacientes portadores de IDP (Instituto Materno-Infantil de Pernambuco [IMIP] e Hospital das Clínicas/UFPE), a maior parte dos casos diagnosticados é constituída por imunodeficiência humoral, 65% e 54%, respectivamente.

CLASSIFICAÇÃO

Desde 1970, imunologistas clínicos se reúnem periodicamente com o objetivo de aprimorar a classificação das imunodeficiências. A partir de 1977, esses encontros têm sido realizados a cada 2 ou 3 anos, reunindo peritos de todo o mundo com o intuito de manter a unificação

Exame físico

Durante o exame da criança deve-se expandir o exame físico geral e específico de acordo com as queixas atuais e com atenção especial para a pele e os cabelos (eczema, alterações de cor, dermatofitoses, cicatrizes), olhos (conjuntivite, telangiectasia), narinas (hipertrofia de cornetos e coloração), cavidade bucal (dentes, gengiva, monilíase, amigdalas palatinas), ouvidos (otoscopia, membrana timpânica), sistema linfático (palpação de cadeias superficiais), aparelho respiratório (deformações torácicas, ausculta), aparelho digestivo, sistema nervoso (marcha, ataxia, marcos de desenvolvimento), sistema musculoesquelético e genitália e a presença de caracteres fenotípicos anormais (fácies, tipo de cabelo, presença de alterações cutâneas).

São importantes ainda a avaliação de peso, estatura e perímetro cefálico (o último em lactentes), a alocação dos dados em curvas de percentis para idade e o acompanhamento do ganho ponderoestatural e suas relações.

Algumas imunodeficiências primárias apresentam alterações ao exame físico, as quais podem auxiliar o diagnóstico, como ausência de amigdalas, presença de linfonodomegalias generalizadas, hepatoesplenomegalia, lesões de pele (eczema, abscessos, seborreia), telangiectasias e mucosite.

DIAGNÓSTICO LABORATORIAL

Exames complementares de triagem

1. Hemograma completo com plaquetas.
2. Dosagem de imunoglobulinas: IgG, IgA, IgM.
3. Sorologia para HIV.
4. Reação de Mantoux.

Os valores normais variam de acordo com a faixa etária. Os valores para a população brasileira podem ser vistos no Quadro XII.2.2.

Exames específicos

Imunidade humoral

- Contagem de células B.
- Subclasses IgG.
- Títulos de anticorpos contra antígenos proteicos (difteria, toxoide tetânico) e polissacarídicos (pneumococo, hemófilo).

Imunidade celular

- Contagem de linfócitos (valor < 1.500 células/mL é considerado linfopenia).
- Determinação dos níveis de CD4, CD8 e CD56.

Fagocítico (macrófagos ou neutrófilos)

- Hemograma completo (contagem de neutrófilos pode estar alterada).
- Contagem de IgE.
- Dihidrorodamina.
- Ensaio com citometria de fluxo.

Complemento

- Dosagem CH50, C3 e C4.

O teste alérgico cutâneo de hipersensibilidade imediata e a dosagem sérica das IgEs específicas podem ser utilizados quando se suspeita que o indivíduo apresente, na realidade, uma doença alérgica. Podem ser utilizados em todas as faixas etárias, desde que sejam adequadamente interpretados. Pacientes com menos de 2 anos raramente se apresentam sensibilizados cutaneamente aos aeroalergenos.

O teste cutâneo que pode ser utilizado é o de hipersensibilidade retardada com PPD, estreptoquinase, cândida e outros antígenos próprios de avaliação de imunidade celular.

BIBLIOGRAFIA

Casanova JL, Fieschic C, Bustamante J, Reichenbach J, Remus N, Von Bernuth H et al. From idiopatic infectious diseases to novel primary immunodeficiencies. J Allergy Clin Immunol 2005; 116(2):426-430.

Chantry CJ, Howard CR, Auinger P. Full breastfeeding duration and associated decrease in respiratory tract infection in US children. Pediatrics 2006; 117(2):425-432.

Dizon JG, Goldberg BJ, Kaplan MS. How to evaluate suspected immunodeficiency. Pediatr Ann 1998; 27:743-750.

Hagerd-Engman L, Bornehag CG, Sundell J, Aberg N. Day-care attendance and increased risk for respiratory symptoms in preschool age. Allergy 2006; 61(4):447-453.

Souza E, Silva G, Freitas R. Imunodeficiências primárias: dez anos de experiência do IMIP. Anais do XXXII Congresso Brasileiro de Pediatria. Arquivos de Pediatria 2006; 19(supl. 1):s106.

Wheeler JG. Evaluating the child with recurrent infections. Am Fam Physician 1996; 54(7):2.276-2.282, 2.285-2.286.

Williams BG, Gouws E, Boschi-Pinto C et al. Estimates of worldwide distribution of child deaths from acute respiratory infections. Lancet Infect Dis 2002; 2:25-32.

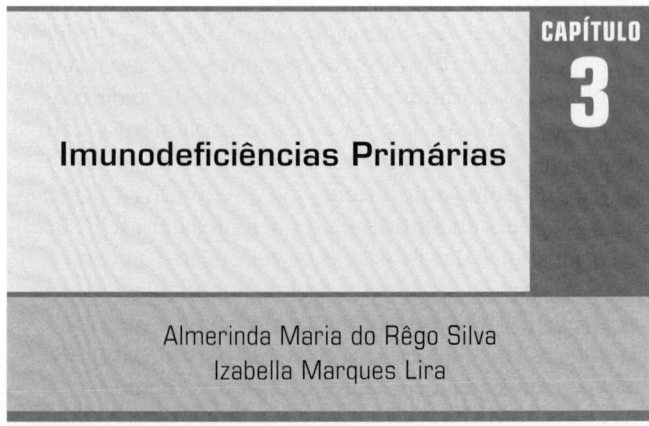

CAPÍTULO 3

Imunodeficiências Primárias

Almerinda Maria do Rêgo Silva
Izabella Marques Lira

INTRODUÇÃO, CONCEITUAÇÃO E EPIDEMIOLOGIA

As imunodeficiências primárias (IDPs) correspondem a um grupo específico de desordens intrínsecas do sistema imunológico. Foram inicialmente descritas como

Quadro XII.2.2. Níveis séricos de imunoglobulinas e subclases de IgG (MG/dL) na população brasileira

3 a 6m	IgG	IgA	IgM	IgG1	IgG2	IgG3	IgG4
Percentil 3	338	4	25	119	9	1	2
P10	338	4	29	147	10	3	2
P25	406	7	32	192	16	17	3
P50	491	16	38	249	32	22	6
P75	589	22	42	369	43	42	9
P97	698	27	52	426	58	55	12
6 a 9m	IgG	IgA	IgM	IgG1	IgG2	IgG3	IgG4
Percentil 3	338	4	30	192	4	1	2
P10	365	7	35	239	9	3	2
P25	428	14	47	274	26	23	3
P50	540	30	61	319	43	33	5
P75	693	42	73	406	65	47	7
P97	764	73	86	436	82	59	11
9 a 12m	IgG	IgA	IgM	IgG1	IgG2	IgG3	IgG4
Percentil 3	364	7	37	169	22	2	3
P10	425	7	44	231	30	2	3
P25	532	21	51	343	44	8	5
P50	711	38	59	412	55	25	6
P75	792	66	78	466	85	41	9
P97	918	83	87	543	112	65	13
12 a 18m	IgG	IgA	IgM	IgG1	IgG2	IgG3	IgG4
Percentil 3	520	7	47	323	22	4	3
P10	586	7	54	349	22	7	3
P25	667	21	78	369	34	23	6
P50	746	48	99	483	83	25	7
P75	829	84	113	559	97	40	13
P97	875	130	138	643	128	52	16
18 a 24m	IgG	IgA	IgM	IgG1	IgG2	IgG3	IgG4
Percentil 3	526	7	40	399	14	14	3
P10	586	7	67	439	28	15	5
P25	693	30	76	479	45	25	6
P50	820	55	103	499	62	33	11
P75	875	77	126	533	139	35	14
P97	951	149	154	543	208	49	16
2 a 2,9a	IgG	IgA	IgM	IgG1	IgG2	IgG3	IgG4
Percentil 3	513	29	43	169	18	1	5
P10	651	35	44	439	18	1	7
P25	773	51	73	504	27	12	10
P50	838	68	97	574	142	44	17
P75	951	118	120	689	198	63	22
P97	1046	142	158	818	272	87	34
3 a 3,9a	IgG	IgA	IgM	IgG1	IgG2	IgG3	IgG4
Percentil 3	540	11	43	350	37	10	7
P10	589	12	44	377	61	11	7
P25	737	22	73	415	79	23	8
P50	838	50	97	544	107	33	9
P75	932	98	114	592	137	48	11
P97	1116	192	194	786	187	76	31

4 a 4,9a	IgG	IgA	IgM	IgG1	IgG2	IgG3	IgG4
Percentil 3	564	28	58	288	58	15	3
P10	616	40	64	423	72	33	4
P25	799	56	87	496	112	40	7
P50	892	85	103	599	167	50	12
P75	1051	123	138	732	187	82	23
P97	1318	215	176	857	247	118	67
5 a 5,9a	IgG	IgA	IgM	IgG1	IgG2	IgG3	IgG4
Percentil 3	564	50	59	306	27	19	10
P10	616	64	74	410	37	22	11
P25	799	88	86	530	90	29	13
P50	892	124	114	628	151	53	20
P75	1116	155	133	760	227	90	25
P97	1318	191	166	834	242	140	30
6 a 7,9a	IgG	IgA	IgM	IgG1	IgG2	IgG3	IgG4
Percentil 3	665	47	49	204	89	19	19
P10	680	66	54	347	102	26	22
P25	799	85	75	496	112	50	28
P50	892	127	86	597	173	62	38
P75	1100	174	120	791	217	86	49
P97	1465	267	218	1065	261	110	63
8 a 9,9a	IgG	IgA	IgM	IgG1	IgG2	IgG3	IgG4
Percentil 3	672	70	67	439	95	28	0
P10	680	98	69	482	112	28	10
P25	799	112	80	531	180	41	21
P50	892	153	91	619	189	65	43
P75	1166	203	114	799	242	81	59
P97	1537	311	139	917	331	105	75
10 a 11,9a	IgG	IgA	IgM	IgG1	IgG2	IgG3	IgG4
Percentil 3	739	113	65	256	86	19	16
P10	793	150	76	467	112	24	22
P25	860	166	82	545	125	36	24
P50	923	192	103	661	218	65	45
P75	1182	213	125	757	277	80	51
P97	1475	248	134	844	368	104	66
11 a 13,9a	IgG	IgA	IgM	IgG1	IgG2	IgG3	IgG4
Percentil 3	739	84	81	256	180	12	13
P10	793	99	92	256	192	29	23
P25	860	132	103	401	214	43	30
P50	986	179	124	579	266	55	45
P75	1116	255	144	756	304	72	71
P97	1390	354	167	877	372	92	78
Adultos	IgG	IgA	IgM	IgG1	IgG2	IgG3	IgG4
Percentil 3	680	113	46	252	106	21	8
P10	799	118	51	446	114	30	13
P25	923	134	77	554	135	40	22
P50	1149	161	106	661	237	50	34
P75	1301	199	126	751	309	66	61
P97	1611	254	152	1011	368	82	84

Fonte: Fujimura MJ. Níveis séricos das subclasses de IgG em crianças normais e nefróticas (Tese de Doutorado – FMUSP, 1991, área de pediatria).

deficiência de alfa-1 antitripsina, em que há comprometimento da qualidade do muco respiratório, são causas importantes e de gravidade que devem ser afastadas nas crianças com IRRs.

Alterações anatomofuncionais, como incoordenação à deglutição, doença do refluxo gastroesofágico e fístula traqueoesofágica, que podem ocasionar síndromes aspirativas, devem também ser afastadas, e da mesma forma deve ser excluída a possibilidade de corpo estranho, que pode ocasionar infecções no mesmo segmento pulmonar de forma repetitiva.

Corpos estranhos, como cateteres e válvulas, podem funcionar como reservatórios de bactérias, o que pode induzir quadros respiratórios de repetição, que também podem ocorrer quando existe compressão de vias aéreas (anel vascular, cisto congênito, anomalias brônquicas, neoplasias).

A disfunção da tuba auditiva relacionada com a idade, principalmente quando existe o hábito de alimentar o lactante deitado, pode resultar em otites e sinusites de repetição.

Contudo, a causa anatômica mais comum de infecção das vias aéreas de repetição é a hipertrofia adenoidiana, que deve ser sempre investigada em todo lactente e pré-escolar com esse quadro clínico, especialmente quando existe voz anasalada e respiração bucal.

ATOPIA

Aproximadamente metade das crianças atendidas com a queixa "Meu filho vive resfriado" ou "Meu filho tem infecções respiratórias de repetição" na realidade é atópica. Desconfiar que um quadro de coriza sem febre em lactentes com história familiar de doenças alérgicas pode ser o primeiro sintoma de rinite alérgica nesse grupo etário. Da mesma forma, os pacientes alérgicos apresentam deficiência de produção de interferon, bem como alterações em moléculas de adesão, que podem predispô-los a apresentar infecção de vias aéreas superiores mais importantes e que chamam a atenção dos familiares com mais frequência.

IMUNODEFICIÊNCIAS SECUNDÁRIAS

São quadros mais comuns do que as imunodeficiências primárias. As imunodeficiências secundárias também constituem um grupo bastante heterogêneo. Além da desnutrição e da AIDS, podemos citar: uso de drogas imunossupressoras e radiação, doenças malignas, infecções congênitas (além do HIV, vírus Epstein-Barr, rubéola, sífilis), tuberculose, doenças inflamatórias sistêmicas (lúpus eritematoso sistêmico, artrite reumatoide, sarcoidose), perda proteica (enteropatia perdedora de proteínas, síndrome nefrótica, linfangiectasia intestinal), prematuridade, esplenectomia anatômica ou funcional, diabetes e grandes queimaduras. Em nosso meio, a desnutrição e a infecção pelo HIV são as causas mais comuns de IRR. (Ver capítulo específico.)

IMUNODEFICIÊNCIA PRIMÁRIA (IMD PRIMÁRIA)

A IMD primária afeta apenas pequena porcentagem das crianças com IRR. É causada por defeitos intrínsecos do sistema imune que são geneticamente determinados. Pode ser classificada pelo componente do sistema imune que é afetado: humoral, celular, complemento ou fagocítico.

Há notável preponderância no sexo masculino (5:1), já que algumas IMD primárias são ligadas ao cromossomo X. Os sintomas clínicos se iniciam predominantemente em crianças de baixa idade, embora alguns pacientes sejam diagnosticados em idade adulta. As formas de herança conhecidas podem ser recessiva ligada ao cromossomo X, autossômica recessiva e autossômica dominante. Na prática é muito importante a definição do tipo imunodeficiência primária para que o tratamento seja instituído o mais cedo possível, quando as sequelas podem ser evitadas, e a criança apresente melhora acentuada da qualidade de vida, bem como é importante verificar o tipo de herança da doença em questão para que o aconselhamento genético seja instituído o mais rápido possível.

Deve-se lembrar que nas IMDs primárias podem ocorrer infecções de pequena gravidade, mas na maioria das vezes os quadros infecciosos apresentam evolução prolongada, resposta inadequada à antibioticoterapia habitualmente utilizada e elevados riscos de complicações e hospitalizações. Pacientes com IMD primária podem apresentar, também, reações adversas graves após administração de vacinas constituídas de patógenos vivos, como, por exemplo, BCGite em pacientes com imunodeficiência combinada grave ou desenvolvimento de poliomielite vacinal em pacientes com agamaglobulinemia. Deve-se pensar também em IMD primária quando ocorrem afecções de origem autoimune. (Ver capítulo específico.)

AVALIAÇÃO CLÍNICA E LABORATORIAL DO PACIENTE COM IRR

Uma anamnese bem realizada e um exame físico dirigido para as afecções do sistema imune permitem um diagnóstico presuntivo com boa margem de segurança, principalmente de causas de infecção de repetição associadas ou não à imunodeficiência.

Anamnese

- História clínica completa e detalhada da doença atual.
- Documentar características de infecções prévias (localização, duração, tipos de patógenos, necessidade de hospitalização).
- Antecedentes pessoais.
- História familiar detalhada.
- História de fatores de risco para infecção por HIV (pessoal para adolescentes, parental quando a possibilidade é de infecção congênita).

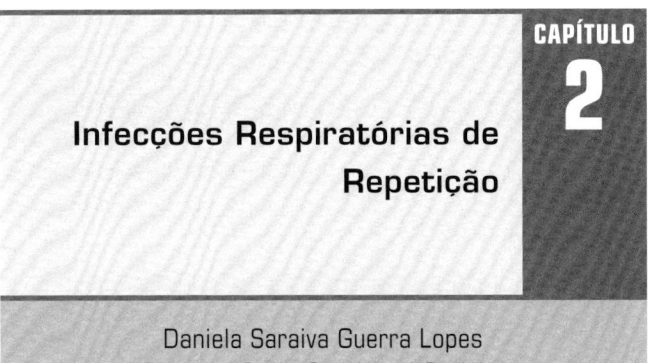

Infecções Respiratórias de Repetição

CAPÍTULO 2

Daniela Saraiva Guerra Lopes
Emanuel Sávio Cavalcanti Sarinho
Gerlane Alves Pontes da Silva

INTRODUÇÃO, CONCEITUAÇÃO E EPIDEMIOLOGIA

A queixa "Meu filho apresenta infecções respiratórias de repetição" é comum na consulta pediátrica. Em primeiro lugar, o médico deve tentar traduzir o que a expressão *infecções respiratórias de repetição* significa para a família. Ele pode representar baixa tolerância familiar às infecções virais comuns na tenra idade e que auxiliam o amadurecimento do sistema imune. Em outras situações, pode significar infecções que ocorrem em número elevado, bem acima do tolerado para a idade, ou mesmo significar infecções em número normal, mas com duração excessivamente prolongada. Podem ser também infecções mais graves do que as usuais ou associadas a complicações não usuais ou que apresentem falha de tratamento com a terapia padrão.

As IRR acometem um número significativo de crianças com menos de 6 anos de idade. Os critérios mais utilizados para definição de IRR são: ausência de quaisquer doenças de base conhecidas previamente que justifiquem essas infecções (imunodeficiência primária ou secundária, fibrose cística, malformações das vias aéreas, síndrome dos cílios imóveis), além da presença de uma das seguintes condições: (1) seis ou mais infecções respiratórias por ano; (2) uma ou mais infecções respiratórias mensais; (3) três ou mais infecções anuais do trato respiratório inferior.

Em cerca de 50% dos casos em crianças com IRR encaminhadas para avaliação de especialista não é encontrada uma causa específica para essa condição.

Todas as crianças com essas infecções devem ser criteriosamente avaliadas. Caso o número, o tipo e/ou a gravidade da infecção extrapolem os parâmetros estabelecidos de normalidade, essas infecções devem ser investigadas para se detectar a causa associada a sua ocorrência, não esquecendo que padrões bem próximos da normalidade podem ser expressão inicial de algumas imunodeficiências já bem definidas ou expressão de novas imunodeficiências primárias.

IRRs consideradas normais para a idade

Quanto mais nova a criança, pela necessidade de aprimoramento do sistema imune, mais comuns são as infecções respiratórias, em sua maioria de caráter benigno. A maior parte das crianças apresenta três a oito infecções virais por ano. Porém, essa faixa de tolerância pode ser ampliada para até 15 episódios por ano, o que, em alguns casos, ainda pode ser considerado dentro dos parâmetros de normalidade. A duração dessas infecções varia de 5 a 10 dias e geralmente são autolimitadas, sem necessidade de uso de antibióticos, mais prevalentes na época do inverno e com períodos saudáveis entre os períodos de doença.

Fatores ambientais que favorecem as IRRs

A imaturidade do sistema imunológico associada a condições ambientais adversas pode favorecer o aparecimento de IRR. O hábito, em nossa sociedade, de a criança pequena frequentar creche cada vez mais cedo predispõe a exposição mais frequente aos vírus. Isso também pode ocorrer quando o lactente, mesmo sem frequentar creche, é exposto aos irmãos mais velhos ou a primos mais chegados que trazem infecções virais para o ambiente domiciliar.

O hábito de fumar dos pais em casa ou no carro, locais em que a criança passa muito tempo exposta, leva à agressão do epitélio ciliar do trato respiratório, o que favorece a instalação de vírus e bactérias, bem como reduz o *clearence* das infecções, aumentando a sua duração e gravidade.

Condição socioeconômica baixa, habitações insalubres, onde vivem muitas pessoas, e a poluição atmosférica das grandes cidades são fatores intervenientes que epidemiologicamente explicam por que as IRR são mais comuns nos dias atuais (Quadro XII.2.1).

Alterações estruturais e anatômicas que favorecem as IRRs

Determinadas doenças de base, como doença falciforme, diabetes e síndrome de Down, levam a um comprometimento direto setorial ou ampliado do sistema de defesa e podem cursar com IRR. O mesmo pode acontecer com algumas doenças cardíacas e renais e com as metabólicas e hereditárias.

As alterações do sistema ciliar de origem primária (síndrome de Kartagener, discinesia ciliar primária) ou secundária, como as existentes na fibrose cística e na

Quadro XII.2.1. Fatores de risco para aumento de IRRs em crianças saudáveis

Frequentar creche ou escolinha
Irmãos mais velhos
Exposição à fumaça de cigarro
Poluição atmosférica
Casa com muitas pessoas
Baixo nível socioeconômico

Adaptado de Towns S & Wong M, 2000.

Quadro XII.1.1. Níveis de imunoglobulinas séricas em crianças e adultos brasileiros normais por faixa etária

Faixa Etária	Número	IgG Média ± DP (mg/dL)	IgM Média ± DP (mg/dL)	IGA Média ± DP (mg/dL)
3 a 30 dias	30	1.066 ± 203 (750-1.510)	13 ± 10 (5-39)	Não evidenciável
1 a 4 meses	30	588 ± 184 (282-940)	39 ± 31 (15-191)	15 ± 11 (2,8-58)
4 a 7 meses	30	685 ± 288 (330-1.510)	62 ± 34 (23-146)	39 ± 18 (19-118)
7 a 12 meses	40	676 ± 220 (82-1.115)	74 ± 30 (40-156)	46 ± 28 (12-104)
1 a 2 anos	30	891 ± 262 (410-1.630)	90 ± 43 (28-173)	69 ± 45 (24-184)
2 a 3 anos	30	1.054 ± 253 (610-1.610)	105 ± 47 (29-195)	114 ± 65 (40-289)
3 a 6 anos	30	1.210 ± 353 (630-2.000)	104 ± 52 (24-276)	133 ± 67 (33-308)
6 a 9 anos	30	1.258 ± 258 (750-1.780)	105 ± 46 (28-212)	223 ± 112 (90-450)
9 a 13 anos	30	1.340 ± 370 (660-2.120)	99 ± 46 (30-180)	249 ± 119 (68-500)
Adultos	30	1.245 ± 293 (830-2.040)	122 ± 49 (57-212)	256 ± 103 (80-476)

Dados de Naspitz CK, Solé D, Carneiro-Sampaio MMS, Gonzalez CH. Níveis séricos de IgG, IgM e IgA de crianças brasileiras normais. J Pediat 1982; 62:121-126.

monocytogenes, o LT secreta citocinas (linfotoxinas e fator de necrose tumoral) que possibilitam o recrutamento de leucócitos inflamatórios pelas células endoteliais, por meio da vasodilatação e aumento do fluxo sanguíneo no local de entrada do antígeno. A expressão local de moléculas de adesão para leucócitos (lecitinas e integrinas: VCAM-1 e ECAM-1) e a produção de quimocinas na superfície endotelial permitem o extravasamento de leucócitos e macromoléculas para o local de introdução do antígeno, fundamental para a resposta inflamatória ao agente infeccioso.

O LT citotóxico (LTC), que expressa a molécula CD8, tem importante função na defesa contra micro-organismos intracelulares, efetuando lise de células que expressam antígenos ligados ao MHC de classe I. Em contraste com o mecanismo de hipersensibilidade tardia, os LTCs são capazes de destruir células infectadas de linhagem não fagocitária.

Linfócitos NK constituem a resposta inicial contra vírus intracelulares, atuando antes da resposta específica proporcionada pelos LTCs. Constituem células efetoras na resposta ADCC. São ativados por citocinas da imunidade inata (α-IFN, β-IFN, IL-12), assim como por IL-2 produzida por LT CD4.

Nas helmintíases, o LT CD4 secreta citocinas do tipo TH2 (IL-4, IL-5) que ativam mastócitos e recrutam basófilos e eosinófilos para o local da infecção. A produção de IgE e a resposta ADCC mediada por eosinófilos são o mecanismo de defesa típico contra os helmintos.

BIBLIOGRAFIA

Abbas A, Lichtman A et al. Cellular and molecular immunology. Philadelphia: W.B. Saunders, 2000.

Alam R. A brief review of the immune system. Primary Care 1998; 25(4):727-38.

American Academy of Pediatrics. Committee on enviromental health: enviromental tobacco smoke: a hazard to children. Pediatrics 1997; 99:639-642.

Conley M, Stiehm E. Immunodeficiency disorders: general considerations. In: Stiehm E (ed.). Immunologic disorders in infants and children. Philadelphia: W.B. Saunders 1996; 201-252.

Ferlazzo G, Münz C. NK cell compartments and their activation by dendritic cells. The Journal of Immunologic 2004; 172:1.333-1.339.

McHeyzer-Williams M, Nussenzweig M. Introduction to the section on lymphocyte activation and effector function. Current Opinion in Immunology 2009; 21:241-243.

Wasserman R, Sorensen R. Evaluating children with respiratory tract infections: the role of immunization with polysaccharide vaccine. Pediatric Infectious Disease Journal 1999; 18:157-163.

Woroniecka M, Ballow M. Office evaluation of children with recurrent infection. Pediatric Clinics of North America 2000; 47(6):1211-1223.

vam de proteínas que sofreram fagocitose ou endocitose pelas APCs. Essas proteínas exógenas geralmente são produtos de bactérias, parasitas e partículas virais liberadas por outras células e são reconhecidas por LT CD4.

A resposta imune adequada tem papel primordial no controle de doenças infecciosas. Alguns indivíduos respondem eficientemente a antígenos vacinais, enquanto outros são incapazes de desenvolver imunidade a esses antígenos. O nível da resposta é influenciado por vários fatores: intensidade da infecção, número e função dos LTs e componentes genéticos que, ao interagirem com o sistema imune, determinam o desfecho do contato entre o agente e o hospedeiro.

MECANISMOS EFETORES DA RESPOSTA IMUNE

Citocinas

A fase efetora da resposta imune inata ou adquirida é mediada em grande parte por citocinas. As citocinas são os mediadores da interação das células T. Elas agem como hormônios locais e são produzidas por virtualmente todas as células nucleadas. Algumas citocinas são produzidas por plaquetas. A produção de outras citocinas é restrita; por exemplo, a produção de interleucina 2 (IL-2) em quantidade relevante ocorre em sua maioria nas células T. As citocinas produzidas por monócitos/macrófagos provocam migração de neutrófilos e reação inflamatória que limitam e, eventualmente, erradicam infecções por micro-organismos. As citocinas produzidas por LTs regulam o crescimento e a diferenciação de diversas populações de linfócitos, além de ativar e regular células inflamatórias, como macrófagos, neutrófilos e eosinófilos. Os LTs e monócitos/macrófagos produzem também os fatores estimulantes de colônias (CSF: *colony-stimulating factors*) que promovem o crescimento e a diferenciação de leucócitos imaturos na medula óssea.

Os LTs CD4 podem ser classificados de acordo com o perfil de citocinas que produzem. Da imensa diversidade de tipos de citocinas emergem dois padrões distintos que definem diferentes respostas inflamatórias. Os LTs que produzem predominantemente IL-2, gama-interferon (γ-IFN) e fator de necrose tumoral beta (TNF-β) são chamados linfócitos TH1. LTs que produzem IL-4, IL-5, IL-9, IL-10 e IL-13 são chamados linfócitos TH2. Nesse sistema, o γ-IFN age estimulando a diferenciação do LT para perfil TH1, e a IL-4 estimula a diferenciação para perfil TH2. As citocinas tipo TH1 conduzem a resposta imune celular, enquanto as do tipo TH2 mediam a resposta imune humoral e estão também presentes nas manifestações alérgicas.

Imunoglobulinas

As imunoglobulinas (Igs) são glicoproteínas cuja estrutura básica é formada por duas cadeias pesadas idênticas, ligadas entre si por pontes dissulfídicas, as quais são ligadas, também, por pontes dissulfídicas, duas cadeias leves. Os isotipos IgG e IgE circulam como monômeros, a IgA tem estrutura dimérica e a IgM, pentamérica. Isotipos M e D são encontrados em LBs maduros não ativados e, ontogenicamente, precedem os outros isotipos. IgA e IgG têm subclasses denominadas de IgA1, IgA2, IgG1, IgG2, IgG3 e IgG4, respectivamente. A especificidade antigênica da imunoglobulina está vinculada à conformação tridimensional das áreas hipervariáveis da região aminoterminal das cadeias leves e pesadas que formam a superfície de contato com o antígeno. Na região carboxil-terminal CH2 ocorrem fixação do complemento e ligação com os receptores Fc da superfície celular.

As Igs exercem funções diversas que dependem da sua estrutura, localização e isotipo. Ligadas à superfície do LB, funcionam como receptores de membrana que, ao interagirem com o antígeno, transmitem sinais que iniciam a proliferação clonal e secreção de anticorpos pelo LB. Igs solúveis de qualquer isotipo são capazes de neutralizar a ação de toxinas microbianas. Igs de classes IgM e IgG ativam, pela via clássica, o sistema complemento que media a maior parte da atividade citolítica e inflamatória da resposta humoral. Moléculas de IgG revestem partículas antigênicas num processo conhecido como opsonização, e a interação da fração Fc da IgG com receptores de macrófagos aumenta a eficiência da fagocitose do organismo opsonizado. Os linfócitos NK, eosinófilos e neutrófilos podem provocar a lise de células infectadas. Para que isso ocorra é necessário que as células-alvo estejam revestidas por IgG; esse processo é denominado de citotoxicidade mediada por célula dependente de anticorpo (ADCC: *antibody-dependent cell-mediated cytotoxicity*).

Na defesa contra helmintos, organismos particularmente resistentes à atividade lítica de neutrófilos e macrófagos, há um tipo especial de ADCC mediada por IgE e efetuada por eosinófilos. A imunidade da mucosa dos tratos respiratório, digestivo e geniturinário é assegurada pela IgA, que, conjugada à peça secretória, neutraliza patógenos e participa da ADCC. A IgE, ligada aos receptores de superfície de mastócitos e basófilos, participa das reações de hipersensibilidade imediata que causam aumento da permeabilidade vascular, contração da musculatura lisa bronquial e visceral e resposta inflamatória local.

No Quadro XII.1.1 são apresentados os valores de imunoglobulinas A, G e M na população brasileira saudável.

RESPOSTA IMUNE MEDIADA POR LINFÓCITOS T

O LT participa como célula efetora da resposta imune por diversos mecanismos. Nas reações de hipersensibilidade tardia, importante mecanismo de defesa contra bactérias intracelulares, como micobactérias e *Listeria*

migração de linfócitos que, por sua vez, regulam a intensidade do processo inflamatório. Assim, os componentes não específicos e específicos do sistema imune funcionam conjuntamente em sofisticado equilíbrio para eliminar o agente invasor.

CÉLULAS DO SISTEMA IMUNE

Dois grandes grupos de células estão envolvidos na resposta imune: linfócitos e células apresentadoras de antígeno. Linfócitos são produzidos na medula óssea, amadurecem na própria medula (linfócitos B) ou no timo (linfócitos T), circulam nos vasos sanguíneos e linfáticos, e residem nos diversos orgãos linfoides do organismo. As características de especificidade, memória, diversidade e reconhecimento do self/non-self são mediadas pelos linfócitos, que possuem em sua membrana receptores antigênicos específicos. Há três populações de linfócitos: linfócitos B (LB), linfócitos T (LT) e linfócitos *natural killer* (NK). Os receptores dos linfócitos T e B são exemplos de sistemas de reconhecimento do que é próprio ou não ao organismo. A diferença entre eles é que o receptor de linfócito B reconhece antígenos nativos não processados, e o linfócito T reconhece peptídeos pequenos, lineares e exige o processamento de antígenos pelas células apresentadoras de antígenos (APC – *antigen-presenting cells*).

Os linfócitos B são definidos fenotipicamente, porque expressam em sua superfície moléculas de imunoglobulina que podem reconhecer antígenos solúveis, não processados por células apresentadoras. Na interação com antígenos, os linfócitos B proliferam e se diferenciam em células de memória e em células plasmáticas que secretam ativamente grandes quantidades de imunoglobulinas. As células de memória podem sobreviver por mais de 20 anos em estado quiescente, porém preservam a afinidade antigênica da célula-mãe. As células plasmáticas sobrevivem poucos dias, não expressam receptores de membrana e são responsáveis pela resposta imune humoral.

Os linfócitos T expressam receptores transmembrana denominados de receptores de células T (TCR: *T cell receptors*) e, diferentemente dos linfócitos B, reconhecem antígenos apenas quando esses estão ligados a proteínas de membrana celular conhecidas como complexo maior de histocompatibilidade (MHC: *major histocompatibility complex*) presentes nas células apresentadoras de antígeno, o que é conhecido como restrição pelo MHC. Os LTs são divididos em duas populações funcionais: linfócitos T auxiliares e linfócitos T citotóxicos, distinguíveis entre si por apresentarem a glicoproteína de membrana CD4 ou CD8, respectivamente. Os LTs CD4 são chamados auxiliares porque secretam citocinas que amplificam e controlam virtualmente todos os aspectos da resposta imune.

Ao estímulo antigênico, os LTs auxiliares respondem com produção de citocinas que promovem a proliferação e diferenciação de LTs, LBs e macrófagos. As citocinas são mediadoras do processo inflamatório, representando ligação entre as respostas imune adquirida e inata. Variações no tipo de citocinas secretadas pelos LTs auxiliares determinam padrões de resposta imune qualitativamente diferentes. Os LTs CD8 secretam poucas citocinas, mas possuem capacidade citotóxica, atuando como células efetoras na eliminação de microorganismos intracelulares.

A ativação da resposta imune humoral ou celular é regulada pela produção de citocinas pelos LTs auxiliares. Os LTs auxiliares, por sua vez, são ativados quando reconhecem antígenos apresentados por células especializadas, denominadas de células apresentadoras de antígenos (APC: *antigen presenting cells*). Esses antígenos são pequenos epítopos antigênicos, peptídeos contendo de 8 a 25 aminoácidos. Os leucócitos responsáveis pelo processamento e apresentação antigênica são monócitos, macrófagos, células de Langerhans na pele, células de Kupffer no fígado e células dendríticas foliculares nos órgãos linfoides. O processamento antigênico pelas APCs envolve degradação do antígeno proteico e expressão dos fragmentos de peptídeos em suas superfícies, ligados a proteínas do MHC. Para uma célula processar e apresentar um antígeno, ela precisa preencher os seguintes critérios: expressar moléculas de MHC classe I ou II em sua superfície e ter endossomos com as proteases apropriadas para processar e combinar antígenos com as moléculas do MHC. O LT CD4 reconhece sequências de peptídeos associados ao MHC de classe II. O LT CD8 reconhece peptídeos associados ao MHC de classe I. O LT CD4 potencializa a produção de imunoglobulinas pelos LB e a atividade microbicida dos macrófagos, principais mecanismos de defesa contra micro-organismos extracelulares. O LT CD8 exerce sua atividade citotóxica direta contra células infectadas por micro-organismos intracelulares ou contra células tumorais.

Papel do MHC na resposta imune

O MHC traz o código dos antígenos leucocitários humanos (HLA: *human leucocyte antigens*), base molecular para discriminação entre *self/non-self* pelo LT. Por compor o contexto no qual os LTs reconhecem os antígenos, o MHC influencia a resposta imune contra agentes infecciosos. Há duas classes de moléculas HLA: HLA-A, HLA-B e HLA-C – antígenos de classe I; HLA-DR, HLA-DP e HLA-DQ – antígenos de classe II. Antígenos de classe I são encontrados em praticamente todas as células humanas nucleadas; antígenos de classe II são encontrados apenas em células imunocompetentes: monócitos, macrófagos, LTs e LBs.

Moléculas de MHC classe I se ligam a peptídeos resultantes da degradação intracelular de proteínas virais ou de bactérias intracelulares e os expressam na superfície celular para o reconhecimento dos LTs CD8. Peptídeos ligados às moléculas de MHC classe II deri-

plemento. Os componentes ativos do complemento participam de reações em cascata que lesam membranas e destroem organismos patogênicos. As principais funções do sistema complemento são: atuação direta na morte de micro-organismos ou células tumorais por lise, opsonização de micro-organismos para fagocitose, quimiotaxia e atração de leucócitos e mastócitos, processamento de imunocomplexos e regulação da produção de anticorpos pelas células B.

Esse sistema é particularmente importante como mecanismo efetor da imunidade humoral e da resposta inflamatória. A ativação do complemento pela via clássica se dá por meio da interação com complexos antígeno-anticorpo circulantes que utilizam C1, C4 e C2 para ativar C3, que catalisa a ativação de C5 a C9 e formação de complexo de ataque de membrana celular que causa a lise osmótica da célula. Deficiências do componente C3 ou dos componentes terminais (C5 a C9) são associadas com frequência aumentada de infecções invasivas por bactérias encapsuladas do gênero *Neisseria*. Deficiências dos componentes iniciais (C1, C4 e C2) se manifestam como infecções repetidas por bactérias gram-positivas.

Fagócitos

Outro mecanismo de imunidade inata é a propriedade de fagocitose, ingestão de macromoléculas extracelulares por células especializadas. Os fagócitos, a terceira barreira de defesa, expressam em sua superfície glicoproteínas e receptores de varredura que são usados para reconhecer e engolfar organismos microbianos e partículas estranhas. Existem dois tipos de fagócitos: os neutrófilos e os monócitos e os macrófagos teciduais. A maioria dos micro-organismos fagocitados é morta quando entra em contato com as enzimas hidrolíticas do lisossomo. Entretanto, alguns patógenos podem sobreviver e multiplicar-se no interior dos macrófagos. Esses patógenos intracelulares incluem: *Listeria monocytogenes*, *Salmonella typhimurium*, *Neisseria gonorrhea*, *Mycobacterium avium*, *Mycobacterium tuberculosis*, *Mycobacterium leprae* e *Candida albicans*. Esses micro-organismos são combatidos pelo componente celular do sistema imune.

Linfócitos *natural killer*

Os linfócitos *natural killer* ou linfócitos NK correspondem a 10% a 15% dos linfócitos sanguíneos. Eles são designados para matar qualquer célula que não expresse antígenos do complexo maior de histocompatibilidade (antígenos MHC). Sua responsabilidade é eliminar células tumorais, células estranhas ao organismo e células infectadas por vírus. Eles também participam da citotoxicidade mediada por células e dependente de anticorpos. Estudos recentes sugerem que um subtipo regulador dos linfócitos NK também responde pela ativação da secreção de citocinas.

Barreiras inflamatórias

O processo inflamatório constitui a quarta barreira de defesa não específica. Os sinais clássicos de inflamação – rubor, calor, edema e dor – refletem os três eventos da reação inflamatória: vasodilatação, aumento de permeabilidade vascular e quimiotaxia de macrófagos. A resposta inflamatória é iniciada pela interação de mediadores químicos gerados a partir do próprio patógeno, dos tecidos lesados, de enzimas plasmáticas – sistemas de coagulação, fibrinolítico e complemento – e de proteínas solúveis – citocinas – secretadas por macrófagos.

IMUNIDADE ADQUIRIDA

A imunidade adquirida é capaz de reconhecer e eliminar seletivamente o patógeno ou a macromolécula estranhos ao organismo. Diferentemente da imunidade inata, apresenta cinco propriedades fundamentais presentes em toda resposta a antígenos: especificidade, diversidade, memória, autorregulação e discriminação entre o que é próprio e o que não é próprio ao organismo (*self* e *non-self*).

A especificidade é a característica mais marcante da interação hospedeiro-patógeno. O sistema imune é capaz de reconhecer diferenças sutis entre antígenos, mas, mesmo assim, mutações simples, como a substituição de um aminoácido, são suficientes para um patógeno escapar da resposta imune.

O repertório linfocitário, número de sítios antigênicos específicos dos linfócitos de um indivíduo, é da ordem de 10^9, conferindo ao sistema a capacidade de reconhecimento de bilhões de estruturas antigênicas diversas.

O sistema imune responde de maneira mais rápida, mais intensa e qualitativamente diferente quando exposto novamente a um antígeno. Essa propriedade é chamada de memória imunológica e assegura imunidade duradoura a diversos patógenos.

A resposta imune normal é autolimitada e cessa com a eliminação do estímulo antigênico. O sistema imune tem mecanismos regulatórios, ativados pelo antígeno e pela própria resposta imune, que modulam a intensidade da resposta e evitam o prolongamento da resposta e dano tecidual.

Finalmente, a capacidade de o sistema imune responder seletivamente a antígenos heterólogos indica que o sistema é capaz de distinguir entre o que é próprio (*self*) e o que é estranho (*non-self*) ao organismo. Essa propriedade fundamental, conhecida como tolerância imunológica, evita resposta inapropriada a antígenos próprios e a ocorrência de doenças autoimunes (DAIs).

A imunidade inata e a imunidade adquirida não atuam independentemente. Os macrófagos, células do sistema fagocitário, são fundamentais na ativação da resposta imune específica, e as citocinas liberadas na resposta imune específica amplificam sua atividade. Mediadores solúveis liberados na resposta inflamatória induzem a

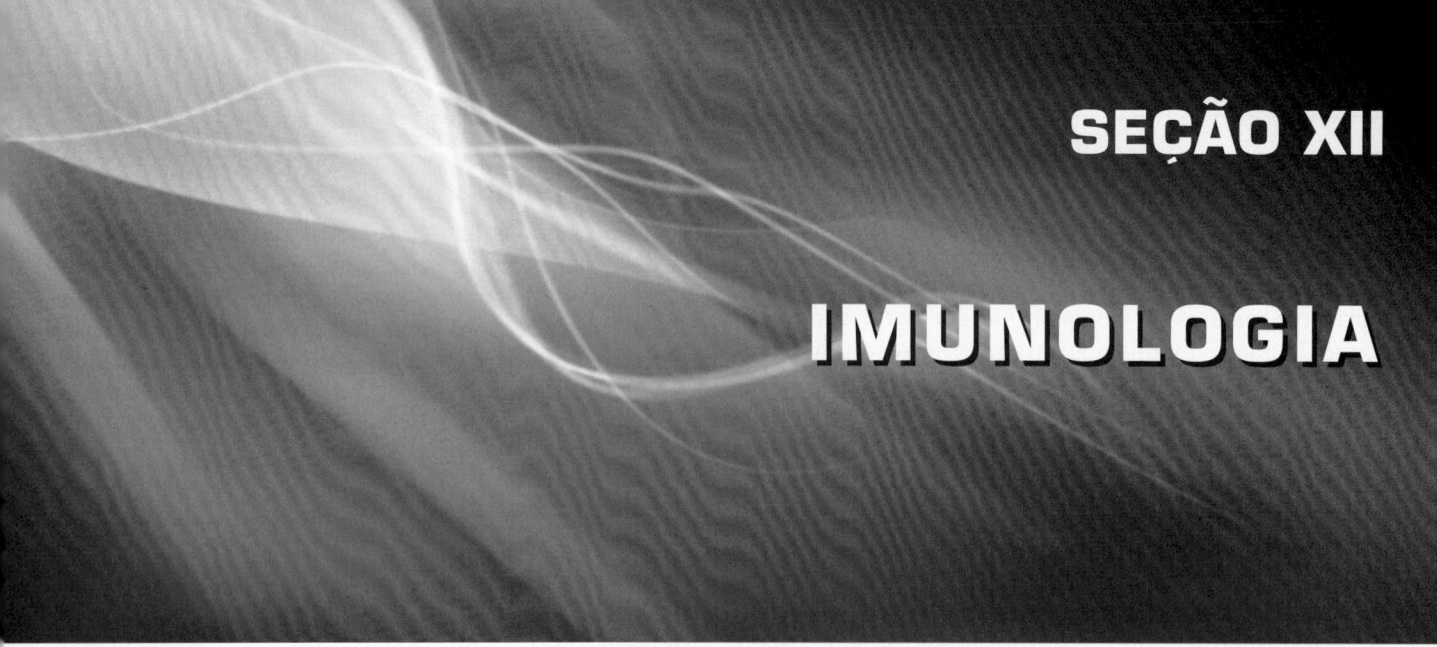

SEÇÃO XII
IMUNOLOGIA

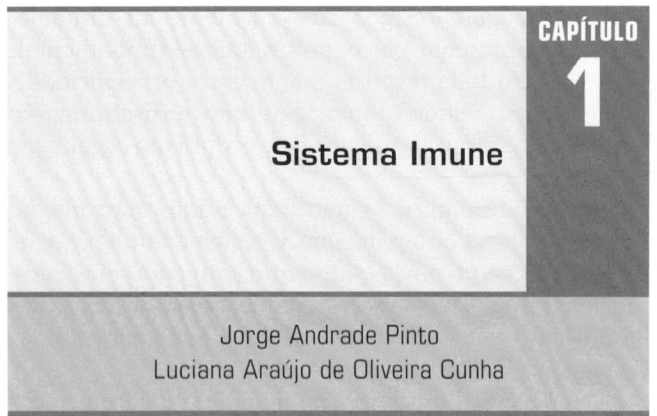

CAPÍTULO 1
Sistema Imune

Jorge Andrade Pinto
Luciana Araújo de Oliveira Cunha

O SISTEMA IMUNE

A defesa contra invasores é uma das funções mais fundamentais dos organismos vivos. Formas primitivas de defesa estão presentes mesmo em procariotos. Todos os eucariotos possuem um mecanismo sofisticado de defesa.

A imunidade, o estado de proteção contra determinado agente infeccioso, tem componentes não específicos e específicos. A imunidade inata, não específica, é composta por mecanismos que existem previamente à exposição ao agente e não é potencializada por exposições subsequentes ao mesmo agente, isto é, não possui memória. A imunidade inata também responde no contexto celular e molecular por dirigir a maturação das células apresentadoras de antígenos e por iniciar a resposta adaptativa protetora contra a infecção. A imunidade adquirida, ou específica, é capaz de reconhecer e eliminar seletivamente o micro-organismo ou macromolécula estranhos e de aumentar a intensidade da resposta imune após cada exposição sucessiva.

IMUNIDADE INATA

A imunidade inata pode ser entendida como quatro barreiras de defesa: anatômica, fisiológica, fagocítica e inflamatória.

Barreiras anatômicas

As barreiras anatômicas são a primeira linha de defesa contra a entrada de patógenos. A pele íntegra, além de evitar a penetração da maioria dos patógenos, inibe o crescimento bacteriano por meio da produção de ácidos graxos e lácticos. Outros mecanismos que inibem a colonização e penetração a barreira cutâneo-mucosa por patógenos são o movimento ciliar do epitélio respiratório e gastrointestinal, e a remoção mecânica através da saliva, lágrimas e secreções mucosas.

Barreiras fisiológicas

As barreiras fisiológicas são compostas por temperatura, pH, tensão de oxigênio e vários fatores solúveis. Entre os fatores solúveis citam-se lisozima, quimocinas, citocinas e complemento. A lisozima é uma enzima hidrolítica com ação na camada peptideoglicólica da parede bacteriana. Quimocinas induzem a migração de leucócitos para sítios de inflamação. Citocinas, como o interferon, modulam a função dos leucócitos e a resposta inflamatória.

Sistema complemento

O sistema complemento é constituído por um grupo de proteínas séricas que circulam em estado inativo de pró-enzimas e são ativadas por mecanismos imunológicos específicos e inespecíficos. Existem duas vias principais de ativação do complemento: a clássica e a alternativa. A clássica é ativada por imunocomplexos e liga o sistema complemento com a imunidade adaptativa. A alternativa é ativada diretamente pelos micro-organismos. O sistema complemento possui um mecanismo simples de discriminação entre o que é próprio do organismo (*self*) e o que não é (*non-self*). Os tecidos do hospedeiro e seus fluidos possuem moléculas reguladoras em sua superfície que inibem a ativação do complemento. Os micro-organismos não possuem essas moléculas inibidoras e ainda expressam moléculas que ativam o sistema com-

Diniz EMA, Albiero AL, Ceccon MEJ, Vaz FAC. Uso de sangue, hemocomponentes e hemoderivados no recém-nascido. J Pediatr 2001; 77(supl.1)S104-S114.

Guia de Condutas Hemoterápicas. Hospital Sírio e Libanês, 2005.

Hillyer CD, Mondoro TH, Josephson CD et al. Pediatric transfusion medicine: development of a critical mass. Transfusion 2009; 49:596-601.

McCullough J (University of Minnesota). Transfusion Medicine. MacGraw-Hill, 1998; 12.

Mintz PD. (University of Virginia Health Sciences Center, Charlottesville,Virginia, USA.) Transfusion therapy: clinical principles and practice. American Association of Blood Banks, Bethesda, Maryland, 1999.

Roseff SD, Luban NLC, Manno CS. Guidelines for assessing appropriateness of pediatric transfusion.Transfusion 2002; 42:1.398-1.413.

Standards for Blood Banks and Tranfusion Services. 18ª ed. American Association of Blood Banks, 1997.

Technical Manual. 13ª ed. Vengelen-Tyler, Virginia, American Association of Blood Banks, Bethesda, Maryland, 1999.

Contaminação bacteriana

Tremores intensos, calafrios, febre alta e choque são os sintomas. É uma reação grave, sendo, portanto, muito importante o seu diagnóstico precoce para intervenção imediata, com instituição de antibiótico de amplo espectro e cuidados de terapia intensiva. O diagnóstico laboratorial é feito por meio de cultura do hemocomponente (bolsa) e do receptor. Para a prevenção dessa reação é importante o rigoroso cumprimento das normas transfusionais, como respeito às normas de acondicionamento e tempo de infusão. Nunca adicionar medicamentos e soluções na via de acesso do hemocomponente.

Reações transfusionais tardias

Reação hemolítica tardia

Por definição, reação transfusional hemolítica tardia (RHT) ocorre após 24 horas após a transfusão da unidade de hemocomponente. O tempo entre a transfusão e o diagnóstico da reação é bem variável, mas em média se dá em torno das primeiras 2 semanas da transfusão (7 a 10 dias após a transfusão) e pode evoluir por semanas ou meses. As hemácias sofrem destruição geralmente por hemólise extravascular no baço, ocasionando uma sintomatologia mais branda do que na reação hemolítica aguda, na qual a hemólise é intravascular.

Doenças transmissíveis

Doenças transmitidas por vírus, espiroquetas, protozoários e parasitas.

Hemossiderose

Pode ocorrer em pacientes que receberam múltiplas transfusões ao longo de anos. Há depósito de ferro nas células esplênicas ou hepáticas, comprometendo sua função. Pacientes que possuam alteração genética para hemossiderose e os que apresentem eritropoese ineficaz (p. ex., talassêmicos) precisam de menos transfusões para que sofram impregnação por esse metal.

Púrpuras pós-transfusionais

Formação de um aloanticorpo em resposta a antígenos plaquetários presentes no sangue transfundido.

Reação de enxerto-versus-hospedeiro

Os linfócitos imunocompetentes do doador se opõem aos do receptor imunodeprimido. Há febre, hepatite, diarreia e *rash* cutâneo. É uma forma bastante rara de reação transfusional. A prevenção se dá por irradiação dos hemocomponentes celulares (concentrados de hemácias e de plaquetas).

Quadro XI.10.1. Volume desejável após o uso do manitol

RN: 10 mL/hora
Criança < 20 kg: 40 mL/hora
Criança > 20 kg: 60 a 100 mL/hora
Na HCO_3: 3 mEq/kg/12 horas, para manter o pH urinário > 7.

INFECÇÕES POR CITOMEGALOVÍRUS (CMV)

A reativação de infecção latente pelo CMV ocorre em pacientes imunossuprimidos e pode estar associada com a transfusão sanguínea e relacionada com o número de unidades transfundidas.

Quando não se dispõe de sangue CMV-negativo, deve-se usar hemocomponente leucorreduzido (uso de filtros de terceira geração).

O risco de transfundir uma unidade de hemocomponente proveniente de um doador reagente para o CMV é raro, pois é alta a prevalência de anticorpos na população. Além disso, o CMV é um problema apenas para pacientes imunodeprimidos e recém-nascidos de mãe sem anticorpos.

O vírus é transmitido apenas por componentes celulares; portanto, os CHs e os CPs devem ser transfundidos com o uso de filtros (20 a 40 μm).

Devido à gravidade de uma reação hemolítica aguda, vale ressaltar a conduta após a confirmação de um caso, fora as medidas já descritas:

a. Suspender imediatamente a transfusão.
b. Infusão rápida de NaCl a 0,9% para promover um fluxo urinário adequado, 1-2 mL/kg/hora.
c. Prevenção da insuficiência renal por meio do uso de diuréticos, como a furosemida, ou de osmótico, como o manitol, 20% da dose de 0,25 g/kg IV para forçar a diurese (Quadro XI.10.1).
d. Monitorar os parâmetros dos testes de coagulação para detecção de CIVD.
e. Tratar distúrbios hidroeletrolíticos e metabólicos.

BIBLIOGRAFIA

ABO – Revista de Medicina Transfusional. ISSN 0874-2731- Comissão de Transfusão Sanguínea do Hospital de Dona Estefânia, 2002; 11.

ABO – Revista de Medicina Transfusional. ISSN 0874-2731- Conferência de Consenso: Uso de Sangue e Derivados, 2002; 11.

Alarcon PA. Transfusiones en el paciente pediátrico y neonato. Revista Argentina Transfusão, 1996; XXII:1.

ANVISA. Resolução RDC nº 153, de 14 de junho de 2004. Determina o Regulamento Técnico para os procedimentos hemoterápicos, incluindo a coleta, o processamento, a testagem, o armazenamento, o transporte, o controle de qualidade e o uso humano de sangue, e seus componentes, obtidos do sangue venoso, do cordão umbilical, da placenta e da medula óssea.

Buhr IM. Terapia transfusional. Condutas em clínica médica. 2ª ed., Rio de Janeiro: Editora Médica e Científica. 2001.

- Parar imediatamente a transfusão, manter o acesso venoso, observar a coloração da urina e a mudança de sua cor.
- Avisar o médico responsável pelo doente ou o médico da urgência.
- Manter uma via de acesso com solução fisiológica a 0,9%.
- Utilizar O_2, se necessário.
- Observar a diurese (volume e coloração).
- Tratar os sintomas (antitérmico, anti-histamínico e corticoide, se necessário).
- Verificar se o hemocomponente administrado foi o solicitado e, em caso de dúvida, consultar o plantonista da agência transfusional.
- Proceder à avaliação laboratorial necessária, dependendo da gravidade dos sintomas e sinais. Coletar três amostras como descrito a seguir, dependendo do tipo de reação:
    - *Com anticoagulante*, para pesquisa de Hb livre no plasma, hemograma, teste de Coombs direto e eluato.
    - *Sem anticoagulante*, para os testes imuno-hematológicos (pesquisa de anticorpos irregulares, repetição do grupo sanguíneo, se necessário, e repetição dos testes de compatibilidade).
    - *Com citrato*, se forem necessários testes de coagulação.
    - As amostras devem ser colhidas preferencialmente de outro acesso que não aquele utilizado para a transfusão.
    - Preencher a ficha de notificação da reação transfusional e enviar para o serviço de hemoterapia.

Existem diferentes formas de classificar as reações transfusionais:

a. Pela etiologia (imunológicas ou não imunológicas).
b. Pelo tempo em que elas aparecem (imediatas/agudas ou tardias/crônicas).
c. Pela presença ou não de hemólise (hemolíticas ou não hemolíticas).

Reações imediatas

As reações transfusionais mais frequentes são as reações alérgicas e as febris não hemolíticas. O pediatra deve valorizar qualquer queixa ou alteração de sinais vitais durante uma transfusão de um hemocomponente.

Reações transfusionais imediatas

A reação febril não hemolítica (RFNH) é definida como um aumento de 1°C ou mais na temperatura corporal. Pode haver sensação de frio, tremores e sintomas secundários como cefaleia, náusea e vômitos. Usualmente ocorre durante a transfusão, mas pode ocorrer até 1 hora após o seu término.

É importante tratar os sintomas e fazer o diagnóstico diferencial com reações mais graves, como as hemolíticas, contaminação bacteriana e/ou injúria pulmonar aguda relacionada à transfusão (TRALI).

Reação hemolítica aguda

Febre, calafrios, náuseas, dor, dispneia, taquicardia, hipotensão, hemoglobinúria e choque são sintomas que podem ocorrer. O paciente pode apresentar ansiedade, mal-estar geral, dor lombar ou outra queixa sem explicação. Pode ter várias causas, como anticorpos contra antígenos eritrocitários presentes e não detectados no soro do receptor ou transfusão de sangue hemolisado.

Reações alérgicas

Podem ocorrer desde prurido e urticária até anafilaxia. São mais comuns na sua forma leve e estão relacionadas com a quantidade de plasma transfundido (proteínas do plasma). Nas suas formas mais graves pode haver edema de laringe e também comprometimento gastrointestinal, com náuseas, vômitos e dor abdominal. Quando há a presença de dispneia, devem ser considerados outros diagnósticos, como TRALI e sobrecarga circulatória.

Reações anafiláticas

As reações alérgicas graves (anafiláticas) causam instabilidade cardiovascular com hipotensão, taquicardia, arritmia, perda da consciência, choque e parada cardíaca. O envolvimento respiratório com dispneia ou estridor é mais pronunciado do que nas reações alérgicas leves.

Alterações metabólicas

Hipercalemia, acidose, hipocalcemia.

Edema pulmonar não cardiogênico
Sintomas de falência ventricular esquerda, hipertensão e TRALI

Classicamente, tem sido atribuído à presença de anticorpos antileucócitos no plasma de doadoras multíparas dirigidos contra os leucócitos do receptor, granulócitos, HLA classe I ou classe II. Mais recentemente, levantou-se também como etiologia a presença de lipídios biologicamente ativos nos hemocomponentes estocados. O sequestro de leucócitos na microvasculatura pulmonar é responsável pelo aumento de permeabilidade e edema pulmonar.

O paciente apresenta edema pulmonar não cardiogênico, dispneia, hipoxemia, taquicardia, febre, hipotensão e cianose. A febre e a hipotensão geralmente são moderadas e respondem rapidamente a antipiréticos e à administração de fluidos. Os diuréticos são contraindicados. O RX de tórax mostra sinais sugestivos de congestão pulmonar. O diagnóstico diferencial deve ser feito com sobrecarga circulatória, contaminação bacteriana, reações alérgicas, síndrome de estresse respiratório agudo, embolia pulmonar e hemorragia pulmonar.

– Para crianças com mais de 10 kg, uma dose de 1 unidade para cada 10 kg de peso deve proporcionar um aumento de 50.000 plaquetas/mm^3.

Hemocomponentes disponíveis – concentrado de plaquetas

- Concentrado de plaquetas randômicas.
- Concentrado de plaquetas de *pool* de *buffy-coat* (camada leucoplaquetária).
- Concentrado de plaquetas-aférese.

Os concentrados de plaquetas devem ser mantidos a 20°-24°C, em agitação contínua suave. Devem ser devolvidos ao serviço de hemoterapia se houver atraso ou suspensão da transfusão. A velocidade de transfusão vai depender do estado cardiocirculatório do paciente, mas deve ser a mais rápida possível, aproximadamente 30 minutos, não excedendo a velocidade de infusão de 20-30 mL/kg/hora.

Uma unidade (1 U) de CP contém no mínimo $5,5 \times 10^{10}$ e uma média de 7 a 9×10^{10} plaquetas em um volume de 45-60 mL de plasma. Um concentrado de plaquetas de *pool* de *buffy-coat* é obtido de cinco unidades de sangue total. Cada bolsa deve conter pelo menos $3,0 \times 10^{11}$ plaquetas.

Uma unidade de concentrado de plaquetas de aférese (CPAF) contém $\geq 3,0 \times 10^{11}$/unidades (plaquetoférese simples) e $\geq 6,0 \times 10^{11}$/unidades (plaquetoférese dupla), que deve ter o volume ajustado para o peso da criança, 10 mL por kg de peso.

- **Dose e recomendações**
  – Em crianças muito pequenas, calculam-se 10 mL de CP por kg; solicita-se então 1 U de CP com volume reduzido para o volume desejado. *Obs.:* 2 a 5 mL/kg/hora.
  – Repetir a contagem plaquetária antes de uma nova transfusão, a menos que o paciente continue com o quadro hemorrágico.
  – Transfundir preferencialmente plaquetas ABO compatíveis.
- **Contraindicações (exceto se houver sangramento com risco de morte)**
  – Púrpura trombocitopênica trombótica.
  – Púrpura trombocitopênica idiopática.
  – Trombocitopenia induzida por heparina.

Refratariedade plaquetária

Considera-se refratariedade plaquetária, na transfusão de plaquetas, quando por duas vezes um paciente apresenta um incremento plaquetário menor do que 10.000/mm^3 em 1 hora e 24 horas após a transfusão de CP (ABO compatível e com menos de 72 horas de estocagem).

As razões para refratariedade incluem febre, sepse, coagulação intravascular disseminada (CIVD), esplenomegalia, pós-TMO e aloimunização a antígenos plaquetários.

TRANSFUSÃO DE PLASMA FRESCO

Uma unidade de plasma fresco congelado (PFC) é preparada a partir de uma unidade de sangue total, congelada dentro de 6 a 8 horas após a coleta do sangue total, e armazenada a –18°C por até 1 ano.

Em média, uma unidade de PFC contém 1 U/mL de todos os fatores de coagulação. O PFC somente é usado para correção de deficiências de fatores naqueles casos de deficiências múltiplas ou para os quais não exista o concentrado de fator específico.

A administração de 10-20 mL/kg de PFC usualmente elevará o nível das proteínas de coagulação em 20%-30%. O intervalo entre as doses é de até 6 horas.

TRANSFUSÃO DE CRIOPRECIPITADO

O crioprecipitado é obtido pelo descongelamento lento do PFC até a uma temperatura de 1° C-6° C, seguido de uma centrifugação.

Uma unidade (1 U) de crioprecipitado contém: 150-250 mg de fibrinogênio; 80-150 U de fator VIII:C; 100-150 U de fator VIII von Willebrand e 50-75 U de fator XIII.

A indicação para transfusão do crioprecipitado é para a reposição de fibrinogênio na desfibrinogenemia congênita ou na hipofibrinogenemia (< 100 mg/dL) ou para alguns casos de CIVD e em deficiências de fator XIII.

Usualmente, um nível de fibrinogênio de 50 mg/dL é suficiente para prevenir hemorragias espontâneas, e 100 mg/dL permitem hemostasia após trauma ou cirurgia.

- **Dose**
  – 1 U de crioprecipitado para cada 5-10 kg de peso.

Reações transfusionais

Definição

Reações transfusionais são agravos ocorridos durante ou após a transfusão sanguínea e relacionados com ela, e são classificadas em imediatas e tardias. Esse conceito varia entre países, e o Ministério da Saúde estabelece 24 horas como limite para o incidente imediato; após esse período, seria classificado como incidente tardio.

Inicialmente, a semelhança entre os sinais e sintomas de uma reação transfusional com outros problemas clínicos pode torná-los indistinguíveis entre si, possibilitando que uma reação potencialmente fatal seja inicialmente interpretada como outra de menor gravidade ou até atribuída à doença de base do paciente.

Conduta

Devido à diversidade das reações, não se pode trabalhar com um único algoritmo para todos os tipos de reações, mas algumas condutas são universais para a avaliação clínica.

Para um paciente que durante uma transfusão apresente um quadro suspeito de uma reação adversa, deve-se:

- **Dose**
  - Concentrado de plaquetas de aférese ou de sangue total: 5 a 10 mL/kg.

  Espera-se um incremento plaquetário de 50.000 a 100.000/mm³.

- **Lactentes > 4 meses e crianças**
  - Transfusões profiláticas para pacientes com contagem plaquetária abaixo de 10.000/mm³.
  - Pacientes com trombocitopenias agudas por deficiência de produção e com contagem plaquetária < 20.000/mm³.
  - Quando forem necessários procedimentos invasivos ou cirúrgicos, se a contagem plaquetária for < 50.000/mm³.
  - Em pacientes com trombocitopenia causada por hiperesplenismo, a transfusão deve ser realizada antes de procedimentos invasivos ou cirúrgicos.
  - Nas leucemias agudas e no transplante de medula óssea, devem ser utilizados 10.000 plaquetas/mm³ para transfusão profilática em pacientes estáveis internados e 20.000 plaquetas/mm³ para pacientes instáveis.
- Na LMA M₃: 20.000 plaquetas/mm³ em pacientes estáveis, sem nenhum sangramento e sem coagulopatia.
- Falência de produção medular < 10.000/mm³.
- Trombocitopenia grave crônica: na vigência de sangramento ou durante procedimentos invasivos ou cirúrgicos que possam evoluir com sangramento.
- Tumores sólidos: 10.000 plaquetas/mm³ para transfusão profilática em pacientes estáveis internados e 20.000 plaquetas/mm³ para pacientes instáveis.
- Para pacientes com contagem plaquetária ≤ 100.000/mm³, quando houver programação cirúrgica do sistema norvoso central (SNC).
- Em pacientes com tromboastenia hereditária ou adquirida, independentemente da contagem de plaquetas, a transfusão estará indicada quando forem submetidos a procedimentos invasivos ou cirúrgicos.
- Recomenda-se a transfusão profilática sempre que a contagem estiver abaixo de 50.000/mm³ nas seguintes situações:
  - Anestesia peridural.
  - Biópsia transbrônquica.
  - Biópsia hepática.
  - Laparotomia.
  - Punção de veias profundas.
  - Paracentese e toracocentese.
  - Extração dentária.
  - Biópsia gástrica (endoscopia).
  - Para cirurgias neurológica e oftalmológica é recomendável que a contagem de plaquetas esteja em torno de 100.000/mm³;
  - Para cirurgias cardíacas com circulação extracorpórea é recomendável contagem de plaquetas de 50.000-100.000/mm³.
- Nos casos de biópsia óssea, punção lombar e broncoscopia (sem biópsia), a contagem de plaquetas deve estar acima de 20.000 mm³.
- Na púrpura trombocitopênica idiopática (PTI) não há indicação para transfusão. Na preparação para esplenectomia recomenda-se não transfundir profilaticamente antes da cirurgia, mas devem ser deixados reservados concentrados de plaquetas, os quais serão utilizados durante o ato cirúrgico se houver sangramento importante.
- **Dose**
  - Para crianças com menos de 15 kg são utilizados 5-10 mL/kg. Em crianças com mais de 10 kg é utilizada uma dose de 1 a 2 unidades para cada 10 kg de peso. Isso deve proporcionar um aumento de 50.000 mm³.

TRANSFUSÃO TERAPÊUTICA
Indicações

- Recém-nascidos e lactentes < 4 meses com qualquer sangramento e plaquetas <10.000/mm³.
- Recém-nascidos prematuros doentes com contagem plaquetária < 100.000/mm³.
- Sangramento ativo ou paciente submetido a procedimentos invasivos e/ou com CIVD.
- Em trombocitopenia de consumo (PTI, dengue hemorrágica e hiperesplenismo) e nas trombocitopatias. Não há indicação de transfusão de plaquetas, exceto na presença de hemorragias ativas com risco de morte.
- Crianças com sangramento em SNC ou intraocular e plaquetas <10.000/mm³.
- Crianças com sangramento em outros locais e < 50.000/mm³.
- Defeito qualitativo da plaqueta (disfunção plaquetária) com sangramento ativo importante.
- Sangramento em pacientes em uso de oxigenação através de membrana extracorpórea, independentemente da contagem.
- Intraoperário de cirurgia cardíaca e pós-operatório imediato de cirurgia cardíaca:
  - Na presença de sangramento microvascular, o gatilho de 100.000/mm³ é geralmente eficaz para cirurgias não complicadas e com perfusão de até 2 horas.
  - Em sangramento difuso, sem causa cirúrgica, com perfusão por período superior a 2 horas, a transfusão de plaquetas pode ser benéfica mesmo com contagens superiores a 100.000/mm³.
  - Na presença de sangramento difuso, sem causa cirúrgica, e na ausência de outras alterações da coagulação, com contagem plaquetária < 50.000 mm³.
- **Doses**
  - RN: concentrado de plaquetas de aférese ou de sangue total: 5 a 10 mL/kg.

- **Indicações para a desleucocitação**
    - Transfusão intrauterina.
    - Recém-nascidos prematuros e de baixo peso (1.200g) de mães CMV-negativas ou com sorologia desconhecida.
    - História de duas reações febris não hemolíticas.
    - Gestantes com sorologia negativa para CMV.
    - Hemoglobinopatias.
    - Anemias hemolíticas hereditárias.
    - Síndromes de imunodeficiências congênitas.
    - Transplante de medula óssea.
    - Anemia aplásica.
    - Leucemia mieloide aguda.
    - Doenças onco-hematológicas graves.
    - Candidatos a transplante de medula óssea.

IRRADIAÇÃO

É um procedimento usado para prevenir a doença do enxerto-*versus*-hospedeiro relacionado à transfusão de hemocomponentes celulares. (DECH-AT). A dose de irradiação administrada deve ser de 25 grays em cada face da bolsa.

A doença do enxerto-*versus*-hospedeiro é uma complicação imunológica grave, causada pela enxertia e expansão clonal de linfócitos do doador em receptores suscetíveis.

- **Indicações para irradiação (prioridades)**
    - Transfusão intrauterina.
    - Exsanguineotransfusão, obrigatoriamente, quando houver transfusão intrauterina prévia.
    - Recém-nascidos prematuros (com menos de 28 semanas) e/ou de baixo peso (1.200 g).
    - Receptor de uma transfusão com parentesco do doador, principalmente em primeiro grau.
    - Receptores de células-tronco hematopoiéticas alogênicas e autólogas (pós-transplante de medula óssea).
    - Pós-transplante com células de cordão umbilical.
    - Imunodeficiência celular congênita grave.
    - Pacientes tratados com análogos de purina – cladribine, deoxicoformicina.
    - Receptores de transplante de coração ou pulmão.
    - Pacientes com linfoma, leucemia mieloide aguda e anemia aplásica em uso de imunossupressor.
- **Lavagem com solução salina**
    - Tem a finalidade de eliminar a maior quantidade possível de plasma dos concentrados de hemácias. É realizada em fluxo laminar por meio de adição de solução isotônica de cloreto de sódio ao concentrado de hemácia, que é centrifugado três vezes em centrífugas refrigeradas.
- **Indicações dos CH lavados:**
    - Reações alérgicas.
    - Pacientes com deficiência de IgA e história de reação anafilática em transfusão anterior.

CONCENTRADO DE HEMÁCIAS

Hemocomponentes disponíveis

- CH – concentrado de hemácias.
- CH reduzido de leucócitos – concentrado de hemácias reduzido de leucócitos.
- CHPL – concentrado de hemácias pobre em leucócitos.
- CHL – concentrado de hemácias lavadas.
- CHD – concentrado de hemácias deleucocitado (filtrado).
- CHI – concentrado de hemácias irradiado.
- CHFI – concentrado de hemácias filtrado e irradiado.

TRANSFUSÃO DE CONCENTRADO DE PLAQUETAS (CP)

Indicação

Não há consenso na literatura quanto às indicações para a transfusão de plaquetas em crianças. Os protocolos são adaptações dos usados em adultos. Geralmente, a transfusão é recomendada em uma criança doente com contagem plaquetária $< 100 \times 10^9$ por litro e uma contagem plaquetária $< 50 \times 10^9$ por litro, na presença de sangramento ativo ou procedimento invasivo.

- **Recém-nascidos e lactentes < 4 meses**
    - Uma contagem plaquetária $> 20 \times 10^9$ por litro geralmente não leva a sangramento no RN a termo, mas o RNPT necessita de uma contagem mais alta, especialmente nos primeiros dias de vida, quando é maior o risco de hemorragia periventricular. De um modo geral, na ausência de alguma doença de base, um número de plaquetas de 50×10^9 por litro é suficiente para a hemostasia.
- **Indicações**
- Contagem de plaquetas menor do que $10.000/mm^3$ decorrente de falta de produção.
    - Recém-nascido com contagem plaquetária < 30.000 plaquetas/mm^3 por falência de produção ou púrpura neonatal aloimune.
    - Recém-nascidos prematuros estáveis com contagem plaquetária < 50.000 plaquetas/mm^3, que serão submetidos a procedimentos invasivos e/ou pacientes com patologia grave (p. ex., coagulopatia de consumo, sepse).
    - Recém-nascidos prematuros doentes com contagem plaquetária < 100.000 plaquetas/mm^3 e sangramento ativo.

Seleção do hemocomponente

Nessa faixa etária está sempre indicado o uso de concentrado de plaquetas ABO-compatíveis. Deve-se usar concentrado de plaquetas leucorreduzido.

Deve-se irradiar o concentrado de plaquetas para transfusão intraútero para RNs que receberam transfusão intraútero e para CP de doador aparentado de primeiro e segundo grau.

Na amostra pré-transfusional inicial, utilizada para classificação sanguínea e pesquisa de anticorpos irregulares, deve ser empregado preferencialmente o soro da mãe ou eluato do recém-nascido.

Se a pesquisa de anticorpos irregulares for negativa, não será necessário compatibilizar as hemácias para a primeira transfusão nem para as transfusões subsequentes dentro do período neonatal. Se a pesquisa de anticorpos irregulares demonstrar a presença de anticorpos clinicamente significativos, a transfusão deve ser feita com unidades que não contenham os antígenos correspondentes. Essas unidades devem ser compatibilizadas com soro do neonato ou com soro da sua mãe.

A transfusão de componentes celulares em recém-nascidos com menos de 1.200 g de peso deve ser feita com produtos desleucocitados (por meio filtros especiais) e irradiados.

- **Lactentes > 4 meses e crianças**
  As indicações gerais são perdas sanguíneas agudas com hipovolemia não responsiva a outros tratamentos.
  - Perda sanguínea aguda ≥ 15% da volemia total.
  - Hb < 8 g/dL com sinais de anemia.
  - Anemia pré-operatória significativa sem outras terapêuticas disponíveis.
  - Hb < 13 e paciente com doença pulmonar grave ou ECMO.
- **Perda sanguínea aguda com hipovolemia**
  - Perda volêmica de 15% a 25% da volemia sanguínea total.
  - Perda sanguínea intraoperatória ≥ 15% da volemia total.
  - Perda sanguínea aguda com hipovolemia não responsiva a outras terapêuticas.
- **Hematócrito < 20%/hemoglobina < 8 g/dL**
  - Período pré-operatório com sinais de anemia.
  - Sob quimioterapia ou radioterapia.
  - Anemia sintomática crônica (ver a seguir), congênita ou adquirida.
  - Procedimentos cirúrgicos de emergência com perda esperada de sangue em paciente com anemia perioperatória.
  - Em anemia pré-operatória sem outras terapêuticas corretivas disponíveis.
- **Hematócrito < 40%/hemoglobina < 13 g/dL**
  - Doença pulmonar grave.
  - Uso de oxigenação através de membrana extracorpórea.
- **Hematócrito 40%-55%/hemoglobina < 14-18 g/dL**
  - Cardiopatia congênita cianótica.

ANEMIA CRÔNICA

Deve-se investigar a causa da anemia e iniciar tratamento adequado. Só fazer transfusão se houver casos de risco de morte. Crianças com mais de 1 ano, com sistema cardiovascular saudável, são capazes de tolerar níveis de hemoglobina de 7 ou 8 g/dL. Criança saudável com anemia crônica frequentemente tolera Hb de 6 a 7 g/dL e um hematócrito de 20%. Anemias hipoproliferativas, tais como anemia de Diamond-Blackfan e anemia aplásica, entre outras, têm indicação de uso de concentrado de hemácias, após consulta com especialista.

Seleção do hemocomponente

- Cada unidade de concentrado de hemácias (CH) contém um volume aproximado de 220 a 280 mL, com um hematócrito que varia entre 50% e 80%, dependendo da adição de solução aditiva.
  - A transfusão de 10-15 mL/kg de peso deve elevar o hematócrito/hemoglobina em aproximadamente 6%-9%/2%-3% g/dL, respectivamente.
- Tempo máximo de infusão: 4 horas.
- Uso de equipo apropriado com filtro de 170 µ capaz de reter coágulos e agregados.
- Temperatura de armazenamento: 4°C a 6°C em geladeira apropriada para banco de sangue, com termômetros interno e externo.
- Não se deve deixar o concentrado fora da geladeira por mais de 30 minutos.
- A transfusão de uma unidade de CH retirada da geladeira não trará prejuízo para o paciente, pois a temperatura aumentará progressivamente durante a transfusão, o que deve ocorrer no período máximo de 4 horas, excetuando-se os casos de transfusão maciça.
- Nunca se deve mergulhar o concentrado de hemácias em bacias ou pias com água quente, nem usar micro-ondas, pois poderão ocorrer hemólise e grave reação transfusional.
- No caso de aquecimento, exige-se o uso de equipamentos adequados.
- O CH deve ser ABO- e Rh(D)- compatível.

Em casos de emergência e risco de morte, o médico assistente assinará a solicitação de transfusão do hemocomponente, responsabilizando-se pela transfusão de concentrado de hemácias sem a realização dos testes de compatibilidade. Caso alguma incompatibilidade seja detectada, ela será prontamente comunicada.

- **Procedimentos especiais para o CH**
  - Desleucocitação
  - Irradiação
  - Lavagem com solução salina.

A desleucocitação (leucorredução) é um procedimento pelo qual é reduzido o número de leucócitos de um hemocomponente celular (concentrado de hemácias e plaquetas). Está indicada nas prevenções de complicações transfusionais decorrentes da exposição do receptor aos leucócitos do doador.

Os filtros específicos removem 99% dos leucócitos no hemocomponente, restando ainda 5×10^6 leucócitos (inicialmente eram 3×10^9 leucócitos).

ações transfusionais, com a finalidade de prevenir seu aparecimento ou recorrência. O Comitê Transfusional Hospitalar tem um papel fundamental nas ações de hemovigilância.

Algumas perguntas importantes antes de se indicar uma transfusão:

1. A transfusão, no momento, está baseada em critérios clínicos, além de laboratoriais?
2. Qual é a morbidade por anemia nesse período?
3. Quais são os riscos dessa transfusão? (Imediatos e a longo prazo.)
4. Que alternativas medicamentosas existem?
5. Essa transfusão é indispensável?

Uma vez tomada a decisão de transfundir, é de grande importância o correto preenchimento da solicitação de transfusão de sangue (STS), documento de responsabilidade médica que só será aceito pelo serviço de hemoterapia se estiver preenchido com letra legível, nome completo do paciente (sem abreviaturas), número do registro, nome do hospital, data da solicitação, assinatura e carimbo do médico solicitante.

Os dados do paciente (nome completo, registro do hospital, data da coleta e rubrica de quem coletou) devem estar legíveis na amostra de sangue que acompanha a STS para os testes pré-transfusionais (classificação sanguínea, pesquisa de anticorpos irregulares, prova de compatibilidade).

Devem ser citados na solicitação de transfusão os níveis laboratoriais do paciente (hemoglobina, hematócrito, contagem de plaquetas), o que permite um melhor atendimento a ele, pois o serviço de hemoterapia poderá dar prioridade aos pacientes com maior necessidade transfusional. Para pacientes da neonatologia, além da amostra da criança, deve ser enviada uma amostra de sangue da mãe.

O não atendimento a esses requisitos coloca em risco a vida do receptor da transfusão, e o serviço de hemoterapia recusará a amostra e a solicitação de transfusão não conforme.

TRANSFUSÃO EM RECÉM-NASCIDOS

Protocolos de transfusão sanguínea não servem como indicação médica para transfusão nem podem abranger todos os casos, havendo necessidade de uma avaliação individual.

A transfusão em neonatos é uma área em constante evolução, e a maioria dos protocolos é orientada pela prática clínica e definida por consenso. A anemia das primeiras semanas de vida, chamada de "fisiológica", é autolimitada. Para os recém-nascidos (RN) pré-termo, essa queda dos níveis de hemoglobina (Hb) tende a ser mais acentuada, fazendo desse grupo de crianças o que demanda maior atenção do serviço de hemoterapia.

Os critérios para transfusão em crianças < 4 meses de vida são diferentes daqueles para crianças maiores não apenas por sua volemia, mas também por fatores fisiológicos únicos, como a produção diminuída de eritropoetina endógena em resposta à anemia e um sistema imune ineficiente na formação de anticorpos em resposta a antígenos eritrocitários.

Consideramos RN a criança de até 28 dias de vida, e o RN pré-termo aquele nascido antes da 38ª semana de gestação.

TRANSFUSÃO DE CONCENTRADO DE HEMÁCIAS

Para a maioria dos pacientes pediátricos, a transfusão de concentrado de hemácias deve ser considerada após uma perda sanguínea de 15% a 20% da volemia. Os sinais clínicos de hipoperfusão devem ser valorizados no caso de perdas agudas, uma vez que a Hb e o HT não refletem essa perda.

Recém-nascidos e lactentes: < 4 meses

Neonatos podem precisar de transfusão ou exsanguineotransfusão por causa de hiperbilirrubinemia, correção de anemia neonatal ou perda crônica ou aguda de sangue.

- **Hematócrito < 20%/hemoglobina < 7 g/dL**: com baixa contagem de reticulócitos e sinais de anemia (taquicardia, taquipneia, paciente "sugando" mal).
- **Hematócrito < 30%/hemoglobina < 10 g/dL**
  - Necessidade de oxigenoterapia, como *hallo* com O_2 < 35%, cateter de O_2 nasal ou CPAP ou ventilação mecânica com pressão aérea média < 6 cmH_2O.
  - Pacientes com bradicardia ou apneia importante (> 6 episódios em 12 horas ou 2 episódios em 24 horas necessitando de ventilação por máscara ou bolsa enquanto recebe medicações próprias).
  - Paciente com taquicardia (FC >180 bpm por 24 horas) ou taquipneia (FR > 80 ipm por 24 horas) importantes.
  - Ganho de peso reduzido (< 10g/dia observados por 4 dias, apesar de receber aporte calórico ≥ 100 kcal/kg/dia).
  - Perda sanguínea aguda com avaliação periódica de hematócrito/hemoglobina.
- **Hematócrito < 35%/hemoglobina < 12 g/dL**
  - Necessidade de oxigenoterapia, como *hallo* com O_2 > 35%.
  - Pacientes em CPAP ou ventilação mecânica com pressão aérea média > 6 cmH_2O.
- Anemia nas primeiras 24 horas de vida independentemente da etiologia.
- **Hematócrito < 40%/hemoglobina < 13,5 g/dL**
  - Dependência crônica de oxigênio (broncodisplasia).
- **Hematócrito < 45%/hemoglobina < 15 g/dL**
  - Sob oxigenação através de membrana extracorpórea (ECMO).
  - Com cardiopatia congênita cianótica.

Franco RF. Trombofilia. Bases Moleculares. In: Zago MA, Falcão RP, Pasquini R. Hematologia – fundamentos e práticas. São Paulo: Atheneu, 2004:329-336.

Garcia AA, Franco RF. Trombofilias adquiridas. In: Zago MA, Falcao RP, Pasquini R (eds.). Hematologia – fundamentos e práticas. São Paulo: Atheneu, 2004:329-336.

Ignjatovic V, Summerhayes R, Than J. Therapeutic range for unfractionated heparin therapy: age-related differences in response in children. J Thromb Haemost 2006; 4:2.280.

Kosch A, Koch HG, Heinecke A. Increased fasting total homocysteine plasma levels as a risk factor for thromboembolism in children. Thromb Haemost 2004; 91:308.

Kuhle S, Massicotte P, Chan A. Systemic thromboembolism in children. Data from the 1-800-NO-CLOTS Consultation Service. Thromb Haemost 2004; 92:722.

Lichtan MA, Beutler E, Kipps TJ, Williams JW. In: Manual de hematologia de Williams. São Paulo: Artmed, 2005:154-160.

Male C, Chait P, Ginsberg JS. Comparison of venography and ultrasound for the diagnosis of asymptomatic deep vein thrombosis in the upper body in children: results of the PARKAA study. Prophylactic Antithrombin Replacement in Kids with ALL treated with Asparaginase. Thromb Haemost 2002; 87:593.

Manco-Jonhson MJ. Pediatric thrombophilia and thrombosis: an historial perspective. Hematology 2008; ASH50th Anniversary Reviews: 227.

Monagle P, Chalmers E, Chan A. Antithrombotic therapy in neonates and children: American College of Chest Physicians Evidence-Based Clinical Practice Guidelines (Eighth Edition). Chest 2008; 133:887S.

Oliveira RAG, Neto AP, Oshiro M. Fisiopatologia e quadro laboratorial das principais anemias. In: Oliveira RAG, Neto AP (eds.). Anemias e leucemias. Rio de Janeiro: Roca, 2004:51-83.

Pinto RB, Silveira TR, Rosling L, Bandinelli E. Distúrbios trombofílicos em crianças e adolescentes com trombose da veia porta. J Pediatr 2003; 79(2):165-172.

Revel-Vilk S, Chan A, Bauman M, Massicotte P. Prothrombotic conditions in an unselected cohort of children with venous thromboembolic disease. J Thromb Haemost 2003; 1:915.

Silva PH, Hashimoto Y. Exames laboratoriais para diagnóstico de coagulopatias, trombofilias, controle da terapia antitrombótica e coagulação intravascular disseminada. In: Silva PH, Hashimoto Y. Coagulação – visão laboratorial da hemostasia primária e secundária. Rio de Janeiro: Revinter, 2006:67-85.

Simioni P, Sanson BJ, Prandoni P. Incidence of venous thromboembolism in families with inherited thrombophilia. Thromb Haemost 1999; 81:198.

Tormene D, Simioni P, Prandoni P. The incidence of venous thromboembolism in thrombophilic children: a prospective cohort study. Blood 2002; 100:2.403.

Van Ommen CH, Heijboer H, van den Dool EJ. Pediatric venous thromboembolic disease in one single center: congenital prothrombotic disorders and the clinical outcome. J Thromb Haemost 2003; 1:2.516.

Ware ER. Autoimmune hemolytic anemia in children. Disponível em: http://www.uptodat.com/online/content/topic.do?topickey=pedi_hem/8131. Acessado em 6 de março de 2009.

Wiliams JA, Hudson M, Rao B. Late vascular occlusion of central lines in pediatric malignancies. Pediatrics 1998; 101:107.

Young G. New anticoagulants in Children. Hematology 2008.

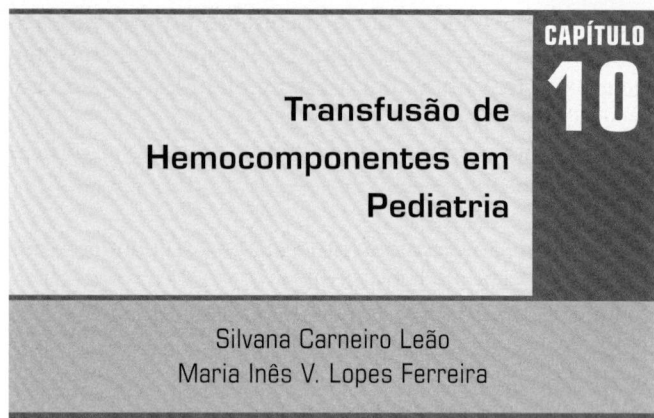

CAPÍTULO 10
Transfusão de Hemocomponentes em Pediatria

Silvana Carneiro Leão
Maria Inês V. Lopes Ferreira

INTRODUÇÃO E CONCEITOS

Neste capítulo serão abordados alguns dos aspectos mais importantes da medicina transfusional em pediatria, tais como a indicação da transfusão, a importância do correto preenchimento da solicitação médica, a escolha do hemocomponente disponível ou riscos inerentes e os efeitos adversos às transfusões.

Uma vez que a medicina transfusional na faixa etária pediátrica é uma área em permanente evolução, cada caso deve ser abordado individualmente.

RISCOS TRANSFUSIONAIS

Muitas têm sido as tentativas de minimizar os riscos de uma transfusão de sangue por meio de avanços na triagem clínica e laboratorial do doador de sangue e pela disponibilidade de hemocomponentes leucodepletados e/ou irradiados, tornando a transfusão em neonatos e crianças cada vez mais segura. Por isso, hemocomponentes só devem ser transfundidos quando os riscos e benefícios forem cuidadosamente considerados.

COMITÊS TRANSFUSIONAIS

Há uma recomendação do Ministério da Saúde, por meio da Coordenação da Política Nacional de Sangue e Hemoderivados, para que todas as unidades de saúde que tenham serviço de hemoterapia (agência transfusional) constituam um comitê transfusional, multidisciplinar, do qual faça parte um representante do serviço de hemoterapia que o assiste.

Esse comitê teria como função o monitoramento da prática hemoterápica na instituição. Suas ações incluem a elaboração de protocolos, treinamento do corpo clínico, elaboração da estatística mensal de transfusões e desperdício dos hemocomponentes, e análise crítica das solicitações de transfusão, estimulando a notificação das reações transfusionais.

Hemovigilância

É um sistema de avaliação e alerta, organizado com o objetivo de recolher e avaliar informações sobre as re-

teter, ou diluídos em doses baixas instiladas em linhas venosas centrais para restaurar a permeabilidade do cateter.

As doses recomendadas de tPA recombinante para trombólise sistêmica variam entre 0,1 e 0,6 mg/kg por hora para um intervalo de 6 horas. O uso de uma baixa dose de infusão de tPA recombinante (0,01 a 0,06 mg/kg por hora) apresenta uma diminuição da incidência de sangramento e pode ser considerada. O efeito dos trombolíticos na resolução de trombos é limitado após 24 horas de administração, devido ao esgotamento dos plasminogênios endógenos.

A principal complicação da terapia trombolítica é o sangramento. Antes de se iniciar a terapia trombolítica, os potenciais defeitos hemostáticos concorrentes, tais como deficiência de trombocitopenia e de vitamina K, devem ser corrigidos. Complicações hemorrágicas secundárias à terapia trombolítica podem ser tratadas com pressão local e trombina tópica preparada. Tratamento de grandes hemorragias a partir de um determinado local consiste na interrupção da terapia trombolítica e na administração endovenosa de plasma fresco congelado ou crioprecipitado, juntamente com outros produtos derivados do sangue, se necessário. Se a terapêutica concomitante com heparina for administrada, a interrupção e a reversão da heparina com sulfato de protamina devem ser consideradas. Se o sangramento põe a vida em risco, a administração de um agente antifibrinolítico também deve ser considerada.

RECOMENDAÇÕES ESPECIAIS
Desordens hereditárias trombóticas

O tratamento de trombose em crianças heterozigotas para deficiência de proteína S ou C exige HNF inicial ou administração de HBPM, com sua manutenção terapêutica sendo realizada com anticoagulantes orais ou HBPM, por um total de 3 a 6 meses. Recém-nascidos com púrpura fulminante são tratados usualmente com plasma fresco congelado, 10-20 mL/kg, a cada 6 a 12 horas, e a anticoagulação é tratada com heparina ou concentrados específicos, embora tais concentrados não estejam aprovados para uso pediátrico nem para o tratamento de reposição em pacientes com deficiência congênita de proteína C.

O tratamento do tromboembolismo em um paciente com deficiência congênita de antitrombina (AT) exige HNF ou a administração de HBPM, seguida de um anticoagulante oral de longo prazo. Em alguns casos, a transfusão com plasma fresco ou concentrado de antitrombina pode ser necessária, a fim de proporcionar um substrato para a ação da HNF ou HBPM. Os concentrados de AT são utilizados para o tratamento de pacientes com deficiência hereditária de AT (níveis abaixo de 50% do valor para a idade) que apresentam trombose ou requerem profilaxia antes de procedimentos cirúrgicos, de maneira similar àquela já utilizada profilaticamente, com sucesso, em pré-operatório de pacientes com deficiência de AT.

As recomendações gerais para o tratamento da trombose venosa secundária ao uso de cateter em lactentes e crianças consistem em terapia inicial com qualquer HNF ou HBPM por 5 a 10 dias, seguida por 3 meses (se for trombose venosa primária), 6 meses (se for trombose venosa secundária) ou 6 meses (se for trombose venosa primária) de qualquer uma das HBPMs ou anticoagulantes orais. Se os anticoagulantes orais forem utilizados, eles deverão sobrepor-se à HNF/HBPM até que o INR esteja no intervalo terapêutico (ou seja, 2,0 a 3,0) em 2 dias consecutivos, sendo então suspensa a HNF/HBPM.

O tratamento de embolia pulmonar (EP) inclui a primeira administração de HNF ou HBPM durante 7 a 10 dias, seguida de anticoagulantes orais, o que pode ser iniciado 1 ou 2 dias após o início da terapêutica da terapia com heparina. A anticoagulação com HBPM ou anticoagulante oral deve ser continuada durante 3 a 6 meses para a EP extensa. A decisão de utilizar trombolíticos deve ser individualizada e considerada em crianças com comprometimento hemodinâmico e EP extensa.

CONCLUSÃO

O tromboembolismo venoso adquirido representa cerca de 60% dos episódios da infância e está associado com a presença de acesso venoso central. As recomendações para o tratamento em crianças são extrapoladas a partir de orientações para adultos, e muitos parâmetros têm de ser medidos, tais como valores de coagulação normais e dosagem de anticoagulação adequada para cada faixa etária.

BIBLIOGRAFIA

Albisetti M, Chan AKC. Pathogenesis and clinical manifestations of venous thromboembolism in infants and children. Disponível em: http://www.uptodate.com/online/content/topic.do?topicKey=pedi_hem/13366&selectedTitle=1~150&source=search_result. Acessado em 13 de abril de 2009.

Athale, UH, Chan AK. Thrombosis in children with acute lymphoblastic leukemia. Part II. Pathogenesis of thrombosis in children with acute lymphoblastic leukemia: effects of the disease and therapy. Thromb Res 2003; 111:199.

Brisse H, Orbach D, Lassau N et al. Portal vein thrombosis during antineoplastic chemotherapy in children: report of five cases and review of the literature. Eur J Cancer 2004; 40:2.659.

Carneiro JDA, Villaça PR. Doença tromboembólica e anticoagulação em crianças. In: Braga JAP, Tone LG, Loggetto SR (eds.). Hematologia para o pediatra. São Paulo: Atheneu, 2007:197-208.

Carneiro JDA. Doença tromboembólica na infância. In: Carneiro JDA (eds.). Hematologia para o pediatra. São Paulo: Manole, 2008:137-151.

David M, Manco-Johnson M, Andrew M. Diagnosis and treatment of venous thromboembolism in children and adolescents. On behalf of the Subcommittee on Perinatal Haemostasis of the Scientific and Standardization Committee of the ISTH. Thromb Haemost 1995; 74:791.

crianças com mais de 1 ano de idade (20 unidades/kg por hora), bem como com adultos (18 unidades/kg por hora). Deve-se ajustar a dose para manter o TTPA em 60-85 segundos (nível de 0,3-0,7 para o antifator Xa).

Complicações secundárias ao uso de HNF são raras entre crianças adequadamente monitoradas e podem ser controladas pela cessação da infusão. Se há um sangramento com risco de morte ou é necessária uma reversão imediata (p. ex., para uma cirurgia), a heparina pode ser neutralizada rapidamente por sulfato de protamina administrado endovenosamente. A dose de sulfato de protamina necessária é baseada na quantidade de heparina recebida nas horas anteriores, em que 1mg de sulfato de protamina pode inativar 1.000 unidades de HNF.

A trombocitopenia induzida por heparina (TIH) é causada pela presença de anticorpos antiplaquetários dependentes de heparina. Crianças com TIH são incomuns, mas ela deve ser sempre considerada quando outras causas de trombocitopenia tiverem sido excluídas. Na heparinoterapia, é sempre recomendado que se faça a contagem de plaquetas antes do início do tratamento, bem como durante, para monitorar e prevenir a trombocitopenia. Se a TIH estiver presente, o tratamento com HNF deve ser interrompido.

Heparinas de baixo peso molecular (HBPMs)

São fragmentos de heparina obtidos por vários processos para produzir um peso molecular médio de aproximadamente 4.000 a 5.000. Sua atividade é mediada por catálise de antitrombina. Em contraste com a HNF, no entanto, as HBPMs têm alta atividade específica contra o fator FXa e menor atividade contra a trombina *in vitro*. Devido a essa propriedade, o efeito terapêutico da HBPM é monitorado por meio de análise do antifator Xa e não pelo TTPA.

Orientações para a dosagem terapêutica e profilática da administração de HBPM em crianças foram estabelecidas para a enoxaparina, dalteparina, reviparim e tinzaparim. Doses terapêuticas de HBPM devem refletir nível antifator Xa entre 0,5 e 1 U/mL em amostras colhidas de 4 a 6 horas após a última injeção subcutânea. A dose terapêutica de HBPM depende da idade (recém-nascidos têm requerimentos por peso corporal maiores em comparação com crianças mais velhas).

Não há a necessidade de monitoramento laboratorial quando a HBPM é utilizada profilaticamente. A HBPM é contraindicada em crianças portadoras de insuficiência renal grave. Se ocorrer um sangramento clinicamente significativo na sequência da utilização de HBPM, o sulfato de protamina deve ser administrado por via endovenosa, o qual irá neutralizar cerca de 75% da atividade do antifator Xa e reduzir ou eliminar a hemorragia. A dose de sulfato de protamina necessária é baseada na quantidade de HBPM recebida nas últimas 3 a 4 horas (1 mg de sulfato protamina pode inativar 1 mg HBPM). Outras complicações, incluindo TIH e osteoporose, são relativamente raras a partir do uso de HBPM, em comparação com o uso de HNF.

As HBPMs oferecem várias vantagens sobre as HNFs e são particularmente adequadas para um tratamento seguro e eficaz em crianças, pois têm uma resposta anticoagulante mais previsível com ou sem o risco de trombose venosa. Apesar da falta de dados definitivos, a HBPM é uma alternativa segura e eficiente, e deve ser preferida em relação à terapêutica anticoagulante por HNF ou com anticoagulantes orais. As HBPMs são preferidas em relação às HNFs porque apresentam maior eficácia na prevenção do tromboembolismo venoso, menor frequência de complicações hemorrágicas na via subcutânea (o que é crucialmente importante para as crianças pobres com acesso venoso), menor frequência de coleta de exames, pois dispensa o controle laboratorial, menor risco de trombocitopenia induzida por heparina e meia-vida plasmática maior.

Agentes trombolíticos

Os agentes trombolíticos catalisam a conversão do plasminogênio endógeno em plasmina. Os trombolíticos comumente utilizados em crianças são a estreptoquinase, a uroquinase (UK) e o ativador do plasminogênio tecidual recombinante (r-tPA). Ao nascimento, a concentração de plasminogênio corresponde a 50% dos valores de adultos. Isso reduz a produção de plasmina e, consequentemente, os efeitos dos trombolíticos. Não há um nível terapêutico para o tratamento trombolítico. Testes laboratoriais avaliam a resposta fibrinolítica, como o tempo de trombina, a dosagem de fibrinogênio, os produtos de degradação de fibrina, o tempo de protrombina e o tempo de tromboplastina ativada, comparando principalmente os valores pré e pós-tratamento.

Estreptoquinase

Trombolítico usado na trombose venosa, embolia pulmonar e desobstrução de cânulas arteriovenosas. A dose de ataque é de 2.000 U/kg, e a de manutenção, de 2.000 U/kg/hora por 6 a 12 horas.

tPA Recombinante

O tPA recombinante em humanos (alteplase, reteplase) é produzido pelas células endoteliais como uma única cadeia de polipeptídeo. Possui alta afinidade da TPA para plasminogênio na presença de fibrina e permite eficiente ativação sobre o coágulo de fibrina e subsequente fibrinólise.

Em contraste com os adultos, há poucos dados sobre a eficácia e a dosagem de segurança de trombolíticos em crianças, e as indicações para a terapia trombolítica permanecem altamente individualizadas. Dependendo do caso, trombolíticos têm sido administrados sistemicamente como uma infusão contínua com ou sem um *bolus* inicial por meio de administração dirigida por ca-

tico preciso. É uma técnica gênica baseada na amplificação do DNA genômico por PCR e no reconhecimento da mutação por digestão enzimática.
- O diagnóstico das deficiências de antitrombina (AT) pode ser avaliado por métodos imunológicos (ou medem a molécula da antitrombina) e funcionais (que medem a capacidade de inibir a trombina). Os testes funcionais são preferíveis sobre os imunológicos porque podem detectar tanto as mutações do tipo I (redução da síntese da proteína AT) como do tipo II (síntese normal de uma proteína AT com função anormal). Pode haver ainda níveis similares aos da deficiência hereditária em casos de hepatopatia leve, trombose recente ou tratamento com heparina, e daí a necessidade de dosagens repetidas e da avaliação da família para se estabelecer o diagnóstico. Na deficiência da antitrombina, o tempo de protrombina (TP) e o TTPA são normais.
- A deficiência de proteína C pode ser medida por métodos imunológicos e funcionais. Os métodos imunológicos medem a antigenicidade, e os funcionais (método coagulométrico), a atividade, e ambos devem ser realizados a fim de que se possam distinguir as mutações dos tipos I e II. Como a proteína C é um fator vitamina K-dependente, a dosagem em pacientes tratados com dicumarínicos só pode ser feita depois de 2 semanas (mínimo) a 30 dias da suspensão do fármaco. A dosagem do antígeno livre da proteína S ou da atividade anticoagulante de cofator da proteína C é melhor como triagem do que a determinação do antígeno total da proteína S. Para distinguir os três tipos de deficiência são necessárias as dosagens da proteína livre e total e da atividade. Uso da biologia molecular é impraticável, pois há grande número de mutações.

A deficiência de proteína S não altera o TP e/ou o TTPA, podendo ser medida por métodos imunológicos e funcionais. A proteína S é estabelecida por meio da dosagem das respectivas proteínas no plasma, utilizando-se métodos funcionais ou imunológicos. Pacientes heterozigotos para a deficiência da proteína C têm o TP e o TTPA normais. Os pacientes homozigotos apresentam um quadro laboratorial semelhante ao da CIVD.

TRATAMENTO

As complicações tromboembólicas estão aumentando em crianças, o que determina uso crescente de anticoagulantes. Embora faltem estudos clínicos randomizados, várias medicações já estão em uso.

Prevenir a extensão local do trombo e da embolização, ajudar na resolução dos trombos existentes, prevenir a reincidência do TEV e minimizar as complicações a longo prazo, tais como a síndrome pós-flebítica, são os objetivos do tratamento do tromboembolismo. Em crianças, a anticoagulação pode ser obtida pela administração de agentes anticoagulantes (heparina não fracionada [HNF], heparina de baixo peso molecular [HBPM] e os anticoagulantes orais) ou trombolíticos (estreptoquinase, uroquinase e o ativador tecidual do plasminogênio [tPA]).

Agentes anticoagulantes

Heparina não fracionada

A heparina é um glicosaminoglicano que catalisa a capacidade da antitrombina (AT) para inibir a ação de várias serinoproteases na cascata de coagulação, especialmente a trombina e o fator X ativado (fator Xa).

Em adultos, o objetivo da manutenção da terapia com heparina é manter o TTPA na faixa de 1,5 a 2,5 vezes o valor inicial do TTPA do paciente, no qual o nível de heparina anticoagulante corresponde aproximadamente a uma concentração no sangue de 0,2 a 0,4 unidade/mL pela titulação com sulfato de protamina, de 0,3 a 0,6 unidade/mL pelo ensaio antifator Xa, e de 0,3 a 0,7 unidade/mL pelo ensaio de heparina antifator Xa-anticromogênico. Em um estudo observacional australiano de 187 crianças tratadas com HNF, um número significativo de resultados de TTPA foi superior a 180 segundos ou não foi registrável (> 600 segundos), mesmo quando os níveis de heparina se situavam em um intervalo terapêutico (0,35 a 0,7 U/mL), conforme determinado por dois diferentes ensaios de heparina antifator Xa cromogênico.

Esses resultados sugerem que a aplicação de TTPA em adultos pode não refletir adequadamente concentração da heparina em pacientes pediátricos, e o estudo citado confirma que as estratégias de acompanhamento de TTPA extrapoladas a partir de práticas em adultos são inadequadas para crianças. Uma das explicações possíveis é que as crianças jovens podem ser resistentes à heparina, pois as concentrações plasmáticas de antitrombina dependem da idade dos pacientes, com níveis mais baixos em relação aos valores normais para adultos, variando entre 0,25 e 0,60 unidades/mL para prematuros e crianças a termo, respectivamente.

O correto é que o TTPA seja dosado antes do início do tratamento e após 4 horas da primeira dose ou antes da aplicação da próxima dose. O TTPA deve ser monitorado dessa maneira até que ele atinja o valor desejado. A partir desse ponto, o TTPA pode ser controlado a cada 12 ou 24 horas. O nível terapêutico ideal é aquele em que se sabe que novos episódios tromboembólicos raramente ocorrerão e seja mínimo o risco de sangramento. Esse nível de heparina anticoagulante corresponde a aproximadamente uma concentração no sangue de 0,2 a 0,4 unidade/mL pela titulação com sulfato de protamina, ou de 0,3 a 0,7 unidade/mL utilizando o ensaio antifator Xa.

Aproximadamente 90% das crianças alcançam níveis terapêuticos de heparina após uma dose de 75 a 100 unidades/kg de UFH endovenosa durante 10 minutos. As doses de manutenção de HNF dependem da idade, exigindo-se doses maiores para crianças com menos de 1 ano (28 unidades/kg por hora), em comparação com

em sítios inusitados, como veias mesentéricas ou cerebrais. A trombose arterial é infrequente.
- A expressão clínica da deficiência de proteína C é variável, talvez pela herança concomitante de outras condições trombofílicas. A trombose venosa superficial ou profunda é a apresentação mais comum. As tromboses venosas costumam ocorrer em sítios inusitados, incluindo as veias mesentéricas e cerebrais. As tromboses arteriais são incomuns. Os homozigóticos com proteína C abaixo de 1% podem manifestar síndromes trombóticas graves, como púrpura fulminante neonatal. A deficiência de proteína C também pode ser responsável por necrose cutânea com o uso de dicumarínicos.

A trombose de veia renal pode desenvolver-se em crianças maiores e é geralmente secundária à síndrome nefrótica, queimaduras, lúpus eritematoso sistêmico ou transplante renal. Pode manifestar-se com hematúria, anúria, vômito, hipovolemia, proteinúria e trombocitopenia. Quando o trombo cresce a partir da veia renal e invade a veia cava inferior, ambas as extremidades inferiores podem tornar-se cianóticas e edemaciadas. No período neonatal há basicamente a trombose espontânea da veia renal e a trombose associada ao cateterismo vascular.

Trombose venosa profunda nas extremidades inferiores é a complicação trombótica, não relacionada ao cateterismo, mais frequente na infância. Pode apresentar-se com dor difusa no membro acometido, empastamento muscular nessa região, com dores da perna, inguinal ou abdominal, inchaço e descoloração púrpura ou avermelhada.

A trombose relacionada ao cateterismo vascular pode ser assintomática (a mais comum) ou apresentar sintomas crônicos (incluindo perdas repetidas da patência dos cateteres, sepse e circulação colateral proeminente na pele sobre o tórax, costas, pescoço e face). Os sinais e sintomas, quando presentes, são variáveis e incluem edema, descoloração e dor dos respectivos membros acometidos. Edema de face, da região cervical ou torácica, embolia pulmonar, quilotórax, síndrome de veia cava superior e síndrome pós-flebítica também fazem parte das manifestações clínicas.

Trombose de veia porta

As crianças maiores podem desenvolver trombose da veia porta secundária a transplante de fígado, infecções, esplenectomia, doença falciforme, quimioterapia, ou à presença de anticorpos antifosfolípides. Pode manifestar-se rapidamente com sintomas de um abdome agudo, particularmente em adolescentes, ou ser assintomática por longos períodos, até que os sintomas crônicos refletindo obstrução vascular (hipertensão porta) ocorram (p. ex., esplenomegalia ou hemorragia digestiva secundária a varizes esofágicas).

Embolia pulmonar raramente é diagnosticada em crianças. Pode manifestar-se com dor pleurítica, taquipneia, tosse, taquicardia, dispneia aguda, dor torácica, hemoptise, síncope, *cor pulmonale* agudo e colapso súbito.

Nos casos de trombose arterial há diminuição ou ausência de pulso distal no membro afetado, com diminuição da temperatura e palidez do membro. Em casos de trombose da aorta pode haver hipertensão sistêmica. Oligúria e hipertensão são observadas em casos de trombose da artéria renal, enquanto nos casos de isquemia mesentérica são observados vômitos, distensão abdominal, ausência de ruídos hidroaéreos e melena. A trombose cerebral geralmente se manifesta por meio de convulsões e alterações do nível de consciência; crianças mais velhas apresentam hemiparesias, associadas ou não a quadro convulsivo.

DIAGNÓSTICO

É necessário investigar a história familiar, embora isso não afaste os fatores hereditários como etiologia da trombose. Devem ser avaliadas amostras do paciente e dos seus pais e irmãos, quando necessário.

A confirmação do diagnóstico da trombose pode ser feita por intermédio de exames de imagem, de cirurgia ou necropsia. Dentre esses exames de imagens estão o ultrassom com Doppler, a angiografia e a tomografia computadorizada. Tal como em adultos, a angiografia com contraste é considerada o padrão-ouro para o diagnóstico de TEV em crianças. A necessidade de se injetar material de contraste através de uma veia periférica frequentemente torna inviável a angiografia com contraste em crianças, devido ao deficiente acesso venoso. Por essa razão, o ultrassom é usado frequentemente para a primeira imagem de estudo. Com exceção das veias jugulares e axilar, o diagnóstico de trombose venosa na parte superior do sistema venoso por meio de ultrassom pode produzir resultados falso-negativos, devido à posição das clavículas, que dificulta a visualização das veia subclávia distal, e à caixa torácica, que dificulta a compressão das veias de uma localização central. Assim, uma combinação de venografia e ultrassonografia tem sido sugerida para trombose venosa na parte superior do sistema venoso.

São as seguintes as alterações laboratoriais dos estados de hipercoagulabilidade:

- A RPCA pode ser medida por método coagulométrico, ensaio baseado no tempo de tromboplastina parcial ativada (TTPA) e pelo emprego de plasma deficiente em fator V para diluição das amostras testadas. As mutações do fator V de Leiden também podem ser avaliadas por biologia molecular e técnicas de DNA por PCR, que confirmam o defeito positivo no teste de coagulação e distinguem os homozigotos dos heterozigotos.
- Mutação da protrombina: a simples determinação dos níveis plasmáticos de protrombina não confirma ou afasta a presença da mutação e, portanto, a análise molecular é a única ferramenta disponível para o diagnós-

A resistência à proteína C ativada (RPCA) é a causa de trombofilia hereditária mais comum e está associada a um estado de hipercoagulabilidade. É uma resposta anticoagulante anormalmente reduzida do plasma, em mais de 90% dos casos decorrente de anormalidade genética do fator V (substituição da arginina por glutamina na posição 506), que retarda significativamente a inativação do fator V, que está resistente ao efeito inibitório da proteína C ativada. O fator V anormal é geralmente designado como "fator V de Leiden". Nesses indivíduos, mesmo heterozigotos, o risco de tromboembolismo venoso aumenta quatro a oito vezes em relação à população normal. Trombose dos seios venosos cerebrais foi reportada em um recém-nascido pré-termo com 16 dias de vida, portador de heterozigose para a mutação do fator V (fator V de Leiden), confirmando que essa condição pode apresentar manifestação clínica já no período neonatal.

A mutação do gene da protrombina G20210A é o segundo fator de risco congênito mais frequente para trombose, secundária à substituição do ácido adenílico (A) por ácido gaunílico (G) no nucleotídeo 20210 no gene da protrombina, causando aumento do nível plasmático de protrombina e conferindo risco relativo três vezes maior para tromboembolismo venoso. Pacientes duplamente heterozigotos para o fator V de Leiden e para mutação do gene da protrombina possuem risco relativo 40 vezes maior de trombose e alto risco de recorrência de episódios tromboembólicos.

A antitrombina (AT) é o inibidor primário da trombina e também exerce efeito inibitório sobre diversas outras enzimas da coagulação, inibindo os fatores IXa, Xa, XIa e acelerando a dissociação do complexo fator VIIa-fator tecidual, o que impede sua reassociação. O padrão de herança da deficiência familiar de AT é usualmente autossômico dominante, sendo ambos os sexos afetados igualmente.

As deficiências de proteínas C e S (PC e PS) envolvem defeitos em uma das vias de anticoagulação do sangue: o sistema de proteína C ativada. A proteína C ativada, após a ligação da trombina ao receptor endotelial trombomodulina, inibe a coagulação clivando e inativando os fatores Va e VIIIa. Essas reações são potencializadas pela PS, que atua como um cofator não enzimático. Nesse contexto, pode-se prever que deficiências dos anticoagulantes naturais PC e PS estão associadas a um estado de hipercoagulabilidade e a risco aumentado para TEV. Pessoas heterozigotas para a deficiência de proteína C possuem maior risco de tromboembolismo venoso recorrente. A deficiência homozigota resulta em doença trombótica grave, que se manifesta no período neonatal como púrpura fulminante e coagulação intravascular disseminada (CIVD). Há dois tipos de deficiências: o tipo I, causado por diminuição da síntese de uma proteína C normal; o tipo II, causado por síntese de uma proteína C funcionalmente anormal.

A proteína S funciona como anticoagulante por aumentar a atividade da proteína C ativada e inibir diretamente os fatores Va, VIIIa e Xa. A proteína S circula no plasma tanto livremente como ligada à proteína de ligação C4b. Somente a forma livre é ativa. A deficiência de proteína S é herdada como um traço autossômico dominante. Pode ser de três tipos: tipo I, síntese da proteína ativa; tipo II, síntese normal de uma proteína defeituosa; tipo III, diminuição da proteína S livre (a forma ativa) com nível normal da proteína C ligada.

Outras condições

Outros problemas frequentes que geram condições conducentes à TVE em crianças incluem infecção, cardiopatia congênita, trauma, síndrome nefrótica e lúpus eritematoso. Os fatores que podem ser um risco independente para trombose são: nível de fator VIII acima de 150%, disfibrinogenemia trombótica hereditária, e defeitos hereditários do sistema fibrinolítico ou da trombomodulina. Tromboembolismo venoso sintomático pode ser uma complicação da quimioterapia para a leucemia linfoblástica aguda que utiliza L-asparaginase e esteroide, com uma incidência de até 12% de TEV.

MANIFESTAÇÕES CLÍNICAS
Quadro clínico

De modo geral, as manifestações clínicas da trombose venosa em crianças variam, dependendo tanto da localização quanto da extensão do trombo. Elas não diferem do quadro clínico apresentado pelos adultos. A grande maioria das crianças tem trombose venosa decorrente do uso de cateter venoso e, portanto, provavelmente localizada na parte superior do sistema venoso. Nos casos não relacionados a cateter, as tromboses venosas podem ocorrer em qualquer sistema venoso, sendo mais comuns nas extremidades inferiores, especialmente nas ilíacas, femurais e/ou veias poplíteas, embora possam desenvolver-se também em determinados sistemas orgânicos, incluindo o pulmão, o fígado e o rim.

Podem ser feitas algumas associações quanto à sua etiologia, de acordo com o local onde a trombose se apresenta, assim como sua extensão:

- O fator V de Leiden tem, na trombose venosa profunda e superficial, suas manifestações mais comuns, embora possa ocorrer trombose arterial também.
- A mutação do gene da protrombina está associada com trombose venosa em todas as idades, às vezes em sítios inusitados, como seio venoso cerebral. As tromboses arteriais também ocorrem. O risco é maior em homozigotos e em pacientes com outro estado trombofílico genético ou outros fatores de risco.
- Deficiência de antitrombina tem como apresentação clínica mais comum a trombose venosa dos membros inferiores. A trombose venosa também pode ocorrer

e taxa de mortalidade de 2,2%. As mortes foram predominantemente devido a condições associadas, identificadas em 96% das crianças, sendo o cateter venoso o fator predisponente mais frequente em 33% dos casos. A taxa anual de tromboembolismo venoso em crianças nos Estados Unidos é de 4,9 por 100.000 crianças. Predomina em crianças jovens menores de 2 anos e naquelas maiores de 15 anos. Entre os adolescentes, a taxa foi maior no sexo feminino e duas vezes mais frequente entre negros do que brancos.

A incidência de doença tromboembólica na infância vem aumentando nos últimos anos. Isso se deve aos grandes avanços alcançados com os cuidados terciários e intensivos, com prolongamento na vida de crianças com doenças congênitas ou adquiridas graves, uso de cateteres venosos centrais, procedimentos complexos, como cateterismo cardíaco, uso de circulação extracorpórea, diálise, hemotransfusão incorreta e alteração do fluxo vascular na presença de próteses vasculares e valvares cardíacas.

ETIOPATOGENIA

Fisiopatologia

Para a formação do trombo, é necessário que haja a tríade de Virchow: alteração da parede vascular, estase vascular e alteração da coagulação (hipercoagulabilidade).

As tromboses ocorrem quando há um desequilíbrio entre os fatores trombogênicos (fatores de risco, genéticos e/ou adquiridos) e os mecanismos anticoagulantes naturais. As crianças geralmente têm fatores de risco associados ao evento trombótico, e apenas 5% dos casos são considerados idiopáticos (Quadro XI.9.1).

Quadro XI.9.1. Fatores de risco associados às tromboses em crianças

Congênitos	Adquiridos
Deficiência de proteína C	Cateteres
Deficiência de proteína S	Desidratação
Deficiência de antitrombina	Infecção
Fator V de Leiden	Cirurgia ou trauma
Mutação do gene da protrombina	Neoplasia ou quimioterapia
Hiper-homocisteinemia	Vasculites
Displasminogenemia	Síndrome nefrótica
Deficiência do fator XII	Uso de anticoncepcional
Cardiopatia congênita	Aumento de fator VIII ou fibrinogênio
	Síndrome do anticorpo antifosfolípide

Alteração da parede vascular

Acesso venoso central

Nas crianças, aproximadamente 2/3 das tromboses venosas estão associadas com a utilização de acesso venoso central. Ele é trombogênico por apresentar uma superfície externa intravasculares, lesando o endotélio vascular e alterando o fluxo sanguíneo. Em um estudo, a veia subclávia estava envolvida em 18 dos 19 episódios de trombose. Em crianças maiores, o uso de cateteres contribui para 25% dos casos, porém a associação de outros fatores de risco, como trauma, cirurgia, neoplasia, infecção e outras doenças, é significativa. A incidência de tromboembolismo venoso relacionado a cateter é estimada em 66% de todas as crianças que o utilizam e em até 40% dos pacientes oncológicos pediátricos.

Estase vascular

O aumento da viscosidade sanguínea, independentemente de sua etiologia, altera a velocidade do fluxo de sangue, que é um determinante crítico da formação do trombo.

Alteração da coagulação

A trombofilia tem geralmente diferentes mutações em genes distintos (multigênicas), que se manifestam para ocasionar a doença. Essas alterações genéticas podem interagir com eventos ambientais, levando a crer que, além de multigênicas, são, portanto, multifatoriais ou resultantes da superposição de mecanismos fisiopatológicos de natureza hereditária e adquirida. As trombofilias hereditárias são diagnosticadas em uma minoria das crianças com trombose e, frequentemente, estão associadas a outros fatores de risco. Em crianças com trombose venosa é muito raro não encontrar um evento desencadeante, e, em 50% dos casos, três a quatro fatores de risco estão presentes simultaneamente.

A hemostasia da criança é diferente da do adulto, pois ela tem capacidade diminuída de gerar trombina, produção aumentada de α-2-macroglobulina, níveis fisiologicamente diminuídos dos fatores de coagulação vitamina K-dependentes, dos fatores de contato, e diminuição dos anticoagulantes naturais.

Estado de hipercoagulabilidade

O impacto dessas desordens no desenvolvimento do tromboembolismo venoso em criança permanece pouco esclarecido e controverso. Em dois estudos envolvendo 271 crianças com diagnóstico de tromboembolismo venoso, as seguintes condições foram encontradas:

- Fator V de Leiden – 4,7% e 13%
- Protrombina mutante – 2,3% e 3%
- Deficiência de antitrombina – 1%
- Deficiência de proteína S – 1,2% e 1%
- Deficiência de proteína C – 0,6% e 1%

Anormalidades na agregação plaquetária com uso de adrenalina, adenosina e colágeno ocorrem nos pacientes com cardiopatias cianóticas.

Na insuficiência cardíaca pode ocorrer trombocitopenia secundária ao hiperesplenismo.

Recomendações terapêuticas

O adequado tratamento da doença de base é indispensável para controle e ou normalização das manifestações hematológicas. Juntamente com suporte hemoterápico quando necessário.

BIBLIOGRAFIA

Bordin JO. Anemias hemolíticas autoimunes. In: Zago MA, Falcão RP, Pasquini R (eds.). Hematologia. Fundamentos e práticas. São Paulo: Atheneu, 2004:329-336.

Carneiro JDA, Villaça PR. Doença tromboembólica e anticoagulação em crianças. In: Braga JAP, Tone LG, Loggetto SR. Hematologia para o pediatra. São Paulo. Atheneu, 2007:197-208.

Carneiro JDA. Manifestaçoes hematológicas de doenças sistêmicas. In: Carneiro JDA. Hematologia para o pediatra. São Paulo: Manole, 2008:176-193.

Ezekowitz RAB, Stockman JA. Hematologyc manifestations of sistemic diseases. In: Nathan DG, Ginsburg D, Orkin SH, Look AT (eds.). Hematology of infancy and childhood. 6ª ed. Philadelphia: Saunders, 2003:1.759-1.809.

Franco RF. Trombofilia. Bases Moleculares. In: Zago MA, Falcão RP, Pasquini R (eds.). Hematologia. Fundamentos e práticas. São Paulo: Atheneu, 2004:329-336.

Garcia AA, Franco RF. Trombofilias adquiridas. In: Zago MA, Falcão RP, Pasquini R. Hematologia. Fundamentos e práticas. São Paulo: Atheneu, 2004:329-336.

Leite IP, Sampaio JAM. Anemia hemolítica autoimune. In: Braga JA, Tone LG, Loggeto SR (eds.). Hematologia para o pediatra. São Paulo: Atheneu, 2007:65-71.

Lichtan MA, Beutler E, Kipps TJ, Williams JW. In: Manual de hematologia de Williams. São Paulo: Artmed, 2005:154-160.

Lichtan MA, Beutler E, Kipps TJ, Williams JW. Manual de hematologia de Williams. São Paulo: Artmed, 2005:154.

Matsumoto LA, Machado RR. Manifestações hematológicas de doenças sistêmicas em hematologia pediátrica – Instituto da Criança – Hospital das Clínicas. 2008:176-194.

Nathan GD, Osky FA. Hematology of infancy and childhood. 6ª ed., 1.844-1.846.

Pinto RB, Silveira TR, Rosling L, Bandinelli E. Distúrbios trombofílicos em crianças e adolescentes com trombose da veia porta. J Pediatr 2003; 79(2):165-172.

Schettino GCM, Fagundes EDT, Roquete MLV, Ferreira AR, Penna FJ. Portal vein thrombosis in children and adolescents. J Pediatr 2006; 82(3):171-178.

Silva PH, Hashimoto Y. Bioquímica dos fatores da coagulação – hemostasia secundária. In: Silva PH, Hashimoto Y (eds.). Coagulação. visão laboratorial da hemostasia primária e secundária. Rio de Janeiro: Revinter, 2006:1-42.

Silva PH, Hashimoto Y. Inibidores fisiológicos da coagulação – hemostasia secundária. In: Silva PH, Hashimoto Y (eds.). Coagulação. Visão laboratorial da hemostasia primária e secundária. Rio de Janeiro: Revinter, 2006:43-53.

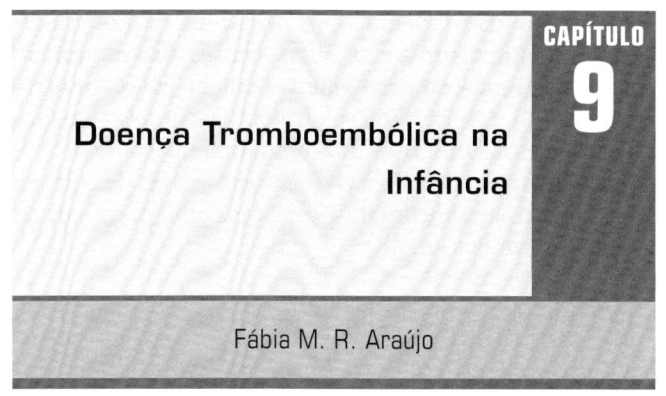

CAPÍTULO 9

Doença Tromboembólica na Infância

Fábia M. R. Araújo

INTRODUÇÃO

A doença tromboembólica na infância está aumentando na população pediátrica como uma complicação das estratégias de tratamento para pacientes com doenças graves. Como há uma relação significativa entre a idade e o risco de trombose, sua incidência em crianças é inferior em relação aos adultos, e historicamente foi considerada uma desordem presente em adultos com fatores de risco, tais como doença cardiovascular, câncer e imobilizações. Esse aumento no diagnóstico se deve a um grande avanço nos exames laboratoriais, incluindo biologia molecular, capazes de diagnosticar sua etiologia, e também aos estudos que mostram a relação do aumento do risco da trombose associada à deficiência hereditária das proteínas inibidoras da coagulação, proteínas C, S e antitrombina III, e a outros distúrbios trombofílicos identificados como importantes fatores de risco em crianças com trombose venosa profunda (TVP).

DEFINIÇÃO

Trombofilia é o termo usado para pacientes que, devido a uma causa genética, têm predisposição aumentada para a ocorrência de fenômenos tromboembólicos ou desenvolvem espontaneamente, em idade jovem, tromboembolismo venoso (TEV) ou arterial, em localização pouco usual ou de modo recorrente.

INCIDÊNCIA

A real incidência de tromboembolismo venoso em crianças não é bem conhecida, porém sabe-se que é um evento raro na infância, principalmente no período neonatal; entretanto, esse grupo etário representa aproximadamente 50% dos eventos em toda a faixa etária pediátrica, sendo a incidência de tromboembolismo sintomático de aproximadamente 1 caso para 20.000 nascimentos.

Há um pico de incidência no 1º ano de vida, com redução significativa até a adolescência, quando ocorre novo pico, sem prevalência quanto ao sexo. Dados canadenses registraram a incidência documentada de tromboembolismo de 5,3 por 10.000 admissões hospitalares ou 0,07 por 10.000 crianças nas idades de 1 mês a 18 anos, com pico de incidência em lactentes menores de 1 ano,

As hemólises podem estar presentes na doença de Wilson, protoporfirina e hepatopatias agudas por alteração no metabolismo das hemácias e deficiência transitória de G6PD. As alterações na forma das membranas das hemácias estão presentes nas hepatopatias com componente obstrutivo devido à elevação dos níveis de colesterol, levando a alterações morfológicas como macrocitose, acantose e células em alvo.

Alteração da hemostasia

Como o fígado é o órgão responsável pela produção da maioria dos fatores de coagulação, com exceção do fator XII, assim como pela produção do hormônio trombopoetina, que estimula a plaquetogênese, é clara a relação existente entre doença hepática e coagulação.

As doenças hepáticas que cursam com alteração dos fatores de coagulação são necroses hepatocelulares agudas (hepatite viral, hepatite medicamentosa), doenças hepatocelulares crônicas, cirrose hepática e icterícia obstrutiva. O dano celular hepático interfere no ciclo da vitamina K e, por isso, impede a ativação dos fatores de coagulação dependentes de vitamina K (II, VII, IX e X), pois sua síntese é prejudicada e seus níveis estarão baixos por serem de produção quase que exclusivamente hepática.

Dentre os fatores de coagulação, o fibrinogênio, que também é uma proteína de fase aguda, pode ser produzido em outros locais, mantendo níveis normais na grande maioria das hepatopatias. Em outras situações, porém, o fibrinogênio pode estar alterado qualitativa ou quantitativamente. Ele está diminuído na hepatite fulminante, associado à coagulação intravascular disseminada. A alteração qualitativa pode ocorrer nos casos de disfunção hepática com produção de fibrinogênio anormal (disfibrinogenemia).

Os fatores XI e XII geralmente estão normais ou diminuídos nas hepatopatias, podendo elevar-se nos casos de doenças obstrutivas.

O melhor exame para avaliar a função hepática é o tempo de protrombina (TP), pois é o mais sensível para detectar disfunção hepática.

Na deficiência de vitamina K, o TP, o tempo de tromboplastina parcial (TTP) e o tempo de tromboplastina (TT) estão aumentados, com deficiência específica dos fatores II, VII, IX e X. O tempo de sangramento e a contagem de plaquetas estão normais.

Alteração da trombose

A doença hepática leva a um estado de hipercoagulabilidade, já que há uma diminuição dos agentes anticoagulantes naturais, tais como a proteína C, a proteína S e a antitrombina.

O plasminogênio, uma glicoproteína de síntese hepática, é uma parte essencial da fibrinólise, que se tornará excessiva e sem controle hepático, já que os inibidores do sistema fibrinolítico também têm sua origem no fígado. Esses pacientes apresentam tempo de protrombina e tempo de tromboplastina parcial aumentados, fatores II, VII, IX, X, proteína C, proteína S e antitrombina diminuídos, bem como o fator VIII aumentado e o fibrinogênio diminuído. As plaquetas estão diminuídas em número, com agregação plaquetária deficiente, o que acarreta aumento no tempo de sangramento.

Doenças cardiovasculares

As principais alterações hematológicas relacionadas às doenças cardíacas são as anemias hemolíticas, as coagulopatias e as alterações plaquetárias.

A hemólise habitualmente resulta da fragmentação eritrocitária que ocorre pelo trauma mecânico direto na superfície valvular (turbilhonamento sanguíneo). A substituição da valva aórtica por prótese mecânica resulta frequentemente em anemia hemolítica.

A hemólise, que nesses casos é intravascular, leva ao aparecimento de hemoglobinúria e hemoglobinemia. Outras alterações laboratoriais que podem ser encontradas em anemias hemolíticas de etiologias diversas são o aumento da bilirrubina indireta, o aumento da desidrogenase lática e a diminuição da haptoglobina. A injúria mecânica aos eritrócitos pode resultar em alterações na sua membrana, com formação de esferócitos, podendo, nesses casos, haver anormalidade no teste de fragilidade osmótica.

Pacientes que evoluem com hemólise contínua apresentam perda de ferro sob a forma de hemossiderina, podendo vir a desenvolver ferropenia; essa, por sua vez, pode levar ao aparecimento de hemácias microcíticas que, por serem mais rígidas, tendem a piorar a taxa de hemólise.

As crianças portadoras de cardiopatia congênita cianótica apresentam aumento na produção de eritropoetina, levando a policitemia compensatória e aumento na viscosidade sanguínea. Os pacientes com hipoxemia leve não apresentam aumento nos níveis de eritropoetina.

Dentre as alterações da hemostasia, as que ocorrem como consequências de procedimentos cirúrgicos cardíacos, como o *bypass*, são as mais importantes. Trombocitopenia, presença de produtos de degradação da fibrina, diminuição de proteína C, fibrinogênio, protrombina, fatores V e VIII têm sido relatados. De uma maneira geral, essas alterações da hemostasia se correlacionam bem com o grau da policitemia.

As anormalidades plaquetárias estão comumente associadas com cardiopatias e podem ser quantitativas ou qualitativas.

A plaquetopenia é geralmente secundária à destruição aumentada por adesão das plaquetas a material estranho (prótese) e à hipoxia (principalmente em pacientes com pressão arterial de O_2 abaixo de 60 mmHg).

No hipotireoidismo, geralmente ocorrem anemia normocrômica e normocítica, e ocasionalmente há discreta macrocitose. Hemácias de formato irregular podem ser notadas no sangue periférico. A sobrevida das hemácias é normal, e a depuração de ferro é diminuída. Já no hipertireoidismo, a anemia é rara, pois há aumento da massa eritrocitária associada ao aumento do volume plasmático, com manutenção dos índices hematimétricos e da concentração da hemoglobina. A sobrevida das hemácias é normal ou levemente diminuída.

Na tireotoxicose, pode haver linfocitose na medula óssea e no sangue periférico e, além disso, pode ocorrer trombocitopenia autoimune. A neutropenia está presente em 5% dos casos de hipertireoidismo significativo nas crianças, sem etiologia conhecida, apesar de alguns pacientes apresentarem anticorpos antineutrófilos.

O hipotireoidismo também pode provocar alterações da hemostasia. Alargamento do tempo de sangramento com baixa atividade do fator VIII e leves diminuições dos fatores VII, IX e XI podem estar presentes. Alterações na adesão plaquetária e na agregação com adrenalina também são relatadas. Em alguns casos, há aumento da atividade fibrinolítica devido à elevação do nível de plasminogênio circulante e à diminuição do inibidor do ativador do plasminogênio (PAI), com consequente elevação dos produtos de degradação da fibrina. O hipotireoidismo pode também estar relacionado à doença de von Willebrand adquirida.

Adrenal

Os hormônios esteroides da cortical da adrenal estimulam a eritropoiese; sendo assim, a doença de Addison pode cursar com anemia leve a moderada, e a síndrome de Cushing, com eritrocitose discreta.

Na doença de Addison, a diminuição do volume plasmático muitas vezes pode mascarar a diminuição da massa eritrocitária. Com o tratamento, o volume plasmático se restabelece mais rapidamente do que o volume eritrocitário, causando uma queda ainda maior da hemoglobina, com sua recuperação gradual. Existe também a associação de neutropenia, eosinofilia e linfocitose.

Na síndrome de Cushing há relatos de alterações da coagulação com predisposição à hipercoagulabilidade. Outras alterações relacionadas ao aumento dos esteroides, endógenos ou exógenos, são a granulocitose, a diminuição dos linfócitos, a involução dos tecidos linfoides e a diminuição dos eosinófilos e dos monócitos periféricos (mecanismo desconhecido).

Ovários e testículos

As disfunções gonadais e as alterações hematológicas são raras, mas de maneira geral os andrógenos estimulam a eritropoiese por elevarem a produção de eritropoetina e também por ação direta sobre os precursores eritroides. Já os estrógenos deprimem a eritropoiese e podem cursar com anemia.

Na gestação há aumento dos níveis de fatores I, II, VII, IX e X e diminuição da atividade fibrinolítica.

Pituitária

As principais alterações hematológicas encontradas no hipopituitarismo são relacionadas às deficiências dos hormônios das glândulas-alvo já descritas.

A deficiência do hormônio do crescimento cursa com redução da massa eritrocitária, pois esse hormônio estimula a eritropoiese direta e indiretamente, por elevar o nível de eritropoetina.

Doença hepática

A disfunção hepática na idade pediátrica pode ocorrer de forma secundária a várias doenças de base.

Todas as faixas etárias podem ser atingidas, visto que doenças genéticas, malformações (como atresia das vias biliares) e doenças metabólicas podem ocorrer no período neonatal; entretanto, nas crianças maiores podem ocorrer outras doenças, como infecções, a exemplo da hepatite aguda, que pode evoluir para hepatite crônica ou falência hepática aguda.

A apresentação clínica da disfunção hepática pode também ser variável, com padrões clínicos que variam desde síndrome colestática até cirrose hepática.

A etiologia é ampla, variando de hepatopatia primária aguda ou crônica (com ou sem agudização) até doenças sistêmicas, com envolvimento hepático, as quais podem ser, dentre outras:

- *Infecciosas* – vírus hepatotrópicos (VHA, VHB, VHC), bacterianas, parasitárias ou fúngicas.
- *Neoplásicas* – histiocitose.
- *Metabólicas* – galactosemia.
- *Hematológicas* – doença de Gaucher, doença de Niemann-Pick.
- *Autoimunes* – hepatite autoimune ou hepatite sem padrão.
- *Tóxicas* – hepatites medicamentosas.
- *Genéticas* – déficit de α-1-antitripsina (α-1-AT).

As doenças hepáticas podem associar-se à alteração da hematopoiese e da hemostasia como intercorrências da doença de base, que serão superadas com seu tratamento adequado.

Alteração da hematopoiese

As doenças hepáticas podem levar à anemia devido a vários mecanismos, dentre os quais se destacam:

- Hemólise.
- Alterações na forma das membranas eritrocitárias.

A Sociedade Americana de Hematologia indica que a esplenectomia eletiva deve ser considerada em pacientes com PTI com evolução clínica maior do que 12 meses, com manifestações hemorrágicas e contagem plaquetária menor do que 10.000/mm³, em crianças com idades entre 3 e 8 anos, ou contagem de 10.000 a 30.000/mm³ em crianças com idades entre 8 e 12 anos.

A esplenectomia apresenta boa resposta em torno de 80% dos casos. Antes do procedimento cirúrgico, está indicada a vacinação para germes encapsulados, assim como o uso de esquemas terapêuticos que elevem o número de plaquetas. Como profilaxia pós-cirúrgica, é utilizada a penicilina benzatina ou a penicilina via oral, sendo controverso o período do seu uso. Quadros febris devem ser investigados e tratados de forma mais agressiva.

Nos casos refratários, o tratamento deve ser individualizado, e vários fármacos têm sido utilizados, com diversos resultados, tais como: azatioprina, ciclosporina, dapsona, interferon, danazol, ciclofosfamida e rituximab.

BIBLIOGRAFIA

Blanchette V, Bolton-Maggs P. Childhood immune thrombocytopenic purpura: diagnosis and management. Pediatr Clin North Am – Vol. 55, issue 2 (april 2008).

Bussel J, Cines DB, Immune thrombocytopenic purpura in childhood. In: Hoffman R, Benz Jr. EJ, Shatill SJ, et al. (eds.). Hoffman: Hematology: Basic principles and practice, 5ª ed. Philadelphia, PA: Churchill Livinstone, 2008; 138.

George JN. Idiopathic thrombocytopenic purpura: a practice guideline developed by explicit methods for the American Society of Hematology. Blood 1996; 88(1):3-40.

Guidelines For the Investigation and Management of Idiopathic Thrombocytopenic Purpura in Adults, Children and in Pregnancy. Brit J Haematol 2003; 120:574-596.

Imbach P. Immunethrombocytopenic purpura as a model for pathogenesis and treatment of autoimmunity. Eur J Pediatr 1995; 154(9 Suppl 4):S60-4.

Klaasen RJ, Blanchete VS, Barnard D et al. Validity, reliability, and responsiveness of a new measure of health-related quality of life in children with immune thrombocytopenic purpura: The Kids' ITP Tools. J Pediatr 2007; 150.

Magalhães IQ, Werneck FA. Púrpura trombocitopênica imunológica. In: Braga JAP, Tone LG, Logetto SR (eds.). Hematologia para o pediatra. São Paulo: Atheneu, 2007:151-164.

Matsumoto LA. Púrpuras plaquetárias. In: Schvartsman BGS, Maluf Jr. PT (eds.). Hematologia pediátrica. São Paulo: Manole, 2008:120-136.

McMillan R. Hemorrhagic disorders: abnormalities of platelet and vascular function. In: Goldman L, Ausiello D (eds.). Goldman: Cecil Medicine, 23ª ed. Philadelphia, PA: Saunders Elsevier, 2007; 179.

O'Brien SH, Decision analysis in pediatric hematology. Pediatr Clin North Am – Vol. 55, issue 2 (april 2008).

Psaila B, Bussel JB. Immune thrombocytopenic purpura. Hematol Oncol Clin North Am – Vol. 21, Issue 4 (August 2007).

Ravelli A, Martini A. Antiphospholipid syndrome in pediatrics. Rheum Dis Clin North Am – Vol. 33, issue 3 (august 2007).

Rosthoj S, Hedlund-Treutiger I, Rajantie J et al. Duration and morbidity of newly diagnosed idiopathic thrombocytopenic purpura in children: a prospective nordic stdudy of an unselected cohort. J Pediatr 2003; 143(3):70-75.

Scott JP, Montgomery RR. Platelet and blood vessel disorders. In: Kliegman RM, Behrman RE, Jenson HB, Stanton BF (eds.). Nelson Textbook of Pediatrics, 18ª ed., Philadelphia PA: Saunders, 2007; 484.

Silva DB. Púrpura trombocitopênica idiopática. In: Lopez FA, Campos Jr D (eds.). Tratado de pediatria. São Paulo: Manole, 2007:1.681-1.684.

Wang J, Wiley JM, Luddy R et al. Chronic immune thrombocytopenic purpura in children: Assessment of rituximaba treatment. J Pediatr Vol. 146, issue 2 (february 2005).

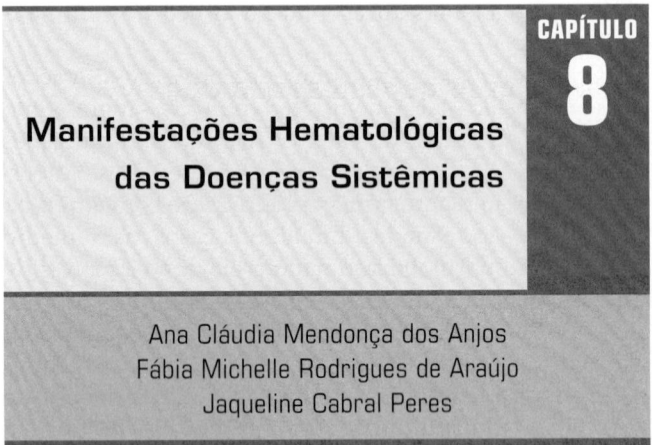

CAPÍTULO 8

Manifestações Hematológicas das Doenças Sistêmicas

Ana Cláudia Mendonça dos Anjos
Fábia Michelle Rodrigues de Araújo
Jaqueline Cabral Peres

INTRODUÇÃO

As doenças sistêmicas podem alterar de diversas maneiras o sistema hematopoiético. Tais doenças podem afetar desde a hematopoiese até a hemostasia, mostrando a diversidade de situações que poderá ocorrer como intercorrências da doença de base.

Neste capítulo discutiremos os sistemas considerados prioritários, com destaque para os sistemas endócrino, hepático e cardiovascular.

DOENÇAS ENDÓCRINAS

As alterações hematológicas decorrentes das doenças endócrinas são geralmente leves. Dessas, as mais conhecidas são decorrentes das doenças da tireoide.

Tireoide

Os hormônios tireoidianos têm grande relação com a eritropoiese e, portanto, a anemia é a principal alteração hematológica encontrada nos distúrbios dessa glândula. O hormônio tireoideano, por sua ação anabolizante, leva ao aumento do consumo de oxigênio e da produção de eritropoietina, com consequente estímulo da eritropoiese; além disso, a tiroxina e a triiodotironina estimulam a proliferação dos precursores eritroides da medula óssea.

Os aspectos a serem considerados na indicação do tratamento medicamentoso são: quadro clínico, idade, contagem de plaquetas e experiência do médico.

A recomendação do Comitê Britânico é de que o tratamento de crianças com PTI aguda seja decidido com base nos sintomas clínicos, e não apenas na contagem plaquetária. A Sociedade Americana de Hematologia recomenda o tratamento de crianças com contagem plaquetária menor do que 20.000/mm^3, se associada a sangramento mucoso, ou contagem plaquetária menor do que 10.000/mm^3, isoladamente.

Transfusão de plaquetas na PTI é usualmente contraindicada, exceto se houver sangramentos com risco de morte. As opções terapêuticas mais empregadas são: corticosteroides, imunoglobulina endovenosa e imunoglobulina anti-D.

Terapia com corticosteroides

Os corticosteroides atuam diminuindo a destruição das plaquetas no sistema reticuloendotelial e a produção de anticorpos antiplaquetas, aumentando a estabilidade vascular.

Existem vários esquemas terapêuticos:

- Prednisona, 2 mg/kg/dia, por 21 dias.
- Prednisona, 4 mg/kg/dia, por 4 a 7 dias.
- Metilprednisolona, 30 mg/kg/dia, por 3 dias (em casos de hemorragias importantes).

Após 21 dias, o corticosteroide deverá ser descontinuado, havendo resposta ou não.

Imunoglobulina endovenosa

A imunoglobulina endovenosa reduz a produção de autoanticorpos e diminui a destruição das plaquetas, pois impede a fixação do complexo plaqueta-anticorpo na fração Fc dos fagócitos mononucleares. Ocorre aumento na contagem de plaquetas em 95% dos pacientes nas primeiras 48 horas após sua administração. O alto custo limita o emprego dessa terapia.

Em 15% a 75% dos pacientes são relatadas complicações associadas à imunoglobulina, como febre, cefaleia, calafrios, náuseas, vômitos, meningite asséptica e raramente hemiplegia.

- Dose preconizada: 400 mg/kg/dia, por 5 dias, ou 1 g/kg/dia, por 2 dias. Infusão em 4 a 6 horas.

Imunoglobulina anti-D

É um anticorpo policlonal contra o antígeno Rh (D) dos eritrócitos. Esse complexo eritrócito-anticorpo liga-se à fração Fc do macrófago, sendo depurado no baço. Isso faz com que a plaqueta ligada ao anticorpo escape da fagocitose, levando à diminuição da sua destruição. O paciente precisa ser Rh (D)-positivo e ter um baço funcional. Promove aumento na contagem de plaquetas em cerca de 80% a 90% dos pacientes no período de 48 a 72 horas.

Como efeito adverso, podemos ter anemia hemolítica com teste de Coombs direto positivo.

- Dose preconizada – 50 µg/kg EV, em dose única, ou – 25 µg/kg EV, em 2 dias.

Nos casos em que há hemorragias graves, como a do SNC, múltiplas modalidades de tratamento devem ser instituídas: metilprednisolona, imunoglobulina endovenosa e transfusão de plaquetas. Deve-se considerar a possibilidade de esplenectomia.

ABORDAGEM NA DOENÇA CRÔNICA

Aproximadamente 20% dos pacientes com PTI evoluem com trombocitopenia persistente após 6 meses do diagnóstico, caracterizando a forma crônica da doença. Muitos pacientes se mantêm com contagem plaquetária acima de 30.000/mm^3, às vezes mais elevada, tendo manifestações clínicas leves ou sendo até assintomáticos. Eles não vão necessitar de terapia específica e muitos entrarão em remissão da doença até 24 meses após os primeiros sintomas.

Nessa fase da doença, é importante uma reavaliação diagnóstica com abordagem, principalmente nas doenças autoimunes (lúpus eritematoso sistêmico), infecções crônicas (HIV e hepatite C) e doenças que cursam com trombocitopenias crônicas de causas não imunes (associadas às doenças hereditárias já citadas).

Um pequeno grupo de pacientes permanecerá com contagem plaquetária abaixo de 20.000/mm^3 e manifestações hemorrágicas significativas, necessitando, com frequência, de abordagem medicamentosa para aumentar o número de plaquetas. O uso de corticosteroides por longos períodos não é indicado nesses casos. Em crianças pequenas, especialmente as menores de 5 anos, o uso frequente de imunoglobulina EV e imunoglobulina anti-D é preconizado, e a decisão por iniciar a abordagem medicamentosa deve pesar os riscos dos efeitos colaterais, a gravidade dos sintomas e as opções terapêuticas disponíveis.

O tratamento objetiva principalmente a prevenção dos eventos hemorrágicos e suas complicações, uma vez que a remissão clínica permanente não é esperada com o uso desses tratamentos. As recomendações terapêuticas em geral são conservadoras, e a esplenectomia não é indicada com frequência na criança com PTI. A evolução clínica benigna, com possibilidade de remissão espontânea até 15 anos após o diagnóstico, e o risco de sepse pós-esplenectomia, principalmente em crianças menores de 5 anos, são fatores que limitam sua indicação.

As diretrizes britânicas preconizam a esplenectomia em pacientes que não apresentam remissão no período de 12 a 24 meses do diagnóstico, com restrições severas na qualidade de vida decorrentes dos tratamentos ou sangramentos, de menorragia grave e de hemorragias com risco de morte.

ca pode ser consequência de defeito na regulação imune, como é visto em outras doenças autoimunes, resultando na formação de anticorpos plaqueta-específicos.

A relação entre a resposta imune desencadeada por infecção viral (ou vacinação) e a produção de autoanticorpo plaquetário não é bem explicada.

DIAGNÓSTICO

Baseia-se na história clínica, no exame físico, no hemograma e no exame de esfregaço do sangue periférico.

O quadro clínico típico é de uma criança com bom estado geral, previamente saudável, com história de infecção viral recente ou vacinação (cerca de 1 a 3 semanas antes), que subitamente se apresenta com equimoses e petéquias. Epistaxe e sangramento em mucosa oral ocorrem em menos de 1/3 dos casos, e uma pequena proporção deles apresenta hemorragia profusa ou contínua que necessita de reposição de hemácias. Menos de 1% dos pacientes desenvolverá hemorragia intracraniana, a complicação mais grave da doença.

Não há linfadenopatia, hepatomegalia ou outro sinal sistêmico. Esplenomegalia discreta pode ser encontrada em menos de 10% dos pacientes.

À exceção da trombocitopenia, as contagens das séries branca e vermelha estão normais para a faixa etária. Em alguns casos pode haver anemia decorrente de hemorragias graves. Frequentemente se observam plaquetas maiores do que as normais no esfregaço sanguíneo.

Embora algumas crianças com PTI possam apresentar trombocitopenia severa, os episódios de sangramentos não são graves. Isso pode ser explicado pelo fato de as plaquetas produzidas e liberadas pela medula óssea serem plaquetas jovens, maiores e hemostaticamente mais eficientes. Além disso, devido ao seu volume aumentado, sua contagem pelos contadores eletrônicos é frequentemente subestimada, por terem sido contadas como leucócitos.

O mielograma é desnecessário nos casos típicos, sendo indicado quando houver contagens absolutas ou diferenciais anormais de células brancas, anemia inexplicável, bem como achados de história e exame físico que possam sugerir doença medular. É recomendável sua realização em lactentes menores de 1 ano. Embora controverso, o aspirado de medula óssea também pode estar indicado nos casos em que houver necessidade de instituir-se terapia com corticosteroides ou imunoglobulina IV.

O exame da medula óssea mostra séries granulocíticas e eritrocíticas normais e quantidades normais ou aumentadas de megacariócitos.

DIAGNÓSTICO DIFERENCIAL

O achado de trombocitopenia isolada em criança com bom estado geral exclui muitas possibilidades no diagnóstico diferencial. No entanto, deve-se estar atento a alguns dados clínicos:

1. Uso de medicamentos que determinam trombocitopenia, como anticonvulsivantes, antibióticos e outros.
2. Anemia severa, mesmo na presença de epistaxe significativa ou metromenorragia, deve ser investigada para anemia aplásica, mielodisplasia, desordens hemolíticas microangiopáticas e síndrome de Evans. Anormalidades ortopédicas são comuns em crianças com anemia de Fanconi e síndrome trombocitopenia-ausência do rádio.
3. Em crianças menores de 2 meses, trombocitopenia aloimune neonatal (passagem passiva de anticorpos antiplaquetários maternos) é um diagnóstico a ser considerado.
4. Em lactentes com síndrome de Down, a trombocitopenia pode ser o achado inicial de leucemia megacarioblástica.
5. Infecções pelo HIV e hepatite C devem ser consideradas, bem como lúpus eritematoso sistêmico (com ou sem síndrome de anticorpo antifosfolípide) e imunodeficiência humoral (principalmente a imunodeficiência comum variada e deficiência de IgA).
6. Também devem ser lembradas as causas de trombocitopenia hereditárias, como a síndrome de Wiskott-Aldrich (que acomete o sexo masculino e se associa com eczema e infecções recorrentes), doença de von Willebrand tipo IIb e síndrome de Bernard-Soulier.

TRATAMENTO

Existem muitas controvérsias acerca do tratamento de uma criança com PTI aguda. A principal dúvida é tratar ou não uma doença em geral benigna e com alta taxa de remissão espontânea. Em cerca de 50% dos casos, a contagem plaquetária retornará ao valor normal dentro de 4 a 8 semanas, e em 2/3 dos pacientes, em 3 meses após o diagnóstico. Aproximadamente 15% a 20% das crianças com PTI aguda evoluirão para a cronicidade.

Não há dados que demonstrem que algum dos tratamentos interfira no curso e no prognóstico da PTI, ou seja, eles não diminuem a possibilidade de evolução para a forma crônica nem o tempo de normalização da contagem plaquetária, além de não prevenirem a ocorrência de hemorragias graves; porém, fazem com que a taxa de plaquetas se eleve rapidamente, o que é desejável no caso de hemorragias graves e em procedimentos cirúrgicos, odontológicos ou traumas.

A maioria dos pacientes não requer hospitalização, sendo essa indicada para os pacientes que apresentam sangramento de mucosa ou contagem plaquetária menor do que 20.000/mm^3. Após definido o diagnóstico, deve-se orientar a família sobre o curso clínico da doença e sinais de agravos. As atividades da criança que envolvam riscos de traumas devem ser evitadas. Está contraindicado o uso de anti-inflamatórios não esteroides, especialmente o ácido acetilsalicílico e de anticoagulantes e injeções intramusculares.

gênio (CIVD, hepatopatias), em certas paraproteinemias ou na hiperfibrinogenemia.
d. Dosagem de protrombina e dos fatores V a XII: determina a atividade de cada fator de coagulação em porcentagem do normal.
e. Dosagem de fibrinogênio.

Avaliação da estabilidade da fibrina e da atividade fibrinolítica

a. Tempo de lise da euglobulina: diminuído quando ocorre aumento de atividade do plasminogênio ou da plasmina.
b. Atividade do plasminogênio.
c. α-2-antiplasmina.

Regulação da coagulação do sangue

a. Antitrombina III.
b. Proteínas S e C.

Ativação da coagulação

a. Fator IV plaquetário: avalia o conteúdo de grânulos α-plaquetários.
b. Protamina plasmática: positiva na presença de monômeros da fibrina.
c. Produtos de degradação da fibrina (PDF).
d. Dímero D plasmático.

CONCLUSÃO

A avaliação de crianças com manifestações hemorrágicas requer uma boa anamnese, acompanhada de exame físico criterioso. É fundamental o diagnóstico adequado e preciso, pois o tratamento dependerá sempre desse ponto para ser efetivo.

BIBLIOGRAFIA

Beers MH, Berkow R. The Merck Manual of Diagnosis and Therapy. 17ª ed.

Bolton-Maggs P. Severe bleeding in idiopathic thrombocytopenic purpura. J Pediatr Hematol Oncol 2003; 25:S47-S51.

Braga JAP, Tone LG, Loggetto SR. Hematologia para o pediatra – série atualizações pediátricas. 1ª ed., Editora Atheneu, 2007.

Carneiro JDA. Hematologia pediátrica. 1ª ed., Editora Manole, 2008.

Girolami A, Luzzato G, Varvarikis C et al. Main clinical manifestations of bleeding diathesis: an often disregarded aspect of medical and surgucal history taking. Haemophilia 2005; 11(3):193-202.

Hoyer LW. Hemophilia A. N England J Med 1994; 330(1):38-47.

Loscalzo J, Schafer AI (eds.). Trombosis and haemorrhage. 2ª ed., Baltimore: Wiliams & Wilkins, 1998.

Terra, P. Coagulação – interpretação clínica dos testes laboratoriais de rotina. 3ª ed., Editora Atheneu, 2004.

Warrier I. Approach to the child with a bleeding disorder. Disponível em: www.uptodate.com. Acessado em março de 2007.

Zago MA, Falcão RP, Pasquini R. Hematologia: fundamentos e prática. 1ª ed., Editora, 2004.

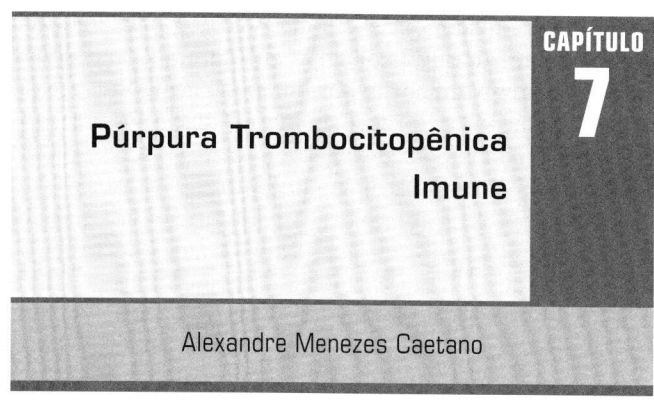

CAPÍTULO 7
Púrpura Trombocitopênica Imune

Alexandre Menezes Caetano

INTRODUÇÃO

A púrpura trombocitopênica imune (PTI) é uma desordem autoimune, caracterizada por trombocitopenia periférica, secundária à diminuição da sobrevida das plaquetas. Trombocitopenia periférica para essa doença é definida como contagem de plaquetas < 150.000/mm^3.

É o distúrbio hemorrágico adquirido mais comum da criança, com maior incidência na faixa etária de 2 a 6 anos, embora possa ser vista em lactentes e adolescentes. Sua incidência anual é de quatro a cinco casos por 100.000 crianças/ano.

Pode ser classificada em aguda (com remissão em até 6 meses) e crônica (trombocitopenia persistente por um período maior do que 6 meses). Na forma aguda, responsável por 80% a 85% dos casos, não existe predomínio por sexo, enquanto a forma crônica é mais frequente no sexo feminino.

FISIOPATOLOGIA

As plaquetas são produzidas exclusivamente na medula óssea, como fragmentos anucleados do citoplasma dos megacariócitos, com vida média de 7 a 10 dias.

A trombocitopenia na PTI ocorre devido à destruição de plaquetas mediada por autoanticorpos dirigidos contra glicoproteínas (IIb/IIIa, Ib/IX/V) presentes na membrana plaquetária. Os anticorpos são predominantemente IgG, mas IgM e IgA são também descritos. Plaquetas aderidas a autoanticorpos IgG são reconhecidas e destruídas pelos macrófagos teciduais predominantemente no baço e no fígado. Existe aumento compensatório na produção plaquetária na maioria dos pacientes. Em alguns pacientes, principalmente naqueles com PTI crônica, essa compensação parece estar diminuída como resultado de destruição intramedular das plaquetas ou inibição de megacariocitopoese. Os fatores que iniciam a produção de autoanticorpos são ainda desconhecidos.

Diferenças clínicas e epidemiológicas entre PTI aguda e crônica sugerem que a trombocitopenia pode resultar de mecanismos fisiopatológicos diferentes. Na PTI aguda, postula-se que a destruição de plaquetas deriva de anticorpos gerados durante resposta imune à infecção viral ou bacteriana, os quais fariam reação cruzada com antígenos plaquetários. Por outro lado, a PTI crôni-

anormal. Indícios de sangramento anormal incluem duração ou quantidade maiores do que as esperadas para um sangramento habitual: epistaxe não resolvida após 15 minutos de pressão sobre os vasos nasais, períodos menstruais com duração maior do que 7 dias ou associados à presença de coágulos frequentes, sangramentos excessivos após extração dentária, com duração além do dia do procedimento ou requerendo transfusão, e equimoses com proporções inconsistentes com a gravidade do trauma reportado.

Alguns sinais e sintomas direcionam o diagnóstico da manifestação hemorrágica. Eles podem ser divididos em distúrbios da hemostasia primária (vasos e plaquetas) ou secundária (cascata de coagulação). Os primeiros se manifestam com hemorragias na pele (petéquias e equimoses) e nas mucosas. As alterações de hemostasia primária sugerem alterações plaquetárias e doença de von Willebrand. Por outro lado, os distúrbios de hemostasia secundária se manifestam com hematomas musculares ou hemorragias intra-articulares que sugerem a presença de hemofilia ou outras desordens da coagulação.

O início abrupto dos sintomas sugere doença adquirida, como a púrpura trombocitopênica imune ou deficiência de vitamina K, enquanto sintomas de longa duração sugerem doença congênita, como doença de von Willebrand ou deficiência de fatores de coagulação.

HISTÓRIA FAMILIAR

A história familiar é de fundamental importância na avaliação do paciente com manifestação hemorrágica. Doença hemorrágica deve ser considerada quando o início das manifestações hemorrágicas ocorre na infância e se associa com história familiar positiva. No entanto, a história familiar negativa não exclui o diagnóstico de doença hereditária, uma vez que um terço dos hemofílicos apresenta histórico negativo.

A história familiar é útil para se formular um provável diagnóstico de desordem hereditária. A presença de sangramentos apenas nos homens e nos tios maternos sugere uma doença de herança recessiva ligada ao cromossomo X, como hemofilia A ou B. Por outro lado, em doenças com transmissão autossômica dominante há acometimento em indivíduos de ambos os sexos por diversas gerações. Nos casos de transmissão autossômica recessiva, a história familiar geralmente é negativa, podendo ou não haver consanguinidade.

EXAMES LABORATORIAIS

Na triagem dos distúrbios hemorrágicos, é fundamental um raciocínio diagnóstico a fim de evitar atraso no diagnóstico ou exagero na quantidade de exames laboratoriais.

Os exames para avaliação da coagulação compreendem.

Avaliação da formação do botão hemostático

a. Contagem de plaquetas: análise quantitativa

A contagem plaquetária deve ser realizada para detectar trombocitopenia (plaquetas < 150.000/mm^3). Porém, sempre que a contagem plaquetária for anormal, deve ser observada a lâmina de sangue periférico, a fim de se excluírem as pseudoplaquetopenias ou as que sejam detectadas algumas outras anomalias que alterem as contagens de aparelhos eletrônicos ou alterações que sejam virtualmente diagnósticas de outras doenças hematológicas, como blastos nas leucemias, esquizócitos nas púrpuras trombocitopênicas trombóticas ou casos de coagulação intravascular disseminada (CIVD), alterações morfológicas sugestivas do diagnóstico de síndrome de Bernard-Soulier ou síndrome da plaqueta cinzenta.

A pseudotrombocitopenia é facilmente reconhecida pela visualização de aglomerados de plaquetas ao exame do esfregaço de sangue periférico.

b. Tempo de sangramento (TS)

O teste de hemostasia primária indica, quando prolongado, uma anormalidade plaquetária quantitativa ou qualitativa, um defeito na interação plaqueta-vaso (doença de von Willebrand) ou uma doença vascular primária (vasculite, síndrome de Cushing, escorbuto ou doenças do tecido conjuntivo, como síndrome de Ehlers-Danlos).

c. Agregação plaquetária com ristocetina, colágeno, ADP, ATP, adrenalina: análise qualitativa

d. Provas específicas para doença de von Willebrand: avaliação quantitativa do antígeno de von Willebrand, multímetros de von Willebrand, atividade do cofator da ristocetina, testes genéticos.

Avaliação da formação da fibrina

a. Tempo de tromboplastina parcial ativada (TTPA): avalia a via intrínseca, com participação dos fatores XII, XI, IX, VIII, X, V, II e I, pré-calicreína, cininogênio de alto peso molecular.

O TTPA é usado para detecção de deficiências ou inibidores dos fatores da coagulação da via intrínseca ou comum. O TTPA é relativamente mais sensível a deficiências dos fatores VIII e IX do que a deficiência dos fatores XI e XII ou fatores da via comum.

b. A atividade de protrombina (AP) ou teste de protrombina (TP), padronizada com *international normalized ratio* (INR) para evitar as variações de cada reagente, avalia a via extrínseca, com participação dos fatores VII, X, V, II e I. O teste pode estar prolongado nas deficiências de um ou mais dos fatores citados, bem como na presença de um inibidor de algum desses fatores.

c. O tempo de trombina (TT) avalia a passagem de trombina a fibrinogênio; o teste é anormal quando os níveis de fibrinogênio estão abaixo de 70 a 100 mg/dL, nas disfibrinogenemias, quando existem níveis elevados de produtos de degradação da fibrina ou do fibrino-

É importante ressaltar que a maioria das crianças com AHAI refratária a tratamentos convencionais possuía anticorpos quentes. Pode ser usado sozinho ou em combinação com outros agentes imunossupressores. Estudo multicêntrico/cooperativo publicado em 2003 avaliou 15 crianças com AHAI refratária à terapia imunossupressora (CE em altas doses) e que foram tratadas com rituximab. Nesse estudo, 87% das crianças responderam ao tratamento; dessas, 23% apresentaram recaídas, porém tiveram boa resposta com o segundo tratamento.

Outros imunossupressores também podem ser utilizados, tais como danazol, ciclosporina, ciclofosfamida e azatioprina. As doses são variáveis e não estão bem estabelecidas. Esses agentes são utilizados nos casos refratários, podendo haver resposta parcial. O tratamento deve ser mantido por até 6 meses e monitorado frequentemente pelo hemograma, a fim de observar a hematopoiese.

CONCLUSÃO

A evolução da AHAI é extremamente variável, podendo apresentar início agudo, com curta duração e resolução em até 6 meses, ou apresentar início insidioso, tendendo à cronificação. Crianças menores de 2 anos e maiores de 12 anos ao diagnóstico são mais propensas ao curso crônico. Ocasionalmente, casos crônicos regridem espontaneamente após meses ou anos de evolução. Algumas crianças com anemia hemolítica autoimune crônica se recuperam totalmente; outras apresentam hemólise persistente ou intermitente.

Nos casos de AHAI secundária, a evolução e o prognóstico dependerão da doença subjacente. Em geral, os casos pós-infecciosos são autolimitados e se curam em poucas semanas.

A mortalidade nas séries pediátricas varia de 9% a 19%. Morte na fase aguda geralmente ocorre por anemia severa ou sangramento por plaquetopenia associada, sendo que, nos casos crônicos, é maior e geralmente ocorre pela doença de base.

BIBLIOGRAFIA

Bordin JO. Anemias hemolíticas autoimunes. In: Zago MA, Falcão RP, Pasquini R (eds.). Hematologia. Fundamentos e práticas. São Paulo: Atheneu, 2004:329-336.

Langhi Jr. DM, Olivato MCA. Transfusão em anemia hemolítica autoimune. In: Bordin JO, Langhi Jr. DM, Covas DT (eds.). Hemoterapia. Fundamentos e práticas. São Paulo: Atheneu, 2007:51-74.

Leite IP, Sampaio JAM. Anemia hemolítica autoimune. In: Braga JA, Tone LG, Loggeto SR (eds.). Hematologia para o pediatra. São Paulo: Atheneu, 2007:65-71.

Lichtan MA, Beutler E, Kipps TJ, Williams JW. Manual de hematologia de Williams. São Paulo: Artmed, 2005:154.

Oliveira M, Oliveira B, Murao M et al. Clinical course of autoimmune hemolytic anemia: an observational study. J Pediatr 2006; 82(1):58-62.

Oliveira RAG, Neto AP, Oshiro M. Fisiopatologia e quadro laboratorial das principais anemias. In: Oliveira RAG, Neto AP (eds.). Anemias e leucemias. Rio de Janeiro: Roca, 2004:51-83.

Oski FA. Autoimmune Hemolytic Anemia. In: Nathan DG, Oski FA, (eds.). Hematology of infancy and childhood. Philadelphia: WB Saunders, 1993:496-510.

Packman CH. Hemolytic anemia due to warm autoantibodies. Blood Reviews 2008; 22:17-31.

Petz LD. Cold antibody autoimmune hemolytic anemias. Blood Reviews 2008; 22:1-15.

Verrastro T. Principais tipos clínicos de anemia. In: Lorenzi TF, Neto SW. Hematologia e hemoterapia. Fundamentos de morfologia, fisiologia, patologia e clínica. São Paulo: Atheneu, 2005:51-74.

Ware E Russel. Autoimmune hemolytic anemia in children. Disponível em http://www.uptodat.com/online/content/topic.do?topickey=pedi_hem/8131. Acessado em 6 de março de 2009.

Zecca M, Nobili B, Ramenghi U et al. Rituximab for the treatment of refractory autoimmune hemolytic anemia in children. Blood 2003; 101:3.857-3.861.

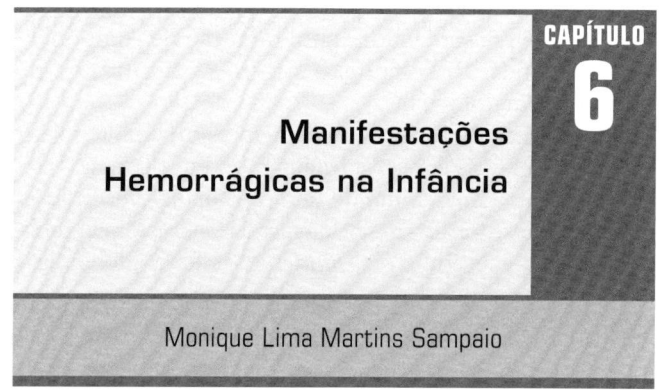

CAPÍTULO 6

Manifestações Hemorrágicas na Infância

Monique Lima Martins Sampaio

INTRODUÇÃO

A avaliação das causas de sangramento na infância é um desafio para a pediatria, devido à variedade de possíveis etiologias e à potencial gravidade de cada paciente. Ao abordar uma criança com manifestações hemorrágicas, cabe ao pediatra verificar se determinados sintomas são condizentes com o estresse hemostático sofrido e se há, ou não, necessidade de investigar doença hemorrágica.

É fundamental iniciar a avaliação com uma história clínica detalhada e um minucioso exame físico. Na história, iremos verificar antecedentes pessoais e familiares sugestivos de coagulopatias hereditárias e, no exame físico, determinaremos se o sangramento é mais relacionado à fase plaquetária (sangramento precoce com predomínio cutaneomucoso) ou relacionado aos fatores de coagulação (início tardio, comprometendo estruturas mais profundas). A história hemorrágica constitui a base para o diagnóstico e tratamento das doenças hemorrágicas.

HISTÓRIA CLÍNICA E EXAME FÍSICO

A história clínica forma a base do diagnóstico dos distúrbios hemorrágicos. Algumas perguntas podem ajudar na diferenciação entre hemostasia normal e

Nos casos de hemólise intravascular são imperativos bom fluxo renal e controle urinário rigoroso. A administração de folatos (ácido fólico, 1 mg/dia) deve ser realizada a fim de prevenir anemia megaloblástica.

TRANSFUSÃO

Não é indicada em todos os casos e deverá ser evitada se a situação clínica do paciente o permitir, pois os eritrócitos transfundidos podem ser destruídos com rapidez igual ou maior do que os eritrócitos do próprio paciente, além de tornar ainda mais difícil o encontro de concentrados compatíveis. Se a anemia está causando instabilidade hemodinâmica/sensorial ou o paciente tem doença de base grave (p. ex., cardiopatia), pode ser necessária a transfusão de concentrado de hemácias, que geralmente é bem problemática, pois a compatibilidade é dificultada pela presença de anticorpos, sendo necessária a liberação de um concentrado de hemácias "menos incompatível", as quais devem ser lavadas para remoção de componentes plasmáticos. Nesses casos sugere-se discutir o caso com um hematologista.

Se a indicação for precisa e o hemocomponente foi selecionado, ele deverá ser administrado em pequenos volumes e lentamente, a fim de que possam ser verificados, durante a transfusão, sinais de reação transfusional hemolítica aguda, tais como o surgimento de hemoglobinemia e/ou hemoglobinúria, como resultado de maior hemólise provocada pelo uso do componente sanguíneo.

CORTICOIDES

O tratamento de escolha na AHAI é a imunossupressão com corticoide, já que, na maioria dos casos, a transfusão de concentrado de hemácias deve ser evitada, instituindo-se a terapia específica.

A corticoterapia é o tratamento de primeira linha, principalmente se o anticorpo presente for a IgG. Os corticoides diminuem a produção de autoanticorpos, inibindo o número dos receptores Fc nos monócitos sanguíneos e, consequentemente, o sequestro esplênico dos eritrócitos sensibilizados.

Uma resposta favorável (de 80%) tem sido observada com o seguinte esquema: em criança muito anêmica utiliza-se metilprednisolona intravenosa, 30 mg/kg nas primeiras 72 horas, seguida de corticoide oral, 1 a 2 mg/kg/dia por 2 a 4 semanas, com uma retirada lenta de 2 a 3 meses, baseando-se na concentração de hemoglobina, contagem de reticulócito e DAT. Para alguns autores, a prednisona deveria ser continuada por 2-3 meses após a hemólise ter sido totalmente controlada.

Os corticoides diminuem a taxa de hemólise em aproximadamente 2/3 dos pacientes. Cerca de 20% dos pacientes alcançam uma resposta completa pela cessação da hemólise e 10% não têm resposta. Recaídas são comuns após a retirada da prednisona, até mesmo naqueles pacientes que alcançaram resposta completa. Hemólise recorrente pode requerer repetição da prednisona, esplenectomia ou imunossupressão. Os corticoides são menos eficazes em anticorpos frios, mas há relato de resposta, principalmente em pacientes com achados laboratoriais e clínicos atípicos.

ESPLENECTOMIA

Nas formas graves, com necessidade transfusional frequente e prejuízo no crescimento e desenvolvimento secundário ao uso crônico do corticoide, os pacientes podem ser beneficiados com a esplenectomia. Geralmente, esses casos incluem os de AHAI por anticorpos quentes.

Esse tratamento remove o principal lugar de destruição dos eritrócitos, e embora a hemólise possa continuar é necessário um nível muito alto de anticorpos para causar o quadro clínico semelhante ao anterior ao procedimento.

Aproximadamente 50% a 70% dos pacientes entram em remissão parcial ou completa, mas recaídas são frequentes, sendo necessário retomar o uso de corticoide, geralmente em doses menores.

Esse procedimento pode ser postergado, a fim de ser realizado em idade superior aos 5 anos, pelo risco maior de sepse por bactérias encapsuladas antes dessa faixa etária. A profilaxia com uso de vacinas de rotina e conjugadas antipneumocócica e meningococos tipo C, juntamente com a profilaxia com penicilina, reduz tal risco.

FÁRMACOS IMUNOSSUPRESSORES

No caso de insucesso dos corticoides e da esplenectomia, fármacos citotóxicos devem ser considerados, sendo indicados para aqueles pacientes refratários às formas clássicas de tratamento. Os mais utilizados são relacionados a seguir.

A imunoglobulina (400 mg/kg/dia por 5 dias) bloqueia a reação imune através do receptor Fc dos macrófagos. Sobre esse fármaco, estudos em série de casos mostraram resposta em apenas um terço dos pacientes, e, por isso, sua utilização não seria recomendada nas crianças com AHAI, sendo, portanto, experimental. Oliveira, em estudo realizado somente com crianças, não observou remissão espontânea do quadro hemolítico e considerou corticoide e imunoglobulina como tratamento de primeira linha. Nesse trabalho, apenas 46% dos pacientes apresentaram boa resposta ao corticoide, enquanto 80% daqueles que receberam imunoglobulina apresentaram remissão do quadro hemolítico.

Nos casos de AHAI por anticorpos frios, o aquecimento do paciente é fundamental e pode ser o único tratamento necessário para os casos benignos. O clorambucil e a ciclofosfamida são úteis para casos crônicos, e a plasmaférese (removendo anticorpos livres no plasma) causa melhora temporária em pacientes graves.

O rituximab é um anticorpo monoclonal (anti-CD20) expresso nos linfócitos B. É utilizado também nos casos refratários. Estudo realizado com crianças mostrou resposta completa ou redução significativa da hemólise.

O fígado e o baço podem estar palpáveis, porém hepatoesplenomegalia importante e adenomegalias são sugestivas de infecção ou neoplasia associada.

Na hemoglobinúria paroxística a frio, os casos geralmente ocorrem em crianças menores de 5 anos, que apresentam quadro de AHAI após infecção viral das vias aéreas superiores. O quadro inicial tende a ser súbito, com surgimento de palidez, icterícia e hemoglobinúria, acompanhadas de dor abdominal, febre e sintomas sistêmicos, como calafrios, mialgias, cefaleia e urticária provocada pelo frio. Os sintomas e a hemoglobinúria duram algumas horas.

A doença da aglutinina a frio é rara em crianças. Acrocianose acentuada, hepatoesplenomegalia e adenomegalia podem ocorrer. Nesses casos, na ausência de história prévia de infecção (p. ex., *Mycoplasma*), deve-se investigar doença linfoproliferativa.

Já na AHAI decorrente de autoanticorpos frios, as manifestações clínicas variam de paciente para paciente, provavelmente dependendo da amplitude térmica dos anticorpos envolvidos, que é mais importante do que os títulos de aglutinação. Os pacientes podem apresentar hemoglobinúria (achado predominante) quando expostos ao frio e apresentar fenômenos vasculares (eritema e dor). Acrocianose pode estar presente em orelhas, nariz, dedos de mãos e pés, mas raramente evolui para gangrena. Outros achados físicos, como palidez e icterícia, podem estar presentes, dependendo da taxa de hemólise e da habilidade hepática em excretar bilirrubina.

DIAGNÓSTICO LABORATORIAL

- **Hemograma com plaquetas**: diminuição da hemoglobina. A anemia pode ser de leve a severa com risco de morte. Os parâmetros hematimétricos não ajudam no estabelecimento do diagnóstico, porém o VCM pode estar elevado. Policromasia é comumente observada na reticulocitose. Nos casos que cursam com anemia severa podem ser vistos eritroblastos. A contagem de leucócitos e plaquetas poderá estar normal ou elevada. Se houver trombocitopenia associada, pensar em síndrome de Evans.
- **Reticulócitos**: geralmente aumentados, refletem a resposta medular à hemólise.
- **Morfologia eritrocitária**: podem ser encontrados esferócitos, dacriócitos, esquizócitos, corpos de Howell-Jolly. Aglutinação de hemácias com formação de *rouleaux* pode ser observada na doença da aglutinina fria. Policromasia é comumente observada na reticulocitose. Nos casos que cursam com anemia severa, podem ser vistos eritroblastos.
- **Bilirrubina**: presença de aumento da bilirrubina indireta devido à destruição eritrocitária acelerada.
- **DHL**: está frequentemente aumentada nas anemias hemolíticas. Este aumento resulta da liberação desta enzima eritrocitária para o plasma durante a hemólise.
- **Haptoglobina**: proteína que se liga à hemoglobina livre no plasma. Encontra-se diminuída na maioria dos casos de AHAI; contudo, deve-se observar quando os pacientes forem lactentes jovens, pois eles não sintetizam bem a haptoglobina.
- **Mielograma**: não é necessário para o diagnóstico. Mostra hiperplasia eritroide intensa com ausência de células malignas e parasitas. Às vezes, pode mostrar uma doença linfoproliferativa subjacente, não notada.
- **Teste de Coombs direto ou teste de anticorpos direto (DAT)**: o diagnóstico laboratorial de AHAI depende da demonstração da imunoglobulina e/ou do complemento ligados à hemácia dos pacientes, usualmente por meio do teste de Coombs direto ou DAT. Ele identifica a presença de anticorpos e/ou de complemento na superfície dos eritrócitos. Os anticorpos livres podem ser detectados pelo teste indireto de antiglobulina.

Alguns pacientes têm todas as características clínicas e hematológicas de AHAI, mas apresentam teste de Coombs negativo; isso ocorre porque a quantidade de anticorpos ligada aos eritrócitos é insuficiente para detecção. O teste de Coombs direto pode ser negativo em 2% a 4% dos casos, e falso-positivo em 8%, pois apresenta baixa sensibilidade, já que é positivo apenas quando o número de moléculas de IgG por glóbulo vermelho é superior a 200.

DIAGNÓSTICO DIFERENCIAL

As crianças geralmente apresentam evidências clínicas, físicas e laboratoriais de anemia hemolítica, o que dificulta o diagnóstico diferencial.

- **Esferocitose hereditária**: nesse caso, há história familiar positiva e presença de esferócitos e reticulocitose em sangue periférico. A curva de resistência globular osmótica é diminuída, e o teste de Coombs, negativo.
- **Anemia hemolítica microangiopática**: tal como ocorre na síndrome hemolítica urêmica, os esferócitos estão presentes, assim como esquizócitos, juntamente com trombocitopenia severa. O grau de insuficiência renal varia. O teste de Coombs é negativo.
- **Hemoglobinúria paroxística noturna**: hemoglobinúria está presente e o DAT é negativo. Teste da sacarose e HAM serão positivos. Em pacientes recém-transfundidos, a presença de aloanticorpos contra os eritrócitos do doador pode ser evidenciada pelo DAT.

TRATAMENTO

O tratamento da criança com AHAI depende inicialmente da rapidez da instalação, da severidade dos sinais e sintomas da anemia, das características dos autoanticorpos e do tratamento da doença de base (se existir). Por exemplo, se houver hemólise mínima com hematimetria estável, não haverá necessidade de tratamento, mas apenas de um controle periódico para acompanhamento e investigação de possível doença de base e sua progressão.

comparados aos adultos, provavelmente por acompanhar o aumento similar da incidência de doenças linfoproliferativas, cuja incidência aumenta com a idade. A estimativa anual nos Estados Unidos é de 1 em 80.000 pessoas na população em geral.

Pode afetar crianças de qualquer raça ou nacionalidade e está frequentemente associada a infecções virais ou bacterianas, com pico de incidência em pré-escolares. Nos adolescentes devem ser investigadas doenças sistêmicas autoimunes, como colagenoses.

ETIOPATOGENIA

A patogênese da produção de autoanticorpos não é clara, mas pode envolver defeitos na composição do sistema antigênico Rh ou desarranjos dos mecanismos imunorregulatórios, dentre os quais estão: depressão do sistema imune através de ação viral; alteração do equilíbrio entre as células T facilitadoras e supressoras; alteração dos antígenos de superfície dos eritrócitos por vírus ou fármacos e possível reação cruzada dos anticorpos induzidos por agentes infecciosos contra antígenos de superfície dos eritrócitos.

Os anticorpos podem pertencer às classes IgG, IgM, IgA (ocasionais) ou estar associados à presença de complemento. Na criança com AHAI, os anticorpos mais frequentes são da classe IgG. Esse anticorpo geralmente tem sua atividade máxima à temperatura de 37°C.

Anticorpos da classe IgM são encontrados em menor frequência na faixa etária pediátrica. A maioria dos autoanticorpos IgM que causam anemia hemolítica em humanos é aglutinina fria, que age a baixas temperaturas. A doença da hemaglutinina fria é quase sempre causada por um anticorpo IgM. Na doença da aglutinina a frio ou na hemoglobinúria paroxística a frio, o autoanticorpo envolvido se liga preferencialmente quando a temperatura é de 4°C e fixa complemento eficientemente. Se o complemento é ativado, os eritrócitos são hemolisados intravascularmente, resultando em hemoglobinemia e hemoglobinúria.

Os eritrócitos cobertos por IgG são removidos primariamente pelo baço, enquanto a hemólise mediada por IgM é realizada no fígado, independentemente da presença de complemento. A quantidade de IgG na superfície eritrocitária está correlacionada com a hemólise realizada no baço, pois receptores Fc nos macrófagos se ligam a eritrócitos cobertos por essa imunoglobulina e os fagocitam. Os eritrócitos podem ser completamente ingeridos pelos macrófagos; contudo, se somente uma porção da superfície da membrana é removida, os eritrócitos se transformam em esferócitos, podendo ser identificados em sangue periférico.

ETIOLOGIA E CLASSIFICAÇÃO

A etiologia é variada. O anticorpo identificado pode ser do tipo quente ou frio, conforme sua temperatura de ação.

Pode ser classificada em:

- Primária ou idiopática.
- Secundária.
- Aloimune.

Na AHAI primária ou idiopática há a presença do autoanticorpo contra as hemácias, sem doença sistêmica que justifique a sua presença. As formas encontradas são:

- AHAI causada por anticorpos a quente, usualmente IgG, que se ligam preferencialmente a hemácias a 37°C, fixam complemento em alguns casos, levando à hemólise extravascular, principalmente no baço, e resultando em icterícia, esplenomegalia e anemia.
- A AHAI primária, particularmente comum em criança após quadro viral, é a hemoglobinúria paroxística a frio. O autoanticorpo envolvido é também IgG, que se liga preferencialmente por meio de temperaturas frias, fixando complemento eficientemente e causando hemólise intravascular com hemoglobinemia, hemoglobinúria e anemia.
- Doença da aglutinina a frio é relativamente rara em crianças, mas pode ocorrer após infecção por *Mycoplasma*. Nesse caso, há a presença de autoanticorpo IgM contra os antígenos eritrocitários I/i a temperaturas frias, fixando complemento e causando tanto hemólise intravascular como extravascular.

Na AHAI secundária, a anemia hemolítica imunomediada é apenas uma das manifestações de alguma doença sistêmica. Pode estar associada à malignidade (p. ex., doença de Hodgkin), estados de imunodeficiência (HIV), exposição a fármacos (p. ex., metildopa, penicilina, eritromicina, ibuprofeno) ou após certas infecções (p. ex., sífilis, *Mycoplasma pneumoniae*, Epstein-Barr). O autoanticorpo pode pertencer à classe de anticorpo quente (IgG), anticorpo frio (IgM) ou misto.

A anemia hemolítica aloimune pode ser decorrente de doença hemolítica perinatal, cujo anticorpo envolvido pertence à classe IgG ou, ainda, ser secundária à reação transfusional.

Segundo alguns autores, há casos eventuais de envolvimento de anticorpos frios e quentes simultaneamente.

MANIFESTAÇÕES CLÍNICAS

Os sinais e sintomas dependem das características dos autoanticorpos e são proporcionais ao grau de hemólise, velocidade de instalação e gravidade da anemia.

Nos casos de AHAI decorrente de autoanticorpos quentes, a doença costuma ser notada pelos sintomas de anemia e às vezes pela icterícia. O começo costuma ser insidioso (por meses), mas há casos com anemia de rápida instalação e progressão. Hemoglobinúria é rara.

Medidas quantitativas e práticas para a avaliação da função e da atividade dos linfócitos T oligoclonais e do número de células-tronco hematopoéticas poderão servir de guia nas decisões terapêuticas. Definições de fatores de risco genético, que afetam a função da célula no microambiente hematopoética e a resposta imunológica, irão esclarecer como os agentes iniciam e perpetuam a destruição medular na anemia aplástica.

BIBLIOGRAFIA

Camitta BM, Gluckman E, Pasquini R et al. Bone marrow transplants from mismatched related and unrelated donors for severe aplastic anemia. Bone Marrow Transplantation 2006; 37:641-649.

Camitta BM, Nathan DG, Storb R. Severe aplastic anemia: a prospective study of the effect of early marrow transplantation on acute mortality. Blood 1976; 48:63-69.

Champlin RE, Camitta BM, Gluckman E et al. Addition of antithymocyte globulin (ATG) to cyclophosphamide (Cy) for HLA Identical sibling allogeneic bone marrow transplantation (BMT) for severe aplastic anemia (SAA): results of a randomised controlled trial. Blood 2006; 102:269a.

Davies J, Guinan E. An update on the management of severe idiopathic aplastic anaemia in children. Brit J Haematol 2007; 136:549-564.

Deeg HJ, O'Donnell M, Collins RH et al. Optimization of conditioning for marrow transplantation from unrelated donors for patients with aplastic anemia after failure of immunosuppressive therapy. Blood 2006; 108:1.485-1.491.

Deeg, HJ, Storb R, Sullivan KM et al. Long-term outcome after marrow transplantation for severe aplastic anemia. Blood 1998; 91:3.637-3.645.

Eapen M, Horowitz MM, Wagner JE et al. Higher mortality after allogeneic peripheral-blood transplantation compared with bone marrow in children and adolescents: the Histocompatibility and Alternate Stem Cell Source Working Committee of the International Bone Marrow Transplant Registry. J Clin Oncol 2004; 22:4.872-4.880.

Frickhofen N, Heimpel H, Kaltwasser JP, Schrezenmeier H. Antithymocyte globulin with or without cyclosporin A: 11-year follow-up of a randomized trial comparing treatments of aplastic anemia. Blood 2003; 101:1.236-1.242.

Fuhrer M, Zeidler C, Bender-Gotze C et al. Relapse and clonal disease in children with aplastic anemia (AA) after immunosuppressive therapy (IST): the SAA 94 experience. German/Austrian Pediatric Aplastic Anemia Working Group. Klinische Padiatrie 1998; 210:173-179.

Geary CG, Harrison CJ, Philpott NJ et al. Abnormal cytogenetic clones in patients with aplastic anaemia: response to immunosuppressive therapy. Brit J Haematol 1999; 104:271-274.

Goldstein IM, Coller BS. Aplastic anemia in pregnancy: recovery after normal spontaneous delivery. Annals of Internal Medicine 1975; 82:537-539.

Gupta V, Brooker C, Marsh JC et al. Clinical relevance of cytogenetic abnormalities at diagnosis of acquired aplastic anaemia in adults. Brit J Haematol 2006; 134:95-99.

Horowitz MM. Current status of allogeneic bone marrow transplantation in acquired aplastic anemia. Sem Hematol 2000; 37:30-42.

Kahl C, Sanders JE, Storb R. Cyclophosphamide and antithymocyte globulin as a conditioning regimen for allogeneic marrow transplantation in patients with aplastic anaemia: a longterm follow-up. Brit J Haematol 2005; 130(5):747-751.

Kojima S, Horibe K, Matsuyama T. Long-term outcome of acquired aplastic anaemia in children: comparison between immunosuppressive therapy and bone marrow transplantation. Brit J Haematol 2000; 111:321-328.

Kosak Y, Yagasaki H, Sano K et al. Prospective multicenter trial comparing repeated immunosuppressive therapy with stem-cell transplantation from an alternative donor as second-line treatment for children with severe and very severe aplastic anemia. Blood 2008; 111:1.054-1.059.

Kurre P, Johnson L, Deeg J. Diagnoses and Treatment of children with aplastic anemia. Pediatr Blood Cancer 2005; 45:770-780.

Locasciulli A, Oneto R, Bacigalupo A et al. Outcome of patients with acquired aplastic anemia given first line bone marrow transplantation or imunosupressive treatment in the last decade: a report from the European Group for Blood and Marrow Transplantation. Haematologica 2007; 92:11-18.

Montané E, Ibañez L, Vidal X et al. Epidemiology of aplastic anemia: a prospective multicenter study. Haematologica 2008; 93:518-523.

Piaggio G, Podesta M, Bacigalupo A et al. Coexistence of normal and clonal haemopoiesis in aplastic anaemia patients treated with immunosuppressive therapy. Brit J Haematol 1999; 107:505-511.

Young NS, Calado R, Scheinberg P. Current concepts in the pathophysiology and treatment of aplastic anemia. Blood 2006; 108:2.509-2.519.

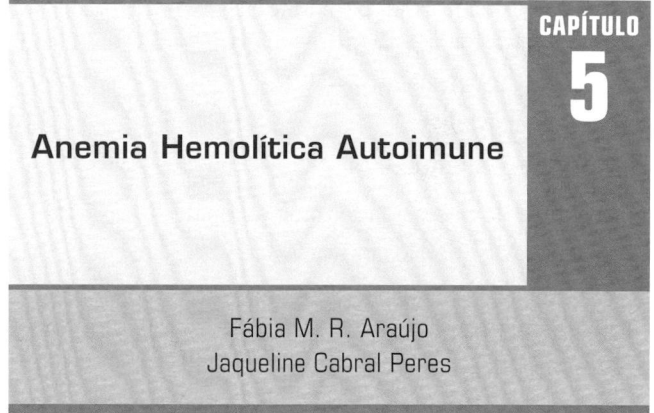

CAPÍTULO 5

Anemia Hemolítica Autoimune

Fábia M. R. Araújo
Jaqueline Cabral Peres

INTRODUÇÃO

A anemia hemolítica autoimune (AHAI) se caracteriza pela presença de autoanticorpos dirigidos contra antígenos da membrana eritrocitária, ocorrendo fixação de imunoglobulinas ou complemento na superfície da membrana das hemácias, o que promove sua remoção precoce pelas células do sistema reticuloendotelial (hemólise extravascular), podendo resultar em anemia, se a taxa de hemólise superar a habilidade da medula óssea em repor as hemácias hemolisadas.

INCIDÊNCIA

A AHAI é um dos eventos autoimunes mais comuns no homem, podendo ocorrer em todos os grupos etários, mas é menos comum em crianças e adolescentes, quando

toxicidade é alérgica, relacionada à infusão de uma proteína heteróloga (proteína de cavalo ou de coelho, sendo a primeira a mais utilizada).

A CSA age na função do linfócito T inibindo diretamente a expressão das proteínas reguladoras nucleares, resultando na diminuição da ativação e proliferação dos linfócitos T. Possui vários efeitos colaterais, mas todos podem ser corrigidos com a diminuição da dose. Assim como na ATG, a dose e o tempo de uso da CSA ainda não foram formalmente estabelecidos. O que se sabe é que o nível sérico do fármaco deverá ser mantido em torno de 200 ng/mL. A AAS pode responder ao uso da CSA sozinha, mas é menos efetiva do que a ATG sozinha ou ATG + CSA.

Estudos com o uso do G-CSF adicionado ao TIS revelam melhora no nível de neutrófilos, no entanto sem resultados significativos na melhora da recuperação ou na diminuição do número de infecções. Portanto, o uso desse fator de crescimento fica restrito aos casos de anemia aplástica muito severa (AAMS).

Critérios de classificação de resposta ao TIS

Resposta completa

- Ausência de necessidade transfusional
- Hemoglobina normal para idade e sexo
- Neutrófilos > 1.500/mm^3
- Plaquetas >150.000/mm^3

Resposta parcial

- Ausência de necessidade transfusional
- Ausência de critérios para AAS

Nenhuma resposta

- Presença de critérios para AAS.

Mais de 90% das crianças têm apresentado 5 anos de sobrevida, enquanto a sobrevida em pacientes com mais de 60 anos é de aproximadamente 50%. A resposta ao TIS é de 70% a 80%, devendo-se aguardar 3 a 6 meses para avaliá-la.

A recaída ocorre em 30% dos respondedores e não confere um prognóstico ruim, mas obviamente é inconveniente e nem sempre remediável. Mais preocupante do que a recaída é a evolução para doenças hematológicas clonais (HPN, SMD e leucoses), geralmente refratárias ao tratamento.

Outros imunossupressores já utilizados em estudos não randomizados são a ciclofosfamida, o sirolimus, o micofenolato mofetil e o alentuzumab (anticorpo monoclonal).

A esplenectomia é ocasionalmente útil em casos de pacientes politransfundidos e pediátricos alossensibilizados, refratários ao tratamento medicamentoso e sem doador de células-tronco hematopoiéticas.

Recomenda-se aos pacientes que não responderam ao primeiro curso de TIS que reiniciem um novo curso. A escolha entre a ATG de cavalo ou de coelho parece ser indiferente. O índice de resposta ao segundo TIS é bastante variável, indo de 22% a 64%.

Transplante de doador alternativo (TDA)

O TDA é indicado aos pacientes sem doador aparentado compatível e que não responderam ao TIS.

São modalidades de doadores alternativos:

- Não aparentado, HLA compatível.
- Aparentado, HLA com um antígeno não compatível.
- Sangue de cordão umbilical, HLA compatível ou um antígeno não compatível.

O único estudo (Japão) que avaliou a resposta ao tratamento de segunda linha em crianças, comparando o TDA com o segundo TIS, observou que pacientes pediátricos apresentaram maior incidência de complicações do que os adultos em relação ao TIS. O estudo não recomenda o transplante de sangue de cordão como tratamento de segunda linha e revela resultados excelentes em relação à resposta ao uso do transplante de doador alternativo (83,9%) em relação ao segundo TIS (9,5%).

Usar o condicionamento convencional para o transplante de doador alternativo resultou no baixo índice de sucesso em relação ao enxerto. Por isso o condicionamento com CP + ATG + Radioterapia Corpórea Total de Baixas Doses é o mais comumente utilizado nesses casos.

CONCLUSÃO

O tratamento da AAS com transplante de células-tronco alogênico ou tratamento imunossupressor melhorou bastante nos últimos 25 anos. Para o transplante será necessário o aperfeiçoamento dos regimes de condicionamento, no sentido de possibilitar o sucesso do enxerto e, ao mesmo tempo, evitar o aparecimento de complicações, particularmente as doenças malignas.

A seleção de doadores com base na tipagem de histocompatibilidade de alta resolução poderá melhorar os resultados. O sucesso do transplante de sangue de cordão, com seu baixo risco de GVHD, poderá ser potencializado com o aumento de *pool* de células.

Muitos fármacos e biológicos têm sido testados como tratamento imunossupressor na AAS. É preciso atingir o ponto de equilíbrio entre a intensificação do tratamento e a diminuição de sua toxicidade, em busca da melhor resposta hematológica, do menor índice de recaída e de menores taxas de desenvolvimento de doenças clonais.

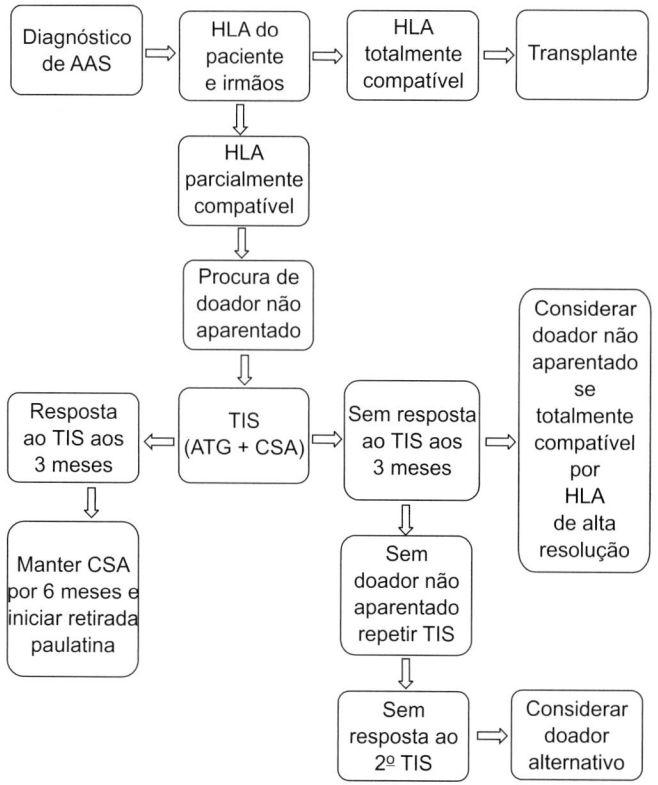

Fig. XI.4.1. Algoritmo simples do tratamento de anemia aplásica severa em crianças.

sível, o transplante de células-tronco hematopoiéticas alogênico (TCTHA), se tiverem disponibilidade de doador irmão compatível. Caso contrário, deverá ser iniciada imediatamente uma busca de doador não aparentado, e o tratamento imunossupressor (TIS) deverá ser administrado. As opções terapêuticas posteriores dependerão da resposta ao TIS e da disponibilidade de doador alternativo de células-tronco hematopoiéticas (Fig. XI.4.1).

Transplante alogênico de células-tronco hematopoiéticas de doador aparentado compatível (TACTH)

O TACTH cura a grande maioria dos pacientes. O estudo mais recente do International Bone Marrow Transplant Registry (IBMTR) mostrou 80% a 90% de sobrevida global em 5 anos em crianças. A melhora significativa na sobrevida livre de falência desses pacientes é consequência dos novos regimes de condicionamento, da instituição da profilaxia do GVHD e da melhoria dos cuidados de suporte.

É importante que o tratamento seja iniciado o mais breve possível após o diagnóstico, sem que nenhum outro seja instituído nesse intervalo, exceto o de suporte.

Os melhores resultados em relação ao regime de condicionamento são atingidos quando é utilizada a ciclofosfamida (CP), na dose total de 200 mg/kg, associada à linfoglobulina antitimocítica (ATG) por 4 dias. A radioterapia mieloablativa, apesar de diminuir o risco de rejeição, foi associada a efeitos tardios no crescimento e desenvolvimento neurocognitivo e ao desenvolvimento de pneumonites e doenças malignas secundárias.

A melhor fonte de células-tronco hematopoiéticas é a medula óssea, devido aos seguintes motivos:

- A medula óssea contém células do estroma, que possuem potenciais efeitos imunomodulatórios, contribuindo para o sucesso do enxerto.
- Menor chance de ocasionar o GVHD crônico (significativamente menor quando comparado ao transplante com células-tronco periféricas).
- Geralmente o doador da criança é também uma criança, na qual a coleta da medula óssea é mais fácil.
- Não há necessidade de administração de fator de crescimento ao doador.

O melhor esquema profilático para o GVHD é a ciclosporina (CSA) e o metotrexato (MTX), esse em curtos ciclos. Esse esquema contribuiu para diminuir a incidência do GVHD agudo, melhorando a sobrevida global.

Os fatores de bom prognóstico para o TACTH são:

- Idade < 15 anos.
- Condicionamento realizado com CP + ATG.
- A não realização de tratamento prévio.

Os dados do IBMTR sugerem que a duração da aplasia antes do transplante, a situação clínica e a história transfusional do paciente também são relevantes como fatores prognósticos, mas a severidade da doença não parece ter tido relevância.

Poucos efeitos tardios devem ser esperados após o TACTH condicionado com CP + ATG, pois é um regime pouco intensivo; porém, é necessário realizar avaliação rotineira do crescimento e desenvolvimento, da pele (escleroderma), das funções pulmonar e endocrinológica, da visão (catarata) e da densidade óssea.

A incidência cumulativa do GVHD crônico é de mais de 40%. Em um estudo realizado com 621 pacientes, entre adultos e crianças, o risco de desenvolvimento de doença maligna foi de 14% (relacionado à radioterapia e ao GVHD crônico).

Tratamento imunossupressor (TIS)

A observação da recuperação hematológica endógena após a falência do transplante de células-tronco hematopoiéticas levou ao uso do TIS. O tratamento imunossupressor mais utilizado é a combinação de ATG + ciclosporina (CSA).

A ATG é imunomoduladora e linfocitolítica, causando depleção preferencial dos linfócitos T ativados. Sua

Quadro XI.4.2. Diagnóstico diferencial das pancitopenias em criança

Categoria	Condição	Aspecto da medula óssea	Investigação diagnóstica
Anemia aplástica	Idiopática Associada a SHFMO Associada a gravidez Associada a droga ou toxina	Hipocelular Hipocelular Hipocelular Hipocelular	Exclusão Múltiplas (Quadro XI.4.2) β-HCG História detalhada
Anemia megaloblástica	Deficiência adquirida Doença congênita	Hipercelular Hipercelular	Níveis de B_{12} e folato Testes de erros inatos do metabolismo
Infiltração maligna	Leucemia mieloide aguda Leucemia linfoide aguda Síndrome mielodisplásica Doença de Hodgkin Tumores sólidos Mielofibrose Doença histiocítica	Hipercelular (raramente hipo) Hipercelular (raramente hipo) Hipercelular (raramente hipo) Infiltração Infiltração Reticulina, fibrose Hipocelular, hemofagocitose	Morfologia da medula óssea Imunocito-histoquímica Imunofenotipagem, citogenética com FISH Citogenética com FISH Análise molecular
Infiltração não maligna	Osteopetrose Doença de depósito	Aumento da trabécula óssea Infiltração, hipercelular	Biópsia de medula óssea Biópsia de medula óssea
Infecção	CMV Influenza A EVB HHV-6 Hepatite (não A, B ou C) HIV Parvovírus Infecções tropicais	Hipocelular Hipocelular Hipocelular Hipocelular e hemofagocitose Hipocelular Hiper ou hipocelular Hiper ou hipocelular com proeritroblastos gigantes Variável	Painel sorológico (IgG e IgM), PCR (DNA viral) Painel sorológico (IgG e IgM), PCR (DNA viral) Painel sorológico (IgG e IgM), PCR (DNA viral) Painel sorológico (IgG e IgM), PCR (DNA viral) Painel sorológico (IgG e IgM), PCR (DNA viral) Painel sorológico (IgG e IgM), PCR (DNA viral) Painel sorológico (IgG e IgM), PCR (DNA viral) História de viagem, testes imunológicos
Doenças do metabolismo	Anorexia nervosa Hipotermia	Hipocelular, necrose gordurosa (grau variável) Variável	História detalhada, exame físico, avaliação psíquica História detalhada e exame físico
Doenças imunológicas	Síndrome de Evans Síndrome linfoproliferativa autoimune Timoma Doença granulomatosa crônica	Hipercelular às custas da série eritroide Hipercelular Hipocelular Histiócitos *sea blue*	Reticulócitos periféricos aumentados Imunofenotipagem (células αβTCR+CD4-CD8-) Teste de apoptose (FAZ mediado *in vitro*) Imagem de mediastino Morfologia da medula óssea
Doenças adquiridas da MO	Hemoglobinúria paroxística noturna	Variável	Teste HAM/sacarose, imunofenotipagem de sangue periférico para moléculas ligadas ao PIG

Quadro XI.4.3. Síndromes hereditárias de falência de medula óssea associadas à pancitopenia

Síndrome	Idade/sexo	Apresentação hematológica	Características clínicas associadas	Gene da mutação	Padrão hereditário	Investigação diagnóstica específica
Anemia de Fanconi	Geralmente 1ª década ♂1:1♀	Tipicamente plaquetopenia com progressiva pancitopenia e MO hipoplásica	Pigmentação da pele, malformações ósseas, malformações do trato urinário	+ que 12 genes FANC identificados	Autossômico recessivo/ligado ao X	DEB teste em células hematopoéticas por fibroblastos
Disqueratose congênita	2ª década ♂ > ♀	Macrocitose, plaquetopenia e MO hipoplásica	Disqueratose ungueal, *rash* reticular, lesão oral	DKCl → TERC → ? →	Ligado ao X Autossômico dominante Autossômico recessivo	Nenhuma
Síndrome de Shwachman-Diamond	0 a 5 anos ♂1:1♀	Neutropenia e MO hipoplásica	Baixa estatura, insuficiência pancreática exógena	SBDS	Autossômico recessivo	Nível de tripsinogênio isoamilase diminuído no soro
Trombocitopenia amegacariocítica	0 a 5 anos ♂1:1♀	Trombocitopenia com ausência de megacariócitos/pancitopenia com MO hipocelular	Hemorragias	C-MPL	Autossômico recessivo	Nenhuma

Quadro XI.4.1. Classificação da severidade da anemia aplástica

	Citopenias do sangue periférico	Celularidade da medula óssea
AA severa	Positiva em pelo menos 2 dos itens seguintes: • Granulócitos < 500/mm³ • Plaquetas < 20.000/mm³ • Reticulócitos < 20.000/mm³	< 25% ou 25%-50% com < 30% de elementos hematopoiéticos
AA muito severa	Igual aos acima, exceto: –Granulócitos < 200/mm³	
AA moderada ou não severa	Pancitopenia, não se encaixando nos critérios acima	Hipocelularidade, não se encaixando nos critérios acima

nias de granulócitos (G-CSF) na AAS, como ocorre também na agranulocitose congênita tratada com G-CSF.

DEFINIÇÃO

A AAS é definida como pancitopenia com medula óssea hipocelular sem infiltração ou fibrose.

Os critérios para o diagnóstico são:

- Sangue periférico: – Hb<10 g/dL
  – Neutrófilos <1.500/mm³
  – Plaquetas <50.000/mm³
- Biópsia de medula óssea: hipocelular, sem infiltração ou fibrose.

A classificação da severidade da AA mais utilizada é a de Camitta (Quadro XI.4.1). Há uma correlação clara entre a severidade da doença e o prognóstico. Casos moderados, menos comuns em crianças, podem remitir espontaneamente e, na grande maioria das vezes, não requerem tratamento. Casos severos têm inevitável progressão, sem chance de remissão espontânea.

DIAGNÓSTICO
Avaliação diagnóstica

A anamnese pessoal e familiar deve ser detalhada, com foco na potencial etiologia infecciosa e na exposição ambiental. Devem-se incluir na investigação história de medicamentos, vacinação, transfusão etc. e, na história familiar, devem-se investigar alterações constitucionais e neoplasias.

Além do aspirado de medula óssea é obrigatória a realização da biópsia de medula óssea para análise global de toda a sua estrutura (celularidade, trabécula óssea etc.).

As condições que podem causar pancitopenia em crianças e suas respectivas investigações diagnósticas necessárias para suas exclusões estão detalhadas no Quadro XI.4.2.

As SHFMOs deverão ser excluídas em todas as crianças que apresentam pancitopenia e hipoplasia de medula óssea (Quadro XI.4.3). O reconhecimento de tais doenças é crucial para a abordagem terapêutica da criança e de sua família.

TRATAMENTO DA ANEMIA APLÁSTICA SEVERA
Tratamento de suporte
Acesso vascular

O acesso venoso central é geralmente utilizado devido à frequente necessidade transfusional e de administração de vários medicamentos.

Transfusão sanguínea

A indicação para a transfusão sanguínea deverá ser criteriosa, levando-se em conta a condição clínica do paciente e a existência de comorbidades. Estudos correlacionam o histórico transfusional aos resultados de sobrevida pós-transplante de células hematopoiéticas (TCH): quanto mais transfundido o paciente, pior a sua sobrevida pós-transplante.

A irradiação e a leucodepleção dos hemocomponentes podem evitar, respectivamente, a proliferação linfocitária e a aloimunização para antígenos HLA menores, diminuindo o risco da doença do enxerto–*versus*–hospedeiro, comumente conhecida como GVHD. Se o paciente é soronegativo para citomegalovírus (CMV), os hemocomponentes deverão ser CMV-negativos.

Tratamento das infecções

Pacientes com neutropenia severa e prolongada têm risco significativo de desenvolver infecções bacterianas e fúngicas. O paciente com febre deverá ser prontamente tratado com antibioticoterapia empírica e de amplo espectro, enquanto não houver definição de sua etiologia.

Tratamento de hemossiderose

Deve-se considerar a quelação do ferro quando ferritina for >2.000 µg/L.

Tratamento da anemia aplástica severa

Excetuando-se contraindicações específicas, os pacientes com AAS deverão realizar, o mais breve pos-

Dificilmente ocorre remissão espontânea da AAS. Quando ocorre, geralmente está associada à infecção por hepatite A ou à gravidez. Comumente após o término da gestação, a AAS pode apresentar melhora ou mesmo remissão espontânea.

ETIOLOGIA

Fatores predisponentes têm sido procurados na história individual de cada paciente. Os mais comumente relatados pela literatura são:

- Agentes infecciosos, como os vírus da hepatite.
- Exposição a fármacos, como alopurinol, indometacina, sais de ouro, sulfonamidas, butazonas, carbamazepina, cloranfenicol, penicilamina e outros.
- Exposição a agentes tóxicos, como o benzeno e outros solventes.
- Gravidez.

FISIOPATOLOGIA

Na maioria dos casos, a AAS é uma doença imunomediada. Esse conceito foi deduzido décadas atrás, devido à recuperação da hematopoiese em pacientes que não obtiveram sucesso no enxerto pós-transplante de células-tronco hematopoiéticas, mas apresentaram recuperação da produção das células sanguíneas autólogas, sendo esse resultado creditado ao regime de condicionamento do pré-transplante. No entanto, a maior evidência da fisiopatologia imunológica é a resposta ao tratamento imunossupressor. Mecanismos celulares e moleculares têm sido mapeados, enfocando tanto as células efetoras (linfócitos T) quanto as células-alvo (células-tronco e progenitores hematopoiéticos).

A formação de colônias hematopoiéticas é suprimida *in vitro* por linfócitos autólogos mediados por citocinas das células T *helper* tipo 1 (Th1), principalmente o interferon-γ. Supõe-se que antígenos são apresentados ao linfócito T pelas células apresentadoras de antígeno (APCs), um gatilho para as células T se ativarem e proliferarem. O interferon-γ é um potente indutor de muitos genes celulares, e age na indução de óxido nítrico sintetase (NOS) e na produção do óxido nítrico tóxico (NO), difundindo efeitos tóxicos. Esses eventos levam à redução do ciclo celular e morte destas por apoptose.

Um pouco mais de 30% dos pacientes não responde ao tratamento imunossupressor, levando à hipótese de que exista outra causa fisiopatológica para essa doença. Uma delas é o encurtamento de telômeros, uma característica peculiar das células da linhagem branca na AAS. O telômero é uma estrutura que protege os cromossomos das células somáticas humanas contra danos ao DNA e é gradualmente perdido após divisões celulares sucessivas, resultando em proliferação reprimida, apoptose e instabilidade genômica.

As células-tronco hematopoiéticas que possuem alta capacidade proliferativa mantêm a integridade do telômero por meio da proteína telomerase (TERC e TERT). O encurtamento do telômero nas células hematopoéticas coincide com o conceito de exaustão da célula progenitora, sugerindo que o defeito da telomerase possa ter um papel fundamental na etiologia da AAS. O transplante alogênico tem potencial curativo pelo fato de repor os compartimentos linfoide e mieloide, corrigindo assim o defeito imunológico ou constitucional (incluindo telômeros encurtados), potencialmente importantes na patogênese da AAS.

A combinação de exposição a precipitantes ambientais muito específicos, diversos fatores de risco genético do hospedeiro e diferenças individuais na característica da resposta imunológica, contribui para que a doença seja pouco frequente e explica a ocorrência de variações no seu comportamento clínico e nos padrões de resposta ao tratamento.

EVOLUÇÃO CLONAL

Clinicamente, a AAS pode coexistir ou aparentemente estar associada com outras doenças hematológicas, que são caracterizadas pela proliferação de clones celulares distintos, como é o caso da hemoglobinúria paroxística noturna (HPN) ou da síndrome mielodisplásica (SMD).

A presença de alterações citogenéticas ao diagnóstico da anemia aplásica já é fato conhecido, com incidência de 11%, e pode desaparecer espontaneamente ou após o tratamento imunossupressor (TIS), sem afetar a resposta ao tratamento ou a sobrevida. Por outro lado, o aparecimento de nova alteração genética após o tratamento tem sido associado a resultados desfavoráveis.

Hemoglobinúria paroxística noturna

Mais de 15% dos pacientes com pancitopenia apresentam populações aumentadas de células de HPN. A maioria dos clones é pequena e não leva às manifestações clínicas de hemólise ou trombose. A HPN clássica pode ser dominada pela falência medular (síndrome AA/HPN), apresentando evidências da deficiência hematopoética.

Síndrome mielodisplásica

Padrões estereotipados de aneuploidia se desenvolvem numa minoria de pacientes ao longo do tempo: monossomia do 7 e trissomia do 8 são os mais comuns.

A trissomia do 8 apresenta alterações imunológicas que se assemelham à AAS. Os pacientes respondem ao tratamento imunossupressor, e células T oligoclonais estão presentes na maioria dos casos.

A monossomia do 7 tem prognóstico ruim, com os pacientes sucumbindo às citopenias refratárias ou desenvolvendo leucemias agudas. A monossomia do 7 emergente tem sido relacionada ao uso do fator estimulante de colô-

cife – Pernambuco. Monografia apresentada à Coordenação do Curso de Especialização em Patologia Clínica do ICB – UPE, Recife, 2001.

Armstrong-Wells J, Grimes B, Sidney S et al. Utilization of TCD screening for primary stroke prevention in children with sickle cell disease. Neurology 2009;72(15):1.316-1.321.

Bandeira FMGC. Triagem familiar ampliada para o gene da hemoglobina S. [tese]. Recife: Fundação Oswaldo Cruz, Centro de Pesquisas Aggeu Magalhães, 2006.

Barden EM, Kawchak DA, Ohene-Frempong K et al. Body composition in children with sickle cell disease. Am J Clin Nutr 2002; 76(1);218-225.

Borato ML, Bruniera P, Cusato MP et al. Crise aplástica da anemia falciforme pelo parvovírus B19. J Pediatr 2000; 76(6):458-460.

Cheung AT, Harmatz P, Wun T et al. Correlation of abnormal intracranial vessel velocity, measured by transcranial Doppler ultrasonography, with abnormal conjunctival vessel velocity, measured by computer-assisted intravital microscopy, in sickle cell disease. Blood 2001; 97(11):3.401-3.404.

Lobo C et al. Crises dolorosas na doença falciforme. Rev Bras Hematol Hemoter 2007; 29(3):247-258.

Miller ST, Wright E, Abboud M et al. Impact of chronic transfusion on incidence of pain and acute chest syndrome during Stroke Prevention Trial (STOP) in sickle cell anemia. J Pediatr 2001; 139(6):785-789.

Ministério da Saúde. Programa Nacional de Triagem Neonatal. Portaria GM/MS nº 822/GM Brasília, 2001.

Naoum PC. Hemoglobinopatias e talassemias. São Paulo: Sarvier, 1997.

Oringanje C, Nemecek E, Oniyangi O. Hematopoietic stem cell transplantation for children with sickle cell disease. Cochrane Database Syst Rev 2009; 21(1):CD007001.

Riddington C, Wang W. Blood transfusion for preventing stroke in people with sickle cell disease. Cochrane Database Syst Rev 2002; CD003146.

Scothorn DJ, Price C, Schwartz D et al. Risk of recurrent stroke in children with sickle cell disease receiving blood transfusion therapy for at least five years after initial stroke. J Pediatr 2002; 140(3):348-354.

Silva CM, Viana MB. Growth deficits in children with sickle cell disease. Arch Med Res 2002; 33(3):308-312.

Stuart MJ, Nagel RL. Sickle cell disease. The Lancet, 2004; 364:1.343-1.360.

Suliman H, Wali Y, Al Saadoon M, Zechariah M et al. Hydroxyurea or chronic exchange transfusions in patients with sickle cell disease: role of transcranial Doppler ultrasound in stroke prophylaxis. J Pediatr Hematol Oncol 2009; 31(1):42-44.

Thornburg CD, Dixon N, Burgett S et al. A pilot study of hydroxyurea to prevent chronic organ damage in young children with sickle cell anemia. Pediatr Blood Cancer 2009; 52(5):609-615.

Vasconcelos AV, Carvalho EJ, Bandeira FMGC, Vilela L, Silva AA. Anemia falciforme em pediatria: ameaça de isquemia cerebral. XXXI Congresso Brasileiro de Pediatria 2000, Fortaleza – CE.

Wang WC, Helms RW, Lynn HS et al. Effect of hydroxyurea on growth in children with sickle cell anemia: results of the HUG-KIDS Study. J Pediatr 2002; 140(2):225-229.

Zago MA, Pinto ACS. Fisiopatologia das doenças falciformes: da mutação genética à insuficiência de múltiplos órgãos. Rev Bras Hematol Hemoter 2007; 29(3):207-214.

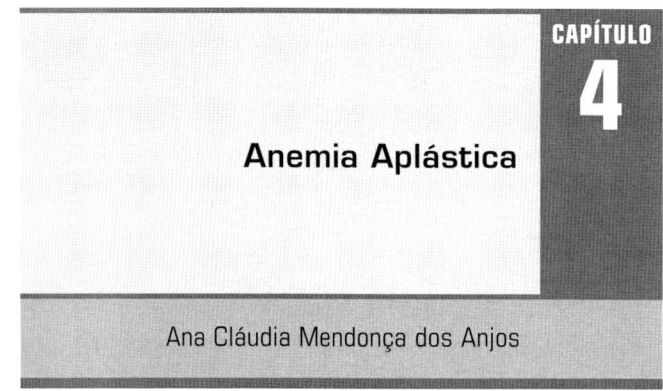

CAPÍTULO 4

Anemia Aplástica

Ana Cláudia Mendonça dos Anjos

INTRODUÇÃO

Havia uma triste perspectiva em relação aos pacientes portadores de anemia aplástica severa (AAS) há 25 anos, devido à pouca experiência clínica acumulada até então relacionada a essa doença rara, na qual as células sanguíneas sofrem profundas alterações, quase desaparecendo.

Com a evolução da ciência, alguns testes laboratoriais foram desenvolvidos e diversos fatores foram considerados responsáveis pela falência na formação de colônias hematopoiéticas em testes de cultura, como defeitos quantitativos e qualitativos da célula-tronco, bloqueio na sua diferenciação, produção inadequada de citocinas e alterações no estroma da medula óssea.

Nos dias atuais, a hipótese mais provável para o desenvolvimento da falência medular é a de que um evento desencadeante, como um vírus ou medicamento, provoque uma resposta imunológica aberrante, causando uma expansão oligoclonal dos linfócitos T citotóxicos, os quais irão destruir as células-tronco hematopoiéticas.

Avanços tecnológicos na biologia celular, como a citometria de fluxo aplicada à biologia molecular e imunológica, têm proporcionado métodos que mensuram a função e o número de células em quantidades muito reduzidas. Como resultado, adquirimos uma visão mais racional e unificada da fisiopatologia da AAS, compreendendo a sua relação com outras síndromes de falência medular.

EPIDEMIOLOGIA E HISTÓRIA NATURAL DA DOENÇA

A incidência da AAS apresenta variação geográfica: na Europa, na América do Norte e no Brasil é de dois a seis por milhão de habitantes por ano. Na Ásia, a incidência é duas a três vezes maior.

Em relação ao sexo, a incidência é praticamente a mesma no sexo masculino e feminino: 1,18:1, respectivamente. Há uma distribuição bifásica da doença, com maior incidência entre os 15 e 24 anos, e depois aos 65 anos. São observadas diferenças importantes entre os grupos de crianças e de adultos como diferenças nos mecanismos fisiopatológicos, biológicos e genéticos. Na criança, há uma proporção significativa de síndromes hereditárias de falência de medula óssea (SHFMO).

Fig. XI.3.4. Escala facial analógica de dor (Wong-Baker).

Analgésicos

O objetivo principal do tratamento é o alívio da dor; portanto, não há indicação para uso de placebos. A escolha do analgésico é baseada em sua potência, modo de ação e efeitos colaterais. Devem ser administrados em horários fixos que não excedam a duração do efeito farmacológico. Em crises leves, podem ser usados a dipirona, o paracetamol ou paracetamol + codeína, associados ou não a anti-inflamatórios não hormonais. Em crises moderadas e graves, os opiáceos devem ser usados. A meperidina deve ser evitada em pacientes com disfunções renais e de SNC (o metabólito normeperidina pode desencadear crises convulsivas nestes pacientes). O Quadro XI.3.4 traz alguns analgésicos e anti-inflamatórios frequentemente utilizados durante crises álgicas.

Síndrome torácica aguda

Mais frequente em crianças do que em adultos, é também a segunda maior causa de internamento. Os pacientes costumam apresentar dor torácica aguda, dispneia, hipoxemia, infiltrado pulmonar, febre e prostração. A avaliação inicial requer gasometria arterial, nível de Hb e raios X de tórax. Nas crianças, os principais fatores desencadeantes são as infecções por *S. pneumoniae* e micobactérias. Fazem parte do tratamento:

- Suplementação de oxigênio.
- Hidratação (evitar sobrecarga de volume).
- Introdução de antibióticos (p. ex., cefalosporina de terceira geração + macrolídeo).
- Transfusão, caso tenha havido queda de 2 g/dL na Hb basal ou descompensação hemodinâmica.

Priapismo

Caracterizado pela ereção dolorosa e prolongada do pênis, ocorre com mais frequência em adolescentes e adultos jovens. É importante identificar o fator desencadeante, como infecção, trauma e retenção urinária, entre outros. Pode ser classificado como:

- *Priapismo recorrente:* múltiplos episódios com menos de 3 horas de duração cada, várias vezes por semana, por mais de 4 semanas.
- *Priapismo menor:* episódios isolados com menos de 3 horas de duração e que não necessitam de intervenção clínica.
- *Priapismo maior:* episódios mais prolongados, durando mais de 12 horas, frequentemente precedidos de episódios recorrentes ou menores, e que necessitam de internamento para tratamento clínico ou cirúrgico.

A escolha do tratamento deverá ser baseada no tipo de fluxo sanguíneo no local (alto ou baixo fluxo) e inclui transfusões simples ou exsanguineotransfusão, além de intervenção cirúrgica, que deve ser realizada, quando há indicação, nas primeiras 24 horas do início do episódio. A avaliação do urologista é muito importante. A recorrência dos episódios e os casos mal conduzidos têm como principal sequela a impotência sexual.

Prevenção

Além das prevenções já citadas, diretamente relacionadas à sintomatologia e às repercussões clínicas, a instituição da triagem neonatal é de grande importância para a detecção de casos novos e orientação genética à família acometida.

Quadro XI.3.4. Analgésicos frequentemente utilizados na criança falcêmica em crise álgica

Dor moderada e grave	Dose
Morfina	IV: 0,1 a 0,15 mg/kg/dose a cada 3 a 4 horas. Dose máxima – 10 mg VO: 0,3 a 0,6 mg/kg/dose a cada 4 horas
Meperidina	IV: 0,75 a 1,5 mg/kg/dose a cada 2 a 4 horas. Dose máxima – 100 mg VO: 1,5 mg/kg/dose a cada 4 horas
Nalbufina	IV: 0,15 a 0,2 mg/kg/dose a cada 4 horas. Dose máxima – 10 mg
Dor Leve	**Dose**
Aspirina	VO: 10 mg/kg/dose a cada 4 horas
Dipirona	IV ou VO: 10 a 15 mg/kg/dose a cada 6 horas
Paracetamol	VO: 10 a 15 mg/kg/dose a cada 4 a 6 horas
Codeína	VO: 0,5 a 1,0 mg/kg/dose a cada 4 horas. Dose máxima – 60mg
Ibuprofeno	VO: 5 a 10 mg/kg/dose a cada 6 a 8 horas

BIBLIOGRAFIA

Adams RJ, Brambilla DJ, Granger S et al. STOP Study. Stroke and conversion to high risk in children screened with transcranial Doppler ultrasound during the STOP study. Blood 2004; 103(10):3.689-3.694. Epub 2004 Jan 29.

ANVISA. Manual de Diagnóstico e Tratamento de Doenças Falciformes, Brasília, 2001.

Araújo FAR. Ocorrência de hemoglobinas variantes detectadas por HPLC em recém-nascidos de maternidades públicas do Re-

sas, sobrecarga circulatória e de ferro e reações transfusionais agudas e crônicas.

Caso sejam necessárias, as transfusões devem ser realizadas com concentrado de hemácias pobre em leucócitos, fenotipadas (para evitar aloimunização) e, de preferência, filtradas.

São contraindicações para as transfusões:

- Anemia assintomática.
- Crises dolorosas não complicadas.
- Infecções que não comprometam a sobrevida.
- Necroses assépticas ósseas.

As transfusões estão indicadas nas situações relacionadas a seguir:

- Acidente vascular cerebral.
- Síndrome torácica aguda.
- Anemia com descompensação circulatória.
- Crises aplásicas.
- Crises de sequestro esplênico.
- Priapismo.
- Septicemia.

Outras terapias

A partir de estudos realizados em adultos, o tratamento com hidroxiureia tem sido utilizado também em crianças, com resultados animadores. Nessas ocorre elevação da HbF, que atua de certa forma como fator protetor da falcização eritrocitária. Esses estudos em crianças ainda estão em andamento, e os protocolos recomendam que o fármaco seja iniciado após os 2 anos de idade para pacientes com crises álgicas graves, principalmente síndrome torácica aguda, e internamentos frequentes, além de necessidade transfusional elevada.

O uso da hidroxiureia foi aprovado em 2007 pela União Europeia para prevenção de recorrência de crises álgicas, incluindo síndrome torácica aguda em crianças e adultos. Um estudo piloto sugere que o tratamento com hidroxiureia é bem tolerado tanto pela criança quanto pelos familiares e pode prevenir danos orgânicos crônicos em crianças portadoras de anemia falciforme. Não se sabe ainda o efeito desse tratamento a longo prazo, principalmente no que diz respeito à carcinogênese. O transplante de medula óssea é outra forma de tratamento, ainda limitado a alguns centros especializados. A terapia gênica pode futuramente ajudar esses pacientes e suas famílias; no entanto, ainda não está inserida no contexto atual.

Condutas em situações de emergência
Febre

Febre em crianças portadoras de anemia falciforme menores de 5 anos de idade indica, a princípio, processo infeccioso bacteriano. O risco de sepse/meningite por pneumococos nesses pacientes é 400 vezes maior do que

Quadro XI.3.3. Sinais e sintomas que indicam necessidade de internamento do paciente falciforme febril

Temperatura ≥ 40° C
Aparência grave
Hipotensão
Má perfusão periférica, desidratação
Infiltrado pulmonar
Leucócitos corrigidos > 30.000/mm³ ou < que 5.000/mm³
Plaquetas < 100.000/mm³
Hemoglobina < 5 g/dL
Passado de sepse por pneumococo

em crianças normais. Por isso, pacientes febris devem receber pronto tratamento antibiótico e seguimento de perto, logo que exames como hemograma, hemocultura e raios X de tórax tenham sido providenciados. Possíveis locais de infecção, como pulmões, ouvidos e trato urinário, devem ser avaliados. A análise do LCR deve ser realizada nos casos em que existe suspeita de meningite. O pediatra deve utilizar um antibiótico com espectro adequado contra *S. pneumoniae* e *H. influenzae*, e sua manutenção ou troca deve ser guiada pelos resultados das culturas e pela evolução clínica. O Quadro XI.3.3 mostra alguns sinais e sintomas que sugerem necessidade de internamento do paciente febril.

Nesses casos, uma boa opção é a ceftriaxona, na dose de 50 a 100 mg/kg/dia, em uma a duas doses diárias, sendo o tratamento mantido por 7 a 14 dias, dependendo do foco infeccioso.

Crises álgicas

A crise dolorosa é a ocorrência mais frequente e de maior morbidade envolvendo o paciente falciforme. É importante lembrar que a avaliação da intensidade da dor, por ser um dado subjetivo, pode ser difícil e variar de indivíduo para indivíduo, principalmente em crianças menores. Qualquer local do corpo pode ser acometido, mas os ossos são os mais frequentes. Fatores desencadeadores de dor, principalmente processos infecciosos, devem ser rastreados cuidadosamente. A avaliação correta da dor é fundamental para o tratamento adequado. Diversas são as escalas utilizadas para avaliação da dor; a escala analógica (Fig. XI.3.4) pode ser utilizada para avaliação de dor em crianças acima de 3 anos. O objetivo do tratamento é o alívio da dor, o qual é baseado em hidratação e analgésicos.

Hidratação

Em crianças, manter uma 1 vez e meia a necessidade hídrica diária, que pode ser oferecida por via oral (caso haja condições clínicas) ou parenteral. Nesse último caso, as soluções utilizadas são a glicose a 5% e a solução salina a 0,5% ou 0,25%.

Quadro XI.3.1. Distribuição quantitativa das cadeias de Hb encontradas em pacientes portadores de síndromes falciformes

Alteração	HbA$_1$ (%)	HbA$_2$ (%)	HbF (%)	HbS (%)
HbAS	60-70	2-4	Normal	30-40
HbSS	0	2-5	1-2	75-95
HbS/tal Sß$^+$	10-30	4-8	2-10	60-85
Sß^0	0	4-8	5-30	70-90
HbSC	0	40-50 HbC + A$_2$	1-5	50-55

Quadro XI.3.2. Possíveis resultados da eletroforese de Hb na triagem neonatal e suas recomendações clínicas

Resultado	Interpretação	Conduta
FA	Normal	Acompanhamento normal para promoção da saúde da criança
FAS	Traço falciforme	Não é doença. São portadores de traços heterozigóticos e assintomáticos. Não precisam de acompanhamento especializado, apenas de acompanhamento normal para promoção da saúde
FAC	Traço C	
FAD	Traço D	
FS	Doença falciforme	Portadores de DF devem ser encaminhados o mais rápido possível ao centro de referência do município para atendimento de pessoas com DF
FSC	Doença falciforme	
FSD	Doença falciforme	

te que a mãe, o pai ou o responsável procure o serviço médico sempre que a criança apresente febre persistente ou sinal de descompensação circulatória.

Hidratação

Deve-se lembrar que o doente falciforme tem dificuldade de concentrar a urina, estando mais suscetível a desidratação. Deve-se recomendar um bom aporte hídrico, principalmente em épocas mais quentes, durante atividades lúdicas e recreativas e também na vigência de processos infecciosos.

Profilaxia contra infecção

Antibioticoterapia

As crianças portadoras de anemia falciforme, principalmente as menores de 5 anos, são mais suscetíveis a desenvolver sepse e meningite por bactérias encapsuladas, entre as quais, *Haemophilus influenzae b* (Hib), pneumococos e meningococos. Portanto, assim que é feito o diagnóstico (já a partir do 3º mês de vida), a profilaxia com penicilina deve ser introduzida e mantida até os 5 anos de idade, como a seguir:

- Penicilina V
  - 125 mg VO (duas vezes ao dia) dos 3 meses aos 3 anos.
  - 250 mg VO (duas vezes ao dia) dos 3 aos 5 anos.
  - 500 mg VO (duas vezes ao dia) para crianças com mais de 25 kg.
- Penicilina benzatina – IM a cada 21 dias
  - 300.000 U para crianças até 10 kg.
  - 600.000 U para crianças de 10 a 25 kg.
  - 1.200.000 U para crianças com mais de 25 kg.

Imunização

O esquema de imunização deve ser iniciado seguindo o calendário vacinal instituído pelo Ministério da Saúde, dando-se importância à vacinação contra hepatite B, Hib e pneumococos. Essa última está disponível ao nível de saúde pública, na forma polissacarídea 23 valente, que pode ser administrada aos 2 anos de idade, com reforço a cada 5 anos, e também na forma heptavalente conjugada, para administração a partir de 2 meses de idade.

Nutrição

Devido à tendência à megaloblastose, recomenda-se a suplementação com ácido fólico, na dose de 1 mg/dia, durante os períodos de crescimento acelerado ou quando a criança apresentar dieta deficiente desse elemento. Deve ser evitada a administração de ferro, a menos que haja deficiência desse metal.

Educação e higiene

As famílias devem ser orientadas a reconhecer que determinados eventos, como o frio, o calor excessivo e a desidratação, são fatores que podem desencadear crises álgicas.

Cuidado com a pele, principalmente a partir da adolescência, é mandatório, para que o risco de surgimento de úlceras de difícil cicatrização nos membros inferiores seja minimizado. Cuidados com a higiene oral e corporal não devem ser esquecidos. As crianças que frequentam escola devem levar para seus professores material esclarecedor sobre sua condição. As atividades físicas que não levem à exaustão devem ser estimuladas, assim como o convívio social, principalmente na escola.

Transfusão

As transfusões não são indicadas rotineiramente para os portadores de doenças falciformes. Cada criança possui seu nível de Hb basal, com o qual consegue manter suas atividades sem repercussão clínica. Os efeitos adversos das transfusões devem ser lembrados, tais como aloimunização, transmissão de doenças infectocontagio-

Adolescentes estão sujeitos ao surgimento de úlceras de membros inferiores, principalmente na região maleolar, além de crises de priapismo. Das intercorrências que acometem o sistema nervoso central (SNC), o acidente vascular cerebral (AVC) chega a acometer 6% a 10% das crianças entre 6 e 20 anos de idade. Pode ser grave e deixar sequelas. Geralmente ocorre sob a forma isquêmica (AVCI), acometendo principalmente as artérias carótidas internas e cerebrais média e anterior. Em um levantamento realizado no Hospital HEMOPE – Recife (PE), entre os menores de 17 anos portadores de anemia falciforme (SS) ou doença falciforme (Sβ⁰), encontrou-se prevalência de 2,7% de pacientes com passado de AVCI. A média de idade foi de 7,8 anos para a primeira ocorrência.

A partir de meados da década de 1990, estudos pioneiros como o de Adams e colaboradores estipularam o doppler transcraniano como exame de triagem para avaliação de risco de AVC. Pacientes com fluxo sanguíneo ≥ 200 cm/s têm maior risco de acidente vascular cerebral (Fig. XI.3.3). As crianças que apresentam fluxo sanguíneo cerebral elevado são colocadas em programas de transfusões crônicas. Os infartos cerebrais silenciosos estão associados ao prejuízo do desenvolvimento cognitivo. Todos os órgãos e sistemas podem ser afetados, principalmente o respiratório, o cardiocirculatório e o renal. Alterações de crescimento e desenvolvimento devido ao estado de anemia crônica também podem ser observadas.

- *Doença falciforme* (dupla heterozigose SC): geralmente esses pacientes têm proporções equivalentes das duas hemoglobinas estruturalmente alteradas. Costumam ter evolução mais benigna, chegando, às vezes, a ter diagnóstico tardio pela ausência de sintomas característicos ou que muitas vezes são confundidos com outras entidades clínicas, como, por exemplo, febre reumática.
- *Doença falciforme* (dupla heterozigose S beta-talassemia): resulta da descendência de indivíduo portador de HbS com outro heterozigoto para o gene da beta-talassemia. A síntese de cadeias β pode estar ausente (Sβ⁰); nesse caso a sintomatologia pode assemelhar-se à dos pacientes portadores de HbSS ou estar apenas reduzida (Sβ⁺), evidenciando-se sintomas leves.

Diagnóstico laboratorial

O diagnóstico laboratorial das síndromes falciformes é baseado no encontro da HbS. Os exames abaixo geralmente são realizados para identificação ou triagem de HbS:

- Teste de solubilidade (triagem).
- Eletroforese de hemoglobina.
- Quantificação da hemoglobina fetal.
- Quantificação da hemoglobina A_2.

Nas formas homozigotas, o hemograma apresenta anemia, reticulocitose e leucocitose. As células em forma de foice podem ser visualizadas no esfregaço de sangue periférico. As formas heterozigotas, em associação com a beta-talassemia, podem apresentar redução do VCM e do HCM. Diante de um paciente com presença de alteração qualitativa da hemoglobina é importante que seja realizado estudo familiar (principalmente nos pais e irmãos).

O Quadro XI.3.1 mostra os achados eletroforéticos da hemoglobinopatia S. Os principais resultados de eletroforese de Hb e as recomendações clínicas durante a triagem neonatal (teste do pezinho) são sumarizados no Quadro XI.3.2.

Acompanhamento do paciente com doença falciforme

Como não há tratamento específico, medidas gerais e preventivas são mandatórias, pois além de contribuírem para a redução da morbimortalidade, principalmente nos primeiros 5 anos de vida, elas visam à redução de danos crônicos aos órgãos e sistemas. Essas medidas se baseiam na boa nutrição, manutenção da hidratação e prevenção e tratamento precoce de doenças infecciosas. É importan-

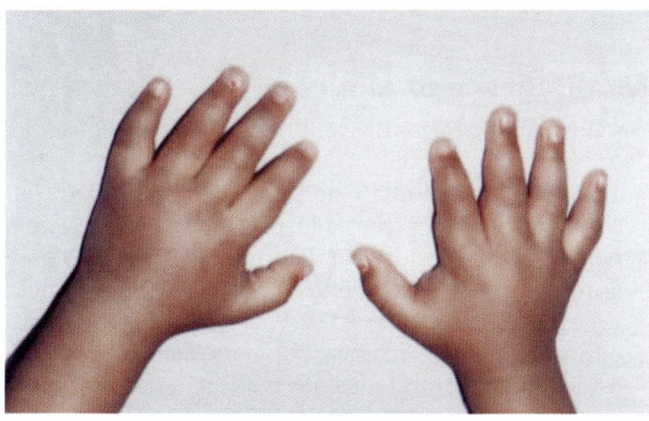

Fig. XI.3.2. Dactilite.

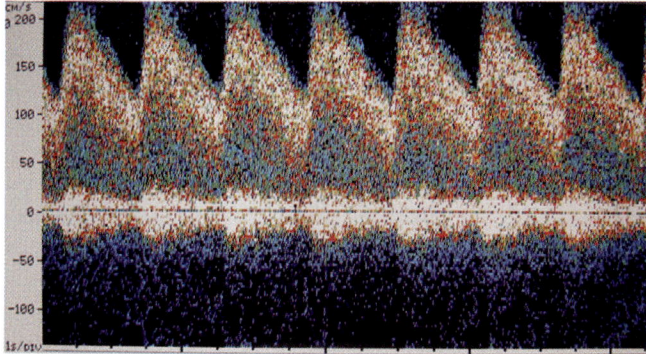

Fig. XI.3.3. Fluxo sanguíneo > 200 cm/s em criança portadora de anemia falciforme, evidenciado através do doppler transcraniano. (Fotografia cedida por Drª Renata Azevedo, Fundação HEMOPE.)

afetados com a forma homozigota (HbSS). Estima-se a incidência de 700 a 1.000 novos casos de portadores de doença falciforme no país, caracterizando, portanto, importante problema de saúde pública.

Um estudo de triagem neonatal realizado no Instituto Materno-Infantil Prof. Fernando Figueira (IMIP), em 1997, revelou uma prevalência de 5,2% de recém-nascidos portadores desse gene. Em 2001, uma pesquisa em recém-nascidos em maternidades públicas do Recife encontrou as seguintes prevalências para o gene da HbS: traço falciforme (HbAS), 3,47%; doença falciforme (HbSC), 0,07%; anemia falciforme (HbSS), 0,07%.

O modo de transmissão da anemia falciforme ocorre obedecendo ao padrão mendeliano. Portanto, um casal portador do traço falciforme (HbAS) tem 25% de chance de gerar uma criança doente, isto é, portadora de HbSS, em cada gestação. Em junho de 2001, o Ministério da Saúde instituiu em portaria a criação do Programa Nacional de Triagem Neonatal (PNTN), acrescentando ao teste do pezinho a triagem para hemoglobinopatias.

Tendo em vista a necessidade de diagnóstico precoce para instituição de medidas profiláticas, principalmente contra infecções e aconselhamento genético para os portadores do gene da HbS, a triagem neonatal assume papel importante na detecção e na melhor condução dos casos positivos.

ALTERAÇÃO MOLECULAR E FISIOPATOLOGIA DA FALCIZAÇÃO

A mutação ocorrida na posição 6 da globina ß produz alteração estrutural na molécula da Hb, que passa a ter seu ponto isoelétrico alterado, ficando carregada menos negativamente. Como consequência, existe uma tendência à aproximação de suas moléculas em condições de baixo teor de oxigênio (O_2). A célula eritroide contendo HbS passa a sofrer alteração do seu estado solúvel para o insolúvel, com formação de cristais tactoides, aumento da viscosidade sanguínea e posterior polimerização. Esses eventos acarretam uma modificação na forma do eritrócito, que perde sua forma bicôncava e adquire a forma característica da síndrome, que é a forma de foice (Fig. XI.3.1).

Ocorrem também modificações na membrana do eritrócito, como rearranjo de proteínas, diminuição de lipídios e geração de radicais oxidantes. Alguns eritrócitos perdem a capacidade de retomar sua forma normal e permanecem falcizados, sendo, portanto, eliminados pelo sistema macrófago-fagocitário. Tudo isso leva a uma alteração do fluxo sanguíneo normal, com adesão celular à parede do endotélio. Os tecidos, consequentemente, ficam mal perfundidos, podendo sofrer infartos e produzir formação de fibrose. Essas lesões teciduais podem ser agudas, traduzidas pelas crises dolorosas, ou crônicas, representadas pelas lesões de órgãos e sistemas.

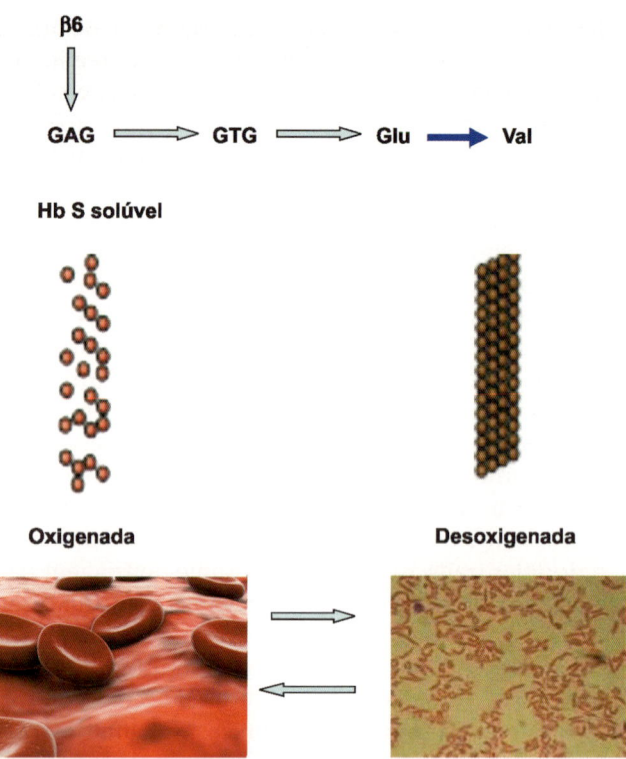

Fig. XI.3.1. Fisiopatologia da falcização. (*Fonte:* Adaptado de Stuart MJ, Nagel R, 2004).

Manifestações clínicas

As formas clínicas das síndromes falciformes são:

- *Traço falciforme:* dupla heterozigose (HbAS). Não considerada doença. Apresenta prevalência variável em nosso país, chegando, em determinadas populações, a apresentar prevalência entre 6% e 10%. Esses pacientes podem ter maior risco de bacteriúria assintomática e hematúria microscópica, como foi demonstrado em estudos bem controlados; no mais, não necessitam de nenhum acompanhamento médico especial.
- *Anemia falciforme:* homozigose (HbSS), forma clássica. Várias são as manifestações clínicas, dependendo da faixa etária. Recém-nascidos costumam ser assintomáticos e os primeiros sintomas costumam surgir após os 3 meses de idade, coincidindo com a troca de Hb Fetal (HbF) para HbA. Sabe-se que, quanto mais HbF, menor o risco de falcização (fator protetor da HbF). As crises dolorosas surgem inicialmente sob a forma de dactilite (síndrome mão-pé), como pode ser observado na Fig. XI.3.2. As infecções também são mais frequentes nessa faixa etária, principalmente nos primeiros 5 anos de idade. As crises de sequestro esplênico são comuns do 6 meses aos 3 anos, quando subitamente a criança apresenta palidez intensa com aumento do volume do baço. Outras alterações são a síndrome torácica aguda, as crises dolorosas em ossos longos, as crises hemolíticas e aplásicas, essas últimas podendo estar associadas à infecção pelo parvovírus B19.

dular, mielodisplasia e doenças de depósito. A biópsia óssea também pode ser necessária em alguns casos. Anemia normocítica com reticulocitose tem como principais causas a hemólise e os sangramentos.

Na investigação da hemólise, alguns exames adicionais são importantes para o diagnóstico:

- **Bilirrubinas** – a bilirrubina indireta está geralmente elevada nas hemólises.
- **DHL** – frequentemente aumentada nas anemias hemolíticas.
- **Haptoglobina** – valores baixos são encontrados na hemólise.
- **Teste de Coombs direto** – solicitado quando há suspeita de anemia hemolítica autoimune, sendo positivo na maioria dos pacientes. Pode ser negativo em 2% a 5% dos casos.
- **Eletroforese de hemoglobinas** – na suspeita de hemoglobinopatias.
- **Teste de fragilidade osmótica** – mede a resistência dos eritrócitos ao estresse osmótico. Solicitado quando houver suspeita de defeitos de membrana eritrocitária (esferocitose).
- **Dosagem de enzimas eritrocitárias**, como G6PD e piruvatoquinase.
- **Pesquisa de hemoglobinas instáveis.**
- **Teste de HAM** – quando houver suspeita de hemoglobinúria paroxística noturna.

CONCLUSÃO

A anemia é frequente na faixa etária pediátrica, devendo-se dar atenção aos achados clínicos sugestivos dessa situação clínica e às suas possíveis causas para que o diagnóstico e tratamento adequado sejam instituídos.

BIBLIOGRAFIA

American Society of Hematology (ASH). Image bank. Disponível em: http://ashimagebank.hematologylibrary.org.

Bomgaars L. Aproach to the child with anemia. Disponível em: http://www.uptodate.com/online/content/topic.do?topickey=pedi_hem/5228. Acessado em 10 de março de 2009.

Campanaro CM. Anemias: investigação e diagnóstico diferencial. In: Braga JA, Tone LG, Loggeto SR (eds.). Hematologia para o pediatra. São Paulo: Atheneu, 2007:17-21.

Machado RR. Anemias carenciais. In: Carneiro JDA (eds.). Hematologia Pediátrica – Instituto da Criança – Hospital das Clínicas, 2008:40-63.

Oski FA. Diferencial diagnosis of anemia. In: Nathan DG, Oski FA (eds.). Hematology of infancy and childhood. Philadelphia: WB Saunders, 1993:346-353.

PNDS 2006. Anemia e hipovitaminose A no Brasil. Disponível em: http//bvsms.saude.gov.br/bvs/pnds/anemia.php.

Santos MV. Anemias: diagnóstico diferencial. In: Carneiro JDA (eds.). Hematologia pediátrica – Instituto da Criança – Hospital das Clínicas, 2008:29-39.

Zago MA. Eritropoese e eritropoetina. Produção e destruição de hemácias. In: Zago MA, Falcao RP, Pasquini R (eds.). Hematologia. Fundamentos e práticas. São Paulo: Atheneu, 2004:23-31.

Zago MA. O paciente com anemia. In: Zago MA, Falcao RP, Pasquini R. Hematologia. Fundamentos e práticas. São Paulo: Atheneu, 2004:103-113.

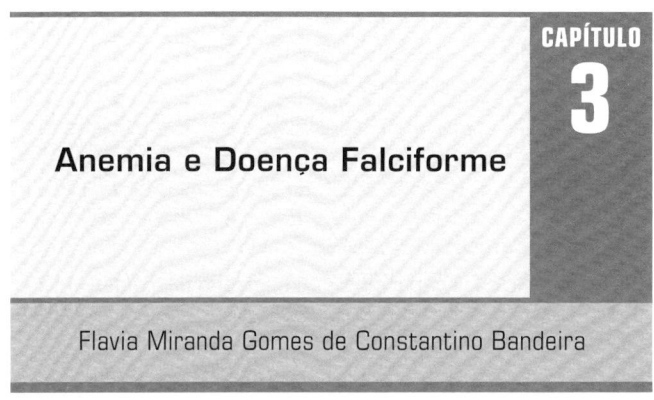

CAPÍTULO 3

Anemia e Doença Falciforme

Flavia Miranda Gomes de Constantino Bandeira

INTRODUÇÃO

As síndromes falciformes são as alterações hematológicas hereditárias mais comuns e mais bem conhecidas no homem. Caracterizam-se pela presença da hemoglobina S (HbS), cuja origem molecular se baseia na substituição de uma base nitrogenada do códon GAC para GTC (troca do ácido glutâmico pela valina) na posição 6 do gene da globina ß. O gene da globina β se encontra no braço curto do cromossomo 11.

Entre as síndromes falciformes, destacam-se:

- Anemia falciforme (AF): homozigose SS.
- Doença falciforme (DF): heterozigose HbS + HbC, HbD, beta-talassemia e gene da persistência hereditária da Hb fetal.
- Traço falciforme (TF): heterozigose HbS + HbA.

EPIDEMIOLOGIA

O primeiro caso de anemia falciforme (AF) foi inicialmente descrito em 1910, e desde então essa alteração vem sendo bastante estudada, devido aos múltiplos efeitos sobre o organismo como um todo.

As síndromes falciformes são oriundas do continente africano (principalmente África Equatorial), tendo sido trazidas para as Américas pela migração forçada dos escravos. No Brasil, têm distribuição heterogênea devido à miscigenação racial que ocorre no país desde o seu descobrimento. No entanto, é mais prevalente nas regiões onde predomina a ascendência negra, como, por exemplo, as regiões Sudeste e Nordeste. Nessa região, o gene da HbS está presente em cerca de 3% da população, podendo atingir 5,5%, como é o caso da Bahia.

No início do ano 2000, o Ministério da Saúde estimava a existência de mais de 2 milhões de portadores do gene da HbS no Brasil, em que mais de 8.000 seriam

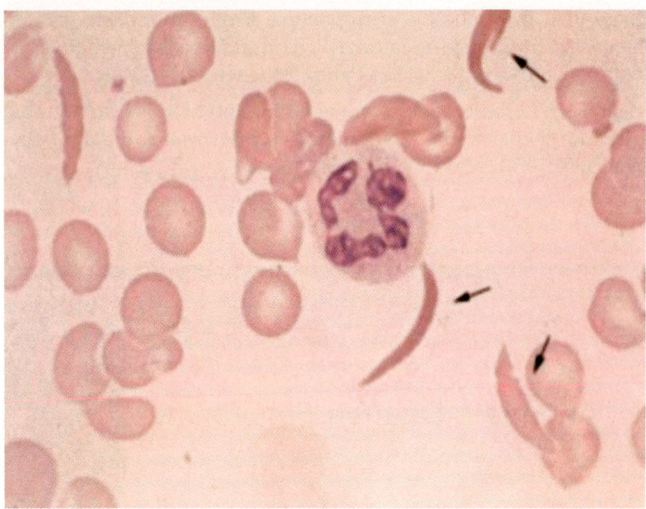

Fig. XI.2.1. Drepanócitos ou hemácias falcizadas.

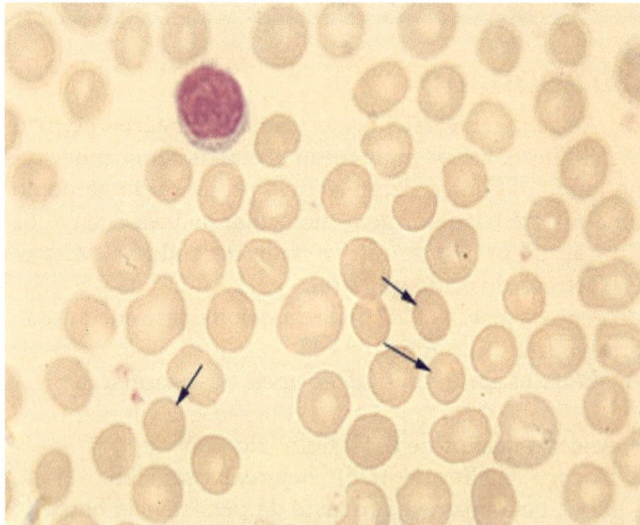

Fig. XI.2.2. Esferócitos.

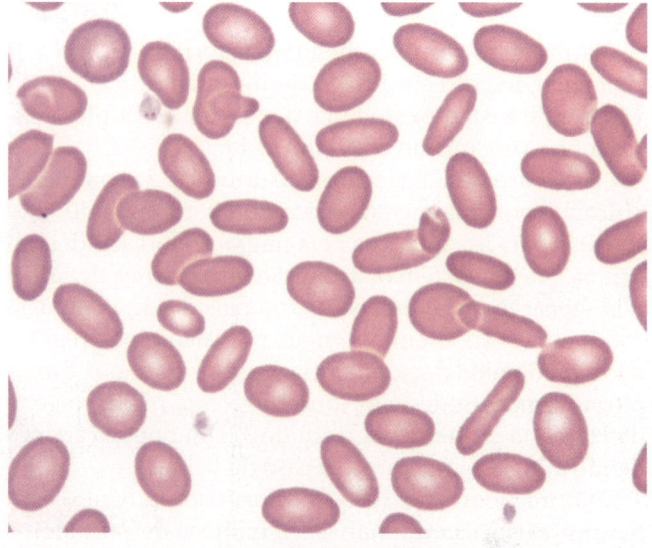

Fig. XI.2.3. Eliptócitos.

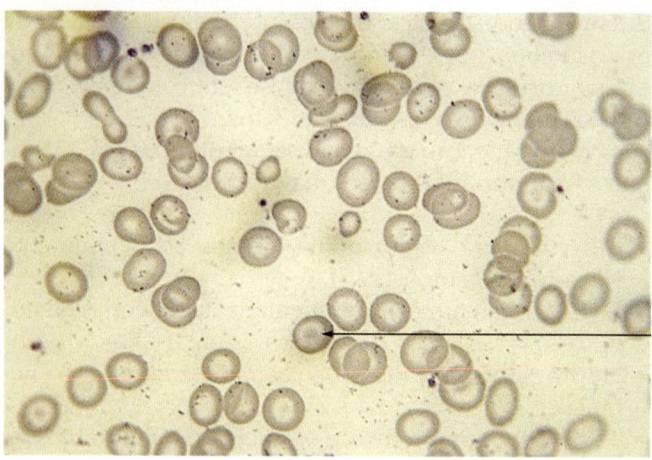

Fig. XI.2.4. Hemácias em alvo.

Diante de paciente com anemia microcítica, avaliar o *status* do ferro por meio da dosagem de ferro sérico, capacidade de fixação do ferro, saturação da transferrina, protoporfirina eritrocitária livre (FEP) e ferritina sérica. A eletroforese de hemoglobinas está indicada quando houver suspeita de talassemia. A dosagem de chumbo pode ser necessária na suspeita de intoxicação por chumbo. Dentre as anemias microcíticas, a causa mais comum é a deficiência de ferro (Quadro XI.2.2).

Nas anemias macrocíticas é necessário descartar elevação no número de reticulócitos, pois a reticulocitose pode elevar o VCM nos contadores eletrônicos. A confirmação do VCM deve ser feita pela avaliação da lâmina de sangue periférico. Doenças hepáticas e hipotireoidismo precisam ser descartados. Se a macrocitose for confirmada, o mielograma se faz necessário para definir se há transformação megaloblástica (deficiência de vitamina B_{12} ou folatos).

A dosagem de vitamina B_{12} e folatos, assim como a dosagem de homocisteína e ácido metilmalônico, pode ser necessária.

Em casos de anemia normocítica com presença de leucopenia e/ou plaquetopenia deve-se realizar o mielograma para exclusão de aplasia, leucoses, infiltração me-

Quadro XI.2.2. Diferenças no diagnóstico laboratorial das anemias microcíticas

Índices	Deficiência de ferro	Traço talassêmico	Anemia da doença crônica
Hb A2	Normal	Aumentada	Normal
CHCM	Diminuído	Normal	Normal
RDW	Aumentado	Normal	Normal
FEP	Aumentado	Normal	Aumentado
Ferro	Diminuído	Normal	Diminuído
Ferritina	Diminuída	Normal	Normal ou aumentada
Saturação de transferrina	Diminuída	Normal	Diminuída

semia, em pessoas procedentes da Europa Mediterrânea.
- **Histórico neonatal:** passado de anemia, icterícia ou fototerapia no período neonatal podem sugerir anemia hemolítica hereditária. Prematuros têm maior incidência de anemia.
- **Dieta:** a verificação do histórico alimentar é importante no diagnóstico das anemias carenciais. História de pica e de geofagia sugere deficiência de ferro.
- **Drogas:** alguns fármacos podem causar anemia hemolítica e aplasia medular. Pacientes com deficiência de G6PD podem apresentar hemólise com uso de medicamentos específicos.
- **Infecções:** história de infecções recentes ou atuais pode estar relacionada com aplasia medular ou casos de anemia hemolítica.
- **Doenças sistêmicas:** hipotireoidismo, doenças renais, hepáticas ou inflamatórias podem ser causa de anemia.
- **Sintomas associados:** história de dores ósseas, de edema articular e de síndome mão-pé sugere doença falciforme.
- **Perda sanguínea:** pode ser a causa da anemia. Questionar perdas gastrointestinais. Verificar perda menstrual nas adolescentes.
- **Tratamento anterior:** verificar tratamentos realizados, se a medicação foi utilizada de forma correta e por tempo adequado.
- **História de episódios de hemólise:** passado de icterícia, colúria, história de hepatoesplenomegalia e colelitíase é sugestivo de anemias hemolíticas.
- **Antecedentes familiares:** pesquisar na família história de icterícia, anemia, litíase biliar, transfusões, esplenectomia, úlcera de membros inferiores, que são dados sugestivos de anemias hereditárias.

O exame físico detalhado em pacientes com anemia é importante e muitas vezes pode auxiliar na definição da etiologia.

Achados importantes no exame físico:

- **Pele:** icterícia (sinal de hemólise), petéquias e hematomas (sinais de alteração plaquetária associada), hiperpigmentação (sugestiva de anemia de Fanconi).
- **Boca:** glossite, queilite angular podem ocorrer em anemias carenciais.
- **Olhos:** microcórnea na anemia de Fanconi.
- **Unhas e cabelos:** enfraquecidos e sem cor podem ocorrer nas anemias carenciais.
- **Mãos:** alterações nos polegares, como polegar bífido, podem estar presentes na anemia de Fanconi.
- **Úlceras em membros inferiores:** sugestivas de anemias hemolíticas, principalmente de doença falciforme.
- **Frontal alargado, proeminência do malar e ossos maxilares:** frequentes nas anemias hemolíticas congênitas e talassemia maior.
- **Esplenomegalia:** anemias hemolíticas congênitas, infecções, linfomas.

DIAGNÓSTICO E EXAMES COMPLEMENTARES

Após anamnese detalhada e exame físico completo, inicia-se a investigação laboratorial, que deve constar primeiramente de hemograma com plaquetas, reticulócitos e morfologia dos eritrócitos em sangue periférico. Após resultado dessa avaliação, outros exames podem ser realizados, de acordo com a suspeita clínica.

O hemograma é um exame simples, de fácil acesso, e, quando bem interpretado, pode fornecer vários dados que direcionam o diagnóstico. Além de revelar a intensidade da anemia, permite classificá-la pela análise do VCM (classificação morfológica) e fornece avaliação das outras séries (leucócitos e plaquetas).

Os reticulócitos são eritrócitos jovens, e sua contagem reflete a atividade medular eritropoética. Após os primeiros meses de vida, o valor normal é o mesmo até a vida adulta e varia entre 0,5% e 1,5%.

Anemia com reticulocitose sugere aumento na produção medular para compensar hemólise, perdas sanguíneas ou resposta a tratamento instituído (tratamento com ferro ou ácido fólico). Contagem reticulocitária abaixo do normal reflete produção eritrocitária medular deficiente. Valores normais de reticulócitos mostram produção medular adequada.

A presença de leucopenia e/ou neutropenia e/ou plaquetopenia pode significar função medular anormal no paciente com anemia.

A avaliação do esfregaço de sangue periférico é parte essencial na investigação das anemias, pois, além de permitir confirmação dos resultados fornecidos pelos índices eritrocitários (como microcitose e hipocromia), pode evidenciar alterações morfológicas sugestivas de algumas anemias, conforme exemplos a seguir:

- **Drepanócitos ou hemácias falcizadas** – encontrados nas síndromes falciformes (Fig. XI.2.1).
- **Esferócitos** – esferocitose hereditária, incompatibilidade ABO no RN, anemias imunomediadas (Fig. XI.2.2).
- **Eliptócitos** – eliptocitose hereditária, piropoiquilocitose hereditária (Fig. XI.2.3).
- **Estomatócitos** – estomatocitose hereditária.
- **Hemácias em alvo** – talassemias, hemoglobinopatias S, C, D e E, pós-esplenectomia, doenças hepáticas (Fig. XI.2.4).
- **Hemácias fragmentadas ou esquizócitos** – anemia hemolítica microangiopática.
- **Hemácias espiculadas ou crenadas** – uremia, anemia hemolítica microangiopática.
- **Policromatofilia ou pontilhado basofílico** – geralmente encontrados quando há reticulocitose.
- **Eritroblastos** – sugestivos de hemólise.

Após essa avaliação inicial, outros exames mais específicos podem ser solicitados, de acordo com os achados clínicos e resultados da triagem laboratorial.

guíneos, e sua vida média é em torno de 120 dias. Após este período, eles são removidos da circulação e destruídos nas células do sistema normocítico-macrofágico, especialmente no baço. Em situações de hemólise patológica, a destruição esplênica pode ser significativa.
- Após ser fagocitada, a hemácia é decomposta em seus componentes, sendo os mais importantes a membrana e a hemoglobina. A hemoglobina é decomposta em globina e heme que, por sua vez, libera ferro e forma a bilirrubina. O ferro permanece no macrófago e será reaproveitado para a síntese de hemoglobina.

CLASSIFICAÇÃO

A classificação das anemias pode ser baseada nas características fisiológicas ou morfológicas.

Classificação morfológica

A classificação morfológica se baseia no volume corpuscular médio (VCM) e divide as anemias em:

- *Microcítica:* VCM diminuído
- *Normocítica:* VCM normal
- *Macrocítica:* VCM aumentado

Anemias microcíticas

- Deficiência de ferro (nutricional ou perda sanguínea crônica).
- Intoxicação por chumbo.
- Síndromes talassêmicas.
- Anemias sideroblásticas.
- Inflamação crônica.
- Algumas anemias hemolíticas congênitas com hemoglobina instável.

Anemias normocíticas

- Anemias hemolíticas congênitas.
- Anemias hemolíticas adquiridas.
- Perda sanguínea aguda.
- Sequestro esplênico.
- Doença renal.
- Hipotireoidismo.

Anemias macrocíticas

- Deficiência de vitamina B_{12} ou folato.
- Aplasia medular.
- Doença hepática.
- Síndrome de Blackfan-Diamond (aplasia eritroide pura).
- Anemias diseritropoéticas.
- Drogas.

CLASSIFICAÇÃO FISIOLÓGICA

Redução da produção

- Causas medulares (aplasia, mielofibrose, leucose, mielodisplasia).
- Deficiência na produção de eritropoetina (doença renal, inflamação crônica, desnutrição).
- Alteração na maturação citoplasmática (ferropenia, anemia sideroblástica, intoxicação por chumbo).
- Alteração da maturação nuclear (deficiência de vitamina B_{12} ou de folato, drogas).
- Anemia diseritropoética.
- Protoporfiria eritrocitária.

Aumento da destruição

- Defeitos estruturais congênitos das hemácias: defeitos de membrana eritrocitária (eliptocitose, esferocitose, estomatocitose).
- Defeitos da síntese de hemoglobinas (talassemias, doença falciforme).
- Deficiências enzimáticas (G6PD, piruvatoquinase).
- Imunomediada (anemia hemolítica autoimune).
- Infecções.
- Lesão mecânica (CIVD, valvas cardíacas, síndrome hemolítico-urêmica, púrpura trombocitopênica trombótica).
- Lesão térmica.

MANIFESTAÇÕES CLÍNICAS

As manifestações clínicas são variadas e dependem tanto da gravidade da anemia como do mecanismo determinante.

O paciente com anemia pode apresentar palidez, fraqueza, icterícia, cansaço aos esforços, palpitações, tontura e hipotensão postural.

Um fator importante que pode modificar a intensidade dos sintomas é a velocidade de instalação da anemia. Quando a anemia é de instalação insidiosa, o paciente apresenta menos sintomas, devido à capacidade de adaptação do sistema cardiovascular. Portadores de anemia hemolítica hereditária podem adaptar-se a níveis tão baixos de Hb quanto 6-7g/dL, mantendo atividade física com poucos sintomas. Se a anemia for de instalação súbita, os sintomas são mais importantes.

Alguns dados na anamnese são importantes para o diagnóstico e a definição da etiologia da anemia:

- **Idade:** verificar idade do início dos sintomas. Anemia no período neonatal sugere perda sanguínea, isoimunização, infecção congênita ou manifestação de anemia hemolítica congênita (defeitos de membrana ou defeitos enzimáticos).
- **Severidade e início dos sintomas:** pacientes com anemia crônica são menos sintomáticos. Episódios anteriores de anemia podem sugerir anemia hereditária, enquanto anemia em paciente previamente saudável sugere anemia adquirida.
- **Sexo:** algumas patologias têm herança ligada ao sexo, como a deficiência de G6PD em meninos.
- **Etnia:** doença falciforme é mais frequente em afrodescendentes, a alfa talassemia, em orientais, e a betatalas-

Quadro XI.2.1. Valores considerados pela OMS para definição de anemia

Níveis Normais de Hb (g/dL) – OMS		
Idade/anos	Valor médio da Hb	Valor mínimo da Hb
0,5 a 1,9	12,5	11
02 a 04	12,5	11
05 a 07	13	11,5
08 a 11	13,5	12
12 a 14	M – 14	12,5
	F – 13,5	12
15 a 17	M – 15	13
	F – 14	12

Valores (média normal e limite inferior da normalidade) para hemoglobina, hematócrito e VCM						
	Hemoglobina (g/dL)		Hematócrito (%)		MCV (µ³)	
Idade (anos)	Média	Limite inferior	Média	Limite inferior	Média	Limite inferior
0,5-1,9	12,5	11,0	37	33	77	70
2-4	12,5	11,0	38	34	79	73
5-7	13,0	11,5	39	35	81	75
8-11	13,5	12,0	40	36	83	76
12-14						
Mulheres	13,5	12,0	41	36	85	78
Homens	14,0	12,5	43	37	84	77
15-17						
Mulheres	14,0	12,0	41	36	87	79
Homens	15,0	13,0	46	38	86	78
18-49						
Mulheres	14,0	12,0	42	37	90	80
Homens	16,0	14,0	47	40	90	80

Anemia é definida como redução na massa eritrocitária ou na concentração de hemoglobina. O limite utilizado é o de dois desvios-padrão abaixo da média encontrada para a população normal. Esses valores variam de acordo com a idade, sexo e altitude em relação ao nível do mar (Quadro XI.2.1).

EPIDEMIOLOGIA

Segundo a Organização Mundial de Saúde (OMS), a anemia é uma das principais endemias no mundo, afetando principalmente crianças abaixo de 2 anos de idade e constituindo-se em grave problema de saúde pública, principalmente nos países em desenvolvimento.

Uma pesquisa realizada no Brasil, em 2006 (PNDS), revelou prevalência de anemia de 20,9% em crianças, sendo maior a prevalência na faixa etária inferior a 24 meses (24,1%), quando comparadas às crianças com idades entre 24 e 59 meses (19,5%).

Na infância, a principal causa de anemia é a deficiência de ferro.

FISIOLOGIA – ERITROPOESE

Para melhor compreensão no estudo das anemias, algumas considerações a respeito da eritropoese são importantes:

- O eritrócito tem como função principal transportar o oxigênio aos tecidos e liberar o gás carbônico nos pulmões. Sua produção é regulada pela eritropoetina, que é sintetizada nos rins.
- O eritrócito normal tem forma discoide, o que permite maleabilidade durante sua passagem pelos vasos san-

Nos linfomas, em geral, a biópsia de medula óssea deve ser realizada; já em outros tumores, como o neuroblastoma e o rabdomiossarcoma, a indicação do mielograma é limitada.

Em relação a problemas neonatais, a disgenesia reticular é rara, e a osteopetrose tem indicação de biópsia óssea.

Uma indicação comum é a pesquisa de parasitas, principalmente a *Leishmania*, fornecendo diagnóstico em 80% dos casos; no entanto, deve ser feita antes do uso de medicação.

Contraindicações

As contraindicações absolutas são raras, como a coagulopatia intravascular disseminada; os pacientes hemofílicos devem fazer previamente reposição de fator VIII, e é necessária a indicação de transfusão de plaquetas em pacientes com trombocitopenia severa.

Como precaução, deve-se evitar puncionar locais com infecção de pele, suspeita de osteomielite e em pacientes não cooperativos.

Complicações

- *Sangramentos:* hematoma local, mais frequente em pacientes trombocitopênicos.
- *Infecção local:* usualmente mínima e superficial.
- *Acidentes com a agulha:* a agulha pode quebrar no local da punção; nesses casos, deve-se tentar retirá-la com uma pinça cirúrgica ou chamar o cirurgião, caso o acesso não seja fácil.
- *Complicações com aspiração esternal:* tamponamento cardíaco, embolia pulmonar, infecção pulmonar e erosão óssea. Esse sítio não é utilizado habitualmente em crianças.

BIBLIOGRAFIA

Ahmad Z, Durrani NU, Hazir T. Bone marrow examination in ITP in children: is it mandatory? J Coll Physicians Surg Pak 2007; 17:347.

Bain BJ. Bone marrow aspiration. J Clin Pathol 2001; 54:657.

Bain BJ. Bone marrow biopsy morbidity and mortality. Br J Haematol 2003; 121:949.

Bain BJ. Morbidity associated with bone marrow aspiration and trephine biopsy – a review of UK data for 2004. Haematologica 2006; 91:1293.

Bessaman JD, Gilmer Jr. PR, Gardner FH. Improvement classification of anemias by MCV and RDW. Am J Clin Pathol 1983; 80:322-326.

Burkle CM, Harrison BA, Koenig LF et al. Morbidity and mortality of deep sedation in outpatient bone marrow biopsy. Am J Hematol 2004; 77:250.

Citron ML, Krasnow SH, Grant C, Cohen MH. Tumor seeding associated with bone marrow aspiration and biopsy. Arch Intern Med 1984; 144:177.

Coutinho V, Coutinho MA. Alterações dos eritrócitos. *In:* Zago MA, Falcão RP, Pasquini R (eds.). *Hematologia: fundamentos e prática.* São Paulo: Atheneu, 2001:87-95.

Dunlop TJ, Deen C, Lind S et al. Use of combined oral narcotic and benzodiazepine for control of pain associated with bone marrow examination. South Med J 1999; 92:477.

Eikelboom JW. Bone marrow biopsy in thrombocytopenic or anticoagulated patients. Br J Haematol 2005; 129:562.

Ellis LD, Jensen WN, Westerman MP. Needle biopsy of bone and marrow; an experience with 1,445 biopsies. Arch Intern Med 1964; 114:213.

Fonseca PB. Interpretação do hemograma. *In:* Braga JP, Tone LG, Loggetto SR (eds.). *Hematologia para o pediatra.* 1ª ed., Atheneu: Fonseca PBB, 2007:473-482.

Foucar K. Bone marrow pathology. 2ª ed., Chicago: ASCP Press, 2001.

Ginaldi S, Williams CD. Seeding of malignant lymphoma along the tract after bone marrow biopsy. South Med J 1985; 78:1.007.

Henry DW, Burwinkle, JW, Klutman, NE. Determination of sedative and amnestic doses of lorazepam in children. Clin Pharm 1991; 10:625.

Hyun BH, Gulati GL, Ashton JK. Bone marrow examination: techniques and interpretation. Hematol Oncol Clin North Am 1988; 2:513.

Johns Hopkins: The Harriet Lane Handbook: A Manual for Pediatric House Officers. 16ª ed., Mosby, Inc. 2002.

Kansara G, Hussain M, Dimauro J. A case of plasmacytoma in muscle as a complication of needle tract seeding after percutaneous bone marrow biopsy. Am J Clin Pathol 1989; 91:604.

Le Dieu R, Luckit J, Sundarasun M. Complications of trephine biopsy. Br J Haematol 2003; 121:822.

Milligan DW, Howard MR, Judd A. Premedication with lorazepam before bone marrow biopsy. J Clin Pathol 1987; 40:696.

Oski FA, Brugnara C, Nathan DG. A diagnostic approach to the anemic patient. *In:* Nathan DG, Oski FA (eds.). *Hematology of Infancy and childhood.* 5ª ed., Philadelphia: WB Saunders, 1998:375-384.

Parapia LA. Trepanning or trephines: a history of bone marrow biopsy. Br J Haematol 2007; 139:14.

Rebulla P. Platelet transfusion trigger in difficult patients. Transfus Clin Biol 2001; 8:249.

Ryan DH, Cohen HJ. Bone marrow aspiration and morphology. *In:* Hoffman, R, Benz, EJ, Shattil, SJ et al (eds). *Hematology: basic principles and practice.* 3ª ed., Philadelphia: Churchill Livingstone, 2000:2.460.

Salem P, Wolverson MK, Reimers HJ, Kudva GC. Complications of bone marrow biopsy. Br J Haematol 2003; 121:821.

van Marum RJ, Velde L. Cardiac tamponade following sternal puncture in two patients. Neth J Med 2001; 59:39.

Walters MC, Abelson HT. Interpretação do hemograma completo. Clin Ped North Am 1966; 43(3):577-599.

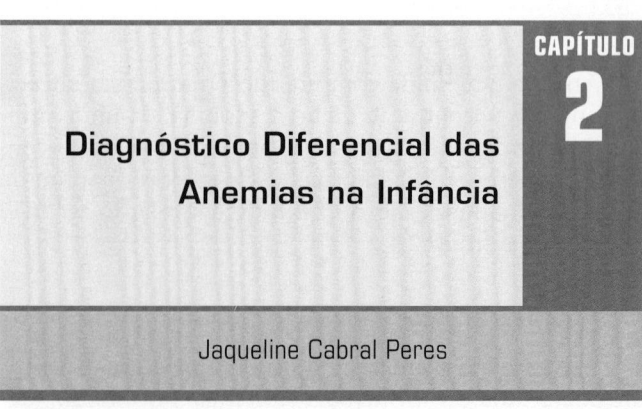

CAPÍTULO 2

Diagnóstico Diferencial das Anemias na Infância

Jaqueline Cabral Peres

INTRODUÇÃO

O estudo das anemias na infância é importante pela sua frequência nessa faixa etária, sendo uma das principais causas de encaminhamento aos serviços de hematologia pediátrica.

Quadro XI.1.8. Indicações de mielograma nas patologias dos neutrófilos

Indicações	Alterações no sangue periférico	Alterações no mielograma
Agranulocitose congênita	Anemia, neutropenia < 300/mm^3, monocitose e eosinofilia	Parada de maturação no estágio mielócito/promielócito, sem segmentados, bastonetes ou metamielócitos. Aumento de promielócitos e monocitose
Neutropenia benigna familiar	Neutropenia < 300 mm^3 e monocitose	Diminuição dos segmentados ou metamielócitos
Neutropenia cíclica	Neutropenia com nadir de 200/mm^3 em intervalos de 21 dias que duram de 3 a 10 dias, e monocitose	Hipoplasia ou parada de maturação em mielócitos (período da neutropenia). Hiperplasia mieloide fora deste período
Síndrome de Schwchman-Diamond	Neutropenia < 1.000 mm^3, às vezes plaquetopenia	Hipoplasia medular

Quadro XI.1.9. Indicações de mielograma nas doenças plaquetárias

Indicações	Alterações no sangue periférico	Alterações no mielograma
Plaquetopenias		
Síndrome de Tar	Trombocitopenia (plaquetas entre 5.000-30.000/mm^3). Leucocitose, reações leucemoides e eosinofilia	Medula óssea hipercelular com ausência de megacariócitos
Púrpura trombocitopênica idiopática	Plaquetopenia, geralmente abaixo de 20.000 mm^3. Outras séries normais	Hiperplasia megacariocítica, plaquetogênese ausente ou diminuída. Indicação controversa, mas adotada pela maioria dos hematologistas
Hipoplasia megacariocítica	Marcada plaquetopenia	Hipoplasia dos megacariócitos
Trombocitoses		
Reativas à infecção	Marcada anisotrombia	Sem indicação de mielograma, apenas em caso de suspeita de processo mieloproliferativo

Quadro XI.1.10. Indicações de mielograma nas doenças hematológicas oncológicas

Doença	Alterações no sangue periférico	Alterações no mielograma
Leucemia linfoide aguda	Anemia, leucopenia a hiperleucocitose e plaquetopenia. Porcentagem de blastos é variável	Acima de 25% de blastos, pequenos e linfocitoides. Relação núcleo: citoplasma aumentado, por vezes são observados vacúolos citoplasmáticos
Leucemia mieloide aguda	Anemia, leucopenia a leucocitose e trombocitopenia	Acima de 20% de mieloblastos. É necessária subclassificação.
Leucemia mieloide crônica juvenil	Células vermelhas com características fetais, eosinofilia e monocitose atípicas	Hipercelularidade, usualmente com moderado excesso de blastos, eosinófilos anormais com desgranulação e vacuolização
Leucemia mieloide crônica	Hiperleucocitose e trombocitose. Anemia de grau variado	Fase crônica: hipercelular nos setores granulocíticos e megacariocíticos, hipoplasia eritroide. Pode ter eosinofilia e basofilia
Síndromes mielodisplásicas	Pancitopenia, com achados displásicos e células jovens	Geralmente hipercelular, alteração de maturação celular e características displásicas em uma ou várias linhagens celulares.

Quadro XI.1.11. Indicações nas doenças de armazenamento lipídico

Indicações	Alterações no sangue periférico	Alterações no mielograma
Doença de Gaucher – deficiência da enzima beta-glucocerebrosidase	Anemia e plaquetopenia	Células macrofágicas, carregadas de lipídio; seu citoplasma tem uma aparência de "lenço de papel amassado", resultado do preenchimento com fibrilas e depósitos de glicocerebrosídeo
Doença de Niemann – Pick – os tipos A e B ocorrem por deficiência da enzima esfingomielinase, e os tipos C e D, por defeitos no transporte do colesterol	Pancitopenia	Células macrofágicas, conhecidas como "células espumosas"

vido à não ossificação completa do ósseo ilíaco, a melhor alternativa é a tíbia, de fácil acesso e segura. Deve-se lembrar que esse acesso é limitado a crianças até 18 meses.

A crista ilíaca anterior pode ser indicada principalmente em pacientes com dificuldade de mobilização e obesos. A aspiração em sítios irradiados tem uma maior limitação em relação à análise da celularidade. Pacientes obesos necessitam de agulhas mais longas.

Pré-medicação

O uso de pré-medicação para controlar a ansiedade, a dor e a fobia pode ser útil em crianças pouco colaboradoras; no entanto, devem-se evitar sedações prolongadas.

Aspiração

Primeiramente, deve-se fazer a assepsia local com povidine ou álcool a 70%.

- A escolha da agulha deve ser adequada para a idade e o local de aspiração.
- Avaliar a necessidade do uso de pré-medicação ou anestésico local.
- Aspirar entre 0,2 e 0,5 mL de material medular sem anticoagulante e confeccionar os esfregaços imediatamente.
- Lembrar que as lâminas de vidro devem estar limpas, livres de óleo, gordura e impressões digitais.

Indicações gerais

- Avaliação de citopenias isoladas, pancitopenias ou elevações de contagem periféricas inexplicadas.
- Estadiamento de linfomas e tumores sólidos.
- Febre prolongada de origem inexplicada, com suspeita de micobactéria, fungo, parasitas ou doença granulomatosa.
- Suspeita de doenças hematológicas, oncológicas e doenças de depósito.
- Esplenomegalia inexplicada.
- Avaliação de desordens cromossômicas em neonatos.
- Confirmação de medula óssea normal em doadores potenciais de transplante alogênico.

Indicações específicas (Quadros XI.1.7 a XI.1.11)

O mielograma também pode estar indicado nas desordens histiomonocíticas, como a histiocitose das células de Langerhans, linfo-histiocitose eritrofagocítica familiar, infecção associada à síndrome hemofagocítica e fagocitoses por doenças autoimunes.

Quadro XI.1.7. Indicações de mielograma nas anemias

Doença	Alterações no sangue periférico	Alterações no mielograma
Anemias adquiridas		
Anemia megaloblástica	Pancitopenia, macrocitose, neutrófilos hipersegmentados, por vezes metamielócitos gigantes	Medula óssea hipercelular com macronormoblastos, eritroblastos policromáticos, mielócitos e metamielócitos gigantes
Eritroblastopenia transitória	Anemia intensa, frequentemente associada à trombocitose	Eritroblastos ausentes ou acentuadamente reduzidos, linfocitose habitualmente relativa
Síndromes de falência medular		
Anemia aplástica adquirida	Pancitopenia com anemia normocítica, normocrômica, neutropenia, diminuição de monócitos e plaquetas Reticulocitopenia	Medula óssea hipocelular, com poucas espículas, substituição do tecido hematopoiético por gordura, linfocitose, granulocitopenia, megacariócitos ausentes e diminuição do número de eritroblastos. Pode haver plasmocitose reacional
Anemia de Fanconi	Pancitopenia com anemia macrocítica, plaquetopenia e reticulocitopenia	Medula óssea hipocelular, com poucas espículas, substituição do tecido hematopoiético por tecido gorduroso em grau variado, linfocitose, granulocitopenia, megacariócitos ausentes e diminuição do número de eritroblastos
Anemia de Blackfan-Diamond	Anemia intensa, normocítica, ao nascimento, leucócitos normais e plaquetas normais ou aumentadas. Reticulocitopenia	Ausência total ou quase completa das células eritroides. A proliferação e a diferenciação das outras séries são normais
Anemias diseritropoiéticas congênitas		
ADC I	Megaloblastos, binucleados com pontes intercromatínicas	Megaloblastos, binucleados com pontes intercromatínicas
ADC II	Eritroblastos binucleados e/ou multinucleados	Eritroblastos binucleados e/ou multinucleados
ADC III	Gigantoblastos, mais de 12 núcleos	Gigantoblastos, mais de 12 núcleos

Quadro XI.1.5. Principais causas de neutropenia e neutrofilia na infância

Causas de neutropenia	Causas de neutrofilia
Neutropenia cíclica	Infecção crônica
Neutropenia familiar benigna	Inflamação crônica
Neutropenia congênita grave	Tumores
Síndrome de Schwachman	Reações leucemoides
Síndrome de Chédiak-Higashi	Medicamentos como lítio e ranitidina
Infecções	Infecções agudas
Medicamentos	Esplenectomia
Neutropenia autoimune	Deficiência de adesão leucocitária
Sequestro reticuloendotelial	Uso de corticosteroides
Doenças medulares	Hipoxia
Falsa neutropenia	Fisiológica

A neutropenia é definida como a redução do número de neutrófilos e pode ser classificada em leve (1.000 a 1.500 células/µL), moderada (entre 500 e 1.000 células/µL) e grave (menos de 500 células/µL) (Quadro XI.1.5).

A reação leucemoide ocorre quando o número de leucócitos é superior a 50.000 células/µL, devendo ser feito o diagnóstico diferencial com as leucemias crônicas, que são incomuns na infância.

A eosinofilia é abundante na secreção nasal e escarro de pacientes alérgicos. Certos medicamentos como nitrofurantoína, ácido salicílico e sulfonamidas, entre outros, são causa de eosinofilia. Diante de reações alérgicas agudas ou a parasitas, a eosinofilia pode não estar presente. Isso se deve ao fato de o tecido estar solicitando uma grande quantidade de eosinófilos, e todo o eosinófilo produzido pela medula óssea passará imediatamente ao tecido.

A linfocitose ocorre principalmente nas infecções virais, mas, em algumas doenças bacterianas, como a coqueluche, a linfocitose pode atingir 90% das células. Linfócitos atípicos aparecem em infecções tipo mono-*like* e devem ser diferenciados de células imaturas.

Os monócitos são células de fagocitose, e seu aumento geralmente está associado às infecções.

Série plaquetária

As plaquetas são fragmentos citoplasmáticos, sem núcleo. O número normal varia de 150.000 a 400.000/mm³; quando abaixo desse valor, ocorre a trombocitemia, e acima de 600.000, a trombocitose. (Ver Quadro XI.1.9.)

O número de plaquetas pode estar falsamente diminuto quando ocorre anticoagulação inadequada da amostra de sangue, o que leva à agregação plaquetária e dificulta a precisão da contagem automatizada.

A análise morfológica é importante para o diagnóstico – as macroplaquetas podem aparecer devido ao aumento de estímulo medular e as microplaquetas, na síndrome de Wiskott-Aldrich; as plaquetas acinzentadas, hipogranúlicas e trombos plaquetários podem estar relacionados a processos mielodisplásicos e mieloproliferativos.

Mielograma

O diagnóstico da hematologia pediátrica vem crescendo nos últimos anos. O mielograma e a biópsia de medula óssea são procedimentos indicados para a avaliação da celularidade e da natureza das células presentes na medula. No entanto, antes de decidir realizá-los é necessário uma história clínica detalhada e definir quais as informações importantes que esses exames poderão fornecer (Quadro XI.1.6).

Um estudo completo da medula óssea inclui mielograma, citoquímica, cultura de microrganismos, exame histológico (biópsia), imuno-histoquímico, citogenético, imunofenotipagem e biologia molecular. É importante que se utilize o máximo de técnicas para a conclusão do diagnóstico.

O mielograma tem algumas limitações que devem ser levadas em consideração, como a avaliação da celularidade global, principalmente a hipocelularidade acentuada, em que não se dispõe de muitas células para análise, ou quando há um aumento de células nucleadas, como os megacariócitos e células tumorais, em que um grande percentual de células pode ficar dismórfico.

Existem poucas contraindicações e em sua maioria estão relacionadas a infecção no local de punção.

O objetivo maior do mielograma é avaliar a proliferação celular da medula óssea em cada linhagem hematopoiética.

Local de aspiração

Em crianças, o sítio preferido é a crista ilíaca posterior, de fácil acesso e menos desconfortável. Em recém-nascidos prematuros e em alguns neonatos de termo, de-

Quadro XI.1.6. Considerações para indicação do mielograma

1. Formular uma hipótese diagnóstica e solicitar o mielograma com base na história clínica, exame físico e exames laboratoriais, principalmente o hemograma.
2. Determinar se há indicação para realizar apenas a aspiração ou aspiração mais biópsia.
3. Avaliar a necessidade de outros exames, que utilizam o esfregaço, como, por exemplo, as citoquímicas e/ou os testes especializados, como citogenética, imunofenotipagem, biologia molecular e mieloculturas.
4. Interpretar os achados do mielograma juntamente com a história clínica, exame físico e os exames laboratoriais.
5. Lembrar que a avaliação de infiltração de tumores não hematopoiéticos é limitada.
6. Solicitar a avaliação para organismos intracelulares (parasitas) e células de depósito.
7. Avaliar a adequação de diferenciação de cada linhagem hematopoiética.

Quadro XI.1.3. Principais alterações morfológicas dos eritrócitos

Forma	Diagnóstico
Normocítica	Inflamação aguda
Microcítica	Deficiência de ferro, talassemias, envenenamento, inflamação crônica
Macrocítica	RN normal, deficiência de ácido fólico e B_{12}
Acantócitos	Doenças hepáticas, abetalipoproteinemia, desnutrição, hipotireoidismo
Células em alvo	Talassemia, hemoglobinopatia C, E e S, doença hepática, abetalipoproteinemia e pós esplenectomia
Células em lágrima	Infiltração medular, mielofibrose
Célula falciforme	Anemia falciforme
Eliptócitos	Eliptocitose hereditária, anemias carenciais
Equinócitos	Deficiência de piruvatoquinase, anemia hemolítica associada a hipomagnesia e hipofosfatemia em pacientes desnutridos
Esferócitos	Hemólise do atleta, falência renal, estomatocitose hereditária, alcoolismo
Estomatócito	Incompatibilidade ABO, deficiência de G6PD, esferocitose hereditária, hipofosfatemia
Esquisócitos	Anemia microangiopática, talassemia
Eritroblastos	RN normal, anemia hemolítica, perda sanguinea aguda, metaplasia
Poiquilócitos	Anemias carenciais, mielofibrose, anemias mielotísicas, síndromes mielodisplásicas, talassemias

Quadro XI.1.4. Valores de referência de leucócitos em crianças

Idade	Leucócitos totais		Neutrófilos		Linfócitos		Monócitos		Eosinófilos	
	Média	Variação	Média	Variação	Média	Variação	Média	%	Média	%
Nasc.	18,1	9,0-30,0	11,0	6,0-26,0	5,5	2,0-11,0	1,1	6	0,4	2
12 h	22,8	13,0-38,0	15,5	6,0-28,0	5,5	2,0-11,0	1,2	5	0,5	2
24 h	18,9	9,4-34,0	11,5	5,0-21,0	5,8	2,0-11,5	1,1	6	0,5	2
1 sem	12,2	5,0-21,0	5,5	1,5-10,0	5,0	2,0-17,0	1,1	9	0,5	4
2 sem	11,4	5,0-21,0	4,5	1,0-9,5	5,5	2,0-17,0	1,0	9	0,4	3
1 mês	10,8	5,0-20,0	3,8	1,0-9,0	6,0	2,5-16,5	0,7	7	0,3	3
6 meses	11,9	5,0-19,5	3,8	1,0-8,5	7,3	4,0-13,5	0,6	5	0,3	3
1 ano	11,4	6,0-17,5	3,5	1,5-8,5	7,0	4,0-10,5	0,6	5	0,3	3
2 anos	10,6	6,0-17,0	3,5	1,5-8,5	6,3	3,0-9,5	0,5	5	0,3	3
4 anos	9,1	5,5-15,5	3,8	1,5-8,5	4,5	2,0-8,0	0,5	5	0,3	3
6 anos	8,5	5,0-14,5	4,3	1,5-8,0	3,5	1,5-7,0	0,4	5	0,2	3
8 anos	8,3	4,5-13,5	4,4	1,5-8,0	3,3	1,5-6,8	0,4	4	0,2	2
10 anos	8,1	4,5-13,5	4,4	1,8-8,0	3,1	1,5-6,5	0,4	4	0,2	2
16 anos	7,8	4,5-13,0	4,4	1,8-8,0	2,8	1,2-5,2	0,4	5	0,2	3
21 anos	7,4	4,5-11,0	4,4	1,8-7,7	2,5	1,0-4,8	0,3	4	0,2	3

Números de leucócitos estão em milhares por μL; as variações são estimativas de limites de confiança de 95%; as porcentagens se referem aos valores diferenciais.
Fonte: Dallman PR. In: Rudolph AM (ed.). Pediatrics, 16ª ed. New York: Appleton-Century-Crotts,1977:1.178.

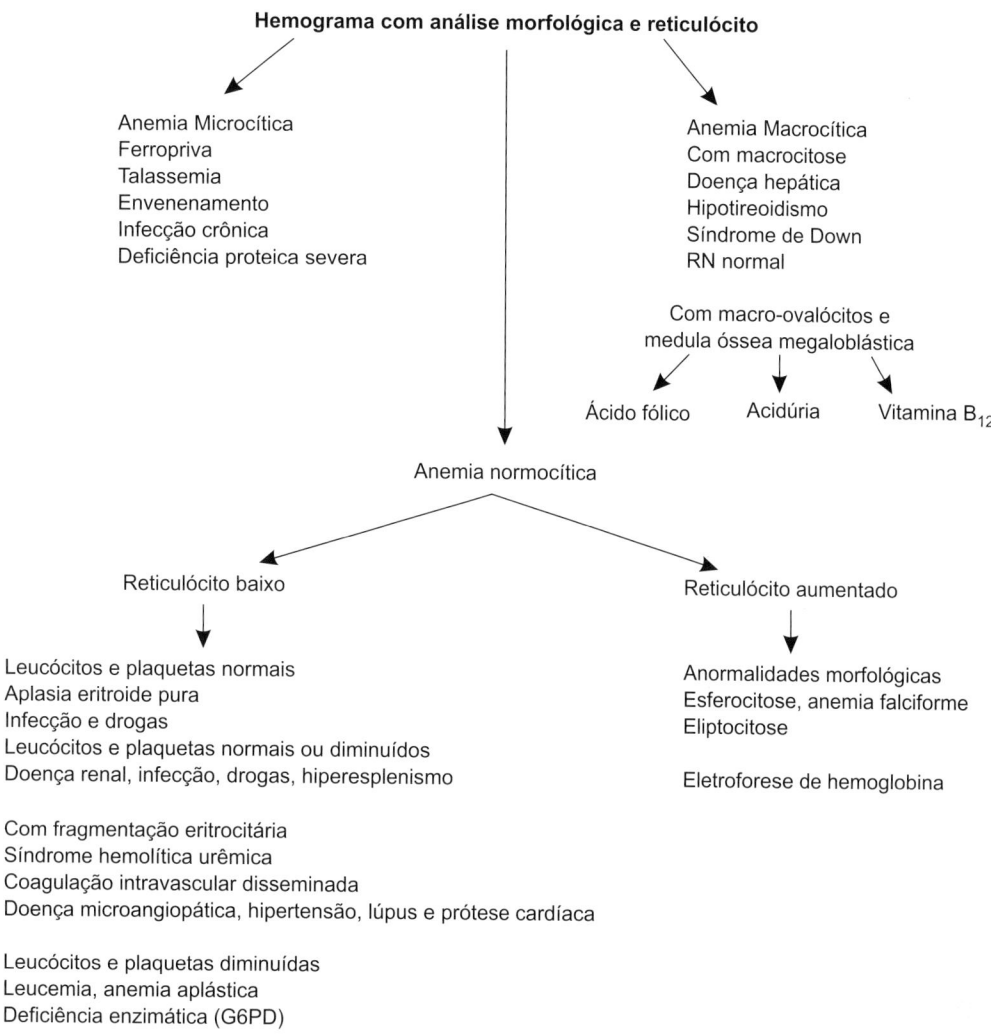

Fig. XI.1.1. Anemias macrocítica, normocítica e microcítica.

Quadro XI.1.2. Valores de referência para os índices hematimétricos

Índices hematimétricos	Valores de referência
VCM	2 a 10 anos: limite inferior 70 fl + idade (anos), limite superior 84 + 0,6 por ano (>1 ano) até valor adulto 96 fl.
HCM	2 a 6 anos: 27-24 pq 6 a 12 anos: 29-25 pq
CHCM	2 a 12 anos: 31-34 g/dL

CHCM, Concentração de hemoglobina corpuncular média; HCM, hemoglobina corpuncular média; VCM, volume corpuncular médio.

Série branca

O leucograma fornece o número total de leucócitos, e sua contagem diferencial deve ser analisada com cuidado, devido às suas baixas especificidade e sensibilidade. Sua interpretação está relacionada às alterações na concentração dos leucócitos no momento da coleta; por isso, o leucograma não pode ser repetido, e sim controlado, pois os leucócitos estão em trânsito no sangue periférico para os tecidos.

No recém-nascido, há predomínio dos neutrófilos; após o 1º mês há um aumento nos linfócitos até os 4 anos, quando voltam a predominar os neutrófilos até a fase adulta. Os valores normais dos leucócitos estão no Quadro XI.1.4.

A leucocitose, em geral, aparece em resposta à fase aguda de várias doenças, incluindo processos infecciosos e inflamatórios. A leucopenia também está associada a processos infecciosos, principalmente os virais, e resulta do maior consumo das células pelo tecido.

As neutrofilias podem ser divididas em neutrofilias de causas fisiológicas e não fisiológicas. As fisiológicas, como exercícios físicos, estresse, ansiedade, medo e raiva, criam uma resposta neutrofílica pela saída de células do subcompartimento marginal para o subcompartimento circulante. As principais causas de neutrofilia estão no Quadro XI.1.5.

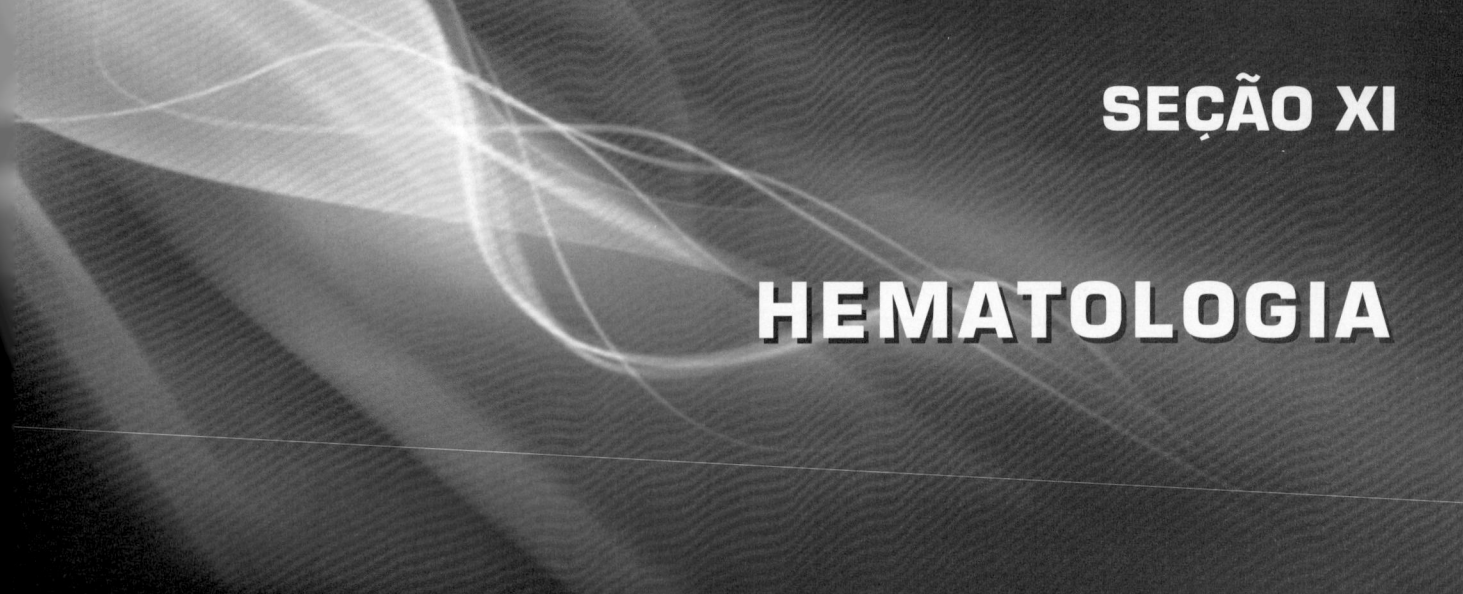

SEÇÃO XI
HEMATOLOGIA

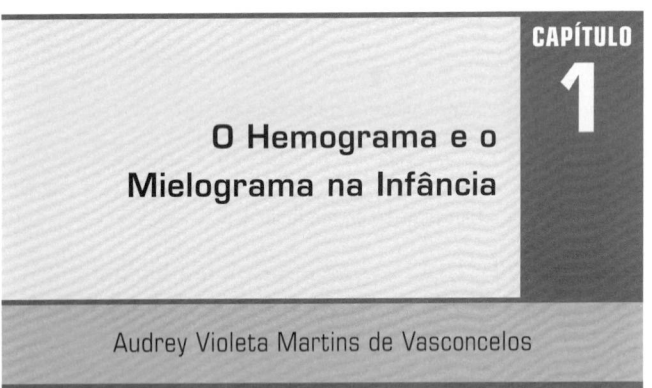

CAPÍTULO 1
O Hemograma e o Mielograma na Infância

Audrey Violeta Martins de Vasconcelos

Quadro XI.1.1. Valores da hemoglobina que definem anemia por idade e sexo

Idade e sexo	Valor da hemoglobina para definição de anemia (g/dL)
Crianças de 6-59 meses	<11,0
Crianças de 5-11 anos	< 11,5
Crianças de 12-14 anos	<12,0
Mulheres não grávidas	<12,0
Mulheres grávidas	<11,0
Homens > 15 anos	<13,0

HEMOGRAMA

O hemograma é um exame laboratorial simples e, por isso, muitas vezes se torna rotineiro na prática clínica; no entanto, deve-se ter muito cuidado na sua interpretação. No hemograma fazemos uma análise das três séries sanguíneas – vermelha, branca e plaquetária, tanto de forma quantitativa como morfológica.

Série vermelha

O eritrograma avalia a série vermelha e utiliza os seguintes parâmetros para sua análise: volume de hemácias; concentração de hemoglobina (Hb); hematócrito (Ht); volume corpuscular médio (VCM); hemoglobina corpuscular média (HCM); concentração de hemoglobina corpuscular média (CHCM) e coeficiente de dispersão do glóbulo vermelho ao redor da média (RDW).

A anemia ocorre pela redução do volume das hemácias e/ou diminuição da concentração de hemoglobina. A classificação das anemias pode ser baseada em fatores fisiológicos, morfológicos e etiológicos. O importante é uma interpretação ampla, por início da história clínica, exame físico e dados laboratoriais.

A definição quantitativa da anemia, com base nos valores normais de acordo com a idade e o sexo, encontra-se no Quadro XI.1.1.

O VCM determina o tamanho da célula – microcítica, normocítica e macrocítica – e pode ser útil no diagnóstico diferencial das anemias, conforme se vê na Fig. XI.1.1. A HCM determina a normocromia ou hipocromia (causada pela síntese insuficiente de hemoglobina). A CHCM é utilizada para a detecção de desidratação celular e assim pode estar acima do limite superior da normalidade nas doenças que afetam a membrana eritrocitária, como na microesferocitose. Os valores de referência estão relacionados no Quadro XI.1.2.

O RDW traduz a dispersão da célula vermelha ao redor da média; o valor normal varia de 11,5% a 14,5% e está aumentado na deficiência de ferro e doença de hemoglobina H, e dentro do limite da normalidade no traço talassêmico e na betatalassemia.

A análise morfológica dos eritrócitos pode ajudar no diagnóstico diferencial das anemias. Deve ser realizada pelo laboratório, mas interpretada pelo médico. As principais alterações estão relacionadas no Quadro XI.1.3.

A policitemia é o aumento na concentração de hemoglobina e do hematócrito, podendo ser primária, como na policitemia vera, ou secundária à transfusão materno-fetal ou feto-fetal, às cardiopatias cianóticas, às altas altitudes e aos tumores renais e de fossa posterior.

eletromiografia pode fornecer evidência de uma atrofia neurogênica associada à degeneração de células do corno anterior da medula, resultado que dá suporte ao diagnóstico clínico de atrofia muscular espinhal. A análise de DNA, demonstrando a presença de deleção no gene *SMN1*, confirma o diagnóstico. O diagnóstico pré-natal também é possível, por meio da análise do DNA obtido a partir de biópsia de vilosidades coriônicas.

Considerando-se que a atrofia muscular espinal é uma doença autossômica recessiva, o risco de recorrência para futuros irmãos de criança afetada é de 25%.

Ainda não há tratamento específico eficaz para essa doença. Atualmente se adotam apenas medidas gerais, como tratamento de infecção respiratória e fisioterapia motora/respiratória, suporte ventilatório e alimentar.

BIBLIOGRAFIA

Leal GF, Silva EO. Limb-girdle muscular dystrophy with apparently different clinical courses within sexes in a large inbred kindred. J Med Genet 1999; 36:714-718.

Monaco AP, Bertelson CJ, Liechti-Gallati S, Moser H, Kunkel LM. An explanation for the phenotypic differences between patients bearing partial deletions of the DMD locus. Genomics 1988; 2:90-95.

Moreira ES, Vainzof M, Marie SK, et al. The seventh form of autosomal recessive limb-girdle muscular dystrophy is mapped to 17q11-12. Am J Hum Genet 1997; 61:151-159.

Passos-Bueno MR, Moreira ES, Vainzof M, Marie SK, Zatz M. Linkage analysis in autosomal recessive muscular dystrophy (AR LGMD) maps a sixth form to 5q33-34 (LGMD2F) and indicates that there is at least one more subtype of AR LGMD. Hum Mol Genet 1996; 5:815-820.

e movimentos fetais reduzidos é comum. Após alguns meses, as dificuldades de sucção e deglutição diminuem, e a hipotonia também tende a atenuar-se. A miotonia aparece frequentemente por volta dos 10 anos de idade. Na idade adulta, instala-se o quadro clínico descrito na forma clássica. A maioria dos pacientes apresenta retardo mental significativo. A distrofia miotônica congênita é geralmente transmitida por mães afetadas.

A mutação genética responsável pela distrofia miotônica clássica (distrofia miotônica 1) consiste na expansão do trinucleotídeo CTG no gene *DMPK* (*dystrophia myotonic protein kinase*), localizado no braço longo do cromossomo 19. Indivíduos normais apresentam 5 a 37 repetições CTG, enquanto pacientes com uma forma suave da doença têm pelo menos 50 unidades, e aqueles gravemente afetados podem apresentar milhares de repetições. Observa-se, nessa doença, o fenômeno de antecipação: início mais precoce e aumento na gravidade dos sintomas em gerações sucessivas, relacionados com aumento no número de repetições CTG de uma geração para outra. Entretanto, alguns indivíduos portadores da mutação são assintomáticos (penetrância reduzida).

O mesmo quadro clínico descrito para a distrofia miotônica clássica já foi observado em indivíduos com expansões do tetranucleotídeo CCTG no gene *(ZNF9)* (*zinc finger protein-9*), localizado no braço longo do cromossomo 3. Essa forma de distrofia miotônica é conhecida como distrofia miotônica 2.

O diagnóstico de distrofia miotônica de Steinert pode ser confirmado com análise de DNA (contagem do número de repetições CTG ou CCTG). Diagnóstico pré-natal também pode ser realizado com análise de DNA obtido de vilosidades coriônicas.

A progressão da distrofia miotônica é geralmente lenta, e a fraqueza muscular representa um problema mais importante do que a miotonia. Assim, um aspecto importante no manejo dos casos é o estímulo às atividades físicas, a fim de retardar a perda da autonomia motora. Nas fases iniciais da forma congênita deve ser oferecido tratamento de suporte para as dificuldades respiratórias e alimentares.

ATROFIA MUSCULAR ESPINHAL

A atrofia muscular espinhal é uma doença autossômica recessiva, com incidência estimada em 1/10.000 recém-nascidos vivos, caracterizada por degeneração de células do corno anterior da medula e consequente paralisia com atrofia muscular.

De acordo com a idade de aparecimento das primeiras manifestações clínicas e a gravidade do quadro clínico, os pacientes com atrofia muscular espinhal são classificados em três tipos:

1. *Tipo I ou forma grave/infantil (doença de Werdnig-Hoffmann).* As primeiras manifestações clínicas surgem geralmente nos primeiros 3-4 meses de vida. A criança afetada apresenta hipotonia generalizada grave, sendo o comprometimento dos membros inferiores mais importante do que o dos superiores e o dos músculos proximais mais intenso do que o dos músculos distais. Devido à fraqueza dos músculos axiais, o paciente não sustenta a cabeça, não rola e não adquire a capacidade de sentar sem apoio. Choro fraco e dificuldade de sucção/deglutição são também observados. Outro aspecto importante é o grave comprometimento dos músculos intercostais, provocando uma respiração quase inteiramente diafragmática. Os reflexos tendinosos estão ausentes. A sobrevida dos afetados é geralmente menor do que 2 anos, e a causa de morte é, frequentemente, pneumonia.

2. *Tipo II ou forma intermediária.* Os afetados apresentam um desenvolvimento motor normal até cerca de 6 meses de vida. Adquirem a capacidade de sentar sem apoio, mas quase não progridem a partir daí. Assim como na forma mais grave, a fraqueza muscular é simétrica e mais acentuada nos músculos proximais dos membros inferiores. O comprometimento dos músculos intercostais é menos grave que na doença de Werdnig-Hoffmann, não havendo dificuldade respiratória evidente. Os pacientes não apresentam sinais bulbares, mas atrofia e fasciculação da língua são comuns, como também tremor das mãos. Os reflexos tendinosos estão diminuídos ou ausentes, e a inteligência é normal.

A sobrevida depende do grau de comprometimento respiratório, mas frequentemente é maior do que 10 anos. Quando confinados em cadeiras de rodas, os indivíduos afetados geralmente desenvolvem contraturas articulares e escoliose.

3. *Tipo III ou forma benigna/juvenil (doença de Kugelberg-Welander).* Nos pacientes com a forma mais leve de atrofia muscular espinal, o desenvolvimento motor é normal no 1º ano de vida e a marcha independente é alcançada na idade normal ou um pouco mais tarde. As primeiras manifestações clínicas aparecem entre a 1ª e a 3ª década de vida e são semelhantes às da distrofia muscular, ou seja, o paciente apresenta marcha na ponta dos pés e dificuldade para subir escadas e levantar-se do chão. Os reflexos tendinosos estão comumente diminuídos. Os afetados andam com autonomia, embora com certa dificuldade, por muitos anos. Na maioria dos casos, o confinamento em cadeira de rodas ocorre na 4ª década de vida.

Etiologia, diagnóstico e aspectos terapêuticos

A maioria dos pacientes com atrofia muscular espinhal (incluindo-se todos os tipos clínicos da doença) apresenta deleções no gene *survival of motor neuron 1* (*SMN1*), localizado no braço longo do cromossomo 5.

Os níveis séricos de creatinocinase se encontram normais na atrofia muscular espinhal tipo I, podendo estar leve ou moderadamente aumentados nos tipos II e III. A

nuído é consistente com o diagnóstico de distrofia de Becker.

Não existe, atualmente, tratamento específico para as distrofias musculares, dispondo-se apenas de medidas que podem retardar a perda da marcha autônoma e o aparecimento de contraturas musculares e deformidades. Essas medidas incluem fisioterapia e aparelhos ortopédicos.

DISTROFIAS MUSCULARES DAS CINTURAS

As distrofias musculares das cinturas constituem um grupo de doenças geneticamente heterogêneo, caracterizado por degeneração primária e progressiva dos músculos esqueléticos na região das cinturas escapular e pélvica. Até o momento, foram identificados 15 genes envolvidos, a maioria com padrão de herança autossômico recessivo.

Fraqueza e hipotrofia musculares, predominando na região das cinturas escapular e pélvica e nos músculos proximais dos membros, são as principais características clínicas das distrofias musculares das cinturas. O músculo cardíaco pode ser acometido em alguns casos, mas, ao contrário das distrofias de Duchenne e de Becker, não há comprometimento da capacidade intelectual. A progressão da doença varia entre muito lenta e muito rápida, desde casos que se sobrepõem fenotipicamente à distrofia de Duchenne até formas que só se manifestam clinicamente a partir da 3ª década de vida e não levam à perda da capacidade de andar.

Na distrofia das cinturas, os níveis séricos de creatinocinase se encontram aumentados. As análises de proteínas musculares e/ou de DNA definem os diagnósticos específicos na maioria dos casos.

Considerando-se que os quadros clínicos de algumas formas de distrofia das cinturas podem ser semelhantes ao fenótipo Duchenne, torna-se fundamental, para fins de aconselhamento genético, definir a etiologia específica em casos esporádicos do sexo masculino, principalmente quando os genitores não são consanguíneos.

DISTROFIA MUSCULAR FACIOESCAPULOUMERAL

Essa é uma forma autossômica dominante de distrofia muscular progressiva que afeta, predominantemente, a cintura escapular e os músculos faciais, ocorrendo também, em alguns casos, comprometimento dos membros inferiores. O quadro clínico pode iniciar-se em qualquer idade, desde a infância até a fase adulta tardia, embora seja mais frequente na segunda década. As primeiras manifestações clínicas podem aparecer na face ou na cintura escapular, e a progressão da doença costuma ser lenta. Na face, em casos típicos, observa-se impossibilidade de fechar os olhos com força, fazer bico, encher as bochechas de ar, assoprar ou assobiar. Na região escapular, nota-se dificuldade de abdução dos ombros. Embora não seja frequente, alguns pacientes podem apresentar um quadro clínico mais grave, com comprometimento da cintura pélvica e perda da capacidade de deambulação independente na idade adulta. Geralmente não há comprometimento cardíaco nem deficiência mental associados. Alguns pacientes apresentam perdas auditivas e anormalidades dos capilares da retina. Indivíduos afetados, inclusive de uma mesma família, podem apresentar quadros clínicos com gravidade variável. A distrofia facioescapuloumeral é causada por uma deleção cromossômica na região 4q35; assim, a análise dessa região pode ser utilizada para o diagnóstico molecular em alguns casos.

A distrofia facioescapuloumeral é uma das formas mais leves de distrofia muscular. Grande parte dos afetados não apresenta deficiências importantes e pode levar uma vida relativamente normal. Entretanto, alguns pacientes podem apresentar grande dificuldade na elevação dos ombros e no uso dos braços. Estima-se que 70% das pessoas afetadas herdem o gene mutante de um genitor afetado (risco de 50%), resultando os demais casos de mutações novas.

DISTROFIA MIOTÔNICA

A distrofia miotônica, ou doença de Steinert, é um distúrbio autossômico dominante com penetrância reduzida e expressividade muito variável, apresentando frequência da ordem de 1: 8.000.

A forma clássica da distrofia miotônica (distrofia miotônica 1) geralmente se manifesta a partir da adolescência ou da vida adulta, mas pode iniciar-se ainda na infância. Observam-se ptose palpebral, fraqueza muscular facial (manifestada por incapacidade de fechar os olhos com força) e hipotrofia dos músculos esternocleidomastoideos. Dificuldade de deglutição e disartria também podem estar presentes. A miotonia pode preceder a fraqueza muscular facial e geralmente afeta as mãos, manifestando-se sob a forma de incapacidade de relaxá-las após fechadas. Calvície frontal precoce, hipogonadismo e catarata são manifestações comuns. O músculo cardíaco geralmente está comprometido, levando a anormalidades eletrocardiográficas, embora os pacientes mais frequentemente não apresentem queixas cardiológicas. Déficit intelectual pode também ser observado. Assim como ocorre em outros distúrbios autossômicos dominantes, a gravidade do quadro clínico, na doença de Steinert, é bastante variável, mesmo entre afetados de uma mesma família.

Outro modo, menos frequente, de apresentação da doença é a distrofia miotônica congênita. Nessa condição, o recém-nascido se apresenta com hipotonia generalizada e dificuldade de sucção e deglutição. Retardo psicomotor e diplegia facial (incapacidade de fechar completamente os olhos e presença de boca entreaberta) são também observados. Dificuldades respiratórias são frequentes e podem levar à morte. Miotonia não é manifestação da doença na fase inicial. História de polihidrâmnio

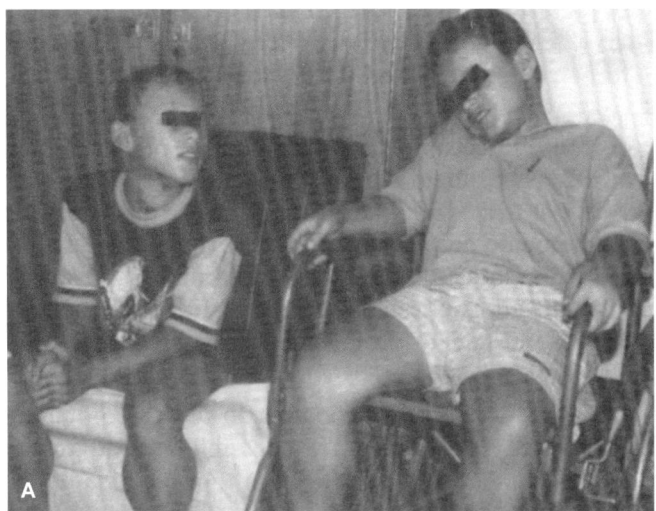
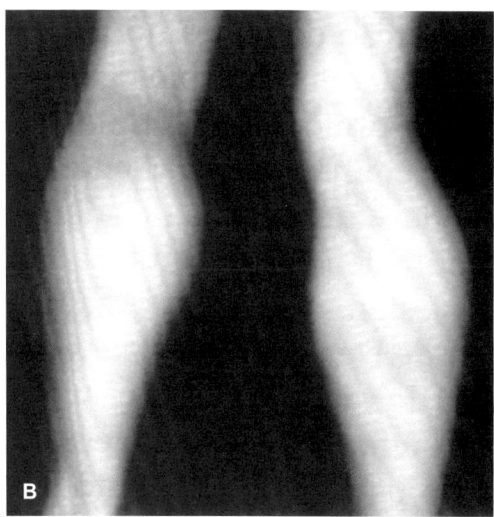
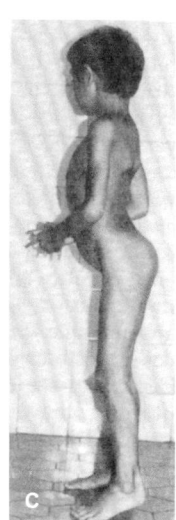

Fig. X.2.1 A a C. Três crianças com distrofia muscular de Duchenne. Observe pseudo-hipertrofia de panturrilhas (**B**) e postura em ponta de pé com lordose lombar (**C**). (Serviço de Genética Médica do IMIP.)

teína transmembranar que se conecta ao α-distroglicano, de localização extracelular. O α-distroglicano, por sua vez, se une à laminina-2, componente da lâmina basal, completando-se assim a conexão entre o citoesqueleto da fibra muscular e a matriz extracelular. O β-distroglicano está associado a um complexo de proteínas transmembranares que formam uma ponte entre o citoesqueleto e a lâmina basal por meio da membrana celular. Acredita-se que esse complexo proteico estabilize o sarcolema e, assim como a distrofina, proteja as fibras musculares esqueléticas dos danos causados pela atividade contrátil contínua.

O gene que codifica a distrofina está localizado em Xp21 e se expressa não apenas no músculo esquelético, mas também no músculo cardíaco e em outros tecidos. Apesar de diferirem no ritmo de progressão do comprometimento muscular, as distrofias de Duchenne e de Becker são causadas por mutações no mesmo gene – o gene que codifica a distrofina. Cerca de 65% dos casos resultam de deleções, estando outros tipos de mutações nesse gene envolvidos no restante dos casos. A fim de explicar por que deleções ora causam o fenótipo Duchenne, ora o fenótipo Becker, Mônaco e colaboradores (1988) propuseram a hipótese de que deleções que mudam a matriz de leitura do gene da distrofina, originando uma proteína completamente inativa, produzem o fenótipo Duchenne, enquanto deleções que não alteram a matriz de leitura, permitindo a formação de uma distrofina reduzida de tamanho, mas parcialmente funcional, causariam o fenótipo Becker.

Cerca de 70% dos meninos com distrofia de Duchenne herdam o gene mutante de suas mães (heterozigotas ou portadoras), sendo os demais casos resultantes de mutações novas. As mulheres portadoras são em geral clinicamente normais e transmitem o gene mutante para 50% de seus filhos, que serão afetados, e 50% para suas filhas, que serão portadoras.

Diagnóstico

A lesão da fibra muscular leva a uma liberação de enzimas citoplasmáticas para o meio extracelular, provocando um aumento do nível sérico das aminotransferases, aldolase, lactato desidrogenase e creatinocinase. Esse aumento pode ser detectado desde as primeiras semanas de vida do paciente. A dosagem da creatinocinase é preferível em relação às demais enzimas por ser um exame mais sensível e não sofrer modificações por hemólise ou lesões hepáticas.

Nas distrofias de Duchenne e de Becker, os níveis plasmáticos de creatinocinase se encontram muito elevados, podendo chegar a centenas de vezes os valores normais, embora tendam a cair com a progressão da doença. O diagnóstico é confirmado com a análise de DNA, detectando-se deleção no gene codificante da distrofina. Entretanto, como já mencionado, deleções são responsáveis por apenas 65% dos casos. Na ausência de deleção e persistindo a hipótese de distrofia de Duchenne ou de Becker, deve ser realizada biópsia muscular.

O estudo histopatológico muscular mostra o padrão "distrófico", com variação no tamanho das fibras, áreas focais de degeneração e regeneração do tecido muscular, proliferação dos tecidos conjuntivo e adiposo, fibras opacas arredondadas, internalização dos núcleos e dissociação das fibras. A diferenciação entre as distrofias de Duchenne e de Becker não pode ser feita com base apenas nesses dados, sendo necessárias a análise da distrofina, em amostras congeladas de músculo, com a técnica de imunofluorescência, e a quantificação dessa proteína por meio da técnica chamada de *Western blot*. A ausência completa de distrofina é compatível com o diagnóstico de distrofia de Duchenne, enquanto a redução quantitativa da distrofina ou a presença de uma distrofina de peso molecular dimi-

BIBLIOGRAFIA

Baldwin CT, Hoth CF, Amos JA, Silva EO, Milunsky. An exonic mutation in the HuP2 paired domain gene causes Waardenburg's syndrome. Nature 1992; 355:637-638.

Duarte AR, Silva EO. Causas de surdez pré-verbal em uma população institucionalizada, enfatizando a etiologia genética. J Pediatr 1997; 73:239-243.

Hennekam RCM, Allanson JE, Krantz I. Gorlin's syndromes of the head and neck. 5ª ed., New York: Oxford University Press, 2010.

International Human Genome Sequencing Consortium. Initial sequencing and analysis of the human genome. Nature 2001; 409:860-921.

Ostrer H. Non-Mendelian genetics in humans. New York: Oxford University Press, 1998:125-144.

Scriver CR, Beaudet AL, Sly WS, Valle D (eds.). The metabolic and molecular bases of inherited disease. 8ª ed. New York: McGraw-Hill, 2001.

Silva EO. Waardenburg I syndrome: a clinical and genetic study of two large brazilian kindreds, and literature review. Am J Med Genet 1991; 40:65-74.

Silva EO. An unusual family with brachydactyly. Am J Med Genet 2003; 117A:191-193.

Willems PJ. Genetic causes of hearing loss. N. Eng J Med 2000; 342:1.101-1.109.

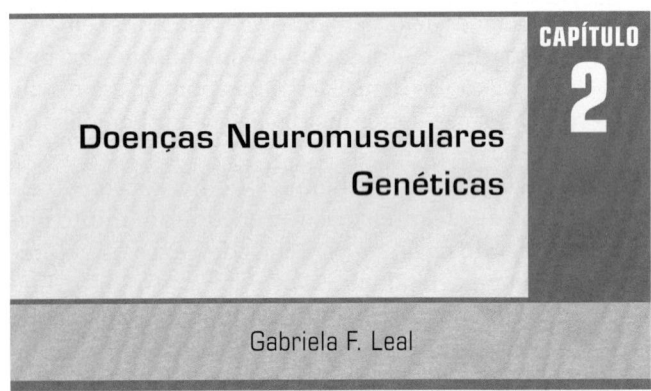

CAPÍTULO 2
Doenças Neuromusculares Genéticas
Gabriela F. Leal

INTRODUÇÃO

Algumas doenças neuromusculares genéticas são vistas com certa frequência na prática clínica pediátrica, como a distrofia muscular de Duchenne e a atrofia muscular espinal. A distrofia de Duchenne é a doença neuromuscular genética mais comum da infância, com incidência aproximada de 1 em 3.500 nativivos do sexo masculino. Além dessas, abordaremos, neste capítulo, as distrofias musculares de Becker, das cinturas e facioescapuloumeral, e a distrofia miotônica.

DISTROFIAS MUSCULARES DE DUCHENNE E BECKER

Aspectos clínicos

A distrofia muscular de Duchenne se caracteriza clinicamente por fraqueza progressiva dos músculos esqueléticos, principalmente ao nível das cinturas escapular e pélvica. Na maioria dos casos, a fraqueza muscular começa a manifestar-se antes dos 4 anos de idade e acomete inicialmente os membros inferiores, com posterior progressão para os membros superiores. O comprometimento muscular é simétrico, e o que mais chama a atenção dos familiares do paciente são alteração da marcha e dificuldade para se levantar do chão. Observa-se também lordose lombar, resultante do esforço da criança afetada para manter uma postura ereta (Fig. X.2.1C). Incapacidade para correr, quedas frequentes, hipotonia, fadiga excessiva e atraso no desenvolvimento motor podem ser os primeiros sinais da fraqueza muscular. A perda da capacidade de andar ocorre geralmente antes dos 13 anos de idade.

Alguns músculos, principalmente as panturrilhas, aumentam de volume devido à proliferação dos componentes fibroso e gorduroso do interstício muscular. Essa pseudo-hipertrofia muscular tende a manter-se ou acentuar-se enquanto a criança é capaz de deambular e a regredir quando a incapacidade de andar se instala (Fig. X.2.1A e B).

Devido à fraqueza progressiva dos músculos intercostais e às deformidades da caixa torácica associadas à escoliose (secundária ao confinamento em cadeira de rodas), os pacientes desenvolvem, em estágios avançados da doença, comprometimento pulmonar do tipo restritivo.

O miocárdio é primariamente acometido já nos estágios iniciais da doença e parece haver uma fibrose seletiva da região póstero-basal do ventrículo esquerdo; entretanto, não há evidência clínica consistente de comprometimento de músculos lisos.

Cerca de 40% dos pacientes apresentam algum grau de retardo mental não progressivo e não relacionado com a duração/gravidade da doença.

A distrofia muscular de Duchenne é uma doença grave com sobrevida geralmente não ultrapassando os 20 anos de idade. As causas mais frequentes de morte são as infecções respiratórias.

A distrofia muscular de Becker apresenta incidência estimada em 1:30.000 nascimentos masculinos e fenótipo clínico mais brando (em comparação com a distrofia de Duchenne). As primeiras manifestações ocorrem comumente na 2ª década de vida. Velocidade de progressão mais lenta, embora muito variável de paciente para paciente (inclusive de uma mesma família), e deambulação independente após os 16 anos são também características clínicas da distrofia de Becker.

Etiopatogenia

As distrofias de Duchenne e de Becker são doenças recessivas ligadas ao X que resultam da degeneração dos músculos esqueléticos secundária à deficiência de distrofina, uma proteína que, na fibra do músculo esquelético, tem localização subsarcolemal e está envolvida na manutenção da integridade estrutural do citoesqueleto. Sua região N-terminal está ligada aos filamentos de actina miofibrilar, e a extremidade carboxila, ao β-distroglicano, uma pro-

tados dos exames pré-natais são normais, proporcionando tranquilidade aos casais sob risco.

TRATAMENTO DE DOENÇAS GENÉTICAS

A impressão geral de que doenças genéticas são, implicitamente, intratáveis ou difíceis de tratar é equivocada. O tratamento pode ser feito em níveis diversos e ser direcionado para o fenótipo ou genótipo, e, em muitos casos, consiste em procedimentos médicos que não são exclusivos do manejo de distúrbio genético, como exemplificado com o tratamento cirúrgico de malformações.

O tratamento de doenças metabólicas genéticas, que representa a área de maior êxito, compreende um conjunto de estratégias eficazes, tais como a prescrição de dietas restritivas (como dieta pobre em fenilalanina para crianças fenilcetonúricas), a administração de cofatores vitamínicos a pacientes com erros inatos responsivos a vitaminas (p. ex., o tratamento com biotina para pacientes com deficiência de biotinidase) e a terapia de reposição enzimática, que pode ser exemplificada com a administração de infusões de alglucerase, produzida pela tecnologia do DNA recombinante (engenharia genética), a pacientes com doença de Gaucher (rever Quadro X.1.4). Outro exemplo ilustrativo de estratégia terapêutica eficiente de reposição proteica é o uso do fator VIII, obtido também por meio de técnicas de DNA recombinante, na hemofilia clássica (hemofilia A), em substituição ao fator VIII, derivado do sangue de doadores, com a extraordinária vantagem de eliminar riscos de contaminação viral (notadamente por HIV).

Tratamento fetal de algumas doenças genéticas também tem sido realizado com êxito. Por exemplo, o uso de dexametasona na gestação previne, completa ou parcialmente, a virilização de feto feminino com hiperplasia adrenal congênita. Entretanto, ainda são poucas as doenças com tratamento pré-natal eficaz.

Modificações no genoma somático podem ser introduzidas por meio de transplantes ou, de forma mais direta, por *terapia gênica*. O transplante de medula óssea é o tratamento preferido nas doenças de imunodeficiência, incluindo a imunodeficiência combinada grave, e pode ser terapia eficaz em outros distúrbios genéticos, como anemia falciforme, talassemia e doenças lisossômicas de depósito.

Com o advento da tecnologia do DNA recombinante, tornou-se viável considerar a possibilidade de cura de doenças monogênicas por meio da transferência de genes normais. A terapia gênica consiste fundamentalmente na reposição gênica (inserção de genes normais) em células somáticas de pessoas com distúrbios genéticos. Atualmente, são centenas de protocolos de tratamentos experimentais, envolvendo milhares de pacientes e diversas doenças, tais como: deficiência de adenosina desaminase (que causa imunodeficiência combinada grave), hemofilia B, hipercolesterolemia genética, fibrose cística, distrofia muscular de Duchenne e doenças lisossômicas de depósito, além de vários tipos de câncer (doença genética somática).

A terapia gênica visa essencialmente suprir as células do paciente do produto gênico ausente ou afuncional. A introdução de genes terapêuticos nas células pode ser feita por meio de diversas técnicas, mas a atenção maior tem sido dedicada às técnicas que utilizam vírus como vetores, considerando sua capacidade de inserir seu ácido nucleico nas células. Embora promissora, a terapia gênica com vetores virais ainda enfrenta importantes dificuldades, como o baixo nível de expressão do gene terapêutico.

ACONSELHAMENTO GENÉTICO

O aconselhamento genético é o processo de comunicação a indivíduos ou famílias de informações concernentes a distúrbios genéticos, consistindo nos riscos de ocorrência ou recorrência, gravidade da doença, prognóstico clínico e tratamento disponível. O aconselhamento visa, principalmente, prover casais, sob risco aumentado de doença genética na prole, de informações, expostas de forma simples, sincera e direta, que facilitem a adoção de atitudes reprodutivas racionais, e ajudar as famílias a lidar com doença genética. Entretanto, o aconselhamento genético deve ser *não diretivo*, no sentido de que a decisão de ter ou não filhos seja da competência exclusiva dos casais em risco.

Considerando que distúrbios genéticos são frequentemente graves e incuráveis (nas circunstâncias atuais), a perspectiva de prevenção se reveste de suprema importância. Não obstante, o aconselhamento genético não tem como objetivo essencial e direto a redução da frequência de doenças genéticas na população. Porém, a extensão do aconselhamento a um grande número de famílias sob risco pode contribuir, indiretamente, para esse resultado, como consequência das mudanças voluntárias de atitudes reprodutivas.

Diagnóstico preciso da doença no propósito (e em parentes eventualmente afetados) e histórico familiar apropriado, que permita a construção de heredograma acurado, são pré-requisitos para o aconselhamento genético. De modo geral, com base nesses dados, os riscos de recorrência podem ser estabelecidos e fornecidos aos consulentes. Os riscos de recorrência são geralmente altos, quando relacionados com distúrbios mendelianos e mitocondriais, e baixos, quando associados a anomalias cromossômicas e multifatoriais.

A eficácia do aconselhamento genético não depende apenas da exatidão das informações técnico-científicas fornecidas, mas, sobretudo, da habilidade do geneticista em estabelecer contatos humanos adequados com os consulentes e de lidar de forma competente com suas reações emocionais. O nascimento de uma criança com doença genética pode alterar, drasticamente, os planos de vida de um casal. E uma das metas prioritárias do aconselhamento genético é minimizar o sofrimento causado pelo impacto desse evento.

anomalias menores são encontradas em apenas 0,5% deles e, nesse grupo, a maioria exibe defeitos morfológicos de maior importância clínica. A identificação de anomalias menores, em crianças com malformações múltiplas, pode ser valiosa no estabelecimento de diagnóstico sindrômico específico.

Nas avaliações dismorfológicas é importante considerar que dois pacientes portadores de uma mesma síndrome não são clinicamente iguais, que apenas um número reduzido de afetados apresenta todas as manifestações clássicas de uma determinada síndrome e que geralmente não há sinais patognomônicos ou essenciais para o diagnóstico. O diagnóstico de síndromes se fundamenta em um conjunto de características fenotípicas anômalas. Importa, ainda, acrescentar que uma parcela substancial de pacientes com múltiplos defeitos congênitos não apresenta entidades clínicas reconhecidas previamente como síndromes específicas. Além disso, muitas crianças com aparência "esquisita" certamente não apresentam síndromes verdadeiras, mas apenas variantes de desenvolvimento, que contribuem para a composição de sua identidade morfológica.

DIAGNÓSTICO GENÉTICO

Os métodos diagnósticos utilizados na avaliação de distúrbios causados por genes mutantes, até recentemente, focalizavam apenas o fenótipo, fundamentando-se na análise de dados obtidos da história clínica, do exame físico de pacientes e de exames complementares, tais como dosagens bioquímicas, e exames hematológicos e radiológicos. Com o progresso da tecnologia do DNA, voltado para o diagnóstico dessas doenças, emerge uma *medicina molecular* que direciona a investigação diagnóstica para o genótipo, viabilizando não somente a realização de diagnóstico pós-natal preciso (incluindo o diagnóstico pré-sintomático – quando pessoas com risco elevado de desenvolver determinada doença poderiam ser testadas antes do aparecimento das manifestações clínicas), como também a realização de diagnósticos genéticos pré-natal e pré-implantação. Além disso, os avanços nessa área têm propiciado o advento de novas terapias, como a terapia gênica.

Diagnóstico genético pré-natal

O diagnóstico pré-natal de distúrbios genéticos começou a ser realizado na década de 1960, com o exame cromossômico de células cultivadas obtidas do líquido amniótico (amniócitos).

A obtenção de células fetais para exame do cariótipo, ensaios bioquímicos ou análise de DNA pode ser feita por amniocentese – aspiração transabdominal, por volta da 16ª semana de gestação, de uma amostra de líquido amniótico – ou por biópsia de vilo corial realizada, em torno da 11ª semana, por via transabdominal ou transcervical, sendo esses procedimentos monitorados por ultrassonografia. Os riscos de perda fetal causada pelo procedimento são de aproximadamente 0,5% (amniocentese) e 1% (biópsia de vilo corial). Alguns serviços especializados realizam amniocentese mais precocemente (por volta da 12ª semana), embora com riscos de morte fetal significativamente aumentados.

A análise do cariótipo fetal geralmente requer cultura de longa duração, com liberação do resultado em cerca de 2 semanas a partir da coleta do material. Exame direto dos cromossomos fetais pode ser feito a partir de células de vilosidades coriônicas, mas a utilização de células cultivadas é preferível.

Inúmeras doenças genéticas são, atualmente, diagnosticáveis por meio da análise do DNA fetal, incluindo muitos erros inatos do metabolismo (que também podem ser diagnosticados com análise bioquímica), muitas síndromes dismórficas, doença falciforme, talassemias, fibrose cística, distrofia muscular de Duchenne e outras distrofias musculares progressivas, hemofilia e deficiência de α-1-antitripsina.

A obtenção de amostra de sangue fetal por meio de punção, com orientação ultrassonográfica, do cordão umbilical (cordocentese) pode ser realizada a partir da 18ª semana de gestação. Entre as indicações para cordocentese se incluem análise cromossômica (com resultado em apenas 2 ou 3 dias) de fetos com malformações detectadas por ultrassonografia e investigação de distúrbios hematológicos.

A fetoscopia – visualização endoscópica do feto através da introdução transabdominal de endoscópio, realizada entre a 18ª e a 20ª semana de gestação – tem hoje indicação limitada (devido ao risco elevado de abortamento), podendo ser utilizada na obtenção de amostras de pele ou fígado fetais.

O principal instrumento de visualização fetal é a ultrassonografia. Com a vantagem de ser um método não invasivo, permite a detecção de uma ampla variedade de defeitos morfológicos a partir da 16ª semana gestacional, tais como anencefalia, fenda labial, agenesia renal, muitos distúrbios esqueléticos e malformações cardíacas. Além disso, a ultrassonografia é método auxiliar nos procedimentos invasivos já descritos (amniocentese, biópsia de vilosidade coriônica e cordocentese).

A principal indicação para a realização de exames diagnósticos pré-natais é a idade materna a partir dos 35 anos, especialmente devido ao aumento de risco de síndrome de Down. Outras indicações incluem história de filho anterior com anomalia cromossômica ou de genitor portador de anomalia cromossômica estrutural e história familiar de distúrbios genéticos diagnosticáveis por testes bioquímicos ou análise de DNA. Assim, o principal objetivo dos testes diagnósticos pré-natais é fornecer informações a casais em risco que lhes facilitem a tomada de decisões durante a gestação, inclusive – quando diagnosticada uma doença – relacionadas com eventual opção pela interrupção da gestação (na vigência de legislação favorável) ou preparação para o nascimento de uma criança afetada. Entretanto, em aproximadamente 98% dos casos, os resul-

e fatores ambientais. Muitos defeitos congênitos isolados (não sindrômicos) e diversas doenças comuns da fase adulta são multifatoriais. Estima-se que cerca de 10% de todas as crianças nascidas vivas são, ou serão em alguma fase da vida, portadoras de distúrbios, completa ou parcialmente, geneticamente determinados, sendo a grande maioria distúrbios multifatoriais.

Anencefalia, espinha bífida, fenda labial/palatal, pé torto congênito, doença de Hirschsprung, estenose pilórica, cardiopatia congênita e luxação congênita do quadril (defeitos isolados) são alguns exemplos de distúrbios multifatoriais. Pais normais com uma criança afetada apresentam risco aumentado (em relação ao risco populacional) de ter uma segunda criança afetada. Para esses distúrbios, foram estabelecidos os chamados *riscos empíricos de recorrência* com base em dados epidemiológicos. Assim, por exemplo, os riscos de casais normais terem um segundo filho afetado são de aproximadamente 4% para defeitos do tubo neural, fissura labial/palatal e luxação congênita do quadril, e de cerca de 2% para malformação cardíaca (na população geral, as frequências aproximadas desses defeitos são, respectivamente: 0,2%, 0,1%, 0,2% e 0,5%). Na herança multifatorial, os riscos de recorrência são maiores ainda quando mais de um membro da família é afetado (isto é particularmente válido para parentes em primeiro grau, como irmãos afetados).

Doenças coronarianas, diabetes, alcoolismo, epilepsia, esquizofrenia, transtorno bipolar do humor e doença de Alzheimer são exemplos de distúrbios multifatoriais de adultos.

DISMORFOLOGIA

Dismorfologia é o estudo da morfogênese anormal (desenvolvimento físico anormal), responsável pela produção dos defeitos morfológicos congênitos. Estima-se que 2% a 3% dos recém-nascidos apresentem pelo menos um defeito congênito maior (clinicamente relevante). Entre as principais causas conhecidas se incluem anomalias cromossômicas, mutações em genes individuais, herança multifatorial e agentes teratogênicos, mas em cerca de 40% dos casos a etiologia é desconhecida. Os defeitos congênitos são comumente classificados nas seguintes categorias: *malformação, ruptura, deformação, displasia, sequência, síndrome* e *associação*.

Malformação é um defeito estrutural primário de um órgão (ou parte), resultante de um processo de desenvolvimento intrinsecamente anormal. Malformação cardíaca, fenda labial/palatal, agenesia renal e polidactilia são alguns exemplos.

Ruptura (às vezes chamada de malformação secundária) é definida como um defeito morfológico resultante de desenvolvimento originalmente normal e que, perturbado por fatores extrínsecos, se tornou (secundariamente) anormal; exemplos são as rupturas causadas por agentes teratogênicos, tais como radiação e talidomida.

Deformações são defeitos de forma ou posição de partes do corpo causadas por forças mecânicas; um exemplo é a ocorrência de pé equinovaro, como consequência de pressão uterina relacionada com oligoidrâmnio.

Displasia é uma organização anormal de células em um tecido particular, como, por exemplo, o tecido ósseo nas displasias esqueléticas.

Sequências, síndromes e *associações* são padrões de defeitos congênitos múltiplos. A sequência se caracteriza pela ocorrência de uma série de defeitos resultantes de um único defeito morfológico inicial. A sequência de Robin (anomalia de Pierre Robin), por exemplo, se caracteriza pela seguinte ordem de eventos morfogenéticos: defeito primário de desenvolvimento mandibular → micrognatia → glossoptose → palato fendido. Embora seja usado livremente na prática médica, o termo *síndrome*, no contexto dismorfológico, se reserva geralmente para definir um padrão de múltiplos defeitos estruturais primários com etiologia conhecida. Milhares de síndromes de malformações múltiplas (com ou sem retardo mental associado) são reconhecidas atualmente, e as causas subjacentes são frequentemente conhecidas (mutações gênicas, anomalias cromossômicas ou teratógenos ambientais).

Vários exemplos de síndromes individuais foram fornecidos ao longo deste capítulo. O termo *associação* foi introduzido para definir uma combinação não casual de defeitos congênitos não relacionados etiológica ou patogenicamente. Assim, esse conjunto de anomalias não constitui síndrome ou sequência. As associações são comumente designadas por acrônimos; um exemplo é a associação VATER, que inclui anomalias vertebrais (V), atresia anal (A), fístula traqueoesofágica (TE) e anomalias radiais e renais (R). As associações podem, em função do aumento de conhecimento sobre etiologia e patogênese, ser reclassificadas como sequências ou síndromes. O diagnóstico dismorfológico de distúrbios específicos pode ser muito facilitado pela utilização de programas computadorizados de auxílio ao diagnóstico e por consultas a obras de referência, como o excelente texto de autoria de Hennekam e colaboradores (2010).

As chamadas *anomalias menores* são pequenos defeitos morfológicos que, embora não tenham consequências funcionais ou estéticas significativas, são frequentes. Exemplos são algumas alterações de pavilhão auricular (como lóbulo hipoplásico e hélice hiperdobrada), fístula ou apêndice pré-auricular, fissuras palpebrais oblíquas, discreta blefaroptose, pregas epicânticas, manchas de Brushfield (íris), estenose de ducto lacrimal, palato estreito, hipoplasia das asas do nariz, occipúcio achatado, discreta hipertricose, mamilo supernumerário, hipoplasia de grandes lábios vulvares, fosseta sacral, prega palmar horizontal única, clinodactilia de quinto quirodáctilo, sindactilia entre o segundo e o terceiro pododáctilos e intervalo aumentado entre o primeiro e o segundo pododáctilos.

Estima-se que cerca de 10% dos recém-nascidos apresentem uma anomalia menor externa, mas três ou mais

rcs frequentemente manifesta retardo mental, podendo apresentar também alguns tipos de defeitos congênitos, como microcefalia e malformação cardíaca. Assim, mulheres fenilcetonúricas deveriam retomar a dieta restrita antes e durante a gestação.

A hiperfenilalaninemia por deficiência de BH4 é um distúrbio raro e mais grave que a fenilcetonúria clássica, porque não permite resolução satisfatória apenas com a normalização dos níveis de fenilalanina. O cofator BH4 não atua apenas na conversão enzimática da fenilalanina em tirosina, estando envolvido também na síntese de precursores dos neurotransmissores dopamina e serotonina. Neste caso, o tratamento requer também a reposição de L-dopa (precursor da dopamina) e 5-hidroxitriptofano (precursor da serotonina).

Mucopolissacaridoses

As mucopolissacaridoses (MPS) constituem um grupo de doenças metabólicas genéticas, clinicamente progressivas, caracterizadas pelo excessivo armazenamento intralisossômico de glicosaminoglicanos (mucopolissacarídeos) em vários tecidos. Essas substâncias são normalmente degradadas por enzimas lisossômicas e, na ausência de atividade enzimática, moléculas de glicosaminoglicanos não degradadas ou parcialmente degradadas se acumulam e são excretadas na urina. Os diversos tipos de MPS são causados por diferentes deficiências enzimáticas e, conjuntamente, apresentam uma incidência da ordem de 1 em 15.000 nativivos.

De modo geral, as MPS se manifestam, clinicamente, com facies grosseira e alterações osteoarticulares em graus variáveis. Baixa estatura, hepatoesplenomegalia, hérnia umbilical/inguinal, distúrbio cardiovascular, opacificação de córnea, deficiência auditiva, macrocefalia e retardo mental são manifestações frequentemente observadas. Distúrbios respiratórios obstrutivos com infecções recorrentes são também comuns e constituem, ao lado das complicações cardiovasculares, as principais causas de morte.

As principais MPS são as seguintes: MPS I-H (síndrome de Hurler), I-S (Scheie), I-H/S (Hurler-Scheie); MPS II (Hunter); MPS III-A a D (Sanfilippo A-D); MPS IV-A e B (Morquio A e B) e MPS VI (Maroteaux-Lamy). Com exceção da síndrome de Hunter, que é recessiva ligada ao cromossomo X, as demais MPS são distúrbios autossômicos recessivos. Os três subtipos de MPS I são causados pela deficiência de α-L-iduronidase, sendo o fenótipo clínico mais grave associado à MPS I-H (Fig. X.1.12) e o mais brando, associado à MPS I-S (a MPS I-H/S apresenta quadro clínico com gravidade intermediária entre esses dois subtipos). Os demais tipos e subtipos de MPS são causados por deficiências enzimáticas diferentes e específicas. A cromatografia de glicosaminoglicanos urinários revela a presença de dermatan-sulfato e heparan-sulfato nas MPS I e II, só heparan-sulfato na MPS III, só dermatan-sulfato na MPS VI e queratan-sulfato na MPS IV; mas o diagnóstico específico definitivo, como já mencionado, é estabelecido com a demonstração da deficiência enzimática (que pode ser confirmada, na maioria das MPS, com análise molecular de mutação do gene codificante da enzima envolvida).

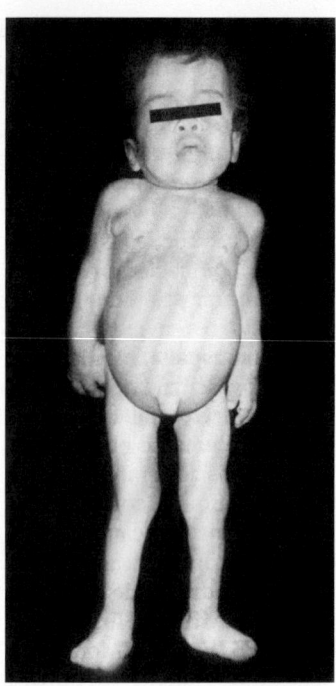

Fig. X.1.12. Aparência geral de uma menina com síndrome de Hurler (mucopolissacaridose I-H).

O tratamento de pacientes com mucopolissacaridose continua sendo fundamentalmente sintomático e multidisciplinar. Nos casos de MPS tipo I e tipo VI já se dispõe, contudo, da possibilidade de reposição enzimática. Melhora nos aspectos bioquímicos e clínicos tem sido relatada em pacientes selecionados submetidos ao transplante de medula óssea. Transplante de córnea e substituição de válvula cardíaca podem ser de valia. Herniorrafia e correção cirúrgica das contraturas articulares estão indicadas em muitos casos. Na MPS IV, osteotomia para correção de *genuvalgo* e fusão de vértebras cervicais superiores, para prevenir compressão medular (complicação que resulta de instabilidade atlantoaxial) podem ser medidas necessárias. Fisioterapia motora/respiratória pode também fazer parte da conduta terapêutica programada para pessoas afetadas.

Por fim, lembramos que, além das MPS, as doenças lisosômicas de depósito incluem diversos outros distúrbios, como as esfingolipidoses (entre estas, gangliosidoses, doença de Gaucher, doença de Niemann-Pick e leucodistrofia metacromática).

DISTÚRBIOS MULTIFATORIAIS

Como vimos nas explanações anteriores, fatores ambientais não fazem parte da etiologia dos distúrbios mendelianos, cromossômicos e mitocondriais. Por outro lado, os distúrbios *multifatoriais* são causados por uma combinação de efeitos aditivos de vários genes (*poligenes*)

Quadro X.1.4. Alguns exemplos de erros inatos do metabolismo com um enfoque sobre aspectos específicos do tratamento

Distúrbio	Enzima deficiente	Principais características fenotípicas	Tratamento específico
Galactosemia clássica	Galactose-1-fosfato uridil transferase	Atraso psicomotor, insuficiência hepática, catarata	Dieta isenta de galactose
Glicogenose tipo Ia (doença de Von Gierke)	Glicose-6-fosfatase	Déficit de crescimento, hepatomegalia, hipoglicemia	Manutenção da normoglicemia
Tirosinemia tipo I	Fumarilacetoacetato hidrolase	Insuficiência hepática, carcinoma hepatocelular, glomeruloesclerose, neuropatia periférica	Restrição dietética de fenilalanina e tirosina; transplante hepático
Doença da urina em xarope de bordo	Alfacetoácido desidrogenase de cadeia ramificada (complexo enzimático)	Dificuldade de alimentação, letargia, cetoacidose, convulsões, distonia	Restrição dietética de leucina, isoleucina e valina
Doença de Gaucher	β-glicosidase (glicocerebrosidase)	Déficit de crescimento, hepatoesplenomegalia, alterações ósseas e do sistema nervoso central	Reposição enzimática (alglucerase); transplante de medula óssea
Acidemia glutárica	Glutaril-CoA desidrogenase	Macrocefalia, convulsões, distonia, discinesia, degeneração dos gânglios da base	Restrição dietética de proteínas (ou de lisina e triptofano); suplementação com L-carnitina e riboflavina

cos, mas, ao revelar a presença de metabólitos acumulados, direcionam a investigação laboratorial para exames específicos. De modo geral, a triagem inicial consiste em diversos testes na urina, como os testes do *nitrosanaftol* (que detecta metabólitos da tirosina) e o do *azul de toluidina* (que detecta mucopolissacarídeos), e de cromatografia de aminoácidos em sangue e urina. Assim, por exemplo, se o teste do azul de toluidina resultou positivo, a etapa seguinte é a realização da cromatografia de mucopolissacarídeos na urina, que, de acordo com o padrão de excreção, orienta os ensaios enzimáticos a serem efetivados para o estabelecimento do diagnóstico definitivo, podendo esse, em muitos casos, ser confirmado com análise de DNA.

Os programas de triagem neonatal constituem uma importante estratégia de detecção pré-sintomática e prevenção de alguns erros inatos do metabolismo e outras doenças. Os distúrbios incluídos nessa triagem são geralmente doenças graves, de ocorrência não muito rara, mas tratáveis eficazmente quando detectadas precocemente, como acontece com a fenilcetonúria e o hipotireoidismo congênito. Entretanto, diversos programas de triagem neonatal incluem testes para uma quantidade de outros distúrbios, tais como aminoacidopatias em geral, galactosemia, deficiência de biotinidase, hiperplasia adrenal congênita, doença falciforme e fibrose cística.

Hiperfenilalaninemias

Os defeitos de hidroxilação da fenilalanina causam as hiperfenilalaninemias (níveis plasmáticos de fenilalanina acima de 2mg/dL). A deficiência da enzima hepática fenilalanina hidroxilase ou de seu cofator tetraidrobiopterina (BH4) causa aumento de fenilalanina no plasma e nos tecidos. Os níveis plasmáticos de fenilalanina decrescem em algumas semanas ou meses na hiperfenilalaninemia *transitória* e se mantêm levemente aumentados na hiperfenilalaninemia *benigna*, condições que não requerem tratamento.

A *fenilcetonúria clássica* – a principal forma de hiperfenilalaninemia – é uma doença autossômica recessiva causada pela deficiência de fenilalanina hidroxilase, defeito que inviabiliza a conversão de fenilalanina em tirosina e conduz à produção de ácido fenilpirúvico e outros metabólitos excretados na urina. Sua incidência está estimada entre 1:10.000 e 1:15.000 recém-nascidos vivos. Crianças fenilcetonúricas são clinicamente normais ao nascimento. Os níveis elevados de fenilalanina (e/ou de seus metabólitos) causam lesão cerebral e produzem retardo mental grave.

Outras manifestações, em crianças não tratadas, incluem microcefalia, irritabilidade, hiperatividade, hiper-reflexia, hipertonia, convulsões, hipopigmentação (pele, cabelo e olhos), eczema (face) e odor característico na urina e no suor. Por ser um aminoácido essencial, a fenilalanina não pode ser removida completamente da dieta. O tratamento com dieta pobre em fenilalanina deve ser instituído no 1º mês de vida e mantido, sem interrupção, pelo menos ao longo da infância e da adolescência (alguns autores defendem sua manutenção por toda a vida). Pacientes tratados a partir do período neonatal, com controle adequado dos níveis plasmáticos de fenilalanina, apresentam desenvolvimento normal ou próximo da normalidade.

Os elevados níveis plasmáticos de fenilalanina em mulheres fenilcetonúricas grávidas (que já não estejam em regime dietético com baixo teor de fenilalanina) geralmente causam danos graves ao feto (mesmo sendo esse comumente heterozigoto). A prole dessas mulhe-

são responsáveis por cerca de 4% dos casos de síndrome de Down. Em aproximadamente 30% desses casos, um dos genitores de criança afetada é portador da translocação em estado balanceado. Portadores balanceados são clinicamente normais, mas apresentam risco de recorrência aumentado. Se a mãe for portadora da translocação 14q/21q, o risco de recorrência da síndrome é da ordem de 10%; se o portador for o pai, o risco é de uns 2%. Considerando a síndrome de Down por fusão 21q/21q e se um dos genitores do afetado for portador, virtualmente todas as crianças nascidas vivas terão síndrome de Down. Felizmente, a translocação 21/21 só ocorre raramente.

Os mosaicismos constituem 1% a 2% de todos os casos de síndrome de Down e são representados, principalmente, por indivíduos com duas linhagens celulares: uma normal, com 46 cromossomos, e outra com 47 cromossomos, incluindo um 21 extra. Pacientes mosaicos geralmente apresentam fenótipo clínico mais brando.

A chamada região cromossômica crítica da síndrome de Down foi definida como sendo a região 21q22, que é a parte distal do braço longo do cromossomo 21. Assim, a presença de três cópias dessa região (trissomia *parcial*) é suficiente para produzir o fenótipo pleno da síndrome de Down. A trissomia parcial 21q22 tem sido descrita em raros casos de síndrome de Down.

Programas de estimulação adequada, envolvendo o ambiente familiar e clínicas especializadas, devem ser instituídos o mais cedo possível. A fisioterapia deve ser iniciada ainda no 1º mês de vida, considerando que a quase totalidade das crianças com síndrome de Down apresenta hipotonia generalizada. Os programas de estimulação incluem, ainda, fonoterapia, terapia ocupacional e psicoterapia. O tratamento deve ser orientado também para as complicações, como infecções, malformações cardíacas/digestivas e leucemia. Avaliação periódica da função tireoideana é outra conduta necessária, desde que disfunção da tireoide (notadamente, hipotireoidismo) seja uma manifestação relativamente comum entre pacientes com síndrome de Down. Avaliações oftalmológicas e otorrinolaringológicas (inclusive com testes auditivos) regulares e exame de imagem da coluna cervical para investigar instabilidade atlantoaxial (com risco de compressão medular) também fazem parte do acompanhamento médico desses pacientes.

Indicações para a análise do cariótipo

São as seguintes as principais indicações para a análise cromossômica:
1. Pacientes com suspeita de síndrome cromossômica específica (p. ex., suspeita de síndrome de Down).
2. Pacientes com malformações múltiplas e retardo mental de etiologia obscura.
3. Pacientes com retardo mental isolado de etiologia obscura.
4. Genitores e filhos de portadores de anomalias cromossômicas estruturais.
5. Casais com história de abortos espontâneos repetidos de causa desconhecida.
6. Natimortos com malformações múltiplas.
7. Pacientes do sexo feminino com baixa estatura significativa de etiologia obscura.
8. Pacientes com genitália ambígua.
9. Pacientes portadores de hemopatias malignas.
10. Pacientes com síndromes de *instabilidade cromossômica* (síndromes monogênicas associadas a quebras cromossômicas, como anemia de Fanconi e xeroderma pigmentoso).

GENÉTICA BIOQUÍMICA: ERROS INATOS DO METABOLISMO

Os erros inatos do metabolismo (doenças metabólicas genéticas) são determinados por mutações gênicas causadoras de defeitos enzimáticos, que acarretam bloqueios de vias metabólicas específicas, com subsequentes acúmulo de substratos e deficiência de produtos. Estima-se que, conjuntamente, as várias centenas de erros inatos do metabolismo conhecidos exibam uma incidência de aproximadamente 1 em 1.000 nascimentos. A maioria desses distúrbios tem herança autossômica recessiva.

Uma variedade de sinais/sintomas clínicos gerais, quando sem causa definida, pode constituir manifestação de doença metabólica genética. Atraso de desenvolvimento neuromotor/retardo mental e déficit de crescimento são manifestações comuns. Dispneia, vômitos, inapetência, acidose metabólica, hipoglicemia, hiperamonemia e letargia – consistentes com um quadro de encefalopatia metabólica – podem ser manifestações clínicas de erros metabólicos, tais como acidemias orgânicas, distúrbios do ciclo da ureia e aminoacidopatias. Além disso, hipoglicemia sem causa definida se associa a diversos outros erros inatos, como distúrbios de síntese/degradação de glicogênio e da oxidação de ácidos graxos.

Hepatomegalia e/ou esplenomegalia podem ser observadas em uma quantidade de distúrbios metabólicos genéticos, entre os quais galactosemia, tirosinemia, distúrbios lisossômicos de armazenamento (como mucopolissacaridoses), glicogenoses e erros da oxidação de ácidos graxos. Dismorfias são também componentes do fenótipo clínico de algumas dessas doenças, como a síndrome de Zellweger (distúrbio peroxissômico, caracterizado clinicamente por hipotonia, fronte proeminente, fontanelas aumentadas, alterações encefálicas e renais, convulsões, atraso psicomotor, hepatomegalia e catarata) e as mucopolissacaridoses (MPS). (Ver adiante.) O Quadro X.1.4 apresenta alguns exemplos de erros inatos do metabolismo com as principais informações pertinentes.

Crianças com quadros clínicos sugestivos de erros inatos do metabolismo devem ser submetidas a testes de triagem em amostras de urina e sangue; trata-se de testes qualitativos simples, que comumente não são especí-

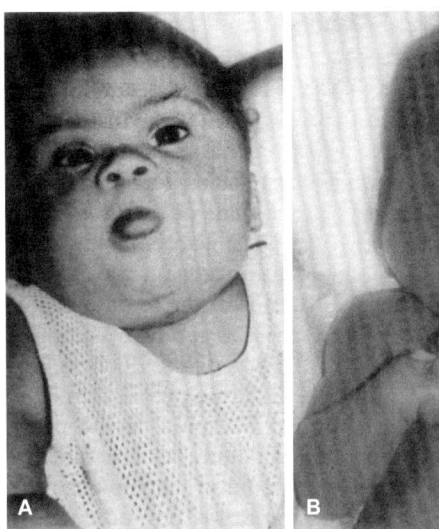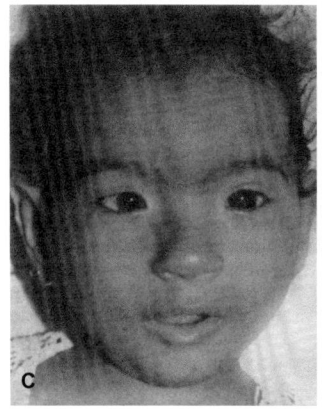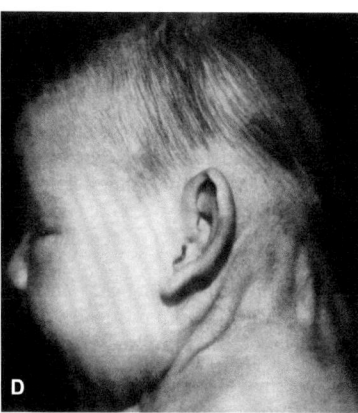

Fig. X.1.10. Casos ilustrativos de síndromes cromossômicas: **A**, síndrome de Down; **B**, síndrome de Patau (trissomia do 13); **C**, síndrome do *cri du chat* (5p-) e **D**, recém-nascida com síndrome de Turner (observe o pescoço curto com excesso de pele).

nível da região centromérica, entre dois cromossomos acrocêntricos (grupos D e G), havendo perda, aparentemente sem consequências clínicas, do braço curto de ambos os cromossomos.

Síndrome de Down

O nome Down associado à trissomia do cromossomo 21 se deve ao médico inglês John Langdon Down, que publicou um artigo, em 1866, descrevendo o fenótipo dessa síndrome. Entretanto, a descoberta de que a síndrome de Down era causada pela presença de um cromossomo 21 adicional só ocorreu em 1959. Sua incidência é da ordem de 1 em 700 nascimentos vivos, não importando etnia ou situação socioeconômica.

Pacientes típicos com síndrome de Down (Fig. X.1.10 A) apresentam: baixa estatura; microbraquicefalia, fechamento tardio das fontanelas, deficiência mental (QI geralmente variando entre 25 e 60), hipotonia; hiperflexibilidade articular; tendência a manter a boca aberta com a língua protrusa, palato alto/estreito, anomalias dentárias, língua sulcada; face redonda/plana; fendas palpebrais oblíquas para cima, pregas epicânticas, estrabismo, manchas de Brushfield (íris), nariz pequeno com raiz baixa; orelhas pequenas/displásicas, hipoacusia (condutiva, neurossensorial ou mista); pescoço curto com excesso de pele; *cutis marmorata*, pele seca/hiperceratótica; malformação cardíaca (cerca de 40% dos casos); abdome distendido, com diástase dos retos e hérnia umbilical; deficiência gonadal primária, pênis e testículos relativamente pequenos; anomalias digestivas; pelve hipoplásica, com ângulos acetabular e ilíaco diminuídos; mãos pequenas e largas; quintos quirodáctilos com falange média hipoplásica, prega interfalângica única e clinodactilia; prega palmar horizontal única (simiesca); intervalo aumentado entre o primeiro e o segundo pododáctilos.

Os homens com síndrome de Down são geralmente inférteis. Cerca de 40% das mulheres afetadas não ovulam ou não o fazem regularmente, mas vários casos de mulheres com síndrome de Down que tiveram filhos foram relatados.

A expectativa de vida de crianças afetadas é menor do que a de crianças normais, destacando-se, como principal causa de morte, cardiopatia congênita. Mas o prognóstico depende, ainda, da presença ou ausência de malformações digestivas (e outras malformações), da suscetibilidade a infecções respiratórias (e outras infecções) e do risco aumentado de leucemia.

Cerca de 94% dos casos de síndrome de Down resultam de trissomia livre do cromossomo 21, em que o cariótipo se constitui de 47 cromossomos com um 21 extra (Fig. X.1.11), como consequência de não disjunção meiótica (materna, mais frequentemente). O aumento do risco de criança afetada, em função do aumento da idade materna, é evidente: entre 30 e 34 anos, aproximadamente 1:700; 35-39 anos, 1:300; 40-43 anos, 1:100; e, a partir dos 44 anos, 1:50.

Translocações robertsonianas, sobretudo envolvendo fusão dos braços longos dos cromossomos 14 e 21,

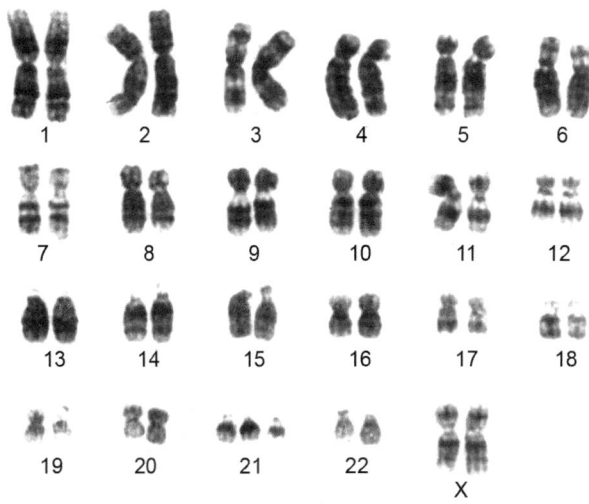

Fig. X.1.11. Cariótipo de uma menina com trissomia do 21.

Quadro X.1.3. Alguns exemplos de distúrbios cromossômicos, com a nomenclatura cariotípica e as principais características fenotípicas

Distúrbio	Cariótipo	Principais características fenotípicas
Síndrome 4p- (síndrome de Wolf-Hirschhorn)	46,XX ou XY, del(4p)	Déficit acentuado de crescimento, microcefalia, hipotonia, retardo mental profundo, hipertelorismo ocular, nariz largo, pilares do filtro nasolabial proeminentes, fenda labial/palatal, fístula/apêndice pré-auricular, malformação cardíaca, hipospádia, criptorquidia
Síndrome 5p- (*cri-du-chat*)	46,XX ou XY, del(5p)	Choro característico (lembrando miado), microcefalia, deficiência mental, face redonda, hipertelorismo ocular, epicanto, estrabismo divergente, orelhas pequenas com implantação baixa, micrognatia, cardiopatia congênita
Síndrome 10q+	46,XX ou XY, dup(10q)	Déficit de crescimento, retardo mental grave, microcefalia, fissuras palpebrais pequenas, ptose, microftalmia, fenda palatal, orelhas dismórficas, malformação cardíaca/renal, criptorquidia, 11 pares de costelas, sindactilia do segundo/terceiro pododáctilos
Trissomia do 13 (síndrome de Patau)	47,XX ou XY,+13	Holoprosencefalia, retardo mental profundo, microftalmia, coloboma de íris, fenda labial/palatal, orelhas dismórficas, malformação cardíaca, anomalias genitais, polidactilia, ulcerações de couro cabeludo na região parieto-occipital
Trissomia do 18 (síndrome de Edwards)	47,XX ou XY,+18	Dolicocefalia, déficit grave do crescimento/desenvolvimento, orelhas dismórficas, micrognatia, esterno curto, malformação cardíaca, pelve pequena, hérnia inguinal/umbilical, anomalia genital, tendência à sobreposição do segundo quirodáctilo sobre o terceiro e do quinto sobre o quarto, hálux curto dorsifletido
Síndrome 18p-	46,XX ou XY,del(18p)	Déficit de crescimento, retardo mental, face redonda, estrabismo, ptose palpebral, epicanto, raiz nasal baixa, dentes anômalos, orelhas proeminentes, pescoço curto
Monossomia X (síndrome de Turner)	45,X	Baixa estatura, disgenesia ovariana, linfedema congênito transitório em mãos e pés, epicanto, micrognatia, orelhas proeminentes com implantação baixa, pescoço curto e largo, implantação posterior dos cabelos baixa, tórax largo com mamilos hipoplásicos e amplamente espaçados, coarctação da aorta, alterações renais, cúbito valgo, encurtamento do quarto metacarpiano/metatarsiano, unhas com implantação profunda
Síndrome de Klinefelter	47,XXY	Estatura elevada com membros longos, deficiência mental, distúrbios de comportamento, testículos pequenos com azoospermia, ginecomastia
Duplo Y	47,XYY	Estatura alta, distúrbios de aprendizagem e de comportamento, acne cística nodular na adolescência
Tetrassomia X	48,XXXX	Fenótipo clínico muito variável, com deficiência mental geralmente presente. Algumas pacientes apresentam hipertelorismo ocular, fissuras palpebrais oblíquas, epicanto, clinodactilia de quinto quirodáctilo, sinostose radioulnar

Números cromossômicos que não são múltiplos exatos de *n* são aneuploides. As principais aneuploidias humanas são as *trissomias* (2n +1 = 47 cromossomos) e as *monossomias* (2n −1 = 45 cromossomos). As monossomias autossômicas são geralmente letais. A principal causa das aneuploidias é a *não disjunção* (não separação) dos cromossomos homólogos na meiose I ou de cromátides-irmãs na meiose II. A não disjunção mitótica pós-zigótica produz *mosaicos* (indivíduos com duas ou mais linhagens celulares com diferentes números cromossômicos). Mosaicismo cromossômico pode também resultar da perda do cromossomo extra em algumas células, durante as divisões mitóticas pós-zigóticas, em um concepto originalmente trissômico.

As anomalias cromossômicas estruturais incluem, entre outras, *deleções* e *translocações*. Deleção é a quebra seguida de perda de parte de um cromossomo. A síndrome 5p- (síndrome do "miado" ou *cri du chat*), por exemplo, é causada pela deleção parcial do braço curto do cromossomo 5. (Ver Quadro X.1.3 e Fig. X.1.10C.) Deleções muito pequenas ou *microdeleções* (com tamanho inferior a 5 milhões de pares de bases) geralmente são detectadas apenas com técnicas de bandeamento de alta resolução ou métodos moleculares. Por exemplo, as deleções na região cromossômica 15q11-q13, associadas com as síndromes de Prader-Willi e Angelman (descritas anteriormente), são microdeleções. Um outro exemplo bem conhecido de síndrome de microdeleção cromossômica é a síndrome WAGR (tumor de *W*ilms, *A*niridia, anomalias *G*enitais, *R*etardo mental), com deleção em 11p13.

As translocações geralmente envolvem dois cromossomos (excepcionalmente, podem envolver mais de dois) e compreendem as translocações *recíprocas* e as *robertsonianas* ou *fusões cêntricas*. As primeiras são trocas de partes entre cromossomos não homólogos, que resultam de pontos de quebra nos cromossomos envolvidos com reunião em novo arranjo. As translocações recíprocas geralmente não levam a alterações fenotípicas nos seus portadores, mas podem aumentar o risco de prole anormal. As translocações robertsonianas são devidas à fusão, ao

púsculos de Barr dos núcleos dessas células é igual ao número de cromossomos X menos um. Os autossomos são classificados em pares numerados de 1 a 22 e distribuídos em sete grupos, representados por letras de A a G. Os pares de 1 a 3 constituem o grupo A; 4 e 5, B; 6 a 12, C; 13 a 15, D; 16 a 18, E; 19 e 20, F; e 21 e 22, G. Os braços curto e longo de qualquer cromossomo são representados pelas letras *p* e *q*, respectivamente.

As células mais frequentemente utilizadas na análise do cariótipo humano são linfócitos circulantes de sangue periférico, e a fase da mitose geralmente utilizada com essa finalidade é a metáfase. Adicionadas a meio de cultura apropriado, as células se multiplicam em um período de aproximadamente 72 horas. A seguir, sob a ação da colchicina, a divisão celular é interrompida durante a metáfase. Nas etapas seguintes, as células são fixadas e espalhadas em lâminas e coradas, prestando-se ao exame microscópico dos cromossomos e à obtenção de fotografias. Geralmente são analisados conjuntos cromossômicos de 10 a 15 células, mas, havendo suspeita de mosaicismo, pelo menos 30 metáfases são examinadas. Outros tipos celulares, além de leucócitos, como fibroblastos obtidos por biópsia de pele, também podem ser cultivados *in vitro* e utilizados para análise cromossômica.

A identificação de cada um dos cromossomos humanos se tornou possível com o advento das técnicas de *bandeamento* cromossômico, a partir de 1970. As bandas G, por exemplo, são produzidas como resultado do tratamento dos cromossomos com tripsina (que digere parcialmente as proteínas cromossômicas) e coloração com Giemsa, apresentando-se cada cromossomo com um padrão característico de faixas claras e escuras. Esse método – que permite a observação de cerca de 400 bandas – é o mais comumente usado no diagnóstico de anomalias cromossômicas. Assim, por exemplo, a notação 14q32.1 especifica a primeira sub-banda da segunda banda na terceira região do braço longo do cromossomo 14. Uma representação esquemática (*idiograma*) dos cromossomos humanos com bandeamento G é apresentada na Fig. X.1.9. Com a técnica de *bandeamento de alta resolução*, em que os cromossomos são corados ainda em prometáfase ou prófase, anomalias cromossômicas pequenas, não detectadas com o bandeamento convencional, podem ser identificadas. Isso acontece porque os cromossomos se apresentam mais alongados (comparados com os cromossomos metafásicos) e com cerca de 800 bandas para análise.

A técnica de *hibridização* in situ *fluorescente* (FISH), desenvolvida mais recentemente, permite a detecção de anomalias cromossômicas (certas deleções, por exemplo) não detectadas pelas técnicas anteriores e consiste no uso de sondas marcadas de DNA que hibridizam com sequências específicas do DNA de cromossomos de células em divisão ou em interfase. A partir dessa técnica, surgiram outras técnicas de citogenética molecular mais sofisticadas, como a *cariotipagem espectral multicolor*, que

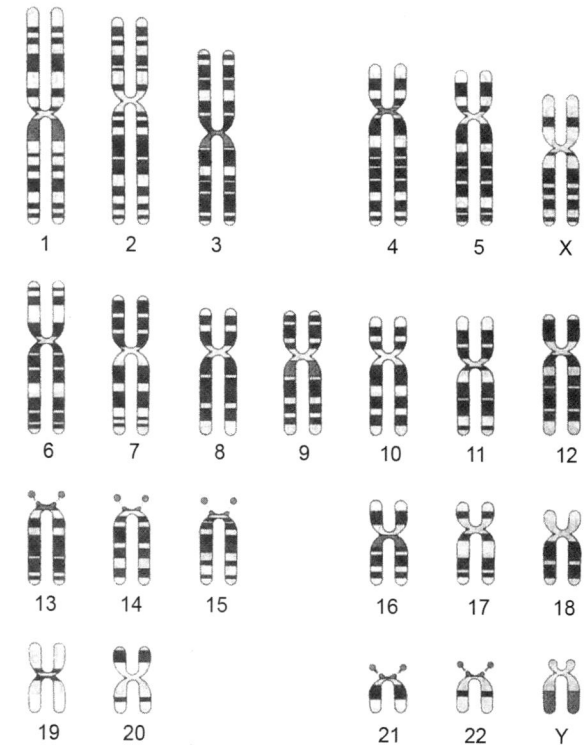

Fig. X.1.9. Idiograma humano com representação do padrão de bandas G.

associa o uso de diferentes sondas com programas de processamento de imagens; o resultado é que cada par de cromossomos homólogos pode ser identificado por ser corado ("pintado") com cor diferente dos demais, o que é particularmente útil na detecção de rearranjos cromossômicos, tais como translocações.

Anomalias cromossômicas

Estima-se que aproximadamente 0,7% dos recém-nascidos apresentam uma anomalia cromossômica significativa, e síndromes dismórficas específicas, causadas por alterações cromossômicas específicas envolvendo todos os cromossomos humanos, têm sido descritas. Alguns exemplos de cromossomopatias numéricas e estruturais são apresentados no Quadro X.1.3, podendo ser observados casos ilustrativos na Fig. X.1.10 *A* a *D*. Em abortos espontâneos, a frequência de anomalias cromossômicas é da ordem de 50% (1º trimestre gestacional) e 20% (2º trimestre).

As alterações cromossômicas numéricas compreendem as *poliploidias* e as *aneuploidias*. Os cariótipos poliploides resultam de aumento do número de cromossomos por múltiplo exato do número haploide (*n*), excluído o número diploide normal (2n). Assim, *triploides* (3n) e *tetraploides* (4n) humanos apresentam, respectivamente, 69 e 92 cromossomos. Esses cariótipos, principalmente os tetraploides, são muito raros em recém-nascidos vivos, mas são de ocorrência relativamente comum em abortos espontâneos precoces.

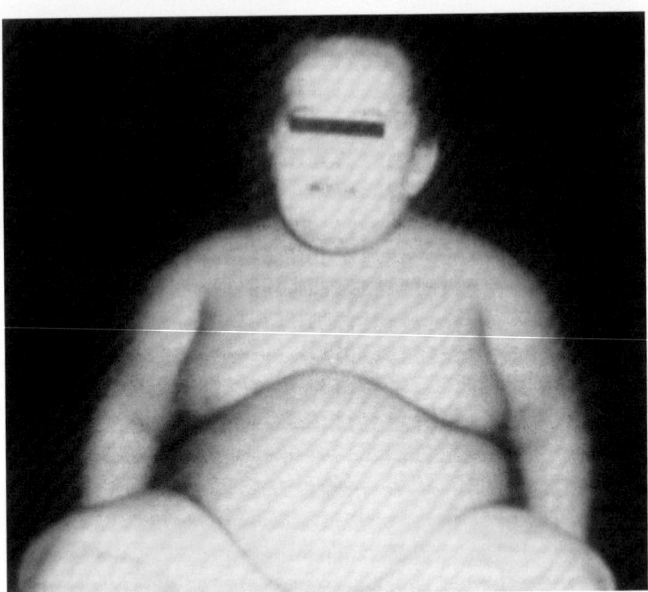

Fig. X.1.8. Fotografia da uma menina com síndrome de Prader-Willi.

movimentos frequentes de abanar as mãos, epilepsia, microbraquicefalia, macrostomia e prognatismo.

Estima-se que cerca de 75% dos pacientes com a síndrome de Prader-Willi apresentam deleção na parte proximal do braço longo do cromossomo 15 (região 15q11-13) herdado do pai, e a grande maioria dos casos restantes apresenta dissomia uniparental materna desse cromossomo (situação em que o paciente apresenta duas cópias normais do cromossomo 15 materno e nenhuma do paterno). Em ambas as situações, a síndrome é causada pela ausência de um ou vários genes paternos na região 15q11-13. É que esses genes só são ativos no cromossomo 15 que a pessoa herda de seu pai, sendo inativos no cromossomo 15 de origem materna. De modo similar, a região 15q11-13 também contém genes que só são ativos quando o cromossomo 15 é herdado da genitora (sendo tais genes inativos no cromossomo 15 paterno). Assim, uma criança que herda de sua mãe o cromossomo 15 com a deleção q11-13 manifesta a síndrome de Angelman. Aproximadamente 75% dos casos de síndrome de Angelman resultam de deleções 15q11-13 de origem materna.

Entre os diversos genes localizados em 15q11-13 se encontram os genes *SNRPN* e *UBE3A*, que são, provavelmente, os principais genes relacionados com as síndromes de Prader-Willi e Angelman, respectivamente. A ausência paterna do gene *SNRPN* causa a síndrome de Prader-Willi, e a ausência materna do gene *UBE3A* causa a síndrome de Angelman. A síndrome de Angelman pode ser causada também por mutações no gene *UBE3A* (cerca de 20% dos casos) ou, raramente, por dissomia uniparental paterna do cromossomo 15 (em que o paciente apresenta duas cópias do cromossomo 15 paterno e nenhuma do materno). Outros mecanismos genéticos, além dos descritos, podem estar implicados na etiologia de alguns casos das síndromes de Prader-Willi e Angelman.

Herança mitocondrial ou citoplasmática

A grande maioria das doenças genéticas é causada por alterações no genoma nuclear. Alguns raros distúrbios que afetam ambos os sexos e que são transmitidos apenas por mulheres, no entanto, são causados por mutações em genes mitocondriais. As mitocôndrias (e seu DNA) são transmitidas de uma geração para outra apenas através dos ovócitos. Mulheres afetadas geralmente transmitem o distúrbio para todos os seus filhos (de ambos os sexos), sendo normal a prole de homens afetados.

As mitocôndrias são organelas citoplasmáticas que produzem a energia química que será utilizada pela célula para realizar suas funções. O genoma mitocondrial humano (*mtDNA* humano) consiste em uma pequena molécula de DNA, circular e de cadeia dupla, com uma sequência de 16.569 pares de bases. Cada célula humana contém milhares de cópias de mtDNA.

Na divisão celular, o mtDNA se replica e é distribuído aleatoriamente entre as novas mitocôndrias sintetizadas, que, por sua vez, são distribuídas aleatoriamente entre as duas células-filhas. Cada célula-filha pode receber proporções muito diferentes de mitocôndrias, levando mtDNA normal e mutante. A expressão fenotípica de uma mutação no mtDNA depende das proporções relativas do mtDNA normal e mutante nas células que constituem tecidos diferentes. Assim, a penetrância reduzida, a expressividade variável e a pleiotropia (efeitos fenotípicos múltiplos, e não obviamente relacionados, de um único gene) são características típicas dos heredogramas de distúrbios mitocondriais.

São exemplos de doenças mitocondriais: neuropatia óptica hereditária de Leber (cegueira na vida adulta jovem); doença de Leigh (neuropatia, ataxia, retinite pigmentosa, atraso do crescimento/desenvolvimento, acidemia lática); oftalmoplegia externa progressiva crônica (fraqueza progressiva dos músculos extraoculares).

CROMOSSOMOS HUMANOS: TÉCNICAS DE ANÁLISE E ANOMALIAS CROMOSSÔMICAS

Citogenética é o estudo dos cromossomos e suas anomalias. As anomalias cromossômicas são comumente grandes o bastante para serem analisadas ao microscópio óptico. O conjunto dos cromossomos de cada espécie biológica apresenta características numéricas e estruturais que definem o cariótipo da espécie. No cariótipo humano, os 46 cromossomos se distribuem em 22 pares autossômicos e um par de cromossomos sexuais (XX na mulher e XY no homem). Nas células somáticas femininas, um dos dois cromossomos X é inativo, constituindo o *corpúsculo de Barr* ou *cromatina sexual*. O número de cor-

néticas que incluem deficiência auditiva entre suas manifesfações clínicas.

Entretanto, a heterogeneidade genética é apenas um aspecto dentro do contexto da ampla heterogeneidade etiológica da surdez, desde que fatores adquiridos (tais como meningite, rubéola congênita e outras infecções virais, hipóxia, infecções do ouvido médio, traumatismos e tumores cranianos, certos diuréticos, salicilatos e antibióticos aminoglicosídeos) frequentemente estão implicados na causa das perdas auditivas. Além disso, não se identifica a etiologia em uma parcela substancial de casos. Em uma pesquisa sobre as causas de surdez pré-verbal na população institucionalizada de Recife, observamos que a etiologia genética estava implicada em 13% dos casos (a grande maioria com padrão autossômico recessivo de herança); as causas adquiridas e a etiologia desconhecida (não identificada) estavam representadas por 41,5% e 45,5%, respectivamente (Duarte e Silva, 1997).

Distrofias musculares, mucopolissacaridoses, retinite pigmentar e osteogênese imperfeita são outros exemplos bem conhecidos de doenças com heterogeneidade genética.

Herança não mendeliana

Alguns distúrbios genéticos não se transmitem de acordo com os padrões clássicos de herança mendeliana já descritos. Faremos aqui uma breve explanação a respeito de alguns desses padrões *não mendelianos* de herança.

Mosaicismo

Mosaicismo é a presença, em um indivíduo, de duas ou mais linhagens celulares geneticamente diferentes, mas originadas de um mesmo zigoto. O mosaicismo pode afetar as células somáticas (mosaicismo somático) ou as células germinativas (mosaicismo germinativo ou gonadal).

A neurofibromatose tipo 1 (NF1), por exemplo, se manifesta, às vezes, de forma segmentar, afetando apenas uma parte do corpo; nesse caso, a mutação no gene *NF1* deve ter ocorrido durante o desenvolvimento embrionário, afetando somente as células somáticas descendentes da célula mutante.

O mosaicismo gonadal é, por sua vez, a explicação mais plausível para a situação em que dois ou mais irmãos, com genitores e demais parentes normais, são afetados por um distúrbio autossômico dominante. Considerando-se que as mutações são eventos individualmente raros, é improvável que mutações recorram no mesmo loco gênico em indivíduos de uma mesma família. Assim, a recorrência da doença nessa irmandade pode ser explicada pelo conceito de mosaicismo de células germinativas: a mutação patogênica estaria presente na gônada de um dos genitores, mas não em suas células somáticas. Mosaicismo germinativo tem sido observado em vários distúrbios genéticos, como acondroplasia e osteogênese imperfeita.

Dissomia uniparental

Dissomia uniparental se refere à ocorrência de indivíduos que apresentam as duas cópias de um determinado cromossomo procedentes de apenas um de seus genitores. Normalmente, as pessoas herdam de cada genitor apenas um cromossomo de cada par de homólogos. A dissomia uniparental é do tipo *isodissomia*, quando as duas cópias se originam de apenas um dos cromossomos homólogos de um dos genitores, e do tipo *heterodissomia*, quando cada cópia se origina de cada um dos dois homólogos.

Um exemplo do envolvimento desse mecanismo na produção de doença genética é o seguinte: utilizando-se técnicas de análise de DNA, identificou-se uma criança com fibrose cística filha de um casal normal, em que apenas a genitora era heterozigota; nesse caso, a criança afetada recebeu seus dois cromossomos 7 – com os alelos mutantes para a fibrose cística – de sua mãe (isodissomia uniparental materna).

Impressão genômica

A *impressão* (*imprinting*) *genômica* é definida como a expressão diferencial de determinados genes condicionada à origem parental, paterna ou materna. Em outras palavras, certos genes só são ativos se herdados do genitor (e inativos quando herdados da genitora); outros genes, por sua vez, são ativos apenas quando herdados da mãe (e inativos se transmitidos pelo pai). Isso ocorre porque os genes que sofrem *imprinting* são modificados durante sua passagem através dos ovócitos ou espermatócitos (Ostrer, 1998). (Classicamente, acreditava-se que a origem, se paterna ou materna, não tinha influência na expressão dos genes.) Os mecanismos genéticos envolvidos na expressão dos fenótipos clínicos das síndromes de Prader-Willi e Angelman, como veremos mais adiante, são ilustrativos desse conceito. A incidência de cada uma dessas síndromes é da ordem de 1 em 15.000 a 20.000 nativivos.

As principais características clínicas da síndrome de Prader-Willi (Fig. X.1.8) consistem em hipotonia, hiperfagia com obesidade (início geralmente entre 1 e 6 anos de idade), dismorfismo craniofacial discreto (fissuras palpebrais oblíquas para cima, diâmetro bifrontal estreito, lábio superior fino), deficiência mental, baixa estatura, mãos e pés pequenos, hipogonadismo hipogonadotrófico (com pênis pequeno, criptorquidia e hipoplasia de pequenos lábios e clitóris), escoliose e osteoporose. Movimentos fetais diminuídos e sucção fraca (nos primeiros meses de vida) são também manifestações frequentes.

O fenótipo clínico da síndrome de Angelman inclui retardo mental grave, risos paroxísticos, marcha atáxica,

que a prevalência de retardo mental de etiologia genética é maior no sexo masculino.

Herança ligada ao Y

A herança de características ligadas ao Y (ou herança *holândrica*) ocorre exclusivamente de pai para filho (de homem para homem). Entre os poucos genes localizados no cromossomo Y incluem-se genes envolvidos na espermatogênese, o gene codificante do antígeno de histocompatibilidade H-Y, e o gene *SRY*, que parece ser o principal determinante testicular e, portanto, o iniciador da diferenciação sexual masculina.

Penetrância reduzida e expressividade variável

A análise genealógica em algumas famílias, além de permitir a identificação de afetados por determinado distúrbio genético, pode identificar pessoas que, embora possuam genótipo relacionado com certa doença, não apresentem a expressão fenotípica correspondente, isto é, não manifestam evidência clínica da doença. Nesse caso, o distúrbio apresenta *penetrância reduzida* (ou *incompleta*). Portanto, certos genes podem ter expressão clínica em algumas pessoas e não produzir efeitos detectáveis em outras. Penetrância reduzida pode ser consequência de efeitos modificadores de outros genes. A família com braquidactilia isolada (não sindrômica) autossômica dominante que investigamos (Silva, 2002), representada no heredograma da Fig. X.1.7, ilustra esse conceito: o indivíduo II-6 tem duas filhas e genitor afetados. Embora clinicamente normal, II-6 deve ser heterozigoto para o gene mutante causador da braquidactilia.

Por outro lado, muitos distúrbios genéticos apresentam *expressividade variável*: manifestam-se com graus variáveis de severidade em diferentes pacientes, e isso implica dizer que um mesmo gene pode produzir, dentro do espectro da doença que condiciona, efeitos mais graves em certos pacientes e menos graves em outros. Na síndrome de Waardenburg clássica, por exemplo, a expressão clínica é muito variável, podendo oscilar desde casos apresentando apenas hipoacusia unilateral moderada e telecanto até casos com surdez neurossensorial bilateral profunda, telecanto, raiz nasal alta, sinofre, *fundus* hipopigmentado, heterocromia da íris, hipocromia cutânea e encanecimento precoce do cabelo.

Essas variações na expressão gênica se associam mais frequentemente a distúrbios dominantes, mas não excluem os recessivos. Penetrância completa (em vez de reduzida) e expressividade variável (em vez de constante) são as situações mais comuns envolvendo síndromes mendelianas.

Mutação nova

As mutações são as fontes primárias da variação genética. Alelos novos surgem nas populações por mutação. Uma criança que apresenta um distúrbio monogênico, sobretudo autossômico dominante, com história familiar negativa (o paciente é caso esporádico, com genitores normais e não consanguíneos), provavelmente apresenta mutação gênica *nova*. Nessa situação, o risco de os pais dessa criança terem outro filho afetado não é maior do que o risco populacional; entretanto, tratando-se de distúrbio autossômico dominante, eventuais filhos futuros dessa criança afetada terão risco de 50% de também manifestar a doença.

Muitos pacientes com síndromes dominantes são casos únicos em suas famílias, produtos de mutações novas. Exemplificando, estima-se que cerca de 90% dos acondroplásicos resultam dessas mutações (apenas cerca de 10% deles têm um genitor afetado).

Heterogeneidade genética

Um número significativo de distúrbios monogênicos apresenta *heterogeneidade genética*, significando que mutações em diferentes locos ou diferentes mutações no mesmo loco podem produzir fenótipos clínicos semelhantes. A surdez pré-verbal (pré-lingual) isolada com padrão mendeliano de herança ilustra, notavelmente, o conceito de heterogeneidade genética: são conhecidos muitos tipos de surdez autossômica recessiva (cerca de 75% dos casos) – além de formas autossômicas dominantes e ligadas ao cromossomo X –, que resultam de mutações em genes localizados em diversos cromossomos humanos, entre os quais os de números 1, 6, 7, 9, 11, 13 e 21 (Willems, 2000).

Mutações no gene que codifica a *conexina 26* (gene localizado no braço longo do cromossomo 13) são as causas mais comuns de surdez monogênica, sendo responsáveis por cerca de 50% dos casos de surdez pré-verbal autossômica recessiva (Willems, 2000). A deficiência auditiva pré-verbal – que se instala antes do desenvolvimento natural da linguagem – é frequentemente congênita, neurossensorial e grave, podendo, ainda, ser causada por mutações em genes mitocondriais. A heterogeneidade genética se amplia ainda mais se considerarmos as formas pós-verbais de surdez e as inúmeras síndromes ge-

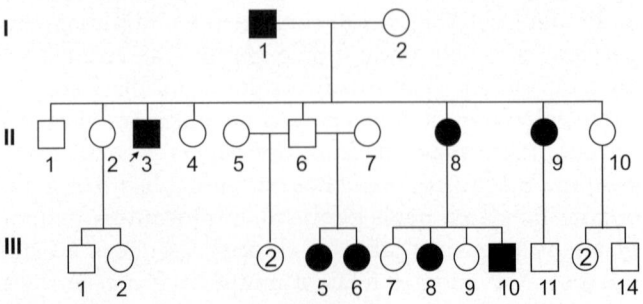

Fig. X.1.7. Heredograma de uma família com braquidactilia isolada, ilustrando a herança autossômica dominante com penetrância reduzida: embora normal, o homem II-6 deve ser portador do gene dominante mutante.

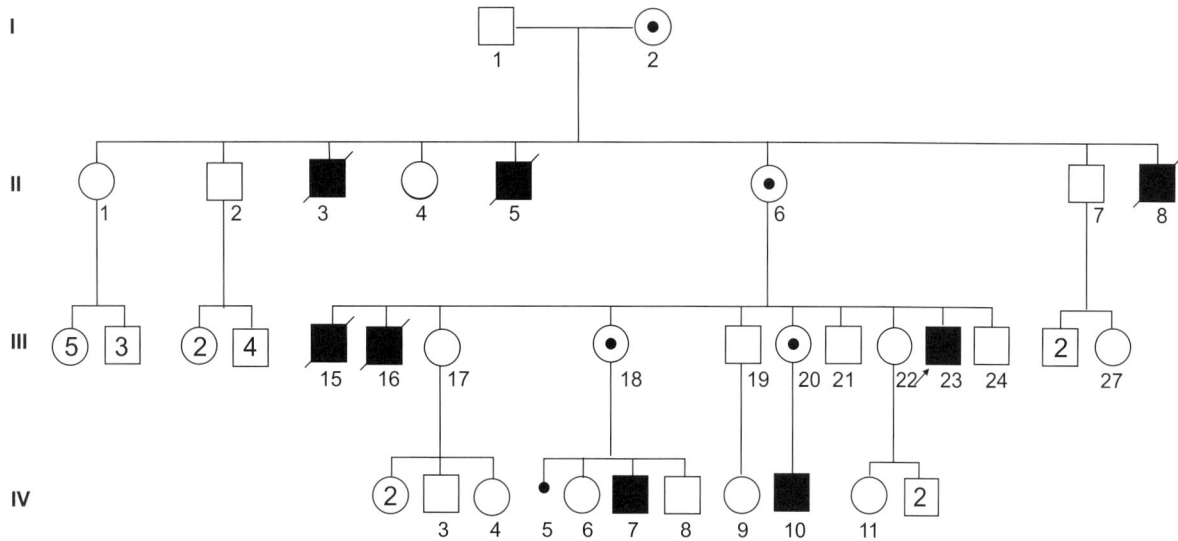

Fig. X.1.5. Heredograma de uma família do agreste pernambucano com distrofia muscular de Duchenne (herança recessiva ligada ao cromossomo X); os afetados, do sexo masculino, são filhos de mulheres portadoras (I-2, II-6, III-18 e III-20).

Síndrome do X frágil

A síndrome do X frágil é um distúrbio com padrão atípico de herança ligada ao cromossomo X. Excluída a síndrome de Down, a síndrome do X frágil se torna a forma mais comum de retardo mental genético, com uma incidência aproximada de 1 em 1.500 e 1 em 2.500 recém-nascidos masculinos e femininos, respectivamente. A designação *X frágil* se deve à aparência microscópica do cromossomo X de pessoas afetadas, que podem exibir um *sítio frágil* (intervalo ou *gap* propenso à quebra) na parte distal do braço longo do cromossomo X (região Xq27.3).

A deficiência mental varia de moderada a grave entre os pacientes masculinos e de leve a moderada entre as mulheres afetadas. Os meninos com mais idade e os adultos masculinos geralmente apresentam orelhas grandes, face alongada e prognatismo (Fig. X.1.6). Macrocefalia, hiperextensibilidade articular e prolapso de válvula mitral também podem ser observados. A fala tende a ser confusa, hesitante e repetitiva. Muitos meninos afetados apresentam comportamento hiperativo e/ou autístico. Após a puberdade, a maioria dos afetados masculinos apresenta macrorquidia. Mulheres afetadas geralmente não manifestam dismorfismo craniofacial.

A síndrome do X frágil é causada pela *expansão* do trinucleotídeo CGG na *sequência promotora* do gene *FMR-1*, localizado na região cromossômica Xq27.3. (O *promotor* é uma sequência de nucleotídeos que antecede o gene e está envolvida na iniciação da transcrição do DNA em RNA.) Pessoas normais apresentam, nessa região de seu DNA, um número de repetições CGG variando entre 5 e 50, mas, nos afetados, essa sequência se expande para mais de 200 repetições, podendo ultrapassar a cifra de 1.000 (*mutação completa*). Números intermediários entre 50 e 200 repetições (*pré-mutação*) são observados nos homens normais *transmissores* e suas filhas (intelectualmente normais). Mulheres portadoras da pré-mutação podem apresentar sinais de insuficiência ovariana prematura, como menopausa precoce. A prole dessas mulheres apresenta risco elevado (cerca de 40%) de manifestar a síndrome do X frágil por expansão, durante a meiose, do trinucleotídeo CGG além de 200 repetições. O diagnóstico laboratorial da síndrome do X frágil é feito, principalmente, com base na análise de mutação no gene *FMR-1*.

Finalmente, convém ressaltar que a síndrome do X frágil é apenas o tipo mais frequente de retardo mental ligado ao X, porquanto mais de uma centena de outras formas (geralmente raras) de deficiência mental, causadas por mutações em genes localizados no cromossomo X, são conhecidas; e isso certamente ajuda a explicar por

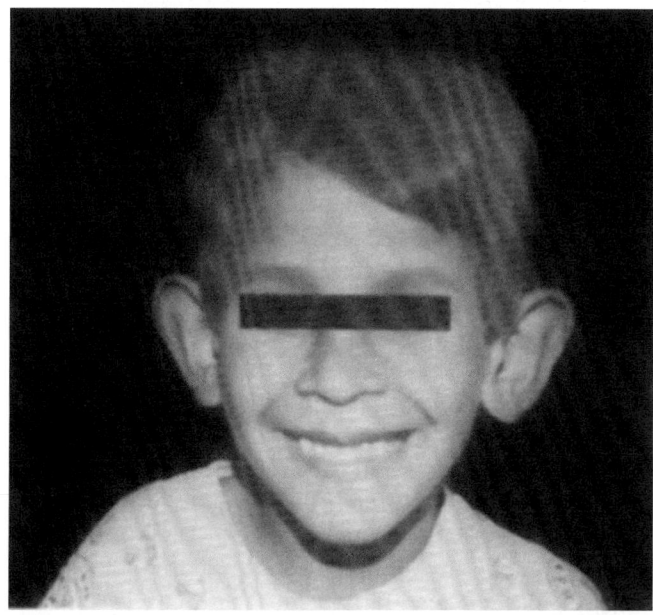

Fig. X.1.6. Fotografia da face de um menino com síndrome do X frágil, evidenciando as orelhas proeminentes.

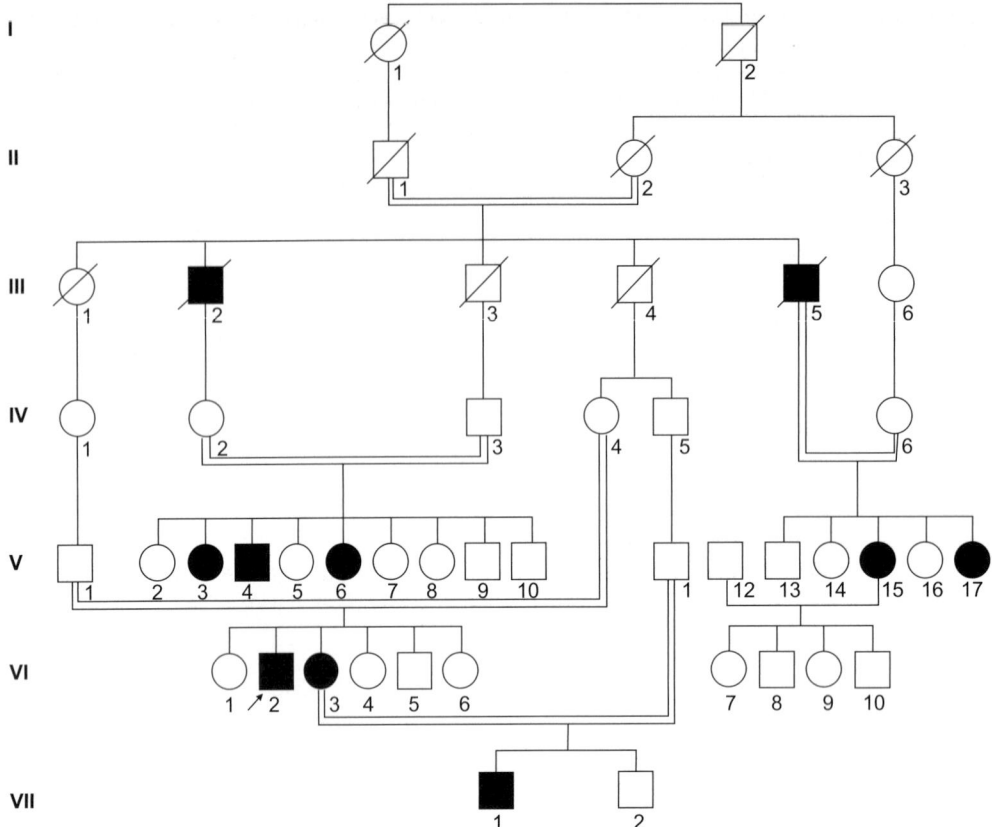

Fig. X.1.3. Heredograma de uma família sertaneja com síndrome de Ellis-van Creveld e herança autossômica recessiva, observando-se que os genitores dos afetados são consanguíneos (linhas duplas) e que todas as pessoas, com exceção do indivíduo V-12, são descendentes dos dois irmãos da geração I. É interessante notar, ainda, que os quatros filhos do casal, não consanguíneos, V12 (normal)/V-15 (mulher afetada), são normais (naturalmente, não seria esperada prole afetada desse casamento).

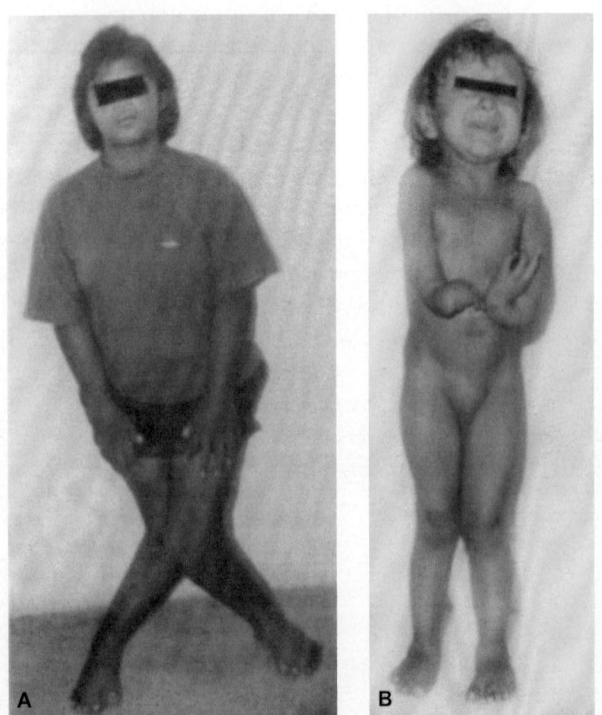

Fig. X.1.4. Casos ilustrativos de distúrbios autossômicos recessivos: **A**, Síndrome de Ellis-van Creveld (observe a presença de genuvalgo grave e polidactilia de mãos e pés) e **B**, síndrome de Fanconi, evidenciando os defeitos de membros superiores.

Herança dominante ligada ao X

Poucos distúrbios com herança dominante ligada ao cromossomo X são conhecidos. Mulheres são mais frequentemente afetadas do que homens. Mulheres afetadas (heterozigotas) transmitem o distúrbio para cerca de 50% de suas crianças de ambos os sexos, e homens afetados o transmitem para todas as suas filhas (afetadas), mas não para seus filhos (que recebem deles apenas o cromossomo Y). Um exemplo bem conhecido de doença dominante ligada ao X é o raquitismo resistente à vitamina D (raquitismo hipofosfatêmico), caracterizado principalmente por hipofosfatemia, baixa estatura, arqueamento dos membros inferiores e osteopenia. Os distúrbios dominantes ligados ao X são geralmente mais graves nos homens afetados do que nas mulheres afetadas.

As síndromes de Rett (autismo, retardo mental, ataxia, movimentos manuais estereotipados e sem finalidade) e Aicardi (agenesia do corpo caloso, espasmos em flexão, coriorretinopatia, retardo mental) são outros exemplos de distúrbios dominantes ligados ao X. Entretanto, como essas síndromes têm sido descritas quase que exclusivamente em mulheres, são consideradas letais no sexo masculino.

Quadro X.1.2. Alguns exemplos de distúrbios autossômicos recessivos com as localizações cromossômicas dos respectivos genes mutantes e principais características fenotípicas

Distúrbio	Localização cromossômica	Principais características fenotípicas
Hiperplasia adrenal congênita por deficiência de 21-hidroxilase	6p21	Em recém-nascidos femininos, virilização da genitália externa; virilização precoce em meninos; distúrbios hidroeletrolíticos; baixa estatura
Picnodisostose	1q21	Baixa estatura, osteosclerose, fragilidade óssea, fechamento tardio das fontanelas, ângulo mandibular obtuso, anomalias dentárias
Síndrome de Ellis-van Creveld (displasia condroectodérmica)	4p16	Baixa estatura desproporcional, costelas curtas, polidactilia, unhas hipoplásicas, anomalias dentárias, malformação cardíaca
Síndrome de Kartagener	5p, 19q, 15q, 9p, 16p, 15q	Bronquiectasia, *situs inversus*, infertilidade
Anemia de Fanconi	16q24, 9p, 9q, 3p, 6p	Pancitopenia, leucemia, baixa estatura, microcefalia, deficiência mental, hipoplasia/aplasia radial, hipoplasia/aplasia do polegar, anomalias geniturinárias
Síndrome de Seckel	3q22-q24, 18p11-q11, 14q	Baixa estatura, microcefalia, retardo mental, nariz proeminente, micrognatia, 11 pares de costelas

brose cística pode variar substancialmente, desde um fenótipo brando com sobrevivência quase normal, até um quadro grave com morte nos primeiros anos.

A variação na gravidade da doença se correlaciona, dentro de certo limite, com o tipo de mutação, apresentado pelo paciente, no gene (mapeado na região cromossômica 7q31) que codifica a *proteína reguladora transmembranar da fibrose cística* (CFTR), envolvida no transporte de íons cloreto e sódio através das membranas de células epiteliais. Mais de 1.000 mutações diferentes foram descritas nesse gene, sendo que uma delas – a mutação ΔF508 (deleção de três bases no códon 508, que acarreta perda de fenilalanina nessa posição na proteína CFTR) – corresponde a aproximadamente 70% de todas as mutações. A mutação ΔF508 é uma das mutações que se associam a quadro clínico grave. As alterações na função da proteína CFTR (resultantes das mutações patogênicas) são responsáveis pela produção das secreções espessas obstrutivas observadas na fibrose cística.

Outros exemplos de distúrbios autossômicos recessivos são descritos no Quadro X.1.2. A Fig. X.1.3 apresenta o heredograma de uma família pernambucana com um desses distúrbios (síndrome de Ellis-van Creveld) e a Fig. X.1.4 mostra fotografias de casos ilustrativos.

Herança recessiva ligada ao X

O padrão de herança de distúrbios recessivos ligados ao cromossomo X é identificado pelos seguintes critérios: (*1*) os afetados são quase sempre do sexo masculino; (*2*) mulheres heterozigotas (portadoras) transmitem o gene mutante para cerca de metade de seus filhos masculinos, que serão afetados, e metade de suas filhas, que serão igualmente portadoras; (*3*) homens afetados não transmitem o gene para suas crianças masculinas – não ocorre transmissão *homem para homem* de características ligadas ao X, pois os homens transmitem para seus filhos apenas o cromossomo Y –, mas podem transmiti-lo para todas as suas filhas (portadoras).

Muitos distúrbios recessivos ligados ao X são conhecidos. Exemplos clássicos incluem hemofilia A, distrofia muscular de Duchenne (ver descrição no capítulo seguinte), displasia ectodérmica hipoidrótica (síndrome de Christ-Siemens-Touraine) e síndrome de insensibilidade androgênica (síndrome de feminização testicular). A Fig. X.1.5 mostra o heredograma de uma família com distrofia muscular de Duchenne. As principais características fenotípicas da displasia ectodérmica hipoidrótica consistem em hipotricose, hipoplasia ou aplasia de glândulas mucosas/sudoríparas/sebáceas, hipoidrose, pele fina, hiperpigmentação periorbitária, hipodontia, dentes incisivos e/ou caninos cônicos, fronte proeminente, raiz nasal baixa e lábios proeminentes. Retardo mental (causado por hipertermia associada à transpiração deficiente), hipoplasia de glândulas mamárias e lacrimais e baixa estatura também podem ser observados. Mulheres heterozigotas podem apresentar anomalias discretas de dentes e glândulas sudoríparas.

Os afetados masculinos com síndrome de insensibilidade androgênica apresentam genitália externa e desenvolvimento mamário femininos, vagina curta e em fundo cego, ausência de útero e anexos, e testículos abdominais ou inguinais, embora o cariótipo seja normal para o sexo masculino (46,XY). O defeito primário consiste em mutação no gene codificante do receptor androgênico. Insensibilidade androgênica parcial se associa frequentemente a micropênis com hipospádia e ginecomastia.

O fenótipo clínico de pacientes com fibrose cística consiste, essencialmente, em insuficiência pancreática exócrina (com subsequente desnutrição crônica), doença respiratória obstrutiva (com grande suscetibilidade a infecções bacterianas), íleo meconial (obstrução intestinal no recém-nascido causada pelo espessamento do mecônio), cirrose biliar e alteração de glândulas sudoríparas (com níveis elevados de cloreto no suor). Além disso, agenesia do ducto deferente é causa comum de infertilidade entre afetados masculinos. Entretanto, a expressão clínica da fi-

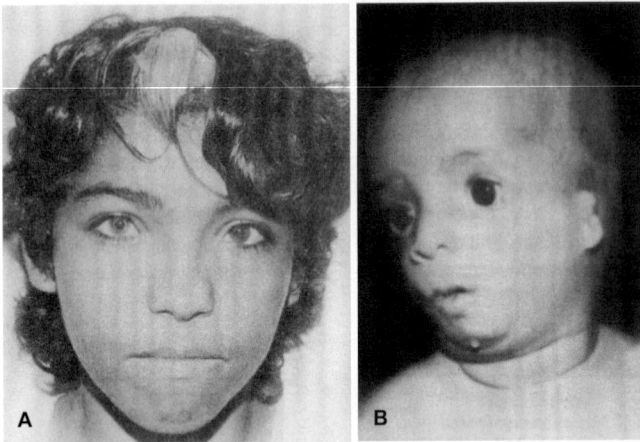

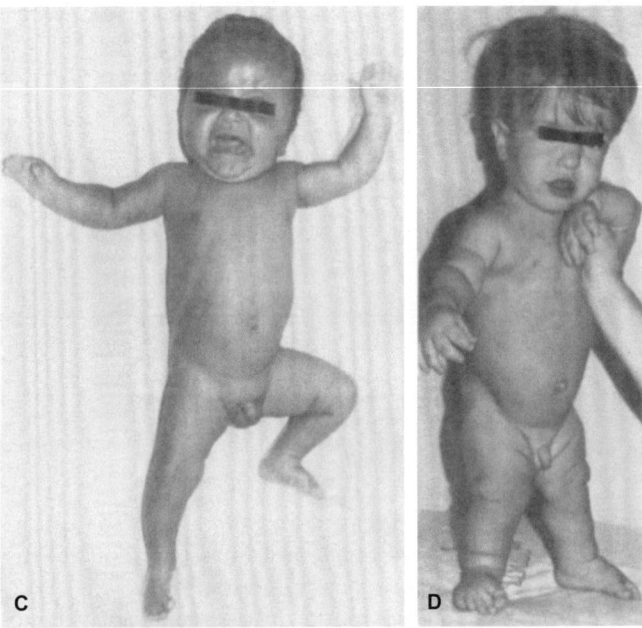

Fig. X.1.2. Casos ilustrativos de distúrbios autossômicos dominantes: **A**, síndrome de Waardenburg (observe a presença de mecha branca anterior de cabelos e heterocromia; **B**, síndrome de Treacher-Collins (fissuras palpebrais oblíquas para baixo, coloboma de pálpebra inferior, microtia e micrognatia); **C**, síndrome de Apert (acrocefalia e sindactilia de mãos e pés) e **D**, acondroplasia.

Quadro X.1.1. Alguns exemplos de distúrbios autossômicos dominantes, com as localizações cromossômicas dos respectivos genes mutantes e principais características fenotípicas

Distúrbio	Localização cromossômica	Principais características fenotípicas
Acondroplasia	4p16	Baixa estatura desproporcional, macrocefalia, fronte proeminente, raiz nasal baixa, lordose lombar, diminuição progressiva da distância interpedicular de L1 a L5, chanfradura isquiática estreita, mãos pequenas "em tridente"
Displasia cleidocraniana	6p21	Fechamento tardio das fontanelas, braquicefalia, anomalias dentárias, aplasia/hipoplasia clavicular, anomalias digitais, baixa estatura
Esclerose tuberosa	16p13, 9q34	Tumores no cérebro, rins, coração, olhos, pulmões e pele; deficiência mental; manchas cutâneas hipocrômicas
Neurofibromatose tipo I	17q11	Manchas cutâneas café com leite, neurofibromas, nódulos de Lisch (íris)
Osteogênese imperfeita tipo I	17q21-q22, 7q22	Fragilidade óssea, escleróticas azuladas, ossos wormianos, deficiência auditiva
Síndrome de Apert	10q26	Craniossinostose, face plana, hipertelorismo ocular, fissuras palpebrais oblíquas para baixo, sindactilia cutânea/óssea
Síndrome de Marfan	15q21	Estatura elevada, aracnodactilia, hipermobilidade articular, escoliose, tecido subcutâneo escasso, subluxação de cristalino, dilatação da aorta ascendente, prolapso de válvula mitral
Síndrome de Treacher-Collins	5q32-q33	Fissuras palpebrais oblíquas para baixo, coloboma de pálpebra inferior, hipoplasia malar, micrognatia, orelhas dismórficas, deficiência auditiva condutiva, fenda palatal
Síndrome de Noonan	12q24, 2p22-p21, 12p12, 3p25, 1p32	Baixa estatura, retardo mental, ptose palpebral, fissuras palpebrais oblíquas para baixo, pescoço curto/largo, tórax *excavatum/carinatum*, cúbito valgo, cardiopatia congênita

banco de dados do *Online Mendelian Inheritance in Man* (OMIM), acessível em http://www3.ncbi.nlm.nih.gov/omim/. A incidência de doenças monogênicas graves na população pediátrica é estimada em cerca de 0,5%.

Herança autossômica dominante

Os distúrbios autossômicos dominantes representam a maior parte dos distúrbios monogênicos. Em genealogias típicas, com várias pessoas afetadas, o padrão de herança apresenta as seguintes peculiaridades: (*1*) um dos genitores de afetado deve ser também afetado; (*2*) qualquer filho de afetado tem 50% de chance de manifestar a doença; (*3*) parentes normais de afetados não transmitem o distúrbio para seus filhos; (*4*) homens e mulheres são acometidos na mesma proporção; (*5*) pode ocorrer transmissão de homem para homem (de pai para filho).

Um exemplo ilustrativo de distúrbio autossômico dominante é a síndrome de Waardenburg clássica ou tipo I (frequência aproximada de 1:40.000). Pacientes típicos apresentam distopia dos cantos oculares internos (telecanto) com deslocamento lateral dos pontos lacrimais inferiores, raiz nasal proeminente, hiperplasia medial dos supercílios com sinofre, heterocromia ou hipoisocromia da íris, fundo ocular hipopigmentado, mecha branca frontal de cabelos ao nascimento, encanecimento prematuro do cabelo, áreas cutâneas hipopigmentadas e deficiência auditiva neurossensorial. A Fig. X.1.1 mostra o heredograma parcial de uma grande família nordestina (Silva, 1991), com um total de 49 afetados, e a Fig. X.1.2*A* apresenta uma fotografia da face de um desses pacientes. Como pode ser observado, todas as características da herança autossômica dominante estão representadas nesse heredograma. O gene determinante da síndrome de Waardenburg tipo I (gene *PAX3* mutado), localizado na parte distal do braço longo do cromossomo 2 (região 2q35), foi identificado nessa família (Baldwin e colaboradores, 1992). A mutação descoberta, encontrada nos indivíduos afetados da família, consistia em uma substituição simples de base em segmento específico do gene *PAX3*, implicando a troca do aminoácido *prolina* (*códon* CCG) por um resíduo de *leucina* (*códon* CTG) em determinada posição da proteína codificada. Uma variedade de outros tipos de mutação nesse gene foi descrita, posteriormente, em afetados de muitas outras famílias.

O Quadro X.1.1 reúne outros exemplos de distúrbios autossômicos dominantes, fornecendo as localizações cromossômicas dos respectivos genes mutantes e descrevendo as principais características fenotípicas. Fotografias de afetados são apresentadas nas Fig. X.1.2*B* a *D*.

Herança autossômica recessiva

São características principais da herança de distúrbios autossômicos recessivos: (*1*) o distúrbio se manifesta em irmãos, mas os pais e filhos de afetados são geralmente normais; (*2*) irmãos de afetado têm 25% de chance de ser também afetados; (*3*) meninos e meninas são igualmente afetados; (*4*) os pais de afetado são mais frequentemente consanguíneos, comparados com casais que têm apenas crianças normais. Os primos em primeiro grau, por exemplo, têm 12,5% de genes idênticos; assim, os seus filhos têm risco aumentado de ser homozigotos (afetados) para genes recessivos deletérios.

A fibrose cística é um exemplo bem conhecido de doença autossômica recessiva, com incidência em caucasoides de aproximadamente um em 2.500 recém-nascidos vivos, mas de ocorrência rara em outros grupos étnicos. Considerando a incidência de homozigotos (afetados) igual a 1/2.500, a frequência de heterozigotos (portadores) será de 1/25, isto é, um portador para cada grupo de 25 pessoas.

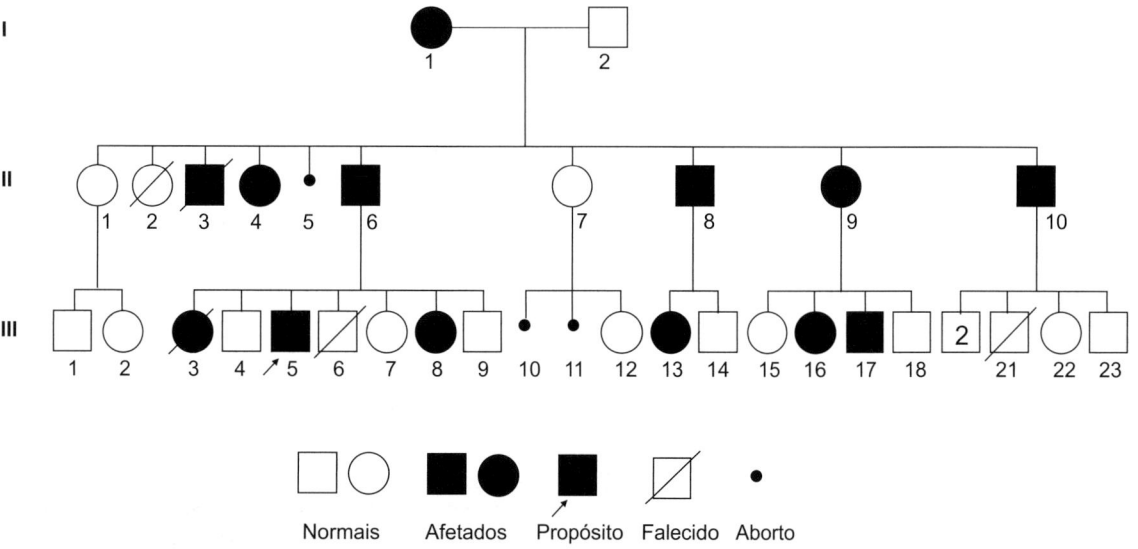

Fig. X.1.1. Heredograma parcial de uma família nordestina com síndrome de Waardenburg clássica (herança autossômica dominante), mostrando transmissão vertical (de genitor afetado para filho afetado, sem pular geração). Observa-se também que as pessoas normais da família não transmitem o distúrbio para seus descendentes (como esperado).

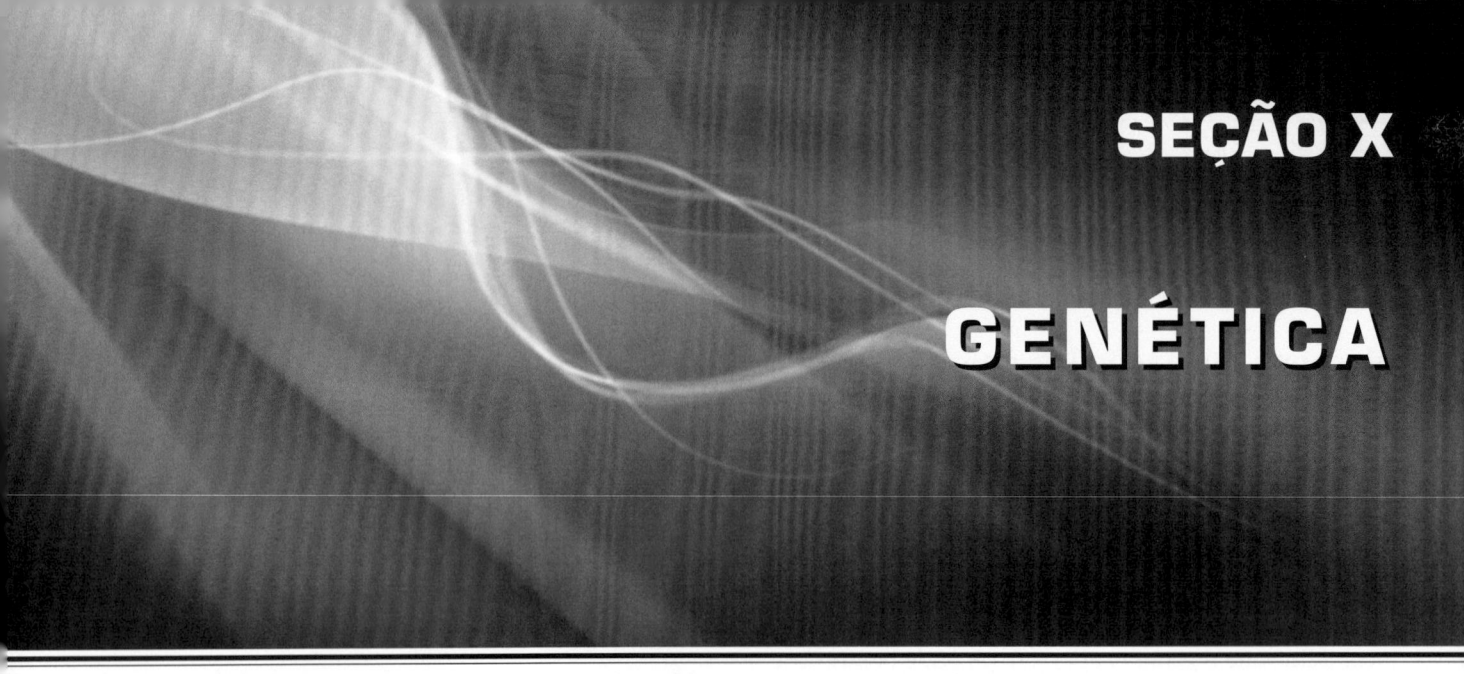

SEÇÃO X
GENÉTICA

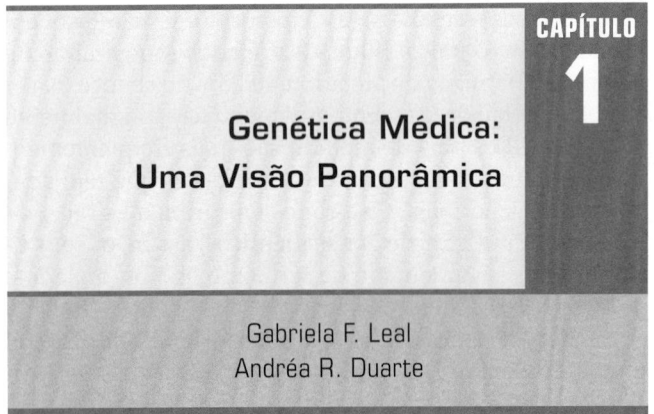

CAPÍTULO 1

Genética Médica: Uma Visão Panorâmica

Gabriela F. Leal
Andréa R. Duarte

INTRODUÇÃO

Desde a redescoberta das leis de Mendel, no início do século XX, a *genética* – a ciência da hereditariedade e da variação biológica – vem conquistando importância crescente na biologia e na medicina. A genética humana estuda as características hereditárias (fenótipos) na espécie humana, e a genética médica aborda os fenótipos anormais, os quais se manifestam como distúrbios genéticos, dentro do contexto de diagnóstico, prognóstico, tratamento e prevenção. A aplicação de conhecimentos genéticos à medicina não se limita às doenças genéticas clássicas, que são relativamente raras, mas se estende a uma ampla variedade de distúrbios comuns, que incluem alergia/asma, obesidade, doenças coronarianas, hipertensão arterial, epilepsia, diabetes, câncer, alcoolismo e distúrbios psiquiátricos.

O *ácido desoxirribonucleico* (DNA) é o substrato material da informação genética, e a sua estrutura de dupla hélice foi estabelecida por Watson e Crick em 1953. Os genes são as unidades básicas da hereditariedade localizadas nos cromossomos e, em termos moleculares, são porções de DNA que contêm em sua sequência de bases a informação para a síntese de uma cadeia polipeptídica ou uma molécula de *ácido ribonucleico* (RNA). Por muito tempo se pensou que apenas o DNA que codifica proteínas (o qual corresponde a apenas cerca de 1,5% de nosso genoma) tinha importância, contudo hoje se sabe que existem sequências de DNA funcionalmente ativas, apesar de não produzirem proteínas. Essas sequências produzem vários tipos de RNAs envolvidos na regulação da expressão de outros genes.

Do ponto de vista etiológico, os distúrbios genéticos podem ser *monogênicos* (comumente referidos também como distúrbios *mendelianos* ou *unifatoriais*), *cromossômicos*, *multifatoriais* ou *mitocondriais*. Algumas peculiaridades de cada uma dessas categorias gerais de doenças genéticas e os conceitos relacionados serão discutidos sumariamente neste capítulo, que será concluído com uma abordagem sucinta a respeito do *aconselhamento genético*. Os distúrbios neuromusculares genéticos, no entanto, serão considerados em capítulo separado.

DISTÚRBIOS MONOGÊNICOS

Os distúrbios monogênicos são causados por alterações (mutações) em genes individuais. Geralmente manifestam padrões de transmissão característicos nas famílias e são, de modo geral, entidades clínicas relativamente raras. Podem ser autossômicos ou ligados aos cromossomos sexuais, dependendo de os genes mutantes envolvidos estarem localizados nos cromossomos autossômicos ou nos cromossomos sexuais, e dominantes ou recessivos. São dominantes quando a mutação em apenas um cromossomo de um par é suficiente para o aparecimento da doença, e recessivos quando ambos os cromossomos do par precisam estar mutados para que a doença se manifeste clinicamente. Em relação aos genes situados no cromossomo X, é importante lembrar que os homens possuem apenas uma cópia de cada um deles, uma vez que suas células diploides apresentam apenas um cromossomo X. Os termos *dominante* e *recessivo* são mais corretamente aplicáveis ao fenótipo, mas, por conveniência, têm sido aplicados também aos genes.

Uma importante fonte de consultas *online*, com atualização contínua, sobre os distúrbios monogênicos é o

contribuir na prática clínica de diversas especialidades na área de saúde.

A nasofibrolaringoscopia constitui método seguro e amplamente utilizado pelos otorrinolaringologistas. Ela fornece informações estruturais da região das vias aéreas e digestivas superiores. É realizada com a introdução do fibroscópio em fossa nasal para realizar a avaliação estrutural e funcional com a observação das fossas nasais, rinofaringe, esfíncter velofaríngeo, base da língua, valéculas, paredes laterais e posteriores da faringe, recessos piriformes, laringe e presença de estase salivar nessas estruturas. Em seguida, é realizada a deglutição do alimento corado com anilina azul ou verde para favorecer a sua observação.

A videofluoroscopia da deglutição (VFD) é um método radiológico que permite visualização morfofuncional clara e o registro, em tempo real, da dinâmica das estruturas envolvidas no fenômeno da deglutição, através da ingestão de contraste – bário (Fig. IX.14.9). Considerado o exame de escolha (padrão-ouro) para a avaliação dos distúrbios da deglutição, é realizado por médico radiologista e com a participação do fonoaudiólogo. Permite observar as disfunções anatômicas e funcionais presentes na deglutição do paciente, além de oferecer informações sobre as melhores quantidade e consistência que o paciente deve utilizar. São observados ainda, nesse exame, as manobras de proteção de via aérea, os riscos de aspiração pulmonar e as posturas compensatórias que facilitam a alimentação durante todo o processo terapêutico, fornecendo informações importantes da tolerância do paciente com relação à dieta oral e à manutenção nutricional oral adequada.

A VFD identifica as disfunções da deglutição e auxilia o fonoaudiólogo na realização das provas terapêuticas, colaborando para um diagnóstico preciso dessas disfunções e para a indicação de uma terapêutica bem definida, a qual determina o tipo de alimentação adequado e seguro para cada caso, contribuindo assim para a redução dos números de internações. Esse exame permite maior controle e melhor resultado no tratamento dos quadros de disfagia.

BIBLIOGRAFIA

Bryant M. Biofeedback in the treatment of a selected dysphagic patient. Dysphagia 1991; 6:140-144.

Buchholz DW, Bosma JF, Donner MW. Adaptation, compensation of the pharyngeal swallow. Gastrointest Radiol 1985; 10:235-239.

Costa MMB, Moscovici M, Pereira AA, Koch HA. Avaliação videofluoroscópica da transição faringoesofágica (esfíncter superior do esôfago). Radiol Bras 1993; 26:71-80.

Costa M, Junqueira P. Fase oral da deglutição: protocolo para avaliação videofluoroscópica. *In:* Marchesan I, Zorzi J. *Anuário Cefac de fonoaudiologia*. Rio de Janeiro: Revinter, 2000.

Costa MMB. Avaliação videofluoroscópica do significado funcional da epiglote no homem adulto. Arq Gastroenterol 1998; 35:164-174.

Douglas CR. Tratado de fisiologia aplicado às clínicas da saúde. São Paulo: Editora Roca, 1998.

Felix VN, Viebig RG. Tratamento cirúrgico das causas esofágicas da disfagia orofaríngea. *In:* Furkim AM, Santini CRQS. Pró-fono, 2008:2.

Fung CW, Khong PL, To R, Goh W, Wong V. Video-fluoroscopic study of swallowing in children with neurodevelopmental disorders. Pediatrics International 2004; 46:26.

Furkim AM. Fonoterapia nas disfagias orofaríngeas neurogênicas. *In:* Furkim AM, Santini CS (eds.). *Disfagias orofaríngeas*. Carapicuíba: Pró-fono, 1999:229-258.

Levy DS, Cristovão PW, Gabbi S. Protocolo do estudo dinâmico da deglutição por videofluoroscopia. *In:* Jacobi JS et al. *Disfagia – avaliação e tratamento*. São Paulo: Revinter, 2003:140-143.

Linden P. Videofloroscopy in the rehabilitation of swalloing dysfunction. Disphagia 1999; 3:189-191.

Manrique B, Melo E, Bühler R. Avaliação nasofibrolaringoscópica da deglutição em crianças. Rev Bras Otorrinolaringol 2001; 67(6):796-801.

Marchesan IQ. O que se considera normal na deglutição. *In:* Jacobi JS et al.; *Disfagia – avaliação e tratamento*. São Paulo: Revinter, 2003:3-5.

Oda AL, Chiapeta AL, Annes M, Marchesan IQ, Oliveira ASB. Avaliação clínica, endoscópica e manométrica da deglutição em pacientes com miastenia grave autoimune adquirida. Arq Neuropsiquiatr 2002; 60(4):986-995.

Okano N, Vargas EC, Moriyat T, Carneiro JJ, Elias AM. Divertículo do esôfago. Análise de 24 pacientes portadores do divertículo de Zenker. Acta Cirurg Bras 2000:15.

Pinto JA. Diverticulo de hipofaringe ou de Zenker. Int Arch Otorhinolaryngol 2002:6.

Rodrigues TN, Eisig JN, Moraes JPP. Doença do refluxo gastroesofágico. Rev Bras Med 1999:56.

Taylor IC. Drogas, disfagia e nutrição. Pró-fono. Revista de Atualização Científica, 1997:9.

Yang WT, Loveday EJ, Metreweli C, Sullivan PB. Ultrasound assessment of swallowing in malnourished disabled children. British J Radiol 1997; 70:992-994.

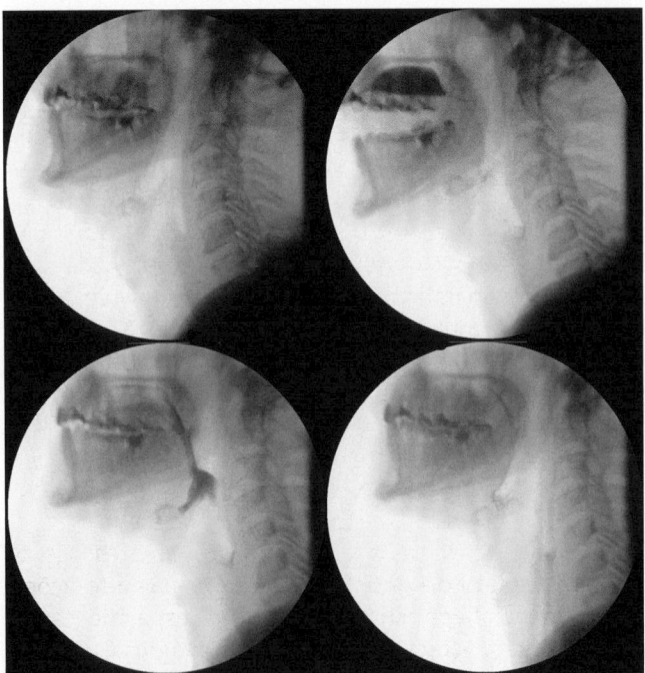

Figs. IX.14.9. Imagens do exame de videofluoroscopia da deglutição. (*Fonte:* Real Imagem do RHP, 2009.)

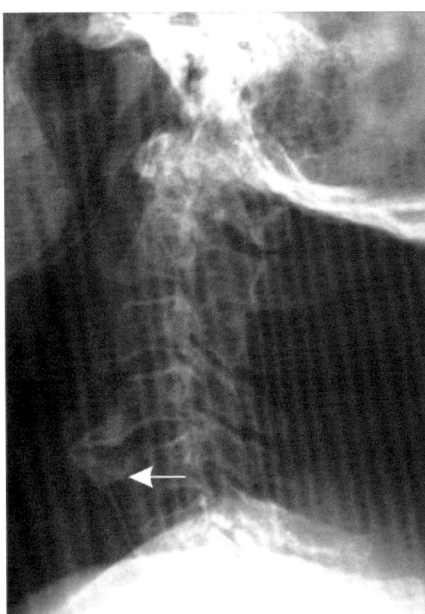

Fig. IX.14.6. Disfagia em paciente com osteófito cervical, apresentando dificuldade de deglutir alimentos sólidos, sensação de bolo na garganta, tosse e engasgo após a deglutição do alimento. (*Fonte:* Real Imagem do RHP, 2009.)

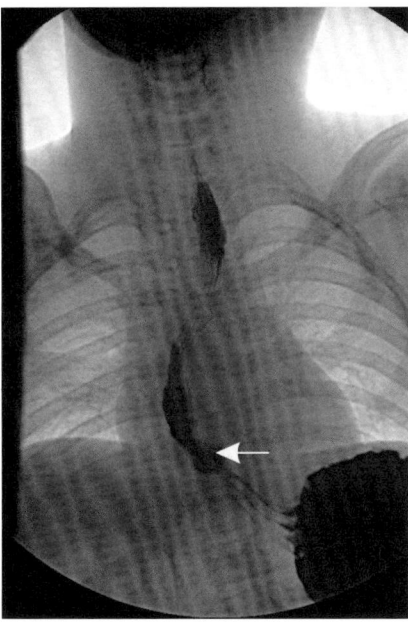

Fig. IX.14.7. Disfagia orofaríngea e esofágica em paciente com história de paralisia cerebral e escoliose, apresentando retardo no esvaziamento esofágico, com queixa de tosse após deglutição, regurgitação do alimento e dor. (*Fonte:* Real Imagem do RHP, 2009.)

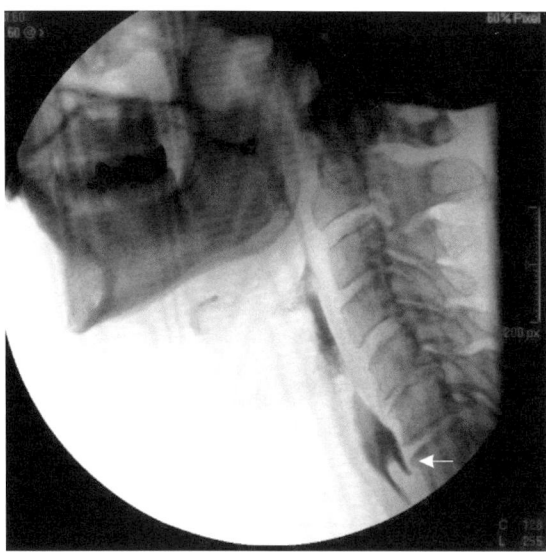

Fig. IX.14.8. Disfagia em paciente com divertículo de Zenker, queixa de regurgitação, tosse e engasgos após a deglutição. (*Fonte:* Real Imagem do RHP, 2009.)

manometria faringoesofágica, nasofibrolaringoscopia e videofluoroscopia da deglutição (VFD). Os exames permitem identificar o mecanismo dinâmico da deglutição, suas alterações, a causa da disfagia, os possíveis riscos de aspiração, as condições clínicas, a possibilidade de alimentação por via oral e o estabelecimento do diagnóstico e da conduta terapêutica específica.

A avaliação clínica fornece dados importantes do paciente. É composta pela anamnese, visando à caracterização das queixas e dados clínicos relevantes para a orientação de condutas. Os aspectos anatômicos e funcionais da região cervical, face e órgãos fonoarticulatórios são dados pela observação da configuração da postura, propriocepção, mobilidade, tensão e força, em situação de repouso, movimento espontâneo e dirigido. A avaliação clínica isolada, muitas vezes, não é capaz de revelar as informações necessárias para a identificação da disfagia. Assim, os exames complementares são necessários para a confirmação e complementação da avaliação clínica da deglutição.

A ultrassonografia é utilizada de forma alternativa ou adicional na investigação da função oromotora em crianças com alterações neurológicas. O exame proporciona excelentes imagens da cavidade oral nos planos coronal e sagital. As imagens da deglutição em suas fases preparatória e oral são registradas em vídeo para posterior análise.

A eletromiografia (EMG) dos músculos envolvidos na deglutição proporciona informações referentes à amplitude de contração dos músculos durante a deglutição e consiste na aplicação de eletrodos na superfície da pele sobre os músculos que necessitam ser estudados, como gênio-hioideo, ramo anterior do digástrico, milo-hioideo, genioglosso, estilo-hioideo, estiloglosso, palatofaríngeo, palatoglosso, músculos da língua, e constritor superior da faringe.

A manometria permite a medição das pressões do esôfago, estudo do peristaltismo e de suas alterações, indicado no diagnóstico de acalasia, espasmo esofagiano difuso, alterações motoras esofágicas associadas a doenças sistêmicas, auxilia no diagnóstico da doença do refluxo gastroesofágico (DRGE) e sintomas de queimação, azia, tosse, doenças da garganta, de forma a

Distúrbios da Deglutição

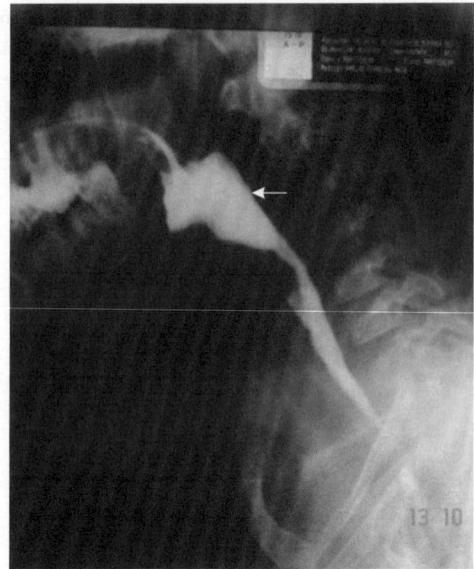

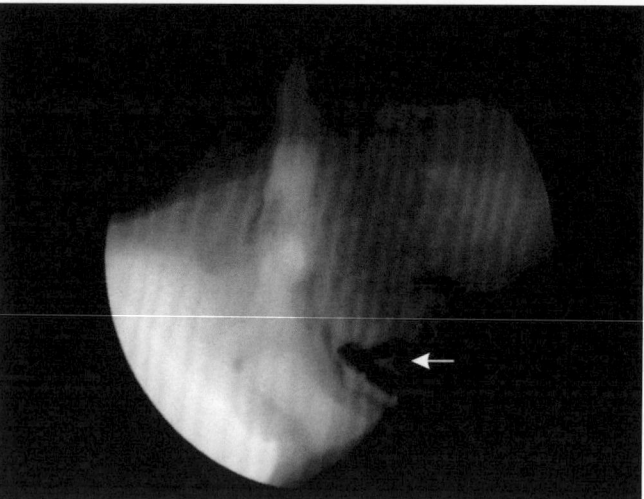

Fig. IX.14.4. Disfagia em paciente com história de trauma cervical seguido de colocação de prótese nos níveis de C5 e C6, com queixa de tosse, engasgos e dificuldade de deglutir alimentos sólidos e pastosos espessos, apresentando estase na região com nítida dificuldade de progressão do bolo alimentar, incorrendo em risco de aspiração laringotraqueal. (*Fonte:* Real Imagem do RHP, 2009.)

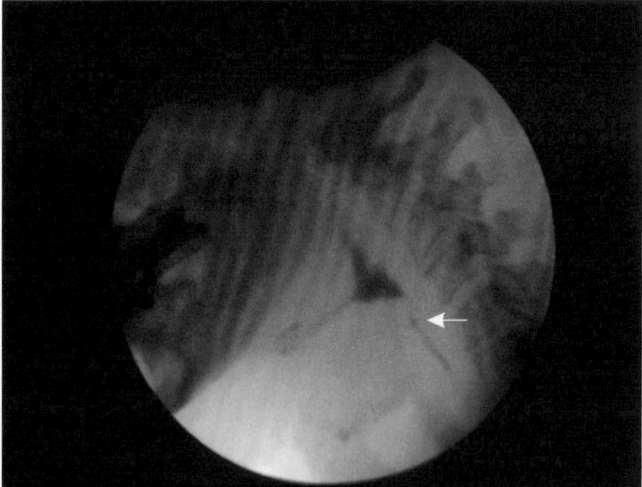

Figs. IX.14.2 e IX.14.3. Disfagia por estenose esofágica em paciente submetido a radioterapia seguida por sessões de dilatação esofágica, com apresentação de refluxo alimentar, dificuldade de progressão do bolo alimentar sólido e pastoso, queixa de tosse e engasgos frequentes. (*Fonte:* Real Imagem do RHP, 2009.)

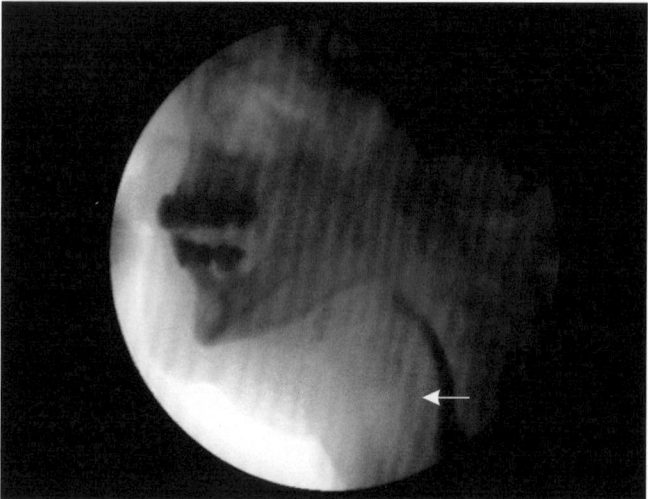

Fig. IX.14.5. Disfagia por presença de tumor, evidenciado durante exame de videofluoroscopia, com apresentação de tosse e engasgos frequentes durante a deglutição. (*Fonte:* Real Imagem do RHP, 2009.)

que pode ser abundante. O estreitamento (estenose) torna cada vez mais difícil a deglutição de alimentos sólidos (Fig. IX.14.7).

O divertículo de Zenker ou divertículo faringoesofágico é um saco mucoso que se forma na parede posterior da faringe. Pode localizar-se em três pontos anatômicos principais: entre o músculo constritor inferior da faringe e o músculo cricofaríngeo, o denominado triângulo de Killian, sendo a localização mais comum; abaixo do músculo cricofaríngeo (área de Laimer) e entre as porções oblíqua superior e a transversa inferior do músculo cricofaríngeo. O papel da disfunção esofágica (hipertonia, incoordenação e relaxamento incompleto do esfíncter superior do esôfago) e dos defeitos anatômicos (fibrose do cricofaríngeo, hérnia de hiato com consequente refluxo gastroesofágico e fraqueza do triângulo de Killian e área de Laime) na patogênese do divertículo de Zenker ainda não está completamente elucidado. Clinicamente, manifestam-se por disfagia, regurgitação, engasgos, perda de peso, pneumonia aspirativa, sintomas de refluxo, halitose e *globus* faríngeo (Fig. IX.14.8).

DIAGNÓSTICO

A avaliação das disfagias envolve o exame clínico da deglutição e os exames complementares: ultrassonografia da cavidade oral, eletromiografia de superfície,

A abertura do esfíncter esofágico superior (EES), que constitui a transição faringoesofágica, se dá por dois mecanismos básicos (ver Fig. IX.14.1.) O primeiro é obtido pela elevação da faringe e do conjunto formado pelo hioide e a laringe e pela inibição do tônus basal do músculo cricofaríngeo. O segundo, de grande significado, resulta da onda pressórica iniciada na ejeção oral.

Descreve-se ainda que, no repouso, o esfíncter superior do esôfago se mantém competente e com valor pressórico positivo, basicamente devido à organização anatômica da região e ao tônus basal do músculo cricofaríngeo.

A compreensão da dinâmica da deglutição normal é fundamental para o conhecimento dos mecanismos fisiopatológicos desenvolvidos na deglutição dos pacientes.

DISFAGIA NAS FASES ORAL E FARÍNGEA

As disfagias orofaríngeas podem manifestar-se por meio de uma série de sintomas, tais como desordem na mastigação, dificuldade em iniciar a deglutição, regurgitação nasal, controle de saliva diminuído e tosse durante as refeições. O paciente pode apresentar desidratação, desnutrição, pneumonia aspirativa ou quaisquer outros problemas pulmonares, que podem estar ligados a uma disfagia sem sintomas aparentes.

O propósito fundamental da identificação e do tratamento das causas das alterações da deglutição é o de evitar desidratação e subnutrição. Subnutrição proteica, em particular, tem um efeito potencialmente devastador na resposta imunológica, e o resultado é a vulnerabilidade do paciente à infecção, sendo essa a causa de morbidade e mortalidade em indivíduos com dificuldade de ingerir e absorver nutrientes.

DISFAGIA NA FASE ESOFÁGICA

A disfagia de ordem obstrutiva ou mecânica na fase esofágica da deglutição ocorre por diversos fatores: doença do refluxo gastroesofágico, tumores, estenose póstratamento radioterápico, presença de prótese cervical ou traqueal, osteófito cervical, escoliose e divertículos, dentre outros.

Os sintomas mais comuns são queimação, dor cervical, *bolus*, disfagia, com apresentação de tosse e/ou engasgos após a deglutição do alimento, dificuldade de deglutir alimentos sólidos, regurgitação, plenitude pósprandial (empachamento), dor no peito e disfonia (rouquidão).

A presença desses sintomas incorre na necessidade da realização de consultas a otorrinolaringologistas, gastroenterologistas, cirurgiões de cabeça e pescoço, neurologistas, cirurgiões torácicos e fonoaudiólogos, sendo necessária a realização de uma série de exames que elucidarão a causa do distúrbio da deglutição. Os exames têm o objetivo de esclarecer as alterações morfológicas encontradas na região do esôfago e estudar o trânsito dinâmico da deglutição, de forma a esclarecer os riscos de aspiração laringotraqueal e estabelecer a textura alimentar e a via de alimentação mais segura para o caso.

PATOLOGIA MORFOLÓGICA E FUNCIONAL

A estenose ou o estreitamento do esôfago tem etiologia congênita ou adquirida, como refluxo gastroesofágico, compressão externa do esôfago, dilatação ou aumento do átrio direito do coração, aneurisma da aorta, artéria subclávia malformada, glândula tireoide anormal, crescimento ósseo a partir da coluna vertebral ou de um câncer (mais comumente, o câncer pulmonar).

Como todos esses distúrbios reduzem o diâmetro do esôfago, eles normalmente causam dificuldade de deglutição de alimentos sólidos, mas não de líquidos. Quando a estenose é causada pelo refluxo gastroesofágico, a dificuldade de deglutição é acompanhada por sintomas prolongados, como, por exemplo, a azia intensa e a dor aguda periódica sob o esterno à noite ou quando o indivíduo flexiona o tronco para a frente. A dificuldade de deglutição piora progressivamente ao longo dos anos. No câncer de esôfago, a dificuldade de deglutição evolui rapidamente, em semanas ou meses. Habitualmente, é realizada uma radiografia para detectar a causa e a localização de uma obstrução (Figs. IX.14.2 a IX.14.6).

O refluxo gastroesofágico se caracteriza por fluxo retrógrado do conteúdo gástrico para o interior do esôfago. O revestimento do estômago o protege contra os efeitos de seus próprios ácidos. Como o esôfago não possui um revestimento protetor similar, o ácido gástrico que reflui para o seu interior causa dor e esofagite. O ácido reflui quando o esfíncter inferior do esôfago não funciona adequadamente. A força da gravidade contribui para o refluxo quando o indivíduo permanece deitado. O grau de inflamação causado pelo refluxo depende da acidez do conteúdo gástrico, do volume de ácido gástrico presente no esôfago e da capacidade do esôfago de eliminar o líquido regurgitado.

O sintoma mais evidente do refluxo gastroesofágico é a pirose (azia), uma dor tipo em queimação subesternal. A dor, a qual sobe ao tórax e pode irradiar-se ao pescoço, à garganta ou mesmo ao rosto, é causada pelo refluxo gastroesofágico. Em geral, a pirose ocorre após as refeições ou quando o indivíduo se encontra deitado, e pode ser acompanhada pela regurgitação do conteúdo gástrico até a boca ou por uma salivação excessiva. A salivação excessiva, resultante da irritação da porção inferior do esôfago pelo ácido gástrico, é denominada de "ardor gástrico".

As complicações do refluxo gastroesofágico incluem o estreitamento de uma área do esôfago (estenose péptica esofágica), a úlcera esofágica e as alterações pré-cancerosas do revestimento esofágico (síndrome de Barrett). A inflamação do esôfago costuma causar dor durante a deglutição e um sangramento, em geral pequeno, mas

zido para a faringe em função da contração do músculo milo-hioideo, que dispara o processo da deglutição.

A fase oral da deglutição apresenta-se em quatro estágios, sendo o primeiro de preparação: o alimento é triturado e umidificado para formação do bolo alimentar; o segundo é o estágio de qualificação, interpenetrando com o de preparo – o bolo alimentar é percebido em seu volume, consistência, densidade, grau de umidificação e um número significativo de outras características físicas e químicas importantes para uma adequada ejeção. O terceiro é o estágio de organização: o bolo alimentar é posicionado e as estruturas osteomusculoarticulares, responsáveis pela morfofuncionalidade da boca, se organizam para a ejeção. O quarto é o estágio da ejeção oral (Fig. IX.14.1), no qual as paredes bucais se encontram ajustadas, o escape anterior, bloqueado, a língua, em projeção posterior, gerando pressão propulsiva, conduzindo o bolo alimentar e transferindo pressão para a faringe.

Na terceira fase, *faríngea ou involuntária*, os movimentos progressivos dos músculos da faringe para a hipofaringe determinam o abaixamento da epiglote, estabelecendo uma pressão negativa que empurra o bolo alimentar para o esôfago.

A quarta fase, *esofágica ou involuntária*, é caracterizada por movimentos progressivos reflexos, e o bolo alimentar é conduzido através do esôfago para o estômago.

O controle das junções da boca e da faringe é realizado pelas ações da língua, fechamento do arco palatofaríngeo; pela atividade da propulsão do bolo alimentar através da faringe; através dos músculos constritores e pelo relaxamento cricofaríngeo e sua abertura. Esses são os processos que permitem a passagem do bolo alimentar.

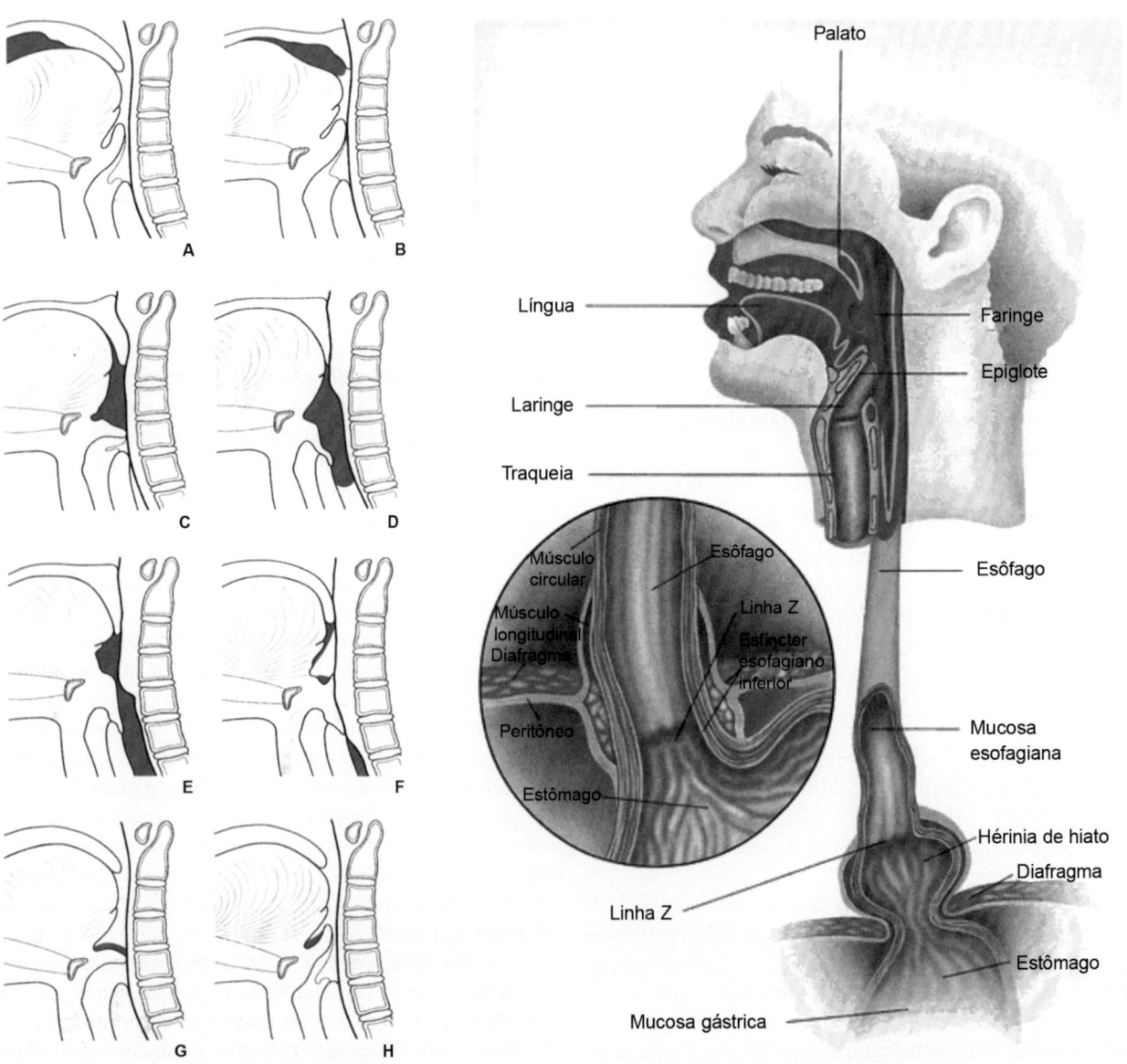

Fig. IX.14.1. Fase oral, faríngea e esofágica da deglutição.

DIAGNÓSTICO

Na investigação diagnóstica é importante o estudo da mucosa intestinal na tentativa de identificar condições associadas e para a realização de diagnóstico diferencial com doença celíaca, doença inflamatória intestinal, e gastroenteropatias alérgicas e infecciosas, entre outras.

TRATAMENTO

Um grupo de estudo com representantes das sociedades latino-americanas, americanas, europeias e asiáticas de gastroenterologia pediátrica, em 2004, sugeriu estratégias de prevenção da EA. Essas estratégias envolvem atitudes como vacinação, reposição de vitaminas e micronutrientes, medidas de higiene, aleitamento materno e recuperação nutricional. Todas essas medidas necessitam de apoio das entidades governamentais para serem aplicadas. Medidas de impacto baseadas na informação, apoio, campanhas vacinais e de aleitamento materno são necessárias na prevenção das condições que culminam na enteropatia ambiental e, consequentemente, no círculo vicioso que causa desnutrição, doenças e mortes de crianças.

Aspectos relevantes em enteropatia ambiental:

- A existência de alterações estruturais e funcionais intestinais em indivíduos em condições socioeconômicas precárias é o principal fator determinante da EA.
- A EA está associada ao sobrecrescimento bacteriano no intestino delgado.
- A anamnese detalhada, associada ao estudo da função absortiva da mucosa intestinal, constitui o diagnóstico dessa entidade mórbida.
- A instituição de medidas para recuperação nutricional e social é necessária para a reversão da ocorrência de EA nas populações de baixa renda.

BIBLIOGRAFIA

Alves GMS, Morais MB, Fagundes-Neto U. Estado nutricional e teste do hidrogênio no ar expirado com lactose e lactulose em crianças indígenas terenas. J Pediatr (RJ). 2002; 78(2):113-119.

Bhutta ZA. Effect of infections and environmental factors on growth and nutritional status in developing countries. J Pediatr Gastroenterol Nutr 2006; 43:S13-S21.

Fagundes-Neto U, Viaro T, Wehba J et al. Enteropatia tropical: alterações morfológicas e funcionais do intestino delgado e suas repercussões sobre o estado nutricional. Arq Gastroenterol 1981; 18(4):177-182.

Lichtman SN. Bacterial overgrowth. In: Walker WA, Oliver G, Kleinman RE. Pediatric gastrointestinal disease – pathophysiology, diagnosis and management. 4ª ed. London: BC Decker, 2000.

Salazar-Lindo E, Allen S, Brewster DR et al. Intestinal infections and environmental enteropathy: working group report of the second world congress of pediatric gastroenterology, hepatology and nutrition. J Pediatr Gastroenterol Nutr 2004; 39:S662-S669.

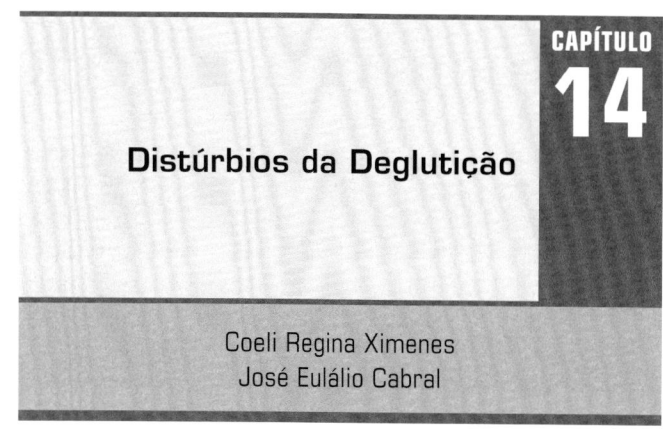

CAPÍTULO 14

Distúrbios da Deglutição

Coeli Regina Ximenes
José Eulálio Cabral

INTRODUÇÃO

O estudo das disfagias é essencial para o diagnóstico e o tratamento de doenças que favorecem a desnutrição, a desidratação e as infecções pulmonares recorrentes que, isoladas ou associadamente, são responsáveis por quadros de morbidade variável e que podem, em alguns casos, levar ao óbito.

DEGLUTIÇÃO

Aspectos anatomofisiológicos

A deglutição é uma atividade motora automática que envolve músculos da respiração e do trato gastrointestinal. Tem como objetivo o transporte do bolo alimentar e de líquidos da cavidade oral para o estômago. Consiste em uma ação neuromuscular complexa, iniciada conscientemente, que se completa mediante a integração, no sistema nervoso central (SNC), de impulsos nervosos aferentes e eferentes, organizados no centro da deglutição ou, mais inferiormente, em circuitos intramurais esofágicos locais, como ocorre nas porções mais baixas do esôfago. Participam da deglutição cerca de 30 músculos e seis pares de nervos encefálicos: trigêmeo (V par), facial (VII par), glossofaríngeo (IX par), vago (X par), acessório espinal (XI par) e hipoglosso (XII par).

A deglutição é dividida em quatro fases distintas: antecipatória; oral ou voluntária, faríngea ou involuntária e esofágica ou involuntária.

A primeira fase, *antecipatória*, é aquela em que o SNC reconhece, por meio dos sentidos do olfato, audição e da visão, o alimento a ser ingerido; dessa forma, o indivíduo inicia a salivação necessária para a homogeneização do bolo alimentar no seu preparo para ser deglutido. Nessa fase, o indivíduo reconhece o alimento e desenvolve o paladar e o apetite.

A segunda fase, *oral ou voluntária*, se inicia com a preparação do bolo alimentar no canal transversal do dorso da língua – os lábios se fecham e os músculos temporal, masseter e pterigoideo se colocam em oclusão cêntrica. Ocorre a elevação rítmica da língua com movimentos ondulatórios anteroposteriores apoiados no palato duro, enquanto sua base se deprime. O bolo alimentar é condu-

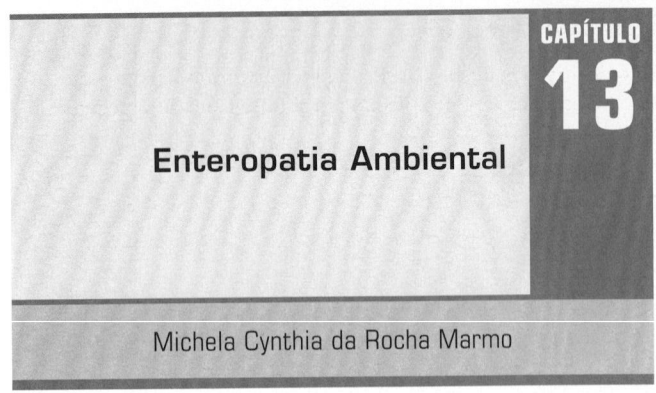

CAPÍTULO 13
Enteropatia Ambiental
Michela Cynthia da Rocha Marmo

INTRODUÇÃO E CONCEITUAÇÃO

No início da década de 1980, a enteropatia ambiental (EA) foi descrita no Brasil em um grupo de crianças com diarreia crônica associada à desnutrição energético-proteica. A EA consiste em alterações estruturais e funcionais intestinais em indivíduos que vivem em países tropicais e estão sujeitos a condições socioeconômicas precárias. Essas alterações cursam com hiperplasia de criptas, achatamento de vilosidades, hiperceluraridade da lâmina própria, diminuição da superfície mucosa e aumento da permeabilidade intestinal. A exposição a alimentos e água contaminados aparentemente está intimamente ligada a essas alterações.

Desde o primeiro relato há vários trabalhos que descrevem alterações sugestivas do diagnóstico de EA em alguns grupos e Estados brasileiros. Uma dessas descrições feita por Alves, em 2002, relata a presença de EA associada a sobrecrescimento bacteriano e giardíase assintomática em uma comunidade de índios.

Acredita-se que a EA esteja envolvida em uma série de eventos e fatores associados que comprometa o crescimento, levando à falha no desenvolvimento (*failure to thrive*). A própria existência da inflamação, que não parece ser alérgica, as infecções concomitantes com patógenos como *Helicobacter pylori*, *Salmonella*, *Giardia lamblia*, *Cryptosporidium parvum* e *Escherichia coli* patogênica, o sobrecrescimento de bactérias não específicas do intestino, a diarreia persistente e a desnutrição são fatores que ainda precisam ter seu papel definido na EA.

SOBRECRESCIMENTO BACTERIANO

A proliferação da microflora colônica no intestino delgado ocorre quando há fatores que interrompem o clareamento bacteriano intestinal. A síndrome decorrente da proliferação de flora colônica em áreas de estase é conhecida como síndrome da alça cega, estase duodenal, contaminação duodenal ou, como é comumente chamada, síndrome de sobrecrescimento bacteriano intestinal.

A enteropatia ambiental se confunde muitas vezes com o sobrecrescimento bacteriano devido à dificuldade de separar os fatores desencadeantes. Uma das causas do sobrecrescimento bacteriano consiste na desnutrição e nas más condições de higiene. Vários fatores estão envolvidos na manutenção da microflora normal: tipo de alimentação, hipossecreção ácida gástrica, motilidade do tubo digestivo, imunidade da mucosa intestinal, presença da válvula ileocecal.

As alterações funcionais e morfológicas decorrentes do sobrecrescimento bacteriano promovem a desconjugação de sais biliares, acarretando a diminuição na capacidade de formação da micela mista no processo de digestão e absorção de lipídios. Essa alteração se traduz como esteatorreia. Os ácidos biliares formados apresentam grande capacidade de provocar lesões na mucosa intestinal, provocando atrofia vilositária parcial e comprometimento da absorção de carboidratos e da secreção de água e eletrólitos. As próprias bactérias no intestino delgado digerem os carboidratos, gerando ácidos graxos de cadeia curta (acético, propiônico e butírico) e gases como o hidrogênio, o qual passa por difusão para a mucosa intestinal, chegando aos pulmões por meio da circulação e sendo eliminado no ar expirado.

A diarreia é um sintoma comum. A esteatorreia pode estar presente ou as fezes podem apresentar-se aquosas e explosivas devido à má digestão de carboidratos. A falência do desenvolvimento, a anorexia e a deficiência de vitaminas também estão presentes.

O diagnóstico pode ser realizado por meio de testes de triagem, como a pesquisa qualitativa de gordura fecal (Sudan), a dosagem de gordura fecal de 72 horas, o teste de Schilling e a dosagem de ácido fólico e vitamina B_{12}. Testes diagnósticos se dividem em invasivos (aspiração duodenal para cultura, dosagem de ácidos biliares desconjugados e de ácidos graxos de cadeia curta) e não invasivos (ácidos biliares séricos e testes respiratórios).

Na enteropatia ambiental, o sobrecrescimento bacteriano é consequência do aumento da carga bacteriana ingerida, mas outros fatores como desnutrição e alterações na mucosa gástrica também podem estar envolvidos.

APRESENTAÇÃO CLÍNICA

Embora a enteropatia ambiental costume ser assintomática, sua relação com a desnutrição e a diarreia infecciosa faz com que ela ocorra também na forma sintomática e, logo, com manifestações clínicas decorrentes dessas associações.

Na anamnese é importante identificar situações socioeconômicas desfavoráveis, como falta de saneamento básico, baixa renda e baixa escolaridade.

A associação com diarreia persistente, infecção por HIV e/ou por parasitas, como a *Giardia lamblia*, *Cryptosporidium*, *Cyclospora*, *Isospora belli*, *Microsporidium* e *Micobacterium avium*, também deve ser lembrada.

sempre são importantes. Deve ser dada atenção às situações que levem à lesão da mucosa gástrica, evitando-se, assim, condições favoráveis ao aparecimento da doença péptica.

CONCLUSÃO

A doença péptica, nas suas formas primárias e secundárias, se mostra prevalente na faixa etária pediátrica. O desafio do diagnóstico etiológico e da associação com *H. pylori* traduz a necessidade de estudos sobre métodos diagnósticos, principalmente não invasivos, de acordo com a população que assistimos. As condições socioeconômicas precárias fazem parte da nossa realidade e estão intimamente ligadas à patogênese dessas doenças. Ao término da jornada diagnóstica, deparamo-nos com a definição terapêutica e a adequação do tratamento da doença péptica em crianças. As perspectivas da recuperação nutricional, da eliminação da dor e da melhora da qualidade de vida são incentivos para a procura de novas pesquisas, tanto do ponto de vista profilático quanto terapêutico.

Pontos importantes na infecção por *H. pylori*

- Tanto a gastrite quanto a duodenite são definidas como evidências histológicas do dano à mucosa gástrica e duodenal.
- A inflamação é decorrente do desequilíbrio entre os fatores de agressão e proteção.
- A doença péptica primária está relacionada aos casos de origem desconhecida ou associada à infecção por *H. pylori*.
- A *H. pylori* coloniza caracteristicamente a mucosa gástrica e causa a infecção através da adesão, invasão e produção de toxinas.
- O diagnóstico da infecção pela *H. pylori* ainda é realizado por meio de métodos invasivos na infância, sendo os métodos não invasivos reservados para o controle de erradicação, devido aos poucos estudos desses testes em crianças.
- A evolução para o câncer gástrico, rara em crianças, promove discussões sobre o papel da erradicação da *H. pylori* na infância e da proteção contra o câncer gástrico.
- O esquema de primeira escolha para a erradicação da *H. pylori* é o esquema triplo, que utiliza amoxicilina, claritromicina e omeprazol por 7 dias.
- Recentemente, a FDA liberou o uso de omeprazol e lanzoprazol em crianças, estando ainda em estudo os inibidores da bomba de prótons de gerações mais novas.

BIBLIOGRAFIA

Bittencourt PFS, Rocha GA, Penna FJ. Gastroduodenal peptic ulcer and Helicobacter pylori infection in children and adolescents. J Pediatr (RJ). 2006; 82(5);325-334.

Blecker U, Gold BD. Gastritis and peptic ulcer disease in childhood. Eur J Pediatr 1999; 158:541-546.

Carvalho AST. Peptic ulcer. J Pediatr (RJ). 2000; 76(supl. 2):S127-S134.

Carvalho E, Franco ARM, Silva AAR. Doença péptica gastroduodenal. In: Gastroenterologia e hepatologia em pediatria – diagnóstico e tratamento. Rio de Janeiro: MEDSI, 2003.

Dixon MF, Genta RM, Yardley JH et al. Classification and grading of gastritis. Am J Sur Pathol 1996; 20(10):1.161-1.181.

Gormally SM, Kierce BM, Daly LE et al. Gastric metaplasia and duodenal ulcer disease in children infected by Helicobacter pylori. Gut 1996; 38:513-517.

Guyton AC, Hall JE. Funções secretoras do trato digestivo. In: Guyton AC, Hall JE (eds.). Fisiologia humana e mecanismos das doenças. 6ª ed. Traduzido por Charles Alfred Esbérard. Rio de Janeiro: Guanabara Koogan, 1998.

Imrie C, Rowland M, Bourke B, Drumm B. Is Helicobacter pylori infection in childhood a risk factor for gastric cancer? Pediatrics, 2001; 107(2):373-380.

Kawakami E, Machado RS, Fonseca JA, Patrício FRS. Clinical and histological features of duodenal ulcer in children and adolescents. J Pediatr (RJ). 2004; 80(4):321-325.

Kawakami E, Machado RS, Ogata SK, Langner M. Decrease in prevalence of helicobacter pylori infection during a 10-year period in brazilian children. Arq Gastroenterol 2008; 45(2):147-151.

Malfertheiner P, Mégraud F, O'Morain C et al. Current concepts in the management of Helicobacter pylori infection – The Maastricht 2 – 2000 Consensus Report. Alim Phar Ther 2002; 16(2):167-180.

Martin JB. Helicobacter pylori: its role in disease. Clin Inf Dis 1992; 15:386-393.

MMC Moraes, GAP Silva. Risk factors for Helicobacter pylori infection in children. J Pediatr (RJ). 2003; 79(1):21-28.

MS Peredo, Harris P. Proton pump inhibitors in paedriatrics: a battle won against acidity. Rev Chil Pediatr 2004; 75(3):217-224.

Rasquin A, Di Lorenzo C, Forbes D et al. Childhood functional gastrointestinal disorders: child/adolescent. Gastroenterology 2006; 130:1.527-1.537.

Rowland M, Bourke B, Drumm B. Gastritis: Helicobacter pylori and peptic ulcer disease. In: Walker WA, Oliver G, Kleinman RE. Pediatric gastrointestinal disease – pathophysiology, diagnosis and management. 4ª ed. London: BC Decker, 2000.

Sakita T. Endoscopy in the diagnosis of early cancer. Clin Gastroenterol 1973; 2:345-360.

Sherman P, Czinn S, Drumm B et al. Helicobacter pylori infection in children and adolescents: working group report of the first world congress of pediatric gastroenterology, hepatology and nutrition. J Pediatr Gastroenterol Nutr 2002; 35:S128-S133.

Tomassetti P, Campana D, Piscitelli L et al. Treatment of Zollinger-Ellison Syndrome. World J Gastroenterol 2005; 11(35):5.423-5.432.

Warren JR, Marshall BJ. Unidentified curved bacilli on gastric epithelium in active chronic gastritis. Lancet 1983; 1:1.273-1.275.

Diagnóstico diferencial

O diagnóstico diferencial é feito principalmente com as doenças do trato digestório: a esofagite, a pancreatite, as hepatopatias e as doenças das vias biliares e a dispepsia funcional, entre outras. A pneumonia também faz parte do diagnóstico diferencial.

TRATAMENTO

A correção de erros alimentares deve sempre ser lembrada e orientada durante o atendimento do paciente portador de doença péptica. A orientação de uma dieta adequada para a idade, sem excesso de irritantes gástricos (refrigerantes, corantes, conservantes, café), é importante.

O tratamento visa inicialmente aliviar a dor e evitar recidivas. Em relação à infecção por *H. pylori*, a sua erradicação, principalmente naqueles pacientes portadores de doença péptica gastroduodenal, previne a recorrência da doença ulcerosa. O tratamento tradicional para cicatrizar as lesões da mucosa gástrica se baseia no uso de antiácidos, bloqueadores H_2 e inibidores da bomba de prótons. Não há evidências *in vivo* da ação dessas medicações na erradicação da bactéria. Portanto, quando há indicação de erradicação da bactéria, devem ser utilizados dois antibióticos em associação às medicações já citadas. Os melhores resultados em termos de aderência à terapêutica foram obtidos quando as medicações foram administradas duas vezes ao dia por 7 dias. O consenso de Maastricht, em 2000, orienta erradicação da bactéria em casos de úlcera péptica ativa ou não, linfoma MALT, gastrite atrófica, ressecção após câncer gástrico, pacientes parentes de primeiro grau de portadores de câncer gástrico, e por pedido do paciente após esclarecimentos com o médico acompanhante.

Segundo as recomendações do consenso, o esquema de primeira escolha é a terapia tripla com inibidores de bomba, claritromicina, amoxicilina ou metronidazol. Caso ocorra falha terapêutica, as segundas opções seriam o inibidor de bomba, bismuto, metronidazol e tetraciclina, por também 7 dias. A tetraciclina não é indicada para crianças menores de 8 anos. O Quadro IX.12.2 relaciona as doses das principais medicações utilizadas no tratamento da doença péptica e na erradicação da *H. pylori*.

Os inibidores da bomba de prótons são derivados benzimidazólicos que são absorvidos no intestino delgado, passando para a circulação sistêmica e concentrando-se na célula parietal, onde encontram um meio ácido nos canalículos intracelulares da célula parietal, sendo ativados e levando à inibição irreversível da bomba de prótons. A única forma de restaurar a ação da bomba de prótons é por meio da formação de novas enzimas; daí, o efeito prolongado dessas medicações. Os mais conhecidos na prática pediátrica são o omeprazol e o lanzoprazol, que foram recém-liberados pela Food and Drugs Administration (FDA) nos Estados Unidos, nas doses de 1mg/kg/dia e 0,7mg/dg/dia, respectivamente. O omeprazol se encontra comercializado em cápsulas de gelatina dura. A grande dificuldade para a administração se dá nas crianças pequenas, que não conseguem deglutir a cápsula inteira. As formulações *multiple unit pellet system* (MUPS) de omeprazol contêm grânulos protegidos, evitando sua degradação no estômago, sendo então degradados e absorvidos. Em crianças menores que não conseguem engolir o comprimido, essa formulação pode ser dissolvida em água ou em suco de frutas. O omeprazol deve ser dado pela manhã, 30 minutos antes do café da manhã.

O lanzoprazol é uma medicação semelhante ao omeprazol, também na forma de cápsulas, e contém grânulos com revestimento.

O tempo de uso de bloqueadores H_2 e bloqueadores da bomba de prótons no tratamento da doença péptica em pacientes *H. pylori*-negativos deve ser em torno de 8 semanas.

Quadro IX.12.2. Principais fármacos utilizados no tratamento da doença péptica e na erradicação da *H. pylori*

Amoxicilina (50mg/kg/dia 2×/d)
Claritromicina (15 a 30mg/kg/d 2×/d)
Omeprazol (1mg/kg/d 1 a 2×/d)
Metronidazol (20 a 30mg/kg/d 2×/d)
Furazolidona (6 a 8mg/kg/d 3×/d)
Bismuto (7 a 8mg/kg/d 3×/d)
Tetraciclina (15 a 50mg/kg/d 2×/d)

PROGNÓSTICO

Uma vez que a presença da infecção por *H. pylori* seja identificada, não há como definir se haverá doença péptica associada e o seu prognóstico. Tanto fatores ambientais quanto do hospedeiro têm influência no prognóstico dessa infecção. Não obstante, ainda não está evidenciada uma associação entre a erradicação da *H. pylori* e a melhora dos sintomas, como a epigastralgia. Ainda sobre a infecção por *H. pylori*, atualmente existe uma preocupação crescente com o aparecimento de resistência aos antimicrobianos, principalmente a claritromicina e o metronidazol. Tal resistência varia de acordo com a região estudada.

PREVENÇÃO

A prevenção da doença péptica abrange a ação contra os fatores de risco que levem ao desequilíbrio entre os fatores de proteção e agressão. As medidas de higiene

- Maiores de 7 anos: dor abdominal, vômitos, hematêmese ou melena.
- Adolescentes: dor epigástrica (quadro mais parecido com os adultos).

Outros sintomas associados são náuseas, queimação, pirose, ptialismo, distensão abdominal, eructações e halitose. Pode haver casos de anemia por deficiência de ferro devido à perda oculta de sangue nas fezes.

Quando o quadro de dor abdominal é mais intenso, associado a peritonismo e distensão abdominal, deve-se pensar em perfuração da úlcera. Outras complicações como penetração ou terebração levam à acomodação da cratera da úlcera perfurada em outros órgãos ou a epíplon, provocando a deformidade anatômica, com estenose pilórica ou bulbar e consequente obstrução intestinal.

Nos casos de doença péptica secundária, as manifestações clínicas da doença de base ou as condições que levaram à doença péptica vão fazer parte do quadro clínico e devem ser levadas em consideração para a elucidação diagnóstica.

DIAGNÓSTICO

Diagnóstico da lesão gastroduodenal

A endoscopia é o único método para o diagnóstico de doença péptica, em especial a úlcera péptica em crianças. Apesar de ser um exame invasivo, crianças com sinais e sintomas sugestivos de doença péptica e/ou infecção por *H. pylori* podem ser avaliadas em relação às características macroscópicas das lesões da mucosa, assim como também há possibilidade de avaliação histopatológica.

Em casos de úlceras com sangramentos ativos, a endoscopia também vai exercer papel terapêutico por meio de técnicas hemostásicas.

Tanto macroscópica quanto microscopicamente, a gastrite pode ser classificada de acordo com o sistema Sydney atualizado. Tal sistema descreve as lesões de acordo com a topografia (pangastrite, gastrite de antro, gastrite de corpo) e o aspecto da lesão (enantematosa, exsudativa, erosiva, nodulosidades, presença de atrofia, entre outras). Do ponto de vista microscópico, são descritas as características do tecido de acordo com a presença de inflamação, os tipos celulares presentes, a presença de metaplasia intestinal, a evidência de *H. pylori* e a intensidade e extensão da lesão.

Na presença de úlceras, a classificação de Sakita é utilizada. Essa classificação caracteriza as lesões ulcerosas de acordo com a sua fase: fase ativa – *active* (A1 e A2); fase de cicatrização – *healing* (H1 e H2); fase cicatrizada – *scar* (S1 e S2). As úlceras são caracterizadas quanto à sua topografia e porção do órgão acometido – estômago ou duodeno.

Pacientes com múltiplas úlceras e refratariedade ao tratamento com inibidores de bomba devem ser investigados com dosagem de gastrina devido à possibilidade de síndrome de Zollinger-Ellison.

Antes do advento da endoscopia digestiva alta, os estudos contrastados do trato gastrointestinal superior eram utilizados para lesões ulceradas. Atualmente, o estudo contrastado é utilizado na investigação de complicações tais como obstruções na estenose do piloro, por exemplo.

Diagnóstico da infecção por *H. pylori*

A infecção por *H. pylori* pode ser diagnosticada por vários métodos. A avaliação macroscópica na endoscopia digestiva alta pode mostrar alterações específicas, porém não sensíveis, da infecção por essa bactéria. A presença de nodularidade de antro é um indicativo específico da infecção por *H. pylori*. Os materiais biopsiados do estômago podem ser testados de várias maneiras (análise histopatológica, cultura, atividade da urease) e, assim, confirmar a presença da bactéria.

A coloração do material da biópsia pelo método de Giemsa é uma alternativa mais simples, menos suscetível a artefactos e relativamente barata. A cultura do material biopsiado é menos sensível e mais caro; contudo, permite testar a suscetibilidade dos antibióticos e é uma opção nos casos de refratariedade ao tratamento. O teste da urease deve ser realizado em pelo menos duas amostras, uma do antro e outra do corpo gástrico, e pode ser influenciado pela quantidade de bactérias existentes na amostra e pelo fato de se o paciente recebeu antibióticos ou inibidores de bomba. O teste da urease é baseado na potente atividade ureásica da bactéria. Se o fragmento da biópsia imerso contém o microrganismo, ocorrem hidrólise da ureia para amônia e dióxido de carbono, aumento do pH e consequente mudança de cor da solução para rosa, em no máximo 24 horas. Esse teste tem altas sensibilidade e especificidade.

Os testes de reação em cadeia da polimerase (PCR) são sensíveis e podem ser realizados tanto nas amostras de biópsias quanto nas fezes ou saliva. Contudo, são caros e costumam ser realizados apenas em pesquisas. O teste da ureia marcada com carbono-13 tem bons resultados e é utilizado principalmente como um método não invasivo para controle de tratamento. Para a sua realização, os pacientes devem interromper 15 dias antes o uso de inibidores de bomba, e os antibióticos devem ser descontinuados pelo menos 1 mês antes do exame. A pesquisa de antígenos de *H. pylori* nas fezes e a dosagem de anticorpos para *H. pylori* também podem ser realizadas. Essa última deve ser solicitada apenas para maiores de 12 anos, devido à baixa sensibilidade nas crianças menores. Os testes sorológicos em saliva e urina ainda estão em estudo e não são recomendados para crianças. Os testes não invasivos atualmente são recomendados apenas para controle de erradicação em crianças, estando ainda em estudo quando se trata da investigação diagnóstica. Isso explica a prática de testes invasivos para diagnóstico da infecção por *H. pylori*.

inflamatórias, incluindo a interleucina-8, interleucina-1 β e fator de necrose tumoral-α, que têm um importante efeito tanto no muco e na concentração de bicarbonato na superfície da célula, quanto na secreção ácida. A bactéria também induz a liberação de vários componentes que comprometem a proteção mucosa por meio da formação de outras substâncias pró-inflamatórias.

Quando a secreção é restrita à mucosa antral, é seguida por aumento da gastrina plasmática e secreção ácida, reduzindo a secreção duodenal de bicarbonato e muco, tornando a mucosa duodenal vulnerável ao ataque dos íons H^+ e outros irritantes, que modificam a mucosa para a metaplasia gástrica. Em consequência, a bactéria na mucosa gástrica migra e coloniza essas áreas de metaplasia no duodeno, estimulando uma resposta inflamatória e presdispondo à formação do nicho ulceroso.

Várias lesões graves associadas com a infecção por *H. pylori* estão associadas com fatores de virulência. Entre eles estão o gene cagA, que está ligado à maior aderência da bactéria. Os pacientes portadores de cepas cagA-positivas têm maior densidade de bactérias na mucosa gástrica, lesões mais graves, maior infiltrado de leucócitos polimorfonucleares e maiores níves de citocinas pró-inflamatórias. O gene da citotoxina vacuolizante A (vacA) é encontrado em todas as cepas de *H. pylori* e induz a formação de vacúolos citoplasmáticos e apoptose de células epiteliais. Esse gene tem função imunomoduladora, estimulando a resposta inflamatória por meio de mecanismos variados. A aderência da bactéria à mucosa gástrica ainda pode ser influenciada pelos genes BabA e SabA, os quais também estão envolvidos com a formação da úlcera gástrica e a cronicidade da infecção pela *H. pylori*.

A infecção por *H. pylori* está relacionada com várias manifestações gastrointestinais, entre elas a gastrite, a úlcera péptica gástrica, a úlcera péptica duodenal, o câncer gástrico, o linfoma MALT (tecido linfoide associado à mucosa), a doença do refluxo gastroesofágico, a alergia alimentar e a diarreia crônica. Em relação às manifestações extraintestinais, existem relatos de anemia, hipodesenvolvimento, psoríase, doenças hepáticas, púrpura trombocitopênica, entre outros, associados à *H. pylori*.

A associação entre a infecção por *H. pylori* na infância e o desenvolvimento de câncer gástrico na idade adulta é bastante discutida. Imrie e colaboradores aventam as três possibilidades de desfecho da gastrite associada com a infecção por *H. pylori*, sendo a primeira a resolução espontânea que ocorre em um pequeno grupo de casos e a segunda, a evolução da gastrite antral difusa para a úlcera duodenal. A terceira possibilidade é o desenvolvimento de atrofia gástrica, também chamada de gastrite multifocal atrófica. Não se sabe o motivo pelo qual nem todos os indivíduos evoluem para gastrite atrófica, porém, quando essa ocorre, pode ser o primeiro passo para o desenvolvimento de câncer gástrico. Contudo, ainda existem evidências contra essa associação, e a mais forte é que, em locais onde há alta prevalência de infecção por *H. pylori*, a prevalência de câncer gástrico não é tão alta.

Várias propostas são relatadas, como o papel da virulência da bactéria e fatores genéticos do hospedeiro que possam influenciar o aparecimento de câncer gástrico. O câncer gástrico é raro nos pacientes pediátricos, e deve ser lembrado que, além da erradicação da bactéria, fatores dietéticos e de higiene também vão ter um papel na sua prevenção.

O linfoma MALT, um linfoma de células B, tem estreita associação com a infecção por *H. pylori*. Esse tipo de linfoma é raro, principalmente na infância. Em adultos, a erradicação da *H. pylori* leva à regressão do linfoma, e esse resultado também tem sido visto em crianças.

QUADRO CLÍNICO

Não existe confirmação entre sintomas e sinais específicos relacionados à *H. pylori*. No entanto, na doença péptica primária as principais manifestações clínicas são a dor abdominal, os vômitos e os sinais de hemorragia digestiva alta (hematêmese ou melena). Kawakami e colaboradores relatam, em 43 crianças, a presença de úlcera gastroduodenal manifestada clinicamente por dor abdominal em 90% dos casos, dos quais em 79% eram do tipo epigástrica. Nesse grupo de pacientes com dor abdominal, as características descritas eram de dor noturna em queimação, com irradiação, que limitava as atividades. Em 51% dos casos, a dor melhorava com a dieta, e 44% dos pacientes apresentavam sinais de hemorragia digestiva alta. Outras alterações, como anemia, perda de peso, anorexia, vômitos e náuseas, também foram descritas.

Os critérios de Roma III definem como dispepsia funcional a existência de dor ou desconforto persistente ou recorrente em abdome superior que não melhora com a defecação e não tem associação com a mudança nas características das fezes. Nesses pacientes, também não devem ser encontradas alterações sugestivas de doenças metabólicas, anatômicas ou neoplásicas que expliquem tais sintomas. A difícil tarefa de separar um paciente com características funcionais daqueles com alterações de doença péptica primária e secundária reside, então, na anamnese minuciosa e na evidência de sinais de alerta. A dor localizada em região epigástrica, os sinais sugestivos de hemorragia digestiva alta e o relato de *clocking* (despertar noturno pela dor) são sinais que podem influenciar na decisão de investigação diagnóstica, principalmente na solicitação de exames mais invasivos, como a endoscopia.

As crianças costumam respeitar as características dos sintomas de acordo com a faixa etária:

- Recém-nascidos e lactentes: hemorragia, sinais de perfuração visceral.
- Lactentes até os 6 anos: náuseas, vômitos, hematêmese e melena.

hipermotilidade das fases digestivas ou intestinais da digestão. A secreção de bicarbonato da mucosa pode ser estimulada por prostaglandinas ou inibida por anti-inflamatórios não esteroides (AINEs).
- **Genética**: história familiar de úlcera é significativamente mais frequente nas crianças com úlcera duodenal. A ocorrência de sangue do tipo O, HLA – B8 e B12, também é mais alta em pacientes com úlcera péptica crônica do que na população em geral.

Classificação

Com base na etiologia, a gastrite e a úlcera péptica podem ser divididas em duas categorias maiores: primária e secundária. As características de acordo com a categoria são diferentes, assim como a investigação clínica e as nuances do tratamento (Quadro IX.12.1).

INFECÇÃO POR *HELICOBACTER PYLORI*

Em 1983, Warren e Marshall anunciaram a descoberta da bactéria *Campylobacter pylori*, posteriormente denominada de *Helicobacter pylori*. Em 2005, os dois cientistas foram reconhecidos com o prêmio Nobel de Medicina por sua descoberta. Desde da descoberta da *H. pylori*, estudos o apontam como causa da doença péptica, em especial de úlcera péptica, e demonstram o impacto do tratamento da infecção por essa bactéria na história natural da doença ulcerosa. Cerca de 15% dos indivíduos desenvolverão úlcera péptica primária duodenal ou gástrica em consequência da infecção por *H. pylori*, dos quais uma média de 92% desenvolverão úlcera duodenal e 69% evoluirão para úlcera gástrica.

A bactéria *H. pylori* é um bacilo gram-negativo pequeno, que possui quatro a seis flagelos unipolares e vive em condições microaeróbias, portando potente atividade ureásica; é sensível a pH 3,5 e sobrevive em pH 4,5. Caracteristicamente, a bactéria coloniza o epitélio gástrico e, quando aparece em outros órgãos, como o esôfago e o duodeno, se concentra em áreas de metaplasia gástrica ou duodenal (Barrett) ou em mucosa gástrica ectópica, como no divertículo de Meckel.

A colonização por *H. pylori* na mucosa gástrica e na metaplasia gástrica no duodeno é apontada como um grande risco para úlcera duodenal. Gormally e colaboradores encontraram úlceras duodenais em sete de 25 crianças com colonização de *H. pylori* na mucosa gástrica. A ocorrência foi somente em 7,1% das crianças colonizadas por *H. pylori*, quando a metaplasia gástrica estava ausente. A partir da infecção, a *H. pylori* produz uma gastrite crônica superficial envolvendo o antro e o fundo gástrico. Mesmo antes da sua descoberta foi reconhecido que todos os pacientes com úlcera péptica gástrica primária apresentavam gastrite crônica superficial. E, embora as úlceras gástricas e duodenais sejam caracteristicamente diferentes, é interessante notar que ambas estão associadas com a infecção por *H. pylori*. Essa ação da bactéria na mucosa gástrica, associada a fatores genéticos e à quebra da barreira mucosa, vai determinar a patogênese da úlcera péptica primária.

A bactéria *H. pylori* comumente usa um ou mais de três mecanismos para causar doença no hospedeiro: adesão, invasão e elaboração de toxinas. A urease e a existência do flagelo são elementos necessários para a colonização. A patogênese da doença péptica ulcerosa não está totalmente elucidada; no entanto, na infecção por *H. pylori*, principalmente na associada a cepas do gene A (cagA) positivas, há aumento da expressão de citocinas pró-

Quadro IX.12.1. Classificação da doença péptica de acordo com a etiologia

Primária
Associada à *H. pylori*   Não associada à *H. pylori*
Secundária
Secreção ácida excessiva   Síndrome de Zollinger-Ellison   Gastrinoma   Hiperparatireoidismo   Mastocitose sistêmica   Insuficiência renal   Síndrome do intestino curto
Estresse   Traumatismo cranioencefálico   Sepse   Choque   Asfixia perinatal   Queimaduras   Insuficiência respiratória   Falência hepática
Medicamentos e drogas   Anti-inflamatórios não esteroides   Ácido acetilsalicílico   Ácido valproico   Álcool   Gastrite alcalina por refluxo biliar   Agentes quimioterápicos   Corticosteroides
Doenças autoimunes   Gastrite autoimune   Doença celíaca   Gastroenteropatia alérgica
Infecções   Tuberculose   Citomegalovírus   Herpesvírus   Influenza A   Sífilis   Histoplasmose   Candidíase
Outros   Gastroenteropatia eosinofílica   Doença de Ménétrier   Gastrites granulomatosas (doença de Crohn, sarcoidose, granulomatose de Wegener, gastrite granulomatosa idiopática, corpo estranho)   Púrpura de Henoch-Schönlein

enterocromafins e mastócitos da mucosa e ligando-se aos receptores de histamina nas células parietais. A gastrina é o mediador endócrino secretado das células G antrais, que geram íons hidrogênio direta e indiretamente, principalmente por estimular a liberação de histamina.

Os efeitos da acetilcolina e da gastrina na secreção ácida são mediados pelo aumento do cálcio citosólico, em que a estimulação de histamina é mediada por um aumento na adenosina monofosfato cíclico. O aumento do cálcio intracelular e da adenosina monofosfato cíclico leva à ativação da H-K adenosina trifosfatase ou bomba de próton, a qual catalisa a troca de H-K, secretando íons hidrogênio para o canalículo.

Os estímulos fisiológicos para a secreção ácida são os alimentos. As fases de secreção de ácido gástrico são denominadas de fases cefálica, gástrica e intestinal. Na primeira fase, a *cefálica*, os estímulos na visão, na audição, no olfato, no paladar e até nos pensamentos podem ser o gatilho para a secreção ácida. Durante a fase *gástrica*, os estímulos são a distensão gástrica e elementos químicos como aminoácidos, cafeína e álcool. Na fase *intestinal*, a distensão de alças intestinais e produtos do metabolismo de proteínas estimulam a secreção de ácido.

As alças de *feedback* negativo previnem a hipersecreção ácida pós-prandial e a levam de volta aos níveis de secreção ácida basais. Uma redução do pH gástrico intraluminal abaixo de 3 estimula a liberação de somatostatina que, via um mecanismo parácrino, inibe a liberação adicional de gastrina, suprimindo a liberação de histamina das células enterocromafins, e inibe diretamente a secreção ácida das células parietais.

Conceitos

A doença péptica é decorrente da ação do ácido clorídrico e da pepsina. A gastrite é a evidência microscópica da inflamação que afeta a mucosa gástrica, e a intensidade dessa resposta inflamatória é variável. A duodenite é caracterizada pela presença de neutrófilos na lâmina própria, criptas e epitélio de superfície da mucosa em adição ao aumento do número de células mononucleares. A gravidade da duodenite é avaliada de acordo com a quantidade de neutrófilos presentes. A presença de úlceras duodenais usualmente revela também duodenite ativa; assim, a duodenite e a úlcera duodenal representam manifestações diferentes do espectro de uma mesma doença, dividindo uma doença de base em comum. As úlceras pépticas são definidas por solução de continuidade que chega até a muscular da mucosa da parede gástrica ou duodenal. Por sua vez, as erosões são lesões superficiais da mucosa que não penetram a muscular da mucosa. A maioria das úlceras gástricas está localizada na curvatura menor do estômago, e mais de 90% das úlceras duodenais são encontradas no bulbo duodenal.

Dados epidemiológicos

O homem é o principal reservatório para *H. pylori*, e é sugerido que a transmissão de pessoa a pessoa seja por via fecal-oral ou oral-oral. Em países em desenvolvimento, é adquirido precocemente, e mais de dois terços das crianças estão infectados aos 2 anos de idade. A prevalência da infecção por *H. pylori* parece ser mais baixa entre lactentes amamentados por mães infectadas, o que estaria relacionado com a presença de IgA no leite materno. Já em nações desenvolvidas, somente 10% de todas as crianças serão infectadas por *H. pylori* aos 10 anos de idade. Moraes e Silva relatam soroprevalência de *H. pylori* em 32% de 228 crianças testadas no Instituto Materno-Infantil Fernando Figueira (IMIP).

Kawakami e colaboradores encontraram prevalência geral de pacientes infectados com *H. pylori* em 33,6% de 1.165 pacientes avaliados através da endoscopia e pelo método de urease. Em relação aos fatores de risco para a infecção por *H. pylori*, estão baixa renda familiar, moradias com grande número de pessoas, condições de higiene menos favoráveis e menor nível de escolaridade das mães.

ETIOLOGIA, PATOGÊNESE E PATOLOGIA MORFOLÓGICA E FUNCIONAL

Etiologia e patogênese

A inflamação da mucosa gástrica e duodenal é o resultado final do desequilíbrio entre os fatores defensivos e agressivos da mucosa. O grau de inflamação e o desequilíbrio entre os fatores agressivos e defensivos podem resultar em graus variados de gastrites e/ou franca ulceração mucosa. No entanto, ainda existem especulações sobre o completo mecanismo de lesão da mucosa gástrica e duodenal. Entre os fatores envolvidos no desequilíbrio estão:

- **Secreção ácida**: estudos mostram que, por volta dos 3 a 4 anos de idade, os valores da secreção gástrica se aproximam dos valores do adulto. Os potentes estimulantes da secreção ácida – histamina, acetilcolina e gastrina – agem por meio do desencadeamento de uma série de eventos que ativam a bomba de hidrogênio-potássio ATPase. Com o aumento da acidez gástrica há a ativação da pepsina, que é uma enzima proteolítica secretada principalmente pela estimulação colinérgica, na forma de pepsinogênio I e II antes da conversão pelo ácido gástrico.

- **Barreira mucosa e produção de bicarbonato**: a pato* gênese da gastrite e da ulceração gástrica e duodenal é mediada em parte pelos distúrbios da secreção de bicarbonato e muco que recobre o epitélio gástrico e duodenal. O leito mucoso serve como uma barreira para a pepsina e o ácido clorídrico, prevenindo o acesso da pepsina à superfície apical da célula epitelial e neutralizando o ácido por meio da presença do bicarbonato secretado no muco. O leito mucoso também promove proteção ao *turnover* da célula epitelial em situações normais ou patológicas, tanto quanto nos estados de

como a influência dos fatores de risco que interferiram no quadro de diarreia aguda prévio.

PREVENÇÃO

A íntima relação entre os quadros infecciosos, desnutrição e diarreia persistente mostra a necessidade da ênfase em programas direcionados ao controle do quadro de diarreia aguda e suporte nutricional. Para isso, estratégias de educação dos profissionais de saúde e da própria família sobre práticas de higiene, alimentação, aleitamento materno e manejo da diarreia aguda são importantes. O uso do zinco na diarreia aguda, como já mencionado, tem também papel reconhecido na prevenção da diarreia persistente.

DIARREIA PERSISTENTE

Pontos importantes sobre diarreia persistente:

- A diarreia persistente consiste em 10% dos casos de diarreia, porém apresenta mortalidade de 30% a 50%.
- O principal gatilho é a diarreia aguda infecciosa.
- A desnutrição consiste em um fator de risco importante, contribuindo também para a manutenção da diarreia.
- O objetivo do diagnóstico etiológico é identificar as situações que influenciam no manejo do quadro clínico.
- A recuperação nutricional, a hidratação e o tratamento de infecções associadas formam os pilares do tratamento.
- A indicação de fórmulas hipoalergênicas deve ser alvo de avaliação crítica, levando em consideração os fatores de risco e, principalmente, a evolução do paciente de ponto de vista nutricional.

BIBLIOGRAFIA

Abba K, Sinfield R, Hart AC, Garner P. Antimicrobial drugs for persistent diarrhoea of unknown or non-specific cause in children under six in low and middle income countries: systematic review of randomized controlled trials. BMC Infectious Diseases, 2009; 9:24-32.

Andrade JAB, Moreira C, Fagundes-Neto U. Persistent diarrhea. J Pediatr (RJ). 2000; 76(supl. 2): S119-S126.

Ballester D, Escobar AMU, Grisi SJFE. Diarreia persistente: revisão dos principais aspectos fisiopatogênicos, fatores de risco e implicações terapêuticas. Pediatria (SP), 2002; 24(3/4):112-121.

Bhandari N, Bahl R, Saxena M, Taneja S, Bhan MK. Prognostic factors for persistent diarrhoea managed in a community setting. Indian J Pediatr 2000; 67(10):739-745.

Bhutta ZA, Nelson EA, Lee WS et al. Recent advances and evidence gaps in persistent diarrhea. J Pediatr Gastroenterol Nutr 2008; 47:260-265.

Ferraz IS, Daneluzzi JC, Vannucchi H et al. Detection of vitamin A deficiency in brazilian preschool children using the serum 30-day dose-response test. Eur J Clin Nutr 2004; 58:1.372-1.377.

Guarino A, De Marco G. Persistente diarrhea. In: Walker WA, Goulet O, Kleinman RE (eds.). Pediatric gastrointestinal disease – pathophysiology, diagnosis and management. 4ª ed., London: BC Decker, 2000.

Lins MGM, Silva GAP. Doença diarreica em crianças hospitalizadas – importância da diarreia persistente. J Pediatr (RJ). 2000; 76(1):37-43.

Rocha IFO, Speridião PGL, Morais MB. Efeito do zinco e da vitamina A na diarreia aguda e persistente: metanálise dos dados. Brasil, 2009. Disponível em: http://www.e-gastroped.com.br

Scrimgeour AG, Lukaski HC. Zinc and diarrheal disease: current status and future perspectives. Curr Opin Clin Nutr Met Care 2008; 11:711-717.

The Zinc Investigators' Collaborative Group (Bhutta ZA, Bird SM, Black RE, Brown KH, Gardner JM). Therapeutic effects of oral zinc in acute and persistent diarrhea in children in developing countries: pooled analysis of randomized controlled trials. Am J Clin Nutr 2000;72:1.516-1.522.

WHO/FHC/CAH/03.7. The treatment of diarrhoea. A manual for physicians and other senior health workers, 2005.

WHO/Unicef Joint Statement. Clinical management of acute diarrhoea, 2004.

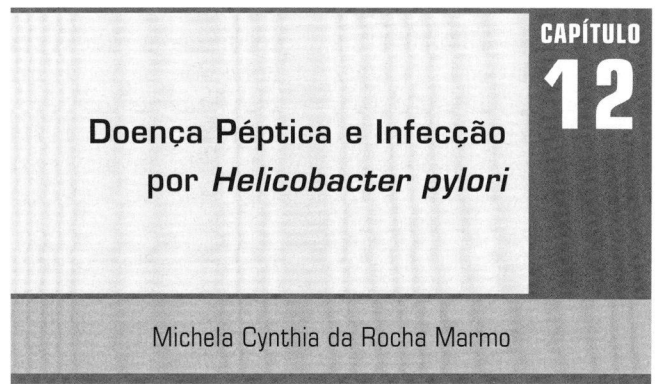

CAPÍTULO 12

Doença Péptica e Infecção por *Helicobacter pylori*

Michela Cynthia da Rocha Marmo

INTRODUÇÃO, CONCEITUAÇÃO E EPIDEMIOLOGIA

Fisiologia do estômago

Em conjunto com as células secretoras de muco que revestem toda a superfície do estômago, a mucosa gástrica tem dois tipos importantes de glândulas tubulares: as glândulas oxínticas (ou gástricas) e as glândulas pilóricas. As glândulas oxínticas são produtoras de ácido e secretam o ácido clorídrico, o pepsinogênio, o fator intrínseco e o muco. As glândulas pilóricas secretam principalmente o muco para a proteção da mucosa pilórica, secretando também pepsinogênio e gastrina. As glândulas oxínticas ficam localizadas em sua maioria no corpo do estômago, enquanto as glândulas pilóricas ficam localizadas na porção antral do estômago.

A formação de íons hidrogênio (H^+) é mediada por vias endócrinas (gastrina, pepsina), neuroendócrinas (acetilcolina, estimulação vagal) e parácrinas (histamina). A acetilcolina, o transmissor primário da via neuroendócrina, é liberada por hormônios vagais e estimula diretamente a formação de íons hidrogênio. A histamina é o principal transmissor na via parácrina, sendo liberada pelas células

TRATAMENTO

O tratamento da diarreia persistente fundamenta-se na correta hidratação, recuperação nutricional e uso de antibióticos. Atenção especial deve ser dada aos grupos de risco, dadas as situações configuradas por eles, que podem mudar o diagnóstico. A recuperação nutricional é importante, devido ao papel e ao impacto da desnutrição na manutenção da diarreia. O incentivo ao aleitamento materno por pelo menos até 6 meses, evitando-se o uso de fórmulas, e a introdução gradual e adequada à idade de novos alimentos são essenciais na prevenção de episódios de diarreia persistente pós-infecciosa e fazem parte também do tratamento.

A presença dos alimentos na luz intestinal exerce uma função importante na recuperação e regeneração da mucosa. A dieta também implica reposição de micronutrientes que estão comumente diminuídos nos pacientes com diarreia persistente e desnutridos. A adequação de calorias (em torno de 110kcal/kg/dia, podendo chegar a até 250kcal/kg/dia) e a reposição de micronutrientes, como o zinco, nos episódios de diarreia aguda demonstram papel significativo na redução do tempo da doença.

A OMS recomenda a redução de dissacarídeos da dieta, em especial a lactose. Ainda há orientações de introdução de alimentos, como o leite fermentado e o iogurte, ambos pobres em lactose. A redução do leite da dieta deve ser compensada com a introdução ou manutenção de outras fontes de proteínas, como os vegetais, os ovos e a carne.

O zinco, o qual não se encontra em quantidades suficientes na dieta, deve ser suplementado na forma de acetato ou sulfato, sendo essa última forma mais associada com sintomas de intolerância. A orientação da OMS/UNICEF em 2004 é para que ocorra a suplementação de 10 a 20mg/dia de zinco por um período de 2 a 3 meses após cessarem os episódios de diarreia, e a ingestão permanentemente adequada de fontes alimentares de zinco.

Nas crianças com alterações sugestivas de alergia alimentar ou com perda de peso ou ganho ponderal insuficiente mesmo com a cota calórica adequada e dieta isenta de lactose, deve-se avaliar a necessidade de fórmulas hipoalergênicas. Essas são preparadas a partir de hidrolisados proteicos do leite de vaca ou da soja, ou até mesmo de fórmulas elementares à base de aminoácidos. Tais modificações e restrições dietéticas devem ser realizadas com cautela e atenção às necessidades nutricionais, evitando-se déficit de calorias e de micronutrientes.

Os antibióticos estão indicados para aqueles pacientes com sangue nas fezes associado à presença de *Shigella* e *Entamoeba histolytica*. As crianças com diarreia aquosa não devem receber antibióticos, exceto se há evidências da presença de *Giardia lamblia* nas fezes. Não há confirmação da existência de um patógeno associado com diarreia persistente, e, logo, não há justificativas para o uso rotineiro de antibióticos nesse tipo de diarreia, quando a causa é desconhecida. Os medicamentos antidiarreicos estão associados com o desequilíbrio da flora bacteriana intestinal, determinando a diarreia persistente.

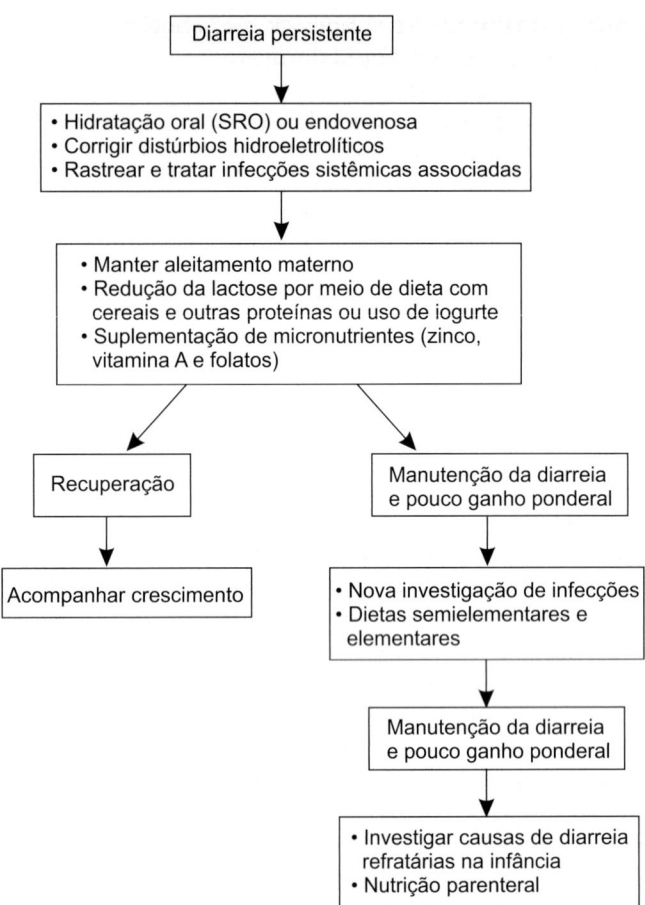

Fig. IX.11.1. Algoritmo sugerido para diagnóstico e manejo da diarreia persistente. *Fonte:* Adaptada de Bhutta et al. JPGN 2008; 47(2):260.

Um grupo de estudo (Persistent Diarrhea Working Group, 2008) levanta as prioridades de pesquisa na diarreia persistente. Os pontos relacionados à epidemiologia consistem na maior lacuna encontrada por esse grupo. Com a introdução de vacinas contra o rotavírus, por exemplo, e com mudanças seculares e nutricionais, devem ser estabelecidas novas características da diarreia persistente. A percepção da lesão mucosa na diarreia persistente e sua relação com os patógenos, a resposta imune e a microbiota intestinal também são alvo de estudo. Por fim, o papel da dieta e da reposição de micronutrientes tanto no tratamento da diarreia persistente em si quanto na recuperação nutricional deve ser definido. Esse mesmo grupo criou um algoritmo de manejo da diarreia persistente, ressaltando a reidratação, o tratamento de infecções associadas, o aleitamento materno e a suplementação de micronutrientes, visando à resolução da diarreia persistente e à recuperação nutricional (Fig. IX.11.1).

PROGNÓSTICO

A diarreia persistente tem uma parcela importante como causa de morte por diarreia em geral. O estado nutricional e a deficiência de micronutrientes têm papel de destaque na evolução da diarreia persistente, assim

- Idade (maior risco em menores de 2 anos).
- Desnutrição e deficiência de zinco.
- Baixo peso ao nascer.
- Infecções prévias e imunodeficiências.
- Alimentação durante o episódio diarreico.
- Medicamentos.
- Condições socioeconômicas.

ETIOLOGIA, PATOGÊNESE E PATOLOGIA MORFOLÓGICA E FUNCIONAL

O principal gatilho da diarreia persistente é a diarreia aguda infecciosa. Frequentemente, há relatos de episódios de diarreia aguda nos últimos 2 meses. A desnutrição consiste em um fator de risco importante e é um estado que se faz presente na diarreia persistente em graus variados. Entre outros fatores, a desnutrição leva à diminuição do índice mitótico e da borda em escova da mucosa intestinal. Essa lesão de mucosa gera má absorção de proteínas, gorduras e carboidratos, o que provoca um círculo vicioso, levando à perpetuação da desnutrição e dificultando, assim, a recuperação da mucosa intestinal. A desnutrição ainda pode prolongar a diarreia por meio de condições, como a acloridia, com aumento da contaminação do intestino delgado e consequente sobrecrescimento bacteriano, a imunodeficiência, e a deficiência de enzimas intestinais e pancreáticas.

As lesões da mucosa intestinal aumentam a permeabilidade às proteínas heterólogas que podem atuar como antígenos, levando à sensibilização alérgica e à inflamação da mucosa. Não obstante, as células presentes na borda em escova do intestino produzem dissacaridases responsáveis pela digestão de carboidratos. Nas lesões da mucosa intestinal, associadas ou não à desnutrição, devido à perda da borda em escova ocorre a perda da habilidade em digerir dissacarídeos por deficiência de dissacaridases. Um exemplo importante é a intolerância à lactose secundária a diarreias infecciosas, que consiste em uma causa de diarreia persistente.

O zinco é um micronutriente essencial que protege as membranas celulares do dano oxidativo. Não é estocado no corpo; logo, o nível de zinco é determinado pelo balanço entre o zinco adquirido na dieta, o zinco absorvido e suas perdas. As necessidades diárias em crianças, segundo as *dietary reference intakes* (DRI), são de 2mg/dia para lactentes até 6 meses, 3mg/dia de 7 meses até 3 anos, e de 5mg/dia de 4 a 8 anos. As ostras, carnes em geral, germens de cereais, fígado de vitela e castanhas são considerados fontes de zinco, enquanto o leite de vaca tem baixo teor de zinco.

No sistema imunológico, uma ingestão adequada de zinco e calorias leva a uma resposta Th1 dominante, que é importante para proteger contra infecções intracelulares, e diminui a resposta Th2, presente contra as infecções de helmintos. A ingestão inadequada de zinco promove a manutenção da resposta Th2; porém, há a diminuição da resposta Th1. A deficiência de zinco ainda pode levar à diminuição do número, da maturação e de proliferação de linfócitos e ao aumento da apoptose e atrofia do timo. Nas células da mucosa do intestino, o zinco tem um papel importante na sua manutenção, porém o mecanismo pelo qual o zinco age com enteroprotetor ainda não foi determinado.

A vitamina A ainda não tem seu papel definido na diarreia persistente. Bhutta e colaboradores orientam a reposição de vitamina A associada a outros micronutrientes no tratamento da diarreia persistente. No Brasil, há relatos de até 74,5% de crianças com baixas reservas hepáticas de vitamina A. A vitamina A mantém uma estreita relação com o zinco, e ele é importante no processo de síntese e mobilização hepática da vitamina A; logo, a deficiência do zinco pode contribuir com a deficiência de vitamina A mesmo se há reservas hepáticas adequadas.

DIAGNÓSTICO

A definição de diarreia persistente é clínica, de acordo com as características já citadas, restando a elucidação etiológica da diarreia persistente. A pesquisa do agente enteropatogênico nas fezes por meio de coprocultura, exame protoparasitológico, pesquisa de *Cryptosporidium* e pesquisas de vírus deve ser realizada. A avaliação de alterações disabsortivas do intestino também se faz importante, detectando assim deficiências na absorção de carboidratos (D-xilosemia da primeira hora após sobrecarga oral, teste do hidrogênio expirado com sobrecarga oral de dissacarídeos – lactose, maltose e sacarose – ou monossacarídeos – glicose, frutose), na absorção de gorduras (esteatócrito e balanço fecal de gorduras de 72 horas) e de proteínas, por meio da dosagem de α-1-antitripsina nas fezes.

O estudo anatomopatológico de biópsias da mucosa duodenal detecta atrofias vilositárias ou da mucosa retal e evidencia colites, também podendo ser solicitado para a investigação etiológica. A avaliação nutricional pode ser realizada por marcadores bioquímicos (como hemoglobina, ferro, albumina e pré-albumina, entre outros) e principalmente por meio de parâmetros antropométricos. A definição do diagnóstico etiológico é importante para a orientação do manejo da diarreia persistente.

As patologias que se manifestam como diarreia devem ser investigadas e elucidadas, a fim de direcionar o tratamento. Doenças como alergias alimentares, enteropatias eosinofílicas, enteropatias autoimunes, doença celíaca, linfangiectasias, distúrbios de motilidade, doenças infecciosas e síndrome de Munchausen por procuração devem ser afastadas ou confirmadas. A infecção pelo vírus da imundodeficiência humana (HIV) e outras imunodeficiências devem também ser investigadas. A infecção por HIV, por si só, pode se manifestar como diarreia persistente.

BIBLIOGRAFIA

Allen SJ, Okoko B, Martinez E, Gregorio G, Dans LF. Probiotics for treating infectious diarrhea. Cochrane Database Syst Rev 2003; (4):CD003048.

Benchimol EI, Turner D, Mann EH et al. Toxic megacolon in children with inflammatory bowel disease: clinical and radiographic characteristics. Am J Gastroenterol 2008; 103(6):1.524-1.531.

Brett MM. Food poisoning associated with biotoxins in fish and shellfish. Curr Opin Infect Dis 2003; 16:461-465.

Cashburn-Jones AC, Farthing MJG. Management of infectious diarrhea. Gut 2004; 53:296-305.

Chassany O, Michaux A, Bergmann JF. Drug-induced diarrhea. Drug Saf 2000; 22(1):53-72.

Diniz-Santos DR, Silva LR, Silva N. Antibiotics for the empirical treatment of acute infectious diarrhea in children. Braz J Infect Dis 2006; 10(3):217-227.

Elliott EJ. Acute gastroenteritis in children. BMJ 2007; 334:35-40.

Fuchs SC, Victora CG. Risk and prognostic factors for diarrheal disease in brazilian infants: a special case-control design application. Cad Saúde Pública, 2002; 18(3):773-782.

Hahn S, Kim Y, Garner P. Reduced osmolarity oral rehydration solution for treating dehydration caused by acute diarrhoea in children. Cochrane Database Syst Rev 2002; (1):CD002847.

Khanna R, Lakhanpaul M, Burman-Roy S, Murphy MS. Diarrhoea and vomiting caused by gastroenteritis in children under 5 years: summary of NICE guidance. BMJ 2009; 338:1.009-1.012.

King CK, Glass R, Bresse JS, Duggan C. Centers for Disease Control and Prevention. Managing acute gastroenteritis among children. MMWR Recomm Rep 2003; 52(RR-16):1-16.

Lawrence DT, Dobmeier SG, Bechtel LK, Holstege CP. Food poisoning. Emerg Med Clin North Am 2007; 25:357-373.

Martucciello G. Hirschsprung's disease, one of the most difficult diagnoses in pediatric surgery: a review of the problems from clinical practice to the bench. Eur J Pediatr Surg 2008; 18(3):140-149.

Montgomery DF, Navarro F. Management of constipation and encopresis in children. J Pediatr Health Care 2008; 22(3):199-204.

O'Ryan M, Prado V, Pickering LK. A millennium update on pediatric diarrheal illness in the developing world. Semin Pediatr Infect Dis 2005; 16:125-136.

Prashar U, Bresee J, Glass R. The global burden of diarrheal disease in children. Bull World Health Organ 2003; 81:236.

Roy CC, Silverman A, Alagille D (eds.). Diarrheal disorders. In: Pediatric clinic gastroenterology. 4ª ed. Missouri: Mosby-Year Book, 1995:216-228.

Sergio JV, de Leon ACP. Analysis of mortality form diarrheic diseases in under-five children in Brazilian cities with more than 150,000 inhabitants. Cad Saúde Pública 2009; 25(5):1.093.

Sicherer SH. Clinical aspects of gastrointestinal food allergy in childhood. Pediatrics 2003; 111:1.609-1.616.

Thapar N, Sanderson IR. Diarrhoea in children: an interface between developing and developed countries. Lancet 2004; 363:641-653.

Tormo R, Polanco I, Salazar-Lindo E, Goulet O. Acute infectious diarrhoea in children: new insights in antisecretory treatment with racecadotril. Acta Pediatr 2008; 97(8):1.008-1.015.

Trabulsi LR, Alterthum F (eds.). Microbiologia. 4ª ed. São Paulo: Atheneu, 2004.

Turck D, Bernet J-P, Marx J et al. Incidence and risk factors of oral antibiotic-associated diarrhea in an outpatient population. J Pediatr Gastroenterol Nutr 2003; 37:22-26.

Waseem M, Rosemberg HK. Intussusception. Pediatr Emerg Care 2008; 24(11):793-800.

World Health Organization. The treatment of diarrhoea – a manual for physicians and other senior health workers. 4ª rev. Geneva: WHO, 2003.

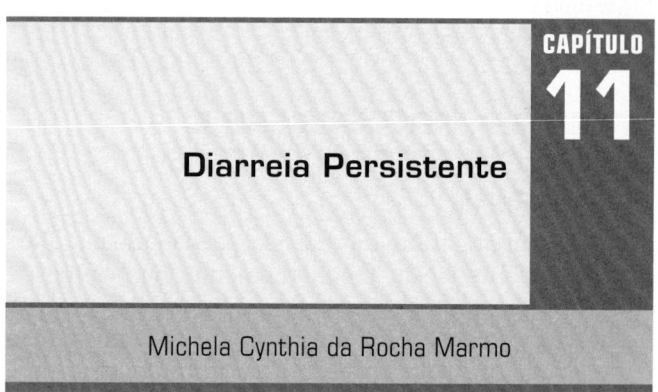

CAPÍTULO 11
Diarreia Persistente

Michela Cynthia da Rocha Marmo

INTRODUÇÃO, CONCEITUAÇÃO E EPIDEMIOLOGIA

De acordo com a Organização Mundial de Saúde (OMS), a diarreia persistente consiste em menos de 10% dos casos de todos os tipos dessa infecção. No entanto, está associada a cerca de 30% a 50% das mortes por gastroenterites. Lins e Silva, em 2000, relatam a presença de diarreia persistente em 33,9% de 300 crianças internadas no Hospital Geral de Pediatria do Instituto Materno-Infantil Professor Fernando Figueira (IMIP), dos quais 27 de 300 crianças morreram. As crianças do sexo masculino são mais comumente atingidas, em uma taxa de 1-2:2-6 (meninas/meninos), sendo mais frequente na faixa etária de 0-12 meses.

Por definição, a diarreia persistente é a passagem de mais de três evacuações aquosas por dia, durando mais de 2 semanas em uma criança que perde ou não ganha peso. Os casos de início insidioso, evolução crônica e/ou recorrentes, assim como os processos de má absorção determinados por doenças genéticas, estão excluídos da definição de diarreia persistente. Embora exista confusão entre os conceitos de diarreia persistente e diarreia crônica, a primeira é definida principalmente pela sua duração. Contudo, também está muito relacionada com uma diarreia aguda, que excede a duração esperada para um quadro infeccioso.

O desequilíbrio entre a agressão e a falha da regeneração do enterócito após um episódio de diarreia aguda leva à cadeia de eventos que mantém ou promove o desarranjo da integridade constitucional ou funcional da mucosa intestinal, culminando na diarreia persistente, conforme explicaram Lins e Silva, em 2000.

Podemos enumerar alguns dos seguintes fatores de risco para uma criança desenvolver um quadro de diarreia persistente:

- Características do episódio agudo (quadros intensos, presença de sangue ou muco nas fezes, febre, grande número de evacuações e vômitos).

Quadro IX.10.10. Agentes antimicrobianos usados no tratamento da DA infecciosa

Agente	Posologia	Colocações
Ampicilina	50-100mg/kg/dia, 4 doses	Uso empírico não recomendado. Combinação com inibidor da betalactamase pode ser útil.
TMP-SMTX	10/50mg/kg/dia 2 doses	Uso empírico não recomendado.
Ácido nalidíxico	55mg/kg/dia, 4 doses	Útil em várias partes do mundo, elevada resistência em outras. Baixo custo.
Ceftriaxona	50-100mg/kg/dia, 1-2 doses	Segura e efetiva. Custo elevado. Reservar para caso de doença disseminada.
Cefixima	7,5-10mg/kg/dia, 1-2 doses	Segura e efetiva. Custo elevado. Opção razoável para paciente ambulatorial.
Azitromicina	5-12mg/kg/dia, dose única	Segura e efetiva. Custo elevado. Opção razoável para paciente ambulatorial.
Metronidazol	20-40mg/kg/dia, 3 doses	Agente de escolha para diarreia associada ao uso de antibiótico.

Os antibióticos indicados pela OMS para o tratamento da shigelose seriam o trimetoprim-sulfametoxazol (TMP-SMTX) ou a ampicilina. Apesar dessa recomendação, nos últimos anos foram descritos vários surtos de diarreia por shigela ou salmonela, em vários continentes, resistente a um ou ambos os fármacos. Em virtude desse fato, o uso empírico desses medicamentos não está mais claramente estabelecido. No Quadro IX.10.10 se encontra um resumo de agentes antimicrobianos utilizados no tratamento da DA e de colocações a respeito do seu uso.

Os fármacos antidiarreicos e os antieméticos não são indicados pela OMS no tratamento da DA, sendo advogado que alguns podem ter efeitos colaterais graves, principalmente em crianças pequenas. Fármacos antimotilidade, como a loperamida, são contraindicados em crianças devido ao risco de causar íleo paralítico, prolongar o período de portador do agente infeccioso e ainda devido aos seus potenciais efeitos sobre o sistema nervoso central. Mais recentemente, foi proposto o uso do agente antissecretório racecadotril para os quadros diarreicos agudos, inclusive em crianças. Trata-se de um medicamento que inibe a encefalinase intestinal, reduzindo a secreção de água e eletrólitos, sem efeito sobre a motilidade intestinal. Existem ainda poucos estudos sobre o seu uso; evidências iniciais e limitadas sugerem que o uso do racecadotril na DA favorece, sem efeitos colaterais importantes, a redução das perdas e da duração da diarreia. Ainda não existe uma posição definida para o uso desse fármaco no manejo da DA em crianças.

O uso do zinco na DA é recomendado pela OMS. Apesar de não se conhecer ao certo o mecanismo de ação do zinco, acredita-se que ele desempenhe papel fundamental no crescimento celular e na função do sistema imune. Existem evidências claras de que a suplementação de zinco reduz a severidade e a duração da diarreia. Dessa forma, a OMS recomenda que seja feita suplementação com zinco por 14 dias em crianças com DA, na dose de 20mg/dia (10mg/dia para menores de 6 meses). A OMS indica ainda o uso de suplementos vitamínicos por 14 dias após o episódio diarreico agudo.

Existem evidências de que os probióticos, quando utilizados em associação com o SRO, podem diminuir a duração do quadro diarreico (principalmente na gastroenterite por rotavírus). Ainda não estão estabelecidos o tipo e a dose ideais de probióticos a serem utilizados, não sendo indicado seu uso de rotina.

PROGNÓSTICO
Prevenção

Os seguintes aspectos são relevantes:

- **Orientação**: durante a permanência da mãe no ambiente hospitalar, ela deve ser orientada sobre as causas de diarreia e sua prevenção (Quadro IX.10.11).
- **Vacina contra o rotavírus**: a vacina contra o rotavírus foi introduzida há poucos anos no calendário vacinal das crianças brasileiras. A vacinação provê proteção contra os sorotipos mais comuns de rotavírus e está associada à diminuição da incidência e menor gravidade dos episódios de DA por rotavírus. As atuais vacinas contra rotavírus, quando utilizadas conforme as recomendações em relação à faixa etária de aplicação, não estariam relacionadas à maior ocorrência de invaginação intestinal, complicação que levou à suspensão das antigas vacinas contra o rotavírus.

Quadro IX.10.11. Medidas de prevenção da DA

- Estimular o aleitamento materno
- Utilizar água de qualidade segura
- Lavar as mãos antes de preparar o alimento e antes de alimentar a criança
- Preparar o alimento em local limpo
- Lavar os alimentos frescos com água limpa
- Cozinhar bem os alimentos durante o seu preparo
- Se possível, comer apenas alimentos recém-cozidos
- Acondicionar alimentos na geladeira; ferver alimentos guardados antes de comer
- Utilizar utensílios (colher, prato, copo) limpos

Quadro IX.10.9. Risco aumentado de desidratação

- Criança menor de 1 ano, principalmente menor de 6 meses
- Criança com baixo peso ao nascer
- Diarreia de alto débito (grande volume e frequência)
- Vômitos persistentes
- Não aceitação de fluidos e do SRO
- Sede excessiva
- Doença crônica de base
- Sinais de desnutrição
- Interrupção da amamentação em vigência da doença

A utilização do SRO é contraindicada em raras situações, como no estado de choque hemodinâmico, na ocorrência de íleo paralítico (que pode ser avaliado pela ausência de ruídos hidroaéreos à ausculta) e na rara situação de intolerância à glicose (caracterizada por piora significativa da diarreia após ingesta do SRO com piora da desidratação).

Com relação ao tipo de SRO, *as soluções de baixa osmolaridade, baixa concentração de sódio, com potássio, glicose e uma base (como o citrato) são indicadas*. Quando comparadas a soluções hiperosmolares, com maiores concentrações de sódio, foram observadas redução da necessidade de hidratação venosa, menor perda diarreica e menor frequência de vômitos. As soluções hiperosmolares com maiores teores de sódio estariam indicadas na suspeita de DA por cólera.

- **Aspectos nutricionais**: *o aleitamento materno deve ser mantido em todas as fases, mesmo em caso de desidratação instalada*. Os demais alimentos devem ser introduzidos rapidamente após a correção da desidratação e aumentados conforme a tolerância da criança. A manutenção da alimentação mantém o ganho de peso e o crescimento, além de acelerar a recuperação da mucosa intestinal. Por outro lado, as crianças cuja alimentação é restrita tendem a perder peso, a apresentar episódio diarreico de maior duração e a recuperar a função intestinal mais lentamente.

As fórmulas lácteas devem ser mantidas sempre que possível, devendo ser utilizadas na diluição normal. Mudança de fórmula e restrição de lactose geralmente não são necessárias no quadro diarreico agudo. Não estão indicadas a avaliação do pH fecal e a pesquisa de substâncias redutoras, que podem ser falso-negativas (por demora na análise do material e consumo dos açúcares pelas bactérias) ou excessivamente sensíveis, indicando uma má absorção de lactose que não é clinicamente importante. É mais apropriado monitorar a criança do ponto de vista clínico. A intolerância poderá ser sugerida por um pronto aumento no volume das fezes após ingesta da fórmula, associado à piora da evolução com perda de peso e comprometimento da hidratação. Fezes explosivas e hiperemia perianal são evidências clínicas da intolerância à lactose. Uma redução no consumo de lactose pelas crianças maiores ou o uso de fórmulas sem lactose para os lactentes, por um período de 4 a 6 semanas, seria uma conduta apropriada nesta situação.

A Organização Mundial de Saúde (OMS) recomenda, quando possível, que sejam adicionados 5 a 10 mL de óleo vegetal nas refeições, para favorecer a recuperação nutricional. As proteínas de origem animal devem ser estimuladas (carne de boi, frango, peixe e ovo), assim como os alimentos ricos em potássio (banana, água de coco e frutas frescas).

- **Medicamentos, suplementos e probióticos**: medicamentos raramente são necessários no tratamento da DA. Eles tratam sintomas em vez da causa da diarreia e podem tirar o foco da parte mais importante da abordagem, que é o uso apropriado dos fluidos.

Os *antibióticos não estão indicados no tratamento da DA viral ou bacteriana não complicada*. Justificativas para o não uso do antibiótico seriam: o fato de a maioria dos episódios de DA ser de etiologia viral e, portanto, não responsiva aos mesmos; a evolução benigna e a autor-resolução da maioria dos casos de etiologia bacteriana; existência de potenciais efeitos colaterais relacionados ao uso de antibióticos; risco aumentado de desenvolvimento de bactérias resistentes e aumento do custo do tratamento. Além do exposto, deve-se considerar que os antibióticos podem agravar ou mesmo desencadear um episódio diarreico, uma vez que quebram o equilíbrio da microbiota intestinal, favorecendo a proliferação de cepas bacterianas patogênicas, como o clostrídio. No caso de suspeita de *Escherichia coli* êntero-hemorrágica (ECEH) (diarreia sanguinolenta sem febre, outros casos na família, consumo de carne malcozida), o uso de antibiótico aumenta o risco de evolução para síndrome hemoliticourêmica.

Os antibióticos podem ser úteis nas seguintes situações: criança com disenteria, suspeita de cólera e DA complicada com septicemia. Quando indicados, a identificação do agente etiológico por meio da cultura e a obtenção da sensibilidade do mesmo por meio do antibiograma seriam as melhores formas de definir o antibiótico a ser utilizado. Se possível, deve-se aguardar o tempo necessário para se obter essa informação. Muitas vezes o quadro estará em resolução por ocasião do resultado, e o tratamento não será mais recomendado, mesmo que seja identificada bactéria patogênica.

Em casos mais graves, quando não for prudente aguardar, deve-se começar o antibiótico de forma empírica (se possível após coleta de material para cultura). Com o objetivo de reduzir custos, assim como de diminuir o surgimento de cepas bacterianas resistentes, o médico deve escolher o antibiótico com menor espectro de ação que seja capaz de cobrir adequadamente o agente etiológico suspeitado.

Quadro IX.10.7. Distúrbios eletrolíticos e ácido-básicos mais frequentes

Hipernatremia: sede desproporcional à desidratação, agitação, hipertonia muscular, hiper-reflexia, convulsões (por vezes desencadeada pela hidratação venosa), torpor ou coma.
Hiponatremia (acomete principalmente desnutridos): dificuldade de hidratação, irritabilidade ou letargia.
Hipocalemia (acomete principalmente desnutridos): fraqueza muscular, hipotonia, bradipneia, diminuição ou ausência de ruídos hidroaéreos. Piora com a correção da acidose sem potássio.
Acidose metabólica: movimentos respiratórios rápidos e profundos (respiração de Kussmaul).

dos e volume e/ou velocidade inadequados de infusão de fluidos endovenosos. Em caso de hidratação venosa, supervisão cuidadosa deve ser realizada para evitar hiperidratação (que pode ser percebida pelo edema de pálpebras) e distúrbios eletrolíticos.

Estão assim destacados os principais aspectos do tratamento:

- **Tipos de fluidos a serem utilizados na hidratação:** para a criança sem desidratação deve ser estimulada a maior ingesta de líquidos habituais (água, água de coco, leite materno, fórmula láctea e caldo de cereais, de legumes ou de galinha), sendo que fluidos com alto teor de açúcar, como alguns sucos e refrigerantes, podem exacerbar a diarreia e devem ser evitados. Quando já existe desidratação instalada ou risco significativo de desidratação, o fluido de escolha deve ser o SRO. Os fluidos devem ser oferecidos conforme a vontade da criança, sendo sugerido que após cada evacuação diarreica seja dado:
  - < 2 anos: ¼ a ½ copo de fluido
  - > 2 anos: ½ a 1 copo de fluido
- **Soro de reidratação oral:** apesar de amplamente recomendado, o SRO ainda não é utilizado de forma apropriada na conduta da criança com diarreia.

A eficácia da terapêutica de reidratação oral se baseia na passagem passiva de água por meio do gradiente osmótico gerado pelo transporte transcelular de eletrólitos e nutrientes, sendo o principal o cotransporte de moléculas de sódio e glicose. Esse mecanismo é mantido mesmo na diarreia severa.

Deve ser indicado o uso de SROs disponíveis em postos ou serviços de saúde ou vendidos comercialmente. Embora a produção caseira de soluções com concentrações adequadas de glicose e sódio seja possível, sérios erros podem ocorrer.

O SRO é em geral bem tolerado, mas alguns pacientes podem ter aversão ao gosto e apresentar recusa e vômitos. Em caso de vômito, esperar 10 minutos e oferecer o SRO novamente, de forma mais lenta. Para melhorar a aceitação, o SRO pode ser oferecido em pequenas quantidades, em colher ou seringa.

Quadro IX.10.8. Manejo da criança com diarreia aguda

Grau de desidratação	Acompanhamento	Terapia de reidratação	Reposição de perdas	Nutrição
Mínimo ou ausente (**PLANO A**)	Se hidratado, conduzir em casa, orientar as mães sobre os sinais de desidratação para retorno ao serviço de saúde, considerar observação de crianças com maior risco para desidratação (Quadro IX.10.3) ou incerteza do diagnóstico. Em caso de desidratação mínima, conduzir como **B**	Não se aplica	Após cada episódio diarreico ou vômito, oferecer líquidos* ou SRO (em média 10mL/kg até 240mL)	Continuar o aleitamento materno e reiniciar dieta apropriada para a idade após hidratação inicial
Desidratação leve a moderada (**PLANO B**)	Manter no hospital até hidratado. Após correção da desidratação, observar capacidade de manter hidratação por VO e conduzir como **A**	SRO: 50 a 100mL/kg em 3 a 4 horas; caso não haja tolerância, avaliar sonda nasogástrica; em caso de insucesso*, avaliar hidratação venosa	Idem	Idem
Desidratação severa (**PLANO C**)	Manter no hospital, intervenção enérgica, acesso venoso apropriado. Colher eletrólitos e bicarbonato. Após estabilização hemodinâmica e reidratação, observar capacidade de manter hidratação por VO e conduzir como **A**	Em caso de choque: Ringer lactato ou SF, 20 mL/kg** IV em *bolus* até melhora do choque. Desidratação sem choque: solução 1:1 de SG a 5% e SF, 50 a 100 mL/kg, em 1 a 2 horas até hidratado. Após, instalar venóclise de manutenção até adequada hidratação por via oral	Tentar reposição como descrito anteriormente caso não tolere fazer 1 SG a 5%:4 SF com 20 mEq/L de cloreto de potássio IV	Idem

* Insucesso da terapia de reidratação oral: vômitos persistentes, persistência da desidratação após 2 horas de terapia de reidratação oral, distensão abdominal significativa e convulsão.
** Na criança desnutrida fazer volume de 10mL/kg.
VO, via oral; SG a 5%, soro glicosado a 5%; SF, soro fisiológico.

Quadro IX.10.4. Informações a serem colhidas

- Características e frequências das evacuações e vômitos
- Ocorrência e padrão da febre
- Peso anterior ao quadro diarreico
- Ocorrência de episódio diarreico em familiares, na escola ou na creche
- Ingestão de alimento potencialmente contaminado
- Relação com a introdução de novos alimentos
- Infecção recente
- Uso de medicamentos
- Cirurgia prévia
- Existência prévia de doença de base (diabetes, insuficiência renal, imunodeficiência)
- Fluxo urinário
- Ingestão hídrica

Quadro IX.10.5. Indicadores de situação de risco

- Febre elevada (>39°C)
- Sangue nas fezes
- Taquipneia ou bradipneia
- Alteração do estado de consciência
- Sinais que sugerem causas cirúrgicas (dor abdominal severa e localizada, vômitos biliosos, massa abdominal)
- Rigidez de nuca
- Sufusões hemorrágicas

surto diarreico, e em caso de diarreia com sangue (disenteria). As amostras fecais podem ser avaliadas por meio de: lâmina direta das fezes, pesquisa de vírus nas fezes (feita principalmente para rotavírus) e coprocultura.

A *lâmina direta das fezes* deverá discriminar a contagem dos leucócitos e o número de hemácias. A ocorrência de um número elevado de leucócitos e hemácias nas fezes sugere a presença de um enteropatógeno invasivo (p. ex., *Shigella*) e pode auxiliar na definição do uso de antibiótico.

A *coprocultura* é um exame caro e demorado, devendo sua indicação ser avaliada criteriosamente. Para que a coprocultura forneça resultados apropriados devem ser tomados cuidados na coleta, conservação e transporte do material fecal.

A *pesquisa do rotavírus* é feita de forma rápida pela técnica de ELISA; quando positiva, confirma a ocorrência desse agente viral e evita a indicação do uso de antimicrobianos.

TRATAMENTO

Os principais pontos do tratamento da criança com DA são: prevenir e tratar adequadamente a desidratação, manter a nutrição e prevenir danos ao paciente.

O manejo do quadro diarreico agudo é definido principalmente em função do estado de hidratação. Um resumo da abordagem do paciente com DA está contido no Quadro IX.10.8.

As principais complicações da DA estão relacionadas a iatrogenias, como avaliação inadequada da desidratação (hiper ou hipovalorização), uso de fluidos inadequa-

Quadro IX.10.6. Avaliação do estado de hidratação

Sintomas	Desidratação ausente ou mínima (<3% de perda de peso)	Desidratação leve a moderada (3% a 9% de perda de peso)	Desidratação severa (>9% de perda de peso)
Estado mental	Bem, alerta	Normal, apatia ou agitação	Apatia ou inconsciente
Frequência cardíaca	Normal	Normal ou aumentada	Aumentada ou diminuída em casos graves
Pulso	Cheio, frequência normal	Cheio, frequência normal a rápida	Fino, frequência rápida ou diminuída em casos graves
Pressão arterial	Normal	Normal a baixa	Muito baixa
Respiração	Normal	Normal, possível frequência ↑	Profunda e frequência ↑
Olhos	Normais	Algo fundo	Marcadamente fundos
Lágrima	Presente	Diminuída	Ausente
Saliva	Espessa	Seca	Ressecada
Perfusão	Normal (< 3 segundos)	Prolongada (3-5 segundos)	Prolongada ou mínima (>5 segundos)
Extremidades	Normais	Frias	Frias, mosqueadas, cianose
Fluxo urinário	Normal a levemente reduzido	Reduzido	Mínimo ou ausente
Sede	Bebe líquidos normalmente	Presença de sede, ávido por líquido	Bebe pouco ou nenhum líquido
Turgor (teste da prega cutânea)	Normal (a pele se retrai imediatamente)	Lento (prega visível <2 segundos)	Muito lentificado (prega visível >2 segundos)

Quadro IX.10.3. Características clínicas de agentes infecciosos relevantes

Enteropatógeno	Faixa etária predominante	Vômitos	Febre	Dor abdominal	Comentários
Vírus					
Rotavírus	<2 anos	Frequentes	Frequente. Leve a moderada	Ocasional	Risco de desidratação e acidose. Frequente intolerância à lactose
Calicivírus (norovírus)	>5 anos	Frequentes e intensos	Rara	Rara	Início abrupto e disseminação rápida. Responsável por surtos de gastroenterite
Astrovírus	<5 anos	Raros	Rara	Rara	Agente importante de diarreia em países desenvolvidos e creches
Adenovírus entérico	< 2 anos	Comuns	Frequente e leve	Rara	Risco de desidratação
Bactérias					
Vibrio cholerae	–	Ocasionais leves a intensos	Rara	Rara	Quando grave, risco elevado de desidratação e acidose
ECET*	< 2 anos	Comuns	Rara	Rara	Pode levar a quadros tipo cólera. Risco de desidratação
ECEP*	< 2 anos	Comuns	Rara	Rara	Surtos de diarreia nosocomial
ECEAg*	< 2 anos	Raro	Ocasional e baixa	Ausente	Evolui frequentemente para diarreia persistente
ECEH*	< 5 anos	Ocasionais e intensos	Ocasional	Frequente e intensa	Principal agente etiológico da SHU*
ECEI*	> 2 anos	Raros	Ocasional e baixa	Ausente	Semelhança genética, bioquímica e clínica com a Shigella
Shigella	<5 anos	Ocasionais	Comum e elevada	Comum e intensa	Tenesmo frequente e intenso. Pode ocorrer erupção cutânea, convulsão, MT e SHU
Salmonella	< 5 anos	Ocasionais	Comum	Ocasional. Moderada a intensa	Podem ocorrer infecções extraintestinais. Contaminação de alimentos de origem animal
Campylobacter	< 5 anos	Raros	Ocasional	Ocasional. Moderada a intensa	Associado a apendicite, MT, artrite e SGB. Podem ocorrer recorrências
Yersinia	< 5 anos	Ocasionais	Comum	Comum Moderada a intensa	Pode simular apendicite e DII*. Adenite mesentérica. Artrite reativa
Clostridium difficile	-	Não	Comum	Comum	Associado ao uso de antibiótico. Podem ocorrer recorrências. Associado a ECPM e MT

*ECET, *Escherichia coli* enterotoxigênica; ECEP, *Escherichia coli* enteropatogênica; ECEAg, *Escherichia coli* enteroagregativa; ECEH, *Escherichia coli* êntero-hemorrágica; ECEAg, *Escherichia coli* enteroagregativa; SHU, síndrome hemoliticourêmica; MT, megacólon tóxico; SGB, síndrome de Guillain-Barré; DII, doença inflamatória intestinal; ECPM, enterocolite pseudomembranosa; ECEI, *Escherichia coli* enteroinvasiva.

rápida providência de um acesso venoso adequado (veia de grosso calibre).

Algumas crianças apresentam maiores risco de evoluir para desidratação e devem ser avaliadas com maior cautela (Quadro IX.10.9).

- **Avaliar coleta de exames**: não existe indicação de colher exames laboratoriais de rotina em crianças com DA. Em algumas situações que sugerem maior gravidade ou necessidade de definição diagnóstica específica, a investigação laboratorial pode ser indicada.

A *avaliação bioquímica* de eletrólitos, bicarbonato e ureia deve ser aventada na criança com desidratação grave (ver o Quadro IX.10.6) ou com evidência clínica de distúrbio eletrolítico ou ácido-básico. (Ver o Quadro IX.10.7.)

O *hemograma* poderá ser indicado em casos sugestivos de diarreia invasiva, principalmente quando houver comprometimento sistêmico significativo.

A coleta de *exames de fezes* pode ser indicada nas seguintes situações: quadro diarreico em criança muito pequena ou imunocomprometida, em caso de dúvida diagnóstica, quando existir interesse em investigar um

Diarreia Aguda

Quadro IX.10.2. Características diarreicas e patogênese de agentes infecciosos relevantes

Enteropatógeno	Diarreia aguda aquosa	Disenteria	Diarreia persistente	Localização	Patogênese
Vírus					
Rotavírus	+	–	–	Intestino delgado	Adesão ao enterócito do topo da vilosidade, destruição focal e produção de enterotoxina
Calicivírus (norovírus)	+	–	–	Intestino delgado	Adesão e inflamação, encurtamento das vilosidades
Astrovírus	+	–	–	Intestino delgado	Pouco conhecida. Replicação nas vilosidades com encurtamento e hiperplasia das criptas
Adenovírus entérico	+	–	+	Intestino delgado	Pouco conhecida
Bactérias					
Vibrio cholerae	+	–	–	Intestino delgado	Adesão e produção de toxinas
ECET*	+	–	–	Intestino delgado	Adesão e produção de toxinas, sem invasão ou destruição
ECEP*	+	–	–	Intestino delgado	Aderência e destruição de células
ECEAg*	+	–	+	Intestino delgado	Aderência sem destruição, produção de muco e toxinas
ECEH*	+	+	–	Cólon	Aderência, produção de toxinas de *shiga* e lesão vascular
ECEI*	+	+	–	Íleo distal e cólon	Adesão, invasão e multiplicação
Shigella	+	+	+	Cólon	Adesão, invasão e destruição, produção de enterotoxinas e exotoxinas. Pode ganhar a corrente sanguínea
Salmonella	+	+	+	Intestino delgado e cólon	Invasão, inflamação e possivelmente destruição. Produção de enterotoxina. Pode ganhar a corrente sanguínea
Campylobacter	+	+	+	Intestino delgado e cólon	Adesão, invasão, destruição e produção de toxinas
Yersinia	+	+	+	Íleo terminal e cólon	Invasão, inflamação, destruição e produção de toxinas
Clostridium difficile	+	+	+	Cólon	Adesão, inflamação, produção de toxinas e destruição

*ECET, *Escherichia coli* enterotoxigênica; ECEP, *Escherichia coli* enteropatogênica; ECEAg, *Escherichia coli* enteroagregativa; ECEH, *Escherichia coli* ênterohemorrágica; ECEI, *Escherichia coli* enteroinvasiva.

- **Reconhecer outra possibilidade diagnóstica ou situação de risco**: diarreia e vômitos são sintomas inespecíficos na infância, geralmente associados à evolução benigna; entretanto, é necessário estar atento para dados que sugiram outras possibilidades diagnósticas e situações potencialmente graves, como sepses, meningite ou condições cirúrgicas (Quadro IX.10.5). Nesses casos a criança deverá permanecer em ambiente hospitalar até definição do caso e tratamento apropriado.
- **Avaliar fisicamente e determinar o estado de hidratação**: devem ser mensurados o peso atual, a temperatura, as frequências respiratória e cardíaca e a pressão arterial. No exame físico devem ser considerados: estado geral (devendo-se ter atenção especial para a criança que aparenta agitação ou apatia), aparência dos olhos (normais, encovados e presença ou ausência de lágrima), condição da boca e mucosa oral (presença ou ausência de saliva), padrão respiratório, perfusão e pulso. O teste da prega cutânea pode ser útil e é realizado por meio do pinçamento da pele do abdome ou antebraço e pela posterior avaliação do tempo necessário para a pele retornar à sua situação normal; quanto maior o tempo necessário, mais importante é a desidratação da criança. Essa avaliação é inapropriada em caso de obesidade ou desnutrição severa.

A desidratação e a perda de eletrólitos são as principais causas de morbimortalidade por DA. O estado de hidratação (Quadro IX.10.6) e os possíveis desequilíbrios eletrolíticos e ácido-básicos (Quadro IX.10.7) devem ser definidos o mais breve possível para que se proceda com o manejo adequado dessas condições. A situação extrema da desidratação é o choque, caracterizado por hipotensão, pulso fino e rápido, extremidades frias e cianóticas, e enchimento capilar lento; a identificação de tal situação exige intervenção enérgica (Quadro IX.10.8) e a

Quadro IX.10.1. Causas de diarreia aguda em crianças

Condições	Considerações
Infecções intestinais	Vírus Bactérias Parasitas
Infecções extraintestinais	Diarreia e vômitos associados a sepses, meningite, pneumonia, otite média e infecção do trato urinário
Intoxicações alimentares	Toxinas bacterianas contidas em alimentos crus Biotoxinas presentes em peixes e crustáceos
Diarreia por uso de antibiótico	Impacto do antibiótico (p. ex., amoxicilina/clavulanato) sobre a microbiota intestinal, com quebra do equilíbrio entre as bactérias
Diarreia por efeito colateral de fármacos	Possível efeito colateral de medicamentos (p. ex., anti-inflamatórios não hormonais e antianêmicos)
Alergia alimentar	Início abrupto nos quadros IgE-mediados e na enterocolite alérgica. Relação temporal clara com a ingestão de novos alimentos, principalmente de leite de vaca, ovo e soja
Falsa diarreia por fecaloma ou escape fecal	Paciente constipado crônico que evolui com fecaloma e apresenta quadro de perda involuntária de material fecal de consistência amolecida, que transborda do fecaloma, e que pode ser confundida com diarreia
Invaginação intestinal	Em lactentes jovens, pode manifestar-se com dor abdominal, vômitos e eliminação de fezes mucossanguinolentas (aspecto de geleia de morango)
Megacólon tóxico	Complicação aguda e grave associada ao megacólon congênito e às doenças inflamatórias intestinais

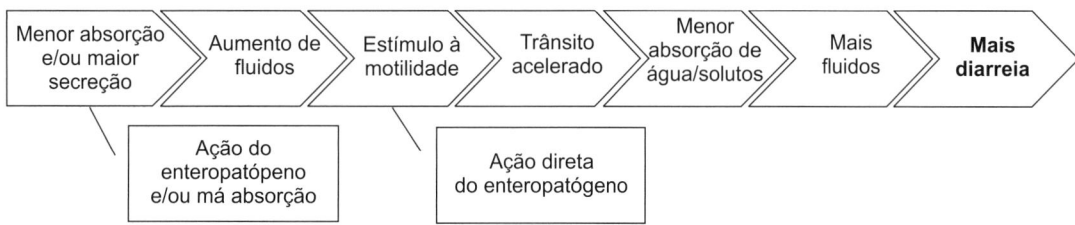

Fig. IX.10.1. Inter-relação dos mecanismos envolvidos na gênese da diarreia.

Ressalte-se que, em crianças, as perdas são maiores do que nos adultos, já que elas possuem maior quantidade de líquido extracelular e uma mucosa intestinal ainda imatura, sendo mais permeável.

Enteropatógenos relevantes, aspectos fisiopatológicos e considerações clínicas

Os enterovírus, representados principalmente pelo rotavírus, são a causa mais comum de DA em todo o mundo, predominando principalmente nas crianças com menos de 2 anos (faixa etária mais acometida pela diarreia aguda). Apesar dessa predominância viral, o percentual de episódios diarreicos relacionados a agentes bacterianos é significativamente maior nos países em desenvolvimento do que nos países desenvolvidos.

Os principais enteropatógenos associados à DA e seus aspectos fisiopatológicos estão relatados no Quadro IX.10.2. A avaliação cuidadosa dos quadros clínico e diarreico da criança pode ajudar a definir o provável agente etiológico (Quadro IX.10.3); entretanto, muitas vezes essa definição não será possível, uma vez que existe considerável superposição entre as possíveis formas de apresentação das manifestações. Apesar da limitada capacidade de se estabelecer o diagnóstico etiológico pela clínica, deve-se ter em mente que a maioria das infecções intestinais é autolimitada nos indivíduos imunocompetentes, sendo necessários o tratamento de suporte, principalmente de prevenção, e o tratamento da desidratação. O diagnóstico etiológico de certeza não precisa ser estabelecido.

Os quadros diarreicos que evoluem com disenteria indicam uma infecção por enteropatógeno invasivo e podem estar associados a uma evolução mais desfavorável; sendo assim, precisam ser identificados para que seja instituída a conduta apropriada.

QUADRO CLÍNICO E DIAGNÓSTICO

Na avaliação do paciente com quadro diarreico agudo, devem-se:

- **Colher informações**: a definição do quadro diarreico, sua possível etiologia e gravidade vão ser determinadas fundamentalmente pelas informações colhidas (Quadro IX.10.4).

estimadas nos anos de 1980, para 1,5 a 2,5 milhões de mortes/ano estimadas em 2000), não houve redução significativa da morbidade, ainda estimada em torno de 2,6 episódios diarreicos/criança/ano.

A diarreia aguda (DA) é um problema mundial, mas apresenta impacto muitas vezes maior nos países em desenvolvimento, onde ocorrem 85% das mortes por diarreia, e a incidência de diarreia pode chegar a seis a sete episódios diarreicos por ano. A desnutrição, o fornecimento inadequado de água e saneamento básico e o pouco conhecimento de higiene da população são os principais responsáveis pelas desigualdades mundiais.

As crianças residentes nos países em desenvolvimento apresentam maior número de episódios diarreicos e mais episódios com desidratação e uma maior mortalidade quando comparadas às crianças que residem em países desenvolvidos.

Aproximadamente 80% das mortes por diarreia ocorrem nos 2 primeiros anos de vida. A principal causa de mortalidade por doença diarreica continua a ser a desidratação, cujo risco aumenta com a gravidade do episódio diarreico e com o acesso inadequado ao soro de reidratação oral (SRO). Outras importantes causas de morte são a disenteria e a desnutrição.

A mortalidade infantil por diarreia em menores de 5 anos no Brasil declinou consideravelmente nas últimas décadas, tendo passado de 7%, em 1991, para 4%, em 2004. Existem, entretanto, grandes diferenças regionais em relação às taxas e ao declínio da mortalidade, que se correlacionam com as diferentes condições socioeconômicas das regiões brasileiras. A redução da mortalidade ocorreu de forma mais significativa no Sul e Sudeste (em 2004, estimadas em 3% e 2%, respectivamente), quando comparados ao Norte e Nordeste (em 2004, 5% e 6%, respectivamente).

ETIOLOGIA, PATOGÊNESE E PATOLOGIA MORFOLÓGICA E FUNCIONAL

Fatores de risco

Analisando a DA de origem infecciosa, identificam-se fatores de risco que favorecem maior ocorrência e gravidade da doença. Os agentes infecciosos, responsáveis pela doença, disseminam-se na população por meio da contaminação fecal-oral, incluindo a ingestão de água e alimentos contaminados com fezes, transmissão pessoa-pessoa e contato direto com fezes. A disseminação da doença em crianças está, portanto, diretamente relacionada com os fatores que aumentam a exposição da criança ao enteropatógeno (pobreza, precárias condições sanitárias, falta de acesso à água de boa qualidade, falta de noções apropriadas de higiene e de cuidado no preparo dos alimentos, uso de mamadeira), fatores que diminuem a resistência do hospedeiro ao enteropatógeno (tenra idade, baixo peso ao nascer, desnutrição, imunodeficiência e interrupção do aleitamento materno), além do acesso inadequado aos cuidados de saúde.

Definições

- **Diarreia aguda**: aumento abrupto do número de evacuações (≥ 3 episódios ao dia), associado à redução da consistência das fezes, com duração inferior a 14 dias.
- **Gastroenterite**: processo inflamatório/infeccioso que acomete o estômago e o intestino e se caracteriza por vômitos e/ou diarreia.
- **Disenteria**: quadro diarreico no qual se identifica sangue nas fezes.
- **Diarreia persistente**: quadro diarreico com duração superior a 14 dias e inferior a 30 dias.
- **Diarreia crônica**: quadro diarreico com duração superior a 30 dias.

Etiologia

O episódio diarreico agudo pode estar relacionado a várias etiologias (Quadro IX.10.1) que devem ser consideradas na abordagem inicial do paciente. Os agentes infecciosos constituem a causa mais frequente de DA e serão abordados de forma prioritária neste capítulo.

FISIOPATOLOGIA

No quadro diarreico ocorre maior perda de água, eletrólitos e nutrientes, resultante de quatro principais mecanismos que podem ocorrer de forma isolada ou em associação (Fig. IX.10.1):

- **Redução da superfície absortiva**: menor capacidade absortiva do intestino, secundária a mecanismos agressores que comprometem a integridade das vilosidades intestinais. A lesão intestinal pode variar quanto à localização (o acometimento de delgado causa mais prejuízos absortivos do que o colônico) e quanto à intensidade (desde discreto dano à microvilosidade, passando por atrofia, até erosão).
- **Estímulo à atividade secretória**: ação de agentes que estimulam secreção de água e eletrólitos pelos enterócitos. Os mediadores desse mecanismo secretório podem ser enterotoxinas, hormônios ou neurotransmissores.
- **Aumento da osmolaridade intraluminal**: redução da capacidade digestiva e absortiva de nutrientes, secundária ao dano à mucosa intestinal. Há permanência de maior quantidade de resíduos alimentares com poder osmótico no lúmen intestinal, induzindo o fluxo de água da mucosa intestinal para o lúmen.
- **Aumento da motilidade intestinal**: aumento da motilidade intestinal primário (ação direta de determinados agentes etiológicos no sistema nervoso entérico [SNE]) ou secundário ao aumento de fluidos e eletrólitos na luz intestinal.

Quadro IX.9.2. Tratamento das DII

Tratamento	Retocolite ulcerativa	Doença de Crohn	Dose	Tempo de uso
Dieta elementar, polimérica ou nutrição parenteral	Sem efeito direto sobre a atividade inflamatória Tratamento complementar	Pode induzir remissão	Cálculo individual	4 a 6 semanas Manutenção: 1 mês a cada 3 a 4 meses por sonda nasoenteral à noite, até o fechamento epifisário
5-ASA ou sulfassalizana	Boa em 75%	Boa em 25% a 50%	70mg/kg/dia	Individualizado
Corticosteroides	Boa em até 75%	25% a 50%	Prednisona:1-2mg/kg, máx. 60mg	Na indução da remissão: 4 semanas (diário), fracionados e redução gradual (5-7,5mg/semana)
Azatioprina e 6-mercaptopurina	Em casos de córtico-dependência e não resposta ao 5-ASA	Em casos selecionados	Azatioprina: 2mg/kg por dia 6-mercaptopurina 1,5mg/kg por dia	Início de ação: após 8 a 12 semanas, só então permite a redução do corticoide
Ciclosporina	Casos selecionados	Em casos selecionados	10mg/kg/dia	
Metronidazol	–	Doença perianal	10-20mg/kg/dia	

À luz do conhecimento atual, não existe cura clínica para os portadores de DII, mas está acessível uma ampla gama de opções terapêuticas que mantém o processo inflamatório controlado, garantindo a qualidade de vida do paciente.

As repercussões mais temidas na infância são o retardo na velocidade de crescimento e o risco aumentado de câncer de cólon na vida adulta, que é maior nos portadores de RCUI.

Aspectos relevantes da doença inflamatória intestinal

Devem ser realizadas investigação laboratorial e exame histopatológico nos casos suspeitos para definição do processo inflamatório, busca da etiologia e afastamento de outras doenças que cursam com sintomatologia clínica semelhante.

Na abordagem interdisciplinar, o pediatra tem um papel fundamental na identificação precoce do quadro; o gastroenterologista pediátrico, na definição diagnóstica do plano terapêutico e no acompanhamento do paciente; o nutricionista, na orientação dietética; o psicólogo, no suporte emocional, e, dependendo da singularidade de cada paciente, devem ser consultados outros especialistas.

BIBLIOGRAFIA

Buller H, Chin S, Kirschner B et al. Inflammatory bowel disease in children and adolescents: Working Group Report of the First World Congress of Pediatric Gastroenterolgy, Hepatology and Nutrition. J Pediatr Gastroenterol Nutr 2002; 35:S151-S158.

Griffiths AM & Buller HB. Inflammatory bowel disease. In: Walker WA, Durie PR, Hamilton JR, Walker-Smith JA, Watkins JB (eds.). Pediatric gastrointestinal disease, 3ª ed, BC Decker, 2000:613-651.

Griffiths AM. Inflamatory bowel disease. In: Hyams JS (ed.). Adolescent medicine: state of the art. Reviews. Hanley & Belfus, Inc., 1995:351-368.

Mamula P, Mascarenhas MR, Baldassano RN. Biological and novel therapies for inflammatory bowel disease in children. Pediatr Clin North Am 2002; 49:1-26.

Marx G, Seidman EG. Inflammatory bowel disease in pediatric patients. Cur Op Gastroenterol 1999; 15:322-325.

Murch SH. Inflammatory bowel disease. In: Gracey M, Walker-Smith JA (eds.). Diarrheal disease. Nestlé Nutrition Worshop Series, Vol. 38. Lippincott-Raven, 1997:265-278.

Péret Fº LA. Doença inflamatória crônica intestinal. In: Terapia nutricional nas doenças do aparelho digestivo na infância. 2ª ed. Rio de Janeiro: MEDSI, 2003; 15:167-186.

Podolsky DK. Inflammatory bowel disease. New Eng J Med 2002; 347:417-429.

Winter HS. Transcending therapeutic conventions: biologic treatment of Crohn' disease. J Pediatr Gastroenterol Nutr 2001; 33:S1-S40.

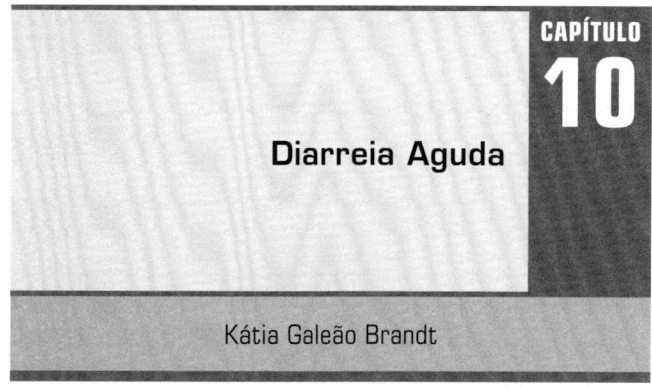

CAPÍTULO 10

Diarreia Aguda

Kátia Galeão Brandt

INTRODUÇÃO, CONCEITUAÇÃO E EPIDEMIOLOGIA

A doença diarreica continua a ser uma das principais causas de morbimortalidade infantil em todo o mundo. Embora se tenha observado redução importante na mortalidade associada à diarreia (de 5 milhões de mortes/ano,

Crohn desempenhe um papel fundamental no controle do processo inflamatório.

Aspectos nutricionais

Pode ser detectado retardo pôndero-estatural antes do surgimento dos sintomas específicos da doença. O retardo da puberdade é sintoma comum, sendo mais frequente na DC. A terapia nutricional é, portanto, indispensável junto ao tratamento medicamentoso, pois irá garantir a oferta de macro e micronutrientes. O esquema a ser indicado deve ser individualizado e depende da gravidade da doença. Nos casos leves, nenhuma dieta específica está indicada, a não ser que se identifiquem alguma intolerância (à lactose, por exemplo) ou deficiências específicas (vitamínicas, as mais frequentes). Deve ser feita reposição de ácido fólico, sulfato de zinco e de vitamina B_{12} por via intramuscular a cada 3 meses, quando existe acometimento inflamatório do íleo terminal.

Vários estudos têm demonstrado os efeitos positivos da terapia nutricional em crianças com doença de Crohn, como diminuição da atividade inflamatória, fechamento de fístulas e diminuição dos sintomas. Dietas elementares ou poliméricas por 4 a 6 semanas têm resultados semelhantes em induzir a remissão da doença de Crohn, quando comparadas ao tratamento anti-inflamatório medicamentoso.

O grau de comprometimento nutricional depende da idade do paciente, da localização e da gravidade da doença, e dos medicamentos utilizados. Fatores como redução da ingestão e/ou perdas intestinais de nutrientes, febre, infecção e o aumento da demanda nutricional contribuem para o balanço negativo (Quadro IX.9.1).

Nas formas moderadas e graves, melhor aporte calórico pode ser alcançado com dieta enteral a débito contínuo ao longo do dia ou à noite. Nas formas graves de DC e RCUI, com presença de fístulas enterocutâneas, megacólon tóxico, hemorragias importantes, preparo pré-operatório, está indicada a nutrição parenteral.

Quadro IX.9.1. Causas de desnutrição na doença inflamatória

Causas	Eventos
Ingestão diminuída	Dor abdominal, vômitos, náuseas, anorexia, deficiência de zinco; dietas restritivas sem reposição alternativa correta
Absorção diminuída	Diminuição de área absortiva – inflamação, cirurgia, sobrecrescimento bacteriano, drogas
Perdas de nutrientes	Perda de proteínas, eletrólitos, oligoelementos, sangramentos
Aumento da utilização e demanda	Inflamação, febre, infecção, reparo tecidual, hemólise
Fármacos	Corticóides (Ca e proteínas) sulfassalazina (folatos), colestiraminas (vitaminas lipossolúveis)

Suporte emocional

O suporte emocional é um dos pilares na abordagem dos pacientes com DII. Ocorrem, em algum momento da evolução do quadro, sintomas de depressão e problemas de relacionamento familiar e social. Atraso da puberdade, dificuldades no desempenho escolar e internações levam à diminuição da autoestima, sendo necessária uma intervenção profissional adequada para o sucesso terapêutico. O estresse físico ou emocional tem efeito negativo na evolução do quadro, podendo desencadear atividade inflamatória, como já tem sido demonstrado. Um contato com professores deve ser estabelecido para minimizar o absenteísmo e permitir que o paciente tenha um tratamento diferenciado no tocante aos aspectos alimentares.

Tratamento medicamentoso

Os medicamentos utilizados podem ser classificados como anti-inflamatórios e imunossupressores. Têm ação anti-inflamatória: compostos com 5-aminossalicílico (5-ASA), antibióticos, terapia nutricional (na DC) e corticosteroides; e ação antissupressora: corticosteroides, azatioprina, 6-mercaptopurina, ciclosporina e metotrexato. Estes são medicamentos que podem ser utilizados nas duas formas clínicas, e a opção depende basicamente da gravidade e da evolução do processo, bem como, na sequência, da resposta terapêutica. Às vezes se faz necessária a utilização de mais um fármaco para se obter o controle efetivo da doença (Quadro IX.9.2).

Recentemente, agentes biológicos foram introduzidos no tratamento da DC, sendo o anticorpo antifator de necrose tumoral α (anti-TNF-α) o mais utilizado. Probióticos parecem ter um papel significativo como terapêutica coadjuvante na manutenção da remissão.

O esquema terapêutico é definido de acordo com as características de cada paciente, e o tratamento medicamentoso de manutenção deve ser individualizado.

Tratamento cirúrgico

Procedimentos cirúrgicos podem ser usados tanto na RCUI quanto na DC, mas só são curativos na RCUI. A indicação pode decorrer da falha do tratamento clínico ou da presença de complicações intestinais, tais como: obstrução, abscessos intra-abdominais, fístulas e, menos frequentemente, perfuração livre ou hemorragia maciça.

PROGNÓSTICO

A DII pode cursar de várias maneiras, com períodos variáveis de remissão e surtos de agudização. Isso implica uma vigilância contínua do processo inflamatório e o suporte nutricional e emocional para o paciente e a família. Para otimizar o manejo é fundamental que sejam compartilhadas com a família as informações científicas disponíveis, enfatizando os objetivos a serem alcançados com a terapêutica instituída.

tema *nodosum*, pioderma *gangrenosum*; artralgia, artrite; episclerite, uveíte; colangite esclerosante primária, hepatite auto-imune; pancreatite; litíase urinária; hipercoagulabilidade; ostopenia e osteoporose.

DIAGNÓSTICO

O diagnóstico da DII é feito com base na análise dos dados da história clínica, do exame físico, dos exames complementares e, particularmente, pelas características evolutivas e de resposta à terapêutica instituída. A análise cuidadosa dessas informações permite, na maioria dos casos, separar os portadores de DC dos portadores de RCUI, mas cerca de 10% a 20% dos pacientes não apresentam marcadores para uma classificação entre essas duas entidades, sendo denominados de portadores de CI. Quando o acometimento é restrito ao cólon e atinge todos os segmentos, é muito difícil a diferenciação entre RCUI e DC pancolônica, embora essa seja uma forma de apresentação clínica pouco frequente da DC.

Na anamnese é fundamental abordar a história familiar quanto à existência de parentes de primeiro grau com sintomas semelhantes. Devem ser investigados sintomas gerais, como perda de peso, febre, dor abdominal, características da dor, alteração do hábito intestinal, além da presença de diarreia sanguinolenta, urgência evacuatória, tratamentos e exames já realizados.

No exame físico, deve-se avaliar a curva de crescimento e fazer avaliação nutricional adequada. Sinais e sintomas de deficiências nutricionais específicas devem ser observados. É importante a realização de exame clínico minucioso, com atenção para alterações da pele, vasculares e da mucosa oral; deve-se inspecionar a região perianal e observar se há fissuras e fístulas, além de identificar sinais de acometimento do tecido osteoarticular.

A investigação complementar visa à definição do processo inflamatório e à busca da etiologia, em que se procura descartar outras doenças que cursam com sintomatologia clínica semelhante.

São marcadores do processo inflamatório:

- *Hemograma completo com VSH, plaquetograma.*
- *Eletroforese de proteínas.*
- *Proteína C-reativa quantitativa.*
- *Dosagem de α-1-antitripsina fecal.*
- *Anticorpo antineutrófilo perinuclear citoplasmático (pANCA) e anticorpo anti-sacharamicies cereviseae (ASCA).*

O VSH elevado é um indicador de atividade inflamatória da doença, juntamente com a leucocitose com desvio à esquerda e plaquetose, podendo-se encontrar, quando há inflamação, anemia com microcitose e hipocromia.

A hipoalbuminemia (< 3,5g/dL) decorre tanto de perdas intestinais aumentadas, devido ao aumento da permeabilidade intestinal (o que pode ser quantificado por meio da dosagem de α-1-antitripsina fecal), quanto da redução da ingestão de proteínas e do aumento de catabolismo observado nas doenças inflamatórias. O pANCA (*antineutrophil cytoplasmatic antibodies*) é um importante marcador de fase aguda na DII, podendo estar mais alterado na doença de Crohn do que na colite ulcerativa. O ASCA está presente com maior frequência nos portadores de RCUI.

Busca da etiologia

- Parasitológico de fezes, com pesquisa de *Strongiloidis estercoralis* e *Schistosoma mansoni*.
- Teste de Mantoux: raios X de tórax.
- Trânsito intestinal: visualiza especificamente região ileal.
- Enema opaco: avalia anormalidades anatômicas, além de poder diagnosticar alterações na estrutura da mucosa intestinal. Nas fases mais avançadas da RCUI, pode ser visualizado o aspecto de colo rígido, o que sugere alteração inflamatória importante.
- Colonoscopia com histopatológico (biópsias múltiplas seriadas) na busca de achados característicos que permitam diferenciar as várias doenças inflamatórias.
- Dosagem de imunoglobulinas: capaz de diagnosticar a deficiência de IgA e, naqueles em que a IgA está elevada, pode levantar suspeita de outras doenças, até mesmo de púrpura de Henoch-Schönlein.
- Sorologia para HIV.

DIAGNÓSTICO DIFERENCIAL

A DII deve ser lembrada quando se faz o diagnóstico diferencial de várias situações: retardo pôndero-estatural em pré-escolares e escolares, dor abdominal e, diarreia inflamatória crônicas, febre de origem obscura, artropatias e, hepatites crônicas, entre outras. Quando a clínica predominante é colite, devem ser afastadas colite alérgica, hiperplasia nodular linfoide, colite microcítica, colite colagenosa, colite eosinofílica, colites infecciosas e vasculites.

TRATAMENTO

O objetivo do tratamento é garantir: (*a*) controle clínico e laboratorial da inflamação; (*b*) crescimento e desenvolvimento adequados; (*c*) qualidade de vida. Faz-se necessária uma abordagem interdisciplinar: o pediatra tem um papel fundamental na identificação precoce do quadro; o gastroenterologista pediátrico, na definição diagnóstica e do plano terapêutico e no acompanhamento do paciente; o nutricionista, na orientação dietética; o psicólogo, no suporte emocional; e outros especialistas, dependendo da singularidade de cada paciente.

A abordagem inicial abrange aspectos nutricionais, suporte emocional e tratamento medicamentoso, visando induzir e manter o controle clínico e histológico da inflamação, e permitir que a criança e o adolescente atinjam o seu potencial de crescimento com as menores sequelas emocionais. A abordagem nutricional é importante para todos os pacientes, embora nos portadores de doença de

quente do que a DC em todas as faixas etárias. Fatores ambientais, alimentares (é importante o tempo de aleitamento materno), tabagismo e processos infecciosos podem contribuir para as diferenças observadas.

A predisposição genética está bem documentada – o grau de concordância para DC entre gêmeos homozigóticos é em torno de 50%. Entre os parentes de primeiro grau de um caso-índice, o risco de DII é cerca de 10 a 20 vezes maior do que na população em geral.

ETIOLOGIA, ETIOPATOTENIA E PATOLOGIA MORFOLÓGICA E FUNCIONAL

A etiopatogenia da DII ainda não está inteiramente elucidada. As evidências disponíveis sugerem que os indivíduos portadores da doença compartilhem uma suscetibilidade genética que se expressa por uma disfunção do sistema imune da mucosa, que reage de forma exagerada a estímulos originados por produtos das bactérias da microbiota intestinal e de antígenos alimentares, embora esses tenham um papel secundário. Essa resposta inadequada ocorre por um defeito na função da *barreira* intestinal. A estimulação de células específicas imunologicamente ativas promove uma resposta tipo Th1 em pacientes com doença de Crohn e tipo Th2 nos portadores de retocolite ulcerativa.

A ativação das populações principais de células imunológicas é acompanhada pela produção de uma ampla variedade de mediadores inespecíficos da inflamação: citocinas, quimiocinas, fatores de crescimento, prostaglandinas, leucotrienos e óxido nítrico, que mantêm ativo o processo inflamatório. Os componentes da resposta inflamatória são característicos de cada tipo de apresentação clínica, o que faz pensar que são entidades que, embora compartilhem a disfunção imunológica, têm características clínico-evolutivas e de resposta terapêutica diferentes.

Os mediadores inflamatórios estimulam a secreção e contribuem para o aumento da pressão hidrostática na lâmina própria e da permeabilidade mucosa, com perda, inclusive, de proteínas endógenas, o que contribui para a diarreia. A ação desses mediadores não fica restrita ao tubo digestivo. Daí o acometimento sistêmico observado em grande número de casos com comprometimento, às vezes, até mais importante de outros órgãos, apesar de a alteração imunopatológica primária ser desencadeada na mucosa intestinal.

Na RCUI, observa-se um processo inflamatório difuso que acomete basicamente o reto e o cólon. É uma lesão contínua restrita às camadas da mucosa e submucosa, que se inicia no reto e pode estender-se de forma a atingir todo o intestino grosso. A região ileal está livre do acometimento inflamatório, exceto em alguns casos, em que pode ser observada uma *ileíte distal de refluxo*. O aspecto macroscópico da mucosa depende da intensidade da inflamação. Observam-se desde leve eritema e perda do padrão normal da vasculatura até a presença de ulcerações profundas. Pode ocorrer presença de pseudopólipos e a mucosa pode tornar-se lisa em algumas áreas. Há um intenso infiltrado inflamatório com presença de neutrófilos e depressão no número de células produtoras de muco. Na lâmina própria, observam-se infiltrado de eosinófilos, agregados de células linfoides e aumento de células plasmáticas. Eventualmente, podem estar presentes abscessos de criptas. Não há lesões patognomônicas.

Na DC observa-se um processo inflamatório transmural, caracterizado pelo acometimento da mucosa/submucosa, muscular e serosa, podendo afetar um ou mais segmentos do tubo digestivo. São descritas lesões desde a cavidade oral até a região perianal. É característico o aspecto segmentar das lesões, e os locais mais afetados são: íleo terminal, colo e região perianal. Envolvimento do esôfago, estômago e duodeno pode ocorrer em até 30% dos pacientes, mas o acometimento gastroduodenal único é pouco frequente.

À macroscopia observam-se áreas de espessamento resultantes do comprometimento inflamatório crônico e do edema em todas as camadas do tubo digestivo. Os linfonodos que drenam a área acometida estão geralmente aumentados. Fístulas para estruturas adjacentes podem estar presentes. A presença de úlceras aftosas nas placas de Peyer é bastante sugestiva da doença. Observam-se infiltrado inflamatório ao nível das criptas, alterando a sua arquitetura, presença de abscessos crípticos, fibrose e infiltrado histiocítico na lâmina própria, além de granulomas.

Quando os achados patológicos não permitem a diferenciação entre a RCUI e a DC, o quadro é denominado de CI.

QUADRO CLÍNICO

A sintomatologia da DII é bastante variada, incluindo queixas intestinais e manifestações extraintestinais. Um fato fundamental que diferencia a DII na criança é a repercussão sobre o crescimento e desenvolvimento, além do retardo puberário.

Diarreia sanguinolenta, febre e dor abdominal são a tríade clássica que caracteriza a RCUI. Os sintomas podem apresentar-se de forma intermitente, às vezes apenas com sangramento intestinal e presença de fezes formadas, o que dificulta o diagnóstico diferencial com pólipos. Tenesmo, urgência evacuatória e evacuações noturnas são dados de grande valor diagnóstico.

Na DC, a dor abdominal é um sintoma proeminente, também se observando febre, aftas de repetição, perda de peso, palidez, lesões perianais, sintomas dispépticos e diarreia, às vezes com sangue.

As manifestações extraintestinais são comuns às duas formas de apresentação clínica, podendo surgir antes, concomitante ou posteriormente ao estabelecimento do quadro gastrointestinal. Os locais mais afetados são a pele, as articulações, o fígado, o pâncreas, os rins, os olhos e os ossos. As alterações mais encontradas são: eri-

BIBLIOGRAFIA

Accomando S, Cataldo F. The global village of celiac disease. Dig Liver Dis 2004; 36:492-498.

Beattie RM. The changing face of celiac disease. Arch Dis Child 2006; 91:955-956.

Bonamico M, Ferri M, Mariani P et al. Serologic and genetic markers of celiac disease: a sequential study in the screening of first degree relatives. J Pediatr Gastroenterol Nutr 2006; 42(2):150-154.

Brandt K. Soroprevalência de doença celíaca entre crianças e adolescentes atendidas no IMIP. Dissertação de Mestrado, UFPE, 2000.

Catassi C, Ratsch IM, Fabiani E et al. Hight prevalence of undiagnosedd coeliac disease in 5280 Italian students screened by antigliadin atibodies. Acta Paediatr 1995; 84:672-676.

Catassi C. Where is celiac disease coming from and why? J Pediatr Gastroenterol Nutr 2005; 40(3):279-282.

Dube C, Roston A, Sy R et al. The prevalence of celiac disease in average risk and at-risk Western European populations: a systematic review. Gastroenterology 2005:128.

Fasano A, Berti I, Gerarduzzi T et al. Prevalence of celiac disease in at-risk and not-at-risk groups in the United States: a large multicenter study. Arch Intern Med 2003; 163:286-292.

Gandolfi L, Pratesi R, Cordoba J et al. Prevalence of celiac disease among blood donors in Brazil. Am J Gastroenterol 2000; 95:689-692.

Hill I, Bhatnagar S, Cameron D et al. Celiac disease: Working Group Report of the First World Congress of Pediatric Gastroenterology, Hepatology and Nutrition. J Pediatr Gastroenterol Nutr 2002; 35:S78-S88.

Hill ID, Dirks MH, Liptak GS et al. Guideline for the diagnosis and treatment of celiac disease in children: recommendations of the North American Society for Pediatric Gastroenterology, Hepatology and Nutrition. J Pediatr Gastroenterol Nutr 2005; 40:1-19.

Högberg L, Falth-Magnusson K, Grodzinsky E, Stenhammar L. Familial prevalence of celiac disease: a twenty-year follow-up study. Scand J Gastroenterol 2003; 38:61-65.

Kagnoff MF. Celiac disease: pathogenesis of a model immunogenetic disease. J Clin Invest 2007; 117:41-49.

Kaukinen K, Partanen J, Maki M, Collin P. HLA-DQ typing in the diagnosis of celiac disease. Am J Gastroenterol 2002; 97:695-699.

Kotze LMS, Utiyama SRR, Nishiara RM et al. Antiendomysium antibodies in brazilian patients with celiac disease and their first-degree relatives. Arq Gastroenterol 2001; 38:94-103.

Lanzini A, Villanacci V, Apillan N et al. Epidemiological, clinical and histopathologic characteristics of celiac disease: results of a case-finding population-based program in a Italian community. Scand J Gastroenterol 2005; 40(8):950-957.

Marsh MN. Gluten, Major histocompatibility complex, and the small intestine: a molecular and immunobiologic approach to the spectrum of gluten sensitivity ("celiac sprue"). Gastroenterology 1992; 102:330-354.

Molberg O, Mcadam S, Sollid L. Role of tissue transglutaminase in celiac disease. J Pediatr Gastroenterol Nutr 2000; 30:232-240.

RaviKumara M, Tuthill DP, Jenkins HR. The changing clinical presentation of celiac disease. Arch Dis Child 2006; 91:969-971.

Reeves G EM, Squance ML, Duggan AE et al. Diagnostic accuracy of celiac serological tests; a prospective study. Eur J Gastroenterol Hepatol 2006; 18:493-501.

Silva G, Brandt K. Soroprevalência de DC entre familiares de pacientes celíacos atendidos em um hospital no Recife. J Pediatr 2000; 76(6):473-474.

Sollid LM. Coeliac disease: dissecting a complex inflammatory disorder. Nat Rev Immunol 2002; 2:647-655.

Stern M. Comparative evaluation of serologic tests for celiac disease: a european initiative towards standardization. J Pediatr Gastroenterol Nutr 2000; 31:513-519.

Van Heel DA, Hunt K, Greco L, Wijmenga C. Genetics in celiac disease. B Prat Res Cin Gastroenterol 2005; 19:323-339.

Walker-Smith J, Guandalini S, Schimitz J, Shmerling D, Visakorpi J. Revised criteria for the diagnosis of celiac disease. Arch Dis Child 1990; 65:909-911.

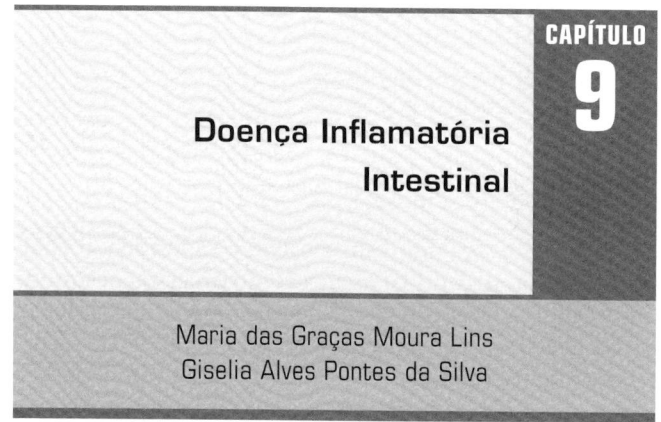

CAPÍTULO 9

Doença Inflamatória Intestinal

Maria das Graças Moura Lins
Giselia Alves Pontes da Silva

INTRODUÇÃO

A *doença inflamatória intestinal* (DII) se caracteriza como um processo inflamatório crônico primário do tubo digestivo, que ocorre em indivíduos geneticamente predispostos e que pode apresentar-se sob três formas: a doença de Crohn (DC), a retocolite ulcerativa (RCUI) e a colite indeterminada (CI).

A prevalência da DII é crescente em todo o mundo, e estima-se que 20% dos novos casos anualmente diagnosticados ocorram em crianças e adolescentes. É provável que o melhor conhecimento das manifestações clínicas da doença nessa faixa etária tenha contribuído para a identificação de um maior número de casos; por outro lado, é possível que ao longo dos anos tenham ocorrido alterações ambientais que contribuíram para esse novo cenário.

Uma hipótese, à semelhança do que é sugerido para explicar o aumento do número de casos de alergia nos países desenvolvidos, é que a redução na incidência das infecções intestinais – principalmente de origem parasitária – tenha modificado o tipo de resposta inflamatória da mucosa intestinal, favorecendo um padrão, nos indivíduos geneticamente suscetíveis, que contribui para a instalação do processo inflamatório crônico.

A estimativa de incidência nos países desenvolvidos varia entre 2,2 e 6,8 casos por 100.000 crianças/adolescentes/ano, mas há diferenças significativas nessa distribuição entre as regiões geográficas. A RCUI é mais fre-

Anticorpo antigliadina

Foi o primeiro a ser comercializado (1981) e avalia a presença de anticorpos de classe IgA e IgG contra a fração tóxica do trigo (a gliadina), geralmente medidos por meio da técnica de ELISA.

São vantagens do teste: baixo custo, simplicidade, objetividade e possibilidade de avaliar um grande número de soros de uma única vez. Pelo fato de a DC ser mais frequente entre os portadores de deficiência de IGA, o AAG apresenta a vantagem adicional de também avaliar a presença de IgG. O AAG é considerado por alguns autores como um dos melhores testes sorológicos para investigação de crianças com menos de 2 anos, sendo um bom teste sorológico para monitorar a adesão à dieta sem glúten pelo paciente.

Anticorpo antiendomísio

A pesquisa do AAE representou uma evolução no *screening* sorológico para DC, sendo referidas sensibilidade e especificidade bastante superiores às do AAG (Quadro IX.8.4).

Apesar de ser um teste sensível e específico, o AAE apresentaria, segundo a avaliação de diversos pesquisadores, alguns empecilhos ao seu uso em grande escala: custo elevado, técnica laboriosa, necessidade de sacrificar animais (quando utilizado esôfago de macaco) e avaliação sujeita à interpretação do observador. São referidas possíveis reações cruzadas com enteroparasitas (*Giardia lamblia*) e positividade na alergia à proteína do leite de vaca. Pode ocorrer resultado falso-negativo em crianças menores de 2 anos e nos portadores de deficiência de IgA.

Anticorpo antitransglutaminase

Em 1997, Dieterich e colaboradores identificaram a enzima transglutaminase tecidual (TGt) como o autoantígeno da DC, tendo sido desenvolvida técnica de ELISA para pesquisar a presença do AATG no soro.

Em 1999, foi clonada a TGt humana de um espécime de biópsia de um paciente com DC. O teste sorológico utilizando a TGt humana representa um avanço em relação à utilização do substrato de *guinea pig*, sendo altamente específico e sensível, possivelmente ainda mais sensível do que o AAE. (Ver Fig. IX.8.3.)

A eficácia dos testes sorológicos aumenta quando eles são realizados conjuntamente, sendo referido que a positividade de dois ou mais dos testes sorológicos resulta em uma chance próxima de 100% de o indivíduo ser celíaco.

Biópsia do intestino delgado (BID)

A BID continua sendo considerada o padrão-ouro para o diagnóstico da DC, não devendo ser realizadas tentativas terapêuticas baseadas apenas no diagnóstico clínico. A atrofia das vilosidades e a hipertrofia das criptas são consideradas os aspectos marcantes do chamado "padrão celíaco". Até o final da década de 1980, segundo o critério da ESPGAN, era necessária a realização de três biópsias que comprovassem, de forma inquestionável, a relação das alterações da mucosa com o glúten.

COMPLICAÇÕES

Vários estudos constatam que os indivíduos portadores de DC, não diagnosticados ou negligenciados, apresentam um maior risco de morbimortalidade a médio ou longo prazo. Entre essas consequências são citados: baixa estatura; problemas de reprodução e infertilidade, osteoporose e osteomalacia; distúrbios neurológicos e psiquiátricos; doenças autoimunes, como diabetes e doença autoimune da tireoide. Talvez uma das piores consequências do não tratamento da DC seja o maior risco de desenvolver malignidade, sendo referido, no paciente celíaco não tratado, um risco significativamente maior de desenvolver, principalmente, linfoma de intestino.

TRATAMENTO

O tratamento da DC consiste basicamente em manter o paciente em dieta isenta de glúten por toda a vida, ou seja, dieta isenta de trigo, aveia, cevada e centeio. Uma vez que a dieta deverá ser mantida para sempre, representando um sacrifício considerável para o indivíduo, principalmente para crianças e adolescentes, o seu início só deverá ser recomendado após o diagnóstico ter sido firmemente estabelecido. É totalmente desaconselhável um teste terapêutico empírico, uma vez que a resposta à retirada do glúten muitas vezes é duvidosa e os testes sorológicos e a BID podem reverter-se rapidamente ao normal, tornando difícil o diagnóstico subsequente.

PROGNÓSTICO

Os pacientes celíacos que aderem à dieta sem glúten apresentam, após 2 anos, normalização da massa óssea, e, após 5 anos, risco igual ao da população em geral de desenvolver malignidade. A maioria dos agravos advindos da DC em atividade são reversíveis, principalmente se diagnosticados precocemente.

Quadro IX.8.4. Testes sorológicos

Substrato/antígeno	Teste	Sensibilidade	Especificidade
IgA Gliadina	ELISA	73,8% a 89,3%	72,5% a 89,3%
IgG Gliadina	ELISA	78,2% a 92,4%	66,2% a 84,8%
IgA Endomísio	IFA	82,7% a 95,2%	93,9% a 99,9%
IgA Transglutaminase	ELISA	86,5% a 97,2%	87,4% a 98,2%

Quadro IX.8.3. Achados clínicos, fisiopatologia e alterações laboratoriais correspondentes

Sinal ou sintoma	Manifestações decorrentes das alterações fisiopatológicas	Alterações laboratoriais
Diarreia	Má absorção de gorduras, carboidratos e proteínas	D-xilose baixa Má absorção de lactose Sudam, Van der Kamer ou esteatócrito positivos
Desnutrição	Má absorção de nutrientes	Hipoproteinemia Provas de absorção intestinal alteradas
Distensão abdominal	Fermentação bacteriana dos açúcares não absorvidos e das proteínas	Teste de tolerância oral para lactose sugestivo de má absorção
Anemia	Deficiência de ferro e ácido fólico	Anemia geralmente microcítica e hipocrômica
Distúrbios hemorrágicos	Deficiência de vitamina K	TPAE* alargado
Dores ósseas, tetania	Má absorção de cálcio, vitamina D e magnésio	Hipocalcemia, hipofosfatemia, aumento da fosfatase alcalina e hipomagnesemia
Edema e/ou ascite	Perda proteica intestinal	Hipoproteinemia/ hipoalbuminemia

*Tempo de protrombina e atividade enigmática.

Se no futuro o indivíduo vier a apresentar alterações histológicas compatíveis com DC, poder-se-á dizer que apresentava uma forma incipiente ou potencial de DC.

No Quadro IX.8.3 estão relacionados alguns sinais e/ou sintomas, as manifestações decorrentes das alterações fisiopatológicas e os achados laboratoriais que podem resultar desse processo.

Condições associadas à DC

Um grupo de condições se destaca por ser mais frequente entre os portadores da DC; acredita-se que tal fato ocorra devido a determinantes genéticos ou alterações imunológicas comuns. São elas: dermatite herpetiforme, doenças autoimunes, deficiência de IGA e síndrome de Down.

DIAGNÓSTICO

O primeiro consenso de diagnóstico de doença celíaca data de 1969, pela Sociedade Europeia de Gastroenterologia e Nutrição (ESPGAN). Esse critério se baseava em manifestações clínicas de doença celíaca, achados histológicos de atrofia vilositária total quando da presença de glúten na dieta, melhora óbvia após a retirada do glúten e deterioração da mucosa após nova exposição a esse nutriente. Ao todo, eram necessários, no mínimo, 2 anos de acompanhamento para definição do diagnóstico. Esse procedimento clássico ainda é utilizado em algumas situações. (Ver Fig. IX.8.2.)

A partir de 1990, com o surgimento das sorologias, a ESPGAN simplificou o diagnóstico da DC. Atualmente, o diagnóstico de DC pode ser dado ao indivíduo que preencher os seguintes requisitos:

- Sorologia positiva antes do início do tratamento.
- Biópsia intestinal com atrofia vilositária em mucosa do intestino delgado, com consumo de glúten.
- Desaparecimento dos sintomas após a retirada do glúten da dieta.

Esses critérios não podem ser utilizados nos pacientes menores de 2 anos e naqueles em que houver dúvida no resultado da sorologia, da biópsia e da resposta clínica à retirada do glúten. Nesse pacientes, pode ser realizado o critério inicial, que exige três biópsias (Fig. IX.8.3).

A Sociedade Norte-Americana de Gastroenterologia e Nutrição Pediátrica (NASPGHAN) sugeriu, em 2005, que nos casos em que houver dúvida diagnóstica, pode ser feita a pesquisa de antígenos de histocompatibilidade linfocitária (HLA) DQ2 e DQ8 para complementação.

Testes sorológicos

Os testes sorológicos disponíveis, citados a seguir, ainda têm limitações que precisam ser consideradas:

- Anticorpo antigliadina (AAG)
- Anticorpo antiendomísio (AAE)
- Anticorpo antitransglutaminase (AATG)

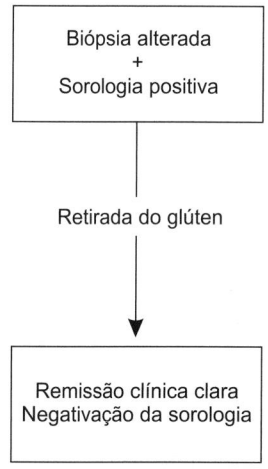

Fig. IX.8.3. Procedimento simplificado.

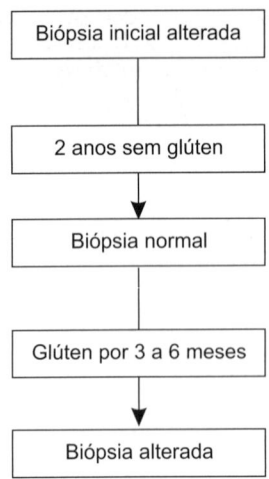

Fig. IX.8.2. Procedimento clássico.

Forma não gastrointestinal

Há predominância das manifestações extradigestivas que podem ser explicadas pelos déficits nutricionais ou por reações imunológicas acometendo outros órgãos; há, entretanto, situações nas quais não se conhece o mecanismo envolvido. As manifestações extradigestivas da DC podem ser avaliadas dentro das várias especialidades médicas:

- *Hematologia*: anemia ferropriva (resistente à reposição de ferro) e anemia megaloblástica resultantes da má absorção intestinal de ferro e ácido fólico. A anemia é a situação clínica encontrada com maior frequência nos indivíduos portadores de formas atípicas; em alguns estudos epidemiológicos foi a única manifestação clínica observada em indivíduos identificados por *screening* sorológico.
- *Endocrinologia*: a baixa estatura decorrente da DC é mais frequente do que a baixa estatura associada à deficiência do hormônio do crescimento. Depois da instituição da dieta sem glúten ocorre uma recuperação do crescimento que poderá não ser total, se o diagnóstico tiver sido dado tardiamente.

A prevalência de DC entre os portadores de diabetes melito tipo 1 (DM1) é de aproximadamente 10%. Acredita-se que a DM1 e a DC compartilhem a predisposição genética; entretanto, para outros pesquisadores o DM1 ocorreria como consequência da DC, que desencadearia a formação de autoanticorpos contra as células pancreáticas.

- *Sistema músculo-esquelético*: a DC predispõe a anormalidades ósseas e alterações no metabolismo do cálcio, resultando em osteomalacia, osteoporose e raquitismo.
- *Reumatologia*: artralgia e artrite podem ser as formas de apresentação da DC. Num estudo italiano, no qual 99 crianças com sintomas reumáticos foram rastreadas por meio de sorologia para DC, duas apresentaram resultado positivo e biópsias compatíveis com DC, levando a uma prevalência de 2%.
- *Psiquiatria*: há muito se tem conhecimento de que distúrbios psiquiátricos ocorrem na DC, mas estudos de prevalência ainda não estão disponíveis. Alterações do humor são uma queixa referida com frequência e estariam relacionadas possivelmente a alterações no metabolismo do triptofano, decorrentes da deficiência de piridoxina. Não há dúvida de que a dieta sem glúten melhora o humor. Depressão é outra condição observada em pacientes celíacos, segundo alguns autores.
- *Neurologia*: estudos têm demonstrado uma estreita relação entre certos quadros de epilepsia (particularmente quando associada a calcificações intracranianas em região occipital) e a DC.
- *Odontologia*: lesões específicas do esmalte dentário, caracterizadas por erosões, ranhuras e até perda completa do esmalte, são observadas em pacientes celíacos. Esses defeitos são considerados específicos da DC se ocorrerem simetricamente e estiverem distribuídos cronologicamente em todas as seções dos dentes permanentes. Em crianças com aftas de repetição, o diagnóstico de DC deve ser levantado.
- *Reprodução*: a DC pode resultar em problemas de fertilidade e abortos de repetição, possivelmente devido à má absorção de ácido fólico, sendo sugerida a realização de testes sorológicos para DC, quando se está investigando caso de infertilidade.

Forma assintomática

Essa forma abrange os indivíduos sem sintomas aparentes, apesar das alterações típicas da mucosa, detectados por meio de *screening* sorológico. Os casos assintomáticos seriam cerca de sete vezes mais comuns do que os sintomáticos. Após diagnosticados, esses indivíduos, quando colocados em dieta isenta de glúten, sentem-se melhor (melhora do humor, da disposição, do apetite etc.) e, portanto, não seriam verdadeiramente assintomáticos.

Forma latente

São considerados portadores de formas latentes os indivíduos com diagnóstico prévio de DC, com base em alteração histopatológica compatível, e que posteriormente normalizam a mucosa intestinal mesmo em consumo de glúten, ou seja, são indivíduos que inquestionavelmente já preencheram os critérios para o diagnóstico, são de fato celíacos, porém sua doença agora se encontra em estágio latente.

Forma incipiente ou potencial

A forma incipiente ou potencial só poderá ser definida após longo período de acompanhamento. Corresponde a pessoas com marcadores sorológicos compatíveis com DC, porém com mucosa normal em consumo de glúten.

Quadro IX.8.2. Grupos de risco para doença celíaca

- Familiares de portadores de DC
- Portadores de diabetes tipo 1
- Indivíduos com deficiência de IgA
- Portadores de doenças autoimunes
- Síndrome de Down

(estrutura do tecido conjuntivo presente em todo organismo) e o desencadeamento do processo inflamatório com posterior destruição celular, que ocorre na mucosa intestinal.

Em 1997, identificou-se a enzima transglutaminase tecidual (TGt), presente no endomísio, como o alvo contra o qual eram produzidos auto-anticorpos. A TGt é uma enzima intracelular, liberada pelas células durante situações de estresse, inflamação, infecção ou durante a apoptose. A TGt está presente em todas as camadas do intestino delgado e promove a ligação de certas proteínas extracelulares, com o objetivo de estabilizar o tecido conjuntivo.

Acredita-se, atualmente, que o que inicia o processo inflamatório da DC é a ligação da gliadina (peptídeo derivado do glúten e não digerido), a qual foi modificada pela TGtl, às moléculas HLA DQ2 e/ou DQ8 da superfície de células apresentadoras de antígeno da mucosa intestinal. Essa ligação seria o "código" enviado às células efetoras do sistema imunológico intestinal, que responderiam com a produção de citocinas e outros mediadores da inflamação.

Células T CD4 gliadina-específicas, presentes apenas na mucosa intestinal dos pacientes celíacos, seriam ativadas por esse complexo, levando à liberação de citocinas. Essas promoveriam a maturação das células B e a expansão de células plasmáticas, que levariam à produção de anticorpos contra a gliadina e contra a TGt. Determinadas citocinas induziriam a proliferação dos fibroblastos intestinais que, liberando fatores degradantes da matriz, levaria à atrofia das vilosidades e hiperplasia das criptas.

QUADRO CLÍNICO

A DC foi comparada a um *iceberg*. A parte visível do *iceberg* é pequena e corresponderia aos casos com manifestações clínicas evidentes (diagnosticados facilmente pela clínica); abaixo do nível do mar, seriam encontrados os casos silenciosos ou assintomáticos, com atrofia vilositária característica da DC, porém sem sintomatologia clara (identificados com a ajuda dos testes sorológicos), e os casos de DC incipiente, correspondendo ao grande número de indivíduos que apresentam suscetibilidade genética para a doença e têm, portanto, potencial para desenvolvê-la, mas que se apresentam com sua mucosa intestinal normal, podendo, em qualquer momento, desencadear um quadro de DC propriamente dita. O tamanho do *iceberg* abaixo do nível do mar, como é de supor,

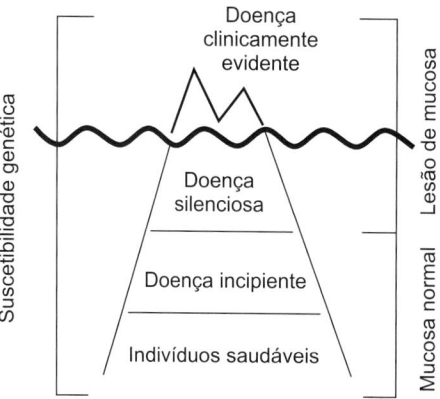

Fig. IX.8.1. *Iceberg* celíaco.

seria bastante superior ao que pode ser visualizado na superfície (Fig. IX.8.1).

São descritas várias formas de apresentação: clássica, oligossintomática, não gastrointestinal, assintomática, latente e incipiente ou potencial.

Forma clássica

De início precoce (até os 2 anos), os sintomas surgem meses após a introdução do glúten na dieta. O quadro clínico se caracteriza pela presença de diarreia crônica, com fezes esponjosas, pálidas, volumosas e de odor muito fétido (características que decorrem da má absorção das gorduras), podendo levar a um quadro grave de má absorção intestinal e, consequentemente, à desnutrição intensa. A distensão abdominal pode ser bastante significativa (decorrente da não digestão dos açúcares que fermentam no lúmen intestinal, produzindo gazes, associada à hipotrofia da musculatura e alteração do peristaltismo) e contrasta com o precário estado nutricional e com a hipotrofia da musculatura glútea, outro achado classicamente descrito nos pacientes celíacos.

Observam-se palidez cutânea mucosa, decorrente da anemia por má absorção de ferro, e manifestações clínicas decorrentes da má absorção vitamínica: equimoses e epistaxe, devido à hipoprotrombinemia, e osteomalacia e tetania (hipocalcêmica) por deficiência de vitamina D. Irritabilidade, que é revertida após a retirada do glúten da dieta, é um achado comum. Edema periférico (geralmente observado em membros inferiores) secundário à hipoalbuminemia pode evoluir de forma intermitente (Fig. IX.8.2).

Forma oligossintomática

Os sintomas gastrointestinais são vagos e inespecíficos, podendo ser observados alteração na consistência das fezes (sem diarreia pronunciada) ou episódios ocasionais de diarreia; constipação; predominância de vômitos, em vez de alteração nas fezes; dor abdominal vaga, por vezes associada à distensão abdominal (que também pode ocorrer de maneira isolada).

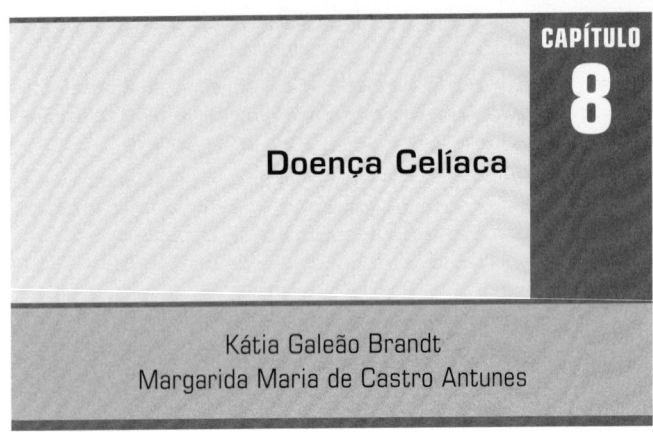

Doença Celíaca

Kátia Galeão Brandt
Margarida Maria de Castro Antunes

Quadro IX.8.1. Dados relevantes da doença celíaca

- A DC é frequente no Brasil e pode ocorrer em qualquer idade.
- Os sintomas são variáveis, e a forma clássica da doença é a menos frequente.
- Para o seu diagnóstico é imprescindível a biópsia do intestino delgado em consumo de glúten e a resposta à retirada do glúten da dieta.
- O portador de DC não deve ser exposto a nenhuma quantidade de glúten durante toda a vida.
- A manutenção do aleitamento materno durante a introdução da dieta de transição, especialmente do glúten, é fator de proteção para a DC.

INTRODUÇÃO, CONCEITUAÇÃO E EPIDEMIOLOGIA

A doença celíaca (DC) é uma doença autoimune e permanente, desencadeada pelo glúten (componente do trigo, centeio, cevada e aveia da dieta), que acomete indivíduos geneticamente vulneráveis e determina alterações inflamatórias na mucosa do intestino delgado. Essas alterações são dependentes da presença do glúten e desaparecem com a sua retirada da dieta.

Essa enfermidade tem sido objeto de estudo intenso, especialmente nos últimos 30 anos, quando a descoberta dos testes sorológicos ocasionou uma revolução no conhecimento acerca da doença, permitindo reconhecê-la como doença frequente, com múltiplas manifestações clínicas e de interesse às diferentes áreas do conhecimento em saúde.

A DC acomete 0,5% a 1% da população da Europa, Egito, Oriente Médio e das Américas. No Brasil, os estudos apontam uma prevalência semelhante à europeia. Apesar de muito frequente, a DC ainda é pouco diagnosticada. A grande variabilidade de sintomas e a presença de formas pouco sintomáticas ou atípicas diminuem a sua suspeição clínica na maioria das situações.

Em 2000, foi realizado por Brandt & Silva o primeiro estudo em crianças no Nordeste do Brasil. Foram rastreados 832 crianças e adolescentes acompanhados no Hospital Geral de Pediatria do Instituto Materno-Infantil Professor Fernando Figueira (IMIP). Quinze crianças (1,8% ou 1:56) apresentaram sorologia positiva para DC, valor surpreendentemente elevado, demonstrando que, possivelmente, a doença não é rara nessa região.

Esses primeiros dados influenciaram a realização de novos estudos conduzidos em outros grupos do Recife (adultos jovens, familiares de primeiro grau, crianças portadoras de baixa estatura, diabetes tipo 1 e crianças com queixas gastrointestinais atendidas em ambulatórios do IMIP). Os dados dessas pesquisas (a maioria já publicada) confirmam os achados de Brandt & Silva – de que a frequência da DC no Recife é semelhante à da Europa e da América do Norte (Quadro IX.8.1).

ETIOLOGIA, PATOGÊNESE E PATOLOGIA MORFOLÓGICA E FUNCIONAL

Vulnerabilidade genética

A ocorrência da DC é determinada pela interação entre fatores de risco ambientais e imunológicos que ocorre em indivíduos portadores de material genético que os torna vulneráveis. A DC se comporta como doença autoimune, com um desencadeante externo conhecido – o glúten – e outros ainda desconhecidos. Seu autoantígeno é a enzima transglutaminase tecidual humana.

A herança da DC obedece a um padrão poligênico. Contudo, os genes mais conhecidos são os codificadores das moléculas DQ2 e DQ8 do sistema HLA (antígenos de histocompatibilidade linfocitária). Esses ocorrem em mais de 90% dos pacientes com doença celíaca. Como esses genes também estão presentes em cerca de 30% da população em geral, acredita-se que são necessários, porém não suficientes para o desencadeamento da doença.

A época do desmame e a de introdução, assim como a quantidade de glúten na dieta e a ocorrência de agressões ambientais (como infecções e parasitoses intestinais), possivelmente são fatores de risco para o desenvolvimento da doença no indivíduo suscetível. Já está demonstrado que a introdução do glúten na dieta sem a presença do leite materno e em lactentes muito jovens (menores de 4 meses) é fator de risco para a doença.

Alguns grupos de pessoas são considerados "de risco" para o desenvolvimento da DC. Isso ocorre porque essas pessoas compartilham fatores ambientais e vulnerabilidade genética com os pacientes – como nos familiares de portadores – ou têm alterações imunológicas que predispõem aos processos inflamatórios autoimunes – como os portadores de diabetes tipo 1. Esses grupos estão listados no Quadro IX.8.2 e devem ser acompanhados de forma especial.

Embora ainda não se conheça completamente a fisiopatogenia da DC, sabe-se que os seus eventos fundamentais são a produção de anticorpos contra o endomísio

PREVENÇÃO

A prevenção da alergia alimentar pode ser feita em três níveis: primária (inibir a sensibilização nas crianças de risco), secundária (suprimir a expressão da doença subsequente à sensibilização) e terciária (eliminar os sintomas após a instalação da doença, em geral nos casos crônicos).

A prevenção primária visa reduzir ou retardar a exposição precoce da criança a proteínas estranhas, particularmente daquelas com história familiar de atopia. O incentivo ao aleitamento natural por no mínimo 6 meses, além da orientação adequada da dieta do desmame, é o alicerce desta medida. As crianças alimentadas com fórmula láctea receberão fórmulas fortificadas com ferro para evitar deficiência de ferro ou anemia.

A prevenção secundária abrange o controle dos alérgenos ambientais, evitando-se alimentos potencialmente alergênicos, tabaco e poluição, modulando, assim, a atopia.

A prevenção terciária se baseia no reconhecimento, no diagnóstico e no tratamento precoces e adequados da alergia alimentar, impedindo o prolongamento dos sintomas e a iatrogenia resultante de medidas inapropriadas.

Aspectos relevantes da alergia a proteína do leite de vaca (APLV)

- O teste de desencadeamento oral é o único método fidedigno para estabelecer o diagnóstico da APLV e pode ser negativo mesmo quando os teste laboratoriais apontam IgE específica maior do que o limite de normalidade.
- A base do tratamento da APLV é essencialmente nutricional: exclusão do leite de vaca e derivados da dieta da criança, e da genitora, quando em aleitamento materno, com adequação dos macro e micronutrientes.
- O leite de todos os ruminantes (vaca, cabra, ovelha) contém proteínas que compartilham propriedades estruturais, funcionais e biológicas.
- Fórmulas à base de soja não oferecem benefícios na prevenção primária em crianças com risco familiar de atopia e não são recomendadas na terapia nutricional de crianças com APLV.
- A manutenção do aleitamento materno durante a introdução da dieta de transição é fator de proteção para APLV.

BIBLIOGRAFIA

Bischoff S, Crowe SE. Gastrointestinal food allergy: new insights into pathophysiology and clinical perspectives. Gastroenterology 2005; 128(4):1.089-1.113.

Bjorksten B. Genetic and environmental risk factors for the development of food allergy. Curr Opin Allergy Clin Immunol 2005; 5(3):249-253.

Burks A. The spectrum of food hypersensitivity: where does it end? J Pediatr 1998; 133:175-176.

Cavataio F, Carroccio A, Iacono G. Milk-induced reflux in infants less than one year of age. J Pediatr Gastroenterol Nutr 2000; 30:S36-S44.

Debrorg MA. Dietary prevencion of allergic diseases on infants and small children. Part I: Immunologic background and criteria for hypoallergenicity. Part II: Evaluation studies for methods in allergy prevencion and sentization markers. Definitions and diagnostic criteria of allergic diseases. Part III: Critical review of published peer-reviewed observational and interventional studies and final recommendations. Pediatr Allergy Immunol 2004; 15:103-307.

Iacono G, Cavataio F, Montalto G et al. Intolerance of cow's milk and chronic constipation in children. N Engl J Med 1998; 339:1.100-1.104.

Isolauri E, Ouwehand AC, Laitinen K. Novel aproaches to the nutricional manegemant of allergic infant. Acta Paediatr Suppl 2005; 94:110-115.

Mowat AM, Parker LA, Beacock-Sharp H, Millington OR, Chirdo F. Oral tolerance: overview and historical perspectives. Ann NY Acad Sci 2004; 10029:1-8.

Niggemann B, Beyer K. Diagnosis of food allergy in children: toward a standardization of food challenge. J Pediatr Gastroenterol Nutr 2007; 45(4):399-404.

Osborn DA, Sinn J. Formulas containing hydrolysed and soy protein for prevencion of allergy and food intolerance in infants. The Cochrane Library 2003:1-59.

Pascual CY, Crespo JF, Perez PG, Esteban MM. Food allergy and intolerance in children and adolescents, an update e Immunol. Eur J Clin Nutr 2000; 54 (suppl 1):S75-78.

Ravelli AM, Pamela T, Volpi S, Ugazio AG. Vomiting and gastric motility in infants with cow's milk allergy. J Pediatr Gastroenterol Nutr 2001; 32:59-64.

Sampson HA. Update on food allergy. J Allergy Clin Immunol 2004; 133:805-819.

Savilahti E. Food-induced malabsorption syndromes. J Pediatr Gastroenterol Nutr 2000; 30:S61-S66.

Sicherer SH, Teuber S. Current approach to the diagnosis and managenent of adverse reaction to food. J Allergy Clin Immunol 2004; 114:1.146-1.150.

Sicherer SH. Food protein-induced enterocolitis syndrome: clinical perspectives. J Pediatr Gastroenterol Nutr 2000; 30:S45-49.

Sociedade Brasileira de Pediatria e Associação Brasileira de Alergia e Imunologia. Consenso Brasileiro sobre Alergia Alimentar. Rev Med Minas Gerais 2008; 18(supl 1):S1-S44.

Stern M. Allergic enteropathy/food allergy. In: Walker WA, Durie PR, Hamilton JR, Walker-Smith JA, Watkins JB (eds.). Pediatric gastrointestinal disease. Pathophysiology, diagnosis, management. 3ª ed., Ontario: BD Decker 2000:746-762.

The European Society for Paediatric Gastroenterology and Nutrition Working Group for the Diagnostic for Food Allergy. Diagnostic criteria for food allergy with predominantly intestinal symptoms. J Pediatr Gastroenterol Nutr 1992; 14:108-112.

Walker-Smith J, Murch S. Gastrointestinal food allergy. In: ___. Diseases of the small intestine in childhood. 4ª ed. Oxford: Isis Medical Media, 1999; 9:205-234.

Wang J, Sampson HA. Nutrition in infant allergy. Nutr Today 2006; 41:215-218.

Wegrszyn AN, Sampson HA. Adverse reaction to foods. Med Clin N Am 2006; S90:97-127.

serão capazes de definir um dos dois diagnósticos – doença do refluxo gastroesofágico ou secundário à alergia alimentar –, que podem estar sobrepostos.

Na enterocolite, a determinação da α_1-antitripsina fecal pode ser útil para documentar a perda proteica. A eletroforese de proteínas alerta para a perda proteica a partir da detecção de hipoalbuminemia. A presença de sangue oculto nas fezes pode auxiliar no diagnóstico. As alterações morfológicas da biópsia do intestino delgado são inespecíficas e variáveis, encontrando-se atrofia vilositária de leve a grave, hiperplasia de criptas e infiltrado inflamatório intraepitelial e na lâmina própria (linfócitos, plasmócitos e eosinófilos).

A retossigmoidoscopia evidencia, tanto na colite como na constipação, mucosa edemaciada, com eritema focal, friabilidade e nodularidade sugestiva de hiperplasia linfoide, com áreas de mucosa normal permeando áreas de mucosa inflamada. A microscopia mostra arquitetura das criptas preservadas; células epiteliais com aspecto cuboide; eosinófilos (≥ 1; distribuição focal) e linfócitos intraepiteliais, infiltrado na lâmina própria constituído por aumento difuso no número de eosinófilos (> 6), plasmócitos, macrófagos, linfócitos, neutrófilos e numerosas células mononucleares contendo IgE.

Desencadeamento duplo-cego, controlado por placebo

Se os sintomas de alergia alimentar se resolvem enquanto o paciente está com uma dieta de eliminação, o desencadeamento alimentar deve ser realizado para confirmar o diagnóstico, especialmente nas doenças crônicas.

O desencadeamento duplo-cego controlado por placebo é o padrão-ouro para o diagnóstico de alergias alimentares. O tempo de observação do paciente até o aparecimento de sintomas depende do tipo de reação suspeitada. Na alergia alimentar em que predominam os sintomas gastrointestinais de início tardio, as reações aparecem em um período de tempo maior, necessitando de um tempo de observação prolongado (na residência). Em crianças menores de 3 anos de idade, o teste aberto tem fidedignidade semelhante à do teste duplo-cego.

TRATAMENTO

A terapêutica da alergia alimentar consiste na eliminação do alérgeno da dieta. Os sintomas podem desaparecer até 3 semanas após o início da dieta, frequentemente antes da completa resolução da lesão mucosa intestinal. A hipersensibilidade clínica a alérgenos alimentares é, em geral, específica, sendo rara a reação a múltiplos alimentos, embora ela possa existir. Sendo assim, é possível a eliminação do alérgeno apenas para o paciente, sem a necessidade de alterar a dieta da família.

A alergia alimentar sintomática, mediada ou não por IgE, resolve-se ao longo do tempo; cerca de 1/3 dos pacientes perderá sua hipersensibilidade 1 ou 2 anos após evitar o consumo do alérgeno, mas podem ser necessários até 4 anos.

Os pacientes que fazem ingestão ocasional do alérgeno levarão maior tempo para perder a hipersensibilidade, e aqueles com alergia a amendoim, noz, peixe ou outros frutos do mar raramente perdem a reatividade clínica a esses alimentos.

A eliminação total de uma proteína alergênica é uma tarefa difícil. Ao instituir a dieta isenta da proteína alergênica, a família deve não só evitar todos os alimentos que contenham o alérgeno, mas também ler os rótulos dos ingredientes dos produtos alimentares para identificá-lo e/ou seus derivados. Na dúvida, o alimento sempre deverá ser evitado.

Nas crianças, o leite de vaca é o alérgeno mais comum. O lactente em aleitamento natural, exclusivo ou não, deve mantê-lo; nesse caso, a mãe é quem fará a dieta isenta de leite de vaca e derivados. Para a criança que consome o leite de vaca *in natura* ou fórmulas à base de leite de vaca, poderá ser feita substituição do leite por fórmulas à base de proteína isolada de soja. É descrita reação cruzada entre as proteínas da soja e do leite de vaca, mesmo com a proteína isolada, o que pode contribuir para a manutenção dos sintomas gastrointestinais, devendo ser cogitada antes de serem investigados outros diagnósticos.

O hidrolisado de proteína do soro do leite de vaca (de caseína ou lactoalbumina), fórmula semielementar ou parcialmente hidrolisada, quando disponível e acessível, será a primeira opção na alergia à proteína do leite de vaca. Nos casos mais graves ou quando há sensibilização à fórmula semielementar, será prescrita fórmula elementar à base de aminoácidos. Nas crianças maiores, cuja alimentação não depende essencialmente do leite de vaca há a necessidade de elaborar uma dieta variada com suplementação de cálcio.

A alergia alimentar múltipla é possível mesmo nos lactentes em aleitamento natural exclusivo. Nestes casos, será feita dieta de exclusão para a mãe que quer manter o aleitamento ou iniciada fórmula parcialmente hidrolisada. Na criança com dieta variada, ou se o alérgeno não é identificado, a dieta hipoalergênica é instituída com finalidade diagnóstica, com o auxílio de nutricionista. Se houver melhora do paciente, os alimentos serão reintroduzidos, um de cada vez, até que se identifique o alimento alergênico.

É importante lembrar que a terapia não deve ser pior do que a doença, pois dietas de exclusão podem conduzir a problemas alimentares e/ou desnutrição, especialmente quando mal elaboradas, mal conduzidas ou realizadas por período prolongado. Inquéritos alimentares frequentes e acompanhamento do estado nutricional são fundamentais para evitar desnutrição e deficiências de vitaminas e oligoelementos, assim como, o atendimento multidisciplinar. É importante o acompanhamento por nutricionista habilitada a tratar de crianças, para garantir que a dieta contemple as necessidades de macro e micronutrientes, de modo a garantir o crescimento das crianças.

de aparecimento eventual. No entanto, é mais provável que a anemia seja secundária à baixa concentração de ferro do leite de vaca. A anemia também pode ocorrer concomitantemente às outras doenças já citadas, sendo apenas um dos vários sintomas atribuídos à reação alérgica. A deficiência de ferro é mais comum do que a anemia.

DIAGNÓSTICO

História clínica

É importante estabelecer o tempo entre a ingestão do alérgeno e o desenvolvimento dos sintomas, a frequência e a duração do aleitamento natural e a idade de início e a aceitação da fórmula do desmame e dos outros alimentos potencialmente alergênicos. Cerca de 50% das crianças com alergia ao leite de vaca desenvolvem sintomas na 1ª semana após a introdução da fórmula, embora a continuação do aleitamento natural e a introdução dos outros alimentos possam dificultar a definição exata dessa relação temporal. Não é comum que a criança tolere o leite de vaca por 3 meses e desenvolva alergia posteriormente. Pacientes com quadro clínico desencadeado por reações imediatas apresentam sintomas em idade mais jovem do que aqueles cujas manifestações clínicas são secundárias às reações tardias.

A duração do quadro clínico é variável. Quanto mais precoce é o início dos sintomas, mais intensa é a resposta imune, porém mais rápido será o desenvolvimento da tolerância. É importante ressaltar que alergia alimentar não é uma doença exclusiva dos 2 primeiros anos de vida, mas pode continuar afetando cerca de 25% das crianças 5 a 7 anos após seu início e mesmo persistir na vida adulta. Em geral, os sintomas desaparecem nos 3 primeiros anos de vida; no entanto, o tempo de recuperação clínica é relacionado ao tipo e à carga do antígeno sensibilizante e à idade na qual ocorreu o contato.

Deve-se perguntar se já foram realizados tratamentos anteriores, principalmente quando a alergia alimentar se manifesta por refluxo gastroesofágico ou constipação, quais foram e o resultado obtido, para avaliar se o tratamento instituído foi seguido adequadamente e qual o índice de falha terapêutica. Se os sintomas apresentados são dependentes da alergia alimentar, apenas a eliminação do alérgeno da dieta promoverá a resolução clínica.

Informações úteis adicionais são história de alergia alimentar prévia, manifestando-se sob outras formas (dermatite atópica, broncoespasmo recorrente, rinite), e presença de sintomas atuais compatíveis com alergia. Deve-se abordar sobre a história familiar de doença atópica e alergia alimentar nos pais e irmãos do paciente. No entanto, a história de alergia alimentar pessoal e familiar é pouco comum nas crianças com manifestações gastrointestinais.

Exame físico

No exame físico, alterações devem ser procuradas na pele, no sistema respiratório e no sistema gastrointestinal, a fim de detectar características atópicas, mais comuns nas reações mediadas por IgE.

A avaliação pôndero-estatural é parte fundamental e, quando possível, deve ser feita a análise da curva de crescimento, a partir da obtenção das medidas anteriores, com o intuito de demonstrar parada ou atraso do crescimento e correlacioná-los com o quadro clínico apresentado e/ou com a época em que houve a introdução do alérgeno. Na enteropatia perdedora de proteína grave, a análise do peso pode estar prejudicada pelo edema generalizado.

Deve-se verificar se há anemia clinicamente detectável, febre, desidratação, retenção fecal ou características diversas que possibilitem relacionar a clínica com alergia alimentar ou outras doenças.

Na região anorretal, pesquisa-se a presença de lacerações e fissuras anais, edema e eritema perianais, que podem estar presentes tanto na proctocolite como na constipação. Devem ser observadas as fezes para caracterizar o aspecto (líquidas, formadas, pastosas ou endurecidas) e a presença associada de muco ou sangue.

Exames complementares

Podem ser realizados exames que esclareçam o possível mecanismo imune, embora estudos laboratoriais sejam de valor limitado para mecanismos não mediados por IgE.

Quando reações alérgicas a alimentos induzidas por IgE são suspeitadas, o teste cutâneo de leitura imediata (*prick test*) e a dosagem de IgE específica para o alimento por meio da reação de imunoensaio *radioallergosorbent test* (RAST) são úteis para indicar se o paciente possui anticorpos IgE para aquele alimento específico, mas não estabelecem o diagnóstico de alergia alimentar clínica de que a criança apenas está sensibilizada ao antígeno.

No entanto, observou-se que a maioria dos pacientes com alergia à proteína do leite de vaca e que apresentavam sintomas tardiamente (após 2 horas da ingestão do alimento suspeitado) apresenta *prick test* e RAST negativos.

O *prick test é* baseado na reação cutânea imediata aos alérgenos e indica uma possível relação entre o alimento testado e a reatividade do paciente àquele alimento, ou seja, o teste negativo exclui mecanismo IgE, mas a sua positividade apenas sugere alergia sintomática.

O achado de um RAST negativo para um antígeno suspeitado não exclui a possibilidade de reação de hipersensibilidade, pois níveis elevados de IgE específica são mais encontrados nas reações do tipo imediato.

A endoscopia digestiva alta pode ser útil em diferenciar se o refluxo gastroesofágico é secundário à alergia alimentar por meio da contagem de eosinófilos em mucosa esofágica. O achado de um número maior do que 20 eosinófilos por campo é sugestivo de esofagite eosinofílica, na qual pode existir um componente alérgico. No encontro de 5 e 19 eosinófilos por campo, apenas o acompanhamento clínico e a avaliação à resposta terapêutica

rem hipersensibilidade alimentar, mas, em alguns casos, os sintomas no trato gastrointestinal podem ser inespecíficos, e o diagnóstico de alergia alimentar será feito após exclusão de outras possibilidades.

Refluxo gastroesofágico

O refluxo gastroesofágico é uma situação comum durante o 1º ano de vida. Caracteriza-se pela presença de regurgitação pós-alimentar na criança saudável e com crescimento adequado, com resolução espontânea até os 18 meses de idade, sendo denominado *regurgitação infantil*. Essa se distingue do refluxo patológico, situação na qual surgem repercussões clínicas como anemia, parada do crescimento, sintomas respiratórios recorrentes, alterações alimentares graves e esofagite, apresentando curso que pode persistir além dos 2 anos de idade.

O grande desafio é diferenciar a *regurgitação infantil* da alergia alimentar, pois elas têm algumas características comuns. Ambas acometem crianças no 1º ano de vida, com desaparecimento do quadro clínico no 2º ano de vida, na maioria dos casos, e as suas manifestações clínicas podem sobrepor-se. Além de ocorrerem como entidades clínicas distintas no mesmo indivíduo, com apenas uma delas causando os vômitos e/ou regurgitações recorrentes, a regurgitação infantil tem a possibilidade de coexistir com a alergia (30% a 40% dos casos), ambas produzindo os vômitos/regurgitações.

Como foi observado em alguns casos que apenas a dieta isenta do alérgeno determinou a melhora do paciente com refluxo e alergia, pois os sintomas clínicos foram semelhantes, é possível que exista de fato uma associação causal entre eles, sendo o refluxo gastroesofágico dependente da alergia alimentar.

Em cerca de 25% das crianças com refluxo gastroesofágico associado à alergia alimentar, existem, além dos vômitos e regurgitações, outros sintomas, tais como diarreia, rinite ou dermatite. Os lactentes ainda podem apresentar irritabilidade, choro constante e recusa alimentar secundários à esofagite. Nas crianças maiores, as manifestações clínicas associadas são dor abdominal ou retroesternal, anorexia, saciedade precoce, disfagia e ganho inadequado de peso.

Enterocolite e enteropatia perdedora de proteínas

A enterocolite é a manifestação clássica da alergia alimentar em crianças. É assim denominada porque acomete o intestino delgado e o cólon. A maioria dos pacientes começa a apresentar o quadro clínico no 1º ou no 2º mês de vida, após a ingestão de leite de vaca e/ou fórmula à base de soja. Os sintomas característicos são vômitos profusos e diarreia com ou sem sangue, que podem ser graves o suficiente para causar distensão abdominal, letargia, desidratação, hipotensão e ser complicados por acidose. Se a ingestão do alérgeno persiste, há evolução para retardo do crescimento e perda de sangue e proteínas através do intestino, culminando com anemia por deficiência de ferro e má absorção (enteropatia perdedora de proteínas), algumas vezes com edema generalizado.

Existe um período de latência entre a introdução do leite de vaca ou fórmula de soja e o início dos sintomas. O início pode ser parecido com o da diarreia aguda ou começar como tal e tornar-se persistente (diarreia pós-enterite) ou até evoluir para diarreia crônica.

A doença é considerada atípica quando outras proteínas que não a da soja ou do leite de vaca causam os sintomas ou quando esses se iniciam tardiamente, além do 9º mês de vida, porém têm um perfil similar àquele dos pacientes mais jovens. As proteínas causadoras podem ser as do ovo, do trigo, do arroz, da aveia, do amendoim, da noz, do frango, do peru e do peixe. No entanto, mesmo os casos típicos tendem a desenvolver sensibilidade a outras proteínas alimentares.

Proctocolite

Caracteriza-se pelo acometimento do cólon e reto secundário à ingestão do alérgeno. Apresenta-se tipicamente nos 2 primeiros meses de vida, na criança saudável, com boa evolução pôndero-estatural, que tem fezes formadas ou pastosas com raios de sangue ou muco. Não é raro que crianças em aleitamento materno exclusivo apresentem esse quadro. O aparecimento de sangue nas fezes ocorre de forma gradual e pode ser intermitente. Algumas vezes, associam-se tenesmo retal e urgência para defecar. Anemia discreta pode acontecer, se o sangramento persistir. Outros sintomas concomitantes são raros, assim como história de alergia com manifestação em outros órgãos, e incluem diarreia, vômitos, dor abdominal e perda de peso.

Constipação crônica

É um sintoma que se caracteriza por eliminação dolorosa ou com esforço de fezes de consistência endurecida e ressecada, com diâmetro aumentado ou em cíbalos, e frequência de defecações inferior a três vezes por semana, que se prolonga por mais de 30 dias.

Em 90% a 95% dos casos, a origem da constipação crônica é funcional, porém causas orgânicas também podem ser detectadas, encontrando-se, entre essas, a alergia à proteína do leite de vaca. Existem alguns relatos na literatura de crianças com alergia à proteína do leite de vaca cuja manifestação clínica gastrointestinal principal era constipação crônica. A diferenciação entre constipação funcional e secundária à alergia alimentar é difícil, pois o quadro clínico é idêntico, havendo inclusive a presença de fissuras anais, comum nas duas situações.

Anemia por deficiência de ferro

Em algumas crianças, o consumo de leite de vaca conduz à perda sanguínea intestinal ou à má absorção mínima, às vezes de intensidade suficiente para causar anemia ferropriva como única manifestação clínica, embora seja

ta de adesão à dieta de exclusão. Em outras situações, em que a intolerância aos dissacarídeos é secundária a outra situação clínica, pode ocorrer melhora parcial ou transitória apenas dos sintomas de má digestão.

ALERGIA ALIMENTAR

Alergia alimentar é um problema que atinge principalmente as crianças nos primeiros anos de vida. Com frequência, as crianças desenvolvem alergia na mesma ordem a partir da qual os alimentos são introduzidos na dieta, mas, como em geral o leite de vaca é a primeira proteína estranha introduzida, a alergia à proteína do leite de vaca é a doença alérgica mais comum da infância. A redução na frequência e na duração do aleitamento materno impõe o uso cada vez mais precoce de fórmulas à base de leite de vaca, o que tem contribuído para o aumento da incidência de alergia à proteína do leite de vaca. Também é mais frequente nos indivíduos atópicos, mas existem muitos casos que não estão relacionados à atopia.

Muitas formas de alergia alimentar com manifestação gastrointestinal são transitórias, e existe possibilidade de mudança da localização dos sintomas entre as reações de pele, respiratórias e gastrointestinais no decorrer do tempo.

Embora o alimento causador de alergia alimentar mais frequente seja o leite de vaca, também são possíveis alergias desencadeadas por soja, ovo, peixe, amendoim, trigo, milho, arroz, frutos do mar e outras proteínas.

Barreira mucosa intestinal: tolerância oral e sensibilização

A mucosa intestinal funciona como uma barreira, limitando a entrada de patógenos, toxinas e antígenos estranhos, sendo a interface entre o interior do organismo e o ambiente.

Logo após o nascimento, o trato gastrointestinal do recém-nascido entra em contato com proteínas estranhas sob a forma de bactérias e antígenos alimentares. Esse sistema, ainda imaturo, tem de desenvolver respostas rápidas e potentes contra os vários antígenos (produzir imunidade) e permanecer não responsivo a uma quantidade enorme de nutrientes (gerar tolerância).

Uma rede de mecanismos, imunológicos e não imunológicos, interage para regular a permeabilidade mucosa e a resposta imune a antígenos e patógenos da luz intestinal. São eles:

- *Mecanismos não imunológicos*: amilase salivar, lisozima, lactoferrina, secreção ácida do estômago, ácidos biliares, flora e motilidade intestinais, muco que recobre a superfície epitelial, microvilosidades e zona juncional firme.
- *Mecanismos imunológicos*: tecido linfoide associado ao intestino, a imunoglobulina (Ig) A secretora, o sistema imune celular local (linfócitos B e T, plasmócitos, macrófagos, mastócitos, eosinófilos e basófilos) e outras imunoglobulinas (IgG, IgM e IgE).

As proteínas que acaso chegam à circulação e são reconhecidas pelo sistema imunológico normalmente não causam reações adversas porque a tolerância se desenvolve na maioria dos indivíduos, mas no hospedeiro sensibilizado pode ser desencadeada uma série de respostas de hipersensibilidade.

Nos indivíduos com imaturidade dos mecanismos de tolerância oral, quando há predisposição genética e/ou agressão ambiental excessiva, a tolerância oral a um determinado alimento pode não se desenvolver, ocorrendo o quadro clínico de alergia alimentar.

A hipersensibilidade gastrointestinal pode ser:

1. Exclusivamente mediada por IgE
2. Mista (IgE e não IgE)
3. Não mediada por IgE.

Alterações no sistema digestório causadas por alergia

As alterações motoras estão presentes na origem dos sintomas na alergia alimentar. Esse mecanismo é preponderante no refluxo gastroesofágico secundário à alergia à proteína do leite de vaca e nos pacientes com constipação secundária à alergia alimentar.

Possivelmente, o epitélio é o primeiro alvo na hipersensibilidade alimentar, causando uma alteração estrutural, mas alterações na motilidade indicam que o músculo liso também é um alvo nas reações alérgicas intestinais.

As manifestações clínicas na alergia alimentar podem ser consequência apenas do processo inflamatório decorrente da reação imune. Má absorção na alergia alimentar pode ocorrer como um resultado de lesão do intestino delgado, levando à enteropatia perdedora de proteína.

Na proctocolite alérgica, a dor à defecação, a inflamação retal, presença de sangue oculto ou vivo nas fezes e fissura anal interna são causadas por inflamação da mucosa. A presença de fissura anal e a inflamação local, promovendo defecações dolorosas, também podem ser a causa de constipação crônica por alergia alimentar, pois esse quadro favoreceria o maior acúmulo e o ressecamento das fezes (ciclo dor-retenção-dor).

A perda de sangue pelo trato intestinal na alergia à proteína do leite de vaca pode ocorrer por efeito tóxico direto do leite de vaca ou secundário à reação imune (lesão e inflamação da mucosa).

Manifestações digestivas secundárias à alergia alimentar

Devido ao fato do sistema imune do trato gastrointestinal ser extremamente complexo, não é surpresa que ocorram inúmeras síndromes clínicas decorrentes de alergia alimentar. Existem algumas síndromes que suge-

As intolerâncias aos açúcares são classificadas em:

1. Alterações na digestão de dissacarídeos:
   a. Primários: alactasia congênita (ou deficiência congênita de lactase), deficiência congênita de sacarase-isomaltase, intolerância ontogenética ou tardia à lactose.
   b. Secundários: pós-diarreia infecciosa, na doença celíaca, na alergia alimentar, na desnutrição proteico-calórica.
2. Alterações na absorção de monossacarídeos:
   a. Primária: má absorção congênita de glicose-galactose.
   b. Secundária: pós-cirurgia neonatal, desnutrição proteico-calórica ou qualquer situação clínica que leve a uma lesão tão importante da mucosa que haja comprometimento dos transportadores.

INTOLERÂNCIA À LACTOSE

A deficiência primária de lactase é rara em crianças menores de 4 anos, embora seja muito comum em crianças maiores e adultos (intolerância ontogenética à lactose). É muito frequente entre os asiáticos, nos quais, em alguns grupos, chega a acometer 100% dos indivíduos, e é rara entre caucasianos, especialmente nos oriundos do oeste europeu. Existem poucos casos relatados na literatura de alactasia congênita; nessa forma, o aparecimento da sintomatologia já ocorre nos primeiros dias de vida.

A gastroenterite infecciosa é uma das causas mais frequentes de intolerância secundária à lactose. Essa alteração na digestão é causa importante no aumento da morbimortalidade associada à diarreia infecciosa, contribuindo para a instalação da diarreia persistente.

Intolerância ontogenética à lactose

Na maioria dos indivíduos, a lactase atinge seu maior nível de atividade no fim da gestação e permanece elevada até o fim do 1º ano de vida. Entre o 1º e o 3º ano de vida, a atividade da lactase diminui. Em algumas áreas, principalmente entre os escandinavos, esse declínio ocorre a partir do 8º ano. Esse fato é decorrente tanto da diferença nos níveis de exposição a infecções e desnutrição quanto da alteração genética.

A má digestão da lactose documentada em testes de tolerância pode não estar associada a sintomas clínicos (intolerância) desde que a criança receba pequenas cotas de leite na dieta, podendo ocorrer sintomas quando ela é exposta a uma sobrecarga de lactose por aumento do volume do leite ingerido ou pelo uso de produtos com concentração elevada desse açúcar (p. ex., leite condensado).

A intolerância à lactose é quantitativa, ou seja, as reações clínicas dependem da quantidade do açúcar ingerida e do nível de atividade da lactase do indivíduo. Portanto, não está indicada a restrição completa de leite e derivados em todos os pacientes portadores dessa condição, ao contrário do que ocorre na alergia à proteína do leite de vaca.

Em lactentes e pré-escolares, a intolerância à lactose se manifesta como diarreia aquosa, com evacuações explosivas e fezes ácidas. É frequente também a distensão abdominal, associada a cólicas e hiperemia perianal. Nos casos mais graves, a diarreia pode levar à desidratação e desnutrição.

Nas crianças maiores e adolescentes portadores de intolerância à lactose, o componente de diarreia é menos importante. São mais frequentes as apresentações com distensão e dor abdominal após a ingestão de leite e, quando existe diarreia, as perdas são de menor volume.

Na investigação complementar podem ser solicitados:

1. *Substâncias redutoras e pH fecal*: nas crianças menores, quando associada a um quadro clínico sugestivo de intolerância aos açúcares, a presença de substâncias redutoras e de fezes ácidas é mais um elemento diagnóstico. É um exame inespecífico e pode estar positivo não apenas em situações de má digestão ou má-absorção de açúcares, mas também quando existe uma oferta exagerada dessas substâncias na dieta. É frequente o achado de substâncias redutoras e fezes ácidas em lactentes assintomáticos em aleitamento materno, não tendo valor diagnóstico nessa situação. Não é válido indicar a pesquisa de açúcares redutores nas fezes quando a suspeita é de intolerância à sacarose-isomaltose.
2. *Testes de tolerância oral aos açúcares*: a curva de tolerância aos açúcares é realizada com a dosagem da glicemia antes e 15, 30 e 60 minutos após a ingestão de 2g/kg (dissacarídeo) e 1g/kg (monossacarídeo), em solução a 10%, do açúcar a ser testado (máximo de 50g para os dissacarídeos e 25g para os monossacarídeos). São considerados valores normais quando existe um aumento de 30mg% entre o jejum e quaisquer das medidas subsequentes. Além disso, deve ser observada a sintomatologia da criança durante o teste. O aparecimento de diarreia após a sobrecarga oral do açúcar é de maior valor diagnóstico do que o achado isolado de uma curva plana. Falso-positivo pode ocorrer por não haver ingestão de toda a solução oferecida ou por retardo no esvaziamento gástrico.
3. *Dosagem do hidrogênio em ar expirado*: a presença de hidrogênio no ar expirado é secundária à digestão do excesso de carboidratos por bactérias colônicas, indicando que houve má digestão desses açúcares no intestino delgado. O teste é realizado após uma dose oral do açúcar, sendo considerado positivo um aumento de 20 ppm de hidrogênio entre 1 e 3 horas após a refeição com o açúcar.
4. *Teste de exclusão*: o melhor critério diagnóstico para a intolerância aos açúcares é a resposta clínica à retirada do açúcar da dieta. Porém, em alguns pacientes, existe grande dificuldade na interpretação desse teste por fal-

De Lorijn F, Boeckxstaens GE, Benninga MA. Symptomatology, pathophysiology, diagnostic work-up, and treatment of hirschsprung disease in infancy and childhood. Cur Gastroenterol Rep. 2007; 9:245-253.

Gershon MD, Tack J. The serotonin signaling system: from basic understanding to drug development for functional gi disorders. Gastroenterology 2007; 132:397-414.

Halder SL, Locke III GR, Schleck CD et al. Natural history of functional gastrointestinal disorders: a 12-year longitudinal population-based study. Gastroenterology 2007; 133:799-807.

Hyman PE, Milla PJ, Benninga MA et al. Childhood functional gastrointestinal disorders: neonatal/toddler. Gastroenterology 2006; 130:1.519-1.526.

Johanson JS, Ueno R. Lubiprostone, a locally acting chloride channel activator, in adult patients with chronic constipation: a double-blind, placebo-controlled, dose-ranging study to evaluate efficacy and safety. Aliment Pharmacol Ther 2007; 25:1.351-1.361.

Liem O, Benninga MA, Mousa HM et al. Novel and alternative therapies for childhood constipation. Cur Gastroenterol Rep 2007; 9:214-218.

Liem O, Benninga MA, Mousa HM et al. Tegaserod use in children: a single-center experience. J Pediatr Gastroenterol Nutr 2008; 46:54-58.

Lisboa VC, Felizola MC, Martins LA et al. Aggressiveness and hostility in the family environment and chronic constipation in children. Dig Dis Sci 2008; 53:2.458-2.463.

Motta MEFA, Silva GAP. Sinais e sintomas associados à constipação crônica. J Pediatr (RJ). 2000; 76:222-226.

Pijpers MA, Tabbers MM, Benninga MA et al. Currently recommended treatments of childhood constipation are not evidence based: a systematic literature review on the effect of laxative treatment and dietary measures. Arch Dis Child 2009; 94:117-131.

Rao SSC, Ozturk R, Laine L. Clinical utility of diagnostic tests for constipation in adults: a systematic review. Am J Gastroenterol 2005:1.605-1.610.

Rasquin A, Di Lorenzo C, Forbes D et al. Childhood functional gastrointestinal disorders: child/adolescent. Gastroenterology 2006; 130:1.527-1.537.

Southwell BR, King SK, Hutson JM. Chronic constipation in children: organic disorders are a major cause. J Paediatr Health 2005:411-415.

Sutcliffe JR, King SK, Hutson JM et al. Gastrointestinal transit in children with chronic idiopathic constipation. Pediatr Surg Int 2009; 25:465-472.

Tabbers MM, Chmielewska A, Roseboom MG. Effect of the consumption of a fermented dairy product containing Bifidobacterium lactis DN-173 010 on constipation in childhood: a multicentre randomised controlled trial. BMC Pediatr 2009; 9:22.

Van Dijk M, Benninga MA, Grootenhuis MA et al. Chronic childhood constipation: a review of the literature and the introduction of a protocolized behavioral intervention program. Pat Educ Couns 2007; 67:63-77.

Vlieger Am, Blink M, Tromp E et al. Use of complementary and alternative medicine by pediatric patients with functional and organic gastrointestinal diseases: results from a multicenter survey. Pediatrics 2008; 122:e446-e451.

Voskujil WP, Van Ginkel R, Benninga MA et al. New insight into rectal function in pediatric defecation disorders: disturbed rectal compliance is an essential mechanism in pediatric constipation. J Pediatr 2006; 148:62-67.

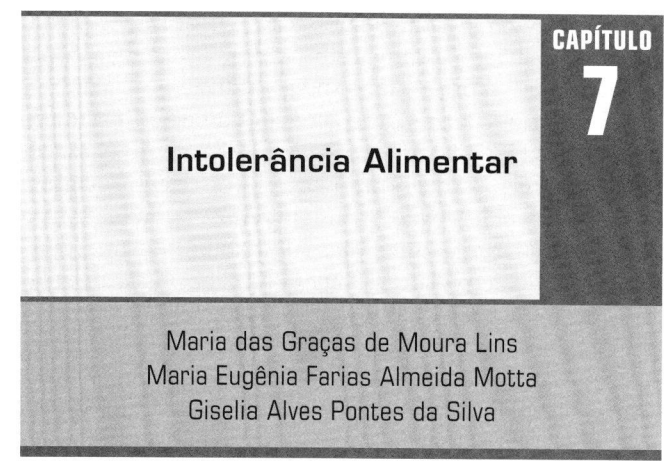

CAPÍTULO 7

Intolerância Alimentar

Maria das Graças de Moura Lins
Maria Eugênia Farias Almeida Motta
Giselia Alves Pontes da Silva

INTRODUÇÃO

Conceitua-se *intolerância alimentar* como uma reação adversa a componentes do alimento, podendo ser de natureza tóxica, metabólica ou alérgica.

As reações adversas tóxicas ocorrem quando o indivíduo ingere uma quantidade suficiente de alimento contaminado (p. ex., toxinas bacterianas na intoxicação alimentar). As reações adversas não tóxicas, ao contrário, dependem de características individuais e resultam de mecanismos imunes ou não imunes.

Os principais mecanismos que explicam a intolerância alimentar são:

- Tóxicos (causados por contaminação bacteriana ou por aditivos alimentares).
- Intolerância secundária à deficiência enzimática (p. ex., intolerância à lactose).
- Reações alérgicas, tanto IgE-mediadas como não mediadas por IgE (p. ex., alergia ao leite de vaca).
- Sintomas secundários a reações farmacológicas a componentes alimentares (reação à tiramina contida em queijos e vinhos tintos).

Neste capítulo, por serem mais frequentes, discutiremos as reações secundárias à intolerância aos carboidratos e à alergia alimentar.

INTOLERÂNCIA AOS CARBOIDRATOS

A intolerância aos carboidratos é uma síndrome que se manifesta por diarreia, distensão abdominal, vômitos ou dor abdominal após a ingestão de um ou diversos tipos de carboidratos da dieta, tanto mono quanto dissacarídeos.

A intolerância aos dissacarídeos, especialmente a lactose, é a forma mais frequente de intolerância aos carboidratos na infância. Pode ser primária (geneticamente determinada) ou secundária a doenças que cursam com alteração da superfície absortiva intestinal, ou seja, em qualquer situação clínica que altere a estrutura da mucosa intestinal e provoque redução na concentração das dissacaridases.

le do EAE e coordenar a contração e o relaxamento do assoalho pélvico, objetivando continência e defecação adequadas.

O sucesso do treinamento depende da intensidade e frequência do tratamento, da capacidade de entendimento da técnica e da motivação do paciente. Alguns pacientes se beneficiam do tratamento prolongado com fibra alimentar e laxante, mas seu hábito intestinal normal depende do restabelecimento da capacidade de relaxamento do assoalho pélvico e do EAE.

O tempo de tratamento necessário para se obter resposta e retorno ao hábito intestinal normal é individual e depende principalmente da parada da retenção voluntária das fezes, assim como da extensão e da gravidade das alterações da função motora colônica e anorretal. Deve-se ter como objetivo que a criança tenha várias defecações sem dor para que, gradualmente, perca o medo de defecar e abandone o comportamento retentivo.

Os pacientes com doença de Hirschsprung serão encaminhados ao cirurgião pediátrico para realizar cirurgia de acordo com a extensão do segmento aganglônico – ressecção do segmento aganglionar e abaixamento do segmento ganglionar, com as mais variadas técnicas, ou anorretomiectomia.

Novos medicamentos foram liberados apenas para adultos e ainda estão em estudo para uso em crianças, mas podem ser promissores no futuro. Tegaserod é um agonista do receptor de serotonina (5-HT4) que estimula o peristaltismo, já testado em crianças. Lubiprostone aumenta a secreção no lúmen colônico, mas foi liberado apenas para adultos. O conhecimento da microbiota colônica e de seus efeitos no trânsito colônico tem permitido tentar o uso de prebióticos e probióticos como estratégia possível para o tratamento de constipação crônica, a partir do aumento do número de bactérias compondo a microbiota colônica.

Métodos integrativos, que incluem medicina alternativa e complementar, podem ser efetivos e têm sido indicados por serem opções menos invasivas e facilmente associadas aos tratamentos convencionais necessários. Baseiam-se na perspectiva biopsicossocial das doenças, segundo a qual a doença ocorre devido a vários determinantes: fatores da vida precoce (genética e ambiente), fatores psicossociais (estresses da vida, estado psicológico, suporte social) e interação entre fatores fisiológicos e psicológicos via SNC-SNE (eixo cérebro-intestino). Os métodos integrativos para a constipação incluem, entre outras possibilidades, respiração diafragmática (promove relaxamento muscular geral, inclusive do assoalho pélvico, facilitando a defecação), fisioterapia (treinamento para relaxamento do assoalho pélvico e postura adequada no toalete) e massagem abdominal (efeito mecânico, por aumento do fluxo sanguíneo aos músculos colônicos, e efeito neurológico, por aumentar a serotonina endógena, ambos resultando em atividade intestinal e relaxamento abdominal e do assoalho pélvico).

PROGNÓSTICO

O prognóstico é bom na constipação funcional simples. Na constipação de difícil manejo, irá depender da adesão às medidas instituídas, embora cerca de 40% não obtenham melhora clínica e irão necessitar do uso crônico de medicamentos. Para esses pacientes é importante garantir a qualidade vida, com medidas terapêuticas mais apropriadas para cada caso em particular. Na constipação crônica de causa orgânica, o prognóstico é variável, dependendo da doença de base.

PREVENÇÃO

Para que a criança apresente hábito intestinal saudável é preciso aproveitar o período crítico do início da vida, em especial os 2 primeiros anos, para estimular uma série de fatores e tentar moldar o hábito intestinal satisfatoriamente. O aleitamento materno exclusivo por período de 6 meses e a introdução de alimentos de transição com conteúdo adequado de fibra alimentar são as principais medidas preventivas em relação à constipação funcional simples, e também podem auxiliar a promover motilidade colônica adequada à propulsão.

A época ideal para se iniciar o treinamento esfincteriano é quando a criança alcança desenvolvimento neurológico e motor, pois haverá percepção da chegada das fezes à ampola retal e o entendimento adequado e a realização dos movimentos para finalizar a defecação, evitando-se a instalação de comportamento retentivo.

Nos distúrbios neuromusculares, o diagnóstico precoce e a intervenção apropriada previnem as complicações, contribuem para a manutenção do estado nutricional e asseguram a qualidade de vida dos pacientes.

BIBLIOGRAFIA

Bekkali N, Bongers ME, Van den Berg MM et al. The role of a probiotics mixture in the treatment of childhood constipation: a pilot study. Nutr J 2007; 6:17-34.

Benninga M, Candy DCA, Catto-Smith AG et al. The Paris consensus on childhood constipation terminologu (PACCT) group. J Pediatr Gastroenterol Nutr 2005; 40:273-275.

Borowitz SM, Cox DJ, Kovatchev B et al. Treatment of childhood constipation by primary care physicians: efficacy and predictors of outcome. Pediatrics 2005; 115:873-877.

Brandt LJ, Prather CM, Quigley EMM et al. Systematic review on the management of chronic constipation on North America. Am J Gastroenterol 2005:S5-22.

Bu L-N, Chang M-H, Ni Y-H et al. Lactobacillus casei rhamnosus Lcr35 in children with chronic constipation. Pediatr Int 2007; 49:485-490.

Costedio MM, Hyman N, Mawe GM. Serotonin and its role in colonic function and in gastrointestinal disorders. Dis Colon Rect 2006; 50:376-388.

Culbert TP, Banez GA. Integrative approaches to childhood constipation and encopresis. Pediatr Clin N Am 2007; 54:927-947.

A ação da microbiota colônica sobre a fibra alimentar mais fermentável produz AGCCs, que estimulam o SNE diretamente ou por meio de receptores químicos, facilitando o trânsito colônico. No entanto, a microbiota colônica dos pacientes constipados é constituída por menor número de bactérias vivas, ativas e com função sacarolítica, influenciando pouco o hábito intestinal em decorrência de menor capacidade de fermentação. Isso pode ser revertido à medida que se aumenta a ingestão de fibra alimentar mais fermentável, porque se amplia a população viável da microbiota colônica, cujo metabolismo se adapta à oferta contínua e elevada de fibra alimentar, tornando mais intensos a atividade sacarolítica e os seus benefícios à atividade motora colônica.

É importante que se dê preferência ao fornecimento de fibra alimentar pelos alimentos da dieta habitual, que se caracteriza por variedade de carboidratos complexos e equilíbrio entre a fibra alimentar mais e menos fermentável, permitindo à microbiota colônica agir sobre o substrato mais fermentável enquanto o menos fermentável progride no cólon. Existe grande variação na quantidade de fibra alimentar necessária para otimizar a função intestinal, mas o paciente constipado pode necessitar de quantidades superiores às da fórmula idade (em anos) + 5g/dia.

Os *laxantes osmóticos* contêm íons ou moléculas que são pouco absorvidos e criam gradiente dentro da luz intestinal, retendo água e reduzindo a consistência das fezes, o que facilita o transporte e a eliminação das fezes (aumenta a frequência de defecação), torna a defecação menos dolorosa e, dependendo do grau de amolecimento das fezes, dificulta o comportamento de retenção. Podem ser utilizados lactulose (1-3mL/kg/dia, em uma ou duas doses), leite de magnésia (1-3mL/kg/dia, em uma ou duas doses) ou polietilenoglicol 3350-4000 (0,26-0,84g/kg/dia) nas crianças maiores de 6 meses. A dose pode ser ajustada progressivamente (para mais ou para menos), até que a melhora clínica seja obtida, e ao se alcançar a dose adequada deve-se mantê-la por no mínimo 3 meses antes de se iniciar a redução gradual.

O *laxante lubrificante* (óleo mineral, 1 a 3mL/kg/dia, em uma ou duas doses) recobre e penetra as fezes, lubrificando-as e tornando-as mais amolecidas, permitindo defecação facilitada e menos dolorosa. Não deve ser usado nas crianças menores de 1 ano ou nas que têm risco de aspiração (doenças neurológicas).

Pacientes com alterações da motilidade colônica

Nos pacientes com *constipação de trânsito lento*, os benefícios de fibra alimentar e laxantes osmóticos ou lubrificantes são transitórios e tendem a declinar com o tempo. Os *laxantes estimulantes* são mais indicados, mas é prudente evitar o uso prolongado, embora doses pequenas não costumem causar danos significativos ao epitélio colônico (*melanosis coli*). Atuam por estímulo às terminações nervosas, a partir do contato com a mucosa colônica, e podem alterar o transporte epitelial de água e eletrólitos, inibindo sua absorção. Podem ser utilizados bisacodil (5mg em dias alternados a 10mg/dia) ou sena (1 a 5 anos: 5mL, uma a duas vezes/dia; > 5 anos: 10mL/dia).

A fibra alimentar não é útil para esses pacientes porque a sua atuação depende da motilidade colônica. Quando o trânsito colônico é lento, o tempo de exposição da fibra alimentar à microbiota colônica é maior, aumentando a produção de AGCC porém o tempo para a absorção também é aumentado, e por isso os AGCCs, não alteram o hábito intestinal.

Um grupo de pacientes selecionados, com trânsito colônico lento documentado por exames complementares, pode beneficiar-se de diversos procedimentos cirúrgicos – miectomia anorretal, apendicectomia para realizar enema colônico anterógrado, ressecção parcial do cólon e colectomia total ou subtotal.

Os pacientes com obstrução de saída se beneficiarão do mesmo esquema de tratamento para os pacientes com constipação sem alterações de motilidade intestinal, sensibilidade anorretal e/ou função da musculatura do assoalho pélvico, se for detectado apenas comportamento voluntário de retenção fecal.

Pacientes com sensibilidade anorretal diminuída

Os pacientes com sensibilidade anorretal diminuída, por apresentarem megarreto e até megacólon, vão necessitar de volume fecal maior para desencadear o desejo de defecar, que está ausente, pois o tamanho e a consistência das fezes facilitam a defecação. Esses pacientes podem seguir o mesmo esquema de tratamento para os pacientes com constipação sem alterações de motilidade intestinal, sensibilidade anorretal e/ou função da musculatura do assoalho pélvico, com o objetivo de evitar a retenção crônica de fezes, permitindo o retorno do retossigmoide à sua dimensão normal ou próxima do normal e restaurando a sensibilidade anorretal.

A quantidade de fibra alimentar deve ser bastante alta para formar massa fecal volumosa, mas deve-se ressalvar a possibilidade de aparecimento de sintomas de desconforto abdominal devido à produção excessiva de gases. Existem evidências limitadas sugerindo que tratamento habitual, terapia de *biofeedback* com treinamento sensorial e estimulação do nervo sacral promovem redução dos sintomas clínicos e melhora da função sensorial retal.

Pacientes com disfunção do assoalho pélvico

Com o objetivo de treinar novamente o ato da defecação, está indicada a terapia de *biofeedback* nos pacientes com discinesia do assoalho pélvico c/ou anismo. Essa terapia é proposta para distender e melhorar o contro-

TRATAMENTO

O tratamento da constipação crônica funcional deve ser individualizado, de acordo com o subgrupo fisiopatológico. No entanto, como os sintomas não dão indícios suficientes do mecanismo fisiopatológico, a conduta geral é indicar o tratamento inicial considerando que o paciente não apresente essas alterações. Ademais, tratamentos direcionados à alteração fisiopatológica específica ainda estão sendo desenvolvidos, tornando a terapêutica da constipação crônica sintomática basicamente dirigida para a retenção de fezes.

Quatro fases são importantes:

- Tratamento comportamental.
- Desimpactação fecal.
- Prevenção de retenção das fezes.
- Seguimento.

Porém, as duas últimas fases podem variar de acordo com o subgrupo do paciente.

Por ser uma doença crônica, o estabelecimento de relação adequada do pediatra com a criança e a família é fundamental para se obter êxito no processo educacional, visando às mudanças comportamentais. Devem ser esclarecidos para o paciente o mecanismo fisiopatológico provável e a origem da incontinência fecal retentiva; a necessidade de seguir o tratamento para regularizar a defecação e evitar a incontinência fecal retentiva crônica, e a possibilidade de período prolongado de seguimento e ocorrência de recidivas. Os pais são desaconselhados a punir a criança quando não consegue defecar ou apresenta incontinência fecal retentiva, pois isso pode conduzi-la a continuar retendo as fezes.

A *desimpactação fecal* deve ser realizada antes do início da terapia de manutenção, pois a remoção das fezes retidas cessa ou reduz as alterações secundárias à retenção fecal, como incontinência fecal retentiva crônica, dor abdominal e alteração da motilidade colônica, além de ser causa frequente de falha terapêutica em consequência dessas repercussões.

Podem ser utilizados por 2 a 5 dias:

- solução de sorbitol (uma bisnaga ao dia) para retenção fecal de pequeno volume;
- solução fosfatada (3 a 5mL/kg/dia), realizada em ambiente hospitalar, para retenção fecal volumosa, lembrando-se de manter o paciente em observação pelo risco de distúrbio hidroeletrolítico;
- solução glicerinada por gotejamento para retenção fecal percebida no abdome superior à palpação, incômoda e impossível de ser eliminada em grandes quantidades, como ocorre com as demais soluções;
- polietilenoglicol (1,5g/kg/dia) é uma opção segura e bem-sucedida para o esvaziamento da retenção fecal.

Por ser um tratamento invasivo, pode aumentar a ansiedade do paciente e exercer efeito contrário. Por isso, não se recomenda seu uso rotineiro (diário, ininterrupto, sempre que a criança fica alguns dias sem defecar), que apenas corrobora o comportamento de retenção de fezes pela criança, para não ter mais que passar pelos enemas.

Tratamento de manutenção

Tem o objetivo de evitar a retenção fecal e varia de acordo com o tipo de paciente.

Pacientes com motilidade colônica e função anorretal normais

Nesses pacientes, o objetivo é tornar as fezes mais pastosas, na tentativa de prevenir novos episódios de retenção fecal.

Deve-se associar *orientação comportamental* para a criança que já adquiriu o treinamento esfincteriano a tentar defecar após as refeições (três vezes/dia) durante 5 minutos, esforçando-se ativamente enquanto mantém os pés apoiados, o que facilita a prensa abdominal e a retificação do ângulo anorretal. Essa orientação não deve ser feita de forma coerciva, evitando-se aumentar a fobia que a criança tem do ato de defecação. É importante lembrar que, algumas vezes, a criança se esqueceu de como se esforçar e deve-se ensiná-la a relaxar as pernas e os pés, respirar profundamente e reter o ar enquanto faz o esforço, empurrando para baixo, para expelir as fezes. O uso do toalete deve tornar-se uma rotina, independentemente de o desejo de defecação estar ou não presente.

O estresse psicológico é considerado um componente basal do paciente, e a intervenção psicoterapêutica deve ser considerada no tratamento. O médico deve explorar os medos e a ansiedade do paciente e da família sobre os sintomas apresentados.

Fibra alimentar

É a parte comestível de vegetais ou carboidratos análogos resistente à digestão e à absorção no intestino delgado, com fermentação parcial ou completa no cólon. Analiticamente, a fibra alimentar é classificada como solúvel ou insolúvel, porém, diante do contraste entre as quantidades medidas quimicamente e seus efeitos fisiológicos, recomenda-se que a classificação seja baseada na capacidade de fermentação – completa e incompletamente fermentável ou mais e menos fermentável.

A fibra alimentar menos fermentável atua a partir do efeito mecânico exercido pela estrutura física praticamente intacta, que forma resíduo e volume fecal maiores e absorve água, enquanto aquela mais fermentável aumenta a massa bacteriana e, assim, o conteúdo de água e o peso fecal. Portanto, ambas são capazes de formar volume de fezes suficiente para estimular os neurônios sensoriais a produzirem movimentos propulsivos colônicos, porque o que provavelmente está faltando para esses pacientes é a geração de estímulo aos receptores mecânicos e motores colônicos.

nal palpável, e, no exame retal digital, a ampola retal poderá estar vazia ou com pequena quantidade de fezes, insuficiente para causar repercussões clínicas. No entanto, se esses pacientes não são diagnosticados e tratados precoce e adequadamente, inicia-se o círculo vicioso de retenção fecal para evitar dor à defecação, permitindo maior absorção de água, que perpetua a retenção voluntária de fezes.

Quando a retenção fecal é crônica, outros sinais e sintomas costumam acompanhar as alterações do hábito intestinal. O comportamento de retenção de fezes, comum nos pré-escolares e escolares, caracteriza-se por extensão dos membros inferiores, contração glútea e do EAE e isolamento da criança, que busca recantos da casa ou se esconde embaixo dos móveis; deve ser dada atenção especial a esse comportamento, pois muitas vezes é considerado pelos pais como tentativa improdutiva de defecação e não de evitá-la.

A presença de comportamento de retenção reduz a possibilidade de ser uma doença orgânica a causa da constipação. Como consequência da retenção fecal surge incontinência fecal crônica funcional, que é a perda involuntária de fezes na roupa, às vezes confundida com diarreia pelos pais, denunciando grande acúmulo de fezes e sendo responsável por alterações secundárias de comportamento e relacionamento da criança. A incontinência fecal retentiva crônica pode ocasionar hiperemia e dermatite perineal e perianal detectadas ao exame dessas regiões, com dor associada, e que podem reconduzir à retenção fecal.

Eventualmente haverá a eliminação de fezes muito calibrosas que obstruem o vaso sanitário. É comum que, após várias dias sem defecar, a frequência da incontinência fecal retentiva crônica aumente e apareçam queixas de dor e distensão abdominal e inapetência, reduzindo a ingestão oral, sintomas esses que desaparecem assim que um movimento intestinal ocorre. Ao exame abdominal observa-se massa fecal palpável de tamanho variável, podendo estar localizada apenas na fossa ilíaca esquerda, delimitando o cólon sigmoide, ou alcançar o abdome superior. O exame digital retal é útil para avaliar o tônus do EAI, a quantidade e a consistência das fezes acumuladas e a amplitude da ampola retal. Como a presença de incontinência fecal retentiva crônica caracteriza o acúmulo de fezes no reto, não é necessária a radiografia simples de abdome para documentar a retenção fecal.

DIAGNÓSTICO

Em casos selecionados de alterações duvidosas do hábito intestinal, de acordo com a história clínica, ou nos que se recusam a realizar o exame retal digital, a radiografia simples de abdome pode ser realizada, com a ressalva de acompanhamento rigoroso dos pacientes para confirmar o diagnóstico, pois os resultados de associação entre diagnóstico clínico (com base nas alterações do hábito intestinal) e radiográfico (de acordo com a massa fecal acumulada) são conflitantes.

O comportamento retentivo também pode facilitar o aparecimento de sintomas urinários, em geral em decorrência da contração da musculatura do assoalho pélvico, que facilita a retenção concomitante de urina.

Os pacientes com comportamento retentivo e retenção fecal bem caracterizada não necessitam de investigação diagnóstica complementar. Em geral, a terapêutica instituída permite reverter as alterações do hábito intestinal e os sinais e os sintomas associados, especialmente a partir da parada de retenção voluntária das fezes. No entanto, se o paciente mantém a retenção voluntária das fezes, tanto as alterações do hábito intestinal como os sinais e os sintomas decorrentes não serão modificados apesar do tratamento, resultando em falha terapêutica, o que indica a realização de exames complementares, pois a retenção fecal crônica pode alterar a motilidade colônica e a dinâmica da defecação.

O *enema opaco* é útil para avaliar a dilatação de segmentos colônicos secundária à retenção fecal contínua, que origina cólon sigmoide redundante, megacólon ou megarreto, os quais dificultam a defecação e são responsáveis pela persistência da constipação.

A *manometria anorretal* deve ser realizada para afastar a possibilidade de doença de Hirschsprung de segmento curto ou ultracurto, com ausência de reflexo inibitório retoanal, que pode estar ausente também no megarreto. Esse exame detecta, ainda, nos pacientes com megarreto, pressão basal reduzida no reto e aumento do limiar de sensação retal à distensão do balão retal (é necessário maior volume de ar no balão retal para desencadear a sensação retal) e do volume de ar injetado no balão retal, requerido para desencadear urgência de defecação (volume crítico). Presença de pressão elevada do canal anal e do EAE durante tentativa de expulsão de balão retal auxilia na investigação de disfunção do assoalho pélvico.

A *avaliação do tempo de trânsito* (TT) colônico total e segmentar com marcadores radiopacos fornece informações sobre a função motora colônica e retal, detectando-se diferentes modelos: (*1*) TT colônico normal – TT normal em todos os segmentos, com tempo total inferior a 62 horas; (*2*) constipação de trânsito lento – TT prolongado em todo o cólon; (*3*) obstrução de saída – TT atrasado no retossigmoide, como indicativo de disfunção do assoalho pélvico. Essa avaliação também pode ser realizada por cintilografia intestinal.

Quando o TT colônico indica obstrução de saída e a manometria anorretal sugere disfunção do assoalho pélvico, pode-se solicitar o exame de defecografia (imagem do reto com material de contraste e observação do processo de defecação por fluoroscopia) em casos selecionados de pacientes adolescentes que colaborem com a sua realização, observando-se contração inadequada da musculatura do assoalho pélvico, embora a concordância entre esses exames seja baixa.

motilidade do TGI pode ser responsável pelas queixas de dor e distensão abdominal, náuseas, vômitos e inapetência referidas por pacientes com constipação crônica (síndrome do estômago constipado).

Sensibilidade retal diminuída pode ser a única anormalidade fisiológica encontrada nos pacientes com constipação. A retenção fecal prolongada causa distensão da parede do reto e estímulo aos neurônios sensoriais, que enviam impulsos aferentes para o SNC, desencadeando o reflexo de defecação, que é bloqueado pela criança.

Enquanto as fezes continuam retidas, distendem o reto, mas os neurônios sensoriais cessam os impulsos aferentes devido ao efeito nocivo que a pressão aumentada e o estímulo mecânico contínuo causam aos plexos neurais, reduzindo a sua sensibilidade e dificultando a ativação dos neurônios sensoriais por estímulo mecânico e, assim, impedindo o início do caminho aferente neural que conduz à propulsão e à eliminação das fezes (o paciente perde a urgência para defecar). Além disso, a retenção fecal crônica torna o reto dilatado e a musculatura hipotônica, prejudicando a percepção sensorial de fezes no reto (sensibilidade retal reduzida secundária à retenção crônica de fezes) e tornando-o incapaz de contrair-se adequadamente para empurrar as fezes ao canal anal, sendo necessários volumes fecais cada vez maiores para desencadear o reflexo de defecação devido à função retal prejudicada.

A coordenação entre contração abdominal e relaxamento do músculo puborretal e do esfíncter anal externo (EAE) são fundamentais para a defecação. A *disfunção do assoalho pélvico* engloba a inabilidade para relaxar o músculo puborretal (discinesia do assoalho pélvico, contração paradoxal) e/ou o EAE (anismo) durante a defecação, sem qualquer anormalidade estrutural. O comportamento de retenção voluntário das fezes mantido continuamente é o responsável pela instalação dessa disfunção em crianças, que a princípio não altera a função das estruturas envolvidas na defecação, mas, posteriormente, torna a musculatura hipertônica e limita a capacidade de defecação. Pode ocorrer isoladamente ou combinada com alteração da motilidade colônica.

Pacientes com disfunção do assoalho pélvico se esforçam excessivamente em tentativas frustradas para vencer a hipertonia muscular, porque não há ação coordenada das estruturas anorretais. Manobras de contração do assoalho pélvico para reter as fezes possivelmente facilitam a retenção concomitante de urina e o aparecimento de sintomas urinários nos pacientes constipados.

QUADRO CLÍNICO

A anamnese e o exame físico, incluindo exame retal digital (realizado com o consentimento da criança nas primeiras consultas, sem necessidade de repetição rotineira), permitem fazer o diagnóstico e a indicação terapêutica para a maioria das crianças com constipação.

As características clínicas do hábito intestinal – frequência de defecação reduzida, eliminação de fezes de consistência aumentada, ressecadas e de grosso calibre, e defecação dolorosa ou com esforço – e o tempo de início das alterações identificam o paciente com constipação, embora esses sintomas não diferenciem os subgrupos. A constipação crônica é frequentemente acompanhada de sinais e sintomas, os quais motivam a busca de consulta médica com maior frequência do que as alterações exclusivas do hábito intestinal.

Podem ser identificados os sintomas que estão associados ao volume/consistência das fezes (sangramento, fissuras, plicomas), ao tempo de doença (retenção de fezes/fecaloma, incontinência fecal retentiva, dor abdominal crônica) e à retenção fecal (inapetência, saciedade precoce, náusea/vômitos [caracterizando a *síndrome do estômago constipado*] e sintomas urinários associados ao comportamento retentivo).

É importante identificar, à primeira consulta, a presença de marcadores que sugiram a constipação de causa orgânica: primária – a síndrome ou a doença de Hirschsprung; ou secundária – especialmente alergia alimentar ou doença celíaca. Esses marcadores incluem, entre outros:

- Início do sintoma no primeiro ano de vida.
- Retardo na eliminação de mecônio.
- Retardo do crescimento pôndero-estatural.
- Ausência de incontinência fecal crônica.
- Ampola retal vazia.
- Alterações pigmentares cutâneas.
- Insucesso no tratamento convencional.
- Doença urinária obstrutiva.
- Relação do aparecimento do sintoma com a introdução de leite de vaca ou glúten na dieta.
- História pessoal ou familiar de atopia.
- Presença de sintomas extraintestinais.

Informação sobre a eliminação do primeiro mecônio, além da ausência de incontinência fecal retentiva crônica, é fundamental para a suspeita de doença de Hirschsprung. Esse paciente necessitará de investigação complementar – por meio de manometria anorretal, que demonstra a ausência de reflexo inibitório retoanal (RIRA); enema opaco, que caracteriza segmento aganglionônico estreitado e segmento dilatado suprajacente, dependendo da extensão do acometimento; e biópsia retal por sucção, um teste diagnóstico mais acurado, que evidencia ausência de gânglios neurais mioentéricos e submucosos – para indicação de tratamento cirúrgico.

Os pacientes com alteração do hábito intestinal, sem sinais e sintomas sistêmicos associados, não necessitam realizar exames complementares. Em alguns desses casos, a eliminação de fezes ressecadas e de grosso calibre pode causar sangramento eventual à defecação e fissura anal perceptível ao exame perianal. Ao exame abdominal não se detecta massa abdomi-

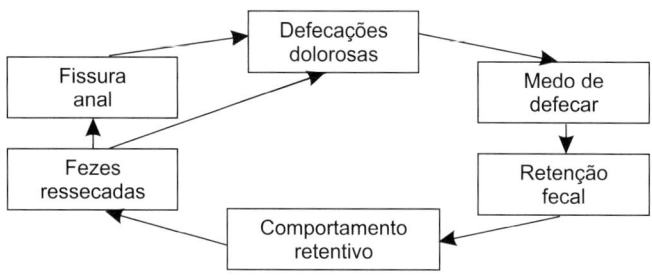

Fig. IX.6.1. Ciclo dor-retenção-dor

ocorre relaxamento transitório do esfíncter anal – devido à chegada de mais fezes na ampola, tentativa de expelir gases ou quando a musculatura do assoalho pélvico é solicitada para outra atividade – e há condução da incontinência fecal crônica. O acúmulo excessivo de fezes e de gases produzidos pela microbiota colônica e não eliminados pode distender a parede colônica e sensibilizar diferentes proporções de neurônios sensoriais, causando sensações variadas que vão do preenchimento retal e colônico leve à dor abdominal de origem retal e/ou colônica intensa.

O ciclo dor-retenção-dor

É um elemento importante na fisiopatologia da constipação crônica, pois, sem a sua interrupção, pode ocorrer progressão clínica de um paciente sem alterações funcionais basais iniciais até a sua evolução para alterações secundárias da motilidade colônica, da sensibilidade retal e da função do assoalho pélvico, isoladas ou em conjunto, mantendo o sintoma, o que permite caracterizar uma possível história natural da constipação crônica, embora não esteja bem definida até o momento.

Muitos pacientes mantêm a conduta de retenção de fezes apesar do uso de altas doses de laxantes, tornando a defecação dolorosa um dos principais precipitantes da constipação crônica. Estresse psicológico (como desencadeador ou perpetuador da constipação) pode atuar diretamente nas funções orgânicas, a partir da interação das estruturas neurais cerebrais e entéricas, e indiretamente modular e alterar a capacidade adaptativa do organismo, especialmente nas situações crônicas, contribuindo para a persistência dos sintomas da constipação.

Por outro lado, a ansiedade da família e da própria criança gera frustração e raiva com a ausência de defecações e/ou episódios frequentes de incontinência fecal retentiva. Os pais aumentam a rigidez com a criança, associando a defecação com prêmios e castigos, o que só aumenta a dificuldade nas tentativas de defecação, gerando mais frustração e ansiedade e mantendo a constipação. A aprendizagem da criança para a retenção de fezes e o reforço seletivo dos pais podem tornar a retenção um hábito contínuo, mantendo o ciclo dor-retenção-dor.

Alterações da motilidade colônica

Podem atingir todo o cólon, o direito e o esquerdo, ou apenas o cólon direito (constipação de trânsito lento ou inércia colônica) e o retossigmoide (obstrução de saída), exclusivamente ou em conjunto com acometimento do cólon esquerdo.

A constipação de trânsito lento parece ser devida: à disfunção primária da musculatura lisa colônica (miopatia colônica), resultando em contrações fracas; aos distúrbios de peptídeos neuroendócrinos colônicos, com redução de substância P (neurotransmissor excitatório) e aumento de peptídeo vasoativo intestinal ou óxido nítrico (neurotransmissores inibitórios), variando o segmento colônico afetado; a redução e morfologia anormal das células intersticiais de Cajal, com diferentes graus de gravidade; à neuropatia degenerativa do SNA ou do sistema nervoso entérico (SNE), com reduzido número de corpos celulares mioentéricos. A serotonina, um neurotransmissor produzido no sistema nervoso central (SNC) e no intestino, apresenta muitos receptores intestinais e participa diretamente da motilidade colônica, promovendo ativação ou relaxamento da musculatura lisa e de neurônios que atuam na peristalse, e da sensibilidade colônica, estimulando neurônios sensoriais intrínsecos e extrínsecos. A produção de serotonina pode estar reduzida, paralelamente ao estado de ansiedade, contribuindo para a constipação crônica da criança.

Como todas essas estruturas e substâncias regulam a motilidade do TGI, quaisquer alterações de número ou função geram atividade propulsora colônica diminuída ou não efetiva.

A doença de Hirschsprung é uma alteração congênita do SNE caracterizada por mutação genética e considerada uma apresentação extrema da constipação de trânsito lento com características neuropatológicas entéricas semelhantes, observando-se ausência de neurônios mioentéricos e submucosos, que pode atingir extensão variada de segmentos colônicos. A síndrome de Hirschsprung engloba alterações primárias do desenvolvimento do SNE que podem ser agrupadas, de acordo com o número anormal de neurônios, em: aganglionose intestinal – ausência de células ganglionares (doença de Hirschsprung); hiperganglionose – aumento do número de células ganglionares (displasia neuronal intestinal); hipoganglionose – diminuição do número de células ganglionares (pseudo-obstrução intestinal).

Quando o trânsito é lento exclusivamente no retossigmoide (obstrução de saída), tanto podem ser detectadas as alterações neuromusculares descritas previamente, como a estrutura neuromuscular pode estar normal e o trânsito lento representar comportamento voluntário de retenção fecal (sem alteração da função do assoalho pélvico), ou disfunção do assoalho pélvico, embora não haja distinção clínica entre elas.

Observa-se que a retenção crônica de fezes pode gerar alteração subsequente da motilidade em outros segmentos do TGI (alteração da motilidade gastrointestinal secundária à retenção crônica de fezes), com tempos de esvaziamento gástrico e colônicos lentos após a supressão da defecação em indivíduos saudáveis. Essa alteração de

Quadro IX.6.1. Causas primárias orgânicas de constipação

Alterações Estruturais Anorretais
Ânus imperfurado
Ânus ectópico anterior
Estenose anal congênita
Atresia retal
Alterações do Sistema Nervoso Entérico
Doença de Hirschsprung (aganglionose congênita)
Displasia neuronal intestinal tipo B (hiperganglionose ou gânglio gigante)
Pseudo-obstrução intestinal (hipoganglionose)

Quadro IX.6.2. Causas secundárias de constipação na criança

Metabólicas
Hipotireoidismo
Fibrose cística
Hipercalcemia
Hipocalemia
Medicamentosas
Sais de ferro
Antiácidos
Anti-inflamatórios
Neuropatias
Mielomeningocele
Espinha bífida
Paralisia cerebral
Imunológicas
Alergia à proteína do leite de vaca
Doença celíaca

tificado elemento orgânico para explicar a constipação. Alguns autores já sugerem que, quando se identifica o distúrbio de base por meio de investigação complementar, esses casos devem ser classificados como de causa orgânica. Considera-se constipação crônica primária orgânica quando há alterações estruturais do trato gastrointestinall (TGI).

O Consenso de Paris propõe uma normatização da terminologia usada em relação aos pacientes constipados:

- **Incontinência fecal crônica**: substitui o termo *encoprese* e a expressão *escape fecal* – eliminação de fezes em local inapropriado, por período superior a 8 semanas. Divide-se em:
  - Incontinência fecal orgânica: secundária a dano neurológico ou anormalidades do esfíncter anal.
  - Incontinência fecal funcional: subdividida em incontinência fecal secundária à constipação ou incontinência fecal não retentiva. A incontinência fecal não retentiva é definida no Critério de Roma III como a presença de todas as características a seguir, nas crianças com desenvolvimento correspondente, pelo menos, à idade de 4 anos, durante um período mínimo de 2 meses: defecação em locais inapropriados ao contexto social ao menos uma vez por mês e ausência de retenção fecal e processos inflamatórios, anatômicos, metabólicos ou neoplásicos que expliquem o sintoma.
- **Impactação fecal**: presença de massa fecal volumosa no reto ou palpável no abdome, com pouca probabilidade de ser eliminada espontaneamente.

ETIOLOGIA, PATOGÊNESE E PATOLOGIA MORFOLÓGICA E FUNCIONAL

Vários fatores contribuem para a fisiopatologia da constipação. São diferenciados os seguintes subgrupos: motilidade colônica e função anorretal normais; alterações da motilidade intestinal; sensibilidade anorretal diminuída; função da musculatura do assoalho pélvico.

A constipação com motilidade colônica e função anorretal normais é a forma mais comum encontrada na prática clínica. Pode ser precipitada por alimentação pobre em fibra alimentar ou comportamento voluntário de retenção de fezes. A fibra alimentar menos fermentável se mantém praticamente intacta e aumenta o volume de fezes pelo resíduo, exercendo efeito mecânico (estiramento) no cólon, que estimula os neurônios sensoriais a iniciarem os reflexos que desencadeiam os movimentos propulsivos, e, na ampola retal, aumenta a pressão interna e provoca a defecação. Portanto, poucos resíduos na alimentação não produzem distensão suficiente para estimular a estrutura neuromuscular colônica e retal a promover propulsão e eliminação fecal.

Por outro lado, fibra alimentar mais fermentável possibilita o crescimento da microbiota colônica que, posteriormente, contribui para formar a massa fecal (estímulo mecânico à propulsão) à medida que se incorpora à estrutura da fibra alimentar durante a degradação – com produção de ácidos graxos de cadeia curta (AGCC), que promove atividade neuromuscular colônica –, ao mesmo tempo em que agrega água ao material fecal (bactérias se constituem de cerca de 80% água), facilitando a defecação. Assim, a ausência de carboidratos complexos mais fermentáveis reduz a capacidade de propulsão e eliminação fecal tanto por diminuir o volume de fezes como pela menor produção de AGCC.

Crianças pré-escolares e escolares que desenvolvem medo de defecar (por treinamento esfincteriano inadequado ou episódios eventuais de eliminação de fezes ressecadas) se condicionam a reter as fezes voluntariamente, aumentando o tempo disponível para absorção de água das fezes no cólon e as tornando ressecadas, o que causa dor à defecação e perpetua o ciclo dor-retenção-dor (Fig. IX.6.1).

A retenção de fezes se mantém enquanto a criança quer reter as fezes e enquanto a distensão muscular e o tamanho da ampola retal consigam suportar a retenção; porém, quando a massa fecal retida fica muito aumentada,

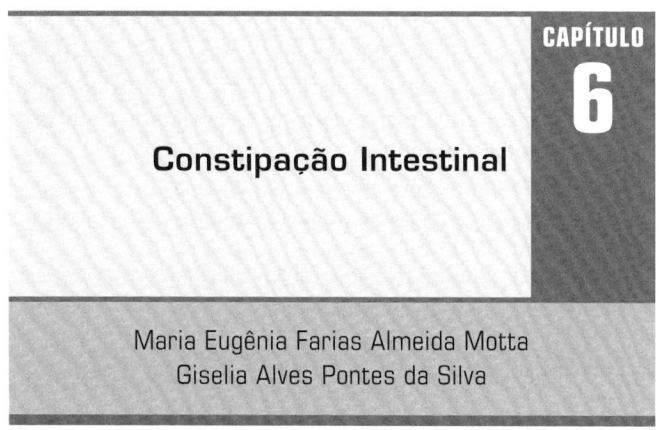

Constipação Intestinal

CAPÍTULO 6

Maria Eugênia Farias Almeida Motta
Giselia Alves Pontes da Silva

INTRODUÇÃO, CONCEITUAÇÃO E EPIDEMIOLOGIA

A constipação é um sintoma frequente em pediatria, sendo responsável por cerca de 3% das consultas nos ambulatórios de pediatria geral e 25% das consultas referenciadas ao gastroenterologista pediátrico. O conhecimento atual sobre a fisiopatologia e as técnicas diagnósticas disponíveis permite identificar baixo percentual de causas orgânicas, com a maioria dos casos (90% a 95%) sendo de origem funcional. A ampla variação na prevalência (14,7% a 38,8%, no Brasil) é explicada principalmente pelos critérios usados para definir constipação – uma das principais discussões entre os gastroenterologistas pediátricos –, mas também pelas características da população estudada (consumo de fibra alimentar) e local onde foi realizado o estudo (comunidade ou diversos níveis de atenção à saúde).

A maior preocupação no atendimento ao paciente com constipação deve ser o diagnóstico precoce, que permite instituir o tratamento no início do quadro clínico e impede a progressão e o surgimento de complicações.

Em 2006, foi publicado o Critério de Roma III para o diagnóstico de doenças funcionais, com a inclusão da definição de constipação mais específica para dois grupos etários:

- **Crianças menores de 4 anos:** presença de duas ou mais das seguintes características durante um período mínimo de 1 mês:
  - Duas ou menos defecações por semana.
  - Mínimo de um episódio de incontinência fecal por semana para a criança que já tenha treinamento de toalete.
  - Relato de comportamento voluntário de retenção de fezes.
  - Relato de defecações dolorosas ou com eliminação de fezes endurecidas.
  - Presença de grande quantidade de fezes no reto.
  - Relato de eliminação de fezes volumosas que obstruam o vaso sanitário.

- **Crianças maiores de 4 anos:** presença de duas ou mais das seguintes características, pelo menos uma vez por semana, durante um período mínimo de 2 meses:
  - Duas ou menos defecações por semana.
  - Mínimo de um episódio de incontinência fecal por semana para a criança que já tenha treinamento de toalete.
  - Relato de comportamento voluntário de retenção de fezes.
  - Relato de episódios de fezes duras ou de dor durante a defecação.
  - Presença de grande quantidade de fezes no reto.
  - Relato de eliminação de fezes volumosas que obstruam o vaso sanitário.

Segundo os aspectos evolutivos e mecanismos etiopatogênicos, a constipação pode ser classificada como:

1. Aguda
2. Crônica
   2.1. Primária
      2.1.1. Funcional
      - *Simples* (motilidade colônica e função anorretal normais).
      - *De difícil manejo.*
        - Trânsito colônico lento.
        - Disfunção do assoalho pélvico.
        - Sensibilidade anorretal diminuída.

      2.1.2. Orgânica
   2.2. Secundária

A *constipação aguda* se caracteriza pela mudança súbita do hábito intestinal, que ocorre nas doenças febris e nos pós-operatórios, durante os quais ocorre menor ingestão de alimentos e líquidos, diminuindo a formação e o volume de fezes; pelo uso de fármacos que possam contribuir para constipação; pela diminuição da atividade física e posição antifisiológica para defecação devido à necessidade de permanecer deitado em repouso. No entanto, a recuperação é espontânea, à medida que o quadro clínico da doença aguda se resolve.

A *constipação crônica* é definida quando o sintoma está presente de forma contínua por mais de 1 mês (crianças até 4 anos) ou por mais de 2 meses (crianças maiores de 4 anos e adolescentes).

Quando a constipação crônica decorre de alterações relacionadas ao cólon e ao ato de defecar – quer seja de causa funcional ou orgânica –, é dita *primária* (Quadro IX.6.1); quando faz parte dos sintomas de uma doença extraintestinal ou está associada ao uso de fármacos, é dita *secundária* (Quadro IX.6.2).

A constipação é classificada como crônica primária funcional simples quando a motilidade colônica é normal, e como constipação crônica primária funcional de difícil manejo quando existem trânsito colônico lento, disfunção do assoalho pélvico ou sensibilidade anorretal diminuída. Para esses distúrbios começa a ser iden-

Essa discussão advém do conhecimento das complicações e morbidade cirúrgica a curto e longo prazos. Dentre elas, as mais frequentes são: disfagia, comprometimento do ganho ponderal, síndrome do *gas bloating* (dor, desconforto e dificuldade ao eructar), estenose esofágica persistente e gastroparesia (lentificação no esvaziamento gástrico com saciedade precoce), além de complicações mais graves, como perfuração, infecções e estenose intestinal.

A decisão de indicação cirúrgica deve ser discutida entre o pediatra, o gastroenterologista infantil, o cirurgião e a família, levando-se em consideração os riscos e a necessidade real do procedimento cirúrgico.

A maior experiência em pediatria é com a técnica de fundoplicatura a Nissen.

Complicações

Microaspirações (principalmente entre os neuropatas), apneias, eventos aparentemente ameaçadores à vida, estenose do esôfago e esôfago de Barrett estão entre os mais citados.

QUANDO INDICAR O ESPECIALISTA?

A criança com diagnóstico de regurgitação infantil deve ser acompanhada pelo pediatra, estando indicado ouvir a opinião do especialista apenas quando o profissional não está seguro do diagnóstico.

Na criança portadora de refluxo gastroesofágico patológico, o especialista tem um papel importante na definição diagnóstica e no estabelecimento da conduta, ficando a cargo do pediatra o acompanhamento da resposta terapêutica e a decisão, a depender da evolução clínica, de interconsultas com o gastropediatra.

Quando há reaparecimento dos sintomas após o tratamento inicial, o acompanhamento especializado é fundamental, pois significa a necessidade de acompanhamento prolongado seguindo protocolos bem estabelecidos, o que exige mais experiência no manejo de fármacos e na identificação precoce de complicações. A decisão quanto à indicação de procedimento cirúrgico deve ser compartilhada entre o pediatra-assistente, o gastropediatra e o cirurgião infantil. Grupos especiais, neuropatas, por exemplo, necessitam de acompanhamento com equipe multidisciplinar.

Aspectos relevantes na regurgitação infantil e DRGE

- Quando a regurgitação é um sintoma isolado em lactentes que apresentam crescimento e desenvolvimento normais (regurgitação infantil), não se faz necessária nenhuma investigação complementar.
- A DRGE envolve um grupo heterogêneo de pacientes com sintomatologia diversa, e a decisão terapêutica é individual, a depender dessa sintomatologia.
- A inibição ácida interfere na digestão de proteínas ingeridas, aumentando o risco para alergias alimentares.
- A decisão quanto à indicação de procedimento cirúrgico deve ser compartilhada entre o pediatra-assistente, o gastropediatra e o cirurgião infantil. Grupos especiais, neuropatas, por exemplo, necessitam de acompanhamento com equipe multidisciplinar.

BIBLIOGRAFIA

Drossman DA, Creed FH, Olden KW et al. Psycosocial aspects of the functional gastrointestinal disorders. Gut 1999; 45(suppl II):1.125-1.130.

Guimarães EV, Marques C, Camargos PA. Treatment of gastroesophageal reflux disease. J Pediatr (RJ) 2006; 82(suppl 5):S133-145.

Horvath A, Dziechciarz P, Szaiewska H. The effect of thickened feed intervention on gastroesophageal reflux in infants: systematic review and meta-analysis randomizsed controlled trials. J Perinatol 2009; 29(suppl 2):S7.

Milla P, Cucchiara S, DiLorenzo C et al. Motility disorders in childhood: working group report of the First World Congress of Pediatric Gastroenterology, Hepatology and Nutrition. J Ped Gastroent Nutr 2002:S187-S195.

North American Society for Pediatric Gastroenterology and Nutrition. Guidelines for Evaluation and Treatment of Gastroesophageal Reflux in Infants and Children. J Ped Gastroenterol Nutr 2001; 32(suppl 2):S01-S21.

Orenstein SR, Shalaby TM, Kelsey SF, Frankel E. The infant gastroesophageal reflux questionnaire revised development validation as evaluative instrument. Clin Gastroenterol Hepatol 2006; 4(5):588-596.

Orenstein SR, Shalaby TM, Kelsey SF, Frankel E. Natural history of infant reflux esophagitis syntoms and morphometric histology one year without pharmacotherapy. Am J Gastroenterol 2006; 101(3):628-640.

Orestein S. Gastroesophageal reflux. In: Hyman PE, Di Lorenzo C (eds.). Pediatric gastrointestinal motility disorders. Academy Professional Information Services, 1994:55-88.

Rasquin-Weber A, Hyman PE, Cucchiara S et al. Childhood functional gastrointestinal disorders. Gut, 1999; 45(suppl 11):1.160-1.168.

Rudolph CD, Mazur LJ, Liptak G, Baker RD, Bayler J, Collett RB. Regurgitation & GERD. J Pediatr Gastroenterol Nutr 2001; 32:S16-S18.

Sherman PM, Hassal E, Fagundes Neto U et al. A global evidence consensus on the definition os gatroesophageal reflux disease in pediatric population. Am J Gastroenterol 2009; 104(5):1.278-1.295.

Shulman RJ, Boyle JT, Colletti RB et al. The use of cisaprida in children – a medical position statement of the North American society for pediatric gastroenterology and nutrition. J Gastr Pediatr Nutr 1999; 28:529-533.

Sifrim D, Castell D, Dent J, Kahrilas PJ. Gastroesophageal reflux monitoring: review and consensus report on dedection and definitions of acid non-acid gas reflux. Gut 2004; 53(7):1.024-1.031.

Thomson M. The pediatric esophagus comes of age. J Ped Gastroent Nutr 2002; 34:S40-S45.

Tolia V, Vandenplas Y. Systematic review: the extra-oesophageal symptoms of gastro-oesophageal reflux disease in children. Aliment Pharmacol Ther 2009 1; 29(3):258-272.

Vandenplas Y, Hassall E. Mechanisms of gastroesophageal reflux and gastroesophageal reflux disease. J Ped Gastroent Nutr 2002:119-136.

Vandenplas Y. Esophageal dysfunction. In: Delvin EE, Lentze MJ (eds.). Gastrointestinal functions. Nestle Nutrion Workshop Series. Pediatric Program. Vol. 46. Lippincott Williams & Wilkins. 2001:235-246.

Está contraindicado o uso de cadeirinhas e bebê-conforto em lactentes jovens, pois piora a ocorrência de episódios de RGE por meio da compressão do estômago pelo tronco.

Mudanças do estilo de vida

Nas crianças maiores e adolescentes, tratar o sobrepeso e a obesidade, evitar álcool e tabaco e evitar refeições volumosas antes de deitar.

Tratamento dietético

As fórmulas espessadas estão contraindicadas nos pacientes com RGE patológico, pois, apesar de diminuírem o número de episódios de vômitos, aumentam com isso o tempo de esvaziamento esofágico do material refluído, aumentando o contato da mucosa esofágica com o ácido e, consequentemente, o risco de desenvolver ou agravar a esofagite.

- Não interferir no aleitamento materno, exceto corrigindo, se houver, dificuldades técnicas.
- Nas crianças maiores e adolescentes evitar: excesso de gordura, cafeína, chocolate e condimentos.

Tratamento medicamentoso

O tratamento da DRGE se baseia em dois pontos: supressão da secreção ácida e fármacos pró-cinéticos. As indicações de quais grupos de medicações utilizar variam de acordo com o mecanismo fisiopatogênico mais envolvido e da sintomatologia apresentada. A DRGE envolve um grupo heterogêneo de pacientes com sintomatologia diversa, e a decisão terapêutica é individual, a depender dessa sintomatologia.

A seguir estão apresentados os fármacos usados.

Agentes que atuam na supressão ácida

- **Antagonistas H_2 da histamina**: são a cimetidina, a famotidina e a ranitidina, indicadas na esofagite leve ou quando houver sintomas causados pela presença de ácido no esôfago (irritabilidade, pirose). Sua eficácia na esofagite grave e complicada (epitélio de Barrett, estenose, úlcera esofágica) é limitada.
  - Ranitidina: dose oral: 7,5 a 12mg/kg/dia divididos em duas tomadas diárias (dose máxima: 300mg/dia). Dose venosa: 2,5 a 4mg/kg/dia divididos em três a quatro tomadas diárias. Cuidados na infusão: diluir em 20mL de SG a 5% e infundir em 20 minutos (para evitar arritmias cardíacas).
- **Inibidores da bomba de próton**: são os fármacos com alto poder de supressão do ácido. Em crianças, até o momento, a maior experiência é com o omeprazol. Não deve ser associado aos bloqueadores H_2, pois esses inibem a sua eficácia.
  - Omeprazol: de 0,7 a 2mg/kg/dia em dose única em jejum ou divididos em duas doses. Em crianças pequenas que não conseguem engolir a cápsula inteira é necessário utilizar as preparações tamponadas por grão, que resistem a acidez gástrica quando diluídas. Não existem trabalhos controlados do uso por longo prazo do omeprazol em crianças, embora a experiência com o seu uso venha se ampliando nos últimos anos A inibição ácida interfere na digestão de proteínas, promovendo a absorção de proteínas inteiras e aumentando o risco de alergias alimentares. O efeito colateral mais temido do uso por longo prazo é a gastrite atrófica. É um fármaco reservado para tratar formas mais graves da DRGE, sendo recomendável que os pacientes que fazem seu uso sejam acompanhados conjuntamente pelo gastroenterologista infantil e o pediatra.
- **Fármacos pró-cinéticos**: o uso dos fármacos pró-cinéticos na DRGE se baseia no fato de eles atuarem melhorando a peristalse esofágica e acelerarem o esvaziamento gástrico. Visto que o principal mecanismo envolvido na DRGE é o aumento no número de relaxamentos inapropriados do esfíncter esofágico inferior e não a diminuição do tônus do esfíncter, os medicamentos que têm ação predominante sobre o tônus do esfíncter não têm boa eficácia na DRGE.

Os medicamentos pró-cinéticos mais estudados em crianças são o betanecol, a domperidona e a metoclorpramida. Os estudos realizados com esses agentes demonstraram que têm bom efeito na redução dos vômitos e regurgitações, porém têm efeito pró-cinético limitado.

Tratamento cirúrgico

As indicações de cirurgia antirrefluxo são para aquelas situações em que não se consegue controlar a doença por meio do tratamento clínico ou em que exista risco elevado de morte pela presença do RGE.

Outra indicação frequente de cirurgia antirrefluxo é para os pacientes com síndrome aspirativa por distúrbio de deglutição e DRGE. Nesses pacientes, quando existe grande morbidade por pneumonias de repetição e desnutrição grave, opta-se por indicar gastrostomia por período indeterminado para proteger o pulmão e recuperar o paciente nutricionalmente. É comum associar a cirurgia de Nissen à gastrostomia, visto que esses pacientes apresentam maior dificuldade no controle da doença com o tratamento clínico. De suma importância é o acompanhamento desses pacientes por fonoaudiólogo para tratamento e reabilitação da deglutição, o que permitirá que eles voltem a se alimentar pela via oral e, quando possível, seja retirada a gastrostomia.

Nos pacientes sem comprometimento neurológico tem sido discutido que a cirurgia antirrefluxo poderia ser substituída por períodos prolongados de tratamento clínico, utilizando-se agentes supressores do ácido e controles endoscópicos regulares.

aferição da pressão intraesofágica, efetuando-a em vários lugares ao mesmo tempo (esfíncter esofágico inferior, corpo do esôfago e esfíncter esofágico superior). A manometria se junta à eletromiografia da deglutição com a finalidade de diferenciar as ondas peristálticas induzidas pela deglutição (primárias) das ondas secundárias consecutivas ao estímulo do esôfago e das terciárias incoordenadas, indicadoras de sofrimento esofágico.

Cintilografia com tecnécio

Permite visualizar o refluxo gastroesofágico de forma não invasiva e fisiológica, demonstrar a existência de uma contaminação do brônquio e estudar a velocidade do esvaziamento gástrico. Por ser realizada no período pós-prandial, a documentação do refluxo nem sempre significa que ele seja patológico.

Técnica da impedância intraluminal esofágica

Mede a variação da impedância elétrica pela passagem de um *bolus* (ar, líquido, alimentos) para qualquer nível do esôfago, em qualquer volume, independentemente do pH (Fig. IX.5.1).

É importante levar em consideração que esses exames diagnósticos possuem riscos para as crianças, inerentes às suas técnicas, e que nenhum deles possui condições de afirmar com a probabilidade de 100% que uma criança é portadora da DRGE. Conclui-se, então, que podem ser utilizados, embora com parcimônia, e indicados a partir de critérios bem estabelecidos, por meio de avaliação prévia clínico-epidemiológica.

TRATAMENTO

As medidas terapêuticas empregadas no manejo das crianças com DRGE variam entre mudanças comportamentais e dietéticas, tratamento medicamentoso (pró-cinéticos e inibidores da produção ácida do estômago) e tratamento cirúrgico. A abordagem farmacológica não está isenta de efeitos colaterais e apresenta um alto custo financeiro. Precisa ser feita por tempo prolongado (8 a 12 semanas) e os sintomas podem recidivar com a sua suspensão. A indicação de pró-cinéticos associados ou não aos inibidores da produção ácida depende das manifestações clínicas preponderantes, e foi recém-revisada na literatura. Já o tratamento cirúrgico, indicado quando há falha do tratamento clínico ou quando se caracteriza risco de morte, embora razoavelmente seguro, apresenta em alguns pacientes uma morbidade residual.

Portanto, o custo tanto da investigação quanto do tratamento exige do pediatra uma atenção especial no sentido de não indicá-los no caso do refluxo gastroesofágico funcional e não retardar suas indicações naquelas crianças que têm chance de ter refluxo patológico.

Tratamento por medidas comportamentais

Decúbito

Em estudos de pHmetria demonstrou-se que a ocorrência de episódios de RGE é menor na posição prona do que na supina, tendo sido essa posição recomendada como decúbito preferencial para lactentes com DRGE por muitos anos. Porém, recentemente, evidenciou-se que a posição prona está associada com aumento na incidência de episódios de morte súbita em lactentes jovens. Nas crianças de até 1 ano, cujo risco de morte súbita é maior, é recomendado o uso da posição supina durante o sono e da posição prona quando a criança está acordada, especialmente nos períodos pós-prandiais.

Nas crianças maiores e adolescentes, ainda não há estudos conclusivos quanto à eficácia do decúbito no tratamento da DRGE. Contudo, observações empíricas demonstram que, semelhantemente aos adultos, parece haver melhora nos sintomas de RGE quando é adotado o decúbito lateral esquerdo com a cabeceira elevada.

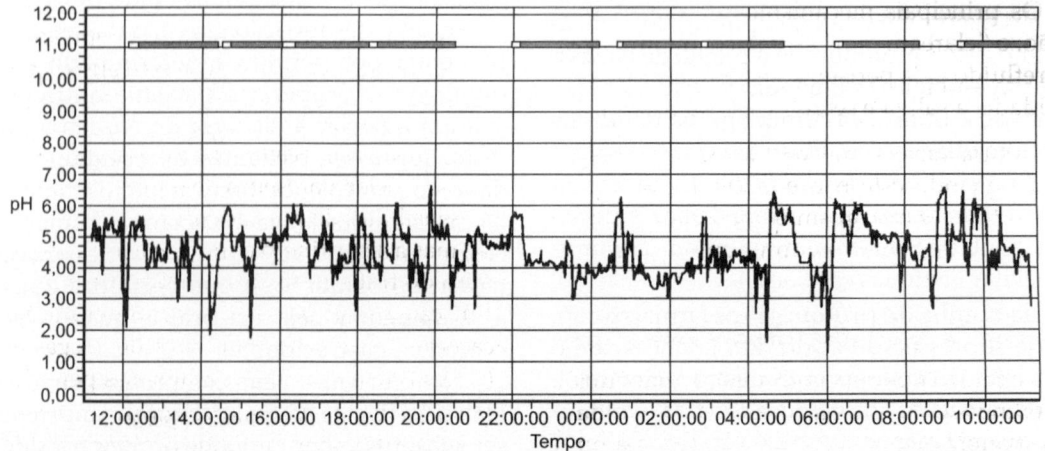

Fig. IX.5.1. pHmetria prolongada de lactente com episódios de apneia noturna. Note que, apesar de haver inúmeros episódios de refluxo ácido durante todo o exame, esses são mais prolongados durante a noite.

não há defesa e limpeza esofágicas imediatas, pode provocar alterações inflamatórias na mucosa do esôfago que perpetuam o processo. Essas alterações ocorrem porque a presença do ácido no esôfago leva ao aumento no fluxo sanguíneo e à produção de inflamação local. O processo inflamatório causa alterações de motilidade secundárias no esfíncter esofágico inferior (EEI), provocando mais episódios de RGE.

Os fatores genéticos e ambientais também atuam na gênese da DRGE. A predisposição genética está bem demonstrada, visto que, nos pacientes com história familiar positiva para DRGE, há a tendência a desenvolver formas mais graves da doença, incluindo com maior frequência de epitélio de Barrett.

Nos pacientes neuropatas, a lentificação do esvaziamento gástrico é um dos mecanismos mais acentuados, complicando o manejo desses pacientes por dificuldades em receber a cota calórica necessária para a sua nutrição e agravando a DRGE.

Aumentos no volume e osmolaridade das refeições produzem RGE por lentificação no tempo do esvaziamento gástrico. A distensão gástrica induz o aumento no número de relaxamentos do EEI. Fatores ambientais, como o uso de anti-inflamatórios não hormonais, alcoolismo e tabagismo, podem agravar a DRGE preexistente.

Além disso, quando existe refluxo duodenogástrico associado ao RGE, a tripsina e os sais biliares são agentes de lesão de mucosa esofágica.

MANIFESTAÇÕES CLÍNICAS

Os sinais e sintomas associados com maior frequência são:

- Regurgitação, vômito, ruminação.
- Queimor retroesternal, choro excessivo, recusa alimentar, dor/desconforto na região epigástrica ou periumbilical (relacionados com a esofagite).
- Tosse crônica, broncoespasmo, estridor laríngeo, rouquidão, pigarros.
- Eventos aparentemente ameaçadores à vida, apneia.
- Retardo pôndero-estatural.
- Síndrome de Sandifer: alteração postural com hiperextensão do pescoço adotada como mecanismo de defesa contra a pirose e dor associada a irritabilidade.

É descrita a associação com: otite média aguda, pneumonia de aspiração, asma brônquica.

INVESTIGAÇÃO COMPLEMENTAR

São disponíveis diversos exames complementares e que deverão ser solicitados na dependência da sintomatologia clínica predominante ou com o objetivo de fazer o diagnóstico diferencial com o refluxo patológico secundário.

Estudo radiológico contrastado esofágico-gastroduodenal

Pode evidenciar a presença de refluxo – embora com baixa sensibilidade para identificar o refluxo patológico –, mas a sua principal indicação é na avaliação anatômica do trato gastrointestinal superior, afastando desse modo causas estruturais. Útil na identificação de complicações tardias, tais como presença de pregas engrossadas (sugerindo esofagite) ou estenoses pépticas.

Ultrassonografia de abdome superior

Avalia de forma dinâmica a presença de refluxo gastroesofágico, sendo considerada positiva a presença de três episódios no intervalo de 10 minutos; tem uma baixa sensibilidade na identificação do refluxo patológico, uma vez que o exame é realizado no período pós-prandial, no qual se espera a ocorrência de refluxos fugazes. O dado objetivo a ser valorizado é o tamanho do esôfago intra-abdominal, pois uma redução nesse parâmetro sugere esôfago curto congênito ou encurtamento secundário a processo inflamatório (esofagite).

Endoscopia digestiva alta

Desde que usados parâmetros de comparação adequados tanto à macroscopia quanto à microscopia, ela traz informações que permitem o diagnóstico de esofagite. Até recentemente, o encontro de infiltrado eosinofílico era considerado diagnóstico de esofagite de refluxo. Atualmente são descritas tanto a esofagite alérgica quanto a esofagite eosinofílica, as quais compartilham infiltrados semelhantes. O número de eosinófilos por campo de grande aumento ajuda na diferenciação (o encontro de mais de 20 eosinófilos por campo sugere esofagite alérgica ou a eosinofílica).

pHmetria esofágica

É considerada o padrão-ouro em diagnóstico de refluxo gastroesofágico patológico, embora não permita a identificação dos refluxos alcalinos nem dos pós-prandiais patológicos, por estarem tamponados pelos alimentos. As pHmetrias de longa duração (de 18 a 24 horas) têm uma grande sensibilidade (superior a 90%, para a maioria dos autores) e permitem estudar as condições de aparecimento do refluxo gastroesofágico a partir das condições normais de vida da criança (mudanças de posição, influência da alimentação e, especialmente, sono/vigília). Em todos os casos deve-se estudar a quantidade de episódios de refluxo, sua amplitude, duração e o clareamento esofágico.

Manometria esofágica

Aplicada com base no conhecimento da fisiologia da cárdia. Esse não é um exame de detecção do refluxo, mas de informação do seu mecanismo. A técnica consiste na

Quadro IX.5.1. Grupos de risco para desenvolver DRGE

1. Portadores de doença neurológica, especialmente os acometidos por encefalopatia hipóxico-isquêmica e comprometimento de musculatura. Essas crianças são de risco elevado para quadros aspirativos de repetição tanto por aspiração ascendente, devida ao RGE, quanto por aspiração descendente, por distúrbio de deglutição associado e que frequentemente tem um papel importante nos sintomas dessas crianças.
2. Prematuras, especialmente aquelas que ficaram em UTI neonatal e utilizaram sonda para alimentação.
3. Crianças com alterações congênitas do esôfago. As crianças portadoras de atresia do esôfago após a correção cirúrgica evoluem frequentemente com alterações de motilidade do trato digestivo alto e DRGE.
4. Portadores de doença respiratória crônica, como fibrose cística, asma e broncodisplasia.
5. Antecedentes familiares de DRGE: a prevalência de RGE sintomático é aumentada em parentes de primeiro grau das crianças com DRGE. Estudos recentes trabalham para o mapeamento genético das famílias com alta prevalência de DRGE.

necerão sintomáticas em 50% dos casos por toda a vida, necessitando de acompanhamento regular e tratamento crônico ou intermitente. Esses pacientes apresentam maior risco de desenvolver as complicações tardias de estreitamento esofágico ou epitélio de Barrett, embora seja estimado que, mesmo nas crianças com DRGE tipo adulto, menos de 50% irão desenvolver esofagite e dessas apenas 1,2% evoluirá com estreitamento esofágico.

Em alguns grupos de crianças existe um risco mais elevado para desenvolver a DRGE do que a população em geral. Eles estão descritos no Quadro IX.5.1.

As causas mais frequentes de RGE patológico secundário estão listadas no Quadro IX.5.2.

Os mecanismos mais frequentemente envolvidos na gênese da DRGE são as alterações nos mecanismos de defesa do esôfago, dismotilidades primárias do esôfago, da junção gastroesofágica e do estômago, aumento na pressão intragástrica e presença da secreção ácida, enzimas digestivas e sais biliares no esôfago.

Além desses mecanismos que serão descritos a seguir, acredita-se que o próprio episódio de RGE, quando

Quadro IX.5.2. Causas de RGE patológico secundário

Lactentes	Pré-escolares	Escolares	Adolescentes
Alergias alimentares	Gastroenterites agudas	Gastroenterites agudas	Intoxicações alimentares
Infecções sistêmicas	Intoxicações alimentares	Intoxicações alimentares	Gastroenterites agudas
Doenças neuromusculares	Infecções sistêmicas	Infecções sistêmicas	Infecções respiratórias
Pneumopatias crônicas	Pneumopatias crônicas	Hepatite aguda	Enxaqueca
Gastroenterites agudas	Alergias alimentares	Reação medicamentosa	Pneumopatias crônicas
Estenose hipertrófica do piloro	Malformações do tubo digestivo	Síndrome dispéptica	Síndrome dispéptica funcional
Malformações do tubo digestivo (bridas congênitas, má rotação intestinal)	Doença celíaca	Doença péptica	Gravidez
Doenças metabólicas (hiperplasia congênita de adrenal, galactosemia, tirosinemia, acidose tubular renal)	Intussuscepção intestinal	Doença celíaca	Doença péptica
Hipertensão intracraniana	Hipertensão intracraniana	Síndrome dos vômitos cíclicos	Distúrbios do apetite (anorexia nervosa, bulimia)
	Doenças metabólicas	Malformações do tubo digestivo (má rotação intestinal, vólvulos, bridas)	Intoxicação exógena (tentativa de suicídio, abuso do álcool, drogadição)
			Pancreatite aguda
		Apendicite aguda	Colecistopatias
		Distúrbios do apetite (anorexia, bulimia)	Hipertensão intracraniana
		Doenças metabólicas (porfiria aguda intermitente, distúrbios do ciclo da ureia)	Doença inflamatória intestinal
		Hipertensão intracraniana	Distúrbios psiquiátricos

Talley NJ, Phillips SF. Non-ulcer dyspepsia: potential causes and pathophysiology. Ann Intern Med 1988; 108:865-879.

Whitehead WE, Palsson O, Jones KR. Systematic review of the comorbidity of irritable bowel syndrome with others disorders: what are the causes and implications? Gastroenterology 2002:122.

Wilhelmsen I. Brain-gut axis as an example of the bio-psycho-social model. Gut 2000; 47(suppl IV):IV5-7.

Zeltzer LK, Arnoult S, Hamilton A, DeLaura S. Visceral pain in children. In: Hyman PE, Di Lorenzo C (eds.). Pediatric gastrointestinal motility disorders. New York: Academy Professional Information Services, 1994; 10:155-176.

Zeltzer LK, Barr RG, McGrath PA, Schechter NL. Pediatric pain: interacting behavioral and physical factors. Pediatrics 1992; 90:816-821.

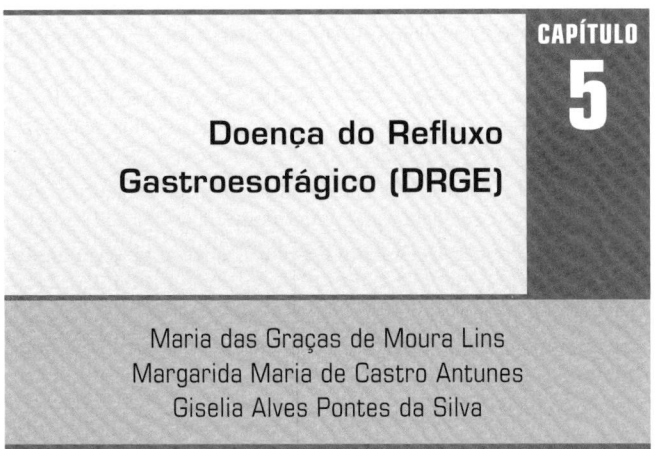

CAPÍTULO 5
Doença do Refluxo Gastroesofágico (DRGE)

Maria das Graças de Moura Lins
Margarida Maria de Castro Antunes
Giselia Alves Pontes da Silva

INTRODUÇÃO, CONCEITUAÇÃO E EPIDEMIOLOGIA

Os vômitos e regurgitações são tão comuns nas primeiras semanas de vida que é da crença popular que todo bebê é um "vomitador" natural. No entanto, tem sido observado que um número crescente de crianças sadias tem recebido o diagnóstico de *doença do refluxo gastroesofágico* (DRGE) e são submetidas a procedimentos diagnósticos e a tratamentos medicamentosos desnecessários. Em todo o mundo existe uma preocupação com o diagnóstico excessivo de DRGE, e tem sido proposta uma sistematização para facilitar a identificação dos portadores dessa doença dentre os lactentes que apresentam regurgitações.

Para uma abordagem racional sobre o tema é necessário compreender alguns conceitos relacionados ao refluxo gastroesofágico (RGE). Reveste-se de particular importância diferenciar o *RGE fisiológico* do *RGE patológico*. Só assim podem ser definidas a investigação complementar e a conduta terapêutica para as crianças com essa doença.

São importantes alguns conceitos:

- *RGE fisiológico* é o retorno involuntário do conteúdo gástrico para o esôfago. O fenômeno ocorre várias vezes ao dia, no período pós-prandial, tanto em crianças quanto em adultos sadios. O material refluído é composto por alimentos, saliva, suco gástrico e, eventualmente, bile e suco duodenal. Na maioria das vezes, são episódios de curta duração e não associados a dano à mucosa ou sintomatologia.

- *Regurgitação* é a exteriorização do RGE com presença do material refluído na boca. Diferencia-se dos vômitos, pois, neles, existem esforço e náusea que podem ser acompanhados de fenômenos autônomos, tais como taquicardia, salivação, taquipneia, sudorese e palidez cutânea. No lactente, o RGE pode ser exteriorizado como regurgitação sem que exista alteração estrutural ou repercussão sobre o bem-estar e crescimento pôndero-estatural da criança ou doença. A sinonímia utilizada para essa situação clínica é variável, embora a maioria dos autores a denomine como *refluxo gastroesofágico funcional* e, mais recentemente, *regurgitação infantil*.

- *RGE patológico* ocorre quando aos episódios de RGE se associam sinais, sintomas ou complicações decorrentes da presença do material refluído no esôfago ou na árvore respiratória. O RGE pode ser aparente, manifestando-se como vômitos e/ou regurgitações, ou permanecer oculto. O RGE patológico se divide em duas categorias:
  – *RGE patológico primário ou* DRGE, quando decorre de uma anormalidade primária da motilidade esofágica/gástrica.
  – *RGE patológico secundário* quando é secundário a uma outra doença de base, como, por exemplo, alterações estruturais do trato gastrointestinal, alergia alimentar, doenças respiratórias obstrutivas crônicas, doença do colágeno etc.

Atualmente, é estimado que 6% a 7% das crianças irão necessitar de algum tipo de tratamento para RGE no 1º ano de vida e que menos de 1% delas será encaminhado à cirurgia antirrefluxo. Essa indicação vem diminuindo nos últimos anos em face do melhor conhecimento acerca da evolução e dos mecanismos fisiopatogênicos da doença e do conhecimento da eficácia e das complicações da cirurgia a curto e longo prazos.

ETIOLOGIA E PATOGÊNESE

A DRGE pode ter dois tipos de evolução: (1) tipo infantil e (2) tipo adulto.

A DRGE tipo infantil abrange os pacientes que iniciam seus sintomas nos primeiros meses de vida e nos quais se observa resolução do quadro, em 80% dos casos, aos 24 meses, e na minoria restante, até o 4º ano de vida.

A DRGE tipo adulto pode apresentar sintomas já nos primeiros meses de vida, com um curso clínico mais agressivo ou uma persistência dos sintomas após os 4 anos de idade. Essas crianças, como os adultos, perma-

Na presença desses sinais, deve-se investigar uma causa orgânica

- Perda de peso ou desaceleração do crescimento.
- Despertar à noite para evacuar ou devido à dor abdominal.
- Sangue vivo ou oculto nas fezes.
- Sintomas sistêmicos: febre, alterações articulares.
- Massas abdominais.
- Lesões perianais.
- História familiar de doença inflamatória intestinal.
- Diagnóstico diferencial da síndrome do intestino irritável.

Fazer diagnóstico diferencial com:

- Síndrome pós-enterite.
- Intolerância à lactose.
- Colite alérgica.
- Doença celíaca.
- Doença inflamatória intestinal.
- Gastroenteropatia alérgica.

TRATAMENTO

- Esclarecer/tranquilizar a família sobre a natureza dos sintomas apresentados pela criança.
- Corrigir possíveis erros ou excessos alimentares quando existirem.
- Se houver sinais de intolerância a carboidratos (hiperemia perianal, distensão abdominal ou timpanismo), reduzir o teor de lactose da dieta – usando-se uma fórmula mista (leite + soja) nos lactentes e reduzindo-se o volume de leite ingerido nas crianças maiores.

Disquesia do lactente

É uma situação comum, porém que preocupa muito a família, levando frequentemente à procura do serviço de urgência. A disquesia do lactente é a presença de choro ou desconforto que precede e acompanha o momento da evacuação em lactentes sadios e menores de 6 meses. As fezes são de consistência pastosa e sem sinais de sangramento. Esse distúrbio parece ser causado por imaturidade dos mecanismos de evacuação e incoordenação dos movimentos da prensa abdominal com o relaxamento do assoalho pélvico.

CONSIDERAÇÕES FINAIS

O manejo da criança e do adolescente portadores de DFG deve ser individualizado. O pediatra/gastroenterologista deve estar atento para pacientes com esse diagnóstico. Uma boa avaliação clínica é fundamental para orientar a conduta adequada, evitando excesso de exames complementares e manuseios inadequados da alimentação.

As intervenções a serem feitas, na maioria das vezes, são medidas dietéticas e comportamentais, não se esquecendo do tratamento sintomático com o objetivo de assegurar o conforto do paciente. Mas é fundamental o diálogo com a criança/adolescente e a família, pois, muitas vezes, o entendimento do problema exerce efeito placebo.

BIBLIOGRAFIA

Boyle JT, Hamel-Lambert J. Biopsychosocial issues in functional abdominal pain. Pediatr Ann 2001; 30:32-40.

Collins SM, Piche T, Rampal P. The putative role of inflammation in the irritable bowel syndrome. Gut 2001; 49:743-745.

Drossman D. The Functional Gastrointestinal Disorders and the Rome III Process. Gastroenterology 2006; 130:1.377-1.390.

Drossman DA, Creed FH, Olden KW et al. Psycosocial aspects of the functional gastrointestinal disorders. Gut 1959; 45(suppl. II):1.125-1.130.

Drossman DA, Whitehead WE, Camilleri M. Irritable bowel syndrome: a technical review for practice guideline development. Gastroenterology 1997; 112:2.120-2.137.

Grundy D, Al-Chaer E, Aziz Q et al. Fundamentals of neurogastroenterology: basic science. Gastroenterology 2006; 130:1.391-1.411.

Gwee K-A, Leong Y-L, Graham C et al. The role of psychological and biological factors in postinfective gut dysfunction. Gut 1999; 44:400-406.

Howell S, Poulton R, Talley NJ. The natural history of childhood abdominal pain and its association with adult irritable bowel syndrome: birth-cohort study. Am J Gastroenterol 2005; 100:2.071-2.078.

Hyams JS, Burke G, Davis PM et al. Abdominal pain and irritable bowel syndrome in adolescents: a community-based study. J Pediatr 1996; 129:220-226.

Hyman PE, Milla PJ, Benninga MA et al. Childhood functional gastrointestinal disorders: Neonate/toddler. Gastroenterology 2006; 130:1.519-1.526.

Hyman PE. Functional gastrointestinal disorders and the biopsichosocial model of pratice. J Pediatr Gastroenterol Nutr 2001; 32:S5-S7.

Mayer EA. Emerging disease model for functional gastrointestinal disorders. Am J Med 1999; 107(5A):12S-19S.

Mayer EA. The neurobiology of stress and gastrointestinal disease. Gut 2000; 47:861-869.

Milla PJ. Irritable bowel syndrome in childhood. Gastroenterology 2001;120:287-307.

Rasquin A, Di Lorenzo C, Forbes D et al. Gastroenterology 2006; 130:1.527-1.537.

Rasquin-Weber A, Hyman PE, Cucchiara S et al. Childhood functional gastrointestinal disorders. Gut 1999; 45:1.160-1.168.

Ravelli AM. Cyclic vomiting syndrome. J Pediatr Gastroenterol Nutr 2001; 32:S14-S15.

Sigurdsson L, Flores A, Putnam PE et al. Postviral gastroparesis: presentation, treatment, and outcome. J Pediatr 1997; 130:751-754.

Taché Y, Martinez V, Million M et al. Stress and the gastrointestinal tract III. Stress-related alterations of gut motor function: role of brain corticotropin-releasing factor receptors. Am J Physiol 2001; 280:G173-177.

epigástrio, acompanhadas de saciedade precoce, empachamento, náuseas, vômitos ou eructações.

A dor deve estar presente por período mínimo de 2 meses, não necessariamente consecutivos, nos últimos 12 meses.

Deve-se fazer diagnóstico diferencial com as seguintes causas orgânicas:

- Doença péptica (esofagite, gastrite, duodenite e úlcera associada ou não ao *Helicobacter pylori*).
- Doença celíaca.
- Esofagite alérgica.
- Gastroenteropatia eosinofílica.
- Doença de Crohn.
- Parasitoses (giardíase, estrongiloidíase).

Sinais de alerta para doença orgânica

- Relação da dor com a alimentação.
- Acordar à noite por causa da dor.
- Disfagia ou impactação alimentar no esôfago.
- Diarreia.
- Perda de peso ou retardo no ganho ponderal.
- Dor localizada à palpação abdominal.
- Massa abdominal.
- Leucocitose ou eosinofilia sanguínea.
- História familiar de doença péptica, câncer gástrico ou doença inflamatória intestinal.

O tratamento se baseia na correção dos erros na dieta, evitando-se alimentos que agravem a dor (cafeína, condimentos e alimentos gordurosos) e medicamentos anti-inflamatórios não esteroidais. Devem-se investigar agravos psicossociais que coexistam com a dor. Em situações especiais podem ser utilizados inibidores da produção ácida (ranitidina, omeprazol) para controle da dor e pró-cinéticos (domperidona) para controle do desconforto e empachamento.

Dor abdominal funcional

São portadoras de dor abdominal funcional as crianças que apresentem dor abdominal recorrente, geralmente periumbilical, não associada a alterações do hábito intestinal que possam classificá-la como síndrome do intestino irritável, por um período mínimo de 12 semanas, não necessariamente consecutivas, no último ano, desde que estejam excluídas causas anatômicas, infecciosas, inflamatórias e bioquímicas que justifiquem essa dor.

Nesses pacientes, as exacerbações da dor estão relacionadas a estresse emocional e infeccioso e a uma oferta aumentada de alguns alimentos (lactose, frutose, sorbitol e bebidas gaseificadas).

Os principais diagnósticos diferenciais da dor abdominal funcional são: doença celíaca, intolerância a carboidratos, alergias alimentares e doença inflamatória intestinal. Estudos demonstram que crianças com dor abdominal recorrente têm maior chance de desenvolver a síndrome do intestino irritável (SII) na vida adulta.

Nos pacientes com exacerbação da dor abdominal funcional é obrigatório descartar doença orgânica na presença dos seguintes sinais de alerta:

- Perda de peso ou retardo no ganho pôndero-estatural.
- Despertar noturno causado pela dor.
- Dor localizada fora da região periumbilical.
- Dor associada a distúrbios da defecação e evacuação noturna.
- Sintomas sistêmicos (febre, hipoatividade, dores articulares).
- Menores de 4 anos.

TRATAMENTO

- Correções de erros dietéticos (dietas pobres em fibras, com alto teor de lactose, rica em irritantes gástricos).
- Tratamento de constipação quando ela estiver presente.

Síndrome do intestino irritável (SII)

Definida como dor ou desconforto abdominal associados com desordens de defecação (predominando diarreia ou constipação e, em alguns pacientes, aparecendo de forma intercalada). É necessário que a criança seja capaz de oferecer informações sobre a dor, e os sintomas devem estar presentes por, no mínimo, 12 semanas, não necessariamente consecutivas, nos últimos 12 meses.

Nos pacientes portadores de SII, o quadro muitas vezes se inicia após um episódio de diarreia aguda. Em alguns pacientes observa-se que existem modificações dietéticas culturalmente aceitas, que são realizadas na fase aguda na diarreia e podem ser responsáveis pela manutenção do quadro, a saber: redução do teor de gordura da dieta, oferta exagerada de fluidos, de sucos ricos em frutose (suco de maçã), que são tidos como constipantes, e retirada das fibras da dieta. Essas práticas, além de resultarem em diminuição do aporte calórico, comprometendo o estado nutricional dessas crianças, podem ajudar a manter a diarreia na SII.

Em face de quadros infecciosos ou estresse emocional, as crianças portadoras de SII podem apresentar exacerbação da dor abdominal ou diarreia. Nesses pacientes, uma cuidadosa avaliação clínica, com história detalhada e exame físico cuidadoso, observando-se se há sinais de desidratação, agravo nutricional ou alterações do exame abdominal, é suficiente para sugerir que os sintomas são de origem funcional.

Na criança com história de diarreia crônica sem comprometimento nutricional nem relato de episódios de desidratação, e na qual não se encontram os sinais de alerta para doença orgânica, é provável que o diagnóstico seja a SII.

As crises têm início súbito e geralmente ocorrem à noite ou no início do dia. Além dos episódios de vômito e náuseas intensos e repetidos, a criança apresenta sonolência, letargia ou mesmo prostração, com recusa alimentar, ou faz refeições sucessivas para vomitar em seguida, na tentativa de diminuir a náusea. Muitas vezes os episódios levam à desidratação, distúrbios hidroeletrolíticos (especialmente hipocalemia) e até a sangramento digestivo secundário aos vômitos.

Sintomas como dor abdominal, epigástrica ou mesmo periumbilical, de moderada ou forte intensidade, fotofobia, cefaleia, diarreia leve e febre baixa podem ser associados aos vômitos. Outras alterações que sugerem um fenômeno autônomo envolvido, como hipertensão e taquicardia, também podem coexistir e desaparecem com a resolução da crise de vômitos. Discretas leucocitose e hiperglicemia podem ser encontradas, e a crise pode ser acompanhada por secreção inapropriada do hormônio antidiurético.

Existe história familiar de enxaqueca em 40% a 60% desses pacientes. Os diagnósticos diferenciais principais são com tumores do sistema nervoso central (SNC); obstrução intestinal intermitente secundária a bridas; má rotação intestinal; invaginações intestinais recorrentes ou outras alterações anatômicas do trato digestivo; psicopatias; distúrbios do apetite (especialmente bulimia); uropatias obstrutivas; pancreatite recorrente; pseudo-obstrução intestinal; doença péptica e doenças metabólicas, como feocromocitoma, doença de Addison e porfiria aguda intermitente.

A síndrome dos vômitos cíclicos pode assumir formas graves, levando à esofagite péptica erosiva, disfagia e até à estenose esofágica secundária. Os sintomas geralmente desaparecem no 1º ano após o diagnóstico em mais de 50% dos pacientes; o restante dos pacientes fica assintomático na puberdade, e uma pequena parcela das crianças pode persistir sintomática nos primeiros anos após a puberdade.

Sinais de alerta para causa orgânica na criança com vômitos recorrentes

- Retardo no ganho de peso e estatura.
- Associação com febre, dores articulares e alterações do hábito intestinal.
- Vômitos com conteúdo bilioso ou sanguinolento.
- Sintomas neurológicos: cefaleia, distúrbios do equilíbrio ou convulsão.
- Sintomas visuais: diminuição da acuidade e alterações nos campos visuais.
- Anemia e/ou sangue oculto nas fezes.
- Hipertensão arterial.
- Massas ou dor localizada em abdome e sinais de irritação peritoneal.
- Hepatoesplenomegalia.
- Antecedentes de prematuridade, neuropatia crônica, cirurgia abdominal anterior.

Como essas crianças são frequentemente atendidas em serviços de urgência pela desidratação e/ou vômitos incontroláveis, é importante a suspeita desse diagnóstico pelo urgentista quando a família relata diversos episódios semelhantes ou história repetida de internação por vômitos. Embora o tratamento de urgência seja fundamental para retirar o paciente da crise, o diagnóstico deve ser conduzido em serviço ambulatorial.

CONDUTA NA URGÊNCIA

- Caso a criança apresente pródromos, podem ser utilizadas algumas medicações para tentar abortar a crise antes do início dos vômitos. As mais eficazes parecem ser o ondasetron e a difenidramina.
- Após o início dos vômitos instituir jejum até o controle dos sintomas.
- Hidratação endovenosa com correção rápida das perdas hídricas: tentar realizar expansão em até 2 horas.
- Correção dos distúrbios eletrolíticos. Esses pacientes apresentam frequentemente depleção de potássio. Ao se iniciar a fase de manutenção do soro, utilizar cotas de potássio entre 2,5 e 3mEq para cada 100mL de solução.
- Prescrever bloqueadores de secreção ácida a fim de proteger a mucosa esofágica e o esmalte dentário:
  - Ranitidina: 2,5 a 4mg/kg/dia EV fracionados em três a quatro doses. Diluir cada dose em 20mL de solução de glicose a 5% e correr em 20 minutos devido a risco de arritmia cardíaca.
  - Omeprazol: 0,7 a 2mg/kg/dia fracionados em duas doses EV.
- Monitorar pressão arterial, diurese e densidade urinária. Caso haja sinais de hipertensão ou secreção inapropiada do hormônio antidiurético, suspeitar de doenças orgânicas que cursem com essas alterações, e se essas forem descartadas tratar tais condições.
- No controle dos vômitos podem ser utilizados o lorazepam (ansiolítico com atividade antiemética), o ondasetron, o granisetron e a difenidramina.
- De acordo com a gravidade do quadro e a ocorrência de fatores emocionais, pode ser necessária a intervenção de psiquiatra infantil.

O que não fazer na urgência no paciente com vômitos cíclicos

- Solicitar endoscopia digestiva alta, exceto na presença de vômitos sanguinolentos. Lembrar que é frequente a presença de alterações inflamatórias do esôfago distal secundárias aos vômitos persistentes.

Dispepsia funcional

Dispepsia funcional se caracteriza por dor ou desconforto na região supraumbilical, que pode manifestar-se como pirose, dor retroesternal ou dor contínua em

Regurgitação infantil

Os sintomas de regurgitação e vômitos estão presentes em 70% dos lactentes aos 4 meses de vida, não sendo indicativos de doença na imensa maioria dos casos. Nos lactentes que apresentam regurgitações devem ser afastadas as seguintes causas orgânicas: doença do refluxo gastroesofágico, alergia alimentar, obstruções anatômicas do tubo digestivo e causas metabólicas e infecciosas. Quando a regurgitação é um sintoma isolado e o lactente apresenta crescimento e desenvolvimento normais, o diagnóstico é de *regurgitação infantil*.

Sinais de alerta para doença orgânica em crianças com regurgitação

- Retardo no ganho de peso e comprimento/estatura.
- Vômitos com conteúdo bilioso ou sanguinolento.
- Anormalidades congênitas de orofaringe e tórax.
- Antecedentes de prematuridade ou de hipoxia neonatal.
- Sinais de dermatite atópica, broncoespasmo ou de outros distúrbios alérgicos.

TRATAMENTO

- **Tranquilizar a família**: explicar que o sintoma é transitório e "faz parte do desenvolvimento"; mostrar a curva do peso e comprimento do lactente; acompanhar o ganho de peso a intervalos regulares.
- **Tratamento dietético e comportamental:**
  - Corrigir erros dietéticos: evitar oferta de volumes excessivos. Corrigir técnicas de alimentação: posição da criança, tamanho do orifício do bico da mamadeira.
  - Não interferir com o aleitamento materno (exceto quando houver dificuldades no aleitamento). O leite materno é de rápido esvaziamento gástrico e é fator protetor para as regurgitações. Não deve ser feita nenhuma tentativa em regular os horários ou o volume, pois essas medidas podem levar à perda do aleitamento.
  - Dieta espessada deve ser utilizada como medida de exceção, não podendo ser indicada para crianças com suspeita de esofagite. As fórmulas espessadas têm apenas efeito "cosmético", ou seja, diminuem as regurgitações sem interferir no refluxo gastroesofágico. Têm como desvantagem o custo e o risco aumentado para obesidade.
  - Medidas posturais: evitar deitar o lactente e evitar manuseá-lo excessivamente após as refeições; evitar comprimir o abdome com faixas e fraldas apertadas.
- Evitar a posição semissentada adotada em bebê-conforto e cadeirinhas. Utilizar o decúbito elevado "em rampa" no berço (elevar todo o estrado do colchão em 30°).
- **Medicamentos**: nos pacientes com regurgitações infantis que apresentem sintomas de desconforto após as regurgitações, pela pirose, pode ser utilizado bloqueador de ácido. O mais indicado é a ranitidina, na dose de 7,5 a 10mg/kg/dia, divididos em duas tomadas diárias, por 4 a 6 semanas. Nos que não apresentarem desaparecimento da irritabilidade com o bloqueador de ácido rever o diagnóstico antes de pensar em indicar um antiácido mais potente (como o omeprazol).

Síndrome da ruminação infantil (SRI)

É uma desordem rara que se caracteriza por um retorno habitual e voluntário do conteúdo gástrico para a boca por autoestimulação. Embora a ruminação seja um sintoma funcional, sua síndrome em lactentes é uma situação grave associada à privação social ou afetiva.

Em bebês, a SRI pode ocorrer associada à internação em UTI neonatal ou à privação de cuidados maternos em situação de depressão, drogadição ou outras doenças psiquiátricas. A ruminação pode ser tão intensa que pode levar à morte por desnutrição. Observa-se desaparecimento dos sintomas quando uma outra pessoa substitui temporariamente a mãe nos cuidados ao recém-nascido, provendo suas necessidades físicas e emocionais. O tratamento definitivo é a reabilitação do vínculo mãe-filho, assistência à mãe e suporte à família.

Em contraste, nas crianças maiores e adolescentes a SRI está associada a transtornos psiquiátricos da própria criança. Adolescentes com déficit intelectual ou portadores de distúrbios alimentares, assim como de depressão, ansiedade, transtorno obsessivo-compulsivo e autismo, são frequentemente acometidos pela SRI.

A ruminação ocorre em até 1 hora após a alimentação e raramente durante o sono. Cerca de 50% desses adolescentes têm retardo no esvaziamento gástrico. Nessas crianças cabe a suspeita de desordens psicossociais e doenças psiquiátricas, devendo-se encaminhá-las para avaliação e tratamento.

Síndrome dos vômitos cíclicos

A síndrome dos vômitos cíclicos da infância é um distúrbio funcional que se caracteriza por três ou mais episódios repetidos e cíclicos de vômitos e náuseas intratáveis, com intervalo livre de sintomas entre as crises, desde que sejam excluídas causas obstrutivas do sistema digestório, neurológicas, infecciosas e metabólicas conhecidas que justifiquem esse quadro.

Os episódios são estereotipados e podem durar de horas até dias, mas, em média, duram 24 horas. Embora a crise varie de intensidade e modo de apresentação entre as crianças acometidas observa-se que obedece a um padrão numa mesma criança. Raramente as crianças apresentam pródromos, porém um fator desencadeante pode ser identificado (alimentos, hipoglicemia, fatores emocionais, fadiga, frio). A idade de início varia entre os 2 e os 7 anos.

leva à grande frustração. Se os sintomas não são reais, não podem então ser curados.

Na língua inglesa existe uma terminologia específica que separa a *doença* (*disease*), em que existe dano tecidual ou disfunção orgânica, da *enfermidade* (*illness*), que é o sentimento de sofrimento subjetivo do paciente, o sentir-se doente ou enfermo, ainda que na ausência de alterações orgânicas específicas.

A abordagem biopsicossocial das desordens digestivas aumenta a acurácia do diagnóstico e amplia as possibilidades e a eficácia do tratamento. Ela é vantajosa para todos os pacientes, porém, nos portadores de desordens funcionais, é fundamental, visto que esses indivíduos geralmente são refratários às terapias de primeira linha. São as famílias que procuram o especialista com uma grande quantidade de exames inconclusivos e uso de inúmeras medicações sem sucesso, após uma infindável peregrinação por diversos serviços médicos.

Para o médico, cuja formação está centrada no diagnóstico e na cura, o reconhecimento das desordens funcionais gera um novo olhar sobre esses pacientes, o que implica a abordagem por sintomas e o reconhecimento de que pode não haver cura, mas a sua atuação está centrada na melhora da qualidade de vida e reabilitação do indivíduo.

FISIOPATOGENIA E ORIGEM DOS SINTOMAS

O maior conhecimento do funcionamento do sistema nervoso entérico (SNE) tem propiciado o entendimento das DGFs, deixando de classificá-las como desordens psicológicas ou de origem emocional e explicando a origem dos sintomas por uma dificuldade na interação entre cérebro (sistema nervoso central [SNC]) e intestino (SNE).

Fatores dietéticos e ambientais e o estresse são capazes de produzir alterações tanto na motilidade quanto na função, agravando ou desencadeando esses sintomas. Essas alterações têm um substrato genético e também repercutem em outros sistemas biológicos, tais como o cardiovascular, neuroendócrino e imunológico.

A origem multifatorial das DGFs evidencia a influência interdependente de fatores biológicos, psicológicos e ambientais. Por isso, não se pode raciocinar de maneira linear na busca de fatores causais ou de risco, pois esse modelo não se ajusta ao diagnóstico e à conduta desses pacientes.

Os fatores ambientais desencadeantes das DGFs são: estresse psicológico, inflamação decorrente de infecção gastrointestinal e fatores dietéticos.

Alterações na motilidade gastrointestinal puderam ser observadas como consequência da resposta ao estresse psicológico ou físico. No entanto, a atividade motora induzida por estresse físico se reduziu logo após a cessação do estímulo, enquanto persistiu com o estresse psicológico, sugerindo que esse induz efeito mais prolongado.

Algumas infecções, especialmente as virais, precedem o início dos sintomas nas DGFs. Os vírus podem induzir alterações no esvaziamento gástrico (que cursam com dor e distensão abdominal, além de saciedade precoce) e na motilidade intestinal (levando a diarreia e/ou constipação). Os mais conhecidos são o rotavírus e o da mononucleose infecciosa.

Embora alguns pacientes com DGF relacionem o aparecimento dos sintomas com a ingestão de determinados alimentos, observa-se melhora com dieta de exclusão em uma pequena parcela de indivíduos. Os alimentos que parecem ser mais relacionados a sintomas são a lactose, a frutose e o sorbitol. Quanto à lactose, a dieta restrita é benéfica apenas para indivíduos que ingerem grandes quantidades de produtos lácteos.

DIAGNÓSTICO: O CRITÉRIO DE ROMA

O critério de Roma é o mais utilizado para classificação e manejo das DGFs em pediatria até o momento. É uma classificação baseada em sintomas que se esforça para sistematizar o acompanhamento desses pacientes e estimular a pesquisa da fisiopatologia e do tratamento, a fim de estabelecer o diagnóstico e diminuir a necessidade de exames complementares.

De acordo com esse critério, as desordens funcionais da infância se dividem em dois grandes grupos – as que acometem recém-nascidos e lactentes e as que acometem crianças e adolescentes. Algumas desordens são incluídas nos dois grupos, como se descreve no Quadro IX.4.1 e as mais frequentes serão descritas de forma sumária no texto.

Quadro IX.4.1. Classificação das desordens gastrointestinais funcionais da infância segundo o critério de Roma III, 2006

1. **Desordens funcionais: recém-nascidos e lactentes**
   a. Regurgitação infantil
   b. Síndrome da ruminação infantil
   c. Síndrome dos vômitos cíclicos
   d. Cólica infantil
   e. Diarreia funcional
   f. Disquesia funcional
   g. Constipação funcional

2. **Desordens funcionais em crianças e adolescentes**
   a. Vômitos e aerofagia
      i. Síndrome da ruminação do adolescente
      ii. Síndrome dos vômitos cíclicos
      iii. Aerofagia
   b. Relacionadas à dor abdominal
      i. Dispepsia funcional
      ii. Síndrome do intestino irritável
      iii. Enxaqueca abdominal
      iv. Síndrome da dor abdominal funcional da infância
   c. Constipação e incontinência
      i. Constipação funcional
      ii. Incontinência fecal não retentiva

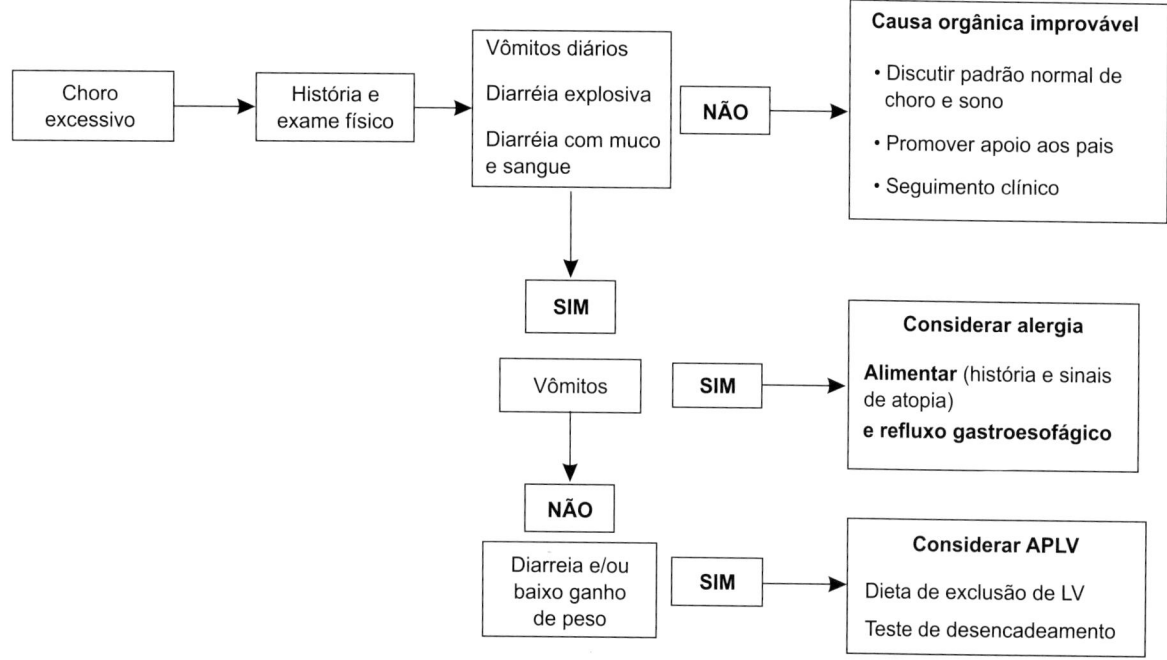

Fig. IX.3.2. Algoritmo para diagnóstico e manejo do choro excessivo do lactente.

BIBLIOGRAFIA

Barr RG. Changing our understanding of infant colic. Arch Pediatr Adolesc Med 2002; 156:1.172-1.175.

Don N, Macmahon C, Rossiter C. Effectiveness of an individualized multidisciplinary programme for managing unsettle infants. J Paediatr Child Health 2002; 38:563-567.

Garrisson M, Christakis A. A systematic review of treatments for infantile colic. Pediatrics 2000; 106:184-190.

Hiscock H, Jordan. Problem crying infancy. MJA 2004; 181:507-512.

Wessel MA, Cobb JC, Jackobson EB et al. Paroxysmal fussing in infancy. Sometimes called "colic". Pediatrics 1954; 14:421-424.

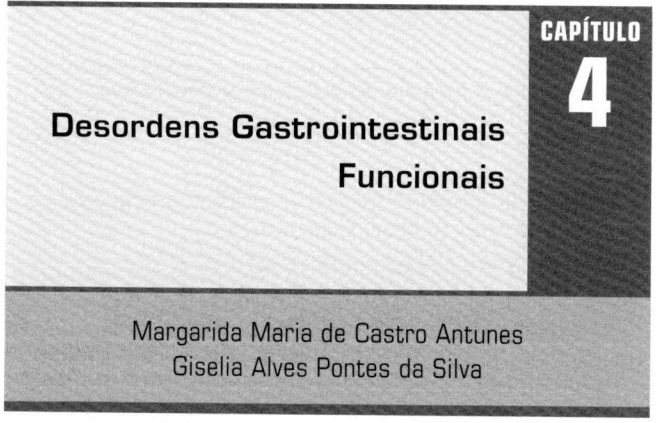

CAPÍTULO 4

Desordens Gastrointestinais Funcionais

Margarida Maria de Castro Antunes
Giselia Alves Pontes da Silva

INTRODUÇÃO

As desordens gastrointestinais funcionais (DGF) se manifestam por uma variedade de sintomas crônicos ou recorrentes que não são explicados por anormalidades estruturais, bioquímicas ou alterações inflamatórias, ou seja, são sintomas na ausência de doença orgânica.

Sintomas como dor abdominal recorrente, vômitos, regurgitações, diarreia crônica do lactente e constipação são comuns na infância e representam as causas mais frequentes de atendimento nos serviços de gastroenterologia pediátrica. Na maioria desses pacientes não se consegue diagnosticar uma "doença" com base nos meios de investigação complementar disponíveis. Por outro lado, alguns desses sintomas podem ser explicados pelo processo de adaptação ao ambiente do ser em crescimento, e o não entendimento desse fato pode levar a ser classificada como portadora de uma "doença" uma criança saudável que apresenta desenvolvimento adequado para a idade.

A educação e a pesquisa médica no último século se baseiam numa visão de que as doenças são divididas em psicológicas ou emocionais e orgânicas. Porém, uma nova visão nos modelos determinantes das doenças demonstra que a interação entre as condições de vida, fatores emocionais e cognitivos, vulnerabilidade genética do indivíduo, processos inflamatórios e infecciosos e toxinas causa alterações de motilidade, função e sensibilidade, desencadeando sintomas.

Acredita-se também que alguns indivíduos, mesmo sem apresentarem disfunções orgânicas ou alterações anatômicas definidas, podem ser acometidos por dor crônica ou alterações no hábito intestinal capazes de interferir nas suas atividades habituais. Os sintomas são reais e não "psicológicos", mesmo que, na sua origem, existam fortes componentes ambientais e de estresse. Para o paciente e sua família, essa informação é entendida como se os sintomas relatados não fossem reais, o que

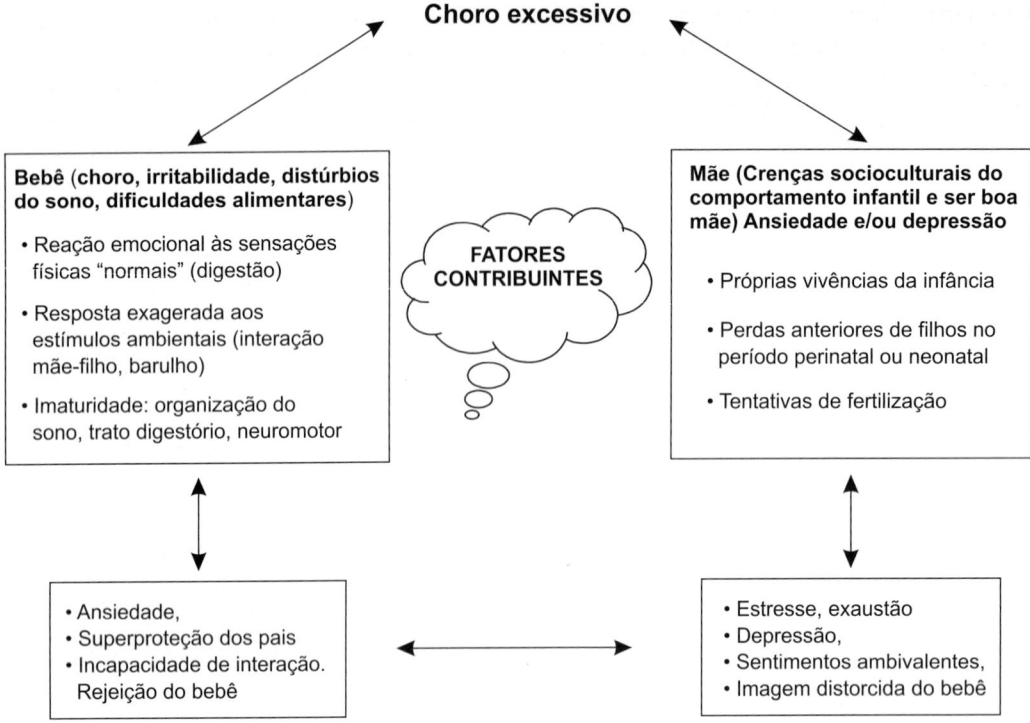

Fig. IX.3.1. Modelo interacional da angústia mãe-filho e choro excessivo.

pré-natal e nascimento; sintomas associados – distinguir vômitos de regurgitações, diarreia, eczema.
- **Exame físico:** completo e cuidadoso, explicando a busca de sinais, alterações cutâneas, hiperemia, edemas e fissuras anais, mostrando aos pais que seu filho é saudável.
- **Medicação:** suspender medicações inapropriadas.
- **Informações essenciais:** explicar padrões normais de choro e sono; explicar as necessidades de sono dos bebês. Os bebês apresentam necessidades variadas de quantidade de sono. Em geral, dormem 16 horas ao nascer, caindo para 14 horas aos 2-3 meses de idade. Com 6 semanas, tornam-se cansados após 1,5 hora acordados, enquanto aos 3 meses se cansam após 2 horas acordados.
- **Reconhecer sinais de cansaço:** orientar a colocação do bebê para dormir ao reconhecer sinais de cansaço: inquietação, hipertonia e movimentos de membros superiores e inferiores, mãos fechadas, choramingos e gemidos.
- **Interações afetivas e sociais:** a criança necessita interagir com os familiares para o seu desenvolvimento, mas, em geral, há um cuidado para não estimular excessivamente a criança com choro excessivo, não sendo permitidos toques e brincadeiras. O comportamento dos pais e familiares deve ser o mais natural possível, com atenção para os sinais de cansaço, quando, então, devem ser interrompidas atividades lúdicas para colocá-la no braço para um passeio ou, alternativamente, fazer um banho morno de imersão e colocá-

la para dormir. Alternativas para os pais lidarem com o estresse devem ser oferecidas.
- **Sensações físicas normais:** algumas crianças têm dificuldade em lidar com sensações corporais normais, como digestão, eliminações, cansaço, refluxo fisiológico e fome; elas se sentem ameaçadas e choram. Essa informação deve ser explicada pelo pediatra.
- **"Leitura" do comportamento infantil:** os pais e familiares devem ser orientados a fazer uma "leitura" do comportamento da criança como uma maneira de ter indicadores do estado emocional e regular o estresse (Fig. IX.3.2).

Aspectos relevantes do choro excessivo do lactente

- Menos de 5% dos lactentes têm uma causa orgânica identificável
- Na ausência de vômitos frequentes, o refluxo gastroesofágico não é uma causa da irritabilidade* (III-2)
- Dimeticona não reduz a irritabilidade* (I)
- Para um subgrupo de lactentes, dieta sem leite de vaca pode ser benéfica* (I)
- É importante abordar a relação mãe-filho, fadiga, ansiedade e depressão materna
- Encaminhamento ao especialista deve ser feito quando o choro se prolonga após os três meses de idade e /ou se detecta problemas de desenvolvimento da criança ou indícios de problemas da relação mãe-filho mesmo depois que o choro melhora.

*Prática baseada em evidência.

por mais de 3 semanas. Entretanto, crianças que choram menos do que isso são referidas pelos pais como portadoras de algum problema. O choro começa nos primeiros meses de vida, com pico de 2,4 horas por dia até 6 semanas de idade. Os episódios costumam ocorrer no final da tarde, mas podem acontecer durante o dia. Muitos pais relatam que, durante o choro, os bebês apresentam as faces vermelhas, flexionam as pernas e eliminam flatos, e, embora não seja comprovado que o choro excessivo do lactente seja causado por algum tipo de dor, geralmente os pais acreditam que a causa seja dor abdominal de origem gastrointestinal ou cólica. A familiaridade com o quadro é fundamental para evitar que diagnósticos e tratamento equivocados sejam instituídos.

Crises de choro ocorrem por dor em processos inflamatórios (esofagites, colites), mas, conceitualmente, o choro excessivo do lactente não tem causa orgânica, significa antes uma comunicação ou adaptação ao ambiente e não um sintoma de doença.

Sob uma perspectiva evolutiva, o choro infantil é uma característica comportamental para aproximar os pais, solicitando atenção para suas necessidades de sobrevivência e para o desenvolvimento social. Entretanto, dependendo da definição usada, mais de 20% das crianças choram excessivamente ou são inquietas e irritadiças. Gravidez patológica, parto traumático, doenças no período neonatal, estresse familiar, falta de apoio do parceiro e relação sexual insatisfatória são fatores de risco para choro excessivo.

CAUSAS DE CHORO EXCESSIVO

Menos de 5% dos bebês com choro excessivo apresentam causa orgânica identificável. Entre as principais causas estão:

- **Cansaço:** pode ser suspeitado naqueles que dormem menos tempo do que o normal para a idade.
- **Fome:** quando as mães relatam mamadas frequentes em lactentes com baixo ganho de peso.
- **Refluxo gastroesofágico (RGE):** nenhuma relação causal entre RGE e choro excessivo tem sido demonstrada em crianças. A duração do choro não tem sido correlacionada com acidez, e o uso de bloqueadores da secreção ácida é ineficaz para reduzir o choro. Portanto, na ausência de vômitos frequentes, medicações antirrefluxo não são recomendadas.
- **Alergia alimentar (AA):** em algumas crianças, AA pode ter um papel causal, mas sua contribuição na população geral é desconhecida. As proteínas do leite de vaca e da soja podem ser veiculadas pelo leite materno e causar reações de hipersensibilidade envolvendo o sistema imunológico ou alergia alimentar (AA). Crianças com AA apresentam um ou mais dos seguintes sintomas: vômitos, baixo ganho ponderal, muco e sangue nas fezes, diarreia, proctite, eczema e chiado, mas a presença de qualquer um desses sintomas não faz o diagnóstico de AA. Na prática, a eliminação da proteína suspeitada da dieta da criança e da genitora, quando em aleitamento materno durante 2 semanas é o melhor teste.
- **Intolerância à lactose:** a intolerância à lactose e a irritabilidade são causas discutíveis. Sabe-se que algumas crianças apresentam deficiência transitória de lactase. A fermentação do dissacarídeo pelas bactérias do cólon produz ácido lático e hidrogênio, resultando em fezes ácidas, escoriações perianais e distensão de alças.
- **Espasmos intestinais e gás:** medicamentos anticolinérgicos como a diciclomina demonstraram efeito na redução do choro; entretanto, o risco de efeitos adversos, que incluem apneia e convulsões, contraindica o uso desse medicamento. Dimeticona não tem efeito sobre o choro excessivo.
- ***Status* psicossocial materno e familiar:** o desenvolvimento comportamental deve ser entendido no contexto do desenvolvimento emocional infantil e da sua relação com os pais. O "estilo psicossocial" (crenças, culturas) dos pais, sua capacidade em lidar com um ser totalmente dependente e suas próprias experiências na infância influenciam na maneira como reagem diante do choro persistente. Tentativas de fertilizações anteriores podem tornar os pais não muito ligados ao feto, assim como perdas de outros filhos no período neonatal podem levar os pais a não acreditarem que seu filho é saudável e irá sobreviver. Finalmente, a ansiedade ou depressão no período neonatal impede que a mãe capte pistas do estado emocional e comportamental do filho.

Para algumas crianças, a imaturidade ao lidar com reações físicas internas (espasmos intestinais) ou externas (barulho) pode resultar em choro persistente. A experiência clínica sugere que nascimentos traumáticos causam angústia, distúrbios no sono e dificuldades no estabelecimento de uma rotina alimentar. A mãe pode estar emocional e fisicamente indisponível para ajudar o filho nos primeiros passos do aprendizado para se acalmar, antecipando conforto.

Crianças irritadas são descritas como tendo um temperamento difícil, mas o temperamento desempenha apenas um pequeno papel no choro excessivo, e classificar a criança como difícil pode suscitar sentimento de impotência nos pais para lidar com a natureza do problema.

DIAGNÓSTICO E INTERVENÇÃO TERAPÊUTICA PRIMÁRIA

- **Anamnese:** história do padrão de choro, sono e alimentação; estratégias já utilizadas e pensamento dos pais sobre o problema; história da saúde materna do

sua interrupção, sendo muitas vezes necessária a interferência de profissionais que possam intervir de forma terapêutica.

CONSIDERAÇÕES FINAIS

Neste capítulo foram abordados alguns fatores que interferem no comportamento alimentar e sua interface com o desenvolvimento sensório-motor da criança nos primeiros meses de vida.

A compreensão de seus determinantes é primordial na evolução do padrão alimentar infantil, considerando-se que é nessa fase da vida que o hábito alimentar de adulto é instalado. Há estudos que referem a existência de um momento ideal no desenvolvimento para a introdução de outros alimentos; perdendo-se esse momento, aumenta-se a dificuldade de a criança aceitar novas texturas alimentares.

Nesse sentido, a introdução de novos alimentos à dieta da criança estabelece a apresentação de diferentes sabores, consistências e texturas, além de novos artefatos que serão utilizados em seu oferecimento.

É importante, então, que sempre se tenha o conhecimento de que o nível de aceitação da criança a esse processo vai depender de fatores relacionados a ela própria, como necessidade nutricional, desenvolvimento motor global e motor oral, além de fatores culturais e o meio social em que ela está inserida.

BIBLIOGRAFIA

Alexander R, Boehme R, Cupps B. Normal development of functional motor skills: the first year of life. Tucson: Therapy Skill Builders, 1993.

Araújo CMT, Silva GAP, Coutinho SB. Aleitamento materno e uso de chupeta: repercussões na alimentação e no desenvolvimento do sistema sensório motor oral. Rev Paul Pediatr 2007; 25(1):59-65.

Araújo CMT, Silva GAP. Alimentação complementar e desenvolvimento sensoriomotor oral: possíveis implicações. Temas sobre Desenvolvimento, 2005; 13(78):5-11.

Arvedson JC. Oral – motor and feeding assessment. In: Arvedson JC, Brodsky L (eds.). Pediatric swallowing and feeding: assessment and management. San Diego: Singular Publishing Group Inc., 1993:249-291.

Beauchamp GK, Mennella JA. Early flavor learning and its impact on later feeding behavior. J Pediatr Gastroenterol Nutr 2009; 48(suppl. 1):S25-S29.

Bly L. Motor skills acquisition in the first year: an illustrated guide to normal development. Tucson: Therapy Skill Builders, 1994.

Calais-Germain B. Anatomia para o movimento. Vol. 1. São Paulo: Manole, 1991.

Carruth BR, Skinner JD. Feeding behaviors and other motor development in healthy Children (2-24 Months). J Am Coll Nutr 2002; 21(2):88-96.

Costa SP, Engel-Hoek L, Bos AF. Sucking and swallowing in infants and diagnostic tools. J Perinatol 2008; 28:247-257.

Flehmig I. Desenvolvimento normal e seus desvios no lactente: diagnóstico e tratamento precoce do nascimento até o 18º mês. 2ª ed. Rio de Janeiro: Atheneu, 2000.

Green RJ, Moore AC, Reilly KJ. The sequential development of jaw and lips control of speech. J Speech Hear Res 2002; 45:66-79.

Hernandez AM. Atuação fonoaudiológica em neonatologia: uma proposta de intervenção. In: Andrade CRF (ed.). Fonoaudiologia em berçário normal e de risco. São Paulo: Lovise, 1996; 1:43-98.

Levy Y, Levy A, Zangen T et al. Diagnostic clues for identification of nonorganic vs organic cause of food refusal and poor feeding. J Pediatr Gastroenterol Nutr, 2009; 48(3):355-362.

Mohr J. Tronco. Tradução Mueller M. Material distribuído durante curso no Centro de Estudos Dra. Monika Mueller (mimeo), 1999.

Morris SE, Klein MD. Pre-feeding skills: a comprehensive resource for mealtime development. United State of America: Therapy Skill Builders, 2000.

Morris SE. (a) Guidelines for Success: enhancing infant readiness for supplemental foods. Disponível em: URL: http://www.newvis.com/fym/papers/p-feed2.htm. Acessado em: 16 de novembro de 2002.

Rogers B, Arvedson J. Assessment of infant oral sensorio-motor and swallowing function. Ment Retard Dev Disabil Res Rev 2005; 11(1):74-82.

Rudolph CD. Feeding disorders in infants and children. J Pediatr 1994; 125:116-124.

Sajilata G, Singhal RS, Kulkarni PR. Weaning foods: a review of the Indian experience. Food Nutr Bull 2002; 23(2);208-226.

Stevenson RD, Allaire JH. The development of normal feeding and swallowing. Pediatr Clin North Am 1991; 38(6):1.439-1.453.

Telles MS, Macedo CS. Relação entre desenvolvimento motor corporal e aquisição de habilidade orais. Pró-fono Revista de Atualização Científica. 2008; 20(2):117-122.

World Health Organization – Infant and young child feeding: model chapter for text books for medical students and allied health professionals. 2009. http://whqlibdoc.who.int/publications/2009/9789241597494eng.pdf. Acessado em 2 de agosto de 2009.

Xavier C. Assistência à alimentação de bebês hospitalizados. In: Basseto MCA, Brock R, Wajnsztejn R (eds.). Neonatologia: um convite à atuação fonoaudiológica. São Paulo: Lovise, 1998:255-275.

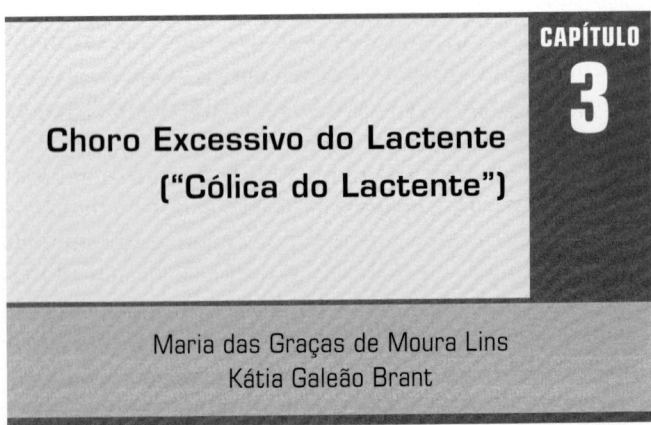

CAPÍTULO 3

Choro Excessivo do Lactente ("Cólica do Lactente")

Maria das Graças de Moura Lins
Kátia Galeão Brant

INTRODUÇÃO, CONCEITUAÇÃO E EPIDEMIOLOGIA

Tradicionalmente, o critério de Wessel et al. tem sido usado para definir choro excessivo do lactente: choro inexplicável e inquietação que se prolongam por mais de 3 horas por dia, por mais de 3 dias por semana,

No entanto, além dos aspectos motores são necessários estímulos sensoriais adequados, principalmente por ocasião da introdução da alimentação complementar, quando novos alimentos com características diferentes forem introduzidos no cardápio da criança. Destacam-se entre os estímulos sensoriais características como paladar, olfato e percepção tátil ou sensorial, que, unidas, promovem o sabor do alimento. Vale salientar que o desenvolvimento sensorial acontece a partir de fatores inatos, ambientais aprendidos e a partir da sua interação.

As experiências com o sabor do alimento advêm da vida intrauterina, por meio do líquido amniótico, que muda de acordo com a dieta da mãe. O mesmo acontece com a amamentação, uma vez que o sabor do leite materno é composto a partir dos alimentos ingeridos pela lactante. Esses fatores exercem influência na criança por ocasião da oferta de novos alimentos, visto que já existe uma referência ou "memória sensorial" ao sabor oferecido. Além disso, as características do leite materno promovem um vasto recurso de experiências sensoriais. Os diversos tipos de sabores experimentados pelo lactente pela amamentação natural serão associados à oferta de diferentes alimentos oferecidos posteriormente. No entanto, isso difere quando é oferecida fórmula láctea, não havendo modificação do alimento ingerido pela criança até que haja nova prescrição.

INTRODUÇÃO DA ALIMENTAÇÃO COMPLEMENTAR

A alimentação, essencial à vida, é um dos principais responsáveis pelo crescimento e desenvolvimento humano. Estima-se que cerca de 30% das crianças apresentem algum tipo de transtorno alimentar de etiologia idiopática nos primeiros meses de vida.

A alimentação se desenvolve por meio de um processo complexo, determinado pela relação entre estrutura e função, e envolve uma série de fatores, dentre os quais se destacam as condições motoras e sensoriais das estruturas orais, que se inter-relacionam com as conquistas motoras globais, maturidade cognitiva e social. A esses fatores são acrescentadas influências dos aspectos emocionais, psicológicos, socioeconômicos, além de culturais.

A implementação do hábito alimentar na infância tem repercussão em toda a vida do indivíduo. Por sua complexidade e abrangência, atualmente a alimentação infantil tem sido vastamente explorada na literatura científica. A maioria das publicações atuais discute os diversos aspectos envolvidos na alimentação infantil, destacando a necessidade de se oferecer uma dieta saudável e adequada, considerando-se o contexto sociocultural e econômico em que a criança está inserida.

A Organização Mundial de Saúde (OMS) orienta a introdução da alimentação complementar aos 7 meses de idade. No período dos 6 aos 8 meses devem ser oferecidas duas ou três dietas por dia, complementadas com o aleitamento materno. Dos 9 aos 11 meses, a criança deve receber alimentos preparados três ou quatro vezes por dia. Dos 12 aos 24 meses, o consumo diário deve ser de três refeições somadas a dois lanches nutritivos, além do leite materno. A partir dos 24 meses, a dieta da casa já deve ser compartilhada pela criança, como já descrito.

Os alimentos devem ser preparados de forma segura no que se refere à higiene, como também à textura e à quantidade suficiente para nutrir a criança. São considerados bons alimentos complementares os ricos em energia, proteínas e micronutrientes, principalmente ferro, zinco, cálcio e vitaminas A e C; os que não sejam condimentados, salgados ou picantes, fáceis para a criança comer e dos quais ela goste.

A recusa ou aversão a alimentos é frequentemente encontrada na clínica da puericultura. Se esse comportamento é persistente, faz-se necessária uma avaliação mais criteriosa, podendo ser indicativo de alguma doença como refluxo gastroesofágico, alergia alimentar ou mesmo disfagia, considerados como agravos orgânicos. Por outro lado, há as desordens alimentares infantis, caracterizadas normalmente por questões não orgânicas, que vêm associadas a sintomas orgânicos como vômitos, ânsia de vômito (*gagging*), irritabilidade e aparente dificuldade de deglutir.

Alguns comportamentos assumidos por quem alimenta a criança podem desencadear comportamentos atípicos de alimentação sem, no entanto, haver doenças que os justifiquem. Dentre eles, os mais citados na literatura são:

- **Alimentação noturna**: alimentar a criança enquanto dorme ou se encontra sonolenta, porque quando acordada recusa-se a comer ou o faz em quantidade insuficiente.
- **Persistência alimentar**: insistir para que a criança aceite o alimento de todas as maneiras.
- **Alimentação forçada**: oferecer o alimento independentemente da vontade da criança, como, por exemplo, forçar a abertura da boca e colocar a colher.
- **Oferta mecânica**: caracterizada pela oferta da dieta em horários sempre determinados, independentemente de a criança expressar fome ou desejo de comer.
- **Fator de distração**: utilizar sempre o recurso de distrair a criança enquanto come, não demonstrando que o alimento é o que há de mais importante naquele momento.
- **Refeições muito longas**: duração da refeição superior a 30 minutos, com insistência para que a criança aceite.

Nessas condições, pode ser estabelecido um círculo vicioso em torno do comportamento alimentar da criança: a postura de quem a alimenta leva à recusa pela criança, que, por sua vez, reforça a conduta do adulto, aumentando o comportamento de aversão. Dessa forma, normalmente é necessário que se rompa esse processo e, na medida em que é percebido, é importante que haja

e maior refinamento da musculatura envolvida, contribuindo com a aquisição das próximas funções orais. Dependem desse processo a competência motora oral, a organização neurológica e o comportamento, além da maturidade gastrointestinal.

Além disso, há também diferenças anatômicas entre o complexo orofacial do recém-nascido e o encontrado em crianças maiores, capazes de receber dieta semelhante à do adulto. As principais diferenças são caracterizadas por: acúmulo de gordura na região das bochechas, mandíbula pouco desenvolvida e retraída; cavidade oral pequena, com a língua tomando todo o seu espaço e tocando em assoalho, palato, bochechas e arcos alveolares ao mesmo tempo; movimentação da língua limitada para a frente e para trás; palato mole e epiglote tocando-se, facilitando a respiração de modo nasal; laringe em posição bem mais elevada para proteção da via aérea contra elementos estranhos ao trato respiratório, como, por exemplo, alimentos.

Com a maturidade neurológica, o crescimento e as experiências diárias com a função de alimentação, essas estruturas vão se modificando. Observam-se, então, aumento do espaço intraoral, crescimento da mandíbula para baixo e para a frente, absorção das bolsas de gorduras em região de masseter, com consequente alongamento da cavidade oral, e aumento do espaço para a língua se movimentar. Nesse sentido, essas transformações, unidas às experiências sensoriais, possibilitarão movimentos mais complexos e maior autonomia para a alimentação e demais funções orais.

Estudos demonstram associação entre o controle postural e o sistema sensório-motor oral, assim como influência recíproca da postura corporal sobre as estruturas orais. No desenvolvimento normal, o controle cervical e a estabilidade do tronco possibilitam a função motora fina das mãos e da boca, e apenas com a estabilidade, simetria e alinhamento de cabeça e tronco tem-se maior maturidade nos movimentos orais para alimentação.

A evolução do comportamento alimentar da criança com a introdução de diferentes tipos de nutrientes, texturas e consistências, além de novos modos de oferta acontece em torno do 6º mês de vida e depende das oportunidades práticas oferecidas ao lactente. Corroboram também aspectos como o desenvolvimento motor oral, coordenação mão-boca, habilidade motora fina, postura corporal, nível de interação comunicativa, além de maturidade sensorial, caracterizada pela habilidade de levar objetos à boca, evidenciando condições intraorais para aceitar outras texturas alimentares e a colher.

A criança aprimora o uso da colher para o alimento pastoso e semissólido dos 5 aos 7 meses de vida. Aos 8 meses, com maior e melhor controle de tronco e domínio da postura sentada, já é capaz de levar a cabeça em direção ao alimento em uma expressão comunicativa de aceitação, assim como girar a cabeça para um dos lados e afastar a colher com as mãos, recusando o que lhe está sendo oferecido.

Concomitantemente a esse processo, já podem ser observados um padrão primitivo e reflexo de mastigação, inicialmente sob a forma de mordida repetitiva caracterizada por mordida fásica e estereotipada. Nesse momento, ainda é comum a sucção no auxílio da mastigação de alimentação pastosa ou semissólida.

Esse padrão evolui e, por volta do 6º mês, a mastigação ainda em desenvolvimento é descrita por alguns autores como *munching*, que é caracterizado pelo amassamento do alimento, não havendo eficiência na mastigação para todo tipo de alimento. No entanto, a criança já é capaz de comer pequenos pedaços de alimento sólido, por meio do seu amassamento entre bordos gengivais ou mesmo por meio da língua contra o palato. Nessa fase, quando a comida é posta lateralmente na cavidade oral, a língua e a mandíbula se voltam para esse lado, caracterizando, dessa forma, o início dos movimentos diagonais e rotatórios da mandíbula.

O controle de tronco com a autonomia do manter-se sentado, que ocorre entre os 7 e 8 meses de vida, representa maior domínio de mobilidade dos ombros e braços e consequente preensão de objetos e alimentos. A pinça feita com as mãos e dedos passa a ser mais digital do que palmar, possibilitando a preensão de pedaços de alimentos com mais autonomia no ato de se alimentar.

Aos 9 meses, a criança já começa a associar movimentos verticais voluntários a movimentos diagonais e rotatórios da mandíbula, demonstrando autonomia e capacidade para manipular o alimento na cavidade oral, transferindo-o da lateral ao centro da cavidade e vice-versa. Registra-se, então, maior controle na preparação do bolo alimentar antes da deglutição.

Nesse momento, faz-se importante a apresentação de diferentes sabores e texturas, com pedaços de semissólidos e variedade de alimentos em todas as suas características. A criança já é capaz de ter um cardápio alimentar semelhante ao do adulto e deve ser estimulada a aceitar novos alimentos em sua dieta. O processo de introdução da alimentação complementar já deve estar bem estabelecido, devendo ser concluído aos 24 meses, quando o consumo alimentar da criança deve ser o mesmo da família.

Entre o 10º e o 12º mês, a preferência da criança é por uma alimentação em pedaços, o que lhe permite se alimentar com suas próprias mãos, rejeitando até a colher. Há domínio de movimentos diagonais da mandíbula durante a mastigação, e o controle oral é eficiente para alimentos com diferentes características.

A partir do já descrito, é possível inferir que a habilidade motora e domínio para comer exigem uma sequência motora fina, sendo o desenvolvimento da estabilidade e dissociação do movimento aquisições cruciais na maturação oral. Também fazem parte desse processo de maturação força e mobilidade eficientes das estruturas orais, capazes de garantir um bom desempenho das funções orais, como sucção, mastigação, deglutição e respiração, como pré-requisitos na emergência dos primeiros vocábulos pronunciados.

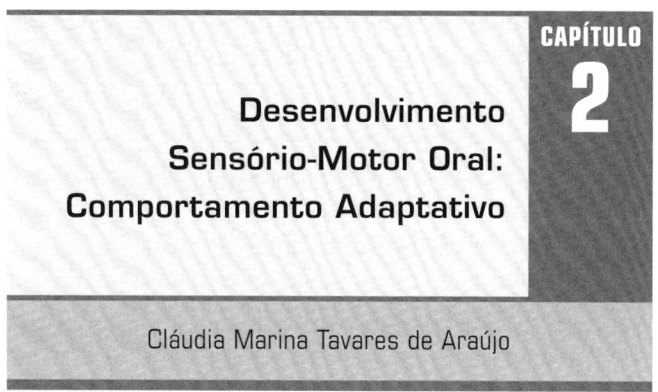

CAPÍTULO 2
Desenvolvimento Sensório-Motor Oral: Comportamento Adaptativo

Cláudia Marina Tavares de Araújo

ASPECTOS DO DESENVOLVIMENTO MOTOR GLOBAL

O desenvolvimento motor humano, do nascimento até a idade adulta, depende da maturação do sistema nervoso central (SNC), que, por sua vez, sofre influência de diversos fatores, como padrões geneticamente estabelecidos e estímulos promovidos pelo ambiente. Esses estímulos são captados pelos órgãos dos sentidos e encaminhados ao cérebro, o qual, em resposta, manifesta reações de integração e coordenação.

As respostas podem variar seu grau de complexidade à medida que se dá a maturidade neurológica. Assim, um movimento bem coordenado acontece a partir da inter-relação entre controle motor, controle postural, sistema musculoesquelético, sistemas sensoriais e aprendizagem motora. Todos esses aspectos interagem entre si, de forma cooperativa, constituindo o processo do desenvolvimento motor.

Partindo desse princípio, pode-se afirmar que a motricidade possibilita ao ser humano o contato com o meio ambiente. Na infância, então, a evolução constante das habilidades motoras significa conquista, independência e adaptação social. Dessa forma, a evolução motora e os processos psíquicos e cognitivos interagem reciprocamente e de maneira imediata. O desenvolvimento motor normalmente acontece a partir de adaptações aos estímulos externos, seja por meio do movimento ou mesmo da manutenção da postura. Assim, organismo e meio ambiente estabelecem dependência mútua.

Estudos recentes destacam a interação entre estabilidade e mobilidade, aspecto importante nas aquisições motoras durante o processo de desenvolvimento, caracterizando estabilidade, como a manutenção da postura, e mobilidade como o movimento. A base estável – estabilidade – é capaz de promover o desenvolvimento funcional do movimento; por outro lado, sua ausência compromete o controle motor da mobilidade. Tais estudos enfatizam ainda como fatores importantes no processo de desenvolvimento motor a superação de padrões primitivos de desenvolvimento, a possibilidade de *input* sensorial na direção e seleção dos movimentos, ritmo e influência cultural.

Uma base de estabilização proximal do corpo possibilita o desenvolvimento refinado de segmentos mais distais. O corpo tem como seu eixo central o tronco, que como uma estrutura locomotora apresenta a dupla função de alinhar os segmentos vertebrais, bem como de estabilizá-los estática ou dinamicamente. Estão ligadas a esse eixo central as estruturas das extremidades, como a cabeça, os membros superiores e os membros inferiores, fazendo com que a posição, incluindo a da pelve, interfira na postura corporal, bem como no movimento de quaisquer dos segmentos que o constitui. Quanto maior a estabilidade, maior a possibilidade de a criança ter melhor controle e alcançar funções e movimentos mais complexos e refinados.

Nessa mesma linha de raciocínio, é possível inferir que a estabilidade dos órgãos ou estruturas que compõem o sistema sensório-motor oral da criança acontece a partir da estabilidade de pescoço e ombros (cintura escapular) que, por conseguinte, está condicionada à estabilidade do tronco e da pelve (cintura pélvica).

DESENVOLVIMENTO SENSÓRIO-MOTOR ORAL E ALIMENTAR

As habilidades motoras e motoras orais apresentam padrões de amadurecimento concomitantes e associados ao longo do desenvolvimento infantil. Todo o desenvolvimento motor apresenta evolução organizada e sequenciada, em que cada etapa é uma consequência da precedente e fundamental à subsequente. Durante o processo de desenvolvimento, padrões mais evoluídos de movimentos amplos, finos e motores orais se tornam pré-requisitos à alimentação e à capacidade de a criança se alimentar de forma autônoma.

Discorrendo acerca do desenvolvimento sensório-motor oral durante a gestação, é possível afirmar que os reflexos orais estão entre os primeiros a serem desenvolvidos e experimentados pelo ser humano. No curso do 2º trimestre da gestação surgem as primeiras ações orais. Em torno da 9ª semana de idade gestacional surge a primeira experiência oral do feto, caracterizada pela abertura e fechamento da boca. Entre a 10ª e a 12ª semana já é possível a deglutição, por ação motora da faringe, e no período compreendido entre a 17ª e a 24ª semana, a sucção. A coordenação entre a deglutição, sucção e respiração, por sua vez, só está presente por volta da 34ª semana de idade gestacional. No entanto, o acúmulo de gordura (*sucking pads*) em região de masseteres, fundamental para a estabilidade das bochechas necessária à alimentação, só é possível no final do período gestacional normal.

A habilidade de integrar a sucção e a deglutição com a respiração é um requisito fundamental para uma alimentação por via oral. Essa sincronia requer que o neonato faça vedamento com o lábio superior e a língua inferiormente, promovendo um vácuo intraoral fundamental à extração e à propulsão do leite em direção à faringe para que aconteça a deglutição.

A maturidade da sucção e da deglutição durante os primeiros meses de vida possibilita o fortalecimento

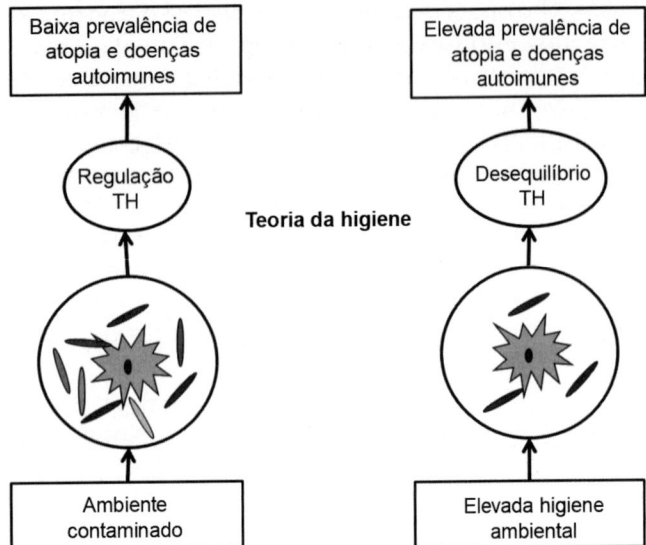

Fig. IX.1.6. *Teoria da higiene*: possível impacto da contaminação ambiental sobre a regulação do sistema imune. A estimulação das células imunes à maior quantidade e diversidade de estímulos bacterianos seria capaz de induzir a tolerância imunológica, e a ausência desses estímulos levaria à desregulação imune.

Agentes antimicrobianos

O uso de antimicrobianos poderá alterar o padrão de colonização intestinal. O principal efeito observado inclui a supressão relevante das bactérias anaeróbias, com exceção do *Clostridium*, que permanece em níveis detectáveis. A influência do uso do antimicrobiano no padrão da microbiota intestinal poderá ser transitória, mas poderá persistir mesmo após o término do tratamento.

O desequilíbrio da população bacteriana intestinal poderá trazer, entre outras, consequências imunológicas. Estudo epidemiológico relacionou o uso precoce de antibióticos e o consequente desequilíbrio na microbiota intestinal a um aumento da frequência da doença atópica.

BIBLIOGRAFIA

Adlerberth I, Lindberg E, Aberg N et al. Reduced enterobacterial and increased staphylococcal colonization of the infantile bowel: an effect of hygienic lifestyle? Pediatr Res 2006; 59(1):96-101.

Backhed F, Ding H, Wang T et al. The gut microbiota as an environmental factor that regulates fat storage. Proc Natl Acad Sci 2004; 101(44):1.578-1.523.

Bäckhed F, Ley RE, Sonnenburg JL, Peterson DA, Gordon JI. Host-bacterial mutualismo in the human intestine. Science 2005; 307:1.915-1.920.

Calder PC, Krauss-Etschmann S, de Jong EC et al. Early nutrition and immunity – progress and perspectives. Br J Nutr 2006; 96(4):774-790.

Campieri M, Gionchetti P. Bacteria as the cause of ulcerative colites. Gut 2001; 48: 132-135.

Coppa GV, Bruni S, Morelli L, Soldi S, Gabrielli O. The first prebiotics in humans. J Clin Gastroenterol 2004; 38(suppl. 2):S80-3.

Dethlefsen L, Eckburg PB, Bik EM, Relman DA. Assembly of the human intestinal microbiota. Trends Ecol Evol 2006; 21(9):517-523.

Edwards CA, Parret AM. Intestinal flora during the first months of life: new perspectives. Brit J Nutr 2002; 88 (suppl 1):S11-S18.

Falk PG, Hooper LV, Midtvedt T, Gordon JI. Creating and mantaining the gastrointestinal ecosystem: what we know and need to know from gnotobiology. Microb Mol Biol Ver 1998; 62:1.157-1.170;

Fanaro S, Chierici R, Guerrini P, Vigi V. Intestinal microflora in early infancy: composition and development. Acta Paediatr Suppl 2003; 441:48-55.

Grolund M, Lehtonen O, Erola E, Kero P. Fecal microflora in healthy infants born by different methods of delivery: permanent changes in intestnal flora after cesarean delivery. J Pediatr Gastroenterol Nutr 1999; 28(1):19-25.

Guarner F, Malagelada J-R. Gut flora in health and disease. Lancet 2003; 361:512-519.

Harmsen HJM, wideboer-Veloo ACM, Raangs GC et al. Analysis of intestinal flora development in breast-fed and formula-fed infants by using molecular identification on detection methods. J Pediatr Gastroenterol Nutr 2000; 30(1):61-67.

Isolauri E, Süatas Y, Kankaanpäa P, Arvilommi H, Salminem S. Probiotics: effects on immunity. Am J Clin Nutr 2001; 73 (suppl):444S-450S.

Macpherson AJ, Harris NL. Interactions between commensal intestinal bacteria and immune system. Nat Rev Immunol 2004; 4(6):478-485.

Rautava S, Ruuskanen O, Ouwehand A, Salminen S, Isolauri E. The hygiene hypothesis of atopic disease – an extended version. J Pediatric Gastroenterl Nutr 2004; 38(4):378-388.

Smith S, Vaugham EE, De Vos WM. Quorum sensing within the gut. Microbial Ecol Health Dis 2000; 2(suppl):81-92.

Smits HH, Engering A, van der Kleij D et al. Selective probiotic bacteria induce IL-10-producing regulatory T cells in vitro by modulating dendritic cell function through dendritic cell specific intercellular adhesion molecule 3-grabbing nonintegrin. J Allergy Clin Immunol 2005; 115(6):1.260-1.267.

Susuki K, Meek B, Dói Y et al. Aberrant expansion of segmented filamentous bactéria in IgA-deficient gut. Proc Natl Acad Sci USA 2004; 101:1.981-1.986.

Szajewska H, Ruszcynki M, Radzikowski A. Probiotics in the prevention of antibiotic-associated diarrhea in children: a metanalysis of randomized trials. J Pediatr 2006; 149:367-372.

Tannock GW. The normal microflora: an introduction. *In:* Tannock GW (ed.). *Medical importance of normal microflora*. Netherlands: Kluwer Academic Publishers, 1999:1-23.

Toivanen P, Vaahtovuo J, Eerola E. Influence of major histocompatibility complexo n bacterial composition of fecal flora. Infec Immun 2001; 69:2.372-2.377.

Tsukumo DM, Carvalho BM, Carvalho-Filho MA, Saad MJA. Translational research into gut microbiota: new horizons in obesity treatment. Arq Bras Endocrinol Metab 2009; 53(2):139-144.

Wickens K, Pearce N, Crane J, Beasly R. Antibiotic use in early childhood and the development of asthma. Clin Exp Allergy 1999; 29:766-771.

Wickens K, Pearce N, Crane J, Beasly R. Antibiotic use in early childhood and the development of asthma. Clin Exp Aller 1999; 29:766-771.

Fatores externos

Tipo de parto

O tipo de parto pelo qual a criança nasce irá determinar se o primeiro grupo de colonizadores será de origem materna ou do ambiente. A microbiota da criança que nasce por parto vaginal é derivada inicialmente da microbiota materna, sendo posteriormente contaminada por bactérias presentes no meio ambiente. Na criança que nasce por meio de parto cesáreo, o meio ambiente será a fonte inicial de contaminação. Essas crianças adquirem uma microbiota mais mista, e o estabelecimento de uma microbiota estável ocorre mais tardiamente; a frequência de colonização por lactobacilos e bifidobactérias é menor do que nas nascidas de parto vaginal, sendo mais comum a presença de clostrídio. Esse padrão da composição da microbiota das crianças nascidas de parto cesáreo pode ser observado por um longo período. Após 6 meses de vida, ainda foram constatadas diferenças no padrão da microbiota de crianças nascidas de parto cesáreo, quando comparadas com aquelas nascidas de parto normal. Alguns estudos apontam para uma maior ocorrência de doenças alérgicas em crianças nascidas de parto cesáreo.

Tipo de alimentação

Existe uma óbvia diferença entre os bebês amamentados ao seio e os que consomem leite artificial quanto ao desenvolvimento da microbiota. As crianças em aleitamento materno são rapidamente colonizadas por bifidobactérias, que se tornam dominantes, havendo menor quantidade de espécies bacterianas potencialmente patogênicas. Em contraste, crianças em uso de fórmulas artificiais desenvolvem uma microbiota mais diversa, composta por menores proporções de bifidobactérias associadas a outros grupos bacterianos, como bacteroides, enterobactérias, enterococos e clostrídio.

O impacto do aleitamento materno sobre a composição da microbita é resultante de duas principais ações: estímulo da colonização por bifidobactérias e inibição da colonização e proliferação de bactérias patogênicas. Existem vários fatores responsáveis por essas ações. Os fatores que atuam inibindo os patógenos seriam: (*a*) a *IgA secretória*, produzida pelo sistema imunológico da mãe contra patógenos entéricos aos quais ela tenha se exposto; atua no trato gastrointestinal do recém-nascido ligando-se especificamente à eliminação da bactéria patogênica e favorecendo; (*b*) agentes multifuncionais (*lactoferrina e ácidos graxos*) – essas substâncias agem como nutrientes e atuam ativamente contra um espectro amplo de patógenos e os *glicoconjugados*; são estruturas de carboidratos complexos ligados a proteínas e lipídios; a porção de carboidrato dessas moléculas é altamente resistente à digestão – ao passar através do trato gastrointestinal intacta, atuaria como uma "isca", à qual os patógenos ficariam aderidos.

Os fatores que favorecem a proliferação das bifidobactérias seriam: (*a*) indução de pH intestinal mais ácido, ambiente preferencial das bifidobactérias e hostil a outras; (*b*) baixa concentração de ferro no leite materno e maior facilidade de sua absorção (auxiliada pela lactoferrina) – tal restrição favorece as bifidobactérias, pois elas não necessitam do ferro para se proliferarem, ao contrário de outros grupos bacterianos, como bacteroides e enterobactérias, que o utilizam; (*c*) fatores *bifidi* – presentes em quantidade elevada somente nas secreções lácteas humanas, constituem uma família de oligossacarídeos que, por particularidades próprias, só podem ser utilizados pelas bifidobactérias, favorecendo grandemente sua proliferação. Os fatores *bifidi* são considerados os primeiros prebióticos do ser humano.

Contaminação ambiental

O padrão de colonização dos recém-nascidos irá variar conforme a carga microbiana do meio ambiente. Tudo indica que nos países desenvolvidos, onde são empregadas rigorosas práticas de higiene ao nascimento e a população dispõe de condições sanitárias adequadas, a baixa contaminação ambiental tenha repercutido no padrão da colonização intestinal dos recém-nascidos. A consequência dessa colonização "selecionada" ainda não estaria clara, mas cogita-se uma possível influência desse processo na regulação do sistema imune. A partir da observação de que as doenças atópicas estão aumentando em prevalência em todo o mundo, mas principalmente nos países desenvolvidos, foi elaborada a controvertida "hipótese da higiene".

A "hipótese da higiene" sugere que as condições de vida nos países desenvolvidos tenham reduzido a exposição das crianças à estimulação microbiana, trazendo, como consequência, menor estimulação da imunidade tipo TH1 (que tem efeito regulador negativo sobre as células TH2) e propagação da resposta TH2 (tipo alérgica), sendo esse fato responsável pela maior prevalência das doenças atópicas nesses países. Estudos já evidenciaram que crianças nascidas em países desenvolvidos têm aquisição tardia de vários micróbios e menor *turnover* de cepas bacterianas em sua microbiota, indicando uma exposição à menor variedade de bactérias no ambiente (Fig. IX.1.6).

Diante do exposto é possível inferir que certo grau de contaminação ambiental parece ser benéfico para o hospedeiro; entretanto, não se pode esquecer que crianças nascidas em países pobres estão mais expostas à contaminação ambiental e aos riscos dessa exposição excessiva e não selecionada. A constante exposição das crianças nascidas em um país pobre a novas cepas de enterobactérias aumentaria a probabilidade de aquisição de cepas virulentas, tornado-as mais suscetíveis a desenvolverem quadros infecciosos.

tes mecanismos foram propostos para tentar explicar a correlação entre microbiota e obesidade. O primeiro mecanismo consiste no papel da microbiota intestinal na extração de energia de polissacarídeos não digeríveis. O segundo mecanismo envolve a modulação dos níveis de lipopolissacarídeo pela microbiota intestinal, o que desencadeia uma inflamação crônica subclínica que acarreta obesidade e diabetes. Um terceiro mecanismo propõe que a microbiota intestinal pode induzir a regulação de genes do hospedeiro que modulam como a energia é gasta e armazenada.

INSTALAÇÃO DA MICROBIOTA INTESTINAL

Ao nascimento, os recém-nascidos são estéreis. O processo de colonização bacteriana terá início ainda no canal de parto ou logo após o nascimento, sendo o bebê colonizado por bactérias da mãe e do meio ambiente. Micróbios específicos se estabelecerão durante fases diferentes, num processo chamado de sucessão bacteriana. Numerosos fatores irão governar esse processo de sucessão. Por meio de mecanismos reguladores internos (fatores relacionados ao hospedeiro e às bactérias) e externos (tipo de parto, alimentação e condições de higiene ou contaminação ambiental), haverá uma seleção, permitindo a persistência de algumas populações bacterianas e a eliminação de outras. A ordem dessa sucessão bacteriana parece ser de suma importância, sendo que as primeiras populações bacterianas irão interferir no processo de seleção das subsequentes.

Em torno de 2 anos de idade, a composição da microbiota se tornará estável, sendo alcançada a comunidade clímax ou microbiota tipo adulto. A partir desse período, embora a microbiota intestinal permaneça em interação permanente com microrganismos do meio ambiente, sua composição se mantém estável, sendo, portanto, essa a comunidade bacteriana que acompanhará o indivíduo ao longo de toda sua vida adulta. Alterações nesse equilíbrio poderão ser observadas em condições patológicas, tais como por ocasião de infecções intestinais, uso de antibióticos e tratamento imunossupressor.

FATORES QUE REGULAM A COLONIZAÇÃO DA MICROBIOTA INTESTINAL

Vários fatores irão influenciar o processo de colonização bacteriana do trato gastrointestinal, sendo esse um processo dinâmico, mantido por meio das inter-relações entre bactérias, entre essas e o hospedeiro e entre esses e o meio ambiente (Fig. IX.1.5).

Fatores internos
Fatores relacionados ao hospedeiro

Vários fatores ligados à fisiologia do hospedeiro (pH, peristaltismo, presença de bile) teriam um efeito regulador direto sobre o processo de instalação microbiana, definindo, inclusive, os tipos de populações bacterianas relacionados a cada região específica do trato gastrointestinal.

Uma hipótese advoga que o controle inicial da colonização seria determinado geneticamente, estando relacionado à disponibilidade e à qualidade dos sítios de adesão na mucosa intestinal, os quais seriam geneticamente determinados.

O sistema imune do hospedeiro também exerceria um papel regulador. Sua atuação ocorreria principalmente por meio da imunoglobulina A (IgA) secretória, capaz de atuar na mucosa intestinal e no lúmen, unindo-se a enteropatógenos específicos e induzindo a sua eliminação.

Fatores relacionados às bactérias e suas inter-relações

As bactérias são capazes de modificar o meio ao seu redor mediante a eliminação de produtos do seu metabolismo ou eliminação de substâncias ativas, interferindo na sobrevivência de outras espécies.

Foi demonstrada também a capacidade de "diálogo" entre as bactérias e as células do hospedeiro. As bactérias residentes seriam capazes de mandar "mensagens" para as células do hospedeiro, modificando a expressão ou a atividade dos sítios de adesão. Esse processo de "comunicação bacteriana" é chamado de *quorum sensing* e seria baseado na produção de sinais moleculares liberados no meio ambiente. Quanto maior a quantidade de bactérias de uma mesma espécie, mais intenso o sinal e maior a possibilidade de induzir mudanças na célula do hospedeiro.

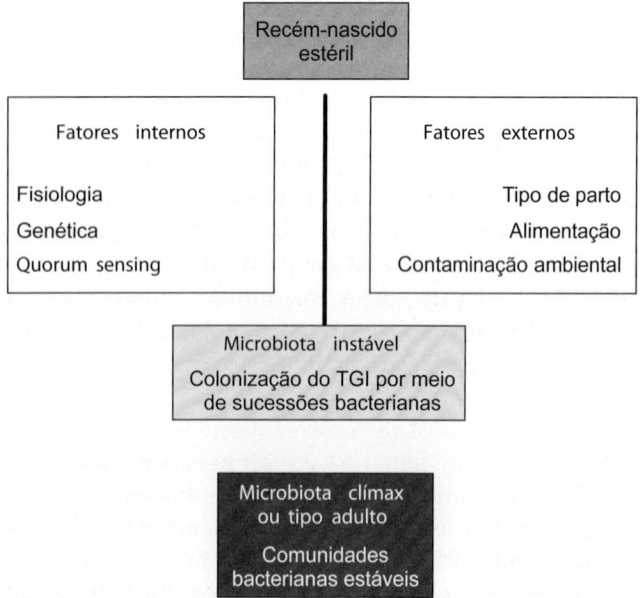

Fig. IX.1.5. Processo de colonização do TGI – período que vai do nascimento até cerca de 2 anos de idade. Possível janela de oportunidade para favorecer a instalação de uma microbiota mais benéfica.

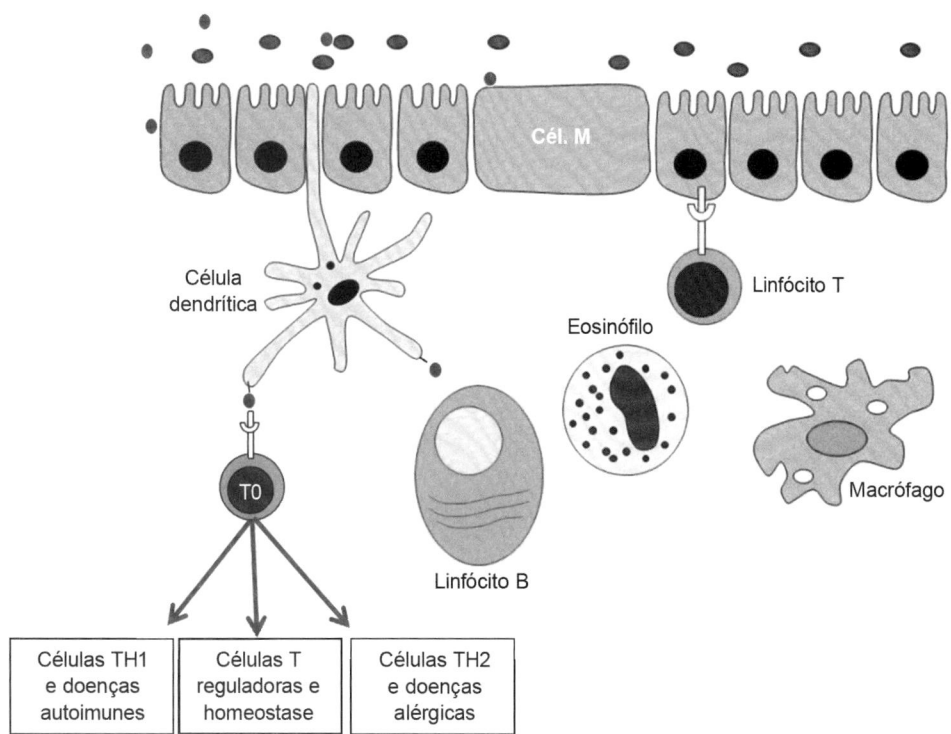

Fig. IX.1.4. Mucosa intestinal e células imunes da mucosa. Linfócito T0 ou *naive* apresentado ao componente bacteriano em meio da célula dendrítica. Possíveis formas de maturação desse linfócito T0: linhagem de células Treg, mantendo a homeostasia da mucosa; linhagem de células TH2, originando doenças alérgicas, e linhagem de células TH1, originando doenças autoimunes.

mas não se tem certeza exatamente de como isso é orquestrado dentro da mucosa intestinal. Evidências apontam para o papel fundamental da interação das células dendríticas (CD) presentes na mucosa intestinal com os diferentes tipos bacterianos. Sabe-se que a CD desempenha um papel fundamental na regulação da resposta imune. Dependendo do tipo de estímulo bacteriano que ative a CD, ela irá desenvolver diferentes sinais de instrução, que induzirão de diferentes formas a diferenciação das células T primitivas para células TH1, TH2 ou Treg. (Fig. IX.1.4).

Sabe-se que as células Treg agem suprimindo a função efetora de outras células imunes, em particular da célula T. Elas têm um papel importante na homeostasia imune, prevenindo doenças autoimunes e alérgicas. Células Treg podem ser induzidas por ativações específicas de CDs. Estudos *in vitro* já demonstraram que determinados tipos bacterianos, ao ativarem de forma específica a CD, são capazes de induzir o desenvolvimento de células Treg. Diferentes tipos bacterianos ativariam de forma diferenciada a CD. (Ver Fig. IX.1.4.)

Ação metabólica e nutricional

A ação das bactérias intestinais sobre determinados nutrientes permite um maior aproveitamento nutricional. Substratos que chegam ao lúmen colônico não digeridos, principalmente carboidratos, são fermentados, formando-se produtos ácidos que são reabsorvidos pela mucosa colônica, ocorrendo o chamado salvamento energético. Estima-se que cerca de 10% da energia absorvida pelo indivíduo advenha da energia liberada pela microbiota. Neste processo são formados os ácidos graxos de cadeia curta (AGCC), principal fonte de energia dos colonócitos. Eles atuam estimulando a proliferação e diferenciação das células epiteliais nos intestinos grosso e delgado. O butirato, principal AGCC, tem a capacidade de inibir a proliferação e estimular a diferenciação em linhagens de células epiteliais *in vitro*. Ele seria capaz de promover a reversão de células de fenótipos neoplásicos para não neoplásicos. A possível utilização dos ácidos graxos de cadeia curta na prevenção de alguns estados patológicos humanos, como nas doenças inflamatórias intestinais e na carcinogênese colônica, tem sido levantada, mas ainda não existe uma evidência conclusiva.

À microbiota intestinal são atribuídas atividades metabólicas ainda pouco compreendidas, como conversão de colesterol em coprostanol, de bilirrubina em urobilina e inativação da tripsina. Os microrganismos colônicos desempenham ainda um papel na síntese da vitamina K.

Estudos recentes destacam a influência da microbiota no reaproveitamento enérgico dos alimentos e no depósito de gordura no organismo e sugerem sua relação com a obesidade. Foi observado que a composição da microbiota intestinal pode ser diferente em humanos magros e obesos, levando à especulação de que a flora intestinal pode participar na fisiopatologia da obesidade. Diferen-

Antibacteriana

A microbiota intestinal é um importante constituinte da barreira mucosa intestinal. Ela atua impedindo o estabelecimento das bactérias patogênicas. Esse fenômeno é conhecido como *resistência à colonização* ou *efeito barreira*. As bactérias residentes ocupam os nichos de colonização disponíveis, inviabilizando a permanência de outros microrganismos. Esse impedimento à colonização também ocorreria por outros mecanismos, como competição pelos nutrientes disponíveis no meio, produção de um ambiente fisiologicamente restritivo (p. ex., alteração do pH ou produção de metabólitos tóxicos) e produção *in vivo* de substâncias com ação antimicrobiana.

Um exemplo claro da importância da microbiota autóctone para o controle da proliferação de patógenos é o quadro de diarreia por uso de antibiótico. Por conta da ablação da microbiota normal pelo antimicrobiano, o clostrídio, normalmente existente em número reduzido, encontra condições para proliferar e causar doença. A suplementação com bactérias benéficas vivas (probióticos), na tentativa de restabelecer a microbiota comensal, leva à melhora do quadro.

Imunoestimuladora e moduladora

À microbiota é atribuído um importante papel no desenvolvimento do sistema imune. Sabe-se que o ser humano nasce imunologicamente imaturo e que o mesmo necessita de estímulos adequados que induzam a sua maturação. A microbiota, em contato direto com o sistema imunológico no trato gastrointestinal, seria um dos principais estímulos para o desenvolvimento do sistema imunológico.

A mucosa intestinal contém milhões de células imunológicas, fazendo do trato gastrointestinal o maior órgão imune do corpo. Separando as células imunes da mucosa do conteúdo intraluminal (que contém as populações bacterianas) existe apenas uma camada de células. Essa íntima interação das bactérias com o sistema imunológico exerce um efeito imunoestimulante forte e contínuo.

Uma evidência concreta da importância da microbiota intestinal para o desenvolvimento do sistema imune vem dos estudos realizados nos animais *germfree*. Nesses animais isentos de bactérias se observou, entre outros achados, que a mucosa intestinal apresentava baixa densidade de células linfoides, que as placas de Peyer eram pequenas e pouco numerosas e que era baixa a concentração das imunoglobulinas circulantes. Após a colonização desses animais por micróbios, os linfócitos intraepiteliais se expandiram, centros germinativos com células produtoras de imunoglobulinas rapidamente proliferaram nas placas de Peyer e na lâmina própria, e a concentração de imunoglobulinas circulantes aumentou no soro.

Além de estimular o seu desenvolvimento, a microbiota irá atuar, de forma diferenciada, na modulação do sistema imune que ocorre no início da vida. Ao nascimento, o bebê tem um sistema imunológico polarizado no sentido TH2, condição que lhe foi necessária intraútero para não haver rejeição entre a mãe e o feto. Após o nascimento, vários fatores vão influenciar a regulação do sistema imunológico, de forma que deve ocorrer uma repressão dessa dominância TH2 preexistente. Se isso não ocorrer, um fenótipo alérgico irá se desenvolver. A exposição bacteriana adequada nesse período precoce da vida seria capaz de regular de forma apropriada o sistema imune. A ausência desse estímulo adequado estaria relacionada, possivelmente, a uma maior ocorrência de doenças alérgicas e autoimunes (Fig. IX.1.3A e B).

Sugere-se que a exposição bacteriana precoce seja capaz de desviar o sistema imune da predominância TH2,

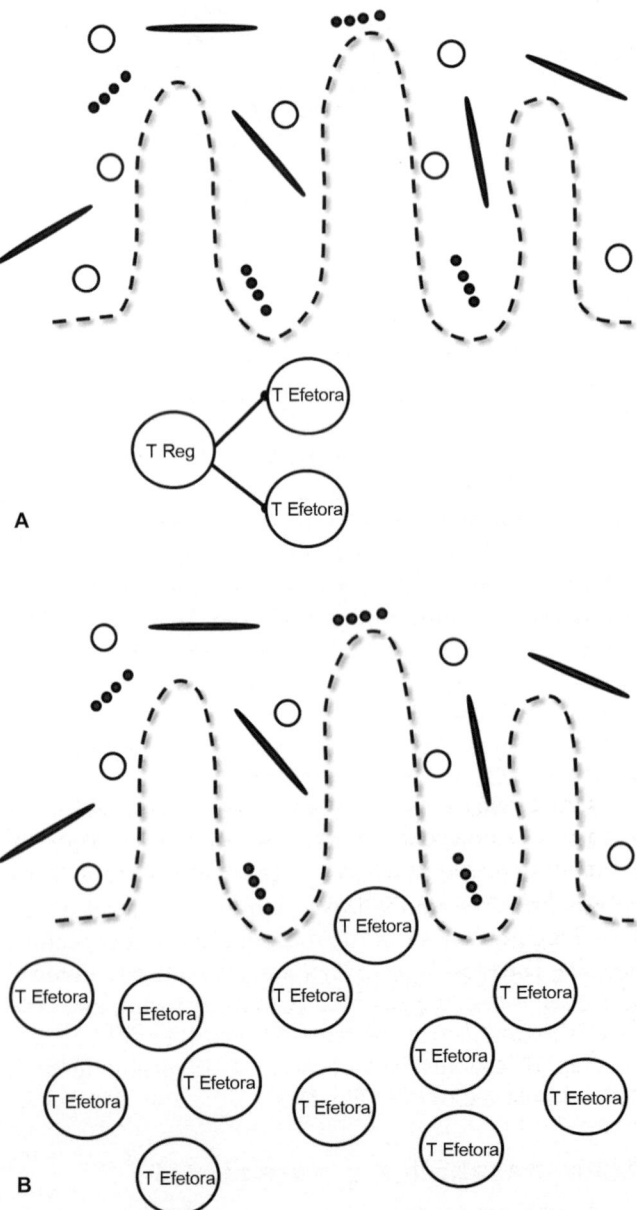

Fig. IX.1.3A. Mucosa intestinal com homeostasia imunológica – controle das células efetoras pelas células T reguladoras. **B.** Mucosa intestinal com processo inflamatório – ausência de controle das células T reguladoras sobre as células efetoras.

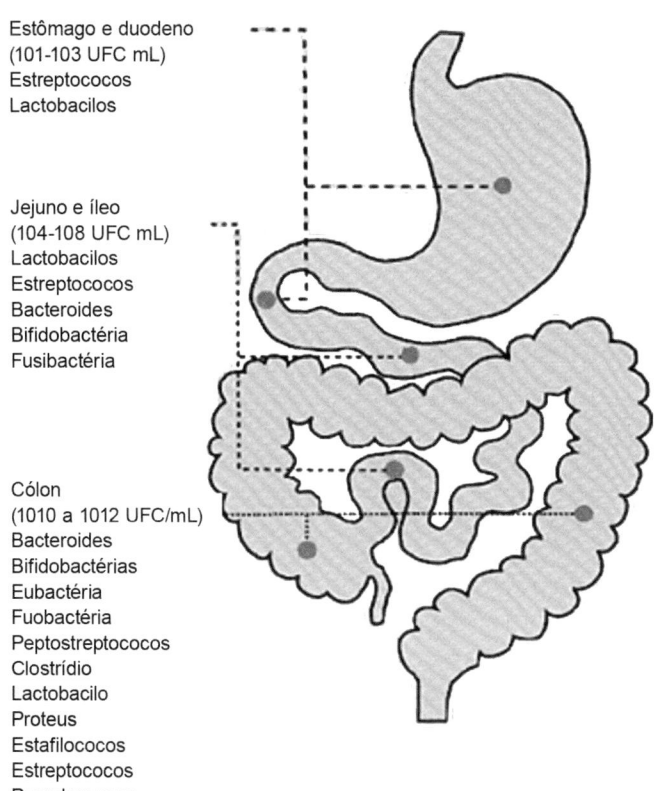

Estômago e duodeno
(101-103 UFC mL)
Estreptococos
Lactobacilos

Jejuno e íleo
(104-108 UFC mL)
Lactobacilos
Estreptococos
Bacteroides
Bifidobactéria
Fusibactéria

Cólon
(1010 a 1012 UFC/mL)
Bacteroides
Bifidobactérias
Eubactéria
Fuobactéria
Peptostreptococos
Clostrídio
Lactobacilo
Proteus
Estafilococos
Estreptococos
Pseudomonas

UFC – Unidade formadora de colônia

Fig. IX.1.1. Concentração e distribuição da microbiota ao longo do trato gastrointestinal.

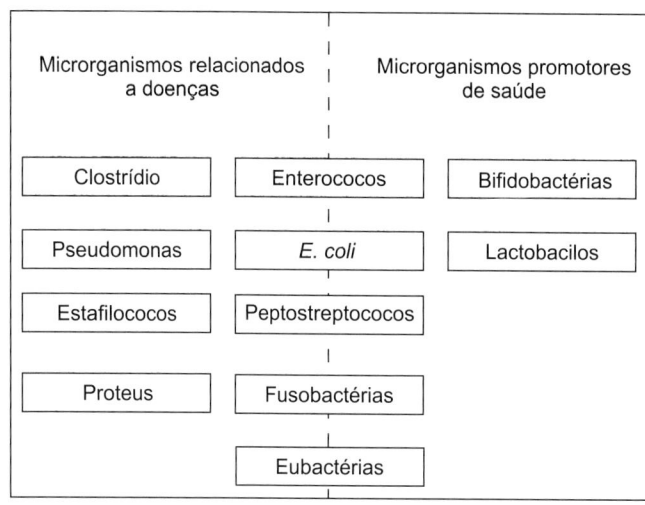

Fig. IX.1.2. Distribuição dos microrganismos segundo sua capacidade de promover doença ao hospedeiro.

Para permanentemente colonizar o trato gastrointestinal, as bactérias precisam aderir firmemente a um dos sítios de adesão na mucosa intestinal. Diz-se que ocorreu colonização quando a população bacteriana permanece estável em tamanho dentro do trato gastrointestinal, ao longo do tempo, sem necessidade de reintrodução periódica. As bactérias que colonizam o intestino são chamadas de autóctones ou indígenas. Por outro lado, espécies alóctones são externas ao ecossistema intestinal – apenas passam e não se estabelecem. A microbiota autóctone, uma vez estabelecida, tende a ser estável em conteúdo e tamanho ao longo do tempo, podendo sofrer a interferência de agressões externas.

MICRÓBIOS BENÉFICOS E POTENCIALMENTE PATOGÊNICOS

Determinadas bactérias são consideradas sempre benéficas para os seres humanos. Sua interação com o hospedeiro resultaria na promoção da sua saúde. As bifidobactérias e os lactobacilos seriam os principais representantes dessas bactérias benéficas. São microrganismos envolvidos em ações importantes na manutenção da homeostasia da mucosa e na prevenção de doenças e não apresentam nenhum fator de patogenicidade para o homem.

Outras bactérias intestinais, embora possam habitar de forma comensal o TGI, têm a capacidade, dependendo da ocorrência de fatores que favoreçam a sua proliferação, de causar doença local ou a distância no organismo humano (Fig. IX.1.2).

IMPORTÂNCIA

A comunidade bacteriana residente no trato gastrointestinal pode ser vista em seu conjunto como um órgão, desempenhando importantes funções no organismo humano, sendo elas principalmente: antibacteriana, imunoestimuladora e moduladora, e metabólicas e nutricionais (Quadro IX.1.1).

Quadro IX.1.1. Funções atribuídas à microbiota intestinal

Função	Mecanismo
Antibacteriana	• Competição por sítios de adesão
	• Competição por nutrientes
	• Produção de um ambiente fisiologicamente restritivo
	• Produção de substâncias antimicrobianas
Imunoestimuladora e moduladora	• Estímulo para o desenvolvimento do sistema imune
	• Envolvimento no desenvolvimento da tolerância imunológica
Nutricional e metabólica	• Salvamento energético
	• Nutrição do colonócito
	• Conversão do colesterol em coprastanol, de bilirrubina em urobilina e inativação da tripsina
	• Síntese de vitamina K

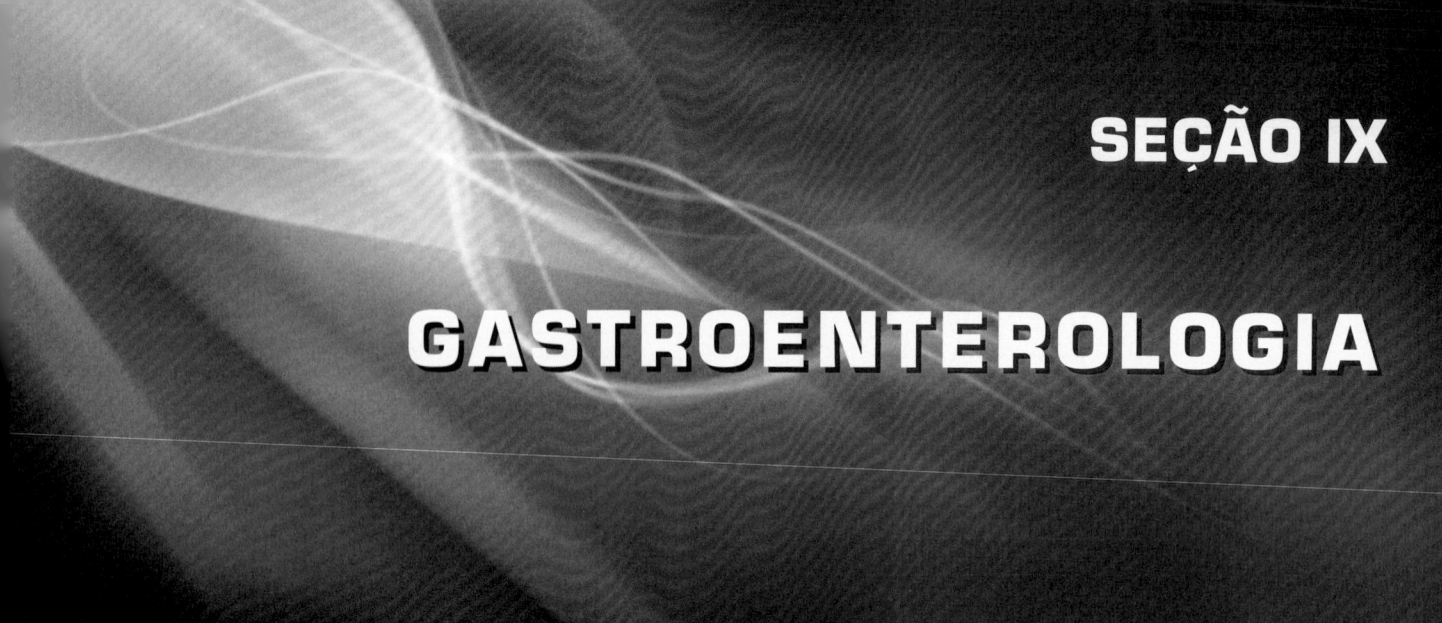

SEÇÃO IX
GASTROENTEROLOGIA

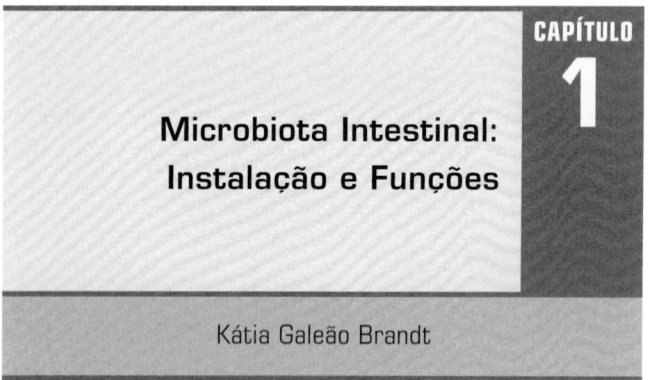

CAPÍTULO 1
Microbiota Intestinal: Instalação e Funções

Kátia Galeão Brandt

INTRODUÇÃO

Microbiota intestinal é definida como o conjunto de microrganismos que habita o trato gastrointestinal. O termo *microflora*, muitas vezes utilizado, foi instituído numa época em que esses organismos eram classificados como plantas.

A população bacteriana que habita o trato gastrointestinal (TGI) dos seres humanos é de tal forma numerosa que supera em 10 vezes o número de células eucarióticas existentes no homem.

Os micróbios que residem no trato gastrointestinal têm uma relação de mutualismo com o hospedeiro. Os microrganismos se beneficiam de um ambiente protegido onde existe um suprimento rico e contínuo de nutrientes; como retorno, eles desempenham funções vitais para o hospedeiro.

Mais do que sua simples existência, é preciso que haja um equilíbrio entre as bactérias e o hospedeiro. Desequilíbrios na composição dessa microbiota ou na relação dessa com o hospedeiro são relacionados a condições patológicas, como atopia e doença inflamatória intestinal.

O período neonatal é visto como uma época crítica, em que ocorre o processo de instalação dessa microbiota, no qual da inter-relação de muitos e complexos eventos resultará uma comunidade bacteriana permanente, que irá interagir continuamente com o hospedeiro.

O conhecimento atual acerca da importância da microbiota para a saúde do indivíduo tem levado à elaboração de diferentes estratégias para manipular as populações bacterianas e promover a saúde. Entretanto, a microbiota do adulto, uma vez estabelecida, dificilmente será modificada, devendo-se tentar compreender melhor o período de instalação da microbiota na criança e os fatores que interferem nesse processo.

LOCALIZAÇÃO E COMPOSIÇÃO DA MICROBIOTA INTESTINAL

O trato gastrointestinal alberga o maior número e a maior diversidade de coleções bacterianas que colonizam o corpo humano. Embora as bactérias possam ser encontradas em todo o trato gastrointestinal, elas não se distribuem de forma homogênea (Fig. IX.1.1). No estômago e no intestino delgado, o ambiente é desfavorável para a colonização e proliferação das bactérias e a população bacteriana é pequena; isso ocorre, principalmente, devido à ação bactericida das secreções intestinais (ácido gástrico, bile, secreções pancreáticas) e ao intenso peristaltismo nessas regiões. O íleo já é considerado uma zona de transição bacteriológica entre a escassa população bacteriana do jejuno e do duodeno e a densa flora do cólon. No cólon, as bactérias encontram uma condição favorável para sua proliferação devido à ausência de secreções intestinais, ao peristaltismo lento e ao abundante suprimento nutricional. A população microbiana do cólon alcança a magnitude de 10^{10} a 10^{12} organismos por grama de conteúdo luminal, correspondendo a 30% a 50% do conteúdo do cólon.

Apesar da enorme população bacteriana, ela é dominada por relativamente poucos gêneros bacterianos que são altamente diversos ao nível de espécies e subespécies. Estima-se a existência de cerca de 300 a 500 diferentes espécies de bactérias. Cada indivíduo terá uma particular combinação de espécies predominantes, que se distinguirá daquela encontrada em um outro, sendo assim a microbiota de cada indivíduo comparada a uma impressão digital.

Pollack MC. Electroacustic charcteristics. In: Amplification for the hearing impaired. 3ª ed. New York: Grune & Stratton, 1988:21-104.

Ribeiro EM, Moreira AS. Atualização Sobre o Tratamento Multidisciplinar das Fissuras Labiais e Palatinas. Revista Brasileira em Promoção da Saúde, 2005;18: 31-40.

Russel VJ, Harding.A. Desenvolvimento de fala e intervenção precoce.In: Watson ACH, Jellda G Rumwellp. Tratamento de Fissura Labial e Fenda Palatina. São Paulo:Santos,2005:191-209 Capítulo 14 – Desenvolvimento de Fala e Intervenção Precoce. Autor: Russel VJ Hardilo

Seewald RC, Hudson SP, Gagné JP, Zelisko DL. Comparison of two methods for estimating the sensation level of amplified speech. Baltimore: Ear and Hearing, 1992; 13:142-149.

Stack BA. Clinical audiology: an introduction. 1ª ed. New York: Thomson Delmar Learning, 2004:465-480.

Stelling S. Reabilitação precoce dos fissurados labio-palatinos. II Congresso Internacional dos Profissionais em Fonoaudiologia. Rio de Janeiro, 1984

Styer G. Feeding infants with cleft lip or/and palate. Jogn Nurs, 1981;10: 329-32

Vasconcelos MCR. Distúrbios articulatórios compensatórios em adolescentes portadores de fissuras labiopalatinas, pós-palatoplastia [dissertação]. Recife: Universidade Federal de Pernambuco; 2006.

Venema TH. The many faces of compression. In: Sandlin RE. Textbook of hearing aid ampliicatio: technical an clinical considerations. San Diego: Singular Publishing, 2000:209-244.

Virginia L, Dixon-Wood. Counseling and early management of feeding and language skill development for infants and toddlers with cleft palate. In: Bzock KR. Communicative disorders related to cleft lip and palate 4ª ed. Texa.

Worden BF, Blevins NH. Curr Opion Otolaryngol Head Neck Surg, 2007; 15; 304-9.

World Health Organization. Deafness and hearing impairment. Fact Sheet, Geneva, nº 300, mar. 2006. Disponível em: http://www.who.int/mediacentre/factsheets/fs300/en/index.html. Acessado em: 15 de maio de 2006.

World Health Organization. International classification of Functioning Disability and Health. Genebra, 2001.

World Health Organization. International classification of impairments, disabilities, and handicaps: a manual of classification relating to the consequences of disease. Geneva, 1980.

Xavier C. In: Bassetto MC. Neonatologia, um convite à atuação fonoaudiológica. São Paulo: Lovise, 1998.

Young NM, Carrasco VN, Grohne KM, Brown C. Speech perception of young children using Nucleus 22-Channel or Clarion® cochlear implants. Ann Otol Rhinol Laryngol 1999; 108(5):99-103.

Zorzi JL. A intervenção fonoaudiológica na alterações de linguagem infantil. Rio de Janeiro: Revinter, 2001.

e reabilitação de lesões lábio palatais. Rev Bras Otorrinolaringol 1996; 62(4):306-313.

Costa OA, Bevilacqua MC, Amantini RCB. Considerações sobre o implante coclear em crianças. In: Bevilacqua MC, Moret ALM. Deficiência auditiva: conversando com familiares e profissionais de saúde. 1ª ed. São José dos Campos: Pulso, 2005:123-138.

Di Francesco RC, Passerotii G, Paulucci B, Miniti A. Respiração oral na criança: repercussões diferentes de acordo com o diagnóstico. Rev Bras Otorrinolaringol 2004:70.

Di Francesco RC. Conseqüências da respiração oral. In: Krakrauer LH, Di Francesco RC, Marchesan IQ. Conhecimentos essenciais para entender bem a respiração oral. São José dos Campos: Pulso, 2003.

Fernandes F, Pastorello L, Scheuer C. Fonoaudiologia em distúrbios psiquiátricos da infância. São Paulo: Editora Lovise, 1996.

Filho OAC, Piazentin SHA. Aspectos Otológicos. In: Altmann EBC. Fissuras Labiopalatinas. Barueri: Pró-fono, 2005: 485-98.

Fornasari CA. Aspectos posturais de interesse clínico na avaliação do Respirador Bucal. In: Coelho-Ferraz MJP. Respirador bucal – uma visão multidisciplinar. São Paulo: Lovise, 2005.

Ganança MM. Vertigem tem cura? São Paulo: Lemos, 1998. 300p.

Genaro KF, Yamashita RP, Trindade IE. Avaliação Clínica e Instrumental na Fissura Labiopalatina. In: Ferreira L.P, Befi-Lopes DM, Limongi SC (orgs). Tratado de Fonoaudiologia. São Paulo: Roca, 2005: 456-77,

Goes, FB. Um encontro inesperado. Imprensa universitária da Universidade Federal de Pernambuco, 2005.

González NZT. Enfoque fonoaudiológico. In: González NZT, Lopes LD (eds.). Fonoaudiologia e ortopedia maxilar na reabilitação oclusal. São Paulo: Santos, 2000:39-96.

Gurfinkel VK. Respiração oral: proposta de terapia. In: Marchesan EQ. Motricidade orofacial: como atuam os especialistas. Comitê de Motricidade Orofacial – SBFa. São José dos Campos: Pulso, 2004.

Hawkins DB. Selecting SSPL90 using probe-microphone measurements. In: Mueller HG, Hawkins DB, Northern JL. Probe microphone measurements: hearing aid selection and measurement. San Diego: Singular Publishing, 1992:145-181.

Herdman SJ, Tusa RJ. Avaliação e Tratamento dos Pacientes com Vertigem Postural Paroxística Benigna. IN: Herdman SJ. Reabilitação Vestibular. São Paulo: Manole, 2002: 447-471.

Hernandez AM. Atuação fonoaudiológica em neonatologia: uma proposta de intervenção. In: Andrade CRF. Fonoaudiologia em berçário normal e de risco. São Paulo: Lovise, 1996; 1:63-92.

Hétu RR, Getty L. Overcoming difficulties experienced in the work place by employees with occupational hearing loss. Washington: Volta Review, 1993; 95:391-402.

Hungria H. Otorrinolaringologia. Porto Alegre: Guanabara Koogan, 1991. 870p.

Jones JE, Henderson L, Avery DR. Use of a feeding obturator for infants with severe cleft lip and palate. Special Care Dent, 1982; 2: 116-20;

Junqueira P. Respiração oral: fonoterapia para adultos e crianças. In: Marchesan EQ. Motricidade orofacial: como atuam os especialistas. Comitê de Motricidade Orofacial – SBFa. São José dos Campos: Pulso, 2004.

Kennell JH, Klaus MH Bonding: recent observations that alter perinatal care. USA: Pediatr Rev 1998; 19(1):4-12.

Kileny PR, Kemink JL, Zimmerman-Phillips SZ. Cochlear implants in children. Am J Otol 1991; 12(2):144-146.

Kós AOA, Portinho F. Alterações Otológicas nos pacientes com fissura palatina. In: Carreirão S, Lessa S, Zanini AS. Tratamento das fissuras labiopalatinas. Rio de Janeiro: Revinter, 1996: 25-9.

Krakrauer LH. Terapia do respirador oral. In: Krakrauer LH, Di Francesco RC, Marchesan IQ (eds.). Conhecimentos essenciais para entender bem a respiração oral. São José dos Campos: Pulso, 2003.

Lago CP. Reações, sentimentos, atitudes de mãe de portadores labiopalatais e causas atribuídas à má-formação. Revista Odonto Ciência, 2002; 12,

Lederman H. Videofluoroscopia. In: Altmann EBC. Fissuras Labiopalatinas. Barueri: Pró-fono, 2005: 185-93.

Letowski TR. Nonlinear signal processing: classification of amplitude-compression systems. Hear J 1993; 46(11):13-16.

Lofiego JL. Fissura lábio-palatina: avaliação, diagnóstico e tratamento fonoaudiológico. 1ª ed. Rio de Janeiro: Revinter, 1992:258.

Lopes CD, Haddad AS, Mattos BSC, André M. Tratamento ortopédico-ortodôntico. In: Altmann EBC (ed.). Fissuras lábio palatinas. 4ª ed. São Paulo: Pró-Fono, 1997:213-232.

Lopes Fº O. Tratado de fonoaudiologia. São Paulo: Roca, 1997.

Lopes LD. Análise de ortopedia precoce de duas técnicas cirúrgicas da queiloplastia, em pacientes portadores de fissura lábio-palatinas bilaterais. Tese de Doutorado. Faculdade de Odontologia da Universidade de São Paulo, 1986.

Lopes LD. Métodos de retração ortopédica da pré-maxila nos fissurados bilaterais totais de lábio e palato, em diferentes idades. Tese de Mestrado. Faculdade de Odontologia da Universidade de São Paulo, 1977 a.

Lybarger SF. Earmolds. In: Katz J. Handbook of clinical audiology. 1ª ed. Basileira. São Paulo: Manole, 1999.

Martins S. Disfonia infantil. São Paulo: Revinter, 1998.

Maudonnet O. Avaliação Otoneurológica. São Paulo: BYK, 1999. 107p.

Mor R et al. Vestibulometria e Fonoaudiologia: como realizar e interpretar. São Paulo: Lovise, 1999: 40-125.

Morris SE, Klein MD. Pre-feeding skills – a comprehensive resource for mealtime development. USA: Therapy Skill Builders, 2000.

Mueller GH, Hal J. Hearing aids: fitting and verification. In: Mueller GH, Hal J. Audiologist desk reference, vol. II. San Diego: Singular Publishing, 1998:166-282.

Murdocco SMN. Ar, a energia da vida. In: Coelho-Ferraz MJP. Respirador bucal, uma visão multidisciplinar. São Paulo: Lovise, 2005.

Neto SC. Otite Média Secretora. In: Caldas N, Neto SC. Otologia e Audiologia em Pediatria. Rio de Janeiro: Revinter, 1999: 89.

Nicollas R, Giovanni A, Triglia JM. Dysphonia in children. Arch Pediatr 2008;15(6):1.133-1.138.

Osberger MJ, Zimmerman-Phillips SZ, Barker M, Geier L. Clinical trial of the Clarion® cochlear implant in children. Ann Otol Rhinol Laryngol 1999; 108(5):88-92.

Pedromônico MRM. O bebê atendido na unidade de terapia intensiva: a imagem de corpo. In: Bassetto MC (ed.). Neonatologia, um convite à atuação fonoaudiológica. São Paulo: Lovise, 1998.

Pelozzo A. O tratamento do recém-nascido portador de fissura labial e palatal, pelo cirurgião dentista. In: ARS CVRAND em Odontologia, revista de atualização, v.1. p. 4-10.

Pessoa KS. Avaliação Otorrinolaringológica. Trabalho de conclusão de curso (Especialização). Centro Especializado em Fonoaudiologia Clínica – audiologia clínica. Rio de Janeiro, 1999, 26f.

Petrelli E. Fissuras lábio-palatinas. In: __. Ortodontia para fonoaudiologia. São Paulo: Lovise, 1992:197-239.

exames não fazem o diagnóstico, mas confirmam uma hipótese diagnóstica.

É fundamental que todo indivíduo que apresente queixas e não tenha ido ao otorrinolaringologista seja a ele encaminhado, pois algumas patologias simples podem produzir tonturas, surdez e/ou zumbidos ou ainda modificar as respostas de uma avaliação otoneurológica: rolha de cerúmen, obstrução tubária, otite serosa, otite média crônica colesteatomatosa. Já no consultório médico, vários procedimentos de grande importância podem ser realizados na busca de um diagnóstico.

A exploração clínica do aparelho vestibular inclui o estudo de funções ligadas, direta ou indiretamente, ao equilíbrio.

Dessa forma, é importante estudar o equilíbrio estático, por meio das provas de Romberg, Romberg-Barré e Unterbenger, assim como o equilíbrio dinâmico pela marcha.

Incluem-se testes da função cerebelar, como a prova dos braços estendidos ou de Barre, e a diadococinesia, já que o cerebelo e o sistema vestíbulo-oculomotor possuem uma íntima relação.

Após essa avaliação, o paciente é encaminhado para a realização da pesquisa do nistagmo posicional e da avaliação instrumentada. Para a pesquisa do nistagmo posicional há duas diferentes manobras que podem ser usadas para provocar a vertigem e o nistagmo.

O teste mais utilizado é o de Hallpike-Dix, também chamado de Barany ou Nylen-Barany, juntamente com o teste de Brandt-Daroff.

Pelas manobras são possíveis a hipótese de vertigem postural paroxística benigna, assim como a identificação do canal semicircular que está afetado, e, ainda, se é um caso de cupulolitíase (onde os degenerativos do utrículo aderiram-se à cúpula do canal semicircular) ou se é canalolitíase (em que os degenerativos do utrículo flutuam livremente na endolinfa do canal).

Após a pesquisa do nistagmo posicional terá início a avaliação instrumental.

Essa avaliação é composta por várias provas, cujos resultados serão analisados em conjunto e comparados com padrões de normalidade preestabelecidos para concluir se existe ou não um comprometimento vestibular.

Inicia-se a avaliação por meio das provas oculomotoras que avaliam diferentes reflexos oculomotores responsáveis pela estabilização do olhar, úteis para informar a função central. Após essas provas, iniciam-se as provas vestibulares, que investigam a sua relação com o SNC, simetria entre os pares sinérgicos dos canais semicirculares e o estado de compensação vestibular.

A prova mais importante é denominada de calórica, pois há estimulação separada dos canais semicirculares laterais do lado direito e esquerdo.

A configuração semiológica do sistema vestibular constitui o resultado da análise final de todos os testes já relatados, associando-se história clínica e alterações encontradas no exame.

Como os critérios de normalidade nas diversas provas são determinados por estudos estatísticos, podem ser perfeitamente encontradas alterações isoladas sem que se confirme uma doença real. Assim, alterações isoladas podem estar presentes na avaliação otoneurológica de um indivíduo normal.

Realizada a avaliação otoneurológica, o paciente irá retornar ao médico solicitante para a determinação da conduta a ser realizada: medicamentosa, cirúrgica ou reabilitação vestibular.

Com o diagnóstico e o tratamento apropriados, cerca de 90% dos doentes usufruem de resultados favoráveis, alcançando expressiva melhora ou a erradicação dos sintomas da disfunção labiríntica.

BIBLIOGRAFIA

Almeida CIR. Tubos de Ventilação. In: Caldas N, Neto SC. Otologia e Audiologia em Pediatria. Rio de Janeiro: Revinter, 1999: 89.

Almeida K, Iório MCM. Processamento digital de sinal nas próteses auditivas. In: Almeida K, Iorio MCM. Próteses auditivas: fundamentos teóricos & aplicações clínicas. 2ª ed. São Paulo: Editora Lovise, 2003:151-184.

Altmann EBC, Vaz ACN, Paula MBSF, Khoury RBF. Tratamento Precoce. In: Altmann EBC. Fissuras Labiopalatinas. Barueri: Prófono, 2005: 291-324.

Andrade F, Andrade T, Pessoa G. O impacto do nascimento de um bebê portador de fissura labiopalatina no psiquismo materno: um trabalho desenvolvido no núcleo de atenção aos defeitos da face do Imip-NADEFI. Caderno Fafire 2006; 19.

Aranda F. Disfonia. Rio de Janeiro: Revinter, 1995.

Avedian LV, Ruberg, RL. Impaired weight gain in cleft palate infants. Cleft Palate J., 1980; 17: 24-6.

Behlau M, Pontes PP. Avaliação e tratamento das disfonias. São Paulo: Lovise, 1995.

Behlau M. Voz: O livro do Especialista, vol. 1, Rio de Janeiro: Revinter, 2001.

Bevilacqua MC, Moret ALM. Reabilitação e implante coclear. In: Lopes Filho O (org.). Tratado de Fonoaudiologia. 2ª ed. São Paulo: Tecmedd, 2004:423-435.

Bevilacqua MC. Implante coclear multicanal: uma alternativa na habilitação de crianças surdas. [Tese]. Bauru: Universidade de São Paulo, 1998.

Boèchat EM. Ouvir sob o prisma da estratégia. Dissertação (Mestrado em Distúrbio da Comunicação Humana) – Pontifícia Universidade Católica de São Paulo, São Paulo, 1992.

Brasil. Ministério da Saúde. Portaria GM/MS nº 2.073, de 28 de setembro de 2004. Institui a Política Nacional de Atenção à Saúde Auditiva. Disponível em: http://dtr2001.saude.gov.br/sas/PORTARIAS/ Port2004/GM/GM -2073.htm. Acessado em 14 de outubro de 2004.

Brock R. Recém-nascido prematuro, baixo peso e retardo do crescimento intra-uterino. In: Neonatologia, um convite à atuação fonoaudiológica. Bassetto MC. São Paulo: Lovise, 1998.

Castiquini EAT. Escala de integração auditiva significativa: procedimento adaptado para a avaliação da percepção da fala [dissertação]. São Paulo: Pontifícia Universidade Católica, 1998.

Costa Fº O, Bevilacqua MC, Moret ALM. Critérios de seleção de crianças candidatas ao implante coclear do hospital de pesquisas

- Terapia fonoaudiológica voltada para o **aproveitamento máximo da capacidade auditiva** e para a aquisição e desenvolvimento da linguagem oral na cidade de origem.
- Trabalho específico com **ênfase no desenvolvimento das habilidades auditivas da criança** na cidade de origem.

Critérios para adultos

- Idade acima de 18 anos, com deficiência auditiva sensório-neural pós-lingual bilateral severa ou profunda.
- O tempo de surdez deve ser inferior à metade da idade do candidato (em deficiências auditivas progressivas não há limite de tempo).
- Limiares auditivos com AASI menores do que 60 dB e escore de percepção de fala igual ou inferior a 50% na melhor orelha para sentenças do dia a dia ou de 40% em ambos os ouvidos.
- Apresentar adequação psicológica e motivação para o uso do implante coclear sem expectativas irreais.
- Condição para manter o equipamento em funcionamento.

Critérios que contraindicam o IC

- Presença de outros comprometimentos graves neurológicos associados à deficiência auditiva.
- Condições médicas ou psicológicas que possam contraindicar a cirurgia.
- Deficiência auditiva causada por agenesia da cóclea ou do nervo auditivo.
- Infecção ativa de orelha média.
- Expectativas irreais a respeito dos resultados, benefícios e limitação do implante coclear.

AVALIAÇÃO OTONEUROLÓGICA

Neste subcapítulo, será abordada a avaliação otoneurológica, realizada por fonoaudiólogos no âmbito da clínica audiológica.

A otoneurologia é o campo da otorrinolaringologia e da otologia que estuda o equilíbrio corporal, audição e suas relações com o sistema nervoso central (SNC) e integra o circuito multidisciplinar de investigação.

Os transtornos do equilíbrio estão entre os sintomas mais incapacitantes experimentados pelos pacientes que sofrem de transtornos vestibulares. Entender, prevenir e modificar os riscos dos transtornos do equilíbrio, juntamente com o tratamento dos sintomas e das causas subjacentes, constitui os principais esforços clínicos dos profissionais envolvidos.

A população é em maior parte do sexo feminino, de faixa etária acima de 30 anos. No entanto, nos dias atuais, é cada vez maior o atendimento a crianças e adolescentes.

De modo geral obtém-se êxito na realização completa dos exames, em crianças acima de 6 anos, embora seja possível realizar algumas provas nas crianças menores.

A vertigem em criança é uma queixa desafiadora para a qual existem várias etiologias em potencial; além disso, não conseguem descrever seus sintomas e deve-se confiar na observação dos pais e parentes.

Os sinais e sintomas indicativos de disfunção vestibular são vários e incluem retardo no desenvolvimento e nos reflexos, problemas visuais espaciais, perda auditiva, zumbido, sensibilidade ao movimento, padrões anormais de movimento, perda da coordenação motora, redução da coordenação olho-mão e olho-pé, ataxia, quedas, nistagmos, convulsões, tonturas, náuseas, plenitude auricular, dificuldade em se movimentar no escuro, alterações comportamentais, entre outras.

As possíveis causas também são variadas: traumatismo cabeça-pescoço, infecções otológicas crônicas, uso abusivo de medicamentos/álcool pela mãe durante a gestação, citomegalovírus, transtornos de imunodeficiência, enxaqueca, meningite, transtornos metabólicos, como a diabetes, medicamentos ototóxicos, transtornos neurológicos, síndromes genéticas, tumores na parte superior do cérebro, histórico familiar de vertigem, sensibilidade ao movimento, perda auditiva, entre outras.

As crianças podem desenvolver um transtorno vestibular por nenhuma razão conhecida e as razões subjacentes podem não ser determinadas mesmo com os testes mais agressivos, embora isso não exclua o tratamento eficaz.

Cabe ao fonoaudiólogo a tarefa de avaliar os transtornos auditivos, tanto em seus aspectos periféricos quanto centrais, e essa avaliação já é rotina clínica. Entretanto, em relação ao estudo do labirinto posterior (porção vestibular), tem-se observado que apenas recentemente os profissionais têm demonstrado aprimoramento de seus conhecimentos.

A avaliação otoneurológica consiste em um conjunto de procedimentos que permite a exploração semiológica dos sistemas auditivo e vestibular e de suas relações com o SNC.

A anamnese, a avaliação otorrinolaringológica, a investigação audiológica e o exame vestibular são os seus componentes.

A equilibriometria ou vestibulometria estuda a função vestibular e suas correlações com os sistemas ocular e proprioceptivo, cerebelo, medula espinhal e a formação reticular do tronco cerebral.

Os objetivos dessa avaliação são: verificar se há ou não comprometimento vestibular; identificar o(s) lado(s) da lesão; localizar a lesão em nível periférico ou central; caracterizar o tipo de lesão; auxiliar no reconhecimento da causa; determinar o prognóstico da afecção; monitorar a evolução do paciente com a terapêutica instituída.

Diversos exames subsidiários laboratoriais complementam a elucidação da etiologia.

Em clínica médica a anamnese responde por 60% do diagnóstico; em otoneurologia ela pode chegar a 80%. Os

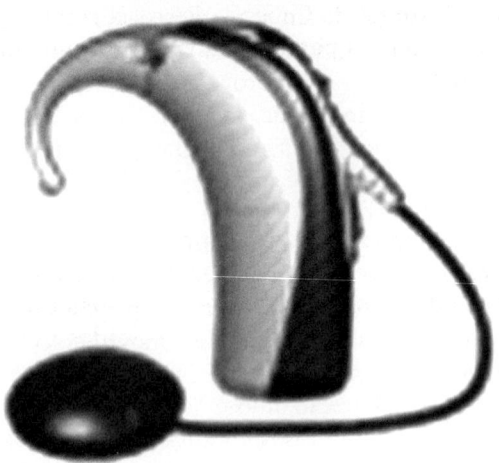

Fig. VIII.1.3. Processador retroauricular.

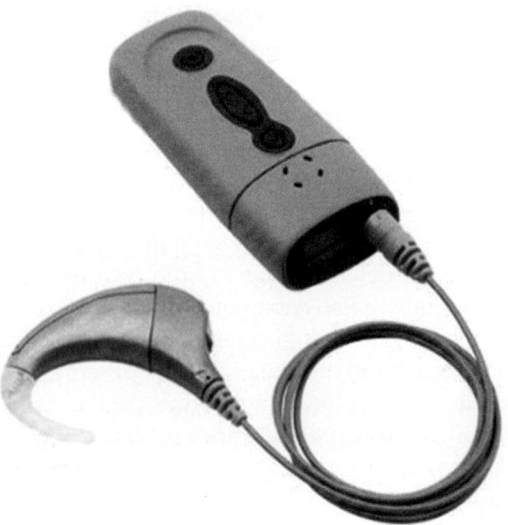

Fig. VIII.1.4. Processador de caixinha.

A ativação dos eletrodos do IC é feita entre 30 e 40 dias após a cirurgia e consiste na ativação do dispositivo interno por meio da conexão entre o processador de fala e a interface do computador através de um *software*.

Avaliação do candidato ao IC

Decisões sobre implante requerem uma equipe interdisciplinar capaz de tomar decisões juntamente com os pais e/ou familiares com base no prognóstico sobre a qualidade de vida que o paciente pode ter com o resultado de um implante, pois alguns são considerados como casos especiais. Sendo assim, no IMIP, a avaliação dos pacientes candidatos ao IC é realizada por meio de uma equipe multidisciplinar, composta por médicos otologistas, fonoaudiólogos, psicólogos, assistentes sociais e outros que se façam necessários, em que posteriormente os dados da avaliação serão analisados pela equipe. Os procedimentos incluem: entrevista para o histórico clínico; avaliação clínica fonoaudiológica; avaliação com médico otologista e avaliação audiológica composta pela audiometria de reforço visual para crianças menores de 2 anos; audiometria tonal limiar; imitanciometria; potenciais auditivos evocados de tronco cerebral (BERA); emissões otoacústicas (EOA); testes de percepção de fala; testes de aparelhos de amplificação sonora individuais, e, também, avaliação social e psicológica do paciente e da família. Outras avaliações são solicitadas quando necessário.

O desempenho da criança não está somente vinculado às questões técnicas do sistema do implante coclear. Fatores como o modo de comunicação da criança no período pré-cirúrgico, a função cognitiva, a qualidade de (re)habilitação após a implantação e a participação da família no processo terapêutico também podem interferir nos resultados. As crianças e adultos surdos não fazem parte de um grupo homogêneo, com características semelhantes. Sendo assim, a indicação cirúrgica somente é feita após um processo de avaliação criterioso.

São considerados candidatos ao uso do dispositivo de implante coclear as crianças com deficiência auditiva sensório-neural profunda a partir dos 12 meses de idade e adultos que apresentem deficiência auditiva sensório-neural bilateral de grau severo a profundo e que não obtiveram benefícios com o uso de aparelhos de amplificação sonora individual (AASI).

Critérios para crianças

- **Na deficiência pré-lingual** (antes da aquisição da linguagem oral): idade até 3 anos, com deficiência auditiva sensório-neural bilateral severa (idade mínima de 18 meses) ou profunda (idade mínima de 12 meses).
- **Na deficiência pós-lingual** (após aquisição da linguagem oral): não há limite de idade, mas o tempo de surdez não deve ultrapassar 6 anos.
- Limiares auditivos iguais ou menores do que 60 dB nas frequências da fala, após habilitação intensa e efetiva com AASI potente adaptado adequadamente.
- Pouca ou nenhuma detecção dos sons da fala, baixo índice de reconhecimento auditivo em testes de percepção de fala, baixo escore obtido na Escala de Integração Auditiva Significativa para Crianças Pequenas (IT-MAIS).
- **Ausência de comprometimentos** de natureza intelectual ou emocional, que, associados à deficiência auditiva, impeçam o desenvolvimento pleno da criança.
- Famílias organizadas para o tratamento e acompanhamento, motivadas para o uso do implante coclear, com condição para manter o equipamento em funcionamento e sem expectativas irreais.

visual ou auditivamente, como, por exemplo, procurar posições mais estratégicas, como estar de frente para o interlocutor; alterar posições de móveis e fontes de luminosidade para obter melhor visualização do interlocutor; diminuir a distância da fonte sonora; evitar distrações ou interferências visuais; buscar locais mais silenciosos ou se distanciar das fontes de ruído; solicitar mudança sobre a velocidade de fala.

Candidatos ao uso de prótese auditiva

A meta do uso da prótese é tentar colocar a função auditiva o mais normal possível, tornando mais audíveis os sons de intensidade fraca, assim como facilitar a educação e o desenvolvimento psicossocial e intelectual de indivíduos com alguma deficiência auditiva.

Quem são os candidatos ao uso da prótese auditiva? Com base nas diretrizes da Organização Mundial de Saúde e considerando o consenso de especialistas quanto à indicação da amplificação sonora, vemos que:

a. Há consenso quanto ao benefício da amplificação sonora, considerando a perda auditiva bilateral permanente, para pacientes que apresentem, no melhor ouvido, média dos limiares tonais nas frequências de 0,5-4 kHz maior do que 30 dB(NA).
b. Não há consenso quanto à indicação da prótese: crianças com perdas auditivas com média dos limiares entre 20 dB (NA) e 30 dB (NA) e perdas auditivas unilaterais; perda auditiva flutuante bilateral sem monitoramento médico e audiológico sistemático; adultos com perda auditiva profunda bilateral pré-lingual, não oralizados, sem apresentar detecção de fala com amplificação; indivíduos com perda auditiva e distúrbios neuropsicomotores graves, sem adaptação anterior com prótese e sem uso de comunicação oral; perdas auditivas limitadas a frequências agudas; deficientes auditivos com queixa de intolerância (recrutamento) a qualquer tipo de som amplificado; casos com anacusia unilateral com audição normal no ouvido contralateral.

Implante coclear (IC)

Vários estudos foram realizados desde a década de 1920 na tentativa de restaurar a audição. A partir deles, a tecnologia dos implantes cocleares tem sido desenvolvida – desde um dispositivo somente com um eletrodo (ou canal) até um sistema complexo que transmite grande quantidade de informação sonora através de múltiplos eletrodos.

O IC é um dispositivo eletrônico de alta tecnologia que substitui parcialmente a função das células ciliadas lesadas ou ausentes, proporcionando a estimulação elétrica das fibras remanescentes do nervo auditivo daqueles que não tiveram benefício com o uso dos aparelhos de amplificação sonora individual (AASI) convencionais.

O IC é reconhecido pela Associação Americana de Medicina e pela Academia Americana de Otorrinolaringologia – Cirurgia da Cabeça e Pescoço, como o padrão de tratamento para perda auditiva sensório-neural bilateral profunda.

Diferença entre aparelho auditivo e implante coclear

Os aparelhos auditivos amplificam o som, sendo necessário resíduo de células ciliadas para que haja percepção dos sons da fala. Mesmo os sons produzidos pelos aparelhos auditivos mais sofisticados podem não proporcionar benefícios suficientes às pessoas com perda auditiva severa a profunda nos dois ouvidos, pois, a respeito do volume do som produzido pelo aparelho auditivo, um ouvido com deficiência auditiva profunda não consegue processar as informações que recebe, uma vez que suas células ciliadas estão danificadas.

O implante coclear, ao contrário do AASI, não amplifica o som; ele transmite informações sonoras úteis, incluindo as de altas frequências, ao estimular diretamente, através de impulsos elétricos, as fibras nervosas auditivas remanescentes, permitindo que a pessoa ouça sons e melhorando, assim, a percepção da fala.

Funcionamento do IC

O processador de fala capta o som através do microfone e o converte em sinais codificados que a antena transmissora envia para o componente interno; daí, o receptor-estimulador converte os sinais em energia elétrica e os envia para os eletrodos situados dentro da cóclea, estimulando o nervo auditivo sem passar pelas células ciliadas, e o cérebro detecta os sinais, resultando na audição do som (Fig. VIII.1.2). O processador de fala pode ser retroauricular (Fig. VIII.1.3) ou de caixinha (Fig. VIII.1.4).

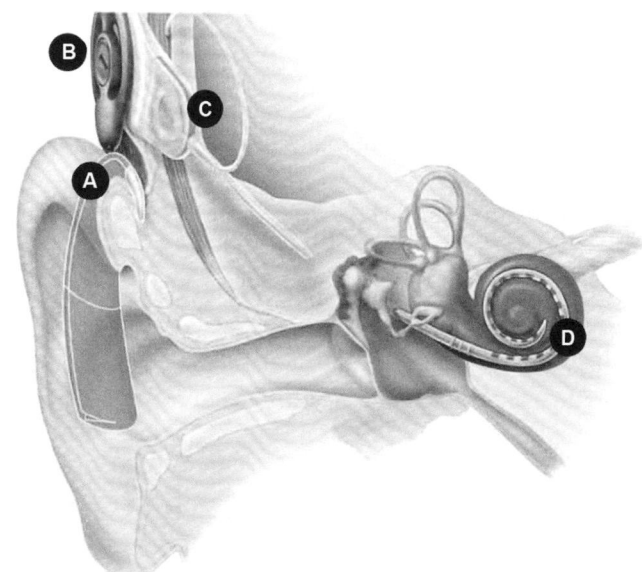

Fig. VIII.1.2. A, Processador de fala; **B**, antena transmissora, **C**, receptor/estimulador; **D**, feixe de eletrodos.

Características eletroacústicas das próteses auditivas

As próteses têm como principais características eletroacústicas o ganho acústico, a resposta de frequência e a saída máxima do ganho amplificado. O ganho acústico é a diferença entre o som que entra e o que sai e está diretamente relacionado com o grau da perda auditiva do usuário. A resposta de frequência é dada pela relação de amplificação entre as diversas frequências, em graus variados, com ênfase nos graves ou agudos. A saída máxima é o maior nível de pressão sonora produzido pela prótese após a amplificação do sinal acústico e está diretamente relacionada ao nível de desconforto auditivo presente nas frequências altas. Toda prótese tem a máxima potência de saída do aparelho, denominada de *nível de saturação sonora* (SSPL90), independentemente da intensidade de entrada *(input)*.

Embora a retroalimentação, ou *feedback*, não seja uma característica eletroacústica, ela se torna um problema na adaptação das próteses. O processo ocorre quando existe vazamento do som vindo do receptor, que é captado pelo microfone e novamente amplificado, gerando um apito audível ou microfonia. A microfonia é essencialmente um fenômeno de alta frequência que ocorre devido ao fato de a vibração mecânica do receptor ser captada pelo microfone que está próximo ou é resultante da interação bobina telefônica e outro campo magnético. As perdas auditivas com ênfase nas frequências agudas são mais propensas ao problema.

Considerações sobre acústica dos moldes auriculares

A função primária do molde é conduzir o som amplificado até a membrana timpânica, promovendo fixação à orelha do usuário. Eles são confeccionados em acrílico ou em silicone.

Algumas modificações podem interferir na curva de resposta da prótese, alternando o sinal acústico reproduzido. As mais comuns são as ventilações (orifícios no canal do molde), e quanto maior o seu diâmetro, maior a redução de amplificação nos graves. Ventilações menores do que 1mm apenas equalizam a pressão dentro do canal auditivo esterno (CAE), reduzindo a sensação de plenitude dentro do canal auditivo.

Recentemente, com o advento dos moldes em corda, com olivas abertas, e de aparelhos com amplificação apenas para as frequências agudas, ficou mais fácil a adaptação de usuário com perda auditiva em rampas descendentes.

Verificação do desempenho das próteses auditivas

Uma das formas mais objetivas de avaliar o desempenho da prótese é por meio de equipamentos com microfone-sonda, que verificam o ganho acústico, a saída máxima, a resposta de frequência e as características de compressão da prótese. Essas medidas com microfone-sonda (mensurações na orelha do usuário) avaliam o ganho da prótese nas condições de uso diário, ou seja, com a prótese no meato acústico externo do usuário e com a programação e volume utilizados pelo usuário. Esse tipo de avaliação é importante também para verificar a perda de oclusão pelo molde, dada pela prótese próxima à membrana timpânica. Além disso, esse tipo de mensuração possibilita ajustar a máxima amplificação da prótese considerando o volume do meato acústico externo, o que previne que sons intensos provoquem desconforto ou piorem a audição.

Em crianças pequenas, o volume residual entre a ponta do molde e a membrana timpânica é bem menor do que os valores obtidos no acoplador de 2mL, o que resultará em um nível de pressão sonora maior do que os referidos nas fichas técnicas das próteses.

Outra forma de verificação é por meio do teste de audiometria tonal e vocal em campo livre, em que a diferença do resultado com e sem prótese representa o ganho funcional da amplificação. Uma limitação desse procedimento é para as próteses digitais com circuitos de compressão dinâmicos. Como já mencionado, as compressões não lineares (curvilíneas) são caracterizadas segundo o modo como o sinal de fala é processado, considerando os picos mínimo e máximo, respectivamente, de 60 e 65 dB NPS, com variação média em torno de 30 dB. Nesses casos, as próteses tendem a superestimar o ganho fornecido pela prótese para entradas sonoras de média intensidade, como, por exemplo, a fala. Assim, para os usuários com esse tipo de tecnologia, as avaliações por meio do ganho funcional são questionáveis, sendo mais indicadas as realizadas por intermédio de equipamento com microfone-sonda.

Outros procedimentos importantes para verificar o desempenho da prótese são os testes de percepção da fala, que possibilitam demonstrar não só o benefício, mas também as limitações da prótese no que refere à habilidade de percepção do som, assim como medem de que forma o usuário pode compreender a fala com e sem o uso da amplificação. Esta etapa é fundamental na medida em que quantifica as habilidades auditivas no momento inicial da adaptação da prótese.

Orientação ao usuário

A diretriz do aconselhamento sobre o uso efetivo da prótese vai depender de fatores individuais, tais como: severidade da deficiência; interesse pessoal; atitude do usuário sobre o uso de amplificação; experiência prévia; complexidade do sistema de amplificação utilizado; presença de outros comprometimentos, tais como deficiência visual, retardo mental, distúrbios psiquiátricos ou artrites nas mãos; aspectos psicológicos, emocionais e sociais inerentes em cada indivíduo.

As orientações devem priorizar o desenvolvimento de "estratégias" que funcionem como agentes facilitadores para que a mensagem seja mais facilmente recebida

mos avançados de redução de ruído, expansão e *feedback* dinâmico. A compressão empregada nesses aparelhos é a compressão curvilínea, além da WDRC, apresentando razões de compressão variáveis, progressivamente mais altas, com vários limiares de compressão em sequência, gerando uma função de entrada e saída curvilínea.

Esse sistema, quando visa compensar características da audição alterada, utiliza limiares bastante baixos, caracterizando a "expansão" ou *soft squelch*. A redução de ruído é realizada pelo algoritmo gerenciador de ruído, que trabalha em conjunto com o microfone direcional, priorizando a fala em situações onde o ruído está presente. O *feedback* é controlado pelo algoritmo DFC (cancelamento de *feedback* dinâmico), é ativo no aparelho e preparado para cancelar a onda geradora do *feedback* na sua fase oposta. A presença desses três algoritmos já descritos enquadra os modelos avançados na *classe C* da portaria do SUS (Quadro VIII.1.5).

Características físicas das próteses auditivas

As próteses são denominadas de *retroauriculares*, quando os componentes eletroacústicos se encaixam atrás da orelha do usuário, ou *intra-auriculares*, quando esses componentes são usados dentro do molde auricular do indivíduo; quando menores, são chamadas de microcanal.

Basicamente são três os itens que compõem uma prótese auditiva:

a. Microfone (capta o som e o transforma em onda elétrica) – pode ser ominidirecional ou direcional em relação à direção da fonte sonora. No ominidirecional, o som é capturado em todos os ângulos de incidência, e o direcional capta de forma variada os sons de diferentes ângulos. Nas próteses de tecnologia de ponta, o conceito é a utilização de múltiplos microfones, e a direcionalidade é controlada para melhorar a relação sinal/ruído na inteligibilidade da fala.
b. Amplificador (modifica o sinal, aumentando sua intensidade) – tem a capacidade de aumentar a intensidade sonora, denominada de ganho, que deve ser ajustada de acordo com a configuração audiométrica do indivíduo.

Os ajustes de frequência são realizados pelos controles de tonalidade, e os controles de saída máxima controlam a saída máxima de amplificação da prótese.

c. Receptor (atua como alto-falante e transforma o sinal elétrico em sonoro) – responsável pela transdução de saída da prótese auditiva. Entradas alternativas, como a bobina telefônica e as entradas de áudio (sistemas FM), podem ser utilizadas na captação do sinal acústico.

Quadro VIII.1.5. Classificação das próteses auditivas segundo tecnologia e características eletroacústicas

Variável	Tecnologia da prótese auditiva		
	Classe A	Classe B	Classe C
	Não programáveis	Programáveis ou não	Programáveis
Condução do som	Aérea ou óssea	Aérea ou óssea	Aérea
Controle/saída	PC ou compressão de limitação	Compressão de limitação	Compressão de limitação
Compressão	Monocanal	WDRC mono ou multicanal	WDRC multicanal
Controles disponíveis	Ganho, corte de grave e/ou corte de agudo, controle/saída máxima	Ganho, corte de grave e/ou corte de agudo, controle/saída máxima, controle do limiar e/ou razão de compressão	Ganho, corte de grave e/ou corte de agudo, controle/saída máxima, controle do limiar e/ou razão de compressão e/ou controle das constantes de tempo da compressão
Controle/volume	Manual	Manual e/ou automático	Manual e/ou automático
Entradas alternativas	Bobina telefônica e/ou entrada de áudio	Bobina telefônica e/ou entrada de áudio	Bobina telefônica e/ou entrada/áudio
Memórias	Única	Única ou multimemória	Única ou multimemória
Microfone	Omnidirecional ou direcional	Omnidirecional ou direcional	Omnidirecional ou direcional
Controle de ruído	–	–	Algoritmo para redução de ruído
Expansão	–	–	Expansão
Feedback	–	–	Algoritmo para redução de *feedback* (tipo passivo)

Fonte: Portaria SAS/MS 578/2004.

No mundo, a deficiência auditiva continua sendo um dos mais frequentes déficits sensoriais presentes na população. Segundo dados do estudo *Global Burden of Disease* (2005), publicados no World Health Report pela Organização Mundial de Saúde (2006), foi estimado que 278 milhões de indivíduos no planeta tinham algum tipo de deficiência auditiva de moderada a profunda em ambas as orelhas.

No Brasil, o IBGE, em 2000, estimou que 5.750.809 de indivíduos possuem algum tipo de déficit auditivo, com maior distribuição na área urbana (4.646.012 de indivíduos). Desses cinco milhões, estima-se que 176.067 estejam incapacitados de ouvir e que 860.889 apresentem alguma dificuldade de ouvir de forma permanente, sem tratamento clínico.

O aumento absoluto do número de casos com deficiência auditiva se deve ao crescimento da população em geral e da expectativa de vida. À medida que a população envelhece, acumula exposição ao barulho e a outros fatores de risco e pode perder a audição, chegando até a surdez. A deficiência auditiva, quando iniciada na idade adulta, já constitui a 15ª causa de problemas de saúde no mundo e a segunda entre os indivíduos que possuem algum tipo de incapacidade de escuta, equivalendo a 4,6% da população global.

No Brasil, em 2004, o Ministério da Saúde instituiu a Política Nacional de Atenção à Saúde Auditiva por meio da Portaria GM/MS 2.073, de 28/09/2004, com o objetivo de buscar a atuação efetiva na melhoria da qualidade de vida das pessoas com deficiência auditiva.

Tecnologias das próteses auditivas

Os incrementos tecnológicos utilizados nas próteses auditivas avançaram com a mesma velocidade que os processadores utilizados nos sistemas computadorizados, levando os fabricantes a investirem na tecnologia digital em detrimento da tecnologia analógica (programável ou ajustada por chave).

Atualmente, graças ao desenvolvimento da tecnologia digital, miniaturização dos circuitos eletrônicos e dos avanços nos moldes, é possível proporcionar uma qualidade sonora muito além do que se obtinha há poucos anos. Do ponto de vista estético, as inovações são as próteses retroauriculares com microtubos que substituem os moldes convencionais, diminuindo ou eliminando o efeito de oclusão do molde (Fig. VIII.1.1), aparelhos *wireless* que se comunicam entre si.

O conceito mais atual que define as características de uma prótese auditiva está na forma de como o sinal acústico é amplificado, se linear ou não linear (ver Fig. VIII.1.2, pág. 596). Em próteses lineares, analógicas ou digitais, o sinal é processado de forma linear, o que significa simplesmente que as mudanças na saída sempre mantêm uma relação direta e constante com as mudanças na entrada dos sinais, também descrita como a razão de 1:1 dB, e geralmente entram em saturação quando o sinal de entrada atinge 90 dBNPS. Para o Sistema Único de Saúde (SUS), essas são as características de próteses na categoria de *classe A*.

Já nas próteses não lineares, as digitais, o sinal é processado conforme a entrada do sinal. Isso se deve ao circuito computadorizado para processamento de sinais, ou processador digital de sinais (DSP), e aos transdutores, seja o de entrada (microfone) ou o de saída (receptor). Dessa forma, valores diferentes de ganhos são fornecidos às diversas intensidades sonoras de entrada, sendo que os sons mais baixos e menos perceptíveis apresentam maior ganho, enquanto os sons médios e mais intensos apresentam menor ganho devido à ação da compressão.

No caso da prótese digital programável, a vantagem é a plataforma do processador de sinal *digital signal processing* (DSP), que utiliza sistema de compressão dinâmica (*wide dynamic range compression* [WDRC]), no qual o ganho depende do nível de entrada do sinal acústico e prioriza o modo como o sinal de fala é processado. O propósito é normalizar o *loudness* para fonemas e/ou monossílabos sem distorção e ênfase nas consoantes finais. Essa compressão tem ação nos diferentes canais, seja um ou mais canais, e possui apenas um limiar de compressão em torno de 45 dB e razão de compressão variada. Dependendo do modelo do aparelho e da configuração audiométrica, a compressão pode ser dividida em compressão silábica ou adaptativa para ambos os canais, de frequências baixas e altas. Para o SUS, essas são as características das próteses de *classe B*.

As próteses desenvolvidas a partir da geração de inteligência artificial foram possíveis para que essas respondessem às diferenças sonoras com mais precisão, graças à combinação de dois microfones, omnidirecional e direcional, juntamente com o auxílio dos algorit-

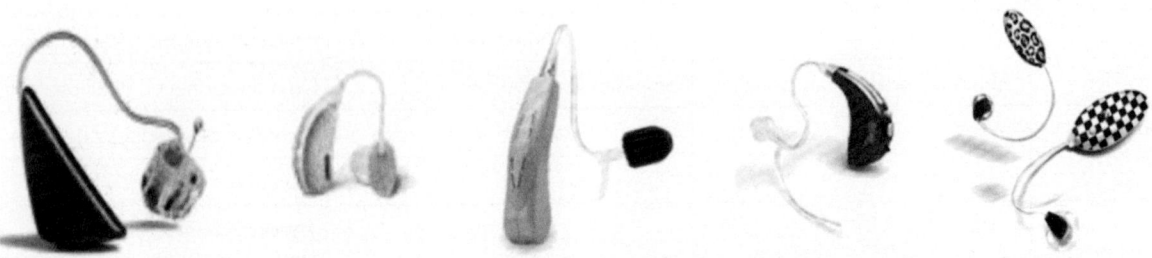

Fig. VIII.1.1. Avanços estéticos das próteses auditivas retroauriculares.

cialmente quando sua incidência é comparada com as afecções que podem ser identificadas por meio do "teste do pezinho", como verificamos no Quadro VIII.1.3.

O National Institute on Deafness and Other Comunication Disorder (1993) recomenda que se utilize como metodologia para triagem inicial o exame de emissão otoacústica (EOA) ou respostas auditivas do tronco cerebral (BERA).

A triagem auditiva neonatal é realizada no IMIP por meio do exame de emissões otoacústicas evocadas. Esse é um método objetivo, rápido, indolor e não invasivo. Tem como objetivo avaliar a integridade e a funcionalidade da cóclea. Pode ser realizado a partir de 24 horas de vida.

Além da EOA, as crianças também são submetidas à avaliação comportamental. Essa avaliação consiste na observação da mudança do comportamento após a estimulação auditiva, feita por instrumentos sonoros não calibrados, mas de intensidade e faixa de frequência conhecidas. A pesquisa do reflexo cocleopalpebral (RCP) é sempre realizada. Esse reflexo deve estar presente em todas as crianças com audição normal. Utiliza-se o instrumento musical agogô para desencadeá-lo, por ser um aparelho de forte intensidade sonora (acima de 90 dBNPS).

Os critérios de normalidade utilizados nessa avaliação são os propostos por Azevedo (1993), mostrados no Quadro VIII.1.4.

Todos os RNs do programa mãe-canguru, habitualmente prematuros ou com baixo peso ao nascer, são testados. Quando a surdez é diagnosticada, a criança é inserida no programa de doação de prótese auditiva e encaminhada para estimulação de fala e linguagem.

Quadro VIII.1.3 Afecções detectadas no nascimento

Fenilcetonúria	1:10.000
Anemia falciforme	2:10.000
Hipotireoidismo	2,5:10.000
Surdez	30:10.000

Quadro VIII.1.4 Critérios de normalidade na avaliação

Idade	Recém-nascido a termo	Recém-nascido pré-termo
0-3 meses	Atenção/orientação	Atenção
3-6 meses	Atenção (3 meses) Procura da fonte sonora Localização lateral (5 meses)	Atenção Procura da fonte sonora*
6-9 meses	Localização lateral Indireta para cima Indireta para baixo	Localização lateral Indireta para baixo*
9-13 meses	Localização lateral Direta para baixo Indireta para cima	Localização lateral Direta para baixo Indireta para cima

*Diferença estatisticamente significativa.

As crianças que apresentam risco para perda auditiva tardia são acompanhadas periodicamente até o 1º ano de vida. A orientação aos pais em relação ao desenvolvimento auditivo normal é reforçada em todos os atendimentos.

Conclusão

Este capítulo teve como objetivo fazer uma breve exposição do trabalho fonoaudiológico, que tem como princípios norteadores um caráter preventivo junto à criança e à família, trabalhando também com as doenças dentro de um contexto familiar e social.

Seleção, indicação e adaptação de prótese auditiva

Introdução, conceituação e epidemiologia

A deficiência auditiva traz inúmeras limitações para o desenvolvimento do indivíduo, uma vez que é essencial para a aquisição da linguagem falada. Além disso, cria lacunas nos processos psicológicos de integração de experiências, afetando o equilíbrio e a capacidade normal do desenvolvimento do indivíduo.

Tanto a surdez como a deficiência auditiva são doenças incapacitantes sérias, que podem levar os indivíduos, as famílias e a sociedade a uma sobrecarga tanto social como econômica. Só a partir da classificação internacional (CIDID), em 1989, para deficiências, incapacidades e desvantagens, é que o conceito da deficiência se tornou mais abrangente. A Organização Mundial de Saúde (OMS) passou a fazer distinção na deficiência auditiva para o funcionamento anormal da orelha. O distúrbio se refere às alterações na função auditiva básica, como, por exemplo, a diminuição ou perda da sensibilidade da resolução de frequência (percepção). Já a incapacidade funcional se refere às atividades diárias, principalmente à má percepção da fala em ambientes ruidosos, televisão, rádio, cinema, teatro, igrejas, sinais sonoros de alerta, música e sons ambientais. No caso da desvantagem auditiva, ela se relaciona com os aspectos não auditivos, resultantes da deficiência e da incapacidade auditiva, que limitam ou impedem o indivíduo de desempenhar adequadamente suas atividades de vida diária e, geralmente, são influenciados pela idade, sexo, fatores psicossociais e culturais.

Considerando a deficiência auditiva do ponto de vista ergonométrico, quando se confrontam as demandas auditivas e as capacidades auditivas "normais" com a incompatibilidade entre demandas e capacidades, essas são identificadas como "condições extremas". Isso se deve ao fato de que os ambientes desfavoráveis (reverberantes) restringem a possibilidade de se fazer uso da resolução auditiva, temporal, espacial e de frequência. Além do mais, na presença do ruído ambiental, a capacidade de discriminar dois ou mais sons simultâneos sem que um seja mascarado pelo outro fica bastante prejudicada.

As disfonias são classificadas em:

1. **Disfonias funcionais:** são as alterações vocais que decorrem geralmente do mau uso, ou abuso, de um aparelho fonador anatômica e fisiologicamente intacto. Abusos vocais, como gritar, falar em forte intensidade ou rapidamente, são comportamentos que, quando repetidos sistematicamente, podem afetar a saúde vocal.
2. **Disfonias organofuncionais:** são alterações vocais que acompanham lesões benignas, decorrentes de comportamento vocal inadequado. Para alguns autores, trata-se de disfonias funcionais diagnosticadas tardiamente.

Uma grande parcela dos nossos atendimentos na área de voz é o nódulo de prega vocal, lesão encontrada em crianças de ambos os sexos, com leve prevalência nos meninos, geralmente com pico de incidência na faixa etária dos 7 aos 9 anos.

3. **Disfonias orgânicas:** são alterações independentes do mau uso da voz, mas que afetam diretamente as estruturas das pregas vocais, como alterações vocais por carcinoma laríngeo, doenças neurológicas, quadros inflamatórios ou infecciosos agudos.

Dentre as várias lesões laríngeas, o papiloma de laringe, lesão neoplásica benigna, causada pelo papilomavírus humano (HPV), ocupa um papel de destaque pelo seu comportamento agressivo durante a infância. Frequentemente, a criança com papilomatose é submetida a inúmeras cirurgias, não havendo, até o presente momento, um tratamento efetivo.

Quadro VIII.1.2 Alterações segundo faixa etária

Idade	Alterações
0 a 3 meses	• Ausência de emissões sonoras como: sons guturais, vocalizações, sons reflexos • Não reage a sons fortes
3 a 6 meses	• Não produz sons de forma variada • Não imita sons vocálicos • Não presta atenção aos sons, chegando a interromper a atividade para ouvi-los
6 a 12 meses	• Não iniciou o balbucio • Não entende gestos do tipo: "vem cá", "tchau", "não" • Não responde a chamados • Não localiza a direção do som • Ainda não emite palavras com significado
1 a 2 anos	• Não nomeia objetos • Ainda não emprega alguns verbos • Ainda não constrói frases com dois elementos: "qué mama", "qué gagau" • Não compreende ordens simples: "não mexa", "dá pra mamãe" • Não localiza a fonte sonora ao lado, embaixo, em cima
2 a 3 anos	• Não forma frases simples • Não consegue localizar partes do corpo • Não entende ordens complexas: "Pegue o copo e dê para mamãe" • Ausência de linguagem compreensível • Não sabe responder qual é o seu nome • Não adquiriu os seguintes fonemas até os 2 anos: p, b, t, d, f, v, m, l • Não adquiriu os seguintes fonemas até os 3 anos: k, g, s, z, j, ch, nh, lh, rr • Encontra-se fazendo uso de chupeta e mamadeira
4 a 5 anos	• Ainda não adquiriu todos os fonemas da língua • Não usa sentenças com cinco elementos • Não utiliza estruturas frasais mais completas • Não adquiriu os grupos consonantais do r e l • Permanência da disfluência com esforço (gagueira)

Quando encaminhar para o fonoaudiólogo

O profissional de saúde deverá intervir o mais precocemente possível sempre que encontrar as alterações mostradas no Quadro VIII.1.2.

AUDIOLOGIA
Triagem auditiva neonatal

O perfeito desenvolvimento da audição é fator primordial na aquisição de linguagem. A preocupação com a saúde auditiva da criança é decorrente do aumento significativo da sobrevivência dos RN prematuros.

As vantagens da detecção precoce da surdez em crianças justificam a necessidade de implantação de programas de triagem auditiva neonatal. A avaliação dos RNs que apresentam um ou mais indicadores de risco para surdez, de acordo com o Joint Committee on Infant Hearing (2000), pode identificar cerca de 50% dos casos de surdez congênita:

- Neonatos com permanência superior a 48 horas na UTI neonatal.
- Malformação de cabeça e pescoço.
- Síndromes associadas a alterações auditivas.
- História familiar de deficiência auditiva congênita.
- Infecções neonatais (STORCH).

A aquisição da linguagem pela audição é uma função que depende do tempo e está relacionada a períodos de maturação precoce, denominados de *períodos críticos* para o desenvolvimento de funções biológicas, os quais são responsáveis pela aquisição da linguagem em tempo certo.

Os primeiros anos de vida são essenciais à aquisição de linguagem, pois, nesse período, a criança está aberta a novas informações (*inputs*). Uma perda auditiva, quando diagnosticada tardiamente, provocará prejuízos linguísticos devido à privação sensorial.

Dentre as afecções que podem ser detectadas ao nascimento, a identificação da surdez é significativa, espe-

Desvios fonéticos e fonológicos*

Representam as alterações que afetam os padrões de pronúncia que podem comprometer o uso da linguagem com fins comunicativos, ou seja, são omissões, trocas ou distorções dos fonemas na fala. De acordo a experiência ambulatorial no IMIP, os desvios fonológicos são responsáveis por mais da metade dos atendimentos, correspondendo a aproximadamente 70% da demanda.

Essas alterações podem ser ocasionadas por problemas:

1. Anatômicos: fissuras labial, palatina e labiopalatina.
2. Orgânicos: hipoacusia, hipertrofia de adenoide etc.
3. Emocionais: psicoses infantis e desajustes psicológicos graves.
4. Funcionais: são alterações da fala sem comprometimento anatômico, orgânico ou emocional. Em geral, as crianças apresentam: uso prolongado da chupeta, sucção digital, mamadeira, têm hábitos alimentares inadequados, há falta de estimulação ou superproteção.

Atualmente, as alterações na fala decorrentes de causas orgânicas e anatômicas são chamadas de desvios fonéticos. Quando não há comprometimento orgânico aparente, são denominadas de desvios fonológicos. Portanto, no desvio fonético o indivíduo apresenta dificuldade na emissão dos fonemas devido a alterações anatômicas, motoras e sensoriais (p. ex., deficiência auditiva e fissura labiopalatal), enquanto no desvio fonológico se observam trocas e omissões fonêmicas, porém, sem que haja alteração orgânica, sendo considerado normal que algumas crianças apresentem essas alterações fonêmicas durante o processo de desenvolvimento da fala.

A criança inicia o processo de desenvolvimento da fala por volta de 1 ano de idade. Espera-se que entre 4 e 5 anos já esteja com todos os fonemas adquiridos, incluindo os "erres" e os grupos fonêmicos do /r/ e /l/, que possuem uma aquisição complexa (p. ex., pera, praia, blusa).

Gagueira

Distúrbio da expressão verbal que afeta principalmente o ritmo da fala. Trata-se de um distúrbio funcional sem alteração dos órgãos fonoarticulatórios (língua, lábios, bochechas, palato), estando relacionado com a presença de um interlocutor.

Considera-se normal que algumas crianças apresentem um período de disfluência na fala entre os 3 e 6 anos, chamado de gagueira fisiológica.

A gagueira propriamente dita é caracterizada pela descontinuidade do discurso, acompanhada, muitas vezes, de dificuldades respiratórias, mímicas faciais e sincinesias.

---

*Até há alguns anos, a dificuldade em articular corretamente as palavras era conhecida como dislalia e, depois, distúrbio articulatório; atualmente, é conhecida como desvio fonético e fonológico.

Alterações de linguagem no autismo infantil

As alterações de linguagem são frequentes em crianças com distúrbios psiquiátricos, mais especificamente no transtorno autista, em que podemos verificar uma linguagem verbal bastante comprometida e até mesmo ausente em algumas crianças.

A maioria das crianças autistas apresenta retardo significativo na aquisição da linguagem, o que leva, muitas vezes, os familiares a pensarem em déficit auditivo. Bartak e Rutter (1976) verificaram que 80% das crianças diagnosticadas como autistas haviam sido consideradas, no início da vida, como deficientes auditivas.

Há casos em que a criança desenvolve vocalizações e balbucio, ocorrendo, porém, perda progressiva deles.

Já nos casos em que a linguagem se constitui, observam-se algumas das seguintes características bastante peculiares:

- Ecolalia: palavras ou expressões são repetidas sem que haja qualquer intenção comunicativa.
- Inversão pronominal: dificuldade na utilização da primeira pessoa do singular, com tendência a substituí-la pela terceira pessoa do singular.
- Estereotipias verbais.
- Uso de jargões.
- Fala descontextualizada.

O desenvolvimento da linguagem no autismo infantil é frequentemente associado ao seu prognóstico. Fernandes (1996) considera que o desenvolvimento de algum tipo de linguagem até os 5 anos está diretamente relacionado com os progressos futuros.

VOZ

Disfonia

Na fonoaudiologia, a área de voz nas últimas décadas teve um grande avanço a partir de estudos sobre a fisiologia dos músculos da laringe e da estrutura das mucosas das pregas vocais.

Segundo Behlau e Pontes (1995), a disfonia representa qualquer dificuldade na emissão vocal que impeça a produção natural da voz, ou seja, é qualquer alteração na qualidade da voz que irá comprometer a qualidade da comunicação.

Na nossa cultura é aceitável uma qualidade vocal comprometida, fato que verificamos no nosso atendimento ambulatorial, onde observamos crianças bastantes disfônicas, sem que essa seja a queixa principal, estando os pais mais preocupados com o desenvolvimento da linguagem e a precisão articulatória do que com a disfonia em evidência. Essas alterações vocais infantis podem interferir no desenvolvimento social ou mesmo no desenvolvimento afetivo-emocional da criança.

através do nariz e fazem com que a criança abra a boca para respirar. Frequentemente, a obstrução nasal é crônica, e, como mecanismo de compensação, o paciente passa a respirar pela boca.

Essa RO pode ser causada por obstrução nasal ocasionada por: hipertrofia de adenoide, estreitamento do nariz, desvio de septo, hipertrofia de amígdalas e rinite alérgica, problemas oclusais, hábitos parafuncionais e flacidez na musculatura da face.

Alterações posturais

Respirar pela boca muda totalmente a postura física de uma pessoa. Inicialmente, a cabeça é flexionada para a frente na tentativa de adaptar o corpo para a entrada do ar. A boca, dessa maneira, é posicionada para a frente e para baixo, assim como toda a musculatura do pescoço, omoplatas, abdome, braços e pernas. Os ombros ficam caídos para a frente e comprimem o tórax, o músculo do diafragma fica relaxado, tornando a respiração mais rápida e curta, além de criar uma deficiência de oxigenação. As pernas permanecem abertas e os pés afastados, para manter o equilíbrio do corpo, que se desloca para a frente.

Alterações corporais, emocionais e comportamentais

Comumente observamos que as crianças com RO roncam, apresentam apneia do sono e evoluem com rinites, sinusites, otites e bronquites. Apresentam ainda maloclusões, olheiras, perda da audição, alterações de voz, fala, postura e tonicidade dos músculos faciais.

Por tudo isso, perdem qualidade de vida e comprometem seu desenvolvimento global. Dormem mal, têm sono agitado e interrompido, ficam ansiosas e sonolentas. Pela deficiência na oxigenação estão sempre cansadas. Na escola, têm dificuldade de aprendizagem, distúrbios de atenção, hiperatividade e agressividade. Apresentam ainda dificuldades no relacionamento social, familiar e afetivo, muitas vezes não respeitando limites. Todos esses sintomas podem levar à síndrome do respirador oral.

A ocorrência dessas consequências, bem como o grau de prejuízo para o indivíduo, irá depender do início e da duração do quadro de respiração oral, da genética do paciente, dos fatores ambientais envolvidos, da presença de hábitos deletérios, assim como da etiologia da obstrução nasal e/ou faríngea. Portanto, diagnóstico e tratamento o mais precocemente possível da RO podem minimizar suas possíveis consequências.

Hábitos parafuncionais

A flacidez dos músculos faciais e mastigatórios e o tônus alterado desses músculos poderão causar uma respiração oral funcional. Nesse caso, não há qualquer obstrução mecânica que impeça a respiração nasal, o que é chamado então de RO por hábito.

Os hábitos parafuncionais ou os chamados hábitos deletérios, como sucção não nutritiva (dedo ou chupeta), onicofagia (roer unhas), bruxismo (ranger os dentes), briquismo (apertar os dentes), além do uso de mamadeira, estão entre os fatores que podem causar ou agravar o quadro da respiração oral. Esses hábitos geram alterações no desenvolvimento oclusal e na tonicidade dos músculos faciais. Há necessidade de abandono desses hábitos para uma boa resposta terapêutica.

Tratamento

O respirador oral (RO) é um paciente que necessita de avaliação e tratamento multiprofissional. Para o sucesso do atendimento a esse paciente é fundamental que todos os profissionais envolvidos saibam como cada especialidade pode colaborar, assim como todos conheçam seus próprios limites.

O trabalho fonoaudiológico melhora a qualidade de vida do paciente como um todo. Para obtenção do sucesso são necessários a conscientização e a propriocepção da respiração nasal, o restabelecimento da respiração e a adequação do tônus muscular e das demais funções estomatognáticas, que podem ou não estar alteradas, como a sucção, mastigação, deglutição e fonoarticulação.

LINGUAGEM
Distúrbio de aquisição da linguagem

Existem crianças que, por algumas razões, não conseguem desenvolver a linguagem de uma forma adequada. Essa noção se aplica a crianças ouvintes que, apesar de já revelarem um desenvolvimento em termos de condutas simbólicas, não apresentam uma evolução similar no plano da linguagem. Em geral, isso ocorre na fase inicial da aquisição da linguagem, que vai de 0 a 2 anos. O distúrbio de aquisição da linguagem está assim relacionado:

- À falta de estimulação; situações ou ambientes pouco favoráveis.
- A crianças bem cuidadas e alimentadas, mas com as quais a mãe não consegue estabelecer um vínculo de comunicação/afetividade.
- A estímulos impróprios, nos quais há excesso de estimulação sem preocupação com a devolutiva.
- A crianças superprotegidas pela mãe e/ou familiares que se antecipam e podam, dessa forma, o direito de elas vivenciarem a fala.

As crianças com atraso de linguagem costumam ser normais nos planos afetivo, intelectual, neurológico e audiológico, não apresentando evidência de comprometimento orgânico e tendo como característica a utilização de gestos e vocalizações para se comunicarem; não apresentam dificuldades para imitar, e a sua linguagem receptiva é superior à expressiva, deixando evidente que a compreensão está íntegra.

proporcionar maus hábitos orais, seu uso é inviável após a cirurgia.

Ainda nesse período, o bebê é encaminhado ao serviço de odontopediatria para colocação da placa ortopédica palatina, placa de resina acrílica e esparadrapos cirúrgicos especiais nos lábios.

O valor principal do tratamento ortopédico funcional dos maxilares ortodônticos é possibilitar ao recém-nascido uma melhor estrutura da cavidade oral, facilitando a sucção e dispensando o uso de sondas naso ou orogástricas, conta-gotas ou seringas na alimentação. Tem por finalidade proporcionar nutrição adequada, manter ou levar os segmentos maxilares à posição correta, diminuir os problemas respiratórios e auditivos, prevenir a irritação do septo nasal, orientar o posicionamento anatômico da língua e evitar os vícios da sucção digital ou do uso de chupeta, além de estimular o crescimento ósseo nas bordas da fissura e servir de apoio psicológico à família.

O tratamento fonoaudiológico nesse período é realizado mensalmente, até 1 ano de idade, e a cada 2 ou 3 meses, até os 3 anos, acompanhando o desenvolvimento neuropsicomotor e de linguagem da criança.

Os portadores de fissuras labiopalatinas apresentam distúrbios da comunicação devido a problemas orgânicos e funcionais. Quanto aos problemas orgânicos, chamamos atenção para a insuficiência velofaríngea, ou seja, o palato mole apresenta um *gap*, não possibilitando o fechamento do esfíncter velofaríngeo, o que torna a voz hipernasal com repercussão na fala. Quanto aos fatores funcionais, a aquisição dos fonemas e a postura de língua inadequadas são decorrentes dos fatores orgânicos alterando o padrão adequado de fala.

As alterações da fala são resultantes dos movimentos compensatórios na emissão dos fonemas plosivos. Golpes de glote, nas fricativas, com o direcionamento do ar posteriorizado na orofaringe, além da movimentação póstero-inferior de língua, enfraquecem a emissão dos fonemas, devido à menor pressão intraoral, que não proporciona o fechamento do esfíncter velofaríngeo.

Para complementar o planejamento do tratamento fonoaudiológico e cirúrgico, dispomos de exames como a nasofibroscopia e a videofluoroscopia, que nos fornecem subsídios da dinâmica da musculatura na deglutição e na fala, otimizando o tratamento.

Nos casos de fissuras submucosa e submucosa ocultas, é importante chamar atenção para o fato de que o palato se encontra íntegro, porém com características pouco distintas. A fissura submucosa é caracterizada pela tríade úvula bífida, diástase da musculatura velar com zona translúcida mediana e chanfradura na borda posterior do palato, enquanto a fissura submucosa oculta, cujo diagnóstico é tardio, é caracterizada por voz hipernasal, refluxo nasal e alguns dados obtidos na anamnese, como o fato de não ter conseguido amamentar.

O tratamento cirúrgico, ortopédico, ortodôntico e fonoaudiológico tem como objetivos: corrigir as deformidades ósseas intrínsecas; orientar o crescimento facial e obter melhores resultados fonéticos com a aquisição correta de fala, menor incidência de hipernasalidade, relação intermaxilar correta e melhor crescimento vertical do segmento lateral da maxila fissurada, proporcionando, assim, a obtenção de melhores resultados estéticos, funcionais e psicológicos.

Deglutição atípica

Caracteriza-se pela interposição da língua durante a fase oral da deglutição, não permitindo a correta oclusão dos dentes. A língua se aloja entre os incisivos, podendo, às vezes, interpor-se entre os molares e os pré-molares.

Citamos alguns fatores que contribuem para a alteração das funções da sucção, deglutição, mastigação e fala, assim como para o desequilíbrio dos órgãos fonoarticulatórios (língua, lábios, bochechas, palato), no tocante à tonicidade e à mobilidade:

- Presença de doenças respiratórias, como rinite alérgica, hipertrofia de adenoides e/ou amígdalas, sinusite, respiração bucal diurna e/ou noturna.
- Hábitos bucais, como sucção digital, mamadeira, chupeta, bruxismo, onicofagia.
- Tipo de alimentação.

A postura inadequada da língua, seja durante o repouso, seja durante a deglutição, pode acarretar uma mordida aberta anterior ou lateral, bem como uma mordida cruzada.

Com relação à fonoarticulação, pode-se observar distorção na emissão dos fonemas / t /, / d /, / n /, / l /, / s / e / z /, esses dois últimos denominados de sigmatismo ou ceceio.

Respiração oral

A respiração é uma função vital. Quando ela é nasal e, portanto, adequada, só traz benefícios para a saúde do indivíduo. O ar, quando passa através do nariz, contribui para a manutenção da temperatura corporal, para a saúde da mucosa nasal, cornetos e seios frontais, maxilares e etmoidais, favorecendo assim um adequado crescimento e desenvolvimento craniofacial.

A respiração oral (RO) é um dos sintomas mais frequentes na infância. Por ser um distúrbio de alta prevalência na população e que acomete diversas faixas etárias, a RO pode passar despercebida e, muitas vezes, ser considerada como um hábito normal pelos pais. Entretanto, não deve ser considerada como uma adaptação fisiológica, pois pode desencadear uma série de distúrbios locais e sistêmicos, podendo comprometer a qualidade de vida do indivíduo e influenciar no crescimento e desenvolvimento craniofacial.

Quando há uso da RO, é necessário verificar qual a causa dessa alteração. Muitas causas podem atrapalhar o caminho que deveria estar livre para a passagem do ar

cirurgias é, alem do valor estético, a prevenção ou minimização das alterações da fala. Porém, mesmo corrigindo essas alterações, alguns fatores funcionais, tais como distúrbio de musculatura, pressão intraoral etc., podem permanecer alterados, necessitando ainda ser corrigidos por uma intervenção fonoaudiológica para favorecer uma comunicação mais efetiva.

Embora essas cirurgias sejam realizadas nos primeiros anos de vida, alguns indivíduos procuram atendimento somente na idade adulta, por falta de informações e carência de serviços especializados para esse atendimento.

Acreditamos que o tratamento precoce é o mais indicado, pois quanto maior a duração em que o indivíduo fica com a fissura aberta, maiores serão as alterações na comunicação, uma vez que os padrões de fala já estão instalados de acordo com as condições anatômicas presentes. No caso de crianças, isso não acontece, pois, por se encontrarem em processo de aquisição da fala, consequentemente terão mais chances de eliminar os padrões compensatórios da fala, a partir da reconstituição anatômica das estruturas.

A fala e a voz são as expressões da nossa personalidade e fazem parte da nossa comunicação oral com o outro. Quando algo acontece, interferindo na comunicação oral, ou seja, quando a mensagem não está sendo compreendida, há uma quebra na sua compreensão. Nos indivíduos que apresentam fissuras labiopalatinas (FLP) ou apenas fissura palatina (FP), estabelece-se uma comunicação entre as cavidades nasal e oral, alterando as características vocais e da articulação dos sons e da fala. Essas alterações levam o paciente, quando criança, em pleno desenvolvimento da linguagem, a estabelecer padrões compensatórios para produzir os sons da fala corretamente e se fazer entender.

Esses padrões compensatórios são denominados de distúrbios articulatórios compensatórios e que, para classificá-los, a avaliação fonoaudiológica deverá ser realizada criteriosamente, envolvendo a análise perceptualauditiva e a análise instrumental. Por meio de exames complementares, como a nasofibroscopia, que tem como objetivo avaliar a função velofaríngea, ela fornece dados anatômicos e funcionais objetivos dessa região, e a videofluoroscopia, que permite a avaliação objetiva do esfíncter velofaríngeo, como também a análise dos movimentos de deglutição e visualização dos contatos linguais durante a fala.

Outro aspecto que pode afetar a aquisição de linguagem nos fissurados são os frequentes problemas de ouvido médio a que são suscetíveis, devido ao mau funcionamento da tuba auditiva.

A tuba auditiva é de suma importância na função fisiológica da audição. Encontra-se entre a cavidade timpânica e a parte nasal da faringe e tem três funções com relação ao ouvido médio: 1) proteger a cavidade timpânica contra secreções, sons e pressões excessivas provenientes da nasofaringe; 2) eliminar fluidos, substâncias estranhas produzidas na orelha média; 3) ventilar a orelha média, equilibrando as pressões entre a cavidade timpânica e a tuba auditiva.

No portador de fissura labiopalatina, o músculo tensor do véu palatino, responsável pela abertura da tuba auditiva, não tem inserção na fissura palatina e, dessa forma, não consegue tracionar o suficiente a cartilagem da tuba auditiva para abri-la, causando uma disfunção tubária.

Mesmo após correção cirúrgica da fissura, algumas crianças sofrem de hipoacusia persistente ou por fibrose cicatricial ou disfunção do músculo tensor do palato, ocasionando inflamação.

A presença dessas infecções muitas vezes é do tipo otite média crônica, que tem grande prevalência nessas crianças, sendo definida como uma inflamação sem dor com efusão persistente na orelha média, causando uma perda condutiva. Essas infecções ocasionam alterações auditivas que vão prejudicar o desenvolvimento psicossocial, linguístico e cognitivo.

Intervenção fonoaudiológica

O fonoaudiólogo deve estar presente desde o momento em que é detectada a malformação, ainda na vida intrauterina, com o objetivo de orientar os pais e a família quanto à alimentação, para viabilizar o aleitamento materno, e à postura desse bebê após o nascimento, para evitar complicações respiratórias. Essa atuação é feita em conjunto com a equipe médica, especialmente a do Centro de Incentivo ao Aleitamento Materno (CIAMA) e a de enfermagem.

Durante o período neonatal, a avaliação das funções vitais, da sucção, da respiração, da deglutição e dos reflexos é de suma importância para que o RN seja alimentado adequadamente e com segurança. A garantia da ingestão de nutrientes é de primordial importância para assegurar bons resultados dos procedimentos cirúrgicos. Promover o desenvolvimento adequado das estruturas orofaciais significa fornecer estímulos sensoriais da parte anterior da cavidade oral, a fim de evitar que movimentos compensatórios influenciem inadequadamente a aquisição de novas funções como a fala.

É pela sucção do peito materno que o RN irá interagir com a mãe, tendo como agente facilitador o contato pele a pele. É na troca dos olhares entre o RN e a lactante que está sendo estabelecido o apego mãe-filho, formando-se um ser que tem nome e sua individualidade.

Quando da impossibilidade do aleitamento materno, deve ser cogitado o uso de mamadeira, copo ou colher. Sob o ponto de vista funcional, a nossa orientação é utilizar o copo e/ou colher, tendo em vista o melhor desempenho da musculatura e a adequação das funções de sucção e deglutição, preparando a criança para a intervenção cirúrgica.

Durante o tratamento são realizadas massagens nas regiões peri e intraorais com o intuito de fortalecer a musculatura antes da cirurgia. Quanto à indicação do uso de mamadeira e da chupeta, não é nossa conduta. Além de cirurgião-dentista, ortodontista, cirurgião plástico, pediatra, nutricionista, psicólogo, otorrinolaringologista, geneticista, assistente social, entre outros. A intervenção fonoaudiológica tem papel essencial, tanto no aspecto alimentar quanto no comunicativo.

O primeiro contato com os familiares é de suma importância, pois o nascimento de um bebê com alterações físicas desestrutura o equilíbrio familiar de forma severa. Normalmente é a primeira vez que estão em contato com uma criança portadora de fissura, e, por desconhecerem por completo seu prognóstico, os pais precisam de forte apoio emocional por parte de toda a equipe de profissionais.

Explorando esse aspecto do desequilíbrio familiar, ter um filho com um defeito de face, relativo a uma fissura labiopalatina, tão visivelmente perceptível e em um local tão valorizado culturalmente, constitui-se num golpe no sentimento de onipotência das mães, por não terem sido capazes de gerar uma criança perfeita. Muitos sentimentos maternos frente a tal situação, nem sempre de ordem consciente, são detonados, tornando o vínculo mãe-bebê, no mínimo, delicado, a saber: sensação de desamparo e impotência por não se acharem competentes para disponibilizar cuidados especiais ao filho; sentimentos de inferioridade, vergonha e depressão.

Por meio das intervenções sobre alimentação segura, o fonoaudiólogo irá fortalecer esse vínculo mãe-bebê, permitindo que as mães se sintam competentes em não apenas suprir as necessidades fisiológicas do seu filho, como também as demandas de reconhecimento mútuo. Dessa forma, nesse clima afetivo, essas mães vão poder codificar as emissões sonoras e os gestos do seu bebê, fortalecendo a comunicação entre os mesmos.

Mais ainda, no sentido de fortalecer esse processo de interação mãe-bebê, o fonoaudiólogo, pelas orientações sobre como melhor alimentar o seu filho, faz com que essas mães se sintam mais seguras. Além disso e esclarecendo pontos cruciais dessa patologia, como desmistificando os termos da problemática do filho e tirando as culpas sobre as injustificadas causas da mesma, o fonoaudiólogo está favorecendo uma relação mãe-bebê, que na fissura, no início, é bastante delicada.

Como foi dito, o vínculo mãe-bebê se passa, em grande parte, pelas situações de alimentação, as quais garantem as condições mínimas de sobrevivência do bebê. Então, surge a questão: como viabilizar a alimentação, quando a criança apresenta delicadas deformidades estruturais na região facial. Quando nasce uma criança com fissura labiopalatina, as primeiras preocupações da família e do médico se relacionam à alimentação e à deformidade estrutural. A indicação do aleitamento materno deve ser feita para todas as crianças, pois é o melhor método para desenvolver a musculatura da face e da boca, fortalecendo o vínculo mãe-bebê, e evitar infecções.

O tratamento fonoaudiólogo precoce é dividido em seis áreas básicas: alimentação, hábitos, sensibilidade, linguagem e fala, audição e desenvolvimento neuropsicomotor.

A alimentação do fissurado labiopalatino é, muitas vezes, difícil, sobretudo quando a família ainda não foi orientada. Os problemas mais frequentes são: sucção inadequada por falta de pressão intraoral, tempo de mamada prolongado e regurgitação. O aconselhamento precoce sobre as melhores técnicas alimentares mostra que os filhos de famílias bem orientadas crescem mais, alimentam-se mais facilmente e a ansiedade dos pais é menor

As crianças portadoras de fissura pré-forame incisivo não têm problemas alimentares, mas aquelas com fissura pós-forame ou transforame incisivos podem apresentar dificuldades alimentares por não conseguirem uma pressão intraoral adequada.

A sucção insuficiente, os vômitos e os engasgos só ocorrem nos casos de orientações inadequadas à mãe quanto ao melhor método de alimentar o bebê portador de fissura labiopalatina. O bebê que não apresenta outras anomalias associadas à fissura tem boa movimentação mandibular e, apesar da pouca pressão intraoral, tem inclusive condições de sugar o seio materno. O aleitamento materno é aconselhado durante o período mais longo possível, por suas qualidades imunológicas e pelo contato mãe-filho.

No que concerne ao desenvolvimento de linguagem nas crianças portadoras de fissura labiopalatina, é possível dizer que é similar ao de crianças normais quanto aos mecanismos linguísticos. Entretanto, fatores ambientais, culturais e emocionais podem influir positiva ou negativamente nesse desenvolvimento.

São muito importantes para o desenvolvimento da comunicação e da linguagem a quantidade e a qualidade dos padrões linguísticos recebidos pela criança. As características afetivas das relações entre a criança e o meio são básicas para favorecer o uso da comunicação como meio fundamental do relacionamento interpessoal.

Quanto à fala propriamente dita, nos primeiros meses de vida há pouca diferença entre os lactentes com e sem fissura, pois todos eles têm controle limitado do esfíncter velofaríngeo e movimentos imaturos dos músculos de articulação. Dos 4 aos 6 meses, os lactentes sem fenda desenvolvem uma gama de sons consonantais na cavidade bucal que os com fissura não corrigida não podem progredir no sentido de emitir tais sons, visto que não conseguem estabelecer a pressão intraoral, que permitiria a produção de sons /p, b, g/ que aparecem no balbucio. Após a cirurgia, o mecanismo melhora, facilitando o progresso para padrões mais normais. Ocorre um aumento das articulações labiais e linguais conforme o lactente descobre o potencial das estruturas alteradas, embora apresente uma demora em comparação com os normais. Então, as crianças submetidas à correção mais precocemente tendem a melhorar a articulação antes que as tardiamente.

A cirurgia para reparação do lábio e palato deve ser realizada o mais precoce possível: aos 3 meses, a queiloplastia, e aos 9 meses, a palatoplastia. O objetivo dessas

A intervenção fonoaudiológica se inicia assim que o bebê de risco esteja clinicamente estável sem o uso de suporte respiratório.

Arvedson e Brodsky (1993) sugerem alguns critérios para solicitação desse acompanhamento:

- Incoordenação de sucção-deglutição.
- Sucção fraca.
- Falhas respiratórias durante a alimentação.
- Reflexo de vômito exagerado e episódios de tosse durante a alimentação.
- Diagnóstico de disfagia.
- Irritabilidade intensa ou problemas comportamentais durante a alimentação.
- História de pneumonias de repetição.
- Preocupação com aspiração.
- Letargia durante a alimentação.
- Período longo de alimentação (> 30-40 minutos).
- Recusa inexplicável do alimento.

Essas dificuldades podem vir ou não associadas a:

- Alterações craniofaciais.
- Hipoxia.
- Síndromes genéticas.
- Doenças neuromusculares.

Quando encaminhado, o bebê é submetido a uma avaliação, na qual são observados:

- Estruturas físicas.
- Tônus em repouso e em movimento.
- Sensibilidade.
- Mobilidade.
- Funcionalidade.

Com base na avaliação será montado um plano de atuação:

- Junto ao ambiente: proporcionando ao bebê um ambiente mais acolhedor, com menos estresse.
- Junto à equipe: orientando com relação ao posicionamento de sondas orais ou nasais, manuseio e posturas facilitadoras para alimentação, e decidindo a melhor hora de iniciar a transição da dieta.
- Junto à família: informando sobre as vantagens do aleitamento materno na nutrição, aquisição e desenvolvimento da linguagem.
- Junto ao bebê: na intervenção propriamente dita.
  - Estimulação da sucção não nutritiva (SNN).
  - Estimulação da sucção nutritiva.
  - Transição da dieta por gavagem para dieta por via oral, no peito, por meio da translactação.

Translactação (TL)

Essa técnica foi iniciada no IMIP, em agosto de 1998, na busca de uma forma mais segura e fisiológica para transição da dieta por gavagem na sonda orogástrica (SOG) para uma dieta por via oral no peito.

Foi utilizada a técnica da relactação, na qual uma seringa de 20mL, sem o êmbolo, é fixada no colo materno, acoplada a uma sonda gástrica nº 4 com a extremidade com os furos colocada ao nível do mamilo. Quando colocado no peito, o bebê abocanha a aréola e a sonda. O leite ordenhado da própria mãe é colocado na seringa e, ao sugar o seio, o bebê retira leite do peito e da seringa. A sonda deve ser fechada (pinçada) nas pausas para respirar.

O volume do leite a ser oferecido será progressivamente aumentado na TL e diminuído por SOG de acordo com o ganho ponderal e da observação da díade mãe-bebê.

O trabalho do fonoaudiólogo no serviço neonatal é só o início. A questão orgânica não foi esquecida – a avaliação e estimulação do sistema motor-oral e suas funções (sucção, deglutição e respiração) continuam sendo realizadas e isso é imprescindível, mas a visão em relação ao bebê, sua família e equipe foi ampliada e modificada.

A avaliação e a estimulação do sistema motor-oral e suas funções (sucção, deglutição e respiração) continuam após essa fase. A intervenção da equipe que assiste o RN de alto risco pode refletir-se na maneira como esse bebê vai desenvolver-se e relacionar-se com o meio ambiente e com as outras pessoas pelo resto da vida. Zorzi (2001) afirma que a linguagem verbal está relacionada a fatores de ordem biológica que estão ligados ao ambiente humano – social e cultural – no qual a criança se desenvolve.

ATENÇÃO FONOAUDIOLÓGICA AO PORTADOR DE FISSURA LABIOPALATINA

As fissuras labiopalatinas são as malformações congênitas mais frequentes na população humana, que trazem sequelas estéticas, funcionais, psicossociais e que, muitas vezes, interferem na comunicação. Sua etiologia é multifatorial, incluindo os fatores genéticos e ambientais, como mutações genéticas, carência nutricional, distúrbios hormonais, uso de medicamentos e aspectos relacionados ao estilo de vida e ocupacionais maternos, podendo interromper o desenvolvimento embrionário no período de fechamento da face, entre a 4ª e a 12ª semana de gestação, resultando na ocorrência das fissuras, que podem estar associadas a síndromes ou não.

O portador de fissura labiopalatina apresenta uma variedade de problemas que requerem a atuação de diversos profissionais. Por se tratar de uma malformação que acomete as estruturas orofaciais, diferentes aspectos são afetados, como o anatômico, o funcional e o psicossocial. Por ser altamente complexo o tratamento destes pacientes, torna-se necessária a atuação de uma equipe multidisciplinar que deve buscar, além da correção das malformações e problemas associados, reintegrar este indivíduo à sociedade. Dessa equipe devem fazer parte:

MOTRICIDADE ORAL
Intervenção fonoaudiológica na neonatologia

Com os avanços tecnológicos nas últimas décadas houve grande redução da morbimortalidade neonatal, permitindo uma maior sobrevida de recém-nascidos com peso e idade gestacional cada vez menores.

Junto aos avanços tecnológicos, surgiu a preocupação em proporcionar a esses bebês cuidados que garantissem uma qualidade de vida melhor. Foram então abertas as portas da UTI neonatal a outros profissionais da área de saúde, como o fonoaudiólogo. Hoje, o trabalho da equipe interdisciplinar é imprescindível, assim como é importante o contato, o mais precoce possível, dos pais com seu bebê recém-nascido.

Sabe-se que um recém-nascido com peso de nascimento inferior a 1.000g, mesmo com toda a assistência, apresenta maior suscetibilidade a alterações no desenvolvimento cognitivo e intelectual, entre outras. Esse bebê permanece muito tempo hospitalizado, e isso põe em risco o seu vínculo afetivo com a família, podendo aumentar o número de abusos, negligência, abandono na infância, maior incidência de alterações no crescimento e desenvolvimento e redução significativa do aleitamento materno.

Nos países onde foi adotada a iniciativa Hospital Amigo da Criança, em que o bebê fica em alojamento conjunto com a mãe, os índices de abandono foram reduzidos significativamente.

O modelo de assistência mãe-canguru proporciona ao prematuro um contato pele a pele com sua mãe ainda na UTI, facilitando, dessa forma, o fortalecimento do vínculo afetivo. A mãe se transforma num ser ativo dentro da UTI, construindo, junto com seu filho, a relação ideal.

Predomônico (1998) ressalva a preocupação das equipes de saúde que intervêm junto ao bebê prematuro em não se deter somente nos aspectos relativos ao ganho de peso, à preservação dos sistemas auditivos e visual e à humanização do ambiente, mas também nos aspectos ligados à qualidade de vida psíquica, tão importantes para o estabelecimento de trocas comunicativas pessoa a pessoa.

A afetividade é uma das portas para o surgimento da linguagem. A disponibilidade dos pais em atender ao choro do bebê, que é uma das formas iniciais de comunicação, e em suprir todas as suas necessidades físicas, satisfazendo-o, faz com que essa relação se torne prazerosa, sendo uma experiência gratificante para os dois, já que o bebê responderá com alegria, proporcionando aos pais a sensação de competência. Isso reforça a relação, e os estímulos são repetidos e renovados.

A fonoaudiologia cuida dos aspectos relacionados à alimentação, ao contato mãe/bebê e ao desenvolvimento da linguagem e audição. A visão atual da intervenção fonoaudiológica no recém-nascido (RN) de alto risco vem-se modificando. Não há apenas a preocupação com a alimentação segura e eficiente, uma visão completamente organicista. Há necessidade de atender a família como um todo. O fonoaudiólogo também tem papel importante na formação do vínculo afetivo desse bebê com sua família.

Hoje, entendemos que o ato de uma mãe alimentar o seu bebê representa, para ela, bem mais que a supressão das necessidades nutritivas da criança. O ato da amamentação representa toda a ligação e amor dessa mãe com o seu bebê, sentimento compartilhado por todas as mães.

Nos casos dos bebês prematuros, pelas características próprias da prematuridade (Quadro VIII.1.1), sabe-se das dificuldades para a realização de atividades como sucção, deglutição e a coordenação de ambas com a respiração.

Quadro VIII.1.1. Comparação das habilidades para alimentação

Recém-nascido a termo	Recém-nascido pré-termo
Bebê em flexão	Bebê em extensão
Melhor estabilidade de pescoço, tronco e ombros	Pouca estabilidade de pescoço, tronco e ombros
Anatomicamente pronto para sugar	Anatomicamente em desvantagem para sugar
Sucção forte	Sucção fraca ou inexistente
Vedamento labial adequado	Vedamento labial inadequado
Bolsas de gordura que ajudam na estabilidade das bochechas	Pouca estabilidade das bochechas pela ausência das bolsas de gorduras
Estabilidade de mandíbula suficiente para manter grupos de sucções	Geralmente apresenta estabilidade de mandíbula insuficiente para manter uma boa sucção
Sinais adequados de fome e sede	Sinais inadequados de fome e sede
Neurologicamente mais organizado	Neurologicamente desorganizado, irritado
Melhor ritmo e coordenação sucção-deglutição-respiração	Ritmo pobre de sucção-deglutição Menos ritmo na coordenação sucção-deglutição-respiração
Reflexos motores-orais intactos	Reflexos motores-orais incompletos

Fonte: Morris e Klein, 2000.

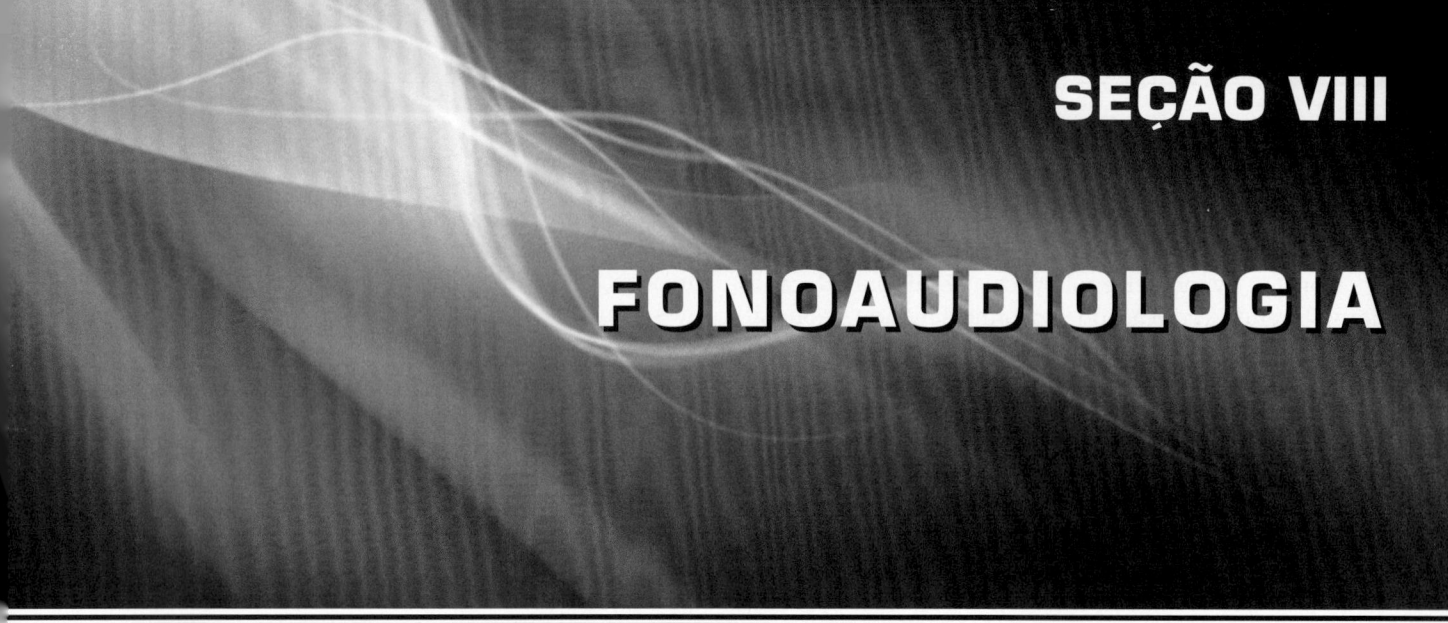

SEÇÃO VIII
FONOAUDIOLOGIA

CAPÍTULO 1

Atuação Fonoaudiológica

Amanda Almeida de Oliveira
Carla Baptista Vasquez Cordeiro
Cleide Fernandes Teixeira
Iracy Boeckmann de Andrade
Ivany Bradley da Cunha Xavier
Karine Soares de Mesquita Sznejder
Lígia Maria Kelner Silveira
Micheline Coelho Ramalho Vasconcelos
Rebeca Domingues Raposo
Roberta Garcia Monteiro Vieira
Tatiana Wanderley de Andrade

INTRODUÇÃO

Inicialmente, a fonoaudiologia era uma das especialidades da área da saúde voltadas para os problemas da comunicação humana, relacionados principalmente às alterações do falar, do ouvir, do ler e do escrever.

Na década de 1980, acompanhando as grandes mudanças da sociedade, a fonoaudiologia também começou a alterar a sua história. Saindo dos consultórios e das clínicas, muitos fonoaudiólogos começaram a compreender que o indivíduo não está isolado, mas vive dentro de uma família e de um contexto social. Passou a existir, portanto, a necessidade de o fonoaudiólogo ser capaz de comunicar-se com essa sociedade na qual o sujeito está inserido.

Dessa maneira, o fonoaudiólogo deixa de ser o profissional que se limita a trabalhar com as alterações da linguagem para ser aquele que procura entender a forma pela qual o sujeito se comunica com o mundo.

Esse desafio, que busca encontrar diferentes abordagens, está intrinsecamente relacionado com as mudanças de concepção relativa às pessoas que apresentam alterações no seu comportamento linguístico. A fonoaudiologia, neste século, tem o compromisso de repensar o processo terapêutico dentro da perspectiva histórica de que é a partir da linguagem que o ser humano entende a sua realidade interna e intervém na realidade externa.

Com o passar dos anos, o campo de atuação do fonoaudiólogo foi ampliado, estando ele presente desde o período gestacional, por meio de orientações e estímulos ao aleitamento materno, passando pelas Unidades de Terapia Intensiva (UTI), berçários e enfermarias, até a terceira idade, especialmente nos quadros neurológicos.

Diante de um campo de atuação tão abrangente, a fonoaudiologia cresceu, diversificou-se, e surgiu então a necessidade de criação das especialidades: linguagem, motricidade oral, voz e audiologia.

O serviço de fonoaudiologia do Instituto Materno-Infantil professor Fernando Figueira (IMIP), atualmente, é composto por uma equipe distribuída nas seguintes áreas:

- **Hospitalar**: prestando assistência aos serviços de neonatologia e pediatria, atuando dentro da enfermaria, berçário e UTI, bem como realizando triagem auditiva.
- **Ambulatorial**: prestando atendimento fonoterápico nas áreas de linguagem, motricidade oral, voz e diagnósticos audiológicos, prescrição, adaptação de prótese auditiva e reabilitação.

reia, perda de peso, anorexia, apatia, tonturas, confusão mental, sinais neurológicos que variam de agitação ao coma, hipotensão e sinais de desidratação. Na insuficiência primária é observada avidez por sal, devido à queda nos níveis da aldosterona, e hiperpigmentação da pele, que pode ocorrer em todo o corpo ou predominar nas superfícies extensoras. Essa é decorrente do aumento do ACTH devido à ausência do *feedback* negativo do cortisol, que se encontra diminuído.

Diagnóstico

O diagnóstico se baseia no quadro clínico, acompanhado de exames laboratoriais. Hiponatremia e hipercalemia, acompanhadas ou não de hipoglicemia, são muito sugestivas de insuficiência adrenal, especialmente nos lactentes. É importante a coleta de exames hormonais basais (cortisol, ACTH, 17-OHP, androstenediona, testosterona, aldosterona e atividade plasmática da renina) antes do início da reposição dos glicocorticoides e mineralocorticoides, especialmente quando ainda não se conhece o diagnóstico. Observam-se diminuição do cortisol sérico e aumento da atividade da renina plasmática. Pode ser observada, ainda, leucopenia com eosinofilia e hipercalcemia. A elevação do ACTH, acompanhada de hipercalemia e queda nos níveis da aldosterona, é observada apenas na insuficiência adrenal primária.

Exames mais específicos para definição do diagnóstico etiológico e da terapêutica mais indicada poderão ser realizados após estabilização do paciente.

Tratamento

O tratamento deverá ser iniciado logo após a coleta dos exames iniciais, não se devendo aguardar o resultado; deve ser instituído prontamente para a estabilização hemodinâmica e reversão do choque.

A hidratação é feita com soro glicofisiológico na mesma proporção (1:1), com uma fase de expansão rápida de 25mL/kg EV em 1 hora. Após hidratação, instala-se a venóclise de manutenção. O tratamento hormonal deverá ser com esteroide que possua atividade glico e mineralocorticoide, e o fármaco de escolha é a hidrocortisona por via endovenosa. As doses irão variar de acordo com o grau de estresse a que o paciente está sendo exposto e com a gravidade do quadro – doses entre 50 e 100mg/m^2, oferecidas em *bolus* e seguidas da mesma dose fracionada em quatro a seis tomadas nas 24 horas. A medicação deve ser mantida pela via endovenosa até a estabilização do paciente para então se usar a via oral.

Após a superação do quadro agudo deve ser iniciada a investigação etiológica ou da causa da descompensação. É importante que esses pacientes sejam orientados a aumentar em 50% ou duplicar a dose da medicação oral de manutenção, em vigência de processos infecciosos e outras situações de estresse, durante 1 a 4 dias. Caso o paciente esteja apresentando vômitos, a medicação deve ser feita por via intramuscular ou endovenosa. Em caso de cirurgia eletiva, 2 dias antes a medicação é prescrita por via endovenosa, e no dia da cirurgia a dose deve ser elevada para 40 a 100mg/m^2, fracionada em três a quatro tomadas. As doses habituais são retomadas a partir do 3º dia do pós-operatório. Em caso de cirurgia de urgência, utiliza-se a dose de 50 a 100mg/m^2, oferecida em *bolus*, seguida da mesma dose fracionada em quatro a seis tomadas nas 24 horas.

BIBLIOGRAFIA

Calliari LEP. Cetoacidose diabética. In: Monte O, Longui CA, Calliari LEP, Kochi C (eds.). Endocrinologia para o pediatra. São Paulo: Atheneu, 2006:355-362.

Damiani D, Damiani D. Complicações hiperglicêmicas no diabetes melito tipo 1 do jovem. Arq Bras Endocrinol Metab 2008; 52(2):367-374.

Dichtchekenian V, Bachega TASS. Doenças do córtex supra-renal. In: Damiani D (ed.). Endocrinologia na prática pediátrica. Barueri, São Paulo: Manole, 2008:125-154.

Dunger DB, Sperling MA, Acerini CL et al. European Society for Paediatric Endocrinology/Lawson Wilkins Pediatric Endocrine Society Consensus Statement on Diabetic Ketoacidosis in Children and Adolescents. Pediatrics 2004; 113(2):e133-140.

Esperon PSM. Coma hiponatrêmico como manifestação de doença de Addison. J Pediatr (RJ) 2001; 77(4):337-340.

Krane EJ. Cetoacidose diabética: bioquímica, fisiologia, tratamento e prevenção.Clin Ped Am Nort 1987; 4:983-1.009.

LaFranchi S. Hipoglicemia do lactente e da criança. Clin Ped Am Nort 1987; 4:1.011-1.033.

Liberatore RDR. Crise hipoglicêmica. In: Monte O, Longui CA, Calliari LEP, Kochi C (eds.). Endocrinologia para o pediatra. São Paulo: Atheneu, 2006:565-571.

Lins TSS, Amorim AMR, Duarte MCMB. Cetoacidose diabética. In: Duarte MCMB, Pessoa ZFC, Amorim AMR, Mello MJG, Lima MM (eds.). Terapia intensiva em pediatria. Rio de Janeiro: MedBook, 2008:315-325.

Longui CA. Insuficiência adrenal primária na infância. Arq Bras Endocrinol Metab 2004; 48(5):739-745.

_____. Insuficiência Adrenal. In: Monte O, Longui CA, Calliari LEP, Kochi C (eds.). Endocrinologia para o pediatra. São Paulo: Atheneu, 2006:277-283.

Marini SFVL, Baptista MTM, Guerra G. Hiperplasia congênita das supra-renais. In: Monte O, Longui CA, Calliari LEP, Kochi C (eds.). Endocrinologia para o pediatra. São Paulo: Atheneu, 2006:269-276.

Nery M. Hipoglicemia como fator complicador no tratamento do diabetes melito tipo 1. Arq Bras Endocrinol Metab 2008; 52(2):288-298.

Piva JP, Czepielewski M, Garcia PCR, Machado D. Perspectivas atuais do tratamento da cetoacidose diabética em pediatria. J Pediatr (RJ) 2007; 83(suppl 5):S119-127.

Savoldelli RD, Silva MMX, Menezes HCF, Dichtchekenian V, Damiani D. Emergências em endocrinologia pediátrica. In: Damiani D. Endocrinologia na prática pediátrica. Barueri, SP: Manole 2008:241-280.

Wolfsdorf J, Glaser N, Sperling MA. Diabetic ketoacidosis in infants, children and adolescents. A consensus statement from the American Diabetes Association. Diabetes Care 2006; 29(5):1.150-1.159.

- Redução nas reservas de glicogênio ou de tecido adiposo, como na prematuridade, desnutrição e retardo de crescimento intrauterino.
- Por causas endócrinas: deficiência dos hormônios contrarreguladores; por hiperinsulinismo congênito ou adquirido.
- Erros inatos do metabolismo.
- Hipoglicemia cetótica.
- Induzida por fármacos.

Tratamento

O início do tratamento deve ser imediato, não se devendo aguardar a confirmação laboratorial. Nos pacientes em que a etiologia é conhecida, os exames para investigação não necessitam ser realizados. O objetivo do tratamento é normalizar a glicemia, seja a glicose administrada por via oral ou parenteral.

Quando o paciente não tem condição de utilizar a via oral ou apresenta quadro grave de hipoglicemia com perda da consciência ou convulsão, o fornecimento de glicose deve ser realizado por via parenteral. Administram-se 1 a 2mL/kg de glicose a 10% durante 10 minutos. Após reversão do quadro deve ser instalado soro de manutenção a uma velocidade de infusão de glicose (VIG) de 5 a 8mg/kg/min em recém-nascidos e de 3 a 5mg/kg/min em crianças maiores. A VIG deve ser aumentada se a hipoglicemia persistir; nova avaliação deve ser realizada a cada 30 minutos. Nos pacientes que necessitam de uma VIG superior a 10mg/kg/min, a hipótese de hiperinsulinismo deve ser levantada.

Nos pacientes que podem receber glicose por via oral devem ser oferecidos 15g de carboidrato simples quando a glicemia estiver abaixo de 60mg/dL e 30g quando abaixo de 40mg/dL. Após 20 minutos, a glicemia capilar deve ser repetida e, se necessário, a conduta pode ser repetida. Em média, 15g de carboidrato aumentam a glicemia em 40 a 50mg/dL, o que corresponde a 150 mL de suco de laranja ou de refrigerante normal ou uma colher de sopa de açúcar.

Uma opção para o tratamento do quadro grave de hipoglicemia em diabéticos e hiperinsulinêmicos é a injeção de glucagon por via subcutânea, que tem a mesma eficácia que a intramuscular. Recomenda-se a administração de glucagon na dose 0,03mg/kg (dose máxima, 1mg), o que eleva a glicemia após 10 minutos e atua por cerca de 1 hora, sendo um procedimento seguro. Os principais efeitos colaterais são náuseas, hipoglicemia de rebote e vômitos 60 a 90 minutos após a injeção. O glucagon é uma excelente alternativa para o tratamento da hipoglicemia grave. A administração de glicose endovenosa prolonga o tempo de hipoglicemia e aumenta o risco de sequelas, sendo realizada em ambiente hospitalar.

Após o esclarecimento etiológico da hipoglicemia, será possível instituir tratamento específico. Além da etiologia e da terapêutica, a idade de início, a gravidade e a frequência das crises hipoglicêmicas interferirão no prognóstico.

INSUFICIÊNCIA ADRENAL AGUDA

A insuficiência adrenal se caracteriza pela diminuição na produção do cortisol, podendo estar acompanhada ou não da deficiência de mineralocorticoide. O quadro agudo é grave, de início súbito, com sintomas e sinais inespecíficos. É raro na infância e é necessário que o pediatra esteja alerta para que possa suspeitar e iniciar o tratamento adequado.

Etiologia

A insuficiência adrenal pode ocorrer em qualquer nível do eixo hipotálamo-hipófise-adrenal. É classificada em primária quando há comprometimento na glândula adrenal; é secundária quando há deficiência na produção do hormônio adrenocorticotrófico (ACTH) pela hipófise e terciária quando a deficiência é ao nível do hipotálamo, com diminuição nos níveis do hormônio liberador de corticotrofinas (CRH). A insuficiência adrenal central muitas vezes é acompanhada da deficiência de outros hormônios hipofisários e não há diminuição nos níveis de aldosterona, uma vez que sua produção é regulada pelo sistema renina-angiotensina sem influência do ACTH.

As causas da insuficiência adrenal primárias são classificadas em congênitas ou genéticas e adquiridas. A hiperplasia adrenal congênita, a hipoplasia/aplasia adrenal, a adrenoleucodistrofia e a insensibilidade ao ACTH são alguns exemplos de causas congênitas.

As formas adquiridas têm como exemplo a doença de Addison, que, originalmente, tinha a tuberculose como causa mais comum. Atualmente, a maior parte dos casos de doença de Addison está relacionada à destruição autoimune das adrenais (adrenalite autoimune) ou é idiopática. As síndromes poliglandulares também possuem uma natureza autoimune. Representam outras causas: infecções pelo vírus da imunodeficiência humana (HIV), tuberculose, meningococcemia, sepse com vasculite, fármacos como o cetoconazol, causas iatrogênicas, como a suspensão abrupta de glicocorticoide, ou retirada de tumor na topografia adrenal.

As causas secundárias e terciárias estão relacionadas a anormalidades na região hipotalâmico-hipofisária, como infecções, tumores, traumatismos e hipopituitarismo.

Quadro clínico

O quadro agudo da insuficiência adrenal pode apresentar-se como manifestação inicial, principalmente em neonatos, ou como uma crise aguda em pacientes com quadro crônico não diagnosticado previamente ou em tratamento (falta de medicação ou situação de estresse, como infecção, trauma, cirurgia).

A insuficiência adrenal de início súbito se caracteriza por sinais de choque com diminuição da perfusão periférica, hipotermia, taquipneia, taquicardia, palidez cutânea e extremidades frias. Quando seu início é mais insidioso, apresenta-se com sinais e sintomas mais inespecíficos, podendo ocorrer náuseas, vômitos, dor abdominal, diar-

bral de oxigênio na CAD; oclusão vascular e efeito citotóxico de aminoácidos neuroexcitatórios.

Algumas condições clínicas favorecem o desenvolvimento do edema cerebral em crianças e adolescentes: idade inferior a 3 anos; excesso de administração de líquidos (acima de 4.000mL/m²/dia); uso de bicarbonato; pCO_2 baixa na ocasião do diagnóstico; ureia plasmática elevada; hiperosmolaridade plasmática acima de 375mOsm/kg, e diminuição para níveis inferiores a 272mOsm/kg durante o tratamento; hiperglicemia acentuada à admissão e diminuição rápida na concentração do sódio sérico durante o tratamento. A confirmação pode ser feita com tomografia ou ressonância magnética de crânio, embora possa ocorrer edema cerebral com exames de imagem normais. O tratamento não deve ser adiado para a realização do exame.

O tratamento é realizado com manitol na dose de 0,25 a 1,0g/kg, infundido por via endovenosa em 30 minutos. Pode ser repetido a cada hora, na dependência da resposta clínica. Uma alternativa ao manitol é o uso de solução salina hipertônica a 3% (5-10mL/kg a cada 30 minutos), com a manutenção do sódio plasmático entre 150 e 160mEq/L. Nos casos diagnosticados precocemente, o manitol pode promover melhora sem necessidade de intubação e suporte ventilatório. Nos quadros mais graves é necessário o emprego do suporte ventilatório, devendo-se controlar a pCO2 entre 30 e 35mmHg, elevar a cabeceira do paciente a 30 graus e manter a normovolemia. A herniação cerebral tem mortalidade elevada. O paciente deve ser monitorado rigorosamente, e na presença de deterioração aguda está indicada a administração imediata de manitol.

A recorrência da CAD deve ser prevenida por meio da orientação e treinamento do paciente e de seus familiares sobre o tratamento e o manejo das intercorrências (situações de estresse), com acompanhamento próximo de equipe multidisciplinar.

CRISE HIPOGLICÊMICA

A crise hipoglicêmica é uma emergência pediátrica devida aos riscos de sequelas neurológicas. Por isso, necessita de um tratamento imediato e adequado. É decorrente de um desequilíbrio entre a produção e o consumo de glicose no organismo. O cérebro humano tem uma necessidade energética elevada e dispõe de uma reserva diminuída. Essa necessidade é maior em prematuros e lactentes, quando comparados a crianças maiores e adultos, devido à maior proporção entre o cérebro e a superfície corpórea nos primeiros.

A hipoglicemia é definida por glicemia plasmática abaixo de 75mg/dL.

Mecanismos contrarreguladores

O organismo se defende da hipoglicemia por meio de uma série de mecanismos contrarreguladores. Os sensores de hipoglicemia e as células β das ilhotas pancreáticas identificam a queda dos níveis glicêmicos. Quando esses níveis se aproximam de 75mg/dL, ocorre supressão da secreção de insulina pelas células β, e ao se aproximarem de 65mg/dL há estimulação dos contrarreguladores com liberação de glucagon pelas células α, secreção de adrenalina pela medula adrenal e SNC, secreção de cortisol e hormônio de crescimento. Observa-se também a liberação de noradrenalina pelos neurônios simpáticos pós-ganglionares e acetilcolina pelos pós-ganglionares simpáticos e parassimpáticos, além de outros neuropeptídeos.

Esses eventos resultam em diminuição do consumo de glicose pelos tecidos periféricos, aumento na sua produção através da glicogenólise hepática e renal e da neoglicogênese, além de aumento na produção de fonte alternativa de energia (cetogênese). O glucagon tem importante papel por meio do aumento da glicogenólise hepática e do favorecimento da gliconeogênese e da cetogênese. A liberação de adrenalina eleva a produção hepática de glicose e diminui a captação nos tecidos sensíveis à insulina. Também ajuda na percepção dos sintomas e contribui para a diminuição da secreção de insulina pelo mecanismo α-adrenérgico. Na hipoglicemia aguda há a atuação principalmente do glucagon e das catecolaminas, enquanto na hipoglicemia prolongada, além desses, há atuação do GH e do cortisol.

Diagnóstico

A hipoglicemia se apresenta de forma bastante inespecífica, podendo ser confundida com outras doenças. Os sintomas são divididos em duas categorias: os neurogênicos ou autônomos e os neuroglicopênicos. Os primeiros resultam da ativação do sistema nervoso autônomo pela hipoglicemia e são as palpitações, tremores e ansiedade, mediados por adrenalina ou noradrenalina, e os sintomas colinérgicos como sudorese, fome e parestesias, mediados por acetilcolina. Os sintomas neuroglicopênicos são resultantes da disfunção do SNC pela redução dos níveis glicêmicos: confusão mental, sensação de formigamento, irritabilidade, dificuldade na fala e de raciocínio, visão turva, ataxia, parestesia, dor de cabeça, convulsão e coma.

O diagnóstico de hipoglicemia é baseado na tríade de Whipple: sintomas sugestivos de hipoglicemia, confirmação laboratorial dos níveis reduzidos da glicose plasmática e melhora da sintomatologia após normalização dos níveis plasmáticos com a administração de glicose. É importante a realização de anamnese e exame físico cuidadosos, direcionando a investigação para a etiologia da hipoglicemia.

Alguns exames laboratoriais devem ser colhidos em vigência de hipoglicemia para ajudar no esclarecimento etiológico: glicose, insulina, hormônio do crescimento, cortisol, cetonemia ou cetonúria, gasometria venosa, ácido lático, amônia e substância redutora na urina.

As causas de hipoglicemia estão relacionadas com o mecanismo de regulação da glicose e podem ser:

Na CAD e durante seu tratamento, o fosfato tem comportamento semelhante ao do potássio. A hipofosfatemia induz hipoxia tecidual e, quando grave, pode provocar depressão respiratória e miocárdica, fraqueza muscular, rabdomiólise, anemia hemolítica e alterações cardíacas. No entanto, estudos randomizados não demonstraram benefícios na reposição de fosfato, pois os efeitos clínicos da hipofosfatemia são raros. A reposição de fosfato deve ser indicada apenas em pacientes com depressão respiratória e naqueles com nível sérico abaixo de 1,0mg/dL. Quando se deseja a correção do fosfato, utilizam-se 2/3 de KCl a 19,1% e 1/3 de KH_2PO_4 a 25% (1mL = 1,8mEq de fosfato e 1,8mEq de potássio). Nesses casos é importante a monitoração do fosfato, devido ao risco de hiperfosfatemia, e do cálcio e do magnésio, que podem diminuir.

Correção da acidose metabólica

Durante o tratamento da CAD, a reposição volumétrica e a insulinoterapia revertem as principais alterações responsáveis pela acidose, redução da perfusão tecidual e cetogênese. A acidose metabólica é um marcador de gravidade, e a administração de bicarbonato de sódio na CAD tem sido associada com edema cerebral e morte.

Alguns efeitos adversos podem ser observados com a utilização do bicarbonato de sódio, como: hipocalemia pela elevação rápida do pH, que provoca entrada do potássio para o interior da célula; aumento da afinidade da hemoglobina pelo oxigênio, com diminuição de sua oferta aos tecidos, o que eleva o risco de acidose lática; aumento na produção de CO_2, que, ao atravessar a barreira hematoencefálica, predispõe a acidose paradoxal e vasodilatação cerebral, elevando, assim, o risco de edema cerebral.

O uso do bicarbonato de sódio para a correção da cetoacidose metabólica atualmente é realizado em casos reservados e com cautela. É iniciado na acidose grave com complicações respiratórias, hipotensão e choque, e durante ressuscitação cardiorrespiratória. Geralmente é utilizado quando o pH é menor do que 7,0 ou o bicarbonato (bic) está abaixo de 5mEq/L. Nessas situações usa-se a fórmula:

Bic oferecido = (bic desejado – encontrado) × 0,3 peso (kg)

Onde o bic desejado = 12mEq/L.

A metade da dose é oferecida em 2 horas e a outra só será infundida caso os parâmetros permaneçam inadequados. Deve ser sempre empregado com muito cuidado.

Alguns controles laboratoriais devem ser realizados durante o tratamento:

- Gasometria e ionograma devem ser realizados após a expansão inicial; a cada 2 horas, nas primeiras 6 horas do tratamento, e, após as 6 horas iniciais, a cada 6 horas até suspensão da insulina contínua.
- A cada hora, até a suspensão da insulina contínua, devem ser dosadas a glicemia capilar, a cetonúria e a glicosúria.
- Cálcio, fósforo, magnésio e cloro devem ser colhidos na 4ª hora após o início do tratamento e, após, a cada 6 horas.
- Osmolaridade e *anion gap*, a cada 6 horas.

Complicações

As complicações da CAD se relacionam com a gravidade do quadro e com o tratamento, apresentam elevado grau de complexidade e aumentam de forma considerável a morbimortalidade do diabetes tipo1.

A hipoglicemia é a complicação mais frequente no tratamento da CAD, estando envolvida com o manejo inadequado do tratamento, como foi visto ao longo deste capítulo.

O edema cerebral é uma complicação rara (0,5%-1%), mas temida devido seu elevado índice de mortalidade (21%-24%) e risco de sequelas neurológicas associadas (15%-26%). Ocorre mais comumente em crianças pequenas e em pacientes recém-diagnosticados com CAD.

O edema cerebral geralmente ocorre 4 a 12 horas após o início do tratamento. Mais raramente acontece precocemente, antes do início do tratamento, ou mais tardiamente, 24 a 28 horas após. Os sintomas têm início súbito e, após uma fase de melhora clínica, podem ser observados cefaleia e vômitos recorrentes, queda de frequência cardíaca sem motivo aparente, hipertensão arterial (com a evolução, há deterioração neuronal, ocorrendo hipotensão), queda na saturação de oxigênio, alteração do nível de consciência (irritabilidade, sonolência, coma) e anisocoria.

A fisiopatologia do edema cerebral na CAD não está bem elucidada. Existem muitas pesquisas; entretanto, como esse evento é raro, as informações ainda são escassas. Frequentemente é associado ao aumento importante dos níveis de glicemia, o que provoca uma elevação significativa da osmolaridade plasmática. Nessas circunstâncias ocorre movimento de água livre do interior das células para o espaço extracelular (desidratação intracelular). A manutenção desse estado hiperosmolar estimula as células, principalmente os neurônios, a produzirem substâncias com atividade osmótica intracelular (osmóis idiogênicos), para preservar a água intracelular. A queda brusca da osmolaridade sanguínea (queda rápida da glicemia ou diminuição do sódio plasmático) propicia o movimento da água em direção ao espaço intracelular, favorecendo o aparecimento de edema cerebral.

Outros mecanismos podem estar envolvidos na fisiopatologia do edema cerebral: elevação do Na^+ intracelular com alteração do pH celular em decorrência da ativação do transportador Na^+/H^+ neuronal pela insulina e pelo bicarbonato; acidose paradoxal do sistema nervoso central (SNC) e hipoxia cerebral induzida pela reposição do bicarbonato; lesão isquêmica cerebral induzida pela hiperglicemia crônica e pelo aumento da demanda cere-

Fase de manutenção

A fase de manutenção é composta pelo soro de manutenção (no volume habitual por Holliday), acrescido do volume para reposição das perdas, utilizando-se para efeito dos cálculos o valor de 10%. Esse déficit deverá ser infundido nas primeiras 48 horas – 50% no 1º dia e 50% no 2º dia. Para evitar a hiperidratação, devem ser feitas avaliações periódicas.

Os soros de manutenção e de reposição são infundidos na forma de solução fisiológica (SF) até a glicemia situar-se ao redor de 250mg/dL, quando deve ser adicionado o soro glicosado a 5% ao SF na proporção de 1:1. Essa conduta diminui os riscos de hipoglicemia durante a insulinoterapia. Frente à hipoglicemia, a concentração do soro glicosado poderá ser elevada para 7,5% ou 10%.

A dieta por via oral deve ser iniciada quando o paciente estiver acordado, sem vômitos ou náuseas, com condições de ingerir alimentos e com melhora da acidose. A solução de reidratação parenteral deve ser mantida enquanto a insulina por infusão contínua for necessária.

Insulinoterapia

A insulinoterapia tem por objetivo a diminuição dos níveis glicêmicos e o bloqueio da cetogênese. A redução da glicemia deve ser lenta e linear, com velocidade de queda entre 80 e 100mg/dL/hora, até atingir níveis próximos de 250mg/dL. No IMIP, utilizamos a insulina regular, já havendo alguns serviços que utilizam os análogos de insulina ultrarrápida.

A via de aplicação de escolha é a endovenosa (EV), pois permite programar a administração sem o risco de acúmulo que pode ocorrer pela via intramuscular. Deve ser utilizada em bomba de infusão, e a monitoração deve ser constante para prevenir a infusão de doses inadequadas. Por essas razões, o paciente deve estar em uma UTI. O uso de insulinas de longa duração e da via subcutânea é contraindicado, devido à imprevisibilidade e à não confiabilidade da absorção da insulina, na presença de desidratação e de contração de volume.

A insulina regular deve ser diluída com soro fisiológico em várias concentrações. No IMIP são utilizadas 12U (1,2mL) em 118,8mL de SF (1mL = 0,1U). Antes da infusão da solução no paciente, deve-se lavar o equipo com a mesma solução, pois a insulina pode aderir às paredes do tubo endovenoso. A cada 6 horas o frasco deve ser trocado.

A dose inicial é de 0,1U/kg/hora, podendo ser feita uma dose inicial em *bolus* nos quadros mais graves. Essa dose pode ser elevada para até 0,2U/kg/hora quando a resposta não for adequada. Quando os níveis glicêmicos estiverem próximos de 250mg/dL ou a redução desses níveis estiver sendo acima de 100mg/dL/hora, a velocidade de infusão deve ser reduzida para 0,05U/kg/hora. Essa via de administração deverá ser mantida até a cetonúria estar negativa. Nesse momento, o paciente já deverá apresentar melhora do estado geral e compensação do quadro metabólico, estando apto para o início da insulina rápida subcutânea. Trinta minutos antes de suspender a infusão contínua de insulina deve ser administrada uma dose de 0,1UI/kg da insulina regular por via subcutânea.

A insulina regular subcutânea deverá ser administrada a cada 4 horas nas primeiras 24 horas, e, após esse período, a cada 6 horas, utilizando a glicemia capilar para definição da dose:

Acima 250mg/dL → 0,2U/kg;
180 a 250 → 0,1U/kg;
150 a 179 → observar
80 a 149 → alimentar, e caso haja sintomas de hipoglicemia fazer *push* de glicose. A insulina regular pode ser substituída pela ultrarrápida a cada 1 a 2 horas.

Após essa fase e uma vez que a criança esteja evoluindo sem intercorrências deve ser iniciada a insulina intermediária na dose de 0,3 a 0,5U/kg/dia por via subcutânea nos pacientes recém-diagnosticados. Nos diabéticos que apresentam CAD devido a quadro infeccioso, a dose deve ser aumentada em 10%. Naqueles que descompensaram por falta de aplicação da insulina, a dose deve ser mantida.

Quando não é possível utilizar a via endovenosa, a intramuscular é uma segunda opção. No esquema intramuscular, administra-se insulina regular na dose inicial de 0,2U/kg, aplicada no músculo deltoide (dose máxima de 10UI); nas doses subsequentes, 0,2U/kg a cada 2 horas, enquanto a glicemia encontrar-se acima de 300mg/dL. A dose é reduzida para 0,1UI/kg a cada 2 horas, quando a glicemia se encontra abaixo de 250 a 300mg/dL.

Reposição de potássio e fosfato

Na CAD há depleção dos níveis de potássio devido à diurese osmótica e ativação do sistema renina-angiotensina-aldosterona. No entanto, em alguns pacientes os níveis plasmáticos do potássio estão normais ou aumentados em decorrência da acidose e da diminuição da função renal, que aumentam a concentração do potássio extracelular. O déficit de potássio se acentua com a correção da acidose e pela ação da insulina, que promove a entrada de glicose e potássio para o interior da célula. A calemia inicial na CAD se encontra habitualmente entre 4,5 e 6,0mEq/L. A introdução do potássio deve ser precoce, entre a 2ª e a 4ª hora do início do tratamento, desde que a função renal esteja preservada, haja presença de diurese, e a calemia esteja abaixo de 6,5mEq/L. O potássio deve ser utilizado na dose de 0,2 a 0,3mEq/kg/hora, desde que seu nível plasmático se encontre entre 4,5 e 6mEq/L. Doses de 0,3 a 0,5mEq/kg/hora devem ser utilizadas quando o nível estiver abaixo de 4,5mEq/L, respeitando-se o limite de infusão de 0,5mEq/kg/hora. Utiliza-se para reposição o KCl a 19,1% (1mL = 2,5mEq de potássio).

bestima a quantidade total de corpos cetônicos, uma vez que o β-hidroxibutirato é o que se encontra mais elevado. Esse fato pode confundir muitos clínicos, pois, durante a correção da cetoacidose, o β-hidroxibutirato é transformado em acetoacetato, e o teste da cetonemia pode permanecer positivo por algum tempo, mesmo com tratamento adequado.

Quadro clínico

Os pacientes com CAD apresentam os sinais clássicos do diabetes melito (DM): poliúria, polidipsia e importante perda de peso em curto espaço de tempo. A polifagia, geralmente presente no diagnóstico do DM, muitas vezes não é observada na CAD devido ao agravamento do distúrbio metabólico, que provoca redução do apetite e anorexia. É importante salientar que, nas crianças pequenas, os sinais iniciais do diabetes podem passar despercebidos pela família. Com a evolução da doença podem surgir náuseas, vômitos, dor abdominal, fadiga e sinais de desidratação. A desidratação é principalmente intracelular e isso dificulta a sua classificação quanto à intensidade. O déficit de líquido extracelular estimado na CAD é entre 5% e 10% do peso corpóreo. A hipotensão é rara na infância e frequentemente está associada a sepse ou edema cerebral. Quando forem observados sonolência e alteração do sensório, a hipótese de edema cerebral deve ser investigada devido à sua elevada mortalidade.

O exame físico detalhado irá avaliar a respiração (taquipneia, hálito cetônico, respiração acidótica – Kussmaul), o estado circulatório (perfusão periférica, pulso, pressão arterial), grau de desidratação, presença de febre (avaliar quadro infeccioso bacteriano ou viral) e nível de consciência. A hipótese de CAD deve ser investigada nos pacientes com quadro de depressão do sensório, com ou sem sinais clínicos de acidose, devendo-se sempre realizar glicemia capilar e pesquisa de cetonúria.

O diagnóstico diferencial deve ser feito com síndromes poliúricas, intoxicações exógenas (salicilatos, teofilina), coma hiperosmolar (raro na infância), acidose lática, gastroenterites agudas e abdome agudo (apendicite, pancreatite, colecistite). A CAD pode mimetizar um quadro de abdome agudo, com dor abdominal acompanhada de vômitos e sinais de irritação peritoneal (sinal de Blumberg positivo).

Diagnóstico laboratorial

Na CAD são observados glicemia plasmática superior a 200mg/dL, presença de cetonemia e cetonúria, além de acidose metabólica (pH inferior a 7,30 e/ou bicarbonato inferior a 15mEq/L).

Outros exames devem ser realizados, podendo ser observados sódio plasmático com valores diminuídos; no entanto, esses valores podem estar falsamente mais reduzidos (hiponatremia dilucional) pela hiperosmolaridade, que dilui o plasma, e pela hiperlipemia, que aumenta a gordura sanguínea, e, como o sódio é hidrossolúvel, tem o seu espaço reduzido. O potássio pode encontrar-se elevado (hipercalemia), mas tende a diminuir durante o tratamento. No hemograma pode ocorrer leucocitose com desvio à esquerda sem necessariamente existir infecção.

Tratamento

A CAD é uma situação grave que põe em risco a vida do paciente e, por esse motivo, seu tratamento deve ser realizado por equipe médica treinada, com experiência no tratamento desse tipo de paciente. Pela gravidade e necessidade de monitoração contínua para correção dos vários distúrbios presentes, o tratamento deve ser conduzido em unidade de tratamento intensivo (UTI) ou em uma unidade hospitalar capacitada para tal. O tratamento deve ser individualizado e tem como objetivos a correção lenta da desidratação, a normalização gradativa da glicemia, do desequilíbrio ácido-básico e dos distúrbios hidroeletrolíticos, a identificação e o tratamento dos fatores desencadeantes e a prevenção das complicações. É interessante que cada serviço tenha seu próprio protocolo ajustado às facilidades e dificuldades operacionais regionais.

Hidratação

A hidratação parenteral deve ser feita lentamente e iniciada antes da insulinoterapia. A avaliação da hidratação do paciente pode ser difícil, como já explicado, e não deve ser embasada na variação do peso corpóreo da criança. É importante a obtenção rápida de acesso venoso adequado para infusão de grandes volumes. Esses volumes devem ser repostos de forma lenta em aproximadamente 48 horas.

Fase de expansão

O objetivo dessa fase é obter a estabilidade circulatória e a restauração do fluxo plasmático renal. O volume e a velocidade de infusão estão na dependência do estado hemodinâmico do paciente. Nessa fase é utilizado o soro fisiológico (NaCl a 0,9%), 10 a 20mL/kg, endovenoso, infundido na 1ª e 2ª horas de tratamento. Em caso de choque são utilizados volumes maiores, com infusões de 10mL/kg a cada 10 a 30 minutos, enquanto os sinais de instabilidade circulatória persistirem; volume máximo de 50mL/kg/hora. Quando desaparecerem os sinais de depleção volumétrica e a diurese estiver presente, deve-se iniciar a fase de manutenção.

Na fase de expansão, utiliza-se o soro fisiológico a 0,9%, uma solução isotônica em relação ao plasma (Na = 154mEq/L). Isso promove um maior aumento da volemia do que a infusão de soluções mais diluídas, acarretando uma redução da osmolaridade de forma mais lenta. Portanto, mesmo naquelas situações de CAD em que o sódio sérico inicial esteja superior a 150mEq/L, não devem ser utilizadas soluções hipotônicas.

Peters BS, dos Santos LC, Fisberg M, Wood RJ, Martini LA. Prevalence of vitamin D insufficiency in Brazilian adolescents. Ann Nutr Metab 2009; 54(1):15-21.

Prince RL, Glendenning P. Disorders of bone and mineral other than osteoporosis. MJA 2004; 180(7):354-359.

Rabinovich CE. Osteoporosis: a pediatric perspective. Arthritis Rheum 2004; 50(4):1.023-1.025.

Singh J, Moghal N, Pearce SHS, Cheetham T. The investigation of hypocalcaemia and rickets. Arch Dis Child 2003; 88:403-407.

Zeitlin L, Fassier F, Glorieux FH. 2003; 12(2):77-87. Modern approach to children with osteogenesis imperfecta. J Pediatr Orthop 2003; 12(2):77-87.

CAPÍTULO 12

Urgências em Endocrinologia Pediátrica

Ana Carla Lins Neves Gueiros
Thereza Selma Soares Lins

INTRODUÇÃO

As doenças endócrinas, na sua maioria, resultam em distúrbios crônicos, e esses pacientes podem apresentar quadro agudo de descompensação. Outros pacientes podem ter seu diagnóstico de afecção endócrina firmado por meio de uma descompensação aguda. Dessa maneira, faz-se necessário que o pediatra esteja preparado para o reconhecimento, diagnóstico precoce e estabelecimento imediato da terapêutica adequada com objetivo de evitar sequelas e melhorar o prognóstico do paciente com distúrbio hormonal.

CETOACIDOSE DIABÉTICA

A cetoacidose diabética (CAD) é um distúrbio metabólico agudo e grave de descompensação no diabético tipo 1. Por definição, deve haver acidose metabólica (pH < 7,3 e/ou HCO_3 < 15 mEq/L), cetose (cetonemia, cetonúria), hiperglicemia (acima de 200mg/dL) e graus variáveis de desidratação. A hiperglicemia é usualmente elevada, mas não obrigatória, uma vez que em crianças pequenas ou parcialmente tratadas, assim como em adolescentes grávidas, pode ocorrer com níveis de glicemia quase normais a cetoacidose euglicêmica.

A CAD é muitas vezes a primeira descompensação em um paciente diabético ainda não diagnosticado. Em outras oportunidades acomete um paciente já reconhecidamente diabético, ocorrendo geralmente por omissão de doses de insulina ou manejo inadequado das situações de estresse. A CAD coloca a vida do paciente diabético em risco, sendo a principal causa de hospitalização e mortalidade, tanto pela gravidade do quadro quanto por complicações do tratamento, especialmente em crianças. É por essa razão que o pediatra urgentista deve estar preparado para diagnosticar precocemente e iniciar o pronto atendimento da criança diabética.

FISIOPATOLOGIA

A manutenção dos níveis glicêmicos e dos lipídios ocorre graças à interação entre a insulina e um grupo de hormônios, classificados como contrarreguladores: glucagon, adrenalina, cortisol e hormônio do crescimento (GH). As ações desses hormônios são contrárias às da insulina.

A insulina é um hormônio anabolizante que estimula a síntese e/ou o armazenamento de carboidratos, gorduras e proteínas. A CAD resulta da deficiência relativa ou absoluta de insulina em um ambiente de elevação da atividade dos hormônios contrarreguladores, o que provoca alterações metabólicas. As situações de estresse e infecções comumente observadas nesses quadros colaboram para a elevação dos hormônios contrarreguladores, enquanto a hiperglicemia, a desidratação, a hiperosmolaridade e os distúrbios eletrolíticos e ácido-básicos perpetuam a liberação dos hormônios contrarreguladores.

A elevação desses hormônios contrarreguladores promove lipólise, glicogenólise e proteólise, aumentando a produção da glicose, e elevam a resistência periférica à insulina, diminuindo a utilização da glicose. Esses efeitos levam à hiperglicemia. Quando os níveis de glicemia ultrapassam o limiar renal de absorção da glicose no túbulo proximal, geralmente níveis acima de 180mg/dL, ocorrem glicosúria e diurese osmótica. A diurese osmótica leva à poliúria, com perda de água livre e eletrólitos, e terá como consequência o surgimento de polidipsia. Quando a ingestão hídrica é conservada, observa-se uma desidratação leve, e os níveis glicêmicos não são tão elevados quanto nos casos em que ocorre desidratação grave, em que a glicemia pode atingir níveis de 800mg/dL.

Com a diminuição (ou ausência) da insulina ocorre a queda dos níveis de glicose intracelular, o que provoca uma busca do organismo por fontes alternativas energéticas, como a metabolização das gorduras e das proteínas (glicogenólise muscular e hepática). Na lipólise há aumento da mobilização de ácidos graxos para gliconeogênese hepática e liberação de cetonas. Essa elevação da produção de cetonas ultrapassa a capacidade de tamponar dos álcalis orgânicos, resultando em acidose metabólica. Os corpos cetônicos observados são o ácido acetoacético, o β-hidroxibutirato e a acetona. A cetose é causada primariamente pela elevação do β-hidroxibutirato e acetoacetato, sendo o β-hidroxibutirato encontrado em níveis mais elevados durante a CAD, numa relação β-hidroxibutirato:acetoacetato de 3:1. Os corpos cetônicos são eliminados pela via urinária, e a mensuração é realizada em relação ao acetoacetato. Esse método su-

Diagnóstico diferencial

Uma grande quantidade de doenças esqueléticas é confundida com osteogênese imperfeita devido às semelhanças clínicas. Sendo assim, deve-se sempre fazer uma investigação diagnóstica para diferenciá-las.

Tratamento

Uma equipe multidisciplinar para o tratamento do paciente com osteogênese imperfeita é necessária para dar suporte nutricional, fisioterápico, cirúrgico e na reabilitação. O objetivo do tratamento é tornar o indivíduo capaz de se movimentar e realizar as tarefas cotidianas com independência.

O paciente deve fazer acompanhamento com nutricionista para ter uma dieta rica em cálcio e vitamina D, a fim de melhorar a calcificação óssea. O fisioterapeuta é importante para realizar um programa de exercícios que vise prevenir contraturas e minimizar a perda óssea por imobilização. Podem ser usadas órteses para proteger as pernas durante fases iniciais de mobilização pós-cirúrgica, e a implantação de hastes intramedulares permite retificar a tíbia e o fêmur, possibilitando ao paciente ficar de pé e até andar.

O tratamento medicamentoso com pamidronato tem melhorado os resultados desses pacientes, sendo encorajado o seu uso. Até o momento, somente as formas moderadas a grave de osteogênese imperfeita têm recebido essa medicação, uma vez que ainda não se tem conhecimento de seus efeitos colaterais a longo prazo.

O pamidronato é um bifosfonato com potente ação antirreabsortiva, que inibe a função dos osteoclastos. É administrado endovenosamente, em ciclos de 3 dias consecutivos com intervalos e doses que variam em função da idade do paciente (Quadro VII.11.6).

Antes da primeira infusão devem ser feitos exames laboratoriais séricos (hemograma, dosagem de cálcio, fósforo, fosfatase alcalina, creatinina, ureia) e urinários (dosagem de creatinina e cálcio em amostra de urina), além de exames de imagem (radiografias de crânio de perfil, panorâmica de coluna em AP e perfil, ossos longos em AP e perfil, idade óssea e densitometria óssea de corpo inteiro e coluna lombar). Durante cada ciclo devem ser colhidos cálcio, fósforo, ureia e creatinina antes e após 2 horas do término da infusão do pamidronato para monitorar a instalação de hipocalcemia ou insuficiência renal. Os outros efeitos colaterais são um quadro semelhante ao gripal, incluindo *rash*, vômitos e febre, o que normalmente ocorre durante o 2º dia da infusão do pamidronato e cede com paracetamol. Pode ocorrer desconforto respiratório, mas raramente é necessário suporte em UTI, devendo ser realizadas medidas de suporte.

O seguimento ambulatorial é feito com medidas antropométricas e repetição dos mesmos exames laboratoriais feitos inicialmente, a cada 4 meses, além de densitometria óssea anual. O prognóstico tem sido modificado após o uso do pamidronato.

BIBLIOGRAFIA

Branca F, Valtueña S. Calcium, physical activity and bone health-building bones for a stronger future. Public Health Nutr 2001; 4(1A):117-123.

Campos LMA, Liphaus BL, Silva CAA, Pereira RMR. Osteoporose na infância e na adolescência. J Pediatr (RJ). 2003; 79(6):481-488.

Chabot G, Zeitlin L. Current classification, clinical manifestations and diagnostic issues of Osteogenesis imperfecta. In: Chiasson, Munns, Zeitlin (eds.). Interdisciplinary treatment approach for children with osteogenesis imperfect. 1ª ed. Montreal, 2004:1-34.

Chen H, Hewison M, Hu B, Adams JS. Heterogeneous nuclear ribonucleoprotein (hnRNP) binding to hormone response elements: a cause of vitamin D resistance. *Proc Natl Acad Sci USA* 2003; 100(10):6.109-6.114.

Cooper C, Walker-Bone K, Arden N, Dennison E. Novel insights into the pathogenesis of osteoporosis: the role of intrauterine programming. Rheumatology 2000; 39:1.312-1.315.

Costa SMR, Bandeira F. Doenças metabólicas ósseas. In: Bandeira F, Waechter C, Camargo K, Barbosa M, Caldas G (eds.). Condutas em endocrinologia pediátrica. Rio de Janeiro: Medbook, 2008:375-385.

Dietary Reference Intakes for calcium, phosphorus, magnesium, vitamin D and fluoride. Standing Committee on the Scientific Evaluation of Dietary Reference intakes, food and nutrition board, Institute of Medicine, National Academy of Sciences. Washington, D.C.: National Academy Press, 1997.

Glorieux FH, Rauch F. Osteogenesis imperfecta. Lancet 2004; 363(4):1.377-1.385.

Greenbaum LA. Rickets and hypervitaminosis D. In: Kliegman RM, Berhman RE, Jenson HB, Stanton BF (eds.). Nelson Textbook of Pediatrics. Philadelphia: Saunders 2007:235-263.

Holick MF. Resurrection of vitamin D deficiency and rickets. J Clin Invest 2006; 116:2.062-2.072.

Mechica JB. Raquitismo e osteomalacia. Arq Bras Endocrinol Metab 1999; 43(6):457-466.

Menezes Fº H, Castro LCG, Damiani D. Hypophosphatemic rickets and osteomalacia. Arq Bras Endocrinol Metab 2006; 50:802-813.

Munns C, Zacharin MR, Rodda CP et al. Prevention and treatment of infant and childhood vitamin D deficiency in Australia and New Zealand: a consensus statement. MJA 2006; 185(5):268-272.

Nield L, Mahajan P, Joshi A, Kamat D. Rickets: not a disease of the past. Am Fam Physician 2006; 74:619-626.

Pawley N, Bishop NJ. Prenatal and infant predictors of bone health: the influence of vitamin D. Am J Clin Nutr 2004; 80(suppl 6):1.748S-1.751S.

Quadro VII.11.6. Tratamento com pamidronato do Shriners Hospital for Children, Montreal, Canadá

Dosagem		Frequência
Idade (em anos)		
< 2	0,5mg/kg/dia por 3 dias	A cada 2 meses
2 a 3	0,75mg/kg/dia por 3 dias	A cada 3 meses
> 3	1,0mg/kg/dia por 3 dias	A cada 4 meses

Fonte: Glomieux FH, Rauch F. Osteogenesis imperfecta. Lancet 2004; 363(4):1.377-1.385.

forma leve sem deformidades ósseas até uma forma fatal logo após o nascimento. A investigação de osteogênese imperfeita é feita em paciente com história familiar da doença que tenha fraturas frequentes sem causa externa importante ou que apresente deformidades ósseas.

Patogênese

Na maioria dos pacientes com osteogênese imperfeita são encontradas mutações no gene que codifica o colágeno tipo I. A molécula de colágeno I é uma proteína com estrutura em tripla hélice composta de duas cópias da cadeia α1 e uma cópia da cadeia α2. Ambas as cadeias têm sequências de três aminoácidos repetidas, em que a glicina está sempre na terceira posição. As mutações geralmente consistem em substituição da glicina resultando em uma proteína instável, que é destruída intracelularmente, não sendo secretada para a matriz óssea, ou, ainda, uma proteína alterada que será incorporada na matriz óssea impedindo a mineralização adequada do osso. Na primeira situação haverá um colágeno qualitativamente normal com diminuição de sua quantidade; nesse caso, o quadro clínico apresentar-se-á como uma forma leve da doença. Na segunda situação, os pacientes apresentarão as formas mais graves.

Quadro clínico e classificação

Como o colágeno I é uma proteína estrutural encontrada nos ossos, pele, tendões, dentina e esclera, suas anormalidades irão causar alterações nessas estruturas. A primeira classificação proposta por Sillence e colaboradores, em 1979, baseava-se na gravidade das manifestações esqueléticas e na presença ou ausência de manifestações sistêmicas. A maioria dos pacientes classificados por ele apresentava mutações no gene que codifica o colágeno tipo I. Como alguns dos indivíduos não apresentavam alteração desse gene, apesar de apresentarem o quadro clínico clássico de osteogênese imperfeita, Rauch e Glorieux propuseram uma nova classificação, incluindo três formas que têm o gene do colágeno íntegro (Quadro VII.11.5).

Outras manifestações sistêmicas presentes são: frouxidão ligamentar; perda auditiva progressiva com começo na infância, que é clinicamente evidente na 3ª ou 4ª década de vida; alterações cardiovasculares, como dilatações, aneurismas ou rupturas de câmaras cardíacas, aorta ou vasos cerebrais, e disfunções das valvas cardíacas; propensão a hemorragias; estado hipermetabólico com intolerância ao calor, aumento da sudorese, da frequência cardíaca e da temperatura corporal, além de hipercalciúria idiopática e cálculo renal.

Radiologia

Nas formas de osteogênese imperfeita tipos II e III, as radiografias de corpo inteiro dos recém-nascidos mostram múltiplas fraturas intra e pré-parto, esqueleto pouco mineralizado, principalmente em crânio e face, ossos dos membros muito curtos, largos, com cortical muito fina e aspecto de "esmagamento"; o tórax é pequeno e possui costelas curtas e largas, com múltiplas fraturas, sendo o quadro mais grave no tipo II do que no tipo III. Com o crescimento, os pacientes com o tipo III apresentam múltiplas angulações nos ossos longos, a diáfise se torna muito fina e as metáfises, alargadas e irregularmente mineralizadas com aparência de pipoca. Ossos wormianos são frequentes na radiografia de crânio. Na coluna são vistas escoliose ou outras formas de desvio, platispondilia e fraturas vertebrais por esmagamento.

Quadro VII.11.5. Classificação de osteogênse imperfeita de Sillence expandida

Tipo	Características típicas	Mutação
I (leve)	Estatura normal ou baixa, escleras azuis, sem dentinogênese imperfeita	Prematuro *stop* códon no COL1A1
II (letal)	Múltiplas fraturas ao nascimento, deformidades importantes, ossos longos largos, baixa densidade óssea do crânio em radiografia e escleras escuras	Substituição da glicina no COL1A1 ou COL1A2
III (grave)	Baixa estatura importante, face triangular, escoliose severa, escleras acinzentadas, dentinogênese imperfeita	Substituição da glicina no COL1A1 ou COL1A2
IV (moderada)	Moderada baixa estatura, escoliose leve a moderada, escleras cinza ou brancas, dentinogênese imperfeita	Substituição da glicina no COL1A1 ou COL1A2
V (moderada)	Baixa estatura discreta a moderada, luxação da cabeça do rádio, calcificação da membrana interóssea, calo ósseo hipertrófico, escleras brancas e sem dentinogênese imperfeita	Desconhecida
VI (moderada a grave)	Moderada baixa estatura, escoliose, acúmulo de osteoide no tecido ósseo, padrão de escama de peixe das fibras de colágeno, escleras brancas e sem dentinogênese imperfeita	Desconhecida
VII (moderada)	Discreta baixa estatura, úmero e fêmur curtos, coxa vara, escleras brancas e sem dentinogênese imperfeita	Desconhecida

Fonte: Glorieux FH, Ortogenesis imperfecta. Lancet 2004; 363(4):1.377-1.385.

Quadro VII.11.2. Dados laboratoriais dos raquitismos

Tipo	Ca	P	FA	PTH	25OHD	1,25(OH)2D	CaU	PU
Nutricional								
Deficiência de vitamina D	N,↓	↓	↑	↑	↓	↑,N,↓	↓	↑
Deficiência de Ca	N,↓	↓	↑	↑	N	↑	↓	↑
Deficiência de P	N	↓	↑	N,↓	N	↑	↑	↓
Tipo I	N,↓	↓	↑	↑	N	↓	↓	↑
Tipo II	N,↓	↓	↑	↑	N	↑↑	↓	↑
Ligado ao X	N	↓	↑	N	N	r↓	↓	↑
AD	N	↓	↑	N	N	r↓	↓	↑

Fonte: Nelson textbook of pediatrics, 2007. Ca, calcemia; P, fosfatemia, FA, fosfatase alcalina; CaU, cálcio urinário; PU, fósforo urinário.

Quadro VII.11.3. Valores de referência para ingestão diária de cálcio e vitamina D segundo a faixa etária

Idade	0-6 meses	7-12 meses	1-3 anos	4-8 anos	9-13 anos	14-18 anos
Cálcio (mg/dia)	400	600	800	800	1200	1300-1500 (8)
Vitamina D (UI/dia)	400	400	400	400	400	400 *
Fósforo (mg/dia)	100	275	–	-0	–	–

Fonte: National Academy of Sciences, 1997.

Quadro VII.11.4. Tratamento dos raquitismos

Tipo	Vitamina D	Cálcio	Fósforo
Deficiência nutricional	Dose única de 200.000 a 600.000UI de calciferol, VO, ou doses diárias de 2.000 a 4.000UI por 3 a 6 meses	Reposição diária de cálcio nas doses recomendadas (Quadro VII.11.3)	Só nos casos em que houver deficiência na ingestão
Doenças disabsortivas	Aumentar exposição ao sol; calciferol na dose de 1.500 a 2.000UI/dia, SC, IM ou VO; substituição das medicações que alteram a absorção de cálcio e fósforo; quando não for possível, suplementar estes minerais	Cálcio 1g/dia, VO oral	Só nos casos em que houver deficiência na absorção de fósforo
Tipo I ou raquitismo pseudodeficiente em vitamina D	Alfacalcidol na dose de 0,03 a 0,1μg/kg/dia, ou calciferol na dose de 1.000 a 3.000μg/dia, ou calcitriol na dose de 30 a 70ng/kg/dia, todos por VO, em dose única ou fracionada em 2 vezes		
Tipo II ou raquitismo hereditário por deficiência da 1,25-di-hidroxivit. D	Doses mais elevadas de calcitriol, de 1 a 10μg/dia, VO, fracionadas em 3 ou 4 vezes	Cálcio na dose de 2 a 3g/dia	
Raquitismo hipofosfatêmico familiar ou ligado ao X	Calcitriol na dose de 30 a 70ng/kg/dia, todos por VO, em dose única ou fracionada em 2 vezes		Xarope de fosfato oral na dose 30 a 60mg/kg/dia fracionado em 4 a 6 doses
Raquitismo hipofosfatêmico hereditário com hipercalciúria	Está contraindicado o calcitriol, faz-se só o fósforo		Xarope de fosfato oral na dose 30 a 60mg/kg/dia fracionado em 4 a 6 doses
Crises convulsivas por hipocalcemia		Gluconato de cálcio a 10% na dose de 1 a 2mL/kg, diluído em SF a 9% ou SG a 5%, EV, na velocidade de 0,5mL/kg/min	

VO, Via oral; SC, subcutânea; IM, intramuscular; SF, soro fisiológio; SG, soro glicosado.

realizadas radiografias dos ossos longos e das grandes articulações, que mostram osteoporose, inclusive da cortical; encurvamento diafisário (varismo ou valgismo em membros inferiores); aumento do espaço interarticular; alargamento das epífises, que aparece como imagem "em taça" com concavidade voltada para a articulação; pequenas estrias no sentido longitudinal do osso; e pseudofraturas (zonas de Looser), que são mais frequentes em colo de fêmur, omoplata e púbis. Em alguns casos, ainda podem ser observadas deformidades na caixa torácica e coluna vertebral, como vértebras bicôncavas e fraturas compressivas. Nos casos dependentes de vitamina D com hiperparatireoidismo secundário há áreas de reabsorção subperiosteal e cistos.

Tipos de raquitismo

Os tipos de raquitismo são resumidos no Quadro VII.11.1.

Investigação

Devido às várias formas hereditárias de raquitismo, a investigação deve começar por uma boa anamnese. Verifica-se se há casos semelhantes na família. Então, realiza-se um exame físico detalhado. A pesquisa laboratorial deve incluir as dosagens séricas de cálcio, fósforo, fosfatase alcalina, PTH, calcidiol e calcitriol, além de fósforo e creatinina em amostra de urina e calciúria de 24 horas (Quadro VII.11.2).

As dosagens de fósforo e creatinina urinários servem para fazer o cálculo da taxa de reabsorção renal de fósforo (TRF = 1–(PU/CrU × CrS/PS) × 100), que é menor do que 85% nos raquitismos hipofosfatêmicos. Já a calciúria de 24 horas será de utilidade para diferenciar os casos de hipercalciúria (>4mg/kg/dia).

Prevenção

Para prevenir o raquitismo são necessárias a exposição aos raios solares antes das 10 horas da manhã e após as 16 horas e a ingestão de dieta rica em cálcio, fósforo e vitamina D (Quadro VII.11.3).

Tratamento

O tratamento dependerá da causa e da severidade do quadro clínico (Quadro VII.11.4).

OSTEOGÊNESE IMPERFEITA

Osteogênese imperfeita é uma doença hereditária caracterizada por fragilidade óssea e escassez da massa óssea. Tem uma apresentação clínica que varia desde uma

Quadro VII.11.1. Tipos de raquitismo

Tipo	Causas	Herança	Quadro clínico	Tratamento
Nutricional	Deficiência de vitamina D, de fósforo ou cálcio, falta de exposição ao sol, doenças disabsortivas	NA	Tetania/convulsões hipocalcêmicas, andar alterado por deformidades ósseas, atraso do desenvolvimento	Reposição oral do nutriente deficiente; nas doenças disabsortivas, aplicar vitamina D IM
Tipo I ou raquitismo pseudodeficiente em vitamina D	Deficiência da 25(OH)D3-1-alfa-hidroxilase renal	AR	< 2 anos de idade, tetania/convulsões hipocalcêmicas, deformidades ósseas importantes	Calcitriol (rocaltrol)
Tipo II ou raquitismo hereditário por deficiência da 1,25-diidroxivit. D	Defeito na ligação do calcitriol ao receptor de vitamina D	AR	< 1 ano de idade, deformidades ósseas importantes, alopecia	Altas doses de calcitriol e cálcio
Tipo III	Proteína anormal que se liga ao elemento de resposta hormonal do receptor de vitamina D	Não determinada	Deformidades ósseas importantes em membros inferiores	Sem tratamento descrito no momento
Raquitismo hipofosfatêmico familiar ou ligado ao X	Diminuição da reabsorção de fósforo nos túbulos proximais renais com nível normal de calcitriol	Ligada ao X	Baixa estatura, curvatura em membros inferiores, alterações dentárias	Fosfato oral e calcitriol
Raquitismo hipofosfatêmico hereditário com hipercalciúria	Diminuição da reabsorção de fósforo nos túbulos proximais renais com aumento de calcitriol	AR ou AD	Dor e fraqueza musculares	Fosfato oral

NA, Não aplicável; IM, intramuscular; AR, autossômica recessiva; AD, autossômica dominante.
Fonte: American Academy of Family Physicians, 2006.

indireta do PTH. Esse processo é regulado antagonicamente pela calcitonina.

A homeostasia do fósforo depende da absorção intestinal, da reabsorção nos túbulos renais e da reserva óssea. Cerca de 60% a 80% do fósforo é absorvido por difusão, mas uma pequena fração é regulada pelos hormônios calcitrópicos. O principal órgão regulador do fósforo é o rim. A reabsorção nos túbulos proximais renais é realizada por mecanismo ativo independente de cálcio e é estimulada principalmente pela vitamina D. Aproximadamente 90% do fósforo é filtrado, mas 85% são reabsorvidos devido à ação da vitamina D, enquanto o PTH e a calcitonina atuam reduzindo a sua reabsorção nos túbulos renais.

METABOLISMO DA VITAMINA D

A vitamina D pode ser proveniente da dieta ou ser produzida na pele. A luz solar é um componente essencial para a síntese de vitamina D, que começa na pele e termina nos rins. Tanto a vitamina D endógena (vitamina D_3 ou colecalciferol) quanto a proveniente de fonte vegetal (vitamina D_2 ou ergocalciferol) são transportadas até o fígado, onde serão hidroxiladas à 25-hidroxivitamina D_3 (25-OHD_3 ou calcidiol) pela ação da 25-hidroxilase vitamina D_3. A sua concentração sérica reflete a quantidade de vitamina D total do corpo. Nos rins, a 25-OHD_3 é transformada em metabólito ativo pela ação da 1α-hidroxilase-25-OHD_3 que a converte a 1,25-di-hidroxivitamina D_3 (1,25-$(OH)_2D_3$, ou calcitriol) (Fig. VII.11.1).

Os efeitos da vitamina D são estimular a absorção de cálcio e fósforo pelo jejuno e íleo, diminuir a síntese e secreção do PTH pelas glândulas paratireoides e promover a mineralização óssea.

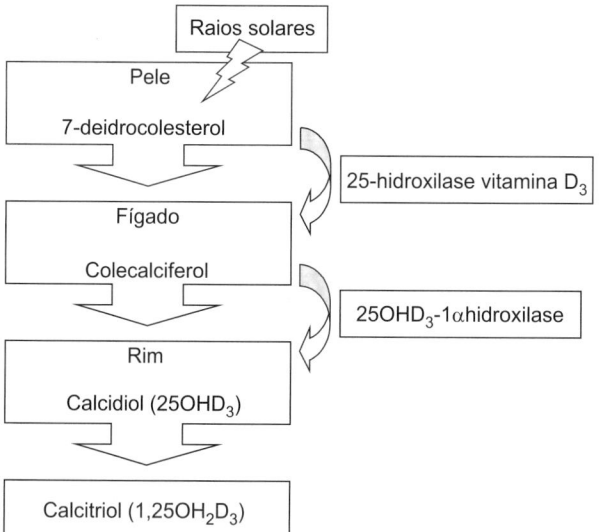

Fig. VII.11.1. Síntese da vitamina D.

PARATORMÔNIO E CALCITONINA

O hormônio das paratireoides, o PTH, regula as concentrações séricas de cálcio e fósforo atuando nos ossos, no intestino e nos rins. Seus efeitos no esqueleto são mediados pela ação dos osteoblastos.

A calcitonina é secretada principalmente pelas células C parafoliculares da tireoide. Ela atua inibindo a reabsorção renal de fosfato e a reabsorção óssea pelos osteoclastos, além de estimular a excreção renal de cálcio.

RAQUITISMOS

Os raquitismos são doenças resultantes de defeito na calcificação da matriz óssea e das cartilagens. Quando se instalam durante a infância, afetam principalmente a placa de crescimento. As causas dos raquitismos são a deficiência de vitamina D (nutricional, por exposição inadequada aos raios solares ultravioleta, por alterações no seu metabolismo ou por defeitos genéticos) e a deficiência de cálcio e/ou fósforo (nutricional, por má absorção devido a doenças disabsortivas ou uso de medicamentos, ou por defeitos genéticos).

Fisiopatologia

A fisiopatologia dos raquitismos é comum: a deficiência da reabsorção de fósforo pelos túbulos renais leva à hiperfosfatúria e à hipofosfatemia crônicas. Essas alterações podem ou não estar associadas com baixos níveis de calcitriol e/ou hipercalciúria. A deficiência de fósforo impede a calcificação adequada da matriz óssea e das cartilagens.

Quadro clínico

As manifestações clínicas são semelhantes nos diferentes tipos de raquitismos, surgindo precocemente nos casos hereditários. Fronte olímpica, craniotabes, atraso no fechamento das fontanelas, na erupção dos dentes, no crescimento e no desenvolvimento motor são observados no 1º ano de vida. Com a idade, o quadro clínico progride, aparecendo assim as seguintes deformidades esqueléticas mais características do raquitismo: genovalgo ou genovaro, coxa vara, rosário raquítico, sulcos de Harrison (depressões torácicas laterais ao rosário raquítico), alargamento dos punhos e tornozelos e deformidades da coluna vertebral.

Outros sintomas são hipotonia, fraqueza muscular proximal e dor óssea. Tetania e convulsões decorrentes de hipocalcemia são características dos raquitismos dependentes de vitamina D. Alopecia parcial ou total pode estar presente no raquitismo dependente de vitamina D tipo II. Os pacientes com raquitismo tipo III têm quadro clínico semelhante ao do tipo II, mas não apresentam alopecia.

Quadro radiológico

O exame radiológico auxilia no diagnóstico e serve como parâmetro para acompanhar o tratamento. São

Hedley AA, Ogden CL, Johnson CL et al. Prevalence of overweight and obesity among US children, adolescents, and adults, 1999-2002. JAMA 2004; 291:2.847-2.850.

Ianuzzi A, Licenziati MR, Acampora C et al. Carotid stiffness in obese children with the metabolic syndrome. Am J Cardiol 2006; 97:528-531.

Kavey RE, Allada V, Daniels SR et al. Cardiovascular risk reduction in high-risk pediatric patients: a scientific statement from the American Heart Association Expert Panel on Population and Prevention Science; Councils on Cardiovascular Disease in the Young, Epidemiology and Prevention, Nutrition, Physical Activity and Metabolism, High Blood Pressure Research, Cardiovascular Nursing, and the Kidney in Heart Disease; and the Interdisciplinary Working Group on Quality of Care and Outcomes Research – endorsed by the American Academy of Pediatrics. Circulation 2006; 114(24):2.710-2.738.

Matthaei S, Stumvoll M, Kellerer M, Haring HU. Pathophysiology and pharmacological treatment of insulin resistance. Endocrine Reviews 2000; 21:585-618.

Monte O. Síndrome metabólica. *In:* Monte O, Longui CA, Calliari LEP, Kochi C (eds.). *Endocrinologia para o pediatra.* São Paulo: Atheneu, 2006: 453-458.

National Institutes of Health. Third Report of the Expert Panel on Detection, Evaluation, and Treatment of High Blood Cholesterol in Adults (ATP III Final Report). Bethesda, Md: National Institutes of Health, 2002.

National High Blood Pressure Education Working Group on High Blood Pressure in Children. The fourth report on the diagnosis, evaluation, and treatment of high blood pressure in children and adolescents. Pediatrics 2004; 114:555-576.

Srinivasan S, Ambler GR, Baur LA et al. Randomized, controlled trial of metformin for obesity and insulin resistance in children and adolescents: improvement in body composition and fasting insulin. J Clin Endocrinol Metab 2006; 91:2.074-2.080.

Steinberger J, Daniels SR. Obesity, insulin resistance, diabetes, and cardiovascular risk in children. An American Heart Association Scientific Statement from the Atherosclerosis, Hypertension, and Obesity in the Young Committee (Council on Cardiovascular Disease in the Young) and the Diabetes Committee (Council on Nutrition, Physical Activity, and Metabolism). Circulation 2003; 107:1.448-1.453.

Steinberger J, Daniels SR, Eckel RH et al. Progress and challenges in metabolic syndrome in children and adolescents: a scientific statement from the American Heart Association Atherosclerosis, Hypertension, and Obesity in the Young Committee of the Council on Cardiovascular Disease in the Young; Council on Cardiovascular Nursing; and Council on Nutrition, Physical Activity, and Metabolism. Circulation 2009; 119:628-647.

The Expert Committee on the Diagnosis and Classification of Diabetes Mellitus. Follow-up report on the diagnosis of diabetes mellitus. Diab Care 2003; 26:3.160-3.167.

Zimmet P, Alberti G, Kaufman F et al. International Diabetes Federation Task Force on Epidemiology and Prevention of Diabetes: The metabolic syndrome in children and adolescents. Lancet 2007; 369:2.059-2.061.

World Health Organization, Department of Noncommunicable Disease Surveillance. Report of a WHO Consultation: Definition of Metabolic Syndrome in Definition, Diagnosis, and Classification of Diabetes Mellitus and Its Complications: Report of a WHO Consultation, Part 1: Diagnosis and Classification of Diabetes Mellitus. Geneva, Switzerland: World Health Organization, 1999.

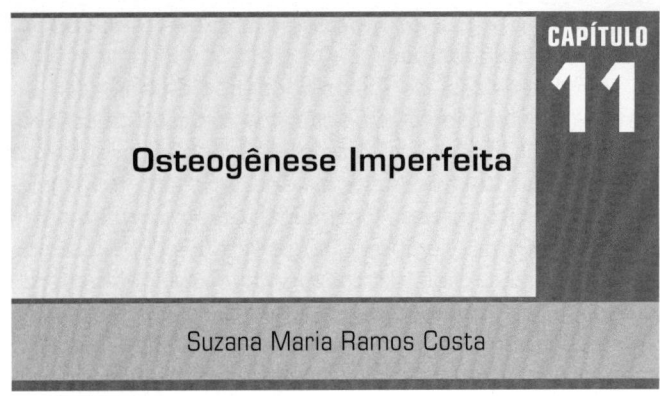

CAPÍTULO 11

Osteogênese Imperfeita

Suzana Maria Ramos Costa

INTRODUÇÃO

Em todo o mundo, tanto em países desenvolvidos como em desenvolvimento, tem-se observado um aumento do raquitismo por deficiência de vitamina D. A sua prevenção é simples: exposição ao sol e ingestão adequada de alimentos ricos em vitamina D. No Brasil, a prevalência de deficiência de vitamina D entre os adolescentes ainda é de 60%.

É importante o conhecimento do metabolismo ósseo para compreender a fisiopatologia das doenças metabólicas ósseas. E, dentre elas, o raquitismo é a mais prevalente em nosso meio.

METABOLISMO ÓSSEO

O osso é formado por células (osteoblastos, osteoclastos, osteócitos e células da medula óssea), pela matriz óssea (composta por colágeno e outras proteínas) e por minerais (cálcio, fósforo, magnésio e fluoreto). O osso é um tecido dinâmico e está envolvido no equilíbrio metabólico, porque é reservatório de minerais. Para a formação de um osso capaz de realizar as funções mecânicas são necessárias a integridade estrutural e funcional das células ósseas, a organização das proteínas na sua matriz e, por fim, uma mineralização adequada. Sendo assim, as doenças ósseas podem resultar de uma alteração em qualquer um dos componentes anteriores.

Neste capítulo veremos a parte do metabolismo ósseo que envolve os minerais, principalmente o cálcio e o fósforo, e os seguintes hormônios: vitamina D, paratormônio (PTH) e calcitonina.

METABOLISMO DO CÁLCIO E DO FÓSFORO

O cálcio do esqueleto é regulado pela ação da vitamina D, do PTH e da calcitonina no trato gastrointestinal, nos rins e no próprio osso. A vitamina D e o PTH atuam no intestino estimulando a absorção do cálcio da dieta. O cálcio absorvido é incorporado à matriz orgânica do osso por início do processo de mineralização. O cálcio sanguíneo é filtrado pelos rins, porém mais de 98% são reabsorvidos devido à ação direta da vitamina D e à ação

melhorar a sensibilidade à insulina, mas seu uso em crianças ainda não foi aprovado.

A sibutramina parece ter uma boa eficácia em reduzir o peso corporal em adolescentes, e, em alguns estudos, um efeito positivo no metabolismo glicêmico e lipídico tem sido mostrado. No entanto, esse fármaco tem sido associado com aumento da pressão arterial e da frequência cardíaca, limitando seu uso à população pediátrica. O orlistat é um fármaco que promove perda moderada de peso. Efeitos colaterais como distúrbios gastrointestinais e deficiência múltipla de vitaminas têm sido demonstrados.

As concentrações de LDL-colesterol em que é recomendada intervenção farmacológica para crianças ≥ 8 anos são: LDL-colesterol > 190mg/dL; LDL-colesterol > 160mg/dL, se houver fatores de risco como obesidade, hipertensão ou história familiar de doença cardiovascular prematura; e LDL-colesterol > 130mg/dL em crianças com DM.

Resinas sequestradoras de ácidos biliares agem ligando-se aos ácidos biliares no lúmen intestinal, o que previne sua captação pela circulação êntero-hepática. A vantagem desses medicamentos é que não têm efeitos sistêmicos, porém seus efeitos gastrointestinais podem limitar seu uso. A diminuição média do colesterol é de 10% a 20%.

As estatinas inibem competitivamente a HMG-CoA redutase hepática, que é a enzima que limita a biossíntese de colesterol. Como consequência, tem-se a redução da síntese hepática de colesterol e do colesterol intracelular, elevando o número de receptores para o LDL-colesterol. Em geral, as estatinas são bem toleradas e diminuem o colesterol em 20% a 50%. Os efeitos adversos são o aumento das transaminases hepáticas e da CK, que pode levar a raros, porém importantes, episódios de rabdomiólise. Atualmente a estatina é o fármaco de primeira escolha para crianças com dislipidemia com idade ≥ 10 anos.

Os inibidores da reabsorção de colesterol são a classe mais nova de medicamentos para diminuir a concentração de colesterol. Apesar de agirem na absorção intestinal, esses fármacos são absorvidos e podem causar efeitos colaterais sistêmicos. O ezetimibe reduz a concentração de LDL-colesterol em 20%, mas ainda não foi estudado extensivamente em crianças.

Os fibratos, para reduzir concentrações de triglicerídeos, não foram ainda suficientemente estudados em crianças. Eles inibem a síntese e aumentam o *clearance* do VLDL, o que reduz a produção de VLDL. Os efeitos colaterais são similares aos da estatina.

CONCLUSÃO

As diferentes taxas de prevalência da SM relatadas na literatura são, geralmente, produto de definições inconsistentes. Alguns autores acham prematuro escolher critérios específicos para crianças. São necessários estudos longitudinais para identificar fatores de risco em crianças e adolescentes com sobrepeso ou obesidade para podermos entender melhor se o fato de construir critérios para a SM adicionaria algum valor ao tratamento ou prognóstico da obesidade e sobrepeso na infância. O objetivo deve ser identificar, em idade precoce, crianças com risco para doença cardiovascular prematura, DM tipo 2 ou ambos.

Está claro que a incidência e a prevalência da SM e da obesidade tendem a aumentar com o tempo, tornando-se um problema de saúde pública. Então, todos os esforços de políticas de saúde devem ser enviados para educação nutricional, prática de esportes e alteração dos hábitos alimentares, o que pode ter um papel importante na redução da SM e da obesidade.

BIBLIOGRAFIA

Al-Shawwa BA, Al-Huniti NH, DeMattia L, Gershan W. Asthma and insulin resistance in morbidly obese children and adolescents. J Asth 2007; 44:469-473.

Burgert TS, Taksali SE, Dziura J et al. Alanineaminotransferase levels and fatty liver in childhood obesity: associations with insulin resistance, adiponectin, and visceral fat. J Clin Endocrinol Metab 2006; 91:4.287-4.294.

Chen W, Srinivasan SR, Li S, Xu J, Berenson GS. Metabolic syndrome variables at low levels in childhood are beneficially associated with adulthood cardiovascular risk: the Bogalusa Heart Study. Diabetes Care 2005; 28:126-131.

Cook S, Weitzman M, Auinger P, Nguyen M, Dietz WH. Prevalence of a metabolic syndrome phenotype in adolescents: Findings from the Third National Health and Nutrition Examination Survey. Arch Pediat Adolesc Med 2003;157:821-827.

Cook S, Auinger P, Li C, Ford ES. Metabolic syndrome rates in United States adolescents, from the National Health and Nutrition Examination Survey, 1999-2002. J Pediatr 2008; 152:165-170.

Eckel RH, Grundy SM, Zimmet PZ. The metabolic syndrome. Lancet 2005; 365:1.415-1.428.

Expert Panel on Detection and Evaluation and Treatment of High Blood Cholesterol in Adults. Executive Summary of the Third Report of the National Cholesterol Education Panel on Detection, Evaluation, and Treatment of High Blood Cholesterol in Adults. JAMA 2001:2.486-2.497.

Fernandez JR, Redden DT, Pietrobelli A, Allison DB. Waist circumference percentiles in nationally representative samples of african-american, european-american, and mexican-american children and adolescents. J Pediatr 2004; 145:439-444.

Ford E, Li C, Zhao G, Pearson W, Mokdad A. Prevalence of the metabolic syndrome among U.S. adolescents using the definition from the International Diabetes Federation. Diabetes Care 2008; 31:587-589.

Franks PW, Hanson RL, Knowler WC et al. Childhood predictors of young onset type 2 diabetes mellitus. Diabetes 2007; 56:2.964-2.972.

Goodman E, Daniels SR, Morrison JA, Huang B, Dolan LM. Contrasting prevalence of and demographic disparities in the World Health Organization and National Cholesterol Education Program Adult Treatment Panel III definitions of metabolic syndrome among adolescents. J Pediat 2004; 145:445-451.

Obesidade, especialmente abdominal, e RI estão diretamente relacionadas, clínica e epidemiologicamente, ao desenvolvimento de SM e risco cardiovascular. Apesar de a doença coronariana aterosclerótica ser rara na infância, seus precursores já estão presentes nessa faixa etária. Estudos de autópsia, como o Bogalusa Heart Study, têm demonstrado que o processo aterosclerótico se inicia já na infância; além disso, estudos envolvendo medidas não invasivas da função e morfologia vascular periférica mostram associação entre aterosclerose subclínica e risco cardiovascular e metabólico em crianças.

Baixa sensibilidade à insulina também é um fator de risco para HAS em crianças. A insulina aumenta a reabsorção renal de sódio e o *clearence* de água livre, e a resistência insulínica está associada com aumento da atividade do sistema nervoso simpático. Esses fatores, além da predisposição genética, contribuiriam para o surgimento da hipertensão arterial na síndrome metabólica.

Em crianças obesas, a RI também está associada com um perfil lipídico desfavorável, caracterizado por hipertrigliceridemia, hipercolesterolemia e baixos níveis de HDL-colesterol, o que aumenta o risco de desenvolvimento precoce de aterosclerose. A hiperinsulinemia aumenta a síntese hepática da lipoproteína de densidade muito baixa (VLDL), contribuindo para o aumento dos triglicerídeos e do HDL-colesterol plasmáticos. A resistência insulínica cursa com diminuição da atividade da lipase lipoproteica nos tecidos periféricos, contribuindo para o aumento de triglicedídeo e do LDL-colesterol.

Considerado previamente como uma doença de adultos, o DM tipo 2 tornou-se bem mais comum na população pediátrica. Quando o DM tipo 2 se inicia na infância, o risco de aceleração da aterosclerose é maior do que naqueles pacientes que desenvolvem o diabetes na idade adulta. Dados do *Third National Health and Examination Survey* (NHANES III) revelam que, nos EUA, a prevalência de DM tipo 1 em adolescentes é de 1,7/1.000, enquanto a de DM tipo 2 é de 4,1/1.000. Esse aumento coincide com o aumento da incidência da obesidade e inatividade física em crianças.

Quadro VII.10.2. Critérios para definição de síndrome metabólica em crianças e adolescentes (três ou mais)

Critérios	Limites
Circunferência abdominal	Acima do percentil 90 para idade e gênero
Pressão arterial	Acima do percentil 90 para idade, altura e gênero
Triglicerídeos	> 110mg/dL
HDL-colesterol	< 40mg/dL
Glicemia de jejum	100mg/dL

Fonte: Adaptado de Cook e cols. J Pediatr 2008; 152:165-170.

Doença hepática não alcoólica representa infiltração gordurosa do fígado na ausência do consumo de álcool. O espectro varia desde uma pura infiltração hepática (esteatose) a uma inflamação (esteato-hepatite não alcoólica, ou NASH), a uma fibrose e até a uma cirrose. Existem evidências de associação entre resistência insulínica e infiltração hepática gordurosa em crianças obesas, e isso está relacionado a um efeito reduzido da ação da insulina no tecido adiposo, com consequentes ausência da supressão da lipólise e, assim, fluxo aumentado de ácidos graxos livres para o fígado.

Foi demonstrado que, na SM, a diminuição das proteínas transportadoras – globulina ligadora do cortisol (CBG), globulina ligadora dos hormônios sexuais (SHBG), proteína ligadora do fator de crescimento semelhante à insulina-1 (IGFBP-1), globulina ligadora da tiroxina (TBG) e proteína ligadora da vitamina D (VitD-BP) – causa aumento do cortisol livre, da testosterona bioativa e do IGF-1 livre, confundindo a interpretação dos testes de função tiroideana.

A RI pode levar à virilização ou hirsutismo, irregularidade menstrual, infertilidade, acne, hiperidrose e adrenarca precoce na infância. O distúrbio menstrual e o hiperandrogenismo estão associados à síndrome dos ovários policísticos (SOP).

A RI também tem sido sugerida como um fator de risco potencial para o desenvolvimento de problemas respiratórios, tais como asma, em crianças e adolescentes com obesidade grave. Existe uma associação significativa entre asma e obesidade, especialmente durante a puberdade. Um dos possíveis mecanismos seria que a asma representa um estado pró-inflamatório e a taxa de leptina influencia a resposta das citocinas Th1.

TRATAMENTO

A SM na criança e no adolescente pode ser agressivamente tratada por meio de programas que modifiquem o comportamento alimentar e de atividade física. A restrição alimentar de carboidratos e gorduras é a chave para a redução do peso. A atividade física deve ser estimulada, com o mínimo de 30 a 40 minutos de exercícios físicos diariamente, pois esses levam ao aumento na captação de glicose pelo músculo sem o envolvimento da insulina, ajudando a diminuir a RI. A intervenção deve abranger o ambiente familiar e escolar.

Em crianças e adolescentes não há muita experiência relacionada com medicamentos para perda de peso ou sensibilizadores de insulina. Foi demonstrado que a metformina melhora a sensibilidade insulínica e o IMC em adolescentes obesos não diabéticos com hiperinsulinemia de jejum e história familiar de DM tipo 2. O uso da metformina é útil nas crianças e nos adolescentes com RI, pois ajuda a perder peso, diminui a resistência insulínica e as manifestações do hiperandrogenismo, melhora a dislipidemia e auxilia no controle da glicemia e da HAS. Em adultos, as tiazolinedionas têm uma boa eficácia em

Como a hiper-IgM apresenta alterações nas células T, células B e na função das células apresentadoras de antígenos, ela foi reclassificada como imunodeficiência combinada com suscetibilidade a patógenos intracelulares.

Outros defeitos também causam a síndrome de hiper-IgM, como mutações do CD40, da enzima deaminase induzida por ativação (AID), da uracila-DNA-glicosilase (UNG) e defeito no gene do modulador essencial do NF-κB (NEMO).

A deficiência de IgG e IGA resulta em maior incidência de otite, pneumonia e sepse. As manifestações iniciais podem ser determinadas por infecções oportunistas, como a pneumonia por *Pneumocystis jiroveci* e a infecção intestinal por *Cryptosporidium*. Ao contrário do que ocorre na agamaglobulinemia ligada ao X, os pacientes podem apresentar hiperplasia linfoide.

A avaliação da função imunológica é realizada pela quantificação das imunoglobulinas. São encontrados baixos níveis séricos de IgG e IgA e níveis de IgM elevados ou normais. A contagem de células B circulantes se apresenta normal. O diagnóstico é confirmado por meio de pesquisa do CD154 por citometria de fluxo e determinação de suas mutações gênicas.

Outras síndromes de imunodeficiências bem definidas

Aplasia tímica congênita (síndrome de DiGeorge – SDG)

A síndrome de DiGeorge faz parte de um grupo de desordens genéticas decorrente da deleção do cromossomo 22q11.2. Apesar de as microdeleções serem encontradas na grande maioria dos casos de SDG (cerca de 90%), essa síndrome também pode estar associada à exposição a agentes teratogênicos (como, por exemplo, o álcool), outros rearranjos cromossômicos e diabetes materno. A SDG se caracteriza clinicamente por anomalias cardíacas conotruncais, hipoparatireoidismo, aplasia ou hipoplasia tímica, dismorfismo craniofacial, dificuldade de aprendizagem e, em alguns casos, desordens psiquiátricas. A incidência é estimada em 1:3.000 nascidos vivos, ocorre em ambos os sexos e a ocorrência familiar é rara. Geralmente é diagnosticada no período neonatal em virtude da presença de convulsões por hipocalcemia ou devido à presença de cardiopatias congênitas.

Do ponto de vista imunológico, os pacientes com SDG apresentam linfopenia variável (extrema nas síndromes completas e intermediária nas parciais), dependendo do grau de hipoplasia ou aplasia tímica. Apesar do número reduzido dos linfócitos T, sua função se encontra preservada. Os níveis de imunoglobulinas séricas e a produção de anticorpos são normais. Em alguns casos, pode haver associação com deficiência seletiva de IgA e com doenças autoimunes. A radiografia de tórax pode revelar ausência da sombra tímica.

Critérios diagnósticos da síndrome de DiGeorge

Definitivo

Pacientes de ambos os sexos com número reduzido de linfócitos T (< 500/mm^3) associado a duas das seguintes características:

1. Alterações cardíacas conotruncais (*truncus arteriosus*, tetralogia de Fallot, interrupção do arco aórtico ou subclávia direita aberrante).
2. Hipocalcemia com período de tratamento maior do que 3 semanas.
3. Deleção do cromossomo 22q11.2.

Provável

Pacientes de ambos os sexos com número reduzido de linfócitos T (< 1.500/mm^3) associado à deleção do cromossomo 22q11.2.

Possível

Pacientes de ambos os sexos com número reduzido de linfócitos T (< 1.500/mm^3) e uma das seguintes características:

1. Defeitos cardíacos.
2. Hipocalcemia com período de tratamento maior do que 3 semanas.
3. Dimorfismo facial ou anomalia palatal.

Fonte: ESID

Candidíase mucocutânea crônica (CMC)

Trata-se de um grupo de desordens imunológicas, no qual a manifestação clínica comum é a presença de infecções persistentes ou recorrentes na pele, unhas e mucosas causadas por *Candida*, principalmente pela espécie *Candida albicans*. Raramente esses pacientes desenvolvem sepse ou infecção invasiva. De forma geral, o aparecimento dos sintomas da CMC pode ocorrer em qualquer fase da vida, sendo mais comum durante a infância. Além das lesões fúngicas características que podem acometer uma área isolada ou várias regiões, esses pacientes podem apresentar alopécia, diarreia, suscetibilidade a infecções por bactérias encapsuladas em pele, seios da face e trato respiratório inferior, infecções por *Histoplasma capsulatum* e *Criptococcus neoformans*, além de doenças autoimunes e poliendocrinopatias. Por apresentarem grande diversidade de manifestações clínicas, algumas classificações estabelecendo subgrupos de CMC foram sugeridas (Quadro XII.3.5).

Ataxia-telangiectasia (A-T)

A ataxia-telangiectasia é a síndrome de instabilidade cromossômica mais comum, com incidência que varia de 1:40.000 a 1:100.000 nascidos vivos. É uma afecção

Quadro XII.3.5. Classificação da candidíase mucocutânea crônica segundo as características clínicas

Candidíase oral crônica: • Deficiência de ferro   • Infecções por HIV   • Próteses dentárias   • Corticosteroides inalatórios
Candidíase mucocutânea crônica amiliar
CMC com endocrinopatia (Apeced)
CMC localizada
CMC difusa
CMC com timoma
CMC com ceratite intersticial
CMC associada a KID (ceratite, icitiose e surdez)

Adaptado de: Kirkpatrick CH. Chronic mucocutaneous candidiasis. Pediatr Infect Dis J 2001; 20(2):197-206.

multissistêmica e progressiva de herança autossômica recessiva caracterizada por ataxia cerebelar, telangectasia ocular e cutânea, imunodeficiências, envelhecimento precoce e tumores malignos. A A-T é determinada pela mutação no gene ATM do cromossomo 11q22.3. Esse gene codifica uma proteína cinase (ATM), responsável pelo controle do ciclo celular, pelos mecanismos de reparo do DNA diante de lesão, pela apoptose de células danificadas e pela mediação de algumas funções imunológicas em linfócitos T.

A ataxia cerebelar geralmente se desenvolve na primeira década de vida (entre 3 e 6 anos de idade) e progride levando à incapacidade funcional. A fala se torna desarticulada, surgem movimentos coreatetoides e a fraqueza muscular progride para atrofia da musculatura. Pode ainda ocorrer retardo mental progressivo, mas a maioria dos pacientes apresenta função intelectual preservada.

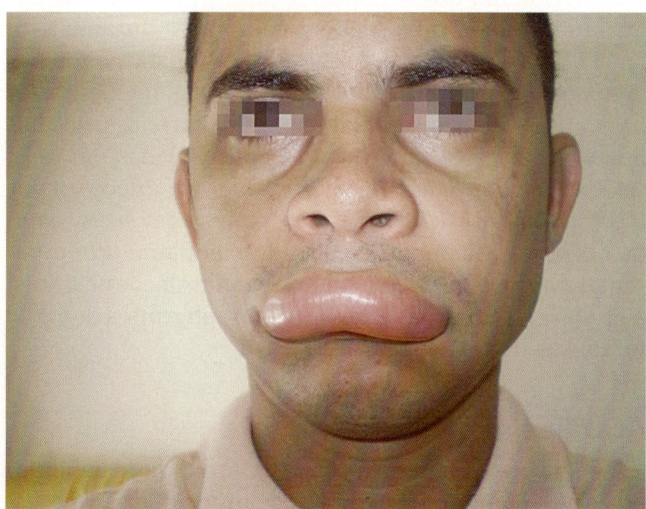

Fig. XII.3.4. Angioedema hereditário.

A telangiectasia também surge na primeira década de vida e predomina na conjuntiva bulbar, no pavilhão auricular, nas fossas antecubitais e poplíteas. A presença dessa alteração vascular contribui para o diagnóstico e auxilia a distinguir A-T de outras ataxias cerebelares.

Podem ocorrer também alterações endócrinas, como agenesia gonadal, atrofia testicular e diabetes melito. Há ocorrência elevada de doenças neoplásicas, principalmente tumores sólidos, leucemia linfoide e linfoma não Hodgkin. Além de apresentar sensibilidade exagerada à radiação ionizante, há mais de 30 anos foi observada sensibilidade exagerada à radiação ionizante como consequência de radioterapia para o tratamento de câncer em portador de A-T, levando o paciente ao óbito. Essa foi a primeira evidência de que pacientes portadores de A-T são incapazes de reparar lesões no DNA induzidas por radiação ionizante.

As infecções respiratórias são frequentes nesses pacientes, tendo como principais agentes etiológicos o *Streptococcus pneumoniae*, *Pseudomonas aeruginosa*, vírus Epstein-Barr, citomegalovírus, *Pneumocystis jeroveci* e *Aspergillus fumigatus*. Muitos pacientes evoluem para bronquiolite obliterante, bronquiectasias e fibrose pulmonar. Laboratorialmente ocorrem linfopenia, diminuição de IgA e IgG2 e elevação de alfafetoproteína. Deficiência seletiva de IgA está presente em 50% a 80% dos pacientes com ataxia telangectasia.

Critérios diagnósticos da ataxia-telangiectasia
Definitivo

Paciente de ambos os sexos com elevado dano cromossômico induzido por radiação ionizante ou com ataxia cerebelar progressiva que apresente mutação em ambos os alelos do ATM.

Provável

Paciente de ambos os sexos com ataxia cerebelar progressiva que apresente três dos seguintes achados:
1. Telangiectasia ocular ou facial.
2. Nível de IgA sérica com pelo menos dois desvios padrões abaixo do valor normal para a idade.
3. Alfafetoproteína com pelo menos dois desvios padrões acima do normal esperado para a idade.
4. Elevado dano cromossômico induzido por radiação ionizante.

Possível

Paciente de ambos os sexos com ataxia cerebelar progressiva que apresente pelo menos um dos seguintes achados:

1. Telangiectasia ocular ou facial.
2. Nível de IgA sérica com pelo menos dois desvios padrões abaixo do valor normal para idade.

3. Alfafetoproteína com pelo menos dois desvios padrões acima do normal esperado para a idade.
4. Elevado dano cromossômico induzido por radiação ionizante.

Fonte: ESID

Síndrome de Wiskott-Aldrich

Síndrome relacionada com o defeito do gene responsável pela produção da proteína WASp, localizado no braço curto do cromossomo X (p11.23).

Clinicamente se caracteriza por dermatite atópica, precedida por sangramentos espontâneos decorrentes de trombocitopenia importante e infecções de repetição.

Durante o 1º ano de vida as infecções recorrentes por pneumococo e outras bactérias encapsuladas ocorrem com frequência, enquanto infecções por agentes oportunistas, como fungos *P. jiroveci* e herpes-vírus, aparecem mais tardiamente.

Doenças autoimunes são comuns em pacientes que vivem além da infância; também ocorre maior associação com neoplasias (linfomas e leucemias).

Esses pacientes apresentam plaquetopenia com plaquetas pequenas, diminuição dos níveis de IgG, IgM e IgE e elevação dos níveis de IGA. Têm redução moderada na percentagem de CD3, CD4 e células T CD8+. Mas o diagnóstico só é confirmado após a avaliação da proteína WAS por *western blot*.

Doenças de desregulação imune

Síndrome de Chediak-Higashi

É uma síndrome cuja herança é autossômica recessiva caracterizada por infecções bacterianas piogênicas, albinismo oculocutâneo parcial, defeitos neurológicos progressivos e aumento na incidência de tumores linforreticulares.

O gene mutante LYST codifica uma proteína citoplasmática envolvida em formação vacuolar, função e transporte de proteínas, interferindo nas funções celulares do sistema imune e de outras células. Os neutrófilos passam a apresentar lisossoma gigante, ocasionando sua morte precoce.

As infecções bacterianas recorrentes ocorrem especialmente por *S. aureus* e *Streptococcus* beta-hemolítico.

Os pacientes apresentam anemia, leucopenia e quimiotaxia reduzida. O esfregaço de sangue periférico revela granulações citoplasmáticas gigantes nos leucócitos e plaquetas. As imunidades celulares e humorais estão preservadas, mas pode haver deficiência de células NK.

Defeitos congênitos dos fagócitos (número e/ou função)

Neutropenia cíclica

A ocorrência de episódios de neutropenia que duram 3 a 10 dias a cada ciclo de 21 dias é típica dessa patologia.

Em cerca de 30% dos pacientes, no entanto, o intervalo dos ciclos é de 14 a 36 dias. A contagem de plaquetas e reticulócitos também pode ter caráter cíclico.

Durante os períodos de neutropenia, a medula óssea mostra falta de maturação de neutrófilos precursores, com consequente suscetibilidade a infecções oportunistas. No restante do ciclo a medula apresenta hiperplasia mieloide e, geralmente, os pacientes permanecem assintomáticos.

Úlceras de palato e gengiva, estomatite e celulite são as manifestações clínicas mais comuns nos períodos sintomáticos. Dor abdominal deve ser cuidadosamente avaliada devido à elevada frequência de infecções por *Clostridium* durante o período de grave neutropenia.

O diagnóstico é firmado quando se evidencia o ciclo neutropênico por meio da contagem sanguínea obtida duas vezes por semana por um período de 6 a 8 semanas.

Neutropenia congênita grave (síndrome de Kostmann)

É uma desordem caracterizada por neutropenia grave, contagem absoluta de neutrófilos inferior a 200 células por milímetro cúbico. Os números circulantes de monócitos e eosinófilos muitas vezes estão aumentados como mecanismo compensatório.

A doença começa a se manifestar durante o 1º ano de vida e suas complicações infecciosas incluem estomatite, celulite, abscesso, peritonite e meningite, sendo comumente resultado de infecções por *Staphylococcus aureus*, *Escherichia coli* e *Burkholderia aeruginosa*.

A avaliação da medula óssea demonstra parada de maturação no desenvolvimento do neutrófilo nos estágios de promielócito e mielócito.

Doença granulomatosa crônica

Essa imunodeficiência pode estar associada ao cromossomo X (2/3 dos casos) ou associada à herança autossômica (1/3 dos casos). Ocorre defeito nos neutrófilos, eosinófilos, monócitos e macrófagos na produção de moléculas provenientes do metabolismo do oxigênio (ânion superóxido), decorrente de distúrbio da NADPH oxidase, que constitui um mecanismo microbicida importante dos fagócitos.

Os pacientes acometidos por essa síndrome desenvolvem infecções graves de repetição de origem bacteriana e fúngica, além da formação de granulomas em todos os tecidos. O granuloma é formado porque os micro-organismos não são eliminados.

Ocorre aumento do número de leucócitos devido à acessão do número de neutrófilos jovens e segmentados, assim como anemia e hipergamaglobulinemia. As imunidades celular e humoral estão preservadas.

Sinais de alerta para se pensar em DGC

1. Dois ou mais episódios de adenites exigindo drenagem cirúrgica.

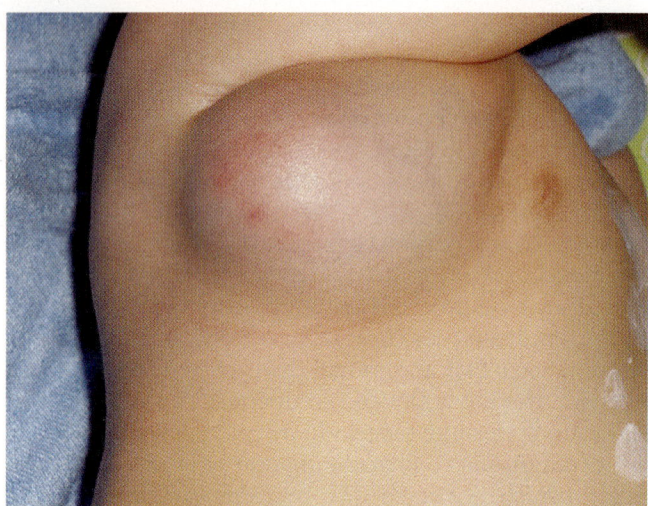

Fig. XII.3.5. Reação adversa à vacina BCG em paciente imunodeficiente.

2. Pneumonia por fungo.
3. Abscesso hepático por *S. aureus* ou *Aspergillus*.
4. Efeito adverso ao BCG (Fig. XII3.5).
5. Infecção grave por *Staphilococcus aureus*, *Serratia marcences*, *Burkholderia cepacia*, *Pseudomonas*, *Aspergillus*, *Candida* e *Nocardia*.
6. História familiar positiva para infecções de repetição.

Defeito na adesão dos leucócitos tipo 1 (LAD-1)

É uma imunodeficiência autossômica recessiva desencadeada por mutação no gene da integrina dos leucócitos, determinando redução na expressão de glicoproteínas CD11/CD18, importantes na adesão das células do endotélio vascular e na interação com outras células do sistema imune. A quimiotaxia das células e a atividade de células NK e LT citotóxico são normais.

Os pacientes apresentam infecções graves/moderadas e recorrentes por *Staphylococcus*, bactérias gram-negativas entéricas e fungos. A infecção de tecidos moles é mais comum. Periodontite é uma apresentação clínica muito descrita, assim como alterações do trato gastrointestinal.

Ocorre leucocitose importante (acima de $25.000/mm^3$) com neutrofilia. A imunidade humoral está intacta.

Deficiência na adesão de leucócitos tipo 2 (LAD-2)

Está associada a uma herança autossômica recessiva, desencadeada por um gene mutante que codifica a enzima fucosiltransferase, importante na síntese de ligantes do endotélio vascular, desencadeando redução na fase inicial da adesão das células ao endotélio vascular, por defeito nas selectinas.

Os pacientes apresentam quadro clínico semelhante à LAD-1, associado a retardo mental e baixa estatura.

Deficiência de complemento

Nas deficiências de complemento as manifestações clínicas dependem dos componentes atingidos; no entanto, de forma geral, o meningococo é a causa mais frequente de infecção (Quadro XII.3.6).

Deficiência nos componentes exclusivos de moléculas da via alternativa (fatores B e D e proderdina)

É uma imunodeficiência pouco frequente; no entanto, é mais prejudicial do que deficiências da via clássica.

O fator B é responsável pela formação da C3 convertase; o fator D cliva o fator B em Ba e Bb, possibilitando a formação da C3 convertase; e a properdina é uma molécula responsável pela estabilidade de C3 e C5 convertase. Logo, a deficiência desses elementos facilita o aumento do número de infecções piogênicas devido ao depósito insuficiente de C3 na superfície dos parasitas, resultando em opsonização deficiente.

Deficiência nos componentes exclusivos da via clássica (C1, C4 e C2)

Os pacientes apresentam maior predisposição a infecções bacterianas. A característica comum a todos os pacientes com essa deficiência é a ocorrência de lúpus eritematoso sistêmico *like*. Outras doenças autoimunes como a artrite reumatóide, espondilite anquilosante, glomerulonefrite e vasculites cutâneas também estão associadas à deficiência dessas moléculas.

Deficiência no componente C3

O C3 é componente de ativação das vias alternativa e clássica do complemento.

Essa deficiência é caracterizada por graves infecções piogênicas recorrentes causadas por bactérias encapsuladas. Pode ocorrer lúpus *like* devido à deposição de complexos imunes nos glomérulos renais.

Deficiência nos componentes terminais (C5, C6, C7, C8, C9)

Os pacientes com essas deficiências apresentam falhas na lise das bactérias apesar de a opsonização ocorrer normalmente, pois as moléculas C3b e C4b estão presentes.

Ocorre maior predisposição para infecção por *Neisseria meningitidis*, e *N. gonorrhoeae*. Pacientes com deficiência de C5 têm predisposição à síndrome lúpus *like*.

Deficiência dos inibidores das vias alternativas e clássicas

A deficiência do fator H ocasiona ativação excessiva da via alternativa, o que determina deficiência de C3. O paciente apresenta infecções por germes piogênicos e glomerulonefrite.

Quadro XII.3.6. Características das deficiências de complemento

Componente	Prevalência	Forma de herança	Doenças associadas
C1q, C1r, C1s	–	AR	LES, glomerulonefrite, síndromes vasculíticas
C2	1:10.000/1:30.000 (caucasiano)	AR	LES, glomerulonefrite, síndromes vasculíticas
C3	–	AR	Infecções piogênicas graves por germens encapsulados; LES, glomerulonefrite, síndromes vasculíticas
C4	Completa: rara Incompleta: 1:250	AR	LES, glomerulonefrite, síndromes vasculíticas
C5	–	AR	Infecções por *Neisseria*
C6	1:60.000 (caucasiano)	AR	Infecções por *Neisseria*
C7	1:25.000 (caucasiano)	AR	Infecções por *Neisseria*
C8	–	AR	Infecções por *Neisseria*
C9	1:1000 (japoneses)	AR	Infecções por *Neisseria*
D	–	AR	Infecções por *Neisseria*
Properdina	–	Ligada ao X	Infecções por *Neisseria*
Inibidor de C1	1:10.000 / 1:50.000	AD	Angioedema hereditário
Fatores H e I	Rara	AR	Infecções piogênicas, glomerulonefrites, deficiência de C3 secundária
DAF e CD59	–	AR	Hemoglobinúria paroxística noturna
MBL	5%	AR	Infecções de repetição, eczema

A deficiência do fator I também provoca ativação excessiva do sistema complemento, determinando quadro clínico semelhante à deficiência do fator H.

O inibidor do C1 impede a ativação da via clássica e o aumento da formação de bradicinina. O componente C2b juntamente com a bradicinina leva ao surgimento do edema angineurótico hereditário. Essa síndrome se caracteriza por crises recorrentes de edema na face, podendo também afetar as mãos, os pés, a bolsa escrotal e os intestinos. Após a redução do C1, o edema desaparece. O diagnóstico é sugerido pela história familiar.

Deficiência dos inibidores de membrana das vias alternativa e clássica

Deficiência de moléculas expressas em células endoteliais e hemácias, como DAF e CD59, desencadeia uma síndrome chamada hemoglobinúria paroxística noturna. Essa síndrome se caracteriza por hemólise intravascular devido à ativação do sistema complemento na superfície das hemácias.

DIAGNÓSTICO
Investigação laboratorial

A investigação complementar das imunodeficiências deverá ser realizada de forma criteriosa e com base numa boa história clínica e num exame físico minucioso. Essa avaliação geralmente exige um laboratório especializado (o custo financeiro é elevado), além da necessidade de coleta de grande quantidade de material, fato que deve ser levado em consideração principalmente em pacientes pediátricos.

Dependendo do tipo de infecção apresentado, incluindo frequência, órgão ou sistema acometido e agente infeccioso responsável, pode-se direcionar qual o setor do sistema imune que provavelmente se encontra comprometido, racionalizando os exames necessários para a investigação. Por exemplo: infecções de repetição por bactérias extracelulares sugerem deficiência predominante de anticorpos ou de proteínas do sistema complemento; infecções por bactérias intracelulares e germes oportunistas sugerem deficiência no setor celular; histórias de abscessos de repetição, tendo o *Staphylococcus aureus* como principal agente etiológico, ou retardo na queda do coto umbilical, sugerem deficiência de fagócitos; meningite bacteriana por meningococos reforça a probabilidade de deficiência dos componentes terminais do sistema complemento.

Alguns exames de triagem abrangendo uma avaliação inicial de todos os compartimentos do sistema imune podem ser suficientes para afastar grande parte das IDPs e devem ser realizados em todos os suspeitos.

Exames de triagem para investigação de IDP

1. Hemograma
2. Dosagem de imunoglobulinas séricas (IgG, IgM, IgA).
3. Dosagem de iso-hemaglutininas.

4. Dosagem de anticorpos vacinais (rubéola, poliovírus, sarampo).
5. Testes cutâneos de hipersensibilidade tardia – PPD, SK-SD, tétano e candidina.
6. Teste do NBT ou DHR.
7. Dosagem do complemento hemolítico (CH50).
8. Radiografia simples de tórax e de cavum.
9. Sorologia para HIV.

Dessa forma, grande parte das IDPs pode ser afastada com pequeno custo. Um hemograma completo é sem dúvida um dos exames mais informativos. Com ele avalia-se o número de neutrófilos que, se estiver normal, exclui neutropenias congênitas ou adquiridas e defeito de adesão leucocitária; quantidade de linfócitos normais exclui SCID e defeitos graves de células T, assim como plaquetopenia com plaquetas pequenas é indicativa de síndrome de Wiskott-Aldrich.

Níveis baixos de imunoglobulinas séricas confirmam o diagnóstico de imunodeficiências humorais (agamaglobulinemia, imunodeficiência comum variável, deficiência de IgA). As reduções dos níveis de IgG em adolescentes podem ser classificadas em leves/moderadas (300 a 600 mg/dL), significativas (100 a 299 mg/dL) ou profundamente reduzidas (< 100 mg/dL).

A dosagem de iso-hemaglutininas e de anticorpos vacinais é importante na avaliação da deficiência de produção específica de anticorpos.

O método mais barato e, ao mesmo tempo, eficiente para avaliação da imunidade celular é a realização de testes cutâneos de hipersensibilidade tardia com o maior número possível de antígenos (no mínimo três). Se o teste for positivo, caracterizado por eritema e nódulo maior do que 3 mm após 48 a 72 horas de aplicação, a suspeita de deficiência grave de células T está praticamente afastada.

Para avaliação inicial dos distúrbios de função de fagócitos, o teste em lâmina com NBT (nitrobluetetrazolium) ou a citometria de fluxo utilizando a di-hidrorodamina (DHR) são suficientes para avaliação do *burst* oxidativo. O teste do NBT tem custo baixo, mas, por depender do operador, pode gerar resultados falso-negativos. Por esse motivo, atualmente, em muitos centros, esse exame vem sendo substituído pelo DHR, um exame muito mais sensível, embora de custo mais elevado.

O ensaio do CH50 avalia funcionalmente os componentes da via clássica e do complexo de ataque à membrana, permitindo uma visão geral das proteínas que compõem o sistema complemento.

Os exames radiológicos do tórax e do cavum permitem observação do timo, de sequelas pulmonares e do tecido linfoide adenoidiano.

A sorologia para o HIV, principal diagnóstico diferencial das IDPs, permite a exclusão dessa imunodeficiência secundária.

Caso seja necessária investigação subsequente, a escolha dos exames será norteada pela necessidade de avaliação do setor de maior suspeita.

Exames complementares para avaliação da imunidade humoral

1. Dosagem de subclasses de IgG.
2. Níveis de anticorpos após vacinas com antígenos polissacarídeos (pneumococos).
3. Quantificação de linfócitos B (CD19/CD20).

Exames complementares para avaliação da imunidade celular

1. Fenotipagem de linfócitos T (CD2, CD3, CD4, CD8).
2. Contagem do número de células NK e de suas subpopulações (CD16, CD56, CD57).
3. Resposta linfoproliferativa à fito-hemaglutinina (PHA) ou a antígenos solúveis (PPD, candidina, toxoide tetânico).
4. Produção de citocinas (IL2, IL4, IL5, IFN-gama, TNF, etc.).

Exames complementares para avaliação dos fagócitos

1. Avaliação da migração induzida por agentes quimiotáticos.
2. Ensaios de capacidade microbicida.
3. Fenotipagem de moléculas acessórias de adesão (CD15s, CD18, CD11a, CD11b, CD11c).

Exames complementares para avaliação do sistema complemento

1. Atividade hemolítica da via alternativa (APH50).
2. Diversas proteínas da via de ativação da via clássica e da via alternativa (inicialmente C3 e C4).
3. Diversas proteínas do complexo de ataque à membrana.
4. Proteínas reguladoras da cascata do complemento.

Atualmente, são conhecidos os defeitos genéticos de grande quantidade de IDPs, o que torna o sequenciamento de DNA uma ferramenta importante no diagnóstico dessas doenças, além de permitir a identificação de portadores e possibilitar o aconselhamento genético.

Concluímos que a investigação laboratorial adequada das IDPs exige que uma hierarquização e um direcionamento sejam seguidos.

TRATAMENTO

O tratamento das IDPs deverá ser realizado por uma equipe multidisciplinar visando ao controle da sua imunodeficiência, quando possível, o tratamento dos processos infecciosos e das doenças associadas, a manutenção de bom estado nutricional, a prevenção de sequelas, assim como oferecer apoio psicológico ao paciente e sua família.

O conhecimento da doença, por parte dos pacientes e seus familiares, é importante aliado para um melhor resultado terapêutico.

Podemos dividir o tratamento em medidas de suporte e tratamento específico, além de transplante de medula e terapia gênica para casos especiais.

Medidas de suporte

1. Orientação ambiental:
   - Evitar contato com pessoas doentes.
   - Evitar ambientes fechados e aglomerados.
   - Evitar frequentar creches.
   - Evitar viajar para áreas com surto de doenças infecciosas.
2. Orientação de higiene pessoal:
   - Manter bom asseio corporal.
   - Evitar andar sem calçados.
   - Lavar sempre as mãos antes das refeições e após uso do banheiro.
   - Manter as unhas cortadas.
3. Orientação dietética:
   - Beber apenas água potável.
   - Higiene adequada das frutas e verduras que serão ingeridas cruas.
   - Bom preparo e conservação dos alimentos.
   - Evitar consumir refeições de procedência não adequada.
4. Estímulo à prática de atividades físicas (quando possível).
5. Orientação individualizada do calendário vacinal (lembrar de orientar a vacinação dos contactantes).
6. Indicação de fisioterapia respiratória para os pacientes com sequela pulmonar.

A antibioticoterapia é indicada de forma precoce e por tempo maior do que o habitual, sempre que um processo infeccioso bacteriano for detectado em pacientes com IDP. Em pacientes com infecções crônicas, como sinusites, mastoidites ou na presença de bronquiectasias, é indicado o uso de antibióticos por tempo prolongado.

Tratamento específico
SCID

O tratamento adequado é o transplante de medula óssea compatível, que deverá ser feito o mais rápido possível, garantindo melhor prognóstico. A terapia gênica já se encontra disponível em alguns países com resultados satisfatórios, embora exista a possibilidade de desenvolvimento de leucemia em pacientes submetidos a esse tratamento.

A reposição de imunoglobulina venosa geralmente é indicada, embora não modifique o curso da doença.

Os hemoderivados deverão sempre ser irradiados para evitar reação do tipo enxerto *versus* hospedeiro, caso exista indicação de uso nesses pacientes.

Deficiências humorais

Os pacientes são abordados com imunoglobulina intravenosa (IGIV) ou subcutânea. A imunoglobulina é preventiva, e não um tratamento, proporcionando redução significativa da gravidade e da frequência das infecções. Em geral, os intervalos entre as doses ocorrem de 2 a 4 semanas para o roteiro da administração venosa e de 7 a 14 dias, mais frequentemente, para administração subcutânea. As doses mensais são 400 a 800 mg/kg de peso corporal. A análise da função hepática e renal e a dosagem de IgG devem ser verificadas antes de se começar a imunoglobulina e, posteriormente, pelo menos uma vez por ano. A longo prazo, os pacientes submetidos a terapia com imunoglobulina devem ser avaliados para hepatites A, B e C.

Síndrome hiper-IgM

Como no caso da agamaglobulinemia ligada ao X, o tratamento dessa síndrome é realizado com imunoglobulina endovenosa. Profilaxia para *P. jiroveci* deve ser empregada. Com a administração de imunoglobulina, não haverá ocorrência de sepse ou meningite, mas infecções pulmonares e gastrointestinais podem continuar a ocorrer, porém com menos frequência.

Deficiência de IgA

A administração de gamaglobulina é ineficiente nesses pacientes, pois não existe IgA em seu preparo ou são apresentados apenas traços de IgA. As infecções, quando presentes, devem ser tratadas.

Síndrome de Wiskott-Aldrich

O transplante de medula óssea é o tratamento de eleição. A esplenectomia pode ser realizada nos casos de plaquetopenia com sangramento importante.

Síndrome de Chediak-Higashi

O transplante alogênico de medula óssea é a terapia definitiva.

DGC

O tratamento com interferon-gama reduz o risco relativo de infecções graves. O transplante de medula óssea elimina a necessidade de tratamento constante das infecções.

VACINAÇÃO

Um dos maiores desafios no campo das imunizações é a obtenção de vacinas seguras e imunogênicas para proteger indivíduos que apresentam comprometimento da imunidade.

A indicação das vacinas deve ser feita com base na avaliação dos riscos e benefícios. Dessa forma, a administração de vacinas contendo micro-organismos vivos atenuados está associada a alto risco de efeitos adversos em portadores de imunodeficiências combinadas graves, sendo con-

Quadro XII.3.7. Vacinas recomendadas em pacientes com imunodeficiências primárias

Vacina	Deficiência humoral	Deficiência combinada	Deficiência de fagócitos	Deficiência do complemento
BCG	Sim	Não	Não	Sim
Pólio (VOP)	Não	Não	Sim	Sim
Pólio (VIP)	Sim	Sim	Sim	Sim
DPT-Hib, DTPa, dT	Sim	Sim	Sim	Sim
Rotavírus	?	Não	Sim	Sim
Pneumocóccicas Pnc7, Pn23	Sim	Sim	Sim	Sim
Influenza	Sim	Não	Sim	Sim
Sarampo, caxumba, rubéola	Sim	Não	Sim	Sim
Varicela	Sim	Não	Sim	Sim
Hepatite A	Sim	Sim	Sim	Sim
Hepatite B	Sim	Sim	Sim	Sim

traindicadas nessas situações. As demais vacinas, mesmo apresentando baixa imunogenicidade nesses pacientes, devem ser indicadas pela possibilidade de algum benefício.

Com base nessas considerações, o Ministério da Saúde recomenda o seguinte calendário para os imunodeficientes primários (Quadro XII.3.7):

A vacina oral contra poliomielite (Sabin) é contraindicada para pessoas com deficiência humoral e combinada grave. Nesses casos é indicada tanto para os imunodeficientes quanto para os familiares contactantes, devido à possibilidade de excreção viral prolongada, a vacina inativada (Salk). Existem relatos na literatura de casos de paralisia infantil pós-vacinal em pacientes com SCID e imunodeficiências humorais.

Com relação à vacina oral contra rotavírus, ainda não existem evidências da imunogenicidade e efetividade em pacientes com IDP. Ressalva ainda deve ser feita quanto à vacina BCG, que em nosso país é aplicada na maternidade, aumentando o risco de disseminação do bacilo vacinal em pacientes imunocomprometidos com evolução fatal na maioria dos casos. Recomenda-se, portanto, retardo na aplicação dessa vacina naqueles casos que apresentem história positiva de IDP ou de morte precoce por infecção na família. Nesses casos, um simples exame de hemograma pode afastar neutropenias e linfopenias importantes que poderiam comprometer esses pacientes se vacinados com BCG no período neonatal.

Nas imunodeficiências de complemento não há nenhuma contraindicação vacinal.

BIBLIOGRAFIA

Ballow M. Primary immunodeficiency disorders: antibody deficiency. J Allergy Clin Immunol 2002; 109(4):581-591.

Bonilla FA, Bernstein L, Khan DA, Ballas ZK et al. Practice parameter for the diagnosis and management of primary immunodeficiency. Annals Allergy 2005; 94:s1-s63.

Boyle RJ, Le C, Balloch A, Tang MLK. The clinical syndrome of specific antibody deficiency in children. Clin Expe Immunol 2006; 145:486-492.

Brasil. Ministério da Saúde. Secretaria de Vigilância em Saúde, Departamento de Vigilância e Epidemiologia, Programa Nacional de Imunizações. Manual dos Centros de Referência para Imunobiológicos Especiais (CRIES), 2006. Disponível em: <www.cve.saude.sp.gov.br>.

Buckley RH. Molecular defects in human severe combined immunodeficiency and approaches to immune reconstitution. Annu Rev Immunol 2004; 22:625-655.

Buckley RH. Primary cellular immunodeficiencies. J Allergy Clin Immunol 2002; 109:747-757.

De Vries E. Patient-centred screening for primary immunodeficiency: a multi-stage diagnostic protocol designed for non-immunologists. Clin Exp Immunol 2006; 145(2):204-214.

Etzioni A, Ochs HD. The hyper IgM syndrome. An envolving story. Pediatr Res 2004; 56:519-525.

Fundação Jeffrey Modell. Disponível em: <www.info4pi.org>.

Geha RS, Notarangelo LD, Casanova JL, Chapell H et al. Primary immunodeficiency diseases: An update from the International Union of Immunological Societies Primary Immunodeficiency Diseases Classification Committee. J Allergy Clin Immunol 2007; 120(4):776-794.

Grupo Brasileiro de Imunodeficiências Primárias (Bragid). Disponível em: <www.bragid.org.br> e <www.imunopediatria.org.br>.

Halsey NA, Pinto J, Espinosa-Rosales F, Faure-Fontanela MA et al. Search for poliovirus carriers among people with primary immune deficiency diseases in the United States, Mexico, Brazil and United Kingdom. Bull World Health Organization 2004; 82(1):3-8.

Kilic SS, Tezcan I, Sanal O, Metin A, Ersoy F. Transient hypogammaglobulinemia of infancy: clinical and immunologic features of 40 new cases. Ped Intern 2000; 42:647-650.

Kokron CM, Errante PR, Barros MT et al. Clinical and laboratory aspects of common variable immunodeficiency. An Acad Bras Cienc 2004; 76:707-726.

Latiff AH, Kerr MA. The clinical significance of IgA deficiency. Ann Clin Biochem 2007; 44:496-497.

Lavin MF, Shiloh Y. Ataxia-telangiectasia. In: Ochs HD, Smith CIE, Puck LM. Primary immunodeficienciy disorders: a molecular and genetic approach. 2 ed. Oxford University Press, 2007.

Lederman HW. The clinical presentation of primary immunodeficency diseases. Clinical Focus on Primary Immune Deficiencies 2000; 2(1):1-5.

Leiva LE, Zelazco M, Oleastro M, Carneiro-Sampaio M, Condino-Neto A et al. Latin American Group for Primary Immunodeficiency Diseases. Primary immunodeficiency diseases in Latin America: the second report of the Lagid registry. J Clin Immunol 2007 Jan; 27(1):101-108.

Lindegren ML, Kobrynski L, Rasmussen SA, Moore CA, Grosse SD, Vanderford ML et al. Applying public health strategies to primary immunodeficiency diseases: a potencial approach to genetic disorders. MMWR Recomm Rep 2004; 53(RR-1):1-29.

Robin NH, Shprintzen RJ. Defining the clinical spectrum of deletion 22q11.2. J Pediatr 2005; 147:90-96.

Schroeder HW Jr, Schroeder HW 3rd, Sheikin SM. The complex genetics of common variable immunodeficiency. J Investig Med 2004; 52:90-103.

Sewell WAC, Khan S, Doré PC. Early indicators of immunodeficiency in adults and children: protocols for screnning for primary immunological defects. Clin Exp Immunol 2006; 145(2):201-203.

Seymour B, Miles J, Haeney M. Primary antibody deficiency and diagnostic delay. J Clin Pathol 2005; 58:546-7.

Sorensen RU, Paris K, Saturno E. Allergy and immunology. Antibody deficiency syndromes. Philadelphia: Board Review Manual, Turner White Communications, 2007; 1(1):1-20.

Woroniecka M, Ballow M. Office evaluation of children with recurrent infection. Pediatr Clin North Am 2000; 47(6):1.211-1.224.

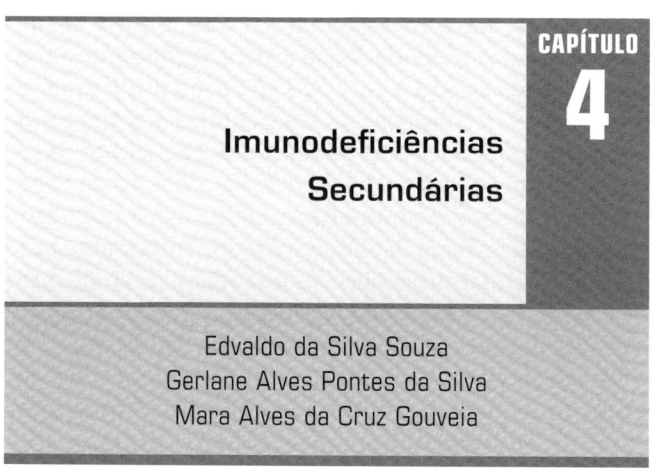

CAPÍTULO 4
Imunodeficiências Secundárias

Edvaldo da Silva Souza
Gerlane Alves Pontes da Silva
Mara Alves da Cruz Gouveia

INTRODUÇÃO

As imunodeficiências secundárias são consideradas mais comuns na prática clínica do que as imunodeficiências primárias. Elas decorrem de fatores exógenos, como infecções, medicamentos, desnutrição, cirurgias e imaturidade. Podem provocar alterações na imunidade humoral (síndrome nefrótica), imunidade celular (infecções virais), fagocitose (anemia aplástica) e até na opsonização (anemia falciforme). A alteração da imunidade pode ser uma pista para a descoberta de diagnósticos específicos (p. ex., neonatos com hipoglicemia e neutropenia podem ser portadores de glicogenose tipo 1b).

Quadro XII.4.1. As imunodeficiências secundárias

1. Prematuros e recém-nascidos
2. Síndrome da imunodeficiência adquirida
3. Doenças hereditárias a. Anormalidades cromossômicas b. Síndrome de instabilidade cromossômica c. Deficiências enzimáticas d. Hemoglobinopatias e. Distrofia miotônica f. Asplenia congênita g. Displasias esqueléticas
4. Doenças órgão-específicas a. Diabetes melito b. Enteropatia perdedora de proteínas c. Síndrome nefrótica d. Uremia
5. Deficiências nutricionais a. Desnutrição energético-proteica b. Deficiência de ferro c. Hipovitaminose A
6. Agentes imunossupressores a. Radiação b. Anticorpos c. Glicocorticoides d. Ciclosporina e. Medicamentos citotóxicos f. Anticonvulsivantes
7. Doenças infecciosas a. Infecções bacterianas b. Infecções fúngicas c. Infecções virais d. Parasitoses
8. Doenças hematológicas e infiltrativas a. Histiocitoses b. Sarcoidoses c. Malignidades do tecido linfoide d. Leucemia e. Doença de Hodgkin f. Doenças linfoproliferativas g. Agranulocitoses e anemia aplástica
9. Cirurgias e traumas a. Queimaduras b. Esplenectomia c. Traumatismo craniano

Podem ser classificadas as imunodeficiências secundárias conforme assinalado no Quadro XII.4.1. As alterações podem ocorrer em diversos cenários, como doenças hereditárias, metabólicas e infecciosas. Causas iatrogênicas incluem quimioterapia, radioterapia e cirurgias.

DEFICIÊNCIAS NUTRICIONAIS
Desnutrição energético-proteica

É a causa mais comum de imunodeficiência secundária no mundo. A desnutrição infantil pode ser decorrente da ingestão inadequada ou de causa secundária a estados mórbidos, provocando déficit nas reservas de proteínas, energia, vitaminas e minerais. Essa deficiência de nutrientes pode afetar muitos aspectos da função imunológica.

A criança desnutrida é mais suscetível a infecção, resultando em aumento da morbidade e da mortalidade. As principais doenças que afetam essas crianças são a diarreia e a pneumonia. Diarreia por gram-negativos é comum. Definir a etiologia específica da pneumonia é difícil. Tuberculose, *Pneumocystis jiroveci*, *Staphylococcus* não são incomuns. Muitas crianças têm infecções por fungos e parasitas.

A relação entre a desnutrição e a infecção leva a um ciclo vicioso. Cada episódio de infecção aumenta a necessidade de calorias e proteínas, além de causar anorexia, deixando o paciente ainda mais suscetível a uma nova infecção.

Vários fatores estão envolvidos na defesa inespecífica do hospedeiro, incluindo barreiras anatômicas, fagocitose, lisoenzimas, interferon e hormônios. Na criança desnutrida, muitos desses fatores estão afetados. Defeitos localizados na mucosa podem ser cruciais na patogênese das infecções no trato respiratório, gastrointestinal e urinário. A deficiência proteica predispõe a atrofia de pele e mucosa.

Defeitos importantes na função dos polimorfonucleares têm sido descritos. Há diminuição na migração dos neutrófilos em resposta a fatores quimiotáticos bacterianos e defeito na aderência dos neutrófilos às superfícies e partículas.

Defeitos no sistema complemento foram relacionados com maior suscetibilidade a infecção bacteriana. Observa-se a diminuição dos níveis de C3 na criança desnutrida. Esses níveis baixos podem ser secundários à diminuição da produção pelo fígado ou ao aumento de sua utilização devido a uma infecção intercorrente.

Crianças com desnutrição energético-proteica apresentam níveis normais ou elevados de imunoglobulinas circulantes. Acredita-se que os níveis normais ou altos são secundários à menor população de células T supressoras ou à menor exposição a vários antígenos. Durante uma infecção há aumento na síntese de γ-globulinas e utilização preferencial de proteínas precursoras, restringindo a síntese de albumina e exacerbando ainda mais as manifestações clínicas do kwashiorkor. Embora os valores de IgA circulantes estejam frequentemente elevados, a formação dos anticorpos secretórios da classe IgA é bastante prejudicada.

A produção de anticorpos em resposta a antígenos pode estar adequada ou comprometida. A produção de anticorpos contra a febre amarela, o toxoide diftérico e a vacina contra a febre tifoide sofre diminuição acentuada, enquanto a produção de anticorpos contra o sarampo, o vírus da poliomielite e o toxoide tetânico está adequada.

A desnutrição infantil provoca também atrofia e fibrose do timo e diminuição das células paracorticais do tecido linfático periférico. Essas alterações não se modificam após a restauração de uma dieta apropriada e controle do quadro nutricional.

O comprometimento da resposta imune mediada por células é a principal alteração na imunidade dos pacientes desnutridos. Avaliando a série linfocítica, o número absoluto de células T diminui, os níveis de CD3+, CD4+ e CD8+ estão baixos, mas a relação CD4/CD8 se mostra normal. O teste do PPD pode apresentar-se negativo mesmo naqueles pacientes com tuberculose ativa ou recentemente vacinados com a BCG.

Deficiência de ferro

Estima-se que cerca de metade das crianças que vivem em países em desenvolvimento seja anêmica e, de acordo com o Fundo das Nações Unidas para a Infância (Unicef), 90% de todos os tipos de anemia no mundo são devidos à deficiência de ferro. É a principal deficiência nutricional entre as crianças nascidas nos Estados Unidos. Vários estudos associam a deficiência de ferro a diversas alterações biológicas, como múltiplos defeitos da função neurológica, prejuízo da função renal e da imunidade.

A relação entre ferro corporal e imunidade vem sendo estudada há anos. A dificuldade de se entender essa relação é realçada pela profusão de respostas biológicas que os micro-organismos infectantes produzem de acordo com os níveis de ferro no organismo como, por exemplo, quando há aumento da virulência da *E. coli* na presença de suplementação de ferro e diminuição da atividade da toxina tetânica em estados de depleção do ferro.

Acredita-se que a deficiência de ferro provoque diminuição do número de células T, com a queda sendo proporcional à gravidade da carência. Pacientes com depleção dos estoques de ferro apresentam diminuição ou ausência de resposta a testes cutâneos, porém essa anormalidade pode ser revertida após 2 a 3 meses de suplementação de ferro. Uma explicação que se encontra para diminuição da imunidade mediada por células é que a enzima ribonucleotídeo redutase, importante para a divisão celular, necessita de uma quantidade de ferro suficiente para sua atividade regular, dificultando a proliferação das células T em resposta a um antígeno.

A imunidade humoral geralmente não é alterada. Contudo, a atividade bactericida dos neutrófilos é prejudicada. Essa anormalidade pode ser revertida após 4 a 7 meses de adequada suplementação de ferro.

Mais estudos deverão ser desenvolvidos para melhor conclusão entre a relação do ferro e a imunidade. Fatores de confusão, como infecções e outras deficiências nutricionais, deverão ser cuidadosamente afastados dos estudos.

Hipovitaminose A

A deficiência de vitamina A é um dos problemas nutricionais mais frequentes, afetando 250 milhões de crianças em todo o mundo. A Organização Mundial de Saúde (OMS) estimou que a deficiência de vitamina A seja endêmica em 39 países, incluindo o Brasil. Os inquéritos bioquímicos em nosso país confirmam que a deficiência de vitamina A é um problema de saúde pública em São Paulo, Minas Gerais, Pernambuco, Ceará, Bahia, Amazonas e Rio de Janeiro.

A vitamina A é considerada um dos micronutrientes essenciais para os processos de diferenciação e manutenção epitelial, tornando-se mais conhecida devido aos efeitos negativos que sua deficiência acarreta no organismo. Pesquisas têm demonstrado que essa deficiência, além de afetar o ciclo visual, está diretamente relacionada com a reprodução, o desenvolvimento fetal, o sistema imunológico, a regulação da proliferação e diferenciação de células.

A deficiência da vitamina A provoca diminuição da resposta imune inata do indivíduo ao impedir a regeneração do tecido epitelial em resposta a uma infecção. Além de prejudicar a função dos neutrófilos, macrófagos e células *natural killer* (NK).

A vitamina A é importante na imunidade adaptativa, sendo necessária no desenvolvimento das células T auxiliares e linfócitos B. Particularmente, a deficiência da vitamina A diminui a resposta mediada por linfócitos Th2, embora alguns aspectos da resposta mediada por Th1 também estejam alterados. Há diminuição da relação CD4/CD8 e aumento proporcional das células CD8. Essas anormalidades podem ser revertidas com a suplementação da vitamina A.

No entanto, a potencial associação entre vitamina A e morbidade é controvertida, sendo necessários mais estudos acerca do tema. Nos vários estudos onde essa associação é evidente, o delineamento da pesquisa não exclui a possibilidade de que ela seja produto de prováveis variáveis de confusão. Por exemplo, as infecções respiratórias e diarreicas têm maior prevalência nos grupos de renda mais baixa da população, da mesma maneira que a deficiência de vitamina A.

DOENÇAS INFECCIOSAS

Infecções bacterianas

As bactérias são os micro-organismos que mais frequentemente causam infecções no homem. Tanto as barreiras naturais, como a imunidade inata e a adaptativa participam do mecanismo de defesa contra as bactérias.

Embora a resposta imune seja fundamental para a defesa contra a maioria de agentes infectantes, têm sido acumuladas nos últimos anos evidências de que em muitas doenças infecciosas, principalmente bacterianas, os principais aspectos patológicos não estão relacionados com uma ação direta do agente agressor, mas sim com uma resposta imune anormal. Em muitas dessas situações existe uma reação de hipersensibilidade com resposta imune exagerada e não modulada e que tem como consequência dano tecidual.

Infecções causadas por germes gram-negativos podem resultar em septicemia e choque séptico, situação extremamente grave e associada à alta taxa de mortalidade. O choque séptico é desencadeado por superantígenos, lipopolissacarídeos (LPS) presentes na parede bacteriana, que estimulam os neutrófilos, os macrófagos, as células endoteliais e os músculos a produzirem de forma exacerbada citocinas pró-inflamatórias (TNF-α, IL-1, IL-6, IL-8) e óxido nítrico. Como consequência há diminuição do tônus muscular e do débito cardíaco, que resulta em hipotensão e má perfusão tecidual, e finalmente morte celular. Os superantígenos podem induzir inativação das células T e diminuição da circulação das imunoglobulinas.

Em outros casos, agentes infecciosos quando mimetizam antígenos próprios induzem a proliferação de células autorreativas ou aumentam nas células infectadas a expressão de moléculas do complexo do MHC e moléculas coestimulatórias, podem desencadear doenças autoimunes.

Infecções virais

Infecção pelo vírus da imunodeficiência humana

É o melhor exemplo da capacidade de um vírus causar imunodepressão. Será discutido detalhadamente no Capítulo 5 – *AIDS na infância* – desta seção.

Sarampo

Foi a primeira evidência de que um vírus pode induzir imunodepressão. No início do século XX observou-se que pacientes em curso de uma infecção de sarampo típica apresentavam defeitos na resposta ao PPD. O vírus do sarampo pode infectar uma grande variedade de células imunes, incluindo monócitos, células T e B. Pode diminuir a atividade das células NK, a síntese das imunoglobulinas e a proliferação das células T mediada por antígeno. Resultando em risco aumentado a infecções por outros organismos.

Influenza

Vários estudos demonstram aumento no risco de infecções bacterianas sistêmicas ou pulmonares durante uma infecção pelo vírus da influenza. A infecção pelo vírus provoca linfopenia transitória, afetando principalmente as células T, além de diminuir a atividade das células NK, causada pela produção de interferon, e inibir a produção da IL-2 ao gerar linfócitos supressores.

Infecção pelo adenovírus

É associada à deficiência da produção e da resposta das IL-2, assim como à diminuição da defesa do hospedeiro atribuída a efeitos na função dos macrófagos.

Herpes simples 1 e 2

Prejudica a proliferação das células linfocíticas e diminui a produção dos anticorpos. As glicoproteínas do vírus herpes simples podem inibir a citólise mediada pelo sistema complemento e prejudicar a ação da fagocitose controlada pela porção Fc da imunoglobulina IgG.

Citomegalovírus

Induz a supressão da imunidade ao infectar os monócitos. Como consequência, monócitos infectados se tornam menos capazes de apresentar antígenos ao sistema imune. A inibição da IL-1 é o principal efeito da imunossupressão.

Parasitoses

As parasitoses são uma importante causa de alteração da resposta imunológica em países em desenvolvimento. Pacientes com malária apresentam prejuízo na imunidade humoral, observando-se produção insuficiente de anticorpos em resposta ao toxoide tetânico, à *Salmonella typhi* e às vacinas contra o pneumococo e o meningococo.

São observadas no baço dos pacientes infectados pelo *Schistosoma mansoni* células T-supressoras, que reduzem a resposta dos linfócitos aos antígenos do *Schistosoma*. Virtualmente nenhuma inflamação é observada ao redor dos parasitas adultos viáveis.

A infecção pelo *Trypanosoma cruzi*, que causa a doença de Chagas, está associada à produção de moléculas que aderem à superfície do parasita e bloqueiam a ativação do sistema complemento.

Pacientes infectados pelos nematodos, *Wuchereria bancrofti* e *Onchocerca volvulus*, apresentam diminuição da resposta linfoproliferativa, associada à incapacidade de produzir IL-1, IL-2 e interferon-γ.

Infecções fúngicas

Os fungos também provocam imunossupressão em animais e humanos. Candidíase mucocutânea crônica tem sido associada à diminuição e atraso na resposta de hipersensibilidade. Outras infecções fúngicas, incluindo histoplasmose disseminada, são associadas à imunossupressão das células T. Esses pacientes também apresentam maior suscetibilidade ao *Mycobacterium tuberculosis*.

DOENÇAS ÓRGÃO-ESPECÍFICAS
Diabetes melito (DM)

Ao contrário do que se pensa, não são fortes as evidências clínicas que sustentam a associação entre DM e infecção. O que está bem definido é uma incidência maior de infecções específicas, muitas vezes com taxas maiores de complicações e maior gravidade do quadro. Além disso, há também alguns quadros infecciosos quase exclusivos do diabético. A vasculopatia diabética pode contribuir para o aumento de suscetibilidade a infecções nos adultos com doença estabelecida e prolongada. Crianças portadoras de diabetes parecem não ter aumento na incidência de infecção. É sempre muito difícil estabelecer e documentar um vínculo direto, em estudos clínicos, entre bom controle glicêmico e melhor resposta imunológica. Isso se deve à existência de outros fatores envolvidos na gênese de quadros infecciosos. No entanto, sabe-se que o paciente diabético apresenta:

1. Depressão da atividade dos polimorfonucleares neutrófilos diretamente relacionada com os níveis de hiperglicemia (principalmente na presença de acidose): os neutrófilos se apresentam com menor capacidade de fagocitose.
2. Alteração na aderência, quimiotaxia e opsonização leucocitária: o sistema imune celular apresenta resposta ineficiente e retardada aos agentes nocivos.
3. Alteração dos sistemas antioxidantes e menor produção de interleucinas (IL-2), pontos-chave nos processos inflamatórios e necessários para uma resposta imunológica eficaz.
4. A função humoral, por outro lado, parece estar preservada, o que pode ser comprovado pela resposta adequada à vacina antipneumocócica, por exemplo.

A disfunção imunológica primária em pacientes com DM é sugerida pela observação de que a criança diabética insulino-dependente tem maior predisposição genética a doenças autoimunes, particularmente as ligadas à função tireoidiana.

Enteropatia perdedora de proteínas

Um número variado de desordens pode provocar perda proteica excessiva pelo trato gastrointestinal (TGI) (Quadro XII.4.2). A enteropatia perdedora de proteínas ocorre mais comumente nos pacientes com alteração na superfície do trato gastrointestinal, como nas enterites regionais, colites ulcerativas e doença célica, entre outras. Mas também pode ocorrer devido à obstrução linfática, que apresenta perda de linfócitos no trato gastrointestinal e provoca linfopenia, característica que não está presente na perda de proteínas causada por anormalidades da superfície do trato gastrointestinal. A obstrução direta do sistema linfático intestinal pode decorrer de enterites regionais, neoplasias e linfagiectasia intestinal, e a obstrução indireta ocorre devido ao efeito de altas pressões venosas no sistema linfático, como visto em pacientes com insuficiência cárdica congestiva. As vasculites podem acarretar a perda de proteínas como resultado do aumento da permeabilidade microvascular.

Ao que parece, todas as proteínas são perdidas na mesma proporção pelo trato intestinal, independentemente do tamanho molecular. Contudo, a redução dos níveis séricos de proteínas dependerá das diferentes taxas de síntese. Os níveis séricos de albumina e imunoglobulinas são os mais baixos. A IgM, a ceruplasmina e a transferrina estão medianamente alteradas e os níveis de fibrinogênio e α_2-macroglobulina estão usualmente normais.

Quadro XII.4.2. Doenças associadas à enteropatia perdedora de proteínas

1. Anormalidades na superfície intestinal
    a. Gastroenteropatia alérgica
    b. Gastroenteropatia exsudativa aguda transitória
    c. Edema angioneurótico
    d. Fístula gastrocólica
    e. Hipertrofia gigante da mucosa gástrica (doença de Ménétrier)
    f. Enteropatia induzida por glúten
    g. Neoplasias
    h. Enterites regionais
    i. Colites ulcerativas

2. Cardíacas
    a. Defeitos no septo atrial
    b. Pericardite constritiva
    c. Cardiomiopatia familiar
    d. Trombose da veia cava inferior
    e. Insuficiência tricúspide

3. Infecções
    a. Síndrome da imunodeficiência adquirida
    b. *Mycoplasma pneumoniae*
    c. Disenteria por *Shigella*
    d. *Strongyloides*
    e. *Spry* tropical
    f. Tuberculose
    g. Doença de Whipple

4. Vasculites
    a. Lúpus eritematoso sistêmico
    b. Púrpura de Henoch-Schölein
    c. Síndrome de Churg-Strauss

5. Outras
    a. Metotrexate
    b. Doença de Hirschsprung
    c. Linfangectasia intestinal
    d. Pancreatite
    e. Desnutrição energético-proteica
    f. Cirurgia de gastrectomia

Embora importante hipogamaglobulinemia esteja presente, a resposta dos anticorpos é normal, sendo pouco comum o aumento da suscetibilidade a infecções. Nos pacientes com obstrução linfática e que apresentam linfopenia existe resposta diminuída ao PPD.

Síndrome nefrótica

Em 1914, foi publicado o primeiro relato de peritonite por pneumococo como complicação fatal da síndrome nefrótica. Posteriormente, outras infecções por pneumococo foram relacionadas com a síndrome nefrótica, sugerindo que o nefrótico apresentava sensibilidade única a essa bactéria, não encontrada em outros pacientes com edema (p. ex., insuficiência cardíaca congestiva, desnutrição). Os outros agentes etiológicos associados a infecções nos pacientes com síndrome nefrótica são estreptococos do grupo A, *Staphylococcus* e *Haemophilus influenzae* do grupo B.

Os pacientes com síndrome nefrótica desenvolvem hipoproteinemia em decorrência da proteinúria. A eletroforese de proteínas característica desses pacientes revela diminuição das frações de albumina, β-globulina e γ-globulina, com elevações da fração α_2-globulina e β_2-globulina. Estudos sobre a função metabólica indicam que a síntese e a taxa catabólica de muitas proteínas estão elevadas. Em relação aos níveis séricos de imunoglobulinas, a IgG é a que sofre maior diminuição. Os valores séricos das imunoglobulinas IgG e IgA podem permanecer baixos durante o período de remissão da doença. Crianças com síndrome nefrótica apresentam resposta defeituosa de anticorpos contra o pneumococo e o seu antígeno polissacarídeo, mas uma resposta normal à vacina contra o vírus da influenza.

Os níveis de complemento estão elevados, exceto naqueles pacientes com glomerulonefrite por imunocomplexos. A função dos neutrófilos está alterada e a propriedade da quimiotaxia está danificada. Há defeitos importantes também na opsonização das bactérias. Além disso, a terapia com imunossupressores contribui para o agravamento do comprometimento do sistema imune.

Uremia

A infecção é uma das principais causas de mortalidade nos pacientes em falência renal. O *Staphylococcus aureus*, as micobactérias e o vírus da hepatite B são os patógenos mais frequentemente encontrados nessa situação. Tanto a uremia como o tratamento dialítico afetam o sistema imune adversamente. A hemodiálise necessita de interação da máquina de diálise com o compartimento intravascular em torno de 10 a 15 horas semanais. A combinação do uso de agulhas e o transporte de bactérias do epitélio, como o *Staphylococcus*, predispõem os pacientes a infecções no local do acesso. Mesmo quando os organismos não conseguem atravessar a membrana dialítica, produtos derivados das bactérias, como as endotoxinas, podem passar através da corrente sanguínea e produzir sintomas de sepse.

O principal defeito no sistema imune na uremia é o defeito na imunidade mediada por células. Observa-se linfopenia com diminuição das células CD3, CD4 e CD8. O timo é hipocelular e há infiltração gordurosa e diminuição dos números de folículos secundários. Nota-se defeito nos testes cutâneos de hipersensibilidade tardia.

A imunidade humoral é menos gravemente comprometida na uremia. Os níveis de imunoglobulinas estão geralmente normais. As células B podem estar diminuídas nos pacientes em uremia, mas essa deficiência está associada à duração prolongada da hemodiálise.

Alteração na função dos neutrófilos é observada. São descritos defeitos na quimiotaxia, fagocitose e metabolismo oxidativo.

Além disso, a interação entre o plasma e o equipamento de diálise pode interferir na função do complemento. A membrana dialítica ativa a via alternativa do sistema complemento e gera produtos da quebra do C5. Os fragmentos de C5 podem afetar a aderência neutrofílica à superfície endotelial ou a outros neutrófilos. As mudanças nos neutrófilos podem contribuir para leucopenia periférica e leucoestase pulmonar associadas ao procedimento dialítico.

A função imune também pode estar comprometida pelas alterações metabólicas que acompanham a uremia. Geralmente, a duração e a gravidade da uremia, mais do que a falha renal, determinam a extensão das alterações da imunidade.

Além das alterações nas funções imunes, a uremia prejudica a integridade das barreiras mucocutâneas. Os problemas cutâneos incluem ressecamento, prurido e escoriações. A mucosa intestinal pode ser comprometida com ulcerações.

Em suma, a patogênese das infecções associadas a pacientes hemodialisados se deve principalmente a três fatores: (a) relativo ao hospedeiro – insuficiente ativação das células T, deficiências tanto nas funções dos neutrófilos e macrófagos como na resposta humoral; (b) relativo ao micro-organismo – genes de virulência, propriedades de aderência e formação de biofilme; (c) relativa à diálise – acesso vascular, rompimento da integridade da pele, prática de reuso de dialisadores e sistemas de tratamento de água.

DOENÇAS HEREDITÁRIAS
Anormalidades cromossômicas
Síndrome de Down (SD)

A alteração do sistema imune nos pacientes com SD é clinicamente manifestada por três grandes achados: aumento da suscetibilidade a infecções, risco elevado de malignidade e alta frequência de autoanticorpos. Estudos da década de 1990 classificam a SD como doença progeroide, sendo o processo de envelhecimento precoce o responsável pelas alterações imunológicas, doenças autoimunes e neoplasias em faixa etária precoce em relação à população geral. Diversos autores demonstram alterações em todos os setores da resposta imune, independentemente da expressão clínica dessas alterações.

A imunidade humoral tem sido extensamente estudada. Os números das células B circulantes são normais. Níveis de imunoglobulinas variam de acordo com a idade, níveis baixos de IgG são encontrados nos lactentes e níveis altos nas crianças maiores de 5 anos. Níveis de IgM estão diminuídos, principalmente depois da infância. A resposta antígeno-anticorpo às vacinas contra influenza e pneumococo é baixa. Desse modo, discretas alterações da resposta humoral ocorrem na SD.

Em contraste, a imunidade mediada por células está profundamente alterada. Alguns autores descreveram alterações anatômicas no timo já ao nascimento que levariam à redução da população periférica de linfócitos, particularmente linfócitos CD4+ e CD8+. Estão presentes diminuição das células da região cortical, demarcação corticomedular pobre e aumento nos corpúsculos de Hassall. Há evidências de que essas alterações ocorrem antes da 18ª semana gestacional e são acompanhadas de anormalidades no baço. Alguns estudos demonstraram redução do número absoluto de linfócitos CD4+ com a progressão da idade, sendo essa a primeira subpopulação de linfócitos que se apresenta reduzida em crianças de 9 a 12 anos. Testes cutâneos de hipersensibilidade tardia podem estar normais ou alterados.

Quanto às células *natural killer* (NK), verifica-se na SD o aumento do número dessas células, porém com fenótipo diferenciado em relação à população geral, com predomínio das células HNK1+CD3+, que constituem uma população de células NK funcionalmente imaturas. Esse fator levaria à maior predisposição a infecções virais, com dificuldade de clareamento do vírus, bem como a neoplasias, pela redução da função de vigilância tumoral dessas células.

São observados defeitos na expressão e na resposta das citoquinas e moléculas inflamatórias de adesão. O timo produz de forma exacerbada o fator de necrose tumoral (FNT) e interferon-γ. Está bem documentada a disfunção dos fagócitos, apresentando baixa capacidade quimiotática e diminuição da produção de radicais de oxigênio.

Síndromes de instabilidade cromossômica

Várias síndromes com predisposição à quebra cromossômica estão associadas a aumento do risco de malignidades e imunodeficiências (Quadro XII.4.3). A ataxia-telangiectasia é a mais comum dessas desordens e apresenta defeitos importantes na imunidade humoral e celular. A síndrome de Bloom é uma desordem rara autossômica recessiva caracterizada por retardo no crescimento, fotossensibilidade e forte predisposição a malignidades. Os níveis séricos de IgG se encontram baixos; além disso, há defeito na atividade das células NK e diminuição da proliferação dos linfócitos. A anemia de Fanconi é outra síndrome de instabilidade cromossômica que também apresenta maior predisposição a infecções devido à deficiência seletiva de IgA e a defeitos na função das células T.

A síndrome de instabilidade cromossômica mais recentemente descrita é a de Nimègue, caracterizada por microcefalia, retardo mental, manchas café com leite e imunodeficiência. Alguns pacientes podem apresentar grave hipogamaglobulinemia e defeito na resposta das células T.

Quadro XII.4.3. Síndromes de instabilidade cromossômica associadas a imunodeficiências

Ataxia-telangiectasia
Síndrome de Bloom
Anemia de Fanconi
Síndrome de Seemanova
Síndrome de Nimègue

Anemia falciforme

Trata-se de doença de caráter genético, descrita pela primeira vez em 1910 por Herrick. Frequente, mas não exclusiva, em indivíduos de origem africana, origina-se de uma mutação no cromossomo 11, que resulta na substituição de ácido glutâmico pela valina na posição 6 da extremidade N-terminal da cadeia da globina, dando origem à hemoglobina S. Os eritrócitos cujo conteúdo predominante é de hemoglobina S assumem, em condições de hipóxia, forma semelhante à de uma foice – daí o nome falciforme –, decorrente da polimerização da hemoglobina S.

Observa-se, na primeira infância, esplenomegalia decorrente da congestão na polpa vermelha pelo sequestro de eritrócitos falcizados nos cordões esplênicos e sinusoides, que evolui com a formação de trombose e infartos, culminando com a atrofia e fibrose do órgão. Esse fenômeno, denominado de autoesplenectomia, ocorre geralmente até os 5 anos de idade. Entretanto, mesmo antes da autoesplenectomia, a capacidade fagocítica mediada por opsoninas e a produção de anticorpos são afetadas em consequência da persistente agressão esplênica, levando à asplenia funcional, que se torna permanente em torno do 6º e 8º ano de vida.

Como consequência da asplenia, haverá maior suscetibilidade a infecções por organismos encapsulados, notadamente o *Haemophilus influenzae* tipo b (Hib) e o pneumococo. O risco de infecção pelo pneumococo em crianças com anemia falciforme com menos de 5 anos é aproximadamente 30 a 100 vezes maior do que em crianças saudáveis.

Alterações vasculares locais também contribuem para maior suscetibilidade a infecções ao provocar necrose do tecido e criar uma porta de entrada através da mucosa aos micro-organismos, como, por exemplo, a salmonela na mucosa intestinal.

A profilaxia de complicações é indispensável para uma evolução mais favorável nesses indivíduos. Quatro são os passos fundamentais: (a) diagnóstico neonatal seguido de orientação e programa de educação familiar por meio de acompanhamento ambulatorial regular; (b) profilaxia medicamentosa com penicilina; (c) vacinação contra pneumococos e Hib nas idades apropriadas; (d) identificação precoce e manejo apropriado dos episódios febris, considerando-os como potenciais eventos sépticos. A mortalidade entre crianças com menos de 5 anos com anemia falciforme é de 25% a 30%, e a maioria das mortes nesse grupo é secundária a infecções fatais, sequestro esplênico ou crises aplásticas.

Deficiências enzimáticas

Glicogenose tipo 1b

É a deficiência congênita da enzima glicose-6-fosfato translocase que converte glicose-6-fosfato em glicose, resultando em hipoglicemia de jejum. A doença apresenta neutropenia e aumento no risco de infecções.

Galactosemia

Faz parte de um grupo heterogêneo de defeitos inatos do metabolismo. Não há maior predisposição a infecções. No entanto, há alta taxa de recém-nascidos com sepse por *E. coli*. O período de maior risco é o final da 1ª semana de vida até a 2ª semana. A explicação para essa propensão seletiva a infecções por *E. coli* é desconhecida. Acredita-se que os neutrófilos dessas crianças apresentem atividade bactericida diminuída.

Asplenia congênita

A polpa branca do baço contém células germinativas, como linfócitos, células plasmáticas e macrófagos, que ajudam a coordenar a resposta imune, atuando tanto na imunidade inata quanto na adaptativa. O baço tem um papel ativo na produção dos anticorpos IgM e complemento, ambos podendo ser utilizados na opsonização das bactérias. O baço também tem o papel na maturação funcional dos anticorpos e é um reservatório dos linfócitos B e T. O percentual total de células T CD3 e CD4 e a resposta linfoproliferativa podem estar diminuídos no paciente com asplenia. O defeito na opsonização de partículas, a diminuição dos níveis de IgM e a pobre produção de anticorpos (especialmente em resposta a antígenos polissacarídeos) contribuem para o aumento da suscetibilidade a infecção bacteriana grave. Em menores de 6 meses os organismos gram-negativos, como a *Klebsiella* e *E. coli*, são os patógenos mais comuns. Em crianças maiores de 6 meses, *Streptococcus pneumoniae*, *Haemophilus influenzae* tipo b e *Neisseria meningitidis* podem causar sepse fulminante. Malária, babesiose e certas infecções virais podem ser mais graves em indivíduos com asplenia.

A falta congênita do baço ocorre mais frequentemente associada a anomalias cardiovasculares complexas do que a anormalidades estruturais do trato gastrointestinal e geniturinário. O prognóstico é determinado pela gravidade dos defeitos cardiovasculares. Contudo, nos pacientes com asplenia isolada ou naqueles que obtêm sucesso com a cirurgia cardíaca, o prognóstico dependerá do diagnóstico precoce e tratamento das infecções. O diagnóstico de asplenia congênita deve ser suspeitado em toda criança com cardiopatia congênita e infecções de repetição. O sangue periférico se apresenta com corpúsculos de Howell-Jolly. O diagnóstico definitivo é encontrado por meio de exames de imagens, como a tomografia e ressonância magnética.

A asplenia é componente de várias síndromes genéticas (Quadro XII.4.4) e a asplenia familiar não é incomum.

O tratamento das crianças com asplenia congênita deve levar em consideração a idade, condições associadas e localização geográfica. É recomendada a vacinação contra *H. influenzae* tipo b, pneumococo e meningococo. Viajar para áreas onde a malária e a babesiose são comuns é desaconselhável. Profilaxia antimicrobiana contínua pode ser considerada para todas as crianças as-

Quadro XII.4.4. Síndromes associadas à asplenia congênita

Asplenia com doença cardíaca congênita (síndrome de Ivemarks)
Asplenia familiar
Asplenia com cistos em fígados, rins e pâncreas
Asplenia com microgastria e redução de membros
Trombocitopenia, asplenia e miose (síndrome de Stormorken)
Alteração de fácies, retardo mental, baixa estatura e criptorquidia (síndrome de Smith-Fineman-Myers)
Deficiência caudal e asplenia

plênicas, especialmente aquelas com menos de 5 anos de idade. Em doenças febris, o antibiótico deve ser instalado prontamente.

DOENÇAS HEMATOLÓGICAS E INFILTRATIVAS

Histiocitose de células de Langerhans

A histiocitose das células de Langerhans (HCL) é uma doença rara e pouco conhecida. Em 1987, com a criação da International Histiocyte Society, as histiocitoses foram reclassificadas em três classes maiores. A classe I foi denominada de histiocitose das células de Langerhans (englobando histiocitose X, granuloma eosinofílico, síndrome de Hand-Schüller-Christian, doença de Letterer-Siwe, síndrome de Hashimoto-Pritzker). Na classe II foram incluídas as histiocitoses de células não Langerhans e, na classe III, as desordens malignas dos histiócitos.

Histiocitose com envolvimento difuso do sistema reticuloendotelial ocorre predominantemente na infância e usualmente é progressiva e fatal. Já a histiocitose focal do osso ou do tecido cutâneo normalmente é benigna e autolimitada. A doença de forma geral se caracteriza por hepatoesplenomegalia, linfadenopatia generalizada, manifestações cutâneas hemorrágicas, anemia e anormalidades ósseas na infância. No início da doença, os pacientes apresentam níveis elevados de imunoglobulinas séricas e diminuição dos linfócitos T CD8. Crianças com doença avançada possuem hipogamaglobulinemia e linfopenia.

A histiocitose pode ser diagnosticada em qualquer faixa etária, acometendo principalmente crianças. A incidência anual na faixa pediátrica é estimada em 3 a 4:1.000.000. Acredita-se que essa incidência seja subestimada devido à semelhança das formas localizadas com outras patologias e à possibilidade de regressão espontânea.

Sarcoidose

A sarcoidose é uma doença sistêmica e crônica que se caracteriza histologicamente pela formação de granulomas não caseosos. Provavelmente é secundária a uma resposta imunológica anormal, acometendo predominantemente os pulmões em adultos e crianças maiores. Parece haver consenso de que a sarcoidose é menos frequente em pacientes pediátricos. Nos EUA, a frequência estimada da doença em crianças é de 1 por 20 da encontrada em adultos (3% a 5% dos casos).

O número absoluto de linfócitos circulantes está frequentemente diminuído nos pacientes com sarcoidose, porém há desregulação local dos linfócitos T nos pacientes com sarcoidose em atividade. Observa-se excesso relativo dos linfócitos T CD4 nos pulmões (em material obtido por lavado broncoalveolar). A relação CD4:CD8 nos alvéolos se apresenta elevada (10,8:1 versus 1,8:1 no controle), e as células CD4+ apresentam secreção de fatores quimiotáticos que estimula a formação de granulomas e ativação policlonal de células B, além de aumento dramático do número de macrófagos que secretam fibronectinas, fatores de crescimento e IL-1.

Os níveis de imunoglobulinas podem estar normais, mas na metade dos pacientes apresentam níveis aumentados de IgG. São também relatadas elevações de IgA, IgG e IgE. O complemento sérico pode estar elevado na sarcoidose ativa, refletindo reação da fase aguda. É observado defeito nos testes cutâneos de hipersensibilidade tardia.

Resumindo, a caracterização do sistema imune da sarcoidose inclui ativação linfocítica nos pulmões e diminuição da imunidade celular no sangue periférico. A despeito dessas alterações, pacientes com sarcoidose geralmente não apresentam aumento na suscetibilidade a infecções.

Linfomas

Acredita-se que algumas infecções desencadeiem leucemias e linfomas. Estudos epidemiológicos em grande número de pacientes com neoplasias hematológicas sustentam essa possibilidade. Estudo populacional conduzido em indivíduos com e sem evidências sorológicas de infecção pelo vírus Epstein-Barr (EBV) observou um risco relativo de linfoma de Hodgkin quatro vezes maior, em pacientes com confirmação para a infecção pelo EBV. No grupo-controle não houve qualquer aumento do risco relativo.

A interação da malignidade com o sistema imune é marcada clinicamente pelo aumento do risco para infecções, porém o comprometimento da função imune também pode facilitar a progressão do câncer.

Outros linfomas

Defeitos imunológicos também têm sido descritos no linfossarcoma e no sarcoma de células reticulares. A resposta com anticorpos é defeituosa e há diminuição da hipersensibilidade cutânea tardia. Nos pacientes com linfossarcoma, 60% têm níveis normais de imunoglobulinas, 25%, níveis elevados, e 15% têm hipogamaglobulinemia. No sarcoma de células reticulares, o padrão é de 11%, 24% e 65%, respectivamente.

Doença de Hodgkin

O linfoma de Hodgkin (LH) é uma rara neoplasia do tecido linfoide, correspondendo a aproximadamente 1% de todas as doenças malignas. Acomete principalmente adultos jovens entre 15 e 39 anos, com predomínio do sexo masculino, na razão 1,4 homem para 1 mulher.

O defeito imunológico associado à doença pode estar relacionado com o estágio clínico da doença e o tipo histológico. As quatro expressões histológicas da doença de Hodgkin são predomínio linfocítico, esclerose nodular, celularidade mista e depleção linfocítica. O tipo depleção linfocítica está associado a um maior prejuízo da função imunológica e a um pior prognóstico.

Defeitos na imunidade celular são frequentemente observados nos pacientes com doença de Hodgkin. Muitos pacientes têm resposta negativa ao PPD, a despeito de história de tuberculose ou tuberculose comprovada pela autópsia, mostrando que os pacientes apresentam anergia cutânea, que pode ocorrer mesmo naqueles que são assintomáticos. Os linfócitos apresentam defeitos na síntese de lisoenzimas e na produção de fator de agregação dos macrófagos. Pacientes com doença em atividade apresentam defeito na produção de radicais superóxidos pelos monócitos. A quimiotaxia dos neutrófilos está alterada, aparentemente associada a níveis excessivos de fatores inativadores da quimiotaxia. O nível de complemento sérico está normal ou elevado na maioria dos pacientes.

As imunoglobulinas séricas se apresentam usualmente normais na doença de Hodgkin. Tanto hipergamaglobulinemia como hipogamaglobulinemia podem ser vistas em 10% dos pacientes. A última está associada a doença em estágio avançado. Não há mudanças importantes nos níveis específicos das imunoglobulinas séricas. A resposta secundária dos anticorpos frequentemente é normal, mas muitos pacientes apresentam defeito na resposta primária

Leucemias

As leucemias são doenças neoplásicas que acometem o sistema hematopoiético. Resultam de proliferação desregulada de um clone celular com alterações nos mecanismos de diferenciação e apoptose, o qual acaba substituindo as células sanguíneas normais, gerando a malignidade. Em crianças e adolescentes, a leucemia é a neoplasia mais comum, representando 25% a 35% de todas as neoplasias malignas pediátricas.

Uma das principais complicações do paciente leucêmico é a imunossupressão decorrente da própria doença, da quimioterapia, do uso de corticosteroides, do uso de cateteres ou antibióticos de amplo espectro. Com o sistema imune suprimido, aumenta a suscetibilidade a infecções, as quais são importantes causas de morbidade e mortalidade.

Assim, principalmente nas leucemias agudas, os pacientes se apresentam neutropênicos e com comprometimento de componentes da imunidade celular e da barreira física (pele e mucosas). Essa última, quando lesionada (mucosite), é importante fator de risco para infecções sistêmicas, frequentemente causadas por microorganismos da microbiota endógena. Entre os sítios mais comumente envolvidos pelas infecções encontram-se os pulmões, a corrente sanguínea, a pele e partes moles. Descreve-se na literatura que as bactérias gram-positivas são responsáveis pela maioria dos processos infecciosos e bacteremias em crianças granulocitopênicas febris. No entanto, as gram-negativas são responsáveis pela maior gravidade e mortalidade dos casos.

Embora o aumento da suscetibilidade a infecção normalmente seja relatado em pacientes com leucemia aguda devido à diminuição do número de neutrófilos maduros circulantes, as infecções também podem ocorrer nos pacientes com contagem leucocitária normal ou alta, sugerindo que outros fatores influenciam a imunossupressão dos pacientes. Nas leucemias agudas há diminuição marcante na mobilização local dos leucócitos, e o sistema reticuloendotelial apresenta atraso na maturação dos anticorpos.

No entanto, em contraste com os pacientes com linfomas, os pacientes com leucemias agudas apresentam imunidade celular e humoral normal até receberem tratamento quimioterápico em altas doses ou estarem em estágio terminal da neoplasia. Os números de células B retornam a valores normais após 1 mês da interrupção da quimioterapia. As imunoglobulinas séricas retornarão à normalidade após 6 meses do término da terapia. A resposta dos anticorpos parece estar inalterada e a hipersensibilidade cutânea tardia geralmente está normal.

Agranulocitoses e anemia aplástica

A falência da medula óssea pode afetar uma ou mais de uma linhagem celular. A expressão *anemia aplástica* estaria restrita a desordens da série vermelha, mas frequentemente implica pancitopenia. A forma congênita de anemia aplástica, a anemia de Fanconi, já foi discutida (em síndromes de instabilidade cromossômica). As formas adquiridas de anemia aplástica estão ligadas epidemiologicamente à história recente de hepatite, doença autoimune e uso prévio de medicamentos variados, e está associada à hipogamaglobulinemia, ao timoma e a outras anormalidades imunológicas, principalmente nos adultos. A deficiência imunológica é determinada pela linhagem celular afetada, usualmente as células granulocíticas.

O maior risco de infecções bacterianas está relacionado com a contagem absoluta de granulócitos. Crianças com neutropenia crônica geralmente têm infecções que envolvem a pele, membrana mucosa e pulmões, usualmente causada por *S. aureus* ou enterobactérias.

AGENTES IMUNOSSUPRESSIVOS

Os agentes imunossupressivos podem ser classificados em:

- Físicos: radiação e drenagem de ducto torácico.
- Biológicos: globulina antilinfocítica e anticélulas T.
- Químicos: corticosteroides, agentes alquilantes e inibidores de proteínas ou da síntese de ácidos nucleicos.

Os anti-inflamatórios e os medicamentos citotóxicos são extensamente utilizados em crianças para uma variedade de doenças. Seus efeitos na defesa do hospedeiro são basicamente avaliados em estudos experimentais realizados em animais. Os estudos realizados em humanos são poucos e apresentam variações, dependendo da doença de base e seus efeitos no sistema imune. De forma geral, fármacos que inibam a divisão celular geralmente não afetam a quimiotaxia e a fagocitose, enquanto a radiação e as drogas citotóxicas bloqueiam a função fagocítica do sistema reticuloendotelial.

Radiação

A descoberta e a imediata utilização das radiações ionizantes, entre as quais se incluem os raios X e os elementos radioativos, proporcionaram benefícios às ciências e à medicina, mas também provocaram diversos danos em pesquisadores, médicos, pacientes e outros indivíduos expostos. O dano causado pela radiação ao sistema imune é bem demonstrado pelo aumento da suscetibilidade a infecções e a doenças malignas em experimentos com modelos animais.

Os efeitos da radiação dependem, sobretudo, da quantidade e da qualidade da radiação incidente e da natureza do material com a qual está interagindo. Os riscos de exposição às radiações, mesmo quando em doses baixas, são proporcionais à somatória do total de doses recebidas durante a vida. Foi relatado aumento da incidência de câncer de mama em pacientes portadores de tuberculose que necessitavam de avaliações radiológicas periódicas devido à dose total de radiação recebida.

A resposta imune específica é a mais afetada; no entanto, fatores inespecíficos do sistema imune, como macrófagos e granulócitos, também podem estar alterados. A fagocitose é relativamente radiorresistente, mas o processador de antígenos é facilmente prejudicado por doses baixas de radiação. A resposta mediada por anticorpos geralmente não é afetada. Em contraste, a imunidade celular é significativamente prejudicada pela radiação, já que provoca linfocitopenia, especialmente entre as células T-auxiliares.

Glicocorticoides

O uso dos corticoides e do hormônio adrenocorticotrófico (ACTH) diminui a resistência a uma variedade de agentes bacterianos, virais, fúngicos e parasitários. Por exemplo, está bem documentada a associação da tuberculose com o uso de corticosteroides em doses imunossupressoras (iguais ou superiores a 2 mg/kg/dia). Já com doses baixas de corticosteroides, a incidência aumentada de infecções estaria mais relacionada quando esse uso está associado ao de outras drogas (metotrexate, por exemplo).

A ação anti-inflamatória dos corticosteroides se deve aos efeitos na função e distribuição das células efetoras não específicas inflamatórias, como os macrófagos, monócitos e granulócitos levando à diminuição na produção de citoquininas pró-inflamatórias (IL-1, IL-6 e fator de necrose tumoral), inibição do metabolismo do ácido aracdônico e produção de prostaglandinas e leucotrienos, inibição do fator ativador de plaquetas e diminuição da resposta das células efetoras, como macrófagos e monócitos. Os efeitos na resposta inflamatória são diversos:

1. A migração leucocitária está alterada. Os corticoides suprimem a acumulação leucocitária no local da inflamação; além disso, reduzem a aderência dos granulócitos ao epitélio vascular.
2. Ocorre bloqueio da filtragem do sistema reticuloendotelial às partículas opsonizadas e não opsonizadas.
3. Ocorrem linfocitopenia e monocitopenia. Ao serem administrados de forma intravascular, produzem diminuição abrupta, porém transitória, das células T-auxiliares.
4. As atividades antifúngica e antibacteriana dos monócitos estão reduzidas.
5. As reações de hipersensibilidade tardia são alteradas devido à inibição dos linfócitos e monócitos. Doses mínimas diárias de 15 mg de prednisona suprimem a resposta ao teste tuberculínico (PPD).
6. Altas doses de corticosteroides diminuem os níveis de imunoglobulinas séricas e dos componentes do sistema complemento. No entanto, corticosteroides em doses moderadamente baixas não afetam a síntese dos anticorpos humanos.

Nos pacientes com terapia em dias alternados de prednisona, o número de linfócitos retorna ao normal nos dias em que não é administrada a medicação, e as reações de hipersensibilidade tardia permanecem intactas.

Ciclosporina

A ciclosporina é o protótipo de uma poderosa classe de fármacos que confere imunossupressão ao inibir a sinalização intracelular das células T. Essas drogas diferem dos glicocorticoides e dos medicamentos citotóxicos por sua especificidade imunológica. A ciclosporina inibe a calcineurina, importante na formação da IL-2, que provoca inibição reversível das respostas autoimune e aloimune das células T. Em virtude dessa especificidade da ciclosporina, o grande espectro de infecções visto nos regimes de imunossupressão é evitado. O uso do fármaco em transplantes de órgãos sólidos tem reduzido a incidência de infecções agudas bacterianas e fúngicas, mas não altera o risco de infecções virais.

A toxicidade mais comum da ciclosporina afeta a função renal e o controle da pressão arterial. A supressão da medula óssea observada no manuseio de outras drogas imunossupressivas está ausente. Assim como outras terapias que interferem na função dos linfócitos T, o risco de desordens linfoproliferativas aumenta. O aumento da incidência de outras malignidades também é percebido nos pacientes em uso de ciclosporina. As neoplasias mais observadas são aquelas que envolvem a pele, com grande porcentagem de sarcoma de Kaposi.

Drogas citotóxicas
Ciclofosfamida

A ciclofosfamida é um agente alcalinizante que se acopla à fita do DNA complementar, inibindo efetivamente a replicação celular. Em altas doses tem efeito linfolítico direto. Nos humanos, a ciclofosfamida provoca diminuição na produção das imunoglobulinas, defeito na função das células T (inibe a função da célula T-supressora) e B. A linfopenia produzida atinge principalmente as células T CD4. Também tem efeito anti-inflamatório. Altas doses suprimem efetivamente a resposta dos anticorpos, enquanto doses baixas prejudicam a reação de hipersensibilidade. A aplicação clínica da ciclofosfamida é limitada pela grave toxicidade da droga, que pode manifestar-se por granulocitopenia e cistite hemorrágica.

Antagonistas da purina

A azatriopina e a 6-mercaptopurina bloqueiam a síntese da purina, o que resulta em defeito da síntese de DNA e RNA. Dependendo da dose e do tempo da administração da droga, qualquer resposta imune que dependa da proliferação celular é prejudicada. A resposta inflamatória pode ser suprimida. A resposta primária dos anticorpos é inibida mais facilmente do que a resposta secundária, assim como a IgG é mais inibida do que a IgM. A hipersensibilidade tardia pode estar inibida ou atrasada. Rejeição ao enxerto variavelmente é suprimida, dependendo do órgão transplantado e das diferenças na histocompatibilidade.

Medicamentos anticonvulsivantes

Os medicamentos anticonvulsivantes, principalmente a fenitoína, produzem efeitos graves no sistema imune: deficiência de IgA seletiva e reversível, hipogamaglobulinemia transitória, defeito na produção de anticorpos e atividade anormal das células supressoras. Além disso, casos reversíveis de agranulocitose e deficiência de IgG têm sido reportados.

Alguns autores acreditam que essa alteração na resposta imune represente uma verdadeira hipersensibilidade à droga, ocorrendo apenas naqueles indivíduos em que o sistema imune seja predisposto a ter reação ao fármaco.

CIRURGIAS E TRAUMAS
Queimaduras

Apesar do desenvolvimento de agentes antimicrobianos tópicos e sistêmicos, os avanços no suporte nutricional e o uso de técnicas cirúrgicas de excisão de tecidos desvitalizados e enxertia precoce na área queimada, a sepse continua representando um grande desafio e uma das principais causas de óbito nas últimas queimaduras.

A sepse ocorre quando o equilíbrio entre o hospedeiro e os micro-organismos é rompido. Um dos principais fatores que alteram a defesa do hospedeiro no queimado, expondo-o aos patógenos, é a destruição da barreira mecânica da pele, favorecendo a invasão de germes por via linfática ou sanguínea. Além da destruição da barreira epitelial, a presença de proteínas degradadas e tecidos desvitalizados proporciona um excelente meio para o desenvolvimento e a proliferação de micro-organismos.

Outros fatores também favorecem a sepse no queimado, como a imunossupressão decorrente da lesão térmica, a possibilidade de translocação bacteriana gastrointestinal, a internação prolongada e o uso inadequado dos antibióticos, levando ao surgimento de bactérias com multirresistência antimicrobiana. O uso de cateteres, sondas e tubos, ou seja, procedimentos invasivos diagnósticos e terapêuticos que acabam alterando as defesas naturais do hospedeiro contra a infecção, também contribui para o desenvolvimento da sepse no paciente queimado.

Além disso, a constricção arteriolar causada pela lesão térmica dos vasos provoca defeito no fluxo sanguíneo, dilatação das veias e estase venosa, formação de microtrombos e destruição das células endoteliais. Essas mudanças dificultam a chegada de componentes celulares do sistema imune na área queimada, como os polimorfonucleares, e interfere na fagocitose. Depressão na função reticuloendotelial ocorre nas queimaduras graves. A função fagocítica também diminui.

As imunoglobulinas séricas caem durante os primeiros dias após a injúria térmica e retornam gradualmente a níveis normais após várias semanas. Os níveis dos cinco tipos de imunoglobulinas diminuem, os piores ocorrendo 2 dias após a queimadura. No entanto, a IgG é a imunoglobulina mais afetada. Deficiência nos componentes C3 e C4 do complemento também é relatada, com alteração da via alternativa do complemento e diminuição da opsonização.

Após a queimadura, uma linfopenia inicial é observada, assim como depleção dos linfócitos em todos os tecidos linfoides. Os níveis de linfócitos retornam ao normal na primeira semana. A função das células T também se apresenta alterada. A hipersensibilidade cutânea tardia diminui naqueles pacientes com queimaduras extensas.

As principais etiologias envolvidas nessa sepse são *Pseudomonas*, *Proteus*, *Streptococcus* e *S. aureus*. Tétano e outras infecções causadas pelo *Clostridium* também podem ocorrer. Pacientes queimados também são suscetíveis a infecções virais, como infecção generalizada pelo herpes simples e varicela. Infecções por fungos também podem ser observadas.

Esplenectomia

A esplenectomia é procedimento muito frequente na prática cirúrgica, principalmente em trauma, mas também no tratamento de diversas doenças hematológicas, imunitárias, metabólicas e oncológicas. Há ainda outras indicações de esplenectomia, como hipertensão porta, doenças parasitárias e afecções próprias do baço, a exemplo de hemangiomas, cistos e abscessos.

Não há dúvida de que os pacientes asplênicos são mais suscetíveis a infecções graves, entre as quais se destacam a sepse fulminante, meningite e pneumonia, com elevada mortalidade. O risco de sepse grave é 60 vezes maior após esplenectomia do que na população em geral. Essa situação é ainda pior em crianças, especialmente com menos de 2 anos de idade, em idosos e em pacientes imunodeprimidos por diversas doenças.

O agente etiológico mais relacionado com as infecções é o pneumococo, mas o meningococo, a *E. coli*, *H. influenzae*, *Staphylococcus* e *Streptococcus pyogenes* também são responsáveis. A esplenectomia ainda predispõe à malária e às infecções virais.

O baço, principal órgão do sistema reticuloendotelial, tem importante trabalho na destruição dos microorganismos vindos da corrente sanguínea. O baço ajuda com a presença de opsoninas específicas (anticorpos) e inespecíficas (complemento). Os pacientes esplenectomizados se tornam incapazes de produzir resposta imediata de anticorpos no curso da bacteremia.

Trauma

Defeitos na resposta imune após um trauma agudo em adultos pode aumentar o risco de infecção secundária. Mais de 75% das mortes por traumas não neurológicos são atribuídos a infecções. As alterações do sistema imune em um paciente pós-trauma incluem defeito na resposta de hipersensibilidade cutânea tardia, diminuição da proliferação linfocítica e do número de células T, particularmente células CD4+. Estudos na faixa etária infantil ainda são escassos, já que mais da metade das mortes por trauma acontecem durante o acidente.

BIBLIOGRAFIA

Bang RL, Gang RK, Sanyal SC et al. Burn septicaemia: an analysis of 79 patients. Burns 1998; 24(4):354-361.

Centers for Disease Control and Prevention. Iron deficiency: United States, 1999-2000. MMWR Morb Mortal Wkly Rep 2002; 51:897-899.

Chu T, D'Angio GJ, Favara BE, Ladisch S, Nesbit M, Pritchard J. Histiocytosis syndromes in children. Lancet 1987; 2:41-42.

Cooke A, Zaccone P, Raine T, Phillips JM, Dunne DW. Infection and autoimmunity: are we winning the war, only to lose the peace? Trends Parasitol 2004; 20:31-21.

Cossarizza A, Monti A, Montagnani G, Ortolani C, Zannotti M, Franceschi C. Precocious aging of the immune system in Down syndrome: alteration of B lymphocytes, T lymphocytes subsets, and cells with natural killer markers. Am J Med Gen 1990; 7(Suppl. 1):213-218.

Coutinho GGPL, Goloni-Bertollo EM, Bertelli ECP. Iron deficiency anemia in children: a challenge for public health and for society. São Paulo Med J 2005; 123:88-92.

Dallman PR. Iron deficiency and the immune response. Am J Clin Nutr 1987; 46:329-334.

Delamaire M, Maugendre D, Moreno M, Le Goff MC, Allannic H, Genetet B. Impaired leucocyte functions in diabetic patients. Diabet Med 1997; 14:29-34.

Donowitz GR, Maki DG, Crnich CJ, Pappas PG, Rolston KV. Infections in the neutropenic patient – new views of an old problem. Hematology Am Soc Hematol Educ Program 2001:113-139.

Falcão RP, Donadi EA. Infecções e imunidade na doença falciforme. AMB Rev Assoc Med Bras 1989; 35:70-75.

Favara BE, Feller AC, Pauli M, Jaffe ES, Weiss LM, Arico M et al. Contemporary classification of histiocytic disorders. The WHO Committee on Histiocytic/Reticulum Cell Proliferations. Reclassification Working Group of the Histiocyte Society. Med Pediatr Oncol 1997; 29:157-166.

Gallacher SJ, Thomson G, Fraser WD, Fisher BM, Gemmell CG, MacCuish AC. Neutrophil bactericidal function in diabetes mellitus: evidence for association with blood glucose control. Diabet Med 1995; 12:916-920.

Geraldo RRC, Paiva SAR, Pitas AMCS, Godoy I, Campana AO. Distribuição da hipovitaminose A no Brasil nas últimas quatro décadas: ingestão alimentar, sinais clínicos e dados bioquímicos. Rev Nutr 2003; 16:44-60.

Gómez-Chiari M, Puigbert JT, Aramburu JO. Drepanocitosis: experiência de um centro. An Pediatr 2003; 58:95.

Harris RJ. Nutrition in the 21st century: what is going wrong? Arch Dis Child 2004; 89:154-158.

Hjalgrim H, Askiling J, Rostgaard K, Hamilton-Dutoit S, Path FRC, Frisch M et al. Characteristics of Hodgkin's lymphoma after infectous mononucleosis. N Engl J Med 2003; 349:1.324-1.332.

Loggetto SR, Pellegrini-Braga JA, Costa-Carvalho BT, Solé D. Alterações imunológicas em pacientes com anemia falciforme. Rev Bras Alerg Imunopatol 1999; 22:77-82.

Mangini C, Melo FAF. Artrite reumatóide, terapia imunossupressora e tuberculose. Rev Bras Reumatol 2003; 43:11-15.

McMahon MM, Bistrian BR. Host defenses and susceptibility to infection in patients with diabetes mellitus. Infect Dis Clin North Am 1995; 9:1-9.

Stephensen CB. Vitamin A, infection, and immune function. Annu Rev Nutr 2001; 21:167-192.

Stiehm ER. Immunologic disorders in infants and children. 4 ed. Philadelphia: W.B. Saunders Company, 1996:553-601.

Ugazio AG, Maccario R, Notarangelo LD, Burgio GR. Immunology of Down syndrome: a review. Am J Med Gen 1990; 7(Suppl. 1):204-212.

Westerbeek RM, Blair V, Eden OB, Kelsey AM et al. Seasonal variations in the onset of childhood leukaemia and lymphoma. Br J Cancer 1998; 78(1):119-124.

Wheat LJ. Infection and diabetes mellitus. Diabetes Care 1980; 3:187-197.

World Health Organization. Global prevalence of vitamin A deficiency: micronutrient deficiency information system. Geneva: WHO, 1995. Working Paper nº 2. Document WHO/NUT/95.3.

Wurtz R, Karajovic M, Dacumos E et al. Nosocomial infections in a burn intensive care unit. Burns 1995; 21(3):181-184.

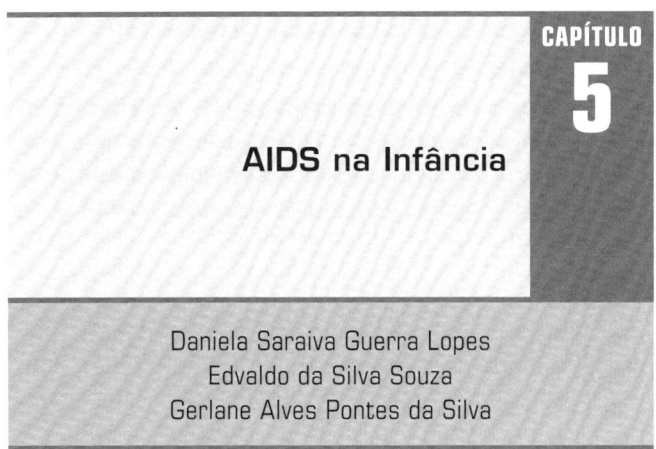

AIDS na Infância

CAPÍTULO 5

Daniela Saraiva Guerra Lopes
Edvaldo da Silva Souza
Gerlane Alves Pontes da Silva

INTRODUÇÃO, CONCEITUAÇÃO E EPIDEMIOLOGIA

A síndrome da imunodeficiência adquirida (SIDA ou AIDS) é causada pelo vírus da imunodeficiência humana (*human immunodeficiency virus* [HIV]). Desde 1983, quando o HIV foi descrito pela primeira vez em crianças, a população pediátrica acometida pelo vírus cresceu significativamente. Dados da Unaids de 2008 relatam que a infecção pelo HIV atinge mais de 2,3 milhões de crianças, e cerca de 270 mil crianças morrem de AIDS por ano no mundo. O fator principal que determina o aumento dos casos na infância é a prevalência crescente da infecção pelo HIV em mulheres em idade fértil, a chamada "feminização" da epidemia. A transmissão perinatal é a principal via de infecção pelo vírus HIV em crianças no mundo inteiro, ocorrendo 17 mil novas infecções perinatais por dia. No Brasil, até junho de 2008 foram notificados ao Ministério da Saúde 506.499 casos de AIDS, sendo que 11.796 eram de crianças com menos de 13 anos de idade. A taxa de incidência na população geral é de 19/100.000 habitantes.

Contudo, a transmissão vertical do HIV vem diminuindo nos países desenvolvidos com a implantação de protocolos para prevenção da transmissão vertical do HIV: realização de testes diagnósticos no início da gravidez; uso da terapia antirretroviral efetiva (TARV) na gravidez, parto e no recém-nascido; manejo adequado da via de parto e fornecimento de alternativa segura ao aleitamento materno. Esse processo começa a ocorrer em países em desenvolvimento como o Brasil, porém ainda há um número significativo de crianças contaminadas pelo HIV por transmissão vertical. A taxa de incidência em menores de 5 anos no Brasil é de 3,1/100.000 habitantes.

Também com o surgimento da TARV, crianças estão chegando à adolescência e à vida adulta. A expectativa de uma longa sobrevida traz novos desafios para o pediatra que acompanha a criança infectada pelo HIV, tanto as manifestações clínicas da doença que devem ser reconhecidas e prontamente tratadas, quanto o acompanhamento do desenvolvimento da criança em todos os seus aspectos, físico e mental.

ETIOLOGIA, PATOGENIA E PATOLOGIA MORFOLÓGICA E FUNCIONAL

O HIV é um retrovírus que pertence à subfamília *Lentivirinae*. Ele é formado por um envelope proteico, que apresenta em sua superfície as glicoproteínas gp 120 e gp 41, e um núcleo composto por duas fitas de RNA e três enzimas: integrase, protease e transcriptase reversa. Dois tipos de HIV têm sido descritos –, HIV-1 e HIV-2 –, esse último encontrado preferencialmente na África e apresenta virulência menor do que o HIV-1. O HIV-1 é dividido em nove subtipos com base nas diferentes sequências gênicas e são designados de A a I. No Brasil, o subtipo mais prevalente é o B seguido pelo F. Essa distribuição segue o mesmo padrão na população pediátrica.

As glicoproteínas do envelope proteico do HIV apresentam afinidade por moléculas CD4 presentes em várias células do organismo humano como os linfócitos T CD4+, os monócitos/macrófagos e as células dendríticas e da microglia. Por apresentarem maior número de moléculas CD4 em sua superfície, os linfócitos T CD4+, essenciais no auxílio e indução da resposta imune T e B, são os mais atingidos pelo HIV. O comprometimento dessas células causa desregulação e depressão da imunidade, tornando o indivíduo suscetível a infecções por inúmeros micro-organismos. Além disso, o HIV causa, direta ou indiretamente, uma série de disfunções de órgãos e sistemas, tornando o quadro ainda mais complexo.

A replicação viral se inicia com a ligação da glicoproteína do envelope viral gp 120 a receptores CD4 da superfície de células suscetíveis. Após a ligação ao CD4, a gp 120 viral ainda deve ligar-se a correceptores, como o CCR5 e o CXCR4. O vírus então é internalizado, perde seu envelope e produz cópias de DNA a partir do RNA viral, utilizando a enzima transcriptase reversa. Essa cópia de DNA é transportada para o núcleo da célula e há inserção do DNA pró-viral no DNA da célula hospedeira, utilizando a enzima integrase. Começa então a ativação celular, levando à produção de cópias do RNA viral, utilizando a RNA polimerase humana, e síntese das proteínas do HIV, utilizando a protease, atingindo a formação diária de 10^{10} cópias virais no indivíduo infectado. Os vírus ao serem liberados da célula infectada promovem a lise dessa célula, dando início à disseminação da infecção em outras células.

Os principais efeitos do HIV no sistema imune imaturo de crianças são hiperplasia dos linfonodos e alterações no tamanho e funcionalidade do timo. Como consequência, as crianças infectadas pelo HIV apresentam alterações imunológicas caracterizadas por alterações da imunidade celular e humoral.

As alterações da imunidade celular se caracterizam pela depleção dos linfócitos T CD4+; produção inadequada dos linfócitos T-*naive* (células T jovens imunocompetentes, sem contato prévio com antígenos); comprometimento da resposta imune celular específica contra o HIV pelos linfócitos T-citotóxicos, que têm papel importante no controle da replicação viral e desequilíbrio na imunorregulação das citoquinas.

As alterações da imunidade humoral se caracterizam por ativação policlonal das células B, resultando em aumento da concentração sérica das imunoglobulinas, além de exacerbação da produção de interleucina-6 (IL-6) e fator de necrose tumoral (TNF-α). Apesar dessa intensa síntese, muitas crianças apresentam diminuição da resposta imune humoral com menor habilidade de produzir anticorpos específicos para antígenos de memória, como os antígenos vacinais, e maior suscetibilidade a infecções bacterianas e virais. Ainda no campo da imunidade humoral, há diminuição da capacidade de reconhecer uma célula infectada pelos linfócitos NK e diminuição dos componentes microbicidas não oxidativos nos neutrófilos.

Nas crianças expostas à infecção pelo HIV por transmissão vertical, o período da infecção aguda ocorre no período fetal ou neonatal, coincidindo com um período de imaturidade do sistema imune. A carga viral atinge níveis elevados mais altos do que nos adultos, decaindo de maneira mais devagar até atingir um platô por 2 a 3 anos, enquanto nos adultos essa estabilização da carga viral ocorre de 6 a 12 meses após a infecção aguda. Esses dois fatores acarretam progressão mais rápida da doença nas crianças infectadas por transmissão vertical.

Transmissão

As principais vias de contaminação pelo HIV nas crianças e adolescentes são a transmissão vertical mãe-filho (na gravidez, no parto ou durante o aleitamento materno), a transmissão por meio de derivados sanguíneos contaminados pelo HIV e a transmissão sexual. Não podemos esquecer o uso de drogas injetáveis e a possibilidade de abuso sexual e/ou prostituição infantil.

A transmissão vertical pode ocorrer em qualquer momento do ciclo gravídico-puerperal, sendo a principal via de contaminação na infância. Mais detalhes sobre o tema serão abordados no Capítulo 6 referente à transmissão vertical.

Diagnóstico laboratorial

O diagnóstico laboratorial da infecção pelo HIV na faixa etária pediátrica tem peculiaridade singular. Os testes laboratoriais que utilizam a detecção de anticorpos, como o método Elisa, a imunofluorescência indireta e o *western blot*, devem ser utilizados com cautela nas crianças menores de 18 meses, já que o anticorpo detectado pelos testes é da classe IgG e, portanto, cruza a barreira placentária, passando da mãe para o concepto durante a gestação. A positividade desses testes nessa faixa etária não diagnostica a infecção pelo HIV na criança, significando somente a categoria de exposto ao vírus HIV.

DIAGNÓSTICO EM MENORES DE 18 MESES

Todas as crianças filhas de mães HIV-positivas apresentam anticorpos anti-HIV séricos. Essa sorologia positiva se deve à passagem de anticorpos maternos por via transplacentária e não à produção de anticorpos pelo lactente. Essa indefinição diagnóstica pode persistir até os 18 meses de idade, quando não haverá mais anticorpos maternos em circulação.

Utilizamos, portanto, nessa faixa etária, os testes de detecção de antígeno viral. Será considerada infectada a criança que apresentar resultado positivo em duas amostras; o primeiro teste deverá ser realizado após duas semanas de vida, e o segundo, a partir do 4º mês de vida. Os seguintes métodos devem ser utilizados: cultivo de vírus; detecção de RNA ou DNA viral (reação da polimerase em cadeia – PCR RNA ou DNA) e antigenemia p24 com acidificação. A antigenemia p24 com acidificação somente poderá ser utilizada como critério de diagnóstico, quando associada a um dos demais métodos citados. Devemos ter cuidado com resultados que apresentem menos do que 10.000 cópias/mL nos testes de PCR, pois poderá ser um resultado falso-positivo devido à contaminação durante a realização do teste no laboratório. Deve-se fazer imediatamente outro teste para confirmar esse resultado (Fig. XII.5.1).

DIAGNÓSTICO EM MAIORES DE 18 MESES

Crianças maiores de 18 meses têm seu diagnóstico confirmado com a realização de testes que detectam anticorpos, pois a partir dessa idade o sistema imune da criança já está apto a produzir os seus próprios anticorpos contra o HIV e não existem mais anticorpos maternos circulantes em seu sangue. São realizados um teste de triagem (Elisa) e, pelo menos, um teste confirmatório (*western blot* ou a imunofluorescência indireta). Em caso de resultado positivo, uma nova amostra deverá ser coletada para confirmar a positividade da primeira amostra. Caso a segunda seja positiva, a criança será considerada infectada. (Portaria 59 GM/MS, de 18 de janeiro de 2003.) (Fig. XII.5.2)

EXCLUSÃO DA INFECÇÃO

Segundo o Programa Nacional de DST/AIDS para o diagnóstico da infecção pelo HIV em criança, a infecção será excluída quando:

- Duas amostras negativas por meio dos seguintes métodos: cultivo do vírus ou detecção de RNA ou DNA viral entre 1 e 6 meses, sendo uma delas após o 4º mês de vida.
- Idade > 6 meses = duas amostras negativas em testes de detecção para anticorpos anti-HIV com intervalo de 1 mês.
- Idade > 18 meses = uma amostra negativa em testes de detecção para anticorpos anti-HIV.

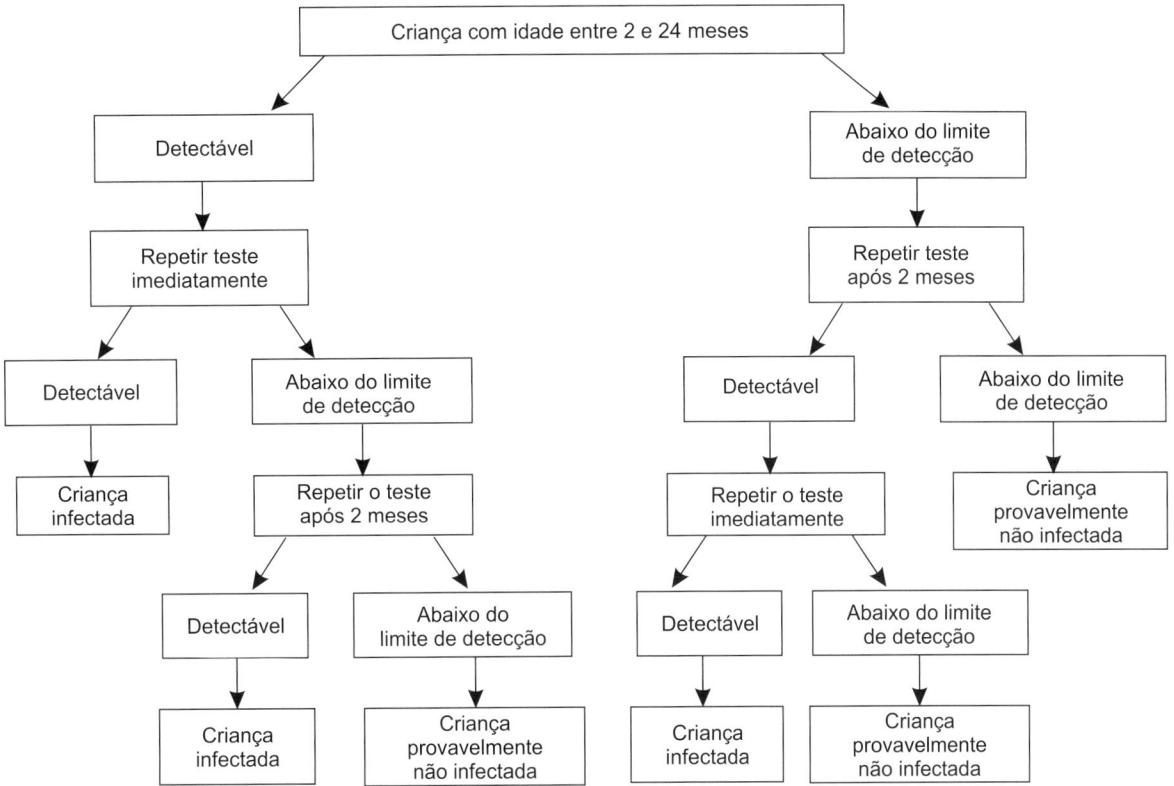

Fig. XII.5.1. Algoritmo para diagnóstico da infecção pelo HIV em crianças com menos de 18 meses.

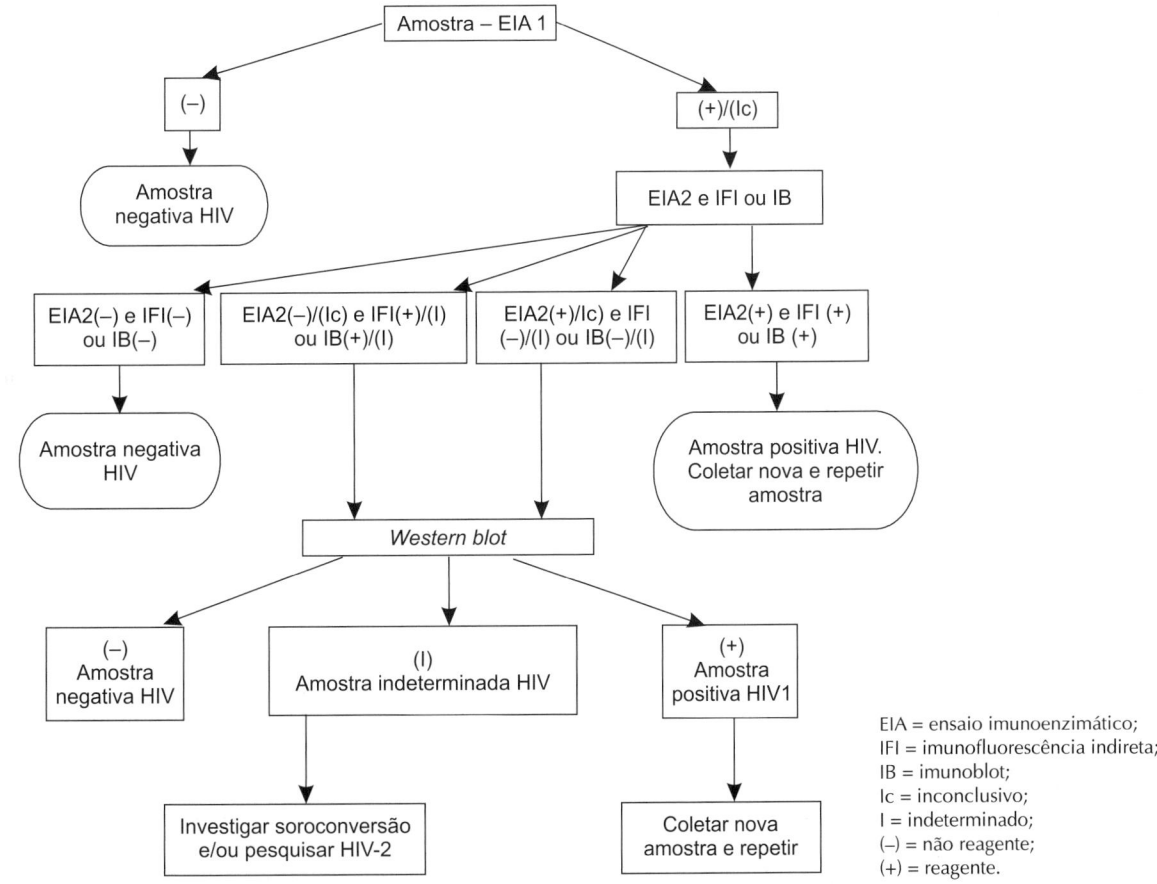

EIA = ensaio imunoenzimático;
IFI = imunofluorescência indireta;
IB = imunoblot;
Ic = inconclusivo;
I = indeterminado;
(–) = não reagente;
(+) = reagente.

Fig. XII.5.2. Algoritmo para diagnóstico da infecção pelo HIV em crianças com mais de 18 meses.

Observação

Os critérios para exclusão da infecção indicados se aplicam às crianças que não estejam sendo amamentadas pela mãe HIV-positiva. A amamentação, em qualquer período, é considerada nova exposição ao HIV e, se ela acontecer, a criança deve ser submetida a nova rotina de diagnóstico da infecção pelo HIV.

QUADRO CLÍNICO

A evolução natural da infecção pelo HIV é mais rápida nas crianças do que nos adultos, em virtude de a infecção ter ocorrido em um período de imaturidade do sistema imune. Há um período menor de latência entre a aquisição da infecção pelo HIV e o início dos sintomas e, sem tratamento adequado, uma sobrevida menor após o aparecimento da doença.

Há uma enorme variação da apresentação clínica na criança infectada pelo HIV, desde a ausência de sintomas até a apresentação completa da síndrome. A infecção pelo HIV pode ser dividida em três etapas: infecção aguda, fase assintomática e AIDS propriamente dita.

Fase aguda

A transmissão vertical ocorre com maior frequência próximo ou durante o parto. Nesse caso, a replicação viral se inicia logo, em torno do 1º ao 3º mês de vida atinge sua magnitude e chega a um platô durante o 2º ano de vida.

A síndrome retroviral aguda, que ocorre 2 a 4 semanas após a introdução do vírus no organismo, se caracteriza por sinais e sintomas inespecíficos, como febre (90%), adenopatia (74%), faringite (70%), *rash* (70%). Não é comumente diagnosticada na infância, diferentemente do adulto. Não há maior incidência de prematuridade, baixo peso ou qualquer outra manifestação no período neonatal.

Fase assintomática

Cerca de 80% a 85% da população pediátrica apresentam a forma de progressão lenta da doença, vivendo cerca de 5 a 7 anos de forma assintomática ou paucissintomática, mesmo sem tratamento antirretroviral. Algumas crianças só apresentam sintomas após os 10 anos de idade. Após a fase aguda e com o desenvolvimento de imunidade temporária específica para o HIV ocorre diminuição gradativa da replicação viral no sangue após 2 a 3 anos de vida. Essa fase assintomática não deve ser considerada de latência, pois o HIV persiste, replicando-se e lesando o sistema imune.

AIDS

O estágio de AIDS se caracteriza por falha da contenção da replicação viral com destruição maciça de células CD4+ e, consequentemente, maior suscetibilidade a infecções bacterianas e oportunistas. Sem tratamento adequado, aproximadamente 15% a 20% das crianças desenvolvem uma forma rapidamente progressiva com imunodeficiência grave, apresentando infecções oportunistas e encefalopatia no 1º ano de vida e morrem até o 3º ano de vida. A maioria, porém, só vai desenvolver o quadro de AIDS no final da 1ª década de vida.

SINAIS E SINTOMAS

Na forma rapidamente progressiva são detectados desenvolvimento ponderoestatural insatisfatório, muitas vezes desnutrição grave e retardo no desenvolvimento neuropsicomotor. Associados a esse quadro se encontram anemia, poliadenopatia, hepato e/ou esplenomegalia, diarreia recorrente ou crônica, quadros de infecções bacterianas por germes típicos da faixa etária ou infecção viral de vias aéreas superiores, moniliase oral/cutânea resistente ao tratamento e, entre as infecções oportunistas, as mais frequentes são as por *Pneumocystis jiroveci*, citomegalovírus, *Mycobacterium avium* intracelular e *Mycobacterium tuberculosis*.

Nas formas de progressão lenta são encontradas poliadenopatia, hepato e/ou esplenomegalia, infecção bacteriana de repetição por germes próprios da faixa etária, como pneumonias, abscessos profundos, sépsis e meningites, parotidite crônica ou recorrente e moniliase oral persistente, havendo flutuação dessa sintomatologia no decorrer dos anos. Os quadros de infecções oportunistas mais frequentes, como tuberculose, neurotoxoplasmose e infecção pelo citomegalovírus e as neoplasias, aparecem tardiamente na evolução da doença, em torno dos 10 anos de idade.

Vemos que o quadro clínico apresentado pela criança HIV-positiva não difere muito das patologias prevalentes nos países subdesenvolvidos ou em desenvolvimento. Portanto, um alto grau de suspeição clínica é fundamental nas crianças que não apresentam epidemiologia clara em nosso meio. Existe um conjunto de sinais e sintomas que sugerem um aprofundamento na pesquisa do HIV:

- Retardo do desenvolvimento ponderoestatural.
- Retardo do desenvolvimento neuropsicomotor, encefalopatia ou microcefalia.
- Visceromegalias sem causa definida.
- Linfadenopatia generalizada.
- Candidíase oral recorrente, principalmente em crianças com mais de 6 meses de idade.
- Molusco contagioso extenso.
- Diarreia persistente/recorrente.
- Infecções bacterianas recorrentes.
- Doenças virais graves.
- Recorrência de doença inflamatória pélvica em adolescentes.
- Sífilis.
- Sinusite ou otite média recorrente.
- Imagem radiológica pulmonar com padrão intersticial ou retículo nodular.
- Púrpura idiopática.

Alguns aspectos da infecção pelo HIV serão abordados devido a sua relevância no manejo da criança soropositiva.

QUADRO NEUROLÓGICO

Inicialmente o HIV era considerado um vírus apenas linfotrópico. Posteriormente, estudos demonstraram que se tratava de um vírus também neurotrópico, sendo a micróglia o tecido mais afetado no sistema nervoso central (SNC). Como na infância o SNC está em fase de desenvolvimento, em um processo de mielinização progressiva, encontra-se mais propenso a disfunção e lesões neurológicas desencadeadas pela infecção precoce com o HIV. Alterações no SNC podem representar a manifestação inicial da AIDS em até 18% das crianças infectadas, independentemente da imunossupressão. Segundo vários autores, 30% a 80% das crianças acometidas pelo HIV apresentarão alguma manifestação neurológica no curso da doença.

A neuroaids na infância se manifesta clinicamente como encefalopatia progressiva ou não progressiva, mielite ou neuropatia periférica. Também poderão ocorrer distúrbios neurológicos secundários, porém menos frequentes do que nos adultos, destacando-se as infecções oportunistas por *Toxoplasma gondii*, *Criptococcus neofarmans*, citomegalovírus, *Mycobacterium tuberculosis*, vírus do herpes simples e *Treponema pallidum*, além de acidentes vasculares encefálicos e neoplasias do SNC, principalmente linfoma cerebral primário.

Encefalopatia progressiva

A encefalopatia progressiva se inicia com um atraso no desenvolvimento neuropsicomotor, evoluindo com o surgimento de sinais piramidais e, finalmente há instalação de um quadro de quadriparesia espástica após poucos meses de evolução da doença. Ocorre redução na velocidade de crescimento do perímetro cefálico, levando posteriormente à microcefalia adquirida.

Encefalopatia não progressiva

Ocorre em crianças HIV-positivas após os 3 anos de idade. Manifesta-se por um déficit cognitivo e/ou motor de gravidade variável e estabelecimento muito lento. Atualmente, as crianças que apresentam resposta insatisfatória à TARV e comprometimento neurológico evoluem com paraparesia espástica e diminuição leve do seu quociente intelectual.

Nos EUA os percentuais de encefalopatia progressiva caíram de 21% a 35% para menos de 2% com o surgimento da TARV, porém não houve alteração na ocorrência da encefalopatia não progressiva. Isso se deve a dois fatores: efeitos neurológicos adversos dos antirretrovirais e persistência da replicação viral no SNC, mesmo quando parece haver controle virológico da infecção, já que as drogas antirretrovirais não penetram adequadamente no líquido cefalorraquidiano.

QUADRO PULMONAR

Os quadros pulmonares são frequentes e atingem a maioria das crianças infectadas pelo HIV, podendo ser a primeira manifestação da síndrome em muitos casos. A pneumonia é uma das causas mais frequentes de hospitalização nos pacientes imunodeprimidos. Com a introdução da TARV, as pneumonias atípicas deram lugar às pneumonias bacterianas por agentes prevalentes nas diversas faixas etárias, como *Staphylococcus aureus*, *Streptococcus pneumoniae* e *Haemophilus influenzae*. A pneumonia pelo *Pneumocistis jiroveci* era responsável por 40% das infecções pulmonares antes da TARV e da instituição rotineira da profilaxia primária com sulfametoxazol-trimetropim a partir da década de 1990. As crianças eram acometidas geralmente entre os 3 e 6 meses de vida, e os sintomas mais comuns eram febre, tosse produtiva, dispneia e dor torácica, sendo sua manifestação radiológica característica um infiltrado intersticial difuso.

A tuberculose é uma doença endêmica na maioria dos países em desenvolvimento e apresentou aumento de sua incidência nas últimas décadas, tendo como um dos fatores mais importantes sua associação à infecção pelo HIV. As pessoas portadoras do HIV têm cinco a sete vezes maior possibilidade de contrair a tuberculose do que a população em geral. A maior suscetibilidade dos pacientes infectados com HIV para contrair tuberculose se deve à redução dos linfócitos T CD4+ e da produção de interferon-gama. Em contrapartida, o *Mycobacterium tuberculosis* induz o macrófago a produzir o fator de necrose tumoral (FNT) e as interleucinas 1 e 6 (IL-1 e IL-6), substâncias pró-inflamatórias que irão ocasionar maior replicação viral nas áreas infectadas pelo bacilo tuberculoso.

A forma de apresentação clínica pode variar desde quadros pulmonares com condensações e adenopatias mediastinais a quadros atípicos, miliares ou extrapulmonares. Os sintomas mais frequentes são febre, taquipneia, perda de peso, adenopatias e persistência de sintomatologia pulmonar apesar de tratamentos convencionais realizados.

QUADRO GASTROINTESTINAL

Por ser o maior órgão linfático, o trato gastrointestinal é um reservatório potencial do HIV e é afetado por um grande espectro de patógenos, como vírus, fungos, bactérias e protozoários, que causam grande morbidade e, consequentemente, morte em alguns casos. Antes da TARV, os sintomas gastrointestinais, principalmente as diarreias, ocorriam em 30% a 50% dos pacientes nos países desenvolvidos e em, aproximadamente, 90% dos pacientes nos países em desenvolvimento. Porém, todo o trato gastrointestinal pode ser acometido e, dependendo do órgão, haverá vários agentes etiológicos envolvidos e sintomatologia variada (Quadro XII.5.1).

Os pacientes que apresentam sintomatologia gastrointestinal evoluem com algum grau de má absorção

Quadro XII.5.1. Agentes etiológicos envolvidos no trato gastrointestinal de pacientes com HIV

Órgão acometido	Principais agentes etiológicos
Boca	*Candida albicans*, CMV, herpes, vírus Epstein-Barr, HIV
Esôfago	*Candida albicans*, herpes, CMV
Estômago	CMV, MAC, HIV
Intestino delgado	*Criptosporidium, Microsporidium, Isospora belli*, MAC, *Salmonella, Campylobacter jejuni*, HIV
Cólon	CMV, *Criptosporidium*, MAC, *Shigella flexneri, Clostridium difficile, Campylobacter jejuni, Histoplasma capsulatum*, adenovírus, herpes, HIV

CMV: citomegalovírus; MAC: *Mycobacterium avium* intracelular.

e consequentemente caquexia, o que piora ainda mais a disfunção imune apresentada.

Classificação

Para fins de classificação da gravidade do quadro apresentado e manuseio terapêutico com os antirretrovirais contamos com uma classificação clínica e imunológica, dependendo da apresentação de sinais e sintomas e da faixa etária (Quadros XII.5.2 e XII.5.3).

Tratamento

O advento da TARV modificou significativamente o curso da epidemia do HIV/AIDS e a história natural da doença, acarretando a melhora da qualidade de vida e a redução da morbidade e mortalidade dos pacientes, com aumento considerável da sobrevida, transformando a infecção pelo HIV, ao longo dos últimos anos, de uma doença mortal em uma doença crônica.

Os objetivos do tratamento antirretroviral consistem em assegurar o prolongamento da sobrevida com melhora na qualidade de vida e diminuição da morbidade, o crescimento e o desenvolvimento adequados, preservar, melhorar ou reconstituir o funcionamento do sistema imunológico, suprimir a replicação do HIV, preferencialmente em níveis indetectáveis, pelo maior tempo possível, prevenindo ou interrompendo a progressão da doença e minimizando os riscos de resistência aos antirretrovirais e a diminuição da ocorrência de infecções oportunistas.

Existe consenso mundial em iniciar os antirretrovirais nas crianças clínica ou imunologicamente sintomáticas, porém há controvérsias no início do tratamento nas crianças assintomáticas. Quanto mais saudável se encontrar a criança no início do tratamento, mais ela viverá e com melhor qualidade de vida.

Contamos atualmente com 19 antirretrovirais licenciados para uso no Brasil, dos quais 10 com formulação pediátrica, distribuídos em cinco classes diferentes: ITRN – inibidor da transcriptase reversa análogo de nucleosídeo/nucleotídeo (abacavir, didanosina, estavudina, lamivudina, tenofovir, zidovudina e a coformulação zidovudina + lamivudina); ITRNN – inibidor da transcriptase reversa não análogo de nucleosídeo (efanvirenz e nevirapina); IP – inibidor de protease (amprenavir, atazanavir, darunavir, indinavir, lopinavir/r, ritonavir, saquinavir e tipranavir), o IF – inibidor de fusão (enfuvirtida) e o II – inibidor da integrase (raltegravir).

De maneira geral, inicia-se o tratamento com dois ITRNs e um ITRNN, deixando os IPs para uma segunda linha e os IF/IIs para os casos de falha guiados pela genotipagem. No Brasil, existe um comitê assessor do Ministério da Saúde que define as regras para início e troca dos antirretrovirais, com quais drogas iniciar e como monitorar a eficácia do tratamento (Quadro XII.5.4). A última atualização ocorreu em 2008 e pode ser acessada na página do Ministério da Saúde na internet (www.aids.gov.br).

Além do tratamento antirretroviral, existe um conjunto de medicamentos profiláticos contra as infecções oportunistas mais frequentes e que depende do grau de imunodepressão apresentado (Quadro XII.5.5). No início dos anos 1990, com a introdução da profilaxia primária utilizando a sulfametoxazol-trimetropim para prevenir a pneumonia causada pelo *Pneumocistis jiroveci*, ocorreu grande redução da morbimortalidade dos indivíduos infectados pelo HIV (Quadro XII.5.6), além de vacinações especiais disponibilizadas pelo Centro de Imunobiológicos Especiais (CRIE) (Quadro XII.5.7).

Observação

1. O calendário vacinal deve ser adaptado às circunstâncias operacionais ou epidemiológicas, sempre que necessário.
2. O calendário vacinal se aplica em sua totalidade às crianças comprovadamente infectadas pelo HIV. As crianças expostas verticalmente devem receber as vacinas indicadas até 18 meses de idade, seguindo após com o calendário oficial da criança do Ministério da Saúde. As vacinas que não fazem parte da rotina estão disponíveis para essas crianças nos CRIEs.
3. *Vacina contra hepatite B*: iniciar ao nascimento, preferencialmente nas primeiras 12 horas de vida. Se a mãe for HbsAg-positiva, aplicar simultaneamente, em outro local, imunoglobulina humana hiperimune contra hepatite B. Em caso de criança comprovadamente infectada pelo HIV, aplicar uma 4ª dose, 6 a 12 meses, após a 3ª, mesmo que a mãe não seja HbsAg-positiva. Para crianças com evidência clínica ou laboratorial de imunodeficiência recomenda-se a utilização do dobro da dose de rotina.
4. *BCG ID*: deve-se administrar ao nascimento ou o mais rápido possível. Para as crianças que chegam aos serviços ainda não vacinadas, a vacina só deve ser indicada para crianças assintomáticas e sem imunodepressão. Não se indica a revacinação de rotina.

Quadro XII.5.2. Classificação clínica da infecção pelo HIV em crianças e adolescentes menores de 13 anos

Categoria N – Assintomática: Ausência de sinais e/ou sintomas ou com apenas uma das condições da categoria A.
Categoria A – Sinais e/ou sintomas leves: Presença de duas ou mais das condições abaixo, porém sem nenhuma das condições das categorias B e C. Linfadenopatia (maior do que 0,5 cm em mais de duas cadeias diferentes) Hepatomegalia Esplenomegalia Parotidite Infecções persistentes ou recorrentes de vias aéreas superiores (otite média ou sinusite)
Categoria B – Sinais e/ou sintomas moderados: Anemia (Hb < 8 g/dL), neutropenia (< 1.000/mm^3) ou trombocitopenia (< 100.000/mm^3), por mais de 30 dias Meningite bacteriana, pneumonia ou sepse TB pulmonar (critérios CDC modificados pelo MS) Candidíase oral persistindo por mais de 2 meses Miocardiopatia Infecção por citomegalovírus (CMV), antes de 1 mês de vida Diarreia recorrente ou crônica Hepatite Estomatite pelo vírus do herpes simples (HSV) recorrente (mais do que dois episódios/ano) Pneumonite ou esofagite por HSV, com início antes de 1 mês de vida Herpes zóster, com dois episódios ou mais de um dermátomo Pneumonia intersticial linfocítica (LIP) Nefropatia Nocardiose Febre persistente (> 1 mês) Toxoplasmose antes de 1 mês de vida Varicela disseminada

Categoria C – Sinais e/ou sintomas graves:
Crianças com quaisquer das condições listadas abaixo
Infecções bacterianas graves, múltiplas ou recorrentes (confirmadas por cultura, dois episódios em intervalo de 1 ano): sepse, pneumonia, meningite, infecções osteoarticulares, abscessos de órgãos internos
Candidíase esofágica ou pulmonar
Coccidioidomicose disseminada
Criptococose extrapulmonar
Criptosporidíase ou isosporíase com diarreia (> 1 mês)
CMV em locais além do fígado, baço ou linfonodos, a partir de 1 mês de vida
Encefalopatia pelo HIV (achados que persistem por mais de 2 meses), em razão de:
  a) déficit do desenvolvimento neuropsicomotor
  b) evidência de déficit do crescimento cerebral ou microcefalia adquirida identificada por medidas de perímetro cefálico ou atrofia cortical mantida em tomografias computadorizadas ou ressonâncias magnéticas sucessivas de crânio
  c) déficit motor simétrico com dois ou mais dos seguintes achados: paresias, reflexos patológicos, ataxia e outros
Infecção por HSV, úlceras mucocutâneas com duração maior do que 1 mês ou pneumonite ou esofagite (crianças > 1 mês de vida)
Histoplasmose disseminada
Mycobacterium tuberculosis disseminada ou extrapulmonar
Mycobacterium, outras espécies ou não identificadas, disseminadas
Mycobacterium avium ou *M. kansasii* disseminados
Pneumonia por *Pneumocystis jiroveci*
Salmonelose disseminada recorrente
Toxoplasmose cerebral com início após o 1º mês de vida
Síndrome da caquexia, manifestada por:
  a) perda de peso > 10% do peso anterior ou
  b) queda de dois ou mais percentis nas tabelas de peso para a idade ou
  c) peso abaixo do percentil 5, em duas medidas sucessivas ou
  d) diarreia crônica (duração maior do que 30 dias) ou
  e) febre por 30 dias ou mais, documentada
Leucoencefalopatia multifocal progressiva
Sarcoma de Kaposi
Linfoma primário do cérebro ou outros linfomas

Quadro XII.5.3. Classificação da OMS para imunodeficiência em crianças e adolescentes

Classificação da imunodeficiência	Valores de CD4 por idade			
	≤ 11 meses (%)	12-35 meses (%)	36-59 meses (%)	≥ 5 anos (células/mm³)
Não significativa	> 35	> 30	> 25	> 500
Leve	30-35	25-30	20-25	350-499
Avançada	25-30	20-25	15-20	200-349
Grave	< 25	< 20	< 15	< 200 ou < 15%

Quadro XII.5.4. Parâmetros clínicos, imunológicos e virológicos para início da terapia antirretroviral em crianças, por faixa etária

Idade	Critérios	Recomendação
< 12 meses	Independentemente de manifestações clínicas, CD4 e carga viral	Tratar
≥ 12 e < 36 meses	Critérios clínicos: categoria CDC B*ou C Critérios laboratoriais: – CD4: < 25% ou < 750 células/mm³ – Carga viral: > 100.000 cópias/mm³	Tratar Tratar Considerar tratamento
≥ 36 e < 60 meses	Critérios clínicos: categoria CDC B*ou C Critérios laboratoriais: – CD4: < 20% ou < 500 células/mm³ – Carga viral: > 100.000 cópias/mm³	Tratar Tratar Considerar tratamento
> 5 anos	Critérios clínicos: categoria CDC B* ou C Critérios laboratoriais: – CD4: < 15% ou < 350 células/mm³ – Carga viral: > 100.000 cópias/mm³	Tratar Tratar Considerar tratamento

*Exceto LIP, plaquetopenia, tuberculose pulmonar, febre persistente e episódio único de pneumonia.

Quadro XII.5.5. Profilaxia primária para infecções oportunistas em crianças infectadas pelo HIV

Indicação		Regime 1ª escolha	Alternativo
Pneumocystis jiroveci	Crianças de 4-6 semanas a 12 meses Crianças 1-5 anos: CD4 < 500 (15%) Crianças 6-12 anos: CD4 < 200 (15%)	SMX-TMP 750mg SMX/m2/dia 2 doses, 3 ×/semana, em dias consecutivos; ou outros esquemas de administração	Crianças > 5 anos: pentamidina aerosol 300 mg, 1 ×/mês. Ou dapsona 2 mg/kg/dia; ou pentamidina 4 mg/kg, IV, a cada 2-4 semanas (A)
Mycobacterium tuberculosis	Mantoux > 5 mm ou contato intradomiciliar com doença ativa.	Isoniazida 10 a 15 mg/kg/dia, por 9 meses	
Varicela zóster/ Herpes-zóster	Exposição sem história de varicela	VZIG 1 ampola/10 kg IM, até 96 horas do contágio, melhor nas primeiras 48 horas, máximo 5 ampolas	Aciclovir 20 mg/kg/dose, VO, 6h, do 9º ao 14º dia da exposição
Toxoplasma gondii	Sorologia positiva (IgG) para toxoplasmose e CD4 < 100	SMX-TMP 750mg SMX/m²/dia, 12/12h, diariamente	Sulfadiazina 75 mg/kg/dia, VO, 2 ×/dia + pirimetamina 1 mg/kg/dia, 1 ×/dia + ácido folínico 5-10 mg/dia, 3 ×/semana ou dapsona 2 mg/kg/dia, 1 ×/dia + pirimetamina 1 mg/kg/dia, 1 ×/dia + ácido folínico 5-10 mg/dia, 3×/semana
Doença bacteriana invasiva	Hipogamaglobulinemia ou déficit funcional de anticorpos	IVIG 400mg/kg/mês	SMX-TMP 750 mg SMX/m²/ dia, duas doses diariamente
Micobacteriose atípica (MAI)	< 12 meses: CD4 < 750 1-2 anos: CD4 < 500 2-6 anos: CD4 < 75 6 anos: CD4 < 50	Claritromicina 15 mg/kg/dia, 2×/dia; ou azitromicina 20 mg/kg/dia, 1×/semana	

Quadro XII.5.6. Recomendações de profilaxia primária de *P. jiroveci* com sulfametoxasol-trimetropim para crianças nascidas de mães infectadas pelo HIV

Idade	Recomendação
Nascimento até 4 a 6 semanas	Não indicar profilaxia
4 a 6 semanas a 4 meses	Indicar profilaxia
4 a 12 meses: • Criança infectada pelo HIV ou infecção indeterminada • Infecção excluída (criança não infectada)	Iniciar ou manter profilaxia Não indicar/suspender

Quadro XII.5.7. Calendário vacinal da criança infectada/exposta pelo HIV

Idade (em meses)	Vacina (nº da dose)
0 (RN) (3) (4)	Hep B, BCG ID
1	Hep B
2	DTP ou DTPa (5), Hib (6), VIP ou VOP (7), Pnc7 (8), Rtv (9), MenC conj. (10)
4	DTP ou DTPa (5), Hib (6), VIP ou VOP (7), Pnc7 (8), Rtv (9), MenC conj. (10)
6	Hep B, DTP ou DTPa (5), Hib (6), VIP ou VOP (7), Pnc7 (8), MenC conj. (10), Infl (11)
7	Infl (11)
12	Hep B, Pnc7 (8), SRC (12), VZ (13), Hep A (14)
15	DTP ou DTPa (5), Hib (6), VIP ou VOP (7), VZ (13)
18	Hep A (14)
24	Pn23 (8)
4-6 anos	DTP ou DTPa (5), VIP ou VOP (7), SRC (12), Pn23 (8)
14-16 anos	DT ou dTpa (15)

Hep B = hepatite B; Hib = Haemophilus influenzae tipo b; DTP = difteria, tétano e pertussis; DTPa = difteria, tétano e pertussis acelular; VIP = vacina injetável contra pólio; VOP = vacina oral contra pólio; Pnc7 = vacina contra pneumococo conjugada 7-valente; Rtv = vacina oral contra rotavírus; MenC conj. = vacina contra meningococo tipo C conjugado; Infl = vacina contra influenza; Hep A = hepatite A; SRC = vacina contra sarampo, caxumba e rubéola; VZ = vacina contra varicela zóster; Pn23 = vacina polissacarídica contra pneumococo 23-valente. (Fonte: Ministério da Saúde do Brasil, 2006.)

5. Caso esteja disponível, prefere-se a utilização da DTPa (componente pertussis acelular), por ser menos reatogênica.
6. *Vacina contra Hib*: deve-se indicar uma 4a dose da Hib a partir dos 12 meses de idade. As crianças com mais de 12 meses e menos de 19 anos de idade, nunca vacinadas, devem receber duas doses, com intervalo de 2 meses.
7. *Vacina contra poliomielite*: deve-se dar preferência à vacina inativada (VIP), três doses com intervalos de 2 meses, iniciando aos 2 meses de idade, com reforço aos 15 meses e entre 4 e 5 anos. As doses da série primária (três doses no 1o ano de vida e a 4a dose aos 15 meses) podem ser feitas com a vacina oral (VOP), caso não esteja disponível a vacina inativada. Em crianças maiores ou naquelas que apresentarem sinais de imunodeficiência, deve-se usar a vacina inativada (VIP), completando com quatro doses. A criança que convive com pessoa imunodeficiente deve receber a vacina inativada.
8. *Vacina contra pneumococo*: as crianças entre 12 e 23 meses não vacinadas ou com esquema vacinal incompleto no 1º ano de vida deverão receber duas doses da vacina conjugada 7-valente (Pnc7), com 8 semanas de intervalo. As crianças entre 2 e 10 anos de idade deverão receber duas doses da vacina polissacarídica (Pn23), com intervalo de 3 anos, mesmo que tenham feito anteriormente a Pnc7. Os maiores de 10 anos devem receber duas doses da vacina Pn23, a 2a, 5 anos após (ou mais) a 1a. Não devem ser aplicadas mais de duas doses da vacina Pn23.
9. *Vacina oral contra rotavírus*: a 1a dose deve ser aplicada entre 6 e 14 semanas de idade e a 2a entre 14 e 24 semanas. Após essa idade não deve mais ser aplicada por não haver estudos concluídos. As crianças expostas verticalmente ao HIV e as infectadas assintomáticas e sem imunossupressão podem receber a vacina.
10. A vacina conjugada contra o meningococo C pode ser aplicada aos 3, 5 e 7 meses. A partir de 12 meses de idade está indicada em dose única.
11. *Vacina contra influenza*: deve ser aplicada a partir dos 6 meses de idade e repetida em dose única anual, levando-se em conta a sazonalidade da infecção. Utiliza-se meia dose (0,25 mL) até 36 meses de idade e, após essa idade, 0,5 mL. As crianças com menos de 9 anos de idade, ao receberem a vacina pela primeira vez, exigem duas doses com intervalo de 4 a 6 semanas.
12. *Vacina tríplice viral (contra sarampo, caxumba e rubéola)*: não deve ser aplicada nas crianças com sintomatologia grave (categoria clínica C) ou imunodepressão grave (categoria imunológica 3). Caso tenha recebido duas doses, não há necessidade de dose adicional.
13. *Vacina contra varicela*: deve ser aplicada em crianças nas categorias N1 e A1. Recomenda-se, caso disponível, uma 2a dose, com intervalo mínimo de 1 mês e máximo de 3 meses.
14. *Vacina contra hepatite A*: indicada a partir dos 12 meses de idade, em duas doses com intervalo entre 6 e 12 meses.
15. Como alternativa à vacina dT pode ser administrada a vacina dTp a (tríplice acelular tipo adulto) 10 anos após o último reforço da DTP ou dT.

16. Vacina contra febre amarela: a eficácia e a segurança para os pacientes portadores do HIV não estão estabelecidas. Pode ser recomendada levando-se em consideração a condição imunológica do paciente e a situação epidemiológica local, conforme orientação dos Centros de Referência para Imunobiológicos Especiais do Ministério da Saúde.
17. Podem ser utilizadas vacinas combinadas como a DTP/Hib, DTPa + Hib + VIP e DTPa + Hib + VIP + HepB, com indicação potencial em casos de discrasias sanguíneas como plaquetopenia. Deve-se ressaltar, no entanto, a inexistência de estudos de imunogenicidade desse esquema em crianças infectadas.
18. Até o momento não há evidência científica documentada recomendando a revacinação das crianças com infecção pelo HIV após a chamada "síndrome da reconstituição imunológica".

Devem ser seguidas as indicações dos CRIEs para as crianças com mais de 24 meses de idade que não receberam as vacinas indicadas no calendário vacinal ou cujo diagnóstico da infecção pelo HIV foi efetuado tardiamente.

Adesão ao tratamento

Mesmo com a evolução da terapia antirretroviral e o fornecimento dos medicamentos pelo Ministério da Saúde, muitos pacientes não usufruem totalmente dos benefícios da terapêutica pela dificuldade de adesão ao tratamento. A adequada adesão aos antirretrovirais é o pilar fundamental do sucesso do tratamento, já que o aparecimento de vírus com mutações que provoquem resistência à terapêutica antirretroviral se dá quando não há adesão próxima de 100%.

Um estudo avaliou a efetividade do tratamento em relação a diferentes graus de adesão à TARV e chegou à conclusão de que a viremia plasmática era indetectável em 81% dos casos quando o nível de adesão às dose prescritas era maior ou igual a 95%, 64% nos casos com 90% a 95% de aderência e 50% nos casos com 80% a 90% de aderência. No caso da faixa etária pediátrica é importante levar em consideração que a criança depende de um cuidador para seguir o tratamento e que as formulações infantis nem sempre são agradáveis ao paladar da criança.

Existem três situações em que constatamos um nível de adesão melhor aos antirretrovirais: (a) quando o cuidador é HIV+ e toma a TARV e/ou aceita bem o seu próprio diagnóstico/tratamento; (b) o cuidador que apresenta nível de escolaridade mais elevado, o que possibilita a compreensão da necessidade de seguir o tratamento prescrito; (c) a existência de vínculo estreito entre o cuidador e a criança, entre o cuidador e a equipe que atende a criança e entre o cuidador e o serviço. A equipe de saúde deve estar atenta às crianças e aos cuidadores que perdem consultas agendadas e que procuram o serviço para retirar os antirretrovirais sempre com atraso, pois esses casos indicam má adesão, exigindo que medidas urgentes sejam adotadas para resolver os problemas sociais e psicológicos envolvidos.

É importante também utilizar esquemas terapêuticos que facilitem a adesão, que apresentem baixa toxicidade e efeitos colaterais, e capacitar os cuidadores a respeito da importância do tratamento e sobre as doses, os horários e as formas de administração dos medicamentos. Com esses cuidados tenta-se diminuir a falta de adesão, minimizando os riscos de resistência aos antirretrovirais

Revelação do diagnóstico

Outra peculiaridade do seguimento das crianças infectadas é o momento correto para a revelação do seu diagnóstico. Trata-se de um processo gradual, individual e dinâmico de comunicação entre a equipe de saúde e a criança e os familiares sobre a saúde, a doença e como viver bem. Depende da maturidade da criança e do reconhecimento pelos pais ou cuidadores da importância da revelação para adesão futura ao tratamento pela criança.

A revelação do diagnóstico percorre três fases: (a) falta de revelação – não é conversado/mencionado o HIV ou qualquer outra doença; (b) revelação parcial – são fornecidas à criança algumas informações sobre sua doença. Elas são informadas sobre a necessidade de tomar medicamentos para manter o "vírus" ou a "doença" controlada, sem saber que se trata do HIV; (c) revelação completa – a criança é informada sobre a sua doença (HIV e/ou AIDS), como se pega o vírus e como ele age no organismo, e como ela adquiriu a doença.

Entre os motivos referidos que levam à não revelação do diagnóstico encontramos: achar que a criança não é grande o suficiente ou não está preparada para lidar com o diagnóstico; medo de que a criança revele o diagnóstico aos vizinhos ou colegas e a consequente discriminação que a criança e a família vão sofrer e medo também de que a criança passe a sentir raiva dos pais que transmitiram o vírus a ela.

As famílias que optam pela revelação informam não gostar de "segredos", pois quase sempre são revelados por terceiros; têm medo de que o adolescente se envolva em práticas sexuais de risco e têm a esperança de que a revelação ajude na adesão ao tratamento. As famílias que optam pela revelação têm melhor relacionamento intrafamiliar e os pais são menos depressivos.

A revelação deverá ocorrer em um ambiente calmo, na presença dos pais ou cuidadores e com auxílio de profissionais de saúde qualificados. A garantia de confidencialidade deve ser assegurada à criança e aos seus familiares em todas as esferas de convivência, inclusive na escola. A quebra da confidencialidade só ocorrerá se houver benefício para a criança.

ACOMPANHAMENTO AMBULATORIAL
Criança exposta

As crianças expostas deverão ser seguidas mensalmente para avaliar o crescimento e o desenvolvimento, tratar intercorrências nutricionais e infecciosas e realizar os dois exames de PCR para definição da contaminação ou não. Até a definição, a criança deverá fazer uso da profilaxia contra o *Pneumocistys jiroveci* e ser encaminhada para as vacinações de rotina. Se for descartada a infecção, a criança deverá fazer uma consulta anual no centro de referência até a vida adulta para que possam ser avaliados a longo prazo os efeitos da terapia antirretroviral recebida intraútero e no período neonatal.

Criança infectada

As crianças infectadas deverão ser acompanhadas mensalmente até a adolescência, fazendo avaliações laboratoriais a cada 4 meses para estabelecer o início da TARV, verificar a necessidade de profilaxia contra as infecções oportunistas, analisar os efeitos tóxicos das medicações utilizadas e monitorar rigorosamente a adesão à TARV. Elas devem ser avaliadas por uma equipe multiprofissional, composta por pediatra, ginecologista, enfermeiro, odontólogo, psicólogo, nutricionista e assistente social.

As crianças também deverão ser encaminhadas para as vacinas de rotina do Programa Nacional de Imunizações (PNI) e algumas vacinas especiais disponibilizadas pelo CRIE.

Profilaxia da exposição não ocupacional em crianças e adolescentes

Outro desafio que nós, pediatras, encontramos em nosso dia a dia é como conduzir o caso de acidentes com material contaminado de sangue em crianças e adolescentes, como, por exemplo, nos acidentes com agulhas descartadas nos serviços públicos de saúde ou nas ruas.

Não existem trabalhos científicos a respeito da condução desse tipo de acidente, porém há algumas orientações baseadas na profilaxia dos acidentes ocupacionais em profissionais da saúde, em dados da patogênese do HIV em animais e em estudos sobre a transmissão vertical do HIV. Temos que levar em consideração o tipo do acidente (superficial ou profundo), o material contaminante (quantidade do material e se era composto por sangue ou fluidos contendo sangue de pessoas com infecção pelo HIV) e a viabilidade do vírus no material contaminante (o HIV é suscetível ao ressecamento, havendo diminuição de 50% em seu potencial contaminante após 72 horas de exposição ao ar; portanto, em acidentes com agulhas, deve-se investigar se existia sangue no interior da agulha ou só na superfície).

A profilaxia pós-exposição poderá, dependendo do grau de risco de transmissão, ser: (a) não indicada quando o risco não existe ou a exposição ocorreu há mais de 72 horas; (b) oferecida quando o risco é baixo, porém a pessoa acidentada solicita a profilaxia; (c) recomendada quando o risco é alto. Se a exposição for suficientemente séria, poderão ser usados dois a três fármacos, dependendo do tipo de exposição, dos efeitos colaterais dos fármacos utilizados e da percepção da adesão do acidentado (Quadro XII.5.8).

Quadro XII.5.8. Categoria de risco por tipo de acidente

Exposição cutânea	
Fluido em pele sã	Sem risco identificado
Mordida sem solução de continuidade	Sem risco identificado
Pele com integridade comprometida	Risco baixo-intermediário
Ferida traumática com sangue	Risco alto
Exposição mucosa	
Leite materno – ingestão simples	Risco baixo
Sexo vaginal sem trauma	Risco intermediário
Sexo anal receptivo	Risco alto
Sexo traumático (estupro)	Risco alto
Exposição percutânea	
Ferida superficial com objetos pontiagudos, incluindo agulhas encontradas na comunidade	Sem risco identificado
Ferida puntiforme com agulha sem lúmen	Risco baixo
Ferida puntiforme com agulha com lúmen, sem sangue visível, *piercing*	Risco baixo
Mordida com quebra da integridade da pele	Risco baixo
Ferida puntiforme com agulha com lúmen e com sangue visível	Risco intermediário
Ferida puntiforme com agulha com lúmen grande, com sangue visível na agulha ou agulha recentemente usada em artéria ou veia	Risco alto

CONSIDERAÇÕES FINAIS

A partir de 1994 ocorreram mudanças na epidemiologia da infecção pelo HIV na infância com a utilização de protocolos para a profilaxia da transmissão materno-infantil e a instituição do diagnóstico precoce das gestantes HIV-positivas no pré-natal. Houve queda na incidência de novos casos de AIDS pediátrica nos países desenvolvidos, fazendo crer que poderíamos eliminar a infecção pelo HIV nessa população. Porém, a infecção perinatal pelo HIV continua sendo um problema de saúde pública mundial e representa as oportunidades perdidas na profilaxia da infecção na mulher, bem como na profilaxia da transmissão materno-infantil durante o pré-natal, parto e pós-natal.

O Serviço de Atendimento Especializado do Instituto de Medicina Integral Professor Fernando Figueira (IMIP) desde 1996 acompanhou 1.250 crianças expostas ao HIV no período perinatal; verificou-se que a taxa de contaminação apresentou declínio: 31,25%, em 2000, e 6,2%, em 2006. Porém, devemos aumentar os esforços para que o diagnóstico da infecção materna na gravidez seja realizado o mais rápido possível, bem como reforçar a instituição dos três braços da profilaxia da transmissão materno-infantil do HIV (gravidez, parto e recém-nascido) para que possamos atingir a meta de menos de 2% de transmissão, como ocorre nos países desenvolvidos.

BIBLIOGRAFIA

Brockmann P, Viviani T, Peña D. Compromisso pulmonar en la infección por virus de immunodeficiencia humana en niños. Rev Chil Infect 2007; 24(4):301-305.

Capelo AV, Sá CAM, Rubini NP, Kalil RS, Miranda E. Impacto da Neuroaids na Infância. DST-J Brás Doenças Sex Transm 2006; 18(4):259-262.

Czornyj C. Encefalopatia em niños com infeccion por virus de immunodeficiencia humana de transmissión vertical. Rev Neurol 2006; 42(12):743-753.

Fein J, Friedland L, Richard R, Bell L. Children with unrecognized human immunodeficiency virus infection. AJDC 1993; 147:1.104-1.108.

Havens PL and the Committee on Pediatric AIDS. Postexposure prophylaxis in children and adolescents for nonoccupational exposure to human immunodeficiency vírus. Pediatrics 2003; 111(6):1.475-1.491.

Machado SE, Lambert JS, Afonso AO et al. Overview of genotypic and clinical profiles of human immunodeficiency vrus type 1 – infected children in Rio de Janeiro, Brasil. An Acad Bras Cienc 2004; 76(4):727-741.

Ministério da Saúde. Boletim Epidemiológico nº 1, ano V, 2009.

Ministério da Saúde. Programa Nacional de DST e AIDS. Guia de tratamento clínico da infecção pelo HIV em pediatria. 3 ed. Brasília, Série Manuais nº 18, 2006.

Paterson DL, Swindells S, Mohr J, Brester M, Vergis EN, Squier C et al. Adherence to protease inhibitor therapy and outcomes in patients with HIV infection. Ann Intern Med 200; 133:21-30.

Quinn TC, Strober W, Jannott EM, Masur H. Gastrointestinal infections in AIDS. Ann Intern Med 1992; 116(1):63-73.

Souza ES, Silva GAP. Acompanhamento ambulatorial da criança exposta e da criança infectada pelo vírus da imunodeficiência humana. In: Lima EJF, Souza MFT, Brito RCCM (eds.). Pediatria ambulatorial. Rio de Janeiro: MedBook, 2008:477-489.

Tiemessen CT, Kuhn L. Immune pathogenesis of pediatric HIV-1 Infection. Curr HIV/AIDS Rep 2006; 3(1):13-19.

Villanoel J, Vizueta E, Alvarez AM et al. Tuberculosis y Sida en pediatria: a propósito de cinco casos. Rev Chil Infectol 2007; 24(6):472-476.

Wachholz NIR, Pereira J. Adherence to antiretroviral therapy in children: a study of prevalence and associated factors. Cad Saúde Pública. Rio de Janeiro 2007; 23:S424-S434.

Wiener L, Mellins CA, Marhefka S, Battles HB. Disclosura of an HIV diagnosis to children: history, current research and return directions. J Dev Behav Pediatr 2007; 28(2):155-166.

CAPÍTULO 6

Prevenção da Transmissão Materno-Infantil do Vírus da Imunodeficiência Humana (HIV) e do Vírus Linfotrópico Humano I/II (HTLV I/II)

Edvaldo da Silva Souza
Gerlane Alves Pontes da Silva
Mara Alves da Cruz Gouveia

PREVENÇÃO DA TRANSMISSÃO PERINATAL DO VÍRUS DA IMUNODEFICIÊNCIA HUMANA (HIV)

A transmissão perinatal é a principal via de infecção pelo vírus HIV em crianças no mundo inteiro, sendo responsável no Brasil por mais de 85% dos casos reportados em menores de 13 anos até a presente data. Se considerarmos as notificações a partir da segunda metade da década de 1990, essa taxa chega a 90% de todos os casos em menores de 13 anos, em consequência da proporção cada vez maior de mulheres acometidas pelo HIV na 2ª década da epidemia – um aumento de 75% dos casos no sexo feminino. No ano de 2000, o Ministério da Saúde publicou uma portaria estabelecendo a notificação compulsória de todas as gestantes HIV+, e, desde então, foram notificadas 41.777 gestantes soropositivas até 2007. A taxa de mulheres gestantes soropositivas no Brasil é de < 0,9%.

A "feminização" da epidemia é acompanhada por um número cada vez maior de crianças atingidas. Foram notificados no Ministério da Saúde 11.796 casos de AIDS em menores de 13 anos desde o início da epidemia até junho de 2008, sendo 84,5% na categoria de transmissão vertical e 5,8% na categoria de transmissão sexual. A diminuição das notificações de crianças acometidas por via vertical observada a partir de 1996/1997 provavelmente está relacionada com um possível impacto das intervenções com o uso do Protocolo 076 do AIDS Clinical Trial Group (PACTG-076) e outras terapêuticas na gestação e no recém-nascido, como também ao atraso das notificações nos últimos 2 anos. A possibilidade da redução da transmissão perinatal do vírus HIV com o uso da zidovudina (AZT) em gestantes e recém-nascidos, o PACTG-076, a partir de 1994, foi um dos mais relevantes avanços no conhecimento e prevenção da epidemia da AIDS desde a notificação do primeiro caso da doença no início dos anos 1980.

Transmissão perinatal

A transmissão perinatal pode ocorrer em qualquer momento do ciclo gravídico-puerperal, 25% a 35% ocorrem no período pré-natal, principalmente no final da gravidez, enquanto 70% a 75% ocorrem no período intranatal. As taxas de transmissão perinatal variam de acordo com a região geográfica e a cultura, mas, de maneira geral, sem nenhuma intervenção, se situam entre 15% e 45%. As taxas mais baixas são encontradas na Europa e EUA, enquanto as mais altas são encontradas na África subsaariana. Os mecanismos envolvidos na transmissão intranatal são as microtransfusões que ocorrem durante as contrações uterinas e a exposição da superfície mucocutânea do recém-nascido às secreções cervicais e sangue materno no canal do parto.

Recentemente, vários estudos focalizaram os fatores que contribuem para maior probabilidade de transmissão materno-fetal. O mais importante fator independente é a carga viral materna. Quanto mais alta a carga viral, maior é o *inoculum* no concepto e maior a chance de contaminação. Sem o uso de antirretrovirais (ARVs), a taxa de transmissão perinatal varia de 20%, quando a carga viral materna se situa entre 1.000 e 10.000 cópias/mL, a mais de 63%, quando existem mais de 100.000 cópias/mL. Porém, não existe um nível em que a transmissão perinatal não ocorra.

Vários fatores afetam a transmissão materno-infantil do HIV e podem ser classificados como:

a) Fatores maternos – carga viral, nível de CD4+, infecções do trato genital, tipo de parto, uso de antirretrovirais (ARVs), fatores nutricionais e comportamentais, presença do polimorfismo no gene CCR5; por exemplo, o CCR5-59356-T.
b) Fatores virais – tipo do vírus (HIV-1 ou HIV-2) e os vírus que induzem a formação de sincício.
c) Fatores obstétricos – procedimentos invasivos, corioamnionite, parto traumático, parto prematuro e o tempo de bolsa rota (o risco dobra após 4 horas de bolsa rota e há uma relação linear de risco acrescido de 2% a cada hora até 24 horas de bolsa rota).
d) Fatores fetais – prematuridade extrema e gemelaridade. O primeiro gêmeo tem uma taxa de contaminação maior do que o segundo.
e) Fatores pós-natal – o leite materno. O risco de transmissão pelo leite materno é de cerca de 16%, variando de 4% a 20% de acordo com os estudos, e a transmissão ocorre, na maioria das vezes, nos primeiros meses da amamentação. O risco cumulativo de infecção nas crianças que continuam sendo amamentadas após o 1º mês é de 3,5% no final do 5º mês de vida, 7% ao final do 11º mês de vida, 8,9% ao final do 17º mês de vida e 10,3% ao final do 23º mês de vida. A taxa de transmissão maior nos primeiros meses de vida se deve ao fato de que o colostro e o leite precoce contêm maior número de células, linfócitos e macrófagos, alvos do vírus HIV. Estudo no Brasil notou um risco substancialmente alto em crianças amamentadas, mesmo com amamentação apenas durante 1 mês.

Recomendações para a redução da transmissão perinatal

A taxa de transmissão perinatal do HIV pode ser reduzida para níveis entre 0% e 2%, caso a infecção materna seja detectada antes ou durante a gravidez e medidas apropriadas sejam instituídas.

Oferecimento universal e precoce de testagem para o HIV em gestantes

O conhecimento do *status* sorológico é o primeiro passo importante para a profilaxia da transmissão materno-infantil do HIV. Deverá ser oferecida testagem para todas as gestantes a fim de que as HIV+ sejam identificadas e possam iniciar, o mais rápido possível, a prevenção da transmissão perinatal e os cuidados com a própria saúde. A solicitação do teste deve ser universal e "normalizada" já na primeira visita do pré-natal, junto com outros exames hematológicos, e não só nas áreas de alta prevalência do HIV ou nas gestantes que se achem em risco de contaminação. Se o teste é oferecido para todas as gestantes, não haverá o preconceito associado à testagem. Estudos na Inglaterra e EUA mostraram aumento no diagnóstico de gestantes HIV+ após a implantação universal do teste, devido à melhor aceitação dessa conduta pelas mulheres em relação à conduta preconizada anteriormente em que era solicitada por escrito a anuência da gestante a ser testada, 85% a 98% de aceitação contra 25% a 83%.

Existe alguma evidência de que a gravidez pode alterar a acurácia dos testes imunológicos. A multiparidade, o uso de transfusões sanguíneas prévias e a presença de alterações autoimunes podem levar a resultados falso-positivos, pois nessas situações há estimulação generalizada do sistema imune, induzindo a produção de anticorpos que reagem cruzado com os antígenos do HIV. Preconiza-se, atualmente, em gestantes a utilização de dois testes rápidos com diferentes especificidades antigênicas, em paralelo ou sequencial, para o diagnóstico da infecção pelo HIV com a intenção de diminuir a possibilidade de falso-positivos ou negativos. A sensibilidade dos vários testes rápidos varia de 86,4% a 100% e a especificidade de 99,5% a 100%. Se houver discordância entre os resultados, um terceiro teste será utilizado para definir o diagnóstico.

Caso a gestante se revele HIV+, deve ser encaminhada para um centro de referência de atendimento a soropositivas o mais próximo da sua residência, a fim de receber acompanhamento e assistência adequados.

Uso de terapia antirretroviral (TARV) nas gestantes

Desde a publicação dos resultados do PACTG-076, que evidenciaram redução da taxa de transmissão vertical do HIV de 68% com o uso do AZT na gestante, no parto e no RN, vários estudos foram realizados mundialmente buscando saber qual o melhor esquema terapêutico em termos de custo, praticabilidade e menor impacto negativo nas gestantes e seus conceptos a curto, médio e longo prazos (Quadro XII.6.1).

Os fármacos ARVs reduzem a transmissão materno-infantil devido a vários mecanismos, incluindo a diminuição da carga viral materna antes do parto, a profilaxia pré-exposição no RN, levando a níveis sanguíneos fetais dos ARVs no momento de exposição máxima ao vírus no final da gravidez e parto, e a profilaxia pós-exposição no RN com o uso de ARV pelo próprio RN, que protege contra os vírus livres e incorporados às células que infectaram o sistema circulatório e digestivo do RN durante o trabalho de parto e parto. Estudo longitudinal em uma coorte norte-americana, realizado desde 1990, demonstrou taxa de transmissão materno-infantil de 20% quando não foi utilizado nenhum fármaco ARV, 10,4% com o uso do AZT, 3,8% com o uso de duas drogas ARVs e 1,2% com o uso de três medicamentos ARVs.

Uma metanálise de 14 estudos clínicos realizados na Europa e nos EUA não evidenciou que o uso da TARV na gravidez acarrete aumento do risco de parto prematuro, baixo peso ao nascer ou defeitos congênitos. A TARV é indicada para todas as gestantes, independentemente de carga viral ou nível de CD4+, tendo em vista que vários estudos demonstraram uma correlação inversa entre a transmissão materno-infantil do HIV e a duração da TARV. A taxa de transmissão materno-infantil com o início do uso da TARV no 1º trimestre foi de 1%, no 2º de 0,9% e no 3º de 3,6% em estudo de coorte francesa.

A Organização Mundial de Saúde (OMS), a partir de 2006, recomendou para os países subdesenvolvidos o uso somente da TARV nas gestantes HIV+ que necessitem do uso para a sua própria saúde. Nas que não preenchem esse critério, recomenda-se o uso de drogas antirretrovirais em esquemas mais simples e de curta duração. Alguns programas vigentes em países africanos, como o Dream Program em Moçambique, evidenciaram que com o uso da TARV as mulheres africanas aderiam mais ao tratamento, a taxa de transmissão materno-infantil era menor (1,4% a 3,8%) e ocorria diminuição do aparecimento de mutações associadas à resistência viral, que ocorre com frequência após o uso de esquemas com uma ou duas drogas ARV.

O AZT é o único antirretroviral do qual há dados seguros sobre o seu uso durante a gravidez. Sobre os ou-

Quadro XII.6.1. Resultados dos maiores estudos do uso da profilaxia da transmissão materno-infantil do HIV

Estudo/local/tipo de alimentação infantil	Medicamentos	Período antenatal e intranatal	Período pós-parto	Eficiência e taxa de transmissão materno-infantil
PACTG-076/ EUA e França/Fórmula	AZT × placebo	Longo (> 14 sem) IV no intraparto	Longo (6 sem), só na criança	68% eficiência AZT 8,3% × placebo 25%
AZT – curto período/ Tailândia/Fórmula	AZT × placebo	Curto (> 36 sem) VO no intraparto	Nenhum	50% eficiência AZT 9,4% × placebo 18,9%
Ditrame/Costa do Marfim, Burkina Faso/Aleitamento	AZT × placebo	Curto (> 36 sem) VO no intraparto	Curto (1 sem), só na mãe	38% eficiência aos 6 meses – AZT 18% × placebo 27,5% 30% eficiência aos 15 meses – AZT 21% × placebo 30,6% 26% eficiência aos 24 meses – AZT 22,5% × placebo 30,2%
Petra/África do Sul, Tanzânia, Uganda/ Fórmula e aleitamento	AZT e 3TC (antes, durante e pós-parto) × AZT e 3TC (no parto e pós-parto) × AZT e 3TC (no parto) × placebo	Curto (> 36 sem) VO no intraparto	Curto (1 sem), na mãe e no filho	Eficiência com seis semanas de 63% × 42% × 0% 5,7% × 8,9% × 14,2% × 15% Eficiência com 18 meses de 34% × 18% × 0% 14,9% × 18,1% × 20% × 22,2%
HIVNET 012/Uganda/ aleitamento	NVP dose única × AZT	Nenhum ARV no pré-natal VO no intraparto: dose única NVP × AZT	Dose única NVP com 72 h de vida no RN × AZT por 1 sem no RN	42% eficiência com 6 sem NVP 11,8% × AZT 20% 41% eficiência com 18 meses NVP 15,7% × AZT 25,8%

AZT – zidovudina; *3TC* – lamivudina; *NVP* – nevirapina; *IV* – intravenoso, *VO* – via oral. (Adaptado de Painstil, E, and Andinan WA. Semin Perinatal 2007; 31:112-123

tros só há dados de estudos em animais ou em pequeno número de gestantes. O uso do efavirenz (EFV) em macacas grávidas levou ao aparecimento de malformação do tubo neural, porém em 281 gestantes seu uso no 1º trimestre da gravidez levou a 2,5% de defeitos genéticos, o que não é diferente do risco da população em geral e nenhum dos defeitos atingiu o tubo neural. Entretanto, até que novos dados surjam, continua em vigor a orientação da proibição do seu uso no 1º trimestre de gestação. O uso da didanosina (DDI) em gestantes no 1º trimestre foi associado a 5,8% de defeitos genéticos, porém sem um padrão definido.

A equipe de saúde deve compartilhar com a gestante os conhecimentos atuais sobre a prevenção da transmissão vertical, salientando que o impacto da terapia antirretroviral no feto e na criança é desconhecido e ajudá-la na tomada da sua decisão. Deve-se considerar a possibilidade de retardar o tratamento após o 1º trimestre, já que se trata de um período de organogênese e o feto é mais suscetível aos efeitos teratogênicos das drogas, como também é um período em que as gestantes apresentam com maior frequência náuseas e vômitos, levando à ingestão inadequada das drogas.

Uso da TARV no momento do parto

A gestante deve receber AZT venoso durante o trabalho de parto até o momento do clampeamento do cordão umbilical, na dose de 2 mg/kg na primeira hora e 1 mg/kg nas horas subsequentes. Em relação ao RN, deve-se evitar monitoração fetal invasiva durante o trabalho de parto e fazer o clampeamento imediato do cordão umbilical. O recém-nascido deve ser submetido a banho cuidadoso com água e sabão já na sala de parto. A aspiração das vias aéreas deve ser feita com delicadeza, quando necessária.

Uso da TARV no recém-nascido

O AZT é o único antirretroviral que foi bem estudado para a profilaxia neonatal da transmissão maternoinfantil do HIV, tendo efeito tanto pré como pós-exposição (Quadro XII.6.2). O RN deverá receber o mais breve possível a 1ª dose de AZT nas primeiras 6 horas de vida, no caso de profilaxia completa, e nas primeiras 2 horas, quando só ocorreu profilaxia no neonato. Um estudo em Nova York não demonstrou nenhum benefício quando o AZT era iniciado depois de 48 horas de vida. A dose de AZT de 4 mg/kg de 12 em 12 horas, no lugar de 2 mg/kg de 6 em 6 horas, já foi usada em alguns estudos internacionais, porém ainda não existem dados seguros de farmacocinética e eficácia na prevenção da transmissão do HIV. Essa dosagem pode ser utilizada no caso de provável má adesão materna ao tratamento. O uso da nevirapina (NVP) em dose única na mãe e no RN causa aparecimento de resistência em quase metade dos casos, o que dificulta o tratamento subsequente das crianças contaminadas. A OMS recomenda para os países subde-

Quadro XII.6.2. Uso da zidovudina no período neonatal

Idade gestacional	Dose	Duração
RN > 35 semanas	2 mg/kg de 6 em 6 horas, VO, ou 1,5 mg/kg de 6 em 6 horas, IV	6 semanas
RN > 30 semanas e < 35 semanas	2 mg/kg de 12 em 12 horas, VO, ou 1,5 mg/kg de 12 em 12 horas, IV	2 semanas
	2 mg/kg de 8 em 8 horas, VO, ou 1,5 mg/kg de 8 em 8 horas, IV	4 semanas
RN < 30 semanas	2 mg/kg de 12 em 12 horas, VO, ou 1,5 mg/kg de 12 em 12 horas, IV	4 semanas
	2 mg/kg de 8 em 8 horas, VO, ou 1,5 mg/kg de 8 em 8 horas, IV	2 semanas

AZT – zidovudina; *IV* – intravenoso; *VO* – via oral; *RN* – recém-nascido.

senvolvidos que todas as crianças recebam dose única de NVP com 72 horas de vida associada ao AZT por uma semana.

Via de parto

Estudos de coorte na Europa sugeriram uma associação entre o modo de parto e o risco de transmissão perinatal do HIV. Uma metanálise de 15 estudos, 10 europeus e cinco americanos, realizados entre 1982 e 1996, comparou a taxa de transmissão perinatal do HIV associada à cesárea eletiva realizada antes do início do trabalho de parto e da rotura da bolsa d'água com a taxa associada ao parto vaginal ou cesariano realizado após início do trabalho de parto ou rotura da bolsa d'água. Ocorreu diminuição significativa na taxa de transmissão perinatal no grupo da cesárea eletiva em comparação ao grupo de parto vaginal e da cesárea de indicação obstétrica, 2,4%, 10,2% e 8,8%, respectivamente. A explicação para tal redução seria que a cesárea eletiva diminui a possibilidade de microtransfusões que ocorrem durante o trabalho de parto. O benefício da cesárea eletiva é aditivo ao uso de ARV.

Uma pesquisa demonstrou que as mulheres HIV+ submetidas a cesárea eletiva apresentam febre numa proporção maior do que as que se submeteram ao parto vaginal, 6,7% contra 1,1%. Outras complicações apresentadas foram anemia, endometrite e infecção fúngica. Desde 2000, o American College of Obstetricians and Gynecologists (ACOG) recomenda que todas as mulheres que se submetem à cesárea devem receber antibiótico profilático. O ACOG indica o parto vaginal eutócico para as mulheres cuja carga viral seja menor do que 1.000 cópias/mL pouco antes do parto até que novos dados apareçam para orientar a tomada de decisão. Nas mulheres com carga viral maior do que 1.000 cópias/mL ou cuja carga viral é desconhecida, indica-se a cesariana eletiva na 38ª semana de idade gestacional associada à TARV antenatal e AZT injetável 3 horas antes do parto.

Aleitamento materno

O leite materno das mulheres HIV+ contém HIV proviral e vírus livre, bem como fatores protetores como anticorpos anti-HIV e uma glicoproteína que inibe a ligação do HIV com as células CD4+. O risco da contaminação é maior nos primeiros 4 a 6 meses da amamentação. O risco está relacionado com a duração da amamentação, quantidade do vírus no leite, presença de anticorpos e se a amamentação é ou não exclusiva. Outros fatores que aumentam o risco são a presença de mastite, abscessos, mamilos fissurados e criança com feridas na boca. A amamentação é contraindicada nas mulheres HIV+ nas regiões industrializadas, devido à probabilidade de transmissão perinatal por essa via, fato que já foi bem estabelecido.

Nas áreas em desenvolvimento, a OMS recomenda a continuação da amamentação exclusiva nas mulheres HIV+, pois evidências recentes demonstram que a amamentação exclusiva representa menor risco de transmissão em relação à alimentação mista. O uso da TARV em mulheres HIV+ provoca redução da viremia em seu leite, sugerindo um impacto protetor da TARV nos casos em que se optou pela continuação da amamentação (Quadro XII.6.3).

O Ministério da Saúde do Brasil, pela Portaria 2.415 de 12/12/96, recomenda a suspensão da amamentação nas mulheres HIV+ e a ajuda do Programa de Suplementação Alimentar para o fornecimento de fórmula láctea.

Cenários clínicos para o uso da TARV na gestante e no RN

a) Grávida HIV+ sem uso de ARV: deverá ser submetida à avaliação clínica, imunológica e virológica e iniciada o mais rápido possível a TARV.
b) Grávida HIV+ já em uso de ARV: deverá ser ajustado seu esquema para a retirada dos ARV proscritos durante o período gestacional, como o EFV. Nos casos em que o AZT não fizer parte do esquema utilizado, deverá fazer parte do tratamento intranatal e pós-natal.
c) Grávida HIV+ em trabalho de parto e que não utilizava nenhum medicamento ARV: deverá fazer o uso de AZT injetável 3 horas antes do parto e o RN deverá receber AZT oral por 6 semanas, uma vez que nessa situação o uso da TARV provoca queda da taxa de transmissão materno-infantil para 10%.
d) Grávida HIV+ com falha virológica: a profilaxia intraparto foi fortemente associada a menor risco de transmissão materno-infantil, 5,3% contra 22% nas que não fizeram uso.
e) Criança nascida de mãe HIV+ que recebeu TARV completa: deverá usar AZT por 6 semanas e não amamentar.
f) Criança nascida de mãe que apresentou exame para HIV negativo nos primeiros 2 trimestres, mas que soroconverteu no momento do parto ou no pós-parto: é uma criança com risco maior de se infectar, uma vez que a mãe está em fase retroviral aguda. Deverá usar o AZT o mais rápido possível, idealmente nas primeiras 2 horas de vida, por 6 semanas, e não ser amamentada. Apesar de haver controvérsia, alguns especialistas em crianças HIV+ podem considerar o uso de dois ou três ARVs no RN.
g) Criança nascida de mãe HIV+ que não recebeu nenhuma profilaxia ou apresenta carga viral desconhecida próxima ao parto ou é portadora de vírus resistente: deverá usar AZT por 6 semanas e não ser amamentada. Apesar de controverso, alguns especialistas em crianças HIV+ podem considerar o uso de dois ou três ARVs no RN com base no último resultado do teste de resistência materno.

PREVENÇÃO DA TRANSMISSÃO MATERNO-INFANTIL DO VÍRUS LINFOTRÓPICO HUMANO I/II (HTLV I/II)

Os vírus HTLV I e II foram os primeiros retrovírus descobertos. Eles pertencem à família oncovírus e podem se eternizar nos linfócitos humanos *in vitro*. São vírus distintos, apesar de compartilharem cerca de 60% da sequência nucleotídea. A infecção é considerada endêmica em várias regiões do mundo, como o Sudeste do Japão, África, Austrália, Caribe e América do Sul e apresenta elevada prevalência em algumas ilhas japonesas e na Melanésia. Em gestantes, a taxa de contaminação é de 3,7% no Japão, 2,3% no Peru e de 2,8% a 8,3% na Guiana Francesa. O Brasil é considerado como área não endêmica, mas estima-se que cerca de 2,5 milhões de pessoas estão infectadas, o que torna o país o maior em número absoluto de portadores do vírus. A prevalência é maior na Bahia, em Pernambuco e no Pará com taxas em gestantes de 0,8% em Salvador e 0,3% no Recife.

Esses vírus podem ser transmitidos por:

Quadro XII.6.3. Comparação entre o aleitamento *versus* fórmula infantil em Moçambique, Malásia e Tanzânia

	Fórmula/água tratada	LME + TARV
Taxa de TMI com 1 mês	0,8%	1,2%
Taxa de TMI com 6 meses	1,8%	0,8%
Incidência cumulativa da TMI	2,7%*	2,2%
Desnutrição	11,4%	11,1%
Anemia	4,9%	6,8%
Taxa de mortalidade	27/1.000 nascidos vivos	28,5/1.000 nascidos vivos

* Algumas mães amamentaram.
TMI – transmissão materno-infantil; LME – leite materno exclusivo; TARV – terapia antirretroviral. (Adaptado de Palombi L et al. AIDS 2007; 27(4):565-571.)

a) Transmissão vertical: a grande maioria por meio do leite materno e cerca de 5% por transmissão intrauterina e no período perinatal. Nas áreas endêmicas, 25% das crianças filhas de mulheres HTLV I/II positivas são infectadas pelo leite materno. Os fatores de risco para transmissão pelo leite materno dependem da duração da amamentação. Mais de 3 meses de amamentação apresentam taxa de transmissão de 27% contra 5%, se o período for inferior a 3 meses; idade materna; antigenemia materna; altos níveis de anticorpos contra os vírus HTLV I e II, principalmente o anticorpo contra a gp46.
b) Contato sexual: a soroprevalência na infância é baixa e começa a aumentar a partir da adolescência e vida adulta, o que demonstra que a via sexual é uma forma importante de contaminação. A transmissão de homem para mulher é mais frequente do que de mulher para homem, 60,8% contra 0,4%, respectivamente.
c) Transfusão de derivados sanguíneos: ocorre diminuição da contaminação quanto maior for o tempo de estocagem do produto.
d) Compartilhamento de seringas.

É importante prevenir a infecção pelo HTLV, uma vez que os contaminados com o HTLV I podem desenvolver uma forma agressiva de leucemia, leucemia/linfoma de células T do adulto (LLTA) ou uma doença neurológica crônica, mielopatia/paraparesia espástica tropical (HAM/TSP), e os contaminados com o HTLV II podem desenvolver outras síndromes neurológicas e a leucemia das células cabeludas. Durante toda a vida, o risco de desenvolver a LLTA será de cerca de 5%, enquanto o risco de desenvolver a HAM/TSP será de 1%. Não existem vacinas e nem medicamentos para o tratamento da infecção pelo vírus HTLV I/II.

O melhor método para o diagnóstico da infecção pelo HTLV I/II é a sorologia, porém não é ideal para o diagnóstico das crianças nascidas de mães soropositivas para o HTLV I/II, pois, além da existência de anticorpos maternos transferidos através da placenta no 1º ano de vida, a soroconversão nessas crianças ocorre tardiamente, com 1 a 3 anos de vida. A técnica da reação de cadeia da polimerase (PCR) é necessária para detectar os infectados que ainda não soroconverteram, principalmente as crianças não amamentadas.

A prevenção da transmissão materno-infantil do HTLV se baseia na testagem das gestantes e, naquelas soropositivas, proibir a amamentação. Com a implantação dessas medidas, houve redução de 80% na taxa de transmissão materno-infantil na cidade de Nagasaki, Japão.

BIBLIOGRAFIA

Adjorlolo-Johnson G, de Cock KM, Ekpini E et al. Prospective comparison of mother-to-child transmission of HIV-1 and HIV-2 in Abidjan, Ivory Coast. JAMA 1994; 272:462-473.

Boletim Epidemiológico AIDS, ano V, nº 1, 2009.

CDC and the USPHS Working Group. Guidelines for counseling persons infected with human T-lymphotropic virus type I (HTLV I) and type II (HTLV II). Ann Intern Med 1993; 118(6):448-454.

CDC. US Public Health Service Recommendations for HIV couseling and voluntary testing for pregnant women. MMWR 1995; 44(RR-7).

Chou R, Smits AK, Huffman LH, Fu R, Korthuis PT. Prenatal screening for HIV: a review of the evidence for the US Preventive Services Task Force. Ann Intern Med 2005; 143:38-54.

Dal Fabbro MMFG, Cunha RV, Bóia MN et al. Infecção pelo HTLV 1/2: atuação no pré-natal como estratégia de controle da doença no Estado de Mato Grosso do Sul. Rev Soc Bras Med Tropical 2008; 41(2):148-151.

European Collaborative Study. Caesarean-section and the risk of vertical transmission of HIV-1 infection. Lancet 1994; 343:1.464-1.467.

European Collaborative Study: Risk factors of mother-to-child transmission of HIV-1. Lancet 1992; 339:1.007-1.012.

European Mode of Delivery Collaboration. Elective caesarean-section versus vaginal delivery in prevention of vertical HIV-1 transmission: a randomised clinical trial. Lancet 1999; 353(9158):1.035-1.039.

Figueiró-Filho EA, Senefonte FR, Lopes AHA et al. Freqüência das infecções pelo HIV-1, rubéola, toxoplasmose, citomegalovírus, herpes simplex, hepatite b, hepatite C, doença de Chagas e HTLV I/II em gestantes do Estado do Mato Grosso do Sul. Rev Soc Bras Med Tropical 2007; 40(2):181-187.

Italian Multicenter Study: Epidemiology, clinical features and prognostic factors of pediatric HIV-infection. Lancet 1988; 2:1.043-1.045.

Lima LHH, Viana MC. Prevalence and risk factors for HIV, syphilis, hepatitis B, hepatitis C, and HTLV I/II infection in low-income postpartum and pregnant women in Greater Metropolitan Vitoria, Espírito Santo State, Brazil. Cad Saude Publica, Rio de Janeiro 2009; 25(3):668-676.

Miotti PG, Taha TET, Kumwenda NI, Broadhead R et al. HIV transmission through breastfeeding: a study in Malawi. JAMA 1999; 282(8):744-749.

Pai NP, Tulsky JP, Cohan D, Colford Jr. JM, Reingold L. Rapid point-of-care HIV testing in pregnant women: a systematic review and meta-analysis. Tropical Medicine and International Health 2007; 12(2):162-173.

Painstsil E, Andiman WA. Care and management of the infant of the HIV-1 infected mother. Semin Perinatol 2007; 31:112-123.

Palombi L, Marazzi MC, Voetberg A, Magid NA and the DREAM Program Prevention of Mother-to-Child Transmission Team. AIDS 2007; 27(4):565-571.

Public Health Service Task Force Recommendations for the Use of Antiretroviral Drugs in Pregnant Women Infected with HIV-1 for Maternal Health and for Reducing Perinatal HIV-1 Transmission in the United States. MMWR 1998; 47(RR-2):1-30.

Simpsin WM, Johnstone FD, Boyd FM, Goldberg DJ, Hart GJ, Priscott RJ. Uptake and acceptability of antenatal HIV testing: randomised controlled trial of different methods of offering test. BMJ 1998; 47:1-30.

Sperling RS, Shapiro DE, Coombs RW et al. Maternal viral load, zidovudine treatment and the risk of transmission of HIV-1 from mother-to-infant. N Engl J Med 1996; 335:1.621-1.629.

Tess BH, Rodrigues LC, Newell ML, Dunn DT, Lago TD. Breast-feeding, genetic, obstetric and other risk factors associated with mother-to-child transmission of HIV-1 in São Paulo, Brazil. AIDS 1998; 12: 513-520.

The International Perinatal HIV Group. The mode of delivery and risk of vertical transmission of HIV-1: a meta-analysis of 15 prospective cohort studies. N Engl J Med 1999; 340(4):977-981.

The New York City Perinatal HIV Transmission Collaborative Study Group. Maternal predictors of perinatal HIV transmission. Ped Infec Dis J 1994; 13(6).

Warszawski J, Tubiana R, Le Chenadec J, Blanche S et al. Mother-to-child HIV transmission despite antiretroviral therapy in the ANRS French perinatal cohort. AIDS 2008; 22:289-299.

Wilfert CM. Prevention of perinatal transmission of HIV: a progress report 2 years after completion of AIDS Clinical Trial Group. Trial 076. Cin Infec Dis 1996; 23:438-441.

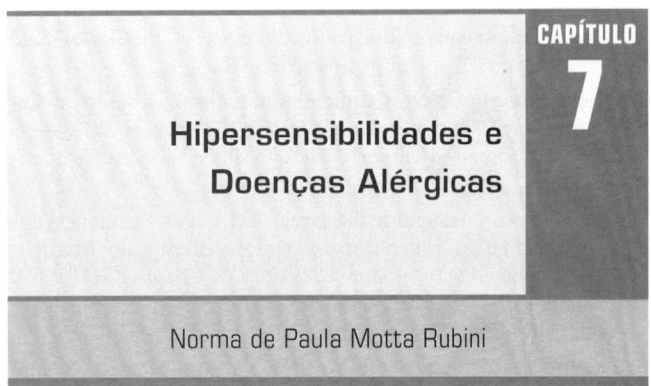

CAPÍTULO 7

Hipersensibilidades e Doenças Alérgicas

Norma de Paula Motta Rubini

INTRODUÇÃO

Hipersensibilidade é um conceito abrangente utilizado para descrever uma reação adversa a um antígeno, que pode ser derivado de uma bactéria, como ocorre na reação de hipersensibilidade tardia à tuberculina, ou de um alérgeno, como em uma reação de hipersensibilidade imediata a ácaros da poeira em pacientes com rinite alérgica. O termo *hipersensibilidade* se originou da definição clínica de imunidade como "sensibilidade", que se baseia na observação de que um indivíduo exposto a um antígeno exibe uma reação detectável ou é "sensível" a subsequentes encontros com esse antígeno.

As reações de hipersensibilidade são indesejáveis e mediadas por mecanismos imunes existentes para a proteção. A classificação de Gell e Coombs é amplamente utilizada há várias décadas e permanece útil para a sistematização e compreensão dos múltiplos e complexos mecanismos envolvidos nas doenças de hipersensibilidade ou alergias. Contudo, em virtude da evolução do conhecimento da resposta imune na saúde e na doença, foram necessárias uma revisão e uma ampliação dessa classificação.

A classificação de Coombs e Gell (1963) inicial subdividia as reações de hipersensibilidade em quatro tipos: reações de hipersensibilidade do tipo I (imediatas) – mediadas por anticorpos da classe IgE; reações de hipersensibilidade do tipo II (citotóxicas) – mediadas por anticorpos da classe IgG ou IgM contra antígenos da superfície ou matriz celular; reações de hipersensibilidade do tipo III – mediadas por imunocomplexos; e reações de hipersensibilidade do tipo IV (tardias) – mediadas por linfócitos T. A revisão dessa classificação por Coombs e colaboradores (1975) subdividiu as reações do tipo II em dois subtipos: II a – reações citotóxicas e II b – reações ocasionando alteração de função celular.

Posteriormente, Janeway propôs uma subdivisão com relação às reações do tipo IV, classificando-as em quatro subtipos: IV a – envolvendo a participação de células T-auxiliares 1 (Th1) e macrófagos; IV b – mediadas por células T-auxiliares 2 (Th2) e eosinófilos; IV c – mediadas por linfócitos T-citotóxicos (CTL); e IV d – envolvendo linfócitos T e neutrófilos.

Frequentemente, na prática clínica, o conceito de alergia é atribuído erroneamente somente às reações de hipersensibilidade do tipo I. As doenças alérgicas podem ser mediadas pelos quatro tipos de reações de hipersensibilidade. Neste capítulo, abordaremos a classificação das reações de hipersensibilidade de Gell e Coombs ampliada, relacionando-a às diversas doenças alérgicas.

Reação de hipersensibilidade imediata

As reações de hipersensibilidade imediata são o distúrbio imunológico mais frequente, acometendo cerca de 20% da população. Todas as reações de hipersensibilidade imediata compartilham características comuns, embora possam diferir nos tipos de antígenos que desencadeiam as reações e em suas manifestações clínicas patológicas. As características marcantes dos indivíduos que desenvolvem essas reações é uma diferenciação preferencial dos linfócitos T-auxiliares para a subpopulação Th2 e uma produção aumentada de anticorpos da classe IgE. Os principais exemplos clínicos incluem rinite alérgica, asma brônquica e anafilaxia mediada por IgE.

Produção de IgE

Os indivíduos atópicos produzem altos níveis de IgE em resposta a alérgenos ambientais. A regulação da síntese de IgE depende da predisposição genética para a diferenciação preferencial dos linfócitos T-auxiliares virgens para a subpopulação Th2, é influenciada pela natureza dos antígenos e também pelo histórico de exposição antigênica. Os linfócitos T-auxiliares virgens, após estimulação por células dendríticas, se diferenciam em três subpopulações fenotípicas – Th1, Th2 e Th17. Os linfócitos Th2 secretam, predominantemente, as seguintes citocinas: IL-4, IL-5 e IL-13, enquanto os linfócitos Th1 produzem principalmente IL-2 e IFN-γ e os linfócitos Th17, as citocinas IL-17, IL-21 e IL-22.

Em condições fisiológicas, a resposta Th1 é importante na defesa contra vírus, fungos e bactérias intracelulares; a resposta Th2, contra parasitoses; e a resposta Th17, contra fungos e bactérias celulares. Nos indivíduos alérgicos, a produção excessiva de citocinas Th2 resulta em aumento da síntese de IgE, no crescimento, na diferenciação e na ativação de eosinófilos. Estudos atuais indicam que a diferenciação preponderante dos linfócitos

T-auxiliares para o fenótipo Th2 observada nos atópicos decorre de um déficit de contrarregulação dos linfócitos T-regulatórios.

A maior síntese de IgE aliada à exposição aos alérgenos ambientais favorece a produção de IgE específica para os diferentes alérgenos. Essas moléculas de IgE específicas se ligam a receptores de alta afinidade em basófilos presentes na circulação e em mastócitos teciduais. Desse modo, essas células estão sensibilizadas e capacitadas para reagir a uma exposição subsequente a esses alérgenos.

Os antígenos (alérgenos) que desencadeiam as reações de hipersensibilidade imediata são proteínas ou substâncias químicas ligadas a proteínas com forte capacidade de induzir a produção de IgE. Os principais alérgenos em nosso meio são os ácaros da poeira, fungos, epitélio de animais, alimentos e medicamentos. A propriedade de um antígeno ser alergênico pode estar associada à sua própria natureza química. As principais características de antígenos alergênicos incluem baixo peso molecular, glicosilação e solubilidade alta nos líquidos corporais. As reações de hipersensibilidade imediata dependem de linfócitos T e, desse modo, os antígenos T-independentes, como os polissacárides, não conseguem desencadear essas reações, a menos que se fixem a proteínas. É o que ocorre com alguns medicamentos, como, por exemplo, a penicilina.

A história natural da exposição aos alérgenos é um determinante importante da sensibilização IgE. Exposições repetidas a um determinado antígeno em indivíduo com predisposição genética para a atopia favorecem o desenvolvimento de sensibilização e, em exposições posteriores, a ocorrência de reações alérgicas. O exemplo clássico é o da exposição repetida a ambientes empoeirados e/ou com mofo e o desenvolvimento de alergia respiratória. Outro fator que também pode favorecer a sensibilização a alérgenos é o momento da exposição ao alérgeno, como ocorre na alergia ao leite de vaca. A introdução do leite de vaca no 1º semestre de vida, fase de imaturidade imunológica e gastrointestinal, pode facilitar a sensibilização ao leite e o desenvolvimento de alergia com manifestações gastrointestinais ou extraintestinais.

Células efetoras

Os mastócitos, basófilos e eosinófilos são as principais células efetoras das reações de hipersensibilidade imediata. Esses três tipos de células produzem os principais mediadores e citocinas que promovem a inflamação alérgica.

Os mastócitos são encontrados em todo o corpo, predominando perto de vasos sanguíneos e nervos e abaixo dos epitélios. Os principais mediadores de mastócitos são histamina, leucotrienos, prostaglandinas, fator ativador de plaquetas (PAF) e proteases neutras. Existem dois tipos de mastócitos – mastócitos do tecido conjuntivo e mastócitos das mucosas, que diferem com relação ao conteúdo de proteases. Os mastócitos das mucosas estão presentes na mucosa gastrointestinal e nos espaços alveolares dos pulmões; o conteúdo de seus grânulos é rico em triptase e eles não contêm outras proteases neutras. Os mastócitos do tecido conjuntivo estão localizados na pele e na submucosa intestinal, e seus grânulos contêm várias proteases neutras, incluindo triptase, quimase e carboxipeptidase.

Os basófilos são granulócitos sanguíneos com semelhanças estruturais e funcionais com os mastócitos. Essas células correspondem a menos de 1% dos leucócitos do sangue. Os basófilos podem ser recrutados para alguns pontos da reação inflamatória e são capazes de sintetizar vários mediadores mastocitários, incluindo histamina, mediadores lipídicos e proteases.

Os eosinófilos são granulócitos derivados da medula óssea, presentes na circulação e correspondem em indivíduos não atópicos, sem parasitoses, a menos de 3% dos leucócitos sanguíneos. A eosinofilia é uma característica marcante de indivíduos atópicos. As citocinas produzidas por linfócitos Th2 promovem o recrutamento de eosinófilos para os sítios da inflamação alérgica, sua ativação e aumento da sua sobrevida. As principais citocinas envolvidas na maturação, ativação e recrutamento de eosinófilos são IL-3, IL-5, GM-CSF e eotaxina. Os eosinófilos têm participação importante na fase tardia das reações mediadas por IgE. Os principais mediadores eosinofílicos são a proteína básica principal (MBP), a proteína catiônica eosinofílica (ECP), os leucotrienos e a peroxidase. Vários mediadores eosinofílicos são tóxicos e causam lesão tecidual.

Fases imediata e tardia

Os mastócitos e basófilos possuem receptores de alta afinidade para IgE em sua superfície celular – FcεRI. Em um indivíduo alérgico a determinado antígeno, uma grande proporção de IgE específica para esse antígeno se encontra fixada à superfície de mastócitos e basófilos. A exposição ao antígeno e a sua ligação cruzada a duas moléculas de IgE específicas fixadas na superfície de mastócitos e/ou basófilos desencadeia a ativação celular e liberação de mediadores pré-formados, mediadores recém-sintetizados (mediadores lipídicos) e citocinas (Fig. XII.7.1).

A liberação dos mediadores químicos de mastócitos e/ou basófilos ocorre em minutos; e esses mediadores são responsáveis pela fase imediata das reações mediadas por IgE. Os principais mediadores de mastócitos e basófilos e seus efeitos patológicos estão descritos no Quadro XII.7.1. Dependendo do órgão-alvo acometido – nariz, pulmão, pele ou trato gastrointestinal –, ocorrerá a manifestação clínica correspondente – rinite alérgica, asma, urticária/angioedema ou alergia gastrointestinal. Quando ocorre intensa degranulação de basófilos e eosinófilos, acometendo vários órgãos e sistemas simultaneamente, essa reação é denominada de anafilaxia.

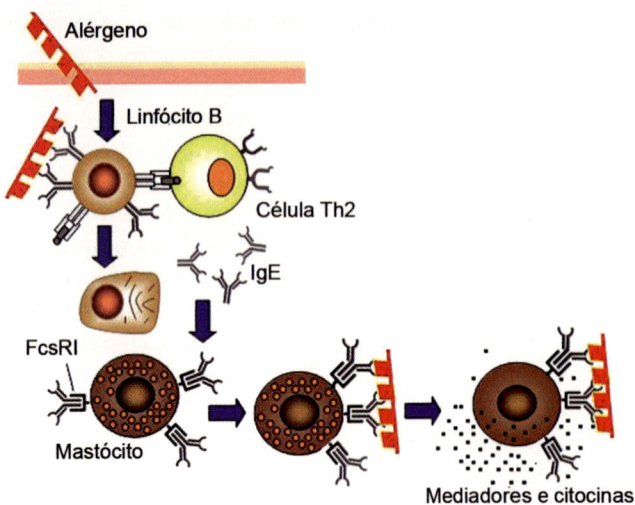

Fig. XII.1.1. Etapas de reação de hipersensibilidade do tipo I: Exposição alergênica, produção de IgE, ligação de IgE a receptores de mastócitos (FceRI), exposição sequencial aos alérgenos, ligação de alérgenos e IgE fixados em mastócitos, liberação de mediadores e citocinas

A ativação de mastócitos e basófilos também induz a transcrição e síntese de citocinas que contribuem para a inflamação alérgica da fase tardia das doenças de hipersensibilidade do tipo I. As principais citocinas produzidas por essas células incluem TNF, IL-1, IL-3, IL-4, IL-5, IL-6, IL-13, MIP-1a, MIP-1b e GM-CSF. Essas citocinas atuam juntamente com as quimiocinas e as citocinas Th2, favorecendo o recrutamento e a ativação de células inflamatórias no sítio da inflamação alérgica.

A fase tardia da reação alérgica ocorre no período de 2 a 4 horas após a exposição ao alérgeno. A principal célula efetora dessa fase é o eosinófilo, cuja ação de seus mediadores químicos causa lesão tecidual no sítio da inflamação alérgica. Os principais mediadores e citocinas produzidos por eosinófilos se encontram no Quadro XII.7.2. A fase tardia desempenha papel importante em várias doenças alérgicas, destacando-se rinite alérgica, asma e anafilaxia, e pode ocorrer, em alguns casos, na ausência de manifestações clínicas da fase imediata. A inflamação alérgica decorrente da fase tardia é responsável pela cronicidade e agravamento da alergia respiratória.

Reação de hipersensibilidade do tipo II

As reações de hipersensibilidade do tipo II, denominadas originalmente por Gell e Coombs de citotóxicas, nem sempre ocasionam citotoxicidade e, por isso, foram posteriormente revisadas por Coombs e subdivididas em dois tipos: II a – reações citotóxicas – e II b – reações ocasionando alteração de função ou sinalização celular.

Quadro XII.7.1. Principais mediadores e citocinas produzidas por mastócitos e basófilos

Categoria	Mediador	Efeitos
Armazenados nos grânulos citoplasmáticos	Histamina Enzimas, proteases neutras (triptase, quimase), hidrolases ácidas, catepsina G e carboxipeptidase	Vasodilatação, aumento da secreção de muco e broncoconstrição, degradação de estruturas microbianas, dano e remodelamento de tecidos
Recém-sintetizados de lipídeos da membrana	Prostaglandina D2 Leucotrienos C4, D4 e E4 Fator ativador de plaquetas (PAF)	Vasodilatação, broncoconstrição e quimiotaxia de neutrófilos Vasodilatação, aumento da produção de muco e broncoconstrição prolongada quimiotaxia e ativação de eosinófilos, vasodilatação e broncoconstrição
Citocinas	IL-3 TNF, MIP-1α IL-4, IL-13 IL-5	Proliferação de mastócitos inflamação/fase tardia produção de IgE crescimento, diferenciação e ativação de eosinófilos

IL-3 – interleucina-3; *IL-4* – interleucina-4; *IL-5* – interleucina-5; *IL-13* – interleucina-13; *MIP-1α* – proteína inflamatória de monócitos-1α; *TNF* – fator de necrose tumoral.

Quadro XII.7.2. Principais mediadores e citocinas produzidas por eosinófilos

Categoria	Mediador	Efeito
Armazenados em grânulos citoplasmáticos	MBP, ECP, EDN Peroxidases dos eosinófilos, hidrolases lisossômicas, lisofosfolipase	Dano tissular Remodelamento tecidual
Recém-sintetizados de lipídeos da membrana	Leucotrienos C4, D4 e E4	Vasodilatação, aumento da produção de muco e broncoconstrição prolongada
Citocinas	IL-3, IL-5 e GM-CSF IL-8, IL-10, Rantes, MIP-1α e eotaxina	Crescimento, diferenciação e ativação de eosinófilos Quimiotaxia de leucócitos

IL-3 – interleucina-3; *IL-5* – interleucina-5; *IL-8* – interleucina-8; *IL-10* – interleucina-10; *ECP* – proteína catiônica eosinofílica; *EDN* – neurotoxina derivada de eosinófilos; *MBP* – proteína básica principal; *MIP-1a* – proteína inflamatória de monócitos; *Rantes* – expressados e secretados por linfócitos T normais e regulados sob ativação.

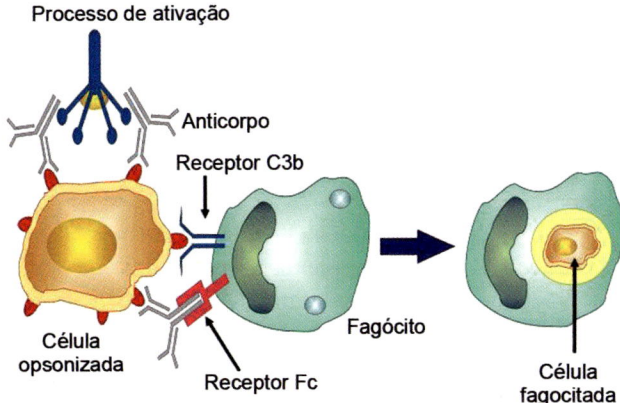

Fig. XII.1.2. Opsonização e fagocitose: opsonização via anticorpo (receptor FC) e via complemento (receptor C3b), em separado ou em atuação combinada, seguida de fagocitose da célula alvo

Os anticorpos contra antígenos ou matriz celular causam doenças que afetam especificamente células ou tecidos em que esses antígenos estão presentes e, assim, são quase sempre órgão-específicas. Na maioria das vezes, os anticorpos envolvidos nas reações citotóxicas são autoanticorpos, mas podem também ser produzidos contra antígenos estranhos. As reações transfusionais, nas quais exista incompatibilidade ABO ou Rh, constituem um exemplo clássico de reação citotóxica.

Além disso, as reações citotóxicas podem ser ocasionadas por anticorpos que reajam imunologicamente de forma cruzada com um componente próprio tissular, como, por exemplo, na febre reumática, em que ocorre o desenvolvimento de anticorpos contra o *Streptococcus* beta-hemolítico, que reagem de forma cruzada com antígenos do músculo cardíaco.

Com relação às doenças alérgicas, as reações citotóxicas mais frequentes são as citopenias decorrentes de reação alérgica a fármacos, como a anemia hemolítica e a plaquetopenia induzidas por fármacos. Nesses casos, o medicamento atua como um hapteno e complexo fármaco-célula formando o imunógeno capaz de induzir a resposta de anticorpos. Os fármacos mais comumente envolvidos nas citopenias mediadas por citotoxicidade são a penicilina, a metildopa e a quinidina.

As reações citotóxicas (subtipo II a) podem causar lesão celular por dois mecanismos principais. O primeiro mecanismo se deve à opsonização das células-alvo, que pode ocorrer diretamente por ação de anticorpos ou por ativação do sistema do complemento, resultando na produção de opsoninas. As células-alvo opsonizadas são ingeridas por fagócitos expressando receptores para as porções Fc de anticorpos e para receptores de proteínas do complemento e destruídas (Fig. XII.7.2). Esse é o mecanismo responsável pela hemólise que ocorre em reações transfusionais. No segundo mecanismo, os anticorpos depositados nos tecidos recrutam neutrófilos e macrófagos, que se ligam a anticorpos ou proteínas do complemento. Ocorre a ativação de neutrófilos e macrófagos, com liberação de produtos que acarretam inflamação aguda e lesão tecidual (Fig. XII.7.3). Esse é o mecanismo de lesão na nefrite induzida por medicamentos.

Nas reações mediadas por anticorpos ocasionando alteração de sinalização ou função celular (subtipo II b), os anticorpos se ligam a receptores celulares ou a outras proteínas, interferindo com a função desses receptores ou proteínas, e causam doença sem inflamação ou dano tecidual. As anormalidades funcionais mediadas por anticorpos são o mecanismo etiopatogênico presente na doença de Graves e na miastenia grave (Fig. XII.7.4). Na doença de Graves, os anticorpos contra o receptor de TSH ativam esse receptor, acarretando o hipertireoidismo. Na miastenia grave, anticorpos contra o receptor de acetilcolina inibem a transmissão neuromuscular e ocasionam o quadro de paralisia.

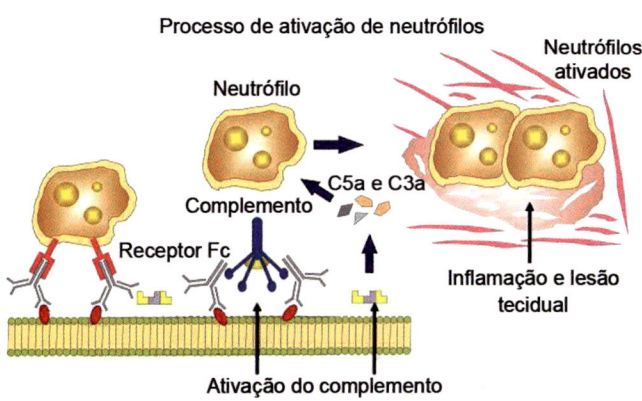

Fig. XII.1.3. Inflamação mediada por complemento e receptor Fc: ativação de neutrófilos via anticorpo (receptor Fc) e quimiotaxia via subprodutos do complemento (C3a e C5a), resultando em inflamação e lesão tecidual

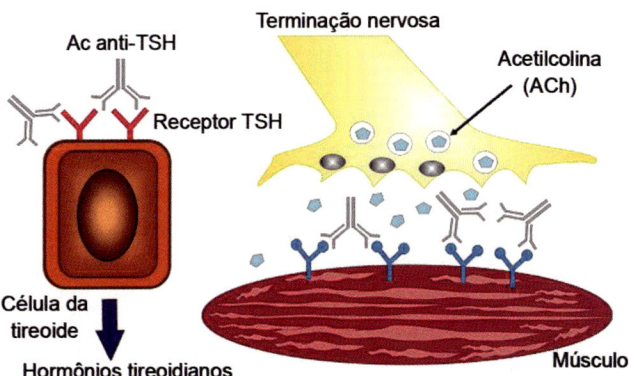

Fig. XII.1.4. Respostas fisiológicas anormais mediadas por anticorpos contra células: anticorpos específicos para receptores hormonais (receptor TSH) podem estimular a atividade da tireoide e anticorpos específicos para receptor ACh podem inibir a ação de neurotransmissores (ACh)

Reações de hipersensibilidade do tipo III

As reações de hipersensibilidade do tipo III são mediadas por complexos imunes. Os complexos antígeno-anticorpos são produzidos durante as respostas imunológicas normais e causam doença somente quando são produzidos em quantidades excessivas ou quando não são removidos eficientemente, ocorrendo a deposição tecidual. Os complexos imunes que causam doenças podem ser compostos por anticorpos ligados a antígenos próprios ou a antígenos estranhos.

A descrição inicial da reação mediada por imunocomplexos ocorreu em 1911 por Clemens von Pirquet. Esse médico, observando as reações decorrentes do tratamento da difteria com soro de cavalos contendo antitoxina diftérica, sugeriu que essas reações eram ocasionadas por anticorpos produzidos pelo hospedeiro contra proteínas do soro do cavalo. Postulou que os anticorpos do hospedeiro formavam complexos com a proteína animal injetada e que a doença seria devida a esses anticorpos ou aos complexos imunes. Essa doença foi denominada por Von Pirquet de doença do soro.

A maior parte do nosso conhecimento atual sobre doenças causadas por complexos imunes se fundamenta em análises de modelos experimentais da doença do soro. A imunização de um animal, como o coelho, com grande dose de antígeno proteico estranho, provoca a formação de anticorpos contra o antígeno. Esses anticorpos formam complexos com os antígenos circulantes e, inicialmente, ocorre aumento da fagocitose e da remoção dos complexos antígeno-anticorpos por macrófagos no fígado e baço. À medida que são formados cada vez mais complexos antígeno-anticorpos, alguns são depositados nos leitos vasculares e podem ativar o sistema do complemento.

A ativação do complemento leva ao recrutamento e à ativação de células inflamatórias, com predominância de neutrófilos, cujos produtos irão causar lesão tecidual (Fig. XII.7.5). Como os complexos são depositados principalmente em pequenas artérias, glomérulos renais e na sinóvia de articulações, as manifestações clínicas e patológicas são a vasculite, a nefrite e a artrite. Essa forma de doença é um exemplo de doença do soro aguda. A forma indolente e prolongada, produzida por múltiplas injeções do antígenos, é denominada de doença do soro crônica, na qual ocorre formação de complexos menores que são depositados mais frequentemente nos rins, artérias e pulmões.

Os principais exemplos clínicos de doenças alérgicas mediadas por imunocomplexos são a doença do soro, as reações sorossímiles, as alveolites alérgicas extrínsecas e as vasculites cutâneas induzidas por fármacos. Os principais agentes atuais relacionados com a doença do soro são os soros heterólogos utilizados para o tratamento da raiva, picadas de cobra e de aranha. Vários fármacos podem ocasionar reações sorossímiles, destacando-se as vacinas, a penicilina, as sulfonamidas, o metronidazol e as hidantoínas.

A doença do soro e as reações sorossímiles primárias ocorrem no período de 6 a 21 dias após a administração do agente causal. A dose inicial funciona para a sensibilização e para a elicitação dos sintomas. O período de latência reflete o tempo necessário para a produção da quantidade apropriada de anticorpos para a formação dos complexos imunes. As manifestações clínicas cardinais incluem erupções cutâneas, febre, sintomas articulares e linfadenomegalias.

Reações de hipersensibilidade do tipo IV

As reações de hipersensibilidade do tipo IV, originalmente designadas por Gell e Coombs como de hipersensibilidade tardia, são mediadas por linfócitos T. Embora essa conceituação inicial tenha sido útil na prática clínica por várias décadas, com a melhor compreensão da imunidade celular e da heterogeneidade de suas respostas, houve a necessidade de subdividir essas reações em quatro subtipos – IV a, IV b, IV c e IV d –, de acordo com o fenótipo do linfócito T atuante, o perfil das citocinas secretadas e as células inflamatórias efetoras envolvidas (Quadro XII.7.3).

As reações do tipo IV-a correspondem a reações mediadas por linfócitos Th1 e são caracterizadas pela par-

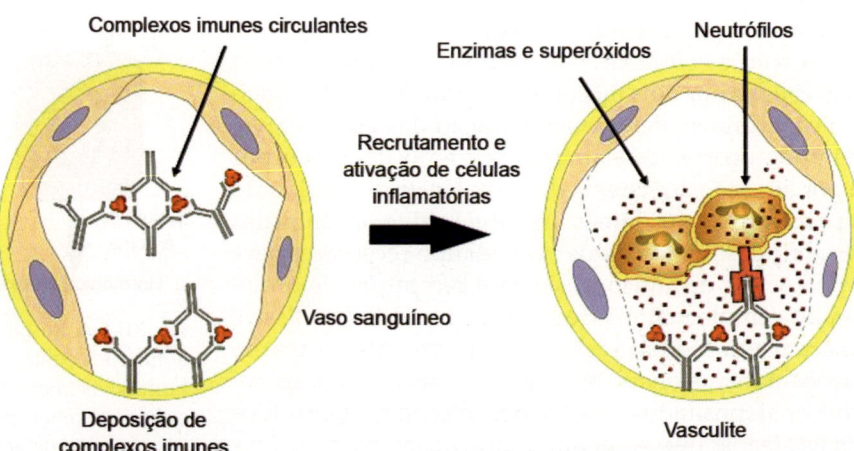

Fig. XII.1.5. Lesão tecidual mediada por complexos imunes: formação de complexos imunes na circulação, deposição nas paredes dos vasos, ativação do complemento, recrutando e ativação de neutrófilos, resultando em inflamação e lesão tecidual

Quadro XII.7.3. Principais mediadores e citocinas produzidas por eosinófilos

	Tipo IVa	Tipo IVb	Tipo IVc	Tipo IVd
Reagentes imunológicos	IFNγ, IFNα (células Th1)	IL-5, IL-4/IL-3 (células Th2)	perforin/Granzime B (CTL)	CXCL-8 GM-CSF (células T)
Antígenos	Antígeno solúvel apresentado por células ou diretamente a células T	Antígeno solúvel apresentado por células ou diretamente a células T	Antígeno associado a célula com apresentação direta ou indireta a células T	Antígeno solúvel apresentado por células ou diretamente a células T
Células efetoras	Ativação de macrófagos — Quimipcinas, citocinas e citotoxinas	Eosinófilos — Citocinas Mediadores inflamatórios	Células T — Perfurina Granzima B	Neutrófilos — Citocinas Mediadores inflamatórios
Exemplos clínicos	Reatividade tuberculínica, dermatite de contato (com IVc)	Asma, rinite alérgica, exantema maculopapular com eosinofilia	Dermatite de contato (com IVa), exantema bolhoso	PEGA Doença de Behçet

ticipação de monócitos e macrófagos. Os linfócitos Th1 secretam INF-γ e outras citocinas, como TNF-α e IL-18, que ativam os monócitos e os macrófagos. A dermatite de contato e a formação de granuloma na tuberculose constituem exemplos clínicos desse tipo de reação. Os granulomas são coleções focais de células inflamatórias em tecidos; incluindo macrófagos, histiócitos, células epitelioides, células gigantes, linfócitos e, em alguns casos, plasmócitos, envolvidos por tecido fibroso. As células epitelioides são derivadas de macrófagos e recebem essa denominação por sua semelhança com células epiteliais. Os granulomas podem progredir para fibrose.

As reações do tipo IV b são mediadas por linfócitos Th2, e a principal célula efetora da inflamação é o eosinófilo. A grande produção de citocinas Th2, destacando-se a IL-5, acarreta a infiltração e ativação de eosinófilos. Os eosinófilos ativados liberam mediadores inflamatórios que irão causar a lesão tecidual. Além disso, a secreção de IL-4 e IL-13 acarreta um *booster* na produção de IgE. Os principais exemplos clínicos de reações alérgicas do tipo IV b são os exantemas maculopapulares causados por fármacos; os mais frequentemente envolvidos são os antibióticos betalactâmicos. Esse mecanismo é também um importante componente na patogenia da inflamação alérgica da rinite alérgica e da asma.

Nas reações do tipo IV c, os linfócitos citotóxicos (CD8) atuam como as células efetoras da inflamação. Os linfócitos T migram para o sítio da reação e destroem as células teciduais por mecanismos citotóxicos, mediados por perfurina e granzima B. A liberação de perfurina e granzima B ocorre por exocitose no contato linfócito T com a célula-alvo. Essa resposta ocorre em várias reações de hipersensibilidade tardia induzidas por drogas, como erupções cutâneas bolhosas, dermatite de contato e hepatites. Os linfócitos Th1 podem ativar também linfócitos T CD8, o que explica a ocorrência combinada de reações do tipo IV-a e do tipo IV c na dermatite de contato.

Nas reações do tipo IV d, as células efetoras são os neutrófilos. O conhecimento de que os linfócitos T possam causar inflamação neutrofílica é recente. Linfócitos T produtores de IL-8 e GM-CSF recrutam neutrófilos e inibem a apoptose dessa população celular. A apoptose é o fenômeno de morte programada das células, ou seja, a morte natural prevista no ciclo de vida de cada célula. A inibição da apoptose resulta em aumento da sobrevida de neutrófilos no sítio da inflamação. Algumas das células T envolvidas nessa reação não produzem IFN-γ, nem IL-4 ou IL-13 e podem representar uma subpopulação distinta dos linfócitos Th1 e Th2, com caraterísticas funcionais únicas. A pustulose exantemática aguda generalizada (PEGA) é uma farmacodermia grave mediada por esse mecanismo.

CONSIDERAÇÕES FINAIS

O aumento da prevalência de doenças alérgicas, aliado aos progressos obtidos na imunologia e suas aplicações clínicas, ressalta a importância da atualização de médicos clínicos com relação aos mecanismos imunológicos envolvidos nas doenças alérgicas. O conhecimento dos mecanismos de hipersensibilidade relacionados com as doenças alérgicas constitui a base para a compreensão da etiopatogenia dessas doenças, dos métodos de investigação diagnóstica *in vivo* e *in vitro* e dos fundamentos do tratamento.

BIBLIOGRAFIA

Abbas AK, Lichtman AH, Pillai S. Doenças causadas por respostas imunológicas: hipersensibilidade e autoimunidade. In: Abbas AK (Ed.). Imunologia celular e molecular. 6 ed. Rio de Janeiro: Elsevier, 2008:419-439.

Abbas AK, Lichtman AH, Pillai S. Hipersensibilidade imediata In: Abbas AK (ed.). Imunologia celular e molecular. 6 ed. Rio de Janeiro: Elsevier, 2008:442-461.

Bernd LA, Solé D, Pastorino AC et al. Anafilaxia: guia prático para o manejo. Rev Bras Alergia e Imunopatologia 2006; 29:283-291.

Bousquet J, Khaltaev N, Cruz AA et al. Allergic rhinitis and its impact on asthma (ARIA) 2008 update. Allergy 2008; 63:S8-160.

Bush RK. Indoor allergens, environmental avoidance, and allergic respiratory disease. Allergy Asthma Proc 2008; 29:575-579.

Chinen J, Fleisher, TA, Shearer WT. The immune system: an overview. In: Adkinson (ed.). Middleton's allergy: principles and practice. 7 ed. Mosby, 2008; 1:1-14.

Coombs RRA e Gell PGH. The classification of allergic reactions underlying diseases. In: Gell RRA, Coombs RRA (eds.). Clinical aspects of immunology. Oxford: Blackwell Scientific Publications, 1963:317-337.

Deswarte RD. Drug allergy. In: Paterson R (ed.). Allergic diseases: diagnosis and management. 7 ed. Philadelphia: JB Lippincott, 2009:395-552.

Ensina LF, Fernandes FR, Di Gesu G at al. Reações de hipersensibilidade a medicamentos. Rev Bras Alergia e Imunopatologia 2009; 32:42-47.

Fietta P, Delsante G. The effector T helper cell triade. Riv Biol 2009; 102:61-74.

Gell PGH, Cooms RRA, Lachmman M (eds.). Clinical aspects of immunology. 3 ed. Oxford: Blackwell Scientific Publications, 1975.

Janeway CA, Travers P, Walport M e Schilochik M (eds.). Immunobiology. 2 ed. New York: Garland Publishing, 2001.

Lack G. Epidemiologic risks for food allergy. J Allergy Clin Immunol 2008; 121:1.331.

Lai CK, Beasley R, Crane J et al. Global variation in the prevalence and severity of asthma symptoms: phase three of the International Study of Asthma and Allergies in Childhood (ISAAC). Thorax 2009; 64:476-483.

Meth MJ, Sperber KE. Phenotypic diversity in delayed drug hypersensitivity: an immunologic explanation. Mount Sinai J Med 2006; 73:769-776.

Miossec P, Korn T e Kuchroo VK. Interleukin-17 and type 17 T cells. New England J Med 2009; 361:888-898.

Pichler WJ. Immune mechanism of the drug hypersensitivity. Immunol Allergy N America 2004; 24:373-397.

Von Pirquet CF, Schick B. Serum sickness. Baltimore: Willians and Wilkins, 1951.

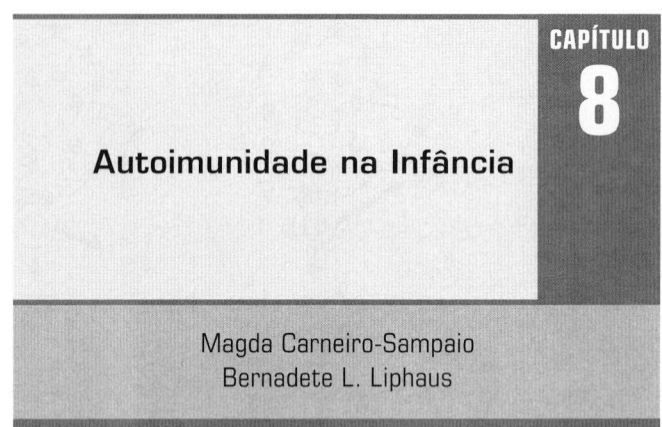

CAPÍTULO 8

Autoimunidade na Infância

Magda Carneiro-Sampaio
Bernadete L. Liphaus

INTRODUÇÃO

A compreensão do fenômeno da tolerância aos autoantígenos, reconhecida como a capacidade do sistema imune em não reagir ao próprio (*self*), permanece como uma das questões centrais da imunologia e representa um grande desafio para a biologia e a medicina. Falhas e/ou quebras da autotolerância constituem o fenômeno fundamental na gênese de um grupo vasto e heterogêneo de doenças classificadas como autoimunes.

Sendo doenças crônicas de elevada morbidade e mortalidade, as doenças autoimunes representam um grave problema de saúde pública, com relevante impacto negativo para o bem-estar físico e psicológico e para a qualidade de vida dos afetados, particularmente na infância e adolescência, além de representar uma carga financeira considerável para os serviços de saúde.

CLASSIFICAÇÃO DAS DOENÇAS AUTOIMUNES

As doenças autoimunes são divididas em dois grandes grupos: (a) doenças autoimunes sistêmicas, que acometem estruturas e/ou autoantígenos comuns a vários órgãos e/ou tecidos; (b) doenças autoimunes órgão-específicas, em que determinado autoantígeno se restringe a um órgão ou tecido, que é predominantemente acometido (Quadros XII.8.1 e XII.8.2).

A doença protótipo do primeiro grupo é o lúpus eritematoso sistêmico (LES), mas nesse grupo também estão incluídas a artrite reumatoide, a artrite idiopática juvenil (AIJ), a dermatomiosite e as vasculites. No segundo gru-

Quadro XII.8.1. Principais doenças autoimunes sistêmicas

Doenças	Prevalência*	Relação F:M	Autoantígenos conhecidos	Mecanismos patogênicos	Genes de suscetibilidade
Lúpus eritematoso sistêmico	23,8	8:1	Antígenos nucleares (DNA, histonas, ribonucleoproteínas	Anticorpos e células T	C1q, C4, DRB1*03, DRB1*02, FcR, Fas, FasL IL-10, TNF-α, Bcl-2, INF-α, CTLA-4
Artrite reumatoide	860	3:1	Citrulina	Células T e anticorpos	DRB1*04, IL-10, TNF-α, TNFR, IL-15, INF-α
Dermatopo-limiosite	5,1	2:1	–	Células T e complemento	INFα, ICAM1, VCAM1
Esclerodermia	4,4	11:1	–	–	TGFα1
Espondilite anquilosante	–	–	–	–	HLA-B27 TNF, CARD15

*Prevalência por 100.000 habitantes.
Fonte: Mackay et al., 2005; Marrack et al., 2001; Jacobson et al., 1997.

Quadro XII.8.2. Principais doenças autoimunes com acometimento predominante de um órgão ou tecido

Doenças	Prevalência*	Relação F:M	Autoantígenos identificados	Mecanismos patogênicos	Genes de suscetibilidade
Tireoidite	791,6	17:1	Tireoglobulina, tireoperoxidase	Células T e anticorpos	DRB1*03, DRB1*04, DRB1*05, TG, TPO, TSHR, FasL, CTLA-4, INF-α,
Diabetes mellitus tipo 1	192	1:1	Insulina, GAD	Células T	DRB1*04, DRB1*03, DQB1*02, IDDM2, peptídeo glucagon like, glucoquinase, insulina, GAD2, CTLA-4, Bcl-2, IL-10, TNF-α, FasL, IL-2R, INF-α TGF-α1
Doença de Graves	1151,5	7:1	*Thyroid-stimulating hormone receptor*	Anticorpos	TSHR, TPO, TRH, TG, INFα, CTLA-4, FasL, CD40, ICAM1, VCAM1
Hepatite autoimune	0,4	7:1	Citocromo P450	Células T e anticorpos	DRB1*03, DQB1*02, CTLA-4, TNF, FasL, Fas, INF-α, IL-2R
Doença celíaca	147	–	Transglutaminase, gliadina	Células T e anticorpos	DQB1*02, IL-10, IL-15, CTLA-4, INF-α,
Doença inflamatória intestinal**	–	–	Desconhecido	Células T	IL-4R, CD11, IL-10, TNF, INF-α, CARD15, NF-αB1
Vitiligo	400,2	1:1	–	Células T	CTLA-4, CIAS1, IL-2R
Esclerose múltipla	58,3	1,7:1	Proteína básica da mielina	Células T	IL-10, Fas, INFα, CTLA-4, CD40, ICAM-1
Glomerulonefrite	40	–	–	–	*C1Q, C2, C3*
Púrpura plaquetopênica	–	–	–	Anticorpos	IL-10, TNF, INF-α, IL-2R, GPIIb, GPIIIa, TGF-α1
Anemia hemolítica	–	–	–	Anticorpos	INF-α, haptoglobina, RAGE, CTLA-4

* Prevalência por 100 mil habitantes.
** Doença de Crohn e colite ulcerativa.
Fonte: Mackay et al., 2005; Marrack et al., 2001; Jacobson et al., 1997.

po estão o diabetes melito tipo 1 (DMT1), as tireoidites, a doença celíaca, o vitiligo, a púrpura trombocitopênica imune (PTI) e as hepatites autoimunes.

Cada vez mais são reconhecidas associações entre doenças autoimunes sistêmicas e órgão-específicas, ou seja, a predisposição constitucional de alguns indivíduos para desenvolverem vários tipos de manifestações autoimunes. O estudo dessas associações pode representar situações privilegiadas para tentarem identificar genes e/ou mecanismos comuns a vários fenótipos clínicos de autoimunidade.

Outra maneira de classificar as doenças autoimunes é em relação ao mecanismo principal de autoimunidade, ou seja, se a lesão do órgão(s) e/ou tecido(s) é mediada por anticorpos ou por células T ativadas ou por ambos. Os Quadros XII.8.1 e XII.8.2 mostram os mecanismos mais conhecidos que causam lesão nas diferentes doenças autoimunes, tanto nas sistêmicas como naquelas em que um órgão ou tecido é predominantemente acometido. As citopenias são tipicamente mediadas por anticorpos; no DMT1, na doença inflamatória intestinal, o papel patológico principal é atribuído às células T; já no LES, ambos os mecanismos parecem ter participação relevante na lesão tecidual. Recentemente, o papel dos linfócitos B não só como produtores de anticorpos, mas também como células apresentadoras de antígenos, tem sido considerado na patogenia das doenças autoimunes. Por isso, essa última classificação está sendo abandonada, considerando-se que todos os componentes da resposta imune podem atuar simultaneamente na lesão tecidual.

EPIDEMIOLOGIA DAS DOENÇAS AUTOIMUNES

Com exceção das tireoidopatias, da artrite reumatoide e do vitiligo, as doenças autoimunes individualmente constituem, mesmo em adultos, doenças raras (Quadros XII.8.1 e XII.8.2). Porém, como um só grupo são frequentes, e estima-se que acometam entre 5% e 7% da população mundial. Numa cuidadosa análise realizada nos EUA nos anos 1990, Jacobson e colaboradores (1997) avaliaram o número de pessoas afetadas por 24 doenças autoimunes e observaram que havia cerca de 8,5 milhões de doentes, 93% dos quais apresentavam doença de Graves, tireoidite, artrite reumatoide, DMT1 e vitiligo.

A frequência das doenças autoimunes em crianças e adolescentes é menor, porém, parte significativa das doenças crônicas pediátricas pertence a esse grupo. Na faixa etária pediátrica, as doenças autoimunes mais comuns são: tireoidopatias, DMT1, AIJ, PTI, doença celíaca, púrpura de Henoch-Schönlein e febre reumática.

Da mesma forma como ocorre nos adultos, também nas crianças e adolescentes existe predomínio do acometimento do sexo feminino na maior parte das doenças autoimunes. No entanto, a espondilite anquilosante é mais frequente no sexo masculino, e o DMT1 apresenta incidência semelhante em ambos os sexos.

História de doença autoimune é frequente nos familiares de pacientes com essas patologias. Aproximadamente 30% a 40% dos pacientes com tireoidite ou DMT1 apresentam um familiar com a mesma doença, e o diagnóstico está diretamente relacionado com o surgimento de autoanticorpos. Estudos mostram prevalência maior do LES em famílias de pacientes com essa doença e 24% de concordância em gêmeos univitelinos. O risco de desenvolvimento da espondilite anquilosante é 10 a 20 vezes maior em parentes de pacientes com espondilite.

A associação de doenças autoimunes órgão-específicas ou a associação de doenças autoimunes órgão-específicas e sistêmicas tem sido relatada na literatura. A tireoidite autoimune ou de Hashimoto frequentemente se associa ao DMT1 em crianças, sendo que uma em cada cinco crianças com DMT1 apresenta anticorpos antitireoide. O DMT1 pode associar-se ainda à insuficiência adrenal ou doença de Addison e à doença celíaca, sendo rara a associação com LES. Stagi e colaboradores (2005) observaram em 151 pacientes com AIJ que 11,9% apresentavam anticorpos antitireoide e 6,7% apresentavam diagnóstico de doença celíaca devido à presença de anticorpos antiendomísio e/ou antigliadina e/ou antitransglutaminase e alterações na biópsia de intestino.

A associação entre imunodeficiências primárias e doenças autoimunes também tem sido descrita. A deficiência de IgA é frequente no curso do LES, podendo ser uma alteração primária ou adquirida. Existem também descrições de deficiência de subclasses de IgG, particularmente da IgG2, associadas ao LES. Deficiências dos componentes iniciais do complemento estão fortemente associadas ao risco de desenvolvimento de LES. Lúpus ou manifestações clínicas semelhantes a lúpus têm sido observadas em 93% dos indivíduos com deficiência homozigota de C1q, 75% dos deficientes de C4, 66% com deficiência de C1r/C1s e 25% dos deficientes de C2, respectivamente.

ETIOLOGIA E PATOGENIA DAS DOENÇAS AUTOIMUNES

A etiopatogenia das doenças autoimunes é bastante complexa e ainda mal compreendida, existindo evidências claras de que fatores genéticos estejam envolvidos nos fenômenos da quebra da tolerância ao *self*, mas está igualmente claro que é necessário o concurso de fatores externos, quase sempre ambientais, para que ocorra o desencadeamento das manifestações clínicas. Dessa forma, o conceito hoje mais aceito é de que as doenças autoimunes resultem de uma complexa interação entre múltiplos genótipos favoráveis (polimorfismos gênicos) com fatores externos iniciadores e ou precipitantes.

Fatores externos

Entre os fatores externos identificados como possíveis desencadeantes de autoimunidade estão as infecções, certos fármacos, hormônios, raios ultravioleta A e B, entre outros ainda mal caracterizados.

Em células saudáveis, algumas sequências curtas de DNA carregam grupos metil que funcionam como controladores de ativação de determinados genes. O DNA dos imunocomplexos circulantes de pacientes com lúpus apresenta menor metilação. *In vitro*, o DNA com metilação diminuída é capaz de estimular células imunes, inclusive linfócitos B. DNA submetilado é muito mais frequente em bactérias do que em células humanas. Desse modo, segmentos de DNA submetilados podem ser interpretados como sinal de presença de agente causador de doença. A luz ultravioleta e algumas drogas, como a procainamida e a hidralazina, inibem a metilação do DNA.

Os mecanismos por meio dos quais as infecções poderiam desencadear autoimunidade não estão bem esclarecidos, mas a exposição a autoantígenos (*epitope spreading*), a presença de coestimulação e o mimetismo molecular são os mais investigados.

Na gravidez e durante o ciclo menstrual pode ocorrer piora de algumas doenças autoimunes, particularmente do LES. Os estrógenos aumentam a secreção de prolactina e de hormônio de crescimento, substâncias que contribuem para a proliferação de linfócitos, que por sua vez possuem receptores sensíveis aos estrógenos. Por meio desses receptores, os estrógenos poderiam modular as respostas imunológicas, regular a maturação dos linfócitos e talvez comprometer a tolerância.

Fatores genéticos

A genética das doenças autoimunes é complexa e considera-se que determinados polimorfismos de vários genes envolvidos com a resposta imune adaptativa ou inata possam contribuir para a gênese dessas doenças. De modo geral, considera-se que na patogenia de determinada doença autoimune é modesta a influência individual de cada um dos alelos dos genes considerados como causa da doença. Por outro lado, existe um grupo de imunodeficiências primárias bem caracterizadas como monogênicas, em que os afetados sistematicamente apresentam manifestações autoimunes e, em alguns casos, já nos primeiros meses de vida. Portanto, alguns genes, quando sofrem determinadas mutações, podem, por si, levar a manifestações autoimunes, aparentemente sem grande influência de fatores externos.

As doenças listadas no Quadro XII.8.3 representam situações decorrentes de mutação de um único gene e, dessa forma, constituem oportunidades ímpares para se avaliar, no ser humano, o papel de determinado gene e de determinado mecanismo imune para a quebra da tolerância aos próprios antígenos.

Mecanismos de estabelecimento e manutenção de tolerância ao *self*

A autoimunidade é uma consequência inevitável dos vigorosos e potencialmente destrutivos mecanismos da resposta imune e representa o resultado evolutivo de delicado balanço entre *under* e *over* respostas do sistema imune para alcançar seus objetivos de garantir a sobrevivência do indivíduo e da espécie. O sistema imune desenvolveu, ao longo da evolução, vários pontos de controle (*checkpoints*), ou seja, várias salvaguardas da autorreatividade. Cada ponto de controle é apenas parcialmente efetivo e cada ponto controla um estágio diferente da resposta imune, de modo que um *checkpoint* pode neutralizar "escapes" dos pontos anteriores. Embora o fenômeno da tolerância permaneça desconhecido, já existe um amplo consenso de que ela se estabelece tanto nos órgãos linfoides centrais (tolerância central), como nos órgãos linfoides secundários (tolerância periférica).

Tolerância central

A intensa recombinação aleatória dos genes V(D)J, que ocorre no timo e na medula óssea durante o desenvolvimento dos receptores dos linfócitos T e B, inevitavelmente resulta na geração de células com receptores de alta afinidade aos próprios antígenos. A solução para esse problema já começa nos próprios órgãos linfoides centrais, nos quais grande parte dos linfócitos autorreativos é eliminada. Estima-se que 97% dos linfócitos gerados sofram apoptose por meio dos processos conhecidos como seleção negativa e positiva dos linfócitos.

Tolerância periférica

A presença de linfócitos autorreativos no sangue periférico de indivíduos sadios mostra claramente que a tolerância central é incompleta e que existe "escape" de células T e B capazes de reagir com autoantígenos. As células que escapam da tolerância central são então "controladas" nos órgãos linfoides secundários e nos órgãos e tecidos em geral por outros mecanismos, que são: (a) *ignorância* dos autoantígenos pelos linfócitos autorreativos, que são mantidos fora do contato com os autoantígenos; (b) *anergia* – os linfócitos autorreativos não recebem "ajuda" ou sinais coestimulatórios e assim permanecem anérgicos ou não responsivos; (c) *supressão* – as possíveis interações entre os linfócitos autorreativos e os autoantígenos são limitadas ou suprimidas pelas células T-regulatórias.

Quadro XII.8.3. Imunodeficiências primárias monogênicas associadas a manifestações autoimunes

Doenças	Manifestações autoimunes	Gene(s) alterado(s)
IPEX – immunedysregulation polyendocrinopathy, enteropathy X-linked	Doença inflamatória intestinal, diabetes melito neonatal, hipotireoidismo, plaquetopenia, anemia	*FOXP3*
APECED – autoimmune polyendocrinopathy, candidiasis, ectodermal dysplasia	Hipoparatireoidismo, hipoadrenalismo, hipogonadismo, hipofisite, hipotireoidismo, vitiligo, alopecia	*AIRE*
Síndrome de Omenn	Dermatite exfoliativa generalizada, diarreia crônica	*RAG1, RAG2, ARTEMIS,*
ALPS – autoimmune lymphoproliferative syndrome	Plaquetopenia, anemia e neutropenia	Fas (*TNFRSF6*), FasL (*TNFSF6*)
Deficiência de C1q	Lúpus eritematoso sistêmico e glomerulonefrite	*C1Q*

Fonte: Carneiro-Sampaio e Coutinho, 2007.

Genes envolvidos na autoimunidade

Apesar da complexidade e das imensas lacunas ainda existentes no entendimento da patogenia das doenças autoimunes, fatores genéticos estão claramente envolvidos. Além dos dados oriundos de modelos animais, o estudo de gêmeos univitelinos mostra uma taxa de concordância de 63% em cirrose biliar primária, 40% para diabetes tipo 1 e de 15% para artrite reumatoide.

Foram muito significativos os recentes progressos na identificação de polimorfismos gênicos associados ao risco de desenvolvimento de doenças autoimunes, e muitos desses polimorfismos ressaltam o papel central das células T na quebra da tolerância (Quadros XII.8.1 e XII.8.2). Mais de 30 genes já foram identificados, tanto em animais de experimentação (fundamentalmente camundongos), como em pacientes portadores da chamada "diátese autoimune", como genes de suscetibilidade a autoimunidade. Esses genes codificam moléculas que podem ser agrupadas como: (a) antígenos de histocompatibilidade humana (HLA) e correceptores de antígenos; (b) citocinas e sinalizadores da cascata de ativação de linfócitos pelos antígenos; (c) moléculas coestimulatórias; (d) moléculas envolvidas na apoptose e na depuração de antígenos e imunocomplexos.

Os genes mais estudados têm sido os alelos do MHC de classe II, cuja relação com as doenças autoimunes ainda não está completamente estabelecida. A única exceção é certamente representada pelo HLA B27 (classificado como MHC classe I) que apresenta alto risco relativo para desenvolvimento de espondilite anquilosante.

Em um estudo com 55 crianças e adolescentes lúpicos brasileiros, o antígeno HLA-DRB1*15 foi o mais frequente. A explicação mais plausível para o envolvimento dos alelos HLA na patogenia das doenças autoimunes seria a maneira diversa pela qual diferentes alelos apresentariam os peptídeos (incluindo os autopeptídeos) às células T-auxiliadoras (TCD4+), incluindo-se em algumas circunstâncias as células T-autorreativas. Por sua vez, os conhecimentos recentes sobre a seleção intratímica de linfócitos levantam a hipótese de que os diferentes alelos também possam ter influência no processo de seleção positiva e negativa dos linfócitos, e até mesmo para o desenvolvimento das células Treg. É legítimo supor, por exemplo, que alguns alelos acarretem uma seleção negativa insuficiente, ou seja, haveria alelos mais permissivos que outros.

Alterações do processo de apoptose

A principal característica laboratorial das doenças autoimunes é a presença de autoanticorpos. Vários estudos têm demonstrado que o processo de morte celular programada ou apoptose pode liberar autoantígenos no meio extracelular, com apresentação ao sistema imune e consequente formação de autoanticorpos.

A apresentação de autoantígenos ao sistema imune ocorreria por falhas na sua depuração durante o processo de apoptose, devido a alterações da opsonização dos corpúsculos apoptóticos, onde as deficiências do sistema complemento e a deficiência de IgM estariam envolvidas. Ainda durante o processo de apoptose, proteínas intracitoplasmáticas sofrem clivagem, fosforilação e redistribuição. Essas proteínas estruturalmente modificadas poderiam ser consideradas autoantígenos pelo sistema imune. Igualmente, alterações dos genes pró-apoptóticos, antiapoptóticos e da cadeia de enzimas (caspases) que degradam o DNA poderiam provocar inadequada depuração de corpúsculos apoptóticos. De modo análogo, alterações do processo de apoptose durante o estágio de maturação ou diferenciação dos linfócitos poderiam relacionar-se com o surgimento de doenças autoimunes, uma vez que linfócitos autorreativos não seriam eliminados. Alterações do processo de apoptose têm sido observadas em pacientes com doenças autoimunes.

Genômica das doenças autoimunes

O estudo da expressão gênica em leucócitos do sangue periférico tem-se revelado um instrumento útil para estudos de doenças autoimunes. Linfócitos expressam 75% do genoma humano e exercem papel central no funcionamento do sistema imune. Diversos trabalhos têm mostrado que o perfil de expressão gênica de linfócitos em doenças autoimunes tende a ser mais específico de cada doença do que do processo de inflamação. Na artrite idiopática juvenil, os perfis de transcrição leucocitária permitem identificar variantes da doença e servem como indicadores de resposta à terapia. Desse modo, o estudo das doenças autoimunes oferece oportunidade única para que se investiguem os componentes genéticos e genômicos desse complexo fenômeno de quebra da autotolerância.

QUADRO CLÍNICO DAS DOENÇAS AUTOIMUNES

Algumas características clínicas são comuns a diversas doenças autoimunes e podem auxiliar o pediatra no correto encaminhamento para o especialista (Quadro XII.8.4).

Alterações cutâneas, particularmente exantema e lesões vasculíticas, são frequentes em doenças como lúpus eritematoso sistêmico, dermatomiosite e nas vasculites (Figs. XII.8.1, XII.8.2 e XII.8.3). Artrites, de longa duração ou recorrentes, e contraturas articulares podem ser a primeira manifestação clínica de várias patologias autoimunes (Figs. XII.8.4 e XII.8.5). Outros sinais e sintomas como dor em membros ou articulações, limitação do movimento, fraqueza muscular, febre recorrente ou persistente, também devem chamar a atenção do pediatra para a possibilidade do diagnóstico de doença autoimune (ver capítulos específicos para mais detalhes). Associação entre doenças autoimunes e imunodeficiências primárias também tem sido descrita, e algumas condições clínicas podem chamar atenção para esse diagnóstico (Quadro XII.8.5).

Quadro XII.8.4. Condições clínicas que sugerem a presença de doença autoimune

Condições clínicas
Febre recorrente ou prolongada
Perda de função
– Dificuldade de brincar ou frequentar a escola
– Dificuldade de fechar as mãos ou de movimentar os joelhos, punhos ou tornozelos
– Regressão do desenvolvimento neuromuscular
Presença de dor musculoesquelética
Presença de edema articular
Presença de contraturas ou deformidade articular
Alterações do padrão da marcha
Presença de edema generalizado ou localizado
Presença de exantema, artrite, anemia, fraqueza, perda de peso ou anorexia
Presença de anemia, fraqueza, perda de peso ou anorexia
História familiar de imunodeficiência primária

Fonte: Len et al., 2006.

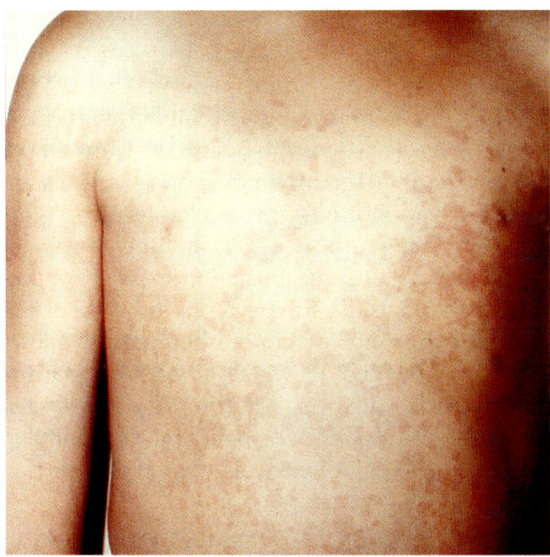

Fig. XII.8.1. Exantema reumatoide em paciente com artrite idiopática juvenil, forma sistêmica.

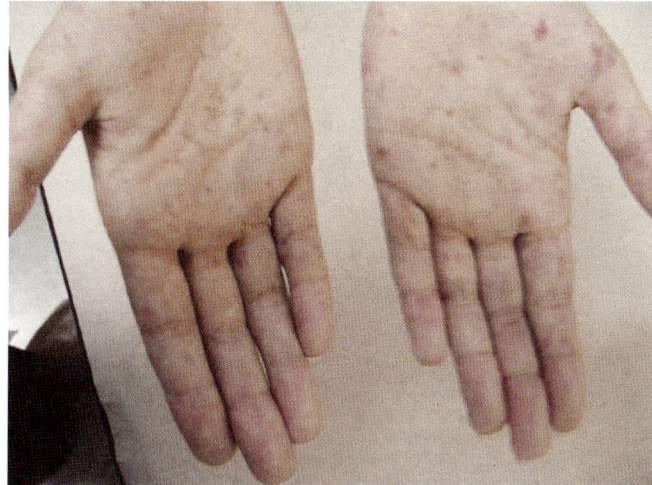

Fig. XII.8.2. Vasculite palmar em paciente com lúpus eritematoso sistêmico.

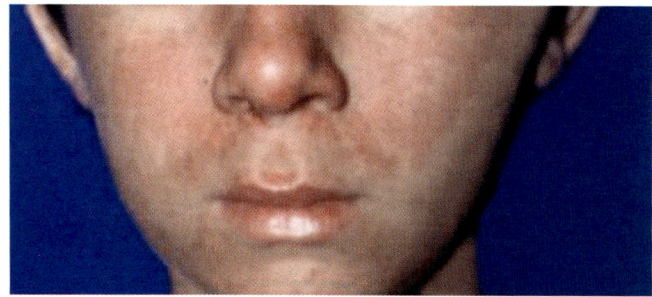

Fig. XII.8.3. *Rash* malar em paciente com lúpus eritematoso sistêmico.

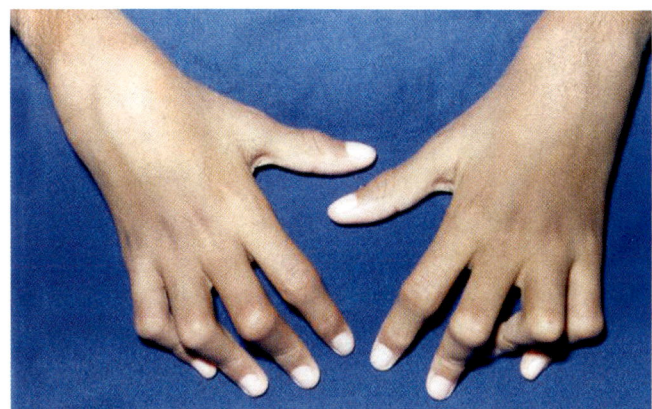

Fig. XII.8.4. Artrite nas mãos em paciente com febre reumática.

INVESTIGAÇÃO LABORATORIAL DAS DOENÇAS AUTOIMUNES

Os autoanticorpos são marcadores sorológicos das doenças autoimunes e podem ser utilizados para o diagnóstico, para avaliar a atividade da doença e para determinar o prognóstico de algumas patologias. Os autoanticorpos podem ser dirigidos contra moléculas nucleares, citoplasmáticas ou da superfície celular.

Estudos populacionais têm observado a presença de autoanticorpos meses ou anos antes do aparecimento de manifestações clínicas das doenças autoimunes. Nielen e colaboradores (2004) observaram que 50% dos pacientes com artrite reumatoide apresentavam anticorpos contra peptídeos cíclicos citrulinados (anti-CCP) em média 4,5 anos antes do aparecimento clínico da doença. Pacientes com LES apresentavam fator antinúcleo (FAN) e anti-Ro positivos até 10 anos antes do diagnóstico. Os anticorpos anti-DNA dupla hélice aparecem aproximadamente 2,5 anos antes do diagnóstico. Já os anticorpos anti-Sm surgem apenas meses antes do desenvolvimento da doença. Os principais autoanticorpos e patologias nas quais estão envolvidos estão descritos no Quadro XII.8.6.

DIAGNÓSTICO DAS DOENÇAS AUTOIMUNES

O diagnóstico de determinada doença autoimune é estabelecido na presença de sinais, sintomas e alterações

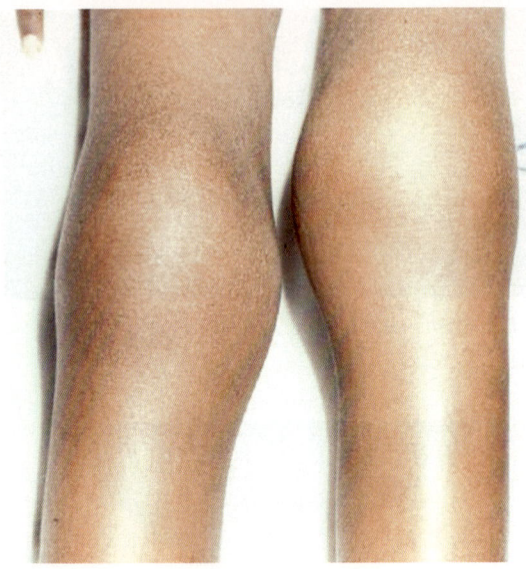

Fig. XII.8.5. Contratura articular em paciente com artrite idiopática juvenil.

Quadro XII.8.5. Condições clínicas que sugerem imunodeficiências primárias em pacientes com doenças autoimunes (DAI)

Condições clínicas
DAI com infecções frequentes ou recorrência de determinado tipo de infecção
DAI de início na infância
DAI em criança do sexo masculino
DAI associada a manifestações de atopia
Presença de múltiplas DAIs
História familiar de imunodeficiência primária

Fonte: Carneiro-Sampaio e Coutinho, 2007.

laboratoriais que a caracterizam, seguindo critérios de classificação ou diagnóstico aceitos e validados internacionalmente (ver capítulos específicos).

TRATAMENTO DAS DOENÇAS AUTOIMUNES

O tratamento das doenças autoimunes é um desafio relevante, pois nenhuma intervenção terapêutica leva à cura. O tratamento medicamentoso inclui o uso de anti-inflamatórios não hormonais, antimaláricos, corticosteroides e drogas imunossupressoras. Recentemente, o uso de agentes biológicos – antagonistas de interleucinas, inibidores de moléculas coestimuladoras, entre outros, e o transplante de medula óssea têm contribuído para tratamentos mais eficazes e específicos.

PROGNÓSTICO E PREVENÇÃO DAS DOENÇAS AUTOIMUNES

As doenças autoimunes são, em geral, precedidas por longa fase pré-clínica em que os pacientes podem ser identificados pela presença de biomarcadores, entre eles os mais característicos são os autoanticorpos. Os biomarcadores podem ser ainda demográficos, genéticos, bioquímicos, endocrinológicos ou moleculares. Indivíduos com autoanticorpos, especialmente familiares de pacientes com doença autoimune, devem ser avaliados periodicamente para identificação precoce da doença, o que pode resultar em melhores tratamentos, qualidade de vida e prognóstico. Outro fator de risco para o desenvolvimento de doenças autoimunes é a presença de determinadas imunodeficiências primárias, como a deficiência de IgA e as deficiências das frações iniciais do complemento.

Quadro XII.8.6. Autoanticorpos relacionados com doenças autoimunes

Doença autoimune	Autoanticorpos
Lúpus eritematoso sistêmico	Anti-DNA, anti-Sm, anti-RNP, anti-SSA/Ro, anti-SSB/La, anti-P, anticardiolipina
Dermatomiosite	Anti-Jo1
Artrite reumatoide	Anti-CCP
Diabetes melito tipo 1	Anti-insulina, antidecarboxilase ácido glutâmico (GAD65), antitirosina fosfatase, anti-ilhota, anti-IA2
Tireoidite de Hashimoto	Anti-TPO, anti-TG, antimicrossomal
Doença de Graves	Anti-TRAB
Doença celíaca	Antirreticulina, antigliadina, antiendomísio, antitransglutaminase humana
Doença de Chron	ASCA, ANCA
Púrpura trombocitopênica imune	Antiplaqueta, anti-GPII
Anemia perniciosa	Anticélula parietal, anti-H^+K^+-ATPase
Adrenalite	Anticortex adrenal, anti-21 hidroxilase
Síndrome de Sjögren	Anti-Ro
Cirrose hepática primária	Antimitocondrial

Fonte: Scofield et al., 2004.

Estudos clínicos têm avaliado a eficácia de terapia imunomoduladora em indivíduos com dois ou mais autoanticorpos associados a diabetes. Outros estudos sugerem que a presença de autoanticorpos combinada com a presença de *locus* de suscetibilidade para determinada doença autoimune ou a presença de determinadas imunodeficiências aumenta exponencialmente o risco de a pessoa desenvolver uma doença. No futuro, esses pacientes poderão receber terapia preventiva antes do aparecimento dos sintomas.

A exposição ao fumo, a deficiência de vitamina D, a proporção de diferentes ácidos graxos na dieta, a exposição à luz solar e infecções têm sido relatadas como possíveis fatores de risco associados ao desenvolvimento de doenças autoimunes. Portanto, indivíduos com autoanticorpos associados ou não à predisposição genética, presença de imunodeficiências ou história familiar de doença autoimune devem ser aconselhados a evitar os fatores citados.

BIBLIOGRAFIA

Andrade F, Casciola-Rosen L, Rosen A. Apoptosis in systemic lupus erythematosus. Clinical implications. Rheum Dis Clin of North Am 2000; 26(2):215-227.

Carneiro-Sampaio M, Coutinho A. Tolerance and autoimmunity: lessons at the bed-side of primary immunodeficiencies. Adv Immunol 2007; 95:51-82.

Carneiro-Sampaio M, Liphaus BL, Jesus AA, Silva CA, Oliveira JB, Kiss MH. Understanding systemic lupus erythematosus physiopathology in the light of primary immunodeficiencies. J Clin Immunol 2008; 28(Suppl. 1):s34-41.

Carneiro-Sampaio M. Autoimmunity in primary immunodeficiencies. J Clin Immunol 2008; 28(Suppl. 1):s1-3 .

Carneiro-Sampaio MMS, Carbonare SB, Rozentraub RB et al. Frequency of selective IgA deficiency among Brazilian blood donors and healthy pregnant women. Allergol Immunopathol 1989; 17:213-216.

Christen U, Von Herrath MG. Initiation of autoimmunity. Curr Opin Immunol 2004; 16:759-767.

Coutinho A, Caramalho I, Seixas E, Demengeot J. Thymic commitment of regulatory T cells is a pathway of TCR-dependent selection that isolates repertoires undergoing positive or negative selection. Curr Top Microbiol Immunol 2005; 293:43-71.

Coutinho A, Carneiro-Sampaio M. Primary immunodeficiencies unravel critical aspects of the pathophysiology of autoimmunity and of the genetics of autoimmune disease. J Clin Immunol 2008; 28(Suppl. 1):s4-10.

Gladkevich A, Nelemans SA, Kauffman HF, Korf J. Microarray profiling of lymphocytes in internal diseases with an altered immuneresponse: potential and methodology. Mediators Inflamm 2005; (6):317-330.

Jacobson DL, Gange SJ, Rose NR, Graham NM. Epidemiology and estimated population burden of selected autoimmune diseases in the United States. Clin Immunol Immunopathol 1997; 84:223-243.

Kamradt T, Mitchinson NA. Advances in immunology: tolerance and autoimmunity. N Engl J Med 2001; 344(9):655-664.

Len CA, Terreri MT, Puccini RF, Wechsler R et al. Development of a tool for early referral of children and adolescents with signs and symptoms suggestive of chronic arthropathy to pediatric rheumatology centers. Arthritis Rheum 2006; 55(3):373-377.

Liphaus BL, Goldberg AC, Kiss MHB, Silva CAA. Analysis of human leukocyte antigens class II-DR in Brazilian children and adolescents with systemic lupus erythematosus. HCRev Hosp Clin Fac Med São Paulo 2002; 57(6):277-282.

Liphaus BL, Kiss MHB, Carrasco S, Goldenstein-Schainberg C. Increased Fas and Bcl-2 expression on peripheral mononuclear cells from patients with active juvenile-onset systemic lupus erythematosus. J Rheumatol 2007; 34:1.580-1.584.

Liphaus BL, Kiss MHB, Carrasco S, Goldenstein-Schainberg C. Increased Fas and Bcl-2 expression on peripheral blood T and B lymphocytes from juvenile-onset lupus erythematosus, but not from juvenile rheumatoid and juvenile dermatomyositis. Clinical and Developmental Immunology 2006; 13:283- 287.

Liphaus BL, Kiss MHB, Goldberg AC. HLA-DRB1 alleles in juvenile-onset systemic lupus erythematosus: renal histologic class correlations. Braz J Med Biol Res 2007; 40(4):591-597.

Mackay IR. The etiopathogenesis of autoimmunity. Sem Liver Dis 2005; 25:239-250.

Mandel M, Achiron A. Gene expression studies in systemic lupus erythematosus. Lupus 2006; 15(7):451-456.

Marrack P, Kappler J, Kotzin BL. Autoimmune disease: why and where it occurs. Nat Med 2001; 7:899-900.

Nielen MM, Van Schaardenburg D, Reesink HW et al. Specific autoantibodies precede the symptoms of rheumatoid arthritis: a study of serial measurements in blood donors. Arthritis Rheum 2004; 50:380-386.

Rioux JD, Abbas AK. Paths to understanding the genetic basis of autoimmune disease. Nature 2005; 435:584-589.

Scofield RH. Autoantibodies as predictors of disease. The Lancet 2004; 363: 1.544-1.546.

Shepshelovich D, Shoenfield Y. Prediction and prevention of autoimmune diseases: additional aspects of the mosaic of autoimmunity. Lupus 2006; 15:183-190.

Stagi S, Giani T, Simonini G, Falcini F. Tyroid function, autoimmune thyroiditis and coeliac disease in juvenile idiopathic arthritis. Rheumatology 2005; 44:517-520.

Sullivan KE. Genetics of systemic lupus erythematosus. Clinical implications. Rheum Dis Clin of North Am 2000; 26(2):229-256.

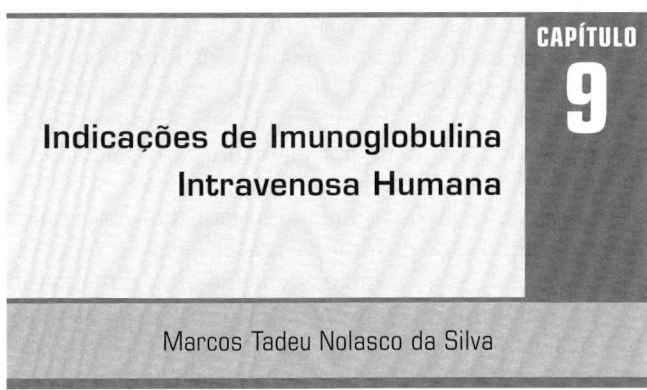

CAPÍTULO 9

Indicações de Imunoglobulina Intravenosa Humana

Marcos Tadeu Nolasco da Silva

INTRODUÇÃO

A imunoglobulina intravenosa humana (IGIV) constitui valioso recurso terapêutico, podendo salvar vidas ou reduzir a morbidade em muitas situações clínicas. A indicação correta do uso desse imunobiológico deve ser baseada nas melhores evidências disponíveis de eficácia e efetividade, incluindo aspectos ligados a segurança e custo.

O ano de 1952 marca o início da terapia de reposição com imunoglobulinas em pacientes com imunodeficiências primárias humorais. Por várias décadas, essa foi a única indicação para o uso desses produtos, permanecendo ainda hoje como a de melhor embasamento. Na fase inicial, a reposição era feita por via subcutânea, vindo logo depois a se impor a via intramuscular, que predominou até por volta de 1980. A partir dessa época, o aperfeiçoamento das técnicas de fracionamento, purificação, controle microbiológico e estabilidade farmacológica permitiu que se estabelecesse o uso da via intravenosa. A disseminação do uso da IGIV permitiu um salto qualitativo na terapia de reposição de anticorpos, com aumento na qualidade de vida e sobrevida de pacientes com imunodeficiências humorais. O estabelecimento da via intravenosa permitiu a infusão de doses maiores, praticamente sem dor, permitindo a rápida obtenção de níveis protetores de anticorpos.

Nas últimas duas décadas, novas indicações, principalmente devido ao efeito imunomodulador em doenças inflamatórias e autoimunes, têm ampliado significativamente o espectro de uso da IGIV. Tal ampliação, em algumas condições clínicas, encontra embasamento em evidências fortes. No entanto, uma série de outras indicações ainda carece de melhor fundamentação, podendo o uso indiscriminado da IGIV conduzir a um aumento de efeitos adversos, custos desnecessários e escassez do produto.

COMPOSIÇÃO E MECANISMO DE AÇÃO

Os preparados atuais de IGIV provêm do *pool* de plasma de milhares de doadores, o que assegura diversidade na composição desse imunobiológico, propiciando títulos protetores de grande diversidade de anticorpos específicos. A diversidade de anticorpos também contribui para os efeitos imunomoduladores. Os rigorosos padrões de fabricação são definidos por normas internacionais, fazendo da IGIV um produto seguro, de alta qualidade e alto custo, cujo suprimento é limitado.

Um lote de IGIV é tipicamente constituído por 95% a 99% de imunoglobulina G (IgG), quase exclusivamente na forma monomérica (sem agregados). A proporção de subclasses de IgG deve ser semelhante à do plasma. Na atividade biológica, devem ser mantidas as funções de neutralização de toxinas e micro-organismos, opsonofagocitose e atividade dos fragmentos Fc e Fab. A meia-vida biológica é de aproximadamente 25 dias, semelhante à da IgG de indivíduos normais. Outras proteínas plasmáticas, incluindo pequenas quantidades de IgA, IgM e proteínas de coagulação, podem estar presentes.

O mecanismo de ação primariamente associado à IGIV é a reposição de títulos protetores de anticorpos, prevenindo infecções e aumentando a sobrevida e a qualidade de vida, em pacientes com imunodeficiências humorais. A reposição de anticorpos, adicionalmente, protege indivíduos submetidos a transplante de medula óssea da ocorrência de reação enxerto *versus* hospedeiro. Os efeitos imunomoduladores, extremamente diversos e ainda parcialmente elucidados, incluem neutralização e clareamento de autoanticorpos, inibição da síntese de anticorpos pelos linfócitos B, modulação de vias sinalizadoras, modulação da função e expressão de citocinas, modulação da função e maturação de células dendríticas, bloqueio de receptores Fc e inibição do complemento.

INDICAÇÕES

Conforme citado nos últimos 20 anos, numerosas indicações para o uso da IGIV têm sido propostas, principalmente pela ação imunomoduladora, em doenças autoimunes ou inflamatórias dos sistemas hematopoiético, nervoso, endócrino e da pele. Várias sociedades de especialidades médicas e instituições reguladoras têm avaliado a qualidade das evidências disponíveis, visando estabelecer diretrizes para o uso adequado. Adotaremos como base, com adaptações, detalhado documento publicado, em 2006, pelo Comitê de Imunodeficiências Primárias da Academia Americana de Alergia, Asma e Imunologia. As recomendações desse documento inicialmente se assemelham àquelas emitidas pela Food and Drug Administration (FDA) e pela Agência Nacional de Vigilância Sanitária (Anvisa). Ao mesmo, ampliam o espectro de indicações, sendo várias outras revistas de forma crítica.

CONDIÇÕES CLÍNICAS EM QUE O USO DA IGIV É APROVADO PELA FDA

Reposição de anticorpos

- Tratamento das imunodeficiências primárias.
- Prevenção de infecções bacterianas em pacientes com leucemia linfocítica crônica de células B, com redução da IgG e história de infecções recorrentes.
- Prevenção de infecções, pneumonite e doença do enxerto *versus* hospedeiro aguda após transplante de medula óssea.
- Redução da incidência de infecções bacterianas graves em crianças infectadas pelo HIV.

Imunomodulação

- Prevenção de aneurismas de artérias coronárias na doença de Kawasaki.
- Aumento da contagem de plaquetas na púrpura trombocitopênica imune para prevenir ou controlar sangramentos.

CONDIÇÕES CLÍNICAS EM QUE O USO DA IGIV É COMPROVADAMENTE BENÉFICO

Reposição de anticorpos, em imunodeficiências primárias ou secundárias:

- Imunodeficiências primárias com ausência de linfócitos B (agamaglobulinemia).

- Imunodeficiências primárias com hipogamaglobulinemia e deficiência de produção de anticorpos específicos.
- Imunomodulação em doenças autoimunes.
- Púrpura trombocitopênica imune (PTI).
- Oftalmopatia da doença de Graves.

Imunomodulação em doenças neuroimunológicas:

- Síndrome de Guillain-Barré.
- Polineuropatia desmielinizante crônica.
- Neuropatia motora multifocal.

Reposição de anticorpos ou imunomodulação em doenças infecciosas ou relacionadas com infecção:

- Doença de Kawasaki.
- Pneumonia por citomegalovírus em transplantados de órgãos sólidos.

CONDIÇÕES CLÍNICAS EM QUE O USO DA IGIV É PROVAVELMENTE BENÉFICO

Reposição de anticorpos em imunodeficiências primárias ou secundárias:

- Leucemia linfocítica crônica de células B, com redução da IgG e história de infecções recorrentes.
- Infecção por HIV em crianças, com infecções bacterianas graves recorrentes.
- Imunodeficiências primárias, com níveis normais de imunoglobulinas e deficiência de produção de anticorpos específicos.

Imunomodulação em doenças autoimunes:

- Polimiosite-dermatomiosite.
- Uveíte autoimune.

Imunomodulação em doenças neuroimunológicas:

- Síndrome miastênica do tipo Lambert-Eaton.
- Neuropatia periférica associada à IgM antimielina.
- Miastenia grave.
- Síndrome da pessoa rígida.

Reposição de anticorpos ou imunomodulação em doenças infecciosas ou relacionadas com infecção:

- Sepse neonatal (tratamento).
- Enterocolite associada a rotavírus.
- Infecções bacterianas em doenças linfoproliferativas.
- Síndrome do choque tóxico estafilocócico.
- Meningoencefalite por enterovírus.

Imunomodulação em doenças dermatológicas:

- Necrólise epidérmica tóxica.
- Síndrome de Stevens-Johnson.

DOSAGEM E ADMINISTRAÇÃO

Reposição de anticorpos

Nas terapias de reposição de anticorpos, a dose é de 400 a 600 mg/kg, administrada a cada 21 ou 28 dias. Os ajustes de dose devem ser realizados visando manter concentrações protetoras de IgG imediatamente antes da administração. A concentração mínima adequada é de 500 mg/dL, sendo que na agamaglobulinemia e na hipogamaglobulinemia comum variável há evidências de que a manutenção de concentrações de IgG acima de 800 mg/dL pode ter efeito benéfico na proteção da função pulmonar e redução do desenvolvimento de bronquiectasias. Após a estabilização das concentrações de IgG, a monitoração da concentração pré-administração pode ser realizada semestral ou anualmente.

Imunomodulação

A dose imunomoduladora é variável, entre 1 g/kg e 2 g/kg, com número de administrações também variável, dependendo da condição clínica em que a IGIV foi indicada. Atualmente, em decorrência das altas doses e da multiplicidade de situações clínicas, a maior proporção do uso de IGIV tem sido nas indicações ligadas ao efeito imunomodulador.

PRINCÍPIOS DE ADMINISTRAÇÃO DA IGIV

A maior parte dos preparados de IGIV autorizados para uso no Brasil é administrada na concentração de 5%. A forma de apresentação varia com o fabricante. O preparado pode ser fornecido liofilizado, para diluição no local e data de administração, ou já diluído, pronto para infusão. A administração deve sempre ser realizada em serviço de saúde, sob a supervisão de profissionais experientes, devido à possibilidade de efeitos adversos. A velocidade de infusão deve ser iniciada em torno de 0,5 mg/kg/min, não devendo ultrapassar 2,5 mg/kg/min.

EFEITOS ADVERSOS

Em seu conjunto, efeitos adversos podem ocorrer em até 10% das infusões de IGIV.

As reações adversas mais frequentes dependem da experiência prévia do paciente (mais comuns no início do tratamento), da doença de base (mais frequentes nas hipogamaglobulinemias ou em pacientes com história de infecções crônicas ou recentes) e da velocidade de infusão.

Nesse contexto são observados principalmente febre, calafrios, cefaleia e náuseas. Urticária, angioedema, rubor facial, dispneia, vômitos, diarreia e sensação de opressão precordial também são relatados.

O quadro clínico de reação anafilática ou anafilactoide, com instabilidade hemodinâmica associada, é pouco comum atualmente, sendo associado principalmente à presença de agregados de IgG ou de IgA. Com os preparados atuais, de alta qualidade, tais efeitos adversos são raros. Os pacientes mais predispostos são aqueles com hipogamaglobulinemia comum variável e deficiência de IgA.

A prevenção de tais efeitos depende principalmente da seleção de preparados de alta qualidade e da cuidadosa monitoração da velocidade de infusão. Para o tratamento podem ser necessários antitérmicos e, no caso de desequilíbrio hemodinâmico, anti-histamínicos, simpatomiméticos e expansão de volume. O paciente deve sempre estar com estado de hidratação adequado previamente à administração de IGIV. Em situações raras pode ser necessário o preparo com antitérmicos ou anti-histamínicos previamente à administração.

Meningite asséptica é um efeito adverso pouco frequente, ocorrendo principalmente na administração de doses altas em tempo de infusão relativamente curto. O paciente apresenta cefaleia, náuseas e fotofobia, com sinais de irritação meníngea. A incidência é mais alta em pacientes com cefaleia crônica, principalmente aqueles com enxaqueca. Pode ser facilmente prevenida empregando-se baixa velocidade de infusão.

Casos de tromboses venosas e arteriais são relatados, embora raros. Ocorrem principalmente com o uso de doses altas, podendo estar associados à hiperviscosidade, devido à alta concentração proteica da IGIV.

Episódios de insuficiência renal são descritos, quase exclusivamente com o uso de preparados apresentando sacarose como estabilizante.

Devido ao rigor atual na seleção de doadores e no processamento de hemoderivados, a segurança microbiológica da IGIV é muito grande. Na década de 1980 foram relatados casos de hepatite C associados ao uso de preparados não mais disponíveis.

PERSPECTIVAS

O desenvolvimento e o aumento da sofisticação tecnológica da indústria de hemoderivados e produtos imunobiológicos permitem-nos prever aumento da diversidade e ampliação no uso dos preparados de IGIV em futuro próximo. Uma revisão sistemática recente de estudos controlados sugere importante redução de mortalidade com o emprego de preparado de IGIV contendo 76% de IgG, 12% IgM e 12% de IgA no tratamento da sepse, em terapia intensiva neonatal, pediátrica e de adultos.

Em relação ao uso em pacientes ambulatoriais, já se encontra bem estabelecida no exterior, principalmente em países europeus, a administração de imunoglobulina por via subcutânea. Essa via permite a administração no próprio domicílio, uma a duas vezes por semana, com maior controle pelo paciente, maior estabilidade dos níveis séricos e menor incidência de efeitos adversos.

BIBLIOGRAFIA

Ballow M. Safety of IGIV therapy and infusion-related adverse events. Immunol Res 2007; 38:122-132.

Berger M. Principles of and advances in immunoglobulin replacement therapy for primary immunodeficiency. Immunol Allergy Clin North Am 2008; 28:413-437.

Bonilla FA. Pharmacokinetics of immunoglobulin administered via intravenous or subcutaneous routes. Immunol Allergy Clin North Am 2008; 28:803-819.

Eibl MM. History of immunoglobulin replacement. Immunol Allergy Clin North Am 2008; 28:737-764.

Garcia-Lloret M, McGhee S, Chatila TA. Immunoglobulin replacement therapy in children. Immunol Allergy Clin North Am 2008; 28:833-849.

Kreymann KG, de Heer G, Nierhaus A, Kluge S. Use of polyclonal immunoglobulins as adjunctive therapy for sepsis or septic shock. Crit Care Med 2007; 35:2.677-2.685.

Nimmerjahn F, Ravetch JV. Anti-inflammatory actions of intravenous immunoglobulin. Annu Rev Immunol 2008; 26:513-533.

Orange JS, Hossny EM, Weiler CR et al. Use of intravenous immunoglobulin in human disease: a review of evidence by members of the Primary Immunodeficiency Committee of the American Academy of Allergy, Asthma and Immunology. J Allergy Clin Immunol 2006; 117(4 Suppl.):s525-553.

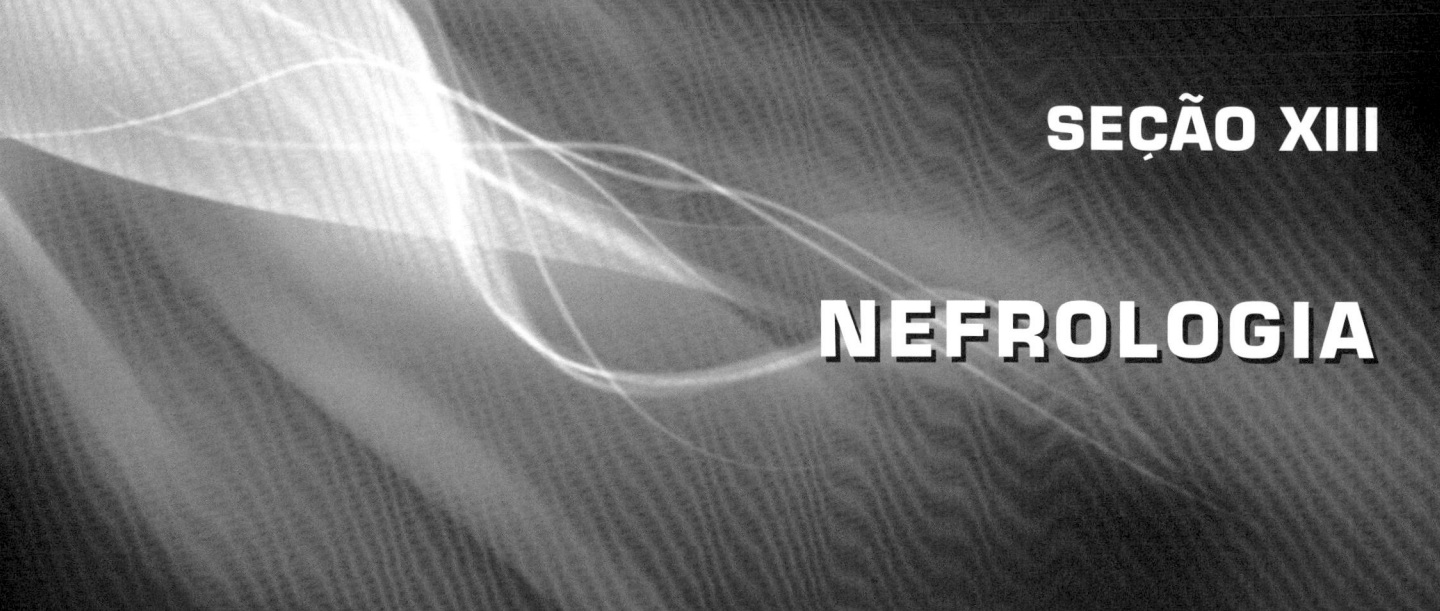

SEÇÃO XIII
NEFROLOGIA

CAPÍTULO 1
Malformações do Trato Urinário

Ana Cláudia de Aquino Carneiro Lacerda
Iracy de Oliveira Araújo
Roberta Costa Pinto Meneses
José Pacheco Martins Ribeiro Neto

INTRODUÇÃO

As malformações congênitas do trato urinário são a causa mais comum de doença renal crônica (DRC), correspondendo a quase 40% de todas as causas de DRC, conforme os dados do estudo cooperativo americano de pacientes renais transplantados (NAPRTCS–2006). Entre as malformações congênitas, as uropatias obstrutivas correspondem a 22%, e as hipoplasias, aplasias ou displasias renais a 18% das causas, conforme o mesmo estudo. Dos pacientes acompanhados pela unidade renal pediátrica do IMIP já com insuficiência renal crônica (taxa de filtração glomerular menor do que 60 mL/m²/SC), cerca de 30% possuem alguma malformação do trato urinário.

Embriologicamente, o rim tem origem no mesoderma intermediário. O rim embrionário surge em torno da 3ª semana de gestação na sua forma não funcional: o primeiro rim ou pronefro. Essa forma é transitória e começa a degenerar-se a partir da 4ª semana, finalizando no início da 5ª semana. O segundo rim ou mesonefro substitui gradativamente o pronefro, iniciando o desenvolvimento dos ductos néfricos, seguidos pelos túbulos mesonéfricos, que se diferenciam em unidades excretoras. O mesonefro funciona como um orgão excretor no embrião. Por volta do 4º mês de gestação, o mesonefro já desapareceu completamente, restando apenas poucos elementos (como os ductos néfricos, que formarão o aparelho reprodutivo). Durante a degeneração do mesonefro, o mesênquima metanéfrico se condensa após o contato do broto uretérico com o mesoderma intermediário a partir da 5ª semana de gestação. A adequada diferenciação dessas estruturas primordiais depende dos sinais indutores a partir do contato dessas estruturas. O rim definitivo ou metanefro surgirá da interação desses sinais. O nefro consiste em glomérulo, túbulo proximal, alça de Henle e túbulo distal, e é derivado do mesênquima metanéfrico; o sistema coletor consiste em ductos coletores, cálices, pelve e ureter, sendo formado a partir do broto uretérico.

Podemos dividir as malformações do trato urinário em obstrutivas, não obstrutivas e mistas, havendo também os defeitos de número como a agenesia renal e rim supranumerário, de rotação e posição, como a ectopia renal cruzada, rim pélvico e rim torácico.

As malformações obstrutivas são:

- Estenose de junção ureteropélvica.
- Megaureter congênito.
- Válvula de uretra posterior.
- Estenose de uretra.
- Estenose de junção ureterovesical.
- Ureterocele.

As não obstrutivas são:

- Refluxo vesicoureteral.
- Hipospádia.
- Complexo extrofia-epispádia.
- Síndrome de Prunne Belly.

Entre as mistas temos:

- Duplicidade pieloureterais.
- Bexiga neurogênica.
- Rim multicístico displásico.
- Doença renal policística.

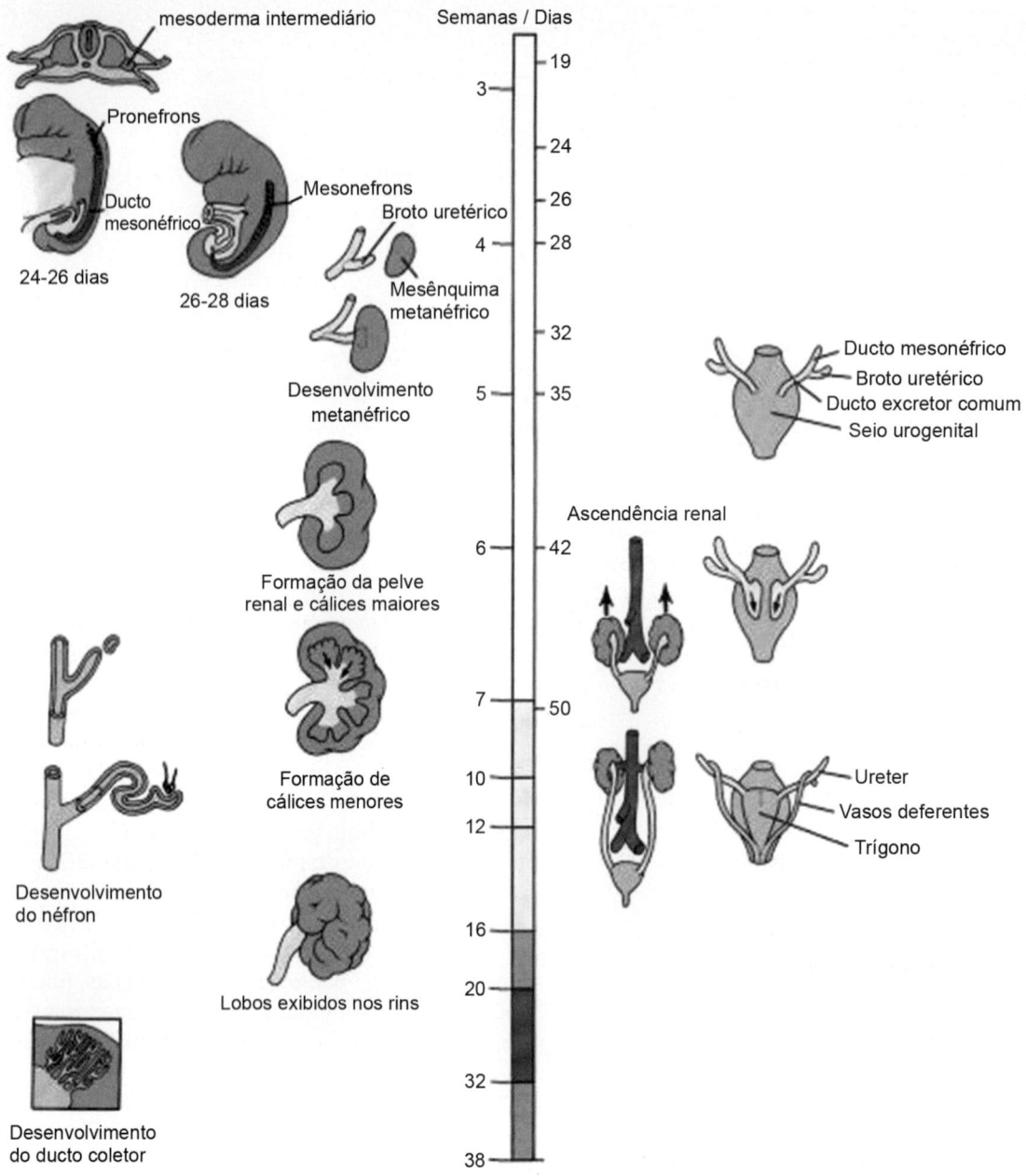

A. Desenvolvimento do rim   **B.** Desenvolvimento de ureter e bexiga

Fig. XIII.1.1. Desenvolvimento do sistema urinário (In: Human embryology, modificado por Larsen WJ, 1997).

UROPATIAS OBSTRUTIVAS CONGÊNITAS

O diagnóstico intraútero das condições obstrutivas permite que seja feita a programação das intervenções cirúrgicas quando apropriadas. Em geral, obstruções graves (como a válvula de uretra posterior e a hidronefrose maciça) geram manifestações clínicas, como dor e infecções, e raramente hipertensão arterial. A hipertensão por obstrução geralmente é mediada pela renina e está associada à esclerose glomerular. As obstruções levarão a manifestações secundárias à redução da filtração glomerular (com aumento nos níveis de creatinina) devido à injúria glomerular, acidose metabólica secundária a injúria tubular e diabetes insípido nefritogênico secundário a anormalidades do ducto coletor. Em geral, essas manifestações são encontradas isoladamente, estando associadas apenas em casos graves.

A intensidade da displasia renal será determinada pelo grau da obstrução do trato urinário durante a formação do rim no período intraútero.

Veremos as malformações separadamente.

Estenose da junção ureteropélvica (EJUP)

A estenose da junção ureteropélvica causa 44% a 65% dos casos de hidronefrose pré-natal, sendo a causa mais comum de hidronefrose grave em recém-nascidos. Em

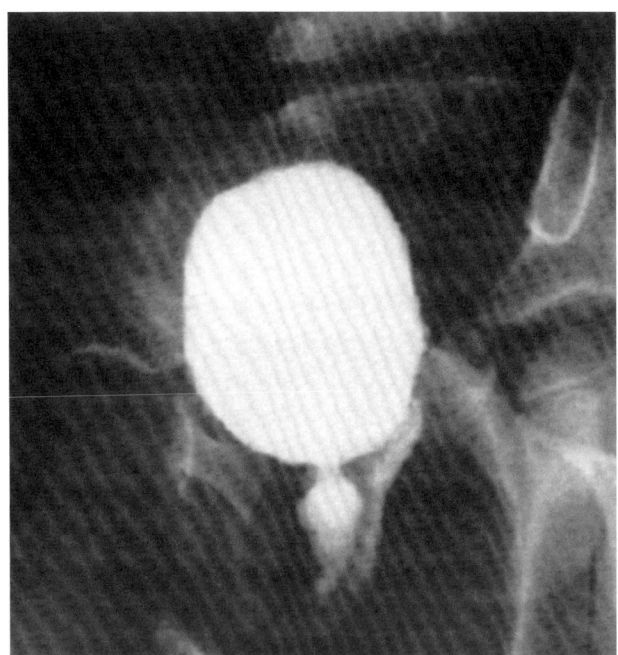

Fig. XIII.1.2. Uretrocistografia miccional demonstrando o aspecto irregular da parede vesical e da dilatação posterior da uretra causada pela válvula de uretra posterior.

90% dos casos é unilateral e resulta do estreitamento intrínseco da junção entre o ureter e a pelve renal ou de compressão extrínseca devido a vaso anômalo. O tratamento para essa anomalia consiste na pieloplastia.

MEGAURETER PRIMÁRIO NÃO REFLUXIVO

Resulta da ausência de peristalse do segmento distal do ureter, causando eliminação anormal da urina. Achado ultrassonográfico inclui a dilatação do ureter e da pelve renal com perda variável do parênquima renal. A história natural do megaureter primário consiste na redução gradual da hidronefrose ao longo dos anos.

Válvula de uretra posterior

É a causa mais comum de obstrução vesical em recém-nascidos com incidência de aproximadamente 1:5.000. Os achados da ultrassonografia no período pré-natal dependem da idade gestacional e da gravidade da obstrução, mas sempre serão observados oligoidrâmnio, dilatação vesical e da uretra posterior, hidronefrose bilateral e formação cística renal subcortical. A correção cirúrgica é feita por ablação transuretral da válvula usando um cistoscópio pediátrico.

Estenose da junção ureterovesical

A EJUV é observada na ultrassonografia pela presença de dilatação ureteral a partir da inserção da bexiga. Sua etiologia inclui ureter ectópico e obstrução do ureter normalmente inserido na bexiga. O ureter ectópico pode ser diferenciado da ureterocele pela presença de hidronefrose na ausência de estrutura cística intravesical. O tratamento consiste na ressecção do segmento obstruído e reimplante ureteral.

Ureterocele

Corresponde à dilatação cística da porção distal do ureter causando obstrução. Ela pode ser ectópica ou intravesical, é mais frequente no sexo feminino e pode estar associada à duplicidade completa do sistema pielocalicial com dilatação da porção superior. Na ultrassonografia pode ser observada hidronefrose ou hidronefrose do polo superior do rim com dilatação da porção distal do ureter junto à bexiga. As opções de tratamento consistem em: descompressão endoscópica da ureterocele, heminefrectomia do polo superior do rim, nefrectomia, reconstrução do ureter com seu reimplante com ou sem cirurgia da porção superior do rim.

UROPATIAS NÃO OBSTRUTIVAS

Refluxo vesicoureteral

Presença de hidronefrose em grau variado pode ser o achado inicial para o diagnóstico de refluxo vesicoureteral (RVU). Aproximadamente 30% das hidronefroses intraútero estão associadas à RVU por ocasião da investigação pós-natal. Outras malformações do trato urinário associadas ao RVU são: megacistos, megaureter, alterações vesicais e hidronefrose bilateral. É mais frequente no sexo masculino e pode variar de grau 1 a grau 5, de acordo com a gravidade.

Hipospádia

É a deformidade congênita mais frequente da genitália masculina e ocorre devido à deficiência de testosterona na vida intrauterina, por volta da 14ª semana de gestação. Nela ocorre a exteriorização da uretra na face ventral. O tratamento é cirúrgico com a realização de uretroplastia.

Complexo extrofia-epispádia

Na extrofia vesical verifica-se a herniação ventral da bexiga que pode associar-se ao complexo extrofia-epispádia quando a mucosa vesical apresenta comunicação com a mucosa uretral. O tratamento consiste no fechamento da placa vesical com aproximação do osso pélvico e reconstrução do colo vesical.

Síndrome de *prunne belly*

Tem como causa a obstrução transitória da membrana uretral congênita por volta da 8ª à 10ª semana de gestação com posterior recanalização da uretra e descompressão do trato urinário. Ocorre uma falha em toda a musculatura lisa do trato urinário, ocasionando grave dilatação vesical e do trato urinário superior, além dos

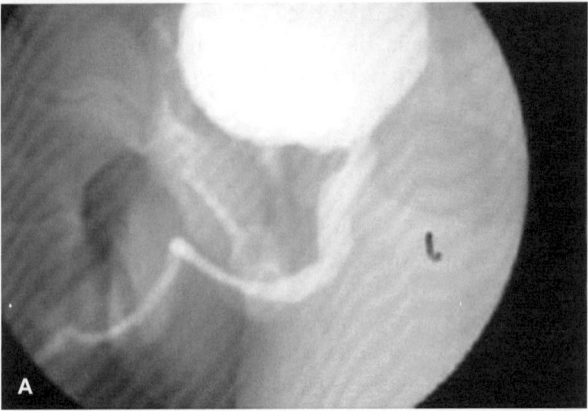
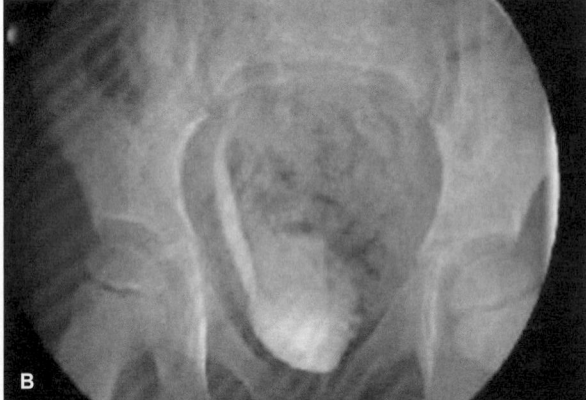
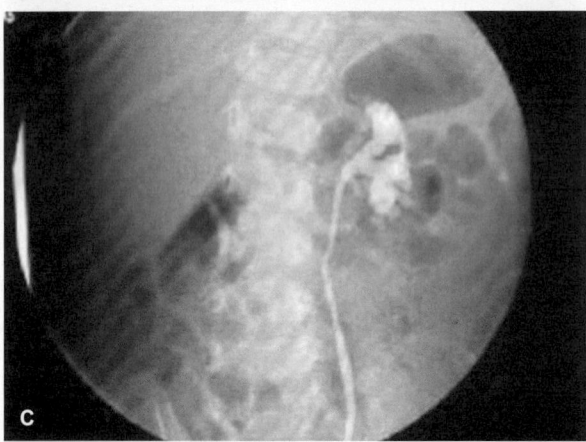
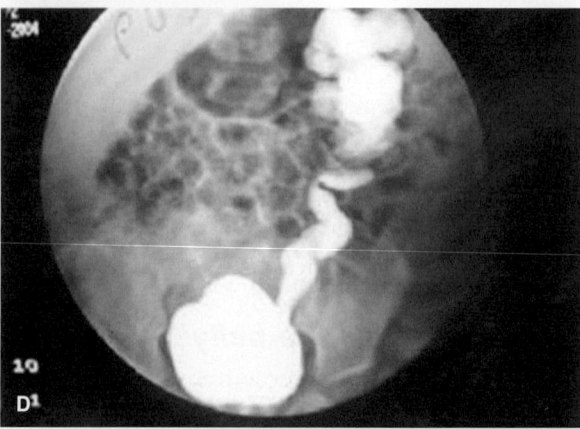

Fig. XIII.1.3. Uretrocistografia miccional. **A.** Ausência de refluxo vesicoureteral com bexiga e uretra normais. **B.** Presença de refluxo grau I. **C.** Refluxo grau III. **D.** Refluxo grau IV. *Fonte:* Jornal de Clínica Urológica da América do Norte 2007; 34.

achados de criptorquidismo e flacidez da parede abdominal. O fator prognóstico mais importante será o nível de comprometimento da função renal, com graus variáveis de displasia renal.

O tratamento cirúrgico da dilatação do trato urinário permanece controverso e deverá ser individualizado para cada paciente.

UROPATIAS MISTAS

Duplicidade pielocaliciana

Pode ser completa ou incompleta, acometendo a pelve e/ou o ureter, e também unilateral ou bilateral. Na maioria dos casos o ureter que drena o polo superior é obstrutivo e o que drena o polo inferior é refluxivo. Pode estar associado à infecção do trato urinário (ITU) de repetição, sendo, às vezes, necessário tratamento cirúrgico com heminefrectomia do polo superior.

Bexiga neurogênica

Ocorre por disfunção vesicoesfincteriana devido à lesão neurológica. Pode ser congênita (meningomielocele, por exemplo) ou adquirida (como nos casos de traumatismos ou patologias adquiridas, como a neuroesquistossomose). É a mais comum malformação congênita do sistema nervoso central (SNC) detectada em USG intraútero. O disrafismo espinhal é a principal causa de bexiga neurogênica no recém-nascido. Atinge ambos os sexos e sua incidência é de 1:1.000. O quadro clínico pode apresentar distúrbios miccionais em graus variáveis, sendo a incontinência urinária a mais frequente. Pode apresentar também ITU e em casos mais graves evoluir para claudicação da função renal com necessidade de terapia de substituição renal. O tratamento consiste em promover o adequado esvaziamento vesical, prevenir ITU e manutenção da função renal.

Rim multicístico displásico

O achado na USG corresponde a múltiplas formações císticas não comunicantes e de tamanho variado, ausência de cisto central e presença mínima de parênquima renal. Pode estar associado à duplicidade do sistema pielocalicial, RVU ou EJUP do rim contralateral.

Doença renal policística

Constitui outra condição cística que pode ser identificada no período pré-natal com imagem de USG de rins aumentados de maneira uniforme com aumento da ecogenicidade. Os cistos se formam a partir de todos os segmentos tubulares e são tão pequenos e de tamanhos variados que inicialmente não são visualizados na USG. A doença renal policística está associada à mutação no gene PKHD1 (forma infantil ou recessiva) ou gene PKHD2 (forma adulta ou dominante). A forma infantil tem apresentação clínica grave com a presença de oligoidrâmnio e hipoplasia pulmonar. A síndrome de Potter se caracteriza por hipoplasia pulmonar, implantação baixa das orelhas, defeitos esqueléticos e oligoidrâmnio.

BIBLIOGRAFIA

Hubert KC, Palmer JS. Current diagnosis and management of fetal genitourinary abnormalities. Urol Clin N Am 2007; 34:89-101.

Macedo Junior A. Anomalias congênitas do trato urogenital. In: Schor N, Srougi M (eds.). Nefrologia urologia clínica. Sarvier 1998:317-321.

Moron AF, Passos JP. Medicina fetal em nefrourologia pediátrica. In: Toporovski J, Mello VR, Martini Filho D, Benini V, Andrade OVB (eds.). Nefrologia pediátrica, 2ª ed. Rio de Janeiro: Guanabara Koogan, 2006: 40-50.

Park JM. Normal development of the urogenital system. In: Campbell e Walsh (eds.). Urology. 9 ed. Elsevier, 2007.

Peters CA, Chevalier RL. Congenital urinary obstruction: pathophysiology. In: Campbell e Walsh (eds.). Urology. 9ª ed. Elsevier, 2007.

Santos DPP, Guidoni EBM, Salgado Filho H, Creão AS, Toporovski J. Disfunção neurogênica do trato urinário inferior – bexiga neurogênica. In: Toporovski J, Mello VR, Martini Filho D, Benini V, Andrade OVB (eds.). Nefrologia pediátrica. 2ª ed. Rio de Janeiro: Guanabara Koogan, 2006:336-349.

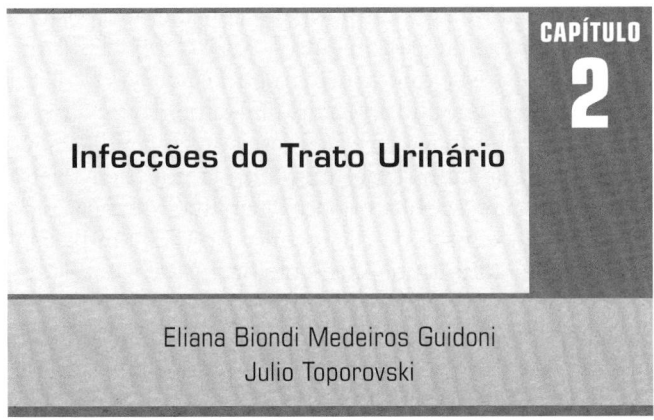

CAPÍTULO 2
Infecções do Trato Urinário

Eliana Biondi Medeiros Guidoni
Julio Toporovski

INTRODUÇÃO, CONCEITUAÇÃO E EPIDEMIOLOGIA

A infecção do trato urinário (ITU) se caracteriza pela multiplicação bacteriana em qualquer segmento do aparelho urinário. A ITU está entre as doenças bacterianas mais frequentes e de maior risco durante a infância, especialmente em lactentes. Prevalece na raça branca e tem nítida predominância no sexo feminino. Porém, em neonatos e lactentes jovens, até o 6º mês de vida, poderá incidir preferencialmente em meninos.

A ITU ocorre, em geral, nos primeiros anos de vida, atingindo o pico de incidência por volta do 3º ao 4º ano de idade. A ITU febril (> 38,5ºC) em lactentes é particularmente grave, podendo representar, em até 90% dos casos, um surto de pielonefrite aguda (PNA). A evolução com bacteremia e sepse a partir de um foco urinário (urosepse) também é frequente em lactentes, especialmente em neonatos, sendo, em geral, causada por *Escherichia coli* fimbriada (também podem ser isoladas *Klebsiella* SP. e *Streptococcus* grupo B). Surtos de ITU em crianças de baixa faixa etária, em especial neonatos e lactentes jovens, e retardo na instituição do tratamento adequado estão entre os principais fatores de risco de PNA e lesão renal.

Raramente é observada formação de novas cicatrizes em pacientes acima de 7 anos, excetuando-se algumas crianças portadoras de rins já muito alterados que poderão evoluir com cicatrizes decorrentes de surtos de PNA até cerca de 10 anos de idade.

Durante a gestação pode-se observar aumento do número de surtos de ITU em até 37% das mulheres predispostas à infecção urinária, notando-se que as gestantes portadoras de refluxo vesicoureteral com cicatrizes renais apresentam maior risco de PNA e de hipertensão arterial gestacional (DHEG). São recomendados o controle pressórico e as uroculturas periódicas, com intervalos de 1 a 2 meses. Antibioticoterapia é indicada em todos os surtos de ITU (mesmo oligo ou assintomáticos) e, nos casos de ITU de repetição, a quimioprofilaxia deverá ser instituída, preferencialmente com nitrofurantoína. Os recém-nascidos de mães que tiveram bacteriúria na gestação podem apresentar um risco até quatro vezes maior de infecção urinária no período neonatal em decorrência da colonização intestinal pós-natal pela mesma bactéria uropatogênica albergada no intestino materno.

Cerca de 30% a 50% das crianças com ITU apresentam associação com refluxo vesicoureteral (RVU) e, aproximadamente, 50% dessas crianças (principalmente entre 0 e 6 anos) evoluirão com nefropatia do refluxo.

Um contingente de aproximadamente 5% a 10% das crianças que apresentaram ITU de repetição na infância (geralmente portadoras de malformações do trato urinário bilaterais) poderá, a médio ou longo prazo, evoluir com deterioração progressiva da função renal, hipertensão arterial sistêmica, insuficiência renal crônica terminal e, eventualmente, necessitar de transplante renal.

SUSPEITA CLÍNICA DA ITU NA INFÂNCIA

A sintomatologia clínica da ITU na infância varia de acordo com a faixa etária do paciente, do segmento do trato urinário acometido pela infecção e da intensidade da resposta inflamatória.

Crianças com controle esfincteriano (após 24 a 36 meses)

A suspeita clínica se baseia na presença de sintomas urinários, como disúria, polaciúria, retenção urinária, tenesmo, urgência, urgeincontinência, incontinência, enurese noturna secundária etc. Observamos que, diferentemente dos adultos com ITU que tendem a evoluir com polaciúria, as crianças, em qualquer faixa etária, tendem a apresentar retenção urinária. Os sintomas urinários podem estar associados a manifestações sistêmicas, como anorexia, prostração, febre, vômitos, dor abdominal, toxemia, irritabilidade etc.

Lactentes

Os sinais e sintomas da infecção urinária são, em geral, inespecíficos, tornando difícil distingui-los de outros focos infecciosos extrarrenais, o que retarda o diagnóstico e o tratamento adequado. Pode-se ter relato de alterações no aspecto e odor da urina, choro correlacionado à micção ou alteração no número e volume das micções. Porém, na prática, a presença de febre sem foco ao exame clínico (a esclarecer) é o principal sinal encontrado na ITU em lactentes, podendo, principalmente em lactentes jovens, aparecer como único sinal de infecção. Assim, é consenso que em todos os lactentes que tenham febre de origem indeterminada deve ser realizada coleta de urocultura para esclarecimento diagnóstico.

Neonatos

Em geral, a sintomatologia urinária é muito pobre nessa faixa etária, enquanto os sinais de acometimento sistêmico surgem precocemente e são, com frequência, acompanhados de hiper ou hipotermia, icterícia (aumento de bilirrubina direta) ou alterações neurológicas, como choro persistente, hipoatividade ou convulsões. Sinais de bacteremia e sepse a partir de um foco urinário (urosepse) são frequentes em neonatos e lactentes jovens.

DIAGNÓSTICO LABORATORIAL
Urina tipo 1

Aproximadamente 80% das infecções urinárias podem ser acompanhadas de leucocitúria, porém esse achado isoladamente não é suficiente para confirmar o diagnóstico de ITU. Leucocitúrias estéreis podem ocorrer em virtude de processos infecciosos ou inflamatórios, locais ou sistêmicos, renais ou extrarrenais, como dermatites perineais em geral (incluindo vulvovaginite com ou sem leucorreia, balanopostite), glomerulonefrites (como GNDA, LES etc.), após vacina Sabin ou na vigência de algumas viroses, gastroenterocolites, desidratações, febre de qualquer etiologia, manipulação ou cateterização das vias urinárias etc. A introdução de antibioticoterapia baseada apenas no encontro de leucocitúria, sem urocultura prévia, pode acarretar tratamento e investigação de "falsa ITU".

Urocultura

É o padrão-ouro para confirmação do diagnóstico de ITU; portanto, é imprescindível que a urina enviada para cultura seja colhida adequadamente, de acordo com o sexo e a faixa etária do paciente, evitando-se erro no diagnóstico ("falsa ITU") em decorrência da contaminação da urina durante a coleta.

Coleta de urina para cultura

Deve ser realizada preferencialmente por jato médio ou intermediário em crianças com controle esfincteriano. Por meio dessa técnica consideram-se significativas para confirmação de ITU contagens de Gram negativas > 100.000 (10^5) UFC/mL. Essa técnica é contraindicada em crianças que apresentam patologias perineais com contaminação periuretral (vulvovaginites e balanopostites), sendo indicada, em qualquer faixa etária, a coleta de urina por sondagem vesical com o objetivo de evitar possível contaminação externa durante o procedimento.

Segundo a Academia Americana de Pediatria, a sondagem vesical (SV) e a punção suprapúbica (PSP) são consideradas padrão-ouro para confirmação da infecção urinária em crianças sem controle esfincteriano. Seguras e de baixo risco, exigem apenas experiência e habilidade técnica. O sucesso na obtenção de urina por PSP é de 23% a 90%, com confiabilidade de 100%. A urocultura obtida por PSP é considerada positiva na presença de qualquer número de colônias de bactérias, uma vez que a bexiga é um meio normalmente estéril. A urina obtida por sondagem vesical tem sensibilidade de 95% e especificidade de 99% quando comparada à PSP. O risco de infecção em lactentes devido à cateterização transuretral não está determinado, porém é consenso que o risco é baixo e, portanto, essa técnica pode ser recomendada com segurança. A urocultura colhida por SV é considerada positiva quando apresentar crescimento > 10.000 (10^4) UFC/mL.

Deve-se frisar que a urina obtida por saco coletor pode resultar em alto índice de falso-positivos na urocultura, atingindo até 85% dos casos. Recomenda-se que o resultado da cultura de urina obtida por saco coletor seja valorizado apenas quando negativo, ou seja, para triagem ou exclusão do diagnóstico de ITU. Em pacientes cuja urocultura por saco coletor apresentar resultado positivo, uma nova urocultura deverá ser realizada escolhendo-se um método de coleta de urina de maior confiabilidade de acordo com a faixa etária, antes do início do tratamento.

Em nosso serviço, analisamos 372 crianças encaminhadas pela rede pública com suspeita de ITU, que foi confirmada em apenas 60% dos casos. Nas crianças portadoras de "falsa ITU" (40% dos casos), a coleta inadequada de urina para cultura se mostrou a principal causa de erro no diagnóstico da infecção urinária, 59% dos casos, salientando-se que muitos pacientes já chegaram ao serviço recebendo antibioticoterapia para ITU, o que impossibilitou a confirmação diagnóstica.

É importante salientar que o tratamento, a investigação e o acompanhamento de "falsa ITU" são onerosos e desnecessários, além de não serem isentos de riscos e efeitos colaterais para o paciente. Por outro lado, essa abordagem é essencial nas crianças com ITU, devendo ser realizada de acordo com a faixa etária da criança no momento do diagnóstico. Portanto, identificar corretamente a infecção urinária em crianças é primordial para evitar ou amenizar a progressão do dano renal.

Emprego de laminocultivo

O laminocultivo é um sistema prático de cultura de urina em lâmina de Ágar para o diagnóstico da ITU, permitindo a identificação direta da *E. coli*, principal agente uropatogênico. A urina coletada é imediatamente semeada por imersão da lâmina na urina ou derramando-se a urina sobre as placas; a leitura pode ser realizada após 18 a 24 horas de incubação a 37ºC. Os gêneros *Morganella*, *Proteus* e *Providencia* também podem ser identificados, permitindo diagnóstico e tratamento precoce da ITU.

Teste do nitrito

O nitrato, normalmente encontrado na urina, pode, na presença de algumas enterobactérias, ser reduzido a nitrito. Quando positivo, esse teste é altamente preditor de ITU.

Problemas possíveis

Para que as enterobactérias reduzam o nitrato em nitrito é necessário que a urina fique depositada na bexiga no mínimo 2 a 3 horas. Caso contrário, pode-se obter resultado falso-negativo. Por esse motivo, esse teste tende a ter maior confiabilidade em adultos com ITU do que em crianças, especialmente as de baixa faixa etária.

Um exame falso-positivo pode ocorrer quando não se retira o excesso de urina da fita e ela escorre alterando a leitura. Após molhar a tira deve-se tirar o excesso com papel absorvente e colocar a tira na horizontal para leitura. Pode ocorrer também quando há pigmentos presentes na urina, como hemácias, corantes, medicamentos etc.

Conclusão

O teste do nitrito tem sensibilidade muito variável (35% a 80%), principalmente para *E. coli*, com especificidade de 92%, notando-se uma correlação direta com a contagem de colônias de enterobactérias na urina.

Teste bacterioscópico

Em urina não centrifugada, apresenta baixo valor preditor de ITU; em urina centrifugada, essa técnica concentra os micro-organismos que serão visualizados na coloração pelo método de Gram.

Diversos autores descrevem sensibilidade entre 90% e 100%, especificidade entre 84% e 99%, valor preditivo positivo entre 54% e 97% e negativo entre 98% e 100%.

Os autores consideraram positivo o encontro de uma ou mais bactérias por campo.

Problemas possíveis

a. *Falha técnica*: Trata-se de um exame de difícil visualização, sendo frequente confundir um bacilo gram-positivo (flora perineal/contaminação) com um bacilo gram-negativo – falso-positivo.
b. *Gram com resultado negativo*: Não afasta ITU.

Conclusão

A coloração pelo método de Gram, centrifugada ou não, teve melhor desempenho do que o nitrito como método de triagem. Mesmo assim, a técnica é muito trabalhosa e o esfregaço é de difícil interpretação, não admitindo falhas técnicas. Em nosso serviço observamos que nenhum teste de triagem obteve valor equivalente à cultura.

Marcadores de resposta inflamatória/imunológica à infecção

São considerados importantes marcadores de resposta inflamatória na ITU: velocidade de hemossedimentação (VHS); proteína C reativa (PCR); procalcitonina; interleucina 6 (IL-6); interleucina 8 (IL-8).

A procalcitonina, um polipeptídeo idêntico ao pró-hormônio da calcitonina, pode apresentar-se elevada em crianças com PNA e frequentemente é normal em casos de cistite, com sensibilidade variando de 58% a 94% e especificidade de 62% a 89%.

Minutos após a interação da bactéria com a célula do uroepitélio, ocorrem a produção e a liberação de citocinas mediadoras do processo inflamatório presentes na urina. A magnitude e perpetuação da resposta inflamatória local modulam a ativação da resposta inflamatória mucosa e imunológica. A presença de aderência bacteriana por fímbrias tipo 1 e P também atua, aumentando a intensidade da resposta inflamatória.

A IL-6 pode aumentar na ITU baixa, mas se eleva principalmente na PNA. É interessante salientar que a IL-6 não é encontrada na urina de crianças com febre cuja origem não seja renal. A sensibilidade pode variar entre 86% e 88% com especificidade ao redor de 74%. A IL-6 estimula o hepatócito a produzir PCR e fibrinogênio, elevando o VHS e agindo como potente pirógeno endógeno. Pacientes com PNA, confirmada pela cintilografia com o ácido dimercaptosuccínico (DMSA), que tinham procalcitonina e citocinas elevadas também apresentaram elevação do PCR, VHS, da contagem de neutrófilos, da IL-1β e do TNF-α.

Pode-se notar elevação da IL-8 na urina de pacientes com piúria, sendo maior nas crianças com ITU febril do que nas portadoras de bacteriúria assintomática.

Bactérias uropatogênicas

Embora a ITU possa ser causada por qualquer patógeno que colonize o trato urinário (como fungos, parasitas e vírus), os uropatógenos mais frequentes são bactérias de origem entérica, destacando-se a *E. coli* como a principal bactéria uropatogênica encontrada em ambos os sexos e em qualquer faixa etária. Deve-se salientar que as bactérias possuem um único cromossomo e seu material genético está disperso pelo citoplasma. Alguns fatores de virulência, como hemolisina e aerobactina, podem ser produzidos em *loci* gênicos próximos, formando as chamadas "ilhas de patogenicidade". Essas ilhas podem ser transmitidas para outras bactérias por meio da troca de material genético, aumentando a capacidade de virulência da bactéria receptora e, consequentemente, o risco de dano renal.

O gênero *Proteus* sp. ocupa o segundo lugar no sexo masculino, sendo responsável por até 30% dos casos de ITU. Apresenta quatro cepas diferentes, sendo a *Proteus mirabilis* e a *P. vulgaris* uropatógenos habituais. Algumas cepas de *Proteus* sp. produzem urease, assim como outros agentes, como *Klebsiella pneumoniae, Pseudomonas* sp. *e Candida* sp., que, através da hidrolisação da ureia urinária, promovem a formação de amônio, CO_2 e alcalinização da urina, facilitando, dessa maneira, a formação de cálculos de estruvita ou fosfato-amônio-magnesiano, que, em geral, apresentam crescimento rápido e de aspecto coraliforme. São responsáveis por 10% a 15% dos cálculos urinários, podendo estar associados a enfermidades obstrutivas do trato urinário, disfunções neurogênicas, pielonefrite xantulogranulomatosa etc. O quadro clínico é oligossintomático, podendo existir perda de função renal no momento do diagnóstico em até 25% dos casos.

Algumas cepas de *E. coli* e *Proteus* sp. têm capacidade de aderir ao prepúcio, que, uma vez colonizado, poderá tornar-se manancial de bactérias potencialmente uropatogênicas, principalmente em lactentes jovens. Esses pacientes poderão beneficiar-se com a realização de postectomia, diminuindo em até 90% o risco de ITU.

As alterações hormonais secundárias à adolescência favorecem mudanças na flora, possibilitando a colonização vaginal por outras bactérias uropatogênicas menos comuns, como a *Staphilococcus saprophyticus*, bactéria gram positiva, presente, principalmente, em adolescentes sexualmente ativas. Essas infecções atingem, em geral, o trato urinário inferior, ocasionando cistites com polaciúria, disúria, dor hipogástrica e, frequentemente, hematúria. O início da atividade sexual pode ocasionar súbito aumento do número de ITUs, assim como o uso de diafragma e espermicida que parecem alterar a defesa vaginal (por diminuição dos bacilos acidófilos) e a colonização periuretral.

Na presença de ITU associada a anormalidades anatômicas de rins ou vias urinárias não funcionantes, como coto ureteral infectado, hidronefrose com exclusão renal, corpos estranhos colonizados (cateter ureteral ou uretral) ou cálculos urinários infectados que não possam ser esterilizados com antibioticoterapia (VO, IM ou IV), a identificação da anormalidade anatômica é essencial porque, frequentemente, a intervenção cirúrgica pode ser a única forma de erradicar a ITU. Essas crianças tendem a apresentar persistência da infecção urinária, apesar da administração adequada de antibióticos, ou reinfecções frequentes, comumente causadas pelo mesmo uropatógeno. Nesses casos devemos excluir a possibilidade de o uropatógeno estar localizado em "sítios protegidos", ou seja, em local não acessível à terapia com antibióticos.

Raramente, fístulas entre o trato urinário e o gastrointestinal (uretrorretais ou uretrovaginais) podem ser a causa de ITU de repetição, que necessitam de correções cirúrgicas. Eventualmente, pode-se encontrar infecção das glândulas periuretrais em portadores de válvula de uretra posterior ou estenose uretral, por aumento da pressão uretral e refluxo de urina contaminada.

Crianças imunodeprimidas e portadoras de cateteres de demora podem apresentar infecções causadas por oportunistas, como *Candida* e *Pseudomonas*.

Observa-se que alterações urodinâmicas que cursam com formação de estase e resíduo pós-miccional propiciam maior número de surtos de infecção, selecionam uropatógenos não habituais (não *coli*) e cepas multirresistentes, dificultando a erradicação da ITU.

Contaminação ascendente da bactéria no trato urinário

Como sabemos, o trato urinário é estéril com exceção do terço distal da uretra, que se apresenta contaminado em ambos os sexos. Vários estudos demonstram que a bactéria uropatogênica contamina o trato urinário feminino através do trajeto fezes-períneo-uretra com consequente ascensão retrógrada para a bexiga. A contaminação prévia da genitália externa (região periuretral) por bactéria uropatogênica é pré-requisito essencial para que ocorra ITU.

A presença de refluxo vesicoureteral poderá facilitar o transporte da bactéria da bexiga até o parênquima renal, sendo considerado, pela maioria dos autores, importante fator de risco para dano renal. Refluxos graves (grau IV ou V) podem causar um risco até quatro vezes maior de PNA em relação ao RVU leve.

DIAGNÓSTICO POR IMAGEM

Após a confirmação de ITU, todas as crianças devem, obrigatoriamente, realizar investigação por imagem do trato urinário (Fig. XIII.2.1). Porém, o protocolo ideal de investigação permanece controvertido. Marks, Gordon e Tullus (2008) sugerem que a investigação em crianças portadoras de ITU deve limitar-se a selecionar a população com alto risco de desenvolver dano renal; portanto, a investigação por imagem deveria ser individualizada. A finalidade principal é diagnosticar eventuais malfor-

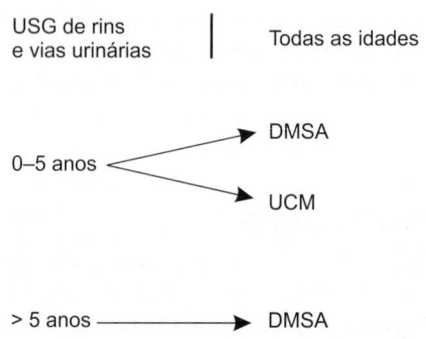

Fig. XIII.2.1. Esquema de investigação por imagem em crianças portadoras de ITU.

mações que possam aumentar o risco de novos surtos de ITU, em especial de pielonefrite, dificultar a erradicação da bactéria ou predispor a reinfecções. Anormalidades estruturais do trato urinário são encontradas em cerca de 30% a 50% das meninas no 1º ano de vida e em porcentagem pouco maior nos meninos com ITU. Entre elas se destaca o refluxo vesicoureteral por associar-se frequentemente à ITU (30% a 50% dos casos) e, principalmente, por facilitar a ascensão bacteriana até o parênquima renal.

TRATAMENTO DA ITU NA INFÂNCIA

Orientação familiar

É importante informar a família que no acompanhamento da ITU apenas 20% a 30% das crianças, principalmente meninas, apresentarão um único surto. Os fatores de risco para pielonefrite e formação de cicatriz renal devem ser abordados, salientando-se, em especial, o risco da ITU em baixo grupo etário e do retardo no diagnóstico e tratamento da infecção. Aproximadamente 15% a 20% dos portadores de cicatrizes renais bilaterais poderão evoluir para insuficiência renal crônica e hipertensão arterial sistêmica. O prognóstico está diretamente relacionado com o prejuízo da função renal decorrente das cicatrizes pielonefríticas.

Hábito intestinal

Crianças portadoras de constipação intestinal crônica (retentora de fezes) são, frequentemente, retentoras também de urina. O crescimento vesical está diretamente relacionado com o volume de urina armazenado no interior da bexiga. Assim, a retenção voluntária de urina pode ocasionar aumento da capacidade vesical com consequente estase urinária e formação de resíduo vesical pós-miccional. A correção simultânea do hábito urinário e intestinal é eficaz e fundamental para a obtenção de êxito no tratamento e eventual controle da ITU de repetição.

Hábito urinário

Na maioria das crianças o controle miccional diurno ocorre entre 24 e 36 meses. A criança deve ser orientada a urinar ao acordar e antes de deitar e, durante o dia, com intervalos regulares de aproximadamente 2 a 3 horas e tempo de micção de aproximadamente 1 minuto, o suficiente para esvaziamento completo do conteúdo vesical. As meninas devem urinar sentadas, com os pés totalmente apoiados no chão ou, quando pequenas, com os pés apoiados sobre um suporte, procurando relaxar a musculatura perineal, o que facilita o esvaziamento vesical completo.

Instabilidade vesicoesfincteriana

É definida como a incapacidade de a bexiga promover micção eficiente devido a uma disfunção vesical, esfincteriana ou ambas, sendo considerada de alto risco de dano renal quando gerar pressão intravesical > 40 cm de água. As meninas em idade pré-escolar e escolar são as mais acometidas, com o quadro tendendo a ser transitório não apresentando recidiva posterior. A suspeita clínica tem por base principalmente a anamnese e a avaliação do jato urinário durante a consulta. O diário miccional deverá ser solicitado sempre que houver dúvida diagnóstica. Deve-se suspeitar de disfunção vesicoesfincteriana em pacientes que durante o seguimento clínico apresentam aumento do número de surtos de ITU. Avaliação da micção por estudo urodinâmico pode ser necessária em alguns casos.

Avaliação da micção

Início do jato urinário

Observar perdas espontâneas (provocadas por manobras de Valsalva, como choro, ou manobra de Credé) durante o exame, retenção (intervalos longos, > 3 horas), urgência ou urgeincontinência, demora em iniciar o jato (hesitação), presença de esforço ou manobras de Valsalva para iniciar o jato urinário.

Durante a micção

Jato fino, interrompido ou em gotejamento, escapes fecais, presença de sintomas urinários, alteração do aspecto, odor ou coloração da urina.

Após a micção

Tenesmo urinário, presença de bexigoma, incontinência (pós-miccional ou ao esforço).

Diário miccional

Anotar durante um período de tempo: intervalo, volume, presença de perdas e urgeincontinência.

Avaliação da região sacral

Independentemente da idade, todas as crianças devem realizar exame da região lombossacral: agenesia (nádegas achatadas ou ausência de fenda glútea) ou manifestações cutâneas variadas de disrafismo espinal (fosseta coccígea, fissura glútea aberrante, malformação vascular, tufo piloso, abaulamentos ou concavidades) podem estar associadas à bexiga neurogênica. A radiografia da região lombossacral deve ser complementada com ressonância magnética de coluna, sempre que houver suspeita de patologia espinal.

Vulvovaginite

Patologia perineal muito frequente em pediatria, sendo acompanhada de sintomas urinários em aproximadamente 30% a 50% das meninas, como urgência, tenesmo, disúria, hematúria, polaciúria ou retenção, os quais, na maioria dos casos, melhoram apenas com tratamento do processo inflamatório externo e correção da higiene perineal. A associação de vulvovaginite com ITU é pouco frequente, acometendo apenas 6% a 8% dos casos. Na suspeita de ITU na vigência de vulvovaginite com/sem leucorreia, a urina para cultura deverá sempre ser obtida por sondagem vesical, em qualquer faixa etária, evitando a contaminação pela bactéria causadora da infecção perineal.

TERAPÊUTICA MEDICAMENTOSA

A abordagem terapêutica está intimamente relacionada com o tipo de ITU.

Bacteriúria assintomática

A antibioticoterapia é indicada apenas quando a bacteriúria se torna sintomática e/ou há sinais de progressão do dano renal. Em portadores de bexiga neurogênica, a bacteriúria assintomática está presente em aproximadamente 80% dos casos, principalmente nos que realizam cateterismo vesical intermitente limpo. O uropatógeno habitualmente encontrado é a *E. coli*, que parece proteger o uroepitélio da colonização por outras enterobactérias de maior virulência (interferência bacteriana). Portadores de bexiga neurogênica só deverão receber antibioticoterapia na presença de urocultura positiva acompanhada de um ou mais dos seguintes sintomas: febre, dor abdominal, alteração do padrão urinário, do aspecto ou odor da urina. Salientamos que é contraindicado o uso de quimioprofilaxia na vigência de colonização do trato urinário porque, além de não ser efetiva, pode induzir aumento da resistência aos antimicrobianos habituais. Observa-se que em portadores de bexiga neurogênica com bacteriúria assintomática há tendência de trocar frequentemente a bactéria colonizadora por outra que, em geral, se mantém assintomática, justificando alterações na urocultura de controle. Estudos mostraram que em crianças com bexiga neurogênica e bacteriúria assintomática por *E. coli*, no período de 6 a 8 semanas, houve troca de colonização por outra cepa de *E. coli*, mas mantiveram-se assintomáticas; enquanto em pacientes nos quais houve troca de colonização por outra enterobactéria não *coli* (*Klebsiella* sp., *Enterobacter* sp.) notou-se evolução com ITU sintomática. Esses achados corroboram o possível efeito protetor da colonização pela *E. coli* nesses pacientes.

Cistite

O tratamento visa melhorar os sintomas urinários e, eventualmente, os sistêmicos. O retardo terapêutico pode propiciar PNA.

Pielonefrite aguda

O tratamento medicamentoso visa abordar precocemente a infecção, diminuindo o risco de formação de cicatrizes e consequente deterioração da função renal.

Quadro XIII.2.2. Esquema terapêutico da ITU na infância

Droga	Via	Dose/dia (mg/kg/dia)	Frequência (horas)
Nitrofurantoína	VO	3-5	8
Ácido nalidíxico	VO	30-50	6-8
Cefalexina	VO	50-100	6-8
Cefadroxil	VO	30-50	12
Cefuroxima	VO ou IV	10-15	12
Ceftriaxona	IM ou IV	50-100	12-24
Gentamicina*	IV	5	24
Amicacina*	IM ou IV	15	24
Ciprofloxacina	IV ou VO	30	12

*Corrigir dose em caso de insuficiência renal.

Antibioticoterapia

É consenso que a antibioticoterapia deverá ser introduzida logo após coleta adequada de urina para cultura, principalmente em faixa etária de risco para lesão renal, uma vez que a demora no resultado da urocultura (média 2 a 5 dias) pode acarretar dano renal ao paciente. A escolha inicial é sempre empírica, com base no estudo da resposta terapêutica das ITUs não complicadas adquiridas na comunidade. Salientamos que as cepas uropatogênicas encontradas na comunidade e sua sensibilidade vêm sendo mantidas inalteradas nas últimas décadas, não sendo necessária a solicitação de antibiograma de rotina (Quadro XIII.2.2 e Fig. XIII.2.2).

Duração do tratamento

O emprego de esquemas curtos ou dose única não é aconselhável no tratamento da ITU na infância porque pode induzir resistência bacteriana. Habitualmente são utilizados esquemas terapêuticos com 7 a 10 dias de duração e a urocultura de controle é realizada 2 a 5 dias após o término do antibiótico para confirmação da cura.

Seleção bacteriana

A seleção bacteriana da flora intestinal é fator importante a ser considerado na escolha terapêutica. Exige assim um cuidado especial na escolha de antibióticos que devem atingir altas concentrações no trato urinário, pelo menos o dobro da concentração inibitória mínima, com pouca ou nenhuma repercussão no trato gastrointestinal. Segundo Winberg e colaboradores, aminoglicosídeos e nitrofurantoína seriam as drogas de escolha para o tratamento da ITU; por outro lado, as cefalosporinas (1ª e 2ª geração), assim como a amoxicilina ou amoxicilina + ácido clavulânico, podem causar alteração significativa da flora intestinal, principalmente se utilizadas por longo período ou com breves intervalos. As penicilinas

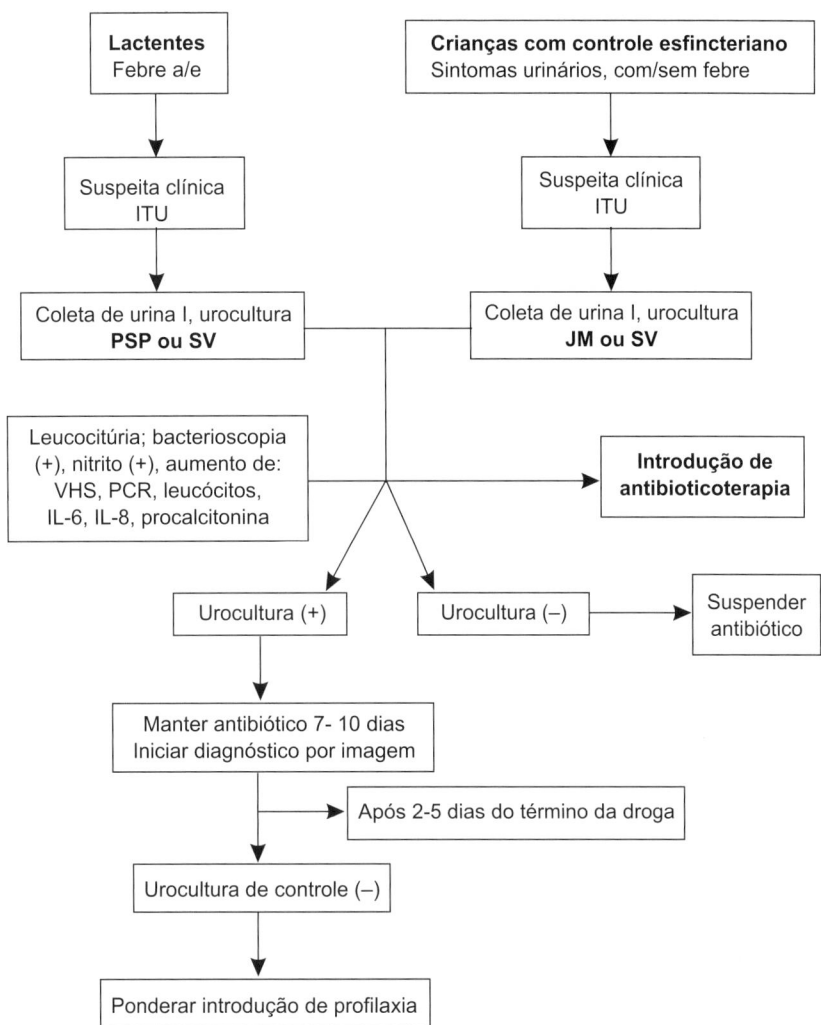

Fig. XIII.2.2. Fluxograma de diagnóstico e tratamento da ITU na infância.

também podem facilitar a colonização vaginal por *E. coli* uropatogênica, devido à diminuição transitória da resistência local, que aumenta a predisposição à ITU.

Escolha da via terapêutica

A antibioticoterapia por via oral é preferível desde que o paciente tenha condições de ser acompanhado ambulatorialmente.

Optamos pelo tratamento IM ou IV quando a ITU é causada por bactéria resistente às drogas de administração por via oral ou acompanhada de sinais e sintomas sugestivos de pielonefrite ou septicemia: febre alta (> 38,5ºC) e/ou prolongada, especialmente em lactentes com ITU febril, presença de dor lombar, sinal de Giordano positivo, vômitos, mau estado geral ou toxemia. Em portadores de ITU complicada nota-se a presença de dilatação ureteral, obstruções ou cálculos nas vias urinárias com suspeita de pionefrose (coleção de urina infectada). Nesses casos, além da terapêutica IV, pode ser indicada a drenagem da coleção por meio de nefro ou ureterostomia.

ESQUEMAS TERAPÊUTICOS ALTERNATIVOS

Terapêutica de troca

Consiste na troca da via de administração do antimicrobiano introduzido inicialmente por outra droga de espectro semelhante e, de preferência, de sensibilidade comprovada pelo antibiograma. Em geral, a troca é realizada entre um medicamento de uso parenteral ou intramuscular (aminoglicosídeo ou ceftriaxone), entre o 3º e o 5º dia de administração, pelo menos 24 horas após a melhora da febre, por outro de uso preferencialmente oral, por mais 7 a 10 dias. Essa medida abrevia o tempo de internação, é menos onerosa e mais confortável para o paciente. A eficácia do tratamento está assegurada, uma vez que estudos demonstram que a potência antibiótica independe de via de administração da droga.

Quinolonas fluoradas

Optamos excepcionalmente pelo uso de quinolonas fluoradas em crianças para o tratamento de ITUs complicadas (malformações ou litíase) ou associadas à bexiga neurogênica cujo agente é uma bactéria multirresistente. Esses medicamentos apresentam fácil administração, excelente biodisponibilidade e boa atividade contra gram negativos incluindo *E. coli*, *Klebsiella* sp., *Pseudomonas* sp. e *Proteus* sp., sendo também efetivos contra *Staphylococcus* sp. A dose habitualmente utilizada é 30 mg/kg/dia, a cada 12 horas. O aumento da resistência dos uropatógenos habituais a quinolonas fluoradas se deve ao emprego indiscriminado desses fármacos no tratamento de infecções urinárias causadas por bactérias sensíveis à antibioticoterapia habitual. Seu emprego em pediatria ainda é restrito devido a alterações encontradas durante estudos experimentais em animais na cartilagem de crescimento.

ITU fúngica

Embora fungos no trato urinário sejam raramente encontrados em crianças saudáveis, poderão ocorrer em crianças hospitalizadas, em especial neonatos em cuidados intensivos. A maioria das infecções fúngicas é causada por *Candida* sp. e os fatores de risco incluem antibioticoterapia prolongada, uso de cateteres e drenos, nutrição parenteral e imunossupressão. A confirmação do diagnóstico é feita por urocultura positiva > 10^4 UFC/mL colhida por sondagem vesical ou PSP. A apresentação clínica pode incluir desde a ausência de sintomas até a sepse fulminante. O tratamento indicado nos casos sintomáticos é a anfotericina B ou o fluconazol, sempre que possível acompanhados da retirada ou troca do cateter colonizado pelo fungo.

Profilaxia medicamentosa

Seu uso é controverso; baseia-se na observação de que doses subinibitórias de alguns antimicrobianos, habitualmente utilizadas no tratamento da ITU, poderiam atingir concentrações urinárias suficientes para inibir a multiplicação de bactérias uropatogênicas no trato urinário. O objetivo seria diminuir o número de surtos de ITU em indivíduos que apresentam infecções de repetição e, consequentemente, risco de dano renal. Não deve ser utilizada em pacientes colonizados (bacteriúria assintomática), pelo risco de induzir resistência antimicrobiana.

MEDICAMENTOS RECOMENDADOS NA PROFILAXIA DA ITU

- Nitrofurantoína: 1 a 2 mg/kg/dia, 1 a 2 doses ao dia.
- Ácido nalidíxico: 20 mg/kg/dia, divididos em 1 ou 2 doses.
- Sulfametoxazol-trimetoprim: 0,5 mL/kg/dia, ao deitar.
- Cefalexina: 25 mg/kg/dia, 12/12 horas.

Alguns autores questionam a real contribuição da profilaxia no acompanhamento de crianças com ITU. Estudo de revisão Cochrane (BVS – 2006) concluiu que não há evidências claras de que a profilaxia previna ITU sintomática e também não define "dose ótima" e duração adequada da profilaxia. Aconselha-se, até o momento, que a indicação deve ser individualizada, e sua permanência deverá estar vinculada ao benefício efetivo para o paciente.

Indicações recomendadas de profilaxia na ITU

Portadores de RVU

Não foram encontradas até o momento evidências claras de que a profilaxia antimicrobiana beneficiasse portadores de RVU graus I, II e III, tornando sua indicação discutível. Porém, o grupo portador de RVU graus IV e V apresentou significativa diminuição da ITU de repetição e, portanto, diminuição do risco de dano renal, tornando seu emprego prudente e recomendável.

Portadores de hidronefroses neonatais e patologias urinárias cirúrgicas

A profilaxia deve ser instituída desde o nascimento até a realização do diagnóstico por imagem, quando sua manutenção deverá ser reavaliada. Patologias funcionais ou cirúrgicas do trato urinário que cursem com estase e resíduo pós-miccional devem permanecer com profilaxia devido ao risco de ITU de repetição. No pós-operatório imediato se observa, em alguns casos, aumento dos surtos de ITU durante os primeiros meses (provavelmente pela manipulação e pelo uso de cateteres). Esses casos podem beneficiar-se com a manutenção da profilaxia por 3 a 4 meses, até o restabelecimento das condições de defesa local do trato urinário.

Portadores de instabilidade vesicoesfincteriana, exceto bexiga neurogênica

Manter a profilaxia enquanto se restabelece a correção do hábito miccional. Em portadores de bexiga neurogênica a profilaxia pode ser instituída, após a negativação da urocultura, por curto período (máximo de 3 a 4 meses) para realização de exames invasivos (uretrocistografia miccional [UCM], estudo urodinâmico [EUD]) ou durante o treinamento de cateterismo vesical intermitente limpo.

Durante a realização de exames invasivos

Uretrocistografia miccional, estudo urodinâmico.

A manutenção da profilaxia deve ser individualizada, de acordo com os benefícios observados, e suspensa, caso não apresente eficácia para o paciente. Salienta-se que efeitos colaterais podem ocorrer mesmo com administração de doses baixas dos medicamentos indicados. A troca periódica do profilático (cada 3 a 6 meses) garante boa eficácia e diminui o risco de efeitos colaterais. Resistência bacteriana pode ser vista em pacientes que mostram pouca adesão ao tratamento, que interrompem o uso indiscriminadamente e reintroduzem o medicamento na vigência de colonização assintomática.

PREVENÇÃO DA ITU
Fatores dietéticos

O mais importante passo na patogênese da ITU é a colonização e aderência bacteriana no uroepitélio. Assim, todos os fatores que interferem com esse mecanismo poderiam atuar na prevenção da ITU.

Frutas *berry*

Permanece controverso o efeito protetor das frutas *berry* na flora intestinal de indivíduos predispostos à ITU. Essas frutas, especialmente a *cranberry* americana (*Vaccinium macrocarpon*), são ricas em proantocianidina (um tanino) que pode atuar de três formas no hospedeiro: (1) diminuindo a adesão da *E. coli* no epitélio do intestino e bexiga, bloqueando, principalmente, a fímbria P; (2) diminuindo a produção de biofilme pela bactéria, tornando-a mais suscetível ao ataque antimicrobiano; (3) produzindo ácido hipúrico, responsável pelo aumento da acidificação urinária.

Bailey em 2007 observou que preparações de *cranberry* com altas concentrações de proantocianidinas poderiam prevenir completamente a ITU em mulheres portadoras de ITU de repetição. Hess, em 2008, observou redução da frequência de ITU para 0,3% por ano no grupo que recebeu *cranberry versus* 1% por ano no grupo que recebeu placebo. Revisão recente da Cochrane (2008) concluiu que até o momento não há nenhuma evidência boa que sugira que a *cranberry* tenha efeito benéfico no tratamento da ITU.

Probióticos

Observa-se que deficiência de *Lactobacillus crispatus* na flora vaginal pode favorecer o aparecimento de vaginose, tricomoníase e ITU; o uso de penicilina e espermicidas vaginais e a diminuição de estrógeno (pós-menopausa) podem reduzir os lactobacilos na flora vaginal, aumentando a quantidade de *E. coli* e, consequentemente, o risco de ITU. Assim, os probióticos têm sido definidos como suplementos alimentares contendo lactobacilos que atuam impedindo a colonização bacteriana por competição. Eles mantêm a acidez no introito vaginal, reduzem a colonização intestinal e vaginal por *E. coli*, aumentam a resistência a microbiocidas vaginais (espermicidas), e alguns podem produzir peróxido de hidrogênio, ácidos e bacteriocinas que inibem o crescimento bacteriano.

As cepas mais estudadas são *Lactobacillus rhamnosus* GR-1 e *L. fermentum* B-54 e RC-14; seu uso frequente na forma oral ou um supositório três vezes por semana mostrou redução do uropatógeno e também o risco de ITU. Assim, *Lactobacillus* específicos parecem ter efeito promissor, mas precisariam ser mais estudados quanto à dose recomendada e viabilidade do micro-organismo nas preparações.

Vacinas contra UPEC (*E. coli* uropatogênicas)

A grande maioria das ITUs de repetição é causada por poucas cepas diferentes de *E. coli*. Podemos observar várias recidivas do mesmo sorotipo. Estudos com supositório vaginal contendo uma vacina preparada com 10 cepas diferentes de UPEC mortas pelo calor mostraram redução significativa das recidivas de ITU no grupo vacinado, porém essa vacina ainda permanece em fase de estudos.

Colonização por *E. coli*

Com base na interferência bacteriana, alguns estudos propõem a indução da colonização da bexiga por *E. coli*, como tratamento alternativo em pacientes com ITU de repetição. Sunden e colaboradores, 2006, demonstraram que, após indução da colonização da bexiga com *E. coli* 83972 (não virulenta), os pacientes permaneceram longos períodos sem apresentar ITU sintomática. Em suma, parece razoável que aspectos dietéticos que influenciem na composição da flora intestinal, na densidade ou capacidade de virulência das bactérias uropatogênicas possam atuar na prevenção da ITU, porém o valor real desses fatores ainda permanece não definido.

BIBLIOGRAFIA

American Academy of Pediatrics. Practice parameter: the diagnosis, treatment and evaluation of the initial urinary tract infection in febrile infants and young children. Pediatrics 1999; 13:843-850.

Bauer R, Kogan Ba. New developments in the diagnosis and management of pediatric UTIs. Urol Clin North Am 2008; 35(1):47-58.

Carroll KC, Hale DC, Von Boerum DH et al. Laboratory evaluation of urinary tract infections in ambulatory clinic. Am J Clin Pathol 1994; 101:100-103.

Chang SL, Shortliffe LD. Pediatric urinary tract infections. Pediatr Clin N Am 2006; 53:379-400.

Conway PH, Cnaan A, Zaoutis T et al. Recurrent urinary tract infections in children: risk factors and association with prophylactic antimicrobials. JAMA 2007; 298(2):179-186.

Demuri GP, Wald ER. Imaging and antimicrobial prophylaxis following the diagnosis of urinary tract infection in children. Pediatr Infect Dis J 2008; 27:553-554.

Guidoni EB, Berezin EN, Nigro S et al. Antibiotic resistance patterns of pediatric community – acquired urinary infections. BJID 2008;12(4):321-323.

Guidoni EBM, Toporovski J. Aspectos clínicos, laboratoriais e terapêuticos da infecção do trato urinário na infância. In: Toporovski J, Mello VR, Martini D, Benini V, Andrade OVB (ed.). Nefrologia pediátrica. São Paulo: Guanabara Kogan, 2006:305-317.

Gupta K, Hooton TM, Stamm WE. Increasing antimicrobial resistance and the management of uncomplicated community-acquired urinary tract infections. Ann Int Med 2001; 135:41-50.

Gurgose MK, Akarsu S, Yilmaz E et al. Proinflammatory cytokines and procalcitoin in children with acute pyelonephritis. Pediatr Nephrol 2005; 20:1.445-1.448.

Hansson S, Jodal U. Urinary tract infection. In: Avner ED, Harmon WE, Niaudet P. Pediatric nephrology. 5 ed. Philadelphia: Lippincott Williams & Wilkins, 2004:1.007-1.025.

Jepson RG, Mihaljeic L, Craig JC. Cranberries for treating utrinary tract infections. (Cochare Review). In: Cohrane Library, Issue 2, 2008. Oxford: Update Software.

Koff SA, Wagner TT, Jayanthi VR. The relationship among dysfunctional elimination syndromes, primary vesicoureteral reflux and urinary tract infections in children. J Urol 1998; 160:1.019-1.022.

Laranjo SP, Andrade OVB. Nefrolitíase na infância – aspectos gerais da nefrolitíase na infância. In: Toporovski J, Mello VR, Martini D, Benini V, Andrade OVB (eds.). Nefrologia pediátrica. São Paulo: Guanabara Kogan; 2006:418-424.

Lundstedt AC, Leijonhufvud I, Ragnarsdottir B et al. Inherited susceptibility to acute pyelonephritis: a family study of urinary tract infection. JID 2007; 195:1.227-1.234.

Marks SD, Gordon I, Tullus K. Imaging in childhood urinary tract infections: time to reduce investigations. Pediatr Nephrol 2008; 23:9-17.

Royal College of Pediatrics and Child Health. American Academy of Pediatrics Evidence-Based Guidelines for the diagnosis, treatment and evaluation of the initial urinary tract infection in: febrile infants and young children. Disponível em: http://www.recpch.ac.uk/publications/clinical_docs/UTI_guideline.pdf

Santos DPP, Guidoni EBM, Salgado H et al. Disfunção neurogênica do trato urinário inferior – bexiga neurogênica. In: Toporovski J, Mello VR, Martini D, Benini V, Andrade OVB (eds.). Nefrologia pediátrica. São Paulo: Guanabara Kogan, 2006:336-349.

Santucci RA, Krieger JN. Gentamicin for the practicing urologist: review of efficacy, single daily dosing and "switch" therapy. [Review] J Urol 2000; 63:1.076-1.084.

Schlager TA, Clark M, Anderson S. Effect of a single-use sterile catheter for each void on the frequency of bacteriuria in children with neurogenic bladder on intermittent catheterization for bladder emptying. Pediatrics 2001; 108: e71.

Williams GJ, Wei L, Lee A, Craig JC. Long-term antibiotics for preventing recurrent urinary tract infection in children. Disponível em: http://cochrane.bvsalud.org/cochrane/show.php?db=review&mfn=806&id=&lang=&li…

Williams GJ, Wei L, Lee A, Craig JC. Long-term antibiotics for preventing recurrent urinary tract infection in children (Cochrane Review). In: The Cochrane Library, Issue 4, 2006. Oxford: Update Software.

Wullt B, Bergsten G, Connell H et al. P-fimbriae trigger mucosal responses to Escherichia coli in the human urinary tract. Cell Microbiol 2001; 3:255-264.

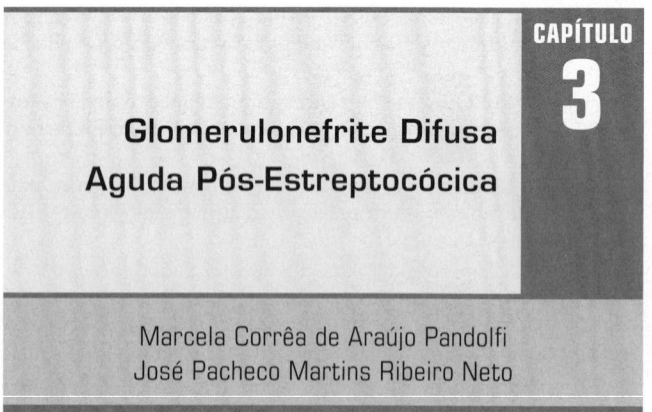

CAPÍTULO 3

Glomerulonefrite Difusa Aguda Pós-Estreptocócica

Marcela Corrêa de Araújo Pandolfi
José Pacheco Martins Ribeiro Neto

INTRODUÇÃO, CONCEITUAÇÃO E EPIDEMIOLOGIA

A associação entre glomerulopatias e infecções virais, parasitárias e bacterianas tem sido amplamente estudada e reconhecida. O exemplo mais marcante em nosso meio é o da síndrome nefrítica aguda secundária à infecção pelo estreptococo beta-hemolítico do grupo A de Lancefield.

A glomerulonefrite difusa aguda pós-estreptocócica (GNPE) é uma complicação tardia não supurativa de uma estreptococcia caracterizada por processo inflamatório de origem imunológica que acomete todos os glomérulos de ambos os rins.

É a glomerulopatia mais frequente na infância, embora não se conheça bem a sua real incidência. É estimada a sua ocorrência em mais de 470 mil casos anualmente em todo o mundo, com 97% dos registrados em países subdesenvolvidos. Essa predominância se deve provavelmente a fatores socioeconômicos, precárias condições de higiene e maior prevalência de piodermites.

A GNPE é rara antes dos 2 anos de idade, sendo mais frequente a partir dos 3 anos com pico máximo de incidência ao redor dos 7 anos. Em nossa região, entretanto, devido às precárias condições de higiene, clima quente e índices elevados de infecção pelo *Sarcoptes scabiei* em crianças menores de 2 anos de idade, observam-se casos de GNPE em faixa etária mais precoce do que a citada na literatura. Essa característica epidemiológica torna o impetigo mais frequente do que a faringoamigdalite, como antecedente estreptocócico entre nós, durante todo o ano, diferentemente dos países de clima frio nos quais as infecções estreptocócicas das vias aéreas superiores têm maior prevalência.

A GNPE acomete mais crianças do sexo masculino numa proporção de 2 meninos para 1 menina. Não há predileção por raça.

ETIOLOGIA, PATOGENIA E PATOLOGIA MORFOLÓGICA E FUNCIONAL

A doença em geral se manifesta após infecção pelo estreptococo beta-hemolítico do grupo A. Essa bactéria, um coco gram-positivo, é responsável por um grande número de infecções nos seres humanos, sendo importante no caso da GNPE as infecções de pele (impetigo) e de vias aéreas superiores (faringoamigdalite). As cepas que desencadeiam a GNPE são chamadas nefritogênicas, sendo as mais comuns os tipos 12, 2, 4, 6, 19, 25, 31 e 49. Ocasionalmente a GNPE tem sido relacionada com infecções por estreptococos do grupo C e do grupo G.

Após a infecção pela cepa nefritogênica do estreptococo, o índice de acometimento renal varia de 1 a 33%, explicando-se essa variabilidade pelas diferenças de resposta imune do hospedeiro. Estudos recentes têm demonstrado associação entre antígenos HLA e a incidência de GNPE, sugerindo a presença no hospedeiro de fatores de suscetibilidade.

A verdadeira etiopatogenia ainda é desconhecida, havendo várias teorias que tentam explicá-la. É provável que exista um antígeno capaz de desencadear um processo imunológico: a produção de anticorpos com consequente formação de complexos antígeno-anticorpos nos glomérulos, ou seja, a formação de imunocomplexos *in situ*.

Existem duas teorias mais aceitas para identificar qual o antígeno responsável pela reação imunológica da GNPE:

Teoria heteróloga (teoria do antígeno catiônico de Vogt)

De acordo com essa teoria, o antígeno faz parte do estreptococo (heterólogo). A bactéria produz proteínas catiônicas capazes de penetrar a membrana basal glomerular, que possui carga negativa, o que evita a repulsão dessas proteínas. Esses cátions então funcionam como antígenos, desencadeando o processo imunológico: a formação de imunocomplexos *in situ*.

Teoria autóloga (teoria das neuraminidases)

Nesse caso, o antígeno é próprio do organismo humano (autólogo) e consiste na imunoglobulina G (IgG) modificada por substâncias produzidas pelo estreptococo, as neuraminidases. Essas substâncias removem o ácido siálico da IgG humana, tornando-a antigênica. Há então a produção de anticorpos anti-IgG modificados, iniciando a cascata de reações imunológicas.

A procura pelo antígeno estreptocócico envolvido na formação dos imunocomplexos é tema de vários estudos. O receptor estreptocócico de plasmina associado à nefrite (NAPIr) é uma proteína ligadora com atividade gliceraldeído-3-fosfato-desidrogenase (GAPDH) e considerada um possível antígeno nefritogênico. Outro antígeno nefritogênico em estudo é a exotoxina estreptocócica pirogênica B (SPE B), secretada por estreptococos piogênicos, e cujo zimogênio precursor (zSPE B) é secretado por cepas nefritogênicas do estreptococos. Ambos têm uma afinidade particular pelo glomérulo e são capazes de induzir a formação de anticorpos.

O imunocomplexo depositado na região subendotelial do capilar glomerular ativará o sistema complemento, seja pela via clássica ou mais frequentemente pela via alternativa. Quando o sistema complemento é ativado, há a liberação de substâncias quimiotáxicas, atração de neutrófilos, secreção de proteases que determinarão alterações na membrana basal glomerular com perda da sua integridade.

Um resumo da fisiopatologia da GNPE pode ser visto na Fig. XIII.3.1.

Devido ao processo inflamatório na membrana glomerular com perda da sua integridade, há passagem de elementos que normalmente não são filtrados pelo glomérulo, como hemácias, proteínas e leucócitos, caracterizando a *hematúria glomerular*. Ao mesmo tempo, existe diminuição do ritmo de filtração glomerular com consequente retenção de alguns compostos, como potássio e creatinina, caracterizando a *insuficiência renal aguda*. Em resposta à pequena quantidade do filtrado glomerular e à consequente oferta reduzida de sódio e água no túbulo renal, esse segmento do néfron, que está com sua função preservada, promoverá reabsorção de sódio e água, levando à *oligúria* e hipervolemia, com consequente *edema* e *hipertensão arterial sistêmica* (HAS).

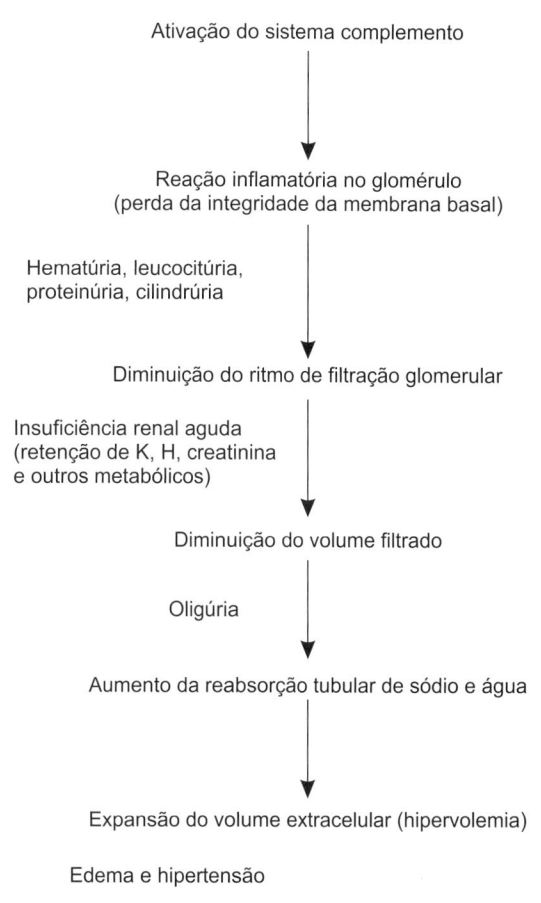

Fig. XIII.3.1. Fisiopatologia da GNPE.

Do ponto de vista histológico, o tipo mais encontrado é a glomerulonefrite proliferativa pura.

Na macroscopia os rins se apresentam com volume moderadamente aumentado e com pontos hemorrágicos observados na cápsula. Na microscopia óptica, todos os glomérulos estão uniformemente envolvidos. O tufo glomerular está aumentado e com infiltrado de leucócitos polimorfonucleares, o espaço de Bowman reduzido, os capilares obliterados pelas células mesangiais ou endoteliais. As artérias e arteríolas raramente são acometidas, e os túbulos afetados levemente, podendo-se observar atrofia tubular, vacúolos citoplasmáticos e hemácias ou cilindros no lúmen tubular.

Na microscopia eletrônica, o lúmen capilar se mostra estreitado pelo aumento do número de células mesangiais e polimorfonucleares. Depósitos eletrodensos são observados entre a lâmina densa e o epitélio, estando a membrana basal glomerular íntegra, exceto nos locais dos depósitos eletrodensos. Os processos podais mostram áreas focais de fusão.

Na imunofluorescência se observam depósitos granulares de C3, IgG e beta-1-C-globulina ao longo das paredes capilares e menos intensamente na matriz mesangial. Depósitos de properdina e fibrinogênio, além de antígenos estreptocócicos, também podem ser observados.

QUADRO CLÍNICO

Inicialmente ocorre o contato da criança com o estreptococo, devido à infecção das vias aéreas superiores (faringoamigdalites) ou da pele (piodermites). O período de latência é variável quanto à sua duração, podendo ser de 7 a 10 dias nos casos de infecções das vias aéreas e de 10 a 14 dias nos de piodermites. Em alguns casos, o processo infeccioso pode passar despercebido.

Inicialmente podem surgir sintomas gerais inespecíficos, como astenia, mal-estar, dores abdominais, anorexia, entre outros. Em seguida há o aparecimento da tríade clínica característica: edema, hipertensão arterial e hematúria.

O edema ocorre em 70% a 90% dos casos e em geral não é muito intenso. Mais frequentemente localizado em face, pode ser subclínico. Às vezes é diagnosticado apenas pelo aumento brusco de peso ou pela observação de roupas ou calçados apertados. Alguns pacientes podem apresentar edemas mais visíveis, inclusive com derrame pleural, embora não seja o habitual, estando mais relacionado com as complicações da GNPE (congestão cardiocirculatória).

A hematúria macroscópica está presente em cerca de dois terços dos casos, sendo referida como "urina escura". A oligúria, por sua vez, pode não ser percebida pelos familiares.

A hipertensão arterial aparece em aproximadamente 50% a 90% dos pacientes e pode ser assintomática e ser diagnosticada apenas no exame físico durante a aferição da pressão arterial. Em outros pacientes, pode manifestar-se por cefaleia, mal-estar, náusea ou, mais raramente, por sinais de encefalopatia hipertensiva.

Há registros na literatura de pacientes que desenvolveram encefalopatia secundária à vasculite do SNC.

Complicações da GNPE

As complicações secundárias à GNPE são:

- **Congestão cardiocirculatória**: ocorre em cerca de 11% dos casos e se caracteriza por sinais clínicos de hipervolemia como taquicardia (sinal mais precoce de descompensação hemodinâmica), dispneia, tosse, estertores subcrepitantes em bases pulmonares, HAS, hepatomegalia. Alguns pacientes podem desenvolver franca insuficiência cardíaca congestiva.
- **Encefalopatia hipertensiva**: pode surgir em aproximadamente 2% a 10% dos casos com sinais e sintomas de hipertensão arterial grave, cefaleia, vômitos, distúrbios visuais (diplopia, amaurose) e do sensório (agitação, sonolência), convulsões e coma.
- **Insuficiência renal aguda**: é a complicação mais rara da GNPE e consiste em oligoanúria intensa ou persistente com retenção de escórias no plasma.

EXAMES COMPLEMENTARES

Alterações urinárias

A densidade urinária se apresenta conservada ou até elevada, visto que os túbulos renais se encontram preservados, permitindo concentração urinária satisfatória.

A hematúria pode ser macroscópica ou microscópica.

Proteinúria leve a moderada pode ser encontrada. Níveis nefróticos (proteinúria maior do que 50 mg/kg/dia) são observados em apenas 4% a 5% dos pacientes.

O sedimento urinário apresenta cilindrúria, leucocitúria, hematúria em graus variáveis. Podem ser encontrados cilindros hialinos, granulosos, leucocitários, hemáticos, sendo esses últimos os de maior importância, pois caracterizam a hematúria glomerular.

Bioquímica sérica

Os níveis de ureia e creatinina plasmáticas podem estar elevados em cerca de 70% a 80% dos pacientes. Assim como a diminuição dos valores de bicarbonato sérico está relacionada com o grau de déficit da função renal, sódio e potássio podem, também, apresentar alterações (hiponatremia e hiperpotassemia) em casos de insuficiência renal mais grave, permanecendo normais em casos leves da glomerulopatia.

Hematologia

Em geral pode ser detectada leve anemia caracterizando o estado de hipervolemia (anemia dilucional). Não é um exame imprescindível para o diagnóstico da GNPE.

Complemento sérico

Trata-se de exame obrigatório para confirmar o diagnóstico da GNPE, estando usualmente diminuído (95% a 98% dos casos). Na prática, emprega-se a dosagem de C3, que deve ser colhida o mais rápido possível, visto que a normalização de seus níveis ocorre em 4 a 8 semanas. Vale ressaltar a importância desse parâmetro diagnóstico, já que existem outras glomerulopatias de apresentação clínica inicial semelhante à da pós-estreptocócica, mas de evolução, tratamento e prognóstico diferentes. A concentração sérica de C4 na maioria dos casos está normal, de C5 e de properdina usualmente menor.

Título de antiestreptolisina O (ASO)

Pode estar elevado, dependendo do sorotipo infectante, local da infecção (nas amigdalites os níveis são elevados, o que habitualmente não ocorre nas piodermites), condições próprias do organismo, precocidade da antibioticoterapia e tempo decorrido entre o início da infecção e a coleta da amostra sanguínea.

Bacteriologia

Cultura de orofaringe ou de lesões de pele pode detectar o estreptococo beta-hemolítico do grupo A.

A negatividade desses exames bacteriológicos não exclui o diagnóstico; a infecção estreptocócica antecede o quadro nefrítico, e a coleta da cultura pode ter sido feita num período em que não se isola mais o estreptococo.

Biópsia renal

Não deve ser realizada rotineiramente, apenas em casos atípicos, tais como:

1. Anúria ou oligúria importante por mais de 72 horas.
2. Proteinúria nefrótica por mais de 4 semanas.
3. Azotemia acentuada ou prolongada.
4. Hipertensão ou hematúria macroscópica por mais de 6 semanas.
5. Nível C3 baixo há mais de 8 semanas.

TRATAMENTO

O tratamento da GNPE deve ser individualizado, dependendo do quadro clínico apresentado (presença ou não de complicações) e da situação socioeconômica e cultural. Deve-se dar preferência ao tratamento ambulatorial; a hospitalização deve restringir-se aos casos de insuficiência renal aguda, insuficiência cardíaca ou de encefalopatia hipertensiva.

Medidas gerais

Repouso

O repouso relativo é indicado para todas as crianças durante a fase aguda da doença, ou seja, enquanto houver edema, hipertensão, hematúria macroscópica e oligúria. Após essa fase, pode haver liberação gradual do repouso, restringindo-se apenas a atividades físicas intensas.

Dieta

A restrição dietética é importante para o restabelecimento clínico (diminuição do edema e dos níveis tensionais) e prevenção e/ou atenuação das complicações da insuficiência renal transitória (hipervolemia e azotemia). A cota hídrica deve ser restrita a 20 mL/kg/dia ou 300 a 400 mL/m²/dia mais a diurese do dia anterior. A ingestão de sódio deve ser restrita (2 g de NaCl/m²/dia), também durante a fase de edema, hipertensão e oligúria, sendo a restrição proteica necessária apenas quando houver queda importante da filtração glomerular (ureia igual ou maior do que 150 mg ou na presença de sintomas urêmicos). Deve-se restringir a cota de potássio na fase de oligúria ou se houver hiperpotassemia.

Tratamento medicamentoso

Antibióticos

Têm como objetivo erradicar o estreptococo, quebrando assim a cadeia de transmissão das cepas nefritogênicas. A administração precoce do antibiótico, entretanto, não altera o tempo ou a gravidade da doença. A droga mais utilizada para erradicação mais segura é a penicilina benzatina, na dose de 600.000 UI para crianças com menos de 25 kg de peso e 1.200.000 UI para aquelas com mais de 25 kg. A dose é única, e a via de administração é a intramuscular. Nos casos de alergia à penicilina, pode-se utilizar a eritromicina na dose de 30 a 40 mg/kg/dia, VO, de 6/6 h, por 7 a 10 dias.

Diuréticos

Entre os diuréticos a furosemida pode ser empregada na dose de 1 a 4 mg/kg/dia, IV ou VO; os diuréticos são utilizados nos casos de congestão cardiocirculatória importante (insuficiência cardíaca congestiva), oligoanúria na insuficiência renal aguda e como coadjuvante no manejo da hipertensão arterial sintomática.

Hipotensores

Devem ser utilizados nos casos que evoluem com hipertensão sintomática e nos casos de encefalopatia hipertensiva. Os medicamentos mais utilizados são: hidralazina – 0,2 a 0,5 mg/kg/dose IV a cada 4 ou 6 horas ou 1 a 4 mg/kg/dia, VO, a cada 8 horas (dose de manutenção); nifedipina – 1 a 2 mg/kg/dia, VO, a cada 6 ou 8 horas. O uso de hipotensores mais potentes, como o nitroprussiato de sódio, deve ser restrito à unidade de terapia intensiva, sendo a melhor e mais segura terapêutica para os casos de encefalopatia hipertensiva. Os inibidores da enzima de conversão (captopril e enalapril) podem ser usados, mas com atenção especial ao seu efeito colateral: provocar aumento dos níveis de potássio e/ou creatinina sérica.

Anticonvulsivantes

Devem ser utilizados para debelar as convulsões que podem surgir como consequência da encefalopatia hipertensiva ou de distúrbios metabólicos.

EVOLUÇÃO E PROGNÓSTICO

Inicialmente – nos primeiros dias da doença – há a restituição do débito urinário com consequente diminuição do edema e dos níveis tensionais. Em geral, a hematúria macroscópica também desaparece rapidamente, podendo persistir por 4 semanas. No entanto, se a criança apresentar quadro infeccioso inespecífico ou retornar antes do tempo às atividades físicas mais intensas, pode haver recaída da hematúria macroscópica. Já a hematúria microscópica isolada pode levar até 18 meses para desaparecer sem indicar mau prognóstico.

A proteinúria deve desaparecer nos primeiros 6 meses de evolução. A concentração sérica de C3 se normaliza em 6 a 8 semanas.

O prognóstico geral da GNPE é bom. Apenas 5% a 10% dos pacientes podem evoluir para cronicidade. O óbito durante o período agudo da doença é excepcional, estando mais relacionado com o manuseio indevido ou tardio das complicações dessa glomerulopatia.

PREVENÇÃO

As medidas de higiene pessoal são importantes na prevenção da GNPE, diminuindo a exposição do indivíduo ao estreptococo (piodermites).

É recomendável a profilaxia dos contactantes próximos (familiares) com penicilina nos casos de GNPE pós-piodermite, embora essa medida não seja aceita por todos os autores.

BIBLIOGRAFIA

Ahn SY, Ingulli E. Acute postestreptococcal glomerulonephritis: an update. Current Opinion in Pediatrics 2008; 20:157-162.

Balter S, Benin A, Pinto SW, Alvim GG et al. Epidemic nephritid in Nova Serrana, Brazil. Lancet 2000; 355:1.776-1.780.

Mosquera J, Romero M, Vieira N, Rincon J et al. Could streptococcal erythrogenic toxin B induce inflammation prior to the development of immune complex deposits in poststreptococcal glomerulonephritis? Nephron Experimental Nephrology 2007; 105:41-44.

Pan CG. Glomerulonephritis in childhood. Curr Opin Pediatric 1997; 9:154-159.

Pereira NDV, Schweder JH, Silva GJ. Glomerulonefrite difusa aguda pós-estreptocócica na infância: análise de 121 casos e sua relação com o estado nutricional. Arquivos Catarinenses de Medicina 1993; 22:133-136.

Pontual MP, Maciel MSV. Glomerulonefrite difusa aguda pós-estreptocócica. In: Alves JGB, Ferreira OS, Maggi RS (eds.). Fernando Figueira Pediatria – Instituto Materno Infantil de Pernambuco (IMIP). Rio de Janeiro: Guanabara Koogan; 2004:797-801.

Ribeiro Neto JPM, Pontual MP. Glomerulonefrite difusa aguda pós-estreptocócica. In: Lopez FA, Campos Júnior D (eds.). Tratado de pediatria – Sociedade Brasileira de Pediatria. São Paulo: Manole, 2007:1.267-1.271.

Schvartsman BGS, Ramos MF. Glomerulonefrite aguda. In: Abramovici S, Waksman RD (eds.). Pediatria – diagnóstico e tratamento. Rio de Janeiro: Cultura Médica; São Paulo: Hospital Israelita Albert Einstein, 2005:149-156.

Toporovski J. Glomerulonefrite difusa aguda pós-estreptocócica na infância. In: Toporovski J, Mello VR, Filho DM et al. (eds.). Nefrologia pediátrica. 2 ed. São Paulo: Savier, 2006:176-185.

Vieira Júnior JM, Barros RT. Glomerulonefrites secundárias às infecções bacterianas. In: Barros RT, Alves MAR et al. (eds.). Glomerulopatias: patogenia, clínica e tratamento. São Paulo: Sarvier, 2006:335-342.

Vogt A, Batsford S, Rodriguez-Iturbe B, Garcia R. Cationic antigens in poststreptococcal glomerulonephritis. Clin Nephrol 1983; 20:271-279.

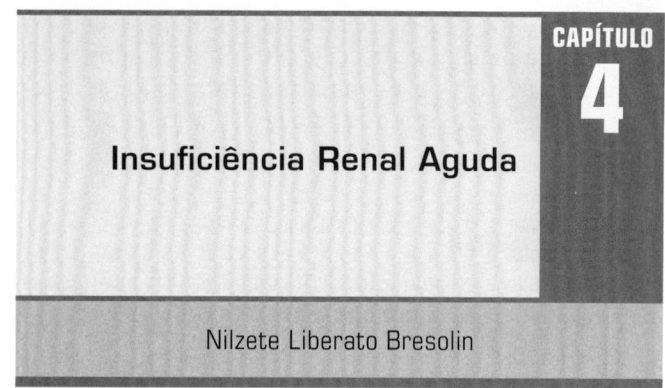

CAPÍTULO 4

Insuficiência Renal Aguda

Nilzete Liberato Bresolin

INTRODUÇÃO

A insuficiência renal aguda (IRA) caracteriza-se pela redução súbita e, em geral, reversível da função renal, resultando em alterações do equilíbrio hidroeletrolítico e acidobásico e retenção progressiva de escórias nitrogenadas. Tem como marcador a redução da taxa de filtração glomerular (TFG), que pode ser acompanhada por oligúria, anúria ou volume urinário normal. Os quadros de IRA não oligúrica são mais comumente observados no período neonatal.

Nos recém-nascidos (RNs) com asfixia perinatal grave, a forma de apresentação mais frequente é a IRA não oligúrica em 60% dos casos, seguida da IRA oligúrica e anúrica em 25% e 15%, respectivamente. Além disso, os quadros associados a insultos nefrotóxicos também são, em sua maioria, não oligúricos. Fica claro, portanto, que, embora a presença de oligoanúria funcione como um alerta para a possibilidade de IRA, ela nem sempre está presente. Além disso, em pediatria, a IRA pode apresentar-se apenas por sinais e sintomas inespecíficos, exigindo, muitas vezes, que o pediatra seja muito perspicaz para estabelecer o diagnóstico. Em crianças, especialmente nas gravemente enfermas, a IRA pode acompanhar uma variedade de desordens médicas ou cirúrgicas com alta taxa de mortalidade.

No entanto, embora a IRA esteja associada à alta morbimortalidade, o diagnóstico e manuseio adequado precoces atuam como fatores prognósticos positivos para a recuperação completa da função renal. Em algumas crianças, no entanto, pode haver déficit de função renal residual. As evoluções fatais estão associadas principalmente à doença de base muitas vezes agravada devido ao diagnóstico tardio.

FISIOPATOLOGIA

A IRA é uma síndrome de múltiplas etiologias e pode resultar em diminuição da perfusão renal sem dano celular, lesão celular tubular secundária a insulto isquêmico, tóxico ou obstrutivo, processo tubulointersticial com obstrução e edema, alterações vasculares ou diminuição primária da capacidade de filtração glomerular.

Nas situações nas quais existem função renal, função glomerular e função tubular preservadas, e se observa *clearance* limitado por fatores que comprometem a perfusão, a IRA é denominada de pré-renal. Nessa situação, se o volume circulante, o débito cardíaco e a perfusão forem prontamente restaurados, o quadro é rapidamente reversível, já que nesse caso a integridade do parênquima renal está preservada. No entanto, se essas condições não forem antecipadas, diagnosticadas e corrigidas prontamente, pode-se observar a evolução para necrose tubular aguda ou, nos casos mais graves, necrose cortical aguda (IRA intrínseca).

Quando a disfunção é secundária à obstrução do fluxo urinário bilateral ou de rim único por causa urológica, tumor pélvico ou distúrbio metabólico, é denominada de IRA pós-renal. As causas pós-renais são representadas por doenças obstrutivas do trato urinário, congênitas ou adquiridas. Em RNs o início agudo da IRA pode ser devido a insultos renais isquêmicos ou tóxicos ou secundários a anormalidades renais congênitas, como displasias multicísticas, agenesia renal bilateral, doença renal policística ou lesões obstrutivas, como válvula de uretra posterior (VUP).

A IRA renal propriamente dita (intrínseca) resulta de comprometimento de qualquer dos componentes do parênquima renal: túbulos, vasos, glomérulos ou interstício. Nesse caso, além das lesões tubulares secundárias aos eventos vasomotores já descritos, há ainda a possibilidade de lesão tubular por ação direta de nefrotoxinas e por obstrução tubular, desordens vasculares, renovasculares e glomerulopatias. Entre as causas vasculares se destacam as tromboses de artéria e veia renal, as vasculites e a síndrome hemolítico-urêmica (SHU). As glomerulopatias, incluindo a glomerulonefrite difusa aguda (GNDA), a glomerulonefrite da púrpura de Henoch-Schöenlein, a glomerulopatia do lúpus eritematoso sistêmico e demais colagenoses, representam as causas glomerulares. As nefrites intersticiais secundárias ao uso de drogas, processos alérgicos, infecciosos ou uropatias caracterizam as causas intersticiais.

Mais comumente, no entanto, observam-se lesões tubulares secundárias a distúrbios hemodinâmicos, infecciosos ou uso de fármacos. Essa maior ocorrência de lesões tubulares como causa de IRA se deve ao fato de que os túbulos trabalham com alto consumo de oxigênio por estarem envolvidos nos processos de concentração e diluição urinária. Em situações de alteração da perfusão renal, embora existam mecanismos autorreguladores que visam manter o suprimento de oxigênio, esses mecanismos podem ser vencidos. Isso ocorre em especial quando vários fatores de agressão se associam (hipovolemia, hipoxemia, hipotensão, uso de fármacos nefrotóxicos) facilitando a instalação da lesão renal.

Finalizando as considerações fisiopatológicas, um conceito que merece ser lembrado é de que a IRA acontece, usualmente, em um *continuum* e, por isso, tanto a IRA pré-renal quanto a IRA pós-renal quando não diagnosticadas precoce e corretamente podem evoluir para IRA intrínseca, podendo comprometer de modo irreversível o prognóstico do paciente.

As principais causas de IRA estão listadas no Quadro XIII.4.1.

DIAGNÓSTICO

O diagnóstico da IRA é feito com base em dados da anamnese, exame clínico, exames laboratoriais e de imagem. No entanto, conforme já relatado, os sinais e

Quadro XIII.4.1. Causas de insuficiência renal aguda em crianças

Pré-renal	Renal	Pós-renal
Hipovolemia Desidratação grave Hemorragia Queimaduras Cetoacidose diabética	**Nefrotoxinas** Aminoglicosídeos, cefalosporinas, anfotericina B, contrastes radiográficos Metais pesados, pesticidas Solventes orgânicos Mioglobinúria (esmagamento, acidentes com animais peçonhentos)	**Obstrução ureteral** Litíase, tumor Coágulos Estenose de junção com pieloureteral Estenose de junção ureterovesical Cálculo bilateral
Hipotensão/hipoperfusão Choque (cardiogênico, séptico, anafilático) Cirurgia cardíaca Síndrome nefrótica grave Cirrose hepática	**Desordens parenquimatosas** Glomerulonefrite aguda Síndrome hemolítico-urêmica Vasculites sistêmicas (púrpura de Henoch-Schönlein, lúpus eritematoso sistêmico, poliarterite, granulomatose de Wegener)	**Obstrução uretral** Divertículo Ureterocele Hidrocopos Tumor Válvula de uretra posterior
Síndrome hepatorrenal	**Obstrução tubular** (síndrome lise tumoral, ácido úrico, ácido oxálico)	
	Necrose tubular aguda	
	Desordens vasculares Trombose de artéria renal ou embolismo Trombose de veia renal Indometacina (fluxo sanguíneo renal)	

sintomas da IRA são bastante inespecíficos e, por isso, é fundamental alto grau de suspeita clínica, frente aos pacientes de risco, para que o diagnóstico seja feito rapidamente.

Na *anamnese* é relevante a história de hipovolemia absoluta (secundária à diarreia, aos diversos tipos de choque), hipovolemia relativa (choque séptico, anafilaxia, fármacos), isquemia renal isolada (anestesia, cirurgia, trauma, trombose venosa renal), diminuição do débito cardíaco, insuficiência cardíaca congestiva (ICC), insuficiência miocárdica, pós-operatório de cirurgia cardíaca, tamponamento cardíaco, aumento da pressão intra-abdominal, estreptococcia prévia, acidentes com animais peçonhentos, infecção de trato urinário de repetição, exposição a medicamentos nefrotóxicos, alteração do trato urinário, hipoxemia neonatal ou cateterismo umbilical, história familiar etc.

O *exame físico* deve ser conduzido com dois problemas em mente: caracterizar a gravidade da IRA e determinar a doença de base. O estado geral pode estar comprometido com alteração do nível de consciência, que pode variar desde sonolência progressiva até convulsão e coma, e pode estar relacionado tanto com o grau de uremia, quanto com distúrbios metabólicos, principalmente hiponatremia, ou mesmo hipertensão arterial sistêmica. Náusea, vômito e anorexia, além de causa de IRA, também podem ser sintomas de uremia. Lactente com palidez cutâneo-mucosa importante e história prévia de diarreia deve ser investigado para síndrome hemolítico-urêmica (SHU). Hipotensão, má perfusão, turgor diminuído e taquicardia traduzem depleção hídrica. Taquipneia profunda e gemente sugere acidose metabólica ou quadro respiratório. Hipertensão arterial, edema periférico e pulmonar podem tanto ser parte do quadro clínico de GNDA como consequência de administração excessiva e iatrogênica de volume visando "forçar o rim a funcionar". Lojas renais ocupadas com rins com aumento de tamanho podem representar hidronefrose, doença cística, trombose venosa ou arterial renal. Distensão vesical sugere obstrução intravesical.

Dentre os *exames complementares*, a densidade urinária se encontra habitualmente elevada na IRA pré-renal, diminuída na IRA por lesão tubular e normal nas lesões glomerulares, como é o caso da GNDA. O sedimento urinário pode estar alterado tanto nos casos de IRA pré-renal quanto renal e, usualmente, a presença de cilindros hemáticos reflete sangramento glomerular (Quadro XIII.4.2).

Em relação aos eletrólitos séricos, o sódio habitualmente se encontra diminuído devido à sobrecarga hídrica ou, nos casos de IRA poliúrica, em consequência da não reposição do sódio perdido na urina. A hipernatremia é menos comum e, quando presente, se relaciona com desidratação hipernatrêmica ou iatrogenia por administração excessiva de bicarbonato de sódio, visando corrigir acidose metabólica em paciente já hipernatrêmico. Quanto ao potássio, sua elevação é favorecida tanto pela diminuição da TFG, quanto pela acidose metabólica, comum nos pacientes com IRA, além do uso de sangue estocado e fármacos que contenham potássio como a penicilina (1,7 mEq/1 milhão de unidades). A hiperfosfatemia também é frequente em consequência da menor excreção renal de fosfato. Valores superiores a 10 mg/dL sugerem destruição celular importante (hipercatabolismo, necrose tissular, quimioterapia) e podem ocasionar hipocalcemia e depósito de sais de cálcio nos tecidos corporais. A acidose metabólica é um achado constante nos casos de IRA devido à retenção de ânions ácidos pelo rim.

O sódio urinário se encontra diminuído (< 20 mEq/L) na IRA pré-renal e elevado (> 40 mEq/L) na IRA por lesão tubular por deterioração dos mecanismos conservadores de sódio. Entre os índices urinários que auxiliam na diferenciação da IRA pré-renal e renal tubular, valoriza-se a fração excretora de sódio (FeNa), que traduz a relação entre o sódio filtrado pelo glomérulo e o sódio reabsorvido em nível tubular. É definida com a seguinte fórmula: FeNa = sódio urinário (Nau) × creatinina plasmática (Crp) / creatinina urinária (Cru) × sódio plasmático (Nap) × 100. Valores < 2,5% em RNs e valores < 1% em crianças maiores são encontrados na IRA pré-renal, enquanto valores > 3% nos RNs e > 2% nas crianças maiores são encontrados na IRA intrínseca. Na interpretação dos resultados desse índice, no entanto, é importante considerar que seus valores podem ser alterados com o uso de furosemide e dopamina, drogas natriuréticas. Além disso, estudos recentes ressaltam que a FeNa é pouco sensível e pouco específica para o diagnóstico precoce da IRA.

Hemograma com hematoscopia pode ser útil no diagnóstico de SHU do qual faz parte a anemia hemolítica com hemácias crenadas e na GNDA, que habitualmente cursa com anemia dilucional. Outros exames, incluindo dosagem de complemento total e frações, nível sérico de creatinofosfoquinase (CPK), provas de ativida-

Quadro XIII.4.2. Sedimento urinário na insuficiência renal aguda

Anormalidades discretas ou ausentes
Azotemia pré ou pós-renal
Síndrome hepatorrenal
Hematúria e cilindrúria
Glomerulonefrite aguda
Síndrome hemolítico-urêmica
Vasculites sistêmicas
Leucocitúria
Pielonefrite
Nefrite intersticial (eosinofilúria)
Células epiteliais tubulares, cilindros granulosos, proteinúria leve, hematúria e leucocitúria discreta
Necrose tubular aguda
Cristalúria
Síndrome de lise tumoral
Oxalato de cálcio (nefrolitíase)

de inflamatória, anticorpos antileucocitários perinucleares (pANCA) e anticorpos antileucocitários citoplasmáticos (cANCA), índice proteinúria/creatinúria, índice calciúria/creatinúria, proteinúria de 24 horas, pesquisa de mioglobina na urina, biópsia renal, entre outros, serão solicitados na dependência da hipótese diagnóstica.

Em relação aos dois principais marcadores utilizados para o diagnóstico de comprometimento da função renal (creatinina e ureia) há, também, algumas observações. Pequenas variações nos níveis séricos de creatinina (0,5 a 1 mg/dL) podem indicar redução importante na TFG. Em RNs, nos primeiros dias de vida, sua concentração plasmática se encontra aumentada e reflete a função renal materna. Além disso, seus níveis variam em função da idade gestacional (IG), idade cronológica, raça, sexo, ingesta proteica diária, volume de distribuição (muitas vezes alterado em pacientes gravemente enfermos) e função hepática. Por outro lado, a concentração sérica da ureia pode variar não somente em relação à TFG, mas também de acordo com o conteúdo proteico da dieta, ocorrência de situações patológicas, como sepse e hipercatabolismo, sangramento gastrointestinal ou uso de corticosteroides.

Especificamente, em relação à creatinina, cabe observar que, recentemente, diversos estudos têm questionado seu uso como marcador de comprometimento da função renal, principalmente em pacientes criticamente enfermos. Isso se deve ao fato de que, embora as alterações na TFG produzam respostas previsíveis nos valores séricos de creatinina, essas respostas são lentas. A geração da creatinina é determinada, primariamente, pela massa muscular do indivíduo e sua ingesta proteica diária. Assim, ocorrem variações nos seus níveis séricos, entre diferentes faixas etárias, grupos étnicos, raciais e geográficos. Essas respostas são lentas, também, por depender da taxa de produção (1% a 2% por dia da creatina muscular é convertida em creatinina) e de sua transformação metabólica, além da função renal.

Existe, ainda, conforme já destacado, influência do volume de distribuição (água corpórea total) que pode estar dramaticamente aumentado em pacientes críticos. Assim, quando o valor basal é baixo, um pequeno aumento de sua concentração (muitas vezes clinicamente inaparente) pode traduzir perda significativa da função renal. Além disso, na análise dos valores da creatinina deve-se observar que algumas substâncias, como cimetidina, trimetoprima e ácido acetilsalicílico, podem inibir sua secreção tubular e aumentar seus níveis séricos sem alterar a TFG. Outros fármacos como as cefalosporinas podem alterar o resultado porque interferem com o método de Jaffé e produzem elevação artificial de seus níveis. Por outro lado, aumentos de bilirrubinas também podem interferir com o método e causar falsa redução dos valores de creatinina encontrados.

Nesse contexto, surge a cistatina C, proteína de baixo peso molecular, produzida constantemente por todas as células nucleadas e eliminada da circulação exclusivamente por filtração glomerular, reabsorvida e não secretada pelas células tubulares e totalmente catabolizada nas células epiteliais. A cistatina C vem sendo apresentada em diversos estudos como um marcador mais sensível da função renal do que a creatinina. No entanto, embora já esteja sendo utilizada na prática médica em alguns centros, ainda não há normatização para seu uso em pediatria.

Ainda em relação ao diagnóstico da IRA é importante observar que há mais de 30 definições para IRA publicadas na literatura. Esse fato impede a comparação racional de estudos que avaliam estratégias para prevenção e tratamento da IRA e limita a generalização de dados gerados em centros únicos para estratificação de pacientes com base na gravidade da doença, Assim, recentemente, um grupo de estudo da Sociedade Americana de Nefrologia publicou uma recomendação para que se substituísse o termo IRA por lesão renal aguda (LRA). Essa recomendação tem por base uma classificação que utiliza o critério da taxa de filtração glomerular (TFG) e o critério do débito urinário (o pior entre os dois) para definir três níveis crescentes de disfunção renal: Risco (**R**isk), Lesão (**I**njury) e Insuficiência (**F**ailure), além de dois critérios clínicos evolutivos: perda da função renal (**L**ost) e fase final de doença renal (**E**nd), resultando na sigla RIFLE.

Aqui, a IRA persistente (perda da função renal) é definida como necessidade de terapia de substituição renal (TSR) por mais de 4 semanas, e a fase final de doença renal é definida como necessidade de TSR por mais de 3 meses. Em crianças, os novos critérios foram avaliados inicialmente por Akcan-Arikan e colaboradores, em um estudo publicado em 2007, no qual os autores demonstraram que a maioria das crianças criticamente enfermas desenvolve LRA precocemente e que essa se associa a altos custos hospitalares e, principalmente, à maior taxa de mortalidade. Além disso, aumentos na gravidade da LRA se associaram de modo significante com aumento da mortalidade.

Merece destaque, também, que diversos estudos atuais têm demonstrado que a inflamação parece ser fator importante no desenvolvimento de LRA em pacientes gravemente enfermos. Nesse contexto, têm sido identificadas como possíveis biomarcadores para diagnóstico precoce da LRA: a interleucina-18 (IL-18), a molécula-1 de lesão renal (KIM-1) e a lipocalina neutrófilo gelatinase associada (N-GAL).

Na investigação por imagem, a ultrassonografia de rins e vias urinárias com doppler é o primeiro exame a ser solicitado (fornece informações sobre tamanho, forma, alterações do parênquima renal, obstruções, doenças císticas, massas, trombose venosa ou arterial etc.), sendo seguido por radiografia de tórax (que permitirá uma avaliação de congestão cardiocirculatória) e, de acordo com a necessidade, radiografia de abdome, uretrocistografia miccional (UCM), cintilografia renal com ácido dimercaptosuccínico (DMSA) e ácido dietilenotriaminopentacético (DTPA), tomografia helicoidal, ressonância magnética, arteriografia etc. O urograma excretor deve ser evitado na fase aguda da IRA, uma vez que a carga osmótica do contraste pode agravar a desidratação celular e ser nefrotóxica.

TRATAMENTO

A conduta no manejo da IRA deve incluir prevenção, tratamento da doença de base e medidas de suporte, objetivando manutenção dos balanços nitrogenado, hídrico, eletrolítico e acidobásico por meio de terapia conservadora ou substitutiva, dependendo da gravidade das alterações até a recuperação da função renal.

Nos casos de IRA pré-renal é importante o reconhecimento precoce e, sempre que possível, a eliminação dos fatores precipitantes com reposição volêmica adequada e uso de inotrópicos e/ou vasodilatadores, visando à manutenção da volemia, do débito cardíaco e da pressão de perfusão renal para prevenir dano renal irreversível.

Medidas específicas devem ser adotadas de acordo com cada caso, isto é, remoção cirúrgica de obstrução em casos de IRA pós-renal, identificação e retirada de agentes nefrotóxicos, hiper-hidratação, administração de diuréticos, alcalinização da urina e uso de alopurinol (mais recentemente rasburicase) em crianças em quimioterapia, com risco da síndrome de lise tumoral. Hiper-hidratação, alcalinização urinária e uso de diuréticos, nos pacientes que respondam com diurese, também são recomendados nos pacientes com hemoglobinúria secundária à hemólise maciça (resultado de circulação extracorpórea ou acidentes com animais peçonhentos ou abelhas) e nos casos de mioglobinúria secundários a síndrome do esmagamento ou acidentes por picada de abelha.

TRATAMENTO CONSERVADOR

O tratamento conservador propriamente dito, que visa prevenir a deterioração da função renal e tratar as complicações decorrentes da IRA, inclui:

Oferta de fluidos

Em virtude dos riscos relacionados com os distúrbios hídricos no paciente com IRA utiliza-se hipervolemia naqueles com oligoanúria e desidratação (com risco de agravamento da IRA); nos poliúricos, o manejo conservador da IRA deve iniciar com ajuste da administração de fluidos de acordo com o estado volêmico do paciente e da seguinte forma: nos normovolêmicos devem ser administradas as perdas insensíveis (PI) (400 mL/m² de superfície corpórea), acrescidas da diurese das últimas 24 horas e perdas anormais (febre, vômitos, diarreia); nos hipovolêmicos, restabelecer primeiro a volemia e, a seguir, repor as PIs acrescidas da diurese das últimas 24 horas e das perdas anormais; nos hipervolêmicos, repor as PIs ou menos até avaliar a resposta ao uso de diurético e a necessidade de TSR. O balanço hídrico deve ser realizado a cada 4 ou 6 horas com reavaliação da oferta hídrica.

Distúrbios hidroeletrolíticos

Em relação aos distúrbios hidroeletrolíticos, nos casos de hipercalemia deve-se restringir a oferta de potássio de qualquer natureza, administrar gluconato de cálcio a 10%, solução polarizante (glicose associada à insulina), bicarbonato de sódio (nos casos de acidose), β_2 agonistas via inalatória ou endovenosa e resinas de troca, como o poliestirenossulfonato de cálcio. Em relação a essas resinas há risco de hipercalcemia grave e, principalmente em RNs, calcificação do trato gastrointestinal, precipitação da mesma e obstrução intestinal. Além disso, o efeito hiperosmolar pode resultar em enterocolite necrotizante. A correção de hipocalcemia pode ser feita com gluconato de cálcio. A hiponatremia geralmente é dilucional decorrente da hipervolemia da IRA oligúrica, com sódio corporal total normal ou aumentado. A terapia inicial exige restrição hídrica que permita perda de peso de 2% por dia.

Nos casos de IRA pós-renal decorrentes de alterações tubulointersticiais, a hiponatremia ocorre devido à perda renal de sódio, devendo-se fazer a reposição segundo a concentração do sódio urinário. Valores de sódio plasmático entre 125 e 130 mEq/L geralmente são assintomáticos e, ocasionalmente, entre 120 e 125 mEq/L podem ser sintomáticos. Os casos de hiponatremia sintomática ou com sódio inferior a 120 mEq/L devem ser corrigidos com NaCl a 3% em infusão lenta, não ocasionando aumentos superiores a 1 mEq/kg/hora na concentração do Na plasmático. Os distúrbios do fósforo (que são frequentes) devem ser sempre investigados e tratados. Pacientes com hiperfosfatemia devem ser submetidos à restrição de oferta de fósforo, uso de quelantes com carbonato de cálcio próximo das refeições (nos pacientes sem hipercalcemia).

O hidróxido de alumínio, a princípio, não deve ser utilizado como quelante do fosfato devido ao risco de neurotoxicidade. Em adultos, os relatos de neurotoxicidade estão vinculados apenas àqueles pacientes em hemodiálise, porém há descrição da mesma em lactentes não dialisados. Outro ponto a ser observado é que nos pacientes com produto Ca/P superior a 70 há risco de ocorrer precipitação na microcirculação, nas articulações, nos tecidos moles e nas vísceras, podendo resultar em dano tissular, cardíaco e renal, entre outros. Nesse contexto, estudos recentes têm sugerido o uso do hidrocloreto de sevelamer, uma resina trocadora de íons que se associa ao fósforo na luz intestinal e impede sua reabsorção em troca de liberação de íons cálcio. Sua principal vantagem é ser livre de cátions. Há, no entanto, poucos estudos em pediatria e seu custo é bastante elevado.

Acidose metabólica

A acidose metabólica pode ser corrigida com bicarbonato de sódio desde que não haja hipernatremia. Se houver IRA com acidose metabólica e hipernatremia em paciente normo-hidratado deve-se indicar TSR. A administração de bicarbonato de sódio em paciente hipernatrêmico pode elevar a osmolaridade sérica e causar sangramento cerebral por desidratação das células cerebrais, principalmente em lactentes pequenos.

A manutenção do suporte nutricional é fundamental e deve ser elaborada visando diminuir o catabolismo proteico e suprir a exigência energética, dando preferência à via enteral, sempre que possível. Se não houver condição para alimentação enteral, prescreve-se nutrição parenteral. Caso as condições hemodinâmicas dificultem a adequação da oferta nutricional, recomenda-se instituir a TSR.

Ajuste de medicamentos

As doses de medicamentos utilizados devem ser ajustadas de acordo com o *clearance* da creatinina ou com a "dialisância" nos pacientes em terapia dialítica. Seus níveis séricos devem ser controlados e reajustados, se necessário. Alguns fármacos são removidos pela diálise e há necessidade de dose suplementar. A remoção pela diálise é influenciada pela ligação do fármaco com proteínas plasmáticas, peso e conformação molecular e a carga elétrica.

Hipertensão arterial

A hipertensão arterial na IRA geralmente é secundária à sobrecarga hídrica. Na IRA oligúrica a terapia inicial consiste em restrição hídrica e, quando aplicável, TSR para remoção de fluidos. Nos casos de hipertensão persistente deve-se instituir terapia medicamentosa com base no provável mecanismo fisiopatológico.

Dopamina

O uso de dopamina em dose dopaminérgica tem sido amplamente difundido nas duas últimas décadas, objetivando prevenir e reduzir a incidência, gravidade da IRA e necessidade de TSR. Embora essa substância efetivamente melhore o fluxo sanguíneo renal, o débito urinário e a natriurese, pode também provocar arritmias, aumento do *shunt* pulmonar e comprometer a função dos linfócitos T. Assim, de acordo com os dados de vários estudos, o seu uso na prevenção e tratamento da IRA não se aplica com base nas evidências clínicas atuais. A opção pelo uso de dopamina, quando indicada, deve ser baseada em sua ação cardiovascular e efeito sobre a melhora do débito cardíaco.

Diuréticos

Quanto ao uso de diuréticos na IRA, em relação à furosemida, que não parece interferir no prognóstico da IRA já estabelecida, a maioria dos autores concorda que seu uso se justifica naqueles pacientes que respondam com diurese. Entre as possíveis vantagens da furosemida encontram-se a redução do consumo de oxigênio (O_2) na medula renal externa, uma vez que esse diurético inibe o mecanismo de contracorrente na alça ascendente de Henle, o aumento do fluxo urinário tubular, minimizando o risco de obstrução por restos celulares e debris, e o auxílio no controle da hiperpotassemia e manejo hídrico nos pacientes que respondem à sua administração. As principais desvantagens são ototoxicidade e nefrite intersticial e a depleção de volume, que pode agravar a IRA, principalmente se associada ao uso de nefrotoxinas, como as dos aminoglicosídeos e da vancomicina. Quanto ao modo de administração (em *bolus* ou contínuo), estudos têm demonstrado que a infusão em *bolus* apresenta maior estimulação neuroendócrina e vasoconstrição e, que com a infusão contínua, se promove manutenção da diurese com menor ototoxicidade em relação ao uso convencional de *bolus* intermitentes.

O uso de furosemida deve ser contraindicado em pacientes anúricos, hipovolêmicos, hipersensíveis e em coma hepático. Há, no entanto, muitas opiniões conflitantes em relação ao uso dessa substância. Como exemplo, citamos o estudo de Metha e colaboradores publicado no JAMA, em 2002, o qual analisou 552 pacientes com IRA internados em UTI em quatro centros associados à Universidade da Califórnia, concluindo que o uso de diuréticos estaria associado significantemente a aumento no risco de morte, além de não auxiliar a recuperação da função renal. No entanto, esse estudo gerou várias cartas ao editor questionando sua metodologia nos seguintes pontos: a maioria dos pacientes já estava usando diurético quando ocorreu a avaliação inicial pelo nefrologista; os pacientes que evoluíram mal com o uso de diuréticos foram os que não responderam ao seu uso inicial; não houve diferença na taxa de mortalidade entre os que responderam inicialmente e os que receberam placebo. Assim, a diferença observada estaria, provavelmente, relacionada com a maior gravidade da IRA e talvez também com doença de base e não com o uso de furosemida.

Outro ponto a ser observado é que recentemente estudos têm demonstrado risco de desenvolvimento de resistência diurética por uso crônico de furosemida em pacientes cardiopatas. Deve-se suspeitar dela quando ocorre diminuição da resposta diurética sem piora da função renal ou comprometimento hemodinâmico ou da oferta de fluidos. A resistência diurética parece estar associada à hipertrofia das células tubulares distais renais devido ao aumento da concentração distal tubular de sódio induzida pelo uso crônico de diurético. A hipertrofia seria uma tentativa de compensar e aumentar a reabsorção de sódio nesse local. Essa complicação pode ser tratada por administração concomitante de baixas doses de um diurético com ação no túbulo distal (p. ex., clorotiazida).

Ainda em relação a medicamentos com ação diurética, observa-se, recentemente, um interesse crescente por agonistas seletivos de receptores dopa 1 em pós-operatório de cirurgia cardíaca. Knoderer e colaboradores, em um estudo com 25 RNs em pós-operatório de cirurgia cardíaca, demonstraram melhora significativa da diurese com a utilização do fenoldopam nos pacientes com resposta insuficiente à furosemida e clorotiazida.

Tratamento dialítico

Em relação ao tratamento dialítico, isto é, a TSR, há consenso de que ele deve ser iniciado ao primeiro sinal de necessidade. A escolha entre os diferentes métodos (diálise peritoneal, hemodiálise intermitente e métodos contínuos) deverá ser feita de acordo com o objetivo, a experiência do clínico, os recursos institucionais, pesando-se as vantagens e desvantagens de cada método.

As indicações de terapia dialítica não são absolutas e devem considerar uma série de fatores, incluindo apresentação clínica (rapidez de início e gravidade), dados bioquímicos, IRA, idade da criança e ausência de resposta ao tratamento conservador da IRA. A sobrecarga hídrica com risco potencial de insuficiência cardíaca congestiva (ICC), edema agudo de pulmão, hipertensão arterial refratária, distúrbio hidroeletrolítico grave (hipercalemia, hiponatremia, hipernatremia), acidose de difícil controle, principalmente se acompanhada de hipernatremia, necessidade de administração de fluidos para medicações, suportes hemodinâmico e nutricional, além de sintomas de intoxicação urêmica (encefalopatia, irritabilidade, náuseas, vômitos, sangramento, pericardite), são indicações de diálise. Na síndrome hemolítico-urêmica, a indicação precoce da diálise é fator prognóstico e deve ser considerada, embora nem todos os pacientes necessitem ser dialisados. Além disso, há os erros inatos do metabolismo que cursam com hiperamonemia e as intoxicações medicamentosas. A decisão de iniciar TSR, portanto, independe de níveis específicos de ureia, creatinina, bicarbonato e potássio, fósforo etc.

Diálise peritoneal

A diálise peritoneal (DP) continua sendo considerada uma modalidade efetiva para o manejo de crianças com IRA em muitos centros. Apresenta eficácia na remoção de solutos por difusão (gradiente de concentração) e retirada de fluidos por ultrafiltração (UF) (gradiente osmótico gerado pela concentração de glicose na solução de diálise). O transporte de solutos por convecção é pequeno (passagem de solutos junto com a água gerada pela UF e determinada pelo gradiente osmótico).

A relação superfície do peritônio/peso corpóreo é muito maior na criança em relação ao adulto, proporcionando, no mínimo, o dobro da eficiência dialítica nessa faixa etária. Na maioria dos serviços, pode ser realizada com facilidade e rapidez, mesmo em pacientes instáveis, quando o cateter é instalado à beira do leito, em curto período de tempo. Nos pacientes mais estáveis pode-se proceder à instalação cirúrgica do cateter.

Uma das maiores vantagens terapêuticas desse método é que ele pode ser realizado com sucesso mesmo em pacientes hipotensos, necessitando de suporte vasopressor, ou em pacientes com disfunção de múltiplos órgãos e sistemas (DMOS), fator importante a ser considerado na escolha do método dialítico para pacientes instáveis. Permite, também, provisão contínua e gradual de ambos, ultrafiltração e *clearance* de solutos, mimetizando a função renal.

Entre as desvantagens há o risco de extravasamento e de peritonite. Além disso, as vantagens da ultrafiltração e do *clearance* lento de solutos, relatadas anteriormente, podem funcionar como desvantagem nos pacientes com sobrecarga hídrica grave e hipercalemia que represente risco de vida. Nesse caso a hemodiálise intermitente seria a melhor escolha.

A utilização de soluções contendo maiores concentrações de glicose, visando aumentar a ultrafiltração, pode causar hiperglicemia. Nesse caso deve-se reduzir a concentração de glicose do fluido (quando possível) ou adicionar insulina regular ao dialisato.

A quantidade de fluido de diálise a ser utilizada a cada ciclo varia de 30 a 50 mL/kg. Em RNs de peso muito baixo, devido ao pobre tônus muscular da parede abdominal, devem ser infundidas menores quantidades de fluido (10 a 15 mL/kg) para evitar o já citado e frequente extravasamento ao redor do local de instalação do cateter. Destaca-se, no entanto, que volumes inferiores a 25 mL/kg podem comprometer a ultrafiltração.

O ciclo de diálise deve ser, a princípio, de 1 hora, com tempo de infusão de 5 a 10 minutos, tempo de permanência de 35 a 45 minutos e tempo de drenagem de 10 a 15 minutos. O balanço de entrada e saída do líquido deve ser rigoroso devido ao risco de balanço positivo de água. A solução de diálise deve ser mantida à temperatura corpórea para maximizar a eficiência, prevenir hipotermia e vasoconstrição de vasos peritoneais.

As soluções de DP disponíveis no mercado apresentam concentrações de dextrose variáveis: 1,5%, 2,5% e 4,25%, associadas aos componentes eletrolíticos levemente hipertônicos em relação ao plasma, sem adição de potássio e com lactato substituindo o bicarbonato. A hipertonicidade eletrolítica (em relação ao plasma) determina um gradiente de concentração de solutos que promove o transporte transperitoneal por difusão. A solução de DP a 1,5%, chamada da isotônica, é hipertônica em relação ao plasma, promovendo gradiente osmótico para o processo de UF e convecção. Quando é necessária a retirada maior de fluidos, aumenta-se o gradiente osmótico por acréscimo de glicose à solução. Durante a realização de diálise peritoneal deve-se monitorar a concentração sérica de potássio e, sempre que ela se encontrar abaixo de 3,5 mEq/L, adicionar potássio à solução na concentração de 4 mEq/L.

As contraindicações são quase sempre relativas e incluem certas condições clínicas, como função pulmonar comprometida, não permitindo grandes volumes de dialisato no abdome, cirurgias abdominais extensas, além de defeitos de parede abdominal, *shunt* ventriculoperitoneal, diátese hemorrágica ou enterocolite necrosante. Em alguns casos, principalmente naqueles com disfunção hepática ou em RNs com peso muito baixo com acidose lática grave, deve-se contraindicar a diálise peritoneal com soluções comerciais-padrão, nas quais o tampão utilizado é o lactato (que é metabolizado no fígado), sendo indicado, então, o preparo de soluções de dialisato com tampão bicarbonato.

Hemodiálise intermitente (HDI)

A maior vantagem da HDI é a rapidez de *clearance* de solutos e da ultrafiltração, particularmente importantes nos pacientes com sobrecarga hídrica grave, hipercalemia com risco de vida ou hiperamonemia (pacientes com defeito no ciclo da ureia). Outras vantagens incluem a possibilidade de ajustar a concentração do dialisato para tratar anormalidades hidroeletrolíticas, como a hipernatremia. Problemas técnicos incluem dificuldade em obter acesso vascular adequado para promover diálise ótima, custos elevados e necessidade de equipe treinada, nem sempre disponível.

Quanto ao manejo do paciente, sua capacidade de ultrafiltração é limitada nos hipotensos. Nesses, a diálise peritoneal ou a hemofiltração podem ser as melhores opções. Há, também, o risco de síndrome do desequilíbrio devido às variações rápidas de osmolaridade e, ainda, a possibilidade de que a bioincompatibilidade de membranas resulte em ativação do complemento e liberação de citocinas com agravamento do estado geral do paciente. Portanto, a recomendação atual é de que sejam utilizadas nas crianças com IRA apenas membranas biocompatíveis, como as de acetato de celulose.

Técnicas contínuas

Em relação às técnicas contínuas que englobam a hemofiltração, a hemodiafiltração e a hemodiálise prolongada, enfatiza-se, entre várias vantagens, a capacidade de prover *clearance* de solutos e UF contínuos, mimetizando, de certo modo, a função renal normal. Essas técnicas são particularmente úteis para tratar pacientes com instabilidade cardiovascular, hipotensão e necessidade de remoção contínua de fluidos. É particularmente útil em RNs com hipervolemia e edema pulmonar que necessitam receber continuamente inotrópicos, nutrição parenteral e outras drogas. É mais bem tolerada hemodinamicamente do que a hemodiálise, por permitir a remoção contínua de fluidos. As vantagens metabólicas se referem à possibilidade de ajustar a composição do dialisato, corrigindo distúrbios metabólicos graves, como acidose, hipercalcemia e hipernatremia, além de melhor controle da uremia em comparação com a hemodiálise intermitente. Vários estudos têm abordado, também, a possibilidade de remoção de mediadores inflamatórios envolvidos na patogênese da sepse e, embora sejam inconclusivos, há alguns relatos promissores.

Semelhante ao que ocorre com a HDI, tecnicamente pode haver dificuldade em acessar a circulação central para a obtenção de fluxo sanguíneo adequado, principalmente em RNs e lactentes pequenos. No entanto, a disponibilidade atual de equipamentos adaptados às necessidades desses pacientes, a produção de cateteres vasculares pequenos e as publicações de experiências bem-sucedidas com essa modalidade têm contribuído para seu uso mais universal. Porém, a necessidade de heparinização sistêmica, a complexidade técnica e o alto custo ainda são fatores negativos.

Prognóstico

Apesar do desenvolvimento de técnicas modernas de tratamento, o prognóstico da IRA em pediatria permanece reservado. As taxas de mortalidade para crianças que exigem diálise variam de 35% a 73% nas diferentes séries estudadas. O prognóstico a longo prazo inclui redução da taxa de filtração glomerular, hipertensão arterial, diminuição da capacidade de concentração urinária e outros sinais de comprometimento da função tubular, na dependência da doença ou condição que determinou o evento. Na IRA secundária à asfixia, trombose vascular ou hipotensão, os RNs apresentam 40% de risco de evoluir para insuficiência renal crônica, enquanto nos pacientes com uropatia obstrutiva essa percentagem pode alcançar 80% dos casos, reforçando a necessidade de acompanhamento contínuo dessas crianças.

Recentemente, diversos estudos têm apontado como principais fatores prognósticos dos pacientes com IRA, além da etiologia da doença de base, a presença de hipotensão arterial, a necessidade de uso de aminas vasopressoras, a necessidade de ventilação mecânica e de terapia dialítica, a presença de oligoanúria e de DMOS, características que traduzem tanto a gravidade da doença de base quanto a gravidade do quadro de insuficiência renal. Além disso, outros autores têm relatado que a presença de IRA agrega, por si só, risco de óbito maior nesses pacientes.

Tais observações reafirmam a necessidade de identificação dos pacientes de risco, assim como diagnóstico e manejo precoce dos casos de IRA e, sempre que possível, a eliminação de fatores predisponentes e de agravo.

BIBLIOGRAFIA

Akcan-Arikan A, Zappitelli M, Lofits LL, Washburn KK, Jefferson LS, Goldstein SL. Modified RIFLE criteria in critically ill children with acute kidney injury. Kidney Intern 2007; 71:1.028-1.035.

Anand SK. Acute renal failure. In: Osborn LM, DeWitt TG, First LR, Zenel JA. Pediatrics. Philadephia: Elsevier Mosby, 2005:725-729.

Bagashaw SM, Bellomo R, Kellum JA. Oliguria, volume overload, and loop diuretics. Crit Care Med 2008; 36:s172-s178.

Bellomo R, Ronco C, Kellum JA, Metha RL, Plevsky P, ADQI workgroup. Acute renal failure – definition, outcome measures, animal models, fluid therapy and information technology needs: the second international consensus conference of the acute renal dialysis quality initiative (ADQI) group. Crit Care 2004; 8:r204-r212.

Bestic M, Reed MD. Common diuretics used in the preterm and term infant. NeoReviews 2005; 6:e392-398.

Bresolin NL, Silva C, Hallal A, Toporovski J, Fernandes V, Goes J, Carvalho FL. Prognosis for children with acute kidney injury in the intensive care unit. Pediatr Nephrol 2009; 24:537-544.

Bresolin NL, Carvalho FLC, Goes JEC et al. Acute renal failure following massive attack by Africanized bee stings. Pediatr Nephrol 2002; 17:625-627.

Bresolin NL, Freddi NA. Insuficiência renal aguda – diagnóstico, tratamento e métodos dialíticos. In: Lopez FA, Campos Júnior D (eds.). Tratado de pediatria. São Paulo: Manole, 2007:2.139-2.149.

Bresolin NL, Silva JMP, Soares CMBM. A semiologia da insuficiência renal aguda em pediatria. In: Silva LR (ed). Diagnóstico em pediatria. Rio de Janeiro: Guanabara Koogan 2009:726-729.

Chawla LS. Evolving paradigms in acute kidney injury. Crit Care Med 2007; 35:2.866-2.867.

Darmon M, Malak S, Guichard I, Schlemmer B. Síndrome de lise tumoral: uma revisão abrangente da literatura. Rev Bras Ter Intensiva 2008; 20:278-285.

Daschner M. Drug dosage in children with reduced renal function. Pediatr Nephrol 2005; 20:1.675-1.686.

Devarajan P. The future of pediatric acute kidney injury management – biomarkers. Semin Nephrol 2008; 28:493-498.

Hoste EAJ, Damen J, Vanholder RC, Lameire NH, Delanghe JR, Van den Hauwe K, Colardyn FA. Assessment of renal function in recently admitted critically ill patients with normal serum creatinine. Nephrol Dial Transplant 2005; 20:747-753.

Kellum JA, Decker JM. Use of dopamine in acute renal failure: a meta-analysis. Crit Care Med 2001; 29:1.526-1.531.

Knoderer CA, Leiser JD, Nailescu C, Turrentine MW, Andreoli SP. Fenoldopam for acute kidney injury in children. Pediatr Nephrol 2008; 23:495-498.

Mahdavi H, Kuizon BD, Gales B, Wang H, Elashoff RM, Salusky IB. Sevelamer hydrochloride: an effective phosphate binder in dialyzed children. Pediatr Nephrol 2004; 18:1.260-1.264.

Metha RL, Pascual MT, Soroko S. Diuretics, mortality, and nonrecovery of renal function in acute renal failure. JAMA 2002; 288:2.547-2.553.

Nadaletto MAJ, Cenderolo Neto M, Draibe AS. Diálise peritoneal. In: Schor N, Boim MA, Santos OFP (Eds.). Insuficiência renal aguda: fisiopatologia, clínica, tratamento. São Paulo: Sarvier, 1997:323-332.

Parikh CR, Devarajan P. New biomarkers of acute kidney injury. Crit Care Med 2008; 36 (Suppl.):s159-s165.

Portale AA, Mathias RS, Potter DE, Rozanski DR. Kidneys & electrolytes. In: Rudolph AM, Kamei RK, Overby KJ (eds.). Rudolph's fundamentals of pediatrics. 3 ed. New York: McGraw-Hill, 2002:593-645.

Romão Jr. JE. Métodos dialíticos. In: Hirschheimer MR, Matsumoto T, Carvalho WB (eds). Terapia intensiva pediátrica. Rio de Janeiro: Atheneu, 1989:477-498. Paulo: Manole 2007: 2138-49.

Stevens LA, Coresh J, Greene T, Levey AS. Medical progress assessing kidney function – measured and estimated glomerular filtration rate. N Engl J Med 2006; 354:2.473-2.483.

Walters S, Porter C, Brophy PD. Dialysis and pediatric acute kidney injury: choice of renal support modality. Pediatr Nephrol 2009; 24:37-48.

Wasilewska A, Zoch-Zwirez W, Jadeszko I, Porowski T et al. Assessment of serum cystatin C in children with congenital solitary kidney. Pediatr Nephrol 2006; 21:688-693.

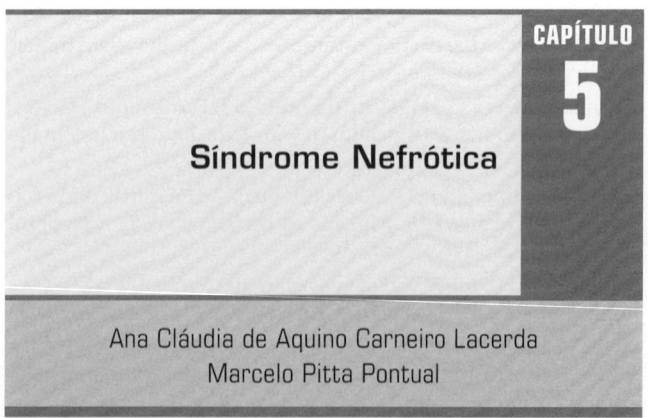

CAPÍTULO 5

Síndrome Nefrótica

Ana Cláudia de Aquino Carneiro Lacerda
Marcelo Pitta Pontual

INTRODUÇÃO, CONCEITUAÇÃO E EPIDEMIOLOGIA

A síndrome nefrótica (SN) se caracteriza por proteinúria maciça ($\geq$ 50 mg/kg/dia ou $\geq$ 40 mg/m^2/kg/h) e hipoalbuminemia (< 2,5 mg/dL), conforme o critério do Estudo Internacional de Doenças Renais na Criança (ISKDC). Geralmente são observados também edema, hipercolesterolemia ($\geq$ 250 mg/dL) e lipidúria.

A SN é uma condição clínico-laboratorial caracterizada pela disfunção da permeabilidade glomerular à filtração das proteínas. Em condições normais, o glomérulo restringe a passagem de proteínas de grande peso molecular ou com carga elétrica negativa. Proteínas de baixo peso molecular podem relativamente ser filtradas, porém serão reabsorvidas nos túbulos proximais. A excreção normal de proteína é menor do que 4 mg/m^2/h (o que equivale aproximadamente à relação proteína/creatinina em amostra urinária de 0,2 mg/mg ou à relação albumina/creatinina de 30 mg/mg).

A incidência anual de SN nos EUA tem sido estimada em 2 a 7 casos novos para 100 mil habitantes com prevalência de 16 casos para 100 mil habitantes. Surge mais comumente na faixa etária de 2 a 6 anos, sendo que 80% dos casos ocorrem em crianças com menos de 6 anos. É rara antes dos 2 anos. Em crianças jovens, o predomínio é do sexo masculino na proporção de 3:2. Em adolescentes e adultos, a ocorrência se iguala em ambos os sexos.

ETIOLOGIA DA SN

A SN poderá surgir durante o curso de uma doença sistêmica, sendo então denominada de secundária ou resultar de doença basicamente glomerular, recebendo o nome de primária. Na infância, aproximadamente 90% dos casos são primários.

As causas primárias de SN são nefropatia com alteração mínima, proliferação mesangial, glomeruloesclerose segmentar e focal (GESF), glomerulonefrite membranoproliferativa (GNMP); glomerulonefrite membranosa (GNM) e nefrose congênita.

As causas sistêmicas ou secundárias se distribuem conforme o Quadro XIII.5.1.

A SN congênita ocorre no 1º ano de vida, dividindo-se em precoce e tardia. A precoce (também considerada como SN congênita) ocorre até os 3 meses de vida, e a tardia (considerada também como SN infantil) entre 3 meses e 1 ano de idade.

As causas da SN congênita podem ser: primária – esclerose mesangial difusa; doença microcística infantil – tipo finlandesa, síndrome de Drash – pseudo-hermafroditismo masculino, tumor de Wilms e nefropatia (esclerose mesangial difusa); lesões histológicas mínimas (LHMs); glomeruloesclerose segmentar e focal (GESF) e glomerulonefrite membranosa (GNM). Secundária – infecciosas (sífilis, toxoplasmose, citomegalovirose, rubéola, AIDS, hepatite B, malária); disgenesia gonadal; síndrome unha-patela; síndrome de Lowe; síndrome hemolítico-urêmica; nefroblastoma; lúpus eritematoso sistêmico e contaminação por substâncias, como o mercúrio.

Quadro XIII.5.1. Etiologia secundária de síndrome nefrótica

Infecciosas	Sífilis, AIDS, malária, hepatite B, citomegalovirose e esquistossomose
Colagenoses	Lúpus eritematoso sistêmico, artrite reumatoide, poliarterite nodosa
Toxinas	Mercuriais, bismuto, trimetadiona, probenecid, meios renográficos, penicilinamina
Alergias	Picada de abelha, doença do soro, inalação de pólen, alergia alimentar
Cardiovasculares	Doença de células falciformes, trombose de veia renal, insuficiência cardíaca congestiva
Malignidade	Doença de Hodgkin, leucemia, carcinoma, feocromocitoma
Origem familiar	Mutações na podocina ou na nefrina – autossômicas recessivas
Outras	Amiloidose, mieloma múltiplo, púrpura anafilactoide, obesidade mórbida, cicatriz pielonefrítica do refluxo vesicoureteral.

Mecanismos fisiopatológicos da SN

Mecanismo da proteinúria

A membrana basal glomerular (MBG) é rica em poros em toda sua extensão, os quais funcionam como filtro seletor de tamanho. Além dessa característica, essa membrana é eletricamente negativa, carga que lhe é conferida pela presença de heparan sulfato e ácido siálico, os quais atuam como uma barreira eletrostática, com afinidade para agentes catiônicos.

A capacidade de a MBG produzir ultrafiltrado glomerular praticamente sem proteínas é o resultado somatório da sua habilidade em selecionar moléculas de acordo com o peso molecular e sua carga elétrica.

Na síndrome nefrótica por lesões mínimas (SNLM) não existe lesão estrutural. Não se conhece bem o que determina o aumento da permeabilidade capilar glomerular, porém se postula um defeito na função linfocitária. Esses linfócitos alterados produziriam linfocinas que, por sua vez, depletariam o ácido siálico e o heparan sulfato da MBG, tornando-a menos negativa, o que culminaria com a perda de proteínas, sobretudo as de baixo peso molecular (íons negativos fixos), e perda da seletividade da MBG, aumentando a permeabilidade a ânions, como a albumina.

Em algumas glomerulopatias são observadas alterações estruturais na membrana basal glomerular permitindo a passagem de proteínas. Inicialmente, em alguns glomérulos, a persistência da proteinúria determinará o desenvolvimento de esclerose glomerular, diminuindo assim o número de glomérulos funcionantes. Esta diminuição, por sua vez, conduzirá a hiperfiltração e hipertensão nos glomérulos remanescentes associados a uma maior proteinúria, e consequentemente maior acentuação de esclerose glomerular e falência renal.

Mecanismo da hipoalbuminemia

Nos nefróticos, a hipoalbuminemia que acompanha o quadro se deve primordialmente à proteinúria maciça. Além disso se observam ineficiente síntese proteica em nível hepático, aumento do catabolismo proteico, sobretudo em nível renal, e perdas digestivas.

As concentrações de alfa-2-globulina e betaglobulina estão aumentadas devido a uma perda desprezível dessas proteínas, levando, consequentemente, a aumento relativo das suas concentrações sanguíneas.

Mecanismo do edema

A hipoalbuminemia leva à redução da pressão oncótica plasmática, com passagem de líquidos para o interstício e, consequentemente, diminuição da volemia. Para manter a volemia são acionados vários mecanismos homeostáticos: diminuição da filtração glomerular, estimulação do HAD (hormônio antidiurético), inibição do FAN (fator atrial natriurético) e ativação do SRAA (sistema renina-angiotensina-aldosterona), que acentuariam a retenção de sódio e água e, consequentemente, aparecimento do edema.

Estudos recentes sugerem que o aumento na reabsorção de sódio na SN ocorre mesmo que o SRAA não esteja ativado. Acredita-se que a presença de altas concentrações de proteína no filtrado desencadeia aumento na reabsorção de sódio pelas células tubulares, por provável mecanismo intrarrenal, perpetuando o edema.

Outra observação é que nem todos os nefróticos são hipovolêmicos, alguns cursam com volemia normal ou mesma aumentada e com concentração de renina plasmática diminuída. Alguns autores têm sugerido que, nesses pacientes, a retenção de sódio e água ocorra como resultado de uma função renal deficiente, levando à expansão do volume plasmático e à hipertensão arterial. A formação do edema ocorreria pela combinação dos seguintes fatores: aumento de volume sanguíneo, hipertensão e diminuição da pressão oncótica.

Outros advogam que, transitoriamente, os pacientes podem apresentar-se hipovolêmicos, hipervolêmicos ou normovolêmicos, já que a perda proteica não se restringe apenas ao intravascular, mas também ao intersticial, levando a uma situação de equilíbrio em relação à pressão oncótica, por vezes temporária.

Mecanismo da hiperlipidemia

Sabe-se que a albumina e as lipoproteínas de densidade muito baixa (VLDLs) compartilham a mesma via de síntese. Assim, ao mesmo tempo em que o organismo tenta repor as perdas proteicas urinárias, elevam-se as VLDL. Por outro lado, o aumento dos lipídios plasmáticos decorreria de diminuição de sua remoção e incremento da mobilização das gorduras dos depósitos.

As VLDLs produzidas no fígado são hidrolisadas por uma enzima, a lipase lipoproteica (LPL), a qual remove progressivamente os triglicerídeos, dando lugar à formação de lipoproteínas de densidade intermediária (IDL) e lipoproteínas nascentes de alta densidade (HDL nascentes). Com os níveis baixos de proteínas plasmáticas ocorre acúmulo de ácidos graxos livres, inibindo a ação da lipase lipoproteica (LPL). Essa inibição se agrava pela perda de apolipoproteínas plasmáticas, que são estimulantes da atividade da lipase lipoproteica.

PATOGÊNESE DA SÍNDROME NEFRÓTICA

Aproximadamente 80% dos casos de SN na infância são decorrentes de lesões mínimas, sendo, portanto, a forma mais comum. Pode corresponder a 90% dos casos em crianças com menos de 10 anos e a 50% em adolescentes. A grande maioria (cerca de 90%) responderá bem ao tratamento com corticoide.

A SN é considerada um distúrbio generalizado do sistema imune com manifestações renais. Essa suposição partiu das seguintes observações:

- Associação com doença de Hodgkin (um linfoma das células T).
- Remissão com corticoides e imunossupressores.
- Remissão com infecção pelo sarampo (diminui a imunidade celular).
- Manifestações atópicas e intolerância alimentar (34% a 60% das crianças nefróticas têm algum tipo de atopia).
- Exacerbações com vacinas, picadas de insetos e infecções.

A patogênese da SNLM se baseia no fato de haver perda da eletronegatividade da membrana basal glomerular (MBG).

A microscopia óptica não mostra anormalidades; apenas alterações mínimas, como discreta hipertrofia ou leve hipercelularidade da matriz mesangial e pequenas modificações focais nos túbulos, observadas em alguns casos. Na microscopia eletrônica encontra-se fusão dos podócitos. Geralmente não se encontram depósitos significativos de imunoglobulinas (Ig) e complemento. Ocasionalmente se acham depósitos focais de IgM e C3.

A maioria dos pacientes portadores de SNLM respondem bem ao tratamento com corticosteroides, de modo que o prognóstico a longo prazo é bom.

Na GESF ocorrem diversos eventos que geram hiperfiltração e hipertensão glomerular, promovendo esclerose glomerular. Corresponde a cerca de 8% dos tipos histológicos, sendo a segunda mais frequente, seguida da glomerulonefrite membranoproliferativa (GNMP). A glomerulonefrite membranosa (GNM) é rara na infância.

A GESF pode ser primária ou secundária a outras doenças. Na criança predominam as formas primárias.

Na GESF observa-se lesão esclerosante, mais comumente segmentar, embora possa ser global. O processo começa na região justaglomerular e, com o passar do tempo, propaga-se para o córtex. Junto dos glomérulos acometidos encontram-se outros inteiramente normais.

É interessante notar que alguns pacientes com GESF que desenvolvem IRC e recebem transplante renal desenvolvem recorrência do quadro, com aparecimento de proteinúria pouco tempo após o transplante. Esse achado sugere que um fator circulante possa ser responsável pela patogênese, porém ainda não foi identificado.

QUADRO CLÍNICO

O dado clínico mais importante é o edema, que tem início insidioso, geralmente periorbitário, de aparecimento matinal, generalizando-se com o passar do tempo, podendo chegar até a anasarca. Apresenta aspecto mole e frio, com predileção por tecidos frouxos (bolsa escrotal e vulva) e regiões cavitárias. Com frequência, um episódio de doença viral antecede o aparecimento do edema.

Podem estar presentes: palidez intensa (não correlacionada com o grau de anemia), hepatomegalia, anorexia, oligúria (sobretudo na fase de edema mais acentuado) e irritabilidade. Nos casos mais prolongados observam-se cabelos finos e secos, unhas quebradiças, pele brilhante e sensível a traumatismo.

Os pacientes nefróticos apresentam elevada suscetibilidade à infecção, em função da diminuição da síntese de IgG, da perda de grande quantidade de gamaglobulina e do fator B, que é pró-ativador do complemento na urina, acarretando redução na opsonização de bactérias. Além disso, a desordem na função linfocitária e o uso de corticoides, além da distorção das fibras do tecido epitelial pelo edema, favorecem o aparecimento de infecções.

Infecções de pele (celulites, piodermites), respiratórias (sinusites, pneumonias), peritonites e septicemias aparecem com mais frequência nesses pacientes. São mais graves devido ao comprometimento dos mecanismos de defesa e ao uso de corticosteroides. Com frequência são observadas celulites produzidas por *Staphylococcus aureus* ou peritonites, por *Streptococcus pneumoniae*, que se constituem como principais agentes etiológicos das infecções bacterianas nos nefróticos. Ressalta-se ainda a importância de bactérias gram-negativas e infecções virais.

Maior incidência de fenômenos tromboembólicos tem sido reportada nas crianças portadoras de SN, justificável pelo estado de hipercoagulabilidade, em decorrência do possível aumento da agregação plaquetária e da diminuição da atividade de fibrinolisinas. Ocorrem aumento do fibrinogênio e do tromboxano A2 (TX A2) e diminuição da antitrombina III por perdas urinárias.

Osteopenia pode estar presente nesses pacientes devido à diminuição da vitamina D, do cálcio e do uso prolongado do corticosteroide.

De modo geral, os nefróticos são normotensos.

DIAGNÓSTICO LABORATORIAL

Os exames que devem ser solicitados são:

Sumário de urina

Presença de albumina (+++ / ++++). Em 25% dos pacientes constata-se hematúria transitória, que desaparece durante a evolução. A presença de cilindros, sobretudo hialinos, comprova a origem renal da proteinúria.

Proteinúria das 24 horas

Atinge níveis maiores do que 50 mg/kg/dia ou 40 mg/m^2/hora. Nos adolescentes e adultos, taxas maiores do que 3,5 gramas são observadas.

Relação proteína/creatinina urinária (em uma amostra de urina)

Valores acima de 2 já são considerados proteinúria maciça. Esse exame é solicitado, sobretudo na impossibilidade de coleta da urina de 24 horas, em crianças que não controlam a micção.

Protidograma

São encontradas albumina em níveis menores ou iguais a 2,5g%, alfa-2-globulina elevada e gamaglobulina diminuída.

Colesterol e triglicérides

Acham-se elevados. Existe aumento de lipoproteínas de baixa densidade (LDL) e densidade muito baixa (VLDL); já os níveis das lipoproteínas de alta densidade (HDL) são variáveis.

Complemento

Apresenta-se normal, excepcionalmente diminuído, constituindo nessa circunstância indicação de biópsia renal.

Ureia e creatinina

Durante a instalação do edema podem elevar-se, refletindo mais a redução da filtração glomerular do que propriamente insuficiência renal.

Ionograma

Poderá existir discreta hiponatremia dilucional. Deve ser solicitado, sobretudo durante o uso de diuréticos para monitoração.

Cálcio

Geralmente se apresenta diminuído; não só o ligado à albumina, como o ionizado.

TRATAMENTO

Serão descritas as medidas gerais, a dieta, o tratamento sintomático do edema e a terapêutica específica (corticosteroides e imunossupressores).

Medidas gerais

São necessários esclarecimentos, em linguagem acessível, sobre a cronicidade da doença, a possibilidade de cura, os efeitos colaterais dos corticosteroides e a importância do cumprimento da prescrição.

Cuidado especial deve ser dispensado aos processos infecciosos. A pele do nefrótico é muito sensível; deve-se procurar mantê-la limpa e hidratada.

Não há necessidade de repouso absoluto. A doença limitará a atividade da criança. A frequência à escola deve ser normal.

A hospitalização está indicada por curtos períodos, nos pacientes com processos infecciosos graves, com distúrbios hidroeletrolíticos importantes e com problemas tromboembólicos.

Durante o período de uso dos corticoides não devem ser indicadas vacinas, principalmente as que utilizam vírus vivos. A vacina antipneumocócica pode ser aplicada nos pacientes em remissão no esquema descontínuo. A vacina contra varicela deve ser aplicada quando os pacientes estiverem em remissão e não estiverem usando imunossupressores. Se os nefróticos tiverem contato com pessoas com varicela, devem receber imunoglobulina específica e, se apresentarem os primeiros sintomas da doença, deve-se utilizar aciclovir e reduzir a dose dos esteroides.

A antibioticoterapia, quando preconizada, deverá ser específica para os agentes bacterianos usuais. As penicilinas, as cefalosporinas e os aminoglicosídeos são largamente utilizados.

Dieta

É indicada dieta hipossódica, sobretudo na fase edematosa. Não há necessidade de restrição hídrica. Como os nefróticos há depleção crônica de potássio, sugerem-se alimentos que tenham elevado teor desse mineral.

Não é recomendada restrição de gorduras, nem dieta hiperproteica.

Tratamento sintomático do edema

O uso de diuréticos é preconizado na SN nos casos de grandes edemas. Pode-se administrar a furosemida (dose de 2 a 4 mg/kg/dia), associada ou não à espironolactona (dose de 1 a 2 mg/kg/dia). Os pacientes devem ser monitorados rigorosamente a fim de se evitarem fenômenos tromboembólicos e distúrbios hidroeletrolíticos.

A infusão de albumina de 0,5 a 1 g/kg/dose, junto com a furosemida, é reservada para edemas refratários à terapêutica diurética, porém deve ser utilizada com cuidado, a fim de evitar sobrecarga cardiocirculatória.

TERAPÊUTICA ESPECÍFICA (CORTICOSTEROIDES E IMUNOSSUPRESSORES)

Uma vez estabelecido o diagnóstico de SN, inicia-se o tratamento específico. Antes do início do tratamento deve-se descartar a presença de infecção no paciente e tratá-la, caso exista. A tuberculose é afastada pelos dados epidemiológicos e a constatação do esquema vacinal adequado. O teste de Mantoux só é solicitado em casos selecionados. O tratamento antiparasitário prévio é realizado em todos os pacientes, independentemente do resultado do exame parasitológico de fezes, com o objetivo de prevenir quadros de estrongiloidíase disseminada.

A prednisona (PRED) é o corticosteroide utilizado com mais frequência. Inicialmente, é prescrita na posologia de 60 mg/m^2/dia ou 2 mg/kg/dia (dose máxima de 80 mg/dia), fracionada em 2 a 3 tomadas por 4 semanas (*esquema contínuo*). Posteriormente, preconiza-se a redução de sua dose para 40 mg/m^2/dia ou 1,5 mg/kg/dia (dose máxima de 60 mg/dia), administrada em única tomada pela manhã, em dias alternados, por mais 4 a 6 semanas (*esquema descontínuo*), quando então o medicamento deverá ser gradativamente reduzido (1/4 da dose quinzenalmente) e suspensa. Alguns grupos preconizam que o esquema descontínuo, na dose de 1 mg/kg, seja mantido por 4 a 6 meses, mesmo com resposta efetiva à corticoterapia. As crianças que respondem ao tratamento pertencem ao grupo denominado de *corticossensível*. Em 70% dos casos, nesse grupo, a proteinúria desaparece em 1 a 2 semanas após o início do tratamento.

Existem mais quatro grupos: o *recidivante infrequente*, que tem duas ou menos recaídas em 1 ano, o *recidivante frequente*, aquele que apresenta três ou mais recidivas no período de 1 ano, o *corticodependente*, que tem recaída nos primeiros 15 dias após a diminuição ou suspensão do tratamento com os esteroides, e o *corticorresistente*, que permanece com proteinúria após o esquema contínuo, ou seja, após as primeiras 4 semanas de tratamento. Deve ser lembrado que o nefrótico pode mostrar-se temporariamente refratário ao corticoide, quando infectado. Se a criança adquirir infecção durante o esquema diário, ele deve ser modificado para esquema descontínuo.

Os *recidivantes infrequentes*, de um modo geral, respondem bem ao tratamento com a prednisona e devem ser medicados de acordo com o esquema preconizado anteriormente.

Os *recidivantes frequentes* e os *corticodependentes* usualmente devem fazer biópsia renal. O tratamento inicial é feito com a prednisona, no esquema contínuo e posteriormente no descontínuo. Se os pacientes entrarem em remissão, a dose da prednisona será gradativamente diminuída e mantida entre 0,5 e 0,7 mg/kg em dias alternados, durante 9 a 18 meses. Se os pacientes não entrarem em remissão ou se apresentarem recaídas durante ou com a suspensão da prednisona ou se desenvolverem sinais de toxicidade aos esteroides, poderão ser beneficiados com o uso da ciclofosfamida, na dose de 2 a 3 mg/kg/dia, em tomada única; pela manhã, no total de 8 a 12 semanas, associada à prednisona no esquema descontínuo.

Quando o paciente entrar em remissão, a dose da prednisona deve ser progressivamente diminuída, ficando entre 0,5 e 0,7 mg/kg em dias alternados e poderá ser mantida por 9 a 18 meses. Nos pacientes que não possuem recursos para adquirir a ciclofosfamida propõe-se hospitalizá-los e aplicar pulsoterapia mensal com essa droga, na dose de 500 mg/m^2, sendo realizados 3 pulsos. Durante o uso da ciclofosfamida são necessárias monitoração semanal do hemograma (medulotoxicidade) e abundante ingesta hídrica para prevenir irritação sobre a bexiga (cistite hemorrágica).

Outros citostáticos podem ser usados, como o clorambucil, na dose de 0,1 a 0,2 mg/kg/dia, por 8 semanas, também com monitoração semanal do hemograma.

Os principais efeitos colaterais dos corticoides são aspecto cushingoide, obesidade, parada do crescimento, hipertensão, tendência à infecção, osteoporose, sangramento gastrointestinal, anormalidades eletrolíticas, catarata e retardo na puberdade. Dos citostáticos, são medulotoxicidade, cistite hemorrágica, risco de infecção, de neoplasia, alopecia e disfunção gonadal.

Os pacientes que não respondem ao esquema anteriormente referido devem usar a ciclosporina A (CyA), um inibidor da calcineurina, na dose de 4 a 7 mg/kg/dia (manter concentração sanguínea entre 50 e 150 ng/mL), associada à prednisona no esquema descontínuo, diminuindo progressivamente a dose para 0,5 a 0,7 mg/kg em dias alternados, quando desaparecer a proteinúria, por um período médio de 6 a 12 meses. Boas respostas têm sido obtidas; porém, com a suspensão, a incidência de recaídas é elevada. As principais reações colaterais são nefrotoxicidade, hepatotoxicidade, hipertrofia gengival, hirsutismo e hipertensão arterial. Durante o seu uso deve-se monitorar a função hepática e renal realizando anualmente biópsia renal. Os efeitos colaterais sobre os rins são amenizados quando a CyA é utilizada em associação com os inibidores da enzima de conversão (IECA), que também podem reduzir a proteinúria e diminuir a velocidade de progressão da doença renal.

Outro inibidor da calcineurina que pode ser usado é o tacrolimus, na dose de 0,1 a 0,2 mg/kg/dia, por 12 a 24 meses, também associado à prednisona no esquema já referido. A vantagem em relação à CyA é que o tacrolimus não apresenta os efeitos cosméticos (hipertrofia de gengiva e hirsutismo). As principais reações colaterais são hiperglicemia, diarreia, nefrotoxicidade e neurotoxicidade.

Quando os inibidores da calcineurina, nos esquemas anteriormente descritos, não induzirem a remissão, pode-se indicar o uso do micofenolato mofetil (MMF), na dose de 600 a 1.200 mg/m^2, associado à prednisona no esquema referido para CyA, durante 1 a 2 anos. As principais reações colaterais são desconforto abdominal, diarreia e leucopenia. A monitoração mensal do hemograma precisa ser realizada e o medicamento deverá ser suspenso se a contagem de leucócitos ficar abaixo de 4.000/mm^3.

Alguns autores indicam o levamisole para os pacientes *recidivantes frequentes* e *corticodependentes*, em uma fase inicial, isto é, antes de administrar a ciclofosfamida. A dose indicada é de 2 a 2,5 mg/kg em dias alternados, durante 1 a 2 anos, associada à prednisona no esquema descontínuo. As principais reações colaterais são leucopenia, hepatotoxicidade, convulsões e *rash* cutâneo.

Como tratamento auxiliar, esses pacientes devem receber inibidores da enzima de conversão de angiotensina; esses medicamentos diminuem a proteinúria e a velocidade de progressão da doença renal. Os mais usados são captopril na dose de 0,5 a 5 mg/kg/dia e enalapril na dose de 0,1 a 0,8 mg/kg/dia.

Os pacientes *corticodependentes* devem fazer biópsia renal e ser acompanhados pelo nefrologista pediátrico. A remissão poderá ser tentada com pulsoterapia. Esse regime consta do uso de metilprednisolona na dose de 30 mg/kg/dia, administrada em soro glicosado a 5%, para correr em 1 ou 2 horas. Orienta-se a realização de um total de 3 a 6 pulsos em dias alternados. Durante a infusão do corticoide deve ser feita monitoração rigorosa da pressão arterial a cada 15 minutos. Se o paciente entrar em remissão, utiliza-se a prednisona no esquema descontínuo por 9 a 18 meses. Se o paciente tiver recaída ou se não entrar em remissão, o esquema terapêutico empregado será o mesmo usado para os recidivantes frequentes e corticodependentes. Quando os pacientes não apresentam boa resposta, trabalhos recentes têm indicado associações de imunossupressores, como a CyA e o MMF, com bons resultados; porém, são necessários novos estudos para confirmar a eficácia desse esquema.

Recentemente surgiram três medicamentos novos, com resultados iniciais promissores para os corticodependentes que não respondem bem aos esquemas anteriormente citados, entretanto necessitam de mais comprovações em relação à eficácia e aos efeitos colaterais. O primeiro foi o mizoribine, um inibidor da síntese das purinas, com posologia preconizada de 10 a 15 mg/kg/dia, dose máxima de 500 mg/dia (manter concentração sanguínea em torno de 3 microgramas/mL), em duas tomadas, em 2 dias da semana. O segundo foi o rituximabe, um anticorpo monoclonal que atua contra proteínas CD20. A dose indicada é de 375 mg/m^2 por via intravenosa, uma vez por semana, durante 1 a 4 semanas. O terceiro é o basiliximabe, um anticorpo contra o receptor da interleucina-2 que se encontra na superfície dos linfócitos T. A dose para crianças maiores do que 1 ano e com peso inferior a 35 kg é de 10 mg, por via intravenosa. Uma segunda dose opcional poderá ser administrada 4 dias após. Em pacientes com peso igual ou superior a 35 kg a dose é 20 mg pela mesma via e uma segunda dose 4 dias depois.

Cabe destacar que todos esses medicamentos têm custos elevados e devem ser criteriosamente discutidos antes de iniciar o tratamento. Os três medicamentos novos podem ser usados em associação com a prednisona no esquema descontínuo (Fig. XIII.5.1).

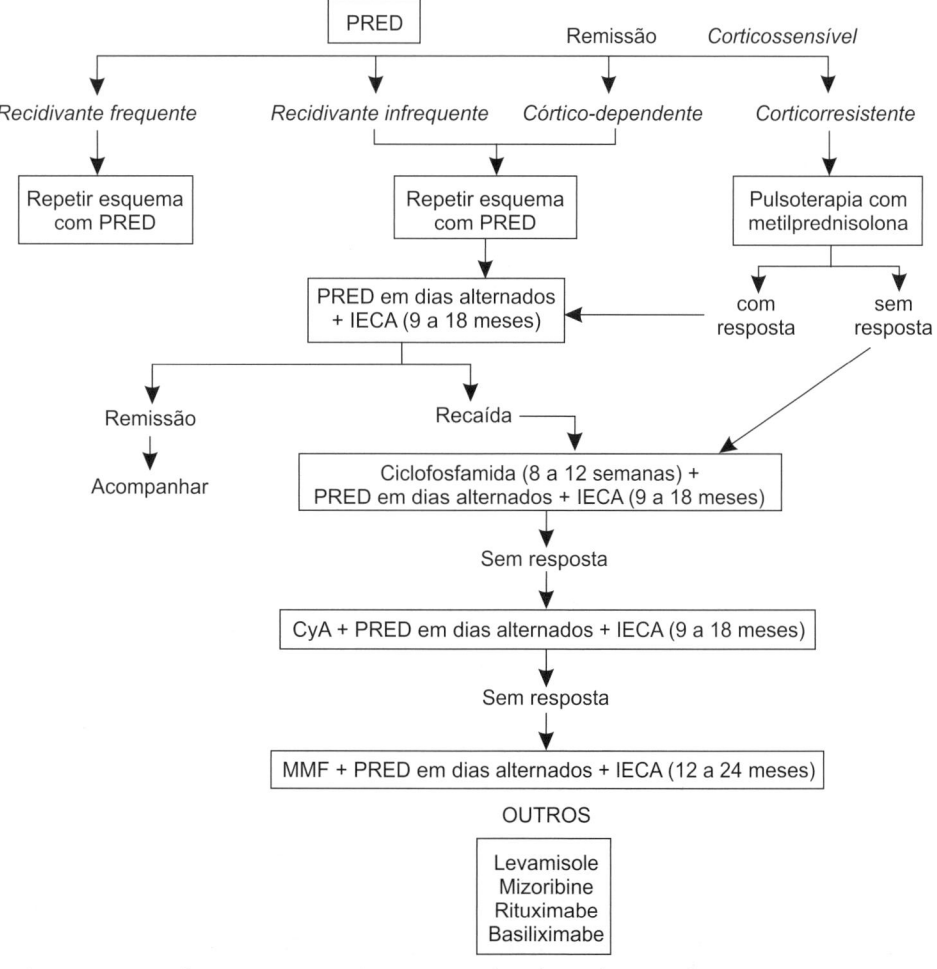

Fig. XIII.5.1. Terapêutica específica da síndrome nefrótica.

Indicações de biópsia

As principais indicações de biópsia renal encontram-se abaixo relacionadas:

- Corticorresistentes.
- Corticodependentes.
- Recidivantes frequentes.
- Hematúria persistente.
- Complemento sérico baixo.
- Insuficiência renal.
- SN do primeiro ano de vida.

PROGNÓSTICO

Os pacientes com síndrome nefrótica apresentaram grande melhora no prognóstico com o advento dos antibióticos e corticosteroides. Os imunossupressores melhoraram ainda mais a evolução dessas crianças.

A boa resposta inicial aos esteroides e a reduzida frequência de recaídas são fatores de bom prognóstico. Considera-se curado o paciente que permanece 5 ou mais anos sem recaídas e sem usar nenhum medicamento para tratar essa entidade.

Os pacientes que não respondem aos tratamentos que foram preconizados usualmente evoluem para insuficiência renal crônica e devem entrar nos programas de diálise e transplante renal.

BIBLIOGRAFIA

Al-Saran K, Mirza K, Al-Ghanam G, Abdelkarim M. Experience with levamisole in frequently relapsing, steroid-dependent nephrotic syndrome. Pediatr Nephrol 2006; 21:201-205.

Andrade OVB, Mello VR, Toporovski J. Síndrome nefrótica. In: Nestor Schor. Nefrologia Adulto Criança Idoso. 1 ed. São Paulo: Savier, Nefrourologia na Infância 1998; 9:356-362.

Choudhry S et al. Efficacy and safety of tacrolimus versus cyclosporine in children with steroid-resistant nephrotic syndrome: a randomized controlled trial. Am J Kidney Dis 2009; 53(5):760-769.

Dorresteijn EM et al. Mycophenolate mofetil versus cyclosporine for remission maintenance in nephritic syndrome. Pedoatr Nephrol 2008; 23(11):2.013-2.020.

Fujieda M et al. Effect of oral mizoribine pulse therapy for frequently relapsing steroid-dependent nephritic syndrome. Clin Nephrol 2008; (3):179-184.

Hudson EM, Willis NS, Craig JC. Non-cortcosteroid treatment for nephrotic syndrome in chidren. Cochrane Datebase Syst Rev 2008; 23 (1):CD002290.

Indian Pediatric Nephrology Group, Bagga A et al. Manegement of steroid sensitive nephrtic syndrome: Revised Guidelines. Indian Pediatr 2008; 45(17):203-214.

Mello VR, Guersoni AC, Andrade OVB. Glomerulopatias. In: Júlio Toporovski. Nefrologia pediátrica. 2 ed. Rio de Janeiro: Guanabara Koogan 2005; 12:151-162.

Park SS et al. Remission of refractory minimal change nephrotic syndrome after basiliximab therapy. Pediatr Nephrol 2009; 24(7):1.403-1.407.

Primary nephritic syndrome in children: clinical significance of histopathologic variants of minimal change and of diffuse mesngial hypercellularity. A report of the International Study of Kidney Disease in Children. Kidney Int 1981; 20:765-771.

Ronald J Falk RF, Charles Jennette JC, Nachman PH. Primary glomerular disease. In: Brenner & Rector's. The kidney. 7 ed. St. Louis: Elsevier, 2004; 28.

Rüth EM, Kemper MJ, Leumann EP, Laube GF, Neuhaus TJ. Children with steroid-sensitive nephrotic syndrome come of age: long-term outcome. Pediatrics 2005:202-207.

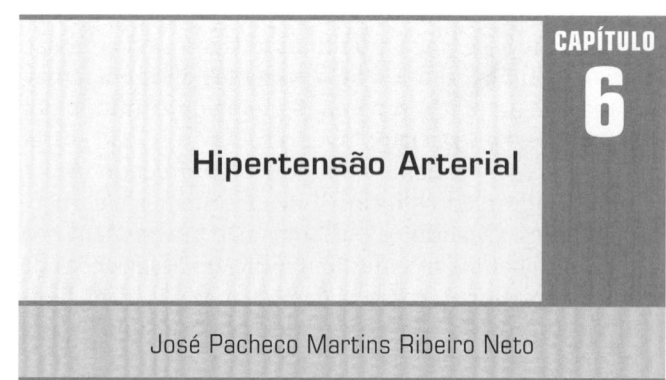

CAPÍTULO 6

Hipertensão Arterial

José Pacheco Martins Ribeiro Neto

INTRODUÇÃO

A hipertensão arterial (HA) constitui importante problema de saúde pública para a população adulta em todo o mundo. Como tem sido evidenciado com muitas outras doenças crônicas com antecedentes na infância, a HA em crianças e adolescentes não era uma preocupação até a metade do século XX. No entanto, a possibilidade de que o início da HA essencial estivesse na infância fez com que muitos pesquisadores realizassem estudos nessa faixa etária, de modo que, atualmente, evidências na literatura confirmam essa hipótese. Isso induziu os pesquisadores a ressaltarem a importância da aferição da pressão arterial (PA) em crianças e adolescentes na rotina do exame físico (Task Force, 1987; National High Blood Pressure Program Working Group on Hypertension Control in Children and Adolescents, 1996 e 2004). O objetivo dessa recomendação é detectar precocemente a HA, como também identificar crianças e adolescentes com risco para o seu surgimento na idade adulta. A investigação precoce poderia modificar a prevalência da doença e suas complicações na população adulta.

No Brasil, a HA em crianças e adolescentes ainda não recebeu a devida atenção da saúde pública, apesar dos conhecimentos adquiridos e publicados nas últimas décadas. Essa afirmação pode ser corroborada pela escassez de informações referentes a essa faixa etária nos programas nacionais de controle, educação, tratamento e prevenção da HA.

IMPACTO DA HA EM SAÚDE PÚBLICA

A HA constitui um problema de saúde pública no mundo, atingindo cerca de 1 bilhão de pessoas. Nos EUA, acomete mais de 60 milhões de norte-americanos. No Brasil, atinge mais de 30 milhões de pessoas, das quais 50% não sabem sequer que são hipertensas. Nos países desenvolvidos, 40% dos óbitos foram decorrentes de doenças cardiovasculares e, nos países em desenvolvimento, esse percentual correspondeu a aproximadamente 25%. No entanto, espera-se que o percentual de óbitos causados pelas doenças cardiovasculares se eleve progressivamente nos países em desenvolvimento devido ao aumento observado na expectativa de vida nesses países. Isso permitirá que as pessoas atinjam idade mais avançada e, consequentemente, se tornem mais propensas às doenças cardiovasculares.

CONCEITO DE HA

Na população adulta, os conceitos de pressão arterial normal, normal alta ou limítrofe e hipertensão arterial estão bem definidos. O Quadro XIII.6.1 mostra esses valores de acordo com The Sixth Joint National Committee on Prevention, Detection, Evaluation, and Treatment of High Blood Pressure (JOINT-VI, 1997).

Diferentemente da população adulta, o conceito de HA na criança e no adolescente não está bem definido. Geralmente, o pediatra não afere a PA na rotina do exame físico das crianças. Ela só era realizada quando a criança apresentava alguma sintomatologia que sugerisse a possibilidade de HA. Antes da década de 1970 não se conheciam os valores de normalidade em relação à PA nas crianças, nem se sabia que a PA apresentava elevação de seus níveis com a idade, peso e altura. Por isso, na ausência de critério definitivo de HA nas crianças, o nível convencional da PA igual a 140 × 90 mmHg, usado como ponto de corte para HA do adulto, era também utilizado para crianças. Usando esse critério, somente as crianças com hipertensão sintomática e com níveis pressóricos elevados poderiam receber o diagnóstico de HA. Portanto, durante muito tempo, a HA da criança foi considerada de etiologia secundária e que a primária ou essencial não ocorria nessa fase da vida.

De acordo com o National High Blood Pressure Education Program Working Group on Hypertension Control in Children and Adolescents – 2004 (NHBPEP), o nível da pressão arterial está correlacionado com o sexo, a idade e o percentil da altura da criança ou do adolescente (Quadros XIII.6.2 e XIII.6.3), considerando-se então:

1. *Pressão arterial normal* – Quando a PAS e a PAD forem menores do que o percentil 90.
2. *Pressão arterial normal alta* – Quando a PAS e/ou a PAD forem iguais ou maiores do que o percentil 90 e menores do que o percentil 95; ou PAS e/ou PAD maiores ou iguais a 120 × 80 mmHg, mesmo se estiver abaixo do percentil 90 em adolescentes.
3. *Hipertensão arterial* – Quando a PAS e/ou a PAD forem iguais ou maiores do que o percentil 95, no mínimo, em três ocasiões diferentes, desde que não exista lesão de órgão-alvo.
   - Estágio 1 – PAS e/ou PAD ≥ percentil 95 mais 5 mmHg e menores do que o percentil 99.
   - Estágio 2 – PAS e/ou PAD ≥ percentil 99 mais 5 mmHg.

TÉCNICA DE AFERIÇÃO DA PRESSÃO ARTERIAL (PA)

De acordo com a NHBPEP (1996), a British Hypertension Society e diversos autores, devem ser seguidas na aferição da PA as seguintes recomendações:

1. Criança em repouso, de preferência na posição sentada (lactente no colo da mãe), e com o braço repousando sobre uma superfície ao nível do coração.
2. Manguito de borracha:
   - Deve envolver no mínimo 80% da circunferência do braço.
   - O comprimento para cobrir a extensão do braço deve representar 40% da circunferência do braço.
   - Em caso de não ter o manguito adequado, preferir o manguito maior.
3. A PA deve ser aferida duas vezes em cada ocasião, com intervalo de aproximadamente 5 minutos entre elas. Deve ser considerada a média das duas aferições.
4. Considera-se PA sistólica o primeiro som de Korotkoff e a PA diastólica, o quinto som de Korotkoff, ou seja, o desaparecimento do som.
5. Insuflar o manguito até atingir 20 a 30 mmHg acima do ponto no qual o pulso radial desaparece.

Quadro XIII.6.1. Classificação da pressão arterial para adultos*

Categoria	Pressão arterial sistólica (PAS) (mmHg)		Pressão arterial diastólica (PAD) (mmHg)
Ideal**	< 120	e	< 80
Normal	< 130	e	< 85
Normal alta	130-139	ou	85-89
Hipertensão***			
Estágio 1	140-159	ou	90-99
Estágio 2	160-179	ou	100-109
Estágio 3	≥ 180	ou	≥ 110

*Indivíduos que não estão tomando anti-hipertensivos e não estão agudamente doentes.
**PA ideal em relação ao risco cardiovascular é menor do que 120/80 mmHg. Porém, valores mais baixos devem ser avaliados em relação ao significado clínico.
***Baseado na média de duas aferições tomadas em duas ou mais ocasiões após avaliação inicial.

Quadro XIII.6.2. Percentis 90 e 95 da PA em relação ao percentil da altura em meninos

Idade	Percentil	PA sistólica por percentil de altura							PA diastólica por percentil de altura						
		5%	10%	25%	50%	75%	90%	95%	5%	10%	25%	50%	75%	90%	95%
1	90	94	95	97	98	100	102	102	50	51	52	53	54	54	55
2	95	98	99	101	102	104	106	106	55	55	56	57	58	59	59
3	90	98	99	100	102	104	105	106	55	55	56	57	58	59	59
4	95	101	102	104	106	108	109	110	59	59	60	61	62	63	63
5	90	100	101	103	105	107	108	109	59	59	60	61	62	63	63
6	95	104	105	107	109	111	112	113	63	63	64	65	66	67	67
7	90	102	103	105	107	109	110	111	62	62	63	64	65	66	66
8	95	106	107	109	111	113	114	115	66	97	67	68	69	70	71
9	90	104	105	106	108	110	112	112	65	65	66	67	68	69	69
10	95	108	109	110	112	114	115	116	69	70	70	71	72	73	74
11	90	105	106	108	110	111	113	114	67	68	69	70	70	71	72
12	95	109	110	112	114	115	117	117	72	72	73	74	75	76	76
13	90	106	107	109	111	113	114	115	69	70	71	72	72	73	74
14	95	110	111	113	115	116	118	119	74	74	75	76	77	78	78
15	90	107	108	110	112	114	115	116	71	71	72	73	74	75	75
16	95	111	112	114	116	118	119	120	75	76	76	77	78	79	80
17	90	109	110	112	113	115	117	117	72	73	73	74	75	76	77
18	95	113	114	116	117	119	121	121	76	77	78	79	80	80	81
19	90	110	112	113	115	117	118	119	73	74	74	75	76	77	78
20	95	114	115	117	119	121	122	123	77	78	79	80	80	81	82
21	90	112	113	115	117	119	120	121	74	74	75	76	77	78	78
22	95	116	117	119	121	123	124	125	78	79	79	80	81	82	83
23	90	115	116	117	119	121	123	123	75	75	76	77	78	78	79
24	95	119	120	121	123	125	126	127	79	79	80	81	82	83	83
25	90	117	118	120	122	124	125	126	75	76	76	77	78	79	80
26	95	121	122	124	126	128	129	130	79	80	81	82	83	83	84
27	90	120	121	123	125	126	128	128	76	76	77	78	79	80	80
28	95	124	125	127	128	130	132	132	80	81	81	82	83	84	85
29	90	123	124	125	127	129	131	131	77	77	78	79	80	81	81
30	95	127	128	129	131	133	134	135	81	82	83	83	84	85	86
31	90	125	126	128	130	132	133	134	79	79	80	81	82	82	83
32	95	129	130	132	134	136	137	138	83	83	84	85	86	87	87
33	90	128	129	131	133	134	136	136	81	81	82	83	84	85	85
34	95	132	133	135	136	138	140	140	85	85	86	87	88	89	89

Percentil de altura determinado por curvas de crescimento NCHS.

6. Desinsuflar o manguito numa velocidade aproximada de 2 a 3 mmHg por segundo, enquanto se realiza a ausculta sobre a artéria braquial.
7. Deve-se dar preferência aos tensiômetros de coluna de mercúrio, os quais são mais precisos em comparação aos do tipo aneroide.

RECOMENDAÇÕES PARA AFERIÇÃO DA PRESSÃO ARTERIAL

Em 1985, um comitê internacional determinou as indicações para a aferição da PA em crianças, que foram publicadas em 1986. Além disso, a Task Force (1987) nos

Quadro XIII.6.3. Percentis 90 e 95 da PA em relação ao percentil da altura em meninas

Idade	Percentil	PA sistólica por percentil de altura							PA diastólica por percentil de altura						
		5%	10%	25%	50%	75%	90%	95%	5%	10%	25%	50%	75%	90%	95%
1	90	97	98	99	100	102	103	104	53	53	53	54	55	56	56
	95	101	102	103	104	105	107	107	57	57	57	58	59	60	60
2	90	98	99	100	102	103	104	105	57	57	58	58	59	60	61
	95	102	103	104	105	107	108	109	61	61	62	62	63	64	65
3	90	100	100	102	103	104	105	106	61	61	61	62	63	63	64
	95	104	104	105	107	108	109	110	65	65	65	66	67	67	68
4	90	101	102	103	104	106	107	108	62	62	63	64	65	66	66
	95	105	106	107	108	109	111	111	67	67	68	69	69	70	71
5	90	103	103	104	106	107	108	109	65	65	66	67	68	69	69
	95	107	107	108	110	111	112	113	69	70	70	71	72	72	73
6	90	104	105	106	107	109	110	111	67	67	68	69	69	70	71
	95	108	109	110	111	112	114	114	71	71	72	73	73	74	75
7	90	106	107	108	110	112	112	112	69	69	69	70	71	72	72
	95	110	110	112	114	115	115	116	73	73	73	74	75	76	76
8	90	108	109	110	111	112	113	114	70	70	71	71	72	73	74
	95	112	112	113	115	116	117	118	74	74	75	75	76	77	78
9	90	110	110	112	113	114	115	116	71	72	72	73	74	74	75
	95	114	114	115	117	118	119	120	75	76	76	77	78	78	79
10	90	112	112	114	115	116	117	118	73	73	73	74	75	76	76
	95	114	115	117	119	121	122	123	77	77	77	78	79	80	80
11	90	114	114	116	117	118	119	120	74	74	75	75	76	77	77
	95	116	117	119	121	123	124	125	78	78	79	79	80	81	81
12	90	116	116	118	119	120	121	122	75	75	76	76	77	78	78
	95	120	120	121	123	124	125	126	79	79	80	80	81	82	82
13	90	118	118	119	121	122	123	124	76	76	77	78	78	79	80
	95	121	122	123	125	126	127	128	80	80	81	82	82	83	84
14	90	119	120	121	122	124	125	126	77	77	78	79	79	80	81
	95	123	124	125	126	128	129	130	81	81	82	83	83	84	85
15	90	121	121	122	124	125	126	127	77	77	78	79	80	81	81
	95	124	125	126	128	129	130	131	82	82	83	83	84	85	86
16	90	122	122	123	125	126	127	128	79	79	79	80	81	82	82
	95	125	126	127	128	130	131	132	83	83	83	84	85	86	86
17	90	122	123	124	125	126	128	128	79	79	79	80	81	82	82
	95	126	126	127	129	130	131	132	83	83	83	84	85	86	86

EUA vem incorporando a recomendação de se aferir a PA de rotina no exame pediátrico a partir dos 3 anos de idade (Quadro XIII.6.4).

Segundo o relato do NHBPEP (2004), as crianças com menos de 3 anos de idade devem ter também sua PA aferida nas seguintes situações: história de prematuridade, baixo peso ao nascer, complicações neonatais que necessitaram de assistência na unidade de tratamento intensivo (UTI); doenças cardíacas congênitas; infecção do trato urinário recorrente, hematúria ou proteinúria; doença renal conhecida, malformação renal; história familiar de doença renal congênita; transplante de órgão sólido;

Quadro XIII.6.4. Indicações para aferição da PA em crianças

1. Em crianças a partir de 3 anos de idade pelo menos 1 vez ao ano
2. Sintomas suspeitos de hipertensão arterial
3. Doenças cardíacas, neurológicas ou renais
4. Uso de medicações hormonais (p. ex., contraceptivos, esteroides)
5. Antes de procedimentos anestésicos e cirúrgicos
6. História familiar positiva de hipertensão arterial
7. Antes do início de um programa de esportes

Fonte: International Committee on the Second International Symposium on Hypertension in Children. Recommendations for management of hypertension in children and adolescents. (In: Clin and Exper Theory and Practice 1986; A8(4&5):901-902.)

malignidade ou transplante de medula óssea; tratamento com drogas que elevam os níveis pressóricos; doenças sistêmicas associadas à elevação da PA; evidência de pressão intracraniana elevada.

De acordo com a literatura médica internacional e considerando os critérios adotados para aferição da PA, a prevalência de HA na infância é de aproximadamente 1% a 3%. Esses dados são corroborados por dois estudos realizados em Recife (Alves e cols., 1988; Ribeiro Neto, 1998), que mostraram prevalência de HA de 2% e 2,8%, respectivamente.

CLASSIFICAÇÃO DA HIPERTENSÃO ARTERIAL

Quanto à intensidade da crise hipertensiva

A crise hipertensiva representa um risco imediato para o indivíduo desenvolver complicações e, portanto, necessita de diagnóstico rápido e precoce e intervenção terapêutica eficaz.

É importante diferenciar a emergência da urgência hipertensiva, uma vez que a abordagem terapêutica será diferente nessas duas situações:

- A emergência hipertensiva se caracteriza pela elevação da pressão arterial, acompanhada de manifestações de disfunção orgânica (SNC, coração, olhos e rins), e necessita de imediata redução dos níveis pressóricos, com o objetivo de evitar as complicações que possam determinar risco de morte para o indivíduo.
- A urgência hipertensiva se caracteriza pela elevação da pressão arterial não acompanhada de disfunção orgânica e, portanto, pode ser reduzida de maneira gradativa ao longo de alguns dias.

Outra maneira de classificar a gravidade de uma crise hipertensiva em pediatria seria a adoção dos critérios recomendados pela Task Force de 1987, na qual a hipertensão é considerada grave quando os níveis pressóricos ultrapassam o percentil 99 para idade e sexo, ou seja, as crianças e adolescentes com níveis pressóricos iguais ou acima do percentil 99 seriam consideradas de risco aumentado para desenvolver complicações da crise hipertensiva.

Quanto à etiologia

Primária ou essencial

A HA primária, também denominada de essencial, é considerada quando nenhuma causa específica foi identificada. Ao contrário do encontrado na população adulta, onde 95% das causas são de origem primária, na infância a HA foi considerada durante muito tempo como de causa secundária. Porém, à medida que a PA foi sendo aferida na rotina do exame pediátrico, verificou-se que a HA essencial está presente na infância, aumentando sua frequência relativa com o avanço da idade, de modo que na adolescência representa a principal causa de HA.

A HA essencial na infância geralmente cursa com níveis pressóricos discretamente elevados, é assintomática, tem antecedentes familiares positivos para HA e frequentemente está associada à obesidade. O diagnóstico é realizado pela aferição da PA na rotina do exame físico. No início da doença, geralmente os exames laboratoriais estão de acordo com os valores da normalidade. Portanto, o diagnóstico será estabelecido por exclusão das outras causas de HA.

Secundária

Considera-se que a HA é de causa secundária quando existe uma causa específica determinando níveis pressóricos elevados.

As crianças e adolescentes que se apresentam com crise hipertensiva sintomática geralmente são de causa secundária, uma vez que a HA essencial na infância evolui frequentemente de forma assintomática.

O Quadro XIII.6.5 mostra as principais causas de HA.

INDICADORES DE RISCO PARA HIPERTENSÃO ARTERIAL

Vários estudos têm identificado indicadores de risco, na infância e na adolescência, para o desenvolvimento de HA na vida adulta ou até mesmo na própria infância.

Antecedente familiar

Está bem estabelecido que antecedente familiar da PA ocorre na HA essencial, sugerindo um papel hereditário na transmissão da hipertensão.

Shear e colaboradores (1988) verificaram que as crianças que tinham pais com história familiar positiva de HA se apresentavam mais frequentemente com PA no quartil superior. No acompanhamento por 8 anos, essas crianças tiveram uma chance 30% maior de permanecer no quartil

Quadro XIII.6.5. Causas de hipertensão arterial na criança e no adolescente

I. Renal
   GNDA
   Síndrome hemolítico-urêmica
   Uropatia obstrutiva bilateral
   Anomalia congênita: rins policísticos, rim de Ask-Upmark, rins hipoplásicos
   Doença renal unilateral
   1. Anormalidade da artéria renal: estenose, neurofibromatose, trombose, trauma, fístula, displasia fibromuscular, compressão externa
   2. Doença parenquimatosa: pielonefrite, anomalia congênita, nefrite de radiação, infarto
   3. Massa perirrenal
   Púrpura de Henoch-Schönlein
   Pós-transplante renal (rejeição, corticoides)
   Insuficiência renal aguda
   Pacientes anéfricos
   Pós-transfusão sanguínea em pacientes com doença renal
   Pós-cirurgia urológica
   Pós-biópsia renal
   Tumores renais: Wilms, tumor de células justaglomerulares, esclerose tuberosa
   Doença do colágeno: lúpus, periarterite,
   Dermatomiosite
   Glomerulonefrite e pielonefrite crônica
   Intoxicação por metais pesados
   Amiloidose (familiar)
   Nefrite familiar (Alport, doença cística medular)
   Acidose tubular com nefrocalcinose
 	
II. Endócrina
   Feocromocitoma
   Hiperplasia congênita da adrenal
   Hipertireoidismo
   Deficiência de 17 e 11-hidroxilase
   Hiperaldosteronismo primário
   Síndrome de Cushing
   Neuroblastoma
   Síndrome de Liddle
   Hiperparatireoidismo
   Tumor ovariano
   Excesso de mineralocorticoide
   Aldosteronismo glicorticoide remediável
	III. Sistema vascular
	   Policitemia
	   Anemia (somente sistólica)
	   Pseudoxantoma elástico
	   Arterite de Takayasu
	   Aortite de radiação
	   Ducto arterial patente
	   Coarctação da aorta
	   Fístula arteriovenosa (somente sistólica)
	   Leucemia
	   Endocardite bacteriana subaguda
	   Alterações cardíacas: bloqueio cardíaco, insuficiência aórtica
	
	IV. Metabólica
	   Diabetes melito (com envolvimento renal)
	   Nefropatia gotosa
	   Porfiria aguda intermitente
	   Hipercalcemia
	   Hipernatremia
	
	V. Neurológica
	   Disautonomia (Síndrome de Riley-Day)
	   Neurofibromatose
	   Pressão intracraniana aumentada: tumor, trauma, infecção
	   Síndrome de Guillain-Barré
	   Poliomielite
	   Ansiedade
	
	VI. Associada a fármacos
	   Administração de esteroides (corticoides, DOCA)
	   Metais pesados (mercúrio, chumbo)
	   Superdosagem de reserpina
	   Superdosagem de anfetamina
	   Fármacos simpatomiméticos (nasal, para tosse, descongestionantes sistêmicos)
	   Anticoncepcionais
	
	VII. Miscelânea
	   Hipertensão essencial
	   Queimadura
	   Síndrome de Stevens-Johnson
	   Vômito cíclico com desidratação
	   Hipertensão associada a tração do nervo femural (tração da perna)

Modificado de Ingelfinger e Dillon. Evaluation of secondary hypertension. In: Pediatric nephrology, 3 ed. Baltimore: Williams & Wilkins, 1994: 1.146-1.164.

superior da PA. A história familiar de HA parece ter perdido seu efeito com o avançar da idade, sugerindo que outros fatores ambientais passaram a ter uma influência maior, como, por exemplo, o aumento anormal de peso e o excessivo consumo de sal.

Percentil da pressão arterial

Verificou-se que, quando na criança a PAS nunca foi igual ou maior do que o percentil 90, apenas 6% delas desenvolveram HA na vida adulta. No entanto, quando em uma ou duas ocasiões a PAS foi maior do que o percentil 90, 17% e 24% delas desenvolveram HA na vida adulta, respectivamente. Quando na criança a PAD nunca foi igual ou maior que o percentil 90, 7% delas desenvolveram HA na vida adulta. Porém, quando em uma ou duas ocasiões a PAD foi maior do que o percentil 90, 9% e 25% das crianças desenvolveram HA na vida adulta, respectivamente.

Hipertrofia ventricular

Mahoney e colaboradores (1988) estudaram o comportamento da PAS em relação ao esforço físico e à massa ventricular esquerda. Os autores verificaram que crianças com PAS elevada durante o esforço físico e aquelas com massa ventricular esquerda aumentada apresentaram níveis pressóricos mais elevados durante o acompanhamento. Nesse trabalho sugere-se que massa ventricular aumentada na infância seria um fator de risco para o desenvolvimento de HA, assim como níveis pressóricos elevados em um teste de esforço físico.

Baixo peso ao nascer

Barker e colaboradores realizaram estudos epidemiológicos publicados na década de 1980 mostrando evidências de uma relação inversa entre peso ao nascer e risco de doenças cardiovasculares, hipertensão e alteração da função renal na vida adulta. Estudos clínicos e um número de modelos animais têm sido usados para investigar os mecanismos envolvidos no meio intrauterino e que afetam o crescimento fetal, resultando em alterações fisiológicas e na saúde geral dos indivíduos após o nascimento. Esse processo tem sido chamado de programação perinatal.

Durante anos, estudos correlacionaram o número de néfrons com os níveis pressóricos e a suscetibilidade para desenvolvimento de doença renal. Brenner e colaboradores (1988) figuram entre os primeiros pesquisadores a levantar a hipótese do número de néfrons influenciar o aparecimento de hipertensão arterial. Keller e colaboradores (2003) estudaram uma coorte de adultos hipertensos que morreram em acidentes; comparando-os aos normotensos, verificaram menor população de néfrons. Além disso, os néfrons entre os hipertensos se apresentavam com volume maior, sugerindo hiperfiltração glomerular.

Em outro estudo, Barker e colaboradores (1989), examinando a pressão arterial de 9.921 crianças de 10 anos de idade, descobriram que a pressão arterial sistólica estava inversamente relacionada com o peso ao nascimento. Porém, outros autores correlacionaram os níveis pressóricos com o peso ou IMC adquirido e não com o peso ao nascer. Mas Huxley e colaboradores (2000), em uma metanálise de 80 estudos, concluíram que o peso ao nascimento está inversamente relacionado com o nível da pressão arterial sistólica, como também identificaram que a taxa de crescimento pós-natal poderia influenciar os níveis pressóricos. Belfort e colaboradores corroboram esses achados; eles verificaram que aqueles que nasceram no menor quartil do escore Z para relação peso/altura e aqueles no maior quartil dessa relação aos 6 meses de idade apresentaram níveis pressóricos sistólicos mais elevados. Esses autores ressaltaram a importância não somente do baixo peso ao nascer, mas a associação desse fator com o excessivo ganho de peso pós-natal.

É possível que outras variáveis, além do peso ao nascimento, tenham influência nos níveis pressóricos das crianças, adolescentes e adultos e, por isso, a relação inversa entre peso ao nascimento e níveis pressóricos pós-natal não é evidente em todos os estudos.

Consumo de sal

Embora a ingestão de sal seja apontada como fator de risco para o desenvolvimento de HA na população adulta, na infância estudos intervencionais encontraram resultados controversos. Os pesquisadores argumentam que o tempo de avaliação desses estudos pode não ter sido longo o bastante para mostrar os benefícios da restrição de sal. Considerando que em nossa dieta o teor de sódio é muito maior do que as necessidades básicas do organismo, uma adequação desse elemento na dieta poderia ser útil na prevenção da HA nos indivíduos sensíveis ao sal.

Obesidade

Um dos principais fatores de risco para o desenvolvimento de HA na criança e no adolescente é a obesidade. Estudos têm mostrado que a prevalência de obesidade em crianças e adolescentes nos EUA vem aumentando ao longo dos anos. O percentual de obesos entre os portadores de HA também tem aumentado, sugerindo que a obesidade constitui um importante fator de risco para o desenvolvimento de HA na infância.

Pesquisas têm sugerido que a obesidade estaria relacionada com uma disfunção da regulação do tônus vascular, volume intravascular ou ambos. Quando a gordura corpórea aumenta, existe mais tecido para ser perfundido, e o débito cardíaco aumenta. Como a pressão arterial é proporcional ao débito cardíaco e à resistência vascular periférica, a única maneira para manter a pressão arterial normal, nesse caso, é baixar a resistência vascular. Porém, a resistência vascular em pacientes obesos hipertensos é normal ou aumentada.

Demonstrou-se também que adolescentes obesos têm concentração plasmática de insulina aumentada, e essa hiperinsulinemia está diretamente relacionada com a sensibilidade da PA ao consumo de sódio. Quando os adolescentes perdem peso, não somente diminuem os níveis pressóricos, como também diminuem tanto a concentração plasmática de insulina como a sensibilidade da pressão arterial ao consumo de sódio.

DIAGNÓSTICO

Estabelecer o diagnóstico etiológico é importante para o manejo e prognóstico da HA. Por exemplo, o diagnóstico precoce de HA secundária à estenose da artéria renal, coarctação da aorta, tumores, pode levar à cura do paciente. Portanto, na busca do diagnóstico etiológico é necessário realizar uma boa anamnese, exame físico e exames complementares. No Quadro XIII.6.6 se encontra uma correlação entre os dados clínicos de HA e sua etiologia; no Quadro XIII.6.7 se encontram os exames laboratoriais necessários para sua avaliação.

A sintomatologia clínica dependerá de vários fatores: etiologia, idade do paciente e a intensidade dos níveis pressóricos. A HA essencial, em geral, cursa de maneira assintomática inicialmente, sendo diagnosticada pela

Quadro XIII.6.6. Dados clínicos importantes para o diagnóstico de hipertensão arterial na criança e no adolescente

Informação	Relevância
História familiar de HA, doenças renais	HA essencial, doenças hereditárias
Uso de cateteres umbilicais no RN	Avaliar vascularização renal
História dietética	Avaliar ingestão calórica e de sódio
Cefaleia, tonturas, epistaxe, distúrbios visuais	Sintomatologia inespecífica
Dor abdominal, disúria, polaciúria	Sugere patologia renal
Dor articular, edema facial	Colagenose e/ou nefropatia
Perda de peso, bom apetite, palidez, sudorese	Feocromocitoma
Cãibra, hipotonia, constipação	Hiperaldosteronismo
Ingestão de medicamentos: anabolizantes, anticoncepcionais, corticoides	A elevação da PA pode ser secundária à ingestão desses medicamentos

Quadro XIII.6.7. Exames laboratoriais na investigação da hipertensão arterial

Fase 1 – investigação inicial	Fase 2 – exames especiais
Sumário de urina	Uretrocistografia miccional
Urocultura	Urografia excretora
Ureia, creatinina	Imagem com radioisótopos:
Ionograma, cálcio	Cintilografia renal com DMSA
Hemograma	Cintilografia renal com DTPA ou MAG3
Radiografia de tórax, ecocardiograma, ECG	Metaiodobenzilguanidina
USG abdominal	Dosagem e testes hormonais
Fundoscopia	Catecolaminas urinárias
Monitoração ambulatorial da PA) (mapa)	Arteriografia renal
Teste do captopril	Tomografia
	Biópsia renal

aferição da PA na rotina do exame físico. Nos lactentes, a HA se manifesta por descompensação cardíaca com sinais de insuficiência cardíaca congestiva ou comprometimento do desenvolvimento ponderoestatural e irritabilidade. Nos casos que cursam com níveis pressóricos elevados, geralmente de causa secundária, cefaleia, tonturas, náuseas e vômitos, crise convulsiva, paralisia facial, epistaxe e alterações oculares podem estar presentes.

Entre as principais causas de HA secundária na infância se encontram:

Doença parenquimatosa renal

Constitui a principal causa de HA secundária (60% a 80%) em pediatria. Em nosso meio, a glomerulonefrite difusa aguda pós-estreptocócica (GNDA) é a causa mais frequente de HA transitória. Ela se caracteriza pela história de antecedente estreptocócico (amigdalite ou impetigo), associada a aparecimento de edema, hematúria e oligoanúria. Os exames laboratoriais se caracterizam por diminuição dos níveis séricos do complemento (C3, C4, CH50), elevação da ureia e creatinina, e, nos casos de amidalite, títulos elevados de ASO; no exame de urina há presença de hematúria com cilindros hemáticos, leucocitúria e proteinúria discreta, raramente grave. Outras glomerulonefrites crônicas também podem cursar com elevação dos níveis pressóricos. Nesses casos não se encontrará história de antecedente estreptocócico, e a clínica pode ser semelhante à da GNDA (hematúria, oligúria, edema e hipertensão), assim como a avaliação laboratorial. A dosagem do complemento se encontra diminuída na glomerulonefrite membranoproliferativa e geralmente não se normaliza após 6 a 8 semanas do início do quadro. Por isso, é importante realizar a biópsia renal nos pacientes que tiveram diagnóstico inicial de GNDA e não normalizaram o complemento após 8 semanas.

As pielonefrites crônicas, cursando com atrofia do parênquima renal, podem cursar com HA. Frequentemente estão associadas à história de infecção urinária de repetição e refluxo vesicoureteral (nefropatia do refluxo). Nesses casos, a ultrassonografia pode revelar redução do tamanho renal e as caliectasias, e o adelgaçamento cortical pode ser mais bem identificado na urografia excretora. No entanto, na suspeita de pielonefrites com cicatrizes, a cintilografia renal constitui o exame mais sensível para detectar as cicatrizes renais. Quando não existe comprometimento bilateral grave, a avaliação laboratorial da função renal é normal, e os exames de urina podem ser totalmente normais na ausência de infecção urinária. Entre o grupo de crianças com cicatrizes renais, aproximadamente 5% a 10% desenvolverão HA quando adolescentes ou adultos. Em nosso serviço, 5% dos indivíduos com cicatrizes renais desenvolveram níveis pressóricos elevados.

A doença policística renal representa uma importante causa de HA. Essa entidade apresenta duas formas de transmissão genética: autossômica dominante e a recessiva. A doença renal policística autossômica recessiva apresenta incidência de 1:20.000, os pais não apresentam a doença e geralmente se manifesta no período perinatal (a USG intranatal pode revelar rins aumentados de volume). Na palpação abdominal do neonato, geralmente se identifica a presença de tumoração localizada nos flancos com preenchimento das lojas renais. A elevação dos níveis pressóricos pode conduzir ao desenvolvimento de insuficiência cardíaca congestiva. A USG pós-natal será de grande importância para o diagnóstico, pois permitirá encontrar rins com volume muito aumentado e com hiperecogenicidade. A ureia e a creatinina podem estar normais, inicialmente, ou nos casos graves apresentar função renal comprometida.

Por outro lado, na doença renal policística autossômica dominante a HA aparece numa fase mais tardia do que a forma recessiva. A doença está presente em um dos pais e tem incidência de 1:400. Clinicamente, os rins, quando aumentados de volume, podem ser palpados; no entanto, a USG constitui um achado importante para o seu diagnóstico, revelando rins com aumento de tamanho e várias imagens císticas renais bilaterais. A urografia excretora mostra também rins aumentados com grau variado de concentração e eliminação do contraste, e, devido à presença dos cistos, a pelve renal e os cálices podem apresentar aspecto alongado e distorcido. Assim como na forma recessiva, a função renal pode estar normal e apresentar claudicação com sua evolução.

A síndrome hemolítico-urêmica pode evoluir com HA, sendo às vezes grave. Essa síndrome se caracteriza pela presença de anemia hemolítica microangiopática, trombocitopenia e uremia, geralmente ocorrendo após um episódio de gastroenterite aguda, com fezes sanguinolentas (causadas principalmente pela E. coli O157 H7), ou em sequência a uma infecção de vias aéreas. Acomete mais os lactentes.

A insuficiência renal aguda (IRA) e a crônica (IRC) podem ser causa de HA. Na IRA, geralmente se identifica o fator que desencadeou o processo (p. ex., desidratação, hipovolemia, uso de drogas), que se apresentam clinicamente com diminuição abrupta da diurese, elevação dos níveis de ureia e creatinina, hipercalemia, acidose metabólica, associada à elevação dos níveis pressóricos. Nos casos de IRC, a HA pode ser a causa (a hipertensão grave levando ao aparecimento da nefroesclerose) ou surgir como consequência, ocasionada pela retenção de água e sódio e hiper-reninemia. A ultrassonografia renal poderá revelar aspectos importantes no diagnóstico diferencial da IRA e IRC: na primeira existe aumento da ecogenicidade com rins de tamanho normal ou aumentado; já a presença de aumento da ecogenicidade, associado à perda da diferencial corticomedular e diminuição do tamanho dos rins, sugere a IRC.

Doença renovascular

Corresponde a 5% a 10% das causas de HA secundária na infância. Geralmente, elas evoluem com níveis pressóricos elevados com intensidade de moderada a grave e, portanto, frequentemente são sintomáticos. A HA decorre da diminuição do fluxo sanguíneo renal provocada por estreitamento da luz dos vasos renais e, consequentemente, isquemia do tecido renal. A displasia fibromuscular corresponde à principal causa de estenose da artéria, sendo responsável por 70% delas. Entre outras etiologias encontramos: (1) arterites – (a) de Takayasu, que acomete vasos de médio e grande calibre (aorta e suas ramificações); (b) poliarterite nodosa; envolve vasos de pequeno calibre e frequentemente determina o aparecimento de microaneurismas; (c) doença de Kawasaki; acomete vasos de grande e médio calibre; (2) trombótica – é mais frequente no período neonatal após a utilização de cateter umbilical; (3) pós-transplante renal – geralmente decorrente de estenose do segmento da anastomose; (4) fístulas arteriovenosas; (5) traumas; (6) tumores – aqueles que provoquem compressão dos vasos renais, como, por exemplo, o tumor de Wilms.

A presença no exame físico de sopro abdominal sugere estenose de artéria renal, assim como a dificuldade de palpar pulsos em associação com a discrepância da PA entre os membros torna a arterite de Takayasu um diagnóstico provável. Nos casos de hipertensão renovascular, o exame de urina é normal, assim como a função renal, quando o envolvimento é unilateral. A atividade da renina plasmática geralmente está elevada. Os exames de imagem (USG com dopplerfluxometria, urografia excretora e cintilografia renal) podem sugerir o diagnóstico, porém sua confirmação será realizada por arteriografia.

Coarctação da aorta

Essa enfermidade representa 1/3 das causas de HA no 1º ano de vida e 2% das causas na infância e adolescência. O diagnóstico deve ser estabelecido por exame físico minucioso, no qual poderão ser identificados um pulso femural e do dorso pedial retardado, assim como níveis pressóricos elevados, sendo bem mais acentuados nos membros superiores do que nos inferiores. O eletrocardiograma pode mostrar sinais de hipertrofia ventricular esquerda e o ecocardiograma com dopplerfluxometria colorida pode confirmar o diagnóstico.

Causas endócrinas

O feocromocitoma é uma entidade rara, representando 0,5% a 2% das causas de HA secundária na criança. Esse tumor pode aparecer em qualquer lugar do corpo humano no qual células cromoafins tenham surgido durante o desenvolvimento. O local mais comum de aparecimento é a adrenal ou próximo dela. São tumores que produzem grande quantidade de catecolaminas. Em sua sintomatologia, encontramos história de episódios de taquicardia, palidez, sudorese, aumento do apetite, porém associado à perda de peso. O diagnóstico de feocromocitoma deve ser sempre lembrado em meninas no período pré-menarca e com os sintomas citados. O diagnóstico normalmente é confirmado pela elevação das catecolaminas e metanefrinas urinárias e aumento da atividade de renina plasmática (aumentada em 70 a 80% dos casos).

A ultrassonografia abdominal pode ser normal nas fases iniciais, em que o tumor é muito pequeno, ou quando se tratar de localização ectópica. Nesses casos, a cintilografia com metaiodobenzilguanidina pode identificar os casos ectópicos.

Hiperplasia congênita da adrenal associada ao desenvolvimento de HA está relacionada com a deficiência de 11-beta-hidroxilase e 17-alfa-hidroxilase. A elevação dos níveis pressóricos se deve ao acúmulo do mineralocorticoide desoxicorticosterona, que promove retenção de água e sódio. Os pacientes com deficiência da 11-beta-hidroxilase apresentam sinais de virilização, e nem todos apresentarão HA. Em contraste, os pacientes portadores de deficiência da 17-alfa-hidroxilase não apresentam sinais de virilização e podem ficar sem diagnóstico até que se descubra a sua hipertensão. O diagnóstico poderá ser confirmado com a dosagem plasmática do composto "S" e da desoxicorticosterona.

O hiperaldosteronismo primário em pediatria é raro, sendo a hiperplasia adrenal mais frequente do que o adenoma. O primeiro é mais frequente no sexo masculino, e o último no feminino. O diagnóstico deve ser pensado quando o paciente apresentar história de paralisia muscular periódica, níveis pressóricos elevados, associados ao achado laboratorial de alcalose hipocalêmica, atividade de renina plasmática diminuída e elevação dos níveis plasmáticos de aldosterona. Salienta-se que a hipocalemia nem sempre está presente. Quando o adenoma não é muito pequeno, a ultrassonografia, a ressonância magnética ou a tomografia podem diferenciar uma condição da outra.

A doença de Cushing primária também é uma condição rara em pediatria, sendo mais frequente a secundária à administração de corticosteroide exógeno. A presença no exame físico de face de lua cheia, hirsutismo, estrias e obesidade de tronco, associados à HA, sugere esse diagnóstico, que será confirmado pelo teste clássico de supressão da dexametasona.

Aldosteronismo glicocorticoide remediável consiste em uma condição autossômica dominante, resultado de uma duplicação quimérica do gene. Em condições normais, a aldosterona é controlada pela angiotensina II, mas, com essa alteração genética, a aldosterona passa a ser controlada pelo ACTH. A história familiar é importante, encontrando-se início precoce da HA. Os achados laboratoriais consistem em elevação variável dos níveis plasmáticos da aldosterona em associação à diminuição de atividade de renina plasmática e aumento da excreção urinária de esteroides adrenais (18-hidroxicortisol e 18-oxocortisol). Atualmente, já é possível realizar diagnóstico genético em laboratórios especializados nessa área.

O excesso aparente de mineralocorticoide também é uma condição de transmissão genética autossômica recessiva. Nessa entidade geralmente não se encontra história familiar. A HA ocorre porque uma enzima no rim, a deidrogenase 18-beta-hidroxiesteroide tipo 2, não inativa o cortisol, que atua como a aldosterona levando à retenção de sódio, HA e hipocalemia. No feto, a deficiência da enzima pode acarretar retardo de crescimento intrauterino e baixo peso ao nascer. As alterações laboratoriais se caracterizam por baixa atividade da renina e da aldosterona plasmática, hipocalemia e análise urinária de metabólitos esteroides com taxa alta da relação tetraidrocortisol/tetraidrocortisona, na ordem de 40 a 60, e cortisona livre na urina quase ausente. O teste com dexametasona suprime a secreção exagerada de cortisol, corrigindo a hipocalemia e a hipertensão.

A síndrome de Liddle, outra forma de transmissão genética autossômica dominante, determina elevação dos níveis pressóricos na criança. Consiste em uma mutação das subunidades beta e gama do canal epitelial de sódio, conduzindo a uma excessiva reabsorção não controlada de cloreto de sódio no túbulo distal e, portanto, hipertensão volume-dependente, atividade diminuída de renina e aldosterona e hipocalemia.

Tumores

Os tumores determinando HA tanto podem ser renais ou extrarrenais. Entre os tumores renais, o de Wilms é o mais frequente. Ele pode determinar elevação dos níveis pressóricos pela produção excessiva de renina, como pela compressão de vasos renais. O neuroblastoma está relacionado com a elevação da pressão arterial em aproximadamente 25% dos casos. O excesso de catecolaminas seria a causa da HA nesses casos. O hemangiopericitoma é uma causa rara de tumor renal provocando HA, que decorre da produção excessiva de renina pelas células tumorais justaglomerulares. O feocromacitoma e a adenoma já foram discutidos.

MANEJO DE CRIANÇAS E ADOLESCENTES APÓS AFERIÇÃO DA PA

1. **PA normal:** Aferir anualmente.
2. **PA normal alta:** Aferir PA novamente com intervalo de 2 a 4 meses, em mais duas ocasiões; se persistir com PA normal alta – tratamento não farmacológico (redução de ingesta excessiva de sal, redução de peso nos obesos, incentivar atividade física – exercícios aeróbicos por 30 a 40 min/dia, no mínimo três a quatro vezes por semana). De acordo com a Task Force (1987), 50% dos adolescentes com PA normal alta desenvolverão HA quando adultos jovens.
3. **PA elevada** (hipertensão arterial):
   a. Criança assintomática e sem lesão de órgão-alvo: aferir PA novamente com intervalo de 2 a 4 meses, em mais duas ocasiões; se persistir com hipertensão arterial, realizar investigação laboratorial de rotina: sumário de urina, urocultura, ionograma, ureia e creatinina, USG abdominal, radiografia de tórax, ECG, ecocardiograma, avaliação do fundo de olho, teste do captopril (aferir a PA de 10/10 minutos durante 1 hora; calcular-se a média da PA sistólica e diastólica; administrar-se captopril, 0,7 mg/kg, VO, e em seguida repetir a aferição da PA de 10/10 minutos e calcular a média da PA sistólica e diastólica; se houver redução da média da PA sistólica e/ou diastólica ≥ 15 mmHg, considera-se o teste positivo, ou seja, a HA tem um componente renino-dependente: glomerulopatias e HA renovascular).

   Se exames e testes forem normais, deve-se pensar em HA essencial e iniciar tratamento não farmacológico.

   Retorno após 15 dias – PA inalterada, iniciar diurético (hidroclorotiazida).

Retorno após 30 dias – PA inalterada, associar bloqueador canal de cálcio ou vasodilator ou inibidor da enzima de conversão da angiotensina II. Ver Quadro XIII.6.8 para as doses recomendadas.

b. HA sintomática (crise hipertensiva) associada ou não à lesão de órgão-alvo (SNC, coração, olhos, rins): Nessas situações é necessário diferenciar a emergência da urgência hipertensiva, uma vez que a abordagem terapêutica será diferente.

De maneira geral, o tratamento da crise hipertensiva visa prevenir os efeitos adversos da PA elevada, promover redução controlada da PA, preservar de forma controlada a função orgânica e minimizar as complicações da terapia (isquemia do SNC). Em relação a essa última, é importante lembrar que na HA crônica grave existe alteração da autorregulação do fluxo sanguíneo. Uma súbita queda da PA nesses pacientes provocada pela administração de um hipotensor pode acarretar isquemia cerebral por falta de autorregulação do fluxo sanguíneo adequada.

Manuseio da urgência hipertensiva

Geralmente os pacientes apresentam quadro de elevação aguda da PA com sintomatologia leve (cefaleia, náuseas, vômitos, epistaxe), sem sinais de envolvimento de órgão-alvo.

Portanto, nesses casos, o paciente deve ser colocado em repouso e reaferir a PA. Se a PA persistir elevada, deve-se administrar um hipotensor por via oral:

- Inibidores da enzima de conversão da angiotensina:
  - Captopril: 0,5 a 2,0 mg/kg/dia (dividido em 3 a 4 tomadas).
  - Enalapril: 0,1 a 0,2 mg/kg/dia (dividido em 1 a 2 tomadas).
- Bloqueadores dos receptores da angiotensina:
  - Losartan: 0,7 a 1,4 mg/kg/dia; máximo: 100 mg/dia (uma vez ao dia).
- Bloqueadores do canal de cálcio:
  - Nifedipina: 0,10 a 0,2 5mg/kg/dose (pode provocar hipotensão, principalmente após administração sublingual. *Ver medidas de precaução em manuseio da Emergência Hipertensiva*).
  - Amlodipina: 0,1-0,2 a 0,6 mg/kg/dia; dose máxima: 20 mg/dia (uma vez ao dia).
- Vasodilatadores:
  - Hidralazina: 0,2 a 0,4 mg/kg/dia (precauções idênticas às da nifedipina).
- Diuréticos:
  - Furosemida: 1 a 4 mg/kg/dia (indicada nos casos que cursam com retenção hídrica).

O paciente deve ser mantido sob vigilância durante 6 horas. Se houver redução de 20% da PA e o paciente estiver assintomático, dar alta com acompanhamento ambulatorial. Se não houve melhora, internar.

Manuseio da emergência hipertensiva

Geralmente, os pacientes se apresentam em estado grave com evidência de comprometimento de órgão-alvo (coração, SNC, rins) e necessitam de intervenção terapêutica imediata para redução dos níveis pressóricos. O plano terapêutico visará diminuir a PA da seguinte maneira: devem ser reduzidos de 10% a 25% a elevação da PA na primeira hora e o restante nas próximas 24 a 36 horas. O paciente deve ser internado de preferência em UTI, com monitoração dos sinais vitais, acesso venoso adequado para administração de medicamentos e, se preciso, de soluções para manutenção hemodinâmica do paciente. O nitroprussiato de sódio é considerado o fármaco de escolha para o tratamento da emergência hipertensiva, já que permite redução programada da PA, uma vez que age rapidamente e seu efeito é fugaz, permitindo um controle mais adequado dos níveis pressóricos. A dose recomendada é de 0,5 a 8 mcg/kg/minuto.

No entanto, não há, no Brasil, um número suficiente de leitos em unidades de tratamento intensivo na rede pública. Portanto, nessas situações devem ser utilizados outros hipotensores para o tratamento da emergência hipertensiva. Salientamos que o risco de complicações, tanto provenientes dos níveis pressóricos elevados como de episódios de hipotensão inesperada, será maior; por isso, sugerimos a seguinte abordagem nesses pacientes:

- Internar o paciente: garantir acesso venoso adequado; monitorar diurese e sinais vitais; em seguida administrar um dos seguintes hipotensores (*hidralazina* IV, 0,1 a 0,4 mg/kg a cada 4 a 6 horas; *nifedipina* sublingual ou oral, 0,10 a 0,25 mg/kg a cada 4 a 6 horas; *diazóxido* IV, em bolo, 2 mg/kg).
- Imediatamente antes e após administração do hipotensor, monitorar frequência cardíaca, PA e reflexo pupilar a cada 15 minutos nas primeiras horas. Se, após a administração do hipotensor, ocorrer aumento da frequência cardíaca, associada à queda da PA e diminuição do reflexo pupilar, um sofrimento cerebral isquêmico é suspeito, devendo-se, nesse momento, administrar solução salina ou albumina ou sangue com o objetivo de restaurar o fluxo sanguíneo cerebral e evitar um dano cerebral. Na Fig. XIII.6.1 se encontra, resumidamente, a conduta na crise hipertensiva.

Nos casos em que a crise hipertensiva está associada a uma glomerulopatia, a administração do diurético (furosemida) se torna necessária como tratamento associado aos hipotensores. Naqueles com insuficiência renal cursando com oligoanúria, a realização da diálise será fundamental para o controle da HA.

Estudos na população adulta alertam para o risco do uso da nifedipina sublingual na crise hipertensiva, pois poderia determinar queda abrupta da PA e, nos coronariopatas, facilitar um processo isquêmico do músculo cardíaco. Na população pediátrica não existem estudos suficientes para contraindicar o uso da nifedipina de

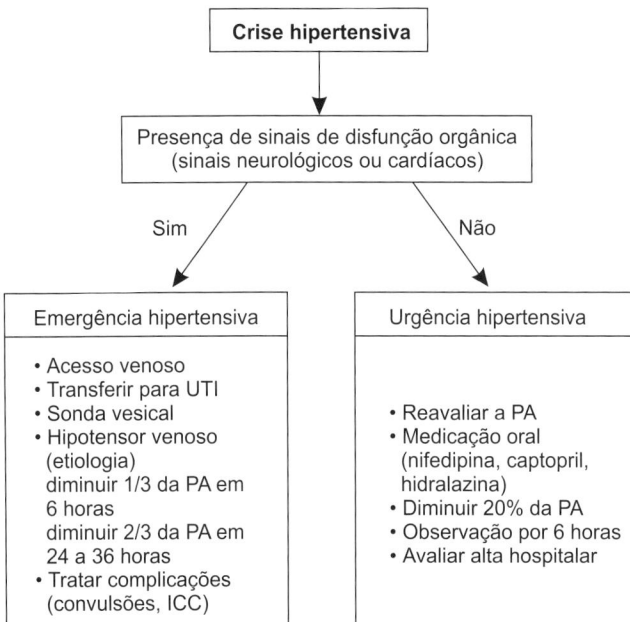

Fig. XIII.6.1. Algoritmo da crise hipertensiva na criança e adolescente.

Quadro XIII.6.8 Medicamentos hipotensores utilizados no tratamento de manutenção da hipertensão arterial

Medicamento	Dose oral inicial (mg/kg/dia)	Dose oral máxima	Mecanismo de ação
Propranolol	1 a 2	10 a 12 (mg/kg/dia)	betabloqueador
Hidralazina	1 a 2	8	vasodilatador
Captopril	0,5 a 2	5	Inibidor da enzima de conversão
Enalapril	0,1 a 0,2	40	Inibidor da enzima de conversão
Losartan	0,7 a 1,4	100	Bloqueador dos receptores da angiotensina
Nifedipina	0,25 a 1	2	Bloqueador dos canais de cálcio
Amlodipina	0,1 a 0,2	0,6 ou 20	Bloqueador dos canais de cálcio
Minoxidil	0,1 a 0,2	1 a 2	Potente vasodilatador
Prazosin	0,05 a 0,1	0,4	Alfabloqueador
Furosemida	1	10	Diurético de alça
Hidroclorotiazida	0,5 a 1	4	Diurético
Espironolactona	1	3	Antagonista da aldosterona

ação rápida. Ribeiro Neto e Toporovski (1989) realizaram um estudo duplo-cego em crianças portadoras de glomerulonefrite pós-estreptocócica, utilizando nifedipina por via oral (comprimidos). Verificou-se redução significativa dos níveis pressóricos sem ocorrência de episódios de hipotensão arterial. Os efeitos adversos observados no estudo foram taquicardia e rubor facial.

Em nossa experiência no Instituto Materno-Infantil de Pernambuco (IMIP), utilizamos a nifedipina no nosso arsenal terapêutico da crise hipertensiva, dando preferência a sua apresentação em comprimidos, com resultados satisfatórios, respeitando as doses recomendadas, assim como os cuidados pós-administração do medicamento. Na verdade, precisamos de estudos controlados para avaliar melhor essa questão em pediatria.

BIBLIOGRAFIA

Adelman RD, Coppo R, Dillon MJ. The emergency management of severe hypertension. Pediatr Nephrol 2000; 14:422-427.

Alves JGB, Ribeiro Neto JPM, Pacheco THD, Silva LRB. Hipertensão arterial em pré-escolares e escolares na cidade do Recife. J Pediatr 1988; 64:336-338.

Barker D, Godfrey K, Osmond C, Bull A. The relation of fetal length, ponderal index and head circumference to blood pressure and risk of hypertension in adult life. Paed Perinatal Epidemiol 1992; 6:35-44.

Barker D, Bull A, Osmond C, Simmonds S. Fetal and placental size and risk of hypertension in adult life. BMJ 1990; 301:259-262.

Batisky DL, Robinson RF, Mahan JD. Treament of childhood hypertension. In: Geary DF, Schaefer F (eds.). Comprehensive Pediatric Nephrology. 1 ed. Mosby Philadelphia: Elsevier, 2008:677-693.

Beevers G, Lip GYH, O'Brien E. ABC of hypertension. Blood pressure measurement. Part I – Sphygmomanometry: factors common to all techniques. BMJ 2001; 322:981-985.

Belfort MB, Rifas-Shiman S, Rich-Edwards J, Kleinman KP, Gillman MW. Size at birth, infant growth, and blood pressure at three years of age. J Pediatr 2007; 151:670-674.

Brenner BM, Garcia DL, Anderson S. Glomeruli and blood pressure. Less of one, more the other? Am J Hypertens 1988; 1:335-347.

Feld LG, Waz WR. Pharmacologic therapy of hypertension. In: Feld LG (ed.). Hypertension in children. Boston: Butterworth-Heinemann, 1997:133-178.

Feld LG, Waz WR. Nonpharmacologic therapy of hypertension. In: Feld LG (ed.). Hypertension in children. Boston: Butterworth-Heinemann; 1997:111-131.

Huxley RR, Shiell AW, Law CM. The role of size at birth and postnatal catch-up growth in determining systolic blood pressure: a systematic review of the literature. J hypertension 2000; 18:815-831.

International Committee on the Second International Symposium on Hypertension in Children. Recommendations for management of hypertension in children and adolescents. Clin and Exper Theory and Practice 1986; A8(4&5):901-902.

Keller G, Zimmer G, Mall G, Ritz E, Amann K. Nephron number in patients with primary hypertension. New Engl J Med 2003; 348(2):101-108.

Lauer RM, Clarke WR. Childhood risk factors for high adult blood pressure: the muscatine study. Pediatrics 1989; 84: 633-641.

Mackenzie HS, Lawler EV, Brenner BM. Congenital oligonephropathy: the fetal flaw in essencial hypertension? Kidney Int 1996; 49(Suppl. 55):s30-34.

National High Blood Pressure Education Program Working Group on High Blood Pressure in Children and Adolescents. The Fourth Report on the Diagnosis, Evaluation, and Treatment of High Blood Pressure in Children and Adolescents – 2004. Pediatrics 2001; 114(2):555-576.

O'Brien ET, Petrie JC, Littler WA et al. Blood pressure measurement. Recommendations of the British Hypertension Society. 3 ed. Great Britain: BMJ, 1997.

Ribeiro Neto JPM. Prevalência de hipertensão arterial em escolares provenientes de um colégio particular da cidade do Recife [dissertação de Mestrado]. Recife: UFPE, 1998.

Ribeiro Neto JPM, Toporovski J. Nifedipine vs. placebo no tratamento da hipertensão arterial na glomerulonefrite pós-estreptocócica em crianças. J Pediatr 1992; 68:283-288.

Rocchini AP, Key J, Bondie D, Chico R, Morehead C, Katch V, Martin M. The effect of weight loss on the sensitivity of blood pressure to sodium in obese adolescents. N Engl J Med 1989; 321:580-585.

Seidman D, Laor A, Gale R et al. Birth weight, current body weight and blood pressure in late adolescence. BMJ 1991; 302:1.235-1.237.

Shear CL, Burge GL, Fredman DS, Berenson GS. Value of childhood blood pressure measurements and family history in predicting future blood pressure status: results from 8 years foloow-up in the Bogalusa Heart Study. Pediatrics 1986; 77:862-869.

Siewert-Delle A, Ljungman S. The impact of birth weight and gestational age on blood pressure in adult life: a population based study of 49-year old men. Am J Hypertens 1998; 2:946-953.

Task Force on Blood Pressure Control in Children. Report of the Task Force on Blood Pressure Control in children. Pediatrics 1977; 59:797-820.

Task Force on Blood Pressure Control in Children. Report of the second Task Force on Blood Pressure Control in Children. Pediatrics 1987; 79:1-25.

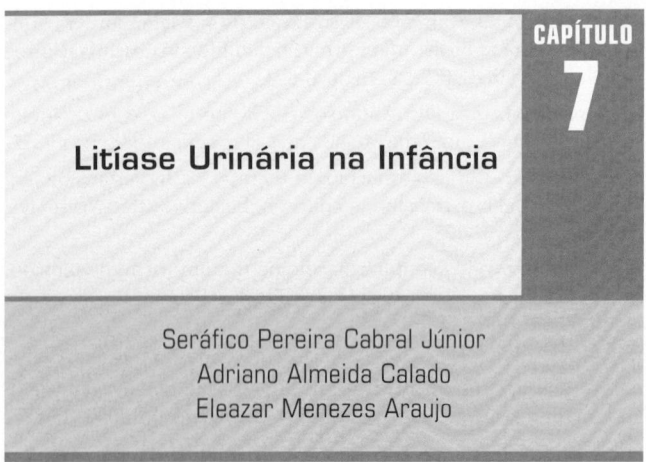

CAPÍTULO 7

Litíase Urinária na Infância

Seráfico Pereira Cabral Júnior
Adriano Almeida Calado
Eleazar Menezes Araujo

INTRODUÇÃO

A litíase em crianças é uma patologia incomum quando comparada com a incidência em adultos. Nos países desenvolvidos, apenas 1% a 3% dos casos de litíase urinária ocorrem na população pediátrica.

A incidência é de aproximadamente dois casos para cada 1 milhão de habitantes. É mais frequente no sexo masculino (2:1 em relação ao sexo feminino) e na raça branca. Representa 1/1.000 a 1/7.500 das internações pediátricas. Com o aparecimento de novos aparelhos de endourologia pediátrica surgiu uma nova gama de opções terapêuticas minimamente invasivas e seguras.

Nas crianças, existe alta incidência de causas identificáveis para a formação de cálculos, como as alterações metabólicas, com predomínio de hipersaturação de oxalato de cálcio, as malformações do trato urinário e a infecção urinária de repetição. Portanto, o pediatra deve estar alerta para investigação da causa primária. As crianças com alteração metabólica têm uma chance de recidiva em aproximadamente 30% dos casos e as que não têm alteração metabólica recidivam em apenas 10% dos casos.

FISIOPATOLOGIA

Os seguintes fatores associados à ocorrência de litíase no trato urinário merecem destaque:

Hipersaturação de solutos urinários

Quando a concentração de alguns solutos da urina excede a solubilidade do elemento em questão pode ocorrer a cristalização. As anormalidades metabólicas que mais frequentemente predispõem a hipersaturação e consequente formação de cálculos são: hipercalciúria, hiperoxalúria, hipocitratúria, hiperuricosúria e cistinúria. O principal distúrbio metabólico é a hipercalciúria idiopática caracterizado pelo aumento de excreção urinária de cálcio (> 4 mg/kg/dia), que também é uma causa importante de hematúria isolada em crianças. Pode haver história familiar de cálculo de cálcio, característica hereditária por herança autossômica dominante. A hipercalciúria pode ocorrer de forma primária (forma idiopática) ou secundária à doença metabólica óssea, acidose tubular renal distal, diuréticos de alça ou qualquer outra condição que cause hipercalcemia ou imobilização.

Redução dos elementos inibidores da cristalização

Para que ocorra a formação da matriz (núcleo) e crescimento do cálculo é importante que, além da hipersaturação, ocorra a redução de substâncias que impedem a cristalização, como o magnésio, o citrato, o pirofosfato e as glicosaminoglicanas.

Alteração do pH urinário

O pH urinário exerce influência na saturação, podendo aumentar ou diminuir a solubilidade dos solutos que potencialmente são formadores de cálculos.

Infecção e/ou obstrução do trato urinário

Infecções e/ou obstruções são encontradas em até 65% dos pacientes pediátricos com litíase. A infecção do trato urinário por bactérias, como *Proteus*, *Klebsiella*, *Pseudomonas*, entre outras, e por alguns fungos hidrolisa a ureia, dando origem a moléculas de amônia e bicarbonatos, elevando o pH urinário e promovendo a precipitação de partículas de estruvita e de hidroxiapatita. Agregam-se posteriormente outros cristais, como oxalato ou fosfato de cálcio, ácido úrico e cistina. Grumos de bactérias ou de células inflamatórias também se comportam como núcleos calculosos.

Obstruções do trato urinário podem apresentar dois mecanismos litogênicos, seja predispondo a uma infecção que atuaria por seus próprios mecanismos ou pela retenção de cristais que cresceriam no interior da via excretora até formar o cálculo. As condições obstrutivas associadas ou não à infecção são: os rins em esponja medular, as estenoses da junção pieloureteral (JUP), as ureteroceles, os divertículos da via excretora urinária, as bexigas neurogênicas, as obstruções infravesicais, as ampliações vesicais e as derivações urinárias.

Calculose renal em recém-nascidos de baixo peso

Cerca de 30% a 90% de crianças nascidas com baixo peso e que necessitam de suporte nutricional e respiratório desenvolvem nefrocalcinose detectada ao ultrassom. A causa provável dessa condição é um defeito tubular da acidificação urinária, levando à hipercalciúria e à hipocitratúria.

Calculose vesical endêmica

Ocorre em meninos com erro alimentar, em países em desenvolvimento, nos locais em que predomina a alimentação à base de cereais e baixíssimos teores de proteína. Atualmente é uma ocorrência rara em nosso meio.

FUNDAMENTOS DO DIAGNÓSTICO

Quadro clínico

O quadro clínico da criança com litíase urinária é mais inespecífico do que o do adulto. As crianças normalmente não apresentam cólica renal típica, estando presente o quadro de dor em 50% a 76% dos casos, sendo mais comum em crianças com idade pré-puberal e rara em menores de 5 anos. Outros sinais e sintomas frequentemente encontrados são infecção urinária, hematúria e dor abdominal difusa.

Exames diagnósticos

Os exames de imagem são essenciais em todas as etapas do manejo da criança portadora de litíase urinária (diagnóstico, tratamento e seguimento). Na faixa etária pediátrica, a exposição à radiação ionizante deve ser uma preocupação constante do médico; portanto, o ultrassom é o exame mais frequentemente solicitado. O exame ultrassonográfico é especialmente útil na detecção de cál-

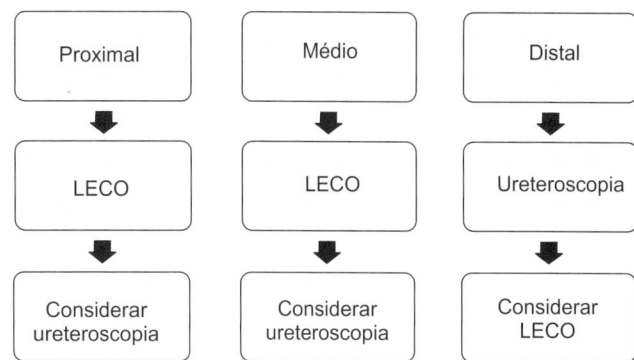

Fig. XIII.7.1. Algoritmo de tratamento do cálculo ureteral.

culos nos rins, ureter proximal ou ureter terminal (próximo à bexiga). Apesar de o ultrassom apresentar baixa sensibilidade para detecção de cálculos de ureter (38% de sensibilidade), o achado de hidronefrose associado à detecção de imagem com densidade cálcica pela radiografia simples aumenta a chance de diagnóstico.

Devido à irradiação e à necessidade de repetição de exames durante o acompanhamento, a associação da radiografia simples de abdome, ultrassom e exames de urina (sumário de urina e urocultura) têm sido empregados, permitindo o diagnóstico do cálculo em 90% dos casos.

Por outro lado, apesar de as evidências científicas demonstrarem que a tomografia computadorizada (TC) sem contraste é o exame de maior sensibilidade na detecção do cálculo urinário (96% a 100%), tendo-se tornado o exame padrão-ouro para adultos, o seu uso em pacientes pediátricos está reservado para casos duvidosos (sintomas típicos de cólica urinária e ultrassonografia normal ou diagnóstico diferencial com outras patologias não urológicas). Dois motivos principais restringem o uso da tomografia: (1) a TC submete a criança a uma significativa dose de radiação, apesar de os protocolos atuais terem reduzido a radiação entre 60% e 90%; (2) a maioria das crianças necessitará de sedação anestésica para realizar o exame.

Em crianças com mais de 10 anos pode ser utilizada a tomografia, pois a maioria aceitará o exame sem necessidade de anestesia.

Entretanto, deve-se ressaltar que, nos casos de anomalias do trato urinário, a urografia excretora e a TC serão úteis para demonstrar as alterações anatômicas. A tomografia também pode mostrar a densidade do cálculo em UH (unidades Hounsfield), dado de estrema importância na determinação da forma de tratamento a ser escolhida, pois hoje sabemos que cálculos com menos de 600 UH respondem bem à litotripsia extracorpórea (LECO) e cálculos com mais de 1.000 UH são de difícil fragmentação com esse método.

CONDUTA

O achado de cálculo urinário em uma criança não significa necessariamente que um tratamento cirúrgico seja

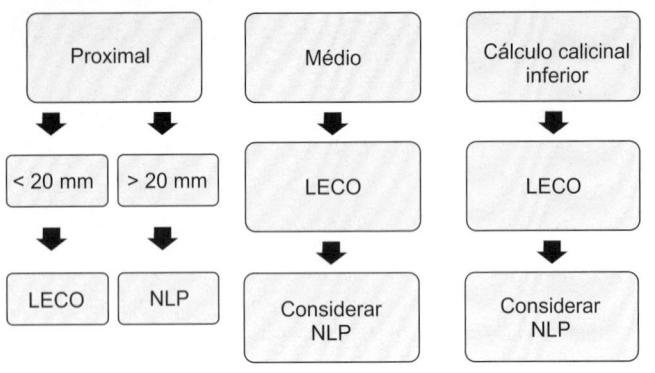

Fig. XIII.7.2. Algoritmo de tratamento do cálculo renal.

indicado. Em linhas gerais, a eliminação espontânea dos cálculos ocorre em pelo menos 50% das crianças, principalmente aquelas com cálculos menores do que 5 mm. O ureter pediátrico é mais curto e mais elástico do que o do adulto, o que facilita a eliminação dos cálculos. Além disso, em algumas alterações metabólicas, como a cistinúria e os cálculos de ácido úrico, o tratamento clínico por alcalinização da urina pode levar à resolução do quadro (devido à possibilidade de dissolução do cálculo).

O tratamento deve ser dividido em três fases principais:

1. Tratamento do quadro agudo (cólica renal).
2. Tratamento específico do cálculo: clínico *vs.* cirúrgico.
3. Seguimento clínico.

Tratamento do quadro agudo (cólica renal)

Esse tratamento objetiva minimizar a dor provocada pela obstrução das vias urinárias. Para a sintomatologia dolorosa indica-se o uso de antiespasmódicos, como o *N-butilbrometo* de escopolamina administrado por via oral, intramuscular ou intravenosa, dependendo das condições clínicas da criança. Na ausência de insuficiência renal ou obstrução grave deve-se realizar hidratação oral ou parenteral, fazendo-se a infusão de líquidos correspondente a 1,5 a 2 vezes as necessidades de manutenção. Em caso de náuseas e/ou vômitos devem ser utilizados medicamentos antieméticos em dosagem adequada para a criança. Nessa fase, a criança deve realizar a investigação inicial por radiografia simples de abdome, ultrassom do aparelho urinário e exames de urina (exame de urina tipo I e urocultura).

O tratamento da infecção, se presente, deve ser realizado pelo risco de sepse ocasionada pela manipulação do cálculo infectado, o qual pode conter grande quantidade de endotoxina, podendo produzir níveis séricos similares àqueles vistos em sepse por gram-negativos.

Tratamento específico do cálculo: clínico *vs.* cirúrgico

Embora ocorra eliminação espontânea dos cálculos em pelo menos 50% das crianças, boa parte delas necessita de alguma forma de tratamento. Dá-se preferência aos métodos não invasivos (litotripsia extracorpórea) ou minimamente invasivos (ureteroscopia ou nefrolitotripsia).

Vários parâmetros influenciam a escolha do melhor tratamento para cada caso, particularmente a evolução do quadro álgico e os achados dos exames de imagem. Outros fatores como a idade das crianças, as características do cálculo (tamanho, densidade), a sua localização no trato urinário, a presença de anomalias do trato urinário, a função do rim acometido e a do rim contralateral são também fatores importantes na decisão terapêutica.

TRATAMENTO CLÍNICO

Em linhas gerais, o tratamento clínico é utilizado quando causas clínicas específicas, principalmente metabólicas, são identificadas. Independentemente da causa básica, deve ser prescrita hidratação adequada para todos os casos. A dieta deve ser bem orientada para coibir os excessos sem privar a criança de elementos importantes ao seu desenvolvimento. As proteínas não devem ser ingeridas em demasia porque aumentam os teores urinários de cálcio, oxalato e ácido úrico, além de acidificar a urina, o que facilita ainda mais os depósitos de solutos. Excessos de alimentos gordurosos e ricos em açúcar levam à hipercalciúria e hiperoxalúria. Da mesma maneira, o excesso de sódio eliminado na urina acarreta paralelamente hipereliminação de cálcio.

Tratamentos específicos

Nos casos de *hipercalciúria* opta-se pelo emprego da hidroclortiazida que, na dose de 0,5 a 1 mg/kg/dia, mostra resultados satisfatórios em bom percentual da população infantil. Age inicialmente aumentando a reabsorção do cálcio em túbulo renal distal e reduzindo o cálcio total eliminado. Ao mesmo tempo, promove a eliminação na urina de inibidores da cristalização, como o magnésio e o zinco. O diurético clortalidona, na dose de 0,5 a 1 mg/kg/dia, também pode ser indicado.

Nas *hiperuricosúrias* em crianças, raramente existe erro alimentar relativo a alimentos ricos em purinas, como frutos do mar, sardinha, vegetais leguminosos, como feijão e ervilha, e miúdos, como fígado e coração de galinha. Quando necessário, deve-se recomendar a diminuição e não a supressão desses alimentos. Para os casos decorrentes de doenças mieloproliferativas ou diarreicas crônicas, torna-se importante a alcalinização da urina, principalmente com a utilização de citrato de potássio, na dose de 0,5 a 1 mEq/kg/dia em 2 a 3 tomadas, objetivando-se manter o pH urinário em torno de 6,5 a 7. Se houver mecanismo endógeno importante de síntese de ácido úrico, o alopurinol é indicado na dosagem de 50 mg/dia para crianças menores de 10 anos e de 100 mg para crianças maiores. Outra maneira de se administrar o alopurinol é na dose de 10 mg/kg/dia.

Nos casos de *cistinúria*, a hidratação adequada e a alcalinização da urina com citratos, por exemplo, são medidas básicas do tratamento. No entanto, para que o pH urinário seja eficaz na prevenção e se possível para a dissolução do cálculo, precisa atingir valores de 7 a 8 e ser mantido por meses. Medicação eficiente na prevenção da litíase é a D-penicilamina, na dose de 20 a 50 mg/kg/dia, que forma um composto com a cisteína, precursor da cistina e 40 vezes mais solúvel do que essa última. Esse composto pode atuar também dissolvendo cálculos já formados. Há sempre necessidade de acrescentar piridoxina ao tratamento, pois a D-penicilamina espolia essa vitamina. Produto alternativo no tratamento desse tipo de litíase é a alfamercaptopropionilglicina na dosagem de 10 a 15 mg/kg/dia. É bem tolerada pelos pacientes incrementando a sua eficiência.

A *hiperoxalúria primária* é doença difícil de ser tratada e precocemente poderá acarretar nefrocalcinose com insuficiência renal e oxalose sistêmica. O transplante renal é pouco eficaz pela recidiva da nefrocalcinose, e a diálise não mostra eficiência na retirada do oxalato e controle da oxalose. O tratamento deve ser iniciado precocemente com restrição de alimentos que contenham oxalato e gorduras, oferecendo-se piridoxina, que reduz a síntese de oxalato endógeno, e fosfato neutro, que diminui o oxalato iônico urinário, minimizando a chance de formação de novos cálculos. Habitualmente a recidiva de cálculos continua caracterizando a gravidade da enfermidade. As hiperoxalúrias entéricas devem ser controladas com hidratação adequada e eliminação de alimentos gordurosos. O hidróxido de alumínio reduz a absorção de oxalatos pelo intestino. Da mesma forma, a colestiramina reduz a absorção intestinal do oxalato e, embora possa provocar certa acidose, ela é facilmente controlada com bicarbonato ou citrato. A experiência com essas medicações na população infantil ainda é reduzida.

A *acidose tubular renal (tipo I)* é tratada com alcalinizantes à base de bicarbonato de sódio ou de citrato de potássio, que corrigem a acidose metabólica, a hipocalemia, a hipocitratúria e a hipercalciúria. Se o uso de alcalinizantes não reduzir a hipercalciúria, podem ser adicionalmente administrados hidroclortiazídicos. Como essa alteração é pouco comum na infância, a eficiência dos tratamentos apresentados não está bem estabelecida.

A *nefrocalcinose* de crianças prematuras demonstra nítida melhora com o uso de hidroclortiazídicos (dosagens já mencionadas).

A *calculose nas ampliações ou substituições vesicais* é preventivamente abordada combatendo-se a infecção, a estase urinária e o acúmulo de muco, o qual deve ser retirado com lavagem frequente dos reservatórios para a sua eliminação. Devem também ser evitados na confecção dos reservatórios grampeadores e fios de sutura de reabsorção difícil.

Litotripsia extracorpórea por ondas de choque (LECO)

A LECO foi utilizada clinicamente pela primeira vez em 1980, por Chaussy, mas foi Eisemberg quem publicou o primeiro caso de litíase urinária tratada por meio de litotripsia extracorpórea, em um menino de seis anos em 1983. Desde então, a LECO ganhou progressivamente mais aceitação e é considerada hoje como tratamento padrão-ouro para a litíase do trato urinário superior em crianças que não apresentem alterações anatômicas e com cálculos de até 2 centímetros.

A LECO é realizada por meio de ondas de choque (alta pressão), criadas e transmitidas dentro de líquidos (água). Uma vez direcionadas e concentradas, as ondas de choque provocam fragmentação dos cálculos urinários, que assim poderão ser eliminados.

Cálculos com densidade maior do que 1.000 UH apresentam baixos índices de fragmentação; já os com densidade menor de 600 UH apresentam fragmentação maior do que 90%.

Estudos têm demonstrado que a utilização de LECO em crianças apresenta maiores índices de fragmentação do que em adultos. As teorias para explicar esses resultados se baseiam na melhor condução das ondas de choque em crianças, devido à maior proporção de água e maior elasticidade dos tecidos, menor distância entre a máquina e o cálculo e à maior fragilidade dos cálculos em crianças, por serem mais recentes.

Assim como em adultos, exames de imagem recentes são necessários para facilitar a correta localização do cálculo. Ausência de infecção urinária comprovada por urocultura é indispensável antes de cada sessão de tratamento. Outro cuidado importante é não realizar LECO por um período mínimo de 3 semanas após a ocorrência de uma pielonefrite aguda. Distúrbios da coagulação são contraindicação formal para realização de litotripsia extracorpórea sendo necessária realização de coagulograma prévio em todos os pacientes.

Quando a LECO é proposta para tratamento de cálculos coraliformes, existe uma tendência de a maioria dos serviços especializados em urologia pediátrica não utilizar cateteres ureterais (duplo J) antes da litotripsia. Esse é um procedimento relativamente comum em adultos e tem o objetivo de evitar a obstrução ureteral ocasionada por múltiplos fragmentos. Entretanto, o ureter da criança apresenta maior complacência, e a ocorrência da obstrução por "rua de cálculos" (*steinstrasse*) é rara. Em consonância com a maioria dos autores, não recomendamos a utilização de cateter ureteral em crianças com menos de 5 anos, mesmo quando portadoras de cálculos coraliformes. O cateter duplo J deve ser usado em crianças com insuficiência renal, rim único, ou que apresentarem obstrução ureteral durante a eliminação dos cálculos.

Alguns cuidados são importantes durante a realização da LECO em crianças, como a proteção dos pulmões, devido ao potencial de lesão do parênquima pulmonar pela ação das ondas de choque. A proteção das gônadas contra a radiação também deve ser feita, quando são empregados equipamentos que usam fluoroscopia para direcionar as ondas de choque contra os cálculos.

Devemos ressaltar que, apesar de a LECO ser um tratamento minimamente invasivo, a anestesia geral é necessária na quase totalidade dos casos em crianças abaixo dos 5 anos e em uma porcentagem razoável dos casos em crianças maiores. Entretanto, como a aplicação é pouco dolorosa, a utilização de sedação (realizada por profissional anestesiologista) pode ser suficiente na maioria dos casos.

Após a sessão de LECO, o paciente pode ir para casa e ser acompanhado em consultório, sendo programada avaliação de imagem (radiografia e ultrassonografia) entre 7 e 14 dias após a aplicação. Essa reavaliação é repetida após um mês e, nesse ponto, será tomada a decisão de reaplicação da LECO no caso de o paciente apresentar ainda grandes fragmentos ou seguimento clínico no caso de pequenos fragmentos ou ausência total de cálculo (*stone-free status*).

Tratamento cirúrgico

O tratamento cirúrgico raramente é empregado em situação de emergência. A sepse urinária obstrutiva, cólica renal refratária ao tratamento clínico ou anúria obstrutiva são eventos incomuns e, portanto, a necessidade de uma drenagem urinária de emergência é desnecessária na grande maioria dos casos. Nas cirurgias endoscópicas deve-se prevenir a hipotermia, de ocorrência rápida em crianças pequenas, usando-se solução de irrigação aquecida, devendo ser salina para evitar a hiponatremia.

A ureteroscopia, tratamento bastante comum nos adultos, está sendo usada cada vez mais em crianças, com sucesso entre 77% e 100%, sendo usados aparelhos infantis entre 4,5 e 6 fr de largura, que geram alguma complicação em apenas 1,3% dos casos. Nessa forma de tratamento, o aparelho é introduzido pela uretra até chegar ao cálculo no ureter e realizar a fragmentação de forma direta por meio de litotridores ou uso de *laser*, passado por dentro do ureteroscópio. A retirada dos fragmentos maiores é realizada com um cateter tipo *basket*, e a passagem repetida do ureteroscópio pode ser auxiliada com a colocação de uma bainha. Para os cálculos renais que não forem eliminados com a LECO pode ser realizada ureteroscopia flexível com aparelhos de 5,3 fr e destruição do cálculo com Holmium *laser*.

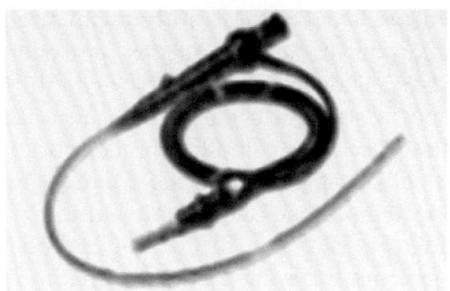

Fig. XIII.7.4. Ureteroscópio flexível.

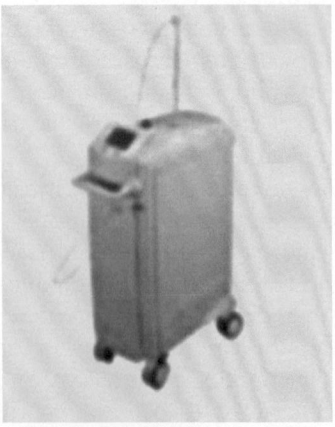

Fig. XIII.7.3. Holmium *laser*.

As crianças devem receber antibioticoterapia e anestesia geral para realização dessa forma de tratamento, sendo liberadas do hospital, em média, 24 horas após o procedimento. Exceto nos casos de cálculos no ureter distal ou com pouca manipulação, é colocado cateter duplo J para promover drenagem renal adequada até que o edema uretral tenha diminuído, o qual deverá ser retirado entre o 5º e o 7º dia. Em aproximadamente 30% dos casos de ureteroscopia em crianças é necessária a dilatação do óstio ureteral com balão dilatador ou dilatadores ureterais, normalmente menos traumáticos ao ureter intramural, que são a nossa preferência.

Cálculos renais grandes (> 2cm) ou que não tenham respondido a LECO devem ser tratados com cirurgia renal percutânea. Esse procedimento cirúrgico é realizado com a introdução de um nefroscópio pediátrico por um pequeno orifício na pele, a qual após dilatação com dilatadores específicos (Amplatz) permitirá uma comunicação com o sistema excretor e consequentemente com o cálculo que será fragmentado pelos litotridores e retirado com pinças de remoção. Atualmente, em alguns casos específicos, esses cálculos renais podem ser resolvidos por ureteroscopia flexível e Holmium *laser*.

Em aproximadamente 17% a 20% dos cálculos complexos ainda se pode fazer uso da cirurgia convencional (aberta).

Seguimento clínico

A monitoração da dilatação do trato urinário superior é realizada com ultrassonografia após a remoção do cálculo. Após 6 semanas da retirada do duplo J é recomendada essa reavaliação. A tomografia é reservada para os casos de significativa dilatação ou presença de sinais de obstrução para avaliação dos cálculos residuais e anatomia do ureter.

As crianças portadoras de litíase urinária devem ser submetidas a um seguimento clínico prolongado, após a eliminação espontânea ou tratamento do cálculo. As causas metabólicas subjacentes à formação do cálculo podem ser estudadas pela avaliação da composição do cálculo.

O acompanhamento nefrológico e/ou urológico tem como principal objetivo a prevenção primária na formação de novos cálculos por meio de uma investigação metabólica e exames de imagem. Uma complicação teórica e sem relato de significância clínica é o refluxo vesicoureteral após dilatação ou manipulação ureteral. Por isso, a uretrocistografia não é recomendada como rotina.

A Sociedade Brasileira de Urologia, no seu manual de diretrizes em urologia pediátrica, sugere a seguinte sequência de exames metabólicos e critérios de interpretação:

Investigação metabólica

Duas a três determinações de cálcio, ácido úrico, citrato, oxalato e creatinina em urina de 24 horas.

Pesquisa de cistinúria (qualitativa e quantitativa).

Dosagem plasmática de cálcio, fósforo, ácido úrico e creatinina.

Determinação do pH urinário em jejum e, se necessário, com prova de acidificação (após a ingestão de cloreto de amônia, 100 mg/kg, com suco de groselha).

Dosagem do paratormônio, se necessário.

Critérios de interpretação

- Hipercalciúrias: quando o cálcio urinário for superior a 4 mg/kg/dia:
  - Hipercalciúria renal: quando a relação cálcio/creatinina matinal urinária for superior a 0,21 (ou 0,27 após sobrecarga).
- Hiperexcreção de ácido úrico: quando os valores urinários excederem 15 mg/kg/dia.
- Cistinúria: detecção de cistina na urina, principalmente quando os valores excedem 75 mg ou 4,5 mg/g de creatinina urinária.
- Acidose tubular renal: quando o pH urinário no jejum e após acidificação não atingir valores inferiores a 5,7.
- Hiperoxalúria: quando são observados valores de oxalato urinário superior a 50 mg/1,73 m^2/dia.
- Hiperparatireoidismo: quando houver hipercalcemia, hipercalciúria e paratormônio plasmático elevados.
- Hipocitratúria: quando os valores forem inferiores a:
  - 300 mg/g creatinina em meninos.
  - 125 mg/g creatinina em meninas.

É importante conscientizar os pais para que mantenham seus filhos acompanhados periodicamente por uma equipe multidisciplinar composta por urologistas, nefrologistas e nutricionistas para evitar que eles voltem a apresentar cálculos.

BIBLIOGRAFIA

Barroso U, Jednak R, Fleming P et al. Bladder calculi in children who perform clean intermittent catheterization. BJU Int 2000; 85(7):879-884.

Cameron JS, Moro F, Simmonds HA. Gout, uric acid and purine metabolism in paediatric nephrology. Pediatr Nephrol 1993; 7(1):105-118.

D'Addessi A, Bongiovanni L, Sasso F et al. Extracorporeal shock wave lithotripsy in pediatrics. J Endourol 2008; 22:1.

Erdenetsesteg G, Manohar T, Singh H, Desai MR. Endourologic management of pediatric urolithiasis: proposed clinical guidelines. J Endourol 2006; 20(10):737-748.

Gearhart JP, Herzberg GZ, Jeffs RD. Childhood urolithiasis: experiences and advances. Pediatrics 1991; 87(4):445-450.

Ghazali S, Barratt TM, Williams DI. Childhood urolithiasis in Britain. Arch Dis Child 1973; 48(4):291-295.

Gill WB. Renal calculus disease: classification, demographic, and etiological considerations. Semin Urol 1984; 2(1):1-11.

Guidelines AUA, 2009.

Kalorin CM, Zabinski A, Okpareke I et al. Pediatric urinary stone disease-does age matter? J Uro 2009; 181:2.267-2.271.

Kroovand RL. Pediatric urolithiasis. Urol Clin North Am 1997; 24(1):173-184.

Lim DJ, Walker RD, Ellsworth PI et al. Treatment of pediatric urolithiasis between 1984 and 1994. J Urol 1996; 156(2 Pt 2):702-705.

Macedo Jr. A, Streit D, Zerati Filho M. Litíase urinária na criança. In: Reunião de consenso e diretrizes – uropediatria. Sociedade Brasileira de Urologia, 2005.

McAleer IM, Kaplan GW, Bradley JS et al. Endotoxin content in renal calculi. J Urol 2003; 169(5):1.813-1.814.

Milliner DS, Murphy ME. Urolithiasis in pediatric patients. Mayo Clin Proc 1993; 68(3):241-248.

Orsola A, Diaz I, Caffaratti J et al. Staghorn calculi in children: treatment with monotherapy extracorporeal shock wave lithotripsy. J Urol 1999; 162(3 Pt 2):1.229-1.233.

Palmer JS, Donaher ER, O'Riordan MA, Dell KM. Diagnosis of pediatric urolithiasis: role of ultrasound and computerized tomography. J Urol 2005; 174(4 Pt 1):1.413-1.416.

Scarpa RM, De Lisa A, Porru D et al. Ureterolithotripsy in children. Urology 1995; 46:859-862.

Schell-Feith EA, Kist-van Holthe JE, van Zwieten PH et al. Preterm neonates with nephrocalcinosis: natural course and renal function. Pediatr Nephrol 2003; 18(11):1.102-1.108.

Schuster TG, Russell KY, Bloom DA, Koo HP, Faerber GJ. Ureteroscopy for the treatment of urolithiasis in children. J Urol 2002; 167(4):1.813-1.815.

Slavkovic A, Radovanovic M, Vlajkovic M et al. Extracorporeal shock wave lithotripsy in the management of pediatric urolithiasis. Urol Res 2006; 34(5):315-320.

Smaldone MC, Cannom Jr. GM, Wu HY et al. Is ureteroscopy first line treatement for paedriatic stone diseases? J Urol 2007; 178:2.128.

Sternberg K, Greenfield SP, Williot P, Wan J. Pediatric stone disease: an evolving experience. J Urol 2005; 174(4 Pt 2):1.711-1.714.

Ugur G, Erhan E, Kocabas S, Ozyar B. Anaesthetic/analgesic management of extracorporeal shock wave lithotripsy in paediatric patients. Paediatr Anaesth 2003; 13(1):85-87.

Yilmaz S, Sindel T, Arslan G et al. Renal colic: comparison of spiral CT, US and IVU in the detection of ureteral calculi. Eur Radiol 1998; 8(2):212-217.

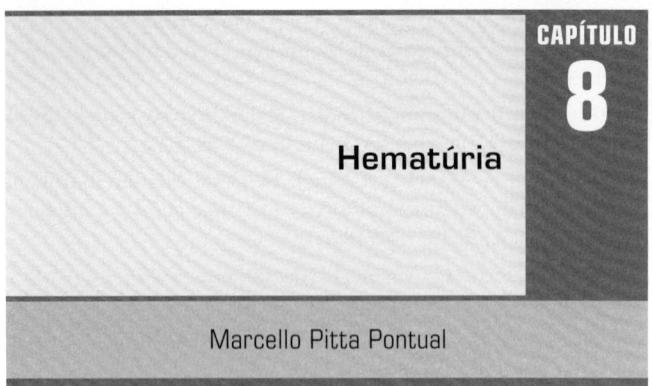

CAPÍTULO 8
Hematúria
Marcello Pitta Pontual

INTRODUÇÃO, CONCEITUAÇÃO E EPIDEMIOLOGIA

O aparecimento de sangue na urina, que usualmente ocasiona grande ansiedade nos pais, na maioria dos casos é interpretado como uma situação de urgência, já que o sangramento poderia colocar o paciente em risco de vida. Na verdade, raramente ele tem esse caráter e tampouco significa que o paciente corre risco de vida.

A hematúria ocorre com frequência na idade pediátrica, com prevalência oscilando entre 0,4% e 4,1%.

O pediatra deve ter em mente que, às vezes, são necessários meses ou anos de acompanhamento para chegar a um diagnóstico e, mesmo nos grandes centros, aproximadamente 5% a 20% dos casos ficam sem etiologia. O bom relacionamento com a família é de fundamental importância para o esclarecimento etiológico.

Testes de rotina (*screening*) realizados na urina de crianças em idade escolar, no sentido de diagnosticar precocemente hematúria e outras doenças renais, têm sido preconizados em países desenvolvidos. Discute-se o custo/benefício dessa medida em países não desenvolvidos.

Classificação

A hematúria pode ser classificada de acordo com o *aspecto da urina*, com a *localização no trato urinário*, o *espectro clínico* e o *modo de apresentação* (Quadro XIII.8.1).

Quanto ao *aspecto*, pode ser macroscópica ou microscópica. Na macroscópica, a urina tem coloração vermelha, marrom-escura ou preta. No Quadro XIII.8.2 estão listadas outras substâncias que podem, também, modificar a coloração da urina. O diagnóstico poderá ser feito por meio da história clínica e pelo sumário de urina, que mostra a presença ou não de hemácias ou hemoglobina.

Quadro XIII.8.1. Classificação da hematúria

Aspecto	Localização	Espectro clínico	Apresentação
Macroscópica	Glomerular	Isolada	Recorrente
Microscópica	Não glomerular	Associada a anormalidades clínicas	Permanente

Predomina no sexo masculino e tem maior incidência entre 3 e 12 anos. A urina pode conter coágulos, sugestivos de sangramento das vias urinárias. Quanto ao tempo da micção, a hematúria pode ser: *inicial*, indica habitualmente sangramento da uretra; *terminal*, ocorre mais frequentemente no sangramento da bexiga e dos ureteres; *homogênea*, usualmente surge quando o sangramento é de origem renal.

A hematúria microscópica só poderá ser diagnosticada com a ajuda dos exames laboratoriais, considerando-se anormal mais que cinco hemácias por campo no exame de urina tipo 1 ou mais de uma cruz na fita reagente, em três amostras de urina, colhidas em ocasiões diferentes, com intervalo mínimo de uma semana entre uma e outra. Quando o teste com a fita reagente for positivo, deve ser solicitado o sedimento urinário para diferenciar a hematúria da hemoglobinúria e mioglobinúria. Teste falso-negativo poderá ocorrer se a criança estiver recebendo altas doses de vitamina C. A macroscópica tem uma incidência de 1,3 por 1.000. A microscópica é mais comum, ocorre em 41 por 1.000, analisando-se três ou mais amostras de urina colhidas em diferentes ocasiões.

Quanto à *localização*, pode ser glomerular e não glomerular. As não glomerulares são mais frequentes, os casos sem etiologia têm maior incidência nesse grupo e apresentam melhor prognóstico. Nos Quadros XIII.8.3 e XIII.8.4 observam-se os principais dados que permitem diferenciar uma da outra. Às vezes não se consegue determinar a origem do sangramento, pois esses casos são catalogados como hematúria indeterminada.

Quadro XIII.8.2. Coloração da urina

Vermelha	Marrom-escura ou preta
Sangue	Sangue
Mioglobina	Ácido homogentísico
Porfirina	Metemoglobina
Beterraba	Tirosinose
Amora preta	
Ibuprofeno	
Metildopa	
Nitrofurantoína	
Rifampicina	
Fenazopiridina	
Urato	

Quadro XIII.8.3. Características da hematúria glomerular

Urina amarronzada ou "cor de Coca-Cola"
Proteinúria > + + pela fita reagente
Cilindros hemáticos
Mais de 70% das hemácias são dismórficas
Célula epitelial dos túbulos renais

Quadro XIII.8.4. Características da hematúria não glomerular

Hematúria terminal
Eliminação de coágulos sanguíneos
Proteinúria < + + na fita reagente
Menos de 70% das hemácias são dismórficas

Quadro XIII.8.5. Causas de hematúria isolada

Hipercalciúria e hiperuricosúria
Nefropatia da membrana basal fina
Síndrome de Alport
Nefropatia por IGA
Deposição vascular de C3
Glomerulopatias
Nefrite tubulointersticial
Doença de células falciformes – heterozigóticos
Idiopática

Quadro XIII.86. Causas de hematúria associada

Glomerulares
Infecções do trato urinário
Hematológicas
Litíase
Anormalidade anatômica
Exercício físico
Medicamentos

Dependendo da *clínica*, a hematúria pode ser classificada em isolada ou associada a anormalidades clínicas. No primeiro caso, o único dado é a presença de hematúria; no segundo, além do sangramento, são encontradas alterações clínicas, dependendo da doença de base. No Quadro XIII.8.5 encontram-se as principais causas de hematúria isolada. Ela surge em 4% a 6% dos escolares, sendo detectada por meio de um exame de urina apenas. O índice de regressão espontânea da hematúria isolada na infância é aproximadamente de 30% ao ano. No Quadro XIII.8.6 encontram-se as principais causas de hematúria associada a anormalidades clínicas.

De acordo com o *modo de apresentação* pode ocorrer hematúria recorrente ou permanente.

Etiologia, patogenia e patologia

Várias doenças podem ocasionar hematúria. Para uma abordagem mais didática poderíamos catalogá-las em quatro grupos, dependendo do local da lesão renal: *glomerulares*, *intersticiais*, *vasculares* e do *trato urinário*.

Hematúrias glomerulares

No Quadro XIII.8.7 encontra-se a lista das principais entidades que produzem essas hematúrias, que podem ser de natureza *imunológica* ou ocasionadas por *alterações na membrana basal*. As *imunológicas* mais frequentes são:

Glomerulonefrite difusa aguda

Sem dúvida, é a glomerulopatia mais frequente em nosso meio, sendo usualmente encontrados antecedentes de infecção estreptocócica. Os pacientes apresentam edema, hipertensão, oligúria, hematúria, e o complemento (fração 3) diminuído confirma o diagnóstico.

O tratamento é feito com restrição de sódio, água, penicilina e, quando necessário, diuréticos. Para mais detalhes deve ser consultado o Capítulo 3 desta seção.

Púrpura de Henoch-Schönlein

Trata-se de uma vasculite de pequenos vasos de etiologia e patogenia pouco conhecidas. Do ponto de vista histopatológico, existe deposição de IgA e C3 nos pequenos vasos. Clinicamente, encontram-se sintomas decorrentes do processo inflamatório nos vasos do organismo; os mais frequentemente lesados são os que irrigam a pele, o trato gastrointestinal, os rins e as articulações. Consequentemente são observados púrpura, dor abdominal, hemorragia digestiva, edema, hipertensão, hematúria,

Quadro XIII.8.7. Causas de hematúria glomerular

Imunológicas
Glomerulonefrite difusa aguda
Púrpura de Henoch-Schönlein
Nefropatia por IgA (Berger)
Síndrome nefrótica – lesão mínima
Lúpus eritematoso sistêmico
Glomerulonefrite mesangiocapilar
Glomerulonefrite membranoproliferativa
Nefropatia membranosa
Vasculites sistêmicas
Amiloidose
Nefrite por *shunt*
Doença de Goodpasture
Síndrome hemolítico-urêmica
Por alterações da membrana basal
Síndrome de Alport
Hematúria familiar benigna
Síndrome de Nail-Patella
Nefropatia diabética

artrite e sinais gerais, como febrícula, astenia e anorexia. Sintoma decorrente do acometimento de outro órgão também poderá estar presente. O tratamento basicamente é de suporte ou dirigido às complicações (perfuração intestinal, invaginação, torção de testículo). O tratamento com corticoide e imunossupressores poderá ser indicado nos casos que não apresentem boa evolução.

Nefropatia por IgA

Nos países desenvolvidos é a glomerulopatia de maior incidência. Existe deposição de IgA e, com menos frequência, de IgM, C3 e properdina no mesangio. A etiologia e a patogênese ainda não foram elucidadas. Em geral, os pacientes apresentam hematúria macroscópica, que surge muitas vezes concomitantemente com infecções respiratórias ou digestivas. Com menos frequência podem ter hematúria microscópica isolada, síndrome nefrótica ou síndrome nefrítica aguda. Encontram-se hematúria, cilindros hemáticos e em alguns casos proteinúria, que poderá sugerir evolução menos favorável. Elevação da IgA sanguínea poderá estar presente, porém sem muita especificidade. Esses pacientes terão que ser acompanhados a longo prazo; 25% podem apresentar rápida deterioração da função renal, enquanto os 75% restantes se mantêm estáveis ou melhoram. O tratamento deve ser preconizado para os que têm evolução desfavorável. Tem sido indicado o uso de prednisolona, pulso com metilprednisolona, azatioprina, ciclofosfamida, ciclosporina A, micofenolato mofetil, inibidores da enzima de conversão, óleo de peixe e amidalectomia; porém, a efetividade dessas medidas não ocorre em todos os pacientes e algumas precisam de maior comprovação.

Síndrome nefrótica – lesão mínima

Essa entidade é frequente na idade pediátrica. Os pacientes apresentam edema periorbitário, de aparecimento matinal, generalizando-se com o passar do tempo. Com frequência, um episódio de doença infecciosa antecede o aparecimento do edema. Usualmente são normotensos. Nos exames complementares, encontram-se proteinúria maciça, hipoalbuminemia e hipercolesterolemia. Na maioria dos casos não existe hematúria; porém, em alguns casos, pode-se observar hematúria microscópica e, raramente, a macroscópica é observada. O tratamento com prednisona e imunossupressores induz a remissão na maioria dos casos. Para mais detalhes consulte o Capítulo 5 desta seção.

Entre as hematúrias glomerulares ocasionadas *por alterações da membrana basal*, as de maior incidência são:

Síndrome de Alport

Doença hereditária renal mais frequente. Tem grande variação na apresentação clínica, na história natural e no padrão genético. O gene envolvido determina alterações no colágeno, que resultam numa membrana basal glomerular anormal. Os meninos são mais acometidos. O quadro pode iniciar-se com hematúria microscópica ou macroscópica, podendo surgir posteriormente proteinúria. Com o passar do tempo poderão evoluir para insuficiência renal, apresentar importante déficit auditivo e alterações oculares (catarata e lenteconus anterior). Não existe tratamento eficaz; na 2ª ou 3ª década de vida evoluem para insuficiência renal, precisando de diálise e transplante.

Hematúria familiar benigna

Os pacientes se apresentam com hematúria microscópica e, ocasionalmente, macroscópica. Existem parentes com essa entidade. Não precisam fazer biópsia renal; nos casos em que é realizada observa-se membrana basal fina. Não tem tratamento e, usualmente, a cura sobrevém com o tempo.

Hematúrias intersticiais

No Quadro XIII.8.8 podem ser observadas as principais doenças que determinam as *hematúrias intersticiais*.

Pielonefrite

Os pacientes apresentam hematúria macroscópica e, mais frequentemente, microscópica, associada à febre, disúria, polaciúria e dor lombar.

Nos exames complementares, de fundamental importância para o diagnóstico, encontram-se leucocitúria, teste do nitrito positivo e, na urocultura, mais de 100 mil colônias de bactérias. Exames de imagens são solicitados na maioria dos casos para aprimoramento do diagnóstico. Com o tratamento antimicrobiano específico, a hematúria desaparece. Para mais detalhes consultar o capítulo sobre infecção urinária.

Nefrocalcinose

Essa entidade se caracteriza pela deposição de cálcio no parênquima renal. As doenças determinantes mais frequentes são hipercalciúria, hiperuricosúria, acidose

Quadro XIII.8.8. Causas de hematúria intersticial

Pielonefrite
Nefrocalcinose
Nefrite intersticial
Nefrotoxinas
Doença cística
Hidronefrose
Tumores
Necrose tubular aguda
Tuberculose renal

Quadro XIII.8.9. Causas de hematúria vascular

Trauma
Doença de veia e artéria renal
Malformação anteriovenosa
Hipertensão maligna
Insuficiência cardíaca
Coagulopatia
Trombocitopenia

Quadro XIII.8.10. Causas da hematúria do trato urinário

Infecções bacterianas
Hipercalciúria idiopática
Litíase urinária
Cistite hemorrágica
Refluxo vesicoureteral
Obstrução
Tumores
Uretrite

renal tubular distal, furosemida administrada a prematuros, hiperparatireoidismo, rim esponja medular, raquitismo hipofosfatêmico, sarcoidose, necrose cortical, hiperoxalúria, imobilização prolongada e síndrome de Cushing. O quadro clínico é da doença de base, acompanhada de hematúria micro ou macroscópica. A radiografia simples de abdome ou a ultrassonografia fazem o diagnóstico. O tratamento e o prognóstico dependem da doença determinante.

Hematúrias vasculares

No Quadro XIII.8.9 são apresentadas as principais doenças que ocasionam os *problemas vasculares*.

Trauma

Os traumatismos abdominais são frequentes na idade pediátrica e podem lesionar os rins ou a bexiga. A hematúria pode ser micro ou macroscópica, dependendo da intensidade da lesão. A tomografia computadorizada (TC) faz o diagnóstico, e o tratamento poderá ser cirúrgico ou expectante, dependendo da lesão.

Doença de células falciformes/traços

Os pacientes homozigóticos e heterozigóticos (traços) podem apresentar hematúria; a microscópica predomina e tem maior prevalência nos heterozigóticos, possivelmente porque existem menos crianças homozigóticas. A presença de sangue na urina se deve provavelmente à obliteração dos vasos renais. Nos homozigóticos pode ocorrer necrose papilar. O tratamento é feito com hidratação. Caso os pacientes não respondam, poderão ser prescritos diuréticos, alcalinização da urina, ácido aminocaproico, ureia e acetato de desmopressina. Todos esses medicamentos necessitam de melhor comprovação da sua eficácia.

Hematúria do trato urinário

No Quadro XIII.8.10 estão relacionadas as principais causas de hematúria ligadas aos *problemas do trato urinário*.

Infecções bacterianas

As infecções do trato urinário (uretrite, cistite e pielonefrite) produzem mais frequentemente hematúria microscópica. A agressão direta da bactéria sobre as vias urinárias determina o sangramento. (Para mais informações ver capítulo correspondente.)

Hipercalciúria idiopática

A hipercalciúria vem-se tornando a principal causa de hematúria na infância. A patogenia não é bem conhecida. Geralmente se encontram antecedentes familiares de litíase urinária. As crianças apresentam mais frequentemente sangramento urinário, e os adultos, calculose. Esses pacientes apresentam hematúria macroscópica recorrente ou microscópica. Alguns podem referir dor abdominal ou lombar, disúria, urgência miccional e polaciúria, enquanto outros são assintomáticos. A longo prazo, podem apresentar diminuição da densidade mineral óssea. O diagnóstico é feito com a dosagem do cálcio urinário: níveis acima de 4 mg/kg/dia e relação cálcio/creatinina maior do que 0,21 são considerados anormais. O tratamento é realizado com prescrição de dieta hipossódica e aumento da ingestão de líquidos. Quando não se consegue diminuir a eliminação de cálcio, pode-se prescrever um diurético tiazídico, que apresenta ação anticalciúrica.

Litíase urinária

A urolitíase pode apresentar-se com um quadro clínico de cólica renal, dor abdominal, infecção do trato urinário, hematúria macroscópica ou microscópica isolada. Em outros casos pode ser um achado numa avaliação por imagem. Usualmente, tem como patologia de base hipercalciúria, hiperuricosúria, hipocitratúria, hiperoxalúria e cistinúria. (Para mais detalhes ver capítulo sobre litíase urinária.)

Cistite hemorrágica

Alguns vírus ou medicamentos, entre os quais a ciclofosfamida, podem produzir cistite hemorrágica. A evolução é muito boa na maioria dos casos, e os pacientes são curados com hidratação e suspensão do fármaco.

Outros

O refluxo vesicoureteral, os processos obstrutivos e os tumores renais e a uretrite podem apresentar hematúria.

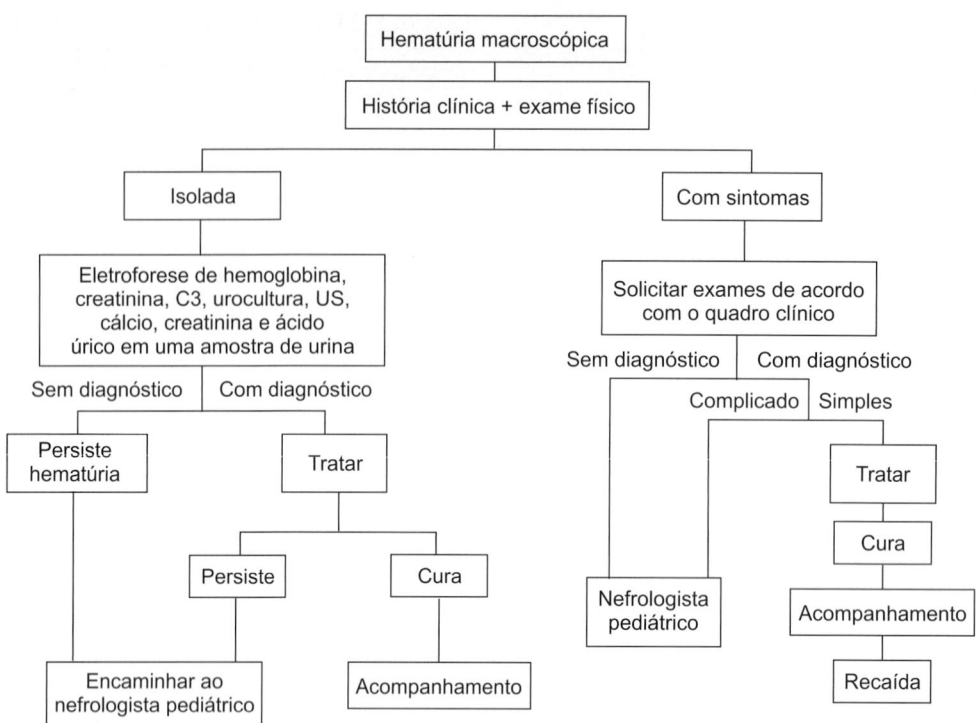

Fig XIII.8.1. Hematúria macroscópica.

Abordagem prática

As Figs. XIII.8.1 e XIII.8.2 facilitarão a abordagem diagnóstica das hematúrias, que são divididas, como já vimos, em duas categorias: *macroscópica* e *microscópica*.

HEMATÚRIA MACROSCÓPICA

Se o paciente apresentar esse sintoma, devem ser analisados a história clínica e o exame físico (Fig. XIII.8.1).

Se a hematúria for isolada, devem ser solicitados eletroforese de hemoglobina, creatinina, C3, ultrassonografia, urocultura, dosagem de cálcio, ácido úrico e creatinina numa amostra de urina. Não se obtendo o diagnóstico e, caso a hematúria permaneça, o paciente deve ser encaminhado ao nefrologista pediátrico. Formulado um diagnóstico, deve ser iniciado o tratamento. Os pacientes curados devem ser acompanhados periodicamente. Os que persistem com hematúria devem ser encaminhados ao especialista.

Aos pacientes com sintomas associados devem ser solicitados exames laboratoriais de acordo com o quadro clínico. Se o diagnóstico não for esclarecido, o paciente deverá ser encaminhado ao nefrologista infantil, assim como os pacientes que, mesmo com o diagnóstico definido, são portadores de afecções mais complexas e que fogem à experiência diária do médico generalista.

As principais afecções diagnosticadas nesse grupo são hipercalciúria, hiperuricosúria, glomerulonefrite difusa aguda, litíase urinária, infecção do trato urinário, anemia falciforme, coagulopatias, trombocitopenias, traumas, cistite hemorrágica e tumores.

HEMATÚRIA MICROSCÓPICA

Deve-se identificar se a hematúria microscópica ocorre de *forma isolada* ou *associada* a outro sintoma (Fig. XIII.8.2).

No primeiro grupo é importante verificar a presença ou não de proteína na urina. Quando os pacientes não apresentam proteinúria, o sumário de urina deve ser repetido duas a três vezes, com intervalos maiores do que 2 semanas. Se o sangramento desaparece, o paciente deve ser apenas acompanhado. Quando persiste, devem ser solicitados creatinina sanguínea, eletroforese de hemoglobina, C3, ultrassonografia dos rins e das vias urinárias, cálcio, ácido úrico e creatinina em uma amostra de urina. Quando não se consegue definir o diagnóstico, acompanhar; permanecendo por mais de 1 ano, encaminha-se o paciente ao nefropediatra, assim como aqueles que, tratados e acompanhados, apresentem recidivas. Esse grupo é um dos mais frequentes; quando não se consegue um diagnóstico e esses pacientes são acompanhados, apenas 1/3 permanece com hematúria 1 ano após o diagnóstico.

Nos casos diagnosticados, as afecções mais comuns são hipercalciúria, hiperuricosúria, hematúria familiar benigna e síndrome de Alport. Nos pacientes com proteinúria persistente por mais de 2 semanas, a hematúria deve ser pesquisada. Os casos persistentes devem ser encaminhados ao nefropediatra; esses pacientes usualmente

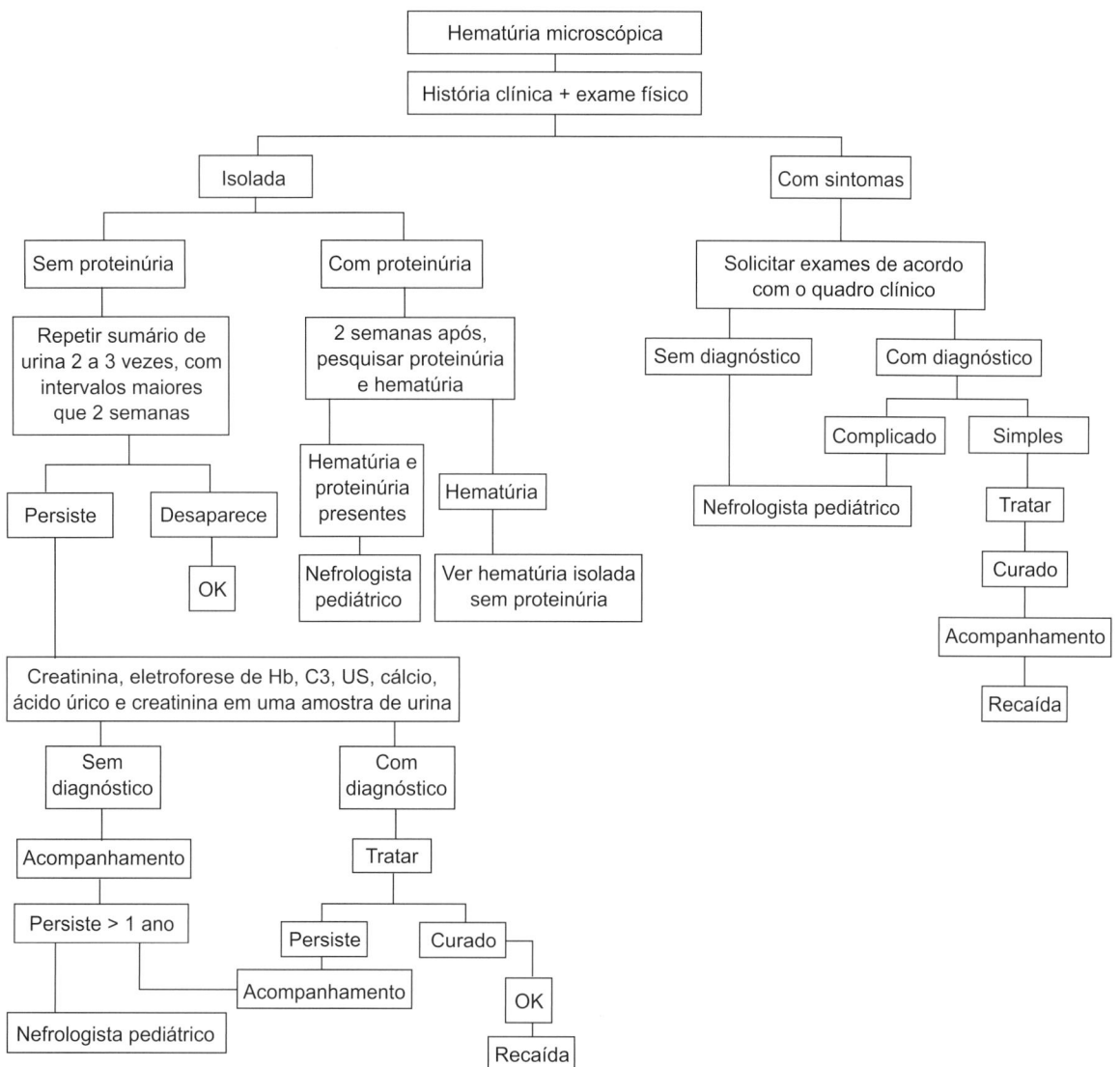

Fig. XIII.8.2. Hematúria microscópica.

têm um prognóstico menos favorável, embora a incidência seja pequena (0,06%). Usualmente o dano é glomerular ou tubulointersticial. Se a proteinúria desaparece, deve ser usado o mesmo esquema adotado para os que apresentam micro-hematúria isolada sem proteinúria.

Quando apresentam sintomas associados, os exames devem ser solicitados de acordo com o quadro clínico. Os casos nos quais não se consiga o diagnóstico ou que apresentem complicações ou recidivas devem ser encaminhados ao nefrologista.

BIBLIOGRAFIA

Andrade MC. Hematúrias. *In:* Freire SML (ed.). Diagnóstico diferencial em pediatria. 1 ed. 2008:643-647.

Bergstein JM. Conditions particulary associated with hematuria. *In:* Behrman RE, Kliegman RM, Jenson HB. Nelson textbook of pediatrics.16 ed. 2000:1.577-1.590.

Diven SC, Travis LB. A practical primary care approach to hematuria in children. Pediatr Nephrol 2000; 14:65-72.

Greenfield SP, Williot P, Kaplan D. Gross hematuria in children: aten-year review. Urology 2007; 6(1):166-169.

Koshy SM, Garcia-Garcia G, Pamplona JS, Renoirte-Lopes K et al. Screening for kidney disease in children on World Kidney Day in Jalisco, Mexico. Pediatr Nephrol 2009; 24(6):1.219-1.225.

Milicic-Pokrajac D, Cemerlic-Zecevic E. Assintomatic isolated microhematuria – a reason for concern. Med Arh 2006; 60(6):18-21.

Norman ME. Uma abordagem para hematúria e proteinúria no consultório. *In:* Clin Ped Amer Nort 1987; 3:577-594.

Patel HP, Bissler JJ. Hematuria in children. Pediat Clin Nor Amer 2001; 48(6):1.519-1.537.

Quigley R. Evaluation of hematuria and proteinuria: how should a pediatrician proceed? Curr Opin Pediatr 2008; 20(2):140-144.

Srivastava T, Schwanderer A. Diagnosiss and management of hypercalciuria in children 2009; 21(2):214-219.

Youn T, Trachtman H, Gauthier B. Cinical spectrum of gross hematuria in pediatric patients. Clin Pediatr (Phila). 2006; 45(2):135-141.

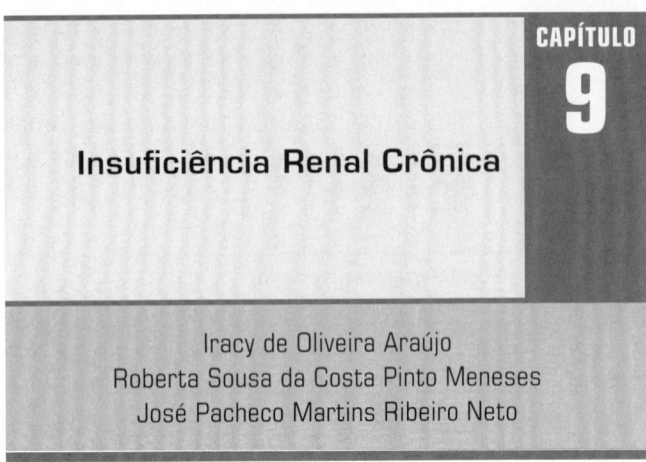

CAPÍTULO 9

Insuficiência Renal Crônica

Iracy de Oliveira Araújo
Roberta Sousa da Costa Pinto Meneses
José Pacheco Martins Ribeiro Neto

Quadro XIII.9.1. Definição e estágio da doença renal crônica

Estágio	Descrição	TFG (mL/min/1,73m²)
1	Dano renal com TFG normal ou aumentado	≥ 90
2	Dano renal com diminuição leve de TFG	60-89
3	Diminuição moderada de TFG	30-59
4	Diminuição grave de TFG	15-29
5	Falência renal	< 15 ou diálise

INTRODUÇÃO

Muitas doenças renais crônicas resultam em perda irreversível de grande parte da população de néfrons. Essa perda pode ser abrupta, simulando quadro de insuficiência renal aguda (IRA), ou acontecer de maneira insidiosa e o paciente só manifestar sinais ou sintomas clínicos quando atingir a fase terminal da doença, ou seja, momento no qual a homeostase do organismo só poderá ser mantida com o programa de terapia de substituição renal (TRS).

A insuficiência renal crônica (IRC) provoca várias alterações no organismo: metabólicas, hidroeletrolíticas, hemodinâmicas, hematológicas, ósseas etc.; consequentemente, provoca um prejuízo importante para o crescimento e o desenvolvimento de crianças e adolescentes, assim como uma morbimortalidade significativa. Portanto, é imprescindível estabelecer um diagnóstico precoce das doenças renais passíveis de cura com tratamento adequado e, naqueles casos que evoluem inexoravelmente para IRC, realizar um plano terapêutico com o objetivo de prolongar a função renal, se possível, e corrigir os efeitos nocivos oriundos da deterioração da função renal nos outros órgãos.

DEFINIÇÃO

Em 2002, a National Kidney Foundation (NKF), por meio do Kidney Disease Outcomes Quality Initiative (QDOQI), propôs a classificação de doença renal crônica (DRC). De acordo com essa classificação, não devemos usar o valor isolado da creatinina como marcador do déficit de função renal, visto que ela é influenciada por diversos fatores, como idade, raça, sexo e dieta. Portanto, recomenda-se a utilização da taxa de filtração glomerular que, em pediatria, é mensurada pela fórmula de Schwartz. (Ver "Uso de Medicamentos DRC"p. 886.)

A DRC caracteriza-se pela presença de marcadores de dano renal por um tempo ≥ 3 meses, identificada por anormalidades estruturais ou funcionais do rim com ou sem diminuição da taxa de filtração glomerular (TFG), que se manifesta por anormalidades patológicas ou outros marcadores de dano renal, alterações no sangue, urina ou exames de imagem, e pela (2) TFG < 60 mL/min/1,73 m² por ≥ 3 meses com ou sem dano renal. Conforme a taxa de filtração glomerular, a DRC é classificada em cinco estágios de acordo com o Quadro XIII.9.1.

EPIDEMIOLOGIA

A incidência e a prevalência da DRC em crianças e adolescentes ainda não foram bem estabelecidas. As informações encontradas na literatura médica relacionadas com morbidade, mortalidade, causas e evolução da DRC em crianças são frustrantes. Isso se deve ao fato da não uniformização dos critérios utilizados para classificação da DRC e de suas causas nos estudos realizados. Frequentemente, pacientes com DRC estágio I são acompanhados por pediatras e não em centros que tenham serviço de nefrologia pediátrica e onde sejam realizados os levantamentos estatísticos, omitindo, assim, os casos mais benignos da DRC. Por outro lado, aqueles que apresentam doença renal mais grave são encaminhados para centros de referência de nefrologia pediátrica, determinando, falsamente, maior prevalência de determinadas causas. Ainda mais, muitos adolescentes são acompanhados nos centros de nefrologia de adultos, e muitos dados estatísticos têm sido baseados somente naqueles que estão em TRS, ou seja, só foram incluídos os que estão em fase final da doença renal.

No entanto, de acordo com a literatura, a incidência de doença renal crônica terminal (DRCt) tem aumentado nas últimas 2 décadas e é encontrada em 8 pacientes por 1 milhão de pessoas. A prevalência da DRCt também aumenta em todo o mundo, principalmente entre as crianças maiores, e atinge 50 em cada 1 milhão em menores de 18 anos de idade.

A prevalência de DRC em crianças difere de acordo com fatores genéticos e ambientais, incluindo a área geográfica estudada e o nível de desenvolvimento da região. Há evidências de que os dados epidemiológicos sofrem grandes variações de acordo com a acessibilidade da população aos hospitais, sabendo-se que a assistência médica é diretamente proporcional ao nível de desenvolvimento do país. Alguns estudos reforçam essa variabilidade, revelando dados de maior incidência de DRCt nos EUA, Nova Zelândia, Áustria e Itália com taxas de 14,8, 13,6, 12,4 e 12,1, respectivamente, e menor incidência no Japão, com taxa de 4 por 1 milhão de crianças ≤ 19 anos.

Em nossa unidade renal pediátrica, a incidência de DRCt em TRS tem sido de 13 a 14 casos novos por ano em menores de 18 anos de idade.

DRCT *VERSUS* IRA

Nem sempre é fácil distinguir clinicamente a IRA da DRCt, principalmente quando a criança é admitida no serviço com quadro de insuficiência renal já estabelecido. Porém, geralmente, a forma de evolução mais insidiosa, o déficit ponderoestatural e a anemia prolongada sugerem o quadro crônico. Para confirmação, um exame ultrassonográfico de qualidade feito por pessoa especializada mostrará nesses pacientes um rim com volume menor (atrófico), com perda de sua relação corticomedular. Em contraste, em curso de doença aguda, o rim encontrar-se-á com volume maior e com hiperecogenicidade cortical, porém definindo-se a relação corticomedular.

ETIOLOGIA

Várias são as causas de DRC, destacando-se a maior prevalência de malformação congênita e nefropatias ligadas ao refluxo em lactentes e crianças menores, enquanto em pré-adolescentes e adolescentes predominam as diversas formas de glomerulonefrite. Grande número de crianças já chega ao nefrologista com quadro terminal instalado, sendo, muitas vezes, impossível a determinação da doença de base.

Quadro XIII.9.2. Etiologia da DRC dos pacientes da Unidade Renal Pediátrica do IMIP no período de 1994 a 2009

Etiologia	Número de pacientes	%
Glomerulopatias crônicas	96	49,50
Anomalias congênitas do trato geniturinário	46	23,80
	24	52,20
Uropatia obstrutiva	10	21,70
Displasia renal	8	17,40
Nefropatia do refluxo	4	8,70
Doença renal policística		
Distúrbio miccional	25	12,90
Doenças genéticas e hereditárias	7	3,60
Nefronoftise	5	75,00
Cistinose	1	12,50
Anemia falciforme	1	12,50
Vasculites/Colagenoses	6	3
Lúpus eritematoso sistêmico	5	83,30
Poliartrite nodosa	1	16,70
Miscelânea	14	7,20
Total	194	100

Em nosso serviço, Lessa e colaboradores identificaram as principais etiologias de DRC. Nesse estudo foram avaliadas 194 crianças com DRC (TFG < 60 mL/min/m^2) acompanhadas no ambulatório da unidade renal pediátrica do Instituto Materno-Infantil de Pernambuco (IMIP) de 1993 a 2009. O IMIP é referência em Pernambuco para a população pediátrica com DRC. Nesse estudo, verificou-se que a principal etiologia era constituída pelas glomerulopatias, seguidas pelas anomalias congênitas do trato urinário (Quadro XIII.9.2). Um dado importante desse estudo é que 55% dos pacientes encaminhados ao nosso serviço já se encontravam em DRCt, necessitando de procedimento dialítico imediato, e sem nenhuma abordagem terapêutica da doença de base nem das complicações da DRC.

FISIOPATOLOGIA

Os achados histológicos muito similares, independentemente da causa de base, sugerem um processo final semelhante para as diversas causas de DRC em estágios avançados. O balanço final entre a destruição e a formação celular se torna o determinante da velocidade de progressão da doença. Acredita-se que os diversos mecanismos de adaptação glomerular na DRC, comentados resumidamente a seguir, são responsáveis pela destruição renal com formação de cicatrizes renais, o que perpetua o quadro de dano renal.

A redução da função renal na DRC, geralmente, acontece de forma lenta, o que permite ao organismo lançar mão de mecanismos de adaptação. Sabe-se que a capacidade funcional do rim é muito superior ao mínimo necessário para a manutenção da vida. Por exemplo, em pacientes uninefrectomizados, devido à hipertrofia do rim remanescente, a taxa de filtração glomerular (TFG) pode chegar a 80% do valor anterior à cirurgia (ou seja, 80% da TFG de dois rins), sendo 70% com apenas 7 dias de pós-operatório, o que corresponde a aumento de 60%.

Considera-se que pessoas com um único rim, porém com função e estrutura preservadas, possuam uma discreta tendência maior à hipertensão, proteinúria e dano renal progressivo. Precisa-se que haja perda de mais de 50% da massa renal para que ocorra alteração dos níveis séricos de creatinina e queda da TFG abaixo de 80% do total. Porém, como a hipertrofia é progressiva de acordo com o dano renal, a TFG de 70% pode corresponder a uma função renal residual de apenas 25%. Apesar da grande capacidade de adaptação renal, a sobrecarga excessiva induz a aceleração do processo de dano renal. Os principais fatores relacionados com esse mecanismo de adaptação são:

- *Glomérulos* – Com a perda progressiva dos néfrons, que perfazem um total de 2 milhões em um adulto médio normal, ocorrem hipertrofia e hiperplasia celular nos glomérulos remanescentes, hiperperfusão e hiperfiltração, com aumento da taxa de filtração glomerular podendo chegar a três vezes o valor basal (caso o número total caia para cerca de um sexto do total – cerca de 300 mil néfrons). Isso ocorre devido ao aumento do fluxo plasmático glomerular com vasodilatação, principalmente, da arteríola aferente e aumento da pressão efetiva de ultrafiltração. Esse aumento é limitado, cessando quando atinge a capacidade de vasodilatação das arteríolas e de ultrafiltração da membrana glomerular. Além disso, caso o dano renal seja extenso, ocorre esclerose variável nos néfrons remanescentes (esclerose focal e segmentar).

- *Túbulos* – Além dos glomérulos, os túbulos também têm que se adaptar às condições expostas pelo dano renal. Com maior taxa de filtração, maior carga de líquido e eletrólitos chega aos túbulos, que, por sua vez, possuem a função de excretar quantidades exatas de catabólitos, água e eletrólitos, tentando manter a homeostase. Para se ter uma ideia, a taxa de filtração glomerular de um adulto é de aproximadamente 120 mL/min, o que corresponde a mais de 170 litros/dia de ultrafiltrado (ou mais de 50 vezes o volume plasmático total). Isso ocorre para que o rim possa concentrar a urina e eliminar a quantidade de catabólitos produzidos diariamente, sem perder grande quantidade de líquido. Então, para que não ocorra desequilíbrio, a quase totalidade desse líquido filtrado deve ser reabsorvida e concentrada nos túbulos renais. Se considerarmos um nível de DRC avançado, os túbulos dos néfrons remanescentes podem ter que trabalhar com até 3 vezes o volume normal de ultrafiltrado. As principais adaptações para o balanço eletrolítico são:
  1. *Sódio* – Normalmente, os túbulos precisam reabsorver cerca de 99,5% da carga filtrada de sódio, sendo 67% no túbulo proximal, 27% na alça de Henle e 4% no túbulo distal. Assim, apenas cerca de 2% do sódio filtrado chegam aos túbulos coletores. Com a queda da TFG há necessidade de maior excreção de sódio. Porém, para que isso ocorra, é necessário que haja expansão do volume extracelular. Assim, o renal crônico consegue manter uma natremia dentro da normalidade, porém à custa de hipertensão e, muitas vezes, edema, reduzindo também o limiar de tolerância do organismo aos extremos de ingestão de sódio.
  2. *Potássio* – O balanço sérico do potássio é mantido, principalmente, pela capacidade secretora do túbulo distal. Com a diminuição da TFG há necessidade de maior secreção pelos néfrons remanescentes. O rim consegue manter o balanço entre ingestão e perdas renais de potássio até uma fase final, porém à custa de uma resposta mais lenta, ocorrendo, assim, picos de hipercalemia após a ingestão das refeições.
  3. *Água* – Com o aumento progressivo da taxa de filtração glomerular, os túbulos renais vão perdendo a capacidade de concentrar a urina, em parte devido ao grande fluxo de líquido pelos túbulos e em parte devido à desestruturação do gradiente de contracorrente. Então, para a excreção de determinada quantidade de catabólitos é sempre necessário um volume hídrico proporcionalmente elevado. Por esse motivo, o paciente renal crônico não tolera a privação prolongada de água. Da mesma forma, como os néfrons já trabalham com a TFG elevada, o rim perde a capacidade de manter a homeostase, caso a oferta hídrica aumente.
  4. *Equilíbrio acidobase* – Através da excreção aumentada de ácidos pelos néfrons remanescentes, o pH sérico é mantido estável até estágios avançados de DRC. Quando a capacidade de excreção se torna insuficiente, o organismo lança mão do tamponamento desses pelos carbonatos ósseos, acarretando a desmineralização óssea e a osteodistrofia.

Por outro lado, os fatores clínicos que influenciam a progressão da DRC são:

1. *O grau de dano renal inicial* – Acredita-se ser necessária a perda de mais de 75% da massa renal para que tenha início o quadro progressivo da DRC, que conduz ao estágio 5, ou seja, falência renal.
2. *A natureza do insulto inicial e fatores do rim afetado* – Geralmente são necessários fatores difusos, prolongados ou recorrentes, para determinar lesão renal permanente.
3. *Fatores pessoais* – Genéticos, hemodinâmicos, metabólicos, hipertensão, entre outros.

QUADRO CLÍNICO

Os pacientes portadores de DRC, exceto quando em estágio final de doença renal (DRCt), são em sua maioria assintomáticos ou exibem apenas os sintomas relacionados com a doença de base (como, p. ex., estrangúria e piúria, nos portadores de ITU de repetição). Deve-se pensar em DRC em crianças com história de anemia prolongada que não respondem ao uso de antianêmicos, hipertensas, com baixa estatura ou déficit de crescimento e retardo da puberdade, que chegam ao serviço de emergência em acidose metabólica sem perdas gastrointestinais, com antecedentes familiares de DRC ou antecedentes pessoais de alterações do trato urinário sem acompanhamento adequado (ressaltamos nesse item as crianças com ITU de repetição de longa data, com quadros graves e sem investigação adequada, como também os distúrbios da micção – principalmente bexigas neurogênicas secundárias à meningomielocele). Devemos lembrar também de sinais e sintomas que possam advir de um quadro urêmico, como crises convulsivas, alteração do nível de consciência e distúrbios da coagulação.

ACHADOS LABORATORIAIS

Achados laboratoriais de distúrbio metabólico ou fisiológico estão sempre presentes, mesmo nos casos de disfunção renal leve. Acidose metabólica leve, hipercalemia (podendo haver picos diários), hiponatremia, hipocalcemia e hiperfosfatemia são achados comuns. Há perda da capacidade de concentração urinária e aumento dos níveis séricos de ureia. A creatinina, por quase não sofrer absorção nem excreção tubular, aumenta progressivamente conforme o dano renal. Por esse mesmo motivo, ela é utilizada para a avaliação da TFG. Deve-se lembrar que a creatinina pode estar pouco elevada em pacientes muito distróficos, devido à pequena quantidade de massa muscular.

TRATAMENTO

O tratamento inicial do paciente renal crônico, quando não chega em estágio terminal, consiste na correção da doença de base (quando possível) e dos diversos distúrbios causados pelo dano renal, tentando desacelerar a progressão da doença. Ainda não há um tratamento eficaz que consiga impedir a progressão da insuficiência renal para a fase terminal; porém, alguns estudos em cobaias, principalmente utilizando a associação de medicamentos imunossupressores com drogas inibidoras da enzima de conversão, têm mostrado resultados promissores. As principais medicações empregadas são a eritropoetina para a correção da anemia, o carbonato de cálcio e os análogos da vitamina D, que servem para reduzir os níveis séricos de fósforo ou aumentar a calcemia, inibindo a elevação do PTH, os hipotensores e o bicarbonato.

Comprovadamente, é necessário o acompanhamento desses pacientes pelo nefrologista, o que determina maior sobrevida sem a necessidade de diálise, como também uma maior estabilidade clínica do paciente para o início da diálise, quando necessário, ou para o transplante. Vale lembrar que o paciente renal crônico "nunca" ficará realmente curado e deverá ser acompanhado pelo resto de sua vida.

Deve-se orientar o paciente sobre os diversos riscos inerentes a sua doença, evitando-se a realização de procedimentos cirúrgicos (inclusive dentários), sem a prévia avaliação do nefrologista, e também sobre os sinais de descompensação clínica, que podem ocorrer subitamente devido a algum fator que necessite maior demanda da função renal (uma infecção grave, por exemplo).

O estado nutricional e o desenvolvimento estatural dos pacientes renais crônicos devem ser acompanhados por profissionais especializados. Avaliações criteriosas do estado nutricional (peso, estatura, velocidade de crescimento, índice de massa corporal, circunferência do braço não dominante e perímetro cefálico em crianças com menos de 2 anos) devem ser realizadas com frequência e iniciadas durante o tratamento conservador. Após o começo da diálise deve-se manter a avaliação nutricional mensal para crianças com menos de 5 anos e a cada 2 meses para as maiores. Evidências têm mostrado que um suporte nutricional adequado, associado à diálise eficiente, é suficiente para manter o crescimento e o desenvolvimento normal da criança pré-púbere sem necessidade de terapia com hormônio do crescimento (hGH).

De forma geral, preconiza-se para crianças uma dieta com boa oferta proteica, sem extrapolar a quantidade recomendada para suprir as necessidades diárias. Deve-se dar preferência a alimentos proteicos de origem animal (alto valor biológico), oferecendo-se maior aporte relativo de aminoácidos essenciais. A suplementação de micronutrientes deve ser feita apenas para o ácido fólico e as vitaminas C (com controle rigoroso) e B_6, após avaliação criteriosa e personalizada do "cardápio alimentar".

TRATAMENTO DIALÍTICO

A diálise é um processo em que ocorre a associação de duas soluções (o sangue e o dialisato) através de uma membrana semipermeável, onde acontece a passagem de solutos de baixo peso molecular e água sem provocar a perda de solutos maiores, como as proteínas. Dados estatísticos de países desenvolvidos mostram maior sobrevida em crianças, tanto em pacientes em diálise, quanto em transplantados, em comparação com pacientes adultos.

A indicação de iniciar o tratamento para DRCt em crianças deve ter como base uma combinação de fatores clínicos, laboratoriais e psicossociais. O tratamento dialítico é indicado quando a taxa de filtração glomerular estiver entre 10 e 15 mL/min/1,73m^2. Deve-se também levar em conta outros fatores, como náusea, vômitos, queda na velocidade de crescimento, hipertensão, distúrbios escolares e outras alterações laboratoriais.

Existem, atualmente, duas maneiras básicas de realizar a diálise: utilizando o peritônio do próprio paciente (diálise peritoneal) ou a hemodiálise. Quando o tratamento dialítico se faz necessário para uma criança, vários fatores devem ser considerados para a indicação da modalidade a ser escolhida. Devido à dificuldade de acesso vascular, à necessidade de frequentar as atividades escolares e a outros fatores inerentes a esses pacientes, prefere-se a diálise peritoneal. Porém, fatores mórbidos associados, socioeconômicos e estéticos podem inviabilizar a sua realização, optando-se pela hemodiálise. Resumidamente, são dois os principais regimes dialíticos:

Diálise peritoneal

Implanta-se um cateter intraperitoneal, denominado de cateter de Tenckhoff. Por meio dele, é introduzida uma solução salina hipertônica contendo dextrose (solução de diálise), que funciona por meio de difusão e de ultrafiltração, movendo os "materiais tóxicos" e a água do gradiente de maior concentração para o de menor, ou seja, do sangue para a solução de diálise. Para melhor adequação da diálise podem ser alterados os números de "banhos", o tempo de permanência na cavidade abdominal e a concentração do dialisato, além do volume infundido e outros fatores. São duas as principais formas de diálise peritoneal utilizadas em nosso serviço:

- *Diálise peritoneal ambulatorial contínua (CAPD)* – Nessa, a solução de diálise está sempre presente no abdome, sendo trocada 3 a 5 vezes ao dia, manualmente.
- *Diálise peritoneal automatizada (DPA)* – Como o próprio nome indica, as trocas da solução de diálise são realizadas por uma máquina previamente programada, durante período noturno, com duração média de 10 horas, deixando ou não líquido na cavidade abdominal.

Hoje em dia, principalmente em pacientes com pouca ou nenhuma função renal residual ou com perda parcial da capacidade dialítica do peritônio, tem-se utilizado um regime de diálise que une a DPA com trocas diurnas manuais.

Hemodiálise

É realizada com a utilização de uma máquina específica, que consiste, resumidamente, em uma bomba propulsora (que retira o sangue do paciente, fazendo-o circular pelo sistema) e uma membrana semipermeável (chamada de capilar). A principal dificuldade em crianças é o estabelecimento de um acesso venoso eficaz e duradouro. Vários fatores podem ser controlados para a realização de uma boa diálise, como o fluxo sanguíneo, o tipo e o tamanho do capilar, o tempo de diálise e o intervalo entre as sessões.

TRANSPLANTE RENAL

A melhor TRS até o momento é o transplante. Esse, quando possível, deverá ser realizado antes que a criança necessite entrar em programa de diálise. Apesar de não ser uma forma definitiva de tratamento, visto que ocorre deterioração progressiva da função renal, o transplante é importante porque proporciona ao paciente maior sobrevida, melhora o quadro clínico e as complicações advindas da DRC (como a miocardiopatia dilatada e a osteodistrofia) e proporciona boa qualidade de vida. O rim transplantado pode ser proveniente de doador vivo ou cadáver. De acordo com estatísticas americanas em crianças, 50% dos transplantes se devem a ambos. Em média, um enxerto renal dura 5 a 15 anos, dependendo de fatores do doador (principalmente se for de cadáver ou de doador vivo – implicando tempo de isquemia, HLA, retirada do enxerto e fatores mórbidos associados) e do receptor (principalmente se for retransplante e em casos de condições mórbidas antes da cirurgia).

USO DE MEDICAMENTOS NA DRC

A administração de medicamentos na DRC depende, principalmente, da metabolização, da neutralização e da excreção desses e de seus metabólitos da corrente sanguínea. A eliminação da corrente sanguínea se correlaciona diretamente com a taxa de filtração glomerular.

Recomenda-se em pediatria utilizar a *fórmula de Schwartz* para cálculo da TFG:

$$\frac{\text{Estatura (cm)} \times k}{\text{Creatinina}}$$

K: recém-nascido prematuro ou pequeno para idade gestacional = 0,33
K: 0-2 anos incompletos = 0,45
K: crianças maiores de 2 anos e adolescentes femininos = 0,55
K: adolescentes masculinos = 0,70

Os valores normais da taxa de filtração glomerular (TFG) em pediatria podem ser vistos no Quadro XIII.9.3.

Não é objetivo desse capítulo discutir cada medicação, mas faremos algumas ressalvas interessantes:

- *Anti-inflamatórios* – As prostaglandinas, em condições normais, pouco interferem na regulação da função renal, porém, em situações em que ocorre a liberação de substâncias vasoconstritoras, elas servem como moduladores do tônus vascular. Por isso, o uso de anti-inflamatórios em situações em que ocorre o comprometimento do fluxo plasmático renal, com consequente aumento do tônus vascular, acarreta decréscimo importante do ritmo de filtração glomerular, podendo precipitar um quadro de insuficiência renal aguda ou piorar a DRC previamente existente.
- *Antibióticos* – A administração de antibióticos em portadores de insuficiência renal deve levar em conta vários fatores, como:
  1. *O grau de nefrotoxicidade* – Evita-se o uso de medicamentos nefrotóxicos em pacientes com DRC, inclusive naqueles em esquema dialítico, mas que tenham função renal residual. Ressaltamos, neste item, os aminoglicosídeos.
  2. *A concentração plasmática* – Em grandes centros, a administração de várias medicações depende da concentração plasmática da droga. Em nosso serviço, devido à não disponibilidade desse recurso (exceto para algumas medicações utilizadas por transplantados), a dose é calculada de acordo com o *clearance* de creatinina, utilizando-se tabelas disponíveis em diversos livros.

Quadro XIII.9.3. Valores normais da taxa de filtração glomerular em crianças e adolescentes

Idade (sexo)	Média TFG ± DP (mL/min/1,73m²)
1ª semana (masculino e feminino)	40,6 ± 14,8
2ª-8ª semana (masculino e feminino)	65,8 ± 24,8
8ª semana-2 anos (masculino e feminino)	95,7 ± 21,7
2-12 anos (masculino e feminino)	133,0 ± 27,0
13-21 anos (masculino)	140,0 ± 30,0
13-21 anos (feminino)	126 ± 22,0

TFG – taxa de filtração glomerular; *DP* – desvio-padrão. (*Fonte:* National Kidney Foundation.)

3. *O metabolismo e a excreção* – Lembramos que algumas medicações possuem metabólitos mais tóxicos do que a própria droga.
4. *A via de administração* – Em pacientes que são submetidos à diálise peritoneal pode-se utilizar o líquido de infusão para administrar algumas medicações. Em pacientes submetidos à hemodiálise, a droga pode ser removida durante a sessão. Nesses são administradas várias medicações logo ao término da hemodiálise.

No Quadro XIII.9.4 relacionamos as modificações sugeridas na utilização de antimicrobianos na DRC.

PROGNÓSTICO

Ainda não existe uma forma de tratamento que possa conduzir à cura na DRC. Porém, com os avanços nos tratamentos dialíticos e nos transplantes, conseguindo-se longa sobrevida, tem-se estabelecido como objetivo principal melhorar a qualidade de vida desses pacientes.

Quadro XIII.9.4. Adequação das principais drogas utilizadas em pediatria na insuficiência renal

Antibiótico	Via de excreção	TFG (mL/min)	50	50-10	< 10
Amicacina	Renal	Dose Intervalo	60-90% 12h	30-70% 12-18h	20-0% 24-48h
Azitromicina	Renal	Dose Intervalo	100% –	100% –	100% –
Aztreonam	Renal	Dose Intervalo	100% –	100% –	100% –
Anfotericina B	Renal	Dose Intervalo	– 24h	– 24h	– 24-36h
Aciclovir	Renal	Dose Intervalo	100% 8h	100% 12-24h	50% 24h
Amoxacilina	Renal	Dose Intervalo	– 8-12h	– 12h	– 24h
Amoxacilina/Clavulonato	Renal	Dose Intervalo	– 8-12h	– 12h	– 24h
Ampicilina	Renal	Dose Intervalo	– 6h	– 6-12h	– 12-24h
Ampicilina/Sulbactam	Renal	Dose Intervalo	– 4-6h	– 12h	– 24h
Aztreonam	Renal/hepática	Dose Intervalo	75-100% –	50% –	25% –
Carbenicilina	Renal/hepática	Dose Intervalo	– 8-12h	– 12-24h	– 24h
Cefalotina	Renal/hepática	Dose Intervalo	– 6-8h	– 6-8h	– 12h
Cefazolina	Renal	Dose Intervalo	– 8h	– 12h	– 24-48h
Cefaclor	Renal	Dose Intervalo	– 8h	– 12h	– 24h
Cefadroxil	Renal	Dose Intervalo	– 12h	– 12-24h	– 24-48h
Cefepime	Renal	Dose Intervalo	– 12h	– 16-24h	– 24-48h
Cefotaxima, Ceftzoxima	Renal	Dose Intervalo	– 8-12h	– 16-24h	– 24h
Cefoxitima	Renal	Dose Intervalo	– 4-8h	– 8-12h (Cl Cr 30-50) 12-24h (Cl Cr 10-30)	– 24-48h
Ceftazidima	Renal	Dose Intervalo	– 8-12h	– 12h (ClCr 30-50) 24h (ClCr 10-30)	– 24-48h
Ceftriaxona	Renal	Dose Intervalo	100% –	100% –	100% –
Cefuroxima	Renal	Dose Intervalo	– 8h	– 8-12h	– 24h

(continua)

Quadro XIII.9.4. Continuação

Antibiótico	Via de excreção	TFG (mL/min)	50	50-10	< 10
Ciprofloxacina	Renal/hepática	Dose Intervalo	100% –	50-75% –	50% –
Claritromicina	Renal/hepática	Dose Intervalo	100% –	75% –	75-50% –
Clindamicina	Renal	Dose Intervalo	100% –	100% –	100% –
Cloranfenicol	Renal	Dose Intervalo	100% –	100% –	100% –
Eritromicina	Renal/hepática	Dose Intervalo	100% –	100% –	75-50% –
Etambutol	Renal/hepática	Dose Intervalo	– 24h	– 24-36h	– 48h
Etionamida	Renal	Dose Intervalo	100% –	100% –	50% –
Fluconazol	Renal	Dose Intervalo	100% –	50% –	25% –
Ganciclovir	Renal	Dose Intervalo	– 12h	– 24-48h	– 48-96h
Gentamicina	Renal	Dose Intervalo	60-90% 8-12h	30-70% 12h	20-30% 24-48h
Imipenem	Renal	Dose Intervalo	– 6-8h	– 8h	– 12h
Isoniazida	Renal/hepática	Dose Intervalo	100% –	100% –	50% –
Meropenem	Renal	Dose Intervalo	100% 8h	50% 12h	50% 24h
Metronidazol	Renal/hepática	Dose Intervalo	100% –	100% –	50% –
Oxacilina	Renal	Dose Intervalo	100% –	100% –	100% –
Penicilina G	Renal/hepática	Dose Intervalo	100% –	75% –	20-50% –
Piperacilina	Renal/hepática	Dose Intervalo	– 4-6h	– 6-8h	– 12h
Piperacilina/Tazobactan	Renal/hepática	Dose Intervalo	100% 6-8h	70% 6h	70% 8h
Polimixina B	Renal	Dose Intervalo	– –	**Cl 5-20 50%** **12h**	**Cl<5 15%** **12h**
Primetamina	Renal	Dose Intervalo	100% –	100% –	100% –
Pirazinamida	Renal	Dose Intervalo	100% –	100% –	100% –
Rifampicina	Renal/hepática	Dose Intervalo	100% –	100% –	100% –
Teicoplamina	Renal	Dose Intervalo	– 24h	– 48h	– 72h
Ticarcilina	Renal	Dose Intervalo	70% 4h	50-70% 8h	50% 12h
Trimetoprim	Renal	Dose Intervalo	– 12h	– 18h	– 24h
Vancomicina	Renal	Dose Intervalo	– 12-24h	– 1-4dias	– 4-7dias
Zidovudina	Renal	Dose Intervalo	100% –	100% –	100% –

BIBLIOGRAFIA

Antonuccio ME, Exeni CE, Exeni AM. Adecuacion de las drogas en ninos com insuficiencia renal. Arc Latin Nefr Ped 2002; 1(2).

Coresh J, Eustace JA. Incidence and prevalence of chronic kidney disease and end-stage renal disease. In: Brenner and Rector (eds). The kidney. 8 ed. Elsevier, 2007:617-629.

Crawford PW, Lerme EV. Treatment options for end stag renal disease. Prim Care Clin Office Pract 2008; (35):407-432.

Fine RN, Tejani A. Dialysis in infants and children. In: Daugirdas JT, Ing TS (eds.). Handbook of dialysis. 2 ed. Boston: Littli, Brown and Company, 1994:553-568.

Harmon WE. Overview of chronic renal failure. In: Barratt TM, Avner ED, Harmon WE (eds.). Pediatric Nephrology 4 ed. Baltimore: Lippincott Williams & Wilkins; 1999:1.151-1.154.

National Kidney Foundation. KDOQI clinical practice guidelines for chronic kidney disease: evaluation, classification and stratification. Am J Kidney Dis 2002; (2 Suppl 1):s 46.

Neu AM, Ho PL, McDonald RA, Warady BA. Chronic dialysis in children and adolescents. The 2001 NAPRTCS Annual Report. Pediatr Nephrol 2002; 17:656-663.

Purkerson ML, Cole BR. Chronic renal failure. In: Ichikawa I (ed.). Pediatric textbook of fluids and electrolytes. Baltimore: Williams & Wilkins, 1990:292-308.

Santos F. Chronic and end-stage renal insufficiency. In: Cochat P (ed.). ESPN Handbook. Lyon: ESPN, 2002:367-398.

Warady BA, Chadha V. Chronic kidney disease in children: the global perspective. Pediatr Nephrol 2007; 22:1.999-2.009.

Wassner SJ, Baum M. Physiology and management of chronic renal failure. In: Barratt TM, Avner ED, Harmon WE (eds.). Pediatric nephrology. 4 ed. Baltimore: Lippincott Williams & Wilkins, 1999:1.155-1.182.

Weiss RA. Dietary and pharmacologic treatment of chronic renal failure. In: Edelman Jr. CH (ed.). Pediatric kidney disease. 2 ed. Boston: Little, Brown; 1992:815-825.

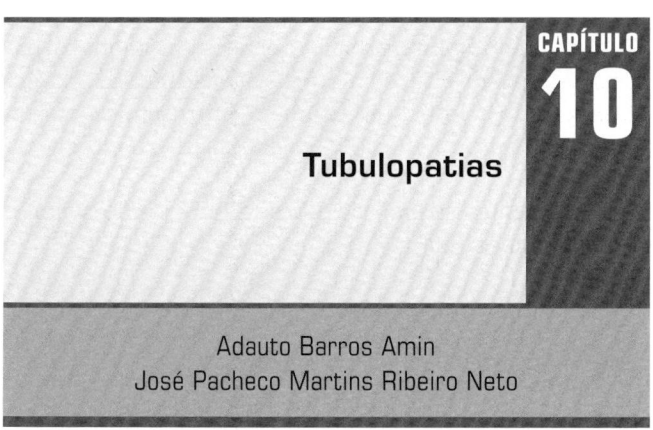

CAPÍTULO 10
Tubulopatias

Adauto Barros Amin
José Pacheco Martins Ribeiro Neto

INTRODUÇÃO

A função básica dos túbulos renais é a manutenção seletiva no organismo de cada nutriente que passa da circulação para o ultrafiltrado glomerular.

As modificações que sofrem esse ultrafiltrado, ao longo dos vários segmentos tubulares, decorrem do transporte através das membranas e obedecem a gradientes eletroquímicos e à ação de substâncias neuroendócrinas. Cada resposta aos estímulos constitui uma função específica do túbulo. As alterações permanentes da função caracterizam as tubulopatias.

As tubulopatias englobam várias doenças que afetam uma ou várias funções tubulares e são menos frequentes do que as glomerulopatias.

As disfunções tubulares específicas se apresentam nas fases iniciais com escassa ou nula alteração glomerular. No curso evolutivo pode ocorrer glomerulopatia secundária.

O pediatra deve estar atento para a possibilidade diagnóstica das tubulopatias mais comuns que determinam, com frequência, prejuízo para o crescimento e o desenvolvimento, sobretudo a baixa estatura.

CLASSIFICAÇÃO, ETIOLOGIA E PATOGENIA

Há várias classificações para as tubulopatias.

Uma as divide em *anatômicas* e *funcionais*. As *anatômicas* compreendem as nefropatias císticas, como rim policístico, doença medular cística e rim espongiomedular. As *funcionais* se referem às alterações de secreção, reabsorção, concentração e diluição urinárias.

Outra as separa em *hereditárias*, *adquiridas* e *não identificadas*. Outra classificação as divide em *primárias*, quase sempre hereditárias, e *secundárias* ou *adquiridas*, que surgem no curso de determinadas doenças ou em consequência do uso de medicamentos ou de tóxicos.

As tubulopatias *hereditárias* decorrem de alterações primárias e específicas, como acontece na glicosúria renal, ou secundárias, por ação sobre o túbulo renal de metabólitos endógenos, como ocorre na intolerância hereditária à frutose (frutosemia).

Os defeitos tubulares de transporte são explicados pelos seguintes transtornos hipotéticos:

- Captação na membrana luminal, por escape retrógrado excessivo ou por utilização celular alterada.
- Secreção.
- Transporte hormônio-dependente, por união inapropriada do hormônio com a membrana tubular ou por transmissão intracelular inadequada da informação hormonal.

A estrutura do túbulo renal é heterogênea. Desse modo, cada segmento do túbulo tem células especializadas para essa ou aquela função.

O transporte transtubular de uma substância necessita da integridade dos transportadores, dos canais de transporte iônico das membranas, do sistema ATP gerador de energia, dos receptores hormonais e dos mecanismos de transdução intracelular.

A biologia molecular abriu novos horizontes para o entendimento do funcionamento da célula tubular isolada. Ela colabora na melhor compreensão patogenética das tubulopatias hereditárias. Algumas anormalidades funcionais já foram localizadas pela biologia molecular:

- Cistinúria – 2 p 21, gene SLC 3A1.
- Síndrome de Lowe – X q 26, gene OCR.
- Síndrome de Dent – X p 11, 22 gene CLCNS.
- Pseudo-hipoaldosteronismo tipo 1 – 12 p 13, gene alfa EnaC; 16 p 12, genes beta EnaC e gama EnaC.
- Síndrome de Liddle – genes beta EnaC e gama EnaC.
- Síndrome de Gitelman – 16 q 13, gene TSC.
- Síndrome de Bartter – 15 q 15.q 21, gene BSC.
- Diabete insípido nefrogênico hereditário – X q 28, gene codificador do receptor V2; 12 q13, gene codificador da aquaporina 2.
- Raquitismo hipofosfatêmico familiar – X p 22, 1 gene PEX.

Essa lista indica a multiplicidade de disfunções tubulares que produzem doença. Neste capítulo é abordada a mais comum – a acidose tubular renal.

ACIDOSE TUBULAR RENAL

A acidose tubular renal pode ter origem *glomerular*, caracterizando-se por acidose metabólica normoclorêmica, calemia normal ou aumentada e ânion gap sanguíneo aumentado. Deve-se à queda da filtração glomerular.

Também pode ter origem *tubular*, constituindo a *acidose tubular renal* (ATR) e se apresentando com acidose metabólica hiperclorêmica, normo ou hipocalêmica e ânion gap sanguíneo normal. Dependem de alterações dos mecanismos tubulares de regulação acidobásica. É pouco frequente a forma hipercalêmica. Valoriza-se o ânion gap urinário na diferenciação das várias formas da ATR.

As ATR *proximais* se caracterizam por excreções isoladas ou combinadas de aminoácidos, bicarbonato, glicose, fosfato, ácido úrico e cálcio. As *distais* têm como defeitos básicos as alterações da capacidade de acidificação urinária, da concentração e da perda de cloreto de sódio.

Algumas normas são propostas para se estudar as tubulopatias na criança.

O distúrbio da reabsorção *tubular proximal* do bicarbonato caracteriza a *acidose tubular renal proximal* (tipo 2). A permuta sódio-íon hidrogênio, que se processa principalmente no túbulo distal, é o mecanismo básico para a amonigênese e a acidez titulável, originando a acidificação renal da urina.

A *acidose tubular renal distal clássica* (tipo 1) é o resultado de defeitos congênitos ou adquiridos nesse processo de regulação.

A combinação dos tipos 1 e 2 determina a *acidose tubular mista* (tipo 3). Constitui um avanço o conhecimento da ação da aldosterona sobre a reabsorção do sódio – secreção do íon hidrogênio e do potássio nas células intercalares dos túbulos coletores corticais e da amoniogênese.

A ação da aldosterona pode estar prejudicada nessa parte do néfron, o que se conhece como *acidose tubular renal hipercalêmica* (tipo 4). A *acidose tubular renal tipo 4* tem como característica básica a deficiência de aldosterona no seu efeito fisiológico sobre o rim.

$$\text{Ânion gap plasmático} = Na - (Cl + HCO_3) = 8 - 16 \text{ mEq/L}$$

O *ânion gap plasmático* pode ser informativo se devidamente interpretado. Há situações que se apresentam com:

- Valor aumentado com acidose metabólica, por aumento de ânions endógenos, lactato, sulfato, fosfato (uremia), corpos cetônicos (diabetes melito).
- Valor aumentado sem acidose metabólica devido à redução do cálcio, magnésio, potássio e outros cátions ou devido ao aumento da albumina e de outros ânions.
- Valor diminuído sem acidose metabólica por aumento do cálcio, potássio, magnésio, brometo e hipoalbuminemia.
- Valor normal com acidose metabólica, destacando, nessa situação, as perdas de bicarbonato por diarreia, acidose tubular renal, inibidor da anidrase carbônica, ureterossigmoidostomia, acidose dilucional e fístula pancreática.

O *ânion gap urinário* é utilizado na distinção das acidoses tubulares renais proximais e distais.

$$\text{Ânion gap urinário} = Na + K - Cl$$

Para melhor interpretação é necessário que o paciente esteja em acidose ou que seja acidificado. Na necessidade de acidificação usam-se a furosemida para o teste, via oral ou venosa, e, se necessário, o cloreto de amônio.

O paciente normal, acidificado, terá como valor o ânion gap negativo:

$$-31 \pm 23,5 \text{ mEq/L } (Cl > Na + K)$$

Para se distinguir o tipo de acidose tubular em paciente com acidose metabólica hiperclorêmica interpreta-se o *ânion gap* urinário do seguinte modo:

- *Ânion gap negativo* (−23,5 ± 16 mEq/L, ou seja, cloreto maior do que a soma de sódio + potássio) = Acidose tubular renal proximal tipo 2.
- *Ânion gap positivo* (23,7 ± 0,5 mEq/L, ou seja, cloreto menor do que a soma de sódio + potássio) = Acidose tubular renal distal tipo 1.

Serão apresentados, a seguir, resumos das principais tubulopatias.

ACIDOSE TUBULAR RENAL DISTAL OU CLÁSSICA – TIPO 1 (ATR-1)

A ATR-1 é quase sempre observada na criança como uma entidade primária, decorrente de uma alteração genética da bomba de hidrogênio (H^+).

O íon hidrogênio secretado no túbulo distal é usado para reabsorver o bicarbonato filtrado que escapou da reabsorção tubular proximal. Ele se liga também a outros tampões urinários: fosfato monoácido e amônia, mantendo o equilíbrio acidobásico do organismo.

A forma idiopática ou primária desse tipo da ATR-1 se transmite como autossômica dominante ou surge esporadicamente.

A forma primária pode ter caráter persistente e se divide em: tipo adulto ou clássica, incompleta, com bicarbonatúria e com surdez nervosa.

Às vezes, a maneira de apresentação da ATR-1 primária é transitória do lactente.

A ATR-1 pode ser secundária a várias enfermidades que, ao lado do seu quadro clínico particular, apresentam os dados da tubulopatia. Podem evoluir com ATR-1:

- *Doenças geneticamente transmitidas:* Ehler-Danlos, esferocitose hereditária, osteopetrose, drepanocitose, doença de Wilson, síndrome de Marfan, intolerância hereditária à frutose com nefrocalcinose.
- *Doenças decorrentes de transtorno do metabolismo mineral:* intoxicação pela vitamina D, hiperparatireoidismo primário, hipertireoidismo com nefrocalcinose, rim em esponja, hipercalcemia idiopática com nefrocalcinose, hipomagnesemia e hipercalciúria com nefrocalcinose.
- *Doenças decorrentes de fármacos e tóxicos:* anfotericina, amiloride, fenacetina, ciclosporina, ciclamato e álcool.
- *Enfermidades renais:* pielonefrite, uropatia obstrutiva e transplante renal.
- Outras situações: Hodgkin, tuberculose e hanseníase.

CLÍNICA E DIAGNÓSTICO

Forma idiopática ou primária

É a mais importante em pediatria. Surge nos três primeiros anos de vida. Marca seu início por vômitos, constipação intestinal, pouco ganho de peso, poliúria e desidratação. Ainda existem hipercalciúria, nefroalcinose e litíase.

Esses dados podem ser explicados pela acidose metabólica hiperclorêmica. Há precária excreção do H^+ e elevação compensatória do cloreto plasmático. A acidose metabólica traz consequências para o metabolismo do cálcio-fósforo, transporte do potássio, formação do colágeno e secreção da somatotropina.

A presença de pH urinário acima de 6, sem infecção urinária, mas com acidose metabólica hiperclorêmica constante, normo ou hipocalêmica, ânion gap plasmático normal, permite a suspeita diagnóstica de acidose tubular renal.

Casos esporádicos ou herança autossômica dominante

Surgem no primeiro ou segundo ano de vida ou mesmo nos primeiros meses de vida. Acometem ambos os sexos, com predomínio no sexo feminino, e apresentam os seguintes dados clínicos: anorexia, vômitos recorrentes, obstipação intestinal, polidipsia, desidratação, retardo ponderoestatural, raquitismo e nefrolitíase.

O exame de urina revela piúria sem infecção urinária, proteinúria do tipo tubular, pH acima de 6 na presença de acidose metabólica, reabsorção tubular do bicarbonato normal, excreção de acidez titulável e de amônio diminuída, PCO_2 diminuído, capacidade de concentração urinária diminuída, normo ou hipercalciúria, normo ou hiponatremia, hipocitratúria, ânion gap positivo (Cl < Na + K ou 23,7 ± 0,5 mEq/L), e na depuração fracionada durante a sobrecarga salina hipotônica se observam osmolaridade urinária aumentada (Uosm), água livre aumentada (CH_2O), sódio aumentado (CNa), oferta distal de sódio aumentada (CH_2O + CNa) e índice de reabsorção distal de sódio diminuído ($CH_2O \times 100/CH_2O$ + CNa).

No sangue se encontram acidose metabólica hiperclorêmica, hipocalêmica persistente, normo ou hiponatremia, normo ou hipocalcemia, normo ou hipofosfatemia, fosfatase alcalina aumentada, ureia e creatinina aumentadas no aparecimento da insuficiência renal e ânion gap normal.

A radiologia simples do abdome, assim como a ecografia renal são importantes no diagnóstico da nefrocalcinose.

TRATAMENTO

O tratamento das várias formas clínicas da ATR (tipo 1 ou clássico; associada à bicarbonatúria; associada à surdez nervosa e ao tipo incompleto) é feito com alcalinos (bicarbonato ou citrato) em quantidade suficiente para compensar a produção endógena do íon hidrogênio na prevenção da progressão da nefrocalcinose.

O paciente pediátrico, sobretudo nos primeiros anos de vida, exige doses mais elevadas de alcalinos do que os adultos. A necessidade oscila entre 4 e 10 mEq/kg/dia de bicarbonato ou de citrato. Em crianças com mais de 6 anos de idade, a quantidade de bicarbonato ou citrato é em torno de 3 mEq/kg/dia, dependendo não só da bicarbonatúria como da maior produção endógena do íon hidrogênio.

É recomendável associar sais sódicos a potássicos, sob as formas de bicarbonato ou de citrato.

Ao lado da terapêutica proposta, controla-se a calciúria, que deve ser mantida abaixo de 4mg/kg/dia. O controle da hipocalemia, que pode levar a certas complicações, é também válido. O controle pela clínica, bioquímica sanguínea e eletrocardiograma é indicado.

A solução recomendada para o tratamento é a seguinte:

- Ácido cítrico: 2 g.
- Citrato de sódio: 3 g.
- Citrato de potássio: 3,3 g.
- Água filtrada e xarope de groselha q.s.p.: 30 mL.

Cada mililitro dessa solução contém 1 mEq de sódio, 1 mEq de potássio e 2 mEq de citrato.

Podem ser usados também:

- Bicarbonato de sódio: 2,6 g.
- Bicarbonato de potássio: 3,2 g.
- Água filtrada e xarope de groselha q.s.p.: 30 mL.

Essa solução fornece 1 mEq de sódio, 1 mEq de potássio e 2 mEq de bicarbonato por mililitro.

A dose diária é repartida de 4/4 horas. Há oportunidade para o uso de tiazídicos, como nas hipercalciúrias e da vitamina D no raquitismo.

Outra opção de alcalino é a solução de Shohl:

- Ácido cítrico: 140 g.
- Citrato de sódio: 98 g.
- Água destilada q.s.p.: 1.000 mL.

Destaca-se o poder tampão do ácido cítrico que promove a absorção do cálcio; elimina-se como CO_2 e H_2O e se metaboliza em bicarbonato no fígado.

PROGNÓSTICO

O diagnóstico precoce e o tratamento correto são as bases para o prognóstico. Os resultados clínicos são excelentes. Há aceleração do crescimento, cura das alterações ósseas e melhoria da função renal. Pacientes com nefrocalcinose apresentam, com frequência, infecção urinária e podem desenvolver, de modo lento, um quadro de insuficiência renal crônica.

ACIDOSE TUBULAR RENAL PROXIMAL – TIPO 2 (ATR-2)

A ATR-2 é uma alteração do túbulo proximal, primária ou isolada, com distúrbio na reabsorção do bicarbonato.

A forma secundária da ATR-2 ocorre em função de várias etiologias. São tubulopatias complexas, identificadas como síndrome de Fanconi. Por outro lado, podem associar-se a doenças sistêmicas geneticamente transmitidas (cistinose, doença de Wilson, intolerância hereditária à frutose, osteopetrose, Lowe, glucogenose, tirosinemia, galactosemia). Também podem associar-se a distúrbio autoimune (síndrome de Sjögren) ou ao metabolismo do cálcio (hiperparatireoidismo primário e secundário), à depleção do fosfato e a nefropatias induzidas por fármacos ou toxinas (tetraciclina já fora do prazo de validade, 6-mercaptopurina, metais pesados – chumbo, cádmio, cobre e mercúrio, inibição da anidrase carbônica – acetazolamida e sulfanilamida) e a outras doenças renais já instituídas (amiloidose, síndrome nefrótica, doença cística medular e mieloma múltiplo).

A ATR-2 pode apresentar-se como transitória ou esporádica, já descritas, ou como forma familial autossômica dominante ou familial autossômica recessiva. A recessiva cursa com outras alterações como retardo mental e anormalidades oculares (catarata, glaucoma).

Na criança é frequente a ATR-2 não se apresentar sob a forma primária, cujo erro é a exclusiva perda do bicarbonato. Quando a perda tubular proximal se estende a um defeito generalizado do transporte (bicarbonatúria, glicosúria, fosfatúria, aminoacidúria, uricosúria), constitui a síndrome de Fanconi. Essa síndrome pode cursar com raquitismo e apresenta duas formas: primária e secundária. Na idade pediátrica é comum associar-se à cistinose ou ser idiopática.

Na forma primária, descrita em 1967, há um defeito no umbral renal do bicarbonato, com tolerância aproximada de 18 mEq/L do bicarbonato plasmático. Ultrapassando esse valor, pode surgir a bicarbonatúria. Daí, advém a acidose metabólica hiperclorêmica. A urina se mantém com pH ácido, comprovando a capacidade de acidificação renal distal. A acidez titulável e a excreção de amônia estão normais.

A ausência de nefrolitíase, nefrocalcinose e hipercalciúria na forma primária decorre do fato de a capacidade de acidificar a urina estar preservada.

CLÍNICA E DIAGNÓSTICO

As manifestações clínicas da ATR-2 são, a princípio, pouco evidentes. Ressaltam-se a acidose metabólica, hiperclorêmica, retardo ponderoestatural, vômitos, urina ácida ou levemente alcalina.

Essa é a experiência do Setor de Nefrologia Pediátrica do Hospital Universitário da Universidade Federal de Juiz de Fora, no estudo de 40 lactentes, com desnutrição proteico-calórica tipo marasmo. Todos apresentaram boa função renal. Descartando outras causas de desnutrição proteico-calórica, eles foram submetidos à prova da excreção fracionada do bicarbonato. Basicamente, encontra-se perda urinária de bicarbonato com níveis plasmáticos inferiores ao umbral renal para a idade do paciente.

Os seguintes dados diagnosticam a ATR-2:

- *Clínica:* Predomínio no sexo masculino; idade prevalente abaixo de 2 anos; retardo ponderoestatural; vômitos recorrentes; raramente raquitismo; ausência de nefrocalcinose.

- *Laboratório*
  - *Urina:* EAS normal prova de acidificação normal; bicarbonatúria acima de 15%; ânion gap negativo (Cl > Na + K ou – 23,5 ± 16 mEq/L); na depuração fracionada durante a sobrecarga salina hipotônica são observados osmolaridade urinária aumentada (Uosm), água livre aumentada (CH_2O), sódio aumentado (CNa), oferta distal de sódio aumentada (CH_2O + CNa), índice de reabsorção distal do sódio aumentado ($CH_2O \times 100/CH_2O$ + CNA).
  - *Sangue:* Acidose metabólica hiperclorêmica e hipotassêmica persistente; Ânion gap normal.

TRATAMENTO

Fundamenta-se em compensar a perda urinária de bicarbonato, acrescida de sua necessidade habitual. A dose total é repartida de 4/4 horas. Administra-se, com precisão, a dose proposta do alcalino necessária para se corrigir o pH e o bicarbonato plasmático. As bases para cálculo da dose do alcalino são de 10 a 15 mEq/kg/dia.

A solução de citrato pode ser usada e é bem tolerada pela criança.

- Ácido cítrico: 2 g.
- Citrato de sódio: 3 g.
- Citrato de potássio: 3,3 g.
- Água filtrada e xarope de groselha q.s.p.: 30 mL.

Cada mL dessa solução contém 1 mEq de sódio, 1 mEq de potássio e 2 mEq de citrato.

Há casos em que há necessidade de complementação do tratamento com hidroclorotiazida.

ACIDOSE TUBULAR RENAL – TIPO 3 (ATR-3)

Na ATR-3 há associação do tipo 1 (defeito na acidificação urinária distal) com o tipo 2 (perda proximal de bicarbonato).

Atualmente, acredita-se que seja uma variante da acidose tubular renal distal como um fenômeno transitório, com excreção fracionada de bicarbonato entre 5 e 10%.

ACIDOSE TUBULAR RENAL HIPERCALÊMICA – TIPO 4 (ATR-4)

Na ATR-4, o paciente apresenta quadro clínico sugestivo de ATR-1, mas tem urina ácida e potássio plasmático elevado. A princípio descarta-se a tubulopatia.

Entretanto, como a hipercalemia não é explicada pela queda da filtração glomerular, não há patologia da suprarrenal ou uso de medicamentos e o quadro é persistente, admite-se a hipótese de acidose tubular renal hipercalêmica.

As causas da ATR-4 são várias e se dividem em primárias e secundárias:

1. Acidose tubular renal distal hipercalêmica primária, transitória do lactente.
2. Acidose tubular renal distal hipercalêmica secundária:
   - Deficiência de aldosterona sem doença renal: hiperplasia da suprarrenal congênita com perda de sal, hipoaldosteronismo isolado, doença de Addisson.
   - Hipoaldosteronismo hiporreninêmico em pacientes com doença renal: diabetes melito, gota, nefrite intersticial.
   - Transtornos tubulares distais: pseudo-hipoaldosteronismo primário tipo I, pseudo-hipoaldosteronismo primário tipo II, uropatia obstrutiva, trombose da veia renal, pseudo-hipoaldosteronismo tipo II (síndrome do curto-circuito do cloreto).
   - Fármacos: sais de potássio, diuréticos poupadores de potássio, inibidores da síntese de prostaglandina, captopril, ciclosporina, ciproeptadina.

Há uma prova funcional de grande utilidade para se estudar o paciente com ATR-4. Avalia-se a ação da aldosterona nos túbulos distal e coletor, e calcula-se o gradiente transtubular do potássio com a seguinte fórmula:

$$\frac{(U/P) \text{ de potássio}}{(U/P) \text{ de osmolaridade}}$$

Os valores normais nas crianças são: 7,8 (4,9-15,5) nos lactentes e 6,0 (4,1-10,5) nas crianças maiores.

A ATR-4 se caracteriza pela acidose metabólica hiperclorêmica, hipercalêmica com valores normais do ânion gap plasmático e valores variáveis de renina e aldosterona plasmática. O destaque nessa forma de acidose metabólica é a hiperpotassemia, com baixa excreção renal de potássio, mantendo o pH urinário ácido pela habilidade de acidificar a urina, mas a excreção de amônio está diminuída (< 70 µEq/min/1,73 m² SC). Há menor produção e excreção de amônia (NH_3). O ânion gap urinário é positivo (Cl < Na + K). A acidose tubular renal hipercalêmica é observada com mais frequência em crianças com hipoaldosteronismo ou pseudo-hipoaldosteronismo; às vezes, esse tipo de acidose surge isolada ou nas lesões crônicas do parênquima renal. Nesse tipo de acidose tubular, a nefrocalcinose e a nefrolitíase estão ausentes e, quando se detectam lesões ósseas, a explicação é dada pela uremia.

ÂNION GAP URINÁRIO NO DIAGNÓSTICO DA ACIDOSE TUBULAR RENAL

O ânion gap urinário rastreia os tipos de acidose tubular renal. Os pacientes apresentam acidose metabólica hiperclorêmica com ânion gap plasmático normal: Na – Cl + HCO_3 = 8-16 mEq/L. O ânion gap plasmático normal reflete a perda do bicarbonato do extracelular

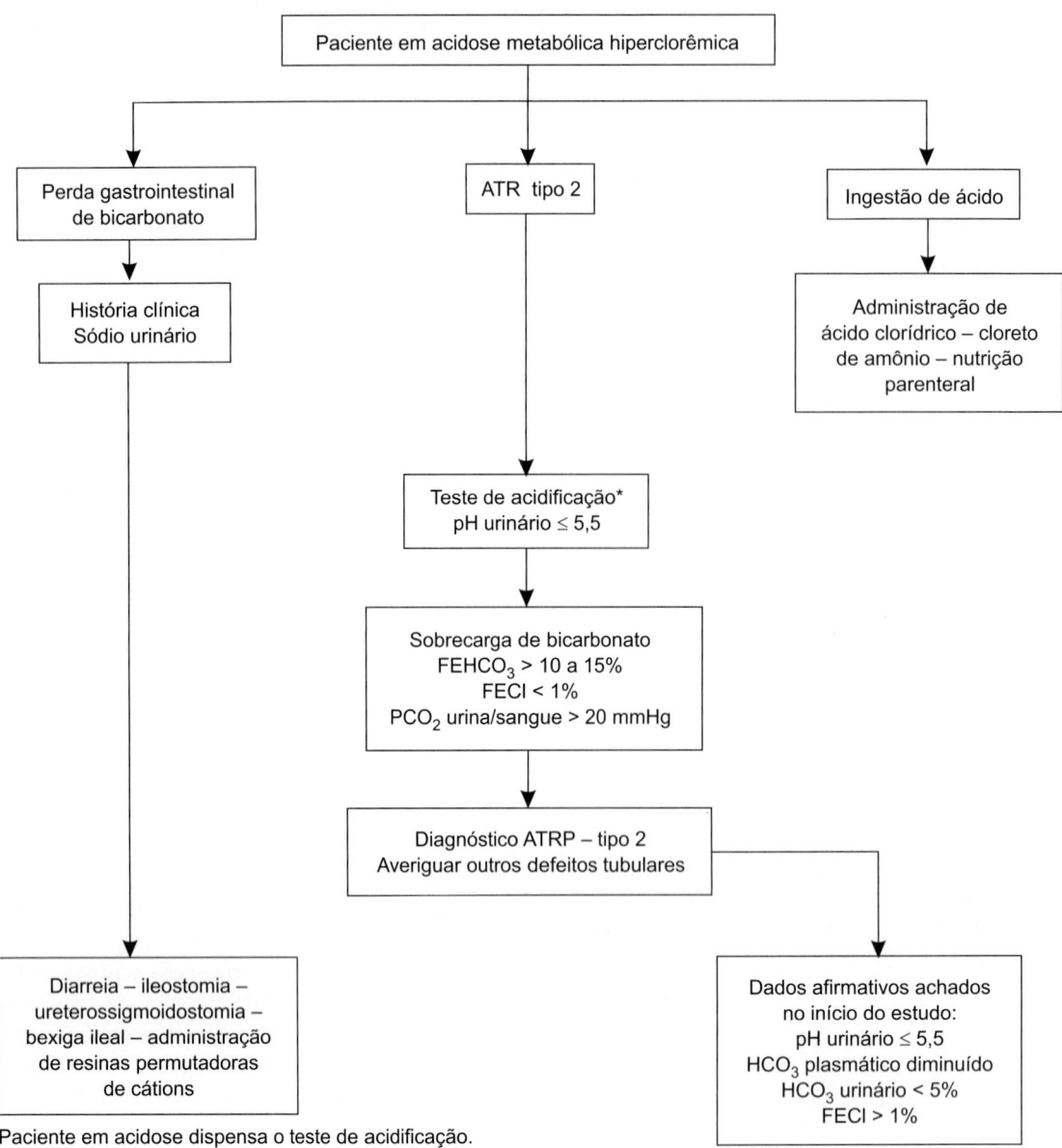

Fig. XIII.10.1. Ânion gap urinário negativo, Cl > Na + K – Algoritmo 1.

pelo aparelho digestivo, pelo rim ou ingestão de um sal ácido.

A ATR-2 ou proximal se caracteriza por acidose metabólica hiperclorêmica e ânion gap urinário negativo: Cl > Na + K. Suspeita-se de um defeito na reabsorção do HCO_3. O paciente em acidose tem o pH urinário abaixo de 5,5. Submetido ao teste com sobrecarga de $NaHCO_3$, tentando normalizar o HCO_3 do plasma, surgem pH urinário acima de 5,5 e aumento da $FEHCO_3$ ou FECl < 1%, de acordo com a Fig. XIII.10-1.

A ATR-1 ou distal se caracteriza por acidose metabólica hiperclorêmica e ânion gap urinário positivo (Cl < Na+K). Suspeita-se de um defeito da acidificação distal. Em seguida, mede-se o K plasmático, que estará em níveis normais, diminuídos ou aumentados. O paciente é submetido a um teste de acidificação urinária; se não reduzir o valor do pH urinário aquém de 5,5, o diagnóstico é de ATR distal. Se reduzir o pH aquém de 5,5, o diagnóstico ainda persiste, mas a sobrecarga com $NaHCO_3$ se encarrega de definir as modalidades da ATR distal, de acordo com a Fig. XIII.10.2.

Finalizamos com os dizeres de Trachtman mostrando que a genética médica está transformando alguns conceitos da nefrologia e que deverá haver uma associação da nefrologia clínica à ciência básica e à genética médica. Deverá haver melhor entendimento das doenças com perspectivas outras para o seu tratamento, e o médico poderá ter uma visão mais ampla sobre as doenças renais e certamente mais proveitosa, apesar de as doenças continuarem a existir com todas as suas manifestações.

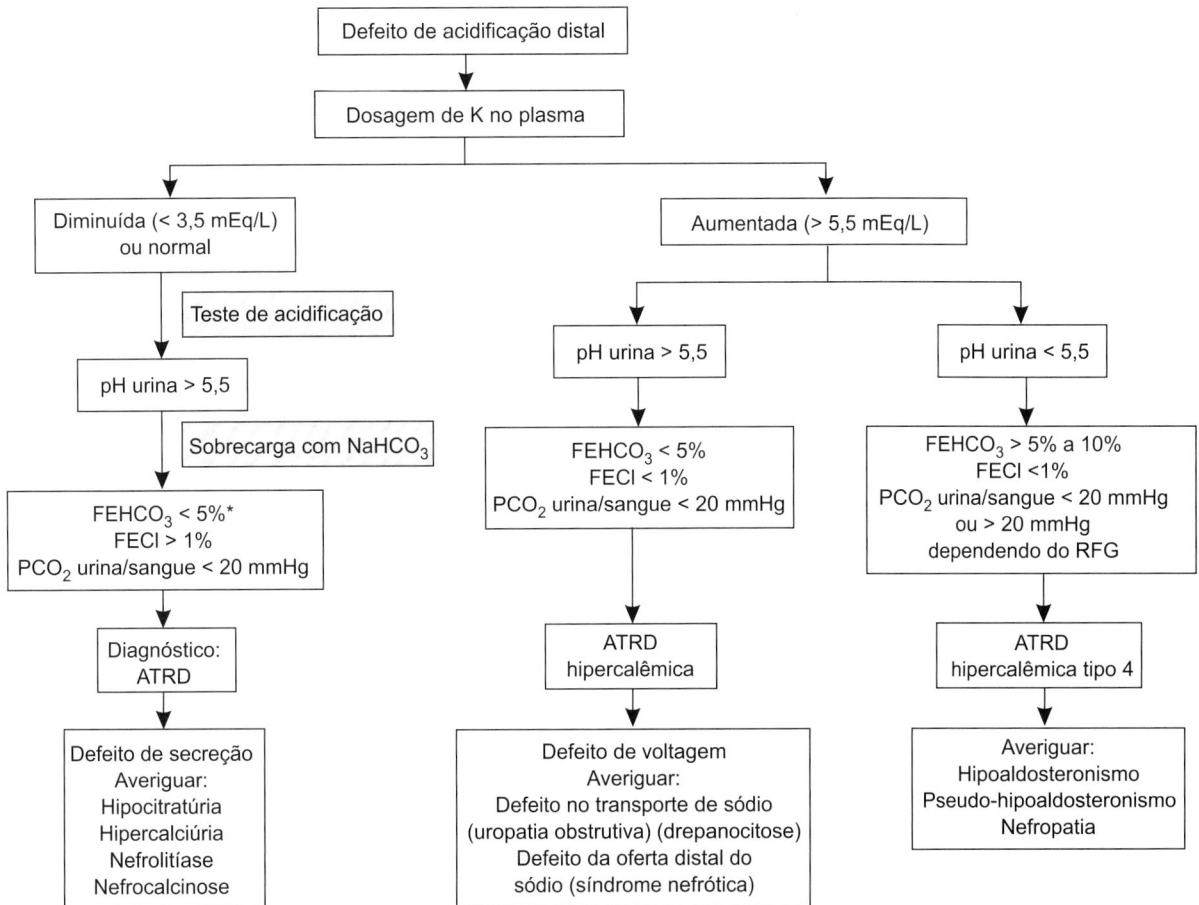

Fig. XIII.10.2. Ânion gap urinário positivo, Cl < Na + K – Algoritmo 2.

BIBLIOGRAFIA

Alon N, Kodroff MB, Boeker BH, Kirkpatrick BV, Chan JCM. Renal tubular acidosis type 4 in neonatal kidney disease. J Pediatr 1984; 104:855-864.

Amin AB. Tubulopatias na infância. Atualização em nefrologia pediátrica. Sociedade Brasileira de Nefrologia – Departamento de Nefrologia Pediátrica, 1994; 55-58.

Amin AB. Tubulopatias renais na infância. In: Sabra AMC (coord.). Cuidados primários em medicina. Vol. IV. Saúde da criança e do adolescente. Rio de Janeiro: Editora Atheneu, 2002 (no prelo).

Battle D. Renal tubular acidosis. Med Clin North Am 1983; 67:859-878.

Cho HY, Lee BH, Choi HJ, Ha IS, Choi Y, Cheong HI. Renal manifestations of Dent disease and Lowe syndrome. Pediatr Nephrol 2008; 23:243-249.

Emmet M, Narine RG. Clinical use of the anion gap. Medicine 1997; 56:38-54.

Giapros VI, Papadimitriou FK, Andronikou SK. Tubular disorders in low birth weight neonates after prolonged antibiotic treatment. Neonatology 2007; 91:140-144.

Gowrishankar M, Pinsk M. Renal tubular acidosis. In: Geary DF, Schaefer (ed.). Comprehensive pediatric nephrology. Philadelphia: Mosby, 2008:477-488.

Igarashi T, Ishii T, Watanabe K et al. Persistentis isolated proximal renal tubular acidosis – a systemic disease with a distinct clinical entity. Pediatr Nephrol 1994; 8:70-71.

Laing CM, Unwin RJ. Renal tubular acidosis. J Nephrol 2006; 19:S46-52.

Mcsherry E. Renal tubular acidosis in childhood. Kidney Int 1981; 20:799-809.

Nash MA, Torrado AD, Greifer I, Siptzer A, Edelman CM. Renal tubular acidosis in infants and children. J Pediatr 1972, 80:738-748.

Pereira PC, Miranda DM, Oliveira EA, Silva AC. Molecular pathophysiology of renal tubular acidosis. Curr Genomics 2009; 10:51-59.

Rodriguez-Soriano J, Boichs H, Stark H, Edelman Jr. CM. Proximal renal tubular acidosis. A defect in bicarbonate reabsorption with normal urinary acidification. Pediatr Res 1967; 1:81-98.

Rodriguez-Soriano J, Vallo A, Castillo O, Oliveros R. Pathophysiology of primary distal renal tubular acidosis. Int J Pediatr Nephrol 1985; 6:71- 79.

Rodriguez-Soriano J, Vallo A. Renal tubular acidosis. Pediatr Nephrol 1990; 4:268-275.

Rodriguez-Soriano J. Biologia molecular de las tubulopatias hereditarias. Arch Latin Nefr Ped 2001; 1(1):3-9.

Rodriguez-Soriano J. New insights into the patogenesis of renal tubular acidosis from functional of molecular studies. Pediatr Nephrol 2000; 14:1.121-1.136.

Rodriguez-Soriano J. Renal tubular acidosis. In: Edelman CM (ed.). Pediatric kidney disease. Boston: Little Brown, 1992.

Rodriguez-Soriano J, Vallo A. Renal tubular hyperkalemia in childhood. Pediatr Nephrol 1988; 2:498-509.

Royer P. Rachitismes vitamino-resistants héréditaries. In: Royer M, Habib R, Mathieu H, Brewer W (eds.). Nephrologie pediatrique. Paris: Flamarion Medicine-Science, 1983; 6:296.

Tasic V, Korneti P, Gucev Z, Hoppe B, Blau N, Cheong HI. Atypical presentation of distal renal tubular acidosis in two siblings. Pediatr Nephrol 2008; 23:1.177-1.181.

Trachtman H. The year 1995-1996 in review: genetically re-engineering clinical nephrology. Pediatr Nephrol 1997; 11:377-381.

West ML, Mardsen PA, Richardson RMA, Zettle RM, Halperin ML. New clinical approach to evaluate disorders of potassium excretion. Winer Electrolyte Metab 1986; 12:234-238.

Wrong O. Distal renal tubular acidosis: the value of urinary pH, PCO and NH, measurements. Pediatr Nephrol 1991; 5:249-255.

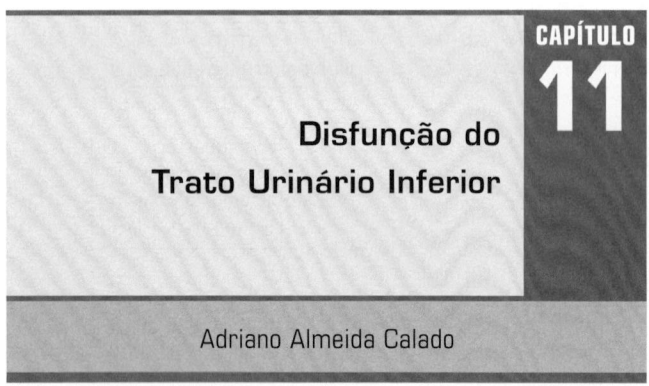

CAPÍTULO 11
Disfunção do Trato Urinário Inferior

Adriano Almeida Calado

INTRODUÇÃO

A disfunção do trato urinário inferior (DTUI) é definida como a presença de sintomas de urgência miccional e/ou urgeincontinência na ausência de infecção urinária, alterações neurológicas e anormalidades anatômicas envolvendo a bexiga e a uretra. A DTUI se caracteriza por alterações no armazenamento e/ou esvaziamento da bexiga, acarretando diferentes manifestações clínicas. Como as alterações podem ocorrer tanto na fase de armazenamento como na de esvaziamento (micção), a expressão *disfunção miccional*, que era comumente utilizada, foi recentemente substituída por *disfunção do trato urinário inferior*, que define melhor essa entidade clínica.

Sintomas de disfunção do trato inferior estão presentes em até 20% das crianças, ocorrendo mais em meninas (8:1). A importância da disfunção do trato inferior reside no fato de ser relevante causa de infecção urinária em crianças após os 4 anos de idade, de estar associada a refluxo vesicoureteral e é causa de baixa autoestima, provocando isolamento social e alterações comportamentais.

Não há dúvida de que a DTUI permaneceu como patologia obscura durante anos devido à dificuldade de diagnosticar as alterações no controle urinário e à falta de uma alteração neurológica ou anatômica que fosse responsabilizada como agente etiológico. Após o uso corrente do estudo urodinâmico, foi então possível observar e definir o funcionamento normal do trato urinário inferior e suas disfunções. Atualmente, todos os profissionais que lidam com pediatria devem estar preparados para diagnosticar e encaminhar o tratamento da DTUI.

CLASSIFICAÇÃO

De acordo com a padronização de terminologia da International Children's Continence Society (ICCS), a DTUI é classificada de acordo com a sua alteração predominante. Como já mencionado, pode haver distúrbios tanto da fase de armazenamento (enchimento) quanto da fase de esvaziamento (micção) vesical. Quando há alterações na fase de enchimento vesical com presença de contrações involuntárias e com manifestação clínica de urgência, classifica-se o distúrbio como *urgessíndrome*. Quando há perdas urinárias diurnas acompanhadas de sintomas de urgência, denomina-se de *urgeincontinência*. Na urgessíndrome e na urgeincontinência, a micção é normal, não havendo alterações da pressão vesical e do fluxo urinário, e os músculos do aparelho esfincteriano se relaxam completamente durante o esvaziamento, ou seja, a micção é coordenada e o resíduo pós-miccional é nulo.

Quando as alterações estão presentes na fase de esvaziamento, havendo incoordenação entre a contração da musculatura vesical (detrusor) e o relaxamento esfincteriano, diz-se que há *disfunção miccional*. Quando se associam elevado resíduo pós-miccional e frequência de três ou menos micções por dia, o quadro é chamado de *síndrome da bexiga preguiçosa* (*lazy bladder syndrome*).

A DTUI apresenta amplo espectro de manifestações clínicas com diferentes gravidade e prognóstico. No extremo mais grave desse espectro estão os pacientes portadores da síndrome de Hinman, também conhecida como bexiga neurogênica não neurogênica ou bexiga neurogênica oculta. Nesses pacientes, apesar de não haver uma doença neurológica que justifique a etiologia, a bexiga se comporta clinicamente como "bexiga neurogênica", apresentando retenção urinária, alterações vesicais importantes, dilatação e lesão do trato urinário superior.

FISIOLOGIA DO TRATO URINÁRIO INFERIOR

Para melhor entendimento da DTUI é necessária uma breve revisão do desenvolvimento funcional do trato urinário inferior. O controle neurológico da micção se baseia em três alças neurológicas. A alça nº 1 interliga o córtex com a ponte e é responsável pelo controle voluntário da micção. Normalmente, o reflexo miccional permanece inibido pelo córtex, e a micção ocorre quando cessa a inibição. A alça nº 2 interliga a ponte e o centro sacral da micção, sendo responsável pelo sinergismo vesicoesfincteriano. A alça nº 3 interliga o centro sacral da micção e a bexiga via nervos periféricos, e é responsável pelo arco reflexo da micção.

Além do controle neurológico existe uma grande interação entre a contração vesical e a contração do esfíncter e assoalho pélvico. Dessa forma, a contração dessas estruturas, cujo controle é voluntário, provoca a inibição da contração vesical por mecanismo reflexo. Assim, a contração esfincteriana durante a micção funciona como um obstáculo, acarretando o desenvolvimento de micções de alta pressão, a instabilidade detrusora secundária e a presença de urina residual, assim como é capaz de inibir completamente a micção. Além disso, a contração do esfíncter anal que ocorre simultaneamente, uma vez que ambas estruturas são inervadas por ramos do nervo pudendo, acarreta inibição da defecação, causando obstipação intestinal.

Os estudos urodinâmicos mostraram que a função vesical normal de neonatos e crianças não é simplesmente a versão "miniaturizada" da função vesical dos adultos. Neonatos urinam de maneira regular, usualmente a cada hora, mas com grande variabilidade, e a micção é frequentemente desencadeada por estímulos externos. Como o neonato dorme aproximadamente 16 horas por dia, 2/3 das micções ocorrem durante o sono. Além disso, em pelo menos 50% das vezes, o esvaziamento vesical é incompleto e descoordenado (geralmente apresenta duas ou três micções seguidas e o volume urinário residual fica em torno de 30% da capacidade vesical).

Com o crescimento da criança ocorre o desenvolvimento fisiológico da função do trato urinário inferior até alcançar o padrão "adulto" de controle miccional. Nesse desenvolvimento ocorrem três eventos principais. Primeiro, a bexiga aumenta sua capacidade para funcionar como reservatório. O número de micções progressivamente diminui à medida que a capacidade vesical aumenta. A capacidade vesical do recém-nascido (30 a 60 mL) aumenta cerca de 30mL por ano até quase a puberdade. Segundo, o controle voluntário do esfíncter estriado uretral ocorre, permitindo a decisão de quando iniciar e interromper a micção. Esse desenvolvimento ocorre geralmente por volta do 3º ano de vida. Terceiro, ocorre controle voluntário sobre o reflexo espinhal que determina a contração detrusora. Essa terceira fase do desenvolvimento é também a mais complexa. É justamente a capacidade de iniciar ou inibir a micção voluntariamente com qualquer que seja a capacidade vesical que diferencia os humanos de todos os outros mamíferos.

Aos 4 anos de idade, todas ou quase a totalidade das crianças chegam a um padrão de controle miccional "adulto". O padrão miccional "adulto" é caracterizado por: (a) enchimento vesical sem contrações involuntárias (CNI), mesmo quando a bexiga atinge sua capacidade máxima; (b) sinergismo vesicoesfincteriano – quando a contração detrusora é iniciada voluntariamente, ocorre simultaneamente o relaxamento reflexo do esfíncter, permitindo um esvaziamento vesical a uma baixa pressão.

Vale lembrar que crianças que adquirem continência precoce geralmente o fazem utilizando não a inibição cortical, mas a contração do esfíncter externo, inibindo a contração vesical. Dessa forma, o controle precoce da micção usualmente predispõe o surgimento de DTUI.

FISIOPATOLOGIA

A fisiopatologia das disfunções do trato urinário inferior varia de acordo com o tipo de disfunção. Em geral, elas ocorrem após a criança ter adquirido o controle voluntário da micção, ou seja, após os 3 a 4 anos de idade. De forma sumária podemos dizer que elas decorrem de:

- *Hiperatividade detrusora primária:* a criança apresenta instabilidade vesical (presença de contrações vesicais durante o período de enchimento) e, para evitar perda de urina, contrai o esfíncter externo. Isso gera turbulência no colo vesical, bem como refluxo de bactérias a partir da uretra.
- *Não relaxamento ou contração do esfíncter externo de forma contínua ou intermitente durante a micção:* dependendo da intensidade como isso ocorre, podemos ter fluxo turbulento, propiciando maior aderência bacteriana e infecções, micções de alta pressão, que podem levar a acometimento do trato urinário superior, inibição completa da micção, presença de resíduo pós-miccional e instabilidade vesical secundária decorrente de obstrução.

Vale frisar que a maioria dessas crianças apresenta obstipação intestinal em decorrência de contração persistente do esfíncter anal com inibição da defecação. Essa obstipação muitas vezes leva à compressão da bexiga pelo bolo fecal, agravando a DTUI.

Esse achado de constipação intestinal acompanhando as DTUI levou alguns autores a conceituarem essa patologia como fazendo parte de uma alteração maior, denominada de *síndrome de disfunções eliminatórias*, envolvendo o trato urinário e intestinal.

A associação entre infecção do trato urinário, refluxo vesicoureteral e DTUI tem sido bem estabelecida. Por isso, essas entidades não devem ser consideradas separadamente e sim estudadas como um complexo. Refluxo ocorre em 15% a 50% dos pacientes com instabilidade vesical. Inversamente, instabilidade é encontrada em aproximadamente 35% dos pacientes com refluxo. Vários autores têm sugerido que o refluxo vesicoureteral pode ser causado por alteração na função vesical e que, quando associado à instabilidade vesical, o tratamento conservador com antibioticoprofilaxia, anticolinérgicos e esvaziamento vesical de horário se associaria a uma resolução espontânea mais rápida do que quando há refluxo e função vesical normal.

Cerca de 50% a 90% das crianças com instabilidade vesical têm refluxo vesicoureteral resolvido com esse tipo de tratamento. A observação de que elevadas pressões ocorrem na disfunção miccional tem sustentado a especulação de que elas poderiam ser causas do refluxo vesicoureteral. Isso seria análogo ao refluxo secundário causado por bexigas neurogênicas, que geram pressões de perda maiores do que 40 centímetros de água. Além disso, o refluxo é usualmente detectado em crianças com 3 a 5 anos de idade, coincidindo com o pico de incidência da DTUI. Entretanto, essa relação entre causa e efeito do refluxo vesicoureteral e a DTUI nos casos em que há um ureter intravesical anatomicamente normal ainda não está bem estabelecida.

A fisiopatogenia da DTUI em pacientes com infecção do trato urinário ainda não é conhecida, mas existem algumas hipóteses. Um aumento da pressão intravesical pode reduzir as defesas naturais da bexiga por isquemia da mucosa; o fechamento voluntário da porção distal da uretra para prevenir a perda urinária pode permitir o refluxo de urina contaminada para a bexiga; e a presença de resíduo urinário pós-miccional pode facilitar a colonização bacteriana. Turbulência na uretra feminina, que é mais curta e, portanto, mais próxima a uma área ricamente colonizada por bactérias, pode explicar a incidência mais alta de infecções em crianças do sexo feminino. Além dos supracitados, outros fatores que contribuem para a infecção do trato urinário incluem deficiência nas defesas do organismo por fatores genéticos, aumento da flora patogênica perineal e anomalias estruturais do trato urinário.

Assim como ocorre com o refluxo, o controle da disfunção miccional reduz ou minimiza a incidência de reinfecção urinária. A quimioprofilaxia prolongada, associada a anticolinérgicos e instruções para uma micção adequada (educação miccional), representa a chave do tratamento clínico dos pacientes com o complexo disfunção miccional-infecção urinária-refluxo vesicoureteral. Evitando-se a recorrência da infecção urinária por um período de 6 a 9 meses, os sintomas e sinais de disfunção miccional diminuirão apreciavelmente, podendo até mesmo desaparecer nos casos mais leves

QUADRO CLÍNICO

Os pacientes tipicamente apresentam sintomatologia após o período de controle miccional e antes da puberdade, apesar de ocasionalmente apresentarem sintomas que levam ao diagnóstico no período neonatal ou na primeira infância. A DTUI é mais evidenciada clinicamente em meninas entre o 3º e o 7º ano de vida.

O complexo de sintomas geralmente combina perdas urinárias diurnas e noturnas, urgência, urgeincontinência e alterações do fluxo miccional. A disfunção intestinal comumente está presente na forma de encoprese e constipação intestinal. Infecções urinárias de repetição estão frequentemente associadas ao quadro clínico.

Em geral, os sintomas da DTUI aparecem de forma insidiosa e ocorre uma grande dificuldade de reconhecimento pelos pais e pediatras não só pela falta de observação do padrão miccional da criança, como pelo próprio desconhecimento quanto ao padrão miccional normal.

O quadro clínico mais comum pode ser sumarizado da seguinte forma:

- Idade entre infância e puberdade.
- Incontinência urinária diurna e noturna.
- ITU de repetição.
- Alterações de jato urinário.
- Constipação intestinal.
- Ausência de doença neurológica.
- Distúrbios psicológicos.
- Ausência de obstrução infravesical anatômica.

Diversos autores demonstraram que crianças portadoras de infecção do trato urinário de repetição na vigência de alterações da função vesical, como polaciúria, urgência ou incontinência, devem sempre ser investigadas quanto à presença de DTUI. Crianças portadoras de refluxo também devem ser inquiridas quanto à presença de alterações miccionais e deve-se sempre prestar atenção à presença de trabeculações vesicais e eventuais dilatações da uretra acima do esfíncter. Essa atitude provavelmente evitará a realização de cirurgias desnecessárias, principalmente cirurgias de correção de refluxo e suas complicações.

Existe um alto índice de correlação entre a sintomatologia apresentada pelas crianças e os achados urodinâmicos da DTUI. Portanto, atualmente não se pode admitir uma história clínica bem-feita sem a inclusão da história miccional. No interrogatório deve ser perguntado ativamente como a criança urina, jato urinário, esforço miccional, dor ou incômodo ao urinar, urgência, urgeincontinência, perdas urinárias diurnas ou noturnas. O detalhamento da história miccional pode muitas vezes levar à elucidação de casos de infecção urinária de repetição, refluxo vesicoureteral etc.

AVALIAÇÃO CLÍNICA

Todas as crianças com sintomas de DTUI são pesquisadas com métodos não invasivos que incluem o diário miccional, a urofluxometria com ou sem eletromiografia de superfície e a ultrassonografia com medida de resíduo pós-miccional. Apesar de o diagnóstico da DTUI ser clínico, esses exames permitirão classificá-la e aplicar o tratamento de acordo com o tipo de disfunção.

1. *História:* deve ser detalhada quanto à presença de infecções do trato urinário comprovadas laboratorialmente, presença de obstipação intestinal, episódios de urgência, perda de urina, principalmente diurna, frequência miccional e características do jato urinário.
2. *Exame físico:* palpação do abdome visando identificar presença de fecaloma, globo vesical palpável, além de eventual presença de rins palpáveis. Todos os pacientes devem ser submetidos a um exame neurológico sucinto, assim como se deve avaliar a região

lombossacral. Sinais de espinha bífida oculta podem estar presentes, como tufo de pelos, lipomas, manchas e alterações da prega glútea. Qualquer anormalidade neurológica encontrada já classifica o quadro como bexiga neurogênica.
3. *Diário miccional:* permite caracterizar a frequência de micções, episódios de urgência e perdas. Deve ser solicitado aos pais que, durante um período de no mínimo 3 dias, sejam anotadas todas as micções da criança com respectivo horário e volume urinado, além das perdas involuntárias, quando existirem.
4. *Exames laboratoriais:* exames de urina visando detectar presença de infecções, proteinúria, alterações de função renal e alterações metabólicas.
5. *Ultrassonografia:* detecta a presença de dilatações, espessamento da parede vesical e permite estimar o resíduo pós-miccional. Os dados relativos à espessura da parede vesical e a medida do resíduo são fundamentais na avaliação da DTUI.
6. *Uretrocistografia:* geralmente solicitada quando existem infecções urinárias de repetição e alterações ao ultrassom. Permite analisar as características da bexiga, uretra e a presença de resíduo pós-miccional. Pode também identificar a presença de refluxo vesicoureteral (RVU). Um achado característico de disfunção do trato urinário inferior encontrado na cistouretrografia miccional é a uretra em pião, caracterizada por um alargamento da uretra próximo ao colo e um afilamento dessa à jusante, na região do esfíncter externo.
7. *Urodinâmica:* o exame urodinâmico completo (cistometria e estudo fluxo/pressão) é necessário na minoria dos casos. Isso porque há uma boa correlação entre os achados clínicos e aqueles encontrados por esse exame. Além disso, o resultado do estudo urodinâmico não altera o tipo de tratamento a ser executado.
8. *Ressonância e tomografia computadorizada da coluna lombossacral:* são desnecessárias na maioria dos casos, uma vez que seus achados nesse grupo de crianças são semelhantes aos da população normal. Indicadas apenas nos casos em que existe dissinergia vesicoesfincteriana (síndrome de Hinman), na qual podem detectar uma causa anatômica (disrafismo, p. ex.) como etiologia da disfunção miccional anteriormente tida apenas como funcional.

ESTUDO URODINÂMICO

Há excelente correlação entre a apresentação clínica da DTUI com os achados urodinâmicos, mesmo nos casos de sintomas leves. Por isso, a maioria dos autores não recomenda avaliação urodinâmica no estudo inicial desses pacientes. Além disso, a avaliação urodinâmica nem sempre é bem tolerada pelas crianças, especialmente aquelas mais jovens, devido à relativa invasividade e dificuldade técnica do procedimento. Crianças são comumente pouco cooperativas ao exame, e os artefatos causados por movimentações esporádicas podem dificultar a sua interpretação.

A avaliação urodinâmica é um dos pilares da urologia; no entanto, apenas nos últimos anos esse exame se tornou disponível na prática clínica diária. O exame urodinâmico consiste no estudo funcional do trato urinário inferior, compreendendo as fases de enchimento e esvaziamento vesicais, avaliadas pelas medidas das pressões no interior da bexiga, uretra e ampola retal, mediante utilização de sondas adequadas. As informações pressóricas de cada compartimento, mensuradas em centímetros de água, são transmitidas simultaneamente e em tempo real por transdutores conectados às sondas (vesical, uretral e retal). Outro tipo de transdutor, o urofluxômetro, avalia, de forma independente ou simultânea, o fluxo urinário.

Complementando, dispomos ainda de eletrodos (superficiais ou profundos) que, conectados a um receptor de atividade elétrica, avaliam o funcionamento do esfíncter uretral estriado, particularmente durante a micção.

Todas essas informações chegam a um processador que, por sua vez, transmite os dados em forma de gráfico para a tela de um computador. Após o término do exame ou de uma de suas fases, o gráfico pode ser impresso e analisado pelo especialista.

TRATAMENTO DA DTUI

Pode-se enquadrar a DTUI em quatro grandes categorias. Vale lembrar que em cada uma delas o quadro pode variar em intensidade, levando a grande gama de achados nos exames complementares. Essa classificação didática tem por objetivo facilitar a orientação terapêutica de cada caso.

Urgessíndrome e urgeincontinência

É o padrão de DTUI mais comum na infância, ocorrendo em até 57% das crianças sintomáticas no período de 3 a 14 anos. Decorre de uma alteração primária do músculo detrusor, que se contrai durante a fase de enchimento, gerando quadro de polaciúria, urgência e urgeincontinência. Na maioria dos casos o estudo urodinâmico não se faz necessário como exame inicial. Por ser um exame invasivo deve ser reservado para os casos refratários e que falhem ao tratamento clínico. Em geral, a ultrassonografia é normal e, às vezes, pode mostrar espessamento de parede vesical; a uretrocistografia comumente revela uretra pérvia e ocasionalmente a presença de refluxo vesicoureteral.

O tratamento da disfunção da fase de armazenamento vesical se baseia na eliminação das contrações involuntárias do detrusor e no aumento da capacidade vesical. Esse tratamento pode ser realizado com medicações (anticolinérgicos) ou por fisioterapia (eletroestimulação). A oxibutinina, usada de 0,2 a 0,4 mg/kg/dia, fracionada em duas a três doses, tem-se mostrado de boa eficácia na redução dos sintomas, porém a taxa de desaparecimento de sintomas é baixa. A tolterodina, em uma (se de longa duração) ou duas tomadas (se de curta duração) diárias, tem eficácia similar à oxibutinina de curta duração, porém acarreta menos efeitos colaterais. Entretanto, a tolterodina ainda não é apresentada em suspensão e seu uso não está disponibilizado para crianças.

A taxa de efeitos colaterais das medicações anticolinérgicas não é pequena. Sintomas adversos, como boca seca, constipação, rubor facial, febre e confusão mental, ocorrem com relativa frequência, apesar de pequena intensidade. Cerca de 10% das crianças que usam anticolinérgicos não aderem ao tratamento por causa dos efeitos colaterais. A eletroestimulação de superfície pode ser usada tanto na região parassacral, como na região do nervo tibial. Os resultados com esse tratamento são bons e parecem promissores, mas estudos com grupos-controle precisam ser realizados.

Disfunção miccional

Decorre de uma incoordenação entre a contração vesical e o assoalho pélvico, que se mantém contraído durante a micção. Essa incoordenação leva a uma micção de alta pressão associada a um fluxo baixo e prolongado. A micção também pode ser interrompida e ocorrer com auxílio de prensa abdominal. O resíduo pós-miccional pode estar elevado em maior ou menor grau de acordo com a intensidade da disfunção. Clinicamente, manifesta-se por ITU de repetição, micção infrequente e por Valsalva, obstipação intestinal e perdas urinárias por urgência secundária à obstrução.

A ultrassonografia mostra espessamento da parede vesical e a presença de resíduo pós-miccional. A uretrocistografia pode mostrar a presença de refluxo e graus variáveis de resíduo pós-miccional. Pode-se ainda observar uma imagem "em peão" correspondendo à dilatação da uretra proximal. No estudo urodinâmico, a cistometria pode estar normal ou revelar instabilidade secundária.

Na fase miccional observa-se fluxo baixo e prolongado associado a aumento da pressão de micção. Em fases mais avançadas pode haver falência detrusora com pressão de micção normal ou baixa. A eletromiografia mostra o não relaxamento da musculatura pélvica. O resíduo pós-miccional é variável.

O princípio básico do tratamento das crianças que não relaxam completamente a musculatura do assoalho pélvico durante a micção é a reeducação miccional. A criança deve ser orientada, durante a micção, a relaxar a musculatura do assoalho pélvico e não contrair a musculatura abdominal. Manobras que facilitam essa conduta incluem: abrir as pernas, repousar os pés sobre um suporte, caso esses não alcancem o chão; inclinar o dorso levemente para a frente e orientar a criança a não se levantar rapidamente do vaso após a micção para reduzir a chance de resíduo urinário pós-miccional. Entretanto, em muitos casos, a criança não reconhece a musculatura do assoalho pélvico, o que dificulta o aprendizado para relaxá-lo na micção.

Mais recentemente, o *biofeedback* em regime ambulatorial tem tentado melhorar a resposta do paciente ao treinamento miccional. A resposta terapêutica varia de 60% a 90%; entretanto, a maior parte das séries associa anticolinérgicos e carece de grupo-controle. O *biofeedback* auxilia tanto no tratamento da urgência miccional como da incoordenação vesicoperineal, além de tratar concomitantemente a constipação.

Síndrome da bexiga preguiçosa (*lazy bladder*)

Essa DTUI também teve sua denominação *bexiga preguiçosa* modificada nos últimos anos, sendo atualmente denominada de *síndrome da micção infrequente*. Essa disfunção pode iniciar-se mais precocemente do que as outras, geralmente acometendo meninas de 2 a 6 anos. Ocorre devido a uma contração persistente do assoalho pélvico e esfíncter, levando à abolição da contratilidade vesical. Ocorrem alterações variáveis que incluem desde a micção infrequente até a total descompensação vesical. A história clínica é fundamental no diagnóstico desses casos (diário miccional). Caracteristicamente essas crianças permanecem secas durante toda a noite e não urinam ao acordar. A não ser que sejam induzidas a urinar pelos pais, passam de 8 a 12 horas sem apresentar micções. A criança permanece a maior parte do tempo com a bexiga cheia apresentando perdas por incontinência paradoxal. Apresenta apenas algumas micções por Valsalva, permanecendo a maior parte do tempo com resíduo elevado. A presença de obstipação intestinal é a regra.

A ultrassonografia geralmente mostra uma bexiga de tamanho aumentado e paredes espessadas, o trato alto é normal ou exibe pequena dilatação e o resíduo pós-miccional é sempre significativo. A uretrocistografia pode mostrar refluxo vesicoureteral, além dos dados já mencionados na ultrassonografia. O estudo urodinâmico pode mostrar apenas bexiga com capacidade aumentada e, nos casos de descompensação vesical, o estudo miccional mostra ausência de contração detrusora.

O tratamento se baseia na realização educação miccional (micções em horários fixos) e em alguns casos existe a necessidade de cateterismo intermitente. A quimioprofilaxia prolongada, o tratamento da obstipação e o suporte psicológico também têm um papel fundamental no resultado final. Alguns trabalhos postulam o uso de estimulação elétrica nessas crianças. O tratamento pode ser eficaz em até 50% dos pacientes que voltarão a urinar. Os restantes continuarão a depender de cateterismo de horário.

Síndrome de Hinman

Hinman e Baumann (1973) introduziram o conceito de que uma criança, mesmo sem doença neurológica aparente, pode adquirir um padrão vesical semelhante àquelas com bexiga neurogênica. Esse padrão, que foi definido como bexiga neurogênica não neurogênica, era determinado por uma incoordenação miccional, produzindo sintomas de enurese diurna e noturna, frequentemente associada à encoprese, infecção do trato urinário e dilatação leve a moderada do trato urinário superior. Constitui o grau mais extremo de disfunção miccional não neurogênica. Ocorre pela presença de dissinergismo vesicoesfincteriano grave semelhante àquele que ocorre em neuropatas e, por essa razão, essa síndrome era denominada de *bexiga neurogênica oculta*. Geralmente leva à descompensação vesical importante, e o acometimento do trato urinário superior é bastante frequente. O quadro clínico é de ITU de repetição, obstipação intestinal, perdas por urgência secundária à obstrução e sinais de insuficiência renal.

A ultrassonografia geralmente mostra bexiga de paredes espessadas, uretero-hidronefrose e resíduo aumentado. A uretrocistografia geralmente mostra alteração da forma da bexiga, presença ou ausência de refluxo e uretra posterior dilatada durante a micção com estreitamento ao nível do esfíncter. O estudo urodinâmico em geral revela déficit de complacência vesical associado ou não à instabilidade vesical; durante a fase miccional o paciente urina com baixo fluxo, alta pressão, e a eletromiografia revela não relaxamento ou mesmo contração do esfíncter durante a micção, levando a um resíduo significativo. Nesse grupo de pacientes, a exploração radiológica da coluna é fundamental, pois na verdade pode-se tratar de bexiga neurogênica verdadeira decorrente de disrafismos medulares.

Embora os trabalhos originais sobre essa síndrome apontem resultados alentadores com treinamento miccional e medicação, os mesmos resultados não são reprodutíveis. O tratamento, portanto, se faz de forma semelhante ao das disfunções neurogênicas com cateterismo intermitente, medicação anticolinérgica, profilaxia antibiótica e fisioterapia miccional. A função de reservatório vesical em casos graves também é abordada cirurgicamente por cirurgias de ampliação vesical. O apoio psicológico e o tratamento da obstipação são fundamentais.

BIBLIOGRAFIA

Abdelghany S, Hughes J, Lammers J, Wellbrock B et al. Biofeedback and electrical stimulation therapy for treating urinary incontinence and voiding dysfunction: one center's experience. Urol Nurs 2001; 21:401-405.

Barroso Jr. U, Jednak R, Barthold JS, Gonzalez R. Outcome of ureteral reimplantation in children with the urge syndrome. J Urol 2001; 166:1.031-1.035.

Barroso Jr. U, Macedo Jr. A. Disfunção do trato urinário inferior em crianças. In: Macedo Jr. A, Lima SVC, Streit D, Barroso Jr. U. Urologia pediátrica. São Paulo: Roca. 2004:33-52.

Barroso Jr. U, Vinhaes AJ, Barros M et al. Findings in cystourethrography that suggest lower urinary tract dysfunction in children with vesicoureteral reflux. Int Braz J Urol 2004; 30:504-507.

Bower WF, Yeung CK. A review of noninvasive electro neuromodulation as an intervention for non-neurogenic bladder dysfunction in children. Neurourol Urodyn 2004; 23:63-67.

Calado AA, Barroso Jr. U, Barroso VA, Souza AS, Zerati Filho M. Ultrasound evaluation of renal scarring in children with vesicoureteral reflux. Braz J Urol 2002; 28:250-253.

Chin-Peuckert L, Pippi Salle JL. A modified biofeedback program for children with detrusor-sphincter dyssynergia: 5 year experience. J Urol 2001; 166:1.470-1.475.

Greenfield SP, Wan J. The relationship between dysfunctional voiding and congenital vesicoureteral reflux. Curr Opin Urol 2000; 10:607-610.

Hinman F. Non-neurogenic neurogenic bladder (The Hinman Syndrome): 15 years later. J Urol 1986; 136:769-771.

Hoebeke P, Van Laecke E, Everaert K, Renson C et al. Transcutaneous neuromodulation for the urge syndrome in children: a pilot study. J Urol 2001; 166:2.416-2.419.

Hoebeke P, Van Laecke E, Van Camp C, Raes A, Van de Walle J. One Thousand video urodynamic studies in children with non-neurogenic bladder sphincter dysfunction. BJU 2001; 87:575-580.

Jansson UB, Hanson M, Hanson E, Hellstrom AL, Sillen U. Voiding pattern in healthy children 0 to 3 years old: a longitudinal study. J Urol 2000; 164:2.050-2.054.

Koff SA, Wagner TT, Jayanthi VR. The relationship among dysfunctional elimination syndromes, primary vesicoureteral reflux and urinary tract infections in children. J Urol 1998; 160:1.019-1.022.

Nijman RJ. Classification and treatment of functional incontinence in children. BJU Int 2000; 85:37-42.

Parekh DJ, Pope JC, Adams MC, Brock JW. The use of radiography, urodynamic studies and cistoscopy in the evaluation of voiding dysfunction. J Urol 2001; 165:215-218.

Pohl HG, Bauer SB, Borer JG, Diamond DA et al. The outcome of voiding dysfunction managed with clean intermittent catheterization in neurologically and anatomically normal children. BJU 2002; 89:923-927.

Youdim K, Kogan BA. Preliminary study of the safety and efficacy of extended-release oxybutynin in children. Urology 2002; 59:428-432.

SEÇÃO XIV
NEONATOLOGIA

CAPÍTULO 1
Medicina Fetal

Alex Sandro Rolland Souza
Carolina Prado Diniz
Marcelo Marques de Souza Lima
Carlos Noronha Neto

INTRODUÇÃO

O avanço dos métodos propedêuticos, em especial o ocorrido na imagenologia nos últimos 20 anos, permitiu o diagnóstico cada vez mais acurado e precoce das anomalias fetais, além do conhecimento das condições morfológicas, genéticas e fisiopatológicas do feto pelos obstetras e fisiologistas. Assim, tornou-se necessária uma nova área de atuação – a medicina fetal (MF) – que associa a ultrassonografia à fisiologia materna, placentária e fetal. A MF atua de forma interdisciplinar com obstetras, pediatras, neonatologistas, cirurgiões, geneticistas, psicólogos, enfermeiros, entre outros. Tais fatos possibilitaram um novo conceito na medicina, de que o feto é um paciente passível de ser examinado intraútero com possibilidades de coleta de materiais para análise do líquido amniótico, do sangue do cordão umbilical e amostras do seu próprio corpo.

A MF visa estudar o estado de saúde do concepto, inclusive em fases iniciais da gestação, por técnicas propedêuticas diagnósticas, invasivas e não invasivas, e terapêuticas clínicas e cirúrgicas que serão abordadas no decorrer deste capítulo.

HISTÓRICO

As aplicações técnicas do ultrassom tiveram início com o desenvolvimento tecnológico do período entre guerras e com o desenvolvimento de sonares utilizados na detecção de submarinos e de cardumes de peixes na pesca industrial. A sua utilização em exames diagnósticos começou em 1960, sem relatos de efeitos deletérios maternos ou fetais. Atualmente, os aparelhos de ultrassonografia utilizam imagens em tempo real, sendo considerado o mais significativo avanço na propedêutica pré-natal.

A amniocentese é utilizada há mais de 100 anos para diversas finalidades, como tratamento do polidrâmnio, realização de amniografia, diagnóstico de morte e maturidade fetal, indução do abortamento e parto e determinação da quantidade de bilirrubina, nos casos de gestações complicadas pela aloimunização Rh.

Em 1968 surgiram as primeiras propostas de biópsia de vilo corial por via endoscópica para fins diagnósticos, tendo sido abandonada devido à alta incidência de complicações. Na década de 1980, novos trabalhos com técnicas mais aperfeiçoadas, associando a ultrassonografia, conseguiram melhores resultados.

As primeiras amostras do sangue fetal foram colhidas no couro cabeludo por via vaginal (escalpe fetal) e, somente em 1983, foi descrita, pela primeira vez por Daffos et al., a técnica de cordocentese para diagnóstico de anomalias cromossômicas fetais.

PROPEDÊUTICA NÃO INVASIVA
Consulta em Medicina Fetal

A consulta em MF pode ser recomendada antes, durante e após a gestação, devendo sempre ser realizada por fetólogo habilitado. No período pré-concepcional, os pais podem solicitar informações específicas sobre o risco de adquirir problemas fetais, bem como um cronograma de avaliações específicas do feto que devem fazer parte do seu pré-natal.

Durante a gestação, o parecer do fetólogo pode ser requisitado diante do diagnóstico de alguma anomalia fetal, o qual auxiliado por uma equipe interdisciplinar deverá conferir ou não e planejar em conjunto com o casal, obstetra e neonatologista, o acompanhamento da gravidez e seu prognóstico. Assim, o especialista pode auxiliar os obstetras e profissionais afins, nas mais diversas intercorrências maternas e fetais. Essa é a época em que mais frequentemente a consulta é realizada previamente ao exame ultrassonográfico.

Após uma gravidez acometida por malformação fetal ou perda gestacional recorrente, precoce ou tardia, a consulta com especialista é necessária, objetivando informar o casal sobre a anomalia em questão e estabelecer, quando possível, um risco de recorrência em uma futura gravidez. Além de orientar sobre métodos de prevenção, quando pertinentes.

A avaliação especializada em MF encontra-se indicada em várias situações de alto risco. As situações de risco podem ser identificadas previamente à gravidez, como idade materna avançada (acima de 35 anos), casais consanguíneos, pais portadores de translocações cromossômicas, doenças maternas crônicas (diabetes, hipertensão, colagenoses e cardiopatias), história obstétrica ruim (abortamento de repetição e óbito fetal), gestante aloimunizada e antecedente pessoal de gestação anterior acometida por malformações ou cromossomopatias.

Durante a gravidez, outras situações de risco podem ser sugeridas, como aloimunização materna, pré-eclâmpsia, infecções (toxoplasmose, citomegalovirose, rubéola, herpes, hepatite e parvovirose), exposição a agentes teratogênicos (drogas, radiações e agrotóxicos), rastreamento bioquímico alterado, polidrâmnio, oligoidrâmnio, restrição de crescimento fetal, malformações fetais e alterações no ritmo cardíaco fetal.

Ultrassonografia

O *American College of Obstetricians and Gynecologists* (ACOG), atualmente, classifica a ultrassonografia realizada durante a gestação em quatro tipos:

- *Ultrassonografia padrão ou básica (ultrassonografia obstétrica)*: inclui todas as etapas com uma anatomia fetal simplificada. Necessidade de avaliar o número de fetos, placenta, idade gestacional, biometria, líquido amniótico, viabilidade e apresentação fetal.
- *Ultrassonografia limitada*: realizada apenas para confirmação de uma hipótese específica. Por exemplo: avaliar a vitalidade fetal em gestante com sangramento ou crescimento fetal ou líquido amniótico.
- *Ultrassonografia especializada ou detalhada (ultrassonografia morfológica)*: realizada habitualmente por especialistas. Inclui todas as etapas da ultrassonografia básica, acrescida de um exame minucioso da anatomia fetal. Outros exames especializados como doplervelocimetria, ecocardiografia fetal, perfil biofísico fetal, mensuração do líquido amniótico e biometria adicional podem ser feitos concomitantemente a esse exame.
- *Ultrassonografia de 1º trimestre*: realizada antes da 14ª semana de gravidez, por via abdominal ou vaginal. Além das etapas tradicionais, como determinação do número de fetos, gravidez intrauterina, biometria (comprimento cefalonádegas) e viabilidade fetal (atividade cardíaca), estima a idade gestacional, avalia o saco gestacional, útero (mioma) e anexos, incluindo também a realização da translucência nucal, quando pertinente.

No início da introdução da ultrassonografia na área da obstetrícia suas indicações eram bastante limitadas. Sua utilização encontrava-se restrita à confirmação de gravidez, localização e número de sacos gestacionais e vitalidade fetal. Atualmente, a ultrassonografia é um exame complementar fundamental no acompanhamento da gestação.

As indicações atuais da ultrassonografia na obstetrícia dependem da idade gestacional. No 1º trimestre de gravidez, objetiva determinar a localização (tópico ou ectópico) e forma do saco gestacional, o número de fetos, a corionicidade da placenta em gestações múltiplas, a viabilidade da gravidez, a idade gestacional, e avaliar o útero, ovários e corpo lúteo.

No 2º e 3º trimestres de gravidez, a ultrassonografia permite determinar a idade gestacional (menos acurada do que no 1º trimestre), estimativa do peso fetal, volume do líquido amniótico, localização da placenta, vitalidade, crescimento, situação e apresentação fetal, além do estudo simplificado da morfologia.

A *Cochrane Library* disponibiliza duas revisões sistemáticas sobre a realização da ultrassonografia de rotina no pré-natal, antes e depois da 24ª semana de gravidez. Observou-se que há vantagens quando a ultrassonografia de rotina é realizada antes da 24ª semana de gravidez, sem benefícios quando realizada rotineiramente após essa idade gestacional.

A metanálise realizada com nove ensaios clínicos, os quais avaliaram a ultrassonografia antes da 24ª semana de gravidez, constatou maior detecção precoce de gestação múltipla e redução de indução do parto por gestação pós-termo. Houve aumento do número de terminações da gravidez, quando o exame era dirigido para diagnóstico de anomalias fetais (OR: 3,19; IC95%: 1,54-6,60), sem diferença significativa quanto à mortalidade perinatal. Os autores concluem que a ultrassonografia precoce é importante para definir a correta idade gestacional, o número de fetos e diagnosticar anomalias congênitas. Contudo, recomendam-se novos estudos para avaliar se há outras vantagens da ultrassonografia precoce de rotina no pré-natal.

Quanto à metanálise realizada com estudos que avaliaram a ultrassonografia após a 24ª semana de gravidez, foram incluídos oito ensaios clínicos com 27.040 gestantes. Os autores concluíram que não existem evidências suficientes para realização da ultrassonografia tardia em gestações de baixo risco. Observou-se ainda que a realização da ultrassonografia encontra-se associada a um pequeno aumento na frequência de cesarianas, porém não houve diferença significativa. Não existem dados a respeito dos potenciais efeitos psicológicos da ultrassonografia sobre a mãe e há poucos estudos sobre o efeito a longo prazo em recém-nascidos (RNs). Assim, sugere-se que novos estudos devem ser realizados com outros desfechos, como a classificação da placenta e o diagnóstico de anomalias congênitas.

Marcadores ultrassonográficos do 1º trimestre

Nos últimos anos foram descritos vários marcadores ultrassonográficos do 1º trimestre para rastreamento das anomalias congênitas. Atualmente, os mais utilizados são translucência nucal, mensuração do osso nasal e doplervelocimetria do ducto venoso.

A translucência nucal é definida como um espaço de líquido existente entre a pele e o tecido celular subcutâneo da região nucal de qualquer feto, visualizada pela ultrassonografia. O exame da translucência nucal é realizado por ultrassonografia, entre a 11ª e 14ª semanas de gravidez, preferencialmente por especialistas, seguindo as normas da *Fetal Medicine Foundation*. Foram desenvolvidos *softwares* e tabelas para cálculo do risco materno em gerar um feto com anomalia cromossômica, particularmente a síndrome de Down, levando em consideração número de fetos, idade gestacional e materna, o valor da trânslucência nucal e outros fatores associados. Entretanto, em geral, considera-se a translucência nucal alterada quando o valor encontra-se acima de 2,5mm, apresentando sensibilidade de 75% a 80% com falso-positivo de 5% para rastreamento de trissomias.

A translucência nucal alterada não se encontra associada apenas a anomalias cromossômicas. Diante de um cariótipo normal, estudos sugerem associações a malformações, doenças gênicas, infecciosas, entre outras.

O ducto venoso é uma pequena veia que comunica a veia umbilical à cava inferior, próximo a sua desembocadura no átrio direito. Pode ser identificado por intermédio da doplervelocimetria, apresentando-se como uma onda trifásica e positiva e representa indiretamente a capacidade funcional do coração. Quando a onda A encontra-se ausente ou reversa (negativa), ocorre fluxo retrógrado do átrio direito para o ducto venoso. Nesse caso, estudos sugerem associação da onda alterada do ducto venoso (ausente ou reverso) com anomalias cromossômicas e malformações cardíacas congênitas.

A presença de nariz pequeno e achatado constitui uma característica fenotípica, entre outras, relatadas por Langdon Down para descrever a síndrome de Down. O atraso no processo de calcificação dos ossos nasais encontra-se relacionado com aumento do risco para anomalias cromossômicas, particularmente a trissomia do 21. Quando o osso nasal não é visualizado na ultrassonografia, entre a 11ª e 14ª semanas de gravidez, a sensibilidade é de 60% a 70% com falso-positivo de 0,5% a 3%.

Convém ressaltar que esses métodos são de rastreamento e, portanto, são necessárias etapas subsequentes para estabelecer o diagnóstico definitivo, delineando o acompanhamento e prognóstico da gestação.

Ultrassonografia morfológica

Atualmente a importância da ultrassonografia morfológica é pouco discutida, contudo é um exame essencialmente operador-dependente. É fundamental no diagnóstico, prognóstico e acompanhamento da gestação, com sensibilidade de 85% a 90% na identificação de malformações fetais. Além de permitir a avaliação do bem-estar fetal e auxiliar a realização de procedimentos invasivos.

A avaliação morfológica fetal pode ser feita em qualquer época da gravidez, sendo preferencialmente recomendada no 2º trimestre, entre a 20ª e 24ª semanas de gravidez, por apresentar maior sensibilidade para o diagnóstico de anomalias congênitas. No setor de medicina fetal do IMIP, considera-se que em qualquer exame ultrassonográfico deve ser avaliada a morfologia fetal detalhadamente. Nesse setor, a sensibilidade para o diagnóstico de malformações congênitas varia de 75% a 100%, dependendo do tipo de anomalia pesquisada.

Alguns especialistas apontam que a avaliação morfológica seriada é superior àquela que é realizada de forma única na gravidez. Assim, recomendam a realização de quatro avaliações morfológicas do feto. No 1º trimestre, entre a 11ª e a 14ª semana; no 2º trimestre, entre a 20ª e a 24ª semana e entre a 26ª e a 28ª semana; e, no 3º trimestre, entre a 32ª e a 34ª semana de gestação.

O exame depende do operador. Assim, sua habilidade, experiência, conhecimento e empenho podem diminuir sua sensibilidade. Além disso, deve-se se atentar para a qualidade do aparelho de ultrassonografia, pois dificuldades técnicas podem surgir. Obesidade materna, gestação múltipla, estática fetal, volume do líquido amniótico alterado e idade gestacional avançada são os principais fatores que podem dificultar o diagnóstico de algumas anomalias congênitas pela ultrassonografia.

As principais indicações da ultrassonografia morfológica encontram-se descritas no Quadro XIV.1.1.

Ultrassonografia tridimensional e 4D (tempo real)

A ultrassonografia tridimensional possibilita imagens em três dimensões, sendo conhecida, como 4D, quando a imagem é visualizada em tempo real. Essa metodologia demonstra o avanço da tecnologia dos exames de imagens. Sua principal vantagem na obstetrícia é avaliar, ao mesmo tempo, os três planos perpendiculares entre si, facilitando melhor visualização de estruturas fetais, em particular as superfícies, além de permitir o cálculo do

Quadro XIV.1.1. Principais indicações da ultrassonografia especializada ou morfológica

Idade materna avançada (acima de 35 anos)
Consanguinidade
Antecedentes familiares ou pessoais de malformações congênitas
Alterações do volume do líquido amniótico (oligoidrâmnio ou polidrâmnio)
Alterações do ritmo cardíaco
Restrição de crescimento fetal
Gestação múltipla
Doenças maternas (diabetes, síndromes hipertensivas, endocrinopatias etc.)
Exposição a agentes teratogênicos, medicamentos ou radiação
Infecções maternas durante a gestação (toxoplasmose, rubéola, herpes, citomegalovirose, parvovirose, sífilis e outras)
Anomalia congênita detectada em ultrassonografia de rotina
Ansiedade materna

volume de estruturas fetais. Sua principal desvantagem é a necessidade do operador adquirir experiência e habilidade em manipular o aparelho nos três planos.

Possíveis áreas de atuação dessa tecnologia incluem anomalias da face fetal, defeitos abertos do tubo neural e malformações esqueléticas, as quais apresentam dificuldade no diagnóstico com a ultrassonografia bidimensional. Porém, ainda deve ser utilizada como método complementar à ultrassonografia convencional.

Perfil biofísico fetal (PBF)

O PBF, proposto por Manning, em 1980, com o objetivo de avaliar o bem-estar fetal, é realizado pela ultrassonografia durante 30 minutos e utiliza cinco parâmetros, os quais são descritos no Quadro XIV.1.2. Esse método é bastante subjetivo e operador-dependente, sendo realizado a partir da 25ª semana de gravidez. Para cada parâmetro é atribuída a nota 0, quando a avaliação for *não satisfatória*, e 2, quando for *satisfatória*, obtendo-se com a soma o valor máximo igual a 10. O exame é considerado normal se a pontuação for igual a 8 ou mais, estando habitualmente associado ao bom prognóstico perinatal. Nos casos em que se obtém valor menor do que 8 deve-se proceder à maior vigilância do feto ou considerar a interrupção da gravidez, dependendo da idade gestacional.

Estudos iniciais sugeriram associação significativa entre o PBF alterado e desfechos perinatais adversos. Na *Cochrane Library* encontra-se uma metanálise, que incluiu cinco ensaios clínicos, envolvendo 2.974 gestantes de alto risco, os quais compararam o perfil biofísico fetal com a cardiotocografia isolada. Observou-se que não houve diferença significativa entre os grupos para morte perinatal ou escore de Apgar menor do que 7 no 5º minuto. Porém, os resultados sugeriram um aumento do risco de cesariana no grupo PBF. Os autores concluíram que até o momento não existem evidências suficientes baseadas em estudos randomizados para recomendar o uso do PBF em gestações de alto risco.

Cardiotocografia fetal

A cardiotocografia fetal, método propedêutico amplamente utilizado para avaliação do bem-estar do feto, é realizada por um aparelho conhecido como cardiotocógrafo, antes ou durante o trabalho de parto e avalia simultaneamente a frequência cardíaca fetal basal, variabilidade, aceleração transitória relacionada com os movimentos fetais e desacelerações relacionadas com as contrações uterinas.

Deve-se lembrar que a metodologia é sensível para indicar hipóxia, porém sua especificidade é baixa, particularmente antes da 28ª semana de gestação. Em fetos prematuros, a maior parte das alterações cardiotocográficas encontradas está relacionada com a imaturidade do sistema de condução elétrica do coração.

Quadro XIV.1.2. Parâmetros de avaliação no perfil biofísico fetal

Parâmetro biofísico	Satisfatório (Ponto = dois)	Não satisfatório (Ponto = zero)
Cardiotocografia	Pelo menos 2 episódios de aceleração da FCF > 15 bpm com 15s de duração em 30min de exame	Menos de 2 acelerações
Líquido amniótico	Pelo menos um bolsão > 2cm	Bolsão < 2cm
Movimentos fetais	Pelo menos 3 movimentos evidentes do tronco ou membros em 30min de exame	Menos de 3 movimentos do tronco ou membros
Movimentos respiratórios	Pelo menos um episódio com duração > 30s	Ausência de movimentos respiratórios ou com duração > 30s
Tônus fetal	Pelo menos um episódio de extensão ou flexão ativa do tronco ou membros ou ainda movimentos de abertura ou fechamento das mãos	Ausência ou lentidão dos movimentos

Quanto à cardiotocografia anteparto, a *Cochrane Library* disponibiliza uma metanálise que incluiu quatro ensaios clínicos envolvendo 1.588 gestantes de alto e médio riscos. Observou-se que houve uma tendência ao aumento da mortalidade perinatal no grupo de cardiotocografia, sem associação com a incidência de cesarianas e de indução do parto.

Uma revisão sistemática sobre o acompanhamento da vitalidade fetal intraparto está disponível na *Cochrane Library*. Incluiu 12 ensaios clínicos com mais de 37 mil gestantes, comparando cardiotocografia contínua à auscultação intermitente da frequência cardíaca fetal (FCF). Não foi encontrada diferença estatisticamente significativa da cardiotocografia contínua quanto ao risco de mortalidade perinatal global e paralisia cerebral. Entretanto, houve redução pela metade do risco de desenvolver convulsões neonatais e aumento significativo na incidência de cesarianas associada à cardiotocografia contínua. Dessa forma, a discussão sobre o risco e benefício é focalizada na incidência de cesarianas e convulsões neonatais. Com base nessa análise, nossa opinião, em concordância com o *American College of Obstetricians and Gynecologists* (1988), é de que a cardiotografia intraparto deve ser reservada às gestações de alto risco para comprometimento fetal, uma vez que o risco de cesarianas é provavelmente maior, acarretando maiores complicações para o binômio mãe-bebê, em relação ao efeito protetor para convulsões neonatais.

Doplervelocimetria

Na avaliação da vitalidade fetal a doplervelocimetria avalia a fisiologia de troca materna, placentária e fetal pela análise indireta da resistência ao fluxo sanguíneo das artérias uterinas (compartimento materno), umbilicais (compartimento placentário) e cerebral média (compartimento fetal), acrescido do compartimento venoso, quando necessário.

O aumento da resistência das artérias uterinas sugere que a circulação uteroplacentária pode estar comprometida em gestantes com síndrome de má adaptação placentária, como pré-eclâmpsia, oligoidrâmnio e na restrição do crescimento fetal. Assim, a persistência da incisura protodiastólica bilateral após a 20ª e a 24ª semanas de gravidez nestas artérias também encontra-se associada ao aumento da incidência de pré-eclâmpsia e suas consequências.

No sofrimento fetal crônico pode ocorrer o fenômeno de centralização fetal, uma resposta cerebral adaptativa à hipóxia. A artéria umbilical em condições normais é de baixa resistência, enquanto a cerebral média é de alta resistência. Diante do quadro de hipoxemia do concepto ocorre inversão da resistência ao fluxo sanguíneo das artérias umbilicais e cerebral média visando ao favorecimento de órgãos nobres (cérebro, coração e suprarrenais) em detrimento de órgãos menos nobres (esqueleto, intestino e músculos), fenômeno conhecido como centralização. Dessa forma, ocorrem vasoconstricção na artéria umbilical e vasodilatação na artéria cerebral média.

A *Cochrane Library* disponibiliza uma revisão sistemática que incluiu 11 ensaios clínicos randomizados com 7 mil gestações de alto risco comparando a utilização da doplervelocimetria à não utilização do método. Observou-se tendência à redução da mortalidade perinatal, à diminuição da frequência de induções do parto e à redução das admissões em hospitais, sem efeitos adversos, quando a doplervelocimetria foi utilizada. Não houve diferença significativa quanto à incidência de cesarianas.

O estudo do compartimento venoso, representado principalmente pelo ducto venoso, está sendo pesquisado como mais uma ferramenta para auxiliar tanto no acompanhamento da vitalidade fetal, no 2º trimestre, como no rastreamento de cromossomopatias e malformações no 1º trimestre.

No 2º trimestre de gestação, o ducto venoso alterado representa falência da bomba cardíaca, devendo a gravidez ser interrompida. Nesse momento encontra-se associado à alta incidência de complicações e mortalidade perinatais. Assim, em gestações com extrema prematuridade e com vitalidade fetal comprometida, a avaliação do ducto venoso pode ser importante para o acompanhamento da gestação.

Mais recentemente, o método Doppler também vem sendo utilizado na avaliação da anemia moderada e grave de fetos acometidos por aloimunização Rh, por meio do estudo da velocidade de fluxo do pico sistólico da artéria cerebral média. Além de não ser invasivo poderá facilitar a indicação terapêutica da transfusão intraútero.

Ecocardiografia fetal

A ecocardiografia fetal é o exame ultrassonográfico da morfologia e função do coração, realizado por especialista em cardiologia fetal. O ACOG recomenda que o coração do concepto seja avaliado de rotina por ultrassonografia especializada em todas as gestações de baixo risco entre a 20ª e a 23ª semana de gravidez, reservando uma avaliação precoce entre a 12ª e a 14ª semana para as gestações de alto risco.

Embora o rastreamento universal intrauterino das anomalias cardíacas seja recomendado e realizado em muitos países desenvolvidos, ainda não é uma prática uniforme, variando entre os diversos países e entre diferentes regiões do mesmo país.

Entretanto, da mesma forma que a ultrassonografia morfológica, a ecocardiografia pode ser realizada em qualquer época da gestação, com maior taxa de falso-negativo. A avaliação ecocardiográfica visa a uma análise detalhada da anatomia, função e hemodinâmica do coração. As principais indicações estão descritas no Quadro XIV.1.3.

Quadro XIV.1.3 Principais indicações da ecocardiografia fetal

Risco Materno
• História familiar de cardiopatia congênita
• Diabetes melito
• Uso de drogas (álcool, carbonato de lítio, fenitoína, trimetadiona, anti-inflamatórios e anticonvulsivantes)
Risco Fetal
• Arritmia fetal durante auscultação obstétrica ou ultrassonográfica
• Restrição de crescimento fetal
• Hidropsia fetal não imune
• Anomalias congênitas detectadas em ultrassonografia de rotina
• Alterações do volume do líquido amniótico (oligoidrâmnio ou polidrâmnio)
• Aneuploidias
• Gestação múltipla
• Translucência nucal aumentada
• Foco ecogênico cardíaco
• Infecções maternas durante a gestação (toxoplasmose, rubéola, herpes, citomegalovirose, parvovirose, sífilis e outras)
• Ansiedade materna

Ressonância nuclear magnética (RNM)

Apesar de a ultrassonografia ser capaz de oferecer imagens adequadas na grande maioria das situações, a RNM atualmente configura-se como mais uma ferramenta, com indicações específicas, para refinar o diagnóstico pré-natal. Em situações de oligoidrâmnia grave e obesidade materna, que dificultam a avaliação morfológica intraútero, a RNM pode ser útil como método complementar. A principal desvantagem do método está relacionada com o alto custo e o elevado nível de complexidade.

Recentemente, grandes centros de pesquisa têm aperfeiçoado esse método, podendo trazer importantes informações complementares à ultrassonografia, mostrando-se valioso nos casos de malformações do sistema nervoso central (SNC), tumorações fetais, gêmeos acolados, malformações pulmonares e hérnia diafragmática congênita. No Instituto de Medicina Integral Professor Fernando Fiqueira de Pernambuco (IMIP) já temos alguma experiência e, em algumas pacientes, a realização da RNM intraútero trouxe pequenas informações adicionais à ultrassonografia. As principais indicações em nosso serviço foram malformações do SNC, seguidas de gêmeos acolados, tumor fetal, displasia esquelética e infecção congênita por citomegalovírus.

PROPEDÊUTICA INVASIVA

As principais indicações dos procedimentos diagnósticos invasivos encontram-se descritas no Quadro XIV.1.4.

Biópsia de vilosidades coriônicas (BVC)

A BVC foi descrita pela primeira vez na China, em 1975. O método consiste na retirada de amostras das vilosidades coriônicas, aproximadamente 10mg de tecido, que refletem a constituição genética do embrião. A técnica é realizada com controle ultrassonográfico, podendo ser pela via vaginal ou, mais frequentemente, pela via abdominal.

Na via abdominal é realizada punção com agulha através do abdome materno até as vilosidades coriônicas. Aspira-se a seringa para se obter pressão negativa e, por movimentos de vaivém, a amostra entra na seringa, a qual contém um meio líquido para crescimento celular.

A época para realização do procedimento situa-se entre a 11ª e a 14ª semana de gravidez. Em idades gestacionais mais precoces encontra-se relacionada com o aumento da incidência de malformações dos membros e mandíbula. Com relação ao risco de perda fetal, de forma geral, atribui-se um percentual de 1% à BVC e de 0,5% à amniocentese.

Amniocentese

A amniocentese foi inicialmente realizada no final dos anos 1960 e consiste na retirada de líquido amniótico para estudo genético ou bioquímico. A técnica é realizada por meio de punção através do abdome materno até a cavidade amniótica, com controle ultrassonográfico durante todo o procedimento. Retira-se aproximadamente 1mL de líquido amniótico por semana de gestação até o máximo de 20mL.

Pode ser realizada acima da 15ª semana de gestação, pois a amniocentese precoce, abaixo da 14ª semana de gravidez, apresenta taxas de perdas fetais maiores do que a BVC. Assim, isso representa uma grande desvantagem da amniocentese no diagnóstico intraútero, particularmente nos países onde o aborto é permitido, pois é considerado tardio para a tomada de decisões.

Encontraram-se na *Cochrane Library* duas revisões sistemáticas comparando a BVC à amniocentese. A primeira incluiu três ensaios clínicos randomizados com 9.067 gestantes. Observou-se que a BVC foi associada a mais falha na técnica e a mais resultados falso-positivos e negativos, além de as perdas fetais terem sido mais frequentes. Os autores concluem que a amniocentese no 2º trimestre parece ser mais segura do que a BVC. A outra metanálise comparou a amniocentese no 2º trimestre, a amniocentese precoce e a BVC, a qual incluiu 16 ensaios clínicos randomizados. Os autores concluíram que a amniocentese realizada no 2º trimestre da gestação é mais segura quando comparada à amniocentese precoce e à BVC. Entretanto, quando houver necessidade de realização do diagnóstico intraútero precoce, a BVC por via transabdominal deve ser preferida.

Cordocentese

A cordocentese consiste em acesso à circulação umbilical mediante punção guiada por ultrassonografia. Essa

Quadro XIV.1.4. Principais indicações da propedêutica invasiva

Indicações	Objetivo	Comentários
Idade materna avançada (> 35 anos)	Cariótipo fetal	Preferencialmente pela BVC e amniocentese
Malformações fetais à ultrassonografia	Cariótipo fetal	Preferencialmente pela amniocentese
Antecedente de aneuploidias	Cariótipo fetal	Preferencialmente pela BVC e amniocentese
Abortamento habitual	Cariótipo fetal	Preferencialmente pela BVC e amniocentese
	Alteração gênica (casos-índice)	
Investigação de paternidade	Análise do DNA	Preferencialmente pela BVC e amniocentese
Doenças ligadas ao cromossomo X	Cariótipo fetal	Preferencialmente pela BVC e amniocentese
	Alteração gênica (casos-índice)	
Hemoglobinopatias	Alteração gênica (casos-índice)	Preferencialmente pela BVC e amniocentese
Coagulopatias e trombocitopenias	Dosagens dos fatores de coagulação e plaquetas	Cordocentese
Doenças metabólicas	Fenótipo HLA	BVC, amniocentese e cordocentese
	Dosagem enzimática ou dos metabólitos	
Malformações do tubo digestivo	Dosagem de bilirrubinas e ácidos biliares	Amniocentese
Malformações do tubo neural	Dosagem de alfafetoproteína, acetilcolinesterase e pesquisa de células nervosas	Amniocentese
Doenças gênicas	Análise do DNA	BVC, amniocentese e cordocentese
Mucoviscidose	Fosfatase alcalina e suas isoenzimas, aminopeptidase e dissacaridase	Preferencialmente pela BVC e amniocentese
Infecções congênitas	Pesquisa do agente pelo método PCR	Preferencialmente pela amniocentese
	Dosagens inespecíficas (IgM total, leucócitos, plaquetas, gama-GT e DHL), além da IgM específica	Cordocentese
Aloimunização	Bilirrubinas (espectrofotometria)	Amniocentese. Entretanto, a dopllervelocimetria vem sendo recomendada
	Dosagem de hemoglobina	Cordocentese

técnica foi proposta por Daffos et al., no início da década de 1980, sendo realizada habitualmente após a 18ª semana de gravidez.

Fetoscopia

Consiste na visualização direta do feto por meio de um instrumento óptico chamado fetoscópio, sendo realizado a partir da 15ª semana de gravidez. É um método de estudo raramente utilizado para diagnóstico, devido aos elevados riscos de perdas fetais.

Punção e biópsia de tecidos fetais

O avanço tecnológico da ultrassonografia possibilitou a realização de punções dos diversos órgãos e tecidos fetais, como punção vesical, renal, de formações císticas e derrames serosos (pleural, ascítico e pericárdico), além de biópsias de pele, hepáticas, renais e musculares. As indicações são bastante específicas, sendo esses procedimentos pouco realizados de rotina.

PREVENÇÃO E TRATAMENTO CLÍNICO DE INTERCORRÊNCIAS FETAIS

Anomalias do sistema nervoso central (SNC)

As malformações do SNC, em particular os defeitos de fechamento do tubo neural (DFTN), como anencefalia, encefalocele e meningomielocele, são de etiologia multifatorial e ocorrem com frequência de 1:1.000 nascimentos. A recorrência dos DFTNs em futura gravidez pode variar de 1%, nos casos de anencefalia, a 5% para espinha bífida.

O ácido fólico tem papel essencial nos mecanismos de divisão celular, funcionando como coenzima no metabolismo de aminoácidos e ácido nucleico, existindo controvérsias sobre a posologia ideal para adequada biodisponibilidade tissular fetal. Há consenso de que a reposição de ácido fólico nos meses prévios à gestação e nos primeiros meses de gravidez previne os DFTNs. Ainda está sendo questionada sua utilização na prevenção de outras anomalias congênitas, no baixo peso ao nascer e até mesmo em doenças crônicas, como cardiovasculares, cerebrovasculares, câncer, depressão, demência e osteoporose.

Em revisão sistemática disponibilizada na *Cochrane Library* foram incluídos quatro ensaios clínicos com 6.425 gestantes. Verificou-se que a suplementação de ácido fólico no período periconcepcional reduziu significativamente a incidência de defeitos abertos do tubo neural, particularmente nas pacientes que apresentavam gestação anterior com DFTN. Assim, o suplemento durante o período pré-concepcional e no 1º trimestre da gestação com ácido fólico (4mg/dia) em mulheres que já haviam concebido, em gestação anterior, um feto acometido por DFTN podem reduzir a recorrência em 72% dos casos, quando comparados ao grupo-controle.

Preconizam-se a administração de 0,4mg/dia de ácido fólico para prevenção do evento primário e a posologia de 4mg/dia para a profilaxia da recorrência do DFTN, que seriam administrados no período pré-concepcional (3 meses antes da gravidez) e sua manutenção até 12 semanas de gestação.

Alterações genitais na hiperplasia adrenal congênita (HAC)

A HAC ocorre em resposta a uma diminuição da produção de cortisol causada por deficiência enzimática na conversão do colesterol em esteroides sexuais e corticosteroides, ocasionando alterações nas concentrações de alguns hormônios específicos.

A causa mais frequente de HAC ocorre por deficiência da 21-hidroxilase, que impede a conversão do colesterol em cortisol, desviando o metabolismo para produção de 17-hidroxiprogesterona, que se transforma em seguida em androstenediona e andrógenos. O gene determinante dessa enzima localiza-se no braço curto do cromossomo 6, e a consequência desse processo, na vida intrauterina do feto do sexo feminino, é a masculinização da genitália externa em graus variáveis.

Diante do casal com filho prévio portador dessa alteração, recomenda-se a determinação do sexo fetal, podendo esse exame ser realizado com amostra de sangue materno, o qual permite diagnóstico do sexo fetal a partir da 5ª semana de gravidez. Diante do diagnóstico de sexo feminino preconiza-se o tratamento com dexametasona, 0,25mg, a cada 6 horas, a partir da 9ª semana de gestação. Caso o feto seja do sexo masculino, apenas acompanhamento da gravidez. A confirmação da alteração metabólica poderá ser feita a partir da amniocentese ou biópsia de vilosidades coriônicas, buscando o estudo indireto via antígenos HLA ou o estudo direto dos genes da região C4, CYP21 por sondagem genética.

Doença hemolítica perinatal (DHPN)

A doença hemolítica do feto e recém-nascido desenvolve-se quando há rápida e intensa destruição das hemácias fetais. O contato do sangue fetal Rh-positivo com o materno Rh-negativo, poderá levar à formação de anticorpos maternos contra as hemácias fetais, fenômeno conhecido como aloimunização Rh.

Recomenda-se que todas as pacientes Rh-negativas não sensibilizadas e que apresentaram evolução da gravidez para abortamento, prenhez ectópica, mola hidatiforme ou que foram submetidas a procedimentos invasivos durante a gestação devam receber 300µg de imunoglobulina anti-Rh.

No pós-parto, em mulheres Rh-negativas e não sensibilizadas deve-se administrar uma dose profilática de 300µg de imunoglobulina anti-Rh, por via intramuscular, assim que for constatado que o neonato seja Rh-positivo ou Rh-negativo com Du positivo e Coombs direto negativo, até 72 horas após o nascimento. As mulheres Rh-negativas, Du positivo, são consideradas Rh-positivas; portanto, não necessitam da profilaxia.

Em metanálise que incluiu seis ensaios clínicos comparando a administração da imunoglobulina anti-D ao placebo ou nenhum tratamento, observou-se baixa incidência de aloimunização Rh em 6 meses após o nascimento e em gestação subsequente.

A administração pré-natal rotineira da imunoglobulina anti-D tem sido implementada em alguns centros médicos, objetivando prevenir a aloimunização Rh em casos de eventos hemorrágicos. A imunoglobulina anti-D pode ser administrada por via intramuscular após a 28ª semana de gravidez, época em que as hemorragias são grandes o suficiente para causar sensibilização materna. Entretanto, em revisão sistemática disponibilizada na *Cochrane Library* não se encontrou nenhuma diferença significativa nessa prática clínica quando comparada à administração da imunoglobulina apenas após o parto. Ressalta-se que foram incluídos apenas dois ensaios clínicos considerados de baixa qualidade, sendo necessários novos estudos para avaliar essa prática clínica e relacioná-la com o custo/benefício.

Nas pacientes com aloimunização Rh é necessário avaliar o grau de anemia do feto. O diagnóstico de anemia pode ser realizado pela amniocentese por meio da espectrofotometria do líquido amniótico e mais recentemente pela velocimetria do pico sistólico na artéria cerebral média fetal. O tratamento objetiva o retorno da hemoglobina do feto aos níveis normais por transfusão intraútero, que será discutida posteriormente.

Prematuridade

A prematuridade é a maior causa de mortalidade perinatal e incide em 6% a 10% dos nascimentos. Recentemente, tem sido preconizado o uso da progesterona vaginal, como agente profilático, em pacientes de risco para parto prematuro. Acredita-se que a progesterona tenha ação imunológica, inibindo os linfócitos T maternos, e promova maior relaxamento das fibras musculares lisas do útero.

Em metanálise observou-se que nas mulheres que receberam progesterona houve redução do risco de parto prematuro antes da 37ª semana de gravidez em 35% e antes da 34ª semana em 85%. Encontraram-se ainda bons resultados perinatais, representados por diminuição da frequência de hemorragia intraventricular e do peso ao nascer menor do que 2.500g. Entretanto, os autores ressaltam a deficiência de estudos sobre os danos potenciais dessa terapêutica.

Diante do trabalho de parto prematuro instalado, a inibição do parto é indicada. Atualmente, preconiza-se o uso da nifedipina como agente tocolítico de primeira escolha. Em revisão sistemática observou-se que o uso dos bloqueadores dos canais de cálcio para essa finalidade apresentaram menor número de gestantes que tiveram nascimento em menos de 7 dias de tratamento tocolítico e antes da 34ª semana de gravidez, além de apresentarem poucos efeitos colaterais maternos e baixo custo, quando comparado a outros métodos de tocólise. Os efeitos da nifedipina oral sobre a circulação materna e fetal foram estudados recentemente no setor de medicina fetal do IMIP. Esse estudo não evidenciou alterações doplervelocimétricas significativas na circulação uteroplacentária.

Na prevenção terciária da prematuridade, quando o risco do nascimento é elevado, a aceleração da maturidade pulmonar fetal pode ser obtida pela administração materna de corticoides que cruzam a barreira placentária, como a betametasona e a dexametasona. A corticoterapia antenatal diminui ainda a frequência de hemorragia intraventricular, a persistência do canal arterial, a broncodisplasia e a enterocolite necrosante. Não se observa risco infeccioso mesmo nos casos de rotura prematura das membranas.

Na prevenção da sepse pelo estreptococo beta-hemolítico do grupo B, a penicilina cristalina no período periparto tem sido preconizada nas situações de bolsa rota, febre, colonização por estreptococo do grupo B e em neonato anterior acometido pelo estreptococo. A utilização de antibióticos profiláticos nos partos prematuros com membrana amniótica íntegra ainda permanece incerta. Em revisão sistemática não foi observado benefício dessa prática, sendo necessários novos estudos.

Arritmias

As arritmias fetais podem ser diagnosticadas durante a consulta obstétrica pela auscultação da FCF. A cardiotocografia geralmente é imprecisa, sendo a ecografia em tempo real, no modo M, o método mais útil no diagnóstico de anomalias do ritmo e da função cardíaca. Ressalta-se a importância do diagnóstico ecocardiográfico fetal realizado por especialista em cardiologia, visto que há uma associação de aproximadamente 1% a 5% com cardiopatias estruturais. As principais arritmias diagnosticadas no período intrauterino são:

- *Extrassístoles (70% a 75%)*: podem ser supraventriculares ou ventriculares apresentando mortalidade menor do que 1%. Trata-se de evento benigno e autolimitado, não necessitando de tratamento e cuidados especiais.
- *Taquiarritmias (12% a 16%)*: a maior parte tem origem supraventricular, sendo mais frequente a taquicardia supraventricular, com FCF acima de 200 bpm. O *flutter* caracteriza-se por frequência atrial entre 300 e 400 bpm, com condução atrioventricular variável, habitualmente 2:1. A fibrilação caracteriza-se por frequência atrial acima de 400 bpm e ritmo ventricular irregular. Entre as possíveis causas figuram as cardiomiopatias, os tumores cardíacos, instabilidade funcional atrial, cardiopatias congênitas e miocardites virais. No tratamento clínico das taquiarritmias fetais tem sido proposto o uso de digitálicos. A administração oral materna visando à passagem transplacentária tem sido preferida, sendo o fármaco de escolha a digoxina. Recomenda-se iniciar com alta dosagem (máxima de 0,75mg, oral a cada 8 horas) que será mantida por prazo máximo de 72 horas. Revertido o quadro, pode-se reduzir a dosagem até quantidades mínimas efetivas de 6 a 10 dias. Caso não ocorra reversão e/ou o feto apresente sinais de insuficiência cardíaca, a associação com betabloqueadores pode ser indicada, sendo, por vezes, necessária terapêutica fetal direta por cordocentese.
- *Bradiarritmias (8% a 13%)*: FCF inferior a 60 bpm e apresenta alto risco de insuficiência cardíaca ou alteração do ritmo ventricular. O bloqueio atrioventricular (AV) total se trata de grave anormalidade cardíaca com elevado índice de letalidade. Pode ocorrer de forma isolada ou em associação com anomalias fetais. Quando isolada, a mãe pode ser portadora de doença do tecido conectivo, como lúpus, atrite reumatoide, síndrome de Sjögren ou esclerose múltipla, podendo apresentar anticorpos anti-La ou anti-Ro. O tratamento definitivo é a implantação do marcapasso. Nos fetos com bloqueio AV bem tolerado, sem manifestações de insuficiência cardíaca, o acompanhamento ecográfico periódico é suficiente. Naqueles sem viabilidade podem ser utilizados simpaticomiméticos, objetivando aumento transitório da FCF, porém seus efeitos são fugazes e desapontadores. Na presença de colagenoses maternas, a corticoterapia é indicada por sua função antinflamatória sobre os tecidos de condução do miocárdio. A estimulação elétrica artificial do coração fetal, bem como a implantação de marcapasso intraútero ainda permanecem sob protocolos de estudos.

Diabetes

A presença do diabetes clínico ou gestacional favorece aumento nas taxas de morbimortalidade perinatal. Durante a embriogênese, a hiperglicemia materna, que ocorre no diabetes clínico, encontra-se associada ao aumento da incidência de anomalias congênitas, particularmente cardíacas, esqueléticas e renais. Em contrapartida, o diabetes gestacional raramente se associa a alterações estruturais, sendo frequentes, a partir do 2º trimestre, alterações decorrentes da falta do controle metabólico, como macrossomia, polidrâmnio e hipertrofia cardíaca.

Estudos confirmaram a importância do controle da glicemia materna. Quando a gestante se encontra normoglicêmica durante a embriogênese, ocorre redução na taxa de malformações de duas a sete vezes, devendo permanecer controlada até o final da gravidez, com o intuito de prevenir macrossomia, polidrâmnio e hipertrofia cardíaca.

Infecções congênitas

Vírus da imunodeficiência (HIV)

A transmissão materno-fetal do vírus da imunodeficiência adquirida pode variar de 7% a 39% entre os filhos de mães soropositivas. A zidovudina (AZT), utilizada durante o pré-natal, no trabalho de parto e mantido no recém-nascido por 6 semanas, é capaz de reduzir a transmissão vertical de 25,5% para 8,3%.

A AZT é administrada no período pré-natal na posologia de 100mg, via oral, cinco vezes ao dia a partir de 12 semanas até o parto, monitorando-se a anemia fetal e materna. No trabalho de parto é realizada dose de ataque de 2mg/kg/dose e, em seguida, iniciada a manutenção de 1mg/kg/dose/hora durante o trabalho de parto. No recém-nascido, a AZT é aplicada na dosagem de 2mg/kg/dose a cada 6 horas por 6 semanas.

Além da profilaxia da transmissão materno-fetal do HIV com drogas, a cesariana eletiva é recomendada com a mesma finalidade. A *Cochrane Library* disponibiliza uma revisão sistemática que incluiu apenas um ensaio clínico randomizado com 408 gestantes e cinco estudos observacionais que avaliaram a segurança e a eficácia da cesariana na prevenção da transmissão vertical do HIV-1. Os autores concluíram que a cesariana eletiva é uma intervenção eficaz para prevenir a transmissão materno-fetal do HIV-1 em gestantes que não fizeram terapia antirretroviral ou fizeram uso somente da zidovudina.

Parvovírus B-19

O parvovírus B-19 é um DNA-vírus, pertencente à família *Parvoviridae*. Estima-se que a transmissão vertical ocorra em aproximadamente 33% dos casos e que o óbito fetal ocorra em 15% dos fetos infectados. A maioria dos relatos descreve o acometimento fetal durante o 2º trimestre, manifestando-se intraútero como hidropsia. Postula-se que a infecção e a lise das células eritrocitárias sejam os principais fatores responsáveis pelo desenvolvimento da anemia, hidropsia e óbito intrauterino nas formas graves dessa doença, devido ao grande tropismo dos vírus pelos eritrócitos.

O tratamento por transfusão intravascular dos fetos hidrópicos, de modo similar à aloimunização Rh, pode ser utilizado nos casos mais graves, ressaltando a possibilidade da resolução espontânea.

Sífilis

O agente etiológico da sífilis é o *Treponema pallidum*, podendo a transmissão vertical ocorrer a partir da 6ª semana de gestação. Antes dessa idade gestacional as lesões não aparecem devido à imaturidade da resposta imune fetal. O tratamento preconizado durante a gestação é a penicilina G benzatina na dose de 2,4 milhões de unidades pela via intramuscular, semanalmente, em um total de quatro doses. A 4ª dose é indicada para proteção neonatal. Esse tratamento deverá ser instituído o mais rápido possível com o propósito de terminá-lo 30 dias antes do parto. O tratamento do parceiro também será realizado, sendo necessárias apenas três aplicações da penicilina benzatina.

Em revisão sistemática disponibilizada na *Cochrane Library*, os autores concluíram que, embora não haja dúvida de que a penicilina seja eficaz no tratamento da sífilis na gravidez e na prevenção da sífilis congênita, permanece a incerteza sobre quais são os melhores esquemas terapêuticos.

Toxoplasmose

A toxoplasmose é uma doença infecciosa causada pelo *Toxoplasma gondii*, benigna e quase sempre assintomática. Todavia, a passagem transplacentária do parasita pode ser responsável por acometimento fetal, muitas vezes grave. O risco de transmissão vertical depende do período da gestação em que ocorreu a infecção materna, sendo de 1% nas primeiras semanas após a concepção, 17% no 1º trimestre, 45% no segundo, 65% no terceiro e 90% próximo ao termo. No entanto, a gravidade da infecção fetal evolui inversamente, sendo as formas graves aquelas que aparecem geralmente no 1º trimestre, e caracteriza-se principalmente por acometimento do SNC, com microcefalia, hidrocefalia, calcificações intracranianas e coriorretinite.

A terapêutica baseia-se na utilização da espiramicina e/ou pirimetamina associada à sulfadiazina. A espiramicina deve ser iniciada assim que se suspeite ou se confirme a infecção materna, devendo ser mantida até o parto, na dose de 3g/dia, via oral, dividida em três tomadas. Após a propedêutica fetal invasiva, se o feto estiver infectado, deve-se utilizar a pirimetamina 50mg/dia, associada à sulfadiazina 3g/dia e ao ácido folínico 10mg/dia, todos administrados via oral, por três semanas. Devido à toxicidade materna e fetal dessa associação, o uso deve ser alternado com espiramicina 3g/dia, a cada 3 semanas, até o termo da gestação. Caso seja afastada a infecção fetal, deve-se manter a espiramicina até o parto, e o seguimento ecográfico deve ser realizado a cada 4 semanas.

Em revisão sistemática que incluiu 26 estudos de coorte encontrou-se fraca evidência do tratamento precoce da toxoplasmose na gestação e a redução do risco de transmissão fetal. Em revisão sistemática disponibilizada na *Cochrane Library* foram encontrados 3.332 artigos, porém nenhum foi incluído por não serem ensaios clínicos randomizados. Apesar da sinalização desses estudos em não identificar a real eficácia do tratamento antiparasitário, até que estudos com desenho e metodologia mais adequados possam ser realizados, os especialistas recomendam este esquema.

Tireoidopatias

Hipertireoidismo

O hipertireoidismo fetal ocorre secundariamente à passagem transplacentária de imunoglobulinas de origem materna com atividade estimuladora da tireoide, mesmo em pacientes que se tenham submetido à ablação cirúrgica da glândula. As manifestações clínicas são taquicardia fetal (mais frequente), insuficiência cardíaca de alto débito e hipermobilidade, podendo ocorrer hidropsia e óbito intrauterino. A associação com craniosinostose agrava o prognóstico.

A suspeita diagnóstica é realizada quando se observa bócio fetal pela ultrassonografia, sendo indicada a cordocentese para avaliação bioquímica e dosagem hormonal fetal. O tratamento preconizado é propiltiouracil na dosagem de 600 mg/dia por 4 semanas. O metimazol é contraindicado durante a gestação. A monitoração da função tireoidiana fetal deve ser feita por exames ecográficos periódicos, pela doplervelocimetria com mapeamento em cores para confirmar se há ou não estado hiperfuncional. A simples avaliação dos batimentos cardíacos fetais, isoladamente, não é capaz de avaliar a função glandular.

Hipotireoidismo

O hipotireoidismo fetal pode determinar prejuízos, como retardo psicomotor e atraso na maturidade respiratória fetal. Sua etiologia pode decorrer do uso materno de propiltiouracil em abordagem de tireotoxicose materna ou por passagem transplacentária de anticorpos maternos. Complicações obstétricas como polidrâmnio e bócios volumosos podem estar presentes. A suspeita diagnóstica é realizada quando se observa bócio fetal pela ultrassonografia, sendo indicada a cordocentese para avaliação bioquímica e dosagem hormonal fetal. Alguns trabalhos propõem injeções intramnióticas semanais de tiroxina, na dosagem entre 300 e 500µg, iniciando-se na 32ª semana e mantendo-se até o termo.

PROCEDIMENTOS TERAPÊUTICOS E TRATAMENTO CIRÚRGICO FETAL

A evolução da propedêutica fetal nas últimas duas décadas tem permitido a obtenção de diagnóstico cada vez mais fidedigno das doenças do feto, algumas compatíveis com o tratamento antenatal. De modo semelhante ao tratamento clínico, existem alguns pré-requisitos básicos necessários para a indicação do tratamento cirúrgico fetal:

- Diagnóstico preciso da doença.
- Incompatibilidade com o tratamento neonatal imediato.
- Agravamento da doença durante a gravidez.
- Técnica cirúrgica reconhecida como eficaz.
- Possibilidade de sobrevida com qualidade preservada.
- Cariótipo normal e demais estruturas fetais normais.
- Consentimento materno informado.
- Equipe profissional e instituição apta ao procedimento.

Em relação aos tipos de cirurgias realizadas no feto, pode-se classificar o tratamento cirúrgico em fechado (derivações), aberto e fetoscópico (endoscopia).

Cirurgia fetal percutânea ou fechada

Os procedimentos realizados nessa modalidade cirúrgica são geralmente de duração pequena e utilizam a estrutura de cirurgia ambulatorial. Os cuidados de antissepsia devem seguir o rigor das cirurgias. Todos os procedimentos fechados devem ser guiados por equipamento de ultrassonografia. A anestesia do local da punção é realizada nos planos da parede abdominal materna. O uso de sedativo pré-operatório administrado à gestante é desnecessário, e a anestesia fetal pode ser realizada por cordocentese ou via intramuscular.

Punções fetais
Coleções urinárias

Pode-se realizar esse procedimento no cisto renal volumoso, na hidronefrose, uretero-hidronefrose e megabexiga, desde que esses achados sejam isolados. Permite o estudo bioquímico e, portanto, da função do órgão acometido, possibilita o planejamento terapêutico, e o esvaziamento do órgão acometido facilita o parto vaginal e descomprime órgãos vizinhos.

Ascite

O estudo bioquímico, citológico, genético (cariótipo) e sorológico do líquido ascítico permite esclarecer sua etiologia, como infecciosa, imunológica, quilosa, meconial ou urinária. É indicado quando não há uma causa evidente para o seu aparecimento. Tal procedimento também pode ser de grande valia, no trabalho de parto, para evitar a desproporção materno-fetal e facilitar a reanimação neonatal e o parto vaginal.

Derrame pleural

A punção do líquido seroso localizado na cavidade pleural, unilateral ou bilateral pode auxiliar de modo decisivo no diagnóstico etiológico, podendo pesquisar, para esse fim, citologia, bioquímica, sorologia e até mesmo o cariótipo. Essa avaliação pode ser realizada em qualquer época da gestação para fins diagnósticos, antes da colocação do cateter (derivação) ou antes do parto para evitar insuficiência respiratória, pois na maioria das vezes esses derrames se reconstituem rapidamente.

Drenagem/derivação intraútero
Derivações nas uropatias obstrutivas

As uropatias obstrutivas unilaterais ou bilaterais podem ser classificadas de acordo com o nível da obstrução:

- Alta: ao nível da junção pieloureteral.
- Média: ao nível da junção ureterovesical.
- Baixa: ao nível da uretra.

Os elementos desfavoráveis na avaliação do prognóstico das uropatias obstrutivas são:

- Oligoidrâmnio grave.
- Pressão baixa no interior das cavidades ureterovesicais.
- Aparecimento do obstáculo antes da 20ª semana.
- Parênquima renal hiperecogênico.
- Bexiga pequena e de paredes espessadas (bexiga em luta).
- Sódio urinário superior a 75mEq/L.
- β2-microglobulina acima de 10mg/L.

Ainda não há consenso sobre os benefícios da derivação intrauterina nas uropatias obstrutivas, porém o benefício sobre o desenvolvimento pulmonar está estabelecido quando da realização precoce. Nas uropatias obstrutivas pode ser realizada a derivação vesicoamniótica, empregada nas uropatias baixas e nefroamnióticas, nas uropatias altas.

Derivação toracoamniótica

Embora existam controvérsias em relação à indicação das derivações vesicoamniótica e ventriculoamniótica, a derivação toracoamniótica apresenta quase unanimidade na literatura quanto aos seus benefícios. Entre as indicações podem ser citados os derrames pleurais e os cistos pulmonares. O objetivo da derivação toracoamniótica é permitir a maturação e o desenvolvimento pulmonar satisfatórios, evitando insuficiência respiratória grave ao nascimento.

Derivação ventriculoamniótica

Diante das evidências atuais, não se recomenda a derivação da hidrocefalia intraútero com o objetivo de melhorar o prognóstico fetal.

Transfusão fetal
Doença hemolítica perinatal (DHPN)

A DHPN ocorre pela passagem de hemácias de feto Rh-positivo para a circulação materna. A mãe Rh-negativa pode desencadear resposta imunológica, levando à produção de anticorpos anti-Rh positivo. Existem essencialmente quatro modalidades de transfusão fetal:

- Transfusão intraperitoneal (TIP).
- Transfusão intravascular (TIV), mais frequentemente utilizada.
- Transfusão intracardíaca (TIC), raramente utilizada.
- Exsanguineotransfusão intrauterina (EXTIU).

A TIV consiste na injeção intracordonal, podendo ser realizada preferencialmente na veia umbilical e na região da inserção placentária; caso contrário, as artérias umbilicais e outros segmentos de cordão, inserção abdominal, trajeto intra-abdominal e alça livre, podem ser utilizados. Todo procedimento é realizado sob controle ecográfico. A transfusão é realizada com concentrado de hemácias, sendo inicialmente colhida amostra de sangue para a realização de exames (hemograma completo, tipagem sanguínea, Coombs direto, gasometria e bioquímica).

Durante todo o procedimento, o batimento cardíaco fetal e a turbulência do sangue no cordão umbilical são monitorados ecograficamente. O volume a ser transfundido é definido pela seguinte fórmula:

$$V = \frac{\text{Volume fetoplacentário} \times (\text{Htc desejado} - \text{Htc inicial})}{\text{Htc da bolsa}}$$

Ao final do procedimento, coleta-se nova amostra sanguínea para análise hematológica final. O risco de exsanguinação fetal por lesão da parede do vaso é pequeno. Normalmente, o sangramento demora apenas 1 a 2 minutos. O risco de perda fetal na TIV oscila em torno de 1%.

A indicação do momento da próxima transfusão deve ser avaliada caso a caso. Informações sobre o estado hematimétrico inicial e final são importantes, assim como dados sobre a existência de parâmetros ecográficos sugestivos de agravamento da anemia fetal, como os derrames cavitários. A doplervelocimetria do pico sistólico da artéria cerebral média tem sido utilizada como método eficaz, não invasivo e de excelente acurácia. Há valores de hemoglobina e hematócrito para indicação da TIV definidos por curvas de normalidade, de acordo com a idade gestacional.

Isoimunização plaquetária

Refere-se principalmente ao sistema PLA-1, cuja fisiopatologia é semelhante à doença hemolítica pelo fator Rh, sendo o pai PLA-1 positivo, a mãe PLA-1 negativo e o feto PLA-1 positivo, acometendo apenas 2,5% da população. As gestantes isoimunizadas transferem seus anticorpos do tipo IgG ao feto, podendo causar a destruição das plaquetas do feto. Quando a trombocitopenia fetal é significativa (abaixo de 30 a 50 mil/mm^3), os riscos de hemorragia intracraniana oscilam ao redor de 20% a 30% dos casos, ocorrendo principalmente durante o trabalho de parto.

Em alguns casos, o tratamento da trombocitopenia pode ser feito por cordocentese na 37ª semana, indicando-se a transfusão de plaquetas quando o quadro trombocitopênico do concepto for grave, seguindo-se a indução do parto. A transfusão de plaquetas seriada tem-se mostrado efetiva na prevenção de hemorragia intracraniana em casos graves. Entretanto, em revisão sistemática disponibilizada na *Cochrane Library* não foi encontrado nenhum ensaio clínico randomizado utilizando a transfusão de plaquetas no tratamento da trombocitopenia.

Amnioinfusão e amniodrenagem

O objetivo desse tipo de procedimento é atingir a cavidade amniótica e regularizar o volume de líquido amniótico. Na amnioinfusão, o procedimento é indicado para permitir avaliação morfológica do feto pela ecografia, nos casos de oligoidrâmnio grave, permitindo uma janela acústica. O procedimento pode ser realizado ainda com o objetivo de permitir o parto vaginal em casos de oligoidrâmio ou mecônio espesso, por diminuir a incidência de síndrome de aspiração meconial e desacelerações. Outra indicação é nos casos de gastrosquises com líquido amniótico diminuído, melhorando o prognóstico perinatal por reduzir o efeito do líquido sobre as alças intestinais.

A técnica consiste em punção da cavidade amniótica com agulha fazendo o gotejamento do soro fisiológico por gravidade, na temperatura de 37°C, e com velocidade de 300mL/hora. O término do procedimento será determinado pela ecografia, que deve revelar o índice de líquido amniótico normal.

Na amniocentese esvaziadora, pretende-se evitar a distensão uterina nos casos de polidrâmnio grave, sendo indicada na presença de desconforto materno. Outra indicação da amniodrenagem, atualmente pouco utilizada nos grandes centros de medicina fetal, é na síndrome da transfusão feto-fetal, na tentativa de normalização da pressão amniótica. Entretanto, a coagulação a *laser* é o tratamento de escolha. A técnica é semelhante à amnioinfusão com ritmo de esvaziamento de 500mL/h.

Cirurgias fetais abertas

São procedimentos que constituem uma terapia excepcional, sendo limitados a poucos centros mundiais. Entre as cirurgias abertas já realizadas podem ser citadas:

- *Correção de hérnia diafragmática*: neste caso, pretende-se corrigir o defeito do músculo diafragmático, recolocando as vísceras abdominais na cavidade, possibilitando o desenvolvimento pulmonar adequado e evitando a hipoplasia pulmonar.
- *Exérese de teratoma sacrococcígeo*: procura-se evitar o surgimento de fístulas arteriovenosas que levam à insuficiência cardíaca e hidropsia/anasarca intrauterina e neonatal.
- *Correção da meningomielocele*: atualmente, o protocolo MOMs (*Management of Myelomeningocele Study*) está avaliando 100 pacientes randomizadas para realizar a cirurgia fetal e outras 100 para o grupo-controle, de acompanhamento intraútero e tratamento pós-natal. As crianças serão seguidas por um período de 5 anos, com avaliações periódicas por especialistas, objetivando esclarecer os reais benefícios da abordagem fetal.

O tratamento cirúrgico do feto em qualquer de suas modalidades tem objetivos muito específicos a serem alcançados. São tratamentos de exceção em doenças fetais graves e de risco elevado com a continuidade da gestação. Os princípios de seleção de pacientes, habilitação da equipe profissional e abordagem ética e legal do procedimento são etapas fundamentais na elaboração da proposta de tratamento, não podendo, em nenhuma situação, ser esquecidas ou abandonadas.

Cirurgia endoscópica/Fetoscópica

Essa abordagem terapêutica tem sido estudada, atualmente, na correção da meningomielocele, no tratamento da síndrome de transfusão feto-fetal e na oclusão traqueal com balões na hérnia diafragmática congênita.

PERSPECTIVAS
Terapia gênica

Diante das inúmeras possibilidades oferecidas pela engenharia genética, a terapia gênica habitualmente utilizada consiste em colocar um gene funcional no lugar do gene mutado. Pode-se realizar genoterapia germinal; nesse caso, o genoma da célula germinal ou de uma célula embrionária seria manipulado, sendo a transformação transmitida para toda a descendência. Entretanto, por questões técnicas e éticas, a genoterapia germinal atualmente é inaplicável ao ser humano. Quando realizada em células somáticas, provoca uma modificação fenotípica, sendo o alvo neste caso um grupo celular determinado. Para essa modalidade devem ser observados os seguintes parâmetros: a natureza do material genético transferido, o modo de transferência e a natureza das células-alvo.

MEDICINA FETAL NO IMIP

A maternidade do IMIP é referência em gestação de alto risco, e a equipe de medicina fetal funciona, desde 2002, prestando assistência às gestantes com malformações fetais. Disponibiliza atendimento pré-natal especializado com profissionais capacitados e equipe multiprofissional.

A medicina fetal dispõe de ambulatório para acompanhamento pré-natal especializado, de enfermaria com quatro leitos, para internamentos de gestantes com malformações fetais, com ou sem indicação de interrupção da gravidez, casos selecionados para investigação etiológica e realização de procedimentos intraútero. Além de sala individualizada com aparelho de ultrassonografia para realização da propedêutica diagnóstica e terapêutica.

A maioria de nossas pacientes vem encaminhada de outros serviços de saúde para o pré-natal ou enfermaria de medicina fetal. Inicialmente uma ultrassonografia morfológica é realizada para confirmar ou retificar o diagnóstico, sendo posteriormente discutido com a equipe multidisciplinar e definido o acompanhamento da gestação (Fig. XIV.1.1).

Em estudo realizado no IMIP observou-se que a sensibilidade da ultrassonografia morfológica variou de 100% a 75%, dependendo da malformação congênita (Quadro XIV.1.5).

As principais malformações fetais diagnosticadas no pré-natal do IMIP foram as malformações do SNC (n = 130; 50,6%), seguidas pelas do sistema geniturinário (n = 59; 23,0%), osteoarticular (n = 43; 16,7%), gastrointestinal (n = 39; 15,2%) e cardiovascular (n = 33; 12,8%). Observaram com menor frequência defeitos abertos da parede abdominal (n = 19; 7,4%), malformações de partes moles (n = 14; 5,4%), face (n = 13; 5,1%) e tumores (n = 4; 1,6%). As anomalias isoladas ocorreram em 162 (63,0%) gestantes, enquanto 92,2% de todas as alterações foram classificadas como anomalias congênitas maiores. O principal fator associado foi alteração de quantidade do líquido amniótico.

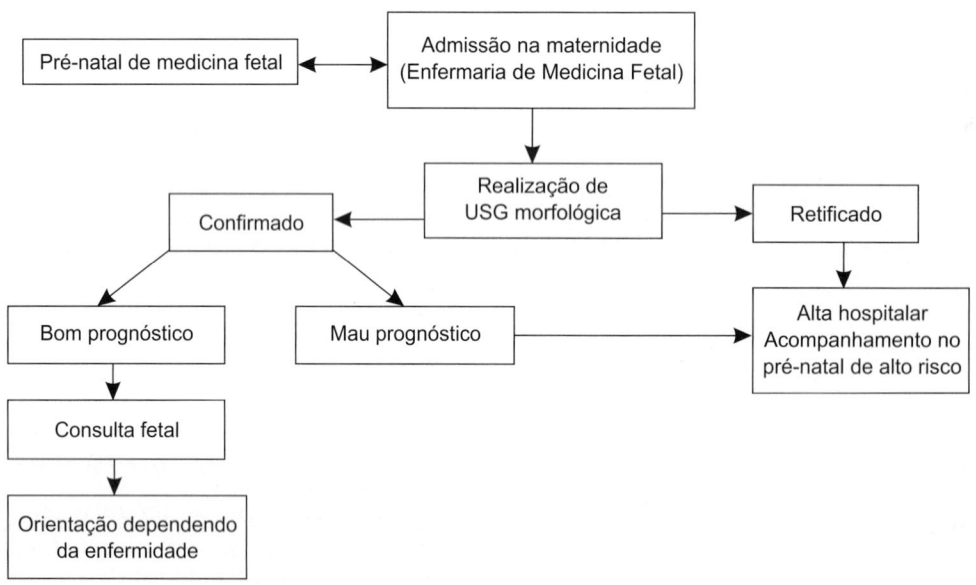

Fig. XIV.1.1. Fluxograma do setor de medicina fetal do IMIP.

Quadro XIV.1.5. Validação do diagnóstico pré-natal anatômico no IMIP

Diagnóstico pré-natal	Anomalia congênita				Percentual (%)				
	Presente		Ausente						
	N	%	N	%	S	E	Y	K	p
Anatômico: Presente	247	85,4	42	14,6	96	79	0,75	0,76	0,046
Ausente	10	6	158	94					
Total	257	100	200	100					

S = sensibilidade; E = especificidade; Y = índice de Youden; K = kappa.

No período de 2002-2007 foram realizados 145 procedimentos invasivos. A amniodrenagem foi o mais frequente (65; 44,8%), seguido pela cordocentese (35; 24,1%) e amnioinfusão (30; 20,7%). A cordocentese foi realizada frequentemente com o objetivo de transfusão intraútero nas gestantes com aloimunização Rh. Outros procedimentos foram punção renal, punção vesical, septostomia, punção de líquido ascítico, peritoneoinfusão e punção de cisto anexial.

Ressalta-se ainda a importância da ressonância magnética realizada para auxiliar no diagnóstico de malformações intraútero. As principais indicações em nosso serviço foram malformações do SNC, seguidas de gêmeos acolados, tumor fetal, displasia esquelética e infecção congênita por citomegalovírus.

Uma técnica para manter a circulação fetoplacentária durante a cesariana é descrita na literatura com o objetivo de realizar algum procedimento perinatal. No IMIP realizamos essa técnica, conhecida como EXIT (tratamento extraútero intraparto) em feto com tumoração cervical extensa (teratoma), possibilitando a entubação orotraqueal do recém-nascido, ainda com a circulação umbilical preservada.

Recentemente, em 2009, uma valvuloplastia aórtica intraútero foi realizada no IMIP com sucesso. Uma equipe multidisciplinar formada por cardiologista, hemodinamicista, obstetra e fetólogo participou do procedimento.

CONSIDERAÇÕES FINAIS

Embora grandes avanços tenham ocorrido no campo da perinatologia, pesquisas exaustivas e investimentos direcionados são essenciais para que novos progressos sejam alcançados. Muitas das práticas realizadas na medicina fetal são consagradas na literatura, contudo ainda não são baseadas em evidências, necessitando de estudos randomizados. Porém, a baixa frequência de alterações fetais dificulta a realização desses estudos. O muito que já pode ser feito na abordagem profilática e terapêutica das anormalidades intrauterinas são estímulos constantes para o exercício do desafio de dar ao feto o estado de paciente.

BIBLIOGRAFIA

Alfirevic Z, Gosden CM, Neilson JP. Chorion villus sampling versus amniocentesis for prenatal diagnosis (Cochrane Review). In: The Cochrane Library, Issue 1, 2009. Oxford: Update Software.

Alfirevic Z, Mujezinovic F, Sundberg K. Amniocentesis and chorionic villus sampling for prenatal diagnosis (Cochrane Review). In: The Cochrane Library, Issue 1, 2009. Oxford: Update Software.

Alfirevic Z, Neilson JP. Doppler ultrasound for fetal assessment in high risk pregnancies (Cochrane Review). In: The Cochrane Library, Issue 1, 2009. Oxford: Update Software.

Alfirevic Zarko, Mujezinovic Faris, Sundberg Karin. Amniocentesis and chorionic villus sampling for prenatal diagnosis (Cochrane Review). In: The Cochrane Library, Issue 1, 2009. Oxford: Update Software.

American College Obstetricians and Gynecologists. ACOG Practice Bulletin Number 101. Ultrasonography in pregnancy. Obstet Gynecol 2009; 113:451-461.

Azevedo PF, Souza ASR, Noronha Neto C, Lima MMS, Cardoso AS, Porto AMF. Citomegalovirose congênita: relato de caso. Rev Bras Ginecol Obstet 2005; 27:750-758.

Bricker L, Neilson JP, Dowswell T. Routine ultrasound in late pregnancy (after 24 weeks' gestation) (Cochrane Review). In: The Cochrane Library, Issue 1, 2009. Oxford: Update Software.

Crowley P. Prophylactic corticosteroids for preterm birth (Cochrane Review). In: The Cochrane Library, Issue 1, 2009. Oxford: Update Software.

Crowther C, Middleton P. Anti-D administration after childbirth for preventing Rhesus alloimmunisation (Cochrane Review). In: The Cochrane Library, Issue 1, 2009. Oxford: Update Software.

Daffos F. Capella-Pavlosky M, Forestier F. A new procedure for fetal blood sampling in utero: preliminary results of 53 cases. Am J Obstet Gynecol 1983: 14b:985-987.

Hofmeyr GJ. Amnioinfusion for meconium-stained liquor in labour (Cochrane Review). In: The Cochrane Library, Issue 1, 2009. Oxford: Update Software.

Lima MMS, Souza ASR, Diniz C, Porto AMF, Amorim MMR, Moron AF. Doppler flow velocimetry of the uterine, umbilical and middle cerebral arteries in pregnant women undergoing tocolysis with oral nifedipine. Ultrasound Obstet Gynecol 2009; 34:311-315

Lumley J, Watson L, Watson M, Bower C. Periconceptional supplementation with folate and/or multivitamins for preventing neural tube defects (Cochrane Review). In: The Cochrane Library, Issue 1, 2009. Oxford: Update Software.

Manning FA, Platt LD, Sipos L. Anterpartum fetal evaluation: development of a fetal biophysical profile. Am J Ibstet Gynecol 1980; 136:787-795.

Nascimento G, Souza ASR, Lima MMS, Guerra GV, Meneses J, Cardoso AS, Azevedo KS. Estratégia de conduta intraparto no teratoma cervical congênito procedimento EXIT (tratamento extra-útero intraparto). Acta Med Port 2007; 20:221-227.

Neilson JP. Ultrasound for fetal assessment in early pregnancy (Cochrane Review). In: The Cochrane Library, Issue 1, 2009. Oxford: Update Software.

Noronha Neto C, Souza ASR, Moraes Filho OB, Noronha AMB. Volume do líquido amniótico associado às malformações fetais diagnosticadas por ultrassonografia pré-natal. Rev Bras Ginecol Obstet 2009; 31:164-170.

Peyron F, Wallon M, Liou C, Garner P. Treatments for toxoplasmosis in pregnancy (Cochrane Review). In: The Cochrane Library, Issue 1, 2009. Oxford: Update Software.

Rayment R, Brunskill SJ, Stanworth S, Soothill PW, Roberts DJ, Murphy MF. Antenatal interventions for fetomaternal alloimmune thrombocytopenia (Cochrane Review). In: The Cochrane Library, Issue 1, 2009. Oxford: Update Software.

Read JS, Newell ML. Efficacy and safety of cesarean delivery for prevention of mother-to-child transmission of HIV-1 (Cochrane Review). In: The Cochrane Library, Issue 1, 2009. Oxford: Update Software.

Roberts D, Neilson JP, Kilby M, Gates S. Interventions for the treatment of twin-twin transfusion syndrome (Cochrane Review). In: The Cochrane Library, Issue 1, 2009. Oxford: Update Software.

Santos LC, Figueiredo SR, Souza AS, Marques M (eds.). Medicina fetal. 1 ed. Rio de Janeiro: MedBook, 2008:534.

Smaill FM. Intrapartum antibiotics for Group B streptococcal colonisation (Cochrane Review). In: The Cochrane Library, Issue 1, 2009. Oxford: Update Software.

Souza ASR, Amorim MMR. Avaliação da vitalidade fetal intraparto. Acta Med Port 2008; 21:229-240.

Souza ASR, Medeiros CC, Noronha Neto C, Lima MMS, Lins GVQ Diagnóstico pré-natal de gêmeos unidos com uso da ressonância nuclear magnética: relato de dois casos. Rev Bras Ginecol Obstet 2006; 28:416-423.

Tuffnell DJ, West J, Walkinshaw SA. Treatments for gestational diabetes and impaired glucose tolerance in pregnancy (Cochrane Review). In: The Cochrane Library, Issue 1, 2009. Oxford: Update Software.

Walker GJA. Antibiotics for syphilis diagnosed during pregnancy (Cochrane Review). In: The Cochrane Library, Issue 1, 2009. Oxford: Update Software.

CAPÍTULO 2
Atenção Humanizada ao Recém-Nascido de Baixo Peso: Método Mãe Canguru

Alex Sandro Rolland Souza
Carolina Prado Diniz
Marcelo Marques de Souza Lima
Carlos Noronha Neto

INTRODUÇÃO

Antigamente, a assistência à gestante e ao parto era realizada por parteiras curiosas em domicílio. Era elevada a mortalidade materna e neonatal em virtude de infecção, asfixia, prematuridade, tocotraumatismos, entre outros problemas. Com o início da perinatologia, na década de 1960, e o avanço tecnológico, a assistência à gestante, sobretudo à de risco, e ao recém-nascido enfermo vem mudando ao longo dos últimos 50 anos.

Incubadoras, respiradores, surfactante exógeno, monitores cardíacos, medidores de saturação de oxigênio e de pressão arterial, cateteres para punção de veia central, nutrição parenteral total, sondas enterais, aparelhos de raios X portáteis, aparelhos de ultrassonografia, e tantos outros, têm possibilitado a sobrevivência de RNs de peso e idade gestacional no limite da viabilidade; porém, os RNs de baixo peso, com peso de nascimento inferior a 2.500g, e os recém-nascidos pré-termo (RNPTs) (aqueles com idade gestacional inferior a 37 semanas) continuam contribuindo para a elevada morbimortalidade neonatal e infantil.

Com a sobrevivência desses pequenos RNs, muitas vezes de extremo baixo peso, novos problemas vêm inquietando as equipes de saúde, como a displasia broncopulmonar, as sequelas da enterocolite necrotizante, sequelas das hemorragias periventriculares e, com a longa permanência nas unidades de terapia intensiva neonatal (60 a 90 dias ou mais), o desmame precoce e o abandono. A falta do contato precoce, a fragilidade que aparentam e a iminência da perda impedem que a mãe e os familiares criem vínculo afetivo com seus filhos, observando-se posteriormente negligência, maus-tratos e abuso sexual.

Portanto, é necessária uma mudança de postura das equipes que lidam com esses bebês e seus familiares para minimizar tais agravos.

O contato precoce, o livre acesso dos pais e familiares às unidades neonatais, o apoio psicológico e social e a atuação interdisciplinar encontram na metodologia mãe canguru, adotada no Brasil e em muitas outras regiões do mundo, um apoio fundamental para mudar o curso da história à qual estão sujeitos os bebês de baixo peso.

HISTÓRICO

O método mãe canguru foi idealizado e desenvolvido, em 1979, pelo pediatra Edgar Rey Sanabria e seus seguidores no Instituto Materno-Infantil de Bogotá. A princípio, o método foi criado como alternativa para solucionar a deficiência dos recursos materiais existentes naquela instituição. As poucas incubadoras eram compartilhadas por dois a três bebês de baixo peso, aumentando a morbimortalidade por infecção cruzada. Os bebês passaram a ficar em contato pele a pele com a mãe, o pai ou familiares, dentro de suas roupas, garantindo-lhes o calor necessário. A alta era dada precocemente, e era estimulado o aleitamento exclusivo, sendo o método predominantemente ambulatorial. Entretanto, a alta muito precoce e a incapacidade de sugar e coordenar a sucção, de deglutição e respiração, muitas vezes, contribuíram para uma elevada morbimortalidade, passando o método a ser criticado pela comunidade científica.

O Unicef teve um papel importante na divulgação e no apoio à implantação do método em muitos países pobres do mundo, nos quais o método é adotado como alternativa à falta de recursos materiais. Como exemplo, podemos citar: Equador, Guatemala, Peru, Moçambique, Nicarágua e Bolívia.

A exemplo do Brasil, em países desenvolvidos, o método mãe canguru é utilizado, visando à ligação afetiva mãe/criança/família. Podemos citar: Grã-Bretanha, Alemanha, Dinamarca, Suécia, Canadá e França.

Em 1991, o Hospital Guilherme Álvaro, em Santos, passou a adotar a metodologia. Devido ao pequeno número de bebês prematuros nascidos nesse hospital, a díade mãe-bebê permanecia no alojamento conjunto até a alta hospitalar. Em 1994, o Instituto Materno-Infantil de Pernambuco (IMIP) destinou uma área com 15 leitos para atender mães e bebês de baixo peso com o método canguru. Foram criados critérios de elegibilidade e de alta hospitalar, servindo de modelo para implantação do método em outros hospitais da rede pública da cidade.

Em 1997 o modelo foi implantado em quatro hospitais regionais do Estado, após reunião de sensibilização dos gestores e treinamento dos profissionais. A seguir, a experiência do IMIP foi levada para outros Estados, como Ceará, Rio de Janeiro, Paraíba, Rio Grande do Norte e Santa Catarina. Nesse ano, a iniciativa foi premiada pelo Banco Nacional de Desenvolvimento Econômico e Social (BNDES), que se tornou um parceiro na divulgação do método no Brasil, junto com a Fundação Orsa e o Ministério da Saúde (MS).

Em 2000, o MS ampliou o seu apoio à metodologia com normas para orientar a implantação, com critérios de elegibilidade e alta, e designou vários centros de referência no país para cursos de treinamento interdisciplinar (psicólogos, fonoaudiólogos, fisioterapeutas, terapeuta ocupacional, assistente social etc.) com o qual, até novembro de 2002, os 255 hospitais e maternidades que atendem gestantes de risco e que prestam assistência aos usuários do Sistema Único de Saúde (SUS) já receberam treinamento. Em 2009, o Ministério da Saúde retomou os cursos de capacitação para profissionais que lidam com bebê de baixo peso como uma estratégia para a redução da morbimortalidade neonatal e infantil.

CONCEITO

O método mãe canguru é uma modalidade de assistência neonatal que implica contato pele a pele precoce entre a mãe e o RN de baixo peso. O contato pele a pele deverá ser de forma crescente pelo tempo em que ambos entenderem ser prazeroso e suficiente. A equipe deve estar motivada para estimular e envolver os pais e os familiares nos cuidados com o bebê, desde o nascimento até a alta hospitalar.

A posição canguru consiste em manter o RN ligeiramente vestido (camiseta aberta na frente, fralda descartável, meia, gorro, luva), em decúbito prono ou lateral, evitando-se a abdução exagerada do quadril e a queda da cabeça para trás, na posição vertical, em contato com o peito do adulto (mãe, pai e familiares). As principais vantagens são:

- Aumenta o vínculo afetivo mãe/criança/família.
- Diminui o tempo de separação entre os pais e o filho.
- Estimula o aleitamento materno.
- Maior confiança e competência dos pais no manuseio do filho de baixo peso.
- Melhor controle térmico.
- Diminui a incidência de infecção hospitalar.
- Melhor relacionamento da família com a equipe de saúde.
- Otimização da ocupação dos leitos da unidade intermediária.
- Menor permanência hospitalar.

APLICAÇÃO DO MÉTODO

Consiste em três etapas.

Primeira etapa

O bebê de baixo peso enfermo será encaminhado da sala do parto à UTI neonatal ou unidade intermediária (UI). Cabe à equipe de saúde nesse período:

1. Estimular o livre acesso dos pais à unidade de risco.
2. Garantir que a primeira visita dos pais seja sempre acompanhada por um membro da equipe.
3. Orientar aos pais/família a respeito de procedimentos para evitar infecção hospitalar (como a lavagem das mãos) e rotinas hospitalares.
4. Orientar a mãe e a família sobre as condições de saúde do bebê.
5. Estimular precocemente a retirada do leite (nas primeiras 6 horas pós-parto), ensinando como ordenhar e armazenar o leite retirado, os cuidados com a mama e a importância da manutenção da lactação.
6. Orientar e estimular à mãe a participar dos cuidados com o filho, como troca de fralda, higiene, estimular a sucção, segurar a sonda nos horários da alimentação etc.
7. Garantir aos pais reuniões com membros da equipe para esclarecimentos de dúvidas e para orientação acerca do método.
8. Quando as condições do bebê permitirem, iniciar o contato pele a pele, o mais rápido possível, culminando com a posição canguru.
9. Buscar uma relação pessoal com o bebê, lembrando que o bebê é um ser e não objeto de trabalho.
10. Solicitar avaliação do bebê pelo fonoaudiólogo para iniciar a estimulação da sucção com estímulo digital e, quando possível, iniciar a transição da dieta por sonda para via oral.
11. Garantir à mãe e aos familiares acompanhamento psicoterápico, quando necessário.
12. Proporcionar ao bebê posicionamento adequado para garantir a autorregulação com menos gasto energético e assegurar melhor desenvolvimento neuropsicomotor.

Relação da equipe com o bebê:

- Ao assumir o plantão, avisá-lo de que você chegou para cuidar dele.
- Aqueça as mãos, após a lavagem adequada, antes de tocá-lo.
- Converse com o bebê antes de iniciar um procedimento, dizendo que você o está ajudando a crescer.
- Avise-o de que o procedimento terminou e que você veio oferecer-lhe conforto por meio do seu toque.
- Se o bebê já tem nome, chame-o pelo nome; caso contrário, estimule, porém sem imposição, os pais a escolherem um.
- Explique-o por que está na UTI e diga-lhe que seus pais virão vê-lo.
- Ao término do plantão, avise-o de que você está indo embora e que uma colega virá para cuidar dele.
- Procure manuseá-lo de forma suave para que o bebê sinta-se seguro.
- Ao término do manuseio, procure deixá-lo "organizado", tranquilo, bem posicionado, contido.

Deverá ser permitido à mãe:

- Permanência hospitalar nos primeiros 5 dias pós-parto. Entende-se que esse é o período crítico da relação mãe-filho pré-termo enfermo, aproveitando-se o período para orientação e esclarecimento das suas dúvidas, propiciar maior confiança da mãe quanto à sobrevivência do filho e possibilitar a criação do vínculo mãe/bebê.
- Após o 5º dia, se não for possível a permanência da mãe na unidade hospitalar, assegurar sua vinda diária para o reforço das orientações e acompanhamento do bebê, fornecendo auxílio para transporte e refeições durante sua permanência na unidade. Garantir espaço adequado para sua permanência a fim de que possa trocar experiências com as outras mães.

Segunda etapa

Depois de superada a fase crítica, o bebê de baixo peso sairá da UTI ou UI e passará para uma segunda etapa do seu acompanhamento, a unidade mãe canguru. Nessa etapa, o bebê passará a ser cuidado por sua mãe, que receberá o reforço das orientações quanto aos cuidados com seu filho de baixo peso, recebidas previamente na primeira etapa.

Critérios de elegibilidade

Da mãe:

- Ter disponibilidade para permanecer na unidade com seu filho.
- Apoio familiar e rede de apoio social para participar dessa segunda etapa.
- Capacidade de reconhecer as situações de risco do recém-nascido (cianose, palidez, pausa respiratória etc.).
- Reconhecer a importância de manter o bebê em contato pele a pele na posição canguru.

Da criança:

- Estabilidade clínica (não necessitar de oxigênio, hidratação venosa etc.).
- Tolerar a dieta oferecida por sonda, copo ou mamada ao peito.
- Peso mínimo de 1.250g.

O ganho de peso deve ser acompanhado diariamente; o comprimento e o perímetro cefálico, semanalmente. São considerados como ganho de peso adequado 15g/dia. Se o ganho ponderal não está satisfatório, orientar a retirada por ordenha do leite anterior, para que o bebê mame o leite posterior, rico em gordura. Se necessário, oferecer o leite anterior ordenhado. O RN em uso de sonda orogástrica deverá ser avaliado pelo fonoaudiólogo para iniciar o estímulo digital da sucção. Quando indicada a via oral, o bebê deverá ser alimentado com a técnica da translactação ou relactação, quando o fluxo de leite estiver baixo, até que possa mamar exclusivamente no peito sob livre demanda. Quando a mãe estiver com baixo fluxo de leite, a relactação deverá ser utilizada para estimular o retorno à produção de leite suficiente para alimentar o bebê.

Inicia-se o uso de complexo vitamínico no 8º dia de vida: fosfato tricálcico para os bebês com PN menor do que 1.500g, no 15º dia de vida, e sulfato ferroso, com 30 dias de vida.

A utilização de medicação intravenosa intermitente por dispositivo intravenoso periférico não contraindica a permanência na segunda etapa.

Critérios para alta da segunda etapa

- Mãe segura, bem orientada e familiares conscientes quanto aos cuidados com o bebê em domicílio.
- Mãe psicologicamente motivada para dar continuidade ao trabalho iniciado na maternidade.
- Compromisso materno e familiar para manter o contato pele a pele em posição canguru por 24 horas por dia.
- Bebê clinicamente bem.
- Peso mínimo de 1.600g.
- Criança com sucção exclusiva ao peito e ganho de peso adequado nos 3 dias que antecederem a alta.

Recomendações

- Se houver necessidade de complementação da dieta, que seja ministrada por copinho com leite ordenhado da própria mãe.
- Deverá ser assegurado o retorno à unidade com agendamento e, em caso de urgência, o atendimento a qualquer hora do dia ou da noite.

Terceira etapa

Mãe e bebê recebem alta hospitalar, dando início ao seguimento ambulatorial. Essa etapa consiste no acompanhamento do bebê e de sua família até a criança atingir 2.500g, o aleitamento materno esteja bem estabelecido e a família segura, sendo a partir daí encaminhado à rede básica de saúde, se a unidade não dispõe de seguimento para bebê de alto risco.

- Na primeira semana pós-alta deverão ser realizadas três consultas, com o primeiro retorno após 48 horas.
- Na segunda semana, duas consultas.
- Da terceira semana em diante, uma consulta semanal até o peso de 2.500g.

A primeira consulta poderá ser realizada pela enfermeira da segunda etapa, e as consultas subsequentes, pelo médico que liberou a alta hospitalar.

São atribuições do acompanhamento na terceira etapa:

- Realizar exame físico completo da criança, tomando como referências básicas o grau de desenvolvimento, ganho de peso, comprimento e perímetro cefálico, levando em conta a idade gestacional corrigida.
- Avaliar o equilíbrio psicoafetivo entre a criança e a família.
- Avaliar o aleitamento materno, observando pega e posição, tirando dúvidas.
- Verificar o cumprimento das orientações recebidas, medicações prescritas, manutenção da posição canguru nas 24 horas.
- Corrigir as situações de risco, como ganho de peso inadequado, sinais de refluxo, infecção, apneias e anemia. O controle da anemia deverá ser realizado de 30 a 45 dias após o início da administração de ferro oral, com eritrograma e contagem de reticulócitos.
- Orientar e acompanhar os tratamentos especializados, como exame oftalmológico, avaliação auditiva, terapia ocupacional e fisioterapia motora.
- Orientar esquema adequado de imunizações. Os bebês com peso de nascimento inferior a 1.500g ou idade gestacional inferior a 35 semanas e que utilizaram oxigênio por mais de 24 horas, devem ser encaminhados para centros especializados de vacinação (CRIE) para receber vacinas especiais que ainda não fazem parte do calendário vacinal de rotina, como a tetra acelular e a vacina contra o pneumococo. Quando estiverem com peso maior ou igual a 2.000g, devem ser encaminhados para a vacina BCG ID.

Agendamento no seguimento (quando a unidade hospitalar estiver capacitada)

- Mensal durante o 1º ano de vida.
- Trimestral durante o 2º ano de vida.
- Semestral no 3º ano de vida.
- Anual do 4º ao 7º ano de vida.

O bebê de risco durante o 1º ano de vida deverá ser acompanhado por uma equipe interdisciplinar, devendo ser obedecidas as seguintes recomendações:

- Realizar uma consulta com neuropediatra aos 3 meses e, se necessário, agendamento subsequente.
- Crianças submetidas à ventilação mecânica ou à oxigenoterapia por mais de 5 dias e bebê chiador deverão ser acompanhados por pneumologista infantil.
- Avaliação auditiva com fonoaudiólogo realizada na alta, com 3 meses; se detectado déficit auditivo, o bebê deverá ser inscrito no programa de doação de prótese auditiva e reabilitação.
- Avaliação e orientação com fonoaudiólogo na introdução dos novos alimentos (4º ou 6º mês de vida), caso a mãe demonstre algum grau de insegurança.
- Avaliação mensal do desenvolvimento motor com fisioterapeuta ou terapeuta ocupacional. Caso seja detectado atraso no desenvolvimento, deverá ser agendada estimulação motora semanal com fisioterapeuta e/ou terapeuta ocupacional. Avaliação mensal com pediatra para acompanhamento do ganho de peso, comprimento, perímetro cefálico, desenvolvimento motor e cognitivo, exames complementares, como ultrassonografia transfontanela etc.
- Encaminhamento para psicólogo, se observado algum transtorno na relação bebê-família.

"Um bebê sozinho não existe." (Winnicott.)

BIBLIOGRAFIA

Atenção humanizada ao recém-nascido de baixo peso – Método mãe canguru – Manual do curso/Secretaria de Políticas de Saúde, Área da Saúde da Criança. 2ª ed. Brasília: Ministério da Saúde, 2009.

Buehler DM, Als H, Duffy FH Mc Anulty GB, Liederman J. Effectiveness of individualized developmental care for low-risk preterm infants: behavioral and electrophysiologic evidence. Pediatrics 1995; (96):923-932.

Charpak N, Calume ZF, Hamel AO. Método mãe canguru – pais e familiares dos bebês prematuros podem substituir as incubadoras. Rio de Janeiro: Mc Graw Hill; 124 p. 1999.

Klaus MH, Kennell JH, Klaus PH. Vínculo: construindo as bases para um apego seguro e para a independência. Porto Alegre: Artes Médicas, 2000.

Klaus MH, Kennell JH. Pais/bebês: a formação do apego. Porto Alegre: Artes Médicas, 2000.

Lamy ZC. A percepção dos pais sobre a internação de seus filhos em unidade de terapia intensiva neonatal. Jornal de Pediatria 1997; 73(5):293-297.

Lima GMS, Quintero-Romero S, Cattaneo A. Feasibility, acceptability and cost of Kangaroo mother care in Recife, Brazil. Annals of tropical Paediatrics 2000; 20:22-26.

Mathelin C. O sorriso de Gioconda. Porto Alegre: Artes Médicas, 1999.

Morsch DS. Prematuridade e desenvolvimento afetivo e cognitivo. In: Lopes SM, Lopes JM. Follow-up do recém-nascido de risco. Rio de Janeiro: Medsi, 1999.

Shore, R. Repensando o cérebro: novas visões sobre o desenvolvimento inicial do cérebro. Porto Alegre: Mercado Aberto, 2000.

CAPÍTULO 3

Prematuridade
Aprendendo com o *Follow-up* e Revendo o Ambiente e os Cuidados na UTI Neonatal

Ricardo Nunes Moreira da Silva

INTRODUÇÃO

Bebê prematuro é aquele que nasce com menos de 37 semanas de idade gestacional, de acordo com a definição da Organização Mundial de Saúde (OMS). A idade gestacional pode ser calculada pela data da última menstruação (DUM), um dos métodos mais fidedignos (margem de erro ±1 a 2 sem); pela ultrassonografia (US) gestacional obtida entre a 6ª e a 12ª semanas de gestação (margem de erro ± 4 a 7 dias) ou por métodos de avaliação da maturidade do neonato (margem de erro ±2 a 3 semanas). Entre esses, o método de Capurro, que já foi muito utilizado, deve ser substituído pelo método de Ballard, mais fidedigno e que permite a avaliação de menores idades gestacionais.

Os prematuros constituem um grupo bastante heterogêneo. Correlacionando o peso de nascimento e a idade gestacional, podem ser classificados em adequados para a idade gestacional (AIG), pequenos para a idade gestacional (PIG) ou grandes para a idade gestacional (GIG). Cada um desses grupos apresenta suas peculiaridades clínicas e de desenvolvimento. Além disso, podem ser divididos em baixo peso ao nascer (< 2.500 g), muito baixo peso ao nascer (< 1.500 g) ou extremo baixo peso ao nascer (< 1.000 g). Em termos gerais, quanto menores o peso e a idade gestacional, maiores as morbidades perinatais e as repercussões no desenvolvimento. Recentemente, foi criada uma nova categoria: a dos prematuros tardios (nascidos entre 34 e 36 semanas e 6 dias), parcela que mais tem aumentado nas maternidades, apesar de, por parecerem similares aos recém-nascidos a termo (RNTs), necessitarem de cuidados diferenciados tanto na unidade neonatal quanto no *follow-up*.

Discute-se qual seria o termo mais adequado a ser utilizado: *prematuro* ou *pré-termo*. O uso da palavra *prematuro* pode transmitir ideias mais negativas, como: o bebê não está maduro, talvez até inacabado. Já a palavra *pré-termo* quer dizer apenas que nasceu antes do termo, estando maduro para a sua idade gestacional, apesar de inadequado para o meio ambiente da unidade de terapia intensiva (UTI). Portanto, *pré-termo* pode ser usado para se referir ao bebê, e *prematuro* para os pais, que não completaram diversos aspectos da preparação afetivo-emocional que acontecem na gestação a termo.

No Brasil, segundo dados de 2004 da Secretaria de Vigilância em Saúde do Ministério da Saúde (MS), a proporção de nascidos vivos com baixo peso ao nascer está em torno de 8,2%, e a de nascidos vivos prematuros, em torno de 6,5%. No Instituto Materno-Infantil de Pernambuco (IMIP), credenciado pelo MS como centro de referência nacional para as áreas de saúde da mulher, da criança e de vigilância em saúde, no período de 2008, a taxa de prematuros entre neonatos foi de 29,9%, sendo que 6,6% tinham menos do que 1.500g e 20,4% entre 1.500 e 2.499g.

Os neonatos pré-termo (inclusive os RNs pré-termo tardios) necessitam realizar grandes ajustes para se adaptarem ao meio ambiente extrauterino e a se recuperarem das diversas patologias neonatais.

Nos últimos anos aconteceram grandes progressos no manejo clínico dessa população, como o uso do surfactante exógeno, corticoides na gestação, diminuição do uso de corticoides na UTI neonatal, uso do óxido nítrico, aumento do uso de CPAP nasal, nutrição parenteral total, incubadoras umidificadas e maior prevalência e precocidade no uso do leite materno. Tudo isso vem permitindo reduzir os limites da viabilidade para 24 e, até, 23 semanas de idade gestacional. Estamos salvando bebês cada vez menores. Mas a que custo? Quais as repercussões no desenvolvimento? Qual a qualidade de vida?

FOLLOW-UP

Antes de serem analisados os dados obtidos com o *follow-up* desses bebês, algumas importantes questões devem ser avaliadas. Relativamente poucos sobreviventes das UTIs neonatais americanas receberam *follow-up* adequado e a longo prazo. Muitos dos estudos publicados apresentam problemas, como pequeno número de sujeitos, curta duração, inconsistência nos diagnósticos, ausência de grupo-controle e perdas. Todos esses fatores tendem a influenciar falsamente os dados em direção a melhores resultados. Portanto, o quadro atual pode ser pior do que os dados apresentados a seguir, principalmente em termos de resultados na idade escolar.

Já nas primeiras semanas em casa é possível observar algumas diferenças comportamentais, de acordo com a avaliação do Assessment of Preterm Infant Behavior (APIB). Com 42 semanas de idade gestacional, bebês pré-termo saudáveis apresentavam-se significativamente mais desorganizados em termos fisiológicos, motores, comportamentais, de atenção e autorregulação. Necessitavam de mais facilitação do que os RNTs do grupo-controle. Essas características podem afetar negativamente a interação mãe-bebê e contribuíram para futuras dificuldades escolares.

Durante a infância podem tornar-se evidentes sequelas maiores, como paralisia cerebral, atraso cognitivo global, cegueira e surdez, bem como sequelas menores: anormalidades motoras transitórias e atraso no desenvolvimento motor. Posteriormente podem ser observados, em alguns dos bebês pré-termos, problemas de fala e de linguagem. Na idade escolar, principalmente em bebês com menos de 1.500g, podem ser verificadas dificuldades educacionais, comportamentais e uma pobreza no funcionamento social e adaptativo, mesmo sem alterações evidentes em seu neurodesenvolvimento. Essas crianças têm menores escores de inteligência e piores resultados em testes de atenção, funcionamento executivo (envolve funcionamento do lobo frontal), memória, habilidades espaciais e funcionamento motor fino e grosseiro. Muitas apresentam, também, desordens com déficit de atenção e dificuldades na autorregulação e autoestima.

De forma geral, podemos estimar uma incidência de 13% de paralisia cerebral (que se vem mantendo estável nos últimos anos), 30% a 50% de dificuldades escolares, 20% a 30% de desordens com *deficit* de atenção/hiperatividade, e aproximadamente 25% a 30% de desordens psiquiátricas na adolescência. A associação com um meio ambiente domiciliar menos estimulante parece contribuir para a piora no desenvolvimento cognitivo.

Quanto menor o peso ao nascer, maior pode ser a possibilidade de alterações no desenvolvimento posterior. Um estudo envolvendo bebês com menos de 800g ao nascer demonstrou que 14% foram gravemente afetados, 60% apresentavam problemas em todas as áreas necessárias para um desempenho adequado no sistema escolar e apenas 26% não apresentavam nenhuma anormalidade.

O acúmulo de pesquisas parece evidenciar que a prematuridade, mesmo de apenas uma semana, aumenta o risco de mortalidade e de morbidade neonatal. Isso pode ser exemplificado com os resultados, ainda que em pequeno número, do acompanhamento dos bebês pré-termo tardios: aumento de três vezes no risco de paralisia cerebral e aumento modesto, mas significativo, de atraso no desenvolvimento e retardo mental. Um dos possíveis fatores envolvidos pode ser maior incidência de injúrias na substância branca. São referidos também maior risco de atraso no desenvolvimento e problemas relacionados com a escola nos 5 primeiros anos de vida.

ESPECULAÇÕES

O bebê pré-termo enfrenta muitos problemas clínicos durante a estadia na UTI neonatal, que podem contribuir para lesões macroscópicas no SNC, como hemorragia peri ou intraventricular, que se associam a um pior prognóstico em relação ao desenvolvimento futuro. No entanto, com o progresso da neonatologia, a incidência e a gravidade da hemorragia interventricular têm diminuído, mesmo em RNPTs extremos, mas continuam as sequelas em relação ao desempenho escolar. Assim, diversas especulações relacionadas ao efeito do meio ambiente e dos cuidados na UTI neonatal e alterações no desenvolvimento do sistema nervoso central (SNC) começaram a ser levantadas.

Na UTI neonatal tradicional, o RNPT permanece exposto a uma série de eventos que podem ser considerados estressantes, tais como: alto nível de ruído, luz forte e constante, manuseio frequente, cuidados que não levam em conta as suas pistas comportamentais e fisiológicas e procedimentos dolorosos. Esse meio é totalmente diferente do suporte e do isolamento fornecido pelo útero em termos de controle térmico, nutrição adequada, contenção de movimentos, isolamento sonoro (atenuação de até 40 dB, dependendo da frequência) e isolamento luminoso (apenas 2% da luz ambiente penetra o útero). Faltam também estímulos importantes, como o sono, a voz materna, a exploração do próprio corpo e a sucção dos dedos que, para serem eficazes, devem acontecer concomitantemente com a atenuação dos estímulos externos fornecida pelo útero. O ambiente da UTI neonatal pode também intervir no desenvolvimento sensorial de acordo com a sequência ontogenética esperada: tátil, vestibular, auditiva, gustativa/olfativa e visual, de modo que a interferência precoce em um sistema de amadurecimento mais tardio pode interferir negativamente no sistema que está em desenvolvimento. Existe, assim, um completo descompasso entre os estímulos evolutivamente esperados pelo SNC e o que ele recebe na UTI neonatal. Quais podem ser então os efeitos desse ambiente tão discrepante?

A partir da 24ª semana de gestação aumenta o processo de organização cerebral, que estabelece a maior parte dos elaborados circuitos do SNC e é considerado um período crítico no desenvolvimento. Envolve o desenvolvimento sináptico (espinhas dendríticas), a diferenciação dendrítica e axonal, bem como a morte celular e a "poda" dos processos neuronais. Todos esses eventos são altamente dependentes do funcionamento adequado do SNC e das transações com o meio ambiente. Assim, frente às discrepâncias do ambiente e dos cuidados na UTI neonatal, podem ser observadas alterações na citoarquitetura e quimioarquitetura do SNC, levando a possíveis anormalidades na *performance* neurofuncional. As experiências dolorosas, tão prevalentes na UTI, por meio da liberação de neurotransmissores excitatórios, podem também contribuir para o dano por excitotoxicidade em algumas áreas do encéfalo.

Algumas áreas do encéfalo são particularmente vulneráveis:

1. *Cerebelo:* tem um pico de crescimento da arborização dendrítica ao redor de 31 semanas. Podem ocorrer posterior prejuízo ou dificuldades para iniciar e monitorar as atividades motoras e realizar os ajustes corretivos.
2. *Lobo frontal:* parece ser mais sensível a insultos sutis e apresenta um pico de desenvolvimento de conexões ao redor de 32 semanas. Tem importância crítica para o planejamento complexo e comunicação; aparentemente necessário para antecipar e predizer resultados finais (sem necessitar de sequências de ações de tentativa e erro); inibe reações impulsivas; dá suporte à análise reflexiva de situações complexas, multidimensionais e de resposta aberta; dá suporte ao retardo na gratificação e à suspensão de ação ou julgamento, enquanto permite uma análise em face da ambiguidade ou incerteza; dissipa a pressão em relação a soluções, enquanto mantém iniciativa e orientação para o objetivo, dando suporte ao poder de decisão e de escolha de prioridades. Bebês pré-termo avaliados com 42 semanas pelo APIB e considerados mais desorganizados em termos comportamentais apresentavam, em sua maioria, alterações em áreas do lobo frontal em exames de mapeamento cerebral.
3. *Camada dos neurônios da subplaca:* estrutura transitória, localizada abaixo da placa cortical, tem um pico de atividade entre 22 e 36 semanas de gestação. Funcionam com uma "estação de espera" para axônios ascendentes e descendentes de diversas regiões do encéfalo, enquanto seu "alvo" ainda não se diferenciou. São sensíveis às injúrias pelo acúmulo de aminoácidos excitatórios, provocando aberrações no destino dos axônios que estão em espera.

4. *Gânglios da base:* mais vulneráveis à injúria durante um período restrito do desenvolvimento do encéfalo, inclusive pelos hormônios do estresse, podem causar anormalidades motoras e cognitivas.
5. *Hipocampo:* vulnerável à hipóxia e aos hormônios do estresse, sua alteração está relacionada com déficits na memória do dia a dia e em operações matemáticas.

A imaturidade do SNC do pré-termo acarreta diminuição das *habilidades autorregulatórias* e *autonômicas* para lidar com estresse, uma vez que o bebê tem dificuldade de seletivamente inibir ou limitar os estímulos do meio e o impacto dos múltiplos estímulos nocivos do meio no seu equilíbrio fisiológico. Essa habilidade diminuída acarreta respostas desorganizadas e, algumas vezes, ineficazes aos estímulos e pode impedir a homeostase fisiológica, bem como o desenvolvimento neurológico e psicobiológico normais.

Estudos utilizando ressonância magnética em RNPTs sem paralisia cerebral (PC) demonstraram diminuição significativa no volume de determinadas áreas cerebrais, como: gânglios da base, corpo caloso, amígdala e hipocampo, que se correlacionavam significativamente com QI, mesmo após o controle de variáveis, como educação materna e minoria étnica. A possível contribuição do ambiente, dos cuidados, das experiências dolorosas e das interações com os cuidadores na gênese dessas alterações não pode ser descartada, existindo assim um vasto campo aberto a intervenções capazes de diminuir ou, até, prevenir parte dessas sequelas.

AMBIENTE

As novas UTIs neonatais, principalmente nos EUA, têm sofrido uma grande revolução em termos de *design*, tornando-se um ambiente muito mais acolhedor para os pais, bebês e equipe, visando a um melhor desenvolvimento. A sinalização adequada, as paredes com fotos e relatos encorajadores, e até um balcão de entrada baixo, são alguns exemplos de encorajamento para os pais no caminho para a UTI. Dentro, o espaço ideal é de 14m² e de 11,2m² na unidade intermediária, com cadeiras confortáveis, espaço para individualização e até biombos para maior privacidade. O espaço para preparação de medicação, discussão de equipe e trabalhos burocráticos deverá ficar fora do ambiente da UTI. O ideal é que existam facilidades para os pais, tais como banheiro com chuveiro, local para refeições, local para lavagem de roupas, etc. Em locais que não possuam uma enfermaria canguru, alguns quartos podem ser reservados para os pais ficarem com seu bebê em um período próximo da alta.

O sistema visual é o último a amadurecer dentro do útero, em um ambiente de pouca luz. A UTI tradicional muito iluminada (até 1.000 lux) e sem distinção entre dia e noite pode não ser o ambiente ideal para o adequado desenvolvimento desse sistema no bebê pré-termo. Dessa forma, as recomendações atuais são as seguintes:

a. Luz variável de 10 a 600 lux.
b. Iluminação focada, direcionada para longe dos olhos.
c. Uma fonte de luz do dia (controlável).
d. Redução da iluminação à noite.
e. Iluminação especial na área de trabalho da equipe.
f. Meio ambiente visual "limpo", onde o melhor estímulo seja o rosto dos pais.
g. Uso de venda ocular e cobertura parcial da incubadora.

Os possíveis benefícios incluem aumento na estabilidade do bebê (redução da frequência cardíaca [FC], da pressão arterial [PA], da atividade motora e do cortisol) e maior abertura ocular. Já o uso de ciclos de iluminação, imitando dia e noite, pode aumentar a sincronização de ritmos e as horas de sono noturno, além de até melhorar o ganho ponderal.

Desde a 25ª semana de gestação o feto é capaz de respostas ativas aos sons e, a partir da 32ª semana, apresenta de forma sistemática respostas de atenção ou alerta. Dentro do útero encontrava-se relativamente protegido dos ruídos externos, escutando predominantemente a voz materna. O meio ambiente da UTI tradicional apresenta níveis de ruído bastante elevados: média de 77,4 dB(A) para os ruídos de fundo, com picos de ruído com média de 85,8 dB(A), aumentando durante admissão, emergências, *rounds* e passagem de plantão. A Academia Americana de Pediatria (AAP), em 1994, recomendava níveis sonoros na UTI menores do que 58 dB(A).

Algumas possibilidades de intervenção:

a. Educação da equipe da UTI em termos dos efeitos dos ruídos e possibilidades de diminuição durante as atividades do cuidar.
b. Maior espaço.
c. Uso de materiais que absorvam ruído no teto.
d. Cuidados acústicos com o sistema de ar condicionado.
e. Retirar da área da UTI os procedimentos ruidosos: preparo de medicação, discussão etc.
f. Uso de pias de louça, armários sem porta etc.

A utilização apropriada dessas intervenções permitiu que o menor nível sonoro percebido em um período de 5 dias em uma UTI americana diminuísse de 65 dB(A) para 38 a 45 db(A). Os possíveis benefícios na redução do ruído incluem aumento na estabilidade fisiológica, melhora na taxa de crescimento, maturação neurossensorial mais consistente e apropriada para a idade, facilitação do apego e da interação pais-bebê, além de menos problemas a longo prazo na área de fala e linguagem.

CUIDADOS

Cuidados voltados para o desenvolvimento encaram o bebê como um ativo colaborador no seu próprio cuidado, lutando de forma determinada para continuar a trajetória de desenvolvimento fetal iniciada no útero. Essa abordagem postula que os comportamentos do bebê fornecem a melhor informação a partir da qual podemos modelar os cuidados. Colaborar com o bebê envolve inferir, a partir de seu comportamento, o que ele está buscando atingir e quais as estratégias que está utilizando. Essas informações são usadas para estimar qual suporte pode ser útil para facilitar o desenvolvimento global do bebê e sua organização neurocomportamental em face das intervenções médicas e de enfermagem que se façam necessárias. Esse modelo não busca apenas proteger o bebê de estímulos inapropriados, hiperestimulação e procedimentos desnecessários, mas busca garantir que cada bebê seja cuidado por pessoas que o conheçam intimamente, isto é, que (re)conheçam as suas formas de iniciar contato, suas competências e dificuldades.

O Programa de Avaliação e Cuidado Individualizados para o Desenvolvimento do Neonato (NIDCAP), desenvolvido por Heidelise Als desde 1984, pode ser apresentado como um exemplo de atuação baseado em treinamento, pesquisa e aplicação em diversos centros nos EUA e na Europa. É uma filosofia de cuidar do envolvendo todas as pessoas e fatores que direta ou indiretamente fazem interface com o bebê, implicando o profundo relacionamento entre cuidadores (pais incluídos) e o bebê. É a passagem dos *cuidados do bebê* para os *cuidados com o bebê*, objetivando minimizar o estresse para aumentar a estabilidade para o bebê e promover melhora nas medidas do desenvolvimento e a relação pais/bebê.

Envolve modificações no macroambiente para dar melhor suporte durante sua trajetória de desenvolvimento fora do útero, observação das pistas de estabilidade e de estresse, intervenções individualizadas contingentes com as pistas do bebê e facilitação das competências parentais na leitura e resposta ante as pistas de seu bebê. Baseia-se na teoria síncrono-ativa do desenvolvimento e na observação sistemática das pistas do bebê (aproximação e de estresse) por meio da ficha de observação NIDCAP (90 itens de observação) realizada quinzenalmente em bebês pré-termo antes, durante e após um procedimento de rotina.

A partir dos dados dessa ficha será escrito o relatório NIDCAP, voltado para a equipe da UTI e para os pais, descrevendo o meio ambiente e seu efeito, os comportamentos do bebê (incluindo os aspectos positivos e negativos), seus objetivos de desenvolvimento a curto prazo e sugestões para modificações no meio ambiente e nos cuidados. As transformações na UTI neonatal com o uso do NIDCAP são:

a. *Consistência nos cuidados:* sempre que possível, a mesma equipe deve atender o bebê, discutindo o plano de cuidados entre si e com a família.
b. *Estruturar as 24 horas do dia do bebê:* organizar as atividades de forma a preservar os períodos de sono, realizar as atividades de acordo com a necessidade, e não de forma rotineira, agrupamento das atividades e realizar procedimentos mais estressantes sempre com o auxílio de duas pessoas.
c. *Adequar o compasso dos cuidados de rotina:* organizar o meio ambiente, planejar a atividade (para evitar interrupções), observar o bebê antes da intervenção, sinalizar ao bebê que ele vai ser manipulado (voz suave, toque com contenção), usar os suportes e pausas que forem requisitados pela organização comportamental do bebê, convidar a família a participar do procedimento (durante e/ou na estabilização). Sempre deixá-lo organizado após os cuidados.
d. *Dar suporte durante as transições,* como: aspiração, mudança de postura, alimentação, início e final de cuidados e quando acordar ou tentar adormecer. Dar mais oxigênio, contenção, sucção não nutritiva, etc.
e. *Posicionamento adequado durante o sono, alimentação, banho e procedimentos:* suportes serão utilizados no esforço para aumentar a competência do bebê e gradualmente serão retirados conforme o aumento de sua capacidade de autorregulação.
f. *Suporte individualizado para a alimentação:* todos os aspectos de respostas do bebê em termos de aproximação e de retraimento deverão ser considerados no planejamento individual da alimentação. A alimentação deverá ser prazerosa e manterá o bebê organizado.
g. *Oportunidades para contato pele a pele.*
h. *Cuidados colaborativos:* todos na UTI devem conhecer o programa de cuidados; os especialistas de fora deverão contar com o auxílio da enfermagem e/ou dos pais (que conhecem bem suas necessidades específicas).
i. *Meio ambiente tranquilo e calmo em termos de ruídos e iluminação.*
j. *Suporte ao desenvolvimento:* coordenado por um especialista em desenvolvimento infantil com treinamento no NIDCAP.
k. *Conforto para a família.*

Os trabalhos publicados até o momento sugerem que o NIDCAP, quando aplicado em RNPTs extremos, pode ser eficaz quanto à melhoria de parâmetros clínicos durante a internação (menos dias em oxigênio, menor incidência ou gravidade na doença pulmonar crônica e à alta mais precoce com menor custo hospitalar). Além disso, há menos estresse e depressão por parte dos pais e melhores escores no desenvolvimento com 42 semanas e no *follow-up* a curto prazo. Ainda são necessários trabalhos acompanhando o desenvolvimento até os primeiros anos de escola, visando apreciar possíveis efeitos "adormecidos" (que podem incluir o funcionamento do lobo frontal) mais bem avaliados nessa idade.

CONCLUSÃO

Atualmente sobrevivem bebês cada vez menores nas UTIs neonatais, mantendo uma taxa de paralisia cerebral relativamente constante. Numa primeira observação pode parecer que os resultados estejam adequados em termos de desenvolvimento. Contudo, o *follow-up* mostra que a incidência de problemas de escolaridade, comportamento e atenção ainda é alta. Um elemento de peso na gênese desses problemas pode ser o efeito do ambiente e cuidados durante a estadia na UTI neonatal no desenvolvimento do encéfalo. As modificações no ambiente, nos cuidados e um incentivo a mais, além de uma adequada participação da família parecem conter uma excitante possibilidade de melhora no desenvolvimento.

BIBLIOGRAFIA

Adams-Chapman I. Neurodevelopmental outcome of the late preterm infant. Clin Perinatol 2006; 33(4):947-964.

Als H, Duffy FH, McAnulty GB. Effectiveness of individualized neurodevelopmental care in the NICU. Acta Paediatr Suppl 1996; 416:21-30.

Bhutta AT, Anand KJ. Abnormal cognition and behavior in preterm neonates linked to smaller brain volumes. Trends Neurosci 2001; 24(3):129-132.

Billiard SS, Preison CR, Haynes RL, Folkerth RD, Kinney HC. Is the late preterm infant more vulnerable to gray matter injury than the term infant? Clin Perinatol 2006; 33(4):915-933.

Engle WA, Tomashek KM, Wallman C, Committee on Fetus and Newborn AAP: "Late-preterm" infants: a population at risk. Pediatrics 2007; 126(6):1.390-1.401.

Graven SN. Sound and the developing infant in the NICU: conclusions and recommendation for care. J Perinatol 2000; 20:S88-93.

Gray L, Philbin MK. Measuring sound in hospital nurseries. J Perinatol 2000; 20:S105-112.

Hack M, Taylor G. Perinatal brain injury in preterm infants and later neurobehavioral function. JAMA 2000; 284(15)1.973-1.974.

Morse SB, Zheng H, Tang Y, Roth J. Early school-age outcomes of late preterm infants. Pediatrics 2009; 123(4):e622-629.

Perlman JM. Neurobehavioral deficits in premature graduates of intensive care – potential medical and neonatal environmental risk factors. Pediatrics 2001; 108(6):1.339-1.348.

Petersons BS, Bohr B, Staib LH et al. Regional brain volume abnormalities and long-term cognitive outcome in preterm infants. JAMA 2000; 284(15):1.935-1.947.

Petrini JR, Dias T, McCormick MC, Massolo ML, Green NS. Increased risk of adverse neurological development for late preterm infants. J Pediatr 2009; 154(2):169-176.

Raju TNK. Late-preterm births: challenges and opportunities. Pediatrics 2008; 121:402-403.

Silva RNM. Aspectos comportamentais do bebê pré-termo na UTI neonatal. In: Correa Filho L, Girão ME (orgs.). Novos olhares sobre a gestação e a criança até 3 anos – Saúde perinatal, educação e desenvolvimento do bebê. Brasília: LGE, 2002.

Silva RNM. Manual do curso: Atenção Humanizada ao RN de Baixo Peso – Método Canguru. Brasília: Ministério da Saúde, 2002.

Weisglas-Kuperus N, Baerts W, Smrkovsky M, Sauer PJ. Effects of biological and social factors on the cognitive development of very low birthweight children. Pediatrics; 1993; 92(5):658-665.

Whitfield MF, Grunau RV, Holsti L. Extremely premature (< or = 800g) school children: multiple areas of hidden disability. Arch Dis Child Fetal Neonatal Ed; 1997; 77(2):F85-90.

CAPÍTULO 4

Classificação e Exame Físico do Recém-Nascido

Geisy Maria de Souza Lima
Danielle Cintra Bezerra Brandão
Ana Elizabeth Figueiredo

INTRODUÇÃO

A melhoria da assistência perinatal e os avanços tecnológicos têm possibilitado a sobrevivência de recém-nascidos (RNs) cada vez menores e com idade gestacional (IG) no limite da viabilidade. A estimativa da idade gestacional é, portanto, de fundamental importância tanto para o obstetra como para o neonatologista.

O obstetra identifica os riscos de morbimortalidade materna, fetal e neonatal das gestações de alto risco, em afecções como a eclâmpsia, pré-eclâmpsia, amniorrexe prematura, auxiliando também na definição de condutas, como interrupção da gestação, indicação de corticoide diante do risco do parto prematuro etc. São vários os parâmetros utilizados para essa avaliação: data da última menstruação (DUM), altura do fundo uterino, ultrassonografia e dosagens bioquímicas no líquido amniótico.

O neonatologista, além dos dados fornecidos pelo obstetra, baseia-se em características dos exames físico e neurológico. Os métodos mais frequentemente utilizados para essa avaliação são os propostos por Usher, Amiel-Tison, Dubowitz, Ballard, o New Ballard e o Capurro.

A avaliação da idade gestacional também é importante para que o neonatologista possa identificar os riscos de morbidade e mortalidade específicos para cada grupo de recém-nascidos (pré-termo, termo e pós-termo) (Quadro XIV.4.1), possibilitando assistência adequada por meio de medidas profiláticas e terapêuticas.

O Capurro é um método simplificado, de grande valor prático, derivado do Dubowitz. Este se baseia em 21 parâmetros físicos e neurológicos. Entretanto, apresenta algumas limitações na avaliação da idade gestacional de recém-nascidos pré-termo (RNPTs) extremos no limite da viabilidade, encontrados nos serviços de neonatologia que prestam assistência à gestação de alto risco.

O método proposto por Capurro para a avaliação somática analisa apenas cinco parâmetros físicos, cada um deles com pontuação definida, e ao total de pontos encontrados soma-se uma constante 204. Para a avaliação somatoneurológica são utilizados os quatro parâmetros somáticos e dois neurológicos, somando-se uma constante 200 (Fig. XIV.4.1). O Capurro somático deve ser

Quadro XIV.4.1 Morbidade nos diferentes grupos

Prematuros	Pequenos para a idade gestacional	Grandes para a idade gestacional	Pós-termo
Hipotermia	Hipotermia	Hipoglicemia	Hipoglicemia
Hopoglicemia	Hipoglicemia	Hipocalcemia	Policitemia
Hipocalcemia	Infecções congênitas	Hipomagnesemia	Aspiração de mecônio
Hipomagnesemia	Policitemia congênita	Cardiopatia perinatal	Asfixia cianótica
SDR	Doença da membrana hialina	Anomalias congênitas	Tocotraumatismo
Icterícia		Policitemia	Hemorragias

SDR: síndrome do desconforto respiratório.

VARIAÇÃO DA IDADE GESTACIONAL

		VARIÁVEIS					
B Somático e neurológico	A Somático	Formação do mamilo	Mamilo apenas visível sem aréola / 0	Mamilo bem definido < 0,75 cm / 5	Aréola plana < 0,75cm / 10	Aréola saliente > 0,75cm / 15	
		Textura da pele	Fina gelatinosa / 0	Fina e lisa / 5	Algo mais grossa, discreta descamação superficial / 10	Grossas marcas superficiais, descamação nas mãos e pés / 15	Grossa, enxugada com marcas profundas / 20
		Forma da orelha	Chata, disforme, pavilhão não encurvado / 0	Pavilhão parcialmente encurvado na borda / 8	Pavilhão parcialmente encurvado em toda a parte superior / 16	Pavilhão totalmente encurvado / 24	
		Glândula mamária	Não palpável / 0	Diâmetro < 0,5cm / 5	Diâmetro 0,5-1cm / 10	Diâmetro > 1cm / 15	
K = 204 dias		Pregas plantares	Sem pregas / 0	Marcas vermelhas mal definidas sobre 1/2 anterior / 5	Marcas vermelhas bem definidas sobre 1/3 anterior / 10	Recortes sobre 1/2 anterior / 15	Recortes profundos sobre mais de 1/2 anterior / 20
		Sinal do cachecol	0	6	12	18	
K = 200 dias		Posição da cabeça	0	4	8	12	

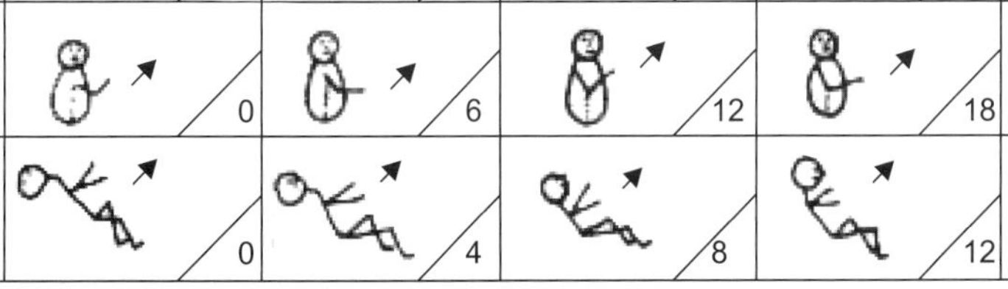

Fig. XIV.4.1 Variáveis e escores propostos por Capurro et al. (1978) para avaliação da idade gestacional. A, idade gestacional em dias é igual a 204 mais o escore somático total (para recém-nascido com lesão cerebral); B, idade gestacional em dias é igual a 200 mais o escore somático e neurológico combinado total (para recém-nascidos normais).

realizado nas primeiras 12 horas de vida, e o somatoneurológico, após esse período. Diante da presença de comprometimento neurológico, tal avaliação fica prejudicada e, nesses casos, utiliza-se apenas a avaliação somática.

Em nosso serviço utilizamos o Capurro para os recém-nascidos a termo, pela sua praticidade e boa correlação com a DUM (variação de ± 1-2 semanas). Para os RN`PTs empregamos o novo escore proposto por Ballard (New Ballard Score), que permite melhor avaliação de crianças pré-termo de até 20 semanas de idade gestacional; com o Capurro, se pontuados todos os parâmetros com zero, a idade mínima avaliada seria de 29 semanas, não contemplando portanto os prematuros extremos.

A nova escala do Ballard consta de sete parâmetros somáticos e seis neuromusculares com pontuação definida que varia de 1 a 5 (Quadros XIV.4.2 e Fig. XIV.4.2).Para maior precisão, deve ser realizada nas primeiras 12 horas de vida. Embora seja o método mais utilizado para avaliação da idade gestacional dos recém-nascidos de muito baixo peso nas unidades neonatais, atualmente vem sendo criticado; estudo multicêntrico realizado nos EUA revelou uma variação de até 3,3 semanas a mais do cálculo da idade gestacional quando em comparação com a DUM.

Na década de 1950, a Organização Mundial de Saúde (OMS) considerava prematuro todo recém-nascido com peso de nascimento ≤ a 2.500g. Após revisão deste con-

Quadro XIV.4.2. New Ballard – parâmetros somáticos

	-1	0	1	2	3	4	5	
Pele	Úmida Friável Transparente	Gelatinosa Vermelha Translúcida	Lisa Rósea Veias visíveis	Descamação superficial e/ou Rash Poucas veias	Com sulcos, Áreas pálidas, Raras veias	Apegaminhada, sulcos profundos, sem vasos	Tipo couro, com sulcos, enrugada	
Lanugo	Ausente	Escasso	Abundante	Fino	Áreas sem lanugo	Maior parte sem lanugo		
Superfície plantar	Dedo-calcanhar 40-50mm = –1 < 40mm = –2	Dedo-calcanhar > 50mm, sem marcas	Ligeiras marcas vermelhas	Pregas transversas apenas na porção anterior	Prega nos 2/3 anteriores	Pregas em toda a planta	**Escore**	**Semanas**
							-10	20
Mamilo	Imperceptível	Pouco visível	Aréola plana Glândula não palpável	Aréola proeminente Glândula de 1 a 2mm	Aréola elevada, Glândula de 3 a 4mm	Aréola completa Glândulas de 5 a 10mm	-5	22
							0	24
							5	26
							10	28
Olhos/ Orelha	Pálpebras fundidas Fracamente = –1 Fortemente = –2	Fenda palpebral aberta Pavilhão achatado	Pavilhão parcialmente encurvado; volta lentamente	Pavilhão bem encurvado, mole, porém volta prontamente	Pavilhão formado e firme, volta instantanea- mente	Cartilagem nas bordas, pavilhão firme	15	30
							20	32
							25	34
							30	36
Genitália masculina	Bolsa escrotal rasa não enrugada	Bolsa escrotal vazia, pouca enrugada	Testículo no canal inguinal Bolsa escrotal com raras rugas	Testículos descendo Poucas rugas	Testículos na Bolsa escrotal enruçada	Testículos na bolsa em pêndulo Pregas profundas	35	38
							40	40
							45	42
							50	44
Genitália feminina	Clitóris proeminente, lábios rasos	Clitóris proeminente Pequenos lábios pouco proeminentes	Clitóris proeminente Pequenos lábios mais proeminentes	Pequenos e grandes lábios igualmente proeminentes	Grandes lábios maior; Pequenos lábios menor	Grandes lábios recobrem o clitóris e pequenos lábios		

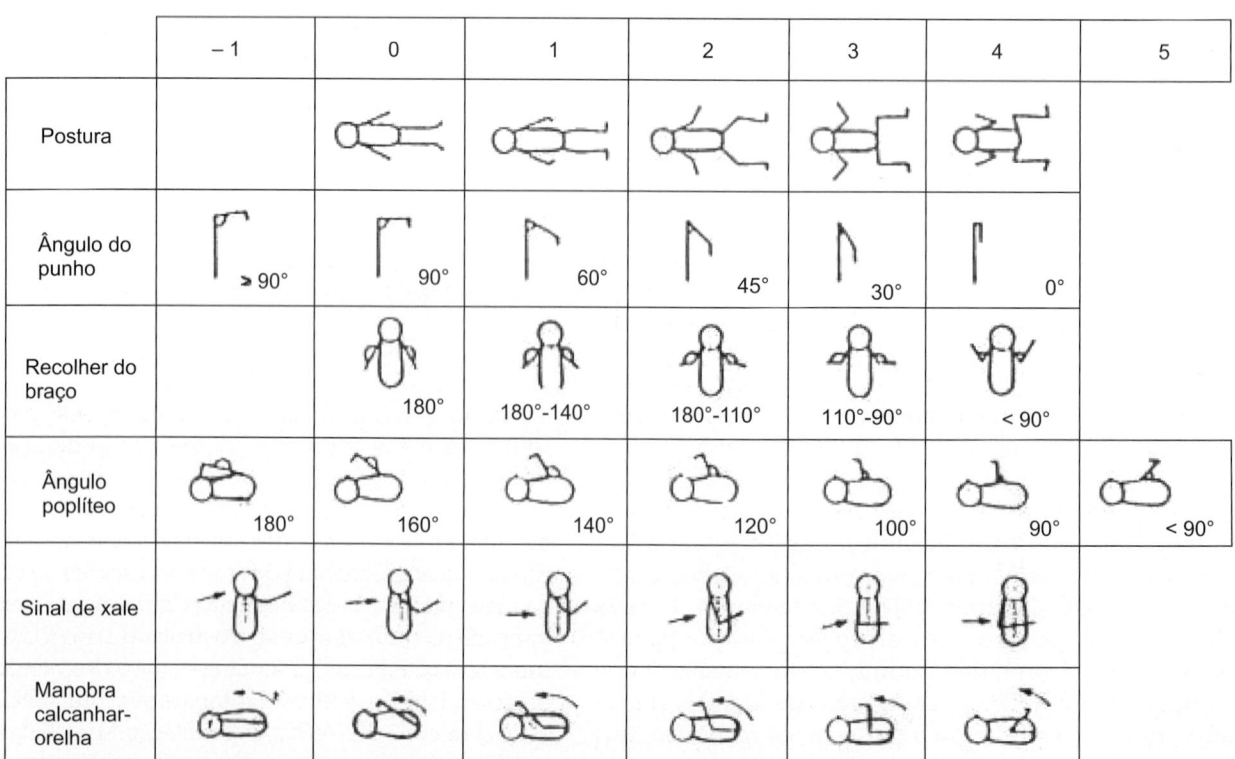

Fig. XIV.4.2 New Ballard – parâmetros neuromusculares.

ceito, em 1961, a OMS passou a definir como RN de baixo peso (BP) todo RN com peso de nascimento inferior a 2.500g (2.499g). Posteriormente, a OMS definiu como prematuros os RNs com IG inferior a 37 semanas (36 semanas e 6 dias); como recém-nascido a termo (RNTs) aqueles com idade compreendida entre 37 e 41 semanas e 6 dias; e como pós-termo, os com 42 semanas ou mais. Esse é o critério adotado pelo Comitê de Perinatologia da Sociedade Brasileira de Pediatria.

No universo de RNPTs houve mudança da denominação dos recém-nascidos pré-termo próximo ao termo ou quase próximo ao termo para recém-nascido pré-termo tardio (RNPT-T). Essa mudança baseou-se na necessidade de enfatizar que eles são ainda imaturos, necessitando de cuidados mais específicos, não podendo ser tratados como RNTs. Os RNPT-Ts são definidos como RNs com idade gestacional compreendida entre 34 semanas e 36 semanas e 6 dias, constituindo um grupo de risco intermediário de mortalidade e morbidade próprias do período neonatal. Utiliza-se o limite de 34 semanas de idade gestacional, pois a obstetrícia costuma indicar o uso de corticoide antenatal na iminência de parto prematuro para essa idade gestacional.

A razão para se adotarem 37 semanas e não 38, como faz a Academia Americana de Pediatria, baseou-se nas observações de que esses recém-nascidos têm comportamento semelhante ao dos RNTs, com morbidade e mortalidade inferiores àquelas observadas nos RNPTs.

Para melhor avaliação desses RNs, Lubchenco e colaboradores, por meio de estudos realizados no Estado do Colorado, apresentaram, em 1963, uma curva relacionando peso/idade gestacional e crescimento intrauterino (Fig. XIV.4.3). Dessa forma, o RN pode ser enquadrado em nove grupos, dos quais três por padrão de crescimento intrauterino e três por idade gestacional. Assim:

- Adequado para a idade gestacional – RN cujo peso encontra-se entre os percentis 10 e 90.
- Pequeno para idade gestacional – peso abaixo do percentil 10.
- Grande para a idade gestacional – peso acima do percentil 90.

Portanto, os RNTs, RNPTs e pós-termo podem ser adequados, pequenos e grandes para a idade gestacional.

EXAME FÍSICO DO RECÉM-NASCIDO

O recém-nascido apresenta peculiaridades anatômicas e fisiológicas que o diferenciam de outras faixas etárias, tornando-se imperioso o conhecimento dessas particularidades para que sejam dadas orientações adequadas aos pais e familiares.

O exame deve ser feito cautelosamente, pois sua falha poderá trazer consequências desastrosas, e o pediatra deve estar consciente dessa responsabilidade.

Antes da realização do exame é importante buscar uma história obstétrica detalhada, relacionado-a com os achados no concepto.

- Idade materna (adolescência → baixo peso).
- Paridade (multiparidade → prematuridade).
- Hábitos (tabagismo → baixo peso; alcoolismo → síndrome do alcoolismo fetal).
- Contatos com doenças infectocontagiosas (rubéola → síndrome da rubéola congênita).
- Febre materna (infecção urinária, amnionite → infecção no recém-nascido).
- Ganho ponderal na gestação (deficiente → baixo peso; excessivo → diabetes materno, macrossomia fetal).
- Pressão arterial (hipertensão, eclâmpsia→ retardo de crescimento, policitemia etc.).
- Uso de drogas durante a gestação e parto → malformação, depressão do recém-nascido.

Algumas informações sobre o trabalho de parto são fundamentais, como o tipo de parto e a duração, o tempo da ruptura das bolsas de água, a quantidade e o aspecto do líquido amniótico e a apresentação do RN.

Avaliação da placenta

As características da placenta geralmente não são valorizadas pelos neonatologistas. Habitualmente é apenas examinada pelo obstetra. O neonatologista não costuma analisar dados preciosos fornecidos pelo seu aspecto geral; características como peso, cor, odor, número e qualidade das membranas possibilitam levantar suspeita diagnóstica, às vezes, antes mesmo de manifestações clínicas surgirem no neonato. O peso da placenta fresca

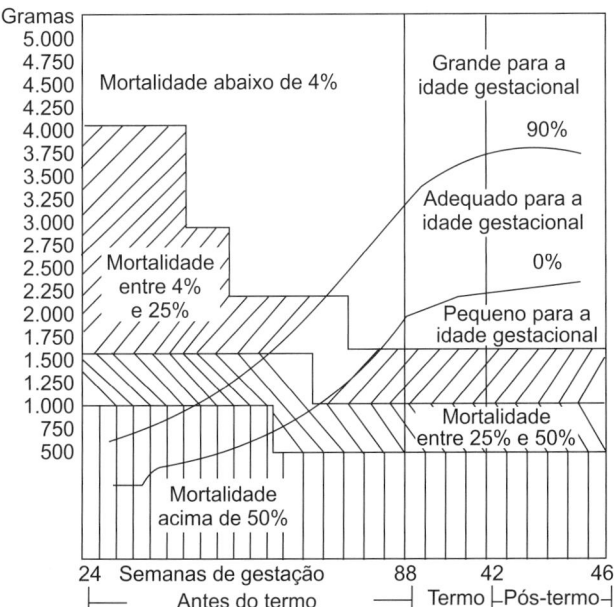

Fig. XIV.4.3 Uma classificação de recém-nascidos quanto ao peso, idade gestacional e crescimento intrauterino. (De Battaclia FC, Lubchencol LO. A pratical classification of newborn infants by weight and gestational age. J Pediat 1967; 71:199.)

guarda uma relação normalmente de um quinto a um sexto do peso do RN.

A avaliação do RN na sala de parto deve ser uma constante, valorizando-se o Apgar no 1º e no 5º minuto, pelo significado prognóstico; deve-se lembrar que certos elementos, como tônus, cor e irritabilidade reflexa, são parcialmente dependentes da maturidade fisiológica do RN. Logo, o prematuro pode apresentar Apgar baixo sem necessariamente ter sofrido asfixia.

O exame sumário em sala de parto é necessário a fim de que sejam determinadas condições respiratórias, cardiocirculatórias e malformações grosseiras; por meio da observação do cordão umbilical, que deve constar de duas artérias e uma veia, pode-se suspeitar de malformação dos aparelhos digestivo e renal, caso apresente artéria umbilical única. A avaliação da idade gestacional, conjuntamente com outros dados, permitirá ao pediatra decidir qual o destino do RN, unidade intermediária ou alojamento conjunto, além de nortear os cuidados específicos e a morbidade própria de cada grupo.

O exame físico minucioso poderá ser feito após 2 horas de vida, sempre na presença dos pais, a fim de esclarecer dúvidas, sobretudo quando se tratar do primeiro filho. Deve-se lembrar a importância da lavagem das mãos e antebraços antes de manuseá-los. O RN deverá estar despido em decúbito dorsal e com temperatura ambiente adequada, devendo o pediatra observar atentamente o seu comportamento, a postura assumida no leito, maturidade, choro, fácies, cor da pele e das mucosas. A impressão de que o RN não está bem deve ser sempre valorizada.

Postura

O RNT em decúbito dorsal apresenta os membros superiores fletidos e os inferiores semifletidos, cabeça lateralizada, mãos fechadas; durante o choro, movimenta os quatro membros, e a cabeça situa-se na linha média. Isso é evidente na apresentação cefálica. Na apresentação pélvica, os membros inferiores apresentam postura típica, projetados em extensão para os lados. Nas apresentações de face ou fronte, a cabeça tende a assumir uma posição em extensão.

Algumas doenças modificam essa postura, como fratura de clavícula e membros, paralisias braquiais, lues congênita (pseudoparalisia de Parrot), infecções e afecções neurológicas.

Fácies

O exame da face inclui a observação da assimetria, o tamanho do queixo, nariz e língua, a implantação da orelha, a distância entre os olhos e as fácies atípicas. Uma aparência facial não usual deve ser avaliada ainda na sala de parto, podendo tratar-se desde síndromes genéticas típicas, como trissomias 13, 18, 21 e a síndrome de Pierre-Robin, até deformação ou semelhança familiar.

Choro

O RN tem um choro forte, de timbre variável. O choro fraco, gemente, pode estar presente nas infecções e no desconforto respiratório. Um choro monótono, agudo, intermitente (grito cerebral) pode ser encontrado em lesões neurológicas graves. O timbre também auxilia o diagnóstico de síndrome genética, como na síndrome do miado do gato (síndrome de *cri-du-chat*).

Pele

Varia desde muito lisa e brilhante no recém-nascido pré-termo a grosseira, com descamação, nos pós-maturos. A palidez acentuada pode ser um dado importante para o diagnóstico de hemorragia e isoimunização. Icterícia precoce deve ser investigada, e a pletora é observada em bebês policitêmicos e hiperoxigenados.

É comum a presença de cianose de extremidade, mais acentuada nos membros inferiores e que responde bem ao aquecimento, o que se deve à instabilidade vasomotora.

As equimoses são comuns, sobretudo nos prematuros, e sua localização depende da apresentação; a absorção pode contribuir para o aumento da icterícia. É preciso observar a presença de manchas hipo e hipercrômicas, como as manchas em café com leite, que podem estar associadas a doenças neurológicas.

Os prematuros costumam estar recobertos por material gorduroso, esbranquiçado, o verniz caseoso, cuja função primordial é a proteção da pele e agir como isolante térmico, desaparecendo nas primeiras 12 horas. Nos RNTs, é observado apenas nas dobras dos membros.

Na vigência de líquido amniótico meconizado, pele e coto umbilical podem estar impregnados.

Alguns achados comuns não têm significado patológico, como:

- *Milium sebáceo:* pequenos pontos brancos, localizados na base do nariz e na região geniana. Ocorrem por distensão e obstrução das glândulas sebáceas, devido à ação do estrógeno materno, e desaparecem em poucas semanas.
- *Mancha mongólica:* área azul-esverdeada, localizada no dorso e nas regiões glútea e lombossacra, podendo ser disseminada. Traduz imaturidade da pele na migração dos melanócitos, os quais estão relacionados com fatores raciais.
- *Eritema tóxico:* geralmente nos primeiros dias de vida surgem lesões eritematopapulosas esparsas ou confluentes com migração eosinofílica; por isso, acredita-se tratar de reação alérgica ao meio ambiente. Regride espontaneamente, não devendo ser confundida com impetigo.
- *Hemangioma capilar:* frequente, principalmente na nuca, pálpebra superior e fronte, desaparece em alguns meses. Formas extensas ou verrucosas de hemangioma, quando localizadas em segmento cefálico, habitual-

mente se associam com angiomas das leptomeninges (síndrome de Sturge-Weber), estando relacionadas com convulsões e hemiplegias.
- *Lanugem:* pelos finos que costumam recobrir todo o corpo, encontrados frequentemente nos prematuros, desaparecem em alguns dias.
- *Edema:* observado em locais da apresentação. Nos prematuros o edema é duro, localizado em membros inferiores e na região genital, regredindo em alguns dias (linfedema). Em casos de edema acentuado em mãos e pés, deve ser cogitada a síndrome de Turner.

EXAME FÍSICO ESPECIAL

Cabeça

Assimetrias transitórias, quando presentes, dependem da apresentação. São comuns cavalgamentos, que desaparecem em poucos dias, bem como as disjunções de suturas, sem qualquer expressão patológica. A fontanela bregmática é de tamanho variável e a lambdoide geralmente é pequena, podendo encontrar-se fechada no recém-nascido a termo. Fazendo-se a palpação suave dos ossos do crânio, pode-se detectar uma pequena área depressível, assemelhando-se à palpação de bola de pingue-pongue (craniotabes). Costuma desaparecer nos primeiros 3 meses de vida. A partir dessa data deve-se pesquisar raquitismo. Importante também é a palpação das suturas, pois já ao nascimento é possível detectar sua fusão precoce (craniossinostose).

Tocotraumatismos são relativamente frequentes, como a bossa serossanguínea e o cefalematoma. Podem estar presentes ao nascimento (ver Capítulo XIV.8, *Tocotraumatismo*).

Olhos

Permanecem a maior parte do tempo fechados. Colocando-se o recém-nascido em posição semissentada, facilita-se sua abertura. Ao examinar os olhos, é necessário abrir as pálpebras e avaliar o tamanho e a tensão do globo ocular. Além disso, devem-se observar hemorragias subconjuntivais benignas, estrabismo transitório, nistagmo, microftalmia, presença de secreção ocular (conjuntivite química causada pela utilização do credê) e lacrimejamento anormal (dacrioestenose).

A pesquisa do reflexo vermelho ou teste do reflexo de Bruckner é um exame de triagem realizado pelo pediatra ao nascimento com oftalmoscópio. Deve ser feito na penumbra, a uma distância de aproximadamente 1 metro, observando-se o reflexo simultaneamente nos dois olhos para compará-los. A alteração do reflexo pode indicar catarata congênita, tumores como retinoblastoma, retinopatia da prematuridade, infecções intraoculares (rubéola, toxoplasmose congênita), entre outros. Caso se detecte leucocoria ou haja suspeita, deve-se encaminhar o RN com urgência ao serviço de oftalmologia.

Nariz

Deformidades ou malformações, quando presentes, ocorrem por defeitos intrínsecos do osso próprio do nariz ou por pressão extrínseca *in utero* ou no momento do parto. Obstrução nasal é comum, bem como espirros frequentes. Coriza mucoide, mucopurulenta ou mucopiossanguinolenta pode sugerir o diagnóstico de lues congênita. Comumente surge na 2ª semana de vida.

Ouvido

O pavilhão auricular deve ser examinado quanto à forma, tamanho, implantação, obstrução do meato externo, presença de fístulas retroauriculares, apêndices pré-auriculares. As alterações do pavilhão estão associadas a defeitos renais, malformação do primeiro arco braquial e anomalias cromossômicas.

Boca

A cavidade oral deve ser observada com cautela (utilizando-se abaixador de língua) para melhor visualização da orofaringe, a fim de detectar fendas, úvula bífida, tumores, cistos de retenção gengival, dentes supranumerários. Macroglossia pode sugerir hipotireoidismo ou síndrome de Beckwith-Wiedemann. Micrognatia ocorre isoladamente ou faz parte de síndrome genética, podendo ocorrer cianose por obstrução de vias aéreas devido à glossoptose, sendo necessária sua fixação anterior para estimular o crescimento da mandíbula e cessar as crises de cianose.

A presença de secreção oral abundante lembra atresia de esôfago. As pérolas de Epstein, pontos brancos localizados no palato por acúmulo de células epiteliais, regridem em algumas semanas, assim como as aftas de Bednar, lesões traumáticas durante a aspiração.

Pescoço

O pescoço do RN é curto, o que dificulta o exame. É sede de cistos linfáticos (*higroma colli*), fístula branquial, fístula e cistos tireoglossos, bócio congênito (em áreas endêmicas), traumas de parto (torcicolo congênito).

Linfonodos

Podem ser palpados em 30% dos recém-nascidos, geralmente inguinais. Deve ser lembrado que nas infecções congênitas, sobretudo na sífilis, pode haver hipertrofia ganglionar.

Tórax

No RN, tem forma cilíndrica. Assimetria pode traduzir malformação cardíaca, pulmonar, da coluna ou do arcabouço costal. Devem ser palpadas as clavículas a fim de detectar possíveis fraturas, que geralmente são do tipo galho verde. A respiração é do tipo abdominal. São comuns as variações de frequência e ritmo respiratório, observando-se pausas respiratórias nos prematuros. A presença de tiragem intercostal, supra e infraesternal é anormal, mesmo em prematuros. A frequência respiratória varia de 40 a 60 ipm. O murmúrio vesicular é facilmente audível devido à delgacidade da parede torácica.

O *ictus cordis* em geral não é visível; sua palpação é pouco perceptível. Um precórdio hiperdinâmico pode ser o primeiro sinal de persistência de canal arterial (PCA) em recém-nascido pré-termo.

A frequência cardíaca varia de 70 a 170 bpm no 1º dia de vida, com uma média de 120 a 140 bpm.

Na ausculta cardíaca, sopros ou arritmias são geralmente transitórios. Sopro sistólico ao nível do terceiro ou quarto espaço intercostal, ao longo do bordo esternal esquerdo, nas primeiras 48 horas de vida, pode ser verificado em recém-nascidos a termo, e quando é um achado isolado, sem qualquer sintomatologia, costuma ser destituído de significação patológica e, em geral, desaparece no fim dos primeiros 3 meses de vida.

A ausência de sopros não afasta cardiopatia congênita (cerca de 20% das cardiopatias graves não apresentam sopros).

Palpação cuidadosa dos pulsos periféricos é imperiosa; pulsos cheios em recém-nascido prematuro fazem pensar em PCA; pulsos femorais débeis ou ausentes, na coarctação da aorta.

A pressão arterial é de difícil determinação, podendo ser aferida com mais facilidade com o método Doppler.

A pressão normal é de 80 ± 16 para a sistólica e 46 ± 16 para a diastólica. Em casos de pressão arterial elevada deve-se pensar em coarctação da aorta ou nefropatias.

Abdome

O abdome é semigloboso, quando escavado, sugere hérnia diafragmática, e quando globoso deve-se pensar em processos obstrutivos, tumorais, infecciosos e metabólicos. Considera-se normal a palpação do fígado a 2cm do rebordo costal direito, e o baço, o polo inferior ao nível do rebordo costal esquerdo. Os rins podem ser palpados, principalmente nos prematuros.

A eliminação de mecônio ocorre nas primeiras 24 a 36 horas de vida. Material viscoso, verde escuro, composto por sais biliares, células epiteliais de descamação, sucos digestivos, lanugo, sendo eliminado durante 3 a 4 dias, seguindo-se das fezes de transição, de coloração amarelo-esverdeada, liquefeitas, que são confundidas com diarreia. O reflexo gastrocólico exaltado, que é o relaxamento do esfíncter anal com a distensão do estômago, aumenta o número de evacuações diárias. Na ausculta identificam-se os ruídos hidroaéreos; na sua ausência deve-se pensar em íleo paralítico.

A permeabilidade do orifício anal deve ser obrigatoriamente pesquisada, buscando-se afastar anomalias anorretais e fístulas.

O coto umbilical consta de duas artérias e uma veia. Deve-se observar atentamente a presença de malformação, como onfalocele, sinais de infecção e hemorragia.

Após a queda, que ocorre com 7 a 10 dias, pode-se observar um granuloma, que, às vezes, merece tratamento com bastão de nitrato de prata.

Aparelho geniturinário

No sexo masculino, o orifício prepucial é estreito, não exteriorizando a glande; em geral, existem aderências que se vão desfazendo nos primeiros meses. Deve-se observar a posição do orifício uretral para diagnóstico de epispádia ou hipospádia. A bolsa escrotal é rugosa no recém-nascido a termo, sendo comum hidrocele em decorrência dos estrógenos maternos. Os testículos encontram-se na bolsa ou no canal inguinoescrotal. Deve-se estar atento para o diagnóstico de criptorquidia, genitália ambígua, torção testicular, malformações anorretais com fístula e eliminação de mecônio pela uretra, períneo ou vagina. É importante ressaltar que a presença de genitália ambígua deve ser cuidadosamente avaliada, pois, além de causar desordens psicológicas e sociais, pode indicar problemas metabólicos graves.

No sexo feminino, os grandes lábios recobrem os pequenos lábios; hipertrofia himenal, secreção esbranquiçada ou translúcida ou mesmo sangramento vaginal podem ocorrer em consequência da ação do estrógeno materno e costumam desaparecer nas primeiras semanas de vida. Devem ser observados orifícios uretral/vaginal, perfuração himenal e aderência dos pequenos lábios. A imperfuração do hímen leva a hidrocolpos, observando-se abaulamento, sendo necessária intervenção cirúrgica no período neonatal.

A hipertrofia mamária é frequente em ambos os sexos. O manuseio deve ser evitado devido ao risco de abscessos.

A primeira diurese pode ocorrer na sala de parto ou nas primeiras 48 horas. Nas primeiras 24 horas, a diurese é de 15 a 20 mL/dia, seguindo-se 1 a 2mL/kg/hora. A coloração avermelhada frequentemente observada deve-se à presença de uratos.

Coluna e membros

Com o recém-nascido em decúbito ventral deve-se examinar todo o trajeto da coluna, pesquisando-se tumorações, como meningomielocele, meningocele, lipomas, hipertricose lombossacra, hemangioma, fossetas sacras etc.

Em decúbito dorsal devem ser observadas a simetria dos membros e a postura assumida (paralisias, paresias, fraturas); nos dedos, a presença de sindactilia (fusão dos dedos), polidactilia (dedos extranumerários); prega única palmar é encontrada na trissomia 21; em 4% das crianças normais encontram-se malformações ungueais.

A postura dos pés na vida intrauterina muitas vezes leva a deformidades, podendo ocorrer o falso diagnóstico de pé torto. O pé torto verdadeiro, geralmente, é bilateral, simétrico e fixo.

De fundamental importância, sendo por isso obrigatória pela facilidade na correção quando diagnosticada precocemente, é a manobra de Ortolani para o diagnóstico da luxação congênita do quadril. Inicialmente, o quadril é apenas "luxável", pois os ligamentos articulares distendidos facilitam a subluxação, estando as estruturas ósseas preservadas. Atualmente é recomendável tratamento precoce em vigência de *click* por menor que seja; dessa forma, conseguem-se bons resultados, em virtude da boa abdução do quadril. Quando não é possível um bom posicionamento do quadril, ele evoluirá para franca luxação e deterioração acetabular.

Sistema nervoso

O exame neurológico do RN deve ser realizado com atenção, pois é importante para avaliação de sua vitalidade, maturidade e possíveis sequelas de sofrimento perinatal. Deve-se evitar sua realização nas primeiras 12 a 24 horas de vida, pois o trauma obstétrico pode mascarar algumas respostas normais, dando uma falsa impressão de seu comprometimento.

O RN deverá estar desperto e calmo. O exame deve ser realizado cerca de 1 a 2 horas após alimentação, evitando-se o choro excessivo ou sonolência pós-alimentação, já que o exame baseia-se principalmente na avaliação do tônus muscular. Devem-se avaliar atitude, movimentação espontânea, tônus muscular, reflexos profundos e primitivos, sendo os reflexos de preensão palmar e plantar, sucção, Moro, marcha reflexa e cutaneoplantar os mais comumente pesquisados.

BIBLIOGRAFIA

Anderson MS, Hay WWJ. Intrauterine growth restriction and the small-for-gestacional age infant. In: Avery GB, Fletcher Mac Donald MG (eds.). Neonatology. Patophysiology and management of the newborn. 5 ed. Philadelphia: Lippincott Williams and Wilkins, 1999:411-444.

Asher M. Triagem para luxação congênita do quadril, escoliose e outras anormalidades que afetam o sistema musculoesquelético. *Clínicas Pediátricas Am Norte*, 1986; 6(1):395-415.

Ballard JL, Khoury JC, Wedig K, Wang L, Ellers-Walsmon BL, Lipp R. New Ballard score, expanded to include extremely premature infants. J Pediatr 1991; 119:417-423.

Donovan EF, Tyson JE, Ehrenkranz RA et al. Innacuracy of Ballard Scores before 29 weeks gestation. National Institute of Child Health and Human Development Neonatal Research Network. J Pediatr 1999:137-139.

Falcão MC. Avaliação nutricional do recém-nascido. Pediatria (São Paulo). 2000; 22:235-239.

Lamy ZC, Filho FL. Alojamento conjunto – indicações e vantagens. Programa de Atualização em Neonatologia, 2008; 5(2):79-122.

Lubchenco LO, Hansmann C, Dressler M, Boyd E. Intrauterine growth as estimated from live born birth weight data at 24-42 weeks gestation. Pediatrics 1963; 32:793-800.

MacDonald MG, Mullet MD, Seshia MMK. Avery Neonatologia – Fisiopatologia e tratamento do recém-nascido. Rio de Janeiro: Guanabara Koogan, 2007.

Margooto PR. Avaliação da idade gestacional. In: Margotto PR. Assistência ao recém-nascido de risco. 2 ed. Brasília: Pórfiro, 2004.

Mcintire DD, Leveno KJ. Neonatal mortality and morbidity rates in late preterm births compared with births at term. Obstet Gynecol 2008; 111(1):35-41.

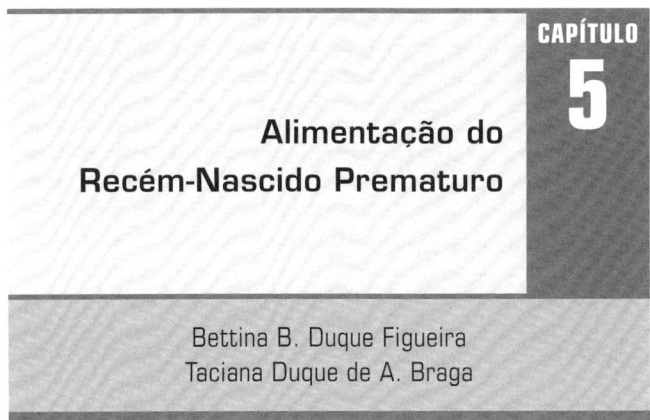

CAPÍTULO 5

Alimentação do Recém-Nascido Prematuro

Bettina B. Duque Figueira
Taciana Duque de A. Braga

INTRODUÇÃO

O período compreendido entre a 24ª e a 44ª semanas a partir da concepção caracteriza-se por crescimento marcante, com mudanças importantes na composição corporal e desenvolvimento dos diversos órgãos e sistemas. Tanto a velocidade de ganho de peso como o crescimento longitudinal atingem os seus valores máximos por volta da 32ª semana de gestação, valores que não serão atingidos em nenhum outro período da vida, nem mesmo durante o "estirão" da puberdade. Esse é, portanto, um período crítico do crescimento e desenvolvimento na espécie humana, no qual uma oferta nutricional inadequada resulta em alterações funcionais e estruturais dos diversos órgãos e sistemas cujas consequências se fazem sentir no período fetal e neonatal imediato e também na infância e na vida adulta.

No recém-nascido prematuro (RNPT), essa fase de grande velocidade de crescimento e desenvolvimento é dada no ambiente extrauterino, e, assim, a adequação do aporte nutricional deve constituir uma das grandes prioridades por parte da equipe responsável pelos cuidados a esses recém-nascidos, constituindo-se num grande desafio, devido às suas peculiaridades anatômicas e fisiológicas (Quadro XIV.5.1).

Abordaremos neste capítulo as necessidades de macro e micro nutrientes do RNPT, as orientações para alimentação enteral durante o período de hospitalização e as recomendações para a monitoração nutricional.

NECESSIDADES NUTRICIONAIS

Ainda há controvérsias a respeito da necessidade adequada de macro e micronutrientes para o recém-nascido (RN). Enquanto no RN a termo (RNT) a determinação da maioria desses valores baseia-se na composição do leite humano, para o prematuro estimam-se valores aproximados aos que são incorporados intraútero para uma mesma idade gestacional. As ofertas dos diversos nutrientes usualmente recomendadas para o RNPT visam obter uma taxa de crescimento e composição corpórea próxima daquela apresentada por um feto normal de mesma idade gestacional. No pequenos prematuro, no entanto, esse

Quadro XIV.5.1 Características fisiológicas do RNPT

Características morfofuncionais
O RNPT apresenta algumas peculiaridades fisiológicas que dificultam uma adequação na sua alimentação:
Reflexo de sucção-respiração-deglutição: só em torno de 34 semanas de idade gestacional, o RNPT consegue coordená-lo, tendo, portanto, maior risco de aspirar antes desse período, sendo necessário o uso de sonda gástrica.
Tônus do esfíncter esofagiano inferior diminuído: ocorre frequentemente regurgitação de alimentos com risco de aspiração.
Capacidade gástrica reduzida: o esvaziamento gástrico é retardado, provavelmente devido à imaturidade da função motora duodenal e à ausência de coordenação entre o antro e duodeno, que predispõem o resíduo gástrico.
Motilidade intestinal e reflexo esfincteriano do reto diminuídos: favorecem a distensão abdominal e a constipação.
Secreção ácida gástrica: encontra-se deficiente nas primeiras semanas.
Imaturidade enzimática: baixa atividade da lactase, limitada capacidade de digestão e absorção de gorduras, com baixa atividade da lipase pancreática e deficiência intraluminal dos sais biliares.
Baixa reserva de energia, minerais e de vitaminas.
Função renal limitada: não tolera sobrecargas hídricas, eletrolíticas e de proteínas.

crescimento só irá ocorrer a partir da 2ª semana de vida, após a resolução dos problemas clínicos agudos. Nos primeiros dias de vida, o objetivo nutricional a ser perseguido é a manutenção das funções vitais, evitando sobrecarga dos órgãos e sistemas e reduzindo o catabolismo.

Água

As necessidades hídricas do prematuro variam de acordo com a idade gestacional, peso de nascimento, idade pós-natal, condições ambientais e clínicas. Atenção especial deve ser dada ao RN de muito baixo peso (RNMBP), uma vez que fatores relacionados com a imaturidade, como aumento da permeabilidade da pele e menor capacidade de concentrar a urina, provocam perda de água corpórea nos primeiros dias de vida. O equilíbrio da oferta hídrica é fator importante na assistência ao prematuro, devendo a programação desse aporte ser constantemente reavaliada, pois nesses RN as situações de aumento das necessidades hídricas, como uso de fonte de calor radiante, fototerapia e incremento das perdas insensíveis com frequência, alternam-se ou são compartilhadas com situações de necessidade de restrição hídrica, como a ocorrência de persistência do canal arterial, prevenção de displasia broncopulmonar, insuficiência renal e prevenção da enterocolite necrosante. Informações sobre a distribuição da água corpórea e sobre as cotas de água e eletrólitos no RN são abordadas no Capítulo 12 desta seção, *Equilíbrio hidroeletrolítico*.

Quadro XIV.5.2 Estimativa das necessidades energéticas do RNMBP

	kcal/kg/dia
Energia para manutenção	**40-60**
Taxa metabólica de repouso	40-50
Atividade	0-5
Termorregulação	0-5
Energia para crescimento	**35-45**
Síntese	15
Energia estocada	20-30
Energia excretada	**15**

Adaptado do Comitê de Nutrição do RNPT, Sociedade Europeia de Gastroenterologia e Nutrição, 1987.

Calorias

Um aporte calórico adequado é necessário para a manutenção do metabolismo corporal e do crescimento. Estima-se uma cota de 120 a 130 kcal/kg/dia para os prematuros em dieta enteral.

O gasto energético aumenta em situações, como frio, infecções, cirurgias, desconforto respiratório secundário à displasia broncopulmonar (DBP) ou insuficiência cardíaca congestiva (ICC), considerando-se para as crianças enfermas ou submetidas a alguma forma de estresse a necessidade de aportes calóricos mais elevados (130 a 150 kcal/kg/dia).

Uma estimativa das necessidades energéticas do RN de muito baixo peso (RNMBP) é mostrada no Quadro XIV.5.2.

Proteínas

Componentes fundamentais e indispensáveis para formação de estruturas e tecidos devem corresponder a 7% a 15% do total de calorias. Não existe oferta proteica exata, devendo a necessidade ser individualizada de acordo com a idade gestacional, condições clínicas nutricionais e necessidade de crescimento pós-natal. É importante que o aporte energético seja adequado para que ocorra a utilização ideal das proteínas oferecidas. Estima-se um gasto energético de 4 a 5 kcal por grama de proteína. O leite das mães de prematuro fornece nas primeiras 2 semanas de vida maior conteúdo proteico em relação ao leite de mães de RNT (3,5 a 4g/kg/dia) para um volume aproximado de 180mL/kg/dia, reduzindo para 2 a 2,5g/kg/dia após 2 semanas de lactação. Para o RNPT estável, a oferta máxima de proteínas recomendada a partir da 2ª semana de vida é de 3,8g/kg/dia.

Lipídios

O metabolismo energético fetal não depende da aquisição de gordura até o início do 3º trimestre da gestação, quando se inicia o seu acúmulo gradual. Próximo ao termo, os lipídios correspondem a cerca de 15% do peso corporal. No período neonatal, entretanto, o lipídio é considerado a principal fonte de energia e deve suprir 40% a 50% das calorias necessárias. Os riscos e benefícios dessa diferença nutricional para o prematuro extremo ainda não estão totalmente esclarecidos.

Recomenda-se uma oferta de lipídios de 3,5 a 4g/kg/dia para o RNPT. Os triglicerídeos de cadeia média (TCM) são mais facilmente digeríveis e absorvíveis do que os ácidos graxos de cadeia longa, pois independem das concentrações de lipase ou de sais biliares para sua absorção; entretanto, os TCM não contêm ácidos graxos essenciais. São considerados essenciais os ácidos graxos poli-insaturados – linoleico e linolênico – que compõem os fosfolípides das membranas celulares, participam do transporte e oxidação de colesterol e são precursores dos ácidos araquidônico (AA) e docosaexaenoico (ADE) [ácidos graxos poli-insaturados de cadeia longa – AGPICL]. Tem sido reconhecida a importância dos AGPICL para o desenvolvimento da retina e do cérebro e como precursores de prostaglandinas, prostaciclinas, tromboxanos e leucotrienos. Questiona-se se os RNPTs seriam capazes de sintetizar AGPICL em quantidade suficiente para o desenvolvimento cerebral e da visão, e se haveria necessidade de suplementação nas fórmulas para prematuros.

Uma recente revisão do grupo Cochrane identificou 11 ensaios clínicos randomizados com o objetivo de avaliar o efeito da utilização de fórmulas suplementadas com AGPICL em prematuros sadios. Apesar da variabilidade entre os estudos, os resultados, quando agrupados, não mostraram nenhuma diferença evidente de benefício a longo prazo entre as crianças prematuras suplementadas e os controles. Os autores chamam a atenção para o fato de se tratar de população não muito prematura. A concentração de ácidos graxos do leite humano é fortemente influenciada pela dieta, fato que é menos observado em relação ao AA. Tem sido demonstrado que mães com dieta rica em peixe apresentam maior concentração de ADE no leite. Estudos em populações ocidentais relatam uma concentração média de 0,3% e de 0,6% em relação ao conteúdo total de gordura do leite humano para o ADE e o AA, respectivamente.

Carboidratos

O RNPT apresenta uma exigência elevada de energia como consequência de maior superfície corporal e da atividade metabólica de muitos órgãos no estágio inicial do desenvolvimento. Devido ao conteúdo relativamente limitado de glicogênio no RNPT, especialmente no prematuro extremo, níveis baixos de glicose são comumente observados até que um suprimento de glicose seja diretamente fornecido. A oferta de carboidratos deve prover 50% das calorias totais. Os carboidratos determinam a capacidade de utilização dos demais nutrientes necessários para funções vitais e para promover o crescimento. A lactose é o carboidrato exclusivo do leite humano e principal componente em várias fórmulas para prematuros e, apesar da diminuição da lactase (enzima responsável pela hidrólise da lactose) antes de 34 semanas, é rara a ocorrência de intolerância a esse açúcar no período neonatal. O rápido aumento da atividade da lactase no período pós-natal e a ação da flora colônica podem justificar esse fato.

Cálcio/fósforo

A necessidade de cálcio e fósforo para o RN tem como referência as taxas de incorporação no período fetal. Estima-se que dois terços dessa incorporação ocorram no 3º trimestre de gestação, o que faz com que se estimem maiores ofertas para os prematuros em relação aos nascidos a termo. Os estudos não demonstram diferenças no conteúdo de cálcio e fósforo no leite humano quando comparados às mães de prematuro com as de nascido a termo.

Há muito se tem demonstrado que o volume diário de leite humano que pode ser consumido pelo prematuro nos primeiros meses de vida não fornece as quantidades de cálcio e fósforo necessárias ao seu metabolismo ósseo, mesmo se considerando uma taxa de 100% de absorção enteral. Avaliações atuais consideram que exista um processo de adaptação extrauterina no metabolismo ósseo; por isso, questiona-se se o objetivo a ser alcançado é o das mesmas taxas de incorporação do período fetal. Considera-se que a taxa de absorção enteral desses minerais em relação à quantidade ingerida é de 50% a 80% para o cálcio e 90% para o fósforo. O excesso de cálcio não absorvido por via fetal pode interferir na absorção de gorduras e reduzir o trânsito intestinal.

A necessidade de complemento da oferta mineral é uma recomendação atualmente estabelecida para a programação nutricional do prematuro de muito baixo peso. Estudos recentes sugerem o benefício da estimulação motora passiva no RNMBP, podendo reduzir as necessidades de oferta enteral do cálcio.

Oligoelementos

A exemplo de outros nutrientes, as reservas de oligoelementos são menores no prematuro que, em condição de oferta insuficiente, pode desenvolver quadros carenciais sem sinais clínicos evidentes.

Selênio

O selênio é um oligoelemento que vem despertando interesse em pesquisas relacionadas com a alimentação do RN. Tem papel na imunocompetência e compõe as chamadas selenoproteínas, incluindo a glutationa-peroxidase, que tem ação protetora contra o estresse oxidativo. Darlow & Austin demonstraram que a suplementação desse oligoelemento em RNMBP foi associada à redução de episódios de sepse, mas não modificou a sobrevida e a frequência da doença pulmonar crônica e da retinopatia da prematuridade. Por ter sido realizado o estudo em uma população com baixos níveis de selênio, questiona-se se os seus resultados podem ser transferidos para outras populações. O selênio é encontrado no leite humano em concentração superior à do leite artificial.

Zinco

O zinco faz parte da composição de metaloenzimas e tem importante papel no crescimento e diferenciação celular, atuando também em diversas vias metabólicas. O prematuro apresenta baixa reserva total do zinco, uma vez que a maior parte acumula-se durante o 3º trimestre da gestação. O uso de nutrição parenteral (NPT) prolongada é fator que contribui para o aparecimento da deficiência do zinco principalmente no prematuro extremo. A capacidade de absorção do zinco da dieta no período neonatal é variável e sofre influência do tipo de leite. No leite de mãe de prematuro, pouco mais da metade do zinco ofertado é absorvida, bem superior ao que ocorre nas fórmulas para prematuros nos quais essa absorção é inferior a 15%. A oferta enteral recomendada de zinco nas primeiras 2 semanas de vida é de 500 a 800µg/kg/dia, aumentando para 1g/kg/dia após esse período de transição.

Ferro

O ferro tem como papel biológico principal o transporte de oxigênio e a participação no metabolismo energético celular (citocromos). Atua em reações celulares vitais, sendo importante para o crescimento e desenvolvimento humano normal, mas também pode ser extremamente tóxico pelo seu papel no estresse oxidativo. As consequências a médio e longo prazos da carência de ferro no período neonatal constituem uma área de interesse em pesquisas. Guiang e colaboradores há mais de uma década demonstraram em estudos com animais que no feto e no prematuro a carência do ferro tecidual e do ligado às enzimas antecede a anemia, sendo o ferro priorizado para as hemácias em detrimento de órgãos nobres, como cérebro, fígado e coração. Alguns autores sugerem a existência de associação entre deficiência precoce de ferro no prematuro e déficit cognitivo tardio. O conteúdo de ferro por peso corporal é menor no RNPT do que no de termo, uma vez que a maior parte da reserva de ferro presente ao nascimento acumula-se no 3º trimestre da gestação.

Entretanto, admite-se que ao nascimento o conteúdo de ferro do prematuro é adequado ao seu grau de desenvolvimento, exceto em situações que possam ter interferido no transporte de ferro intrauterino, como insuficiência placentária e ferropenia materna importante, ou que elevem a necessidade do ferro fetal como diabetes melito materno. Após o nascimento, o desequilíbrio no conteúdo de ferrro do organismo é reforçado pela maior velocidade de crescimento do prematuro e a ocorrência de espoliações, como coleta de exames durante o período de hospitalização.

Considerando o impacto causado devido ao estado de carência desse nutriente em uma fase crítica do desenvolvimento, recomenda-se a suplementação de ferro por via enteral para RNPT na dose de 2 a 4mg/kg/dia durante o 1º ano de vida, iniciando entre 2 semanas e 2 meses de idade pós-natal, sendo preferíveis o início mais precoce (2ª semana) e as doses mais elevadas (4mg/kg) para o prematuro extremos com taxa normal de crescimento.

Situações como flebotomias excessivas para exames e uso de eritropoetina elevam a necessidade diária de ferro (6mg/kg/dia). A absorção intestinal do ferro é estimada em 35% do valor ofertado por via enteral. Considerando os efeitos danosos do estresse oxidativo, a sobrecarga de ferro também deve ser evitada. Adotar uma rotina criteriosa para indicação de hemotransfusão em prematuro é uma prática fortemente recomendada.

Vitaminas

As vitaminas lipossolúveis (A, D, E e K) podem ter absorção comprometida no RN pelas características das concentraçõs de enzimas e sais biliares nas primeiras semanas de vida. O metabolismo e a função dessas vitaminas estão relacionados com a oferta adequada de outros nutrientes. A função da vitamina D é influenciada pela incorporação de cálcio e fósforo, assim como a vitamina E sofre influência do consumo enteral de AGPICL e do ferro. As vitaminas classificadas como hidrossolúveis (C, B_1, B_2, B_6, B_{12}, folato e acido pantotênico) são absorvidas na sua maioria no terço proximal do intestino delgado e, com exceção da vitamina B_{12}, não são armazenadas. Por apresentarem baixas reservas corporais com volume de oferta oral insuficiente para suprir as suas necessidades, recomenda-se a suplementação de vitaminas para o RNPT durante o 1º ano de vida.

No Quadro XIV.5.3 encontram-se as recomendações das cotas diárias de alguns micronutrientes para prematuros.

MANEJO ALIMENTAR
Tipo de alimento

O leite da própria mãe é o alimento ideal também para o prematuro, nos quais benefícios relacionados com a tolerância alimentar, o sistema imunológico e menor risco de enterocolite necrosante são alguns dos frequentemente apontados, juntamente com os fatores relacionados com o vínculo mãe-filho. Instituir um programa para acompanhamento das mães de prematuros visando ao estabelecimento do aleitamento materno para essas crianças está entre as melhores práticas nutricionais da assistência neonatal.

A importância da nutrição adequada em períodos críticos com repercussões a médio e longo prazos é

Quadro XIV.5.3. Recomendações de alguns micronutrientes para o prematuro

Nutriente	AAP-COM	ESPGAN-COM	Tsang et al.
Selênio (g/kg/dia)			1,3-4,5
Zinco (g/kg/dia)	> 600	660-1.320	1.000-3.000
Cobre (g/kg/dia)	108	108-144	120-150
Cromo (g/kg/dia)			0,1-2,25
Molibdênio (g/kg/dia)			0,3
Manganês (g/kg/dia)	> 6	1,8-9	7,5
Iodo (g/kg/dia)	6	12-54	10-60
Cálcio (mg/kg/dia)	210	84-168	120-230
Fósforo (mg/kg/dia)	110	60-104	60-140
Magnésio (mg/kg/dia)		7,2-14,4	7,9-15
Vitamina A (UI/kg/dia)	90-270	324-540	700-1.500
Vitamina D (UI/dia)	400	800-1.600	150-400
Vitamina E (UI/kg/dia)	> 1,3	0,72-12	6-12
Vitamina C (mg/kg/dia)	42	8,4-48	18-24
Folato (g/kg/dia)	39,6	> 72	25-50
Vitamina K (g/kg/dia)	4,8	4,8-18	8-10

Fonte: Comitê de Nutrição da Academia Americana de Pediatria (AAP-COM) e da Sociedade Europeia de Gastroenterologia e Nutrição Pediátrica (ESPGAN-COM); Tsang e colaboradores, 2005.

relatada por diversos autores e acredita-se existirem fatores no leite humano capazes de atuar nessa programação. Esse conhecimento reforça a importância de políticas de estímulo ao aleitamento materno, mesmo em países desenvolvidos. Para o RNMBP, entretanto, tem sido descrito que a quantidade ofertada de nutrientes pelo leite humano (LH) pode não ser suficiente, havendo risco de baixas taxas de crescimento e carência de alguns nutrientes. Na tentativa de manter uma oferta exclusiva de LH também para os pequenos prematuros, o uso de multicomponentes aditivos a esse leite é uma prática atualmente recomendada. Indica-se para o prematuro com peso de nascimento abaixo de 1.500g, quando atinge uma cota enteral de 100mL/kg/dia, visando oferecer nutrientes adicionais na forma de proteína, cálcio, fosfato, carboidratos, sódio, vitaminas e oligoelementos.

Os estudos em relação a utilização do aditivo têm demonstrado que promovem um incremento no ganho ponderal precoce, sem demonstrarem, ainda, o seu benefício a longo prazo. A suplementação da dieta do prematuro alimentado com leite humano pode ser realizada sem a utilização de multicomponentes, como a suplementação de ferro, vitaminas, cálcio, fósforo e sódio, de acordo com as necessidades do prematuro (Quadro XIV.5.1). A suplementação individualizada, de acordo com a análise do leite e a necessidade de cada criança, seria o ideal, mas é difícil de ser aplicada no dia a dia. Alguns estudos estão sendo realizados no sentido de identificar o melhor tipo de aditivo para o leite humano, considerando-se ser a evaporação do próprio leite humano uma alternativa promissora.

A utilização do leite materno "fresco", ordenhado sob técnica asséptica e administrado imediatamente ao recém-nascido traduz o cenário ideal para essas crianças e para isso se deve orientar as mães sobre a importância da massagem nas mamas e da ordenha periódica o mais precoce possível, mesmo quando o RN ainda não possa receber a dieta. Diante da necessidade de receber o leite de bancos de leite, a melhora nas práticas de armazenamento e na utilização desse leite podem diminuir as perdas nutricionais, favorecendo a sua utilização também pelo prematuro, como:

- Classificação do leite do banco de leite pela técnica do crematócrito, reservando para os RN com peso inferior a 1.500g aqueles com maior teor calórico.
- Realizar descongelamento e homogeneização do leite humano de banco com técnica adequada, evitando a perda da qualidade nutricional durante o processo. A homogeneização pela técnica do ultrassom tem sido proposta com a finalidade de melhorar a absorção de gordura do LH de banco de leite.
- Realizar uma "lavagem" do recipiente e da sonda gástrica com uma pequena quantidade de leite antes da administração por infusão contínua, visando reduzir a aderência do conteúdo lipídico do leite às paredes da sonda e a consequente redução do valor calórico da alíquota administrada ao RN.

Início da dieta

O início precoce da dieta enteral tem sido relacionado com vários benefícios, como redução do tempo de nutrição parenteral, melhor tolerância alimentar e redução do tempo de permanência hospitalar, consistindo em uma recomendação bem estabelecida na assistência ao RNPT (níveis de evidência 2 e 5). O início da dieta deve ser baseado em avaliação clínica e metabólica do RN. Recomenda-se começar no 1º dia de vida para o RN com peso de nascimento acima de 1.500 g ou 32 semanas; para os prematuros de muito baixo peso (< 1.500 g), deve-se iniciar a dieta precocemente a partir do 2º ou 3º dia, levando em consideração a estabilidade clínica.

Para o RNMBP, tem sido recomendada a *dieta trófica*, que consiste em volumes que variam de 10 a 20 mL/kg/dia, devendo ser mantida sem progressão por 7 a 14 dias. Essa prática foi proposta para prevenir a atrofia da mucosa intestinal, mostrando benefícios quando comparada à ausência de dieta durante o período de nutrição parenteral. Entretanto, o benefício em retardar por 1 a 2 semanas a progressão da dieta nesse grupo de crianças ainda não está totalmente esclarecido. Tyson e colaboradores, em revisão sistemática sobre o tema, encontraram apenas um ensaio clínico randomizado comparando a dieta trófica com a dieta progressiva, que mostrou maior tempo para atingir a dieta enteral plena e maior tempo de permanência hospitalar no grupo mantido sem progressão. Uma revisão mais recente não mostrou evidências suficientes para definir qual o melhor momento de iniciar a progressão da dieta nos RNMBPs.

Recomendamos iniciar a dieta trófica para os RNMBPs conforme já referido e individualizar o momento para iniciar o aumento diário do volume ofertado por via enteral com base em sinais de tolerância, como avaliação do resíduo gástrico, distensão abdominal e estabilidade cardiorrespiratória, não parecendo haver justificativa para retardar a progressão da dieta em RN estável.

Progressão da dieta

Existem dados limitados na literatura sobre a melhor forma de progredir a dieta do RNPT. Para o RNMBP, existem relatos de que a velocidade de progressão da dieta interfere no risco da ocorrência de enterocolite necrosante (ECN), embora uma metanálise recente não tenha demonstrado evidência de efeito protetor da progressão lenta do volume da dieta em relação a esse desfecho. Apesar de evidências limitadas, recomenda-se que a velocidade de progressão da dieta para os prematuros de muito baixo peso não ultrapasse 30 mL/kg/dia. No Quadro XIV.5.4, apresentamos as recomendações de progressão da dieta para o RN alimentado por gavagem, considerando-se que em cada caso deve ser feito um monitoramento adequado da tolerância alimentar.

Via de administração da dieta

A capacidade para se alimentar por via oral é um dos critérios de alta das unidades neonatais para o RNPT. O uso prolongado da dieta por sonda pode aumentar o tempo de permanência hospitalar com consequências indesejáveis. A alimentação por gavagem é indicada para os RN com menos de 32 a 34 semanas, no qual não se estabeleceu o reflexo de sucção/deglutição efetivo, ou naquele acima de 34 semanas, no qual as condições clínicas não permitam a sucção, como frequência respiratória acima de 60 ipm, transtornos neurológicos e malformações importantes da cavidade oral.

Quadro XIV.5.4. Recomendações para progressão da dieta em RN alimentados por sonda

Peso de nascimento (g)	Início (ml/kg/dia)	Progressão (mL/kg/dia)
< 750	10	10
750-1.000	10-20	Até 20
1.000-1.500	20-30	Até 30
1.500-2.500	30-40	40
> 2.500	50	50

Modificado de Deirdre & Anderson. Manual of neonatal care. 6ª ed.

Alguns autores defendem que a transição para a via oral pode ocorrer mais precocemente, antecipando, assim, o tempo para atingir um volume de dieta plena. Admite-se que possa haver uma aceleração do desenvolvimento do prematuro no ambiente extrauterino, justificando a capacidade em coordenar a respiração, sucção e deglutição antes de 32 a 34 semanas de idade gestacional corrigida (IGC).

A sucção não acompanhada de oferta de alimentos por via oral – sucção não nutritiva (SNN) – vem sendo estudada como forma de estimular a função de sucção no RN, favorecendo o início mais precoce da alimentação por via oral, podendo ser realizada por meio de dedo enluvado ou seio materno esvaziado. Apesar de não terem sido demonstrados benefícios, como ganho de peso, melhora da saturação de oxigênio, menor tempo para atingir a dieta enteral plena, como foi inicialmente sugerido por essa técnica, revisões recentes sugerem diferença em relação ao menor tempo para a transição sonda-oral e menor tempo de permanência hospitalar com o uso da SNN.

A presença da mãe nos cuidados com a criança é de grande importância nesse processo de transição da dieta. A técnica denominada *translactação*, na qual a mãe ordenha o leite que é oferecido com a técnica da relactação, tem sido recomendada para a transição sonda-peito. Estudo recente sugere que as chamadas "experiências orais", como a SNN durante o período de dieta por sonda, possam auxiliar na capacidade de alimentação oral do prematuro.

Após a transição, havendo impossibilidade do aleitamento materno para o RNPT, a forma de administração da dieta por via oral vem sendo discutida em algumas publicações. O uso do copo para alimentar RN que não está em aleitamento materno tem sido uma prática corrente. Uma revisão sistemática, realizada em 2007, identificou quatro estudos experimentais comparando o uso de copo com outras formas de suplementação da dieta enteral para o RN que não podia ser amamentado. Observou-se que a vantagem inicial de maior frequência de aleitamento materno no momento da alta para as crianças que usaram copo não permanecia após 3 a 6 meses da alta. Em um dos estudos, o uso de copo foi associado a maior tempo de permanência hospitalar.

Apresentamos no Quadro XIV.5.5 um resumo das recomendações sobre a via de administração e transição da dieta da sonda para via oral nos prematuros.

TÉCNICA DE ADMINISTRAÇÃO DA DIETA

Para o RN que não pode alimentar-se por via oral, a sonda gástrica tem sido recomendada. Resultado de recente metanálise não mostrou benefício com o uso da administração da dieta por meio da sonda transpilórica, concluindo, assim, que essa prática de alimentação não

Quadro XIV.5.5 Recomendações para início e transição da dieta em prematuro

- Indicar dieta por sonda para prematuro com menos de 32-34 semanas de idade gestacional ou acima de 34 semanas, se as condições clínicas não permitirem a sucção e a deglutição de forma segura (frequência respiratória acima de 60 ipm, algumas malformações faciais, problemas neurológicos).
- Utilizar a prática de "experiências orais" por meio de SNN, peito, estímulo e translactação, estimulando a participação da mãe nos cuidados com o prematuro (observar cotas calóricas mínimas de 90 calkg/dia).
- Avaliação individualizada dos reflexos de respiração: sucção, deglutição, considerando a possibilidade de amadurecimento antes da IG corrigida de 32-34 semanas, favorecendo a transição para via oral.
- A transição ideal é sonda-peito. Na impossibilidade de aleitamento materno, o uso de copo para alimentação do prematuro tem sido questionado, sendo, portanto, necessária melhor avaliação dessa prática.

SNN: sucção não nutritiva.

é recomendável para o RNPT. Alguns autores indicam a sonda transpilórica em situações especiais, como deficiência no esvaziamento do estômago, que impossibilite a dieta por sonda gástrica, e refluxo gastroesofágico importante, que não responda ao tratamento clínico.

Outro aspecto a ser considerado diante de um RNPT alimentando por gavagem é saber se a administração dos volumes deve ser feita de forma contínua ou intermitente. Apesar de a administração de forma intermitente (durante 20 a 30 minutos a cada 3 ou 4 horas) ser preferida por alguns autores, uma vez que está mais próxima do ciclo jejum-alimentação do RN normal e porque se acredita que ela estimule de maneira mais eficaz o funcionamento do sistema biliar, os resultados dos estudos comparando a administração contínua *versus* intermitente são conflitantes. Uma metanálise de sete estudos não encontrou diferença em relação ao tempo para atingir a dieta plena ou ao crescimento somático e à incidência de ECN, levando em consideração as duas formas de administração da dieta. Um dos estudos dessa metanálise sugeriu uma tendência de benefício com menor tempo de permanência hospitalar quando a forma contínua foi utilizada em prematuro de extremo baixo peso.

Recomendamos inicialmente a forma intermitente, com intervalo de 3 horas, com avaliação do resíduo gástrico, seguindo-se o ajuste de volume e da frequência de administração de acordo com a tolerância (podendo ser espaçada até 4, 6 ou 8 horas), ficando a forma contínua para os casos de intolerância persistente, podendo ser a escolha inicial nos prematuros extremos (menores do que 1.000 g).

Monitoração nutricional

Uma vez definida a estratégia nutricional a ser utilizada, ela deve ser continuamente avaliada no sentido de se certificar da sua adequação às necessidades do recém-nascido. Considerando os objetivos inicialmente propostos para uma nutrição adequada, o recém-nascido deverá ser monitorado com relação aos seguintes aspectos:
1. Tolerância alimentar.
2. Crescimento.
3. Composição corpórea.

Tolerância alimentar

É avaliada pela presença de resíduo gástrico, distensão abdominal, regurgitação ou vômitos. Além disso, a dieta ofertada não deve provocar desconforto respiratório nem alterações nas características das fezes ou do ritmo intestinal.

A presença de resíduo gástrico pode ser causada por trânsito gástrico lento em razão de imaturidade funcional e por situações como hipotermia, hipóxia, infecções, distúrbios metabólicos, enterocolite necrosante ou ainda em virtude de um esquema alimentar inadequado. Deve servir de alerta para situações patológicas no acompanhamento desses prematuros.

Avaliação do crescimento

A antropometria consiste no método mais utilizado para avaliação do crescimento de um indivíduo. Apesar de ser realizada rotineiramente nas unidades neonatais, muitas vezes deixa de ser sistematizada como método de avaliação nutricional. Entre as medidas antropométricas mais frequentemente utilizadas, temos o peso corporal, o comprimento e o perímetro cefálico. Outras medidas, como o perímetro braquial e a espessura da prega cutânea, fornecem informações adicionais sobre o estado nutricional do recém-nascido.

Peso

Reflete, de maneira geral, o conteúdo de músculos, pele, ossos e o desenvolvimento dos órgãos internos. Seus valores são muito influenciados pelo balanço hídrico, e grandes variações que ocorram agudamente refletem, em geral, alterações do conteúdo de água corpórea. A velocidade de ganho ponderal é mais útil como parâmetro de adequação nutricional do que uma medida isolada. Deve ser obtido diariamente, no mesmo horário (duas vezes ao dia, em algumas situações), com balança eletrônica, descontando-se fraldas e equipamentos. O aumento ponderal deverá ser em torno de 15 a 20g por dia.

Comprimento

Ao contrário do peso, o comprimento não é influenciado pelo estado hídrico, nem sofre variação negativa. No entanto, no RN, é uma medida cuja obtenção adequada exige dois indivíduos treinados e uma régua apropriada. A taxa esperada de crescimento fetal no último trimestre da gestação é de 0,75cm/semana, podendo atingir até 1,2cm/semana.

Perímetro cefálico

Fornece uma medida indireta do crescimento cerebral. É, portanto, parte importante da avaliação nutricional. Nos períodos fetal e neonatal, o cérebro é sabidamente poupado durante as fases iniciais de desnutrição. Dessa forma, em RNPTs, uma redução da oferta nutricional que resulte em diminuição da velocidade de ganho de peso e do crescimento longitudinal não afeta, a princípio, a velocidade de crescimento do perímetro cefálico, conferindo a esses recém-nascidos o aspecto característico de emagrecimento com segmento cefálico relativamente grande, necessitando, muitas vezes, diagnóstico diferencial com hidrocefalia. Da mesma forma, uma vez estabelecido regime de ingestão proteico-calórica adequado, o crescimento do perímetro cefálico precede o aumento do peso e do comprimento. A taxa esperada de crescimento da circunferência craniana fetal durante o último trimestre da gestação é de 0,75cm/semana, podendo chegar até a 0,9cm/semana.

Perímetro braquial

Fornece informações semelhantes ao peso, sendo pouco afetado pela presença de edemas. Sua medida seriada mostrou-se útil na avaliação do estado nutricional de RNPTs em fase de crescimento.

A aferição do comprimento, do perímetro cefálico e do perímetro braquial deve ser feita semanalmente.

A variação dos parâmetros antropométricos relaciona-se não apenas à ingestão de nutrientes, mas também à idade gestacional corrigida e ao peso de nascimento de cada recém-nascido. A forma classicamente utilizada para acompanhamento desses parâmetros é a utilização de curvas de crescimento pós-natal existentes para cada parâmetro individual. Existem três tipos diferentes de curvas:

1. *Curva de crescimento intrauterino:* representa o crescimento fetal e é considerada o padrão-ouro de crescimento do prematuro. A forma de obtenção pode ser indireta, por medidas ultrassonográficas do feto, ou direta, por meio de medidas de RNs prematuros considerados "normais" ao nascimento (Fig. XIV.5.1).
2. *Curva de crescimento pós-natal:* construída por medidas sucessivas de grupos de recém-nascidos de características semelhantes. No caso, prematuros. Esse tipo de gráfico leva em consideração a perda de peso das primeiras semanas e a recuperação posterior. Trata-se, na realidade, de padrão de "crescimento típico", não constituindo de fato padrão de normalidade. É influenciado pela estratégia nutricional utilizada (Figs. XIV.5.2 e 5.3).
3. *Curva de crescimento de recém-nascido a termo:* representa, na sua maioria, o crescimento de crianças normais até 24 ou 36 meses de vida e permite comparar o crescimento dos RNPTs a partir da idade esperada para o nascimento (40 semanas) com os seus correspondentes que nasceram a termo.

Espera-se que o RNMBP atinja, mas não ultrapasse os valores representados na curva intrauterina, e atinja ou ultrapasse os valores da curva extrauterina. Quando utilizada a curva de crescimento de RNT a expectativa é de que se atinjam os valores entre os percentis 10 e 90, respeitando um canal de crescimento compatível com a sua determinação genética e ambiental. No entanto, parte do RNMBP nunca chega a atingir valores antropométricos semelhantes ao RN de termo de mesma idade cronológica. A Fig. XIV.5.1 mostra um gráfico de crescimento intrauterino para o prematuro, e a Fig. XIV.5.2, um gráfico de crescimento pós-natal.

Espessura da prega cutânea

Indica a reserva de gordura corpórea e é sensível a mudanças no estado nutricional. A sua aferição está indicada em casos específicos nos quais se faz necessária aferição nutricional mais refinada e naqueles casos em que se pretende avaliar a composição corpórea.

Avaliação da composição corpórea

Considerando que a nutrição adequada deve promover o crescimento sem desvios na composição corporal normal, uma avaliação nutricional completa deve incluir o cálculo dos diversos compartimentos corporais. Uma vez obtidas as medidas do perímetro braquial e da espessura da prega cutânea tricipital, é possível calcular, utilizando-se fórmulas matemáticas disponíveis, as áreas musculares, de gordura e de água do braço. Outros métodos utilizados para avaliar a composição corpórea incluem a diluição de isótopos, os métodos bioelétricos e a absormetria.

Avaliação bioquímica

A determinação de parâmetros bioquímicos completa a história clínica, o exame físico e a antropometria. A avaliação laboratorial é selecionada por meio do reconhecimento dos fatores de risco identificados. Diante da suspeita de deficiências específicas de nutrientes é possível proceder a dosagens séricas (zinco, vitaminas, sódio, fósforo etc.). Com relação à avaliação da oferta proteica, as provas bioquímicas mais utilizadas são as dosagens séricas da albumina e da pré-albumina. Essa última apresenta variação mais imediata diante de uma alteração nutricional, em virtude da sua meia-vida sérica mais curta (2 dias). Vale lembrar, porém, que a pré-albumina pode agir como reagente de fase aguda durante a sepse neonatal e que a utilização de esteroides aumenta a sua produção pelo fígado, podendo os seus níveis séricos permanecer elevados por até 2 semanas após a suspensão do medicamento.

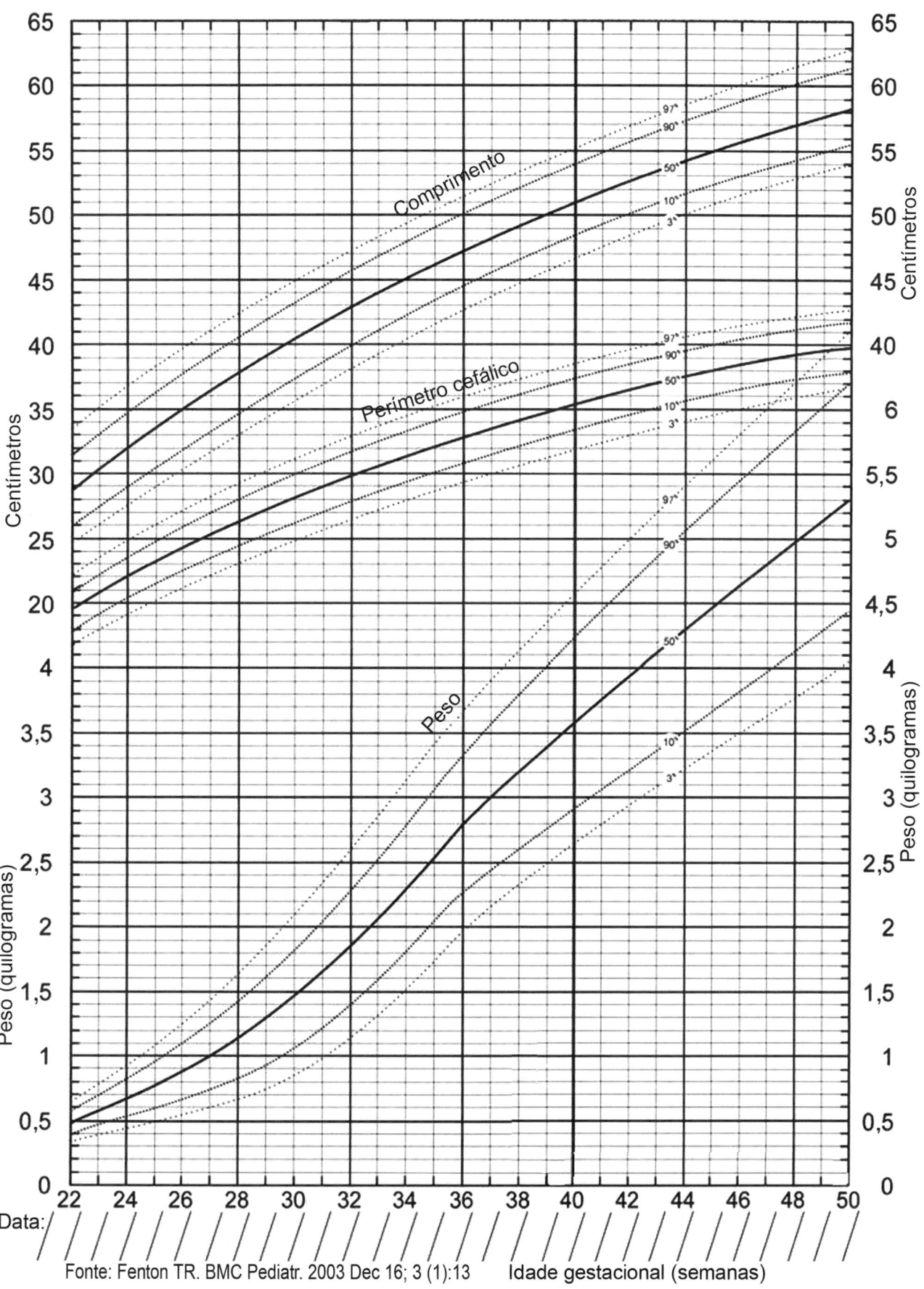

Fig. XIV.5.1. Gráfico de crescimento fetal para o RNPT. (*Fonte:* OMS.)

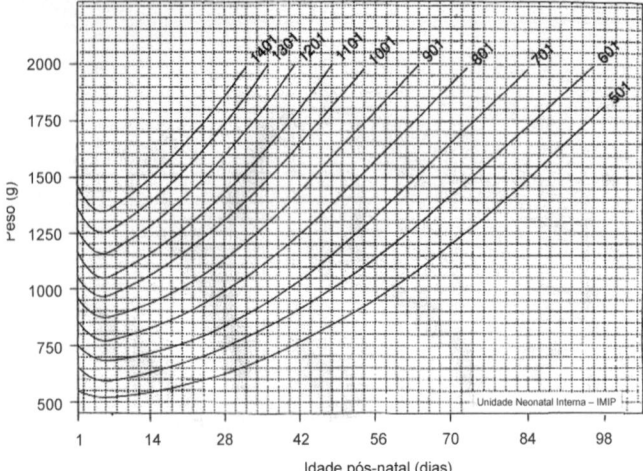

Fig. XIV.5.2. Curva de peso pós-natal para RNMBP. (*Fonte:* Ehrenkranz, 1999.)

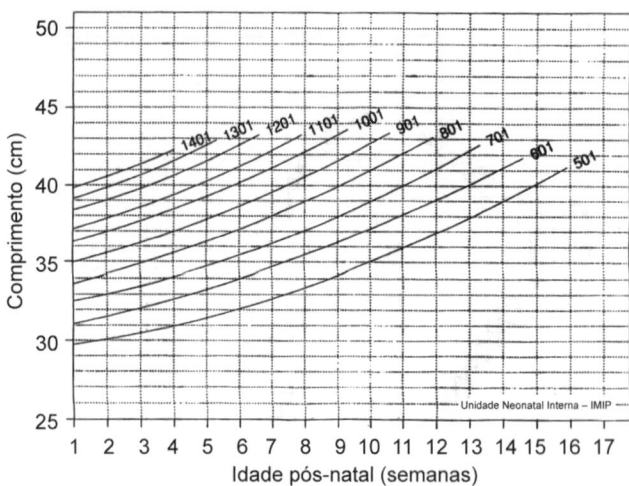

Fig. XIV.5.3. Curva comprimento pós-natal para RNMBP. (*Fonte:* Ehrenkranz, 1999.)

BIBLIOGRAFIA

American Academy of Pediatrics. Pediatric nutrition handbook. Illinois: AAP, 2004.

Azcue MP, Pencharz PB. Diagnóstico nutricional In: Carraza FR, Marcondes E (eds.). Nutrição clínica em pediatria. São Paulo: Sarvier, 1991:160-184.

Bombell S, Mcguire W. Delayd introductioon of progressive enteral feeds to prevent necrotising enterocolitis in very low birth weight infants. Cochrane Database of Systematic Reviews 2008, Issue 2.

Braga TODA. Estudo dos índices antropométricos como indicadores do estado nutricional em recém-nascidos (Dissertação de Mestrado). UFPE, 2000.

Catherine JK. Nutrientes requirements for preterm infant formulas. J Nutr 2002; 132:1.395-1.577.

Christensen RD, Henry E, Kiehn TI et al. Pattern of daily weights among low birth weight neonates in the neonatal intensive care unit: data from a multihospital health care system. J Perinatol 2006; 26:37-43.

Darlow BA, Austin NC. Selenium supplementation to prevent short-term morbidity in preterm neonates. Kuschel CA, Harding JE (eds.). Cochrane Database of Systematic Reviews 2003, Issue 4.

Ehrenkrans RA, Youns N, Lemons JA et al. A longitudinal growth of hospitalized very low birth weight infants. Pediatrics 1999; 104(2):280-289.

Fenton T. A new growth chart for preterm babies: Babson and Benda's chart updated with recent data and a new format. BMC Pediatr 2003; 3:13-16.

Figueira BBD. Avaliação nutricional do recém-nascido. In: Segre CAM. Perinatologia – fundamentos e prática. São Paulo: Sarvier, 2002:455-461.

Flint A, New K, Davis MW. Cup feeding versus other forms of supplemental enteral feeding for newborn infants unable to fully breastfeed. Cochrane Database of Systematic Reviews 2007, Issue 2.

Georgieff MK, Amarnath UM, Sasanow SR, Ophoven JJ. Mid arm circumference and mid arm circumference/head circumference ratio for assessing longitudinal growth in hospitalized preterm infants. J Am Coll Nutr 1989; 8:477-483.

Guiang SF, Merchant FR, Eaton MA, Fandel KB, Georgieff MK. Intracardiac iron distribution in newborn guinea pigs following isolated and combined fetal hypoxemia and fetal iron deficiency. Can j Physiol Pharmacol 1998 Sep; 76(9):930-6.

Kuschel CA, Harding JE. Multicomponent fortified human milk for promoting growth in preterm infants. Cochrane Database of Systematic Reviews 2003, Issue 3.

Kuzma-O'Reilly B, Duenas ML, Greecher C et al. Evaluation, development, and implementation of potentially better practices in neonatal intensive care nutrition. Pediatrics 2003; 111:461-470.

McGuire W, Bombell S. Slow advancement of enteral feed volumes to prevent necrotizing enterocolitis in very low birth weight infants. Kuschel CA, Harding JE (eds.). Fat supplementation of human milk for promoting growth in preterm infants. Cochrane Database of Systematic Reviews 2008, Issue 2.

McGuire W, McEwan P. Transpyloric versus gastric tube feeding for preterm infants. Kuschel CA, Harding JE (eds.). Fat supplementation of human milk for promoting growth in preterm infants. Cochrane Database of Systematic Reviews 2007, Issue 2.

Morley R, Lucas A. Randomized diet in the neonatal period and growth performance until 7,5-8 years of age in preterm children. American Journal of Clinical Nutrition 2000; 71:822-828.

Moyer-Mileur LJ. Anthropometric and laboratory assessment of very low birth weight infants: the most helpful measurements and why. Semin Perinatol 2007; 31:96-103.

Neu J. Gastroenterology and nutrition neonatology questions and controversies. Elsevier, 2008.

Ogden CL, Kuczmarski RJ, Flegal KM, Mei Z et al. Centers for Disease Control and Prevention 2000 growth charts for the United States: improvements to the 1977 National Center for Health Statistics version. Pediatrics 2002, 109:45-60.

Pereira GR, Leone CR, Alves NF, Trindade OF. Nutrição do recém-nascido pré-termo. Rio de Janeiro: MedBook, 2008.

Pinelli J, Syminton A. Non-nutritive sucking for promoting physiologic stability and nutrition in preterm infants. Kuschel CA, Harding JE. Cochrane Database of Systematic Reviews 2005.

Simmer K, Schulzke S, Patole S. Longchain polyunsatured fatty acid supplementation in preterm infants. Cochrane Database of Systematic Reviews 2008, Issue 1.

Tsang RC, Uauy R, Koletzko B et al. Nutritional needs of the premature infant: scientific basis and practical guidelines. 3ª ed. Baltimore: Lippincott, 2005.

Tyson JE, Kennedy KA. Trophic feedings for parenterally fed infants. Cochrane Database of Systematic Reviews 2005, Issue 3.

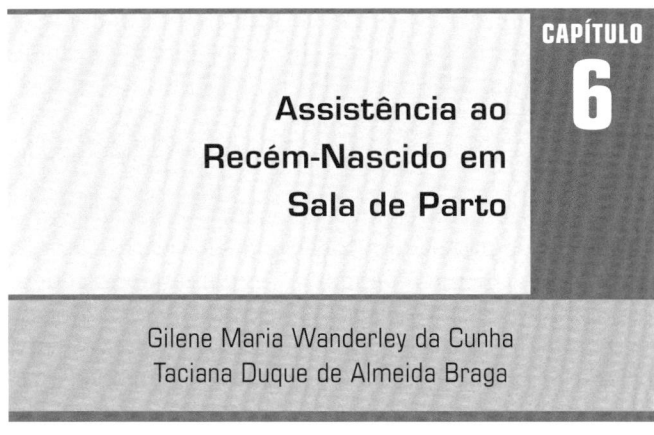

CAPÍTULO 6

Assistência ao Recém-Nascido em Sala de Parto

Gilene Maria Wanderley da Cunha
Taciana Duque de Almeida Braga

INTRODUÇÃO

O nascimento é um momento complexo de adaptações respiratórias, circulatórias e metabólicas, em que um feto, imerso em líquido e totalmente dependente da placenta para as trocas gasosas, nutrição e excreção, passa a necessitar do ar para respirar e a desenvolver suas funções de forma independente.

Estima-se que 5% a 10% dos recém-nascidos (RNs) necessitam de alguma intervenção ao nascimento, sendo que a asfixia perinatal é responsável por cerca de 23% de mortes anuais de recém-nascidos em todo o mundo, segundo dados da Organização Mundial de Saúde (OMS).

Fornecer um atendimento adequado a um RN em sala de parto pressupõe não apenas habilidade para uma adequada reanimação do RN de risco, mas, igualmente, o conhecimento dos processos fisiológicos perinatais.

FISIOLOGIA DA TRANSIÇÃO

Respiração

Na vida intrauterina, os pulmões produzem fluidos continuamente (transudato e surfactante), e o aporte de oxigênio é fornecido pela placenta. O feto apresenta movimentos respiratórios de forma intermitente, levando o fluido pulmonar para o líquido amniótico, e esses movimentos são importantes para o controle neuromuscular da respiração no RN. Com o nascimento, a compressão do tórax através do canal de parto e o recuo da parede torácica após o desprendimento são mecanismos envolvidos na saída dos fluidos pulmonares. Os primeiros esforços respiratórios promovem a entrada de ar nos alvéolos, com aumento da pressão alveolar de oxigênio. Estudos demonstram que o processo normal de transição pode levar até 10 minutos para que a saturação de oxigênio alcance valores iguais ou superiores a 90%.

Circulação

No período fetal, apenas 5% a 10% do débito cardíaco circulam através dos pulmões. A resistência arteriolar pulmonar é elevada e, ao contrário, há baixa resistência ao fluxo sanguíneo na circulação sistêmica. O sangue ejetado do ventrículo direito (VD) flui preferencialmente para a aorta através do ducto arterioso. O forame oval patente, devido a um gradiente de pressão, favorece o fluxo sanguíneo do átrio direito para o esquerdo.

Com o início da respiração, a expansão dos pulmões provoca vasodilatação e diminuição da resistência vascular pulmonar. O retorno venoso dos pulmões aumenta com a elevação da pressão atrial esquerda e o fechamento do forame oval. Com a eliminação do fluxo sanguíneo placentário, a resistência sistêmica eleva-se, tornando-se mais alta do que a pulmonar, invertendo-se a direção do fluxo sanguíneo no ducto arterioso. Esse estado de circulação transitória com fluxo sanguíneo pulmonar e fechamento funcional do forame oval dura cerca de 24 horas, quando ocorre o fechamento do ducto arterioso.

O fechamento do ducto arterioso caracteriza o início da circulação do tipo adulto, na qual os dois ventrículos passam a contrair-se em série e não há mais *shunts* importantes entre as circulações pulmonares e sistêmicas.

ASFIXIA INTRAPARTO

Vários distúrbios perinatais podem interferir nesse processo de transição, levando à asfixia. Situações como prematuridade, asfixia intrauterina, medicamentos administrados à mãe, malformações e dificuldades no parto, podem comprometer o início de uma ventilação espontânea adequada, levando à hipoxemia progressiva no RN.

A asfixia do feto ou do RN é um processo progressivo e potencialmente reversível, dependendo da intensidade e do tempo de evolução. Durante o parto ocorre hipoxemia transitória devido à contração uterina, que é bem tolerada pelo feto saudável. Asfixia grave, entretanto, pode ser letal em poucos minutos. É importante lembrar que episódios repetidos de asfixia, apesar de reverterem, podem produzir efeito cumulativo semelhante ao de uma asfixia progressiva.

No início do processo de asfixia (apneia primária), o retorno à respiração pode ocorrer espontaneamente ou após estímulos mínimos. A progressão do quadro, entretanto, provoca depressão do centro respiratório (apneia secundária) e diminuição da oxigenação no cérebro e coração. O miocárdio passa, desta forma, a utilizar suas reservas de glicogênio, e o consumo dessas reservas, a baixa de PO_2 e a acidose que se instala comprometem a função miocárdica, com diminuição do fluxo sanguíneo para os órgãos nobres e consequente isquemia cerebral.

ETAPAS DO ATENDIMENTO AO RN

A asfixia intraparto, se não for efetivamente revertida, evolui para óbito ou lesões neurológicas permanentes. Portanto, é imprescindível a presença de pelo menos um profissional qualificado para realizar a reanimação neonatal na sala de parto.

A forma de atuação na ressuscitação neonatal baseia-se no conhecimento da fisiologia da transição e de todas as fases do processo asfíxico.

Conhecimento da história clínica materna

Passo importante que antecede o nascimento, permite identificar situações de risco precocemente. Devem ser pesquisados: assistência pré-natal, antecedentes obstétricos, presença de infecção, trabalho de parto prematuro, doença hipertensiva, diabetes, isoimunização, retardo de crescimento intrauterino, tempo de ruptura das membranas, contato com doenças infectocontagiosas, uso de drogas, hemorragias do 3º trimestre, gestação múltipla, pós-maturidade, oligo-hidrâmnio ou polidrâmnio, entre outros.

Preparação do material

O material necessário para reanimação em sala de parto deve estar disponível (e previamente testado) em todos os nascimentos, independentemente de tratar-se de gestação de risco ou não (Quadro XIV.6.1).

Assistência ao RN

As condutas preconizadas para a reanimação do recém-nascido em sala de parto são baseadas no Consenso Internacional de Reanimação Neonatal, as quais são regularmente revisadas. A orientação atual fundamenta-se na publicação da Academia Americana de Pediatria (2006), adotada pelo Programa de Reanimação Neonatal da Sociedade Brasileira de Pediatria.

O pediatra deve acompanhar todo o processo do parto, avaliando as repercussões para o RN. Utilizar as *Precauções Universais* para exposição a sangue e líquidos corporais (gorro, óculos de proteção, luvas e aventais impermeáveis), além de todos os cuidados de assepsia e antissepsia.

O fluxograma da reanimação é apresentado na Fig. XIV.6.1.

O consenso em reanimação neonatal estabelece uma sequência de passos com base em avaliações breves que são sucessivamente repetidas e vão definindo as condutas seguintes. Os *passos iniciais* da assistência ao RN em sala de parto consistem em manter a temperatura, estabelecer uma via aérea pérvia e estimular o início da respiração.

Imediatamente após o nascimento, orienta-se uma avaliação rápida referente à presença de *líquido meconial, idade gestacional, respiração* e *tônus*.

Após o clampeamento do cordão pelo obstetra deve-se recepcionar a criança em campos estéreis (e previamente aquecidos). Se for um RN a termo (RNT), com líquido amniótico claro, respiração regular (ou choro forte) e bom tônus, deve-se prover calor, as manter vias aéreas pérvias, secar a superfície corporal e posicioná-lo sobre o peito da mãe para permanecer aquecido e completar a sua transição.

Se a criança for prematura ou apresentar respiração irregular ou hipotônica ao nascimento, devem ser adotados os seguintes passos:

- Colocar o RN sob fonte de calor radiante.
- Posicionar em decúbito dorsal com leve extensão da cabeça.
- Proceder à aspiração suave do excesso de muco ou sangue na boca e narinas (*ver item sobre orientação para líquido amniótico com mecônio*).
- Secar, estimular e reposicionar.
- Reavaliar após 30 segundos para decidir sobre a indicação de oxigênio (ver *Reavaliação do RN*).

Alguns aspectos devem ser considerados:

1. Não existe evidência que confirme o valor da aspiração rotineira da secreção clara.
2. Deve ser evitada sucção vigorosa da faringe posterior (pode produzir bradicardia importante).
3. A pressão de aspiração não deve ultrapassar 10cm de água.
4. Prevenir a perda de calor evitando, entretanto, a *hipertermia*, que tem sido demonstrada como causa de depressão respiratória.
5. RN com idade gestacional (IG) d" 28 semanas. Além de sala previamente aquecida e fonte de calor, após o nascimento, recomenda-se colocá-lo em saco de polietileno para manutenção da sua temperatura. A reanimação deve ser feita com o prematuro dentro desse saco, retirando-o apenas após admissão na UTI neonatal.

Quadro XIV.6.1. Material necessário em sala de parto

• Fonte de calor radiante
• Caixa de material de urgência:
Balão autoinflável com máscara para prematuro e RN de termo
Laringoscópio lâmina reta nºs 00 e 0,1
Conexão para aspiração traqueal
Cânula traqueal (nºs 2,5/3,0/3,5/4,0mm)
• Medicação (Quadro III) • Fonte de oxigênio/aspirador a vácuo ou bulbo de aspiração • Sonda de aspiração (nºs 6, 8 e 10) • Sonda gástrica nº 8 • Seringa (1, 3, 5, 10 e 20mL) • Estetoscópio pediátrico ou neonatal • Esparadrapo • Clampe umbilical/tesoura/álcool a 70% • Campos estéreis • Material para cateterismo umbilical • Vidros para coleta de exames • Saco plástico de polietileno (30×50cm) ou cobertura plástica porosa • Incubadora de transporte • *Blender* para mistura de oxigênio e ar comprimido • Oxímetro de pulso e sensor

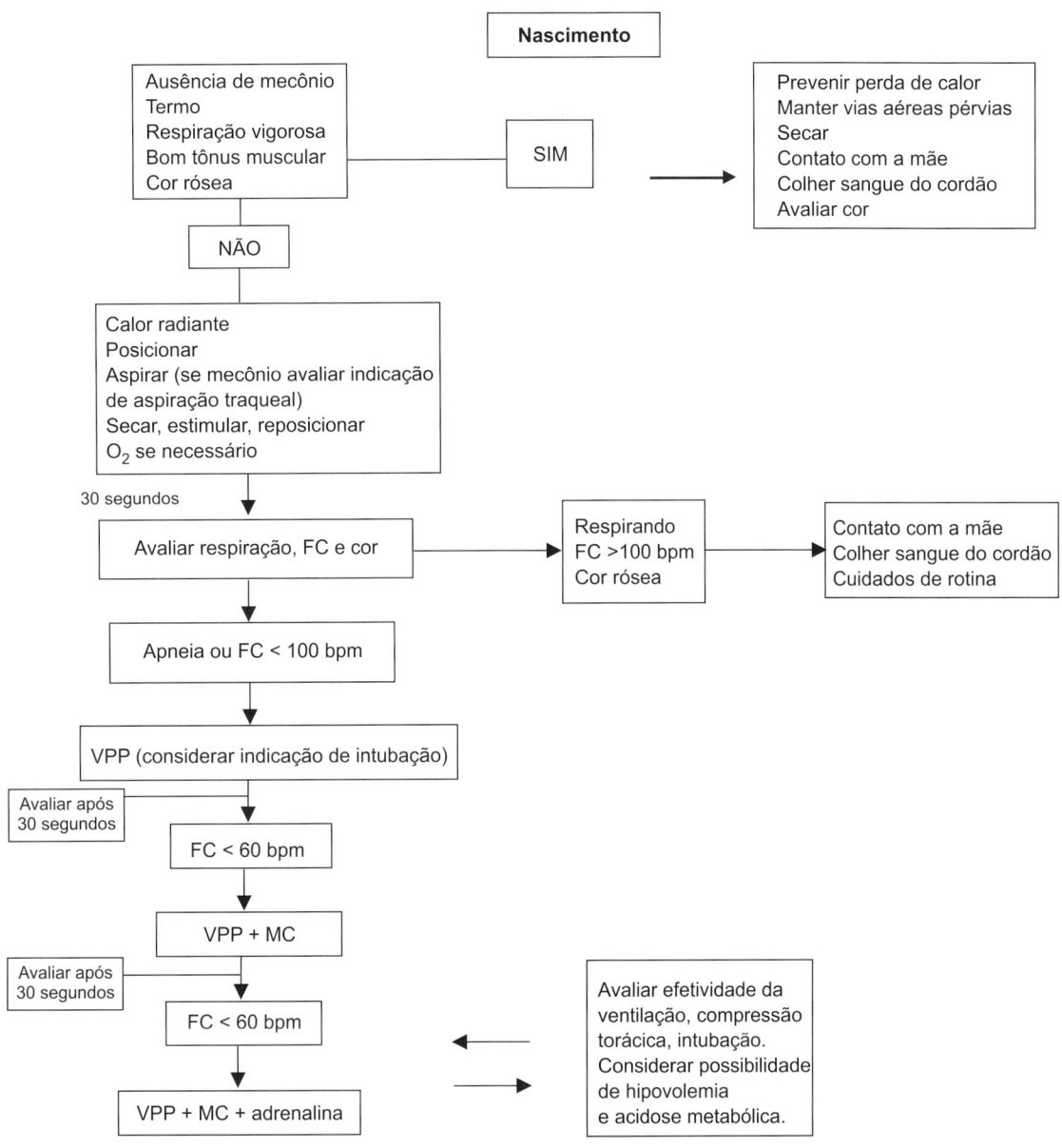

Fig. XIV.6.1. Fluxograma da reanimação neonatal. (Adaptado de AAPAHA. Textbook of neonatal resuscitation. 5ª ed.)

LÍQUIDO AMNIÓTICO MECONIZADO

Na presença de mecônio em líquido amniótico, a conduta de aspiração das vias aéreas do RN, logo após o desprendimento do polo cefálico, não interfere na morbidade ou prevenção da síndrome de aspiração de mecônio, *não sendo mais recomendada*. O RN deve ser entregue ao pediatra, que deverá proceder às manobras de aspiração (evitando o estímulo da secagem). A indicação de intubação para aspiração da traqueia vai depender das condições clínicas do RN. Estudos multicêntricos demonstraram não haver benefício na conduta de intubação traqueal, em relação à aspiração da faringe isoladamente, para os RNs vigorosos, independentemente do aspecto do líquido amniótico. Portanto, a aspiração da traqueia sob visualização direta é indicada para RN com líquido amniótico meconial fluido ou espesso, logo após o nascimento, e que apresentar respiração irregular e/ou tônus muscular flácido e/ou frequência cardíaca inferior a 100 bpm. Uma vez indicada, a aspiração da traqueia deve ser feita com a própria cânula traqueal, utilizando-se um "adaptador" para a conexão dela com o látex do aspirador.

REAVALIAÇÃO DO RN

Trinta segundos após os passos iniciais procede-se à avaliação do RN, utilizando-se os parâmetros de respiração, frequência cardíaca (FC) e coloração da pele.

Para os RNs vigorosos, com movimentos respiratórios regulares, frequência cardíaca acima de 100 bpm, corados ou com cianose apenas periférica, deve-se promover o seu contato precoce com a mãe e fazer a identificação e aferição do peso.

Quadro XIV.6.2. Escore de Apgar

Sinal	0	1	2
Frequência cardíaca	Ausente	< 100 bpm	> 100
Esforço respiratório	Ausente	Choro fraco	Choro forte
Tônus muscular	Flácido	Alguma flexão	Flexão dos quatro membros
Irritabilidade reflexa	Ausente	Careta	Espirro, tosse
Cor	Cianose Palidez	Cianose de extremidades	Rosado

Os RNs acima de 2kg, clinicamente estáveis, devem ser transportados, aquecidos com cobertas, juntamente com a mãe para o alojamento conjunto.

ESCORE DE APGAR (QUADRO XIV.6.2)

É útil para descrever o estado da criança ao nascimento e sua consequente adaptação extrauterina. Deve ser obtido entre 1 e 5 minutos após o nascimento ou por um período mais longo, até obter-se um valor maior do que 7. Caso a reanimação seja necessária, deve ser iniciada antes da avaliação desse escore. O escore de Apgar, portanto, não deve ser utilizado para direcionar ou indicar a reanimação neonatal.

Indicação de oxigênio inalatório

Após os passos iniciais, a presença de cianose central (lábios, língua e região central do tronco) em RN com respiração espontânea regular e FC acima de 100 bpm indica o uso de oxigênio inalado, administrado por cateter de tubo látex com uma extremidade conectada à fonte de O_2 (5 L/min) e a outra envolvida na mão do profissional que está reanimando, em formato de concha, colocada próximo à face do RN. Com a reversão da cianose e mantendo-se o mesmo padrão de FC e respiração, é feita a retirada gradual do fornecimento de O_2.

Tem sido demonstrado que o excesso de oxigênio tecidual deve ser evitado pelo risco de lesão oxidativa. Recomenda-se, portanto, maior tolerância na indicação do oxigênio inalatório.

Indicação de ventilação com pressão positiva (VPP)

Após os passos iniciais (realizados no máximo em 30 segundos), na presença de apneia (ou *gasping*) e/ou FC menor do que 100 bpm e/ou cianose central que não responde ao oxigênio inalado, deve-se fazer ventilação com pressão positiva (VPP). O balão autoinflável é o equipamento de escolha para ventilação com pressão positiva em sala de parto em nosso meio. Em prematuros com idade gestacional inferior a 32 semanas, ventiladores mecânicos manuais têm sido utilizados, mas o custo mais elevado em relação ao balão autoinflável limita sua utilização mais ampla. A VPP pode ser administrada por meio da máscara ou da cânula traqueal. A maioria dos RNs pode ser ventilada em sala de parto de forma adequada com o uso de máscara, ficando a intubação para situações especiais.

Devem ser observados:

- Uso de máscara adequada (acolchoada, tamanho adequado para prematuro e de termo).
- Ajuste entre a face e a máscara (deve cobrir mento, boca e narinas, não permitindo "escape de ar").
- Expansão torácica.
- Frequência: 40 a 60 movimentos por minuto.
- Pressão:
  - primeira respiração (30 a 40cmH_2O).
  - respirações subsequentes (15 a 20cmH_2O).
  - doença pulmonar (20 a 40cmH_2O).
- Recomenda-se após ventilação prolongada introduzir sonda orogástrica para evitar regurgitação do conteúdo gástrico e reduzir a distensão.

De maneira geral, a pressão deve ser suficiente para promover movimentos suaves de expansão da caixa torácica. A estimulação tátil, por meio de piparotes nos pés ou fricção no dorso, pode ser tentada inicialmente nos casos de apneia; entretanto, se após duas tentativas a criança não apresentar melhora, é indicada a VPP.

USO DE OXIGÊNIO NA REANIMAÇÃO EM SALA DE PARTO

A utilização de oxigênio a 100% tem sido questionada em alguns estudos animais e humanos, em virtude dos efeitos danosos dos radicais livres do oxigênio em diversos órgãos e tecidos de RNs asfixiados. Estudos comparando a utilização de oxigênio a 100% e a 21% na reanimação em sala de parto de RNT não mostraram diferença em relação ao Apgar do 5º minuto e na ocorrência de encefalopatia hipóxico-isquêmica, embora 27% das crianças que foram inicialmente reanimadas com ar ambiente, após 90 segundos sem apresentar melhora, utilizaram oxigênio a 100%.

A recomendação atual é de que, uma vez indicada a VPP, deve-se iniciar com oxigênio a 100%; todavia, a utilização prolongada e desnecessária de altas concentrações de oxigênio deve ser evitada após reversão do quadro de asfixia. Caso a reanimação seja feita em ar ambiente (21%), uma fonte de oxigênio deve estar disponível para ser iniciada se não houver melhora nos primeiros 90 segundos de VPP a 21%.

Nos prematuros com menos de 32 semanas; recomenda-se iniciar a VPP com oxigênio a 100%, devendo-se dispor de *blender* (misturador de gases) em sala de parto para ajustar a concentração de oxigênio ofertada e oxímetro de pulso, não devendo ser permitida saturação de oxigênio superior a 95%. Quando o oxímetro e o *blen-*

Quadro XIV.6.3. Diâmetro e posicionamento do tubo orotraqueal (TOT)

Peso (g)	Diâmetro (cm) TOT	Peso (g)	Distância (cm)* (lábio superior)
< 1.000	2,5	1.000	7
1.000-2.000	3	2.000	8
2.000-3.000	3,5	3.000	9
>3.000	3,5-4	4.000	10

*Menor do que 750 – manter a 6cm.

der não estiverem disponíveis na sala de parto, deve-se realizar a reanimação com VPP e oxigênio a 100%, transportando o prematuro o mais rápido possível para a unidade neonatal, onde deve ser feita essa avaliação.

Apesar de se tratar da recomendação vigente, mais estudos são necessários para definir qual a melhor concentração de oxigênio a ser utilizada na reanimação em sala de parto. É importante lembrar a escassez de dados até o momento para RN com doenças respiratórias, cardiopatias e prematuros.

Intubação traqueal (Quadro XIV.6.3)

A intubação traqueal deve ser considerada nos casos de VPP com balão e máscara ineficaz ou quando a VPP se prolonga por mais de 5 minutos. É indicada nos casos de RN com necessidade de VPP e suspeita de hérnia diafragmática para administração de medicação e no caso de o RN nascer deprimido com líquido amniótico meconial.

MASSAGEM CARDÍACA EXTERNA

Tem o objetivo de comprimir o coração contra a coluna vertebral, aumentando a pressão intratorácica e permitindo que o sangue seja bombeado para as artérias.

É indicada quando, após 30 segundos de VPP e oxigênio a 100%, a frequência cardíaca mantém-se menor do que 60 bpm, que caracteriza fase avançada do processo asfíxico, em que já houve comprometimento da função miocárdica. A massagem cardíaca deve sempre ser acompanhada de VPP.

Técnica

Compressão ao nível do terço inferior do esterno, logo abaixo de uma linha imaginária ligando os dois mamilos. O apêndice xifoide não deve ser comprimido.

Essa compressão pode ser feita com os dois dedos polegares e as mãos envolvendo o tórax (preferencialmente) ou com as pontas dos dedos médio e indicador de uma das mãos.

Frequência

Deve-se tentar obter uma frequência próxima à do RN normal. Concomitantemente com a ventilação, deve ser realizada na proporção de três compressões para uma ventilação.

MEDICAÇÕES

Apesar de boa ventilação e perfusão, VPP e massagem cardíaca, alguns RNs mantêm FC abaixo de 60 bpm. Essas crianças se beneficiam do uso de adrenalina para estimular o coração e, nos casos de perda aguda de sangue, devem ser beneficiadas com a reposição de volume. São, portanto, medidas de exceção, uma vez que a maioria dos RN que nascem deprimidos recupera-se sem necessitar do uso de medicamentos.

As vias de administração desses medicamentos são: veia umbilical, veias periféricas ou através de cânula endotraqueal. A via endotraqueal, apesar de mais acessível, apresenta absorção variável e pode acarretar baixa concentração persistente. É preferível o acesso venoso umbilical, especialmente naqueles RNs que não estão respondendo à medicação administrada por via traqueal.

Medicamentos utilizados
Adrenalina

Indicada quando, após 30 segundos de VPP com oxigênio a 100% e massagem cardíaca, a frequência cardíaca mantém-se abaixo de 60 bpm.

Não é indicada antes de se estabelecer uma ventilação adequada, pois o aumento do trabalho cardíaco, com o consequente aumento do consumo de oxigênio, pode acarretar dano cardíaco desnecessário.

Deve-se lembrar, também, que o uso de altas doses não é recomendado, principalmente em prematuros, pois o aumento da pressão e do fluxo sanguíneo cerebral que ocorre após melhora da FC, em razão da adrenalina residual, pode causar sangramento na matriz germinal.

Expansor de volume

Deve ser considerado quando houver resposta inadequada à reanimação e à adrenalina na vigência de sangramento agudo com sinais de hipovolemia. Aumenta o volume vascular e diminui a acidose metabólica com melhora da perfusão.

As demais medicações têm indicação ainda mais restrita, como:

Bicarbonato de sódio

Trata-se de uma das últimas medicações a ser pensada em sala de parto. Seu uso restringe-se aos casos de parada cardiorrespiratória prolongada, sem resposta às outras medicações, desde que a ventilação esteja sendo realizada de forma correta.

Cloridrato de naloxona

É um antagonista dos opioides. Atualmente, o cloridrato de naloxona não tem sido recomendado como

Quadro XIV.6.4. Medicações na reanimação

Medicação	Concentração	Volume a ser preparado	Dose/via	Velocidade/precauções
Adrenalina	1:10.000	1 mL	0,01-0,03mg/kg 0,1-0,3mL/kg EV/ET*	Infundir rápido
Expansor de volume	Solução fisiológica a 0,9% Sangue O negativo	40 mL	10mL/kg EV	Infundir em 5-10 minutos, podendo ser repetido
Bicarbonato de sódio	0,5mEq/mL (4,2%)	Bicarbonato de sódio a 8,4% diluído 1:1 20 mL (4,2%)	2mEq/kg EV	Infundir lentamente (superior a 5 minutos) Só administrar se o RN estiver sendo ventilado de maneira efetiva
Naloxona	0,4mg/mL	1mL	0,1mg/kg (0,25mL/kg) EV/ET IM/SC	Infundir rápido EV/ET preferenciais

medicação na fase aguda da reanimação neonatal. Em casos de RNs com depressão respiratória, o prioritário é ventilar adequadamente.

CONSIDERAÇÕES FINAIS

As questões éticas relacionadas com o início da reanimação em sala de parto são extremamente controversas. Aspectos culturais, religiosos, o contexto regional, a chance de sobrevivência e o risco de morbidade grave são citados por diversos autores e estão envolvidos nessa discussão que foge ao escopo desse capítulo. Em relação ao momento de interrupção das manobras de ressuscitação, a recomendação predominante em vários centros é optar pela descontinuação da reanimação em sala de parto em caso de RN com persistência de assistolia após 10 minutos de reanimação adequada. Para todos os casos, o prévio esclarecimento e a opinião dos pais são de grande importância.

BIBLIOGRAFIA

American Academy of Pediatrics and American Heart Association. Textbook of neonatal resuscitation. 5ª ed.

Fiori HH. Reanimação Neonatal. Clínica de Perinatologia. 2002; 2(1).

Gunn AJ, Bennet L. Is temperature important in delivery room resuscitation? Semin Neonatol 2001; 6(3):241-249.

Halliday HL. Endotraqueal intubation at birth for prevention of mortality and morbidity in vigorous, meconium-stained infants born at term (Cochrane review). In: The Cochrane Library, Issue 1, 2000. Oxford: Update software.

Kattwinkel J, Niemeyer S, Nadkarn V, Tibballs J et al. Ilcor advisory atatement: resuscitation of the newly born infant. An advisory statement from the pediatric working group of the international committee on resuscitation. Circulation 1999; (14):1.927-1.938.

Nelson N. Physiology of transition. In: Avery GB. Neonatology pathophysiology and management of the newborn. 5 ed.

Niermeyer S, Katwinkel J, Reempts Suan Niermeyer et al. International Guidelines for neonatal resuscitation: An except from the Guidelines 2000 for cardiopulmonary resuscitation and emergency cardiovascular care: International Consensus on Science. Pediatrics 2000; 106:e29.

Vento M, Moro M, Escrig R, Arruza L, Villar G. Preterm resuscitation with low oxygen causes less oxidative stress, inflammation, and chronic lung disease. Pediatrics 2009; 124(3):e439-e444.

Wiswell TE, Gannon CM, Jacob J et al. Delivery room management of the apparently vigorous meconium-stained neonate: results of the multicenter international collaborattive trial. Pediatrics 2000; 105:1-7.

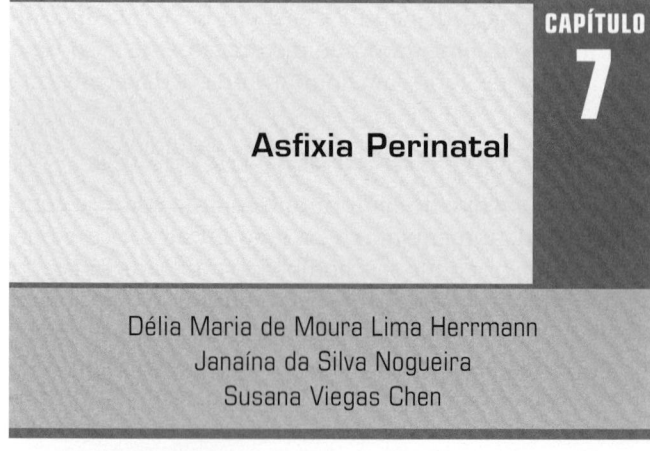

CAPÍTULO 7

Asfixia Perinatal

Délia Maria de Moura Lima Herrmann
Janaína da Silva Nogueira
Susana Viegas Chen

INTRODUÇÃO

A asfixia perinatal é uma das principais causas de morbimortalidade e doença neurológica no período neonatal. Caracteriza-se por interrupção na troca gasosa placentária e pulmonar (aporte diminuído de O_2 e remoção insuficiente de CO_2), causando hipoxemia progressiva, acidose respiratória e metabólica, e determinando redução ou cessação do fluxo sanguíneo (isquemia) aos diversos tecidos.

Afeta aproximadamente 2 a 4 em cada 1.000 nascidos vivos, com incidência maior em recém-nascido (RN) pré-termo (RNPT). Dos RNs afetados, 20% a 50% podem apresentar encefalopatia hipóxico-isquêmica; dos sobreviventes, cerca de 25% evoluem com sequelas neurológicas permanentes, com ou sem retardo mental, distúrbios do aprendizado, crises convulsivas e paralisia cerebral. A taxa de mortalidade dos RNs asfixiados que desenvolveram encefalopatia varia de 15% a 25%.

ETIOPATOGENIA

Cerca de 90% dos casos de asfixia são causados por problemas pré-natais e natais e, em apenas 10% dos casos, por problemas pós-natais. Os principais fatores de risco para a asfixia perinatal são:

Fatores pré-natais

Doença hipertensiva da gestação, diabetes, doença cardíaca grave, hemoglobinopatias graves, descolamento prematuro de placenta, implantações anormais da placenta, retardo de crescimento intrauterino, uso de drogas (narcóticos, barbitúricos e tranquilizantes).

Fatores natais

Apresentações anômalas, prolapso e compressão do cordão, parto prolongado e uso de fórceps.

Fatores pós-natais

Doença pulmonar grave (síndrome de desconforto respiratório do RN [SDR]), pneumonia, pneumotórax), cardiopatias congênitas, imaturidade do sistema nervoso central (SNC), convulsões, choque e sepse.

FISIOPATOLOGIA

Os mecanismos fisiopatológicos envolvidos na lesão hipóxico-isquêmica e na reperfusão cerebral são múltiplos e complexos e não estão totalmente esclarecidos, porém sabe-se que ocorrem em virtude de mecanismos inter-relacionados: a) bioquímicos e celulares, constituem alterações morfológicas no citoplasma; b) celular-humoral, está relacionado com a resposta inflamatória. Esses mecanismos desencadeados pela lesão hipóxico-isquêmica e pela reperfusão levam à morte da célula nervosa por necrose ou por apoptose.

A gravidade e a localização das lesões neurológicas provocadas pela asfixia dependem de vários fatores, como a natureza e duração da asfixia, a idade gestacional e pós-natal e a presença ou ausência de doenças associadas. As regiões mais acometidas são o córtex cerebral, o hipocampo, o gânglio basal, o tálamo e a substância branca subcortical e periventricular.

As alterações patológicas do recém-nascido a termo (RNT) são localizadas preferencialmente nas estruturas da substância cinzenta do cérebro e provocam morte neuronal seletiva (necrose ou apoptose) ou infarto, enquanto no prematuro a substância branca é mais vulnerável ao insulto, especialmente nas regiões periventriculares.

Em nível celular e bioquímico, a hipóxia e a isquemia cerebral induzem o aumento da glicólise, a produção de ácido láctico, a diminuição da síntese de compostos de fosfato de alta energia, o acúmulo de potássio extracelular e de cálcio intracelular, o aparecimento de radicais livres nocivos e as alterações do metabolismo dos neurotransmissores e de aminoácidos excitatórios, que é a via final da lesão hipóxico-isquêmica. O dano cerebral que se segue ao episódio da asfixia perinatal deve incluir a primeira fase da agressão neuronal determinada pela isquemia tissular.

Durante esse período há ocorrência de uma série de fatos biológicos e metabólicos característicos, como a ativação dos genes de resposta precoce, a restrição da disponibilidade de oxigênio e substrato de alta energia (ATP) e o aumento da taxa de cálcio intracelular, provocando necrose tissular e, por fim, aumento das aminas excitatórias, especialmente do glutamato, que atua mediante um duplo mecanismo: um direto, citotóxico, e outro, neuroquímico, através da abertura dos canais intracelulares de cálcio e sódio.

A hipoxemia-isquemia-reperfusão aciona uma reação inflamatória caracterizada pelo aparecimento de leucócitos (polimorfonucleares e monócitos) e ativação da microglia. Essas reações inflamatórias são mediadas por citocinas, as quais têm ações moduladoras da apoptose neuronal, como a TNF-alfa, IL-1β, IL-6 e IL-18. Mais recentemente tem sido estudado o papel da ativação de caspases, as quais têm importante ação na iniciação e execução da apoptose, processo reconhecido como a principal causa de morte neuronal.

MANIFESTAÇÕES CLÍNICAS

O quadro clínico do RN com asfixia perinatal depende não só do momento em que a lesão ocorreu, mas também da gravidade e duração do agravo e da maturidade do recém-nascido, tendo como consequência lesões cerebrais e complicações em vários sistemas:

1. *Respiratório:* a) hipertensão pulmonar persistente. Ocorre necrose dos músculos papilares da válvula tricúspide, causando regurgitação valvar tricúspide e aumento da pressão do átrio direito e redistribuição do fluxo sanguíneo no organismo e acidose metabólica, aumentando a resistência vascular pulmonar; b) síndrome de aspiração meconial.
2. *Cardiovascular:* ocorre alteração na contratilidade miocárdica com redução do débito cardíaco, hipotensão e comprometimento do fluxo cerebral e perfusão de outros órgãos. Disfunção miocárdica ocorre em 28% a 40% dos recém-nascidos que sofreram asfixia. Outros achados são: dilatação cardíaca aguda com regurgitação funcional da válvula tricúspide, isquemia miocárdica e necrose isquêmica dos músculos papilares.
3. *Renal:* alteração renal pode ser encontrada em 23% a 70% dos casos. Insuficiência renal aguda foi observada em 19% dos RNs asfixiados com idade gestacional acima de 33 semanas. Além disso, podem

ser encontradas necrose tubular aguda, necrose corticomedular e secreção inapropriada do hormônio antidiurético
4. *Gastrointestinal:* elevação das enzimas hepáticas ocorre em 80% dos RNs asfixiados. Mais raramente se encontra lesão hepática irreversível. Enterocolite necrosante, por isquemia das alças intestinais, ocorre, principalmente, em RNPTs.
5. *Hematológico:* distúrbios da coagulação por plaquetopenia ou coagulação intravascular disseminada são relativamente frequentes após um insulto isquêmico.
6. *Distúrbios metabólicos e hidroeletrolíticos:* hiperglicemia e hipoglicemia, hipocalcemia, acidose metabólica, hiponatremia e hipercalemia.
7. *SNC:* a encefalopatia hipóxico-isquêmica é a situação mais grave da asfixia perinatal, pois pode lesar o cérebro em três zonas diferentes: a) na matriz germinativa subependimária, que se correlaciona com a presença de hemorragia periventricular, observada no RNPT; b) na substância branca periventricular, que se correlaciona com a presença da leucomalácia periventricular, observada, com muita frequência, no recém-nascido prematuro e, às vezes, no RNT; c) pelo acometimento da substância cortical e subcortical, própria do RNT, e que caracteriza o quadro anatomoclínico da encefalopatia hipóxico-isquêmica.

Existe grande probabilidade da presença de asfixia ao nascimento, quando se observam quatro ou mais das seguintes características: a) evidência de estresse fetal; b) depressão do escore de Apgar (< 5 no 5º minuto); c) retardo da estabilização da respiração (> 5 minutos); d) acidose metabólica precoce (pH < 7,05); e) encefalopatia hipóxico-isquêmica; f) envolvimento de múltiplos órgãos.

Entre as diversas classificações na avaliação clinico-neurológica dos recém-nascidos portadores de encefalopatia hipóxico-isquêmica, destacam-se:

1. Classificação de Sarnat e Sarnat (1976), que correlacionam gravidade com evolução do quadro clínico, o que se resume no Quadro XIV.7.1.
2. Classificação de Amiel-Tison e Ellison (1986), que distingue três formas de lesão hipóxico-isquêmica que ocorrem entre a 12ª e a 72ª horas de vida em:
    a. *Forma leve* – Maior expressividade dos sintomas durante as primeiras horas após o parto. Caracteriza-se pela presença de estado de alerta, hipotonia de distribuição predominantemente proximal superior e/ou hiperexcitabilidade (maior resposta dos reflexos musculares profundos, clônus e tremor). Há aumento da atividade simpática com taquicardia, tendência à midríase e diminuição das secreções bronquiais e salivares, possivelmente devido ao excesso de liberação de adrenalina. Normalmente, esse quadro clínico resolve-se de forma espontânea no transcurso dos primeiros dias e não precisa de tratamento específico.
    b. *Forma moderada* – Ocorre até 12 horas após o parto com maior comprometimento cerebral; o recém-nascido (RN) pode apresentar um grau variável de letargia, hipoatividade e diminuição dos reflexos arcaicos. Nessa fase são frequentes as manifestações críticas secundárias ao processo anóxico. Há hiperatividade parassimpática com bradicardia, miose, aumento das secreções bronquiais e salivares e da motilidade gastrointestinal. A maioria desses pacientes permanece letárgica durante 2 a 3 dias, quando inicia uma recuperação ou tende a deteriorar, levando a um quadro de estupor e coma.
    c. *Forma grave* – O recém-nascido entra em estado de coma ou estupor profundo que pode ser acompanhado de sinais de disfunção do tronco cerebral. O tônus muscular diminui, e a motilidade é pobre. São frequentes os movimentos de sucção e mastigação intermitentes, e aparecem crises convulsivas tônicas. Entre 24 e 72 horas observa-se deterioração do nível de consciência, com estupor mais frequente ou coma. Posteriormente, os sobreviventes melhoram de forma paulatina com persistência de importantes deficiências neurológicas. Alguns vão a óbito durante o 1º ano de vida.
3. Classificação de Volpe (1987), que correlaciona as alterações clínicas com o tempo de evolução, como se apresenta no Quadro XIV.7.2.

Quadro XIV.7.1. Estágios da encefalopatia hipóxico-isquêmica segundo Sarnat e Sarnat (1976)

Parâmetros	Estágios		
	I	II	III
Nível de consciência	Hiperalerta	Letargia	Coma
Tônus	Normal	Diminuído	Flácido
Sucção	Normal	Diminuída	Ausente
Moro	Normal	Incompleto	Ausente
Convulsão	Ausente	Intermitente	Repetitiva
Respiração	Presente	Presente	Apneia ou sinal de Cheyne-Stokes
Reflexo	Exaltado	Diminuído	Ausente
Sequela neurológica	Ausente	20% a 40%	100%

MARCADORES DA ASFIXIA PERINATAL

Os marcadores da asfixia perinatal são utilizados para correlacionar o dano neurológico determinado pelo processo asfíxico. São divididos em marcadores pré-natais, natais e pós-natais.

Quadro XIV.7.2. Classificação de Volpe (1987)

< 12 horas de vida	12-24 horas de vida	24-72 horas de vida	> 72 horas de vida
Estupor ou coma	Melhora do nível de consciência	Piora do nível de consciência	Melhora do nível de consciência
Respiração irregular	Convulsão mais intensa	Parada cardiorrespiratória	Distúrbio de sucção, deglutição
Resposta pupilar à luz	Apneia	Distúrbio ocular e pupilar	Fasciculação da língua
Resposta oculomotor positiva	Tremor	Óbito	Hipotonia ou hipertonia
Hipotonia generalizada	Hipotonia		Hemiparesia
Convulsão tônica (pré-termo); clônica multifocal (termo)			

Marcadores pré-natais

1. *Cardiotocografia*: as anormalidades da cardiotocografia têm baixa sensibilidade na avaliação da asfixia, pois apresentam elevado percentual de falso-positivo. No entanto, quando a cardiotocografia é normal, apresenta alta especificidade, indicando que o feto não sofreu asfixia.
2. *Líquido amniótico meconizado*: a presença de mecônio no líquido amniótico é um marcador de estresse fetal. Alguns autores mostram que, nesses casos, há aumento concomitante de catecolaminas no sangue fetal.
3. *Alterações do equilíbrio acidobásico fetal*: a gravidade da acidose metabólica pode refletir a duração ou intensidade do evento asfíxico. A acidemia fetal patológica, definida pela presença de pH < 7, é um marcador sensível para a morbidade e a mortalidade neonatal.

Marcadores neonatais intraparto

1. *Teste de Apgar*: o boletim de Apgar constitui um método simples, rápido e preciso no diagnóstico de asfixia, podendo indicar a gravidade, mas não a duração. Um escore baixo de Apgar poderá estar presente em outras situações, como infecções, anomalias congênitas, traumas obstétricos, prematuridade e depressão anestésica. A aplicação do escore de Apgar no RNPT extremo tem sido questionada, uma vez que a irritabilidade reflexa, o tônus muscular e o esforço respiratório são menos pronunciados nessas crianças, dificultando, assim, uma resposta precisa. O boletim de Apgar, realizado no 1º minuto, é importante para medidas de reanimação, enquanto o do 5º minuto está relacionado com a morbimortalidade do RN.
Segundo Nelson & Ellenberg (1981), quando um RN apresenta um valor da Apgar de 0-3 no 1º minuto, ocorre mortalidade de 5% a 10%. Essa taxa aumenta para 53%, quando esse valor permanece baixo aos 20 minutos. Caso esse RN mantenha um Apgar de 0-3 no 5º minuto, a incidência de paralisia cerebral é de 1%, aumentando para 57% quando persiste baixa nos 20 minutos subsequentes.
2. *Determinação do pH da artéria umbilical* – Segundo Andres et al. (1999), a acidemia fetal patológica ocorre quando o pH da artéria umbilical é menor do que 7, sendo uma variável importante de morbidade neonatal, quando associada ao componente metabólico.

Marcadores neonatais pós-parto

Marcadores bioquímicos

a. *Creatinofosfoquinase cerebral (CK-BB)* – É uma enzima produzida pelos astrócitos e neurônios, que se eleva no sangue por ocasião do insulto hipóxico-isquêmico. Uma elevação nas primeiras horas de vida tem sido correlacionada com pior prognóstico neurológico.
b. *Interleucinas* – As interleucinas 1-β e o fator de necrose tumoral (TNF-α) estão aumentados durante o processo hipóxico-isquêmico. A elevação da interleucina-12 (IL-12) está relacionada com pior prognóstico neurológico.
c. *Alteração de outras enzimas* – A elevação dos níveis de AST, da desidrogenase láctica e da amônia é observada na presença do dano cerebral.

Monitoração da pressão intracraniana

Em alguns serviços, utilizam-se sensores transfontanelas na medição da pressão intracraniana, cujo aumento, na presença de edema cerebral, indica mau prognóstico.

Medida da velocidade do fluxo sanguíneo cerebral

Os RNs com asfixia grave apresentam velocidade de fluxo elevada com resistência diminuída. Isso decorre do aumento da pressão intracraniana. A persistência dessas alterações é um sinal de pior prognóstico neurológico.

Diagnóstico por imagem

Os estudos por imagem são importantes no acompanhamento das alterações neuropatológicas ocorridas na asfixia neonatal grave. Entre os mais utilizados estão:

a. *Ultrassonografia* – É o exame mais acessível no acompanhamento dos recém-nascidos, principalmente no pré-termo. As alterações observadas na ultrassonografia são vistas como áreas de aumento da ecogenicidade, principalmente na região periventricular e, dependendo da

sua intensidade, refletem edema, infarto isquêmico ou hemorrágico. No acompanhamento ultrassonográfico, essas áreas ecogênicas originais podem desaparecer completamente, persistir ou, ainda, ser substituídas por uma ou mais áreas hipodensas semelhantes a cistos.
b. *Tomografia computadorizada* – Esse exame, quando realizado entre o 2º e o 4º dias de vida, após o insulto hipóxico-isquêmico, pode mostrar áreas focais ou difusas de hipodensidade das estruturas da substância branca e cinzenta do córtex cerebral, refletindo, assim, áreas de infarto isquêmico ou edema. No entanto, a presença de áreas de hiperdensidade sugere infartos hemorrágicos.
c. *Ressonância magnética* – Pode também ser utilizada na caracterização da presença e extensão do dano cerebral; seu custo, porém, é mais elevado.

Eletroencefalografia

Com traçado poligráfico, é importante para relacionar o grau de asfixia e sua evolução. Os neonatos com traçados inativos e paroxísticos mostram uma evolução desfavorável.

TRATAMENTO

Os princípios gerais do tratamento são: manutenção da oxigenação, do equilíbrio acidobásico, da temperatura corpórea; correção dos distúrbios hidroeletrolíticos; manutenção do volume sanguíneo e da homeostase; e tratamento das infecções, além de medidas para evitar ou diminuir o edema cerebral e o tratamento das convulsões.

Condutas gerais

1. *Assistência ventilatória*: deve-se fazer uma monitoração adequada dos gases sanguíneos para manter o pH > 7,25; a PaO_2 entre 50 e 70 mmHg e uma $PaCO_2$ entre 35 e 45 mmHg, prevenindo-se, dessa forma, a hipo ou hiperóxia e a hipo ou hipercapnia.
2. *Monitoração não invasiva da pressão arterial*: deve-se manter a pressão arterial média em torno de 50mmHg, para o RNT, e entre 35 e 45 mmHg para o RMPT, evitando, desse modo, a hipotensão sistêmica, que pode causar isquemia ou a hipertensão e levar a complicações hemorrágicas.
3. *Controle hidroeletrolítico e metabólico*: a administração de líquidos deve ser cuidadosa para evitar a hiper-hidratação, com consequente piora do edema cerebral, ou hipo-hidratação, com aumento da viscosidade. Deve-se manter o RN em restrição hídrica, na presença da síndrome inapropriada do hormônio antidiurético e necrose tubular aguda.
4. *Monitoração e tratamento dos distúrbios metabólicos/eletrolíticos*: deve-se manter a glicemia em torno de 50 a 80mg/dL. Tanto a hipo como a hiperglicemia são fatores agravantes para o dano cerebral.
5. *Temperatura corpórea*: Atualmente, tem sido discutida a hipotermia corpórea ou seletiva com o intuito de diminuir a perda energética, a liberação de glutamato e a proteção dos neurônios apoptóticos.
6. *Corticoides e manitol*: não há evidências científicas de efeito benéfico na asfixia neonatal.
7. *Utilização de drogas vasoativas: Comprometimento miocárdico* – Dopamina, 5 a 10 mcg/kg/min e/ou dobutamina, 5 a 10 mcg/kg/min.
8. *Tratamento das crises convulsivas:*
   a. *Fenobarbital*: é a droga mais utilizada na presença de crises convulsivas. Seu uso tem como finalidade diminuir o ritmo metabólico cerebral, reduzir a produção de catecolaminas, melhorar o fluxo sanguíneo cerebral, prevenir e reduzir o edema cerebral e remover os radicais livres. Seu uso profilático não é recomendado.
      • *Dose de ataque*: utiliza-se o fenobarbital sódico, com administração intravenosa, numa dose de 20 mg/kg. Caso a convulsão não seja controlada, podem ser acrescentadas duas doses de 10mg/kg, a cada 15 minutos, até atingir uma dose total de 40 mg/kg.
      • *Dose de manutenção*: 3 a 5 mg/kg/dia, sendo essa dose fracionada a cada 12 horas.
      • *Nível sérico ideal*: 15 a 40 mcg/mL.
   b. *Fenitoína*: é utilizada como segunda droga de escolha numa dose de ataque de 10 a 20 mg/kg, intravenosa, em infusão lenta de 1 mg/kg/min. Para manutenção utiliza-se uma dose de 5 a 7 mg/kg/dia num intervalo de 12 horas.
      • *Nível sérico*: 15 a 20 mcg/mL.
   c. *Benzodiazepínicos*:
      • *Diazepam* (0,1 a 0,3 mg/kg) e *lorazepam* (0,05 a 0,1 mg/kg): Têm seu uso limitado no período neonatal.
      • *Midazolam*: tem sido utilizado nas crises convulsivas de difícil controle. Dose de ataque de 0,15 a 0,2 mg/kg, IV, lenta, e depois uma infusão contínua, numa dose de 0,1 a 0,4 mg/kg/h.
   d. *Outras drogas:*
      • *Lidocaína:* Usada em alguns centros. Dose de ataque de 2 mg/kg, seguida de manutenção de 6 mg/kg/h. Não pode ser usada se a fenitoína tiver sido iniciada por causa da cardiotoxicidade.
      • *Thionembutal* – Seu uso é indicado quando as crises convulsivas não são debeladas com as drogas já citadas. Usa-se numa dose de ataque de 1 mg/kg, seguida de infusão contínua de 0,01 mg/kg/min. É necessário, porém, manter o RN em ventilação assistida.

Outras modalidades terapêuticas

1. *Hipotermia cerebral*: atualmente, há evidências de que a hipotermia leve a moderada reduz a lesão cerebral causada por hipoxemia e isquemia cerebral. A redução da temperatura em 2 a 4° C diminui a taxa de morte celular

Quadro XIV.7.3. Escala de probabilidade de sequelas graves ou morte em recém-nascidos com asfixia

Grau	Estado mental	Necessidade de ventilação	Problemas alimentares	Tônus	Convulsão	Sequelas graves ou morte
Leve (Sarnat 1)	Hiper-alerta	Não	Leve	Tremores	Não	< 1%
Moderado (Sarnat 2)	Letargia	Não	Moderado	Hipertonia	Sim	25%
Moderado a grave	Letargia	Sim	Moderado	Hipertonia	Sim	50%
Grave (Sarnat 3)	Coma	Sim	Grave	Flacidez	Sim (precoce)	75%

e retarda a cascata de trocas metabólicas. Como resultado, o metabolismo cerebral é reduzido, os estoques de adenosina trifosfato são conservados, o metabolismo anaeróbico é neutralizado e os radicais livres não são liberados. Shankaran et al. (2008), em uma pesquisa multicêntrica com hipotermia em recém-nascidos com encefalopatia hipóxica-isquêmica, concluíram que a hipotermia iniciada dentro das primeiras 6 horas de vida, mantendo uma temperatura corpórea entre 33,5°C por 72 horas, foi um método seguro, apesar de as taxas de mortalidade e sequelas permanecerem altas. No grupo de pesquisa neonatal do *NICHD*, utilizando uma temperatura de 33,5° C por 72 horas, foi observada uma redução de mortes e sequelas na encefalopatia moderada para 32% e na grave para 72%. Shankaran et al. (2008) sugerem que novas pesquisas devem focalizar no grau e na duração da hipotermia como estratégias de neuroproteção para a encefalopatia neonatal.

2. *Estratégias antioxidantes:*
   a. *Alopurinol e oxipurinol*: inibição da xantinoxidase, levando a uma diminuição da produção do peróxido de hidrogênio, edema cerebral e necrose neuronal.
   b. *Alfatocoferol (vitamina E)*: eliminação de radicais livres.
   c. *Vitamina C*: atua como neuromodulador. A dose ideal ainda é desconhecida. Uma dose de 100mg/kg/dia na 1ª semana mostrou-se segura.
   d. *Deferoxamina*: promove a eliminação do ferro livre, cuja toxidade é atribuída a sua capacidade de transferir elétrons e catalisar a formação de radicais hidroxila e outros compostos ferro-oxigênio.
   e. *Inibidor do óxido nítrico*: o óxido nítrico é um gás, cujo principal efeito é produzir vasodilatação. A inibição da sua síntese induz aumento do fluxo sanguíneo cerebral e elevação da pressão sistêmica.
3. *Bloqueadores dos canais de cálcio*: o cálcio é o mediador central de vários eventos bioquímicos que causam a morte neuronal. É possível que a sua redução diminua a agressão celular, porém seus efeitos adversos cardiovasculares parecem não ter benefícios. Até o momento não há indicação para o seu uso.
4. *Sulfato de magnésio*: sua ação neuroprotetora deve-se ao bloqueio dos receptores N-metil-D-aspartato dos neurônios, impedindo a entrada de cálcio, responsável por grande parte das alterações celulares. Seu uso ainda não é indicado.

PROGNÓSTICO

A evolução do RN asfixiado é influenciada por vários fatores, incluindo duração e gravidade do dano cerebral, idade gestacional, presença de convulsões e associação com outras complicações. Seu prognóstico é variável e difícil de ser avaliado, especialmente no período imediato ao insulto.

Levene et al. (1986), utilizando a classificação de Sarnat & Sarnat e outros parâmetros, estabeleceram uma escala de probabilidades de sequelas graves ou morte secundária ao insulto hipóxico-isquêmico, como mostrado no Quadro XIV.7.3.

BIBLIOGRAFIA

Allan WC. The clinical spectrum and prediction of outcome in hypoxic-ischemic encephalopathy. Neoreviews 2002; 3(6):e108.

Amiel-Tison C, Ellison P. Birth asphyxia in the full-term newborn: early assessment and outcome. Dev Med Child Neurol 1986; 28:671-682.

Andres RL, Saade G, Giltrap LC et al. Association between umbilical blood gas parameters and neonatal morbidity and death in neonates with pathologic fetal academia. Am J Obstet Gynecol 1999; 181(4).

Blennow M, Lagercrantz H. Management of the asphyxiated infant. In: Hansen TN, McIntosh N. Current topics in neonatology, 2 ed. Philadelphia, PA: Saunders, 1997:39-64.

Boylan GB, Rennie JM, Pressler RM et al. Phenobarbitone, neonatal seizures, and video-EEG. Arch Dis Child Fetal Neonatal 2002; 86:f165-f170.

Campos MR, Luaces RP. Encefalopatía hipóxico-isquémica del recién nacido a término. Recientes avances, marcadores de hipoxia y opciones terapéuticas. Rev Neurol 2000; 31(7):617-623.

Deliviria-Papadopoulos M, Asshraf QM, Ara J, Mishra OP. Nuclear mechanisms of hypoxic cerebral injury in the newborn: the role of caspases. Semin Perinatol 2008; 32:334-343.

Figueira BBD, Marba STM. Encefalopatia hipóxico-isquêmica. In: Rugolo LMS. Manual de neonatologia – Sociedade de Pediatria de São Paulo – Departamento de Neonatologia, 2ª ed. São Paulo: Revinter 2000: 288-292.

Gunn A J, Bennet L. Cerebral hypothermia in the management of hypoxic-ischemic encephalopathy. Neoreviews 2002; 3(6):e116.

Laura D. Selway, Hypoxic Ischemic encephalopathy and Hypothermic Intervention for Neonates. Advances in Neonatal Care; 10(2):60-66.

Legido M, Katsetos CD, Mishra OP et al. Perinatal hypoxic ischemic encephalopathy: current and future treatments. Int Pediatric, 2000; 15(3):143-151.

Levene EDJ. Anticonvulsants for preveting mortality and morbidity in full term newborns with perinatal asphyxia. Cochrane Review, 2001.

Levene MI. Birth asphyxia. In: David TJ. Recent advances in paediatrics 13. Churchill Livingstone, 1995:13-27.

Levene ML, De Vries L. Hypoxic-ischemic encephalopathy. In: Martin RJ, Fanaroff AA, Walsh MC. Neonatal-perinatal medicine, diseases of the fetus and infant. St, Louis, MO 2006: 938-956.

Nelson K, Ellenberg J. Apgar scores as predictors of chronic neurologic disability. Pediatrics 1981; 68:36-44.

Palmer C. Encefalopatia hipóxico-isquêmica. Abordagens terapêuticas contra a lesão microvascular e o papel dos neutrófilos do FAP e dos radicais. In: Hageman JR, Caplan MS (eds.). Mediadores inflamatórios na saúde e na doença perinatal. Rio de Janeiro: Interlivro, 1995; 2:477-513.

Procianoy RS, Silveira RC. Encefalopatia hipóxico-isquêmica: mecanismos fisiopatológicos e intervenções. Pro RN, 2002; 2(1):9-41.

Sarnat HB, Sarnat MS. Neonatal encephalopathy following fetal distress. Arch Neurology 1976; 33:696-705.

Seetha Shakaran, Athina Pappas, Abbot R. Laptook, Scott A, MacDonald et al. Outcomes of Safety and Effectiveness ina a Multicenter Randomized, Controlled Trial of Whole-body Hipothermia for Neonatal Hipoxic-Ischemic Encephalopathy. Pediatrics 2008 October; 122(4):e791-e798.

Vannucci RC. Hypoxic-ischemic encephalopathy. American Journal of Perinatology 2000; 17(3):113-120.

Volpe JJ. Hypoxic-ischemic enchephatopathy. In: Neurology of the newborn. 3 ed. Philadelphia: WB. Saunders, 1995:211-369.

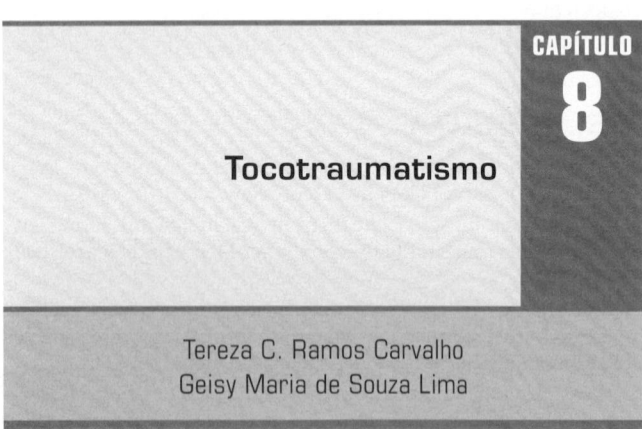

CAPÍTULO 8

Tocotraumatismo

Tereza C. Ramos Carvalho
Geisy Maria de Souza Lima

INTRODUÇÃO E CONCEITUAÇÃO

Tocotraumatismos são traumas ocorridos no feto por ocasião do nascimento de maneira natural ou iatrogênica, evitáveis ou não. Apresentam elevados índices de morbimortalidade e de sequelas definitivas.

ETIOLOGIA

São condições predisponentes: prematuridade, macrossomia, hipóxia, vícios pélvicos, hipercinesias e analgesia. Há também causas determinantes: período expulsivo prolongado ou muito rápido, fórceps, manobra de Kristeller, vacuoextração, versão interna, parto pélvico, oligohidrâmnios, encravamento do ombro, baixa estatura materna, primiparidade, anomalias pélvicas maternas.

A incidência do trauma de parto vem caindo nos últimos anos, graças à melhoria na assistência à gestante e ao trabalho de parto. É variável de autor para autor, de serviço para serviço, segundo a experiência e a capacidade de referir ou não os insucessos.

A identificação do traumatismo de parto necessita de exames físicos e neurológicos cuidadosos do bebê, avaliando a simetria da estrutura e as funções, variação de movimentação de cada articulação e a integridade do crânio e couro cabeludo, assim como exame dos nervos cranianos.

CLASSIFICAÇÃO

Os tocotraumatismos podem ser classificados de várias maneiras. Adotamos no Instituto Materno-Infantil de Pernmbuco (IMIP) a classificação relacionada à gravidade do trauma em três categorias: tipo I ou leve, tipo II ou moderado e tipo III ou grave.

Trauma tipo I ou leve

- Lesões de pele.
- Ferimentos cortocontusos de partes moles.
- Adiponecrose.
- *Caput sucedaneum*.
- Fratura de clavícula.
- Hemorragia subconjuntival.

Trauma tipo II ou moderado

- Paresia braquial.
- Céfalo-hematoma.
- Lesão do ouvido.
- Lesão da laringe.
- Hematoma galeal.
- Estrabismo.
- Trauma do esternocleidomastoideo.
- Paralisia unilateral de corda vocal.

Trauma tipo III ou grave

- Hemorragia intracraniana (HIC).
- Roturas viscerais.
- Fratura de ossos da face.
- Fratura de crânio.
- Fratura de ossos longos.
- Paralisia diafragmática.
- Paralisia facial.
- Paralisia braquial.
- Paralisia bilateral de cordas vocais.
- Trauma da coluna vertebral e medula espinhal.

TRAUMAS LEVES

Lesões de pele

Erosões, eritemas, ulcerações, equimoses e petéquias são encontrados comumente nos casos de distocia por desproporção cefalopélvica (período expulsivo prolongado). As petéquias são localizadas e desaparecem no final de alguns dias. Em relação às equimoses, quando são muito extensas, podem levar à anemia e hiperbilirrubinemia, sobretudo em recém-nascido prematuro (RNPT).

Marca de Baudelocque é a marca da pega do fórceps, que comumente desaparece em horas; no entanto, muitas vezes pode provocar lesões mais profundas. Devem ser mantidas as lesões limpas para evitar infecções secundárias.

Ferimentos cortocontusos de partes moles

As lacerações acidentais podem ocorrer durante a cesárea ou nas incisões perineais. Os locais mais frequentemente atingidos são o couro cabeludo e as nádegas. Havendo laceração, a aproximação dos bordos deve ser feita com tela adesiva ou sutura com mononáilon fino, dependendo da profundidade da lesão.

Necrose de tecido subcutâneo ou adiponecrose

Lesão endurecida e circunscrita à pele e ao tecido celular subcutâneo, podendo ter coloração avermelhada ou purpúrea. Geralmente ocorre em fetos grandes e em locais com maior deposição de gordura, como face, braços, coxas, nádegas e dorso. Aparece mais frequentemente entre o 6º e o 15º dias de vida. Na etiologia, além do trauma de parto, também têm sido associados hipoxia, isquemia local e hipotermia. Não exige tratamento específico. Costuma resolver-se em 6 a 8 semanas, regredindo por completo após vários meses. Atrofia residual, cicatrizes e calcificações são raras.

Hemorragia e petéquias faciais, hemorragia conjutival

São encontradas nas apresentações de face e partos difíceis ou muito rápidos. Reabsorvem em 1 ou 2 semanas.

Caput Succedaneum

Grande bossa serossanguínea. Lesão decorrente da compressão vascular na região da apresentação durante trabalho de parto prolongado, determinando edema difuso local. Não respeita limites das suturas, forma cacifo à digitopressão, sendo acompanhada de discromia (petéquias e equimoses) na pele, que a recobre. O local mais frequentemente comprometido é o couro cabeludo, também podendo atingir face, fronte, nádegas e extremidades (área da apresentação). Não há tratamento específico, costumando desaparecer precocemente, em 24 a 48 horas, podendo excepcionalmente estender-se por 1 a 2 semanas. Raramente, anemia e hiperbilirrubinemia acompanham esse trauma.

Fratura da clavícula

É o principal tocotraumatismo ósseo. Em geral, a fratura é em "galho verde", podendo passar despercebida, notando-se apenas o calo ósseo ao final de 7 a 10 dias. Ocasionalmente, pode ser completa, sendo observada após o nascimento pela movimentação diminuída ou ausente do braço afetado, choro excessivo, irregularidade da clavícula e edema local. O diagnóstico é basicamente clínico, raramente necessitando de comprovação radiológica.

A genitora deve ser orientada a manter o membro superior do lado afetado imobilizado, com o objetivo de aliviar a dor do bebê durante o manuseio.

TRAUMAS MODERADOS
Céfalo-hematoma

Coleção sanguínea subperióstea em ossos do crânio, principalmente os parietais, formada a partir da ruptura de vasos durante o trabalho de parto. É circunscrita a um só osso, de consistência cística, sem discromias; costuma aparecer algumas horas ou dias após o nascimento. Em 5% a 25% dos casos, há ocorrência de fratura linear do osso comprometido, não necessitando de tratamento específico. De resolução espontânea, é reabsorvido em 2 a 6 semanas, podendo estender-se por vários meses. Algumas vezes ocorre deposição de cálcio, perdurando até a idade adulta (céfalo-hematoma de Shuller). Nos casos de grande monta, podem ocorrer anemia e hiperbilirrubinemia, necessitando de fototerapia e até de hemotransfusão. Jamais se deve realizar punção intempestiva, pois poderá complicar com infecção.

Em vigência de septicemia, eventualmente o céfalo-hematoma poderá evoluir com formação de abscesso, estando indicadas, nesses casos, drenagem cirúrgica e antibioticoterapia. A radiografia de crânio e a ultrassonografia cerebral podem ser necessárias.

Torcicolo congênito ou fibroma do esternocleidomastóideo

Na vida intrauterina ou por ocasião do parto ocorre uma lesão do músculo esternocleidomastóideo, que é substituído por tecido fibroso. A etiopatogenia da lesão ainda não está bem clara. Associa-se a posição viciosa da cabeça fetal, apresentação pélvica ou compressão do músculo; no entanto, em todos os casos há indícios de partos distócicos.

Geralmente, depois da 2ª semana de vida, algumas vezes já na 1ª semana, observa-se tumoração em forma de oliva, de consistência firme, de 2 a 4cm de diâmetro, ao longo do esternocleidomastóideo, mas observa-se, às vezes, apenas um endurecimento do músculo, com contorno pouco definido (fibrose difusa), com ou sem torcicolo. Ao exame, observa-se limitação da rotação do pescoço para o lado da lesão e da flexão lateral para longe da lesão. Desaparece por volta do 5º ao 6º mês de vida, podendo ultrapassar o 1º ano, havendo fibrose residual, acarretando deformidade craniofacial, escoliose cervical e torcicolo. Quando ocorre torcicolo sem massa palpável, geralmente decorre de posição viciosa ou compressão intraútero. Ocorre contratura miotática do esternocleidomastoideo, em geral, associada à escoliose e contratura dos abdutores de um quadril e retesamento dos adutores do quadril oposto. A evolução do torcicolo é boa com exercícios passivos e utilização de múltiplas fraldas para manter abdução do quadril; raramente, a displasia acetabular evolui para luxação.

O tratamento deve ser precoce, devendo-se ensinar a mãe a fazer exercícios passivos, como inclinar a cabeça para o lado oposto, ao mesmo tempo em que gira o queixo para o lado do tumor. O alongamento do pescoço deve ser feito de maneira delicada, porém firme, quatro a cinco vezes ao dia. O posicionamento adequado no leito é fundamental. Portanto, durante o sono, o RN deve ficar encostado sobre o lado do torcicolo, fixando-o nessa posição com bolsas de areia. Deve ser encaminhado para fisioterapia.

Acompanhar mensalmente e, se persistir o tumor ou acentuar-se a deformidade após 1 ano, indica-se o tratamento cirúrgico, devendo ser realizado antes dos 4 anos.

Paralisia unilateral das cordas vocais

Incomum no RN, deve-se à tração excessiva da cabeça no momento do parto, sobretudo na apresentação pélvica, e à tração lateral do fórceps, nas apresentações cefálicas. Ocorre lesão no nervo recorrente laríngeo, como do vago, sendo a corda vocal esquerda a mais frequentemente lesada. Pode ser assintomática com RN em repouso, porém, durante o choro, ocorrem cornagem e estridor inspiratório. O diagnóstico deve ser feito por laringoscopia direta e o diagnóstico diferencial, com as malformações laríngeas e causas iatrogênicas (pós-operatório de correção de PCA).

O tratamento é feito mantendo-se o RN o maior tempo possível em repouso, sem chorar (oferecendo alimentação fracionada a curtos intervalos), para diminuir o risco de aspiração. Há regressão do quadro em 4 a 6 semanas.

A paralisia bilateral é grave, com sintomatologia importante, como dificuldade em estabelecer a respiração espontânea, sendo necessárias intubação em sala de parto e traqueostomia posterior. Afonia, estridor e cianose também fazem parte do quadro. A recuperação ocorre em meses, podendo demorar anos. Às vezes é necessário tratamento cirúrgico.

Estrabismo

Secundário a compressões diversas, como a do fórceps, o estrabismo interno pode ser observado, já ao nascimento, por lesão do sexto par, que é o nervo mais frequentemente atingido. Regride em torno de 2 a 3 meses e, quando não ocorre recuperação até o 6º mês, há indicação cirúrgica.

Hematoma subgaleal

Ocorre quando o sangue invade o espaço entre o periósteo e a aponeurose gálea do couro cabeludo, podendo expandir-se por toda a calota craniana. A expansão pode ser insidiosa e não reconhecida durante horas ou dias ou pode manifestar-se como choque hemorrágico e anemia. O couro cabeludo pode distender-se como um edema, podendo surgir equimoses nas regiões periorbitais e/ou auriculares. A reabsorção ocorre muito lentamente.

Lesão do ouvido externo

A lesão do ouvido externo pode manifestar-se por hematoma, evoluindo para orelha em "couve-flor". As lacerações que envolvem a cartilagem podem evoluir para pericondrite refratária. A lesão óssea temporal pode acarretar complicações do ouvido médio e interno, como hemorragia e desarticulação dos ossículos. O tratamento consiste em aspirar os hematomas; quando o ouvido médio ou a cartilagem forem envolvidos, um otorrino deve ser consultado. O tratamento com antibióticos pode ser necessário.

TRAUMAS GRAVES

Paralisia facial

O VII par craniano pode ser acometido na sua porção central ou periférica, sendo essa mais comumente afetada por compressão do fórceps ou promontório materno (em partos demorados). O acometimento central é menos frequente; ocorre na lesão do SNC ou na síndrome de Möebius (agenesia do núcleo do facial).

As manifestações clínicas podem estar presentes ao nascimento ou só surgirem no 1º ou 2º dia de vida e diferem segundo a lesão do facial, que pode ser central ou periférica.

A paralisia central é espástica, atingindo apenas a metade inferior da face contralateral. O lado paralítico é liso e pletórico, a prega nasolabial não existe e há queda da comissura labial. A movimentação das pálpebras e da fronte está intacta. Com frequência, está associada à paralisia do VI par e hemorragia intracraniana.

A paralisia periférica é flácida, tomando toda a hemiface. Em repouso, o único sinal é o olho aberto no lado lesado. Habitualmente, não é necessário tratamento específico. Deve-se fazer lubrificação da córnea com soro fisiológico. A regressão do quadro ocorre ao final de 7 a 10 dias (se houver apenas compressão e edema), com recuperação total após alguns meses. O tratamento cirúrgico pode ser necessário.

Paralisia braquial

O plexo braquial pode ser lesado durante o parto, sobretudo quando os ombros ficam encravados (parto pélvico com cabeça derradeira).

O local em que ocorre a lesão determina o tipo de paralisia, existindo três formas:

a. Erb Duchenne ou braquial superior (C_5 e C_6).
b. Klumpke ou braquial inferior (C_8 e T_1).
c. Paralisia braquial total (C_5, C_6, C_8 e T_1).

Na paralisia de Erb Duchenne a lesão ocorre na quinta e na sexta raízes espinhais do plexo braquial. Este é o tipo mais frequente. O membro superior está em adução e rotação interna com pronação do antebraço e flexão do punho (posição de gorjeta de garçom). À movimentação passiva, o membro mostra-se flácido e, quando solto, cai ao longo do corpo. Os reflexos de Moro, bíceps e radial estão ausentes. À movimentação do punho, os dedos da mão e o reflexo de preensão palmar estão inalterados.

Na paralisia de Klumpke (forma mais rara, menos de 5%), a lesão ocorre nas raízes de C_8 e T_1; os músculos da mão e os flexores do punho e dedos são atingidos, observando-se paralisia da mão. O reflexo de preensão está ausente, mas os reflexos tendinosos profundos estão conservados. Há alteração sensorial ao longo do lado cubital do antebraço. Associação com síndrome de Horner homolateral (miose, ptose palpebral e enoftalmia) é comum.

Na paralisia braquial total, a lesão ocorre em C_5, C_6, C_8, T_1. Há imobilização e flacidez completa, ausência de todos os reflexos e déficit sensorial.

No tratamento da paralisia braquial, em sua fase inicial (aguda), a movimentação passiva deve ser evitada (para que o edema do nervo regrida); após esse período, que varia de 4 a 5 dias, deverão ser iniciados movimentos suaves, com o auxílio do fisioterapeuta (exercícios programados para cada caso), por um período de 3 a 6 meses, em média, e com acompanhamento concomitante do ortopedista.

Quando a lesão consiste em neuropraxia (hemorragia e edema das bainhas nervosas), ocorre recuperação total aproximadamente em 1 mês; se ocorrer axoniotmese (rotura dos axônios, mas com bainhas nervosas íntegras), há recuperação progressiva nos primeiros 2 meses; no entanto, se houver neurotmese (rotura completa dos nervos), não há recuperação, observando-se atrofia muscular progressiva e diminuição do crescimento do membro. Durante a evolução, quando se observa perda da função sensitiva, sugere comprometimento mais grave.

Caso ocorra recuperação do bíceps até o 3º mês, o prognóstico é bom. O retorno da função do deltoide e do bíceps é o melhor parâmetro clínico de recuperação. Caso contrário, pode haver indicação de exploração cirúrgica e neurotização das raízes lesionadas. A neurotização nos casos de avulsão da raiz nervosa deverá ser realizada aos 3 meses.

Fratura de ossos longos

As fraturas geralmente são em "galho verde", podendo, entretanto, ser completas. A fratura do úmero é a segunda mais frequente; o fêmur raramente é comprometido.

O diagnóstico clínico é confirmado pela radiografia.

Ao exame, observam-se impotência funcional do membro, dor à movimentação, intumescência local, crepitação, hematoma e Moro assimétrico (úmero).

O tratamento é clínico, sendo suficiente a imobilização.

Na fratura do úmero, a imobilização é do tipo Velpeau, por 10 a 15 dias. Na fratura do fêmur, coloca-se aparelho gessado por 30 dias. Se houver deformidades, elas desaparecem em 6 a 12 meses.

Roturas viscerais

Traumatismo raro e grave, pode passar despercebido na fase inicial. São mais frequentes nos partos pélvicos, nos macrossômicos, nos filhos de mãe diabética, portadores de isoimunização Rh e infecções congênitas por apresentarem visceromegalias. O fígado é o órgão mais atingido. O recém-nascido encontra-se aparentemente bem até o 2º ou 3º dia de vida, evoluindo subitamente com palidez, inapetência, apatia, taquicardia, taquipneia, distensão abdominal (sinais de choque). A hepatomegalia (tumoração) pode ser observada inicialmente; diminui ou desaparece após a rotura do hematoma subcapsular.

Observa-se queda progressiva do hematócrito. A radiografia do abdome revela opacificação difusa, e o ultrassom ou a punção abdominal confirmam a presença de líquido.

A rotura do baço ocorre menos frequentemente, estando predispostos os RNs portadores de lues congênita e eritroblastose fetal, por apresentarem grandes esplenomegalias. O quadro clínico é semelhante ao da rotura hepática, com exceção da massa palpável (infrequente). Nas radiografias notam-se deslocamento da bolha gasosa em direção à linha média e velamento difuso. O tratamento para ambos consiste em reposição da volemia, correção do choque e cirurgia reparadora.

A hemorragia suprarrenal comumente é subclínica. Os sinais clínicos são variáveis, dependendo do grau de hemorragia. Quando presentes, vão desde sinais inespecíficos, como febre, taquipneia, palidez, cianose, até sintomas que sugerem insuficiência da suprarrenal, como anorexia, vômitos, diarreia, irritabilidade, distensão abdominal, hipoglicemia, coma e convulsões.

O diagnóstico é dado por ultrassonografia e radiografia, observando-se o espaço retroperitoneal velado ou já com sinais de calcificação. O tratamento consiste em medidas de suporte e, nos casos graves, terapia hormonal de reposição e expectação cirúrgica.

Paralisia diafragmática

Ocorre por compressão ou lesão do nervo frênico. O fator desencadeante é a hiperextensão cervical lateral, levando à lesão de C_3, C_4, e C_5. Na maioria dos casos é unilateral, raramente se manifesta isoladamente, estando comumente associada à paralisia do plexo braquial. Manifesta-se por respiração irregular, taquipneia, crises de cianose e até apneia. O diagnóstico definitivo se faz pela radioscopia, mostrando elevação e paralisia do hemidiafragma afetado. Na radiografia de tórax observam-se elevação da cúpula diafragmática e, eventualmente, desvio do mediastino para o lado oposto. O tratamento prevê medidas de suporte, como decúbito lateral sobre o lado afetado e oxigênio nas crises de cianose.

A maioria dos RNs recupera-se espontaneamente. O tratamento cirúrgico é indicado nas infecções respiratórias de repetição e na insuficiência respiratória grave.

Hemorragia intracraniana (HIC)

Com a melhoria da assistência à gestante e ao parto, essa doença, atualmente rara no recém-nascido a termo (RNT), ocorre frequentemente no recém-nascido pré-termo (RNPT).

Existem quatro categorias clínicas: subdural, subaracnoidea, periventricular e intracerebelar.

A hemorragia subdural, frequente nos RNTs, é quase exclusivamente consequente ao trauma, enquanto a hemorragia subaracnoidea primária ocorre por anoxia nos RNPTs e por traumas nos RNTs.

A hemorragia intracerebelar ocorre em RNPT com menos de 32 semanas, por trauma. Embora rara, apresenta alta mortalidade.

A hemorragia peri-intraventricular frequentemente acomete recém-nascidos muito prematuros (< 34 semanas) com menos de 1.500 g.

O quadro clínico depende da extensão do sangramento, podendo ser assintomático ou exibir sinais inespecíficos, como hipoatividade, palidez, distermias, crises de cianose, apneia, ou mais específicos, como crise convulsiva (48 a 72 horas de vida), fontanela tensa e/ou abaulada, tremores, estrabismo, anisocoria, estupor e coma.

O tratamento consiste em medidas gerais de suporte: controle das crises convulsivas, da curva térmica e correção dos distúrbios hidroeletrolíticos. O prognóstico é variável, dependendo do local e da extensão do sangramento.

Traumatismos da coluna e da medula espinhal

São raramente diagnosticados nos RNs, mas costumam ser de péssima evolução, geralmente associados ao parto pélvico. Os locais mais frequentes dessas fraturas são C_6 e T_1; havendo secção transversa total ou parcial, pode ocorrer paralisia permanente.

Uma vertebra luxada pode produzir compressão medular, e o RN poderá apresentar quadro clínico grave, com hipotermia, depressão respiratória e paralisia dos membros inferiores. A morte pode sobrevir em alguns dias ou os RNs que sobrevivem ficarão com graves sequelas neurológicas. Para o diagnóstico, a ressonância magnética é o exame complementar de excelência. O manuseio desses RNs exige uma equipe interdisciplinar.

BIBLIOGRAFIA

Abdulhayoglu E. In: Cloherty JP, Eichenwald EC, Stark AR (eds.). Manual de neonatologia. 6ª ed. Rio de Janeiro: Guanabara Koogan 2008:187-193.

Gomella TL, Cunningham MD, Eyal FG, Zenk KE. Parto traumático. In: Neonatologia: manejo, procedimentos. 5ª ed. Artmed 2006:384-391.

Mangurten HH. Birth injuries. In: Fanaroff AA, Martin RJ (eds.). Neonatal perinatal medicine (Ged). St. Louis: Mosby Year Book, 1997:425-452.

Manual de condutas da Rede Sarah de Hospitais de Reabilitação: paralisia braquial obstétrica, 2009.

Pragnosin LZ. Congenital torticollis: evaluation of two physiotherapeutic approaches. Rev Paul Pediatr 2008; 26(3):245-250.

Robertson WWJ. Ortopedia. In: Avery MacDonald MG, Mullett MD, Seshia MMK. Neonatologia, fisiopatologia e tratamento do recém-nascido. 6ª ed. Rio de Janeiro: Guanabara Koogan 2007:1.313-1.314, 1.323-1.325.

Schullinger JN. Birth trauma. Pediatria Clin North Am 1993; 40:351.

Stoll BJ, Kliegman RM. Tocotraumatismo. In: Behrman RE, Kliegman RM, Jenson HB. Nelson – Tratado de pediatria. Rio de Janeiro: Guanabara Koogan. 2002:484-489.

Uhing MR. Management of birth injuries. Clin Perinatol 2005; 32:19-38.

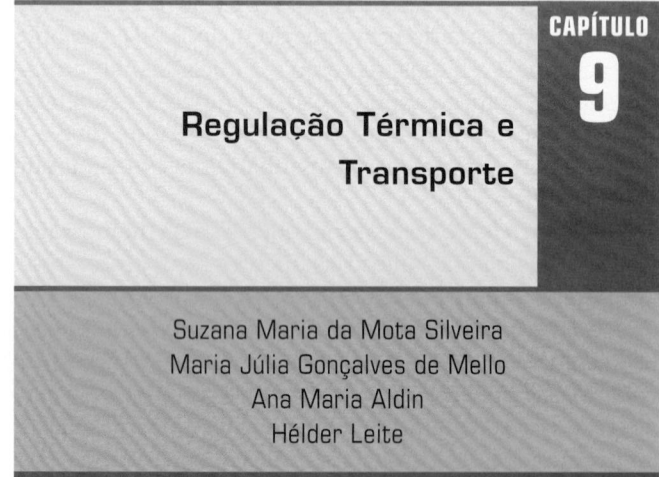

CAPÍTULO 9

Regulação Térmica e Transporte

Suzana Maria da Mota Silveira
Maria Júlia Gonçalves de Mello
Ana Maria Aldin
Hélder Leite

INTRODUÇÃO

No útero materno, a temperatura é de aproximadamente 38°C e a temperatura do feto é determinada principalmente pelos mecanismos de termogênese materna e de trocas materno-fetais. Ao nascimento, o recém-nascido (RN), ainda envolto pelo líquido amniótico, encontra-se geralmente em um ambiente mais frio, o que determina a perda de calor, visto que seus mecanismos reguladores de temperatura são menos eficientes de que os da criança maior ou do adulto. Na sala de parto todos os procedimentos, inclusive os de ressuscitação, como intubação traqueal, compressões torácicas e acesso vascular, devem ser realizados sob controle térmico rigoroso.

Segundo a Organização Mundial de Saúde (OMS), a temperatura normal do recém-nascido (RN) está entre 36,5°C e 37,5°C. A aferição da temperatura pode ser feita em vários locais: axila, superfície cutânea, conduto auditivo externo, boca e reto. Os valores de normalidade devem ser ajustados para o método utilizado. A aferição da temperatura axilar durante 5 minutos é realizada na maioria dos berçários com termômetro de coluna de mercúrio. Considera-se hipotermia a temperatura axilar abaixo de 36,5°C e hipertermia, a temperatura acima de 37,5°C.

A monitoração da temperatura é imprescindível para detectar as alterações decorrentes do resfriamento corporal, principalmente nos primeiros dias de vida. Proteger os RNs contra a perda excessiva de calor elimina os problemas associados à hipotermia e os decorrentes do reaquecimento de crianças hipotérmicas, contribuindo para a redução da morbimortalidade no período neonatal.

FISIOLOGIA DA REGULAÇÃO TÉRMICA

O centro termorregulador, localizada no hipotálamo, comanda os mecanismos de perda e de produção de calor. Recebe informações dos receptores térmicos cutâneos (distribuídos em todo o corpo, principalmente no rosto e nas mãos) e dos receptores térmicos profundos localizados na mucosa respiratória, medula espinhal, músculos esqueléticos e no abdome.

No útero, a temperatura do feto encontra-se aproximadamente 0,5°C maior que a temperatura materna. Esse gradiente permite a dissipação do calor do metabolismo fetal, principalmente via circulação umbilical. Após o nascimento, o calor gerado pelo metabolismo do RN é dissipado para a superfície cutânea e para o ar ambiente.

O RN perde calor para o ambiente de quatro maneiras:

- *Evaporação:* imediatamente após o nascimento, a perda principal de energia do RN é causada pela evaporação do líquido amniótico do seu corpo. RNs com idade gestacional inferior a 32 semanas possuem pele fina e pouca queratinização, o que predispõe a maior perda de calor e de água por evaporação. O banho precoce também provoca a perda calórica importante.
- *Condução:* o RN perde calor por contato direto com uma superfície fria, como a balança de metal na sala de parto.
- *Radiação:* através da radiação, o RN perde calor para superfícies frias mais distantes, como as paredes da incubadora e da sala.
- *Convecção:* através da corrente de ar frio ocorre perda de energia mesmo quando a temperatura do ambiente está adequada (30°C).

HIPOTERMIA

A hipotermia é um importante fator de risco para morbimortalidade neonatal. Pode ser classificada como leve (temperatura de 36° a 36,4°C), moderada (32° a 35,9°C) e grave (abaixo de 32°C). A prevalência da hipotermia é desconhecida devido à falta, em muitas partes do mundo, de termômetros clínicos para aferir temperaturas abaixo de 36°C e ao registro insuficiente desse sinal vital no prontuário do paciente. Observa-se também um escasso conhecimento dos profissionais de saúde a respeito da regulação térmica do RN e sobre as consequências clínicas da hipotermia.

Estudo realizado no Nepal mostrou que 80% dos RNs tornam-se hipotérmicos após o nascimento. Outro estudo realizado em sete países, entre eles o Brasil, observou que as práticas de controle térmico, incluindo o momento do nascimento, eram frequentemente inadequadas.

Estudo realizado na emergência pediátrica do IMIP (2001) constatou que os RNs que estavam moderadamente hipotérmicos à admissão apresentaram risco de morrer três vezes maior do que os admitidos com hipotermia leve ou os eutérmicos, coincidindo com estudos realizados em outros países. Independentemente do peso e da doença de base, verificou-se que entre os RNs hipotérmicos a letalidade foi de 52%. Na análise multivariada, a hipotermia moderada na admissão permaneceu no modelo final, indicando ser uma variável importante e independente para o óbito.

A hipotermia, no entanto, pode ser utilizada como tratamento nos RNs com hipoxemia moderada a grave. O emprego da hipotermia induzida sistêmica por meio de colchão térmico ou o resfriamento seletivo da cabeça (*cap cool*) associou-se a melhor prognóstico nos RNs que sofreram insulto hipóxico-isquêmico. Mais estudos comparando os métodos de resfriamento, o tempo decorrido entre o nascimento, o início e a duração da hipotermia induzida (temperatura retal entre 33,5 e 35°C) são necessários para estabelecer a segurança-efetividade e o prognóstico a longo prazo desses RNs hipoxiados. Por outro lado, a hipertermia deve ser rigorosamente evitada nesse grupo de RNs por estar associada a pior prognóstico

Resposta metabólica ao frio

Existem vários fatores predisponentes para hipotermia no RN: maior superfície corporal em relação ao peso, cabeça maior em relação ao corpo, pele imatura com deficiência de queratina, controle vasomotor ineficaz nos primeiros dias de vida e carência de tecido celular subcutâneo.

RNs submetidos ao frio respondem com vasoconstricção periférica por liberação de norepinefrina, que desencadeia o metabolismo anaeróbico e a acidose metabólica. A vasoconstricção pulmonar e a hipoxemia agravam a acidose. Os depósitos de glicogênio são depletados rapidamente, levando à hipoglicemia. A taquipneia das doenças pulmonares dos RNs agrava a hipotermia.

A maior fonte de produção de calor do RN é a gordura marron, que é insuficiente nos primeiros dias de vida, sobretudo no RN pré-termo (RNPT) ou no de baixo peso. Os depósitos de gordura marrom são vascularizados e inervados pelos neurônios do sistema nervoso simpático. O RN apresenta choro e agitação para produzir calor pela atividade muscular e não apresenta calafrio. Com relação à sudorese, os RNs têm menos resposta das glândulas sudoríparas do que os adultos, porém essa capacidade amadurece rapidamente, protegendo-os do superaquecimento. O pré-termo não tem capacidade para suar.

Os principais fatores que podem reduzir ou eliminar a resposta metabólica ao frio são estágio do sono, problemas do sistema nervoso central (SNC), sedação, choque, hipóxia e uso de medicamentos. Após exposição prolongada ao frio, a depleção hormonal e das reservas de energia podem reduzir a resposta homeostática e produzir os sinais clássicos de dano grave ao frio.

Quadro clínico

- Agitação e choro.
- Extremidades frias, pálidas ou cianóticas.
- Respiração superficial e irregular, gemido.
- Hipoatividade, sucção débil e choro fraco.
- Bradicardia.
- Diminuição da diurese, edema generalizado na hipotermia grave.

Prevenção

Durante os primeiros dias de vida, a prevenção do estresse térmico ambiental continua sendo uma questão fundamental nos cuidados neonatais. Um RN nu exposto a temperatura ambiente de 23°C tem a mesma perda de calor do que um adulto a 0°C.

Os princípios da "cadeia de calor", descritos a seguir, devem ser rigorosamente aplicados nos cuidados com o RN:

- Preparar a sala de parto, desligar o ar-condicionado (a temperatura ideal da sala deve ser em torno de 29°C a 30°C).
- Assegurar local limpo e quente para colocar o RN (lençóis secos e aquecidos para enxugar e envolver o bebê).
- Secar o bebê imediatamente após o nascimento, inclusive a cabeça e colocar uma touca. RNs com idade gestacional ≤ a 28 semanas ou com peso ≤ a 1.500 gramas devem ser imediatamente ensacados (saco estéril de vinil ou polietileno ou filme plástico de politeno) até o pescoço sem a secagem prévia do tronco e dos membros. É importante secar a cabeça e colocar a touca, principalmente nesse grupo de RNs com maior risco para hipotermia.
- Envolver o RN em lençóis secos.
- Dar o RN para a mãe amamentar. Durante a amamentação, o RN deve ficar em contato pele a pele com a mãe. Envolver mãe e criança com lençol seco. Cobrir a cabeça do RN, principalmente a do pré-termo.
- Assegurar proteção térmica durante a transferência da sala de parto para o alojamento conjunto ou berçário. Se a mãe não estiver em boas condições, o RN pode ser transportado nos braços de outra pessoa ou em incubadora de transporte. Os recém-nascidos com peso ≤ 1.500 g e/ou clinicamente instáveis (hipoxiados, com desconforto respiratório, doenças infecciosas ou malformações congênitas graves) devem ser transferidos em incubadoras de transporte devidamente aquecidas.
- Não dar banho nem retirar verniz caseoso logo após o nascimento. Se a temperatura do RN estiver normal, o banho poderá ser dado 6 horas após o nascimento.
- O controle da temperatura ambiental é inicialmente programado de acordo com o peso de nascimento, porém o ajuste da temperatura deve adequar-se às necessidades do RN (Quadro XIV.9.1). RNs doentes necessitam de maior temperatura ambiental.
- É muito mais fácil manter o RN aquecido do que reaquecer aquele que se tornou hipotérmico.

Quadro XIV.9.1. Temperatura do ambiente necessária para manter o RN adequadamente aquecido.

Peso ao nascer (kg)	Temperatura do ambiente
1-1,5	34 C-35°C
1,5-2	32 C-34°C
2-2,5	30 C-32°C
> 2,5	28 C-30°C

As tecnologias apropriadas para manter proteção térmica adequada são:

- *Contato pele a pele:* indicado principalmente para RN de baixo peso clinicamente estável.
- *Fonte de calor radiante:* permite observação direta e livre acesso ao bebê, porém há necessidade de vigilância rigorosa pelo risco de superaquecimento e desidratação. Para os RNs de baixo peso e principalmente os prematuros de muito baixo peso, esse método não é suficiente para mantê-los aquecidos.
- *Incubadora:* fornece ambiente limpo e aquecido com controle de temperatura e de umidade. O bebê perde calor para as paredes da incubadora, estando essa perda por radiação relacionada com a temperatura do ambiente externo. Uma incubadora de parede dupla minimiza esse tipo de perda. Os RNs com peso ≤ a 1.500g, na incubadora simples ou na de parede dupla, podem ter perda de calor reduzida, utilizando-se uma cobertura plástica transparente.

A temperatura deve ser aferida rotineiramente e com maior frequência nos RNs enfermos e de baixo peso.

A amamentação precoce com colostro, além de fornecer calorias, mantém o bebê aquecido e permite estreitar os laços afetivos entre mãe e filho pelo contato físico.

Tratamento

Consiste em reaquecer os bebês hipotérmicos.

1. Em caso de hipotermia leve e mesmo moderada, quando o RN está clinicamente estável, podem ser

utilizados o método canguru (contato pele a pele), o berço aquecido ou a incubadora.
2. Em caso de hipotermia moderada ou grave, o RN deve ser aquecido em incubadora com temperatura entre 35°C e 36°C, e a temperatura corporal deve ser aferida a cada 30 minutos. O processo de reaquecimento deve ser lento e a temperatura da incubadora diminuída progressivamente para evitar superaquecimento.
3. Afastar outras causas de hipotermia, como hipoglicemia e infecção perinatal.

HIPERTERMIA

Considera-se hipertermia quando a temperatura axilar está acima de 37,5°C. No período neonatal, a hipertermia é menos prevalente do que a hipotermia. As causas mais frequentes são iatrogênicas, geralmente relacionadas com o processo de reaquecimento do RN hipotérmico, podendo ocorrer também por aumento da temperatura ambiente (roupas quentes e cobertores, luz solar direta, incubadora e berço aquecido mal regulados).

A hipertermia pode ser um sinal de infecção, porém os RNs infectados apresentam em geral hipotermia. Menos frequentemente a hipertermia pode ser decorrente ou causar desidratação.

Quadro clínico

- Taquipneia.
- Irritabilidade ou choro excessivo.
- Rubor corporal.
- Sudorese.
- Perda de peso quando há desidratação.

Prevenção

- Evitar superaquecimento aferindo regularmente a temperatura do RN e do ambiente.
- Adequar a temperatura do ambiente, do berço aquecido ou da incubadora de acordo com o peso do RN.
- Nas crianças hipotérmicas, controlar o processo de reaquecimento.
- Realizar manutenção rigorosa das incubadoras e dos berços aquecidos.
- Se o RN estiver clinicamente bem, avaliar ingestão, amamentação (posição e pega no peito) e verificar número de micções ao dia (acima de cinco nas 24 horas).

Tratamento

Consiste principalmente na remoção das causas de hipertermia.

- Trocar roupas quentes por leves e diminuir ou retirar as cobertas.
- Ajustar a temperatura do ambiente, assim como a da incubadora e do berço aquecido.
- O tratamento medicamentoso é indicado caso a hipertermia não ceda após as medidas descritas: acetaminofen – 10 a 15 mg/kg/dose a cada 6 horas.
- Se causa infecciosa instituir antibioticoterapia após exames adequados.

TRANSPORTE DO RN

A regionalização dos cuidados perinatais, adotada pela maioria dos países desenvolvidos, tem sido considerada uma medida potencial de redução da morbimortalidade e baseia-se no conceito de níveis de atenção. Ênfase especial deve ser dada à avaliação do risco pré-natal, priorizando-se a transferência *in utero* e o estabelecimento de uma rede de comunicação, educação e transporte. No entanto, entre 10% e 40% das crianças que necessitam de transferência para hospitais terciários que dispõem de cuidados intensivos neonatais são resultantes de gestações de baixo risco. O acesso aos hospitais de referência com um serviço de transporte de boa qualidade é indispensável, pois os RNs com quadros clínicos graves, transportados de forma inadequada, podem apresentar piora no prognóstico.

As indicações de encaminhamento para unidades de referência podem variar com o tipo de problema e a qualidade dos cuidados disponíveis nas unidades de saúde de nível primário e secundário, incluindo tecnologia e qualificação do pessoal.

Três grupos principais de bebês podem exigem encaminhamento para unidades de saúde de maior nível de complexidade:

1. RN com peso ≤ 1.500 g, principalmente com menos de 32-33 semanas de gestação pelo risco da síndrome de desconforto respiratório e outras complicações relacionadas com o baixo peso e a prematuridade.
2. RN com desconforto respiratório grave que necessita de ventilação assistida.
3. RN com malformações graves que exigem correções cirúrgicas ou outras doenças específicas que necessitam de cuidados especializados e/ou intensivos.

A transferência do RN

O termo *transferência* envolve um conceito muito mais amplo do que um simples *transporte*. Uma cadeia de cuidados deve ser desencadeada desde o momento do reconhecimento da gravidade da doença com avaliação do risco e benefício da transferência, processo de estabilização (lembrando que tempo gasto para estabilização não é tempo "perdido"), solicitação e realização do transporte até a chegada final no hospital de referência. Contatos posteriores deverão ser mantidos junto à unidade receptora como forma de avaliar o êxito dos procedimentos que compõem a cadeia de transferência.

Princípios gerais que devem ser seguidos a respeito da referência:

1. Sempre que se estiver diante da ameaça de um parto prematuro ou se outras condições de risco para o feto forem detectadas, como malformações graves, é preferível transferir a gestante, ou seja, o feto intraútero.
2. Os riscos e os benefícios da transferência devem ser bem avaliados, incluindo a distância, a disponibilidade de vagas (por meio de contato telefônico prévio), bem como o pessoal habilitado e os equipamentos existentes na unidade de saúde de referência.

Em países desenvolvidos que possuem equipes de transporte especializadas, os centros de referência geralmente se limitam a uma região geográfica predeterminada. Para indicação da modalidade de transporte, levam em consideração a distância, o acesso, o período do dia e as condições climáticas, entre outros. Recomenda-se a utilização de transportes aéreos para distâncias superiores a 150-200km. O transporte terrestre é o mais utilizado, e as ambulâncias devem adequar-se à fixação das incubadoras e à adaptação do sistema de alimentação elétrica dos aparelhos.

3. Sempre que um bebê for transferido, deve ser feito todo esforço para assegurar o melhor cuidado durante o transporte.

A equipe de transporte deve ser formada por profissionais treinados em terapia intensiva neonatal (de preferência um médico e um enfermeiro), seguir protocolos preestabelecidos e dispor de equipamentos portáteis e autônomos para satisfazer as necessidades nas emergências obstétricas e neonatais (Quadro XIV.9.2).

Na manutenção da cadeia de calor, permitir à criança recuperar-se do estresse pós-parto. Antes da transferência, os RNs devem ser aquecidos por 2 a 6 horas, até que as mãos e os pés estejam tão quentes quanto as partes centrais do corpo. Durante esse tempo, o transporte deve ser planejado.

Os RNs em condições críticas e aqueles em que o quadro clínico está piorando podem morrer caso não recebam imediata atenção especializada. Deve-se verificar a temperatura; se estiver abaixo de 36,5°C, providenciar fonte de aquecimento. Entre os equipamentos que fazem parte dessa cadeia destaca-se a incubadora, que fornece ambiente limpo e quente com controle da temperatura e umidade. Quando funciona adequadamente, é considerada a forma ideal de aquecimento durante o transporte. Nos locais que não dispõem de incubadora são propostas outras maneiras de manter os RNs aquecidos. A criança clinicamente estável deve ser colocada em contato pele a pele com a mãe ou outro adulto, ambos envolvidos com coberta; crianças instáveis devem ser aquecidas com lençóis ou plásticos e colocadas em berços com uma bolsa de água levemente aquecida, a qual não deve estar em contato direto com a pele do RN. O veículo de transporte deve ter temperatura adequada e ser mantido com janelas fechadas para evitar correntes de ar frio.

É importante priorizar a manutenção das vias aéreas pérvias (posicionamento do RN, aspiração de secreções).

Quadro XIV.9.2. Regras do transporte neonatal

As grandes "cadeias"
Cadeia do calor: a hipotermia deve ser evitada, colocando-se o RN em incubadora de transporte; vigiar a hipertermia.
Cadeia do oxigênio: deve ser monitorada com oxímetro de pulso devido aos riscos de hipóxia e hiperóxia, particularmente nos prematuros.
Cadeia da glicose e hidratação: devido à frequência e à gravidade da hipoglicemia neonatal e do perigo de hiper-hidratação deve ser controlada. RNs graves necessitam ser transportados com acesso venoso seguro a fim de fornecer cota hídrica e calórica adequada.
Cadeia da assepsia: deve ser vigiada devido à gravidade das infecções neonatais em decorrência da imunoincompetência do RN e da possibilidade de contaminação associadas aos cuidados.
Cadeia da informação: há necessidade de coletar e transmitir o máximo de informações da anamnese e dos procedimentos realizados antes e durante o transporte. Informar os pais sobre os riscos e benefícios da transferência do RN.
Lembrar que:
O RN não se expressa pela fala: só a vigilância minuciosa de todo o pessoal envolvido permite evitar os eventos adversos relacionados com o cuidado estabelecido (hipotermia, queimaduras, hipóxia, hiperóxia, traumatismos, agressões, superinfecções e distúrbios metabólicos).
A oportunidade e a qualidade de todos os procedimentos terapêuticos, mesmo os menores, determinam o prognóstico do paciente.

Fonte: Lavaud J et al. Réanimation et transport pédiatriques. 4ª ed., 2001.

Manter o RN em decúbito elevado e, quando necessário, colocar uma sonda orogástrica para evitar aspiração de conteúdo gástrico ou para drenagem de secreções.

Para os RNs graves que necessitam ser intubados antes do transporte a fim de manter uma via aérea pérvia ou boa ventilação, deve-se assegurar a fixação do tubo traqueal, evitando seu deslocamento durante o transporte. Em qualquer deterioração respiratória no paciente intubado afastar possibilidade de *D*eslocamento, *O*bstrução, *P*neumotórax e falha do *E*quipamento (DOPE). Os RNs intubados devem ser mantidos ventilados adequadamente no respirador de transporte ou com ressuscitador manual.

Os pais devem ser informados sobre as razões da transferência, os riscos e os benefícios esperados. Sempre que possível a mãe deve acompanhar seu filho. É desejável a obtenção de autorização, por escrito, de um dos pais ou do responsável antes da partida (Fig. XIV.9.1), exceto nos casos de risco iminente de vida, quando não for possível localizar nenhum familiar.

É necessário que o bebê seja encaminhado com o máximo de informações disponíveis sobre a gravidez, o parto e o período neonatal imediato, sobretudo peso de nascimento e Apgar. Uma ficha de transporte deve ser preenchida pela equipe, conforme modelo sugerido (Fig. XIV.9.2).

```
┌─────────────────────────────────────────────┐
│ Eu, _____, autorizo a    │
│ transferência do RN de _____,    │
│ meu _____, deste serviço para o hospital│
│ _____, como também a realização de │
│ exames e procedimentos clínicos e cirúrgicos que forem julgados │
│ necessários pela equipe médica. Declaro ter sido esclarecido(a) │
│ acerca dos riscos inerentes ao transporte e procedimentos │
│ necessários.                                 │
│ _____, ___ de _____ de 20___      │
│                                              │
│ _____                       │
│ Assinatura do responsável                    │
│ _____                       │
│ Assinatura das testemunhas                   │
└─────────────────────────────────────────────┘
```

Fig. XIV.9.1. Autorização de transporte e termo de responsabilidade.

Os cuidados de suporte fornecidos são avaliados, no momento da admissão em centros de referência, por escores de risco de mortalidade com diferentes variáveis, que podem incluir: temperatura corporal, pressão arterial, glicemia e gasimetria. Desses, apenas a aferição da temperatura no momento da admissão do RN é tão útil quanto os escores estudados (Fig. XIV.9.3).

Atresia de esôfago
- Não alimentar o RN.
- Manter o bebê semissentado na incubadora de transporte.
- Deixar sonda aberta localizada no fundo de saco esofagiano com aspiração contínua ou aspirar boca e sonda a cada 30 minutos.
- Instalar venóclise periférica segura.

Defeitos da parede abdominal: onfalocele e gastrósquise
- Evitar tocar a malformação – se indispensável, manipular com assepsia.
- Imediatamente após o nascimento, proteger as alças com um saco plástico estéril (o tronco e os membros inferiores do RN são fechados dentro desse saco até as axilas).
- Nunca colocar curativo úmido sobre as alças.
- Colocar a criança em decúbito lateral direito.
- Verificar com frequência a coloração e a viabilidade das alças intestinais – risco de torsão do pedículo vascular.
- Colocar sonda gástrica, esvaziar o estômago e deixá-la aberta em saco coletor – aspirar com frequência.
- Instalar venóclise segura.

Spina bífida – meningomielocele
- Colocar a criança em decúbito ventral.
- Recobrir a malformação com compressa seca estéril e não manipulá-la.

MATERIAL BÁSICO NECESSÁRIO PARA TRANSPORTE DO RN

- **Incubadora de transporte** – com aquecimento eficaz, de preferência com servocontrole da temperatura.
- **Material de aspiração:**
  - Fonte de vácuo – aspirador manual ou válvula.
  - Borrachas (látex ou silicone) para aspiração.
  - Sondas de aspiração traqueal n°s 4, 5, 6, 8 e 10F – estéreis.
- **Material de oxigenação e ventilação:**
  - Fonte de oxigênio.
  - Bolsa de ar manual tipo Ambu® ou Laerdal® para RN ou lactente com reservatório.
  - Máscaras adaptáveis em silicone, acolchoadas e transparentes para RNPT e a termo (RNT).
  - Material para intubação – cabo pediátrico de laringoscópio e lâminas retas 0 e 1.
  - Cânulas de intubação traqueal n°s 2,5, 3 e 3,5.
- **Material para perfusão:**
  - Cateteres sobre agulhas (Abbocath®, Gelco®) n°s 24 e 22G.
  - Agulhas epicranianas n°s 25 e 23G.
  - Seringas de 1, 5, 10 mL.
  - Agulhas 25x7 e 25x8.
  - Equipo para soluções parenterais com câmara graduada para 100mL.
  - Bandeja com material para cateterismo umbilical.
- **Medicamentos e soluções:**
  - Soro fisiológico a 0,9%.
  - Soro glicosado a 5% e 10%.
  - Ampolas de 10mL de soro fisiológico a 0,9%.
  - Bicarbonato de sódio a 8,4% (1mL = 1mEq).
  - Ampolas de KCl a 10% ou 19,1%.
  - Ampolas de NaCl a 10% ou 20%.
  - Ampolas de gluconato de cálcio a 10%.
  - Adrenalina 1/1.000.
  - Vitamina K.
  - Midazolan.
  - Fenobarbital sódico.
- **Diversos:**
  - Equipamento de proteção individual (máscaras cirúrgicas, batas ou aventais, óculos e luvas de procedimentos).

FICHA DE TRANSFERÊNCIA

NOME DO PACIENTE:	DATA DO TRANSPORTE: ____ / ____ / ____
	CONTATO TELEFÔNICO NÃO: ☐ SIM: ☐ HORA DO CONTATO:
	HOSPITAL E MUNICÍPIO DE ORIGEM: / HORA DA SAÍDA:

SEXO	IDADE	PESO ATUAL	PARADAS EM OUTRAS UNIDADES SIM ☐ NÃO ☐
M ☐ F ☐		g	HOSPITAL E MUNICÍPIO

MOTIVO DA URGÊNCIA ☐ TRANSFERÊNCIA NÃO URGÊNCIA ☐	HOSPITAL E MUNICÍPIO DE DESTINO:	HORA DA CHEGADA:

NASCIMENTO

DATA ___/___/___	PARTO	IDADE GESTACIONAL	APGAR	PESO
HORA ___/___/___	Vaginal ☐ Cesárea ☐	_____ semanas	1 ☐ 5 ☐	_____ g

TRANSPORTE

Temperatura partida = _____ °C	FC= bpm	DEXTRO = mg%
Temperatura chegada = _____ °C	FR = ipm	$SatO_2$ = %

Aquecimento	Via aérea e sonda gástrica ☐	Oxigênio	Venóclise	Antibióticos	Outras medicações
INCUBADORA ☐ BRAÇOS ☐ OUTROS ☐ (especificar)	Intubação ☐ Nº tubo ☐ P. fixação ☐ Sonda gástrica	Cateter O_2 ☐ Capacete ☐ CPAP nasal ☐ Ambu ☐ Respirador ☐	Não ☐ Sim ☐ Qual?	Não ☐ Sim ☐ Qual?	

INTERCORRÊNCIAS DURANTE TRANSPORTE

Identificar a equipe de transporte		Acompanhante
MÉDICO:	AUXILIAR DE ENFERMAGEM:	NÃO ☐ SIM ☐
ENFERMEIRO:	MOTORISTA:	PAI ☐ MÃE ☐ OUTRO ☐
MATERIAIS DISPONÍVEIS NA AMBULÂNCIA		
OXIGÊNIO ☐ BALÃO AUTOINFLÁVEL/AMBU ☐ MÁSCARA ADEQUADA PARA RN ☐ ASPIRADOR ☐ SONDA GÁSTRICA Nºs 8, 10 ☐		SORO FISIOLÓGICO ☐ SORO GLICOSADO ☐ ADRENALINA ☐ SERINGAS ☐ AGULHAS ☐

Fig. XIV.9.2. Ficha de transferência. (Adaptada de Lavaud J et al. Réanimation et transport pédiatriques. 4ª ed., 2001.)

- Termômetro.
- Material para curativo.
- Toalhas ou cobertores.
- Fitas para controle de glicemia capilar.
- Pinça ou anel para clampear cordão.
- Sondas gástricas n°s 6 e 8 F.

BIBLIOGRAFIA

American Academy of Pediatrics; American Heart Association. Postresuscitation management. In: Pediatric advanced life support provider manual, 2006; 8:191-219.

American Heart Association (AHA). Guidelines for cardiopulmonary resuscitation (CPR) and emergency cardiovascular care (ECC) of pediatric and neonatal patients: neonatal resuscitation guidelines. In: Circulation 2005; 112: IV 188-195.

Araújo CAFL. Hospitalização do recém-nascido: frequência e fatores associados [dissertação de mestrado]. Recife: Universidade Federal de Pernambuco, 2008.

Cramer K, Wiebe N, Hartling L et al. Heat loss prevention: a systematic review of occlusive skin wrap for premature neonates. J Perinatol 2005; 25(12):763-769.

Dragovich D, Tamburlini G, Absjahbana A et al. Thermal control of newborn: knowledge and practice professionals in seven countries. Acta Paediatrica 1997; 86:1-6.

Ellis M; Manandhar N; Shakya U; Manandhar DS et al. Postnatal hypothermia and cold stress among newborn infants in Nepal monitored by continuos ambulatory recording. Archives of Disease in Childhood 1996; 75:42-45.

Europet (European Network for Perinatal Transport). Maternal and neonatal transport in Europe. Prenatal and Neonatal Medicine. 1999; 4 (Suppl. 1).

Friedman M, Baumgart S. Regulação térmica. In: MacDonald MG, Mullett MD, Seshia MMK (eds.). Avery Neonatologia – fisiopatologia e tratamento do recém-nascido. Rio de Janeiro: Guanabara Koogan, 2007:406-417.

Jorgensen SL. Hypothermia: a cool intervention for hypoxic-ischemic encephalopathy. JAAPA 2008; 21(6):42, 44-7.

Lavaud J, Chabernaud JL, Barbier ML et al: A. Urgencies médicales néonatales. In: Lavaud J, Chabernaud JL, Barbier ML, Fevrier YM, Johanet S, Hobeika G, Lode N, Andre P (eds.). Réanimation et transport pédiatriques. Paris: Masson, 2001:1-178.

OMS (Organização Mundial de Saúde). Controle térmico do recém-nascido. Tradução e adaptação de Suely Vidal, Helena Vigolvino e Júlia Mello; orientação Giorgio Tamburlini. Recife, 1994. 12p.

Opas. Determinar prioridades para o tratamento. In: Atención Integrada a las Enfermedades Prevalentes de la Infancia – Manual clínico AIEPI neonatal en el contexto del continuo materno-recien nascido-salud infantil. Washington: OPS, 2005:193-214.

Silveira SMM, Mello MJG, Vidal SA et al. Hypothermia on admission: a risk factor for death in newborns referred to the Pernambuco Institute of Mother and Child Health. Journal of Tropical Pediatrics 2003; 49:115-120.

Sinclair JC. Management of the thermal environment. In: Sinclair JC. Effective care of the newborn infant. New York: Oxford University Press, 1993:40-56.

WHO (World Health Organization). Regional Office for Europe. Essential newborn care and breastfeeding: an instructrional workshop. Trieste: WHO, 1997.

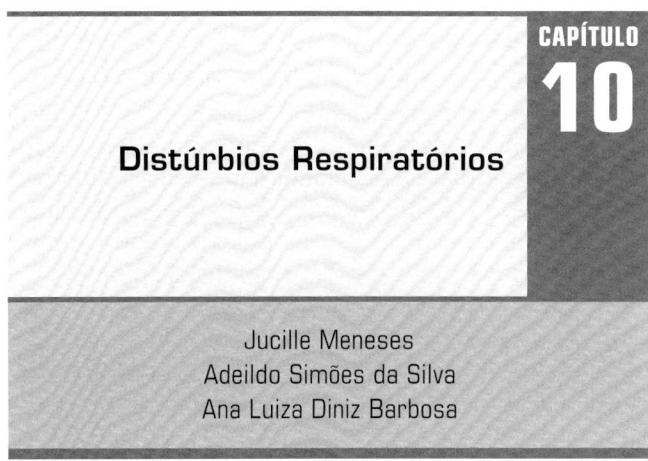

CAPÍTULO 10
Distúrbios Respiratórios

Jucille Meneses
Adeildo Simões da Silva
Ana Luiza Diniz Barbosa

INTRODUÇÃO

Os problemas respiratórios no período neonatal representam um dos principais motivos de morbidade e mortalidade que acometem os recém-nascidos (RNs). Embora dezenas de causas possam provocá-los, quatro doenças próprias deste período da vida respondem pela maioria dos casos observados. A pneumonia neonatal, pela sua gravidade e potencial de disseminação, será abordada no Capítulo XVII, *Sepse Neonatal*, por compartilhar com ela aspectos fisiopatológicos e terapêuticos. A taquipneia transitória do RN, a síndrome do desconforto respiratório do RN e a síndrome de aspiração mecomial serão *analisadas neste capítulo*.

TAQUIPNEIA TRANSITÓRIA DO RN (TTRN)

Definição

A TTRN é um desconforto respiratório de início precoce, em geral brando e de evolução benigna, sendo mais observado em neonatos a termo ou próximos ao termo. É uma condição autolimitada com resolução na maioria dos casos em 2 a 3 dias de vida.

Incidência

A incidência estimada é de 1% a 2%.

Fatores de risco

- Cesariana.
- Asfixia ao nascer.
- Sedação materna.
- Prematuridade.

- Administração excessiva de líquidos para a mãe durante o parto.
- Outros fatores de risco citados na literatura: retardo do clampeamento do cordão, macrossomia, sexo masculino, asma materna.

Fisiopatologia

A maioria dos autores admite que a TTRN resulta de retardo na reabsorção do líquido pulmonar. Esse líquido se acumula nos vasos linfáticos peribronquiolares e espaços broncovasculares, resultando em edema pulmonar. Ocorre compressão dos bronquíolos e dificuldade na saída do ar (hiperinsuflação). O excesso de líquido no pulmão condiciona a redução da complacência pulmonar, e o RN tenta compensá-la com aumento da frequência respiratória. Observa-se hipoxemia em geral leve, devido à perfusão deficiente dos alvéolos e à hipercapnia discreta em virtude da dificuldade da saída de ar.

Outros autores questionam a hipótese de retardo na reabsorção do líquido pulmonar e acreditam que a TTRN pode resultar de imaturidade relativa do sistema surfactante.

Quadro clínico

A TTRN é mais frequente em recém-nascidos a termo (RNT) ou próximos ao termo. Pode, no entanto, ocorrer em prematuros com menor idade gestacional; nesse caso, o edema pulmonar pode complicar a deficiência de surfactante. Desconforto respiratório surge logo após o nascimento ou nas primeiras horas de vida. Observam-se, então, sinais clínicos de sofrimento respiratório: a taquipneia é o sinal mais característico. Dispneia, tiragem intercostal e subcostal, batimentos de asa de nariz, gemidos e cianose são raros.

A ausculta pulmonar pode ser normal ou apresentar leve diminuição do murmúrio vesicular. Em geral, o desconforto respiratório é leve ou moderado, com evolução benigna e autolimitada. Na maioria dos casos constata-se resolução dos sintomas em 24 a 48 horas. Nos quadros mais significativos, os sintomas podem persistir por mais de 72 horas. Geralmente, os RNs necessitam de FIO_2 menor do que 40% para manter oxigenação adequada. Em quadros mais significativos pode ser necessária concentração mais alta de oxigênio. Se for preciso $FIO_2 \geq 60\%$ e suporte ventilatório mais agressivo, deve-se verificar se se trata realmente de TTRN e realizar diagnóstico diferencial para tentar identificar outras causas de desconforto respiratório. Ressaltamos ainda que manifestações clínicas moderadas em prematuros com TTRN podem, inicialmente, ser confundidas com a síndrome do desconforto respiratório (antiga doença de membrana hialina).

Aspectos laboratoriais

Em geral, é uma condição benigna, com resolução rápida, não havendo necessidade da realização de exames. Nos quadros moderados ou de evolução mais longa pode ser necessária a realização de exames para melhor acompanhamento do caso, como:

- *Gasometria:* podem ocorrer hipoxemia discreta e acidose respiratória leve.
- *Hemograma* e *proteína C reativa:* quando houver suspeita de infecção.

Aspectos radiológicos

Os principais achados radiológicos são:

- Acentuação broncovascular (congestão para-hilar).
- Hiperaeração pulmonar e rebaixamento do diafragma.
- Presença de líquidos nas cissuras interlobares e, às vezes, na cavidade pleural.
- Discreto aumento da área cardíaca.
- A resolução das imagens radiológicas ocorre em 24 a 72 horas, podendo em alguns casos demorar um pouco mais.

Diagnóstico diferencial

Quadros clínicos com evolução mais significativa podem levantar dúvidas em relação ao diagnóstico; por isso, outras doenças devem ser lembradas para que o diagnóstico diferencial seja realizado.

Pneumonia/sepse

Alertam para o diagnóstico: fatores de risco para infecção; manifestações clínicas sugestivas de sepse; alterações laboratoriais compatíveis.

Síndrome do desconforto respiratório (antiga doença membrana hialina)

Em geral, acomete prematuros com idade gestacional menor do que 34 semanas, desconforto respiratório com evolução mais grave e aspecto radiológico típico.

Aspiração meconial

Na aspiração meconial existe antecedente de asfixia intrauterina aguda ou crônica, com presença de líquido amniótico meconial. Em algumas vezes, observa-se a presença de mecônio em traqueia. O sofrimento respiratório é mais acentuado e na ausculta pulmonar predomina estertores de médias e grossas bolhas.

Hipertensão pulmonar persistente do RN

Antecedentes de asfixia; taquipneia, dispneia e cianose importante após manipulação do neonato (labilidade na oxigenação); pouca ou nenhuma doença parenquimatosa que justifique a cianose.

Cardiopatia congênita

São achados sugestivos: desconforto respiratório, sopro cardíaco, cianose que melhora pouco com uso de O_2 ou não melhora, cardiomegalia, pulsos fracos e assincrônicos, edema pulmonar e hepatomegalia.

Policitemia neonatal

Constatam-se fatores para policitemia; alterações clínicas compatíveis (pletora, cianose, icterícia, taquipneia, distúrbios alimentares); hematócrito de sangue venoso maior do que 65%.

Tratamento

Não há tratamento específico. São fundamentais para a estabilização do paciente as seguintes medidas de suporte:

- Decúbito elevado, manuseio mínimo do RN, manter boca e narinas livres de secreção, posicionamento correto do pescoço.
- Manter o RN em ambiente térmico neutro, de forma que sua temperatura corporal fique em torno de 36,5°C.

Nutrição do RN e suporte hidroeletrolítico

Iniciar alimentação o mais rápido possível. No estágio agudo da doença, deve-se avaliar o quadro de forma global e verificar a frequência respiratória (FR). Se a FR for menor do que 60 e o RN estiver bem (sem outros problemas ou limitações), pode ser feita dieta por via oral, com cuidado. Quando a FR estiver entre 60 e 80, a alimentação pode ser administrada por sonda orogástrica ou, então, é feito suporte hídrico, calórico e eletrolítico por via intravenosa, conforme avaliação médica. Nos casos em que a FR for maior do que 80 no estágio inicial da doença e o Boletim de Silverman e Andersen (BSA) maior do que 4, é mais prudente realizar o suporte calórico e hidroeletrolítico por via intravenosa, enquanto se observa a evolução. Logo que haja melhora do quadro, deve-se avaliar início da dieta por sonda orogástrica e suspensão aos poucos do suporte intravenoso até que seja possível deixar o paciente apenas com dieta via oral.

Oxigenoterapia

Quadros leves podem não precisar de oxigenação. A avaliação clínica e a monitoração da saturação de O_2 (oximetria de pulso) ajudam na decisão do uso de O_2. Quando há necessidade de oxigenoterapia, a maioria dos casos precisa apenas do uso de O_2 em halo. Em geral, $FIO_2 \leq 40\%$ é suficiente para manter boa oxigenação. Quando o RN estiver em Halo e não houver $FIO_2 > 60\%$ para manter PaO_2 satisfatória, deve-se considerar indicação de CPAP nasal. Se houver necessidade de intubação e ventilação mecânica, é improvável que o diagnóstico seja apenas de TTRN e, portanto, pode-se suspeitar de um problema associado ou, então, de outra doença.

Antibioticoterapia

Não é indicada nos quadros típicos de TTRN. No entanto, se houver dúvidas quanto à possibilidade de infecção, é mais prudente iniciar antibióticos, enquanto se observa a evolução e analisa-se o resultado dos exames. Se o RN apresentar boa evolução clínica e exames normais, devem ser suspender antibióticos.

Diuréticos (furosemida)

Estudos controlados não demonstraram eficácia do uso de furosemida para diminuir a duração dos sintomas ou o tempo de permanência hospitalar.

Prevenção

A prevenção é baseada em medidas que visam eliminar ou atenuar os fatores de risco para TTRN:

- Boa assistência pré-natal (prevenção da prematuridade).
- Acompanhamento cuidadoso do trabalho de parto e assistência adequada ao RN em sala de parto (prevenção da asfixia perinatal).
- Evitar cesárea sem indicação bem definida, excessiva sedação materna e administração excessiva de líquidos à mãe durante o parto.

SÍNDROME DO DESCONFORTO RESPIRATÓRIO (SDR) DO RN

Incidência

De todos os problemas respiratórios que afetam o RN, a SDR constitui ainda um dos mais graves e frequentes, contribuindo significativamente na morbimortalidade durante o período neonatal. A SDR do RN, antes chamada doença pulmonar das membranas hialinas, resulta de uma deficiência primária de surfactante pulmonar endógeno, afetando particularmente o recém-nascido pré-termo (RNPT). Sua incidência e gravidade são inversamente proporcionais à idade gestacional, acometendo 30% dos RN com menos de 32 semanas de idade gestacional e 50% com menos de 30 semanas.

Além da prematuridade, existem fatores de risco maternos e perinatais que podem aumentar ou diminuir o risco de SDR no RNPT (Quadro XIV.10.1).

Quadro XIV.10.1 Fatores maternos e perinatais que aumentam ou diminuem o risco de SDR

Fatores que aumentam o risco	Fatores que diminuem o risco
Cesárea eletiva	Estresse crônico intrauterino
Sexo masculino	Desnutrição intrauterina
Asfixia perinatal	Corticoesteroides
Hidropisia fetal	Rotura prolongada das membranas
Diabetes materno	Hormônios tireoidianos

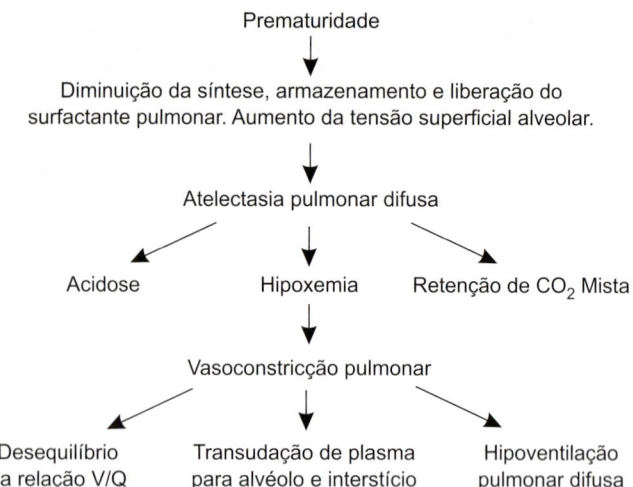

Fig. XIV.10.1. Fisiopatologia da SDR do RN.

Estudos têm demonstrado que o uso crescente do corticoide antenatal em gestantes que apresentam risco para parto prematuro reduz significativamente a incidência e a gravidade da SDR em prematuros, principalmente naqueles com idade gestacional menor do que 34 semanas. Estudo realizado no Instituto Materno-Infantil de Pernambuco (IMIP) mostrou incidência de SDR de 50% no grupo de gestantes sem corticoide antenatal e 37% no grupo com corticoide antenatal, sendo a incidência de SDR menor ainda no grupo que realizou tratamento completo, quando comparado com o grupo de tratamento incompleto.

Fisiopatologia

A SDR é um distúrbio do desenvolvimento pulmonar resultante da deficiência de surfactante pulmonar endógeno. O surfactante pulmonar é composto basicamente de fosfolipídios (80%), alguns lipídios neutros (8%) e 12% de proteínas (SP-A, SP-B, SP-C e SP-D). A partir da 20ª semana de idade gestacional, o surfactante é sintetizado pelos pneumócitos tipo II, e sua produção aumenta gradativamente até 35 semanas. A reserva de surfactante pulmonar cresce com a idade gestacional; portanto, um RNT tem um *pool* de surfactante alveolar em torno de 100mg/kg, enquanto um RNPT com SDR apresenta um *pool* de 10mg/kg.

A deficiência do surfactante pulmonar provoca aumento da tensão superficial em nível alveolar, com colapso alveolar ocasionando atelectasias progressivas. A hipoxemia e a retenção de CO_2, juntamente com a acidose, aumentam a resistência vascular pulmonar. Ocorre desequilíbrio na relação ventilação/perfusão com presença de *shunts* intrapulmonares e hipoventilação pulmonar difusa. Concomitantemente, ocorre lesão do epitélio alveolar com transudação de plasma para o espaço alveolar e intersticial. O resultado traduz-se por um prejuízo significativo na ventilação pulmonar, caracterizado por diminuição da complacência pulmonar, da capacidade residual funcional, da ventilação alveolar e aumento da resistência pulmonar (Fig. XIV.10.1).

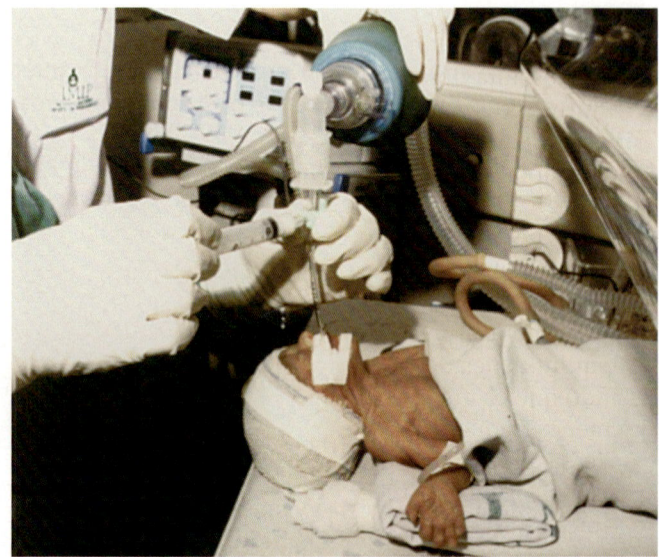

Fig. XIV.10.2. Administração de surfactante.

Quadro clínico

O RNPT com SDR apresenta, logo após o nascimento, desconforto respiratório progressivo nas primeiras 72 horas de vida, caracterizado por dispneia, taquipneia, tiragens intercostal e subcostal, retração esternal, batimentos de asa de nariz, gemido expiratório com necessidade crescente de oxigênio. Esse desconforto respiratório pode ser quantificado pelo BSA (Fig. XIV.10.3), que também auxilia o acompanhamento do quadro respiratório. Quanto mais elevada a pontuação nesse boletim, mais grave o desconforto respiratório. Em RNPTs extremos (com menos de 1.000 g), a expressão clínica do desconforto respiratório torna-se pouco evidente, sendo frequente o aparecimento precoce de crises de apneia e cianose.

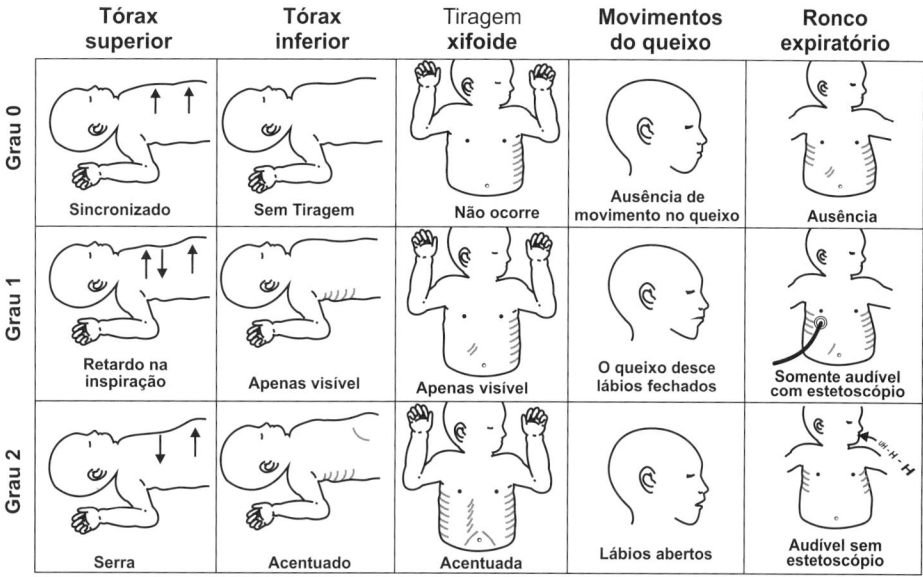

Fig. XIV.10.3. Boletim de Silverman-Andersen.

Na ausculta pulmonar percebe-se diminuição global do murmúrio vesicular. Ocorre progressão do quadro clínico nas primeiras 72 horas de vida, com resolução gradual após esse período. Algumas complicações podem surgir, como pneumotórax, *shunt* através do ducto arterioso, hemorragia intracraniana, infecção secundária, distúrbios metabólicos e até choque, sendo mais frequentes nos casos mais graves.

A terapêutica de reposição com o surfactante exógeno tem influenciado a evolução natural da doença, permitindo que os quadros clínicos mais graves sejam cada vez menos frequentes, dando lugar a quadros mais leves. Com essa terapêutica observa-se estabilização do quadro clínico nas primeiras 48 horas e, consequentemente, a recuperação torna-se mais rápida.

Diagnóstico

O diagnóstico clínico da SDR é baseado na história materna do pré-natal, na identificação dos fatores de risco mais determinantes, além dos sintomas apresentados pelo RNPT. O exame radiológico do tórax é extremamente útil no diagnóstico da SDR e baseia-se na presença de infiltrado reticulogranular com distribuição uniforme (aspecto de vidro fosco ou vidro moído), broncogramas aéreos que partem da região central (mediastino) para a periferia dos campos pulmonares e do aspecto da silhueta cardíaca. De acordo com o padrão radiológico, SDR é classificada em:

- *Grau I:* aspecto reticulogranular leve, pequena quantidade de broncogramas aéreos que não atingem a borda cardíaca com imagem cardíaca normal.
- *Grau II:* aspecto reticulogranular moderado, broncogramas aéreos já fora do mediastino chegando até a borda cardíaca e imagem cardíaca normal.
- *Grau III:* aspecto reticulogranular mais grave, broncogramas aéreos alcançando a periferia dos campos pulmonares com uma silhueta cardíaca não muito bem delimitada.
- *Grau IV:* opacificação completa dos campos pulmonares com a silhueta cardíaca não delimitada, não visualizada.

Os RNPTs extremos, devido a sua imaturidade pulmonar e na presença de número reduzido de alvéolos, podem exibir inicialmente poucas alterações radiológicas. No entanto, são esses RNs que apresentam maior risco para os quadros mais graves de SDR.

A evolução radiológica da SDR tem grande valor no prognóstico do RN. A melhora radiológica, principalmente após o uso do surfactante exógeno, significa melhor prognóstico para o RN.

A gasometria arterial é de grande importância na avaliação, acompanhamento e conduta terapêutica da doença, principalmente no que se refere à assistência ventilatória. Inicialmente ocorre hipoxemia e, depois, retenção de CO_2 denotando acidose respiratória. Com a evolução do quadro, a acidose progride para acidose mista. Em unidades onde não há disponibilidade de gasometria utiliza-se então a oximetria contínua para avaliar a oxigenação sanguínea (saturação da hemoglobina pelo oxigênio). Recomenda-se que os níveis de saturação sanguínea da hemoglobina sejam mantidos entre 88% e 92%, evitando-se a hiperoxia.

O principal diagnóstico diferencial da SDR é feito com a pneumonia pelo estreptococo do grupo B, cujos quadros clínico e radiológico se assemelham com a forma mais grave da SDR. A taquipneia transitória do RN também faz parte do diagnóstico diferencial, principalmente nos RNPTs de maior idade gestacional (> 34 semanas), os atualmente denominados RNPT tardios.

Tratamento

O tratamento da SDR baseia-se nas medidas de suporte, na assistência ventilatória e na terapêutica de reposição com o surfactante exógeno, indicado em alguns casos.

Medidas gerais

- Manter o RN em ambiente térmico neutro (temperatura 34°C-35°C).
- Adequado suporte hidroeletrolítico e metabólico. Devido à maior incidência de persistência do *ductus* arterioso (PDA) em RNPT com SDR, a cota hídrica deve ser restringida. Recomenda-se iniciar com cota hídrica de 80mL/kg/dia nas primeiras 24 horas de vida, aumentando gradativamente 10mL/kg/dia nas primeiras 72 horas. Durante esse período deve-se aferir o peso diário do RN, monitorar a diurese nas 24 horas, verificar densidade urinária, aferir a pressão arterial, no intuito de vigiar a volemia do RN e detectar precocemente sinais de hipovolemia e hipotensão. Os eletrólitos devem ser acrescentados nas doses habituais.
- *Correção da anemia e manutenção da pressão arterial adequada*: manter o hematócrito em torno de 35%.
- *Correção do equilíbrio acidobase*: a SDR geralmente evolui com acidose respiratória e posteriormente mista que, na maioria das vezes, pode ser corrigida com melhora da ventilação pulmonar. Deve-se ter cautela no uso de bicarbonato de sódio em RNPT.
- *Manter nutrição adequada*: o início precoce da nutrição parenteral tem sido recomendado, principalmente naqueles RNs de muito baixo peso. Sempre iniciar o estímulo trófico com leite materno e progredir a dieta de acordo com as condições clínicas do RN.
- *Antibioticoterapia*: só é indicada em casos de sepse comprovada ou bastante provável, ou nos casos de suspeita de infecção pelo estreptococo do grupo B, que radiologicamente é semelhante à SDR. Nos casos de SDR grau IV, entretanto, recomenda-se iniciar antibioticoterapia, podendo ser suspensa de acordo com a evolução clínica e exames laboratoriais.

Assistência ventilatória

A assistência ventilatória com a oxigenoterapia constitui o elemento de maior importância no tratamento da SDR, porém seu uso deve ser extremamente criterioso a fim de prevenir complicações, como a retinopatia da prematuridade e a displasia broncopulmonar. O objetivo da oxigenoterapia é manter a oxigenação adequada, ou seja, PaO_2 entre 50 e 70mmHg e $PaCO_2$ permissiva de até 50 a 55 mmHg, com pH 7,25-7,40. Essa assistência ventilatória pode ser realizada por:

CPAP nasal (pressão positiva contínua em vias aéreas)

A aplicação do CPAP nasal vem sendo muito utilizada e estimulada em todo o mundo, seguindo a experiência da Universidade de Columbia, com o intuito de minimizar a lesão pulmonar. O CPAP nasal aumenta a capacidade residual funcional, melhora a complacência pulmonar, reduz a resistência de vias aéreas e promove o crescimento pulmonar no prematuro. Estudos mostram que o CPAP nasal diminui a necessidade de ventilação mecânica assistida e parece diminuir a incidência e a gravidade da displasia broncopulmonar. É indicado para RNPT com SDR que apresente respiração espontânea.

Na unidade neonatal do IMIP, o CPAP nasal é bastante utilizado, sendo indicado precocemente logo após o nascimento, em todo o RNPT que apresente desconforto respiratório. Na SDR, inicia-se com os seguintes parâmetros: pressão positiva final de expiração (PEEP) inicial de 5 cm de H_2O, FIO_2 de 0,4-0,50 e fluxo de 8 L/min. Esses parâmetros serão modificados de acordo com a evolução clínica do RN, os valores gasométricos e a saturação de oxigênio contínua por meio da oximetria de pulso.

Ventilação mecânica assistida (VMA)

Indica-se VMA em RNPT nos seguintes casos:

- RN em CPAP nasal que necessite de $FIO_2 \geq 0,5$ e PEEP > 5 cm H_2O, e $PaO_2 < 50$ e $PaCO_2 > 60$ cm H_2O em CPAP nasal.
- Apneias repetidas mesmo em CPAP nasal e em uso de xantinas.
- RNPT com SDR, intubado na sala de parto e que não suporta extubação traqueal.

Parâmetros iniciais da VMA

- Fluxo de 4-5L/min.
- FIO_2 inicial necessária para manter PaO_2 entre 50 e 70mmHg.
- Frequência de ciclagem inicial de 30 a 40 imersões por minuto.
- Relação I/E: 1:2.
- Tempo inspiratório (T:I): 0,4-0,5 segundo.
- Pressão inspiratória positiva (PIP) inicial de 15 a 20cm H_2O, verificando expansibilidade pulmonar para ↑ ou ↓ a pressão.
- PEEP inicial de 5-6 cmH_2O.

Surfactante pulmonar exógeno

A terapia com o surfactante pulmonar exógeno já está bastante estabelecida no tratamento da SDR, reduzindo de forma importante a incidência de pneumotórax e enfisema intersticial. Nos países desenvolvidos foi responsável pelo decréscimo de 30% a 40% da mortalidade dos óbitos relacionados com SDR, inclusive em prematuros extremos com peso inferior a 1.000g. Em nosso meio, essa terapêutica teve maior impacto nos RNPTs com peso > 1.000g, pois nos prematuros extremos as condições de infraestrutura ainda não contribuem significativamente na redução efetiva da mortalidade.

Os diversos ensaios clínicos realizados com a terapia do surfactante exógeno evidenciaram ventilação pulmonar mais eficaz por meio do recrutamento de alvéolos atelectásicos e da estabilização dos alvéolos abertos. Logo após a sua administração ocorre melhora das trocas gasosas com rápida elevação da oxigenação arterial e posteriormente aumento gradativo da complacência pulmonar. Essa terapêutica modificou a evolução natural da doença, tornando a evolução clínica mais curta e menos grave, favorecendo o prognóstico pulmonar.

Atualmente, tem-se optado pelo uso do surfactante exógeno natural modificado, pois os estudos comprovaram melhores resultados quando comparado com o surfactante artificial. Atualmente, há no Brasil dois tipos de surfactante natural: um extraído de macerado de pulmão bovino e suplementado com fosfolípides de origem bovina e outro extraído de macerado de pulmão de origem porcina.

Preconiza-se que a terapia de reposição com o surfactante exógeno seja realizada o mais rápido possível, geralmente nas primeiras 2 horas de vida (uso terapêutico precoce). Quanto mais cedo for instituído o tratamento, melhor a resposta terapêutica e, consequentemente, melhor o prognóstico, principalmente para os RNs com menos de 1.000g. Alguns serviços preconizam surfactante profilático em RNPT com grande risco de desenvolver a SDR (peso < 1.000g ou IG < 28-30 semanas) com base em metanálises que mostraram melhor evolução clínica nos RNPTs que realizaram tratamento profilático quando em comparação com o terapêutico.

Em virtude de 30% a 40% dos RNPTs não desenvolverem SDR e considerando tratar-se de uma medicação de custo elevado, recomendamos a terapêutica precoce nas primeiras 2 horas de vida. No grupo de RNPT com menos de 1.000g ou menos de 28 semanas deve ser indicado preferencialmente já nos primeiros 30 minutos de vida, principalmente quando não foi possível a aplicação de corticoide antenatal.

A dose recomendada de tratamento é de 100mg/kg/dose, via endotraqueal. Uma segunda dose de 100mg/kg pode ser aplicada 6 a 12 horas após a 1ª dose, de acordo com critérios clínicos e ventilatórios do RNPT. Em geral, a segunda dose é indicada se o RN ainda estiver em VMA necessitando de FIO$_2$ > 0,40 com resposta radiológica não muito eficaz após a primeira dose do surfactante. Na maioria dos casos são necessárias, no máximo, duas doses para um tratamento efetivo.

A terapia de reposição com o surfactante pulmonar exógeno é realizada com o RN intubado (Fig. XIV.10.1) e em VMA. No entanto, o RN em CPAP nasal também pode beneficiar-se dessa terapêutica com a técnica do Insure (intubação, administração do surfactante e extubação), sendo em seguida colocado novamente em CPAP nasal. Vários estudos demonstraram que o uso dessa técnica promove menor necessidade de VMA, além de diminuir o número de dias em oxigenoterapia. Em metanálise realizada com seis ensaios clínicos, os autores concluíram que essa modalidade terapêutica reduziu a necessidade de VMA, diminuiu os escapes de ar e a incidência de displasia broncopulmonar (DBP).

No IMIP, essa técnica é indicada quando o RN com SDR está em CPAP nasal. Com essa terapêutica observou-se redução de 40% na necessidade de VMA. No entanto, em RNPT com menos de 1.000g, esse percentual foi de 25%, em virtude da maior imaturidade pulmonar como também da menor complacência respiratória desses RNs. Nos RNPTs em CPAP nasal, observa-se resposta clínica eficaz apenas com uma dose de surfactante exógeno, principalmente quando feito nas primeiras 2 horas de vida. Em alguns casos, quando a primeira dose é aplicada tardiamente, após 6 horas de vida, pode ser necessária uma segunda dose.

A terapêutica com o surfactante exógeno na SDR é recomendada nos seguintes casos:

1. Tipo de assistência ventilatória:
   a) RNPT em VMA.
   b) RNPT em CPAP nasal: quando necessita de FIO$_2$ > 0,5 para manter PaO$_2$ > 50 mmHg ou saturação de oxigênio > 90%.
2. Momento do tratamento:
   a) Em RNPT < 1.000g e sem corticoide antenatal, realizar preferencialmente nos primeiros 30 minutos de vida.
   b) Nos demais casos, realizar o tratamento precoce (nas primeiras 2 horas de vida).
3. Número de doses do surfactante exógeno:
   a) Na grande maioria dos casos uma dose é suficiente.
   b) Realizar a segunda dose se o RN estiver em VMA necessitando de FIO$_2$ ≥ 0,4 ou se o RN estiver em CPAP nasal necessitando de FIO$_2$ ≥ 0,5. Considerar a possibilidade de VMA nos RNs que estejam em CPAP nasal e necessitem de uma segunda dose de surfactante exógeno.

Em 2008, na Unidade Neonatal do IMIP, o surfactante exógeno foi administrado nas primeiras 2 horas de vida em 48% dos casos e em 82% nas primeiras 6 horas. Em relação ao número de doses realizadas, em 83% dos casos foi necessária apenas uma dose. Nesse mesmo ano, a terapia de reposição do surfactante exógeno foi realizada juntamente com o RN em CPAP nasal em 56% dos casos.

A terapia com o surfactante pulmonar exógeno deve ser realizada em unidades neonatais que tenham infraestrutura adequada para a realização desse procedimento.

Com o intuito de melhorar os efeitos do surfactante exógeno pulmonar e otimizar o seu uso, a sua administração deve ser feita de maneira correta, de acordo com as seguintes orientações:

1. Retirar o frasco-ampola do surfactante da geladeira e deixar resfriar em temperatura ambiente. Aspirar o conteúdo com seringa e agulha estéreis.
2. Antes da administração da medicação, verificar se a cânula traqueal está bem posicionada. Caso o RN não esteja em VMA, não é obrigatório radiografia de tórax para confirmar a posição da cânula, já que a ausculta pulmonar bilateral e simétrica é suficiente.
3. Estabilizar o RN antes do procedimento. Aspirar cânula endotraqueal e manter o RN bem ventilado, proporcionando boa oxigenação e perfusão antes da administração da medicação. Realizar a monitoração continua do RN com oxímetro de pulso.
4. Acoplar adaptador com orifício lateral na cânula endotraqueal para administração da medicação. Caso não disponha do adaptador, aplicar o surfactante diretamente na cânula ou através de cateter inserido na cânula traqueal.
5. Administrar o medicamento em *bolus* único, conforme a tolerância do RN. Durante o procedimento pode haver queda da saturação de oxigênio e frequência cardíaca, porém são eventos transitórios e rapidamente superados. Deve-se interromper, por alguns segundos, a administração do medicamento até a estabilização do paciente. Pode ocorrer também refluxo de uma pequena quantidade da medicação para as vias aéreas superiores e a boca.
6. Se o RN estiver em VMA, o procedimento deverá ser feito sem interrupção da VMA. Pode-se aumentar um pouco a FIO_2 antes do procedimento. Se o RN não estiver em VMA, realizar ventilação manual com balão autoinflável e cânula traqueal durante o procedimento e logo após a administração do surfactante durante 2 a 3 minutos para garantir uma distribuição uniforme e rápida.
7. Manter vigilância após a administração do medicamento. Em geral, nos primeiros 30 minutos há necessidade de reduzir os parâmetros do respirador, principalmente a FIO_2 e a PIP, de acordo com a resposta clínica do paciente e a saturação de oxigênio. Após o procedimento, manusear o RN o mínimo possível para que ele possa estabilizar-se.
8. Evitar aspiração traqueal até 2 horas após a administração do surfactante.
9. Colher gasometria arterial 2 horas após o procedimento.
10. Realizar radiografia de tórax 6 horas após o procedimento para avaliar resposta terapêutica.

Prevenção

A prevenção da SDR baseia-se fundamentalmente na prevenção da prematuridade, por meio do acompanhamento pré-natal adequado com identificação precoce de gestações de alto risco. Atualmente, observa-se aumento da taxa de partos cesarianos principalmente pela indicação de cesáreas eletivas, muitas delas em RNs que ainda não apresentam maturidade pulmonar e, consequentemente, apresentam risco para morbidade respiratória neonatal.

O papel da corticoterapia antenatal na prevenção da SDR e outras morbidades associadas já está bastante estabelecido. A influência da corticoterapia na maturação pulmonar fetal tem contribuído significativamente na diminuição da incidência e gravidade da SDR, estando plenamente justificada a recomendação da corticoterapia antenatal em gestantes que tenham risco de parto prematuro. Essas gestantes devem ser orientadas e ter acesso aos serviços de saúde para que possa ser realizado o tratamento de forma completa e em tempo hábil, para que os RNs possam usufruir das inúmeras vantagens dessa terapêutica.

SÍNDROME DE ASPIRAÇÃO MECONIAL (SAM)

Conceito

A SAM é um distúrbio respiratório de intensidade variável, decorrente da presença de mecônio no líquido amniótico.

Incidência

Cerca de 10% a 20% das gestações apresentam líquido amniótico tinto de mecônio, o que pode representar um sinal de sofrimento fetal ou ser apenas um evento de maturação fetal, principalmente nos partos de apresentação pélvica. Estima-se que 5% a 20% dos neonatos com líquido meconial desenvolverão SAM, com letalidade em torno de 5% a 10%.

Fatores de risco

- Hiper ou hipotensão materna.
- Tabagismo.
- Gestação prolongada.
- Prolapso do cordão umbilical, descolamento prematuro da placenta.
- Cesárea eletiva.
- Apresentação pélvica.
- Diabetes.
- Obesidade.
- Hipóxia intrauterina e intraparto.

Fisiopatologia

A aspiração do líquido amniótico meconizado pode ocorrer antes ou durante o parto; raramente ocorre an-

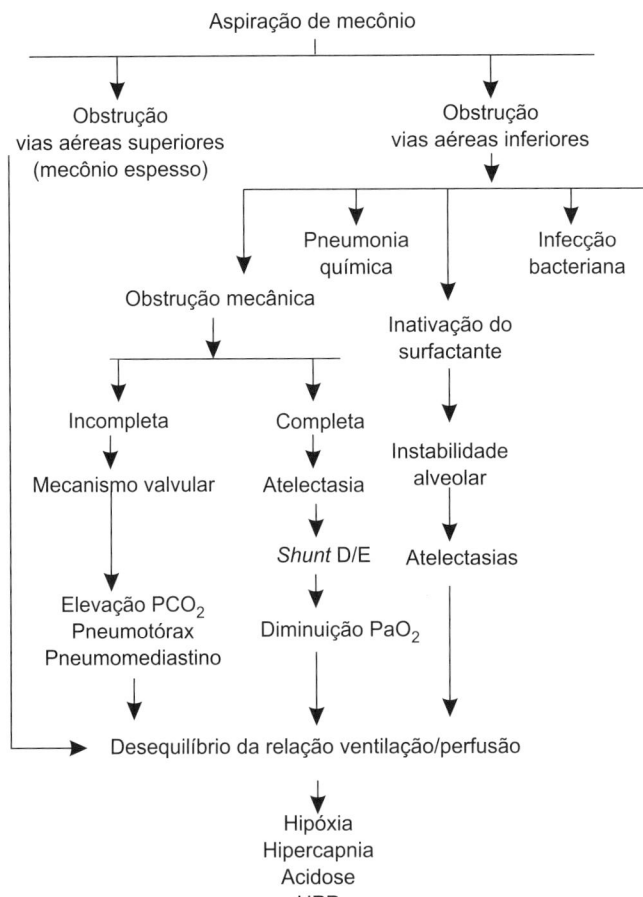

Fig. XIV.10.4. Fisiopatologia da SAM.

tes da 37ª semana de idade gestacional. Ele é encontrado no intestino fetal entre a 10ª e a 16ª semanas de gestação, quando o trato gastrointestinal já está totalmente formado. A eliminação intraútero é rara, pois o intestino do feto praticamente não apresenta peristaltismo, além de a presença do tônus do esfíncter anal e de uma rolha de mecônio espesso ao nível do reto impedirem sua saída.

Complexos mecanismos estão envolvidos na fisiopatologia da SAM, como mostra a Fig. XIV.10.4.

A hipoxemia progressiva, decorrente da alteração da relação ventilação/perfusão, juntamente com o aumento da muscularização dos vasos intra-acinares, leva à hipertensão pulmonar, uma das complicações mais temidas da SAM, piorando o prognóstico e aumentando a morbimortalidade do neonato acometido.

Quadro clínico

A clínica é muito variável, podendo apresentar quadro respiratório de leve a grave. O RN, geralmente, apresenta características somáticas de pós-maturidade, com coloração esverdeada no cordão umbilical, unhas e verniz caseoso. São observadas hiperinsuflação do tórax, cianose, gemência, retrações intercostais e estertores à ausculta pulmonar. O quadro pode culminar em hipertensão pulmonar, quando o paciente apresenta cianose generalizada intensa e labilidade na manutenção dos níveis de oxigenação arterial. O neonato também pode nascer deprimido, hipotônico e apresentar sinais associados, como convulsões, alteração da coagulação, insuficiência renal, disfunção miocárdica, além de alterações metabólicas. A gravidade do acometimento extrapulmonar na SAM é um elemento importante para a determinação do prognóstico nessa síndrome.

Radiologia

O RN com SAM pode apresentar diferentes padrões radiológicos de tórax. O quadro clássico é o de áreas de atelectasia com aspecto nodular grosseiro e difuso, alternado com áreas de hiperinsuflação em ambos os campos pulmonares, além da presença de pneumotórax, pneumomediastino e enfisema intersticial.

Tratamento

Cuidados na sala de parto

Para o atendimento ao RN em sala de parto é necessária a presença de médico com conhecimento em reanimação neonatal. A sala de parto deve estar sempre equipada com todo o material indicado para assistência imediata ao RN.

Procedimentos como aspiração de orofaringe logo após o desprendimento do polo cefálico e a intubação traqueal imediata com base apenas na fluidez do líquido amniótico não se mostraram efetivos na prevenção da SAM e, portanto, não são mais recomendados.

A aspiração traqueal sob visualização direta é indicada para os RNs com líquido amniótico com mecônio e que não se apresentam vigorosos ao nascimento.

A técnica de aspiração traqueal e a relação de materiais necessários para a assistência neonatal em sala de parto, foram abordadas no Capítulo 6, *Assistência ao Recém-nascid oem Sala de Parto*.

Tratamento pós-natal

A maioria das crianças que nascem com líquido amniótico tinto de mecônio não necessitará de intervenção e permanecerá com suas genitoras; no entanto, é importante monitorar de perto esses neonatos para verificar o surgimento de desconforto respiratório. Caso apareçam sinais de desconforto respiratório, a criança deverá ser transferida para a unidade intensiva ou intermediária.

Para os RNs com SAM, as seguintes medidas são fundamentais:

- Aquecimento adequado.
- Manuseio mínimo do neonato.
- Vigilância dos sinais vitais.
- Prover aporte hídrico e calórico adequados.
- Sedação e/ou analgésicos nos casos graves.

- Cuidados anti-infecciosos: o uso de antibiótico ainda é controverso. Tem sido utilizado nos casos graves, nos quais o RN apresenta franca insuficiência respiratória, devido à dificuldade de afastar, usando apenas os parâmetros clínicos, a ocorrência de infecção e ao grande risco de pneumonia secundária. Recomendamos nesses casos o uso de penicilina associado a aminoglicosídio em doses habituais (ver Capítulo 17, *Sepse Neonatal*). Deve-se realizar o seguimento com hemograma, PCR e hemocultura, que podem auxiliar a orientação da manutenção do tratamento antibiótico.
- *Oxigenoterapia*: o tipo de intervenção ventilatória dependerá da gravidade da SAM, podendo ser utilizado na forma de halo, CPAP nasal ou VMA. O objetivo é manter PaO_2 entre 50 e 70 mmHg, PH de 7,20-7,45, $PaCO_2$: entre 40 e 60 mmHg e saturação de oxigênio, entre 89% e 93%.
- *Terapêutica de reposição com surfactante exógeno*: considerando que a atividade do surfactante endógeno pode ser inibida pela presença do mecônio, estima-se que o uso do surfactante exógeno possa melhorar a oxigenação e prevenir complicações na SAM. Recente metanálise não encontrou diferença na mortalidade com o uso dessa terapêutica, observando-se redução na indicação de oxigenação por membrana extracorpórea (ECMO) nos poucos centros que dispõem desse recurso. O uso do surfactante exógeno, portanto, ainda não faz parte da rotina de tratamento inicial da SAM.

Complicações

Pneumotórax e pneumomediastino podem aumentar a gravidade dos casos de SAM em até 30%, devendo-se manter vigilância clínica permanente a fim de se realizar intervenção precoce caso essas complicações surjam.

A associação da SAM com hipertensão pulmonar persistente (HPP) é sinal de gravidade e pior prognóstico. Essa ocorrência deve ser pensada em RN que permanece hipoxêmico apesar de assistência ventilatória adequada. A avaliação simultânea da saturação de oxigênio pré-ductal (MSD) e pós-ductal (MMII) pode auxiliar o diagnóstico: uma diferença maior ou igual a 10%, na ausência de alteração cardíaca estrutural, sugere HPP. O ecocardiograma com Doppler é um recurso diagnóstico importante na suspeita de hipertensão pulmonar. Observa-se a presença de *shunt* D/E, através do canal arterial e/ou do forame oval, e estima-se a pressão arterial pulmonar pela regurgitação tricúspide. Cerca de 5% dos casos mais graves de SAM podem evoluir com comprometimento prolongado da função pulmonar.

Prevenção

Inicia-se com assistência pré-natal, com bom controle e prevenção de morbidades maternas e a monitoração do bem-estar fetal.

A aminoinfusão, com o objetivo da diluição do mecônio espesso, quando se detecta desaceleração da FC fetal, tem sido descrita como eficaz na melhora do prognóstico neonatal e materno, diminuindo a incidência de aspiração meconial; entretanto, mais estudos são necessários antes da recomendação de sua utilização rotineira.

O acompanhamento do trabalho de parto com vigilância fetal e a assistência adequada ao neonato na sala de parto são medidas fundamentais para a prevenção do SAM.

BIBLIOGRAFIA

Bhat RY, Rao A. Meconium – stained aminiotic fluid and meconium aspiration syndrome: a prospective study. Annals of Tropical Pae Diatrics 2008; 28:199-203.

Bry K. Newborn ressuscitacion and the lung. Neorevienws 2008; 9(11):506-511.

Carvalho WB et al. Ventilação pulmonar mecânica em pediatria e neonatologia. 2 ed. São Paulo: Atheneu, 2004.

Côelho, ICCA. Avaliação do impacto da corticoterapia antenatal em recém-nascidos prematuros assistidos no CAM-IMIP [dissertação de mestrado]. Recife: Instituto Materno-Infantil de Pernambuco, 2002.

Galvani ALS. Taquipnéia transitória do recém-nascido. In: Marcondes E, Vaz FAC, Ramos JLA, Okay Y (eds.). Pediatria básica (tomo 1) – Pediatria geral e neonatal. 9ª ed. São Paulo: Sarvier, 2002:392-393.

Gomela TL, Cunningham MD, Eyal FG, Zenk KE. Taquipnéia transitória do recém-nascido. In: Neonatologia: manejo, procedimentos, problemas no plantão, doenças e farmacologia neonatal. 5 ed. Porto Alegre: Artmed, 2006:658-661.

Greenough A, Donn S. Matching ventilatory support strategies to respiratory pathophysiology. Clinics in Perinatology 2007; 34(1):35-53.

Guinsburg R, Almeida MFB. Manual de reanimação neonatal. 5ª ed. São Paulo: Editora da Universidade Federal de São Paulo, 2009.

Horbar J, Joseph H. Carpenter MS et al. Timing of initial surfactant treatment for infants 23 to 29 weeks'gestation: is routine practice evidence based? Pediatrics 2004; 113:1593-1602.

Jobe A. Surfactant: the basis for clinical treatment strategies. In: Polin R, Bancalari E. The newborn lung. Philadelphia: Saunders, 2008:73-98.

Kopelman BI et al. Diagnóstico e tratamento em neonatologia. São Paulo: Atheneu, 2004.

Lo CW at al. Therapeutic lung lavage with diluted surfactant in neonates with severe meconium aspiration syndrome. J Chin Med Assoc 2008; 71(2):103-109.

Louis NA. Taquipnéia transitória do recém-nascido. In: Cloherty JP, Eichenwald EC, Stark AR. Manual de neonatologia. 5ª ed. Rio de Janeiro: Guanabara Koogan, 2005: 328-329.

Meneses JA, Mendes S, Cursino O, Romaguera L, Veloso A. CPAP nasal e surfactante exógeno na síndrome de desconforto respiratório do recém- nascido pré-termo: análise de dois períodos. Anais do XVII Congresso Brasileiro de Perinatologia. Florianópolis, 2001:127.

Miyoshi M. Terapêutica de reposição de surfactante. Jornal de Pediatria 2001; 77 (Suppl. 1):S3-S16.

Moya F, Maturana A. Animal-derived surfactants versus past and current synthetic surfactants: current status. Clinics in Perinatology 2007; 34(1):145-177.

Roberts D, Dalziel SR. Antenatal corticosteroids for accelerating fetal lung maturation for women at risk of preterm birth. Cochrane Database of Systematic Reviews 2006 (3) CD004454.

Stevens TP, Blennow M, Myers EH, Soll R. Early surfactant administration with brief ventilation versus selective surfactant and continued mechanical ventilation for preterm infants with or at risk for respiratory distress syndrome. Cochrane Database of Systematic Reviews 2007 (2) CD003063.

Sweet D at al. European consensus guidelines on the management of neonatal respiratory distress syndrome. J Perinat Med 2007; 35:175-186.

Trindade CEP, Bentlin MR. Taquipnéia transitória do recém-nascido. In: Kopelman BI, Miyoshi MH, Guinsburg R (eds.). Distúrbios respiratórios no período neonatal. Rio de Janeiro/São Paulo: Atheneu, 1998:89-96.

Walsh MC, Fanaroff JM. Meconium staineid fluid. Approach to the mother and the baby. Clinics in Perinatology 2007; 34:653-655).

Whitfield JM at al. Prevention of meconium aspiration syndrome: an update an the Baylor experience. Bayl Univ Med Cent 2009; 22(2):128-131.

Whitsett JA, Pryhuber GS, Rice WR et al. Distúrbios respiratórios agudos. In: MacDonald MG, Mullet MD, Seshia MMK (eds.). Avery neonatologia: fisiopatologia e tratamento do recém-nascido. 6 ed. Rio de Janeiro: Guanabara Koogan, 2007:525-526.

William E, the Committee on Fetus and Newborn Surfactant. Replacement therapy for respiratory distress in the preterm and term neonate. Pediatrics 2008; 121:419-432.

Wiswell TE. Delivery room management of the meconium – stained newborn. Journal of Perinatology 2008; 28:519-526.

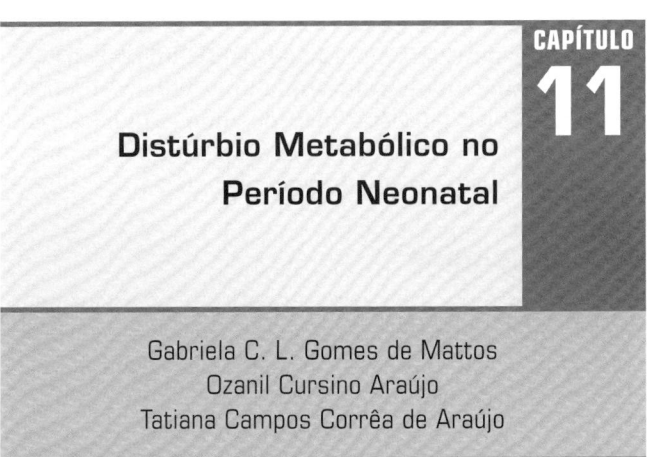

CAPÍTULO 11

Distúrbio Metabólico no Período Neonatal

Gabriela C. L. Gomes de Mattos
Ozanil Cursino Araújo
Tatiana Campos Corrêa de Araújo

HIPOGLICEMIA NEONATAL

Introdução

O metabolismo dos glicídios no período neonatal é impreciso, incerto e individualizado. É o problema metabólico mais comum do recém-nascido (RN). A incidência é de 1,3 a 4,4 casos/1.000 recém-nascidos a termo (RNTs) e 15 a 55 casos/1.000 recém-nascidos pré-termo (RNPTs), acometendo até 8% dos recém-nascidos grandes para a idade gestacional (RNGIGs) e 15% dos recém-nascidos pequenos para a idade gestacional (RNPIGs).

A glicose é o substrato principal do metabolismo cerebral. O sistema nervoso central (SNC) do RN é responsável pelo consumo de 80% a 90% da glicose total do organismo. Alguns estudos demonstram que o RN tem capacidade de utilizar outros combustíveis, como corpos cetônicos, lactato e aminoácidos no metabolismo oxidativo cerebral, porém, principalmente nos prematuros, o uso desses combustíveis alternativos ainda precisa ser mais elucidado.

Fisiopatologia

Durante a vida intrauterina, o feto recebe suplemento materno de glicose de modo contínuo, correspondendo a 70% a 80% da glicose materna; portanto, a produção fetal da glicose não se faz necessária. O feto inicia seu estoque de glicogênio, primeiro, pela placenta e, em seguida, pelo fígado. No último trimestre, os estoques aumentam. Ao nascimento, a glicemia do feto corresponde a 80% da materna.

Após o nascimento ocorre interrupção abrupta do fornecimento de glicose com diminuição importante dos seus níveis entre 30 e 90 minutos depois do nascimento e estabilização entre 2 e 4 horas.

Definição

A definição de hipoglicemia é extremamente controversa. Essa falta de consenso ocorre devido à ausência de associação entre níveis glicêmicos, sinais e sintomas clínicos e lesão neurológica. A inexistência desses sinais e sintomas não afasta a agressão ao SNC. Grupos de RNs com risco para hipoglicemia podem também apresentar situações potencializadoras de lesão cerebral, como asfixia e isquemia.

Estudos recentes vêm considerando um valor de glicose plasmática ≤ a 36 mg/dL em RNs assintomáticos 2 a 3 horas após o nascimento e valores ≤ a 45 mg/dL para aqueles sintomáticos, independentemente da idade gestacional e pós-natal.

Etiologia

A causa da hipoglicemia pode ser definida pelo mecanismo fisiopatológico que leva à diminuição da glicose.

1. Pouco substrato disponível:
   a. Retardo de crescimento intrauterino (67%).
   b. Erros inatos do metabolismo (p. ex., intolerância à frutose).
   c. Jejum prolongado sem glicose venosa.
   d. Glicogenoses.
   e. Prematuridade (15%).
2. Hiperinsulinismo:
   a. Filhos de mães diabéticas (FMD) [50%].
   b. Eritroblastose fetal.
   c. Síndrome de Beckwith-Wiedemann.
   d. Cateter umbilical arterial alto.

e. Hiperinsulinismo congênito.
f. Agente tocolítico beta-agonista.
g. Abrupta cessação de glicose IV.
3. Outras anormalidades endocrinológicas:
   a. Pan-hipopituitarismo.
   b. Insuficiência adrenal.
   c. Hipotireoidismo.
4. Aumento da utilização de glicose:
   a. Hipotermia.
   b. Sepse.
   c. Dispneia.
   d. Asfixia.
5. Miscelânea:
   a. Policitemia.
   b. Anomalias do SNC.
   c. Doença cardíaca congênita.

Pouco substrato disponível

Os neonatos com restrição de crescimento e os RNPTs são os principais desse grupo. No prematuro existe deficiência primária em produzir e estocar glicogênio, porque maior estoque de glicogênio acontece no 3º trimestre de gestação, ou seja, o RNPT tem menos glicogênio armazenado. As vias enzimáticas para produção de glicose não são totalmente desenvolvidas em RNs com menos de 2,5kg. Observa-se ainda baixa atividade da enzima glicose-6-fosfato, a qual ajuda a manter uma normoglicemia pela glicogenólise e gliconeogênese. Além disso, esses RNs apresentam massa cerebral relativamente maior, o que ocasiona aumento do consumo da glicose. Morbidades associadas ainda pioram os níveis glicêmicos (asfixia, sepse etc.). O retardo na alimentação do prematuro é um fator envolvido com hipoglicemia nesse grupo.

Nos RNs com restrição de crescimento ocorre comprometimento das reservas de glicogênio pela insuficiência placentária, além da deficiência na glicogênese, provavelmente por deficiência da enzima fenolpiruvatoquinase, tornando-os suscetíveis à hipoglicemia durante um tempo mais prolongado, no mínimo 72 horas.

Hiperinsulinismo

Os FMD caracterizam muito bem esse grupo. A incidência de hipoglicemia no RNFMD é de 30% a 40% e se caracteriza pelo início precoce. A hiperglicemia da mãe diabética ocasiona hiperinsulinismo fetal e neonatal, ocorre também maior sensibilidade das células beta-pancreáticas à glicose, provocando produção de insulina. Ao nascimento, esse aporte elevado de glicose é suspenso, e o estado de hiperinsulinismo fetal junto com a dificuldade de mobilizar glicogênio e ainda a diminuição da cetogênese levam à hipoglicemia neonatal. É de extrema importância o controle da glicose (glicose < 100) nas gestantes com diabetes. A macrossomia fetal ocorre em 26% dos RNFMDs, pois a insulina é o principal hormônio do crescimento intrauterino.

A síndrome de Beckwith-Wiedemann caracteriza-se pelo excesso de secreção de insulina pelo pâncreas. A incidência é de 1/13.700 nascimentos, sendo 85% dos casos esporádicos e 15% de origem autossômica dominante. Até 80% dos RNs com essa síndrome apresentam hipoglicemia e, em 20% dos casos, ela é prolongada e de difícil controle com possibilidade de lesão cerebral. As manifestações clínicas são macrossomia, macroglossia, ausência do pavimento auricular, onfalocele, defeitos renais, miocardiopatia hipertrófica e maior predisposição a neoplasias.

A hipoglicemia hiperinsulinêmica persistente da infância (hiperinsulinismo congênito), antigamente chamada de nesidioblastose, engloba vários distúrbios na formação das células pancreáticas que provocam hiperinsulinismo e hipoglicemia prolongada resistente ao tratamento habitual.

Na eritroblastose fetal, a hemólise maciça dos eritrócitos libera a glutationa reduzida que promove hiperplasia de células beta-pancreáticas e consequentemente hiperinsulinismo.

Medicamentos usados pela mãe, como agentes tocolíticos β-agonistas, propranolol, diuréticos tiazídicos e hipoglicemiantes orais, podem estimular a liberação de catecolaminas que ativam a produção de insulina, ocasionando diminuição dos níveis de glicose no neonato.

O cateter umbilical arterial mal posicionado entre T11 e L1 pode irrigar diretamente o pâncreas, acarretando aumento da secreção de insulina.

Aumento de consumo de glicose

Os RNs com asfixia perinatal, sepse, hipotermia, cardiopatia congênita e policitemia apresentam condições nas quais existe aumento de consumo de glicose com maior atividade das catecolaminas, levando ao aumento da glicogenólise e resultando em hipoglicemia.

Quadro clínico

A maioria dos RNs com hipoglicemia é assintomática, principalmente os FMDs. Quando ocorrem manifestações clínicas, são inespecíficas, como: letargia, hipoatividade, apneia ou taquipneia, tremores, choro fraco, recusa alimentar, vômitos, irritabilidade, convulsões, podendo até chegar ao coma.

Diagnóstico laboratorial

A triagim para hipoglicemia nos neonatos de risco deverá ser feita com fitas reagentes e a confirmação disgnóstica através da dosagem da glicemia plasmática. As fitas reagentes podem apresentar valores alterados quando não se utiliza a técnica correta. Recomenda-se uma gota de sangue do calcanhar do RN, sendo o pé aquecido previamente. Apesar do cuidado técnico, a fita reagente superestima o valor da glicemia. A glicose sanguínea é 15% maior do que a glicemia plasmática. Após a coleta da glicemia plasmática, a leitura da amostra deverá ser realizada imediatamente. O retardo provocará glicólise, com alterações do valor real.

Recomenda-se rastrear com fitas reagentes os RNs que apresentam risco para hipoglicemia: prematuros, PIGs, RNs com baixo peso, fillhos de mãe diabética, neonatos nas condições de asfixia, hipotermia, policitemia, sepse, desconforto respiratório grave e de mães que receberam grandes quantidades de glicose, tocolíticos, betassimpaticomiméticos e hipoglicemiantes orais. A determinação da glicemia por fitas reagentes deverá ser feita entre a 1ª e a 3ª horas de vida e repetida a cada 2 a 4 horas até a estabilização dos níveis de glicose.

Em nosso serviço, adotamos o seguinte esquema de rastreamento no grupo de risco:

- RNPTs e PIGs – 3, 6, 12, 24 e 48 horas de vida.
- RNFMDs – 1, 2, 3, 6, 12, 24 e 48 horas de vida.
- Outros RNs de risco – 3, 6, 12, 24 e 48 horas de vida.
- RNs em uso de nutrição parenteral – no mínimo duas vezes ao dia.

Nos casos de hipoglicemia persistente ou prolongada deve-se iniciar a pesquisa para hiperinsulinismo com dosagem de insulina e teste do glucagon. Na investigação pode-se usar dosagem de peptídeo C, cortisol, GH, TSH, T4, ácidos graxos, cetonemia, lactato, perfil da carnitina e pesquisa de ácidos orgânicos na urina.

Tratamento

O tratamento inclui a correção da hipoglicemia e, concomitantemente, a investigação e tratamento da causa.

Dieta

Em RN clinicamente estável com condições de alimentação, deve-se iniciar o leite materno. Em paciente assintomático com glicemia baixa, deve-se iniciar dieta e reavaliar após 30 minutos da dieta. Caso o nível continue baixo ou surjam sintomas, deve-se iniciar glicose parenteral. A solução de glicose a 10% por via oral eleva os níveis de glicose mais rapidamente e os mantém assim por pouco tempo; já o leite materno aumenta a glicemia de forma mais gradual e prolongada, devendo ser preferido.

Infusão de glicose

Em neonatos com sintomatologia de hiperglicemia e sem possibilidade de iniciar alimentação, a infusão de glicose é a primeira opção para correção da glicemia. A glicose em *bolus* atualmente é recomendada pela maioria dos autores apenas para os casos mais graves que cursam com convulsões e apneia. Nesses casos é aplicada a dose de 200mg/kg de glicose a 10% (2mL/kg), intravenosa, em 2 a 3 minutos; em seguida, deve-se iniciar infusão contínua de glicose. Nos pacientes com sintomatologia leve e que não responderam à dieta inicia-se glicose venosa com velocidade de infusão (VIG) de 6 a 8mg/kg/min em bomba de infusão. Após o controle da glicemia, a VIG deverá ser diminuída 1 a 2mg/kg/min a cada 12 horas. A concentração da glicose não deve superar 12,5% em veia periférica, podendo chegar a 20% a 30% em veia central. Iniciar dieta logo que possível.

Corticoide

Inicia-se quando se atinge VIG ≥ 12mg/kg/min sem o controle da hipoglicemia. O corticoide atua na gliconeogênese liberando glicose. O mais utilizado é a hidrocortisona na dose de 5 a 10mg/kg/dia de 12 em 12 horas. A prednisona também pode ser uma alternativa com a seguinte dosagem: 2mg/kg/dia, uma dose diária. O corticoide deverá ser mantido por um período de 3 a 5 dias e diminuído lentamente.

Diazóxido

Utilizado nos casos de hipoglicemia persistente por hiperinsulinismo. Seu mecanismo de ação consiste em inibir a liberação de insulina atuando como agonista específico nos canais de potássio sensíveis ao trifosfato de adenosina (ATP) nas células beta-pancreáticas normais. A dose é 10 a 15 mg/kg/dia, intravenosa, com intervalo de 8 horas. Os efeitos colaterais mais observados são edema, hipotensão, retenção hídrica, acidose metabólica e hipertrofia gengival.

Glucagon

Estimula a gliconeogênese, sendo indicado na hipoglicemia refratária. Usado na dose de 200mcg/kg (0,2mg/kg) por via venosa, intramuscular ou subcutânea, pode ser repetido a cada 12 horas, se necessário.

Análogo da somatostatina (octeotrida)

Suprime a secreção de insulina e glucagon. A dose inicial é de 5 a 10 mcg/kg/dia a cada 4 a 6 horas na dose máxima de 40 mcg/kg/dia em infusão contínua.

HIPERGLICEMIA NEONATAL

Introdução

Elevações dos níveis de glicose no período neonatal vêm apresentando incidência maior devido ao aumento da sobrevida de RNPTs extremos (< 1.000g), grupo em que essa morbidade é de grande risco. Da mesma forma que a hipoglicemia, a hiperglicemia deve ter diagnóstico e tratamento de forma rápida, principalmente para proteção do SNC. A incidência dessa situação clínica é de 2,5% em RN com 1.000 a 2.000g, 45% em RN ≤ 1.000g e 80% em RN ≤ 750g.

Definição

A definição de hiperglicemia também é discutível, porém a maioria dos autores considera glicemia ≥ 125mg/dL no sangue total.

Etiologia

Infusão excessiva de glicose

Alguns RNs não toleram ofertas mais elevadas de glicose, VIG > 6mg/kg/min e evoluem com hiperglicemia.

Prematuridade

Não há bloqueio da neoglicogênese quando a glicemia fica elevada. A insensibilidade do fígado à insulina, assim como a imaturidade de outros sistemas regulatórios da glicose, atua na fisiopatologia da hiperglicemia em prematuros. Associam-se, ainda, níveis elevados de hormônios relacionados com o estresse, como as catecolaminas.

Medicamentos

As xantinas são medicamentos associados à elevação transitória da glicose. A hiperglicemia ocorre pelo aumento do AMP cíclico levando a elevação da fosforilase hepática e provocando a glicogenólise.

Os corticoides, por sua vez, liberam catecolaminas que estimulam a neoglicogênese.

Estresse e dor

A resposta metabólica ao estresse aumenta os níveis de catecolaminas e glucagon.

Infecção

Os quadros de sepse neonatal, além de hipoglicemia, também podem cursar com hiperglicemia pela liberação de catecolaminas, citocinas e endotoxinas.

DIABETES MELITO TRANSITÓRIA DO RN

Ocorre pelo defeito na célula beta-pancreática, ocasionando diminuição da produção de insulina, elevando a glicemia e causando outros distúrbios, como desidratação, acidose metabólica e cetonemia. A incidência é de 1/400.000 RNs, ocorre geralmente nos RNTPIGs. A maioria se resolve até os 6 meses de vida; entretanto, pode haver persistência por 12 a 18 meses. O retorno na puberdade ocorre em 50% desses pacientes.

Na clínica são observadas hiperglicemia, dificuldade em ganhar peso e desidratação. Reposição de perdas hídricas e tratamento com insulina é a terapêutica nesses casos.

Quadro clínico

O quadro clínico da hiperglicemia é inespecífico, embora possa manifestar-se por diurese osmolar, hiperosmolaridade sérica, desidratação intracelular, perdas de eletrólitos, acidose láctica e hemorragia intracraniana. A diminuição da oferta calórica pode levar a um quadro clínico de inanição.

Tratamento

A causa da hiperglicemia deve ser identificada para instalação de terapêutica adequada.

O início precoce da dieta pode ser benéfico, uma vez que também estimula a secreção de insulina.

Nos prematuros extremos, a orientação de iniciar precocemente a nutrição parenteral pode auxiliar a manutenção da normoglicemia pela ação dos aminoácidos sobre a liberação de insulina.

A redução da infusão de glicose deve ser iniciada lentamente para evitar hipoglicemia, em torno de 2mg/kg/min a cada 4 a 6 horas, não devendo permanecer com níveis muito baixos por mais de 48 horas.

O tratamento com insulina no período neonatal é muito discutível até pela falta de estudos sobre as consequências a longo prazo. O uso de insulina, atualmente, está reservado para os casos de diabetes no período neonatal.

DISTÚRBIOS DO CÁLCIO

O cálcio é importante no período neonatal pelas funções de formação óssea e participação em processos bioquímicos vitais, intra e extracelulares. As alterações do cálcio são frequentes no período neonatal, mas as interpretações dessas alterações não devem ser baseadas apenas nos níveis sanguíneos, mas no conhecimento das alterações fisiológicas que ocorrem com o cálcio na 1ª semana de vida. Durante a gestação, o cálcio é transferido da mãe para o feto pelo transporte ativo através da placenta; essa transferência ocorre com maior intensidade no último trimestre da gestação. Há aumento da atividade da paratireoide materna para restabelecer os níveis de cálcio maternos que são transferidos para o feto. O paratormônio (PTH), principal hormônio regulador do cálcio, atravessa a placenta e determina a supressão do paratormônio fetal. A vitamina D e a calcitonina também participam da regulação do cálcio. A forma ativa da vitamina D aumenta a absorção de cálcio e fosfato intestinais e também mobiliza o cálcio e o fosfato dos ossos. A calcitonina tem efeito hipocalcemiante porque aumenta a excreção renal e inibe a mobilização óssea.

O fósforo também é transferido para a circulação fetal por meio do transporte ativo pela placenta, sendo seu nível maior do que o de cálcio no 1º trimestre, decrescendo no final da gestação, quando o nível de cálcio é maior.

Ao nascer, há interrupção do aporte de cálcio e PTH materno, e o RN terá que mobilizar suas reservas de cálcio para manter níveis adequados. Dessa forma, quando os níveis de cálcio declinam, a paratireoide secreta PTH, mas fisiologicamente há uma resposta diminuída às ações do PTH em nível renal nos primeiros 2 dias de vida. As ações do PTH consistem em mobilizar o cálcio dos ossos, aumentar a reabsorção de cálcio em nível renal, estimular a produção renal de vitamina D e mobilizar o fosfato ósseo, favorecendo a elevação do cálcio sérico.

HIPOCALCEMIA NEONATAL

Definida como nível de cálcio sérico menor do que 7mg/dL ou uma concentração de cálcio ionizado menor do que 4mg/dL, ocorre em 1% a 2% dos RN saudáveis, sendo que apenas 0,2% apresenta sintomatologia.

Fatores de risco

- *Prematuridade:* cerca de 80% da aquisição fetal de cálcio ocorrem no 3º trimestre da gestação; assim, o prematuro é deficiente em cálcio, além de apresentar resposta deficiente do órgão-alvo ao PTH.
- *FMD:* em FMD, a hipocalcemia neonal decorre dos níveis baixos de cálcio materno e umbilical e do hipoparatireoidismo fetal. Além disso, o FMD secreta quantidades maiores de calcitonina, determinando hipocalcemia nas primeiras 24 a 48 horas de vida.
- *Estresse perinatal (sepse, asfixia, choque):* possivelmente relacionada com insuficiência renal, diminuição da secreção do PTH e aumento da secreção de calcitonina.
- *Pós-exsanguineotransfusão:* o citrato utilizado na conservação do sangue reage com o cálcio, formando citrato de cálcio e determinando queda nos níveis do cálcio.
- *Uso de bicarbonato:* o bicarbonato diminui a dissociação do cálcio que está ligado às proteínas e aumenta sua excreção renal. A quantidade de cálcio ionizado é inversamente proporcional ao pH sérico.
- *Outros:* ingestão insuficiente (nutrição parenteral), uso de diuréticos, hipomagnesemia, hipoparatireoidismo congênito (síndrome de DiGeorge) ou deficiência de vitamina D, que pode ser secundária à deficiência materna, má absorção ou terapia materna com anticonvulsivante durante a gravidez (aumenta o catabolismo dessa vitamina).

Quadro clínico

A forma precoce da hipoglicemia neonatal é observada em RNPT, filho de mãe diabética, na asfixia grave e na oferta inadequada de cálcio. A forma tardia pode ocorrer nos quadros de sepse, transfusões, uso de bicarbonato e na hipóxia perinatal.

A hipocalcemia aumenta a permeabilidade celular aos íons de sódio e a excitabilidade das membranas celulares. Assim, o RN pode apresentar tremores finos, abalos musculares, hipertonia, aumento do tônus extensor, hiper-reflexia e até sintomas graves como apneia, arritmia cardíaca e convulsões.

Tratamento

O RNPT, sem sintomatologia e estável do ponto de vista clínico, não necessita obrigatoriamente de tratamento. Se os níveis de cálcio forem menores do que 7mg/dL, deve-se iniciar uma oferta de 5 a 8mL/kg/dia de gluconato de cálcio a 10% por via venosa ou oral, se bem tolerada, com a mesma dose dividida em três a quatro tomadas diárias.

Na hipocalcemia sintomática, quando o RN apresenta convulsão ou tetania, geralmente os níveis de cálcio estão abaixo de 5mg/dL. Nessa condição, o tratamento consiste em fazer infusão venosa lenta de 1 a 2mL/kg de gluconato de cálcio a 10%. Deve-se fazer monitoração cardíaca e vigiar o local de infusão, pois o extravasamento de cálcio dentro dos tecidos pode causar necrose e calcificações subcutâneas.

HIPERCALCEMIA NEONATAL

A hipercalcemia no período neonatal é rara, e na maioria das vezes é assintomática, sendo um achado laboratorial. Sintomas graves são observados quando o cálcio sérico encontra-se acima de 14mg/dL, exigindo intervenção imediata. A principal etiologia é a iatrogênica, devido à oferta excessiva de cálcio venoso. Durante a hipercalcemia ocorrerá inibição do PTH e da síntese de vitamina D. Assim, haverá menor mobilização de cálcio ósseo, menor absorção intestinal e maior eliminação renal. Hiperglicemia é definida por cálcio sérico total > 11mg/dL ou cálcio ionizado > 5mg/dL.

No Quadro XIV.11.1 apresentamos as causas mais frequentes de hipercalcemia no período neonatal.

A história materna deve ser detalhada, isto é, deve-se investigar a história familiar de doenças congênitas, o uso de fármacos durante a gestação e realizar um exame físico minucioso para procurar alterações congênitas.

As manifestações clínicas ocorrerão em RNs com hipercalcemia grave. Os sintomas são caracterizados por recusa alimentar, letargia, bradicardia, diminuição do tônus muscular, vômitos, podendo ainda apresentar desidratação, poliúria e calcificações renais (nefrocalcinose). Muitos RNs são assintomáticos.

Tratamento

Nas formas assintomáticas deve-se retirar o aporte de cálcio exógeno. Quando há sintomas graves, a excreção de cálcio utilizando soro fisiológico ou furosemida deve ser favorecida.

A hidratação com solução salina promove a excreção de cálcio. Se a função cardíaca estiver normal, deve-se infundir soro fisiológico a 0,9%, 10 a 20mL/kg em 20 minutos. O uso de furosemida 1mg/kg a cada 6 horas irá induzir a calciúria. Esses procedimentos devem ser adotados nas formas graves de hipercalcemia com manifestações clínicas importantes.

DISTÚRBIOS DO MAGNÉSIO

O magnésio é o segundo cátion intracelular mais frequente, sendo que 60% do total de magnésio encontram-se nos ossos, 29% nos músculos e o restante distribui-se em outros tecidos. O magnésio atua como catalisador em vários processos enzimáticos, porém a sua maior ação se dá no SNC, no qual participa do bloqueio da transmissão

Quadro XIV.11.1. Causas mais frequentes de hipercalcemia neonatal

Hiperparatireoidismo	Congênito associado ao hipoparatireoidismo materno	Usualmente se resolve após várias semanas
	Hiperparatireoidismo neonatal grave	É raro e ocorre frequentemente em neonatos com história de hipercalcemia hipocalciúrica familiar
	Outros casos:	Hipertireoidismo, hipervitaminose A, diminuição do fosfato
Aumento da absorção intestinal de cálcio	Hipervitaminose D	Resultante da ingestão excessiva de vitamina D pela mãe ou pela oferta excessiva ao neonato (fortificantes e vitamina D exógena)
Adiponecrose (necrose da gordura subcutânea)	Decorre de asfixia grave. A hipercalcemia é devida à inflamação granulomatosa das lesões necrosadas que funcionarão como fonte irregular de vitamina D	
Outros	Hipercalcemia neonatal idiopática ocorre na síndrome de Williams (hipercalcemia, estenose supravalvar aórtica ou outras alterações cardíacas)	

neuromuscular, da diminuição da excitabilidade da musculatura estriada e da depressão da musculatura lisa.

Os níveis de magnésio transportados para o feto aumentam no último trimestre da gestação por gradiente de pressão através da placenta. Ao nascimento, os níveis de magnésio estão relacionados com os níveis maternos. A regulação do magnésio na vida pós-natal depende do PTH. Baixas concentrações de magnésio aumentam a secreção do PTH, que irá ampliar a reabsorção tubular renal de magnésio. Em caso de aumento dos níveis séricos de magnésio haverá estímulo à produção da calcitonina, que irá determinar diminuição da absorção renal desse íon.

Há interação fisiológica entre o cálcio e o magnésio, pois qualquer distúrbio na homeostase de um desses íons acarreta alteração do outro. Portanto, a estimulação da liberação de ambos é determinada pelo PTH, e a inibição depende da calcitonina. As alterações desses íons no mesmo paciente podem ser frequentes; por isso, na vigência de uma hipocalcemia resistente à terapêutica de rotina deve-se suspeitar de hipomagnesemia associada.

Hipomagnesemia neonatal

Considera-se hipomagnesemia neonatal a presença de níveis séricos menores do que 1,5mg/dL. Os sinais clínicos estão presentes quando os níveis estão abaixo de 1,2mg/dL.

Entre os fatores de risco encontramos:

- Hipocalcemia (homeostase do cálcio e magnésio são semelhantes).
- Hipocalcemia que não responde ao tratamento é a forma mais frequente.
- Ingestão inadequada de magnésio.
- Uso de sangue citratado e de furosemida.
- Filho de mãe diabética e asfixia.
- Causas raras: hipoparatireoidismo congênito e hiperparatireoidismo materno.

Pode apresentar-se com os mesmos sintomas da hipocalcemia: tremores, hipertonia, hiper-reflexia, convulsões generalizadas ou focais. Em geral, a hipomagnesemia é transitória e na maioria das vezes assintomática. O diagnóstico é confirmado por dosagem do Mg sérico.

O tratamento nos casos sintomáticos deve ser feito com sulfato de magnésio a 50% na dosagem de 0,1mL/kg IM. Pode ser repetido após 12 horas e inicia-se a manutenção na dosagem de 1 mEq/kg/dia. Deve-se manter o tratamento de manutenção até a normalização do nível sérico, geralmente por 1 a 3 dias.

Nos casos assintomáticos deve-se apenas fazer manutenção de magnésio na dosagem de 1 mEq/kg/dia por via venosa ou intramuscular.

Hipermagnesemia neonatal

É definida por níveis de magnésio sérico acima 2,8mg/dL.

A causa mais frequente é a iatrogênica, devido ao excesso na administração de magnésio decorrente do tratamento materno com sulfato de magnésio na toxemia e a oferta excessiva ao RN (uso de nutrição parenteral e antiácidos).

O quadro clínico caracteriza-se por hipotonia e/ou alteração da função respiratória, pela depressão do SNC e, nos casos graves, depressão neuromuscular. O uso de aminoglicosídeos em RNs com hipermagnesemia pode levar à inibição da função colinérgica com aumento do risco de comprometimento respiratório.

Na maioria das vezes a conduta é expectante. Os níveis de magnésio tendem a normalizar-se em 72 horas, após a retirada desse eletrólito da venóclise; assim, deve-se promover uma boa hidratação para aumentar sua excreção renal.

DOENÇA METABÓLICA ÓSSEA (DMO)
Introdução

A importância da DMO vem crescendo devido ao aumento da sobrevida de RNs de muito baixo peso (RNMBPs) ao nascer (< 1.500g). Sua incidência está diretamente associada à morbidade pós-natal e inversamente proporcional ao peso de nascimento. Compromete até 30% dos RNMBPs e até 50% dos que pesam menos de 1.000g.

A DMO é definida pela presença de alterações de mineralização esquelética observada em RNMBPs, resultantes de deficiente acréscimo mineral no período neonatal. Não tem apresentação clínica característica. A hipomineralização óssea geralmente é assintomática, podendo ocorrer nas primeiras semanas de vida, enquanto o raquitismo clínico aparece entre a 6ª e a 12ª semanas de vida. As principais manifestações clínicas são o retardo do crescimento longitudinal com manutenção do perímetro cefálico, craniotabes, edema de articulações costocondrais (rosário raquítico), alargamento epifisário de ossos longos (punho e junção costocondral das costelas), evoluindo em algumas situações com aparecimento de fraturas espontâneas em até 24% dos casos, que podem ocorrer até os 2 anos de idade.

Os RNs com DMO podem apresentar quadro de desconforto respiratório tardio pela falta de sustentação da caixa torácica, com o desenvolvimento de atelectasias, agravando quadros de displasia broncopulmonar.

Fisiopatologia

A DMO tem patogênese multifatorial, envolvendo fatores pré e pós-natais. A taxa de acúmulo mineral ósseo (cálcio e fósforo) aumenta rapidamente a partir da 24ª semana de gestação, atingindo o máximo no 3º trimestre, quando o feto incorpora cerca de 120 a 130mg/kg/dia de cálcio e 60 a 74 mg/kg/dia de fósforo.

O RNPT de muito baixo peso sofre uma deficiência cumulativa em sua mineralização óssea, pois perde o pico de acréscimo de minerais intraútero e recebe oferta insuficiente após o nascimento. Atualmente, considera-se que o principal fator etiológico da doença metabólica óssea é a insuficiente ingestão de minerais pelo prematuro no período neonatal.

Na gestante, para suprir a elevada demanda mineral do feto, a concentração sérica de cálcio total diminui cerca de 5%, o que aumenta a 1,25 di-hidroxivitamina D, com consequente aumento da absorção intestinal de cálcio e maior mobilização óssea materna. Assim, a concentração de cálcio ionizado e a reserva óssea de cálcio mantêm-se normais.

No feto, há aumento gradual de cálcio e fósforo corporal e no 3º trimestre ocorre alta taxa de acréscimo mineral ósseo. A partir do 2º trimestre, os níveis séricos de cálcio e fósforo são cerca de 20% maiores do que os maternos, devido ao transporte ativo transplacentário. A calcitonina aumenta e há diminuição na concentração sérica de paratormônio (PTH) e da 1,25 di-hidroxivitamina D.

No nascimento, encerra-se a passagem transplacentária de nutrientes e minerais, ocorrem diminuição do cálcio sérico e aumento do PTH, o qual atua no rim ampliando a reabsorção de cálcio e a excreção de fósforo, estimulando a produção renal de 1,25 di-hidroxivitamina D e promovendo a reabsorção óssea, controlando, assim, a homeostase pós-natal do cálcio.

Fatores que influenciam a mineralização óssea
Dieta

A oferta nutricional de minerais em RNPTs alimentados com leite materno é insuficiente. Fornece aproximadamente 50mg/kg/dia de cálcio e 26 mg/kg/dia de fósforo, enquanto a taxa de incorporação desses minerais no 3º trimestre da gestação corresponde aproximadamente ao triplo. A oferta menor de fosfato acarreta maior produção renal de 1,25 di-hidroxivitamina D, aumenta a absorção gastrointestinal de cálcio e fósforo e favorece menor resposta do túbulo renal ao PTH, o que diminui a perda de fosfato na urina, mas reduz a reabsorção renal de cálcio, levando à hipercalciúria. A oferta proteica influencia a disponibilidade de cálcio. O aumento da proteína da dieta do RNPT reduz a perda renal de cálcio, refletindo a melhor utilização desse mineral.

O uso prolongado de NPT é fator de risco para DMO; são comuns problemas de solubilidade do cálcio e fósforo, com inadequação no suprimento das necessidades do RNPT. Recomenda-se que a NPT contenha as seguintes concentrações:

- Cálcio: 50 a 60mg/dL.
- Fósforo: 40 a 50mg/dL (relação cálcio-fósforo: 1,3 a 1,7:1).
- Vitamina D: 160 a 400 UI/dia.

Alguns medicamentos, como a furosemida, causam hipercalciúria e diminuição da mineralização óssea, podendo provocar nefrocalcinose e calculose renal. As metilxantinas também aumentam a perda urinária de cálcio por vários mecanismos, como ação direta na excreção do cálcio, antagonismo nos receptores de adenosina e quelação do cálcio por metabólitos urinários. Os glicocorticoides levam à diminuição da absorção intestinal do cálcio, calciúria, menores níveis de 1,25 di-hidroxivitamina D e diminuição do conteúdo mineral ósseo.

Acredita-se que a formação óssea é mediada por fatores bioquímicos e hormonais, incluindo cálcio, fósforo, vitamina D, PTH e outros. No entanto, esses fatores sofrem influência da carga mecânica exercida sobre o osso, que estimula a formação óssea quando elevada, pela liberação de sinais para as células efetoras (osteoblastos e osteoclastos), com efeito inverso nas situações de diminuição de carga. Assim, acredita-se que a ausência de atividade física possa exercer papel importante na reabsorção óssea. Vem sendo demonstrado que a atividade física regular, realizada com fisioterapia diária, é capaz de promover melhor desenvolvimento do RNPT, aferido por meio de ganhos no peso corpóreo, comprimento do antebraço, composição corporal de massa magra e do conteúdo mineral ósseo.

Condições de aumento de risco para DMO

RN com peso ao nascer menor do que 1.500g, principalmente com menos de 1.000g.

1. Idade gestacional menor do que 32 semanas.
2. Uso prolongado de NPT.
3. Uso de drogas como diuréticos de alça, metilxantinas, corticoides sistêmicos.
4. Displasia broncopulmonar.

Diagnóstico
Bioquímico

Os RNs de risco devem ser investigados a partir da 3ª semana de vida.

O protocolo de investigação laboratorial deve incluir:

- Cálcio sérico: pode estar normal ou aumentado. Não é útil para o diagnóstico.
- Cálcio urinário: aumentado (maior do que 6mg/kg/dia). É sinal precoce da doença.
- Fósforo sérico: diminuído (menor do que 4 mg/dL).
- Fósforo urinário: diminuído (menor do que 1 ou até ausente).
- Fosfatase alcalina: aumentada. Apresenta grande variabilidade de seu nível em função da presença de isoenzimas não ósseas, além da variação do valor em função do método de dosagem. Considera-se que valores cinco vezes maiores do que os de adultos indiquem raquitismo, desde que o RN não tenha doença hepática.

Radiológico

As alterações radiológicas só estão presentes quando ocorre mobilização óssea importante, com redução de 30% a 40% do conteúdo mineral ósseo. Habitualmente, são detectadas a partir de 6 semanas de vida e refletem um processo de remodelação anormal.

Conforme as alterações radiológicas, classifica-se a doença em três graus, conforme o escore de Koo:

- *Grau I:* presença de rarefação óssea.
- *Grau II:* presença de rarefação óssea associada a alterações metafisárias, imagem em taça e formações ósseas subperiostais.
- *Grau III:* grau II associado à presença de fraturas espontâneas.

Alterações da densitometria óssea

A medida do conteúdo mineral ósseo por densitometria vem sendo desenvolvida, numa tentativa de monitoração da velocidade de incorporação mineral do RN. A medida do conteúdo mineral ósseo por fóton-absorção simples foi inicialmente descrita como um método rápido e eficaz. Essa técnica utiliza o rádio para a medida, o que não reflete o metabolismo ósseo como um todo. A mais nova tecnologia é a densitometria de raios X de dupla energia (DEXA). Esse método baseia-se na densitometria por fotoabsorção dupla associada aos raios X. No momento, esse método ainda aguarda validação para sua utilização na população pediátrica.

Prevenção e tratamento

A oferta de cálcio e fósforo na alimentação do prematuro baseia-se nas taxas de incorporação mineral óssea intraútero, sendo de 120 a 230mg/kg/dia de cálcio e de 60 a 140mg/kg/dia de fósforo. Para os RNs em aleitamento materno exclusivo recomenda-se a utilização de suplementação mineral por meio de aditivos do leite materno ou fórmulas manipuladas de cálcio e fósforo.

O tempo ideal da suplementação mineral não está bem estabelecido. Uma proposta seria manter a suplementação mineral até o RN atingir o termo (40 semanas de idade gestacional corrigida) ou até atingir o peso de um RNT (em torno de 3.500g).

BIBLIOGRAFIA

Aggarwal R, Upadhyay M, Deorari AK. Hypocalcemia in the newborn. Indian J Pediatric 2001; 68(10):973-975.

Aynsley-Green A, Dune MJ, James RFL et al. Ions and genes in persistent hyperinsulinemic hypoglycemia in infancy: a commentary on the implications for tailoring treatment to disease pathogenesis. J Ped End Metab 1998; 11:121-129.

Catache M, Leone CR. Análise crítica dos aspectos fisiopatológicos, diagnósticos e terapêuticos da doença metabólica óssea em recém-nascidos de muito baixo peso. J Pediatria 2001; 77(Supl. 1):53-62.

Cornblath M, Hawdon JM, Williams AF et al. Controversies regarding definition of neonatal hypoglycemia: sugested operational thresholds. Pediatrics 2000; 105:1.141-1.145.

Cowett RM, Farrag HM. Selected principles of perinatal-nonatal glucose metabolism. Semin Neonatal 2004; 9:37-47.

Curret LB, Izquierdo L, Wilson GJ et al. Relative effects of antepartum and intrapartum blood glucose levels on incidence of neonatal hypoglycemia. J Perinatol 1997; 17:113-115.

Eidelman AI. Hypoglycemia and the breasted neonate. Pediatric Clinics of North America 2001; 48(2).

Falcão MC, Ramos JLA. Hiperglicemia e glicosúria em recém-nascidos pré-termo recebendo glicose parenteral: influência do peso, idade gestacional e velocidade de infusão. Jornal Brasileiro de Pediatria 1998; 74:389-396.

Glaser B et al. Persistent hyperinsulinemic hypoglycaemia of infancy: autossomal recessive inheritance in 7 pedigres. Am J Med Gent 1990; 3:511-515.

Howdon JM, Ward-Platt WP, Aynsley-Green A. Patterns of metabolic adaptation for term and preterm infants in the first neonatal week. Arch Dis Child 1992; 67:357-365.

Kevin EH, Tsang RC. Neonatal calcium, phosphorus, and magnesium homeostasis. In: Polin (eds.). Fox. Fetal and neonatal physiology. Phyladelphia: WB. Saunders Company, 1992; 2:1.745-1.757.

Lazarine DF et al. Hipoglicemia hiperinsulinêmica persistente da infância em gêmeos: relato de caso. Jornal Brasileiro de Pediatria 2000; 76:162-168.

Mataloun MMGB, Catache M, Leone CR. Mineralização óssea e oferta mineral de cálcio e fósforo em recém-nascido pré-termo extremo. In: Pereira GR, Leone CR, Alves Filho N, Trindade Filho O (eds.). Nutrição do recém-nascido pré-termo. Rio de Janeiro: MedBook, 2008:99-126.

McGowan JE. Neonatal hipoglicemia: fifty years later, the question remains the same. NeoReviews sep 2004; 5:e363-e364.

Moyer-Mileur LJ, Brunstetter V, Chan GM. Daily physical activity program increases bone mineralization and growth in preterm very low birth weight infants. Pediatrics 2000; 106(5):1.088-1.092.

Narchi H. Delayed intestinal transit and arrhythmias due to iatrogenic neonatal hypermagnesemia. Int Pediatr 2002; 13(3):154-155.

Polak M, Shield J. Neonatal and very-carly-onset diabetes mellitus. Semin Neonatol 2004; 9(1):59-65.

Polk DH. Disorders of carbohydrate metabolism. In: Taeusch & Ballard: Avery's diseases of the newborn. Phyladelphia: WB. Saunders Company 1998:1.235-1.241.

Pollak MR et al. Familial hypocalcuiric hypercalcemia and neonatal severe hyperparathyroidism. J Clin Invest 1994; 13(3):1.108-1.112.

Schaefer-Graf UM et al. Rate and risk factors of hypoglycemia in large for gestacional-age newborn infants of nondiabetic mothers. Am J Obest Gynecol 2002; 187:913-917.

Sperling MA, Menon RK. Differential diagnosis and management of neonatal hypoglycemia. Pediatr Clin North Am 2004; 51:703-723.

Uras TMLO, Rugolo LMSS, Rugolo Jr. A. Doença óssea da prematuridade. In: Costa HPF, Marba ST (eds.). O recém-nascido de muito baixo peso. São Paulo: Atheneu 2003:215-222.

Verive MJ et al. Evaluating the frequency rate of hypomagnesemia in critically ill pediatric patients by using multiple regression analysis and a computer-based network. Pediatric Critical Care 2000;28(10):3.534-3.539.

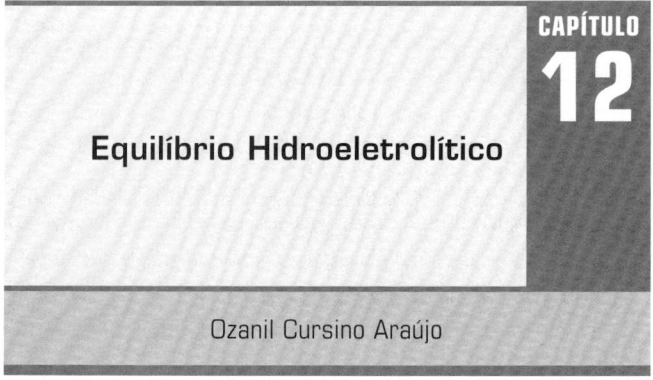

CAPÍTULO 12
Equilíbrio Hidroeletrolítico
Ozanil Cursino Araújo

INTRODUÇÃO

A manutenção do equilíbrio hidroeletrolítico constitui um grande desafio na assistência ao recém-nascido (RN), principalmente prematuros, constituindo uma terapêutica extremamente importante na assistência neonatal. As necessidades hídricas vão depender do peso e da idade pós-natal e influenciam a evolução clínica dos neonatos. Torna-se necessário um bom conhecimento da fisiologia hidroeletrolítica do RN pelos seguintes aspectos:

- Uso frequente da administração venosa de fluidos em RNs doentes.
- Os RNs apresentam função renal limitada.
- Numerosos processos mórbidos, principalmente em RNs pré-termo (RNPTs).

Distribuição da água corpórea e dos eletrólitos

Durante o desenvolvimento fetal, o líquido extracelular é desviado para o intracelular. A água corpórea total e o líquido extracelular decrescem à medida que progride a idade gestacional. Com 24 semanas de idade gestacional a água corpórea total corresponde a 86% do peso fetal, chegando a 76% no RN a termo (RNT). Após o nascimento, o RN torna-se responsável por seu equilíbrio hidroeletrolítico. Há redução do líquido extracelular e da água corpórea total na 2ª semana de vida (perda fisiológica do peso). No RNT, essa perda pode chegar a 10% e, no RNPT, a 15% do peso ao nascer, devido a uma maior perda insensível de água nesses neonatos.

> Água corporal total é formada pelo líquido intracelular + o líquido extracelular.
> O líquido extracelular é formado pelos líquidos intravascular e intersticial.

O sódio é o eletrólito encontrado em maior concentração plasmática no RN, e outros cátions, como potássio, cálcio e magnésio, também participam da composição eletrolítica. Os principais ânions existentes são o cloreto, o bicarbonato e as proteínas.

A composição eletrolítica do RN também é determinada pela idade gestacional. O RNPT apresenta maior proporção de sódio e cloro por quilograma de peso, devido a uma maior composição do líquido extracelular. O potássio é o cátion de maior concentração existente no líquido intracelular e apresenta proporção semelhante ou um pouco mais baixa por quilograma de peso corpóreo no RNPT quando comparado com o RNT.

MECANISMO DO EQUILÍBRIO HIDROELETROLÍTICO

Função renal

O rim tem como funções básicas, entre outras, a modificação do volume plasmático e a acidificação da urina. Uma baixa filtração glomerular pode retardar a resposta à sobrecarga de líquidos na adaptação à vida neonatal. Quanto maior a idade gestacional, melhor será a função renal. Os RNPTs com menos de 34 semanas têm taxa de filtração glomerular baixa, dificuldade não só em reabsorver o sódio nos túbulos proximais e distais, como em concentrar ou diluir a urina e redução da secreção de íons potássio e hidrogênio, com balanço hidroeletrolítico negativo.

Perda insensível de água (PIA)

A PIA é a perda de líquidos que ocorre através da pele, respiração e débito urinário. A PIA é maior em prematuros, chegando a 82mL/kg/dia em RNs com peso de nascimento inferior a 1.000g e 26mL/kg/dia nos prematuros acima de 1.500g.

A PIA também é influenciada pelas condições ambientais e doenças associadas. O manejo hídrico adequado deve ser individual e considerar o peso ao nascer, a umidade ambiental e as condições respiratórias (Quadro XIV.12.1).

Controle endócrino

Os órgãos envolvidos no controle de água e eletrólitos são a glândula pituitária, a paratireoide e a adrenal. Os hormônios que participam da regulação de água e eletrólitos são o hormônio antidiurético (ADH), que regula a excreção de água, e a aldosterona, que regula a excreção de sódio. O RNPT apresenta menor resposta à ação desses hormônios. A concentração de cálcio e magnésio é determinada pelo balanço do paratormônio (PTH) e da calcitonina. O nível de PTH é baixo ao nascimento e aumenta durante os primeiros dias de vida pós-natal.

Avaliação do estado hidroeletrolítico

O equilíbrio hidroeletrolítico do RN é influenciado pelo estado hídrico materno e pelas medicações administradas à mãe. Por exemplo, a administração excessiva de líquidos intravenosos hiponatrêmicos pode determinar hiponatremia materna e fetal.

O uso de esteroides antenatais, para maturação pulmonar, também determina maturação da pele, acarretando menor PIA e maior equilíbrio eletrolítico.

TERAPIA HÍDRICA E ELETROLÍTICA

A perda inicial de líquido extracelular ocorre nos primeiros 5 a 6 dias dias de vida pós-natal com consequente perda de peso, embora o volume intravascular não se altere. Assim, os sinais clínicos de uma boa hidratação, como pressão arterial, frequência cardíaca, débito urinário e níveis de eletrólitos plasmáticos, deverão estar normais.

O manejo de fluidos e eletrólitos nos RNs tem como objetivo:

- Estimar o *deficit* de fluidos e eletrólitos.
- Determinar a quantidade diária de fluidos e eletrólitos e repor eventuais perdas anormais.
- Monitorar a oferta hídrica e eletrolítica.

Alguns autores recomendam cotas hídricas mais elevadas para o prematuro extremo (< 1.000g). Nesse grupo, a orientação é oferecer volumes iniciais de líquidos entre 100 e 150mL/kg/dia, podendo chegar, após 48 horas, a uma infusão hídrica de 140 a 190mL/kgdia. Para o prematuro entre 1 e 1,5kg, orienta-se iniciar com 80 a 100mL/kg/dia, atingindo uma taxa de 120 a 160mL/kg/dia a partir do 3º dia de vida. Em uma metanálise recente do grupo Cochrane, comparando a utilização de cotas hídricas reduzidas *versus* aumentadas no prematuro, foi observado menor risco de persistência do canal arterial e enterocolite necrosante nos RNs com cotas hídricas reduzidas sem os efeitos adversos de uma infusão menor de líquidos.

Na Unidade Neonatal do Instituto Materno-Infantil de Pernambuco (IMIP), optamos por oferta mais restrita de líquidos para o prematuro, respeitando as necessidades fisiológicas com monitoração cuidadosa da perda de peso e evitando a desidratação.

No Quadro XIV.12.2 apresentamos recomendações de oferta hídrica.

Deve ser lembrado que nos RNs em berços de calor radiante e incubadoras sem umidificação adequada devem ser utilizadas cotas hídricas iniciais mais elevadas.

Após 72 horas em RNPT: máximo de 150mL/kg/dia; em RNT: máximo de 120mL/kg/dia.

Cota de eletrólitos

A suplementação de sódio e potássio não é necessária nas primeiras 24 a 48 horas, exceto nos RNs com perda de peso maior do que 5%/dia ou nos neonatos com problemas cirúrgicos, como na gastrosquise e na onfalocele.

Quadro XIV.12.1. Fatores que afetam a PIA

Aumentam a PIA	Diminuem a PIA
Prematuridade extrema: 100%-300%	Umidificação da incubadora: 50%-100%
Berço aquecido: 50%-100%	Cobertura de plástico no RN: 30%-50%
Convecção forçada: 30%-50%	Intubação traqueal: 20%-30%
Fototerapia: 30%-50%	
Hipertermia: 30%-50%	
Taquipneia: 20%-30%	

Quadro XIV.12.2. Cotas hídricas (mL/kg/dia) recomendadas na Unidade Neonatal – IMIP

Dia/peso ao nascer (g)	< 750 g	750-1.250 g	> 1.250-1.750 g	> 1.750 g
1	90-100	80-100	70-80	60-80
2	110-130	110-120	90-110	80-100
3	130-150	130-150	110-150	100-120

- *Sódio:* iniciar após 48 horas de vida:
  - RNPT > 35 semanas e RNT, iniciar: 2 mEq/kg/dia.
  - RNPT < 35 semanas, iniciar: 3-4 mEq/kg/dia.
- *Potássio:* iniciar após 48 horas de vida e verificar presença de diurese antes do início:
  - RNPT: 1 mEq/kg/dia.
  - RNT: 2 mEq/kg/dia.

O controle desses eletrólitos deve ser feito de acordo com critérios clínicos e laboratoriais, sendo mais rigoroso em RNPTs.

Monitoração do estado hídrico e eletrolítico

Peso

O controle diário do peso é o padrão-ouro. A perda ponderal diária não deve ultrapasar 3% do peso ao nascer. Perda maior do que 20% do peso ao nascer nos primeiros 5 dias indica perda hídrica insensível (PIA) não controlada. Ao contrário, se a perda de peso for menor do que 2% por dia, nos primeiros 5 dias de vida, indica retenção de líquidos. Alterações do turgor da pele, fontanela baixa e mucosas secas não são indicadores sensíveis do balanço hidroeletrolítico no período neonatal. A avaliação dos eletrólitos deve ser precoce nos prematuros de muito baixo peso ao nascer, lembrando-se ainda que podem estar alterados nos neonatos em uso de diuréticos.

Débito urinário

O débito urinário esperado do RN é de 1 a 3mL/kg/h. Na presença da desidratação, o débito urinário poderá ser inferior a 1mL/kg/h; no entanto, deve ser lembrado que prematuros extremos apresentam função renal imatura e o débito urinário poderá não ser baixo, apesar da perda do líquido extracelular levando à desidratação. Dessa maneira, quando o débito urinário for inferior a 1mL/kg/h, pode indicar necessidade de aumento de líquidos e, quando maior que 3mL/kg/h, poderá ser indicativo de hiper-hidratação.

Sinais vitais

A temperatura, a frequência respiratória e a cardíaca devem ser controladas. A taquicardia poderá ter como origem tanto o excesso de líquidos, como a hipovolemia. As alterações da pressão arterial, como sinal de redução do débito cardíaco, ocorrem mais tardiamente.

Laboratorial

Os valores de ureia e creatinina após o nascimento estão relacionados com a ação placentária materna, mas podem fornecer informações indiretas sobre o volume do líquido extracelular. A gasometria pode fornecer evidências do déficit de líquido intravascular, pois a hipoperfusão tecidual determina acidose metabólica.

Desidratação

No período neonatal ocorre com maior frequência em RNPTs extremos devido à grande perda insensível de água (PIA). Frequentemente envolvem perda de sódio e água.

Etiologia:

- Aumento das perdas insensíveis (fototerapia, taquipneia, hipertermia).
- Perdas para o terceiro espaço (peritonite, sepse).
- Drenagem por sondas nasogástricas, toracostomia, ventriculostomia.
- Uso de diuréticos.
- Diarreia.
- Doenças cirúrgicas (onfalocele, gastrosquise).

O quadro clínico caracteriza-se por:

- Perda de peso (maior do que 3% por dia).
- Oligúria (volume urinário menor do que 1mL/kg/h), taquicardia, enchimento capilar lento, depressão da fontanela, elasticidade da pele diminuída, que são sinais pouco sensíveis.
- Casos graves: apneia, hipotensão, choque.

Nos prematuros, os sinais clínicos são mais difíceis de ser avaliados. Deve haver vigilância rigorosa das perdas insensíveis. O controle do peso é fundamental, assim como o débito urinário. É importante vigilância clínica rigorosa em prematuros de muito baixo peso ao nascer (< 1.500g), nos quais os distúrbios hidroeletrolíticos são mais frequentes.

A desidratação pode ser:

- *Isonatrêmica (Na 130-150 mEq/L):* observada na drenagem pulmonar, peritonite, onfalocele.
- *Hiponatrêmica (Na < 130 mEq/L):* ocorre frequentemente com o uso de diuréticos, prematuros extremos, vômitos e diarreia.
- *Hipernatrêmica (Na > 150 mEq/L):* mais rara, ocorre por perdas de água livre (alteração nos mecanismos de concentração urinária) e iatrogenias. Ocorre principalmente em prematuros extremos pelo déficit de água livre. Hipernatremia não implica necessariamente excesso de sódio corporal total, visto que pode ser decorrente do déficit de água.

O laboratório poderá mostrar as alterações do sódio, classificando o tipo de desidratação, e a densidade urinária (DU), que estará aumentada (> 1.015), é o primeiro sinal laboratorial. A ureia e a creatinina plasmática podem estar elevadas, mas isso não constitui um dado específico, podendo ainda ocorrer acidose metabólica nos casos mais graves.

O diagnóstico é essencialmente clínico: perda de peso maior do que 3% por dia associado a volume urinário inferior a 1mL/kg/h, densidade urinária elevada (> 1.015) e, nos casos graves, alterações da pressão arterial.

Tratamento

Inicialmente é feita uma fase de reparação com solução glicofisiológica (1:1) em 1 a 2 horas, na velocidade de 10mL/kg/h. Nos casos com sinais de choque hipovolêmico deve-se fazer infusão aberta.

Verificam-se peso, diurese e DU. Se DU > 1.015, oligúria, sem ganho de peso; repetir reparação. Quando a diurese for restabelecida e a DU < 1.015, deve-se iniciar fase de manutenção de acordo com as cotas hídricas basais e repor as perdas anormais, se necessário.

Considerações especiais

- Deve-se estar atento aos distúrbios do sódio.
- A fase de manutenção será com cota hídrica adequada para peso e idade pós-natal (Quadro XIV.12.2).
- Repor as perdas anormais (diarreia, fototerapia, drenagens por sondas) juntamente com a fase de manutenção.
  - Diarreia moderada a grave: 20-60mL/kg/dia.
  - Fototerapia: 20mL/kg/dia.
  - Drenagem digestiva alta por sonda: repor o total de volume drenado (> 30mL), acrescentar sódio e potássio 4 mEq e bicarbonato 2 mEq para cada 100mL da reposição.
- Alimentar o mais rápido possível com leite materno.
- Estabelecida a hidratação e controladas as perdas insensíveis, lembrar reduzir o aporte hídrico venoso, pois a sobrecarga de volume pode causar piora clínica, devido ao risco aumentado de ocorrerem complicações como enterocolite necrosante, persistência do canal arterial ou hemorragia intracraniana, especialmente em RNPTs.
- Reduzir o volume infundido se a diurese for superior a 4mL/kg/h e DU < 1.005.

DISTÚRBIOS DO SÓDIO

Hiponatremia

Situação clínica em que o sódio sérico encontra-se inferior a 130 mEq/L. Esse distúrbio pode ocorrer na vigência da água corporal normal, diminuída ou aumentada.

A hiponatremia com água corporal normal (normovolemia) ocorre em virtude da secreção inapropriada do hormônio antidiurético (SIHAD). As causas da SIHAD podem ser asfixia, uso de opiáceos, dor, meningite, hemorragia intraventricular, imaturidade renal em prematuros com menos de 34 semanas de idade gestacional e idade pós-natal inferior a 15 dias, devido à excreção urinária aumentada de sódio, levando ao balanço negativo desse íon. O quadro clínico caracteriza-se por ganho de peso sem edema. Na ausência da SIHAD observam-se densidade urinária baixa e diurese aumentada; por outro lado, se existir SIHAD, observa-se diurese diminuída. O tratamento indicado é restrição hídrica. Se a concentração sérica de sódio for inferior a 120 mEq/L e houver sinais neurológicos da hiponatremia, deve-se corrigir o sódio com cloreto de sódio a 3%, conforme o esquema.

A hiponatremia com diminuição da água corpórea (hipovolemia) ocorre especialmente em neonatos com perda maior de sódio do que de água, como na diarrreia. É encontrada também nas perdas por vômitos, com o uso de diuréticos, nas drenagens biliosas por sondas, na enterocolite necrosante, na imaturidade renal grave e na hiponatremia tardia do prematuro. O tratamento deve consistir em aumentar a oferta de sódio e água para repor o *deficits*. Deverão ser ajustados os valores infundidos para garantir manutenção basal adequada e cobrir as perdas que existirem.

A hiponatremia com água corpórea aumentada (hipervolemia) ocorre em RNs com sepse e aumento do débito cardíaco, insuficiência cardíaca, paralisia neuromuscular pelo uso de pancurônio, nas doenças pulmonares e nas nefropatias congênitas. Observam-se ganho de peso com edema e débito urinário baixo. O tratamento consiste em restrição hídrica.

Em todos os casos, os sinais clínicos dependem do tempo de início da hiponatremia e do nível sérico do sódio. A sintomatologia pode ser discreta nos casos com sódio superior a 120 mEq/L. Nos casos graves, nos quais o sódio é inferior a 120 mEq/L, observam-se hipoatividade e até crise convulsiva.

Orientações gerais para o tratamento das hiponatremias

Na maioria das vezes está indicado apenas aumentar o aporte de sódio. A correção deverá ser feita nos casos sintomáticos ou quando o nível sérico de sódio for menor do que 120 mEq/L.

No nível sérico de 120 a 130 mEq/L com RN assintomático aumentar a oferta de sódio.

No nível sérico menor que 120 mEq/L corrigir o sódio para 125 mEq/L em 24 horas.

Fórmula para correção:

Na em mEq = Na desejado – Na encontrado × 0,6 × peso

Situações especiais

- A SIADH é frequente em neonatos com hemorragia intracraniana, meningite, hidrocefalia e na hipóxia grave; a hiponatremia é dilucional, e o manejo inicial deverá ser feito com restrição de fluidos.
- Na presença de hipovolemia: repor sódio e líquidos (a velocidade de reposição depende dos níveis séricos e da presença de sintomatologia).
- Na presença de hiponatremia com hipervolemia, tratar a causa básica e fazer restrição hídrica com 50% a 80% da cota hídrica basal.
- Quando o sódio sérico for inferior a 120 mEq/L associado a convulsão, a correção deve ser feita em 1 a 4 horas com NaCl hipertônico a 3%, na dosagem de 1 a 3mL/kg:

NaCl a 3% = 15mL de NaCl a 20% + 85mL de água destilada (1 mL = 0,5 mEq).

Hipernatremia

Definida por nível sérico de sódio maior do que 150 mEq/L, da mesma forma que a hiponatremia, pode ocorrer com a água corpórea normal, diminuída ou aumentada.

Hipernatremia com água corpórea normal ou diminuída

Os RNs com maior risco são os de muito baixo peso ao nascer (< 750g) que apresentam perda insensível de água aumentada. Os achados clínicos incluem perda de peso, taquicardia, hipotensão, diminuição do débito urinário e acidose metabólica. O tratamento consiste em aumentar a taxa de líquidos (água livre) e ajustar a oferta de sódio. Deve ser lembrado que a hipernatremia nessa condição não indica necessariamente excesso de sódio corporal, sendo decorrente do déficit de água livre.

Hipernatremia com água corpórea aumentada

Os RNs de risco são os que recebem oferta excessiva de líquidos e eletrólitos, especialmente na presença de baixo débito cardíaco. Clinicamente apresentam aumento de peso associado a edema e alterações cardíacas, como taquicardia e hipertensão, com débito urinário normal. O tratamento consiste em reduzir a taxa de administração de sódio e/ou líquidos ou ambos.

DISTÚRBIOS DO POTÁSSIO NO PERÍODO NEONATAL

O nível sérico de potássio em uma amostra de sangue não hemolisado com pH normal é de 3,5 a 5,5 mEq/L. O potássio é o íon de maior concentração intracelular, sendo o rim o principal regulador dos níveis séricos, determinando sua reabsorção no túbulo distal. A excreção varia de acordo com as alterações no ritmo de secreção. No túbulo distal, o potássio é trocado por sódio pela ação da aldosterona. Os RNPTs apresentam níveis séricos de potássio mais elevados. Sua concentração pode variar de 3,5 a 7 mEq/L nos primeiros dias de vida e está relacionada com a idade gestacional. Os níveis mais altos provavelmente são decorrentes da concentração menor de sódio no túbulo distal e da resposta deficiente à aldosterona. As concentrações séricas de potássio também dependem do pH dos compartimentos corporais. Um aumento de 0,1 no pH sérico resulta em redução de aproximadamente 0,6mEq/L na concentração sérica de potássio.

Hipopotassemia

Definição

A hipopotassemia caracteriza-se por nível de potássio sérico inferior a 3,5 mEq/L.

Observa-se quando há:

- Infusão inadequada.
- Perdas anormais (diuréticos tiazídicos, diarreia, perda por sondas nasogástricas).
- Alcalose metabólica, defeitos tubulares renais.

Clinicamente pode haver hipoatividade, arritmias, hipotermia, hiporreflexia, distensão abdominal e íleo paralítico. A dosagem sérica de potássio é essencial para o diagnóstico. Podem ser observadas alterações no ECG – intervalo QT prolongado, onda T achatada, segmento ST deprimido.

Tratamento

Aumentar o aporte de potássio, que pode ser feito por via oral ou venosa. Nos casos mais leves e de RN estável, a via oral (ou sonda nasogástrica) pode ser uma alternativa: usar o xarope de KCl na dose de 2 mEq/kg/dia.

Nos casos mais graves (K < 3 mEq/L) usa-se a via venosa na mesma dosagem. Nos casos graves com arritmias, bradicardia e íleo paralítico, faz-se correção com 0,3 a 0,4 mEq/kg/h em 6 a 12 horas.

Deve-se tratar a causa desencadeante e monitorar os níveis séricos quando em uso de diuréticos tiazídicos.

Hiperpotassemia

A hiperpotassemia é uma alteração eletrolítica frequente em prematuros com menos de 30 semanas de idade gestacional ou em neonatos com alteração da função renal (insuficiência renal aguda).

O diagnóstico é laboratorial, com potássio sérico acima de 6 mEq/L, e o quadro clínico pode apresentar arritmias ventriculares e alterações no ECG (onda T apiculada, achatamento ou até desaparecimento da onda P, aumento do intervalo PR, depressão do segmento ST e até bloqueio atrioventricular).

A hipercalemia pode ocorrer em até 30% dos RNPTs prematuros extremos. Os RNs com oligúria, particularmente nas primeiras 24 horas, apresentam maior risco para a hipercalemia. A hipercalemia pode resultar de aumento da carga de K^+, diminuição da secreção renal de K^+ ou desvio de íons K^+ do intracelular para o extracelular, podendo ainda decorrer de redução da taxa de filtração glomerular ou disfunção tubular.

Nos RNPTs, o nível sérico de potássio aumenta nas primeiras 24 horas de vida e declina para valores normais com 72 horas de vida. É necessário o reconhecimento precoce, evitando-se, assim, alterações cardíacas graves que possam levar ao óbito. Os RNs com baixo fluxo sanguíneo sistêmico também estão em situação de risco (síndrome de veia cava superior). A redução do fluxo sanguíneo sistêmico pode ser um fator importante na filtração e excreção do K^+ em RNPTs, traumatismos, céfalo-hematoma, hipotermia, hemólise intravascular ou extravascular, asfixia, insuficiência renal, administração excessiva de KCl, exsanguineotransfusão (com sangue estocado há mais de 4 dias) e sepse.

Tratamento

Suspender-se a administração exógena de potássio, substituindo todas as soluções intravenosas e revendo a hidratação. De acordo com os níveis séricos, a conduta deverá ser:

- Níveis entre 6 e 7 mEq/L, sem alterações ECG: monitorar níveis séricos de K.
- Níveis ≥ 7 mEq/L ou níveis entre 6 e 7 mEq/L com alterações no ECG:

1. Estabilizar os tecidos condutores

Pode ser usado o gluconato de cálcio a 10%, na dosagem de 1 a 2 mlL/kg em 1 hora; é indicado na presença de arritmias.

2. Desvio intracelular do K

Pode-se usar o bicarbonato de sódio na dosagem de 1 a 2 mEq/kg/h. A alcalemia com consequente alteração do pH promoverá a troca intracelular de potássio pelo íon hidrogênio. Nesse caso, não se usa o mesmo acesso venoso do cálcio. Nos prematuros extremos podem ocorrer hemorragias, sobretudo intraventriculares; por isso, evitam-se as administrações rápidas. Estima-se que cada aumento de 0,1 no pH reduza o potássio sérico em 0,6 mEq/L.

a. Infusão Glicose/ Insulina

A insulina aumenta a captação intracelular de potássio. Recomenda-se administrá-la associada à solução de glicose com monitoramento rigoroso da glicemia. A proporção de 4 a 6g de glicose por 1 U de insulina pode reduzir o potássio em 1 a 2 mEq em 30 a 60 minutos.

b. Estimulação β_2-adrenérgica

A estimulação β2-adrenérgica aumenta a captação de K. No entanto, por não haver estudos mais conclusivos, não é um tratamento de rotina na hipercalemia do recém-nascido, devendo seu uso ser criterioso.

3. Aumentar a excreção de potássio

- O uso de furosemida promove a excreção de K devido ao aumento do fluxo e do transporte de sódio aos túbulos distais. Deve-se começar na dosagem 1mg/kg.
- O uso de resinas trocadoras de K, como o sulfonato de polistireno sódico, por via retal é uma alternativa terapêutica. A diluição com solução fisiológica tem reduzido os efeitos indesejáveis. Recomenda-se 1g/kg da resina diluído numa proporção de 0,5g/mL de SF com um tempo de retenção mínimo de 30 minutos. A administração de resinas por gavagem não é recomendada em prematuros porque aumenta o risco de enterocolite necrosante.
- A diálise peritoneal pode ser usada nos casos refratários à terapêutica citada, diante de débito urinário inadequado.

BIBLIOGRAFIA

Bell EF, Acarregui MJ. Restricted versus liberal water intake for preventing morbidity and mortality in preterm infants. Cochrane Database of Systematic Reviews 2007, Issue 3. Art. No.: CD000503.

Bhatia J. Fluid and electrolyte management in the very birth weight neonate. J Perinatology 2006; 26 (Suppl. 1):19-21.

Brace RA. Fluid distribution in the fetus and newborn. In Polin RA (eds.). Fetal and neonatal phisiology. Philadelphia: W.B. Saunders, 1997:1.288-1.298.

Cloherty JP, Eichenwald EC, Stark AR. Manual of Neonatal Care. 6 ed. Philadelphia: Lippincott Williams & Wilkins, 2008:88-92.

Escobar AMU. Distúrbio do metabolismo do sódio e potássio. In: Cuidados intensivos no período neonatal. São Paulo: Sarvier, 1999:280-284.

Gilstrop LC, Cristransin R, Clewill W et al. Effect of corticosterids for fetal maturation on perinatal outcome. JAMA 1995; 243:413-418.

Lorenz JM, Kleinman LI, Morkanam K. Potassium metabolism in extremely low birth weight infants in the fetal week of life. Journal of Pediatrics 1997; 131:81-86.

Mildenberger E, Versmold HT. Pathogenesis and therapy of non-oliguric hyperkalaemia of the premature infant. Eur J Pediatr 2002; 161(8):415-422.

Omar SA et al. Effects of prenatal steroids on potassium balance in extremely low birth weight neonates. Pediatrics 2000; 106:561-567.

Omar SA et al. Effects of prenatal steroids on water and sodium homeostasy in extremely low birth weight neonates. Pediatrics 1999; 105:482-488.

Singh BS et al. Efficacy of salbutamol inhalation in treatment of hyperkalemia in premature neonates. Journal of Pediatrics 2002; 141:16-20.

Stephens BE, Gargus RA, Walden RV et al. Fluid regimens in the first week of life may risk of patent ductus arteriosos in extremely low birth weight infants. J Perinatology 2008; 28(9):652-653.

Yaseen H, Khalaf M, Dana A et al. Salbutamol versus cation-exchange resin (kayexalate) for the treatment of nonoliguric hyperkalemia in preterm infant. Am J Perinatol 2008; 25(3):193-197.

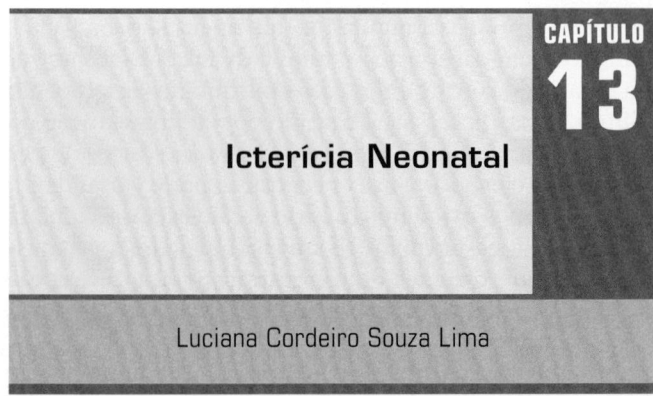

CAPÍTULO 13

Icterícia Neonatal

Luciana Cordeiro Souza Lima

INTRODUÇÃO

A icterícia é um dos sinais clínicos mais comuns no período neonatal, estando presente em até 25% a 50% dos recém-nascidos a termo (RNTs) e em um percentual ainda maior em RNPTs, podendo chegar a 80%. Podemos considerar hiperbilirrubinemia quando o recém-nascido

(RN) apresenta níveis de bilirrubina sérica total acima de 1,5mg/dL, mas ela costuma manifestar-se clinicamente quando atinge níveis superiores a 5 a 6mg/dL.

Na maioria das vezes parece ser um sinal benigno, podendo ser considerado fisiológico ou próprio do RN. No entanto, pode ser também um sinal importante de doenças hemolíticas, nas quais os níveis elevados de bilirrubina indireta podem levar à encefalopatia bilirrubínica, condição de alta morbimortalidade. A icterícia torna-se um evento sempre passível de avaliação clínica e muitas vezes laboratorial.

METABOLISMO DA BILIRRUBINA

Para contemplarmos as diversas causas de acúmulo de bilirrubina, seja na sua forma não conjugada ou conjugada, é importante uma breve revisão dos mecanismos envolvidos na metabolização da bilirrubina.

A bilirrubina origina-se da degradação das proteínas que contêm o grupamento heme das hemácias. No RN, o metabolismo da hemoglobina no sistema reticuloendotelial responde por cerca de 75% da bilirrubina produzida, sendo os outros 25% originados a partir de componentes eritropoéticos (p. ex., eritropoese ineficaz) e não eritropoéticos (p. ex., mioglobina, citocromos e peroxidase). A produção normal de bilirrubina no RN é de 6 a 10mg/kg/dia, sendo que cada grama de hemoglobina metabolizada origina 34mg de bilirrubina.

Devido a sua característica lipofílica, a bilirrubina indireta ou não conjugada deverá ser transportada no plasma, do sistema reticuloendotelial para o hepatócito, ligada à albumina de maneira reversível em um sítio de ligação primário de alta afinidade e em outro sítio secundário de menor afinidade. É liberada da albumina nos sinusoides hepáticos e captada pelo hepatócito através da ligação com a ligandina (proteína Y) e carreada para o retículo endoplasmático liso.

Com o objetivo de tornar a bilirrubina um composto solúvel em água e passível de ser eliminado, o hepatócito realiza a combinação da bilirrubina com o ácido glicurônico, que é mediada pela enzima uridina-difosfato-glicuronil-transferase (UDPGT), tendo como produtos o monoglicuronídio e o diglicuronídio de bilirrubina (formas conjugadas ou bilirrubina direta). Os produtos mono e diglicuronídeos de bilirrubina são excretados pelos canalículos biliares e entram na composição da bile, sendo liberados no intestino. A atividade da UDPGT entre 17 e 30 semanas de idade gestacional equivale a 0,1% da do adulto, aumentando progressivamente e atingindo 1% da do adulto por volta de 30 a 40 semanas de idade gestacional. Após o nascimento, aumenta de maneira rápida, atingindo os níveis do adulto com 6 a 14 semanas de vida, independentemente da idade gestacional.

No intestino, as formas conjugadas da bilirrubina poderão sofrer ação de bactérias colônicas e formarem urobilinogênio, que será eliminado nas fezes, ou serem desconjugadas pela ação da beta-glicuronidase, sendo a bilirribina hidrolisada uma forma não conjugada e reabsorvida. O neonato reabsorve quantidades maiores de bilirrubina do que o adulto, pois há redução do número de bactérias no intestino grosso, ao passo que exibe maior atividade da beta-glicuronidase (Fig. XIV.13.1).

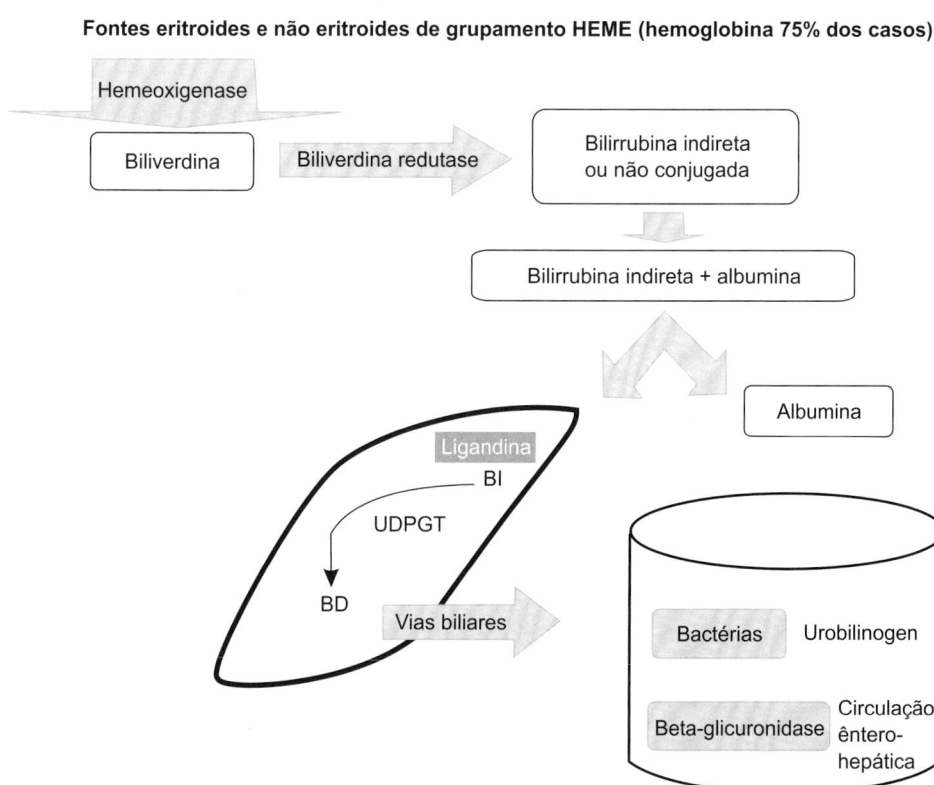

Fig. XIV.13.1. Desenho esquemático do metabolismo da bilirrubina.

A CONSULTA DE UM RN COM ICTERÍCIA

Alguns dados clínicos são de fundamental importância na avaliação de um RN com queixa de icterícia. Durante a anamnese devemos pesquisar:

- Idade do aparecimento da icterícia, se precoce (< 24 horas de vida) ou tardia (> 24 horas de vida), e sua evolução.
- Presença de outros sintomas ou sinais (p. ex., palidez cutâneo-mucosa, hipoatividade, acolia fecal, colúria, irritabilidade, febre, recusa alimentar, fenômenos hemorrágicos).
- Dados sobre gestações anteriores, abortos, classificação sanguínea dos genitores e dos outros filhos, presença de icterícia e necessidade de fototerapia em outros filhos, realização de fator Rhogam (quando a genitora é Rh negativo), hemotransfusões e outras formas de sensibilização materna.
- Dados sobre a gestação atual quanto a infecções específicas e não específicas, sangramentos durante a gravidez, realização de pré-natal adequado, e se a genitora for Rh negativo questionar a realização de Coombs indireto e imunoglobulina anti-D profilática.
- Dados sobre as condições de nascimento, valor de Apgar, peso ao nascer e idade gestacional, dificuldades com a amamentação e peso atual (avaliar perda de peso). Buscar fatores de risco associados a hiperbilirrubinemia grave, como hipóxia e infecções.

No exame físico, já na inspeção, o primeiro passo será estabelecer se há ou não icterícia, e conhecendo a característica progressão craniocaudal da icterícia quando reflete hiperbilirrubinemia indireta devemos sempre determinar, em ambiente com boa iluminação, preferencialmente com luz natural, quais partes do corpo estão ictéricas. Assim será possível relacionarmos a intensidade da icterícia com os níveis de bilirrubina pela da utilização das chamadas zonas de Kramer (Quadro XIV.13.1). Há evidências de que o exame clínico pode levar a erros na apreciação da icterícia em alguns casos. Esse fato não invalida a importância clínica das zonas de Kramer, mas pode tornar mais difícil a decisão de quando investigar um paciente com icterícia. Não deve ser esquecido também que, uma vez em fototerapia, a correlação clínica com os níveis de bilirrubina torna-se insuficiente para determinar o tratamento.

Devemos procurar sinais de anemia, como palidez cutâneo-mucosa, taquicardia, taquipneia e hepatoesplenomegalia, alterações hemorrágicas e edema, que podem sugerir insuficiência cardíaca ou hipoalbuminemia. Se possível, apreciar coloração das fezes e urina, pois a coloração escura da urina sobre fezes hipocólicas ou acólicas pode confundir a impressão materna. Procurar também tocotraumatismos e coleções sanguíneas.

ENCEFALOPATIA BILIRRUBÍNICA AGUDA E KERNICTERUS

O kernicterus e a encefalopatia bilirrubínica aguda são duas entidades clínicas distintas apesar de se tratar de diferentes fases evolutivas de uma mesma doença. A patogenia do kernicterus depende de vários fatores, como o pH sérico, que altera a solubilidade da bilirrubina, tornando-a menos solúvel em água em pH fisiológico, e ainda mais em pH ácido, a quantidade de bilirrubina indireta livre, que pode variar com a quantidade de albumina ou na presença de substâncias que desloquem a bilirrubina de seu sítio de ligação na albumina, como, por exemplo, ácidos graxos livres e alguns fármacos. A ligação da bilirrubina à albumina também parece depender do estado clínico do paciente e da sua idade gestacional.

Outro fator fundamental na gênese do kernicterus é a permeabilidade da barreira hematoencefálica. Essa pode sofrer influência de hipóxia, hipercapnia com acidose respiratória e de hiperosmolaridade, determinando aumento da permeabilidade dessa barreira. Menores idades gestacionais também estão relacionadas com maior permeabilidade da barreira hematoencefálica em RNPTs.

Os achados clínicos da encefalopatia bilirrubínica aguda devem ser conhecidos de todo pediatra e, diante de qualquer paciente ictérico, devemos valorizar a possibilidade de detecção precoce dessa condição clínica, pois há relatos de ocorrência de impregnação bilirrubínica mesmo em níveis mais baixos de bilirrubina. Os RNs na etapa aguda passam por três fases distintas de manifestações clínicas:

- *Fase inicial:* estupor leve, hipotonia discreta, movimentos escassos, sucção leve e choro ligeiramente agudo.
- *Fase intermediária:* estupor moderado, irritabilidade, tônus variável, podendo estar aumentado com hipertonia dos músculos extensores, retrocolo (arqueamento do pescoço para trás) e opistótono (arqueamento do tronco para trás), alimentação mínima, choro agudo e febre.
- *Fase avançada:* estupor profundo e coma, tônus aumentado com retrocolo-opistótono, não se alimentam, choro estridente, apneias, febre, podendo ocorrer convulsões e morte.

Quadro XIV.13.1. Correlação das zonas clínicas de Kramer com nível sérico de bilirrubina

Zonas de Kramer	Nível de bilirrubina (mg/dL)	
I – Cabeça e pescoço	5,9	0,3
II – Tronco até umbigo	8,9	1,7
III – Até raiz de coxas	11,8	1,8
IV – Braços e pernas	13	1,7
V – Região palmoplantar	> 15	

A evolução para a fase crônica ou kernicterus depende da intensidade do quadro apresentado e também das medidas terapêuticas realizadas. Há evidências de que a exsanguineotransfusão foi seguida de melhora mesmo quando o paciente já apresentava sinais clínicos de encefalopatia bilirrubínica. Acredita-se que pacientes que foram tratados nas fases inicial e intermediária tenham melhor prognóstico que aqueles que chegaram à fase clínica avançada. Até 15% dos pacientes que tiveram sinais clínicos agudos podem evoluir sem anormalidades neurológicas nítidas e 20% a 30% com sinais neurológicos duvidosos, mas a grande maioria permanece com evolução desfavorável. Nos EUA, um estudo recente detectou letalidade em 4% de 125 casos de encefalopatia bilirrubínica.

As manifestações clínicas do kernicterus aparecem após os primeiros meses, e a criança tende a apresentar hipotonia, alimentando-se com dificuldade e apresentando choro estridente, mantendo o reflexo tônico cervical persistente e retardo motor. O paciente com o passar do tempo começa a apresentar sinais extrapiramidais com atetose, com movimentos incontroláveis e descoordenados, que podem afetar a atividade motora dos membros. Em casos mais graves pode ocorrer disartria. Anormalidades auditivas, alterações do olhar, principalmente para cima, atraso do desenvolvimento psíquico com déficit intelectual e alterações dentárias também podem ocorrer.

Mesmo havendo relação entre níveis mais elevados de bilirrubina e lesões neurológicas, o nível de bilirrubina sozinho não é capaz de determinar o prognóstico neurológico do paciente. Assim, devemos não só evitar a hiperbilirrubinemia grave, como também estabelecer medidas de suporte que minimizem os fatores de risco já comentados para a encefalopatia bilirrubínica. Lembrando que os RNPTs podem apresentar encefalopatia mesmo com níveis de bilirrubina mais baixos e os profissionais de saúde e familiares devem receber orientações na tentativa de prevenir o kernicterus.

DIAGNÓSTICO DIFERENCIAL

Em um paciente com icterícia, todas as possíveis etiologias deverão ser lembradas, e o primeiro desafio é definir quando investigar, pois um RN saudável pode produzir uma quantidade de bilirrubina duas vezes maior do que um adulto. Essa produção deve-se a maior massa eritrocitária e menor tempo de meia-vida das hemáceas, o que, associado à imaturidade enzimática hepática na captação e conjugação da bilirrubina, a menor número de bactérias intestinais e a maior atividade da enzima beta-glicuronidase, levaria de maneira dita fisiológica a maiores concentrações de bilirrubina, o que chamamos de icterícia própria do RN. Essa condição não ocasiona danos, podendo inclusive exercer função protetora antioxidante. Tem aparecimento tardio e apresenta características bem definidas que podem clinicamente diferenciá-la de condições patológicas, o que permitiria a não investigação laboratorial nesses casos. Nos pacientes em aleitamento materno exclusivo, o padrão de icterícia fisiológica descrito no Quadro XIV.13.2 pode sofrer modificações.

Uma vez descartada a possibilidade de icterícia fisiológica, especialmente nos pacientes com icterícia de início precoce (< 24 horas de vida) e presença de outros sinais e sintomas, devemos prosseguir a investigação etiológica.

Podemos iniciar determinando se o evento decorre de hiperbilirrubinemia indireta ou direta. A presença de acolia/hipocolia fecal e colúria sugere colestase, enquanto uma coloração mais alaranjada da icterícia relaciona-se com a hiperbilirrubinemia indireta. Porém, a determinação laboratorial das frações de bilirrubina é o fator que melhor define essa situação. Após a definição, podemos seguir dois caminhos distintos:

Bilirrubina indireta (BI)

Responsável pela maioria dos casos de icterícia neonatal, especialmente os que ocorrem nos primeiros 15 dias de vida. Sempre deve ser definida a presença ou não de hemólise associada à dosagem de hematócrito, hemoglobina, reticulócitos e eritroblastos e caracterização da morfologia das hemáceas. Uma vez sendo associada à hemólise, é obrigatório que tenhamos tipagem sanguínea do RN e da genitora, assim como o Coombs direto do RN e Coombs indireto da genitora, teste do Eluato e painel de hemáceas, quando necessário, visto a importância das isoimunizações materno-fetais nos casos de icterícia por etiologia hemolítica. Podemos também determinar a dosagem de glicose-6-fosfato-desidrogenase (G6PD), prova de resistência globular e eletroforese de hemo-

Quadro XIV.13.2. Características clínicas da icterícia própria do RN por idade gestacional

Característica	Recém-nascido a termo (RNT)	Recém-nascido pré-termo (RNPT)
Início	Após 24 horas de vida	Após 24 horas de vida
Duração	Até 7 a 10 dias de vida	Até 10 a 15 dias de vida
Pico de intensidade	Do 3º ao 5º dia de vida	Do 4º ao 6º dia de vida
Intensidade máxima	Zona III de Kramer	Zona IV de Kramer
Bilirrubina sérica máxima	Até 12mg/dL	Até 15mg/dL
Outros sinais e sintomas	Ausentes	Ausentes

globina nos casos de hemólise não justificados pela isoimunização materno-fetal. Uma vez afastada a hemólise, podemos prosseguir o diagnóstico diferencial das causas que cursam com alteração no metabolismo hepático da bilirrubina, aumento da circulação êntero-hepática e reabsorção de coleções sanguíneas.

Bilirrubina direta (BD)

Apesar de não ser comum e de não apresentar risco de kernicterus, o aumento da fração direta da bilirrubina exige investigação imediata, devido às implicações do atraso no diagnóstico de algumas condições. Podem ser considerados valores aumentados de BD quando ela corresponde a mais de 20% do valor total de bilirrubina ou, em valor absoluto, a valores maiores do que 2mg/dL. Nesses casos, podemos prosseguir o diagnóstico diferencial com exames bioquímicos que definam o padrão de colestase obstrutivo ou hepatocelular (p. ex., dosagem de transaminases, fosfatase alcalina, gama-GT, tempo de protrombina, albumina e glicose), exames de imagem (p. ex., ultrassonografia de abdome) e investigação para causas infecciosas específicas (p. ex., sorologias para infecções congênitas) e inespecíficas (abordagem para sepse neonatal) e, a partir daí, dosagem de hormônios tireoidianos, exames para definição de erros inatos de metabolismo, biópsia hepática ou outros, que devem ser decididos com bom-senso. Um estudo relacionou níveis de bilirrubina direta maiores do que 1,6mg/dL com maior mortalidade, devendo em todas as condições estarmos atentos aos níveis dessa fração de bilirrubina.

Após a definição do mecanismo fisiopatológico da hiperbilirrubinemia, podemos formular as hipóteses mais prováveis e realizar investigação específica para cada uma delas. O Quadro XIV.13.3 resume as várias possibilidades diagnósticas a serem consideradas, sendo as mais frequentes discutidas a seguir.

Incompatibilidade materno-fetal (IMF)

A isoimunização materno-fetal decorre de incompatibilidade antigênica entre o sangue fetal e materno, resultando em hemólise imune mediada. A maior parte dos casos ocorre por incompatibilidade do sistema ABO (68% dos casos); no entanto, as formas mais graves são de incompatibilidade Rh. Outros subgrupos podem ser responsáveis pela incompatibilidade materno-fetal, mas são bem menos comuns (p. ex., Kell e Duffy). Apesar da diferença entre gravidade e frequência, as isoimunizações materno-fetais implicam que haja sensibilização materna para os antígenos fetais com produção de anticorpos e passagem transplacentária dos mesmos. A ligação desses anticorpos à superfície das hemáceas fetais determina que elas sejam retiradas da circulação pelo sistema reticuloendotelial, causando hemólise em graus variáveis e resultando em anemia e hiperbilirrubinemia.

São considerados com possibilidade de incompatibilidade materno-fetal as seguintes combinações de tipagem sanguínea:

Quadro XIV.13.3. Causas de hiperbilirrubinemia neonatal por mecanismo fisiopatológico

Mecanismo	Etiologias
Aumento do substrato formador de bilirrubina **Com hemólise**	Isoimunização materno-fetal (ABO, Rh e subgrupos) Eritroenzimopatias (deficiência de G6PD e piruvato-quinase) Defeitos na membrana dos eritrócitos (esferocitose, eliptocitose, estomatocitose, piropecilocitose, picnocitose) Hemoglobinopatias hereditárias (alfa-talassemias) Hemoglobinas instáveis (anemia hemolítica congênita com corpúsculo de Heinz) Outras: fármacos (vitamina K_3, ocitocina) Infecções
Aumento do substrato formador de bilirrubina **Sem hemólise**	Reabsorção de coleções sanguíneas Policitemia e macrossômicos filhos de mãe diabética Sepse com coagulação intravascular disseminada
Interferência na ligação bilirrubina/ albumina	Ceftriaxone, sulfonamidas Aminofilina Nutrição parenteral
Defeito na captação ou conjugação da bilirrubina	Síndrome de Crigler-Najjar, síndrome de Gilbert Síndrome de Lucey-Driscoll Galactosemia, tirosinemia, hipermetioninemia Hipotireoidismo, hipopituitarismo Fármacos: pregnandiol e novobiocina
Aumento da circulação êntero-hepática	Icterícia do leite materno Icterícia associada ao aleitamento materno Jejum prolongado, obstruções intestinais Estenose hipertrófica do piloro
Alterações dos ductos biliares	Atresia de vias biliares extra-hepáticas Perfuração espontânea do colédoco Cisto de colédoco/doença de Caroli Secreção biliar espessada/cálculos biliares Colangite esclerosante neonatal
Dano ao hepatócito	Infecções sistêmicas Hepatite por toxoplasmose, rubéola, citomegalovirose, herpes simples, echovírus, adenovírus, vírus coxsackie, varicela-zóster, HIV, vírus da hepatite B e C
Distúrbios hereditários e metabólicos	Deficiência de α_1-antitripsina, síndrome de Alagille, galactosemia, fibrose cística, Niemann-Pick tipo C, doença de Gaucher, tirosinemia, síndrome de Dubin-Johnson, síndrome de Rotor Hipotireoidismo, hipopituitarismo Trissomias 13, 18 e 21, síndrome de Turner
Causas tóxicas	Nutrição parenteral Síndrome de álcool fetal Hidrato de cloral

- ABO: mãe O e recém-nascido A ou B. São mais comuns as com RN A e mãe O, e mais graves as com RN B e mãe O. Mães com tipagem sanguínea A ou B não produzem predominantemente anticorpos do tipo IgG, daí usualmente não haver doença hemolítica.
- Rh: mãe Rh negativo/Du negativo e RN Rh positivo/Du positivo. O sistema Rh possui determinantes antigênicos diferentes (Cc, D, E), mas é a presença ou ausência do antígeno D (variante Du) que determina se há positividade para o fator Rh.

Para todas as opções exige-se sensibilização prévia materna para os antígenos fetais, o que pode ocorrer por diversos mecanismos.

- Transfusão prévia de hemoderivados.
- Hemorragias feto-maternas (por ex., descolamento de placenta, placenta prévia).
- Procedimentos intrauterinos (por ex., amniocentese).
- Gestação prévia (nascido vivo, aborto ou natimorto).
- Transfusão feto-fetal entre gêmeos discordantes.
- Antígenos naturais de alimentos e bactérias (sistema ABO): o que possibilita a ocorrência de isoimunização já na primeira gestação.
- Teoria da avó (por ex., RN Rh positivo/D positivo de mãe Rh negativo/D negativo e avó materna Rh positivo/D positivo).

Quando o paciente apresentar as duas possibilidades de incompatibilidade (ABO e Rh), é mais provável que desenvolva quadro hemolítico pelo sistema ABO devido à maior frequência de sensibilização prévia, o que funciona como fator protetor para desenvolver sensibilização materna pelo fator Rh. Dessa forma, na concomitância dos dois sistemas, o ABO funciona como fator protetor para incompatibilidade Rh, o que é benéfico, já que essa cursa com maior gravidade.

A hemólise imune mediada determina maior ação do sistema reticuloendotelial, ocorrendo esplenomegalia e anemia. A anemia tanto determina maior produção eritroide medular, o que resulta em aparecimento de formas jovens no sangue periférico (reticulócitos e eritroblastos), como também recruta o fígado e o baço como órgãos hematopoéticos, resultando em hepatomegalia e diminuição de outras funções hepáticas, como produção de albumina e fatores de coagulação. A anemia pode manifestar-se com palidez cutâneo-mucosa, hipoatividade, taquicardia, taquipneia e, nas formas mais graves, com sinais de insuficiência cardíaca e edema. Nas formas graves, de repercussão intrauterina, a criança nasce com um quadro chamado hidropisia fetal, que resulta basicamente da anemia grave, mais comum nos casos de IMF Rh.

As formas clínicas mais leves tendem a apresentar icterícia precoce com evolução benigna, podendo às vezes ser tardia, menor frequência de hepatoesplenomegalia e anemia leve ou ausente. Nas formas moderadas, a icterícia é precoce com progressão mais rápida e sinais de anemia sempre presentes. As formas graves apresentam anemia com alterações hemodinâmicas e aparecimento de fenômenos hemorrágicos, assim como icterícia precoce e de rápida progressão.

O manuseio da IMF, especialmente no caso da IMF Rh, exige acompanhamento pré-natal com definição da tipagem sanguínea dos genitores, assim como a determinação periódica do Coombs indireto da mãe, com acompanhamento dos títulos e, dependendo desses, acompanhamento ultrassonográfico, quanto à repercussões da anemia, com a dopplerfluxometria, hepatoesplenomegalia, derrames cavitários e outros sinais de hidropisia fetal; e, quando necessário, amniocentese. Em algumas situações indica-se tratamento intraútero do feto com hemotransfussões ou outras técnicas. Também poderá ser usada a imunoglobulina Anti-Rh ou Rhogam, durante a gravidez (28ª semana) e após o parto, com o objetivo de prevenir a sensibilização materna nos casos em que o Coombs indireto materno for negativo.

O diagnóstico laboratorial exige definição da tipagem sanguínea e do processo hemolítico, pela presença de reticulócitos e eritroblastos em sangue periférico, baixos níveis de hematócrito e hemoglobina, assim como alterações na morfologia das hemácias. Devemos também caracterizar o mecanismo imunológico na hemólise, por meio da confirmação da presença de anticorpos aderidos às hemáceas (teste Coombs direto no RN e a técnica do eluato). A positividade do Coombs direto é mais facilmente obtida nos casos de IMF Rh devido à alta sensibilidade desse teste nessa condição; porém, nos casos de IMF ABO podemos verificar frequentemente falso-negativos para esse teste, podendo ser realizada a técnica do eluato. Quando houver hiperbilirrubinemia indireta, com hemólise imune mediada (Coombs direto positivo), porém sem incompatibilidade ABO ou Rh, devemos pensar em incompatibilidade por outros subgrupos e solicitar painel de hemáceas para elucidar o caso.

Eritroenzimopatias

A deficiência da G6PD é uma eritroenzimopatia frequente em todo o mundo devido à imigração e casamento entre diversos grupos étnicos, o que é constante no Brasil. As maiores prevalências ainda são encontradas em povos do Mediterrâneo, Oriente Médio, Sudeste Asiático e África. Entre americanos afrodescendentes, 11% a 13% possuem deficiência de G6PD. No Brasil, a incidência é de 4% a 12%. É uma herança recessiva ligada ao X, cromossomo no qual se localiza o gene que codifica a enzima, o Gd, sendo a frequência maior no sexo masculino. Porém, meninas heterozigotas possuem ação enzimática variável, o que pode determinar maior risco de hiperbilirrubinemia, apesar de não serem detectadas em exames de triagem. Quando homozigóticos, os neonatos dos dois sexos comportam-se de maneira semelhante, já podendo ser detectados em testes de triagem neonatal, os quais não são realizados como rotina no Brasil.

As manifestações clínicas variam com a quantidade da enzima existente, sendo mais leve a forma negroide ou africana, que ocorre em afrodescendentes, resultantes da mutação Gd-A, cursando sem hiperbilirrubinemia grave na maioria dos casos. A icterícia pode aparecer após 24 horas de vida e progredir lentamente, podendo isoladamente ou em associação com outras condições que acarretem a hiperbilirrubinemia no neonato levar a hiperbilirrubinemia grave e risco de kernicterus. Em uma revisão de casos de kernicterus, nos EUA, 20,8% de 125 casos apresentavam deficiência de G6PD. Também são relatados maiores níveis de bilirrubina na admissão, maior pico de bilirrubina e maior necessidade de exsanguineotransfusão em RNs com deficiência de G6PD.

Há maior renovação eritrocitária devido à hemólise das células que sofreram oxidação pela menor formação do NADPH no metabolismo da glicose-6-fosfato. Esse efeito pode ser acentuado quando ocorre exposição a fatores oxidantes, como infecções, ingestão de feijão-fava, uso de medicamentos (por ex., antibióticos, anti-inflamatórios, antimaláricos), alguns produtos de limpeza e naftalina, podendo haver crises hemolíticas mais intensas e de instalação mais aguda ou anemia crônica e hiperbilirrubinemia de progressão mais lenta em RNs. Infecções devem ser investigadas, mas nem sempre o fator precipitante da hemólise será definido. Além do mecanismo hemolítico, há evidências de que em RNs com deficiência de G6PD e níveis mais elevados de bilirrubina (> 15mg/dL) existem menores níveis de bilirrubina conjugada, quando comparados com RNs com dosagem normal de G6PD, o que sugere outros mecanismos possíveis para hiperbilirrubinemia nessa população, com redução da conjugação hepática.

O diagnóstico pode ser dado pela identificação de hiperbilirrubinemia indireta e anemia, podendo haver dosagem normal de reticulócitos. Com o uso de algumas técnicas especiais, podem ser identificados os corpúsculos de Heinz (precipitados de hemoglobina desnaturada), sendo o diagnóstico definitivo determinado pela dosagem qualitativa e quantitativa deficiente da G6PD. Atenção deve ser dada ao fato de que, nas formas mais leves, os níveis de G6PD só sofrerão alterações em hemácias mais velhas e que, durante uma fase hemolítica, quando houver presença elevada de reticulócitos, a dosagem enzimática poderá ser normal. A dosagem enzimática deve ser repetida posteriormente, sugerindo-se um intervalo de 3 a 4 meses devido ao tempo de meia-vida das hemácias.

O tratamento é dividido em prevenção no qual se deve orientar a família para evitar fatores oxidantes, preferencialmente por escrito. Nas crises agudas deve-se estabelecer tratamento para a anemia, que pode necessitar de hemotransfusões, e para a hiperbilirrubinemia.

A deficiência de piruvato-quinase é a deficiência enzimática mais comum da via de Embden-Meyerhof, na qual também podem ocorrer deficiências da hexoquinase, da glicose-6-fosfato-isomerase e da fosfofrutoquinase. A deficiência da piruvato-quinase é um distúrbio autossômico recessivo que cursa com graus variáveis de hemólise por redução do tempo de meia-vida das hemácias. Costuma apresentar-se laboratorialmente com anemia, contagem de reticulócitos elevada, hiperbilirrubinemia e teste de fragilidade osmótica normal. Pode necessitar de fototerapia ou exsanguineotransfusão, hemotransfusões, além de estar relacionada com alguns casos de kernicterus. Deve ser investigada em pacientes com anemia e/ou icterícia persistentes, mesmo que a contagem de reticulócitos seja normal.

Defeitos da estrutura dos eritrócitos

Os defeitos hereditários da estrutura dos eritrócitos podem causar hemólise intensa e hiperbilirrubinemia grave, já no período neonatal. Entre os defeitos, a esferocitose hereditária tem, em 75% dos casos, herança autossômica dominante, existindo em alguns casos história familiar semelhante, mas também ocorre herança autossômica recessiva. Está associada a genes defeituosos para a banda 3 ou proteína espectrina. Nessa doença as hemáceas assumem forma esférica, o que favorece sua destruição no baço, podendo no RN levar a quadros de hemólise maciços, com rápida progressão da anemia e de icterícia, propiciando a ocorrência de kernicterus e exigindo tratamento mais rigoroso. O diagnóstico pode ser sugerido pela presença de esferócitos e reticulocitose no sangue periférico, mas em outras doenças hemolíticas pode haver alteração na morfologia de hemácias, também levando à presença de esferócitos. Dessa forma, o diagnóstico deve ser dado pelo teste de fragilidade osmótica. O tratamento inclui manejo adequado da anemia e da hiperbilirrubinemia e, em alguns casos de difícil controle, a esplenectomia, que deve ser protelada o máximo possível.

Hemoglobinopatias

Das hemoglobinopatias mais comuns as que têm importância no período neonatal são as talassemias, uma vez que a doença falciforme, apesar de comum em nosso meio, não tem apresentação clínica nesse período da vida pelo efeito inibitório da HbF sobre a polimerização da HbS e consequente falcização da hemácea. A hemoglobina fetal é composta de cadeias alfa (α_2) e gama (γ_2). Assim, no período neonatal é mais fácil a ocorrência da alfa-talassemia, já que a cadeia β não entra na composição da HbF, adiando o aparecimento clínico das beta-talassemias. As formas clínicas das talassemias costumam cursar mais comumente com anemia, mas em quadros de hemólise mais importantes, por maior eritropoese ineficaz, podem acompanhar-se de hiperbilirrubinemia grave. Nos casos homozigóticos de alfa-talassemias, há anemia intensa e hidropisia fetal, podendo haver natimorto ou morte precoce no período neonatal.

Reabsorção de coleções sanguíneas

Hemoglobina extravascular quando reabsorvida pode promover hiperbilirrubinemia grave, dependendo da intensidade da hemorragia. As causas mais comuns de sangramentos no período neonatal com coleções que possam ser reabsorvidas são bossa serossanguínea, céfalo-hematoma, cianose estagnante de face, hemorragias intracranianas e pulmonares, sangue deglutido e doença hemorrágica do RN. Menos comumente podemos observar grandes coleções em hematomas esplênicos e renais e hematoma subaponeurótico.

Policitemia

Uma massa eritrocitária maior pode resultar em maior disponibilidade de bilirrubina para ser metabolizada; por isso, a policitemia pode ser causa de icterícia. É considerado policitemia um hematócrito maior do que 63% a 65%, dependendo da idade da coleta. Como causas de policitemia temos clampeamento tardio de cordão umbilical, ordenha do cordão, posicionamento do recém-nascido em nível abaixo do materno na hora do parto, transfusão intergemelar, hipóxia fetal crônica, diabetes materna, macrossomia e algumas doenças, como trissomia do 21 e hipotireoidismo congênito. Apesar do risco de hiperbilirrubinemia, não há indicação de fototerapia profilática.

Doenças metabólicas

A síndrome de Crigler-Najjar pode apresentar-se no tipo I e tipo II. O tipo I tem herança autossômica recessiva e determina uma deficiência quase total da uridina-difosfato-glicuronil-transferase (UDPGT), levando a hiperbilirrubinemia grave e dano neurológico frequente, constituindo assim um quadro de difícil tratamento. Na maior parte dos casos, são necessárias exsanguineotransfusão precoce e fototerapia intensiva para controle, mas, com o crescimento à resposta, a fototerapia diminui e alternativas como plasmaférese, uso de protoporfirina e mesoporfirina ou exsanguineotransfusões de repetição podem auxiliar a controlar o quadro até a realização do transplante hepático, único tratamento definitivo. Por isso essa doença ainda permanece como condição de alta morbidade e mortalidade, pois o dano cerebral pode ocorrer em qualquer fase da vida, não só no RN. O diagnóstico pode ser dado por análise do soro e da bile duodenal, análise de material de biópsia hepática e análise molecular do gene UGT1A1.

A síndrome de Crigler-Najjar tipo II é uma deficiência parcial da UDPGT de herança autossômica dominante, havendo alguns casos de herança recessiva, que leva a quadros mais leves, porém também pode causar kernicterus. Apresenta boa resposta ao uso de fenobarbital, que estimula o gene UGT1A1 a induzir a produção de glicuronosil-transferase, o que a diferencia do tipo I, que não apresenta resposta ao uso do fenobarbital, podendo servir como fator diagnóstico.

A patogenia da síndrome de Gilbert ainda permanece indefinida, sendo sugerida herança autossômica dominante e recessiva. Em geral, o paciente apresenta quadro de hiperbilirrubinemia leve, recorrente, que pode ser estimulado por jejum prolongado ou doenças intercorrentes. A doença é o reflexo de um gene promotor variante do gene UGT1A1, determinada pela repetição anômala de bases, na qual quanto mais repetições, menor a ação da enzima. Comumentemente o diagnóstico é dado em idades maiores, mas pode ocorrer em RNs, especialmente se for condição associada a outras alterações, como deficiência de G6PD e esferocitose.

A galactosemia é uma doença rara que pode nos primeiros dias de vida determinar aumento de bilirrubina indireta e, com a progressão do dano hepático, aumento da bilirrubina direta. Pode acompanhar-se de outros sinais e sintomas, como recusa alimentar e letargia; a dosagem de substâncias redutoras na urina pode ajudar no diagnóstico.

O hipotireoidismo pode manifestar-se por hiperbilirrubinemia indireta prolongada, devendo sempre ser investigado nas icterícias com duração maior do que 15 dias de vida ou acompanhada de outros sinais e sintomas sugestivos dessa doença. O diagnóstico pode ser realizado pelo teste de triagem neonatal, que é padronizado no teste do pezinho no Brasil. Outro diagnóstico diferencial que se aplica à icterícia prolongada seria a icterícia do leite materno associada à estenose hipertrófica de piloro.

A síndrome de Lucey-Driscoll é considerada uma hiperbilirrubinemia neonatal familiar, de caráter transitório, mas ainda sem patogenia bem definida, que cursa com níveis variáveis de bilirrubina indireta.

Aumento da circulação êntero-hepática

A icterícia causada pelo leite materno e a associada ao aleitamento materno estão relacionadas com o aumento da circulação êntero-hepática, porém possuem apresentação clínica distinta. Além dessas, as condições que se associem com retardo na eliminação de mecônio ou obstrução intestinal, seja essa mecânica ou funcional, ou aquelas determinantes de jejum prolongado podem também resultar em maior reabsorção êntero-hepática no RN, que costuma ter menor número de bactérias colônicas e maior ação de beta-glicuronidase hidrolisando a bilirrubina direta.

A icterícia causada pelo leite materno ocorre em 20% a 30% dos RNs alimentados ao seio materno e costuma aparecer após 4 a 7 dias de vida e atingir um pico em 10 a 15 dias de vida, com níveis de bilirrubina total de até 25 a 30mg/dL, porém pode ter duração prolongada por até 3 meses. Sua fisiopatogenia ainda não está totalmente definida, mas acredita-se que ocorram altos níveis de enzimas, como a beta-glicuronidase no leite materno determinando maior reabsorção da bilirrubina, assim como a presença de lipase no leite materno induzindo maior produção de ácidos graxos não esterificados, que poderiam determinar inibição de glicuronil-transferase e saturar o sistema de captação e transporte do hepatócito.

Outras sugestões têm sido feitas, mas ainda não foram confirmadas, como a presença de um fator inibidor da UDPGT e a associação com mutações do gene UGT1A1 em alguns pacientes. Outro ponto contraditório dessa doença é o fato de altos níveis de bilirrubina não definirem tão frequentemente a encefalopatia bilirrubínica. Apesar da possibilidade de atingir altos níveis de bilirrubina total, não é indicado suspender o aleitamento materno, em virtude dos inúmeros benefícios desse leite e do fator psicológico que essa atitude possa causar na genitora, devendo-se adotar as medidas terapêuticas quando indicadas.

A icterícia associada ao aleitamento materno está relacionada com menores taxas calóricas e maior perda de peso nos primeiros 2 a 4 dias de vida, assim como com dificuldades na amamentação e menor frequência das mamadas, o que determina uma situação semelhante ao jejum. Essas condições estabelecem diminuição do reflexo gastrocólico e menor débito fecal, que associados à maior atividade da beta-glicuronidase do RN, têm como consequência aumento na circulação êntero-hepática. Nesses casos, o principal passo terapêutico é estabelecer maior frequência de mamadas, corrigir dificuldades na técnica de amamentação, acompanhar a curva de ganho de peso e ajustar dieta, quando necessário, e associar fototerapia, quando indicada.

A prescrição de complemento com fórmula apropriada para a idade deve ser criteriosa, não atendendo somente à solicitação materna, ficando indicada quando não ocorra ganho de peso satisfatório mesmo após serem corrigidas todas as alterações no aleitamento materno. Ainda nos casos em que essa conduta for adotada, ela deverá ser revista e o pediatra terá que empreender esforços para suspender o complemento, sempre que possível.

Anormalidades dos ductos biliares

A atresia de vias biliares extra-hepáticas é o exemplo clássico de que não podemos negligenciar o aumento de bilirrubina direta no RN apesar de essa condição ser menos frequente e não provocar kernicterus. É uma das causas mais frequentes de morte por doença hepática e indicação de transplantes nessa faixa etária. É determinada por ausência funcional das vias biliares extra-hepáticas, que pode resultar de obstrução, destruição ou ausência anatômica dessas vias. A etiopatogenia ainda não está bem definida, mas há evidências de que seja uma condição pós-inflamatória (por ex., infecciosa, autoimune etc.) e há, em alguns casos, relação com síndromes.

O aparecimento da icterícia costuma ser tardio, comumentemente nas primeiras 2 semanas de vida, com intensidade progressiva e duração além dos limites da icterícia fisiológica, devendo ser investigada em casos de icterícia em pacientes com mais de 15 dias de vida. Os RNs que inicialmente estão clinicamente bem começam a apresentar outros sinais e sintomas, como colúria e hipocolia ou acolia fecal, hepatomegalia inicialmente, mas, se doença prolongada pode estar ausente, nos quadros mais tardios surgem sinais de insuficiência hepática, ascite, desnutrição e prurido.

A investigação inicial é bioquímica com determinação de hiperbilirrubinemia direta, e aumento leve a moderado de transaminases, porém mais grave de enzimas canaliculares (fosfatase alcalina e γ-GT). Mais tardiamente aparecem dados relacionados com cirrose, como alargamento do tempo de protrombina e hipoalbuminemia. Se houver suspeita, exige-se um exame de imagem, que pode ser ultrassonografia de abdome e vias biliares, podendo apresentar os chamados sinais negativos, com vesícula biliar ausente ou atrófica e ausência de dilatação das vias biliares intra e extra-hepáticas.

Para melhor definição do caso, poderá ser visualizado o sinal do triângulo hiperecogênico periportal, ou sinal da corda triangular, que nem sempre é visto. Podemos então solicitar cintilografia ou colangiorressonância. Também poderá ser realizada biópsia hepática, porém os achados podem ser inespecíficos, sendo sugestivos desse diagnóstico a detecção de processo inflamatório em curso e fibrose. O tratamento é cirúrgico, podendo ser realizada a portoenterostomia de Kasai em casos em que a forma clínica permitir e a função hepática ainda estiver preservada, o que frequentemente ocorre nos pacientes com menos de 2 a 3 meses de vida.

Nos pacientes que não tenham indicação dessa técnica cirúrgica e em 60% a 70% dos casos que foram submetidos à cirurgia de Kasai, a indicação terapêutica final será o transplante hepático. Como a precocidade da realização da cirurgia de Kasai determina melhor prognóstico, a definição diagnóstica da atresia de vias biliares extra-hepáticas é uma urgência, devendo-se questionar a indicação de laparotomia exploratória em casos de difícil definição diagnóstica.

Apesar de ser uma doença rara, sua gravidade tem estimulado uma proposta de triagem que deve ser realizada entre 30 e 40 dias de vida, o que poderia tornar o diagnóstico e o tratamento mais precoces com melhores resultados.

Colestase intra-hepática

O diagnóstico etiológico de hepatite neonatal é dificultado pelas inúmeras possibilidades diagnósticas, sejam de ocorrência esporádica ou familiar. Entre as causas de ocorrência esporádica estão as infecções bacterianas e virais, adquiridas ou congênitas, incluindo as TORCHS, colestase associada com toxinas, nutrição parenteral e uso de algumas drogas, lesão hepática durante hipóxia perinatal ou hipoperfusão e outras formas idiopáticas. Alguns casos definidos como idiopáticos possivelmente seriam classificados se investigados em circunstâncias mais favoráveis, pois as hepatites de ocorrência familiar nem sempre são de fácil diagnóstico, especialmente em nosso meio.

As hepatites de ocorrência familiar ou genética poderão ser relacionadas com formas hereditárias de colestase intra-hepática (por ex., deficiência de proteína responsável pelo transporte dos ácidos biliares para fora do hepatócito (BSEP), síndrome de Alagille, fibrose cística, deficiência de α_1-antitripsina, síndrome de McCune-Albright), doenças metabólicas (por ex., doença de Niemann-Pick tipo C, galactosemia, tirosinemia, frutosemia, hepatopatias mitocondriais), doenças endócrinas (p. ex., hipotireoidismo e pan-hipopituitarismo), doenças genéticas (por ex., síndrome de Down e outras trissomias) e formas idiopáticas.

Diante da dificuldade diagnóstica, a tentativa de chegar ao diagnóstico definitivo deve ser incansável, pois só dessa forma poderemos estabelecer um tratamento adequado. Devemos então abordar qualquer paciente com icterícia que se prolongue por mais de 14 dias de vida para definição de colestase e, em seguida, afastar atresia de vias biliares e realizar testes diagnósticos para causas infecciosas e outras mais frequentes. A junção de dados como fenótipo, biópsia hepática, níveis séricos de ácidos biliares e de γ-GT podem ajudar a definir a etiologia. Se os níveis séricos dos ácidos biliares forem baixos, deverá ser considerada a possibilidade de defeito em sua síntese e avaliada presença de metabólitos anormais em amostra de urina.

Outros testes poderão ser realizados como aplicação de imuno-histoquímica em tecido hepático e genética molecular. De qualquer forma, o empenho do pediatra em investigar o paciente será fundamental para não desistir nas primeiras tentativas frustradas de chegar a um diagnóstico definitivo, pois os avanços tecnológicos têm permitido o tratamento com controle ou cura de algumas doenças antes fatais.

RNPT tardio

O número de RNs com idade gestacional entre 34 semanas completas e menos do que 37 semanas completas, chamados de RNPTs tardios, tem aumentado por vários motivos, como melhores técnicas e maior variedade de possibilidade terapêutica em obstetrícia, idade gestacional mal definida em cesáreas eletivas e aumento de gravidezes gemelares, entre outros. Com esse aumento cresce a preocupação de que esses pacientes sejam vistos e tratados como RNTs pois, quando comparados, os RNPTs tardios possuem maior morbidade e mortalidade, com maior risco de ocorrência de dificuldades na amamentação, hipoglicemia, icterícia, instabilidade térmica, apneia e desconforto respiratório. Também recebem mais fluidos venosos e apresentam mais sepse, utilizando mais antibióticos. Assim como apresentam maior risco de reinternações e, entre as causas de readmissões, uma das principais é a icterícia.

Quando comparados com os RNTs, os RNPTs tardios apresentam mais icterícia (38% *versus* 54%, respectivamente). Além disso, os RNPTs tardios apresentam icterícia própria dos RNs mais intensa e prolongada, provavelmente por maior imaturidade hepática. Também possuem maior volume eritrocitário, produzindo mais bilirrubina e maior atividade intestinal da beta-glicuronidase. A icterícia nesses pacientes também apresenta maior risco de encefalopatia bilirrubínica, pela menor capacidade de ligação da bilirrubina à albumina, pela menor quantidade dessa em RNPTs, maior permeabilidade da barreira hematoencefálica e maior suscetibilidade neuronal. Todos esses fatores tornam os RNPTs tardios uma população na qual deve ser dada atenção especial quanto à condução e ao acompanhamento após a alta, não se esquecendo de que são prematuros.

ACOMPANHANDO UM PACIENTE COM ICTERÍCIA

O maior desafio em acompanhar um RN com icterícia é a variedade clínica que ela apresenta. Entre as variáveis que modificam o curso da hiperbilirrubinemia estão a idade gestacional, o peso ao nascer, a etiologia e as condições associadas que podem servir tanto de fatores protetores quanto de risco.

A ocorrência ainda frequente de encefalopatia bilirrubínica em situações nas quais poderia ser prevenida tem motivado estudos sobre a forma mais eficaz, e com menos efeitos adversos, de promover queda rápida dos níveis de bilirrubina. As medidas de prevenção têm-se destacado no manuseio da icterícia neonatal, permitindo realizar melhor seguimento desses pacientes com base nos fatores de risco que apresentam para hiperbilirrubinemia grave e kernicterus, possibilitando tratamento precoce, com redução de custo, tempo e efeitos adversos do tratamento, quando for indicado.

Excetuando-se o aumento do número de vezes por dia que o neonato vai ao seio (8 a 12 vezes) e as manobras direcionadas para promover o aleitamento materno nos primeiros dias de vida, não há, ainda, muitas evidências de outras formas de prevenção primária. O baixo aporte calórico e/ou desidratação associada a problemas precoces no aleitamento materno pode contribuir para o desenvolvimento da hiperbilirrubinemia.

A melhor maneira de reduzir a ocorrência de hiperbilirrubinemia grave e kernicterus é formada por um conjunto de medidas com intenção de prevenir a hiperbilirrubinemia grave e tratá-la adequadamente.

PREVENÇÃO DA HIPERBILIRRUBINEMIA GRAVE

Já no pré-natal algumas medidas devem ser tomadas, como realizar a tipagem sanguínea materna para sistema ABO e Rh. Caso a mãe seja Rh negativo, devem ser feitas a pesquisa de anticorpos (Coombs indireto) materna e a tipagem sanguínea paterna, que permite desde esse período estabelecer situação de risco, o que torna obrigatória a realização da tipagem sanguínea e Coombs direto do RN, já ao nascimento, do sangue do cordão umbilical e o acompanhamento clínico rigoroso quanto ao aparecimento de icterícia nas primeiras 24 a 48 horas de vida.

O acompanhamento clínico da icterícia deve ser objetivo de toda a equipe, inclusive a enfermagem deve estar treinada para detectá-la o mais rápido possível e não apenas uma responsabilidade da equipe médica. A observação da icterícia deve estar incluída na aferição dos sinais vitais.

A dosagem laboratorial das bilirrubinas deve ser bem indicada, evitando coletas desnecessárias, porém sem adiar a avaliação quando necessária. Uma possibilidade menos invasiva seria a medida transcutânea da bilirrubina, que apresenta relação com o valor sérico, porém não tem aplicação quando os níveis de bilirrubina estão acima de 12 a 13mg/dL, ou se o paciente já se encontra em fototerapia. A avaliação laboratorial da bilirrubina é indicada nas seguintes situações:

- Icterícia nas primeiras 24 horas de vida.
- Icterícia ao exame clínico e história incompatível com o quadro de icterícia fisiológica.
- Presença de outros sinais e sintomas associados.
- Indicação de elevação da fração direta ou conjugada da bilirrubina.
- Icterícia em neonatos doentes.

A partir da primeira medida, interpretar sempre de acordo com a idade em horas no momento da coleta e avaliar a necessidade de tratamento, o intervalo para a próxima aferição e estabelecer quais exames devem ser realizados para determinar a etiologia, como já abordado.

Devemos estabelecer no momento da alta hospitalar quais os pacientes que apresentam maior risco de retornar com aumento de bilirrubina. O reconhecimento dos fatores de risco para hiperbilirrubinemia grave ajudará no seguimento após a alta e na determinação do melhor momento para a consulta de retorno. Já existem alguns fatores de risco bem estabelecidos para RNs com mais de 35 semanas de idade gestacional:

- Icterícia precoce.
- Presença de doença hemolítica (isoimunização materno-fetal, deficiência de G6PD ou outras).
- Idade gestacional menor do que 38 semanas.
- Necessidade de fototerapia prévia em irmãos.
- Policitemia e coleções sanguíneas (por ex., céfalo-hematoma, bossa serossanguínea).
- Aleitamento materno exclusivo ou dificuldades no aleitamento materno e perda de peso excessiva.

Como esses fatores são de ocorrência comum e é pequena a chance de um RN apresentar hiperbilirrubinemia grave, a presença isolada de um deles tem efeito preditivo limitado, mas sua ausência torna pequeno o risco de hiperbilirrubinemia grave.

Também na tentativa de estabelecer risco para hiperbilirrubinemia grave no momento da alta, Bhutani e colaboradores (2004) publicaram um normograma relacionando nível de bilirrubina com idade em horas antes da alta, em RNs com 36 semanas de idade gestacional ou mais e peso ao nascer de 2.000g ou mais, ou 35 semanas de idade gestacional e peso ao nascer de 2.500g ou mais. Nesse estudo, 39,5% dos RNs que se encontravam na zona de alto risco (acima do percentil 95) e 12,9% dos que se encontravam na zona de alto risco intermediário desenvolveram nível preocupante de bilirrubina após a alta. Esse gráfico não determina a história natural da hiperbilirrubinemia, nem pode ser usado para RNs com idade gestacional ou peso menores do que a da população do estudo, mas, associado à avaliação dos fatores de risco citados, pode servir de parâmetro para marcação do momento do retorno e prevenção subsequente de hiperbilirrubinemia grave. (Fig. XIV.13.2).

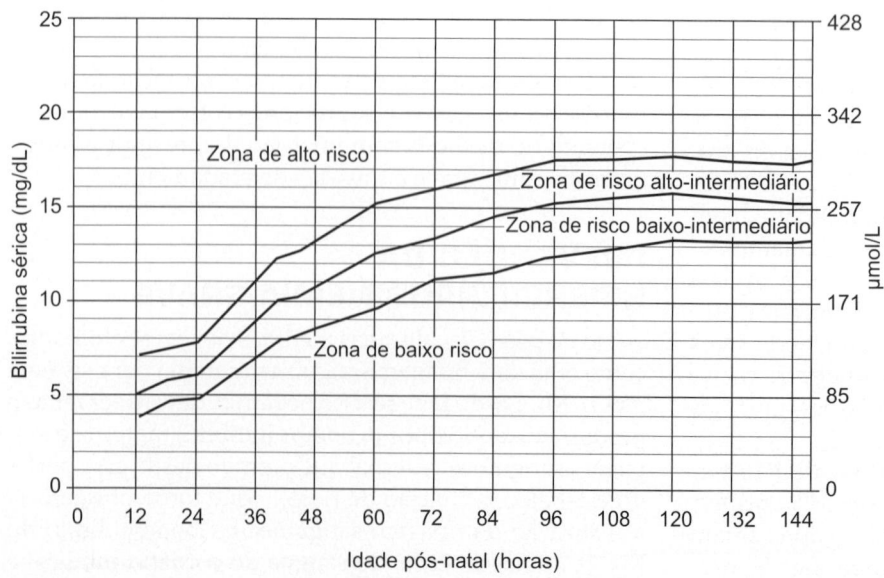

Fig. XIV.13.2. Normograma para estabelecer o risco de ocorrência de bilirrubina acima do percentil 95 baseado no valor sérico de bilirrubina hora de vida específico. (Adaptado de Bhutani et al.)

Todos os RNs deveriam ter consulta de avaliação agendada nos primeiros 5 dias após a alta e, dependendo da presença ou ausência de fatores de risco, o retorno deveria ser antecipado. Quanto mais precoce for a alta, mais cedo deve ser o retorno; por exemplo, um RN que receba alta com 24 horas de vida deverá ter retorno agendado entre 72 e 96 horas de vida, podendo, às vezes, necessitar de uma segunda avaliação por volta de 120 horas de vida. A falta desse seguimento é um dos fatores que aumenta o risco de kernicterus, enquanto a garantia do retorno pode permitir melhor utilização das propostas terapêuticas e prevenir complicações. Essa avaliação pode ser feita no serviço de origem ou pela equipe de saúde da família na comunidade.

Após a alta, além da atenção à marcação do retorno, os genitores e as pessoas envolvidas diretamente no cuidado ao paciente deverão ser orientadas quanto à icterícia, tornando a família grande aliada na sua percepção. Na população com que trabalhamos, devido à baixa instrução, essa medida pode tornar-se difícil, uma vez que até mesmo para profissionais de saúde pouco treinados a detecção da icterícia pode ser um problema. Em nossa experiência na Unidade Neonatal Externa do Instituto Materno-Infantil de Pernambuco (IMIP), em alguns casos de RNs que retornam com níveis de bilirrubina indicando fototerapia intensiva e exsanguineotransfusão, o cuidador não aprecia a icterícia como sinal importante, não sendo, às vezes, o motivo da procura do serviço médico.

Tratamento da hiperbilirrubinemia

Neste capítulo discutiremos apenas o tratamento da hiperbilirrubinemia indireta no que se refere ao uso de fototerapia, exsanguineotransfusão e medicamentos.

Fototerapia

A fototerapia é a modalidade de tratamento mais utilizada no manuseio da hiperbilirrubinemia neonatal. Seu efeito decorre da fotoisomerização e foto-oxidação da bilirrubina indireta em formas hidrossolúveis que possam ser eliminadas, quando exposta a um espectro de emissão de luz entre 400 e 500 nm. Os questionamentos a serem respondidos diante da necessidade de fototerapia são: quando iniciar, qual equipamento utilizar, quando indicar fototerapia dupla ou tripla, quais cuidados tomar com um paciente em fototerapia, como e quando avaliar efeito da fototerapia, quando suspender a fototerapia e quais os efeitos adversos desse tratamento.

Ainda não há consenso sobre qual nível de bilirrubina indica o início da fototerapia, já que esse nível deve variar com a idade gestacional, o peso, a etiologia da icterícia e a associação com outras doenças ou fatores de risco para kernicterus e o tempo de vida. Em 2004, a American Academy of Pediatrics (AAP) elaborou normas sobre o manuseio da hiperbilirrubinemia em neonatos de 35 semanas ou mais de idade gestacional e estabeleceu a utilização de gráficos que ainda são os mais utilizados (Fig. XIV.13.3). As orientações são:

- Utilizar a idade do momento da coleta da bilirrubina.
- Usar a bilirrubina total, não subtrair a fração direta.
- Levar em consideração como fatores de risco: doença hemolítica isoimune, deficiência de G6PD, asfixia neonatal, letargia significativa, instabilidade térmica, sepse, acidose, albumina menor do que 3g/dL (se foi mensurada).
- A indicação no gráfico refere-se à utilização de fototerapia intensiva (30 $\mu W/cm^2/nm$). Níveis menores do que 2 a 3mg/dL do indicado poderão ser ainda indicativos da utilização de fototerapia convencional.

Para RNs com menos de 35 semanas de idade gestacional poderia ser utilizado esse gráfico, considerando-os sempre como de alto risco, mas ainda não há evidências de que essa seja a melhor maneira de tratar RNPTs; em nosso serviço, temos utilizado as recomendações do Quadro XIV.13.4.

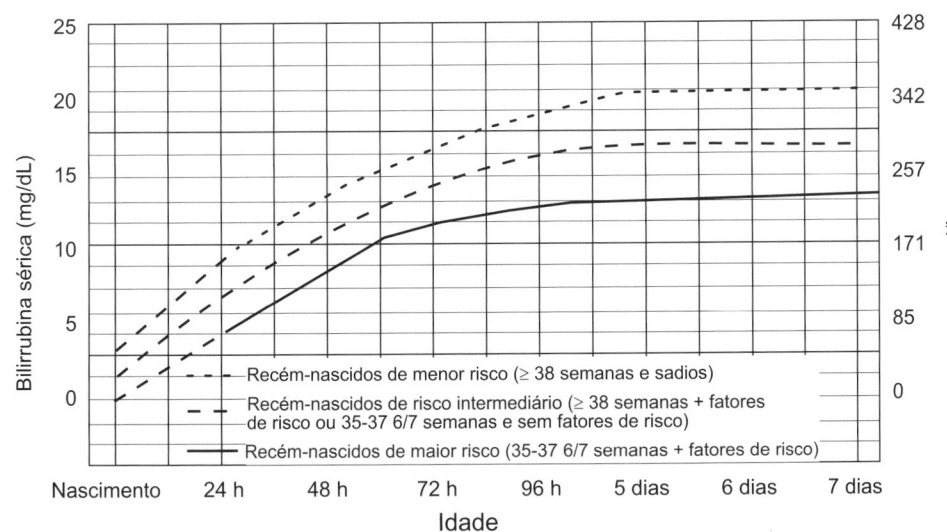

Fig. XIV.13.3. Indicação de fototerapia em pacientes com 35 semanas de idade gestacional. (Adaptado de Clinical Practice Guideline.)

Quadro XIV.13.4. Indicação de fototerapia em RNs com peso abaixo de 2.000g ou com menos de 35 semanas de idade gestacional, por peso e fatores de risco

Peso	Com fatores de risco	Sem fatores de risco
1.000g	5mg/dL	5mg/dL
1.000-1.499g	6mg/dL	6-8mg/dL
1.500-1.999g	8mg/dL	10-12mg/dL

Além dos valores indicados nos gráficos também se indica iniciar a fototerapia naqueles pacientes que apresentem icterícia antes de 24 horas de vida.

Não existe um equipamento padrão considerado o melhor para ser utilizado no tratamento da hiperbilirrubinemia em todos os casos. A melhor escolha depende do peso do RN e da avaliação da radiância que o equipamento disponível naquele momento está conseguindo oferecer. Em nosso meio, temos utilizado mais frequentemente a fototerapia convencional, o bilispot, o biliberço e o bilitron.

- *Convencional:* utiliza seis a oito lâmpadas fluorescentes e deve ser posicionada a 30cm do paciente. Possui espectro de emissão de luz amplo e irradiância de 4 $\mu W/cm^2/nm$. Para melhorar sua eficácia devem ser utilizados aparelhos com sete a oito lâmpadas, com duas a três lâmpadas azuis no centro.
- *Bilispot:* utiliza luz halógena, que possui maior emissão de alta irradiância na faixa azul. Atinge diâmetro de 20cm quando colocado a 50cm do paciente, mas para evitar queimaduras não deve ser colocado a menos de 40cm de distância. É eficaz em RNPTs e de baixo peso. Se estiver em uso mais de um aparelho, não se deve deixar que os focos de luz fiquem superpostos. Preferencialmente trocar as lâmpadas se a irradiância for menor de 10 $\mu W/cm^2/nm$.
- *Biliberço:* utiliza lâmpadas fluorescentes colocadas em uma base de berço de acrílico a curta distância do paciente. Quando utilizadas lâmpadas brancas, atinge irradiância de 20 $\mu W/cm^2/nm$ e se houver substituição de duas ou mais por lâmpadas azuis pode atingir 30 $\mu W/cm^2/nm$. A cobertura refletora pode ser removida se utilizado em associação com outros aparelhos. RNs de muito baixo peso não devem utilizar esse aparelho pelo risco de hipotermia.
- *Bilitron:* utiliza o *light emiting diode* (LED), diodo semicondutor que emite luz quando conectado a um circuito elétrico. Dependendo da distância do paciente atinge irradiâncias variáveis. Se colocado a 50cm, atinge 30 a 35 $\mu W/cm^2/nm$ e se aproximado a 40cm pode atingir 40 a 45 $\mu W/cm^2/nm$. Apesar de alta eficácia, é um equipamento de alto custo.

Devemos ter em mente que a dose e a eficácia da fototerapia dependem não só do equipamento, mas também da maneira como é utilizado, além da causa da icterícia e do valor inicial de bilirrubina. A utilização de lâmpadas azuis e verdes, diodos emissores de luz (LED) ou lâmpadas de halogênio apresentam espectro mais efetivo do que as lâmpadas fluorescentes (de luz natural ou branca). Quanto maior a irradiância do equipamento, maior a área de superfície corporal do RN exposta à luz e, quanto menor a distância do equipamento em relação ao paciente, maior a velocidade de queda dos níveis de bilirrubina.

A velocidade da queda da bilirrubina pela fototerapia também será maior nas causas não hemolíticas de hiperbilirrubinemia indireta, sendo a falha da fototerapia indicativa de que se trata de hemólise ainda em atividade. Quanto maior o nível de bilirrubina no momento da indicação da fototerapia, maior deve ser a queda inicial, especialmente quando a bilirrubina total é maior do que 20mg/dL.

É considerada fototerapia com alta intensidade aquela com liberação de energia entre 20 e 40 $\mu W/cm^2/nm$, porém a indicação de fototerapia na Fig. XIV.13.3 recomenda que seja utilizada irradiância de 30 $\mu W/cm^2/nm$. Para isso, deveríamos medir a irradiância por meio de equipamentos (irradiômetros). Essa aferição deverá ser realizada periodicamente, não sendo necessário realizá-la antes de cada utilização, na distância recomendada entre o equipamento e o paciente e na região central e periférica que a luz abranger. Há maior irradiância detectada na região central do que na periferia.

A associação de diferentes equipamentos pode ser utilizada sob a forma de fototerapia dupla ou tripla, dependendo da irradiância desejada. No entanto, devemos atentar para o fato de que mesmo uma fototerapia tripla pode não estar atingindo o nível de irradiância desejado, se o equipamento estiver desgastado, indicando a substituição de lâmpadas, mesmo antes que queimem. Na associação do biliberço, a outra modalidade de fototerapia deverá ter excluída sua cobertura refletora.

Assim, medidas séricas de controle de bilirrubinas devem ser solicitadas com o objetivo de avaliar resposta e indicação terapêutica e definir possibilidade de suspender a fototerapia. Para os pacientes com bilirrubina total ≥ 25mg/dL deverá ser realizada nova medida após 2 a 3 horas, se entre 20 e 25mg/dL, após 3 a 4 horas, e se < 20mg/dL, após 4 a 6 horas. Se os níveis de bilirrubina continuarem caindo, essas medidas poderão ser realizadas com intervalos de 8 a 12 horas até que se possa interromper.

Não há um valor fixo de bilirrubina que determine que a fototerapia possa ser suspensa. A AAP sugere que pode ser suspensa quando a bilirrubina total atingir um valor entre 13 e 14mg/dL para RNs com mais de 35 semanas de idade gestacional. Mas o nível que define essa conduta, assim como sua indicação, também varia com a idade do paciente e a causa da hiperbilirrubinemia. Dependendo da causa e da idade do paciente, poderá ser realizada uma dosagem de bilirrubina após 24 horas sem fototerapia para avaliar a possibilidade de rebote.

Os cuidados a serem tomados com o RN em fototerapia são proteção ocular, manutenção da hidratação e aporte calórico. Não está indicada de rotina a reposição venosa de fluidos e caloria (solução glicosada) em todos os RNs em fototerapia e, se indicada a complementação da dieta, devem ser evitadas a utilização de água e a solução glicosada, dando preferência ao leite materno ordenhado ou fórmula adequada para a idade na impossibilidade daquele. Não há indicação formal de proteção genital, pois a profundidade de penetração da luz não parece ser suficiente para lesar o DNA das células nessa região; no entanto, se por uma questão de higiene optar pela utilização de fralda, deve-se procurar uma adequada ao tamanho do RN de forma que permaneça com grande parte da superfície corpórea exposta à luz, o que é especialmente importante em RNs de muito baixo peso.

Outro cuidado que devemos ter é orientar a genitora a deixar que o paciente permaneça a maior parte do tempo em fototerapia, retirando-o apenas para alimentação, o que exige explicação a respeito da necessidade da fototerapia e de seus benefícios aos cuidadores, quando os RNs estão em alojamento conjunto ou em unidades que permitam acompanhante. Pode-se inclusive lançar mão da utilização de equipamentos, como o bilispot, enquanto os RNs estão ao seio, devendo-se proteger a pele da mãe. Os pacientes que estejam utilizando nutrição parenteral devem ficar protegidos da luz.

Não devemos esquecer que os efeitos colaterais da fototerapia podem ocorrer, mas não superam seus benefícios quando sua indicação está correta. Entre eles, os mais comuns são os efeitos cutâneos com exantemas e "síndrome do bebê bronzeado", mas na maior parte dos casos sem gravidade. Queimaduras mais graves podem ser vistas em algumas situações, como a porfiria congênita, na qual é contraindicada a fototerapia. Além disso, a utilização de lâmpadas halogênicas a uma distância mais curta do que as indicadas pelo fabricante pode levar a queimaduras, o que não costuma ocorrer com as fluorescentes. Lesões futuras, como nevo melanocítico, têm sido descritas, possivelmente associadas à utilização de luz azul, mas ainda não há evidências suficientes para darem suporte a essa associação.

Em pacientes com fração importante de bilirrubina direta pode ocorrer a "síndrome do bebê bronzeado", o que não contraindica a realização da fototerapia. No entanto, como alguns metabólitos são excretados pela bile, se há colestase, talvez a eficácia da fototerapia esteja comprometida, podendo haver maior chance de indicação de exsanguineotransfusão. Lesões pigmentadas e bronzeamento também podem ocorrer em pacientes que façam uso de fototerapia por tempo prolongado, como nos com síndrome de Crigler-Najjar.

A proteção ocular necessária para evitar lesões de retina está associada à irritação e escoriação da córnea e também a maior ocorrência de conjuntivite neonatal, mas não deve deixar de ser usada. A fototerapia pode determinar aquecimento e aumento das perdas insensíveis de água, estando indicado aumentar a necessidade hídrica desses pacientes quando já estiverem em venóclise e/ou nutrição parenteral e acompanhar ganho de peso, diurese e densidade urinária para melhor ajuste. O dano ao DNA celular, inicialmente descrito em culturas de células, vem sendo demonstrado *in vivo*, e deve ser um alerta dos possíveis efeitos colaterais da fototerapia. Também deve ser mais bem avaliado o estresse oxidativo em RNs expostos à fototerapia, já que muitas vezes, além da fototerapia, o paciente está sendo submetido a outras terapêuticas que modificam o balanço oxidante/antioxidante.

A existência de efeitos adversos torna a indicação de fototerapia profilática questionável, ainda que algumas unidades neonatais a utilizem em RNs com menos de 1.000g de peso ao nascer; por não existirem evidências seguras de que essa conduta tenha boa relação risco/benefício, não é adotada em nosso serviço. Por outro lado, em RNs com muito baixo peso ao nascer devem ser avaliados precoce e criteriosamente quando apresentam icterícia.

A fototerapia é o método mais utilizado para o tratamento de hiperbilirrubinemia no RN e, apesar de muitos pontos ainda serem controversos e desconhecidos, deve-se sempre investir nessa modalidade de tratamento na tentativa de evitar exsanguinotransfusão, porém jamais devemos retardar a realização deste procedimento se houver indicação.

Exsanguinotransfusão

A exsanguinotransfusão é um procedimento terapêutico que visa aumentar os níveis de hemoglobina e diminuir os de bilirrubina, além de ter efeito adicional na redução de anticorpos circulantes. Dependendo da clínica do paciente e avaliando a anemia e a hiperbilirrubinemia, podemos realizar esse procedimento de diferentes maneiras. Apesar de atrativo do ponto de vista teórico, na prática apresenta muito efeitos adversos e complicações, o que exige indicação precisa e técnica rigorosa para sua realização.

Da mesma forma como fez para a fototerapia, em 2004, a AAP elaborou um gráfico abordando as indicações de exsanguinotransfusão em pacientes com mais de 35 semanas de idade gestacional. Esse gráfico pode ser visto na Fig. XIV.13.4. Como recomendações para a utilização desse gráfico temos:

- As áreas tracejadas nas primeiras 24 horas de vida não são bem definidas pelas várias respostas terapêuticas à fototerapia.
- Exsanguinotransfusão imediata é indicada nos casos com sinais de encefalopatia bilirrubínica aguda ou nível de bilirrubina total ≥ 5 mg/dL do nível indicado nessas linhas.

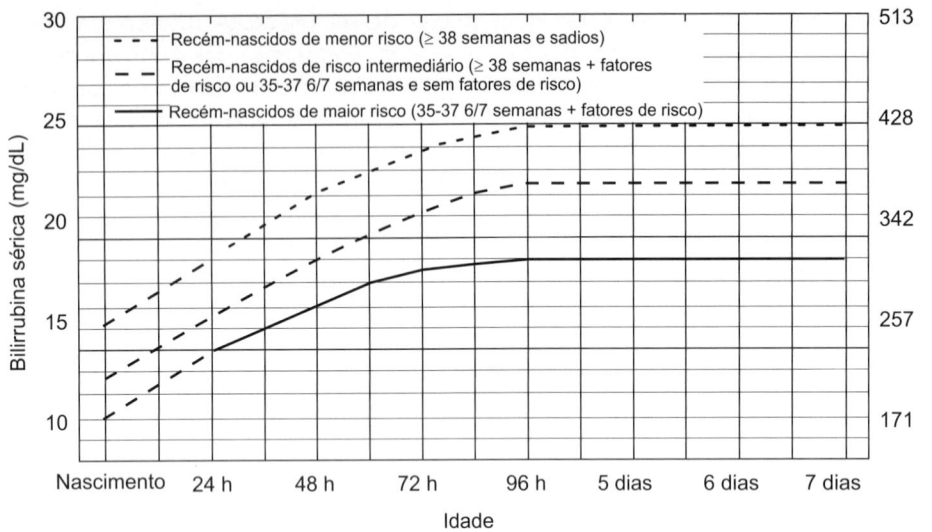

Fig. XIV.13.4. Indicação de exsanguinotransfusão em pacientes com 35 semanas ou mais de idade gestacional. (Adaptado de Clinical Practice Guideline.)

- São considerados fatores de risco: doença hemolítica isoimune, deficiência de G6PD, asfixia, letargia significante, instabilidade térmica, sepse e acidose.
- Devem ser avaliados o nível sérico de albumina e a relação bilirrubina/albumina (ver adiante).
- Usar bilirrubina total.
- Se o RN estiver bem e tiver 35-37 6/8 semanas ao nascimento, poderá ser utilizada para indicação de exsanguinotransfusão a idade gestacional corrigida.

Outra recomendação da AAP é a de que, nos casos de pacientes internados desde o nascimento e que já venham sendo conduzidos, os níveis indicados nos gráficos (Figs. XIV.13.3 e 13.4) sejam determinantes de exsanguinotransfusão imediata. Nos casos de pacientes readmitidos, deverão ser colocados em fototerapia intensiva, repetindo-se a dosagem de bilirrubina após 2 a 3 horas e aplicando exsanguinotransfusão se os níveis persistirem acima das linhas indicadas após 6 horas de fototerapia intensiva.

A avaliação da relação bilirrubina/albumina deve ser vista como fator adicional na indicação de exsanguinotransfusão quando estiver acima dos valores indicados no Quadro XIV.13.5.

Ainda não há consenso quanto à indicação de exsanguinotransfusão em RNs com menos de 35 semanas de idade gestacional, devendo ser lembrado que essa

Quadro XIV.13.5. Valores de relação bilirrubina/albumina por categoria de risco para definir exsanguinotransfusão (Adaptado de Clinical Practice Guideline)

Categoria de risco	Relação bilirrubina (mg/dL)/ albumina (g/dL)
Recém-nascido de menor risco	8.0
Recém-nascido de risco intermediário	7.2
Recém-nascido de maior risco	6.8

Quadro XIV.13.6. Indicação de exsanguinotransfusão em RNs com menos de 35 semanas de idade gestacional por peso, tempo de vida e fatores de risco

Peso	< 24 horas	> 24 horas com doença hemolítica	> 24 horas sem doença hemolítica
< 1.000g	8-10mg/dL	10mg/dL	13mg/dL
1.000-1.249g	10-12mg/dL	10mg/dL	13mg/dL
1.250-1.499g	12-14mg/dL	13mg/dL	15mg/dL
1.500-1.999g	13-15mg/dL	15mg/dL	17mg/dL

população apresenta fatores de risco adicionais para kernicterus. Em nosso serviço, utilizamos os valores descritos no Quadro XIV.13.6 que levam em consideração a idade, o peso ao nascer e a avaliação rigorosa de fatores de risco.

Pode haver indicação de exsanguinotransfusão logo ao nascimento se o principal objetivo for a correção de anemia grave ou casos de hidropsia fetal, ou quando a hemoglobina for menor do que 13 g% no sangue do cordão umbilical. Outro dado que deve ser considerado quando se estiver em dúvida sobre a indicação de exsanguinotransfusão em doenças hemolíticas é a velocidade de hemólise maior do que 0,5mg%/h. Sugere-se que níveis elevados de bilirrubina (> 4 a 5mg/dL) no sangue do cordão umbilical também possam indicar exsanguinotransfusão precoce, porém a resposta variável à fototerapia nesses pacientes não permite que haja consenso a respeito dessa medida.

Apneia, bradicardia, cianose, vasoespasmo, sobrecarga de volume, distúrbios metabólicos, trombose, enterocolite necrotizante e outras complicações podem ocorrer em até 5% das exsanguinotransfusões, e a mortalidade pode ocorrer em 3 por 1.000 casos de exsanguinotransfusões relacionadas com o procedimento.

Tratamentos medicamentosos

Alguns tratamentos medicamentosos têm sido testados ao longo dos anos, sem que nenhum seja indicado de rotina nos casos de icterícia. Como exemplo, podemos citar a imunoglobulina, o fenobarbital, o clofibrato e a mesoporfirina.

A administração de gamaglobulina é indicada nos casos de isoimunização materno-fetal, porém só há evidências do benefício de seu uso em casos de IMF Rh e ABO, mas possivelmente também trará benefícios em casos de IMF por outros subgrupos. Ela vem sendo indicada nos casos em que, a despeito da fototerapia intensiva, os níveis de bilirrubina persistem 2 a 3mg/dL acima dos níveis de exsanguinotransfusão. Pode ser feita na dose de 0,5 a 1g/kg em 2 horas, podendo ser repetida após 12 horas. Sua ação é justificada pela ligação ao anticorpo impedindo seu reconhecimento e consequente hemólise.

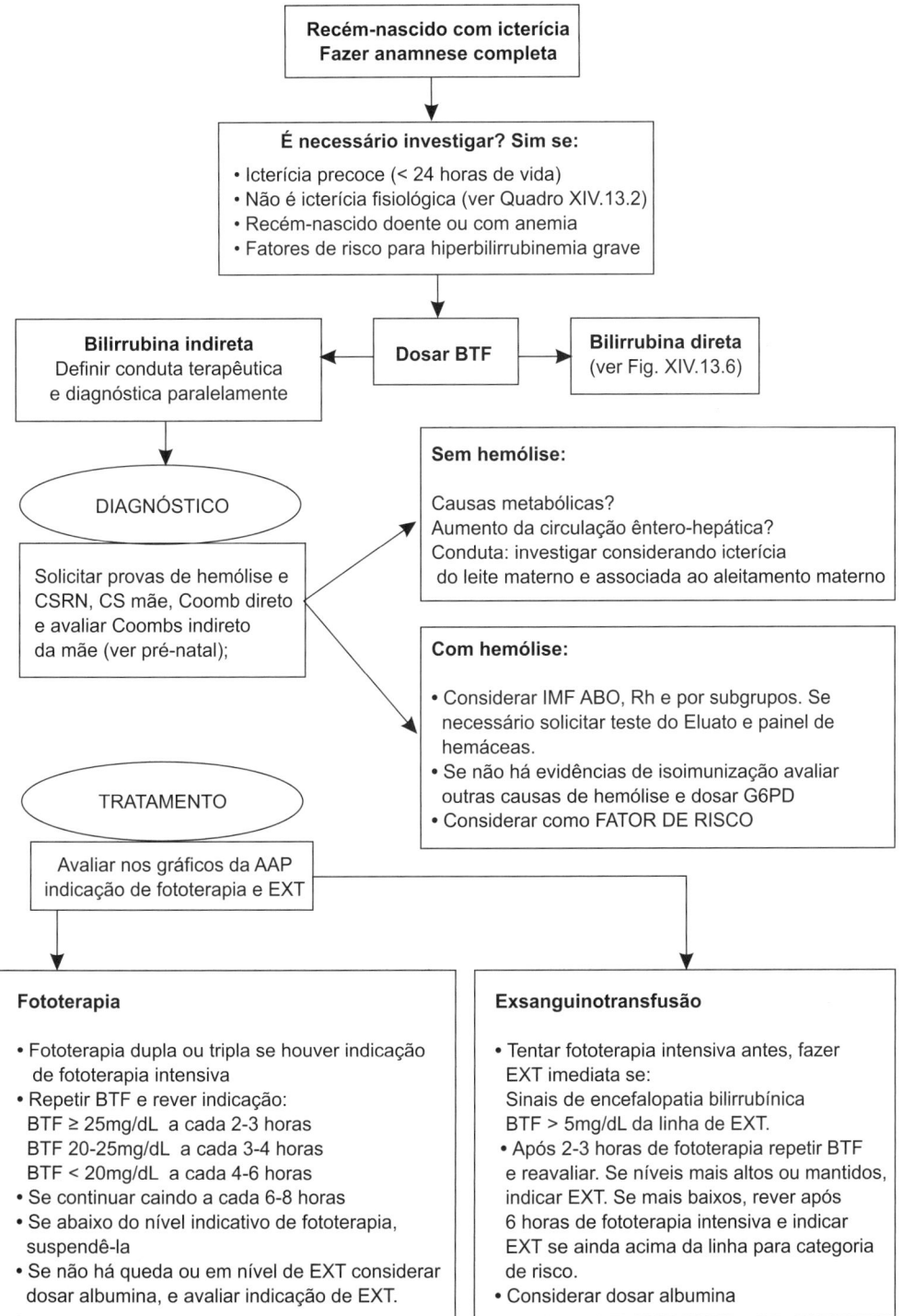

Fig. XIV.13.5. Fluxograma para investigação e tratamento de RNs com hiperbilirrubinemia indireta.

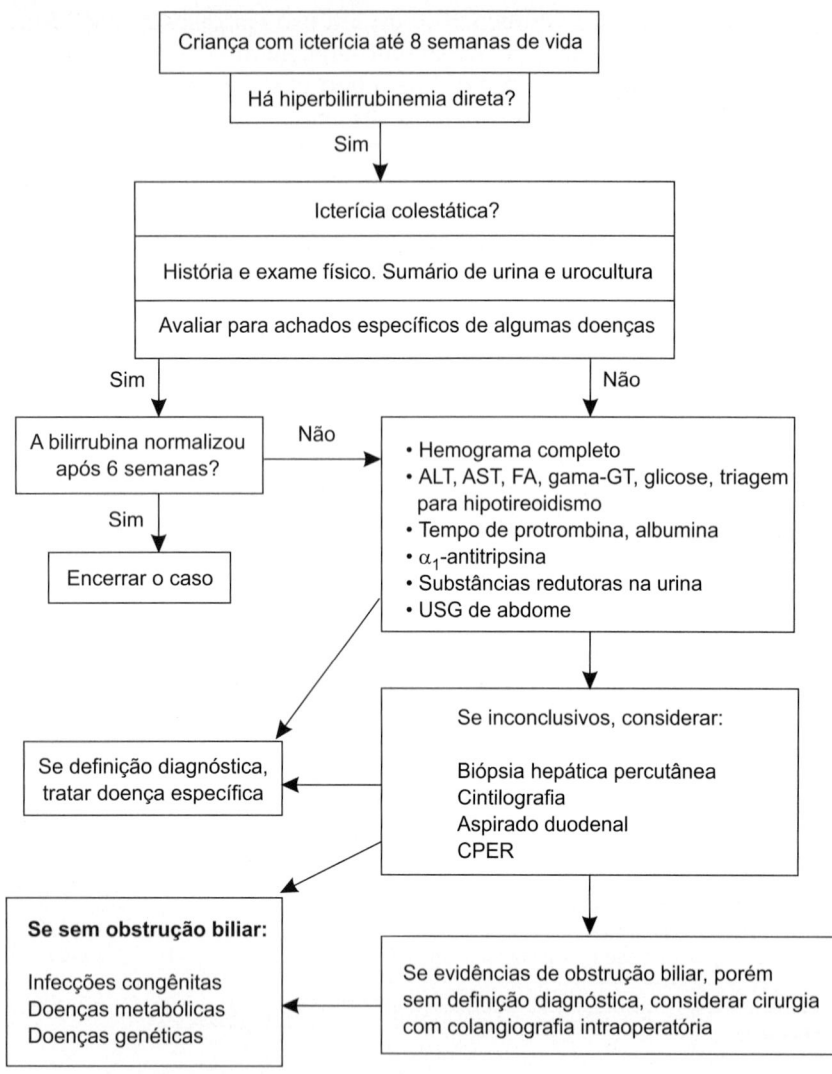

Fig. XIV.13.6. Fluxograma para investigação de pacientes com menos de 8 semanas de vida com hiperbilirrubinemia direta.

O uso do fenobarbital como indutor do metabolismo hepático por meio da estimulação do gene UGT1A1 e da produção de glicuronosil-transferase não tem apresentado evidências para seu uso. Alguns estudos têm avaliado o uso do fenobarbital antenatal em gestantes com isoimunização ou fatores de risco para hiperbilirrubinemia do RN, mas os resultados são conflitantes. Assim, não há indicação formal do uso do fenobarbital em casos de hiperbilirrubinemia, a não ser nos casos já comentados de síndrome de Crigle-Najjar tipo II.

A *tin*-mesoporfirina também pode ser administrada ao RN com consequente redução da produção de bilirrubina por seu efeito inibitório na produção da hemeoxigenase. Ainda não há indicação formal da utilização desse fármaco, mas há evidências de que sua utilização diminui a necessidade de realização de exsanguinotransfusão em pacientes que não respondem à fototerapia.

Outras evidências têm sugerido que o uso do clofibrato associado à fototerapia pode reduzir mais intensa e rapidamente os níveis de bilirrubina total e indireta, a duração do internamento e a necessidade de fototerapia de rebote após a sua suspensão inicial, quando comparados a RNs que utilizaram somente fototerapia. São necessárias mais evidências que permitam o uso seguro e consciente desse medicamento na icterícia neonatal.

CONCLUSÃO

A icterícia neonatal tem sido um desafio diagnóstico e terapêutico ao longo dos anos e, a despeito de todo o avanço tecnológico na neonatologia, ainda ocorre um grande número de casos de kernicterus. Em nosso país, onde ainda não existem neonatologistas para todos os recém-nascidos, nem acesso a centros especializados, a hiperbilirrubinemia neonatal deve ser uma preocupação de todos os pediatras, especialmente os que trabalham em serviços de urgência, que recebem esses pacientes e devem estar preparados para conduzi-los rápida e eficazmente. Deve haver preocupação de todos os profissionais de saúde envolvidos no cuidado desses pacientes em atualizar conhecimentos para detecção precoce e indicação terapêutica correta, sendo necessário procurar constantemente bibliografia renovada relacionada com o tema. Na intenção de promover abordagem satisfatória da icterícia no período neonatal, elaboramos os fluxogramas constantes nas Figs. XIV.13.5 e XIV.13.6 para manuseio diagnóstico e terapêutico.

BIBLIOGRAFIA

Atay E, Bozaykut A, Ipek IO. Glucose-6-phosphate dehydrogenase deficiency in neonatal indirect hyperbilirubinemia. J Trop Pediatr 2006; 52(1):56-58.

Aycicek A, Kocyigit A, Erel O, Senturk H. Phototherapy causes DNA damage in peripheral mononuclear leukocytes in term infants. J Pediatr (Rio J) 2008; 84(2):141-146.

Bertini G, Pratesi S, Cosenza E, Dani C. Transcutaneous bilirubin measurement: evaluation of Bilitest. Neonatology 2008; 93(2):101-1055.

Bhutani VK, Johnson L. A proposal to prevent severe neonatal hyperbilirubinemia and kernicterus. J Perinatol 2009; 29 (Suppl. 1):s61-67.

Bhutani VK, Johnson L. Synopsis report from the pilot USA Kernicterus Registry. J Perinatol 2009; 29 (Suppl. 1):s4-7.

Bhutani VK, Johnson L. The jaundiced newborn in the emergency department: prevention of kernicterus. CPEM 2008; 9(3):149-159.

Bhutani VK, Johnson LH, Jeffrey Maisels M et al. Kernicterus: epidemiological strategies for its prevention through systems-based approaches. J Perinatol 2004; 24(10):650-652.

DeSandre GH, Wong RJ, Morioka I, Contag CH, Stevenson DK. The effectiveness of oral tin mesoporphyrin prophylaxis in reducing bilirubin production after an oral heme load in a transgenic mouse model. Biol Neonate 2006; 89(3):139-146.

Eghbalian F, Pourhossein A, Zandevakili H. Effect of clofibrate in non-hemolytic indirect hyperbiliru-binemia in full term neonates. Indian J Pediatr 2007; 74(11):1.003-1.006.

Engle WA, Kominiarek MA. Late preterm infants, early term infants, and timing of elective deliveries. Clin Perinatol 2008; 35(2):325-341.

Johnson L, Bhutani VK, Karp K, Sivieri EM, Shapiro SM. Clinical report from the pilot USA Kernicterus Registry (1992 to 2004). J Perinatol 2009; 29 (Suppl. 1):s25-45.

Kaplan M, Herschel M, Hammerman C, Hoyer JD, Heller GZ, Stevenson DK. Neonatal hyperbilirubinemia in African American males: the importance of glucose-6-phosphate dehydrogenase deficiency. J Pediatr 2006; 149(1):83-88.

Kaplan M, Muraca M, Hammerman C et al. Bilirubin conjugation, reflected by conjugated bilirubin fractions, in glucose-6-phosphate dehydrogenase-deficent neonates: a determining factor in the pathogenesis of hyperbilirubinemia. Pediatrics 1998; 102(3):e37.

Kuzniewicz MW, Escobar GJ, Wi S, Liljestrand P, McCulloch C, Newman TB. Risk factors for severe hyperbilirubinemia among infants with borderline bilirubin levels: a nested case-control study. J Pediatr 2008; 153(2):234-240.

Mamtani M, Patel A, Renge R, Kulkarni H. Prognostic value of direct bilirubin in neonatal hyperbilirubinemia. Indian J Pediatr 2007; 74(9):819-822.

Nasseri F, Mamouri GA, Babaei H. Intravenous immunoglobulin in ABO and Rh hemolytic diseases of newborn. Saudi Med J 2006; 27(12):1.827-1.830.

Pissard S, de Montalembert M, Bachir D et al. Pyruvate kinase (PK) deficiency in newborns: the pitfalls of diagnosis. J Pediatr 2007; 150(4):443-445.

Riskin A, Tamir A, Kugelman A, Hemo M, Bader D. Is visual assessment of jaundice reliable as a screening tool to detect significant neonatal hyperbilirubinemia? J Pediatr 2008; 152(6):782-787.

Shapiro SM, Bhutani VK, Johnson L. Hyperbilirubinemia and kernicterus. Clin Perinatol 2006; 33(2):387-410.

Shekeeb Shahab M, Kumar P, Sharma N, Narang A, Prasad R. Evaluation of oxidant and antioxidant status in term neonates: a plausible protective role of bilirubin. Mol Cell Biochem 2008; 317(1-2):51-59.

Sokol RJ. Biliary atresia screening: why, when, and how? Pediatrics 2009; 123(5):e951-952.

Subcommittee on Hyperbilirubinemia, Management of Hyperbilirubinemia in the Newborn Infant 35 or More Weeks of Gestation. Pediatrics 2004; 114:297-316.

Thomas JT, Muller P, Wilkinson C. Antenatal phenobarbital for reducing neonatal jaundice after red cell isoimmunization. Cochrane Database Syst Rev 2007; (2):CD005541.

Watchko JF. Hyperbilirubinemia and bilirubin toxicity in the late preterm infant. Clin Perinatol 2006; 33(4):839-852.

Zangen S, Kidron D, Gelbart T, Roy-Chowdhury N, Wang X, Kaplan M. Fatal kernicterus in a girl deficient in glucose-6-phosphate dehydrogenase: a paradigm of synergistic heterozygosity. J Pediatr 2009; 154(4):616-619.

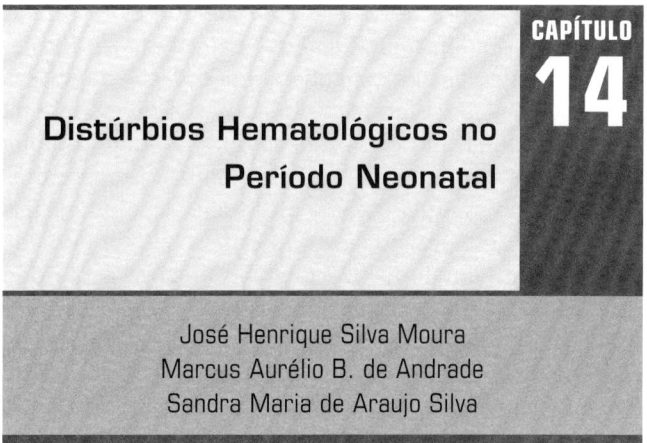

CAPÍTULO 14

Distúrbios Hematológicos no Período Neonatal

José Henrique Silva Moura
Marcus Aurélio B. de Andrade
Sandra Maria de Araujo Silva

HEMATOPOESE INTRAUTERINA E NEONATAL

O desenvolvimento do sistema vascular e hematopoético inicia-se em uma fase precoce da vida embrionária. Cerca de duas a três semanas após a fertilização e implantação do ovo humano, pode-se observar o aparecimento de grupos de células no mesênquima embrionário, denominadas de ilhotas sanguíneas. As células periféricas das ilhotas sanguíneas formam a parede dos primeiros vasos sanguíneos, e as células mais centrais originam as células sanguíneas primitivas denominadas de hemocitoblastos. Próximo ao 22º dia de gestação encontram-se ilhotas de sangue semelhantes nos tecidos mesodérmicos do embrião. Esse período de hematopoese intravascular começa a diminuir por volta da 6ª semana de gestação, desaparecendo por completo no fim do 3º mês de vida embrionária.

O período de hematopoese extravascular inicia-se na 5ª semana de vida intrauterina. Observam-se núcleos de células hematopoéticas nos sinusoides hepáticos, tornando-se o principal local de hematopoese entre o

3º e o 5º meses de vida fetal. Nesse período também é observada atividade hematopoética no baço, timo e gânglios linfáticos. A atividade do baço persiste até a 1ª semana de vida extrauterina. Simultaneamente a atividade medular começa a aparecer atingindo seu pico por volta do 6º mês de gestação e no último trimestre, é o principal responsável pela formação de células sanguíneas.

Pode ocorrer persistência ou reativação de hematopoese extramedular, sobretudo nas vísceras abdominais, sendo o único processo pelo qual o feto e o recém-nascido podem aumentar a produção de hemácias ou a reserva hematopoética.

As hemoglobinas (Hbs) A e F são sintetizadas na mesma proporção pelas hemácias provenientes da medula óssea, fígado e baço, durante todos os estágios da vida intrauterina, predominando a HbF da 8ª semana até o termo.

A hematopoese compreende três setores: progenitores celulares precoces (stem cells), que suportam a hematopoese; precursores comprometidos ou células progenitoras comprometidas, que são unidades formadoras de colônias que expandem a população de células diferenciadas; e os fatores reguladores do crescimento. A eritropoetina (EPO) é um hormônio polipeptídio que induz e mantém a proliferação de células progenitoras eritroides na medula óssea e a diferenciação de células vermelhas maduras no sangue periférico. Esse fator de crescimento hematopoético também encurta o período de trânsito do proeritroblasto a eritrócito. A EPO parece estar envolvida com a produção de células vermelhas na fase medular da eritropoese fetal durante o 3º trimestre. Seu nível aumenta com a idade gestacional atingindo valores significativos após a 34ª semana de gestação em recém-nascidos (RN) sadios, a EPO cai a níveis indetectáveis ao nascimento.

Embora os leucócitos possam ser identificados no fígado e no tecido conjuntivo da 5ª à 7ª semanas de gestação, a mielopoese é mínima em relação à eritropoese até que a hematopoese medular seja restabelecida. Na 12ª semana de gestação, os granulócitos e seus precursores compõem 30% a 40% dos elementos celulares da medula óssea e esse número aumenta até o nascimento atingindo níveis que excedem os do adulto. Já os linfócitos estão presentes em estruturas extraembrionárias e no fígado a partir da 10ª semana, quando a linfopoese quantitativamente significativa começa a se desenvolver no timo e no tecido linfoide intestinal. Os antígenos que identificam os linfócitos em subgrupos T ou B são detectados da 7ª à 8ª semanas e, por volta da 16ª, a maioria dos linfócitos circulantes já terá receptores de membrana que os identifiquem como pertencentes à linhagem T ou B. Monócitos e eosinófilos podem ser identificados durante o desenvolvimento fetal precoce, mas só na metade da gestação são vistos em esfregaços sanguíneos.

Megacariócitos podem ser observados entre a 5ª e a 6ª semanas de gestação no saco vitelino e, posteriormente, no fígado. No 3º mês estão na medula óssea e no sangue. As plaquetas são vistas na 11ª semana e aumentam em número rapidamente até atingirem concentrações comparáveis às do adulto.

Os fatores de coagulação, como os elementos celulares do sangue, têm origem fetal. Já na 20ª semana, a maioria já alcançou níveis de 10% a 30% do adulto. Com 32 semanas o fibrinogênio e os fatores V, VII e XIII já alcançaram valores de adulto. Os fatores K-dependentes permanecem em níveis baixos durante a vida fetal.

ANEMIA NO PERÍODO NEONATAL

A presença de anemia ao nascimento ou a que aparece nas primeiras semanas de vida pode ser amplamente classificada em três grupos principais: por perda sanguínea, por hemólise e por subprodução de eritrócitos.

Anemia fisiológica e da prematuridade

A concentração de hemoglobina (Hb) ao nascimento está em torno de 17 g/dL. Após o nascimento esses níveis começam a cair, mas a relação entre HbA e HbF aumenta. O início da respiração pulmonar e o aumento dos níveis eritrocitários de 2,3-difosfoglicerato acarretam maior oferta de oxigênio aos tecidos, diminuição da atividade de EPO plasmática e consequente redução da produção de eritrócitos nos primeiros dias de vida. Em cerca de 8 a 12 semanas de vida, a Hb atinge valores de 10 a 11g/dL no RN a termo. Essa variação na concentração de Hb, em geral, não é acompanhada de sinais clínicos indicativos de baixa oxigenação tecidual, constituindo a denominada anemia fisiológica do lactente. A queda na taxa de Hb estimula a produção de eritropoetina pelos rins, levando à recuperação progressiva da anemia.

Os RNs prematuros, especialmente os RNs de extremo baixo peso, estão expostos a frequentes retiradas de sangue. Aproximadamente 50% receberão uma transfusão nas primeiras 2 semanas e aproximadamente 80% receberão pelo menos uma transfusão até o término de sua hospitalização. O processo da anemia fisiológica ocorre de forma mais intensa no prematuro. A queda dos níveis de Hb é mais acentuada, atingindo níveis de 7 a 8mg/dL, e ocorre mais precocemente mesmo naqueles sem patologias. O menor tempo de vida das hemáceas, o rápido ganho ponderal, fatores nutricionais e a dinâmica eritropoética contribuem para essa queda dos níveis hematimétricos no prematuro. Outra diferença importante é que o prematuro apresenta níveis séricos de eritropoetina muito baixos apesar da anemia, até atingir níveis de Hb próximos de 7 a 9g/dL.

ANEMIA CAUSADA POR PERDAS SANGUÍNEAS

O Quadro XIV.14.1 apresenta os tipos de hemorragias por perda. O tratamento depende do grau e da natureza da hemorragia.

Quadro XIV.14.1 Tipos de hemorragia no RN

Hemorragia oculta antes do nascimento
Feto-materna Amniocentese traumática Espontânea Após versão cefálica externa
Intergemelar
Acidentes obstétricos, malformações da placenta e do cordão umbilical
Cordão umbilical na nuca com aprisionamento do sangue placentário
Ruptura de cordão umbilical normal Parto acelerado Enrolamento
Hematoma do cordão umbilical ou da placenta
Ruptura de cordão umbilical anormal Varizes Aneurisma
Ruptura de vasos anômalos Vaso aberrante Inserção velamentosa Vasos comunicantes em placenta multibolada
Incisão da placenta durante a cesárea
Placenta prévia
Descolamento prematuro da placenta
Hemorragia interna
Intracraniana
Céfalo-hematoma gigante
Subgaleal
Retroperitoneal
Laceração do fígado
Ruptura de baço
Pulmonar

Adaptado de Avery Neonatologia: fisiopatologia e tratamento do recém-nascido. 6 ed., 2007.

Anemia por hemólise (incompatibilidade materno-fetal)

Os eritrócitos destruídos no sistema reticuloendotelial levam à produção exagerada de bilirrubinas (Bbs) com aumento da Bb indireta. No RN, a hiperbilirrubinemia pode ser secundária a inúmeras causas, não sendo específica da doença hemolítica. O aparecimento rápido nas primeiras 24 horas sugere doença hemolítica aloimune.

A aloimunização da mãe ocorre devido à passagem de eritrócitos fetais para a circulação materna, estimulando a produção de anticorpos. O anticorpo da classe IgG retorna à circulação fetal, fixa-se nos sítios antigênicos da superfície eritrocitária e causa a sua rápida remoção pelo sistema reticuloendotelial fetal.

A incidência e as manifestações clínicas dependem do tipo de incompatibilidade de grupos sanguíneos entre mãe e feto.

Doença hemolítica do RN secundária à incompatibilidade Rh

Em 6% das gestações de risco ocorre aloimunização da mãe, se não houver imunoprofilaxia. A gravidade varia de um RN para outro, com taxa de mortalidade perinatal de 17,5%. O grau de hemólise tende a ser mais grave em gestações subsequentes. Tende a ocorrer em consequência de gestações complicadas por toxemia, cesárea, remoção manual da placenta, pois há risco de hemorragia transplacentária.

Os eritrócitos recobertos por anticorpo da classe IgG são removidos pelo baço fetal, e a taxa de destruição é proporcional à quantidade de anticorpo na célula. Na presença de quantidade maior de anticorpos, a célula pode ser destruída por hemólise intravascular e sequestro esplênico. Antes do nascimento, o principal risco é a anemia profunda e, depois do nascimento, o RN fica sujeito ao risco dos produtos tóxicos de degradação dos eritrócitos, no caso a Bb.

A resposta fetal ao aumento da destruição celular é o aumento da taxa de produção dos eritrócitos, sendo observados também o aumento na contagem dos reticulócitos e a presença de eritrócitos nucleados na periferia. Isso leva a uma eritropoese ativa em locais não medulares como fígado, baço e pulmões, ocorrendo hepatoesplenomegalia. Na incompatibilidade grave, o RN apresenta alterações patológicas do fígado e do pâncreas, como hiperplasia das ilhotas do pâncreas e necrose celular focal com colestase hepática. Pode ocorrer a hidropsia fetal, com edema maciço, derrames pleurais e ascite.

Ocorrem icterícia e palidez, com aumento do fígado e do baço nas primeiras 24 horas de vida ou até os primeiros 4 a 5 dias de vida. O grau de anemia reflete a gravidade do processo e a capacidade de responder com aumento da produção dos eritrócitos

Em RN com anemia grave podem ocorrer petéquias e púrpuras, como consequência da trombocitopenia e do distúrbio do sistema intrínseco da coagulação, devido à incapacidade de sintetizar fatores K-dependentes. O Coombs direto é positivo e o eluato confirma a presença do anti-D. Os RNs podem apresentar tipagem Rh negativa ao nascimento, devido ao bloqueio do antígeno Rh pelo anti-D materno.

A profilaxia é a imunoglobulina anti-D aplicada à mãe no pré-natal, na 28ª semana (até 34ª), e após procedimentos invasivos. São considerados fetos de alto risco aqueles de mães Rh (D) negativo com pais Rh (D) positivo, tendo anticorpos anti-D no soro materno e níveis de Bb aumentados no líquido aminiótico.

Doença hemolítica por incompatibilidade ABO

Existem anticorpos naturais anti-A ou anti-B. Apenas o anticorpo IgG atravessa a placenta. Esses anticorpos de ocorrência natural resultam da estimulação imune contínua por substâncias contendo antígenos A e B presentes nos alimentos e em bactérias gram-negativas. Os títulos altos que algumas mulheres desenvolvem podem resultar de infecções bacterianas assintomáticas repetidas. Existe menor quantidade de sítios antigênicos A e B nos eritrócitos neonatais; por isso, a reação é mais fraca no teste de Coombs. Para transfusão, escolhemos eritrócitos do grupo O. A doença é mais comum e mais grave em neonatos afrodescendentes, com a icterícia podendo aparecer nas primeiras 24 horas, com anemia leve ou ausente, teste de Coombs negativo ou fracamente positivo. O número de esferócitos está aumentado e a contagem de reticulócitos também está aumentada junto com a concentração de carboxi-hemoglobina.

Doença hemolítica por incompatibilidade de grupos menores

Os anticorpos antieritrocitários maternos são anti-E, anti-C e anti-K (Kell). O anti-K pode causar doença hemolítica grave, incluindo hidropsia fetal e morte neonatal.

Anemia por defeito hereditário dos eritrócitos

Do metabolismo

a) *Deficiência de glicose-6-fosfato-desidrogenase (G6PD):* os eritrócitos, ao transportarem oxigênio, têm sua membrana e seu citoplasma sujeitos à lesão oxidativa. Essa oxidação provoca precipitados de Hb desnaturada (corpúsculo de Heinz) que parecem estar associados a uma redução no tempo de sobrevida dos eritrócitos. Os eritrócitos têm um sistema metabólico capaz de evitar a lesão oxidativa, sendo que a G6PD é uma enzima envolvida nesse processo; quando ausente ou diminuída, surge o risco de oxidação, particularmente se a célula sofrer estresse por substâncias químicas ou fármacos capazes de produzir lesão oxidativa.

O Quadro XIV.14.2 apresenta alguns fármacos e substâncias que podem desencadear a hemólise.

A deficiência de G6PD é um distúrbio genético comum, recessivo ligado ao sexo. A deficiência grave ocorre raramente, podendo expressar-se já na idade neonatal e está associada à anemia hemolítica crônica, de grau leve a moderada.

b) Deficiência da piruvato-quinase eritrocitária parece ser mais comumente responsável por um processo hemolítico grave durante a 1ª semana de vida.

Quadro XIV.14.2. Fármacos, substâncias químicas e outros fatores que causam doença hemolítica por deficiência de G6PD

Antimaláricos Primaquina Pamaquina Pentaquina
Antipiréticos e analgésicos Ácido acetilsalicílico* Acetanilida Acetofenetidina (fenacetina)* Paracetamol*
Acidose diabética Análogos da vitamina K
Infecções Vírus respiratórios Hepatite infecciosa Mononucleose infecciosa Pneumonia bacteriana
Nitrofuranos Nitrofurantoína (Furadantin) Furazolidona (Furoxone) Furaltadona (Altafur) Nitrofurazona (Furacin)
Sulfonamidas Sulfanilamida N_2-acetilsulfanilamida Sulfacetamida (Sulamyd) Sulfametoxazol (Gantanol) Salicilazossulfapiridina (Azulfidine)
Sulfonas Tiazolessulfona
Outros Azul-de-metileno Azul de toluidina Naftalina Fenilidrazina Acetilfenilidrazina Feijão-fava Ácido nalidíxico (Neggram) Niridazol (Ambilhar) Cloranfenicol

Adaptado de Avery Neonatologia: fisiopatologia e tratamento do recém-nascido. 6 ed., 2007.

Anormalidades de membrana

a) *Esferocitose hereditária:* em 50% dos casos leva à icterícia neonatal com hiperbilirrubinemia, podendo chegar à exsanguinotransfusão (EXT) e se não tratada pode levar ao kernicterus. O grau de anemia, reticulocitose e hiperbilirrubinemia é variável.

b) *Eliptocitose hereditária:* anemia hemolítica nas primeiras semanas ou meses de vida. Apresenta hiperbilirrubinemia e anemia associadas, com eritrócitos fragmentados e deformados na circulação neonatal (poiquilocitose). Essa característica desaparece nos primeiros meses, e os eritrócitos assumem a forma elíptica e quase sem evidência de hemólise.

Defeitos na síntese de Hb

- *A talassemia e a anemia falciforme* encontram-se nesse grupo. A talassemia pode ter diagnóstico com 2 meses de vida e a anemia falciforme com 3. Deve-se investigar precocemente, pois a mortalidade por sepse em lactentes com anemia falciforme é alta. Devemos iniciar profilaxia com penicilina.
- *Síndrome de Blackfan-Diamond:* rara no RN. É uma anemia hipoplásica congênita ou aplasia eritroide pura. Há leucócitos e plaquetas normais em 30% dos casos detectados ao nascimento. Tem herança recessiva autossômica ligada ao X ou autossômica dominante. Os RNs apresentam baixo peso em 10% e anomalias físicas em 30%, tais como: microcefalia, fenda palatina, defeitos oculares, pescoço alado e anormalidades no polegar. Apresentam anemia, reticulopenia e redução acentuada da relação eritroide/mieloide na medula.
- *Sideroblastose congênita:* a sideroblastose congênita pode ser hereditária ou adquirida pelo acúmulo do ferro nas mitocôndrias dos precursores eritroides.
- *Anemia diseritropoética congênita (ADC):* a ADC é um distúrbio hereditário com eritropoese ineficaz e acentuada diseritropoese morfológica. É rara a expressão no período neonatal.

Anemia por defeitos adquiridos dos eritrócitos

As infecções podem levar a anemias hemolíticas no RN, com aumento da bilirrubina indireta (BI) e depois da direta (BD). O *clostridium welchii* provoca anemia e microesferocitose. Na sífilis, toxoplasmose, CMV, rubéola, vírus coxsackie B e sepse por *E. coli*, pode haver um quadro de anemia e icterícia.

A infecção por parvovírus é provocada por um vírus de DNA de filamento único e se liga diretamente ao antígeno P nos eritrócitos. Podem ocorrer anemia, abortamento e o feto vir a ser natimorto ou apresentar-se assintomático.

A deficiência de ferro e folatos é rara no RN. Pode acontecer nos prematuros antes de 2 meses. A deficiência de folato é observada em RNs alimentados com leite de cabra, uso de fenitoína ou que tiveram diarreias e infecções crônicas.

Anemia por deficiência de vitamina E. A deficiência é típica em prematuros abaixo de 1.500g e 6 semanas de vida. Evoluem com anemia, reticulocitose, trombocitose, baixa de vitamina E, fragilidade dos eritrócitos, com encurtamento da sobrevida. Acredita-se que o mecanismo da anemia consiste em lesão da membrana eritrocitária por peróxidos lipídicos, que se formam naturalmente durante a peroxidação dos ácidos graxos poli-insaturados (AGPI) na membrana eritrocitária.

A vitamina E é um antioxidante biológico que inativa os peróxidos lipídicos, protegendo contra a lesão dos eritrócitos.

Os eritrócitos são sensíveis a drogas oxidantes e podem simular doenças metabólicas. Associam-se à doença hemolítica grave, com hemoglobinúria, eritrócitos fragmentados e esferócitos na circulação.

A anemia hemolítica idiopática com corpúsculos de Heinz cursa com hiperbilirrubinemia e anemia, e o RN apresenta níveis normais de G6PD, eletroforese normal de Hb, teste de Hb estável negativo, sendo autolimitada e desaparecendo nos primeiros meses de vida. A Fig. XIV.14.1 apresenta o fluxograma para abordagem do diagnóstico da anemia do RN.

POLICITEMIA

Uma das primeiras citações a respeito da policitemia encontra-se na Bíblia (Gênesis 25:25). Ela é definida pela ocorrência de hematócrito (Htc) venoso ≥ 65%, que encontramos em 1% a 2% dos RNs ao nível do mar e em 4% dos nascidos em altitudes acima de 430 metros do nível do mar. A prevalência é maior nos RNs pequenos e nos grandes para a idade gestacional, nos filhos de mãe diabética, trissomias dos cromossomos 13, 18 e 21, transfusão feto-fetal, na síndrome de Beckwith-Wiedmann e em RNs normais que receberam transfusão placentária em excesso.

A viscosidade sanguínea é determinada principalmente pelo Htc, mas também pela concentração das proteínas plasmáticas, como o fibrinogênio, pelo fluxo nos pequenos vasos, acidose e deformação das hemácias. Com o aumento do Htc ocorre também aumento da viscosidade, levando ao incremento da resistência e à diminuição do fluxo sanguíneo. Com Htc > 60%, a viscosidade tende a aumentar exponencialmente. Esse efeito é maior na circulação pulmonar e, em animais de experimentação com Htc > 70%, a resistência vascular pulmonar excede a resistência sistêmica.

Clinicamente não existem métodos práticos para definição da viscosidade e o Htc é usado como uma aproximação para definir a viscosidade.

O aumento da viscosidade provoca a diminuição do fluxo sanguíneo e compactação das hemácias, podendo levar à obstrução de pequenos vasos e, consequentemente, à isquemia. O consumo aumentado e o fluxo diminuído podem acarretar a hipoglicemia.

Os sinais clínicos dependem dos órgãos afetados. Os sinais na pele são a pletora, a icterícia e o tempo de preenchimento capilar aumentado. No sistema nervoso central (SNC), podemos encontrar letargia, irritabilidade, tremores, apneia, convulsão e hipotonia. O quadro cardiorrespiratório pode ser caracterizado por dispneia, cianose e hipertensão pulmonar, infiltração e derrame pleural e cardiomegalia. Os rins podem ser afetados e apresentar hematúria, oligúria ou anúria secundárias ou não à trombose das veias. Outros problemas encontrados na área hematológica são a trombocitopenia e os distúrbios hemorrágicos. No aparelho gastrointestinal, há distensão, melena e enterocolite necrotizante e, na parte metabólica, hipoglicemia.

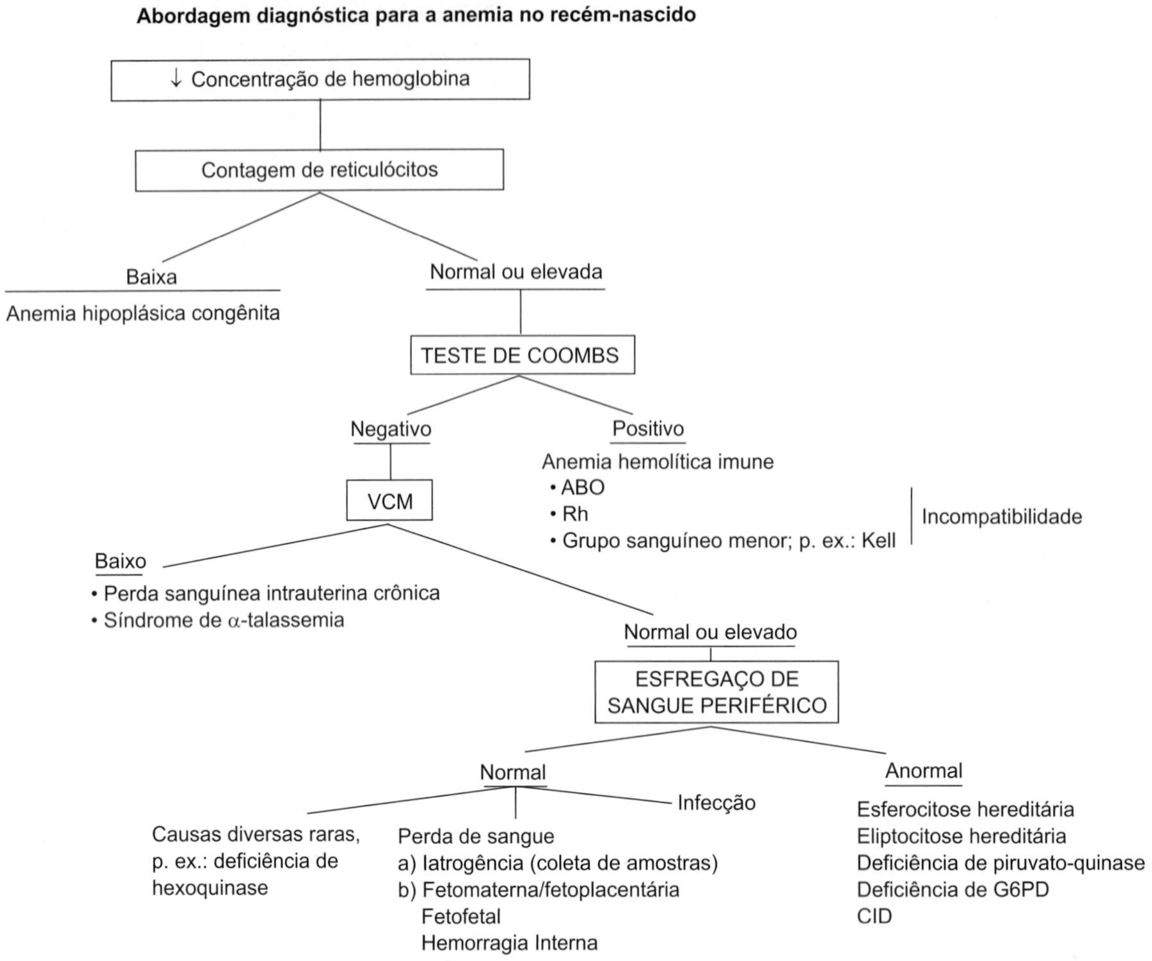

Abordagem diagnóstica para a anemia no recém-nascido

```
         ↓ Concentração de hemoglobina
                    │
         Contagem de reticulócitos
              ┌─────┴─────┐
            Baixa    Normal ou elevada
    Anemia hipoplásica        │
      congênita         TESTE DE COOMBS
                        ┌─────┴─────┐
                     Negativo    Positivo
                        │        Anemia hemolítica imune
                       VCM        • ABO
                        │         • Rh                    } Incompatibilidade
                     Baixo        • Grupo sanguíneo menor; p. ex.: Kell
              • Perda sanguínea intrauterina crônica
              • Síndrome de α-talassemia
                                  │
                           Normal ou elevado
                           ESFREGAÇO DE
                           SANGUE PERIFÉRICO
                        ┌─────┴──────┐
                     Normal         Anormal
                        │ Infecção   Esferocitose hereditária
                                     Eliptocitose hereditária
   Causas diversas raras,  Perda de sangue   Deficiência de piruvato-quinase
   p. ex.: deficiência de  a) Iatrogência (coleta de amostras)  Deficiência de G6PD
   hexoquinase             b) Fetomaterna/fetoplacentária       CID
                              Fetofetal
                              Hemorragia Interna
```

Fig. XIV.14.1. Abordagem para o diagnóstico da anemia neonatal. (Adaptado de Avery Neonatologia: fisiopatologia e tratamento do recém-nascido. 6 ed., 2007.)

A investigação da policitemia deve ser feita nos RN de risco e naqueles que apresentem algum dos sinais descritos no quadro clínico.

Os níveis de Htc variam de acordo com o local e o método da coleta. O Htc capilar é 5% a 15% maior do que o venoso. O arterial é em média 6% abaixo do venoso. Decisões para o tratamento devem ser baseadas no Htc venoso. A avaliação inicial deve ser feita entre 4 e 6 horas após o nascimento para que ocorram equilíbrio e ajustes da transfusão placentária; porém em RN com sintomas e exame deve ser feito imediatamente.

O tratamento da policitemia é realizado por EXT parcial. Ela é recomendada com:

- Htc > 65% em pacientes sintomáticos.
- Htc > 70% em pacientes assintomáticos (indicação considerada controversa por alguns autores).

O volume a ser trocado é dado pela fórmula:

$$\text{Volume (mL)} = \frac{\text{Htc inicial} - \text{Htc desejado} \times \text{volemia}}{\text{Htc inicial}}$$

- O Htc desejado deve ficar entre 50% e 55%.
- A volemia = 80 – 90mL/kg.
- Usar NaCl a 0,9%.
- Riscos da EXT parcial: trombose, infecção, isquemia em membros, hemorragias.

O acesso pode ser pela artéria umbilical e veia umbilical. Dar preferência pela técnica de retirada do acesso central e infusão simultaneamente por veia periférica.

As alíquotas podem ser de 5mL/kg.

Distúrbios hemorrágicos

No RN o sistema hemostático não está totalmente desenvolvido. O tempo de protrombina (TP) e o índice de normalização internacional (INR) do RNT e do RNPT estão ligeiramente fora da faixa adulta. O tempo de tromboplastina parcial ativado (TTPa) é aumentado principalmente nos prematuros, como resultado da diminuição dos Fatores XI e XII, mas tem valor limitado no RN enfermo. O Quadro XIV.14.3 apresenta valores de TP, INR e TTPA em RNs.

Quadro XIV.14.3. Médias geométricas e 95% IC para as médias de tempo de protrombina (TP), tempo de tromboplastina ativada (TTPA) e fibrinogênio (FBG) em 1.115 recém-nascidos e lactentes jovens

Idade pós-natal								
Dias	0	1	2	3	4	5	6-10	11-20
N	434	230	108	88	66	67	74	48
TP (INR)	1,28 (1,06-1,50)	1,28 (1,10-1,46)	1,25 (1,08-1,42)	1,16 (0,97-1,35)	1,07 (0,82-1,32)	1,04 (0,85-1,23)	1,02 (0,89-1,15)	1,01 (0,80-1,23)
TTPA (ratio)	1,83 (1,71-1,96)	1,70 (1,56-1,83)	1,47 (1,31-1,64)	1,43 (1,29-1,58)	1,41 (1,24-1,58)	1,33 (1,10-1,57)	1,31 (1,09-1,53)	1,29 (1,11-1,46)
FBG (g/L)	1,99 (1,61-2,37)	2,24 (1,85-2,62)	2,37 (1,94-2,79)	2,56 (2,11-3,00)	2,46 (1,99-2,92)	2,52 (2,03-3,01)	2,68 (2,14-3,21)	2,64 (2,07-3,21)

Adaptado de Lippi G. et al. Routine coagulation tests in newborn and young infants. J. Thromb thrombolysis, 2007.

Como problemas locais, encontramos: sangramento do couro cabeludo, do cordão umbilical, trato gastrointestinal, abdome e pulmão; as hemorragias intraventriculares estão mais relacionadas com hipóxia, alterações hemodinâmicas e prematuridade. Alterações na hemostasia, nesses casos levam ao aumento da extensão da hemorragia.

Distúrbios hemorrágicos adquiridos

a) *Deficiência de vitamina K – Doença hemorrágica do RN (DHRN):* na sua forma clássica a DHRN ocorre na 1ª semana de vida. A vitamina K é um cofator essencial para a y-carboxilação de um precursor da protrombina em protrombina ativa. Na ausência de vitamina K, esse precursor é detectável no plasma – *proteins induced by vitamin K absence* (PIVKA). Esse precursor é encontrado em apenas um terço dos RNTs, e, por isso, nem todos precisam de vitamina K profilática. Mas, como é difícil essa seleção, é preconizada para todos a profilaxia. Recomenda-se que todos os RN recebam dose única intramuscular de 0,5 a 1mg de vitamina K no 1º dia de vida. A aplicação IM foi questionada pela associação com o câncer infantil, porém estudos posteriores concluíram que não existe associação. É discutida a aplicação antes do parto em mães que usam anticonvulsivantes pelo risco aumentado da doença hemorrágica.

A doença hemorrágica tardia ocorre 4 a 6 semanas depois do parto, tipicamente em crianças que não receberam nenhuma profilaxia ao nascimento e são alimentadas com leite materno com baixos níveis de vitamina K, ou fizeram uso de vitamina K oral, ou tiveram diarreia ou doença hepática colestática.

b) *Coagulação intravascular disseminada (CIVD):* pode ocorrer após o colapso circulatório, parada cardíaca ou hipotensão profunda. Esses eventos tornam os RNs suscetíveis à CIVD em razão da tendência à acidose, hipotermia, hipóxia e choque. A fisiopatologia da CIVD resulta da excessiva geração de trombina. Os fatores de coagulação são consumidos e os inibidores naturais são suprimidos. Essa formação de trombina ocasiona ativação da proteína C com consequente formação da plasmina. A trombina também causa agregação das plaquetas levando à plaquetopenia. A plasmina promove a degradação de monômeros de fibrina e fibrinogênio, levando ao aumento dos produtos de degradação de fibrinogênio (PDF), fragmentos X, Y, D e E. As manifestações hemorrágicas generalizadas com sangramento em locais de punção, equimoses, hemorragia interna disseminada são secundárias ao consumo de Fatores pró-coagulantes, como os fatores I, II, V e VIII, à plaquetopenia e à inibição da função plaquetária, da fibrina e do fibrinogênio pelos PDF.

Na sepse e na enterocolite necrosante (ECN) a trombocitopenia é grave, com fatores de coagulação normais ou ligeiramente diminuídos e sangramento mínimo.

A terapia de reposição com crioprecipitado (fibrinogênio e Fator VIII), fatores de coagulação lábeis (PFC) e concentrado de plaquetas é um recurso utilizado no tratamento. Manter o fibrinogênio em níveis elevados e plaquetas acima de 100 mil, até resolução do quadro e evidências laboratoriais de desaparecimento da CIVD, são os objetivos para o controle do quadro.

c) *Coagulação intravascular localizada:* (síndrome de Kasabach-Merritt): lesão vascular infantil expansiva, (hemagioendotelioma ou angioma do tufo), trombocitopenia, coagulopatia consuntiva, baixos níveis de fibrinogênio e anemia hemolítica microangiopática. A maioria tem lesões cutâneas, mas pode haver lesões viscerais (hemangiomas) e cursar com insuficiência cardíaca de alto débito em consequência do hiperfluxo sanguíneo por meio da lesão ou lesões vasculares.

O tratamento é muito criterioso, pois é necessário o controle da insuficiência cardíaca, principalmente no uso de PFC. O uso de crioprecipitado, plaquetas e fibrinogênio é indicado.

d) *Outras causas:* a doença hepática profunda pode levar à diátese hemorrágica em consequência da deficiência de vitamina K ou insuficiência primária dos fatores de coagulação; o uso de heparina em cateteres levando à diátese é incomum.

Distúrbios hemorrágicos congênitos

a) *A hemofilia A (Fator VIII) e a hemofilia B (Fator IX)* podem levar a sintomas hemorrágicos no período neonatal. É uma herança ligada ao sexo e, por isso, raramente meninas são afetadas.

O diagnóstico da hemofilia A pode ser feito logo após o nascimento, e as formas moderadas a graves da hemofilia B podem manifestar-se na lactância, pois há diminuição fisiológica do Fator IX. As manifestações clínicas podem ser hematomas de couro cabeludo, sangramento prolongado em locais de punção ou em procedimentos cirúrgicos e hemorragia intracraniana. Podemos utilizar Fator VIII ou Fator IX recombinante, ou derivado do plasma, PFC, crioprecipitado ou sangue total fresco. Os complexos de protrombina não devem ser usados pelo risco de trombose.

As deficiências isoladas e graves dos Fatores II, V, VII, X, XI e do fibrinogênio são raras e herdadas autossomicamente. As formas homozigóticas podem manifestar-se na forma de sangramento neonatal. No sangramento tardio do coto umbilical devemos pensar na forma homozigótica de deficiência do fator XIII, em que TP/INR, TTPa e TT encontram-se normais. Na doença de Von Willebrand (DvW) o sangramento é raro, exceto nas formas graves tipo 3. No nascimento a dosagem desse fator é mascarado, pois os níveis de DvW estão aumentados ao nascimento.

Distúrbios das plaquetas

O nível de plaquetas no sangue reflete o equilíbrio entre sua produção e destruição. Pode haver trombocitopenia por diminuição da produção, aumento da destruição, sequestro ou alguma combinação desses mecanismos (Quadro XIV.14.4).

Quadro XIV.14.4 Causas de trombocitopenia neonatal

Redução da produção de plaquetas
Trombocitopenias hereditárias
Síndrome de trombocitopenia – ausência dos rádios
Síndrome de Wiskott-Aldrich
Outras trombocitopenias de herança dominante ou recessiva ligadas ao X
Leucemias congênitas e histocitoses
Aumento da destruição de plaquetas
Trombocitopenias imunes
Trombocitopenia aloimune neonatal
Trombocitopenia autoimune neonatal
Trombocitopenia induzida por medicamentos
Síndrome do hemangioma gigante
Outros estados com coagulação intravascular disseminada
Produção diminuída e destruição aumentada de plaquetas
Infecções
Congênitas, habitualmente virais
Adquiridas, habitualmente bacterianas
Osteopetrose

Adaptado de Avert Neonatologia: fisiopatologia e tratamento do recém-nascido. 6 ed., 2007.

A trombopoese é um processo complexo e tem a trombopoetina como o mais potente estimulador de sua produção. Outras citocinas também estão relacionadas com a produção. Alguns testes mais disponíveis em estudos experimentais estão sendo utilizados com resultados promissores na investigação da plaquetopenia.

Tanto a trombocitopenia quanto a trombocitose podem ser causadas por uma série de doenças. O número absoluto de plaquetas para definir anormalidades é controverso. Em adultos a trombocitopenia caracteriza-se pela contagem abaixo de 150 mil e a trombocitose acima de 450 mil. Essa mesma referência é usada extensivamente na neonatologia independentemente da idade gestacional e da idade cronológica, não sendo clara a sua acurácia. Relatos da literatura apontam que 73% de RNs de muito baixo peso (MBP) apresentam uma ou mais contagens de plaquetas abaixo de 150 mil. Episódios de trombocitopenia são encontrados em 85% de RNs com peso ≤ 800g, em 60% entre os de 801 e 900g e 53% entre os de 901 a 1.000g.

A Fig. XIV.14.2, modificada do estudo de Wiedmeir e colaboradores, mostra a mediana, os percentis 5 e 95 da contagem de plaquetas nos 3 primeiros dias em relação à idade gestacional de 47 mil neonatos analisados em unidades de terapia intensiva neonatal de um sistema de saúde multi-hospitalar nos EUA. A Fig. XIV.14.3 do mesmo estudo, mostra a contagem de plaquetas até 90 dias.

Trombocitopenia imune neonatal

Plaquetas sensibilizadas por anticorpos são prematuramente destruídas no sistema reticuloendotelial, principalmente no baço. Os achados são trombocitopenia isolada e aumento dos megacariócitos imaturos na medula. Ocorre passagem transplacentária de anticorpos antiplaquetários maternos. O anticorpo pode ser produzido contra um antígeno presente nas plaquetas do lactente (trombocitopenia isoimune ou aloimune), sendo que a contagem das plaquetas da mãe está normal, ou contra um antígeno presente nas plaquetas maternas (trombocitopenia autoimune) em que a mãe e a criança apresentam trombocitopenia.

a) *Trombocitopenia aloimune neonatal:* na trombocitopenia aloimune neonatal, o RN ou o feto possui o antígeno plaquetário de origem paterna não presente na mãe que, ao atravessar a placenta na gestação ou durante o parto, causa imunização da mãe, que forma anticorpos contra o antígeno plaquetário estranho. A passagem transplacentária de anticorpo IgG materno para a circulação fetal leva à sensibilização das plaquetas fetais, que são rapidamente destruídas pelo sistema reticuloendotelial, ocorrendo trombocitopenia intraútero, fenômeno análogo à doença hemolítica do RN,

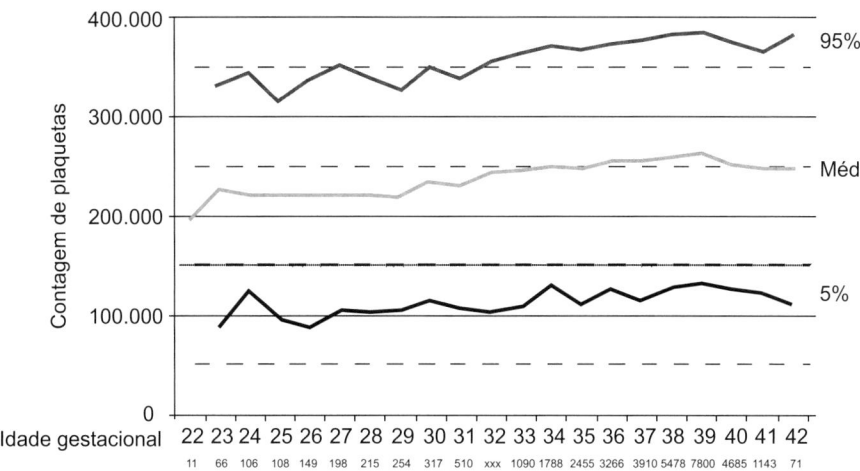

Fig. XIV.14.2. Contagem de plaquetas nos três primeiros dias de vida. (Adaptado de Christensen RD et al. The CBC: Reference ranges for neonates. Semin Perinatol, 2009.)

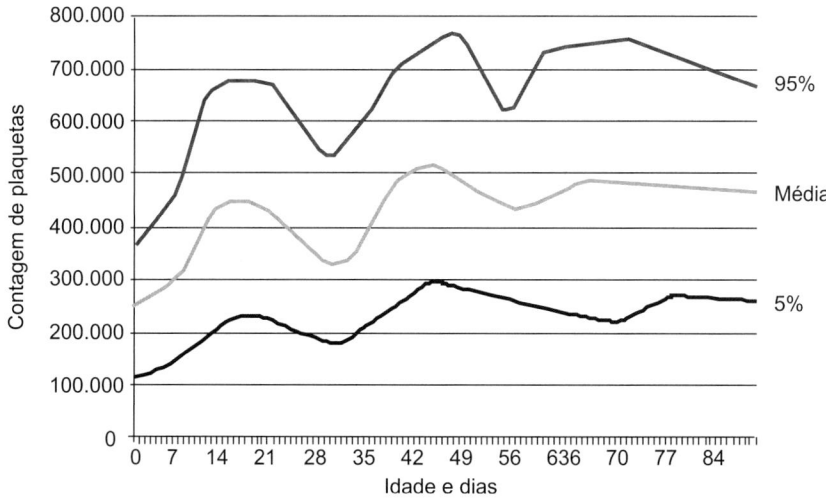

Fig. XIV.14.3. Contagem de plaquetas até 90 dias de vida. (Adaptado de Christensen RD et al. The CBC: Reference ranges for neonates. Semin Perinatol 2009.)

porém o primeiro filho pode ser acometido em 40% a 50% das vezes. A incidência chega a ser de 1:1.500 gestações. A gravidade da doença varia de leve, que se resolve na 1ª semana de vida sem deixar sequelas, até a forma grave com risco de hemorragia intracraniana em 10% a 20% dos casos.

b) *Trombocitopenia autoimune neonatal:* na trombocitopenia autoimune ocorre a produção de anticorpos pela mãe contra suas plaquetas que podem ter seu número reduzido ou permanecer normal. Esses anticorpos ultrapassam a barreira placentária e sensibilizam as plaquetas fetais; no período neonatal, podemos evidenciar a plaquetopenia. Encontra-se esse quadro em problemas maternos, como a púrpura trombocitopênica idiopática e o lúpus.

O tratamento é diferente, pois os autoanticorpos plaquetários reagem contra as plaquetas de doadores. Podemos indicar EXT para remoção dos anticorpos maternos adquiridos passivamente, corticoide e IGIV em altas doses, se as plaquetas estiverem abaixo de 50 mil.

Diminuição na produção de plaquetas

a) *Trombocitopenia hereditária:* vários genes estão associados. Devem ser investigadas história familiar, idade, manifestação não hematológica associada, como na trombocitopenia e ausência dos rádios, trombocitopenia amegacariocítica congênita ou anemia de Fanconi.

b) *Trombocitopenia em RNPT:* de maneira geral, 25% apresentam plaquetas abaixo de 150 mil. Deve-se avaliar início precoce ou tardio. É considerado precoce quando ocorre ao nascimento ou nas primeiras 72 horas de vida; a minoria ocorre devido a distúrbios imunológicos e a outra parte é secundária a gestações complicadas por insuficiência placentária ou hipóxia fetal (DHEG, RCIU, DM). Nesses casos, a hipótese, ainda não bem esclarecida, é que ocorra aumento na produção das hemácias em detrimento da produção plaquetária por alteração da eritropoetina modificando a produção das células progenitoras sanguíneas. Os graus de trombocitopenia são variáveis e há recuperação em 7 a 10 dias.

Após 72 horas, é indício de sepse ou ECN. A evolução é rápida e, em 48 horas, encontra-se uma contagem de plaquetas muitas vezes abaixo de 50 mil. É frequente a necessidade de transfusão plaquetária e a recuperação é lenta. Se não há nenhum indício, devemos investigar trombose.

Devemos avaliar a placenta (hemangioma), mãe e feto. História de sangramento anterior, ingestão de fármacos que possam provocar trombocitopenia na mãe e no feto, como a quinidina e a quinina, irmãos com história de doença imune ou hereditária e exantema ou exposição a infecções congênitas.

Distúrbios dos leucócitos

Os distúrbios dos leucócitos podem ser de natureza qualitativa e quantitativa. Podemos encontrar no início excesso de polimorfonucleares (PMN) e até células imaturas nos prematuros (neutrofilia fisiológica); depois começa o predomínio dos linfócitos, que mantêm a supremacia até o 4º ano de vida. A variação do número de neutrófilos é ampla. As Figs. XIV.14.4, XIV.14.5 e XIV.14.6 mostram os percentis para os RNs em diferentes idades gestacionais nas primeiras 72 horas de vida.

A neutropenia pode ocorrer por diminuição da produção dos neutrófilos, aumento da destruição ou combinação de ambos. A maioria começa na 1ª semana de vida e se relaciona com a baixa idade gestacional, baixo peso ao nascer, infecções, hipertensão induzida pela gravidez, asfixia neonatal grave, terapia farmacológica e outros eventos perinatais.

A neutropenia de início tardio, com neutrófilos abaixo de 1.500, acima de 3 semanas, foi observada em neonatos de muito baixo peso ao nascer, com anemia da prematuridade e reticulocitose. Foi sugerido que a necessidade da célula progenitora de aumentar a eritropoese associada à anemia fisiológica da prematuridade limita a sua disponibilidade para a granulocitopoese, com redução na produção de neutrófilos. O processo é fisiológico e não leva ao aumento de risco de infecção.

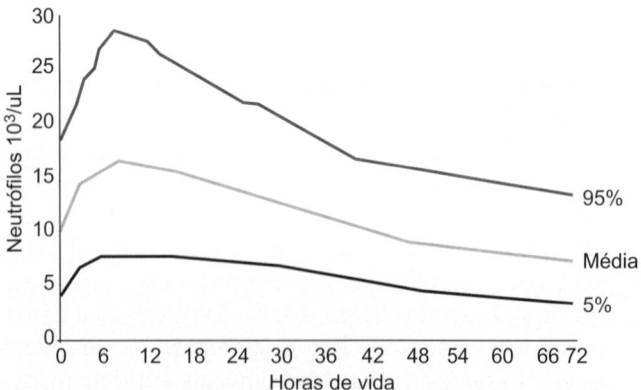

Fig. XIV.14.4. Referência da contagem de neutrófilos nas primeiras 72 horas de vida em RN > 36 semanas. Total de 12.149 valores. (Adaptado de Christensen RD et al. The CBC: reference ranges for neonates. Semin Perinatol, 2009.)

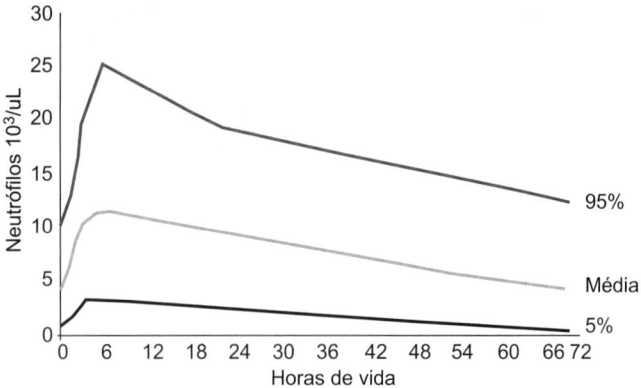

Fig. XIV.14.5. Referência da contagem de neutrófilos nas primeiras 72 horas de vida em RN entre 28 e 36 semanas. Total de 8.896 valores. (Adaptado de Christensen RD et al. The CBC: reference ranges for neonates. Semin Perinatol, 2009.)

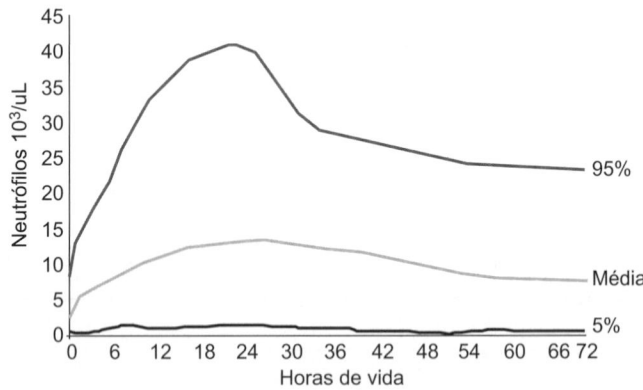

Fig. XIV.14.6. Referência da contagem de neutrófilos nas primeiras 72 horas de vida em RN < 28 semanas. Total de 852 valores. (Adaptado de Christensen, RD et al. The CBC: reference ranges for neonates. Semin Perinatol, 2009.)

É mais comum a neutropenia associada à infecção, neutropenia em prematuros, neutropenia em RNs de mães hipertensas e neutropenia aloimune. Outras causas como destruição ou produção inadequada de neutrófilos são raras e incluem a síndrome hereditária de insuficiência medular.

Nos RNs com muito baixo peso parece haver combinação de redução de massa corporal total de neutrófilos, juntamente com o número reduzido de precursores de neutrófilos consignados ao nascimento, e a incapacidade de aumento da granulocitopoese em resposta à sepse. O papel dos estimulantes de crescimento de colônias é controverso.

a) *Neutropenia aloimune neonatal:* há aumento da destruição dos neutrófilos, equivalente ao da doença hemolítica do RN. Ocorre quando a mãe torna-se sensibilizada a um antígeno fetal de origem paterna, levando à formação de anticorpos específicos (IgG).

b) *Neutropenia autoimune neonatal:* é transitória, podendo haver transferência de anticorpos IgG antineutrófilos da mãe para o feto, na gravidez. No sangue da mãe pode haver anticorpos antineutrófilos patológicos; a mãe apresenta também neutropenia ou história de distúrbio autoimune (LES). A maioria é assintomática e regride espontaneamente em 3 a 4 meses.
c) *Leucemia congênita em lactentes:* a leucemia transitória ou distúrbio mieloproliferativo transitório é rara em lactentes. Observa-se em lactentes com síndrome de Down, com 10% a 20% do risco global de evoluir para leucemia linfoide aguda (LLA) ou leucemia mieloide aguda (LMA). Em geral, desaparece espontaneamente nos primeiros 3 a 4 meses de vida, mas posteriormente pode surgir leucemia megacarioblástica aguda (20% dos casos).

Linfopenia

Os linfócitos representam 30% dos leucócitos circulantes do RN. Na linfopenia a contagem absoluta está abaixo de 1.500; pode ocorrer em diversas doenças com imunodeficiência, durante infecções ou como parte de processo autoimune.

Eosinofilia

Comum nos neonatos prematuros, parece ser um processo fisiológico necessário para o processamento de antígenos estranhos. Acredita-se que ocorra aumento maior nos prematuros devido à imaturidade dos mecanismos de barreira no trato gastrointestinal e no respiratório.

Pancitopenia

a) A síndrome de Shwachman-Diamond é autossômica recessiva multissistêmica, com graus variáveis de insuficiência medular e citopenia. Há disfunção pancreática exócrina, displasia metafisária, neutropenia e anormalidades de linfocitos B, T e NK. No período neonatal pode haver atraso do desenvolvimento, tórax pequeno com distrofia torácica e infecção secundária à neutropenia.
b) A anemia de Fanconi é uma síndrome de insuficiência medular hereditária, com defeito no reparo do DNA e apoptose acelerada. Alguns casos apresentam anormalidades hematológicas; outros se associam a múltiplas anormalidades congênitas, incluindo defeitos dos polegares, renais, cardíacos, cutâneos e fácies típica.
c) Na disceratose congênita, há citopenia, macrocitose, aumento da HbF, leucoplaquia das mucosas, distrofia ungueal, pigmentação cutânea reticulada e aumento do lacrimejamento em consequência da atresia dos ductos lacrimais.
d) A trombocitopenia amegacariocítica congênita caracteriza-se pela trombocitopenia ao nascimento; ela evolui com pancitopenia.
e) Na citopenia relacionada com distúrbios metabólicos encontramos a neutropenia observada nos defeitos hereditários no metabolismo dos aminoácidos ramificados, como acidúria propiônica e metilmalônica. Parece estar relacionada com efeito tóxico de metabólitos específicos, cujos níveis séricos estão aumentados, causando déficit na produção.

Transfusão de hemácias e hemoderivados

O manuseio do paciente com sangramento deve ser direcionado para a causa básica, mas na maioria das vezes o diagnóstico preciso e imediato fica prejudicado. Com o paciente apresentando sangramentos importantes com quadro clínico crítico, o restabelecimento da volemia é primordial.

- *Plasma e crioprecipitados:* o plasma contém muitas proteínas, sendo a albumina a mais abundante. Contém também imunoglobulinas, fatores de coagulação como o fibrinogênio, Fatores VIII, vWF, XIII e fatores vitamina K-dependente (II, VII, IX e X). O plasma fresco refere-se ao plasma coletado e congelado 6 a 8 horas após a coleta. O plasma fresco 24 é o que é congelado nas 2 primeiras 24 horas da coleta. Eles são virtualmente semelhantes, porém o plasma fresco 24 contém um pouco menos de Fatores VIII e V. A utilização do plasma fresco não tem muito suporte científico na prevenção de hemorragia intraventricular, na melhora da mortalidade ou no desenvolvimento neurológico. Está indicada nos defeitos de coagulação congênito, CIVD e doenças hepáticas.
- *Crioprecipitado:* utilizado para o tratamento dos níveis reduzidos de fibrinogênio.
- *Plaquetas:* no tratamento das plaquetopenias recomenda-se seu uso com a contagem abaixo de 30 mil, porém sangramentos importantes só ocorrem com a taxa inferior a 20 mil. Em pacientes com estado geral comprometido e em ventilação mecânica recomenda-se que os níveis sejam mantidos acima de 50 mil.

Transfusão de concentrado de hemácias

A pratica de transfusão de concentrado de hemácias em unidades neonatais modificou-se a partir da década de 1990 após publicação de estudo randomizado por Shanon e colaboradores, dando início a uma fase de indicações mais restritivas de transfusão de hemácias em neonatos. Como resultado, observou-se redução no número de transfusões de hemácias e das hospitalizações em diversos serviços de neonatologia em todo o mundo. A partir do ano 2000, alguns estudos importantes avaliaram o tema, comparando os benefícios de uma estratégia mais restritiva com estratégias mais liberais.

Quadro XIV.14.5. Suporte respiratório definido pela necessidade de qualquer forma de ventilação mecânica incluindo CPAP, capacete com O_2 > 40% ou cânula nasal com O_2 > 0,25 L/min

	Com suporte respiratório		Sem suporte respiratório	
	Hb capilar	Hb central	Hb capilar	Hb central
Idade 0-7 dias	≤ 13,5g/dL	≤ 12,2g/dL	≤ 12g/dL	≤ 10,9g/dL
Idade 0-14 dias	≤ 12g/dL	≤ 10,9g/dL	≤ 10,9g/dL	≤ 9g/dL
Idade ≥ 15 dias	≤ 10g/dL	≤ 9g/dL	≤ 8,5g/dL	≤ 7,7g/dL

Adaptado de Kirpalani H et al. The Premature Infants in need of transfusion (PINT) Study: A randomized, Controlled Trial of a Restrictive (LOW) versus Liberal (HIGH) Transfusion Threshold for Extremely low Birth Weight Infants. J Pediatr 2006.

Um deles, denominado de Premature Infant in Need for Transfusion (PINT Trial), estudou 451 RNs com peso abaixo de 1.000g (Quadro XIV.14.5). Foram avaliadas a mortalidade, a broncodisplasia pulmonar, a retinopatia da prematuridade e as lesões cerebrais. Os autores concluíram que manter níveis mais elevados de Hb nos prematuros de muito baixo peso significa receber maior número de transfusões e confere pouca evidência de benefício.

Ponderações importantes de alguns autores consideram que nas últimas décadas houve uma tendência para utilização de estratégias mais restritivas de transfusões em RNPTs. Entretanto, repercussões sobre o neurodesenvolvimento a longo prazo comparando estratégia restritiva *versus* liberal ainda não foram publicadas; portanto, não foi identificado um marcador ideal da real necessidade de transfusão em prematuros. O Quadro XIV.14.6 apresenta a prática de uso corrente para transfusão de concentrado de hemácias em neonatos.

A redução das células brancas para a prevenção da transmissão de citomegalovírus em concentrados de hemácias e plaquetas é comumente usada. Outro possível efeito negativo das células brancas é a reação febril não hemolítica transfusional, o que é raro em RNs. Em neonatos com idade gestacional inferior a 32 semanas, a irradiação do concentrado de hemácias reduz a reação da doença enxerto *versus* hospedeiro.

As transfusões apresentam as seguintes complicações: sobrecarga de volume, imunossensibilização, doença enxerto *versus* hospedeiro, distúrbios metabólicos (hiperpotassemia e hipocalcemia) e transmissão de infecção. Duas complicações vêm sendo mais discutidas: a lesão pulmonar aguda relacionada com a transfusão (conhecida pela sigla inglesa TRALI), mais evidente em crianças maiores e adultos, porém já descrita em RNs em ventilação mecânica, levando à necessidade de ajustes nos parâmetros do respirador, e a enterecolite necrosante, que também vem sendo relacionada com a transfusão, estando ligada possivelmente à lesão em virtude do fenômeno de reperfusão tissular com liberação de radicais livres.

Quadro XIV.14.6 Orientação para transfusão no período neonatal

A hemotransfusão deve ser considerada:
1. Perda sanguínea aguda acima de 10% associada a sintomas de baixa oxigenação ou, se ocorrer hemorragia significante, acima de 20% do volume sanguíneo total.
2. Necessidade de ventilação mecânica moderada ou intensa definida como MAP > 8cm H_2O e FiO_2 > 0,4 em ventilação convencional ou MAP 14 e FiO_2 > 0,4 em ventilação de alta frequência, cirurgia de grande porte, se hematócrito 40% (hemoglobina 11 g/dL).
3. Necessidade de ventilação mecânica mínima definida como MAP < 8cm H_2O e/ou FiO_2 < 0,4 ou MAP < 14 e FiO_2 < 0,4 em ventilação de alta freqüência se hematócrito < 35% (hemoglobina < 10-11g/dL).
4. Necessidade de oxigênio suplementar sem ventilação mecânica se hematócrito < 30% (hemoglobina < 10g/dL) na presença de um ou mais dos itens abaixo: a. > 24 h de taquicardia (Fc >180) ou taquipneia (fr >60) b. aumento da necessidade de oxigênio nas últimas 48 horas c. Lactato > 2,5 mEq/L ou acidose metabólica (pH < 7,20) d. Ganho de peso inferior a 10g/kg/dia nos últimos 4 dias se oferta calórica > 120 kcal/kg/d e. Se necessita de cirurgia de grande porte nas próximas 72 horas
5. Para RN assintomático a transfusão deve ser considerada se hematócrito < 20% (hemoglobina < 6 g/dL) associado com contagem absoluta de reticulócitos < 100.000 células/_L (< 2%).

Modificado de Semin Perinatol Nader Bishara, MD, and Robin K. Ohls, MD.

BIBLIOGRAFIA

Al-Sulfayan F, Rashid N, Bamehrez M, Kwiatkowski K, Seshia MMK, Baier RJ. Does transfusion cause changes in pulmonary function in neonates? E – PAS 2009; 4346:293.

Basile LA, Southgate WM. Transfusion therapy. Newborn Infant Nurs Rev 2004; 4:223-230.

Blau J, Caio J, Dozor D. La Gamma E. Transfusion related acute gut injury (TRAGI); necrotizing enterocolitis (NEC) in VLBW neonates following PRBC transfusion. E – PAS 2009:4334-35

Braga JAP, Tone LG, Logetto SR. Hematologia para o pediatra. São Paulo: Atheneu, 2007.

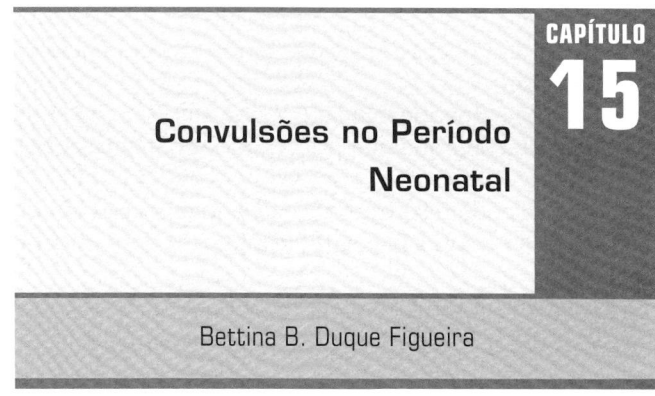

CAPÍTULO 15

Convulsões no Período Neonatal

Bettina B. Duque Figueira

INTRODUÇÃO

Convulsão é o sinal mais consistente de disfunção neurológica no recém-nascido. A sua ocorrência é mais frequente de que em outros períodos da vida e também mais difícil de ser reconhecida, em virtude das características "sutis" das manifestações clínicas e peculiaridades do eletroencefalograma. A incidência de convulsão neonatal varia de acordo com a idade gestacional considerada, bem como com os critérios utilizados para o seu diagnóstico (clínicos ou eletroencefalográficos). A frequência com que a convulsão é descrita no período neonatal varia de cerca de 1-3,5/1.000 nascimentos, sendo mais comum em prematuros de muito baixo peso, podendo ser até 20 vezes mais elevada do que as citadas.

A convulsão pode ser definida como uma alteração paroxística da função neurológica, podendo ser de ordem comportamental, motora ou autonômica. Essa disfunção engloba tanto os fenômenos clínicos que se relacionam temporalmente com as descargas elétricas sincrônicas e excessivas dos neurônios cerebrais – *convulsões epilépticas* –, como atividades clínicas estereotipadas e paroxísticas que não se relacionam claramente com alterações EEG – *convulsões não epilépticas*. Convulsões tônico-clônicas generalizadas ou uma progressão ordenada da convulsão são incomuns no RN, devido à organização imatura do córtex cerebral e à mielinização incompleta das conexões inter-hemisféricas. Em contraste, movimentos orais, bucais e linguais, distúrbios oculomotores e disfunções autonômicas são manifestações clínicas frequentes, sendo consideradas reflexos do desenvolvimento relativamente mais avançado do tronco cerebral e do diencéfalo nesse grupo etário.

Apesar de os mecanismos fundamentais da convulsão neonatal serem pouco conhecidos, a despolarização neuronal excessiva característica da crise convulsiva resulta de um dos quatro mecanismos básicos descritos:

1. Distúrbio na produção de energia, resultando em falha na bomba Na/K (hipoxemia, isquemia, hipoglicemia).
2. Excesso relativo de transmissores neuroexcitatórios (glutamato) em relação aos inibitórios.

Brose KM, Lee AY. Cancer – associated thombosis: prevention and treatment. Curr Oncol 2008; 15:s58-s67.

Christensen RD, Henry E, Joplin J, Wiedmeier SE. The CBC: reference ranges for neonates. Semin Perinatol 2009; 33:3-11.

Christensen RD, Henry E, Wiedmeier SE, Stoddard RA et al. Thrombocytopenia among extremely low birth weight neonates: data from a multihospital healthcare system. J Perinatol 2006; 26:348-353.

Contran RS, Kumar V, Collins T. Patologia estrutural e funcional: doença dos Eritrócitose Distúrbios Hemorrágicos. 6 ed. Rio de Janeiro: Guanabara Koogan, 1999.

Fontão – Wendel LR, Wendel S, Odone V, Carneiro JD, Silva L, Isfer E. A case report of neonatal alloimmune thrombocytopenic púrpura: the importance of correct diagnosisfor future pregnancies. São Paulo. Med J 2005; 123(4):198-200.

Junior FC da S, Odongo CA, Dulley FL. Células-tronco hematopoéticas: utilidades e perspectivas. Rev Bras Hematol Hemoter 2008; 31:5-58.

Kirpalani H, Whyte RK, Andersen C et al. The Premature Infants in need of transfusion (PINT) Study: A randomized, Controlled trialof a Restrictive (LOW) versus Liberal (HIGH) Transfusion Threshold for Extremely lowBirth Weight Infants. J Pediatr 2006; 149:301-307.

Lippi G, Salvagno GL, Rugolotto S, Chiaffoni GP, Padovani EM, Franchini M, Guidi GC. Routine coagulation tests in newborn and young infants. J Thromb thrombolysis 2007; 24:153-155.

Lorenzi TF. Manual de hematologia: Propedêutica clínica. 2 ed. Rio de Janeiro: Editora Médica e Científica, 1999.

MacDonald MG, Seshia MMK, Mullett MD. Avery Neonatologia: Fisiopatologia e tratamento do recém-nascido. 6 ed. Rio de Janeiro: Guanabara Koogan, 2007.

Poterjoy BS, Josephson CD. Platelet, frozen plasma and cryoprecipitate: what is the clinical evidence for their use in the neonatal intensive care unit? Semin Perinatol 2009; 33:66-74.

Sarkar S, Rosenkrantz TS. Neonatal polycithemia and hyperviscosity. Semin Fetal Neonatal Med 2008; 13:248-255.

Saxonhouse MA, Burchfield DJ. The evaluation and management of postnatal thromboses. J Perinatol 2009; 29:467-478.

Saxonhouse MA, Manco – Johnson MJ. The evaluation and management of neonatal coagulation disorders. Semin Perinatol 2009; 33:52-65.

Shannon K, Keith JR, Mentzer W et al. Recombinant human erythropoietin stimulates erythropoiesis and reduces erythrocyte transfusions in very low birth weight preterm infants. Pediatrics 1995; 95:1-8.

Sola – Visner M, Sallmon H, Brown R. New insights into the mechanisms of nonimmune thrombocytopenia in neonates. Semin Perinatol 2009; 33:43-51.

Stanworth SJ, Bennett C. How to tackle bleeding and thrombosis in the newborn. Early Hum Dec 2008; 84:507-513.

Von Lindern JS, Brand A. The use of blood products in perinatal medicine. Semin Fetal Neonatal Med 2008; 13:272-281.

Zago MA, Falcão RP, PasquineI R. Hematologia, fundamentos e prática. São Paulo: Atheneu, 2001.

Zanichelii MA, Furrer AA, Filho TSP, Vaz FA. Hematopoiese, fatores de crescimento e aplicação clínica da eritropoetina na anemia da prematuridade. Pediatria (S. Paulo) 1995; 17(2):123-142.

3. Deficiência relativa de transmissores neuroinibitórios (GABA) em relação aos excitatórios (dependência de piridoxina).
4. Aumento da permeabilidade ao íon sódio, ao nível da membrana neuronal (hipocalcemia, hipomagnesemia).

No RN, podem ser reconhecidos quatro tipos essenciais de crise convulsiva: sutil, clônica, tônica e mioclônica.

Os tipos clônico, tônico e mioclônico podem apresentar características multifocais ou generalizadas.

- *Multifocal:* envolve mais de um local, é assincrônica e usualmente migratória.
- *Generalizada:* é difusa, bilateral, sincrônica e não migratória.

CRISES CONVULSIVAS SUTIS

São alterações da função motora, comportamental ou autonômica. Ocorrem mais frequentemente em prematuros, e muitos episódios não são associados a alterações do EEG.

Principais manifestações de convulsão sutil:

- *Fenômenos oculares:* desvio horizontal dos olhos com ou sem tremores oculares, olhar fixo, mantido.
- *Movimentos orais, bucais e linguais:* mastigação.
- *Movimentos de membros:* pedalar, nadar, boxear.
- *Fenômenos autonômicos:* hipertensão arterial, fenômenos vasomotores, hiperpneia.
- *Apneia:* sem bradicardia, associada a outras manifestações, como olhar fixo e movimentos da boca.

CRISES CONVULSIVAS CLÔNICAS

Caracterizam-se por movimentos rítmicos de grupos musculares de distribuição focal ou multifocal. Apresentam movimentos em duas fases, uma mais rápida, de contração, e outra mais lenta, de retorno à posição inicial. Pode acometer diversas partes do corpo, inclusive a musculatura faríngea e o diafragma. Comumentemente se associa a alterações do EEG.

CRISES CONVULSIVAS TÔNICAS

Referem-se à flexão ou extensão mantida de um grupo muscular axial ou apendicular. As crises focais são mais frequentemente associadas a alterações do EEG. As crises generalizadas necessitam de confirmação eletroencefalográfica, uma vez que a maioria não apresenta alterações, podendo, nesses casos, ser confundidas com posturas de descerebração ou decorticação.

CRISES CONVULSIVAS MIOCLÔNICAS

Caracterizam-se por movimentos rápidos e desordenados, podendo ser generalizados, focais ou multifocais, com distribuição axial ou apendicular. Tendem a ocorrer em grupos musculares flexores. É o tipo de crise mais frequentemente associado a alterações eletroencefalográficas.

CONVULSÕES VERSUS TREMORES

Tremor, apesar de não constituir um tipo de convulsão, é uma desordem motora frequentemente confundida com convulsão. Caracteriza-se por movimentos com características, algumas vezes, de clônus. A sua distinção de uma convulsão real pode ser feita à beira do leito, baseando-se nos seguintes aspectos:

1. Não se acompanha de fenômenos oculares, como fixação ou desvio do olhar.
2. É extremamente sensível a estímulos externos.
3. O movimento predominante é rítmico, de mesma frequência e amplitude. Na convulsão, os movimentos caracterizam-se por um componente rápido e um lento.
4. Os tremores de membros podem usualmente ser interrompidos com uma flexão passiva delicada do membro afetado, ao passo que a convulsão não cede a essa manobra.
5. Os tremores não se acompanham de alterações autonômicas, como taquicardia, aumento da pressão arterial, apneia, fenômenos vasomotores cutâneos, alterações pupilares ou salivação.

ETIOLOGIA

Entre as múltiplas causas de convulsão, um número relativamente reduzido delas é responsável pela maioria das crises neonatais:

Encefalopatia hipóxico-isquêmica (EHI)

Secundária à asfixia perinatal, é a causa mais comum de convulsão no RN, seja ele de termo ou prematuro. Cerca de 60% dos RNs cuja convulsão se deve à EHI têm início do quadro convulsivo nas primeiras 12 horas de vida. As convulsões tornam-se mais frequentes e mais graves entre 12 e 24 horas de vida e, não raro, evoluem para um "estado epiléptico".

Hemorragia intracraniana

É uma causa extremamente frequente de convulsão, especialmente em recém-nascidos prematuros (RNPTs). Pode ser difícil distinguir as convulsões causadas por hemorragia daquelas causadas por encefalopatia hipóxico-isquêmica ou lesão traumática, em virtude da associação frequente entre elas. Entre os diversos tipos de hemorragia, aquela que atinge a matriz germinal e os ventrículos cerebrais é a mais frequentemente encontrada em RNPTs prematuros, e as crises convulsivas em geral manifestam-se nos primeiros 3 dias de vida. A hemorragia subdural é comumente associada a eventos traumáticos que resultam em contusão cerebral. As convulsões, nesses casos, costumam ocorrer nas primeiras 48 horas de vida. Já a hemorragia subaracnoide, apesar de ocorrência relativamente comum, não costuma apresentar comprometimento clínico importante. No entanto, pode resultar em convulsão em recém-nascidos a termo (RNTs) e, nesse caso, o início frequentemente se dá no 2º dia de vida.

Hipoglicemia

Os principais determinantes da ocorrência de sintomas neurológicos num RN com hipoglicemia são a sua duração, o tempo transcorrido entre a ocorrência de hipoglicemia e o tratamento. Os sintomas neurológicos consistem em tremores, hipotonia, apneia e convulsões. Cerca de 50% dos RNs pequenos para a idade gestacional (PIG) com hipoglicemia evoluem com convulsão, e ela usualmente se manifesta no 2º dia de vida. Já nos RNs de mãe diabética, a ocorrência de convulsão por hipoglicemia é menos frequente (10% a 20%), possivelmente devido à duração mais curta da hipoglicemia nesses bebês.

Hipocalcemia e hipomagnesemia

A hipocalcemia precoce, aquela que ocorre nos primeiros 2 a 3 dias de vida, associa-se mais frequentemente a convulsões do que a hipocalcemia de manifestação tardia. No entanto, como a manifestação precoce em geral acompanha-se de outros eventos adversos, como EHI e asfixia, considerar a hipocalcemia como fator etiológico isolado da crise convulsiva na maioria das vezes é impossível. Cerca de 3% de todas as convulsões neonatais podem ser atribuídas à hipocalcemia isoladamente. Quando a hipocalcemia aparece tardiamente no período neonatal, acomete primariamente RNTs em uso de preparados lácteos com relação inadequada de Ca/P e P/Mg. A síndrome neurológica consiste em reflexos tendinosos exacerbados, clônus de joelhos, tornozelos e mandíbula, tremores e convulsão. O fenômeno convulsivo é geralmente focal. Quanto à hipomagnesemia, a sua forma primária é rara e pode associar-se a um quadro clínico semelhante ao descrito para a hipocalcemia. Mais frequentemente, a hipomagnesemia acompanha a hipocalcemia.

Hipernatremia

Pode ocorrer em RNs gravemente desidratados ou como resultado de uso intempestivo de bicarbonato de sódio para correção de acidose metabólica. As convulsões em geral ocorrem durante a correção da hipernatremia, quando se utilizam soluções muito hipotônicas, levando a edema cerebral, ou como resultado de hemorragia intracraniana, resultante de uma síndrome hiperosmolar.

Hiponatremia

Ocorre mais frequentemente em RNs com grandes edemas secundários à síndrome de secreção inapropriada de hormônio antidiurético associada a meningite bacteriana, hemorragia intracraniana, encefalopatia hipóxico-isquêmica ou na insuficiência renal.

Deficiência de piridoxina

É um defeito do metabolismo da piridoxina que pode produzir convulsões graves resistentes a todas as terapias anticonvulsivantes. O tempo de início dessas convulsões varia desde as primeiras horas de vida até vários meses. Há registros de convulsões intrauterinas. As crises são geralmente multifocais clônicas e resistentes às terapias anticonvulsivantes usuais. O diagnóstico é estabelecido pela cessação das crises alguns minutos após a utilização de 50 a 100mg de piridoxina por via endovenosa.

Infecção intracraniana

Seja de origem bacteriana ou não, é responsável por cerca de 5% a 10% das convulsões neonatais. Entre as infecções bacterianas, as meningites de etiologia estreptocócica do tipo B e por *E. coli* são as mais frequentes. O início do quadro convulsivo usualmente é dado a partir do final da 1ª semana de vida. As infecções não bacterianas incluem as diversas causas de encefalite neonatal: toxoplasmose, herpes simples, coxsáckie B, rubéola, citomegalovírus.

Erros inatos do metabolismo

Diversos grupos de doenças resultantes de erros inatos do metabolismo manifestam-se com sintomas graves e agudos no período neonatal, levando a risco de vida, especialmente as acidemias orgânicas, os defeitos do ciclo da ureia e algumas desordens do metabolismo dos aminoácidos. Como esses distúrbios são associados à intolerância proteica, os sintomas clínicos geralmente se iniciam após a instituição da alimentação. Tipicamente, acometem RNTs, que usualmente parecem bem ao nascer. Os achados iniciais são, em geral, letargia e má aceitação alimentar, que podem progredir para convulsão e coma.

Intoxicação por anestésicos locais

A injeção inadvertida de anestésicos locais no *scalp* fetal durante o parto pode resultar em quadro convulsivo no RN. A transmissão transplacentária também é capaz de resultar em convulsão. Frequentemente essa causa de convulsão é confundida com asfixia, uma vez que a bradicardia, hipotonia, apneia e hipoventilação apresentadas por esses RNs resultam em baixos escores de APGAR. A convulsão ocorre nas primeiras 6 horas de vida e, em geral, é do tipo tônica.

Síndrome de abstinência pelo uso de fármacos pela mãe

Irritabilidade e convulsões podem ocorrer em 2% a 11% dos RNs cujas mães são usuárias de opioides, podendo também ocorrer nos filhos de usuárias de não opioides. É importante avaliar cuidadosamente a história materna nos casos suspeitos. A presença de outros sinais, como sudorese, dificuldade em dormir, vômitos e choro persistente, pode direcionar a suspeita.

Defeitos do desenvolvimento cerebral

Malformações cerebrais são causas bem conhecidas de convulsões durante a infância. Algumas tipicamente se manifestam no período neonatal, como holoprosencefalia, lisencefalia e algumas alterações estruturais associadas a erros inatos do metabolismo, como disgenesia do corpo caloso associada a hiperglicinemia não cetótica, deficiência de piruvato-desidrogenase e hiperglicinemia materna. Da mesma forma, desordens peroxissomais e defeitos da oxidação dos ácidos graxos têm sido associados a anomalias de migração neuronal.

Acidente vascular cerebral (AVC)

Pode ocorrer devido à obstrução arterial ou venosa. No caso arterial, a artéria cerebral média está envolvida mais frequentemente. A maior parte das lesões deve-se a processos tromboembólicos, secundários a coagulopatias, cardiopatias congênitas e traumas. O tecido cerebral necrosado é posteriormente reabsorvido, dando origem a formações cavitárias (cistos porencefálicos). Se ocorrer acometimento de muitos vasos, o resultado pode ser encefalomalácia multicística ou até hidranencefalia. Trombose venosa cerebral é outro tipo de acidente vascular que pode ocorrer em RNs com insuficiência respiratória grave, hipertensão pulmonar, infecção, desidratação e desordens tromboembólicas. A oclusão usualmente ocorre no seio sagital superior, seio sigmoide/transverso ou em múltiplos seios venosos. A oclusão venosa pode levar a lesões cerebrais focais que frequentemente são hemorrágicas. Pode ser responsável por hemorragia intraventricular secundária (de plexos coroides) em RNT.

A oxigenação por membrana extracorpórea (OMEC) associa-se a diversos distúrbios vasculares cerebrais, sendo mais frequente a hemorragia de fossa posterior, possivelmente devido a distúrbios do retorno venoso.

Convulsão neonatal familiar benigna

É uma síndrome epiléptica com herança autossômica dominante com 85% de penetrância. As crises têm início na 1ª semana de vida e podem manifestar-se como apneia ou atividade motora tônica que podem evoluir para mastigação, vocalização e movimentos palpebrais.

Os achados neurológicos clínicos, bem como os eletroencefalográficos, são normais no período intercrítico. Nenhuma outra causa é encontrada para explicar as convulsões, e as crises se resolvem espontaneamente durante a infância. Usualmente, existe história familiar de convulsões no período neonatal ou na infância.

CONVULSÃO NEONATAL IDIOPÁTICA BENIGNA (DOENÇA DO 5º DIA)

É um distúrbio de causa desconhecida que se manifesta entre o 4º e o 6º dias de vida em 80% dos pacientes. As crises podem manifestar-se como atividade focal clônica, apneia e estado epiléptico. Após esse período inicial, não ocorre epilepsia posterior, e o desenvolvimento neurológico é normal. Não existem antecedentes familiares.

Encefalopatia mioclônica precoce e encefalopatia epiléptica infantil precoce (síndrome de Ohtahara)

São duas síndromes que se caracterizam por convulsões de difícil controle com início nas primeiras semanas de vida. As crises são preferentemente do tipo tônicas na síndrome de Ohtahara e clônicas e mioclônicas na encefalopatia mioclônica. O quadro eletroencefalográfico é caracterizado por traçado em "surto de supressão", e a evolução é desfavorável com sequelas neurológicas graves em ambas. Na encefalopatia mioclônica a etiologia parece ser metabólica (hiperglicinemia não cetótica, aminoacidopatias e organoacidopatias), e na síndrome de Ohtahara parece estar relacionada com alterações estruturais do sistema nervoso central (SNC).

ABORDAGEM DO RN COM CONVULSÃO

Diante de um RN que convulsiona, as ações devem ser orientadas de acordo com os seguintes objetivos

1. Estabilizar os sinais vitais: assegurar ventilação e perfusão adequadas.
2. Pesquisar causas de convulsão que sejam de identificação e tratamento rápidos – Hipoglicemia, hipocalcemia e hipomagnesemia, se facilmente disponíveis.
3. Iniciar tratamento com anticonvulsivantes intravenosos até obter cessação da crise.
4. Manter o paciente monitorado.
5. Completar pesquisa de causas subjacentes cujos exames diagnósticos não são de resultado imediato, mas cuja ausência de tratamento levará à recorrência das crises ou, eventualmente, ao óbito: cálcio, magnésio, sódio, potássio, ureia e creatinina séricos, hemograma completo com plaquetas, gasometria arterial, LCR, sorologias.
6. Obter história clínica detalhada com ênfase nos dados da gestação e do parto e em antecedentes familiares de doenças neurológicas.
7. Uma vez de posse dos resultados dos exames solicitados, iniciar terapia específica para distúrbio de base identificado (infecção, hipocalcemia, hiponatremia etc.)

8. Solicitar exames de neuroimagem para identificar possíveis alterações anatômicas ou estruturais – ultrassom transfontanela, realizado à beira do leito, e tomografia computadorizada, uma vez que o paciente encontre-se estável para transporte. Ressonância magnética, em casos específicos.
9. Iniciar terapia anticonvulsivante de manutenção 12 horas após a terapia de "ataque", nos casos em que não se tenha identificado nenhum distúrbio específico prontamente tratável (hipocalcemia, hipomagnesemia etc.).
10. Caso não se identifique nenhuma etiologia específica, exames adicionais devem ser realizados: dosagem de amônia, lactato e aminoácidos séricos, pesquisa de ácidos orgânicos na urina.

TERAPIA ANTICONVULSIVANTE

Estudos têm demonstrado que a crise convulsiva por si só pode exacerbar dano cerebral subjacente e, portanto, o controle da convulsão deve ser obtido da forma mais pronta e eficaz possível.

A sequência usual de medicamentos anticonvulsivantes utilizados no período neonatal é descrita a seguir, e a eficácia desses fármacos no controle das convulsões é mostrada no Quadro XIV.15.1.

Fenobarbital

Ainda é considerada a droga de escolha para se iniciar o tratamento de uma convulsão neonatal. Utilizado na dose de "ataque" de 20mg/kg por via intravenosa, por um período de 10 a 15 minutos, resulta num nível sérico anticonvulsivante eficaz (20µg/mL). Caso essa dose inicial não seja efetiva para controlar a crise, doses adicionais de 5mg/kg ou 10mg/kg, a cada 10 a 15 minutos, devem ser administradas até se atingir um total de 40mg/kg. Esse esquema terapêutico costuma ser eficaz em 70% dos casos.

Fenitoína

Naqueles pacientes que continuam a convulsionar após 40mg/kg de fenobarbital deve ser administrada fenitoína na dose de ataque de 15 a 20 mg/kg por via intravenosa direta numa velocidade de 0,5 a 1mg/kg/min. O ritmo e a frequência cardíaca devem ser cuidadosamente monitorados durante a infusão.

Diazepínicos

Aproximadamente 15% dos RNs com convulsão não respondem à administração sequencial de fenobarbital e fenitoína. Nesses, a utilização de um benzodiazepínico tem sido preconizada.

Os benzodiazepínicos mais comumente utilizados são o diazepam, lorazepam, midazolam e clonazepam.

Apesar de constituir um anticonvulsivante eficaz, o diazepam não é utilizado no período neonatal pelos seguintes motivos:

1. Apresenta *clearance* cerebral bastante rápido, constituindo uma droga inadequada para manutenção.
2. A sua utilização juntamente com barbitúricos resulta em maior risco de colapso circulatório e insuficiência respiratória.
3. A dose terapêutica é extremamente variável e não necessariamente menor do que a dose tóxica (apneia tem sido relatada com doses de 0,3 a 0,36mg/kg).
4. O veículo da solução intravenosa contém benzoato sódico, potente desacoplador do complexo bilirrubina-albumina e, teoricamente, aumenta o risco de kernicterus.

O lorazepam é preferido ao diazepam, tem maior tempo de ação e apresenta menos efeitos adversos cardiovasculares e respiratórios. A dose efetiva é de 0,05mg/kg a 0,10mg/kg administrada por via intravenosa em 2 a 5 minutos. Essa dose pode ser repetida.

O midazolam tem início de ação mais rápido do que o lorazepam e pode ser administrado em infusão contínua. Utilizado em dose de ataque de 0,15mg/kg IV, seguida de manutenção de 0,1 a 0,4mg/kg/h em infusão contínua.

O clonazepam é utilizado na dosagem de 0,1 a 0,2mg/kg, IV, seguido por infusão de 10 a 30µg/kg/h.

Medicamentos anticonvulsivantes de segunda linha

Thionembutal

Sua utilização tem sido descrita em alguns casos de "estado epiléptico" que não respondem às drogas usuais. A dose sugerida é de 1mg/kg de ataque, seguida de infusão contínua de 0,01mg/kg/min, IV. As apneias são frequentes, sendo necessário manter o RN em ventilação mecânica.

Lidocaína

Iniciar com 4mg/kg/h, IV, no 1º dia, reduzir em 1mg/kg/h a cada dia subsequente. Os efeitos adversos incluem arritmias cardíacas, hipotensão arterial e até

Quadro XIV.15.1. Terapia anticonvulsivante sequencial. Eficácia no controle das crises.

Anticonvulsivante (dose acumulada)	Cessação da crise (% acumulada)
Fenobarbital – 20mg/kg	40
Fenobarbital – 40mg/kg	70
Fenitoína – 20mg/kg	85
Lorazepam – 0,05 a 0,1mg/kg	95-100

Adaptado de Volpe JJ. Neurology of the newborn. 3 ed., 1995.

mesmo convulsões. Não deve ser administrada juntamente com fenitoína.

Ácido valproico

Pode ser utilizado em terapia de manutenção. A dose recomendada é de 15mg/kg/dia, no 1º dia, de 8/8h ou de 12/12h. Quando necessário, aumentar 5 a 10mg/kg/dia, semanalmente, até 60mg/dia. Útil nas crises mioclônicas. Existem apenas apresentações orais.

Novas drogas antiepiléticas

A busca por eventos adversos menores, melhor tolerabilidade e eficácia tem levado à utilização de novas drogas antiepiléticas. Algumas ainda não foram estudadas adequadamente em RNs, mas os seus efeitos em adultos e crianças maiores têm se mostrado promissores. Esses medicamentos têm sido utilizados por alguns autores em pacientes cujo quadro convulsivo não responde às drogas de primeira e segunda linhas já descritas.

Leviracetam

Seu mecanismo de ação exato é desconhecido, mas tem-se mostrado eficaz no controle das crises convulsivas sem afetar a excitabilidade dos neurônios normais, sugerindo que pode ser capaz de prevenir a propagação interneuronal do estímulo convulsivo.

Vigabatrina

Tem sido usada principalmente em pacientes com mais de 3 anos com "espasmos infantis".

Topiramato

Tem sido utilizado em espasmos infantis e mostra-se promissor em convulsões neonatais, devido ao seu potencial efeito neuroprotetor contra lesões hipóxico-isquêmicas. Disponível em apresentação para via oral.

TERAPIAS ESPECÍFICAS

- *Hipoglicemia* – Glicose a 10% – 2mL/kg IV, seguida por infusão contínua de 5 a 8mg/kg/min.
- *Hipocalcemia* – Gluconato de cálcio a 10% – 2mL/kg ou solução a 5% – 4 mL/kg IV em 10 minutos.
  Manutenção: solução a 10% – 6 a 8 mL/kg/dia.
- *Hipomagnesemia* – Sulfato de magnésio a 50% – 0,2mL/kg IM ou solução a 2% - 3% – 2 a 6mL/kg IV.
  Manutenção: sulfato de magnésio a 50% – 0,2mL/kg IM,
  Uma a duas vezes ao dia até correção do distúrbio.
- *Deficiência de piridoxina* – Piridoxina (vitamina B_6) – 100 mg IV ou IM, distribuída em dois locais (glúteos ou vastos laterais da coxa).
  Manutenção: 10 a 40mg/dia.

TERAPIA DE MANUTENÇÃO

Nem todos os RNs que convulsionam necessitam de terapia anticonvulsivante de manutenção. Naqueles casos em que se identificou uma causa específica subjacente, como hipocalcemia, hipoglicemia ou hipomagnesemia, a terapia anticonvulsivante não é necessária. Nos demais casos, após obter-se o efeito terapêutico agudo, o RN é, em geral, colocado em terapia de manutenção com aqueles medicamentos que controlaram a crise convulsiva, iniciando-se 12 horas após a dose de ataque.

- *Fenobarbital:* a manutenção é feita na dose de 3 a 5mg/kg/dia, podendo-se utilizar as vias intravenosa, IM ou oral. Na fase aguda, em pacientes criticamente enfermos, a via venosa é a preferencial.
- *Fenitoína:* a dose de manutenção utilizada é a mesma do fenobarbital (3 a 5mg/kg/dia), sendo que nesse caso a via intravenosa é obrigatória. A utilização de fenitoína intramuscular associa-se à absorção errática e possível necrose muscular. Em RNs, a via oral resulta em absorção inadequada.

Os níveis séricos devem ser monitorados; no entanto, a presença de sinais de toxidade, mais do que os níveis séricos, deve nortear o ajuste nas dosagens de manutenção.

ELETROENCEFALOGRAMA

Tem papel importante tanto no diagnóstico como na avaliação do prognóstico do RN com convulsão. Na prática, as indicações do EEG são as seguintes: (1) determinar se um RN com movimentos anormais está apresentando distúrbio epilético; (2) determinar se um RN submetido a drogas paralisantes está apresentando crises convulsivas; (3) definir o padrão EEG intercrítico e, dessa forma, auxiliar a definição do tempo de terapia anticonvulsivante e o prognóstico neurológico. O exame deve ser realizado por profissional experiente e familiarizado com as peculiaridades do EEG no RN.

DURAÇÃO DA TERAPIA

Questões ainda não resolvidas acerca de possíveis efeitos adversos da utilização crônica de anticonvulsivantes no desenvolvimento do sistema nervoso têm levado alguns profissionais a evitar a terapia prolongada com anticonvulsivantes após uma convulsão neonatal. Além disso, o risco de recorrência das convulsões neonatais é baixo (em média 30%), variando de acordo com o distúrbio de base que a provocou. A decisão acerca da manutenção das drogas deve basear-se no risco provável de o RN apresentar novas crises convulsivas e, portanto, deve-se proceder tão cedo quanto possível a uma avaliação criteriosa desses riscos, na tentativa de evitar terapias desnecessariamente prolongadas.

A utilização de três critérios básicos tem sido preconizada na definição da duração da terapia anticonvulsivante no RN:

1. *Exame neurológico do RN:* a ausência de alterações neurológicas ao exame clínico confere razoável segurança de que o recém-nascido não apresentará nova crise convulsiva, uma vez suspensa a medicação. Os RNS asfixiados com exame neurológico alterado na alta apresentam 50% de chance de novas crises convulsivas.
2. *Causa da convulsão:* o risco de convulsão subjacente varia de acordo com a causa básica, sendo de 0% nos casos de hipocalcemia, 30% nas encefalopatias hipóxico-isquêmicas e 100% nas disgenesias corticais.
3. *Eletroencefalograma:* no exame realizado no período intercrítico, os traçados normais ou com alterações mínimas associam-se à chance praticamente nula do desenvolvimento posterior de epilepsia, ao passo que a presença de depressão importante nos achados EEG traz cerca de 40% de chance de desenvolver quadros convulsivos posteriores.

A utilização dos dois primeiros critérios (exame físico normal e ausência de alteração neurológica estrutural ao exame de neuroimagem) resultou num tempo médio de utilização de anticonvulsivantes de 7 dias, em estudo realizado em maternidade pública de referência para RNs de alto risco no Município de São Paulo, sendo que 90% dos RNs desse estudo receberam anticonvulsivante por um período máximo de 13 dias. A Fig. XIV.15.1 apresenta uma sugestão de fluxo para redução e retirada de anticonvulsivantes no RN.

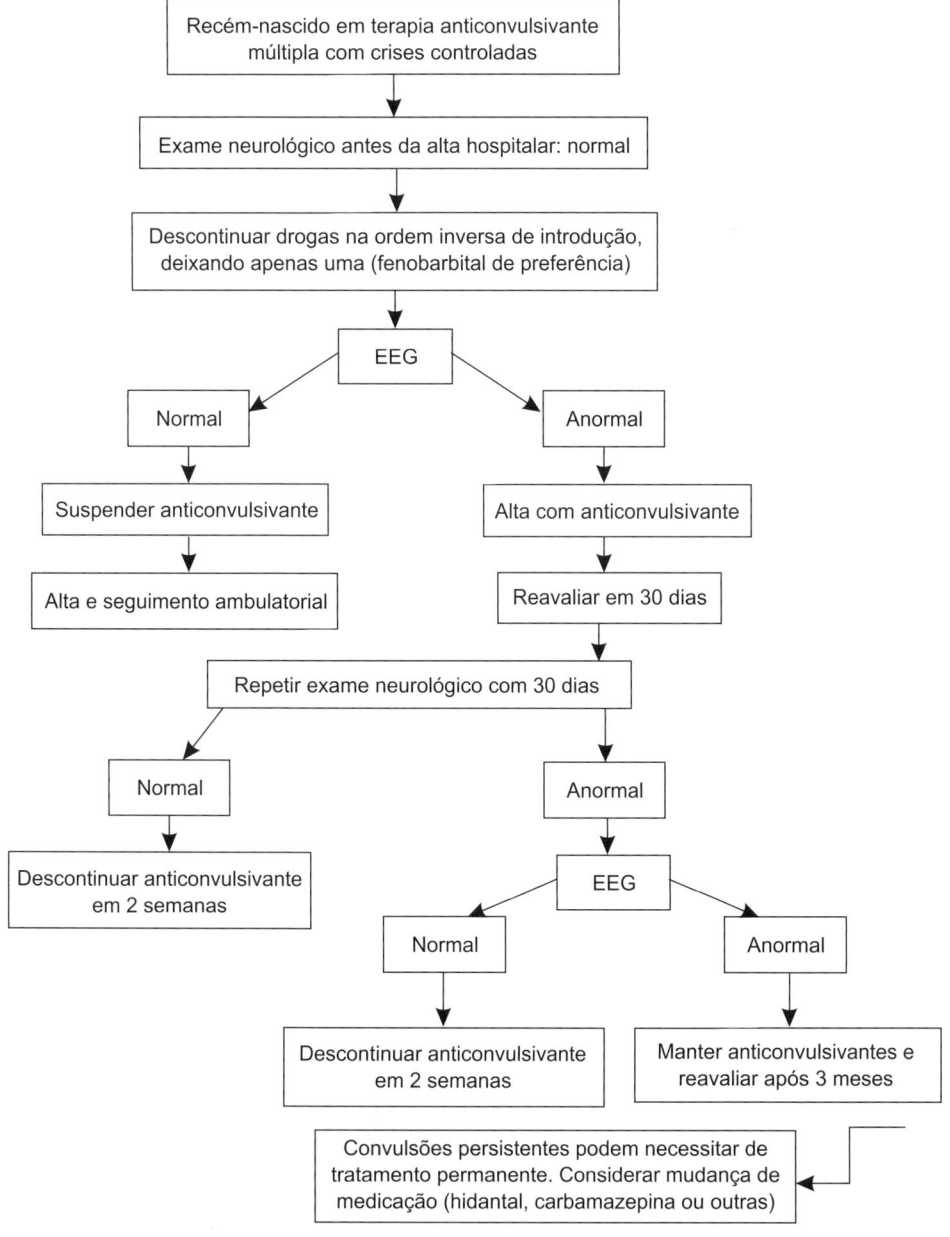

Fig. XIV.15.1. Fluxo para retirada de anticonvulsivantes no recém-nascido. Adaptado de Sankar MJ et al. India Journal of Pediatrics 2008; 75:149-153.

PROGNÓSTICO

A incidência de sequelas neurológicas maiores (retardo mental, déficit motor) em sobreviventes é de cerca de 25% a 35%. As convulsões persistentes são menos frequentes, ocorrendo em 15% a 20% das crianças. Em muitos casos, essas sequelas resultam mais da doença de base que causou a crise do que da convulsão propriamente dita. A mortalidade em RNs que apresentam convulsão é de cerca de 15%, sendo maior em prematuros. Em estudo realizado em uma maternidade de alto risco em São Paulo, a mortalidade geral em pacientes internados na UTI neonatal que apresentaram convulsão foi de 27,7%, sendo de 60% em prematuros de muito baixo peso e 15% em RNTs com peso de nascimento igual ou maior do que 2.500g. No entanto, analisando o risco de morrer em cada grupo individualmente, quando comparados com RNs não convulsivos nas mesmas faixas de peso e idades gestacionais, a ocorrência de convulsão resultou em risco de vida 40 vezes maior nos RNTs a e peso ≥ 2.500 g, ao passo que no grupo de prematuros de muito baixo peso a convulsão não resultou em aumento significativo da mortalidade.

As características clínicas da crise convulsiva, a doença que deu origem à convulsão e as alterações eletroencefalográficas são os aspectos geralmente utilizados para definir o prognóstico dessas crianças. Convulsões de início precoce, frequentes e/ou prolongadas, resistentes à terapia anticonvulsivante múltipla, geralmente apresentam mau prognóstico. Um padrão eletroencefalográfico intercrítico normal associa-se a 85% de chance de desenvolvimento normal, quando comparado com atividade elétrica de baixa voltagem ou atividade paroxística de base, que geralmente são associadas à má evolução. No entanto, a maioria dos autores considera que o fator prognóstico mais importante é a natureza do processo que levou à convulsão. A relação entre a doença de base e o prognóstico neurológico pode ser vista no Quadro XIV.15.2.

BIBLIOGRAFIA

Andrade PF, Figueira BBD, Cardo Junior WN, Cohn RSN, Junqueira ACBV. Convulsão neonatal como marcador do risco de morrer em recém-nascido de termo. XVII Congresso Brasileiro de Perinatologia, XIV Reunião de Enfermagem Perinatal, 2001. Anais: 129.

Bassan H, Yoram B, Shany E et al. Neonatal seizures: dilemmas in workup and management. Pediatr Neurol 2008; 38:415-421.

Figueira BBD, Andrade PF, Fernandes GCR et al. Convulsões no período neonatal: incidência, características e etiologia. XVII Congresso Brasileiro de Perinatologia, XIV Reunião de Enfermagem Perinatal. 2001. Anais: 244.

Glass HC, Wirrell E. Controversies in neonatal seizures management. J Child Neurol 2009:1-9.

Gurgueira GL. Estado de mal epiléptico. In: Carvalho BW, Lee HJ, Mângia CMF (eds.). Cuidados neurológicos em terapia intensiva pediátrica. São Paulo: Lovise, 1998:93-124.

Han JS, Olson DM. Etiology of neonatal seizures. NeoReviews 2004; 5:e327-e335.

Han JS, Sanger T. Neonatal movement disorders. NeoReviews 2004; e321-e326.

Hill A. Neonatal seizures. Pediatr Rev 2000; 21:117-121.

Marba STM. Convulsão neonatal. In: Rugolo LMSS (ed.). Manual de neonatologia – Sociedade de Pediatria de São Paulo. 2 ed. São Paulo: Revinter, 2000:286-288.

Mizrahi EM. Neonatal seizures and neonatal epileptic syndromes. Neurol Clin 2001; 19:427-463.

Riviello Jr JJ. Drug therapy for neonatal seizures: part 2. NeoReviews 2004; 5(5):e-262-e268.

Riviello Jr JJ. Drug therapy for neonatal sezures: part one. NeoReviews 2004; 5(5):e215-e220.

Sankar MJ, Agarwal R, Aggarwal R et al. Seizures in the newborn. Indian J of Pediatrics 2008; 75:149-155.

Scher MS. Neonatal Seizures. In: Polin RA, Yoder MC, Burg FD. Workbook in practical neonatology. 3 ed. Saunders, 2001:339-369.

Sheth RD, Hobbs GR, Mullett M. Neonatal sezures: incidence, onset, and etiology by gestacional age. J Perinatol 1999; 19:40-43.

Silverstein FS, Jensen FE, Inder T et al. Improving the treatment of neonatal seizures: National Institute of Neurological Disorders and Stroke Workshop Report. J Pediatr 2008; 153:12-5.

Silverstein FS, Jesent FE. Neonatal seizures. Ann Neurol 2007; 62:112-120.

Volpe JJ, Hill A. Neurological and neuromuscular disorders. In: Avery GB, Fletcher MA, MacDonald MG (eds.). Neonatology pathophysiology & management of the newborn. 5 ed. Lippincott, 1999:1.231-1.252.

Volpe JJ. Neonatal seizures. In: Volpe JJ. Neurology of the newborn. 3 ed. Saunders, 1995:172-207.

Wirrell EC. Neonatal seizures: To treat or not to treat? Semin Pediatr Neurol 2005; 12:97-105.

Quadro XIV.15.3. Prognóstico neurológico das convulsões neonatais em relação à doença que causou a convulsão

Causa da convulsão	Desenvolvimento normal (%)
Encefalopatia HI	50
Hemorragia intraventricular (associada a enfarte periventricular)	10
Hemorragia subaracnoidea	90
Hipocalcemia	
Precoce	50
Tardia	100
Hipoglicemia	50
Meningite	50
Defeitos do desenvolvimento cerebral	0

Adaptado de Volpe JJ. Neurology of the newborn. 3 ed., 1995.

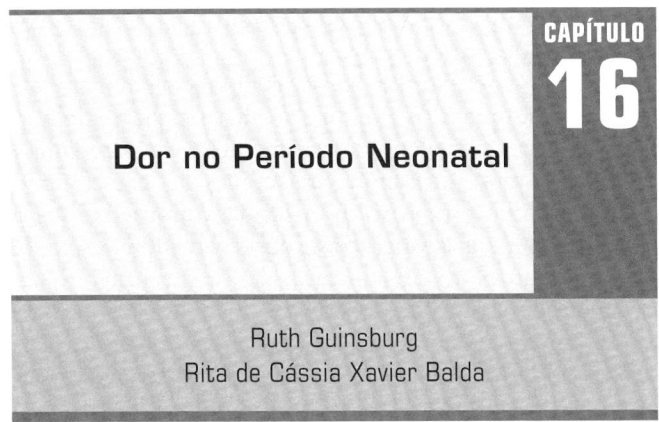

CAPÍTULO 16
Dor no Período Neonatal

Ruth Guinsburg
Rita de Cássia Xavier Balda

EPIDEMIOLOGIA DA DOR NO PERÍODO NEONATAL

Com o avanço do conhecimento e o desenvolvimento tecnológico observa-se o emprego crescente de tratamentos agressivos e cuidados médicos e de enfermagem intensivos para manter a vida de recém-nascidos (RNs) gravemente enfermos. Se, por um lado, tais tratamentos mantêm os bebês vivos, por outro, ocasionam muitas vezes dor e sofrimento.

O evento doloroso é frequente em neonatos que necessitam de cuidados intensivos. Calcula-se que cada RN internado em UTI seja recebido por cerca de 50 a 150 procedimentos potencialmente dolorosos ao dia e que pacientes abaixo de 1.000 gramas sofram cerca de 500 ou mais intervenções dolorosas ao longo de sua internação.

Simons e colaboradores (2003) observaram 151 neonatos nos primeiros 14 dias de internação em UTI, e cada um foi submetido, em média, a 14 procedimentos dolorosos por dia. Prestes e colaboradores (2005) avaliaram quatro unidades neonatais universitárias paulistas durante um mês do ano 2001 e verificaram a realização de um número médio de 3 a 5 procedimentos potencialmente dolorosos por dia.

Carbajal e colaboradores (2008) avaliaram 430 RNs admitidos em unidades terciárias na região de Paris nos primeiros 14 dias de vida, em 2005 e 2006. Cada RN sofreu, em média, 10 procedimentos dolorosos por dia. Já Cignacco e colaboradores (2009) avaliaram 120 RNs em ventilação mecânica durante os primeiros 14 dias de vida em duas unidades de terapia intensiva suíças entre 2004 e 2006, encontrando 23 procedimentos dolorosos por dia por paciente.

Apesar desse quadro, o emprego de medidas para o alívio da dor frente aos procedimentos potencialmente dolorosos ainda é raro, estimando-se que em apenas 3% seja indicado algum tratamento analgésico ou anestésico específico e em 30% sejam aplicadas técnicas coadjuvantes para minimizar a dor. Segundo avaliação feita nos Países Baixos com 1.375 pacientes-dia internados em UTI nas primeiras 2 semanas de vida, 15% a 32% deles receberam alguma dose de analgésico por dia. Esses dados coincidem com aqueles colhidos em unidades de terapia intensiva paulistas: dos 1.025 pacientes-dia internados em UTI, só 23% receberam pelo menos uma dose de analgésico.

O mesmo quadro é revelado por Carbajal e colaboradores: em 42.413 procedimentos analisados, 79% dos pacientes não receberam qualquer intervenção analgésica específica e 34% foram realizados enquanto os pacientes estavam recebendo fármacos para o alívio da dor por outros motivos. Por outro lado, Cignacco e colaboradores (2009), analisando apenas duas unidades, observaram uma situação melhor: 99% dos pacientes receberam analgesia farmacológica ou não farmacológica, refletindo um avanço em relação aos dados da literatura.

As causas mais citadas para o subtratamento da dor são os vários mitos que cercam a experiência dolorosa na população neonatal: a possível incapacidade de o RN de sentir dor e expressá-la, a dificuldade de mensurar o fenômeno doloroso e a escassa disponibilidade de opções terapêuticas efetivas e seguras para o tratamento. Mas, entre todas as causas citadas, o lapso entre o conhecimento científico e a conduta prática clínica deve-se, de modo mais importante, à dificuldade de avaliar a dor no lactente pré-verbal. A avaliação da dor na população neonatal não é tarefa fácil: a natureza subjetiva da experiência dolorosa e a existência de poucos instrumentos confiáveis, válidos e com aplicabilidade clínica para mensurar a presença e a intensidade da dor são barreiras difíceis de transpor. Além disso, especialmente em prematuros em diversas etapas do crescimento e desenvolvimento do sistema nervoso central (SNC), a resposta à dor repetitiva pode modificar-se, dificultando a avaliação e, portanto, o seu tratamento.

NEUROFISIOLOGIA DA DOR NO FETO E NO RN

A nocicepção é a atividade produzida no sistema nervoso pelo estímulo causado por lesão tecidual real ou potencial, que envolve os receptores periféricos sensoriais, os nociceptores, cujas fibras (axônios ou prolongamentos centrais) fazem sinapses no corno dorsal da medula espinhal.

Durante o processo de maturação do sistema nervoso, as projeções das fibras C são o último grupo de aferências primárias a entrar na substância cinzenta dorsal. A maturação pós-natal dessas fibras no corno dorsal desempenha papel decisivo na organização do circuito nociceptivo. Fibras A também estão envolvidas na transmissão da dor e aparecem mais precocemente na gestação. Essas fibras possuem um diâmetro maior em relação às fibras C, são mielinizadas e constituem-se em aferentes sensoriais primários, podendo ser mecanorreceptores (Aβ) ou mecanorreceptores e nociceptores (Aδ).

Precoce em termos de desenvolvimento, a formação das conexões sinápticas entre as aferências sensoriais e os neurônios motores na medula espinhal leva às primeiras respostas reflexas funcionais a estímulos táteis e nociceptivos. Embora tais reflexos espinhais não devam ser interpretados como evidência de dor, eles são importante indicação da maturação de circuitos neuronais funcionais. As fibras nervosas de maior diâmetro penetram a medula espinhal mais precocemente na vida fetal do que as fibras C. No adulto, as terminações das fibras Aß estão restritas às lâminas II e IV do corno posterior da medula, mas, no feto e no RN, essas terminações estendem-se dorsalmente em direção às lâminas I e II, até atingirem a superfície da substância cinzenta no corno posterior da medula espinhal, aumentando o campo de recepção medular ao estímulo nociceptivo.

A amplificação das respostas, mesmo a estímulos cutâneos débeis, é ainda potencializada pela imaturidade das vias modulatórias descendentes corticais. Tais vias só se tornam funcionais tardiamente na vida pós-natal de modelos animais e, provavelmente, no homem. A falta de inibição do estímulo nociceptivo aferente pelas vias corticais descendentes indica que não há atenuação do impulso doloroso enquanto ele trafega no SNC no período neonatal e que esta falta de inibição é tanto maior quanto mais prematuro for o bebê.

Pode-se perceber, portanto, durante a vida fetal e neonatal que os receptores periféricos, os gânglios das raízes dorsais, os nervos aferentes e seus colaterais e o circuito bastante complexo da medula espinhal, do qual constam neurônios nociceptivos, interneurônios, projeções neuronais e vias inibitórias descendentes, apresentam um desenvolvimento ímpar, mas os mecanismos modulatórios do sistema de transmissão da dor amadurecem mais tardiamente do que os excitatórios. Assim, o RN, em especial o prematuro, responde de maneira evidente ao estímulo doloroso, mas essa resposta, em vez de específica, é, na maioria das vezes, exagerada e generalizada.

Embora os mecanismos do processamento supraespinal da dor ainda sejam pouco conhecidos no RNT ou RNPT, animal ou humano, sabe-se que o desenvolvimento e a funcionalidade do córtex somatossensorial, tálamo e hipotálamo começam a ocorrer precocemente na vida fetal, entre 15 e 20 semanas de gestação. Já em relação aos sistemas responsáveis pela transmissão, amplificação ou inibição do estímulo doloroso em nível supraespinal, o desenvolvimento parece similar ao que ocorre em nível espinal, no qual a expressão dos neurotransmissores excitatórios e seus receptores precede a dos inibitórios, facilitando os fenômenos de amplificação, sensibilização e extensão dos campos receptores do estímulo doloroso.

CONSEQUÊNCIAS DA DOR PARA O RN

Os estímulos dolorosos em RNs manifestam-se em múltiplos órgãos e sistemas, incluindo o cardiovascular, com aumento da frequência cardíaca, pressão arterial e variação de pressão intracraniana; o respiratório, com elevação do consumo de oxigênio, queda na saturação de oxigênio e alteração na relação ventilação/perfusão; além de repercussões como diminuição da motilidade gástrica, retenção de hormônio antidiurético e a hipercoagulabilidade, entre outras.

Por sua vez, estudos sobre as alterações hormonais em bebês submetidos à cirurgia sem anestesia adequada demonstram haver grande liberação de adrenalina, corticosteroides, glucagon, hormônio de crescimento e supressão da produção de insulina, durante e após o procedimento. Tais alterações, observadas em resposta a estímulos dolorosos agudos, ocasionam aumento da morbidade e mortalidade neonatal.

As respostas comportamentais à dor também vêm sendo evidenciadas em RNs, destacando-se o choro, a movimentação da face, a atividade motora e o estado do sono e vigília. Os RNs apresentam um choro característico de dor, fome ou medo que pode ser reconhecido por observadores treinados e por análise de suas propriedades espectrográficas. Quanto à atividade motora, os estudos clínicos têm demonstrado que o neonato a termo e o neonato pré-termo respondem a procedimentos dolorosos com a flexão e adução de membros superiores e inferiores, e arqueamento do tronco e do pescoço, associados a caretas, choro ou ambos. A análise da movimentação facial, por sua vez, pode ser empregada como instrumento específico e sensível para avaliar a dor em RNPTs e RNTs. Finalmente, quanto ao estado do sono e vigília, a duração aumentada do sono não REM e a indisponibilidade visual e auditiva para o contato com a mãe, apresentadas pelo neonato após sofrer um estímulo doloroso, têm sido interpretadas como mecanismo de fuga do meio ambiente agressor.

Os efeitos cumulativos das agressões fisiológicas e comportamentais, causadas por punções venosas e capilares, aspiração traqueal, procedimentos de enfermagem e ventilação mecânica, podem determinar ainda o aparecimento ou o agravamento de lesões neurológicas, como hemorragias intraventriculares e leucomalácia periventricular. Por outro lado, evidências recentes indicam que o uso da morfina em prematuros ventilados, iniciado nas primeiras 4 horas de vida, pode reduzir o número de sobreviventes sem hemorragia intracraniana grave e/ou leucomalácia periventricular.

Finalmente, vale ressaltar os recentes achados sugestivos de que a exposição repetida a estímulos dolorosos no período neonatal transforme a natureza da experiência da dor e a sua expressão mais tarde na infância e, talvez, na vida adulta. A dor prolongada, persistente ou repetitiva, induziria mudanças fisiológicas e hormonais que, por sua vez, modificariam os mecanismos moleculares neurobiológicos operantes nesses pacientes e desencadeariam uma reprogramação do desenvolvimento do SNC. Os pacientes prematuros seriam especialmente suscetíveis a tais mudanças, com alterações do desenvolvimento dos mecanismos moduladores endógenos da dor. A longo prazo, as sequelas no desenvolvimento de crianças que estiveram muito doentes enquanto recém-nascidas podem ser tão relevantes quanto as modificações da resposta à dor durante a infância e a vida adulta.

AVALIAÇÃO DA DOR NO PERÍODO NEONATAL

Uma descrição confiável da experiência dolorosa do neonato é necessária não apenas para facilitar o diagnóstico médico preciso, mas também para estimar qual é o tratamento mais efetivo para reduzir os diferentes tipos de dor e determinar qual deles é o mais benéfico para cada paciente. A avaliação da dor no período neonatal é realizada por meio de três eixos básicos: mudanças fisiológicas, hormonais e comportamentais exibidas pelo RN em resposta a eventos dolorosos.

Entre os parâmetros fisiológicos de dor, os mais usados para avaliação no RN criticamente doente são: frequências cardíaca e respiratória, pressão arterial, saturação de oxigênio e, eventualmente, pressão intracraniana e mensuração dos hormônios de estresse e de suas ações metabólicas. Embora tais parâmetros sejam objetivos e sensíveis para avaliar a dor na prática clínica, eles não são específicos. As medidas fisiológicas de dor são instrumentos coadjuvantes para decidir se o RN apresenta dor e se há necessidade do uso de analgésicos.

As principais variáveis comportamentais analisadas no contexto da dor são: choro, atividade motora e mímica facial de dor. Tais respostas refletem a totalidade da experiência dolorosa após o estímulo nociceptivo, incluindo os aspectos sensoriais e emocionais intrínsecos à dor, além de diferenças individuais na expressão dessas respostas.

O choro é considerado o método primário de comunicação do neonato para mobilizar o adulto, seja a mãe do RN ou algum profissional envolvido em seu cuidado. No entanto, cerca de 50% dos bebês não choram durante um procedimento doloroso. Além disso, o choro é pouco específico, pois pode ser desencadeado por outros estímulos não dolorosos, como fome e desconforto. Assim, no contexto da unidade de terapia intensiva (UTI), o choro não deve ser empregado como parâmetro isolado para avaliação da dor.

Os neonatos demonstram um repertório organizado de movimentos após a estimulação dolorosa, com rigidez e arqueamento do tórax e movimentos de flexão e extensão das extremidades. Quando a atividade motora é analisada em conjunto com outras variáveis fisiológicas e comportamentais, a avaliação da dor torna-se mais confiável e permite discriminar a dor de outros estímulos não dolorosos.

As alterações da mímica facial, por sua vez, constituem uma resposta comportamental típica ao estímulo doloroso, com destaque para quatro ações faciais: contração da fronte com abaixamento das sobrancelhas, estreitamento das pálpebras e/ou fechamento dos olhos, nariz franzido e/ou bochechas levantadas e boca entreaberta e/ou lábios esticados. A análise da movimentação mímica facial em resposta à dor tem sido usada para avaliar o fenômeno doloroso do RN na prática clínica e na pesquisa científica, fornecendo informações válidas e sensíveis a respeito da natureza e da intensidade da dor, permitindo uma comunicação eficaz entre o neonato e as pessoas envolvidas em seu cuidado. Em estudo recente com 12 prematuros submetidos a 33 punções de calcâneo, avaliadas simultaneamente por escala validada de dor e por atividade hemodinâmica cortical mensurada por espectroscopia, observou-se melhor correlação da atividade cortical com a expressão facial do que com os parâmetros fisiológicos de dor.

Diante de todas essas considerações, é consenso que uma avaliação objetiva da dor no RN deve ser feita por meio de escalas que englobem vários parâmetros e procurem uniformizar os critérios de mensuração das variáveis. Com elas, empregam-se simultaneamente parâmetros fisiológicos (medidas objetivas) e comportamentais (medidas subjetivas), a fim de conseguir mais informações a respeito das respostas individuais à dor e de possíveis interações com o ambiente. Entre as inúmeras escalas de avaliação da dor do RN descritas na literatura, várias podem ser aplicadas na prática clínica. No protocolo de avaliação da dor, atualmente recomendado pela Disciplina de Pediatria Neonatal da Universidade Federal de São Paulo, constam:

- Behavioral Indicators of Infant Pain (*BIIP*): a escala Indicadores Comportamentais da Dor no Lactente (Quadro XIV.16.1) é uma modificação recente do NFCS, que inclui o estado de alerta do RN e a movimentação das mãos, tornando a avaliação comportamental mais específica e mais relacionada com a possibilidade de interação ambiental do paciente.
- Neonatal Infant Pain Scale (*NIPS*): a Escala de Avaliação de Dor no Recém-Nascido (Quadro XIV.16.2) é composta por cinco parâmetros comportamentais e um indicador fisiológico, avaliados antes, durante e após procedimentos invasivos agudos em RNTs e RNPTs. A maior dificuldade reside na avaliação do parâmetro "choro" em RNs intubados – nesses pacientes dobra-se a pontuação da mímica facial, sem avaliar o "choro".
- Échelle Douleur Inconfort Nouveau-Né (*EDIN*): a Escala de Dor e Desconforto do Recém-Nascido (Quadro XIV.16.3) foi desenhada para avaliar a dor persistente do RN criticamente doente. A sua aplicação é fácil e prática, permitindo acompanhar o comportamento do paciente por períodos mais prolongados a fim de adequar as suas necessidades terapêuticas.

Nesse protocolo, a NIPS é avaliada pelos técnicos de enfermagem junto aos sinais vitais, a EDIN é aplicada pelas enfermeiras a cada turno e a BIIP pelos médicos sempre que a NIPS e/ou EDIN estão alteradas ou em crianças com possível indicação de analgesia ou, ainda, em uso de analgésicos. De qualquer maneira, é importante ressaltar que, independentemente da escala utilizada, a avaliação da dor deve ser repetida regularmente, de forma tão sistemática como a medida dos sinais vitais. Com base nessa avaliação sistemática, as intervenções adequadas devem ser prescritas e administradas, com posterior reavaliação e documentação da efetividade do tratamento aplicado.

Quadro XIV.16.1. BIIP*

Pontuação		Definição
Estado de sono/vigília		
Sono profundo	0	Olhos fechados, respiração regular, ausência de movimentos das extremidades
Sono ativo	0	Olhos fechados, contração muscular ou espasmos/abalos, movimento rápido dos olhos, respiração irregular
Sonolento	0	Olhos fechados ou abertos (porém com olhar vago, sem foco), respiração irregular e alguns movimentos corporais
Acordado/quieto	0	Olhos abertos e focados, movimentos corporais raros ou ausentes
Acordado/ativo	1	Olhos abertos, movimentos ativos das extremidades
Agitado/chorando	2	Agitado, inquieto, alerta, chorando
Face e mãos		
Fronte saliente	1	Abaulamento e presença de sulcos acima e entre as sobrancelhas
Olhos espremidos	1	Compressão total ou parcial da fenda palpebral
Sulco nasolabial aprofundado	1	Aprofundamento do sulco que se inicia em volta das narinas e se dirige à boca
Estiramento horizontal da boca	1	Abertura horizontal da boca acompanhada de estiramento das comissuras labiais
Língua tensa	1	Língua esticada e com as bordas tensas
Mão espalmada	1	Abertura das mãos com os dedos estendidos e separados
Mão fechada	1	Dedos fletidos e fechados fortemente sobre a palma das mãos formando um punho cerrado/mão fechada

*Considera-se dor quando a pontuação é > 5.

Quadro XIV.16.2. NIPS*

	0 ponto	1 ponto	2 pontos
Expressão facial	Relaxada	Contraída	–
Choro	Ausente	"Resmungos"	Vigoroso
Respiração	Relaxada	Diferente da basal	–
Braços	Relaxados	Flexão ou extensão	–
Pernas	Relaxadas	Flexão ou extensão	–
Estado de alerta	Dormindo ou calmo	Desconfortável	–

*Define-se dor quando a pontuação é > 4.

Quadro XIV.16.3. EDIN*

Parâmetro	Pontuação – definição
Atividade facial	0 – Relaxada 1 – Testa ou lábios franzidos, alterações de boca transitórias 2 – Caretas frequentes 3 – Mímica de choro ou totalmente sem mímica
Movimento corporal	0 – Relaxado 1 – Agitação transitória, geralmente quieto 2 – Agitação frequente, mas dá para acalmar 3 – Agitação persistente, hipertonia mmii/ss ou parado
Qualidade do sono	0 – Dorme fácil 1 – Dorme com dificuldade 2 – Sonecas curtas e agitadas 3 – Não dorme
Contato com enfermagem	0 – Atento à voz 1 – Tensão durante a interação 2 – Chora à mínima manipulação 3 – Não há contato, geme à manipulação
Consolabilidade	0 – Quieto e relaxado 1 – Acalma rápido com voz, carinho ou sucção 2 – Acalma com dificuldade 3 – Não acalma, suga desesperadamente

*Define-se dor quando a pontuação é > 7.

INDICAÇÕES DE ANALGESIA NO RN

O uso de analgésicos deve ser considerado nos RNs portadores de doenças potencialmente dolorosas e/ou submetidos a procedimentos invasivos, cirúrgicos ou não. Entre as principais situações nas quais a analgesia no período neonatal deve ser indicada destacam-se:

- Procedimentos dolorosos agudos: drenagem torácica, intubação traqueal eletiva, inserção de cateteres centrais de cateteres de diálise, punção liquórica, múltiplas punções arteriais e/ou venosas e/ou capilares.
- Procedimentos cirúrgicos de qualquer porte.
- Enterocolite necrosante, na fase aguda da doença.
- Tocotraumatismos, como fraturas ou lacerações extensas.

Nos pacientes intubados e em ventilação mecânica é grande a controvérsia a respeito dos possíveis benefícios da analgesia com opioides, uma vez que estudos recentes relacionam o seu uso com desfechos desfavoráveis. Assim, não existem indicações absolutas para o uso de analgesia no período neonatal, e seu emprego profilático é extremamente discutível nessa faixa etária em virtude do desconhecimento da segurança dos fármacos empregados a longo prazo, ou seja, a decisão a respeito do alívio da dor no RN que precisa de cuidados intensivos deve ser individualizada, mas nunca esquecida.

ANALGESIA NÃO FARMACOLÓGICA

Entre as medidas não farmacológicas efetivas para a analgesia neonatal destacam-se o contato pele a pele, a sucção não nutritiva e as soluções orais adocicadas. O contato pele a pele entre mãe e filho durante procedimentos agudos tem se mostrado eficaz para diminuir a dor do RN, quando são estudados a mímica facial de dor e o choro, especialmente após punções capilares. O contato pele a pele deve ser iniciado antes e mantido durante o procedimento doloroso. Já a sucção não nutritiva inibe a hiperatividade, modula o desconforto do RN e diminui a dor de neonatos a termo e prematuros submetidos a procedimentos dolorosos agudos. A analgesia ocorre apenas durante os movimentos ritmados de sucção, quando há liberação de serotonina no SNC. Esse recurso terapêutico pode ser aplicado ao RN durante a realização de alguns procedimentos, como a coleta de sangue capilar.

Evidências experimentais indicam que as soluções adocicadas liberam opioides endógenos, com propriedades analgésicas intrínsecas. Vários estudos em RNTs e RNPTs mostram que, durante a coleta de sangue por punção capilar e venosa ou durante a circuncisão, as soluções adocicadas diminuem o tempo de choro, atenuam a mímica facial de dor e reduzem a resposta fisiológica à dor, comparadas à água destilada e à própria sucção não nutritiva. Doses de 0,24g de sacarose ou glicose oferecidas aos pacientes 30 a 120 segundos antes do procedimento são eficazes para reduzir a duração do choro até 3 minutos após o mesmo. Entre as várias soluções pesquisadas, a mais efetiva é a sacarose, seguida pela solução glicosada. Portanto, recomenda-se o emprego clínico de água com sacarose ou glicose (1mL a 25%), por via oral (administrada na porção anterior da língua) 2 minutos antes de pequenos procedimentos, como punções capilares ou venosas.

ANALGESIA FARMACOLÓGICA: ANTI-INFLAMATÓRIOS NÃO HORMONAIS

Os anti-inflamatórios não hormonais atuam por meio da inibição das prostaglandinas e do tromboxano, liberados durante a agressão tecidual, sendo indicados em processos dolorosos leves ou moderados e/ou quando a dor está associada a um processo inflamatório, especialmente em situações nas quais a depressão respiratória desencadeada pelos opioides é preocupante e indesejável. Esse grupo de fármacos inclui o paracetamol, o ácido acetilsalicílico, o diclofenaco, o ibuprofeno, a indometacina, o naproxeno, o ketorolaco e a dipirona, entre outros.

Excluindo-se o paracetamol, nenhuma dessas drogas está liberada para uso analgésico no período neonatal, nem mesmo a indometacina e o ibuprofeno, que vêm sendo largamente utilizados para a indução farmacológica do fechamento do canal arterial em RNPTs.

O paracetamol é, portanto, o único medicamento desse grupo seguro para uso no RN. Deve ser administrado na dose de 10 a 15 mg/kg/dose a cada 6 a 8 horas no paciente a termo e 10 mg/kg/dose a cada 8 a 12 horas no prematuro, de preferência por via oral. A via retal tem sido pouco utilizada por levar à absorção errática do medicamento e, em nosso meio, não existem preparados para a administração parenteral do paracetamol.

ANALGESIA FARMACOLÓGICA: OPIOIDES

Constituem a mais importante arma para o tratamento da dor de RNs criticamente doentes. Os opioides inibem a aferência da dor na medula espinal e, simultaneamente, ativam as vias corticais descendentes inibitórias da dor, levando, assim, à analgesia. Além de atuarem nos receptores especificamente ligados à analgesia, a interação desse grupo de fármacos com outros receptores opioides desencadeia, de maneira paralela à analgesia, depressão respiratória, graus variáveis de sedação, íleo, retenção urinária, náuseas, vômitos, tolerância e dependência física.

Estudos recentes indicam mau prognóstico neurológico (aumento da frequência de hemorragia intraventricular, leucomalácia periventricular e/ou óbito) em RNPTs de extremo baixo peso, em ventilação mecânica e que receberam morfina desde as primeiras horas de vida até ao redor de 14 dias. Tais estudos mostram associação do desfecho desfavorável com a presença de hipotensão prévia à infusão do opioide. Portanto, em prematuros com menos de 30 semanas de idade gestacional, após avaliação criteriosa da dor e indicação do opioide, só iniciar sua administração se os pacientes apresentarem pelo menos duas medidas normais de pressão arterial média no período mínimo de 2 horas. Entre os opioides mais utilizados no período neonatal destacam-se a morfina, o fentanil, o tramadol e a metadona.

- *Morfina:* é um potente analgésico e um bom sedativo. A droga pode ser administrada de maneira intermitente, na dose de 0,05 a 0,20 mg/kg/dose a cada 4 horas, preferencialmente por via venosa. Quando se opta pela infusão contínua da morfina, iniciar o esquema analgésico com 5 a 10 mcg/kg/h para neonatos a termo e 2 a 5 mcg/kg/h para prematuros. Entre os efeitos colaterais da morfina destacam-se a liberação histamínica e a supressão do tônus adrenérgico, ambos responsáveis pelo aparecimento de hipotensão arterial, mais prevalente em pacientes hipovolêmicos. Além disso, também ocorre depressão respiratória, íleo intestinal, náuseas, vômitos e retenção urinária, comuns a todos os opioides.

A tolerância e a síndrome de abstinência podem aparecer dependendo do tempo de utilização do fármaco e da estratégia empregada para a sua suspensão. Para fins práticos propõe-se o seguinte esquema de retirada da morfina, de acordo com o tempo prévio de utilização: < 3 dias – retirar de forma abrupta; 4 a 7 dias – retirar 20% da dose inicial ao dia; 8 a 14 dias – retirar 10% da dose inicial ao dia; > 14 dias – retirar 10% da dose inicial a cada 2 a 3 dias.

- *Fentanil:* pode ser empregado na dose de 0,5 a 4 mcg/kg/dose a cada 2 a 4 horas, preferencialmente por via intravenosa. Quando se opta pela infusão contínua, iniciar o esquema analgésico com 0,5 a 1 mcg/kg/hora para neonatos a termo e prematuros, sendo essa a técnica de administração mais empregada devido à estabilidade dos níveis terapêuticos da droga. O seu inconveniente é o aparecimento rápido de tolerância. O fentanil desencadeia poucos efeitos adversos cardiovasculares, verificando-se discreta bradicardia. A injeção rápida de doses elevadas do medicamento pode levar à rigidez muscular, em especial na região da caixa torácica.

Entre outros efeitos colaterais observados, comuns a todos os opioides, estão: depressão respiratória, íleo intestinal, náuseas, vômitos e retenção urinária. Após a administração da droga por período superior a 3 dias, ela deve ser retirada de maneira gradual, utilizando-se esquema similar ao descrito para a morfina.

- *Tramadol:* em adultos, tem boas propriedades analgésicas e causa menos obstipação intestinal e depressão respiratória do que a morfina. O aparecimento de tolerância e de dependência física também é consideravelmente menor do que com os opioides clássicos. Apesar das vantagens potenciais do emprego do tramadol, existem poucos estudos com a aplicação do fármaco em recém-nascidos. Com base em pesquisas clínicas isoladas, a medicação vem sendo utilizada na dose de 5 mg/kg/dia, dividida em três (8/8 horas) ou quatro (6/6 horas) tomadas, por via oral ou intravenosa.

Mesmo apresentando um potencial menor para o desenvolvimento de tolerância e dependência física, é recomendável a retirada gradual do tramadol, quando o seu uso supera 5 a 7 dias. No entanto, recente estudo brasileiro com 160 neonatos que receberam fentanil ou tramadol nas primeiras 48 horas de pós-operatório de cirurgias de grande e médio porte não verificou vantagens em seu uso, quando comparado ao fentanil quanto à analgesia, tempo até a extubação e tempo para atingir a alimentação enteral plena (comunicação pessoal). Assim, o uso do tramadol deve ser excepcional, em pacientes específicos, com indicação discutida individualmente.

- *Metadona:* raramente é utilizada como analgésico de primeira escolha no período neonatal. A sua principal indicação consiste no tratamento da síndrome de abstinência aos opioides, que pode aparecer em RNs de mães usuárias de drogas e também devido ao uso prolongado da morfina e/ou de seus análogos na analgesia de RNs criticamente doentes. Nesse caso, respeitar a equivalência das medicações (0,001mg/kg/dia de fentanil intravenoso = 0,1mg/kg/dia de metadona) e diminuir aos poucos as doses da metadona oral (20% da dose inicial a cada 3 dias), até retirá-la.

CONCLUSÃO

Do ponto de vista médico e ético, os efeitos deletérios da dor no RN e os benefícios das medidas analgésicas para o seu alívio devem ser considerados diante de cada neonato criticamente doente, avaliando-se sempre a melhor conduta a ser tomada de forma contínua e dinâmica. Refletir, reconsiderar a cada momento e atuar devem constituir-se no fio condutor da prática do neonatologista diante de situações clínicas que desencadeiem dor em pacientes ainda imaturos para pedir ajuda e conforto.

BIBLIOGRAFIA

Analgesia and local anesthesia during invasive procedures in the neonate. Clin Ther 2005; 27(6):844-876.

Anand KJ, Johnston CC, Oberlander TF et al. Anand KJ, Hall RW. Pharmacological therapy for analgesia and sedation in the newborn. Arch Dis Child Fetal Neonatal Ed 2006; 91(6):f448-f453.

Anand KJ. Pain assessment in preterm neonates. Pediatrics 2007; 119(3):605-607.

Anand KJ. The stress response to surgical trauma: from physiological basis to therapeutic implications. Prog Food Nutr Sci 1986; 10(1-2):67-132.

Anand KJ, Barton BA, McIntosh N et al. Analgesia and sedation in preterm neonates who require ventilatory support: results from the NOPAIN trial. Neonatal Outcome and Prolonged Analgesia in Neonates. Arch Pediatr Adolesc Med 1999; 153(4):331-338.

Anand KJ, Hall RW, Desai N, Shephard B, Bergqvist LL, Young TE et al. Effects of morphine analgesia in ventilated preterm neonates: primary outcomes from the NEOPAIN randomised trial. Lancet 2004; 363(9422):1.673-1.682.

Barker DP, Rutter N. Exposure to invasive procedures in neonatal intensive care unit admissions. Arch Dis Child Fetal Neonatal Ed 1995; 72(1):f47-f48.

Carbajal R, Rousset A, Danan C, Coquery S, Nolent P, Ducrocq S et al. Epidemiology and treatment of painful procedures in neonates in intensive care units. JAMA 2008; 300(1):60-70.

Cignacco E, Hamers J, van Lingen RA et al. Neonatal procedural pain exposure and pain management in ventilated preterm infants during the first 14 days of life. Swiss Med Wkly 2009; 139(15-16-):226-232.

Debillon T, Zupan V, Ravault N, Magny JF, Dehan M. Development and initial validation of the EDIN scale, a new tool for assessing prolonged pain in preterm infants. Arch Dis Child Fetal Neonatal Ed 2001; 85(1):f36-f41.

Fitzgerald M. The development of nociceptive circuits. Nat Rev Neurosci 2005; 6(7):507-520.

Fitzgerald M, Walker SM. Infant pain management: a developmental neurobiological approach. Nat Clin Pract Neurol 2009; 5(1):35-50.

Goffaux P, Lafrenaye S, Morin M et al. Preterm births: can neonatal pain alter the development of endogenous gating systems? Eur J Pain 2008; 12(7):945-951.

Golianu B, Krane E, Seybold J, Almgren C, Anand KJ. Non-pharmacological techniques for pain management in neonates. Semin Perinatol 2007; 31(5):318-322.

Grunau RE, Holsti L, Peters JW. Long-term consequences of pain in human neonates. Semin Fetal Neonatal Med 2006; 11(4):268-275.

Hall RW, Kronsberg SS, Barton BA et al. Morphine, hypotension, and adverse outcomes among preterm neonates: who's to blame? Secondary results from the NEOPAIN trial. Pediatrics 2005; 115(5):1.351-1.359.

Holsti L, Grunau RE. Initial validation of the Behavioral Indicators of Infant Pain (BIIP). Pain 2007; 132(3):264-272.

Lawrence J, Alcock D, McGrath P et al. The development of a tool to assess neonatal pain. Neonatal Netw 1993; 12(6):59-66.

Narsinghani U, Anand KJ. Developmental neurobiology of pain in neonatal rats. Lab Anim (NY) 2000; 29(9):27-39.

Prestes AC, Guinsburg R, Balda RC et al. The frequency of pharmacological pain relief in university neonatal intensive care units. J Pediatr (Rio J) 2005; 81(5):405-410.

Simons SH, Anand KJ. Pain control: opioid dosing, population kinetics and side-effects. Semin Fetal Neonatal Med 2006; 11(4):260-267.

Slater R, Cantarella A, Franck L, Meek J, Fitzgerald M. How well do clinical pain assessment tools reflect pain in infants? PLoS Med 2008; 5(6):e129.

Simons SH, van Dijk M, Anand KS et al. Do we still hurt newborn babies? A prospective study of procedural pain and analgesia in neonates. Arch Pediatr Adolesc Med 2003; 157(11):1.058-1.064.

Stevens BJ, Franck LS. Assessment and management of pain in neonates. Paediatr Drugs 2001; 3(7):539-558.

Walker SM, Franck LS, Fitzgerald M et al. Long-term impact of neonatal intensive care and surgery on somatosensory perception in children born extremely preterm. Pain 2009; 141(1-2):79-87.

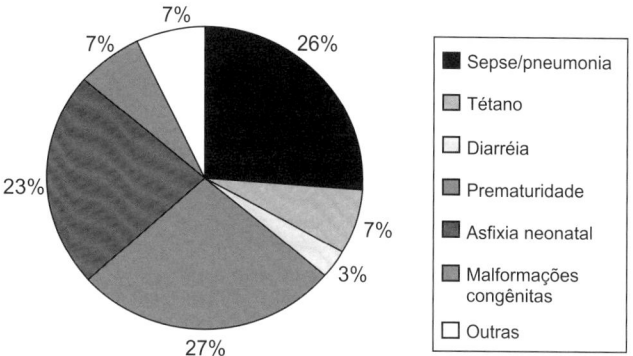

Fig. XIV.17-1. Distribuição estimada das causas diretas de 4 milhões de mortes no ano 2000. *Fonte*: Lawn JE, Cousens S, Zupan J. Neonatal Survival 1: Four million neonatal deaths: When? Where? Why? *Lancet* 2005; 365:891-900.

Embora em menor proporção, a sepse também é causa de óbito que lidera as estatísticas nos EUA. A partir da década de 1980, os ensaios clínicos têm demonstrado que a administração de antimicrobianos periparto pode prevenir a sepse precoce causada pelo *Streptococcus* β-hemolítico do grupo B (SGB). Nos anos 1990 houve redução em 70% dos casos.

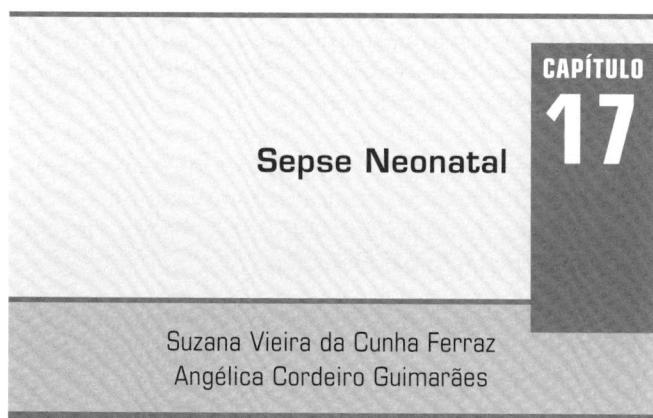

Sepse Neonatal

CAPÍTULO 17

Suzana Vieira da Cunha Ferraz
Angélica Cordeiro Guimarães

INTRODUÇÃO

Embora os aspectos epidemiológicos e o tratamento tenham-se modificado nas últimas décadas, a sepse neonatal permanece como uma das principais causas de morbimortalidade em recém-nascidos (RNs) em todo o mundo (Fig. XIV.17.1). Estimativas globais apontam que, a cada ano, 4 milhões de crianças morrem no período neonatal, três quartos dessas mortes ocorrem na 1ª semana e a maior parte delas, nas primeiras 24 horas de vida. A prematuridade, a asfixia e as infecções graves, entre elas, a sepse, contribuem com uma parcela importante para essa elevada mortalidade.

CONCEITUAÇÃO

A sepse neonatal é uma síndrome clínica, caracterizada por múltiplas manifestações sistêmicas e inespecíficas, decorrentes da invasão e multiplicação de microorganismos na corrente sanguínea. É também definida como infecção bacteriana sistêmica que ocorre entre o nascimento e o 28º dia de vida, confirmada ou não por hemocultura positiva.

Episódios de sepse com hemocultura negativa podem refletir uma resposta inflamatória que mimetiza a sepse sem envolvimento microbiano ativo. Muitas das manifestações clínicas são desencadeadas pela resposta do hospedeiro à presença de produtos dos agentes etiológicos, como endotoxinas de bactérias gram-negativas, ácido tecoico de bactérias gram-positivas e partículas virais, ocorrendo a produção de citocinas, responsáveis pelas alterações sistêmicas.

Em 2002, um grupo de especialistas reuniu-se no Texas, com o objetivo de padronizar as definições e critérios para a síndrome da resposta inflamatória sistêmica (SRIS) e sepse na idade pediátrica. Diferentemente da definição para os adultos, a SRIS em crianças, a partir desse consenso, exige a presença de alterações de temperatura e dos leucócitos (Quadro XIV.17.1).

No período neonatal essa proposta de definição apresenta inconvenientes, pois os sinais se revestem de grande inespecificidade e podem ser induzidos por insultos não infecciosos. Várias doenças podem, em crianças e principalmente nos RNs, manifestar-se com esses sinais. Outro aspecto é a grande variabilidade, no período neonatal, dos parâmetros fisiológicos, como as frequências cardíaca e respiratória, a temperatura e a pressão arterial.

Quadro XIV.17.1. Definições da síndrome da resposta inflamatória sistêmica (SRIS) e sepse

SRIS: presença de pelo menos dois dos seguintes critérios, um dos quais sendo obrigatoriamente anormalidade da temperatura corporal ou da contagem de leucócitos:
Temperatura central > de 38,5ºC ou < de 36ºC
Taquicardia, definida como a média da frequência cardíaca maior do que dois desvios-padrão para a idade, na ausência de estímulos externos, dolorosos ou drogas de uso crônico ou elevação persistente entre 30 minutos e 4 horas ou para crianças abaixo de 1 ano; bradicardia, definida como frequência cardíaca abaixo do percentil 10 para a idade, na ausência de estímulo vagal, drogas e doença cardíaca congênita.
Frequência respiratória maior do que a média normal, mais dois desvios-padrão para a idade, ou uso de ventilação assistida para um processo não relacionado com doenças neuromusculares.
Leucocitose ou leucopenia ou a presença de mais de 10% de células jovens.
Sepse: SRIS na presença de ou como resultado de infecção suspeita ou confirmada.

Adaptado de Goldstein B, Giroir B, Randolph A. The Members of the International Consensus Conference on Pediatric Sepsis. International Pediatric Sepsis Consensus Conference: Definitions for sepsis and organ dysfunction in pediatrics. Pediatr Crit Care Med 2005; 6:2-8.

Conclui-se que essa terminologia tem ainda aplicação limitada em RNs. As dificuldades, no entanto, não chegam a minimizar a importância da uniformização do conceito de sepse. Compreende-se, portanto, que a utilização de definições de consenso permitirá que as investigações clínicas possam ser adequadamente comparadas, e os avanços importantes, aplicados à assistência dos RNs.

É importante também, na definição de sepse, considerar o tempo de vida do RN. Os avanços tecnológicos têm permitido a sobrevivência de RNs cada vez mais prematuros e com peso muito baixo, com longa permanência hospitalar, desenvolvendo, às vezes, mais de um episódio de sepse, muitos deles além do período neonatal, que vai até o 28º dia de vida.

Em relação ao início do quadro clínico da sepse neonatal observam-se dois padrões diferentes de ocorrência da doença, que foram mais bem estudados para a sepse causada pelo *Streptococcus* do grupo B: um padrão de aparecimento precoce, com surgimento da sintomatologia entre 48 e 72 horas após o parto, relacionando-se estreitamente com fatores ligados à gravidez e ao parto; outro, de surgimento mais tardio, 72 horas após o nascimento, que poderá estar relacionado, ainda, com fatores obstétricos maternos ou com fatores ligados aos cuidados pós-natais. Alguns autores estabelecem limites de 30 e até 90 dias para a sepse tardia e muito tardia. Essa conceituação de sepse neonatal precoce e tardia tenta correlacionar seu aparecimento com a possível fonte de contaminação, materna ou hospitalar, e ajudar na elaboração de estratégias de prevenção.

O momento a partir do qual se considera a sepse como de aquisição hospitalar varia segundo diversos autores, não havendo a determinação de um limite preciso. O Center for Disease Control and Prevention (CDC) considera todas as infecções nos RNs como hospitalares, exceto as adquiridas por via transplacentária, e que podem tornar-se evidentes logo após o nascimento. As definições de sepse foram recentemente revisadas pelo CDC e publicadas no manual para o paciente seguro. Nessa publicação são definidas as infecções para o período neonatal, aquelas que surgem em crianças com idade ≤ a 30 dias de vida.

No Brasil, a ANVISA, na tentativa de padronizar definições e sistematizar a vigilância das infecções relacionadas com a assistência à saúde (IRAS) elaborou, com a ajuda de um grupo técnico, um manual publicado em 2008 e revisado em 2010. Nesse documento, a expressão *IRAS em neonatologia* contempla tanto as infecções relacionadas com assistência, como aquelas relacionadas com as falhas na assistência, na prevenção, no diagnóstico e tratamento, a exemplo das infecções transplacentárias e da infecção precoce neonatal de origem materna. Esse novo conceito visa à prevenção mais abrangente das infecções do período pré-natal, perinatal e neonatal. O documento contempla também as definições das infecções da corrente sanguínea com e sem confirmação microbiológica (sepse clínica).

As definições propostas pelo manual da ANVISA quanto às infecções relacionadas com a assistência à saúde (IRAS) em neonatologia são:

a. *Transplacentárias:* infecções adquiridas por via transplacentária, acometimento intraútero. Por ex.: herpes simples, toxoplasmose, rubéola, citomegalovírus, sífilis, hepatite B e infecção pelo vírus da imunodeficiência humana adquirida (HIV).
b. *Infecções relacionadas com a assistência à saúde (IRAS) precoce de provável origem materna:* infecção cuja evidência diagnóstica (clínica/laboratorial/microbiológica) ocorreu nas primeiras 48 horas de vida com fator de risco materno para infecção.

Foram definidos como fatores de risco materno:

- Bolsa rota maior do que 18 horas.
- Cerclagem.
- Trabalho de parto em gestação menor do que 35 semanas.
- Procedimentos de medicina fetal nas últimas 72 horas.
- Infecção do trato urinário (ITU) materno sem tratamento ou em tratamento a menos de 72 horas.
- Febre materna nas últimas 48 horas.
- Corioamnionite.
- Colonização pelo SGB em gestante, sem quimioprofilaxia intraparto, quando indicada.

c. *IRAS tardia de origem hospitalar:* infecção cuja evidência diagnóstica (clínica/laboratorial/microbiológica) ocorre após as primeiras 48 horas de vida.

É considerada como IRAS neonatal tardia, de origem hospitalar, aquela infecção diagnosticada enquanto o paciente está internado em unidade de assistência neonatal. Após a alta, consideram-se como de origem hospitalar, de acordo com as topografias, os seguintes tempos de incubação: gastroenterite e infecções do trato respiratório até 3 dias; sepse, conjuntivite, impetigo, onfalite e outras infecções cutâneas e infecção do trato urinário, até 7 dias; infecção do sítio cirúrgico sem implante até 30 dias e com implante (como válvula de derivação ventrícula [peritoneal] até 1 ano do procedimento cirúrgico).

Os casos de IRAS precoce, sem fator de risco materno e submetidos a procedimentos invasivos, são considerados como de provável origem hospitalar e classificam-se como infecção hospitalar precoce.

Incidência

A incidência de sepse no período neonatal varia de 1 a 8 para cada 1.000 nascidos vivos, em países desenvolvidos, considerando-se os casos com hemocultura positiva. Entretanto, estudos recentes relatam incidência crescente, podendo chegar até 340/1.000 nascidos vivos, quando considerados apenas os neonatos com peso de nascimento menor do que 1.500g. Cerca de 0,1% dos recém-nascidos a termo (RNPTs) desenvolvem sepse, enquanto essa incidência é de 20% entre os RNs com peso inferior a 1.500g. Nos RNs com peso menor do que 750g, a incidência é de 50% e cerca de 40% deles desenvolvem dois ou mais episódios.

No IMIP, em 2000, detectou-se incidência de 10,5/1.000 nascidos vivos utilizando-se como critério diagnóstico a positividade da hemocultura. Quando associados os casos de sepse provável, definidos por leucograma e dosagem da proteína C reativa alterados, a incidência encontrada foi de 17,5/1.000.

A mortalidade associada à sepse é alta, variando de 10% a 50%, de acordo com a virulência dos agentes etiológicos, a tecnologia e os cuidados oferecidos e as defesas imunológicas dos RNs acometidos. Os estudos realizados com RNs com peso ao nascer inferior a 1.500g mostram taxas de letalidade entre 26% e 40%, mesmo em países ricos.

Quando analisada de acordo com os agentes etiológicos, observa-se que a letalidade da sepse causada pelo SGB caiu de 55% para 5% desde o início do século nos países desenvolvidos. O *Staphylococcus* coagulase-negativa apresenta baixa letalidade, quando comparado com outros agentes, cerca de 5%. A *Escherichia coli* e o *Staphylococcus aureus* têm letalidade de 13%, a *Candida albicans* de 26%, a *Klebsiella* de 30% e a *Pseudomonas aeruginosa* em torno de 46%.

As principais sequelas associadas à sepse são alterações neurológicas, como quadriplegia espástica, surdez, cegueira, retardo mental profundo, convulsões e hidrocefalia.

FATORES DE RISCO

O baixo peso ao nascer e a prematuridade destacam-se como principais fatores de risco neonatais. A sepse tardia entre RNs com peso ao nascimento menor do que 1.500g mostra que as taxas de infecção são inversamente proporcionais ao peso e à idade gestacional. A competência imunológica e o risco para as infecções são mais associados à idade gestacional do que ao peso isoladamente (Quadro XIV.17.2).

Em muitas ocasiões, os prematuros são acometidos simultaneamente por outras doenças, como a síndrome do desconforto respiratório (SDR), persistência do canal arterial, doença pulmonar crônica e asfixia perinatal, que determinam a utilização de procedimentos diagnósticos e terapêuticos, também implicados no risco de aumento dos casos de sepse nesses RNs.

Além do baixo peso e da prematuridade, o sexo também é referido como fator associado para a aquisição de sepse, com incidência maior em RNs do sexo masculino. Entre os RNs com peso abaixo de 1.500g, os estudos não mostram diferenças significantes de incidência entre os sexos, mesmo quando realizados ajustes para idade gestacional e peso ao nascer.

Outros fatores de risco têm sido associados à sepse nesse período da vida. Alguns determinantes maternos,

Quadro XIV.17.2. Desempenho dos vários componentes do sistema imunológico nos RNPTs

Componente	Desempenho nos RNTs e RNPTs
Barreira mecânica	Maturação do estrato córneo por volta de 32 a 34 semanas de gestação
Mucosa intestinal	Pequenas quantidades de receptores de Histocompatibilidade, componente secretor e imunócitos IGA, IgM e IgG Aumento acentuado 2 semanas após o parto
Proteínas do sistema complemento	Concentração e atividade lítica diminuída no pré-termo, aumento com a idade gestacional
Pool de reserva de neutrófilos	RNs com < de 32 semanas têm 20% da reserva de neutrófilos dos RNTs
Substâncias antimicrobianas	A concentração é 3-4 vezes menor que nos adultos
Células *natural killer*	Número e função diminuídos
Linfócitos *T helper* (CD4+)	A função de estimular os linfócitos B a produzirem anticorpos está reduzida nos RNTs e RNPTs
Linfócitos citotóxicos (CD8+)	Atividade citotóxica reduzida nos RNTs e RNPTs
Imunidade passiva	A concentração da IgG depende da passagem transplacentária e aumenta com a idade gestacional

Adaptado de Mussi-Pinhata MM, Rego MAC. Particularidades imunológicas do pré-termo extremo: um desafio para a prevenção da sepse hospitalar. J Pediatr (Rio de Janeiro) 2005; 81:s59-s68.

como a baixa idade, estado nutricional comprometido, baixo nível de escolaridade, baixa renda e precários hábitos higiênicos, mostram estreita relação com a maior prevalência de doenças infecciosas, incluindo a sepse do RN.

As condições reprodutivas e a má qualidade da assistência pré-natal também são importantes fatores associados ao surgimento de infecções no neonato. Algumas complicações da gravidez também se associam a maior frequência de sepse no RN, como a colonização materna pelo SGB e a hipertensão induzida pela gravidez. A infecção urinária na gestação aumenta o risco de sepse porque também aumenta a incidência de prematuridade e de infecção intra-amniótica. Outros fatores associados são a rotura prematura e prolongada das membranas amnióticas, a febre materna durante o parto, a corioamnionite e o trabalho de parto prolongado.

Esses fatores de risco associam-se em geral à transmissão por via ascendente das infecções ao concepto, considerada a mais importante. Outra via envolvida é a hematogênica ou transplacentária, porém de acontecimento menos frequente.

Distúrbios metabólicos como acidose, hiperbilirrubinemia, galactosemia e a hipóxia perinatal também se relacionam a maior frequência de sepse no período neonatal.

As anomalias congênitas, em geral, associam-se a quadros de sepse nos RNs, quando produzem alterações das defesas imunológicas ou quebra da integridade da pele e/ou mucosas, favorecendo a invasão microbiana.

A sepse neonatal pode ser adquirida no ambiente intrauterino, no canal de parto ou após o nascimento, facilitada por múltiplos fatores ambientais, implicados, também, na menor ou maior sobrevida dos bebês atingidos, em decorrência da qualidade da assistência a eles oferecida.

A antibioticoterapia empírica e prolongada utilizada em larga escala em RNs prematuros, em especial as cefalosporinas de terceira geração e a vancomicina, o retardo na alimentação e o uso de fórmulas artificiais podem acarretar alteração da flora normal, predispondo as infecções por germes oportunistas e a seleção de cepas patogênicas com perfil de alta resistência antimicrobiana. Procedimentos invasivos frequentemente utilizados nas UTINs, como cateterismo vascular central, sonda gástrica, nutrição parenteral, intubação endotraqueal e ventilação mecânica, promovem quebra das barreiras fisiológicas e favorecem a colonização por uma flora selecionada, tornando os RNs suscetíveis à aquisição de infecções graves. Embora o uso de esteroides antenatal tenha benefícios amplamente confirmados, o uso pós-natal eleva o risco de sepse tardia nos RNPTs em 33%. De forma semelhante, a alcalinização gástrica eleva os riscos de enterocolite necrosante e sepse, porque aumenta a colonização bacteriana e fúngica no trato gastrointestinal desses RNs.

Outros fatores condicionantes de alta incidência de sepse nos berçários incluem a superlotação e consequente inadequação entre o número de RNs atendidos e a equipe que lhes presta assistência.

ETIOLOGIA

Os patógenos identificados como agentes etiológicos da sepse neonatal têm variado ao longo das últimas décadas e apresentam diferenças entre hospitais, regiões e países (Quadro XIV.17.3).

Embora a década de 1990 tenha sido marcada por um declínio significativo na sepse precoce causada pelo SGB nos RNTs e RNPTs, a incidência geral de sepse não caiu em muitos centros, e alguns estudos têm encontrado uma elevação da sepse precoce por bactérias gram-negativas, em especial a *Escherichia coli* resistente à ampicilina entre os prematuros (Figs. XIV.17.2 e XIV.17.3). Surtos de sepse precoce por espécies de *Staphylococcus aureus* meticilino-resistentes procedentes da comunidade (MRSA-CA) também têm sido relatados.

Diversos estudos ressaltam a crescente preocupação com a emergência de germes comensais, como o *Staphylococcus epidermidis* e a *Candida albicans*, entre as infecções nosocomiais.

No Instituto Materno-Infantil de Pernambuco (IMIP), em 2007, isolamentos nas hemoculturas dos RNs acometidos por sepse precoce apontaram o *Streptococcus* do grupo B, *S. aureus* e a *Klebsiella* sp. como os agentes mais frequentes. A partir da utilização da antibioticoprofilaxia intraparto com a penicilina, a incidência de sepse precoce pelo SGB apresentou redução de 62,5% entre os anos de 2000 e 2007 neste serviço.

Nas sepses tardias os principais micro-organismos isolados no IMIP foram o *Staphylococcus* coagulase-negativa (50%), seguido pelo *S. aureus* (13%), fungos (12%), *Klebsiella* sp. (12%) e *Pseudomonas* sp. (5%).

Assim, os micro-organismos associados à sepse neonatal são diferentes de acordo com a área geográfica avaliada e modificam-se ao longo dos anos, o que enfatiza a importância da vigilância epidemiológica como suporte teórico à terapia empírica inicial preconizada para cada centro.

QUADRO CLÍNICO

O diagnóstico da sepse neonatal pode ser feito em bases clínicas, sendo difícil, porém, devido à grande inespecificidade dos sinais apresentados pelos RNs. Nesses pacientes, a sepse pode apresentar-se de forma bastante variável, com manifestações gerais e sutis, e a mãe ou o profissional de saúde podem referir apenas que o bebê "não vai bem".

A sintomatologia compreende manifestações que podem ocorrer em todos os órgãos e sistemas, incluindo a pele com cianose, icterícia, escleredema, sufusões hemorrágicas, má perfusão com tempo de preenchimento capilar prolongado; o trato digestivo com intolerância alimentar, distensão abdominal, diarreia e vômitos; o sistema cardiovascular com bradicardia e taquicardia; além

Quadro XIV.17.3. Agentes etiológicos da sepse neonatal, Yale-New Haven Hospital: 1928-2003

Percentagem em cada Período Estudado							
	1928-1932	1933-1943	1944-1957	1958-1965	1966-1978	1979-1988	1989-2003
Bactérias aeróbicas gram-positivas							
S. aureus	28	9	13	3	5	3	8
S. coagulase-negativa				1	1	8	29
Streptococcus β-hemolítico							
Grupo B		5	6	1	32	37	12
Grupo D			2	10	4	8	9
S. não agrupados e outros	38	36	10				
Streptococcus viridans		2		3	1	3	1
S. pneumoniae	5	11	5	3	1	1	
L. monocytogenes		2	2		1	1	< 1
Bactérias aeróbicas gram-negativas							
E. coli	26	25	37	45	32	20	11
Klebsiella-Enterobacter				11	12	3	11
Pseudomonas	3		21	15	2	3	3
Haemophilus				1	4	5	1
Salmonella			2		1	1	
Bactérias anaeróbicas gram-negativas					1	3	
Fungos					2	1	8
Outros		9	3	5	5	1	6
n	39	44	62	73	239	147	520

Fonte: Bizzaro MJ, Raskind C, Baltimore RS, Gallagher PG. Seventy-five years of neonatal sepsis at Yale: 1928-2003. Pediatrics 2005; 116:595-602.

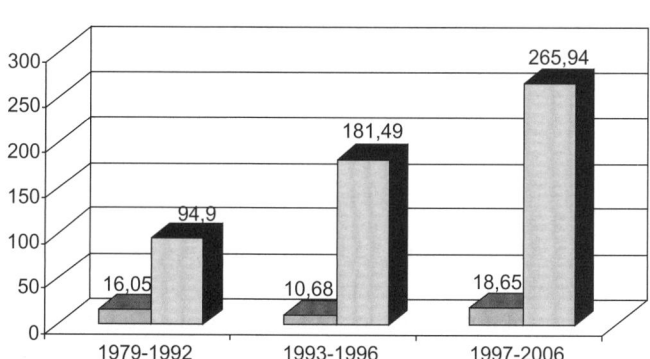

Fig. XIV.17-2. Tendência no número de casos de sepse precoce e tardia por 1000 admissões de recém-nascidos de muito baixo peso no Yale-New Haven Hospital em três períodos por qualquer agente etiológico. Sepse precoce p = 0,585 Sepse tardia p < 0,001. *Fonte:* Bizzaro MJ, Dembry L-M, Baltimore RS, Gallagher PG. Changing patters in neonatal Escherichia coli sepsis and ampicillin resistance in the era of intrapartum antibiotic prophylaxis. **Pediatrics** 2008; 121:689-696.

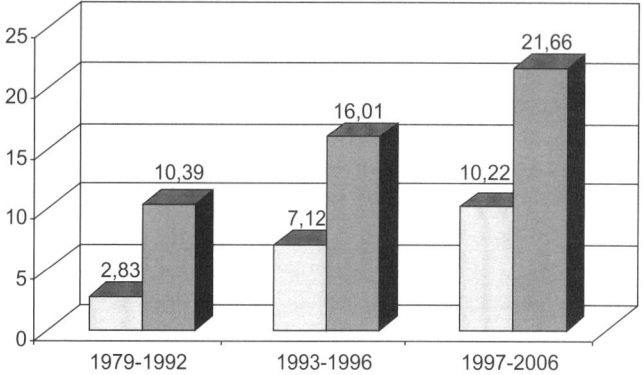

Fig. XIV.17-3. Casos de sepse precoce e tardia por 1000 admissões de recém-nascidos de muito baixo peso no Yale-New Haven Hospital em três períodos por *Escherichia coli*. Sepse precoce p < 0,001 Sepse tardia p = 0,006. *Fonte:* Bizzaro MJ, Dembry L-M, Baltimore RS, Gallagher PG. Changing patters in neonatal Escherichia coli sepsis and ampicillin resistance in the era of intrapartum antibiotic prophylaxis. **Pediatrics** 2008; 121:689-696.

de anemia, letargia, irritabilidade, febre, hipotermia e hepatoesplenomegalia. O sistema respiratório, em geral, é o mais acometido, apresentando taquipneia, tiragem ou apneia, o que mostra a necessidade de fazer diagnóstico diferencial com vários distúrbios apresentados nesse período.

Esses sinais podem também variar de leves a intensos, dependendo da duração da infecção, da virulência do agente causal e do grau de maturidade dos mecanismos de defesa do hospedeiro. Caracterizam-se como choque séptico descompensado quando, no quadro clínico do paciente, associa-se à hipotensão, apesar de adequada utilização de fluidos, acompanhada de alterações da perfusão. Em alguns RNs graves, o quadro de choque séptico pode ser acompanhado por hipertensão arterial pulmonar determinando persistência do padrão fetal da circulação sanguínea.

A sepse fúngica apresenta sinais clínicos semelhantes aos da sepse bacteriana, porém com evolução clínica mais insidiosa. É frequente o comprometimento do sistema nervoso central (SNC) e do trato urinário. Pode haver também comprometimento ocular, articular e, mais raramente, endocardite. Deve-se considerar a possibilidade da sepse fúngica no paciente com múltiplos fatores de risco e evolução clínica insatisfatória, apesar de antibioticoterapia apropriada.

De maneira geral, devido às dificuldades na confirmação do diagnóstico, muitos RNs são tratados com antibióticos sem, verdadeiramente, apresentar infecção.

DIAGNÓSTICO

Exames específicos (identificação microbiológica)

Hemocultura

O isolamento do micro-organismo patogênico no sangue por meio da hemocultura é, até o momento, o método mais específico para o diagnóstico da sepse neonatal. Apesar da baixa sensibilidade, a hemocultura ainda é considerada o padrão ouro no diagnóstico da sepse bacteriana, sendo imperativo que esse exame seja obtido por técnicas estritamente assépticas, preferencialmente antes do início da terapia com agentes antimicrobianos.

O isolamento de um micro-organismo patogênico é considerado evidência de sepse, porém no caso do *Staphylococcus* coagulase-negativo, que pode ser agente etiológico ou contaminante, muitos recomendam a coleta de duas hemoculturas.

Muitos episódios de sepse clínica não são confirmados pelo isolamento de patógenos nas hemoculturas. Alguns episódios podem ter culturas falsamente negativas em decorrência das dificuldades na coleta de amostras sanguíneas em bebês extremamente prematuros, do processamento inadequado dos espécimes microbiológicos, ou da interferência em razão do uso de antimicrobianos na mãe ou no RN. Outras causas que justificam os resultados negativos das hemoculturas são a etiologia por outros agentes, como parasitas, *Rickettsia* e fungos.

Estudo do líquido cefalorraquidiano (LCR)

O exame bacterioscópico e microbiológico, a contagem de células e a avaliação bioquímica do LCR são preconizados pela maioria dos autores em RN com diagnóstico suspeito ou confirmado de sepse neonatal. As mesmas recomendações preconizadas para a hemocultura, em relação ao uso de antimicrobianos e às técnicas de assepsia, são válidas para a coleta da cultura do LCR.

A interpretação dos valores normais citológicos e bioquímicos encerra dificuldades em função da grande variabilidade entre os RNs, particularmente em prematuros, constituindo um dilema frequente, o que indica a avaliação criteriosa dos resultados encontrados. A meningite é pouco frequente na sepse precoce, mas nos quadros de sepse tardia pode chegar a 30%. Outro importante aspecto a ser ressaltado é a inespecificidade da sintomatologia, tornando-se impossível a distinção dos quadros de meningite em RNs sépticos, baseando-se apenas em manifestações clínicas. Quando houver alterações e presença de bactérias, deve-se repetir o exame em 72 horas.

Cultura de urina

A urocultura tem pouco valor na sepse precoce, devendo sempre ser realizada na sepse tardia com suspeita de malformações das vias urinárias.

Exames inespecíficos

Leucograma

Vários autores têm estudado a dinâmica da leucometria periférica global, a contagem de neutrófilos, plaquetas, as razões entre os neutrófilos, observando que a contagem global e diferencial das células brancas sanguíneas apresenta variações durante o período neonatal não detectadas em outras fases da vida.

Existe uma série de valores de referência para neutrófilos maduros e imaturos (Quadro XIV.17.4).

Foram definidos vários fatores que alteram a dinâmica dos neutrófilos. Alterações significativas com redução dos neutrófilos podem ser desencadeadas por doença hipertensiva da gravidez e hemorragia periventricular do RN, e a elevação dessas células pode ser desencadeada por febre materna, asfixia perinatal grave, convulsões, choro prolongado, cirurgias e síndrome de aspiração meconial (SAM) no RN. Não há alterações significativas em relação ao sexo, à taquipneia transitória do RN e à SDR. Em geral, as alterações apresentadas normalizaram-se entre 24 e 72 horas.

Cerca de um terço dos RNs sépticos pode ter contagens normais numa fase precoce do diagnóstico.

Considerando que as interpretações dos perfis hematológicos dos neonatos fazem-se habitualmente de

Quadro XIV.17.4. Valores de neutrófilos (/mm³) em RNs

	Neutropenia		Neutrofilia		↑ Neutrófilos	↑ Imaturos
	PN < 1,5kg*	PN > 1,5kg#	PN < 1,5kg*	PN > 1,5kg#	Imaturos#*	Totais#*
Nascimento	< 500	< 1.800	> 6.300	> 5.400	> 1.100	> 0,16
12 horas	< 1.800	< 7.800	> 12.400	> 14.500	> 1.500	> 0,16
24 horas	< 2.200	< 7.000	> 14.000	> 12.600	> 1.280	> 0,16
36 horas	< 1.800	< 5.400	> 11.600	> 10.600	> 1.100	> 0,15
48 horas	< 1.100	< 3.600	> 9.000	> 8.500	> 850	> 0,13
60 horas	< 1.100	< 3.000	> 6.000	> 7.200	> 600	> 0,13
72 horas	< 1.100	< 1.800	> 6.000	> 7.000	> 550	> 0,13
120 horas	< 1.100	< 1.800	> 6.000	> 5.400	> 500	> 0,12
4º ao 28º dia	< 1.100	< 1.800	> 6.000	> 5.400	> 500	> 0,12

Fontes: Manroe BL, Weinberg AG, Rosenfeld CR, Browne R. The neonatal blood count in health and disease. I. Reference values for neutrophilic cells. J. Pediatr 1979; 95:89-98. Mouzinho A, Rosenfeld CR, Sanchez PJ, Risser R. Revised reference ranges for circulation neutrophils in very-low-birth-weight neonates. Pediatrcs 1994; 94:76-82.

forma subjetiva, foi proposta a utilização de um escore que tornasse mais objetiva a análise desses exames. Nessa forma de avaliação, considera-se um ponto para cada uma das características alteradas (Quadro XIV.17.5). Um escore com valor maior ou igual a três apresenta sensibilidade de 96%, especificidade de 78% e valor preditivo negativo de 99%. Temos utilizado esse escore no IMIP devido a sua facilidade de aplicação na prática diária. Em nosso serviço, contamos com um grande número de RNs com graus variados de risco para sepse neonatal e esse escore permite a uniformização da interpretação do leucograma.

Quadro XIV.17.5. Escore hematológico de Rodwell

Variável	Alteração	Total de pontos
I:T (neutrófilos imaturos/total de neutrófilos)*	≥ 0,2	1
Total de polimorfonucleares*	↑ ou ↓ (gráfico)	1
I:M (neutrófilos imaturos/neutrófilos maduros)	≥ 0,3	1
Polimorfonucleares imaturos*	↑ (gráfico)	1
Total de leucócitos	↑ ou ↓ (≤ 5.000/mm³ em qualquer idade ou ≥ 25.000 ao nascimento, 30.000 12-24h e 21.000/mm³ do 2º dia em diante)	1
Alterações degenerativas nos polimorfonucleares	Vacuolização ou granulações tóxicas grosseiras	1
Plaquetas	≤ 150.000	1

*Valores normais definidos pela série de referência de Manroe. Adaptado de Rodwell RL, Leslie AL, Tudehope DI. Early diagnosis of neonatal sepsis using a hematologic scoring system. J. Pediatr 1988; 112:761-767.

Reagentes de fase aguda – proteína C reativa (PCR)

Na presença de processo inflamatório desencadeado por infecção, os hepatócitos, estimulados pela interleucina-1, rapidamente produzem uma série de proteínas, chamadas em conjunto de reagentes de fase aguda. A maior parte dessas proteínas tem sido avaliada como instrumento diagnóstico da sepse neonatal, incluindo a avaliação da velocidade de eritrossedimentação, a haptoglobina, o orosomucoide, a alfa-1-antitripsina e a procalcitonina, entre outras. Apesar dos extensivos estudos, nenhum desses testes, isoladamente, tem-se mostrado útil como indicador do diagnóstico precoce da sepse neonatal.

A PCR, também um reagente de fase aguda, é uma globulina cuja produção é estimulada por injúrias teciduais; em especial, os processos inflamatórios agudos. Sua utilização como instrumento diagnóstico da sepse neonatal tem sido estudada por diversos pesquisadores. A PCR parece não sofrer interferência da idade gestacional. A rotura prolongada e prematura de membranas, a asfixia fetal, a SDR, a hemorragia intracraniana e a SAM podem cursar com níveis elevados de PCR e, como são frequentemente confundidas ou associadas a infecções graves, um resultado falso-positivo reduz o valor preditivo positivo do teste. Cerca de 9% dos RNs aparentemente sadios podem apresentar valores anormais da PCR. Os valores normais de referência dependem do método utilizado, sendo a nefelometria considerada o mais adequado. A utilização dos níveis de PCR de forma isolada como indicador precoce de sepse não é recomendada, mas a determinação de forma seriada melhora a sensibilidade do teste, sendo um parâmetro para detecção de complicações e de descontinuação da antibioticoterapia iniciada empiricamente. A sensibilidade da PCR é microorganismo-dependente. Estudos demonstram que é mais baixa para a sepse causada por bactérias gram-positivas do que para as gram-negativas. Esse fato pode ser devido a menor virulência do *Staphylococcus* coagulase-negativa ou por não se tratar de infecção verdadeira.

Outros exames

A radiografia de tórax, a ultrassonografia, a tomografia computadorizada, a ressonância magnética, o ecocardiograma, entre outros exames, servem como meios auxiliares, confirmando apenas a localização de uma infecção bacteriana, não necessariamente a sepse.

Citocinas, como a interleucinas 1-β, 6 e 8, o fator de necrose tumoral e outros, são mediadores endógenos da resposta imune nas infecções bacterianas. Estudos recentes têm sugerido que a presença de níveis elevados da IL-6 poderá ser um parâmetro precoce e sensível no diagnóstico de infecções bacterianas neonatais, mas são exames ainda não disponíveis, em nosso meio, para uso na prática diária.

A contraimunoeletroforese e a aglutinação pelo látex são métodos que permitem a detecção de antígenos de bactérias, como a *E. coli* e o SGB, entre outras. Entretanto, apresenta grande número de reações falso-negativas e falso-positivas, decorrentes de contaminação durante a coleta.

Outros métodos como a biologia molecular têm sido avaliados e poderão melhorar a acurácia do diagnóstico da sepse neonatal, permitindo uso mais racional de antimicrobianos.

Recomendamos para os RNs com suspeita de sepse a realização e interpretação simultânea dos seguintes exames: hemocultura, hemograma com plaquetas e dosagem da PCR (Quadro XIV.17.6). Como nenhum exame, isoladamente, mostra-se confiável na confirmação ou exclusão da doença, deve-se utilizar mais de um exame, além de garantir uma boa anamnese e exame clínico cuidadoso, na tentativa de melhorar a acurácia diagnóstica.

TRATAMENTO

A base da terapia visa ao fornecimento e ao transporte adequados de oxigênio que, juntamente com a manutenção do débito cardíaco e do emprego apropriado da antibioticoterapia, irão determinar o prognóstico dos RNs com sepse. A monitoração dos sinais clínicos e das variáveis hemodinâmicas deve ser utilizada para direcionar o tratamento dos quadros graves.

1. *Suporte nutricional:* a alimentação por via enteral só deverá ser suspensa nos casos suspeitos de enterocolite necrosante ou de grande instabilidade hemodinâmica. A nutrição precoce tem efeito trófico sobre a mucosa intestinal, melhora a absorção de nutrientes e evita a translocação bacteriana. O objetivo primordial deve ser evitar o catabolismo excessivo; assim, as necessidades mínimas de nutrientes deverão ser garantidas, de preferência com colostro ou leite da própria mãe, utilizados de forma precoce. Não devemos retardar a indicação de nutrição parenteral, podendo ser oferecida concomitantemente à dieta enteral.
2. *Suporte ventilatório:* manter as vias aéreas pérvias e garantir a suplementação de oxigênio devem ser prioridades do tratamento e monitoradas com rigor. A forma mais apropriada dependerá da condição clínica do paciente, não devendo ser retardada a indicação de ventilação mecânica. Deve-se manter a hemoglobina em níveis que permitam bom transporte de oxigênio. É recomendável que o hematócrito esteja acima de 40%.
3. *Suporte hemodinâmico:* atenção para os sinais iniciais do choque, evitando-se que o quadro evolua de for-

Quadro XIV.17.6. Interpretação dos exames laboratoriais

Hemocultura positiva	Recomenda-se a coleta de 1mL para 10mL do meio de cultura, após antissepsia da pele com clorexidina. A hemocultura deve ser considerada positiva quando há germes patogênicos. As hemoculturas positivas para os germes considerados contaminantes (*Staphylococcus* coagulase-negativa, *Corynebacterium* sp e outros) só deverão ser consideradas positivas quando o mesmo germe for encontrado em duas amostras e/ou além dos sinais clínicos, e o RN apresentar o leucograma e/ou a PCR alterados.
Leucograma alterado	Interpretado segundo escore hematológico de Rodwell com valor ≥ 3 e contagem dos glóbulos brancos sanguíneos de acordo com a série proposta por Manroe e Mouzinho no caso de RNPT.
PCR alterada (nefelometria)	Considerado exame com titulagem > 1mg/L.
LCR (líquido cefalorraquidiano) alterado	Presença de germe patogênico na cultura do LCR e/ou aumento da celularidade (> 20 células nos RNTs e > 24 células nos RNPTs, com predomínio de 60% de polimorfonucleares), associados a aumento da proteinorraquia (> 150mg/mL nos RNTs e > 200mg/mL nos RNPTs) e redução da glicorraquia (< 30mg/mL).

ma irreversível. Se a frequência cardíaca se mantiver acima de 180 batimentos/minuto, o tempo de enchimento capilar for maior do que 2 segundos, na presença de hipotensão arterial e necessidades crescentes de oxigênio, iniciar expansor de volume (solução fisiológica 10 a 20mL/kg) em 30 minutos, repetindo-se, se necessário. Com o objetivo de manter a pressão arterial em níveis adequados ao peso e à idade gestacional do RN, considerar o uso de aminas vasoativas; dopamina 5 a 7 mcg/kg/min, dobutamina 10 a 15 mcg/kg/min.

4. *Hidroeletrolítico e metabólico* deve-se manter uma cota hídrica ajustada à condição clínica do RN. Na sepse grave com insuficiência cardíaca congestiva, insuficiência renal ou síndrome inapropriada do hormônio antidiurético, mantêm-se as cotas em torno de 70% a 80% daquelas preconizadas para o peso e a idade gestacional. Preconiza-se maior aporte hídrico na desidratação e choque.

Recomenda-se monitorar rigorosamente o paciente, verificando peso diário, pressão arterial, densidade e débito urinário. Devem ser controlados os níveis de glicose, sódio, potássio e cálcio segundo a condição clínica do paciente, corrigindo-se os distúrbios, quando detectados.

É importante lembrar a manutenção da homeostase térmica com rigoroso controle da temperatura.

1. *Tratamento adjuvante:*
   a) *Imunoglobina:* os resultados dos estudos são conflitantes, devido a diferentes metodologias empregadas, não padronização das doses necessárias, bem como à falta de anticorpos específicos ou títulos insuficientes dos mesmos contra os agentes da sepse bacteriana no RN. Apesar de evidenciarem redução da incidência de sepse em prematuros, os estudos não demonstram melhora na sobrevida desses pacientes.
   b) *Fatores estimulantes de colônias de granulócitos (rG-CSF):* a neutropenia observada usualmente em RNT com sepse está associada a alta mortalidade. Estudos não controlados têm mostrado aumento do nível dos neutrófilos circulantes, além do aumento da sobrevida dos RNs com sepse por SGB com o uso desses componentes; porém, devido ao pequeno número de pacientes estudados, as conclusões não são definitivas. Estudos relatam que neonatos sépticos neutropênicos têm concentrações extremamente elevadas de rG-CSF e receptores saturados, não se beneficiando, portanto, com essa medicação. As indicações sugeridas são: neutropenia alo e autoimune, síndrome da neutropenia cíclica e neutropenia idiopática crônica.
   c) *Uso de esteróides:* o debate sobre o seu uso permanece, porém não foi realizada até o momento nenhuma grande investigação examinando a utilização dos esteroides em RNs sépticos com resultados definitivos; por isso, não utilizamos essa medicação nos casos de sepse neonatal.
   d) *Plasma fresco congelado:* deve ser utilizado nos casos que evoluam com sangramentos importantes devido à coagulação intravascular disseminada (CIVD), na dose de 20 mL/kg.
2. *Emocional:* o apoio psicológico aos pais é fundamental, além de todos os esclarecimentos acerca da enfermidade e quadro clínico do RN.

ANTIBIOTICOTERAPIA

Antes de iniciar a terapia com antimicrobianos, considerar os passos sugeridos para o manejo dos RNs com suspeita de sepse (Quadros XIV.17.4 a XIV.17.10). Deve-se considerar a possibilidade de que algumas circunstâncias individuais ou institucionais tornem necessárias adaptações dessas condutas para a utilização em outros serviços.

A escolha dos agentes antimicrobianos é baseada no conhecimento dos germes prevalentes e no seu padrão de sensibilidade. Podem ser feitas modificações no esquema empírico de acordo com o antibiograma e a evolução clínica, mantendo-se apenas um medicamento após a identificação do agente etiológico. A duração do tratamento varia de 8 a 10 dias, dependendo da evolução clínica. Na meningite por gram-positivos preconizam-se 14 dias de tratamento, e por gram-negativos, 21 dias. Na presença de endocardite ou osteomielite, o tratamento será mais prolongado e acompanhado pelo especialista.

Para a sepse de origem materna, orientamos o uso da penicilina cristalina associada à gentamicina. Atenção especial para os RNs cujas mães tenham infecção do trato urinário por cepas de *Escherichia coli* ou *Klebsiella* resistentes à ampicilina e aos aminoglicosídeos, para os quais recomendamos, excepcionalmente, o uso das cefalosporinas de terceira geração.

Na sepse tardia, recomendamos o uso da oxacilina associada a amicacina. De forma semelhante às cefalosporinas de terceira geração, o uso da vancomicina deve ser controlado e justifica-se quando confirmada a infecção pelo *Staphylococcus* coagulase-negativa ou *S. aureus* resistente. Temos preconizado algumas opções terapêuticas para os germes gram-negativos com perfil de alta resistência bacteriana: os betalactâmicos associados aos inibidores de betalactamases, como a piperacilina com tazobactam, e a ciprofloxacina, além dos carbapenêmicos. Como são fármacos de exceção, o seu uso deve ser sempre discutido com a comissão de controle de infecção hospitalar (CCIH).

A posologia dos antimicrobianos mais utilizados em neonatos encontra-se resumida no Quadro XIV.17.7.

Quadro XIV.17.7.

Antimicrobiano	Via	Dose	Idade pós-natal	Intervalo da dose	Diluição	Incompatibilidade	Eventos adversos
Aciclovir	IV	30mg/kg/dia	Todos RNPTs < 34s ou IRA	8/8h 12/12h	Diluir 250mg em 5mL de água destilada (AD) e rediluir em 9mL de AD. Manter em temperatura ambiente por até 24 h Não refrigerar Infundir IV em 1 h	Emulsão lipídica, cafeína, cefepime, dobutamina, dopamina, piperacilina	Neutropenia, flebite, tremores, convulsões, letargia, coma, *rash*, hipotensão, alterações renais e hepáticas em altas doses
	Ajuste de acordo com a função renal: > 50% 10% a 50% < 10%	30mg/kg/dia 30mg/kg/dia 30mg/kg/dia		8/8h 12/12h 24/24h			
Amicacina **Idade gestacional (semanas)**	**Via**	**Dose**	**Idade pós-natal**	**Intervalo da dose**	**Diluição**	**Incompatibilidade**	**Eventos adversos**
29 semanas ou hipóxia, PCA, uso de indometacina	IV ou IM (absorção variável via IM nos RNPTs) Ajuste de acordo com a função renal: > 50% 10% a 50% < 10%	15mg/kg/dose 10mg/kg/dose 10mg/kg/dose 10mg/kg/dose	0 a 7 dias 8 a 28 dias 28 dias	48h 24h 24h 12 a 24h 24 a 36h 24 a 48h	Apresentação: 2mL/100mg Diluir para obter concentração de 5mg/mL (1mL para 9 mL de AD) Infundir em 30 minutos Manter em temperatura ambiente por 24 h e sob refrigeração por 48 h	Emulsão lipídica, anfotericina, ampicilina, oxacilina, penicilina, fenitoína, imipenem Não misturar com outros medicamentos Penicilinas ou cefalosporinas devem ser administradas 1h antes ou após	Disfunção tubular renal com maior perda de Ca, Na, Mg Ototoxicidade agravada pelo uso concomitante com furosemida, anfotericina e vancomicina, Bloqueio neuromuscular, se injeção rápida Eosinofilia, anemia, leucopenia
30 a 34 semanas		15mg/kg/dose	0 a 7 dias 8 dias	24h 24h			
35 semanas		15mg/kg/dose	Todos	24h			
Ampicilina **Idade gestacional (semanas)**	**Via**	**Dose** Dobrar a dose se meningite	**Idade pós-natal**	**Intervalo da dose**	**Diluição**	**Incompatibilidade**	**Eventos adversos**
29 semanas	IV ou IM	25mg/kg/dose	0 a 28 dias > 28 dias	12h 8h	Diluir para obter concentração de 100mg/mL IV (frasco ampola de 1 g com 10mL de água destilada) e 250mg/mL (frasco ampola de 1 g em 4mL de água destilada) Infundir lentamente Deve ser usada imediatamente após a preparação	Amicacina, fluconazol, gentamicina, hidralazina metoclopramida midazolam	Eosinofilia moderada
30 a 36 semanas		25mg/kg/dose	0 a 14 dias > 14 dias	12h 8h			

Sepse Neonatal

		Dose	Idade pós-natal	Intervalo da dose	Diluição	Incompatibilidade	Eventos adversos
37 a 42 semanas		25mg/kg/dose	0 a 7 dias > 7 dias	12h 8h			
> 42 semanas		25mg/kg/dose	Todas	6h			
Clindamicina **Idade gestacional (semanas)**	**Via**	**Dose**	**Idade pós-natal**	**Intervalo da dose**	**Diluição**	**Incompatibilidade**	**Eventos adversos**
29 semanas	IV ou IM	5mg/kg/dose	0 a 28 dias > 28 dias	12h 8h	Apresentação FA com 600mg Diluir para obter concentração de 6mg/mL IV Infundir lentamente 30 minutos Manter em temperatura ambiente por até 16 dias e sob refrigeração por até 32 dias	Aminofilina, barbitúricos, gluconato de cálcio, ciprofloxacim, fluconazol, fenitoína	Diarreia mediada pela toxina do *C. difícille* Elevar a dose nos pacientes com disfunção hepática Monitorar função hepática
30 a 36		5mg/kg/dose	0 a 14 dias > 14 dias	12h 8h			
37 a 42 semanas		5mg/kg/dose	0 a 7 dias > 7 dias	12h 8h			
> 42 semanas		5mg/kg/dose	Todas	6h			
Cefotaxima **Idade gestacional (semanas)**	**Via**	**Dose**	**Idade pós-natal**	**Intervalo da dose**	**Diluição**	**Incompatibilidade**	**Eventos adversos**
29 semanas	IV ou IM	50mg/kg/dose	0 a 28 dias > 28 dias	12h 8h	Apresentação FA 500mg e 1g Diluir 500 em 5mL de água estéril para obter concentração de 100mg/mL Infundir IV lentamente em 30 minutos Após reconstituição é estável por 24 h em temperatura ambiente e 5 dias sob refrigeração	Aminofilina, fluconazol, bicarbonato de sódio e vancomicina Não misturar com outros medicamentos	São raros: *rash*, flebite, elevação de transaminases, diarreia, leucopenia, granulocitopenia e eosinofilia Se injetada rapidamente, pode ocasionar arritmias
30 a 36 semanas		50mg/kg/dose	0 a 14 dias > 14 dias	12h 8h			
37 a 42 semanas		50mg/kg/dose	0 a 7 dias > 7 dias	12h 8h			
> 42 semanas		50mg/kg/dose	Todas	6h			

Ciprofloxacim	Via	Dose	Idade pós-natal	Intervalo da dose	Diluição	Incompatibilidade	Eventos adversos
Sem meningite Com meningite	IV	20mg/kg/dia 40mg/kg/dia	Todos	12/12h	Apresentação 200mg/100mL Após diluída, conservar por até 14 dias	Não misturar com outros medicamentos Sérias reações podem ocorrer com o uso concomitante com teofilina Manter intervalo de 4h para o uso de antiácidos	Rash, hipo ou hiperglicemia, diarreia, alterações da função hepática, cefaleia, convulsões, hipo ou hipertensão, taquicardia, arritmia, sonolência, convulsões, hemorragia digestiva, dor abdominal, colite pseudomembranosa, hepatite, icterícia colestática, ruptura de tendão (principalmente com o uso de corticosteroides) e broncoespasmo

Gentamicina Idade gestacional (semanas)	Via	Dose	Idade pós-natal	Intervalo da dose	Diluição	Incompatibilidade	Eventos adversos
29 semanas ou hipóxia, PCA, uso de indometacina	IV ou IM (absorção variável via IM nos RNPTs)	5mg/kg/dose 4mg/kg/dose 4mg/kg/dose	0 a 7 dias 8 a 28 dias 29 dias	48h 24h 24h	Apresentação 10 mg/mL Diluir 1mL para 5mL de AD e infundir em 30 minutos	Anfotericina B, ampicilina, cefepime, furosemida, imipenem, indometacina, oxacilina, penicilina	Disfunção tubular renal com maior perda de Ca, Na, Mg Ototoxicidade agravada pelo uso concomitante com furosemida e vancomicina Bloqueio neuromuscular, se injeção rápida
30 a 34 semanas		5mg/kg/dose 4mg/kg/dose	0 a 7 dias 8 dias	24h 24h			
35 semanas		4mg/kg/dose	Todos	24h			

Oxacilina Idade gestacional (semanas)	Via	Dose Meningite dobrar a dose	Idade pós-natal	Intervalo da dose	Diluição	Incompatibilidade	Eventos adversos
29 semanas	IV ou IM	25mg/kg/dose	0 a 28 dias > 28 dias	12h 8h	Diluir (1 frasco-ampola para 5 mL de AD e rediluir para 5 mL de AD) Obter concentração de 5 mg/mL Infundir IV lentamente em 10 minutos Conservar até 7 dias sob refrigeração	Aminofilina, barbitúricos, gluconato de cálcio, ciprofloxacim, fluconazol, fenitoína	Elevar a dose nos pacientes com disfunção hepática e monitorar função hepática Raramente nerotoxicidade, neutropenia, eosinofilia
30 a 36 semanas		25mg/kg/dose	0 a 14 dias > 14 dias	12h 8h			
37 semanas		25mg/kg/dose	0 a 7 dias > 7 dias	12h 8 h			

Sepse Neonatal

Antimicrobiano Meropenem	Via	Dose	Idade pós-natal	Intervalo da dose	Diluição	Incompatibilidade	Eventos adversos
Sem meningite	IV	20mg/kg/dose	Todos	12/12h	Apresentação FA 500mg e 1g Reconstituir 500mg com 10mL de diluente Concentração máxima de 50mg/mL Infundir em 5 minutos Manter até 48h sobre refrigeração	Anfotericina, metronidazol Não misturar com outros medicamentos	Trombocitose, eosinofilia, neutropenia, elevação de transaminases, flebite, hipotensão, convulsões, diarreia, melena, *rash*, dispneia
Com meningite	IV	40mg/kg/dose		8/8h			

Antimicrobiano Meropenem	Via	Dose	Idade pós-natal	Intervalo da dose	Diluição	Incompatibilidade	Eventos adversos
Sem meningite	IV	20mg/kg/dose	Todos	12/12h	Apresentação FA 500mg e 1g Reconstituir 500mg com 10mL de diluente Concentração máxima de 50mg/mL Infundir em 5 minutos Manter até 48h sobre refrigeração	Anfotericina, metronidazol Não misturar com outros medicamentos	Trombocitose, eosinofilia, neutropenia, elevação de transaminases, flebite, hipotensão, convulsões, diarreia, melena, *rash*, dispneia
Com meningite	IV	40mg/kg/dose		8/8h			

Penicilina G (cristalina) Idade gestacional (semanas)	Via	Dose	Idade pós-natal	Intervalo da dose	Diluição	Incompatibilidade	Eventos adversos
29 semanas	IV ou IM	25 a 50.000 UI/kg/dose	0 a 28 dias > 28 dias	12h 8h	Diluir (1 frasco-ampola de 5 milhões para 10 mL de AD e rediluir com 4 mL de AD para obter concentração de 1 mL com 100.000). Infundir IV lentamente 30 minutos Conservar por 24 h em temperatura ambiente	Aminofilina, barbitúricos, gluconato de cálcio, ciprofloxacim, fluconazol, fenitoína	Elevar a dose nos pacientes com disfunção hepática e monitorar função hepática
30 a 36 semanas		25 a 50.000 UI/kg/dose	0 a 14 dias > 14 dias	12h 8h			
37 semanas		25 a 50.000 UI/kg/dose	0 a 7 dias > 7 dias	12h 8h			

Piperacilina-Tazobactam Idade gestacional (semanas)	Via	Dose	Idade pós-natal	Intervalo da dose	Diluição	Incompatibilidade	Eventos adversos
29 semanas	IV	50 a 100 mg/kg/dose	0 a 28 dias > 28 dias	12h 8h	Apresentação FA 2,25g Diluir 2g em 10mL de AD para obter concentração de 200mg/mL e depois rediluir 1mL com 9 mL de AD para obter concentração de 20mL/mL. Infundir IV lentamente em 30 minutos Permanece ativa até 7 dias só refrigeração e 24 h em temperatura ambiente	Aciclovir, amicacina, anfotericina B, amiodarona, gentamicina, ganciclovir e vancomicina Aminoglicosídeos devem ser administrados com intervalo de 1 h	Eosinofilia, neutropenia, anemia hemolítica, hiperbilirrubinemia, hipo ou hipertensão, convulsões, rash, diarreia, melena, colite pseudomembranosa Monitorar função hepática e renal, pois pode ocorrer alteração das transaminases e da função renal Raramente pode produzir alterações plaquetárias Ajuste da dose de acordo com a função renal: >50% mantida 10 a 50% reduzir 25% < 10% reduzir 50%
30 a 36 semanas		50 a 100mg/kg/dose	0 a 14 dias > 14 dias	12h 8h			
37 semanas		50 a 100mg/kg/dose	0 a 7 dias > 7 dias	12h 8h			

Vancomicina Idade gestacional (semanas)	Via	Dose	Idade pós-natal	Intervalo da dose	Diluição	Incompatibilidade	Eventos adversos
29 semanas	IV	10mg/kg/dose Se meningite: 15mg/kg/dose	0 a 14 dias > 14 dias	24h 12h	Apresentação FA 500mg Diluir 500g em 10mL de AD para obter concentração de 50mg/mL e depois rediluir novamente em 10mL para obter concentração de 5mL/mL. Infundir IV lentamente em 60 minutos Permanece ativa até 14 dias sob refrigeração	Cefazolina, cefepime, cefotaxima, cefoxitin, ceftazidima, ceftriaxone, cloranfenicol, dexametazona, heparina, oxacilina, fenobarbital, piperacilina Interage com anestésicos (hipotensão, hipotermia)	Nefrotoxicidade e ototoxicidade, especialmente se associada aos aminoglicosídeos rash e hipotensão na infusão rápida, flebite, eosinofilia, neutropenia, principalmente após 3 semanas de uso Ajuste da dose de acordo com a função renal: > 50% = 15 mg/kg/dia 12 a 24 h 10 a 50% = reduzir 50% 24 a 36 h <10% = reduzir 50% 48 h
30 a 36 semanas		10mg/kg/dose	0 a 14 dias > 14 dias	12h 8h			
37 a 42 semanas		10mg/kg/dose	0 a 7 dias > 7 dias	12h 8h			
> 42 semanas		10mg/kg/dose	Todas	6h			

Sepse Neonatal

Anfotericina B Dose	Via	Mecanismo de ação	Diluição	Incompatibilidade	Eventos adversos	Tempo de tratamento e recomendações
0,5 a 1mg/kg/dia	IV	Polieno que atua por ligação ao ergosterol da membrana celular, desencadeando aumento da permeabilidade, lise e morte celular	Diluir em SG 5% Concentração de 0,5mg/mL para infusão em cateter central e 0,1mg/mL para infusão em veia periférica Infundir em 2 horas Não é necessário proteger da luz fluorescente Não diluir com salina porque precipita. Manter sob refrigeração por até 48 h	Emulsão lipídica, amicacina, cefepime, cimetidina, ciprofloxacina, dopamina, fluconazol, gentamicina, linezolide, sulfato de magnésio, meropenem, oxacilina, penicilina, piperacilina, ranitidina	Nefrotoxicidade: acidose tubular renal, hipocalemia (agravada se associada ao uso de corticoide), hipomagnesemia e falência renal Hepato, mielo e cardiotoxicidade (arritmia) Anemia, leucopenia e trombocitopenia Hipo ou hipertensão, febre, convulsões, rash cutâneo, perda de peso, broncoespasmo Se ocorrer redução da função renal, reduzir a dose em 50% ou aplicá-la em dias alternados Ajustar a dose se creatinina elevar-se > 0,4mg/mL durante o tratamento (deve-se suspender a dose por 2 a 5 dias)	Quando a hemocultura for positiva para fungos, promover a retirada do cateter central Nas ITU, retirar ou trocar sonda vesical de demora Monitorar: ureia, creatinina, Mg, K e hematócrito e plaquetas Não existe consenso sobre o tempo ideal de tratamento: recomenda-se manter o tratamento por 14 dias após a última hemocultura negativa O tratamento pode ser completado com fluconazol oral Infecção urinária isolada: 7 a 14 dias Meningite: 28 dias Endocardite: 42 dias Endoftalmite: 42 a 84 dias Artrite ou osteomielite: 14 a 21 dias de anfotericina seguida de 6 a 12 meses de fluconazol oral
Preparações lipídicas da anfotericina: 3 a 5mg/kg/dia	IV	Reduzem os efeitos colaterais permitindo o uso de doses mais elevadas				Droga de segunda linha indicada em falência com a anfotericina convencional, insuficiência renal prévia ou aumento de creatinina > 1,5 mg/mL durante o tratamento. Não existe consenso sobre tempo ideal de tratamento
						Redução da eficácia no tratamento da ITU, por ter menor eliminação urinária

Fluconazol Idade gestacional (semanas)	Via	Dose inicial 12mg/kg	Idade pós-natal	Intervalo da dose	Diluição	Incompatibilidade	Eventos adversos
29 semanas	IV ou VO	6mg/kg/dose	0 a 14 dias > 14 dias	72h 48h	Apresentação oral, concentrações de 10 a 40 mg/mL Solução parenteral preparada com 200 mg/100 mL ou 400/100 mL Infundir em 2 horas Não tem estabilidade: **Não refrigerar** CL_{cr} 21-50 mL/min = 50% da dose CL_{cr} < 20 mL/min = 25% da dose	Anfotericina B, ampicilina, cefotaxima, ceftazidima, ceftriaxone, cloranfenicol, clindamicina, digoxina, furosemida, imipenem, piperacilina	Dados em recém-nascidos são limitados Elevação transitória de transaminases interfere com o metabolismo dos barbitúricos, fenitoína, aminofilina, cafeína e midazolam Contraindicado quando ocorrer uso concomitante de cisapride
30 a 36 semanas		6mg/kg/dose	0 a 14 dias > 14 dias	48h 24h			
37 a 42 semanas		6mg/kg/dose	0 a 7 dias > 7 dias	48h 24h			
> 42 semanas		6mg/kg/dose	Todas	24h			

PREVENÇÃO

A qualidade da assistência ao trabalho de parto com a utilização criteriosa de procedimentos invasivos, diagnóstico precoce das infecções maternas, utilização de antibioticoterapia intraparto, quando indicada, e manuseio mínimo do canal de parto com diminuição do número de toques vaginais favorecem a redução da frequência dos casos de sepse no período neonatal. É universalmente aceito que a utilização de técnicas assépticas durante o trabalho de parto e o parto são importantes na prevenção das infecções maternas e do neonato.

Vários grupos e o CDC têm recomendado a utilização da profilaxia com antimicrobiano para a prevenção da sepse precoce por SGB. Atualmente, considera-se que a melhor estratégia de prevenção é aquela baseada na pesquisa do *Streptococcus* em *swab* colhido do terço distal da vagina e do reto das gestantes a partir da 35ª de gestação. No IMIP, devido às dificuldades de realização desse *screening*, adotamos a prevenção com penicilina cristalina intraparto para as gestantes com os seguintes fatores de risco: presença de bacteriúria pelo SGB, febre materna, tempo de bolsa rota maior ou igual a 18 horas e trabalho de parto prematuro abaixo de 35 semanas (Figs. XIV.17.4). Alguns estudos sugerem o uso da desinfecção do canal vaginal com a clorexidina em gel como uma alternativa para a prevenção da transmissão vertical do SGB, porém até o momento estas evidências não são definitivas.

Ainda existem controvérsias a respeito da melhor estratégia para a prevenção das infecções fúngicas, que acometem especialmente os prematuros extremos. A profilaxia com o fluconazol pode ser uma arma na redução da sepse fúngica, porém o seu uso deve ser criterioso para evitar a emergência de resistência à droga e fundamentada na pesquisa de pacientes colonizados.

Modificações comportamentais da equipe de saúde podem reduzir o risco das infecções hospitalares. As estratégias para a prevenção das infecções relacionadas com os fatores de risco ambientais incluem a estrita adesão à higiene das mãos, o uso criterioso de procedimentos invasivos, de antimicrobianos, a redução do tempo de permanência hospitalar e a utilização precoce do leite materno. Para algumas das infecções, a prevenção torna-se muito difícil, devido às características do RN, restando, então, o diagnóstico precoce e o tratamento apropriado como alternativas para melhorar o prognóstico.

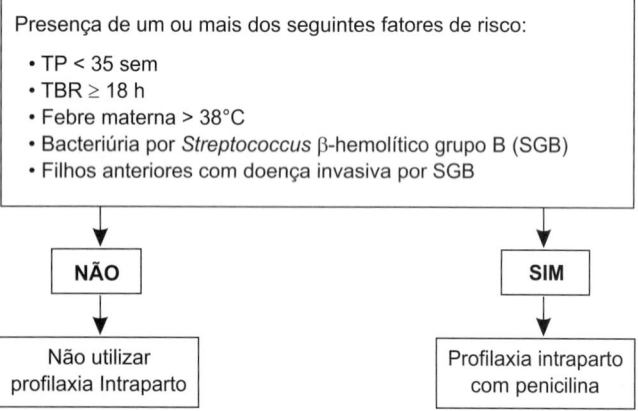

Fig. XIV.17.4. Algoritmo para profilaxia da sepse de origem materna causada pelo *Streptococcus* β-hemolítico do grupo B. (Adaptado de CDC. Prevention of perinatal group B streptococcal Disease. MMWR 2002; 51:1-22.)

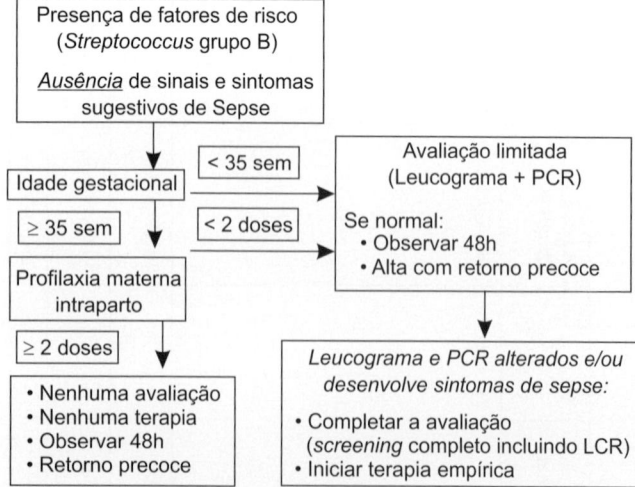

Fig. XIV.17.5. Algoritmo para manejo do RN assintomático com fatores de risco para sepse de origem materna com profilaxia para o SGB. (Adaptado de CDC. Prevention of perinatal group B streptococcal disease. MMWR, 2002; 51:1-22.)

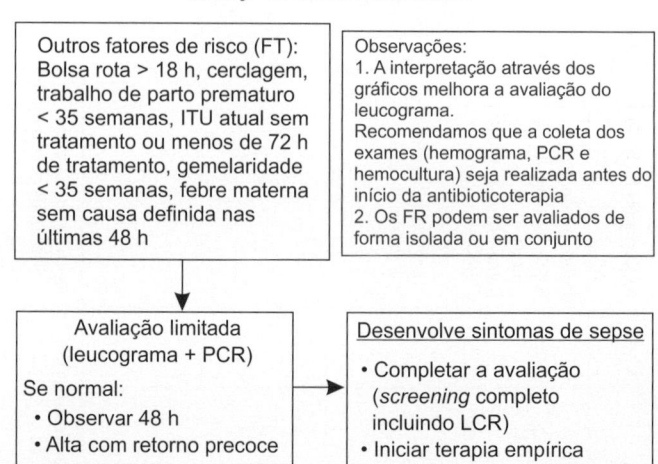

Fig. XIV.17.6. Algoritmo para manejo do RN assintomático com fatores de risco para sepse de origem materna sem profilaxia para o SGB. (Adaptado de CDC. Prevention of perinatal group B streptococcal disease. MMWR, 2002; 51:1-22.)

O aleitamento materno é um fator importante de proteção, equilibrando as deficiências imunológicas do RN, especialmente o prematuro, que apresenta também imaturidade de vários órgãos e sistemas, o que favorece a aquisição de infecções. Esses RNs devem beneficiar-se através da proteção passiva conferida pelo leite materno, em especial o leite da própria mãe.

A pobreza é uma causa subjacente de muitas mortes neonatais porque eleva a prevalência de fatores de risco, como as infecções maternas, e porque dificulta o acesso aos cuidados adequados; entretanto, a redução da mortalidade entre RNs moderadamente prematuros e a termo é possível com intervenções perinatais que não exijam tecnologias complexas.

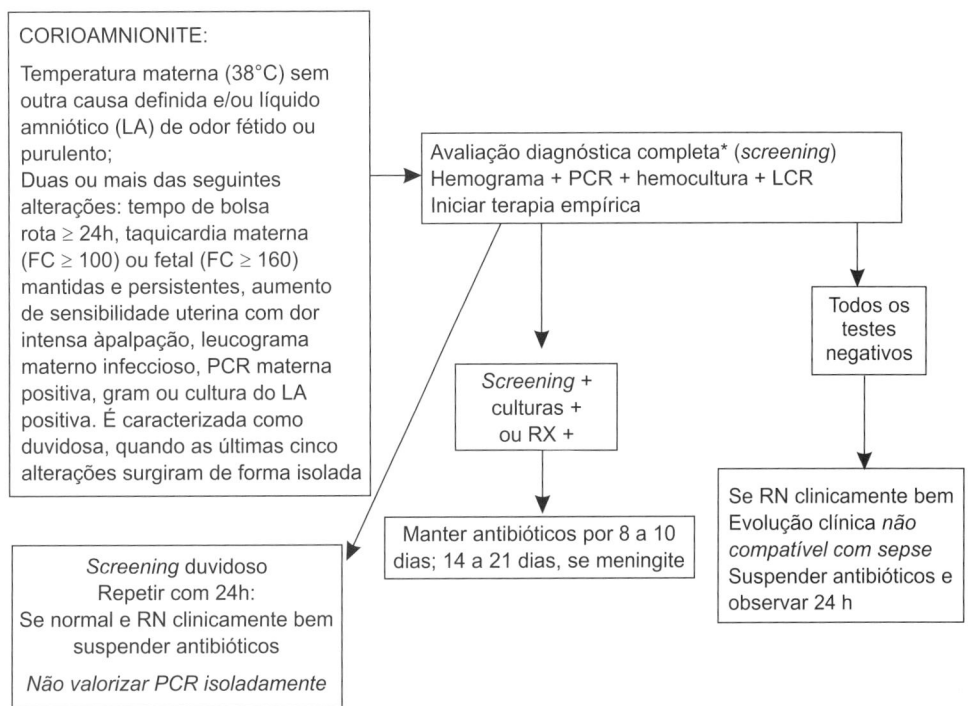

Fig. XIV.17.7. Algoritmo para manejo dos RNs assintomáticos de mães com corioamnionite. (Adaptado de CDC. Prevention of perinatal group B streptococcal disease. MMWR, 2002; 51:1-22.)

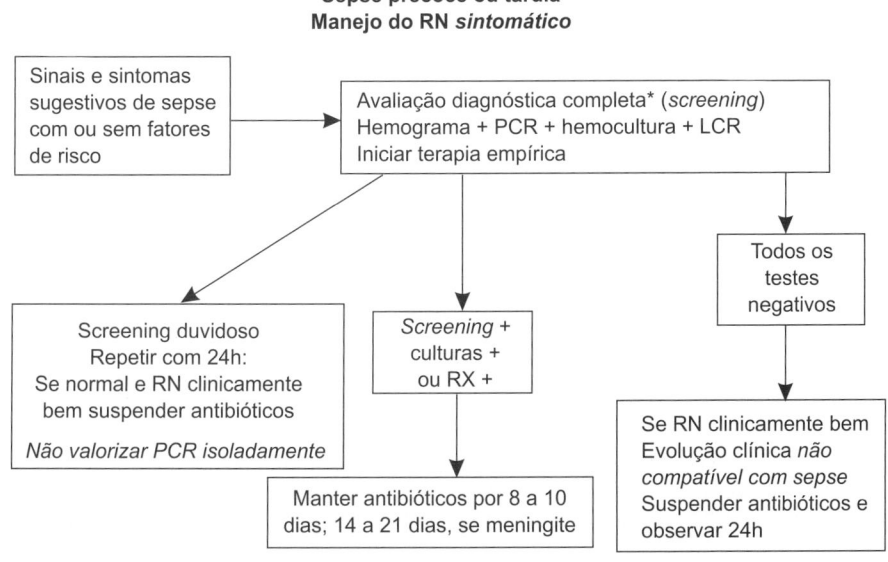

Fig. XIV.17.8. Algoritmo para manejo dos RNs com suspeita clínica de sepse precoce ou tardia. (Adaptado de CDC. Prevention of perinatal group B streptococcal disease. MMWR, 2002; 51:1-22.)

Protocolo para uso de Antimicrobianos na UNI-IMIP

Sepse precoce	Sepse tardia
Penicilina + gentamicina Com meningite dobrar a dose da penicilina e repetir LCR com 72 h Se estiver piorado: Cefotaxima	• Epidemiologia para infecção estafilocócica (celulite, abscessos, osteomielite) Oxacilina + amicacina • Evolução súbita sugerindo infecção por gram-negativo/ciprofloxacina ou piperacilina/tazobactam Com meningite ajustar as doses

Fig. XIV.17.9. Protocolo para escolha do esquema de antimicrobianos nos casos de sepse precoce e tardia.

Protocolo para uso de antimicrobianos na UNI – Situações especiais

Staphylococcus oxacilino-resistente
(*S. aureus* ou S. coagulase-negativa resistentes):
Vancomicina + amicacina

Bactérias gram-negativas resistentes:
Utilizar meropenem se resistentes aos demais antimicrobianos e nos paciente com má evolução e/ou grave
Nas situações onde se indique a amicacina, tentar utilizá-la por 3 a 5 dias

Fungos
Fluconazol ou anfotericina
Iniciar precocemente o fluconazol se o paciente tem qualquer sintomatologia clínica e idade gestacional < 30 semanas e/ou peso ao nascer < de 1.000g e/ou uso de múltiplos esquemas de antibióticos e plaquetopenia persistente

Tentar isolar o agente etiológico
Adequar tratamento empírico ao antibiograma
Discutir sempre com CCIH

Fig. XIV.17.10. Protocolo para escolha do esquema de antimicrobianos nos casos de sepse precoce e tardia em situações especiais.

BIBLIOGRAFIA

Adriaanse AH, Kollée LAA, Muytjens HL et al. Randomized study of vaginal chlorhexidine disinfection during labor to prevent vertical transmission of group B streptococci. European Journal of Obstetricis & Gynecology and Reproductive Biology 1995; 61:135-141.

Atlanta, Georgia. CDC. Division of Health Quality Promotion National Center for Infectious Diseases. The National Healthcare Safety Network (NHSN), 2007.

Bizzaro MJ, Dembry L-M, Baltimore RS, Gallagher PG. Changing patters in neonatal Escherichia coli sepsis and ampicillin resistance in the era of intrapartum antibiotic prophylaxis. Pediatrics 2008; 121:689-696.

Bizzaro MJ, Raskind C, Baltimore RS, Gallagher PG. Seventy-five years of neonatal sepsis at Yale: 1928-2003. Pediatrics 2005; 116:595-602.

Borghesi A, Stronati M. Strategies for the prevention of hospital-acquired infections in the neonatal intensive care unit. Journal of Hospital Infection 2008; 68:293-300.

Brasil. Ministério da Saúde. Neonatologia: critérios nacionais de infecções relacionadas à assistência à saúde. Brasília (DF): ANVISA, 2010.

Carcillo JA, Fields AI, Task Force Committee Members From The American College of Critical Care Medicine. Clinical practice parameters for hemodynamic support of pediatric and neonatal patients in septic shock. Crit Care Med 2002; 30:1.365-1.378.

CDC. Prevention of perinatal group B streptococcal disease. MMWR 2002; 51:1-22.

Christensen R D. The use of recombinant hematoietic growth factors, intravenous immune globulin and granulocyte transfusions in the NICU: weighing the evidence of efficacy. Program and abstracts of the Pediatric Academy Societies and the American Academy of Pediatrics Year 2000 Joint Meeting. Boston, Massachusetts, 2000:12-16.

Cordero L,Rau R, Taylor D, Ayers LW. Enteric gram-negative bacilli bloodstream infections: 17 years experience in a neonatal intensive care unit. AJIC 2004; 32:189-195.

Ferraz SVC. Sepse neonatal: um estudo da incidência e fatores de risco no Instituto Materno Infantil de Pernambuco. Recife, 2000. 122p. (Dissertação – Mestrado em Pediatria do Departamento Materno-Infantil do Centro de Ciências da Saúde – Universidade Federal de Pernambuco.)

Garges HP, Moody MA, Cotton CM et al. Neonatal meningitis: what is the correlation among cerebrospinal fluid cultures, blood cultures, and cerebrospinal fluid parameters. Pediatrics 2006; 117:1.094-1.100.

Gerdes JS. Diagnosis and management of bacterial infections in the neonate. Pediatric Clinics of North America Philadelphia: WB Saunders Company, 2004; 51:939-959 .

Goldstein B, Giroir B, Randolph A. The Members of the International Consensus Conference on Pediatric Sepsis. International Pediatric Sepsis Consensus Conference: Definitions for sepsis and organ dysfunction in pediatrics. Pediatr Crit Care Med 2005; 6:2-8.

Lawn JE, Cousens S, Zupan J. Neonatal survival 1: four million neonatal deaths: When? Where? Why? Lancet 2005; 365:891-900.

Lukacs SL, Schoendorf, KC, Schuchat, A. Trends in sepsis-related neonatal mortality in the United States, 1985-1998. The Pediatr Infect Dis J 2004; 23:599-603.

Manroe BL, Weinberg AG, Rosenfeld CR, Browne R. The neonatal blood count in health and disease. I. Reference values for neutrophilic cells. J Pediatr 1979; 95:89-98.

Moreira MEL. Controvérsias a respeito da sepse fúngica no pré-termo extremo: profilaxia e esquemas terapêuticos. J Pediatr (Rio de Janeiro) 2005; 81:s52-s58.

Mouzinho A, Rosenfeld CR, Sanchez PJ, Risser R. Revised reference ranges for circulation neutrophils in very-low-birth-weight neonates. Pediatrics 1994; 94:76-82.

Mussi-Pinhata MM, Rego MAC. Particularidades imunológicas do pré-termo extremo: um desafio para a prevenção da sepse hospitalar. J Pediatr (Rio de Janeiro) 2005; 81:s59-s68.

Ohlsson A, Lacy JB. Intravenous immunoglobulin for preventing infection in preterm and/or low-birth-weight infants (Cochrane Review). In: Cochrane Library. Issue 3, 2002. Oxford: update software.

Pallazi DL, Klein JO, Baker CJ. Bacterial sepsis and meningitis. In: Remington JS, Klein JO, Wilson CB, Baker CJ. Infectious diseases of fetus and newborn infant. 6 ed. Philadelphia: Elsevier Saunders, 2006; 6:247-295.

Rodwell RL, Leslie AL, Tudehope DI. Early diagnosis of neonatal sepsis using a hematologic scoring system. J Pediatr 1988; 112: 761-767.

Srivasta S, Shetty N. Healthcare-associated infections in neonatal units: lessons from contrasting worlds. Journal of Hospital Infection 2007; 65:292-306.

Stoll BJ, Gordon T, Korones SB et al. Early-onset sepsis in very low birth weith neonates: A report from the National Institut of Child Health and Human Development Neonatal Research Network. J. Pediatr 1996; 129:72-80.

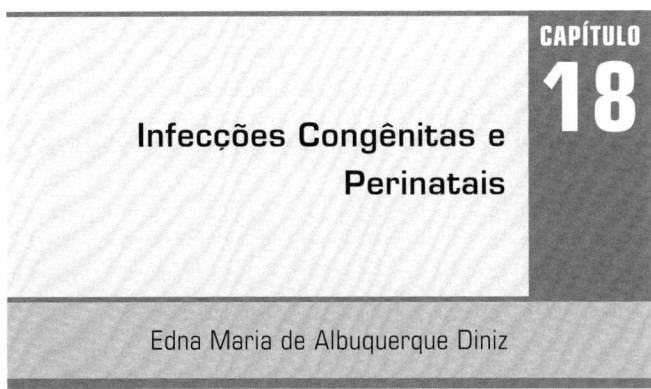

CAPÍTULO 18
Infecções Congênitas e Perinatais

Edna Maria de Albuquerque Diniz

TOXOPLASMOSE CONGÊNITA

Definição

É uma infecção produzida no homem e em numerosas espécies animais pelo *Toxoplasma gondii (T. gondii)*, parasita intracelular obrigatório que pode causar doença muito grave e lesões neurológicas irreversíveis no feto.

Características do micro-organismo

O *Toxoplasma gondii* é um coccídio e existe sob três formas fora do intestino do gato:

- Trofozoítos (taquizoítos ou endozoítos) ou forma proliferativa.
- Cisto tecidual (a forma intracística é denominada de bradizoíto).
- Oocisto (que produz esporozoítos).

O genoma do *T. gondii* está disponível no site *http://toxodb.org*. O parasita faz parte do grupo apicomplexa (semelhante à malária e ao criptosporídeo).

A toxoplasmose é uma zoonose que tem como hospedeiro definitivo o gato; todos os outros hospedeiros são incidentais. O toxoplasma ocorre naturalmente em animais herbívoros, omnívoros, incluindo todos os mamíferos, alguns pássaros e provavelmente alguns répteis, constituindo uma das infecções mais comuns no mundo. Em humanos, a prevalência de testes sorológicos positivos aumenta com a idade, indicando exposição passada, não parecendo haver diferença entre os sexos.

A incidência de toxoplasmose varia largamente nas comunidades humanas, dependendo dos hábitos alimentares, do contato com animais portadores da doença e das condições climáticas (o oocisto sobrevive melhor no calor). Em Paris, onde o consumo de carne crua é grande (carne de carneiro, por exemplo), 50% a 70% dos adultos jovens são infectados. Nos EUA, a incidência nessa época da vida é em torno de 15% a 40% e, no Brasil, vários inquéritos epidemiológicos têm mostrado uma prevalência elevada de toxoplasmose, que varia de 50% a 90% em algumas cidades, sendo a soroconversão de cerca de 6,2/1.000 gestantes.

A infecção congênita pode ocorrer como consequência de infecção materna primária adquirida durante a gestação ou como consequência de recrudescência local ou sistêmica devido à parasitemia recorrente. As mães teriam a parasitemia com infecção placentária (placentite) e disseminação hematogênica para o feto. No entanto, mães com imunodepressão adquirida podem reativar uma infecção toxoplásmica latente e apresentarem novamente parasitemia podendo infectar o feto.

A infecção materna primária não obrigatoriamente dissemina para o feto. Várias pesquisas têm demonstrado que a taxa de transmissão aproxima-se de 40% e é inversamente proporcional ao tempo de gestação no qual a infecção materna ocorreu.

Patogenia e patologia

Após a replicação na placenta, o parasita atinge todos os sistemas orgânicos, principalmente o sistema nervoso central (SNC) e as túnicas oculares. A extensão das lesões parece depender do grau de maturidade imunológica fetal, bem como da passagem transplacentária de anticorpos maternos. O risco da infecção fetal é variável segundo a idade gestacional, tendo sido estimado por Desmonts e Couvreur (1976) em 20%, 50% e 80% para o primeiro, segundo e terceiro trimestres de gestação, respectivamente. A gravidade das lesões geralmente é inversamente proporcional à idade gestacional.

Alguns estudos têm mostrado que o tratamento da gestante com espiramicina pode diminuir a chance de transmissão do micro-organismo em cerca de 4%, 20% e 50% para o primeiro, segundo e terceiro trimestres de gestação.

No Quadro XIV.18.1 podemos observar a presença e persistência de parasitemia além do período neonatal.

Do ponto de vista patológico, o SNC e as túnicas oculares são os tecidos mais acometidos. No cérebro encontram-se áreas de necrose que podem sofrer calcificações precoces.

Áreas similares podem ser observadas no fígado, nos pulmões, no miocárdio, nos músculos esqueléticos, no baço e em outros órgãos, acompanhadas por processos inflamatórios múltiplos.

Quadro XIV.18.1. Correlação entre idade do RN e a presença de parasitemia

Idade	Nº de crianças	Parasitemia n (%)
Cordão –7 dias	28	20 (71)
7 a 14 dias	15	5 (33)
14 a 28 dias	15	5 (33)
Segundo mês	11	9 (82)

Modificado de Desmonts, 1976.

Quadro clínico

Apenas 15% a 20% das crianças com toxoplasmose congênita (TC) têm evidência da doença ao nascer. A toxoplasmose congênita tem sido classificada em quatro formas clínicas principais:

- Doença neonatal.
- Doença sintomática observada nos primeiros meses de vida.
- Sequela ou recidiva na infância ou adolescência de infecção não diagnosticada.
- Infecção subclínica.

As manifestações clínicas de toxoplasmose congênita sintomática podem ser generalizadas, predominantemente viscerais ou neurológicas e oftalmológicas.

Cerca de 15% dos recém-nascidos (RNs) infectados apresentam coriorretinite como único sinal clínico.

A anemia hemolítica, embora seja referida em RN com infecções congênitas, não parece ter uma causa específica definida. Esse tipo de anemia pode simular inclusive a eritroblastose fetal, constituindo sinal clínico frequente, não só na forma visceral como na neurológica.

As manifestações clínicas de doença generalizada (visceral e neurológica) predominam em cerca de 80% a 90% dos casos. As manifestações hematológicas podem ser vistas de forma resumida no Quadro XIV.18.2.

A presença de petéquias e exantema cutâneo deve-se a vários fatores: hipoprotrombinemia, trombocitopenia e fenômenos embólicos que podem ocorrer durante o estágio da parasitemia ou reação alérgica local pela presença do toxoplasma nas células capilares endoteliais.

As manifestações cardiopulmonares constituem também achados relativamente frequentes: pneumonite intersticial, miocardite, endocardite e pericardite.

As crianças que sobrevivem ao período neonatal não têm manifestações cardíacas, embora possam persistir parasitas encistados no miocárdio (Quadro XIV.18.3).

A toxoplasmose congênita compromete frequentemente o SNC e o olho. O cérebro é envolvido em todas as crianças que morrem da doença e em cerca de 50% daquelas portadoras da forma subclínica.

A microcefalia, apesar de ser menos frequente do que a hidrocefalia, reflete sempre lesão cerebral grave,

Quadro XIV.18.2. Manifestação hematológicas da toxoplasmose congênita

Aparelho acometido	Sintomas ou sinais
Sistema hematológico	Anemia por hemólise, redução na produção ou sangramento Trombocitopenia Hipoprotrombinemia Petéquias

Quadro XIV.18.3. Manifestação cardiopulmonares da toxoplasmose congênita

Aparelho acometido	Sintomas ou sinais
Cardiopulmonar	Pneumonite intersticial Miocardite Endocardite Pericardite

Quadro XIV.18.4. Manifestação neurológicas da toxoplasmose congênita

Aparelho acometido	Sintomas ou sinais
SNC	Hidrocefalia Microcefalia Retardo neuropsicomotor Calcificações intracranianas Crises convulsivas Opistótono Dificuldade de deglutição Hipo ou hipertermia

Quadro XIV.18.5. Manifestação oftalmológicas da toxoplasmose congênita

Aparelho acometido	Sintomas ou sinais
Olho	Retinocoroidite (60% a 80%) Uveíte (21%) Microftalmia (22%) Iridociclite (7%) Catarata (8%) Glaucoma (22%) Estrabismo (30%) Nistagmo (22%)

e a grande maioria das crianças morre antes dos 5 anos de idade.

A hidrocefalia na toxoplasmose congênita é do tipo obstrutivo e constitui manifestação clássica e frequente. É reconhecida em cerca de 25% dos casos de toxoplasmose congênita sintomática, podendo ocorrer isoladamente, sendo sua frequência variável em torno de 16% a 80% (Quadro XIV.18.4).

As lesões oculares primárias são localizadas na retina e coroide, e podem acompanhar-se ou complicar-se com lesões secundárias, tais como iridociclite, catarata, glaucoma, estrabismo, nistagmo e descolamento da retina. No Quadro XIV.18.5 podemos observar as principais lesões oftalmológicas e suas incidências aproximadas.

A retinocoroidite é a lesão ocular clássica mais frequentemente observada na toxoplasmose congênita e, quando presente, é bilateral em cerca de 60% a 80% dos casos. Tem sido constatada ao nascimento em cerca de 75% a 80% dos RNs com a forma sintomática da doença, mas pode aparecer mais tardiamente, após semanas ou meses.

As lesões retinianas ativas podem curar-se com ou sem tratamento por volta de 4 semanas a alguns meses, deixando cicatrizes (retinocoroidite residual). A microftalmia constitui uma das alterações oculares mais graves, ocorrendo em cerca de 20% das crianças com lesões oftálmicas. É frequentemente associada à uveíte anterior e posterior, à catarata ou à total disrupção do globo ocular.

Entre as lesões oculares periféricas destacam-se a uveíte anterior que pode ocorrer com sinéquia posterior e nódulos na íris e corpo ciliar.

Além dessas alterações, estrabismo e/ou nistagmo podem ocorrer como sinais iniciais e persistentes, sendo observadas, em cerca de 50% dos casos, catarata cortical posterior, anisometropia e leucocoria.

Diagnóstico
Clínico

Além do conhecimento dos antecedentes epidemiológicos e obstétricos, é importante para o diagnóstico da toxoplasmose congênita, identificar os sinais e sintomas no RN que podem sugerir uma infecção congênita, como anemia, icterícia, hepatomegalia, esplenomegalia, peso baixo ao nascimento e outros, conforme podem ser vistos nos Quadros XIV.18.6 e XIV.18.7.

Quadro XIV.18.6. Principais sinais e sintomas clínicos observados em 19 RNs portadores de toxoplasmose congênita*

Sinais e sintomas	Nº de casos	%
Esplenomegalia	17	89,4
Hepatomegalia	16	84,2
Icterícia	12	63,2
Baixo peso	11	61,1
Petéquias	9	47,3
Anemia	8	12
Pneumopatia	8	42
Prematuridade	7	37
Cardiopatia	6	31
Acolia fecal	5	26,3
Alterações radiológicas em ossos longos	5	26,3
Diarreia	5	26,3
Vômitos	5	26,3

*De acordo com Diniz EMA, 1991.

Quadro XIV.18.7. Principais sinais e sintomas neurológicos e oftalmológicos em ordem decrescente, observados em 19 RNs portadores de toxoplasmose congênita.

Sinais e sintomas	Nº de casos	%
Líquido cefalorraquidiano anormal	18	95
Retinocoroidite	11*	73,3
Calcificações intracranianas	11	58
Microcefalia	11	58
Hipotermia	7	38
Convulsões	7	37
Hipertermia	4	21
Macrocefalia	4	21
Catarata	3	16

De acordo com Diniz EMA, 1991.
*Exames de fundo de olho realizados em 15 crianças.

Laboratorial
Hematológico

Hemograma completo, incluindo contagem de plaquetas.

Anemia, plaquetopenia e reticulocitose são achados comuns nos RNs portadores de toxoplasmose congênita, geralmente resultantes de sangramento e/ou hemólise. Leucocitose pode estar presente, bem como eosinofilia, que pode exceder 30% da contagem diferencial.

Líquido cefalorraquidiano (LCR)

O exame do LCR é de fundamental importância tanto na infecção sintomática como na assintomática. Achados anormais nesse exame são sempre indicativos de doença do SNC.

O liquor apresenta-se em geral xantocrômico, com concentração baixa de glicose e valores elevados de proteinorraquia, tanto no LCR lombar como no suboccipital e no ventricular.

A presença de valores elevados de proteína no LCR ventricular em crianças com toxoplasmose congênita durante o período neonatal constitui um achado único e característico da doença.

A taxa de proteína liquórica constitui, também, um indicador de prognóstico do desenvolvimento neurológico no 1º ano de vida.

A citometria e a citomorfologia do LCR caracterizam-se por pleocitose à custa de células linforreticulomonocitárias e porcentagem elevada de eosinófilos, sendo esse último um dos sinais que chamam a atenção para a doença.

Bioquímica

Hiperbilirrubinemia à custa da bilirrubina direta é achado comum. A bilirrubina indireta pode também estar elevada. A hiperbilirrubinemia é mais frequente nas formas mistas ou viscerais da doença. As enzimas hepáticas também podem estar alteradas, principalmente nos casos em que há acometimento hepático importante.

Exames específicos

Os exames específicos são aqueles realizados no sentido de definir o diagnóstico da doença neonatal. Lembramos ser de grande importância o diagnóstico materno durante o pré-natal. Para isso, torna-se imprescindível certificar-se da infecção materna, por meio das histórias clínica e epidemiológica. Gestantes soronegativas devem realizar mensalmente os exames sorológicos a fim de detectar a viragem sorológica e, dessa forma, iniciar o tratamento específico para a toxoplasmose. Deve-se instituir o tratamento precoce com espiramicina e/ou tratamento alternativo com pirimetamina, sulfadiazina e ácido folínico após a 16ª e a 18ª semanas de idade gestacional sempre que o feto estiver infectado.

O diagnóstico do RN pode ser feito por meio de vários exames, como a pesquisa direta do *T. gondii* em líquidos e fluidos corporais.

O encontro do toxoplasma em sedimento do liquor, sangue de cordão ou periférico, urina ou recuperação do organismo após inoculação em cérebro ou peritônio de camundongo confirma o diagnóstico. No entanto, nem sempre é possível a detecção com facilidade, pois as técnicas são trabalhosas e demoradas. Seu emprego é, com frequência, limitado ao estudo de pacientes gravemente acometidos.

O diagnóstico principal da toxoplasmose congênita baseia-se no encontro de anticorpos IgM específicos ou na persistência de anticorpos IgG antitoxoplasma no soro da criança, quando comparado com o soro materno. Resultados sorológicos falso-negativos ou positivos podem ocorrer.

Os testes sorológicos mais comumente empregados são:

1. Testes para anticorpos antitoxoplasma (IgG):
    - Teste de imunofluorescência.
    - *Enzyme-linked Immunosorbent Assay* (Elisa).
2. Testes para pesquisa de anticorpos IgM:
    - Teste de imunofluorescência – IgM.
    - Elisa IgM (teste de imunocaptura). Os testes de "imunocaptura IgM" são mais sensíveis para identificação de anticorpos IgM antitoxoplasma.
3. **Outros testes:**
    - *Polymerase Chain Reaction* (PCR) pode ser realizada no sangue, na urina e no LCR, sendo uma reação de sensibilidade elevada.
    - Reação de *Western-Blot* é um teste recente que identifica anticorpos IgG de origem fetal, diferenciando-os dos maternos.

Diagnóstico radiológico e outros

1. Radiografia simples de crânio: calcificações intracranianas são detectáveis nos primeiros 3 meses de vida em 30% das crianças, e em 80% até os 2 anos de idade. O aumento no número e no tamanho das calcificações durante períodos de meses ou anos é sugestivo de evolução do processo.
2. Tomografia computadorizada encefálica é importante, uma vez que pode detectar não apenas a presença de calcificações intracranianas, mas também lesões do parênquima cerebral.
3. Radiografia de ossos longos nos quais se pode constatar a presença de estrias longitudinais na epífise dos ossos longos, bem como radioluscência óssea.
4. Radiografia de tórax: nos casos de comprometimento pulmonar, é possível diagnosticar a pneumonite intersticial toxoplásmica.
5. Ultrassonografia cerebral.
6. Exame oftalmológico (fundo de olho).
7. Eletroencefalograma.

Diagnóstico diferencial

Deve ser feito com doença de inclusão citomegálica, rubéola, doença de Chagas, sífilis e infecção pelo vírus herpes simples.

Tratamento

O melhor tratamento, até o presente, é a associação de pirimetamina e sulfadizina. Sendo a pirimetamina um antifólico, é indispensável controlar o tratamento com hemograma completo e contagem de plaquetas, além da contagem de reticulócitos, semanalmente (Quadro XIV.18.8).

Prevenção

A prevenção pode ser obtida ao se evitar o risco de exposição entre as gestantes suscetíveis. São importantes a realização do pré-natal e o acompanhamento sorológico. Além disso, é indispensável evitar o consumo de carnes cruas, principalmente de carneiro e porco, e o contato com animais sabidamente vetores da doença, particularmente o gato.

Prognóstico

Os casos do tipo "encefalítico" têm, em geral, sobrevida mais ou menos longa, evoluindo quase sempre com retardo neuropsicomotor grave. Nas formas predominantemente viscerais, o prognóstico é melhor, observando-se regressão do quadro clínico até o final do 1º ano de vida. O tratamento é indispensável durante todo o 1º ano de vida, em vista de alguns estudos demonstrarem alterações intracranianas, além dos sinais e sintomas viscerais nesses pacientes.

Quadro XIV.18.8. Terapêutica atual da toxoplasmose congênita

Manifestações clínicas	Terapêutica	Dosagem	Duração da terapêutica
Toxoplasmose congênita no RN	Pirimetamina	Dose de ataque: 2mg/kg/dia durante 2 dias e após 1mg/kg/dia durante 2 a 6 meses. Após este período: 3 vezes por semana. Segunda, quarta e sexta-feiras.	1 ano
	Sulfadiazina	100 mg/kg/dia de 12/12 horas	1 ano
	Leucovorin (ácido folínico)	10 mg 3 × durante a semana	Durante e após 1 semana da pirimetamina
	Corticoide (predinisona) quando a proteína no LCR for > 1 g/dL e na coriorretinite em atividade	1mg/kg/dia de 12/12 horas	Até a diminuição dos níveis de proteína (> 1 g/dL) ou melhora da coriorretinite

Remington & Klein, 2001.

DOENÇA DE CHAGAS

A doença de Chagas é uma infecção causada pelo *Trypanosoma cruzi*, na maioria das vezes grave, com acometimento de vários órgãos, transmitida ao homem através de hemípteros hematófagos da subfamília Triatominae.

Epidemiologia

Estima-se que aproximadamente 20 milhões de pessoas estejam atualmente infectadas pelo *T. cruzi* no continente americano, desde a latitude 39°N (Norte da Califórnia e Maryland) até a latitude 43°S (Sul da Argentina e Chile) e também nas ilhas de Aruba e Trindade. O baixo nível socioeconômico e a precariedade das habitações na maior parte dessas regiões contribuem para a prevalência da parasitose.

Etiopatogenia

O parasita circula no sangue humano sob a forma chamada de *tripomastigota*, sendo que as divisões celulares não ocorrem na corrente sanguínea. Quando no tecido, o parasita perde o flagelo e a membrana ondulante modifica-se para uma forma de leishmânia chamada de *amastigota*. As formas amastigotas multiplicam-se por divisão binária, e massas de amastigotas agrupam-se em pseudocistos, onde se modificam para as formas *tripomastigotas*, que rompem o pseudocisto, entrando para a corrente sanguínea ou em outras células.

A transmissão congênita do *T. cruzi* pode ocorrer em qualquer fase da doença materna. A parasitemia materna é maior na fase aguda da infecção, porém o período de intensa parasitemia é curto. A maioria das infecções congênitas ocorre em crianças de mães que se apresentam na fase crônica da doença.

O parasita chega à placenta por via hematogênica e passa da região do vilo placentário para o trofoblasto. Depois da diferenciação para a forma amastigota, o parasita permanece nas células fagocíticas da placenta (células de Hofbauer) até essas serem liberadas para a circulação fetal.

A placenta infectada é pálida, amarela e volumosa, com aparência semelhante à que é vista nos casos de eritroblastose fetal. A infecção placentária é muito mais comum do que a infecção fetal. A doença de Chagas é causa importante de abortamento e hidropisia fetal.

Quadro clínico

A doença pode manifestar-se logo ao nascimento ou após alguns meses. Os RNs doentes, na sua grande maioria, são pré-termo ou de baixo peso ao nascer. Vários órgãos ou sistemas podem estar comprometidos nas crianças doentes, e a presença de icterícia e esplenomegalia é o sinal principal da infecção congênita.

O sistema nervoso pode estar afetado em 50% dos casos, com presença de meningoencefalite, hidrocefalia e convulsões. A meningoencefalite, a princípio, pode ser assintomática. Os olhos podem apresentar queratite.

Nas formas congênitas da doença, a miocardite chagásica não é comum, sendo pouco frequentes as complicações cardíacas.

O sistema hematopoético também é comprometido com o aparecimento de anemia, petéquias e púrpura. O comprometimento gastrointestinal caracteriza-se pelo aparecimento de disfagia, megaesôfago e comprometimento do peristaltismo.

Em pele e mucosa, podem aparecer lesões necróticas que correspondem à disseminação hematogênica de chagomas.

Diagnóstico

O diagnóstico laboratorial no período neonatal pode ser feito pela demonstração direta do parasita no sangue e no liquor. No sangue, a pesquisa pode ser feita a fresco, em esfregaço corado, em gota espessa ou em creme leucocitário.

Em crianças maiores deverão ser realizados testes sorológicos com imunofluorescência para anticorpos IgG e

IgM, reação de hemaglutinação, fixação de complemento (Machado-Guerreiro) e Elisa.

São recomendados outros exames, como hemograma completo, dosagem de bilirrubinas, enzimas hepáticas, radiografia de crânio e tórax, ultrassonografia de crânio, eletrocardiograma, eletroencefalograma e estudo completo de liquor.

Tratamento

O tratamento medicamentoso na fase crônica da doença apresenta resultados controversos. Na fase aguda têm sido utilizados, com melhores resultados, nifurtimox, que é um derivado nitrofurânico, e o benzonidazol, um derivado nitroimidazólico. Ambos apresentam efeitos colaterais, como anorexia, náusea, vômito, dermatite alérgica, erupção cutânea e polineuropatia. O benzonidazol, além dos efeitos citados, pode ocasionar febre e agitação.

A dose preconizada para o nifurtimox (Lampit®) é de 15 mg/kg/dia em três vezes, durante 60 a 120 dias. Para o benzonidazol (Rochagan®) recomendam-se 10 mg/kg/dia, uma vez ao dia, durante 45 dias. Nos casos de tratamento bem-sucedido, a negativação do *T. cruzi* por pesquisa direta ocorre em 8 a 10 dias.

Prognóstico e prevenção

O prognóstico é bom quando não existe comprometimento do SNC, havendo recuperação clínica nos primeiros meses. O acompanhamento clínico deverá ser feito nos primeiros anos de vida.

A prevenção da doença envolve uma série de medidas educativas, bem como melhoria nas condições gerais de vida e habitação, além de desinsetização frequente em regiões endêmicas.

De forma geral, não se contraindica a amamentação por mulheres portadoras de doença de Chagas, exceto mães na fase aguda que apresentem sangramento dos mamilos.

DOENÇA PELO VÍRUS HERPES SIMPLES (VHS)

Em geral, a infecção pelo VHS é grave e de alta morbimortalidade.

Etiopatogenia

Há duas cepas distintas de VHS, designadas tipos 1 e 2, com características biológicas, antigênicas e epidemiológicas diferentes.

O vírus tipo 1 dissemina-se por contato pessoal íntimo, infecta primariamente a orofaringe, sendo frequentemente adquirido durante a infância, sob a forma de gengivoestomatite herpética. Aceita-se que cerca de 75% das pessoas de nível socioeconômico baixo sejam infectadas na infância.

O vírus tipo 2 é considerado doença venérea e infecta primariamente a região genital, sendo mais frequente no início da atividade sexual. Sua frequência na população de baixo nível socioeconômico é em torno de 20% a 60%, em contraste à incidência de 10% no nível socioeconômico alto.

A infecção pelo VHS constitui uma das mais frequentes infecções no homem. No adulto, a doença, na maioria das vezes, é assintomática ou com fenômenos apenas locais. Porém, o RN, especialmente o prematuro, a criança desnutrida e os pacientes imunodeprimidos podem ser gravemente afetados, não parecendo haver diferença clínica significativa entre RNs infectados com o tipo I (mucosa oral) ou tipo 2 (mucosa genital).

No RN, a infecção pelo VHS ocorre sob a forma subclínica em menos de 5% dos casos.

Em populações de baixo poder aquisitivo, a incidência da infecção pelo VHS está em torno de 1/7.500 nascimentos, sendo de 75% a incidência da infecção pelo VHS tipo 2 (genital).

O risco de infecção grave no RN varia diretamente com a quantidade de vírus no trato genital, a duração e a gravidade do trabalho de parto e o tempo de ruptura das membranas. Igualmente importante é o risco que acompanha a infecção primária materna no último mês de gestação. O período de incubação da infecção pelo VHS é variável de 2 a 12 dias. Os RNs que mostram lesões no 1º dia de vida foram provavelmente infectados antes do nascimento.

É importante salientar que a infecção do RN adquirida após o nascimento, quer por contato direto com a mãe, quer com o pessoal do berçário, é incomum, mas pode ocorrer. O VHS pode ser cultivado da orofaringe ou dos lábios em cerca de 1% do pessoal de berçário.

Manifestações clínicas

A infecção pelo VHS ocorre com mais frequência como doença sintomática em 95% dos casos. Clinicamente, o RN pode apresentar-se com a forma disseminada (50% a 70% dos casos) ou com a forma localizada (30% a 50% dos casos), geralmente no final da 1ª semana de vida.

As manifestações clínicas da forma disseminada e sua frequência aproximada são apresentadas no Quadro XIV.18.9.

Em 50% dos casos da forma disseminada não há acometimento neurológico, mas podem ser observadas alterações citomorfológicas e bioquímicas liquóricas.

Na forma localizada, os locais mais frequentemente atingidos são: SNC (meningoencefalite herpética), olhos, pele e cavidade oral.

A idade de início da forma localizada do SNC é mais tardia (em torno de 10 a 15 dias): nessa forma, à diferença dos outros locais citados, a evolução é sempre grave. Os RNs com a forma localizada de olho e pele podem apresentar sequelas neurológicas em cerca de 30% a 50% dos casos. É importante lembrar que os RNs portadores

Quadro XIV.18.9. Manifestações clínicas da infecção pelo vírus herpes simples

Manifestações clínicas		Frequência (%)
SNC	Meningoencefalite	51 a 75
	Convulsões	21 a 50
	Coma	21 a 50
	Abaulamento de fontanela	0 a 20
Pele e cavidade oral	Exantema vesicular	21 a 50
	Enantema vesicular	0 a 20
Olhos	Conjuntivite	0 a 20
	Ceratite	0 a 20
	Coriorretinite	0 a 20
Sistema reticuloendotelial	Hepatomegalia	21 a 50
	Hiperbilirrubinemia	21 a 50
	Sangramento	21 a 50
	Anemia hemolítica e outras	0 a 20
Outros sinais	Febre	21 a 50
	Pneumonite	0 a 20
	Evolução fatal rápida	6 a 100

Nahmlas e Visintine, 1976.

de lesões de pele sem outros acometimentos podem permanecer com as lesões localizadas ou evoluir para doença disseminada, meningoencefalite herpética ou doença ocular localizada.

Diagnóstico

Cultura

O VHS é um dos agentes virais de mais fácil cultivo, e o seu crescimento é rápido, podendo obter-se o diagnóstico laboratorial nas primeiras 48 horas de cultivo.

Os RNs com lesões de pele sugestivas de herpes não devem fazer assepsia local antes de ser retirado material para cultivo. Além das lesões de pele, o cultivo poderá ser feito em sangue, liquor, urina e fezes.

O exame citológico das lesões presentes em pele e mucosas pode também auxiliar o diagnóstico.

Sorologia

Em contraste com outras infecções neonatais, o diagnóstico sorológico da infecção pelo VHS tem pouco valor clínico.

Deve-se colher sempre sangue da mãe do RN para comparação dos títulos. Os exames sorológicos mais frequentemente realizados são:

- Imunofluorescência para anticorpos IgG e IgM (IF-IgG e IF-IgM).
- Elisa IgG e IgM.

A interpretação dos títulos sorológicos é importante porque eles podem apresentar-se baixos e até negativos no início da doença. A presença de IF-IgG negativa não afasta a doença, pois, como na maioria das vezes, a evolução é grave e rápida, pode não haver tempo suficiente para produção de anticorpos.

PCR (*polymerase chain reaction*) ou (reação da polimerase em cadeia)

A detecção do DNA viral no sangue e no liquor através da PCR pode permitir um diagnóstico presuntivo rápido de infecção sistêmica e meningoencefalite pelo VHS no RN.

LCR

Liquor deve ser realizado em todas as formas da infecção. É importante observar que as alterações citomorfológicas e bioquímicas mostram aumento no número de leucócitos e predominância absoluta de células linfomononucleares, além de hiperproteinorraquia.

Outros exames

- Ultrassonografia de crânio.
- Tomografia computadorizada (TC) de crânio.
- Eletroencefalograma (EEG).
- Ecocardiograma (EEG) e radiografia de tórax (pneumonite viral).

O VHS tem sido detectado em 71% das crianças antes de a terapia antiviral ser iniciada.

Diagnóstico diferencial

A infecção pelo VHS na sua forma disseminada deve ser diferenciada de outras patologias, como aquelas que afetam o SNC: toxoplasmose, citomegalovírus, meningite bacteriana, sepse e choque séptico. Na sua forma localizada, particularmente com lesões de pele, devem ser lembradas a varicela-zóster e as lesões por *Pseudomonas aeruginosa*.

Tratamento

Tendo em vista a elevada mortalidade da infecção neonatal pelo VHS, o tratamento deve ser iniciado imediatamente após o diagnóstico, sendo indicado para todas as formas da doença.

A droga que tem sido mais utilizada para o tratamento da infecção neonatal pelo VHS é o aciclovir ou acycloguanosine, medicamento antiviral de segunda geração. É um nucleosídeo artificial anti-herpético que atua inibindo especificamente a replicação do DNA viral. Administrado por via EV, o aciclovir difunde-se largamente nos tecidos, particularmente nas secreções vaginais, fígado, rins, músculos, pulmão, líquido das vesículas herpéticas e no LCR, sendo eliminado essencialmente por via renal. Em pacientes com função renal anormal, o aciclovir acumula-se no plasma e é excretado na urina na forma de um derivado denominado 9-carboximetilguamina. Tem sido documentada ainda a passagem transplacentária e através do leite materno. O aciclovir se concentra no líquido amniótico, sendo as concentrações no sangue do cordão um pouco mais baixas que no sangue materno. A vida média da droga no RN é de 3 a 4 horas.

O aciclovir constitui a droga de escolha em todas as formas clínicas de herpes, particularmente na encefalite herpética. Embora o aciclovir seja bem tolerado, reações adversas têm sido referidas: nefrotoxicidade causada por cristalização da droga dentro dos túbulos renais, elevação transitória da creatinina sérica e manifestações neurológicas, como letargia e tremores, alucinações, convulsões ou coma.

A dose de aciclovir recomendada atualmente no tratamento da infecção pelo VHS é de 60mg/kg/dia ou 20mg/kg/dose, EV em 3 doses (cada 8 horas). Infecção disseminada e do SNC são tratadas pelo menos durante 21 dias. Recorrências das lesões de pele ou doença neurológica podem ocorrer, embora raramente, após o primeiro esquema de terapêutica com aciclovir. Resistência do vírus a estes medicamentos é rara, parecendo relacionar-se à deficiência imunitária ou do próprio paciente. É recomendado retratar a criança se há evidências de disseminação visceral e/ou neurológica. Lembramos que o uso indiscriminado do aciclovir poderá potencializar o aumento do número de cepas mutantes do VHS e, portanto, a resistência à droga. Infecção de pele, olho e membranas mucosas devem ser tratadas no mínimo por 14 dias.

O uso de aciclovir oral está contraindicado no tratamento da infecção neonatal pelo VHS pela sua baixa concentração no plasma e no SNC. O risco elevado de progressão da doença a partir das infecções mucocutâneas localizadas requer a administração endovenosa da droga independente de clinicamente se apresentar em bom estado geral.

Na queratite herpética pode ser usado o aciclovir a 5% na forma de colírio.

Uso profilático parenteral

Em situações de alto risco e após resultado de cultura indica-se o uso profilático de antiviral parenteral, em RNs de mães com infecção primária ativa ou primeiro episódio de herpes genital e, talvez, alto risco de doença recorrente.

Os RNs expostos não tratados profilaticamente com drogas antivirais sistêmicas serão acompanhados com cautela para evidência de doença pelo VHS. Na presença de algum sinal ou sintoma clínico de infecção herpética devem-se colher culturas e iniciar a terapêutica.

Prognóstico

O prognóstico não é bom nas formas disseminadas e um pouco melhor nas formas localizadas. Embora aparentemente com melhor prognóstico, a forma localizada do SNC pode levar a sequelas graves (hidrocefalia, paresias, retardo do desenvolvimento neuropsicomotor) em cerca de 80% a 90% das crianças sobreviventes.

DOENÇA DE INCLUSÃO CITOMEGÁLICA

Etiologia

A infecção pelo citomegalovírus (CMV), ou Doença de Inclusão Citomegálica, foi descrita no fim do século XIX e início do XX como uma causa rara de doença no feto e no RN. O vírus foi inicialmente chamado de *vírus das glândulas salivares*, quando, em 1956, foi cultivado por três pesquisadores independentemente. Designado em 1960 como citomegalovírus, já em 1971 passou ser reconhecido como uma infecção congênita comum, com grandes implicações em saúde pública.

O CMV pertence à família dos herpes-vírus, apresentando propriedades físicas e químicas semelhantes às dos outros vírus do grupo: herpes simples 1 e 2, Epstein-Barr, varicela-zóster, herpes-vírus humano 6 e 7. O herpesvírus contém um genoma com uma camada dupla de DNA, circundado por uma cápsula proteica icosaédrica, com importância nas propriedades biológicas de latência e reativação. Apesar de pertencerem à mesma família, a infecção por um membro não confere proteção contra infecção ou doença por outro membro da família herpes. Além disso, o CMV é espécie-específico; sendo assim, o humano infecta apenas o ser humano, e o animal, apenas espécies específicas de animais.

Não há sorotipos distintos de CMV; entretanto, o relacionamento de linhagens pode ser determinado por análise do DNA viral. Há grande semelhança nos padrões de mapeamento do DNA de uma mesma pessoa, mãe-filho, membros da mesma família e parceiros sexuais, o mesmo não sendo obtido quando comparadas crianças infectadas congenitamente com sequelas neurológicas e crianças assintomáticas. Fatores associados ao hospedeiro talvez sejam mais importantes na patogênese da doença congênita do que o próprio vírus. Atualmente, métodos de reação em cadeia de polimerase (PCR) têm sido usados no estudo da epidemiologia molecular para tentar esclarecer a patogenia da doença.

Epidemiologia

A epidemiologia do CMV é complexa, e muitos aspectos ainda são mal compreendidos, como a transmissão de pessoa para pessoa. Na maioria das vezes, a infecção é subclínica, incluindo as adquiridas intraútero ou no período perinatal.

A infecção pelo CMV pode ser primária ou recorrente. A primária é a primoinfecção, enquanto a secundária pode ser a reativação da infecção original, com cepa previamente latente, ou uma reinfecção com nova linhagem de vírus. Naturalmente, a infecção adquirida pelo CMV confere imunidade reativa cruzada com novas linhagens de CMV, mas essa proteção não é completa, pois reinfecção com uma segunda linhagem tem sido descrita. A excreção persiste durante anos, tanto nas infecções congênitas e perinatais como nas pós-natais precoces e nas primárias de crianças mais velhas e nos adultos. Como infecções são comuns, excreção intermitente do vírus pode ocorrer em significante proporção de soropositivos.

A infecção por CMV humano é endêmica e a prevalência aumenta com a idade, variações étnicas, socioeconômicas e geográficas. Em geral, a prevalência é alta em países em desenvolvimento e de baixo nível socioeconômico. As infecções ocorrem de maneira direta ou indireta de pessoa para pessoa. Os principais locais de excreção viral são urina; secreção de orofaringe, vaginal e cervical, sêmen, lágrima, órgãos (rins, glândulas parótidas e salivares) e sangue.

O CMV pode disseminar-se de diferentes maneiras: contato com pessoas que albergam o vírus nas secreções corporais (sexual ou não sexual); infecção materna e transmissão vertical (congênita ou perinatal pelo leite e/ou secreção genital); transfusão de hemoderivados; crianças em creches ou berçários; transmissão dentro da própria família; riscos ocupacionais; transmissão sexual; transplante de órgãos ou medula óssea de doadores soropositivos.

Infecção materna e transmissão vertical

Infecção congênita

Infecção por CMV na gravidez pode ser primária ou recorrente. Infecção materna primária pelo CMV é aquela em que o vírus é adquirido durante a gestação e é bem documentada pela soroconversão dos anticorpos IgG para CMV durante o período gestacional. A presença de anticorpos, tanto IgG como IgM, para CMV pode ser considerada infecção primária materna durante a gravidez ou como se a mesma tivesse ocorrido algumas semanas ou meses antes da concepção. Infecção recorrente é definida como a presença de anticorpos para CMV antes da concepção e infecção congênita no RN. Infecção recorrente inclui tanto a reativação da cepa da própria mãe, adquirida previamente, ou possível reinfecção com nova linhagem de vírus.

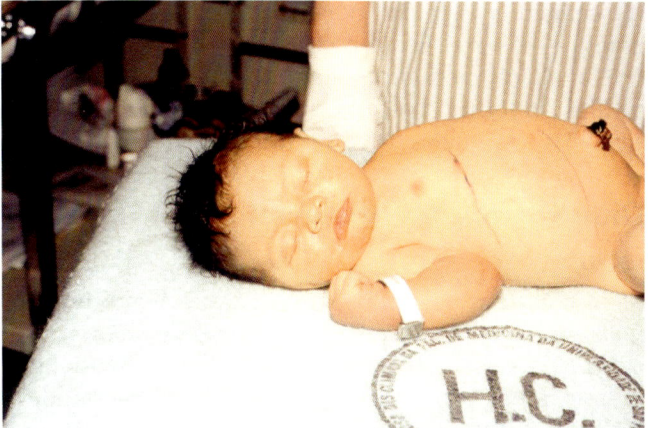

Fig. XIV.18.1. Doença de inclusão citomegálica. RN com icterícia, hepatoesplenomegalia e equimoses.

Estudos prospectivos mostram que a infecção primária ocorre de 0,7% a 4,1% de todas as gestações, e que a maioria delas não produz sintomas na mãe ou no feto. A média de transmissão fetal na infecção primária é de 40%, sendo mais grave quando ocorre na primeira metade da gestação. Crianças cujas mães se infectaram precocemente são, em geral, pequenas para a idade gestacional, têm microcefalia e calcificações intracranianas periventriculares, enquanto as que se infectaram mais tardiamente na gestação têm doença visceral aguda, com hepatite, hepatoesplenomegalia, pneumonia, icterícia, anemia, púrpura e trombocitopenia grave (Fig. XIV.18.1), mas também podem ser assintomáticas.

Diferentemente de outras infecções, como rubéola e toxoplasmose, anticorpos maternos para CMV não protegem o feto, com 50% tornando-se infectados. A infecção, embora crônica, permanece subclínica na maior parte das crianças, o que indica que a transferência passiva de anticorpos maternos altera a virulência, mas não a transmissão. A infecção primária na gestação produz sintomas e sequelas mais graves do que a recorrente.

Infecção perinatal

As principais fontes de transmissão do vírus no período perinatal são o leite materno (73% dos casos) e a infecção do trato genital, principalmente no último trimestre da gestação. Aproximadamente 15% a 17% dos ns soronegativos para CMV tornam-se contaminados após receberem sangue ou derivados de doadores contaminados, podendo ser observados linfocitose, pneumonia e choque.

Quadro clínico

A prevalência média da infecção por CMV nos EUA é de cerca de 1% da população, perfazendo um total de 4 mil RNs por ano. Desses, 10% são sintomáticos ao nascer e 90% são assintomáticos ou sadios, porém 13 a 24% dos RN assintomáticos podem evoluir com retardo do desenvolvimento neuropsicomotor e principalmente perda auditiva neurossensorial. Os pacientes com infecção congênita assintomática se beneficiarão com o seguimento e o diagnóstico precoce dos problemas auditivos, com avaliação periódica para diminuir a perda auditiva futura. Na forma clínica, os sinais e sintomas são muito semelhantes àqueles de outras infecções congênitas.

Diagnóstico laboratorial

Isolamento do vírus

É o teste mais específico e provavelmente um dos mais sensíveis. Pode ser feito na urina, saliva ou em tecidos até a 3ª semana de vida. Após esse período, pode indicar infecção perinatal ou pós-natal. O material deve ser transportado no gelo, e o resultado do teste leva de 3 a 4 semanas para ser conhecido; porém, dependendo do número de vírus, o resultado pode ser obtido em 2 semanas após o cultivo.

Reação em cadeia de polimerase (PCR)

Amplifica o DNA viral, feito diretamente na urina, sendo o resultado obtido após 24 a 48 horas, com vantagem de poder ser estocado por não necessitar de vírus vivo. Quando realizado no sangue, o método é rápido, sensível e específico para diagnóstico de infecção congênita, principalmente quando o RN é sintomático ao nascimento.

Exames sorológicos

a. Imunofluorescência para anticorpos IgG e IgM.
b. Elisa IgM (teste de captura).

A interpretação dos testes sorológicos no RN é na maioria das vezes complicada em razão da transferência passiva de anticorpos maternos da classe IgG. Naturalmente, um teste negativo no sangue do cordão umbilical e no soro materno constitui evidência para excluir o diagnóstico de infecção congênita pelo CMV.

Os RNs não infectados de mães sorologicamente positivas apresentam queda progressiva dos seus títulos de anticorpos, desaparecendo entre 6 e 9 meses de idade, enquanto os títulos de anticorpos IgG nas crianças infectadas tendem a permanecer inalterados ou elevados durante um tempo prolongado.

O encontro de IgM positivo define o diagnóstico; entretanto, falso-negativo pode ocorrer devido à competição entre níveis elevados de IgG materno e níveis relativamente baixos de IgM fetal. Somente 30% a 89% das crianças com CMV confirmada apresentam IgM positivo. Falso-positivo também pode ocorrer devido à presença de fatores reumatoides, havendo necessidade de o soro do RN ser previamente absorvido.

Outros exames

Recém-nascido com infecção pelo CMV deve ser avaliado para se determinar a extensão da infecção viral nos órgãos, principalmente no SNC:

1. *Líquor:* verificar pleocitose e proteinorraquia (> 120mg/dL).
2. *Radiografia de crânio:* verificar a presença de calcificações intracranianas (sensibilidade relativa).
3. *Ultrassonografia de crânio:* hidrocefalia e calcificações.
4. *Tomografia computadorizada encefálica:* avaliar comprometimento do SNC, não visualizado à radiografia e à ultrassonografia de crânio.
5. *Hemograma:* anemia hemolítica, leucocitose ou leucopenia e plaquetopenia por vezes intensa ($\leq$ 75.000/mm^3).
6. *Função hepática:* hiperbilirrubinemia direta ($\geq$ 3mg/dL), nível de alanina aminotransferase > 100 UI/L.
7. *Exame oftalmológico:* coriorretinite.
8. *Exame neurológico:* letargia/hipotonia.
9. *Exame auditivo:* potencial evocado de tronco cerebral e/ou emissão otoacústica.

Diagnóstico diferencial

1. Outras viroses do grupo herpes.
2. Toxoplasmose.
3. Sífilis.
4. Doença de Chagas.
5. Sepse.

Tratamento

No momento existem quatro drogas licenciadas para o tratamento sistêmico da infecção pelo CMV: Ganciclovir, Valganciclovir, Cidofovir e Foscarnet. O Formiviresen está licenciado para a administração intravítrea na terapêutica de retinite pelo CMV em pacientes HIV.

Somente duas drogas estão sendo utilizadas em estudos multicêntricos no período neonatal: o ganciclovir e o valganciclovir.

Em 1989, o Ganciclovir (Citovene®), o primeiro agente específico para a infecção pelo CMV grave, foi licenciado para o uso em pacientes adultos com HIV. No momento, alguns estudos como o Colaborativo Multicêntrico Americano Fase III, estão sendo realizados com o uso do Ganciclovir em RN com infecção congênita sintomática pelo CMV.

O Ganciclovir é indicado para o tratamento do RN sintomático (microcefalia, calcificações intracranianas, alterações no líquor, coriorretinite e déficit auditivo) na dose de 6mg/kg/dose 12/12 horas endovenoso durante 6 semanas.

Contraindicação

Neutropenia, plaquetopenia, anemias graves, sepse, insuficiência hepática e insuficiência renal.

Controles durante a terapêutica

Hemograma com plaquetas semanais e em caso de neutropenia suspender a droga e dar medicamento estimulador de colônias nos RNs com:

- Peso de nascimento < 1.500g e n° de neutrófilos ≤ 1.750/mm³
- Peso de nascimento > 1.500g e n° de neutrófilos ≤ 1.000/mm³

Droga: Granulokine® (Filgrastina) ou Leucomax®
Dose: 5 μg/kg/dia 1 vez ao dia subcutâneo

Controle de hemograma 24 horas após o Granulokine®. Reiniciar o Ganciclovir após a normalização do número de neutrófilos (n° de neutrófilos ≥ 3.000/mm³).

A gamaglobulina hiperimune, assim como o anticorpo monoclonal anti-CMV, ainda está em estudos e não foi liberada para o uso comercial. Para RNs assintomáticos com infecção congênita, o uso de agentes virais não é indicado.

PREVENÇÃO

O isolamento do RN é importante em virtude da excreção viral prolongada e da possibilidade de contactantes, particularmente gestantes sorologicamente negativas. A contaminação em creches ou escolas maternais, bem como em famílias, é alta, principalmente pela grande quantidade de vírus isolada na saliva e urina das crianças com infecção assintomática. Medidas de higiene consistem em evitar contato com as secreções e devem ser reforçadas.

PROGNÓSTICO

A mortalidade não é alta na forma congênita subclínica, porém a forma clássica é potencialmente fatal. O prognóstico neurológico é ruim, com retardo no desenvolvimento neuropsicomotor e perda da acuidade visual e auditiva, mesmo nos casos subclínicos.

BIBLIOGRAFIA

Alford CA, Stagno S, Reynolds DW. Congenital toxoplasmosis: clinical, laboratory and therapeutic considerations, with special reference to subclinical disease. Bull NY Acad Med 1974; 50:160.

Arvin AM, Whitley RJ, Gutierrez KM. Herpes simplex virus infections. In: Remington JS, Klein JO, Wilson CB, Baker CJ (eds.). Infectious diseases of the fetus and newborn infant. 6 ed. Philadelphia: Saunders, 2006:845-865. Bale JF, Murph, JR. Congenital infections and the nervous system. Ped Clin N Amer 1992; 39:669.

Beker DA, Amstey MS. Herpes simplex virus. Biology, epidemiology, and clinical infection. In: Amstey MS (eds.). Virus infection in pregnancy. London: Grune & Stration, 1984:55.

Committees on Fetus and Newborn, and Infectious Diseases: Perinatal Herpes simplex infecctions. Pediatrics 1980; 66:147.

Desmonts G, Couvreur J. Congenital toxoplasmosis. A prospective study of 378 pregnancies. N Engl J Med 1974; 290:1.110-1.116.

Diniz EMA, Camargo ME, Vaz FAC. Toxoplasmose congênita. In: Diniz EMA, Vaz FAC (eds.). Infecções congênitas e perinatais. São Paulo: Atheneu, 1991:31.

Diniz EMA, Nagaiassu M. Infecção pelo citomegalovírus. In: Marcondes E. Pediatria básica. 9 ed. São Paulo: Sarvier, 2002:530-533.

Diniz EMA, Pannuti CS. Doença de inclusão citomegálica. In: Diniz EMA, Vaz FAC. Infecções congênitas e perinatais. São Paulo: Atheneu, 1991:117-135.

Diniz EMA, Weinberg A. Infecção pelo vírus herpes simples. In: Diniz EMA, Vaz FAC. Infecções congênitas e perinatais. São Paulo: Atheneu, 1991:136.

Diniz EMA. Doença de Chagas congênita. In: Marcondes E. Pediatria básica. 9 ed. São Paulo: Sarvier, 2002:547-548.

Diniz EMA. Infecções congênitas e perinatais. In: Grisi SJFE, Escobar AMU. Prática pediátrica. 2 ed. São Paulo: Atheneu, 2007:29-39.

Diniz EMA. Outras infecções congênitas perinatais crônicas. In: Figueira F, Ferreira OS, Alves JGB (Eds.). Pediatria – Instituto Materno-Infantil de Pernambuco (IMIP). Rio de Janeiro: Medsi, 1996:190-202.

Diniz EMA. Quadro clínico, laboratorial e radiológico das infecções hematogênicas no recém-nascido e suas manifestações tardias: citomegalovirose. In: Bittencourt AL. Infecções congênitas transplacentárias. Rio de Janeiro: Revinter, 1995:161-163.

Istas AS, Demmler JG, Dobbins JC, Stewart JA. National Congenital Cytomegalovirus Disease Registry Collaborating Group. Surveillance for congenital cytomegalovirus disease: a report from the National Congenital Cytomegalovirus Disease Registry. Clin Infect Dis 1995; 20:665-670.

Kimberlin DW, Lin CY, Sanchez PJ et al. Effect of ganciclovir therapy on hearing in symptomatic congenital cytomegalovirus disease involving the central nervous system a randomized, controlled trial. J Pediatric 2003:16-25.

Koppe JG, Loewer-Sieger DH, De Roever, Bonnet H. Results of 20-years follow-up of congenital toxoplasmosis. Lancet 1996; 1:254.

Nahmias AJ, Visitine AM. Herpes simpex. In: Remington JS, Klein JO (eds.). Infectious diseases for the fetus and newborn infant. Philadelphia: Saunders, 1976:156-165.

Nigro G, Scholz H, Bartmann U. Ganciclovir therapy for symptomatic congenital cytomegalovirus infection in infants: a two-regimen experience. J. Pediatr 1994; 124:318-322.

Overall Jr. VC. Viral infections of the fetus and neonate. In: Feigin RD, Cerry JD. Textbook of pediatric infectious disease. Philadelphia: W.B. Saunders, 1987:977.

Remington JS, McLeod R, Thulliez P, Desmonts G. Toxoplasmosis. In: Remingtos JS, Klein JO, Wilson CB, Baker CJ (eds.). Infectious diseases of the fetus and newborn infant. 6 ed. Philadelphia: Saunders, 2006:947-1.091.

Romagnolli C, Bento GP, Silva LFF, Sá LCF, Diniz, EMA. Manifestações oculares em lactentes portadores de toxoplasmose congênita. Pediatria (São Paulo) 2008:144-150.

Stagno S, Britt W. Cytomegalovirus infections In: Remington JS, Klein JO, Wilson CB, Baker CJ (eds.). Infectious diseases of the fetus and newborn infant. 6 ed. Philadelphia: Saunders, 2006:739-781.

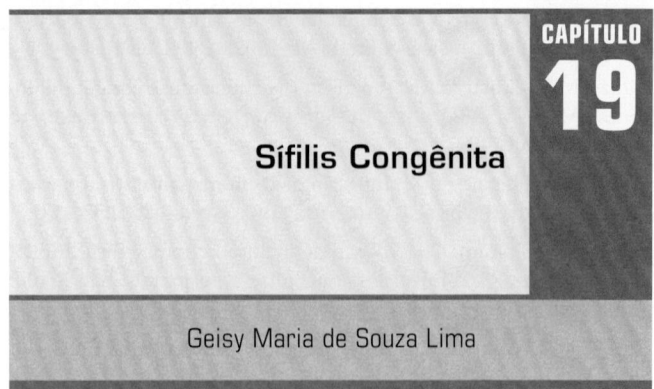

CAPÍTULO 19
Sífilis Congênita

Geisy Maria de Souza Lima

INTRODUÇÃO, CONCEITUAÇÃO E EPIDEMIOLOGIA

Doença conhecida desde o fim do século XV, a sífilis congênita (SC) ainda constitui um problema de saúde pública pela sua alta incidência e elevada morbimortalidade. O modo comum de transmissão é pelo contato sexual, embora o contato direto com lesão ativa também transmita a doença.

A SC, adquirida por meio da via hematogênica transplacentária, guarda relação com o estágio da doença materna. Quanto mais recente a infecção e mais avançada a gravidez, maior o risco de infecção fetal. Nas fases primária e secundária, o risco de transmissão pode variar de 70% a 100%, reduzindo-se para 30% nas fases latente e terciária. O contato com a lesão ativa em canal do parto é outra forma mais rara de contaminação do feto no momento do parto.

Com o advento da penicilina, a sífilis passa a ter, desde 1943, tratamento específico, resultando em queda acentuada da incidência em todos os países, de forma especial após a II Guerra Mundial. Entretanto, nas últimas décadas observou-se um ressurgimento da doença, com prevalência em todos os grupos socioeconômicos, destacando-se nos mais pobres. A falta de pré-natal e de testes sorológicos no primeiro e terceiro trimestres da gestação e a não valorização de baixos títulos do Venereal Disease Research Laboratory (VDRL) em mulheres que receberam assistência pré-natal são fatores que contribuem para a elevada prevalência da doença.

O acesso ao cuidado pré-natal é fundamental para reduzir a taxa de sífilis congênita. Portanto é necessário incrementar a detecção precoce nos serviços de pré-natal. Em 2006, segundo dados do Ministério da Saúde, de 16.158 gestantes, apenas 2.734 (16,9%) tinham registro de realização de dois exames para sífilis no cartão de pré-natal.

Em 2008, o núcleo de epidemiologia do Instituto Materno-Infantil de Pernambuco (IMIP) [NEP] notificou 29 casos de sífilis congênita: 26 de sífilis precoce; dois de sífilis tardia e um natimorto. Uma criança faleceu. Importante ressaltar que 27 mães (93%) realizaram consultas de pré-natal e, em 10 (34,5%), o diagnóstico foi realizado apenas na admissão para o parto. Quanto ao parceiro, em 12 (41%) não havia referência ao tratamento e apenas 9 (28%) o realizaram. De janeiro a julho de 2009, foram notificados 6 natimortos. Tudo isso vem reforçando a necessidade de qualificar os serviços de pré-natal oferecidos à população.

ETIOLOGIA, PATOGENIA E PATOLOGIA MORFOLÓGICA E FUNCIONAL

O agente etiológico da sífilis é o *Treponema pallidum*, espiroqueta descoberta em 1905, de estrutura muito delgada, medindo 0,15 μ de diâmetro e 6 a 20 μ de comprimento, sendo observado por meio da microscopia de campo escuro. O homem é o hospedeiro natural e serve como vetor.

Acreditava-se que o *Treponema pallidum* não seria capaz de atingir o feto antes da 16ª semana de vida intrauterina, devido à presença da barreira placentária, cujas células de Langhans impediriam a passagem do microorganismo. No entanto, já foi demonstrada a presença do *Treponema* no feto antes desse período, porém sem lesões características. O fato de não se evidenciarem lesões características nessa fase precoce pode ser devido à deficiência imunológica do feto, só sendo detectadas alterações após a 20ª semana de gestação. Nos estágios primário, secundário e latente precoce da sífilis materna, sobretudo nos primeiros 4 anos da doença, observa-se intensa espiroquetemia, com consequente comprometimento placentário e fetal. Esse comprometimento pode ser visto até mesmo após 8 anos da fase primária materna, porém é raro.

Após determinar lesão placentária, ocorre disseminação do *Treponema* para o feto, acarretando aborto, natimorto, prematuro, retardo de crescimento intrauterino (RCIU), recém-nascido (RN) assintomático ou com comprometimento de múltiplos órgãos. A placenta é frequentemente grande, edematosa e pálida. À microscopia, detecta-se processo inflamatório das vilosidades com proliferação endo e perivascular. Com a coloração pela prata, demonstra-se a presença do *Treponema*. O natimorto geralmente se apresenta macerado, com visceromegalia e lesões cutâneas ricas em *Treponema*. A criança pode apresentar comprometimento de múltiplos órgãos, em que se observam reações inflamatórias intersticiais difusas e endarterite obliterante.

Fígado

Aumento de volume e de consistência. Reação inflamatória difusa (hepatite difusa) com consequente necrose multifocal disseminada no parênquima, podendo evoluir para fibrose (cirrose). Grande hematopoese extramedular e proliferação de linfócitos e plasmócitos.

Baço

Aumento de volume e de consistência, podendo duplicar seu peso em virtude da exagerada hematopoese. Não há lesões específicas.

Pulmões

De aspecto pálido, firmes. Microscopicamente, colapso dos espaços alveolares e espessamento dos septos interlobares e interalveolares com infiltrado linfocitário.

Sistema nervoso central (SNC)

Observam-se meninges infiltradas com células linfoplasmocitárias e endarterite que pode evoluir para fibrose e aderência do espaço subaracnoideo.

Sistema musculoesquelético (SME)

Todos os ossos do esqueleto, principalmente os longos, são acometidos, observando-se osteocondrite, periostite e osteomielite. Ocorre prejuízo na substituição da cartilagem pelo tecido osteoide.

QUADRO CLÍNICO
Sífilis congênita precoce (SCP)

As manifestações clínicas aparecem nos primeiros 2 anos de vida. A SCP equivale à sífilis secundária adquirida do adulto. Geralmente, os sinais estão ausentes nos primeiros dias de vida, porém as formas mais graves (sífilis congênita maior) costumam expressar-se mais precocemente, já ao nascimento ou nos primeiros dias, observando-se prematuridade, lesões cutaneomucosas, icterícia e anemia.

Extenso estudo realizado no IMIP, em 1987, destacou que, em crianças portadoras de SCP, 11% apresentavam sintomatologia no período neonatal precoce (1ª semana), 12,7% no período neonatal tardio (7 a 28 dias) e, em 63,5% dos casos, os sinais apareceram no período pósneonatal, sendo que 47,6% das manifestações surgiram com menos de 3 meses de idade. Em 12,8% dos casos, o diagnóstico foi apenas sorológico, levando-se em consideração a história e a sorologia materna observada logo após o nascimento.

O *Treponema* pode atingir todos os sistemas, verificando-se desde formas monossintomáticas ou oligossintomáticas, sendo descritos casos de anemia isolada, até formas graves, septicêmicas, com comprometimento visceral acentuado e elevada mortalidade. Em nossa realidade, 12,7% dos pacientes falecem mesmo com terapêutica adequada. Embora o quadro clínico da SC seja semelhante ao de outras infecções, as lesões ósseas e cutaneomucosas presentes podem diferenciá-la das demais.

Prematuridade, baixo peso, anemia, febre, icterícia, edema, ganho ponderal insuficiente, irritabilidade, choro ao manuseio são sinais que podem existir em qualquer infecção nesse período. Alguns sinais mais característicos são:

Lesões cutaneomucosas

De freqüência variável, detectadas em 30% a 50% dos casos, algumas são ricas em *Treponema*, com elevada infectividade. Destacam-se:

- O *pênfigo palmoplantar,* uma das lesões mais precoces da sífilis, presente ao nascimento, caracteriza-se por lesões bolhosas simétricas de conteúdo seroso, purulento ou hemorrágico, rico em *Treponemas*, evoluindo com formação de ulceração e crostas.
- As *sifílides maculosas* (roséola sifilítica), que são máculas arredondadas, róseas, disseminadas pelo corpo.
- Os *condilomas-lata,* que são lesões vegetantes, achatadas, úmidas, altamente infectantes. De localização perianal, podem disseminar-se, sendo algumas vezes a única manifestação da doença.

Outras lesões menos frequentes são sifílides papulosas, encontradas ao nível das pregas anogenitais, rágades, que são fissuras peribucais, que curam deixando cicatrizes permanentes, alopecia, lesões ungueais (paroníquia) e estomatite.

Rinite

De aparecimento mais tardio, por volta da 2ª semana de vida, inicia-se por obstrução nasal, evoluindo com coriza mucoide, mucopurulenta ou mucopiossanguinolenta, acompanhada de lesões da pele circunvizinha. Encontrada em 19% dos pacientes atendidos no IMIP na década de 1980, raramente é observada nos dias atuais.

Lesões viscerais

Hepatoesplenomegalia é achado comum na SCP, podendo ocorrer de forma isolada. A hepatomegalia, devida à colestase, fibrose e eritropoese extramedular, é encontrada em 78% de nossos pacientes, e a esplenomegalia em 62%. Nem sempre a icterícia faz parte do quadro; quando presente, é decorrente de uma hepatite.

Manifestações hematológicas

Anemia hemolítica com Coombs direto negativo é comum, sendo acompanhada de eritroblastemia, muitas vezes acentuada. Trombocitopenia acompanha os casos graves, observando-se petéquias e púrpuras. Há leucocitose com intenso desvio à esquerda (reação leucemoide), necessitando, algumas vezes, de diferenciação com leucemia congênita. A coagulação intravascular disseminada pode ser uma complicação grave da doença.

Manifestações respiratórias

A pneumopatia intersticial (pneumonia alba) é rara e, em geral, trata-se de um achado de necrópsia, considerado por muitos quadro incompatível com a vida. A laringite é pouco frequente (< 2%) e se manifesta por choro rouco.

Manifestações renais

Tanto a síndrome nefrótica como a nefrite podem estar presentes nos primeiros meses de vida, ocasionalmente ao nascimento, observando-se, nos casos graves, prognóstico sombrio. O edema generalizado (anasarca) é o sinal predominante. Proteinúria, cilindrúria e hematúria confirmam o diagnóstico.

Lesões ósseas

De elevada frequência, podem ser o primeiro sinal da doença, traduzido pela pseudoparalisia de Parrot. São lesões simétricas, difusas, podendo comprometer qualquer osso. Podem simular a paralisia braquial superior de Erb, porém geralmente não são observadas ao nascimento. Manifestam-se por dor ao manuseio e impotência funcional do membro, que assume postura anormal, antiálgica, decorrente de osteocondrite metaepifisária, que é a lesão óssea mais frequente, encontrada em 13% dos pacientes estudados no IMIP em 1987. Periostite e osteomielite são lesões frequentemente observadas, associadas à osteocondrite. As lesões ósseas em pacientes assintomáticas podem estar presentes em 20% dos casos. O edema articular e/ou sinais inflamatórios de partes moles podem ser encontrados. A dactilite é rara e comumente faz parte da forma tardia da doença.

Sistema nervoso central (SNC)

O comprometimento assintomático do SNC, demonstrado por alterações liquóricas ou testes sorológicos em liquor positivos, pode ocorrer em cerca de 60% das crianças com SCP. A meningoencefalite aguda, frequentemente assintomática, pode expressar-se por irritabilidade, abaulamento de fontanela ou crise convulsiva. O comprometimento de pares cranianos pode ocorrer, bem como hidrocefalia obstrutiva, que é resultante de fibrose e aderência do espaço subaracnoideo pelo comprometimento meningeo.

Linfadenopatia generalizada

Pode ser encontrada em 40% a 50% dos pacientes.

Outras manifestações

Outras manifestações menos frequentes podem ocorrer no globo ocular, ocasionalmente comprometido, sendo a retinocoroidite em "sal e pimenta", glaucoma e a uveíte os achados mais comuns. A irite deve ser lembrada nos pacientes portadores de lacrimejamento constante. Miocardite, síndrome de má absorção e massas testiculares são manifestações raras da doença.

Sífilis congênita tardia (SCT)

Quando diagnosticada após o 2º ano de vida, apresenta quadro clínico que corresponde à sífilis terciária adquirida. É composta de lesões residuais (estigmas da sífilis) e de reações tardias de hipersensibilidade. Entre as manifestações da SCT, a tríade de Hutchinson (dentes de Hutchinson, queratite intersticial e surdez por lesões do oitavo par) é o achado mais frequente e característico da doença. A queratite intersticial pode ser evitada quando o tratamento da sífilis é instituído precocemente. Geralmente, é detectada no fim da 1ª década de vida e no começo da segunda. A surdez é o componente menos frequente da tríade, podendo ser identificada na 1ª década de vida, porém frequentemente só se manifesta na 3ª ou 4ª década.

Manifestações osteoarticulares

A junta de Clutton, uma sinovite indolor, cujo local primário é a articulação do joelho, podendo envolver outras articulações, costuma surgir na puberdade. No líquido sinovial, os testes reagínicos podem ser positivos. Outras manifestações encontradas: tíbia em sabre (resultado da osteoperiostite da tíbia), nariz em sela por destruição da cartilagem nasal (prevenido com o tratamento precoce), bossa frontal de Parrot, maxila curta, protuberância da mandíbula, sinal de Higoumenakis (alargamento da porção esternal da clavícula) e escápula escafoide.

Alterações dentárias

Os dentes de Hutchinson (lesão de parte dos incisivos centrais superiores) e os dentes de Mozer (molares em amora) são alterações encontradas nos dentes permanentes e resultam de lesões que ocorrem nos últimos meses de gestação e primeiros dias de vida extrauterina.

SNC

Hidrocefalia, retardo mental e lesões de pares cranianos são sequelas da meningoencefalite. A neurossífilis, com suas formas graves – meningovascular e parenquimatosa (*tabes dorsalis*, paralisia geral progressiva) –, manifesta-se na 2ª década. Atualmente é rara, podendo ser observada em crianças que realizaram tratamento incompleto da SCP com penicilina benzatina.

Outras manifestações

Outras manifestações que podem ser encontradas são cirrose decorrente da hepatite luética e as rágades cutâneas, que são lesões cicatriciais periorificiais.

DIAGNÓSTICO

O diagnóstico deve basear-se na história materna de aborto, natimorto, parto prematuro, sífilis diagnosticada ou tratada na gestação, tratamento da sífilis com outros fármacos não treponemicidas, promiscuidade sexual, uso de drogas, ausência ou acompanhamento pré-natal inadequado, bem como no exame da placenta (aspecto e peso) e na história de outros filhos tratados de sífilis.

Dados clínicos, achados radiológicos, inquérito sorológico da mãe e do RN e pesquisa do *Treponema* em campo escuro também são necessários.

Pesquisa de treponema em campo escuro

É o exame que permite um diagnóstico de certeza. Realizado em microscopia de campo escuro, é necessária experiência do técnico para o reconhecimento do agente e realização imediata após recolhido o material. As lesões cutaneomucosas ricas em *Treponema* são amostras de eleição para identificação do agente, como nas secreções nasais da rinite, pênfigo e condiloma. O líquido cefalorraquidiano também pode ser examinado para diagnóstico do comprometimento assintomático do SNC.

Sorologia

A presença do *Treponema* no organismo induz a formação de anticorpos não treponêmicos ou reagínicos (inespecíficos) e de anticorpos treponêmicos ou específicos.

Entre os testes não treponêmicos, os mais utilizados no momento são o VDRL e o Rapid Plasma Reagin (RPR) que são testes de floculação, e a reação de Wassermann (teste de fixação de complemento). Nesses testes não treponêmicos, o antígeno utilizado é a cardiolipina, composto lipídico extraído do coração do boi. São exames de baixo custo, de fácil execução e eficientes, apresentam alta sensibilidade e são utilizados na maioria dos serviços como testes de triagem.

A reação VDRL é a mais utilizada, com resultados qualitativos e quantitativos, prestando-se também para avaliar a eficácia da terapêutica. Seu resultado deve ser negativo; e a positividade avalia tanto anticorpos da classe IgM como IgG, sendo, portanto, passível de transferência das moléculas de IgG transplacentariamente. O exame deve ser realizado na mãe e na criança concomitantemente, permitindo assim comparação de títulos, na tentativa de afastar transferência passiva desses anticorpos. Quando a titulagem é menor ou igual à materna, há maior probabilidade de transferência passiva. Se a titulagem é maior, duas a quatro diluições, é muito provável a produção fetal de anticorpos. É importante lembrar que o seguimento dos títulos é fundamental, pois, se a doença materna foi adquirida no final da gestação, as reações podem ser negativas ou com baixa titulagem no RN, não podendo ser conclusivo o resultado. Na transferência passiva de anticorpos é comum ocorrer queda de títulos, tornando-se negativa por volta dos 3 meses de vida. Na vigência de resultado negativo, deve-se lembrar o falso-negativo dos casos de elevadas quantidades de anticorpos (efeito prozona).

Resultados falso-positivos biológicos também podem ocorrer em vigência de outras doenças, como hepatite viral, mononucleose, febre reumática, doença de Chagas, colagenoses, como lúpus eritematoso, periarterite nodosa e, comumente, em pessoas que abusam de drogas. No último trimestre da gestação também se observa aumento de resultados falso-positivos, porém geralmente com baixa titulagem. O VDRL, realizado em liquor, ajuda no diagnóstico do comprometimento do SNC.

Sempre que possível, deve-se lançar mão dos testes treponêmicos. São mais dispendiosos, de técnica mais difícil, necessitando de pessoal mais experiente, o que dificulta sua utilização na maioria dos serviços, mas têm a vantagem de ser específicos e apresentar maior sensibilidade, utilizando como antígeno o próprio treponema.

Entre os testes treponêmicos mais conhecidos, temos o Treponema Pallidum Imobilization (TPI), o Fluorescent Treponemal Antibody Absorption (FTA-Test), a hemaglutinação passiva e os testes imunoenzimáticos Enzyme Linked Immunosorbent Assay (Elisa). Esses testes não são utilizados para triagem e sim para confirmar a doença. Avaliam também anticorpos das classes IgG e IgM; no entanto, utilizando técnica específica, consegue-se diferenciá-los, tornando o exame de maior utilidade no período neonatal. Como os anticorpos IgM não atravessam a placenta, sua presença no sangue do RN demonstra produção fetal como resposta à infecção. O FTA-ABS IgM tem resultado positivo em 86% de crianças portadoras da doença congênita.

Embora demonstre reatividade fetal contra o *Treponema pallidum*, o FTA-ABS IgM apresenta resultados tanto falso-negativos como falso-positivos. Reações falso-positivas têm sido relatadas em cerca de 10% dos casos, devido à presença do fator reumatoide, ou seja, anticorpos IgM fetais produzidos contra IgG materno, que podem ser afastados utilizando-se técnicas para remoção prévia dos anticorpos IgG presentes no soro. As reações falso-negativas podem estar presentes em até 35% dos casos de aquisição tardia da doença, bem como em razão da competição de anticorpos maternos de transferência passiva. O Elisa com captura de IgM tem elevada sensibilidade e especificidade, sendo comparável ao FTA-ABS IgM, tendo como vantagens a facilidade da técnica.

Líquido cefalorraquidiano

Exame obrigatório nos pacientes portadores de SCP e que estejam sintomáticos ou assintomáticos. Na avaliação da citologia e da bioquímica demonstra-se pleocitose à custa de linfomononucleares e hiperproteinorraquia. Hipoglicorraquia raramente é observada. Na sorologia, o exame comumente realizado é o VDRL. Até o momento, sua positividade tem sido aceita como indicativo de comprometimento do SNC, mas o VDRL tem baixa sensibilidade, sendo positivo em apenas 10% dos casos.

O teste FTA-ABS no liquor tem sido utilizado, com elevada sensibilidade tanto nas formas sintomáticas como assintomáticas, mas sua importância no diagnóstico ainda é discutida. Em pesquisa realizada no IMIP, o FTA-ABS IgG e o IgM no liquor apresentaram 38% e 11%, respectivamente, de positividade.

Importante é a realização da pesquisa do treponema em campo escuro, onde detectamos o espiroqueta mesmo em liquor normal de portadores de SCP. Até 10% dos pacientes apresentam pesquisa positiva com demais exames negativos e citologia e bioquímica normais.

Reação em cadeia da polimerase (PCR)

A PCR detecta o genoma do *Treponema pallidum*; entretanto, ainda não está disponível para uso clínico.

Estudo radiológico

O comprometimento ósseo na SC é muito frequente, atingindo até 50% das crianças. São lesões simétricas e bilaterais, podendo ser mais extensas de um lado do que de outro e acometendo todos os ossos do esqueleto, sendo os ossos longos os mais atingidos. As alterações mais encontradas são a osteocondrite e a periostite, podendo não ser evidenciadas ao nascimento e, às vezes, desaparecendo em 6 a 9 meses, mesmo sem tratamento. As lesões mais precoces são metafisárias, detectando-se ao exame radiológico áreas de maior densidade com ou sem zona de rarefação, ou até mesmo sua completa desorganização; o sinal de Winberg é uma imagem de rarefação óssea demonstrada na borda interna da extremidade proximal da tíbia. Observa-se também espessamento cortical da diáfise. Fraturas patológicas podem estar associadas à osteocondrite.

Hematologia

No hemograma detecta-se anemia, muitas vezes grave, acompanhada de sinais de hemólise com aumento de reticulócitos e eritroblastos. Trombocitopenia também é frequente, por provável diminuição da vida média das plaquetas. Na série branca, pode variar desde a normalidade, nas formas leves da doença, até grandes leucocitoses com desvio à esquerda e monocitose. Alterações dos fatores de coagulação são encontradas nas formas graves.

Exame oftalmológico

Deve ser obrigatório diante da suspeita de qualquer infecção congênita.

Outros exames

- *Bilirrubinas podem estar aumentadas*, sobretudo à custa da fração direta.
- *Exame de urina:* proteinúria e/ou hematúria, quando há comprometimento renal.
- *Provas de função hepática:* elevação das transaminases e fosfatase alcalina. Amilase pancreática aumenta quando há comprometimento pancreático.

DIAGNÓSTICO DIFERENCIAL

Muitas vezes se torna difícil a sua diferenciação com outras infecções congênitas, como toxoplasmose, doença de inclusão citomegálica, doença de Chagas, herpes simples, septicemia, listeriose, síndrome da criança espancada e até isoimunização. São as lesões cutaneomucosas e as alterações ósseas, quando presentes, que facilitam o diagnóstico.

TRATAMENTO

Manuseio da sífilis congênita segundo normas do ministério da saúde

Toda gestante deverá realizar o VDRL na admissão para o parto:

a. *Mãe VDRL (+) não tratada ou inadequadamente tratada*: realizar sorologia do RN em sangue periférico, hemograma, radiografia de ossos longos e punção lombar.

Será considerada inadequadamente tratada toda gestante que realizou tratamento incompleto ou tratamento nos 30 dias anteriores ao parto ou que utilizou terapia não penicilínica ou, ainda, cujo parceiro não realizou tratamento. Condutas:

1. Se houver alterações clínicas ou sorológicas e/ou radiológicas ou hematológicas, deverá ser tratada com penicilina cristalina: 100.000U/kg/dia IV de 12/12h na 1ª semana de vida e de 8/8h a partir da 2ª semana, por 10 dias; ou penicilina G procaína: 50.000U/kg/dia IM de 24/24h, por 10 dias.

2. Se houver alterações liquóricas, tratar com penicilina G cristalina: 100.000U/kg/dia IV de 12/12h ou de 8/8h, dependendo da idade, por 10 dias.

3. Se não houver alterações clínicas, hematológicas, radiológicas ou liquóricas e a sorologia for negativa, fazer penicilina benzatina 50.000U/kg/IM em dose única e acompanhar, realizando VDRL sérico com 1 e 3 meses.

b. *Mãe VDRL (+) adequadamente tratada:* realizar VDRL do RN. Se positivo, ou na presença de alterações clínicas, realizar hemograma, radiografia de ossos longos e punção lombar.
Tratar o RN quando:

- Houver alterações clínicas e/ou radiológicas e também quando a criança for assintomática e a sorologia (VDRL) do RN for quatro vezes maior do que a titulagem materna (tratar como *a1*).
- Se houver alterações liquóricas, proceder como *a2*.
- RN com sorologia negativa: acompanhar. Se não for possível, realizar penicilina benzatina, 50.000U/kg IM em dose única.

Acompanhamento

- Ambulatorial mensal.
- Realizar VDRL com 1, 3, 6, 12, 18 e 24 meses. Interromper após dois VDRL negativos.

Quando houver elevação de títulos sorológicos ou não negativação até 18 meses, reinvestigar o paciente.

BIBLIOGRAFIA

Busby G, Ali Z, Simeon DT, Khan O, Abhang V. Value of routine long bone radiographs in management of babies with a positive VDRL at the Mount Hope Women's Hospital. West Indian Med J 2002; 51:225-227.

Centers for Disease Control and Prevention, Workowski KA, Berman SM. Congenital Syphilis. Sexually transmitted diseases treatment guidelines 2006. MMWR Morb Mortal Wkly Rep 2006; 55(RR-11):30-33.

Diniz EMA, Ramos JLA, Vaz FAC. Sífilis congênita. In: Marcondes E. Pediatria básica. 9 ed. São Paulo: Sarvier, 2002:523-529.

Ingall D, Sanchez P, Baker CJ. Syphilis. In: Remington J, Klein J (eds.). Infectious diseases of the fetus and newborn infant. Philadelphia: Elsevier Saunders, 2006.

Lima GMS. Aspectos clínicos e laboratorais da neurossífilis congênita. Tese, Recife, 1988. 76 p.

Michelow IC, Wendel GD, Norgard MV. Central nervous system infection in congenital syphilis. N Engl J Med 2002; 346:1792-1.798.

Wendel GD, Sheffield JS, Hollier LM. Treatment of syphilis in pregnancy and prevention of congenital syphilis. Clin Infect Dis 2002; 35:S200-209.

Wicher V, Wicher K. Pathogenesis of maternal-fetal syphilis revisited. Clin Infect Dis 2001; 33:354-363.

SEÇÃO XV
NEUROLOGIA

CAPÍTULO 1

Exame Neurológico do Recém-Nascido e do Lactente

Ana van der Linden

INTRODUÇÃO

A finalidade do exame neurológico do recém-nascido (RN) e do lactente é determinar seu nível de desenvolvimento e detectar sinais de eventual comprometimento do sistema nervoso central (SNC) ou do sistema neuromuscular.

EXAME NO RN

Para se interpretar adequadamente o resultado do exame neurológico no RN é indispensável estimar a idade gestacional (IG).

Além disso, o exame deve ser realizado em boas condições, ou seja, em vigília calma, no intervalo das mamadas. Outros fatores que dificultam a avaliação do exame são a variação individual no desenvolvimento neurológico e a expressividade clínica muito discreta das lesões que afetam o cérebro imaturo, especialmente nos primeiros 4 meses de vida.

Observação em decúbito dorsal

O exame começa com a observação do RN em repouso e inicialmente vestido. São avaliadas:

1. *Postura*, que nessa idade é assimétrica, ou seja, cabeça em leve rotação.

2. *Movimentação espontânea*, que é constituída por movimentos discretos de lateralidade da cabeça, abertura e fechamento das mãos e movimentos lentos de flexão e extensão dos membros, intercalados por sobressaltos, que podem ser desencadeados ou não por manipulação ou ruído.

A seguir devem ser explorados a atenção visual, a audição e o tônus muscular.

Exame da atenção visual

Deve-se observar a fixação do olhar sobre um alvo (fonte luminosa, objeto ou cartão com cores contrastantes) e sobre a face do examinador, tentar seguimento lateral e testar o reflexo dos olhos de boneca (virar a cabeça da criança para um lado e para o outro. Quando presente, os olhos desviam-se para o lado oposto ao qual o rosto é virado).

Normalmente, a fixação e o seguimento lateral do olhar são possíveis desde os primeiros dias de vida do RN a termo. Quando isso é conseguido, não mais se obtém o reflexo dos olhos de boneca.

Devem ser estudadas, também, as pupilas: forma, tamanho e resposta à luz, que está presente inclusive nos prematuros.

Exame da audição

O exame de audição é realizado pela observação da reação do RN ao som (guisos, vibração do diapasão) e pelo reflexo cocleopalpebral (piscamento palpebral desencadeado por um ruído brusco). A resposta a essas manobras pode ser uma modificação do nível de atividade motora, quando a função auditiva está adequada.

Avaliação do tônus passivo

O tônus passivo dos membros superiores pode ser estudado pela *manobra do cachecol*: com a criança em decúbito dorsal, a sua mão é levada em direção ao ombro do lado oposto; normalmente, o cotovelo não ultrapassa a linha mediana no RN com ou mais de 38 semanas de IG. Outra manobra é a liberação dos membros superiores após os manter alguns segundos em extensão. Há retorno rápido à postura em flexão, sem modificações após as repetições dessa manobra.

Para o estudo do tônus passivo dos membros inferiores, utilizam-se o *ângulo poplíteo* (entre as faces posteriores das pernas e das coxas), que no RN a termo é de 90 graus, o *ângulo dos adutores* (no RN mede de 60 a 80 graus) e o *ângulo de dorsoflexão do pé*, que é 0 a 20 graus no RN.

Em relação ao tônus axial, comparam-se a flexão e a extensão passiva do tronco. A flexão, no RN a termo normal, deve ter amplitude igual ou superior à extensão.

O *reflexo tônico-cervical assimétrico* (RTCA) ou reflexo de Magnus Kleijn mostra a modificação do tônus de base em função da posição da cabeça. Com a criança em decúbito dorsal, faz-se a rotação do pescoço para um lado, provocando a extensão dos membros do lado da face e a flexão dos membros do lado oposto. Esse reflexo surge a partir de 32 semanas de IG e desaparece aos 3 meses.

Avaliação do tônus ativo

No RN a termo, estuda-se o tônus ativo dos músculos flexores cervicais levando a criança do decúbito dorsal para a posição sentada, tracionada pelos membros superiores e a musculatura extensora pelo movimento contrário. Normalmente, o tônus é equivalente, permitindo um equilíbrio momentâneo quando a criança é colocada sentada.

Exame dos reflexos primários

Os reflexos primários são integrados no tronco cerebral e na parte alta da medula cervical, podendo ser encontrados nos anencéfalos e hidranencéfalos. O estudo desses reflexos é importante na determinação da IG e sua assimetria, especialmente do reflexo de Moro e do de preensão palmar podem sugerir lesões focais, como hemiparesia (central) ou paralisia braquial. Os reflexos mais pesquisados são:

- *Reflexo de Moro*, obtido por várias manobras que provocam a extensão brusca da cabeça, tem como resposta a extensão e a abdução dos membros superiores, seguidas por adução dos mesmos; torna-se incompleto a partir do segundo mês e desaparece entre 5 e 6 meses.
- *Reflexos de preensão palmar e plantar*, que consiste na flexão forçada dos dedos ou artelhos desencadeada por estímulo proprioceptivo aplicado contra a base dos dedos da mão ou a junção metatarsofalangiana, respectivamente; persistem até aos 4 meses, quando são substituídos pela preensão voluntária.
- *RTCA*, após a rotação lateral da cabeça, observam-se a extensão dos membros do mesmo lado da face e a flexão do lado oposto, lembrando a "posição do esgrimista". A persistência desse reflexo, de forma rígida e estereotipada, é patológica.

Determinação do perímetro cefálico

É uma etapa importante no exame neurológico e tem como referências anatômicas a glabela e a protuberância occipital externa. A medida deve ser comparada às curvas de referência, considerando-se micro ou macrocefalia as medidas de dois desvios-padrão abaixo do p2 e acima do p98, respectivamente.

SINAIS DE ALERTA NO PERÍODO NEONATAL

1. Hipoatividade ou ausência de movimentos durante a vigília.
2. Alterações do tônus (dedos e artelhos fletidos permanentemente; polegares fletidos e aduzidos; hipertonia dos músculos extensores cervicais; opistótono; hemissíndrome).
3. Sinais oculares anormais: olhos em "sol poente", olhar fixo, estrabismo constante, nistagmo, anisocoria.
4. Distúrbios autonômicos e respiratórios.
5. Distúrbios do choro e do nível de alerta.
6. Movimentos anormais: tremores, clonias espontâneas, fasciculação de língua, mioclonias.
7. Anomalias e assimetrias cranianas.

EXAME NEUROLÓGICO NO LACTENTE

A avaliação neurológica do lactente inicia-se com uma anamnese bem detalhada e a verificação das etapas do desenvolvimento. Quando é anormal, deve-se pesquisar se esse quadro existe desde o início ou se apareceu após um período de desenvolvimento adequado.

O exame, semelhante ao do RN, baseia-se muito na observação da criança ainda no colo da mãe, com brinquedos e usando manobras individuais realizadas sem rotina.

A observação da pele, dos cabelos, das mucosas, a existência de odores, a evolução ponderoestatural, bem como o exame do crânio com a medida sistemática do perímetro cefálico, a percussão do crânio, a avaliação da forma, as suturas e as fontanelas são de suma importância. A transiluminação do crânio em sala escura, utilizando uma lanterna com uma borracha adaptada, pode proporcionar diagnóstico, especialmente em locais onde faltam exames mais sofisticados.

Pesquisa de reflexos primários

A pesquisa desses reflexos primários ou primitivos no primeiro ano de vida deve sempre ser realizada, com a finalidade de acompanhar a maturação do SNC. Os mais comumente usados são: o reflexo de Moro, o RTCA, os reflexos de preensão palmar e plantar e a marcha reflexa. Esta última pode ser obtida segurando a criança pelas axilas, em suspensão vertical, com o tronco inclinado discretamente para adiante e mantendo seus pés tocando o plano da mesa. A persistência deste reflexo além dos 3 meses de idade é patológica. Outras anormalidades a serem notadas são a ausência ou a apresentação parcial da resposta e a assimetria do reflexo.

Avaliação do desenvolvimento psicomotor do lactente

O desenvolvimento ocorre no sentido craniocaudal e proximodistal.

Primeiro trimestre

Em decúbito dorsal, a postura vai se tornando simétrica e na manobra de tração do tronco pelos membros superiores, há melhor controle cervical. Em decúbito ventral, os movimentos de lateralização da cabeça tornam-se mais amplos.

O lactente fixa bem e, em torno dos 2 meses de idade, acompanha o deslocamento lateral do objeto. Aos 3 meses, é capaz de seguir o objeto em todas as direções. Não existe o "reflexo dos olhos de boneca".

A partir do segundo mês ocorre lalação (sons vocálicos) e surge o sorriso social, em resposta a estímulos.

Há persistência da hipertonia flexora geral, que se vai tornando progressivamente menos acentuada.

Segundo trimestre

Aos 4 meses, a preensão é voluntária, tipo cubitopalmar. Aos 6 meses, é capaz de trocar o objeto de mão e consegue retirar o lenço do rosto.

Na linguagem, persiste apenas a lalação.

A criança já tem controle cervical. Em decúbito ventral, eleva a parte superior do tronco com apoio sobre os antebraços e, no final do trimestre, já sustenta o peso do corpo sobre as mãos com os membros superiores estendidos.

É o período dos risos e gargalhadas, demonstrando interesse especial pela mãe.

Terceiro trimestre

Nesse período, a criança já pode rolar e adquirir equilíbrio na posição sentada. No final do trimestre, já pode sentar-se e desenvolve a *reação de paraqueda:* há extensão dos membros superiores e abertura das mãos para proteger-se da queda, quando suspensa em decúbito dorsal, e aproximada rapidamente da mesa de exame.

A preensão, que inicialmente era de "varredura" radiopalmar, vai se aperfeiçoando e chega à pinça radial superior.

Nessa fase, a criança vai substituindo a lalação por balbucio e costuma repetir sílabas. Podem surgir as primeiras palavras.

Surge afetividade eletiva para os familiares e rejeição às pessoas estranhas – é a chamada "angústia dos 8 meses". A criança começa também a adquirir percepção de si mesma (olhar no espelho).

Quarto trimestre

A criança rapidamente atinge a posição sentada; pode engatinhar e ficar em pé, inicialmente com apoio e depois sozinha. Pode dar os primeiros passos e andar no final desse trimestre. Desenvolve a preensão em pinça fina, bate palmas e segura dois objetos ao mesmo tempo, um em cada mão.

Com 10 meses, a criança já atende pelo nome, diz palavras-frases e compreende ordens concretas.

Exame neurológico tradicional

Deve ser realizado sem seguir uma cronologia rígida pela falta natural de colaboração da criança e sempre se utilizando a observação.

BIBLIOGRAFIA

Amorim RHC. Avaliação neurológica do recém-nado. In: Fonseca LF, Cunha Filho JM (eds.). Manual de neurologia infantil. Rio de Janeiro: Guanabara Koogan, 2006:3-10.

Amorim RHC. Avaliação neurológica do lactente e acompanhamento do recém-nascido de risco. In: Fonseca LF, Cunha Filho JM (eds.). Manual de neurologia infantil. Rio de Janeiro: Guanabara Koogan, 2006:11-20.

Dargassies SSA. Le développment neurologique du nouveau-né a terme et prematuré. Paris: Masson et Cie, 1974.

Diament A. Semiologia neuropediátrica: o exame neurológico da criança. In: Nitrini R, Bacheschi LA (eds.). A neurologia que todo médico deve saber. São Paulo: Atheneu, 2003:401-10

Diament A. Exame neurológico do recém-nascido de termo. In: Diament A, Cypel S (eds.). Neurologia infantil. São Paulo: Atheneu, 2005:11-22.

Diament A. Exame neurológico do lactente. In: Diament A, Cypel S (eds.). Neurologia infantil. São Paulo: Atheneu, 2005:35-66.

Gonçalves VMG, Goto MMF. Avaliação neurológica de lactentes. In: Moura-Ribeiro MVL (ed.). Neurologia do desenvolvimento da criança. Rio de Janeiro: Revinter, 2010:253-269.

Moura-Ribeiro MVL (ed.). Neurologia do desenvolvimento da criança. Rio de Janeiro: Revinter, 2010: 203-23.

CAPÍTULO 2

Epilepsias da Criança e do Adolescente, Estado de Mal Epiléptico, Síndrome de West e Síndrome de Lennox-Gastaut

Valentina Nicole de Carvalho
Adélia Henriques-Souza

EPILEPSIAS DA CRIANÇA E DO ADOLESCENTE

Introdução

Epilepsia é o distúrbio sério do cérebro mais comum em todo o mundo e, possivelmente, a mais universal de todas as entidades médicas, podendo ocorrer em qualquer pessoa. A epilepsia é comum na infância e é considerada uma experiência frustrante para a família, pois influencia o comportamento da criança e o ajuste familiar, sendo acompanhada de muito preconceito.

A grande maioria dos pacientes diagnosticados com epilepsia apresenta apenas algumas crises, que duram em geral poucos minutos, e ainda assim as implicações desse diagnóstico são muitas vezes consideráveis, particularmente nas áreas de emprego, educação e lazer.

Conceito

A Liga Internacional contra a Epilepsia (ILAE, 2005) apresentou um consenso para a definição de crise epiléptica e epilepsia. Crise epiléptica é a ocorrência transitória de sinais e/ou sintomas decorrentes de uma atividade neuronal cerebral anormal excessiva ou síncrona. Epilepsia não é uma condição única, mas diversas desordens do cérebro que têm em comum a predisposição aumentada para gerar crises epilépticas e consequências neurobiológicas, cognitivas, psicológicas e sociais. Alguns autores preferem o termo no plural, "epilepsias". O diagnóstico de epilepsia, sob este conceito, não requer duas crises; exige pelo menos uma crise epiléptica desde que em associação com um distúrbio subjacente do cérebro que aumente a probabilidade de crises futuras. Essas crises recorrem na ausência de condição toxicometabólica ou febril. Crises epilépticas são sintomas comuns de doenças neurológicas agudas (como meningoencefalite, trauma cranioencefálico [TCE], doença cerebrovascular) ou doenças clínicas (como anóxia, hipoglicemia, insuficiência renal e hepática). Essas circunstâncias agudas, entretanto, não constituem epilepsia.

Epidemiologia

A taxa de incidência de epilepsia é variada na literatura, indo de 11 a 131 por 100 mil pessoas por ano e a prevalência de 1,5 a 30 por 1.000.

Aproximadamente 100 milhões de pessoas terão epilepsia em algum momento de suas vidas e cerca de 5% a 9% da humanidade terão pelo menos uma crise epiléptica durante a vida.

Estima-se que a prevalência esteja por volta de 2% nos países em desenvolvimento, o que nos faz supor que existam mais de 3 milhões de brasileiros com epilepsia. Nos EUA, aproximadamente 2 milhões de pessoas têm epilepsia; na Índia o número estimado de pessoas com epilepsia é de 5,5 milhões. A maior prevalência nas regiões em desenvolvimento provavelmente está relacionada com fatores como desnutrição calórico-proteica, atendimentos inadequados da gestante e parturiente, infecções, convulsões febris e TCE. A neurocisticercose é a causa mais frequentemente identificada de epilepsia no Brasil. Crises epilépticas e epilepsia podem ser consideradas como um marcador epidemiológico de algumas doenças endêmico-epidêmicas.

Nos países desenvolvidos, espera-se que 1% da população desenvolva epilepsia até os 20 anos de idade. Mais de 3% da população deverão ter epilepsia aos 80 anos. Nesses países, a tendência dos últimos anos sugere que a frequência dos casos novos em crianças diminua e na população idosa aumente.

Epilepsia ocorre principalmente nos extremos de faixa etária, acometendo mais as crianças (particularmente abaixo de 2 anos de idade) e os idosos. Os homens são 1,1 a 1,7 vez mais acometidos que as mulheres nas epilepsias recém-diagnosticadas.

Etiologia

O processo de transformação de um tecido cerebral sadio em um tecido alterado capaz de gerar crises epilépticas pode ser o resultado de vertentes genéticas exclusivas, genéticas e ambientais ou exclusivamente ambientais. Outra definição considera a divisão entre bases idiopáticas, criptogênicas e sintomáticas.

A crise epiléptica é causada por descarga elétrica anormal excessiva e transitória das células nervosas, decorrente de correntes elétricas que são fruto da movimentação iônica através da membrana celular. As crises epilépticas originam-se da hiperexcitabilidade neuronal, e as linhas de pesquisa associam a patogênese das epilepsias à geração de uma atividade neuronal sincronizada, decorrente de um desequilíbrio entre a neurotransmissão excitatória e inibitória mediada pelo ácido gama-aminobutírico.

Quadro clínico e diagnóstico

Descreveremos inicialmente os principais tipos de crises epilépticas, já que o seu conhecimento apropriado é fundamental para um diagnóstico efetivo do tipo de epilepsia.

A classificação mais usada para as crises epilépticas é a proposta pela Liga Internacional contra a Epilepsia (ILAE, 1981), que se baseia nas manifestações clínicas e eletroencefalográficas das crises. Esta classificação não leva em consideração a etiologia ou a anatomia. Ela divide as crises em dois grupos principais, conforme com a fonte da descarga neuronal excessiva: as originadas em áreas corticais localizadas (crises parciais) e as caracterizadas por descargas síncronas provenientes de ambos os hemisférios (crises generalizadas). Além disso, existe um grupo de crises que são consideradas "não classificáveis", como ocorre nos pacientes que relatam crises pouco frequentes e não presenciadas por outras pessoas ou naqueles em que as características das crises sejam distintas daquelas classificadas como crises parciais ou generalizadas. No Quadro XV.2.1, temos uma versão resumida das crises.

As manifestações clínicas de uma crise parcial dependem da posição do foco no córtex, da propagação ou não dos fenômenos elétricos e das vias corticais envolvidas. Na classificação das crises epilépticas, a consciência é entendida como a capacidade de responsividade e percepção consciente. Quando está alterada, diz-se que há comprometimento da consciência. O que distingue a crise parcial simples da complexa é o comprometimento da consciência na última. Na crise parcial complexa, admite-se o envolvimento hemisférico bilateral, principalmente das estruturas mesiais temporais durante o período de alteração da consciência.

Os locais mais comuns de origem de crises epilépticas são os lobos temporais. As crises originadas nos lobos frontais são menos frequentes que nos lobos temporais. Mais raramente ainda, as crises podem originar-se nos lobos parietais ou occipitais.

A natureza parcial da crise e a localização do foco podem frequentemente ser identificadas pelos sinais clínicos presentes durante ou após a ocorrência da mesma. A aura que ocorre em algumas crises, geralmente, reflete a função da parte do córtex em que ocorre a descarga excessiva inicial. Outro sinal que indica a natureza parcial de uma crise é a ocorrência de déficit neurológico focal, pós-crítico, por exemplo, fraqueza transitória, ou mesmo paralisia do grupo muscular acometido durante a crise (paresia de Todd), amaurose ou afasia.

Crises parciais simples

As crises parciais simples (CPS) podem ser de tipo motor, sensitivo-sensorial, autonômico ou psíquico. Os distúrbios motores nas CPS podem envolver qualquer parte do corpo, embora as mais frequentes sejam face e membros. Um exemplo conhecido dos distúrbios motores nas CPS é a chamada crise do tipo "bravais-jacksoniana". Ela se inicia com movimentos clônicos de uma parte do corpo, em geral pela mão, e, lentamente, estende-se para grupos musculares contíguos, a chamada marcha jacksoniana.

Um tipo comum de CPS autonômica é a sensação súbita na região epigástrica, descrita pelo paciente, como um peso ou como um "mal-estar que sobe do estômago até o pescoço". A súbita sensação de familiaridade extrema com uma situação ou uma cena, como se aquela situação já tivesse ocorrido anteriormente e o paciente pudesse prever o seu desenrolar (*déjà vu*), ou sensação de falta de familiaridade num ambiente familiar (*jamais vu*) são exemplos clássicos de CPS de tipo psíquico ou experiencial. Entretanto, o tipo mais comum de CPS psíquica é uma sensação súbita de medo, absolutamente imotivado, à qual frequentemente o paciente reage com manifestações autonômicas apropriadas (*facies* de pavor, taquicardia).

Três aspectos práticos fundamentais determinam que um sintoma representa uma crise epiléptica: início súbito, tendência à repetição (estereotipia) e evolução da crise, com envolvimento de outras áreas cerebrais.

Crises parciais complexas

Por definição, as crises parciais complexas (CPC) sempre se acompanham de alteração do estado de consciência. As CPC podem começar como uma CPS e então progredir; outras vezes, os pacientes já apresentam alterações do estado da consciência desde o início. Se a manifestação começa como CPS, isto pode funcionar como uma indicação (aura) de que uma crise está começando.

As manifestações motoras mais precoces nas CPC são os automatismos. Os automatismos durante as crises podem ser espontâneos ou evocados; os primeiros são estereotipados e geralmente se apresentam da mesma maneira a cada crise. Os mais comuns consistem em automatismos orais (beijos, deglutição e mastigação), automatismos mímicos (caretas e outras expressões faciais), automatismos gestuais (movimentos com dedos, despir-se, arranhar-se, arrumar objetos), automatismos cinéticos (caminhar) e automatismos verbais (repetição de nomes ou frases). Os automatismos sexuais espontâneos são muito raros e geralmente envolvem masturbação. Os automatismos evocados dependem do tipo de estímulo utilizado para evocá-los. As CPC geralmente se acompanham de confusão no período pós-crítico e amnésia do evento. A presença de tais manifestações pós-ictais é um aspecto-chave na confirmação de alterações de comportamento como sendo crises epilépticas, devendo ser, especificamente, buscadas na entrevista com o paciente e seu acompanhante. As CPC podem evoluir para uma forma secundariamente generalizada.

Crises generalizadas

As crises generalizadas (CGEN) são aquelas que se caracterizam pelo envolvimento simultâneo de uma grande parte ou de todo o córtex, desde o início do quadro, o que é facilmente demonstrável com o eletroencefalograma (EEG). Nas crises primariamente generalizadas, os pacientes têm perda de consciência desde o início e não têm aura. É de fundamental importância para a escolha do tratamento adequado saber se as CGEN apresentadas por um determinado paciente são primárias ou secundariamente generalizadas, uma vez que drogas antiepilépticas (DAE) distintas apresentam maior especificidade para um tipo do que para outro (ILAE, 1981).

Existem vários tipos de CGEN (ver Quadro XV.2.1). O tipo mais comum é o de crises tônico-clônicas generalizadas (CTCG). Essas crises caracterizam-se por uma contração inicial tanto da musculatura axial quanto das extremidades, durante vários segundos. A seguir, advêm interrupções intermitentes desse estado hipertônico, caracterizando movimentos clônicos. A hipertonia inicial inclui a musculatura extraocular e os aparelhos fonatório e ventilatório. Isso determina a versão ocular, a produção de alguns sons guturais ("grito") e também cianose. O período de movimentos clônicos envolvendo a musculatura masseteriana determina que alguns pacientes mordam a língua durante essas crises. Incontinência urinária também é bastante comum.

O segundo tipo mais comum de CGEN são as crises de ausência, que foram descritas como crises de início abrupto, com interrupção das atividades, perda de con-

Quadro XV.2.1. Classificação internacional das crises epilépticas

1. Crises parciais (ou focais)
Crises parciais simples (CPS) • com sinais motores • com sintomas sensitivos somatossensoriais ou especiais • com sinais ou sintomas autonômicos • com sintomas psíquicos
Crises parciais complexas (CPC) • início de crise parcial simples seguida por alteração da consciência • alteração da consciência desde o início
Crises parciais secundariamente generalizadas • CPS evoluindo para crises tônico-clônicas generalizadas (CTCG) • CPC evoluindo para CTCG • CPS evoluindo para CPC e então para CTCG
2. Crises generalizadas (desde o início)
CTCG
Crises de ausência
Crises de ausência atípica
Crises mioclônicas
Crises tônicas
Crises clônicas
Crises atônicas
3. Crises não classificáveis (dados incompletos ou inadequados)

tato, olhar parado e possível versão dos olhos para cima, com duração de poucos segundos, associadas a padrão eletroencefalográfico de complexos ponta-onda (CPO) simétricos, ritmados a 2,5-4 Hz, predominantemente a 3 Hz. A atividade de base é usualmente normal e atividades paroxísticas, como espículas ou complexos ponta-onda lenta isolados, podem ocorrer.

As ausências foram subdivididas entre aquelas que cursavam apenas com alteração da consciência e as ausências com discretos componentes clônicos, atônicos, tônicos, autonômicos ou ainda automatismos.

Em grupo à parte foram descritas as crises de ausência atípica, nas quais o início e o final seriam menos abruptos e as alterações do tônus mais marcadas que na forma anterior. O EEG ictal na ausência atípica é heterogêneo e inclui complexos de onda aguda-onda lenta a 1,5-2,5 Hz e atividade rápida de baixa voltagem ou descargas rítmicas a 10 Hz ou mais. As alterações são bilaterais e frequentemente irregulares e assimétricas, com atividade de base anormal.

A seguir, temos as crises mioclônicas, caracterizadas por breves abalos musculares, geralmente envolvendo as raízes das extremidades, em particular dos membros superiores. Nas mioclonias generalizadas, o envolvimento é bilateral e simétrico. Os pacientes descrevem as mioclonias como "sustos" ou "choques elétricos". Em sua maior parte, as mioclonias ocorrem pela manhã, ao acordar. Além disso, são claramente ativadas pela privação de sono, uso de álcool, tensão emocional e estímulos luminosos (especialmente luzes piscantes).

Por fim, o quarto tipo mais comum de CGEN são quedas súbitas ao solo (*drop attacks*). Essas quedas são abruptas e representam a primeira manifestação da crise, de forma que o paciente não tem como se proteger. A maioria dos pacientes que apresentam esse tipo de crise tem as formas mais graves de epilepsia, as quais frequentemente são acompanhadas por retardo mental e outras manifestações neurológicas. Essas quedas súbitas ao solo devem-se ao acometimento de estruturas que mantêm o tônus postural. *Drop attacks* podem dever-se a CGEN tônicas, atônicas ou mioclônicas.

Assim como ocorre com as crises epilépticas, a ILAE também propôs uma classificação das síndromes epilépticas (1989).

Classificação das síndromes epilépticas

A classificação das epilepsias tem como base as semelhanças com relação ao tipo de crise, idade de início, sinais clínicos ou neurológicos associados, história familiar, achados eletroencefalográficos e prognóstico. Para o conhecimento dessa classificação é importante a familiarização com os termos idiopático, sintomático e criptogênico. Idiopáticas são as epilepsias transmitidas geneticamente, com maior expressão em determinadas faixas etárias. Sintomáticas são as epilepsias cujas etiologias são identificadas. Criptogênicas são as epilepsias de presumível base orgânica, sem que se esclareça a etiologia. O Quadro XV.2.2 mostra um resumo da classificação das epilepsias e síndromes epilépticas.

As epilepsias parciais benignas da infância representam 15% a 25% das epilepsias em crianças com menos de 15 anos de idade. Além disso, são as síndromes epilépticas mais frequentes na idade escolar.

Epilepsia parcial benigna da infância com paroxismos rolândicos ou centrotemporais (EPBI-R)

Crianças com epilepsia parcial benigna geralmente têm crises parciais simples, ocasionalmente com progressão para crises parciais complexas ou secundariamente generalizadas. As crises tendem a ocorrer durante a noite ou pela manhã, ao despertar. Apresentam sinais motores orofaciais (face, lábios e língua), com bloqueio da fala e, menos frequentemente, sintomas somatossensitivos (parestesias da língua, gengivas ou lábios). O estado de consciência é preservado. Cerca de 30% das crianças têm história familiar positiva para epilepsia. Não existe anormalidade neurológica ou intelectual associada a essa condição.

Quadro XV.2.2. Classificação internacional das epilepsias e síndromes epilépticas e condições relacionadas

1. Síndromes e epilepsias localizadas (locais, focais e parciais)

1.1 Idiopáticas (com início relacionado com a idade)
Epilepsia benigna da infância com espícula centrotemporal
Epilepsia da infância com paroxismos occipitais
Epilepsia primária da leitura

1.2 Sintomáticas
Epilepsia parcial contínua progressiva crônica
Síndromes com quadros específicos de manifestação
· Epilepsia do lobo temporal
· Epilepsia do lobo frontal
· Epilepsia do lobo parietal
· Epilepsia do lobo occipital

1.3 Criptogênicas

2. Síndromes e epilepsias generalizadas

2.1 Idiopáticas (com início relacionado com a idade)
Convulsão neonatal familiar benigna
Convulsão neonatal benigna
Epilepsia mioclônica benigna do lactente
Epilepsia-ausência da infância
Epilepsia-ausência juvenil
Epilepsia mioclônica juvenil
Epilepsia com crises tônico-clônicas ao despertar
Outras epilepsias generalizadas idiopáticas
Epilepsias desencadeadas por modos específicos de ativação

2.2 Criptogênicas ou sintomáticas
Síndrome de West
Síndrome de Lennox-Gastaut
Epilepsia mioclônico-astática
Epilepsia com ausências mioclônicas

Sintomáticas

2.2.1 Etiologia inespecífica
Encefalopatia mioclônica precoce
Encefalopatia epiléptica infantil precoce com surto-supressão
Outras epilepsias generalizadas sintomáticas

2.3.2 Síndromes específicas
Síndromes epilépticas complicando outras doenças

3. Síndromes e epilepsias indeterminadas se focais ou generalizadas

3.1 Com crises focais e generalizadas
Epilepsias neonatais
Epilepsia mioclônica grave do lactente
Epilepsia com ponta-onda lenta contínua durante sono lento
Afasia epiléptica adquirida
Outras epilepsias indeterminadas

3.2 Sem aspectos focais ou generalizados inequívocos

4. Síndromes especiais

4.1 Crises circunstanciais
Convulsões febris
Convulsões isoladas ou estado de mal isolado
Convulsões que ocorrem somente em evento tóxico ou metabólico

O EEG interictal revela paroxismos frequentes de ondas agudas ou pontas de alta amplitude, seguidas de ondas lentas, máximas nas regiões centrotemporais (rolândicas) (T3, T4, C3 e C4). Podem ser uni ou bilaterais, síncronas ou independentes. A atividade de base é normal, entretanto pode ser observada pseudolentificação focal, caracterizada por ondas lentas focais acompanhando os paroxismos epileptiformes.

Tem excelente prognóstico, e remissão completa ocorre até a puberdade, embora, mais raramente, possam ocorrer evoluções atípicas das EPBI-R.

Epilepsias parciais idiopáticas da infância com paroxismos occipitais (EPBI-O)

EPBI-O "tipo Gastaut"

Gastaut (1982) descreveu a forma clássica de EPBI-O com crises predominantemente visuais e episódios de "enxaqueca-símile" que começam na infância, com uma idade média de 8,5 anos. As manifestações clínicas ictais caracterizam-se por sintomas visuais (perda brusca da visão, fosfeno ou, menos frequentemente, alucinações visuais), sintomas não visuais (crises hemiclônicas, crises parciais complexas idênticas às da epilepsia temporal ou, mais raramente, CTCG) e sintomas pós-ictais (cefaleia, náusea e vômito).

O traçado EEG mostra pontas ou ondas agudas de alta amplitude, seguidas por ondas lentas, máximas nas regiões temporal, parietal e occipital, principalmente na área occipital (O1-O2). Podem ser unilaterais ou bilaterais, síncronas ou independentes. Apresentam ativação pelo sono e são bloqueadas pela abertura ocular. Foto-estimulação intermitente (FEI) pode atenuar a atividade epileptiforme interictal, mesmo com os olhos fechados, provavelmente por produzir aferência luminosa nas regiões occipitais.

EPBI-O "tipo Panayiotopoulos"

Em 1989, Panayiotopoulos identificou uma variante de EPBI-O, com episódios de vômitos ictais seguidos de desvio oculocefálico, de início mais precoce, predominantes no sono. Como já existe abundante bibliografia que descreve claramente as características clínico-eletrencefalográficas dessa nova síndrome epiléptica, a Comissão de Classificação e Terminologia da ILAE (2001) propõe chamá-la de EPBI-O "tipo Panayiotopoulos", reservando a denominação de EPBI-O tipo Gastaut para a forma descrita previamente.

O vômito raramente tem sido reconhecido como sintoma ictal em pacientes com epilepsia, porém tem sido referido frequentemente como um fenômeno pós-ictal, sobretudo após CTCG. Sem dúvida, a primeira descrição que aponta o vômito como identificador de uma síndrome pertence a Panayiotopoulos.

O vômito está presente em 100% dos casos e é a manifestação inicial, seguida de versão oculocefálica em 95% dos casos. Crises clônicas unilaterais ocorrem em 30%

dos casos. Em 35% dos casos, as crises podem ser tônico-clônicas secundariamente generalizadas. As crises visuais são excepcionais. Na maioria dos casos as crises são esporádicas, predominam no sono e são breves. Alguns pacientes iniciam ou apresentam, durante a evolução, episódios convulsivos prolongados ou de estado de mal epiléptico.

A idade da primeira crise situa-se entre 2 e 11 anos (média de 4,5 anos). Os pacientes apresentam exame neurológico normal.

O EEG intercrítico apresenta ondas agudas de localização occipital com morfologia idêntica à da EPBI-R. Predominam no sono. Não são reativas ao fechamento e à abertura palpebral durante a vigília.

Salientamos que as EPBI-O também podem apresentar evoluções atípicas, especialmente o tipo Gastaut.

Epilepsias sintomáticas e criptogênicas relacionadas com a localização
Epilepsia do lobo temporal

Abordaremos a epilepsia do lobo temporal (ELT) em detalhe por tratar-se da forma mais frequente de epilepsia em adolescentes e, sobretudo, em adultos e uma das mais comumente refratárias à medicação. Aproximadamente metade dos pacientes epilépticos adultos tem ELT e o controle completo das crises com tratamento clínico ocorre em menos de 50% desses pacientes.

De maneira geral, a ELT caracteriza-se por CPS e CPC recorrentes e, em aproximadamente metade dos pacientes, acompanha-se de generalização secundária (crises tônico-clônicas).

Apresentam na história, maior incidência de convulsões febris complicadas que outros tipos de epilepsia e familiares com epilepsia. As crises iniciais apresentam remissão por vários anos até a adolescência ou o início da idade adulta e, frequentemente, tornam-se intratáveis com medicamentos. Distúrbios comportamentais interictais podem surgir, principalmente depressão.

Os principais sintomas são gerados predominantemente pelo acometimento de estruturas mesiais do lobo temporal.

A aura geralmente está presente. A mais comum é a epigástrica e dura vários segundos. As CPC costumam iniciar-se com parada de atividade e olhar fixo; automatismos oroalimentares e complexos são comuns. A postura anormal de um membro superior pode ocorrer contralateral à descarga ictal. A crise em geral dura 1 a 2 minutos. A fase pós-ictal inclui desorientação, déficit de memória recente, amnésia do evento e afasia, se as crises começam no hemisfério dominante. Essa fase demora vários minutos.

O exame neurológico costuma ser normal.

O EEG interictal revela pontas uni ou bilaterais, independentes, na região temporal anterior, com máxima amplitude nos eletrodos basais.

Síndromes e epilepsias generalizadas
Idiopáticas

Serão comentadas as epilepsias generalizadas idiopáticas (EGI) mais frequentes, assim como entidades não reconhecidas oficialmente pela ILAE, mas nas quais podemos observar ausências típicas, como a epilepsia-ausência com mioclonias palpebrais (EAMPa), a epilepsia-ausência com mioclonias periorais (EAMPe) e a síndrome das ausências fantasmas com crises tônico-clônicas generalizadas (CTCG) e a epilepsia generalizada idiopática com ausências na infância precoce.

Nas EGI estão presentes três tipos de crises: CTCG, ausências e mioclonias, ocorrendo isoladamente ou em combinações variadas.

Epilepsia-ausência da infância

Picnolepsia ocorre mais em crianças do sexo feminino, em idade escolar, com pico de manifestação dos 6 aos 7 anos (ILAE, 1989).

Em estudo da frequência dos diferentes tipos de epilepsia, foram encontrados 17,8% de crises de ausência em crianças até 15 anos contra apenas 2,8% em adultos. A incidência estimada é de 6,3-8/100.000 em crianças de 1 a 15 anos de idade, apresentando forte predisposição genética e história familiar positiva para epilepsia em 15% a 44% dos casos. Alguns autores também chamam atenção para a idade de início, definida como "idade escolar", que é um período pouco preciso. A definição "antes da puberdade" também não é segura por causa da marcada variação cronológica no desenvolvimento sexual. Sugere-se, então, que uma definição simples seria a fixação de uma idade média, julgando razoável um período médio de 1 a 9 anos.

As ausências são muito frequentes (picnolepsia) e constituem o tipo inicial de crise, sendo este último critério mandatório. Por outro lado, para Richens (1995), em casos raros, uma ou mais CTCG podem preceder as ausências, sendo a evolução boa, com controle das crises em 80% dos pacientes. Três condições são geralmente associadas à ocorrência de CTCG em pacientes com EAI: idade de início após os 8 anos; fotossensibilidade pronunciada e tratamento inadequado.

A anormalidade EEG interictal e ictal clássica na EAI é a presença de CPO regulares a 3 Hz, de projeção difusa, bilateral, síncrona e simétrica com acentuação nas regiões frontais. A frequência dos complexos no início das crises pode ser mais rápida (3,5 Hz), diminuindo gradativamente (2,5 Hz), tendo as crises duração média de 5 a 10 segundos. A presença de fotossensibilidade denotaria pior prognóstico e seria um fator de exclusão para o diagnóstico de EAI.

O EEG interictal mostra atividade de base normal ou surtos de atividade delta rítmica nas regiões posteriores. Ocasionalmente, espículas centrotemporais ou occipitais podem ser observadas. O EEG ictal revela complexos ponta ou dupla-ponta (não mais do que três pontas são vistas) e onda lenta a 3 Hz, de projeção generalizada, morfologia regular e relação constante de ponta e onda lenta.

Epilepsia-ausência juvenil

A epilepsia-ausência juvenil (EAJ) apresenta características semelhantes à forma da infância lançando a seguinte questão: EAI (picnolepsia) e EAJ: uma ou duas síndromes? O início das ausências na EAJ, porém, é mais tardio, entre 7 e 17 anos (pico dos 10 aos 12). Os dois sexos são igualmente acometidos e a incidência é menor que a da forma da infância. A EAJ é subdiagnosticada porque em muitos pacientes apenas as CTCG são reconhecidas e as ausências não são valorizadas. História familiar para epilepsia é frequente. Não há dados epidemiológicos sobre esta síndrome, mas pode-se dizer que a frequência de crises é menor (espaniolepsia) e as CTCG são mais frequentes que na EAI, sendo a resposta à terapêutica antiepiléptica satisfatória, especialmente quando as ausências são o único tipo de crise. As crises na forma juvenil são mais sutis que na forma da infância, o nível de consciência pode, por vezes, ser mais tardiamente acometido, assim como a linguagem e a reatividade. A associação de crises mioclônicas é mais comum do que na EAI (15% a 20%).

Dados disponíveis indicam que a EAJ constitui provavelmente uma desordem que dura toda a vida, embora as ausências possam ser controladas na grande maioria dos pacientes.

O EEG interictal e ictal na EAJ caracteriza-se pelo aparecimento de descargas de CPO de distribuição generalizada, simétrica, com acentuação frontal, geralmente ritmada com frequência superior a 3 Hz (3,5-4 Hz), sendo o primeiro complexo do grupo por vezes mais rápido. Frequentemente, a onda lenta é precedida por duas ou três pontas. As ausências na EAJ são acompanhadas por CPO, PPO a 3 Hz, às vezes, com fragmentação das descargas e duração mais longa do que na forma da infância (16,3 ± 7,2 segundos). Durante o período interictal na EAJ, padrão ponta-onda rápido (3,5-4 Hz) e irregular tem sido mais observado do que complexos ponta-onda, monomórficos, a 3Hz, encontrados na picnolepsia.

Epilepsia Mioclônica Juvenil (EMJ)

Esta síndrome também foi conhecida como síndrome de Janz. Apesar das características clínicas e EEG bem definidas, alta prevalência e sua importância genética, prognóstica e terapêutica, esta síndrome permanece subdiagnosticada.

A EMJ é um distúrbio hereditário, com prevalência de 5% a 11% entre adolescentes e adultos com epilepsia, e ambos os sexos são igualmente afetados. Caracteriza-se por abalos mioclônicos ao despertar, CTCG e ausências em mais de um terço dos pacientes. As crises de ausência iniciam-se geralmente na infância ou adolescência e são seguidas, mais tarde, por crises mioclônicas e CTCG de baixa remissão, podendo as ausências tornarem-se mais discretas com a idade e os abalos mioclônicos e as CTCG provavelmente melhorando após a quarta década de vida. Os abalos mioclônicos são bilaterais, isolados ou repetitivos, arrítmicos e irregulares, predominando nos braços (ILAE, 1985). As ausências na EMJ são simples, pouco intensas, breves e frequentemente não observadas pelo paciente, sendo detectadas com atenção especial ou durante exame por especialista (EEG e vídeo-EEG) após os primeiros abalos mioclônicos ou CTCG. A comissão de classificação e terminologia da ILAE (2001) propõe que as síndromes EAJ, EMJ e epilepsia com CTCG do despertar sejam classificadas como epilepsias generalizadas idiopáticas com fenótipos variáveis.

As crises de ausência, em geral, precedem o início dos abalos mioclônicos e das CTCG numa média de 4,5 ± 2,5 anos.

Fatores precipitantes comuns são privação de sono, fadiga e ingestão de álcool.

O EEG consiste em pontas simples, duplas, triplas ou múltiplas, usualmente precedendo ou superpostas às ondas lentas, com polipontas acima de oito com característica de "verme" ou aparência de letras W comprimidas ("Ws"). A frequência dos complexos ponta/poliponta-onda varia de 2 a 10 Hz, principalmente 3 a 5 Hz. Em estudo com 50 pacientes foi encontrada alteração interictal variando de surtos generalizados de ondas teta agudas de grande amplitude até descargas generalizadas de ponta/polipontas-onda a 4 a 6 Hz. Início assimétrico e/ou assíncrono das descargas e alterações focais, principalmente pontas occipitais e frontoparietais, foram vistos em 17 pacientes. Durante as crises de ausência, foram observadas descargas generalizadas de ponta-onda lenta a 3 a 4 Hz.

Anormalidades focais também foram relatadas e podem dificultar o diagnóstico dessa entidade, especialmente nos casos em que as ausências se iniciam antes das crises mioclônicas, fazendo com que os pacientes não recebam o diagnóstico correto. Anormalidades EEG focais na EMJ, como ondas agudas, pontas, ondas lentas e início focal de descargas generalizadas, não são indicativas de epilepsia parcial. Fotossensibilidade esteve presente em cerca de um terço dos casos.

Epilepsia com crises tônico-clônicas generalizadas ao despertar

Caracteriza-se por CTCG do despertar. Esta denominação deve ser restrita à forma pura de CTCG, que ocorrem 1 a 2 horas após o despertar. Com essa definição, essa síndrome é extremamente rara. As crises ocorrem exclusiva ou predominantemente ao despertar pela manhã, embora possam ocorrer após uma sesta ou durante um período de relaxamento vespertino. Os fatores desencadeantes das crises incluem privação de sono, uso excessivo de álcool, despertar prematuro ou provocado, período menstrual e estimulação luminosa natural ou induzida. Essa síndrome epiléptica se inicia durante a adolescência e é relativamente mais frequente em mulheres.

O EEG intercrítico pode ser normal ou mostrar descargas generalizadas de ponta-onda ou poliponta-onda a mais de 3 Hz. Fotossensibilidade pode ser demonstrada em cerca de 13% dos pacientes.

Epilepsia-ausência com mioclonias palpebrais (EAMPa)

Discute-se que essa entidade parece constituir uma forma característica dentro do grupo das epilepsias generalizadas idiopáticas, justificando seu reconhecimento na futura classificação das epilepsias como síndrome isolada.

Caracteriza-se por abalos palpebrais imediatamente após o fechamento ocular, com desvio dos olhos para cima e associação de ausências breves. Concomitantemente, são observadas descargas de ponta-onda lenta a 3 Hz imediatamente após o fechamento dos olhos em ambiente iluminado. As ausências são de curta duração, ao redor de 2 a 3 segundos, podendo ocorrer ao despertar e na hiperventilação. Sua prevalência situa-se em torno de 2,7% entre pacientes adultos epilépticos.

A idade de início das ausências por vezes é difícil de ser estimada, porém elas geralmente ocorrem por volta de 4 a 5 anos de idade. Fotossensibilidade marcante é observada e parece diminuir com o decorrer da idade. CTCG são pouco frequentes e geralmente ocorrem após os 11 a 12 anos, sendo associadas a fatores desencadeantes como menstruação, privação de sono ou fotoestimulação. O controle das crises, em geral, é mais difícil do que nas outras formas de epilepsias idiopáticas.

O EEG interictal mostra atividade de base normal; o ictal revela descargas generalizadas de ponta-onda ou PPO, que ocorrem com o fechamento ocular e também com a fotoestimulação intermitente, com frequência de 3 a 6 Hz; a fotossensibilidade pode ser marcante. Na maioria dos pacientes, as descargas são acompanhadas por ausências e mioclonias palpebrais simultâneas e também podem ser ativadas durante a hiperpneia com olhos fechados, mas raramente com olhos abertos. Em ambiente totalmente escurecido, as alterações clínicas e eletrográficas relacionadas com o fechamento ocular são suprimidas.

Epilepsia-ausência com mioclonias periorais (EAMPe)

Foram descritos seis casos de EAMPe caracterizadas por ausências de curta duração, durando em média 3,05 segundos (2,7-8,9 segundos), acompanhadas por mioclonias rítmicas da região perioral e, raramente, da mandíbula, iniciando-se na infância até a adolescência. Em nosso meio foram estudados dois casos. CTCG esporádicas são vistas em todos os pacientes, geralmente antes do início das ausências. Estado de mal de ausência é comum e história familiar para epilepsia é observada na maior parte dos casos. Fotossensibilidade não esteve presente em nenhum dos casos. A prevalência é baixa, constituindo 1,8% de todos os casos de epilepsia, 5,9% das epilepsias generalizadas idiopáticas e 9,3% das síndromes epilépticas com ausência. O diagnóstico costuma ser difícil, e as mioclonias periorais podem ser interpretadas como crises parciais motoras, sendo necessária a realização de vídeo-EEG para a adequada caracterização do quadro. As crises apresentam baixa remissão e a persistência na vida adulta parece ser uma característica da síndrome. Valproato (VPA) e etossyximida (ETX) são as drogas de escolha e a associação de pequenas doses de lamotrigina (LTG – 25-50 mg/dia) ao VPA tem-se mostrado eficaz. Diante da dificuldade da caracterização sindrômica, essa forma de epilepsia é muitas vezes subdiagnosticada, sendo mais comumente descrita em adultos.

O padrão eletroencefalográfico ictal da EAMPe caracteriza-se pela presença de descargas generalizadas de grande amplitude de CPO, principalmente polipontas-ondas lentas a 3 a 4 Hz, de morfologia irregular. O número e a amplitude das pontas apresentam considerável variação inter e intradescarga e relação irregular é vista entre pontas e ondas lentas, assim como fragmentação das descargas. A fragmentação das descargas caracteriza-se por uma descontinuação transitória de um surto regular e rítmico pela interposição de ondas lentas ou por uma pausa real, seguida por rápida reativação do paroxismo. Não há fotossensibilidade. As ausências são notoriamente mais curtas do que na EAI ou na EAJ e mais próximas das observadas na EMJ.

EEG interictal apresenta atividade de fundo normal. Alterações focais como pontas e CPO isolados ou ondas teta focais são comuns, tendo sido vistos, em algum momento, em cinco dos seis pacientes estudados.

Síndrome das ausências fantasmas e CTCG

"Ausências fantasmas" é a expressão usada para denotar ausências típicas tão leves que são pouco valorizadas pelo paciente e imperceptíveis ao observador, sendo reveladas apenas no registro vídeo-EEG com contagem das incursões respiratórias durante HV.

A idade de início das ausências fantasmas dificilmente pode ser determinada por causa da pouca intensidade dos sintomas. Elas foram reveladas no vídeo-EEG durante a contagem das incursões respiratórias, consistindo em descargas generalizadas breves (3 a 4 segundos) de ponta/poliponta-onda lenta a 3 a 4 Hz, acompanhadas de leve comprometimento da cognição, caracterizado por erros ou descontinuação da contagem respiratória. As CTCG foram infrequentes, e a idade média de início foi de 31,5 anos (variando de 15 a 56 anos). Estado de mal de ausência ocorreu em seis pacientes. Nesses pacientes, as CTCG foram consistentemente precedidas pelo estado de mal de ausência e puderam ser prevenidas, na maioria dos casos, por diazepam retal ou VPA oral (2 g). Nenhum dos pacientes apresentou abalos mioclônicos ou fotossensibilidade. História familiar para epilepsia é infrequente.

À medida que a síndrome se torna mais largamente reconhecida, há expectativa de controvérsias a respeito do tratamento. Algumas autoridades não concordam com o tratamento de pacientes com CTCG raras, e algumas vezes solitárias, e ausências muito discretas (fantasmas). Outros as tratam com VPA.

As descargas se caracterizam por serem breves, 3 a 4 segundos, com ponta/polipontas e ondas lentas a 3 a 4 Hz. Ocasionalmente, breves fragmentações são vistas. A atividade de fundo é normal. Anormalidades paroxísticas focais podem estar presentes e consistem em breve lentificação localizada e transitória, ondas agudas ou pontas, ocorrendo independentemente ou em associação com descargas generalizadas. Não há fotossensibilidade. Estado de mal de ausência, frequente, ocorre isolado ou culminando com CTCG e mostra atividade de ponta/polipontas-onda lenta a 3 Hz generalizada e contínua.

Epilepsia generalizada idiopática com ausências na infância precoce

Epilepsia que ocorre em crianças, que se apresentam normais em outros aspectos, com: (1) início das ausências entre 1 e 5 anos de idade, menos significativas e menos frequentes que as da EAI. EEG ictal: descargas de espícula ou poliespícula-onda a 3 a 4 Hz, muito irregulares e de término não abrupto, frequentemente desaparecendo com ponta-onda lenta; (2) crises TCG são comuns (dois terços dos casos), sobretudo em meninos, e frequentemente constituem o primeiro sinal dessa epilepsia; (3) abalos mioclônicos e crises mioclônico-astáticas ocorrem em 40% dos pacientes; (4) *status* de ausência pode levar a comprometimento cognitivo; (5) atividade de base no EEG revela excesso moderado de ondas lentas; (6) prognóstico a longo prazo é pior do que na EAI; (7) história familiar frequente para epilepsia generalizada idiopática e descargas de ponta-onda generalizadas no EEG de familiares não afetados, particularmente as mães.

Síndromes e epilepsias generalizadas
Sintomáticas ou criptogênicas

Abordaremos a epilepsia-ausência mioclônica, uma vez que a síndrome de West e a síndrome de Lennox-Gastaut serão descritas mais adiante neste capítulo.

Epilepsia-ausência mioclônica (AM)

Caracteriza-se por crises de ausência frequentes acompanhadas por abalos mioclônicos bilaterais, rítmicos, especialmente nos músculos proximais dos membros superiores, com duração entre 4 segundos e vários minutos e idade de início dos 2 aos 9 anos. As ausências apresentam comprometimento variável da consciência, e outros tipos de crises podem associar-se, como CTCG e, mais raramente, crises tônicas. O EEG ictal mostra descargas de ponta-onda a 3Hz, com início e término abruptos e o interictal apresenta atividade de fundo normal, descargas PPO, desencadeadas facilmente pela hiperventilação (HV) e acentuadas durante o sono. Esses pacientes apresentam difícil controle com as drogas antiepilépticas, podendo haver evolução para síndrome de Lennox-Gastaut e agravamento do déficit intelectual.

O diagnóstico da AM é firmado por dois critérios maiores: observação clínica direta e registro poligráfico. A observação revela que as AM são crises de ausência acompanhadas por abalos mioclônicos de forte intensidade. Registro poligráfico (EEG + eletromiograma dos músculos deltoides) revela descargas de CPO rítmicos a 3 Hz, bilaterais, síncronos e simétricos, como observados na EAI, associados a descargas eletromiográficas de mioclonias a 3 Hz, seguidas por contração tônica. As AM duram 10 a 60 segundos e uma estreita e constante relação é mantida entre a ponta do CPO e a mioclonia.

Panayiotopoulos e colaboradores (1989), em estudo por vídeo-EEG, encontraram comprometimento intenso da consciência em 20 crises de AM semelhante à EAI, todas precipitadas pelo fechamento dos olhos. As descargas eram rítmicas com uma fase ictal inicial (primeiro segundo) de 4 a 5 Hz, com lentificação regular até 3,1 Hz na fase final (últimos 3 segundos).

Numa revisão de 49 casos, foram observadas as seguintes características: baixa incidência (0,5% a 1%); predomínio no sexo masculino (69%); história familiar positiva em 19% dos casos; idade de início médio de 7 anos (11 meses a 12,2 anos); em um terço dos casos, ausências mioclônicas foram a única manifestação da doença, raramente sendo observadas CTCG e atônicas; exame neurológico normal em todos os casos, exceto por retardo mental, presente em 45% dos casos antes da instalação das ausências mioclônicas e em 25% após o seu início; desta forma, 70% dos pacientes apresentaram comprometimento mental em algum momento; refratariedade a drogas antiepilépticas (DAE) em metade dos casos, especialmente naqueles com outros tipos de crises associadas. Estes autores observaram que ácido valproico (VPA) e etossuximida (ETX) em altas doses levavam à remissão rápida das ausências na maior parte dos casos, evitando-se deterioração intelectual.

Tratamento
Princípios gerais do tratamento medicamentoso

1. Monoterapia, ou seja, o uso de uma única DAE, é fundamental na maioria dos pacientes, uma vez que a incidência de efeitos colaterais é proporcional ao número de DAE prescritas.
2. Os ajustes de dose devem ser crescentes, até o controle completo das crises, com a mínima dose efetiva e com menos efeitos adversos. Se a eficácia não for atingida, a medicação pode ser aumentada até a dose máxima tolerada. Se ainda assim não se obtiver o controle das crises, a medicação deve ser substituída.
3. Nunca se deve parar a medicação de modo abrupto.

Epilepsias parciais
DAE convencionais

O consenso atual mostra que as DAE mais eficazes para as crises parciais são a carbamazepina (CBZ) e a fenitoína (DPH). O valproato (VPA)/divalproato (diVPA), a primidona (PRI) e o fenobarbital (FB) são um pouco menos eficazes.

Os efeitos adversos são os principais fatores na diferenciação das drogas. A DPH e a CBZ são superiores ao FB e à PRI.

A CBZ e o VPA são igualmente efetivos em crises secundariamente generalizadas; porém, a CBZ é superior nas crises parciais e apresenta menos efeitos colaterais crônicos.

A monoterapia com uma dessas DAE controla cerca de 70% das epilepsias. Outros 15% a 20% podem obter controle com a associação de uma ou duas dessas DAE.

DAE novas

A monoterapia com oxcarbazepina (OXC), lamotrigina (LTG), gabapentina (GPT), clobazam (CLB) e levetiracetam (LVT) tem mostrado boa eficácia e, em alguns casos, até melhor tolerabilidade que as drogas convencionais, ao contrário da eficácia relativamente modesta observada em pacientes refratários.

Entretanto, como a questão de eficácia e segurança a longo prazo não está claramente definida na comparação entre as novas e as DAE convencionais, o uso daquelas geralmente é reservado para os pacientes com ineficácia ou intolerância às DAE convencionais.

Epilepsias generalizadas
DAE convencionais

O VPA/diVPA é a DAE de escolha. Também pode ser utilizada a etossuximida (ETX) para crises exclusivamente de ausência, uma vez que não é eficaz em CTCG e mioclônicas. Caso a monoterapia falhe ou reações adversas inaceitáveis surjam com VPA ou ETX, a substituição de uma pela outra é a alternativa nas ausências. Além disso, mais da metade dos casos resistentes à monoterapia respondem bem quando essas duas drogas são combinadas. CBZ, DPH, PRI e FB podem ser alternativas para CTCG.

DAE novas

A lamotrigina (LTG) é uma boa alternativa, assim como o topiramato (TPM), que pode ser usado eventualmente. Uma excelente contribuição para o manuseio das crises refratárias à associação de ETX e VPA veio de estudos abertos que documentaram o efeito benéfico de doses baixas de LTG (25 a 50 mg/dia), adicionadas a doses adequadas de VPA.

LTG, mesmo em monoterapia, pode ser eficaz no tratamento de pacientes pediátricos com crises de ausência.

Acetazolamida, clonazepam e clobazam também podem ser tentados nos casos em que falharam as três drogas citadas: ETX, VPA e LTG. Clonazepam (CZP), algumas vezes em pequenas doses, pode ser particularmente eficaz como droga adicional no tratamento das ausências com componentes mioclônicos, como ausências com mioclonias palpebrais ou epilepsia com ausências mioclônicas. Levetiracetam (LVT) também é útil nas crises de ausência.

Adolescentes podem não tolerar o VPA, seja pelo ganho de peso excessivo, seja pelas alterações neuroendócrinas que causam distúrbios menstruais. Sabe-se que o VPA provoca hiperinsulinismo, o que leva ao aumento do apetite e ao ganho de peso, havendo inclusive maior incidência da síndrome de ovário policístico em mulheres que fizeram uso crônico do VPA, independentemente da obesidade. Assim, diante desses potenciais efeitos colaterais do VPA, as novas DAE deverão ocupar um espaço cada vez maior, particularmente na faixa etária dos adolescentes.

Atualmente, está bem estabelecido que, potencialmente, todas as DAE podem acentuar a frequência e a intensidade de determinadas crises epilépticas. Portanto, o início do tratamento medicamentoso exige monitoração cuidadosa, não só pelos efeitos colaterais das DAE, como também pelo possível agravamento das crises epilépticas.

Carbamazepina/OXC e tiagabina são drogas contraindicadas no tratamento das ausências, pela possibilidade de indução de crises de ausência e estado de mal de ausência. A fenitoína, o fenobarbital e a gabapentina não devem ser usados no tratamento das crises de ausência porque são ineficazes.

ESTADO DE MAL EPILÉPTICO
Introdução, conceituação e epidemiologia

Estado de mal epiléptico (EME) pode ser definido como uma crise epiléptica suficientemente prolongada ou crises repetidas em curtos intervalos, levando a um estado epiléptico invariável e duradouro. Em virtude dessa imprecisão temporal, o diagnóstico de EME foi estipulado como qualquer crise com duração de 30 minutos ou mais, ou crises repetidas sem recuperação da consciência entre elas. Apesar esta definição ser imprecisa, pois não engloba todas as situações encontradas na prática clínica, qualquer profissional deverá estar apto a reconhecê-lo de forma efetiva.

O EME é a emergência neurológica mais frequente, sendo necessário tratamento eficaz e imediato para o controle da atividade epiléptica, com o objetivo de prevenir lesões neuronais e/ou distúrbios sistêmicos associados.

A incidência do EME é variável, pois dependerá da faixa etária do paciente, da instituição de origem do estudo (se primária ou dedicada ao atendimento de pacientes epilépticos) e até mesmo do conceito estabelecido previamente de EME. O primeiro estudo populacional realizado em Richmond, Virgínia, demonstrou uma incidência de 41 pacientes/100.000 habitantes/ano. A projeção desses dados para o restante dos EUA resultou em estimativas entre 125.000 a 195.000 episódios/ano, sendo muito mais frequente do que se admitia anteriormente. No Brasil, entre 1989 e 1993, no Hospital das Clínicas da Faculdade de Medicina de Ribeirão Preto, a incidência de casos novos variou de 3,16 a 5,56/1.000, com relação ao total de atendimentos neurológicos/ano, e de 0,15 a 0,31/1.000, com relação ao total de atendimentos de emergência/ano. O total de EME (casos novos + recidivas) variou de 4,04 a 6,12/1.000 atendimentos neurológicos/ano e de 0,19 a 0,35/1.000 atendimentos de emergência/ano. Apesar de uma incidência provavelmente subestimada, pois as crises com duração inferior a 30 minutos não foram incluídas, há uma proporção não desprezível de pacientes atendidos em emergência geral e neurológica por EME.

Estudos epidemiológicos sugerem que 4 a 8/1.000 crianças tenham apresentado um episódio de EME antes dos 15 anos. Em 12% das crianças, a primeira crise epiléptica não provocada apresenta-se como EME.

O EME, embora mais comum em crianças, tem distribuição etária bimodal: um pico no primeiro ano de vida e outro em idosos acima de 60 anos. Não há diferença entre os sexos.

Etiologia, patogenia e patologia

Do ponto de vista etiológico, o EME pode ser dividido em:

- **Sintomático agudo**, devido a insultos cerebrais agudos, como traumatismos cranioencefálicos, infecções do sistema nervoso central (SNC), distúrbios metabólicos, doença cerebrovascular, intoxicação medicamentosa.
- **Sintomático remoto**, que se refere a danos cerebrais prévios congênitos ou adquiridos.

Em crianças, as causas mais comuns de EME sintomático agudo são: infecção do SNC (meningite ou encefalite), distúrbios hidroeletrolíticos, intoxicação exógena, insulto anóxico, trauma, distúrbios metabólicos e crise febril.

Na etiologia sintomática remota, destacam-se o insulto hipóxico-isquêmico neonatal, a encefalopatia crônica de origem obscura, as encefalopatias progressivas e as malformações do SNC. Em idosos (acima de 60 anos), predominam o acidente vascular cerebral, o TCE e os distúrbios metabólicos, e nas demais faixas etárias o uso irregular de drogas antiepilépticas (DAE) ou a sua suspensão abrupta.

A fisiopatologia inclui alterações sistêmicas e, no plano celular, é fundamental o seu conhecimento para um adequado e eficiente tratamento, pelo risco de complicações que poderão culminar com a morte neuronal.

Os efeitos sistêmicos do EME podem ser divididos em dois estágios: estágio I, inicial ou fase compensada, que dura de 0 a 30 minutos, e estágio II, tardio ou fase descompensada, que dura de 30 a 90 minutos.

Estágio I (0 a 30 minutos)

Nesta fase, a autorregulação cerebral e a homeostase estão preservadas. A área do cérebro intrinsecamente relacionada com a origem da crise epiléptica exige maior aporte de glicose e oxigênio, além de adequado fluxo sanguíneo com o objetivo de remover água e dióxido de carbono. A consequência inicial é a liberação maciça de catecolaminas, que provoca hiperglicemia, taquicardia e hipertensão arterial. Esta poderá atingir níveis suficientes para produzir encefalopatia hipertensiva. Ocorre, também, aumento do fluxo sanguíneo cerebral e do débito cardíaco. O aumento da atividade muscular produz grande quantidade de calor, levando à hipertermia. O resultado é a produção excessiva de ácido láctico e níveis elevados de dióxido de carbono.

Estágio II (30 a 90 minutos)

Nesta fase, ocorre a falência do mecanismo de autorregulação cerebral. A acidose láctica leva à não responsividade dos vasos sanguíneos periféricos às catecolaminas e consequentemente, à hipotensão arterial. Quando esta se instala, ocorre também diminuição do fluxo sanguíneo cerebral, hipoglicemia e hipóxia. Pela persistente contração muscular, pode ocorrer rabdomiólise e liberação de grande quantidade de potássio e consequente, hipercalemia. A leucocitose, na ausência de infecção, poderá estar presente com níveis de até 28.800 leucócitos/mm. Leve pleocitose no líquido cefalorraquidiano também poderá ocorrer. As alterações autonômicas, como vômitos, incontinência fecal e urinária, sialorreia, sudorese, hipersecreção brônquica são observadas.

As alterações do plano celular contribuem para que ocorra lesão neuronal. O início das crises é causado pelo desequilíbrio entre neurotransmissores excitatórios e inibitórios, gerando impulsos neurais anormais. O glutamato aumenta no sítio da crise e a excitotoxicidade mediada por sua liberação no terminal pré-sináptico leva ao influxo de cálcio para a célula, por falência da bomba de cálcio e anormalidades da membrana neuronal. Isto resulta numa cascata de alterações cálcio-dependentes (ativação de proteína C cinase, formação de óxido nítrico e radicais livres, ativação de fosfolipase A e de protease calpaína I) que levam a uma via final comum: *morte neuronal*.

Quadro clínico

Pela nova proposta de classificação (ILAE, 2001), o EME é classificado em:

EME Generalizado

São aqueles cuja semiologia inicial indica o envolvimento de áreas encefálicas amplas de ambos os hemisférios cerebrais.

- **Tônico-clônico** – São caracterizados por contrações simétrica e bilateral, seguidas de contração clônica dos quatro membros, usualmente associadas a fenômenos autonômicos como apneia, liberação esfincteriana, sialorreia, além de mordedura de língua.
- **Tônico** – Quando ocorre contração muscular mantida da musculatura axial ou apendicular ou de todo o corpo.
- **Clônico** – São caracterizados por clonias rítmicas, repetidas a intervalos regulares.
- **Mioclônico** – Mioclonias súbitas e breves, que simulam "choques", podem afetar um segmento do corpo ou ser generalizadas.
- **Ausência** – Com crises de ausência típica e/ou atípicas. O estado de mal de ausência atípica é frequentemente observado nas crianças portadoras de síndrome de Lennox-Gastaut.

EME Focal

São aqueles cujas manifestações clínicas indicam o envolvimento inicial de apenas uma parte de um hemisfério cerebral.

- Epilepsia parcial contínua de Kojevnikov.
- Aura contínua.
- Límbico ou psicomotor.
- Hemiconvulsivo com hemiparesia.

Tratamento

Procedimentos imediatos (até 5 minutos)

- Estabilizar vias aéreas e oxigenar o paciente.
- Monitorar sinais vitais.
- Assegurar acesso venoso.
- Colher exames (glicemia, sódio, potássio, cloro, cálcio, magnésio, ureia, creatinina).
- Se possível, realizar *screening* toxicológico e nível sérico da(s) droga(s) antiepiléptica(s).
- Diazepam – 0,5 mg/kg intravenoso (IV) ou via retal (VR). Nos países que dispõem do lorazepam, este tem preferência por sua meia-vida ser mais prolongada, além de não possuir metabólito ativo (Quadro XV.2.3).

Procedimentos subsequentes (até 10 minutos)

- Corrigir distúrbios metabólicos.
- Intubação traqueal, se necessário.
- Investigar etiologia do EME.
- Piridoxina – 100 mg IV em lactentes (menores de 2 anos).

Tratamento farmacológico inicial (protocolo do IMIP) (Quadro XV.2.3)

- *Diazepam (10 mg/2 mL)* – 0,5 mg/kg IV ou VR, a cada 10 minutos, respeitando a velocidade de infusão de 2 mg/minuto. A dose máxima total não deverá exceder 20 mg, não devendo a droga ser diluída. Os seus principais efeitos colaterais são a depressão respiratória e a diminuição do nível da consciência.
- *Fenitoína (250 mg/5 mL)* – 20 mg/kg IV, não excedendo a dose máxima de 1.000 mg/dia e respeitando a velocidade de infusão de 50 mg/minuto ou 1 mg/kg/minuto (o tempo máximo para a administração é de 20 minutos). Deverá ser diluído em solução salina a 0,9% ou aplicado sem diluição, preferencialmente. O controle do EME poderá ser aguardado até 30 minutos após sua administração para que se obtenha o nível cerebral terapêutico. Os seus principais efeitos colaterais são arritmias cardíacas e hipotensão arterial; portanto, recomenda-se monitoração cardíaca durante a sua infusão.
- *Fenobarbital sódico (200 mg/2 mL)* – 20 mg/kg IV com dose máxima de 400 mg/dia e velocidade de infusão de 60 mg/minuto ou 1,5 mg/kg/minuto. Poderá ser diluído em soluções usuais. Os seus principais efeitos colaterais são a depressão respiratória e a diminuição do nível da consciência. No EME refratário, podem-se utilizar 70 a 80 mg/kg a fim de atingir o nível sérico da droga maior que 1.000 μmol/mL.

Quadro XV.2.3. Drogas usadas no tratamento do EME

	Dose	Início de ação	Duração de ação	Dose máxima
Lorazepam	0,05 mg/kg IV/VR	2-3 min	12-24 h	4 mg
Diazepam	0,5 mg/kg IV/VR	1-3 min	5-15 min	20 mg
Fenitoína	20 mg/kg	30 min	12-24 h	1.000 mg
Fenobarbital	20 mg/kg	10-20 min	1-3 dias	400 mg

Tratamento farmacológico – EME refratário

Caso não ocorra o controle clínico e/ou eletrográfico do EME com doses adequadas de benzodiazepínico, fenitoína e fenobarbital sódico, caracteriza-se o EME refratário, devendo-se, portanto, adotar as seguintes medidas:

- *Midazolam* – Ataque de 0,2 mg/kg IV; a infusão contínua deverá ser iniciada com 1 µg/kg/minuto, aumentando 1 µg/kg/minuto a cada 15 minutos até que não haja evidência clínica de crise epiléptica. A retirada deverá ser iniciada cerca de 12 horas após o controle clínico das crises, reduzindo 1 µg/kg/minuto a cada 15 minutos. A dose média geralmente é de 3 µg/kg/minuto, podendo chegar até 18 µg/kg/minuto. Há uma proposta na literatura de uso inicial de 0,5 mg/kg em bolo, seguindo-se da manutenção em bomba de infusão na dose de 2 µg/kg/minuto; caso as crises persistam, deve-se fazer outro bolo após 5 minutos (0,5 mg/kg) e aumentar a manutenção para 4 µg/kg/minuto – dose máxima de 24 µg/kg/minuto, aumentando a cada 5 minutos.
- *Tiopental* – Ataque de 3 a 5 mg/kg IV em bolo; a manutenção deverá ser iniciada com 1 mg/kg/hora, aumentando 1 mg/kg até se conseguir o controle das crises ou a depressão da atividade elétrica cerebral no eletroencefalograma (EEG). A retirada deverá ser iniciada cerca de 24 horas após o controle das crises, reduzindo-se 1 mg/kg a cada 6 horas. O paciente deverá estar em unidade de terapia intensiva (UTI), intubado e em ventilação assistida.
- *Paraldeído* – Preferencialmente deverá ser utilizado por via IV, porém poderá ser administrado por VR. A via IM é dolorosa e poderá causar abscesso estéril. A dose é de 0,2 mg/kg/dose, diluído em solução de glicose a 5% e aplicado em seringa de vidro. Poderá ser usado inicialmente após o diazepam, por VR, e na dose de 0,4 ml/kg misturado com igual volume de azeite de oliva.
- *Propofol* – Apesar da proposta de usá-lo nesta situação, esta droga poderá ter um efeito pró-convulsivante em alguns pacientes, e o seu uso em crianças tem sido seriamente questionado. Além disso, especialmente em crianças, está associado à "síndrome da infusão do propofol", caracterizada por falência cardíaca, acidose metabólica intratável, rabdomiólise, falência renal e, algumas vezes, morte. O propofol parece ser efetivo para EME refratário agindo rapidamente, porém não demonstrou ser melhor que as outras medicações e associa-se a maior risco e a mais alta mortalidade.
- *Ketamina* – Em EME refratário deve-se tentar utilizá-la na dose de 15 mg/kg/dia em duas doses por via oral ou bolo intravenoso de 2 µg/kg e dose máxima de manutenção de 7,5 µg/kg/hora.

Novas perspectivas

- *Fosfenitoína* – Disponível em alguns países, atualmente tem substituído a fenitoína IV. É uma pró-droga da fenitoína, solúvel em água, pH neutro, com conversão rápida em fenitoína (em 8 a 15 minutos). Atinge níveis mais rapidamente que a fenitoína e pode ser administrada por via intramuscular (IM). Suas vantagens sobre a fenitoína incluem o reduzido risco de depressão cardiovascular, melhor tolerância à infusão intravenosa, além de poder ser administrada por via IM. Não há dados de eficácia do uso de fosfenitoína no tratamento do EME em crianças.
- *Valproato de sódio parenteral* – Ainda não disponível no Brasil; apresentado em solução de 500 mg/5 mL, permanecendo quimicamente estável por 24 horas em solução de glicose a 5%, solução fisiológica ou Ringer-lactato. A sua infusão não acarreta repercussões hemodinâmicas e/ou respiratórias importantes, o que o torna uma boa opção para o estado de mal epiléptico. A dose preconizada é de 10 a 15 mg/kg/infundida em 1 hora, forma considerada inadequada no tratamento do EME. Há evidências de que essa DAE é muito efetiva no tratamento do EME e crises subintrantes, embora sejam necessários estudos controlados para melhor definição de sua utilização. Em crianças não há estudos bem elaborados.
- *Topiramato* – Disponível no Brasil em apresentações tipo comprimidos de 25, 50 e 100 mg e na formulação de cápsulas de 15 e 25 mg para que os grânulos sejam misturados a alimentos (ideal para a faixa etária pediátrica). Towne e colaboradores descreveram o uso do topiramato diluído em água, na dose de 300 a 1.600 mg/dia, administrado por sonda nasogástrica em seis pacientes em estado de mal epiléptico refratário. Em todos, as crises regrediram em um período de 6 horas a 10 dias e o único efeito adverso foi letargia.

Quadro XV.2.4. Tratamento farmacológico do EME refratário

	Dose de ataque	Dose de manutenção	Efeitos adversos
Tiopental	3-5 mg/kg	10 µg/kg/h	Hipotensão, depressão miocárdica, DC ↓
Midazolam	0,2 mg/kg	1-18 µg/kg/min	Depressão respiratória
Propofol	1-3 mg/kg	2-10 mg/kg/h	Bradicardia, apneia, hipotensão
Ácido valproico	10-15 mg/kg	5 mg/kg/h	Não acarreta repercussões hemodinâmicas ou respiratórias importantes

Fonte: Clin Ped Emerg Med 2003; 4:195-206.

- *Levetiracetam* – Indisponível no Brasil, com apresentações para uso por via oral e intravenosa (não liberado para crianças). Apesar da escassez de experiência de uso em crianças, em adultos com EME refratário convulsivo ou não convulsivo, o uso de 500 a 3.000 mg/dia via sonda nasogástrica controlou as crises em alguns dias, sem efeitos adversos.

Outras opções
- Dieta cetogênica.
- Pulsoterapia com metilprednisolona.
- Hormônio adrenocorticotrófico – ACTH.
- Hipotermia.
- Cirurgia.

Prognóstico

A morbidade do EME dependerá da idade do paciente, da etiologia do EME e de sua duração. O tratamento agressivo e rápido do EME poderá reduzir a chance da persistência das crises e do desenvolvimento do EME refratário. O EME refratário está associado a alta morbidade e mortalidade.

Sequelas neurológicas do EME (epilepsia, déficits motores, dificuldade de aprendizado e transtornos comportamentais) são idade-dependentes, ocorrendo em 6% das crianças com mais de 3 anos e em 29% das com menos de 1 ano. A mortalidade em crianças é variável, situando-se em torno de 4%. Embora o EME em crianças seja uma emergência médica grave relativamente comum, seu manuseio tem sido pobremente estudado, particularmente em *trials* randomizados controlados. Para que se atue de forma eficaz diante do EME é fundamental que cada serviço estabeleça o seu protocolo de condutas e investigação, visando prevenir a ocorrência de lesão neuronal irreversível. O EEG é fundamental para o acompanhamento do caso e essencial para o diagnóstico, assim como a ressonância magnética de encéfalo.

Condições especiais

1. *Encefalopatia devastante em escolares* – Crianças previamente saudáveis, em idade escolar (até 11 anos), quadro febril inicial sem infecção intracraniana, com EME focal prolongado, seguido de epilepsia intratável com envolvimento das áreas perisilvianas e do lobo frontal. Todas as crianças tiveram sequelas cognitivas e a maioria evoluiu para atrofia hipocampal bilateral.
2. *Crises parciais migratórias malignas do lactente* – Trata-se de rara encefalopatia epiléptica idade-dependente. As crises são intratáveis, contínuas e de vários tipos, podendo alternar de um lado para o outro do corpo. Inicia-se antes dos 6 meses e a etiologia é indefinida.

SÍNDROME DE WEST

Introdução

A síndrome de West (SW) ou espasmos infantis foi assim denominada em homenagem a W. J. West, que fez a primeira descrição clínica da doença, em 1841, baseado na observação clínica de seu próprio filho. Após mais de um século, com a introdução da eletroencefalografia, Gibbs e Gibbs definiram esta síndrome.

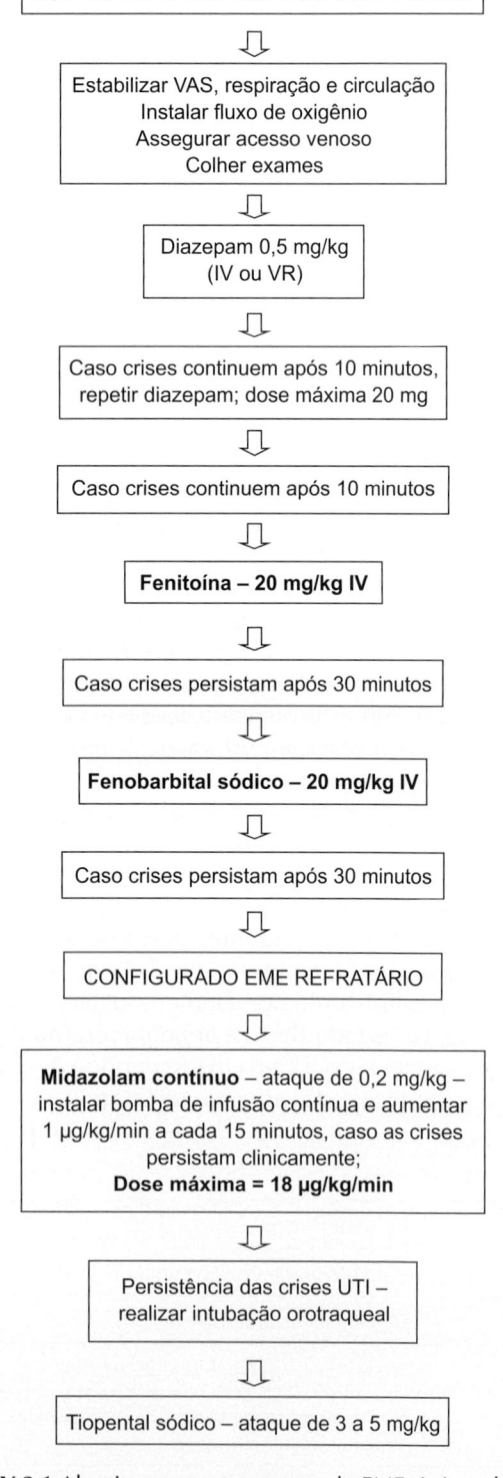

Fig. XV.2.1 Algoritmo para tratamento do EME tônico-clônico.

A SW consiste em uma tríade que combina um tipo particular de crise epiléptica, denominada espasmo infantil, com uma parada ou involução do desenvolvimento neuropsicomotor (DNPM) e um padrão eletroencefalográfico característico, denominado hipsarritmia. De acordo com a nova proposta de classificação da *International League Against Epilepsy* – ILAE (2001), é uma encefalopatia epiléptica, ou seja, uma condição na qual se acredita que a atividade epileptiforme contribua para o distúrbio progressivo da função cerebral.

Pode ser classificada como sintomática, que constitui a maioria dos casos, criptogênica e idiopática.

A incidência varia entre 0,25 e 0,42/1.000 nascidos vivos. A prevalência varia de 0,14 a 0,19/1.000 em crianças entre 0 e 9 anos. É uma patologia que ocorre no primeiro ano de vida, sendo a idade de início situada entre 4 e 6 meses. Há um predomínio do sexo masculino. Não há distinção racial.

Etiologia

Os fatores etiológicos são diversos e o seu mecanismo fisiopatogênico, incompreendido. Podem-se dividir tais fatores em disgenéticos, hipóxico-isquêmicos, infecciosos, hemorragias e traumatismos, tóxicos e metabólicos, degenerativos:

- *Disgenéticos* – Esclerose tuberosa, neurofibromatose, síndrome de Sturge-Weber, incontinência pigmentar, síndrome do *nevus* linear, síndrome de Aicardi, agenesias de corpo caloso *plus*, holoprosencefalia, megalencefalia com displasia cortical, heterotopias, síndrome de Down, síndrome costo-óculo-facial (COFS).
- *Hipóxico-isquêmicos* – Doença hipertensiva específica da gravidez, diabetes materno, retardo de crescimento intrauterino, sangramentos do primeiro trimestre, placenta prévia, distúrbios circulatórios resultando em encefalomalácia multicística, porencefalia, hidranencefalia, encefalopatia hipóxico-isquêmica, semiafogamento, insuficiência cardíaca, parada cardiorrespiratória, desidratação aguda.
- *Infecciosos* – Citomegalovirose, rubéola, toxoplasmose, herpes, meningites, encefalites, abscesso cerebral.
- *Hemorragias e traumatismos* – Hemorragia intraventricular, hemorragia subaracnoide, hematoma subdural.
- *Tóxico e metabólicos* – Fenilcetonúria, hiperglicinemia não cetótica, hiperamoniemia, doença de Leigh, dependência a piridoxina.
- *Doenças degenerativas* – Poliodistrofia, leucodistrofia sudanofílica, síndrome PEHO (encefalopatia progressiva + edema + hipsarritmia + atrofia óptica).

Quadro clínico

Os espasmos infantis consistem em uma súbita contração, usualmente bilateral e simétrica, dos músculos da cabeça, do tronco e dos membros. Eles podem ser em flexão, em extensão ou mistos e, caracteristicamente, ocorrem em salvas. O tipo do espasmo dependerá de os músculos envolvidos serem flexores ou extensores. Os espasmos em flexão são os mais característicos e os mistos os mais frequentes. O choro pode ser observado entre os espasmos ou no final das salvas, assim como sorrisos, caretas, fenômenos vasomotores e movimentos anormais dos olhos. Eles ocorrem predominantemente ao acordar e não são precipitados por qualquer estímulo. Poderão ocorrer outros tipos de crises associadas, principalmente crises parciais.

O atraso do DNPM pode existir antes do início dos espasmos, porém a parada ou involução do DNPM acompanha o início dos espasmos em 95% dos casos. Ocorrem desaparecimento do sorriso social, desinteresse pelos objetos e perda do controle ocular. O lactente torna-se irritado, hipotônico e evolui para um comportamento autístico. Entretanto, algumas crianças não apresentam involução do DNPM ou podem até continuar a desenvolver-se normalmente, a despeito da SW.

Diagnóstico

O eletroencefalograma (EEG) é exame obrigatório para o diagnóstico da SW. Deverá ser realizado em vigília e durante o sono, sendo o padrão típico interictal encontrado nos estágios precoces da doença. Durante a vigília evidencia-se um traçado anárquico, caótico, com associação de ondas lentas polimorfas, espículas e espícula-onda contínuas, distribuídas difusamente de forma assíncrona, arrítmica e desorganizada. Há completa ausência do ritmo de base (Fig. XV.2.2). Durante o sono lento, ocorre agrupamento de espículas e poliespículas-onda de modo bilateral e síncrono, entremeado por períodos de traçado irregular e de menor voltagem – hipsarritmia fragmentada do sono (Fig. XV.2.3).

A hipsarritmia é um padrão eletroencefalográfico altamente variável e dinâmico. Variações do padrão típico foram descritas (hipsarritmia modificada): com aumento da sincronização inter-hemisférica, assimétrica, com foco constante de descarga anormal, com episódios de atenuação e com atividade lenta e assíncrona de alta voltagem bilateral.

Outros exames complementares auxiliam a caracterização da forma sintomática da SW: tomografia axial computadorizada, ressonância magnética, tomografia computadorizada por emissão de fóton único (SPECT) e tomografia por emissão de pósitron (PET). A monitoração videoeletroencefalográfica contribui para uma melhor caracterização clínica dos espasmos e variações do padrão eletroencefalográfico.

Tratamento

Há pouca evidência do tratamento ótimo para SW, uma vez que esta doença se comporta como uma epilepsia catastrófica da infância, sendo refratária às drogas antiepilépticas tradicionais. Várias drogas já foram testa-

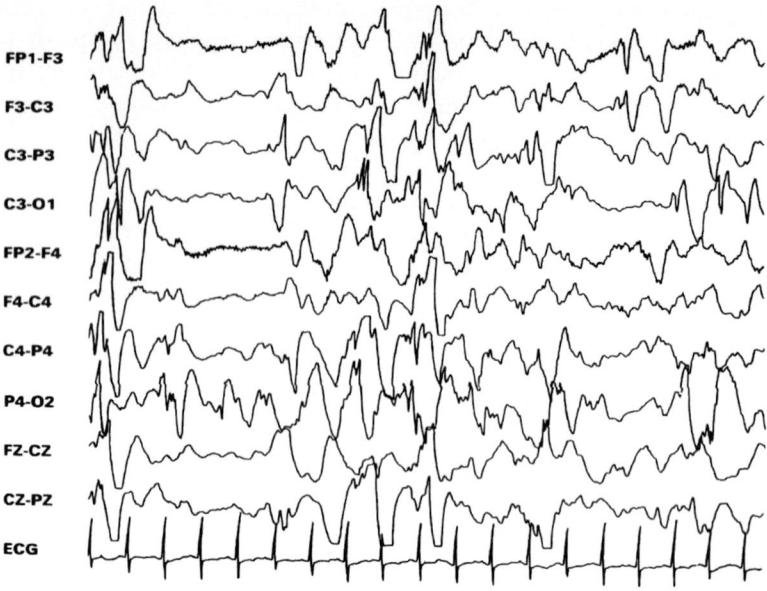

Fig. XV.2.2. Hipsarritmia em vigília.

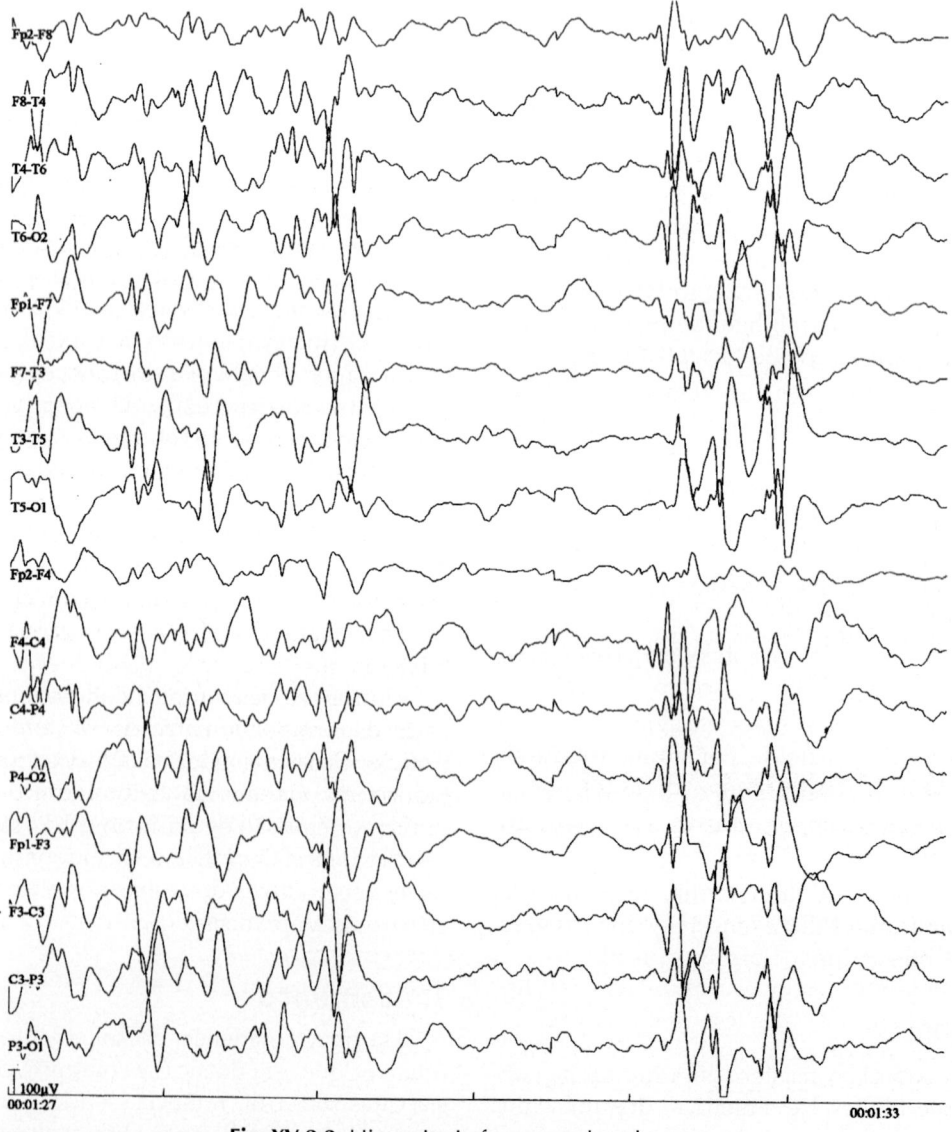

Fig. XV.2.3. Hipsarritmia fragmentada pelo sono.

das: hormônio adrenocorticotrófico (ACTH), corticoides orais, ácido valproico, nitrazepam, piridoxina, vigabatrina, porém, com restrições.

Atualmente, preconiza-se a utilização da vigabatrina como droga de primeira escolha, principalmente para os portadores de SW sintomática por esclerose tuberosa, na dose de 100 mg/kg/dia em duas doses diárias. Deve-se observar o paciente por 15 dias. Os efeitos colaterais são toleráveis (sonolência, agitação, insônia, irritabilidade) sendo o mais temido a constrição do campo visual, que é rara em crianças. Ocorre supressão dos espasmos em até 54% dos casos. Nas crianças portadoras de esclerose tuberosa há 95% de supressão. Esta droga não está liberada nos EUA.

Caso não haja melhora clínica, o ACTH deverá ser tentado. A dose é variável, 20 a 40 unidades por dia, durante 30 dias. Deve-se ficar atento aos graves efeitos colaterais desta droga: hipertensão arterial, osteoporose, ganho excessivo de peso, distúrbios hidroeletrolíticos, irritabilidade e infecções. De preferência, a criança deverá ser internada para monitoração da pressão arterial, dosagem de eletrólitos, cálcio, magnésio, glicemia, função renal e sumário de urina. Além de todo o inconveniente descrito, a droga é indisponível no Brasil, e sua importação é de alto custo. Obtém-se controle incial dos espasmos em cerca de 75% dos casos.

A utilização de valproato de sódio ou divalproato de sódio em altas doses (100 mg/kg/dia) tem sido efetiva, exigindo atenção especial à função hepática e à trombocitopenia.

O nitrazepam, na dose de 1 mg/kg/dia, também se tem mostrado efetivo.

O EEG deve ser realizado antes da terapêutica ser instituída e cerca de 15 a 30 dias após.

Orientações

Imediatamente após a melhora dos espasmos, o lactente deverá ser encaminhado para a reabilitação com equipe multidisciplinar (terapeuta ocupacional, fisioterapeuta, fonoaudiólogo, reabilitador visual), com o objetivo de resgatar o seu *status* cognitivo, que sem dúvida será o responsável pela sua qualidade de vida e pelo desempenho de suas atividades da vida diária.

SÍNDROME DE LENNOX-GASTAUT

A síndrome de Lennox-Gastaut (SLG) caracteriza-se por:

- Crises epilépticas polimórficas (tônicas axiais, atônicas e ausências atípicas.
- Anormalidades eletroencefalográficas interictais (atividade de base desorganizada e complexos de espícula-onda lenta menores que 2,5 Hz durante a vigília e durante o sono, surtos de ritmos rápidos em torno de 10 Hz).
- Retardo mental ou distúrbios da personalidade.

Predomina no sexo masculino, e seu início ocorre antes dos 8 anos de idade, com um pico entre os 3 e os 5 anos. A prevalência é variável, porém ultimamente os resultados encontram-se em torno de 3%. História de epilepsia na família é variável, de 2,5% a 40%.

Etiologia e etiopatogenia

A *forma criptogênica*, na qual não se consegue resgatar a etiologia, ocorre em 20% a 30% das crianças. Cerca de 30% a 40% dos casos são precedidos pela síndrome de West.

A *forma sintomática* pode ter múltiplos fatores etiológicos: hipóxia, encefalite, meningite, trauma, esclerose tuberosa, displasias corticais, malformações cerebrais.

Desconhece-se a etiopatogenia da SLG.

Quadro clínico e diagnóstico

Crises epilépticas

- *Crises tônicas* – São as crises mais comuns na SLG, sendo mais frequentes durante o sono não REM, podendo estar presentes em até 90% dos pacientes. Clinicamente, as crises tônicas axiais são as mais frequentes e caracterizam-se por rigidez da musculatura posterior do pescoço, produzindo uma posição ereta da cabeça, abertura dos olhos e da boca, hipertonia da musculatura paraespinhal e abdominal com apneia. Os fenômenos autonômicos (taquicardia, rubor facial, cianose, salivação, lacrimejamento, midríase) geralmente acompanham as crises. Crises tônicas mínimas restritas à abertura ocular, com breve alteração da respiração, são comuns durante o sono.
- *Crises atônicas* – São frequentes (26% a 56%) e representam a maior causa de quedas em pacientes com SLG. A maioria das crises é breve e pode ser limitada a quedas da cabeça (*head drop*) ou levar a criança a cair ao solo. Geralmente, esses pacientes apresentam equimoses, hematomas e cicatrizes frontais devido às inúmeras quedas.
- *Ausências atípicas* – São crises de ausência que não se associam com o padrão eletroencefalográfico típico de espícula-onda a 3 Hz. São caracterizadas por um breve período de perda da consciência e imobilidade, de início e término abruptos. Pode acompanhar-se de fenômenos motores, automatismos e distúrbios autonômicos. Ocorrem em 17% a 60% dos pacientes com SLG.
- *Crises mioclônicas* – São menos comuns que as outras crises (11% a 28%) e são breves, isoladas ou repetidas e duram segundos. Podem envolver a musculatura axial ou os membros, o que leva os pacientes a cair, sendo difícil diferenciá-las clinicamente das crises atônicas.
- *Estado de mal epiléptico* – Ocorre em mais de 60% dos pacientes e caracteriza-se por um estado confusional, apatia, abalos dos olhos, fácies inexpressiva, sialorreia, empobrecimento da linguagem, entremeados por crises atônicas, mioclonias erráticas dos membros e mioclonias de queda de cabeça. O estado de mal tônico é raro e exige hospitalização.

Retardo mental

Está presente antes do início das crises em 20% a 60% dos pacientes. A proporção de retardo mental aumenta de 75% a 93% cerca de 5 anos após o início do quadro, sendo o mesmo frequentemente grave. A deterioração progressiva da função mental é mais significativa quando as crises são muito frequentes. Os pacientes com SLG também apresentam distúrbios do comportamento e da personalidade. Comportamento psicótico franco é comum.

Eletroencefalograma (EEG) interictal

O EEG em vigília demonstra uma atividade de base difusamente lenta e desorganizada, complexos espícula-onda lenta com frequência de 1,5 a 2,5 Hz (Fig. XV.2.4). Durante o sono lento surgem surtos de poliespículas ritmadas entre 10 e 20 Hz, que predominam nas regiões anteriores e que podem coincidir com crises tônicas. Alguns autores denominam tal achado de ritmo recrutante do sono (Fig. XV.2.5).

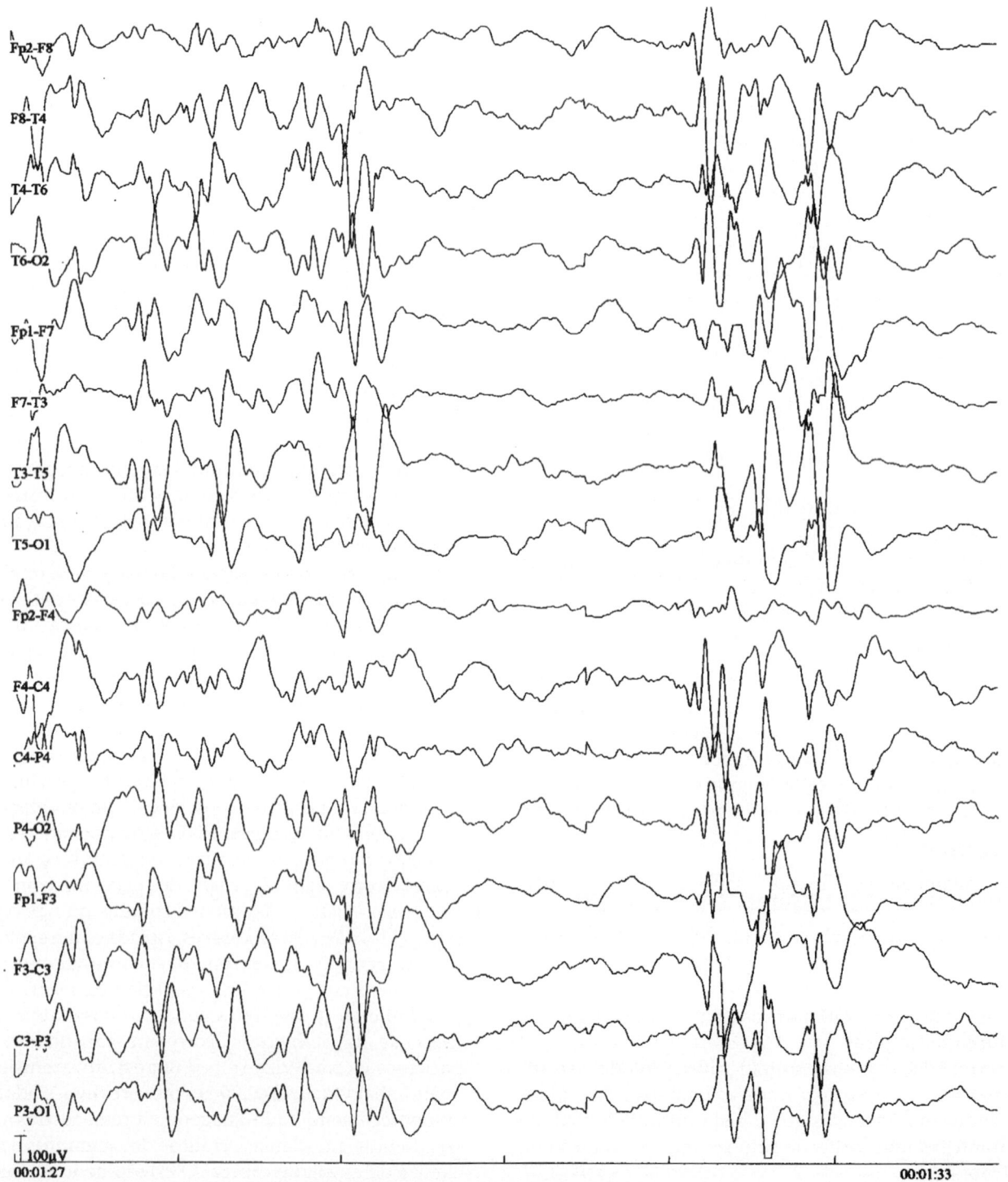

Fig. XV.2.4. Síndrome de Lennox-Gastaut (EEG em vigília).

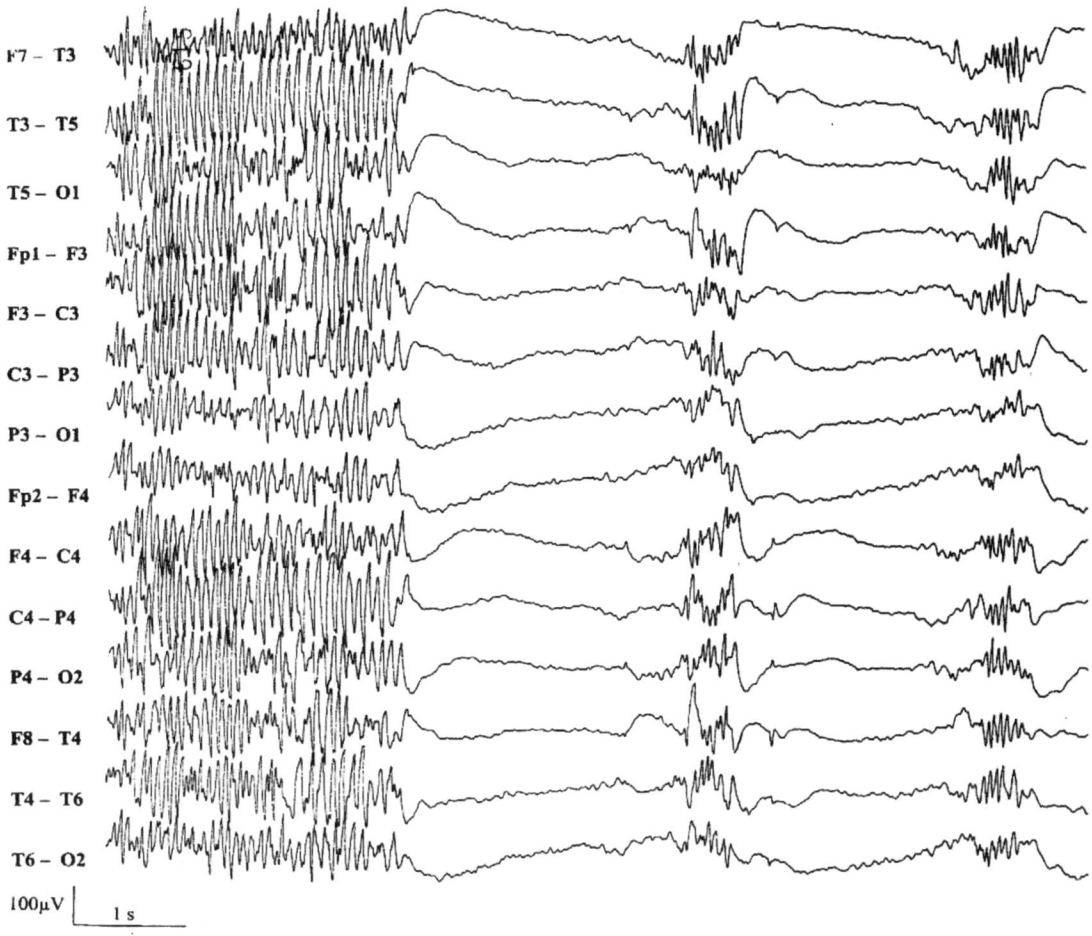

Fig. XV.2.5. Síndrome de Lennox-Gastaut (EEG em sono).

Deve-se suspeitar de SLG quando a criança apresenta um polimorfismo de crises refratárias a monoterapia ou politerapia, e com as características EEG descritas. Na medida do possível, sempre tentar resgatar a etiologia da SLG, utilizando recursos disponíveis e compatíveis com a suspeita clínica: monitoração videoeletroencefalográfica, ressonância magnética, SPECT (tomografia por emissão de fóton único), investigação para doenças metabólicas, avaliação oftalmológica e avaliação genética.

Tratamento

O tratamento geralmente é frustrante e desapontador.

Considerando o polimorfismo de crises apresentado pelos pacientes, habitualmente se chega à politerapia. Todas as drogas antiepilépticas (DAE) convencionais poderão ser tentadas de acordo com a crise predominante. O valproato de sódio tem sido preferido pela sua ação em diferentes tipos de crises e de preferência associado a benzodiazepínicos, como clobazam e nitrazepam. Entre as novas DAE, o topiramato, em terapia adjuvante, tem mostrado boa eficácia.

Poderão ser considerados o uso de ACTH, dieta cetogênica e imunoglobulina.

O tratamento cirúrgico (calosotomia) também tem a sua aplicabilidade nos casos refratários, nos quais as crises tônicas axiais (*drop attachs*) predominam.

BIBLIOGRAFIA

Abend NS, Dlugos DJ. Treatment of refractory status epilepticus: literature review and a proposed protocol. Pediatric Neurology 2008; 38:377-390.

Aicardi J. Infantile Spasms and related syndromes. In: Aicardi J (ed.) Epilepsy in children. 2 ed. New York: Raven Press, 1994:18-43.

Aicardi J. Lennox-Gastaut syndrome. In: Aicardi J (ed.). Epilepsy in children. 2 ed. New York: Raven Press, 1994:44-66.

Aicardi J. Status epilepticus. In: _____ (ed.). Epilepsy in children. 2 ed. New York: Raven Press, 1994:284-309.

Andermann F. Absence are non-specific symptoms of many epilepsies. In: Wolf P (ed.). Epileptic seizures and syndromes. London: John Libbey & Company, 1994:127-31.

Appleton R, Choonara, Martland T, Phillips B, Scott R, Whitehouse W. The Status Epilepticus Working Party. The treatment of convulsive status epilepticus in children. Archives Diseases of Children 2000; 83:415-419.

Appleton RE. Eyelid myoclonia with absences. In: Duncan JS, Panayiotopoulos CP. Typical absences and related epileptic syndromes. 1 ed. London: Churchill Livingstone International, 1995:213-220.

Arzimanoglou A, French J, Blume WT, Cross JH, Ernst JP, Feucht M, Genton P, Guerrini R, Kluger G, Pellock JM, Perucca E, Wheless JW. Lennox-Gastaut syndrome: a consensus approach on diagnosis, assessment, management, and trial methodology. Lancet Neurol. 2009; 8(1):82-93.

Beaumanoir A, Dravet C. The Lennox-Gastaut syndrome. In: Roger J et al (eds.). Epileptics syndromes in infancy, childhood and adolescence. 2 ed. London: John Libbey and Company 1992:115-132.

Comission on Classification and Terminology of the international League Against Epilepsy. Proposal for revised clinical and eletroencephalographic classification of epileptic seizures. Epilepsia 1981; 22:489-501.

Comission on Classification and Terminology of the INTERNATIONAL LEAGUE AGAINST EPIlepsy. Proposal for revised classification of epilepsies and epileptic syndromes. Epilepsia 1989; 30:389-399.

Comission on Classification and Terminology of the International League Against Epilepsy. A proposed diagnostic scheme for people with epileptic seizures and with epilepsy: report of the ILAE task force on classification and terminology. Epilepsia 2001; 42:1-8.

Comission on Classification and Terminology of the International League Against Epilepsy. Proposal for classification of epilepsies and epileptic syndromes. Epilepsia 1985; 26:268-278.

Cowan LD, Hudson LS. The epidemiology and natural history of infantile spasms. J Child Neurol 1991; 6:355-364.

Dalby NO, Mody Y. The process of epileptogenesis: a pathophysiological approach. Cur Opin Neurol 2000; 14: 187-192.

De Lorenzo RJ, Pellock JM, Towne AR, Boggs JG. Epidemiology of status epilepticus. J Clin Neurophysiol 1995; 12(4):316-325.

Dulac O, Chugani HT, Dalla Bernadina B. Infantile spasms and West syndrome. London: W.B. Saunders Company, 1994.

Engel J Jr. ILAE Comission Report. A proposed diagnostic scheme for people with epileptic seizures and with epilepsy: report of the ILAE Task Force on classification and terminology. Epilepsy 2001; 42(6):796-803.

Engel Jr J. Report of the ILAE Classification Core Group. Epilepsia 2006; 47(9):1.558-1.568.

Fejerman N. Evoluciones atípicas de las epilepsias parciales en los niños. Rev Neurol 1996; 24(135):1.415-1.420.

Fisher RS, Van Emde Boas W, Blume W, Eleger C, Genton P, Lee P, Engel Jr J. Epileptic seizures and epilepsy: definitions proposed by the ILAE and the Internatinal Bureau for Epilepsy (IBE). Epilepsia 2005; 46(4):470-472.

Garzon E et al. Estado de mal epiléptico. In: Costa JC et al (eds.). Fundamentos neurobiológicos das epilepsias – aspectos clínicos e cirúrgicos (v. 1). São Paulo: Lemos Editorial, 1998:417-443.

Garzon E, Sakamoto AC, Guerreiro CAM. Estado de mal epiléptico. In: Guerreiro CAM et al. (eds.). Epilepsia. São Paulo: Lemos Editorial, 2000:351-368.

Gastaut H. A new type of epilepsy. Benign partial epilepsy of childhood with occipital spikes-waves. Clin Electroencephal 1982; 13:13-22.

Gastaut H. Classification of status epilepticus. In: Delgado-Escueta AV, Waterlain CG, Treiman DM, Porter RJ. Status epilepticus: mechanisms of brain damage and treatment. Advances in Neurology 1983; 34:15-35.

Gastaut H. Dictionary of epilepsy. Geneva: World Health Association, 1973.

Giannakodimos S, Panayiotopoulos CP. Eyelid myoclonia with absences in adults: a clinical and video-EEG study. Epilepsia 1996; 37:36-44.

Gross-Tsur V, Ben-Zeev B, Shalev RS. Malignant migrating partial seizures in infancy. Pediatric Neurology 2004; 31:287-290.

Guzzeta F. Cognitive and behavioral outcome in West syndrome. Epilepsia 2006; 47 (Suppl 2):49-52.

Hancock E, Osborne JP, Milner P. The treatment of West syndrome: a Cochrane review of the literature to december 2000. Brain & Development 2001; 23:624-634.

Hancock E, Osborne JP. Vigabatrin in the treatment of infantile spasms in tuberous sclerosis: literature review. J Child Neurol 1999; 14:71-74.

Hancock EC, Cross HH. Treatment of Lennox-Gastaut syndrome. Cochrane Database Syst Rev 2009; 8;(3):CD003277.

Henriques-Souza AMM. Eficácia da vigabatrina no tratamento da síndrome de West: avaliação clínica e eletroencefalográfica. Dissertação apresentada à Universidade Federal de Pernambuco para obtenção do título de Mestre em Medicina. Recife, 2002.

Hrachovy RA, Frost JD, Kellaway P. Hypsarrhythmia: variations on the theme. Epilepsia 1984; 25(3):317-325.

Jaseia H. Justification of vigabatrin administration in West syndrome patients? Warranting a re-consideration for improvement in their quality of life. Clin Neurol Neurosurg 2009; 111(2):111-4.

Jeavons PM, Livet MO. West syndrome: infantile spasms. In: Roger J, Bureau M, Dravet C, Dreifuss FE, Perret A, Wolf P (eds.). Epileptic syndromes in infancy, childhood and adolescence. 2 ed. England: John Libbey & Company 1992:53-65.

Lara MT, Rocha VL. Síndrome de Lennox-Gastaut. In: Fonseca LF, Pianetti G, Xavier CC (eds.). Compêndio de neurologia infantil. Rio de Janeiro: Medsi, 2002:335-341.

Makela JP, Livanainen M, Pieninkeroinen IP, Waltimo O, Lahdensuu M. Seizures associated with propofol anesthesia. Epilepsia 1993; 34:832-835.

Markland ON. Lennox-Gastaut syndrome (childhood epileptic encephalopathy). J Clin Neurophysiol 2003; 20(6):426-441.

Maytal J, Shinnar S, Moshe SL, Alvarez LA. Low morbidity and mortality of status epilepticus in children. Pediatrics 1989; 83:323-331.

Mikaeloff Y, Jambaqué B, Hertz-Pannier L et al. Devastating epileptic encephalopathy in school-aged children (DESC): A pseudo-encephalitis. Epilepsy Research 2006; 69:67-79.

Montenegro MA et al. EEG na prática clínica. São Paulo: Lemos Editorial, 2001.

Montenegro MA, Cendes F, Guerreiro MM, Guerreiro CAM. EEG: na prática clínica. 1 ed. São Paulo: Lemos Editorial, 2001; 12:169-205.

Morrison G, Gibbons E, Whitehouse WP. High-dose midazolam theraphy for refractory status epilepticus in children. Intensive Care Medicine 2006; 32:2070-2076.

Nicole-Carvalho V, Henriques-Souza AMM. Conduta no primeiro episódio de crise convulsiva. J Pediatr 2002; 78 (Supl.1):s14-s18.

Nicole-Carvalho V. Estudo clínico e eletroencefalográfico de epilepsias com crises de ausência. Tese apresentada ao Curso de Ciências Biológicas da Universidade Federal de Pernambuco para obtenção do grau de Doutora em Ciências Biológicas. Recife, 2008.

Nicole-Carvalho V. Novas drogas antiepilépticas: vigabatrina, lamotrigina e oxcarbazepina. Neurobiol 1997; 60(1):33-40.

Palmini A, Gloor P. The localizing value of auras in partial epilepsy: a prospective and retrospective study. Neurology 1992; 42:801-808.

Panayiotopoulos C. Benign childhood epilepsy with occipital paroxysms: A 15 years prospective study. Ann Neurol 1989; 26:51-56.

Panayiotopoulos C. Benign nocturnal childhood occipital epilepsy: a new syndrome with nocturnal seizures, tonic deviation of the eyes, and vomiting. J Child Neurol 1989; 4:43-48.

Panayiotopoulos CP, Obeid T, Waheed G. Differentiation of typical absence seizures in epileptic syndromes. Brain 1989; 112:1.039-1.056.

Panayiotopoulos CP. Absence epilepsia. In: Engel J Jr, Pedley TA. Epilepsy: a comprehensive textbook. Philadelphia: Lippincott-Raven Publishers, 1997:2.327-2.346.

Panayiotopoulos CP. Idiopathic generalized epilepsies. In: Panayiotopoulos CP (ed.). A clinical guide to epileptic syndromes and their treatment. London: Bladon Medical Publishing, 2007:319-362.

Panayiotopoulos CP. Juvenile myoclonic epilepsy: an underdiagnosed syndrome. In: Wolf P. Epileptic seizures and syndromes. London: John Libbey & Company, 1994:221-230.

Panayiotopoulos CP. Syndromes of idiopathic generalized epilepsies not recognized by the International League Against Epilepsy. Epilepsia 2005; 46(Suppl. 9):57-66.

Richens A. Ethosuximide and valproate. In: Duncan JS, Panayiotopoulos CP. Typical absences and related epileptic syndromes. London: Churchill Livingstone International, 1995:361-367.

Rivera R, Segnini M, Baltodano A, Pérez V. Midazolan in the treatment of status epilepticus in children. Crit Care Med 1993; 21(7):991-994.

Schmutzler KMRS, Guerreiro MM. Epilepsias graves da infância. In: Guerreiro CAM, Guerreiro MM, Cendes F, Lopes-Cendes I (eds.). Epilepsia. São Paulo: Lemos Editorial, 2000:193-199.

Scott RC, Surtees AH, Neville BGR. Status epilepticus: pathophysiology, epidemiology, and outcomes. Arch Dis Child 1998; 79:73-77.

Shinnar S, Berg AT, Moshe SL et al. The risk of seizure recurrence after a first unprovoked afebrile seizure in childhood: an extended follow-up. Pediatrics 1996; 98:216-225.

Tasker RC, Dean JM. Status epilepticus. In: Rogers MC (ed.). Textbook of pediatric intensive care. Baltimore: Williams and Williams, 1992:75.

Towne AR, Garnett RN, Waterhouse EJ, Morton LD, De Lorenzo RJ. The use of topiramate in refractory status epilepticus. Neurology 2003:332-334.

Verrotti A, Manco R, Coppola GG, Mingione S, Chiarelli F, Iannetti P. Update of the medical treatment of West syndrome. Minerva Pediatr. 2007; 59(3):249-53.

Yacubian EMT. Proposta da classificação das crises e síndromes epilépticas: correlação vídeo-eletroencefalográfica. In: Yacubian EMT et al. (eds.). Avaliação de pacientes com epilepsia de difícil controle medicamentoso: uma visão prática e crítica. São Paulo: UNIFESP, 2002:13-34.

Yacubian EMT. Valproato. O amplo espectro de um solvente. In: _____. Tratamento medicamentoso das epilepsias. São Paulo: Lemos Editorial, 2004:97-113.

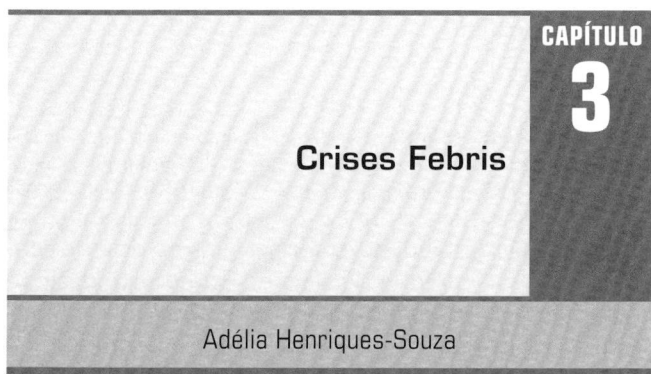

CAPÍTULO 3
Crises Febris
Adélia Henriques-Souza

INTRODUÇÃO, CONCEITUAÇÃO E EPIDEMIOLOGIA

A crise febril (CF) é um problema comum na população pediátrica, ocorrendo em crianças entre 6 meses e 5 anos de idade, associada a febre, porém sem evidência de infecção do sistema nervoso central, distúrbio metabólico ou história de crises afebris. A CF é o protótipo das crises epilépticas sintomáticas agudas, chamadas provocadas, ocasionais ou reativas.

As infecções mais comumente associadas à CF são as de vias aéreas superiores, pneumonias, gastroenterites e do trato urinário. Há também a CF associada a imunizações, principalmente à vacina contra o sarampo.

A incidência de CF é variável, dependendo do estudo, porém o valor que deve aproximar-se da nossa realidade está entre 3% e 5%.

A primeira CF ocorre em média entre 18 e 22 meses, podendo ser de dois tipos:

1. *CF simples:* crise generalizada, com duração inferior a 15 minutos e que não recorre num período de 24 horas.
2. *CF complexa ou complicada:* crise focal ou generalizada, ou crise focal com generalização secundária prolongada (duração superior a 15 minutos) e/ou que apresenta recorrência em 24 horas e/ou com manifestações neurológicas pós-ictais (paresia de Todd).

Patogenia

Os mecanismos patogênicos envolvidos na gênese da CF são duvidosos, apesar de existirem fatores que se associam a essa afecção, como idade, genética e temperatura.

A ocorrência da CF apenas em uma faixa etária bem determinada é um fator característico dessa entidade, e alguns estudos têm demonstrado que o cérebro imaturo apresenta maior suscetibilidade a crises epilépticas. Porém, desconhece-se a natureza desse mecanismo.

O caráter genético da CF é demonstrado pela maior ocorrência de CF ou epilepsia em familiares de pacientes com CF. Estudos referem a ocorrência de crises epilépticas em 7% dos familiares em geral e em 7% a 12% dos pais e irmãos de crianças com CF. A concordância de CF em gêmeos monozigóticos varia de 31% a 70%, enquanto a de dizigóticos é de 14% a 18%. Estudos epidemiológicos mostram que, quando os pais e um irmão apresentam CF, outro filho tem risco de 40% a 80% de apresentar também CF; quando apenas um dos pais e um irmão apresentam CF, esse risco se reduz para 20% a 30%, e se apenas um irmão apresentou CF, o risco é de 20%.

A incidência de CF varia também de acordo com a região geográfica. Alguns países da Ásia apresentam elevada frequência de CF: no Japão, a incidência é de 7% a 8% e em Guam, de 14%, o que sugere um efeito geneticamente determinado.

A febre é outro fator determinante da CF; no entanto, desconhece-se como ela age. Algumas características, como o grau de febre ou a rápida ascensão da temperatura, algumas vezes sugeridos como elementos desencadeantes da CF, nem sempre estão presentes.

QUADRO CLÍNICO E DIAGNÓSTICO

A crise febril em geral ocorre nas primeiras 24 horas do início da febre, e quase sempre é o primeiro sinal clínico da doença. Apesar de ocorrer mais frequentemente na vigência de temperaturas elevadas, pode ocorrer com temperatura inferior a 38°C.

Clinicamente, a CF manifesta-se por uma crise epiléptica do tipo parcial ou generalizada (clônica, tônico-clônica) ou, ocasionalmente, hipotônica, bilateral e de curta duração.

O diagnóstico da CF é essencialmente clínico, sendo os exames complementares úteis para o diagnóstico etiológico da febre.

O exame do líquido cefalorraquiano (LCR) é indicado para crianças com menos de 12 meses, quando se suspeita de infecção do SNC (meningite) ou quando seu estado geral está comprometido e/ou tenha feito uso prévio de antibiótico. Outro elemento que suporta a coleta do LCR é o aparecimento de crise febril após 24 horas do início da febre. Não existe um caráter obrigatório na coleta do LCR, o que sempre deverá ser levado em consideração é o bom senso do profissional diante do quadro clínico do paciente.

O eletroencefalograma (EEG) não tem qualquer valor preditivo, apesar de poder ser anormal em uma pequena porcentagem dos casos. Portanto, o EEG em qualquer tipo de CF tem valor limitado, ficando restrito às seguintes situações: suspeita de doença cerebral subjacente (encefalite viral), presença de atraso do desenvolvimento neuropsicomotor e déficit neurológico.

Os exames de neuroimagem, como tomografia e ressonância magnética, não têm valor diagnóstico e não devem ser realizados, exceto se a criança apresentou uma crise febril prolongada ou estado de mal epiléptico febril.

TRATAMENTO

Fase aguda

Nessa fase, a CF deve ser tratada como qualquer outra crise epiléptica. Inicialmente, devem-se manter as vias aéreas superiores pérvias, assegurar acesso venoso, manter sinais vitais, administrar diazepam por via intravenosa ou retal na dose de 0,5 mg/kg, lentamente, até que a crise cesse. Poderá também ser utilizado o midazolam por via intramuscular ou intravenosa na dose de 0,2 mg/kg. Caso a CF evolua para estado de mal epiléptico, deve-se proceder como o recomendado (ver Capítulo XV.2).

Profilaxia intermitente e contínua

Nos últimos anos, tem-se observado uma tendência cada vez menor de se tratar continuamente a *CF simples*, por ser uma condição benigna e porque as drogas antiepilépticas determinam, com frequência, efeitos colaterais indesejáveis.

Em junho de 1999, o comitê da Academia Americana de Pediatria fez a seguinte recomendação: "Nenhuma terapia antiepiléptica, seja contínua ou intermitente, é recomendada para crianças com uma ou mais crise febril simples." Como a CF gera ansiedade nos pais, devem ser fornecidos orientação educacional e suporte emocional aos mesmos.

O subcomitê em crises febris (2008) concluiu que, embora haja evidência de que tanto a terapia contínua com fenobarbital, primidona ou ácido valproico, quanto a terapia intermitente com diazepam por via oral sejam efetivas em reduzir o risco de recorrência de crises febris, a toxicidade das drogas antiepilépticas é mais deletéria do que os mínimos riscos inerentes à CF. Portanto, a profilaxia contínua ou intermitente não são recomendadas. Em situações nas quais ocorre elevada frequência de crises em um curto período de tempo (três ou mais crises em 6 meses), crise prolongada ou quando a ansiedade dos pais é muito intensa, a terapia intermitente com benzodiazepínicos tem sido uma boa opção para prevenir a recorrência de CF. A tolerabilidade é boa e os efeitos colaterais são transitórios, não impedindo a utilização da medicação (sonolência, ataxia, vômitos). Utiliza-se o diazepam na dose de 1 mg/kg/dose por via sublingual ou 0,5 mg/kg/dose por via retal, em duas tomadas, caso haja persistência da febre. Outra droga utilizada (sem nível de evidência) é o clobazam na dose de 0,5 a 1 mg/kg/dose (dose máxima = 20 mg), a cada 12 horas, caso haja persistência da febre, por VO. Em 98% dos casos, as crises febris ocorrem nas primeiras 24 horas do início da febre, não se justificando estender a terapia após esse período.

Profilaxia por outros meios

Nenhum estudo demonstrou que o uso de antitérmicos na ausência de anticonvulsivante previna a crise febril simples. Paracetamol ou ibuprofeno são considerados seguros e efetivos como antitérmicos e úteis para minimizar o desconforto causado pela febre.

Deve-se lembrar que o melhor tratamento é a conversa com os pais, procurando acalmá-los, assegurar o caráter benigno desse evento.

PROGNÓSTICO

A CF é uma entidade de caráter benigno e com excelente prognóstico. Crianças com CF apresentam baixa morbidade e mortalidade e não possuem associação com qualquer lesão cerebral detectável. Não ocorre declínio cognitivo e/ou do coeficiente de inteligência e/ou interferência no desempenho escolar como consequência de CF simples.

Existem inúmeros trabalhos que tentam relacionar os fatores preditivos de recorrência para CF. Pode-se dizer que 70% das crianças terão apenas uma crise, 20% delas terão duas convulsões febris (CFs) e apenas 10% terão chance de ter várias CFs.

A questão que se coloca na prática clínica é: quais as crianças que terão maior chance de recorrência? A frequência de recorrência é de 10% para crianças sem qualquer fator de risco, 25% a 50% na presença de um a dois fatores de risco, 50% a 100% na presença de três ou mais fatores de risco.

Crianças com crises febris simples têm praticamente o mesmo risco da população de ter epilepsia (1%). Entretanto, crianças que têm múltiplas crises febris, menos de 12 meses no momento de sua primeira crise e história de epilepsia na família apresentam risco aumentado de epilepsia (2,4%).

Fatores de risco para recorrência de CF

- Idade inferior a 15 meses.
- Crises febris em parentes de primeiro grau (pais e irmãos).
- Crise em vigência de febre abaixo de 38,5ºC.
- Doenças febris frequentes.
- Crise no início de ascensão da febre (febre iniciada há menos de 1 hora).

Fatores de risco para epilepsia

- CF complexa ou complicada.
- Estado de mal epiléptico febril.
- Doença neurológica prévia.
- História familiar de epilepsia.

A associação de CF e esclerose hipocampal (mesial temporal) ainda é controversa, e discute-se na literatura o que é causa e o que é consequência. A esclerose hipocampal é uma entidade clinicopatológica caracterizada pela presença de lesão gliótica de áreas específicas do córtex hipocampal e que se manifesta por epilepsia parcial complexa. Alguns autores associam o passado de CF complexa com a evolução para essa afecção. Outros autores sugerem que alterações hipocampais sutis preexistentes possam predispor a CFs prolongadas e ao consequente desenvolvimento de esclerose hipocampal. Estudos recentes sugerem que o desenvolvimento da malformação hipocampal (herdada ou adquirida) associado a injúria subsequente (crise febril complexa, trauma, infecção) poderia desenvolver crises epilépticas recorrentes, resultando no quadro neuropatológico de esclerose mesial temporal (EMT). Antecedentes genéticos, idade, tipo de injúria precipitante inicial e vulnerabilidade relacionada com a morte celular programada são os prováveis mecanismos envolvidos no desenvolvimento da EMT.

Em 1997, descreveu-se uma nova síndrome que foi denominada epilepsia generalizada com crises febris *plus*. É uma síndrome geneticamente determinada, com fenótipo heterogêneo, caracterizada por crises febris que podem persistir acima da idade de 6 anos, crises febris *plus* (CF+) e ausências, CF+ e crises mioclônicas, CF+ e crises atônicas, CF+ e epilepsia mioclônico-astática, além de crises afebris.

FEBSTAT *STUDY*

É um estudo de coorte prospectivo, multicêntrico, que visa avaliar as consequências do estado de mal epiléptico (EME) febril (crise febril com duração de 30 minutos ou mais) em 119 crianças com idade variando entre 1 mês a 5 anos (média de idade = 15,6 meses). Este primeiro artigo apresenta os resultados preliminares da semiologia clínica e a fenomenologia do EME febril dessas crianças.

A classificação das crises febris foi baseada exclusivamente nas características clínicas e feita por três epileptologistas que desconheciam os resultados da ressonância magnética, eletroencefalograma e evolução. O desenvolvimento foi normal em 86% das crianças e anormal em apenas 8% (foram excluídas as crianças com grave comprometimento neurológico). Houve predomínio do sexo masculino. História familiar de crise febril em parentes de primeiro grau ocorreu em 25% e de epilepsia em 9%. Infecção viral ocorreu em 54%, seguida de otite média (18%), pneumonia (5%) e febre de causa desconhecida (14%). A média de temperatura foi 38,1ºC; 21% das crianças não tinham febre na emergência, porém desenvolveram febre no período de 24 horas após o episódio de estado de mal epiléptico febril.

Todos os casos de EME febris foram convulsivos, sendo a maioria das crises febris parciais com generalização secundária. Em 77 crianças com crises parciais, o início parcial consistiu em abalos de uma extremidade ou hemiface, olhar arregalado, desvio dos olhos, desvio da cabeça e um período de irresponsividade; paresia de Todd ocorreu em 10%.

A relação entre crises febris prolongadas e, subsequente, esclerose mesial temporal (EMT) e epilepsia temporal mesial ainda não foi bem estabelecida. O FEBSTAT *Study* foi projetado para estabelecer a relação entre EME febril e subsequente EMT e epilepsia temporal mesial.

BIBLIOGRAFIA

Andrade MM, Campos RC. Convulsão febril. In: Fonseca LF, Pianetti G, Xavier CC (eds.). Compêndio de neurologia infantil. Rio de Janeiro: Medsi, 2002:323-327.

Cendes F. Mesial temporal lobe epilepsy syndrome: an updated overview. Journal of Epilepsy and Clinical Neurophysiology 2005; 11(3):141-144.

Capovilla G et al. Recommendations for the management of "febrile seizures" – Ad hoc Task Force of LICE Guidelines Commission. Epilepsia 2009; 50(Suppl. 1):2-6.

Committee on Quality Improvement, Subcommittee on Febrile Seizures. American Academy of Pediatrics. Practice parameter: long-term treatment of the child with simple febrile seizures. Pediatrics 1999; 103(6):1.307-1.309.

Costa M et al. Profilaxia intermitente com diazepam via oral na convulsão febril: estudo de 82 casos. Arquivos de Neuropsiquiatria 1996; 54(2):197-201.

Engel J. ILAE Comission Report. A proposed diagnostic scheme for people with epileptic seizures and with epilepsy: report of the ILAE Task Force on classification and terminology. Epilepsia 2001;

42(6):1-9.

Guerreiro MM et al. Profilaxia intermitente na convulsão febril com diazepam oral. Arquivos de Neuropsiquiatria 1992; 50:163-167.

Guerreiro MM. Tratamento das crises febris. Jornal de Pediatria 2002; 78(supl 1):S9-S13.

Guerreiro MM, Montenegro MA. Convulsão febril. In: Guerreiro CAM, Guerreiro MM, Cendes F, Lopes-Cendes I (eds.). Epilepsia. São Paulo: Lemos Editorial, 2000:167-171.

Manreza MLG et al. Treatment of febrile seizures with intermittent clobazam. Arquivos de Neuropsiquiatria 1997; 55:757-761.

Manreza MLG. Crises convulsivas febris. In: Costa JC, Yacubian EMT, Palmini A, Cavalheiro E (eds.). Fundamentos neurobiológicos das epilepsias: aspectos clínicos e cirúrgicos. São Paulo: Lemos Editorial, 1998:387-400.

Scheffer IE, Berkovic SF. Generalized epilepsy with febrile seizures plus: a genetic disorder with heterogeneous clinical phenotypes. Brain 1997; 120:479-490.

Schinnar S et al. Phenomenology of prolonged febrile seizures: results of the FEBSTAT study. Neurology 2008; 71:170-176.

Steering Committee on Quality Improvement and Management, Subcommittee on Febrile Seizures. Febrile seizures: clinical practice guideline for the long-term management of the child with simple febrile seizures. Pediatrics 2008; 121(6):1.281-1.286.

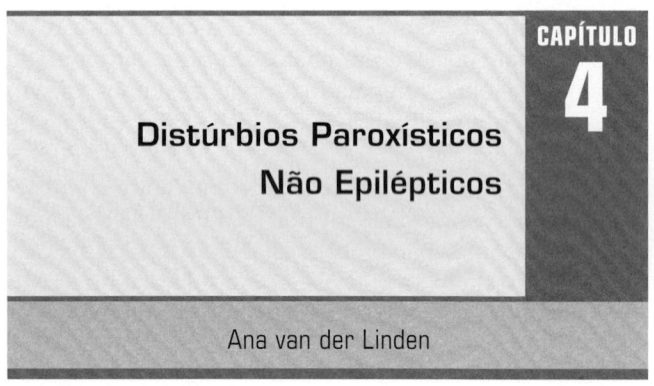

CAPÍTULO 4

Distúrbios Paroxísticos Não Epilépticos

Ana van der Linden

INTRODUÇÃO

Os distúrbios paroxísticos que se originam no SNC podem obedecer a diferentes mecanismos. Na prática, é importante estabelecer se o fenômeno é de natureza epiléptica ou se decorre de uma fisiopatogenia distinta, a fim de assegurar, além de um diagnóstico apropriado, o tratamento correto e o prognóstico exato. O diagnóstico incorreto de epilepsia ocorre em 10% a 20% das crianças referidas a clínicas especializadas, daí a importância de reconhecer tais desordens.

SÍNCOPE

Síncope é definida como perda súbita e transitória da consciência e do tônus postural, com recuperação espontânea, rápida e sem deixar sequela neurológica.

É queixa frequente no escolar e no adolescente, porém atinge todas as faixas etárias.

Fisiopatogenia

A fisiopatologia da síncope caracteriza-se por redução do fluxo sanguíneo cerebral (FSC) e da oferta de oxigênio ao encéfalo. O FSC depende da pressão arterial média (PAM), da pressão intracraniana (PIC) e da resistência vascular cerebral. Qualquer fator que reduza criticamente a pressão arterial pode desencadear a síncope. Na tosse, pode haver síncope relacionada com o aumento da pressão torácica e abdominal, o que induz ao aumento da PIC.

Classificação

A síncope costuma ser classificada, quanto à sua etiologia, em cardíaca e não cardíaca.

Síncope cardíaca

A síncope cardíaca pode ser causada por obstrução ao esvaziamento ventricular, disfunção miocárdica primária ou secundária e arritmias.

Entre as síncopes desencadeadas por arritmia é importante citar *a síndrome do QT longo*, que pode ser congênita ou adquirida.

A síndrome do QT longo congênita tem herança autossômica dominante (80%) ou recessiva e é ligada a cromossomos específicos. É precipitada por emoção ou esforço físico. Foi demonstrado que o prolongamento do intervalo QT na primeira semana de vida está fortemente associado à síndrome de morte súbita em lactentes. A avaliação eletrocardiográfica neonatal permitiria a identificação precoce de lactentes com risco dessa síndrome e a instituição de medidas preventivas.

A forma adquirida da síndrome de QT longo é devida a distúrbios metabólicos e exposição a drogas, como fenotiazinas, antidepressivos tricíclicos, eritromicina, cisaprida e antiarrítmicos.

O diagnóstico é feito pelo cálculo correto do intervalo QT no eletrocardiograma, que normalmente é menor ou igual a 0,44 segundo.

Preconiza-se o uso de betabloqueadores ou o implante de marcapassso como tratamento.

Síncope não cardíaca

A síncope de origem não cardíaca é mais comum na infância e na adolescência. Pode ser desencadeada por dor, medo, emoção forte (síncope vasovagal) e durante ou imediatamente após o ato de urinar, defecar, tossir e deglutir (síncope situacional).

O diagnóstico se baseia na anamnese e nos exames clínico, cardiológico e neurológico, que devem ser normais. O ECG deve ser realizado sempre. O prosseguimento da investigação: pesquisa da hipersensibilidade do seio carotídeo e o teste de inclinação (*tilt test*) dependerá dos dados obtidos pelos procedimentos descritos.

Clínica

Os sintomas iniciais são visão turva, mal-estar e sensação de "vazio no abdome". Seguem-se palidez acentuada, sudorese, pele fria, bradi ou taquicardia e perda da consciência. Quando a crise se prolonga, podem surgir espasmos tônicos generalizados e opistótono.

PERDA DE FÔLEGO

As crises de perda de fôlego ocorrem em cerca de 4% das crianças com menos de 5 anos de idade. São episódios involuntários dramáticos que acometem crianças sadias. Têm início, em geral, entre 6 e 12 meses. A frequência média das crises é semanal e 30% dos casos experimentam uma ou mais crises por semana. Existem dois tipos: o cianótico e o pálido.

As crises cianóticas, mais frequentes (60%), são provocadas por dor, raiva, medo ou frustração. A criança chora forte, para a respiração em expiração, e torna-se cianótica. Eventualmente, há perda da consciência e do tônus postural. Nas crises mais prolongadas, surge rigidez do corpo e, raramente, clonias.

As crises pálidas, menos frequentes (30%), são precipitadas por dor ou traumatismos leves. A perda de consciência pode ocorrer sem choro prévio. A palidez é acentuada.

Cerca de 10% dos pacientes apresentam os dois tipos de crises.

O diagnóstico é estabelecido pelas circunstâncias desencadeantes características e pelo aparecimento precoce da cianose, na crise cianótica. Não há indicação de medicamentos, e deve ser feita a orientação adequada aos familiares.

PSEUDOCRISES

São mais frequentes na adolescência. Podem simular qualquer crise epiléptica. Diferem, entretanto, pela natureza dos movimentos: atividade semi-intencional, com expressão violenta, teatral e padrão não estereotipado, exacerbada pelo estresse. Além disso, raramente têm ocorrência noturna ou incontinência esfincteriana. Não produzem confusão pós-ictal, mordedura da língua ou outros traumatismos.

O EEG ictal é normal. Uma boa ajuda ao diagnóstico consiste no registro das crises pelos familiares por filmagem.

Deve ser indicado tratamento psiquiátrico.

HIPEREKPLEXIA OU DOENÇA DO SOBRESSALTO

A hiperekplexia é uma doença geneticamente transmitida, caracterizada por um quadro de hipertonia global que aparece ou se acentua como resposta a estímulos auditivos, visuais e proprioceptivos. O teste (percussão na ponta do nariz ou da glabela) desencadeia o sobressalto.

Existem duas formas: a menor, em que há sobressalto, sem sintomas associados, e a maior, na qual o sobressalto é associado a rigidez generalizada, perda do controle postural e quedas "em estátua". Os pacientes podem ter hipertonia muscular desde o nascimento, que desaparece durante o sono. A reação de sobressalto pode ser bastante intensa, atingindo a musculatura respiratória e provocando apneia, mais ou menos prolongada, com risco à vida. As manifestações tendem a diminuir após o primeiro ano de vida.

Tem sido indicada a manobra de flexão forçada da cabeça e dos membros com a finalidade de interromper a crise. Clonazepan e ácido valproico são as drogas de escolha, mas o controle, geralmente, é parcial.

DESVIO TÔNICO-PAROXÍSTICO DO OLHAR VERTICAL

Os episódios surgem no primeiro ano de vida e, em geral, têm remissão espontânea. As crises duram alguns minutos a 3 horas. Não há distúrbios da consciência e podem ser associadas ou não à ataxia.

DISCINESIAS PAROXÍSTICAS

As discinesias paroxísticas compreendem condições que apresentam crises de movimentos distônicos e/ou coreoatetósicos.

1. *Coreoatetose paroxística cinesiogênica* – Caracteriza-se por crises de distonia, coreia, atetose e/ou balismo. Os ataques, uni ou bilaterais, são precipitados por movimentos bruscos; são breves, com duração de 1 a poucos minutos, porém podem ocorrer vários no mesmo dia. Não há distúrbio da consciência, mas os movimentos balísticos violentos podem provocar queda. Cerca de três quartos dos casos têm herança autossômica dominante. Respondem bem a anticonvulsivantes (carbamazepina e fenitoína) em doses baixas.

2. *Coreoatetose paroxística distônica familiar* – É uma condição rara, de herança autossômica dominante. As crises são espontâneas ou precipitadas pelo álcool, café, chá e fadiga; são mais longas (alguns minutos a horas) e em menor número que as cinesiogênicas (raramente ocorre mais de uma por dia) e cedem após o sono. Não existe distúrbio da consciência e os exames de imagem e EEG são normais, inclusive o EEG crítico.

DISTONIA PAROXÍSTICA DO LACTENTE

A distonia paroxística do lactente tem início entre 1 e 5 meses de idade e caracteriza-se por episódios repetidos, breves e frequentes de opistótono e distonia simétrica ou não dos membros superiores. Toda investigação é negativa; a frequência diminui e as crises desaparecem no final do primeiro ano.

MIOCLONIA BENIGNA DA INFÂNCIA

Manifesta-se entre 3 e 9 meses de idade, com espasmos em salva no período de vigília, de maior alerta. O exame neurológico, o EEG e a neuroimagem são normais. Desaparece no curso do segundo ano de vida.

VERTIGEM PAROXÍSTICA BENIGNA

Caracteriza-se por ataques recorrentes de vertigem em crianças de 1 a 5 anos de idade, tendendo a desaparecer após os 5 ou 6 anos.

As crises são breves, durando 1 a vários minutos e aparecem subitamente, sem fator precipitante. A criança fica sem equilíbrio, pálida, grita e parece estar assustada. Nistagmo e vômitos podem ocorrer. A frequência é baixa, geralmente menos de uma por mês. Na intercrise, o exame neurológico é normal.

TORCICOLO PAROXÍSTICO BENIGNO DA INFÂNCIA - TPBI

No TPBI, as crises se iniciam no primeiro ano de vida, às vezes, nas primeiras semanas. Duram várias horas ou até 2 dias e caracterizam-se por rotação e inclinação lateral da cabeça, desconforto, vômitos e nistagmo. Ataxia pode ser evidenciada. Diminuem de frequência com a idade.

Este quadro e a vertigem benigna paroxística parecem ter relação com a migrânea (história familiar e desenvolvimento posterior de migrânea).

SÍNDROME DE SANDIFER

A síndrome de Sandifer está associada à presença de refluxo gastroesofágico. Caracteriza-se por episódios súbitos de torcicolo ou opistótono; às vezes, há também inclinação unilateral da parte superior do tronco e/ou outros movimentos de torsão da cabeça e do pescoço, de maneira aguda. Desaparece após o tratamento do refluxo.

MASTURBAÇÃO

A masturbação é um comportamento bastante comum, ocorrendo em cerca de 90% do gênero masculino e em 60% do feminino, em algum momento da sua vida. Nos primeiros anos de vida é mais frequente em meninas e não é praticada necessariamente pela estimulação manual da genitália como em adolescentes e adultos.

A masturbação infantil apresenta as seguintes características:

- Início entre 3 meses e 3 anos.
- Episódios estereotipados com duração variável de minutos a horas.
- Vocalizações, gemidos e respiração ofegante.
- Ruborização da face com transudação.
- Movimentos rítmicos da pelve.
- Pressão no períneo com postura característica dos membros inferiores (fricção das coxas, atrito do travesseiro ou outro objeto contra o púbis e/ou períneo, rigidez corporal).
- Nenhuma alteração da consciência, mas a criança parece estar "em transe".
- Fácil interrupção ao ser distraída, porém pode ficar irritada.
- Exame neurológico e desenvolvimento normal.

O exame ginecológico deve ser realizado porque uma irritação perineal pode ser consequência de episódios de masturbação, que podem aumentar em frequência e intensidade.

O uso de vídeos caseiros é extremamente importante para o diagnóstico, visando aliviar a ansiedade dos pais e proporcionar melhor tratamento para a criança, sem que haja necessidade de procedimentos desnecessários e medicamentos não adequados.

BIBLIOGRAFIA

Aicardi J. Diseases of the nervous system in childhood. Cambridge: Mackeith Press, 1998.

Antoniuk AS, Bruck I, Santos LHC, Cordeiro FP, Tannous LA. Masturbação simulando crises epilépticas na infância. J Epilepsy Clin Neurophysiol 2004; 10:83-86.

DiMario FJ. Prospective study of children with cyanotic and pallid breath-holding spells. Pediatrics 2001; 107:265-269.

Gherpelli JLD. Distúrbios paroxísticos não-epilépticos. In Fonseca LF, Pianetti G, Xavier CC (eds.). Compêndio de neurologia infantil. Rio de Janeiro: Medsi, 2002:393-396.

Marcelli V, Piazza F, Pisani F, Marciano E. Neuro-otological features of benign paroxysmal vertigo and benign paroxysmal positioning vertigo in children: a follow-up study. Brain Dev 2006; 28:80-84.

Nechay A, Ross LM, Stephenson JB, O'Regan M. Gratification disorder ("infantile masturbation"): a review. Arch Dis Child 2004; 89:225-226.

Schwartz PJ, Stramba-Badiale M, Segantini A et al. Prologation of the QT interval and the sudden infant death syndrome. N Engl J Med 1998; 338:1.709-1.714.

Sobral MADF. Síncopes na infância: uma abordagem clínica. Revista Norte-Nordeste do Coração 2000; 15-24.

Spalice A, Parisi P, Iannete P. Paroxysmal tonic upgaze: Physiopathological considerations in three additional cases. J Child Neurol 2000; 15:15-18.

Vahedi K, Ducros A, Denier C, Joutel A, Tournier-Lasserve E, Bousser MG. Ataxies paroxystiques et choréoathétoses paroxystiques familiales. Encycl Med Chir, Neurologie 2000; 17-066-A-20.

Van der Linden. Distúrbio paroxísticos. In: Figueira F, Alves JGB, Bacelar CH (eds.). Manual de diagnóstico diferencial em pediatria. Rio de Janeiro: Medsi, 2002: 159-173.

Yang ML, Fullwood E, Goldstein J, Mink JW. Masturbation in infancy and early childhood presenting as a movement disorder: 12 cases and review of the literature. Pediatrics 2005; 116:1.427-1.432.

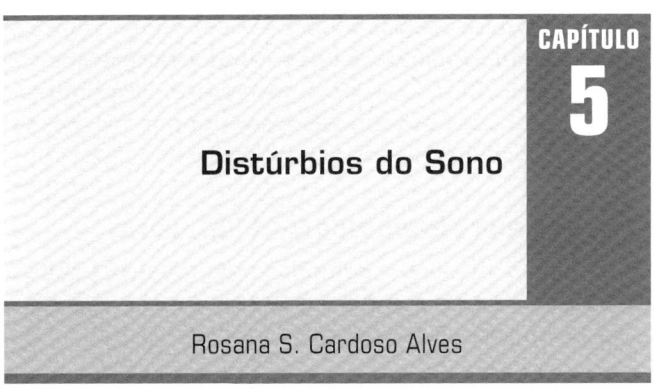

CAPÍTULO 5
Distúrbios do Sono
Rosana S. Cardoso Alves

INTRODUÇÃO

As alterações do sono são muito frequentes na população pediátrica. Um transtorno do sono em uma criança pode perturbar a dinâmica familiar e até mesmo o sono de seus cuidadores. A orientação do pediatra é muito importante, pois sua conduta poderá ter grande repercussão sobre a toda a família. Em alguns casos, a alteração do sono pode ser um sintoma de doenças graves do SNC, das vias aéreas ou de patologias sistêmicas. O reconhecimento desses casos pode indicar um tratamento específico e, às vezes, a necessidade de interconsulta com outros profissionais. Neste capítulo, abordaremos as principais alterações do sono de interesse do pediatra. Inicialmente, citaremos alguns conceitos básicos sobre o sono normal na criança.

O padrão de sono no primeiro ano de vida está relacionado com a maturação acelerada do sistema nervoso que ocorre na infância. O recém-nascido, em geral, dorme cerca de 16 a 18 horas (no total das 24 horas) e acorda a cada 3 a 4 horas. Com 6 meses, o bebê já dorme cerca de 14 horas; a partir daí o número de horas vai diminuindo progressivamente, até chegar às 8 horas de sono de um adulto.

O sono normal pode ser dividido em dois tipos que se alternam ciclicamente: o sono REM, em que ocorrem a movimentação ocular rápida e os sonhos (em inglês: REM – *rapid eye movements*), e o sono não REM (que atualmente é classificado em fases N1, N2 e N3), no qual ocorre o sono de ondas lentas (N3). Durante o sono REM, há relaxamento total da musculatura. Há muitos indícios de que o sono REM esteja relacionado com os mecanismos de aprendizado e memória, explicando por que encontramos sua maior expressão nesta fase, em que há uma maturação cerebral acelerada. Durante o sono não REM, há aumento da síntese proteica e liberação de hormônio de crescimento. Assim, um sono adequado é fundamental para o bom desenvolvimento de uma criança. Sabemos que vários fatores podem afetar o sono normal, como medicações, doenças sistêmicas, condições ambientais, assim como a própria idade da criança e sua fase de desenvolvimento.

CLASSIFICAÇÃO

Os transtornos do sono são classificados pela ICSD2 – *International Classification of Sleep Disorders*, 2005. No Quadro XV.5.1, pode ser vista uma classificação simplificada, apenas com os distúrbios do sono de maior interesse na faixa etária pediátrica.

Insônia

A insônia na infância, quando comparada com os adultos, difere quanto a apresentação e tratamento. A queixa vem da família e raramente do próprio paciente. A avaliação e o manejo da insônia variam de acordo com a idade da criança. É queixa corriqueira que os pais reclamem que seus filhos tenham dificuldade de ir para cama ou apresentem despertares frequentes à noite. Os pais acabam ficando cansados com essa situação. No entanto, em

Quadro XV.5.1. Classificação internacional dos distúrbios do sono

---
I. Insônia
- Insônia comportamental da infância
- Insônia devida a condições médicas

II. Distúrbios respiratórios do sono
- Síndromes com apneia central
  - Apneia primária da infância

Síndrome da apneia obstrutiva do sono (SAOS)
- SAOS da criança

Síndromes de hipoventilação/hipoxemia relacionadas com o sono
- Hipoventilação alveolar não obstrutiva do sono, idiopática
- Síndrome da hipoventilação alveolar central congênita

III. Hipersonias de origem central (não associadas a distúrbios do ritmo circadiano, a distúrbios respiratórios do sono ou a outra causa de distúrbio do sono)
- Narcolepsia com cataplexia
- Narcolepsia sem cataplexia
- Narcolepsia devida a condições médicas
- Hipersonolência recorrente
  - Síndrome de Kleine-Levin

IV. Distúrbios do ritmo circadiano
- Atraso de fase de sono

V. Parassonias
Desordens do despertar (do sono NREM)
- Despertar confusional
- Sonambulismo
- Terror noturno

Parassonias usualmente associadas ao sono REM
- Pesadelo

Outras parassonias
- Enurese noturna

VI. Distúrbios do movimento relacionados com o sono
- Síndrome das pernas inquietas
- Movimentos periódicos dos membros durante o sono
- Bruxismo
- Distúrbio rítmico do movimento (*jactatio capitis*)

VII. Sintomas isolados e variantes normais
- Ronco
- Sonilóquio
- Mioclonia benigna do sono na infância

muitas famílias, a recusa de ir para cama e os despertares noturnos podem ser facilmente corrigidos com atitudes consistentes e enfatizando o estabelecimento de rotinas.

A forma mais frequente de insônia na criança é a "insônia comportamental da infância". No entanto, trata-se de um diagnóstico de exclusão; na abordagem inicial da criança com insônia, devem sempre se afastar causas clínicas, como dor ou cólica do lactente, otites, refluxo gastroesofágico, uso de medicações estimulantes ou mesmo obstrução de vias aéreas.

A insônia comportamental ocorre em 10% a 30% das crianças pré-escolares e é caracterizada pela dificuldade de a criança iniciar e/ou manter o sono. Esses problemas estão associados a determinadas atitudes da criança ou dos pais e podem ser classificados em dois tipos: distúrbio de associação e distúrbio de falta de limites.

O distúrbio de associação, geralmente, ocorre dos 6 meses aos 3 anos de idade. Existem certas condições associadas ao início do sono que são necessárias para a criança adormecer no horário e voltar a adormecer após cada despertar, que normalmente ocorre no decorrer da noite (por ex., bichinho de pelúcia). Quando a condição associada ao sono está presente, a criança adormece rapidamente. Se a condição associada ao sono não está presente, a criança apresenta despertares noturnos. A prevalência dos despertares noturnos reduz após os 3 anos de idade.

O distúrbio da falta de limites apresenta-se como a recusa de ir para a cama no horário de dormir. Quando os limites são determinados, as crianças tendem a adormecer fácil e rapidamente. Uma vez que a criança adormeça, a qualidade do sono é normal e ela tende a ter poucos despertares. As crianças pré-escolares, que estão aprendendo a se tornar mais independentes durante o dia, frequentemente testam a nova independência no horário de dormir.

Muitas crianças têm o hábito de dormir com os pais. As questões culturais desempenham um papel nessa situação que, às vezes, é difícil de ser alterada, devido ao contexto socioeconômico.

Os tratamentos comportamentais incluem higiene do sono, orientação dos pais, melhora dos aspectos emocionais implicados, diminuição de estímulos para o despertar antes e durante o início do sono.

Um das orientações que se pode dar aos pais é aconselhá-los a deixar o quarto, assim que a criança esteja na cama. Se a criança chorar, deve-se esperar um certo tempo antes de entrar no quarto novamente. O tempo sugerido de espera deve ser baseado no conforto da família e diferente para cada situação. O tempo entre intervenções relativas aos pais gradualmente deve ser aumentado. O intervalo de tempo deve ser determinado antecipadamente e não deve ser encurtado durante a noite. Idealmente, no prazo de 1 semana, a criança aprenderá a dormir sem a ajuda dos pais.

A maior parte de linhas-guias farmacológicas para insônia foram desenvolvidas para transtornos de sono em adultos e, às vezes, podem ser aplicadas empiricamente a crianças. No entanto, os estudos farmacológicos só revelam melhora do sono a curto prazo. Há relatos do uso de anti-histamínicos nesses casos, porém não há evidências que realmente sejam benéficos a longo prazo.

Distúrbios respiratórios do sono

A apneia do sono é definida como uma cessação da passagem do ar pelas vias aéreas superiores (VAS). Três tipos de apneias são descritos:

- Central: há ausência de esforço respiratório.
- Obstrutiva: persiste o esforço respiratório na ausência de passagem de ar pelas VAS.
- Mista: a pausa começa como central e evolui para obstrutiva.

As hipopneias do sono representam uma redução de pelo menos 50% na amplitude do fluxo aéreo.

A síndrome da apneia-hipopneia obstrutiva do sono (SAOS) caracteriza-se pela obstrução parcial ou completa da via aérea durante o sono, geralmente associada à dessaturação da oxi-hemoglobina e/ou hipercapnia. Se comparada à SAOS no adulto, há diferenças quanto a fisiopatologia, quadro clínico e tratamento. É mais frequente na idade pré-escolar, quando o crescimento do tecido linfoide (tonsilas palatinas e adenoide) é maior com relação ao tamanho da via aérea superior.

Na população infantil, a prevalência do ronco varia de 10% a 12%. Já a prevalência de SAOS é de 1% a 3% na maioria dos estudos e seu quadro clínico pode iniciar-se em qualquer idade, havendo um pico de incidência entre 3 e 6 anos. Um dado interessante é que 20% das crianças que roncam frequentemente apresentam SAOS.

A obstrução das VAS ocorre devido ao colapso da orofaringe e da hipofaringe, pela aposição da língua, parede faringeal e palato mole. Na maioria dos pacientes, o colapso das VAS durante o sono ocorre em mais de um local. O colabamento resulta de fatores que aumentam a resistência das VAS com consequente desequilíbrio entre a pressão de sucção inspiratória intrafaríngea e as forças dilatadoras dos músculos faríngeos. Assim, na fisiopatologia da SAOS, estão envolvidas diversas alterações anatômicas, como estreitamento das VAS (por ex., depósito de gordura, micrognatia, retrognatia, hipertrofia tonsilar e adenoide, macroglossia, retrognatia, micrognatia) e disfunção da neurofisiologia muscular das VAS durante o sono.

A sintomatologia mais usual da SAOS é o ronco, a ocorrência de movimentação excessiva dos membros, suor excessivo e posições anômalas para dormir. A criança com SAOS pode apresentar diversos sintomas diurnos, como distúrbio do aprendizado e comportamento, dificuldade de acordar, cefaleia matinal, respiração bucal e sonolência diurna. Ao exame físico, a criança pode apresentar hipertrofia de adenoide e de tonsilas, atraso do crescimento e/ou desenvolvimento, alterações craniofaciais e obesidade. Muitas síndromes genéticas apresentam predisposição à SAOS; as principais são: Down, mucopolissacaridoses, Beckwith-Widermann, Pierre Robin, Treacher Collins, Hallerman-Streiff, Apert, Crouzon, acondroplasia e Klippel-Feil.

Algumas síndromes neurológicas apresentam maior predisposição à SAOS, como no caso das doenças neuromusculares (por ex., distrofia miotônica), alterações dos pares cranianos, malformações do SNC e encefalopatias crônicas progressivas.

O diagnóstico da SAOS é clínico e polissonográfico. É considerado critério polissonográfico o índice de apneia-hipopneia (IAH) ≥ 1 por hora.

A SAOS pode ser classificada de acordo com a sua gravidade:

- SAOS leve: sintomas diurnos ausentes ou mínimos; dessaturação de O_2 mínima.
- SAOS moderada: sintomas diurnos presentes mas não incapacitantes; dessaturação de O_2 presente mas sem risco.
- SAOS grave: sintomas diurnos importantes; dessaturação de O_2 com risco alto; *cor pulmonale* ou atraso de crescimento e/ou desenvolvimento presentes; presença de eventos respiratórios na maior parte do sono.

Um diagnóstico diferencial da SAOS é a Síndrome da resistência das vias aéreas superiores na infância, em que há um padrão anormal respiratório (limitação de fluxo) associado a despertar ou fragmentação do sono.

Assim como nos adultos, a SAOS pode evoluir com complicações: *cor pulmonale*, arritmias cardíacas e hipertensão arterial. Além disso, as crianças portadoras de SAOS podem cursar com atraso DNPM, alterações de comportamento e alteração do aprendizado.

Quanto ao tratamento, a adenotonsilectomia deve ser considerada na maioria dos casos, uma vez que há imediata melhora clínica e polissonográfica das crianças, tanto do índice de apneia/hipopneia quanto da oximetria. O baixo ganho ponderoestatural relatado em crianças com SAOS pode ser revertido após a adenotonsilectomia.

É sempre recomendável que a criança realize também uma avaliação odontológica, com medidas que atuem na formação craniofacial de acordo com a idade prevenindo a retroposição mandibular ou a hipoplasia maxilar.

Outro tratamento para a SAOS que deve ser considerado é o CPAP (pressão positiva contínua de vias aéreas). Este é o tratamento de escolha quando a cirurgia de adenoamigdalectomia é contraindicada ou não é curativa, ou quando os familiares são contrários à realização da cirurgia. Sabe-se, entretanto, que cerca de 20% das crianças vão ter dificuldade em tolerar o CPAP, principalmente, devido à inadequação ao ajuste da máscara.

Hipersonias de origem central e outras causas de sonolência excessiva diurna

O sono diurno pode ser considerado normal nos primeiros anos de vida. A maioria das crianças apresenta cochilos rotineiramente até a idade do pré-escolar. Assim como no adulto, considera-se sonolência diurna a tendência ou a ocorrência de sono durante o período de vigília, podendo ser resultado da má qualidade e/ou redução do sono noturno.

A sonolência na infância pode ser o primeiro sintoma de um transtorno do sono. Podem ser causas de sonolência excessiva: a insônia, os transtornos respiratórios do sono, as parassonias, a narcolepsia, a síndrome do atraso de fase do sono, a síndrome de Kleine-Levin e o uso de medicações com ação no SNC.

A apneia do sono e as parassonias são abordadas em outros tópicos. Comentaremos a seguir as hipersonias centrais.

A narcolepsia sempre deve ser lembrada frente a uma criança com sonolência diurna importante. Apesar da narcolepsia não ser frequente na faixa etária pediátrica, pode iniciar-se em 20% dos casos antes dos 10 anos de idade. Uma criança com narcolepsia pode pegar no sono enquanto conversa, come ou mesmo brinca. Ela apresenta ataques irresistíveis de sono várias vezes ao dia e pode ter alucinações auditivas ou visuais (alucinações hipnagógicas), episódios em que não consegue se mover (paralisia do sono) na hora de dormir ou ao despertar, assim como vivenciar ataques de fraqueza muscular súbita, geralmente desencadeados por uma surpresa ou emoção (cataplexia). Estes ataques podem durar de alguns segundos até minutos.

Durante os estágios iniciais da narcolepsia, as crianças frequentemente apresentam dificuldade para acordar cedo. É importante diagnosticar a narcolepsia precocemente, pois a sonolência pode afetar o rendimento escolar. As crianças com narcolepsia em geral se beneficiam de horários regulares e muitas vezes de medicação estimulante.

Algumas síndromes neurológicas podem cursar com narcolepsia, sendo assim consideradas narcolepsias secundárias, como, por exemplo, Prader-Willi, distrofia miotônica e Neiman-Pick tipo C.

A avaliação laboratorial do paciente com suspeita de narcolepsia exige uma polissonografia (PSG) seguida no dia posterior pelo teste de latências múltiplas de sono (TLMS). Este procedimento consiste em quatro a cinco registros de 20 a 35 minutos a cada 2 horas visando a documentação objetiva da sonolência e a constatação da presença de sono dessincronizado durante o período diurno. A PSG e o TLMS confirmam o diagnóstico de narcolepsia e complementam o diagnóstico diferencial com a eventual presença de outros distúrbios do sono, como transtorno dos movimentos periódicos de membros inferiores, apneia do sono, transtorno comportamental de sono REM. Atualmente, dois exames complementares vêm sendo utilizados no diagnóstico da narcolepsia: pesquisa de HLA (mais associada à cataplexia) e dosagem de hipocretina (orexina) no LCR.

A síndrome de Kleine-Levin (SKL) é um transtorno caracterizado por episódios de sonolência recorrente. Na sua forma típica, a criança apresenta episódios de hipersonia, hiperfagia, alterações psíquicas e aumento de prolactina. Os episódios podem durar de 12 horas a 3 semanas e os intervalos podem variar de meses a anos. Durante o surto, o paciente dorme por longos períodos (18 a 20 horas), acordando geralmente para comer de maneira voraz. Podem ocorrer alterações do comportamento sexual, agressividade, distúrbio de memória, sintomas depressivos e até alucinações. Nos intervalos, os pacientes apresentam-se absolutamente normais e geralmente relatam amnésia ao período crítico.

A SKL é rara e de etiopatogenia desconhecida. O diagnóstico diferencial da SKL deve ser feito com distúrbios que cursam com sonolência intermitente, como tumores do terceiro ventrículo, encefalites, trauma cranioencefálico e distúrbios psiquiátricos.

Distúrbios do ritmo circadiano

Na criança, o distúrbio do ritmo circadiano mais comum é a síndrome do atraso de fase do sono, que frequentemente é associada a sonolência diurna e dificuldade escolar.

A síndrome do atraso de fase do sono é um distúrbio do ritmo circadiano, que ocorre usualmente em adolescentes. Em geral, eles reclamam que não conseguem dormir antes das 2 horas da manhã e que têm dificuldade de sair da cama para ir à escola cedo. Este problema é particularmente difícil para a família que tem hábitos matutinos. Um estilo de vida inapropriado pode perturbar a ritmicidade do ciclo sono-vigília, especialmente quando não há regularidade nos horários de dormir e de acordar. A exposição à luz pode ser útil na abordagem terapêutica dessas crianças, sendo que a ocasião mais apropriada para a exposição à luz são as horas desejáveis para a vigília.

Os adolescentes podem beneficiar-se de um tratamento de "choque" num fim de semana: eles devem permanecem acordados toda a noite da sexta e o dia do sábado e assim, terão sono no sábado à noite e acordarão mais cedo no domingo. A partir daí eles precisam de uma rotina rígida do horário de dormir nos dias de semana. Essa desordem de ritmo circadiano pode ser manifestada por uma insônia, assim como por ataques de sono. Outra opção terapêutica é a cronoterapia.

Parassonias

O termo parassonia refere-se a manifestações físicas indesejáveis que acometem os sistemas motor e/ou neurovegetativo, ocorrendo no sono ou na transição sono-vigília. Diante de uma criança com queixa de movimentação excessiva durante o sono ou "sono agitado", uma das hipóteses a ser considerada é a presença de parassonia. A prevalência das parassonias na infância é alta. Em estudo recente, observou-se a prevalência de 14% em crianças de 7 a 11 anos, sendo maior entre 9 e 10 anos.

Os distúrbios do despertar geralmente ocorrem no início do sono, são comuns na infância e tendem a diminuir com a idade. Em geral apresentam histórico familiar positivo, com predisposição genética. As parassonias do sono não REM podem ser consideradas parte de um espectro, pois há muitos aspectos em comum e é frequente a sobreposição de quadros clínicos. Ocorrem mais frequentemente nas fases 3 e 4 do sono não REM (atual N3), mas podem eventualmente ocorrer na fase 2. Alguns aspectos em comum aos distúrbios do despertar incluem transição incompleta do sono de ondas lentas, comportamentos automáticos, percepção alterada do ambiente e níveis variáveis de amnésia ao evento.

Há vários fatores que podem influenciar os distúrbios do despertar. A idade parece ser importante, uma vez que esses distúrbios predominam na infância e, muitas vezes, desaparecem na adolescência. A privação de sono parece aumentar a complexidade e a frequência dos eventos.

O sonambulismo caracteriza-se por episódios de despertar parcial do sono NREM com comportamentos motores estereotipados e automáticos, com amnésia total ao evento. O sonambulismo ocorre no sono delta com comportamentos de sentar na cama, levantar e deambular, durando de poucos minutos a meia hora. Os episódios apresentam tendência de acontecer predominantemente no terço inicial da noite, por causa da maior porcentagem de sono delta nesta fase.

A prevalência na população varia de 1% a 17% e é mais comum em crianças entre 8 e 12 anos, sendo uma desordem autolimitada. Em 10% a 25% dos casos, é possível identificar história familiar de sonambulismo, enurese, terror noturno e sonilóquio. Fatores como febre, privação de sono, drogas, atividade física, estresse, ansiedade, álcool, apneia do sono podem aumentar a frequência dos episódios. O diagnóstico diferencial deve ser feito com transtorno comportamental de sono REM e crises parciais complexas (crises epilépticas do lobo frontal ou temporal) durante o sono.

O tratamento do sonambulismo inclui o aconselhamento familiar a respeito do caráter benigno da doença e a recomendação de medidas de segurança para evitar acidentes. Os sonâmbulos podem precisar de proteção para evitar que se machuquem, como trancar as janelas e portas que possam dar em escadas, ou instalar um alarme na porta do quarto da criança para alertar os familiares se ela sair do quarto. Deve-se orientar no sentido de se evitar o uso de cafeína e a privação de sono. Quando os episódios forem frequentes, o uso de medicação (clonazepam) pode ser indicado.

O terror noturno consiste em episódios de despertar parcial do sono não REM. Esses episódios são caracterizados por despertar súbito e a criança em geral, grita, sentando-se na cama com uma face de pavor; há predomínio de intensas manifestações autonômicas com taquicardia, taquipneia, rubor de pele, sudorese e midríase. Há usualmente amnésia total dos episódios. O terror noturno geralmente ocorre no sono delta. Os episódios duram de 5 a 20 minutos e o retorno ao sono é imediato. Há uma incidência maior entre 4 e 12 anos de idade. Em um estudo feito com crianças de 1 a 14 anos, a incidência de terror noturno foi de 2,9%, com ou sem episódios de sonambulismo. Outro estudo encontrou incidência de terror noturno de 6% em pré-escolares. O terror noturno é mais comum no sexo masculino e tem caráter autolimitado.

No terror noturno, fatores como febre, privação de sono e apneia do sono também podem aumentar a frequência dos episódios. O diagnóstico diferencial deve ser feito com os pesadelos, com crises epilépticas do lobo frontal ou temporal durante o sono e com transtorno comportamental do sono REM (que é muito raro na infância). O tratamento é semelhante ao do sonambulismo.

Os despertares confusionais consistem em despertares parciais, com fala arrastada, amnésia ao evento, sudorese e comportamento inadequado, como choro inconsolável ou agressividade. Em geral, duram poucos minutos, mas podem persistir por mais de 1 hora. Os episódios podem ser precipitados por drogas com ação no SNC, atividade física e privação de sono. A prevalência é de 17% entre 3 e 13 anos, geralmente desaparecendo após os 10 anos. A associação com sonambulismo é frequente, sendo que um estudo revelou que 36% das crianças com sonambulismo haviam apresentado despertares confusionais na fase pré-escolar.

Quanto às parassonias do sono REM, destacam-se na infância os pesadelos, que são episódios em que a criança acorda assustada e a seguir relata histórias de conteúdo desagradável. Ao contrário do terror noturno, os pesadelos geralmente ocorrem durante o sono REM, ou seja, predominam na segunda metade da noite. Os pesadelos raramente incluem fala, gritos ou andar durante o sono. Os pesadelos são mais frequentes entre 3 e 6 anos de idade, quando se vão tornando menos comuns. O tratamento na maioria dos casos restringe-se à orientação familiar a respeito do caráter benigno dos episódios.

Na maioria das vezes, o diagnóstico das parassonias pode ser obtido com base na história clínica. Alguns casos podem exigir exame de polissonografia (PSG), sendo que as principais indicações de PSG nas parassonias são:

1. Risco de lesões ou violência.
2. Diagnóstico diferencial com crises epilépticas.
3. Presença de sonolência excessiva diurna.
4. Ausência de resposta terapêutica.
5. Associação com outros distúrbios neurológicos, clínicos ou psiquiátricos.

Outras parassonias

A enurese noturna caracteriza-se por micção recorrente involuntária durante o sono. Na enurese primária, há ausência de controle vesical após 5 anos de idade na ausência de outras doenças médicas. Na enurese secundária, ocorre reaparecimento do fenômeno após um período de 3 a 6 meses de controle vesical. Uma em cada três crianças de 4 anos ainda urina na cama. Assim, a enurese noturna é vista com um distúrbio somente após os 5 anos de idade. A prevalência de enurese é de cerca de 10% em crianças de 6 anos e diminui progressivamente com a idade.

O tratamento da enurese noturna primária inclui treinamento vesical e apoio psicológico para a criança assim como orientação para a família. Medidas comportamentais de reforço são utilizadas, como o "mapa de estrelas", prêmios etc. Em casos persistentes podem ser utilizados antidepressivos tricíclicos, como a imipramina ou o DDAVP. A enurese secundária merece tratamento causal.

Distúrbios do movimento relacionados com o sono

A síndrome das pernas inquietas (SPI) é uma alteração sensório-motora com aspectos neurológicos que afeta o sono da criança e do adolescente. Os pacientes descrevem como sintomas uma necessidade irresistível de mover as pernas, normalmente acompanhada de incômodo, sensação desagradável, desconforto e/ou inquietude.

O curso clínico é variável, mas em geral crônico e lentamente progressivo. Interrupções do sono, incapacidade de adormecer e sono insuficiente são queixas comuns em crianças com SPI. Considera-se como critério de apoio para a SPI uma história familiar positiva com hereditariedade sugestiva autossômica dominante e a presença de movimentos periódicos dos membros (MPM) em vigília ou sono, sendo que a maioria dos pacientes com SPI apresenta MPM durante o sono.

A SPI apresenta importante caráter familiar: estudos recentes de *linkage* evidenciaram um número de *loci* suscetíveis para a SPI familiar. Há associação entre uma sequência variante no cromossomo 6p e movimentos periódicos durante o sono.

Os critérios diagnósticos clínicos para as pernas inquietas são:

1. O paciente apresenta necessidade de mover as pernas, causada por sensação desagradável nas mesmas.
2. A sensação desagradável piora em períodos de repouso.
3. A sensação desagradável é parcialmente aliviada pelo movimento.
4. A necessidade de movimento e a sensação de desconforto é pior à noite.

Para a criança é necessário o preenchimento dos quatro critérios diagnósticos dos adultos mais o relato da própria criança consistente com a sensação desagradável e/ou desconforto nas pernas ou o preenchimento dos quatro critérios diagnósticos dos adultos, sem o relato da criança mais dois dos seguintes critérios:

1. Transtorno do sono.
2. Familiar de primeiro grau portador de SPI.
3. Polissonografia com índice de movimentos periódicos dos membros igual ou superior a 5.

Atualmente, um número crescente de estudos ressalta o papel do ferro nos mecanismos da SPI, sugerindo ação benéfica do uso de ferro nesses casos. Ainda não se sabe bem como o ferro interage com a dopamina a ponto de melhorar a sintomatologia da SPI. O ideal é que se solicite dosagens de ferritina, transferrina e ferro sérico, antes da prescrição do ferro.

A maioria dos casos de SPI na infância não precisa de tratamento específico. Recomenda-se que a família seja orientada para evitar o uso de cafeína e a privação de sono. O uso de algumas medicações antidepressivas pode piorar os sintomas da SPI, devendo-se avaliar sua possível suspensão. Um programa de atividades físicas também pode ser útil na melhora dos sintomas. O tratamento medicamentoso inclui o uso de agonistas dopaminérgicos e benzodiazepínicos, porém raramente são utilizados na faixa etária pediátrica.

O transtorno rítmico do movimento, também conhecido como *jactatio capitis nocturna*, caracteriza-se por movimentos repetitivos, que geralmente envolvem o segmento cefálico e cervical. É uma patologia tipicamente da infância, começa em geral por volta dos 9 meses e raramente persiste após os 4 anos de idade. Os episódios duram poucos minutos e, usualmente, ocorrem no início do sono. Os estudos de PSG demonstram a presença de movimento rítmico na transição sono-vigília e no estágio 2 do sono não REM e mais raramente no sono de ondas lentas ou no REM. O prognóstico é bom e, na maioria das vezes, não exige tratamento.

O bruxismo é um movimento rítmico de atrito dos dentes durante o sono com a produção de ruídos. Ocorre por despertar parcial durante o estágio 2 do sono não REM ou durante o sono REM. Pode também ocorrer em vigília. De modo geral, a criança apresenta somente esse movimento anômalo, porém, ocasionalmente, pode haver outra desordem do sono concomitante. Como decorrência do esforço muscular do masseter, pode haver cefaleia, dor mandibular, desgaste dos dentes ou da articulação temporomandibular. A incidência anual de algum episódio de bruxismo é de 10% a 15%, para a faixa etária de 5 a 20 anos. Crianças com deficiência mental ou paralisia cerebral têm incidência maior. Os fatores desencadeantes podem ser agravos físicos ou psíquicos. Há elevada frequência de antecedente familiar positivo.

O diagnóstico é clínico, geralmente fácil, embora por vezes possa ficar mascarado pela queixa de cefaleia, alteração dentária ou de outros movimentos corpóreos anômalos concomitantes. O exame de PSG é indicado em poucos casos para confirmar o diagnóstico e descartar distúrbios respiratórios do sono, crises epilépticas e mioclonia fáscio-mandibular. O diagnóstico ocorre na documentação de quatro episódios por hora de sono ou na presença de 25 contrações musculares por hora de sono e um mínimo de dois sons de ranger por registro de sono na ausência de anormalidades epilépticas no EEG.

As próteses dentárias são recomendáveis nos casos mais intensos, assim como acompanhamento psicológico.

OUTROS

O sonilóquio é a emissão da fala ou de sons ininteligíveis durante o sono. Os episódios ocorrem com frequência variada e são autolimitados. São desencadeantes habituais o estresse, a febre e outros distúrbios do sono. Podem ocorrer em todos os estágios de sono.

BIBLIOGRAFIA

Agargun MY, Cilli AS, Sener S, Bilici M, Ozer OA, Selvi Y, Karacan E. The prevalence of parasomnias in preadolescent school-aged children: a Turkish sample. Sleep 2004; 27(4):701-705.

Allen RP, Walters AS et al. Restless legs syndrome prevalence and impact: REST General Population Study. Arch Intern Med 2005; 165:1.286-1.292.

Alves RSC, Prado G, Bauab J, Passos AFE, Silva AB. Prevalence of sleep problems among 7 to 10 year-old normal children. Sleep 1998; 21:137.

Beltramini AV, Hertzig ME. Sleep and bedtime behavior in pre-school aged children. Pediatrics 1983; 71:153-158.

Ferber R. Childhood sleep disorders. Neurol Clin 1996; 14(3):493-511.

Ferber RA. Behavioral "insomnia" in the child. Psychiatr Clin North Am 1987; 10(4):641-653.

Grupo Brasileiro de Estudos em Síndrome das Pernas Inquietas (GBE-SPI). Síndrome das pernas inquietas. Diagnóstico e tratamento. Arquivos de Neuropsiquiatria 2007; 65(3A):721-727.

ICSD-2. The International Classification of Sleep Disorders, Diagnostic and Coding Manual. 2 ed. AASM, Westchester, IL, EUA. P. Hauri, Task Force Chair, 2005.

Klackenberg, G. Somnambulism in childhood: prevalence, course and behavioral correlation. Acta Paediatr. Scand. 1982; 71:495-499.

Klackenberg, G. Somnambulism in childhood: prevalence, course and behavioral correlation. Acta Paediatr Scand 1982; 71:495-499.

Laberge L, Tremblay RE, Vitaro F, Montplaisir J. Development of parasomnias from childhood to early adolescence. Pediatrics 2000; 106:67-74.

Mason TBA, Pack AI. Pediatric parasomnias. Sleep 2007; 30(2):141-151.

Mehlenbeck R, Spirito A, Owens J, Boergers J. The clinical presentation of childhood partial arousal parasomnias. Sleep Med 2000; 1(4):307-312.

Mindell JA, Owens JA. A clinical guide to pediatric sleep: diagnosis and management of sleep problems. Lippincott: Willians & Wilkins, 2003.

Owens JA, Rosen CL, Mindell JA. Medication use in the treatment of pediatric insomnia: results of a survey of community-based pediatricians. Pediatrics 2003; 111:e628-e635.

Pessoa JHL, Pereira Jr JC, Alves RSC. Distúrbios do sono na criança e no adolescente. São Paulo: Atheneu, 2008.

Richman N. Surveys of sleep disorders in children in a general population. In: Guilleminault C (ed.). Sleep and its disorders in children. New York: Raven Press, 1987.

Rosen GM, Mahowald MW. Disorders of arousal in children. In: Sheldon S, Ferber R, Kryger M (eds.). Principles and practice of pediatric sleep medicine. 2005:293-304.

Sheldon SH, Ferber R, Kryger MH. Principles and practice of pediatric sleep medicine. Philadelphia: Elsevier, 2005.

Sheldon SH, Jacobsen J. REM sleep motor disorder in children. J Child Neurol 1998; 13:257.

Stefansson H, Rye D, Hicks A, Petursson H et al. A genetic risk factor for periodic limb movements in sleep. N Engl J Med 2007; 357:639-647.

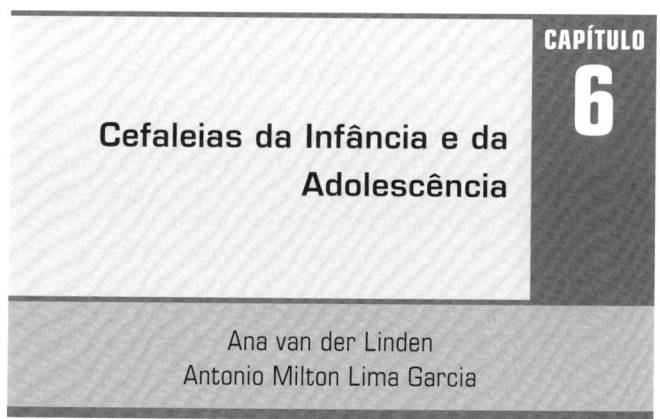

CAPÍTULO 6

Cefaleias da Infância e da Adolescência

Ana van der Linden
Antonio Milton Lima Garcia

ASPECTOS GERAIS

Introdução, conceituação e epidemiologia

A ideia de que a cefaleia, em especial a migrânea, seria incomum na infância faz parte de um passado pouco distante.

A cefaleia é hoje aceita como queixa muito frequente na infância e na adolescência. Nenhuma idade é imune; entretanto, nos primeiros anos, quando a criança ainda não sabe expressar suas queixas, ela pode manifestar-se por irritabilidade, inquietude, distúrbios vasomotores e outros, que tornam o diagnóstico difícil e geralmente retrospectivo.

A cefaleia na criança tem amplo espectro de causas, dificuldades diagnósticas e terapêutica específica.

Diante de uma situação tão frequente, é extremamente importante determinar a urgência, limitar os exames, em especial a neuroimagem e ajudar a criança com um tratamento e uma atitude adequada. Tanto é grave não reconhecer os primeiros sinais de hipertensão intracraniana (HIC) quanto também multiplicar os exames de investigação diante de uma cefaleia tensional com sintomatologia depressiva.

A verdadeira prevalência da cefaleia só pode ser estabelecida por meio de estudos populacionais: a referência clássica da literatura é o trabalho de Bille (1962), realizado na cidade de Uppsala – Suécia, entrevistando 8.993 escolares com idades entre 7 e 15 anos: em 40% das crianças aos 7 anos havia pelo menos um relato de episódio de cefaleia (35% eram infrequentes, 3% frequentes e 2% tinham migrânea) e em 75% aos 15 anos de idade (55% infrequentes, 15% frequentes e 5% com migrânea).

Sillampäa (1976) encontrou proporções semelhantes na população escolar de duas cidades finlandesas.

No Brasil, Barea (1996), avaliando 538 escolares com idades entre 10 e 18 anos na cidade de Porto Alegre, encontrou uma frequência de cefaleia de 82%, sendo a cefaleia tensional bem mais frequente (72%) do que a migrânea (10%).

A prevalência de cefaleia na infância tende a aumentar gradualmente com a idade, com maior frequência de casos na adolescência. Antes da puberdade, os meninos são mais afetados; após a puberdade, a cefaleia torna-se mais frequente entre as meninas. A idade média de início de migrânea é de 7,2 anos em meninos e de 10,9 anos em meninas.

A prevalência de cefaleia tensional tende a aumentar com a idade em meninos e meninas, até por volta dos 11 anos de idade; a partir daí, passa a aumentar somente entre as meninas.

Classificação

As cefaleias podem ser divididas em dois grandes grupos de acordo com a classificação internacional de cefaleia. O primeiro grupo engloba as cefaleias de origem primária, assim chamadas por não estarem relacionadas com patologias de base; o início da dor está relacionado com mecanismos fisiopatogênicos intrínsecos. Podemos citar, como exemplos desse grupo, as diversas formas de migrânea e a cefaleia tensional.

O segundo grupo é o das cefaleias secundárias, cuja origem da dor se deve a patologias: tumores cerebrais, aumento da pressão intracraniana, intoxicações medicamentosas, trauma craniano, sinusopatias, hipotensão liquórica, infecções intracranianas, distúrbios vasculares intracranianos e doenças febris agudas. Elas correspondem a cerca de 25% das dores de cabeça. São, geralmente, caracterizadas por piora progressiva, ausência de periodicidade definida, dor atípica e alterações ao exame neurológico, raramente estando relacionadas com a cefaleia de caráter crônico.

É importante frisar que a relação entre cefaleia crônica na infância e os vícios de refração, frequentemente priorizados pela maioria dos pais e não raramente por profissionais da área de saúde, não passa de um mito. Observa-se na literatura um consenso de que os erros de refração representam uma rara causa de cefaleia na infância.

As cefaleias podem ser divididas ainda de acordo com o padrão temporal de instalação e evolução, podendo ser distribuídas em quatro grupos:

1. *Agudas* – Ocorrem como um evento único. Têm como causas as infecções do sistema nervoso e sistêmicas, hipertensão arterial e as hemorragias subaracnóideas e intracerebrais. Quando a etiologia é hemorrágica, a cefaleia geralmente é abrupta, de forte intensidade e acompanhada por distúrbios da consciência. O diagnóstico é feito por imagem: tomografia do crânio e angiografia cerebral. O exame do LCR não deve ser realizado pelo risco de agravação do quadro.
2. *Agudas recorrentes* – Ocorrem periodicamente separadas por intervalos livres de dor. O exemplo deste grupo é a migrânea.
3. *Crônicas progressivas* – Tendem a aumentar em intensidade e frequência. Náuseas, vômitos e sinais de comprometimento neurológico fazem-se presentes na hipertensão intracraniana.
4. *Crônicas não progressivas* – Ocorrem diariamente ou com bastante frequência. São representadas pela cefaleia tipo tensional.

Diagnóstico

O diagnóstico das cefaleias está embasado nas informações dadas pelo pequeno paciente; quando possível, pelos pais e, às vezes, pelos professores.

No interrogatório deve ser dada atenção especial a instalação, localização, caráter e duração da dor, horário preferencial, sintomas e sinais que acompanham as crises, frequência das crises, repercussões na vida diária e existência de fatores desencadeantes. O Quadro XV.6.1 mostra uma série de perguntas que podem ser feitas aos pais ou às crianças e que provêem informações suficientes para o diagnóstico das cefaleias primárias, fornecendo pistas para o diagnóstico diferencial com cefaleias secundárias.

Aos pais, além disso, deve-se perguntar sobre o aspecto da criança durante a crise (palidez, sonolência, irritabilidade, hipoatividade), além da idade de início. Alguns antecedentes pessoais –presença de distúrbios do sono, como sonambulismo, bruxismo e sonilóquio, existência de outros paroxismos dolorosos (dores nos membros, dores abdominais recorrentes), cinetose, vertigem paroxística benigna e vômitos cíclicos – estão relacionados com o desenvolvimento posterior de cefaleia crônica diária, principalmente a migrânea, na adolescência. Nunca se deve esquecer também a história familiar.

A migrânea é uma patologia hereditária, portanto, antecedentes familiares dessa patologia são uma pista importante em seu diagnóstico. É importante averiguar antecedentes de patologias psiquiátricas, como transtornos de ansiedade, fobias e depressão, assim como o ambiente familiar e o relacionamento pessoal com os pais. A cefaleia tensional em crianças está muito relacionada com transtornos de ansiedade e com tensões emocionais, especialmente em momentos de separação judicial dos genitores.

Muitas vezes, principalmente quando se trata de crianças pequenas, encontramos dificuldades em estabelecer com clareza as características clínicas da cefaleia na infância, devido a dificuldades de expressão e traumas psicológicos dos pequenos pacientes.

Uma boa estratégia para tentar superar esses obstáculos é interrogar os pais, de maneira adequada, sobre o comportamento das crianças durante os episódios de cefaleia. Podemos inferir de certos comportamentos informações valiosas sobre as características da dor, o que nos auxilia na classificação e consequentemente na abordagem terapêutica. Por exemplo, a predileção por ambientes escuros durante as crises pode significar fotofo-

Quadro XV.6.1. Perguntas-chave a serem realizadas na avaliação de crianças com cefaleia

Base de dados da cefaleia
1. Quando e como começou a sua dor de cabeça?
2. Qual o padrão temporal da sua dor de cabeça: primeira e súbita, dor em episódios, diária, com piora gradual?
3. Você tem um só tipo de dor de cabeça ou mais de um?
4. Com que frequência ocorre e quanto tempo dura a sua dor de cabeça?
5. Você pode prever quando vai começar a dor?
6. Qual a localização da dor e qual a qualidade da dor: pulsátil, em aperto, cortante ou outro?
7. Existem outros sintomas que acompanham a dor: náuseas, vômitos, tonturas, dormências, fraqueza?
8. O que faz a dor de cabeça piorar ou melhorar? Atividade física, medicações, calor ou alimentos tendem a piorar ou desencadear as crises?
9. Você tem que parar suas atividades quando está com dor de cabeça?
10. A dor de cabeça ocorre em alguma circunstância especial ou em algum horário preferencial?
11. Você tem outros sintomas entre as crises?
12. Você está usando ou encontra-se em tratamento com alguma medicação (para a dor de cabeça ou com outro propósito)?
13. Você tem algum outro tipo de problema médico?
14. Alguém na sua família sofre de dor de cabeça?
15. O que você acha que pode estar ocasionando sua dor de cabeça?

Adaptado de Rothner, 1995.

bia; crianças que solicitam abaixar o volume da televisão ou que procuram colocar o travesseiro sobre a cabeça durante as crises, provavelmente, apresentam fonofobia; e a diminuição do apetite pode revelar a presença de náuseas, mesmo na ausência de episódios eméticos.

Outro instrumento auxiliar muito importante no diagnóstico, na classificação e no acompanhamento das cefaleias na infância e na orientação terapêutica é o Diário da Cefaleia. Trata-se de um questionário mensal, a ser preenchido pelos pais ou responsáveis pela criança, no qual se descrevem a frequência e as características das crises apresentadas pela criança.

A anamnese meticulosa e exames físico e neurológico completos são de imenso valor para a diferenciação entre cefaleias de origem primária e secundária mas, sobretudo, para a identificação de sinais de alerta para patologias intracranianas. A fundoscopia para afastar a presença de papiledema e a medida da pressão arterial sistêmica são exames indispensáveis em um paciente com cefaleia, principalmente nas cefaleias de início agudo e subagudo.

A indicação de exames complementares para a cefaleia na infância é extremamente limitada. O eletroencefalograma não é recomendado pela Academia Americana de Neurologia como exame para a avaliação de cefaleia e as indicações de neuroimagem na cefaleia estão bem estabelecidas, não sendo recomendadas em crianças com cefaleia recorrente com exame neurológico normal (Quadro XV.6.2).

MIGRÂNEA

Introdução, conceituação e epidemiologia

Trata-se de um distúrbio familiar caracterizado por crises recorrentes de cefaleia com intensidade, frequência e duração variáveis. É classificada como uma cefaleia primária pela Sociedade Internacional de Cefaleia (IHS).

Em um estudo com cerca de 3 mil escolares finlandeses, com idade entre 7 e 14 anos, foi estimada uma prevalência de 2,7% de migrânea aos 7 anos com distribuição semelhante em ambos os sexos (2,9% para os meninos e 2,5% para as meninas). A prevalência aumenta com a idade – 10,6% aos 14 anos, com nítido predomínio no sexo feminino (14,8%/6,4%).

Etiologia, patogenia e patologia morfológica e funcional

Apesar de a migrânea ser conhecida há muitos anos, mesmo com o avanço do conhecimento, a sua etiopatogenia ainda não foi totalmente esclarecida. Varias teorias têm sido propostas.

Uma das mais conhecidas é a teoria vascular de Graham e Wolf (da década de 1940), que explica a evolução da crise migranosa em três fases: a primeira de vasoconstrição intracraniana, que explicaria os sintomas da aura; a segunda, caracterizada por dor pulsátil, geralmente unilateral, corresponderia à vasodilatação nos territórios carotídeos e meníngeos; segue-se a terceira fase, na qual haveria edema da parede arterial que explicaria a dor contínua. Essa teoria, entretanto, não explica a origem das náuseas e vômitos, a dor unilateral e ainda não justifica a migrânea sem aura.

Na década de 1950, Sicuteri atribuiu a crise de migrânea a déficit de serotonina (5HT). Estímulos endógenos ou exógenos induziriam a liberação de 5HT das plaquetas, o que provocaria a vasoconstrição e aumentaria a permeabilidade vascular, permitindo o extravasamento de substâncias algógenas. A 5HT seria rapidamente metabolizada e excretada sob a forma de ácido 5-hidroxilindolacético. A queda dos níveis séricos da 5HT levaria à vasodilatação.

Em 1981, Olesen descreveu as primeiras evidências em seres humanos de que, durante as crises de migrânea, ocorreria hipoperfusão cortical que se alastraria lentamente, de modo incompatível com o espasmo de grandes artérias. Esta redução do fluxo sanguíneo inicia-se no polo posterior do cérebro e progride por contiguidade, num ritmo de 2 a 3 mm por minuto, para as regiões temporais e parietais – fenômeno semelhante à depressão alastrante cortical descrita em coelhos por Leão, pesquisador brasileiro. Durante essa fase, podem ocorrer os sintomas da aura e o início da cefaleia.

Na fase da dor, a hiperemia com hiperperfusão segue-se à hipoperfusão já descrita, podendo persistir por várias horas sem haver modificação aparente nas características da dor.

Ainda foi constatada pela tomografia com emissão de pósitrons (*PET-scan*) uma atividade metabólica em estruturas do tronco cerebral (TC): *locus coeruleus*, formação reticular do TC e região periaquedutal mesencefálica, que seriam estruturas ativadas na sequência de eventos da migrânea.

Quadro XV.6.2. Indicações de neuroimagem na cefaleia

1. A primeira e pior cefaleia da vida da criança, principalmente se de instalação súbita
2. Alteração na frequência, na intensidade ou nas características clínicas da cefaleia
3. Exame neurológico anormal
4. Cefaleia progressiva ou crônica diária de início súbito
5. Sintomas neurológicos persistentes
6. Evidência ao EEG (em caso de associação com crises epilépticas) de lesão cerebral focal
7. Hemicrania persistente sempre do mesmo lado, com sintomas neurológicos contralaterais
8. Ausência de resposta à terapia de rotina

Adaptado de Ohlweiler L., 2005.

Atualmente, existem evidências de que a dor na migrânea é mediada por terminações do nervo trigêmeo e que pode ser devida a uma forma de inflamação neurogênica estéril. A estimulação do gânglio de Gasser pode provocar vasodilatação extracraniana através de uma rede de fibras dos neurônios da primeira divisão do trigêmeo – é o sistema trigêmeo-vascular. A vasodilatação se acompanha de granulações nos mastócitos e de maior permeabilidade vascular, liberando peptídeos (substância P, peptídeo relacionado com o gene da calcitonina – CGRP), oxido nítrico (NO), catecolaminas, 5HT e outras substâncias. Esse processo inflamatório gera estímulos nociceptivos que, percebidos por terminações periféricas do trigêmeo, são reconduzidos ao gânglio de Gasser e ao núcleo trigeminal, mantendo a percepção dolorosa no paciente.

Continuam a existir evidências que sugerem ser a 5HT particularmente importante na fisiopatogenia da migrânea. Este neurotransmissor inibitório do cérebro contrai as grandes artérias e anastomoses arteriovenosas e dilata as arteríolas. Além de ser um agente vasomotor que regula o fluxo sanguíneo cerebral, atua também como neurotransmissor nos sistemas neuronais que regulam a nocicepção.

No sistema nervoso central, os neurônios que contêm 5HT situam-se próximos à linha média do TC e mudam seu padrão de deflagração em resposta a estímulos estressantes. Há possibilidade de que um aumento abrupto na atividade de neurônios serotoninérgicos da rafe ou uma descarga plaquetária de 5HT, após um estimulo estressante, ative receptores 5HT sensibilizados e leve à ativação de um processo gerador de dor.

Quadro clínico e diagnóstico

Os critérios para o diagnóstico de migrânea sem aura pelo IHS são:

a. Pelo menos cinco crises preenchendo os critérios *b, c* e *d*.
b. Crises de cefaleia durando 1 a 72 horas (não tratadas).
c. A dor tem pelo menos duas das características seguintes: localização bi ou unilateral (frontal/temporal), pulsátil (ou latejante), intensidade moderada a grave, impedindo a atividade diária, e agravação por atividade física rotineira, como subir escadas.
d. Durante a cefaléia, pelo menos um dos seguintes: náuseas e/ou vômitos, foto e/ou fonofobia.

Tem sido proposta por alguns autores a exclusão do critério de duração das crises, uma vez que na infância os paroxismos de cefaleia podem ser bem mais curtos do que os do adulto. Isto melhoraria a sensibilidade dos critérios do IHS para o diagnóstico de migrânea.

Além disso, tem sido descrita na literatura a menor frequência de aura, da unilateralidade e do caráter pulsátil da cefaleia em crianças, com relação a adolescentes e adultos. Também têm sido relatadas maior frequência de vômitos e fotofobia na migrânea de crianças mais novas.

Outra peculiaridade importante no diagnóstico da migrânea na infância é a heterogeneidade das crises.

Nos antecedentes das crianças com migrânea ocorrem, com grande frequência, cinetose, vertigem paroxística benigna, dores nos membros, dor abdominal recorrente, vômitos cíclicos, febre recorrente e algumas parassonias.

Historia familiar nas crianças com crises migranosas é encontrada em 70% dos casos, mais comumente no lado materno.

Outros tipos de migrânea

Migrânea com aura

A cefaleia é precedida ou acompanhada por disfunção transitória e reversível do sistema nervoso central, sendo na maioria um distúrbio visual (distorções ou obscurecimento do campo visual). Podem ocorrer também parestesias, além de sintomas de linguagem como disartria e disfasia.

Os critérios da IHS para diagnóstico de migrânea com aura em crianças e adolescentes são os seguintes:

a. Pelo menos duas crises preenchendo os critérios *b, c* e *d*.
b. Aura representada por paresias, excluindo sintomas visuais positivos reversíveis (luzes, manchas ou linhas) e/ou negativos (perda da visão), sintomas sensitivos reversíveis positivos (formigamentos) e ou negativos (dormência) e disfasia reversível.
c. Pelo menos dois dos seguintes achados: sintomas visuais homônimos e/ou sensitivos unilaterais; pelo menos um sintoma e/ou diferentes sintomas de aura em sucessão evoluem gradualmente em mais de 5 min; cada sintoma dura entre 5 e 60 minutos.
d. Preencher os critérios de migrânea sem aura.
e. Não ser atribuída a outro transtorno.

Migrânea hemiplégica familiar

Tem herança autossômica dominante; em algumas famílias, o gene foi mapeado no cromossomo 19. Caracteriza-se por uma aura motora com ou sem afasia que persiste por horas ou dias. Existem também casos esporádicos.

Migrânea basilar

Incide geralmente em adolescentes do sexo feminino. Os sintomas da aura indicam comprometimento de estruturas localizadas no tronco cerebral, cerebelo e córtex visual.

Migrânea oftalmoplégica

Caracteriza-se por paralisia dos oculomotores precedendo a cefaleia. Pode ocorrer em crianças pequenas.

Tratamento

O diário de anotações das crises ajuda na identificação de fatores desencadeantes e no diagnóstico da frequência e intensidade das crises, orientando, portanto, a terapêutica a ser indicada. As crianças respondem bem ao relaxamento e à higiene do sono.

O tratamento farmacológico deve visar à melhoria da crise (tratamento abortivo) e à sua prevenção (tratamento profilático).

Tratamento da crise

O grau de intensidade da dor orienta a respeito da droga a ser usada. Na infância e na adolescência, os analgésicos comuns (paracetamol, dipirona) e o isometepteno são bons para as crises com dor de intensidade fraca, sem vômitos. Os anti-inflamatórios não esteroides, entre eles o ibuprofeno, com eficácia comprovada, são úteis nas crises com dor de intensidade moderada a forte.

Nos adolescentes, as crises fortes incapacitantes podem ser tratadas com derivados ergóticos e triptanos, usados na primeira meia hora do início da crise.

Tratamento profilático

É indicado quando as crises de cefaleia ocorrem duas ou mais vezes por mês, nas crises de difícil controle medicamentoso ou quando são prolongadas e intensas, repercutindo sobre a vida diária do paciente, mesmo com frequência menor do que bimensal, quando ocorre falência da medicação abortiva, em subtipos especiais de cefaleia como a basilar, a hemiplégica, com auras prolongadas (enxaquecas complicadas) e em caso de ineficácia da profilaxia medicamentosa. As drogas usadas são: propranolol (2 a 4 mg/kg/dia), pizotifeno, flunarizina (5 a 10 mg à noite), divalproato de sódio (15 a 45 mg/kg/dia) e amitriptilina (5 a 25 mg à noite). O topiramato tem sido descrito na literatura como droga eficaz no tratamento da cefaleia na infância.

De acordo com recomendações para tratamento profilático da migrânea na infância, publicadas em 2004, pela Academia Americana de Neurologia: a flunarizina é efetiva, grau de evidência B, e deve ser considerada. Não existem evidências significativas para o uso de ciproeptadina, amitriptilina, divaproato ou levitiracetam (grau U); propranolol e trazodona também têm evidências conflitantes (grau U); pizotifeno, nimodipina e clonidina não são eficazes (evidência grau B).

Prognóstico

A migrânea pode evoluir para a cura antes da puberdade, recidivar na vida adulta ou evoluir para a migrânea do adulto. Segundo Bille, 35% a 50% das crianças ficam livres dos sintomas dolorosos.

CEFALEIA DO TIPO TENSIONAL

Pode ocorrer na infância, em crianças com mais de 7 anos e na adolescência, porém com menor frequência que nos adultos. Acredita-se que seja uma possível disfunção, em nível neuroquímico, dos mecanismos centrais antinociceptivos.

Tem evolução crônica não progressiva; pelo menos 10 episódios, ocorrendo numa frequência < 1 dia/mês e < 12 dias/ano. Os acessos duram de 30 minutos a 7 dias. A cefaleia não é agravada pela atividade física. A dor é de intensidade leve a moderada, localização imprecisa (geralmente bilateral), em aperto/pressão, sem pródromos e não é acompanhada por náuseas, vômitos, fonofobia ou fotofobia. Frequentemente estão associadas a distúrbios de ansiedade, fobias, estresse, medo e irritabilidade. Alguns especialistas acreditam que a cefaleia tensional e a migrânea se encontrem em um mesmo espectro, sendo a cefaleia tensional mais leve e menos debilitante.

A cefaleia tipo tensional é mais bem abordada pelas técnicas comportamentais de *biofeedback*, relaxamento, acupuntura e psicoterapia. Antidepressivos e miorrelaxantes (tizanidina) podem ser usados como preventivos.

BIBLIOGRAFIA

American Academy of Neurology. Practice Parameter: Pharmacological treatment of migraine headache in children and adolescents: Report of the American Academy of Neurology Quality Standards Subcommittee and the Practice Committe of Child Neurology Society. Neurology 2004; 63:2.215-2.224.

Arruda MA, Carvalho DS. Cefaléia na infância e adolescência. Diagnóstico. Tratamento. In: Speciali JG, Farias da Silva W. Cefaléias. São Paulo: Lemos Editorial, 2002:201-226.

Arruda MA, Guidetti V. Cefaléia na infância e adolescência. Ribeirão Preto, SP: Instituto Glia, 2007.

Bille B. Migraine in school children. Acta Paediatr Scand 1962; 51(136):1-151.

Damén L, Bruijn JKJ, Verhagen AP, Berger MY, Passchier J, Koes BW. Symptomatic treatment of migraine in children: a systematic review of medication trials. Pediatrics 2005; 116(2):295-302.

Lakshmi CVS, Singhi S, Malhi P, Ray M. Topiramate in the prophylaxis of pediatric migraine: a double-blind placebo-controlled trial. J Child Neurology 2007; 22:829-835.

Lewis DW. Headaches in infants and children. In: Swaiman K, Ashwal S, Ferriero DM. Pediatric neurology: principles and practice. Philadelphia: Elsevier, 2006:1.183-1.202.

Ohlweiler L, Sebben G. Cefaléias. In: Rotta NT, Ohlweiler L, Riesgo RS. Rotinas em neuropediatria. Porto Alegre: Artmed, 2005:87-103.

Rothner AD. Miscellaneous headache syndromes in children and adolescents. Semin Pediatr Neurol 1995; 2:159.

Subcomitê de Classificação das Cefaléias da Sociedade Internacional de Cefaleia. Classificação internacional das cefaléias. 2 ed. Trad. Sociedade Brasileira de Cefaléia. São Paulo: Alaúde Editorial, 2006.

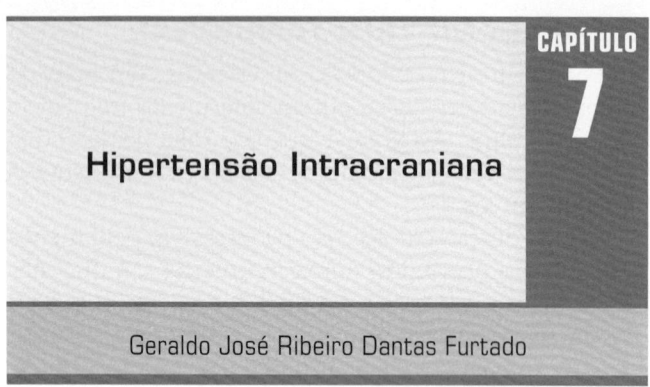

CAPÍTULO 7
Hipertensão Intracraniana

Geraldo José Ribeiro Dantas Furtado

INTRODUÇÃO, CONCEITUAÇÃO E EPIDEMIOLOGIA

A hipertensão intracraniana (HIC) é uma condição clínica grave que reflete desequilíbrio entre os componentes da cavidade craniana, levando à compressão e à deformidade em estruturas vitais do sistema nervoso central, alterações que se não forem adequadamente corrigidas em tempo hábil podem levar ao coma e ao óbito. Apresenta etiologia múltipla, tanto de origem neurológica quanto de doenças inicialmente localizadas fora do sistema nervoso. A HIC exige cuidados imediatos, sendo importante causa de morbimortalidade tanto em crianças quanto em adultos. Particularmente em crianças, é causa importante de agravamento de lesões, bem como de dano cerebral secundário. Não existem na literatura dados epidemiológicos precisos, porém sua ocorrência está diretamente relacionada com a condição desencadeante, com o tumor, com a coleção traumática intracraniana ou com hidrocefalia, entre outros.

ETIOLOGIA, PATOGENIA E PATOLOGIA MORFOLÓGICA E FUNCIONAL

As bases da compreensão dos mecanismos que regulam a pressão intracraniana foram estabelecidas há mais de dois séculos nos trabalhos de Alexander Monro e George Kellie, anatomistas escoceses, que concluíram que o conteúdo da caixa craniana – tecido cerebral, sangue circulante e líquido cefalorraquidiano (LCR) –, apresentavam, em um determinado momento, volumes definidos e que o aumento em um desses componentes se daria às expensas de compressão sobre os outros, uma vez que a caixa craniana constitui um continente rígido. Conhecida como doutrina de Monro-Keille, essa afirmação se mantém incontestável até os dias atuais.

Assim, fica fácil compreender por que uma lesão expansiva ou – como é costumeiramente citada na língua inglesa – uma lesão que ocupa espaço, geralmente tumor, granuloma, abscesso, hematoma intracraniano ou sistema ventricular com volume aumentado nas hidrocefalias, eleva a pressão intracraniana.

Ao considerar a pressão intracraniana (PIC) em crianças, devem ser levadas em conta diferenças importantes com relação ao crânio de adultos, como suturas não ossificadas e fontanelas ainda abertas, além de circulação cerebral com características hemodinâmicas diferentes. A macrocrania em neonatos, por exemplo, é um sintoma peculiar da criança.

O tecido cerebral, na cavidade craniana, ocupa cerca de 80% do volume, o sangue e o LCR, os outros dois componentes, ocupam cerca de 10% cada um, distribuídos no espaço intravenoso (60%) e no espaço arterial (40%). Circulam cerca de 5 mL de sangue por 100 g de tecido cerebral, em torno de 20 a 30 mL de LCR, no sistema ventricular e cerca de 120 a 130 mL nos espaços subaracnoides intracraniano e intrarraquidiano. A PIC tem uma variação fisiológica de 5 a 15 mmHg.

O tecido cerebral depende do fluxo sanguíneo constante e regular para suprir sua grande necessidade de nutrientes e oxigênio. Um determinado fluxo é definido pela expressão: $f = p/r$, onde p é a força (pressão de perfusão) impulsionadora e r, a resistência exercida a essa pressão. A pressão de perfusão cerebral é a diferença entre a pressão arterial média (PAM) e a PIC. Deve-se observar que a PIC funciona, juntamente com a resistência vascular, como fator restritivo ao fluxo. Desse modo, aumentos da pressão intracraniana resultam em diminuição da perfusão cerebral. Utilizando-se essa fórmula simples na circulação sanguínea cerebral, temos:

$$\text{Fluxo sanguíneo cerebral (FSC)} = \frac{(\text{PAM} - \text{PIC})}{\text{Resistência vascular cerebral}}$$

Para a manutenção de níveis adequados do FSC existem mecanismos próprios de autorregulação que procuram manter a pressão de perfusão cerebral (PPC) em níveis satisfatórios. Esses mecanismos de autorregulação têm a propriedade de aumentar o FSC diante de incremento da necessidade metabólica cerebral (quimiorreguladores) e ainda manter constante e aumentar ou diminuir esse fluxo, diante de alterações na pressão arterial (reguladores de pressão). Entre os quimiorreguladores, o mais efetivo é a pCO_2. Aumentos na concentração de CO_2 causam relaxamento na musculatura dos vasos cerebrais e, consequentemente, suas alterações têm um grande efeito sobre a resistência vascular, o FSC e o volume sanguíneo cerebral, contribuindo para o aumento da PIC (doutrina de Monro-Keille). A PPC aumentada causa vasoconstrição cerebral para tentar manter adequado o fluxo sanguíneo e, consequentemente, o componente de sangue na cavidade intracraniana – trata-se do mecanismo de autorregulação pressórico. O valor indicado da PPC para a manutenção de um FSC adequado é de 60 mmHg.

O LCR é formado por um processo de filtração pelos plexos coroides dos ventrículos, notadamente nos ventrículos laterais. Apresenta uma circulação específica, passando através dos foramens de Monro, ou foramens interventriculares, ao terceiro ventrículo, de onde segue pelo aqueduto cerebral de Sylvius ao quarto ventrículo.

Neste, através dos orifícios laterais de Luscka e do orifício medial, ou forâmen de Magendie, deixa o sistema ventricular e ocupa o espaço subaracnóideo cerebral e medular, sendo em seguida absorvido através das vilosidades aracnóideas, sobretudo no nível dos grandes seios venosos cerebrais. Alterações na circulação do LCR, que levem ao aumento do conteúdo liquórico, causam a condição chamada hidrocefalia. Exceto em uma situação particular, na qual existe um tumor no plexo coroide com aumento substancial da produção de LCR, a hidrocefalia é devida a obstruções na circulação liquórica, seja na fase intraventricular ou no espaço subaracnóideo.

O acúmulo de líquido nos espaços intersticial e/ou intracelular é chamado edema cerebral. Pode ser resultante do funcionamento inadequado dos mecanismos de troca de água e de eletrólitos entre os capilares e o espaço intersticial, como resposta a um processo infeccioso ou inflamatório levando à perda da funcionabilidade da barreira hematoencefálica (edema vasogenico), ou acúmulo de líquido no espaço intracelular por alterações da membrana celular (edema citotóxico). Pode ocorrer de forma circunscrita (em torno de um abscesso cerebral, por exemplo) ou disseminada (em lesões traumáticas graves), provocando também aumento da PIC.

A relação entre o aumento do volume dos componentes intracranianos e o aumento da pressão intracraniana se dá de forma exponencial. Inicialmente, diante de aumentos discretos do volume intracraniano, mecanismos de adaptação, como a maior passagem de LCR para o componente raquiano ou a diminuição do componente sanguíneo pela compressão sobre os vasos exercida por uma lesão expansiva, fazem com que se verifiquem aumentos muito pequenos da PIC. Esgotados esses mecanismos, com a persistência do aumento do volume intracraniano, a PIC passa a apresentar incremento acentuado em curto espaço de tempo. Exemplificando, podemos citar uma lesão expansiva, como um tumor benigno cerebral, de crescimento lento, que proporciona durante algum tempo apenas aumentos moderados da PIC, enquanto os mecanismos de proteção atuam. O inverso ocorre, por exemplo, em lesões traumáticas, como os hematomas extradurais, nos quais um aumento rápido da coleção sanguínea intracraniana, atingindo grandes volumes em curto espaço de tempo, leva à descompensação da PIC com falha dos mecanismos de proteção. Na Fig. XV.7.1, pode ser vista a chamada curva da PIC.

QUADRO CLÍNICO

História de cefaleia de predomínio matinal associada ou não a náuseas e vômitos é comumente a primeira queixa de pacientes com HIC. Essas dores são devidas à distensão das meninges, vasos e nervos. O predomínio matinal, ou até mesmo a dor que acorda o paciente durante o sono, é uma consequência do aumento da pressão durante o sono. Nessa situação existe maior concentração de CO_2 sanguíneo que, como citado anteriormente, causa

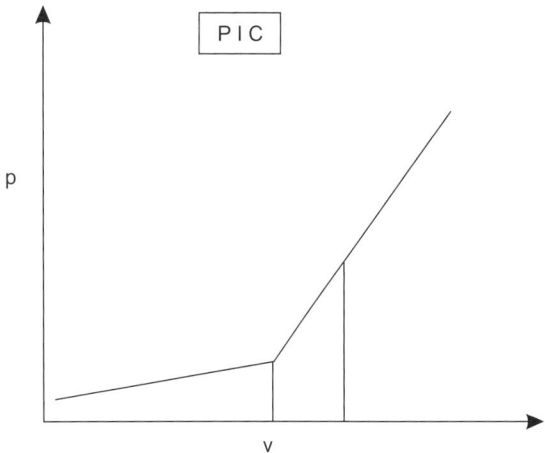

Fig. XV.7.1. Enquanto atuam os mecanismos de autorregulação, aumentos de volume causam mínimos incrementos da PIC até um ponto de descompensação, no qual discretos aumentos de volume causam acentuado aumento da pressão.

dilatação dos vasos cerebrais e consequente aumento do conteúdo sanguíneo, contribuindo, assim, para o incremento da PIC. Caracteristicamente, a simples mudança de posição do paciente ao levantar da cama, com o consequente aumento gravitacional do retorno venoso, contribui para a melhora da dor. A cefaleia com essas características pode, inclusive, estar presente durante dias ou semanas sem que outros sintomas se façam notar.

Em crianças com as fontanelas abertas devido à patência normal das suturas, a macrocrania é a alteração inicial predominante, inclusive funcionando como mecanismo de proteção.

As náuseas e vômitos da HIC também se manifestam com predomínio matinal, não só pelo aumento da pressão mas também pela compressão do centro do vômito no tronco cerebral.

Em crianças, em virtude da maior frequência de lesões expansivas tumorais na fossa posterior com comprometimento cerebelar, é comum o aparecimento inicial de distúrbios da marcha, como alargamento da base, instabilidade ou outros sinais de incoordenação, como ataxia apendicular (membros) ou axial (tronco).

Pacientes com quadro de HIC de evolução rápida apresentam como queixa importante, relatada pelos pais ou acompanhantes, o comprometimento progressivo e rápido do nível de consciência.

Ao exame clínico neurológico, o achado de edema da papila do nervo óptico, visto à fundoscopia, constitui o último achado da tríade clássica da HIC, juntamente com a cefaleia e os vômitos. Entretanto, deve ser lembrado que o edema de papila não é um dos sinais iniciais do aumento da PIC, bem como a sua ausência não implica em negativa absoluta do diagnóstico. A persistência do edema de papila pode levar ao comprometimento visual e, inclusive, à perda da visão.

Os sinais focais neurológicos podem estar presentes ou não. A hipertensão por si só, não causa o déficit motor. À medida que a pressão aumenta, o deslocamento das estruturas cerebrais pode levar ao aparecimento das hérnias cerebrais com o surgimento subsequente de sinais deficitários neurológicos. A progressão dessas hérnias pode acarretar distorção de estruturas do tronco cerebral e, se não tratadas adequadamente, causar o óbito. As herniações mais comuns são as transfalciformes, as hérnias uncais e as tonsilares transforame magno.

DIAGNÓSTICO

Inicialmente, o diagnóstico da HIC é clínico, devendo ser levados em consideração os aspectos citados. A utilização de exames de imagem é necessária, sobretudo, para a determinação da etiologia da alteração que levou ao aumento da pressão e ao planejamento do tratamento.

A punção liquórica lombar ou suboccipital, por ocasionar descompressão súbita com deslocamento das estruturas intracranianas, é contraindicada. A sua realização constitui iatrogenia grave e está completamente abolida da prática médica.

A tomografia computadorizada (CT) e a ressonância magnética (RM) do crânio são os exames de imagem adequados. Além de mostrarem sinais indicativos da HIC, como apagamento dos sulcos e giros corticais, apagamento das cisternas do tronco cerebral, áreas de edema cerebral e deslocamento de estruturas cerebrais nas herniações intracranianas, revelam de forma clara a alteração que levou à HIC, seja um tumor, uma área de infarto cerebral, uma hemorragia ou uma contusão, entre outras causas (Fig. XV.7.2).

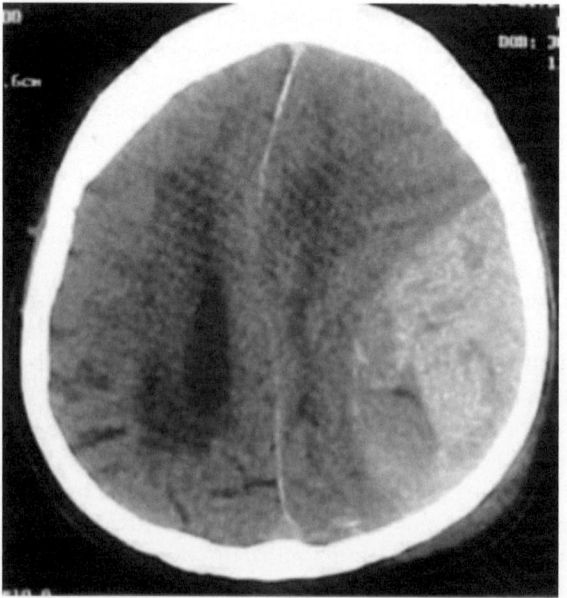

Fig. XV.7.2 Tomografia computadorizada de crânio demonstrando lesão expansiva traumática (hematoma extradural) intracraniana, com acentuado desvio de linha média e apagamento de giros e sulcos demonstrando hipertensão intracraniana.

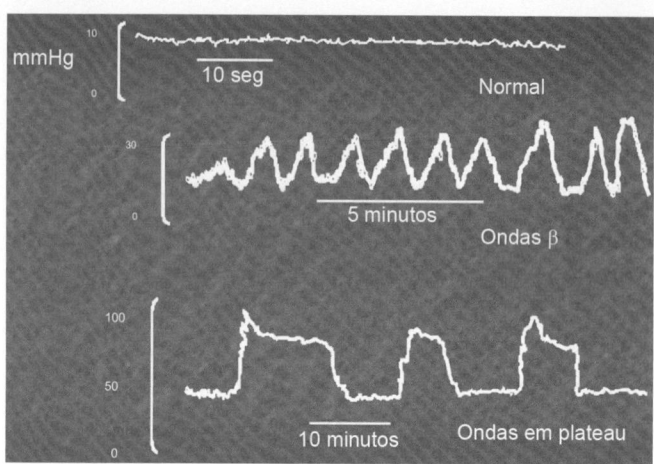

Fig. XV.7.3. Ondas normais e patológicas da HIC observadas durante a monitoração contínua.

A monitoração da PIC é utilizada para diagnóstico e tratamento. É feita por meio de sensores de pressão intracraniana, implantados cirurgicamente nos espaços intraparenquimatoso, intraventricular ou subdural. Esses sensores são conectados a monitores específicos e, além de mostrarem os níveis pressóricos, devem mostrar também as oscilações fisiológicas da PIC com os movimentos respiratórios e batimentos cardíacos. A monitoração deve ser mantida continuadamente e, além dos níveis de pressão, é também importante verificar o padrão das ondas de pressão intracraniana.

A PIC normal oscila entre 10 e 15 mmHg. Resultados acima de 20 mmHg indicam a necessidade de tratamento com medidas terapêuticas vigorosas. Traçados patológicos característicos são encontrados em situações de extrema gravidade como as ondas β ou as ondas em platô. Na Fig. XV.7.3, podem-se ver as características e os valores dessas ondas patológicas.

Os critérios de instalação de monitoração contínua da PIC variam de acordo com protocolos específicos. Em linhas gerais, é indicada em pacientes com pontuação igual ou inferior a 8 na escala de coma de Glasgow que apresentem sinais clínicos e de imagem de HIC e que serão submetidos a tratamento específico para adequação dos níveis de PIC em UTI, como pacientes em coma devido a traumatismo cranioencefálico ou pós-operatório neurocirúrgico, entre outras situações.

TRATAMENTO

A hipertensão intracraniana é uma condição que invariavelmente representa risco alto e imediato ao paciente, sendo a principal urgência neurológica e neurocirúrgica. O tratamento deve ser dirigido à correção imediata dos níveis pressóricos e simultaneamente à remoção da causa.

Idealmente, os pacientes devem ser tratados em ambiente de terapia intensiva com monitoração contínua de sinais vitais e exames laboratoriais, como hematimetria e ionograma de fácil acesso. O equilíbrio hemodinâmico e metabólico do paciente é fundamental. O posicionamento adequado no leito, com a cabeça em elevação de 30 graus deve ser mantido, evitando a flexão ou a rotação da cabeça, que causam diminuição do fluxo na jugular e contribuem para o aumento da pressão intracraniana.

Pacientes que apresentam lesões que possam causar dor devem ser tratados com analgésicos não sedativos, para não se mascarar o nível de consciência, exceto em situações em que claramente será necessária a utilização de entubação endotraqueal e de ventilação mecânica associada a monitoração da PIC.

A seguir são apresentadas as medidas terapêuticas clínicas mais utilizadas no controle da HIC:

Corticosteroides

Estão indicados na vigência de edema cerebral, como o que é encontrado em pacientes portadores de tumores cerebrais ou na descompensação de hidrocefalia, com surgimento de transudato periventricular. O mecanismo de atuação dos corticosteroides não está completamente determinado, porém se sabe que atuam no nível da membrana celular corrigindo os mecanismos de transporte ativo, reduzindo o edema, sobretudo o vasogênico. Os corticosteroides comprovadamente não apresentam resultado no tratamento do edema cerebral traumático.

Diuréticos

Os diuréticos osmóticos atuam reduzindo a PIC rapidamente com aumento da passagem de líquido do espaço extracelular para o intravascular. O manitol, o mais comumente utilizado, atua também reduzindo o hematócrito e a viscosidade sanguínea, propiciando maior fluxo sanguíneo e aporte de oxigênio ao cérebro. Deve ser administrado em infusões rápidas, em solução a 20%, na dose de 1 g a 1,5 g/kg, com a dose diária máxima em torno de 2 g/kg. O uso dessa substância deve ser restrito a quadros agudos de HIC, levando-se em conta que o efeito do manitol é rápido e o uso prolongado pode provocar alterações metabólicas, como perda significativa de eletrólitos. Comumente, a associação com a furosemida acarreta queda mais rápida dos níveis da PIC, devido a mecanismos ainda não totalmente esclarecidos.

O uso do manitol deve ser associado à adequada monitoração hemodinâmica do paciente (através de um cateter arterial, para medida de PAM contínua, e cateter central, para medida de PVC) com o intuito de manter PPC que proporcione fluxo sanguíneo cerebral satisfatório. Havendo hipotensão arterial, devem ser utilizadas drogas vasoativas.

A utilização prolongada do manitol, entretanto, pode causar hiperosmolaridade, anulando o seu efeito, o que pode estar associado à insuficiência renal aguda. Recomenda-se manter a osmolaridade em níveis até 320 mosm/kg. Deve-se ficar alerta ainda ao chamado efeito rebote, em que o uso prolongado do manitol causa aumento da PIC em vez de diminuição.

Alternativamente ao manitol, tem-se utilizado a solução salina hipertônica que, pelo seu efeito osmótico, promove também a saída de líquido dos espaços intersticial e intracelular cerebral para o compartimento intravascular.

Hiperventilação

A utilização desse recurso deve ser feita naqueles pacientes que persistem com sinais de HIC a despeito de medidas clínicas iniciais e de monitoração da PIC. Obviamente, o paciente deve estar adequadamente sedado e paralisado. O intuito é manter a $PaCO_2$ arterial entre 30 e 35 mmHg. Níveis inferiores a 30 mmHg podem levar à perda da autorregulação cerebral. O tempo de utilização dessa medida não está adequadamente estabelecido, porém se observa clinicamente que após 48 a 72 horas, os efeitos da hiperventilação sobre a PIC já não se mostram tão marcantes.

Sedação

Os pacientes portadores de HIC devem ser mantidos calmos e sem dor. As drogas mais utilizadas na atualidade são o midazolam e o fentanil. Entretanto, o emprego desses medicamentos está restrito a pacientes adequadamente ventilados com respirador artificial.

Barbitúricos

O uso de barbitúricos, que levam ao chamado coma induzido, está restrito aos pacientes em que as medidas iniciais não apresentam efeito satisfatório. O tiopental é comumente utilizado, na dose inicial de 10 mg/kg e dose de manutenção de 1 a 2 mg/kg/h. Sendo um barbitúrico de ação rápida, age em poucos minutos, diminuindo a PIC devido, sobretudo, à vasoconstrição das arteríolas cerebrais. A manutenção do coma induzido depende da obtenção e da manutenção dos níveis adequados de PIC verificados na monitoração contínua.

Drenagem liquórica

A retirada de LCR do sistema ventricular pode ser realizada por meio de um cateter instalado cirurgicamente. Cerca de 5 mL de LCR podem ser removidos em pacientes adequadamente monitorados. Os sistemas de monitoração da PIC por meio de cateteres intraventriculares, hoje comercializados, apresentam normalmente uma segunda via para essa finalidade.

Em algumas situações, notadamente, quando o paciente é portador de lesões intracranianas traumáticas ou isquêmicas graves, tem-se utilizado o tratamento cirúrgico da HIC, empregando-se craniotomias descompressivas com ampla remoção óssea e plástica da dura-máter. Esse recurso leva obviamente à queda imediata da PIC. No passado, a craniotomia descompressiva era utilizada apenas em situações extremas, comprovada a refratariedade das medidas clínicas já relacionadas. Atualmente, a despeito da falta de trabalhos experimentais – evolução padronizada I, II e III (no homem) – que apoiem seu emprego, vem sendo recomendada a sua utilização mais precocemente com resultados melhores que os anteriormente observados.

PROGNÓSTICO

O prognóstico da HIC quando corrigida adequadamente, antes que se estabeleçam lesões estruturais definitivas é bom, havendo completa recuperação dos sinais e sintomas. Isto implica o reconhecimento precoce da condição e o início imediato das medidas terapêuticas adequadas. A falta dessas medidas leva ao agravamento progressivo da condição, podendo resultar tanto em sequelas definitivas graves quanto em óbito.

BIBLIOGRAFIA

Carlotti Jr. CG, Colli BO, Dias LAA. Hipertensão intracraniana. Medicina (Ribeirão Preto) 1998; 31:552-562.

Faleiro RM, Pimenta NJG, Faleiro LCM, Cordeiro AF, Maciel CJ, Gusmão SNS. Craniotomia descompressiva para tratamento precoce da hipertensão intracraniana traumática. Arq Neuropsiquiatr 2005; 63(2-B):508-513.

Giugno KM, Maia TR, Kunrath CL et Bizzi JJ. Tratamento da hipertensão intracraniana. J Pediatr (Rio de Janeiro) 2003; 79(4):287-296.

Lee KR, Hoff JT. Intracranial pressure. In: Youmans JR (ed.) Neurology surgery. Philadelphia: W.B. Saunders, 1996:491-518.

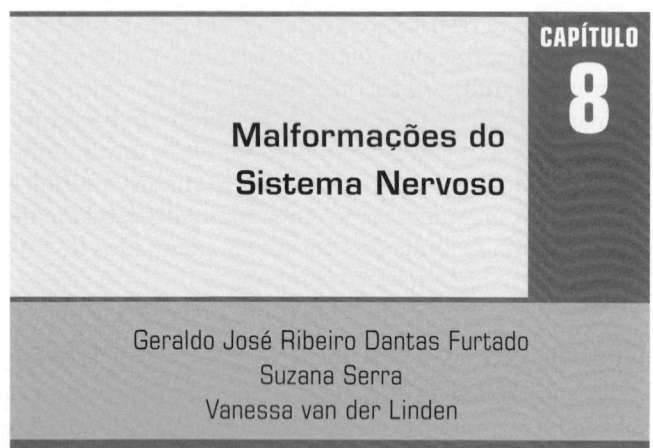

CAPÍTULO 8

Malformações do Sistema Nervoso

Geraldo José Ribeiro Dantas Furtado
Suzana Serra
Vanessa van der Linden

MIELOMENIGOCELE

Introdução

Mielomeningocele é uma doença congênita do sistema nervoso central (SNC) relacionada com o fechamento incompleto do tubo neural, ocasionando exteriorização de elementos neurais, notadamente a medula espinhal e as raízes nervosas. Pode ser diagnosticada intraútero ou após o nascimento.

Ocasiona, em geral, alterações neurológicas, como déficit motor e sensitivo de variados graus de intensidade, hidrocefalia, deformidade occipitocervical, tipo malformação de Arnold-Chiari, alterações ortopédicas e distúrbios esfincterianos. Apesar de sua complexidade, constitui a mais frequente malformação congênita do sistema nervoso compatível com a vida.

Representa importante problema de saúde pública pelo fato de os recém-nascidos portadores de mielomeningocele serem, por períodos longos, pacientes assíduos em serviços médicos de diversas especialidades, como neurocirurgia, ortopedia, urologia e departamentos de psicologia e fisioterapia, entre outros.

Definições

Disrafismo espinhal é um termo genérico, consagrado na literatura médica por Liechtenstein, em 1940, para descrever alterações patológicas relacionadas com o fechamento incompleto do tubo neural na vida fetal. Compreende todos os defeitos de fusão dos arcos vertebrais, com ou sem envolvimento de meninges ou medula espinhal, inclusive, a condição conhecida como *spina bifida*, termo hoje largamente utilizado.

De acordo com seu modo de apresentação, a *spina bifida* é classificada em oculta e aberta:

A *spina bifida oculta* (Fig. XV.8.1) é uma condição em que o processo espinhoso de uma ou mais vértebras está ausente, com consequente fechamento incompleto do arco posterior. Componentes da medula espinhal, da cauda equina e do sistema nervoso periférico não estão envolvidos e o exame neurológico é normal. Frequentemente é achado incidental de exames radiológicos da coluna vertebral; no entanto, alterações cutâneas, como hipertricose, seios dérmicos, acúmulo de gordura subcutânea ou pequenos hemangiomas lombares ou lombossacrais, levam à suspeição de lesões intraespinhais associadas, como tumores dermoides, epidermoides, lipomas e medula aderida.

Spina bifida aberta

Na *spina bifida* aberta, o achado patológico corresponde a uma lesão cística coberta parcialmente por pele ou fina membrana. É localizada na linha média, mais frequentemente nos segmentos lombares e lombossacrais

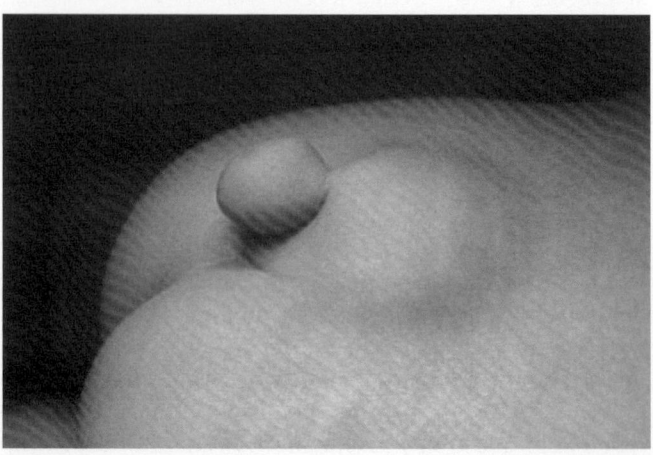

Fig. XV.8.1. *Spina bifida* oculta.

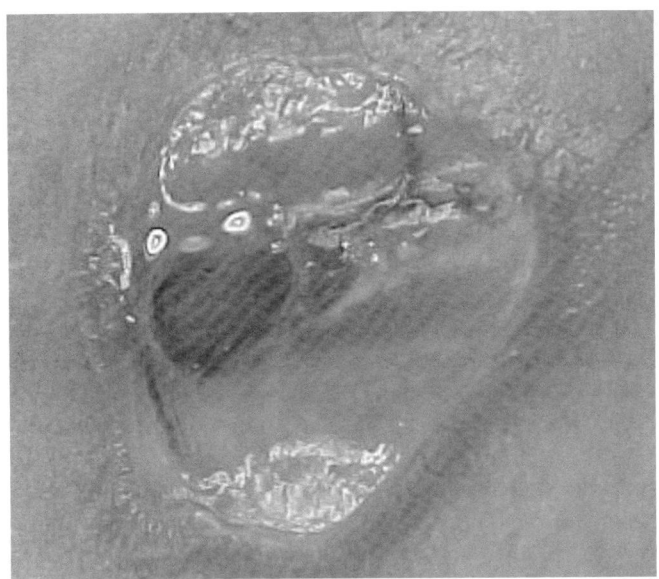

Fig. XV.8.2. Mielomeningocele rota.

da coluna espinhal, preenchida com líquido cefalorraquidiano (LCR), meninges e elementos neurais. A natureza dos componentes desse cisto implica duas formas distintas de apresentação: *spina bifida* aberta com meningocele e com mielomeningocele.

Mielomeningocele rota

A *spina bifida aberta com meningocele* é comumente referida apenas como meningocele. Nesta forma, além da anomalia vertebral já descrita, a formação cística associada é formada por uma cobertura de meninges ou pele delgada e LCR sem envolvimento de tecido neural. A presença de raízes nervosas aberrantes ou alterações medulares não necessariamente expostas pode ser detectada durante a inspeção cirúrgica. Clinicamente, não existem alterações ao exame neurológico, porém lesões associadas, como lipomas e angiomas, podem no futuro levar a déficits neurológicos.

A *spina bifida aberta com mielomeningocele*, ou simplesmente mielomeningocele, é uma forma associada a graves alterações neurológicas (motoras, sensitivas e esfincterianas) desde o nascimento, correspondendo à presença de massa na linha média, mais frequentemente nas regiões lombar e lombossacral, coberta total ou parcialmente por uma fina membrana ou por pele anormal, incorporando tecido nervoso, meninges e LCR. Defeitos de fusão vertebral importantes, incluindo ausência de processo espinhoso, redução no tamanho do elemento vertebral e aumento da distância interpeduncular das vértebras são encontrados. Alterações ortopédicas graves como escoliose, pé torto, hipoplasia de quadril são frequentemente observadas.

Importante nesse grupo de pacientes, são as alterações cerebrais e cerebelares, como a hidrocefalia, que pode estar presente desde o nascimento ou desenvolver-se nos primeiros dias de vida.

Normalmente, utiliza-se ainda a subclassificação de mielomeningocele íntegra ou rota com relação à integridade da cobertura de membrana ou a pele anormal que envolve a malformação. A *spina bifida com lipomeningocele*, ou apenas lipomeningomielocele, é a forma na qual a lesão cística é constituída por acúmulo de tecido adiposo, localizado nos espaços intradural, extradural ou em ambos. Normalmente não ocasionam alterações neurológicas ao nascimento. Com o desenvolvimento, raízes nervosas da cauda equina (localização mais frequente) englobadas pelo lipoma têm sua função comprometida, ocasionando quadro neurológico deficitário decorrente de fixação da medula espinhal, descrito como síndrome da medula presa.

Incidência

Estudos epidemiológicos sobre mielomeningocele isoladamente são escassos na literatura específica. De uma maneira geral, são englobados em pesquisas sobre defeitos do tubo neural (DTN) como um todo, incluindo desde a anencefalia à *spina bifida* oculta. Essa associação é justificável apenas quando aplicada aos casos de anencefalia e mielomeningocele, levando-se em consideração que essas anomalias constituem defeitos abertos, que se originam na mesma fase do desenvolvimento embrionário com um intervalo de apenas 2 dias ou um único estágio embrionário.

A literatura com frequência relata diferenças na prevalência de DTN ao nascimento, entre grupos geográficos, étnicos, raciais e sociais. No Reino Unido, há uma prevalência que varia entre 1,5 e 4,5/1.000 nascidos vivos, em estudos realizados antes de 1980. Verifica-se ainda declínio significativo nas taxas que oscilam entre 0,74 e 2,5/1.000 em estudos realizados nas duas últimas décadas. A Europa Continental apresenta níveis de 0,2 a 1,9/1.000 nascidos vivos. Os países escandinavos mostraram taxas em torno de 0,2 a 1,3/1.000 nascidos vivos. Os EUA mostraram variação entre 0,4 e 1,4/1.000 nascidos vivos, havendo índices diferentes registrados em outros países.

A ocorrência de mielomeningocele é diferente entre grupos raciais. Negros de origem africana têm reconhecidamente a menor incidência (1/10.000); no entanto, em estudo de 71 casos de portadores de DTN realizado em Trinidad, constatou-se incidência global de 1,52/1.000 nascidos vivos com variação entre negros de origem africana (1,40/1.000) e originários das Índias Ocidentais (2,05/1.000). Comparados com grupos étnicos semelhantes (Pretória, África do Sul: 2,74/1.000 e Bombaim, Índia: 3,75/1.000), sugeriu-se uma variação devida a fatores ambientais, ressaltando-se a incidência extremamente baixa de anencéfalos entre os descendentes de africanos.

O risco de recorrência de casos de mielomeningocele em uma família varia de 4% a 7% na literatura. Em estudo americano realizado em uma grande população de famílias, nas quais haviam casos de mielomeningocele, foi observado um percentual de 4,3% de recorrências na mesma família, sendo os antecedentes pessoais e familiares de mielomeningocele igualmente encontrados entre pais e mães.

Etiologia

Múltiplos fatores estão associados ao aparecimento de defeitos do tubo neural e à mielomeningocele em especial. Em que pese a grande variedade de teratógenos associados à patologia, não existem no momento na literatura especializada evidências conclusivas para que seja definido um fator causal específico. Fatores ambientais, como alimentação, paridade e idade materna, obesidade, nível socioeconômico mais baixo, exposição a drogas e variações regionais, além de fatores genéticos, são frequentemente citados e revistos, na tentativa de estabelecer medidas preventivas eficientes.

Certamente, entre os fatores etiológicos de maior influência, a má nutrição materna, encontrada principalmente nas camadas de nível social mais baixo, é reconhecida há vários anos. Em casos de antecedentes positivos para mielomeningocele, o aconselhamento dietético e a melhora alimentar, isoladamente, reduziram os riscos de recorrência para cerca de 3%.

Entre os fatores ambientais, é imperioso ressaltar a deficiência de ácido fólico nas gestantes como a causa mais amplamente aceita pela comunidade científica.

A participação do ácido fólico no desenvolvimento normal do feto, apesar de reconhecida há mais de 30 anos, ainda não está completamente definida. Sabe-se que essa substância participa da formação de diversos aminoácidos e ácidos nucleicos e, consequentemente, do crescimento e do desenvolvimento tecidual.

Acredita-se que exista uma alteração hereditária no metabolismo do folato, que predisponha o aparecimento dos defeitos do tubo neural, muito mais que simplesmente uma deficiência de ingestão do ácido fólico.

O ácido valproico (ácido 2-propilpentanoico), medicação anticonvulsivante, reconhecidamente aumenta a incidência de defeitos do tubo neural. Segundo alguns autores por determinar alterações no metabolismo do folato, sendo preconizado o uso suplementar de ácido fólico em gestantes que utilizem drogas anticonvulsivantes, notadamente o ácido valproico.

Diagnóstico

Diagnóstico pré-natal

Nas duas últimas décadas ocorreram mudanças significativas no tratamento das mielomeningoceles, proporcionadas substancialmente pelos métodos de diagnóstico pré-natal como a possibilidade de proporcionar um parto em melhores condições (programação de partos cesarianos, por exemplo), e ainda suporte psicológico.

Adicionalmente, dosagens séricas maternas de alfafetoproteína, betagonadotropina coriônica e estriol sérico têm permitido mecanismos mais eficazes de *screening* para mielomeningocele e outras anormalidades congênitas.

Quadro clínico

No recém-nascido, a malformação apresenta um aspecto cístico, com o centro róseo, chamado área neurovascular de Von Recklinghausen, bastante friável e que sangra com facilidade, sendo formada por tecido nervoso medular, raízes nervosas, restos medulares e gliose. Esta área central é circundada por fina membrana formada por restos meníngeos que se unem à pele normal. O grau de abaulamento desse cisto dependerá da quantidade de líquido cefalorraquidiano que o preenche, e a distensão do cisto tende a aumentar em horas ou dias.

A topografia da lesão é variável, havendo predomínio de aparecimento na região lombar (cerca de 40% dos casos). Em seguida, em ordem de frequência, são encontradas mielomeningoceles nas regiões torácica e toracolombar (25%), lombossacral (25%) e região sacral (10%). As mielomeningoceles de localização cervical são extremamente raras; normalmente, são encontradas apenas as meningoceles.

A sintomatologia está relacionada principalmente com a localização da malformação, podendo apresentar paraplegia flácida ou paraparesia intensa com perda da sensibilidade e arreflexia. O nível sensitivo/motor representaria o nível anatômico superior da lesão medular.

Alguns pacientes, no entanto, podem apresentar paraparesia flácida, com arreflexia, espasticidade e alguns reflexos medulares, como contração do esfíncter anal. Isto se daria em casos em que existe uma área afetada na região lombar e os segmentos superiores e inferiores a esta lesão, apesar de estruturalmente normais, apresentam uma desconexão funcional parcial.

Alterações associadas

Malformação de Chiari tipo II e hidrocefalia

Inicialmente, foi descrita em 1896 pelo professor Hans Chiari, em Praga; em seguida, Arnold descreveu dois casos. Essa malformação consiste na migração em níveis variados, no sentido caudal através do forâmen magno, do vérmis cerebelar, do quarto ventrículo e de porções inferiores do tronco cerebral, ocorrendo em alta frequência nos portadores de mielomeningocele.

Estudos anatomopatológicos em crianças que faleceram devido a mielomeningocele e manifestações clínicas da malformação de Chiari tipo II revelaram significativa associação com outras anomalias do sistema nervoso central. Destas, as mais notáveis foram hipoplasia ou aplasia de nervos cranianos (20%), obstrução ao fluxo liquórico dentro do sistema ventricular (92%), displasia cerebelar (72%), alterações na migração neuronal (92%), agenesia do corpo caloso (12%) e agenesia completa ou parcial do trato ou bulbo olfatório (8%).

Clinicamente, essa anomalia manifesta-se por dificuldade em deglutir, episódios de apneia, estridor, aspiração, fraqueza dos membros superiores e opistótono. Na grande maioria dos casos, esses sintomas aparecem em múltiplas combinações. Dificuldade para amamentar, tempo excessivamente longo durante cada amamentação, regurgitamento oral ou nasal indicam dificuldades na deglutição da criança. O estridor, geralmente, descrito como respiração ruidosa, é tipicamente pior na inspiração.

A hidrocefalia está presente como manifestação associada, segundo alguns autores, em todos os casos de malformação de Chiari tipo II e, além de alterações na absorção propriamente dita, implica que as vias de circulação do líquido cefalorraquidiano até os locais de sua absorção estão obstruídas ou gravemente comprometidas, algumas vezes desde a vida intrauterina. Na malformação de Chiari tipo II, autopsias revelaram que existe estreitamento importante do aqueduto de Sylvius apesar de alguma patência.

A hidrocefalia em cerca de 65% a 90% dos casos exige tratamento cirúrgico, inclusive alguns autores preconizam o tratamento cirúrgico em todos os casos, pois segundo eles não existe na malformação de Chiari tipo II uma forma completamente compensada de hidrocefalia.

O tratamento da hidrocefalia é o primeiro passo na prevenção e na correção dos sintomas na malformação de Chiari tipo II. Caso persistam os sintomas, na vigência do funcionamento satisfatório de um sistema de drenagem, ou seja, controle adequado da hidrocefalia, é imperativo a realização de cirurgia descompressiva na fossa posterior.

Epilepsia

Presente em cerca de 20% das crianças portadoras de mielomeningocele, as crises convulsivas representam importante fator agravante das debilidades desses pacientes. Em estudo realizado no estado do Alabama nos EUA, no qual foram analisadas 81 crianças portadoras de mielomeningocele, foram observados que todas as crianças que apresentavam epilepsia, ou haviam apresentado pelo menos uma crise convulsiva isolada em 16 anos de seguimento (21%) e eram portadoras de derivações ventriculoperitoneais para o tratamento da hidrocefalia, apresentavam evidências de outras anomalias no sistema nervoso central, como áreas de encefalomalacia, malformações cerebrais, hemorragias intraventriculares (Talwar, 1995).

Alergia ao látex

O látex, substância extraída da árvore *Hevea brasiliensis*, após passar por diversos processos industriais, inclusive com a utilização de amônia, aditivos químicos para vulcanização e antioxidantes, é utilizado na confecção de diversos utensílios médico-hospitalares, como luvas cirúrgicas, sondas e drenos, entre outros. A carga antigênica do látex é composta de cerca de 15 bandas alergênicas. Esse tipo de alergia assume grande importância nas populações de crianças portadoras de mielomeningocele, nas quais uma incidência de até 80% tem sido registrada.

Acredita-se que a alergia ao látex esteja relacionada com os repetidos contatos com os antígenos, devido às múltiplas intervenções cirúrgicas, sondagens vesicais e internamentos hospitalares a que são submetidas durante a vida, e associada a uma predisposição alérgica, particularmente comum a esse grupo. Clinicamente, manifesta-se desde o choque anafilático até pacientes assintomáticos, apesar de biologicamente sensibilizados, passando por reações como urticária, rinite e broncoespasmo.

Alterações sistêmicas

Desde os primeiros dias de vida, alterações sistêmicas importantes aumentam a morbidade nesses pacientes e, certamente, persistem por anos a fio, como criptorquidia, hérnias inguinais, dismorfismo craniofacial e alterações urológicas. A incontinência urinária grave (pacientes que podem permanecer secos, menos de 3 horas por dia) está presente em 70% dos casos.

A mielomeningocele é a principal causa de incontinência urinária e bexiga neurogênica na infância. As medidas terapêuticas são primordialmente dirigidas à conservação e à manutenção da função renal e secundariamente ao desenvolvimento de uma continência social por meio de uma forma de esvaziamento vesical compatível com as debilidades de cada indivíduo.

Alterações cognitivas

O rendimento intelectual global encontra-se na área psicométrica da normalidade, sendo o QI verbal ligeiramente superior que o manipulativo. Os déficits cognitivos encontrados nesses pacientes são fundamentalmente problemas de memória e da organização espacial-rapidez motora, na mesma intensidade com que são encontrados em outras doenças neurológicas da infância, como disfunção cerebral mínima, craniosinostoses e epilepsia.

Tratamento

Escolha da via de parto

Apesar de ainda não inteiramente comprovado, existem algumas evidências que sugerem que o parto por via vaginal pode ser elemento extra de pressão sobre o tecido nervoso exposto, resultando em agravamento adicional do quadro neurológico do recém-nascido. Estudos multicêntricos randomizados ainda se fazem necessários, antes de se definir o parto por operação cesariana como ideal para os casos de mielomeningocele.

Tratamento cirúrgico

O tratamento cirúrgico nas primeiras horas de vida, se possível, consiste no fechamento hermético da lesão em planos anatômicos (dura-máter, fáscia, subcutâneo e pele) a fim de reduzir o risco de infecção e restituir a normalidade anatômica da região. A maioria das séries reporta maior possibilidade de infecção do sistema nervoso central quando a correção cirúrgica é efetuada após 48 horas do nascimento.

A despeito de várias técnicas para o fechamento cirúrgico das mielomeningoceles, alguns princípios básicos se aplicam a todas elas, a saber:

- *Fechamento precoce* – É um ponto importante no tratamento desses pacientes. Embora alguns estudos não tenham documentado agravamento dos déficits neurológicos em pacientes operados tardiamente, crianças transferidas para o serviço de neurocirurgia tardiamente, ou em que a cirurgia é adiada por motivos diversos, registram ocorrência elevada de ventriculite, significativamente superior aos pacientes operados em curto espaço de tempo.

- *Preservação do tecido nervoso* – Quase sempre é difícil a preservação do tecido nervoso, pois ele pode exceder as dimensões do canal espinhal; porém, mesmo nesses casos, este princípio deve ser seguido com rigor. O tecido nervoso exposto deve ser mantido sempre umedecido com solução salina e a aplicação de agentes antissépticos químicos diretamente deve ser evitada.

A época adequada para a realização da derivação ventriculoperitoneal, em pacientes portadores de mielomeningocele, ainda é motivo de controvérsias. Observa-se que frequentemente os sintomas de hidrocefalia não estão presentes desde o nascimento, a despeito da presença de ventriculomegalia, que comumente aumenta após o fechamento cirúrgico da mielomeningocele.

A grande maioria desses pacientes exigirá tratamento por meio de derivação liquórica durante as primeiras semanas de vida. Alguns autores advogam o tratamento de ambas as situações (mielomeningocele e hidrocefalia) em um único ato cirúrgico porque, entre outros benefícios, evitaria a realização de uma nova anestesia, além de existirem evidências de que dessa maneira é possível reduzir o número de infecções valvulares.

Evolução

A análise detalhada da evolução desses pacientes demonstra que a maioria das complicações fatais ocorre no primeiro ano de vida, a maior parte delas relacionadas com sintomas de comprometimento da junção bulbocervical decorrentes da malformação de Chiari tipo II. Existe ainda grande incidência de complicações pós-operatórias decorrentes de infecções e necrose das feridas.

Infecções em derivações ventriculoperitoneais são significativamente mais frequentes nesses pacientes do que na população de hidrocéfalos por outra causa.

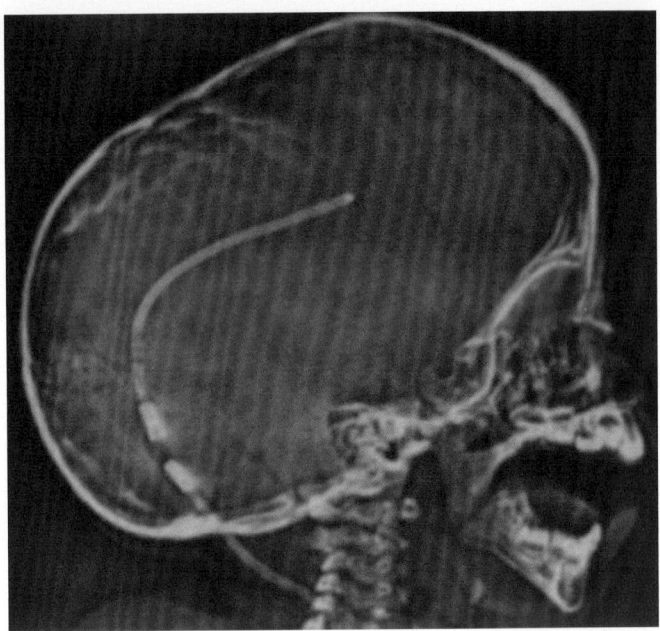

Fig. XV.8.3. Radiografia simples de crânio em perfil, mostrando derivação ventricular. Notam-se impressões digitiformes, que são sinais de hipertensão intracraniana.

Em um período de 9 anos, Worley et al., fizeram um seguimento de 60 meses em 63 pacientes tratados cirurgicamente. Destes, 11 (17%) desenvolveram sintomas de comprometimento do tronco cerebral, qualificados como graves, e foram submetidos à descompressão cirúrgica, em uma idade média de 8 meses. No grupo, como um todo, a sobrevivência aos 5 anos de idade foi de 86%. A mortalidade entre os portadores de disfunções do tronco cerebral foi significativamente maior, apesar do tratamento descompressivo realizado. Dos nove pacientes que evoluíram para o óbito, cinco tiveram como causa a malformação de Chiari tipo II, na sua forma sintomática (Worley, 1996).

Em uma grande coorte de 100 pacientes, McLone conseguiu em 70 deles seguimento entre 11 e 16 anos. Dos 100 pacientes iniciais, 19 faleceram e 11 tiveram o seguimento descontinuado. Hidrocefalia exigindo derivação ventriculoperitoneal foi observada em 58 das 70 crianças que permaneciam sendo acompanhadas, todos os óbitos ocorrem em crianças submetidas à derivação liquórica. O desenvolvimento intelectual nesse grupo de 70 pacientes mostrava 76% das crianças com QI > 80. As nove crianças que apresentavam QI < 70 tinham em sua história clínica, episódios repetidos de ventriculites e infecções nos sistemas de derivação (McLone, 1992).

Deve-se ressaltar, entretanto, que garantidas condições adequadas de acompanhamento multidisciplinar, ou seja, pediátrico, neurológico, ortopédico, urológico, nutricional, fisioterápico e de apoio social, essas crianças podem apresentar desenvolvimento intelectual normal e desenvolvimento motor satisfatório, inclusive com independência em variados graus.

CRANIOESTENOSES

Introdução

As alterações da forma do crânio intencionais ou patológicas são um assunto de interesse secular. Civilizações antigas deformavam o crânio como forma de identificar os membros de sua tribo ou para destacar *status* próprios no grupo social. As deformidades patológicas foram posteriormente estudadas e agrupadas com sendo de etiologia multifatorial.

Conceito

A cranioestenose caracteriza-se pelo fechamento precoce de uma ou mais suturas cranianas com consequente redução do crescimento do crânio perpendicular à sutura fechada e crescimento compensatório paralelo à mesma. Para cada tipo de cranioestenose há um aspecto específico do crânio.

Epidemiologia

A cranioestenose encontra-se presente numa frequência de 1 para 1.000 nascimentos e com ocorrência familiar de 2% a 8%. Em nossa série, a ocorrência representou 3,6%. Nossa casuística no período de 2005 a abril de 2009 foi de 73 pacientes. A idade no momento da cirurgia variou de 2 meses a 7 anos. Quanto ao sexo, o predomínio foi masculino. Com relação ao tipo de sutura fechada, a escafocefalia foi a mais frequente.

Tipos de cranioestenose em nossa série:

- Escafocefalia – 34 casos.
- Plagiocefalia – 16 casos.
- Braquiocefalia – 4 casos.
- Apert – 4 casos.
- Pheiffer – 4 casos.
- Crouzon – 2 casos.
- Trigonocefalia – 3 casos.
- Total – 2 casos.
- Mista – 3 casos.
- Carpenter – 1 caso.
- Crânio em trevo – nenhum.

Etiologia

A cranioestenose foi agrupada como uma patologia de etiologia multifatorial. Entre as causas, podemos citar as seguintes.

Malformações primárias

Segundo a teoria de Moss, a fusão prematura da sutura decorre de uma malformação da base do crânio, que acarreta modificação dos pontos de aderência da dura-máter, os quais são em número de cinco (crista *galli*, duas asas menores do esfenoide, duas cristas petrosas) e agem provocando trações e impedindo o crânio de acompanhar o crescimento cerebral. As deformidades seriam uma conseqeência do redirecionamento de forças para promover o crescimento do crânio, necessário ao desenvolvimento do encéfalo.

A malformação do esfenoide acarreta a fusão prematura da coronária, enquanto a malformação da crista *galli* e da lâmina cribiforme acarreta a fusão da sagital.

Outra teoria, inclusive mais aceita, é a do defeito no germe mesenquimal, para a qual, sem a cobertura membranosa, os centros de ossificação aproximam-se e ocorre a fusão.

Desordens metabólicas

Alterações do metabolismo do cálcio, hipertireoidismo, mucopolissacaridose, mucolipidose, raquitismo, drogas teratogênicas, que atuam na matriz funcional como um todo ou diretamente na cápsula neurocranial, provocam fusão precoce da sutura. Em nossa série de 73 casos, identificamos um caso de trigonocefalia secundária a erro inato do metabolismo.

Posição intrauterina

Decorrente da compressão intrauterina da cabeça pela descida antecipada do feto.

Infecciosas

Segundo Virchow, a meningite intrauterina, a sífilis, a malária e a osteomielite seriam causas de fusão precoce.

Genética

Fortalecendo a teoria genética, temos a associação de fechamento precoce de uma ou mais suturas com síndromes cromossomiais bem definidas. Além disso, temos o caráter familiar, a ocorrência em gêmeos, as variações geográficas, raciais, a prevalência masculina para a escafocefalia e feminina para a braquicefalia.

Quadro clínico

- Deformidade do crânio – 71 casos.
- Retardo mental – 12 casos.
- Epilepsia – 2 casos.
- Anomalias oculares – 31 casos.
- Distúrbios de comportamento – 13 casos.
- Hipertensão intracraniana – 5 casos.
- Cefaleia – 2 casos.
- Hidrocefalia – 1 caso.

Estas manifestações clínicas podem resultar do crescimento distorcido do cérebro secundário à deformidade craniana e possivelmente do estado crônico de aumento da pressão intracraniana.

Diagnóstico

Exame clínico

O diagnóstico clínico é feito pela inspeção craniofacial, cuja deformidade varia de acordo com o tipo de sutura fechada. Entretanto, na fusão de todas as suturas, não haverá deformidade e sim crânio reduzido de volume. Na palpação do crânio, podemos encontrar quilha óssea na sutura correspondente à fusão precoce. Outro achado importante é que a fontanela anterior ou bregmática pode encontrar-se aberta e desviada, não sendo, portanto, obrigatório o fechamento da fontanela para o diagnóstico de cranioestenose.

Exames complementares

- Radiografia de crânio em AP, perfil, Towne – pode-se observar o desaparecimento da sutura correspondente à fusão precoce. Teremos ainda a presença da deformidade craniana, impressões digitiformes nos casos de hipertensão intracraniana e/ou alterações craniocervicais.
- Tomografia computadorizada do crânio – estudo tridimensional, que revela a ausência da sutura, onde ocorreu a fusão precoce, a deformidade craniana, a presença ou não de alargamento do espaço subaracnóideo e de hidrocefalia (Figs. XV.8.4 e 8.5).
- Ressonância magnética do encéfalo – para investigação de outras malformações intracranianas associadas, entre elas Arnold-Chiari.

Escafocefalia

A escafocefalia caracteriza-se pelo fechamento da sutura sagital (Figs. XV.8.4 a 8.9). É a forma mais frequente de cranioestenose e predomina no sexo masculino. Neste tipo de fechamento prematuro, o crânio apresenta aumento do diâmetro anteroposterior, adquirindo um formato alongado e com proeminência das bossas frontais e do osso occipital. A fontanela bregmática pode estar presente.

Tratamento

Crianças até 2 semanas de idade

Pode ser usada a técnica neuroendoscópica, que consiste na realização de craniectomia da fusão precoce, osteotomias laterais (perpendiculares à sutura) e uso de capacete desenhado. O capacete é colocado 1 semana após a cirurgia e mantido por 1 ano, sendo trocado em média três vezes por ano.

- Vantagens – Menor tempo cirúrgico, menor perda sanguínea no transoperatório, menor permanência hospitalar.
- Desvantagens – Uso de capacete por 1 ano, custo alto do capacete.

Crianças com menos de 6 meses de idade

A técnica cirúrgica consiste em incisão bicoronal, seguida de descolamento do *flap* cutâneo, expondo as coronárias anteriormente e as lambdoides posteriormente; craniectomia ampla, envolvendo a sutura sagital, com extensão de 4 a 5 cm lateralmente, descobrindo assim o seio sagital. A área de craniectomia envolve a protuberância occipital. Osteotomias são feitas no osso parietal, paralelamente à coronária e na região da escama temporal, seguidas de fratura em galho verde, aumentando assim o diâmetro biauricular. Em seguida, fechamento da ferida por planos.

Crianças maiores e com grandes deformidades (Figs. XV.8.6 a 8.9)

A técnica cirúrgica consiste em craniotomia temporoparietal bilateral, envolvendo a sutura sagital; cra-

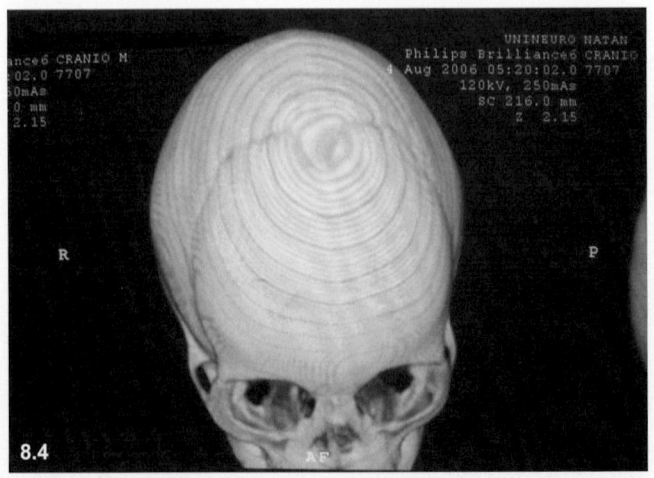
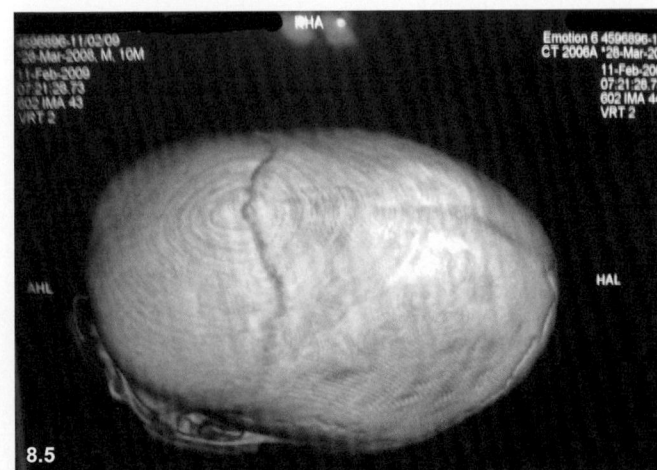

Figs. XV.8.4 e 8.5. Escafocefalia – fechamento da sutura sagital.

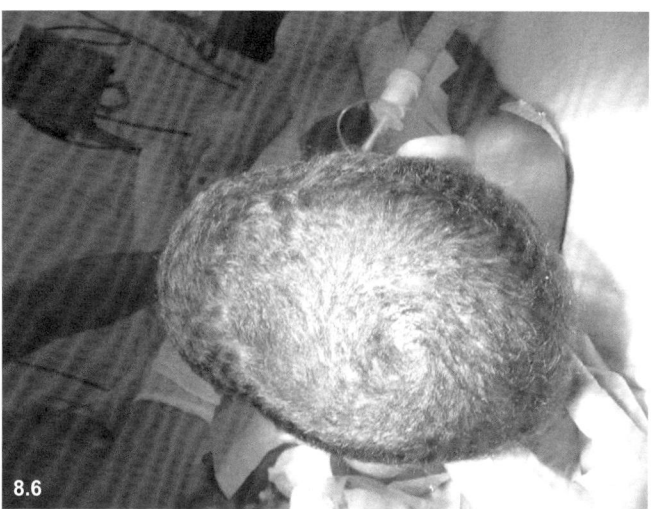
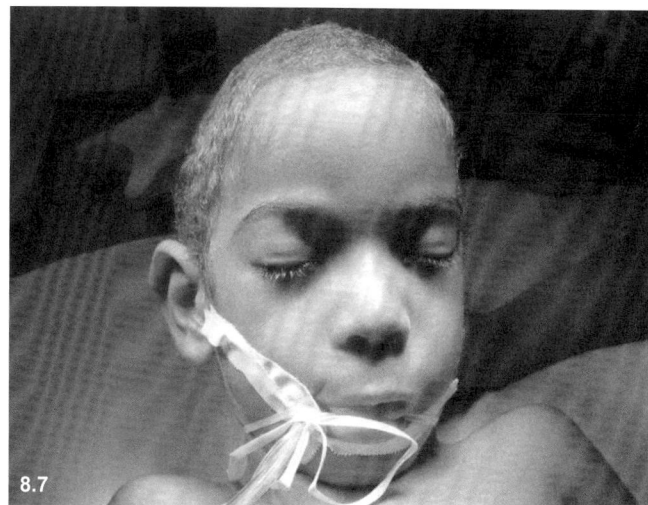

Figs. XV.8.6 e **8.7**. Escafocefalia, pré-operatório.

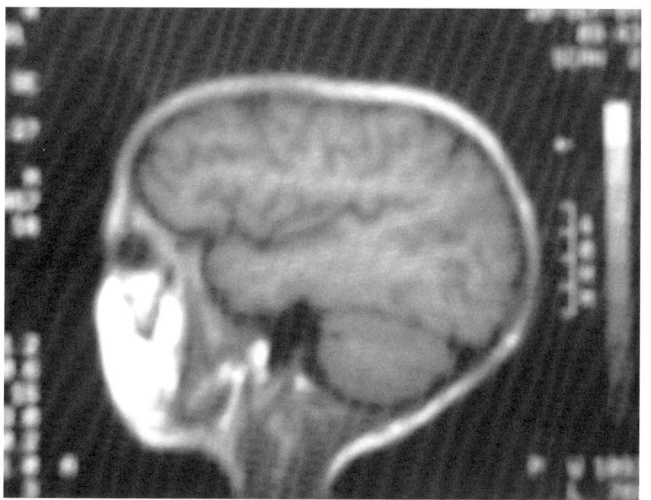
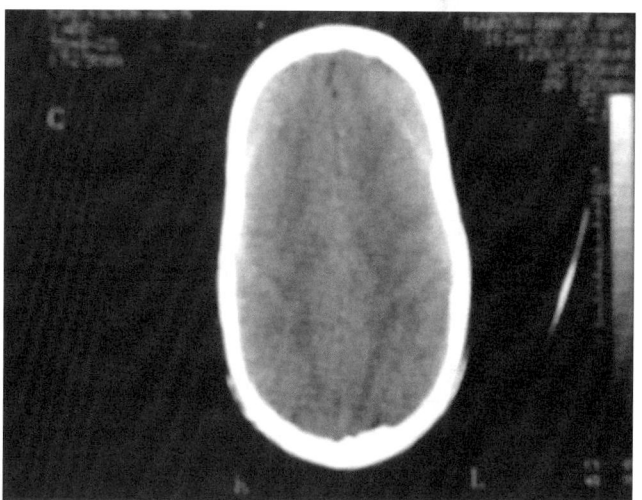

Fig. XV.8.8. Escafocefalia, pré-operatório.

Fig. XV.8.9. Escafocefalia, pré-operatório.

niotomia occipital para correção da bossa proeminente; osteotomias paralelas à coronária bilateralmente e no nível das escamas temporais seguidas de fratura em galho verde destas osteotomias. Confecção óssea dos *flaps* das craniotomias, que são recolocados reduzindo o diâmetro anteroposterior e fixados. Algumas vezes, torna-se necessária a correção da bossa frontal (Figs. XV.8.10 a 8.15).

- Vantagens – Melhor correção das deformidades.
- Desvantagens – Maior tempo cirúrgico, maior perda sanguínea, maior espaço morto, com risco de reabsorção do enxerto.

Plagiocefalia (Figs. XV.8.16 e 8.18)

É o fechamento precoce da sutura coronária unilateral. O crânio apresenta-se com retração da fronte, redução da cavidade orbitária, elevação do olho ipsolateral à fusão e proeminência frontal contralateral e nariz desviado para o lado sadio. A fantanela bregmática pode estar presente e desviada.

A cirurgia pode ser feita por via endoscópica em criança nas primeiras 2 semanas de vida, também com o uso do capacete, como descrito anteriormente.

Nas crianças maiores, a cirurgia consiste em incisão bicoronal em zigue-zague, seguida da craniotomia frontal bilateral, com retirada do ptério e da asa do esfenoide; osteotomia da parte superior do teto orbitário com remoção e avanço da barra supraorbitária para a posição normal, sendo fixada com enxerto ósseo ou placas absorvíveis; e remodelamento do osso frontal deformado, o qual é colocado para compor a região frontal.

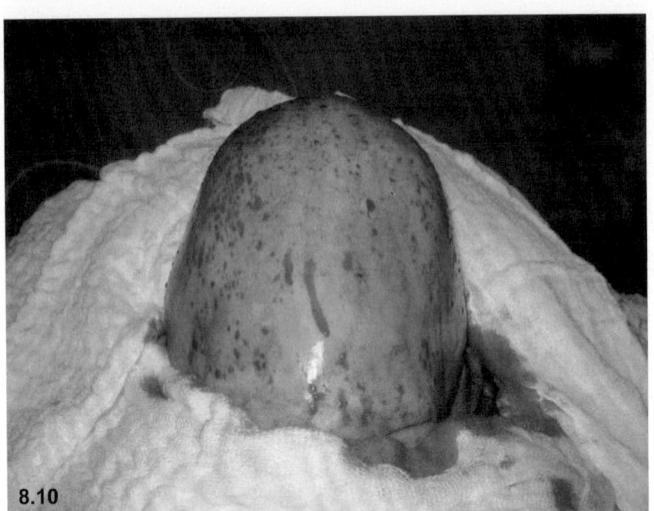
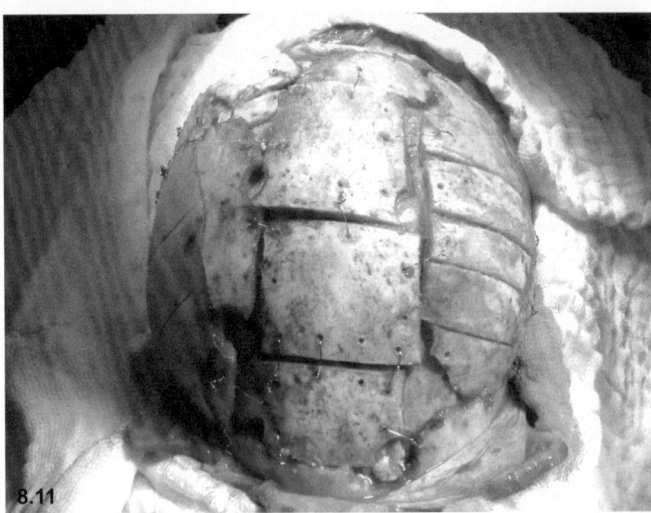

Figs. XV.8.10 e 8.11. Escafocefalia, peroperatório.

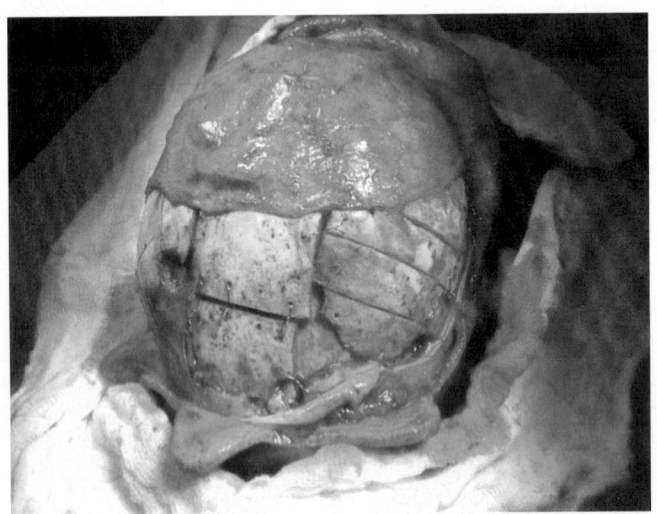

Fig. XV.8.12. Escafocefalia, peroperatório.

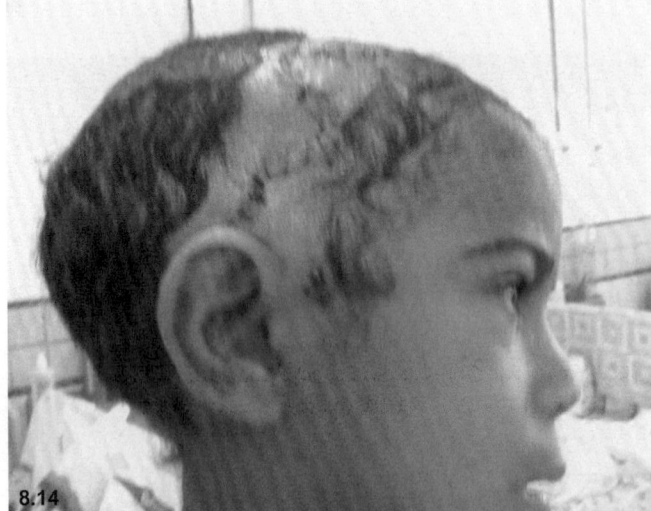

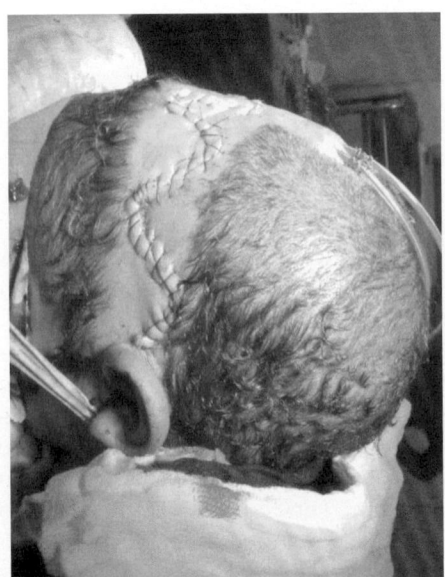

Fig. XV.8.13. Escafocefalia, peroperatório.

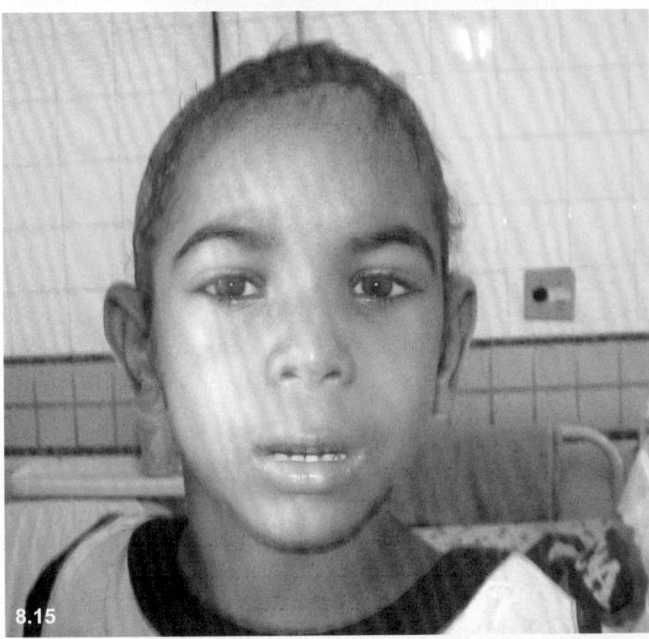

Fig. XV.8.14 e 8.15. Escafocefalia, pós-operatório.

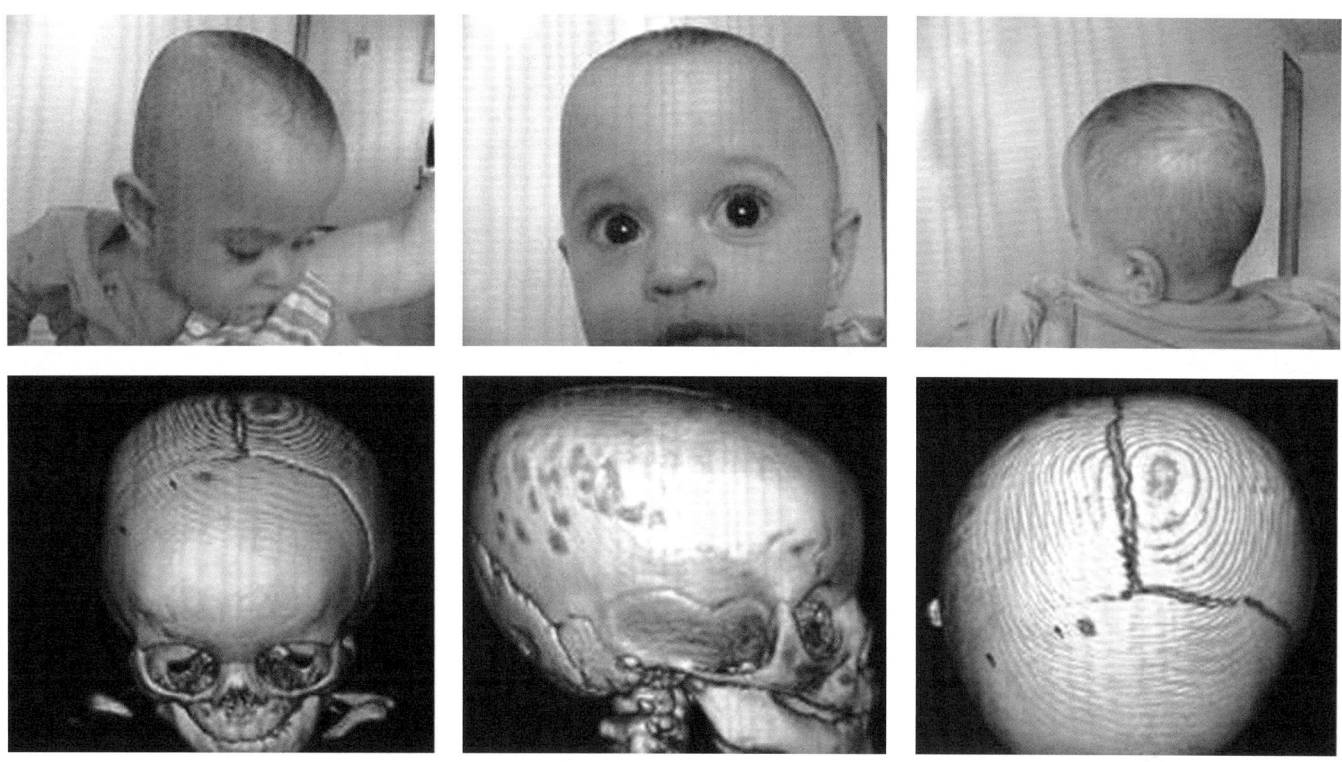

Fig. XV.8.16. Plagiocefalia.

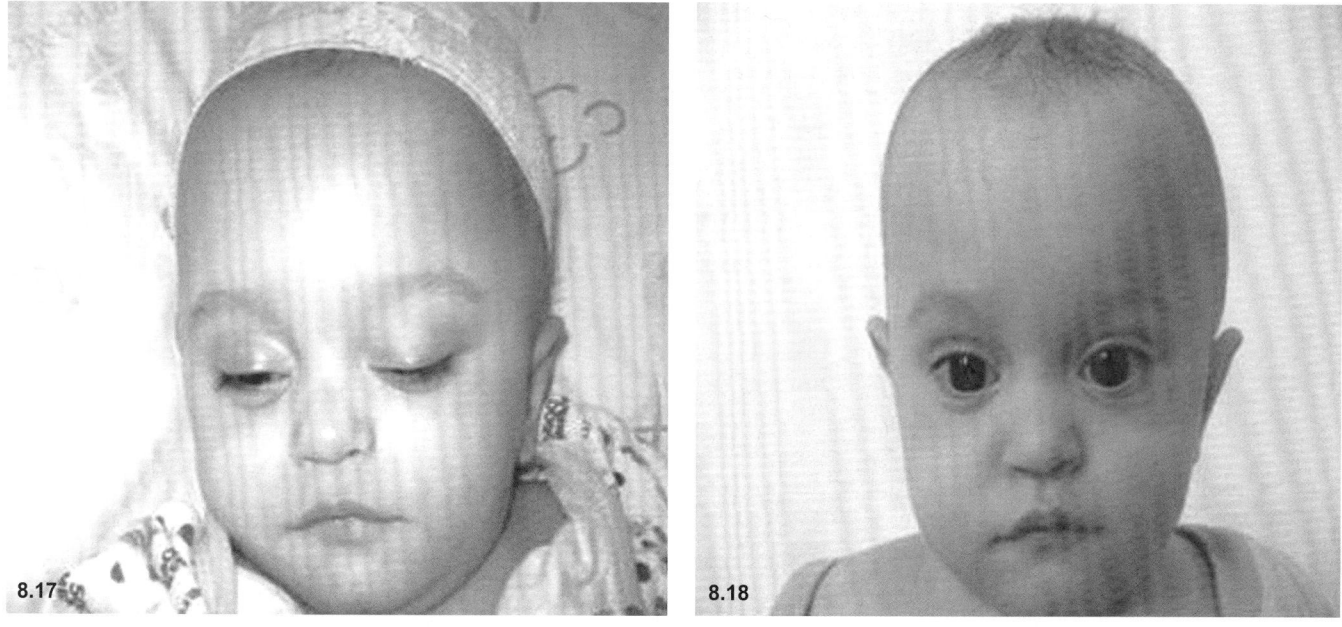

Figs. XV.8.17 e 8.18. Plagiocefalia P.O.

Braquicefalia

Consiste na fusão prematura das suturas coronárias. Pode apresentar-se como lesão isolada (Figs. XV.8.19 a 8.21) ou acompanhada de manifestações sindrômicas, dos tipos Apert (Figs. XV.8.22 a 8.24), Crouzon (Figs. XV.8.25 a 8.28), Pfeiffer (Figs. XV.8.29) e Carpenter (Fig. XV.8.30 e 8.31). Evolui com comprometimento do desenvolvimento psicomotor. O crânio mostra-se com redução do diâmetro anteroposterior e aumento do biauricular. A testa apresenta-se achatada, as órbitas rasas e exoftalmo bilateral. A fontanela bregmática pode estar presente.

O tratamento cirúrgico é semelhante à plagiocefalia. Nas formas sindrômicas, após correção do crânio, é necessária a correção da face.

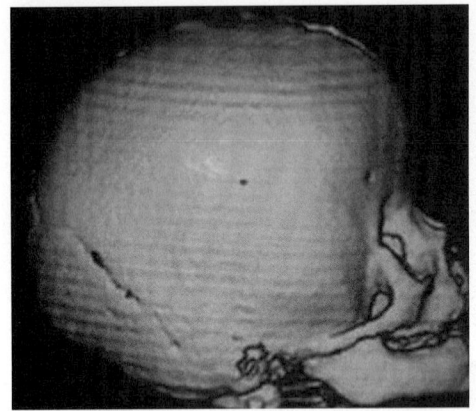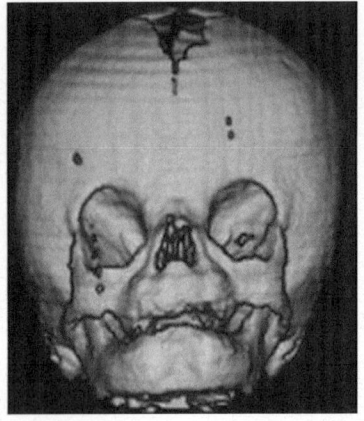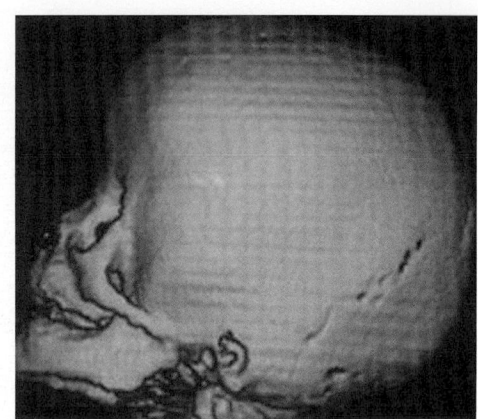

Fig. XV.8.19. Braquicefalia.

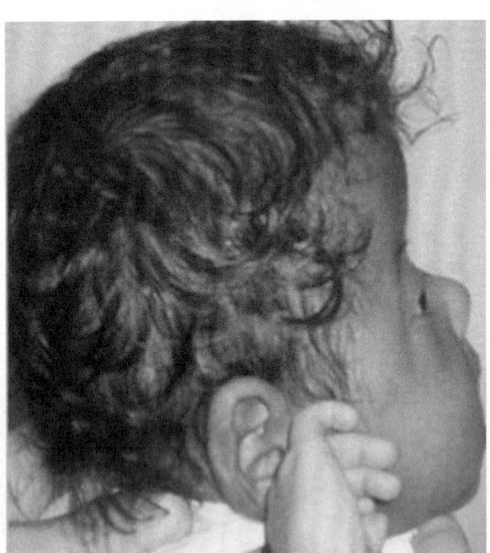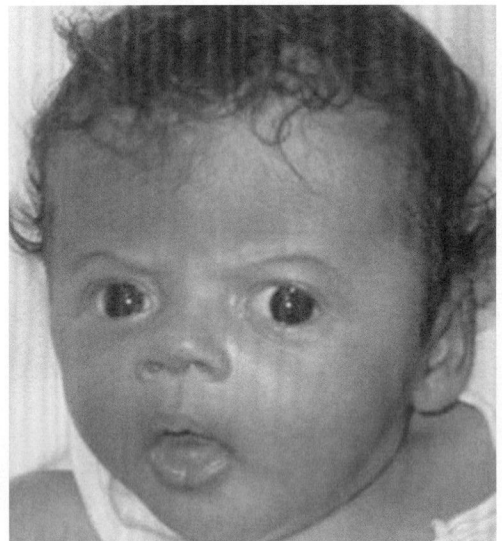

Fig. XV.8.20. Braquicefalia – aspecto pré-operatório.

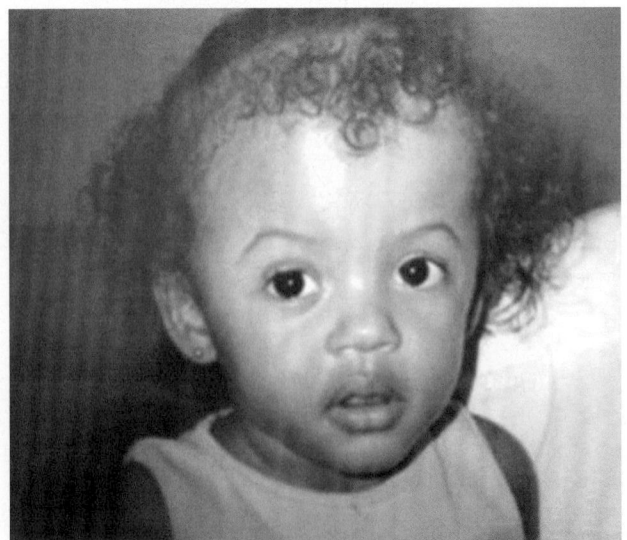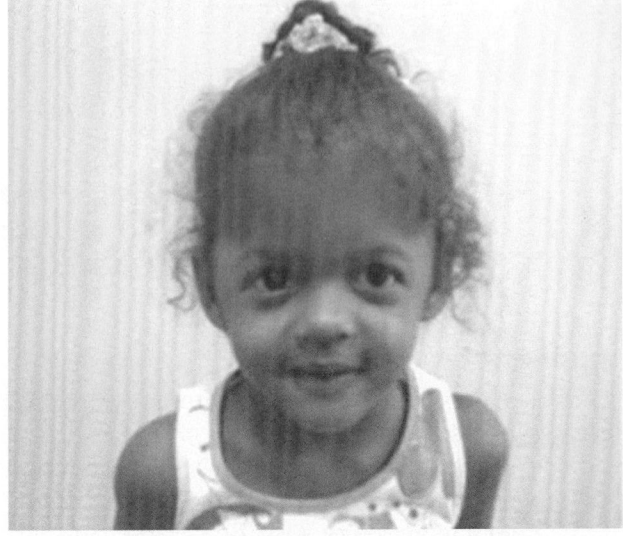

Fig. XV.8.21. Braquicefalia – aspecto pós-operatório.

Apert

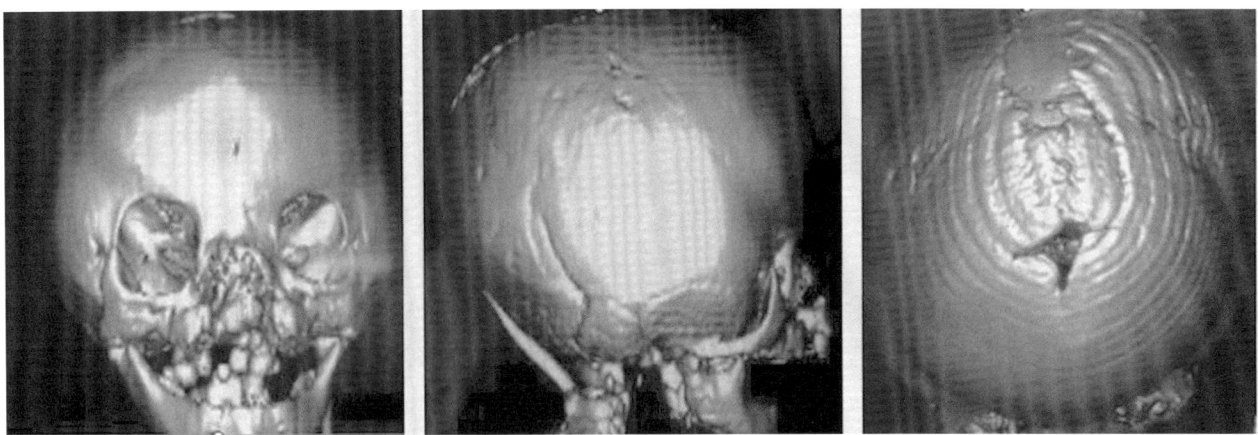

Fig. XV.8.22. Apert.

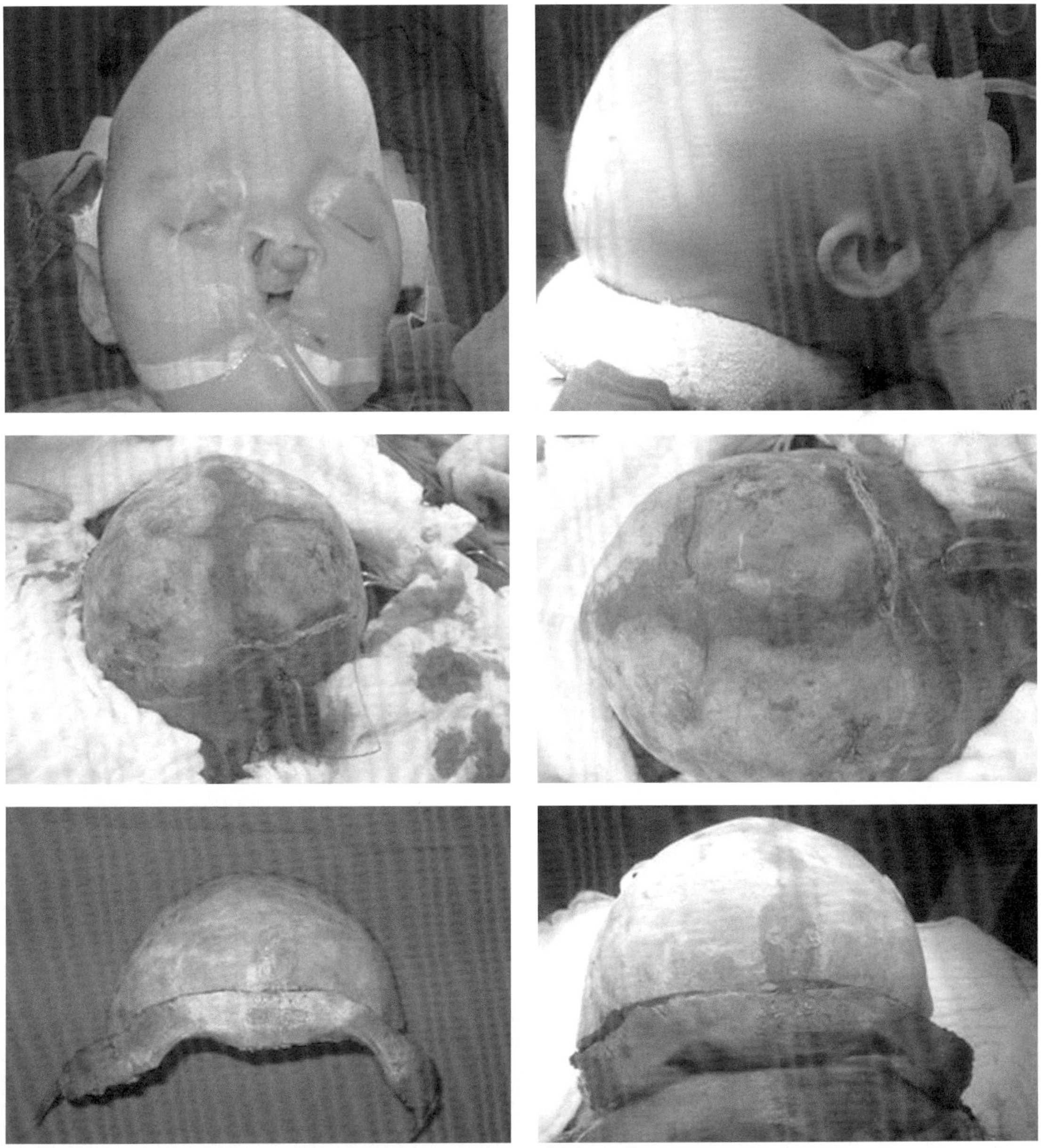

Fig. XV.8.23. Pré-operatório e transoperatório.

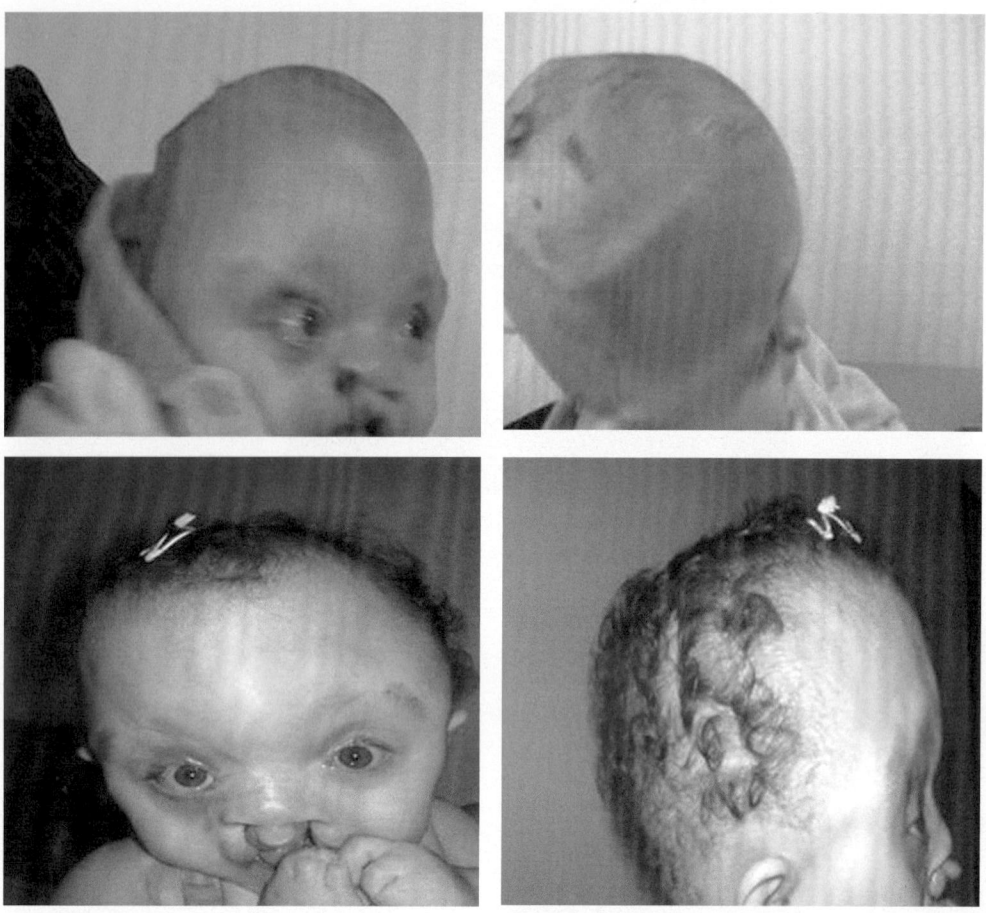

Fig. XV.8.24. Apert – pós-operatório.

Crouzon

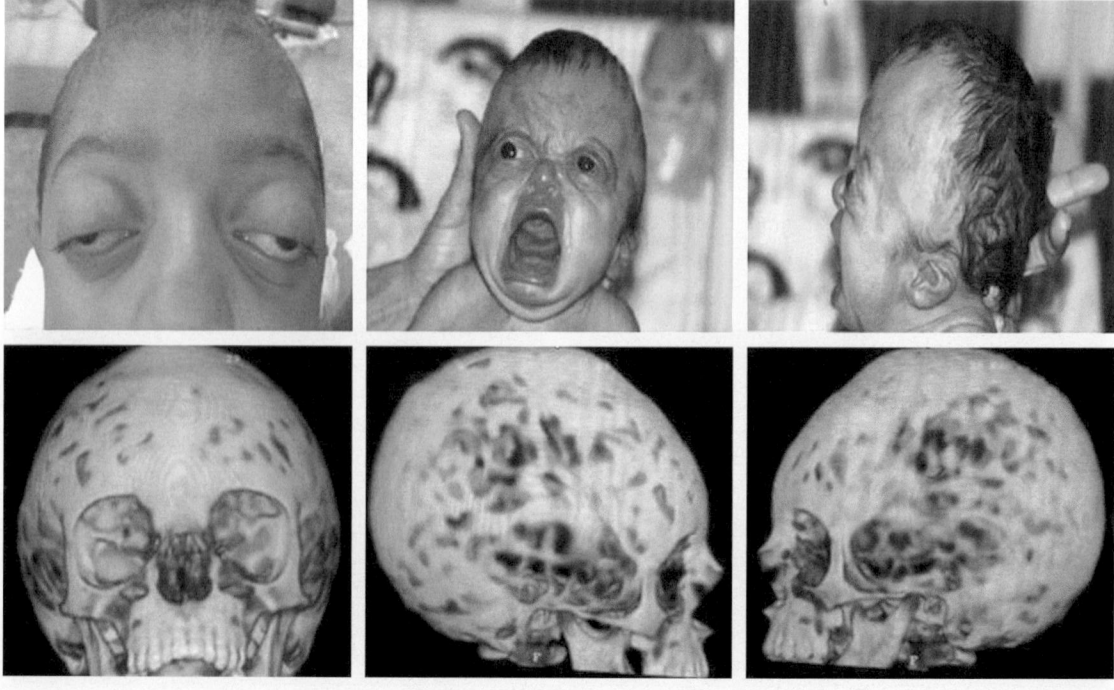

Figs. XV.8.25. Crouzon – pré-operatório.

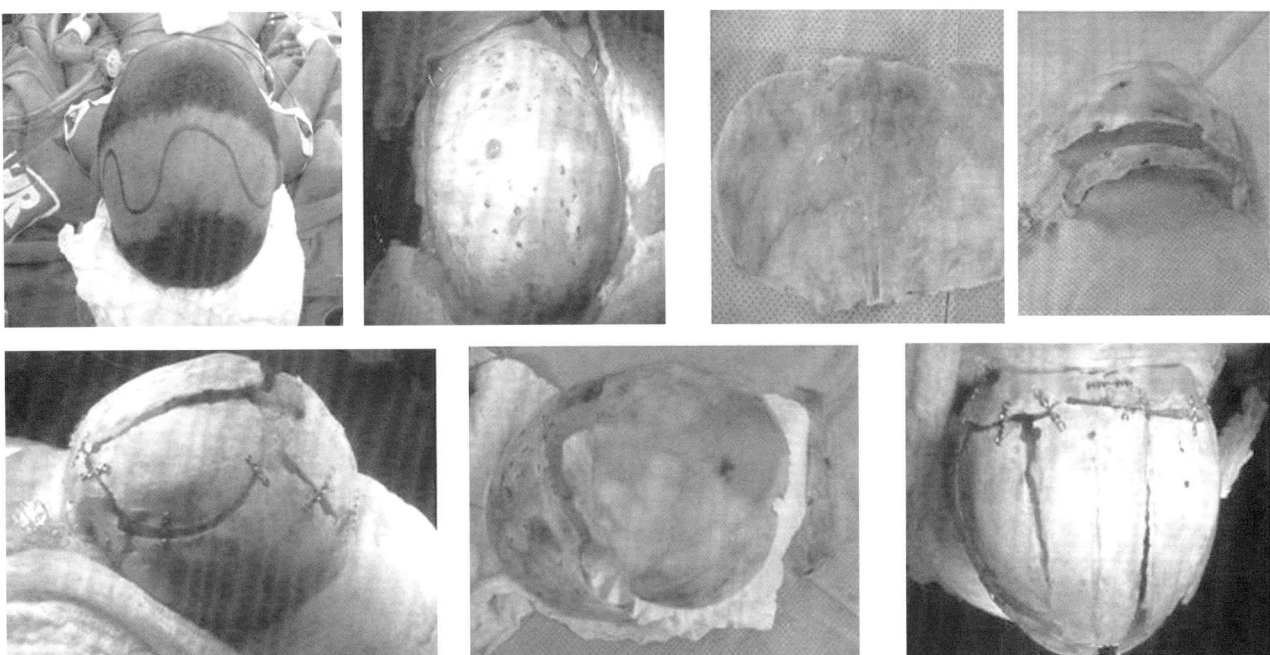

Figs. XV.8.26. Crouzon – pré-operatório.

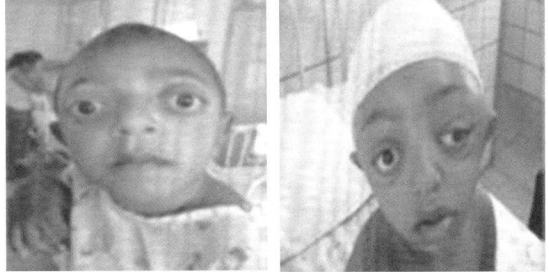

Fig. XV.8.27. Crouzon – pré e pós-operaótio.

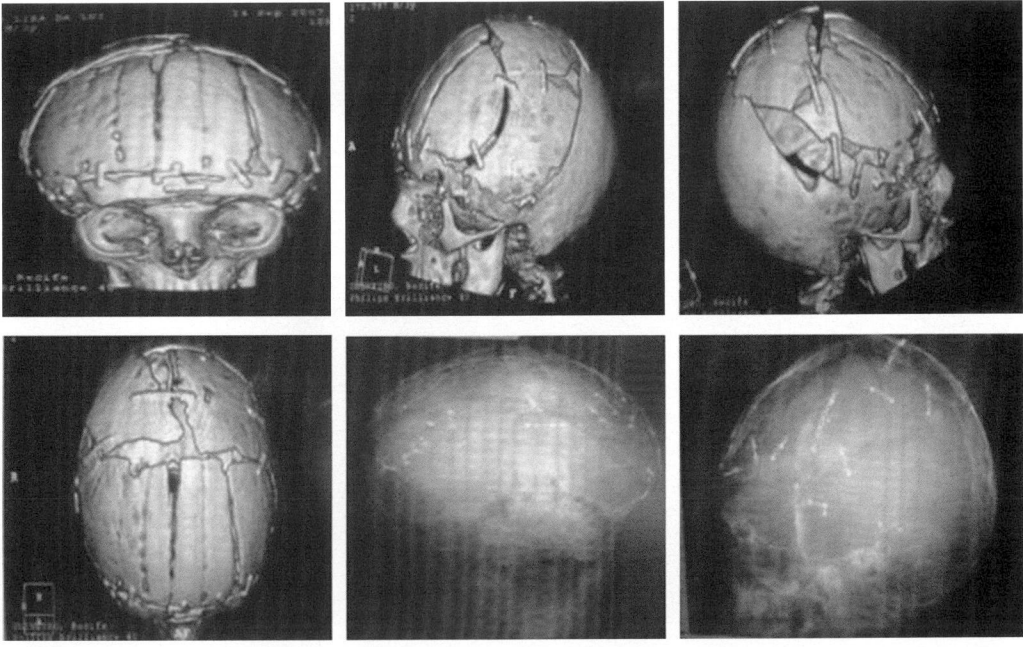

Fig. XV.8.28. Crouzon – tomografia pós-operatória.

Pfeiffer

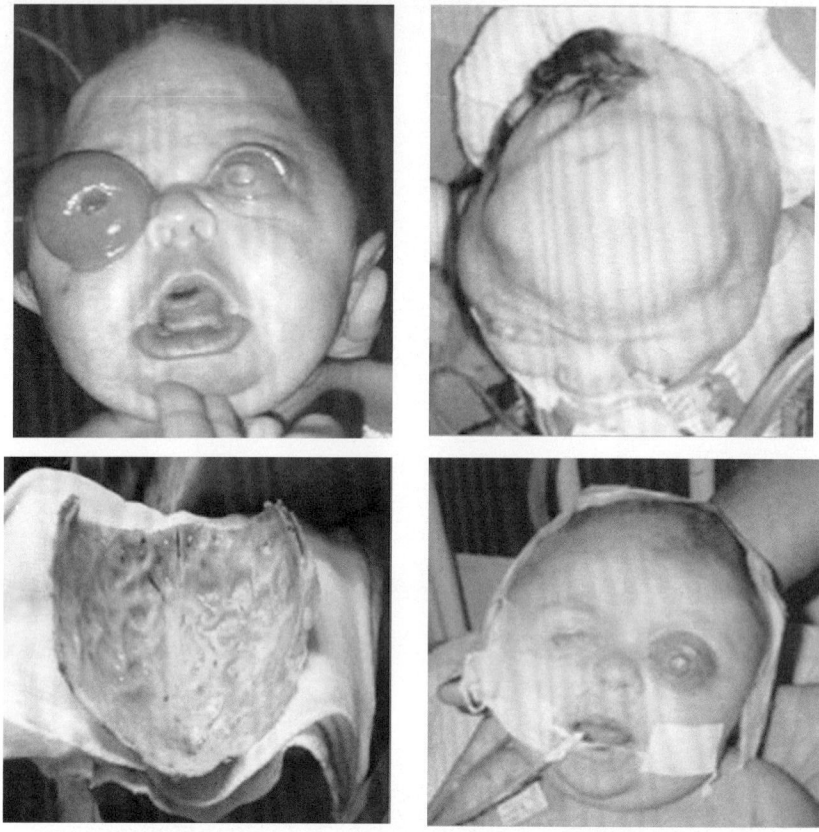

Fig. XV.8.29. Pfeiffer – pré-operatório, trans e pós-operatório.

Carpenter

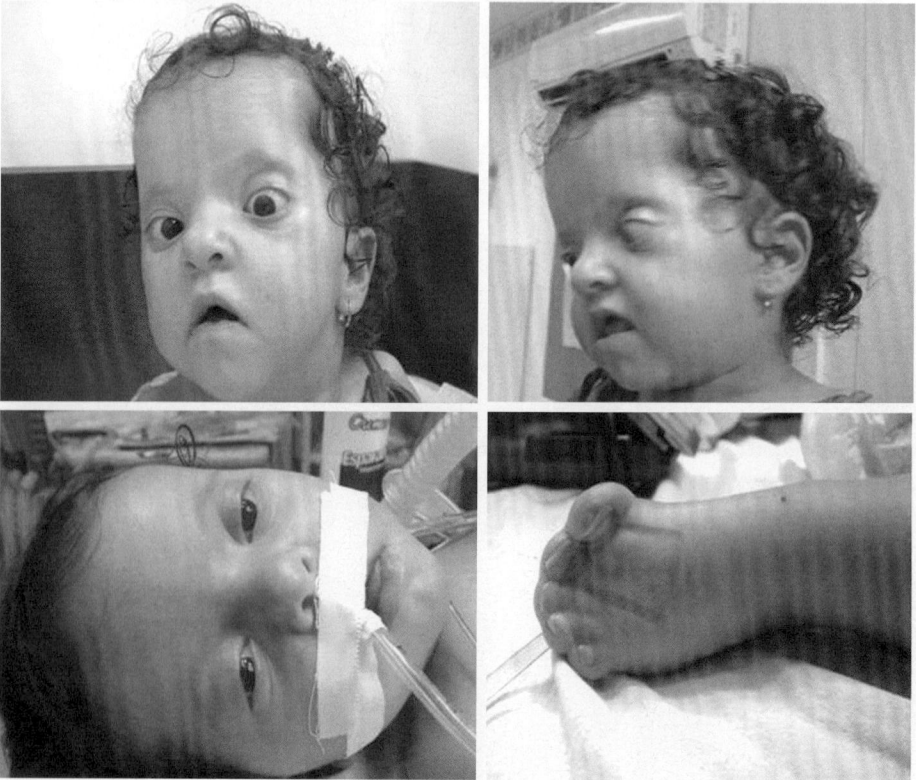

Fig. XV.8.30. Carpenter – pré-operatório.

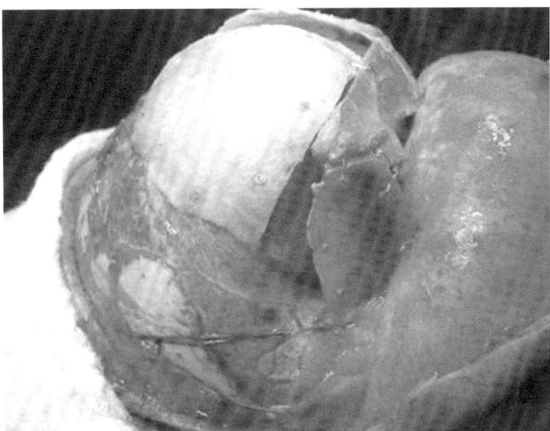 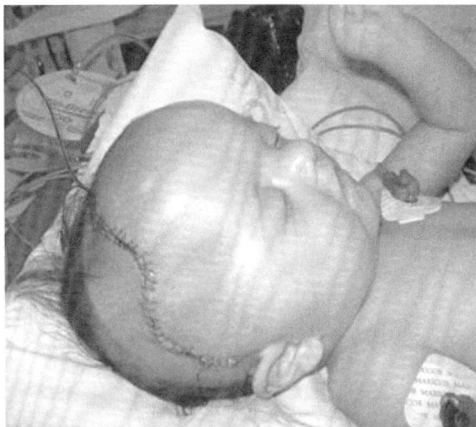

Fig. XV.8.31. Carpenter – transoperatório e pós-operatório.

Trigonocefalia

Representa o fechamento precoce da sutura metópica. O crânio assume um formato triangular, com quilha na linha média e com hipotelorismo dos olhos. Existe predominância no sexo masculino. Em nossa série de 73 casos, três eram de trigonocefalia, todos do sexo masculino. Esse tipo de cranioestenose pode ser acompanhado de malformações encefálicas, como a holoprosencefalia, ou lábio leporino (Figs. XV.8.32 e 8.33).

O tratamento cirúrgico consiste em craniotomia frontobilateral, remoção da banda fronto-orbitária, correção do hipotelorismo, avanço orbitário com uso de enxerto ósseo ou de placas absorvíveis ou de titânio. O osso frontal é remodelado e reposicionado (Fig. XV.8.34).

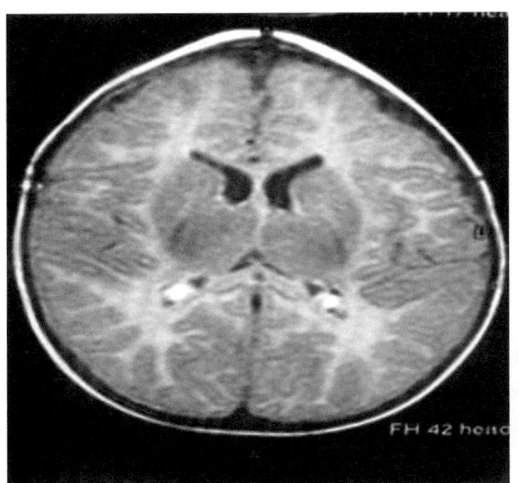 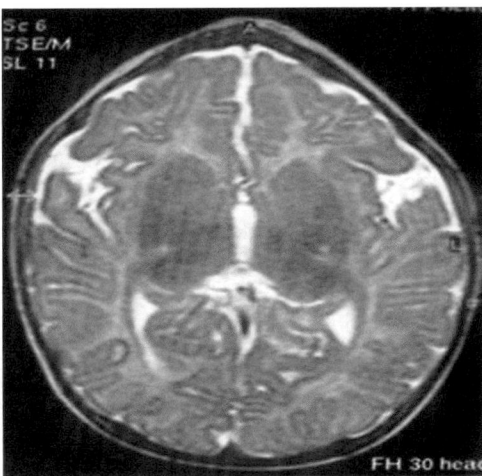

Fig. XV.8.32. Trigonocefalia.

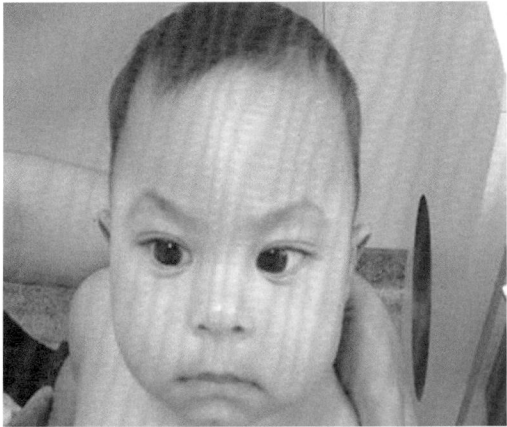 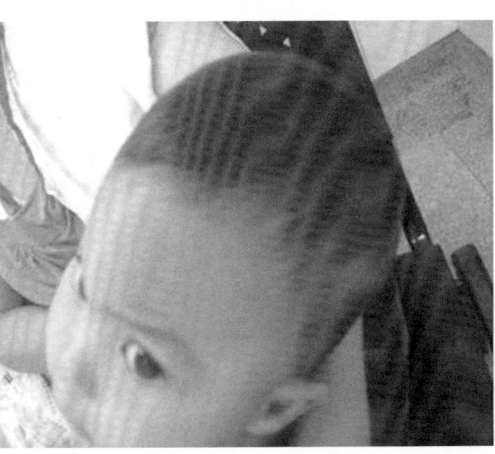

Fig. XV.8.33. Trigonocefalia.

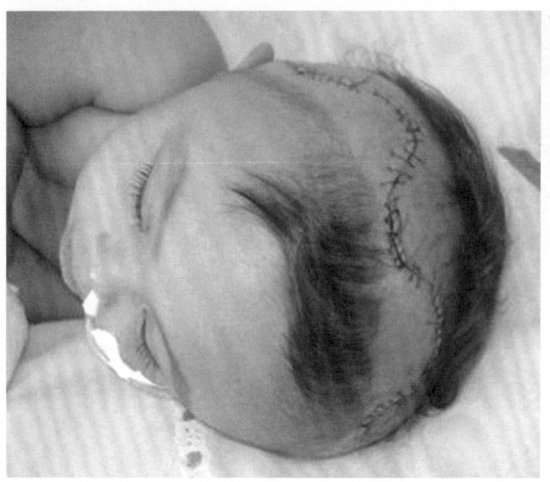 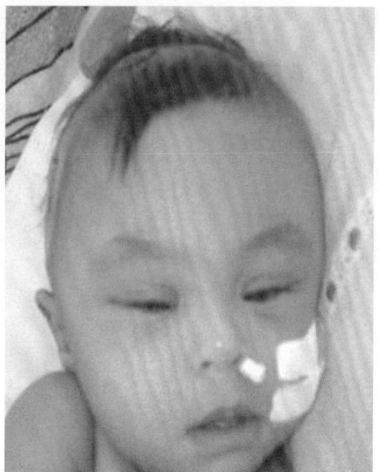 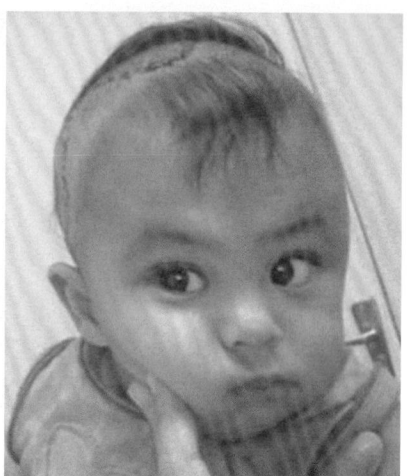

Fig. XV.8.34. Pré e pós-operatório.

Cranioestenose total

Caracteriza-se pelo fechamento precoce de todas as suturas. O crânio apresenta-se com volume reduzido. O tratamento consiste em colocar o paciente em decúbito ventral, incisão em zigue-zague, craniotomia em quatro faixas, as quais, após removidas, são remodeladas e recolocadas em posições trocadas.

Plagiocefalia posterior (Fig. XV.8.35 e 8.36)

O fechamento precoce da sutura lambdoide usualmente é unilateral. O fechamento bilateral como ocorrência isolada é raro. A partir de 1992, houve grande aumento na procura médica para a avaliação do formato posterior do crânio. Este fato foi relacionado a orien-

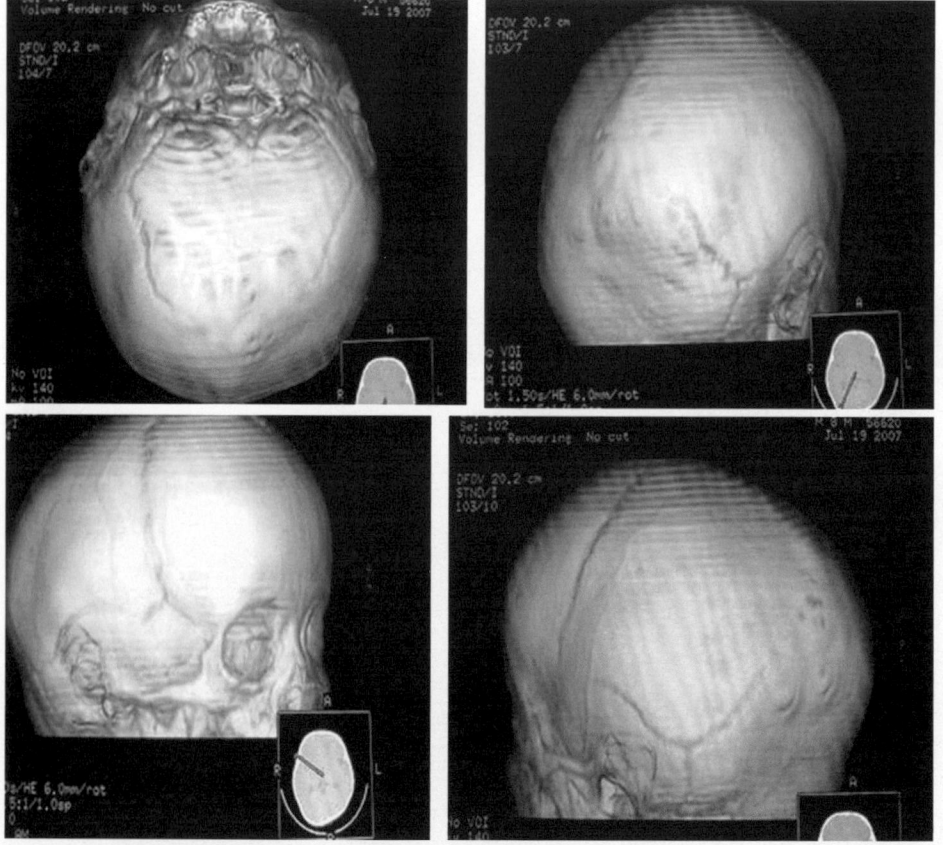

Fig. XV.8.35. Plagiocefalia posterior.

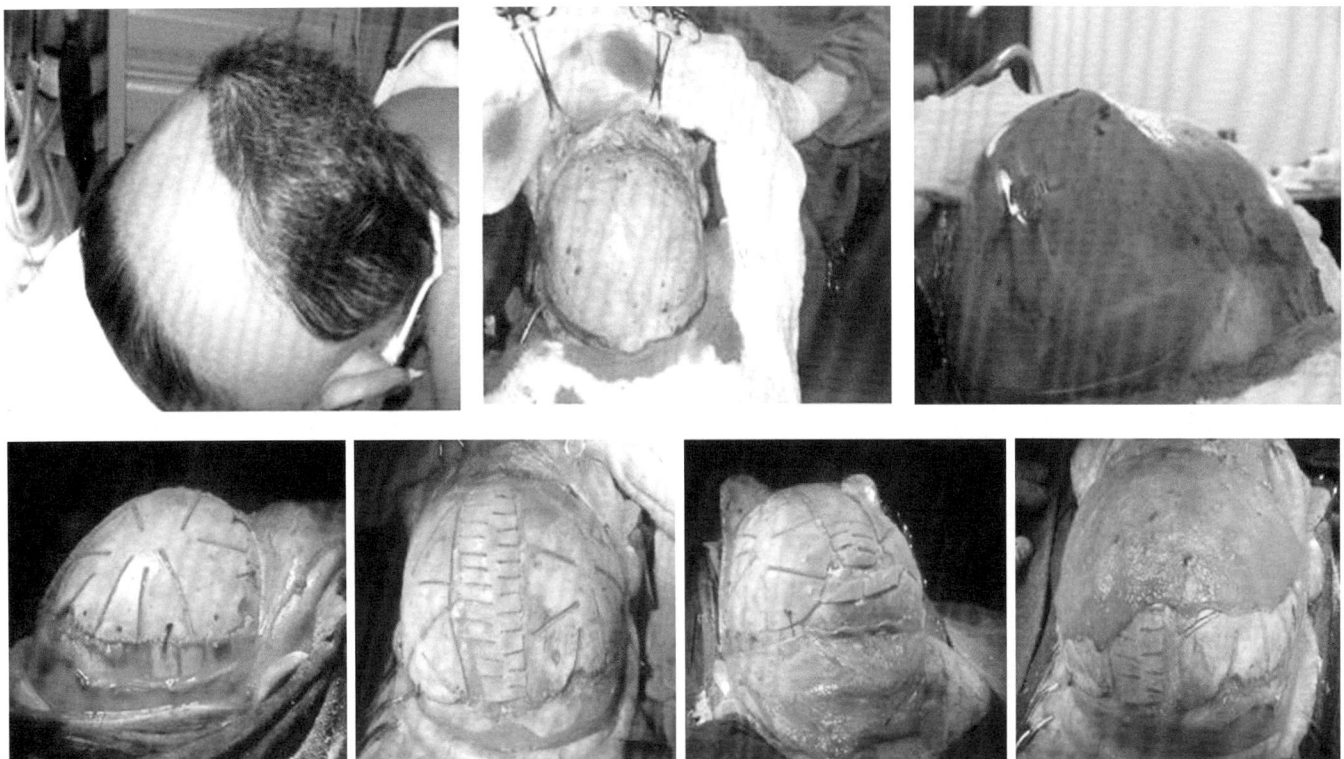

Fig. XV.8.36. Plagiocefalia posterior – transoperatório.

tação da Academia Americana de Pediatria para que as crianças fossem colocadas em decúbito dorsal ou lateral quando estivessem dormindo para evitar morte súbita, acarretando deformidade posicional. Esta deformidade posicional pode ser diferenciada da plagiocefalia devido ao fechamento da lambdoide com base no exame clínico e de imagem.

Na plagiocefalia, a história do posicionamento da cabeça no leito é incomum. A fossa posterior ipsolateral à cranioestenose apresenta crescimento inferior ao normal e as estruturas adjacentes (o trágus, o osso petroso e a linha média do forâmen magno) são desviadas em direção à sutura fechada. A bossa occipital contralateral é mais parietal. Há uma proeminência occiptomastóidea. A bossa frontal proeminente é contralateral à fusão da sutura. A orelha ipsolateral está desviada posteriormente.

O tratamento consiste na incisão em zigue-zague semelhante às outras, seguida de craniotomia parieto-occipital bilateral, superior ao ínion. Dissecção epidural é feita com cuidado para evitar lesão da tórcula e do seio transverso. Osteotomias em barras são feitas na base occipital seguida de fratura em galho verde. O *flap* ósseo da craniotomia é remodelado e reposicionado, sendo fixado com placas absorvíveis ou de titânio; fechamento cutâneo em dois planos.

Na deformidade posicional teremos sempre a informação da postura no leito. A criança pode apresentar outras alterações físicas associadas, tipo torcicolo congênito, esternocleidomastóideo tenso, atraso do desenvolvimento. O trágus e o osso petroso são deslocados anterior e inferiormente, enquanto o forâmen magno permanece na linha média. A bossa occipital contralateral é mais occipital que parietal e a bossa frontal é ipsolateral à deformidade posicional. Há ausência de proeminência óssea atrás do processo mastóideo. A orelha ipsolateral encontra-se deslocada anteriormente. Não há fusão da sutura lambdoide na deformidade posicional.

Na deformidade posicional não é indicado o tratamento cirúrgico.

Tratamento (Fig. XV.8.37)

Aspectos gerais

- *Objetivo* – Liberação da sutura fechada, correção das deformidades compensatórias, promovendo assim redução da compressão cerebral e alívio da hipertensão intracraniana.

- *Idade ideal* – Varia com relação à técnica a ser usada. Nos primeiros 15 dias indica-se a neuroendoscópica. A técnica convencional é indicada para crianças com idade entre 3 e 9 meses. Porém, a idade avançada não contraindica a cirurgia.

- *Acesso venoso* – Seguro, em número de duas a três vias de infusão.

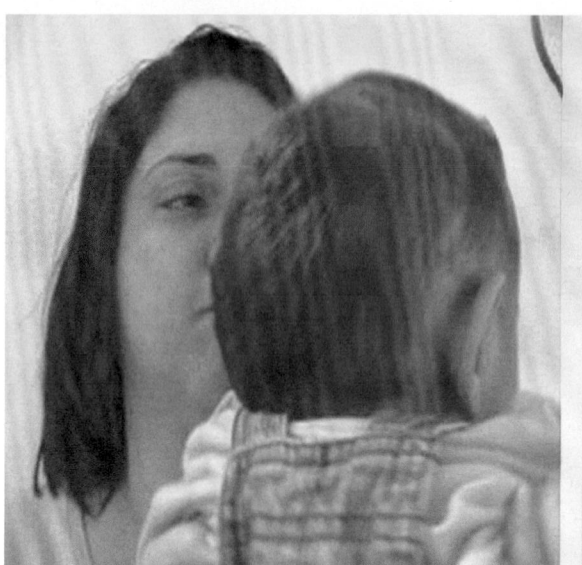 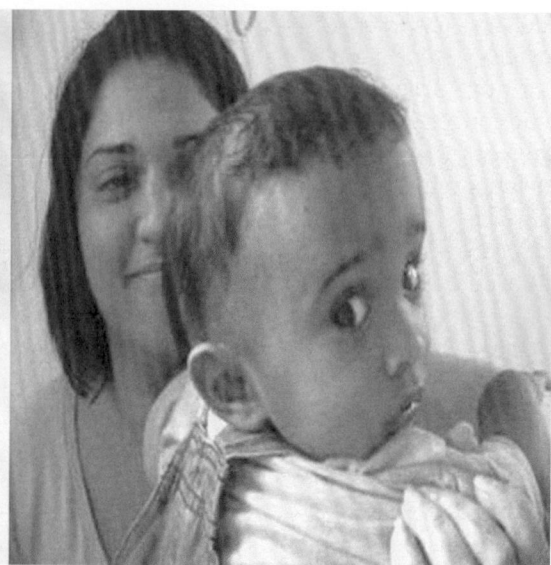

Fig. XV.8.37. Plagiocefalia posterior – pós-peratório.

- *Tipo de incisão* – Em zigue-zague, promove melhor aspecto estético e menos tensão no fechamento.
- *Prevenção de perdas sanguíneas* – Para minimizar perdas, usa-se injeção local de anestésico com epinefrina. Hemostasia rigorosa durante a incisão cutânea.
- *Prevenção de embolia gasosa* – Através da irrigação do campo operatório e do uso de cera óssea nas bordas ósseas.
- *Prevenção de hipotermia* – Com uso do colchão térmico.
- *Antibioticoterapia profilática* – Usa-se oxacilina na dose de 200 mg/kg, 30 minutos antes da incisão cutânea, sendo mantida durante 48 horas no pós-operatório.

Considerações pós-operatórias

- UTI pediátrica de rotina por 24 horas no pós-operatório.
- Controle hematológico e metabólico.
- Permanência hospitalar média de 5 dias.
- Vigiar recidiva das deformidades, secundária à recidiva de fusão no pós-operatório tardio.

DISTÚRBIOS DO DESENVOLVIMENTO CEREBRAL

Introdução

As malformações do desenvolvimento cortical (MDC) são reconhecidas como importante causa de atraso do desenvolvimento neuropsicomotor, epilepsia e outras desordens neurológicas. Após a introdução da ressonância magnética na investigação neurológica, essas malformações passaram a ser detectadas.

As MDC, nas suas diversas formas, totalizam cerca de 8% dos pacientes com epilepsia que procuram tratamento em centros especializados e correspondem à segunda etiologia mais frequente de epilepsia refratária, atrás apenas das epilepsias de lobo temporal associadas à esclerose hipocampal.

As MDC devem ser excluídas em praticamente todo paciente pediátrico com atraso do desenvolvimento ou epilepsia. Está se tornando cada vez mais evidente que muitas MDC são causadas por mutações cromossômicas, assim a presença de MDC é importante no aconselhamento dos pais de crianças afetadas.

Desenvolvimento do córtex cerebral

A formação do córtex cerebral pode ser dividida em três grandes estágios de desenvolvimento: proliferação, migração e organização.

A fase de proliferação ocorre entre o segundo e o quarto mês de gestação. Todos os neurônios e a glia derivam das zonas ventricular e subventricular, localizadas na região subependimária. A proliferação dos precursores gliais dá origem às células radiais gliais, que estão envolvidas na migração neuronal.

A migração neuronal ocorre entre o terceiro e o quinto mês de gestação e caracteriza-se pela movimentação da célula nervosa da sua origem, na zona ventricular e subventricular, ao seu local definitivo, no córtex cerebral. As primeiras células que migram formarão uma estrutura acima da zona ventricular, denominada pré-placa. As demais ondas migratórias de neurônios irão formar a placa cortical que irá dividir a pré-placa em uma camada mais externa, denominada zona marginal (futura camada 1 do córtex maduro), e uma camada interna, chamada subplaca. Ao chegarem à placa cortical, os neurônios organizam-se em camadas que irão desenvolver-se no córtex adulto. O posicionamento dos neuroblastos no córtex em formação dá-se das camadas mais profundas para as mais superficiais (padrão *inside-out*). A migração dos neurônios ocorre, em sua maioria, ao longo das células radiais gliais.

Uma vez que os neurônios imaturos chegam a sua localização definitiva, estes estabelecem uma série específica de conexões pela extensão de seus axônios e dendritos. Estes fenômenos são característicos da fase de organização cortical.

A interrupção desses mecanismos irá levar potencialmente a malformações do desenvolvimento cortical.

Etiologia das malformações do desenvolvimento cortical

Qualquer evento que iniba a proliferação neuronal ou glial, migração neuronal ou subsequente organização cortical, pode causar uma malformação cortical. Estudos comparando a ocorrência de insultos pré-natais, possivelmente relevantes em pacientes com MDC e em pacientes com outras etiologias de epilepsia refratária ao tratamento medicamentoso, sugerem que insultos pré-natais podem ser relevantes para a gênese das MDC. Os grandes avanços recentes no tema da etiologia das MDC estão voltados para mutações que levem a essas anormalidades. Mecanismos moleculares que regulam a formação do córtex cerebral começam a ser descobertos, tornando possível a participação de diversos genes na regulação do desenvolvimento cortical.

Várias formas de MDC que ocorrem em famílias e têm como base etiológica uma mutação gênica também podem ocorrer esporadicamente, seguindo-se a insultos ambientais durante a primeira metade da gestação.

Afecções relacionadas com MDC

Microlissencefalia

Trata-se de malformação em que as crianças nascem com perímetro cefálico abaixo da média (três ou mais desvios-padrão) e os exames de imagem mostram giros escassos e sulcos anormalmente rasos. Ocorre distúrbio da proliferação de neurônios e glia nas zonas germinativas. Esses pacientes eram classificados anteriormente como tendo microcefalia *vera*.

Pode ter origem familiar, teratogênica ou esporádica. Os casos familiares podem ter herança autossômica dominante, autossômica recessiva e recessiva ligada ao X e um tipo familiar associado à anormalidade ocular, ainda sem herança definida. Os agentes teratogênicos principais são radiação, abuso materno de álcool, uso de cocaína e hiperfenilalaninemia materna. Os casos esporádicos são mais comuns.

Hemimegalencefalia (Fig. XV.8.38)

É um distúrbio localizado da proliferação celular do sistema nervoso central (SNC). Ocorre aumento de um hemisfério ou de uma porção deste, sempre acompanhado de anormalidades dos giros corticais, um giro mais largo,

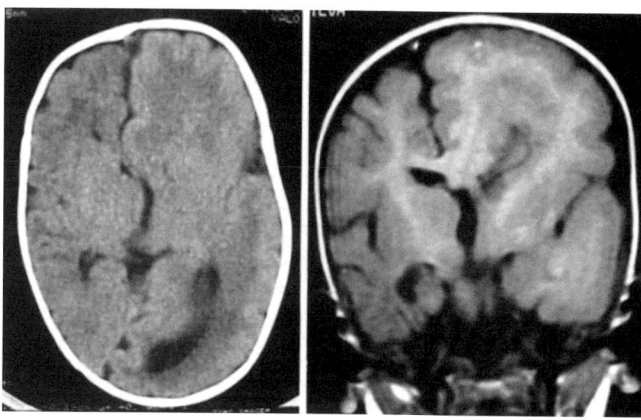

Fig. XV.8.38. Hemimegalencefalia.

neurônios grandes e às vezes bizarros, neurônios heterotópicos e aumento do número e do tamanho dos astrócitos. Dados anatômicos sugerem proliferação excessiva dos neurônios e astrócitos, assim como defeitos subsequentes na migração e na organização dos neurônios.

O cérebro pode ser afetado de maneira isolada ou em associação a hemi-hipertrofia de parte ou de todo o corpo ipsolateral. Os pacientes afetados têm, tipicamente, macrocefalia ao nascimento e no início da lactância; apresentam-se com um distúrbio convulsivo intratável, hemiplegia e atraso do desenvolvimento grave.

Uma alta incidência de hemimegalencefalia parece ocorrer em pacientes com a síndrome dos nevos epidérmicos. Outros distúrbios associados incluem a síndrome de Proteus, hipomelanose de Ito, neurofibromatose e esclerose tuberosa.

Há indicação de hemiesferectomia funcional para o tratamento da epilepsia sem controle desses pacientes.

Esquizencefalia

Caracteriza-se pela presença de uma fenda que se estende do epêndima do ventrículo lateral até a superfície pial do hemisfério cerebral. A fenda é revestida por substância cinzenta displásica; pode ser uni ou bilateral e é classificada como de lábios abertos ou fechados. A fenda de lábios abertos tem comunicação com os ventrículos (Fig. XV.8.39).

Parece resultar de causas genéticas e adquiridas. Alguns casos provavelmente advêm de uma lesão transmanto intraútero durante o segundo trimestre. Em outros casos, o distúrbio é familiar e pode estar associado a mutações no gene *homeobox* EMX2.

Os pacientes com fenda unilateral geralmente se apresentam com quadro de epilepsia, hemiparesia e atraso do desenvolvimento neuropsicomotor (DNPM) de graus variáveis. Pacientes com fenda bilateral geralmente têm atraso do DNPM grave, epilepsia de início precoce, alterações motoras e frequentemente alterações visuais. A deficiência visual provavelmente resulta de hipoplasia

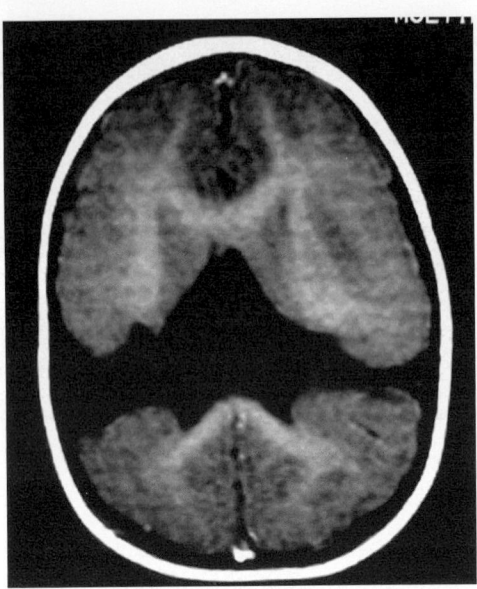

Fig. XV.8.39. Esquizencefalia de lábios.

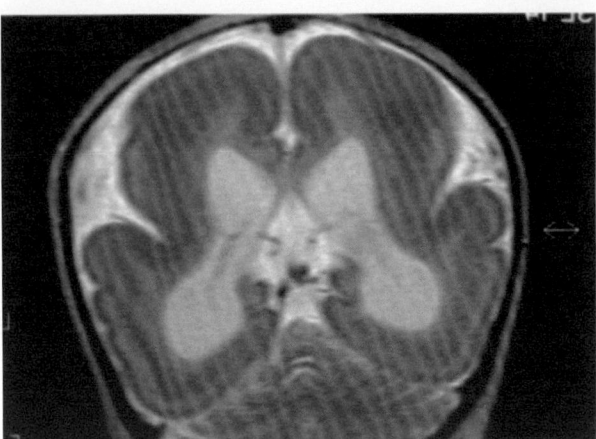

Fig. XV.8.40. Lissencefalia.

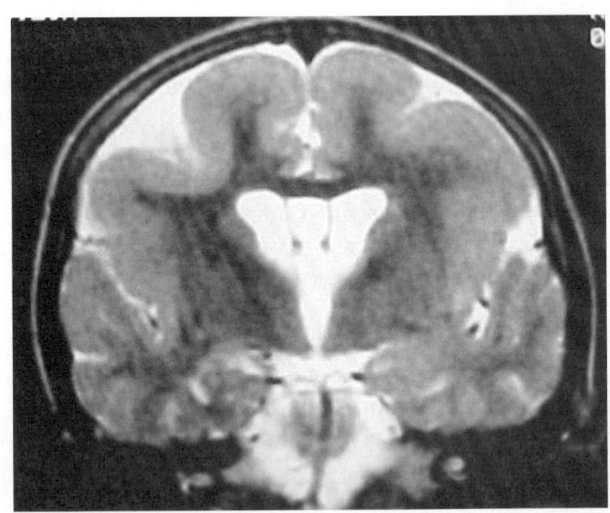

Fig. XV.8.41. Paquigiria.

do nervo óptico; que é vista em um terço dos pacientes com esquizencefalia. A hipoplasia do nervo óptico, juntamente com a ausência de septo pelúcido, resulta na classificação desses pacientes afetados na categoria de displasia septo-óptica. A gravidade do caso está relacionada com a extensão do envolvimento cerebral.

Lissencefalia e paquigiria

O termo lissencefalia refere-se ao cérebro liso, que se caracteriza por pouco ou nenhum giro cortical. Agiria é definida como ausência dos giros na superfície cerebral e é sinônimo de lissencefalia completa. Paquigiria caracteriza-se pela presença de poucos e largos giros corticais (lissencefalia incompleta). As crianças com lissencefalia apresentam grave comprometimento neurológico, físico e cognitivo, associado à epilepsia (Fig. XV.8.40 e 8.41).

Distinguem-se dois tipos de lissencefalia: tipo 1 (clássico) e tipo 2 (em calçamento de pedra). O primeiro resulta de uma parada da migração dos neurônios, enquanto o último resulta de migração excessiva dos neurônios. Os pacientes com excesso de migração exibem alta incidência de distrofia muscular e atraso de mielinização associados; muitos também apresentam anomalias oculares e hidrocefalia. As crianças com qualquer um dos dois tipos de lissencefalia costumam ter deficiências graves, físicas e intelectuais.

O cérebro liso pode advir de muitas causas, incluindo infecção congênita (especialmente o citomegalovírus) e formação deficiente de células-tronco (microlissencefalias), além de migração neuronal anormal.

Lissencefalia tipo 1

As crianças com lissencefalia clássica quase sempre manifestam atraso global do desenvolvimento e convulsões, porém a intensidade da síndrome clínica varia de acordo com a gravidade da malformação cortical. Vários pacientes apresentam defeito no cromossomo 17 (17p13.3) e, quando têm algumas características faciais distintas, são classificados como portadores da síndrome de Miller-Dieker. Outros pacientes apresentam mutações no cromossomo Xq22.3-q23 – lissencefalia ligada ao X. Esta alteração genética se apresenta no sexo masculino como lissencefalia e no sexo feminino como heterotopia em faixa.

Lissencefalia tipo 2

Os pacientes com distrofias musculares congênitas constituem um grupo clinicamente heterogêneo de pacientes com distúrbios musculares, que são caracterizados por hipotonia desde o nascimento, fraqueza muscular generalizada e contraturas articulares de grau variável; muitos pacientes têm anormalidades associadas do SNC e olhos. A análise do soro mostra elevação moderada da creatinoquinase; o diagnóstico é definido por biópsia muscular. Foram descritas várias síndromes nas quais as manifestações de distrofia muscular são acompanhadas de alterações estruturais do SNC (lissencefalia) e anomalias oculares, entre elas estão: distrofia muscular congênita do tipo Fukuyama, síndrome de Walker-Warburg e doença músculo-óculo-cerebral.

Polimicrogiria (Fig. XV.8.42)

Caracteriza-se por um distúrbio de migração no qual os neurônios atingem o córtex, mas se distribuem anormalmente, resultando na formação de numerosos pequenos sulcos na superfície cortical. Pequena ou grande porção do hemisfério pode ser envolvida, sendo a localização mais comum ao redor da fissura silviana. As características clínicas são variáveis e dependem da extensão da área cortical envolvida; os pacientes, porém, apresentam em geral crises convulsivas e atraso do desenvolvimento neuropsicomotor. Pouco se sabe dos fatores que contribuem para o desenvolvimento da polimicrogiria. Existem evidências de que fatores extrínsecos podem estar envolvidos, como infecção pelo citomegalovírus e insulto vascular. A associação da polimicrogiria com várias síndromes geneticamente determinadas, como Zellweger, Aicardi e Walker-Warburg, a presença de polimicrogiria em pacientes com anormalidades cromossômicas e a ocorrência de casos familiares de polimicrogiria indicam um componente genético no seu desenvolvimento.

Diversas síndromes estão relacionadas com a polimicrogiria cerebral, como a polimicrogiria frontobilateral, a polimicrogiria frontoparietal bilateral, a polimicrogiria perissilviana bilateral, a polimicrogiria parassagital parietoccipital bilateral e a polimicrogiria generalizada

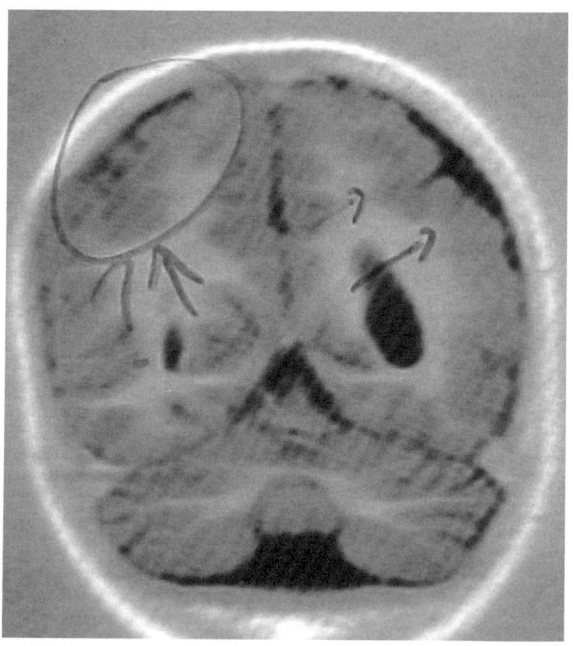

Fig. XV.8.42. Polimicrogiria.

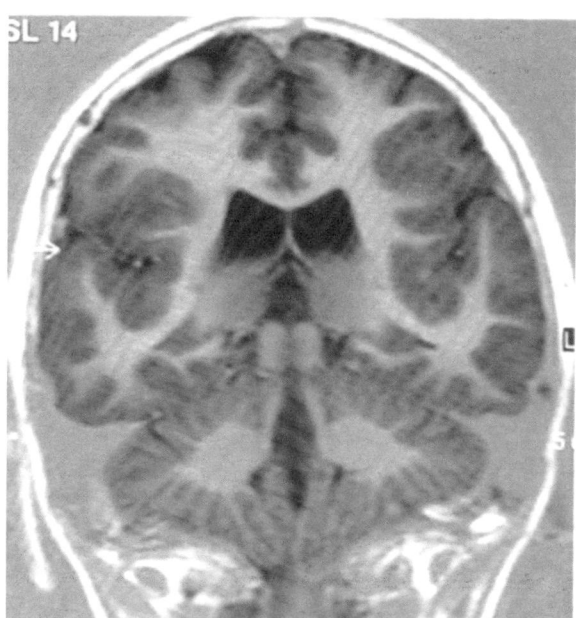

Fig. XV.8.43. Polimicrogiria perissilviana bilateral.

bilateral. A polimicrogiria perissilviana bilateral (Fig. XV.8.43), também chamada polimicrogiria opercular bilateral ou síndrome perissilviana bilateral, foi a primeira síndrome de polimicrogiria bilateral descrita. Entre essas síndromes é a mais frequente e caracteriza-se clinicamente por paralisia pseudobulbar, epilepsia e comprometimento cognitivo, às vezes associado a artrogripose congênita.

Heterotopias

Caracterizam-se por um acúmulo de neurônios em local anormal, secundário a interrupção da migração radial dos neurônios. Podem ser isoladas ou associadas a outras anormalidades estruturais.

Podem ser classificadas em três grupos, de acordo com a localização: heterotopia subependimárias, heterotopias subcorticais focais; heterotopias em faixa (córtex duplo).

As heterotopias subependimárias (Fig.XV.8.45) raramente são familiares, mais podem estar associadas a outras anomalias cerebrais. Os pacientes, em geral, apresentam-se clinicamente com epilepsia.

Os pacientes com heterotopia focal na substância branca apresentam clínica variável de acordo com a área afetada, com distúrbios motores e cognitivos e crises convulsivas. A heterotopia focal pode estar associada a outras anomalias cerebrais, como agenesia ou hipogenesia de corpo caloso, displasia ipsolateral dos núcleos da base.

A heterotopia em faixa (Fig. XV.8.44) aparece como faixas homogêneas de substância cinzenta que se situam entre os ventrículos laterais e o córtex cerebral e estão separadas de ambos por uma camada de sustância branca de aparência normal. A heterotopia em faixa pode ser

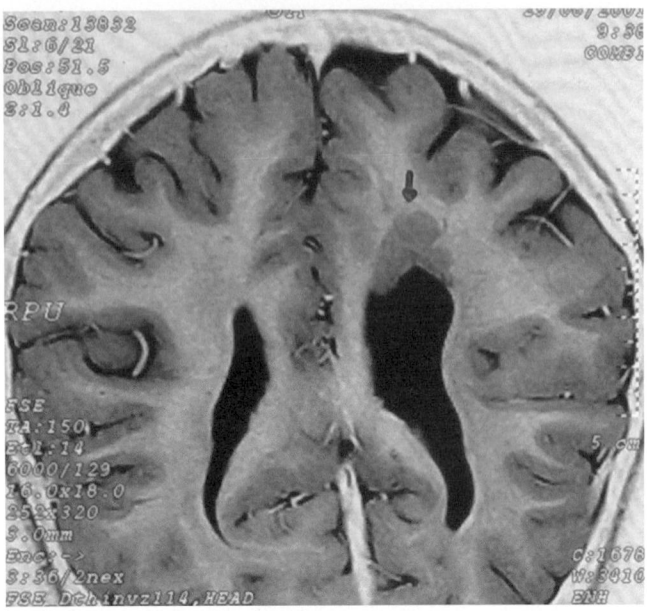

Fig. XV.8.44. Heterotopia subependimária.

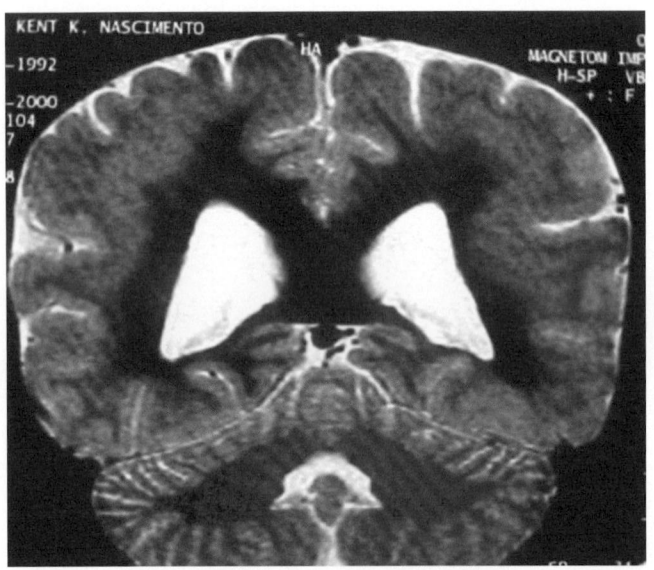

Fig. XV.8.45. Heterotopia em banda.

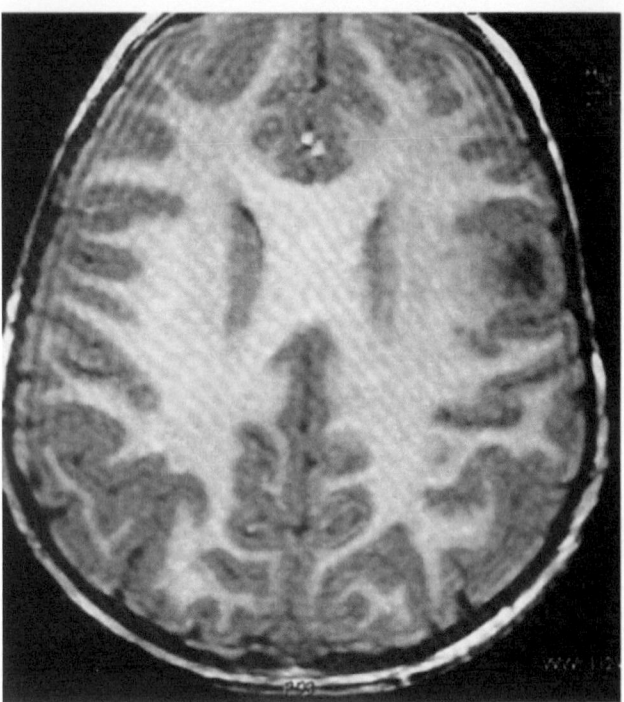

Fig. XV.8.46. Displasia focal.

Displasia focal (Fig. XV.8.46)

Caracteriza-se por um espessamento focal da substância cinzenta cortical, acompanhada ou não por uma simplificação do padrão giral e um borramento da transição corticossubcortical. Clinicamente, apresenta-se com quadro de epilepsia e deve ser pesquisada em todo paciente com epilepsia parcial de difícil controle, por meio da RM do encéfalo.

HIDROCEFALIA

Introdução

Hidrocefalia é uma alteração do sistema nervoso central (SNC) que envolve basicamente o acúmulo hipertensivo de líquido dentro dos ventrículos cerebrais. Apresenta etiologia múltipla, relacionada com outras condições, o que torna diferentes tanto a incidência quanto a prevalência para as diversas faixas etárias em que se pode manifestar.

Embora a hidrocefalia seja conhecida desde a Antiguidade, a fisiologia normal do líquido cefalorraquidiano (LCR) não havia sido claramente elucidada até o fim do século XIX. Esse líquido é secretado por estruturas especializadas do SNC, os "plexos coroides", num ritmo regular e, por meio de mecanismos de absorção, um gradiente de pressão desenvolve-se. A secreção ocorre dentro das cavidades ventriculares encefálicas, enquanto a absorção ocorre largamente nas chamadas "vilosidades aracnoides", principalmente próximas aos grandes seios de drenagem venosa cerebral e também ao espaço subaracnóideo da medula espinhal.

completa, circundando a substância branca central, ou parcial. Quando parcial, os lobos frontais parecem ser envolvidos preferencialmente. Quando a anomalia é encontrada no neonato, a faixa pode ser confundida com substância branca em mielinização. Os pacientes com heterotopia em faixa ou duplo córtex apresentam atraso do desenvolvimento neuropsicomotor de intensidade variável, com crises convulsivas. Predomina no sexo feminino (90%), o que é compatível com o relato de um *locus* genético no cromossomo Xq22.3-q23, que codifica o gene XLIS. A lissencefalia ligada ao X/heterotopia em faixa, secundária a mutações no cromossomo X, se apresenta no sexo masculino com lissencefalia e no sexo feminino como heterotopia em faixa.

Fisiopatologia e classificação

Para a compreensão dos mecanismos fisiopatológicos envolvidos na gênese das hidrocefalias, é importante a perfeita compreensão da circulação liquórica.

O LCR é formado por um processo de ultrafiltragem, pelos plexos coroides localizados nos ventrículos laterais. Em seguida, através dos foramens de Monro, este líquido alcança o terceiro ventrículo e daí, através do aqueduto cerebral, dirige-se ao quarto ventrículo, de onde, através do orifício medial de Magendie e dos orifícios laterais de Luschka, dirige-se ao espaço subaracnóideo, envolvendo todo o encéfalo. Numa etapa seguinte, é absorvido através das vilosidades aracnoides localizadas sobretudo ao longo do seio longitudinal superior, existindo, entretanto, outros locais de absorção no próprio encéfalo e ao longo da medula espinhal.

Os distúrbios nessa circulação levam ao aparecimento da hidrocefalia, mais frequentemente por bloqueios ao trânsito e à absorção liquórica. Existe uma única situação em que a secreção aumentada de LCR é responsável pelo aparecimento da hidrocefalia: quando são encontrados os chamados "papilomas" dos plexos coroides, tumores bastante raros.

Desta maneira, classificam-se as formas de hidrocefalia em:

- *Comunicante* – Quando o bloqueio à circulação do LCR se encontra fora do sistema ventricular, ou seja, após a saída do liquor através dos orifícios do quarto ventrículo. Existe a comunicação entre o sistema ventricular e o espaço subaracnóideo.
- *Não comunicante* – O bloqueio à circulação liquórica encontra-se no sistema ventricular. Nesta situação, não existe comunicação com o espaço subaracnóideo. Também é chamada hidrocefalia obstrutiva.

Do ponto de vista etiológico, poderíamos citar como exemplo de hidrocefalia obstrutiva aquela causada pela presença de um tumor na fossa posterior, onde a compressão exercida pelo mesmo sobre o aqueduto cerebral ou quarto ventrículo levaria à obstrução do fluxo liquórico com consequente dilatação das cavidades ventriculares. Outro tipo comum de obstrução é a causada pela estenose de aqueduto cerebral.

Processos inflamatórios ou hemorrágicos, por deposição no espaço subaracnóideo de transudato proteico ou restos hemáticos, podem causar obstrução à livre circulação do LCR, levando à hidrocefalia não comunicante.

A forma congênita de hidrocefalia é na maior parte das vezes, de ocorrência esporádica ou representa a forma genética rara de hidrocefalia ligada ao sexo. Entretanto, existem evidências da participação de mecanismos virais na formação da hidrocefalia congênita, embora uma clara relação de causa e efeito ainda não tenha sido estabelecida.

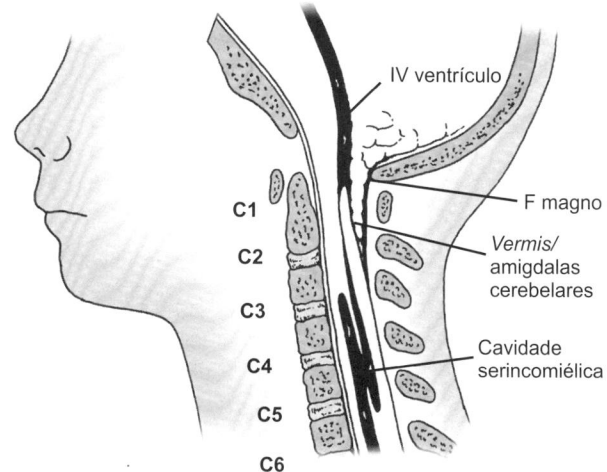

Fig. XV.8.47. Malformação de Arnold-Chiari tipo II.

No período neonatal, as etiologias mais comuns são hemorragia da matriz germinal no prematuro, infecções, inclusive do período fetal, atresia ou estenose do aqueduto.

Normalmente encontrada nos pacientes portadores de mielomeningocele, a síndrome de Arnold-Chiari (Fig. XV.8.47) tipo II, em que existem compressão e distorção de estruturas do tronco cerebral, está associada em cerca de 90% dos casos à hidrocefalia, que pode ser evidente desde o nascimento ou manifestar-se dias após a correção da lesão disráfica.

Outro tipo de hidrocefalia, mais comum em adultos, que se manifesta com quadro clínico característico de ataxia da marcha, distúrbios esfincterianos e alterações cognitivas, é a chamada hidrocefalia de pressão normal. Geralmente, esses pacientes apresentam antecedentes de acidentes vasculares cerebrais ou traumatismos cranianos.

Quadro clínico

O quadro clínico dos pacientes portadores de hidrocefalia varia largamente em função de suas idades.

No período neonatal, caso o processo que resultou na hidrocefalia se tenha iniciado no útero, o recém-nascido apresentará macrocrania, com o perímetro cefálico acima dos percentil 97 para a idade. Há evidente desproporção craniofacial, com veias proeminentes no couro cabeludo. A fontanela anterior é preenchida e tensa (Fig. XV.8.48).

Nos primeiros 12 meses de vida, o mais comum é o crescimento acelerado do perímetro cefálico, normalmente mais de 2 cm por mês ou maior que dois desvios-padrão acima da média, quando registrados no gráfico apropriado. A fontanela anterior torna-se tensa e pulsátil. Nas formas em que existe aumento acentuado dos ventrículos laterais e do terceiro ventrículo, pode ser encontrado o "sinal do sol poente",

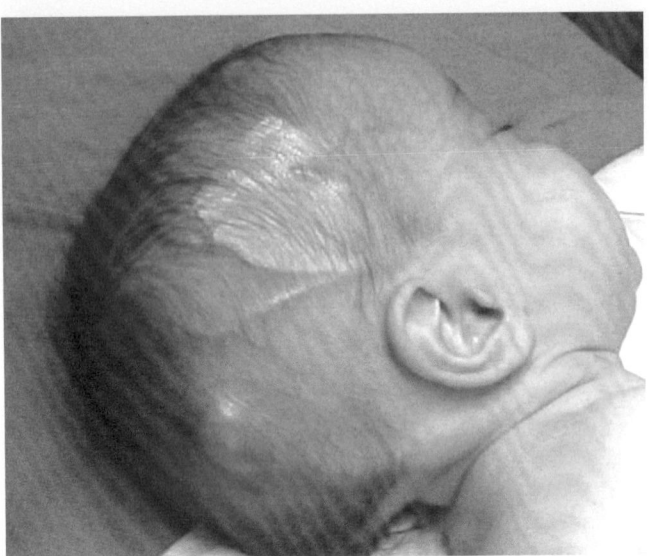

Fig. XV.8.48. Hidrocefalia – macrocrania com vasos proeminentes no segmento craniano.

que corresponde a desvio do olhar para baixo com a esclera visível acima da íris.

Após o primeiro ano de vida, na maioria das vezes, a hidrocefalia aparece como complicação de outra anormalidade no sistema nervoso, sendo, portanto, forma adquirida de hidrocefalia a partir de processos como meningite ou tumor. Nas fases mais agudas, alterações no comportamento, tipo letargia, torpor, sonolência ou irritabilidade, podem ser os primeiros indícios.

Nas formas mais insidiosas, podem ser evidentes alterações no desenvolvimento motor. Na adolescência, alterações de comportamento e, particularmente, alterações na *performance* escolar são frequentes. Obviamente, nesta fase da vida, em pouco tempo, superpõem-se os sinais de hipertensão intracraniana, tipo cefaleia, náuseas, vômitos e edema de papila.

Diagnóstico

O diagnóstico clínico da hidrocefalia, normalmente, não oferece dificuldades. A coleta de uma história o mais completa possível fornece ampla possibilidade de se levantar a suspeita diagnóstica. Dados do período pré-natal, doenças da gestante, estado nutricional, exposição a doenças, devem fazer parte do interrogatório.

Em seguida, o completo exame clínico, geral e neurológico, certamente fornecerá elementos para que se estabeleça o diagnóstico conforme descrito anteriormente.

Os exames complementares possibilitam, além da confirmação do diagnóstico clínico, a visualização das dimensões do sistema ventricular, bem como informações sobre a etiologia e a evolução.

Três tipos de exames são mais utilizados.

Ultrassonografia

Com a maior disponibilidade de aparelhos de ultrassonografia, principalmente em serviços de pré-natal, o diagnóstico intrauterino de hidrocefalia tornou-se mais frequente, permitindo inclusive melhores condições para o parto.

A ultrassonografia também é de importância vital para recém-nascidos e crianças até cerca de 2 anos, quando existe a possibilidade do exame transfontanela.

Devido a seu fácil transporte, a ultrassonografia (US) permite a realização do exame à beira do leito nos berçários e unidades neonatais. De boa resolução, permite ampla visualização do sistema ventricular. O seu baixo custo e a ausência de radiações ionizantes favorecem o uso repetido.

Tomografia computadorizada

Hoje considerada exame neurológico de rotina, a tomografia computadorizada é indispensável no diagnóstico e no acompanhamento da hidrocefalia. Por meio desse exame, podem ser visualizados o sistema ventricular por inteiro, a presença de lesões associadas, como tumores, o posicionamento adequado de sistemas de derivação e a presença de edema intersticial, como o transudato periventricular existente nos casos mais graves.

Apresenta como desvantagem a necessidade de remoção do paciente ao setor de radiologia, o que pode ser um problema importante em recém-nados ou casos mais graves. Em crianças, exige com frequência o uso de sedação anestésica para completa imobilização.

Ressonância magnética

De alta definição, fornece informações valiosas quanto às dimensões e à etiologia do processo. Apresenta os mesmos inconvenientes da tomografia computadorizada, além de um custo relativamente elevado para serviços públicos de saúde.

A seu favor está a melhor visualização de lesões na substância branca e, também, de alguns tipos de tumores.

Tratamento

A evolução do tratamento cirúrgico da hidrocefalia reflete a complexidade da doença, o progresso no conhecimento da sua fisiopatologia e, sobretudo, o desenvolvimento tecnológico no diagnóstico e no tratamento.

As opções terapêuticas sempre visaram alguns objetivos comuns, como diminuição da produção, aumento da eliminação e criação de vias alternativas para o fluxo liquórico.

Desde o início do século passado, vários tipos de tratamento foram realizados, desde a plexotomia (remoção do plexo coroide dos ventrículos laterais a fim de diminuir a produção do LCR) até a colocação de um cateter de polietileno ligando o espaço subaracnóideo ao ureter (após a realização de uma nefrectomia), desviando o excesso de liquor, que seria então eliminado juntamente com a urina.

No fim da década de 1950, foram idealizadas as válvulas para hidrocefalia com poucas diferenças com relação aos modernos sistemas utilizados na atualidade.

Consistem basicamente em um cateter que é posicionado no sistema ventricular, conectado a uma válvula de fluxo unidirecional que, por sua vez, é conectada a outro cateter, que pode ser direcionado para a cavidade atrial ou a cavidade peritoneal, proporcionando assim desvio do excesso de líquido para outras cavidades naturais, onde será absorvido.

Existe atualmente no mercado uma quantidade significativa de modelos de válvulas para hidrocefalia, inclusive válvulas reguláveis, porém persiste válida a afirmação do neurocirurgião francês Maurice Choux de que "a melhor válvula é nenhuma válvula", tal a variedade de complicações apresentadas por elas, podendo-se até afirmar, como fez Mc Laurin, em 1982, que a história da evolução das válvulas para hidrocefalia é a história de como prevenir e tratar as complicações por elas induzidas.

Complicações infecciosas e mecânicas podem ser encontradas no decorrer da vida dos portadores de derivação ventrículo-peritoneal (DVP). São frequentes, em unidades de grande volume cirúrgico, as revisões de complicações de válvulas.

Outra modalidade de tratamento é a terceira ventriculostomia, hoje realizada por via endoscópica, de excelentes resultados nos casos de hidrocefalia obstrutiva. Nesta cirurgia é feito um desvio natural do fluxo liquórico, através da abertura de orifício no assoalho do terceiro ventrículo, comunicando-o diretamente com o espaço subaracnóideo, onde será absorvido. Evita-se dessa forma a utilização de válvulas.

Temporariamente, em casos de situações adversas à colocação de uma DVP, como processos infecciosos e hemorragias, nos quais o LCR se encontra alterado, pode-se utilizar a derivação ventricular externa. Nesta opção, um cateter é colocado em um dos ventrículos laterais e conectado a um sistema externo fechado de drenagem, permanecendo até a normalização do liquor, quando então deve ser trocado por um sistema definitivo.

Evolução

Pacientes portadores de hidrocefalia em sua forma compensada podem levar vida normal. Sabe-se hoje que a incidência de meningite e a obstrução mecânica representam os maiores obstáculos ao desenvolvimento dessas crianças.

Por outro lado, casos mais graves, representam sério problema social. Durante toda a vida esses pacientes serão acompanhados em serviços médicos e auxiliares, como fisioterapia, fonoaudiologia e psicologia. Por tratar-se de pacientes com sobrevida longa, com frequentes internações hospitalares, repetidas revisões cirúrgicas com trocas de válvulas, representam, também, problema considerável de saúde pública.

Deve ser levada em consideração ainda a necessidade de toda a família ser envolvida nos cuidados ao paciente portador de hidrocefalia, com implicações sociais, interfamiliares e financeiras.

BIBLIOGRAFIA

Azevedo Filho HRC. Contribuição ao estudo das hidrocefalias. Monografia apresentada à Academia Pernambucana de Medicina. Recife, 1997.

Azevedo Filho HRC. Terceira ventriculostomia endoscópica no tratamento das hidrocefalias não comunicantes. Tese de doutorado. Universidade Federal de Pernambuco. Recife, 1997.

Barkovich AJ. Pediatric neuroimaging. New York: Raven Press, 2000.

Caldarelli M, Di Rocco C, La Marca F. Shunt complications in the first postoperative year in children with myelomeningocele. Childs nervous system 1996; 12(12):748-754.

Chen H. Apert syndrome. Medicine. Updated; nov 13, 2007.

Cunninghan ML, Heike C. Evaluation of the infant with na abnormal skull shape. Curr Opin Pediatr 2007; 19(6):645-651.

Drake JM, Saint-Rose C. The shunt book. Blackwell Science, 1995.

Furtado GJRD. Derivação ventriculoperitoneal. In: Oliveira RS, Machado HR (eds.). Neurocirurgia pediátrica – fundamentos e estratégias. Rio de Janeiro: DiLivros, 2009:107-110.

Gamache FW Jr. Treatment of hydrocephalus in patients with meningomyelocele or encephalocele: a recent series. Childs Nerv Syst 1995; 11(8):487-488.

Guerreiro CAM, Guerreiro MM, Cendes F, Cendes IL. Epilepsia. São Paulo: Lemos Editorial, 2000.

Hoffman HJ, Hendrick EB, Humphreys HP. Manifestations and management of Arnold-Chiari malformation in patients with myelomeningocele. Childs Brain 1975; 1(4):255-259.

Jane Jr JA. Craniosynostosis. eMedicine. Updated, 2009.

Jansen A, Andermann E. Genetics of the polymicrogyria syndromes. J Med Genet 2005; 42:369-378.

Leech RW. Myelodisplasia, Arnold-Chiari malformation and hydrocephalus. In: Leech RW, Brumback RA (eds.). Hydrocephalus – Current clinical concepts. St. Louis: Mosby Year Book, 1991:129-155.

Losee JE, Corde Mason A. Deformation plagiocephaly: diagnosis, prevention and treatment. Clin Plast Surg 2005; 32(1):53-64.

Matushita H. Cranioestenose. In: Diament A, Cypel S (eds.). Neurologia infantil. São Paulo: Atheneu, 2005:817-42

McClone DG, Naidichi TP. Myelomeningocele. In: Hoffman HJ, Epstein F (eds.). Disorders of the developing nervous system: diagnosis and treatment. Oxford: Blackwell Scientific Publications,1986:87-108.

McClone DG. Continuig concepts in the management of spina bifida.Pediatr Neurosur 1992; 180(5):254-256.

McLone DG, Dias L, Kaplan W, Sommers M. Concepts in the managment of spina bifida. Proceedings of the American Society of Pediatric Neurosurgery. Concepts in pediatric neurosurgery. Basel S. Karger, 1984.

McLone DG. Closure of myelomeningocele. In: Goodrich JT (ed.). Neurosurgery operative atlas – Pediatric neurosurgery. New York: Thieme, 2008:96-103.

On FM. Meningocele. In: Hoffman HJ, Epstein F (eds.) Disorders of the developing nervous system: diagnosis and treatment. Oxford: Blackwell Scientific Publications, 1986:77-85.

Plese JPP, Cury VHSS, Almeida GGM. Disrafismo espinal. In: Lefèvre AB, Diament JP (eds.) Neurologia infantil: Semiologia + clínica + tratamento. São Paulo: Sarvier, 1980:388-407.

Salomão JF, Leibinger RD, Carvalho JGS, Pinheiro JAB, Lucchesi G, Bomfim V. Acompanhamento ambulatorial de pacientes com mielomeningocele em um hospital pediátrico. Arq Neuropsiquiatria 1995; 53(3-A):444-450.

Salomão JF, Pinheiro JAB, Carvalho JGS, Leibinger RD, Lucchesi G, Bomfim V. Mielomeningocele, tratamento cirúrgico e resultados. Jornal de Pediatria 1995;71(6):317-321.

Salomão JFM, Bellas AR. Mielomeningocele. In: Oliveira RS, Machado HR (eds.). Neurocirurgia pediátrica: fundamentos e estratégias. Rio de Janeiro: DiLivros, 2009:61-67.

Volpe JJ. Neurology of the newborn. Philadelphia: W.B. Saunders Company, 1994.

Whiting S, Duchowny M. Clinical spectrum of dysplasia in childhood: diagnosis and treatment issues. J Child Neurol 1999; 14:759-771.

Worley G, Schuster JM, Oakes WJ. Survival at 5 years of a cohort of newborn infants with myelomeningocele. Dev Med Child Neurol 1996; 38(9):816-822.

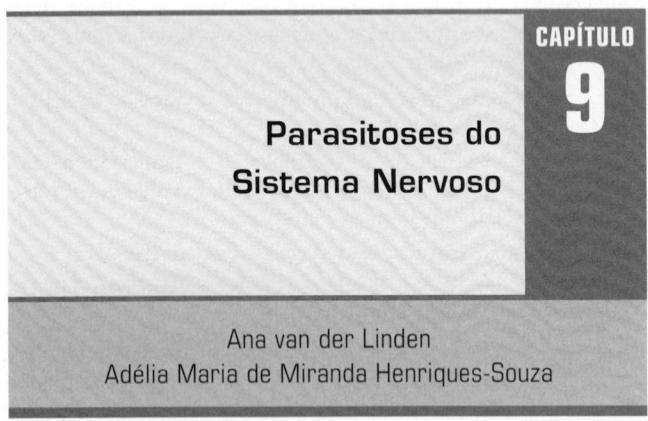

CAPÍTULO 9

Parasitoses do Sistema Nervoso

Ana van der Linden
Adélia Maria de Miranda Henriques-Souza

NEUROCISTICERCOSE

Introdução, conceituação e epidemiologia

A neurocisticercose (NCC) é a doença parasitária mais frequente do sistema nervoso central (SNC), constituindo um grave problema de saúde pública nos países em desenvolvimento, nos quais a precariedade das condições sanitárias e o baixo nível socioeconômico aliam-se na persistência da sua disseminação. É considerada endêmica na América Latina, África e Ásia. Nos EUA, Canadá e na Europa, especialmente em Portugal e Espanha, a incidência de NCC vem crescendo por causa do alto fluxo de imigrantes provenientes de áreas endêmicas.

No Brasil, a NCC é mais encontrada em São Paulo, Minas Gerais, Paraná e Goiás. Em Uberlândia (SP), um estudo, no qual foram analisadas 2.862 necropsias, encontrou 1,4% de cisticercose e, em cerca de 85% dos casos, a localização foi no SNC. Outro estudo também realizado em necropsias (2.218), em Uberaba (MG), detectou 3,2% de cisticercose, sendo que 2,4% representavam a proporção de NCC.

Etiologia, Patogenia e Patologia

A cisticercose é provocada pelas larvas da *Taenia solium* quando o homem se converte acidentalmente em hospedeiro intermediário desse cestódeo.

O ciclo parasitário da *T. solium* tem como hospedeiro definitivo único o homem e como intermediário, o porco. O homem se contamina comendo carne de porco mal cosida contaminada com cisticercos. A membrana do cisticerco é digerida sob a ação do suco gástrico liberando o escólex do seu interior, o qual é provido de quatro ventosas e dupla coroa de ganchos que permitem sua fixação à mucosa do terço médio do intestino delgado, dando origem ao verme adulto. Este é constituído, além do escólex, pelo colo e corpo com centenas de proglotes que, quando maduros (grávidos), desprendem-se do corpo da tênia e são eliminados diariamente com as fezes, liberando os ovos no exterior, onde podem resistir por até um ano.

O hospedeiro intermediário, habitualmente o porco, contamina-se ingerindo as fezes humanas com os ovos. Pelo processo digestivo, o ovo perde sua cápsula espessa liberando o embrião hexacanto ou oncosfera, que atravessa a parede intestinal, penetra na circulação sanguínea ou linfática e fixa-se, preferencialmente, nos músculos estriados do animal, nos quais se transforma na larva cisticercótica madura ao fim de 2 meses.

A cisticercose humana ocorre quando o homem assume o lugar do porco no ciclo parasitário como hospedeiro intermediário acidental. A contaminação pode ocorrer de três maneiras:

- Por heteroinfestação, devida à ingestão de alimentos ou água contaminados com ovos da tênia.
- Por autoinfestação exógena fecal-oral, devida a maus hábitos higiênicos.
- Por autoinfestação endógena, quando os movimentos antiperistálticos trariam proglotes maduras para o estômago (menos frequente).

Segundo Del Brutto, a principal forma de contágio humano é a contaminação fecal-oral a partir de indivíduos portadores de teníase, que podem autoinfestar-se ou infestar outras pessoas, sobretudo seus contatos domésticos.

Semelhante ao que acontece no porco, quando o ovo chega ao estômago do homem libera o embrião que atravessa a mucosa gástrica, atinge a corrente circulatória indo fixar-se preferencialmente no SNC, podendo também infectar os tecidos muscular e subcutâneo, o globo ocular e mais raramente o miocárdio e as adrenais, transformando-se na larva cisticercótica.

Os cisticercos podem apresentar-se como vesículas com um escolex invaginado – a "forma celulosa" – ou como cistos formados por membranas aderidas sem escolex – a "forma racemosa", encontrada nas cisternas cerebrais e nos ventrículos.

No SNC, os cisticercos podem ter localizações cerebral intraparenquimatosa, intraventricular e subaracnóidea e espinhal, forma mais rara.

No SNC, a larva sofre evolução em quatro estágios:

1. *Vesicular* – É a fase inicial, na qual o parasita se apresenta como uma vesícula de membranas finas preenchida por líquido transparente contendo no seu interior o escolex invaginado.
2. *Coloidal* – Neste estágio inicia-se a degeneração da membrana vesicular, a opacificação do líquido de seu interior e começa a mineralização da larva.
3. *Grânulo-nodular* – O cisto começa a diminuir de tamanho, suas paredes se espessam, contendo no seu interior grânulos grosseiros.
4. *Nodular calcificado* – É a fase final: cisticerco reduzido de tamanho e totalmente calcificado: é a forma inativa da doença.

Quadro clínico

A neurocisticercose pode ser observada em qualquer idade sendo mais comum entre 11 e 35 anos. O espectro clínico é bastante pleomórfico, variando de casos assintomáticos a formas graves. Essas diferenças dependem:

1. Do número e da localização das lesões (cerebral intraparenquimatosa, intraventricular, subaracnóidea ou espinhal).
2. Da intensidade dos processos fisiopatológicos (efeito de massa, reação inflamatória provocada pelo parasita, obstrução à circulação liquórica).
3. Do tempo de contaminação (formas vesicular, coloidal, nodular ou inativa – calcificada).

Na criança, o cisticerco localiza-se mais comumente como lesão única no parênquima cerebral, podendo expressar-se por várias síndromes ou ser assintomático, aparecendo como achado em exames de neuroimagem ou em necropsias.

A síndrome epiléptica é a manifestação clínica mais comum da NCC, especialmente na criança. As crises são geralmente parciais, com ou sem generalização secundária. Tem bom prognóstico evolutivo, especialmente quando surgem em pacientes com lesões da forma ativa ou transicional (vesicular, coloidal e granular).

A síndrome encefalítica aguda é rara; ocorre especialmente em crianças e mulheres jovens. Resulta de uma intensa reação inflamatória do hospedeiro ante a infestação maciça do parênquima cerebral por inumeráveis cisticercos. Caracteriza-se por sinais de hipertensão intracraniana, de instalação aguda, edema papilar e diminuição da visão, crises epilépticas e distúrbios da consciência. A evolução é progressiva, grave e de difícil controle medicamentoso. Geralmente, deixa sequelas visuais, psíquicas e epilépticas.

A localização subaracnóidea é responsável por meningite crônica que pode evoluir para hidrocefalia comunicante, com sinais de hipertensão intracraniana, sinais de comprometimento de pares cranianos ou sintomas de obstrução vascular. Esse comprometimento vascular é causado por alterações inflamatórias na parede das artérias intracranianas, independente do tamanho, localizadas na proximidade do cisticerco. Representa importante causa de óbito e sequelas nesses pacientes.

A localização intraventricular ocorre mais frequente no IV ventrículo e provoca hidrocefalia obstrutiva causada pelo próprio cisto ou decorrente de ependimite inflamatória. A clínica é uma síndrome de hipertensão intracraniana, de instalação subaguda e sem sinais de localização.

A localização espinhal é rara (3% a 5%) e traduz-se por dores radiculares e sinais neurológicos lesionais e sublesionais. Os cistos podem ser intraparenquimatosos ou subaracnóideos.

Diagnóstico

Para o diagnóstico correto da NCC é necessária uma interpretação adequada dos dados clínicos, dos achados da neuroimagem, dos exames liquóricos e sorológicos junto a um adequado contexto epidemiológico. Baseado nesses dados Del Brutto propôs os critérios diagnósticos para a NCC, em quatro categorias:

1. *Critérios absolutos* – Demonstração histológica do parasita em biópsias de lesões cerebrais ou espinhais; lesões císticas mostrando escolex na TC ou RM; visualização direta do parasita subretiniano no exame de fundo de olho.
2. *Critérios maiores* – Lesões altamente sugestivas de NCC nos estudos de neuroimagem; *imunoblot* positivo para detecção de anticorpos anticisticercos no sangue; resolução das lesões císticas após tratamento com albendazol ou praziquantel; resolução espontânea de lesões anulares hipercaptantes únicas.
3. *Critérios menores* – Lesões compatíveis com NCC nos estudos de neuroimagem; manifestações clínicas sugestivas de NCC; Elisa positivo para detecção de anticorpos anticisticercos ou antígenos de cisticerco no LCR; cisticercose fora do SNC.
4. *Critérios epidemiológicos* – Presença de contato doméstico com teníase; indivíduos que residam ou provenham de áreas endêmicas; história de viagens frequentes para áreas endêmicas.

A interpretação desses critérios permite dois tipos de diagnóstico:

1. *Diagnóstico definitivo* – Nos pacientes que têm um critério absoluto ou naqueles que têm dois maiores + um menor + um epidemiológico.
2. *Diagnóstico provável* – Em pacientes que têm um critério maior + dois menores; naqueles que têm um maior + um menor + um epidemiológico e naqueles que têm três menores + um epidemiológico.

Neuroimagem do crânio

A TC e a RM do crânio demonstram o número e a localização dos cisticercos, sua viabilidade e a gravidade da reação inflamatória do hospedeiro contra os parasitas. Os achados na NCC parenquimal dependem do estágio de desenvolvimento dos parasitas (Figs. XV.9.1, 9.2 e 9.4. No estágio coloidal, os cistos são hipodensos com realce anular pelo contraste e cercados por edema. Lesões nodulares hiperdensas com captação homogênea de contraste e edema perilesional caracterizam o estágio grânulo-nodular e nódulos pequenos calcificados, a forma inativa, vista apenas na TC. Estes achados podem coexistir no mesmo paciente indicando reinfestações.

Cisticercos na "forma racemosa" podem ser identificados apenas pela RM, por aumento e deformidade dos ventrículos ou como grandes lesões císticas nas cisternas. Ainda podem ser demonstrados na TC e na RM de crânio aumento volumétrico do sistema ventricular (na hidrocefalia), impregnação leptomeningea anormal na base craniana na meningite crônica e aracnoidite e áreas hipodensas de infartos.

Durante a forma encefálica aguda, há redução do sistema ventricular, dos sulcos entre os giros e das cisternas e a presença de múltiplas pequenas imagens císticas (forma miliar) (Fig. XV.9.3).

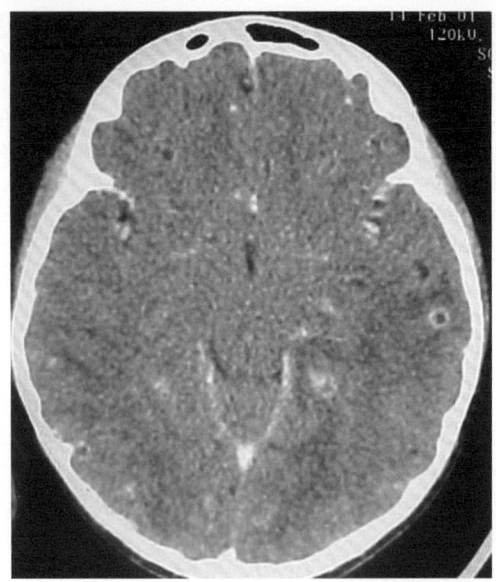

Fig. XV.9.2. TC – cistos em vários estágios: calcificados, realce anular e edema vesicular; os cistos são hipodensos, arredondados, sem realce anular após contraste e sem edema perilesional e com nódulo brilhante no seu interior que representa o escolex.

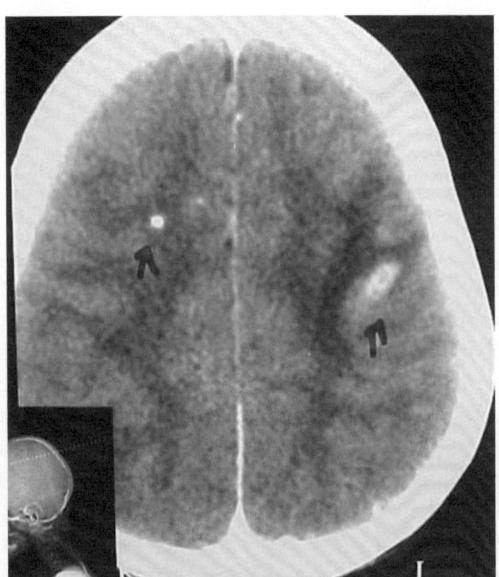

Fig. XV.9.1. TC – nódulos hiperdensos com captação homogênea de contraste e edema perilesional.

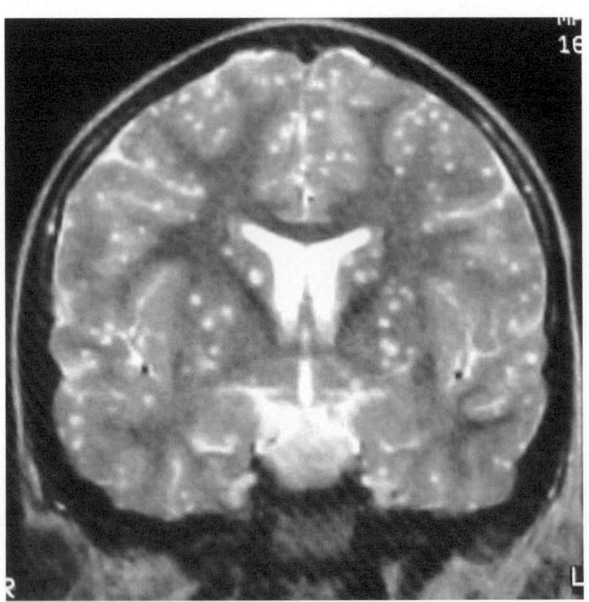

Fig. XV.9.3. RNM-T2: NCC – forma encefalítica aguda.

A RM do encéfalo também é superior à TC do crânio na detecção dos cistos da fossa posterior, dos espaços subaracnóideo e medular. Identifica melhor o escolex, porém não mostra as calcificações.

O diagnóstico sorológico da cisticercose utiliza Elisa e, mais recentemente a imunotransferência (*western blot*), que tem sensibilidade e especificidade bem mais elevadas.

No estudo do LCR, pode haver pleiocitose leve a moderada com presença de eosinófilos, elevação do teor

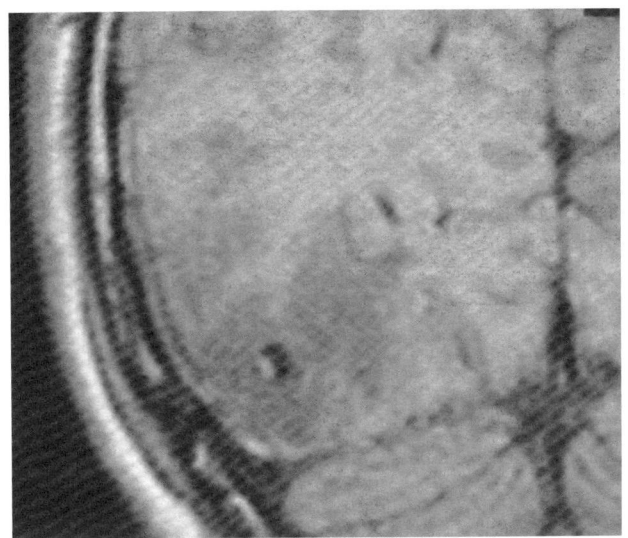

Fig. XV.9.4. RM-T1: cisto hipointenso com escolex no interior e área de edema.

proteíco, hipoglicorraquia, pressão inicial alta, Elisa e *western blot* positivos. Na eletroforese das proteínas existe aumento da gamaglobulina. Essas alterações são preferencialmente encontradas na localização subaracnóidea. Na forma vesicular, com o parasita vivo, e na forma inativa calcificada, o exame do LCR apresenta-se normal. O exame também pode ser normal na forma parenquimatosa quando existe apenas um ou dois cistos.

O exame das fezes ajuda a detectar os portadores da tênia pela pesquisa dos ovos ou proglotes, geralmente negativa, ou pela determinação do antígeno por Elisa, que fornece melhores resultados.

A avaliação oftalmológica deve ser realizada em todos os pacientes com o intuito de diagnosticar a forma ocular.

Tratamento

O tratamento da NCC tem sido marcado por intensas controvérsias sobre os benefícios clínicos associados ao uso das drogas parasiticidas. Entretanto, alguns pontos são bem claros:

- Necessidade de uso de terapêutica associada adequada, como drogas antiepilépticas (DAE) e anti-inflamatórias.
- Tratamento da hipertensão intracraniana, quando presente, é uma prioridade.
- Algumas formas clínicas, como a subaracnóidea, os grandes cistos cisternais, a intraventricular, a encefalítica, apresentam risco maior de morte ou complicações.
- O tratamento da NCC deve ser individualizado baseado na localização do cisto, nível de evolução e apresentação clínica.

Para NCC intraparenquimatosa com cistos viáveis tem sido recomendado o albendazol (ABZ), por via oral, na dose de 15 mg/kg/dia, por 7 dias, associado a dexametazona (0,1 mg/kg/dia) ou prednisona (2 mg/kg/dia). Outra droga alternativa é o praziquantel (PZQ), também por via oral, na dose de 50 mg/kg/dia por 15 dias. Esse tratamento determina redução do tamanho dos cistos, bem como seu desaparecimento sem calcificação em proporção superior a dos pacientes não tratados com cisticidas.

O ABZ é superior ao PZQ devido a maior eficácia, menor custo e menos efeitos colaterais. Além disso, seu nível sérico aumenta quando associado à DAE e à dexametazona, ao contrário do PZQ.

Os pacientes com nódulos calcificados não têm indicação de terapêutica cisticida, bem como aqueles com a forma encefalítica. Nestes, os cisticidas exacerbam o edema cerebral, aumentam a pressão intracraniana acarretando a deterioração neurológica grave e mesmo o óbito. Devem ser usados apenas DAE, quando necessárias, e corticoides, para reduzir a pressão intracraniana e preservar a função visual.

O tratamento cirúrgico é indicado nas hidrocefalias comunicantes e obstrutivas: a derivação ventriculoperitoneal e a terceiro-ventriculostomia, nas formas racemosas cisternal e intraventricular; na forma espinhal (intra ou extramedular) e na cisticercose ocular, a indicação é a extirpação cirúrgica.

Prognóstico

O acompanhamento de crianças com NCC mostra que o prognóstico geralmente é bom.

A evolução das crises epilépticas secundárias a NCC é boa, especialmente quando o granuloma é único (50% dos casos). Mesmo nos casos graves, as crises são controladas com doses baixas de DAE. Entretanto, a retirada das drogas após 2 anos sem crises é seguida de recorrência em grande número de casos; essa recorrência é maior quando surgem em pacientes com calcificações ou quando associadas a múltiplos cistos.

Na forma hipertensiva, uma vez passada a fase aguda, as crianças evoluem bem, podendo apresentar sequelas neurológicas. Apenas quando há distúrbios psiquiátricos, especialmente com involução psíquica e/ou motora, o prognóstico é ruim, e a maioria dos pacientes fica com sequelas graves. O óbito é pouco frequente e está relacionado com a hipertensão intracraniana (HIC).

Prevenção

A verdadeira solução da NCC está nas medidas de prevenção do complexo teníase/cisticercose:

1. Controle da cisticercose suína: modernizando a suinocultura.
2. Controle da teníase humana: detectando/tratando os indivíduos portadores de tênia, modificando os hábitos alimentares (utilizando apenas carne bem cozida) e excluindo os animais infestados.

3. Luta contra a cisticercose humana: além dos itens citados, educação sanitária e alimentar da população.
4. Aos órgãos públicos caberia instalação de saneamento básico, eficácia na inspeção da carne, fiscalização da qualidade das verduras.

A educação sanitária é essencial nessa luta e, apesar de conhecida há longa data, esta regra continua sendo esquecida.

NEUROESQUISTOSSOMOSE MEDULAR

Introdução, conceituação e epidemiologia

Esquistossomose é uma das mais importantes doenças de transmissão hídrica do mundo em desenvolvimento, com grande impacto socioeconômico e significativa repercussão na saúde pública, sendo, após a malária, a segunda pior doença tropical. Sua distribuição é particularmente relacionada com a escassez de condições sanitárias. A mortalidade é relativamente baixa em contraste com a alta morbidade, pois tem evolução crônica e incapacitante. O quadro mundial é assustador, apresentando-se endêmica em 76 países em desenvolvimento, com mais de 600 milhões de pessoas expostas ao risco de infecção. Estima-se que mais de 200 milhões de pessoas estão infectadas, sendo 120 milhões sintomáticas e, dessas, 20 milhões com doença grave. Cerca de 80% de todos os casos, incluindo os mais graves, estão concentrados na África.

As espécies mais comuns que parasitam o homem são *Schistosoma japonicum*, encontrado na Indonésia, Filipinas e China; *Schistosoma haematobium*, presente na África e leste do Mediterrâneo; *Schistosoma mansoni*, na América do Sul (Brasil, Venezuela e Suriname), Caribe e África; *Schistosoma intercalatum*, na África Central; e *Schistosoma mekongi*, no Sudeste da Ásia.

No Brasil, o *Schistosoma mansoni* pode ser encontrado em todos os estados, sendo endêmico em 19, o que resulta em 26 milhões de pessoas expostas ao risco. Em 2006, tivemos um total de 106.989 casos confirmados de esquistossomose mansônica, sendo 75.575 casos (70,6%) no Nordeste (Ministério da Saúde).

A mielorradiculopatia esquistossomótica (MRE) é uma doença subnotificada, de prevalência desconhecida e morbidade subestimada. A dificuldade do reconhecimento do quadro clínico e a limitação de acesso aos métodos complementares diagnósticos contribuem para o subdiagnóstico da MRE, acarretando sequelas graves para os pacientes portadores da doença, ocultando sua importância epidemiológica.

Etiologia, patogenia e patologia

O *Schistosoma mansoni* é um trematódeo da família Schistosomatidae, gênero *Schistosoma*, cuja principal característica é o seu dimorfismo sexual quando adulto. É um verme heteroxeno, isto é, necessita de dois hospedeiros de espécies diferentes (um vertebrado e outro invertebrado) para completar o seu ciclo evolutivo. O homem é o principal reservatório (hospedeiro definitivo), entretanto a transmissão da doença depende da existência de hospedeiros intermediários (obrigatórios para os estágios larvários do parasita), que no Brasil são representados por caramujos do gênero *Biomphalaria: glabrata, straminea* e *tenagophila*, habitantes de reservatórios de águas paradas ou lênticas.

O verme inicia o seu ciclo de vida após os ovos de *Schistosoma mansoni* serem eliminados na água através de fezes humanas contaminadas. Na água, os ovos eclodem liberando o miracídio, uma larva ciliada que penetra no corpo do caramujo. Após 4 a 6 semanas, o miracídio abandona o caramujo na forma de cercária, que é a forma infectante. As cercárias nadam ativamente na água infectando o homem pela penetração cutânea, por meio de ação combinada da secreção lítica das glândulas anteriores e dos movimentos vibratórios intensos. O processo de penetração do corpo da cercária na pele humana dura cerca de 2 a 15 minutos. Uma vez nos tecidos do hospedeiro definitivo, as cercárias perdem a sua cauda bifurcada e transformam-se em esquistossômulos, que penetram na circulação sanguínea e/ou linfática e atingem a circulação venosa, alojando-se no coração e nos pulmões, onde permanecem por algum tempo. Através da circulação arterial, atingem o fígado, órgão preferencial de localização do parasita. No fígado, essas formas jovens se diferenciam sexualmente e crescem, migram para a veia porta, passando às suas tributárias mesentéricas, onde completam a sua evolução. Após cerca de 30 dias da penetração da cercária, ocorre o acasalamento dos parasitas, seguido pela deposição de ovos pela fêmea e início de um novo ciclo. Uma fêmea de *Schistosoma mansoni* produz cerca de 300 ovos por dia, dos quais apenas 25% a 35% são eliminados pelas fezes.

A maioria das pessoas infectadas permanece assintomática, dependendo da intensidade da infecção. As formas clínicas da esquistossomose incluem dermatite cercariana, esquistossomose aguda e crônica. A forma crônica pode ser classificada em intestinal e hepatointestinal. O comprometimento do sistema nervoso central (SNC) é considerado ectópico, podendo haver comprometimento encefálico (raro) ou medular, mais frequente. Entretanto, a mielorradiculopatia esquistossomótica não parece ser uma manifestação ectópica rara da infecção por *Schistosoma mansoni*, mas sim subdiagnosticada e subestimada. Na população pediátrica, não há dados sobre incidência e prevalência descritos na literatura.

Muitas teorias tentam explicar o mecanismo de envolvimento medular, porém a mais aceita é aquela que relaciona o plexo venoso vertebral de Batson com a patogênese da doença. Admite-se que a resposta inflamatória do hospedeiro aos ovos presentes no tecido nervoso constitua o principal determinante das lesões do SNC.

A resposta inflamatória pode variar de reação intensa do hospedeiro, resultando em granulomas ou massas expansivas, até reação mínima sem expressão clínica. A contribuição de um processo autoimune disparado pela infecção esquistossomótica, provocando vasculite e isquemia, também deve ser admitida, mas faltam dados que confirmem tal hipótese. A deposição assintomática de ovos de S. mansoni, tanto no encéfalo quanto na medula espinhal, revelou-se mais comum do que a forma sintomática da doença.

Os ovos e os vermes podem deslocar-se pelo plexo venoso vertebral epidural de Batson, avalvular, cujas veias comunicam-se amplamente através de cada espaço vertebral com veias do canal vertebral, regiões lombar e abdominal e anastomoses com vísceras pélvicas. Dessa forma, os ovos atingem a medula e as raízes nervosas mediante a oviposição local ou por embolização. A maior incidência de comprometimento da região lombossacral explica-se, provavelmente, por esse mecanismo de migração. Em adultos, acredita-se que o aumento da pressão abdominal pela flexão forçada da coluna vertebral provocaria aspiração de sangue pelo sistema venoso portal ao plexo vertebral, permitindo o trânsito de ovos das veias retais, vesicais ou adjacentes às porções mais caudais da medula. Essas são hipóteses aventadas para justificar a tendência ao alojamento dos ovos de S. mansoni nas regiões mais baixas do plexo venoso vertebral. Essa teoria, entretanto, não explica satisfatoriamente o envolvimento intramedular cervical descrito na literatura. Na população pediátrica não há uma relação estabelecida entre o aumento da pressão abdominal e o início dos sintomas.

Quadro clínico

Tradicionalmente, o comprometimento ectópico medular da esquistossomose tem sido caracterizado em três formas clínicas: mielite transversa, granulomatosa ou pseudotumoral e mielorradicular (mais frequente). Um padrão incomum, vascular, resultante da oclusão da artéria espinhal anterior ou de seus ramos, tem sido descrito, produzindo infartos medulares. Estas manifestações neurológicas surgem de forma aguda (0 a 15 dias), subaguda (15 a 30 dias) e raramente crônica (acima de 30 dias). A forma mais comum de comprometimento é a mielorradicular.

A mielorradiculopatia esquistossomótica (MRE) pode manifestar-se sem história clínica prévia ou diagnóstico de esquistossomose ou mesmo muitos anos após o desaparecimento de manifestações intestinais da doença. É mais comum em pacientes do sexo masculino e acomete predominantemente crianças e adultos jovens com idade variável entre 1 e 68 anos. Em crianças, na maioria dos casos, conseguimos resgatar o antecedente epidemiológico do contato prévio com águas lênticas.

Inicialmente, a MRE manifesta-se por uma tríade prodrômica caracterizada por dor lombar ou em membros inferiores, fraqueza de membros inferiores, alterações sensitivas de MMII, alterações esfincterianas, urinárias e/ou fecais. Essas manifestações neurológicas ocorrem de forma aguda ou subaguda, com piora progressiva dos sinais e sintomas.

Após realização do exame neurológico, definimos a localização da lesão que, com frequência, encontra-se nas regiões torácica baixa ou lombar da medula espinhal, na cauda equina ou no cone medular. Há casos relatados, confirmados por histologia, de lesões esquistossomóticas isoladas da medula cervical e do cerebelo. Paraplegia flácida e arreflexia profunda, retenção urinária e redução da sensibilidade tátil, térmica e dolorosa do tipo radicular dominam o quadro clínico quando o cone medular e a cauda equina se encontram acometidos. Espasticidade, alteração da sensibilidade superficial do tipo nível segmentar e incontinência urinária ocorrem em vigência de acometimento mais alto da medula. De maneira geral, a paraparesia crural e os reflexos profundos abolidos ou reduzidos constituem os achados mais frequentes do exame neurológico. A assimetria das alterações motoras e/ou sensitivas, consequência do acometimento das raízes nervosas, deve sempre fazer pensar em MRE.

Diagnóstico

Líquido cefalorraquidiano (LCR)

A síndrome liquórica da MRE descrita por Livramento JA et al., em 1985, em apenas 16 amostras de LCR, demonstra alterações inespecíficas: aumento discreto ou moderado da proteína em todos os casos (50 a 200 mg/dL); pleocitose em 75% dos casos (> 4 até 200 células/mm^3) com predomínio de células linfomononucleadas; presença de eosinófilos em 81% dos casos (em um caso mesmo com a celularidade normal); elevação da gamaglobulina em 62% dos casos. Os níveis de glicose são normais. Em todos os casos a presença de anticorpos anti-*Schistosoma* no LCR, pesquisada por meio das duas reações de imunofluorescência, foi reagente.

Moreno-Carvalho AO et al., em 2003, após análise de amostras de LCR de 377 pacientes com suspeita de MRE, concluíram que a presença de imunofluorescência (IFI) e hemaglutinação (IHA) positivas para *S. mansoni*, celularidade maior que quatro células/mm^3, proteína maior que 40 mg/dL e presença de eosinófilos no LCR podem ser consideradas critério de alta probabilidade para o diagnóstico presuntivo da MRE.

Métodos de imagem

Atualmente o método de escolha para a avaliação do comprometimento meningorradicular da MRE é a ressonância magnética, que deve ser realizada com contraste e ênfase nas regiões lombossacral e/ou torácica. As principais alterações descritas são: aumento do volume da medula espinhal, hipersinal em T2 da região comprometida, captação heterogênea do contraste (gadolíneo). É um método com altíssima sensibilidade, porém os achados não são específicos da MRE (Fig. XV.9.5 e 9.6).

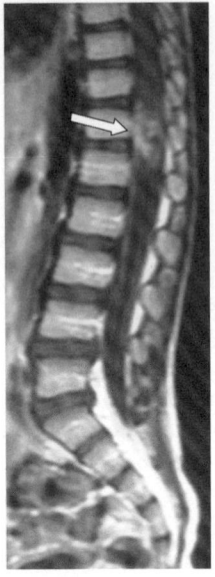

Fig. XV.9.5. Aumento de volume das porções distais da medula espinhal – cone medular (T12/L1), com realce heterogêneo após injeção do contraste.

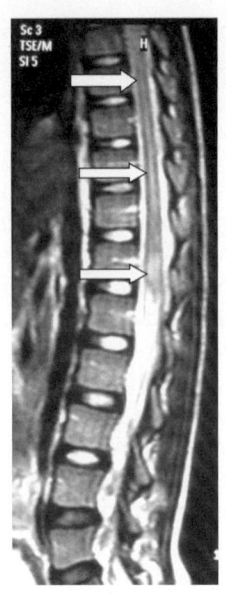

Fig. XV.9.6. Extensa alteração de sinal comprometendo as regiões torácica e lombar.

Demonstração de exposição à esquistossomose

A presença de ovos de *Schistosoma mansoni* nas fezes dos pacientes demonstra a oviposição e comprova a exposição ao verme. Habitualmente, solicitam-se cinco exames parasitológicos de fezes; caso todos sejam negativos, indica-se a biópsia retal.

A busca de anticorpos contra antígenos do *Schistosoma* no soro para o diagnóstico de infecção apresenta limitações pela reação cruzada com outros antígenos, principalmente de outros helmintos, e à dificuldade de diferenciá-lo do contato prévio com o parasita, pois os anticorpos podem permanecer no soro por longos períodos mesmo após o tratamento curativo.

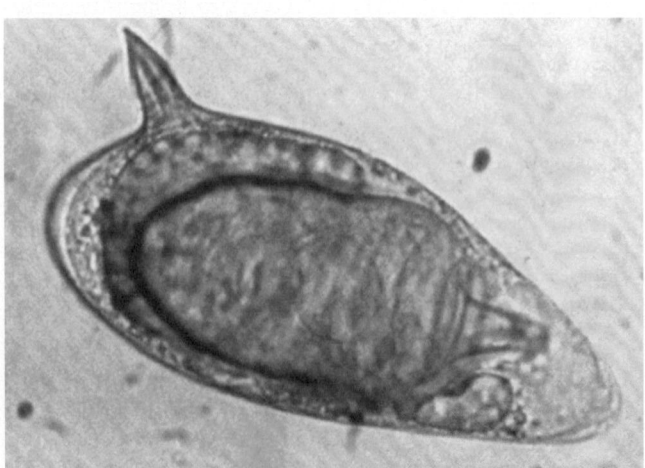

Fig. XV.9.7. Ovo de *Schistosoma mansoni*.

Diagnóstico diferencial

O diagnóstico diferencial da MRE inclui polirradiculoneurites, mielites bacterianas e virais, hérnias discais, esclerose múltipla, traumatismo raquimedular, tumores, deficiência de vitamina B_{12}, neurocisticercose, siringomielia, injeção intratecal de quimioterápicos ou contraste.

Tratamento

O tratamento da MRE faz-se com corticosteroides, esquistossomicidas e cirurgia, se necessário.

O uso precoce de corticosteroides, seja em forma de pulsoterapia com metilprednisolona (30 mg/kg/dose, máximo 1g /dia, durante 3 dias) ou prednisona/prednisolona por via oral (1 a 2 mg/kg/dia), deverá ser iniciado assim que recebermos a criança na urgência com suspeita de MRE a fim de minimizar as sequelas do processo inflamatório. Os corticoesteroides reduzem a atividade inflamatória em torno dos ovos e, como consequência, a compressão e a destruição do tecido nervoso. Observa-se melhora acentuada e imediata após a introdução de corticoesteroides. O tempo de utilização da corticoterapia não se encontra definido, porém é prudente que ocorra a melhora clínica do paciente para a tentativa de redução gradual da droga. Caso haja recidiva dos sintomas, deve-se reajustar para a dose plena de prednisona/prednisolona. Em crianças, o uso concomitante de mebendazol ou albendazol, para evitar disseminação de vermes (principalmente estrongiloide) durante a corticoterapia prolongada, é recomendado.

Após confirmação da oviposição devido à presença de ovos de *Schistosoma mansoni* nas fezes ou biópsia retal, deverá ser instituído o tratamento específico com praziquantel 60 mg/kg/dia dividido em duas doses com intervalo de 4 horas.

A intervenção cirúrgica fica reservada para a forma pseudotumoral (paraplegia crural com bloqueio do LCR) e para os pacientes que pioram clinicamente a despeito do tratamento conservador. Os procedimentos se limitam à descompressão, biópsia e liberação das raízes nervosas.

Caso haja associação de infecção urinária, acometimento frequente na MRE, tratamento antibiótico adequado deverá ser instituído. Na presença de retenção urinária prolongada, o uso de sonda vesical ou cateterismo intermitente, dependendo do caso, está indicado.

O tratamento da MRE deverá ser multidisciplinar (pediatra, neuropediatra, fisioterapeuta, terapeuta ocupacional e psicólogo).

Protocolo clínico de investigação

Critérios para o diagnóstico presuntivo da MRE:

- Evidência clínica de lesão neurológica medular, mais frequentemente torácica baixa, lombar, cone medular ou cauda equina.

- Demonstração de exposição à esquistossomose por técnicas microscópicas ou sorológicas, como exame parasitológico de fezes ou biópsia retal ou, ainda, pesquisa de anticorpos circulantes.
- Constatação de líquido cefalorraquiano anormal, com pleocitose linfomononuclear, elevação de proteínas e positividade de reação imunológica específica para esquistossomose (Elisa, imunofluorescência indireta, hemaglutinação).
- Exclusão rigorosa de outras causas de mielite transversa.

Dessa forma, os critérios utilizados conseguem estabelecer um diagnóstico provável. A dificuldade de execução de exames complementares em nosso meio, para a exclusão de outras causas de mielite transversa, dificulta a definição diagnóstica da MRE. A demonstração de ovos no tecido nervoso por biópsia ou necropsia representa a única prova incontestável do acometimento medular pelo *Schistosoma*. Entretanto, o estudo histológico da medula espinhal envolve a realização de procedimento invasivo e com risco de sequelas, para o diagnóstico de uma doença cujo tratamento é eminentemente clínico e favorável.

Prognóstico

O atendimento médico de um caso suspeito de MRE caracteriza-se como urgência médica, pois quanto mais precoces o diagnóstico e o tratamento, menores serão as lesões neurológicas irreversíveis e maiores as chances de recuperação do paciente. O prognóstico ainda depende do tipo, da extensão e da localização das lesões.

BIBLIOGRAFIA

Agapejev S. Epidemiology of neurocysticercosis in Brazil. Rev Inst Med Trop 1996; 38:207-216.

Brasil. Ministéro da Saúde. Secretaria de Vigilância da Saúde. Guia de vigilância epidemiológica e controle da mielorradiculopatia esquistossomótica – normas e manual técnico. Brasília, 2006.

DeGiorgio CM, Medina MT, Durón R, Zee M, Escueta SP. Neurocysticercosis. Epilepsy Curr 2004; 4:107-111.

Del Brutto OH, Rajshekhar V, White AC Jr et al. Proposed diagnostic criteria for neurocysticercosis. Neurology 2001; 57:177-83.

Del Brutto OH. Neurocisticercosis: actualización en diagnóstico y tratamiento. Neurologia 2005; 20:412-418.

Garcia HH, Del Brutto OH, Nash TE, White AC Jr, Tsang VCW, Gilman RH. New concepts in the diagnosis and management of neurocysticercosis. Am J Med Hyg 2005; 72:3-9.

Holvoet-Vermaut L. Cisticercosis. Encycl Méd Chir (Paris, France), Pédiatrie, 4-350-B-20, 1995. 6p.

Junker J, Eckart L, Husstedt I. Cervical intramedullar schistosomiasis as a rare cause of acute tetraparesis. Clinical Neurology and Neurosurgery 2001; 103:39-42.

Lambertucci JR, Silva LCS, Amaral RS. Guidelines for the diagnosis and treatment of schistosomal myeloradiculopathy. Revista da Sociedade Brasileira de Medicina Tropical 2007; 40(5):574-581.

Lino-Junior RS, Faleiros ACG, Vinaud MC et al. Anatomopathological aspects of neurocysticercosis in autopsied patients. Arq Neuropsiquitr 2007; 65:87-91.

Livramento JA, Machado LR, Caetano da Silva L, Spina-França A. Síndrome do líquido cefalorraquidiano na neuroesquistossomose. Arq Neuro-Psiquiatr 1985; 43(4):372-377.

Manreza MLG. Neurocisticercose. In: Diament A, Cypel S (eds.). Neurologia infantil. São Paulo: Atheneu, 2005:1.019-1.035.

Ministério da Saúde. Vigilância em saúde – Casos confirmados de esquistossomose – Brasil, grandes regiões e unidades federadas. Disponível em: http://portal.saude.gov.br/portal/arquivos/pdf/casos esquistossomose.

Moreno-Carvalho AO et al. Clinical and cerebrospinal fluid (CSF) profile and CSF criteria for the diagnosis of spinal cord schistosomiasis. Arq Neuro-Psiquiat 2003; 61(2-B):353-358.

Passos ADC. Controle da esquistossomose: diretrizes técnicas. 2 ed. Brasília: Ministério da Saúde/Fundação Nacional de Saúde, 1998.

Siddorn JA. Schistosomiasis and anterior artery occlusion. Am J Trop Med Hyg 1978; 27:532-534.

Silva LCS, Kill CM, Lambertucci JR. Cervical spinal cord schistosomiasis. Revista da Sociedade Brasileira de Medicina Tropical 2002; 35:543-544.

Singhi P, Ray M, Singhi S, Khandelwal. Clinical spectrum of 500 children with neurocysticercosis and reponse to albendazole therapy. J Child Neurol 2000; 15:207-213.

Valença MM et al. Neuroesquistossomose: aspectos epidemiológicos e critérios diagnósticos. Neurobiologia 1992; 55(4):145-152.

World Health Organization. Schistosomiasis. Burdens and trends

World Health Organization. Schistosomiasis. Epidemiological date/Geographical distribuition

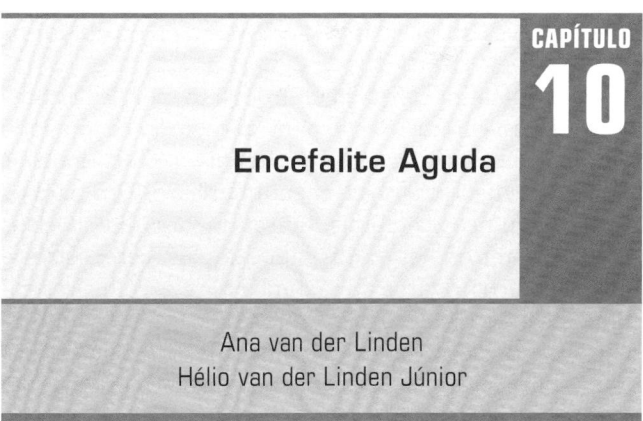

CAPÍTULO 10

Encefalite Aguda

Ana van der Linden
Hélio van der Linden Júnior

INTRODUÇÃO, CONCEITUAÇÃO E EPIDEMIOLOGIA

A encefalite é um processo inflamatório do encéfalo, afetando comumente crianças e adultos jovens. Na maioria dos casos, há comprometimento das meninges e são chamadas de meningoencefalites; quando, às vezes afetam a medula, são chamadas de encefalomielites.

De acordo com o início da sintomatologia, as encefalites podem ser agrupadas em agudas e crônicas. Entre as crônicas, estão a panencefalite esclerosante subaguda (PEES), a leucoencefalopatia multifocal progressiva e as infecções lentas causadas por príons, que não descreveremos neste capítulo.

De acordo com a patogênese, a encefalite pode ser categorizada como primária e pós-infecciosa. A encefalite primária resulta da invasão direta do sistema nervoso central (SNC) pelo vírus com subsequente resposta imunológica do hospedeiro. Na encefalite pós-infecciosa, existe associação temporal com infecção viral sistêmica ou vacinação, sem evidência de invasão viral direta no SNC.

Estudos epidemiológicos estimam a incidência de encefalites virais nos EUA entre 3,5 e 7,4 por 100.000 pessoas/ano.

ETIOLOGIA, PATOGENIA E PATOLOGIA

São causadas por herpesvírus (VH), herpes simples (VHS), varicela-zóster (VZ), citomegalovírus (CMV), Epstein-Barr (VEB), vírus do sarampo, da rubéola e da caxumba, vírus respiratórios (influenza e parainfluenza), enterovírus, vírus da raiva e os arbovírus transmitidos pela picada de insetos ou carrapato. Mais raramente, a etiologia pode ser bacteriana, como o *Mycoplasma* e outros bem mais raros.

Nas encefalites, a contaminação se faz mais comumente pelo trato respiratório (vírus do sarampo, influenza, adenovírus). Outras portas de entrada são o trato gastrointestinal (enterovírus), a pele (vírus da raiva e arbovírus), transplacentária e transfusão sanguínea.

Após a contaminação, ocorre replicação local e posterior viremia. A invasão viral do SNC se dá por duas vias: a hematogênica, mais comum, e a neuronal retrógrada, através dos nervos periféricos (raiva) ou olfatórios (VHS).

Determinados vírus têm tropismo por estruturas cerebrais específicas: VHS para os neurônios do lobo temporal mesial e áreas orbitofrontais; o CMV para as células subependimárias e ependimárias; o VEB para os vasos sanguíneos cerebrais, causando vasculite; o vírus da raiva para os neurônios hipocampais, cerebelares e mesencefálicos; o vírus da caxumba para as células ependimárias e do plexo coroide; o poliovírus para os motoneurônios do corno anterior da medula e do tronco cerebral; o vírus varicela-zóster para a substância branca do cerebelo; e o enterovírus para o rombencéfalo.

No cérebro são observados vários graus de edema cerebral, congestão e hemorragia. O exame microscópico confirma reação celular inflamatória difusa e, frequentemente, também leptomeníngea, proliferação microglial em torno dos neurônios lesados (neuronofagia), áreas de necrose e alterações neuronais.

QUADRO CLÍNICO

A encefalite viral manifesta-se por comprometimento do nível de consciência, variando de confusão mental a coma, distúrbios do comportamento, crises epilépticas e déficits neurológicos focais. Há geralmente início agudo de manifestações sistêmicas, como febre, astenia, cefaleia e vômitos. Sinais meníngeos usualmente não estão presentes.

Quando a infecção é causada pelo vírus varicela-zóster, há geralmente comprometimento cerebelar, manifestado por ataxia; nas encefalites pelo vírus da influenza, pode existir comprometimento da ganglia basal com sintomatologia extrapiramidal: rigidez, movimentos anormais e tremores; o enterovírus 71 causa rombencefalite com paralisia de pares encefálicos e ataxia.

DIAGNÓSTICO

A anamnese e o exame clínico sugerem encefalopatia aguda. O exame do líquido cefalorraquidiano (LCR) é importante, revelando um perfil viral típico: leve a moderada pleiocitose com predomínio linfomono, proteína pouco aumentada e glicose normal ou baixa (na caxumba). Em 20% dos casos, o exame pode ser normal. O estudo do LCR permite ainda excluir outras etiologias (bacteriana, fúngica, tuberculose) e afirmar o diagnóstico viral pela reação em cadeia de polimerase (PCR), reação imunológica específica com emprego de anticorpos monoclonais e por isolamento de vírus em cultura de células.

O eletroencefalograma (EEG) é anormal, mostrando lentificação do traçado. De muito auxílio no diagnóstico são os exames de neuroimagem, sendo a ressonância magnética (RM) mais sensível e demonstrando as alterações mais precocemente, antes do quinto dia de doença.

TRATAMENTO

O tratamento das encefalites virais é basicamente de suporte (exceção às etiologias que dispõem de antivirais específicos): combate à hipertensão intracraniana, controle das crises epilépticas, correção dos distúrbios metabólicos e hidroeletrolíticos, combate à febre e, nos pacientes comatosos, monitoração em UTI com adequado suporte ventilatório.

PROGNÓSTICO

A gravidade e a frequência das sequelas dependem do agente viral causal. As sequelas mais frequentes são distúrbios de comportamento, déficit de aprendizagem, epilepsias e deficiências neurológicas focais.

ENCEFALITE POR HERPES SIMPLES

Introdução, conceituação e epidemiologia

É a encefalite aguda não epidêmica mais comum nos EUA e na Europa Ocidental, ocorrendo numa incidência de 3/100.000 pessoas por ano. Representa 10% a 20% das encefalites virais.

A encefalite por VHS ocorre durante todo o ano e em todas as idades, com aproximadamente 30% dos casos entre 6 meses e 20 anos de idade e, metade, acima dos 50 anos.

Etiologia, patogenia e patologia

A encefalite herpética, na criança acima de 6 meses de idade e no adulto, é causada pelo VSH-1 (herpes oral ou labial) em cerca de 90% dos casos. Destes, dois terços decorrem de reativação de infecção latente, porém poucos têm história de herpes labial recorrente. Menos de 10% das encefalites herpéticas dessa faixa etária se devem ao HSV-2.

No recém-nascido (RN), o grande responsável pela encefalite herpética é o HSV-2. O contágio pode ocorrer intraútero (5%), no canal do parto de mães com herpes genital (85%) e no período pós-parto (10%). Quando a infecção genital materna é preexistente e recorrente, o risco de transmissão e infecção sintomática é de 8%, entretanto se a mãe adquire herpes genital na gravidez o risco aumenta para 40%.

É provável que o vírus alcance o SNC via ascendente, através dos tratos olfatórios e dos ramos do trigêmeo, envolvendo preferencialmente os lobos temporais mesiais, a região orbitária dos lobos frontais e as estruturas do sistema límbico, de maneira assimétrica. O envolvimento dos giros cíngulos geralmente é tardio. No RN, o comprometimento é maior na substância branca periventricular, poupando os lobos temporais e frontais inferiores.

O HSV produz inicialmente inflamação aguda, congestão e/ou hemorragia, que evolui em cerca de 2 semanas para necrose e liquefação.

Clínica

A sintomatologia inicial da encefalite por HSV é febre, vômitos, pobre aceitação alimentar e desordens do comportamento. Seguem-se alteração do nível de consciência, crises epilépticas e déficits neurológicos focais. No RN, os sintomas geralmente aparecem 4 a 11 dias após o nascimento. No RN e nos lactentes, observam-se instabilidade da temperatura e fontanela abaulada. Se não tratada precoce e adequadamente, o quadro evolui para estado de mal epiléptico e coma.

A encefalite herpética do RN com contaminação intrauterina é caracterizada pela tríade:

- Envolvimento neurológico: microcefalia, encefalomalácia, hidranencefalia e/ou calcificações intracranianas.
- Manifestações cutâneas: cicatrizes, lesões ativas, hipo ou hiperpigmentação, aplasia cútis e/ou exantema macular eritematoso.
- Achados oftalmológicos: microftalmia, displasia retiniana, atrofia óptica e/ou coriorretinite.

Diagnóstico

O exame do LCR, realizado após exclusão de lesão ocupando espaço, apresenta pleiocitose leve a moderada com predomínio de mononucleares. A presença de hemácias e xantocromia é frequente. Há proteinorraquia elevada e glicorraquia normal. Em cerca de 20% dos casos, os exames, citológico e bioquímico, do LCR são normais.

O diagnóstico de certeza pode ser obtido precocemente pela detecção do DNA viral por meio da PCR. Tem alta sensibilidade (94%) e especificidade (98%), permitindo diferenciar a etiologia VHS-1 da VHS-2, e permanece positiva até 4 dias após o início do tratamento etiológico.

O EEG geralmente é anormal e podem-se ver alterações temporais focais ou difusas e descargas epileptiformes lateralizadas periódicas (PLEDs) nas regiões temporais uni ou bilaterais.

Na TC do crânio, as alterações aparecem geralmente após o quinto dia de doença e consistem em hipodensidade nos lobos temporais uni ou bilateralmente com ou sem envolvimento dos lobos frontais.

A RM de encéfalo é o exame mais indicado. As alterações aparecem precocemente: hipossinal em T1 e hipersinal em T2 e *flair* nas regiões temporais mesiais, nos lobos frontais inferiores e córtex insular (Figs. XV.10.1 e 10.2). Podem ser vistas alterações hemorrágicas e malácia. No RN há hiperintensidade da substância branca periventricular com poupança dos lobos temporais e frontais.

Tratamento

Por se tratar de patologia grave, na qual a terapêutica precoce influi diretamente no sucesso do tratamento, justifica-se, nos casos suspeitos, o início da droga específica, mesmo antes da confirmação diagnóstica.

A droga utilizada é o aciclovir, inibidor do DNA-polimerase viral, na dose de 10 mg/kg/dose de 8 em 8

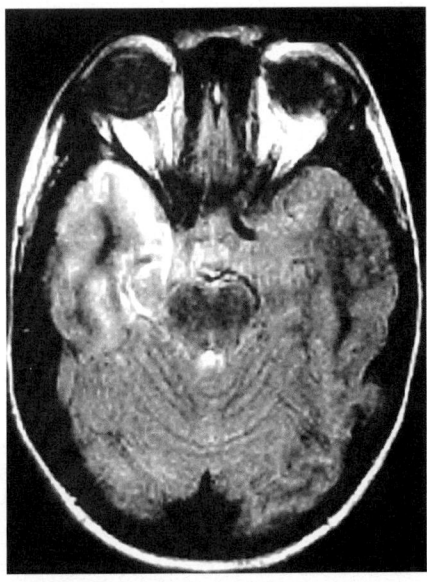

Figs. XV.10.1 Encefalite pelo HSV: na fase aguda.

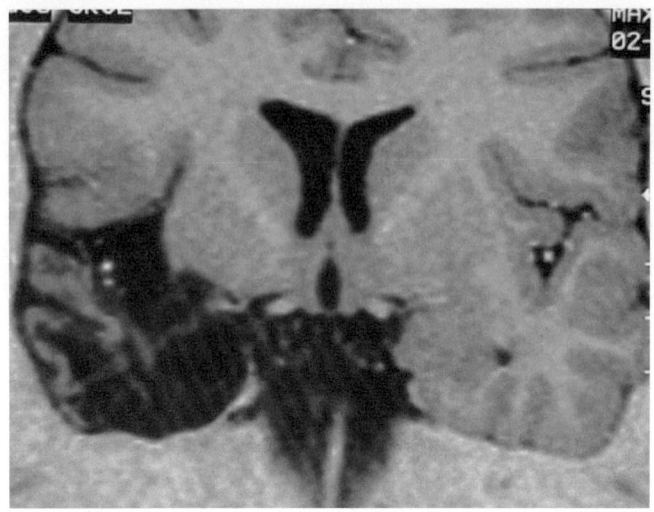

Figs. XV.10.2. Encefalite pelo HSV: imagem realizada após 2 anos do quadro agudo.

horas (infusão IV lenta em uma hora) por 14 a 21 dias. Esta droga encurta o curso clínico, previne complicações, o desenvolvimento de latência e recorrências subsequentes, reduz a transmissão e elimina a latência já estabelecida. Atualmente, recomenda-se o tratamento por 3 semanas.

No RN utiliza-se o aciclovir na dose de 60 mg/kg/dia, dividida em três tomadas de 8 em 8 horas.

Prognóstico

Sem tratamento, a mortalidade é de 75%, caindo para aproximadamente 20% quando o aciclovir é usado precocemente. Apesar de ser uma doença extremamente grave, 2% a 3% dos pacientes sobrevivem e evoluem sem sequelas, mesmo sem tratamento.

Na forma neonatal disseminada (SNC e outros órgãos), a taxa de sobreviventes sem sequelas neurológicas aumentou de 50% para 83% após a introdução do tratamento; porém, quando a doença atinge apenas o SNC, as taxas permaneceram semelhantes (30%).

São fatores de mau prognóstico o início da terapêutica após o quinto dia de doença e a ocorrência precoce de coma. Entretanto, mesmo com tratamento, 50% dos casos evoluem com sequelas: deficiência motora, cognitiva e de memória, crises epilépticas e distúrbios do comportamento.

Prevenção

Para herpes genital na gravidez indica-se parto por cesariana.

Se a infecção materna é diagnosticada durante ou após o parto, deve-se aplicar aciclovir nos olhos do RN e considerar terapia profilática IV com o antiviral.

Na doença localizada do RN (pele, olhos e mucosas) deve-se tratar com aciclovir IV mais tópico ocular, reduzindo a progressão da doença de 70% para 5% a 20%.

ENCEFALOMIELITE DISSEMINADA AGUDA – ADEM

Introdução, conceituação e epidemiologia

É uma doença desmielinizante inflamatória do SNC, imunomodulada após infecção sistêmica ou vacinação, com curso geralmente monofásico e de apresentação polissintomática. Pode, entretanto, evoluir com recidivas tornando difícil distingui-la da esclerose múltipla (MS).

Ocorre em qualquer idade, porém predomina na infância e na adolescência com um pico médio entre 5 e 8 anos. Nos EUA foi estimada a incidência de 3/100.000 casos/ano na primeira década e 1.5/100.000 na segunda. Cerca de 80% dos casos de ADEM surgem antes dos 10 anos de idade e somente 3%, na vida adulta.

Parece corresponder a um terço dos casos das encefalites agudas.

Etiologia, patogenia e patologia

A doença desmielinizante ADEM é induzida em 75% dos casos por:

- Infecções virais: influenza, enterovírus, sarampo, rubéola, parotidite, VZ, EB, CMV, VSH, hepatite A e coxsackievírus.
- Infecções bacterianas: *Mycoplasma pneumoniae*, *Borrelia burgdorferi*, *Leptospira* e estreptococo beta-hemolítico.
- Vacinação: a única provada é a forma Semple da vacina da raiva; outras têm sido implicadas, como a hepatite B, pertussis, difteria, varicela, pólio, pneumococo e encefalite japonesa.

A etiopatogenia da ADEM está ligada a mecanismos autoimunes, mais especificamente a uma resposta imunológica com comprometimento da mielina do SNC, cujos mecanismos ainda são desconhecidos.

Os estudos microscópicos do cérebro e da medula revelam desmielinização da substância branca subcortical e junção córtico-subcortical dos hemisférios cerebrais e cerebelares, do tronco cerebral e medula associada a infiltrado linfocitário perivascular. A substância cinzenta dos tálamos, dos gânglios da base e do córtex também pode estar envolvida.

Quadro clínico

O quadro clínico inicia-se de maneira aguda ou subaguda após um intervalo livre de 1 a 3 semanas de infecção febril ou imunização. No momento atual, depois dos vários programas de imunização, as doenças desencadeantes são respiratórias ou gastrointestinais, presumivelmente virais. Os primeiros sintomas de ADEM geralmente são irritabilidade e letargia.

Qualquer parte do SNC pode ser envolvida, especialmente os tratos motores descendentes no cérebro, tronco cerebral e medula e os nervos encefálicos, em particular, os ópticos. Isto explica o aspecto polissintomático da sintomatologia clínica. Febre, crises epilépticas e distúrbios de consciência podem ocorrer.

Apesar de conceitualmente monofásica, a doença pode evoluir com recaídas em pequeno número de casos. Cerca de 50% a 75% evoluem bem, sem sequelas.

Diagnóstico

O quadro clínico é bastante sugestivo. O EEG mostra alterações inespecíficas. Os potenciais evocados somatossensitivo e visual têm resposta anormal quando existe comprometimento medular ou dos nervos ópticos, respectivamente.

A TC de crânio mostra, às vezes, áreas de hipodensidade na substância branca; entretanto, é a RM do encéfalo que permite o diagnóstico evidenciando áreas de hiperintensidade em T2 e *flair*, preferencialmente na substância branca dos hemisférios cerebrais, com distribuição assimétrica. As alterações de sinal podem também ser vistas nos gânglios da base, no tálamo, no tronco cerebral, no cerebelo e na medula espinhal. Pode haver inclusive reforço pelo contraste paramagnético (Figs. XV.10.3 e 10.4).

O LCR pode ser xantocrômico; há pleiocitose moderada com predomínio de mononucleres e proteinorraquia também moderada. A pesquisa de bandas oligoclonais frequentemente é negativa.

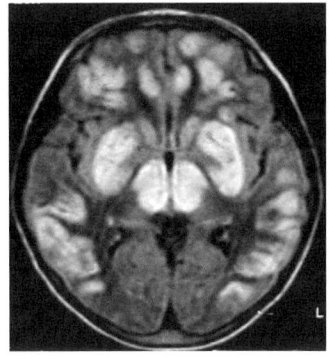
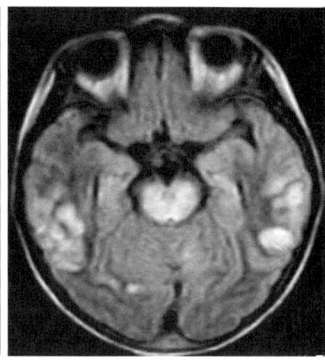

Fig. XV.10.4. ADEM – paciente com 5 anos, sexo feminino, apresentou quadro de evolução subaguda, iniciado por distúrbios motores, evoluindo com mioclonias globais e distúrbio da consciência com óbito no terceiro dia de internamento. Fez 1 dia de pulsoterapia com metilprednisolona. RM evidenciou extensas alterações de sinal na substância branca frontal e occipital, no gânglio basal bilateral, no tronco cerebral e nos, hemisférios cerebelares.

Tratamento

A terapêutica mais usada é a pulsoterapia com metilprednisolona, na dose de 30 mg/kg/dia durante 3 dias (dose máxima – 1 grama). Nos casos não responsivos, tem sido usada a imunoglobulina humana na dose de 400 mg/kg/dia durante 5 dias. Outra opção é a plasmaférese.

Prognóstico

Passada a fase aguda, o prognóstico é bom com recuperação completa em 50% a 75% dos casos. A taxa de mortalidade é inferior a 10%.

O prognóstico é pior nas crianças com menos de 3 anos, com início muito agudo dos sintomas, agravação muito rápida e presença de edema cerebral importante.

Prevenção

Devem-se estímular as campanhas de vacinação, uma vez que a ADEM pós-vacinal é menos frequente e de evolução mais benigna.

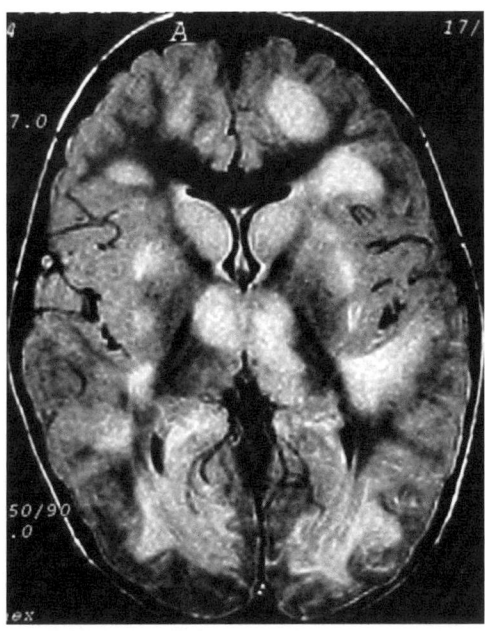

Fig. XV.10.3. ADEM – paciente com 3 anos, sexo masculino, apresentou quadro de distúrbio da consciência, febre e hipertonia dos quatro membros. A RM evidenciou alteração de sinal comprometendo a substância branca supratentorial, os tálamos, os núcleos lenticulares e o núcleo caudado. Realizou pulsoterapia com metilprednisolona e evoluiu com recuperação total.

BIBLIOGRAFIA

Dale RC, de Souza C, Chong WK, Tox TCS, Harding B, Neville BGR. Acute disseminated encephalomyelitis, multiphasic disseminated encephalomyelitis and multiple sclerosis in children. Brain 2000; 12:2.407-2.422

Donmez FY, Aslan H, Coskun M. Evaluation of possible factors of fulminant acute disseminated encephalomyelitis (ADEM) on magnetic imaging with fluid-attenuated inversion recovery (FLAIR) and diffusion-weighted imaging. Acta Radiol 2009; 50:334-339.

Gondim FAA, Oliveira GR. Viral encephalitis. E-medicine.medscape 2007.

Kimberlin DW. Management of HSV encephalitis. Herpes 2007; 14:1.

Murthy SNK, Faden HS, Cohen ME, Bakshi R. Acute disseminated encephalomyelitis in children. Pediatrics 2002; 110:e21-e27.

Patel MR. Herpes encephalitis. E-medicine.radiology, updated, 2009.

Rus Jr R. Acute disseminated encephalomyelitis. E-medicine.neurology, 2007.

Tenembaum S, Chamoles N, Fejerman N. Acute disseminated encephalomyelitis. A long-term follow-up study of pediatric patients. Neurology 2002; 59:1.224-1.231.

Tosun A, Serdaroglu G, Polat M, Tekgul H, Gokben S. Evaluation of the cases with acute disseminated encephalomyelitis. Indian J Pediatr 2009; 76:547-550.

Xavier CC, Viegas ECC. Encefalomielite disseminada aguda (ADEM). In: Fonseca LF, Cunha Filho JM, Pianetti G, Val Filho JAC (eds.). Manual de neurologia infantil. Rio de Janeiro: Guanabara Koogan, 2006:591-598.

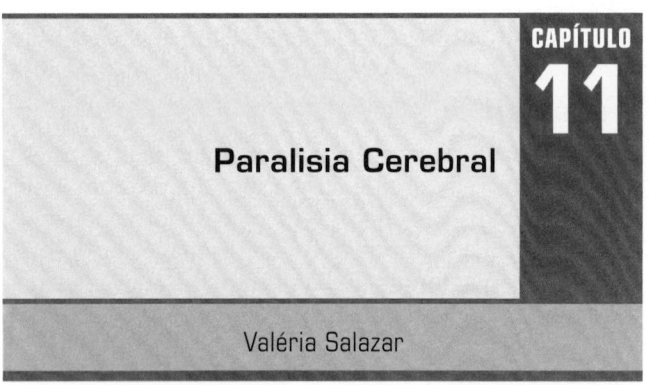

CAPÍTULO 11
Paralisia Cerebral

Valéria Salazar

INTRODUÇÃO, CONCEITUAÇÃO E EPIDEMIOLOGIA

A designação paralisia cerebral (PC) é usada para descrever uma sequela motora, resultante de um dano encefálico não progressivo, que ocorreu precocemente nos primeiros anos de vida, definido arbitrariamente como o período entre o início da gestação e 2 anos de idade e resultante de insultos cerebrais que podem ter ocorrido durante a gestação, durante o parto ou nos primeiros anos de vida.

Na literatura especializada existe uma gama enorme de definições que conceituam a paralisia cerebral. A denominação *paralisia cerebral* foi usada pela primeira vez por Willian Litlle, em 1853, que descreveu um quadro de distúrbio do movimento, caracterizado por enrijecimento e espasticidade dos membros inferiores e, em menor grau, nos membros superiores, dificultando o manuseio de objetos, o engatinhar e a marcha, ocasionado por diferentes transtornos provocados por asfixia do recém-nascido (RN) durante o parto. Este quadro ficou conhecido por muitos anos como doença de Little e atualmente corresponde à forma espástica diplégica das paralisias cerebrais.

Em 1897, Sigmund Freud discordava de Little quanto à etiologia da PC, quando observava que esses pacientes frequentemente apresentavam problemas concomitantes que sugeriam que o dano cerebral ocorrera durante o desenvolvimento fetal, anteriores, então, ao nascimento.

Em 1958, um simpósio realizado em Oxford pelo *Little Club* propôs uma definição para o quadro de paralisia cerebral: "PC é um distúrbio motor qualitativo e persistente, que aparece antes da idade de 3 anos, devido a uma interferência não progressiva com o desenvolvimento do cérebro."

A denominação *encefalopatia crônica infantil não progressiva* foi empregada pela primeira vez por Troussau, há quase um século, e refere-se a uma lesão anatomopatológica estacionária, estabelecida. O quadro cliniconeurológico neste caso é estável, porém cada criança terá sua própria evolução, geralmente melhorando.

No entanto, embora decorrente de uma condição fixa, esta patologia ocorre num período em que a criança apresenta um ritmo acelerado de desenvolvimento, comprometendo o processo de aquisição de habilidades, e certas características podem modificar-se em função de fatores biológicos, relacionados com os processos de maturação do sistema nervoso central, fatores ambientais e circunstanciais.

As manifestações podem permanecer estacionárias ou mesmo piorar em razão de atrofias musculares, retrações tendinosas e deformidades adquiridas, interferindo no desempenho de boa parte das atividades que fazem parte do cotidiano de crianças normais.

Muito embora os transtornos que caracterizam e que dominam o quadro clínico na PC sejam motores, a maioria dos pacientes apresenta ainda prejuízos associados, como epilepsia, retardo mental, dificuldades do aprendizado escolar, distúrbios visuais, distúrbios da fala e perda auditiva.

Estes quadros associados podem estar presentes em todos os casos de PC. A presença de epilepsia e de retardo mental correlaciona-se bem com a extensão das lesões anatômicas.

É difícil determinar a incidência da paralisia cerebral, justamente pelas dificuldades de se estabelecer critérios diagnósticos e, em nosso país, também pela falta de notificação dos casos.

Nos EUA, a Associação de PC estima existir mais de 500 mil americanos comprometidos. Segundo Nelson, pode-se aceitar uma incidência de 1,2 a 2,3 por 1.000 crianças em idade escolar apesar dos avanços tecnológicos na prevenção, com tendência inclusive a aumentar, particularmente, com a melhora da assistência neonatal aos prematuros críticos, aumentando a sobrevivência desses casos que, infelizmente, na maioria das vezes, vão apresentar problemas no desenvolvimento neuropsicomotor.

Em países em desenvolvimento, como o Brasil, a incidência deve ser maior, uma vez que países mais pobres reúnem várias condições que favorecem a ocorrência de problemas crônicos como PC.

ETIOLOGIA, PATOGENIA E PATOLOGIA MORFOLÓGICA E FUNCIONAL

A paralisia cerebral refere-se a um grupo de pacientes com problemas motores semelhantes, porém com diferentes causas: pré-natais, perinatais e pós-natais.

Causas pré-natais

1. Genéticas e/ou hereditárias.
2. Maternas:
   2.1. Toxemia gravídica.
   2.2. Hemorragias com ameaça de abortamento.
   2.3. Má posição do cordão umbilical.
   2.4. Distúrbios metabólicos, como diabetes e desnutrição.
   2.5. Infecções maternas com repercussões no feto (rubéola, toxoplasmose, citomegalovírus, lues e HIV).
   2.6. Intoxicações por drogas ou medicações teratogênicas.
3. Malformações congênitas.
4. Físicas – radiações nucleares e raios X.

Causas perinatais

1. Asfixia (hipóxia ou anóxia).
2. Prematuridade.
3. Baixo peso ao nascer.
4. Distúrbios circulatórios moderados ou graves com repercussões cerebrais.
5. Tocotraumatismos.
6. Infecções adquiridas no canal de parto ou hospitalares.
7. Icterícia neonatal não tratada.

Causas pós-natais

1. Asfixia.
2. Infecções do SNC (meningoencefalites).
3. Traumatismos cranioencefálicos.
4. Processos vasculares.
5. Desnutrição.
6. Encefalopatias desmielinizantes, pós-infecciosas ou pós-vacinais.
7. Síndromes epilépticas (síndrome de West, estado de mal epiléptico).

Durante a lactância e infância a principal causa de dano cerebral é a asfixia, provocada por aspirações de pequenos objetos ou pedaços de alimentos, seguida dos traumatismos cranioencefálicos, decorrentes de quedas ou acidentes de trânsito.

Uma forma de traumatismo cranioencefálico é a *shaken baby sindrome*, na qual a criança é sacudida tão violentamente que o cérebro sofre contusões e micro-hemorragias intracranianas; podem ocorrer também lesões oculares, como luxação do cristalino, descolamento da retina e hemorragias retinianas.

As infecções do SNC, como as meningoencefalites bacterianas e os abscessos cerebrais, também são importantes causas de PC pós-natais.

Os fatores causais pré-natais hereditários ou genéticos têm papel pouco importante, embora a ocorrência de mais de um caso de PC numa mesma família deva chamar a atenção para alguma doença hereditária.

Na história da gestação é importante valorizar a ocorrência de hemorragias, hipotensão ou hipertensão arterial, toxemia gravídica e eclâmpsia, além de outros fatores que possam explicar alterações da circulação materno-fetal, levando a fenômenos anóxicos ou isquêmicos do concepto. As alterações metabólicas da gestante, principalmente diabetes, com fetos macrossômicos e a desnutrição materna repercutem no desenvolvimento do feto.

As medicações teratogênicas, como talidomida, pirimetamida, misoprostol, alguns anticonvulsivantes e anticancerígenos podem causar malformações congênitas. Substâncias tóxicas podem levar a síndromes congênitas, como a síndrome do feto alcoólico, caracterizada por deficiência mental, microcefalia, fácies característica e malformações genitais, cardíacas e dos membros. O uso da cocaína está relacionado com agenesias do corpo caloso e do septo pelúcido, displasia septo-óptica, esquizencefalias, heterotipias, meningo e encefaloceles.

Entre os fatores perinatais, a prematuridade e o baixo peso ao nascer estão intimamente relacionados com os casos de PC. A incidência de problemas neurológicos em RN com peso entre 1.000 g e 2.000 g é de 10% e, nos que pesam menos de 1.000 g, é de 25% a 30%.

Comumente, utiliza-se o índice de Apgar para quantificar o grau de asfixia do RN, porém seu valor é questionável, parecendo valer apenas quando o índice é menor que 3 a 5 minutos ou depois, principalmente no RN prétermo.

Em trabalho realizado em nosso meio foram estudadas 75 crianças de baixo peso, acompanhadas por um período de 2 anos. As crianças tinham peso inferior a 2.500 g, tendo sido consideradas prematuras as nascidas com idade gestacional menor que 37 semanas. Foram considerados os valores do índice de Apgar no primeiro e no quinto minuto.

Entre as crianças estudadas, 88% apresentaram intercorrências clínicas após o nascimento; destas, 33% apresentaram alterações no desenvolvimento neuropsicomotor. No grupo total, a avaliação do desenvolvimento neuropsicomotor mostrou-se alterada em 34,6% e a maioria (92,3%) teve índices de Apgar de primeiro minuto igual ou inferior a 7. Ocorreram mais alterações entre os bebês de muito baixo peso (66%), enquanto, entre os de peso igual ou superior a 1.500 g, o percentual de alterações foi de 16%, diferença estatisticamente significativa.

Comparando os grupos de acordo com os índices de Apgar, constatou-se que, entre aqueles com valores iguais ou inferiores a 7 no primeiro minuto, 42,1% apresentavam alterações, sendo o risco maior entre os neonatos com Apgar igual ou inferior a 3 no primeiro minuto.

Com relação à idade gestacional, todos os que tinham alterações apresentavam idade gestacional inferior a 37 semanas, correspondendo a 39% do grupo. Quanto maior a prematuridade, maior a presença de alterações no desenvolvimento neuropsicomotor. Ao final do período de 2 anos de acompanhamento, 30% das crianças mantinham sinais neurológicos alterados.

Repercussões dos fenômenos circulatórios isquêmicos e hemorrágicos sobre o sistema nervoso central

Cerca de 12% a 23% das PCs são relacionadas com a hipóxia intraparto. O padrão de distribuição das lesões do SNC por sofrimento perinatal é determinado essencialmente pela idade gestacional. Nos RNs prematuros, as lesões anóxicas costumam localizar-se predominantemente nas regiões subcorticais profundas e na substância branca periventricular. Nos RNs a termo, as lesões predominam nas regiões cortico-subcorticais. Este padrão de distribuição das lesões relaciona-se com o fato de que o SNC reage às agressões patológicas de acordo com a sua fase de desenvolvimento. Nos prematuros, a matriz germinativa subependimária (periventricular), ricamente vascularizada, é vulnerável a hipoxemia.

A leucomalácia periventricular constitui-se na necrose da substância branca periventricular que, em algumas ocasiões, pode ser mais grave, com um aspecto multicístico.

Nos RNs a termo, a grande atividade de desenvolvimento cerebral ocorre no córtex, quando se intensifica o aparecimento das circunvoluções cerebrais. As lesões nesta fase levam ao aparecimento das ulegirias e micropoligirias. A extensão das lesões também está relacionada com a idade gestacional, sendo mais graves nos prematuros.

As hemorragias intracranianas podem ser decorrentes de alterações circulatórias ou de tocotraumatismos (por compressão, por distorção ao amoldamento e por tração).

Quanto à localização as hemorragias intracranianas podem ser:

1. *Subdurais*: geralmente decorrentes de traumas ao nascimento, por lacerações da tenda do cerebelo, sangramentos da foice do cérebro, ruptura da veia de Galeno ou das veias superficiais sobre os hemisférios.
2. *Subaracnóideas*: mais frequentes; alguns casos evoluem sem sinais clínicos. Decorrem da compressão anômala da cabeça fetal; podem ocorrer também por asfixia ou na doença hemorrágica do RN, na desidratação e por hiponatremia.
3. *Periventriculares*: são as hemorragias da matriz germinativa (HMG), própria do RN prematuro, encontrada em cerca de 35% a 45% dos RNs com menos de 1.500 g, e a hemorragia ventricular (a partir dos plexos coroides), do RN a termo. Partindo dos pontos iniciais, o sangue encontra um espaço anatômico vulnerável, preenchido por células imaturas e pouco tecido de sustentação, que vai sendo dissecado até atingir a membrana ependimária, a qual, ao romper-se, permite a invasão hemorrágica dos ventrículos e, a partir do sistema ventricular, atinge o espaço subaracnóideo, podendo posteriormente provocar bloqueios ao fluxo liquórico, causando hidrocefalia.

Nos casos de sangramentos intraparenquimatosos extensos, as áreas de reabsorção dos hematomas determinam o aparecimento de cistos porencefálicos e cavidades no tecido cerebral.

A ultrassonografia transfontanela permite o diagnóstico das HMGs, classificadas segundo os critérios de Volpe em:

- Grau I – Sangramento exclusivo da matriz.
- Grau II – Sangramento extendendo-se até o epêndima e invadindo 50% da cavidade ventricular.
- Grau III – Sangramento preenchendo mais de 50% da cavidade, além de dilatação ventricular.
- Grau IV – Sangramento intraventricular e parenquimatoso, além da matriz germinativa.

Hiperbilirrubinemia e sistema nervoso central

Existe uma relação entre os níveis de bilirrubina não conjugada e a neurotoxicidade. Entende-se, atualmente, por encefalopatia bilirrubínica a síndrome clínica neurológica observada em recém-nascidos ictéricos e, por *kernicterus*, a impregnação amarelada dos núcleos da base, cuja característica histopatológica é a necrose das células, 7 a 10 dias após o nascimento. Em algumas fontes de literatura as duas denominações são consideradas sinônimos.

Etiopatogenia da neurotoxicidade provocada pela hiperbilirrubinemia: doença hemolítica por isoimunização, prematuridade, esferocitose hereditária, septicemia, hepatite, doença por vírus de inclusão citomegálica, anemia congênita não esferocítica, icterícia familiar não hemolítica (de Crigler-Najjar) e anomalia congênita por deficiência da glicose-6-fostato-desidrogenase (G-6-PD) são situações em que já se descreveu a instalação da encefalopatia bilirrubínica, mas a doença hemolítica e a deficiência de G6-PD são atualmente as doenças de maior importância prática.

Outros fatores coadjuvantes na instalação da síndrome parecem ser:

- Hiper-hemólise de qualquer etiologia.
- Hipóxia neonatal.
- Acidose.
- Hipoalbuminemia.

- Infecções graves.
- Presença no plasma de drogas ou substâncias capazes de deslocar ou interferir na ligação com a albumina (salicilatos, sulfas, cefalosporinas, ceftriaxone, moxalactam, furosemida, ácidos graxos livres e hematina).

O evento crítico para a encefalopatia bilirrubínica aguda (*kernicterus*) é a entrada da bilirrubina não conjugada no SNC e sua exposição aos neurônios, provocando efeitos deletérios em vários eventos celulares, principalmente na função mitocondrial e na geração de energia da célula, comprometendo principalmente os gânglios da base e os núcleos oculomotores e cocleares no tronco cerebral.

QUADRO CLÍNICO – DIAGNÓSTICO

O diagnóstico da PC é essencialmente clínico, baseado na anamnese e no exame físico. O médico suspeita de PC na criança que apresenta atraso do desenvolvimento neuropsicomotor (DNPM) e cujo exame físico revela alterações do tônus muscular, persistência de padrões reflexos arcaicos, sinais de liberação piramidal, com espasticidade ou movimentos anormais.

O diagnóstico de PC pressupõe um cuidadoso trabalho de diagnóstico diferencial, antes de ser estabelecido. As condições progressivas, as doenças genéticas e outras causas deverão ser excluídas.

O diagnóstico de PC em uma criança hipotônica pode ser muito difícil e frequentemente teremos que considerar todos os diagnósticos diferenciais envolvidos na identificação correta da criança hipotônica: desordens cromossômicas, desordens metabólicas (aminoacidúrias, acidúrias orgânicas e leucodistrofias); desordens do tecido conectivo (*osteogenesis imperfecta*, síndromes de Ehlers-Danlos e Marfan); frouxidão ligamentar congênita; mucopolissacaridoses; síndrome de Prader-Willi; desordens metabólicas, nutricionais e endócrinas; hipotonia muscular paralítica, (atrofias espinhais infantis hereditárias e doença de Werdnig-Hoffman); miopatias congênitas e outras desordens neuromusculares.

No que se refere aos exames complementares, a maioria não ajuda no diagnóstico de PC, mas podem ajudar nos diagnósticos diferenciais envolvidos, o que significa que os exames são realizados muito mais para investigar condições que podem ser confundidas com a PC do que para confirmar esta hipótese.

O *ultrassom* é útil principalmente no período neonatal, uma vez que não é necessária a sedação e esclarece vários processos que podem causar PC, como as hemorragias intracranianas, calcificações anormais, cistos porencefálicos e hidrocefalia.

A *tomografia cerebral computadorizada* pode demonstrar melhor as lesões já referidas e revelar calcificações intracranianas, malformações cerebrais etc.

A *ressonância magnética cerebral* demonstra com detalhes as lesões parenquimatosas, as lesões da substância branca, as alterações da sulcagem cortical e os erros de migração neuronal.

As *investigações laboratoriais* e *sorológicas* buscam o diagnóstico de quadros metabólicos e das infecções congênitas.

Os *testes psicológicos* são úteis para orientar familiares e terapeutas quanto às potencialidades do paciente.

FORMAS CLÍNICAS DE PARALISIA CEREBRAL

Existem muitas controvérsias entre os autores quanto à classificação das formas clínicas da PC pela falta de padronização dos termos utilizados.

Baseando-se nos achados semiológicos mais proeminentes, as paralisias cerebrais podem ser classificadas em:

1. Forma espástica (75%),
2. Forma atetótica (15%).
3. Forma atáxica (2%),
4. Formas mistas.

Formas espásticas

Tetraplégica

O paciente apresenta alterações motoras difusas observadas desde o nascimento. Há graus variáveis de comprometimento muscular nos quatro membros, que são espásticos e com posturas viciosas das articulações. No tronco, pode apresentar hipotonia, com dificuldade de controle cervical, acarretando problemas posturais, alimentares e respiratórios. Apresenta atraso da linguagem e comprometimento intelectual. As convulsões ocorrem em 50% dos casos, não raramente a síndrome de West.

Hemiplégica

Em geral, é percebida pelos familiares ou pediatras alguns meses após o nascimento, quando se observa que a criança usa melhor uma das mãos. Há comprometimento de um dimídio, mantendo a postura hemiplégica: a mão cerrada, o antebraço fletido e o membro inferior em extensão, levando posteriormente a desvios da coluna vertebral. A criança apresenta menor grau de comprometimento intelectual e da fala. A incidência de convulsões é em torno de 36% dos casos nas formas congênitas e 60% nas formas adquiridas.

Diplégica

Quadro de paraparesia crural espástica é observado pela dificuldade de a criança arrastar-se ou manter-se sentada. Ao se tentar colocar a criança em pé, ela apresenta hiperextensão dos membros inferiores, com adução das coxas, assumindo a posição de tesoura.

Em geral, existem também alterações bem mais discretas nos membros superiores, com repercussões na coordenação motora fina. Na criança com mais de 2 anos, a dificuldade para andar é o principal problema. O comprometimento mental é variável em cada caso, a fala é normal em 50% dos pacientes e pode haver convulsões em 19% deles.

Forma atetótica

Caracteriza-se por movimentos involuntários coreoatetóticos, muitas vezes relacionados com encefalopatia bilirrubínica (kernicterus). Observada desde os primeiros meses de vida, associa uma hipertonia generalizada a discinesias que perturbam o movimento voluntário, a mastigação e a fala, com atraso global do DNPM. Nos casos mais graves, os pacientes podem nunca conseguir assumir a posição sentada sem apoio. Os pacientes podem ter inteligência preservada e frequentar escola normal, embora, pelo quadro de incoordenação motora que se acentua com o estresse emocional e durante a fala, com careteamentos constantes, que provoca disartria e expelem saliva, tenham grandes dificuldades, inclusive de relacionamento social, que geram conflitos emocionais.

Forma atáxica

Caracteriza-se por incoordenação motora estática e dinâmica, com atraso do desenvolvimento motor e dificuldades de equilíbrio com alargamento da base de sustentação durante a marcha. Os pacientes apresentam tremores posturais e de ação, dismetria, fala disártrica, escandida. Podem ter hiper ou hipotonia muscular e o nível mental está, em geral, comprometido.

Formas mistas

Nessas formas, encontram-se características associadas das formas citadas, principalmente a coreoatetótica espástica.

PRINCIPAIS PROBLEMAS APRESENTADOS PELAS CRIANÇAS PORTADORAS DE PARALISIA CEREBRAL

- Dificuldades motoras com problemas posturais.
- Alterações sensitivas, problemas visuais e auditivos.
- Dificuldades de alimentação e sialorreia.
- Distúrbios da fala e problemas ortodônticos.
- Deficiência mental e problemas emocionais.
- Distúrbios da psicomotricidade e da aprendizagem.
- Epilepsia.

Todos esses aspectos resultam em atraso global do desenvolvimento que, muitas vezes, é confundido com capacidade cognitiva pobre, gerando uma imagem preconceituosa sobre as capacidades e potencialidades do portador de paralisia cerebral.

TRATAMENTO

O tratamento das crianças com PC, por tudo que acabamos de expor, é trabalhoso e oneroso; envolve uma equipe multiprofissional e interdisciplinar integrada com várias especialidades médicas (pediatra, neuropediatra, ortopedista e fisiatra, oftalmologista, otorrinolaringologista etc.) e paramédicas, como assistente social, fisioterapeuta, hidroterapeuta, terapeuta ocupacional, fonoaudiólogos, pedagogos especializados, psicólogos e psicopedagogos, professores de educação física especial, equoterapeutas etc.

Numerosos métodos de tratamento fisioterápicos foram publicados ao longo dos anos, como os de Colis, Phelps, Temple Fay, Bobath (terapia visando o desenvolvimento neurológico), Kabat, Petö, Vojta e outros. Todos eles contribuíram para aumentar o conhecimento sobre a PC. O trabalho do casal Bobath desafiou os métodos consagrados e influenciou a fisioterapia atual.

O tratamento deverá ser instituído o mais cedo possível, a fim de que se conte com as vantagens do período em que o SNC é mais plástico e passível de modificações importantes, de modo que se tente impedir ou minimizar as probabilidades de ocorrência de contraturas e deformidades.

Cada paciente deve ter um programa de reabilitação específico, o qual exige empenho e dedicação dos profissionais e dos familiares. Competirá à equipe definir, a cada etapa do processo de tratamento, qual ou quais modalidades de intervenção são prioritárias.

Reuniões periódicas dos vários membros da equipe serão necessárias para que os objetivos do tratamento sejam avaliados e, eventualmente, modificados.

Tratamento medicamentoso

As medicações são utilizadas pelas pacientes com epilepsia associada à PC, e devem ser indicadas de acordo com o quadro epiléptico de cada paciente. Também se utilizam medicações para controlar a espasticidade, aumento de tônus provocado pelo estiramento do músculo, que predomina na musculatura antigravitacional, interfere no movimento normal e pode favorecer o aparecimento de deformidades. As causas, os mecanismos e as consequências do processo patológico que afetam o cérebro são heterogêneos, mas a espasticidade é encontrada em 80% dos casos de paralisia cerebral.

Na avaliação dos quadros espásticos, recomenda-se que sejam utilizados indicadores quantitativos e qualitativos, sob a forma de escalas padronizadas para identificar a sua intensidade e a influência no desempenho da função. Devem ser avaliados, além da espasticidade, os automatismos, os reflexos, assim como a independência funcional do paciente, quanto aos cuidados pessoais, controle esfincteriano, mobilidade, locomoção, comunicação e cognição social.

O tratamento da espasticidade deve estar inserido dentro de um programa de reabilitação. A espasticidade nem sempre é indesejável; ao contrário, pode, em alguns casos, ajudar funcionalmente o paciente.

Entre as formulações para o uso oral, temos os benzodiazepínicos, que atuam nos receptores GABA da medula espinhal, além de seus efeitos centrais no tronco cerebral, provocando sedação: o dantrolene e a tizanidina, que interferem no processo de contração muscular e inibem a liberação de cálcio necessária à contração muscular. O baclofen, que bloqueia os sinais de liberação piramidal enviados pela medula aos músculos, é um medicamento agonista GABA B que atua inibindo os neurotransmissores excitatórios da medula, além de possuir alguma ação central, que produz sonolência. No passado era apenas utilizado por via oral; atualmente, também é indicado por via intratecal.

Essas medicações necessitam ser utilizadas geralmente em altas dosagens acarretando, além de sonolência, hipotonia axial, prejuízos ao controle cervical, piora da sialorreia e da deglutição (Ninds, 2000).

Alguns distúrbios do movimento, como a coreoatetose, podem ser melhorados com o uso de drogas anticolinérgicas (triexifenidil, biperideno, beztropina), carbamazepina, dopamina e diazepam com resultados variados.

Contamos ainda com os procedimentos locais e regionais, representados pelas neurólises químicas, que objetivam a interrupção da transmissão nervosa e provocam o relaxamento muscular. Durante anos utilizaram-se os alcoóis etílico (40% a 60%) e fenol (3% a 7%), mas desde a década de 1900 utiliza-se a toxina botulínica, medicação injetável, que bloqueia a placa motora, provocando paralisia muscular e permite o alongamento de músculos encurtados. A toxina botulínica impede a liberação de acetilcolina na junção neuromuscular, causando paralisia temporária do músculo e reduz temporariamente a espasticidade local.

A eficácia pode ser observada entre 48 e 72 horas, e o efeito desejado mantém-se até 2 a 4 meses. A manutenção do tratamento depende do grau de anormalidade muscular, da resposta do paciente e da manutenção da habilidade conseguida.

As injeções de álcool ou fenol bloqueiam o nervo periférico, por destruição da bainha de mielina, reduzindo o estímulo nervoso para o músculo e assim diminuem seu tônus. Ambos os tratamentos apresentam efeito transitório e reversível.

Um tipo de equipamento assistivo, empregado pela terapia ocupacional no campo da reabilitação são as órteses. Constituem um dispositivo mecânico amplamente utilizado como forma de auxílio ao tratamento reabilitador. São aplicadas externamente ao corpo, podendo interferir de forma marcante na evolução clínica.

Na prática, existem grandes controvérsias a respeito do uso apropriado desse dispositivo, principalmente com relação ao *design* e materiais utilizados, tempo de uso etc. Com base na literatura pesquisada, a maioria dos artigos sugere que o uso de órteses em crianças com paralisia cerebral espástica na forma hemiplégica é efetivo, principalmente quando associado ao tratamento terapêutico ocupacional e/ou fisioterapêutico. Estes estudos sugerem que as órteses proporcionam melhora da qualidade de movimento do membro plégico e da funcionalidade manual, diminuição do tônus muscular e aumento da amplitude de movimento

Cirurgias

Os procedimentos neurocirúrgicos podem ser ablativos ou neuromoduladores. O uso do baclofen intratecal é indicado nos casos de espasticidade grave de origem medular ou cerebral que não apresentam boa resposta a outras medidas de tratamento de reabilitação.

A neuroestimulação medular é a técnica em que se implanta eletrodos para a estimulação elétrica na região epidural cervical; trata-se de procedimento reversível, mas não há consenso quanto à utilização desse método a longo prazo.

Procedimentos neuroablativos: a rizotomia dorsal seletiva (RDS), indicada nos casos de espasticidade grave refratária, tem como desvantagens ser um método irreversível. Há melhoras evidentes em até 75% dos casos de espasticidade em membros inferiores; a RDS visa mais evitar as contraturas e melhorar as condições de higiene do que uma melhora funcional.

As cirurgias ortopédicas ocupam um lugar importante no tratamento da espasticidade. Os objetivos vão desde procedimentos para aliviar a dor como para facilitar os cuidados do paciente, melhorar a capacidade funcional e o padrão de marcha. Em geral, são recomendadas para a correção de contraturas musculares, encurtamento de tendões e deformidades da coluna vertebral ou das extremidades, como a luxação do quadril. As cirurgias ortopédicas somente produzem resultados se forem acompanhadas de treinamento funcional.

PROGNÓSTICO

O prognóstico da PC é difícil de ser estabelecido, pois é muito variável, uma vez que inúmeros fatores poderão influir no resultado a médio e a longo prazos. A presença de comorbidades, como, por exemplo, epilepsia e deficiência cognitiva, piora o prognóstico.

Em geral, na criança muito pequena, deixamos claro aos familiares que as avaliações periódicas e o acompanhamento a médio prazo são a melhor forma de se procurar definir, depois de algum tempo, o prognóstico a longo prazo.

PREVENÇÃO

Após o que foi exposto ao longo deste capítulo, podemos concluir que com relação à paralisia cerebral o melhor seria prevenir, investindo mais em cuidados a gestante, pré-natais, perinatais e ao recém-nascido.

A idade em que o diagnóstico de PC é inicialmente estabelecido depende da gravidade do quadro, da sensibilidade dos pais e dos profissionais que assistem a criança.

Quanto mais cedo tenham início as intervenções terapêuticas melhor. Assim poderemos ter as vantagens do período em que o SNC é mais plástico e passível de importantes modificações, minimizando ou impedindo a ocorrência de contraturas e deformidades relacionadas com o quadro neurológico.

BIBLIOGRAFIA

Ade-Hall RA, Moore AP. Botulinum toxin type A in the treatment of lower limb spasticity in cerebral palsy. Cochrane Database of Systematic Reviews 2000, Issue 1. Art. No.: CD001408. DOI: 10.1002/14651858. CD001408.

Aguiar IF, Rodrigues AMVN. O uso de órteses no tratamento de crianças com paralisia cerebral na forma hemiplégica espástica. Arquivos Brasileiros de Paralisia Cerebral 2004; 1(1):18-23.

Araújo MCK, Ramos JLA, Vaz FAC. Kernicterus: diagnóstico, tratamento e prevenção. Pediatria Moderna, Especial Neonatologia 2000; 46:91-94.

Bobath K, Bobath B. Neuro-developmental treatment (1998). (NDT) Disponível em: www.bobath.com/ndt.htm.

Dias MJM. Encefalopatias hipóxico-isquêmicas e hemorragias intracranianas. In: Diament A, Cypel S (eds.). Neurologia infantil. 3 ed. São Paulo: Editora Ateneu, 1996:667-674.

Dubowitz V. The floppy infant. In: Clinics in developmental medicine. London: William Heinemann Medical Books, 1980.

Howard DC. Anti spastic medication for spasticity in cerebral palsy (Protocol). Cochrane Database of Systematic Reviews 2000, Issue 2. Art. Nº: CD002260. DOI: 10.1002/14651858. CD002260.

Kolman LA, Mooney III JF, Smith B et al. Manegement of cerebral palsy with botulinum A toxin: preliminary investigation. J Pediatr Orthop 1993; 13:489-495.

Kyllerman M, Bager B, Bensch J, Billie B, Oslow I, Voss H. Dyskinetic cerebral palsy. I. Clinical categories, associated neurological abnormalities and incidences. Acta Paediatr Scand 1982; 71:543-558.

Lepage C, Noreau L, Bernard P. Association between characteristics of locomotion an accomplishment of life habits in children with celebral palsy. Phys Ther 1998; 78(5):458-469.

Nelson KB, Ellenberg JH. Neonatal signs as predictors of cerebral palsy. Pediatrics 1981; 68:36-44.

Nelson KB. Cerebral palsy: hope through research. Disponível em: www.ninds.nih.gov/health_and_medical/pubs/cerebral_palsyhtr.htm.

Ribeiro MV. 1. Sistema nervoso em desenvolvimento. Estudo de alguns aspectos lesionais. In: Souza AMC, Ferrareto I. Paralisia cerebral: aspectos práticos. São Paulo: Memnon, 1998.

Robinson RO. The frequency of other handicaps in children with cerebral palsy. Develop Med Child Neurol 1973; 15:305-312.

Russman BS. Cerebral palsy. Current treatment options in neurology. 2000; 2:97-107.

Shepherd RB. Fisioterapia em pediatria. 3 ed. São Paulo: Livraria Santos Editora, 1996.

Sobolewski M, De Haro FMB, Costa TZ, Okay Y, Vaz AC, Ramos JLA. Análise do desenvolvimento neuropsicomotor em recém-nascidos de baixo peso. Pediaria (São Paulo) 1996; 18(4):180-184.

Volpe J. Hypoxic-ischemic encephalopathy in neurology of the newborn. 3 ed. Philadelphia: W. B. Saunders Company 1995:211-369.

Wilson JM. Cerebral palsy. In: Campbell SK (ed.). Clinics in physical therapy: pediatric neurological physical therapy. 2 ed. New York: Churchill Livingstone Inc, 1991:301-360.

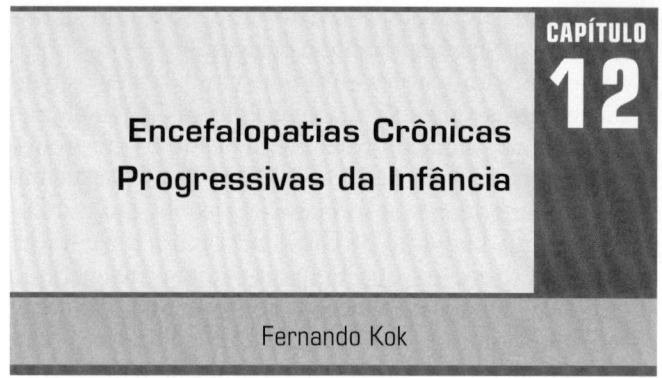

CAPÍTULO 12

Encefalopatias Crônicas Progressivas da Infância

Fernando Kok

INTRODUÇÃO

As encefalopatias crônicas progressivas da infância (ECPI) constituem um grupo muito heterogêneo de doenças, em sua maior parte geneticamente determinadas, que se caracterizam por involução do desenvolvimento neuropsicomotor após período normal de aquisições.

Esse grupo de doenças constitui um desafio para o diagnóstico, por necessitar de uma sistemática de investigação sofisticada, definida a partir dos sinais e sintomas, que inclui estudos de imagem, neurofisiológicos, bioquímicos e até confirmação por análise de DNA. As manifestações clínicas são muito variáveis e incluem, além do declínio neuropsicomotor, alterações como epilepsia, perda visual, distúrbios da coordenação e deficiência motora, tanto por comprometimento do sistema nervoso central quanto do periférico.

Cada doença pertencente ao grupo das encefalopatias crônicas progressivas da infância apresenta uma frequência reduzida na população geral, variando de 1/10.000 até superior a 1/200.000. No entanto, essas doenças em conjunto passam a ter importância pela frequência combinada e pela demanda especializada que impõem. Em alguns grupos étnicos e em comunidades em que casamentos consanguíneos são frequentes, esse grupo de doenças pode ser bastante comum.

Embora a maior parte das doenças que fazem parte desse grupo não tenha tratamento definido, algumas delas são tratáveis ou podem ter seu curso atenuado com o uso de medicamentos, dietas ou suplementos nutricionais. Além disso, em todas elas existe o benefício de se poder oferecer um aconselhamento genético.

CLASSIFICAÇÃO

As encefalopatias crônicas progressivas da infância podem ser classificadas de acordo com a:

- Localização do comprometimento neurológico.
- Organela subcelular em que reside a alteração.
- Via bioquímica que se encontra comprometida.

De acordo com o local preferencial de comprometimento, as encefalopatias crônicas progressivas da infância podem ser agrupadas como:

- Leucodistrofias – predominantes na substância branca.
- Poliodistrofias – predominantes na substância cinzenta cortical.
- Com comprometimento predominante dos núcleos da base.
- Com comprometimento encefálico difuso.

As *leucodistrofias* caracterizam-se por comprometimento preferencial da mielina, quer por um defeito de desenvolvimento quer por sua destruição progressiva, levando a alterações motoras, visuais, auditivas e cognitivas. A desmielinização é facilmente detectável por exames de imagem, em especial a ressonância magnética. Existem inúmeras formas de leucodistrofias, todas geneticamente determinadas, de herança autossômica recessiva ou ligada ao X.

O diagnóstico etiológico das leucodistrofias depende da realização de investigações especiais, que incluem a dosagem de ácidos graxos de cadeia muito longa (elevada na adrenoleucodistrofia ligada ao X) e a determinação da atividade de determinadas enzimas lisossomiais, como a arilsulfatase A (deficiente na leucodistrofia metacromática) e a galactocerebrosidase (deficiente na leucodistrofia de Krabbe).

As *poliodistrofias* caracterizam-se por comprometimento preferencial dos neurônios corticais, e sua principal manifestação é a ocorrência de epilepsia de difícil controle medicamentoso associado a declínio cognitivo e perda da acuidade visual. Com frequência ocorrem crises do tipo mioclônica.

Os exames neurofisiológicos (eletroencefalograma e eletrorretinograma) podem sugerir o diagnóstico e os exames de imagem mostram a ocorrência de progressiva atrofia cortical. O diagnóstico depende de estudos morfológicos ultraestruturais (pele ou conjuntiva) e de ensaios bioquímicos especiais, que procuram demonstrar a deficiência enzimática subjacente.

O comprometimento seletivo dos *núcleos da base* ocorre em um número limitado de encefalopatias progressivas. O exame de imagem e a clínica apontam para o comprometimento dessas estruturas. A doença de Wilson, decorrente de uma incapacidade em excretar cobre, é um dos exemplos de comprometimento preferencial dos núcleos da base. A doença é tratável usando medicamentos que promovam a excreção de cobre ou dificultem a sua absorção.

Em muitas encefalopatias progressivas, não é possível se definir um território preferencial de comprometimento, existindo alterações que afetam de forma relativamente *difusa* o encéfalo. A sistemática de investigação vai ser ditada pela clínica e pode incluir, além dos exames neurofisiológicos e de imagem, a realização de estudos bioquímicos especiais.

De acordo com a *organela subcelular* na qual reside o defeito bioquímico responsável, as encefalopatias crônicas progressivas podem ser divididas em doenças:

- Do lisossomo.
- Do peroxissomo.
- Da mitocôndria.

Os lisossomos são organelas citoplasmáticas presentes em todas as células do organismo, exceto nos eritrócitos, funcionando como o aparelho digestivo das células, catabolizando diversas substâncias. As doenças lisossomais são provocadas por alterações da função dessas organelas, seja por falta de enzimas específicas que estão envolvidas com a hidrólise de moléculas complexas, como glicolípides e mucopolissacárides, e consequente acúmulo intralisossomal dessas moléculas, seja por carência dos derivados dessa digestão, tudo isso ocasionando comprometimento da função celular e culminando com sua morte. Esse grupo de doenças é coletivamente conhecido como doenças de acúmulo ou de depósito.

Exemplos de doenças lisossomais:

- Doença de Tay-Sachs, decorrente de deficiência de hexosaminidase A, que ocasiona involução neurológica, clonias audiogênicas, perda visual e mancha vermelho-cereja na mácula, de início no primeiro ano de vida.
- Doença de Gaucher, que causa, na sua forma mais comum, hepatoesplenomegalia e alterações esqueléticas. Essas duas doenças são muito frequentes entre indivíduos que têm como ancestrais judeus, provenientes da Europa Oriental (Ashkenazi).

As doenças de Niemann-Pick, as mucopolissacaridoses, as oligossacaridoses também fazem parte desse grupo.

As doenças peroxissomais decorrem de defeito em proteínas envolvidas com a formação ou a função do peroxissoma, que é uma organela que tem diversas funções, entre elas a catabolização de ácidos graxos de cadeia muito longa e a síntese de sais biliares e de precursores do colesterol.

A doença decorrente de alteração da função peroxissomal mais frequente é a adrenoleucodistrofia ligada ao X, que ocasiona progressiva deterioração neurológica por comprometimento da substância branca, em decorrência de defeito da metabolização de ácidos graxos de cadeia muito longa.

Outras doenças peroxissomais são decorrentes de deficiência em proteínas envolvidas na formação dessa organela e caracterizam-se por comprometimento multissistêmico (cérebro, fígado, rins, retina) associado a dismorfismo.

As doenças mitocondriais podem ser decorrentes de alterações presentes no DNA mitocondrial ou no DNA nuclear.

A mitocôndria é uma organela intracelular com característica única por possuir seu próprio DNA, que codifica apenas 13 proteínas, todas elas envolvidas com a cadeia respiratória, responsável pela geração aeróbica de ATP. Além dessas 13 proteínas, a mitocôndria pos-

Quadro XV.12.1. Algumas vias metabólicas e doenças decorrentes de seu comprometimento

Via metabólica	Doenças
Aminoácidos	Fenilcetonúria Leucinose
Ácidos orgânicos	Acidemia metilmalônica Acidemia propiônica
Glicosaminoglicanos	Mucopolissacaridoses (várias)
Esfingolipidoses	Doença de Tay-Sachs Doença de Gaucher
Glicolização de proteínas	Defeitos congênitos da glicolização
Metaloproteínas	Doenças de Wilson e Menkes
Glicogênio	Doença de Pompe
Ácidos graxos	Deficiência da desidrogenase de acilCoA de cadeia média (MCAD)

sui centenas de outras que têm que ser importadas do citoplasma e são codificadas por genes presentes no núcleo. A mitocôndria possui múltiplas funções, além da produção de ATP, entre elas a oxidação de ácidos graxos, a produção de ureia a partir da amônia, a degradação de diversos aminoácidos e a geração de NADH e FADH no ciclo de Krebs, que serão utilizados na oxidação fosforilativa para a produção de ATP.

De acordo com a *via metabólica* que se encontra comprometida, as encefalopatias progressivas da infância podem ser classificadas em diversos grupos, como defeitos da metabolização de ácidos graxos, do glicogênio (glicogenoses), de glicosaminoglicanos (mucopolissacaridoses), de carboidratos, aminoacidopatias etc. Essa classificação, no entanto, embora correta do ponto de vista bioquímico, é pouco útil do ponto de vista clínico. Permite sobretudo organizar de forma mais sistemática os defeitos inatos do metabolismo que determinam uma encefalopatia crônica de caráter progressivo (Quadro XV.12.1).

É importante lembrar que nem toda ECPI tem via metabólica determinada. Doenças como a síndrome de Rett, uma importante causa de demenciação e manifestações autísticas, restrita ao sexo feminino e de início entre 6 e 18 meses de idade, não afetam uma via metabólica, mas uma proteína, conhecida com MeCP2, que controla a "produção" de diversas outras proteínas importantes na manutenção da integridade das conexões interneurais.

DIAGNÓSTICO

O diagnóstico das ECPI é fortemente baseado na história e no exame clínico e tem necessidade de apoio dos exames de imagem (especialmente ressonância magnética de encéfalo), neurofisiológicos (eletroencefalografia [EEG] e eletroneuromiografia [ENMG]) e de análises clínicas. Alguns testes desse último grupo estão disponíveis em poucos centros e são dirigidos ao diagnóstico de uma única doença. Desta forma, não há um único exame que permita confirmar ou excluir a possibilidade de ECPI, e é necessária muita cautela na investigação desse grupo de doenças. Embora seja aparentemente simples definir se está ocorrendo uma deterioração progressiva do quadro neurológico, isso nem sempre é facil tendo em vista a:

1. Ocorrência de ECPI de início precoce, que acarreta clara deterioração neurológica sem período de desenvolvimento aparentemente normal.
2. Existência de doenças psiquiátricas que não são consideradas ECPI, como o autismo infantil, que se podem manifestar após um período de desenvolvimento neurológico relativamente normal no primeiro ano de vida e inauguram-se com deterioração das competências sociais e da linguagem.
3. Crianças com encefalopatia crônica não progressiva, do tipo paralisia cerebral, que podem ter desenvolvimento aparentemente normal nos primeiros meses de vida e a consciência de que algum problema só surgirá após algum tempo ou um evento não diretamente relacionado com o quadro clínico de base. Além disso, as características clínicas observadas na paralisia cerebral podem modificar-se ao longo do tempo, o que pode produzir uma falsa impressão de que está havendo uma "deterioração".
4. Possibilidade de estar ocorrendo uma pseudodeterioração, em decorrência de uso de medicamentos ou pela ocorrência de crises epilépticas com muita frequência, que determinam um embotamento psíquico.

Os exames complementares necessários para o diagnóstico de ECPI são muitos e o roteiro de investigação tem que ser elaborado a partir de uma precisa caracterização clínica, definindo-se:

- *Manifestações clínicas dominantes:* crises epilépticas, deterioração cognitiva progressiva, ataxia, deficiência motora com características periféricas, perda visual ou auditiva etc.
- *Existência de manifestações extraneurológicas:* alterações esqueléticas, cutâneas, cardíacas, visceromegalia etc.
- *Diagnóstico topográfico mais provável:* substância branca, núcleos da base, substância cinzenta etc.

Frente uma suspeita de uma ECPI, a investigação complementar habitualmente compreende:

- Estudo de neuroimagem, especialmente ressonância magnética de crânio, que permite definir qual região do sistema nervoso se encontra mais afetada.
- Estudos neurofisiológicos (EEG e ENMG), especialmente quando existem manifestações como crises epilépticas ou suspeita de neuropatia periférica.

- Estudos bioquímicos, voltados a prospectar as diversas vias metabólicas. Essas análises podem ser divididas em:
  - Estudos gerais, voltados a prospectar de forma abrangente diversas vias metabólicas. Entre esses estudos temos a dosagem de aminoácidos no sangue e na urina, a dosagem de ácidos orgânicos na urina e a pesquisa de mucopolissacárides na urina. Alguns desses testes são consolidados na denominada "triagem para erros inatos do metabolismo". Este teste, no entanto, varia consideravelmente de um laboratório para outro, carecendo de padronização e tendo um poder diagnóstico algumas vezes muito limitado.
  - Estudos mais específicos, voltados à confirmação diagnóstica quando se tem uma suspeita clínica mais definida, como ocorre, por exemplo, em algumas das doenças peroxissomais, mitocondriais ou lisossômicas. Entre esses estudos, temos a dosagem de enzimas lisossomais, a dosagem de ácido láctico na investigação de doenças mitocondriais e a determinação dos ácidos graxos de cadeia muito longa, que se encontram elevados em diversas doenças peroxissomais.

TRATAMENTO

Muitas ECPIs não têm terapêutica definida, mas a relação de doenças que têm tratamento vem aumentando a cada ano. Diversas estratégias têm sido empregadas.

- Modificação nutricional, com o emprego de dietas especiais, com exclusão de algum componente que se acumule no organismo em decorrência do bloqueio bioquímico ou cujos metabólitos gerem produtos tóxicos ao organismo. Essa estratégia é empregada com sucesso no tratamento de diversos defeitos no metabolismo de aminoácidos, como fenilcetonúria (restrição de fenilalanina) e leucinose, também conhecida como doença da urina com odor de xarope de bordo (restrição de leucina, isoleucina e valina). Diversas defeitos da metabolização de ácidos graxos, hidratos de carbono e ácidos orgânicos necessitam de orientação dietética com a prevenção de catabolismo agudo, como ocorre no jejum prolongado ou em infecções.
- Suplementação vitamínica, empregada no tratamento de doenças como a deficiência da biotinidase (que leva a manifestações muito graves nos primeiros meses de vida – convulsões, eczema, alopecia, conjuntivite e deterioração cognitiva – e pode ser inteiramente corrigida com o uso de biotina) e os defeitos da metabolização da vitamina B_{12}.
- Reposição enzimática, estratégia empregada com sucesso no tratamento de algumas doenças lisossomais, como doença de Gaucher, mucopolissacaridose tipo I e doença de Fabry.
- Transplante de medula óssea, também utilizado em algumas doenças lisossomais e em indivíduos com apresentações neurológicas iniciais da adrenoleucodistrofia ligada ao X.

Somente com um diagnóstico preciso, é possível estabelecer um tratamento adequado. Em todos os casos deve ser realizada a determinação do risco genético e o aconselhamento.

BIBLIOGRAFIA

Aicardi J. Diseases of the nervous system in childhood. Cambridge: Mac Keith, 1998.

Arita FN, Henriques KSW, Fonseca LF. Lisossomopatias. In: Fonseca LF, Cunha Filho JM, Pianetti G, Val Filho JAC (eds.). Manual de neurologia infantil. Rio de Janeiro: Guanabara Koogan, 2006:407-419.

Lyon G, Adams RD, Kolodny EH. Neurology of hereditary metabolic diseases of children. New York: McGraw-Hill, 1996.

Scriver CR, Beaudet AT, Sly WS, Valle D. The metabolic and molecular bases of inherited diseases. New York: McGraw-Hill, 2001.

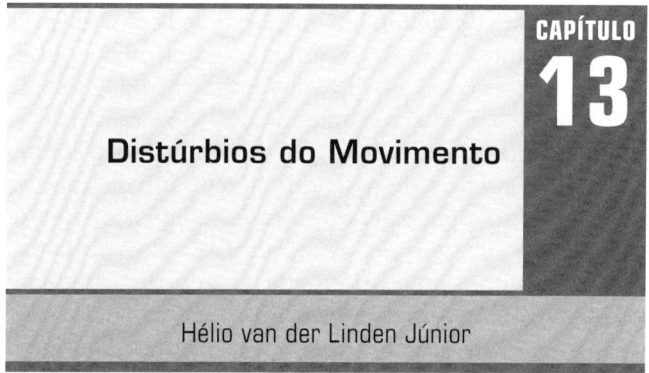

CAPÍTULO 13
Distúrbios do Movimento

Hélio van der Linden Júnior

INTRODUÇÃO

Os distúrbios do movimento de tipo, expressividade, intensidade e localização diversas fazem parte do quadro clínico de uma série de doenças do sistema nervoso de origem metabólica, degenerativa, infecciosa, tumoral e desmielinizante. São eles: as coreias, as distonias, os tiques, os tremores, as mioclonias e o balismo, este último raramente visto na infância.

Embora ainda pouco se saiba sobre a fisiopatologia da maioria dos distúrbios do movimento, nos últimos anos houve um grande avanço no campo de pesquisa sobre bioquímica e genética molecular, tornando mais fácil a compreensão dos mecanismos que regulam a motricidade voluntária e, por conseguinte, as alterações que culminariam com um desequilíbrio deste sistema complexo e amplo, que inclui desde os gânglios da base e suas conexões com o córtex até as grandes vias corticoespinhais e inervação da musculatura periférica.

Neste capítulo, estudaremos os distúrbios mais frequentes no dia a dia da neurologia infantil: coreia, distonia, mioclonia, tiques, tremor e balismo.

COREIA

A palavra coreia deriva do grego *choreia*, que significa dança, sendo utilizada para designar os movimentos involuntários de início abrupto, explosivo, de curta duração, que se repetem com intensidade e topografia variáveis, assumindo um caráter migratório e errático. Estes movimentos predominam na raiz dos membros, na face e no pescoço, exacerbam-se com a emoção e desaparecem durante o sono. Frequentemente bilaterais, podem, porém, em alguns casos, predominar ou ser exclusivos de um hemicorpo, caracterizando a hemicoreia. A coreia pode ser manifestação clínica de várias patologias; contudo, no nosso meio, está relacionada, na maioria dos casos, com a doença reumática.

Coreia de Sydenham

Introdução, conceituação e epidemiologia

O quadro clínico da coreia foi inicialmente descrito em 1686 por Thomas Sydenham, porém a sua associação com a doença reumática só foi proposta em 1860.

A doença reumática ainda apresenta alta prevalência nos países em desenvolvimento. No Brasil continua sendo importante causa de cardiopatia adquirida, respondendo por cerca de até 50% das indicações de cirurgia cardíaca. Nos EUA, é considerada uma doença rara.

Contudo, recentemente, por razões ainda desconhecidas, a frequência dessa entidade tem aumentado em alguns estados americanos. Acredita-se que isto seja decorrente de infecções por estreptococos mais virulentos. Alguns estudos demonstram que a coreia de Sydenham ocorre em até 26% dos casos de doença reumática, atingindo com maior frequência crianças e adolescentes entre os 5 e 15 anos, com incidência duas vezes maior no sexo feminino. Em cerca de 20% dos casos, ocorre um segundo episódio de coreia, sendo comum a recorrência em mulheres durante a gravidez, bem como associada ao uso de anticoncepcionais orais que contêm estrógenos e a algumas drogas antiepilépticas, como a fenitoína.

Etiologia, patogenia e patologia morfológica e funcional

A teoria mais aceita para explicar a coreia de Sydenham sugere uma reação imunológica anormal, desencadeada pela formação de anticorpos contra o estreptococo e reação cruzada com estruturas dos gânglios da base do sistema nervoso central, principais responsáveis pelo controle e coordenação da motricidade. Vários estudos já demonstraram a presença de anticorpos antineuronais no soro de pacientes com coreia de Sydenham. Outros estudos apontam que o encontro de um aloantígeno D8/17 na superfície de linfócitos B em pacientes com doença reumática funcionaria como um marcador genético de suscetibilidade, com formação de anticorpos contra a proteína M capsular do estreptococo e reação cruzada com células do núcleo subtalâmico.

Bioquimicamente, há desequilíbrio do sistema dopaminérgico, com hipersensibilidade dos receptores excitatórios da dopamina, bem como alterações do sistema colinérgico intraestriatal e do sistema GABA-inibitório. Estas alterações irão culminar com a perda do controle inibitório sobre estruturas motoras e ativação de circuitos talamocorticais, favorecendo o desencadeamento de movimentos involuntários, como a coreia.

Quadro clínico

O intervalo entre a infecção estreptocócica e o início dos sintomas coreicos varia de 1 a 6 meses (ou mais), com uma média de 8 semanas. Na maioria das vezes, a coreia ocorre como sintoma isolado da doença reumática, mas em 10% a 20% dos casos está associada a outros achados, como artrite e, principalmente, cardite. É de grande importância uma investigação cardiológica, sobretudo o ecocardiograma, que pode revelar sinais de comprometimento cardíaco em pacientes assintomáticos.

A sintomatologia coreica, na maioria das vezes, ocorre de forma aguda. Inicialmente, por acometer a face, simula movimentos de careta. Muitas crianças acometidas sofrem repreensões e punições em ambiente escolar e familiar, pois os movimentos são atribuídos a problemas de comportamento.

O paciente tenta esconder e controlar os movimentos involuntários, segurando o braço mais acometido ou colocando-o atrás das costas. Nos casos com sintomatologia exuberante, não há grandes dificuldades em flagrar os movimentos coreicos no exame clínico, até porque um ambiente de tensão e timidez, frequentemente presente numa consulta médica, já é suficiente para desencadear tais movimentos, que sabidamente pioram com o estresse emocional.

Contudo, nos casos sutis, sem sintomas evidentes, podemos dispor de alguns artifícios para tentar desencadear a hipercinesia. Uma possibilidade é solicitar à criança que estenda os braços para a frente e mantenha a boca aberta, com a língua para fora por alguns segundos. Tal postura incômoda tende a provocar os movimentos involuntários. Outra manobra bastante utilizada é solicitar ao paciente que aperte com força suas mãos contra as do médico. Nos pacientes com coreia ocorre uma contração intermitente, simulando uma "ordenha", devido à incapacidade de se manter um esforço continuado.

Apesar de os movimentos coreicos acometerem os dois lados do corpo, cerca de 20% dos casos podem ser exclusivos de um hemicorpo (hemicoreia). Outro achado frequente nos pacientes com coreia é certo grau de hipotonia, além de reflexos profundos com características pendulares. Disartria acontece quase 40% dos casos, decorrente da hipercinesia da musculatura fonatória.

Os pacientes portadores de coreia de Sydenham apresentam com frequência distúrbios psicológicos e psiquiátricos. Atualmente muitos estudos têm dado ênfase a este achado, alguns demonstrando elevada prevalência de transtorno obsessivo–compulsivo nessas crianças.

Outras manifestações incluem depressão, ansiedade, distúrbios de personalidade, labilidade emocional, tiques e distúrbios do déficit de atenção e hiperatividade. Ainda não está perfeitamente compreendido se os sintomas psicológicos são consequência do distúrbio motor ou se fazem parte do contexto da doença neurológica propriamente dita.

A ocorrência de crises epilépticas é rara, embora alterações do traçado eletroencefalográfico possam estar presentes em muitos casos. Distúrbios da motricidade ocular também são relatados numa parcela pequena de pacientes com coreia de Sydenham.

Diagnóstico

O diagnóstico da coreia de Sydenham é eminentemente clínico, não havendo marcador biológico definido. Evidências de infecção estreptocócica podem ser determinadas, embora não sejam necessárias para o diagnóstico.

A tomografia de crânio é geralmente normal. Estudos de ressonância magnética demonstram que na fase aguda pode haver aumento volumétrico de certas estruturas dos gânglios da base. O SPECT demonstra ainda aumento do fluxo sanguíneo nessas estruturas, o que parece ser condizente com um processo inflamatório local, porém este exame não é utilizado de forma rotineira.

Vale ressaltar que a coreia faz parte dos sinais maiores dos critérios de Jones (diagnóstico de doença reumática) e, mesmo quando diagnosticada de forma isolada, e excluídas outras causas, permite o diagnóstico da doença reumática.

O curso clínico é geralmente benigno, com recuperação completa dos sintomas em 2 a 3 meses, embora possa ocorrer certo grau de tremor residual e incoordenação. Estudos recentes apontam taxa de recorrência de 10% a 25%, bem como íntima relação desta com o uso de contraceptivos orais, agonistas dopaminérgicos, drogas antiepilépticas e durante uma gravidez (coreia gravídica).

De particular interesse, atualmente, tem sido a relação da coreia de Sydenham com os transtornos psiquiátricos, como o transtorno obsessivo-compulsivo (TOC), o transtorno do déficit de atenção e hiperatividade (TDAH) e a síndrome de Gilles de la Tourette. Alguns estudos relatam incidência de TDAH em 35% dos pacientes com coreia de Sydenham, proporção bem mais elevada que a encontrada na população geral. A evidência da existência de antígenos de superfície dos linfócitos B em pacientes com doença reumática, bem como numa elevada proporção de pacientes com TOC e Gilles de la Tourette, tem despertado grande interesse de pesquisadores, que especulam se este achado reflete uma relação entre coreia de Sydenham, distúrbios psiquiátricos e infecção estreptocócica. Atualmente, utiliza-se o termo PANDAS (iniciais em inglês para "distúrbios neuropsiquiátricos autoimunes associados a infecções estreptocócicas em crianças") para denominar esta possível relação.

Tratamento

No passado, existia o conceito de que a coreia, por ser um distúrbio autolimitado e temporário, deveria ser tratada apenas com repouso e medidas não medicamentosas. Contudo, devido ao grande incômodo e desconforto que causa ao paciente, geralmente são utilizadas medicações que visam atenuar os movimentos involuntários. Para tal, usam-se os antagonistas dopaminérgicos, que atuam bloqueando os receptores da dopamina, como o haloperidol e, preferencialmente, os neurolépticos de segunda geração, como a pimozida e a risperidona, que parecem demonstrar melhor efeito e menor risco de discinesia tardia. Geralmente, são utilizados em doses baixas e por curto período de tempo. O ácido valproico, por agir aumentando a atividade do GABA no nível de gânglios da base e tálamo, também tem sido utilizado com sucesso em doses bem mais baixas que as utilizadas como finalidade antiepiléptica (15 a 20 mg/kg/dia). Os corticoesteroides, como a prednisona, também têm sido utilizados, já que se trata de uma patologia de etiologia autoimune, sobretudo se a coreia vier acompanhada por outros sinais de doença reumática, como a cardite, na dose de 1 a 2 mg/kg/dia.

Prevenção

Vale lembrar ainda que os pacientes com o diagnóstico de coreia de Sydenham devem receber penicilina benzatina de maneira rotineira como profilaxia contra febre reumática. Alguns autores recomendam o seu uso por toda a vida, enquanto outros recomendam até os 21 anos ou até 5 anos após o episódio de coreia.

Outras formas de coreia

A coreia pode ser manifestação clínica inicial do lúpus eritematoso sistêmico, devendo-se pesquisar essa patologia em jovens do sexo feminino que apresentem manifestação coreica, mesmo na ausência de outros sintomas da doença.

Outra possibilidade inclui os raros acidentes vasculares cerebrais que acometem os gânglios da base, as encefalites virais e a meningoencefalite pela tuberculose, porém outros sinais clínicos facilmente sugerem o diagnóstico.

Os tumores dos gânglios da base, geralmente astrocitomas, raramente costumam manifestar-se inicialmente com distúrbios do movimento, porém devem ser lembrados, principalmente nos casos de hemicoreia.

Algumas drogas, como antiepilépticos, digitálicos e neurolépticos, podem ser causa rara de coreia. Movimentos coreicos podem ocorrer ainda após cirurgias com circulação extracorpórea, em certos distúrbios endócrinos, traumatismos cranianos e em entidades mais raras e complexas, como a esclerose múltipla, a doença de Leigh, a doença de Wilson e na ataxia-telangectasia.

DISTONIAS

As distonias caracterizam-se por contrações musculares sustentadas, causadas pelo acionamento simultâneo de grupamentos musculares agonistas e antagonistas, ocasionando lentos abalos musculares, movimentos de torção e posturas anormais.

Acometem pescoço, tronco e membros, dificultando as atividades do dia a dia dos pacientes. Estes podem apresentar graus extremos de deformidade musculoesquelética.

Os movimentos dos membros ocorrem de forma lenta e bizarra, assumindo um caráter vermiforme, caracterizando a atetose. As distonias podem fazer parte do contexto sintomatológico de diversas patologias, incluindo os diversos tipos de paralisia cerebral, doenças metabólicas e outras.

Abordaremos apenas aquelas entidades em que a distonia configura o sintoma principal ou mais proeminente.

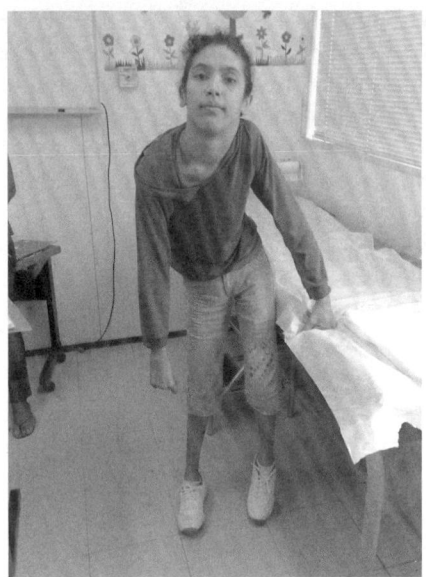

Fig. XV.13.1. Distonia de torção.

Distonia de torção idiopática

Trata-se de grave doença desabilitante, de fisiopatologia pouco conhecida, que ocasiona importante acometimento motor com preservação da função cognitiva.

A maioria dos casos demonstra herança autossômica dominante, estando o gene envolvido mapeado no cromossomo 9q34.

Acomete ambos os sexos e caracteriza-se por distonia progressiva que pode ser focal, segmentar ou generalizada, atingindo crianças entre os 5 e 15 anos, embora casos de início mais precoce ou tardio também sejam descritos.

Os sintomas iniciam-se nos membros inferiores, geralmente de forma unilateral, levando à típica postura de inversão do pé com flexão plantar, considerado um sinal precoce da doença. Lordose é outro sinal frequente e precoce, por vezes com desvios acentuados (Fig. XV.13.1). O envolvimento facial é menos acentuado, podendo ocorrer disfagia e disartria, decorrente da distonia do aparelho fonatório.

Em 50% dos casos de início antes dos 11 anos de idade, a distonia torna-se generalizada. Nos casos de início tardio, adolescência e idade adulta, a distonia tende a manter-se localizada, como nos casos de torcicolo paroxístico, cãibra do escrivão etc.

O curso clínico é invariavelmente progressivo, com lenta perda das atividades motoras e surgimento de graves deformidades esqueléticas.

Muitos pacientes apresentam complicações pulmonares infecciosas decorrentes da grave deformidade da caixa torácica. Durante toda a evolução da doença, a capacidade intelectual permanece intacta. Os exames de imagem são normais, bem como as análises bioquímicas. Contudo, extensa investigação deve ser realizada com o intuito de descartar outras patologias, como a doença de Wilson.

Sugere-se que a distonia de torção seja consequência de um distúrbio funcional dos circuitos dos gânglios da base, traduzida por diminuição de neurotransmissores, como a dopamina, a norepinefrina e a somatostatina. Alguns estudos experimentais com PET cerebral demonstraram alterações dos receptores dopaminérgicos.

O tratamento da distonia de torção é puramente sintomático e infelizmente está longe de ser considerado eficaz.

Para todos os casos, deve ser tentado um esquema com L-dopa, seja para descartar a possibilidade de distonia dopamina-responsiva, ou mesmo porque alguns casos de distonia de torção respondem satisfatoriamente à terapêutica dopaminérgica.

Outras opções incluem drogas anticolinérgicas, como o triexifenidil (Artane®) ou o biperideno (Akineton®). O primeiro inicia-se com doses baixas de 2 mg, chegando até 60 mg/dia, com algum efeito benéfico, embora doses elevadas estejam mais propensas a efeitos colaterais. O uso de benzodiazepínicos é bastante comum na prática clínica, visando alcançar certo grau de relaxamento muscular, embora apresente resultados limitados. O baclofen via oral demonstra benefício em alguns casos, bem com o ácido valproico ou a carbamazepina. A toxina botulínica raramente é utilizada, exceto nos casos de distonia localizada.

Os resultados da palidotomia estereotácica são bastante variáveis e demonstram benefício, embora muitas vezes transitório, nos casos de hemidistonia.

Doença de Wilson

Também denominada degeneração hepatolenticular, é uma doença autossômica recessiva rara e secundária a um desequilíbrio do metabolismo do cobre, que culmina com o acúmulo desse metal em diversos órgãos do corpo, sobretudo no fígado, no cérebro, na córnea e nos rins.

O defeito resultaria da disfunção de uma proteína envolvida no transporte do cobre do hepatócito para o sistema biliar. O gene que codifica essa proteína encontra-se mapeado no cromossomo 13q14.3, sendo atualmente conhecidas diversas mutações. Existem poucos dados relativos à prevalência da doença de Wilson, contudo estudos apontam para 1:100.000 pessoas. Acredita-se que seja uma enfermidade subdiagnosticada.

O fígado é o primeiro órgão afetado pela doença, que acomete de forma progressiva e contínua as estruturas hepáticas, até culminar numa cirrose mista. Dessa forma, em cerca de 30% dos casos, a manifestação clínica da doença de Wilson inicia-se entre 3 e 5 anos de idade, e pode variar desde discreta elevação das enzimas hepáticas até mesmo hepatites fulminantes. A manifestação hepática pode ocorrer de forma silenciosa e assintomática, enquanto o acúmulo do cobre vai acometendo outros órgãos do corpo, como o sistema nervoso central. Nesta fase, os sintomas neurológicos dominam o quadro clínico. A maioria dos pacientes desenvolve a forma distônica da doença, que se caracteriza por distonia generalizada com especial envolvimento da musculatura bucomaxilofaríngea, ocasionando o chamado riso sardônico, grave disartria e disfagia. Tremores também são característicos dessa forma de apresentação, bem como sinais de deterioração mental ou problemas de natureza psiquiátrica, como irritabilidade, agressividade, depressão, quadros psicóticos etc., que podem preceder os sintomas motores em meses ou anos. Caso não haja o reconhecimento e o tratamento oportuno da doença, a evolução cursa um caráter lentamente progressivo, levando a quadros de rigidez generalizada. Outros pacientes apresentam uma manifestação dominada por quadro de rigidez e acinesia, enquanto outros têm sintomas mais exuberantes, como movimentos coreicos e mioclonias, além de tremores. A maioria dos pacientes com sintomas neurológicos apresenta alterações oftalmológicas, sendo a mais comum o característico anel corneano de Kayser-Fleischer, que pode ser mais bem visualizado com o auxílio da lâmpada de fenda. O seu encontro tem grande valor no diagnóstico da doença de Wilson. Catarata também pode ocorrer, secundária ao acúmulo de cobre no cristalino.

Outro grupo de pacientes apresenta quadro clínico com associação de sintomas neurológicos, hepáticos e de outros sistemas. As alterações renais determinam uma tubulopatia, ocasionando hiperfosfatúria, hipercalciúria e aminoacidúria. Anemia hemolítica pode ocorrer devida ao elevado nível de cobre sérico livre.

O diagnóstico da doença de Wilson baseia-se no quadro clínico sugestivo, lembrando que toda criança ou adolescente que inicia um quadro distônico progressivo deve ser investigado, já que o diagnóstico precoce e tratamento adequado permitem recuperação clínica completa e vida praticamente normal. O encontro do anel de Kayser-Fleischer nos pacientes com sintomatologia neurológica é bastante sugestivo da doença. Há diminuição dos níveis plasmáticos da ceruloplasmina, aumento da excreção urinária de cobre nas 24 horas, baixo nível de cobre sérico e níveis elevados de cobre no fígado, o que pode ser determinado por meio de biópsia, nos casos duvidosos. Nas crianças pequenas, em que dominam os sintomas hepáticos, é preciso lembrar que a doença de Wilson deve fazer parte do diagnóstico diferencial das hepatites de etiologia não determinada. Os exames de imagem geralmente são normais ou podem evidenciar áreas de hipodensidade nos gânglios da base, que podem desaparecer após um período de instituição do tratamento.

O tratamento da doença de Wilson visa remover o acúmulo de cobre do organismo, utilizando-se agentes quelantes, como a D-penicilamina, na dose de 250 a 750 mg/dia em crianças pequenas e 1 g/dia em pacientes maiores, em doses crescentes, dividida em até quatro vezes ao dia. Outra opção inclui a trietilenotetramina.

O tratamento deve ser monitorado pelos níveis de excreção urinária de cobre.

A D-penicilamina pode determinar queda dos níveis de piridoxina no organismo, portanto deve-se repor essa vitamina. Outros efeitos adversos incluem febre, *rash* cutâneo e trombocitopenia.

O sulfato de zinco, na dose de 150 a 300 mg/dia, induz um balanço negativo do cobre, reduzindo a sua absorção intestinal, sendo uma alternativa terapêutica para aqueles pacientes que não toleram ou apresentam efeitos indesejáveis com a D-penicilamina.

Os pacientes portadores da doença de Wilson devem ser orientados por equipe de nutricionistas, evitando-se ingestão de alimentos ricos em cobre, como crustáceos, chocolate e outros.

O tratamento deve ser mantido por toda a vida.

Os pacientes com função hepática grave ou irreversivelmente comprometida podem beneficiar-se do transplante hepático.

Distonia hereditária progressiva com flutuação diurna

Também chamada distonia dopamina-responsiva ou doença de Segawa, esta doença autossômica dominante tem como característica principal uma distonia postural que apresenta flutuação dos sintomas no decorrer do dia e extraordinária resposta à terapêutica com levodopa.

A fisiopatologia da doença reside em um distúrbio funcional dos neurônios dopaminérgicos nigroestriatais do sistema nervoso central. Este desarranjo seria provocado por inativação ou diminuição funcional da enzima ciclohidrolase I (GCH I). Esta enzima está envolvida no metabolismo das pteridinas e tem como produto final a formação de biopterina, substância que funciona como cofator das enzimas tirosina hidroxilase e triptófano hidroxilase na síntese de dopamina e serotonina. Em 1993, Nygaard e colaboradores identificaram o gene defeituoso no braço longo do cromossomo 14. A partir daí, mais de 60 mutações já foram descritas. Recentemente foi reconhecida uma variante recessiva da doença de Segawa, causada por mutações do gene da enzima tirosina hidroxilase.

A maioria dos casos inicia-se na infância, antes dos 10 anos. Há um nítido predomínio no sexo feminino, de 4:1, embora existam mais carreadores assintomáticos do sexo masculino. Em 2000, o próprio Segawa relacionou os principais achados clínicos da distonia dopamina-responsiva (Quadro XV.13.1).

O quadro distônico inicia-se de forma unilateral, acometendo geralmente os membros inferiores, embora possa ser inaugurado por uma distonia postural de membros superiores, com tremor de mãos. Ocorre piora dos sintomas durante a tarde e à noite e melhora pela manhã, após o sono. Por vezes, o acometimento inicial dos membros inferiores pode simular uma paraparesia espástica, pois não é incomum encontrar exaltação de reflexos e clônus de aquileus nestes pacientes.

A distonia das extremidades progride para a raiz dos membros e do tronco com o decorrer da idade. Porém, a partir da quarta década de vida, tende a manter um caráter não progressivo, ao contrário do tremor, que pode aparecer mais tardiamente. A flutuação dos sintomas também tende a diminuir com o tempo, tornando evidentes os sintomas mesmo nos períodos matinais. Outro fato curioso é o certo predomínio dos sintomas pelo lado esquerdo do corpo. Nos casos que se iniciam antes da adolescência, nota-se diminuição da velocidade de crescimento. Embora existam relatos de casos associados a sintomas depressivos e autismo, o estado cognitivo mantém-se inteiramente preservado.

Bioquimicamente, os achados mais importantes consistem na diminuição dos níveis de neopterina e biopterina no líquido cefalorraquidiano e na análise da atividade da GCH I em células mononucleares de sangue periférico, que se encontra reduzida em até 20% do normal, enquanto em carreadores assintomáticos os valores variam de 35% a 37% do normal. Contudo, são exames utilizados apenas em centros de pesquisa.

Os exames de imagem, como tomografia computadorizada e ressonância magnética, não demonstram alterações específicas.

Talvez o que mais chame a atenção para essa intrigante causa de distonia na infância é a sua dramática resposta terapêutica ao uso da levodopa. Geralmente todos os sintomas são melhorados ou atenuados em curto espaço de tempo, às vezes alguns minutos após a primeira dose de dopamina. Doses baixas, de até 4 a 5 mg/k/dia de levodopa são suficientes para manter o tratamento.

A recuperação da velocidade de crescimento também ocorre se a terapêutica for iniciada antes da puberdade. Outras drogas, como a bromocriptina e alguns anticolinérgicos, também, apresentam alguma resposta, mas nenhuma comparável ao uso da levodopa. O tratamento deverá ser realizado por toda a vida do paciente.

Doença de Hallervorden-Spatz

Trata-se de grave doença neurodegenerativa decorrente da deficiência da enzima pantotenatoquinase, que determina acúmulo progressivo de ferro na região do globo pálido e substância negra do sistema nervoso central.

Em 1922, os alemães Julius Hallervorden e Hugo Spatz descreveram pela primeira vez os achados neuropatológicos da doença. Porém, devido às fortes evidências de que grande parte do material utilizado por eles advinha da política nazista de eutanásia seletiva durante o período que antecedeu a Segunda Guerra Mundial, atualmente se prefere designar a doença como deficiência de pantotenatoquinase.

A apresentação clínica clássica caracteriza-se por início dos sintomas na primeira década de vida e presença de sinais de envolvimento dos tratos corticoespinhais, como espasticidade, sinal de Babinski, clônus etc. Sintomas extrapiramidais podem inaugurar o quadro, porém continuam a ocorrer com mais frequência posteriormente e, na grande maioria dos casos, assumem a forma de um quadro distônico progressivo que envolve a marcha, os movimentos manuais e a musculatura fonatória, ocasionando grave disartria.

Geralmente, a distonia é acompanhada por movimentos coreoatetoides de extremidades, além de tremores e rigidez. Associadamente, instala-se uma deterioração mental progressiva, além de comprometimento visual com atrofia óptica e retinite pigmentar. Crises epilépticas ocorrem num pequeno número de casos.

A evolução dos casos de início precoce é variável. Alguns pacientes podem evoluir com rápida progressão dos sintomas, intensa distonia, rigidez e grave comprometimento respiratório. Outros podem apresentar evolução lentamente progressiva ou cursar com períodos estáveis de platô, podendo manter a capacidade motora

Quadro XV.13.1. Achados clínicos da distonia dopa-responsiva (M. Segawa, 2000)

1	Início na primeira década, com distonia de pé. Alguns casos na adolescência, com tremor postural
2	Acentuada flutuação dos sintomas, que se atenua com a idade
3	Aparente progressão nas primeiras duas décadas, que se atenua com o avançar da idade e torna-se inaparente na quarta década
4	Sintoma principal: distonia postural de predomínio em membros inferiores. Não há distonia axial de ação ou crises oculógiras
5	Tremor postural com frequência de 8-10 Hz, ocorrendo tardiamente
6	Bradicinesia aparece tardiamente. Atividade locomotora é preservada até estágios avançados
7	Reflexos miotáticos exaltados, alguns com clônus. Não há sinal de Babinski
8	Importante e eficaz resposta à levodopa, sem efeitos adversos. A dose pode ser reduzida após tempo prolongado de tratamento
9	Lado esquerdo do corpo é mais acometido
10	Predomínio no sexo feminino
11	Redução da velocidade de crescimento
12	Herança autossômica dominante com baixa penetrância

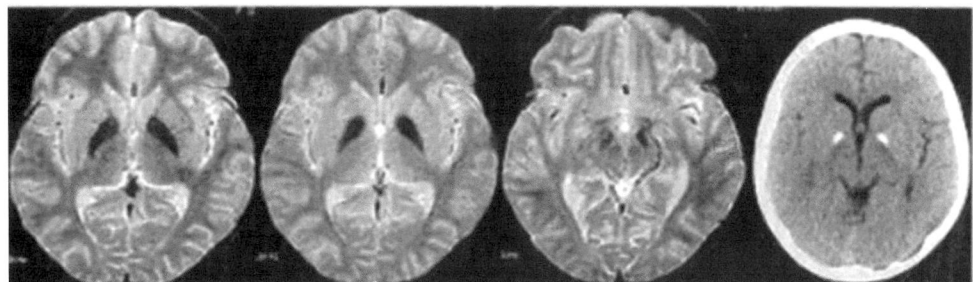

Fig. XV.13.2. RM de paciente portador de doença de Hallervorden-Spatz, evidenciando a sugestiva alteração de sinal em topografia dos globos pálidos e da substância negra. À direita, TC do mesmo paciente mostra calcificação na mesma localização.

até a terceira década de vida. Os casos que se iniciam na segunda década ou na idade adulta costumam seguir um curso clínico mais lentamente progressivo com relação aos casos de início precoce.

Alguns autores sugeriram critérios diagnósticos para a doença de Hallervorden-Spatz, como K. Swaiman em artigo de revisão escrito em 2001. Tais critérios são divididos em:

- *Achados obrigatórios para o diagnóstico*:
  1. Início dos sintomas nas primeiras duas décadas de vida.
  2. Curso progressivo dos sintomas.
  3. Evidência de comprometimento extrapiramidal, incluindo um ou mais dos seguintes: distonia, rigidez e coreoatetose.
  4. Encontro de áreas hipodensas envolvendo os gânglios da base na ressonância magnética, particularmente em globo pálido e substância negra.
- *Achados que contribuem para o diagnóstico:*
  1. Comprometimento piramidal: espasticidade e/ou sinal de Babinski.
  2. Comprometimento intelectual progressivo.
  3. Retinite pigmentosa e/ou atrofia óptica e história familiar positiva condizente com herança autossômica recessiva.
  4. Linfócitos contendo citossomos anormais e/ou histiócitos azuis-marinhos na medula óssea.
- *Achados que excluem o diagnóstico:*
  1. Níveis anormais de ceruloplasmina e/ou anormalidades na concentração de cobre.
  2. Presença de alterações visuais compatíveis com o diagnóstico de lipofuscinose ceroide e/ou crises epilépticas generalizadas de difícil controle medicamentoso.
  3. Presença de história familiar de coreia de Huntington e/ou outra doença autossômica dominante; presença de atrofia de núcleo caudado à RM de crânio.
  4. Deficiência de hexosaminidase A ou deficiência de GM1-galactosidase.
  5. Curso clínico não progressivo.
  6. Ausência de sintomas extrapiramidais.

A ressonância magnética revela um dos sinais radiológicos mais característicos da doença: áreas de hipodensidade nos globos pálidos bilateralmente, contendo em seu interior foco de hipersinal, que recebe a denominação "olho de tigre" (Fig. XV.13.2). A área de hipossinal corresponderia à necrose palidal e ao acúmulo de depósitos de ferro, enquanto a região de hipersinal parece ser consequente à perda tecidual com vacuolização e à menor quantidade de ferro e gliose. Achados semelhantes também podem ser encontrados na substância negra do tronco cerebral.

A pigmentação encontrada no globo pálido e na substância negra é decorrente do depósito de ferro que culmina com o seletivo dano neuronal nessas regiões. O mecanismo exato que leva a este acúmulo ainda não está claro. Estudos de imagem sugerem que o depósito de ferro está presente durante toda a progressão da doença. Não há qualquer alteração dos níveis séricos de ferro ou ferritina.

O gene envolvido foi identificado no cromossomo 20 (20p12.3-p12), embora alguns pacientes com quadro clínico típico não apresentem esta alteração.

Não há terapêutica curativa para a doença de Hallervorden-Spatz. A tentativa de utilização de quelantes do ferro não determina a redução do depósito intracerebral nem a modificação do curso clínico da doença. O tratamento reside apenas na tentativa de melhorar o quadro distônico. O uso de levodopa parece ter algum efeito benéfico, principalmente nos casos de início tardio. Anticolinérgicos como o triexifenidil também têm efeitos limitados. O uso de diazepínicos pode levar a certo grau de relaxamento muscular e melhora da distonia, bem como o baclofeno, entre outros. Terapia de suporte deve ser indicada, pois alguns pacientes necessitam de gastrostomia devida ao intenso comprometimento da deglutição. Outros precisam até de traqueostomia, tal o comprometimento respiratório. A sialorreia pode ser um grande incômodo para o paciente e sua família, mas pode ser aliviada com doses baixas de atropina. As crises epilépticas geralmente respondem bem à terapia convencional e costumam ser de fácil controle medicamentoso.

Coreia de Huntington juvenil

Estuda-se a coreia de Huntington juvenil no grupo das distonias pois, nos raríssimos casos em que esta se inicia antes dos 20 anos de idade, caracteriza-se por um quadro distônico inicial, sendo os movimentos coreicos menos frequentes nessa faixa etária.

O padrão de herança é autossômico dominante, podendo-se observar fenômeno de antecipação em algumas famílias. O curso clínico é progressivo com deterioração psicomotora grave, além da presença frequente de crises epilépticas de difícil controle. Não há tratamento específico.

Doença de Lesch-Nyhan

Esta rara enfermidade ligada ao sexo, que acomete apenas os homens, é secundária à deficiência da enzima hipoxantinaguaninafosforribosiltransferase, que está envolvida no metabolismo das purinas.

O início dos sintomas ocorre no segundo semestre de vida, geralmente por quadro progressivo de distonia associado à involução das aquisições do desenvolvimento neuropsicomotor. A partir dos 2 ou 3 anos de idade aparece um sintoma bastante marcante e dramático, que faz sugerir fortemente o diagnóstico: a automutilação. A criança morde mucosas, lábios e dedos, o que causa graves ferimentos, sendo necessário, em casos extremos, recorrer à extração dentária. Deficiência mental ocorre em todos os casos.

O diagnóstico pode ser sugerido pelo encontro de níveis séricos elevados de ácido úrico, que é o responsável pelas complicações desenvolvidas por esses pacientes, como artrite e nefropatia, além de anemia macrocítica.

O tratamento com o halopurinol pode prevenir a ocorrência dos sintomas decorrentes da hiperuricemia, porém não tem qualquer atuação no envolvimento neurológico da doença, nem na progressão dos sintomas. Alguns estudos recentes demonstram algum efeito benéfico da gabapentina no controle do fenômeno de automutilação.

Necrose estriatal familiar

Doença que apresenta similaridades clínicas com a distonia de torção, caracteriza-se por distonia progressiva de tronco, pescoço e extremidades, com preservação cognitiva e evolução clínica variável, podendo haver casos pouco desabilitantes, até quadros de grave comprometimento motor.

O início dos sintomas dá-se antes dos 10 anos de idade na maioria dos casos. Ao contrário da distonia de torção, em que não há alterações aos exames de imagem, essa forma de distonia, como o próprio nome indica, apresenta uma característica, a necrose bilateral e simétrica dos putamens. Sua etiopatogenia é desconhecida. Sabe-se apenas que é transmitida sob um caráter autossômico recessivo. O tratamento é puramente sintomático.

Acidúria glutárica tipo I

Transtorno metabólico de herança autossômica recessiva é secundário à deficiência da enzima glutaril CoA desidrogenase, que culmina com o acúmulo dos ácidos glutárico e hidroxiglutárico no organismo.

Clinicamente, a criança apresenta desenvolvimento adequado até o fim do primeiro ano de vida ou discreto atraso das aquisições. Uma notável macrocrania pode ser notada já desde o nascimento. O início dos sintomas dá-se entre o primeiro e o terceiro ano, assumindo a criança posturas distônicas e movimentos coreoatetoides. Mais frequentemente, o quadro pode ser inaugurado por um episódio agudo, encefalite-*like*, desencadeado por infecções, desidratação etc., aparecendo os sintomas extrapiramidais no decorrer da evolução. Geralmente são acompanhados por cetoacidose, hipoglicemia, hiperamonemia e elevação de enzimas hepáticas.

O diagnóstico dá-se pelo aumento da concentração dos ácidos glutárico e hidroxiglutárico na urina. Os exames de imagem demonstram necrose bilateral e atrofia do núcleo caudado e putâmen, bem como característica atrofia cerebral, especialmente nas regiões frontotemporais. O diagnóstico de certeza é realizado por meio da análise da atividade enzimática da glutaril CoA desidrogenase em leucócitos ou fibroblastos.

Deficiência de creatina

A deficiência de síntese de creatina é um raro erro inato do metabolismo secundário à deficiência da enzima guanidinoacetatometiltransferase (GAMT), que catalisa a reação de formação da creatina no fígado e no pâncreas. A creatina é utilizada como fonte de ATP no músculo e no cérebro. Posteriormente, é convertida em creatinina e eliminada pelos rins. A deficiência enzimática culmina com o acúmulo do precursor da creatina, o ácido guanidinoacetato.

O início dos sintomas é precoce, já nos primeiros meses de vida, com grave atraso do desenvolvimento neuropsicomotor associado a sinais extrapiramidais, sobretudo distonia e movimentos coreoatetoides de extremidades. Epilepsia refratária também costuma ocorrer. Os níveis plasmáticos de creatinina costumam estar abaixo da média ou nos limites inferiores da normalidade, ao passo que a excreção urinária de 24 horas dessa substância se mostra sempre diminuída de forma significativa.

A ressonância magnética, através da espectroscopia, evidencia a ausência parcial ou completa do pico de creatina. Já que muitas crianças portadoras da forma extrapiramidal de paralisia cerebral apresentam também sintomas de distonia, coreoatetose e crises epilépticas, esse exame estaria indicado em crianças com grave atraso do desenvolvimento neuropsicomotor e sintomas extrapiramidais que não contenham história prévia de agravo pré ou perinatal.

A terapêutica consiste na suplementação oral de monoidrato de creatina na dose de 400 a 500 mg/kg/dia. Esta reposição é eficaz em aumentar os níveis de creatina cerebral e melhorar alguns sintomas, como a distonia e os movimentos involuntários, porém não parece exercer efeito sobre as crises epilépticas.

MIOCLONIAS

Caracterizam-se por abalos breves, que lembram pequenos solavancos, choques ou sustos, envolvendo face, tronco ou extremidades. A maioria é causada por contrações musculares abruptas, recebendo a denominação de mioclonia positiva. Raramente, o movimento mioclônico pode ser resultante de uma cessação súbita da descarga muscular, denominada mioclonia negativa.

As mioclonias fazem parte de síndromes epilépticas da infância, sejam elas benignas, como a epilepsia mioclônica benigna da infância e a epilepsia mioclônica juvenil ou, de caráter mais grave, como a epilepsia mioclônica precoce da infância. Estas são estudadas no Capítulo XV.2, referente à epilepsia.

Passaremos a descrever algumas patologias em que as mioclonias fazem parte do contexto sintomatológico principal, entre elas a mioclonia fisiológica do sono, a mioclonia velopalatina, a síndrome de Kinsbourne, a panencefalite esclerosante subaguda e um grupo particular de doenças enquadradas sob a denominação de epilepsia mioclônica progressiva.

Mioclonia fisiológica do sono

Acontece próxima ao adormecer e caracteriza-se por abalos bruscos de membros ou do tronco, despertando o indivíduo. Há, muitas vezes, o relato de sonho no momento da mioclonia. São fenômenos fisiológicos, que não exigem qualquer tipo de tratamento, apenas orientação quanto à benignidade do quadro.

Mioclonia velopalatina

Doença rara que acomete crianças sem antecedentes patológicos e de caráter benigno. Caracteriza-se por abalos periódicos no palato mole uni ou bilateralmente, com frequência acompanhados de mioclonia do músculo estapédio, desencadeando ruídos como cliques audíveis pelo paciente. Existem relatos de casos associados a doenças degenerativas. Não há tratamento específico.

Síndrome de Kinsbourne

Também denominada síndrome opsoclono-mioclonia, acomete crianças na faixa etária de lactente até 3 a 4 anos.

Trata-se de uma enfermidade de etiopatogenia ainda incerta, sendo algumas vezes precedida por uma infecção viral, em cerca de um terço dos casos existe associação com um neuroblastoma, na maior parte das vezes oculto, que deve ser sistematicamente pesquisado em todos os casos. Esta frequente associação faz com que alguns autores considerem essa síndrome como um quadro paraneoplásico.

O quadro clínico caracteriza-se por um início súbito de mioclonias que acometem membros e tronco, associado a uma franca ataxia, que torna a criança incapaz de ficar de pé, sentar e apanhar objetos. Tal contexto sintomatológico deixa a criança extremamente irritada.

Outros sinais bastante característicos são os movimentos anárquicos e amplos que acometem os globos oculares, chamados de opsoclono. Numa pequena proporção de casos, há aumento discreto da celularidade liquórica à custa de linfomononucleares.

Deve-se proceder à pesquisa dos ácidos vanilmandélico e homovalínico na urina para detecção de um neuroblastoma oculto, bem como radiografia de tórax e USG ou TC de abdome. O exame mais sensível é o mapeamento de corpo inteiro com metaiodobenzilguanidina, que detecta tumores de tamanho ainda reduzidos. Os exames de imagem do crânio são geralmente normais.

O tratamento da síndrome de Kinsbourne consiste no uso de ACTH ou corticoesteroides, principalmente a prednisona. O tempo de uso costuma ser prolongado, devendo-se reduzir a dose do corticoide de forma lenta e gradual. Evidentemente, quando houver associação com neuroblastoma, este deve ser tratado da maneira mais adequada. Esses pacientes apresentam melhor prognóstico do ponto de vista de resposta terapêutica.

Uma parcela de casos evolui de forma benigna, com recuperação e melhora gradual dos sintomas, ao passo que outros pacientes apresentam um quadro mais persistente, às vezes não responsivo à terapêutica ou com recorrências frequentes após infecções ou diminuição da dose do corticoide. Estes pacientes podem evoluir com atraso do desenvolvimento neuropsicomotor, além de estarem sujeitos aos efeitos colaterais do uso prolongado dos corticosteroides. O uso de imunoglobulina na fase aguda costuma ter algum benefício, mas geralmente não é suficiente para manter o paciente livre dos sintomas por tempo prolongado.

Panencefalite esclerosante subaguda

A panencefalite esclerosante subaguda (PESA) é uma doença rara e quase sempre fatal que acomete crianças de 7 a 12 anos após uma infecção inicial pelo sarampo.

Estima-se que sua prevalência seja de 1:100.000 casos de sarampo. Após a epidemia de 1997 ocorrida em São Paulo, os casos diagnosticados como Pesa demonstraram um intervalo mais curto entre a infecção inicial pelo sarampo e o início dos sintomas neurológicos.

A Pesa resulta da ação crônica e retardada do vírus do sarampo no sistema nervoso central, desencadeando um processo destrutivo caracterizado por perda neuronal, desmielinização, infiltrado linfocitário perivascular e gliose, além de inclusões citoplasmáticas e nucleares dentro de neurônios e células da glia.

Ainda não se conhece claramente o mecanismo fisiopatológico que desencadeia a reativação do vírus latente no SNC. Algumas teorias imunológicas especulam que o mesmo possa sofrer uma mutação de um antígeno de superfície, não passando a ser reconhecido pelo sistema imunológico do paciente.

A primeira fase da doença tem início com sintomas de alteração do comportamento, assumindo a criança agressividade, irritabilidade e prejuízo do desempenho escolar. A memória e a linguagem costumam ser afetadas com o decorrer da doença, bem como há piora do quadro comportamental. A criança passa a apresentar risos e choros imotivados e graves alterações emotivas. A partir daí surge a segunda fase da doença, na qual as mioclonias e o comprometimento cognitivo progressivo são os principais sintomas clínicos.

As mioclonias têm uma característica bastante peculiar: a periodicidade ocorre em intervalos regulares, embora não aconteça em todos os casos. Geralmente acometem a cabeça e o tronco, sendo a criança projetada para a frente ou apresentando quedas súbitas da cabeça. Essas mioclonias cessam durante o sono e podem desaparecer e reaparecer sem razão aparente durante a evolução da doença. O terceiro estágio é caracterizado pelo aparecimento de sinais piramidais e extrapiramidais, ocorrendo rigidez e discinesias. A criança evolui com alteração respiratória, sialorreia e disfunção autonômica. Alguns ainda caracterizam um quarto estágio, com diminuição das mioclonias e piora do quadro motor e demencial, levando o paciente a um estado vegetativo. A evolução costuma ser longa e progressiva, porém existem casos em que há estabilização dos sintomas por vários anos, bem como outros que apresentam evolução fulminante.

Dos exames complementares, a análise do LCR mostra celularidade normal e proteína normal ou discretamente aumentada. A gamaglobulina mostra-se sempre muito elevada, com um padrão oligoclonal, associado a altos títulos de anticorpos antissarampo, que também podem ser encontrados no soro dos pacientes. Outro exame característico é o EEG, que demonstra os complexos de paroxismos de ondas lentas de alta voltagem recorrendo periodicamente a cada mioclonia clínica, os chamados complexos Rademaker. Os exames de imagem podem revelar atrofia cerebral progressiva, em casos com evolução prolongada.

O tratamento da Pesa tem sido alvo de vários estudos. Em 1998, Takahashi demonstrou que o uso intraventricular de interferon-alfa associado ao uso de ribavirina IV, aumentou de forma significativa a sobrevida de ratos infectados. Recentemente, Tomoda e colaboradores utilizaram esse esquema terapêutico em duas crianças portadoras de Pesa, evidenciando diminuição dos títulos de anticorpos séricos e liquóricos em uma delas, além de melhora de alguns sintomas neurológicos em ambas, algumas semanas após o início do tratamento. Novos estudos estão sendo realizados para comprovar a eficácia e segurança da utilização dessas drogas no tratamento da Pesa. Vale ainda ressaltar que, a despeito de qualquer tipo de tratamento, já foram descritos casos de remissão espontânea da doença.

Epilepsia mioclônica progressiva

A denominação epilepsia mioclônica progressiva designa um grupo heterogêneo de doenças que apresenta características clínicas em comum, como a presença de crises mioclônicas ou tônico-clônicas generalizadas, além de deterioração neurológica progressiva, em particular ataxia e demência. Trata-se de doenças raras e que apresentam grande variabilidade clínica e epidemiológica. Passaremos a descrever brevemente as principais representantes desse grupo de enfermidades.

Doença de Unverricht-Lundborg

A doença de Unverricht-Lundborg foi inicialmente descrita nos países do norte da Europa, onde apresenta incidência de até 1:20.000 em alguns países escandinavos. No resto do mundo, apresenta distribuição variável, sendo considerada a principal causa de epilepsia mioclônica progressiva na América do Norte. No Brasil, não há dados epidemiológicos sobre sua incidência, mas estima-se que seja uma doença rara ou subdiagnosticada.

Transmitida sob uma herança autossômica recessiva, o gene envolvido está localizado no braço longo do cromossomo 21 (21q22.3). O início dos sintomas dá-se entre 6 e 15 anos, geralmente com crises epilépticas generalizadas e/ou mioclônicas, desencadeadas por estímulos sensitivos.

Concomitantemente, ocorre lento declínio intelectual associado à presença de sinais neurológicos, como ataxia, tremor e disartria, que pioram com a evolução da doença.

O EEG pode ser normal no início, mas torna-se alterado com o progredir da doença, principalmente durante a fotoestimulação. Os exames de imagem podem demonstrar certo grau de atrofia cerebelar. Não há evidência de acúmulo de material de depósito no cérebro ou em outros órgãos.

O tratamento é limitado ao controle das crises epilépticas, geralmente necessitando de politerapia. As mioclonias podem ser aliviadas com uso de doses elevadas de piracetam.

Doença de Lafora

Essa rara enfermidade autossômica recessiva começa a manifestar-se clinicamente entre 10 e 17 anos. Caracteriza-se pela ocorrência de crises moiclônicas e tônico-clônicas generalizadas, associadas à rápida e intensa deterioração mental, que leva o paciente rapidamente a um estado de dependência completa. Sintomas de natureza psicótica são comuns. Em todo adolescente que começa a apresentar crises epilépticas e alteração de comportamento, com um rápido declínio intelectual, deve-se incluir a doença de Lafora no diagnóstico diferencial.

Ainda não se conhece o defeito bioquímico, mas o diagnóstico pode ser realizado mediante biópsia de pele ou conjuntiva, onde são encontradas inclusões intracelulares características, os chamados corpúsculos de Lafora. O tratamento consiste apenas na tentativa de controle das crises epilépticas. A morte ocorre entre 2 e 10 anos após o início dos sintomas.

MERRF

O termo MERRF refere-se às iniciais em inglês que designa epilepsia mioclônica associada às fibras vermelhas rasgadas, que são encontradas através da biópsia muscular dos pacientes portadores da doença. É uma das causas mais comuns de epilepsia mioclônica progressiva.

O início dos sintomas é bem variável, podendo acometer crianças de 3 anos até adultos com mais de 60 anos. Caracteriza-se clinicamente por mioclonias, crises epilépticas generalizadas, demência progressiva, ataxia, perda auditiva e fraqueza muscular.

Os exames de imagem podem evidenciar atrofia cortical e cerebelar, e a eletromiografia pode demonstrar alterações de natureza miopática. A presença de lactato sérico ou liquórico aumentado auxilia na suspeita diagnóstica, e a biópsia muscular demonstra o achado que, embora não patognomônico, associado ao quadro clínico, é fortemente sugestivo de MERRF, que são as fibras musculares com aspecto de fibras rasgadas. A doença decorre de mutação do DNA mitocondrial, sendo a transmissão de origem materna.

Lipofuscinoses ceroides

As lipofuscinoses ceroides (LC) são um grupo de doenças que se transmitem sob um caráter autossômico recessivo e que se caracterizam clinicamente pela presença de crises epilépticas, mioclonias, deterioração intelectual e comprometimento visual progressivo.

Patologicamente, há acúmulo em várias partes do organismo, em particular na pele, na conjuntiva e no cérebro, de material lipopigmentar, que apresenta similaridades com a lipofuscina.

Existem várias formas de LC, algumas incidindo mais numa determinada faixa etária ou apresentando características clínicas distintas. Atualmente, a classificação molecular tende a substituir a classificação por faixa etária. O Quadro XV.13.2 relaciona os principais representantes deste grupo de doenças. Além de história clínica de crises epilépticas, em especial mioclonias, sintomas de declínio intelectual e visual progressivo, podemos suspeitar de LC com o auxílio de alguns exames complementares. A tomografia ou RM podem evidenciar certo grau de atrofia cerebelar.

O EEG encontra-se precocemente alterado e pode ser bastante sugestivo se demonstrar descargas occipitais que aparecem à estimulação luminosa intermitente lenta de 1 a 2 ciclos/segundo. O exame de fundoscopia mostra o achado marcante das LC, a retinite pigmentar. Outro exame que se altera de maneira precoce é o eletrorretinograma, que se mostra extinto naqueles casos com comprometimento visual instalado. A confirmação da LC pode ser realizada por meio de biópsia de pele ou conjuntiva, com o encontro de inclusões citoplasmáticas características. Algumas formas de LC podem ser diagnosticadas por estudos moleculares.

Não há tratamento específico.

Também já foram descritas outras formas como a variante portuguesa (LCN6) e a variante turca (LCN7).

Sialidose

Também denominada síndrome mioclônica – mancha vermelho-cereja –, pelo encontro desta alteração oftalmológica na quase totalidade dos casos, a sialidose tipo I é um distúrbio autossômico recessivo decorrente da deficiência da enzima N-acetil-neuraminidase.

O início dos sintomas dá-se na segunda década de vida e inclui mioclonias, ataxia e diminuição da acuidade visual, sem comprometimento intelectual. A deficiência enzimática pode ser detectada em linfócitos ou cultura de fibroblastos.

Quadro XV.13.2. Principais lipofuscinoses ceroides

	LCN1	LCN2	LCN3	LCN4	LCN5	LCN8
Sinonímia	F. infantil precoce/ Santavuouri	F. infantil tardia/ Jansky-Bielschowsky	F. juvenil tardia/ Batten	F. adulto/Kufs	Variante da f. infantil	Epilepsia-retardo mental
Idade de início	6-12 meses	1-4 anos	4-7 anos	8-14 anos	4-7 anos	5-10 anos
Clínica	Deterioração mental Ataxia Mioclonias Microcefalia	Atraso DNPM Epilepsia Ataxia Retinite tardia	Retinite precoce Disartria Tremor e rigidez Ataxia Mioclonias e crises generalizadas	Distúrbio de comportamento Demência Sinais extrapiramidais tardios Manifestações visuais ausentes	Retardo mental Ataxia Mioclonia Não há retinopatia	Crises generalizadas Retardo mental Alteração visual menor
EEG – fotoestimulação	Ausente	Fortemente +	Ausente	Positiva	Positiva	Ausente
ERNG	Alterado tardiamente	Alterado tardiamente	Precocemente alterado	Normal	Normal	Alterado
Locus gênico	1p33-p35	11p15	16p12	?	13q21-q32	8p22-ter

TIQUES

Os tiques são movimentos estereotipados breves, usualmente rápidos e sem propósito, que envolvem múltiplos grupos musculares. São suprimíveis, ainda que em parte, pela vontade e precedidos pela chamada "urgência premonitória". Podem ser motores, vocais, simples ou complexos. A intensidade e frequência dos tiques são variáveis no mesmo indivíduo; pioram com as emoções, diminuem com a atenção e a concentração, e desaparecem durante o sono. Os tiques podem ser transitórios ou durar por toda a vida. Os tiques motores mais comumente observados englobam a face (piscamentos, "careteamentos" etc.), pescoço (desvios laterais), ombros e extremidades. Os tiques vocais caracterizam-se por episódios de pigarrear, cuspir, latir, murmurar e até mesmo emitir palavras obscenas (coprolalia).

Dividem-se os tiques em dois grupos: os tiques simples transitórios e os tiques múltiplos crônicos, caracterizando a síndrome de Gilles de la Tourette.

Os tiques simples transitórios iniciam-se entre 5 e 7 anos, com preferência pelo sexo masculino. Na maioria dos casos, são tiques motores, benignos e tendem a desaparecer espontaneamente em poucos meses.

A síndrome de Gilles de la Tourette foi inicialmente descrita em 1885. Caracteriza-se pelo aparecimento de tiques múltiplos, complexos e exuberantes, que podem persistir por toda a vida. Em geral, tem início entre 2 e 13 anos, com média entre 6 e 7 anos, predominando no sexo masculino na proporção de 3:1. Os tiques vocais são o que chamam a atenção para o diagnóstico, estando presente na maioria dos casos. Ecolalia e coprolalia são mais raras. Os sintomas pioram em situações de estresse emocional e tensão. A evolução tende a apresentar períodos de melhora alternados com exacerbação dos sintomas. Além dos tiques, em muitos casos, os pacientes apresentam sintomas de déficit de atenção e hiperatividade (TDAH), distúrbios de comportamento e transtorno obsessivo-compulsivo, o que pode acarretar êxodo e repetência escolar, tratamentos inapropriados e até mesmo institucionalizações de menores.

O diagnóstico de síndrome de Tourette é eminentemente clínico. A causa dessa entidade é desconhecida. Acredita-se que haja hipersensibilidade dos receptores dopaminérgicos dos gânglios da base. Atualmente, estudos com ressonância magnética mostram alterações anatômicas mínimas em gânglios da base e em outras áreas como giro pré-frontal, giro do cíngulo, sistema límbico, porém na maioria dos casos os exames de imagem são normais.

TREMOR

Os tremores são movimentos involuntários rítmicos, oscilantes, de qualquer parte do corpo, causados por contrações musculares de músculos antagonistas reciprocamente inervados (agonista X antagonista).

O tremor na faixa etária pediátrica geralmente faz parte do contexto sintomatológico de doenças com envolvimento extrapiramidal, como na doença de Wilson ou de enfermidades que cursam com sintomas cerebelares.

A principal causa de tremor de ação na população adulta é o tremor essencial. Embora possa ter seu início na infância ou adolescência, é muito raro o diagnóstico nessa faixa etária e, quando suspeitado, deve ser um diagnóstico de exclusão.

Vale ressaltar que o tremor pode ser um evento fisiológico, em situações de tensão emocional e medo, e pode ser exacerbado pela ingestão de substâncias estimulantes, como a cafeína. Algumas drogas também podem desencadear tremores e devem ser pesquisadas.

BALISMO

É o distúrbio do movimento menos encontrado na prática clínica. Trata-se de movimentos amplos, rápidos, até violentos que afetam os ombros e, às vezes, a cintura pélvica. Os braços ou as pernas são projetados para a frente ou descrevem um movimento circular amplo e brusco. O hemibalismo é mais frequente e costuma desaparecer durante o sono.

Existe estreita correlação entre o balismo e a disfunção do núcleo subtalâmico de Louis. Em adultos, acidentes vasculares nessa região costumam ser uma das causas de hemibalismo, bem com tumores ou lesões infecciosas. Em crianças, ocasionalmente, é difícil diferenciar um movimento balístico de uma coreia.

De qualquer forma, em todo caso de hemibalismo, deve-se proceder a exame de neuroimagem para se descartar a possibilidade de uma patologia estrutural. É importante lembrar que algumas drogas podem provocar movimentos similares, como a fenitoína e os dopaminérgicos.

BIBLIOGRAFIA

Chan KY, Lam CW, Lee LP, Tong SF, Yuen YP. Pantothenate kinase-associated neurodegeneration in two Chinese children: identification of a novel PANK2 gene mutation. Hong Kong Med J 2008; 14(1):70-73.

Gordon N. Sydenham's chorea, and its complications affecting the nervous system. Brain Devel 2009; 31:11-4.

Kakehasi A, Bomtempo C, Vassalo S, Pimenta R, Carvalho M, Cardoso F. Movimentos involuntários anormais como primeira manifestação do lúpus eritematoso sistêmico. Arq Neuro-Psiquiatr 2001:59.

Louis E. Essential tremor – review article. N Engl J Med 2001; 345:887-891.

McAbee G, Wark JE, Manning A. Tourette syndrome associated with unilateral cystic changes in the gyrus rectus. Pediatr Neurol 1999; 20:322-324.

McManaman J, Tam D. Gabapentin for self-injurious behavior in Lesch-Nyhan syndrome. Pediatr Neurol 1999; 20:381-382.

Mink J. Basal ganglia motor function in relation to Hallervorden-Spatz syndrome. Pediatr Neurol 2001; 25:112-117.

Müller N, Riedel M, Straube A, Günther W, Wilske B. Increased anti-streptococcal antibodies in patients with Tourette's syndrome. Psych Res 2000; 94:43-49.

Schulze A, Hess T, Wevers R, Mayatepek E, Bachert P, Marescau B, Knopp MV, Deyn PP, Bremer H, Rating D. Creatine deficiency syndrome caused by guanidinoacetate methyltransferase deficiency: diagnostic tools for a new inborn error of metabolism. J Pediatr 1997; 131:626-631.

Segawa M. Hereditary progressive dystonia with marked diurnal flutuation – review article. Brain Dev 2000; 22:65-80.

Shevell M, Peiffer J. Julius Hallervorden's wartime activities: implications for science under dictatorship. Pediatr Neurol 2001; 25:162-165.

Souza C, Valadares E, Trindade A, Rocha V, Oliveira L, Godard A. Mutation in intron 5 of GTP cyclohydrolase 1 gene causes dopa-responsive dystonia (Segawa disease) in a Brazilian family. Genet Mol Res 2008; 7(3):687-694.

Swaiman KF. Hallervorden-Spatz syndrome – Review article. Pediatr Neurol 2001; 25:102-108.

Tomoda A, Shiraishi S, Hosoya M, Hamada A, Miike T. Combined treatment with interferon-alpha and ribavirin for subacute sclerosing panencephalitis. Pediatr Neurol 2001; 24:54-59.

Zirn B, Steinberger D, Troidl C, Brockmann K, von der Hagen M, Feiner C, Henke L, Müller U. Frequency of GCH1 deletions in Dopa-responsive dystonia. J Neurol Neurosurg Psychiatry. 2008; 79(2):183-186.

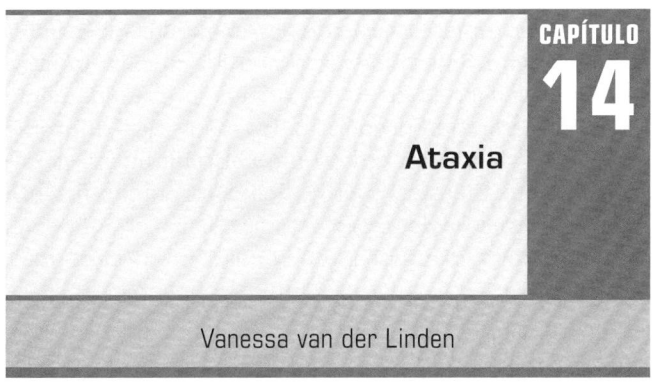

CAPÍTULO 14
Ataxia
Vanessa van der Linden

INTRODUÇÃO

O termo ataxia é usado para denotar os distúrbios do controle fino da postura e do movimento que normalmente são controlados pelo cerebelo e seus principais sistemas aferentes provenientes dos lobos frontais e das colunas posteriores da medula espinhal.

Há dois grandes tipos de ataxia: a cerebelar e a cordonal posterior (sensitiva).

A sintomatologia de uma lesão cerebelar depende primordialmente de sua topografia, porém três grupos de sintomas são fundamentais: (1) incoordenação na realização dos movimentos voluntários (ataxia), que se caracteriza, clinicamente, por erro de direção e dismetria e por marcha atáxica; (2) perda do equilíbrio, fazendo com que o paciente seja obrigado a aumentar sua base de sustentação; e (3) hipotonia, manifestada como diminuição da resistência à movimentação passiva dos membros.

Quando existe um acometimento global do cerebelo todos esses sintomas estão presentes; no entanto, quando a lesão é localizada, a sintomatologia é característica da porção cerebelar comprometida.

É difícil individualizar as diversas síndromes cerebelares utilizando puramente a semiologia, mas existe alguma correlação anatomoclínica que podemos descrever assim: síndrome cerebelar global, quando o cerebelo é acometido por inteiro; síndrome cerebelar axial, por lesão vermiana ou paravermiana, manifestando-se primordialmente por perda do equilíbrio e alargamento da base (marcha atáxica); e síndrome cerebelar apendicular, por lesão dos hemisférios cerebelares que cursa com incoordenação dos movimentos finos e voluntários. Há tremor intencional bem evidente às manobras índex-nariz e calcanhar-joelho, dismetria (o alvo não é atingido corretamente) e disdiadococinesia (impossibilidade de realizar movimentos rápidos e alternados).

A ataxia sensitiva pode resultar de distúrbios da via sensitiva proprioceptiva, desde o nervo periférico, passando pela raiz dorsal, tratos espinocerebelares ou, menos frequentemente, tálamo e substância cortical. Assim, neste tipo de ataxia, o SNC e principalmente o cerebelo, não recebe informações proprioceptivas dos fusos neuromusculares e órgãos neurotendinosos, entre outras informações sensitivas, perdendo, dessa forma, o controle cinético-postural sobre cada segmento corpóreo com relação aos demais, embora a força muscular permaneça relativamente preservada.

Como o SNC não recebe informações suficientes da posição espacial dos diversos segmentos corporais, o paciente se utiliza da aferência visual para suprir, em parte, esse déficit. Por este motivo, quando o paciente fecha os olhos, surgem distúrbio do equilíbrio e incapacidade de localizar a posição espacial dos segmentos corpóreos.

Quando há ataxia sensitiva por acometimento periférico, um achado importante é a diminuição dos reflexos.

Os pacientes com doença dos lobos frontais podem ter comprometimento do equilíbrio e da coordenação, além dos sinais clássicos de alteração do comportamento e déficit de atenção. A fisiopatologia da ataxia frontal ainda não é bem compreendida, mas se acredita que esteja relacionada com dificuldade de comunicação entre córtex, estruturas subcorticais e cerebelo.

Na criança, as ataxias cerebelares são, de longe, as mais comuns, podendo estar presentes em grande número de condições neurológicas. Neste capítulo, estudaremos aqueles quadros em que a ataxia é pura ou muito proeminente, sendo a causa primeira da consulta médica.

CAUSAS DE ATAXIAS

1. Congênitas.
2. Hereditárias.
3. Imunológicas.
4. Infecciosas.
5. Lesões expansivas.

6. Polineuropatias.
7. Sistêmicas: endocrinopatias, distúrbios gastrointestinais.
8. Intoxicações.
9. Traumatismos.
10. Vasculares.
11. Vestibulares.

Quanto à forma do início e à evolução, as ataxias podem ser agudas, crônicas não progressivas, crônicas progressivas e intermitentes.

ATAXIA AGUDA
Ataxia cerebelar aguda (cerebelite)

É a causa mais comum de disfunção cerebelar aguda na infância e geralmente afeta crianças entre 2 e 7 anos de idade. Esse processo infeccioso pode ocorrer por ação direta do vírus sobre o parênquima cerebelar ou através de mecanismo indireto, imunoalérgico, no qual a virose desencadeia o processo inflamatório desmielinizante. No primeiro caso, os vírus mais comumente envolvidos são os enterovírus Echo e Coxsackie. No entanto, quase nunca se consegue prova sorológica da infecção por esses agentes. No segundo grupo, a varicela é a causa mais comum (26%).

Quadro clínico

Caracteriza-se por ataxia de instalação abrupta, com intenso comprometimento axial e com componente apendicular de menor intensidade e, eventualmente, assimétrico. A ataxia é, com freqüência, acompanhada por grande irritabilidade, tremores, náuseas, vômitos e distúrbios da motricidade ocular, particularmente nistagmo. A ataxia varia de instabilidade leve no andar a incapacidade completa para ficar em pé ou andar. Mesmo quando a ataxia é grave, o sensório fica preservado.

Exames complementares

O LCR pode ser normal ou mostrar discreta pleocitose linfomononuclear e aumento moderado de proteínas.

Indica-se realização de tomografia computadorizada ou ressonância magnética do encéfalo com o intuito de se excluir a possibilidade de lesão expansiva intracraniana e de se ter melhor definição diagnóstica. Esses exames costumam ser normais na ataxia cerebelar aguda.

Tratamento

É sintomático.

Prognóstico

De maneira geral, o prognóstico dessas cerebelites é excelente, com volta à normalidade após alguns dias ou semanas de evolução.

Intoxicações exógenas

Várias substâncias, em doses tóxicas, podem provocar ataxia. Na criança, as mais frequentes são os anticonvulsivantes (fenitoína, fenobarbital, carbamazepina e benzodiazepínicos), a piperazina e o álcool etílico. O uso excessivo de anti-histamínicos no tratamento de uma criança com alergia ou infecção do trato respiratório superior pode causar ataxia.

Do ponto de vista clínico, o componente axial é mais intenso e pode vir acompanhado de nistagmo. Distúrbios da consciência, de obnubilação ao coma, podem associar-se ou suceder à ataxia.

Síndrome do opsoclono-mioclonia-ataxia (SOMA) ou síndrome de Kinsbourne

Atinge crianças nos primeiros anos de vida (1 a 3 anos), porém pode ocorrer muito raramente no adulto. Não há predileção por sexo.

Quadro clínico

Caracteriza-se pela presença de opsoclonos (movimentos oculares caóticos, irregulares e rápidos), associados a mioclonias (contrações musculares rápidas, irregulares, de distribuição generalizada) e ataxia cerebelar. As crianças mostram alteração de personalidade ou irritabilidade. A síndrome pode ser precedida por um quadro infeccioso inespecífico ou ter origem presumidamente viral. Numa grande proporção dos casos, esta síndrome está associada à presença de um neuroblastoma, geralmente oculto. Em cerca de 50% dos casos publicados, um neuroblastoma foi descoberto, torácico, mais freqüente, ou abdominal. O tumor pode ser encontrado em qualquer localização, e às vezes é muito pequeno e difícil de detectar.

Diagnóstico

Em geral, o LCR é normal, porém em 10% dos casos pode apresentar pleocitose discreta e hiperproteinorraquia moderada.

Todos os pacientes devem ser rastreados para neuroblastoma. Os estudos habituais para detectar neuroblastoma são a ressonância magnética do tórax e do abdome, a dosagem da excreção urinária de ácido vanilmandélico e ácido homovanílico e o estudo com radioisótopos usando metaiodobenzilguanidina (MIBG).

Tratamento

O tratamento com corticosteroide tem boa resposta. Inicia-se com prednisona na dose de 1 mg/kg/dia e, após normalização ou melhora dos sintomas, reduz-se lentamente a dose. Geralmente, o tratamento é prolongado, com recorrências, tornando necessário o aumento temporário das doses de corticoide.

Quando encontrado um neuroblastoma, a remoção cirúrgica é indicada.

Evolução

Inicialmente, os movimentos são muito intensos, deixando a criança em pânico. Progressivamente, e principalmente com a terapia com esteroides, a intensidade das mioclonias vai diminuindo e o opsoclono desaparece. Pode ocorrer remissão parcial ou completa, porém, na maioria dos casos, o curso é prolongado por meses ou anos, com recorrências preciptadas por intercorrência infecciosa ou redução na dose do corticoide. Nestes, a grande maioria apresenta, como sequelas, retardo mental, dificuldades motoras e distúrbios da fala.

Síndrome de Miller-Fisher (SMF)

Variante da síndrome de Guillain-Barré, caracteriza-se pela presença de oftalmoplegia, ataxia e arreflexia. O curso clínico é similar ao da síndrome de Guillain-Barré e há comumente evidência sorológica de infecção pelo *C. jejuni*.

O *C. jejuni* tem sido reconhecido como um importante patógeno que antecede a síndrome de Guillain-Barré, muito relacionado com a forma de Miller-Fisher. Em 96% dos casos de SMF, são encontrados anticorpos contra gangliosídeos GQ1b (componente da mielina) no soro desses pacientes. O *C. jejuni* possui em sua membrana lipopolissacáride epítopes GQ1b-*like*, ocorrendo provavelmente uma reação cruzada.

O LCR apresenta elevação das proteínas com pouca ou nenhuma célula (dissociação proteíno-citológica).

O tratamento não difere do quadro típico ou das outras variantes da síndrome de Guillain-Barré.

ATAXIA RECORRENTE

Ataxia recorrente familiar

Tem herança autossômica dominante e caracteriza-se por episódios recorrentes de ataxia cerebelar e disartria, ocasionalmente nistagmo, sem distúrbio da consciência. São conhecidos pelo menos dois defeitos genéticos distintos: ataxia episódica tipo 1 e ataxia episódica tipo 2.

Ataxia episódica tipo 1

Representa um distúrbio do canal de potássio e está mapeada no cromossomo 12p13. O início das crises geralmente ocorre entre 5 e 7 anos de idade, caracterizando-se por breves episódios, que duram segundos ou minutos, geralmente desencadeados por movimento súbito e inesperado (cinesiogênicos) ou exercício, com presença interictal de mioquimia contínua.

Diagnóstico

O diagnóstico clínico baseia-se na história de crises típicas e antecedentes familiares. A eletroneuromiografia confirma o diagnóstico pela demonstração de atividade contínua de unidade motora, mais frequentemente nas mãos, porém também nos músculos proximais do membro superior e, algumas vezes, na face.

Tratamento

A acetazolamida reduz a frequência das crises ou as faz cessar completamente em 50% dos casos. Alguns pacientes respondem à fenitoína.

Ataxia episódica tipo 2

É um distúrbio do canal de cálcio, e o gene responsável está mapeado no cromossomo 19p13.

O início das crises ocorre, em geral, na idade escolar ou adolescência. Os episódios são sempre acompanhados por nistagmo. Vômitos são frequentes. Os pacientes podem apresentar uma a três crises por mês, e os sintomas duram de 1 hora a 1 dia. As crises ficam mais leves e menos frequentes com a idade. Podem persistir ataxia e nistagmo entre as crises.

Diagnóstico

O diagnóstico baseia-se na clínica e nos antecedentes familiares. A ressonância magnética do encéfalo pode mostrar atrofia do vérmis cerebelar. Devem ser excluídos os erros inatos do metabolismo que cursam com quadro de ataxia recorrente.

Tratamento

Apresenta boa resposta ao uso da acetazolamida. Seu mecanismo de ação é desconhecido.

Doenças metabólicas

Várias doenças metabólicas hereditárias manifestam-se na infância com episódios recorrentes de ataxia, frequentemente associados a letargia e vômitos.

Doença da urina do xarope de bordo (leucinose)

Doença autossômica recessiva, afeta o metabolismo dos aminoácidos de cadeia ramificada: leucina, isoleucina e valina. O defeito é localizado no complexo cetoácidos de cadeia ramificada desidrogenase, com consequente acúmulo desses aminoácidos e de seus cetoácidos: cetoisocapoico, cetometilvalérico e cetoisovalérico, que são responsáveis pelo odor característico e quadro clínico.

Quadro clínico

Três fenótipos estão associados à deficiência dessa enzima: a forma clássica de início neonatal, a forma crônica progressiva e a forma intermitente.

A forma intermitente caracteriza-se por episódios recorrentes de coma ou letargia com ataxia. O desenvolvimento neuropsicomotor inicial é normal. Os episódios podem se iniciar em qualquer fase da vida e geralmente são desencadeados por períodos de aumento do catabolismo proteico (infecção, trauma etc.) ou por aumento da ingestão proteica. Os pacientes podem morrer durante esses episódios ou apresentar sequelas.

Durante os episódios agudos ocorre acidose metabólica, cetoacidose com cetonúria positiva, hipoglicemia e o nível dos aminoácidos de cadeia ramificada e os cetoácidos de cadeia ramificada estão elevados na urina, com odor típico de xarope de bordo. No período entre os ataques, os exames são normais.

Diagnóstico

A tomografia computadorizada cranioencefálica pode apresentar, na fase aguda, edema cerebral e, posteriormente, alteração de sinal em tronco, substância branca periventricular, globo pálido e tálamo, além de atrofia cerebral e hipomielinização.

O diagnóstico é feito pela cromatografia de aminoácidos no plasma, LCR e urina e cromatografia de ácidos orgânicos na urina. Na forma intermitente, o *screening* neonatal é normal.

Tratamento

O tratamento baseia-se na redução dos metabólitos tóxicos. Na fase de descompensação, deve-se suspender a ingesta proteica com adequada cota calórica e tratamento das infecções. Bicarbonato oral pode ser utilizado para tratamento da cetoacidose e, nos casos mais graves, pode ser necessária diálise peritoneal.

O tratamento dietético consiste em restrição proteica com redução do nível dos aminoácidos de cadeia ramificada. Tiamina (cofator da enzima) é recomendada em todos os casos na dose de 100 a 200 mg/dia.

Deficiência da piruvato desidrogenase (PDH)

A piruvato desidrogenase é um complexo enzimático mitocondrial com vários componentes: (1) piruvato descarboxilase (E1), que tem a tiamina como cofator; (2) diidrolipoil transacetilase (E2), di-hidrolipoil desidrogenase (E3); (3) proteína X, além de duas enzimas reguladoras (quinase e fosfatase). A maioria dos pacientes com deficiência de PDH apresenta alteração na subunidade E1, que tem herança ligada ao X, porém os dois sexos são atingidos. A alteração das subunidades E2 e E3 geralmente é autossômica recessiva. O complexo PDH é responsável pela descarboxilação oxidativa do piruvato a acetil-coenzima A (CoA). Os distúrbios do complexo associam-se a diversas afecções neurológicas, incluindo encefalopatia necrosante subaguda (síndrome de Leigh), miopatias mitocondriais e acidose láctica. A deficiência de PDH caracteriza-se pela presença de lactoacidemia. Uma das formas caracteriza-se por episódios intermitentes de ataxia, desencadeados por ingestão de hidrato de carbono ou infecções. Pode haver ou não atraso do desenvolvimento neuropsicomotor. Pode apresentar ainda miopatia e neuropatia periférica. Os exames laboratoriais caracterizam-se por acidose metabólica, com aumento do lactato e piruvato no sangue e no LCR e aumento da alanina na cromatografia de aminoácidos. Entre as crises, muitos pacientes têm discreta elevação do lactato no sangue. Pode ainda ser feito o teste de tolerância à glicose (administração oral de glicose com consequente aumento do lactato). O diagnóstico é feito pela dosagem da enzima em cultura de fibroblastos.

Tratamento

A lactoacidemia pode ser reduzida com dieta rica em gordura e pobre em carboidrato (dieta cetogênica) ou com a utilização do dicloroacetato (inibidor da PDH quinase).

É também indicada suplementação com carnitina (100 mg/kg/dia) e tiamina (300 a 400 mg/dia).

Doença de Hartnup

Doença hereditária autossômica recessiva, caracteriza-se por defeito na reabsorção tubular renal e no transporte intestinal de um grupo de aminoácidos, levando a aminoacidúria e retenção desses aminoácidos no intestino, incluindo o triptofano. O excesso de triptofano no intestino, por ação bacteriana, forma substâncias indólicas que são encontradas nas fezes desses pacientes. A doença de Hartnup é caracterizada bioquimicamente por indolúria, triptofanúria e aminoacidúria generalizada.

As manifestações clínicas são intermitentes e consistem em alterações pelagroides da pele, nistagmo, ataxia cerebelar e distúrbios psiquiátricos. Pode ocorrer retardo mental. A pele é fotossensível e as lesões típicas podem aparecer após exposição ao sol.

Diagnóstico

O diagnóstico pode ser feito com a cromatografia de aminoácidos na urina e no plasma.

Tratamento

O tratamento com nicotinamida tem uma boa resposta. Uma dieta rica em proteína para os pacientes com níveis baixos de aminoácidos no plasma pode prevenir as manifestações clínicas.

Os sintomas tendem a reduzir com a idade.

ATAXIA CRÔNICA
Neoplasias do SNC

Os tumores cerebrais na criança compreendem 15% a 20% dos tumores cerebrais primários e são o segundo grupo mais comum de tumores pediátricos. Ao contrário do que ocorre no adulto, cerca de 55% a 60% dos tumores cerebrais na criança situam-se na fossa posterior.

O quadro clínico das neoplasias do SNC é determinado por dois tipos de fenômenos: aqueles devidos ao aumento da pressão intracraniana e os resultantes do comprometimento das estruturas cerebrais na região do crescimento tumoral. A síndrome de hipertensão intracraniana pode ocorrer através de três mecanismos: edema, hidrocefalia e o próprio aumento da massa tumoral; clinicamente, consiste em cefaleia, vômitos, papiledema, paralisia do VI par craniano, posições anômalas da cabeça, aumento do perímetro cefálico, distúrbio do comportamento e sinais decorrentes de herniação.

Os tumores do SNC que estão relacionados com a clínica de ataxia são os da fossa posterior.

O diagnóstico é feito a partir da suspeita clínica e confirmado pelos exames de imagem.

Malformação cerebelares
Aplasia e hipoplasia do cerebelo

Constitui um grupo heterogêneo com patologia e manifestação clínica variadas. Agenesias totais ou parciais, interessando um hemisfério ou o vérmis são frequentemente assinaladas. Heterotopias, disgenesias corticais e aplasia da camada granular são os achados microscópicos mais frequentes. Clinicamente, estas alterações podem ser silenciosas ou responsáveis por quadros de ataxias crônicas ou estar associadas a quadros sindrômicos bem definidos, como a síndrome de Joubert.

ATAXIAS HEREDITÁRIAS

São subdivididas de acordo com o modo de herança em autossômicos dominantes, autossômicos recessivos, ligadas ao X e mitocondriais.

Ataxias espinocerebelares autossômicas dominantes (AEC)

As AEC representam um grupo expressivo de entidades, algumas delas com uma grande prevalência populacional em diferentes partes do mundo, como, por exemplo, a doença de Machado-Joseph.

Podem-se definir como características peculiares desse grupo de AEC, os seguintes fatores:

- Herança autossômica dominante.
- Presença de ataxia cerebelar, predominante de marcha, com início geralmente após os 20 anos, que pode acompanhar-se de outras manifestações, como, por exemplo: oftalmoplegia, nistagmo, movimentos sacádicos lentos, atrofia óptica, degeneração de retina, fasciculação de face e de língua, mioquimia facial, distonia, parkinsonismo, coreia, espasticidade e sinais piramidais, disfunção cognitiva, amiotrofia e sinais de neuropatia periférica etc.
- Os exames de neuroimagem, particularmente a ressonância magnética, podem demonstrar a presença de atrofia do cerebelo, da ponte, eventualmente das olivas, ou mesmo do tronco encefálico, em graus variados.
- Não existe até o momento tratamentos definidos para os diferentes grupos de AEC.
- Algumas das principais AEC já definidas geneticamente apresentam como característica em comum a presença de mutações com um trinucleotídeo (CAG) repetido, expandido e instável, na região codificada do gene específico – é o fenômeno de antecipação genética, ou seja, pode ocorrer aumento da gravidade da doença e início de sintomas mais precocemente em gerações sucessivas.

As AEC representam um grupo de enfermidades neurodegenerativas progressivas e incapacitantes, sem tratamento conhecido, e com grande heterogeneidade fenotípica e genotípica. A classificação clínico-genética permite melhor abordagem e estudo desse grupo de doenças. As ataxias hereditárias autossômicas dominantes são classificadas de acordo com a clínica e com o mecanismo molecular, em 28 formas de ataxia espinocerebelares, duas formas de ataxia episódicas, descritas nas formas intermitentes, uma forma mais complexa (DRPLA – atrofia dentatorubral-palidoluisiana) e uma forma com espasticidade (ataxia espástica autossômica dominante).

Ataxias hereditárias autossômicas recessivas

Existem oito formas de distúrbios com herança autossômica recessiva em que a ataxia é a clínica proeminente.

Ataxia de Friedreich

É uma doença autossômica recessiva, com alteração no gene FXN, mapeado no cromossomo 9 (9q13), resultando na deficiência de uma proteína mitocondrial, a frataxina, caracterizada pela degeneração dos tratos espinocerebelares, das colunas posteriores, dos neurônios dos gânglios espinhais posteriores, dos tratos corticospinhais e dos neurônios dos núcleos denteados do cerebelo e das células de Purkinje.

Quadro clínico

O início ocorre antes dos 20 anos, em geral entre 5 e 16 anos de idade, com ataxias cerebelar e sensitiva lentamente progressivas. Posteriormente, surgem disartria, fraqueza muscular, distúrbios sensitivos, arreflexia e sinais piramidais (sinal de Babinski). Os movimentos respiratórios tornam-se atáxicos e irregulares. O déficit sensitivo é tardio, envolvendo as sensibilidades superficial e profunda (postural, vibratória e articular). A maioria dos pacientes desenvolve pés cavos e cifoescoliose. Pode estar presente nistagmo horizontal. Comprometimento cardíaco, caracterizado por cardiomiopatia hipertrófica, é achado constante, geralmente grave, levando a arritmias e insuficiência cardíaca, sendo frequente causa de óbito. Em 10% dos casos, diabetes melito insulino-dependente está presente. Atrofia óptica ocorre em 12% dos casos.

Cinco a 15 anos após o início do quadro, o paciente perde a capacidade para deambular e a morte sobrevém por volta dos 40 a 50 anos.

Diagnóstico

O diagnóstico é baseado nas características clínicas, confirmado com o exame molecular. A maioria dos pacientes apresenta expansão de trinucleotídeos (GAA) no gene FXN. Ao contrário, das formas autossômicas dominantes, a ataxia de Friedreich não está associada a fenômeno de antecipação.

Tratamento

É sintomático e de reabilitação, com acompanhamento cardiológico e da glicemia, devido ao risco de desenvolver diabetes.

A deficiência da frataxina resulta em acúmulo de ferro intramitocondrial, com aumento na produção de radicais livres e dano celular. Terapia com antioxidante, coenzima Q10, vitamina E e idebenone tem sido considerada para reduzir a progressão da doença.

DEFICIÊNCIA DE VITAMINA E

A vitamina E, no sangue, encontra-se ligada a todas as lipoproteínas, e seu nível sérico correlaciona-se com o das lipoproteínas às quais se encontra ligada.

Uma parte da vitamina E também é transportada pelas hemácias. Os sítios de armazenamento mais importantes são a gordura, o fígado e o músculo. A principal via de excreção são as fezes.

A deficiência de vitamina E raramente ocorre por deficiência da dieta. A causa mais comum é sua má absorção, decorrente de distúrbios gastrointestinal, pancreáticos e hepáticos, interferindo na absorção e na digestão dos lipídeos. As doenças crônicas mais relacionadas com a deficiência sintomática de vitamina E incluem fibrose cística, doença hepática crônica, diarreia crônica, grandes exéreses intestinais e na abetalipoproteinemia.

A abetalipoproteinemia é uma doença autossômica recessiva, com início entre 2 e 10 anos de idade, caracterizada por distúrbio na síntese de apolipoproteína beta, essencial para a síntese e a integridade estrutural das lipoproteínas.

Um erro inato do metabolismo, a síndrome da deficiência isolada da vitamina E, leva à deficiência sintomática de vitamina E sem evidência de disabsorção. Essa síndrome é uma condição autossômica recessiva mapeada no cromossomo 8q13, com início dos sintomas entre a primeira e a segunda década de vida. O distúrbio é determinado pela ausência da proteína transportadora da alfatocoferol (vitamina E).

Quadro clínico

As alterações neurológicas caracterizam-se por degeneração espinocerebelar com ataxia progressiva, perda dos reflexos tendíneos, distúrbios da sensibilidade profunda e pés cavos em associação com degeneração pigmentar da retina, com diminuição da acuidade visual e cegueira noturna.

Por causas não conhecidas, os pacientes com deficiência isolada familiar de vitamina E não apresentam alterações na retina.

Além do quadro clínico descrito, os pacientes apresentam sintomas relacionados com a doença de base.

Diagnóstico

O diagnóstico é feito por meio de dosagem do nível plasmático de vitamina E; os níveis normais geralmente são de 0,50 a 0,70 mg por decilitro.

Na abetalipoproteinemia, o diagnóstico é confirmado pela deficiência da apolipoproteína beta no plasma.

Tratamento

Devem ser administradas altas doses de vitamina E (200 a 300 UI/kg).

ATAXIA TELANGECTASIA (DOENÇA DE LOUIS-BAR)

Ver Capítulo XV.15.

ATAXIA COM APRAXIA OCULOMOTORA TIPO I

É caracterizada por ataxia lentamente progressiva, de início na infância, seguida, após alguns anos, de apraxia oculomotora, que progride para oftalmoplegia externa. Todos os afetados apresentam um quadro de neuropatia periférica motora, com déficit de força progressivo nos quatro membros.

O diagnóstico é baseado nos achados clínicos.

ATAXIA COM APRAXIA OCULOMOTORA TIPO II

É caracterizada por início dos sintomas entre 10 e 22 anos, com atrofia cerebelar, neuropatia axonal sensitivomotora, apraxia ocular e elevação da concentração sérica da alfafeto proteína. O diagnóstico é confirmado com base na clínica, nos achados bioquímicos, na história familiar e na exclusão do diagnóstico de ataxia telangectasia.

ATAXIA ESPINOCEREBELAR DE INÍCIO PRECOCE

É uma doença rara, descrita na Finlândia, caracterizada por ataxia espinocerebelar, associada a neuropatia sensitiva axonal.

SÍNDROME DE MARINESCO-SJÖGREN

É uma doença rara, caracterizada por ataxia associada a deficiência mental, catarata, baixa estatura e hipotonia.

ATAXIA ESPÁSTICA AUTOSSÔMICA RECESSIVA DE CHARLEVOIX-SAGUENAY

Caracterizada por início precoce, entre 12 e 18 meses, com dificuldade na marcha, ataxia, disartria, espasticidade, cutâneo-plantar em extensão, neuropatia sensitivo-motora distal, predominando nos membros inferiores e nistagmo horizontal. O cognitivo está preservado.

ATAXIA HEREDITÁRIA LIGADA AO X

Doença causada por mutação no gene ABC7, que codifica uma proteína envolvida no transporte mitocondrial do ferro, sugerindo uma patogênese comum com a ataxia de Friedreich. Clinicamente se caracteriza por início precoce de ataxia com anemia sideroblástica. A ataxia tem curso não progressivo ou lentamente progressivo. Sinais piramidais podem estar presentes. Os pacientes apresentam distúrbio de aprendizagem. A anemia é leve e assintomática. As mulheres portadoras têm exame neurológico normal.

DOENÇA MITOCONDRIAL COM ATAXIA

A ataxia progressiva pode estar associada a doenças mitocondriais, como MERRF (epilepsia mioclônica com alterações na biópsia muscular), NARP (ataxia, neuropatia e retinite pigmentar) e síndrome de Kearns-Sayre. As doenças mitocondriais estão sempre associadas manifestações clínicas adicionais, como epilepsia, déficit auditivo, diabetes melito, cardiomiopatia, retinopatia e baixa estatura.

A deficiência de coenzima Q10 tem sido descrita em pacientes com ataxia de início na infância, associada a crises convulsivas. Os sintomas podem responder ao tratamento com coenzima Q10.

BIBLIOGRAFIA

Aicardi J. Diseases of the nervous system in childhood. Cambridge: Mac Keith Press, 1998.

Barkovich AJ. Pediatric neuroimaging. 2 ed. Raven Press, 1995.

Bird TD. Hereditary ataxia overview. Disponível em: www.genetests.org. Last revision: february 27, 2008.

Diament A, Cypel S. Neurologia infantile. 3 ed. São Paulo: Atheneu, 1996.

Fejerman N, Fernández AE. Neurologia pediátrica. Buenos Aires: Medica Panamericana, 1997.

Fenichel GM. Neurologia pediátrica. Rio de Janeiro: Revinter, 2000.

Fonseca LF, Pianetti G, Xavier CC. Compêndio de neurologia infantil. Rio de Janeiro: Medsi, 2002.

Hahn AF. Guillain-Barré syndrome. Lancet, 1995; 352:635-641.

Lyon G, Raymond DA, Kolodny EH. Neurology of hereditary metabolic diseases of children. 2 ed. New York: McGraw-Hill, 1996.

Teive HAG. Ataxias espinocerebelares. Rev Neurociências 1997; 5:7-15.

Vahedi K, Ducros A, Denier C, Joutel A, Tournier-Lasserve E. Ataxies paroxystiques et choréoathétoses paroxystiques familiales. Encycl Med Chir, Neurologie, 17-066-A-20, 2000.

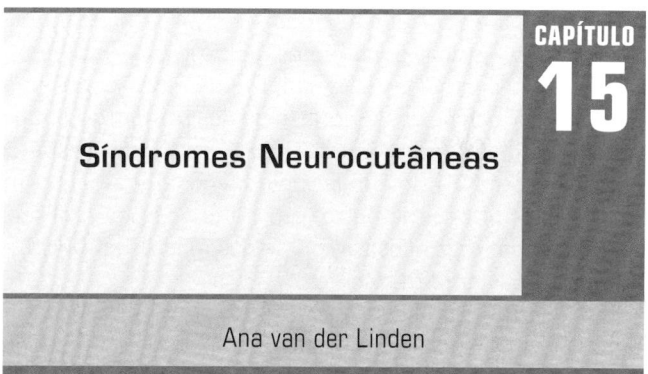

CAPÍTULO 15
Síndromes Neurocutâneas

Ana van der Linden

INTRODUÇÃO

As síndromes neurocutâneas, também chamadas facomatoses e neuroectodermoses, compreendem diversas doenças congênitas, em sua maioria hereditárias, de origem ecto, meso e, mais raramente, endodérmica, que se caracterizam por alterações da pele, do sistema nervoso (SN) e de outros órgãos. Atualmente, existem mais de 30 formas clínicas descritas. Detalharemos as formas mais comuns, neste capítulo.

NEUROFIBROMATOSE (NF)

A NF é a neuroectodermose mais frequente, tem herança autossômica dominante, com expressão fenotípica muito variada, envolvendo o sistema nervoso central (SNC) e o periférico (SNP), a pele, os ossos e os sistemas gastrointestinal, endócrino e vascular. Compreende, no mínimo, duas afecções diferentes: neurofibromatose tipo 1 (NF1) ou doença de von Recklinghausen e neurofibromatose tipo 2 (NF2) ou neurofibromatose central.

Neurofibromatose tipo 1 – NF1

A NF1 é um distúrbio de herança autossômica dominante, de forte penetrância e variável expressividade, que afeta os ossos, o sistema nervoso e a pele. A prevalência é em torno de 1/3.000 indivíduos, representando a segunda afecção genética mais frequente da espécie humana. Compreende 85% de todos os casos de NF.

O defeito gênico localiza-se no braço longo do cromossoma 17, região q11.2. O gene NF1 produz uma proteína, a neurofibromina, que atua como supressora tumoral, sendo passível de inúmeras mutações espontâneas, o que explica os casos esporádicos em mais de um terço dos casos.

Clínica

A expressão fenotípica do NF1 é muito variável, porém as alterações mais frequentes são cutâneas, neurológicas e ósseas.

Manifestações cutâneas

São representadas por anormalidades da pigmentação (nevos café com leite e sardas) e tumores (neurofibromas, fibroma molusco e nódulos de Lisch).

Os nevos café com leite, sinal mais representativo e precoce da doença, desenvolvem-se nos primeiros 3 anos de vida, aumentando em tamanho e em número. Os indivíduos com NF1 devem ter pelo menos seis sinais com mais de 0,5 mm de diâmetro com 1 ano de idade. As sardas axilares e inguinais são pequenas máculas hiperpigmentadas bastante frequentes.

Os neurofibromas, compostos de células de Schwann e fibroblastos, são benignos e característicos da doença. Raros antes dos 10 anos, aumentam na puberdade e variam de tamanho de poucos milímetros a 4 cm. Desenvolvem-se em qualquer ponto ao longo do nervo. Existem três subtipos: os cutâneo e subcutâneo, que são circunscritos e o plexiforme. Este último localiza-se, geralmente, nas regiões orbitária ou periorbitária, provocando deformações grosseiras. Aparece antes dos 2 anos de idade.

O fibroma molusco surge mais tardiamente que as manchas café com leite. São de tamanho variável, subcutâneos, ou pendentes e volumosos.

Os nódulos de Lisch são hamartomas pigmentados da íris, sempre bilaterais. São assintomáticos, aumentam com a idade, sendo constantes no paciente idoso com NF1.

Manifestações neurológicas

As manifestações neurológicas dependem da presença de neurofibromas dos nervos periféricos, bem menos frequentes que os neurofibromas cutâneos e subcutâneos e do nervo óptico. Na NF1, o glioma do nervo óptico é encontrado, em média, em um terço dos pacientes. Geralmente é bilateral e funciona ora como lesão displásica, sem potencial evolutivo, ora como verdadeiro tumor (astrocitoma pilocítico). Usualmente, trata-se de uma descoberta na pesquisa neurorradiológica da doença, entre 3 e 6 anos de idade. No caso contrário, o sinal clínico revelador é a baixa da acuidade visual.

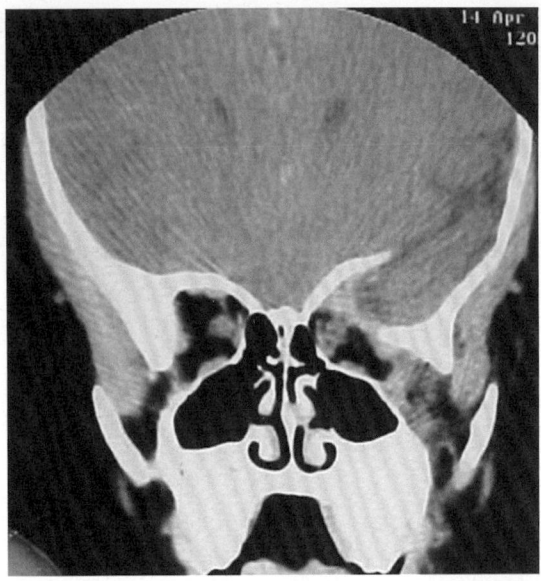

Fig. XV.15.1. TC de crânio com displasia do esfenoide.

Outros tumores, intracranianos ou intrarraquianos (astrocitomas), podem ocorrer, porém, raramente.

Outras manifestações neurológicas da NF1:

- Macroencefalia, sem sinais de hipertensão intracraniana, em metade dos pacientes com NF1.
- Distúrbios de aprendizagem em geral ou específicos (leitura e escrita), bem com transtorno do déficit da atenção e hiperatividade (TDAH).
- Hidrocefalia, incomum, resultante de estenose de aqueduto cerebral.

Outras manifestações

Retardo do crescimento somático ocorre em 25% dos pacientes.

As manifestações esqueléticas estão presentes em 30% a 50% dos pacientes: escoliose, encurvamento ou pseudoartrose tibial e displasia do esfenoide (Fig. XV.15.1).

As manifestações viscerais e endócrinas são representadas pelos tumores digestivos ou mediastinais, de origem neurofibromatosa, e pelo feocromocitoma.

As manifestações vasculares – angiodisplasias – podem ocorrer e ser responsáveis por acidente vascular cerebral em crianças, síndrome de Moyamoya e hipertensão arterial.

Critérios de diagnóstico

Para o diagnóstico de NF1 é necessário ter duas ou mais das seguintes características:

- Seis ou mais manchas café com leite com mais de 5 mm em pré-puberes e mais de 15 mm em púberes.
- Dois ou mais neurofibromas intra ou subcutâneo ou um neurofibroma plexiforme.
- Sardas axilares ou inguinais.

- Glioma do nervo óptico.
- Dois ou mais hamartomas da íris (nódulos de Lisch).
- Lesões ósseas típicas (displasia do esfenoide, afinamento cortical dos ossos longos, pseudoartrose tibial).
- Um ou mais parentes de primeira linha com NF1, de acordo com os critérios mencionados.

Neurofibromatose tipo 2 – NF2

A NF2, muito menos frequente que a NF1, incide em 1/50.000 indivíduos. A herança é autossômica dominante, sendo o defeito gênico localizado no cromossomo 22, região q11-13. O gene NF2 é responsável, como na NF1, por uma proteína supressora tumoral. Em cerca de metade dos casos ocorrem mutações espontâneas.

Clínica

A característica principal do NF2 é o neurinoma do acústico bilateral. Esses tumores aparecem geralmente no adulto jovem e, quando não tratados, levam à surdez.

As manchas café com leite, quando existem, são em número inferior a cinco. Os nódulos de Lisch não são encontrados.

Outros tumores intracranianos, frequentemente múltiplos (meningiomas ou schwanomas do V e do XII pares) e tumores intrarraquianos (schwanomas múltiplos e ependimomas) podem ocorrer.

Critérios de diagnóstico

Para o diagnóstico de NF2 deve haver um dos seguintes tópicos:

- Neurofibroma bilateral do VIII.
- Um parente de primeira linha com NF2 em associação a:
  - Neurinoma unilateral do acústico.
  - Dois dos seguintes: meningioma, neurofibroma, schwanoma e catarata subcapsular posterior juvenil.

Diagnóstico e seguimento da NF

O diagnóstico da NF é feito pelos critérios já descritos após história familiar, anamnese e exame clínico do paciente.

A ressonância magnética (RM) do crânio é o exame primordial para detectar e acompanhar gliomas do nervo óptico, neurinomas do VIII, pontos de hipersinal em T2, frequentes na NF1, e outros tumores encefálicos e espinhais.

Nos pacientes diagnosticados, são necessários:

- Monitoração do crescimento estatoponderal e do perímetro cefálico.
- Acompanhar o desenvolvimento psicomotor e o aproveitamento escolar a fim de encaminhar, quando necessário, aos profissionais adequados.
- Avaliação oftalmológica anual.
- Avaliação rotineira da pressão arterial que, se aumentada, exige investigação específica.
- Aconselhamento genético – existe 50% de risco de transmitir a doença.

Em pacientes nos quais foi detectado glioma do nervo óptico, RM e potencial evocado visual devem ser repetidos rotineiramente.

Nos pacientes com NF2, cuidados especiais devem ser dispensados para detectar precocemente comprometimento auditivo.

Tratamanto da NF

O tratamento é sintomático. A cirurgia é indicada nos neurinomas do acústico, quando existe sintomatologia dolorosa e nos tumores deformantes.

COMPLEXO ESCLEROSE TUBEROSA (CET)

CET é uma doença genética, multissistêmica, progressiva, com herança autossômica dominante, de penetrância elevada, porém incompleta e expressão variável. A prevalência estimada é de 1/10.000 indivíduos.

A mutação nos genes TSC1 e TSC2, mapeados nos cromossomos 9 e 16, é responsável pelo CET, sem entretanto demonstrar diferenças fenotípicas na sua expressão clínica. Em cerca de 60% dos casos, as mutações são espontâneas.

Clínica

O quadro clínico do CET é variável, incluindo manifestações cutâneas, neurológicas, renais, cardíacas, oftalmológicas e outras.

Manifestações dermatológicas

1. Manchas hipomelânicas ou acrômicas, ovaladas ou em forma de folha, em número variável de duas a dezenas; localizam-se no tronco e nos membros e podem surgir nos primeiros meses representando a manifestação mais precoce do CET.
2. Angiofibromas faciais – aparecem na infância e têm distribuição mais ou menos simétrica em "asa de borboleta" sobre o nariz, regiões malares, bochechas e queixo.
3. Placas de *chagreen* – são fibromas dérmicos localizados no dorso; sua superfície assemelha-se à casca de laranja; geralmente, aparecem no início da segunda década.
4. Fibromas peri ou subungueais, raros na infância, surgem após a puberdade.
5. Outras manifestações: placas fibrosas da fronte, nódulos pedunculares no pescoço e manchas café com leite.

Manifestações neurológicas

Existem três tipos de lesões no SNC patognomônicas do CET: os nódulos subependimários, o astrocitoma de células gigantes e os túberes corticais.

Os nódulos gliais subependimários são múltiplos, bilaterais, localizados na região periventricular e constituídos por elementos gliais e vasculares, tendendo à calcificação (Fig. XV.15.2).

O astrocitoma subependimário de células gigantes ocorre em torno de 10% dos pacientes com CET. É um tumor histologicamente benigno; distingue-se do nódulo glial pelo seu maior tamanho. Localiza-se próximo ao forâmen de Monro, causando obstrução e hidrocefalia.

Os túberes corticais ou subcorticais (hamartomas) são constituídos por elementos astrogliais gigantes e pequenos neurônios. São acompanhados por hipoplasia cortical local resultante do defeito de migração e estão correlacionados aos distúrbios psiquiátricos da doença (Fig. XV.15.3).

A epilepsia está presente em cerca de 90% dos pacientes com CET. Os espasmos, com sua expressão eletroencefalográfica de hipsarritmia, constituem o tipo de crise inicial e alarmante. Sua associação com manchas hipomelânicas evoca fortemente no lactente o diagnóstico de CET. Outras crises podem ocorrer: parciais complexas, tônicas e mesmo ausências atípicas.

Deficiência mental e distúrbios do comportamento, inclusive autismo, são frequentes (60%). Parece haver correlação importante entre esses quadros e a gravidade das crises epilépticas, em especial os espasmos, o tamanho, o número e a localização dos túberes.

A síndrome de hipertensão intracraniana é rara; resulta da obstrução do forâmen de Monro pelo astrocitoma, já descrito.

Manifestações oftalmológicas

A alteração mais frequente é o hamartoma retiniano, único ou múltiplo, visto no fundo de olho sobre a papila ou justapapilar. Tem como complicações as hemorragias retinianas e os escotomas visuais.

Outras manifestações

1. Angiomiolipoma renal – hamartoma geralmente bilateral, associado ou não a cistos renais; geralmente, não tem expressão clínica. Aumenta de frequência a partir dos 5 anos.
2. Rabdomioma cardíaco – tumor benigno que pode ser diagnosticado pela ecografia em aproximadamente metade dos portadores de CET. Entretanto, no recém-nascido, a incidência é bem mais alta (90%), podendo ser detectado intraútero após a 20ª semana. Geralmente é múltiplo e não ocasiona alterações hemodinâmicas.
3. Angiomiolipoma hepático, linfangiomiomatose pulmonar, fibromas gengivais e alterações da dentina podem ser encontrados, especialmente nos adultos, porém com menor frequência.

Diagnóstico

O exame cuidadoso da pele, usando, às vezes, lâmpada com luz ultravioleta, é indispensável para detectar as alterações cutâneas da doença.

O EEG deve ser feito para o diagnóstico das crises epiléticas.

A TC do crânio, anormal em 90% dos casos, é a técnica ideal para detectar os nódulos periventriculares calcificados. Demonstra ainda áreas hipodensas corticais e subcorticais, correspondentes aos túberes, que às vezes se impregnam pelo contraste (Fig. XV.15.2). Dilatação hipertensiva dos ventrículos laterais e lesão tumoral causal também podem ser visualizadas, quando presentes.

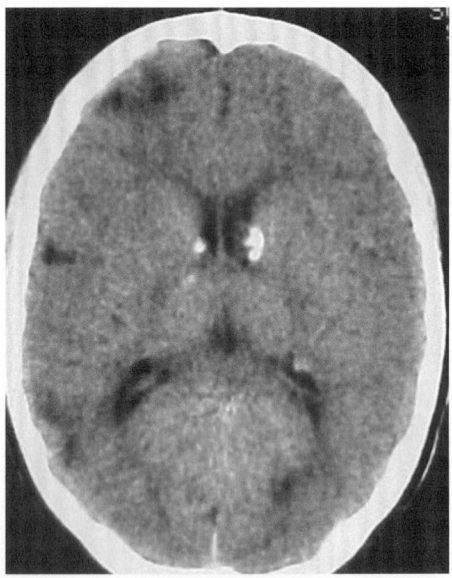

Fig. XV.15.2. TC de crânio: nódulos subependimários calcificados.

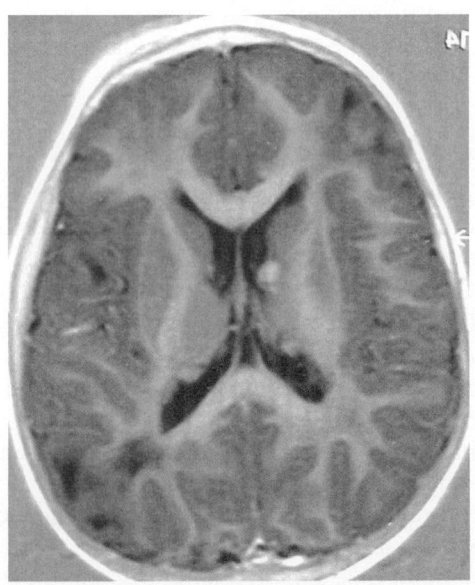

Fig. XV.15.3. RNM – T1 C: nódulo subependimário com reforço e túberes corticais.

A RM do crânio (Fig. XV.15.3) demonstra melhor os túberes que têm hipersinal nas sequências ponderadas em T2 e os nódulos subependimários não calcificados, isointensos, com a substância branca em T1 e projetados nos ventrículos ou localizados na cabeça do núcleo caudado.

Avaliação cardiológica com ecografia, avaliação oftalmológica e ultrassonografia abdominal devem ser realizadas para afastar ou confirmar as manifestações fora do sistema nervoso.

Critérios para o diagnóstico do CET

O diagnóstico baseia-se na existência de sinais maiores e de sinais menores:

Sinais maiores

- Angiofibroma facial ou placa na fronte.
- Fibroma ungeal ou periungeal não traumático.
- Três ou mais manchas hipomelanóticas.
- Nevo de tecido conjuntivo (placas de *chagreen*).
- Hamartoma nodular retiniano múltiplo.
- *Tuber* cortical.
- Nódulo glial subependimário.
- Astrocitoma de células gigantes subependimário.
- Rabdomioma cardíaco simples ou múltiplo.
- Linfangiomiomatose.
- Angiomiolipoma renal.

Sinais menores

- Falhas múltiplas aleatórias no esmalte dentário.
- Pólipo retal hamartomatoso.
- Cistos ósseos.
- Linhas de migração radial da substância branca cerebral.
- Fibromas gengivais.
- Angiomiolipoma não renal.
- Placas acrômicas retinianas.
- Lesões cutâneas tipo confete.
- Cistos renais múltiplos.

O diagnóstico é definitivo se existirem dois sinais maiores ou um maior mais dois menores. É provável se ocorrerem um sinal maior mais um menor. É possível se existirem um sinal maior ou dois ou mais sinais menores.

Tratamento

O tratamento é sintomático. Vigabatrina é considerada a droga de escolha para os espasmos do CET, conseguindo-se controle total em cerca de dois terços dos casos. Outras drogas antiepilépticas podem ser usadas dependendo do tipo da crise.

Os pacientes portadores de autismo e distúrbios de comportamento devem ser encaminhados para tratamento psiquiátrico.

A remoção cirúrgica é indicada para o astrocitoma subependimário, quando ele desencadeia hipertensão intracraniana. O tratamento cirúrgico também pode ser considerado em pacientes selecionados com epilepsia resistente às drogas. A localização do foco epiléptico mais ativo e da zona de anormalidade cortical correspondente pode levar à tuberectomia, com bons resultados.

O tratamento com *laser* dos angiofibromas faciais é indicado com finalidade estética ou quando há sangramento repetitivo.

Aconselhamento genético

Como se trata de uma doença dominante, cada criança nascida de um portador de CET tem 50% de probabilidade de ser afetada e apresentar alterações com intensidade maior que a dos pais. Para aconselhamento genético, é importante reconhecer os pacientes paucissintomáticos.

ATAXIA-TELANGIECTASIA

Doença autossômica recessiva de comprometimento multissistêmico, a ataxia-telangiectasia caracteriza-se por ataxia cerebelar e coreoatetose, telangiectasias oculocutâneas, imunodeficiência com suscetibilidade a infecções sinopulmonares, distúrbio na maturação dos órgãos, hipersensibilidade aos raios X e alta incidência de doenças malignas.

Apesar de ser usualmente descrita como uma síndrome neurocutânea, a AT por suas alterações patológicas e evolutivas poderia ser descrita como uma forma de degeneração espinocerebelar, um distúrbio de imunodeficiência, uma desordem genética com predisposição ao câncer, uma síndrome de instabilidade cromossômica, uma desordem com radiossensibilidade anormal ou uma síndrome progeroide.

A AT é descrita em todo o mundo, com igual distribuição entre os gêneros. A prevalência nos EUA é de 1/40.000 a 50.000 por nascimentos/por ano. A frequência do alelo mutante heterozigoto é registrado em 1,4% a 2% da população geral.

O gene responsável – ATM – foi mapeado no cromossomo 11q22-23. Ele está envolvido no controle do ciclo celular e na diferenciação/reparo do DNA celular. O defeito básico, na AT, seria a sensibilidade anormal das células aos raios X e a certas substâncias radiomiméticas, que levam à quebra de cromossomos e cromátides, em especial o 7 e o 14, nos locais relacionados com a imunidade e a codificação de substâncias ligadas ao desenvolvimento de doenças malignas.

O mecanismo das alterações neurológicas, das telangiectasias, da aplasia tímica e do retardo do crescimento não foi elucidado, porém se acredita que depende de perda telomérica acelerada.

Clínica

As manifestações neurológicas da AT constituem os primeiros sintomas da doença. A ataxia cerebelar é cons-

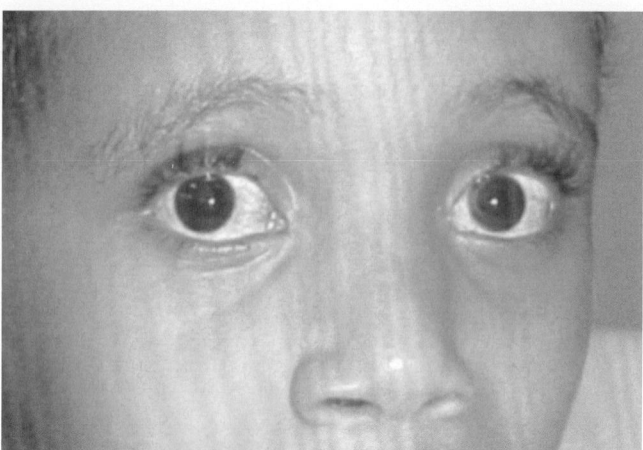

Fig. XV.15.4. Telangiectasias oculares.

tante e aparece entre o primeiro e o segundo ano de vida, geralmente notada por ocasião de aquisição da marcha. No início evolui lentamente, porém a partir dos 5 anos a progressão acelera levando o paciente à cadeira de rodas em torno dos 12 anos.

A coreoatetose é o aspecto extrapiramidal da AT. Aparece na criança e pode mascarar a ataxia. Outros sinais são amimia (falta de expressão facial), sialorreia e fala disártica. Componente distônico dos movimentos, bem como abalos mioclônicos do tronco e extremidades podem aparecer após 9 ou 10 anos de idade, provocando quedas bruscas e antecipação da limitação à cadeira de rodas.

A apraxia ocular, alteração do movimento conjugado dos olhos e da cabeça ao seguir um objeto, tanto no olhar lateral quanto no vertical, é constante e precede as telangiectasias oculocutâneas.

As telangiectasias são observadas após 3 anos de idade nas conjuntivas bulbares (Fig. XV.15.4), para depois se expandirem aos pavilhões auriculares, às pálpebras, às regiões malares e ao pescoço.

Infecções sinopulmonares repetidas são frequentes devido à imunodeficiência humoral e celular.

Retardo do crescimento somático ocorre na maioria dos pacientes e, em muitos, a puberdade não é atingida.

Retardo mental leve pode ocorrer em um terço dos casos.

Alterações progéricas da pele (pele atrófica e esclerodérmica, manchas hiperpigmentadas e vitiligo) e do cabelo (cinzento) são frequentes.

Durante o curso da doença, existe uma tendência aumentada – 100 vezes mais do que na população geral – às neoplasias, que são mais frequentemente linforreticulares na criança, e tumores sólidos, no adulto. Estas e a infecção pulmonar crônica são responsáveis pelo óbito na AT, geralmente na segunda ou na terceira década.

Diagnóstico

A associação de ataxia cerebelar, apraxia ocular e telangiectasias é característica da doença.

Entre os marcadores laboratoriais, temos a taxa elevada da alfafetoproteína e do antígeno carcinoembriogênico.

Detecta-se ainda ausência ou diminuição do nível de IgA, das sub-classes IgG2 e IgG4 e de IgE; a IgM está em nível normal ou elevado e a IgG total é normal ou baixa.

Os defeitos da imunidade celular, como a taxa baixa de linfócitos e resposta pobre nos testes cutâneos aos antígenos comuns, também ocorrem.

A RM do crânio mostra atrofia cerebelar, com acentuação dos sulcos entre os fólios e aumento do IV ventrículo.

No estudo radiográfico da nasofaringe, o tecido adenoidiano está diminuído ou ausente.

Nos estágios avançados da doença, a eletroneuromiografia mostra alterações compatíveis com o comprometimento dos neurônios do corno anterior e/ou neuropatia periférica.

Tratamento

Não existe tratamento específico. Com relação à prevenção das infecções é aconselhável e considerado útil o uso regular de imunoglobulinas; nos quadros infecciosos já instalados é preferível antibióticos, por tempo prolongado.

A radioterapia, quando indicada, deve ser usada em doses reduzidas e, na quimioterapia, certas drogas, como a bleomicina, actinomicina e a ciclofosfamida, devem ser evitadas.

A avaliação rotineira dos pacientes e dos possíveis heterozigotos é importante para detectar e tratar precocemente uma lesão maligna.

Aconselhamento genético

Como se trata de uma doença autossômica recessiva, deve ser feito o aconselhamento genético: os pais precisam saber que existe 25% de risco de outro filho ter a mesma doença e de 50% serem heterozigotos, com maior possibilidade de desenvolver lesões neoplásicas malignas.

SÍNDROME DE STURGE-WEBER – SSW

A SSW, também chamada angiomatose encefalotrigeminal, é uma doença neurocutânea, não familiar, caracterizada por angiomas localizados nas leptomeninges (ALM), coroide e na pele da face, especialmente nas áreas de distribuição dos ramos oftálmico (V1) e maxilar (V2) do nervo trigêmeo.

Clínica

O angioma da face, chamado de nevo vinhoso, é mais frequentemente unilateral, ocupando o território do primeiro ramo do trigêmio, estendendo-se, às vezes, aos territórios do segundo e do terceiro ramos, contralateralmente. O nevo está presente desde o nascimento, cor-de-rosa clara, progredindo para vermelho-escuro ou purpúrea nodular.

As crises epilépticas ocorrem em 75% a 90% dos pacientes com SSW, com início usualmente no primeiro ano de vida. São mais frequentes e mais graves quando o nevo facial tem distribuição bilateral. São geralmente parciais motoras, às vezes prolongadas como verdadeiros estados de mal epiléptico.

Hemiparesias podem ocorrer como déficit pós-crítico e se intensificar com crises recorrentes. Podem ser transitórias, sem relação com a crise epiléptica, referidas como *stroke-like* ou permanentes, verdadeiro *stroke*, mais frequente no adulto. Isso demonstra a natureza progressiva da doença.

Defeito de campo visual é quase constante e depende da localização occipital do ALM.

Déficit mental (DM), de grau variável, e retardo do desenvolvimento ocorrem nos pacientes com SSW, principalmente quando o envolvimento LM é bilateral. Quando as crises epilépticas se iniciam precocemente existe maior incidência de DM, que se pode acentuar pela maior frequência e gravidade das crises.

As manifestações neurológicas (epilepsia, *stroke-like* e DM) na SSW são provavelmente consequentes à hipóxia, ao metabolismo neuronal alterado, aos distúrbios vasomotores e às tromboses que existem na lesão pial e em torno dela.

O glaucoma desenvolve-se em metade das crianças com SSW, durante o primeiro ano de vida. Sua frequência é mais elevada quando o nevo facial se estende às pálpebras superior e inferior.

Lesões cutâneas, tipo hipertrofia de tecidos moles da face com assimetrias, são frequentes e progressivas, sendo responsáveis por problemas psicológicos sérios de adaptação social e escolar.

Diagnóstico

O diagnóstico clínico, embora seja fácil na síndrome bem estabelecida, pode ser difícil no recém-nascido. Acredita-se que apenas 10% a 30% das crianças que nascem com nevo vinhoso facial têm a lesão intracraniana.

O EEG é de valor tanto para o estudo da crise epiléptica quanto para mostrar atividade cerebral reduzida ipsolateral ao ALM.

A radiografia simples de crânio pode mostrar calcificação giriforme parieto-occipital unilateral, porém é de aparecimento tardio.

A TC do crânio demonstra as calcificações mais precocemente (Fig. XV.15.5); pode mostrar também atrofia cortical focal, aumento do plexo coroide no lado do ALM e veias de drenagem anormais.

A RM do crânio com gadolínio mostra o angioma pial, que não pode ser visto na TC nem na arteriografia, e demonstra melhor a atrofia cortical (Fig. XV.15.6).

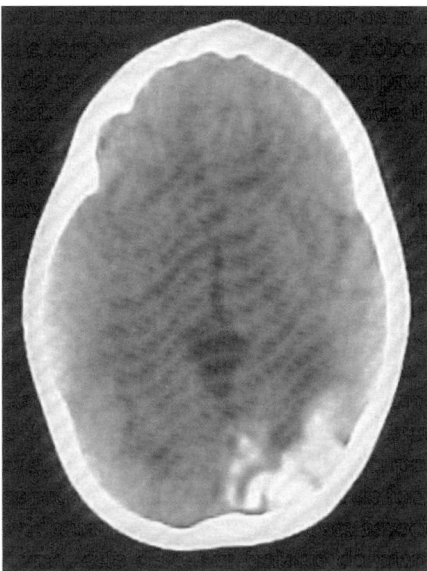

Fig. XV.15.5. Calcificação parieto-occipital unilateral.

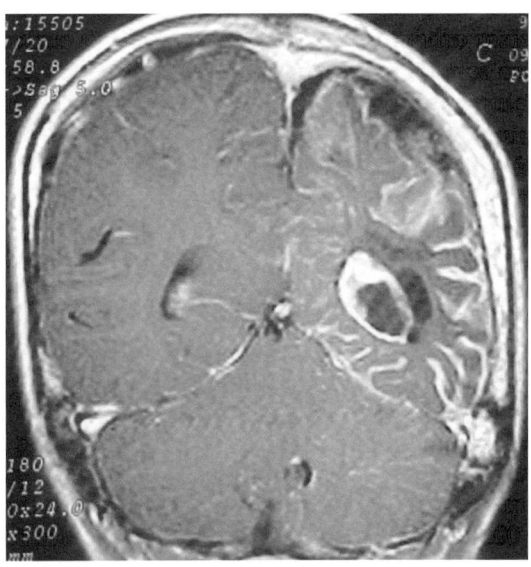

Fig. XV.15.6. RM C: angioma pial, atrofia focal e plexo coroide aumentado.

No PET, há evidente hipometabolismo cerebral na proximidade do ALM e, no SPECT, detecta-se hiperperfusão precoce e hipoperfusão tardia.

O estudo pela angiografia cerebral mostra um sistema venoso cerebral anormal em torno do angioma: veias corticais superficiais ausentes ou reduzidas em número, falta de enchimento dos seios durais e veias profundas dilatadas, tortuosas e com drenagem anormal.

Tratamento

O tratamento da SSW consiste principalmente no combate às crises epilépticas, o qual deve ser iniciado logo após a primeira crise. O controle total só é obtido em 50% dos pacientes.

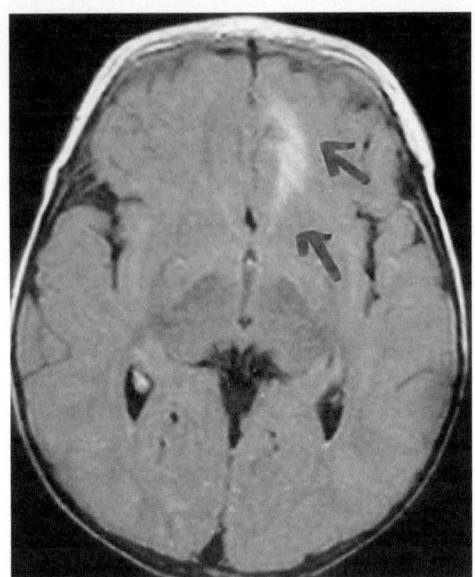

Fig. XV.15.7. RM (flair): hipersinal subcortical.

Quando as crises são resistentes às drogas, especialmente em lactentes e crianças jovens, a hemisferectomia funcional pode ser realizada para evitar deterioração mental e neurológica.

São preditores de mau prognóstico: o início precoce das crises epilépticas, crises refratárias ao tratamento, ALM extenso e bilateral e evidência de lesão neurológica progressiva (hemiparesia e deterioração da função cognitiva).

MELANOSE NEUROCUTANEA

É uma doença rara, não familiar, caracterizada por nevos melânicos, pilosos, pigmentados, grandes e infiltração melanocítica das leptomeninges e do SNC (Fig. XV.15.7). Pode ocasionar hidrocefalia e crises epilépticas.

HIPOMELANOSE DE ITO

Caracteriza-se por hipopigmentação cutânea ao longo das linhas de Baschko (circulares no tronco, em forma de V na parte central do dorso e lineares na cintura e nos membros) associada a anormalidades oculares (estrabismo, nistagmo, miopia, heterocromia e coloboma de íris, catarata, microftalmia) e do sistema nervoso central: retardo do desenvolvimento psicomotor e mental, epilepsia de difícil controle e/ou autismo. Parece ser uma manifestação não específica de mosaicismo cromossômico.

INCONTINÊNCIA PIGMENTAR

É uma doença rara, genética, dominante, ligada ao X, caracterizada por lesões cutâneas de distribuição linear, presentes ao nascer ou nas primeiras semanas de vida, como lesões bolhosas, papulares, eritematosas, que evoluem para um aspecto verrucoso e ceratótico. Curam sem sequelas ou desenvolvem pigmentação. O envolvimento do SNC ocorre em um terço dos casos – crises epilépticas e episódios recorrentes ou progressivos de comprometimento piramidal ou cerebelar. Lesões oculares também são frequentes.

SÍNDROME DE KLIPPEL-TRENAUNAY

Consiste na associação de nevo cutâneo angiomatoso, hipertrofia em um segmento ou num lado do corpo, não necessariamente coincidente com o nevo cutâneo e presença de linfangiomas ou varicosidades. Hemimegalencefalia pode ocorrer com a expressão clínica de epilepsia precoce de difícil controle.

BIBLIOGRAFIA

Aicardi J. Diseases of the nervous system in childhood. London: Mac Keith Press, 1998.

Castro R. Síndromes neurocutâneas. In: Fonseca LF, Pianetti G, Xavier CC. Compêndio de neurologia infantil. Rio de Janeiro: Medsi, 2002:661-668.

Curatolo P, Verdecchia M, Bombardieri R. Tuberous sclerosis complex: a review of neurological aspects. Euro J Paediatr Neurology 2002; 6(1):15-23.

Ferreira VJA, Diament A. Síndromes neurocutâneas ou facomatoses. In: Diament A, Cypel S. Neurologia infantil. São Paulo: Atheneu, 2005:641-668.

Józwiak S, Schwartz RA, Janniger CK, Cymerman. Usefulness of diagnostic criteria of tuberous sclerosis complex in paediatric patients. J Child Neurol 2000; 15:652-659.

Józwiak S. Ataxia telangiectasia. E-medicine 2009.

Maria BL, Neufeld JA, Rosainz LC, Ben-David K, Drane WE, Quisling RG, Hamed LM. High prevalence of bihemispheric structural and functional defects in Sturge-Weber syndrome. J Child Neurol 1998; 13 (12):595-605.

Maria BL, Neufeld VA, Rosainz LC, Drane WE, Quisling RG, Ben-David K, Hamed LM. Central nervous system structure and function in Sturge-Weber syndrome. Evidence of neurologic and radiologic progression. J Child Neurol 1998; 13(12):606-618.

Ruggieri M, Pavone L. Hypomelanosis of Ito: clinical syndrome or just phenotype? J Child Neurol 2000; 15:635-644.

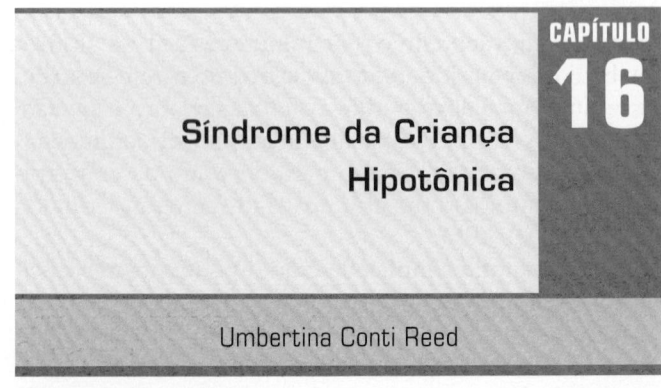

CAPÍTULO 16

Síndrome da Criança Hipotônica

Umbertina Conti Reed

INTRODUÇÃO

O diagnóstico diferencial entre as principais causas de hipotonia muscular na infância baseia-se em distinguir as condições nas quais a hipotonia é intrínseca ou primária, por acometimento da unidade motora desde o motoneurônio medular até o músculo, genericamente chamadas doenças neuromusculares, daquelas nas quais a hipotonia é secundária, integrando o quadro clínico de doenças sistêmicas, síndromes genéticas ou afecções neurológicas com comprometimento supranuclear (hipotonia de causa cerebral ou "central").

As doenças neuromusculares são mais raras do que as causas sistêmicas e centrais de hipotonia, porém como a hipotonia intrínseca ou primária que manifestam é essencial no contexto clínico, constituem o foco dos textos sobre criança hipotônica.

A denominação síndrome da criança hipotônica é relacionada na maioria das vezes com o recém-nascido (RN) e o lactente, faixas etárias nas quais ocorre o retardo do desenvolvimento puramente motor ou neuropsicomotor, cuja ocorrência determina a consulta ao especialista e a investigação diagnóstica. O tipo de retardo do desenvolvimento, se puramente motor ou afetando múltiplas funções, é uma boa indicação para orientar quanto ao diagnóstico diferencial entre as causas cerebrais e neuromusculares de hipotonia, embora estas últimas possam, eventualmente, cursar com comprometimento associado do sistema nervoso central (SNC).

A hipotonia presente ao nascimento, em geral, associa-se a um quadro clínico mais alarmante, de RN gravemente comprometido, frequentemente apresentando dificuldade alimentar e respiratória: neste caso, a observação do estado de alerta é o principal indício, mas não o único, para caracterizar se a hipotonia é de causa intrínseca (primária) ou secundária.

Finalmente, a hipotonia que se manifesta ao longo da infância pode indicar uma etiologia primária ou neuromuscular, quando assume preferencialmente uma distribuição proximal, ou seja, configura uma síndrome de cinturas (escapular e pélvica); também pode apresentar-se de forma aguda, em geral simétrica e difusa, acompanhada de déficit motor, sem alterações psíquicas associadas, por exemplo, na polirradiculoneuropatia aguda idiopática.

Independentemente da causa e da época do aparecimento da hipotonia muscular, as alterações semiológicas mais evidentes são, predominantemente, a diminuição da resistência das articulações à movimentação passiva, o aumento da amplitude dos movimentos das articulações (hiperextensibilidade articular) e a adoção de posturas anormais.

No RN, as causas mais frequentes de hipotonia muscular são doenças sistêmicas graves, com acometimento respiratório, infeccioso, sobretudo quando septicêmico, cardíaco, renal ou hematológico, e os diferentes tipos de comprometimentos não progressivos do SNC, como malformações, hemorragia, encefalopatia hipóxico-isquêmica e infecções congênitas ou adquiridas.

Da mesma forma, no lactente, observa-se hipotonia muscular entre as manifestações clínicas de doenças agudas graves, sobretudo septicêmicas e, de um modo geral, doenças crônicas debilitantes de causa extraneurológica manifestam hipotonia muscular, citando-se com mais frequência cardiopatias congênitas, desnutrição, síndrome de má absorção, raquitismo, doenças metabólicas (hipercalcemia infantil e acidose tubular renal), nefropatias e pneumopatias. Ainda no lactente, vale salientar que a falta de estímulo e a carência afetiva de crianças institucionalizadas ou em ambientes familiares inadequados podem acompanhar-se de atraso do desenvolvimento, ocasionalmente existindo hipotonia muscular durante o primeiro ano de vida. O mesmo pode acontecer quando, em vez de carência, há excesso de proteção que impede a criança de explorar a sua potencialidade motora.

A denominação hipotonia congênita benigna aplica-se a situações transitórias em que a criança hipotônica no primeiro ano de vida e com todos os exames normais mostra evolução normal ao longo do crescimento. Alguns desses casos acompanham-se de flacidez ou lassidão ligamentar, que em algumas famílias é de caráter constitucional, configurando uma alteração do tecido conetivo e não propriamente uma afecção decorrente de acometimento muscular primário. Em nosso ambulatório, atendemos um número considerável de crianças que apresentam hiperextensibilidade articular e falta de resistência à movimentação passiva dos múculos sem déficit de força muscular e com normorreflexia. Mantemos essas crianças em acompanhamento, recomendando que sejam matriculadas em aulas de natação e esperando que surja a possibilidade de avaliar molecularmente as doenças de outras unidades de colágeno que não o colágeno VI, cuja anormalidade está associada à distrofia muscular congênita de Ullrich e à miopatia de Bethlem. Na maioria das vezes, trata-se de condições que apresentam prognóstico favorável.

DIAGNÓSTICO DIFERENCIAL DA HIPOTONIA PRIMÁRIA (NEUROMUSCULAR) E SECUNDÁRIA (CEREBRAL OU CENTRAL)

Frente a um RN ou lactente hipotônico, a anamnese, relatando a história dos eventos pré e perinatais, é de importância capital para sugerir uma encefalopatia não progressiva, assim como antecedentes hereditários e familiares positivos podem fazer suspeitar de hipotonia devida à encefalopatia metabólica ou degenerativa ou ainda de causa neuromuscular hereditária.

Para o diagnóstico diferencial no RN e no lactente entre as condições nas quais a hipotonia é intrínseca, ou seja, por acometimento primário da unidade motora, daquelas nas quais a hipotonia é secundária a doenças sistêmicas ou a causas neurológicas supranucleares, isto é, cerebrais ou "centrais", Dubowitz, pioneiro no estudo da síndrome da criança hipotônica, parte do reconhecimento da existência ou não de fraqueza muscular e paralisia acompanhando o quadro de hipotonia. A primeira distinção pode ser efetuada pelo exame do bebê em posição supina, verificando se ele é capaz de mover ativamente os membros contra a gravidade, espontaneamente ou sob estimulação, e de manter a postura de um membro que tenha sido passivamente elevado. Desta forma, Dubowitz[6] estabeleceu duas grandes divisões de doenças que provocam hipotonia muscular: o grupo paralítico, que engloba as doenças genericamente rotuladas como causas neuromusculares de hipotonia, ou seja, como já salientamos, as doenças que acometem a unidade motora em algum ponto, desde o neurônio motor periférico até o músculo, passando pelos nervos periféricos e pela junção mioneural, e o grupo não paralítico. Nas crianças do primeiro grupo, além da hipotonia muscular e do déficit motor, é comum observar hiporreflexia e, decorrido algum tempo de evolução, atrofia muscular, retrações fibrotendíneas e deformidades esqueléticas nas extremidades, tórax e coluna. A hipotonia é tanto de distribuição axial quanto apendicular e, quando o quadro se acompanha da presença de fasciculações, particularmente na língua, o diagnóstico de amiotrofia espinal infantil (AEI) é altamente provável. O psiquismo, entretanto, costuma estar normal na maioria das vezes. Já, nas crianças do segundo grupo, é mais provável o encontro de alerta precário, falta de resposta a estímulos visuais e auditivos ou dificuldade para coordenar sucção/deglutição. Além disso, na criança com hipotonia de causa central, são comuns as crises epilépticas e a associação com distúrbios metabólicos; por exemplo, acidose metabólica, fala a favor de encefalopatia metabólica de diversas origens.

Outros dados semiológicos importantes para o diagnóstico diferencial entre as causas periféricas e centrais de hipotonia são a ocorrência, nas primeiras, de comprometimento da musculatura facial e ocular, principalmente ptose palpebral, bem como de artrogripose *multiplex* congênita. A artrogripose, embora possa ocorrer também em doenças cerebrais e extraneurológicas é menos rara nas doenças neuromusculares e traduz imobilidade intraútero, que ocasionalmente é relatada retrospectivamente pela mãe sob a forma de diminuição dos movimentos fetais. Outro dado que traduz a diminuição da motilidade intrauterina e pode ser visto principalmente nas miopatias congênitas é a luxação da articulação coxofemural, já que a cavidade do acetábulo, para se formar, precisa de forças decorrentes da contração muscular intraútero. Nos casos mais graves, também existe referência a poli-hidrâmnio, pela dificuldade de o feto deglutir o líquido amniótico. Convém ressaltar que nem sempre todas as distinções referidas são de fácil avaliação e nem sempre são específicas ou exclusivas de um determinado tipo de acometimento, constituindo, porém, um indício útil na avaliação inicial de um quadro de hipotonia muscular. Um exemplo típico de hipotonia de causa central que simula doença neuromuscular é a síndrome de Prader-Willi, na qual a intensidade da hipotonia e a dificuldade de sucção e deglutição, que perduram por meses, levam frequentemente à indicação de eletromiografia (EMG), a menos que sejam lembrados e valorizados os aspectos somatoscópicos sugestivos da síndrome, a fim de solicitar em primeira instância o estudo genético. É importante lembrar que, ocasionalmente, a hipotonia pode ser ao mesmo tempo de causa central e periférica, por exemplo, nas encefalomiopatias mitocondriais.

A hipotonia de causa cerebral, muito mais comum do que aquela decorrente das doenças neuromusculares, obedece a um nítido predomínio axial, e os exames complementares indicados para uma triagem preliminar entre as principais causas são: dosagem de aminoácidos e organoácidos no soro e na urina, perfil metabólico para acidose láctica, níveis séricos de lactato e piruvato, dosagem da amoniemia, perfil de acilcarnitina para detectar distúrbios da betaoxidação, principalmente se existir miocardiopatia associada, função tiroidiana e hepática; nas cromossomopatias, em geral, o exame físico revelando aspectos dismórficos e os exames complementares denotando lesões malformativas em múltiplos órgãos e/ou sistemas permitem estabelecer a suspeita diagnóstica com relativa facilidade e indicar o estudo genético para a confirmação.

Os exames de neuroimagem são frequentemente conclusivos, tanto para o diagnóstico de encefalopatias não progressivas, malformativas ou não, quanto para sugerir boa parte das encefalopatias progressivas degenerativas ou metabólicas, as quais, também, dependendo do caso, dispõem especificamente de marcadores bioquímicos ou de testes moleculares para detectar as alterações do DNA.

Os Quadros XV.16.1 e XV.16.2 compreendem as afecções cerebrais não progressivas, ou mais raramente progressivas, que se podem manifestar com hipotonia muscular, porém não constituindo esta última um aspecto essencial do quadro clínico. Entretanto, o enfoque deste capítulo será a síndrome da criança hipotônica ocasionada por doenças neuromusculares (Quadro XV.16.3), pois nestas a hipotonia, particularmente no RN e no lactente, predomina no quadro clínico, associando-se como já vimos a déficit motor e a retardo do desenvolvimento motor.

ASPECTOS CLÍNICOS DA HIPOTONIA MUSCULAR DECORRENTE DE DOENÇA NEUROMUSCULAR

Determinados aspectos do quadro clínico devem ser valorizados para auxiliar o diagnóstico diferencial entre as diferentes doenças neuromusculares e suas respectivas topografias no sistema nervoso periférico: grau de comprometimento e progressão; tipo de distribuição da fraqueza muscular; comprometimento da musculatura facial e dismorfismo facial; ptose palpebral e oftalmoplegia extrínseca; ocorrência de artrogripose, pé torto congênito ou luxação congênita do quadril; ocorrência de surtos de fraqueza muscular e fatores desencadeantes, variação do grau de fraqueza ao longo do dia; associação com manifestações sistêmicas e comprometimento do SNC.

Quadro XV.16.1. Síndrome da criança hipotônica: diagnóstico diferencial

Acometimento cerebral não progressivo no RN	Acometimento cerebral progressivo no RN	Acometimento cerebral não progressivo e progressivo no lactente	Doenças neuromusculares no RN e no lactente
Malformações do SNC	Encefalopatias metabólicas	Paralisia cerebral, deficiência mental	Neurônio motor periférico: amiotrofia espinal infantil (tipos I e II)
Infecções congênitas e neonatais	Peroxissomose (Zellweger)	GM1 infantil precoce	Polineuropatias hereditárias sensitivo-motoras: tipo III, Dejerine-Sottas
Encefalopatia hipóxica-isquêmica e infarto periventricular	Síndrome de hipoglicosilação das proteínas (CDG)	GM2 tardia	Junção mioneural: síndrome miastênica congênita, botulismo
Hiperbilirrubinemia	Lissomopatia: GM1, forma infantil	Refsum infantil	Miopatias:
Cromossomopatias: Down, Prader-Willi, outras	Galactosemia	Degeneração espongiosa do neuroeixo	Distrofia muscular congênita
Drogas administradas à mãe	Síndrome óculo-cérebro-renal: Lowe	Distrofia neuroxonal	Distrofia miotônica congênita
	Disautonomia familiar: Riley-Day	Doença de Louis-Bar	Distrofia facioescapuloumeral (infantil)
	Distrofia neuroaxonal	Doença de Bassen-Kornzweig	Miopatias congênitas
	Hipotireoidismo congênito	Neuropatia gigantoaxonal	Miopatias metabólicas: glicogenoses, mitocondriopatias, dist. da β-oxidação

Quadro XV.16.2. Principais encefalopatias metabólicas que podem manifestar hipotonia muscular no RN

Distúrbios do ciclo da uréia	Organoacidemias	Desordens da betaoxidação dos ácidos graxos
Maple syrup ou doença do xarope de bordo	Acidúria beta-hidroxi-isovalérica/betametil-crotonil-glicínica	Deficiências da acil-Co-A desidrogenase: de cadeia curta, de cadeia muito longa e múltipla
Encefalopatia por glicina ou hiperglicinemia não cetótica	Acidemia propiônica e metilmalônica	Acidemia glutárica tipo II
	Acidemia isovalérica	Ciclo da carnitina: deficiência de carnitina, deficiência de palmitoiltransferase II

Quadro XV.16.3. Síndrome da criança hipotônica. Causas neuromusculares de hipotonia no RN e no lactente

Acometimento do neurônio motor periférico:
- Amiotrofia espinal infantil (I e II)
- Amiotrofia espinal infantil com comprometimento respiratório (diafragmático) – SMARD (11q13.2), predomínio distal
- Outras formas raras

Acometimento dos nervos periféricos:
- Neuropatias hereditárias sensitivo-motoras: formas hipomielinizante, congênita grave e infantil do tipo III (Dejerine-Sottas)

Acometimento da junção mioneural:
- Miastenia grave: forma neonatal, síndrome miastênica congênita
- Botulismo

Miopatias:
- DMC: forma merosina-negativa, distúrbios da glicosilação da alfadistroglicana, DMC tipo Ullrich (colágeno VI), DMC lamina-relacionada
- Distrofia facioescapuloumeral (forma infantil)
- Distrofia miotônica congênita
- Miopatia *minicore* clássica (selenoproteína)
- Nemalínica congênita grave e forma intermediária (sete genes)
- Miopatia *surplus* (acúmulo de proteínas): desminopatias e outras
- Miotubular ligada ao X e miopatia centronuclear (dinamina e cofilina)
- Desproporção congênita de fibras (alfa-actina, alfatropomiosina e selenoproteína)
- Miopatias metabólicas: mitocondriopatias (deficiência do complexo IV – citocromo c-oxidase (COX), forma infantil fatal e benigna e outras), distúrbios da betaoxidação, glicogenoses (tipo II – Pompe, excepcionalmente V e VII)

No RN e no lactente com comprometimento grave, a hipotonia é intensa e a suspensão ventral evidencia ausência de elevação da cabeça, ficando os membros pendentes em deflexão; a tração pelas mãos na posição supina, ficando a cabeça pendente, denota a impossibilidade de flexionar a cabeça e mantê-la no prolongamento do tronco. Nos membros inferiores, observa-se atitude em batráquio, com hiperabdução das coxas e nos membros superiores, a manobra da *écharpe* ou do cachecol denota a acentuada falta de resistência à movimentação passiva, os cotovelos cruzando-se além da linha média, sem que se formem ângulos articulares (Fig. XV.16.1).

Nas crianças com hipotonia grave, é frequente o encontro de dificuldade alimentar e respiratória, e não são superadas as etapas do desenvolvimento neuropsicomotor (DNPM), ou são superadas com muito atraso (Fig. XV.16.2). Quando isso ocorre, as principais suspeitas diagnósticas são:

- Amiotrofia espinal infantil (AEI) tipo I ou doença de Werdnig-Hoffmann.
- Polineuropatias: forma hipomielínica ou amielínica; forma congênita grave do tipo III (Dejerine-Sottas); raramente, disautonomia familiar (Riley-Day).
- Miastenia grave: forma miastênica transitória que acomete o RN filho de mãe miastênica; subtipos da forma miastênica congênita.
- Distrofia muscular congênita (DMC): forma merosina-negativa; alfa-distroglicanopatias; deficiência de laminina A/C; forma hipotônica-esclerótica (fenótipo Ullrich).
- Miopatias congênitas: nemalínica neonatal; miotubular ligada ao X; desproporção congênita de fibras (raramente).
- Distrofia miotônica congênita.
- Distrofia facioescapuloumeral: forma infantil.
- Miopatias metabólicas: mitocondriopatias, particularmente deficiência do complexo IV – citocromo C-oxidase; distúrbios da betaoxidação, glicogenose tipo II (Pompe), glicogenose V e VII (raramente).

Embora a maioria das crianças com hipotonia grave a manifeste já no período neonatal, ocasionalmente há um intervalo de meses durante o qual a criança parece inteiramente normal. Tal aspecto pode ser notado em alguns casos de AEI tipo I, que se manifestam no segundo trimestre, e é particularmente evidente nas crianças com a forma

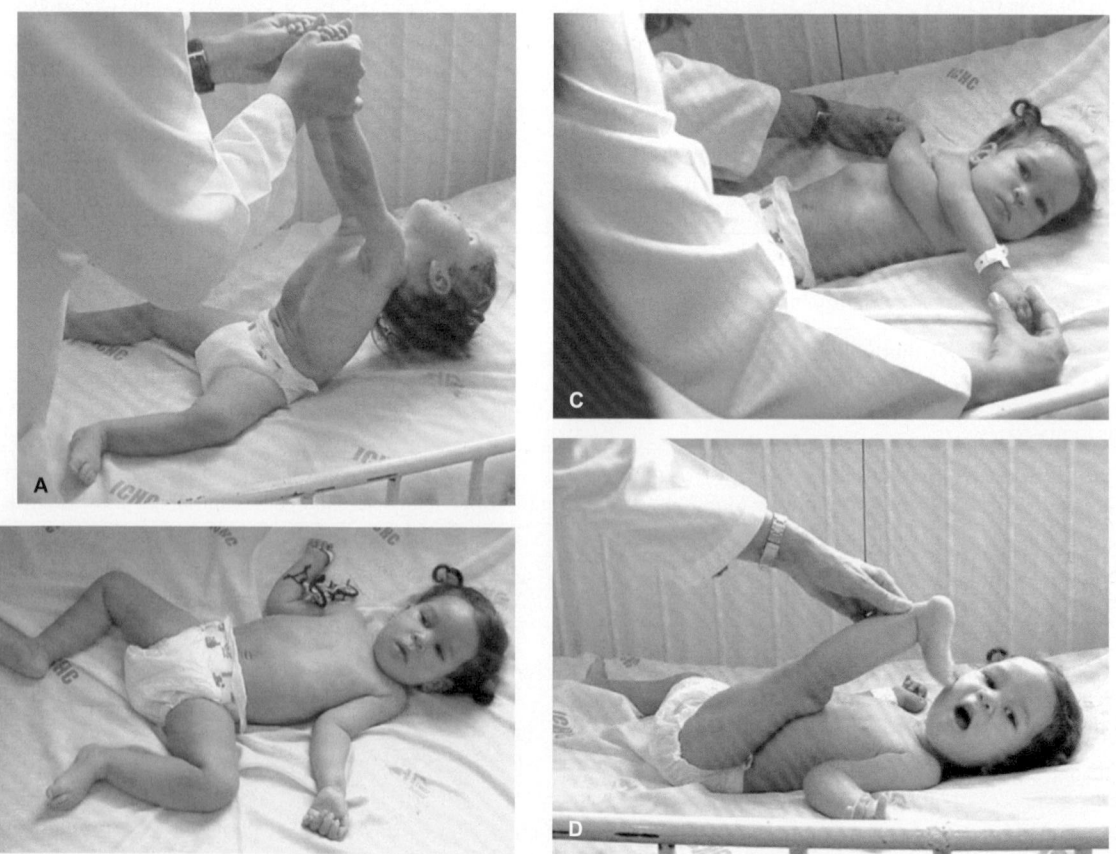

Fig. XV.16.1. Aspectos semiológicos da síndrome da criança hipotônica: falta de sustento da cabeça (**A**), atitude em batráquio (**B**), manobra do cachecol (**C**), hiperextensibilidade articular (**D**).

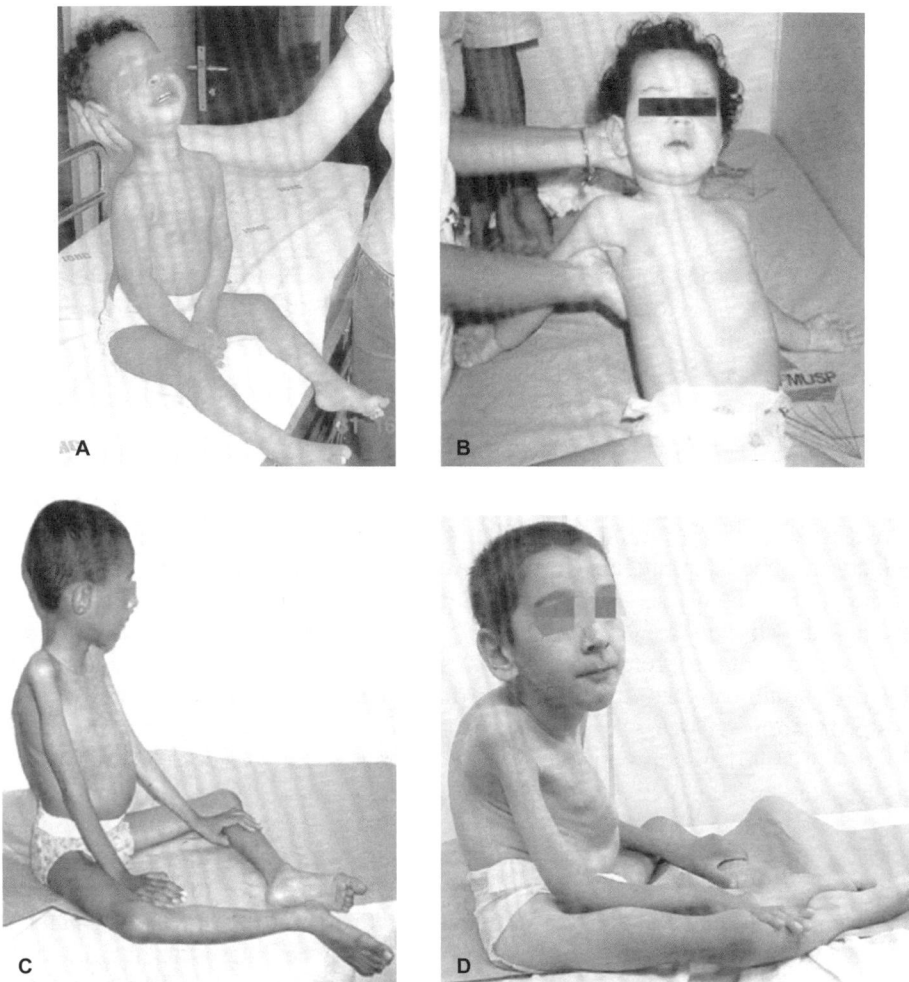

Fig. XV.16.2. Crianças com hipotonia e retardo do desenvolvimento motor (**A**), crianças com intensa atrofia muscular, deformidades esqueléticas e retrações fibrotendíneas (**B**).

intermediária da AEI, ou AEI tipo II, exemplo de doença grave que se manifesta no segundo semestre de vida, quando a criança já permanece sentada, a princípio parecendo lentamente progressiva, mas passando a apresentar curso rapidamente evolutivo com grave atrofia, deformidades e insuficiência respiratória, a partir da idade escolar. Outro exemplo de doença neuromuscular congênita que mostra esse curto período de normalidade no primeiro semestre é a DMC com deficiência de lamina A/C, que se caracteriza por intensa fraqueza cervical presente já ao nascimento ou no decorrer do segundo semestre.

Nos casos com comprometimento moderado, há atraso variável do DNPM, e o aspecto semiológico predominante é a falta de resistência à movimentação passiva e ao balanço passivo que se acompanham comumente de hipotonia à palpação muscular. Diferentes graus de atrofia muscular, retrações fibrotendíneas e deformidades de coluna surgem ao longo da infância e da adolescência, mas, em geral, a criança mantém a marcha independente e apresenta graus moderados de incapacidade motora (Figura XV.16.3). Podem ser considerados exemplos de acometimento moderado: parte dos casos de DMC merosina-positiva, de miopatia congênita (nemalínica, centro-nuclear, *minicore*, desproporção congênita de fibras, miopatias *surplus*), de mitocondriopatias e de polineuropatia tipo III (Dejerine-Sottas), forma infantil.

Já o acometimento leve, que permite que a criança leve vida praticamente normal com poucas limitações, ocorre em pacientes com AEI tipo III, miopatias congênitas tipo *central core*, miopatia congênita com alterações mínimas, mitocondriopatias com acometimento muscular puro, alguns distúrbios da betaoxidação, a maioria das glicogenoses e das síndromes miastênicas congênitas.

Além do grau de gravidade, o grau de progressão também deve ser levado em conta no diagnóstico diferencial. A progressão lenta é um achado típico das distrofias musculares e da AEI, enquanto as miopatias congênitas, mesmo nos casos com grave comprometimento inicial, cursam na maioria das vezes de forma estável.

À medida que ocorre o crescimento, a hipotonia não mais constitui um dado marcante, salientando-se a distribuição da fraqueza muscular em cinturas, ou seja, déficit motor e hipotrofia de predomínio proximal nas cinturas escapular e pélvica, embora mais raramente o déficit possa ocorrer com predomínio distal ou de forma difusa. Nas crianças que chegam a adquirir a marcha independente, é comumente observada báscula da bacia, além de quedas frequentes e dificuldade para correr e subir escadas. O comprometimento preferencialmente proximal, afetando a musculatura das coxas, da bacia e da coluna, acarreta acentuação da lordose lombar e o característico sinal do levantar miopático (sinal de Gowers), que consiste em se levantar do chão, fixando cada segmento dos membros em extensão, como se a criança estivesse ascendendo sobre si mesma. Embora não tão marcante quanto na distrofia muscular de Duchenne, pode ser evidenciada hipertrofia de panturrilhas. Na cintura escapular, o comprometimento da musculatura proximal traduz-se pelo sinal da escápula alada em que, ao erguer os braços, as escápulas afastam-se da parede posterior do tórax e elevam-se, tornando-se salientes. Dependendo da intensidade do déficit motor e da atrofia muscular, bem como do grau de progressão da doença, podem instalar-se retrações fibrotendíneas e deformidades esqueléticas, sendo particularmente grave a deformidade torácica com cifoescoliose, que pode causar insuficiência respiratória restritiva.

Atrofia muscular, acometendo preferencialmente os segmentos distais dos membros e acompanhando-se de deformidades dos pés (equino e varo), evoca o diagnóstico de polineuropatia hereditária sensitivo-motora.

Conforme já foi comentado, o dismorfismo facial com palato em ogiva e boca em formato de "carpa", o comprometimento da musculatura facial e ocular, sobretudo ptose palpebral, e a rara ocorrência de artrogripose *multiplex* congênita, evidenciada já ao nascimento (Figura XV.16.4), são manifestações que, em qualquer idade, são altamente sugestivas de doença neuromuscular e constituem dados semiológicos importantes não só para o diagnóstico diferencial entre hipotonias de causas central e periférica, bem como entre as diversas doenças neuromusculares.

O acometimento facial é característico da DMC merosina-negativa, das miopatias congênitas nemalínica, centronuclear/miotubular e, mais raramente, desproporção congênita de fibras, da distrofia miotônica congênita, da miastenia grave neonatal transitória, da síndrome miastênica congênita grave, bem como, obviamente, da forma infantil da distrofia facioescapuloumeral. Na distrofia miotônica congênita, o aspecto da boca "em carpa" é particularmente evidente e o dismorfismo predomina no segmento bucolinguomandibular.

Ptose palpebral sugere síndrome miastênica congênita, miopatia congênita centronuclear/miotubular, mitocondriopatias, particularmente as de herança materna, desproporção congênita de fibras e, mais raramente, distrofia miotônica congênita.

Quadro de artrogripose *multiplex* congênita é mais encontrado em casos de distrofia miotônica congênita, polineuropatia tipo amielínica congênita e formas congênita e infantil do tipo III (Dejerine-Sottas), AEI tipo I e DMC.

O modo de instalação e evolução também pode evocar determinadas doenças neuromusculares. Curso flutuante com piora da fraqueza no decorrer do dia ou após um período de maior atividade sugere fenômeno miastênico, característico das afecções da junção mioneural; evolução em surtos, desencadeados por infecções, atividade física, tipo de alimentação, estresse e medicamentos, sugere diferentes tipos de miopatias metabólicas, como mitocondriopatias, distúrbios da betaoxidação, glicogenoses, paralisias periódicas (canalopatias). Ainda nas miopatias metabólicas, é relativamente comum a queixa de fadiga fácil, dores musculares e, eventualmente, cãibras. Em casos particulares, o surto pode culminar na grave ocorrência de mioglobinúria.

Já um modo de instalação agudo ou subagudo, de caráter ascendente ou, ao contrário, acometendo preferencialmente a musculatura cervical e bulbar, eventualmente associado a uma história de infecção prévia ou a alterações cutâneas de caráter eritematoso, são dados indicativos das principais doenças neuromusculares adquiridas, respectivamente polirradiculoneurite aguda (Guillain-Barré) e polidermatomiosite. A instalação aguda ou subaguda obriga à pesquisa de fatores ambientais relevantes (exposição a agentes tóxicos, picadas de insetos, intoxicações alimentares etc.) que possam sugerir a hipótese de polineuropatias adquiridas e, raramente, em nosso meio, de botulismo no lactente.

Finalmente, determinados sinais semiológicos, como fasciculações em pacientes com AEI e fenômeno miotônico em algumas canalopatias e, classicamente, na distrofia miotônica (doença de Steinert), são praticamente específicos das afecções supracitadas. As fasciculações são contrações involuntárias das fibras musculares de unidades motoras desnervadas e podem ser verificadas espontaneamente ou provocadas pela percussão muscular, sobretudo na musculatura da língua e peitoral. Frequentemente, acompanham-se de polimioclonias das porções distais dos membros, visíveis na hiperextensão dos dedos e mais evidentes na AEI tipo II. O fenômeno miotônico é caracterizado pela ausência de relaxamento após a contração voluntária muscular e pode ser verificado no aperto de mãos, percutindo a língua ou a eminência tênar, ou quando o paciente, ao espirrar, não consegue reabrir os olhos. Entretanto, o fenômeno miotônico não é encontrado em nenhuma das afecções que compõem a síndrome da criança hipotônica, pois, nas síndromes miotônicas não distróficas, a alteração do tônus é justamente oposta à encontrada na síndrome da criança hipotônica e, na forma congênita da distrofia miotônica (doença de Steinert), não se observa fenômeno miotônico, como nos casos de início não congênito, na primeira década, em crianças ou em adultos.

Ainda na avaliação da criança com doença neuromuscular, é preciso estar atento à possível associação com alterações sistêmicas, sobretudo hepáticas ou cardíacas, metabólicas, principalmente acidose láctica, e ainda manifestações clínicas ou neurorradiológicas de alterações do SNC. Tais associações sugerem fortemente diferentes tipos de miopatias metabólicas (distúrbios da betaoxidação, glicogenoses, mitocondriopatias), sendo que o acometimento do SNC pode também ser observado em DMC tipo alfa-distroglicanopatia e na distrofia miotônica (doença de Steinert), a qual, também pode estar associada a um amplo espectro de alterações sistêmicas.

Ao estabelecer o diagnóstico diferencial das doenças neuromusculares das crianças, vale ainda lembrar que a maioria dessas entidades pode exibir curso clínico altamente variável quanto ao espectro de gravidade, embora na mesma família, em geral, porém não exclusivamente, mantenha-se o mesmo fenótipo. Exemplos de doenças neuromusculares com fenótipo altamente variável são a AEI tipo III, a polineuropatia hereditária sensitivomotora Charcot-Marie-Tooth tipo I, a síndrome miastênica congênita, a DMC merosina-positiva, a distrofia facioescapuloumeral, algumas miopatias congênitas (nemalínica, centronuclear/miotubular, desproporção congênita de fibras), a maioria das mitocondriopatias e distúrbios da betaoxidação.

DIAGNÓSTICO

As causas neuromusculares de hipotonia são classicamente avaliadas pela determinação das enzimas musculares, principalmente creatinofosfoquinase (CPK), da eletromiografia (EMG) e da biópsia muscular, ou ainda por meio de marcadores moleculares.

Na investigação das doenças neuromusculares, os valores dos níveis de CPK podem ajudar a diferenciar o comprometimento muscular primário ou miopático do secundário, ou neurogênico, por acometimento do neurônio motor periférico. Aumento importante do nível sérico de CPK no RN ou lactente é muito sugestivo da DMC, particularmente a forma merosina-negativa e as alfadistroglicanopatias associadas a comprometimento do SNC e ocular. Mais raramente, pode ser observado na distrofia miotônica congênita, em determinadas miopatias mitocondriais ou glicogenoses e em algumas miopatias congênitas. Deve ser salientado que nos estágios pré-clínicos das distrofias musculares progressivas, muito particularmente nos meninos com distrofia muscular de Duchenne, que comumente são levados à consulta a partir dos 3 anos de idade por apresentarem quedas frequentes, dificuldade de correr e subir escadas, bem como o peculiar levantar miopático, já se detectam níveis elevadíssimos de CPK, da ordem de 10.000 U/L ou mais, o que constitui um dado altamente sugestivo do diagnóstico e indicação formal para solicitar estudo genético do DNA, dispensando a EMG e, nesta primeira etapa, também a biópsia muscular. Os níveis de CPK nessa doença já se encontram elevados ao nascimento, o que permite diagnóstico pré-clínico de um segundo menino acometido na mesma família, e alcançam os maiores valores da vida por volta dos 12 meses de idade.

A EMG, cujo tipo de traçado eletrográfico permite distinguir se o acometimento é de neurônio motor, de raízes ou nervos periféricos, de junção mioneural ou da fibra muscular, é indispensável para o diagnóstico dos raros casos de polineuropatias hereditárias sensitivomotoras e síndromes miastênicas congênitas. No caso da AEI, o exame molecular para identificação da mutação do gene SMN em 5q dispensa, na maioria dos casos, a EMG, a não ser que não se tenha acesso a um grande centro para o diagnóstico molecular. Nos casos de doença muscular, a EMG é particularmente útil nos pacientes com acometimento muito leve, nos quais se está em dúvida quanto a indicar a biópsia ou acompanhar por mais tempo a evolução do paciente, e naquelas crianças já deambulantes com síndrome de cinturas, nas quais não se consegue precisar a idade de início da sintomatologia e deve ser estabelecido o diferencial entre miopatia e amiotrofia espinal infantil tipo III.

A biópsia muscular por microscopia óptica, complementada pela microscopia eletrônica, é particularmente importante para o diagnóstico das diferentes formas de miopatias congênitas com anormalidades estruturais, bem como das glicogenoses. Boa parte das mitocondriopatias não apresenta aspectos específicos à biópsia muscular: algumas mitocondriopatias, caracteristicamente aquelas dependentes de mutações do DNA mitocondrial, mostram, já na microscopia óptica (coloração Gomori modificado), as peculiares *ragged red fibers*, raras nos defeitos do DNA nuclear, ou ainda, na microscopia eletrônica, proliferação anormal e alteração morfológica das mitocôndrias. Em parte das mitocondriopatias por defeitos do transporte do substrato (ciclo da carnitina) e da utilização do substrato (β-oxidação dos ácidos graxos) pode ser evidenciado acúmulo de lípides. Em algumas mitocondriopatias com deficiência dos complexos da cadeia respiratória, é possível analisar o defeito bioquímico enzimático por técnicas histoquímicas.

Nas crianças com DMC, a biópsia muscular mostra aspectos distróficos que, apesar de inespecíficos, pois denotam apenas afecção muscular primária, sugerem o diagnóstico; por imuno-histoquímica avaliam-se qualitativamente a proteína merosina (laminina α2), o colágeno VI, e o epítopo glicosilado da alfadistroglicana nos diferentes tipos de DMC; a proteína distrofina, quando há suspeita de distrofia muscular ligada ao sexo, e numerosas proteínas específicas das síndromes de cinturas, sobretudo sarcoglicanas, devem ser analisadas quando o aspecto distrófico se associa a uma síndrome de cinturas de início precoce. A análise quantitativa dessas proteínas deve ser efetuada por técnicas de *western blot*, a fim de complementar o aspecto qualitativo da análise imuno-histoquímica.

Nas miopatias em que existem diferentes tipos de comprometimento associado do SNC, particularmente em algumas mitocondriopatias, em algumas formas de DMC e na distrofia miotônica congênita, a ressonância magnética do crânio pode mostrar alterações sugestivas dessas patologias, respectivamente, alterações dos núcleos da base e do tronco cerebral em algumas mitocondriopatias, alterações da substância branca, malformações corticais e atrofia cerebelar, em alguns subtipos de DMC, e áreas inespecíficas de hipersinal em T2, provavelmente correspondentes à gliose na distrofia miotônica. Quando há dados indicativos de miopatia metabólica, particularmente mitocondriopatia, com defeitos do metabolismo do piruvato, do ciclo de Krebs ou da cadeia respiratória, exames laboratoriais para dosagem de lactato, piruvato, alanina e corpos cetônicos no sangue, LCR e urina, bem como determinação de eletrólitos, gasometria e do perfil de β-oxidação dos ácidos graxos devem ser providenciados para auxiliar o diagnóstico diferencial.

O diagnóstico diferencial das doenças musculares inclui ainda a avaliação cardiológica, visto que alguns casos de mitocondriopatias, glicogenoses, miopatias congênitas com anormalidades estruturais e distrofia miotônica podem apresentar miocardiopatia associada.

Finalmente, estudos de genética molecular, aplicáveis nos centros especializados, são essenciais para a confirmação diagnóstica da maioria dos casos de AEI, de distrofia facioescapuloumeral e de distrofia miotônica congênita (Steinert). No caso da distrofia miotônica congênita, frente a um bebê hipotônico nascido com pé torto congênito e comprometimento da musculatura bucolinguofacial, pesquisa-se o fenômeno miotônico na mãe; quando positivo, a mãe, e não a criança, é submetida ao exame molecular, sendo comum que ela, até então aparentemente assintomática, valorize retrospectivamente a dificuldade de relaxamento muscular, que já havia percebido, e determinados antecedentes familiares de comprometimento cardíaco, ocular ou endócrino. Embora não de uso generalizado, como nas doenças anteriormente citadas, testes de genética molecular podem ser efetuados em centros de pesquisa para auxiliar a classificação das diferentes formas de DMC, distrofia tipo cinturas, miopatia nemalínica, miopatias mitocondriais e polineuropatias hereditárias sensitivo-motoras. Entretanto, nas diferentes formas de DMC, apesar de possível, a identificação de deleções em genes específicos (forma merosina-negativa, forma Fukuyama, *muscle-eye-brain*, Ullrich etc.) não é imprescindível para a confirmação do diagnóstico, que pode ser efetuado com base nos achados clínicos, neurorradiológicos e imuno-histoquímicos, específicos destas formas. Entretanto, se estiverem em jogo o aconselhamento genético e o diagnóstico pré-natal, o estudo molecular, inclusive dos genes das seis diferentes glicosiltransferases associadas às alfadistroglicanopatias, passa a ser obrigatório e deve ser solicitado a um grande centro de pesquisa em doenças neuromusculares.

TRATAMENTO

Para a maioria das doenças neuromusculares que compõem a síndrome da criança hipotônica, apesar dos avanços na identificação dos genes responsáveis por uma série de doenças neuromusculares e de seus respectivos produtos gênicos, não existe tratamento efetivo, a não ser paliativo de reabilitação e preventivo por meio de aconselhamento genético. Entretanto, principalmente no campo das distrofias musculares e da AEI, existem inúmeros estudos experimentais visando perspectivas terapêuticas que incluem procedimentos de manipulação genômica, terapia celular, terapia gênica, mistura de ambas ou ainda métodos de estabilização da proteína deficitária ou métodos de proteção da fibra muscular ou do motoneurônio medular. Para a glicogenose tipo II, há pesquisas em andamento para tornar mais viáveis técnicas de reposição enzimática.

Tratamento medicamentoso específico com drogas anticolinesterásicas é empregado nos casos de miastenia grave transitória do RN e também em alguns casos de síndrome miastênica congênita, nesta última com resultado inconstante. Tentativas terapêuticas, não perfeitamente uniformes e definidas, são empregadas com a finalidade de auxiliar o metabolismo energético em alguns casos de miopatias metabólicas.

O tratamento paliativo de reabilitação obedece a princípios gerais, utilizados em todas as doenças neuromusculares. A fisioterapia é sempre indicada em todas as formas, devendo-se prevenir ou retardar as retrações fibrotendíneas por todos os meios disponíveis, pois, nos casos progressivos, impedem a deambulação num estágio em que a fraqueza muscular ainda não seria por si só tão limitante. Nos casos moderados e leves, a fisioterapia clássica pode ser substituída por hidroterapia, mais agradável para a criança, ou mesmo por natação ou atividades de bicicleta, desde que sejam evitados esforços competitivos e exercícios extenuantes, particularmente nos casos de distúrbios metabólicos que desenvolvem mais facilmente acidose lática. Nas formas mais graves, são necessárias medidas de fisioterapia respiratória para a prevenção de infecções de vias aéreas e, particularmente, os métodos de ventilação noturna não invasiva (BIPAP; CPAP), disponíveis na última década, inclusive na rede pública, vêm melhorando acentuadamente o prognóstico da insuficiência respiratórias restritiva associada às doenças neuromusculares de caráter progressivo. Nos casos mais graves ou em estágios adiantados da evolução, a equipe multidisciplinar também deve incluir pneumologista e nutricionista.

Em qualquer caso, o início do tratamento fisioterápico deve ser precedido por avaliação cardiológica para afastar o eventual comprometimento cardíaco associado.

Após avaliação conjunta criteriosa com o ortopedista nos casos de doença neuromuscular com progressão lenta ou pouca progressão, as retrações fibrotendíneas e as deformidades esqueléticas podem ser passíveis de cirurgias ortopédicas corretivas, como tenotomias subcutâneas (que não necessitam de anestesia prolongada) ou mais amplas, com a finalidade de permitir o uso de órteses longas que mantém o paciente deambulando com apoio e posturas corretas. A cifoescoliose é de difícil prevenção, mas pode ser minorada pela orientação precoce do modo de sentar-se e pelo uso de aparelhos especiais, ou mesmo cirurgias corretivas, nos casos não muito rapidamente progressivos. Nos centros de reabilitação, a terapeuta ocupacional indica material escolar e mesas escolares adaptadas, para que a criança permaneça com postura correta durante as aulas. Nas fases mais adiantadas é recomendável prolongar ao máximo a utilização de marcha com órteses antes de se render à evidência da necessidade de cadeira de rodas, já que uma vez tingido esse estágio, a escoliose progride rapidamente.

Em algumas doenças neuromusculares, principalmente, mas não apenas nas miopatias metabólicas, há tendência de desenvolver rabdomiólise, mioglobinúria ou até hipertermia maligna; portanto, há necessidade de ponderação e de discussão com o anestesista quanto a eventuais indicações cirúrgicas, para correção de cifoescoliose e retrações fibrotendíneas. Apesar de a hipertermia maligna estar particularmente associada à miopatia congênita tipo *central core* por serem dependentes do mesmo *locus* genético, é preferível evitar o uso de halotano e succinilcolina na indução anestésica de crianças com doenças neuromusculares degenerativas em geral.

Medidas de terapia ocupacional e de psicoterapia, particularmente nas crianças mais limitadas ou inválidas, podem ser necessárias, o mesmo ocorrendo com relação a tratamento fonoaudiológico, sobretudo nos casos em que há comprometimento acentuado da musculatura bucolinguofacial e bulbar; por exemplo, na miopatia nemalínica e na forma congênita da distrofia miotônica. A utilização de computadores e outros recursos de informática é um excelente instrumento para facilitar o rendimento escolar e o ajuste afetivo-emocional dessas crianças.

Exporemos a seguir, na ordem do acometimento topográfico, um breve resumo das doenças neuromusculares mais comumente implicadas na síndrome da criança hipotônica.

AMIOTROFIA ESPINAL INFANTIL

É a doença heredodegenerativa mais frequente em diagnóstico diferencial da síndrome da doença hipotônica e decorre do comprometimento do motoneurônio medular e dos núcleos motores de alguns nervos cranianos. A herança é quase exclusivamente autossômica recessiva e, na sua forma clássica, ocorre por mutações do gene SMN; apresenta incidência de 1:25.000 a 1:20.000 nascimentos e incidência de portadores na população geral de 1:40. A classificação da forma clássica da AEI depende fundamentalmente da idade de início e do grau de comprometimento motor. Em crianças, há três formas clínicas fundamentais:

- *AEI tipo I ou doença de Werdnig-Hoffman (forma grave):* início até os 6 meses de vida; a criança não atinge nenhuma etapa do desenvolvimento motor; praticamente todos os músculos são acometidos pela atrofia neurogênica ou secundária, de modo que, na maioria dos pacientes, permanecem apenas os movimentos oculares e das extremidades. Em 30% dos casos, encontram-se fasciculações. A fraqueza muscular é de predomínio proximal e há rápida instalação de deformidade torácica e contraturas musculares. Em geral, ocorre óbito nos primeiros 24 meses de vida, por infecção respiratória associada à paralisia dos músculos intercostais ou bulbares, a não ser que estejam disponíveis recursos de suporte ventilatório adequado e de *home care*.
- *AEI tipo II (forma intermediária):* início antes dos 18 meses de vida. Os pacientes conseguem sentar sem apoio, porém não adquirem a posição ortostática e não deambulam, apresentando grave quadro amiotrófico e deformidades esqueléticas, inicialmente mais acentuadas nos membros inferiores; o comprometimento inicialmente moderado dos membros superiores e dos músculos intercostais agrava-se lentamente ao longo dos anos, sendo que, perto da adolescência, a deformidade torácica e a escoliose são marcantes. São comuns fasciculações e atrofia da língua. Nesta forma, assim como na forma III, é comum a observação de tremor irregular (minipolimioclonias), mais facilmente evidenciado na hiperextensão das mãos e dos dedos. Na segunda década, a progressão acelera-se e o quadro torna-se altamente limitante, com risco letal.
- *AEI tipo III (benigna):* início após os 18 meses de idade. Os pacientes adquirem a posição ortostática e deambulam, apresentando limitação motora e curso evolutivo amplamente variável. Em alguns, o quadro clínico apresenta caráter pseudomiopático; em outros, evolui com atrofia generalizada. A doença pode progredir rapidamente durante a adolescência levando à invalidez na segunda década; em outros pacientes, limita-se a discreto comprometimento da musculatura proximal dos membros, compatível com vida praticamente normal.

Na atualidade, o diagnóstico da AEI deve ser efetuado por meio do teste molecular, que se encontra comercialmente disponível, sendo também possível o diagnóstico pré-natal em gestações subsequentes. O mecanismo molecular da AEI pode ser assim resumido: o gene SMN possui uma cópia telomérica, gene SMN1, e uma cópia centromérica, gene SMN2, que pode faltar em 5% a 10% da população normal, porém está sempre presente nos pacientes com AEP. A maior parte da proteína SMN completa vem do gene SMN1 porque, durante a transcrição do gene SMN2, o éxon 7 frequentemente é excluído, o que codifica uma proteína truncada, uma vez que perde 16 aminoácidos codificados pelo éxon 7, e é rapidamente degradável. O gene SMN2 possui diversas cópias e, pelo mecanismo de dosagem gênica, no indivíduo afetado, o número de cópias determina o fenótipo:

- Uma ou duas cópias: AEP tipo I (até 20% de proteína SMN).
- Três cópias: forma intermediária.
- Três a quatro cópias: AEP tipo III.

- Cinco cópias: parentes portadores (60% de proteína SMN).

Não se conhece perfeitamente a função da proteína do gene SMN1, acredita-se que esteja envolvida no processo de amadurecimento tanto do motoneurônio como do músculo: trata-se de um complexo macromolecular que parece ser essencial na formação e no agrupamento de várias pequenas proteínas ribonucleares localizadas no núcleo implicadas não só na integridade do motoneurônio como de outras células. A compreensão do mecanismo molecular e da função das proteínas SMN1 e SMN2, bem como a disponibilidade de novos fármacos permitiram a abertura de um novo campo para testes clínicos com diversas drogas que estão sendo testadas na tentativa de encontrar um possível efetivo para essa trágica doença. Diversos estudos baseiam-se em aumentar o nível da proteína SMN2, a fim de suprir o déficit total de SMN1. As drogas que são inibidoras das histona-deacetilases, como o valproato de sódio, aumentam a expressão gênica do gene SMN2 e, consequentemente, da proteína. Em nossa instituição, utilizamos o valproato de sódio, associado à L-carnitina, durante o período de 1 ano, em 22 crianças com AEP tipos II e III e obtivemos melhora da habilidade motora; estamos aguardando os resultados dos protocolos internacionais que avaliam a ação do valproato por meio da dosagem do mRNA e da proteína SMN2, para definirmos se este tratamento será definitivamente adotado.

Além da forma clássica, em virtude das mutações do gene SMN em 5q12.2-q13.3, a AEI pode manifestar-se sob outras formas, inclusive como herança ligada ao X, sendo, portanto, um quadro heterogêneo tanto clínica quanto geneticamente. Diante desta heterogeneidade, o quadro clínico pode mostrar acometimento motor puro ou associação com déficits sensitivos, hipoplasia cerebelar, surdez, cardiopatia congênita, artrogripose, fraturas ósseas ao nascimento e comprometimento diafragmático. De todas as formas, a que mais se assemelha à AEI tipo I é a AEI com comprometimento diafragmático ou disfunção respiratória tipo 1 (SMARD) em função de mutações no gene IGHMBP2 em 11q13. Embora muito rara, o diagnóstico diferencial dessa forma é obrigatório em todos os bebês com grave comprometimento do neurônio motor, nos quais o teste molecular para a pesquisa de mutações no gene SMN tenha sido negativo ou haja história de casos na família de morte súbita de RN.

A SMARD é causada por mutações no gene da imunoglobulina microligante (*binding*) proteína 2 (IGHM-BP2) em 11q13. O quadro clínico, semelhante ao da AEI tipo I, manifesta-se entre 1 e 6 meses de idade e compreende retardo do crescimento intrauterino, choro fraco, deformidades de pés, paralisia diafragmática e fraqueza muscular progressiva de predomínio distal, alterações de sensibilidade e disfunção autonômica. A análise das mutações é possível em grandes centros, mas não há diagnóstico pré-natal disponível.

POLINEUROPATIAS HEREDITÁRIAS SENSITIVO-MOTORAS

Típica dos lactentes, a que cursa com hipotonia é a do tipo III ou doença de Dejerine-Sottas. Na forma infantil clássica, o início ocorre nos primeiros 2 anos, manifestando fraqueza muscular e retardo do desenvolvimento motor de predomínio distal e em membros inferiores, com frequente incapacidade para marcha independente. Na maioria dos casos, com o crescimento, observam-se alterações distais de sensibilidade, sendo possível ocasionalmente palpar-se nervos periféricos espessados. Hiperproteinorraquia e velocidade de condução motora muito baixa (menor do que 10 m/seg) são duas manifestações características. A biópsia de nervo periférico, na atualidade pouco realizada, mostra as características formações em "bulbo de cebola".

Dependendo do tipo de mutação, pode ocorrer a forma congênita grave, também chamada neuropatia hipomielinizante congênita, que cursa com hipotonia muito intensa desde o nascimento, com dificuldades alimentar e respiratória, ocasionalmente com artrogripose. Supõe-se que os dois genes mais envolvidos no metabolismo da mielina e suas respectivas proteínas, a proteína 22 da mielina periférica (gene PMP22 em 17p11.2-12) e a proteína zero da mielina (gene PO em 1q22-q23), sejam os mais implicados na forma Dejérine-Sottas.

Mutações do gene PMP22 originam diferentes fenótipos, seguindo um modelo de doença por erro de dosagem gênica: havendo três cópias do gene em vez de duas, ocorre o tipo I, ou Charcot-Marie-Tooth, de início mais tardio, ao passo que quatro cópias originariam o fenótipo mais grave do tipo II, ou Dejerine-Sottas. Já as mutações no gene PO, além da forma congênita clássica, estão associadas também à gravíssima forma amielínica congênita, que na prática é considerada uma variação de Dejerine-Sottas. Mais raramente, mutações no gene EGR2 também podem originar as duas formas, clássica e congênita hipomielinizante, existindo ainda outros dois genes envolvidos, o da periaxina e o da conexina 32 (*gap junctions*), cujas mutações podem originar a forma clássica, além da eventual combinação de mutações em dois genes, o EGR2 e o da conexina 32. Muito raramente, outros tipos de polineuropatias podem começar precocemente se manifestando como síndrome da criança hipotônica. A World Muscle Society publica anualmente a classificação atualizada com base nas novas mutações identificadas.

SÍNDROME MIASTÊNICA CONGÊNITA NÃO AUTOIMUNE

Inclui diferentes subtipos que se manifestam ao nascimento ou no decorrer da infância. Esporadicamente, observa-se recorrência familiar, com herança autossômica dominante ou recessiva. Há numerosos genes envolvidos que codificam proteínas envolvidas tanto em alterações estruturais como funcionais da junção neuromuscular. Defeitos os mais variados em nível pré-sináptico, sináptico ou pós-sináptico estão sendo continuamente identificados e associados a determinadas mutações. O quadro clínico pode manifestar-se no RN, no lactente ou durante a infância, e consiste na combinação variável de hipotonia muscular e fraqueza muscular que podem ser generalizadas ou focais, por exemplo, ptose palpebral, choro fraco, comprometimento da musculatura cervical, facial e bulbar. As manifestações podem permanecer localizadas ou generalizar-se em diferentes períodos da infância. Resumindo, as principais formas de síndrome miastênica congênita no diagnóstico diferencial da síndrome da criança hipotônica são:

- Forma infantil familiar com apneia episódica: pré-sináptica, mutação do gene CHAT da colina acetiltransferase; grave no início, tratável, posteriormente vai melhorando.
- Deficiência de acetilcolinesterase (AchE) na placa terminal: mutação do gene COLQ, subunidade colagênica da AchE; grave, a ptose pode ser assimétrica e há oftalmoparesia com resposta pupilar lenta; não é tratável.
- Deficiência do receptor de Ach (AchR): seis genes envolvidos, com gravidade variável, podendo manifestar somente ptose palpebral; responde ou não ao tratamento.
- Deficiência de rapsina na placa terminal (gene RAPSN): grave, pode cursar com atrogripose, porém responde ao tratamento.

Embora na maioria das crianças com a síndrome miastênica congênita, o tratamento não seja eficaz, deve ser tentado, seja de forma contínua com pequenas doses de piridostigmina ou de forma intermitente, durante as crises, com doses de neostigmina intramuscular apropriadas à idade e ao peso. Os pais devem estar familiarizados com medidas de assistência respiratória de emergência e reconhecimento precoce de infecções ou situações adversas.

Concluindo, deve-se salientar que, apesar da heterogeneidade clínica da síndrome miastênica congênita, o diagnóstico depende sempre da combinação dos achados clínicos com os testes farmacológicos e eletrofisiológicos. A EMG é considerada um método diagnóstico factível e eficaz até no RN e a estimulação repetitiva em diferentes nervos proximais e distais origina fundamentalmente a característica diminuição de amplitude dos potenciais de ação, com variações específicas dessa resposta nas diferentes formas clínicas.

Quando se aborda a síndrome da criança hipotônica, é obrigatório mencionar a eventual ocorrência da miastenia neonatal transitória, que acomete RN filho de mãe miastênica e representa uma emergência neonatal pelo elevado risco de intercorrências respiratórias graves.

Ocorre em cerca de 10% a 15% dos RNs de mães miastênicas e seu reconhecimento é de extrema importância pois, não tratada adequadamente, pode conduzir rapidamente ao óbito por insuficiência respiratória. Entretanto, nos últimos anos, com a melhora dos cuidados pré-natais, tem-se tornado cada vez mais rara. O RN apresenta-se hipotônico no momento do nascimento ou após algumas horas, excepcionalmente até o terceiro dia, com dificuldade para sugar e deglutir. Frequentemente, permanece imóvel, com os olhos e a boca abertos, atitude que imediatamente chama a atenção em se tratando de um RN. Raramente é notada ptose palpebral (15%). O reflexo de Moro encontra-se diminuído ou abolido. Em 70% dos casos, a debilidade é generalizada com dificuldade respiratória e, em 50% a 60%, há choro fraco e comprometimento facial. Ocasionalmente, nota-se fadiga muscular e abolição da sucção após um curto período de atividade normal, como se observa no paciente adulto. Na maioria dos casos, a condição persiste durante 2 a 4 semanas, embora já tenham sido relatados casos com duração de 6 a 8 semanas.

O diagnóstico é facilmente estabelecido com o uso de Prostignina 0,04 a 0,15 mg/kg por via IM ou subcutânea, ou 0,1 mg/kg por via IV, de forma fracionada ao longo de minutos, após uma dose teste de 0,01 mg/kg. A via IV é menos utilizada pelo risco de bradicardia. A melhora clínica aparece em minutos e persiste durante até um quarto de hora. Para a manutenção, a injeção intramuscular ou subcutânea de 0,05 mg/kg por dose de metilsulfato de neostigmina deve ser administrada de 15 a 30 minutos antes de cada mamada, observando-se o risco de secreção traqueal; por VO, através da sonda nasogástrica, a dose é 10 vezes maior, ou seja, 0,5 mg/kg/dose de 45 a 60 minutos antes da mamada. O tratamento deve ser mantido por precaução até a oitava semana, a não ser que surjam efeitos colaterais indesejáveis, próprios dos anticolinesterásicos.

DISTROFIA MUSCULAR CONGÊNITA (DMC)

A classificação da DMC foi um dos campos de estudo da miologia que mais espetacularmente evoluiu nos últimos anos, graças aos avanços da genética molecular. Há numerosos tipos de DMC com correlação genótipo-fenótipo definida, e a World Muscle Society publica anualmente a classificação atualizada com base nas novas mutações identificadas. O Quadro XV.16.4 mostra um resumo desta classifcação.

A DMC é uma doença altamente heterogênea, mais frequentemente de herança autossômica recessiva, constituindo o segundo diagnóstico diferencial mais frequente na síndrome da criança hipotônica, com incidência aproximada de 1:25.000. Caracteriza-se por hipotonia e fraqueza muscular de início precoce, ao nascimento ou nos primeiros meses, de gravidade amplamente variável, associada a um padrão distrófico inespecífico na biópsia muscular e a um eventual comprometimento do SNC e ocular. A partir da forma com deficiência de alfa-2-lami-

Quadro XV.16.4. Classificação adaptada da DMC, segundo a Gene Table

DMC-1A ou forma clássica merosina-deficiente: 6q22 (laminina α2)
• DMC com espinha rígida: 1p35 (selenoproteína N)
• DMC Ullrich (hipotônica-esclerótica) e miopatia de Bethlem: 2q37 e 21q22 (colágeno VI)
• DMC Fukuyama: 9q31 (fukutina)
• DMC *muscle-eye-brain* (tipo finlandês): 1p32 (POMGnTI)
• DMC Walker-Warburg (~ 33%):
– POMT1 (9q34.1) O-manosiltransferase 1
– POMT2 (14q24.3) O-manosiltransferase 2
– FKRP (19q13.33) proteína fukutina-relacionada
– POMGNT1 (1p34.1) O-manose beta 1,2-N-acetilglucosaminiltransferase
– FCMD (9q31-q33) fukutina
– LARGE (22q12.3-q13.1) glicosiltransferase like
• DMC-1C com déficit secundário de merosina: 19q13 (proteína fukutina-relacionada – FKRP)
• DMC-1D: 22q (LARGE)
• DMC-1B com déficit secundário de merosina: 1q42 (proteína?)
• **DMC com deficiência de integrina alfa-7:** 12q13

nina (merosina), cujo gene responsável está no *locus* 6q2, principal componente da matriz extracelular que contribui para a estabilidade da membrana da fibra muscular, os vários fenótipos expostos no Quadro XV.16.4 foram definidos com base molecular ao longo de 10 anos.

Outros fenótipos, particularmente as formas com merosina normal ou mostrando deficiência secundária desta proteína não ligada ao *locus* 6q, estão sendo investigados, de modo que se considera a classificação da DMC sempre em aberto. A síndrome de Walker-Warburg, que constitui a forma mais grave de DMC, assim como a DMC tipo Fukuyama e a DMC tipo finlandês, todas associadas a malformações corticais cerebrais, deficiência mental, retardo do desenvolvimento neuropsicomotor e defeitos oculares, pertencem ao subgrupo dos distúrbios de glicosilação da alfadistroglicana. A alfadistroglicana, que faz parte do complexo distrofina-glicoproteínas associadas da membrana da fibra muscular, realiza a conexão entre a fibra muscular e a matriz extracelular, ligando-se à laminina alfa-2 (merosina). Para exercer essa função, a alfadistroglicana precisa receber açucares através da ação de enzimas da família das glicosiltransferases, entre as quais seis são conhecidas até o momento: POMT1, POMT2, POMgnT1, FKRP, fukutina e LARGE. Mutações nos genes que codificam essas glicosiltransferases impedem a correta glicosilação da alfadistroglicana, alterando sua ligação com a matriz extracelular e, portanto, a estabilidade da membrana. Conforme pode ser visto no Quadro XV.16.4, a síndrome de Walker-Warburg apresenta grande heterogeneidade genética, estando associada a mutações nos genes das seis diferentes glicosiltransferases citadas, porém em apenas um terço dos casos, permanecendo os restantes sem definição molecular.

De uma forma geral, pode-se considerar que, entre os tipos mais comuns, os que conduzem à hipotonia grave desde o nascimento e ao retardo acentuado do desenvolvimento motor são a forma merosina-negativa ou DMC tipo 1A que cursa com a habilidade motora máxima sentar sem apoio, evidente dismorfismo facial, alteração difusa da substância branca cerebral, porém com inteligência normal e níveis elevados de CPK, e a forma hipotônica-esclerótica ou de Ullrich, causada por mutações nos três genes do colágeno VI, que obedece a um padrão de predomínio proximal das retrações e hiperextensibilidade distal, sendo evidente já ao nascimento e evoluindo no final da primeira década para grave comprometimento respiratório e cifoescoliose. As mutações nos genes do colágeno VI originam outra forma de DMC, a miopatia de Bethlem que, embora possa cursar inicialmente como síndrome da criança hipotônica, apresenta na maioria das vezes início mais tardio e curso mais arrastado, sendo características as deformidades em flexão dos dedos. Nas demais formas, por exemplo, a DMC com espinha rígida (dificuldade da flexão cervical e torácica) e as formas com merosina presente sem defeito molecular definido, o fenótipo é heterogêneo e a criança costuma adquirir a marcha e ter graus de atrofia, limitação motora, comprometimento respiratório e progressão variáveis.

Recentemente foram descritas duas novas formas de DMC que são decorrentes de mutações em genes que, até o momento, só eram associados à distrofia muscular de cinturas, mais típica dos adultos: gene da lamina A/C e gene da disferlina. A DMC associada a mutações no gene da lamina A/C, apresenta um fenótipo peculiar caracterizado por fraqueza axial seletiva nos músculos extensores cervicais (*dropped head*). Também denominada DMC-LMNA-relacionada, ou L-DMC, foi descrita em 15 pacientes (de 11 diferentes centros), sendo decorrente de mutações "de novo" em heterozigose no gene da lamina A/C. Tem início no primeiro ano da vida e deve ser evocada no diagnóstico diferencial da criança hipotônica, o que é facilitado pela ocorrência de fenótipo clínico específico, o *dropped head*.

Compreende um subgrupo, cuja fraqueza cervical generalizada é grave, impedindo o desenvolvimento motor, e outro subgrupo com *dropped head*, que se inicia depois de um período normal de desenvolvimento. Mesmo que, inicialmente, o comprometimento rápido e progressivo da musculatura cervicoaxial seja alarmante, após um período, a progressão torna-se lenta ou não ocorre, embora a insuficiência respiratória restritiva se instale no final da primeira década. É possível o encontro de arritmia cardíaca, sendo necessário o acompanhamento cardiológico periódico. Outra particularidade é que a fraqueza costuma ser de predomínio proximal nos braços e distal nas pernas. O nível de CK está aumentado e a biópsia muscular, além do padrão distrófico variável, mostra frequentemente infiltrado mononuclear e/ou marcadores inflamatórios positivos.

A segunda forma recentemente descrita foi identificada por Paradas e colaboradores, que a descreveram em duas crianças com DMC que apresentavam fraqueza da cintura pélvica e dos flexores cervicais desde o nascimento, com nível normal de CK. A biópsia muscular mostrou padrão distrófico moderado e imunoexpressão negativa para a disferlina. Ambas apresentavam mutação em homozigose no gene da disferlina em 2p13.3.

MIOPATIAS CONGÊNITAS

São afecções musculares primárias, geralmente hereditárias, que se caracterizam clinicamente pelo início precoce, bem como pelo curso benigno, não progressivo ou lentamente progressivo e, anatomopatologicamente, pelo encontro de anormalidades estruturais específicas da fibra muscular. Entretanto, apesar da clássica denominação "miopatias congênitas benignas", casos de início mais tardio, ou seja, não congênitos, bem como casos de extrema gravidade com insuficiência respiratória e invalidez, são descritos em todas as casuísticas. A classificação mais aceita divide as miopatias congênitas em três grupos: estruturais, não estruturais e mistas.

As miopatias estruturais, como o próprio nome sugere, apresentam histopatologia específica e são na maioria das vezes hereditárias. Compreendem três subtipos:

- Anormalidades do sarcômero – central core, multicore/minicore.
- Anormalidade da banda Z – nemalínica e formas relacionadas com a desmina (corpos esferoides e citoplasmáticos).
- Anormalidade nuclear: centronuclear e miotubular.

As miopatias congênitas não estruturais ocorrem de forma familiar ou esporádica e referem-se, sobretudo, a alterações do calibre ou da distribuição dos subtipos histoquímicos de fibras musculares, desproporção congênita das fibras musculares, predomínio de fibras tipo I, atrofia de fibras tipo I, uniformidade de fibras tipo I, hipoplasia de fibras tipo II, uniformidade e atrofia das fibras tipo IIA e outras.

As formas mistas são descritas em casos familiares ou esporádicos e incluem:

- Inclusões anormais – corpos redutores, impressões digitiformes, corpos zebroides e outras.
- Anormalidade das organelas – sarcotubular e outras.
- Miscelânea – miopatia com alterações mínimas.

No campo das miopatias estruturais têm sido inúmeros os avanços de genética molecular, particularmente na miopatia nemalínica, que admite heterogeneidade genética com sete genes e diferentes proteínas implicadas, e heterogeneidade clínica acentuada, sendo muito grave na forma de início neonatal, com comprometimento bulbar, e de gravidade variável, geralmente moderada, na forma típica congênita ou infantil. É característico o dismorfismo facial.

Na miopatia *central core*, a mais benigna, de herança dominante, o comprometimento é geralmente leve, sem progressão mas, pelo fato de o gene do receptor da rianodina, em 19q 13.1, ser o mesmo da hipertermia maligna, esse diagnóstico obriga a uma rigorosa orientação do paciente quanto a evitar a indução anestésica com halotano e succinilcolina, embora a concorrência da miopatia e da hipertermia maligna seja variável. O aspecto histopatológico clássico é a presença de focos de miofibrilas anômalas, geralmente únicos e localizados centralmente, que, sob determinadas colorações histoquímicas, coram-se de forma diferente do restante da fibra, devido à perda da atividade enzimática oxidativa.

A miopatia congênita tipo *minicore/multicore*, histoquimicamente semelhante à *central core*, porém com *cores* múltiplos e pequenos, é geralmente menos benigna, mostra comprometimento de predomínio axial e pode ser progressiva para insuficiência respiratória e escoliose, pelo menos na forma clássica, que é causada por mutações no gene da selenoproteína N. Além da forma clássica, existem formas de miopatia *multicore* ligadas ao gene do receptor da rianodina que manifestam comprometimento predominante da cintura pélvica, porém atrofia de mãos, hiperextensibilidade articular e, mais raramente, escoliose; também foram descritas formas com oftalmoplegia e artrogripose.

A miopatia miotubular/centronuclear é de herança ligada ao sexo na forma neonatal grave (miotubular, gene da miotubularina), geralmente fatal nos primeiros meses, e de herança variável, dominante ou recessiva na forma centronuclear congênita, que apresenta variabilidade clínica acentuada, com quadro geralmente moderado, acometimento facial/ocular (principalmente ptose palpebral) e possível acometimento do SNC. Os genes das formas ligadas ao sexo (dinamina-2 na forma dominante e anfifisina na forma recessiva) foram descritos mais recentemente, e há outros sob pesquisa.

Ainda com relação às miopatias congênitas estruturais com anormalidade da banda Z, são incluídas as desminopatias ou miopatias desmina-relacionadas, também conhecidas como miopatias miofibrilares ou miopatias dos filamentos intermediários. Correspondem a defeitos de catabolismo das proteínas, identificados como grupo *surplus*, nos quais existe ruptura do mecanismo de adesão dos filamentos de desmina, prejudicando assim o alinhamento dos sarcômeros e a transmissão da força de contração. Trata-se de entidades esporádicas ou familiares que podem acometer adultos e crianças e exibem curso de gravidade variável, frequentemente com acometimento distal e cardíaco; a imuno-histoquímica caracteriza-se por acúmulo anormal de desmina, distribuída multifocalmente sob forma de inclusões (corpos esferoides ou citoplásmaticos) ou de forma disseminada, conhecida como material grânulo-filamentoso. Além do gene da desmina, codificado no cromossomo 2q35, há outros genes também implicados no acúmulo dessas inclusões intracitoplasmáticas, como α-B cristalina, miotilina, miosina lenta de cadeia pesada/β e selenoproteína N.

Entre as miopatias não estruturais, a desproporção congênita das fibras musculares é a miopatia mais encontrada. A atrofia das fibras tipo I e a predominância destas últimas com relação aos demais tipos de fibras são comumente consideradas aspectos inespecíficos comuns à maioria das miopatias congênitas. Entretanto, mutações em genes associados a esta caracterização histopatológica são ocasionalmente descritas: mutações de caráter dominante no gene da actina e mutações no gene da selenoproteína N. Em ambos os casos, o quadro clínico era muito grave com escoliose e insuficiência respiratória. Entretanto, é evidente que esta miopatia, que pode ou não ter história familiar, representa um campo ainda em aberto que admite enorme heterogeneidade clínica, provavelmente apresenta também heterogeneidade genética e deve obedecer a um critério histoquímico e morfométrico de diferença de diâmetro das fibras tipo I de pelo menos 12% com relação às fibras tipo II. Comprometimento facial e oftalmoplegia são achados relativamente frequentes. Comprometimento cardíaco e deficiência mental ocorrem muito raramente.

Os detalhes sobre os diferentes tipos de miopatias congênitas constam de revisões recentes, assim como a classificação atualizada.

FORMA CONGÊNITA DA DISTROFIA MIOTÔNICA (DOENÇA DE STEINERT)

A distrofia miotônica congênita é de herança autossômica dominante, quase exclusivamente de transmissão materna, existindo risco maior de transmissão em um segundo concepto, quando já existe um primeiro. O risco é de até 80% no caso de gestante com quadro multissistêmico. Entretanto, a transmissão existe até mesmo a partir de gestantes assintomáticas. Por este motivo, quando se suspeita de distrofia miotônica congênita, é muito importante observar se a mãe apresenta dismorfismo facial e inquirir quanto a eventuais sinais de fraqueza e fenômeno miotônico. No *locus* 19q13.3, o aumento do número de repetições da sequência (CTG)n varia de acordo com a gravidade do caso e com a idade de início da sintomatologia, de modo que, na forma congênita, o número de repetições é maior que na forma clássica não congênita.

A forma congênita caracteriza-se por alta incidência de complicações gestacionais e obstétricas, sendo frequentes poli-hidrâmnio, natimortos, hemorragia da matriz germinativa, placenta prévia, parto prolongado etc.

O quadro clínico, além da artrogripose, caracteriza-se por intensa hipotonia muscular com comprometimento predominantemente proximal e da musculatura da face, língua, faringe e diafragma. Consequentemente, são comuns dificuldades alimentares, seja por sucção fraca, seja por disfagia, e complicações respiratórias, com elevada porcentagem de óbitos no primeiro mês. Quando superadas as dificuldades do primeiro ano de vida, o quadro clínico é estável na infância, mostrando predomínio de acometimento facial, oral, da fala e, comumente, deficiência mental leve. A diparesia facial, com importante protrusão dos lábios e consequente dificuldade de fala, é um aspecto fenotípico muito sugestivo. No período neonatal, o fenômeno miotônico não é aparente, nem mesmo eletromiograficamente, assim como o comprometimento cardíaco; porém, é recomendável avaliar periodicamente a função cardíaca e as eventuais alterações sistêmicas da doença a partir da adolescência.

MIOPATIAS METABÓLICAS

As miopatias metabólicas, mais raras na prática diária, são resultantes de falência da produção energética, por defeito primário do metabolismo do glicogênio, dos ácidos graxos ou das mitocôndrias. Cada uma dessas categorias recebe, respectivamente, a denominação de mitocondriopatias (doenças da fosforilação oxidativa), distúrbios da betaoxidação e glicogenoses. Clinicamente, essas miopatias se caracterizam pela combinação de sintomas flutuantes ou intermitentes, como intolerância aos exercícios, cãibras, mialgias e mioglobinúria, e de sintomas fixos ou mantidos, a saber, fraqueza muscular e possível acometimento sistêmico.

Entre as glicogenoses, a forma II, por deficiência da maltase ácida (doença de Pompe), apresenta um subtipo que pode ser evidente já ao nascimento ou precocemente, embora, na maioria dos casos, leve algumas semanas para se manifestar, e a forma IV, por deficiência da enzima ramificadora (doença de Andersen), extremamente rara, também pode causar intensa hipotonia nas primeiras semanas ou no lactente. Essas doenças são bastante graves e, em ambas, a herança é autossômica recessiva e o comprometimento é multissistêmico (muscular, cardíaco e visceral). Em uma terceira glicogenose, a forma III, por deficiência da enzima desramificadora (doença de Forbes/Cori), também pode ser evidenciada hipotonia já no lactente; porém, predominam as manifestações viscerais, sobretudo hepáticas, e o quadro apresenta boa evolução. Muito raramente, a deficiência de miofosforilase, que é a glicogenose tipo V ou doença de McArdle, pode ter início no RN ou após poucas semanas, com grave fraqueza muscular e o comprometimento muscular é puro. Já a deficiência de fosfofrutoquinase, glicogenose tipo VII ou doença de Tarui, também excepcionalmente tem início no RN, com grave fraqueza muscular e comprometimento multissistêmico caracterizado por crises epilépticas, cegueira cortical, opacidade corneal, eventual cardiomiopatia, morte precoce por insuficiência respiratória, sendo detectável a falta de atividade da enzima no músculo e no fígado.

De todas essas glicogenoses, sem dúvida, a que é mais frequentemente lembrada com relação ao diagnóstico diferencial da síndrome da criança hipotônica é a glicogenose tipo II ou doença de Pompe, causada pela mutação em homozigose no gene da maltase ácida (alfa-1,4-glucosidase). A incidência é de 1:40.000, incluindo as formas clínicas infantil, juvenil e do adulto. A forma infantil corresponde a cerca de um terço dos casos, tendo início no RN ou, mais comumente, em poucas semanas. Grave fraqueza muscular e hipotonia, macroglossia, miocardiopatia com ECG sugestivo, hepatopatia, comprometimento neuronal e insuficiência respiratória, que podem levar a óbito precoce, são características dessa grave doença que cursa em geral com nível de CPK elevado e cuja eletromiografia pode mostrar atipicamente descargas miotônicas e fibrilações. A biópsia muscular evidencia os típicos depósitos difusos de glicogênio na coloração PAS e vacúolos claros e não marginados, intracitoplasmáticos ou subsarcolemais, únicos ou múltiplos, na técnica NADH. As alterações predominam nas fibras do tipo 1 e nos músculos mais fracos. O teste de atividade enzimática é realizado em cultura de fibroblastos da pele, tecido muscular e leucócitos do sangue periférico, sendo que o tratamento com reposição enzimática por via IV ainda não pode ser considerado de efeito conclusivo na forma infantil.

Os distúrbios da β-oxidação apresentam quadro clínico heterogêneo e, dependendo da idade de início que é altamente variável, podem integrar a chave de diagnóstico diferencial da síndrome da criança hipotônica, observando-se em geral intensa hipotonia, sobretudo quando o comprometimento é multissistêmico. Entre os diversos distúrbios da β-oxidação, a deficiência da desidrogenase da acil-CoA dos ácidos graxos de cadeia curta é o defeito enzimático mais frequentemente associado a miopatia franca, sendo detectada pela biópsia muscular, que mostra acúmulo de lípides e deficiência de carnitina no músculo. Além da fraqueza muscular, há retardo do desenvolvimento neuropsicomotor, sobretudo da fala, retardo do crescimento e acidose metabólica. Também a deficiência múltipla da desidrogenase da acil-CoA pode mostrar um quadro semelhante, porém apresenta uma gama maior de variabilidade clínica que inclui morte neonatal, encefalomiopatia com hipoglicemia no lactente ou em criança maior, miocardiopatia e até miopatia pura em adultos. Alguns desses pacientes apresentam excelente resposta à administração de riboflavina. Outros distúrbios da β-oxidação que podem mostrar início precoce e acentuada hipotonia muscular são os do ciclo da carnitina, principalmente a deficiência sistêmica da carnitina que deve ser lembrada em qualquer lactente que apresente surtos de fraqueza muscular e hipotonia, acompanhados de hipoglicemia hipocetótica e hiperamonemia, existindo cardiomegalia e hepatomegalia de base. O diagnóstico é efetuado facilmente por meio das dosagens de carnitina plasmática e de acilcarnitina (diminuídas) e existe excelente resposta à administração de carnitina por via oral, com regressão, inclusive, do quadro hepático e cardíaco. Ainda com relação aos distúrbios do ciclo da carnitina, há deficiência de carnitina-palmitoiltransferase I, que pode ser detectada pela diminuição de acilcarnitina de cadeia longa, porém com aumento da carnitina plasmática, e que mostra quadro variável, desde morte neonatal a surtos na lactência, semelhantes aos que ocorrem no déficit de carnitina, desencadeados por episódios febris, jejum prolongado, estresse ou exercícios. O diagnóstico é efetuado pela dosagem da atividade da enzima em cultura de fibroblastos ou linfócitos. A deficiência de carnitina-palmitoiltransferase II pode acometer adultos e crianças, sendo fatal na forma neonatal e muito grave na forma infantil, que se manifesta a partir dos 6 meses de idade, com surtos de hipoglicemia não cetótica, hepatomegalia e, frequentemente, encefalopatia e acidose metabólica. Nesses casos, também ocorre aumento de acilcarnitina de cadeia longa no plasma, o que corrobora que o exame para detectar o perfil de acilcarnitina no plasma é muito útil em todos esses distúrbios, apesar de o diagnóstico definitivo somente ser obtido por meio da dosagem da enzima em cultura de fibroblastos ou em leucócitos. Nessa forma, as biópsias hepática e muscular mostram o acúmulo de lípides. O tratamento, além da reposição da glicose durante os surtos, exige uma dieta rica em carboidratos e pobre em gordura, podendo também ser utilizada a L-carnitina por via oral.

As mitocondriopatias ou doenças mitocondriais correspondem a uma série de afecções clínica e geneticamente heterogêneas que mais recentemente passaram a incluir apenas as doenças causadas por defeitos da cadeia respiratória, sendo excluídas as desordens do transporte do substrato, da utilização do substrato (metabolismo do piruvato) e do ciclo de Krebs. Nas crianças, as cifras de incidência e prevalência são escassas, da ordem de 5 a 9/100.000. A caracterização detalhada dos princípios que regem a abordagem das mitocondriopatias é complexa, bem como a sua extensa gama de quadros clínicos e procedimentos diagnósticos. Visto que resultam de comprometimento da função da cadeia respiratória, afetam preferencialmente os tecidos metabolicamente mais ativos: músculo esquelético, SNC, retina, coração, rim, fígado, pâncreas e sistema endócrino. Entretanto, qualquer tecido pode ser afetado, daí o nome de citopatias mitocondriais. Clinicamente, o acometimento muscular puro é raro, enquanto o do SNC é relativamente comum. É grande também a heterogeneidade genética, existindo casos esporádicos, herança materna com mutações do DNA mitocondrial, herança autossômica dominante, recessiva e recessiva ligada ao sexo. Há diversas mutações do DNA mitocondrial que levam a deficiências enzimáticas, ainda sem correlação precisa com o fenótipo. As mitocondriopatias predominantemente miopáticas costumam ser defeitos da cadeia respiratória de herança mendeliana, enquanto as encefalomiopatias costumam ter herança materna tipo mitocondrial. Em resumo, o comprometimento muscular da maioria das mitocondriopatias é absolutamente heterogêneo, generalizado, podendo ser grave e precocemente fatal, de predomínio em cinturas, facioescapuloumeral, ou musculatura ocular, mostrar-se estático, progressivo ou em surtos de intolerância aos exercícios, com ou sem mioglobinúria, e possivelmente associado a comprometimento cardíaco e distúrbios metabólicos.

Ocasionalmente, dependendo da idade de início, que é variável, tanto encefalomiopatias quanto miopatias puras integram o leque etiológico da síndrome da criança hipotônica, de causa central, neuromuscular ou mista. O protótipo da hipotonia muscular que depende de mitocondriopatia em RNs e lactentes é a anormalidade do complexo IV da cadeia respiratória ou déficit da citocromo-oxidase, de herança autossômica recessiva. Além da deficiência do complexo IV/citocromo-oxidase, nos defeitos da cadeia respiratória do complexo I e do complexo II/redutase succinato-ubiquinona-oxidase também pode existir hipotonia proeminente. A biópsia muscular mostra as peculiares *ragged red fibers* em cerca de 30% das mitocondriopatias, sendo caracteristicamente associadas às mutações do DNA mitocondrial e raras nos defeitos do DNA nuclear.

A deficiência do complexo IV – citocromo coxidase (COX), que compreende 13 subunidades, das quais três dependem de DNAmt, inclui uma forma infantil, predominantemente miopática de herança autossômica recessiva que pode ser benigna ou fatal (nesta pode existir mutação do DNAmt), e uma forma multisistêmica, na maioria das vezes associada a uma deficiência parcial de COX e fenótipo tipo Leigh, de início no segundo semestre de vida.

A forma predominantemente miopática é uma miopatia mitocondrial pura, exemplo concreto da síndrome da criança hipotônica, sendo o mais comum dos defeitos da cadeia respiratória. A forma neonatal fatal cursa com intensa hipotonia e acidose lática, podendo também ocorrer tubulopatia renal (síndrome de Fanconi) e/ou cardiopatia. A forma benigna, apesar de igualmente alarmante ao nascimento, evolui com melhora gradativa e chega à normalidade por volta dos 3 anos de idade. Em ambas as formas, os achados da biópsia muscular são muito sugestivos, pois utilizando a técnica histoquímica para citocromo-oxidase (COX), há total ausência de fibras COX-positivas. A variedade benigna pode ser distinta da forma fatal por meio da determinação por reação imunológica tipo Elisa da enzima no tecido muscular que se encontra totalmente ausente na forma fatal. Na forma benigna, a reversibilidade do quadro com o crescimento pode ser explicada pela ocorrência de mutações que afetam uma subunidade da enzima citocromo-oxidase, a qual, além de ser músculo-específica é também regulada pelo crescimento/desenvolvimento. Assim, a mutação da isoenzima fetal ou neonatal seria espontaneamente corrigida quando a isoenzima madura começasse a se expressar. Nas deficiências do complexo IV, bem como dos complexos I e II da cadeia respiratória, é possível o diagnóstico pré-natal.

Ainda cabe lembrar que, como o genoma nuclear controla, regula e mantém o DNAmt, mutações do genoma nuclear, de herança mendeliana, podem originar defeitos do DNAmt, do tipo qualitativo (deleções múltiplas) ou quantitativo (depleções devidas ao comando nuclear para produzir menos cópias do DNAmt). A expressão tecidual é variável. As depleções do DNA mitocondrial, de herança autossômica recessiva, manifestam-se, em geral, na infância, e são graves, apresentando dois fenótipos fundamentais:

Congênito fatal, com depleção do DNA mais intensa e multitecidual: grave hipotonia com fraqueza muscular, oftalmoplegia, bem como graus variáveis de hepatopatia, cardiopatia e nefropatia.

Infantil, com depleção parcial do DNAmt: quadro muscular puro com *ragged red fibers*, com ou sem acidose láctica. É de se notar que este quadro se assemelha muito àquele decorrente da forma predominantemente miopática da deficiência do complexo IV, citocromo-oxidase, do qual deve ser distinguido. Algumas vezes, a forma infantil de depleção parcial do DNAmt é mais tardia, manifestando raras *ragged red fibers*, também de aparecimento tardio. Portanto, é um quadro a ser lembrado quanto ao diagnóstico diferencial da síndrome da criança hipotônica com quadro miopático grave a esclarecer. Através de *southern blot* é possível quantificar o DNAmt, o que também permite diagnóstico pré-natal. A mutação gênica é detectável em aproximadamente 40% a 50% dos casos. Há dois genes principais implicados: quinase da deoxiguanosina mitocondrial e quinase da deoxitimidina mitocondrial. Mutações em outros genes que levam à depleção mitocondrial em crianças são esporadicamente descritas, um deles, a subunidade beta de succinil Coa-sintetase, formadora de ADP (SUCLA2), associa-se a um fenótipo típico de Leigh. Mutações no gene SUCLA2 também foram identificadas recentemente em pacientes com grave quadro de hipotonia neonatal e encefalopatia progressiva com surdez neurossensorial, que apresentaram a particularidade de leve excreção de ácido metilmalônico em combinação com perfil de acilcarnitina anormal. O fenótipo é muito semelhante à síndrome de Leigh com quadro clínico e neurorradiológico de comprometimento extrapiramidal (putâmen e caudado), porém poupando o globo pálido, diferentemente da acidúria metilmalônica.

Uma nova categoria de mitocondriopatias recentemente incluída na complexa classificação é a deficiência de CoQ10, que tem a função de transportar elétrons dos complexos I e II para o complexo III da cadeia respiratória. Essa deficiência se manifesta por meio de quatro fenótipos principais: encefalomiopatia com mioglobinuria recorrente, comprometimento cerebral e fibras *ragged-red* na biópsia muscular, comprometimento multissistêmico no lactente com encefalopatia e nefropatia proeminente, ataxia e atrofia cerebelar, e miopatia pura. Assim como ocorre em outras formas de mitocondriopatias, o comprometimento sistêmico com encefalomiopatia manifesta, entre diversos sinais, a hipotonia muscular que, pela gravidade do quadro clínico, não assume um papel-chave para o diagnóstico. Por outro lado, os casos de comprometimento miopático puro, não se encaixam no diagnóstico diferencial da síndrome da criança hipotônica, já que a idade de início das manifestações é sempre no final da infância ou da juventude. Portanto, embora se trate de uma mitocondriopatia frequentemente citada, muito raramente será a causa da síndrome da criança hipotônica.

O diagnóstico das mitocondriopatias inclui exames para avaliação da miopatia, rotina laboratorial hematológica, endócrina e renal, avaliação cardiológica, clínica e eletrofisiológica, avaliação oftalmológica e auditiva, conforme indícios clínicos, determinação do perfil metabólico, RM com espectroscopia para detectar eventual pico de lactato e redução de N-acetil-L-aspartato, testes fisiológicos do exercício muscular, como taxa de fosfocreatina X fósforo inorgânico e espectroscopia por P-RM, esta última de difícil aplicação em crianças. Finalmente, o estudo genético está cada vez mais aperfeiçoado e nos poucos centros em que está disponível, pode ser, eventualmente, oferecido o diagnóstico definitivo.

Entretanto, entre as crianças, 90% apresentam uma mutação do DNA nuclear relacionada com uma das mais de mil proteínas envolvidas na função mitocondrial, sendo que a maioria dessas mutações ainda não foi elucidada. Por esta razão, o estudo enzimático ganha importância especial; porém, infelizmente, ainda não é efetuado de forma ampla em nosso meio. Existem dois procedimentos que avaliam a funcionalidade do transporte de elétrons através da cadeia respiratória: medidas polarográficas e espectrofotométricas. O primeiro procedimento somente pode ser efetuado em músculo fresco e tem a limitação de hiperdetectar a atividade enzimática, já que no paciente com doença mitocondrial há tendência ao aumento do número de mitocôndrias. A análise espectrofotométrica pode usar músculo congelado e mede a atividade de cada complexo da cadeia respiratória individualmente. Ambos os procedimentos somente são realizados em centros de pesquisa especializados e eventualmente podem utilizar fibroblastos ou outros tecidos afetados que forem acessíveis.

O tratamento das mitocondriopatias não se encontra definido, exceto para os pacientes que apresentam deficiência de CoQ10. Nesses pacientes, assim como em parte dos pacientes que têm a deficiência múltipla da desidrogenase da acil-CoA, o emprego de CoQ10 (500 a 1.000 mg/dia) e riboflavina (100 mg/dia) pode ser altamente benéfico no sentido de melhorar a fraqueza muscular. Os diferentes coquetéis de vitaminas e cofatores (riboflavina, tiamina, ácido fólico, ácido ascórbico, vitamina E e monoidrato de creatina) são frequentemente prescritos, porém não há estudos conclusivos sobre a sua eficácia.

BIBLIOGRAFIA

Alves RS, Resende MB, Skomro RP et al. Sleep and neuromuscular disorders in children. Sleep Med Rev 2009; 13:133-148.

Birdi K, Prasad AN, Prasad C et al. The floppy infant: retrospective analysis of clinical experience (1990-2000) in a tertiary care facility. J Child Neurol 2005; 20:803-808.

Bodensteiner JB. The evaluation of the hypotonic infant. Semin Pediatr Neurol 2008; 15:10-20.

D'Amico A, Bertini E. Congenital myopathies. Curr Neurol Neurosci Rep 2008; 8:73-79.

Darras BT. Hypotonia and neuromuscular disorders. 60th Annual Meeting of the American Academy of Neurology. Chicago, April 12-19, 2008. Course 7FC.002. Child Neurology: 1-21.

Dubowitz V. The floppy infant. 2 ed. Clinics in Developmental Medicine No. 76. London: Spastics International Medical Publications (Mac Keith Press), 1980.

Engel AG, Shen XM, Selcen D, Sine SM. Further observations in congenital myasthenic syndromes. Ann N Y Acad Sci 2008; 1.132:104-113.

Grohmann K, Varon R, Stolz P et al. Infantile spinal muscular atrophy with respiratory distress type 1 (SMARD1). Ann Neurol 2003; 54:719-724.

Han JJ, McDonald CM. Diagnosis and clinical management of spinal muscular atrophy. Phys Med Rehabil Clin N Am 2008; 19:661-680.

Harris SR. Congenital hypotonia: clinical and developmental assessment. Dev Med Child Neurol 2008; 50:889-892.

Kaplan J-C. The 2009 version of the gene table of neuromuscular disorders. Neuromuscul Disord 2009; 19:77-98.

Koenig MK. Presentation and diagnosis of mitochondrial disorders in children. Pediatr Neurol 2008; 38:305-313.

Lunn MR, Wang CH. Spinal muscular atrophy. Lancet 2008; 371:2.120-2.133.

Paradas C, González-Quereda L, De Luna N et al. A new phenotype of dysferlinopathy with congenital onset. Neuromuscul. Disord 2009; 19:21-25.

Paro-Panjan D, Neubauer D. Congenital hypotonia: is there an algorithm? J Child Neurol 2004; 19:439-442.

Prasad AN, Prasad C. The floppy infant: contribution of genetic and metabolic disorders. Brain Dev 2003; 25:457-476.

Quijano-Roy S, Mbieleu B, Bönnemann CG et al. De novo LMNA mutations cause a new form of congenital muscular dystrophy. Ann Neurol 2008; 64:177-186.

Reed UC. Congenital muscular dystrophy. Part I: a review of phenotypical and diagnostic aspects. Arq Neuropsiquiatr 2009; 67:144-168.

Reed UC. Congenital muscular dystrophy. Part II: a review of pathogenesis and therapeutic perspectives. Arq Neuropsiquiatr 2009; 67:343-362.

Ryan MM, Ouvrier R. Hereditary peripheral neuropathies of childhood. Curr Opin Neurol 2005; 18:105-110.

Sender P, Jayawant S. Evaluation of the floppy infant. Curr Pediatr 2003; 13:345-349.

Sewry CA, Jimenez-Mallebrera C, Muntoni F. Congenital myopathies. Curr Opin Neurol 2008; 21:569-575.

Sumner CJ. Molecular mechanisms of spinal muscular atrophy. J Child Neurol 2007; 22:979-989.

Tuppen HA, Blakely EL, Turnbull DM, Taylor RW. Mitochondrial DNA mutations and human disease. Biochim Biophys Acta 2010; 1797:113-128.

Van Adel BA, Tarnopolsky MA. Metabolic myopathies: update 2009. Clin Neuromuscul Dis 2009; 10:97-121.

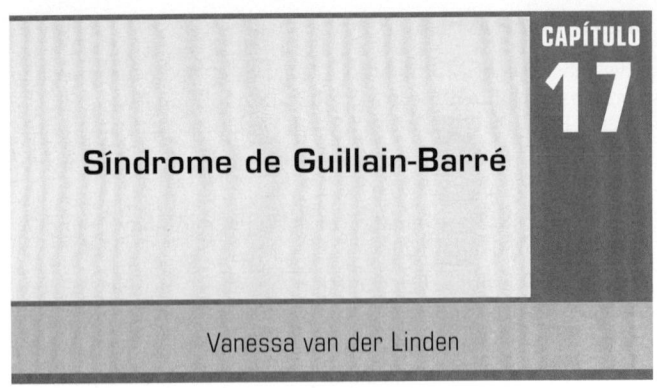

Síndrome de Guillain-Barré

Vanessa van der Linden

INTRODUÇÃO, DEFINIÇÃO E EPIDEMIOLOGIA

A polirradiculoneuropatia inflamatória desmielinizante aguda é uma doença desmielinizante dos nervos periféricos, do tipo monofásico e com remissão espontânea. Essa definição é unitária e inclui apenas o subtipo predominante dos casos da SGB observados no mundo ocidental; porém, sabe-se que a SGB constitui um conjunto de síndromes que se manifesta com diferentes subtipos, com características eletrofisiológicas e anatomopatológicas diferentes; assim, é melhor definir a SGB como uma polirradiculoneuropatia autoimune, caracterizada clinicamente pela presença de paralisia flácida com arreflexia, comprometimento sensitivo variável e elevação das proteínas no LCR.

A síndrome foi descrita por Landry, em 1859, como paralisia aguda ascendente e, a partir do momento em que o exame do liquor (LCR) passou a ser utilizado como método de apoio diagnóstico, Guillain, Barré e Strohl, em 1916, relataram uma polineurite aguda benigna em dois soldados franceses e descreveram a típica alteração liquórica, com elevação das proteínas sem pleocitose (dissociação albumino-citológica).

A SGB pode ocorrer em qualquer idade, sendo mais frequente em adultos acima dos 40 anos. Na infância, geralmente, ocorre após os 3 anos, havendo referência de pico de incidência entre 2 e 4 anos. Existem relatos da SGB no período neonatal e na forma congênita.

A SGB se apresenta de forma esporádica, com distribuição uniforme ao longo dos meses, com exceção do Norte da China, onde ocorre de forma epidêmica, no verão, e nos EUA, relacionada com programas de vacinação de influenza. Os dois sexos são igualmente afetados, porém, alguns estudos relatam discreto predomínio no sexo masculino. Nos casos de epidemia de verão, no norte da China, há um leve predomínio no sexo masculino.

A incidência global da SGB é de 1 a 2 casos por 100.000 habitantes. Nas crianças com menos de 15 anos, a incidência é de 0,4 a 0,6 por 100.000, no Brasil, e 0,2 a 0,5, nos EUA.

Aproximadamente 60% a 75% dos casos relatam antecedentes de doença infecciosa aguda, geralmente do tipo viral inespecífica, frequentemente do trato respiratório ou gastrointestinal, assim como de outras infecções, como as produzidas pelo vírus da imunodeficiência humana, o citomegalovírus, o vírus Epstein-Barr, o herpes-zóster, o vírus da hepatite e a infecção pelo *Mycoplasma pneumoniae*. A infecção pelo *Campylobacter jejuni*, geralmente com quadro diarreico, é uma das causas infecciosas bacterianas mais comuns, que precedem a SGB. Evidência sorológica do *C. jejuni* ocorre em cerca de 30% dos pacientes com SGB e parece estar relacionada com as formas axonais e a forma de Miller-Fisher.

A SGB está também associada a cirurgias, neoplasias ou lúpus eritematoso sistêmico. O intervalo entre o antecedente e o início dos sintomas costuma variar de 1 a 3 semanas.

ETIOLOGIA, PATOGENIA E PATOLOGIA MORFOLÓGICA E FUNCIONAL

As características patológicas nos casos fatais da SGB não são uniformes, variando de acordo com a forma clínica.

Na forma desmielinizante inflamatória aguda, as características patológicas já são conhecidas há cerca de 30 anos; essa forma é marcada por uma desmielinização inflamatória com infiltrado linfocitário focal e difuso e numerosos macrófagos. Tanto as fibras motoras quanto as sensitivas são acometidas. Estudos recentes demonstram que nos estágios iniciais ocorre vacuolização das camadas externas da mielina, que é precedida por ativação de complemento ao longo de toda a superfície da célula de Schwann nas fibras afetadas e, provavelmente, a ativação do complemento inicia um ciclo de vacuolização, quebra e fagocitose por macrófagos da mielina. Nos casos mais graves, pode ocorrer degeneração axonal com subsequente degeneração valeriana associada à resposta inflamatória intensa.

Na forma axonal, o infiltrado inflamatório é leve ou ausente. A lesão primária é a degeneração axonal. O ataque imune primário parece ocorrer no nódulo de Ranvier, seguido de migração de macrófagos no espaço periaxonal com concomitante redução axonal e, em alguns casos, degeneração axonal.

Na síndrome de Miller-Fisher, as características patológicas são semelhantes às encontradas na forma desmielinizante inflamatória aguda.

A fisiopatologia da SGB ainda não está definida. A presença de infiltrado de linfócitos e macrófagos, à microscopia, sugere que a desmielinização observada na SGB seria decorrente de processo autoimune.

A elevação de várias citocinas pró-inflamatórias tem sido descrita na SGB. As citocinas derivadas de células T como o interferon-α e o fator de necrose tumoral-α podem ser importantes na desmielinização inflamatória, ativando macrófagos que aumentam a atividade fagocitária. O fator de necrose tumoral-α apresenta, *in vitro*, dano direto à mielina.

Estudos imunopatológicos sugerem que o fator desencadeante do ataque imune é diferente nas diversas formas da SGB: na forma desmielinizante, o ataque parece ser direto contra o componente da célula de Schwann e, na forma axonal, o ataque parece ser contra o axolema e o nódulo de Ranvier.

Fatores humorais, incluindo anticorpo e complemento, podem ter um papel importante na fisiopatplogia da SGB. Essas evidências incluem a eficácia da plasmaférese, níveis elevados dos produtos ativados por complemento e depósito de complemento e IgM na mielina, em biópsias de pacientes com SGB. Complemento fixando anticorpo antinervo periférico e antimielina estão presentes em alguns pacientes com SGB, e seus títulos têm correlação com o curso clínico.

A presença de depósito de complemento, na fase inicial, precedendo a desmielinização, sugere que a ativação do complemento desempenha um papel importante na lesão imunomediada da mielina.

Vários relatos nos últimos 15 anos têm descrito a presença de anticorpo em inúmeras neuropatias periféricas. Destaca-se a descrição de anticorpos contra os gangliosídeos (anticorpo antigangliosídeo), relacionados com diversas formas de neuropatias.

Os gangliosídeos são uma classe de glicoesfingolípides, sintetizados no complexo de Golgi dos neurônios e transportados ao longo do axônio, incorporando-se à capa bilipídica da membrana axonal. Nos últimos anos, surgiram mais estudos que destacam a possível correlação clínico-sorológica entre determinados anticorpos policlonais antigangliosídeos e subtipos específicos da SGB. Os diversos anticorpos antigangliosídeos podem resultar de uma reação cruzada com antígenos bacterianos ou virais.

Esses achados sugerem que a presença da IgG, que se liga efetivamente ao complemento, e dos macrófagos é o fator mais importante no desenvolvimento da SGB.

Outro aspecto que pode ter importante papel na imunopatogênese da SGB é a suscetibilidade imunogenética individual.

QUADRO CLÍNICO

O quadro clínico da SGB caracteriza-se pela presença de paralisia flácida, arrefléxica, afetando inicialmente os membros inferiores, com curso ascendente para membros superiores e musculatura torácica; o déficit costuma ter predomínio distal e ser simétrico. Paralisia da musculatura respiratória é uma complicação comum, sendo que 20% dos pacientes com SGB necessitam de assistência ventilatória.

Ataxia levando à alteração da marcha, com provável origem sensitiva, não é incomum e pode ser sintoma inicial.

As parestesias e disestesias podem estar presentes e também são distais; a dor, de origem neuropática ou radicular, é referida em 50% dos casos, podendo ser um sintoma inicial importante e causa de irritabilidade na criança.

Comprometimento de nervos cranianos é observado em 30% a 50% das crianças com SGB, sendo o envolvimento do VII nervo o mais frequente. O comprometimento dos nervos bulbares costuma ser ocasional, causando disfagia e disartria; o comprometimento dos nervos oculomotores e a neurite óptica são mais raros.

O envolvimento do sistema nervoso autônomo pode estar presente, incluindo distúrbios cardiovasculares, vasomotores ou sudomotores, tanto no sistema simpático quanto no parassimpático, e é responsável por sinais e sintomas, como hipertensão ou hipotensão arterial, arritmias cardíacas, sudorese, rubor e distúrbios da bexiga e íleo. Retenção ou incontinência urinária podem estar presentes em cerca de 10% dos casos da SGB.

O curso clínico caracteriza-se por uma fase inicial de progressão dos sintomas, com duração de 10 a 30 dias. Após essa fase, segue-se a fase de platô e, posteriormente, a de recuperação, que pode durar semanas a meses.

DIAGNÓSTICO

O diagnóstico, já que não existe marcador biológico dessa afecção, baseia-se no quadro clínico, nas modificações do LCR e nas alterações da eletroneuromiografia.

Líquido cefalorraquidiano

O LCR costuma ser normal durante os primeiros dias da doença e, entre o segundo e o 15º dia do início dos sintomas, ocorre elevação das proteínas, que pode seguir assim até a terceira ou quarta semana. O número de células no LCR dos pacientes com SGB é menor ou igual a 10 células/mm^3, caracterizando a dissociação albuminocitológica. Na presença de mais de 50 células/mm^3 no LCR, o diagnóstico deve ser questionado.

Eletroneuromiografia

Os estudos eletrodiagnósticos apresentam maior sensibilidade e especificidade para o diagnóstico da SGB. Nos quadros desmielinizantes, os estudos eletrofisiológicos mostram bloqueio de condução multifocal, redução da velocidade de condução nervosa, latência distal prolongada e ausência da onda F ou prolongamento da latência da onda F. Nos quadros puramente axonais, evidencia-se a ausência ou redução importante da amplitude do potencial de ação do músculo com velocidade de condução relativamente preservada e, posteriormente, sinais de desnervação.

Ressonância magnética da coluna

A ressonância magnética da coluna pode apresentar um espessamento intratecal das raízes dos nervos espinhais e da cauda equina com vários graus de realce com gadolínio nas imagens em T1. Essa alteração não é específica da SGB e pode ser vista em neoplasias e outros processos inflamatórios. Entretanto, o realce apenas das raízes anteriores é fortemente sugestivo da SGB. Esse exame é, na maioria das vezes, solicitado com intenção de excluir outras possibilidades diagnósticas.

De acordo com o padrão da eletroneuromiografia e as características clínicas, podemos classificar os subtipos da SGB em: polirradiculoneuropatia inflamatória desmielinizante aguda, neuropatia axonal motora aguda, neuropatia axonal motora-sensitiva aguda e síndrome de Miller-Fisher.

Polirradiculoneuropatia inflamatória desmielinizante aguda

Trata-se da forma clássica, inflamatória desmielinizante, da SGB que ocorre em todas as idades, com distribuição uniforme dos casos, durante o ano, sendo responsável por mais de 90% dos casos da SGB no Norte da América, na Europa e na Austrália. A paralisia com curso ascendente e comprometimento sensitivo leve ou moderado é o padrão mais frequente; porém, outras apresentações com início da paralisia nos membros superiores ou nos nervos cranianos, com padrão descendente, podem ocorrer. A eletroneuromiografia tem padrão desmielinizante e cerca de um terço dos casos apresenta anticorpo antigangliosídeo, em que o mais frequente é o anti-GM1. A evolução e o prognóstico são bons.

Neuropatia axonal motora aguda (AMAN)

Essa denominação tem sido aplicada para a forma epidêmica da SGB observada no Norte da China, fortemente associada à evidência de infecção prévia pelo *Campylobacter jejuni*. Grande proporção desses pacientes são crianças, provenientes de área rural do Norte da China e com um pico de incidência durante o verão. Os pacientes não apresentam alterações sensitivas, com padrão eletroneuromiográfico consistente com degeneração seletiva do axônio motor, sem evidência de desmielinização. Essa forma ocorre em 5% dos casos da SGB, nos países do Ocidente, 15% a 20% dos casos, no Japão e, aproximadamente, dois terços dos casos, no Norte da China. As características da paralisia são semelhantes à forma desmielinizante, com sensibilidade preservada. A evolução e o prognóstico são semelhantes à forma desmielinizante.

Neuropatia axonal motora-sensitiva aguda (AMSAN)

Essa forma, descrita por Feasbry e colaboradores, em 1986, ocorre principalmente em adultos, tanto no Norte da China quanto nos países ocidentais. Existe um comprometimento grave dos axônios motores e sensitivos, com curso clínico prolongado e pobre recuperação. As características imunológicas são semelhantes às da forma axonal motora aguda. Acredita-se ser uma versão grave dessa forma.

Síndrome de Miller-Fisher

Descrita por Miller-Fisher, em 1956, caracteriza-se pela presença de ataxia, arreflexia e oftalmoplegia, associadas a déficit de força dos membros, com evolução progressiva. As características eletroneuromiográficas são compatíveis com desmielinização dos nervos periféricos. Mais de 90% dos casos da síndrome de Miller-Fisher têm anticorpos antigangliosídeos IgG anti-GQ1b.

TRATAMENTO

O tratamento da SGB consiste na adoção de medidas de suporte e no uso de terapia de imunomodulação.

Tratamento de suporte

O tratamento de suporte é essencial para a manutenção vital do paciente. Sua sofisticação e precisão, nos últimos 20 anos, são responsáveis pela redução do índice de óbito de 20% para 5%. Entre os cuidados essenciais nesse tópico, destacam-se: a assistência ventilatória, a monitoração cuidadosa das funções vitais, a alimentação por sonda e um suporte nutricional adequado. Recomendam-se mudanças de decúbito com frequência para evitar úlceras. A fisioterapia respiratória deve ser realizada naqueles pacientes acamados para evitar retenção de secreção brônquica e atelectasias. A terapia de reabilitação deve ser iniciada logo que possível, geralmente após a melhora da dor, visando tanto a recuperação motora, quanto manter as mobilidades das articulações e prevenir tromboses venosas. Quando necessário, recomenda-se o uso de órteses para posicionamento e prevenção de retrações tendíneas. Nos casos de comprometimento do nervo facial, o cuidado com os olhos torna-se obrigatório para evitar úlceras de córnea. Nos pacientes com quadro de dor importante, deve ser feito tratamento sintomático.

As alterações disautonômicas nos pacientes com SGB são frequentes; a taquicardia sinusal geralmente não exige tratamento a menos que cause isquemia do miocárdio. Ao contrário, as bradiarritmias podem ser consideradas o transtorno cardiovascular mais perigoso no curso da SGB, incluindo assistolia ou bradicardia, podendo exige a colocação de um marcapasso temporário ou permanente.

O apoio psicológico é parte do tratamento desses pacientes, pois a incapacidade física com manutenção do estado de consciência, muitas vezes dentro de unidades de terapia intensiva, constitui-se num estresse psicológico importante.

Terapia imunomoduladora

A utilização de terapias imunomoduladoras, plasmaférese e imunoglobulina intravenosa, baseia-se no conhecimento atual da fisiopatologia da SGB. A plasmaférese vem sendo utilizada nessa síndrome desde a década de 1980; a imunoglobulina humana intravenosa, em dose alta, passou a ser utilizada na SGB, na década de 1990, com eficácia semelhante. Apresentam resultados benéficos quando aplicadas nas primeiras 2 semanas da doença, reduzindo o tempo de hospitalização, o tempo e a necessidade de suporte ventilatório e a extensão da paralisia.

A eficácia da plasmaférese, em número de três a cinco sessões distribuídas em um período de 7 a 14 dias, tem como provável mecanismo de ação a retirada da circulação de anticorpos antimielina e de fatores solúveis patogênicos. A plasmaférese necessita de local e pessoal especializado. O problema mais comum relacionado com a plasmaférese é a queda de pressão arterial, cuja sintomatologia se caracteriza por sensação de desvanecimento, náuseas, visão turva, sedação etc. A plasmaférese é contraindicada nos pacientes com instabilidade hemodinâmica.

A imunoglobulina humana pode modular o sistema imune dos pacientes com SGB por meio de vários mecanismos. A imunoglobulina humana é utilizada na dose de 400mg/kg/dia durante 5 dias. Sua aplicação é mais rápida e não exige equipamento especial. Em geral, é bem tolerada, acompanhada de menos efeitos colaterais, quando comparada com a plasmaférese; esses efeitos colaterais incluem febre, calafrios, cefaleia, mialgias e taquicardia.

A decisão de iniciar terapia imunomoduladora depende da gravidade e do grau de progressão dos sintomas.

Estudos comparando os dois tipos de tratamento mostram resultados semelhantes em adultos e crianças.

O tratamento com esteroides não é eficaz para os pacientes com SGB.

PROGNÓSTICO E PROFILAXIA

O prognóstico, em geral, é bom. A recuperação costuma ser completa, mas 5% a 25% dos casos podem permanecer com sequelas motoras. Alguns fatores estão relacionados com pior prognóstico, entre eles, destacam-se: história prévia de infecção pelo *Campylobacter* ou diarreia, evolução para tetraparesia em 4 dias, paralisia dos membros superiores, necessidade de ventilação mecânica e degeneração axonal grave. Registra-se evolução fatal em 2% a 5% dos casos, relacionada com alterações disautonômicas e complicações respiratórias.

A profilaxia não pode ser feita em virtude dos conhecimentos atuais sobre a origem da síndrome.

BIBLIOGRAFIA

Abd-Allah SA. et al. Intravenous immunoglobulin as therapy for pediatric Guillain-Barré Syndrome. J Child Neurol 1997; 12:376-380.

Aicardi J. Disease of the nervous system in childhood. 2 ed. London: Mackeith Press, 1998:723-727.

Asbury AK, Arnason BG, Adams RD. The inflammatory lesion in idiopathic polyneuritis. Medicine 1969; 48:173-215.

Asbury AK, Cornblath DR. Assessment of current diagnostic criteria for Guillain-Barré Syndrome. Ann Neurol 1990; 27:S21-S24.

Asbury AK. New concepts of Guillain-Barré Syndrome. J Child Neurol 2000; 15:183-191.

Barreira AA, Marques Jr W. Revisão crítica sobre os atamentos atuais da síndrome de Guillain-Barré. Rev Bras Neurol 1996; 32:161-164.

Cornblath DR. Electrophysiology in Guillain-Barré Syndrome. Ann Neurol 1990; 27:S17-S20.

Dias-Tosta E, Kuckelhaus CS. Guillain-Barré Syndrome in a population less than 15 years old in Brazil. Arq Neuro-Psiquiatr 2002; 60:367-373.

Fonseca LF, Horta MB, Gauzzi LDV. Compêndio de neurologia infantil. Belo Horizonte: Medsi, 2002:571-575.

Griffin JW et al. Guillain-Barré syndrome in northern China: the spectrum of neuropathological changes in clinically defined cases. Brain 1995; 118:577-595.

Griffin JW et al. Pathology of the motor-sensory axonal Guillain-Barré Syndrome. Ann Neurol 1996; 39:17-28.

Hartung HP et al. Effector mechanisms in demyelinating neuropathies. Rev Neurol (Paris) 1996; 152:320-327.

Hirai K et al. Immunoadsorption therapy in Guillain-Barré Syndrome. Pediatr Neurol 1998; 19:55-57.

Hurwitz ES et al. Guillain-Barré Syndrome and the 1978-1979 influenza vaccine. N Engl J Med 1981; 304:1.557-1.561.

Johnson RT. Viral infections of the nervous system. 2 ed. Philadelphia: Lippincott-Raven 1998:181-210.

Jones Jr HR. Childhood Guillain-Barré Syndrome: clinical presentation, diagnosis, and therapy. J Child Neurol 1996; 11:4-12.

McKhann GM et al. Acute motor axonal neuropathy: a frequent cause of acute flaccid paralysis in China. Ann Neurol 1993; 33:333-342.

Sater RA, Rostami A. treatment of Guillain-Barré Syndrome with intravenous immunoglobulin. Neurology 1998; 51:S9-S15.

Tellería-Díaz A, Calzada-Sierra DJ. Síndrome de Guillain-Barré. Rev Neurol 2002; 34:966-976.

The Dutch Guillain-Barré Study Group. Treatment of Guillain-Barré Syndrome with high-dose Immune globulins combined with methylprednisolone: a pilot study. Ann Neurol 1994; 35:749-752.

The Italian Guillain-Barré Study Group. The prognosis and main prognostic indicators of Guillain-Barré syndrome: a multicentre prospective study of 297 patients. Brain 1996; 9.119:2.053-2.061.

Van der Meché FGA, Schmitz PIM. A randomized trial comparing intravenous immuneglobulin and plasmaexchange in Guillain-Barré Syndrome. N Engl J Med 1992; 326:1.123-1.129.

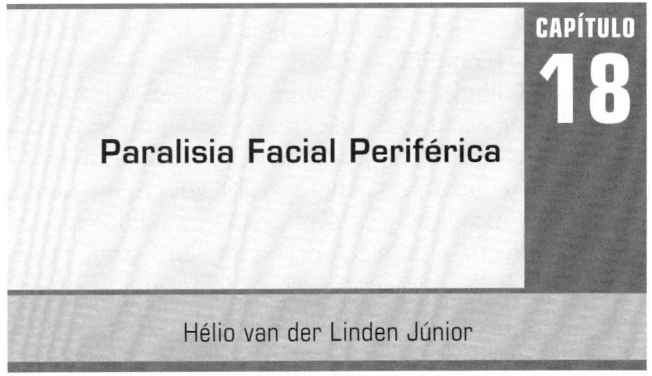

CAPÍTULO 18

Paralisia Facial Periférica

Hélio van der Linden Júnior

INTRODUÇÃO, CONCEITUAÇÃO E EPIDEMIOLOGIA

A paralisia facial periférica (PFP), a mais comum das neuropatias cranianas, resulta num distúrbio funcional que leva a alterações estéticas faciais que, embora na maioria das vezes transitória, pode causar graves problemas sociais, pois acomete a fala, a mastigação, a comunicação, além de implicar risco de lesões das córneas devido à inadequada função da musculatura palpebral. A PFP pode ser causada por lesões traumáticas, compressivas, inflamatórias, infecciosas e metabólicas; contudo, na maioria dos casos, não se identifica uma etiologia, sendo denominada paralisia facial periférica idiopática ou paralisia de Bell, em homenagem ao clínico inglês Charles Bell que, em 1830, foi o primeiro a descrever a doença. A paralisia de Bell representa a causa mais comum de paralisia facial unilateral, correspondendo a 60 a 75% de todos os casos de lesão do VII nervo craniano. Atualmente, a denominação paralisia facial periférica idiopática tem sido mais utilizada.

ETIOLOGIA, PATOGENIA E PATOLOGIA MORFOLÓGICA E FUNCIONAL

Infecção

A paralisia facial secundária à infecção causada pelo vírus da varicela-zóster foi inicialmente descrita por Ramsay Hunt e caracteriza-se por dor e presença de vesículas no interior do canal auditivo externo e no pavilhão auricular. Acomete com mais frequência pacientes com idade avançada ou imunossuprimidos.

O vírus Epstein-Barr também tem sido relacionado como uma das causas de paralisia facial periférica. Estudo realizado por Sumaya e colaboradores analisou as complicações da mononucleose em crianças e encontrou uma ocorrência de PFP em apenas 0,9% dos casos. Christopher e colaboradores descreveram um caso de tumoração da glândula parótida secundária à infecção pelo Epstein-Barr numa criança de 10 anos e relacionaram esta etiologia como parte do diagnóstico diferencial das paralisias faciais secundárias a tumorações desta glândula.

Outros agentes relacionados com a PFP são os vírus da rubéola, da raiva, do sarampo, o CMV e o HIV.

A otite média aguda e a mastoidite são outras enfermidades que devem ser sistematicamente pesquisadas em pacientes com PFP.

Uma etiologia mais recentemente reconhecida como causa de PFP é a doença de Lyme, infecção causada pela espiroqueta *Borrelia burgdorferi* e transmitida através da picada do carrapato do gênero *ixodes*. Foi originalmente descrita no Nordeste dos EUA, porém atualmente está presente em quase toda a América do Norte e em vários outros países. Embora a paralisia facial resultante da doença de Lyme seja usualmente associada a outros sinais da doença, sua ocorrência de forma isolada, especialmente em áreas endêmicas, permanece como sinal de alerta diagnóstico. No Brasil, poucos casos foram descritos.

A sarcoidose é uma entidade rara em crianças, porém, em adultos jovens e adolescentes, pode manifestar-se com um quadro de paralisia facial periférica. A incidência de envolvimento neurológico tem sido relatada entre 5% e 16% dos casos. Lower e colaboradores estudaram uma população de 554 pacientes com sarcoidose e identificaram sintomas neurológicos em 71 deles. A paralisia do nervo facial foi a manifestação mais comum, ocorrendo em 39 pacientes, sendo que em 24 casos foi a única manifestação neurológica encontrada.

Neoplasia

As neoplasias primárias do nervo facial são raras. Os schwanomas do nervo facial geralmente atingem tamanhos consideráveis antes de produzirem sintomas, e apenas um quarto destes causa paralisia facial. As neoplasias que envolvem o nervo facial secundariamente são mais comuns e incluem o neurinoma do acústico e outros tumores do ângulo cerebelo-pontino. Os tumores da parótida também devem ser pesquisados.

Trauma

Após a paralisia de Bell, as lesões traumáticas constituem a causa mais comum de PFP. A lesão do nervo facial ocorre em 20% dos casos de fratura da porção petrosa do osso temporal. Por esta razão, o estado da atividade desse nervo craniano deve ser documentado durante a avaliação inicial de um traumatismo cranioencefálico.

Doenças neurológicas

Paralisia facial ou, mais frequentemente, uma diparesia facial é manifestação bastante encontrada na síndrome de Guillain-Barré, porém raramente caracteriza-se como uma manifestação isolada da doença.

A síndrome de Melkerssom-Rosenthal, doença familiar, caracteriza-se por paralisia facial recorrente, associada a edema facial e língua geográfica. O mecanismo fisiopatológico permanece desconhecido.

PARALISIA FACIAL PERIFÉRICA IDIOPÁTICA OU PARALISIA DE BELL

A PFP idiopática acomete igualmente ambos os sexos. Pode ocorrer em qualquer faixa etária, porém é mais frequente entre os 15 e 45 anos. No nosso meio, constitui causa usual de atendimento de urgência em pronto-socorro pediátrico. A incidência é estimada em aproximadamente 20 a 30 casos para 100.000 habitantes por ano, com ligeiro decréscimo durante os meses de verão. História familiar ocorre em 8% a 10% dos pacientes, ao passo que paralisia facial recorrente, ipsolateral ou contralateral, ocorre em 7% a 10% dos casos. Os relatos de paralisia facial bilateral são de apenas 0,3% dos casos e, quando ocorre tal apresentação, geralmente não se trata de um quadro "idiopático", e outra etiologia deve ser minuciosamente pesquisada. Apesar de ser considerada uma patologia benigna e de recuperação completa, em cerca de 20% dos casos pode haver sequelas permanentes.

Fisiopatologia

Desde a descrição inicial realizada por Charles Bell, em 1830, várias teorias foram propostas para explicar a etiologia da paralisia facial periférica idiopática. Entre os anos 1940 e 1960, postulou-se que a paralisia ocorreria como consequência de uma disfunção do sistema nervoso autônomo, que ocasionaria espasmo e trombose dos microvasos responsáveis pela irrigação do nervo facial. Posteriormente, outra teoria especulou sobre a possibilidade de que o edema fosse consequência de um processo inflamatório, viral ou imunológico, que produziria alteração na microcirculação do nervo facial e diminuição da condutividade neural. No começo dos anos 1970, entrou em cena a teoria imunológica, que propôs que a paralisia facial seria decorrente de uma reação imunológica ou de hipersensibilidade. Os fatores etiológicos desencadeantes poderiam ser estímulos mecânicos, químicos, traumáticos e fundamentalmente virais, que iniciariam a sequência de alterações imunológicas. Em 1972, Fisch e Esslen, baseados nos achados encontrados durante descompressões do nervo facial, observaram que na maioria dos pacientes as alterações se encontravam na porção proximal ao gânglio geniculado, mais precisamente no canal auditivo interno. Estudos anatômicos prévios haviam demonstrado que, neste segmento neural, as artérias são muito delgadas e pobres em anastomoses entre si, de tal maneira que este local seria mais suscetível às alterações isquêmicas ocasionadas por qualquer tipo de compressão. Mais recentemente, a hipótese da teoria viral tem sido alvo de diversos estudos. Leibowitz encontrou uma distribuição heterogênea da doença ao longo do ano: mais frequente no inverno, em pessoas jovens, e durante os meses quentes, em pessoas mais idosas. Esse tipo de padrão epidemiológico era compatível com a hipótese de um agente viral envolvido. Quando se realizam estudos sorológicos para herpesvírus em pessoas com paralisia facial periférica idiopática, em 25% dos casos demonstra-se sorologicamente uma infecção recente por este micro-organismo. Os fatores que habitualmente se associam à reativação do vírus herpes simples – infecções respiratórias, exposição ao frio e aos raios ultravioletas, estresse, queimaduras solares, extrações dentárias e alterações hormonais – frequentemente se associam nos pacientes com PFPI.

A seguir, comentaremos a respeito dos recentes estudos que tentam correlacionar alguns herpesvírus à paralisia facial periférica idiopática.

Vírus da varicela-zóster

A paralisia facial periférica que ocorre durante o herpes-zóster ótico é acompanhada por vesículas na região do pavilhão auricular e no conduto auditivo. Ocasionalmente, alguns casos não estão associados a lesões cutâneas e podem ser acompanhados apenas por aumento nos títulos de anticorpos antivaricela-zóster, condição recentemente denominada *zoster sine herpetica*. Esta ocorrência já foi comprovada em estudos que demonstram partículas virais no exsudato da pele auricular em pacientes com paralisia de Bell (Murakami et al., 1998). Estudo recente utilizando PCR na análise da saliva de 86 pacientes com diagnóstico clínico de paralisia de Bell identificou o vírus da varicela-zóster em 18 casos (21%). Em dois pacientes houve aparecimento de lesões cutâneas após alguns dias, recebendo assim o diagnóstico de herpes-zóster ótico. Os outros 16 receberam o diagnóstico de *zoster sine herpetica*. Atualmente, de acordo com vários estudos mostrando essa possível e provável relação da paralisia de Bell com o vírus da varicela-zóster, esta etiologia deve corresponder a um subgrupo de pacientes diagnosticados como paralisia facial periférica idiopática.

Herpes simples I

Em 1972, McCormick sugeriu que o vírus herpes simples fosse o agente responsável pela paralisia de Bell, baseado na possibilidade de que este agente pudesse colonizar o gânglio geniculado. Porém, não havia nenhuma evidência sorológica e/ou histopatológica para sustentar tal hipótese, pois não existia nenhum relato de encontro de partículas virais no liquor de pacientes com paralisia de Bell. Recentes estudos demonstraram o DNA viral em fluidos endoneurais do nervo facial ou do músculo auricular em pacientes com paralisia de Bell (Murakami e colaboradores, 1996). Schulz, em 1998, demonstrou o DNA do vírus herpes simples I em 10 de 18 gânglios geniculados examinados em autópsia.

Embora existam evidências que apontem o herpes simples I como uma das possíveis causas da paralisia de Bell, ainda residem muitas dúvidas que questionam essa hipótese: se o vírus herpes simples I causa reativações recorrentes, por que a paralisia de Bell na grande maioria dos casos consiste em um único episódio?

Apesar dos dados que relacionam os herpes-vírus como uma possível causa da paralisia de Bell, mais estudos ainda são necessários para comprovar tais achados.

QUADRO CLÍNICO

É de fundamental importância uma história clínica detalhada, bem como um exame clínico e neurológico cuidadoso, pois o diagnóstico de paralisia idiopática é sempre de exclusão. O exame da parótida e a otoscopia são obrigatórios para excluir tumorações e causas infecciosas facilmente identificáveis, como as otites complicadas e mastoidites. A paralisia facial periférica geralmente se apresenta de forma aguda. O quadro determina grande susto e temor ao paciente e familiares, pois ao tentar falar ou fechar os olhos, ocorre uma deformidade facial importante, o que faz com que a família procure o serviço de urgência achando que a criança teve um "derrame". Por comprometer a movimentação voluntária de um lado da face, a paralisia facial periférica gera incapacidade funcional do fechamento do olho do lado acometido. Dessa forma, quando o paciente tenta fechar os olhos, notamos que as pálpebras do lado

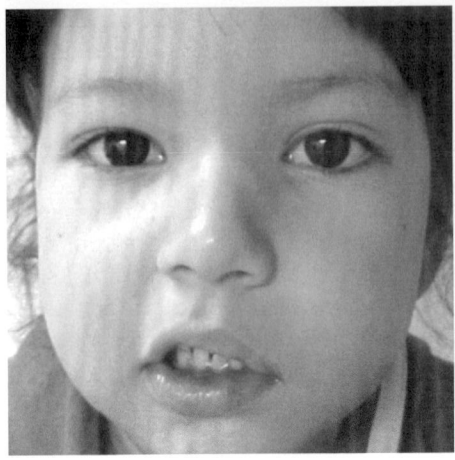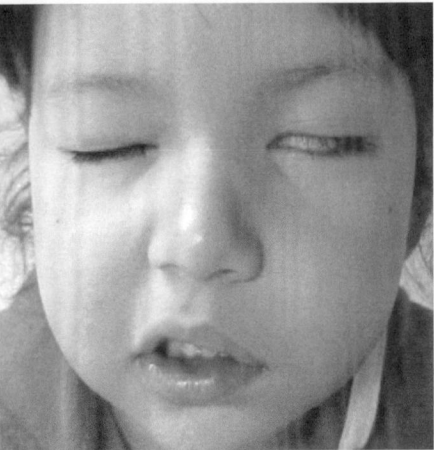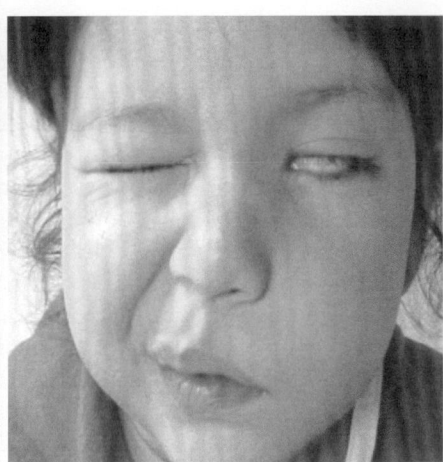

Fig. XV.18.1. Criança com paralisia facial periférica à esquerda, evidenciando o desvio da rima bucal para o lado são, o apagamento do sulco nasolabial à esquerda e o clássico sinal de Bell.

comprometido não se ocluem, deixando o globo ocular à mostra, visualizando-se o movimento de elevação do globo ocular, conhecido como sinal de Bell. Ao pedir para a criança mostrar os dentes ou tentar assobiar, fica bastante evidente que o lado sadio "puxa" o lado paralisado, que se apresenta sem os sulcos naturais da face (Fig. XV.18.1).

DIAGNÓSTICO

Eletroneuromiografia

É utilizada apenas em casos selecionados. Alguns a utilizam como forma de correlacionar os achados ao prognóstico. Um potencial de ação abaixo de 10% com relação ao lado normal seria uma evidência de degeneração grave do nervo facial, com pior prognóstico. Correspondentemente, quando o potencial de ação do lado afetado fosse maior que 10%, uma recuperação espontânea seria o esperado. Na faixa etária pediátrica, devido à pouca colaboração com o exame e à quase totalidade de recuperação espontânea, praticamente não é utilizada.

Radiologia

Diante de uma criança com paralisia facial periférica aguda, em que não se encontra uma etiologia aos exames físico e neurológico, fazendo-se suspeitar de um quadro idiopático, não há necessidade de submetê-la a exames dispendiosos e desnecessários, salvo se houver uma suspeita etiológica específica. A ressonância magnética tem evidenciado realces transitórios com o meio de contraste (gadolíneo) em pacientes com paralisia facial periférica aguda, mas esses achados não trazem valor às decisões terapêuticas. Nos pacientes com paralisia facial recorrente, paralisia facial lentamente progressiva ou um exame físico anormal, a tomografia computadorizada de crânio ou a ressonância são fundamentais.

TRATAMENTO DA PARALISIA FACIAL PERIFÉRICA IDIOPÁTICA OU PARALISIA DE BELL

O tratamento da paralisia de Bell visa proteger e evitar lesões das córneas decorrentes da inadequada função da musculatura palpebral. Utiliza-se uma solução oftalmológica no intuito manter a lubrificação e evitar o ressecamento da córnea. Durante a noite, provavelmente ocorrerá uma abertura ocular do lado acometido, geralmente nos primeiros dias da doença, recomenda-se o uso de pomada oftálmica e tampão oclusivo, até que haja recuperação funcional suficiente para manter a oclusão ocular durante o sono.

Corticoterapia

O uso de corticoides para tratamento da paralisia facial periférica idiopática é bastante controverso. Na faixa etária adulta, existem estudos que corroboram o uso da prednisona em casos selecionados. Wolf e colaboradores mostraram uma melhor evolução nos pacientes tratados com corticoide, porém a diferença não foi estatisticamente significativa, exceto pela prevenção da ocorrência de sincinesia como sequela. Austin e colaboradores compararam pacientes tratados com 60 mg/dia de prednisona com um grupo tratado com placebo. Houve redução significativa na evidência eletroneurográfica de degeneração do nervo facial no grupo tratado com prednisona, e um maior número de casos com sequelas no grupo placebo. Em crianças, estudos comparativos ainda são escassos. Unuvar e colaboradores selecionaram 42 crianças com paralisia de Bell. Os pacientes foram divididos em dois grupos; no primeiro foi administrado metilprednisolona, 1 mg/kg/dia por 10 dias. No segundo grupo não foi realizado tratamento. Os pacientes foram examinados no 21º dia e monitorados prospectivamente no quarto, no sexto e no 12º meses. No quarto mês, 19 pacientes do grupo tratado (86%), contra 16 do grupo de controle (72%), apresentavam clinicamente função normal do nervo facial. A diferença não se revelou tão significativa. Todos os pacientes no grupo tratado tinham exame normal no sexto mês de seguimento. No grupo de controle, dois pacientes apresentavam paralisia parcial. Todos os pacientes tiveram recuperação total no 12º mês. Nenhum efeito colateral relacionado com o corticoide foi relatado. O resultado dessa série não revelou diferença significativa na evolução após 1 ano de seguimento entre o grupo tratado e o grupo de controle, porém o número de pacientes em cada grupo não foi expressivo. Já outros estudos têm demonstrado de forma estatisticamente significativa melhor evolução e menor taxa de sequelas em pacientes tratados com corticoide. Em de 2001, Patrick e colaboradores analisaram estudos relacionados com o uso da corticoterapia na paralisia de Bell, bem como o uso de aciclovir, que comentaremos mais adiante. Dos 230 artigos selecionados, nove compararam prospectivamente a evolução clínica no grupo tratado com corticóide e no grupo tratado com placebo. O regime terapêutico mais utilizado foi a prednisona oral 1 mg/kg, máximo de 70 mg, duas vezes ao dia por 6 dias, com uma retirada em 4 dias. Apesar de alguns estudos se mostrarem inconclusivos, a maioria deles demonstrou uma melhor evolução no que diz respeito ao tempo de recuperação e à menor incidência, embora não estatisticamente significativa, de sequelas. Finalmente, em 2007, Sullivan e colaboradores realizaram estudo duplo-cego, randomizado, placebo-controlado, com mais de 450 pacientes com paralisia de Bell. Neste estudo, os autores analisaram a resposta terapêutica e evolução após 3 e 9 meses em pacientes que receberam corticoterapia, aciclovir, corticoterapia e aciclovir, e grupo placebo. Aos 3 meses, a taxa de pacientes com recuperação clínica total foi de 83% no grupo que recebeu apenas corticoterapia contra 63,6% no grupo placebo (p < 0,001). Aos 9 meses de evolução, a taxa passou a 94,4% no grupo da corticoterapia contra 81,6% no grupo placebo (p < 0,001). Ao contrário dos resultados relacionados com o aciclovir, este estudo com quantidade expressiva de pacientes veio corroborar a terapia com corticosteroide na paralisia de Bell.

Aciclovir

Outro esquema terapêutico que tem sido alvo de vários estudos diz respeito ao uso do aciclovir na paralisia de Bell. Tais estudos foram incentivados pelo encontro de evidências da associação de alguns herpesvírus à paralisia facial periférica aguda. Adour e colaboradores analisaram o uso empírico do aciclovir e dos corticosteroides em pacientes com paralisia facial idiopática. O grupo que recebeu placebo e prednisona teve escores de função facial mais baixos e apresentou evolução desfavorável, comparado com o grupo que recebeu aciclovir e prednisona. Em outro estudo, o mesmo autor demonstrou que o grupo prednisona mais aciclovir apresentou melhores resultados nos testes de estimulação eletroneurográfica.

Já o estudo de Patrick concluiu que o benefício do aciclovir ainda não está estabelecido. Outro estudo sobre o uso de aciclovir em pacientes com paralisia de Bell, no qual houve a identificação do vírus da varicela-zóster na saliva de pacientes, demonstrou que o grupo que recebeu prednisona e aciclovir apresentou melhor evolução clínica e eletroneuromiográfica que o grupo que recebeu apenas prednisona (Furuta e colaboradores 2000). Contudo em 2007, como já comentado anteriormente, o estudo realizado por Sullivan e colaboradores não demonstrou diferença da evolução clínica (recuperação completa) aos 3 e 9 meses em pacientes tratados apenas com aciclovir (71,2% e 85,4%) e o grupo placebo (75,7% e 90,8%). O estudo também não demonstrou benefício adicional no grupo tratado com associação de corticosteroide e aciclovir. Portanto, de acordo com os estudos mais recentes e mais bem delineados, com maior número de pacientes, não há evidências que suportem o uso do aciclovir isolado ou em associação com a corticoterapia na paralisia de Bell. Apenas nos casos de paralisia facial periférica associada à infecção aguda e clinicamente definida por um vírus do grupo herpes (varicela ou lesões agudas ou recidivadas de herpes labial etc.), o uso do aciclovir estaria clinicamente justificado, ainda assim sem evidências científicas de melhor prognóstico.

Cirurgia

Apesar de bastante utilizada no passado, a indicação de descompressão cirúrgica do conduto auditivo interno atualmente se limita aos casos de paralisia facial de origem traumática e em casos bastante selecionados de paralisia de Bell com evolução atípica.

Fisioterapia

Finalmente, já na fase aguda, indica-se a fisioterapia, que, de forma simples, pode ser utilizada pela própria família, com bons resultados, por meio de exercícios que utilizem a musculatura facial, como soprar bolas de encher ou massagens manuais. Não é indicada eletroestimulação do nervo facial.

PARALISIAS FACIAIS DE OUTRA NATUREZA

O tratamento depende da doença primária que causa a paralisia.

EVOLUÇÃO E PROGNÓSTICO

É de fundamental importância esclarecer a família sobre a benignidade da paralisia de Bell, com resolução sem sequelas na maior parte dos casos, sobretudo em crianças. Para tal devemos explicar a cronologia da evolução, ressaltando que já na segunda ou terceira semana começa-se a notar melhora progressiva da movimentação facial. Ao fim da sexta semana praticamente há recuperação funcional completa, podendo existir ainda certo grau de assimetria facial, que poderá persistir ainda por algumas semanas ou meses. Os casos que mais frequentemente resultam em graus variados de sequelas estão ligados à paralisia facial recorrente ou a causas estruturais.

BIBLIOGRAFIA

Christopher M, Kerschner J. Parotid Mass: Epstein-Barr virus and facial paralysis. Int J Ped Otor 2001; 59:143-146.

De Diego-Sastre J, Prim-Espada M, Fernandez-Garcia F. The epidemiology of Bell's palsy. Rev Neurol 2005; 41:287-290.

Diego JI, Prim MP, Gavilán J. Etiopatogenia de la parálisis facial periférica idiopática o de Bell. Neurology 2001; 32:1.055-1.059.

Furuta Y, Ohtani F, Fukuda S, Inuyama Y. Early diagnosis of zoster sine herpetica and antiviral therapy for the treatment of facial palsy. Neurology 2000; 55:708-710.

Glenn KW. Treatment controversies in Bell palsy. Arch Otol 1998; 124:821-823.

Grandsaerd MJ, Meulenbroeks AA. Lyme borreliosis as cause of facial palsy during pregnancy. Eur J Obstetrics Gynecology 2000; 91:99-101.

Hato N, Matsumoto S, Kisaki H. Eficacy of early treatment of Bell's palsy with oral acyclovir and prednisolone. Neurotol 2003; 24:948-951.

Patrick G, Gronseth G. Practice parameter: steroids, acyclovir, and surgery for Bell's palsy (an evidence-based review): report of the Quality Standards Subcommittee of the American Academy Neurology. Neurology 2001; 56:830-836.

Schulz P, Arbusow V, Strupp M, Dieterich M, Rauch E, Brandt T. Highly variable distribution of HSV-I-specific DNA in human geniculate, vestibular and spiral ganglia. Neuroscience Letters 1998; 252:139-142.

Steiner I, Mattan Y. Bell's palsy and herpes viruses: to (acyclo)vir ou not (acyclo) vir?. J Neur Sciences 1999; 170:19-23.

Stjernquist-Desatnik A, Skoog E, Aurelius E. Detection of herpes simplex and varicella-zoster viruses im patients with Bell' palsy by polymerase chain reaction technique. Ann Otol Rhinol Laryngol 2006; 115:306-311.

Sullivan F, Swan I, Donnan P, Morrison J, Smith B, Mckinstry B, Davenport R, Vale L, Clarkson J, Hammersley V, Hayavi S, McAteer A, Stewart K, Daly F. Early treatment with prednisolone or acyclovir in Bell's palsy. N Engl J Med 2007; 357:1.598-1.607.

Unuvar E, Oguz F, Sidal M, Kiliç A. Corticosteroid treatment of childhood Bell's palsy. Ped Neur 1999; 21:814-816.

CAPÍTULO 19

Doenças Cerebrovasculares (DCV) e Doença de Moyamoya

Ana van der Linden
Paula F. Sobral Silva

DOENÇA CEREBROVASCULAR NA INFÂNCIA

Introdução, Conceituação e Epidemiologia

O acidente vascular cerebral ou doença cerebrovascular (DCV) consiste numa disfunção prolongada ou permanente da atividade cerebral por interrupção do fluxo vascular normal ou um processo hemorrágico.

As DCV nas crianças são menos frequentes e envolvem fatores de risco distintos quando comparadas com os adultos. A incidência é estimada em 2 a 3/100.000 casos anualmente na América do Norte e 13/100.000/por ano na França. Cerca de 10% dessas crianças morrem e pouco mais da metade sobrevive com sequelas neurológicas ou cognitivas. As DCV são responsáveis por uma proporção significativa das hemiplegias adquiridas na infância.

Etiologia, patogenia e patologia morfológica e funcional

Circulação cerebral

Os sistemas carotídeo e vertebrobasilar são responsáveis pela circulação cerebral. Eles se anastomosam no nível do círculo de Willis e fazem conexões, também, com vasos menores da artéria carótida externa.

Graças ao sistema de autorregulação, capacidade intrínseca do cérebro, o fluxo sanguíneo cerebral mantém-se constante, mesmo na presença de modificações da pressão arterial, desde que os níveis da pressão média estejam entre 60 e 150 mm/Hg.

Classificação

Os acidentes vasculares cerebrais são classificados em dois grandes grupos: os isquêmicos (trombose e embolia), decorrentes de um baixo fluxo cerebral, e os hemorrágicos, resultantes de hemorragias espontâneas intraparenquimatosas ou subaracnóideas não traumáticas. Neste capítulo vamos deter-nos ao tipo isquêmico (AVCI), muitas vezes subdiagnosticado.

Etiopatogenia

O AVCI consiste na oclusão de um vaso sanguíneo que interrompe o fluxo de sangue para uma região específica do cérebro. A oclusão arterial, decorrente de trombose ou embolia, resulta em infarto. No centro da área infartada ocorre necrose, com redução das alterações ao longo da periferia. Durante as primeiras horas de isquemia, há vasodilatação periférica, etapa que pode ser reversível, porém pode agravar o quadro pela compressão de capilares e edema local.

A trombose venosa resulta, inicialmente, em alterações semelhantes à oclusão arterial. Entretanto, o aumento da pressão venosa pode provocar hemorragias, aumentando a pressão intracraniana. O sangue e seus produtos de degradação provocam espasmo vascular agravando o distúrbio. Sabendo que infarto e trombose venosa podem resultar em hemorragias, as condições associadas com trombose devem fazer parte do diagnóstico diferencial das hemorragias.

Diversas causas podem levar ao AVCI mas, em cerca de um terço dos casos, a etiologia é desconhecida.

Os principais fatores de risco são:

1. Doenças cardíacas congênitas (por ex., defeito septal ou valvular, tetralogia de Fallot) ou adquiridas (por ex., cardiopatia reumática) – constituem a causa mais comum de infarto cerebral em crianças, sendo responsáveis por aproximadamente um terço dos infartos isquêmicos na criança.
2. Hemoglobinopatias – anemia falciforme e policitemia.
3. Displasias vasculares – síndrome de moyamoya, displasia fibromuscular, angiodisplasia da neurofibromatose tipo 1, síndrome de Williams.
4. Doenças infecciosas bacterianas, por tuberculose e virais do SNC, SIDA, infecções cervicais e otites. A infecção pelo HIV aumenta o risco de infarto cerebral, compreendendo cerca de 30% dos achados de autópsia. Muitas vezes o déficit neurológico resultante do infarto pode preceder o diagnóstico da infecção.
5. Tumores por invasão direta ou por compressão.
6. Doenças vasculares inflamatórias – LES, arterite de Takayasu, síndrome de anticorpos antifosfolípides e outras vasculites.
7. Coagulopatias – deficiência das proteínas C e S e de antitrombina III.
8. Doenças do tecido conjuntivo – síndrome de Marfan, déficit de colágeno III.
9. Doenças metabólicas – MELAS, homocistinuria, acidemia propiônica.
10. Traumatismos.
11. Tóxicos: cocaína.
12. Outros – dissecção das carótidas ou das vertebrais.

Quadro clínico

Essencialmente, a doença vascular oclusiva manifesta-se pelo aparecimento súbito de déficit neurológico. O quadro clínico varia conforme o território de irrigação do vaso afetado. Às vezes, é precedida por episódios de déficit transitório com duração de 1 a várias horas. Como a circulação anterior geralmente é mais afetada, o quadro típico é de uma hemiplegia aguda. Frequentemente é precedida por crise epiléptica; febre também pode estar presente. Quando a hemiplegia é direita, pode haver distúrbios da linguagem. Alterações de campo visual também são frequentes.

O grau de recuperação é variável; ocorre, em geral, 2 ou 3 semanas após a instalação do distúrbio e progride durante meses, podendo haver déficit permanente.

O envolvimento da circulação posterior é mais raro que o da circulação anterior. A maioria está associada com pequenos traumas responsáveis por dissecção de vasos. O quadro clínico é caracterizado por vômito, acometimento de pares cranianos, ataxia e déficit motor.

Diagnóstico

A avaliação diagnóstica tem duas finalidades: confirmar a presença da doença cerebrovascular e identificar a natureza da lesão. Como existe um grande número de doenças associadas à AVCI na infância, um protocolo necessita ser seguido, começando pelas condições tratáveis, as técnicas menos invasivas e mais abrangentes. Cada degrau da pesquisa diagnóstica é influenciado pelas informações da história, do exame físico e dos testes prévios. Contudo, aproximadamente em um terço dos pacientes não se encontra o fator causal.

Em todos os pacientes, devem ser realizadas tomografia de crânio (TC) ou ressonância (RM). A TC ainda é considerada o exame inicial de escolha em muitos serviços, por ser mais disponível, rápida e possibilitar distinguir claramente entre quadro isquêmico e hemorrágico. Já a RM demonstra melhor as lesões do tronco cerebral e os infartos recentes e pequenos, muitas vezes não visualizados nas TC realizadas nas primeiras 12 horas da instalação do quadro.

Um hemograma com contagem de plaquetas, velocidade de eritrossegmentação (VHS), para triar vasculites, TP e TPP, para exclusão de coagulopatias, avaliação cardíaca (EEG, radiografia de torax, ecocardiograma) e eletroforese de hemoglobina devem ser realizados.

Se esta avaliação for negativa, outros testes para pesquisar fatores de risco menos frequentes podem ser realizados: pesquisa de homocistinuria, investigação para MELAS, deficiência de proteínas C e S e antitrombina III e síndrome de anticorpos antifosfolípides.

O exame do LCR deve ser realizado após os exames de imagem em todo paciente com déficit agudo e focal não explicado, sem evidência de hipertensão intracraniana e com suspeita de quadro infeccioso.

Exames mais específicos como tomografia por emissão de prótons (PET) e SPECT também podem ser necessários. Angiorressonância e angiografia cerebral estão indicadas nas lesões hemorrágicas e também em algumas isquêmicas, como na síndrome de moyamoya.

Tratamento

É sintomático e da doença causal. Os protocolos para tratamento de crianças com DCV geralmente são fruto de extrapolação dos trabalhos realizados em adultos. No pronto atendimento, deve-se buscar estabilização imediata e avaliação dos possíveis fatores de risco.

Prognóstico

O prognóstico nas crianças costuma ser melhor que nos adultos, mas depende da localização, extensão e etiologia.

Prevenção

O diagnóstico e a intervenção precoces são essenciais na redução da morbimortalidade. O papel do emergencista pode ser determinante no prognóstico, minimizando riscos de disfunções neurológicas residuais, como hemiparesia, déficit cognitivo, alterações de linguagem e crises convulsivas. Há descrição na literatura de até 50% de casos que evoluem com crises convulsivas.

DOENÇA DE MOYAMOYA

Resulta da estenose progressiva e/ou oclusão das artérias carótidas internas no segmento supraclinóideo e do desenvolvimento de circulação colateral na base do cérebro, produzindo uma rede vascular semelhante à fumaça, visualizada na arteriografia. Daí o nome de moyamoya, dado pelos japoneses. Outras anastomoses se formam com as artérias carótidas externas.

A doença é mais frequente na Ásia, em especial no Japão, de ocorrência geralmente esporádica. Somente em 10% dos casos, a distribuição é familiar, porém, com a introdução de meios diagnósticos não invasivos, essa proporção está aumentando. A etiologia da doença ainda não é conhecida, entretanto herança multifatorial é considerada possível e estudos genéticos sugerem *loci* suscetíveis à doença nos cromossomas 3, 7, 8 e 17.

Esse distúrbio cerebrovascular pode estar associado a outras patologias como anemia falciforme, neurofibromatose tipo I, meningite basilar crônica, homocistinuria, síndrome de Down, anemia de Fanconi, síndrome de Marfan, doença do tecido conjuntivo, após irradiação; nesses casos, é chamada síndrome de moyamoya ou quase moyamoya.

A apresentação clínica da doença e da síndrome de moyamoya é variável. Caracteriza-se por crises isquêmicas transitórias desencadeadas ou não por hiperpneia e/ou déficit neurológico permanente.

O diagnóstico é feito pela angiorresonância e pela angiografia cerebral.

O tratamento cirúrgico é indicado para melhorar a perfusão cerebral e evitar novos ataques isquêmicos. Uma das técnicas mais utilizadas é a encéfalo-duro-artério-sinangiose.

Clinicamente usa-se o AAS. Tratamento com corticoides e vasodilatadores não mostraram resultados satisfatórios.

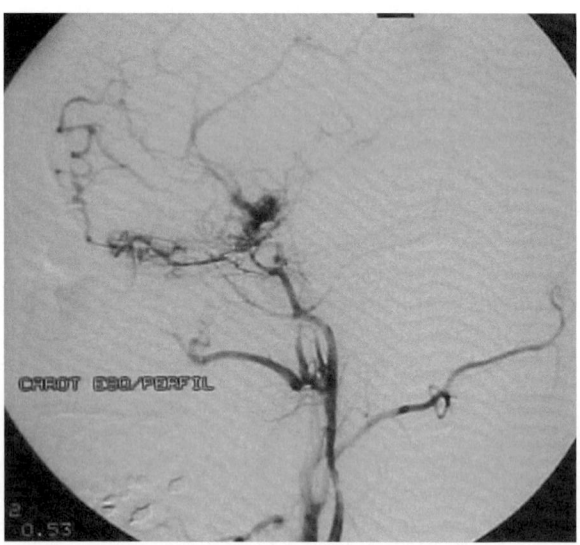

Fig. XV.19.1. Doença de moyamoya.

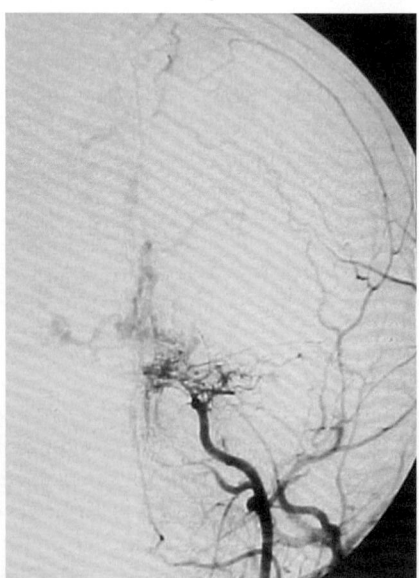

Fig. XV.19.2. Angiografia cerebral em doença de moyamoya.

BIBLIOGRAFIA

Chung B, Wong V. Pediatric stroke among Hong Kong Chinese subjects. Pediatrics 2004; 114:E206-E212.

Dusser A, Goutieres F, Aicardi J. Ischemic strokes in children. J Child Neurol 1986; 1:131-136.

Ferrera PC, Curran CB, Swanson H. Etiology in pediatric stroke. American Journal of Emergency Medicine 1997; 15(7):671-679.

Fukui M, Kono S, Sueishi K, Ikezaki K. Moyamoya Disease 2000; 20:S61-S64.

Girould M, Lemesle M, Madinier G et al. Stroke in children under 16 years of age. Clinical and etiologic differences with adults. Acta Neurol Scand 1997; 96(6):401-406.

Ikeda H, Sasaki T, Yoshimoto T, Fukui M, Arinami T. Mapping of a familial moyamoya disease gene to chromosome 3p24.2-p26. Am J Hum Genet 1999; 64:533-537.

Kidwell CS, Chalela JA, Saver JL et al. Comparison of MRI and CT for detection of acute intracerebral hemorrhage. JAMA 2004; 292:1.823-1.830.

Lanska MJ, Lanska DJ, Horwitz SJ et al. Presentation, clinical course and outcome of childhood stroke. Pediatr Neurol 1991; 7:333-341.

Molosfsky WJ. Managing stroke in children. Pediatric Annals 2006; 35(5):379-384.

Riela AR, Roach ES. Etiology of stroke in children. J Child Neurol 1993; 8:201-220.

Roach ES. Etiology of stroke in children. Seminars in Pediatric Neurology 2000; 7(4):244-260.

Sakurai K, Horiuchi Y et al. A novel susceptibility locus for moyamoya disease on chromosome 8q23. J Hum Genet 2004; 49:278-281.

Sofronas M, Ichord RN, Fullerton HJ et al. Pediatric stroke initiatives and preliminary studies: What is known and what is needed? Pediatric Neurology 2006; 34(6):439-445.

Trescher WH. Ischemic stroke syndromes in childhood. Pediatr Ann 1992; 21:374-383.

Yang JS, Park YD, Hartlage PL. Seizures associated with stroke in childhood. Pediatr Neurol 1995; 12:136-138.

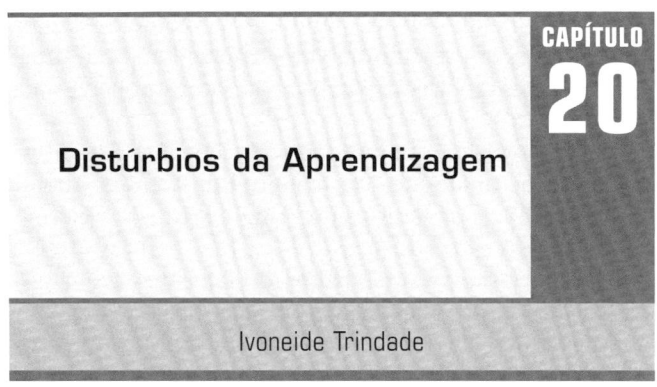

Distúrbios da Aprendizagem

Ivoneide Trindade

INTRODUÇÃO

As crianças portadoras de distúrbios da aprendizagem (DA) passam sempre por uma trajetória muito difícil e, não raramente, chegam ao consultório do pediatra com a queixa das dificuldades, após terem transitado por várias escolas e algumas avaliações, por profissionais de diferentes áreas, nem sempre com bons resultados. Cabe ao mesmo entender e neutralizar a desmotivação e o cansaço fácil que apresentam, encaminhando-as a um percurso mais bem direcionado e mais eficiente.

Geralmente, a primeira ideia que foi passada à família está ligada a deslizes psicológicos, gerando, na maioria das vezes, um sentimento de culpa imotivado junto aos pais.

O fenômeno da aprendizagem merece algumas considerações iniciais. Na verdade, é uma ocorrência totalmente vinculada à integridade do sistema nervoso. É possível até afirmar que o ato de aprender acontece paralelamente ao desenvolvimento neuropsicomotor.

O grande exemplo dessa premissa reporta-se aos ensinamentos de Piaget, mestre maior da psicopedagogia, quando estabeleceu os estágios fundamentais obedecidos na evolução cognitiva de uma criança normal, partindo dos primeiros 2 anos de idade até a adolescência.

- Primeiro estágio: sensório-motor.
- Segundo estágio: inteligência intuitiva ou pré-operacional.
- Terceiro estágio: operações concretas.
- Quarto estágio: operações formais.

Por intermédio dos mesmos é possível aceitar que o desenvolvimento das gnosias e praxias é básico para todo esse processo.

Entendendo gnosias como percepções, desde as mais simples até as mais sofisticadas, tais como visuais, auditivas, esquema corporal e noção espacial, é fácil admitir o quanto uma causa agnósica pode ser prejudicial ao *input* ou *output*, ou seja, ao recebimento de uma informação e à elaboração de uma resposta.

Por outro lado, as praxias sendo tradutoras de atos motores voluntários e aprendidos, presentes a partir do início da corticalização, ou seja, em torno do terceiro mês de vida, permitem uma ascensão progressiva quanto ao domínio dos gestos, da postura corporal, do equilíbrio e da coordenação. As dificuldades nesse particular, denominadas apraxias, repercutem de maneira importante na aprendizagem.

Convém notar ainda que o binômio gnosias/praxias merece estimulação permanente desde os primeiros meses, começando pelo ambiente familiar.

Outro aspecto a considerar é a relação entre maturidade neurológica e desenvolvimento, base principal da prontidão para a aprendizagem. Conforme nos ensinou Kinsbourne, esse momento maturativo ideal, depende da integridade das percepções visuais e auditivas, da linguagem e do controle motor.

Na verdade, grande parte dos casos com queixas relacionadas com a aprendizagem não chega a caracterizar nenhuma patologia específica, mas tão somente traduz um estado do desenvolvimento em termos de maturação, ainda dentro de uma faixa de normalidade. Sob esse aspecto, não é demais lembrar que as exigências atuais dos currículos escolares colaboram, e muito, para essa distorção.

É oportuno recordar também que, paralelamente ao evoluir neurológico, ocorre um outro, o psicológico, merecedor de atenção especial. E é assim que, no processo de individuação e/ou estruturação do sujeito, há uma influência extrema da família, dentro de todas as variantes passíveis de ocorrência. A estabilidade e/ou instabilidade nesse contexto tem influência direta na escolaridade da criança e, sobretudo, na sua capacidade de pensar.

CONCEITO

As primeiras décadas do século XX foram o marco para os estudos iniciais sobre os DA. Vários deles, convém notar, de particular importância para os conhecimentos atuais sobre o assunto.

A partir dos anos 1940, a maior ênfase foi dada às dificuldades para a aquisição da leitura e da escrita, tornando-se então mais evidentes os estudos sobre a dislexia.

Admite-se atualmente que os DA constituem uma perturbação do desenvolvimento do sistema nervoso, de maneira que este pode ocorrer mais lentamente ou com algumas alterações, ou ainda com as duas coisas.

A defasagem está na impossibilidade de adquirir novas funções ou condutas, partindo de uma determinada estimulação, de uma experiência ou de um ensinamento adequado. Algumas variáveis estão aliadas a essa afirmativa, como o grau de comprometimento e a idade da criança no momento da avaliação.

Essas aquisições funcionais estão na dependência das chamadas funções corticais superiores, as quais são: praxias, gnosias, linguagem, atenção e memória.

O consenso atual é de que o real DA acontece quando a criança tem uma inteligência normal, é estimulada devidamente, tem um bom respaldo pedagógico, está motivada a aprender, não é portadora de desvantagens sensoriais e, apesar disso tudo, apresenta a dificuldade.

FISIOPATOLOGIA

Considerando o fenômeno da aprendizagem como um fato dependente do funcionamento neurológico, admite-se como premissa a integridade não só de determinadas áreas dos lobos corticais, como também dos sistemas reticular e límbico. Em última análise, a capacidade dos dois hemisférios cerebrais também é fundamental, não só do dominante, mas também do contralateral, já que ele é responsável por aquisições mais sofisticadas e discriminativas, incluindo a linguagem não verbal e o reconhecimento de rítmos.

As trocas bioquímicas em nível sináptico, particularmente aquelas ligadas aos neurotransmissores, também são indispensáveis ao processo.

Estudos mais recentes comprovam que as funções executivas, superponíveis às funções corticais superiores, são dependentes da integridade do córtex pré-frontal e conectam-se a vários sistemas neurais. Essa estrutura é responsável pela motivação, planejamento e execução de tarefas comportamentais, incluindo a aquisição de conhecimentos.

Convém notar que as funções executivas amadurecem lentamente a partir do primeiro ano de vida, chegam a um pico maior entre 6 e 8 anos de idade, até alcançar o fim da adolescência. A tradução clínica de um comprometimento das mesmas é variável de acordo com os sistemas neurais envolvidos e pode ser manifestada por apatia, depressão, mudanças de humor imotivadas, desmotivação, impossibilidade de solucionar problemas simples e corriqueiros, euforia inadequada etc. As baterias de avaliação neuropsicológica têm condições de flagrar, nesses casos, uma possível síndrome disexecutiva.

De acordo com essa ótica, é fácil concluir que a fisiopatologia dos DA está ligada, de uma maneira ou de outra, a algum evento ocorrido nas fases mais precoces do amadurecimento cerebral, seja este anóxico ou metabólico, incapaz de determinar um prejuízo lesional, mas suficiente para desencadear um desempenho disfuncional.

Claro está que essa descrição se refere aos quadros ligados a um comprometimento neurológico. Uma importante porcentagem dos DA está na dependência de outras causas, conforme as considerações etiológicas que se seguem.

ETIOLOGIA

A etiologia está intrincada à classificação. Antes das considerações a esse respeito, é importante frisar que todos os casos são portadores de um perfil ímpar, merecendo um estudo particular e totalmente individualizado. Inclusive, em alguns deles, há somação de causas, e só os procedimentos de diagnóstico mais eficazes têm a capacidade de discerni-los.

Uma primeira classificação dividia os DA em específicos e inespecíficos. Posteriormente, esses termos foram substituídos por primários e secundários.

Os primários são aqueles que não estão ligados a nenhuma causa evidente. Têm em comum a ocorrência de quadros semelhantes em familiares próximos e predominam no sexo masculino. Nem sempre têm bom prognóstico e, nessas circunstâncias, não são responsivos aos tratamentos.

A possível irreversibilidade fala em favor de alguma alteração anatômica ou histológica. A esse respeito, são valorizáveis os estudos de Pringle Morgan, Dejerine, Hinshelwood e outros.

A necrópsia de oito disléxicos falecidos de causas diversas foi alvo de estudos por Salaburda, Levinsky e Kempes, que conseguiram flagrar alterações no tálamo óptico e ectopias neuronais em nível cortical.

Constituem as dificuldades primárias da aprendizagem e se apresentam sob diferentes formas (Quadro XV.20.1).

A etiologia genética é defendida razoavelmente, já que a incidência de patologias da linguagem em uma mesma família é mais do que frequente. As pesquisas em genética molecular têm colaborado para essa evidência.

Os secundários dizem respeito a todos os comprometimentos que não traduzem uma dificuldade específica e que se apresentam sob um aspecto de comorbidade, acompanhando um espectro patológico de outra natureza.

Assim, ainda considerando os fatores etiológicos, convém lembrar a riqueza de interfaces que abarca os DA.

Não é sem razão que eles têm sido exaustivamente estudados sob os aspectos pedagógicos e psicanalíticos. Sob a primeira visão, e aceitando a opinião de A. Fernandez, as dificuldades podem estar ligadas a transtornos reativos e/ou inibitórios, caracterizando um caráter transitório.

Conforme os ensinamentos de Vygotski (1991), Guthke (1972) e de Feuerstein (1979, 1980), há grande relatividade frente ao julgamento dessas desvantagens, sendo indispensável pesar por certo período de tempo a avaliação das verdadeiras vivências pedagógicas, não só

Quadro XV.20.1. Dificuldades primárias da aprendizagem

Deficiência atencional	Dificuldade de concentração.
Dismnésia	Dificuldade para memorizar
Disgnosia	Dificuldade perceptiva
Dispraxia	Dificuldade para execução de atos motores voluntários e aprendidos
Dislexia	Dificuldade para aquisição da leitura e da escrita
Disfasia	Dificuldade na evolução da linguagem falada
Disortografia	Dificuldade em relacionar o som com o símbolo gráfico
Disgrafia	Dificuldade na execução motora dos símbolos gráficos
Discalculia	Dificuldade para cálculos

relacionadas ao aluno, como também aos professores e à escola como instituição.

No momento atual, a incapacidade de pensar, tradutora de um distúrbio no desenvolvimento da mente e causadora, em última instância, do fracasso escolar, já está sendo considerada por alguns como uma síndrome psicossocial. Em grande parte, é consequente aos hábitos da vida diária, como dependência extrema dos programas televisionados, dos *videogames* e similares, assim como o pouco ou nenhum acesso aos livros e às informações culturais.

As vertentes psicanalíticas enfatizam a responsabilidade dos primeiros vínculos afetivos da criança. Sem dúvida, o evoluir egóico e o funcionamento psíquico como um todo estão assestados na vinculação mãe-filho. A interdependência inicial caminha e transforma-se em uma relação simbiótica, a qual, quando bem administrada, propicia um estado de separação e individuação benéfico às condições mentais.

Ao contrário, quando há hipertrofia do vínculo simbiótico e a consequente fixação nesse estágio, estabelecem-se as bases da fobia escolar, a qual faz parte da numerosa gama dos transtornos de ansiedade de crianças e adolescentes (TAIA).

Não é demais salientar que as atividades escolares, quando bem conduzidas, propiciam a simbolização de situações reais, controlando o nível de ansiedade. Assim ocorre por meio do cortar, do rasgar, do desmontar, do destruir e do reconstruir. Dessa mesma maneira acontece com o ato de brincar, enfatizando por meio do imaginário a metabolização relacional com o mundo e consigo mesmo.

Por conta de todas essas considerações é que as atividades psíquicas estão totalmente vinculadas à aprendizagem.

Numa esquematização mais abrangente, os DA podem ser agrupados, etiologicamente, conforme o esquema mostrado na Fig. XV.20.1:

Alguns merecem comentários especiais:

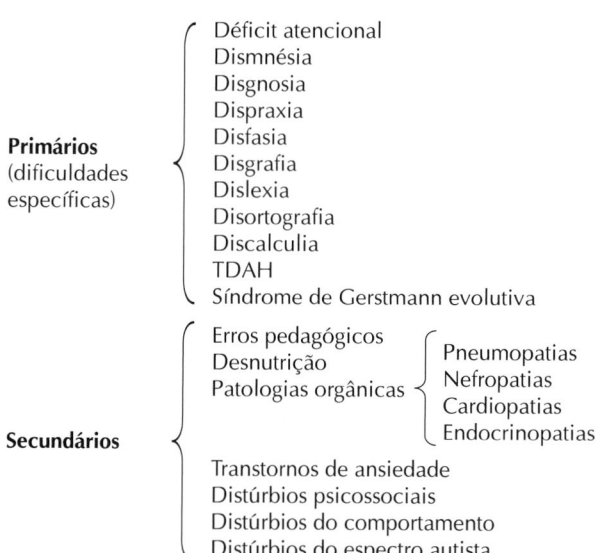

Fig. XV.20.1. Distúrbios de aprendizagem.

Dislexia

É considerada uma incapacidade específica para a leitura (IEL), com prevalência maior no sexo masculino. Isso, talvez, em consequência da habilidade para a linguagem inerente ao sexo feminino.

Admite-se como verdadeira a ocorrência de 5% a 10% na população escolar, o que redunda em uma alta incidência (Benton e Pearl, 1978).

Em termos etiológicos, pode ter origem genética ou ambiental. Na primeira hipótese é familiar, herdada numa percentagem de 50%. Em algumas famílias está ligada a marcadores genéticos no cromossomo 15 e, em outras, no cromossomo 6. Há unanimidade de opiniões quanto a transmissão, que pode ser dominante, recessiva e poligênica.

É conhecida desde os relatos de Keir (1897) e Morgan (1896), mas Thomas (1905) foi pioneiro em descrever o caráter familiar. As pesquisas, embora confirmem o fato, são díspares quanto às cifras.

O certo é que a problemática disléxica traduz um déficit na codificação fonológica, que não raramente também se apresenta na linguagem escrita, agravando as aquisições.

Quanto aos fatores ambientais como causadores de quadros disléxicos, têm sido enfatizados os riscos bioambientais, não só por patologias infecciosas, mas também tóxicas ou anóxicas, e os sociológicos, decorrentes principalmente da subcultura.

Muitos psicanalistas se referem ao bloqueio global à aprendizagem da leitura como sintoma em vários casos. Admitem que as trocas ou substituições de letras estão relacionadas com determinados fracassos e fluem do inconsciente. O mesmo sintoma ocasionaria a mutilação das letras e o secundário distúrbio na escrita.

Transtorno do déficit de atenção e hiperatividade (TDAH)

Melhor descrito em outro capítulo, pode estar acompanhado de duas ou mais dificuldades específicas, e sempre cursa com comprometimento psicológico associado. Sobretudo, apresenta um déficit atencional causador de um estado dispersivo permanente, repercutindo negativamente na aprendizagem.

Síndrome de Gerstmann evolutiva

Merecedora ainda de mais pesquisas, apresenta-se com discalculia, desorientação direita-esquerda, disgrafia e agnosia digital. Nem sempre é devidamente diagnosticada, já que carece para tanto de uma atenção especial por parte dos especialistas.

DIAGNÓSTICO
Anamnese

Como todo procedimento médico eficiente, a anamnese é peça fundamental para o diagnóstico. Deve reportar-se à vida pregressa, começando, se possível, pelas condições de concepção. Informações sobre a vida gestacional, o momento do parto e as circunstâncias perinatais são imprescindíveis.

A pesquisa da ocorrência ou não de distúrbios da linguagem em parentes próximos é obrigatória. Antecedentes de gagueiras, dislalias ou atraso na alfabetização são importantes para selar uma influência genética.

Devem ser colhidos detalhes acerca do desenvolvimento neuropsicomotor. Particularmente importantes são os relacionados com a aquisição da fala, já que a linguagem forma um contexto único, indo das primeiras emissões vocálicas até a leitura e a escrita.

Avaliação psicopedagógica

O ideal é que seja feita na própria escola onde a criança estuda. O resultado deverá chegar ao médico, com algum material das aulas, em especial desenhos e atividade gráfica. Esse arsenal que a vida escolar fornece é muito rico de informes para o profissional que trabalha nessa área. Inclusive, observando o caderno do disléxico, já se pode selar o diagnóstico, na maioria dos casos. Os desenhos, por sua vez, mostram o grau de maturidade da criança.

Exame neurológico evolutivo (ENE)

Uma vez que o exame neurológico geralmente é normal, o ENE, muito ao contrário, permite o conhecimento de detalhes bem mais precisos. Faz parte da avaliação neuropediátrica e fornece graficamente o perfil neurológico do desenvolvimento. Examina o equilíbrio estático e dinâmico, coordenação apendicular, coordenação tronco-membros, dominância, linguagem, persistência motora e atividade sensorial.

No final, consegue flagrar certas discrepâncias não perceptíveis ao exame neurológico tradicional.

Psicodiagnóstico completo

Dirige-se à testagem não só das condições de funcionamento mental, mas também da personalidade. É um procedimento vinculado ao psicólogo que, além de estudar o cognitivo e o emocional da criança, levanta as condições ambientais da família e da escola. Os testes de Bender, Wisc e os projetivos são de indicação plena no processo.

Exame oftalmológico

É muito bem indicado quando não há queixas, sinais ou sintomas sugestivos de implicações neurogênicas ou de caráter secundário. Por vezes, pequenas baixas da acuidade visual podem ocasionar dificuldades para a leitura e a escrita.

Exame otorrinolaringológico

Paralelamente, também as mínimas perdas auditivas podem simular quadros disléxicos e/ou agnósicos; daí a importância desse esclarecimento em casos especiais. A rigor, é feito um exame audiológico, seguido da avaliação do processamento auditivo central.

Exame eletroencefalográfico (EEG)

Apesar do valor relativo, frente aos quadros de DA, entra no rol das solicitações. Os traçados geralmente variam da normalidade aos ritmos lentos.

A solicitação deverá ficar ao critério do neuropediatra, o mesmo acontecendo com o mapeamento cerebral e os exames neuroradiológicos, estes últimos quase sempre dispensáveis.

Avaliação psicanalítica

Conforme os dados colhidos na anamnese e a história de vida da criança, esse tipo de avaliação é indispensável e servirá como valiosa base a uma possível psicoterapia.

Potencial evocado cognitivo (PC)

É um método neurofisiológico que estuda a atividade cerebral, partindo da estimulação sensorial até o consequente *output*, com foco determinado às funções corticais superiores. O P300 tem sido, particularmente, alvo de pesquisas relacionadas aos DA, e é possível que em futuro próximo possa vir a ser um importante pilar para o diagnóstico. No momento, ainda não merece uma indicação rotineira.

TRATAMENTO

É impossível estabelecer um tratamento uníssono aos DA. Isto porque eles são variáveis entre si, ou seja, não são uniformes. Cabe-nos apenas citar os principais procedimentos elegíveis, de acordo com a *performance* de cada caso.

A assistência psicopedagógica é uma solução bastante viável para a maioria deles. Esse tipo de intervenção, quando feito adequadamente, de maneira a não propiciar iatrogenias, continua sendo uma ajuda promissora e produtiva. O profissional dessa área deve ter conhecimentos amplos sobre a matéria, para que possa conduzir devidamente o seu assistido, inclusive não se isolando da parceria com os profissionais de outras especialidades, muito particularmente o neurologista.

A psicomotricidade, escolha prioritária, restabelece a relação corpo/mente, aperfeiçoando e colaborando no crescimento integral do sujeito como pessoa.

O método Ramain, ideal nesse tipo de assistência, é o mais usado no momento. Valoriza a atenção interiorizada, considerando-a de natureza orgânica e não intelectiva. Em outras palavras, admite a estimulação de uma energia interna, mantenedora de vários tipos de atenção: à percepção auditiva, à visual, ao esquema corporal e ao tato.

Em última análise, a neuropsicologia cognitiva tem dado abertura à pedagogia holística, a qual visualiza o funcionamento cerebral como um todo harmônico, capacitando igualmente as diferentes áreas encefálicas. Sem dúvida, abre um espaço bem maior à reeducação dos DA.

Outras opções têm valor indiscutível nesse trabalho especializado. Assim, é inquestionável o resultado obtido com a prática de esportes, especialmente a natação.

A psicoterapia é indicada numa grande percentagem de casos, pois, sem dúvida, colabora para melhor ajuste emocional.

A terapêutica medicamentosa fica reservada apenas para os portadores do TDAH, conforme as indicações citadas no capítulo referente aos problemas da hiperatividade,

Como já foi possível entender, não existem regras fixas para o tratamento. Acima de tudo, é importante não confundir um mero fracasso escolar com um distúrbio de aprendizagem, evitando sobretudo rotular previamente a criança.

Finalizando, convém lembrar a afirmativa de Robin Morris (1984): "Cada criança é como todas as crianças, como algumas crianças e como nenhuma outra criança."

BIBLIOGRAFIA

Alterações do desempenho escolar – temas sobre desenvolvimento. São Paulo: Ed. Memnon, 1994.

Fuentes D et al. Neuropsicologia – teoria e prática. São Paulo: Artmed, 2008.

García JN. Manual de dificuldades de aprendizagem. Porto Alegre: Artmed, 1998.

Grieve J. Neuropsicologia. Buenos Aires: Ed. Médica Pan-americana, 1994.

I Jornadas Uruguayas de Psicopedagogia y V Jornadas Uruguayas De Dificultades del Aprendizaje. Montevideo: Prensa Médica Latinoamericana, 1998.

Jerusalinsky et al. Neurose infantil *versus* neurose da criança. Coleção Psicanálise da Criança (nº 9). Salvador: Ed. Ágalma, 1997.

Pennington B. Diagnóstico de distúrbios de aprendizagem. São Paulo: Pioneira, 1997.

Pereira LD. Processamento auditivo central. In: Temas em Neurologia e Psiquiatria Infantil. Comunicação apresentada no VI Congresso Paulista da Associação Brasileira de Neurologia e Psiquiatria Infantil, São Paulo, 2002.

Rebollo MA. Dificultades del aprendizaje. Montevideo: Prensa Médica Latinoamericana, 1996.

Rotta N et al. Transtornos da aprendizagem – abordagem neurobiológica e multidisciplinar. Porto Alegre: Ed. Artmed, 2006.

Rotta NT, Guardiola A. Distúrbios de aprendizagem. In: Diament A, Cypel S (eds.). São Paulo: Atheneu, 1996.

Scoz BJ et al. Psicopedagogia. Porto Alegre: Artes Médicas, 1992.

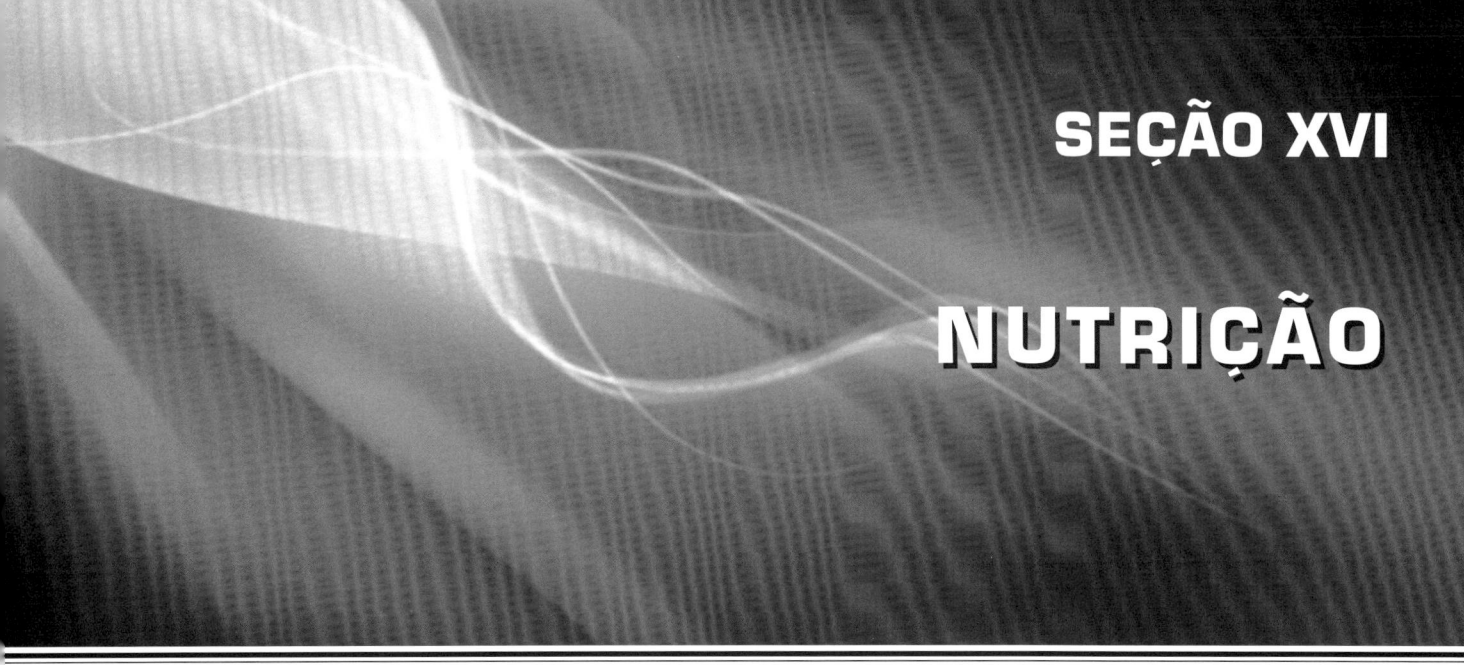

SEÇÃO XVI
NUTRIÇÃO

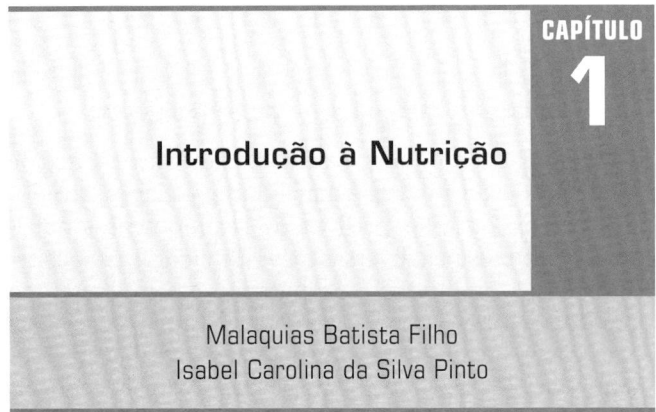

CAPÍTULO 1

Introdução à Nutrição

Malaquias Batista Filho
Isabel Carolina da Silva Pinto

INTRODUÇÃO, CONCEITUAÇÃO E EPIDEMIOLOGIA

Nutrição e reprodução representam os processos básicos da vida. Por meio da nutrição, os seres vivos cumprem seu relacionamento material e energético com o meio externo, retirando, de acordo com sua posição na cadeia trófica, desde as substâncias mais simples, como a água e o gás carbônico, até as mais complexas, como o *pool* dos aminoácidos que, integrados à economia metabólica, vão formar estruturas diversas e desempenhar funções múltiplas, à "imagem e semelhança" de cada espécie e de cada indivíduo.

Portanto, a nutrição é o elo fundamental entre os seres vivos e seu ambiente. Numa visão ecológica que, necessariamente, deve envolver a trama de fatores físicos, biológicos e sociais, o estado de nutrição normal ou patológico traduz o nível de equilíbrio ou, ao contrário, de desajuste entre esses fatores, refletindo-se em problemas orgânicos por excessos ou por carências nutricionais. Algumas dessas alterações serão tratadas de forma mais particularizada em capítulos subsequentes deste livro, enquanto outras serão apresentadas de forma genérica e conceitual nessa introdução.

A partir da nutrição, indivíduos e coletividades dispõem, em última instância, da condição essencial para a efetiva afirmação de seu potencial de crescimento e desenvolvimento, segundo os dispositivos geneticamente programados. Esse é um princípio fundamental. Sua validade prática pode ser bem compreendida na tendência universal de se aceitar que crescimento e desenvolvimento são indicadores básicos e "positivos" da qualidade de vida, mais importantes do que os índices convencionais baseados em valores e critérios "negativos", como os coeficientes de mortalidade infantil, mortalidade materna e taxas de morbidade e letalidade específicas.

A prevalência das doenças carenciais representa, por si só, a denúncia de que o ecossistema social não vai bem, na medida em que restringe a certas parcelas da população o acesso pleno aos bens e serviços básicos dos quais depende a situação nutricional. Na prática pediátrica ou no exercício da cidadania, essas questões devem ser objeto de uma reflexão mais demorada e consequente, como forma de viabilizar o ideal de assegurar a todos a afirmação do potencial de crescimento físico e de desenvolvimento biológico, econômico, social, político, cultural e ético, que representa os novos fundamentos do chamado desenvolvimento humano.

DA PATOGENIA AO MODELO CAUSAL

Os problemas nutricionais e, de forma mais apropriada, os processos carenciais têm um curso etiopatogênico já bem estabelecido e singular, seguindo, de forma genérica, as etapas delineadas na Fig. XVI.1.1.

Como processo biológico ou em sua tradução clínica, a etiopatogenia das doenças carenciais poderia ser entendida nessa cadeia de eventos da qual deriva a pertinência da anamnese, dos sintomas e sinais, dos dados bioquímicos e biofísicos utilizados para a descrição de cada quadro (ver capítulos correspondentes desta seção). Ao contrário do modelo patogênico representado esquematicamente, o estado nutricional e, sobretudo, os processos carenciais derivam de uma relação complexa de fatores que resultam das variadas situações socioambientais integrantes do contexto de vida de indivíduos

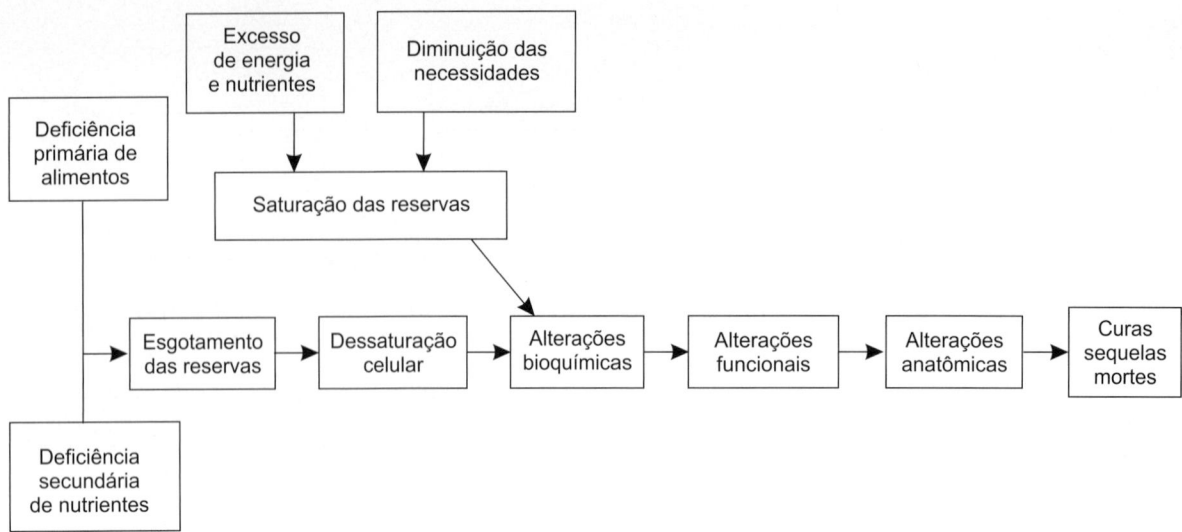

Fig. XVI.1.1. Esquema etiopatogênico dos transtornos nutricionais (por carências e excessos).

e populações. Estabelece-se, assim, um conjunto de relações multicausais, de natureza, intensidade e formas diversas de interação, constituindo o que se poderia chamar de "genealogia" da condição nutricional considerada.

A partir da concepção inicial de Béghin e colaboradores (1989) estuda-se, há vários anos, os princípios de construção de ideogramas de relações causais que possam representar, em cada situação, a abrangência e articulação dos fatores mais relevantes e pertinentes na determinação do estado nutricional. Não existe, pela própria natureza do problema, um desenho universal para o modelo, que, sendo próprio e singular para cada contexto, assume configurações peculiares a uma dada situação considerada.

Em sua formulação básica, propõe-se ordenar os fatores proximais (consumo de alimentos e utilização biológica de nutrientes), intermediários (os diversos condicionantes que determinam o perfil quali e quantitativo da alimentação e influenciam os padrões de utilização biológica, representados, basicamente, pelos agravos patológicos e seus determinantes individuais, familiares e ambientais) e, por fim, os fatores distais ou estruturais (políticos, econômicos e sociais). São níveis explicativos que se sucedem numa hierarquia lógica.

A título ilustrativo descreve-se na Fig. XVI.1.2, um possível exemplo de relações causais concebidas como um modelo explicativo do estado nutricional, advertindo-se que, em cada situação, podem ser suprimidas ou acrescentadas novas caselas, de acordo com as hipóteses que pareçam mais adequadas para a análise do caso sob apreciação.

Ficam claras, no exemplo, a sequência hierárquica (A, B, C e D), a decomposição fatorial da análise e, por fim, a síntese ou o agrupamento mais genérico de grandes causas na base do modelo, ou seja, os próprios fundamentos econômicos, políticos e sociais.

REQUERIMENTOS NUTRICIONAIS

Na medida em que apresentam diferentes ritmos de crescimento e de atividade metabólica, a criança e o adolescente passam a ter padrões de requerimentos nutricionais distintos nas diversas fases da vida. A propósito, ressalta-se a importância da nutrição em mulheres no período reprodutivo, notadamente durante a gestação e a lactação, para a condição nutricional da criança. Basicamente por essa razão incluem-se nesse texto as recomendações de ingestão dietética para gestantes e nutrizes.

De forma relativa, as necessidades de energia e nutrientes são dominantes nos primeiros meses de vida, quando as exigências por unidade de massa corporal (quilo de peso) são bem maiores. Em termos absolutos, os requerimentos máximos ocorrem na adolescência, por conta dos processos biológicos de transição para a vida adulta (intensificação do crescimento, alterações na composição corporal e mudanças endócrino-metabólicas).

As recomendações nutricionais, que envolvem o atendimento das necessidades biologicamente determinadas, além de um fator marginal de segurança definido por critérios estatísticos (+2DP das necessidades, biodisponibilidade de nutrientes e possibilidades de absorção e regulação homeostática), foram estabelecidas de forma a assegurar que a quase totalidade da população (97% a 99%) tenha suas necessidades fisiológicas satisfatoriamente cobertas.

Adverte-se que por conta do novo quadro que está mudando o perfil nutricional da população no mundo, inclusive nos países em desenvolvimento, com o crescimento epidêmico do sobrepeso/obesidade, inclusive na infância e adolescência, com os exageros no consumo de açúcar, gorduras, sais e as tendências de uso indiscriminado de nutrientes específicos, como fármacos ou como enriquecimento de produtos industrializados, já se considera o estabelecimento de limites superiores de nutrien-

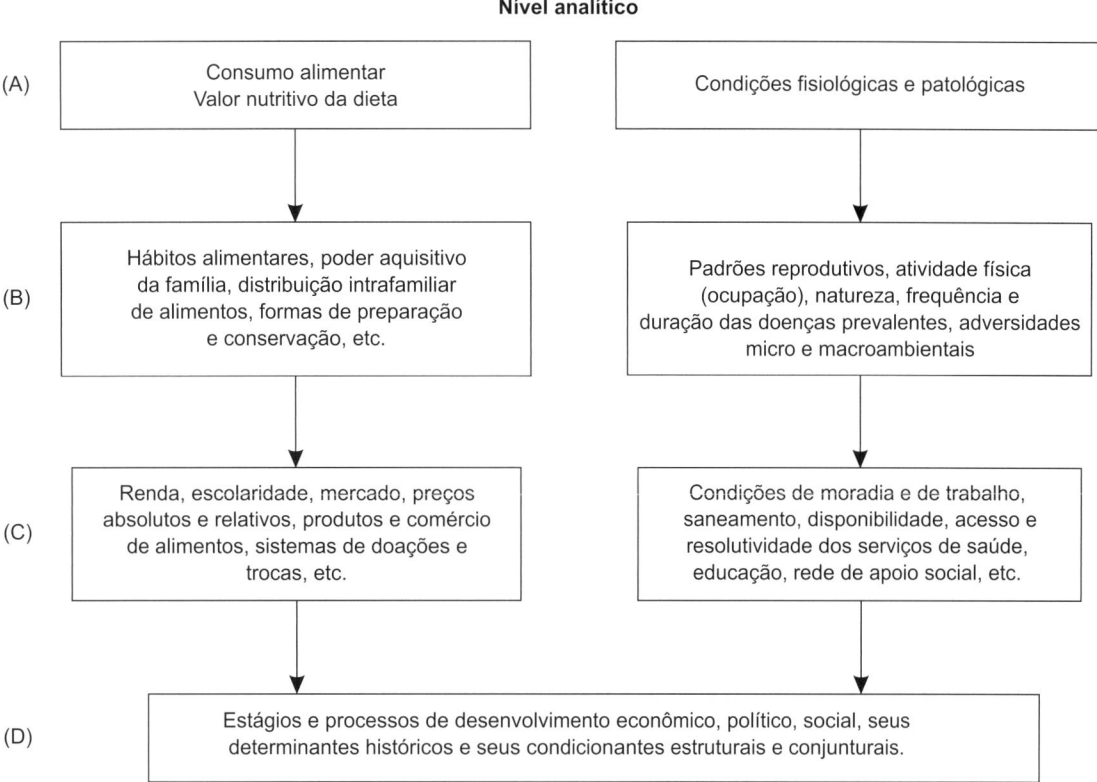

Fig. XVI.1.2. Modelo das relações causais do estado nutricional numa concepção hierárquica.

tes. Como ainda não se consolidou um consenso sobre as margens superiores das recomendações, os poucos já firmados deixam de ser aqui apresentados, recomendando-se aos leitores a busca da fonte consultada.

Nos Quadros XVI.1.1 e XVI.1.2 acham-se especificadas as recomendações nutricionais mais atualizadas para os primeiros anos de vida.

ESPECTRO DE PROBLEMAS

Em função do consumo alimentar, das necessidades nutricionais e da interferência de fatores patológicos, três situações básicas podem ser consideradas:

- Normalidade, quando o consumo de alimentos e o nível de utilização biológica de energia e nutrientes correspondem às necessidades fisiológicas, estabelecendo, portanto, uma condição de equilíbrio ou de eutrofia.
- Excesso, quando ocorre sobrecarga de consumo em relação às necessidades nutricionais. A obesidade é um bom exemplo como resultado de um consumo excessivo e prolongado de energia alimentar. A intoxicação aguda por vitamina A, com o uso de megadoses, é outra ilustração no mesmo sentido.
- Finalmente, com ênfase nas áreas de atraso econômico e social, são comuns as situações carenciais, resultantes de um consumo dietético insuficiente para atender às necessidades nutricionais. Essa condição, como se notificou em relação à etiopatogenia, pode ser primária (determinada, em primeira instância, pela privação parcial ou total de alimentos) ou secundária, quando resultante de fatores que interferem com o apetite (produzindo anorexia), com a digestão e absorção (vômitos, diarreias), com a utilização metabólica (processos febris e outros) e com a excreção de nutrientes (diarreias, sudorese intensa, nefropatias e diabetes).

São conhecidas mais de 30 substâncias químicas, desde microelementos até macromoléculas, que entram na composição corporal e podem exercer papéis na fisiologia da nutrição. Todavia, são poucos os quadros nosológicos importantes, ou seja, as entidades clínicas que, por sua frequência e gravidade, são consideradas como relevantes para a rotina da atividade médica.

Quadro XVI.1.1. Ingestões Dietéticas de Referência (DRIs) de micronutrientes para indivíduos nos diferentes estágios da vida

Estágio da vida	Vit. A (µg/d)	Vit. C (mg/d)	Vit. D (µg/d)	Vit. E (mg/d)	Vit. K (µg/d)	Tiamina (mg/d)	Riboflavina (mg/d)	Niacina (mg/d)	Vit. B$_6$ (mg/d)	Folato (µg/d)	Vit. B$_{12}$ (µg/d)	Ferro (mg/d)	Cálcio (mg/d)	Iodo (µg/d)	Magnésio (mg/d)	Fósforo (mg/d)	Zinco (mg/d)	Selênio (µg/d)
Criança																		
0-6 meses	400*	40*	5*	4*	2,0*	0,2*	0,3*	2*	0,1*	65*	0,4*	0,27*	210*	110*	30*	100	2*	15*
7-12 meses	500	50*	5*	5*	2,5*	0,3*	0,4*	4*	0,3*	80*	0,5*	11	270*	130*	75*	275	3*	20*
1-3 anos	300	15	5*	6	30*	0,5	0,5	6	0,5	150	0,9	7	500*	90	80	460	3	20
4-8 anos	400	25	5*	7	55*	0,6	0,6	8	0,6	200	1,2	10	800*	90	130	500	5	30
Homens																		
9-13 anos	600	45	5*	11	60*	0,9	0,9	12	1,0	300	1,8	8	1.300*	120	240	1.250	8	40
14-18 anos	900	75	5*	15	75*	1,2	1,3	16	1,3	400	2,4	11	1.300*	150	410	1.250	11	55
Mulheres																		
9-13 anos	600	45	5*	11	60*	0,9	0,9	12	1,0	300	1,8	8	1.300*	120	240	1.250	8	40
14-18 anos	700	65	5*	15	75*	1,0	1,0	14	1,2	400[a]	2,4	15	1.300*	150	360	1.250	9	44
Gestantes																		
18 anos	750	60	5*	15	75*	1,4	1,4	18	1,9	600[a]	2,6	27	1.300*	220	400	1.250	12	60
> 18 anos	770	85	5*	15	90*	1,4	1,4	18	1,9	600[a]	2,6	27	1.000*	220	350	700	11	60
Lactantes																		
18 anos	1.200	115	5*	19	75*	1,4	1,6	17	2,0	500	2,8	10	1.300*	290	360	1.250	13	70
> 18 anos	1.300	120	5*	19	90*	1,4	1,6	17	2,0	500	2,8	9	1.000*	290	310	700	12	70

Observação: Os valores *com asterisco* são AI (Ingestão Adequada) e os valores *sem asterisco* são RDA (Ingestão Dietética Recomendada). Ambas podem ser utilizadas como recomendações dietéticas para indivíduos.

[a] Recomenda-se que todas as mulheres em idade fértil consumam 400µg de folato por meio de alimentos enriquecidos ou suplementos, em acréscimo ao que é ingerido por meio de uma alimentação equilibrada, devido às evidências de associação entre deficiência de ácido fólico e defeito do tubo neural do feto.

Fonte: Food and Nutrition Board. Institute of Medicine. National Academies. Disponível em: www.nap.edu

Quadro XVI.1.2. Recomendação diária de energia e Ingestões Dietéticas de Referência (DRIs) de macronutrientes, água total e fibras para indivíduos nos diferentes estágios da vida

Estágio da vida	Calorias[a] (cal/kg/dia)	Proteína[b] (g/dia)	Carboidrato[c] (g/dia)	Gordura[d] (g/dia)	Fibra total (g/dia)	Água total[e] (L/dia)
Crianças						
0-6 meses	108	9,1*	60*	31*	ND	0,7*
7-12 meses	98	11	95*	30*	ND	0,8*
1-3 anos	102	13	130*	ND	19*	1,3*
4-8 anos	**	19	130*	ND	25*	1,7*
Homens						
9-13 anos	**	34	130*	ND	31*	2,4*
14-18 anos	**	52	130*	ND	38*	3,3*
Mulheres						
9-13 anos	**	34	130*	ND	26*	2,1*
14-18 anos	**	46	130*	ND	26*	2,3*
Gestantes						
18 anos	–	71	175*	ND	28*	3,0*
> 18 anos	–	71	175*	ND	28*	3,0*
Lactantes						
18 anos	–	71	210*	ND	29*	3,8*
> 18 anos	–	71	210*	ND	29*	3,8*

Observação:
Os valores *com asterisco* são AI (Ingestão Adequada) e os valores *sem asterisco* são RDA (Ingestão Dietética Recomendada). Ambas podem ser utilizadas como recomendações dietéticas para indivíduos.
[a]Baseado no National Research Council. Recommended Dietary Allowances. Washington, National Academy Pess, 1989. ** Para 4 a 6 anos: 90 Kcal/kg; para 7 a 10 anos, 70kcal/kg; para 11 a 14 anos masculino, 55kcal/kg; para 15 a 18 anos masculino, 45kcal/kg; para 11 a 14 anos feminino, 47kcal/kg; para 15 a 18 anos feminino, 40kcal/kg.
[b]Com base em 1,5g/kg/dia para lactentes; 1,1g/kg/dia para 1-3 anos; 0,95g/kg/dia para 4–13 anos; 0,85g/kg/dia para 14–18 anos; 0,8g/kg/dia para adultos e 1,1g/kg/dia para gestantes (usando o peso pré-gestacional) e mulheres em fase de lactação.
[c]Refere-se à quantidade mínima recomendada para atender às necessidades de glicose no cérebro, sem utilizar as fontes alternativas de lipídio e proteína.
[d]Não houve dados suficientes para estimar a RDA nem a AI da ingestão total de lipídio, mas a distribuição percentual aceitável em relação aos macronutrientes foi estimada em 20% a 35% do total de energia ingerida.
ND: Não determinado.
[e]Refere-se à recomendação de água total, que inclui água dos alimentos, líquidos e água pura.
Fonte: Institute of Medicine (IOM). Dietary Reference Intakes for energy, carbohydrate, fiber, fat, fatty acids, cholesterol, protein, and amino acids (macronutrients). Washington, DC.: National Academy Press, 1.331p., 2005.

Entre as patologias carenciais se destacam:

a) A *desnutrição energético-proteica* (DEP) ou, simplesmente, desnutrição (vocábulo consagrado pelo uso) é uma das mais comuns e mais importantes das deficiências nutricionais, vitimando cerca de 140 milhões de crianças menores de 5 anos de idade no mundo. Acha-se estreitamente relacionada (30%-50%) com a mortalidade infantil e pré-escolar.
b) As *anemias carenciais* causadas, sobretudo, pelo baixo consumo de ferro biodisponível. Sua prevalência (entre 1,1 e 3 bilhões de pessoas afetadas) não está devidamente estimada, existindo indicações epidemiológicas convincentes de que se trata da mais difundida das carências nutricionais, constituindo um problema comum mesmo nas nações mais desenvolvidas.
c) A *hipovitaminose A*, determinada pelo baixo consumo de vitamina A ou de seus precursores bioquímicos – os carotenos. Estima-se que cerca de 250.000 crianças se tornam cegas anualmente no mundo por conta da deficiência de vitamina A, admitindo-se que pode agravar em 23% o risco de morte em criança com diarreia.
d) O *bócio*, produzido pela deficiência de iodo, podendo resultar em quadros graves, como o cretinismo iodoprivo, com nanismo, retardo mental e surdo-mudez. Calcula-se que ainda existem cerca de 70 a 100 milhões de casos de bócio em países do Terceiro Mundo, metade dos quais constituída por crianças.
e) O *beribéri*, provocado pela deficiência de tiamina, distribui-se sobretudo nas áreas de elevado consumo de arroz descorticado, como nos países do Sudeste Asiático. Pode ser uma causa importante de morte súbita em crianças nas zonas geográficas de risco. Desde 2006 vem ocorrendo um surto da doença no sul do Maranhão, no Brasil-.

f) A *arriboflavinose*, oriunda do baixo consumo de riboflavina (vitamina B_2), constitui uma deficiência ainda frequente. Felizmente suas consequências clínicas são benignas.
g) O *raquitismo*, derivado da escassa utilização de vitamina D, produz alterações orteoarticulares expressivas, afetando sobretudo os ossos da cabeça, caixa torácica e segmentos terminais dos membros superiores e inferiores. Ocorre apenas de modo esporádico nas regiões de clima tropical.
h) O *escorbuto*, por conta do deficiente consumo de vitamina C, caracterizado por lesões hemorrágicas das gengivas, articulações e pele. É uma patologia bastante rara.
i) A *pelagra*, provocada pela escassez da niacina ou de seu antecessor bioquímico – o triptofano –, é rara em pediatria, como entidade isolada, sendo mais comum nas manifestações do quadro clínico do *kwashiorkor*.
j) A *cárie dental*, que se deve, em grande parte (65% dos casos), à deficiência de flúor para a formação do complexo flúor/apatita, que aumenta a resistência do esmalte dentário ao ataque dos ácidos orgânicos.

Outras carências mais esporádicas: deficiência de ácido pantotênico, zinco, manganês e ácidos graxos essenciais, principalmente em crianças nascidas com baixo peso.

Dessas diversas entidades, a DEP, as anemias, a hipovitaminose A, a deficiência de iodo e a cárie dental constituem os problemas mais importantes em termos de saúde coletiva.

PERSPECTIVAS PARA A NUTRIÇÃO

Reconhecendo a relevância dos problemas nutricionais referentes à infância, estadistas de todo o mundo, sob os auspícios da Organização das Nações Unidas (ONU), estabeleceram compromissos e metas para uma reversão substancial do quadro epidemiológico prevalente na última década do século passado, entre os quais figuravam:

a) O controle da hipovitaminose A e da deficiência de iodo.
b) A redução para menos de 10% da incidência de baixo peso ao nascer (< 2.500g) em todos os países.
c) A diminuição em 50% das formas moderadas e graves de DEP em menores de 5 anos de idade.
d) Condições, informações, direitos, estimulação, apoio institucional, comunitário e familiar para que todas as mulheres possam amamentar seus filhos de forma exclusiva, até os 6 meses ou, pelo menos, até os 4 primeiros meses de vida.

Na maioria dos países, essas metas não foram alcançadas, principalmente nos espaços que representam a geografia da pobreza, como a Ásia Meridional, os países africanos ao sul do Saara, o arquipélago indonésio e as regiões socioeconomicamente mais debilitadas da América Latina. Em escala mundial, cerca de metade das crianças que morrem com menos de 5 anos tem a desnutrição moderada e grave como uma patologia associada, ou seja, o problema continua com dimensões e consequências funestas para as crianças do mundo atual.

Por outro lado, existem problemas emergentes, como o aumento das anemias na infância e a eclosão do sobrepeso como uma situação nova derivada dos novos padrões alimentares e estilos de vida consagrados pelo processo de globalização a partir do chamado modelo ocidental. A polarização *desnutrição × obesidade* amplia e diversifica o espectro de problemas alimentares/nutricionais, projetando suas implicações para a adolescência e a vida adulta, entre os quais a predisposição fenotípica para o diabetes, doenças osteoarticulares, dislipidemias, agravos cardiovasculares e suas complicações, ao lado de fatores de risco para doenças neoplásicas.

Ademais, existem evidências crescentes de que doenças congênitas, inclusive de caráter cromossômico, possam sofrer forte mediação de fatores nutricionais, como a deficiência de folatos e de vitamina A, interferindo no código e nas respostas genéticas. Os problemas nutricionais não são apenas sincrônicos na relação atual nutriente/patologia, mas assumem uma dimensão transtemporal, diacrônica, passando de uma para outra geração, migrando do passado ao presente e se estendendo ao futuro.

É nessa perspectiva que deve ser configurado o campo de conceitos e práticas da nutrição, na pediatria e no exercício da cidadania.

BIBLIOGRAFIA

Accioly E, Saunders C, Lacerda EMA. Nutrição em Obstetrícia e Pediatria. 2ª ed. Cultura Rio de Janeiro: Médica/Guanabara Koogan, 2009.

Alves JG, Carneiro MS. Prevenção de doenças do adulto na infância e adolescência. Rio de Janeiro: Medbook, 2007.

Anderson RE, Crespo JC, Barlette SJ, Cheskin LJ, Pratt M. Relationship of physical activity and television watching with body weight and level of fatness children: results from the Third National Health and Nutrition Examination Survey. JAMA 1998; 279:938-42.

Batista Filho M. Alimentação, Nutrição e Saúde. In: Rouquayrol ZM (org.). Epidemiologia & Saúde. 5ª ed. Rio de Janeiro: Medsi, 1999.

Batista Filho M, Assis AMO, Kac G. Transição nutricional: conceitos e características. In: Cak G, Sichieri R, Gigante DP (orgs). Epidemiologia Nutricional. Rio de Janeiro/São Paulo: Fiocruz/Atheneu, 2007:445-60.

Beghin I, Cap M, Doujardim B. Guia para evaluar el estado de nutrición. OPAS, Publicación Científica, 515, Washington, D.C. 1989.

Berenson GS, Srinivasan SR, Niklas TA. Atherosclerosis: a nutritional disease of childhood. SMJ of Cardiol 1998; 26; 82(10B):22T-29T.

Chaves N. Nutrição e desenvolvimento humano: aspectos biopsicossociais dos problemas alimentares/nutricionais. Recife: Universitária/UFPE, 2008.

Diniz AS, Santos MP. Epidemiologia da hipovitaminose A e xeroftalmia. In: Kac G, Sichieri R, Gigante DP. Epidemiologia Nutricional. Rio de Janeiro/São Paulo: Fiocruz/Atheneu, 2007: 325-46.

Institute of Medicine (IOM). Dietary Reference Intakes. The Essential Guide to Nutrient Requirements. Washington DC: National Academy Press, 2006.

Jones G. et al. How many children deaths can we prevent this year? The Lancet 2003; 352(9.377):65-71.

Kac G, Sichieri R, Gigante DP (orgs.). Introdução à Epidemiologia Nutricional. In: Kac G, Sichieri R, Gigante DP. Epidemiologia Nutricional. Rio de Janeiro/São Paulo: Fiocruz/Atheneu, 2007: 23-30.

OMS. Organização Mundial de Saúde. Iniciativa e Micronutrientes. Vitamina A na Gestação e Lactação. Recomendações e relatório de uma consultoria. (Tradução). Centro Colaborador em Alimentação e Nutrição do Nordeste, Recife, 2001.

Rissin A. Desnutrição em crianças menores de 5 anos no Estado de Pernambuco: uma análise de relações causais hierarquizadas [tese]. Recife (PE): Universidade Federal de Pernambuco/UFPE; 2003.

Sachs I. Rumo à ecossocioeconomia. Teoria e prática de desenvolvimento. São Paulo: Cortez, 2007.

Seidell JC. Obesity: a growing problem. Acta Pediatr. 1999; 428(Suppl 88):46-50.

Sinaiko AR, Donahue RP, Jacobs DR, Prweas RJ. Relation of weight in rate of increase in weight during childhood and adolescence to body size, blood pressure, fasting insulin and lipids, in young adults. The Minneapolis Children's Blood Pressure Study. Circulation 1999; 23 (11):1.471-6.

Susser M, Susser E. Choosing a future for epidemiology: eras and paradigms. Am J Public Health 1996; 86:668-73.

Tonial S. Desnutrição e Obesidade: faces contraditórias na miséria e na abundância. Série de Publicações Científicas do Instituto Materno-Infantil de Pernambuco (IMIP), nº 2, Recife, 2001.

Willett W, Buzzard IM. Foods and Nutrients. In: Willett W. (org.). Nutritional Epidemiology. 2th. New York: Oxford University Press, 1998:18-32.

World Health Organization (WHO). Worldwide prevalence of anaemia 1993-2005. WHO Global Database on Anaemia, Geneve, 2008.

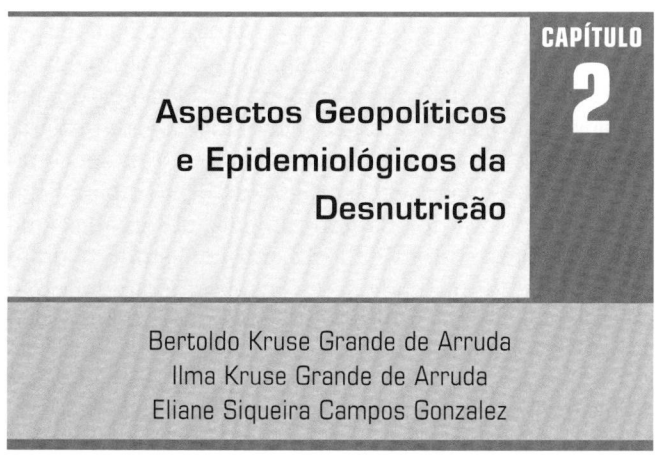

CAPÍTULO 2
Aspectos Geopolíticos e Epidemiológicos da Desnutrição

Bertoldo Kruse Grande de Arruda
Ilma Kruse Grande de Arruda
Eliane Siqueira Campos Gonzalez

INTRODUÇÃO

Sob o ponto de vista puramente biológico, a vida pode ser definida como um processo orgânico de troca de matéria e energia com o meio. A incorporação de calorias e nutrientes e sua utilização metabólica representam, em senso amplo, o próprio conceito de vida material e, em senso estrito, a área compreendida pelo processo *alimenta-ção/nutrição*. Trata-se de processo imprescindível à vida animal ou vegetal e, no contexto das sociedades humanas, indiscutivelmente entendido como uma necessidade ligada ao direito natural e universal da vida. O *habitat*, que não permite aos seus hóspedes a condição adequada de permuta material e energética, deve ser considerado, em princípio, como um ambiente hostil à própria vida, uma negação preliminar ao direito universal da existência biológica.

Assim, os problemas nutricionais, sob a ótica de uma abordagem realista da situação, inscrevem-se, doutrinária e pragmaticamente, como problemas ecológicos, pois têm estreita relação com os aspectos geográficos, culturais, sociais e econômicos que caracterizam o ambiente onde vive o homem. Portanto, o diagnóstico da patologia que se manifesta em nível individual ou coletivo conduz, sempre, ao questionamento dos fatores ambientais que condicionam a produção, o consumo e o aproveitamento biológico de alimentos.

Distinguem-se, nesse enfoque, tomando o indivíduo como eixo do processo *alimentação/nutrição*, duas fases distintas e complementares: a *pré-oral*, compreendendo o conjunto de atividades que vão desde a produção dos alimentos até que estejam prontos para ser ingeridos, e a *pós-oral*, consistindo nas transformações sofridas pelos alimentos introduzidos no organismo, a fim de que os nutrientes neles contidos possam ser devidamente utilizados, garantindo a manutenção da vida. Essa primeira fase, extraorgânica, voluntária, é passível de orientação e manipulação por parte do homem e pode, então, ser planejada. A outra fase, intraorgânica, que evidencia propriamente a nutrição, é involuntária.

Todavia, são bem claras as relações estreitas entre essas duas fases e, desde que se cumpram satisfatoriamente, o indivíduo apresenta um bom estado nutricional, que é a base da saúde.

Vê-se, então, que o estado nutricional deriva de fatores que podem ser agrupados em três áreas dinamicamente inter-relacionadas:

- A *disponibilidade de alimentos*, que resulta do balanço final entre o que se produz, o que se importa, o que se exporta e o que se despende na alimentação animal.
- O *consumo*, que, fundamentalmente, depende do poder de compra da população e é, também, influenciado pelos hábitos alimentares.
- A *utilização biológica de nutrientes*, que significa o seu aproveitamento pelo organismo, a qual se altera na presença de doença, mormente as infecções.

Dentro desses marcos referenciais é que será analisado o tema.

PROBLEMAS NUTRICIONAIS

Preliminarmente, a fim de se ter uma imagem objetiva da realidade, ao menos em seus delineamentos marcantes, referiremos os problemas nutricionais comuns em nosso país e os aspectos epidemiológicos de maior importância relacionados às carências nutritivas. Contudo, vale frisar que, embora essa patologia decorrente dos déficits seja predominante, a que resulta dos excessos também já preocupa. Daí a inclusão, à parte, de capítulos mais amplos sobre os principais temas nutricionais.

DESNUTRIÇÃO ENERGÉTICO-PROTEICA (DEP)

No Brasil, a DEP ainda apresenta elevada magnitude, especialmente no Nordeste. Avaliações realizadas em três Estados nordestinos (Ceará, Sergipe e Rio Grande do Norte), no final da década de 1980, foram analisadas por Victora (1991), sendo evidenciado que o Ceará apresentou prevalência mais elevada de desnutrição em menores de 5 anos de idade, em relação aos outros dois Estados, inclusive quando avaliados em todos os níveis de renda. O nanismo nutricional (déficit altura/idade) foi predominante nos três Estados, havendo clara associação com a baixa renda, assim como para o déficit peso/idade, o que não ocorreu para o peso/altura, visto que esse não denota tanto a cronicidade da desnutrição.

Estudo comparativo entre a III Pesquisa de Saúde Materno-Infantil e Nutrição de Sergipe (PESMISE/1998) e a anterior (1989) evidenciou que houve aumento da prevalência do déficit peso/idade, uma estabilização em relação ao peso/altura e uma redução de cerca de 22% no nanismo nutricional, dos menores de 5 anos de idade e de baixo peso ao nascer para o Estado, como um todo. No Maranhão, comparação similar foi realizada entre 1991 e 1996, onde, apesar da queda significativa nos déficits nutricionais nos três indicadores, o déficit moderado e severo (altura/idade), mesmo com redução de 30,6% para 24%, ainda detinha mais do que o dobro do índice nacional (10,5%), colocando o Estado na situação nutricional mais crítica do país, na época, para essa faixa etária.

Um dos efeitos mais negativos da DEP se refere ao aparecimento de crianças com baixo peso ao nascer, consequência da desnutrição intrauterina.

A última Pesquisa de Orçamentos Familiares (POF, 2002/03) revelou que o baixo peso ainda atinge cerca de 3,2% da população infantil brasileira (Brasil, 2006). Informações mais recentes são provenientes da Pesquisa Nacional por Amostra de Domicílio de Demografia e Saúde da Criança e da Mulher (PNDS, 2006), onde se observa que o baixo peso para a altura ainda atinge cerca de 1,7% das crianças menores de 5 anos de idade, com o maior percentual na Região Norte: 3,4%.

Por infortúnio, o impacto social da desnutrição não se limita à mortalidade. Parte considerável dos casos de desnutrição grave, constituindo o contingente dos que sobrevivem ao duplo ataque das infecções e das carências nutritivas, pode sofrer efeitos físicos e funcionais de maior significação. Entre esses efeitos acham-se o atraso irreversível do crescimento físico e a estatura reduzida de grandes parcelas populacionais.

Outra sequela é o dano provável ao sistema nervoso central (SNC), levando a uma inferiorização mental, segundo estudos de vários autores, em diversas partes do mundo, inclusive no Brasil. A repercussão sobre a *performance* mental é tanto mais evidente quanto mais precoce o aparecimento do processo e quanto mais intensa e duradoura a sua atuação, afetando o desenvolvimento nos aspectos motor, adaptativo-social e, principalmente, da linguagem, na maioria das vezes irreversíveis. A associação desses efeitos com a pobreza de estímulos ideoafetivos e ambientais forma um quadro de carência biocultural que compromete, em grande parte, o aproveitamento escolar, tornando muito baixo o rendimento do aprendizado e consequente déficit na capacidade produtiva na idade adulta.

Batista Filho (1985), com base em três estudos representativos da situação nutricional da população brasileira (ENDEF, 1974-1975; PNSN, INAN/IBGE, 1989; BEMFAM/PNDS, 1966), assinala que "no período 1974-1996 houve um declínio acentuado na prevalência da DEP em crianças brasileiras, com tendências espaciais bem distintas. Assim, entre 1974 e 1989, as maiores reduções ocorreram nas regiões meridionais (Sul, Sudeste e Centro-Oeste), enquanto na fase mais recente (1989-1996) a diminuição na prevalência da desnutrição ocorreu nos Estados do Norte e Nordeste. Avaliações efetuadas no Maranhão, em Pernambuco e em Sergipe são indicativas de que a frequência de formas moderadas e graves da DEP em menores de 5 anos de idade continua reduzindo-se, sendo notável a diferença ocorrida em Pernambuco de 1991 a 1997".

Tonial (1997), em estudo comparativo de DEP moderada e severa (A/I) em crianças maranhenses, observou que, apesar da redução de 30,6% (1991) para 24% (1996), ela ainda se encontrava mais do que o dobro do nível nacional (10,5%), o que colocou o Maranhão na situação mais crítica do país. A prevalência da DEP foi maior na área rural (28,8%) do que na urbana (17,7%), mais do que o dobro com renda familiar menor do que um salário mínimo (31,1%) em relação a cinco (13,9%), assim como para filhos de mães sem escolaridade (35,6%) para 8,2% (9-11 anos de estudo). Paradoxalmente, observou-se que filhos de mães com mais de 12 anos de estudo tiveram 16,6% de DEP, podendo-se levantar a hipótese de que sejam cuidados por pessoas de baixa escolaridade, sem supervisão adequada.

Em Pernambuco, a II Pesquisa Estadual de Saúde e Nutrição (II PESN-1997), realizada com amostra representativa de três estratos geoeconômicos (Região Metropolitana do Recife, Interior Urbano e Interior Rural), revelou que, no total da amostra, 4,9% das crianças apresentavam desnutrição moderada e severa pela relação peso/idade, elevando-se a 12,1% segundo o índice altura/idade. Em 2006, na III PESN, houve redução apenas para o índice altura/idade, observando-se, portanto, que a desnutrição cumulativa, representada pelo retardo estatural, se mantém em declínio no Estado com uma redução de mais de 35%, entre 1991 e 1997, e de quase 50%, entre 1997 e 2006. No meio rural, embora ainda sejam assinaladas frequências mais elevadas de desnutrição moderada e grave, houve importante redução entre a II e a III PESN, tanto para a relação peso/idade (34%) quanto para o índice altura/idade (49,4%). Segundo a relação peso/altura, considerada indicativa da desnutrição aguda, a prevalência da DEP não representaria um problema de saúde pública, desde que sua ocorrência esteja abaixo dos limiares encontrados nos países mais avançados, entre 1% e 3%.

Um fato importante é que o sobrepeso e a obesidade estão aumentando no Brasil. Em todos os estratos econômicos eleva-se a prevalência da obesidade entre adultos, registrando-se uma elevação maior nas famílias de mais baixa renda, e, no Brasil urbano, a prevalência da obesidade em crianças (10,2%) praticamente se equivale à desnutrição (10,4%). Acentuam Batista Filho e Rissin (2003) que, "ao mesmo tempo em que declina a ocorrência da desnutrição em crianças e adultos num ritmo bem acelerado, aumenta a prevalência de sobrepeso e obesidade na população brasileira. A projeção dos resultados de estudos efetuados nas últimas três décadas é indicativa de um comportamento claramente epidêmico do problema. Estabelece-se, dessa forma, um antagonismo de tendências temporais entre desnutrição e obesidade, definindo uma das características marcantes do processo de transição nutricional do país".

A ocorrência de excesso de peso se apresenta comparativamente três a quatro vezes mais elevada nos três espaços geográficos estudados (entre 8% e 10%), evidenciando que o processo de transição epidemiológica vem atingindo até a população infantil. Esse resultado da III PESN para Pernambuco é similar aos encontrados para o Brasil e para o Nordeste na PNDS de 2006.

HIPOVITAMINOSE A

A hipovitaminose A oscila de um estado marginal de reservas corporais insuficientes, sem sinais clínicos concomitantes e apenas uma menor adaptação retinal à luz, até um estado de grave escassez, que se caracteriza por lesões destrutivas da córnea, podendo provocar a cegueira total.

Os sinais clínicos da hipovitaminose A estão quase sempre acompanhados de DEP, pois tanto essa vitamina é necessária para a estabilidade da proteína, como a DEP agrava o quadro clínico da xeroftalmia, aumentando o risco de cegueira. Por isso, afirma-se que a epidemiologia da xeroftalmia guarda relação próxima à DEP, e as infecções desempenham nelas um papel relevante, notadamente o sarampo e as diarreias infantis.

Nas interações entre infecção e estado nutricional de vitamina A, os estudos se dirigem mais para o sarampo, uma das infecções mais frequentes na infância, pois a hipovitaminose A é o fator contributivo do mecanismo pelo qual o sarampo causa danos irreversíveis à córnea.

Segundo relato de Underwood, no acompanhamento de 1.653 crianças residentes numa favela de Hyderabad (Índia), observando diariamente a evolução de 375 casos de sarampo em menores de 5 anos, verificou-se que os níveis séricos de retinol e de proteína de enlace de retinol caíram significativamente durante a fase aguda do sarampo, e 4% desenvolveram, nesse período, xerose conjuntival, representando uma prevalência 10 vezes maior do que na população em geral.

São poucos, ainda, os dados disponíveis sobre a deficiência de vitamina A no Brasil. A experiência epidemiológica sugere que se deva considerar devidamente o problema, em última instância, pela íntima associação que essa carência mantém com a DEP, sabendo-se que um terço das crianças portadoras de lesões oculares de hipovitaminose A e DEP grave morre, segundo a casuística recolhida de hospitais da Indonésia. O baixo consumo de vitamina A ou de seus precursores dietéticos, documentado pelo Estudo Nacional da Despesa Familiar (ENDEF) e nos inquéritos bioquímicos realizados em alguns Estados, é indicativo de que constitua um problema de saúde pública em nosso país.

A deficiência está bem evidenciada no Nordeste, segundo indicadores clínicos, bioquímicos e dietéticos, prevalecendo no chamado Polígono das Secas, uma área de aproximadamente 1 milhão de quilômetros quadrados, habitada por cerca de 15 milhões de pessoas, onde o quadro da hipovitaminose se agrava nos períodos de entressafra, sobretudo na ocorrência das grandes estiagens.

Estudos realizados em vários Estados nordestinos – Bahia, Ceará, Sergipe, Pernambuco e Paraíba – de 1989 a 2005, a maioria em relação a menores de 5 anos de idade, sendo um (PE) de 7 a 14 anos de idade, mostraram uma prevalência de níveis críticos de retinol (abaixo de 20 mcg/dL), que oscilou de 16% na Paraíba (1992 – 9 municípios – e 2005 – 1 município) a 54,7% das crianças baianas em 1989. Em Pernambuco houve uma oscilação desses níveis entre 1997 (19,3%), 2001 (15,8%) e 2005 (25,2%); no entanto, deve-se considerar que em 2001 a faixa etária foi escolar (7 a 14 anos) e em 2005 o estudo foi realizado apenas em um município, enquanto em 1997 as dosagens foram realizadas em crianças menores de 5 anos de idade do Estado como um todo.

Apesar de haver uma carência de estudos com relação à situação desse déficit, em alguns Estados, como o Ceará, fica demonstrado com esses estudos, com amostragem mínima de 400 dosagens e métodos bioquímicos creditados, que a hipovitaminose A ultrapassou o limiar de problema de saúde coletiva no Nordeste.

ANEMIAS CARENCIAIS

A anemia não se inscreve entre as causas mais frequentes de mortalidade, porém, de acordo com Batista Filho, representa, inquestionavelmente, a deficiência nutricional da prevalência mais elevada no Nordeste e, no Brasil, situando-se habitualmente acima de 25% das amostras estudadas. Os grupos populacionais mais expostos são as mulheres no período reprodutivo e crianças menores de 5 anos de idade. Em gestantes, conduz ao aparecimento de recém-nascidos com baixo peso e, portanto, com elevada probabilidade de morrer ou apresentar inadequado padrão de crescimento físico e desenvolvimento mental. Entre crianças no período escolar verifica-se que a anemia se correlaciona com o precário rendimento do aprendizado.

São insuficientes os dados, em nosso país, acerca da prevalência e distribuição geográfica das anemias.

No Sudeste, dados de São Paulo nas três últimas décadas revelam um aumento crucial na prevalência de anemia em crianças, elevando-se de 23,1%, em 1974, para 35,6%, em 1985, chegando a 46,9%, em 1995. Em avaliações efetuadas em crianças nordestinas menores de 5 anos de idade, escolares e mulheres no período reprodutivo assinalam frequências que variam de 18% a 46%, existindo indicações de uma substancial diferenciação de ocorrências entre as diversas zonas fisiográficas, sendo as frequências mais baixas registradas na mesorregião semiárida.

No Nordeste, Batista Filho e Miglioli (2006) analisaram os estudos do Piauí, Paraíba, Pernambuco e Sergipe (1991 a 2005) que foram realizados com amostragens rigorosas e técnicas apropriadas, em crianças menores de 5 anos de idade e que evidenciaram uma prevalência mínima de 28,5% (PB – 2005) a 46,7% (PE – 1997). Na faixa etária de 11-13 meses a frequência de anemia alcançou 82%, em 1990, entre 778 amostras analisadas em 9 Estados nordestinos (MA, PI, CE, RN, PB, PE, AL, SE, BA).

Em relação à evolução temporal observa-se que a Paraíba reduziu a anemia de 36,4% (1992) para 28,5% (2005) e em Pernambuco houve uma evolução positiva nos 4 estudos (1997, 2000, 2005 e 2006), onde o percentual de 46,7% (1997) foi para 33% na prevalência das anemias das crianças abaixo dos 5 anos de idade (III PESN-PE).

Os resultados dos estudos colaborativos e outros trabalhos possibilitam concluir que as anemias representam a grande prioridade como problema de saúde coletiva. As evidências que ampliam a significação dessa deficiência nutricional em nosso país constam de tópico específico deste capítulo.

BÓCIO ENDÊMICO

O bócio, quando assume características endêmicas, representa, na maioria dos casos, um problema de deficiência alimentar de iodo. Além dos prejuízos de ordem estética surgem efeitos mecânicos compressivos e possibilidade de degeneração neoplásica. O fato que confere importância social ao bócio é a instalação do cretinismo endêmico nas áreas em que a deficiência de iodo é acentuada. O cretinismo condiciona um quadro de absoluta incapacidade de aprendizado, reduzindo seus portadores a uma vida puramente vegetativa. No Nordeste, a hipertrofia tireoidiana foi encontrada em quase 20% da população feminina em idade escolar. O inquérito realizado pela Sucam, em 1955, revelou uma prevalência de 20,67% nos escolares examinados e, repetido em 1975, esse trabalho constatou redução da prevalência para 14,7%, não sendo encontrados casos de bócio grau III, aos quais se associam cretinismo, osteoartropatias e surdo-mudez. Nas avaliações de 1995 evidenciou-se que o bócio já estava desaparecendo como problema de saúde pública no Brasil e apenas em quatro Estados (Rondônia, Amazonas, Mato Grosso e Mato Grosso do Sul), ainda ocorria uma situação de endemicidade moderada (prevalência de 5%-19,9%) em 3,5% dos 428 municípios avaliados e grave (acima de 20%) em apenas 0,9%.

Os dados mais recentes são de 2000 quando o veículo Thyromobil, em todo o Brasil, detectou 1,3% de bócio endêmico, diagnosticado por ultrassonografia de tireoide e iodo urinário, não sendo encontrado nenhum caso abaixo de 100mg/dL e sim o inverso, elevado número com iodúria acima de 300mg/dL.

O controle do bócio endêmico pela iodatação do sal, nos últimos 25 anos, pode ter aportado alguma contribuição na correção dos déficits estaturais nas áreas de risco do Norte e Centro-Oeste – Amazonas, Pará, Acre, Rondônia e Mato Grosso – ao lado de outros fatores na gênese do crescimento. De acordo com Monteiro (2004), "com base nesses dados, pode-se afirmar, com certa segurança, que a deficiência de iodo foi controlada no Brasil".

OUTROS PROBLEMAS

Podem ser lembradas as seguintes deficiências nutricionais: beribéri, pelagra, arriboflavinose, escorbuto, raquitismo. No entanto, essas condições não alcançam expressão epidemiológica. Ainda cabe referir a cárie dental, pois à sua etiologia se acha associado um fator nutricional, representado pela deficiência de flúor. No Recife e em São Paulo, crianças de 12 anos de idade apresentaram, em média, sete dentes definitivos cariados, perdidos ou obturados. Estima-se que a cárie dental atinge cerca de 95% da nossa população e que aos 15 anos de idade cada brasileiro possui, em média, 11,5 dentes atacados.

Fatores determinantes

Diante da situação descrita é possível fazer evoluir favoravelmente a problemática nutricional? Para isso é necessário o cumprimento sequenciado e sem anormalidades dos diferentes aspectos das fases pré-oral e pós-oral do processo alimentação/nutrição. E a compreensão desse processo requer a apreciação dos marcos da sua história natural, analisando os fatores condicionantes que, esquematicamente, podem ser distribuídos em três campos distintos, mas que se correlacionam interativamente: a oferta de alimentos, que representa a disponibilidade; a demanda de alimentos, que caracteriza o consumo; a utilização biológica de nutrientes, que resulta no seu aproveitamento pelo organismo. É o que se pode ver na Fig. XVI.2.1.

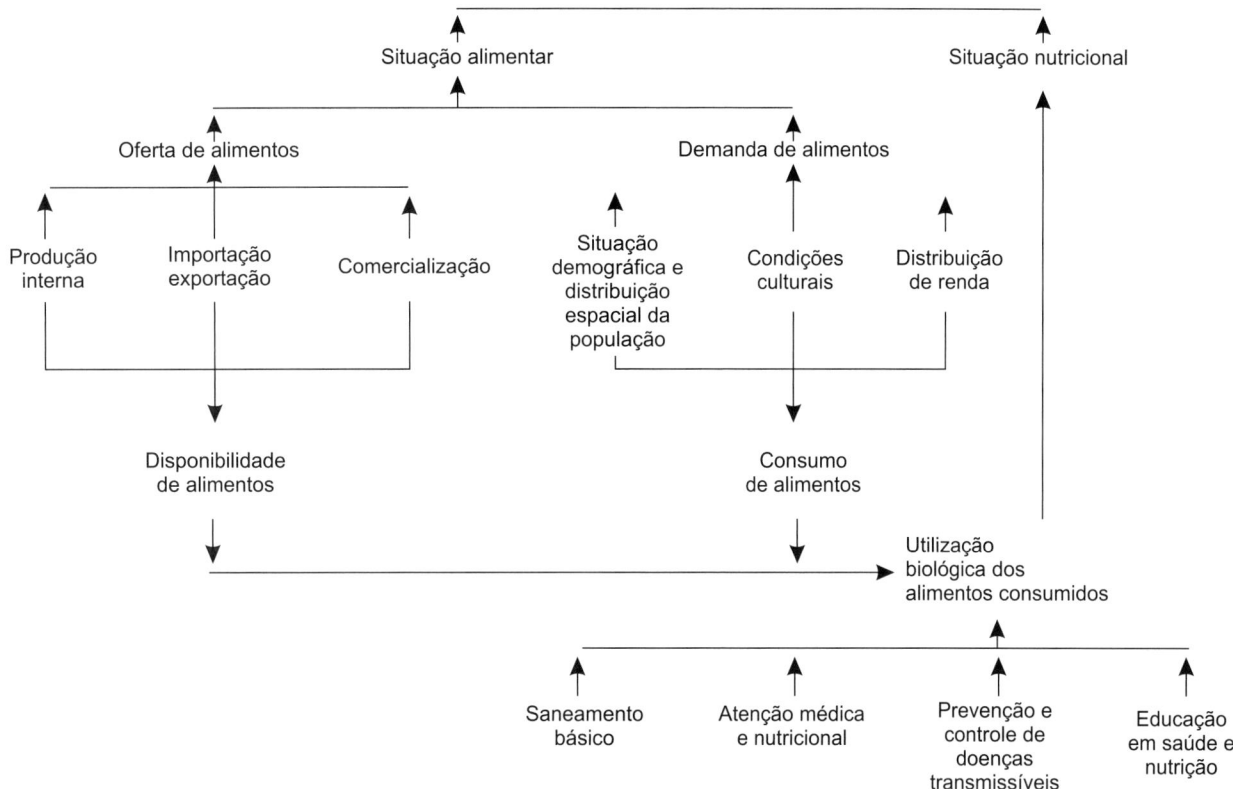

Fig. XVI.2.1. Bem-Estar Alimentar e Estado Nutricional. *Fonte:* PIA/PNAN – Bases conceituais de uma política alimentar e nutricional.

Disponibilidade de alimentos

De modo genérico, o crescimento da produção agropecuária no mundo não tem acompanhado a expansão populacional. Ademais, nas regiões subdesenvolvidas, onde menos cresce a produção alimentar, é exatamente onde mais aumenta o efetivo demográfico.

No Brasil, nos últimos anos, a produção agrícola tem sido orientada, crescentemente, para o atendimento do mercado externo. Como efeito negativo dessa tendência, a pauta dos produtos destinados ao consumo interno e, mais especificamente, à alimentação da população não se desenvolve ao ritmo da economia rural, em sua globalidade. Essa afirmação pode ser ilustrada com a análise da disponibilidade dos produtos básicos na formação da dieta do brasileiro de 1973 a 1991 (Figs. XVI.2.2 e XVI.2.3).

Pode-se verificar que, dentre esses produtos, apenas o trigo experimentou evolução satisfatória, entre 1984 e 1987, quando voltou a cair vertiginosamente, atingindo cerca de 17kg/hab em 1991. No que se refere à disponibilidade *per capita*/ano, constata-se, quanto ao arroz e ao milho, que ficou praticamente estacionária; o feijão oscilou entre 18 e 20kg, com sua menor produção em 1983, quando chegou a cerca de 12kg, e a mandioca baixou de cerca de 260kg para 160kg. No entanto, deve-se considerar que a maior parte do milho (cerca de 70%) se destina à alimentação animal.

Em 2004, estudo realizado pelo IBGE – Pesquisa Agrícola Municipal (PAM), que tinha como um dos objetivos avaliar a insegurança alimentar, cujos dados foram analisados por Unidade da Federação, tornando-os assim comparáveis aos dados da Pesquisa Nacional por Amostra de Domicílios (PNAD) (técnica utilizada para permitir estimativa municipal), agrupou os produtos pesquisados em três grupos: *alimentos*, *frutas* e *não alimentícias*; é bem diversa essa situação quanto aos produtos exportáveis, nomeados de *commodities*, ou seja, soja, café, cacau, laranja, trigo e cana-de-açúcar. É importante ressaltar que não foram considerados nesse estudo os dados referentes à pecuária.

Observou-se que havia um aumento tanto do percentual do valor da produção dos grupos *alimentos* e *frutas* nas zonas rural e urbana e no total do Estado, como também na insegurança alimentar, fato que não acontecia em relação aos produtos *não alimentícios* e *commodities*. Uma situação inversa foi constatada ao se estudar a variável renda, que mostrou correlação negativa com o percentual de insegurança alimentar. Esses resultados levaram à constatação de que no Brasil a insegurança alimentar se traduz como ausência de renda. Todavia, deve ser salientado que o Brasil tem plenas condições de ser autossuficiente na produção de alimentos básicos.

De acordo com Alfredo José Barreto Luiz, pesquisador da Embrapa, é importante salientar que os dados aqui descritos obtidos da PAM e da PNAD não foram coletados com o objetivo de responder sobre a insegurança alimentar e sua correlação com a produção agrícola.

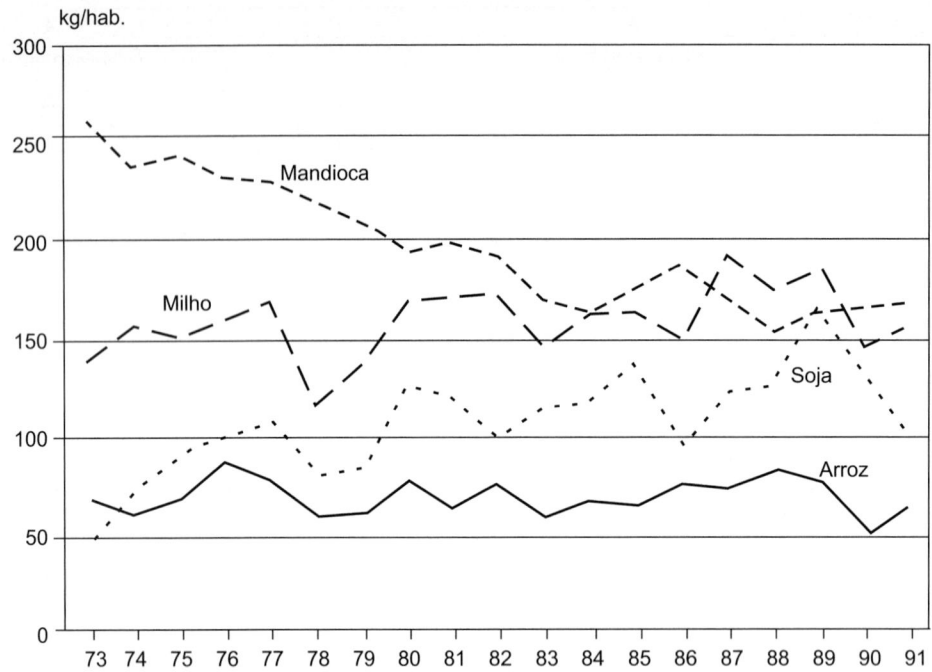

Fig. XVI.2.2. Produção *per capita* de mandioca, milho, soja e arroz no Brasil – 1973/91. *Fonte:* IBGE.

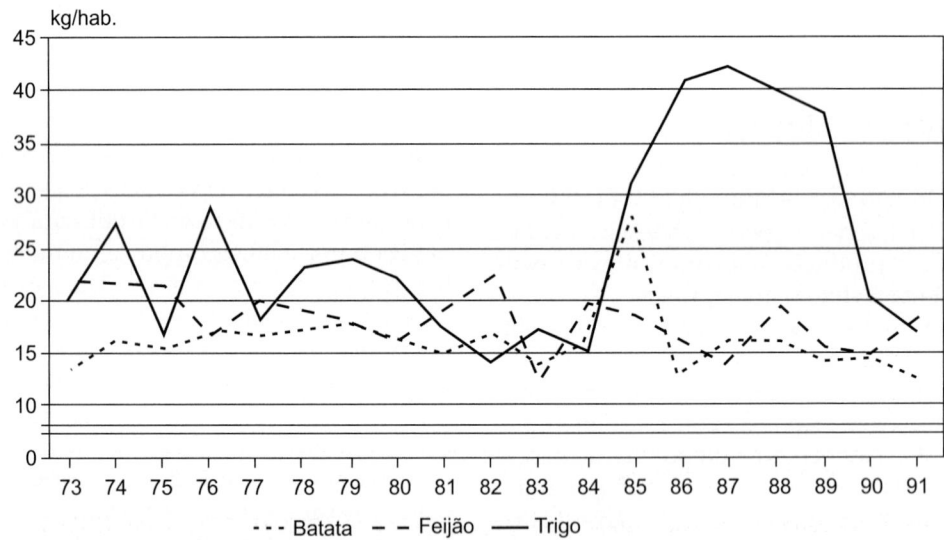

Fig. XVI.2.3. Produção *per capita* de batata, feijão e trigo no Brasil – 1973/91. *Fonte:* IBGE.

As análises do desempenho da agricultura brasileira na década de 1980 caracterizam esse setor como um dos mais dinâmicos, pois seu crescimento médio anual de 3,1% superou o crescimento industrial, apesar das condições desfavoráveis da economia como um todo. Todavia, a taxa de crescimento dos produtos alimentares foi baixa, a exemplo do arroz, do feijão e da farinha de mandioca, excetuando-se o trigo, que mostra elevação acentuada entre 1985 e 1988, voltando a cair na segunda metade da década (Figs. XVI.2.4 e XVI.2.5).

Esse crescimento da agricultura, com marcantes diferenciações regionais, ocorreu mais em função da substituição do que pela incorporação de novas áreas, uma vez que, na abertura dessas áreas, as culturas de subsistência foram sobrepujadas por lavouras comerciais com os produtos chamados *commodities* ou exportáveis – café, cacau e cana-de-açúcar –, sendo o Sudeste a região onde os produtos alimentares perderam mais área.

No período 90/91, a produção bruta de grãos era cerca de 58 milhões de toneladas e para 91/92 estimou-se

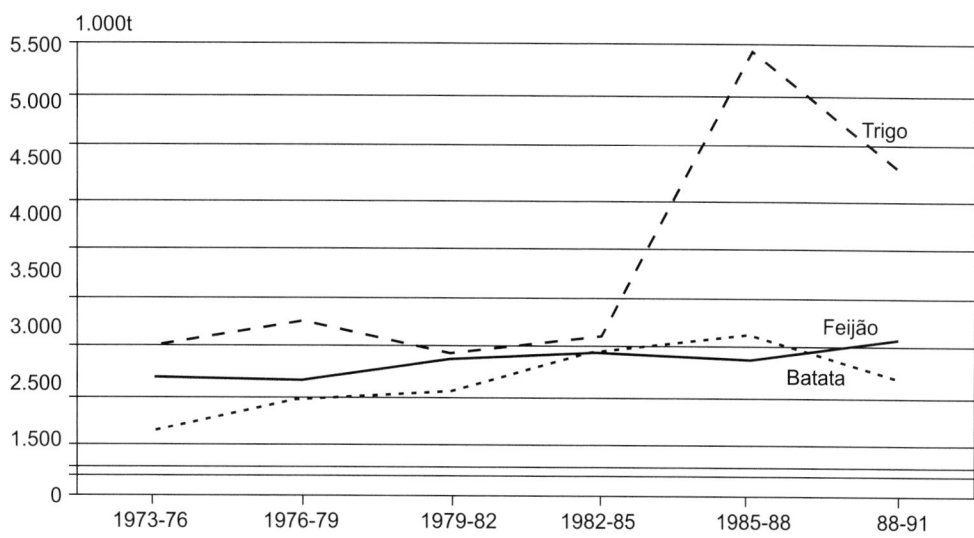

Fig. XVI.2.4. Produção brasileira de trigo, feijão, batata e arroz – 1973/91. *Fonte:* ISPA, CEPAGRO, IBGE.

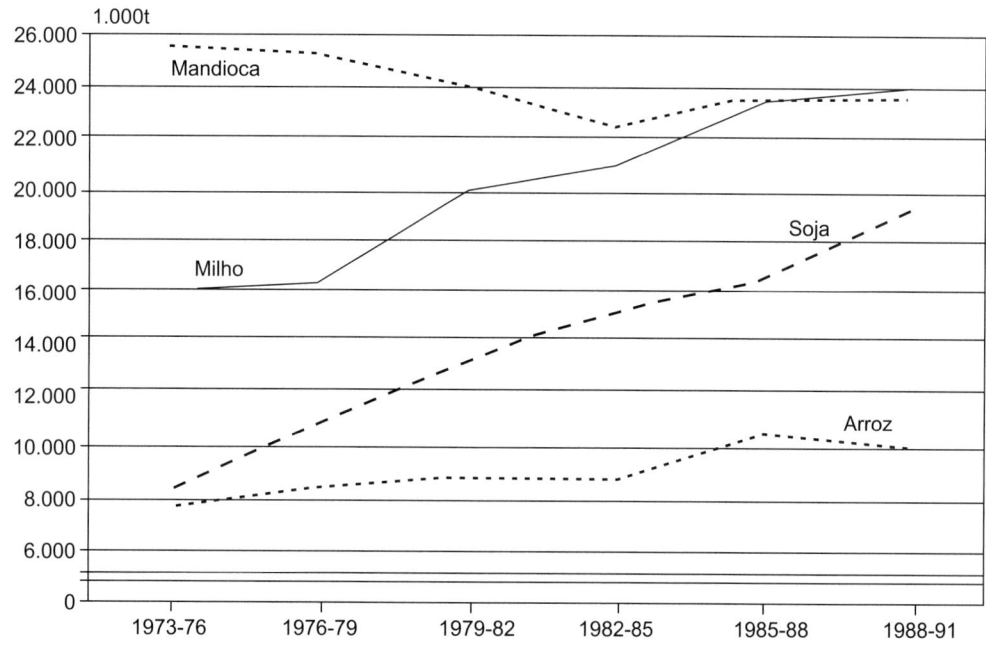

Fig. XVI.2.5. Produção brasileira de mandioca, milho, soja e arroz – 1973/91. *Fonte:* ISPA, CEPAGRO, IBGE.

uma safra de 69,5 milhões de toneladas. É de salientar a concentração da maior parcela da safra agrícola na região Centro-Sul, considerada o celeiro da produção brasileira de grãos, uma vez que é responsável por 89% do total produzido no país.

Mas a agropecuária é o setor que proporciona sustentação à economia brasileira. Em 1999, a produção obtida foi significativamente superior à de 1998, convindo referir os ganhos que ocorreram em relação a dois produtos: arroz (+52%) e feijão (+31%). Trigo, milho e laranja também apresentaram bons resultados – safras quase 10% superiores às do ano anterior; a produção dos chamados grãos alcançou 82 milhões de toneladas, superando em 8% a safra de 1998; e houve excelente desempenho da produção animal: carnes de aves (+ 9%), de suínos (+ 6%) e de bovinos (+ 6%).

Convém frisar que o setor agrícola tem-se mostrado capaz de gerar boa e regular oferta, porém os consumidores não estão conseguindo manter os seus padrões habituais de compra de alimentos básicos. É típico o caso do arroz, que por sua aceitação e custo parece o alimento eleito para resolver, em curto prazo, o problema fundamental de calorias e proteínas. Há vários anos o consumo se encontra estagnado em pouco mais de 11 milhões de toneladas, não se harmonizando ao crescimento vegetativo da população. No tocante ao feijão, a demanda também está muito contraída e o mesmo acontece com outros produtos básicos, devendo-se esse enfraquecimento da demanda à perda do poder aquisitivo da população.

Um outro aspecto a ressaltar é a tendência, na atualidade, notadamente nos países industrializados, de os consumidores procurarem cada vez mais os produtos isentos de gorduras saturadas ou de altos níveis de colesterol. Isso está induzindo os agricultores, nos países em desenvolvimento, a produzirem novos tipos de óleos e outras espécies de carnes menos gordurosas. Daí a produção brasileira de frangos ter crescido 10%, e em muitos países o frango já vem substituindo a carne bovina nas refeições populares com base em sanduíches.

De fato, acha-se em curso verdadeira revolução alimentar, provocada pelo desejo de uma dieta saudável, que está mudando as velhas tendências da produção de alimentos.

CONSUMO ALIMENTAR

Comparando-se o ENDEF e as POFs podem ser estabelecidas algumas tendências no consumo alimentar no período de 1974 a 2002:

- Expressiva queda do consumo de itens básicos, como o arroz (45,6%), o feijão (37,3%) e a farinha de mandioca (36,3%).
- Oscilação média discreta na carne bovina: crescimento de 28,7% entre 1974 e 1995, queda de 30% até 2002, voltando praticamente ao mesmo patamar de 1974. Essa queda também foi observada para a carne de frango nesse último período.
- Aumento significativo do consumo de alimentos preparados, apresentando crescimento de 218% entre 1974 e 2002 (especialmente dos refrigerantes: 492%).

Vale ressaltar que o consumo de alimentos que demandam tempo para a sua produção é observado em dobro na Zona Rural, como o feijão e o arroz; outros também o são seis a sete vezes mais na Zona Rural, como o milho e a farinha de mandioca.

Nas últimas décadas, as condições de saúde e nutrição da população brasileira foram influenciadas pelo aumento do poder aquisitivo aliado ao avanço tecnológico da produção de alimentos. No entanto, a composição da cesta de consumo preocupa no que respeita à redução da qualidade dos alimentos de preparo rápido e baixo valor nutricional, evidenciando a coerência com um perfil epidemiológico relacionado com o aumento da morbidade por doenças cardiovasculares.

É bastante homogênea a dieta da população brasileira. De acordo com os dados da Pesquisa de Orçamentos Familiares (POF) (2202-2003), os carboidratos contribuem com o maior percentual de calorias (59,6%), ao se avaliar a disponibilidade alimentar em termos de macronutrientes por situação de domicílios, grandes regiões brasileiras e por classes de renda familiar; seguidos dos lipídios (27,6%) e proteínas (12,8%), atendendo assim às recomendações nutricionais. Nesse mesmo estudo se observa similaridade na participação relativa do teor de proteína, o que não ocorre em relação aos lipídios e aos carboidratos (Quadro XVI.2.1).

Dois grandes fatores condicionam o comportamento do consumo: a cultura alimentar da população e seu poder aquisitivo. A ideologia alimentar indica as preferências, e o nível de renda determina a capacidade de compra de alimentos, e esse é o fator com maior significação, reduzindo a capacidade efetiva de consumo. Os dados do IBGE revelam que cerca de 74,8% da população brasileira com rendimento não recebem além de dois salários mínimos. Por outro lado, o Índice Geral de Preços, nos últimos anos, tem apresentado comportamento dissociado da curva de aumentos salariais. Essa defasagem se tem refletido, nitidamente, na redução do salário mínimo real. Sabe-se que quanto mais baixo é o nível de renda de determinado grupo populacional, maior é a parcela de seu orçamento destinada à alimentação. Segundo o Dieese, em agosto de 1992 o custo da ração essencial representava 108,2% do salário mínimo líquido, ou 233 horas e 55 minutos do seu tempo de trabalho.

Convém ressaltar que as informações sobre a disponibilidade de alimentos não definem, exatamente, o perfil do consumo, pela formação heterogênea do quadro de consumidores. Deve-se, por conseguinte, considerar o consumo real, enfocando as áreas geográficas mais atrasadas e os grupos sociais de mais baixa renda.

A esse respeito são expressivas as avaliações do Banco Mundial, com base em dados do ENDEF, reveladoras do contraste entre o Nordeste urbano e o Sul/Sudeste rural, apresentando quase 50% da população da primeira área um déficit energético de 400 calorias/dia, situação encontrada em apenas 1,6% da população da segunda área. O ideal seria que houvesse informações sobre o consumo alimentar de crianças, para compreensão do problema nutricional na faixa etária de maior vulnerabilidade biológica, pois a criança é contemplada diferencialmente na distribuição intrafamiliar de alimentos.

No tocante ao consumo alimentar, cabe uma referência especial ao aleitamento materno, fator decisivo no estado nutricional das crianças nos 6 primeiros meses de vida. Daí ser objeto de capítulo à parte.

Ainda é extremamente baixa a duração média do aleitamento materno no Brasil, em que pesem as atividades desenvolvidas para incentivo dessa prática tão salutar, mormente em face das vantagens nutricionais da amamentação nas comunidades pobres. Avaliações recentes indicam que está ocorrendo um retorno lento, mas seguro, das práticas do aleitamento materno.

Quadro XVI.2.1. Participação relativa (%) dos macronutrientes no total de calorias determinado pela aquisição alimentar domiciliar por situação do domicílio, grandes regiões e classes de renda familiar *per capita* (em salários mínimos). Brasil, 2002/2003.

Macronutrientes	Total	Situação do domicílio	
		Urbano	Rural
Carboidratos	59,6	58,1	64,6
Açúcar (sacarose)	13,7	13,7	13,7
Demais carboidratos	45,9	44,4	50,9
Proteínas	12,8	12,9	12,4
Animais	7,0	7,2	6,2
Vegetais	5,9	5,8	6,3
Lipídios	27,6	29,0	23,0
Ácidos graxos monoinsaturados	7,3	7,6	6,0
Ácidos graxos poli-insaturados	8,7	9,1	7,4
Ácidos graxos saturados	8,6	8,9	7,7

Macronutrientes	Grandes regiões				
	Norte	Nordeste	Sul	Sudeste	Centro-Oeste
Carboidratos	62,0	64,9	55,1	57,7	57,8
Açúcar (sacarose)	11,1	13,9	12,5	14,5	14,1
Demais carboidratos	50,9	50,9	42,6	43,2	43,7
Proteínas	13,9	13,1	14,1	12,1	11,9
Animais	9,1	6,6	8,3	6,4	6,5
Vegetais	4,8	6,5	5,8	5,8	5,4
Lipídios	24,1	22,1	30,9	30,2	30,4
Ácidos graxos monoinsaturados	6,2	5,7	8,5	7,9	7,8
Ácidos graxos poli-insaturados	7,4	6,9	8,5	9,8	11,4
Ácidos graxos saturados	8,2	7,0	9,9	9,3	8,6

Macronutrientes	Classes de renda mensal familiar por capita (em salários mínimos)					
	Até 1/4	Mais de 1/4 a 1/5	Mais de 1/5 a 1	Mais de 1 a 2	Mais de 2 a 5	Mais de 5
Carboidratos	69,2	64,6	62,2	59,2	55,8	52,2
Açúcar (sacarose)	12,9	14,1	14,8	14,5	13,2	11,1
Demais carboidratos	56,3	50,5	47,3	44,6	42,6	41,1
Proteínas	11,7	12,0	12,5	12,8	13,4	13,9
Animais	5,2	5,9	6,5	7,0	7,8	9,4
Vegetais	6,5	6,1	6,1	5,8	5,6	5,4
Lipídios	19,1	23,5	25,3	28,1	30,8	34,0
Ácidos graxos monoinsaturados	4,8	6,0	6,7	7,4	8,1	8,9
Ácidos graxos poli-insaturados	6,7	8,2	8,3	9,1	9,4	9,1
Ácidos graxos saturados	5,9	7,2	7,8	8,7	9,7	11,2

Alertam os especialistas para os riscos que representa a instalação precoce do desmame, concorrendo para a elevada morbimortalidade de crianças no 1º ano de vida. Sem dúvida, um dos aspectos mais graves dos problemas nutricionais é que a DEP, em menores de 1 ano de idade, está diretamente ligada ao desmame precoce.

UTILIZAÇÃO BIOLÓGICA

O Brasil ainda conta com grande contingente jovem, embora se observe um progressivo alargamento do ápice da pirâmide populacional. Essa característica demográfica acarreta duas consequências para o hospedeiro:

1. O processo de crescimento se faz à custa de quantidades adicionais de nutrientes, especialmente calorias e proteínas.
2. O predomínio de doenças infecciosas altera completamente o padrão de utilização biológica de nutrientes.

O segmento populacional mais atingido é o grupo materno-infantil. Os maiores fatores de risco estão concentrados nos primeiros 5 anos de vida e associados à DEP, sendo o primeiro ano o momento no qual o ser humano é mais vulnerável às ações adversas da má nutrição. E também as gestantes e nutrizes, em virtude da sobrecarga fisiológica do ciclo gravidez/lactação, formam um grupo de alta vulnerabilidade às deficiências nutricionais.

Como enfrentar essa situação de modo que as pessoas, particularmente os pré-escolares, obtenham dos alimentos consumidos todos os benefícios nutricionais?

A resposta se encontra nas ações de saúde e nutrição executadas integradamente, a fim de que haja mútuo reforço e possam contrapor-se ao sinergismo negativo que representa a associação desnutrição/infecções. De um lado, a desnutrição, diminuindo a resistência, torna essas crianças mais suscetíveis aos processos infecciosos; de outro, as infecções exigem de uma criança desnutrida maior quantidade de nutrientes. E admite-se que essa associação sinistra, atuando simultaneamente no mesmo organismo, é bem mais grave do que a soma parcial desse efeito adverso. Raramente, diz Sampaio, "nos lembramos de que temos todos os dias diante de nós um grande contingente de imunodeficientes, representados pelos portadores de distúrbios nutricionais".

Epidemiologicamente há uma cadeia de eventos que se potenciam: os condicionantes, predominando os de natureza socioeconômica, e os precipitantes ou agravantes, mais diretamente responsáveis pela alta mortalidade e pela maior frequência e severidade das formas clínicas.

Em nossas condições ecológicas, esse estímulo adicional que precipita ou agrava o quadro nutricional é quase sempre um processo infeccioso. E o quadro se torna mais sombrio se é interrompida precocemente a prática da amamentação e se há repetição dos episódios infecciosos, mormente as doenças diarreicas e as respiratórias agudas.

Embora praticamente erradicado em nosso país, devido aos níveis de imunização alcançados, é oportuno citar uma outra interação sinérgica importante, exaustivamente descrita, sobretudo nas populações de baixo nível socioeconômico – o sarampo. Somam-se ao impacto próprio da infecção a frequente diminuição da ingesta dos doentes e a constância com que se apresenta associado à síndrome diarreica.

"Por essas razões", afirma Lechtig, "a desnutrição é o obstáculo mais grave para o desenvolvimento econômico e social dos países do Terceiro Mundo".

De tudo isso resulta a imperiosa necessidade de ser proporcionado à população materno-infantil um elenco integrado de ações básicas de saúde, de eficácia já comprovada, para que as crianças se beneficiem com regularidade da vigilância do crescimento e desenvolvimento, alcancem níveis de imunização que aumentem a resistência às doenças imunopreveníveis, tenham assegurado o aleitamento materno e o desmame correto, disponham de suplemento alimentar adequado, suficiente e regularmente destinado ao tratamento das formas moderadas e graves de desnutrição, contem com a efetiva cobertura da atenção médica, para que não lhes faltem a oportuna e suficiente reidratação oral, o diagnóstico precoce e o tratamento das infecções respiratórias agudas e das parasitoses, e recebam educação alimentar e em saúde. Enfim, a certeza do atendimento de suas necessidades mais essenciais ou o encaminhamento para níveis que garantam capacidade resolutiva. A proposta do Ministério da Saúde atende a esse objetivo, e nesse contexto a vigilância alimentar e nutricional deve assumir papel relevante.

Entretanto, a extensão, a eficiência e a legitimação dessas atividades requerem a participação da comunidade. São os movimentos sociais organizados que dão suporte importante para a consolidação e operacionalidade das ações integradas de saúde e nutrição.

Esse apoio é indispensável para que os profissionais de saúde se sintam encorajados e tenham maior interesse no desempenho satisfatório desse trabalho, reconhecidamente imprescindível para se alcançar bom estado nutricional. Tem razão Figueira (1970) ao sentenciar: "Aflige-nos sobremaneira a falta de sensibilidade do médico prático para o problema nutricional."

CONCLUSÃO

Do exposto concluímos que se faz mister entender a importância e a dimensão do problema nutricional, sua multicausalidade e, sobretudo, o caráter necessariamente integral das ações indicadas para combatê-lo. É preciso insistir no fato de que a problemática nutricional reclama e exige nova atuação multiprofissional e interdisciplinar, reunindo diferentes setores governamentais, com a participação ativa da comunidade. Assim, torna-se compreensível por que esse problema não é um desafio unilateral à economia agropecuária ou à política salarial, à competência dos setores de saúde e de educação. É uma responsabilidade conjunta, intersetorial, decidida e coerentemente orientada para os interesses biológicos da população. Daí o entendimento na Conferência Internacional de Nutrição de que o controle das deficiências nutricionais supõe, além de medidas técnicas, a racionalização progressiva do processo econômico e social, democratizando o acesso aos bens e serviços produzidos.

Um auspicioso acontecimento foi a aprovação da Política Nacional de Alimentação e Nutrição como instrumento definidor e norteador das ações nesse campo. É um documento que resultou de ampla reflexão interinstitucional e de consulta a segmentos direta e indiretamente envolvidos com o tema, cujas diretrizes contemplam a diversidade de situações que devem ser consideradas, a fim de que os brasileiros menos favorecidos se beneficiem de medidas corretoras das carências nutricionais, e os que desfrutam de condições de vida mais favoráveis saibam praticar uma alimentação que não represente fator de risco para a saúde.

A Política Nacional de Alimentação e Nutrição integra a Política Nacional de Saúde, inserindo-se, ao mesmo tempo, no contexto da Segurança Alimentar e Nutricional. Dessa forma dimensionada, constitui passo importante para a conquista de um dos direitos consagrados na Declaração Internacional dos Direitos Humanos – o direito a uma alimentação adequada. A sua concepção prevê que o atendimento desse direito exige o pleno cumprimento dos princípios de responsabilidade, transparência, participação popular e descentralização, bem como o estímulo às ações intersetoriais que propiciem o acesso universal aos alimentos.

Outrossim, vale ressaltar o que dizem Batista Filho e Rissin (2003): "As grandes mudanças registradas nos indicadores do estado nutricional da população brasileira decorrem de outras variáveis não referidas ao desempenho da economia: a redução substancial da natalidade, a melhoria do saneamento básico, a proteção contra as doenças infecciosas e, notadamente, a prevenção específica de agravos imunopreveníveis, a elevação do nível de escolaridade das mães, as modificações nos perfis de consumo alimentar e o acesso às ações básicas de saúde, principalmente nas aglomerações urbanas."

Convergem nesse sentido as conclusões de Monteiro e colaboradores (2000), de que "as causas da melhoria recente de indicadores de saúde relacionados à pobreza no país podem ser atribuídas, em maior grau, à expansão do acesso da população a serviços de saúde e ao aumento do nível de escolaridade das mães e, em menor grau, à ampliação da rede pública de abastecimento de água e à diminuição da proporção de gestações de alto risco".

Finalmente, as análises dos especialistas nos levam a concluir:

1. É imprescindível adotar uma visão de Segurança Alimentar e Nutricional que não se limite à adoção de uma política setorial, seja da agricultura, da saúde ou da área econômica, nem se volte apenas para o paternalismo/assistencialismo que predomina na sociedade brasileira, ou seja, é necessário que exista um compromisso de ambas as partes (produtores e consumidores) como garantia de produtos que venham a garantir uma alimentação saudável.
2. É preciso dar apoio às instituições para desenvolverem um pensamento crítico e construtivo, bem como para promover pesquisas cujos resultados conduzam a um respaldo inovador e consistente às medidas adotadas.
3. É indispensável superar as barreiras que impedem uma maior produção, disponibilidade e acesso aos alimentos, assim como democratizar o acesso à terra, ao crédito e à tecnologia agroindustrial, porém utilizando recursos tecnológicos que não causem danos ao ambiente e à saúde.
4. É importante educar as pessoas para que se organizem e lutem pelo direito a alimentação, a fim de conseguirem mudanças, conscientes de que a segurança alimentar e nutricional não deve ser encarada como um mero problema técnico, e encorajá-las a participar das decisões e da implementação das ações.
5. É necessário que as pessoas adotem práticas alimentares e estilos de vida saudáveis, assumindo-os como componentes importantes da promoção da saúde. Essas práticas poderão ser atingidas na medida em que haja eficiência na produção, baixo custo, melhor qualidade e elevada produtividade nos produtos de consumo alimentar local.
6. É importante que todas as ações deem subsídios às políticas públicas para que o Brasil possa alcançar a soberania alimentar e que, por sua vez, contribua para garantir a segurança alimentar. O padrão de consumo adequado reduz o risco nutricional. O estado de nutrição e saúde da população é diretamente afetado pela qualidade e quantidade de alimentos consumidos.

BIBLIOGRAFIA

Arruda BKG & Figueira F. A problemática alimentar e nutricional brasileira. Revista do IMIP, Recife, 1989.

Arruda BKG. A comunidade e os problemas nutricionais: É importante saber onde estão e quantos são os desnutridos? Revista do IMIP, Recife, dez. 1987; 1(2).

Arruda BKG. Alimentação, Nutrição e Saúde. Cadernos da UnB-Saúde no Brasil. Ed. Universidade de Brasília, 1979.

Arruda BKG. Nutrição e Saúde – Justificativa e indicação de prioridades para a sua integração conceitual e programática. Revista do IMIP, Recife, dez. 1987; 1(2).

Arruda BKG. Nutrição para todos: O que pode fazer o setor saúde? Revista do IMIP, Recife, dez. 1987; 1(2).

Batista Filho M. Sustentabilidade Alimentar do Semiárido Brasileiro – Série Pub. Cent. Inst. Mat. Inf. Prof. F. Figueira. IMIP. nº 11. Recife, 2005.

Batista Filho M & Barbosa NP. Alimentação e Nutrição no Brasil 1974-1984. INAN, Brasília, 1985.

Batista Filho M & Kruse I. Eficácia e custos de tratamento da desnutrição energético-proteica. Revista do IMIP, Recife, mar. 1988 – Edição Especial.

Batista Filho ME e Miglioli TC. Alimentação e Nutrição no Nordeste do Brasil. Série Pub. Cent. Inst. Mat. Inf. Prof. F. Figueira. IMIP nº 12. Recife, 2006.

Batista Filho M e Rissin A. A transição nutricional no Brasil: tendências regionais e temporais. Cad. Saúde Pública. Rio de Janeiro: 2003; 19 (suppl 1).

Damene SMA. Tendências de consumo de alimentos industrializados pela população brasileira. Prof. Titular da Faculdade de Nutrição - PUC – Campinas, 2005.

Figueira F et al. Desnutrição da criança. Pediatria Moderna, jan. 1970; 4(10).

Gramacho A. Panorama da Agricultura em 1999. Revista de Política Agrícola, Ano IX – Nº 01 – Jan-Fev-Mar 2000.

Levi-Costa RB, Sichieri R, Pontes NSR, Monteiro CA. Disponibilidade domiciliar de alimentos no Brasil: distribuição e evolução (1974-2003). Rev. Saúde Pública. São Paulo, 2005; 39(4):530-40.

Ministério da Saúde. Política Nacional de Alimentação e Nutrição. Brasília, 2000.

Monteiro CA. Segurança Alimentar e Nutrição no Brasil. In: Saúde no Brasil – Contribuição para a agenda de prioridades de pesquisa/MS. Brasília, 2004:225-42.

Monteiro CA, Benício MHO e Freitas ICM. Evolução da mortalidade infantil e do retardo do crescimento nos anos 90: causas e impacto sobre desigualdades regionais. In: Monteiro (org.) – Velhos e Novos Males de Saúde no Brasil. 2ª ed. Editora Hucitec, Nupens/USP, São Paulo, 2000 (23).

PESN 2006 - Situação Alimentar, Nutricional e de Saúde no Estado de Pernambuco: Contexto Socioeconômico e de serviços – Síntese dos Resultados – DN/UFPE - IMIP - SES - PE - Recife, PE, 2008.

POF 2002-2003 – Pesquisa de Orçamento Domiciliar (Primeiros Resultados), 2004.

Santos LMP. Org (2002 c) – Bibliografia sobre deficiência de micronutrientes no Brasil – 1990-2000. Iodo e Bócio Endêmico. Brasília - DF - Brasil: OPAS, 2002 (3).

Silveira FG e Almeida MEK. – Fome, Produção alimentar e distribuição da renda – Disponível em: http://revistas.fee.tche.br/index.php/indicadores/article/viewPDFInterstitial/530/766 – acessado em: 11/08/2009.

Tonial SR e Silva AAM. Saúde, Nutrição e Mortalidade Infantil no Maranhão – UFMA – Secretaria do Estado de Saúde – Unicef – São Luís. 1997:112.

Victora CG et al. A saúde das crianças nos Estados do Ceará, Rio Grande do Norte e Sergipe, Brasil: descrição de uma metodologia para diagnósticos comunitários. Rev. Saúde Pública, São Paulo, 1991; 25(3):218-25.

World Bank Publication. Enriching lives: overcaming vitamin and mineral malnutrition in Development Countries. Séries Development in practice. Washington, D.C. 1994.

CAPÍTULO 3

Aleitamento Materno

Vilneide Maria Santos Braga Diégues Serva

Somente quando as crianças de hoje atingirem seu potencial de crescimento e desenvolvimento é que se poderá obter uma população do amanhã sadia e ajustada.

O alimento é um dos fatores responsáveis pelo alcance desse crescimento e desenvolvimento máximos. Diferentemente do adulto, a criança não pode ser responsável pelo que come e bebe. Entretanto, a infância é um dos períodos mais vulneráveis na vida de um ser humano: o que uma criança come pode, potencialmente, determinar o seu futuro. Esse é o motivo maior da importância do aleitamento materno.

Para a maioria das crianças dos países em desenvolvimento, o aleitamento materno é vital e necessário até mesmo para a sobrevida.

Como podemos esperar que uma família pobre possa gastar, a cada 4 dias, uma lata de 454g de leite modificado nos primeiros 6 meses de vida de uma criança? Isso representaria o gasto mensal aproximado de 36% do salário mínimo no Brasil, na segunda quinzena de julho de 2009, para alimentação de apenas um filho.

Sem saneamento básico, água potável, educação sanitária, como será preparado o leite artificial? O resultado são mamadeiras diluídas erroneamente e contaminadas que conduzem ao ciclo vicioso: diarreias, agravos nutricionais e mortes antes do primeiro ano de vida.

Mesmo em países ricos, as crianças aleitadas no peito estão menos sujeitas a gastroenterites e a infecções respiratórias, inclusive a internações em razão dessas afecções.

O outro lado da moeda também é importante: a obesidade é cada vez mais associada a crianças aleitadas artificialmente, e há graves implicações desse distúrbio no futuro dessas crianças, pois várias doenças do adulto têm suas raízes na infância.

Entretanto, a recomendação para o aleitamento materno exclusivo (AME) por 6 meses e para a manutenção do aleitamento materno por 2 anos ou mais, com introdução de alimentos complementares, ainda está longe de ser cumprida no Brasil.

DECLÍNIO DO ALEITAMENTO MATERNO

A história nunca presenciou uma mudança do comportamento humano tão rápida quanto o declínio do aleitamento materno, que ocorreu no início do século XX nos países ricos.

Esse declínio atingiu os países pobres, e o Brasil não foi uma exceção. As razões para o fenômeno são múltiplas e complexas. Serão apresentadas apenas as mais importantes observadas nos países pobres:

- URBANIZAÇÃO: Houve um êxodo desordenado das zonas rurais para as urbanas, fazendo com que as pessoas mudassem o seu modo de vida. Favelas e invasões multiplicadas rapidamente todos os dias. A família estendida das zonas rurais, que servia como um mecanismo de suporte, encorajamento e exemplo aos costumes tradicionais, deu lugar às famílias nucleares. As mães jovens passaram o procurar os serviços de saúde para a orientação e apoio à prática do aleitamento materno.
- PESSOAL DE SAÚDE: Embora basicamente a favor do aleitamento materno, muitos profissionais de saúde tinham pouco treinamento quanto à prática de ajudar as mulheres a amamentarem e a superarem problemas surgidos durante o período da lactação. E, diante de dificuldades maternas, orientavam frequentemente o uso de substitutos do leite humano, principalmente na fase inicial da amamentação.
- PRÁTICAS HOSPITALARES: Nos países ricos, a maioria das mulheres dá à luz em hospitais, o que é o caso também de alguns países em desenvolvimento como o Brasil. Há quase 30 anos, em 1981, no Recife e em São Paulo,

havia, respectivamente, 95% e 97% de partos hospitalares. Essas mulheres eram expostas a práticas hospitalares muitas vezes não condizentes com o aleitamento materno.

O aumento acentuado de partos operatórios, a proibição de acompanhantes na sala de parto, a falta de contato físico entre a mulher e o seu filho imediatamente após o parto e o desestímulo do sugar na sala de parto foram práticas que interferiram não apenas no início precoce do aleitamento materno e seu posterior sucesso, como também na própria ligação materno-infantil.

Houve, ainda, a criação de normas que induziram a separação materno-infantil por um período pós-parto para observação rotineira de recém-nascidos. Entretanto, quem é a pessoa mais capacitada para observá-los senão suas próprias mães? Essas separações favoreceram a introdução de complementos aos recém-nascidos, como água, água açucarada e até leite artificial que, mesmo oferecidos por copo (eliminando, assim, o problema de estímulos diferentes à sucção: confusão peito/mamadeira), podem sensibilizar os recém-nascidos, favorecendo a precipitação de afecções alérgicas e até o surgimento de infecções.

Não se pode esquecer a aplicação de regras que foram criadas para tornar o aleitamento artificial seguro ao aleitamento natural, como intervalo e duração fixa entre as mamadas. Havia ainda, em algumas instituições hospitalares, instruções de como se prepara o leite artificial, interferindo até na confiança da mulher em poder alimentar seu próprio filho.

Por serem as práticas hospitalares, em muitos estabelecimentos que prestavam cuidados ao binômio mãe/filho, inadequadas para o êxito da amamentação, organismos internacionais como o Unicef e a OMS, com o apoio de Ministérios da Saúde de vários países, incluindo o Brasil, adotaram a Iniciativa Hospital Amigo da Criança (IHAC). No Brasil, a IHAC foi introduzida em 1991, e já em 1992, após avaliação global, o Instituto de Medicina Integral Professor Fernando Figueira (IMIP) recebeu o título de Hospital Amigo da Criança, o primeiro outorgado no Brasil.

Para que uma unidade que oferece serviços obstétricos e cuidados a recém-nascidos seja considerada apta a receber o título de Hospital Amigo da Criança deverá cumprir rigorosamente a Norma Brasileira de Comercialização de Alimentos Infantis, Bicos, Chupetas e Mamadeiras (NBCAL) e os 10 Passos para o Sucesso do Aleitamento Materno, que são:

1. Ter uma política escrita sobre aleitamento que deveria ser rotineiramente transmitida a toda a equipe de cuidados de saúde.
2. Treinar toda a equipe de cuidados de saúde, capacitando-a para implementar essa política.
3. Informar todas as gestantes sobre as vantagens e o manejo do aleitamento.
4. Ajudar as mães a iniciarem o aleitamento na primeira hora após o nascimento (que deve ser assim entendida: colocar os bebês em contato pele a pele com suas mães imediatamente após o parto durante pelo menos 1 hora e encorajar as mães a reconhecerem quando seus bebês estão prontos para mamar, oferecendo ajuda, se necessário).
5. Mostrar às mães como amamentar e como manter a lactação, mesmo se vierem a ser separadas de seus filhos.
6. Não dar a recém-nascidos nenhum outro alimento ou bebida além do leite materno, a não ser que tal procedimento seja indicado pelo médico.
7. Praticar o alojamento conjunto – permitir que as mães e os bebês permaneçam juntos – 24 horas por dia.
8. Encorajar o aleitamento sob livre demanda.
9. Não dar bicos artificiais ou chupetas a crianças amamentadas ao seio.
10. Encorajar o estabelecimento de grupo de apoio ao aleitamento, para onde as mães deverão ser encaminhadas por ocasião da alta do hospital ou ambulatório.

- GLÂNDULAS MAMÁRIAS COMO OBJETO SEXUAL: Cada vez mais os meios de comunicação disseminaram o conceito das glândulas mamárias apenas como órgãos sexuais, deixando de lado sua função primordial, a lactação. A mulher, por sua vez, se sentia envergonhada de mostrar suas mamas em público, o que contribuiu para o declínio do aleitamento materno.
- PRESSÕES COMERCIAIS: As companhias de produtos alimentares infantis lançavam suas campanhas com base em duas atitudes por partes das mães: incerteza em relação a sua habilidade de alimentar adequadamente a sua criança e grande desejo de ver sua criança sadia. As companhias trabalhavam principalmente conquistando os disseminadores de orientações básicas de saúde, os profissionais e os serviços de saúde.

Pernambuco foi o primeiro Estado a possuir um dispositivo legal para promover, proteger e apoiar o aleitamento materno. O Professor Fernando Figueira, Presidente de Honra e fundador do IMIP, então Secretário Estadual de Saúde, baixou a Portaria 99, publicada no *Diário Oficial* de 3 de dezembro de 1974, proibindo a propaganda realizada diretamente pelos fabricantes ou distribuidoras por meio da doação de leite em pó e mamadeiras às mulheres nas maternidades e demais unidades da Secretaria de Saúde de Pernambuco.

A distribuição gratuita de substitutos do leite materno durante o primeiro ano de vida a filhos de graduandos de medicina e pediatras, a exposição de fotos de mulheres bonitas e bem vestidas com crianças saudáveis, alimentadas por mamadeira, em paredes de clínicas e de hospitais, e a distribuição de latas de leite industrializadas a mães de recém-nascidos eram apenas algumas das táticas usadas pelas companhias de produtos alimentícios infantis que hoje, afortunadamente, são proibidas pelo Regulamento Técnico para Promoção Comercial dos Alimentos para Lactentes e Primeira Infância – RDC nº 222, de 5 de agosto de 2002.

LEITE MATERNO E SUAS VANTAGENS

O leite é adaptado às necessidades especiais de cada espécie. O leite das baleias e focas, por exemplo, tem quantidades extremas de gordura, pois os animais têm, desde cedo, que desenvolver uma camada espessa de gordura para proteção ideal contra as águas geladas onde vivem. O leite humano é ideal para suprir as necessidades dos recém-nascidos e lactentes da espécie humana. Até recentemente, e ainda hoje em muitos países pobres, os lactentes dependiam exclusivamente do leite de suas mães para a sobrevida.

Embora a vaca tenha sido domesticada há mais de 5.000 anos, apenas há pouco mais de 100 anos, as indústrias de produtos alimentícios infantis começaram a manufaturar produtos para lactentes derivados do leite de vaca.

A seguir citaremos algumas das vantagens do aleitamento materno:

- PARA A MULHER: Estimula o maior vínculo mãe/filho; traz economia para a família; é prático, fácil e diminui as chances de contaminação secundária; pode diminuir a chance de câncer de mama e ovário; é método de espaçamento entre gestações, se o lactente tiver menos de 6 meses, se o aleitamento for exclusivo e a mulher se encontrar em amenorreia; diminui o tempo de sangramento no pós-parto, reduzindo o risco de anemias; ajuda ao retorno do volume uterino mais precocemente.
- PARA O BEBÊ: Protege o recém-nascido e o lactente contra várias doenças e infecções, principalmente as diarreias, otites e outras infecções respiratórias, pela ausência de risco de contaminação e pela presença de anticorpos e fatores anti-infecciosos; permite um ótimo desenvolvimento neuropsicomotor, inclusive com diferenças estatisticamente significantes com relação ao coeficiente de inteligência das crianças amamentadas com leite artificial; favorece o crescimento adequado, pois é o alimento ideal sob os pontos de vista nutricional e digestivo, incluindo a biodisponibilidade de vários elementos nutricionais; estimula o maior vínculo entre a mãe e o bebê, contribuindo para que o bebê se sinta seguro e amado; facilita a eliminação de mecônio, diminuindo o risco de icterícia; é fator de proteção dos problemas fonoaudiológicos, ortopédicos e ortodônticos do aparelho motor oral; reduz o risco de alergias; tem efeito a longo prazo em algumas doenças, tais como: hipertensão arterial, aumento de lipídios plasmáticos, sobrepeso e obesidade, diabetes melito tipos 1 e 2, câncer na infância, doença inflamatória intestinal e osteoporose.
- PARA A COMUNIDADE: É um fator de proteção ao ambiente, sendo um alimento ecologicamente correto; diminui os gastos das unidades hospitalares, dos municípios e da União, redirecionando-os para a melhoria global da saúde.

ANATOMIA DAS MAMAS

As glândulas mamárias contêm dois tipos de tecido: glandular e de suporte (gordura, ligamentos, além de veias e artérias). É um órgão derivado do tecido epidérmico e considerado anexo cutâneo. O tamanho das mamas está ligado à quantidade de gordura e não tem relação com sua capacidade funcional.

Cada mama consta de aproximadamente 15 a 20 segmentos de tecido glandular, ou seja, os lobos mamários, que são separados entre si por projeções de tecido fibroso que envolve a mama, por gordura e por onde passam vasos sanguíneos, linfáticos e nervos. Um segmento é muito semelhante a uma árvore: com raiz, tronco, ramos e folhas. As raízes são os ductos lactíferos, em número de 15 a 20, correspondentes ao número de lobos mamários. Os ductos se irradiam a partir da base do mamilo, dilatando-se e formando os seios lactíferos abaixo da aréola, que são os troncos. Daí se estendem radialmente em direção à parede torácica, ramificando-se em ductos menores (ramos) até terminarem em formações pequenas e saculares, os alvéolos ou ácinos, onde o leite é produzido (as folhas).

Os alvéolos são constituídos por uma membrana basal, uma camada e células achatadas – as células mioepiteliais, com função contrátil e uma a duas camadas de células cilíndricas, secretoras.

O complexo areolopapilar consiste no segmento localizado na porção central da mama onde a pele se torna mais espessa, enrugada e pigmentada. A esse complexo correspondem duas estruturas: aréola e papila. A aréola contém glândulas sebáceas, sudoríparas e areolares. Essas glândulas são chamadas de glândulas de Montgomery, cujos orifícios – os tubérculos de Montgomery – são pequenas elevações na superfície areolar que aumentam de volume durante a gestação. A secreção dessas glândulas serve para lubrificar e proteger a pele areolar. No centro da aréola se encontra a papila ou mamilo, cuja pele é semelhante à da aréola, não apresentando, porém, pelos ou glândulas sudoríparas, apenas glândulas sebáceas. O seu vértice possui 15 a 20 orifícios correspondentes à desembocadura dos ductos lactíferos.

No complexo areolopapilar existem nervos responsáveis pela transmissão da informação sensorial da sucção à hipófise, regulando a secreção da ocitocina e prolactina.

A Fig. XVI.3.1 detalha aspectos da anatomia mamária.

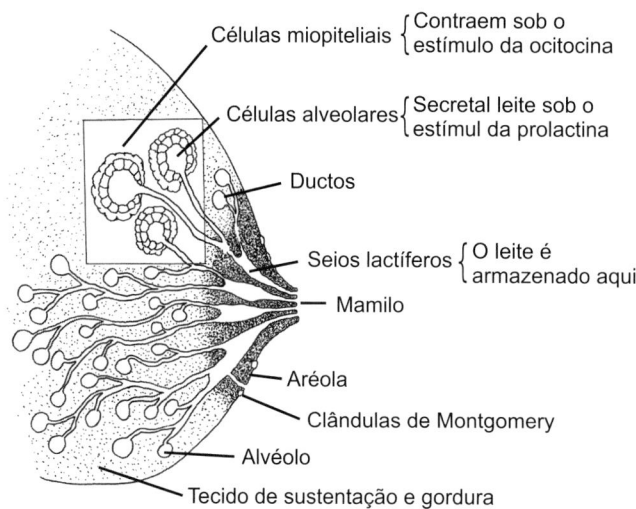

Fig. XVI.3.1. Figura esquemática da anatomia das mamas. OMS/CDR/93.6.

FISIOLOGIA DA LACTAÇÃO

A amamentação é controlada por muitos reflexos, alguns da mãe e outros da criança:

- NA MÃE: Reflexos de produção, de ejeção, de ereção do mamilo.
- NO RECÉM-NASCIDO: Reflexos dos pontos cardeais, da extrusão, da sucção, da preensão reflexa e da deglutição.

REFLEXOS DA MÃE
Reflexo da produção de leite
Reflexo da prolactina

Quando a criança suga, estimula as terminações nervosas existentes na aréola e mamilo, que enviam mensagens para a liberação da prolactina pela hipófise anterior. A corrente sanguínea carrega a prolactina, que, na mama, age nas células secretoras, estimulando-as a produzir leite. O pico máximo da prolactina sanguínea se dá, aproximadamente, 20 a 30 minutos após a mamada, demonstrando que a mama está então produzindo leite para a mamada seguinte. É muito importante compreender o efeito da sucção na produção láctea. Quanto mais a criança suga, mais prolactina é secretada e maior é a produção láctea.

Se a mulher tem gêmeos, por exemplo, os dois sugam, e as mamas serão capazes de produzir o excedente de leite necessário.

É a lei da oferta e da procura. As mamas produzem a quantidade que a criança requer. Se a mãe pretende aumentar sua quantidade de leite, a melhor, mais simples, mais antiga e mais natural maneira de fazê-lo é encorajar a criança a sugar mais e com maior frequência.

Outro efeito da prolactina é a supressão das funções ovarianas, havendo, assim, a extensão do período de amenorreia e do período anovulatório.

Estudos populacionais mostram que o aleitamento materno contribui para o espaçamento entre as gestações. A chance de gravidez é de cerca de 1,8% apenas, se a nutriz seguir os critérios da lactação/amenorreia (LAM) como método de espaçamento entre as gestações (Fig. XVI.3.2). São três os critérios: lactentes com menos

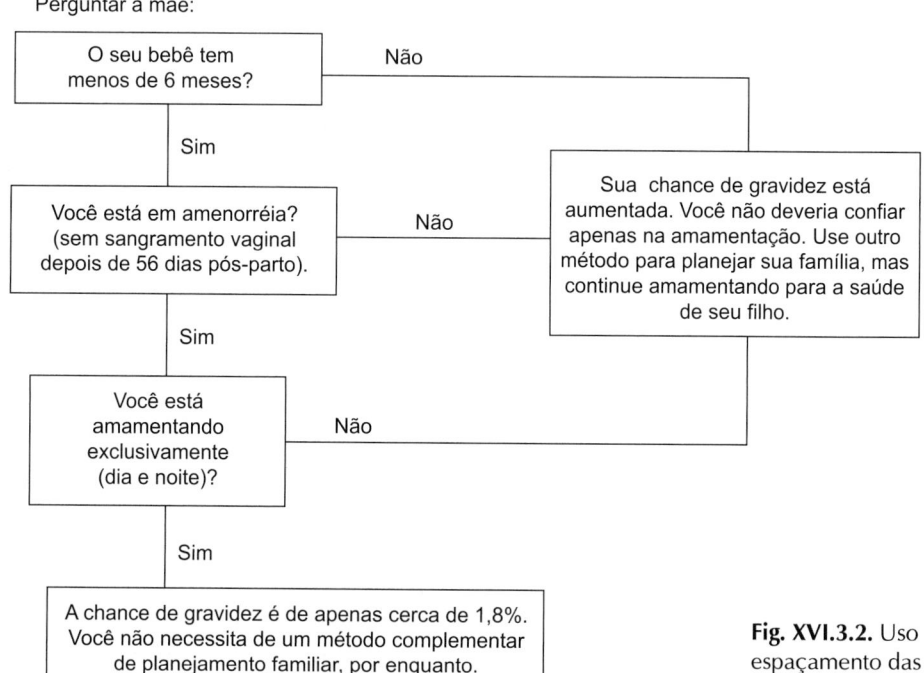

Fig. XVI.3.2. Uso da LAM para espaçamento das gestações durante os 6 primeiros meses pós-parto.

de 6 meses; amenorreia (lactantes sem sangramento vaginal após 56 dias pós-parto) e aleitamento materno exclusivo, inclusive com mamadas noturnas.

Quando a criança completar 6 meses de vida ou a menstruação reaparecer, ou ainda se for acrescido qualquer outro alimento à dieta do lactente, a mulher deverá utilizar um método complementar de planejamento familiar, mantendo-se a lactação. Qualquer método pode ser usado durante a lactação, tanto os não hormonais (preservativos, diafragma, espermicidas, dispositivo intrauterino/DIU), como os hormonais. Caso a escolha do casal recaia sobre o método hormonal, deve ser dada preferência aos que não contêm estrógenos em sua fórmula, as minipílulas (apenas com progesterona).

Reflexo da ejeção do leite
Reflexo da ocitocina

Os impulsos nervosos sensoriais, que começam quando a criança suga, fazem com que a parte posterior da pituitária promova a descarga da ocitocina na corrente sanguínea. Esse hormônio faz com que as células mioepiteliais se contraiam e ejetem o leite já produzido nos alvéolos na direção do mamilo. A ocitocina é produzida mais rapidamente do que a prolactina e, portanto, faz com que o leite já produzido flua para a mamada atual.

A criança não consegue retirar o leite eficazmente apenas pela sucção, é necessária a existência do reflexo da ocitocina, forçando o leite na direção do mamilo. Esse reflexo pode ser afetado por cansaço excessivo, estresse ou dor, no caso de fissuras. O conhecimento desses fatores ajuda os profissionais de saúde a melhor orientarem as mães com problemas na lactação.

A ocitocina também age na musculatura uterina, auxiliando no controle do sangramento pós-parto na volta ao tamanho normal do útero e na própria parturição da placenta. Essas contrações podem ser, em algumas mulheres, dolorosas, especialmente em multíparas. Ajuda, entretanto, o conhecimento da mãe o fato de que as contrações dolorosas que porventura ocorrerem também são benéficas, duram poucos dias e o médico pode ajudá-la com a prescrição de analgésicos.

O reflexo da ejeção está também relacionado com os reflexos sexuais. Estimulação sexual pode causar a secreção de ocitocina pela pituitária posterior e haver a ejeção de leite. Há, ainda, a possibilidade de ocorrer o contrário, ou seja, algumas mulheres têm sensações sexuais ao amamentar, mostrando-se ansiosas e com sentimento de culpa. Pode-se ajudá-las, ouvindo-as e oferecendo informações relevantes quanto à natureza dessas sensações, que têm curto período de duração (primeiros dias após o parto).

Pode-se então dizer que:

- Sucção frequente e eficaz aumenta a produção láctea.
- Sucção precoce, inclusive na sala de parto, estimula o aumento da prolactina.
- Dor, fadiga excessiva, ansiedade e estresse podem interferir no reflexo da descida do leite (reflexo da ejeção ou da ocitocina).

Dessa forma, apoio permanente à nutriz é necessário. Embora o aleitamento materno seja fisiológico não significa automaticamente que seja um processo instintivo. Até mamíferos, como os elefantes e os golfinhos, necessitam de ajuda de outros de sua espécie durante os primeiros dias da lactação. Se a mulher tem algum problema durante a lactação, ela não tem nenhum conhecimento instintivo de como solucioná-lo. Por isso, é necessário um sistema de suporte comunitário e dos profissionais de saúde para o preparo e aprendizado para a amamentação.

REFLEXOS DO RECÉM-NASCIDO

As crianças a termo e os prematuros maiores nascem com cinco tipos de reflexo que os auxiliam a mamar: de busca, de procura ou dos pontos cardeais, de extrusão da língua, de preensão reflexa e de deglutição.

O reflexo dos pontos cardeais é aquele que a criança segue com a cabeça a direção de estímulos táteis aplicados na região perioral no sentido dos quatros pontos cardeais, abrindo a boca.

O reflexo da extrusão é o movimento de colocação da língua sobre a gengiva inferior para pegar o complexo areolopapilar. A colocação correta da língua permite que o bebê faça um bico efetivo de tecido mamário, prevenindo lesões do mamilo. O tecido mamário toca a junção dos palatos duro e mole, estimulando o reflexo da sucção.

O reflexo da sucção começa quando o mamilo toca a junção dos palatos duro e mole. Para que esse toque ocorra é necessário que a maior parte possível da aréola esteja na boca da criança.

A sucção compreende duas etapas:

1. *Tração do tecido mamário para formar um bico* – A criança pega não só o mamilo, mas a maior parte possível da aréola e tecido subjacente onde se encontram os seios lactíferos. Essa tração forma um bico comprido em que o mamilo constitui apenas 1/3. Se a criança abocanha só o mamilo, não se forma o "bico longo" para tocar o palato, e o leite não fluir eficazmente porque os seios lactíferos não estarão sendo pressionados pela língua contra o palato.
2. *Pressão com a língua do tecido tracionado contra o palato* – A língua se encontra por baixo deste "bico" e realiza, da ponta para a base, movimentos em onda (do tipo peristáltico), pressionando o leite para fora dos seios lactíferos até a boca do bebê, na altura da garganta, para que haja a deglutição.

O reflexo da sucção é particularmente forte logo após o nascimento, sendo importante, dessa forma, o início da amamentação imediatamente após o parto (dentro da primeira hora).

O reflexo da preensão reflexa ou mordida básica é a abertura e o fechamento rítmicos da mandíbula em respostas ao estímulo das gengivas. Um gradiente de pressão é, então, criado.

O reflexo de deglutição é o movimento do leite da faringe para o esôfago, exigindo uma coordenação entre sucção, deglutição e respiração.

Para que a sucção seja eficaz há necessidade de que sejam corretas a pega do mamilo e a posição da criança. Há alguns sinais que podem ajudar a observar e, posteriormente, avaliar a mamada:

1. A mãe deve tentar relaxar e escolher a posição em que se sinta mais confortável.
2. A criança deve estar voltada para o corpo da mãe com a sua barriga encostada à da mãe.
3. A cabeça, o pescoço e o tronco do bebê devem estar apoiados e alinhados para que não seja necessário o bebê virar a cabeça para pegar a mama.
4. A mãe deve apoiar, também, o tronco e as nádegas ao amamentar uma criança pequena.
5. O queixo da criança deve tocar a mama.
6. A boca bem aberta (os músculos orbiculares dos lábios relaxados) para abocanhar a maior parte possível da aréola. Deve-se orientar a nutriz para a utilização do reflexo dos pontos cardeais.
7. Mais aréola pode ser vista na parte superior da mama.
8. Os lábios devem estar voltados para fora, evertidos, principalmente o lábio inferior.
9. Não deverá haver queixa materna de desconforto ou dor.
10. A sucção do bebê é ritmada e regular com pausas para a deglutição.

As causas mais comuns de problemas precoces da amamentação são pega e posição incorretas. Se a criança está confusa em relação à maneira de sugar (confusão mamilo/mamadeira/chupeta), pode haver o desencadeamento de dor, fissuras, diminuição da produção e ejeção láctea, choro, recusa, diminuição da autoconfiança materna, ingurgitamento mamário, entre outros problemas.

Dessa forma, um importante pilar no manejo da lactação, que tem papel básico na prevenção de problemas, além do estabelecimento da amamentação, é a aprendizagem de como amamentar, com ênfase no posicionamento, pega e sucção efetiva. A equipe de saúde deve estar apta a avaliar uma mamada, ensinando à mãe a prática para uma pega correta e sucção efetiva, podendo-se utilizar para isso o formulário de observação de mamadas, exposto no Quadro XVI.3.1, adaptado de Helen Armstrong, como um guia aos profissionais de saúde. Os sinais referentes à posição corporal e à sucção são especialmente importantes para serem repassados às mães.

O volume do leite produzido

Durante os últimos meses de gestação há secreção de pequenas quantidades de colostro. Após o nascimento, quando a criança começa a sugar, a produção láctea aumenta rapidamente. Em condições normais, aproximadamente 100mL de colostro são produzidos no segundo dia, havendo um aumento progressivo até atingir 500mL na segunda semana. A produção láctea atinge sua normalização entre 10 e 14 dias após o nascimento.

Durante os meses seguintes haverá o consumo de, em média, 700-800mL/24h. Entretanto, há variações, e uma criança pode consumir 600mL ou menos, e outra, 1.000mL ou mais em 24 horas, e ambas continuarem nos mesmos canal e nível de crescimento. O consumo varia de uma mamada para a outra, e o volume das mamas, como já citado, não tem relacionamento com o volume de leite produzido.

A regulação de volume de leite está diretamente relacionada à estimulação areolar; entretanto, há ainda um mecanismo de regulação de volume de leite no nível alveolar, que é formado por peptídeos supressores presentes no leite. Esse é um mecanismo de defesa da própria mama contra os problemas que podem surgir quando seu enchimento for excessivo. Os peptídeos supressores agem bloqueando a ação da prolactina ao nível de alvéolo. Se muito leite é deixado na mama, haverá o acúmulo desses peptídeos, e a produção diminuirá ou até cessará. Se o leite for removido por sucção ou ordenha, os peptídeos supressores serão retirados e a mama volta a produzir leite.

COMPOSIÇÃO DO LEITE MATERNO

O leite de todos os mamíferos contém gordura, principal fonte de energia, proteína, para o crescimento, e açúcares, também fornecedores de energia.

Entretanto, há diferenças importantes em todas as espécies de mamíferos quanto às características físico-químicas, à quantidade, à qualidade e à biodisponibilidade dos vários elementos que constituem o leite. A seguir, serão feitas algumas considerações sobre as diferenças existentes entre o leite humano e o leite de vaca, que indubitavelmente é o mais usado como substituto do leite humano.

PROTEÍNAS

O leite de vaca tem, aproximadamente, três vezes mais proteínas do que o leite humano. A maior parte dessa proteína é a caseína (cerca de 80%), o que forma um coágulo espesso. O leite humano tem quantidade de proteína total muito inferior a ela, mas uma grande proporção de proteína solúvel, lactoalbumina, e cerca de 35% de caseína, formando um coágulo macio e facilmente digerido.

As proteínas do soro do leite de diferentes mamíferos são distintas. O leite humano, por exemplo, contém alfalactoalbumina. Dessa forma, bebês alimentados com leite de outros mamíferos, como o leite derivado da vaca, podem

Quadro XVI.3.1. Formulário para observação de mamada

Nome da mãe: _____ Data: _____
Nome do bebê: _____ Idade do bebê: _____

– Marcar X no O, quando o sinal estiver presente.
– Sinais entre colchetes apenas para recém-nascidos, não para bebês mais velhos.

POSTURA CORPORAL
O Mãe relaxada e confortável
O Bebê próximo, de frente para o seio
O Cabeça e corpo do bebê em linha reta
O Queixo do bebê tocando o peito
O [Nádegas do bebê apoiadas]
O Mãe segura o seio em forma de C*

O Ombros tensos, deita sobre o bebê
O Bebê longe da mãe
O Pescoço do bebê torcido
O Queixo do bebê não toca o seio
O [Só ombro ou cabeça apoiado]
O Mãe segura o seio em forma de tesoura*

RESPOSTAS
O Bebê procura o seio, se faminto
O [Bebê roda e busca o seio]
O Bebê explora o seio com a língua
O Bebê calmo e alerta no seio
O Bebê preso ao seio
O Sinais de ejeção de leite
   (vazamento; cólica uterina)

O Nenhuma resposta ao seio
O [Não busca o seio]
O Bebê não interessado no seio
O Bebê escorrega do seio
O Não há sinais de saída de leite

VÍNCULO EMOCIONAL
O Carrega de forma segura e confiante
O Atenção da mãe face a face
O Muito toque materno

O Nervosa ou carrega vacilante
O Contato olho no olho ausente
O Pouco toque ou
O Sacolejando o bebê

ANATOMIA DAS MAMAS
O Seios macios após a mamada
O Mamilos exteriorizados, protrácteis
O Pele parece saudável
O Seios parecem redondos na mamada

O Seios ingurgitados
O Mamilos planos ou invertidos
O Fissuras ou vermelhidão da pele
O Seios parecem estirados ou caídos

SUCÇÃO
O Boca bem aberta
O Lábio inferior virado para fora
O Língua acoplada em torno do seio
O Bochechas redondas
O Mais aréola acima da boca do bebê
O Sugadas lentas e profundas, ruídos e pausas
O Pode-se ver ou ouvir a deglutição

O Boca pouco aberta, aponta para frente
O Lábio inferior virado para dentro
O Língua do bebê não visível
O Bochechas tensas ou para dentro
O Mais aréola abaixo da boca do bebê
O Apenas sugadas rápidas
O Ouvem-se ruídos altos

TEMPO GASTO NA SUCÇÃO
O Bebê solta o seio
O Bebê suga por_____minutos

O Mãe retira o bebê do seio

*Acrescentado na revisão em português.
Adaptado com permissão de "B-R-E-A-S-T- Feeding observation form". Armstrong HC. Training Guide in Lactation Management. New York, IBFAN e UNICEF 1992.

desenvolver intolerância a essas proteínas. Esses bebês podem apresentar diversos problemas, como diarreias, cólicas e erupção cutânea. Há ainda a possibilidade de absorção de moléculas intactas de proteínas, devido à permeabilidade das mucosas dos recém-nascidos e lactentes, e do desenvolvimento de reações alérgicas ao leite de vaca, manifestando-se como eczema e asma, para exemplificação.

A proporção de aminoácidos existentes no leite de vários animais é diferente e, muitas vezes, não é o ideal para o bebê. No leite de vaca, por exemplo, há falta de cistina e taurina, sendo essa última importante para o crescimento cerebral. Há ainda excesso de alguns aminoácidos, o que pode ser nocivo para o bebê.

Existem outras proteínas cuja função primordial não é a de nutrir, como a lisozima (que tem papel bactericida), o fator *bifidus*, os fatores de crescimento e a lactoferrina (que se liga ao ferro e impede o crescimento de bactérias que necessitam de ferro para crescer).

A maior parte dessas proteínas é formada a partir de células do leite idênticas às células brancas do sangue. Algumas são fagócitos e outras linfócitos, que produzem principalmente imunoglobulina. Essa, apesar de não ser absorvida, age no intestino contra certas bactérias e vírus. Muitos outros fatores antivirais, antibacterianos e antiparasitários são encontrados no leite humano (Quadros XVI.3.2 a XVI.3.4).

Quadro XVI.3.2. Fatores antibacterianos do leite humano

Fator	Ativos *in vitro*	Efeitos do calor
IgA secretora	E. coli, C. tetani, C. diphtheriae, K. pneumoniae, Salmonella (6 grupos), Shigella (2 grupos), Streptococcus, S. mutants, S. sanguis, S. mitis, S. salivarius, S. pneumoniae, C. burnetti, H. influenzae, enterotoxina do E. coli, V. cholerae, toxinas do C. difficile, cápsula do H. influenzae	Estáveis a 56° (30 min); até 30% de perda a 62,5° (30 min); destruídos por fervura
IgM, IgG	Polissacarídeos do V. cholerae; E. coli	IgM destruída e IgG cai 1/3 a 62,5° (30 min)
IgD	E. coli	
Fator de crescimento Z do Bifidobacterium bifidum	Enterobactérias e patógenos entéricos	Estáveis à fervura
Fator de ligação de proteínas (zinco, vit. B12, folato)	E. coli dependente	Destruído pela fervura
Complemento C1-C9 (especialmente C3 e C4)	Efeito desconhecido	Destruído a 56° (30 min)
Lactoferrina	E. coli	2/3 destruídos a 62,5° (30 min)
Lactoperoxidase	Streptococcus, Pseudomonas, E. coli, S. typhimurium	Destruídos pela fervura
Lisozima	E. coli, Salmonella, Micrococcus lysodeikticus	Até 23% de perda a 62,5° (30 min); destruído por fervura (15 min)
Fatores não identificados	S. aureus, toxina B de C. difficile	Estável na autoclavagem; estável a 56° (30 min)
Carboidratos	Enterotoxinas de E. coli	Estáveis a 85° (30 min)
Lipídios	S. aureus	Estáveis à fervura
Gangliosídeos (tipo GMI)	Enterotoxinas de E. coli e V. cholerae	Estáveis à fervura
Glicoproteínas (tipo receptor) + oligossacarídeos	V. cholerae	Estáveis à fervura (por 15 min)
Análogos a receptor células epiteliais (oligossacarídeos)	S. pneumoniae, H. influenzae	Estáveis à fervura
Células do leite (macrófagos, neutrófilos e linfócitos B e T)	Por macrocitose e matando: E. coli, S. aureus, S. enteritidis por estimulação de linfócitos: E. coli por estimulação de linfócitos: E. coli, antigeno K, PPD, tuberculina, produção de fator quimiotáctil dos monócitos: PPD	Destruídas a 62,5° (30 min)

Adaptado de MAY JT, 1988.

Quadro XVI.3.3. Fatores antivirais do leite humano

Fator	Ativos *in vitro* contra	Efeitos do calor
IgA	Poliovírus 1, 2, 3. Coxsackie tipo A9, B3, B5. Echovírus tipo 6,9. Vírus Semliki Forest, Ross River, rotavírus, citomegalovírus, reovírus 3, rubéola, herpes simples, caxumba, influenza e vírus sincicial respiratório	Estáveis a 56° (30 min) até 30% de perda a 62,5° (30 min). Destruídos por fervura
IgM, IgG	Rubéola, citomegalovírus, vírus sincicial respiratório	IgM destruída e IgG cai 1/3 a 62,5° (30 min)
Lipídios (ácidos graxos insaturados e monoglicérides)	Vírus Semliki Forest, herpes simples, influenza, dengue, Ross River, vírus de encefalite japonesa B, Sindbis, West Nile	Estável à fervura por 30 min
Macromoléculas não imunoglobulínicas	Vírus Semliki Forest, estomatite vesicular, Coxsackie B4 Reovírus 3, polio tipo 2, citomegalovírus, vírus sincicial respiratório, rotavírus	Maior parte estável a 56° (30 min); destruída por fervura
Macromoléculas tipo** ∝2	Hemaglutinina do vírus influenza e parainfluenza	Estável à fervura (15 min)
Ribonuclease	Vírus da leucemia murina	Estável a 62,5° (30 min)
Inibidores da hemaglutinina	Vírus da caxumba e influenza	Destruídos por fervura
Células do leite	Interferon induzido: vírus ou PHA linfocina induzido (LDCF): fito-hemaglutinina (PHA), citocina induzido; herpes simples Estimulação de linfócitos: citomegalovírus, rubéola, herpes, sarampo, caxumba, vírus sincicial respiratório	Destruídas a 62,5° (30 min)

Adaptado de MAY JT, 1988.

Quadro XVI.3.4. Fatores antiparasitários do leite humano

Fator	Ativos *in vitro* contra	Efeito do calor
IgA	G. lamblia, E. histolytica, S. mansoni, Cryptosporidium	Estáveis a 56° (30 min) Até 30% de perda a 62,5° (30 min). Destruídos por fervura
Lipídios (livres)	G. lambli, E. histolytica, T. vaginalis	Estáveis à fervura
Não identificado	T. rhodesiense	

Adaptado de MAY JT, 1988.

GORDURAS

Aproximadamente a metade da energia do leite humano vem da gordura. Essa gordura é absorvida muito mais facilmente pela criança do que a gordura do leite de vaca, pois há no leite humano a presença de lipase, enzima que só inicia o processo de digestão da gordura na presença de sais biliares (lipase estimulada por sal biliar). O leite humano contém ácidos graxos essenciais que não estão presentes no leite de vaca e são importantes para o crescimento do cérebro e para os olhos do bebê, assim como para a saúde dos vasos sanguíneos.

O conteúdo total de gordura varia consideravelmente de uma mulher para outra, de uma fase de lactação para outra, durante o dia e, particularmente, durante uma alimentação.

O leite anterior (o primeiro a fluir durante a mamada) é produzido em volume maior e fornece grande quantidade de proteína, lactose e outros nutrientes, como sais minerais e vitaminas. Entretanto, é pobre em gordura. Por essa razão, sugere-se que os bebês não sejam retirados do peito (se isso ocorrer, deixarão de receber a maior parte da gordura presente no leite posterior) e, sim, soltem espontaneamente a mama. Não há, entretanto, mudança súbita do leite anterior para o posterior: o conteúdo de gordura aumenta gradualmente.

CARBOIDRATOS

A lactose é o principal carboidrato do leite humano, embora haja pequena quantidade de lactose, frutose e outros oligossacarídeos. O leite humano é o que apresenta a maior concentração de lactose quando comparado com o leite de cabra e de vaca.

A lactose facilita a absorção de cálcio e ferro, além de promover a colonização intestinal com *Lactobacillus bifidus*, que inibem o crescimento de bactérias patogênicas, fungos e parasitas.

Nenhum leite possui amido. É importante salientar que o amido é um carboidrato necessário, sendo a base alimentar tanto da dieta do adulto quanto da alimentação complementar do lactente a partir do sexto mês. Entretanto, a amilase pancreática não é secretada antes dos 3 meses de idade e existe em níveis mínimos antes dos 6 meses. Daí não ser apropriado oferecer dietas com amido a lactentes jovens. A sua digestão, quando da introdução precocemente, é feita pela ação da glicoamilase, ativada pela presença de amido, oligossacarídeos e dissacarídeos. Há, então, um processo adaptativo de dias ou até semanas, podendo a criança apresentar distúrbios gastrointestinais e até prejuízo na absorção de outros nutrientes.

MINERAIS

O leite humano contém menos cálcio do que o leite de vaca, mas é eficientemente absorvido devido à alta relação cálcio/fósforo (2:1), com as necessidades da criança sendo perfeitamente atendidas.

Tanto o leite humano como o de vaca contêm pequena quantidade de ferro, em torno de 50 a 70µg/100mL. Entretanto, cerca de 50% a 70% do ferro no leite humano são absorvidos, em comparação com apenas 10% da absorção do ferro do leite de vaca e de outros alimentos. Essa maior absorção se deve à alta biodisponibilidade do ferro no leite humano, em razão da maior acidez do trato gastrointestinal e à presença de quantidades adequadas de zinco, cobre e lactoferrina (fator de transferência que impede a disponibilidade do ferro às bactérias intestinais).

O leite humano também contém menos sódio, potássio, fósforo e cloro do que o leite de vaca, porém em quantidades suficientes para as necessidades da criança.

VITAMINAS

A concentração de vitaminas no leite humano, embora varie com a ingestão materna, é adequada às necessidades dos bebês na maioria dos casos.

A vitamina A está presente em maior concentração no leite humano do que no leite de vaca. Sua quantidade no colostro, entretanto, é o dobro da encontrada no leite maduro. A deficiência de vitamina A está, inclusive, associada ao desmame precoce.

A concentração de vitamina K também é maior no colostro e no leite anterior. Bebês amamentados correm menos risco de desenvolver doença hemorrágica.

A vitamina E do leite humano atende às necessidades dos bebês amamentados, e a vitamina D, embora em baixa concentração, permite que os lactentes não desenvolvam a deficiência dessa vitamina, quando há exposição da pele à luz solar. Há até mesmo uma fração hidrossolúvel de vitamina D presente no leite humano, cujo significado biológico ainda não é conhecido.

As vitaminas hidrossolúveis se encontram em concentração adequada às necessidades dos bebês. Relatos de deficiências em bebês amamentados são muito raros, mesmo entre bebês cujas mães são desnutridas ou vegetarianas estritas, cujo maior risco é a hipovitaminose B.

A biodisponibilidade da vitamina B12, embora em baixas concentrações no leite humano, é aumentada pela presença do fator de transferência. As concentrações de niacina, ácido fólico e ácido ascórbico são maiores do que as encontradas no leite de vaca.

Mesmo no segundo ano de vida, o leite humano é capaz de fornecer, com a ingestão de 500mL ao dia, cerca de 45% das necessidades diárias de vitamina A e praticamente toda a necessidade diária de vitamina C.

COLOSTRO

O colostro, leite produzido por aproximadamente 7 dias após o parto, difere do leite materno maduro por apresentar:

a) Maior quantidade de proteína, pois contém mais anticorpos e outras proteínas anti-infecciosas.
b) Muito maior quantidade de IgA secretória, lactoferrina e leucócitos, importantes para a defesa contra infecções.
c) Maior quantidade de fatores de crescimento que são mediadores de funções biológicas, modulando o crescimento e o desenvolvimento de órgãos e sistemas, principalmente os gastrointestinais e respiratórios, e aumentando a eficiência da utilização dos nutrientes, principalmente após doença (proteínas de baixo valor molecular).
d) Menos gordura e lactose.
e) Maior quantidade de vitamina A.
f) Mais sódio e zinco.
g) Efeito laxante, que favorece a eliminação do mecônio, prevenindo, assim, a icterícia.

PROBLEMAS QUE PODEM SURGIR DURANTE A LACTAÇÃO

Ingurgitamento mamário

Deve-se diferenciar a apojadura do ingurgitamento mamário. A primeira não impede a amamentação, é transitória, aparece geralmente entre o segundo e o quarto dias pós-parto e não se acompanha de febre elevada e desconforto da nutriz. Já o ingurgitamento se caracteriza por surgir entre o segundo e o décimo dia após o parto, com dor generalizada nas mamas, febre acima de 38°C e desconforto, muitas vezes acentuado. Segundo alguns autores, o ingurgitamento é frequentemente consequência do manejo inadequado da apojadura, por atraso no início da amamentação e/ou restrição na duração e na frequência das mamadas.

Os sintomas são decorrentes do excesso e da estagnação do leite materno produzido, desajustado em relação às necessidades do recém-nascido, como também dependem do incremento do fluxo de sangue no tecido de sustentação e de edema secundário à obstrução da drenagem linfática por aumento da vascularização.

A prevenção do ingurgitamento mamário é feita após definição das possíveis causas assim relatadas: início tardio da amamentação; má pega; restrição na duração ou frequência das mamadas; excedente lácteo aumentado e ordenha infrequente.

Quando as mamas estão ingurgitadas, o leite não flui adequadamente por causa da pressão dos líquidos na mama e pela redução do reflexo mediado pela ocitocina.

O tratamento se baseia na expressão do excedente lácteo ou aumento da frequência e da duração das mamadas, se o bebê conseguir mamar. Caso não haja a retirada do leite, podem desenvolver-se mastite e abscesso ou até mesmo ocorrer a diminuição ou a interrupção da produção de leite.

Antes do início da ordenha do leite humano, algumas vezes é necessário estimular o reflexo mediado pela ocitocina com o uso de massagem no pescoço e nas costas e leve massagem nas mamas, além de ajudar a mãe para que relaxe e aumente sua autoconfiança.

Após a ordenha e posterior mamada podem ser usadas compressas frias para reduzir o edema existente. As compressas não devem ultrapassar 20 minutos devido ao possível efeito rebote, um aumento de fluxo sanguíneo para compensar a redução da temperatura local.

O ingurgitamento pode contribuir para o insucesso do aleitamento materno, pois a criança não suga efetivamente com a aréola endurecida, sendo difícil a pega, podendo surgir dor e fissuras; a produção láctea pode diminuir pela falta de estimulação e de retirada dos peptídeos supressores, podendo haver, a partir daí, o início de obstrução de ductos lactíferos e posterior mastite ou até mesmo abscessos mamários.

Dor mamilar e fissura – A causa mais comum de mamilos dolorosos é a má pega. Se a criança não coloca a maior parte da aréola na cavidade oral, irá sugar apenas o mamilo, tendo início o ciclo de dor e posterior fissura.

Mamilos dolorosos são causas comuns de falha no aleitamento materno, pois, devido ao estímulo doloroso, a mãe amamentará por menos tempo e com menos frequência. Ademais, se a criança sugar apenas o mamilo, não conseguirá retirar a quantidade de leite necessária armazenada nos seios lactíferos. Sem o estímulo frequente e a retirada dos peptídeos supressores há diminuição da produção.

A prevenção dos mamilos dolorosos é feita com a pega e a posição corretas, com orientações à genitora para não lavar o complexo areolopapilar antes e após as mamadas e, principalmente, nunca lavá-los com sabão, sendo necessária apenas a higienização diária durante o banho com água corrente. O recém-nascido deverá soltar o mamilo espontaneamente. Caso haja necessidade de interromper a mamada, o dedo mínimo da genitora deverá ser introduzido gentilmente na boca da criança, entre as gengivas, quebrando, dessa forma, a força da sucção e não traumatizando o mamilo. Não é necessário o uso de cremes ou medicamentos. Se a má pega persistir, a maioria das mulheres desenvolverá fissuras que deverão ser tratadas com a correção da pega e manutenção da amamentação, iniciando-se a mamada pela mama menos afetada. A genitora é orientada a amamentar mais frequentemente, porém com mamadas de curta duração, que comprovadamente aceleram o processo de cicatrização. Algumas gotas de leite devem ser deixadas nos mamilos afetados após a mamada, expondo-se as mamas ao ar livre ou à luz solar, o que possibilitará uma cicatrização mais precoce. Deve-se evitar, ainda, o contato do mamilo fissurado com vestimentas.

Entretanto, se a pele da aréola e/ou mamilo estiver avermelhada, brilhante e fina, se houver perda de parte da pigmentação da pele que recobre o complexo areolopapilar (algumas vezes, entretanto, o mamilo parece normal), se há sensações de ardor ou dor profunda e lancinante na mama durante, e até mesmo após a mamada ou se os mamilos continuarem dolorosos mesmo após a correção da pega, deve-se pensar em contaminação por *Candida* sp. Deve-se verificar se há sinais de monilíase na cavidade oral do bebê ou até mesmo na região genital. O uso de bicos artificiais, chupetas, protetores de mamilos e acopladores de silicone favorece a contaminação secundária por *Candida*.

Para o tratamento deve-se usar nistatina solução oral de 100.000UI/mL, clotrimazol, miconazol ou cetoconazol tópicos, no complexo areolopapilar, por 2 semanas. Deve-se tratar concomitantemente o bebê com 100.000UI/mL, 4 vezes ao dia, por via oral, durante 7 dias. Há ainda a possibilidade do uso de miconazol gel oral na cavidade oral do recém-nascido ou lactente.

Se o tratamento tópico não for eficaz, podemos usar o fluconazol por via oral, na dose total de 300mg, dividindo essa dose em duas tomadas com intervalo de 7 dias, ou usar cetoconazol na dose de 200mg/dia, por 10 a 20 dias, não havendo contraindicação para manutenção da amamentação.

Obstrução de ductos, mastite e abscesso – A obstrução de ductos lactíferos se caracteriza pelo aparecimento súbito de uma área endurecida, dolorosa e vermelha na mama. A mulher geralmente não tem febre e se sente bem. A obstrução deve ser tratada imediatamente, utilizando-se as técnicas do tratamento do ingurgitamento mamário, incentivando mamadas frequentes e o uso de posições distintas, oferecendo primeiro a mama afetada e direcionando o queixo do bebê para a área obstruída, o que facilita a retirada do leite do local. Devem ser ainda realizadas massagens suaves na região atingida, na direção do mamilo, antes e durante as mamadas. Desse modo, a obstrução se resolve usualmente em 24 a 48 horas. Caso isso não ocorra, haverá extravasamento de secreção láctea para os tecidos vizinhos, causando inflamação local (mastite não infecciosa) e posterior proliferação de bactérias patogênicas (mastite infecciosa).

As causas dos ductos bloqueados e mastites são comuns e podem ser resumidas por: má drenagem de parte ou de toda a mama devido a mamadas infrequentes, má pega, pressão de roupas ou dedos, drenagem insuficiente de parte das mamas (principalmente o quadrante inferior, no caso de mamas volumosas); estresse e trabalho excessivo, favorecendo a redução da frequência e a duração das mamadas; trauma na mama, que pode levar também a extravasamento de leite para os tecidos lesados; fissuras, que, por facilitarem a entrada de bactérias, podem ser fator predisponente para a mastite infecciosa.

No caso das mastites infecciosas (suspeita-se desse tipo de mastite, quando houver sintomas gerais mais graves, fissuras ou não ocorrer melhora após 24 horas da instalação do tratamento semelhante ao do ingurgitamento) deve-se iniciar o uso de antibióticos capazes de combater *Staphylococcus aureus*, a bactéria mais comumente encontrada. Por esse motivo a droga inicial de predileção é a cefalexina, 500mg de 6/6 horas por via oral. Pode-se ainda fazer uso de amoxacilina, 500mg, associada ao ácido clavulânico, 125mg, por via oral de 8 em 8 horas. Em pacientes alérgicos a essas drogas, está indicado o uso de eritromicina, 500mg, por via oral de 6 em 6 horas.

Em todos os casos, os antibióticos devem ser mantidos por no mínimo 10 dias. Devemos ainda recomendar repouso e uso de analgésicos e antitérmicos para a diminuição da dor e febre. Não se deve esquecer de melhorar a drenagem da mama, corrigindo a pega, a pressão das roupas ou dedos e modificando a posição das mamadas.

A mastite é algumas vezes confundida com o ingurgitamento mamário. Entretanto, o ingurgitamento normalmente afeta toda a mama e frequentemente ambas as mamas. Já a mastite afeta de, um modo geral, parte da mama e, comumente, apenas uma das mamas.

Caso haja suspeita de formação de abscesso deve-se proceder ao diagnóstico o mais rapidamente possível; por meio de punção ou até mesmo com o auxílio da ultrassonografia para imediata drenagem, evitando-se necroses teciduais externas. Como diagnóstico diferencial do abscesso devem ser considerados a galactocele, o fibroadenoma e o carcinoma da mama. A coleta da secreção purulenta durante a drenagem deve ser realizada para a cultura e o teste de sensibilidade a antibióticos. As demais condutas são semelhantes às indicadas no tratamento da mastite infecciosa, sobretudo a antibioticoterapia e a ordenha regular da mama afetada. Deve-se ainda orientar a interrupção das mamadas na mama afetada até que o abscesso tenha sido drenado e a antibioticoterapia iniciada.

Mamilos planos e invertidos – Existem quatro tipos de mamilo: protruso (encontrado em cerca de 92% das mulheres), plano, longo e invertido (em cerca de 0,5% das mulheres). Entretanto, o mais importante para a adequada sucção do recém-nascido é a protractibilidade mamilar. Portanto, é necessário avaliar essa característica, realizando-se o teste de protractibilidade no pré-natal.

Sob a ação hormonal, a protractibilidade melhora durante a gravidez. Como o bebê mama não só o mamilo, mas o tecido mamário subjacente, mesmo que o mamilo pareça plano no início da gestação, o bebê pode vir a mamar sem dificuldades se o profissional de saúde auxiliar mãe e bebê a obterem uma pega correta.

O mamilo invertido não se protrai. Revisões sistemáticas indicam que os exercícios de protração mamilar durante a gestação, como os de Hoffmann, não são efetivos e devem ser desaconselhados por haver a possibilidade do desencadeamento de trabalho de parto prematuro. Imediatamente após o parto, podem-se usar técnicas de protração mamilar com o uso de ordenhadeiras ou seringas de 20mL cortadas para eliminar a saída estreita e com o êmbolo inserido na extremidade cortada. Recomenda-se essa técnica antes das mamadas e nos intervalos se a mulher o desejar. O mamilo deverá ser mantido tracionado por 30 a 60 segundos ou menos se houver desconforto. A tração não deve ser muito vigorosa para não causar dor ou trauma. É necessário ainda ajudar no posicionamento do recém-nato no peito, experimentando diferentes posições. Muitas vezes há necessidade de ordenha e oferecimento do leite humano com copo por 1 a 2 semanas após o parto, até que a protração mamilar ocorra e se estabeleça uma boa pega. Deve-se ainda ajudar a nutriz a aumentar a autoconfiança na sua capacidade de amamentar.

O uso de intermediários, também chamados de acopladores ou bicos de silicone, é desaconselhado, pois pode reduzir o fluxo de leite, causar contaminação secundária por fungo (*Candida* sp.), causar confusão de bicos (o bebê se confunde quanto à forma de mamar o peito/bico de silicone) e dificultar o aprendizado do bebê quanto a mamar diretamente na mama. Esses intermediários devem ser usados com parcimônia, excepcionalmente, por curto período e sob supervisão rigorosa.

Os mamilos extremamente longos também podem gerar dificuldades na amamentação. Nesse caso, os bebês sugam apenas o mamilo, o que leva ao surgimento de fissuras. As profissionais de saúde treinadas podem ajudar a mulher a melhorar a pega para que o recém-nascido abocanhe também parte da aréola.

CONSIDERAÇÕES PRÁTICAS SOBRE A EXCREÇÃO DE DROGAS NO LEITE MATERNO

O princípio fundamental da prescrição de medicamentos para mães lactantes se baseia, sobretudo, no risco *versus* benefício. As vantagens e a importância do aleitamento materno são bem conhecidas. Assim, a amamentação no peito somente deverá ser interrompida ou desencorajada se existir evidência substancial de que a droga usada pela nutriz é nociva para o lactente ou quando não existirem informações a respeito e a droga não puder ser substituída por outra inócua. Em geral, as mães que amamentam devem evitar o uso de medicamentos. No entanto, se isso for imperativo, deve-se optar por uma droga já estudada que seja pouco excretada no leite materno ou que não tenha risco aparente para a saúde da criança. Drogas de uso contínuo pela mãe trazem riscos potencialmente maiores para o lactente em razão dos níveis que poderiam alcançar no leite materno. Drogas usadas por um período curto, como, por exemplo, durante uma doença aguda, seriam menos perigosas. Mães usuárias de drogas de vício, como cocaína, heroína, anfetaminas e maconha, não devem amamentar seus filhos, devido aos efeitos adversos no lactente.

Em resumo, alguns aspectos práticos para tomadas de decisão quanto ao uso de drogas durante a amamentação, modificados das normas básicas para prescrição de drogas a mães durante a lactação (adaptação da Academia Americana de Pediatria – AAP, 1994), são os seguintes:

1. Avaliar a necessidade da terapia medicamentosa. Nesse caso, a consulta entre o pediatra e o obstetra ou clínico é muito útil. A droga prescrita deve ter benefício reconhecido para a condição que está sendo indicada.
2. Preferir uma droga já estudada e sabidamente segura para a criança que seja pouco excretada no leite humano. Por exemplo, prescrever *acetoaminofen* em vez de *aspirina* ou *penicilina* em vez de *cloranfenicol*. Preferir drogas já liberadas para o uso em recém-nascidos e lactentes.
3. Preferir a terapia tópica ou local à oral e parenteral, quando possível e indicado.
4. Programar o horário de administração da droga à mãe, evitando que o pico do medicamento no sangue e no leite materno coincida com o horário da amamentação. Em geral, a exposição do lactente à droga pode ser diminuída, prescrevendo-a para a mãe imediatamente antes ou logo após a amamentação.
5. Considerar a possibilidade de dosar a droga na corrente sanguínea do lactente, quando houver risco para a criança, como nos tratamentos maternos prolongados de alguns anticonvulsivantes.
6. Orientar a mãe para observar a criança no que se refere a possíveis efeitos colaterais, tais como alteração do padrão alimentar, hábitos de sono, agitação, tônus muscular e distúrbios gastrointestinais.
7. Evitar drogas de ação prolongada, quando possível, devido à maior dificuldade de excreção pelo lactente.
8. Orientar a mãe para que retire o seu leite com antecedência do estoque em congelador, para alimentar o bebê no caso de interrupção temporária da amamentação. Sugerir ordenhas periódicas para manter a lactação.

A indicação criteriosa do tratamento materno e a seleção cuidadosa dos medicamentos geralmente permitem que a amamentação continue sem interrupção e com segurança. Esse é o papel do profissional de saúde treinado não apenas no manejo clínico e em habilidades de aconselhamentos, mas sobretudo no encorajamento de práticas facilitadoras, embasadas teoricamente, para promoção, proteção e apoio ao aleitamento materno.

BIBLIOGRAFIA

Agostini C, Braegger C, Decsi T et al. Breast-feeding: A Commentary by the ESPGHAN committee on Nutrition. J Pediatr Gastroenterol Nutr 2009; 49:112-25.

Akré J. Alimentação Infantil: bases fisiológicas. São Paulo: Instituto de Saúde, versão em Português, 1994:97.

Brasil. Ministério da Saúde. RDC nº 222, de 5 de agosto 2002. Dispõe sobre o Regulamento Técnico para a Promoção Comercial dos Alimentos para Lactentes e Primeira Infância. Brasília (DF): Anvisa; 2002.

Brasil. Ministério da Saúde. Secretaria de Atenção à Saúde. Departamento de Atenção Básica. Saúde da Criança: Nutrição Infantil: aleitamento materno e alimentação complementar. Série A. Normas e Manuais Técnicos. Cadernos de Atenção Básica, nº 23. Brasília (DF): Editora do Ministério da Saúde, 2009:112.

Brasil. Ministério da Saúde. Secretaria de Políticas da Saúde. Amamentação e Uso de Drogas. Brasília (DF): Ministério da Saúde; 2000:72.

Brasil. Ministério da Saúde. Secretaria de Políticas da Saúde. Pesquisa de Prevalência do Aleitamento Materno nas Capitais e no Distrito Federal. Brasília (DF): Ministério da Saúde; 2001:50.

Ebrahim GJ. Nutrition in Mother and Child Health. London: Macmillan, 1983:201.

Fewtrell MS. The long-term benefits of having been breast-fed. Current Paediatrics 2004; 14:97-103.

Frias PC, Vidal SA, Cavalcanti IT, Serva VB. Aleitamento Materno: Intervenção no Sistema Local de Saúde no Contexto do SUS. In: Issler I, Robledo H, Teruya KM et al. (coords.). O Aleitamento Materno no Contexto Atual: Políticos, Prática e Bases Científicas. São Paulo: Sarvier, 2008:105-114.

Horta BL, Bahl R, Martines JC, Victora CG. Evidence on the long-term effects of breastfeeding: systematic reviews and meta-analysis. WHO; 2007.

Leão MM. O perfil do aleitamento materno no Brasil. In: Monteiro MFG, Lacerda AJ (orgs.). Perfil estatístico de crianças e mães no Brasil 1989. Rio de Janeiro; IBGE, 1992:425-60.

Lima EJF, Souza MFT, Brito RCCM (coords.). IMIP – Instituto Materno-Infantil Professor Fernando Figueira: Pediatria Ambulatorial. Rio de Janeiro: Medbook, 2009:55-66.

May JT. Microbial contamination and antimicrobial properties of human milk. Microbial Sci 1988; 5:42-6.

Mike M. O Matador de bebês. Recife: IMIP, versão em Português, 1995:85.

Palmer G. The Politics of Breastfeeding: When breasts are bad for business. London: Pinter & Martin Ltd, 2009:423.

Quigley MA, Kelly YY, Sacker AS. Breastfeeding and hospitalization for diarrhoeal and respiratory infection in the United Kingdom Millennium Cohort Study. Pediatrics 2007;119:e837-e842.

Serva VMSBD. Early Infant Feeding Practices and the Influence of Maternity Units on Breast-feeding in Recife, Brazil (dissertation). London: Tropical Child Health Unit, Institute of Child Health, University of London; 1984:132.

Serva. VMSBD, Ebrahim GJ. Breast-feeding and the urban poor in developing countries. J Trop Pediat 1986; 32:127-9.

Silva CR. Anticoncepção na Nutriz. In: Dias Rego J ed. Aleitamento Materno. São Paulo: Atheneu, 2006: 343-54.

Teruya K, Bueno LGS, Serva V. Manejo da Lactação. In: Dias Rego J ed. Aleitamento Materno. São Paulo: Atheneu, 2006:137-57.

Weiss J, Marin P. National Breast-feeding Program: breastfeeding baseline study, São Paulo and Recife Metropolitan areas. Summary and Conclusions. Brasília: INAN/Unicef, 1982; Doc 8.202:37.

World Health Organization (WHO). Collaborative Study Team on the Role of Breastfeeding on the Prevention of Infant Mortality. Effect of breastfeeding on infant and child mortality due to infectious diseases in less developed countries: a pooled analysis. Lancet 2000; 355:451-5.

World Health Organization (WHO). Evidence for the ten steps to successful breastfeeding. Division of Child Health and Development. Geneva: WHO, 1998:111.

World Health Organization (WHO). Indicators for assessing infant and young child feeding practices. Conclusions of consensus meeting held 6-8 November 2007. Washington: WHO, 2007.

World Health Organization (WHO)/United Nations Children's Fund (Unicef). Breastfeeding Counseling: A Training Course. Trainer's Guide. Division of Child Health and Development. Geneva: WHO, 1997:422.

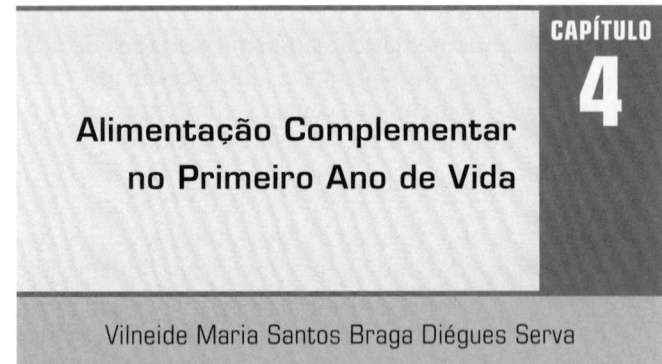

CAPÍTULO 4

Alimentação Complementar no Primeiro Ano de Vida

Vilneide Maria Santos Braga Diégues Serva

INTRODUÇÃO

A alimentação complementar é um elemento essencial para o cuidado dos lactentes. A ingestão de nutrientes e a presença ou ausência de doença são determinantes diretos da sobrevivência, crescimento e desenvolvimento infantil. Entretanto, tanto a ingestão alimentar como a incidência de doenças são influenciadas por fatores como segurança alimentar, disponibilidade de serviços de saúde e por práticas vigentes para o cuidado da criança. O Quadro XVI.4.1 lista alguns dos fatores socioeconômicos que influenciam as práticas relacionadas à alimentação complementar, de acordo com o nível que está relacionado.

A alimentação complementar faz parte de um processo de transição do lactente, que passa aos poucos da amamentação exclusiva no peito, na medida em que vai adquirindo competências fisiológicas no que se refere ao desenvolvimento neuromuscular, gastrointestinal e renal para os alimentos da família. Nesse período, a mãe ou o cuidador deve tornar-se apto a tomar decisões e aprender como alimentar o lactente, apresentando-lhe estimulação aos cinco sentidos na forma de novos sabores, aromas, textura, cores e ruídos, enfatizando ainda a segurança sanitária.

Quadro XVI.4.1. Exemplo de determinantes socioeconômicos das práticas relacionadas à alimentação complementar

Nível regional, nacional e internacional	Nível comunitário
• Macroeconomia • Legislação trabalhista • Mercado • Política • Desastres naturais	• Cultura e religião • Localização da comunidade (Urbano Rural) • Serviços de saúde direcionados aos cuidados com a criança • Direitos e benefícios trabalhistas
Nível domiciliar	**Nível do cuidador**
• Renda, bens e controle de recursos • Autonomia do cuidador • Composição familiar e cuidador substituto	• Estado de saúde e nutrição • Participação no mercado de trabalho • Educação • Fatores psicossociais

Adaptado da WHO/Unicef. Complementary feeding of young children in developing countries, 1998.

A criança nascida a termo, adequada para a idade gestacional, triplica o peso do nascimento aos 12 meses de vida. Em casos de recém-nascidos prematuros e de baixo peso ao nascer, o incremento ponderal pode chegar a até mais de 10 vezes o peso do nascimento. Há, ainda, um crescimento médio de 25cm no primeiro ano de vida, isto é, a criança cresce o correspondente a 50% do seu comprimento ao nascimento, além de crescer, em média, mais 12,5cm no segundo ano de vida. O mesmo ocorre com o perímetro cefálico, que cresce em função do crescimento do volume cerebral. Dois terços do crescimento do perímetro cefálico ocorrem nos primeiros 2 anos de vida. O restante do crescimento ocorrerá até a criança completar 16 a 18 anos.

Nos primeiros 6 meses de vida o aleitamento materno é capaz de suprir as necessidades de energia e outros nutrientes para garantir esse ótimo crescimento e desenvolvimento.

A partir daí se faz necessária a introdução de alimentos, que além de complementar o suprimento alimentar da criança, por meio de suficiente quantidade de água, energia, proteínas, gorduras, vitaminas e sais minerais, preparados de forma segura, culturalmente aceitos, acessíveis economicamente e agradáveis à criança, deve protegê-la de possíveis agravos que possam ter repercussão até na sua vida adulta. Entretanto, a promoção, proteção e apoio ao aleitamento materno até os 2 anos de vida ou mais deve ser mantida.

A mãe, a família e todos que oferecem cuidados à criança precisam ser capazes de oferecer afeto e apoio, além de demonstrar paciência e atitudes positivas em relação à alimentação complementar, facilitando essa fase de transição, que constitui um marco de fundamental importância na formação de hábitos alimentares para toda a vida. Dessa forma, a criança entenderá a alimentação como um ato prazeroso, de socialização, o que permitirá prevenir, desde a mais tenra idade, possível surgimento de transtornos psíquicos e distúrbios alimentares e nutricionais. Assim, o sucesso da introdução da alimentação complementar oportuna representa uma meta a ser alcançada pela equipe de saúde, que deve tornar-se promotora da alimentação saudável, o que exige uma atenção holística às necessidades de cada mãe, pai, avó, avô, irmãos e/ou outros cuidadores da criança. A orientação dietética para a criança deve levar em consideração constituição, preparo, consistência, horário de administração, quantidade, qualidade, forma e diversificação alimentar capazes de satisfazer às necessidades do ser em crescimento e desenvolvimento. É necessário, pois, ouvir e aprender com as indagações e dúvidas, mantendo uma postura capaz de possibilitar o desenvolvimento de habilidades e do aumento da autoconfiança, tão necessários para a adesão às orientações e, assim, para a obtenção do êxito de uma alimentação saudável.

O PORQUÊ DA INTRODUÇÃO DE ALIMENTOS COMPLEMENTARES APÓS O 6º MÊS DE VIDA – ALGUMAS CONSIDERAÇÕES

O recém-nascido normal é capaz de extrair leite de sua mãe graças à presença dos reflexos de sucção e deglutição em coordenação com a respiração. Alimento sólido ou semissólido oferecido antes do 4º/6º mês de vida é rejeitado vigorosamente por ação do reflexo de extrusão ou protrusão da língua. Só entre os 4 e 6 meses esse reflexo desaparece e a criança é capaz de transportar alimentos semissólidos para o fundo da boca e engoli-los. Esses movimentos são diferentes dos necessários para sugar e deglutir líquidos. Em torno do 6º mês, a criança também manifesta excitação à visão do alimento e apresenta maturação do sistema nervoso central (SNC), no que se refere ao sentar e a ter o controle neuromuscular da cabeça e pescoço para demonstrar desinteresse e saciedade, afastando a cabeça ou jogando-a para a trás, habilitando-a assim a alimentar-se com a colher. Entre os 7 e 9 meses são iniciados movimentos rítmicos de morder, além da erupção dentária, e o processo da mastigação começa.

Dessa forma, nos primeiros 4 a 6 meses de vida, a criança normal se encontra em estágio de desenvolvimento funcional que lhe permite aceitar essencialmente líquidos. Trata-se de um período de transição. Embora seja possível forçar lactentes e até mesmo recém-nascidos a comerem semissólidos, não se pode considerar essa prática fisiológica. Além do mais, há peculiaridade na digestão dos alimentos que também direcionaram para a orientação da prática da amamentação materna exclusiva por 6 meses.

Sabe-se que a atividade da amilase no intestino delgado do recém-nascido de termo corresponde a cerca de 10% do adulto, devido principalmente à ação da glico-amilase. A amilase pancreática não é secretada nos primeiros 3 meses de vida e está presente em níveis muito baixos ou ausentes até o sexto mês. É necessário um processo adaptativo de dias ou semanas para a ativação da atividade da glicoamilase, explicando a frequência de distúrbios gastrointestinais, principalmente diarreia, em lactentes jovens que recebem alimentos com amido, até que essa enzima seja produzida em níveis adequados para a digestão. Há até referências de que o amido não digerido pode interferir na absorção de outros nutrientes e resultar em falha do crescimento. A atividade das dissacaridases é plena desde o nascimento. Deltaglicosidases, que hidrolisam sacarose e maltose, e a betagalactosidase, que hidrolisa lactose, estão presentes e ativas ao nascer, possibilitando a digestão dos açúcares do leite.

O recém-nascido a termo tem secreção gástrica de ácido clorídrico e pepsina bem desenvolvida, embora em baixas concentrações que aumentam paulatinamente nos primeiros meses. A digestão de proteína ocorre principalmente no intestino delgado, onde a atividade proteolítica do recém-nascido é semelhante à do adulto. Entretanto, ele tem dificuldade de digerir proteínas que exijam atividade gástrica para iniciar a digestão, como a caseína, pois, como já citado, o recém-nascido a termo tem baixas concentrações de secreção gástrica de ácido clorídrico e pepsina, que aumentam paulatinamente nos primeiros meses. De qualquer forma, a ingestão elevada de proteína deve ser evitada, pois a carga renal excessiva de soluto pode desencadear desequilíbrio ácido-básico e acidose metabólica. Outra questão diz respeito à permeabilidade da mucosa intestinal de lactentes jovens a moléculas proteicas bem aumentadas. No período neonatal e durante um tempo variável, a criança é capaz de absorver moléculas intactas de proteína. Essa característica do recém-nascido e lactante jovem parece ser um dos mecanismos que explicariam o desenvolvimento de reações alérgicas ao leite de vaca, por exemplo.

Quanto à digestão das gorduras, o recém-nascido a termo tem função pancreática e hepática ainda imatura, e a quantidade de lipase pancreática e sais biliares na luz intestinal é muito baixa. Porém, há absorção adequada de lipídios do leite humano, tanto pela ação de lipases linguais, secretadas pelas papilas da parte posterior da língua, atuando no estômago, como pela presença de lipase do leite humano, estimulada pela presença de sais biliares, que completa o mecanismo de lipólise pré-duodenal e também tem atividade de esterase, importante para absorção da vitamina A presente no leite humano, que se encontra na forma de éster de retinol. Esses mecanismos compensatórios para a digestão da gordura são menos eficientes quando da utilização de gordura do leite de vaca ou de outras dietas, pela ausência da lipase do leite humano.

PROBLEMAS ASSOCIADOS À ALIMENTAÇÃO COMPLEMENTAR INADEQUADA

Anemia, excesso de peso, obesidade e desnutrição são os principais problemas de saúde relacionados à alimentação complementar oferecida inadequadamente.

A anemia por deficiência de ferro é atualmente o maior problema mundial de saúde pública. No Brasil, a prevalência de anemia em menores de 5 anos varia de 30% a 70%, dependendo da região e nível socioeconômico. A anemia provoca prejuízo no desenvolvimento motor e cognitivo infantil. As reservas de ferro da criança amamentada exclusivamente com o leite materno nos 6 primeiros meses de vida atendem às necessidades fisiológicas, não sendo necessária qualquer complementação. Entretanto, entre os 4 e 6 meses de vida ocorre paulatinamente o declínio dessas reservas, e a alimentação complementar a partir do 6º mês passa a assumir papel importante na adequação do consumo de ferro.

Embora a prevalência da desnutrição infantil venha diminuindo no Brasil, o excesso de peso e a obesidade infantil, que se vêm tornando uma epidemia mundial, constituem uma das características da transição epidemiológica brasileira, tendo a prevalência de obesidade em crianças de 6 a 9 anos triplicado entre 1974 e 1997. A obesidade infantil leva a consequências tanto para a criança, quanto para o adulto. Dessa forma, a sua prevenção é necessária, pois os hábitos alimentares são formados nos primeiros anos de vida.

ALIMENTAÇÃO COMPLEMENTAR SAUDÁVEL

A formação de hábitos alimentares é influenciada por uma série de fatores genéticos e ambientais. A criança que mama no peito, por exemplo, aceita melhor a introdução de alimentos complementares, visto que o leite humano contém flavorizantes, que correspondem ao sabor e cheiro dos alimentos consumidos pela nutriz.

A predisposição genética para determinadas diferenças de sensibilidade para alguns sabores pode ser modulada por experiências vivenciadas pela criança, principalmente no 1º ano de vida, favorecendo e influenciando as preferências alimentares subsequentes. Em média, oito a 10 exposições a um novo alimento são necessárias para a sua incorporação à dieta da criança. Os pais e cuidadores precisam entender que a rejeição inicial é normal. Interpretá-la como aversão permanente, desistindo de oferecer o alimento à criança, deve ser desaconselhado. É desejável que a criança faça uso de alimentos com baixo teor de sal e açúcar, possibilitando a formação da prática de uma alimentação saudável na vida adulta.

O comportamento da mãe, familiares e cuidadores em relação à alimentação infantil pode ter repercussões até na vida adulta. Submeter a criança a chantagem, coação, premiação ou manter comportamento restritivo pode influenciar na aceitação alimentar infantil. Saber que a criança tem capacidade de autocontrole sob o consumo energético pode ajudar os pais e/ou cuidadores a evitarem práticas nocivas. As crianças menores de 6 meses que mamam exclusivamente no peito desde muito cedo desenvolvem a capacidade de autocontrole da ingestão e aprendem a distinguir a sensação de fome e saciedade. Posteriormente, o autocontrole sofrerá influências de outros fatores culturais e sociais, mas essa capacidade deve ser respeitada pelos pais e familiares e é mais uma arma para a prevenção do sobrepeso e obesidade para toda a vida.

A alimentação saudável deve ser composta de alimentos básicos, produzidos regionalmente, e por essa razão acessíveis também sob o ponto de vista financeiro, evitando-se alimentos processados nos primeiros anos de vida. A desconstrução do tabu que associa a alimentação infantil como insípida deve ser realizada. Devem ser orientados alimentos variados (evitando-se a monotonia), saborosos, aceitos culturalmente, típicos regionalmente, nutritivos e com múltiplas cores (por isso, ricos em vitaminas e minerais), com a garantia do equilíbrio (tanto sob o ponto de vista quantitativo, como qualitativo) e seguros (sob o ponto de vista de segurança sanitária).

Uma regra básica é a introdução paulatina dos alimentos, pesquisando-se sempre a história familiar de reações alérgicas e observando-se a criança para possíveis reações adversas.

Número de refeições diárias

A partir dos 6 meses a criança amamentada deverá receber três refeições diárias. Serão duas de frutas amassadas, no meio da manhã e da tarde, e uma composta da associação de cereal e tubérculo, verduras e legumes, proteína animal (o ovo cozido e as carnes devem fazer parte da refeição a partir do 6º mês), leguminosas e óleo vegetal, chamada neste capítulo de "comida de panela", amassada, em forma de purê, no final da manhã, respeitando assim a fisiologia da criança no que se refere à evolução paulatina da consistência do alimento. Após completar 7 meses, uma segunda refeição de "comida de panela" em forma de purê deverá ser introduzida, dessa feita no final da tarde. A partir dos 12 meses se introduz uma refeição pela manhã, o desjejum, que deverá ser composta de cereal com fruta, para exemplificação. A partir dessa idade a criança poderá alimentar-se com a dieta da família.

Embora a amamentação deva continuar sobre livre demanda, após o 6º mês de vida, é importante estabelecer um esquema de horários para administração dos alimentos complementares, de forma a aproximar paulatinamente os horários da criança aos da família. Assim, o intervalo entre as mamadas que antecede as refeições deve ser espaçado.

É importante a participação ativa da criança na hora da refeição, dando-se liberdade para que ela explore o alimento com a mão, leve-o à boca, enquanto a mãe e/ou cuidador oferece a refeição. Um hábito a ser cultivado seria o de deixar para banhar a criança após a refeição para que não haja cerceamento da sua liberdade de exploração.

Como deve ser o alimento complementar

O alimento complementar deve ser rico em nutrientes e energia, limpo e seguro, com custo aceitável e de fácil preparo. Pode ser preparado especialmente para a criança ou modificado a partir da alimentação familiar; *cozinhando-o* por mais tempo; *amassando-o* até tornar-se macio; *desfiando-o* ou *cortando-o* em pequenos pedaços, no caso de crianças entre os 9 e 12 meses de idade, quando o processo de mastigação foi iniciado (crianças a partir dos 12 meses podem usar alimentos com a consistência dos adultos); *separando-o*, para que a criança possa identificar os diversos aromas, sabores, texturas e cores; *adicionando* outros alimentos, quando esses não estiverem presentes na dieta da família num determinado dia, como, por exemplo, couve-folha ou jerimum – para garantir o aporte de vitamina A, miúdo – para garantir o aporte de ferro; *adicionando* óleo vegetal, para aumentar a densidade energética do alimento, favorecer a absorção de vitaminas lipossolúveis, melhorar a palatibilidade e diminuir o volume necessário para administrar uma certa energia requerida.

Os alimentos devem ser cozidos em pouca água e amassados com um garfo. O liquidificador deve ser evitado, pois, com o acréscimo de líquidos para passar o alimento no liquidificador, eles se tornam ralos, diminuindo a densidade energética, há perpetuação do padrão de sucção se os alimentos liquidificados forem oferecidos na mamadeira, e o estímulo à mastigação fica prejudicado. Outra questão que não deve ser esquecida é a contaminação alimentar pelo uso do liquidificador, como também das peneiras, pois esses utensílios são de difícil higienização, o que pode conduzir a agravos na saúde, principalmente as diarreias.

A colher, o prato e o copo devem ser utensílios usados para administrar o alimento. Mamadeiras e bicos artificiais não devem ser usados, pois podem contribuir para o desmame precoce, por meio da confusão de pega; podem facilmente ser contaminados por micro-organismos, por ser de difícil higienização; contribuir para o uso de dietas com baixa densidade energética, pelo acréscimo de um excesso de água para o seu preparo; contribuir para o surgimento de problemas estomatogmáticos associados ao seu uso, como mordida aberta, mordida cruzada, hipotonia lingual e até mesmo a respiração oral e, ainda, favorecer a manutenção do padrão de sucção. Um alimento complementar, desde o início de sua introdução, deve ser espesso, corroborando para a transição alimentar paulatina de uma dieta líquida para a dieta do adulto.

Sopas e mingaus ralos devem ser evitados, assim como suco de frutas para substituir uma refeição. Esses podem ser usados em pequenas quantidades após a refeição, principalmente os ricos em vitamina C, pois facilitarão a absorção do ferro presente nos alimentos. Nenhuma fruta é contraindicada, devendo-se respeitar custo e acessibilidade, devido à estação do ano e às características regionais.

O cuidado inadequado com a higiene dos alimentos complementares, pela manipulação ou preparo inseguros, favorece a ocorrência de diarreia e pode levar o lactente ao ciclo infecção/desnutrição. Dessa forma, algumas práticas devem ser estimuladas como uso da água tratada, fervida ou filtrada; lavagem das mãos com água e sabão antes de preparar e oferecer os alimentos; lavagem das mãos da criança antes e após as refeições; utilização de utensílio limpo para a oferta do alimento; frutas e vegetais lavados antes de serem descascados; não reaproveitamento de sobras do alimento que fica no prato e, principalmente, a não utilização de sobras da mamadeira, sendo esse um dos maiores veículos de contaminação.

Frituras, enlatados, açúcar, café, refrigerantes, balas, bombons, salgadinhos, biscoitos recheados e outros alimentos industrializados com grande quantidade de açúcar, gordura, corantes e sal devem ser evitados, como forma de prevenção de anemia, alergias, sobrepeso, obesidade, dislipidemias, hipertensão arterial, diabetes, entre outros agravos. Pode-se fazer uso de temperos naturais para realçar o sabor e o aroma dos alimentos complementares, como os "temperos verdes" (cebola, pimentão, salsa, cebolinha, coentro), alho, limão, hortelã, louro, etc. O consumo de mel e de alimentos embutidos e em conserva (palmito, salsicha, salame, presunto, etc.) deve ser evitado no 1º ano de vida pelo risco de desenvolvimento do botulismo.

A energia necessária proveniente de alimentos complementares é estimada a partir da subtração da energia média proveniente do leite materno da energia total requerida. O Quadro XVI.4.2 mostra os valores médios de energia requerida para crianças em aleitamento materno, em países em desenvolvimento, segundo a faixa etária.

Para garantir uma adequada nutrição faz-se necessária a utilização de alimentos de diferentes grupos alimentares, por estarem os nutrientes distribuídos em quantidades diferentes nos alimentos, até mesmo nos que pertencem ao mesmo grupo. Daí a necessidade de consumi-los em relação a todos os grupos, variando a ingestão de cada um.

O Quadro XVI.4.3 descreve os grupos alimentares, indicando a recomendação diária por faixa etária e a equivalência da medida usada – porção – em unidades usualmente utilizadas no domicílio.

OS DEZ PASSOS PARA UMA ALIMENTAÇÃO SAUDÁVEL

O Ministério da Saúde promoveu em 2002 uma iniciativa, expressa em 10 passos, como guia alimentar para crianças menores de 2 anos. A seguir, os Dez Passos para uma Alimentação Saudável em menores de 2 anos, em associação a uma proposta metodológica para sua implantação, em forma de dicas, para Equipes de Saúde da Família, sugerido por Reis Junior, em 2008.

Passo 1: "Dar somente leite materno até os 6 meses, sem oferecer água, chás ou qualquer outro alimento."
Dica ao profissional e à equipe – Rever se as orientações sobre aleitamento materno são fornecidas desde o acompanhamento pré-natal até a época da alimentação complementar.

Passo 2: "A partir dos 6 meses introduzir de forma lenta e gradual outros alimentos, mantendo o leite materno até os 2 anos de idade ou mais."
Dica ao profissional e à equipe – Antes de dar a orientação desse passo perguntar à mãe/cuidador como ela(ele) imagina ser a alimentação correta da criança e, a seguir, convidá-la(lo) a complementar seus conhecimentos de forma elogiosa e incentivadora.

Passo 3: "Após os 6 meses dar alimentos complementares (cereais, tubérculos, carnes, leguminosas, frutas, legumes) três vezes ao dia, se a criança receber leite materno, e cinco vezes ao dia, se estiver desmamada".
Dica ao profissional e à equipe – Sugerir receitas, tentando dar idéia de proporcionalidade, de forma prática e com linguagem simples.

Passo 4: "A alimentação complementar deve ser oferecida de acordo com os horários de refeição da família, em intervalos regulares e de forma a respeitar o apetite da criança."
Dica ao profissional e à equipe – Uma visita domiciliar pode ser uma estratégia interessante para aumentar o vínculo e orientar toda a família sobre alimentação saudável.

Passo 5: "A alimentação complementar deve ser espessa desde o início e oferecida de colher; começar com consistência pastosa (purês) e, gradativamente, aumentar a consistência até chegar à alimentação da família."
Dica ao profissional e à equipe – Organizar, em parceria com a comunidade, oficinas de preparação de alimentos seguros e/ou cozinhas comunitárias. Convidar famílias com crianças sob risco nutricional.

Quadro XVI.4.2. Energia requerida para crianças em aleitamento materno, em países em desenvolvimento, segundo a faixa etária

	Faixa etária		
	6 a 8 meses	9 a 11 meses	12 a 23 meses
1 – Energia total requerida para o crescimento saudável.	615kcal/dia	686kcal/dia	894kcal/dia
2 – Energia fornecida pelo leite humano.	413kcal/dia	379kcal/dia	346kcal/dia
3 – Energia requerida pela alimentação complementar.	200kcal/dia	300kcal/dia	550kcal/dia

Adaptado da WHO/Unicef. Complementary feeding of young children in developing countries, 1998.

Quadro XVI.4.3. Descrição dos grupos alimentares, recomendação diária segundo a faixa etária e equivalência da porção

Grupo	Importância	Recomendação diária 6–12 meses	Recomendação diária 12–24 meses	Uma porção equivale a
Cereais, pães e tubérculos:	Alimentos ricos em carboidratos devem aparecer em quantidades maiores nas refeições. É a base da alimentação. Fornecem proteína e energia. As porções podem ser oferecidas na mesma refeição ou divididas entre as refeições ofertadas.	Três porções	Cinco porções	• Arroz (60g) – 2 colheres das de sopa • Mandioca (70g) – 1 colher das de servir • Batata (100g) – 1 unidade média • Macarrão (50g) – 2 colheres das de sopa • Amido de milho/farinhas (20g) – 1 colher das de sopa de amido de milho • Pão francês (25g) – unidade • Pão de forma (25g) – 1 fatia
Verduras e legumes:	Alimentos ricos em vitaminas, minerais e fibras. Devem ser variados, pois existem diferentes fontes de vitaminas nesse mesmo grupo. Os alimentos de coloração alaranjada são fonte de betacaroteno (pró-vitamina A). As folhas verde-escuras possuem, além de betacaroteno, ferro não heme, que é mais absorvido quando oferecido junto com alimentos que são fontes de vitamina C.	Três porções	Três porções	Legumes (20g) – 1 colher das de sopa do alimento picado Verduras (30g) – 2 folhas médias ou 4 pequenas Exemplos: (todas fontes de vitamina A) • Cenoura – 4 fatias • Couve picada – 1 colher das de sopa • Abobrinha picada – 1 1/2 colher das de sopa • Brócolis picado – 1 1/2 colher das de sopa
Frutas	Alimentos ricos em vitaminas, minerais e fibras. São também uma importante fonte de energia.	Três porções	Quatro porções	60 a 80g (1/2 unidade média) Exemplos: • Banana – 1/2 unidade • Maçã – 1/2 unidade • Laranja – 1 unidade • Mamão papaia – 1/3 unidade • Abacaxi – 1/2 fatia
Leites e produtos lácteos:	Para crianças menores de 2 anos, o leite materno pode ser o único alimento desse grupo. Para crianças maiores de 4 meses totalmente desmamadas, não se recomenda a oferta de leite de vaca (ou outro) na forma pura, e sim adicionado a cereais, tubérculos e frutas. Esse grupo é básico para crianças menores de 1 ano e complementar para crianças maiores de 1 ano. Fornece cálcio e proteína. O cálcio é fundamental para o desenvolvimento ósseo da criança.	Três porções	Três porções	• Leite materno: LIVRE DEMANDA • Leite artificial – 150mL (1 copo americano) • Iogurte (150g) – 1 pote • Queijo (30g) – 1 fatia fina

(continua)

Quadro XVI.4.3. Descrição dos grupos alimentares, recomendação diária segundo a faixa etária e equivalência da porção (*continuação*)

Grupo	Importância	Recomendação diária 6–12 meses	Recomendação diária 12–24 meses	Uma porção equivale a
Carnes, miúdos e ovos:	Esse grupo é fonte de proteína de origem animal (carne e ovos). As carnes possuem ferro de alta biodisponibilidade, ferro heme e, portanto, previnem a anemia. As carnes são oferecidas trituradas, desfiadas ou cortadas em pedaços pequenos. Os miúdos contêm grande quantidade de ferro e devem ser recomendados para consumo no mínimo uma vez por semana. Não existem restrições para carnes e ovos a partir dos 6 meses de idade.	Duas porções	Duas porções	• Carnes (frango, gado, peixe, porco, etc.) e miúdos (50g) – 2 colheres das de sopa • Ovo (50g) – 1 unidade
Leguminosas e grãos:	Esses alimentos são fonte de proteína, além de oferecerem quantidades importantes de ferro não heme e de carboidratos. Quando combinados com o cereal, como, por exemplo, o arroz, e um alimento rico em vitamina C, podem ser comparáveis ao valor proteico das carnes.	Uma porção	Uma porção	• Grãos cozidos – 1 colher das de sopa • Feijão • Lentilha • Ervilha • Soja
Óleos e gorduras	A gordura está presente nas carnes e no preparo das refeições salgadas, devendo ser evitado o excesso e as frituras antes de 2 anos de idade.	Duas porções	Duas porções	• Óleo vegetal – 1 colher das de sobremesa • Manteiga (5g) – 1 colher das de chá
Açúcares e doces:	Antes do primeiro ano de vida não é recomendado o oferecimento de açúcar, pois a criança está formando seus hábitos alimentares, que perpetuarão para toda a sua vida. Sabe-se que os alimentos oferecidos nos primeiros anos de vida com frequência passam a fazer parte do hábito alimentar.	Nenhuma porção	Uma porção	Descrição: antes do primeiro ano de vida não é recomendado o oferecimento de açúcar. Alimentos industrializados podem conter açúcares. Açúcar (10g) – 1 colher das de sobremesa

Adaptado de Brasil. Ministério da Saúde. Cadernos de Atenção Básica, nº 23. MS, 2009.

Passo 6: "Oferecer à criança diferentes alimentos ao dia. Uma alimentação variada é uma alimentação colorida."

Dica ao profissional e à equipe – Conversar sobre a estimulação dos sentidos enfocando que a alimentação deve ser um momento de troca afetuosa entre a criança e a família.

Passo 7: "Estimular o consumo diário de frutas, verduras e legumes nas refeições."

Dica ao profissional e à equipe – Pedir à mãe que faça uma lista das hortaliças mais utilizadas. Depois, aumentar essa lista, acrescentando outras opções não lembradas, destacando alimentos regionais e típicos da estação.

Passo 8: "Evitar açúcar, café, enlatados, frituras, refrigerantes, balas, salgadinhos e outras guloseimas nos primeiros anos de vida. Usar sal com moderação."

Dica ao profissional e à equipe – Articular com a comunidade e outros setores uma campanha sobre alimentação saudável.

Passo 9: "Cuidar da higiene no preparo e manuseio dos alimentos: garantir o seu armazenamento e conservação adequados."

Dica ao profissional e à equipe – Organizar grupo com pais, avós e/ou crianças sobre cuidados de higiene geral, alimentar e bucal.

Passo 10: "Estimular a criança doente e convalescente a se alimentar, oferecendo sua alimentação habitual e seus alimentos preferidos, respeitando a sua aceitação."

Dica ao profissional e à equipe – Avaliar em equipe como está a acessibilidade da criança doente ao serviço de saúde.

ORIENTAÇÃO PARA O DESMAME

O processo do desmame (cessação da amamentação) é influenciado por fatores socioculturais na espécie humana e faz parte do desenvolvimento normal da criança e da evolução natural do processo da amamentação e alimentação infantil. Dessa forma, deveria ser um processo natural, mediado por sinais que a criança dá a sua mãe, enquanto adquire habilidades para receber outros alimentos e cessar, assim por completo, a amamentação.

Quando ocorre naturalmente, a criança se autodesmama em média entre os 2 e 4 anos, sendo raro antes de 1 ano de vida. Costuma ser gradual e há participação ativa da mulher no processo, reconhecendo os sinais que a criança envia como menos interesse pelo peito, com aceitação de uma variedade de alimentos e de outras formas de consolo, incluindo algumas vezes dormir sem mamar; aceitar postergar a mamada, não se mostrando ansiosa quando encorajada a não mamar, e em algumas ocasiões preferir realizar outras atividades com a mãe (brincar, passear, ajudar em pequenas tarefas, etc.). Além de reconhecer esses sinais, a mãe deve impor alguns limites adequados para a idade, como dar sugestões à criança para postergar o horário da mamada, por exemplo.

Quadro XVI.4.4. Fatores que facilitam o desmame programado pela mãe quando a criança ainda não está pronta.

- Segurança materna de que quer (ou deve) desmamar.
- Entendimento materno de que o processo pode ser lento e demanda energia, tanto maior quanto menos pronta a criança estiver.
- Flexibilidade, pois o curso do processo é imprevisível.
- Paciência, dando tempo à criança e compreensão das suas ansiedades.
- Suporte e atenção adicionais à criança – a mãe deve evitar afastar-se nessa fase.
- Escolha de período ideal, sem outras mudanças na vida da criança, como entrada na escola, mudança de residência, controle de esfíncteres, separações, viagens, etc.
- Realizar desmame gradual, retirando uma mamada a cada 1-2 semanas.
- Iniciar não oferecendo o peito, mas também não o recusando.
- Encurtar as mamadas e/ou adiá-las.
- Suprimir mamadas, trocando-as por brincadeiras.
- Se a criança for mais velha, planejar o desmame com ela, propondo uma data específica.
- Convidar o pai, familiares e outros cuidadores para participarem ativamente do processo.
- Evitar certas atitudes que estimulem a criança a mamar, como sentar numa cadeira em que costuma amamentar, trocar de roupa em frente da criança, etc.

Adaptado de Brasil. Ministério da Saúde. Cadernos de Atenção Básica, nº 23. MS, 2009.

O desmame abrupto deve ser desencorajado, pois pode favorecer o sentimento de insegurança e até rebeldia na criança, que se sente rejeitada. Pode desencadear problemas mamários, como ingurgitamento, obstrução ductal e mastite, além de sentimentos de tristeza, culpa e luto pela perda da amamentação. Quando é natural, o desmame é uma transição tranquila e fortalece a relação mãe-filho.

No entanto, quando a mulher decide e/ou necessita desmamar antes de a criança estar pronta, é necessário que o profissional de saúde esteja habilitado para apoiar o processo. Cabe ele ouvir a mulher, pesar os pós e os contras e, se a decisão do desmame for mantida, respeitá-la. Os seguintes fatores facilitam esse tipo de desmame (Quadro XVI.4.4):

ORIENTAÇÃO ALIMENTAR PARA CRIANÇAS NÃO AMAMENTADAS

Em situações em que a mãe for aconselhada a não amamentar, como no caso da mulher sopositiva para os vírus HIV, ou quando o desmame não pôde ser revertido, mesmo após orientações e acompanhamento do profissional de saúde em crianças com idade inferior a 4 meses, o uso da fórmula infantil e/ou leite de vaca deve ser avaliado pelo profissional de saúde. A melhor opção,

Quadro XVI.4.5. Reconstituição do leite para crianças menores de quatro meses, desmamadas e sem acesso às fórmulas infantis

Leite em pó integral	Leite integral fluido

• 1 colher das de sobremesa rasa para cada 100mL de água fervida.	• ⅔ de leite fluído + ⅓ de água fervida. Exemplo:
	  – 70mL de leite + 30mL de água = 100mL
	  – 100mL de leite + 50mL de água = 150mL
	  – 130mL de leite + 70mL de água = 200mL

• Modo de preparo: inicialmente, diluir o leite em pó em um pouco de água fervida e fria (ou morna) e, em seguida, adicionar a água restante.	

Adaptado de Brasil. Ministério da Saúde. Cadernos de Atenção Básica, nº 23. MS, 2009.

Quadro XVI.4.6. Volume, número de refeições e esquema alimentar para crianças menores de 2 anos não amamentadas no peito

Menores de 4 meses Alimentação láctea			4- 8 meses	Maiores de 8 meses
Idade	Volume/refeição	Nº de refeições	Leite + cereal ou tubérculo	Leite + cereal ou tubérculo
0-30 dias	60-120mL	6 a 8	Fruta amassada	Fruta
30-60 dias	120-150mL	6 a 8	"Comida de panela" (forma de purê)	"Comida de panela" ou refeição básica da família (picados e/ou desfiados)
2 a 3 meses	150-180mL	5 a 6	Fruta amassada	Fruta ou pão
3 a 4 meses	180-200mL	4 a 5	"Comida de panela" (forma de purê)	"Comida de panela" ou refeição básica da família (picados e/ou desfiados)
> 4 meses	180-200mL	2 a 3	Leite + cereal ou tubérculo	Leite + cereal ou tubérculo

Adaptado de Brasil. Ministério da Saúde. Cadernos de Atenção Básica, nº 23. MS, 2009.

entretanto, ainda é o leite humano pasteurizado oriundo de Bancos de Leite Humano, se disponível.

Na impossibilidade do uso de leite humano pasteurizado dever-se-ia evitar, quando possível, uso do leite de vaca não modificado (leite em pó integral ou leite integral fluído) no 1º ano de vida. O seu uso está associado a um maior risco de anemia pelo pobre teor e baixa disponibilidade de ferro.

O Quadro XVI.4.5 exemplifica a reconstituição do leite para crianças menores de 4 meses de idade que, por questões econômicas, não têm acesso ao leite de vaca modificado (fórmula infantil) e se encontram desmamadas. Após o 4º mês de vida, o leite integral líquido não deve ser diluído, e o leite em pó integral deve seguir as recomendações do fabricante, enquanto para o preparo das fórmulas infantis as recomendações do rótulo do produto devem ser seguidas.

A partir dos 4 meses de vida, as crianças não amamentadas no peito devem receber outros alimentos. Segue esquema com base no Guia Prático de Preparo de Alimentos para Crianças Menores de 12 meses, publicado pelo Ministério da Saúde em 2006 (Quadro XVI.4.6).

CONCLUSÃO

Concluímos, enfatizando que as mulheres precisam ter adequado suporte e oportunidade para amamentar seus filhos por 2 anos ou mais e, exclusivamente, por 6 meses. A partir daí devem ser introduzidos alimentos complementares seguros, acessíveis, aceitos culturalmente e capazes de em conjunto com o leite humano suprir as necessidades do lactente. No caso especial de crianças desmamadas, quando o desmame não pôde ser revertido, mesmo com apoio da equipe de saúde ou quando a mãe tiver alguma contraindicação para amamentar, apoiar, suportar, orientar no que diz respeito à orientação de outros alimentos visando minimizar possíveis agravos a saúde deve ser o objetivo principal dos profissionais. Deve-se sempre levar em consideração que a alimentação da criança nos primeiros anos tem grande repercussão para toda a sua vida.

BIBLIOGRAFIA

Agostini C, Braegger C, Decsi T et al. Breast-feeding: A Commentary by the ESPGHAN Committee on Nutrition. J Pediatr Gastroenterol Nutr, 2009; 49:112-25.

Akré J. Alimentação Infantil: bases fisiológicas. São Paulo: Instituto de Saúde, versão em Português, 1994:97.

Assunção MCF, Santos IS, Barros AJD, Gigante DP, Victoria CG. Anemia in children under six: population-based study in Pelotas, Southern Brazil. Revista de Saúde Pública, 2007; 41:328-35.

Birch LL, Marlin DW. I don't like it: I never tried it: effects of exposure on two-year-old children's food preferences. Appetite, 1982; 3:353-60.

Brasil. Ministério da Saúde. Dez passos para uma alimentação saudável: guia alimentar para crianças menores de 2 anos. Brasília: Ministério da Saúde; Organização Pan-Americana de Saúde, 2002.

Brasil. Ministério da Saúde. Guia alimentar para crianças menores de 2 anos. Brasília: Ministério da Saúde; Organização Pan-Americana de Saúde, 2002.

Brasil. Ministério da Saúde. Guia prático de preparo de alimentos para crianças menores de 12 meses que não podem se amamentadas. Brasília, 2006.

Brasil. Ministério da Saúde. Pesquisa Nacional de Demografia e Saúde. Brasília, 2008.

Brasil. Ministério da Saúde. Secretaria de Atenção à Saúde. Departamento de Atenção Básica. Saúde da Criança: Nutrição Infantil: alimento materno e alimentação complementar. Série A. Normas e Manuais Técnicos. Cadernos de Atenção Básica, nº 23. Brasília (DF): Editora do Ministério da Saúde, 2009:112.

Dantas MBM, Serva VMSBD. A Primeira Prevenção: Aleitamento Materno. In: Lima EJF, Souza MFT, Brito RCCM (coords.). IMIP – Instituto Materno-Infantil Professor Fernando Figueira: Pediatria Ambulatorial. Rio de Janeiro: Medbook, 2009:55-66.

Drewnowski A, Henderson SA, Hann CS. Genetic taste markers and preferences for vegetable and fruit of female breast care patients. American Journal of Dietetic Association, 2000; 100:191-7.

Fox MK, Devaney B, Reidy K, Razafindrakoto C, Ziegler P. Relationship between portion size and energy intake among infants and toddles: Evidence of Self-regulation. Journal of American Dietetic Association, 2006; 106:S77-S83.

Guigliani ERJ. Recomendações para alimentação complementar da criança em aleitamento materno. Jornal de Pediatria, 2004; 80:147-54.

Horta BL, Bahl R, Martines JC, Victora CG. Evidence on the long-term effects of breastfeeding: systematic reviews and meta-analysis. WHO, 2007.

Marcondes E, Machado DVM, Setian N, Carrazza FR. Crescimento e Desenvolvimento. In: Marcondes E coord. Pediatria Básica. São Paulo: Sarvier, 1999:35-63.

Reis Junior AG. "10 Passos para uma Alimentação Saudável em Menores de Dois Anos": uma proposta metodológica para ESF. In: Mostra Nacional de Produção em Saúde da Família. Brasília: Anais, 2008.

Serva VMSBD. Aleitamento Materno. In: Alves JGB, Ferreira OS, Maggi RS (coords.). Fernando Figueira – Pediatra. IMIP – Instituto Materno-Infantil de Pernambuco. Rio de Janeiro: Medsi, 2004:92-105.

Sociedade Brasileira de Pediatria. Departamento de Nutrologia. Manual de Orientação: alimentação do lactente, alimentação do pré-escolar, alimentação do adolescente, alimentação na escola. São Paulo, 2006:64.

Sullivan SA, Birch LL. Infant dietary experience and acceptance of solid foods. Pediatrics, 1994; 93:271-7.

Taveras EM, Scanlon KS, Rifas-Shiman SL, Rich-Edwards JW, Gillman MW. Association of breastfeeding with the maternal control of infant feeding at age 1 year. Pediatrics, 2004; 114:e577-e583.

Wang Y, Monteiro C, Popkin BM. Trends of obesity and underweight in older children and adolescents in the United State, Brazil, China, and Russia. American Journal of Clinical Nutrition, 2002; 75:971-7.

World Health Organization (WHO), The United Nations Children's Fund (Unicef). Complementary feeding of young children in developing countries: a Review of Current Scientific Knowledge. Geneva, 1998.

_____. Collaborative Study Team on the Role of Breastfeeding on the Prevention of Infant Mortality. Effect of breastfeeding on infant and child mortality due to infectious diseases in less developed countries: a pooled analysis. Lancet, 2000; 355:451-5.

_____. Complementary feeding of young children in developing countries: a review of current scientific knowledge. Geneva, 1998:178.

_____. Indicators for assessing infant and young child feeding practices. Conclusions of consensus meeting held 6-8 November 2007. Washington, 2007.

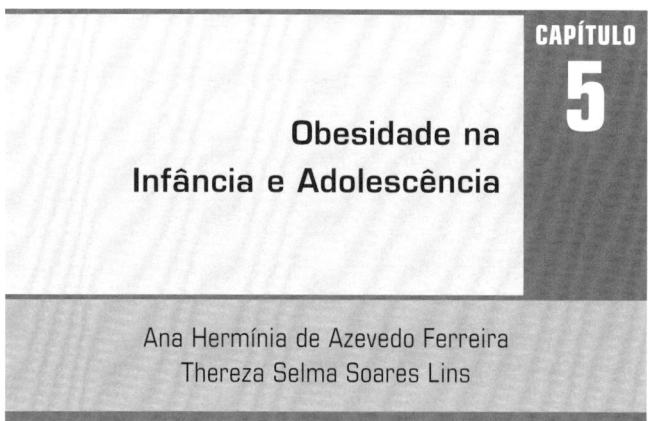

CAPÍTULO 5

Obesidade na Infância e Adolescência

Ana Hermínia de Azevedo Ferreira
Thereza Selma Soares Lins

INTRODUÇÃO

A obesidade é uma doença crônica, caracterizada pelo acúmulo de tecido adiposo, localizado ou generalizado, resultante do balanço energético positivo (relação ingestão/gasto calórico).

Atualmente, a variedade e disponibilidade de alimentos industrializados, bem como as facilidades da vida moderna, vêm colocando a obesidade em níveis epidêmicos. Antes um problema que acometia principalmente os países desenvolvidos, hoje se nota um aumento também nos países em desenvolvimento.

O excesso de gordura corporal na infância é um fator predisponente para a morbidade na vida adulta. As doenças crônicas, como o diabetes melito, a hipertensão e as doenças coronarianas, vêm sendo observadas em idades cada vez mais jovens. Crianças obesas têm risco duas vezes maior de se tornarem adultas obesas, e esse risco é maior com o aumento da idade: pré-escolares e escolares têm risco de 30% e 50%, respectivamente.

Epidemiologia

Nas últimas duas décadas se observou que o índice de obesidade e sobrepeso na faixa etária pediátrica triplicou nos EUA e duplicou em alguns países, como o Canadá, Reino Unido, China, Alemanha, França e Finlândia. Nos EUA, dados do National Health and Nutrition Examination Survey (NHANES) para os anos de 1999-2000 mostraram que o excesso de peso atingia 15,5% dos adolescentes, 15,3% dos escolares e 10,4% dos pré-escolares.

No Brasil, um estudo realizado em 2002 por Abrantes e colaboradores comparou a prevalência de sobrepeso e obesidade em crianças e adolescentes das regiões Sudeste e Nordeste. Observou-se que, em adolescentes, tanto o sobrepeso quanto a obesidade foram mais prevalentes na Região Sudeste (4,2% e 8,4%, respectivamente) do que no Nordeste (1,7% e 6,6%, respectivamente). Em crianças, esses índices foram ainda maiores em relação à obesidade: 11,9% no Sudeste e 8,2% no Nordeste.

Em Recife, Silva e colaboradores avaliaram o excesso de peso em 1.616 crianças de diferentes condições socioeconômicas. Foi identificado sobrepeso em 14,5% e obesidade em 8,3% dos indivíduos. Tanto a prevalência de sobrepeso como a de obesidade foi maior na idade pré-escolar (22,2% e 13,8%, respectivamente) com redução progressiva nos escolares (12,9% e 8,2%) e nos adolescentes (10,8% e 4,9%).

ETIOLOGIA

A obesidade é uma doença multifatorial que envolve fatores genéticos, neuroendócrinos, psicossociais, ambientais e comportamentais. A maioria das causas em crianças é exógena (decorrente da associação de fatores genéticos e ambientais, e que corresponde a cerca de 98% dos casos). Apenas uma minoria vai apresentar uma patologia endócrina, neurológica ou uma síndrome genética responsável pelo aparecimento do excesso de peso (obesidade endógena). O hipotireoidismo, o hipercortisolismo e a deficiência de hormônio do crescimento são patologias endócrinas que cursam com obesidade e baixa estatura.

Fatores genéticos

Mais de 400 genes, marcadores e regiões cromossômicas relacionados à obesidade já foram identificados, conferindo sua natureza poligênica. Esses genes codificam componentes da regulação do peso, atuando na ingestão alimentar e/ou no gasto energético. Vários estudos com gêmeos demonstram essa natureza poligênica. Em revisões de literatura, Maes e colaboradores observaram que os fatores genéticos têm participação importante no desenvolvimento da obesidade. Resultados de estudos com gêmeos sugerem que o fator genético explica 50% a 90% da variação do índice de massa corpórea (IMC) e que dados com crianças adotadas apontam a genética como causa de 20% a 60% da variação do IMC. Dessa forma, o risco de obesidade na infância é maior quando ambos os pais são obesos (80%), diminui quando apenas um dos pais é obeso (50%), e quando nenhum dos pais é obeso o risco é de 9%.

A obesidade é uma característica fenotípica de algumas síndromes genéticas, como a síndrome de Prader-Willi, X-frágil, Bardet-Bield, entre outras.

Fatores ambientais e comportamentais

O aumento no consumo de alimentos com alta densidade energética e a diminuição da prática de exercícios físicos são os principais fatores relacionados ao meio ambiente. Estudos com índios Pima ilustram claramente a participação ambiental no desenvolvimento da obesidade. Ravussin e colaboradores avaliaram a prevalência de obesidade em índios Pima que moravam no México e nos EUA. Observou-se maior prevalência entre os índios que moravam nos EUA, o que não aconteceu com os que permaneceram no México, os quais mantinham suas atividades físicas e dietas tradicionais.

O uso de automóveis, elevadores, escadas rolantes e o tempo gasto vendo televisão ou com videogames vêm contribuindo para o aumento do sedentarismo.

A alimentação na primeira infância pode ser determinante para o desenvolvimento de obesidade exógena na criança. O desmame precoce, a diluição incorreta das fórmulas lácteas e a introdução de alimentação complementar inapropriada podem comprometer o hábito alimentar da criança.

Mudanças no hábito alimentar também vêm contribuindo para o excesso de peso na população pediátrica. Atualmente são observadas algumas das seguintes práticas: omissão de desjejum, consumo de alimentos hipercalóricos, substituição de refeições por lanches, *fast food* ou pela praticidade dos alimentos industrializados congelados.

FISIOPATOLOGIA

O ganho de peso se dá quando ocorre um desequilíbrio entre o ganho e o gasto energético, que compreende a taxa metabólica basal, o efeito térmico dos alimentos (energia requerida para absorver e digerir os alimentos) e a atividade física. Esse excesso de calorias é estocado sob a forma de triglicérides no tecido adiposo para ser usado posteriormente quando houver necessidade de gasto energético maior e/ou quando a ingestão for diminuída. O excesso de gordura se acumula principalmente em tecido subcutâneo, mas pode ocorrer em outras partes do corpo, como nas vísceras e músculos, levando às diversas complicações, como a esteatose hepática.

O hipotálamo é o grande regulador do balanço energético. Vários peptídeos neuronais, intestinais, adipocitários e outros hormônios interagem nos núcleos laterais (responsáveis pela sensação de fome) e ventromedial (sensação de saciedade) do hipotálamo, com ações orexígenas e anorexígenas (Quadro XVI.5.1).

O tecido adiposo é, atualmente, considerado um órgão endócrino, responsável pela síntese e secreção de hormônios e outros peptídeos, além de sua capacidade de depositar e mobilizar triglicerídeos, retinoides e colesterol. Entre os vários peptídeos secretados pelo adipócitos estão os que participam da homeostase glicêmica, como a leptina e a adiponectina. As principais ações da leptina são: a estimulação de neuropeptídeos anorexígenos, a inibição dos orexígenos no hipotálamo e o aumento do gasto energético, estimulando neurônios que promovem aumento do tônus simpático. A adiponectina aumenta a sensibilidade à insulina e se encontra diminuída nos obesos.

Quadro XVI.5.1. Peptídeos que participam da regulação do balanço energético

Neuropeptídeos	
Orexígenos	**Anorexígenos**
Neuropeptídeo Y (NPY)	Transcrito regulado por cocaína e anfetamina (CART)
Proteína relacionada ao peptídeo agouti (AgRP)	Hormônio α-melanócito estimulador (α-MSH)
MCH (hormônio concentrador de melanina)	CRH (hormônio liberador de corticotrofina)
Orexinas A e B	TRH (hormônio liberador de tireotrofina)
Peptídeos opioides endógenos (β-endorfina, dinorfina e encefalinas)	Receptores de melanocortina 3 e 4 (MC3R e MC4R).
Ácido gama-aminobutírico (GABA)	Propiomelanocortina (POMC)
Galanina	Dopamina
Glutamato	Serotonina
Norepinefrina	Neurotensina
Peptídeos adipocitários	
	Leptina
Peptídeos intestinais	
Ghrelina	Peptídeo YY (PYY)
Colecistoquinina (CCK)	
Outros hormônios	
Cortisol	Insulina

Fonte: Adaptado de Speiser PW *et al.*, 2005.

PERÍODOS CRÍTICOS PARA O EXCESSO DE GANHO DE PESO

Alguns períodos da vida da criança são considerados críticos para a determinação do ganho de peso, ou seja, um agravo em certa época do desenvolvimento pode ter efeito duradouro na estrutura ou na função de determinados órgãos e tecidos. O último trimestre da gestação, o 1º ano de vida e a puberdade são períodos onde ocorre aumento do número de células adiposas (hiperplasia). Durante a infância, os adipócitos aumentam em tamanho (hipertrofia), e o ganho de peso se faz à custa do aumento do seu conteúdo lipídico.

As mudanças no desenvolvimento de certos órgãos e tecidos, ainda na vida fetal, em razão das más condições intrauterinas, podem levar a doenças do adulto. Estudos epidemiológicos demonstram que o crescimento intrauterino comprometido está associado ao aumento da incidência de doenças metabólicas e cardiovasculares ao longo da vida.

Na adolescência ocorrem mudanças fisiológicas e psicológicas em ambos os sexos. Nos meninos, a massa magra aumenta e o percentual de gordura corporal diminui. Em meninas, tanto a massa magra quanto a adiposidade aumentam. Além disso, o padrão de distribuição de gordura também é modificado, mediado por mudanças hormonais: nos meninos ocorre armazenamento de gordura subcutânea e abdominal. Nas meninas, esse padrão é semelhante, mas menos intenso. Nelas há ainda o acúmulo de gordura no quadril.

DIAGNÓSTICO

O diagnóstico da obesidade é clínico, com base na anamnese, no exame físico e em dados antropométricos. Os exames laboratoriais auxiliam na investigação da etiologia ou na identificação de repercussões metabólicas (dislipidemias, diabetes).

Uma boa anamnese deve incluir a idade de início da obesidade, se houve fatores desencadeantes (doenças, agravos psicológicos, uso de medicações) e se já foi feito algum tratamento. É importante notar se a família percebe o problema e participa do tratamento. Destacar os antecedentes pessoais (peso ao nascer, ganho de peso no 1º ano de vida) e familiares (obesidade, doenças cardiovasculares, dislipidemias, diabetes, hipertensão).

Os hábitos alimentares devem ser cuidadosamente anotados (horários, locais, intervalos, quantidade e qualidade dos alimentos), duração da amamentação e introdução de fórmulas lácteas, bem como hábitos comportamentais e estilo de vida.

O exame físico completo deve incluir a medida da pressão arterial, estádio puberal, pesquisa de sinais de doenças frequentemente associadas ao excesso de peso, como as alterações dermatológicas e ortopédicas, e também características de doenças endócrinas ou síndromes genéticas, na tentativa de elucidar a causa da obesidade.

As medidas antropométricas, mais utilizadas para definir sobrepeso e obesidade na criança e do adolescente, são as seguintes:

- **Peso e estatura:** Pela simples observação das curvas pondo-estaturais podemos identificar o excesso de peso do paciente. A avaliação simultânea das curvas permite a diferenciação entre obesidade exógena (estatura elevada, em geral, acima do percentil 50) e endógena (estaturas mais baixas).
- **Índice de massa corpórea (IMC):** É calculado pela fórmula:

$$IMC = peso\ (kg)/altura\ (m^2)$$

Em crianças, o valor encontrado deve ser plotado em gráficos específicos. Os gráficos de referência utilizados são os da Organização Mundial de Saúde (OMS) 2006/2007 para crianças de 0 a 19 anos (Figs. XVI.5.1 a XVI.5.4), quando consideram sobrepeso o valor estando acima do percentil 85 e obesidade quando estiver acima do percentil 97. Em adultos, o IMC > 25 define sobrepeso, e o IMC > 30, obesidade.

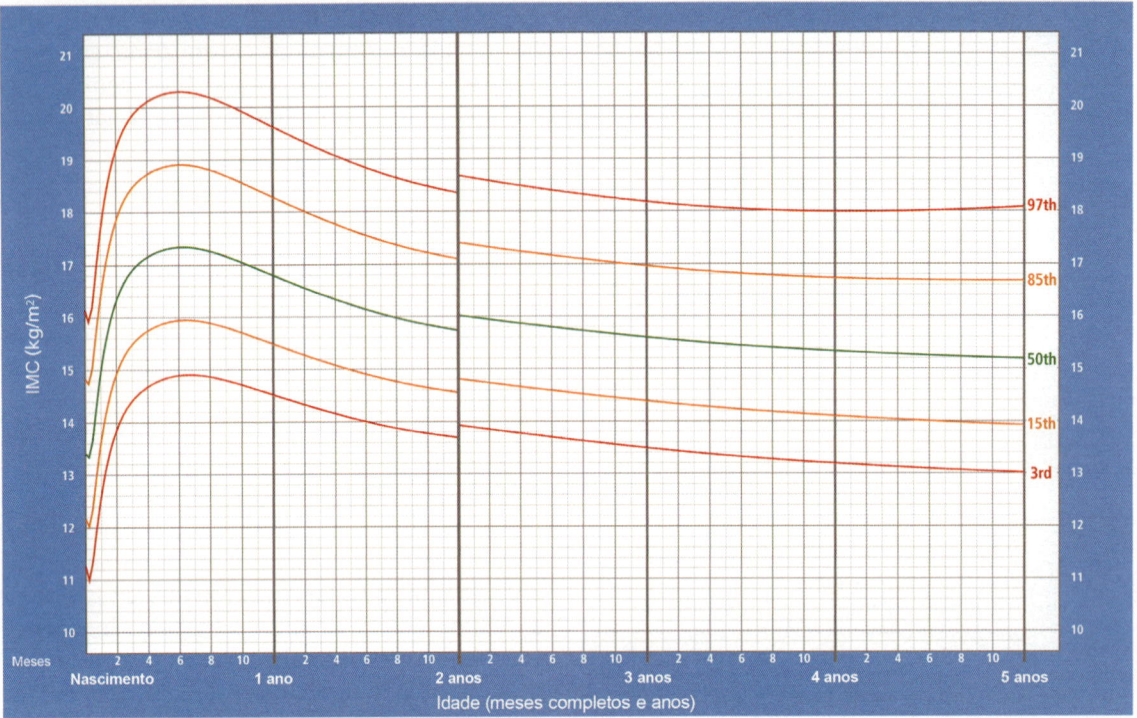

Fig. XVI.5.1. Gráfico de IMC para meninos, do nascimento aos 5 anos. *Fonte:* World Health Organization.

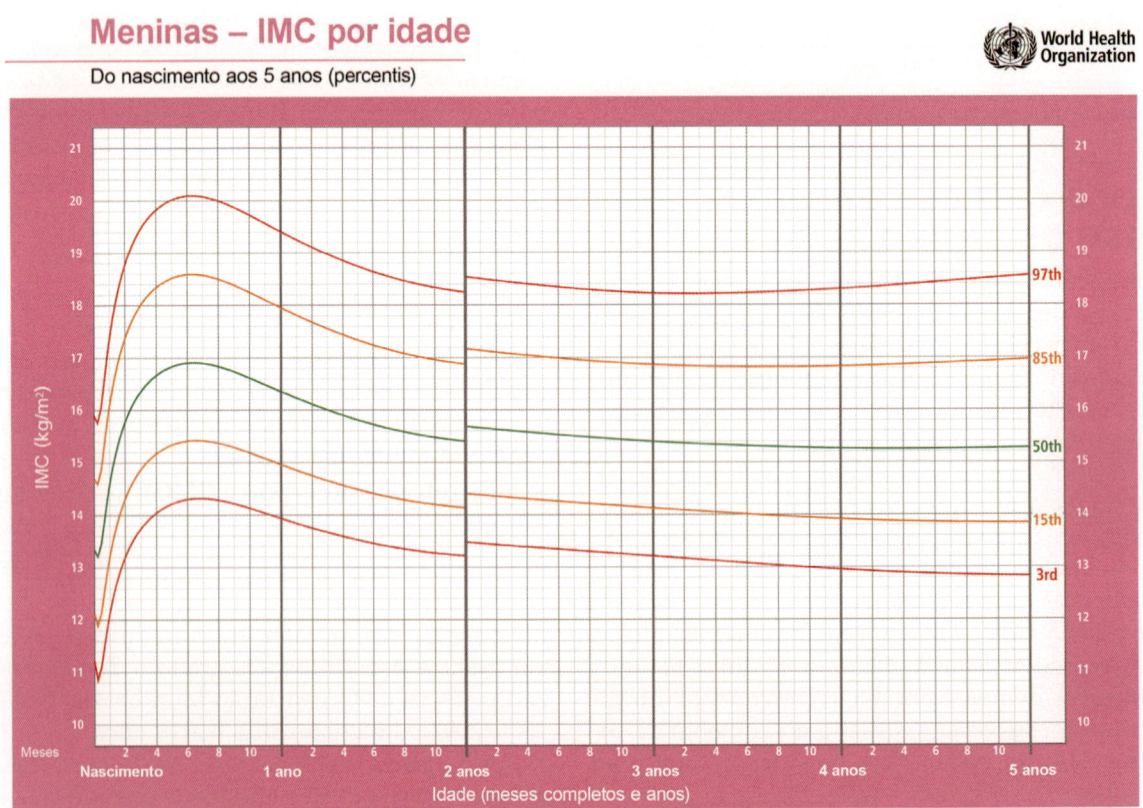

Fig. XVI.5.2. Gráfico de IMC para meninas, do nascimento aos 5 anos. *Fonte:* World Health Organization.

Obesidade na Infância e Adolescência

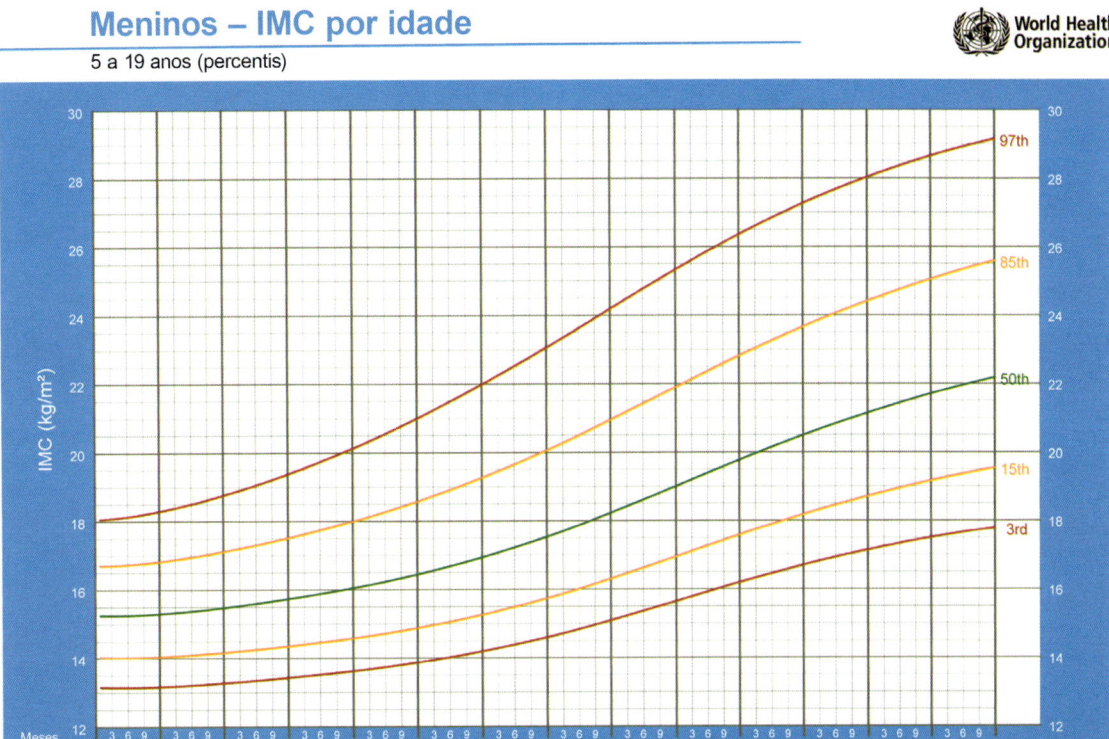

Fig. XVI.5.3. Gráfico de IMC para meninos, de 5 a 19 anos. *Fonte:* World Health Organization.

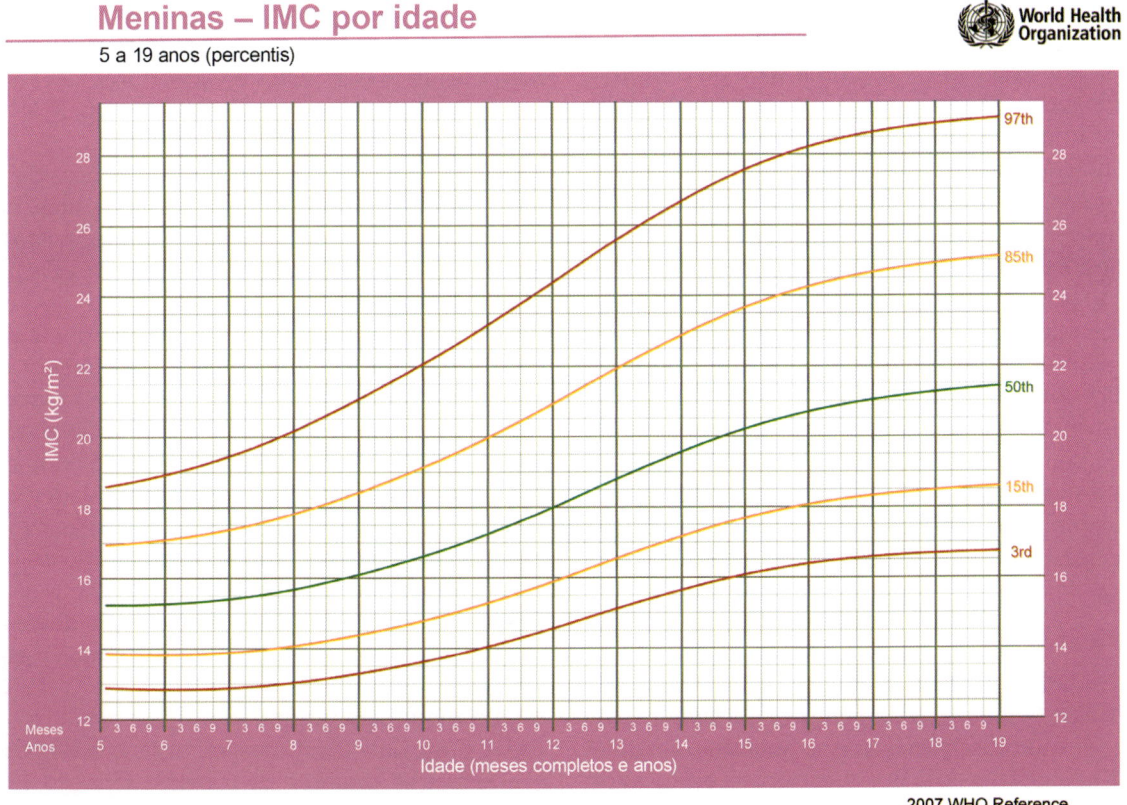

Fig. XVI.5.4. Gráfico de IMC para meninas de 5 a 19 anos. *Fonte:* World Health Organization.

- **Pregas cutâneas e circunferência braquial:** A medida das pregas cutâneas, por meio do adipômetro ou plicômetro, é um método barato e simples. As pregas utilizadas são a biciptal, triciptal (PCT), subescapular e suprailíaca. A OMS dispõe de gráficos para pregas cutâneas tricipital e subescapular e de circunferência braquial (CB) para crianças dos 3 meses aos 5 anos, disponíveis pelo site: (http://www.who.int/childgrowth/standards/en/index.html).
- **Circunferência abdominal (CA):** A distribuição abdominal da gordura está fortemente relacionada às alterações do perfil lipídico e ao risco de doenças cardiovasculares. A medida da CA é feita com uma fita métrica com graduação em milímetros, posicionada no ponto médio entre a borda inferior da última costela fixa e a borda superior da crista ilíaca.

Além das medidas antropométricas, a análise da composição corporal (separação da massa gorda da massa magra) faz parte da avaliação da obesidade, e pode ser medida por impedância bioelétrica (BIA) ou pela absortimetria por raios X com energia dual (DXA), que consiste na dupla emissão de raios X, com dose baixa de radiação, para fornecer a porcentagem de massa magra e de gordura, e a sua distribuição corporal. Outros métodos utilizados são a tomografia e a ressonância magnética, que medem a adiposidade visceral e a subcutânea. Porém, são métodos caros que exigem materiais e profissionais especializados, ficando restritos aos centros especializados ou às pesquisas.

COMPLICAÇÕES

A obesidade está associada a uma série de comorbidades, que podem ser observadas já na infância. As principais complicações estão descritas no Quadro XVI.5.2.

Os distúrbios psicossociais são precocemente observados nas crianças obesas. Os problemas ortopédicos são mais frequentes nos obesos.

As alterações metabólicas são dependentes da sua duração e gravidade da obesidade. A hiperinsulinemia está relacionada com a porcentagem de gordura corporal, e a dislipidemia (aumento dos níveis de colesterol LDL, triglicerídeos e a diminuição do colesterol HDL) está comumente associada à obesidade, aumentando o risco para desenvolvimento de doença aterosclerótica. A obesidade associada à hipertensão, dislipidemia e alterações do metabolismo glicídico é denominada de síndrome metabólica.

TRATAMENTO

Na obesidade endógena, a doença de base deve ser diagnosticada e tratada. O tratamento da obesidade exógena deve ser multidisciplinar, com a atuação do pediatra, endocrinologista, psicólogo, nutricionista e educador físico. É importante também a participação da família, da escola e da comunidade.

Quadro XVI.5.2. Complicações da obesidade

Alterações psicossociais e neurológicas	Isolamento social depressão
Dermatológicas	Acantose nigricans Infecção fúngica Estrias Celulites Acne Hirsutismo Furunculose
Ortopédicas	Joelho valgo Doença de Blount Epifisiólise de cabeça do fêmur Osteocondrites Artrites degenerativas Pé plano
Cardiovasculares	Hipertensão arterial sistêmica Hipertrofia cardíaca Aterosclerose
Respiratórias	Apneia do sono Asma (exacerbação)
Gastrointestinais	Esteatose hepática Colelitíase Refluxo gastroesofágico Constipação intestinal
Geniturinárias	Síndrome de ovários policísticos Incontinência urinária Pubarca precoce Vulvovaginites Proteinúria
Metabólicas	Hiperinsulinismo (diabetes tipo 2) Dislipidemia Síndrome metabólica

Fonte: Adaptado de Mello ED, Luft VC, Meyer F, 2004.

Cabe ao pediatra identificar as crianças de risco, por meio do cálculo do IMC em todas as visitas, bem como participar da prevenção da obesidade, promovendo o aleitamento materno, hábitos alimentares saudáveis e atividade física.

Os objetivos do tratamento visam atingir e manter o peso adequado, sem prejudicar o crescimento e o desenvolvimento normais, prevenir e tratar as comorbidades.

A Academia Americana de Pediatria recomenda diferentes tipos de abordagem de acordo com a idade da criança e a presença ou não de comorbidades:

- Sobrepeso sem morbidade: manutenção do peso.
- Sobrepeso com morbidade:
  - Crianças de 2 a 7 anos: manutenção do peso
  - Crianças maiores de 7 anos: redução gradual de peso
- Obesidade sem morbidade:
  - Crianças de 2 a 7 anos: manutenção do peso
  - Crianças maiores de 7 anos: redução gradual de peso
- Obesidade com morbidades: redução gradual de peso

O tratamento deve ser instalado de forma precoce, a fim de evitar as complicações.

Reeducação alimentar

Os pais devem ser orientados a proporcionar alimentos menos calóricos, mas sem fazer restrição de alimentos. Fazer uma dieta balanceada e rica em fibras, evitar uso excessivo de sal e açúcar refinado. O nutricionista pode orientar o cardápio de acordo com as necessidades nutricionais da criança e com as condições da família.

O horário das refeições deve ser respeitado, fazendo cinco a seis refeições diárias (café da manhã, lanche, almoço, lanche, jantar e ceia).

Toda a família deve participar da reeducação alimentar, uma vez que não se trata de dieta específica e sim de melhora do hábito alimentar. Devem ser evitados comentários de proibição em relação a determinados alimentos. O ideal é não tê-los em casa para não deixá-los disponíveis. No horário da refeição servir o prato individualmente para evitar repetição.

Atividade física

A atividade física ajuda na prevenção do ganho de peso. As atividades podem ser programadas (prática de esportes, exercícios em academias, que contam com a ajuda do preparador físico) e as atividades não programadas (brincadeiras, caminhadas, subir escadas, andar de bicicleta, pular corda, ajudar nas tarefas domésticas). A atividade física programada deve ser escolhida pela criança para que haja interesse em praticá-la. O tempo recomendado dessa atividade é de pelo menos 30 minutos/dia (não precisam ser contínuos), 5 dias por semana.

O exercício melhora a sensibilidade à insulina e a função cardiovascular, previne a osteoporose, além de promover bem-estar e socialização.

Modificação comportamental

Os filhos seguem o exemplo de seus pais; portanto, as modificações dos hábitos familiares são essenciais para a boa resposta ao tratamento. A dieta e a atividade física devem ser feitas por toda a família. Evitar comer fora dos horários ou forçar a criança a comer quando ela já está satisfeita.

O tempo de atividade sedentária deve ser reduzido para menos de 2 horas/dia.

Apoio psicológico

O acompanhamento com psicólogo deve fazer parte do tratamento. Ele ajuda o paciente a aceitar as modificações, melhora a autoestima e a ansiedade, além de ajudar os familiares a lidarem com essas mudanças.

Medicamentos

Em crianças, a abordagem inicial deve ser o tratamento convencional, sendo o tratamento farmacológico reservado a algumas situações específicas, ou seja, quando houver comorbidades sérias ou falha no tratamento convencional apesar das tentativas. A maioria das medicações para o tratamento da obesidade não é indicada para crianças.

A sibutramina é um regulador central do apetite que atua inibindo seletivamente a recaptação de serotonina, noradrenalina e dopamina nos neurônios pré-sinápticos. Os efeitos colaterais mais observados são: cefaleia, constipação intestinal, sudorese, taquicardia, insônia e hipertensão.

O orlistat é um inibidor da lipase intestinal, atua diminuindo em torno de 30% a absorção de gorduras (ácidos graxos e colesterol) no trato gastrointestinal. Os principais efeitos colaterais são: esteatorreia, diarreia, dor abdominal, flatulência e diminuição da absorção de vitaminas lipossolúveis.

Outros fármacos que atuam como antidepressivos, inibindo a recaptação da serotonina, ou na melhora da compulsão podem ser utilizados, como a sertralina, a fluoxetina e o topiramato.

O tratamento das comorbidades (dislipidemias, diabetes e hipertensão) será abordado em capítulos específicos.

Cirurgia

O tratamento cirúrgico é a última alternativa para pacientes onde houve falha no tratamento convencional e medicamentoso, não estando recomendado para crianças ou adolescentes menores de 18 anos.

PREVENÇÃO

Algumas medidas devem ser tomadas de forma precoce a fim de prevenir a obesidade e suas complicações. Elas devem ser simples, de baixo custo e baseadas nas orientações alimentares e de atividades físicas, envolvendo a família, a escola e a comunidade.

A prevenção deve ser feita desde o pré-natal, considerando que o último trimestre da gestação é um dos períodos críticos para o desenvolvimento da obesidade. Durante o pré-natal devem ser identificados fatores de risco familiar (diabetes, doenças cardiovasculares, hipertensão, dislipidemias e outros), avaliar o estado nutricional da gestante, orientando sobre a alimentação adequada a fim de prevenir a obesidade gestacional ou a má nutrição intrautero.

Durante o acompanhamento pediátrico devem ser avaliados o ganho de peso e a velocidade de crescimento, por meio das curvas de crescimento, a fim de identificar precocemente as crianças com sobrepeso. O aleitamento materno exclusivo até o 6º mês deve ser incentivado, e a introdução de novos alimentos deve ser feita gradualmente, sem retirar o aleitamento materno. Alguns estudos vêm demonstrando que o aleitamento materno apresenta um efeito protetor contra a obesidade infantil.

O apetite da criança deve ser sempre respeitado, evitando o excesso de alimentação. Os pais devem receber orientações sobre a educação alimentar: estabelecer horários das refeições, local apropriado, não substituir refeições por lanches e não oferecer alimentos como recompensa. Incentivar a ingestão de frutas e legumes, além de preparar os alimentos em casa.

A atividade física deve ser estimulada, apropriada para cada faixa etária: nos lactentes, rolar, engatinhar e andar. Nas crianças maiores e adolescentes, estimular atividade física não programada (caminhar, andar de bicicleta, jogar bola, correr, pular corda, dançar) e os esportes, sempre respeitando a preferência da criança e do adolescente. Limitar o tempo de ver tevê e de usar computador ou videogame.

Na escola, os pais devem tomar conhecimento a respeito da merenda escolar e dos alimentos oferecidos na cantina.

BIBLIOGRAFIA

Abrantes MM, Lamounier JA, Colosimo EA. Prevalência de sobrepeso e obesidade em crianças e adolescentes das regiões Sudeste e Nordeste. J Pediatr 2002; 78(4):335-40.

Balaban G, Silva GAP. Efeito protetor do aleitamento materno contra a obesidade infantil. J Pediatr. 2004; 80(1):7-16.

Barlow SE, Dietz WH. Obesity Evaluation and Treatment: Expert Committee Recommendations. Pediatrics 1998; 102;e29.

Brasil. Ministério da Saúde. Secretaria de Atenção à Saúde. Departamento de Atenção Básica. Vigilância Alimentar e Nutricional SISVAN. Orientações para a coleta e análise de dados antropométricos em serviços de saúde. Brasília; 2008. Normas Técnicas - SISVAN. Material Preliminar.

Damiani D, Carvalho DP, Oliveira RG. Obesidade. In: Setian N (ed.). Endocrinologia Pediátrica – Aspectos Físicos e Metabólicos do Recém-Nascido ao Adolescente. 2ª edição. São Paulo: Sarvier, 2002:567-82.

Daniel RS, Arnett DK, Eckel RH et al. Overweight in children and adolescents: pathophysiology, consequences, prevention, and treatment. Circulation 2005; 111:1999-2012 .

Dietz WH. Critical periods in childhood for the development of obesity. Am J Clin Nutr 1994; 59:955-9.

Escrivão MMS, Oliveira FC, Taddei JAC, Lopez FA. Obesidade exógena na infância e na adolescência. J Pediatr. 2000; 76(Supl.3):S305-S310.

Fonseca-Alaniz MH, Takada J, Alonso-Vale MI, Lima FB. Adipose tissue as an endocrine organ: from theory to practice. J Pediatr. 2007; 83(5 Suppl): S192-203.

Freedman DS, Serdula MK, Srinivasan SR, Berenson GS. Relation of circumferences and skinfold thicknesses to lipid and insulin concentrations in children and adolescents: the Bogalusa Heart Study. Am J Clin Nutr 1999; 69:308-17.

Halpern ZSC, Rodrigues MDB, da Costa RF. Determinantes fisiológicos do controle do peso e apetite. Rev. Psiq. Clin 2004; 31(4):150-3.

Kanashiro LC, Perlamgna LI, Barra C. Obesidade: conceitos fisiopatológicos e abordagem terapêutica. In: Damiani D (ed.). Endocrinologia na Prática Pediátrica. São Paulo: Manole, 2008:67-83.

Maes HH, Neale MC, Eaves LJ. Genetic and environmental factors in relative body weight and human adiposity. Behavior Genetics 1997; 27(4):325-51.

Mancini MC. Obesidade: diagnóstico e tratamento. In: Monte O, Longui CA, Calliari LE, Kochi C (eds.). Endocrinologia para o pediatra. 3ª ed. São Paulo: Atheneu, 2006:429-39.

Mello ED, Luft VC, Meyer F. Obesidade infantil: como podemos ser eficazes? J Pediatr. 2004; 80(3):173-82.

Miller J, Rosenbloom A, Silverstein J. Childhood obesity. J Clin Endocrinol Metab 2004, 89(9):4211-8.

Oliveira FLC, Escrivão MMS, Sarni RO. Obesidade – aspectos nutricionais. In: Monte O, Longui CA, Calliari LE, Kochi C (eds.). Endocrinologia para o pediatra. 3ª ed. São Paulo: Atheneu, 2006:415-27.

Owen CG, Martin RM, Whincup PH, Smith GD, Cook DG. Effect of infant feeding on the risk of obesity across the life course: a quantitative review of published evidence. Pediatrics. 2005; 115:1367-77.

Ravussin E, Valencia ME, Esparza J, Bennet PH, Schulz LO. Effects of a traditional lifestyle on obesity in Pima Indians. Diabetes Care 1994; 17(9):1067-74.

Serdula MK, Ivery D, Coates RJ, Freedman DS, Williamson DF, Byers T. Do obese children become obese adults? A review of the literature. Prev Med. 1993; 22:167-77.

Silva GAP, Balaban G, Motta ME. Prevalência de sobrepeso e obesidade em crianças e adolescentes de diferentes condições socioeconômicas. Rev. Bras. Saúde Matern. Infant. 2005; 5(1):53-9.

Slyper AH. The pediatric obesity epidemic: causes and controversies. J Clin Endocrinol Metab 2004; 89:2540-7.

Sociedade Brasileira de Pediatria. Departamento de Nutrologia. Obesidade na Infância e Adolescência: Manual de Orientação. São Paulo, 2008.

Speiser PW, Rudolf MC, Anhalt H et al. Consensus Statement: childhood obesity. J Clin Endocrinol Metab 2005; 90(3):1871-87.

World Health Organization. The WHO Child Growth Standards: Length/height-for-age, weight-for-age, weight-for-length, weight-for-height and body mass index-for-age. Methods and development. Geneva, Switzerland: WHO, 2006.

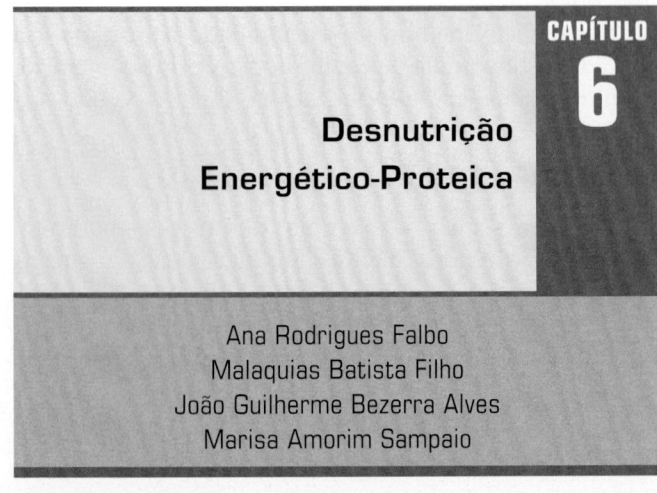

CAPÍTULO 6

Desnutrição Energético-Proteica

Ana Rodrigues Falbo
Malaquias Batista Filho
João Guilherme Bezerra Alves
Marisa Amorim Sampaio

INTRODUÇÃO, CONCEITUAÇÃO E EPIDEMIOLOGIA

A desnutrição energético-proteica (DEP) representa uma das mais importantes doenças da nosologia humana, não apenas pela magnitude de sua ocorrência e gravidade de suas consequências, mas, sobretudo, por se tratar de uma condição plenamente evitável e curável, que ainda hoje se associa entre 1/3 e metade de todas as mortes de aproximadamente 10,5 milhões de crianças no mundo. Na observação crítica das Nações Unidas, configura, ainda hoje, uma emergência silenciosa, atualizando, nesse sentido, a denúncia pioneira de Josué de Castro há mais de meio século, ao falar da "conspiração do silêncio" a propósito do problema da fome no Brasil e no mundo. A DEP representa, de fato, uma doença emblemática, na medida em que reflete as desigualdades econômicas, os contrastes sociais, o descompromisso político e até mesmo ético com o desenvolvimento humano, diante das imensas possibilidades disponibilizadas pelo conhecimento científico e pelos instrumentos da tecnologia.

Vem sendo observada uma redução importante na prevalência da desnutrição (crônica – déficit de crescimento) em várias partes do mundo, como descrito para o período de 1980 a 2000 na Ásia (52,2% para 34,4%), na América Latina e Caribe (25,6% para 12,6%) e na África (40,5% para 35,2%), em que pesem os percentuais não se mostrarem uniformes. Em contrapartida, na África Oriental, o índice de retardo de crescimento continua aumentando na razão de 0,08 ponto percentual ao ano.

Apesar do declínio, a desnutrição infantil continua a ser um importante problema de saúde pública em países pobres pela sua magnitude e consequências desastrosas para o crescimento, desenvolvimento e sobrevivência das crianças.

Em nível mundial, 14% das crianças nascem com peso abaixo de 2.500 gramas, quando se esperaria, por compromissos políticos e programáticos, que essa frequência fosse menor do que 10%. Ademais, em situações extremamente adversas, como na Ásia Meridional (27%), na África do sul do Saara e no bloco dos países menos desenvolvidos, cerca de 15% a 17% das crianças nascem com menos de 2.500 gramas. Ressalta-se, ainda, a constatação de que 38% das crianças na Ásia Meridional, nos países ao sul do Saara e no bloco dos países em desenvolvimento (40% das crianças) têm déficit estatural (Quadro XVI.6.1).

Trata-se, portanto, de um quadro epidemiológico em evidente contraste com os compromissos das Nações Unidas, ressaltando a grande relevância que o problema da DEP ainda representa nos tempos atuais.

No caso do Brasil, um dos países com maiores disponibilidades em termos de recursos naturais e configurando uma economia que se classifica entre as 10 maiores do mundo, a DEP ainda representa importante problema de saúde coletiva. No entanto, as mudanças no estado de nutrição calórico-proteica de crianças, ocorridas nas últimas 3 décadas, são bastante significativas e até mesmo singulares em termos comparativos com o cenário mundial. Assim, apesar da situação desfavorável da economia, a prevalência da DEP, expressa em termos de *deficit* para a relação peso/idade em crianças, aponta um desempenho um tanto surpreendente, de modo que o problema evolui para uma situação de controle epidêmico em todos os espaços geográficos.

Desse modo, no país como um todo, a prevalência da DEP decaiu de 16% (1974/75) para aproximadamente 5% (2002/2003), considerando-se como ponto de corte os valores abaixo de –2 desvios-padrão (DP) dos quadros internacionais de normalidade antropométrica da Organização Mundial de Saúde (OMS). Especificamente em relação ao meio rural, a ocorrência das formas moderada e grave do problema declinou, no mesmo período, de valores próximos de 20% para 6%, como se observa na Fig. XVI.6.1. A maior mudança se verificou entre os inqué-

Quadro XVI.6.1. Indicadores do estado nutricional (%), em Regiões de Saúde, em menores de 5 anos, segundo informações consolidadas pelo Unicef (2009)

Espaços geográficos (convencionados pela OMS)	Baixo peso ao nascer	Baixo peso p/idade[1]	Baixo peso p/idade[2]	Marasmo	*Deficit* estatural
África ao Sul do Saara	15	28	8	9	38
Oriente Médio e Norte da África	12	17	5	8	26
Ásia Meridional	27	45	-	18	38
Leste da Ásia e Pacífico	8	14	-	-	16
América Latina e Caribe	9	6	-	2	16
ECO/CEI (ex-URSS)	6	5	1	2	12
Países industrializados	7	-	-	-	-
Países em desenvolvimento	15	26	-	11	30
Países menos desenvolvidos	17	64	9	11	40
Mundo	14	25	-	11	28

[1] valores abaixo de –2DP (padrão OMS).
[2] valores abaixo de –3DP (padrão OMS).

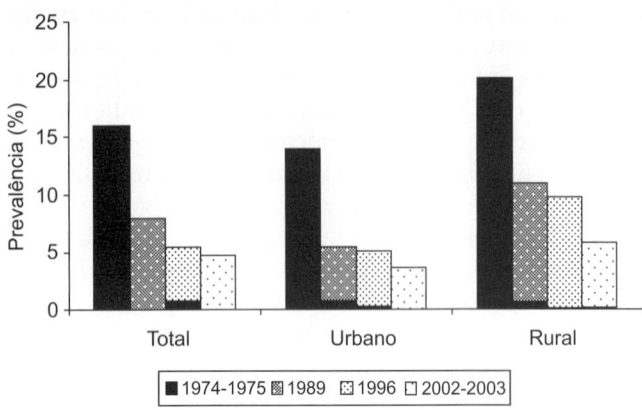

Fig. XVI.6.1. Evolução da prevalência (%) de *deficit* do índice peso/idade (–2 DP) na população de crianças com menos de 5 anos de idade, no Brasil, nos períodos de 1974/75, 1989, 1996 e 2002-2003. *Fonte*: Kac, Sichieri & Giante (2007).

Segundo dados divulgados pela Pesquisa Nacional sobre Demografia e Saúde (PNDS) de 2006, a desnutrição no país teve uma redução de 50% nos últimos 10 anos, saindo de um patamar de 13% para 7%. A região de maior prevalência de desnutrição é a Norte, com 15%, enquanto a maior redução foi encontrada na Região Nordeste (de 22,1% para 5,9%), seguida pelas regiões Centro-Oeste (11% para 6%) e Norte (21% para 14%).

A última pesquisa realizada em Pernambuco em 2006, III Pesquisa Estadual de Saúde e Nutrição (PESN), relata que a taxa de desnutrição cumulativa, expressa pelo retardo estatural, reduziu em crianças menores de 5 anos de 16% para 8% em todo o Estado em relação à II Pesquisa Estadual de 1997. Na Região Metropolitana de Recife, do ponto de vista epidemiológico, pelos três indicadores antropométricos utilizados – peso/idade (3%), altura/idade (5%) e peso/altura (2%) – o problema de desnutrição infantil se encontra praticamente no limiar de controle (2,3%).

ritos de 1974/75 e 1989, quando o decréscimo foi maior de 50% no nível nacional e no agregado das populações urbanas.

Em termos macrorregionais, o declínio na prevalência da DEP, ainda pela relação peso/idade, foi inicialmente mais acentuado no Sul, Sudeste e Centro-Oeste (Fig. XVI.6.2). Já no inquérito mais recente, as mudanças mais positivas ocorreram no Norte e, sobretudo, no Nordeste do Brasil; portanto, nos espaços geográficos mais pobres.

Na observação de Conde e Gigante (2007), "na área Centro-Sul do país (regiões Sudeste, Sul e Centro-Oeste) entre 1974/75 e 1989 ocorre intensa redução no *deficit* nutricional: de 10%-12% para cerca de 3%-4%". "Nas regiões Norte (apenas áreas urbanas) e Nordeste, a prevalência de *deficit* ponderal parte de valores mais altos (22%-25%, em 1974/75), porém o declínio é contínuo ao longo dos quatro inquéritos." Pode-se concluir, como se observa na Fig. XVI.6.2, que a DEP em crianças praticamente se acha controlada nas regiões mais desenvolvidas desde 1989 e que a situação também está evoluindo para valores aceitáveis, isto é, abaixo de 5%, no Norte e Nordeste.

Em relação ao âmbito hospitalar é sabido que a avaliação do estado nutricional de crianças hospitalizadas costuma ser negligenciada, e frequentemente pode sofrer deterioração no período. Nas últimas décadas se acentuou o interesse quanto à avaliação e monitoração do estado nutricional de pacientes hospitalizados, pela possibilidade de oferecer suporte nutricional, melhorar os resultados terapêuticos e diminuir a morbimortalidade.

Antes da implementação do Protocolo da OMS para o manejo da criança com desnutrição grave no hospital, a taxa de letalidade hospitalar dessas crianças variava entre 20% e 30%, segundo Schofield & Ashworth. Após a utilização do referido protocolo em vários locais, como África, Brasil e Colômbia, essas taxas passaram a oscilar entre 4% e 21%, e a mais baixa foi observada na Colômbia, e a mais elevada, na África.

A partir de dezembro de 2000, o Instituto Materno-Infantil de Pernambuco (IMIP) passou a aplicar o Protocolo da OMS, e no ano de 2001 foi realizado um estudo tendo como referência comparativa a avaliação retrospectiva dos casos de desnutrição grave tratados nesse hospital, e que teve como principais objetivos comparar a taxa de le-

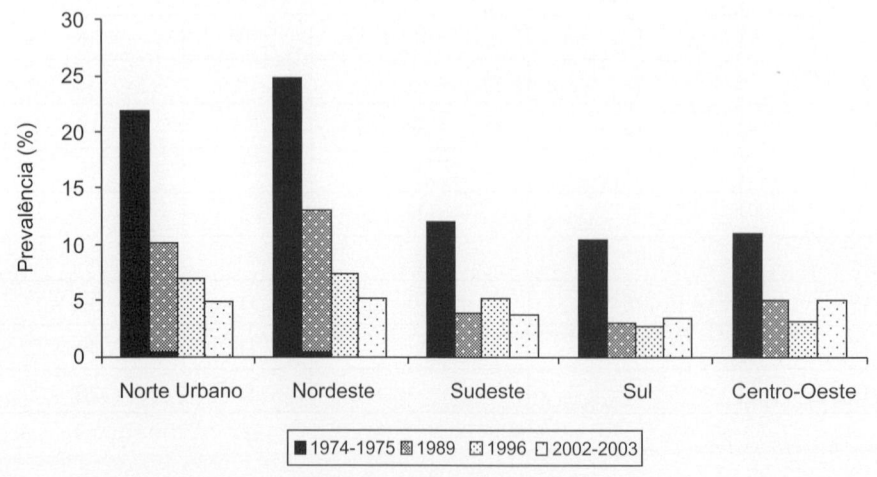

Fig. XVI.6.2. Evolução da prevalência (%) de *deficits* de peso para idade na população de crianças com menos de 5 anos de idade, segundo grandes regiões. Brasil, períodos de 1974-1975, 1989, 1996 e 2002-2003. *Fonte*: Kac, Sichieri & Giante (2007).

talidade hospitalar antes e após a utilização do protocolo e avaliar a realização das diversas etapas do tratamento com a finalidade de verificar a sua operacionalização prática. O resultado indicou que a taxa de letalidade hospitalar foi menor nas crianças do grupo tratado, segundo o Protocolo da OMS (16,2%), quando comparada com a observada no grupo tratado antes da sua implementação (33,8%) (p = 0,051; OR ajustado: 0,51).

Em termos conceituais, a DEP representa a expressão etiopatogênica de um balanço negativo de energia e de proteínas, tendo como manifestação comum, nas crianças, o retardo de crescimento e, nas formas moderadas e graves, o comprometimento do desenvolvimento neuropsíquico e motor. Na realidade, trata-se de um conceito reducionista, desde que ressalta apenas os aspectos mais facilmente perceptíveis do problema, havendo um movimento no sentido de substituir desnutrição energético-proteica por desnutrição de energia e nutrientes, dando relevância à deficiência de energia e incluindo a proteína entre os diversos nutrientes. Essa argumentação resgata, de fato, uma sinonímia já muito utilizada num passado recente, quando se empregou a denominação de síndrome pluricarencial infantil (SPI), com e sem edema, para caracterizar um processo que, na maioria dos casos, inclui carências de vitaminas e sais minerais.

O conceito de síndrome parece bem justificado, até porque, além dos aspectos nutricionais propriamente ditos (carências globais e específicas), a DEP envolve outras características e processos, sobressaindo-se o multicausalismo de seus determinantes e a multiplicidade de seus efeitos biológicos. De antemão, é pertinente ressaltar que dificilmente o problema aparece como doença solitária, quase sempre se associando a outras patologias, constituindo um complexo de comorbidades. Nessas associações, a DEP pode ser o processo dominante, pode representar uma manifestação secundária (consequencial) ou, simplesmente, se torna duvidoso saber o que é antecedente e o que é consequente. Por outro lado, as associações mórbidas podem ser de naturezas bem diversas, desde as agressões infecciosas, que predominam nos países em desenvolvimento e nas famílias mais pobres, até problemas congênitos, metabólicos e neoplásicos.

A versatilidade etiopatogênica da DEP pode até assumir características aparentemente conflitivas. Por exemplo, sendo uma doença adquirida, por conta fundamentalmente de adversidades socioambientais, pode simular características congênitas, passando de pais para filhos e netos. Assim, a baixa estatura da mãe é um fator de risco para a ocorrência de prematuridade e de baixo peso ao nascer, que, por sua vez, já pode representar um preditor da própria desnutrição extrauterina. Ademais, uma das manifestações mais curiosas da DEP, em suas formas graves, seria o chamado *sprinting* metabólico, ou seja, a memória biológica do problema imprimindo características diferenciadas do metabolismo, as quais se manifestam na antecipação de doenças crônicas não transmissíveis, como o diabetes, a obesidade, as doenças cardiovasculares e muitos casos de neoplasias, ou seja, a desnutrição, como doença da pobreza, funcionando como um fator de risco das doenças classicamente associadas ao bem-estar, à riqueza e à opulência.

A desnutrição geralmente é o resultado da combinação de uma dieta insuficiente com infecções. Em crianças, é sinônimo de crescimento deficiente. Crianças desnutridas são mais baixas e pesam menos do que deveriam para a sua idade.

Usa-se a expressão *desnutrição energético-proteica* para descrever uma série de quadros clínicos, incluindo as manifestações clínicas do kwashiorkor e do marasmo. Há algum tempo tem havido um movimento no sentido da substituição dessa expressão para *desnutrição de energia e nutrientes*, dando supremacia à deficiência de energia e incluindo a proteína entre outros nutrientes.

O crescimento deficiente em crianças é reconhecido hoje como resultado não apenas do desequilíbrio energético-proteico, mas também de um consumo inadequado de minerais vitais (como ferro, zinco e iodo) e de vitaminas (como a vitamina A), e geralmente também de ácidos graxos essenciais.

O indicador mais sensível da desnutrição infantil é a dificuldade ou impossibilidade de manter o crescimento normal. Isso pode ser facilmente detectado pelo acompanhamento da curva de crescimento da criança.

Atualmente, considera-se a existência de três formas de desnutrição segundo a classificação antropométrica: *baixa estatura* ou *nanismo nutricional*, definida pelo indicador altura/idade (A/I), quando esse está abaixo de –2 DP da mediana do padrão de referência do NCHS/OMS; o *emagrecimento* definido pelo indicador peso/altura (P/A), quando esse está abaixo de –2 DP da mediana do padrão de referência do NCHS/OMS; e o *baixo peso* definido pelo indicador peso/idade (P/I), quando esse também estiver abaixo de –2 DP da mediana do padrão de referência do NCHS/OMS.

Existem dois métodos sendo utilizados para expressar os valores obtidos dos indicadores: o mais simples, que expressa os valores como uma percentagem do normal (percentil), e o segundo, que expressa o *deficit* em termos de múltiplos do desvio-padrão da população normal de crianças. O resultado é chamado de *escore Z*.

Por recomendação da OMS são utilizados os indicadores altura/idade (A/I), peso/altura (P/A) e peso/idade (P/I) para a classificação do estado nutricional. Os pontos de corte para essa classificação são: desnutrição grave se menor do que –3 DP; moderada entre –2 e –3 DP e leve entre –1 e –2 DP.

ETIOLOGIA, PATOGENIA E PATOLOGIA MORFOLÓGICA E FUNCIONAL

A desnutrição é uma doença multicausal cujas raízes se situam na pobreza. As causas que levam à desnutrição são complexas e a sua compreensão é fundamental para a avaliação da magnitude do problema.

Um quadro conceitual sobre as causas da desnutrição foi desenvolvido em 1990 como parte da Estratégia de Nutrição do Unicef. O quadro mostra que as causas da desnutrição são multissetoriais, incluindo alimentação, saúde e práticas de cuidados.

Essas causas também são classificadas como imediatas (nível individual), subjacentes (nível familiar) e básicas (nível social), sendo que fatores de um nível podem influenciar os outros. Sua utilização se dá como um guia na avaliação e na análise das causas do problema da desnutrição, facilitando a identificação das ações mais adequadas a serem instituídas.

A interação entre as duas *causas imediatas* mais significativas da desnutrição, que são o *consumo inadequado de alimentos* e as *doenças*, tende a criar um ciclo vicioso: a criança desnutrida, por sua resistência comprometida às doenças, fica doente e piora o seu estado nutricional.

Três conjuntos de causas subjacentes levam ao consumo alimentar inadequado e às doenças infecciosas: acesso inadequado da família a alimentos; serviços de saúde insuficientes; ambiente pouco saudável e falta de cuidados adequados no atendimento à mulher e à criança.

Em relação às *causas básicas* da desnutrição temos a quantidade e a qualidade dos recursos (humanos, econômicos e organizacionais) e a maneira pela qual são controlados.

Fisiopatologia

A desnutrição afeta todos os sistemas e órgãos do corpo humano. A adaptação mais importante é a *redução do trabalho corporal* em todos os seus níveis de organização: órgãos, tecidos, células, organelas, sistemas enzimáticos.

A seguir detalharemos as principais alterações fisiopatológicas ocorridas na DEP.

Coração

A variação mais importante é em relação ao débito cardíaco. Vários estudos mostram diminuição de 30% no estado de desnutrição quando em comparação com o estado de recuperação.

Parece bastante provável que haja uma alteração da função miocárdica na desnutrição grave, uma vez que se observa que o estresse provocado por um aumento no volume circulatório, como resultado de uma infusão venosa, é muito mais propenso a causar insuficiência cardíaca congestiva (ICC) na criança desnutrida do que na eutrófica. Em alguns lugares, as mortes foram relatadas como secundárias à utilização de dietas contendo grande quantidade de sal.

Crianças com desnutrição grave frequentemente apresentam anormalidades cardiovasculares, incluindo hipotensão, arritmias cardíacas, cardiomiopatia, insuficiência cardíaca e até morte súbita. Öcal e colaboradores (2001), estudando a função cardíaca em crianças com

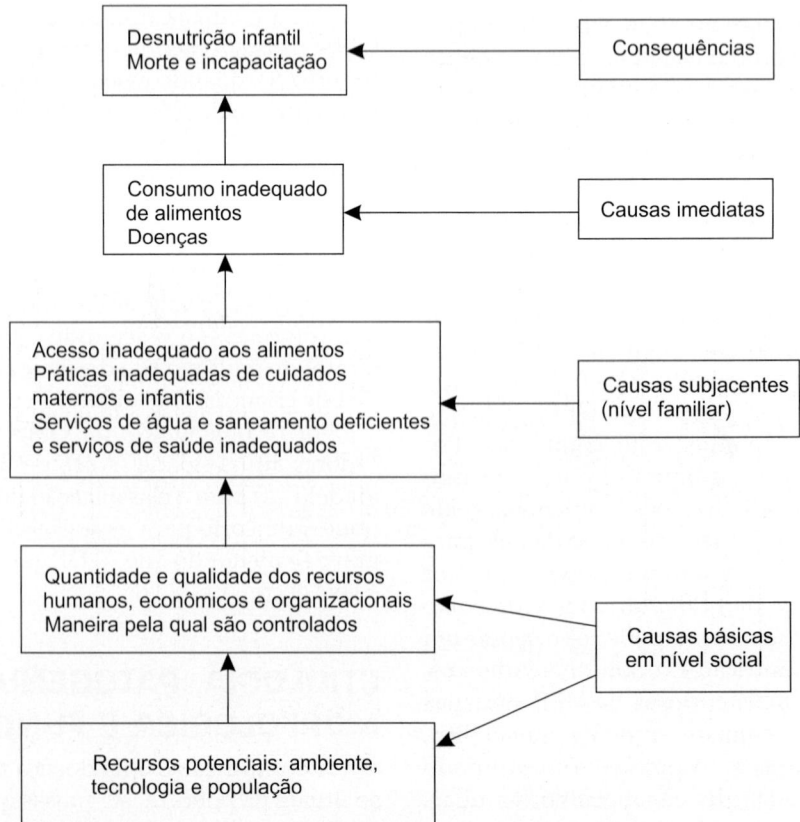

Fig. XVI.6.3. Causas da desnutrição (Unicef – 1990)

desnutrição, demonstraram que a massa do ventrículo esquerdo e o débito cardíaco estavam reduzidos na proporção da redução do tamanho corporal nessas crianças e que as funções sistólica e diastólica do ventrículo esquerdo estavam preservadas no coração atrófico.

A ICC ocorre na criança desnutrida grave, geralmente como uma complicação de hiperidratação (especialmente quando é feita infusão venosa de líquidos ou oferecidas soluções para reidratação oral com grande quantidade de sal), de anemia grave, transfusão de hemoderivados ou da utilização de dieta com alto conteúdo de sódio.

Rins

A capacidade de concentração e diluição máxima está comprometida. Há uma importante limitação na capacidade de excretar íons hidrogênio livres, ácidos tituláveis e amônia em resposta a uma sobrecarga ácida. Há uma limitação grave e específica na capacidade de excretar o sódio, especialmente em resposta à expansão do volume extracelular. Durante a fase inicial do tratamento, com a recuperação da bomba de sódio, o excesso de sódio intracelular passa a ser excretado para o compartimento extracelular, o que provoca sobrecarga no sistema circulatório e pode predispor a morte súbita.

Trato gastrointestinal

A secreção ácida gástrica está reduzida, permitindo a colonização do estômago, que é normalmente estéril, por bactérias intestinais fecais. As bactérias competem pela vitamina B12 e levam à desconjugação dos sais biliares, com a interferência na absorção das gorduras. A cinética da regeneração do epitélio intestinal está alterada, e há lentificação na proliferação, migração e maturação das células. A consequência é a redução das enzimas dissacaridases, especialmente a lactase. Outras funções de transporte pelo epitélio estão alteradas, inclusive a absorção de glicose pode estar impedida, podendo levar a uma profunda *hipoglicemia*.

Temperatura corporal

O paciente desnutrido se torna *poiquilotérmico*. Pequena redução na temperatura para 22°C ou uma elevação para 33°C na temperatura do ambiente pode levar à hipotermia ou febre. Mesmo nos países tropicais não é infrequente a criança desnutrida desenvolver hipotermia.

Imunidade

A desnutrição tem efeitos adversos nos *mecanismos imunológicos* específicos e inespecíficos, aumentando a susceptibilidade às infecções. Um ciclo vicioso é estabelecido com o agravamento do estado nutricional pelas infecções (diminuição da ingestão, aumento das perdas, má absorção e comprometimento da mobilização dos estoques corporais). Em relação ao sistema humoral, a criança desnutrida tem dificuldade de produzir novos anticorpos. A fisiologia da fagocitose dos leucócitos não está alterada por si, mas estão reduzidos os elementos circulantes que permitem aos fagócitos o reconhecimento e a opsonização dos agentes. A alteração mais pronunciada é em relação à imunidade celular, com depressão da resposta inflamatória e da defesa contra parasitas e patógenos intracelulares. Na desnutrição se observa redução do timo, com comprometimento da maturação dos linfócitos envolvidos na resposta celular. A resposta inflamatória de fase aguda é um dos componentes do sistema imune. Envolve a liberação de mediadores pelos leucócitos ativados. O órgão-alvo dos mediadores é o fígado, que responde com o sequestro de elementos traços, como o zinco e o ferro, e produz as proteínas de fase aguda. Essa função está comprometida na desnutrição. A *infecção* é normalmente reconhecida como uma resposta orgânica em termos de febre, leucocitose, formação de pus, taquipneia, etc. Nessas crianças, essas respostas podem não ocorrer, dificultando o reconhecimento de infecções e colocando em risco suas vidas.

Água corporal

Em relação às modificações fisiológicas e metabólicas que ocorrem na desnutrição, uma das mais importantes diz respeito à alteração na água corporal.

Dentre as implicações clínicas mais importantes na mudança da água corporal há o surgimento do *edema*.

De longe o mecanismo mais implicado na formação do edema é a *hipoalbuminemia*. A clássica teoria de Starling associa o edema à hipoalbuminemia por meio da redução da pressão oncótica (PO) do plasma.

Alguns autores sugerem que a hipoalbuminemia pode ser necessária, mas não suficiente para causar o edema, estando outros fatores envolvidos no surgimento do edema. Um dos fatores seria a *disponibilidade de sal e água*; daí o edema também poder surgir na criança com marasmo por excesso de infusão de líquido salino. Outro fator seria o *aumento da permeabilidade capilar provocado por infecção*. Ocorre não apenas o extravasamento de fluido, mas também o *escape transcapilar de albumina*, aumentando a PO no espaço intersticial e promovendo um aumento do acúmulo de líquido no local. Normalmente o conteúdo de proteína do fluido do edema é baixo.

O clínico que lida com a criança desnutrida tem que considerar a *desidratação* tanto quanto a hiperidratação.

Muitos dos sinais normalmente utilizados para avaliação da desidratação não são confiáveis em uma criança com desnutrição grave. A desidratação tende a ser hiperdiagnosticada e sua gravidade superestimada. Alguns sinais de desidratação confiáveis em uma criança desnutrida grave são: história de diarreia, sede (irritabilidade, ansiedade nos menores), olhos encovados (na opinião da mãe), pulso fraco (choque), pés e mãos frios (choque), diminuição da diurese. Sinais que não são confiáveis: estado mental (normalmente são apáticas e podem ter alteração do nível de consciência por hipotermia, hipoglicemia), saliva e lágrimas (atrofia das glândulas), elasticidade da pele.

Eletrólitos e micronutrientes

Potássio

Em relação ao potássio, os achados fornecem evidência de que a sua deficiência é fato comum e importante na desnutrição.

A depleção do potássio tem relação com a "quebra" da membrana celular, levando à redução na capacidade de reter potássio e aumento do sódio e água dentro da célula. A acumulação do sódio intracelular é um potente estímulo para a enzima sódio-potássio ATPase, que apresenta aumento de até duas vezes na atividade no kwashiorkor, voltando ao normal 4 a 6 semanas após a reabilitação nutricional. A hiperatividade da bomba de sódio no kwashiorkor representa uma tentativa de a célula manter o gradiente catiônico, em face do dano da membrana celular. Essa é uma resposta imediata para a sobrevida da célula, mas leva a um aumento no consumo de energia.

A diminuição do potássio intracelular promove retenção de sódio e água, a diminuição da contratilidade miocárdica e afeta o transporte por meio da membrana celular. Hipocalemia grave provoca apatia, fraqueza, hipotonia, íleo paralítico, alterações no ECG (eletrocardiograma) e morte súbita.

Sódio

Em relação ao sódio, observa-se que com o aumento do volume de fluido extracelular há o aumento do sódio corporal. Paradoxalmente, o aumento do sódio corporal é algumas vezes acompanhado por hiponatremia. Existem duas explicações para tal fato: o sódio é diluído no fluido extracelular ou é desviado dele. O sódio entra na célula como consequência da deficiência do potássio. Se o sódio entra, o potássio deve sair. Atribui-se à hiponatremia a evidência do que se chama *doença em nível celular*.

Magnésio

O magnésio é o segundo cátion celular mais frequente. Está envolvido em muitas reações enzimáticas, como síntese de ácidos graxos, proteínas, rotas glicolíticas e formação de AMPc.

Quando a criança entra na fase de recuperação, de crescimento rápido, há a necessidade de grandes quantidades de magnésio para restaurar a depleção tecidual. Como o potássio, uma inadequação da quantidade do magnésio pode limitar a taxa de recuperação tecidual e até mesmo contribuir para a morte.

Zinco

O zinco é particularmente importante na multiplicação celular, pois é componente essencial de enzimas que participam da síntese de proteínas e RNA. Daí sua ação ao nível do epitélio intestinal e epiderme e sua participação na atrofia do timo e distúrbio na imunidade celular, que é uma característica da desnutrição grave. O ganho ponderal é inadequado se há uma dieta com pouco zinco disponível.

O principal efeito da deficiência severa do zinco é a perda do apetite e o distúrbio no crescimento.

Infecções também podem contribuir para a deficiência do zinco. A perda do nitrogênio corporal é acompanhada pela perda do zinco, derivada supostamente do músculo. A concentração plasmática do zinco cai como parte da resposta de fase aguda da inflamação.

Há a relação causal da deficiência do zinco com retardo do crescimento linear em crianças.

Cobre

O cobre tem um importante papel no metabolismo do ferro e na eritropoiese. O cobre contém enzimas, ceruloplasmina (ferroxidase I) e ferroxidase II, que oxidam o ferro, e então ele pode ser transportado do lúmen intestinal e dos sítios de estocagem para os sítios de eritropoiese, o que explica a anemia na deficiência do cobre.

Uma outra enzima que contém cobre, a superóxido-dismutase, tem papel importante no clareamento de radicais livres.

A extensão e o significado funcional da deficiência do cobre na desnutrição ainda não estão totalmente esclarecidos. Entretanto, pode-se concluir que, como o zinco na fase de crescimento rápido, o cobre deve estar disponível em quantidades suficientes para garantir a formação de novos tecidos. Desde que o leite é o alimento básico de vários esquemas de tratamento e tem baixo conteúdo de cobre, ele deve ser dado de rotina durante o tratamento (Waterlow, 1992; Singla, 1996).

Ferro

Em relação ao metabolismo do ferro, relata-se uma diminuição dos níveis de transferrina no kwashiorkor, o que resultaria em maior disponibilidade desse metal "descompartimentalizado", promoveria um sobrecrescimento bacteriano, e esse ferro agiria como catalítico, convertendo o radical superóxido relativamente arreativo em um radical hidroxil extremamente agressivo e danoso. A consequência seria que esse ferro deslocado promoveria o aumento dos radicais livres, que seriam responsáveis pelas manifestações clínicas do kwashiorkor. O que se postula é que normalmente o ferro é compartimentalizado de uma forma segura para prevenir o dano tecidual.

Em muitos países a mortalidade do kwashiorkor permanece muito alta durante a fase de realimentação. A peroxidação induzida pelo ferro pode ser crucial.

Vitamina A

A *hipovitaminose A* é talvez a deficiência de micronutrientes mais séria, podendo produzir dificuldade visual permanente, inclusive levando à cegueira. No estado de depleção de proteínas, a vitamina A não pode ser prontamente mobilizada e transportada. Com a recuperação devida à ingesta adequadas de proteínas, o sistema rapidamente se recupera e, se não houver vitamina A disponível para o metabolismo, pode haver a precipitação de complicações oculares. Postula-se a administração de altas doses no início do tratamento com o intuito de prevenir esse processo, o que ainda é controverso na literatura.

Anemia

Um aspecto típico na desnutrição é a presença de uma *anemia* moderada, com a hemoglobina variando de 8 a 10g/dL, as células vermelhas são de tamanho normal, com conteúdo de hemoglobina normal ou um pouco baixo, e a medula pode exibir eritropoiese normal ou pode ser gordurosa ou hipoplásica. De modo geral se considera que a principal causa da anemia seja a deficiência do ferro, explicação difícil de se aceitar na desnutrição, já que as concentrações do ferro são normais e a saturação da transferrina é aumentada, e os níveis séricos da ferritina que na ausência de infecção são considerados como bons indicadores dos estoques de ferro estão frequentemente elevados. A medula óssea contém quantidades normais ou aumentadas de ferro. Alguns fatores seriam considerados limitantes para a hematopoiese, como a deficiência de proteína, de ácido fólico, de cobre e a diminuição da vida média das hemácias secundária a deficiência do selênio e da vitamina E.

Sistema nervoso

Produzem-se alterações de grande importância (diferenciação inicial dos neurônios, as formações dendríticas, as conexões sinápticas básicas e o processo de mielinização), durante a gestação e os primeiros 24 meses de vida. Essas mudanças estruturais e metabólicas fazem do cérebro um órgão particularmente vulnerável nesse período da vida. Posteriormente as mudanças são menores. Portanto, se a desnutrição afeta o funcionamento cognitivo por meio de mudanças cerebrais específicas, as alterações produzidas irão depender do período do desenvolvimento em que ela incide, sendo os resultados distintos se o insulto (desnutrição) ocorre nos 2 primeiros anos ou no 5º ou 6º ano de vida.

Crianças com desnutrição grave têm alteração do afeto, classicamente se tornam apáticas quando deixadas sós e se mostram irritadas ao manuseio. A apatia pode ser profunda de tal modo que podem permanecer imóveis na cama por longos períodos. Quando choram, emitem som monótono diferente do ruído bem sonoro emitido por crianças normais. Por conta da atrofia das glândulas lacrimais podem não liberar lágrimas no choro.

Essas crianças podem desenvolver uma série de movimentos estereotipados repetitivos, de autoestimulação, que são típicos de privação psicossocial, e ausência de estimulação. Um dos comportamentos típicos de autoestimulação e um dos mais danosos para a criança é a ruminação. Quando deixada só, a criança regurgita a última refeição e então novamente volta a engolir o alimento regurgitado, mas, inevitavelmente, haverá perda de algum conteúdo alimentar com prejuízo da ingestão.

QUADRO CLÍNICO

Sob o aspecto clínico, a DEP abrange amplo conjunto de manifestações morfológicas, funcionais e bioquímicas em função da idade da ocorrência, gravidade e duração do processo e, sobretudo, a natureza e o estresse metabólico das doenças associadas e dos cuidados com que foram tratadas. As formas graves, polarizadas no kwashiorkor ou desnutrição adematosa e no marasmo (desnutrição sem edema, traduzida na acentuada perda dos tecidos moles, sobretudo massa muscular e adiposa), podem, muitas vezes, manifestar-se em tipos híbridos, o chamado *kwashiorkor marismático*). A primeira tem caráter agudo, com predominância da carência proteica (hipoproteinemia, hipoalbunemia). A segunda é uma manifestação mais demorada, sem grandes transtornos nos sistemas homeostáticos, de modo que as alterações bioquímicas são mais raras e menos acentuadas.

No entanto, ao lado das formas graves, o que de fato predominam são as manifestações leves e moderadas da DEP. Essas formas, de menor interesse clínico, são muito importantes sob o aspecto epidemiológico, por sua grande frequência e pelo risco atribuível que apresentam em escala populacional. Por tais razões, mais do que a exploração clínica convencional, o mais recomendado é o acompanhamento contínuo e atento do crescimento da criança (peso, altura e índices derivados), bem como o registro de mudanças nas práticas alimentares, prevenção, registro e tratamento de doenças e agravos à saúde da criança. É o que se pode compreender, normativamente, como vigilância alimentar e nutricional.

- Sinais universais e presentes em todos os desnutridos e de natureza predominantemente bioquímica:
  - Detenção do crescimento
  - Hipotrofia e alterações do tônus muscular
  - Manifestações neuropsicomotoras
- Sinais circunstanciais – Não presentes em todos os casos e de natureza predominantemente clínica:
  - Lesões de pele e mucosas
  - Lesões de fâneros
  - Lesões oculares
  - Alterações ósseas
  - Edema
  - Hepatomegalia
  - Outros
- Sinais agregados – Produzidos pela doença determinante da desnutrição ou complicação superajustada:
  - Processos infecciosos
  - Distúrbios hidroeletrolíticos
  - Alterações emocionais dependentes do ambiente

Os desnutridos de intensidade leve ou moderada apresentam como achados clínicos principais o *deficit* ponderal com atraso no crescimento e desenvolvimento, além de maior susceptibilidade a processos infecciosos e parasitários.

Os desnutridos graves apresentam, dependendo do tipo, algumas das seguintes características clínicas especiais:

Marasmo

Atinge, com maior frequência, crianças no 1º ano de vida, em que há hipoalimentação global por falta de leite materno ou insuficiência de seus substitutos. É a forma mais frequente na zona urbana e também conhecida como atrofia, caquexia, atrepsia, decomposição e subnutrição grave. A criança apresenta um adelgaçamento intenso, não existe edema, a pele é fina, enrugada (fácies senil) com perda da elasticidade, porém sem lesões cutâneas. A evolução é lenta. A criança é inquieta, apresenta olhar vivo e choro constante (faminta).

Kwashiorkor

É mais frequentemente encontrada a partir do 2º ano de vida com deficiência proteica dominante. É observada principalmente em crianças da Zona Rural, sendo conhecida como: distrofia pluricarencial hidropigênica, pelagra infantil, desnutrição maligna, síndrome pluricarencial infantil, beribéri pelagroide, hipoproteinose e má nutrição proteica grave.

A criança se apresenta apática, nunca sorri e choraminga. Há emagrecimento mais evidente no tronco e segmentos proximais dos membros, edema e hipotonia. Hepatomegalia é frequente. A evolução é arrastada com possibilidade de agravamento brusco.

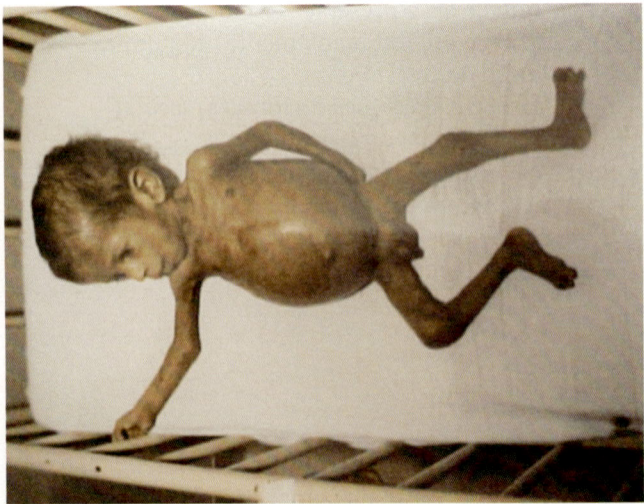

Fig. XVI.6.4. Marasmo: Criança com 9 meses de idade, pesando 4kg. Observam-se intenso emagrecimento, fácies senil, atrofia muscular e do tecido celular subcutâneo.

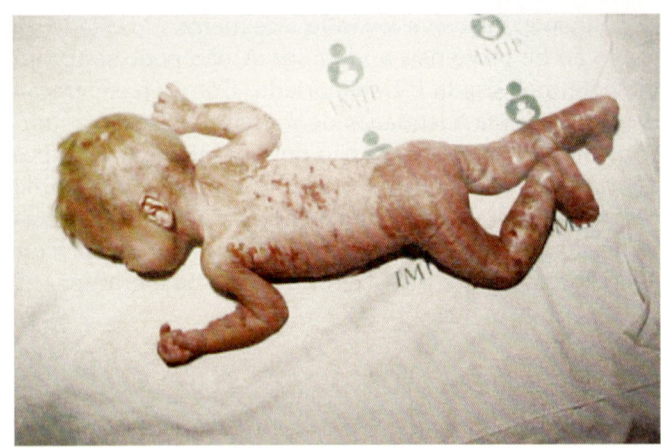

Fig. XVI.6.5. Kwashiorkor: Criança de 6 meses de idade pesando 6kg. Chamam a atenção as lesões cutâneas, alterações na coloração do cabelo e edema.

Kwashiorkor marasmático

Ocorre geralmente entre 12 e 24 meses em decorrência de uma carência proteica na evolução dos marasmáticos ou pela acentuação de hipoalimentação decorrente da anorexia nos casos de kwashiorkor.

Laboratorial

O laboratório não contribui com subsídios decisivos para o diagnóstico. Os achados mais frequentes são: anemia, hipoglicemia, hipopotassemia e hipoalbuminemia.

O RX pode mostrar osteoporose de grau variável, linhas de parada de crescimento, atraso do aparecimento dos núcleos de ossificação ou da eclosão dos dentes, além de outros sinais de raquitismo anteriores à progressão da doença.

Evolução

A evolução depende da etiopatogenia, das manifestações agregadas e do tratamento.

A análise das causas de morte, durante o processo de realimentação de crianças com desnutrição, mostra que a morte ou é repentina e inesperada ou é devida à diarreia da realimentação ou a uma infecção intercorrente.

A morte súbita é explicada por alguns autores como consequência de descompensação cardíaca sobrevinda a uma sobrecarga brusca do espaço vascular ou a episódios de hipoglicemia.

A diarreia de realimentação pode provocar choque hipovolêmico.

Existe, antes de qualquer tratamento, uma acidose hiperclorêmica compensada; portanto, a menor perturbação do equilíbrio é capaz de condicionar acidose descompensada com morte rápida.

A síndrome de recuperação nutricional se inicia entre o 20º e o 40º dias após o início do tratamento e regride entre a 10ª e a 12ª semanas depois de iniciado o tratamento.

Até o final da 1ª semana, a criança apresenta apatia intensa, seguida de uma receptividade passiva (2ª à 3ª semanas), receptividade ativa (3ª à 7ª semanas) e recuperação franca (7ª à 12ª semanas). Clinicamente, observam-se: hepatomegalia, distensão abdominal com rede venosa colateral, ascite, fácies de lua cheia, alterações de pele e fâneros, sudorese, hipertricose, telangiectasias, alterações das unhas, hipergamaglobulinemia, eosinofilia, aumento da volemia etc.

Repercussões: diminuição da estatura, puberdade tardia, escolaridade mais difícil, coeficiente intelectual mais baixo.

TRATAMENTO

É evidente que o tratamento da DEP, afecção eminentemente social, tem como base as correções das injustiças sociais. Ao setor saúde, que representa nas condições atuais o último elo da cadeia causal da desnutrição, caberia a atuação aos níveis secundário e terciário, tentando minorar as sequelas.

Atualmente se indica a hospitalização da criança com desnutrição grave quando apresenta anorexia acentuada e/ou vômitos e/ou diarreia e/ou qualquer sinal de infecção independente da gravidade do quadro acima ou, quando apesar de não apresentar alteração clínica, não tenha condição de acompanhamento em nível ambulatorial (OMS–OPAS-MS).

É importante assinalar que toda criança encaminhada para internação por qualquer causa deve ter seu estado nutricional avaliado. Se apresentar desnutrição e enquadrar-se nos critérios de internação descritos, deve ser internada para tratamento. Se apresentar desnutrição, mas não se enquadrar nos critérios para internação e não houver outros motivos para tal, deverá ser encaminhada para tratamento ambulatorial ou domiciliar. Nesse caso, a mãe e/ou cuidador devem ser esclarecidos sobre a situação da criança.

As crianças com desnutrição grave devem ter atendimento e cuidado especializado imediatos, devido a sua maior susceptibilidade a complicações graves e risco de morte, e têm que ser tratadas levando-se em conta as suas diferentes particularidades fisiopatológicas, principalmente em relação à desnutrição grave. A inadequação do tratamento geralmente resulta da falta de reconhecimento do estado fisiológico alterado e da redução dos mecanismos homeostáticos que ocorrem na desnutrição. As práticas incluem: reidratação inadequada levando a uma sobrecarga de fluidos e falência cardíaca; falta de reconhecimento de infecções que podem levar à sepse; falha em reconhecer a vulnerabilidade dessas crianças à hipotermia e à hipoglicemia.

Com o intuito de melhorar a abordagem da criança com desnutrição grave hospitalizada, a Organização Mundial de Saúde (OMS) elaborou um protocolo de tratamento, que procura sistematizar de uma forma simples o manejo dessas crianças, o qual foi avaliado no serviço do IMIP, e algumas adaptações foram feitas para adequação à realidade local.

Os principais objetivos do tratamento proposto são promover a melhor terapia disponível, levando-se em conta as limitações fisiológicas dessas crianças, de forma a reduzir o risco de morte; encurtar o tempo de permanência hospitalar e facilitar a recuperação completa.

O manejo da criança é dividido em três fases:

- *Fase inicial*: Identificação e tratamento de problemas com risco de morte, correção de deficiências específicas e de anormalidades metabólicas. A alimentação deve ser iniciada nessa fase.
- *Fase de reabilitação*: Há o aumento da alimentação para garantir a recuperação da maior parte do peso perdido. Atenção especial é dada à estimulação emocional e sensorial; a mãe ou pessoa que cuida da criança é treinada para continuar os cuidados em casa.
- *Fase do acompanhamento*: Após a alta, a criança e a família devem ser acompanhadas para prevenir a recaída e assegurar a continuidade do crescimento e desenvolvimento normais (Quadro XVI.6.2).

Quadro XVI.6.2. Esquema para o manejo de uma criança com desnutrição grave

Atividade	Tratamento inicial Dias 1-2	Dias 3-7	Reabilitação Semanas 2-6	Acompanhamento Semanas 7-26
Tratar ou prevenir Hipoglicemia Hipotermia Desidratação	→ → →			
Corrigir distúrbio eletrolítico	→	→	→	
Tratar infecção	→	→		
Corrigir deficiência de micronutrientes	→ sem ferro→		com ferro→	
Começar a alimentação	→	→		
Aumentar a alimentação p/ recuperar o peso perdido			→ →	→ →
Estimular o desenvolvimento emocional e sensorial	→		→	→
Preparar p/alta				→

Fase inicial

Começa com a admissão ao hospital e dura até que a condição clínica da criança esteja estável. Essa fase dura geralmente de 2 a 7 dias, coincidindo com o retorno pleno do apetite. Se a fase inicial dura mais do que 10 dias, está havendo falha na resposta ao tratamento, devendo-se, então, rastrear presença de infecção ou problema técnico no manejo.

No momento da admissão é importante lembrar a importância da investigação de coinfecções, como a infecção pelo HIV/Aids, tuberculose e infecção urinária. Daí se recomendar a solicitação rotineira da sorologia para o HIV, investigação para tuberculose (seguindo a rotina do serviço) e solicitação do sumário de urina com bacterioscopia.

As principais tarefas durante o tratamento inicial são:

- Tratar ou prevenir hipoglicemia e hipotermia.
- Tratar ou prevenir desidratação e distúrbios eletrolíticos.
- Tratar o choque séptico, se presente.
- Começar a alimentar a criança.
- Tratar infecção.
- Identificar e tratar quaisquer outros problemas, como deficiência de vitamina, anemia grave e ICC.

Hipoglicemia

A hipoglicemia é importante causa de morte da criança com desnutrição grave nos 1os dias de tratamento. Por isso, o seu risco deve ser sistematicamente avaliado nessa criança. Pode ser causada por infecção grave ou jejum prolongado (por 4 ou mais horas) durante o transporte para o hospital e/ou na fila de espera para o atendimento. Essas crianças devem ter prioridade na internação e começar a receber tratamento e/ou medidas de prevenção para hipoglicemia já na fila de espera ou durante o preenchimento da ficha de admissão.

Hipoglicemia e hipotermia usualmente ocorrem juntas e são frequentemente sinais de infecção. A presença de hipoglicemia deve ser sempre verificada quando houver hipotermia.

Toda criança no momento da admissão deve realizar o teste de triagem para detectar hipoglicemia (Dextrostix® Hemoglucoteste HGT®).

Diagnóstico: glicemia (Dextrostix® HGT®) < 50mg/dL (quando não for aferida, assumir que toda criança desnutrida grave tem hipoglicemia). São sinais clínicos de hipoglicemia: hipotermia, letargia, incoordenação, perda de consciência. Sonolência, crises convulsivas e coma são sinais de gravidade que podem levar ao óbito. Sudorese e palidez não ocorrem na criança desnutrida grave. O único sinal pode ser a sonolência.

Tratamento

- Se o paciente pode beber, dar 50mL de glicose a 10% (se apenas a solução de glicose a 50% estiver disponí-

Quadro XVI.6.3. Preparação das dietas F-75 e F-100

Ingrediente	F-75	F-100
Leite integral	35g	110g
Açúcar	100g	50g
Óleo vegetal	20g	30g
Mistura de minerais	20mL	20mL
Água para completar	1.000mL	1.000mL

vel, dilua 10mL dessa solução em 40mL na água (na proporção de 1:4) ou solução de sacarose (1 colher de chá de açúcar em 3 e ½ colheres de sopa de água), VO (via oral) ou SOG (sonda orogástrica) e iniciar a primeira alimentação assim que esteja disponível (F-75) [Quadro XVI.6.3]. Vigiar a criança.
- Alimentar a cada 2 horas (dia e noite), pelo menos no 1º dia (F-75).
- Dar antibióticos indicados (ver adiante).
- Se a criança não pode beber (inconsciência, convulsão...): utilizar SOG, com o mesmo volume dado por VO. Caso não seja possível, infundir 5mL/kg de SG (soro glicosado) a 10%, IV.

Monitoração

Se a medida inicial da glicemia foi baixa, deve ser repetida após 30 minutos da intervenção. A maioria das crianças tem a glicemia controlada nesse período.

- Se a glicemia está baixa ou a criança se torna sonolenta, repetir a glicose a 10% ou a solução de sacarose.
- No acompanhamento na enfermaria repetir o dextro sempre que houver hipotermia e/ou queda do nível de consciência, e tratar de acordo.
- É importante permanecer com a criança até que ela esteja totalmente alerta.

Prevenção

Alimentar a criança a cada 2 ou 3 horas (mesmo durante a noite). Se necessário, hidratar a criança antes.

Hipotermia

Hipotermia é associada ao aumento da mortalidade na criança desnutrida grave. Daí por que necessita ser controlada. Frequentemente ocorre nas seguintes condições: infecções graves, áreas extensas de pele lesada e idade abaixo de 12 meses.

A alimentação frequente é parte importante da sua prevenção.

Diagnóstico: temperatura axilar < 35ºC ou, quando não se consegue registro, assumir que há hipotermia (lembrar as características peculiares do oco axilar da criança com desnutrição grave. Pressione o braço da criança para que ocorra o contato adequado entre o seu corpo e o termômetro. Mantenha a posição correta durante o tempo adequado para permitir a aferição da temperatura).

Tratamento

- Alimentar a criança imediatamente (se necessário, reidratar antes);
- Manter a criança vestida, incluindo a cabeça. Cobri-la com cobertor aquecido ou colocá-la sob lâmpada (evitar contato ou proximidade excessiva com a fonte de aquecimento e não utilizar lâmpadas fluorescentes, pois não aquecem e podem causar danos à visão) ou, ainda, colocá-la pele a pele com a mãe (técnica canguru);
- Não utilizar bolsa de água quente ou frasco de soro aquecido sobre a pele da criança, pois esse procedimento apresenta alto risco de causar queimaduras;
- Dar antibióticos apropriados. (Ver adiante.) Toda criança desnutrida grave hipotérmica deve ser tratada como tendo infecção subclínica até a confirmação do diagnóstico. Muitas vezes a criança desenvolve sepse por infecção intra-hospitalar, e o primeiro sinal é a hipotermia.

Monitoração

- Aferir a temperatura da criança a cada 2 horas até que chegue a 36,5°C.
- Monitorar a temperatura ambiente, que deve ser mantida entre 25°C e 30°C.
- Ter certeza de que a criança está coberta todo o tempo (incluindo a cabeça), especialmente à noite.
- Checar a glicemia sempre que houver hipotermia.

Prevenção

- Alimentar a criança a cada 2 horas, iniciando o mais precocemente possível;
- Dar alimentos durante a noite.
- Colocar o berço em local aquecido e manter a criança coberta.
- Trocar roupas molhadas para manter a criança sempre seca.
- Prevenir exposição da criança ao frio (durante o banho, exame físico, etc.).
- Permitir a permanência da criança junto da mãe para melhorar o aquecimento.

Desidratação/choque séptico

Desidratação

Diagnóstico

O diagnóstico e a gravidade da desidratação tendem a ser superestimados, nas crianças desnutridas graves, pela dificuldade de utilização dos sinais clínicos nessas crianças. Assumir que toda criança com diarreia tem algum grau de desidratação (hipovolemia pode existir na presença de edema). A hipovolemia é vista em ambas as condições – desidratação e choque séptico – e piora progressivamente se não tratada. No choque séptico, quando há história de diarreia e desidratação leve ou moderada, a manifestação clínica é mista, sendo frequentemente necessário tratar a criança para ambas situações.

Tratamento

- Não utilizar a via venosa exceto em casos de choque (c/ letargia ou inconsciência).
- Utilizar a solução de reidratação especial para a criança desnutrida (ReSoMal/Quadro XVI.6.4), VO ou sonda gástrica (SOG), mais lentamente do que na criança normal. Dar 5mL/kg a cada 30 minutos durante as primeiras 2 horas. Após, 5-10mL/kg/hora durante as próximas 4-10 horas. (Ver esquema a seguir.)

A quantidade exata de líquido vai depender de quanto é aceito pela criança, do volume fecal e da presença de vômitos (geralmente 70 a 100mL/kg de ReSoMal são suficientes para hidratar a criança).

- *Reidratação venosa: solução salina a 0,9% e glicose a 10% (na proporção de 1:1), 15 mL/kg IV em 1 hora* (monitorar sinais de hiper-hidratação). Pode-se paralelamente dar ReSoMal por SOG enquanto o equipo está sendo instalado. Reavaliar com 1 hora: *se houver melhora, repetir o tratamento 15mL/kg em 1 hora.* Se a criança *não melhorar*, após a 1ª fase IV, *tratar como choque séptico.*
- *Avaliar o progresso da hidratação a cada 2 horas* e seguir a seguinte orientação:
  1) Se a criança hidratou satisfatoriamente, reiniciar a dieta conforme indicado e fazer ReSoMal 10mL/kg VO ou SOG só após cada evacuação diarreica. **2)** Se melhorou, mas ainda não hidratou satisfatoriamente, prosseguir com a TRO e com a ReSoMal por VO ou por SOG 10mL/kg/h por até 10 horas. **3)** Se a criança piorou, surgindo sinais de desidratação

Quadro XVI.6.4. Composição da solução de sais de reidratação oral para crianças gravemente desnutridas (*ReSoMal*)

Componente	Concentração (mmol)
Glicose	125
Sódio	45
Potássio	40
Cloreto	70
Citrato	7
Magnésio	3
Zinco	0,3
Cobre	0,045
Osmolalidade	300

grave com letargia ou inconsciência, fazer hidratação venosa como orientado acima.
- *Se a reidratação ainda está ocorrendo na 6ª e 10ª horas, oferecer a fórmula F-75 [Quadro XVI.6.3], ao invés da ReSoMal, nos mesmos volumes da solução de reidratação.*
- Para as crianças debilitadas e que não conseguem beber voluntariamente o soro em quantidade suficiente, oferecer por SOG na mesma velocidade indicada.
- A SOG deve ser utilizada em todas as crianças debilitadas, nas que vomitam ou apresentam desconforto respiratório (crianças de 2 a 11 meses – 50 ipm – e de 12 meses a 5 anos – 40 ipm).
- A amamentação não deve ser interrompida nas crianças que mamam. A oferta da ReSoMal pode ser feita de hora em hora, alternando com a amamentação.
- Após hidratação, iniciar dieta com a fórmula F-75 [Quadro XVI.6.3].

Monitoração

Deve-se estar alerta aos sinais de hiper-hidratação, pelo risco de insuficiência cardíaca.

Checar:
- Frequência respiratória (FR).
- Pulso (FC).
- Frequência urinária.
- Frequência de evacuações e vômitos.
- Veias jugulares se se tornam ingurgitadas.
- Edema crescente, que geralmente se inicia pelas pálpebras (bilateral).

Durante o tratamento a FR e o FC devem diminuir e a criança começar a urinar.

A permanência da FR e pulso rápidos sugere coexistência de infecção ou hiper-hidratação.

FR elevada:

- $\geq$ 60 ipm para crianças < 2 meses de idade.
- $\geq$ 50 ipm para crianças de 2 a 12 meses de idade.
- $\geq$ 40 ipm para crianças de 12 meses a 5 anos de idade.

Pulso rápido:

- > 160 bpm para crianças < de 12 meses de idade.
- > 120 bpm para crianças entre 12 meses e 5 anos de idade.

Se há sinais de hiper-hidratação, suspender a ReSoMal imediatamente e reiniciar após 1 hora.

Prevenção

- Continuar a amamentação se for o caso.
- Realimentar com a fórmula F-75 [Quadro XVI.6.3].
- Dar ReSoMal 10 a 15mL/kg após cada evacuação diarreica.

OBS.: É comum a criança desnutrida ter fezes de consistência diminuída que não requer reposição de líquidos. Não confundir com diarreia profusa.

Choque séptico

Todas as crianças com desnutrição grave com sinais de choque séptico incipiente ou desenvolvido devem ser tratadas para choque séptico. O choque séptico pode ser reconhecido antes que a hipotensão ocorra por meio da tríade: hipo ou hipertermia, letargia ou inconsciência e tempo de enchimento capilar lento (> 3 s). Outros achados importantes no QC:

- Sinais de desidratação, mas sem uma história de diarreia.
- Hipotermia e/ou hipoglicemia.
- Edema e sinais de desidratação.

Tratamento

- Se houver condição, está indicada a remoção da criança para a UTI (essa é uma indicação da OMS).
- Puncionar uma veia para a administração de medicamentos e soro intravenoso e, se possível, para a coleta de sangue (culturas).
- Hidratação venosa: SGF 15mL/kg/h (solução salina a 0,9% e glicose a 10% na proporção de 1:1): vigiar sinais de hiper-hidratação e ICC.
- Início imediato de antibióticos de largo espectro conforme a rotina do serviço para o tratamento do choque séptico. (Ver capítulo específico.)
- Aquecimento/evitar exposição.
- Manuseio mínimo.
- Reavaliação e monitoração (FC, FR, temperatura, diurese, outros), tão frequentes quanto possível, dependendo da capacidade operacional do serviço, para detectar sinais de hiper-hidratação e insuficiência cardíaca.
- Alimentar para prevenir hipoglicemia com F-75 e mistura de minerais.
- Assim que a criança melhorar (pulso, consciência...), continuar hidratação por VO ou SOG, como já descrito.
- Se houver sinais de ICC e a criança não melhorar após 1 hora, fazer concentrado de hemácias 10mL/kg o mais lento possível, com monitoração da FC e da FR no início, no meio e no final do procedimento.
- Se houver sinais de insuficiência hepática (púrpura, icterícia, hepatomegalia), fazer vitamina K 1mg por via IM ou IV.
- Durante infusão de hemoderivados não infundir outros líquidos. Se houver sinais de ICC, fazer diurético (furosemide, 1mg/kg/dose) e diminuir velocidade de infusão.
- Após transfusão: F-75 por SOG.
- Se houver distensão abdominal ou vômitos, diminuir a velocidade da dieta. Se não resolver, suspender a dieta: solução glicofisiológica (solução salina a 0,9% e glicose a 10% na proporção de 1:1) 2 a 4 mL/kg/h, IV, e cloreto de potássio (na dose equivalente a 4mEq/kg/dia).

Distúrbio eletrolítico

- Toda criança desnutrida grave tem deficiência de potássio e magnésio, que levará 2 ou mais semanas para correção.
- Edema resulta parcialmente dessas duas deficiências.
- Não tratar edema com diuréticos.
- Excesso de sódio corporal existe, mesmo com sódio plasmático baixo. Grandes cargas de sódio podem matar a criança.

Tratamento

- Dar potássio extra (3-4 mEq/kg/dia).
- Dar magnésio extra (0,4-0,6 mEq/kg/dia).

Potássio, magnésio, sódio, zinco e cobre devem ser adicionados à dieta durante a sua preparação. (Ver Apêndice 3 para receita da solução combinada de eletrólitos mais minerais.) Adicionar 20mL dessa solução para um litro da dieta para suprir a quantidade requerida.

- Durante a reidratação utilize a solução com baixo conteúdo de sódio (ReSoMal).
- No preparo dos alimentos não adicionar sal.

Infecção

Assumir que toda criança desnutrida grave tem infecção à admissão hospitalar. Hipoglicemia, hipotermia (algumas crianças desnutridas graves podem apresentar febre), sonolência e letargia são sinais frequentes de infecção grave.

Tratamento

- Administrar antibióticos de amplo espectro.

Escolha do ATB:

- Se não há complicação: sulfametoxazol + trimetoprima 40mg/kg/dia, VO, 12/12 horas, por 5 dias.

Quadro XVI.6.5. Composição da solução combinada de eletrólitos

Substância	Quantidade
Cloreto de potássio	89,5g
Citrato de tripotássio	32,4g
Cloreto de magnésio	30,5g
Acetato de zinco	3,3g
Sulfato de cobre	0,56g
Selenato de sódio	10mg
Iodide de potássio	5mg
Água pura	1.000mL

- Se há complicação (hipoglicemia, hipotermia, criança letárgica, etc.).
- *Ampicilina* (200mg/kg/dia, 6/6 horas), IV ou IM, por 2 dias, após *amoxicilina* (40 a 50mg/kg/dia, 8/8 horas) por 5 dias ou *ampicilina oral* (200mg/kg/dia, 6/6 horas) por 5 dias, no total de 7 dias, e *gentamicina IM* (5mg/kg, 1 vez ao dia) por 7 dias.
- Se a criança não melhorar em 48 horas, acrescentar *cloranfenicol VO ou IV* conforme a gravidade do caso (75 a 100mg/kg/dia, 8/8 horas) por 7 dias.
- Avaliar a possibilidade da existência de tuberculose e infecção pelo HIV/Aids associada.
- Se há evidência de parasitose ou o local é de alta prevalência, e a criança tem 1 ano ou mais de idade e não recebeu droga antiparasitária nos últimos 6 meses, dar *mebendazol* (100mg, 2 vezes ao dia) por 3 dias, após o 7º dia de admissão, ou seguir a orientação de rotina do serviço para tratamento dessa condição, respeitando o intervalo proposto para o início do tratamento.

Monitoração

Se há anorexia após o curso de ATB programado, continuar o tratamento até o 10º dia e, se após ainda persistir anorexia, reavaliar a criança para possíveis agentes resistentes e checar administração correta de vitaminas e minerais.

Deficiência de micronutrientes

Não dar ferro inicialmente, esperar que a criança recupere o apetite e inicie o ganho de peso. A suplementação com ferro previne/corrige a deficiência desse micronutriente e melhora a cognição e o crescimento da criança, mas não é recomendada na fase de estabilização inicial de tratamento da criança com desnutrição grave.

Tratamento

Dar diariamente por pelo menos 2 semanas:

- Suplemento multivitamínico (Apêndice 4).
- Ácido fólico (5mg no 1º dia e após 1mg/dia).
- Ocorrendo ganho de peso, iniciar sulfato ferroso (3mg ferro elemento/kg/dia).
- Dar vitamina A, VO, no 1º dia da admissão:
  - Crianças < 6 meses – 50.000 UI
  - Entre 6-12 meses – 100.000 UI
  - Crianças acima de 12 meses – 200.000 UI

Quadro XVI.6.6. Forma prática do preparo da *ReSoMal*

Substância	Quantidade
Água destilada	2.000mL
Sacarose	50g
Solução combinada de eletrólitos	40mL
SRO padrão (OMS/Unicef)	1 pacote

Quadro XVI.6.7. Polivitamínico (Protovit®) – Composição (1mL = 24 gotas)

Vitamina A	5.000UI
Vitamina B1	4mg
Vitamina B2	1mg
Vitamina PP	10mg
Vitamina B6	1mg
Vitamina B5	10mg
Vitamina H	0,1mg
Vitamina C	50mg
Vitamina D	1.000UI
Vitamina E	3mg

– Se a criança apresentar manifestação ocular de deficiência da vitamina A, repetir a dose específica para a idade no 2º dia de internamento e fazer uma 3ª dose no mínimo 2 semanas após a segunda dose.

OBS.: Na admissão da criança deve-se realizar exame cuidadoso dos olhos para a identificação de alterações compatíveis com a deficiência dessa vitamina.

O zinco e o cobre podem ser combinados com o potássio e o magnésio numa solução de eletrólitos e minerais e adicionados à ReSoMal ou à dieta.

Anemia grave

Uma transfusão de sangue é requerida se:

- Hb é < 4 g/dL.
- Hb está entre 4 e 6g/dL e a criança apresenta dados de repercussão hemodinâmica (↑ FC e FR).
- Volume: 10mL/kg o mais lento possível (procurar controlar com o máximo rigor a velocidade de infusão).
- Furosemide: 1 mg/kg IV *no início da transfusão*.
- Monitorar a FC e FR no início, na metade e no final da transfusão; se houver aumento, transfundir ainda mais lentamente.
- Se após a transfusão a Hb continuar a baixar, não repetir a transfusão senão após 4 dias (exceto em situações específicas nas quais existe o risco de morte, avaliando-se cada caso).

Alimentação inicial

Iniciar a dieta tão logo possível, ainda durante a realização do internamento (idealmente assim que a criança for identificada como sendo desnutrida grave).

- Quantidades pequenas e frequentes (3/3 horas) de baixa osmolaridade e baixa concentração de lactose.
- Alimentar por VO ou SOG.
- 100cal/kg/dia (80–100).
- Proteína: 1-1,5g/kg/dia.
- Líquidos: 130mL/kg/dia (100mL/kg/dia se há edema grave).
  – Se a criança está sendo amamentada, continuar, mas antes dar as quantidades programadas da fórmula inicial (fórmula inicial F-75: 75 cal/100mL e 0,9g de proteína/100mL).
  – Colocar a mãe ou outra pessoa responsável para ajudar com a dieta.
  – Alimentação durante a noite é essencial para prevenir longos períodos de jejum.
  – Se a ingestão da criança não atingir 80cal/kg/dia, dar o complemento por SG (não exceder 100cal/kg/dia nessa fase inicial).

Monitoração

Monitorar e anotar:

- Quantidades da dieta oferecidas e deixadas.
- Vômitos.
- Frequência e consistência das fezes.
- Peso corporal diário.

Fase de reabilitação

As principais tarefas durante essa fase são:

- Encorajar a criança a comer tanto quanto possível.
- Reiniciar e/ou estimular a amamentação como necessário.
- Estimular o desenvolvimento físico e emocional.
- Preparar a mãe ou quem cuida da criança para continuar os cuidados em casa.

Recuperação do crescimento

Uma abordagem cuidadosa é requerida para garantir alta ingestão e rápido ganho de peso: > 10g/kg/dia.
Estar alerta para prevenir o risco de ICC.

Tratamento

Fazer uma transição gradual da fórmula inicial para a fórmula de recuperação:

- Substituir a F-75 por igual quantidade da fórmula de recuperação F-100 (Apêndice 1) (100cal/100mL e 2,9g de proteína por 100mL) por 2 dias.
- Aumentar cada dieta sucessiva em 10mL até algum resto de comida ser deixado pela criança (o que ocorrerá em torno de 200mL/kg/dia) e manter o intervalo de 3 em 3 horas.
- Após a transição gradual dar alimentações frequentes em quantidades maiores (150-220cal/kg/dia e 4-6g/kg/dia de proteína).
- Se a criança está sendo amamentada, continuar, mas dar antes a quantidade programada de F-100.

- Tentar nas crianças abaixo dos 4 meses a relactação; para tal, solicitar o apoio da equipe de Nutrição e do Banco de Leite Humano.

Monitoração

Prevenir ICC: Monitorar sinais precoces de ICC (↑ da FC e FR). Se há aumento de ambos FR ↑ em 5 ipm e FC em 25 bpm e esse aumento é mantido em duas aferições sucessivas com intervalo de 4 horas:

- Reduzir o volume da dieta para 100mL/kg/dia por 24 horas.
- Após aumentar vagarosamente: 115mL/kg/dia nas próximas 24 horas, 130mL/kg/dia nas 48 horas seguintes; após, aumentar cada dieta em 10mL, como já descrito.

Avaliar o progresso

- Pesar a criança toda manhã antes da dieta e anotar.
- Calcular o ganho ponderal em g/kg/dia a cada 3 dias.

Se o ganho de peso é:
Insatisfatório: < 5g/kg/dia, a criança requer uma reavaliação completa.
Moderado: 5-10g/kg/dia, checar se a ingestão está sendo adequada ou se há infecção associada.

Afetividade, estimulação, recreação e cuidado

A criança desnutrida necessita, em especial, de interação com outras crianças e adultos. Daí, oferecer:

- *Comportamento:* Perceber a criança como uma pessoa e procurar contextualizar a sua situação (a sua história de vida, a situação da família, a sua situação atual etc.) para que se estabeleça uma relação humana. Para isso é fundamental estar disponível para ouvir, enxergar, tocar e sentir. Os frutos do estabelecimento dessa relação serão muito positivos para o sucesso do tratamento da criança e para o aprimoramento da ação do profissional de saúde (que antes de tudo é também uma pessoa).
- *Ambiente com estimulação adequada:* Berços abertos para que a criança perceba todo o ambiente, não imobilizando a criança, colocar objetos coloridos no ambiente. Se possível, a equipe que presta atenção à criança deveria usar roupas coloridas.
- *Recreação 15-30 minutos por dia:* Com brinquedos, música, e atividade física e/ou lúdica disponível no local.
- Envolvimento materno ou de quem cuida da criança, tanto quanto possível.

A avaliação da interação mãe-criança é um instrumento importante na compreensão do vínculo da díade, bem como no acompanhamento do crescimento e desenvolvimento infantil, principalmente em situações em que há risco e descontinuidade desse processo, tais como a desnutrição e a hospitalização.

Busca-se auxiliar a família e a equipe de saúde na compreensão do processo de adoecimento e dos significados e práticas familiares quanto à doença.

Ao longo do internamento da criança

No acolhimento individual à díade
- Apresentar a equipe e explicar sobre a rotina hospitalar (horários de visita médica, alimentação etc.).
- Abordar expectativas da mãe quanto à internação, retomando sua trajetória até a chegada ao hospital atual.
- Buscar significados dados pela mãe à doença (causas, fantasias, percepções, sentimentos, expectativas).
- Quando trabalhar questões sobre alimentação, não culpabilizar a mãe e evitar aprofundamentos e ênfase na alimentação domiciliar da criança (cardápio, tipo de alimentos, modo de preparo, quantidade, forma de administração).
- Estimular a mãe a falar sobre as habilidades e dificuldades do filho, e dela mesma com a criança (interação), dando ênfase aos sentimentos maternos.
- Estimular rede de apoio familiar por meio de visitas de familiares, dando ênfase à figura paterna.
- Estimular uso de objeto transitório no hospital (objeto trazido de casa com o qual a criança tenha familiaridade e apego, como uma fralda, um brinquedo).
- Estimular a mãe a comunicar à criança seu afastamento da enfermaria, deixando a criança com o objeto transitório.
- Estimular que a mãe fale ao filho sobre cuidados que ela e a equipe farão (banho, troca de fraldas, alimentação, medicação, exames físicos e outros procedimentos invasivos).
- Promover contato da díade com outras da enfermaria.

A equipe com a mãe e a criança no dia-a-dia

- Estimular que a mãe monte *setting* alimentar (anunciar a atividade; posicionar a criança de frente a ela, de modo a promover trocas de olhares, comunicação e aceitação do alimento aos poucos, de acordo com o tempo da criança; estimular participação do filho na atividade, no contato e exploração do alimento), tendo em vista o prazer nas trocas alimentares.
- Observar adequação dos utensílios alimentares (colher, copo, prato), de modo a favorecer ingestão e exploração do alimento.
- Estimular ida da díade à brinquedoteca e a participação nas atividades propostas pelos voluntários e equipe na enfermaria.
- Favorecer maior participação da mãe na visita médica, colocando suas dúvidas em relação às dificuldades do filho.
- Estimular que a mãe fale com sua própria linguagem, sem usar termos médicos, aproximando-a da sua função materna.

- Levar a mãe a acolher o filho antes, durante e após procedimentos hospitalares, estimulando posição canguru, sucção não nutritiva, manha, etc.
- Resgatar/promover rituais ligados à alimentação, sono, banho.

Grupo com mães (semanal)

Objetivos: Promover espaço de escuta das mães e promoção de trocas com a equipe e com outras mães. Auxiliar a mãe a tomar consciência de suas dificuldades e habilidades, a retomar e reforçar a maternagem e reconhecer competências do filho;

Modalidades: Em horário próximo à dieta, com a presença da criança; sem a criança, em local como o espaço da brinquedoteca;

Duração média: 40 minutos.

- Buscar significados dados pelas mães à doença e internação da criança, integrando a visão da mãe à compreensão científica sobre a enfermidade e o tratamento clínico, promovendo maior equidade na compreensão do processo saúde-doença e na relação equipe de saúde-família.
- Tirar dúvidas quanto ao tratamento e aos procedimentos hospitalares.
- Durante a alimentação, estimular a comunicação mãe-filho, proporcionando ludicidade e prazer nessa atividade, estimulando as mães a observarem reações da criança, a qualidade da ingestão mais a quantidade.
- Favorecer que se estabeleçam atividades lúdicas entre as mães e seus filhos com os próprios utensílios da enfermaria (luva, gaze, esparadrapo, seringa, sonda nasogástrica).
- Após momentos como a alimentação e o brincar no grupo com as mães, abordar seus sentimentos, dificuldades e habilidades nessas atividades, reconhecendo e reforçando competências da mãe e do filho.

A equipe entre si (semanal)

Objetivos: Estimular a comunicação dentro da equipe, promovendo equidade, opondo-se a que o corpo da criança seja tomado e lido "aos pedaços". Envolver a equipe em algum tipo de trabalho de intercontrole ou supervisão. Rever aspectos da prática hospitalar (procedimentos na admissão, enfermaria, preparo para a alta e acompanhamento ambulatorial). Promover interlocução entre diferentes disciplinas, evitando que o corpo biológico seja o único objeto de atenção por parte da equipe.

- Utilizar a transferência e a contratransferência como instrumentos de trabalho, de modo a abordar e compreender os sentimentos mobilizados diante de cada díade e assegurar a circulação de palavras em torno da criança, da mãe e da família.
- Caso sejam observadas dificuldades da equipe no contato com a mãe e/ou dificuldades, solicitar consulta com psicólogo, ainda durante o internamento.
- Diminuir rotatividade de profissionais no contato com as díades há mais tempo na enfermaria.

- Nos casos de crianças sem acompanhante, eleger uma "interlocutora privilegiada" ou "profissional de referência da criança" (auxiliar ou técnica de enfermagem), que se encarrega dos cuidados da criança pela qual é responsável, evitando a descontinuidade nas trocas afetivas.
- Promover discussão dentro da equipe quando for necessário o uso da sonda nasogástrica e de outros procedimentos invasivos, refletindo sobre o momento e uso desses instrumentos.

CRITÉRIOS PARA A ALTA HOSPITALAR

- Cura da doença que motivou o internamento ou possibilidade de continuar o tratamento ambulatorialmente e a criança estar aceitando bem a quota programada da dieta pela boca.
- A criança vir apresentando um ganho médio de peso (GMP) > 10 g/kg/dia durante os 3 últimos dias;
- Ter atualizado o cartão vacinal.
- Mãe ter recebido as orientações (pelo menos 3 dias antes da alta) dos cuidados que deverá ter em casa, em relação:
  - Aos cuidados de higiene pessoal e no preparo dos alimentos.
  - À atenção para a temperatura da criança: aquecer quando necessário, deixar livre de agasalhos quando o ambiente estiver muito quente.
  - À alimentação da criança: o que oferecer, a quantidade, o número de vezes por dia. Essa orientação, de preferência, deve ser dada pela nutricionista, que avalia as condições da família e estabelece um cardápio adequado dentro do possível. (Uma sugestão é seguir ou adaptar a orientação alimentar para tratar a criança com muito baixo peso com base na atenção integrada às doenças prevalentes na infância [AIDPI].)

Preparação para a alta

Grupo com mães ou individual (em função do número de mães em preparo para a alta)

- Promover a construção da história do adoecimento e internação, retomando significados da mãe quanto ao adoecimento e internamento.
- Abordar expectativas quanto ao tratamento continuado (em casa e nos retornos ao hospital).
- Reforçar a importância das orientações à mãe/família, bem como a importância das consultas de retorno, tendo em vista não só o ambulatório de nutrição e pediatria, como também os demais profissionais da rede de cuidados.
- Solicitar a presença de Assistente Social de modo a auxiliar mães e familiares na busca por rede social de apoio, como programas assistenciais.
- Promover e estimular a mãe a ser multiplicadora e agente de transformação na compreensão e tratamento da desnutrição em sua comunidade.

OBS.: Deve-se programar o acompanhamento ambulatorial da criança com volta para reavaliação com 10 dias e, a partir daí, mensalmente ou conforme a necessidade de cada caso. O acompanhamento pode ser feito, dependendo das condições, no local de origem da criança, procurando manter contato com o centro de saúde que cuidará da criança, para dar continuidade ao tratamento e ajudar no que estiver ao alcance.

BIBLIOGRAFIA

Abromovay R. Integrar sociedade e natureza na luta contra a fome no século XXI. Fórum Josué de Castro, Cadernos de Saúde Pública, Rio de Janeiro, nov. 2008; 24(11):2704-9.

Ashworth A, Chopra M, McCoy D et al. WHO guidelines for management of severe malnutrition in rural South African hospitals: effect on case fatality and the influence of operational factors. Lancet 2004; 363(9.415):1.110.

Bernal C, Velásquez C, Alcaraz G, Botero J. Treatment of Severe Malnutrition in Children: Experience in Implementing the Worth Health of Organization Guidelines in Turbo, Colombia. Journal of Pediatric Gastroenterology and Nutrition 2008, 46:322-8.

Castro J. Geografia da Fome. (O dilema brasileiro: pão ou aço). 10ª edição revista, Antares/Achiamé, Rio de Janeiro, 1990.

Conde WL, Gigante DP. Epidemiologia da desnutrição. In: Kac G, Sichieri R, Gigante DP. Epidemiologia Nutricional. Rio de Janeiro: Fiovruz/Atheneu, 2007:281-95.

Falbo AR, Alves JGB, Batista Filho M, Cabral-Filho JE. Implementação do protocolo da Organização Mundial de Saúde para manejo da desnutrição grave em hospital no Nordeste do Brasil. Cad. Saúde Pública, Rio de Janeiro, 2006; 22(3):561-70.

Falbo AR, Alves JGB, Batista Filho M, Caminha MFC, Cabral-Filho JE. Decline in hospital mortality rate after the use of the World Health Organization protocol for management of severe malnutrition. Tropical Doctor 2009; 39(2):71-2.

Falbo AR, Alves JGB. Desnutrição grave: alguns aspectos clínicos e epidemiológicos de crianças hospitalizadas no Instituto Materno-Infantil de Pernambuco (IMIP), Brasil. Cadernos de Saúde Pública, 2002; 18(5):1.473-7.

Gernaat HB, Voorhoeve HW. A new classification of acute protein-energy malnutrition. Journal of Tropical Pediatrics, 2000; 46(2):97-106.

II Pesquisa Estadual de Saúde e Nutrição-Alimentação, Nutrição e Saúde no Estado de PE – espacialização e fatores econômicos – Recife 2002 – IMIP. Série publicações científicas do IMIP. In: Malaquias Batista Filho, Sylvia de Azevedo Mello Romani (orgs.).

III Pesquisa Estadual de Saúde e Nutrição (PESN) 2006 pesnpe2006. blogspot.com/2008/09/apresentao-da-pesquisa.html

Jones G et al. How many children death can we prevent this year? The Lancet 2003; 352(9.377): 65-71.

Mercedes de Onis, Edward AF & Monika Blössner. Is malnutrition declining? An analysis of changes in levels of child malnutrition since 1980. Bulletin of the World Health Organization 2000; 78:1.222-33.

Ministério da Saúde (Brasil). Secretaria de Atenção à Saúde. Sistema de Vigilância Alimentar e Nutricional (SISVAN) 2005.

Ministério da Saúde (MS). Manual de Atendimento da Criança com Desnutrição Grave em Nível Hospitalar. Secretaria de Atenção à Saúde/Coordenação Geral da Política de Alimentação e Nutrição. Brasília – DF – 2005.

Öcal B, Unal S, Zorlu P. Echocardiographic evaluation of cardiac functions and left ventricular mass in children with malnutrition. Journal of Paediatrics and Child Health 2001; 37:14-7.

OMS (Organização Mundial da Saúde). Manejo da desnutrição grave: um manual para profissionais de saúde de nível superior e suas equipes auxiliares. Genebra, 2000.

Paisini TP, Pires MMS, Wayhs MC, Stahelin L, Toyama RP. Avaliação nutricional de lactentes e pré-escolares hospitalizados no Hospital Polydoro Ernani São Thiago em 1995 e 2005. Arquivos Catarinenses de Medicina 2008;37:2.

PNDS 2006: principais resultados do estado nutricional e aleitamento materno. Disponível em URL: http://nutricao.saude.gov.br/sisvan/acesso_publico/boletim_sisvan/docs/principais_resultados_pnds_2006.pdf

Schofield C, Asworth A. Por que seiguem siendo tan altas las taxas de mortalidad por mal nutrición grave? Revista Panamericana de Salud Publica, 1997; 1:295-299.

Singla PN, Chand P, Kumar A et al. Serum zine and copper revels in children with motin-energy mal nutrition. The Indian Journed of Pediatrics, 1996: 63:119-203.

Singulen DM, Devincenzi MU, Lessa AC. Diagnóstico do estado nutricional da criança e do adolescente. Artigo de Revisão. Jornal de Pediatria, 2000; 76(supl. 3):S275-84.

Swaminathan, MS. Na Evergreen Revolution. Crop Science 2003;(46):2.293-303.

Unicef (Fundo das Nações Unidas para a Infância). Situação mundial da infância. Brasília, DF: Unicef, 2009. 166 p.

Waterlow JC. Protein-energy malnutrition. Londom: Arnold, 1992.

WHO (World Health Organization). Who Children Growth Stoudords. Lengh/height for age, weigh for age, lingh/leigth for weiht and body mass index for age: methods and development. WHO, Department for Health Development, Geneve, 2007.

WHO (World Health Organization). WHO Multicentre Growth Reference Study Group. WHO child growth standards based on length/height, weight and age. Acta Paediatrica 2006 (Supl. 450):76-85.

WHO (World Health Organization). World Health Statistics 2009. WHO, Geneve, 2009.

CAPÍTULO 7

Anemias Carenciais

Eduardo Jorge da Fonseca Lima
Ilma Kruze Grande de Arruda
Ida Cristina Ferreira Leita
Ana Paula Campos Pereira
Maria Isabella Lourdes Lopes

INTRODUÇÃO

A anemia é um problema de saúde pública de ordem global, afetando países desenvolvidos e em desenvolvimento, com consequências negativas tanto para a saúde do indivíduo como para o crescimento socioeconômico de uma região.

Por definição, as anemias carenciais derivam da provisão insuficiente de fatores hematopoiéticos carreados pelos alimentos em sua composição habitual ou acrescidos artificialmente mediante processos industriais de enriquecimento. Esse conceito abrange as situações em que a hematopoiese se encontra comprometida: a) pela baixa disponibilidade de nutrientes para a síntese da hemoglobina ou para a adequada maturação das hemácias; b) por intercorrências patológicas que reduzem o aproveitamento dos elementos hematínicos da dieta ou aumentam suas necessidades e c) por perdas excessivas em relação aos padrões fisiológicos, tais como: ação espoliativa dos parasitas intestinais, processos hemorrágicos agudos, crônicos ou repetitivos, e as perdas menstruais exageradas.

As anemias carenciais estão divididas em ferropriva e megaloblástica. Nessa última, dois nutrientes estão envolvidos: o ácido fólico e a vitamina B12. Admite-se, em escala mundial, que 90% das anemias ocorrem por deficiência de ferro, sendo menos frequente a etiologia por deficiência de folato e vitamina B12.

De acordo com a *WHO Global Database on Anaemia* 1993-2005, a anemia atinge cerca de 24,8% da população mundial. A maior prevalência é em crianças com idade abaixo de 5 anos (47,6%), embora afete cerca de 25% de crianças em idade escolar e 42% de gestantes de um modo geral. No Brasil, a prevalência de anemia em crianças menores de 5 anos de idade é de 54,9%, representando grave problema de saúde pública ($\geq$ 40% da população afetada), enquanto nas gestantes esse percentual é de 29,1% (estágio moderado).

Um estudo recente utilizando dados da Pesquisa Nacional de Demografia e Saúde da Criança e da Mulher (PNDS, 2006) encontrou uma prevalência de anemia de 20,9% em uma amostra de 3.455 crianças, onde a Região Nordeste apresentou a maior prevalência (22,5%) e a Norte, a menor (10,4%). A prevalência de anemia foi maior em crianças com idade inferior a 24 meses (24,1%) quando comparada àquelas na faixa etária entre 24 e 59 meses (19,5%). O agravo se apresentou menor em áreas rurais quando comparadas com áreas urbanas. Em relação às mulheres, a prevalência nacional encontrada foi de 29,4%, alcançando quase 40% na Região Nordeste.

Em Pernambuco, dados da III Pesquisa Estadual de Saúde e Nutrição–2006 mostram que esse agravo apresentou um declínio substancial. A prevalência de anemia encontrada em uma amostra de 1.403 crianças com idade inferior a 5 anos foi de 33%, observando-se redução de 30% em relação à prevalência da pesquisa anterior, em 1997, que chegava a 47%. Em relação à idade, crianças de 6 a 23 meses apresentaram maior prevalência (47%), quando comparadas com o grupo com idade de 24 a 59 meses (20%).

ANEMIA FERROPRIVA

A deficiência de ferro é a carência nutricional mais comum e a principal causa de anemia no mundo. Segundo a Organização Mundial de Saúde (OMS), a deficiência de ferro é uma condição na qual não há depósitos mobilizáveis de ferro, observando-se sinais do suprimento inadequado desse metal aos tecidos. A anemia representa o estágio mais grave dessa deficiência, sendo definida quando os níveis de hemoglobina estão dois desvios-padrão (DP) abaixo dos valores de referência para sexo e idade.

A deficiência de ferro pode ser dividida em três etapas, de acordo com a sua evolução:

1. Depleção dos estoques de ferro: diminuição das reservas de ferro, sem alterações funcionais.
2. Deficiência de ferro sem anemia: eritropoiese deficiente em ferro. A concentração de hemoglobina ainda não está reduzida.
3. Deficiência de ferro com anemia: diminuição dos níveis de hemoglobina e hematócrito, com prejuízos funcionais ao organismo, proporcionais à intensidade do quadro.

METABOLISMO DO FERRO

O conteúdo de ferro no corpo humano é de aproximadamente 3 a 5 gramas, encontrando-se distribuído principalmente entre os compostos funcionais (80%) e formas de armazenamento e transporte (20%):

- *Compostos funcionais*: Têm funções metabólicas e enzimáticas: hemoglobina, mioglobina, heme-enzimas (citocromos, catalases e peroxidases) e não heme-enzimas (não contêm o grupo heme, porém possuem ferro como cofator). A hemoglobina, responsável pelo transporte de oxigênio na circulação, representa o maior *pool* de ferro corporal (65%), enquanto a mioglobina, que atua como reserva de oxigênio utilizado na contração muscular, constitui 10% do ferro total.
- *Ferritina e hemossiderina*: São formas de armazenamento, encontradas principalmente no fígado e medula óssea, e em menor quantidade no baço e musculatura esquelética. Cerca de 70% do ferro são armazenados pela ferritina.
- *Transferrina*: Corresponde a 1% do ferro total, encarregada do transporte do ferro através do plasma. Cada molécula de transferrina pode ligar-se a dois átomos de ferro.

Em condições normais, cerca de 1 a 2 gramas de ferro são absorvidos diariamente no intestino; entretanto, as necessidades diárias são em sua maior parte supridas pela reutilização do ferro derivado da degradação das hemeproteínas. Essa reciclagem fornece 95% do ferro necessário para os adultos e 70% para as crianças, sendo o restante ofertado pela dieta.

As hemácias são removidas da circulação pelo sistema reticuloendotelial a cada 120 dias, 90% do ferro retornam à medula óssea, sendo reutilizados para a produção de novos glóbulos vermelhos e os 10% restantes são utilizados por células de outros sistemas ou seguem para o depósito.

Como não há mecanismos de excreção, a homeostase do ferro depende do *feedback* regulador entre as necessidades corporais e a absorção intestinal, envolvendo o controle da captação, retenção e liberação do ferro. A absorção intestinal ocorre principalmente no duodeno e se encontra aumentada em resposta a estoques insuficientes de ferro, aumento da atividade eritropoiética da medula óssea e hipóxia. Por outro lado, está diminuída na sobrecarga de ferro e na vigência de inflamação. Atualmente, acredita-se que o fígado desempenha papel central tanto na determinação da quantidade de ferro que é absorvida no intestino como na liberação de ferro dos locais de armazenamento, através do hormônio regulador hepcidina, o qual diminui a absorção intestinal do ferro e sua liberação pelos macrófagos e hepatócitos. A expressão desse hormônio se encontra diminuída na anemia ferropriva.

A absorção do ferro dos alimentos se dá normalmente em cerca de 10%, podendo chegar até 20% em indivíduos com deficiência de ferro, sendo também influenciada pela composição da dieta. Em alimentos de origem vegetal é encontrado o ferro não heme, predominantemente sob a forma férrica (Fe^{3+}), que, por ser pouco solúvel, precisa ser reduzido à forma ferrosa (Fe^{2+}) pela ação da enzima redutase férrica. Dessa maneira é então transportado por meio da membrana apical do enterócito pelo DMT1 (*divalent metal transporter 1*) e, em parte, liberado para circulação, onde necessita ser oxidado à forma férrica para se ligar à transferrina e, assim, ser transportado para os sítios de utilização e armazenamento.

O ferro não heme apresenta baixa biodisponibilidade (1% a 8%) e sua absorção é facilitada pela acidez gástrica e por certos componentes da dieta (ácido ascórbico, frutose, citrato, aminoácidos presentes nas carnes e carotenoides). Alguns alimentos contêm substâncias formadoras de complexos insolúveis que diminuem a absorção do ferro: fitatos (presentes nos cereais), polifenóis (alguns vegetais), cálcio (leite e derivados) e tanino (chá).

O ferro heme, derivado das hemeproteínas, é encontrado nos alimentos de origem animal, apresenta elevada biodisponibilidade (30%) e não sofre ação de elementos inibidores da absorção. Parece ser absorvido por mecanismos diferentes que ainda não estão completamente esclarecidos.

A eliminação fisiológica do ferro é pequena, ocorrendo principalmente pela descamação de células das mucosas intestinais e da pele, enquanto quantidades mínimas são perdidas na urina. As necessidades diárias correspondem à quantidade que precisa ser absorvida com finalidade de repor as perdas fisiológicas e atender à demanda que certas situações exigem, como períodos de crescimento e gravidez. Entre as perdas fisiológicas deve-se considerar a menstruação. Os valores de referência de ingestão dietética de ferro se encontram resumidos no Quadro XVI.7.1.

Quadro XVI.7.1. Recomendações diárias de ferro de acordo com a faixa etária, sexo e condições fisiológicas

Categoria	Idade	Ferro (mg/dia)
Crianças	0 – 6 meses	0,27
	7 – 12 meses	11
	1 – 3 anos	7
	4 – 8 anos	10
Homens	9 – 13 anos	8
	14 – 18 anos	11
Mulheres	9 – 13 anos	8
	14 – 18 anos	15
Gestantes	18 anos	27
Lactantes	18 anos	10

Adaptado de: Food and Nutrition Board, Institute of Medicine, National Academies, 2004.

ETIOLOGIA

A anemia ferropriva é decorrente da atuação de vários fatores etiológicos que frequentemente coexistem. Nas crianças, especialmente nas fases em que há maior velocidade de crescimento, a inadequação do ferro na dieta representa a principal causa de anemia, que comumente ocorre entre 9 e 24 meses de idade.

Ao nascimento, com o início da respiração, diminuem os níveis de eritropoietina e cessa a eritropoiese, levando ao declínio dos níveis de hemoglobina na 1ª semana de vida, o que persiste por 6 a 8 semanas. Além disso, a menor sobrevida dos eritrócitos fetais e a necessidade de expansão do volume sanguíneo no 1º trimestre de vida explicam a fisiopatologia da anemia fisiológica do lactente. Por volta dos 2 a 3 meses de idade, quando os níveis de hemoglobina chegam a 9-10g/dL em crianças nascidas a termo e a 7-9g/dL nos prematuros (esses com início mais precoce, entre 3 e 6 semanas), recomeça o estímulo da eritropoietina e consequentemente há normalização dos níveis de hemoglobina.

Os estoques de ferro formados principalmente no último trimestre da gestação são suficientes durante os primeiros 4-6 meses de vida no lactente saudável, nascido a termo, com peso adequado. A partir dos 6 meses, no entanto, as reservas se esgotam e a alimentação passa a desempenhar papel fundamental no suprimento desse micronutriente. O leite materno, apesar da elevada biodisponibilidade do ferro (aproximadamente 50%), não é mais suficiente para satisfazer os requerimentos, tornando-se necessária a introdução de alimentos complementares ricos em ferro. A anemia por deficiência de ferro pode, contudo, surgir de forma precoce em determinadas circunstâncias, a saber:

- Prematuridade e baixo peso ao nascer: esses recém-nascidos apresentam reservas insuficientes de ferro e maior velocidade de crescimento (a massa sanguínea total, dependendo do peso ao nascimento, terá de ser até sextuplicada ao final do 1º ano de vida).
- Gemelaridade.
- Eventos hemorrágicos perinatais.

A relação entre anemia ferropriva materna e o conteúdo de ferro no leite materno e sangue do cordão umbilical é motivo de discussão. Tem sido sugerido que a anemia materna, quando intensa, afeta de maneira negativa a quantidade de ferro presente no cordão e no leite. Os níveis baixos de ferritina encontrados em sangue do cordão umbilical mostram haver diminuição dos estoques de ferro nesses recém-nascidos. O consumo de leite materno com baixo conteúdo de ferro pode contribuir para uma maior depleção dos estoques que já são baixos ao nascimento, determinando sérias consequências para o lactente. Estudos recentes têm demonstrado que o clampeamento tardio do cordão umbilical (em torno de 2 minutos) pode ser vantajoso para a criança nascida a termo, enriquecendo os depósitos de ferro por pelo menos 6 meses, parecendo não haver aumento significante no risco de icterícia e policitemia.

Lactentes em uso de leite de vaca integral apresentam maior risco de anemia ferropriva, devido ao baixo conteúdo e menor biodisponibilidade (10%) do ferro. O padrão alimentar mais frequentemente observado em lactentes anêmicos é o desmame precoce associado ao consumo de grandes quantidades de leite integral, além da introdução tardia de alimentos ricos em ferro heme. O consumo de leite de vaca também interfere na absorção do ferro de outros alimentos, levando ainda a sangramentos digestivos ocultos como consequência de micro-hemorragias na mucosa intestinal.

É importante lembrar que a anemia ferropriva também é frequente na adolescência, em que além de uma alimentação inadequada há maior necessidade de ferro para o crescimento. A maior quantidade de mioglobina, importante no desenvolvimento da massa muscular, requer mais ferro. Há um aumento de 33% nas células eritrocitárias do adolescente do sexo masculino durante o pico de crescimento puberal. Nas meninas, após a menarca, a necessidade de ferro é três vezes maior do que a dos meninos devido às perdas menstruais, que podem chegar a 1,4mg/dia. Intensa atividade física na adolescência, praticada geralmente por atletas, pode levar à depleção de ferro, principalmente no sexo feminino.

A pesquisa de perdas sanguíneas, especialmente as gastrointestinais, deve ser considerada nos casos de anemia ferropriva, sobretudo quando ocorre em crianças mais velhas e quando não há história de erro alimentar.

Várias condições podem levar à depleção do ferro: esofagite pela doença do refluxo gastroesofágico, alergia à proteína do leite de vaca, gastrite, úlcera péptica, diarreias crônicas, doenças inflamatórias intestinais, pólipos, divertículo de Meckel e parasitoses intestinais. Em nosso meio há elevada prevalência de parasitoses intestinais, ocorrendo espoliação intestinal de ferro nos casos de ancilostomíase, tricuríase e esquistossomose. A ancilostomíase é causada pelo *Ancylostoma duodenale* e pelo *Necator americanus* (mais frequente no Brasil). Ambos provocam sangramentos intestinais, porém as perdas são mais intensas nas infecções pelo *A. duoedenale* (0,25mL/dia) do que pelo *N. americanus* (0,03mL/dia).

A deficiência de ferro pode ocorrer ainda em crianças que apresentam má absorção intestinal, como na doença celíaca, doença de Crohn e em ressecções cirúrgicas. O uso de drogas que diminuem a secreção gástrica também prejudica a absorção do ferro.

Alguns estudos têm demonstrado haver associação entre infecção por *Helicobacter pylori* e anemia por deficiência de ferro. Os mecanismos biológicos pelos quais o *H. pylori* provocaria alterações no estoque de ferro não são completamente compreendidos, parecendo envolver várias vias, incluindo perdas sanguíneas pelo trato gastrointestinal, diminuição da absorção do ferro da dieta (hipocloridria) e captação do ferro pela bactéria. Essa associação permanece controversa, aguardando pesquisas esclarecedoras.

Importante ressaltar ainda entre as causas a presença de infecções, principalmente crônicas e de repetição, que por talvez reduzirem o ferro disponível para eritropoiese possam levar à anemia.

MANIFESTAÇÕES CLÍNICAS

A anemia é uma condição posterior a um estágio de depleção de ferro, no qual ocorre inicialmente diminuição dos depósitos e do ferro circulante, levando ao surgimento gradual dos sintomas. Nos quadros leves a moderados, as crianças geralmente são assintomáticas ou têm manifestações discretas em virtude dos mecanismos compensatórios, como aumento dos níveis de 2,3-difosfoglicerato nos eritrócitos e desvio para direita da curva de dissociação de oxigênio da hemoglobina. Com a piora da anemia, a palidez se torna mais evidente e as crianças apresentam fadiga, irritabilidade e anorexia. Na anamnese podem ser referidas outras queixas: geofagia (comer terra), pagofagia (consumo de gelo), tontura, taquicardia, palpitações e dispneia aos esforços.

O exame físico das crianças com anemia ferropriva comumente é normal, exceto pela palidez de grau variável. A palidez é o sinal mais importante da anemia; entretanto, algumas condições podem alterar a coloração da pele e mucosas por fenômenos vasomotores (estados emotivos, calor, frio, febre e exercício físico). É recomendado pela OMS que a avaliação clínica da anemia seja feita pela coloração palmar da criança, classificando-a como normal ou palidez leve/grave quando comparada com a coloração palmar da genitora. De acordo com a OMS, em crianças jovens a palidez palmar é preferível à palidez de conjuntiva ocular, devido à frequência de conjuntivites, que podem alterar a coloração da mucosa na presença de anemia.

Estudos realizados no ambulatório de pediatria do Instituto Materno-Infantil de Pernambuco (IMIP), com o objetivo de validar sinais clínicos para o diagnóstico de anemia, demonstraram que, em relação à anemia leve, qualquer indicador clínico utilizado para diagnóstico (palidez de conjuntiva, palmar, facial, de leito ungueal) apresenta baixa sensibilidade e reprodutibilidade. Por outro lado, há aumento na sensibilidade para todos os indicadores no diagnóstico da anemia moderada a grave.

Em alguns pacientes são auscultados sopros cardíacos suaves, sem irradiação, porém, dependendo da intensidade e duração da anemia, são observados até sinais de insuficiência cardíaca grave. Em lactentes pode ser notada esplenomegalia em cerca de 10% dos casos. Alterações epiteliais podem levar à glossite, queilite e coiloníquia (aspecto côncavo nas unhas).

O estado nutricional da criança pode variar de obesidade ao baixo peso, sendo comum o encontro de outras deficiências nutricionais.

CONSEQUÊNCIAS FUNCIONAIS DA DEFICIÊNCIA DE FERRO

A deficiência de ferro, mesmo sem anemia, parece estar associada a prejuízo nas funções cognitivas, problemas comportamentais, prejuízo nas habilidades motoras e coordenação, atraso na linguagem e baixo rendimento escolar. Os *deficits* neurocognitivos são as piores consequências, afetando crianças de todas as idades. Contudo, os lactentes formam o grupo mais vulnerável, nos quais tais *deficits* podem ser irreversíveis, mesmo com o tratamento da deficiência de ferro. O mecanismo causal das alterações no desenvolvimento é especulado, sendo sugerido que a hipomielinização é a base dos *deficits* neurocognitivos. Além disso, há evidências consideráveis de que a anemia está associada a várias desvantagens socioeconômicas e biomédicas, que por si afetam o desenvolvimento infantil. A possibilidade de que o desenvolvimento das crianças seja afetado pela anemia ferropriva é preocupante não apenas da perspectiva do desenvolvimento pessoal, mas também para o desenvolvimento de uma nação em países onde há elevada prevalência da doença.

A associação entre deficiência de ferro e susceptibilidade a infecções tem sido investigada, havendo evidências de que o ferro é necessário para uma adequada resposta imunológica; entretanto, permanece em debate se realmente ocorre uma relação clinicamente importante. Tem sido relatado que há prejuízo da imunidade celular, diminuição da resposta dos linfócitos T a diferentes mitógenos, diminuição das atividades fagocíticas e bactericidas dos neutrófilos, comprometimento funcional dos monócitos e diminuição das interleucinas 2 e 6. A imunidade humoral parece ser menos afetada do que a celular, sendo descritos decréscimos dos níveis de IgG4.

Estudos realizados, sobretudo em adolescentes, têm demonstrado haver menor capacidade para o exercício físico na deficiência de ferro, tanto pela redução nos níveis de hemoglobina, que diminui a disponibilidade de oxigênio para os tecidos, como pela reduzida concentração de mioglobina no músculo esquelético, que limita a difusão de oxigênio para a mitocôndria, levando ao prejuízo da capacidade de realizar atividades com consumo elevado de energia.

DIAGNÓSTICO

O diagnóstico da anemia ferropriva é baseado na história, no exame físico e exames laboratoriais. Na suspeita clínica de anemia, a investigação laboratorial é iniciada com a realização de hemograma completo, associado à contagem de reticulócitos, que fornecerão informações importantes quanto à provável etiologia.

Os valores de referência (pontos de corte) preconizados pela OMS para o diagnóstico de anemia, utilizando hemoglobina e hematócrito, são vistos no Quadro XVI.7.2.

A anemia ferropriva é microcítica e hipocrômica, características definidas pelos índices hematimétricos. Os índices comumente utilizados são o volume corpuscular médio (VCM), a hemoglobina corpuscular média (HCM), a concentração de hemoglobina corpuscular média (CHCM) e o *red cell distribution width* (RDW) – coeficiente de variação eritrocitária.

O VCM, a HCM e a CHCM estão geralmente diminuídos, porém, casos leves de anemia por deficiência de ferro podem exibir índices e morfologia eritrocitária normais. O VCM define a microcitose, e a HCM e a CHCM definem a hipocromia. A CHCM é alterada tardiamente no curso da anemia. Na prática, em crianças, considera-se microcitose quando o VCM é menor do que $75\mu^3$. O RDW, obtido por meio de contadores eletrônicos, é uma medida quantitativa da anisocitose. Na anemia ferropri-

Quadro XVI.7.2. Valores de referência da hemoglobina e hematócrito para diagnóstico de anemia

Idade	Hemoglobina (g%)	Hematócrito (%)
Crianças		
6 a 59 meses	< 11,0	< 33
5-11 anos	< 11,5	< 34
12 a 14 anos	< 12,0	< 36
Mulheres > 15 anos (não gestantes)	< 12,0	< 36
Mulheres gestantes	< 11,0	< 33
Homens > 15 anos	<13,0	< 39

Adaptado de: OMS, 2001.

va são encontrados valores maiores que 14,5%, refletindo a heterogeneidade no tamanho das hemácias. Também pode ser observada a poiquilocitose – variação na forma das hemácias. Algumas vezes há importante aumento no número das plaquetas, possivelmente resultante de um efeito inespecífico da eritropoetina, que compartilha semelhanças estruturais com a trombopoetina. Os reticulócitos podem estar normais ou diminuídos em decorrência da produção deficiente de eritrócitos.

Em algumas ocasiões há necessidade de se avaliar o ferro corpóreo, o que pode ser feito analisando-se a sequência de alterações bioquímicas e hematológicas resultantes da progressiva deficiência de ferro no organismo. Inicialmente o ferro é mobilizado dos estoques, observando-se diminuição ou ausência da hemossiderina na medula óssea. O nível de ferritina sérica cai, enquanto há o aumento da capacidade de ligação do ferro.

Com o esgotamento das reservas de ferro, ocorre o início da eritropoiese deficiente em ferro, havendo também o aumento dos receptores plasmáticos de transferrina e diminuição do ferro sérico e da saturação da transferrina. O nível de protoporfirina eritrocitária progressivamente aumenta em decorrência da redução de ferro disponível para formação do grupo heme. A eritropoiese deficiente em ferro é também demonstrada pela quantificação do conteúdo de hemoglobina do reticulócito. Com a diminuição da produção de hemoglobina, há o desenvolvimento da anemia ferropriva, percebendo-se as alterações morfológicas das células vermelhas já mencionadas.

Vários exames permitem quantificar o ferro corpóreo; entretanto, os resultados retratam apenas parte do seu metabolismo e devem ser interpretados com cautela. Esses exames são de exceção, apresentam custo elevado, estando restritos a casos em que se necessita ampliar a investigação diagnóstica e/ou há resposta inadequada ao tratamento, tais como:

- *Ferritina sérica*: Reflete as reservas corporais. Seu decréscimo marca o início do processo de ferropenia. Os valores de referência variam de acordo com a faixa etária, sendo mais elevados nos primeiros 5 meses de vida e menores na mulher em idade fértil. A ferritina se encontra elevada em processos inflamatórios, infecciosos e malignos e não apresenta variação diurna. Em geral, níveis menores do que 10-15µg/L estão associados à depleção dos estoques de ferro.
- *Ferro sérico*: O valor da dosagem de ferro sérico é relativo, uma vez que as alterações só são detectáveis nos estágios avançados, ou seja, depois de terem sidos consumidos os depósitos de ferro. Além disso, os níveis séricos de ferro sofrem variação circadiana (pela manhã, os valores são 30% mais elevados do que à tarde). Dosagens de ferro sérico menores do que 30µg/dL indicam carência de ferro no organismo.
- *Capacidade de ligação do ferro (CLF)*: Encontra-se aumentada na deficiência de ferro (mesmo antes de se esgotarem totalmente as reservas) e diminuída nos processos inflamatórios. Os valores normais oscilam entre 250 e 400µg/dL.
- *Saturação de transferrina (ST)*: A transferrina é uma proteína transportadora do ferro na corrente sanguínea, que sofre decréscimo conforme o organismo vai sendo espoliado em ferro. A ST é um índice sensível para avaliação de estados ferropênicos, sendo significativos para essa condição valores menores do que 12% a 16%. Observa-se diminuição da ST também em processos inflamatórios.
- *Protoporfirina eritrocitária livre (PEL)*: A estrutura precursora da porfirina, que irá constituir o heme da molécula de hemoglobina, pode ser detectada nos eritrócitos circulantes e estará em quantidade aumentada quando a liberação de ferro para a eritropoiese for insuficiente. Valores maiores do que 70µg/dL de PEL são considerados indicativos de carência de ferro. Como parte da protoporfirina livre no interior das células se liga ao zinco, alguns ensaios clínicos utilizam a zinco protoporfirina (ZPP) para essa avaliação.
- *Receptores de transferrina (RTs)*: A dosagem sérica dos RT se correlaciona com a concentração desses nas membranas celulares. Os níveis séricos dos RTs aumentam progressivamente quanto maior a deficiência de ferro e não são afetados por processos infecciosos e/ou inflamatórios, nem variam de acordo com idade, sexo e gravidez. Valores acima de 14mg/L são indicativos de anemia.
- *Conteúdo de hemoglobina do reticulócito*: É uma medida confiável e precoce da eritropoiese com deficiência de ferro. Valores menores do que 25 pg são sugestivos de deficiência de ferro e, se associados à diminuição da hemoglobina, indicam anemia.
- *Punção de medula óssea*: A medula óssea se encontra hipercelular, com hiperplasia eritroide. A ausência de ferro corável é definitiva para o diagnóstico. Leucócitos e megacariócitos estão normais.

Os exames laboratoriais de acordo com os estágios de deficiência de ferro estão resumidos no Quadro XVI.7.3.

DIAGNÓSTICO DIFERENCIAL

A anemia ferropriva deve ser diferenciada de outras condições associadas à microcitose (Quadro XVI.7.4), tais como:

- *Síndromes talassêmicas*: Microcitose resistente ao tratamento com ferro, RDW normal.
- *Intoxicação por chumbo*: Anemia microcítica e hipocrômica, RDW normal, pontilhado basófilo grosseiro dos eritrócitos, elevação nos níveis sanguíneos de chumbo, protoporfirina eritrocitária livre e coproporfirina urinária.
- *Infecções/inflamações crônicas*: Normalmente levam à anemia normocítica e normocrômica, porém podem

Quadro XVI.7.3. Exames laboratoriais utilizados na avaliação da deficiência de ferro

Exames	Depleção do estoque	Depleção de ferro sem anemia	Anemia ferropriva
Hemoglobina	Normal	Normal	Diminuída
VCM	Normal	Normal	Diminuído
HCM	Normal	Normal	Diminuído
RDW	Normal	Normal	Aumentado
Ferro sérico	Normal	Diminuído	Diminuído
Ferritina	Diminuída	Diminuída	Diminuída
CLF	Normal	Aumentada	Aumentada
PEL	Normal	Normal	Aumentada

Fonte: SBP – Departamento Científico de Nutrologia, 2007.

Quadro XVI.7.4. Diferenças laboratoriais entre anemias microcíticas

	Deficiência de ferro	Traço talassêmico	Inflamação crônica	Intoxicação por chumbo
VCM	↓	↓	N a ↓	N a ↓
RDW	↑	N	N	N a ↑
Número de hemácias	↓	N a ↑	N	↓
Número de plaquetas	N a ↑	N	N a ↑	N
Ferritina	↓	N	N a ↑	N a ↓
Saturação da transferrina	↓	N	↓	N a ↓
Eletroforese da hemoglobina	N	↑ HbA2	N	N
Resposta ao ferro	Melhora	Sem resposta	Sem resposta	Sem resposta
Outros	-	-	↑VSH/PCR	↑ Concentração de chumbo

Adaptado de: Richardson M, 2007.

apresentar-se com microcitose. Níveis de ferritina estão normais ou aumentados. A determinação do nível dos receptores de transferrina é útil, pois não se altera com a inflamação.

TRATAMENTO

O objetivo do tratamento da anemia ferropriva deve ser o de corrigir os níveis da hemoglobina e repor os depósitos de ferro. Além da administração de sais de ferro, é essencial boa orientação dietética.

DIETÉTICO

O ferro presente na dieta se apresenta de duas formas de acordo com seu mecanismo de absorção: ferro hemínico e não hemínico. Cerca de 70% do ferro absorvido são encontrados na forma de hemoglobina e 20% na forma de compostos de armazenagem.

De um modo geral, a biodisponibilidade (facilidade de absorção pelo organismo) do ferro alimentar está associada ao tipo do alimento do qual é derivado. O ferro hemínico, presente em carnes, vísceras e peixes, apresenta melhor absorção em comparação com o ferro não hemínico, presente nos demais alimentos.

Existem substâncias intensificadoras da absorção e alimentos que contêm substâncias formadoras de complexos que inibem a absorção. A biodisponibilidade do ferro também pode ser afetada pelo grau de acidez gástrica, classificada como substância intensificadora, que nas situações de acloridria (ausência), hipocloridria (diminuição) ou administração de substância alcalinas leva à redução da absorção de ferro não heme, atuando na solubilização do ferro nos fluidos gástricos e duodenal.

Fatores que aumentam a absorção

- Ácido ascórbico, reduzindo-o à forma ferrosa.
- Acidez gástrica (ácido clorídrico), aumentando a solubilidade e a disponibilidade do ferro alimentar.
- Remoção dos fosfatos, oxalatos e fitatos pelo cálcio, impedindo assim a quelação ou a formação de compostos insolúveis com o ferro.
- Estágios de taxa elevada de eritropoiese (gestação e crescimento).
- Fator intrínseco e ascorbato em razão da similaridade estrutural entre a vitamina B_{12} e o heme.
- Forma química do ferro: sais ferrosos de lactato, fumarato, succinato, glutamato e sulfato.
- Depleção das reservas de ferro.

Fatores que diminuem a absorção

- Compostos quelantes: fitatos, oxalatos, fosfatos e carbonatos.

- Fibras, pela diminuição do tempo de contato devido ao aumento da mobilidade intestinal.
- Forma química: sais ferrosos de citrato, tartarato e pirofosfato.
- Doenças intestinais que levam à má absorção.
- Aumento do pH gástrico devido à falta do ácido clorídrico ou à administração de substâncias alcalinas.
- Tanino, que dificulta a assimilação do ferro.
- Hipoplasia eritroide.

As fontes dietéticas mais importantes são

- Fontes animais: vísceras (rins, coração e fígado), ostras, frutos do mar, carne magra, língua, ovos.
- Fontes vegetais, como os feijões secos, soja, lentilha, grão de bico e hortaliças, como espinafre, acelga, couve e brócolis.

Frutas secas, melaço escuro, açúcar mascavo, rapadura, pães de grão integral enriquecidos e cereais também são considerados boas fontes de ferro. Dentre as frutas, uva, maçã, pêssego e o jenipapo são as mais indicadas.

O leite e os produtos lácteos são pobres nesse mineral. O leite materno, apesar de não apresentar teor elevado de ferro, tem sua absorção aumentada em torno de 50% pela presença da lactoferritina, o que o torna uma fonte de ferro superior ao leite de vaca, que é apenas de 10% a 12%.

Os pais devem ser orientados para oferecer uma dieta rica em ferro, adequada à faixa etária e de acordo com os recursos familiares. Também se ressalta a importância de acrescentar alimentos facilitadores da absorção (frutas cítricas e carboidratos) e minimizar os inibidores (chás, leites, verduras e cereais em excesso). Deve-se enfatizar que leite e produtos lácteos são pobres nesse mineral e que o leite de vaca integral é contraindicado para alimentação de crianças no 1º ano de vida, principalmente nas menores de 6 meses. Deve-se estimular uma dieta em que haja associação de alimentos ricos em ferro heme e não heme, ressaltando-se que as carnes (vermelhas e brancas) contêm ferro com elevada biodisponibilidade, mais bem aproveitado pelo organismo. É imprescindível a recomendação de não substituir as refeições por leite, hábito comum em nosso meio. Essa orientação deve ser feita visando ao melhor aproveitamento do ferro alimentar.

MEDICAMENTOSO

O uso de ferro oral corrige a anemia ferropriva em quase todos os pacientes. A dose recomendada é de 3 a 5mg/kg/dia de ferro elementar, usualmente na forma de sulfato ferroso (20% de ferro elementar), que além do custo mais baixo apresenta melhor absorção. É desaconselhável o uso de associações (polivitamínicos e minerais – com exceção da vitamina C), pois além de não haver evidências de melhor resposta pode haver diminuição do processo absortivo. Outros sais de ferro (como gluconato e fumarato) e medicamentos que contêm ferro aminoácido quelato ou hidróxido de ferro polimaltosado podem ser usados na intolerância ou má aceitação do sulfato ferroso.

A dose diária pode ser fracionada em duas vezes para minimizar os efeitos adversos. A administração da medicação deve ser feita 30 a 60 minutos antes das refeições, acompanhada, se possível, de sucos cítricos, para incrementar a absorção do ferro. Ocorre normalização da hemoglobina geralmente entre 4 e 6 semanas após o início do tratamento; entretanto, ele deve ser mantido por mais 2 a 3 meses para refazer os estoques de ferro corporal. Os principais obstáculos ao tratamento são a pobre palatabilidade das preparações orais, os efeitos adversos gastrointestinais e a baixa adesão.

Os efeitos adversos, mais frequentes em crianças mais velhas e adolescentes, incluem náuseas, vômitos, desconforto epigástrico, distensão abdominal, azia, diarreia ou constipação e alteração na coloração das fezes. Doses menores de sulfato ferroso podem minimizar os efeitos adversos, enquanto o aumento do consumo de água e de fibras ajuda na constipação. Apresentações líquidas levam ao escurecimento dos dentes, o que é evitado com a limpeza bucal após o uso da medicação. Todos esses efeitos são considerados leves e é necessário que o paciente e os pais sejam orientados sobre eles para garantir a continuidade do tratamento.

De acordo com alguns estudos visando reduzir custos e aumentar a adesão, o tratamento pode ser simplificado, sem que haja prejuízo na resposta, por meio do emprego de doses semanais de ferro em substituição às doses diárias. Essa alternativa é baseada no conhecimento de que existe um bloqueio da absorção intestinal do ferro medicamentoso quando ele é administrado repetidamente, já que as células do epitélio intestinal só se renovam a cada 80 horas.

O ferro parenteral, através da via venosa, só é utilizado em casos restritos, em que exista total impossibilidade do uso do ferro oral, como nos quadros de má absorção. Podem ocorrer efeitos adversos leves, como febre, náuseas, cefaleia, prurido ou mesmo reações anafiláticas graves. A via intramuscular não é recomendada em crianças.

A transfusão de concentrado de hemácias está indicada apenas nos casos de anemia grave, com evidências de repercussões clínicas relevantes.

Após o início do tratamento há melhora do quadro clínico antes mesmo do surgimento das alterações laboratoriais, notando-se diminuição da irritabilidade e aumento do apetite já nas primeiras 24 horas. A reticulocitose é observada com 48 a 72 horas, atingindo o pico em 5 a 7 dias. Entre 4 e 30 dias há aumento nos níveis da hemoglobina, ocorrendo a repleção das reservas em torno de 30 a 90 dias.

A melhora nos níveis de hemoglobina e nos índices hematimétricos é o melhor meio para confirmar o diagnóstico de deficiência de ferro. Na ausência de resposta satisfatória ao tratamento, a principal possibilidade a ser levada em conta é a falta de adesão às orientações prescritas. O tratamento deve ser reorientado, considerando-se as dificuldades específicas de cada caso.

A persistência da anemia microcítica em crianças tratadas adequadamente, desde que afastada a possibilidade de perdas sanguíneas ocultas, indica a necessidade de se ampliar a abordagem diagnóstica. É essencial confirmar ou afastar laboratorialmente a condição da ferropenia. Caso a investigação confirme a presença de ferropenia, o tratamento deve ser retomado, considerando-se a possibilidade de falha terapêutica ou de haver outra etiologia associada à ferropenia, como deficiências nutricionais mistas e processos inflamatórios crônicos. Se a ferropenia for afastada, a investigação diagnóstica caminhará para excluir as demais causas de microcitose.

PROGNÓSTICO

O ferro é um nutriente fundamental para todas as células vivas, uma vez que está envolvido em uma série de funções metabólicas e de síntese, essenciais para a manutenção da vida. A deficiência desse metal produz inúmeras e importantes alterações cujas consequências podem ser corrigidas com intervenção medicamentosa ou por ingestão de alimentos ricos em ferro, se realizada em tempo hábil. Geralmente, se detectada e tratada precocemente, nenhuma sequela será observada. A gravidade da deficiência mineral vai depender do tempo de exposição, muitas vezes associada a faixa etária e o grupo de risco. Adultos em idade produtiva poderão ter a capacidade e o desempenho físico comprometidos (De Mayer, 1989). Durante a gravidez a deficiência de ferro não tratada tem sido associada à prematuridade, ao baixo peso ao nascer e à morbimortalidade da gestante e do feto.

Embora estudos demonstrem correlações positivas entre deficiência de ferro e atraso de crescimento, a literatura sobre deficiência de ferro, velocidade de crescimento e os efeitos do tratamento sobre recuperação da anemia ainda são escassos, permanecendo, ainda, opiniões contraditórias. Fisberg e colaboradores, utilizando um suplemento lácteo fortificado com ferro na merenda de 102 pré-escolares durante 6 meses, observou que havia ocorrido melhora nos índices antropométricos ao término do estudo.

Uma metanálise conduzida por Ramaskrisna e colaboradores avaliou os efeitos da intervenção da vitamina A e do ferro, micronutrientes sobre o crescimento de crianças e adolescentes até 18 anos, e concluiu que as intervenções com ferro e vitamina A não mostraram efeito sobre o crescimento linear ou ponderal do grupo estudado. Estudo de revisão elaborado por Rivera e colaboradores (2003) avaliou os efeitos da suplementação com ferro sobre o crescimento em 11 estudos na África, Ásia e América Latina, com crianças entre 2 meses e 13,5 anos que receberam 10-80mg/ferro/dia por pelo menos 2 meses. Ele concluiu que a suplementação mostrou efeito sobre o crescimento e que as distorções entre os achados em estudos em comunidades podem dever-se à ausência de outros nutrientes também importantes para o crescimento. Também foi observado que a suplementação não mostrou efeito nas crianças não anêmicas.

O ferro tem função importante no processo de mielinização, síntese e função de neurotransmissores (dopamina, serotonina, catecolaminas e GABA) e metabolismo dos neurônios das áreas de memória.

Nos primeiros 2 anos de vida a deficiência de ferro pode levar ao atraso no desenvolvimento psicomotor e alterações comportamentais, cuja persistência após tratamento ainda é controversa. Em escolares, os efeitos da suplementação com ferro são mais claros, evidenciados por um número maior de estudos, os quais têm mostrado que a terapia com ferro melhora o aprendizado escolar e as habilidades nos indivíduos anêmicos.

PREVENÇÃO

A manutenção do aleitamento materno exclusivo por 6 meses é medida fundamental na prevenção da anemia ferropriva, tanto pela superioridade da biodisponibilidade do ferro, como também por evitar o surgimento de micro-hemorragias causadas pelo leite de vaca. No 1º ano de vida o leite de vaca integral deve ser evitado.

A suplementação profilática de ferro recomendada pelo Departamento Científico de Nutrologia Pediátrica da Sociedade Brasileira de Pediatria (SBP) pode se vista no Quadro XVI.7.5.

Quadro XVI.7.5. Recomendação da suplementação medicamentosa de ferro do Departamento Científico de Nutrologia da SBP

Situação	Recomendação
Lactentes nascidos a termo, de peso adequado para a idade gestacional, em aleitamento materno exclusivo até 6 meses de idade.	Não indicado
Lactentes nascidos a termo, de peso adequado para a idade gestacional, em uso de fórmula infantil até 6 meses de idade e a partir do 6º mês se houver ingestão mínima de 500mL de fórmula por dia.	Não indicado
Lactentes nascidos a termo, de peso adequado para a idade gestacional, a partir da introdução de alimentos complementares.	1mg de ferro elementar/kg peso/dia até 2 anos de idade ou 25mg de ferro elementar por semana até 18 meses de idade.*
Prematuros maiores do que 1.500g e recém-nascidos de baixo peso, a partir do 30º dia de vida.	2mg de ferro elementar/kg peso/dia, durante todo o 1º ano de vida. Após esse período, 1mg/kg/dia até 2 anos de idade.

*Recomendação do Programa Nacional de Combate à Anemia Carencial do Ministério da Saúde.

Para os recém-nascidos de extremo baixo peso, o Comitê de Nutrição da Academia Americana de Pediatria recomenda as seguintes doses no 1º ano de vida:

- Peso > 1.000g e < 1.500g – 3mg de ferro alimentar/kg/dia
- Peso < 1.000g – 4mg de ferro alimentar/kg/dia

A World Health Organization (WHO) preconiza como estratégias para o combate a anemia a *suplementação com ferro*, que é a abordagem habitual para grupos de risco, como gestantes, nutrizes e lactentes usuários do sistema de saúde em nível de atenção primária. Entretanto, essa suplementação deveria ter como alvo todas as mulheres em idade fértil e crianças maiores de 6 meses, pré-escolares e adolescentes do sexo feminino. Um dos problemas encontrados para a suplementação é que o veículo seria o sistema de saúde, ao qual os grupos de risco têm pouco acesso. Além disto, existem as dificuldades no que se refere ao abastecimento, distribuição e consumo correto dos suplementos.

O *melhoramento da dieta* é a estratégia mais sustentável para prevenir a carência de micronutrientes. Baseia-se na educação nutricional por meio da qual são estimulados e recomendados especialmente o aumento do consumo de ferro, principalmente do tipo heme, de melhor absorção, o consumo de alimentos que melhorem a absorção do ferro, como vegetais e frutas, ricos em vitamina e outros estimuladores, e a redução, durante as refeições, do consumo de inibidores da absorção do ferro, como os fitatos, fostatos, oxalatos e polifenois. Recomenda-se também a utilização de alimentos locais considerando a sazonalidade e orienta-se a minimização de perdas durante o preparo e cozimento. A modificação na dieta envolve mudanças no comportamento, que quando atingidas trazem melhora importante e duradoura, não apenas do nível de ferro, mas também de outros nutrientes.

A *fortificação de alimentos* largamente consumidos pode, a longo prazo, aumentar as reservas de ferro em nível populacional. Um programa efetivo de fortificação envolve esforços governamentais, da indústria de alimentos e da população. A estratégia para fortificação de alimentos inclui a identificação de alimentos que sejam adequados ao processamento, amplamente aceitos pela população e cujo preço final seja acessível.

No Brasil, em 2004, por meio da Resolução nº 344 da Agência Nacional de Vigilância Sanitária, o Ministério da Saúde estabeleceu a obrigatoriedade da adição de 4,2mg de ferro e 150µg de ácido fólico por 100g nas farinhas de trigo e milho, com a finalidade de aumentar a disponibilidade desses nutrientes à população. Outra medida implantada pelo Ministério da Saúde, pela Portaria nº 730, de maio de 2005, instituiu o Programa Nacional de Suplementação de Ferro, que tem como objetivo a prevenção e o controle da doença. O programa consiste na suplementação medicamentosa de sulfato ferroso para todas as crianças de 6 a 18 meses de idade, gestantes a partir da 20ª semana e mulheres até o 3º mês pós-parto, como pode ser visto no Quadro XVI.7.6. É consenso que a integração das referidas medidas possa apresentar melhor impacto sobre o problema da anemia.

Além das orientações nutricionais e suplementação medicamentosa, doenças que levam a perdas de sangue devem ser reconhecidas e tratadas. Ênfase deve ser dada às parasitoses intestinais, que nos países em desenvolvimento representam importante problema de saúde pública, cujo controle, assim como no caso da anemia por carência de ferro, envolve melhoria nas condições de vida da população.

A adequada assistência ao pré-natal e ao parto permite que problemas relacionados à saúde da gestante sejam prevenidos ou solucionados, evitando em alguns casos o parto prematuro e o baixo peso ao nascer, ambos fatores de risco para a anemia.

Programas de prevenção da anemia devem contemplar as suas múltiplas causas, por meio de estratégias diversas. Desse modo, intervenções que combatam os fatores biológicos, socioeconômicos e culturais que levam à deficiência de ferro, entre outros agravantes à saúde, permitem, além de melhor qualidade de vida, que a criança alcance seu potencial de desenvolvimento.

Quadro XVI.7.6. População-alvo e condutas de intervenção do Programa Nacional de Suplementação de Ferro

População a ser atendida	Dosagem	Tempo de permanência/periodicidade		Produto	Cobertura populacional
Crianças de 6-18 meses	25 mg de ferro elementar	1 vez por semana	Até completar 18 meses	Sulfato ferroso	Universal
Gestantes a partir da 20ª semana	60 mg de ferro elementar 5mg de ácido fólico	Todos os dias	Até o final da gestação	Sulfato ferroso Ácido fólico	Universal
Mulheres no pós-parto e pós-aborto	60mg de ferro elementar	Todos os dias	Até o 3º mês pós-parto e pós-aborto	Sulfato ferroso	Universal

Obs. 1: As gestantes devem ser suplementadas também com ácido fólico, pois essa vitamina também tem papel importante na gênese da anemia em gestantes, de acordo com a conduta estabelecida pela Área Técnica de Saúde da Mulher do Ministério da Saúde.
Obs. 2: A suplementação também é recomendada nos casos de abortos, com a mesma conduta para as mulheres no pós-parto.

ANEMIA MEGALOBLÁSTICA

Sob a denominação da expressão *anemia megaloblástica* há um grupo de doenças que exibem alterações morfológicas específicas nas células hematopoiéticas. Existe um defeito na síntese de DNA e, em menor grau, de RNA e proteínas, ocasionando um assincronismo nucleocitoplasmático, pois, apesar do retardo na maturação nuclear e do prejuízo na divisão celular, o desenvolvimento do citoplasma ocorre normalmente. As anemias megaloblásticas são caracterizadas por uma eritropoiese ineficaz, visto que até 90% dos precursores eritroides podem ser destruídos antes de liberados para a corrente sanguínea. Todas as células proliferativas exibem alterações megaloblásticas, porém elas são mais marcantes no sangue e medula óssea e nas células epiteliais do trato gastrointestinal. As causas mais comuns são as deficiências de ácido fólico e/ou vitamina B12.

DEFICIÊNCIA DE ÁCIDO FÓLICO (ÁCIDO PTEROILGLUTÂMICO)

Nos alimentos, os folatos se encontram sob a forma de poliglutamatos, ou seja, conjugados a uma cadeia de resíduos de ácido glutâmico, o que prejudica a absorção intestinal. São convertidos em monoglutamatos, por meio de conjugases presentes no lúmen intestinal, para que possam finalmente ser absorvidos no jejuno. Nos enterócitos são transformados em 5-metiltetra-hidrofolatos, passam ao plasma e rapidamente são transportados às células por carreador específico. Dentro da célula, o grupo metila é removido em uma reação dependente da vitamina B12, e os folatos são rapidamente reconjugados, convertidos novamente em poliglutamatos. A reconjugação é necessária para a retenção dos folatos dentro das células.

O ácido fólico terapêutico se encontra como monoglutamato, possuindo absorção facilitada, mas essa forma não é biologicamente ativa, requerendo conversão em tetra-hidrofolato.

Os folatos são secretados na bile, sendo em parte reabsorvidos no intestino, em intensa circulação entero-hepática. São secretados e reabsorvidos pelos rins. Como os estoques corporais são limitados, correspondendo a aproximadamente 5-20mg (dos quais metade é armazenada no fígado), há o desenvolvimento de anemia megaloblástica 3 a 4 meses após o início de uma dieta muito deficiente em folatos.

As necessidades diárias de ácido fólico variam com a idade, sexo e estado fisiológico (Quadro XVI.7.7).

O ácido fólico participa de reações enzimáticas como transportador de fragmentos monocarbônicos, sendo essencial na síntese de purinas, desoxitimidilato monofosfato (dTMP) e metionina.

ETIOLOGIA

Certas condições clínicas predispõem um balanço negativo dos folatos e uma deficiência subsequente. São agrupadas em categorias etiológicas, porém deve ser lembrado que, em um mesmo paciente, mais de um mecanismo pode estar envolvido:

Quadro XVI.7.7. Recomendações diárias de ácido fólico de acordo com a faixa etária, sexo e condições fisiológicas

Categoria	Idade	Ácido fólico (mcg/dia)
Crianças	0 – 6 meses	65
	7 – 12 meses	80
	1 – 3 anos	150
	4 – 8 anos	200
Homens	9 – 13 anos	300
	14 – 18 anos	400
Mulheres	9 – 13 anos	300
	14 – 18 anos	400
Gestantes	18 anos	600
Lactantes	18 anos	500

Adaptado de: Food and Nutrition Board, Institute of Medicine, National Academies, 2004.

Ingestão inadequada

Dieta deficiente: É a causa mais comum. Pode estar associada a quadros de desnutrição energético-proteica e a múltiplas deficiências. Crianças alimentadas por tempo prolongado com leite de cabra sem suplementação são de elevado risco. Atentar para a prática inadequada de cozimento prolongado dos alimentos, destruindo os folatos.

Necessidades aumentadas

Gravidez
Períodos de maior velocidade de crescimento
Neoplasias
Anemias hemolíticas crônicas
Doenças cutâneas esfoliativas crônicas
Hemodiálise

Má absorção

Doença celíaca
Diarreia crônica
Doença inflamatória intestinal
Cirurgia intestinal prévia
Drogas: anticonvulsivantes

Alterações no metabolismo

Drogas: metotrexato, pirimetamina, trimetoprim
Álcool
Deficiências enzimáticas raras

QUADRO CLÍNICO

O pico de incidência é entre 4-7 meses de idade, mais precoce do que o observado na anemia ferropriva, devendo-se ressaltar que pode haver carência de ácido fólico e ferro ao mesmo tempo. As manifestações clínicas surgem de forma insidiosa, ocorrendo sintomas inespecíficos relacionados à anemia, como palidez, fraqueza, fadiga, irritabilidade, anorexia, palpitações e falta de ar. As crianças afetadas podem apresentar diarreia crônica, glossite, queilose e icterícia (como consequência da hemólise provocada pela eritropoiese ineficaz). Em casos graves, a trombocitopenia leva a sangramentos. Ao quadro clínico são acrescentados os sinais e sintomas relacionados à doença de base, responsável pela carência de ácido fólico.

Existe também forte associação entre deficiência de folatos e outras condições patológicas. A deficiência dessa vitamina no período periconcepcional pode conduzir a anomalias congênitas, principalmente defeitos no tubo neural, precursor do sistema nervoso central (SNC), que dará origem ao cérebro e medula. Quando o fechamento desse tubo não é completado, podem ocorrer alterações na morfologia, sendo as mais frequentes a espinha bífida e a anencefalia, mas também há relatos de fendas orais, cardiopatias, anormalidades no trato urinário, defeitos nos membros, entre outras.

A deficiência de folato também está associada à elevação da homocisteína, que está relacionada a mecanismo de coagulação, lesão endotelial e substâncias vasoconstritoras e vasodilatadoras.

A inadequação do folato também está relacionada à carcinogênese, possivelmente secundária a um DNA alterado e metilação anormal.

DIAGNÓSTICO

Para o diagnóstico de anemia megaloblástica por deficiência de folato, além das manifestações inespecíficas das anemias megaloblásticas, é necessário considerar as seguintes características:

1. História, exame físico e exames laboratoriais compatíveis com a deficiência de folato.
2. Ausência de sinais neurológicos próprios da deficiência de vitamina B12.
3. Resposta hematológica com doses pequenas de folatos – destacando-se que o uso de doses > 0,1mg/dia pode levar à correção da anemia e agravamento do quadro neurológico em pacientes deficientes em vitamina B12, tratados apenas com ácido fólico.

A anamnese deve ser detalhada, procurando-se identificar deficiências alimentares, uso de drogas e doenças que indiquem deficiência de ácido fólico.

Os exames laboratoriais têm progredido muito, permitindo o diagnóstico de casos ainda não elucidados:

- *Hemograma*: A anemia é macrocítica (VCM > 100µ^3), sendo o aumento do VCM a manifestação mais precoce da megaloblastose. Em casos mais intensos, poiquilocitose e anisocitose são evidentes. Podem ser observados corpúsculos de Howell-Jolly e anéis de Cabot. A atividade eritroide da medula se encontra aumentada, porém as células megaloblásticas geralmente morrem antes da liberação, contribuindo para reduzida contagem de reticulócitos. As alterações nas células vermelhas são tanto mais pronunciadas quanto mais grave for a anemia. Se a deficiência de ferro existe concomitantemente, o VCM pode ser normal, e às vezes apenas o tratamento com ferro permite a expressão das manifestações megaloblásticas no sangue periférico. Podem ser observadas neutropenia, com hipersegmentação nuclear dos neutrófilos polimorfonucleares ($\geq$ 5% com cinco ou mais lobos ou $\geq$ 1% com seis ou mais lobos), e trombocitopenia, com variação quanto ao tamanho das plaquetas.
- *Medula óssea*: O aspirado da medula se mostra hipercelular, com alterações megaloblásticas marcantes, principalmente na série eritroide. Apesar do aumento da celularidade, a produção de células vermelhas está diminuída, caracterizando a eritropoiese ineficaz. São também observados metamielócitos gigantes com vacuolização citoplasmática e hipersegmentação nuclear dos megacariócitos.
- Ferro sérico, desidrogenase láctica (DHL) e bilirrubinas podem estar aumentados nas anemias megaloblásticas. As alterações nos níveis plasmáticos de DHL (isoenzima 1) e de bilirrubina não conjugada se devem à elevada destruição intramedular dos eritroblastos.
- *Concentração sérica de folato*: Os valores normais se situam entre 4-20ng/mL. Níveis de folato sérico abaixo do normal são o indicador mais precoce de sua deficiência. Entretanto, como refletem o balanço do folato em curto espaço de tempo, podem ser normalizados com uma única refeição rica em folatos em pacientes com verdadeira deficiência e estar reduzidos após poucos dias de dieta deficiente, a despeito da adequação dos estoques corpóreos. Gravidez, ingestão de álcool, uso de certos anticonvulsivantes podem levar à redução isolada da concentração sérica de folato. Níveis abaixo de 3ng/dL são sugestivos de deficiência, porém não devem, isoladamente, determinar o tratamento.
- *Folato eritrocitário*: Teoricamente é o melhor indicador da deficiência crônica, pois não está sujeito a flutuações no balanço do folato, já que reflete o *turnover* do mesmo nos 2 a 3 meses precedentes. Também está reduzido em aproximadamente 50% dos pacientes com anemia megaloblástica por deficiência de vitamina B12, não sendo útil para distinção entre as duas formas de deficiência. Os valores normais são de 150-600ng/mL.
- *Dosagem de homocisteína sérica*: O folato é necessário para a formação da metionina a partir da homocisteína. Por isso, a deficiência de folatos está relacionada ao aumento dos níveis séricos desse metabólito (valores normais = 5-14µMol/L). Na deficiência de vitamina B12, além de haver aumento dos níveis séricos de homocisteína, há níveis séricos elevados do ácido metil-

malônico (valores normais ≤ 0,4µMol/L). A grande maioria dos pacientes com deficiência isolada de folatos tem níveis normais do ácido metilmalônico. O restante exibe pequenas elevações. Os níveis retornam ao normal apenas com a correção específica de cada deficiência.

- *Teste de supressão da desoxiuridina*: A desoxiuridina suprime a incorporação da timidina no DNA de células da medula óssea. Falha na supressão é um indicador da deficiência de folato ou cobalamina, havendo correção com ácido fólico.

DIAGNÓSTICO DIFERENCIAL

Devem ser levadas em conta condições que estejam associadas à macrocitose:

- Doenças hepáticas
- Hipotireoidismo
- Anemia aplástica
- Algumas formas de mielodisplasia
- Gravidez
- Doenças associadas à reticulocitose (anemia hemolítica autoimune)

O VCM, entretanto, raramente se encontra maior do que 110µ^3 nessas condições.

TRATAMENTO
Medicamentoso

Ácido fólico deve ser administrado por via oral na dose de 1-5mg/dia, durante aproximadamente 4 semanas, até resposta hematológica definitiva. Doses terapêuticas de ácido fólico parcialmente corrigem as anormalidades hematológicas na deficiência de vitamina B12, porém o quadro neurológico pode progredir, causando danos irreversíveis. Portanto, as deficiências de folatos e vitamina B12 devem sempre ser avaliadas conjuntamente na condução do paciente. Se há urgência para o início do tratamento, sem esclarecimento da etiologia, são administrados folato e vitamina B12, após coleta de exames. A dose adequada da terapia de manutenção é de 100-200mcg/dia. O ácido folínico (5-formiltetra-hidrofolato) é mais caro, sendo reservado para casos que envolvam drogas antifolatos.

Dietético

Os folatos são sintetizados por plantas e micro-organismos, estando presentes em grande diversidade de alimentos, como vegetais folhosos verdes (espinafre, aspargo, brócolis), carnes magras, batatas, pão de trigo integral, feijões secos, amendoins, alimentos fermentados e vísceras (fígado, rins). Quase todas as frutas e raízes são pobres em ácido fólico; no entanto, morangos, banana, melão, limão e suco de laranja contêm uma quantidade considerável. O folato é altamente susceptível ao calor e à destruição oxidativa (50% a 95% do folato em alimentos podem ser destruídos por cozimento ou por envazamento, ou refinamento). O leite humano e o de vaca, diferentemente do leite de cabra, fornecem quantidades adequadas de folatos.

DEFICIÊNCIA DE VITAMINA B12 (COBALAMINA)

A vitamina B12 é sintetizada apenas por certos microorganismos, sendo fornecida ao homem exclusivamente por meio da dieta. As fontes alimentares são de origem animal: carnes, vísceras (fígado e rins), leite e derivados, frutos do mar e ovos. No adulto, o conteúdo corporal corresponde a 2-5mg, sendo que aproximadamente 2mg se encontram no fígado. As recomendações diárias da ingestão para crianças e adolescentes variam entre 0,4 e 2,4mcg/dia e estão apresentadas no Quadro XVI.7.8.

Nos alimentos, a cobalamina está ligada a proteínas de forma inespecífica. Quando chega ao estômago, é liberada das proteínas alimentares por meio da digestão péptica, unindo-se à proteína R, presente na saliva e suco gástrico. Ao entrar no duodeno, o complexo cobalamina-proteína R sofre a ação das enzimas pancreáticas, havendo degradação da proteína R e liberação da cobalamina. Nesse ponto, a cobalamina se fixa ao fator intrínseco (FI), uma glicoproteína produzida pelas células parietais da cárdia e fundo gástrico. Na ausência do FI, menos de 2% da cobalamina ingerida são absorvidos, enquanto na sua presença a absorção é de aproximadamente 70%. O complexo cobalamina-FI, muito resistente às enzimas digestivas, alcança o íleo, onde existem receptores específicos. Enquanto o FI é degradado nos enterócitos, a cobalamina passa à circulação portal ligada a uma proteína transportadora – transcobalamina II (TCII) – e é distribuída ao fígado, medula óssea e outros tecidos. Dentro das células,

Quadro XVI.7.8. Recomendações diárias de vitamina B12 de acordo com a faixa etária, sexo e condições fisiológicas

Categoria	Idade	B12 (mcg/dia)
Crianças	0 – 6 meses	0,4
	7 – 12 meses	0,5
	1 – 3 anos	0,9
	4 – 8 anos	1,2
Homens	9 – 13 anos	1,8
	14 – 18 anos	2,4
Mulheres	9 – 13 anos	1,8
	14 – 18 anos	2,4
Gestantes	18 anos	2,6
Lactantes	18 anos	2,8

Adaptado de: Food and Nutrition Board, Institute of Medicine, National Academies, 2004.

a cobalamina é metabolizada em duas coenzimas: adenosilcobalamina e metilcobalamina.

O plasma contém ainda TCI e TCIII, sem funções específicas de transporte. Sabe-se que a TCI se liga a 75% da cobalamina, sendo considerada uma forma de armazenamento no plasma. Apesar de a maior parte da cobalamina circulante estar ligada à TCI, é a TCII que inicialmente transporta toda a cobalamina absorvida no intestino.

Assim como os folatos, a vitamina B12 também participa de um ciclo êntero-hepático, sendo secretada na bile e reabsorvida (65%-75%) no intestino. As perdas diárias são pequenas, correspondendo a 0,1% do *pool* corporal. Por conta da quantidade dos estoques corporais, das pequenas perdas e da existência da circulação êntero-hepática não há surgimento de um estado de deficiência, mesmo após anos do início de má absorção ou restrição alimentar.

FUNÇÕES FISIOLÓGICAS

A ação conjunta da vitamina B12 e ácido fólico permite a síntese adequada de DNA necessária às células com rápido *turnover*, como as células hematopoiéticas.

A cobalamina participa como cofator em duas reações:

1. Conversão do metilmalonil-CoA em succinil CoA por meio da adenosilcobalamina – Não há interação com ácido fólico nessa via. Sugere-se que essa reação possa ser importante para a formação de mielina e alterações neurológicas vistas na deficiência de vitamina B12, porém as observações de que a deficiência hereditária da enzima metilmalonil CoA mutase não causa neuropatias não corroboram essa hipótese.
2. Conversão da homocisteína em metionina por meio da metilcobalamina – Nessa reação há transferência do radical metila do metiltetra-hidrofolato para transformação da homocisteína em metionina. Há duas importantes consequências nessa reação:
    - Redução dos níveis plasmáticos de homocisteína, que quando elevados podem estar associados à doença vascular oclusiva.
    - Desmetilação do metiltetra-hidrofolato – O tetra-hidrofolato é o substrato para enzima que realiza a conversão do folato em poliglutamato (forma ativa). Apenas o poliglutamato participa na síntese de purinas e na conversão do desoxiuridalato em timidilato. Consequentemente, a anemia megaloblástica por deficiência de vitamina B12 resulta de uma deficiência intracelular de folatos, devido à incapacidade celular de conjugar o metiltetra-hidrofolato.

ETIOLOGIA

Vários mecanismos podem levar à deficiência de vitamina B12.

Ingestão deficiente

Dieta vegetariana – Principalmente quando além de carnes há exclusão de ovos e leite. Crianças amamentadas por mães vegetarianas ou que tenham anemia perniciosa podem desenvolver anemia megaloblástica, que geralmente, nesses casos, se manifesta no 1º ano de vida. Importante lembrar que o consumo de carnes é restrito entre as pessoas socioeconomicamente mais desfavorecidas.

Má absorção

- Dificuldade de liberação de cobalamina da dieta
- Acloridria
- Gastrectomia parcial
- Drogas que bloqueiam a secreção ácida
- Doenças pancreáticas
- Deficiência de fator intrínseco

Anemia perniciosa – A causa mais comum no adulto. É provocada pela ausência do FI, que ocorre pela atrofia da mucosa gástrica ou destruição das células parietais por meio de mecanismo autoimune. Estão presentes anticorpos anticélulas parietais (90%) e antifator intrínseco (60%).

Anemia perniciosa juvenil – Condição rara que se manifesta na 2ª década de vida com deficiência grave de vitamina B12, associada a endocrinopatias e autoanticorpos.

Gastrectomia total

Deficiência congênita do FI – Doença autossômica recessiva em que as células parietais não produzem FI funcionalmente normal. A idade de apresentação é entre 6-24 meses.

Distúrbio do íleo terminal

Doença celíaca
Ressecção intestinal
Neoplasias e doenças granulomatosas
Doença de Crohn

Má absorção seletiva de cobalamina (doença de Imerslund-Gräsbeck) – Doença autossômica recessiva em que há falha no transporte do complexo cobalamina-FI, por alterações no receptor. Geralmente está associada à proteinúria.

Deficiência de transcobalamina II

Doença autossômica recessiva, manifesta-se nas primeiras semanas de vida, com irritabilidade, falha no desenvolvimento, palidez, vômitos, diarreia, glossite.

Competição pela cobalamina

Infestação pelo *Diphyllobothrium latum*, cestódio conhecido como "tênia do peixe", ocorrendo em áreas onde é comum o consumo de peixes crus.

Bactérias – Situações em que há síndrome da "alça cega", causando estase intestinal. As bactérias captam a cobalamina ingerida antes que possa ser absorvida.

Erros inatos no metabolismo da cobalamina

Acidúria metilmalônica
Deficiência de metimalonil CoA mutase
Deficiência de adenosilcobalamina
Deficiência de metilcobalamina

Óxido nitroso (N_2O)

É um anestésico que inativa a cobalamina na sua forma de coenzimas. Está associado a quadros graves de anemia megaloblástica e/ou *deficits* neurológicos principalmente em idosos com estoques limítrofes de cobalamina.

QUADRO CLÍNICO

As manifestações clínicas estão relacionadas à anemia, ao envolvimento do trato gastrointestinal e ao sistema nervoso. Estão presentes sinais e sintomas inespecíficos da anemia: palidez, fadiga, fraqueza e irritabilidade, podendo haver, dependendo da gravidade, quadro de insuficiência cardíaca congestiva. Queixas digestivas como vômitos, diarreia, glossite, anorexia são reflexo da deficiência de vitamina B12 nas células de rápido *turnover* do epitélio gastrointestinal. Hiperpigmentação da pele e icterícia são observadas. Sangramentos, em consequência da trombocitopenia, são raros. Especificamente na deficiência de vitamina B12 podem ocorrer alterações neurológicas.

O quadro neurológico às vezes surge de forma isolada, sem anemia megaloblástica, trazendo dificuldades ao diagnóstico. Geralmente parestesias estão presentes no início como resultado de uma neuropatia periférica. Sem tratamento há progressão para ataxia espástica provocada pela desmielinização dos cordões laterais e posteriores da medula espinhal. São observadas alterações sensoriais e atrofia do nervo óptico. Distúrbios mentais variam desde *deficit* de memória e irritabilidade até demência grave e quadros psicóticos. Em crianças é registrado atraso no desenvolvimento. As alterações neurológicas decorrentes da deficiência de vitamina B12 podem não ser revertidas com o tratamento, dependendo do tempo de duração dos sintomas.

DIAGNÓSTICO

O diagnóstico deve ser feito o mais precoce possível, principalmente pela possibilidade de danos neurológicos progressivos e irreversíveis. Como as características clínicas da deficiência de ácido fólico e vitamina B12 são semelhantes, é importante estabelecer qual o quadro em questão, pois o tratamento com ácido fólico melhora temporariamente a anemia megaloblástica da deficiência da vitamina B12, retardando o diagnóstico.

A investigação é direcionada pelos dados colhidos na anamnese e pelo exame físico da criança. Quando não é detectado erro alimentar e o quadro clínico-laboratorial sugere deficiência de vitamina B12, deve-se atentar para presença de má absorção e identificar sua causa. As alterações hematológicas presentes são as mesmas observadas na deficiência de folatos. Os demais exames de ajuda no diagnóstico são:

- *Níveis séricos de cobalamina*: Valores normais são de 200-900pg/mL, utilizando-se como referência para deficiência níveis menores do que 100pg/mL, no intuito de melhorar a especificidade. As dosagens estão baixas na maioria dos pacientes com deficiência da vitamina B12, porém são normais nos casos provocados pelo N_2O, na deficiência de TCII, nas doenças mieloproliferativas em que há níveis elevados de TCI e nos erros inatos do metabolismo da cobalamina. Os níveis podem estar baixos na presença de concentrações teciduais normais nos casos de mieloma múltiplo, pacientes em uso de doses elevadas de ácido ascórbico, gravidez e deficiência de TCI. A vitamina B12 e o ácido fólico possuem vias metabólicas em comum. Portanto, a deficiência de um elemento pode causar alteração nos níveis do outro. Na anemia megaloblástica pela deficiência de folatos há diminuição dos níveis séricos de cobalamina em 30% dos pacientes.
- *Níveis séricos de folatos*: Podem ser elevados na deficiência de vitamina B12 e normais se houver as duas deficiências simultaneamente.
- *Dosagens séricas de ácido metilmalônico e homocisteína*: Níveis elevados de ambos metabólitos são indicadores da deficiência tissular de vitamina B12 em mais de 90% dos pacientes deficientes. Estão alterados antes mesmo da queda dos níveis séricos de cobalamina. A reposição da vitamina B12 proporciona a normalização dos níveis.
- *Teste de Schilling*: Avalia a absorção de cobalamina por meio da determinação da radioatividade urinária após uma dose oral de cobalamina radiativa. O teste consiste em duas fases:

Primeira fase: O paciente recebe uma dose oral de cobalamina radiativa, iniciando-se em seguida a coleta de urina em 24 horas. Após 2 horas da dose oral radioativa, cobalamina não marcada é dada por via intramuscular, com a finalidade de saturar as proteínas transportadoras. Indivíduos normais excretam pelo menos 8% da dose radioativa nas primeiras 24 horas. Excreção inferior a 2% sugere má absorção. Hipocloridria, deficiência congênita de TCII e ingestão inadequada de vitamina B12 não apresentam alterações na primeira fase. Se a excreção for baixa, é realizada a segunda fase do teste com um intervalo de aproximadamente 5 dias.

Segunda fase: É realizado o mesmo procedimento, com exceção que, dessa vez, o FI é administrado oralmente, junto com a cobalamina radioativa. Se a baixa excreção urinária da primeira fase for resultante da deficiência de FI, a segunda fase será normal. Má absorção por outras etiologias não é corrigida com o FI.

- *Falso-negativo*: Quando há absorção da vitamina, porém há falha na liberação da mesma dos alimentos (gastrectomia parcial, vagotomia, úlcera gástrica e uso de drogas inibidoras da bomba de prótons).
- *Falso-positivo*: Doença renal (retarda a excreção).
  - Inadequada saturação das proteínas transportadoras de cobalamina na primeira fase do teste.
  - Fator intrínseco inativo ou neutralizado por anticorpos no estômago.
- *Anticorpos anti-FI e anticélulas parietais*: Não são solicitados de rotina na avaliação da anemia perniciosa. Os anticorpos anti-FI têm baixa sensibilidade, mas apresentam especificidade de quase 100%, enquanto os anticorpos anticélulas parietais são bem menos específicos e também têm baixa sensibilidade, o que compromete sua utilidade como ferramenta de diagnóstico.

TRATAMENTO

Apesar de alguns estudos demonstrarem bons resultados com o tratamento oral, não há consenso sobre seu uso, pois, além da incerteza a respeito da absorção, há também maior necessidade de colaboração dos pais/pacientes. Vários esquemas utilizando a hidroxicobalamina por via intramuscular têm sido sugeridos, por não haver padronização das doses em pediatria:

- 0,2µg/kg por 2 dias, seguido de 1.000µg/dia por 2 a 7 dias
- 100µg/dia por 7 dias
- 1.000µg/dia por 7 dias, em casos de comprometimento neurológico grave

A manutenção é preconizada com 100 a 1.000µg uma vez a cada 1-3 meses. Nos casos de anemia grave, hemotransfusão pode ser necessária.

A intervenção nutricional se constitui de uma dieta rica em proteína, principalmente de alimentos de origem animal: carnes (bovina e suína), ovos, leite e produtos lácteos. Também devem ser considerados os alimentos ricos em ferro e folato.

RESPOSTA AO TRATAMENTO DAS ANEMIAS MEGALOBLÁSTICAS

Ocorre pronta resposta ao tratamento. Logo após o início da reposição, mesmo antes de uma evidente resposta hematológica, o paciente refere sensação de bem-estar. Em questão de poucas horas há alterações na morfologia celular na medula óssea. Níveis elevados de ferro, bilirrubina e DHL caem rapidamente. Reticulocitose surge entre 4-5 dias, atingindo o pico em 7 dias, seguido por aumento da hemoglobina e queda do VCM. A hemoglobina se normaliza por volta de 8 semanas. Há aumento do número de plaquetas e leucócitos, embora a hipersegmentação persista por 10-14 dias. Os níveis séricos elevados de homocisteína e ácido metilmalônico retornam ao normal no final da 1ª semana.

Hipocalemia pode ocorrer no início do tratamento, decorrente do aumento da utilização do potássio durante a produção de novas células hematopoiéticas. Em pacientes com anemia grave, a hipocalemia pode ser intensa, demandando monitoração na fase inicial do tratamento e correção com potássio quando indicada.

Atraso na resposta ao tratamento sugere a presença de outros fatores contribuindo para anemia (deficiência combinada de ácido fólico e cobalamina em tratamento apenas com um dos dois elementos; deficiência de ferro; hemoglobinopatias; infecção; hipotireoidismo e doença maligna) ou erro no diagnóstico.

Com a reposição da vitamina B12 há parada da progressão dos danos neurológicos, porém o grau de recuperação funcional é inversamente proporcional à extensão e duração da doença. Sinais e sintomas com duração superior a 3 meses têm sido associados à disfunção neurológica residual. A recuperação é lenta, com resposta máxima em torno de 6 meses.

ANEMIA MEGALOBLÁSTICA AGUDA

Diferentemente da apresentação usual, em que o quadro clínico se instala insidiosamente, a anemia megaloblástica pode manifestar-se em poucos dias, resultante da deficiência tissular de ácido fólico ou cobalamina. O curso da doença é grave, com leucopenia e trombocitopenia intensas, como observadas nas citopenias imunológicas. As causas mais comuns são anestesia com N_2O e doenças graves que necessitam de tratamentos em UTI, envolvendo cirurgias, transfusões de sangue, diálise, nutrição parenteral total e uso de drogas antagonistas dos folatos. O diagnóstico é feito através do aspirado medular, que mostra alterações megaloblásticas em poucas horas. Após coleta de sangue para determinação dos níveis séricos de cobalamina e folato, o tratamento deve ser iniciado imediatamente com vitamina B12 e ácido fólico. Os níveis séricos de folatos e cobalamina podem ser normais.

PROFILAXIA

Orientação alimentar deve ser dada aos pais, visando a uma alimentação que supra as necessidades diárias de ácido fólico e vitamina B12. Como já referido, as farinhas de trigo e milho devem ser enriquecidas com ferro e ácido fólico, segundo resolução do Ministério da Saúde de 2004. Alguns grupos de crianças requerem reposição medicamentosa das vitaminas:

Ácido fólico

- Lactentes em uso exclusivo de leite de cabra

- Pacientes com anemias hemolíticas ou estados hematológicos hiperproliferativos
- Uso de drogas que interfiram com o metabolismo do ácido fólico

Vitamina B12

- Lactentes em aleitamento materno exclusivo, cujas mães são adeptas de uma dieta estritamente vegetariana (exclusão de leite, ovos e carnes) por longo período
- Lactentes de mães com anemia perniciosa.

BIBLIOGRAFIA

Anderson GJ, Frazera DM, McLarenb GD. Iron absorption and metabolism. Curr Opin Gastroenterol 2009; 25:129-25.

Arruda IKG, Veras ICL, Lima EJF. Anemias carenciais. In: Alves JGBA, Ferreira OS, Maggi RS (orgs.). Fernando Figueira – Pediatria – Instituto Materno-Infantil de Pernambuco (IMIP). 3ª ed. Rio de Janeiro: Medsi; 2004:133-41.

Assunção MCF, Santos IS, Barros A, Gigante DP, Victora CG. Efeito da fortificação de farinhas com ferro sobre anemia em pré-escolares, Pelotas, RS. Rev. Saúde Pública. São Paulo, 2007; 41(4).

Bamberg R. Occurrence and detection of iron-deficiency anemia in infants and toddlers. Clin Lab Sci 2008; 21:225-31.

Braga JAP, Ivankovich DT. Anemia megaloblástica. In: Braga JAP, Tone LG, Loggetto SR (coords.). Hematologia para o pediatra. São Paulo: Atheneu; 2007:37-46.

Clark SF. Iron deficiency anemia: diagnosis and management. Curr Opin Gastroenterol 2009; 25:122-8.

Cunningham-Rundles S, McNeeley DF, Moon A. Mechanisms of nutrient modulation of the immune response. J Allergy Clin Immunol 2005; 115:1.119-28.

Daugule I, Rowland M. Helicobacter pylori – infection in children. Helicobacter 2008; 13 (Suppl. 1):41–6.

De Mayer EM, Dallman P, Gurney JM et al. Preventing an controoling iron deficiency anaemia through primary health care. Geneve: Worde Health Organization, 1989.

Ekiz C, Agaoglu L, Karakas Z et al. The effect of iron deficiency on the function of the immune system. Hematol J 2005; 5:579-83.

Fisberg M, Braga JAP, Tadeei JAA et al. Utilização de suplemento alimentar enriquecido com ferro na prevenção de anemia em pré-escolares. Pediatria moderna, 1996; 32(7):753-8.

Fleming RE, Bacon BR. Orchestration of iron homeostasis. N Engl J Med 2005; 352:1741-4.

Glader B. Iron deficiency anemia. In: Kliegman et al. (eds.).Nelson Textbook of Pediatrics. 18th ed. Philadelphia: Saunders Elsevier; 2007:2.014-7.

Hutton EK, Hassan ES. Late versus early clamping of the umbilical cord in full-term neonates: Systematic review and meta-analysis of controlled trials. JAMA 2007; 297:1.241-52.

III PESN-2006. III Pesquisa Estadual de Saúde e Nutrição e I Inquérito Estadual sobre Doenças Crônicas e Agravos não Transmissíveis: prevalência e fatores de risco – síntese dos resultados divulgada durante o seminário promovido pelo Departamento de Nutrição/UFPE, Secretaria Estadual de Saúde/PE e IMIP, agosto, 2008.

Lima EJF, Lopes MIL. Anemias carenciais. In: Lima EJF, Souza MFT, Brito RCCM (coords.). Pediatria Ambulatorial. Rio de Janeiro: Medbook 2008:745-66.

Maranhão HS, Maia JMC, Figueiredo Filho PP, Norton RC, Weffort VRS. Anemias carenciais na infância. In: Lopez FA, Campos Júnior D (orgs.). Tratado de Pediatria – Sociedade Brasileira de Pediatria. Barueri: Manole, 2007:1.495-502.

Mateos ME, De-la-Cruz J, López-Laso E et al. Reticulocyte hemoglobin content for the diagnosis of iron deficiency. J Pediatr Hematol Oncol 2008; 30:539-42.

Oliveira MA, Osório MM. Cow's milk consumption and iron deficiency in children. J Pediatr (Rio J). 2005; 81(5):361-7.

Rivera JA, Hotz C, Gonzalez-Cossio T et al. The effect of micronutrient deficiencies on child growth: a review of results from community-based supplementation trials. J Nutr 2003; 133:4.105-20.

Sociedade Brasileira de Pediatria – Departamento de Nutrologia. Anemia Carencial Ferropriva. [documento científico.] Fevereiro de 2007.

Umbreit J. Iron deficiency: a concise review. Am J Hematol 2005; 78:225-31.

West AR, Oates PS. Mechanisms of heme iron absorption: Current questions and controversies. World J Gastroenterol 2008; 14:4.101-10.

World Health Organization. Iron deficiency anaemia: assessment, prevention and control. A guide for programme managers. Genebra: WHO; 2001. 132p.

World Health Organization. Worldwide prevalence of anaemia 1993-2005: WHO global database on anaemia. Genebra:WHO, 2008.

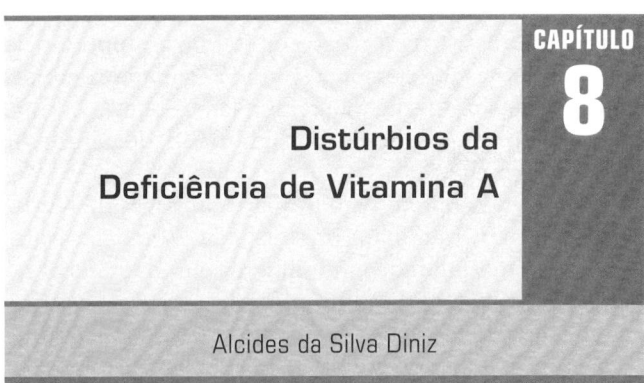

CAPÍTULO 8

Distúrbios da Deficiência de Vitamina A

Alcides da Silva Diniz

INTRODUÇÃO, CONCEITUAÇÃO E EPIDEMIOLOGIA

O termo *hipovitaminose A* tem sido usualmente empregado para descrever os estados de deficiência subclínica dessa vitamina, enquanto a xeroftalmia é utilizada para designar o espectro de sintomas e sinais oculares atribuídos a essa deficiência, afecção conhecida desde a Antiguidade. A cegueira noturna foi descrita pela primeira vez no Egito, por volta de 1500 a.C. O mais antigo texto médico conhecido no Ocidente, o *papyrus* Ebers (1600 a.C.), prescrevia às pessoas atingidas pela hemeralopia (dificuldade de enxergar em ambientes com baixa luminosidade) uma dieta rica em fígado, conduta também recomendada por Hipócrates. No entanto, a descrição detalhada das lesões de córnea e a possível origem nutricional da xeroftalmia parecem ter sido registradas pela primeira vez na literatura científica pelo médico brasileiro Manuel da Gama Lobo, que em 1864, no Rio de Janeiro, descreveu a ocorrência de lesões oculares típicas da doença em crianças escravas.

Até recentemente, a importância da carência de vitamina A no panorama da epidemiologia nutricional se centrava, sobretudo, no fato de ser considerada como a principal causa de cegueira evitável na infância. Estimativas mundiais apontam que cerca de 250 milhões de pessoas apresentam deficiência subclínica de vitamina A e cerca de 3 milhões, xeroftalmia, e, como consequência, 250.000 a 500.000 crianças são acometidas de cegueira irreversível, anualmente.

No entanto, uma série de estudos epidemiológicos tem destacado o importante papel da vitamina A na mortalidade e na morbidade por doenças infecciosas. Ensaios clínicos comunitários, randomizados e controlados mostraram que, elevando-se o consumo de vitamina A de crianças em populações onde a carência de vitamina A é prevalente, havia uma redução significativa no risco de morrer. Resultados de quatro metanálises evidenciaram que as intervenções com vitamina A podem reduzir em 23% a 30% a mortalidade de crianças de 6 meses a 5 anos. Quando investigadas as causas de morte, observou-se um impacto substancial nas mortes relacionadas à diarreia. Por outro lado, a suplementação com vitamina A, em casos graves de sarampo, tem demonstrado um significativo decréscimo da mortalidade, bem como da morbidade. Essas revelações ampliaram a importância da vitamina A, que passou a ser recomendada como estratégia de sobrevivência infantil. Na população adulta, seu impacto na redução da morbimortalidade parece ser também significativo.

Estudo desenhado para avaliar o impacto da suplementação com vitamina A pré-formada e/ou betacaroteno sobre a mortalidade em mulheres em idade fértil no Nepal, envolvendo 44.646 mulheres, mostrou redução significativa da mortalidade, sendo de 40% naquelas que receberam vitamina A e de 49% nas que receberam betacaroteno; e a suplementação combinada reduziu a mortalidade materna em 44%.

A deficiência de vitamina A, manifesta ou marginal, tem ampla distribuição geográfica, concentrando-se, sobretudo, nos países em desenvolvimento. O quadro carencial, principalmente com manifestações clínicas incapacitantes, é particularmente grave na Ásia meridional e em grande parte do continente africano. As manifestações subclínicas têm sido observadas em vários outros continentes, inclusive em países industrializados, nos estratos populacionais pobres e nas pessoas idosas. Na América do Sul e Caribe, os dados até agora disponíveis são insuficientes para compor o mapa nosográfico do estado carencial. Em termos de consumo, a disponibilidade teórica de vitamina A, na região, tem aumentado de 550 equivalentes de retinol (ER), em 1960, para 700 ER, em 1990, onde cerca de 45% são de vitamina A pré-formada. No entanto, segundo critérios clínicos, a deficiência de vitamina A continua sendo um problema de saúde pública no Brasil, Equador, El Salvador, Guatemala, Haiti, Honduras, Nicarágua, República Dominicana. Também é frequente em comunidades pobres da Bolívia, em algumas regiões do México e do Peru e em grupos indígenas do Panamá. A tendência dos indicadores gerais de saúde e nutrição da Colômbia, Cuba, Guiana, Paraguai e Venezuela sugere a necessidade de atualizar as informações sobre a deficiência de vitamina A nesses países.

A ocorrência de manifestações típicas da deficiência de vitamina A, no Brasil, tem sido documentada desde o século passado, ou seja, antes mesmo da identificação do composto vitamina A. Em 1864, o médico Manuel da Gama Lobo relatava à Academia Imperial de Medicina, no Rio de Janeiro, a ocorrência de lesões oculares típicas da xeroftalmia em escravos, as quais denominou, na época, de *ophthalmia braziliana*. Para o autor, a ocorrência dessa síndrome ocular estaria relacionada com erros na alimentação. Cerca de 20 anos mais tarde, casos de cegueira noturna em escravos foram também relatados por Hilário de Gouveia, em 1883, na província de São Paulo. A partir de então, evidências da hipovitaminose A têm sido bem documentadas na Região Nordeste e, esporadicamente, em áreas setentrionais e meridionais do Brasil.

No sul do Brasil, Pereira e colaboradores (1966) acompanharam 64 casos de xeroftalmia corneal, ocorridos em Florianópolis (1963-65), dos quais 80% referiam história de ingestão de leite desnatado, não fortificado, doado pelo Fundo Internacional de Socorro à Infância (FISI, hoje Unicef).

Levantamentos realizados nas periferias das grandes cidades e bolsões de pobreza em São Paulo e Minas Gerais revelaram prevalências elevadas de hipovitaminose A. No vale do Jequitinhonha, Minas Gerais, Araújo e colaboradores (1986 e 1987) observaram prevalências elevadas de níveis séricos de retinol deficientes e baixos, tanto na população urbana quanto na rural, ultrapassando os níveis críticos adotados pela Organização Mundial de Saúde (OMS) para considerar a deficiência como um problema de saúde pública. Na região Nordeste, a caracterização do problema tem sido fundamentada em relatos históricos, cujos resultados foram posteriormente ratificados por meio de estudos clínicos, bioquímicos e dietéticos.

O flagelo das secas na região se constituía no fator de risco primordial para a eclosão de manifestações típicas da hipovitaminose A. Para Josué de Castro, a deficiência de vitamina A era rara fora dessa época. A ocorrência de cegueira noturna nos períodos de escassez aguda de alimentos foi também relatada pelo Dr. Robalinho Cavalcanti em 1934 e descrita por Euclides da Cunha (1902), em *Os Sertões*.

Em 1963, o Interdepartmental Committee on Nutrition for National Defense, em pesquisa realizada em 6 dos 9 Estados do Nordeste, utilizando indicadores dietéticos e bioquímicos (retinol sérico e caroteno), concluiu que a deficiência de vitamina A era a principal carência nutricional na região. No entanto, em virtude de falhas nos procedimentos metodológicos do estudo, bem como da não representatividade da amostra, esses resultados devem ser interpretados com a devida cautela. Estudo Nacional de Despesa Familiar (ENDEF, 1974-1975), empregando o inquérito dietético de pesagem direta por 7 dias consecutivos, em amostra representativa das regiões brasileiras, constatou que 53% das famílias com crianças menores de 5 anos, no Nordeste urbano, e 69%, no Nordeste rural, não consumiam sequer a metade da recomendação diária de vitamina A, preconizada pela FAO/OMS.

A deficiência de vitamina A foi considerada o *deficit* de maior magnitude na região. Em Pernambuco, evidências clínicas e, sobretudo, bioquímicas da hipovitaminose A têm sido documentadas desde a década de 1970, tanto pela determinação das concentrações hepáticas, quanto dos níveis séricos de retinol. Resultados de necrópsia em crianças que faleceram de diversas causas em Salvador indicaram reservas hepáticas de vitamina A insuficientes. Ocorrências setoriais de elevadas prevalências de níveis séricos de retinol inadequados, tanto na área urbana, quanto na rural do semiárido baiano, além do baixo consumo de alimentos como fontes de vitamina A, foram recentemente reportadas. Evidências clínicas da xeroftalmia moderada foram também observadas no Rio Grande do Norte.

Dados bioquímicos de Fortaleza e do interior do Ceará mostraram elevado percentual de níveis séricos de retinol inadequados. Estudo clínico realizado na Paraíba, em 1982, envolvendo as três mesorregiões bioclimáticas do Estado, demonstraram prevalências significativamente elevadas de mancha de Bitot e cicatrizes corneais, na mesorregião do sertão, principalmente no período da entressafra.

Manifestações clínicas da xeroftalmia moderada, bem como sequelas cicatriciais, foram também documentadas na mesorregião do sertão, em anos subsequentes. A partir de 1982, com a adoção do sistema de procura ativa de casos de xeroftalmia no Hospital Universitário de João Pessoa, vários casos de lesões oculares, sobretudo com comprometimento corneal, foram diagnosticados e acompanhados. A extensão desse sistema de vigilância a outros hospitais pediátricos da capital do Estado possibilitou a detecção de novos casos ativos de xeroftalmia, internados na rede hospitalar.

ETIOLOGIA, PATOGENIA E PATOLOGIA MORFOLÓGICA E FUNCIONAL

A vitamina A é um micronutriente essencial à manutenção das funções fisiológicas normais do organismo. No seu amplo espectro de atuação, ainda parcialmente conhecido, ressaltam-se as funções ligadas ao crescimento, à reprodução e à integridade das membranas biológicas, o papel primordial no ciclo visual, na manutenção e diferenciação celular normais, bem como na formação de glicoproteínas e produção de muco, e na resistência contra as infecções, mediada pela ação moduladora da resposta imune, com repercussões diretas sobre a morbimortalidade infantil.

A vitamina A está presente nos alimentos sob duas formas: a vitamina A pré-formada (ésteres de retinil), de origem animal, e a pró-vitamina A (carotenoides), de origem vegetal. O termo *pró-vitamina A* engloba cerca de 50 compostos possuidores de atividade biológica vitamínica, sendo o transbetacaroteno o mais importante.

No estômago, os ésteres de retinil e os carotenoides sofrem a ação de enzimas proteolíticas, separam-se dos alimentos e são agregados em glóbulos junto a outros lipídios da dieta. No intestino, os ésteres de retinil são hidrolisados por enzimas existentes nos enterócitos e incorporados às micelas formadas sob a influência de secreções biliares, sendo então posteriormente absorvidos. Em quantidades fisiológicas, o retinol é mais eficientemente absorvido do que os carotenoides; o percentual de absorção do retinol gira em torno de 70%-90%, enquanto dos carotenoides se situa numa faixa de 20% a 50%. À medida que a quantidade ingerida aumenta, a eficiência na absorção do retinol continua alta (60%-80%), enquanto a dos carotenoides cai acentuadamente, situando-se em patamar inferior a 10%.

A absorção dos compostos vitamínicos parece sofrer a interferência de uma série de fatores. Dentre eles, têm sido citadas as parasitoses intestinais, sobretudo a giardíase, a ascaridíase e a estrongiloidíase, particularmente em pacientes com alta carga parasitária. A quantidade de gordura na dieta é outro fator que merece consideração. A limitação na absorção de carotenoides é particularmente importante na criança jovem, cuja dieta tem pouca gordura. Esse é um dado preocupante, uma vez que as fontes de vitamina A, na maioria dos países com problemas de deficiência endêmica, são constituídas essencialmente por carotenoides e não por vitamina A pré-formada. Quase todo o retinol absorvido é armazenado nas células do parênquima hepático, o que corresponde a cerca de 90% da reserva de vitamina A do organismo. Os 10% restantes são distribuídos pelas células do sangue, medula óssea, tecido adiposo e baço. O retinol circula do fígado para os tecidos periféricos por meio de uma proteína carreadora específica, a RBP, com peso molecular de 21.000 e forma um complexo com a transtiretina (TTR). Após a ligação aos receptores de membrana, o retinol entra na célula-alvo e a RBP é novamente liberada na circulação, sendo posteriormente degradada ou reciclada.

De um modo geral, a população dispõe de uma variedade de alimentos de origem vegetal e animal ricos em compostos pró-vitamina A (betacaroteno e carotenoides de atividade pró-vitamina A e em vitamina A pré-formada, respectivamente).

Os frutos, vegetais e óleos comestíveis que possuem maiores fontes de vitamina A são o pequi, o buriti, a manga, o mamão, a cenoura, a batata-doce, as folhas verde-escuras e o azeite de dendê. Como fontes ricas em vitamina A de origem animal temos os óleos de fígado de peixe, o fígado e os produtos lácteos.

No entanto, o consumo de alimentos com fontes de vitamina A pode ser seriamente reduzido, seja em virtude do preço dos alimentos de origem animal, seja decorrente de problemas ligados a crenças e padrões culturais, de setores da população vulnerável que consideram os vegetais (folhas verde-escuras, raízes e tubérculos) alimentos impróprios para o consumo humano.

Em virtude da pró-vitamina A ser biologicamente menos ativa que o retinol, convencionou-se usar o conceito de equivalentes de retinol (ER), para estimar as concentrações de vitamina A nos alimentos, ou seja:

1µg de retinol = 1µg de ER.
1µg de betacaroteno = 0,167 ER.
1µg de outros carotenoides de atividade vitamínica A = 0,084 ER.

As recomendações diárias da vitamina variam de acordo com idade, sexo e condições fisiológicas (Quadro XVI.8.1).

Experimentos com animais de laboratório têm evidenciado os efeitos da deficiência de vitamina A no tecido epitelial. Um modelo de deficiência aguda de vitamina A mostrou, pela microscopia eletrônica, que a quase totalidade das cobaias apresentava descamação da superfície epitelial e ceratinização. O mais dramático, no entanto, foi a ausência total de células caliciformes depois de 7 semanas de dieta. Muitos animais já apresentavam esse quadro ao curso de 4 semanas. O modelo animal sugere que as alterações epiteliais, na carência de vitamina A, embora evidenciem um aumento da atividade mitótica, são devidas a um retardo na migração e regeneração do epitélio conjuntival. Santos (1993) observou que ratos mantidos sob dieta pobre em vitamina A apresentavam perda do brilho corneano, presença de secreção conjuntival e ceratinização corneana com diminuição da celularidade. Porém, não encontrou alterações morfológicas no epitélio do corpo ciliar.

A perda das células caliciformes produtoras do muco secretório, bem como a metaplasia das células epiteliais, representam as alterações precoces da xeroftalmia. O processo metaplásico tem início com as alterações morfológicas das células epiteliais (alargamento, desagregação e picnose nuclear) e culmina com a ceratinização da superfície, a diminuição no percentual de campos contendo células caliciformes e o aumento do número de campos contendo células epiteliais alargadas, e começa 6 semanas antes do aparecimento das erosões *punctata* na superfície corneana, visíveis ao exame biomicroscópico.

QUADRO CLÍNICO

Entre a lógica conceitual da etiopatogenia da hipovitaminose A e sua expressão clínica, ou seja, a constatação objetiva de manifestações características do quadro carencial, ainda subsistem dificuldades técnicas e questionamentos científicos não superados, constituindo um espaço aberto à pesquisa.

Quando as reservas hepáticas de vitamina A são escassas ou mesmo inexistentes, o indivíduo se encontra em estado potencial de risco para os efeitos do quadro carencial. Então, uma diminuição da quantidade de vitamina A ingerida, transtornos na absorção ou um aumento da demanda metabólica podem precipitar o aparecimento de manifestações oculares típicas (Quadro XVI.8.2), que constituem a síndrome xeroftálmica.

As estruturas oculares mais diretamente afetadas pela hipovitaminose A são a conjuntiva, a córnea e a retina. Na córnea e conjuntiva, as alterações são predominantemente somáticas, e na retina, funcionais.

O envolvimento da retina se dá por alterações tanto no nível bioquímico/funcional, cegueira noturna, quanto no nível estrutural, *fundus xeroftalmicus*. Apesar de a prática comum considerar esse tipo de comprometimen-

Quadro XVI.8.1. Recomendações diárias de vitamina A

Categoria	Idade	Vitamina A (µg/dia)
Crianças	0 – 6 meses	400
	7 – 12 meses	500
	1 – 3 anos	300
	4 – 8 anos	400
Homens	9 – 13 anos	600
	14 – 18 anos	900
Mulheres	9 – 13 anos	600
	14 – 18 anos	700
Gestantes	≤ 18 anos	750
Lactantes	≤ 18 anos	1.200

A atividade de retinol equivalente (RAEs). 1RAE = 1 µg retinol, 12 µg betacaroteno, 24 µg alfacaroteno ou 24 µg betacriptoxantina.
Dietary Reference Intake (RDIs) Estimated Average requeriments. Washington, DC. Disponível em http://www.nap.edu.

Quadro XVI.8.2. Xeroftalmia: classificação clínica*

XN – Cegueira noturna
X1A – Xerose conjuntival
X1B – Mancha de Bitot
X2 – Xerose corneal
X3A – Úlcera de córnea/ceratomalácia < 1/3 da superfície da córnea
X3B – Úlcera de córnea/ceratomalácia > 1/3 da superfície da córnea
XS – Cicatrizes corneais
XF – *Fundus xeroftalmicus*

*WHO (1982).

to apenas de significância marginal, o acometimento retiniano tem-se mostrado tão sensível e específico, como indicador da hipovitaminose A, quanto os sinais clínicos do segmento anterior do globo ocular.

No ciclo visual, o retinal, uma forma oxidada do retinol, está ligado às proteínas específicas, as opsinas, para formar os pigmentos visuais dos cones e bastonetes situados na retina. Ao nível das membranas intracelulares dos bastonetes, células funcionalmente responsáveis pela visão escotópica, encontra-se a rodopsina, formada pelo complexo retinal + opsina. A reação fotoquímica da visão tem início quando o estímulo luminoso atinge a retina. Na presença da luz, o 11-*cis*-retinal assume a configuração da forma todo *trans*retinal. Essas alterações mudam a configuração geométrica do retinal e são acompanhadas de uma mudança global da molécula de rodopsina, o que funciona como um gatilho molecular produzindo um impulso nas terminações nervosas do nervo óptico, que é, então, transmitido ao cérebro.

Depois da isomerização da forma *trans* para a forma isômera *cis*, a reciclagem do processo ocorre numa determinada proporção que mantém os níveis de rodopsina estáveis, de modo que a acomodação visual não é retardada quando o indivíduo passa de ambientes com graus variáveis de iluminação.

O processo de regeneração constante do filme visual se efetiva pela redução enzimática do todo *trans*retinal (aldeído), em todo *trans*retinol (álcool). Isso faz do todo *trans*retinol o elemento essencial na regeneração do filme visual, que precisa ser suprido externamente pela via sistêmica. Para completar o ciclo, o olho necessita biossintetizar o 11-*cis*-retinal, o que ele faz transformando a configuração *trans* para a configuração 11-*cis*-retinol. Rando e colaboradores (1989) mostraram que membranas do epitélio pigmentar retiniano suprem a energia necessária para o processo de isomerização.

O elo final da cadeia é a oxidação enzimática do 11-*cis*-retinol para o 11-*cis*-retinal e, consequentemente, a sua ligação com as opsinas para formar novamente a rodopsina, fechando o ciclo. O 11-*cis*-retinal é também o cromóforo dos cones que são essenciais para a visão fotópica e das cores, mas é a rodopsina dos bastonetes que está intrinsecamente ligada à visão noturna. Se o suprimento dietético de vitamina A é muito baixo, a cegueira noturna é um dos primeiros sintomas da síndrome xeroftálmica, uma vez que a rodopsina requer altas concentrações de 11-*cis*-retinal para criar um filme visual altamente sensível.

Estudos na Indonésia concluíram que a história de cegueira noturna se mostrou um método confiável para o diagnóstico da xeroftalmia. A palavra ou expressão utilizada pela mãe para descrever a perda da visão crepuscular é importante instrumento para o diagnóstico da extensão do problema. No entanto, os autores insistem na necessidade de se conhecer, primeiramente, o termo local apropriado para poder, então, pesquisar o fenômeno.

Uma outra limitação no uso da história de cegueira noturna, como método de diagnóstico em estudos populacionais, refere-se à dificuldade de realização em crianças muito jovens, que se constituem no grupo de maior risco à cegueira nutricional.

O *fundus xeroftalmicus*, por sua vez, parece ser uma lesão decorrente da carência crônica de vitamina A. As alterações estruturais no parênquima retiniano se refletem na fundoscopia ocular como pequenos pontos brancos dispersos no polo posterior. São lesões múltiplas, às vezes brilhantes, distribuídas ao longo dos vasos, nas regiões equatoriais e periféricas dos dois olhos. Quando o grau de comprometimento retiniano é mais intenso, pode causar retração do campo visual.

A metaplasia ceratinizante do epitélio conjuntival, com o desaparecimento das células mucinógenas e a consequente instabilidade do filme lacrimal, torna a conjuntiva ocular xerótica, ou seja, a superfície conjuntival perde o brilho, a transparência, sofrendo um processo de espessamento e endurecimento. Podem aparecer pequenas pregas verticais e discreta pigmentação. A xerose conjuntival é mais acentuada na região temporal da conjuntiva bulbar, correspondente à fenda palpebral, embora o envolvimento extratemporal seja mais sugestivo da deficiência de vitamina A. Pela subjetividade do sinal clínico, a xerose conjuntival não tem valor diagnóstico, como critério isolado, para o diagnóstico da xeroftalmia. Isso se deve também ao fato de que a conjuntiva ocular é um sítio frequentemente acometido por outras alterações morfológicas, além da hipovitaminose A, o que poderia diminuir ainda mais o poder de discriminação do sinal clínico no diagnóstico da xeroftalmia.

São frequentes as alterações conjuntivais, sobretudo da fenda palpebral, atribuídas a fatores típicos dos países tropicais, como consequências do meio ambiente ou características raciais. Espessamentos conjuntivais, pinguéculas, pterígios, anéis de pigmentação perilímbicos, melanose conjuntival e episcleral são algumas dessas manifestações mais descritas. Por outro lado, entidades nosológicas bem definidas, como a síndrome do olho seco, o tracoma e o penfigoide ocular, devem ser consideradas no diagnóstico diferencial da xeroftalmia.

Nas áreas da conjuntiva, onde a xerose é mais intensa, formam-se depósitos de material espumoso ou caseoso, resultantes do acúmulo de células epiteliais descamadas, fosfolipídios das glândulas de Meibômio e bacilos saprófitas (*Corynebacterium xerosis*). A mancha de Bitot se constitui no epifenômeno desse processo. São lesões assintomáticas, facilmente removíveis, exceto em alguns casos do tipo caseoso, onde a aderência à conjuntiva é maior. São formações ovaladas ou triangulares, concentradas ou dispersas, geralmente adjacentes ao limbo córneo-escleral, nas regiões temporal e nasal da conjuntiva bulbar, correspondente à fenda interpalpebral. A mancha de Bitot de localização nasal, embora menos perceptível, sugere uma associação mais estreita com a carência de vitamina A (Fig. XVI.8.1).

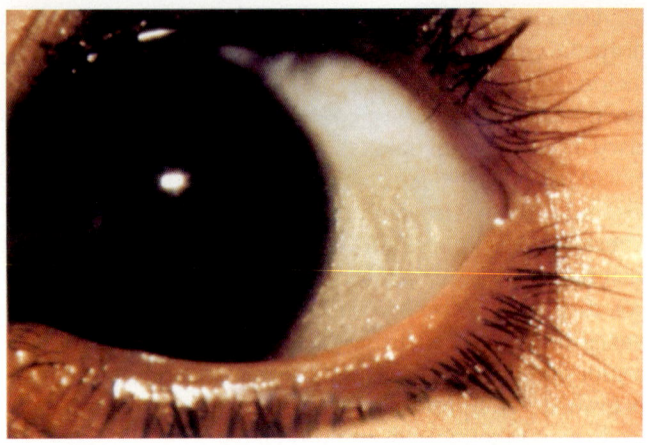
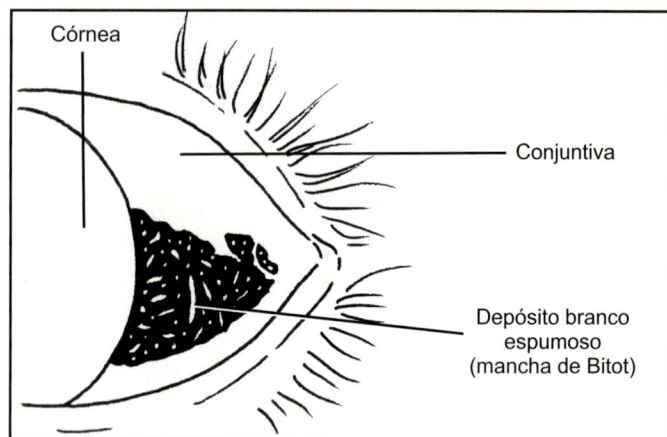

Fig. XVI.8.1. Mancha de Bitot em crianças de 3 anos, sexo masculino, procedência de Uiraúna, PB. (Foto cedida pelos Drs. Alcides Diniz e Leonor MP Santos, que agradecem aos Drs. Carlos Pessoa e Jean Dricot pela gentileza de fotografar os pacientes.)

O declínio na produção do muco que serve de interface entre o componente aquoso do filme pré-corneal e a superfície hidrófoba da córnea, com o consequente rompimento precoce do filme lacrimal, configura à córnea um aspecto áspero, seco, enrugado e sem brilho, expresso pelo sinal clínico de xerose corneal. No entanto, o envolvimento corneal parece ser muito mais precoce do que as evidências clínicas, ou seja, a ceratopatia epitelial *punctata*, que começa no quadrante nasal inferior, é a primeira manifestação corneal, embora só perceptível com o emprego de corantes vitais e o uso do biomicroscópio. Esse tipo de lesão corneana já está presente em 60% dos indivíduos com cegueira noturna, nos quais aparentes manifestações clínicas da doença conjuntival ainda não se desenvolveram, o que de certa forma subestima o grau de acometimento ocular, uma vez que esses casos são clinicamente considerados como xeroftalmia moderada, em virtude de o comprometimento ocular estar, aparentemente, restrito às alterações retinianas e/ou conjuntivais.

O epitélio ceratinizado é extremamente vulnerável, e a região inferior da córnea, por ser uma área mais exposta e, por conseguinte, mais desprotegida, sofre um processo erosivo, com a destruição do epitélio corneano, levando à exposição da camada de Bowman. O estágio de erosão corneal é a fronteira clínica, a partir da qual todas as lesões corneanas subjacentes deixam uma opacidade como sequela cicatricial. O comprometimento da membrana de Bowman e do estroma subjacente se constitui na lesão mais grave da síndrome xeroftálmica. Inicialmente, o processo se dá pela formação de uma úlcera, geralmente única, de forma arredondada ou ovalada, com bordas bem definidas.

A quebra da integridade da barreira anatômica, ocasionada pela formação ulcerosa, favorece a liberação de enzimas proteolíticas que provocam um quadro de necrose liquefativa do estroma corneano, caracterizando a ceratomalácia (Fig. XVI.8.2). A atuação do sistema colagenolítico se dá principalmente pelas enzimas colagenase e proteinase neutra, que estão em estado de hiperatividade na deficiência de vitamina A, o que poderia explicar a intensidade e a rapidez na evolução do processo patológico.

Apesar de o quadro ocular representar um processo de extrema gravidade, o olho permanece calmo, sem sinais inflamatórios significativos, exceto se há uma infecção secundária concomitante. Sommer (1996) demonstrou, em ensaio clínico randomizado, que a aplicação frequente de terapia antibiótica falhou no curso da cicatrização corneal. A experiência clínica tem mostrado que apenas o tratamento com vitamina A reverte o processo xeroftálmico, mantendo, entretanto, as cicatrizes nas áreas ulceradas.

Quando o envolvimento corneal se limita ao estágio de xerose, após o tratamento vitamínico específico, ocorre a regeneração completa da superfície ocular sem deixar sequelas. Se a lesão atinge a membrana de Bowman e/ou o estroma subjacente deixa como cicatriz uma opacidade corneana de intensidade variável – nébula, mácula, leucoma (Fig. XVI.8.3) compatível com a intensidade do processo. Nos casos de úlcera/ceratomalácia, a lesão cicatricial resultante da perda do estroma corneano é a *descemetocele*. Quando ocorre a perfuração da córnea, com perda do conteúdo ocular, o olho se torna atrófico (*phitisis bulbi*). Em outros casos, onde a câmara anterior é parcialmente restaurada, após a perfuração, advém o leucoma aderente. Por outro lado, se a câmara anterior for obliterada pelas sinéquias iridocorneanas, com o consequente aumento da pressão intraocular, frente a uma córnea semidestruída, desenvolve-se o *estafiloma*.

Deve-se ressaltar que o comprometimento corneal pode preceder o envolvimento retiniano e conjuntival, principalmente em crianças muito jovens, desnutridas e gravemente enfermas.

DIAGNÓSTICO

Os testes de diagnóstico do estado nutricional de vitamina A compreendem um amplo espectro de parâmetros que buscam traduzir os níveis da vitamina A no organismo. A diversidade dos testes procura avaliar as

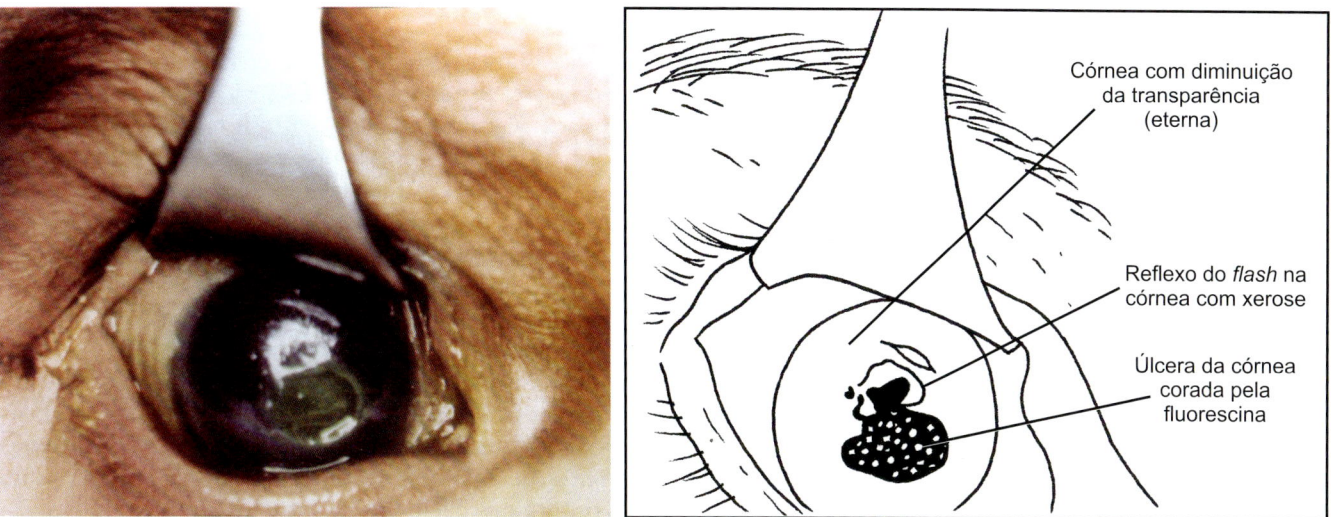

Fig. XVI.8.2. Úlcera de córnea em crianças de 3 anos, sexo masculino, procedência de Salgado de São Félix, PB (olho direito). (Foto cedida pelos Drs. Alcides Diniz e Leonor MP Santos, que agradecem aos Drs. Carlos Pessoa e Jean Dricot pela gentileza de fotografar os pacientes.)

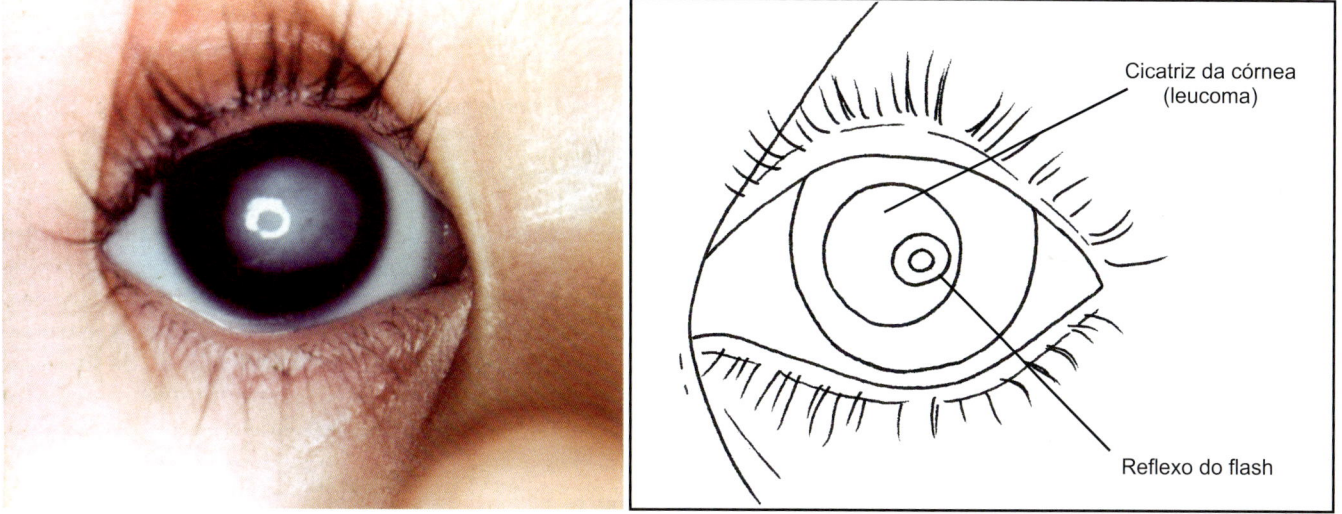

Fig. XVI.8.3. Cicatriz corneal em crianças de 12 meses, sexo feminino, procedência de Jacaraú, PB. (Foto cedida pelos Drs. Alcides Diniz e Leonor MP Santos, que agradecem aos Drs. Carlos Pessoa e Jean Dricot pela gentileza de fotografar os pacientes.)

diferentes disfunções e estágios de deficiência no organismo e que podem ser traduzidas em sinais e sintomas clínicos, alterações fisiológicas, alterações histológicas, alterações bioquímicas e dietéticas.

As alterações clínicas, também chamadas de síndrome xeroftálmica, são classificadas em diferentes estágios de comprometimento do globo ocular (conjuntiva, córnea e retina) e são os indicadores mais fidedignos no diagnóstico da hipovitaminose A.

Do ponto de vista fisiológico, em que tem sido avaliada a função dos bastonetes retinianos, além da cegueira noturna, existem os testes de adaptação à obscuridade, o tempo de restauração visual em respostas a um estímulo luminoso elevado (branqueamento), bem como a aferição da contração pupilar.

Do ponto de vista histológico destaca-se o teste da citologia de impressão conjuntival, que permite o diagnóstico de hipovitaminose A pela análise morfológica das células epiteliais conjuntivais e das células caliciformes da conjuntiva ocular.

Os marcadores bioquímicos mais utilizados são as concentrações de retinol no soro e no leite materno e a estimativa das reservas hepáticas, mediante o uso do teste de resposta a uma dose de retinol (RDR) ou o mesmo teste modificado (MRDR). Testes adicionais têm sido propostos, a exemplo da análise das concentrações da proteína de fixação do retinol (RBP), a relação entre as concentrações da proteína de ligação do retinol com a transtiretina (RBP/TTR).

O inquérito dietético para avaliar o consumo de vitamina A tem fornecido informação útil e complementar no diagnóstico do estado nutricional de vitamina A, além de ter as vantagens de não ser invasivo e caro ou que envolva tecnologia complicada.

Os indicadores ecológicos, tais como o padrão de aleitamento materno, o baixo peso ao nascer, o estado nutricional proteico-calórico, dentre outros, não devem ser usados isoladamente, uma vez que não podem substituir os indicadores biológicos mencionados.

A deficiência de vitamina A como um problema de saúde pública

Alguns dos critérios utilizados para definir se a hipovitaminose A constitui um problema de saúde pública em crianças de 6 a 71 meses estão descritos no Quadro XVI.8.3.

TRATAMENTO

As evidências clínicas da deficiência de vitamina A devem ser tratadas como emergência médica, sobretudo aquelas que cursam com comprometimento corneal. No momento da suspeita diagnóstica, o esquema terapêutico padrão deve ser instituído de imediato. São recomendadas 200.000 UI de vitamina A (110mg de palmitato de retinol ou 69mg de acetato de retinol), no diagnóstico, repetindo-se a dose 24 horas após, e uma terceira dose, quando possível, ao cabo de 4 semanas. Nas crianças menores de 1 ano ou com peso inferior a 8kg, administra-se a metade da dose. No caso particular de gestantes ou mulheres na idade reprodutiva, 10.000 UI diárias são recomendadas durante 2 semanas, em virtude do potencial risco teratogênico da megadose.

PREVENÇÃO

São várias as estratégias universalmente reconhecidas para controlar e eliminar as deficiências de micronutrientes da população. Em 1985, a OMS, no seu plano decenal de ações para a prevenção e controle da deficiência de vitamina A, estabeleceu estratégias que envolviam medidas de curto prazo, a exemplo da distribuição massiva de cápsulas de vitamina A, ações a médio prazo, como a fortificação de alimentos, e, a longo prazo, o aumento da disponibilidade e do consumo de alimentos ricos em vitamina A.

No entanto, até o presente, a maior ênfase tem sido dada à distribuição massiva de megadoses de vitamina A, que se tem constituído em programas institucionais na maioria das áreas de risco. A distribuição massiva das cápsulas de vitamina A tem sido implementada junto aos programas nacionais de imunização e, em menor escala, nos ambulatórios, pela rede básica de saúde. Além da distribuição universal (crianças de 6 meses a 5 anos incompletos), tem sido recomendada a distribuição em grupos específicos da população (crianças com diarreia aguda e/ou prolongada, sarampo e desnutrição grave) e a nutrizes no pós-parto imediato.

O objetivo fisiológico da distribuição de doses periódicas é maximizar as reservas do fígado com uma megadose de vitamina A. Em tese, esse aporte suplementar seria suficiente para proteger o organismo da deficiência de vitamina A por um período de 4 a 6 meses.

Os riscos de toxicidade da vitamina A, em distribuição universal, têm sido um dos principais motivos de resistência à estratégia da intervenção. No entanto, Rosales & Kjolhede (1993) monitoraram cinco crianças com níveis séricos de retinol em torno de 98μg/dl, após terem recebido cerca de 1.600.000 UI, em um período de 3 semanas, sem que nenhuma delas apresentasse sinais de toxicidade. A ocorrência de náusea, vômito e, eventualmente, abaulamento da fontanela tem sido descrita. No entanto,

Quadro XVI.8.3. Critérios utilizados para definir a hipovitaminose A como problema de saúde pública*

Critérios	Prevalência mínima		
Indicadores clínicos			
Cegueira noturna	1%		
Mancha de Bitot	0,5%		
Xerose de córnea/úlcera/ceratomalácia	0,01%		
Cicatrizes corneais	0,05%		
	Prevalência		
Indicadores subclínicos	Leve	Moderada	Grave
Retinol sérico < 0,7 mol/L (20 g/dl)	2 < 10%	10 < – 20%	20%
Retinol no leite materno (1,05 mol/L ou 8 g/g de gordura do leite)	< 10%	10 < – 25%	25%
RDR (20%)	< 20%	20 – <30%	30%
Citologia conjuntival anormal	< 20%	20 – < 40%	40%

*WHO (1996).

esses efeitos colaterais desaparecem, sem tratamento específico, dentro de 1 ou 2 dias após a ingestão do suplemento. Em contraposição, o consumo crônico e excessivo de vitamina A (cerca de 50.000 UI diárias) pode provocar até alterações oculares importantes, como o edema do disco óptico. Nesses casos, a remissão do sinal clínico só ocorre vários meses após a retirada do suplemento.

As experiências com a fortificação de alimentos mostraram resultados promissores na Ásia e na América Central. No entanto, a adoção, em larga escala, de medidas dessa natureza, pela multiplicidade dos fatores condicionantes da sua implementação, deve ser objeto de análise criteriosa com base na realidade de cada região ou país.

Intervenções em larga escala que visam a um aumento da disponibilidade e do consumo de alimentos que são fontes de vitamina A são, praticamente, inexistentes. A implantação de medidas desse porte envolve fatores de ordem econômica, social, educacional e cultural que são, *a priori*, considerados de difícil abordagem. No entanto, experiências pontuais, no campo da educação nutricional e do *marketing* social, têm mostrado resultados animadores. A vitamina A pré-formada é cara, o que torna extremamente limitado o seu consumo regular pela população de risco. Frutas e vegetais são fontes importantes de betacaroteno, comparativamente mais acessíveis às populações de baixa renda, embora o consumo de alguns produtos, sobretudo os vegetais, sofra restrições em virtude de hábitos alimentares próprios de cada região.

A promoção do consumo em larga escala do betacaroteno seria, em princípio, a estratégia mais apropriada na abordagem da questão. Para Carlier e colaboradores (1993), o betacaroteno teria a vantagem, em relação ao retinol, em termos de toxicidade, disponibilidade e custo/benefício. Segundo os autores, poderia ser administrado em mulheres grávidas para aumentar as suas reservas corporais e concentrações no leite, porque é mais seguro do que o retinol e não há risco comprovado de teratogenicidade. Não são conhecidos até o presente relatos de toxicidade do betacaroteno nos quadros de hipervitaminose, exceto o depósito na pele.

BIBLIOGRAFIA

Araújo R et al. Diagnóstico da hipovitaminose A e anemia nutricional. Estudo realizado n apopulação do Vale do Jequitinhonha, Minas Gerais. Revista Brasileira de Medicina. Rio de Janeiro, 1986; 43(8):225-8.

_____. Evaluation of a program to overcome vitamin A and iron deficiencies in areas of proverty in Minas Gerais, Brazil, Archivos Latioamericanos de Nutrición, 1987; 37:10-22.

Barreto ML et al. Effect of vitamin A supplementation on diarrhoea and acute lower-respiratory-tract infections in young children in Brazil. Lancet 1994; 344:228-31.

Batista Filho M, Diniz AS. Combate as deficiências de micronutrientes no Brasil. Rev IMIP 1993; 7(2):121-5.

Beaton GH et al. La suplementación con vitamina A y la morbilidad infantil, en los países en desarrollo. Bol Of Sanit Panam 1994; 117:506-18.

Carlie C et al. A randomized controlled trial to test equivalence between retinyl palmitate and beta carotene for vitamin A deficiency. British Medical Journal, 1993; 307:1106-10.

Castro J. Geoggrafia da fome. 10ª ed. São Paulo: Brasiliense, 1967.

Diniz AS, Santos LMP. Hipovitaminose A e Xeroftalmia. J Pediat (Rio de Janeiro). 2000; 77:311-22.

Diniz AS. Aspectos clínicos, subclínicos e epidemiológicos da hipovitaminose A no Estado da Paraíba. 1997. 240f. Tese (Doutorado em Nutrição) – Universidade Federal de Pernambuco, Recife, 1997.

Dricot D'Ans C, Dricot J, Diniz AS et al. Geographic distribution of xerophthalmia in the state of Paraiba, Northeast Brazil. Ecol Food Nutr 1988; 22:131-8.

Flores H et al. Serum Vitamin A distribution curve for children aged 2-6 y knowm to have adequate Vitamin A *status*: a reference population. Am J Clin Nutr 1991: 54:707-11.

Food and Nutrition Board. Dietary Reference Intakes (DRIs). Estimated Average Requeriments. Washington, DC, 2001. Disponível em http://www.nap.edu acesso; 15 fev. 2001.

Humphrey JH, Rice AL. Vitamin A supplementation of Young Infants. Lancet, 2000; 356:422-424.

Kirkwood BR et al. Effect of vitamin A supplementation on the growth of young children in Northern Ghana. Am J Clin Nutr 1996; 63:773-81.

McAullife J, Santos LMP, Diniz AS, Batista-Filho M. A deficiência de vitamina A e estratégias para o seu controle: um guia para as secretarias municipais de saúde. Fortaleza: Project HOPE, 1991.

McLaren DS, Frigg M. Sight and Life Manual on Vitamin A Deficiency Disorders (VADD). 2nd Ed. Sight and Life, Basel 2001.

Oliveira RS, Diniz AS, Benigna MJC et al. Magnitude, Distribuição Espacial e Tendência Temporal da Anemia em Pré-Escolares do Estado da Paraíba. Rev Saúde Pública. 2002; 36(1):26-32.

Paiva AA, Rondó PHC, Gonçalves-Carvalho CMR et al. Prevalência de deficiência de vitamina A e fatores associados em pré-escolares de Teresina, Piauí, Brasil. Cad Saúde Pública. 2006; 22(9):1.979-87.

Pereira NDV, Abreu LV, Freusberg O. Observações clínicas em 64 crianças portadoras de hipovitaminosed A. Arquivos Catarinenses de Medicina, 1966; 1:1-11.

Rosales FJ, Kjolhede CL. Multiple high dose vitamin A supplementation: a report of five cases. Tropical and Geographical Medicine, 1993; 45(1):41-3.

Santos LMP, Batista-Filho M, Diniz AS. Epidemiologia da carência de vitamina A no Nordeste do Brasil. Bol Of Sanit Panam 1996; 120(5):525-36.

Santos PAB. O epitélio do corpo ciliar em carência de vitamina A: estudo experimental em ratos. 87p Tese [Doutoramento]. Faculdade de Medicina de Ribeirão Preto, Universidade São Paulo. Ribeirão Preto, 1993.

Semba RD. The Role of Vitamin A on related retinoids in Immune Function. Nutr. Revs, 1998; 56:538-48.

Sommer A, West Jr KP. Vitamin A deficiency: health, survival and vision. New York: Oxford University Press, 1996.

Underwood BA. Methods of assessment of vitamin A status. J. Nutr., 1990; 120:1.459-63.

West KPJR et al. Double Blind Cluster, Randomized Cluster Trial of Low Dose Supplementation with Vitamin A and β-carotene Mortality Related to Pregnancy in Nepal. BMJ 1999; 318:570-5.

WHO. Global prevalence of vitamin A deficiency. MDIS Working paper n. 2. Geneva: WHO/Unicef. 1995.

WHO. Indicators for assessing vitamin A deficiency and their application for monitoring and evaluating interventions programmes: Micronutrient Series. WHO/Unicef, Geneva.1996

WHO. Technical consultation on neonatal vitamin A supplementation research priorities: meeting report. Geneva, World Health Organization, 2009 (http://www.who.int/nutrition/publications/micronutrients/vitamin_a_deficiency/NVAS_report.pdf,accessed[12 june 2009])

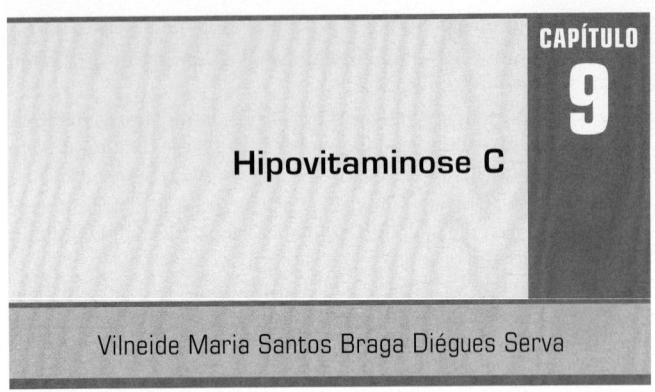

CAPÍTULO 9
Hipovitaminose C
Vilneide Maria Santos Braga Diégues Serva

INTRODUÇÃO, CONCEITUAÇÃO E EPIDEMIOLOGIA

Há séculos sabe-se que a deficiência de vitamina C causa o escorbuto e que os sucos do limão e da laranja o curam.

Na natureza, a vitamina C é encontrada de duas formas ativas: ácido ascórbico (forma reduzida) e ácido desidroascórbico (forma oxidada).

As frutas e hortaliças frescas ou cozidas por curto tempo são importantes fontes de vitamina C, a qual é facilmente destruída pelo calor, oxigênio, luz, armazenamento prolongado, utensílios de cobre e ferro e pelo uso de bicarbonato para preservar a cor das hortaliças cozidas.

A hipovitaminose C acomete predominantemente crianças entre 8 e 12 meses de vida, e somente 4% dos casos são encontrados na faixa etária acima dos 2 anos, sendo poupados de um modo geral os menores de 4 meses.

Não há, entretanto, significância epidemiológica no Brasil, não sendo encontradas formas bem definidas, salvo em raras exceções.

PATOGENIA E PATOLOGIA MORFOLÓGICA E FUNCIONAL

A melhor fonte de vitamina C para os lactentes é o leite humano. Há três vezes mais vitamina C no leite humano do que em leites de outros animais. Associada ao desmame precoce, a ingestão deficiente de frutas e de vegetais pela população infantil é a causa mais importante para o surgimento dessa afecção.

O ácido ascórbico é responsável pelo regulamento do mecanismo oxirredutor celular e é componente essencial na formação do cimento intercelular. Daí serem frequentes as alterações ósseas na hipovitaminose C, tanto na epífise como na metáfise e na diáfise.

A vitamina C também participa do metabolismo do cobre, do ferro e do ácido fólico, além de estimular a produção das hemácias, da hemoglobina e dos trombócitos. Anemia e hipovitaminose C são frequentemente encontradas em associação, visto que a vitamina C é necessária para a absorção do ferro dos alimentos, agindo, ainda, sobre a formação dos dentes e tem função protetora das mucosas e corretora da fragilidade e da permeabilidade capilares, ocorrendo manifestações hemorrágicas muito frequentemente na sua ausência.

Outras funções desempenhadas pela vitamina C são as relacionadas com o metabolismo da histamina, prostaglandinas e nucleotídeos cíclicos, participando, ainda, da síntese do colágeno. A interação com radicais livres auxilia na liberação de adrenalina e noradrenalina (decorrendo daí o aumento da necessidade de vitamina C na presença de estresse) e também participa na imunidade.

Revisões sistemáticas têm relacionado positivamente o uso da vitamina C, tanto na profilaxia como no tratamento de infecções respiratórias e, em particular, dos resfriados comuns. Outra questão que merece ser debatida é o papel da vitamina C como antioxidante hidrossolúvel plasmático. Revisões sistemáticas mostram efeito na diminuição do dano oxidativo ao DNA mediado pela vitamina C. Alguns estudos, entretanto, não mostram qualquer associação.

QUADRO CLÍNICO

As crianças se tornam muito irritadas após prolongada diminuição da ingestão dessa vitamina. Elas desenvolvem anorexia e transtornos digestivos, levando-as à perda de peso. Têm sudorese, e a anemia se instala. Surgem dores difusas, principalmente nos membros inferiores, e, como consequência, os lactentes choram ao serem manuseados. As manifestações clínicas surgem gradualmente, e essa fase inicial é chamada de escorbuto latente.

Posteriormente começam a surgir as manifestações escorbúticas propriamente ditas, o escorbuto declarado. A dor se torna intensa, e os lactentes assumem uma postura característica que lhes permite alívio da sintomatologia dolorosa. Essa postura típica é chamada de posição de rã, quadro de pseudoparalisia representado por semiflexão das articulações coxofemorais e joelhos e rotação externa dos pés.

O escorbuto declarado apresenta manifestações hemorrágicas, não hemorrágicas e radiológicas que serão descritas a seguir:

- *Alterações hemorrágicas*: Alterações da mucosa bucal, que se apresenta edemaciada, hiperemiada e de fácil sangramento ao menor trauma. Os bordos das gengivas se tornam irregulares, chegando, em casos mais avançados, a recobrir os dentes. Surgem hemorragias difusas em vários sistemas, que se manifestam por petéquias, equimoses, epistaxes, hematêmese, melena, hematúria, hemorragias subdurais e subperiosteais. As hemorragias subperiosteais se caracterizam, ao exame clínico, pela palpação de um edema duro, tenso e doloroso nas extremidades ósseas. Quando esses fenômenos hemorrágicos se instalam nas junções condrocostais do esterno, oferecem o aspecto de contas de rosário escorbútico, que difere do encontrado no raquitismo. No escorbuto, a projeção do plastrão esternal é para trás, ao contrário da do raquitismo.

- *Alterações não hemorrágicas*: Observa-se o aparecimento de anemia microcítica e hipocrômica, podendo, no entanto, em alguns casos manifestar-se como macrocítica e megaloblástica. Há dificuldade na cicatrização e pode surgir o desprendimento dos dentes pela reabsorção do osso alveolar.
- *Alterações ósseas confirmadas pelo estudo radiológico*: Nota-se alargamento das epífises dos ossos longos, com o aparecimento do halo ou anel de Weinberg, onde os núcleos de ossificação se apresentam com contornos nítidos por uma linha branca e densa. Nas metáfises, há aparecimento de uma linha constituída por zona de calcificação densa, linha branca ou de Fraenkel. Podem surgir os chamados esporões de Pelkan, que decorrem de fraturas metafisárias acima da linha de ossificação, assim como as zonas de Tummerfeld, que são faixas de rarefação óssea contrastando com as linhas de Fraenkel, que são calcificadas. Nas diáfises ocorre osteoporose difusamente.

DIAGNÓSTICO

Além das alterações clínicas e radiológicas já descritas, pode-se lançar mão da dosagem sérica do ácido ascórbico para a confirmação diagnóstica. Valores normais se situam acima de 0,6mg/dL. Entretanto, os níveis plasmáticos de vitamina C podem ser influenciados pela presença de fatores externos, como biodisponibilidade de vitamina C, condições absortivas e estresse, além do processamento e estocagem dos alimentos. Vale salientar ainda que a avaliação do recordatório dietético tem uma relação, embora moderada, com os níveis plasmáticos de vitamina C, e, portanto, deve ser investigada sistematicamente.

Pode-se fazer também o diagnóstico laboratorial com a dosagem de ácido ascórbico nos eritrócitos, leucócitos, sangue total e urina. Esses métodos, entretanto, têm limitações por serem indicadores menos sensíveis ou por haver dificuldades analíticas.

O diagnóstico diferencial da hipovitaminose C deve ser feito com osteomielite, sífilis congênita, artrite reumática, púrpura de Schönlein-Henoch e paralisia infantil, em regiões do mundo onde ela ainda ocorre.

TRATAMENTO E PROFILAXIA

As manifestações clínicas da hipovitaminose C cedem rapidamente com o uso de vitamina C. Entretanto, pode haver permanência de intumescimento das extremidades por vários meses, devido às hemorragias subperiosteais.

Doses diárias de 300 a 500mg de vitamina C, inclusive muito acima das necessidades diárias, são suficientes e devem ser prescritas durante vários meses. O intestino delgado absorve a vitamina C rapidamente, havendo pouca perda fecal. A absorção é influenciada pelo nível da ingestão, não sendo, entretanto, tão eficiente em doses muito elevadas.

Como medida profilática, indica-se o aleitamento materno exclusivo por 6 meses e, a partir daí, o uso rotineiro de dieta rica em frutas cítricas e verduras cruas e/ou pouco cozidas. Acerola, manga, laranja, goiaba, caju, abacaxi, morango, brócolis, couve e tomate são exemplos de alimentos ricos em vitamina C. O leite materno contém em média 4 a 7mg de ácido ascórbico em cada 100mL, não havendo, dessa forma, necessidade de suplementação vitamínica com a introdução de medicamentos ou alimento antes dos 6 meses de idade, pois sabe-se que a necessidade média diária de vitamina C nos primeiros 6 meses de vida é de 20mg, segundo recomendação do Comitê da FAO/OMS. Já o leite de vaca contém apenas 2mg de vitamina C por 100mL, e parte dessa vitamina pode ser destruída pelo aquecimento.

Já para a Academia Nacional de Ciências dos Estados Unidos, a recomendação de ingestão alimentar da vitamina C para crianças no 1º ano de vida é baseada na ingestão adequada, que corresponde a um valor de consumo recomendável, fundamentado em levantamentos, determinações ou aproximações de dados experimentais, ou ainda estimativas de ingestão de nutrientes para grupo de pessoas sadias e que se considera adequada. É usada quando as recomendações de doses ou cotas alimentares não podem ser determinadas. É, assim, uma aproximação ou estimativa. Para os lactentes entre 0 e 6 meses de idade, a recomendação é de 40mg/dL de vitamina C. Já os entre 7 e 12 meses é de 50mg/dL (com base na ingestão adequada).

Nas outras faixas etárias pediátricas utiliza-se a recomendação de doses ou cotas alimentares, descritas pela Academia Nacional de Ciências dos Estados Unidos, como o nível de consumo alimentar de cada nutriente, suficiente para satisfazer os requerimentos de quase todo indivíduo saudável (entre 97% e 98%), compreendido num determinado grupo, por gênero, faixa etária e estágio de vida. Denota a recomendação mais apurada à qual se pode chegar. Entre 1 e 3 anos de idade, a recomendação é de 15mg/dL; entre 4 e 8 anos, de 25mg/dL; entre 9 e 13 anos, de 45mg/dL; entre 14 e 18 anos varia de 65 a 75mg/dL, se do sexo feminino ou masculino, respectivamente. A ingestão alimentar de referência recomendada para a mulher adulta é de 75mg/dL diária e a do homem, 90mg/dL, apenas para critério comparativo com o da criança.

Concluímos, refletindo que as crianças que no final do 2º ano de vida consumam, em média, 500mL de leite humano por dia estarão ingerindo praticamente toda vitamina C de que necessitam.

BIBLIOGRAFIA

Amaya-Farfan J, Domene SMA, Padovani RM. DRI: Síntese comentada das novas propostas sobre recomendações nutricionais para antioxidantes. Rev Nutr, 2001; 14:71-8.

Birlouez-Aragon I, Tessier FJ. Antioxidant vitamins and degenerative pathologies. A review of vitamin C. J Nutr Health Aging, 2003; 7:103:9.

Cameron M, Hofvander Y. Manual on Feeding Infants and Young Children. Delhi: Oxford University Press, 1983:49-50.

Cavalcanti S. Escorbuto. In: Alves, JGB (ed.). Nutrição e Metabolismo – Caderno Terapêutico em Pediatria. Rio de Janeiro: Editora Cultura Médica, 1988:27-32.

Costa MJC, Terto ALQ, Santos LMP, Rivera MAA, Moura LSA. Efeito da suplementação com acerola nos níveis sanguíneos de vitamina C e de hemoglobina em crianças pré-escolares. Rev Nutr, 2001; 14:27-32.

Counsell JN, Horing DH (eds.). Vitamina C. London: Applied Sci Publ, 1981.

Dehghan M, Akhtar-Danesh N, McMillan CR, Thabane L. Is plasma vitamin C an appropriate biomarker of vitamin intake? A systematic review and meta-analysis. Mil Med, 2004; 169:920-5.

Duarte TL, Lunec J. Review: When is an antioxidant not an antioxidant? A review of novel actions and reactions of vitamin C. Free Radic Res, 2005; 39:671-86.

Food and Agriculture Organization/World Health Organization Report (FAO/WHO Report). Expert Groups on Requirements of Ascorbic Acid, Vitamin D, Vitamin B12, Folate and Iron. FAO Report Series nº 47, WHO Report Series nº 452. Geneve: WHO, 1970:75.

Hemilä H. Vitamin C supplementation and respiratory infections: a systematic review. Mil Med, 2004; 169:920-5.

Jacob RA, Skala JH, Omaye ST. Biochemical indices of human vitamin C status. American Journal of Clinical Nutrition, 1987; 60:818-26.

Lima WM. DesvitamInoses. In: Carvalho O (ed.). Manual de Pediatria. Rio de Janeiro: Guanabara Koogan, 1977:76-77.

Roncada MJ, Quareni G. Patologia das vitaminas. In: Marcondes E. Pediatria Básica. São Paulo: Sarvier, 1999:662-4.

United States National Academy of Sciences (USA). Dietary Reference Intakes for vitamin C, vitamin E, Selenium and Carotenoids. Washington DC: National Academy Press, 2000:506.

CAPÍTULO 10
Hipovitaminose D – Raquitismo Carencial

Ilma Kruze Grande de Arruda
Tania Campos Fell Amado
Florisbela de Arruda Câmara e Siqueira Campos

INTRODUÇÃO, CONCEITUAÇÃO E EPIDEMIOLOGIA

Diversas etiologias podem levar ao raquitismo, como distúrbios primários do metabolismo do cálcio e fósforo, doenças hepáticas e renais, deficiência de precursores da vitamina D (VD), sendo esse último chamado de raquitismo carencial (RC). O RC é uma doença caracterizada por anormalidades estruturais nos ossos, em consequência de deficiente mineralização do osso ou do tecido osteoide, produzida pela carência da VD e/ou inadequada exposição à luz solar.

Outras formas de raquitismo não serão abordadas neste capítulo.

O RC, doença de baixa incidência nos países ocidentais devido à dieta e à presença da luz solar, afeta sobretudo a população jovem nos períodos de crescimento rápido, quando o corpo demanda altos níveis de cálcio e fosfato. Geralmente ocorre em crianças pequenas entre 6 e 24 meses de idade. No Nordeste brasileiro, região de clima equatorial com abundante luz solar, o RC não é uma doença vista com muita frequência.

As causas nutricionais do RC são a falta de VD na dieta ou os distúrbios crônicos da digestão ou da absorção de gorduras. A falta de VD na dieta pode ocasionalmente ocorrer em pessoas com dieta vegetariana, que não consomem produtos derivados do leite ou em pessoas que são intolerantes à lactose. A carência de cálcio e fosfato pode também ter participação nas causas nutricionais do raquitismo. Não é usual a deficiência da ingestão desses minerais, uma vez que o cálcio e o fosfato estão presentes no leite e em vegetais verdes. A redução da ingestão de cálcio causa osteoporose com maior frequência do que raquitismo.

ETIOLOGIA, PATOGENIA E PATOLOGIA MORFOLÓGICA E FUNCIONAL

A VD é lipossolúvel e, no ser humano, duas formas químicas são ativas: a vitamina D_2 (ergocalciferol) e a D_3 (7-desidrocolesterol, derivado ativo do colecalciferol). Ambas estimulam a absorção intestinal do cálcio, mineral importante para o desenvolvimento normal e saudável dos dentes e ossos.

A principal função fisiológica da VD é manter as concentrações adequadas de cálcio e fósforo no sangue, necessárias aos processos celulares e função neuromuscular, bem como a calcificação óssea. Possivelmente essa vitamina, mediante mecanismo de ação não esclarecido, promove a mineralização do tecido osteoide. Esse tecido, não mineralizado, está presente em grande quantidade no RC.

Estão sendo investigadas duas hipóteses que tentam elucidar a participação da VD no desenvolvimento do RC. A primeira depende da sua ação primária anabólica sobre os ossos. A segunda é relacionada ao incremento do aporte ósseo de cálcio e fósforo (maior absorção intestinal) secundário a um aumento da reabsorção óssea.

A VD da dieta é absorvida com as gorduras, no intestino delgado (eficiência de 50%), via sistema linfático, armazenada em sua maior quantidade no fígado e hidroxilada em 25-(OH)-D (principal forma circulante), iniciando, assim, sua ativação. No rim é convertida em 1,25- ou 24,25 hidroxicolecalciferol ou calcitriol, e nessa forma atua tanto na mobilização e mineralização do osso, quanto no transporte de cálcio intestinal. No humano, a maior absorção dessa vitamina é feita a partir do seu produto encontrado na pele, o 7-desidrocolesterol (provitamina D_3), que sob a ação dos raios ultravioleta se transforma na forma química biologicamente ativa da VD.

Para o atendimento adequado das necessidades dessa vitamina são necessários não só o fornecimento desse nutriente pelo alimento, como também a síntese endógena realizada pela exposição à luz solar.

QUADRO CLÍNICO E DIAGNÓSTICO

O RC se manifesta geralmente ao redor dos 6 meses de vida. As manifestações iniciais são inespecíficas, sendo relatadas irritabilidade, insônia e sudorese abundante no segmento cefálico, principalmente durante a amamentação.

Os achados clínicos mais sugestivos são variáveis conforme a época em que se instala o RC. Um sinal precoce é o craniotabes, por afilamento da calota craniana. Tende a se manifestar entre o 2º e o 4º meses de vida. Esse sinal pode desaparecer antes dos 12 meses, apesar da persistência do processo raquítico. O craniotabes pode ser observado em recém-nascidos normais, porém tende a desaparecer no 2º ou 3º mês de vida. Retardo no fechamento da fontanela posterior, fontanela anterior ampla e protuberância dos ossos frontais e parietais podem estar presentes.

No 2º semestre de vida evidenciam-se as alterações epifisárias. Delas resulta o alargamento dos punhos, joelhos, tornozelos e das junções costocondrais das costelas com o esterno, determinando o chamado *rosário raquítico*. Também surge o sulco de Harrison ou *cintura diafragmática*, que corresponde à depressão da caixa torácica na inserção do diafragma às costelas. Algumas crianças apresentam *peito de pombo* ou *tórax em quilha*, podendo haver atraso na erupção dentária e alterações no esmalte dos dentes e cáries generalizadas.

Após os 12 meses, com o início da marcha, o peso do corpo acentua as alterações nos membros inferiores (genuvaro ou genuvalgo), pelve e coluna vertebral. A baixa estatura, quando presente, é secundária a essas deformidades. Há fraqueza muscular e hipotonia generalizada determinando marcha característica bamboleante e protrusão abdominal.

É frequente serem encontradas infecções respiratórias de repetição, como bronquites e pneumonias, além de outras infecções, e anemias.

A confirmação da suspeita de raquitismo deve ser feita por meio de exames bioquímicos e radiológicos. As alterações bioquímicas decorrem diretamente das alterações do metabolismo de cálcio e fósforo, em função da carência de vitamina D, e dependem do estágio em que se encontra o raquitismo. Quando o raquitismo é sintomático, o nível sérico de cálcio pode estar normal ou baixo, porém o nível sérico de fósforo se encontra sempre baixo, e a atividade sérica da fosfatase alcalina, aumentada. Os valores de referência devem ser fornecidos pelo laboratório, pois variam conforme o método e a faixa etária da criança. A dosagem sérica de paratormônio elevada e os níveis séricos de 25-(OH)-D diminuídos auxiliam no diagnóstico, mas são de difícil disponibilidade em nosso meio.

Os achados radiográficos, além de auxiliarem no diagnóstico do raquitismo, permitem acompanhar o tratamento e avaliar o processo de cura. A radiografia dos punhos é especialmente adequada para a avaliação do raquitismo, pois as alterações das epífises da ulna e do rádio são precoces: alargamento das epífises em forma de taça, com a concavidade voltada para a articulação. O borramento ou perda dos limites ósseos pode aparecer sob forma de pequenas estrias no sentido longitudinal do osso, produzindo a imagem *em franja*. Outros achados são a rarefação óssea, encurvamento diafisário, fraturas em *galho verde* e duplo contorno das diáfises, devidos à não mineralização do tecido ósseo subperiosteal. A idade óssea se encontra atrasada em virtude da calcificação reduzida nos núcleos de ossificação, o que determina também o aumento do espaço interarticular.

A hipótese de raquitismo carencial deve ser levantada quando houver exposição inadequada à luz solar e/ou ingestão insuficiente de vitamina D, especialmente em crianças até 2 anos de idade, fase de grande velocidade de crescimento.

TRATAMENTO

Na literatura há esquemas de tratamento com a indicação da VD entre 2.000 e 5.000 UI/dia, por 2 a 6 meses, embora alguns autores recomendem o uso de dose única de 200.000 a 600.000 UI/dia. Durante todo o tratamento é fundamental manter ingestão adequada de cálcio para evitar complicações por hipocalcemia. A suplementação de VD diária na dose de 400 UI/dia deve ser iniciada logo após o tratamento para que não ocorra novo episódio de raquitismo.

Nos casos identificados como RC administra-se VD por via oral na dose de 800 a 4.000 UI/dia, de 8 a 12 semanas. Nos lactentes e crianças de 8 a 16 semanas são esperados melhora no tônus muscular, aumento dos níveis séricos de cálcio e fósforo e diminuição dos níveis de fosfatase alcalina.

Para os recém-nascidos a termo e prematuros de mães com níveis normais de VD recomenda-se, também, o uso diário de 150 a 400 UI/dia por via oral, sendo o tratamento com leite materno, com fórmulas especiais e/ou com suplemento, suficiente desde que seja observada a adequação calórica da dieta.

Um tratamento eficaz pode ser realizado mediante preparações com alimentos fontes naturais de VD, alimentos ricos em cálcio e exposição regular à luz solar para estimular a síntese endógena.

Os produtos considerados ricos nessa vitamina são os óleos de fígado de peixe. Alimentos como manteiga, nata, gema do ovo, pescados gordos e fígado possuem quantidades pequenas. Carnes em geral e peixes magros contêm quantidades insignificantes de vitamina D. Os peixes arenque e a cavala apresentam as maiores concentrações da vitamina seguidos pela sardinha e pelo atum enlatados O leite humano e o leite de vaca não suplementado apresentam conteúdo relativamente baixo, fornecendo apenas 15 a 40 UI/L (0,4 a 1,0μg/L).

A vitamina D é estável na presença do calor e armazenamento por longos períodos.

Como a vitamina D é também responsável pela homeostase do cálcio e fósforo no organismo, a sua deficiência compromete a absorção renal desses dois nutrientes. Nos casos de deficiência de cálcio ou de raquitismo refratário hipofosfatêmico de VD é importante ressaltar que o tratamento apenas com vitamina D pode não ser eficiente.

PREVENÇÃO

Nos Estados Unidos estimou-se que um mínimo de 100 UI de vitamina por dia é necessário para prevenir o raquitismo em crianças. A Academia Nacional de Ciências recomenda uma ingestão diária adequada de 200 UI ou 5μg para crianças de 0 a 6 meses de vida.

As recomendações diárias de vitamina D variam de acordo com a idade, o sexo e as condições fisiológicas (Quadro XVI.10.1).

A exposição diária à luz solar é o melhor meio de prevenir o RC. Como é muito difícil identificar as famílias que realmente terão condições de expor os lactentes ao sol, recomenda-se o uso diário de VD na dose de 400 UI/dia, por via oral, como profilaxia até os 2 anos de idade (fase de crescimento acelerado). Apesar da suplementação diária com VD, continua sendo importante encorajar as mães a adquirirem o hábito de expor seus filhos ao sol diariamente com pouca roupa e não através de vidraças. É importante ressaltar que é recomendado aos lactentes com aleitamento materno a exposição à luz solar, e aqueles alimentados com fórmulas infantis devem ser suplementados com VD ou com alimentos que contenham essa vitamina.

BIBLIOGRAFIA

Anderson JJB. Vitamina D. In: Mahan, L.K. & Escott-Stump, S. Krause Alimentos, Nutrição & Dietoterapia. São Paulo: Ed. Roca Ltda, 10ª Ed., 2002:600-1.

Bandeira F, Griz L, Dreyer P et al. Vitamin D deficiency: a global perspective. Arq Bras Endocrinol Metab [online]. 2006; 50(4):640-6. ISSN 0004-2730. doi: 10.1590/S0004-27302006000400009.

Barness LA & Curran JS. Nutrition and nutritional disorders. In: Behrman RE & cols. (eds.). Nelson Textbook of Pediatrics. 15th ed. Philadelphia, Saunders, 1996, pp. 179.

Bueno, Aline L. and Czepielewski, Mauro A. A importância do consumo dietético de cálcio e vitamina D no crescimento. J. Pediatr. (Rio J.) out 2008; 84(5):386-94. ISSN 0021-7557.

Cabo Masip T, Alentado Morell N, Dalmau Serra, J. Nuevas recomendaciones diárias de ingesta de cálcio e vitamina D: Prevención del raquitismo nutricional. Acta Pediatrica Espanola 2008; 66(5):233-6.

Combs Jr GF. Luz Solar, Vitamina D e Fortificação. In: Mahan LK. & Escott-Stump, S. Krause (eds.). Alimentos, Nutrição & Dietoterapia. São Paulo: Ed. Roca Ltda, 10ª Ed. 2002:76-7.

Euclydes MP. Nutrição do lactente. Viçosa, MG. Suprema Gráfica e Editora, 2ª ed., 2000, 488p.

Food and Nutrition Board. Dietary Reference Intakes (DRI$_5$). Estimated Average Requirements. Washington, DC 2001. Disponível em http://www.nap.edu acesso: 15 fev. 2001.

Grantham-McGregor S, Ani CC. Nutritional Influences on Child Development: Cross-National Perspectives. In: Public Health Issues in Infant and Child Nutrition. Nestlé Nutrition Workshop Series. Pediatric Program. 2002; 48:53-69.

Holick MF. Vitamina D. In: Shils ME, Olson JÁ, Shike M, Ross AC (eds.). Tratado de Nutrição Moderna na Saúde e na Doença. São Paulo: Ed. Manole Ltda, 9ª ed. 2003:351-68.

Krane SM & Holick MF. Doença Óssea Metabólica. In: Harrison TR (ed.). Medicina Interna. Rio de Janeiro, Ed. McGrawHill. 14ª ed. 2001 (II):2.385-97.

Moreira AVB. Vitaminas. In: Silva SMC da (ed.). Tratado de alimentação, nutrição e dietoterapia. São Paulo: Ed. Roca, 2007; 4:83-5.

Pepper KJ, Judd SE, Nanes MS, Tangpricha V. Evaluation of vitamin D repletion regimens to correct vitamin d status in adults. Endocr Pract. 2009; 15(2):95-103.

Porto JA, Piccoli C, Salerno M, Henrique JT. Raquitismo carencial – relato de caso. Scientia Médica, Porto Alegre: PUCRS, 2005; 15(2).

Premaor, Melissa Orlandin and Furlanetto, Tania Weber Hipovitaminose D em adultos: entendendo melhor a apresentação de uma velha doença. Arq Bras Endocrinol Metab, Fev 2006; 50(1):25-37. ISSN 0004-2730.

Rodríguez MH. Particularidades de la nutrición en la infancia: crescimiento y nutrición. In: Rodríguez MH & Gallego AS (eds.). Tratado de Nutrición. Ed. Diaz de Santos. 1999:799-809.

Roncada MJ. Vitaminas Lipossolúveis. In: Dutra Oliveira JE & Marchini JS (eds.). Ciências Nutricionais. São Paulo: Ed. Sarvier, 1998; 10:167-90.

Shils ME, Shike M, Ross AC, Caballero B, Cousins RJ (orgs.). Nutrição Moderna na Saúde e na Doença. 2ª ed. Barueri, SP: Manole, 2009.

Quadro XVI.10.1. Recomendações diárias de vitamina D

Categoria	Idade	Vitamina D (μg/dia)
Crianças	0–6 meses	5
	7–12 meses	5
	1–3 anos	5
	4–8 anos	5
Homens	9–13 anos	5
	14–18 anos	5
Mulheres	9–13 anos	5
	14–18 anos	5
Gestantes	≤ 18 anos	5
Lactantes	≤ 18 anos	5

1 g calciferol = 40 UI de vitamina D.
Dietary Reference Intake (RDIs) Estimated Average requerimets. Washington, DC. Disponível em http://www.nap.edu.

Silva BCC, Camargos BM, Fujii JB, Dias EP, Soares MMS. Prevalência de deficiência e insuficiência de vitamina D e sua correlação com PTH, marcadores de remodelação óssea e densidade mineral óssea, em pacientes ambulatoriais. Arq Bras Endocrinol Metab, abr 2008; 52(3):482-8. ISSN 0004-2730v.

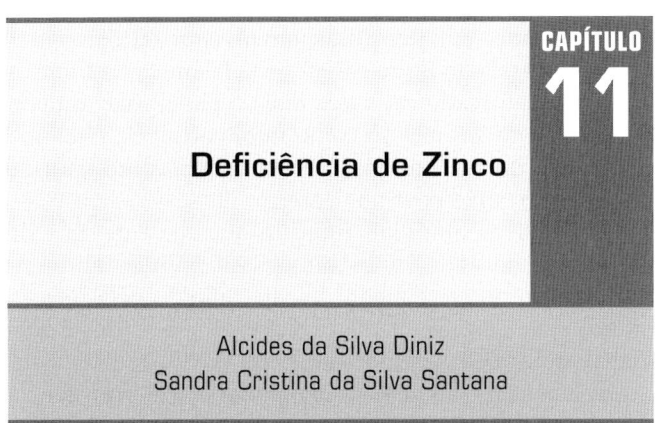

CAPÍTULO 11

Deficiência de Zinco

Alcides da Silva Diniz
Sandra Cristina da Silva Santana

INTRODUÇÃO E EPIDEMIOLOGIA

A deficiência em micronutrientes constitui importante problema de saúde pública, afetando de forma direta ou indireta a saúde da população, sobretudo nos países em desenvolvimento.

Os danos atribuídos às carências dos micronutrientes se refletem em vários processos na biologia humana, a exemplo do crescimento, do desenvolvimento, da imunocompetência, com repercussões sobre a morbimortalidade infantil e materna, o que pode representar um obstáculo para o desenvolvimento econômico e social na maioria dos países do Terceiro Mundo.

O zinco (Zn), metal de transição, é um dos principais minerais constituintes da crosta terrestre. O Zn tem um peso atômico de 65,37 e ponto de fusão de 419°C. Como elemento inorgânico, o mineral não é destruído, permanecendo em um ciclo na natureza: rocha (solo), planta, animal, solo ou oceano. Todavia, a constante remoção, sem reposição, a erosão e o lançamento de dejetos diretamente nos oceanos podem acarretar deficiência de Zn no solo.

A importância do mineral para o crescimento de micro-organismos foi documentada em 1869, ao se observar ser o Zn indispensável para o crescimento do *Aspergillus niger*. Mais tarde foi demonstrada a importância do metal para o crescimento de plantas e, por meio da determinação das concentrações de Zn em tecido de animais (rato, gato e ser humano) e de plantas, confirmou-se a distribuição universal desse oligoelemento.

A essencialidade desse metal na nutrição humana foi demonstrada com a descoberta de processos metabólicos nos quais atua como cofator enzimático. Atualmente, é conhecida a participação do Zn como componente de mais de 200 metaloenzimas nos tecidos humanos e animais e como parte estrutural de diversas proteínas, hormônios e nucleotídeos. O organismo humano adulto possui cerca de 1,5 a 2g de Zn, sendo que 80% são encontrados em ossos, músculos, fígado, pele, retina ocular, cabelos e unhas. É também encontrado no pâncreas, nos rins e em outros tecidos e fluidos corporais, como próstata e esperma. No sangue, cerca de 80% do Zn são encontrados nos eritrócitos, 16% no plasma, com ligação, principalmente, à albumina. A concentração plasmática normal está ao redor de 100µg/dL.

Vários estudos demonstraram que o Zn é também encontrado na estrutura cristalina do osso, bem como nas enzimas ósseas, a exemplo da fosfatase alcalina. Acredita-se que seja um micronutriente necessário à atividade osteoblástica adequada, contribuindo no processo de calcificação das estruturas ósseas. O mineral participa, ainda, como um elemento estrutural na composição de outras enzimas, a exemplo da anidrase carbônica, carboxipeptidases, desidrogenase láctica, álcool desidrogenase, RNA, nucleotídeos transferases e na maioria das enzimas envolvidas na replicação, reparação e transcrição do DNA.

A primeira evidência clínica da deficiência de mineral em humanos foi suspeitada em 1940, em adultos malnutridos na China. Três décadas depois, a deficiência primária desse mineral foi demonstrada numa população de adolescentes camponeses no Irã e Egito, caracterizada por pequena estatura, hipogonadismo, anemia leve e baixos níveis plasmáticos de Zn.

Nas décadas subsequentes, a deficiência de Zn tem sido relatada em vários países. Embora a sua cartografia seja ainda maldefinida, tanto em termos de distribuição espacial, quanto de magnitude do fenômeno, estima-se que o estado carencial deva ser potencialmente considerado como um problema de saúde pública em vários países em desenvolvimento.

A deficiência leve em crianças foi primeiramente estabelecida em 1972 ao se determinar o conteúdo de Zn no cabelo de 250 crianças pré-escolares e escolares, aparentemente normais, em Denver (EUA). Foram encontradas 10 dessas crianças com níveis baixos de Zn no cabelo, fato esse associado com crescimento deficiente e anorexia. Observou-se, ainda, que a suplementação dietética com Zn melhorou o crescimento e o apetite desse grupo etário.

Estudo realizado na Índia, onde foram determinadas as concentrações plasmáticas de Zn em 298 crianças, na faixa etária de 6 a 36 meses de idade, mostrou que 35,6% dessas crianças apresentaram concentrações plasmáticas de Zn consideradas deficientes.

Pesquisa realizada na Venezuela, envolvendo 159 crianças de 3 meses a 8 anos de idade, sendo 75 do sexo masculino e 84 do sexo feminino, de baixo nível socioeconômico, mostrou que 38,4% das crianças tinham concentrações baixas de Zn plasmático.

No Brasil, poucos estudos de base populacional, avaliando o estado nutricional relativo ao Zn, têm sido publicados, valendo salientar, no entanto, que resultados pontuais têm mostrado baixas concentrações do mineral, principalmente em crianças.

Na Região Norte do país, estudou-se a provável associação entre a ingestão dietética de Zn com os níveis séricos do mineral em trabalhadores da Região Amazônica. Os resultados mostraram que trabalhadores de ambos os sexos, com níveis séricos deficientes de Zn, relataram baixa ingestão desse mineral quando avaliados por um inquérito dietético. Buscando ainda uma eventual associação entre as concentrações séricas de Zn e a renda familiar, os autores observaram que 34% dos trabalhadores classificados na classe de baixa renda apresentaram concentrações séricas consideradas deficientes; trabalhadores com renda familiar média apresentaram 26% de níveis deficientes, enquanto 17% de teores deficientes foram observados em trabalhadores com renda familiar alta. Os autores observaram, ainda, que a ingestão de Zn nos homens foi mais alta do que nas mulheres. Com relação à distribuição etária, o estudo mostrou que os níveis séricos de Zn tendem a declinar com a idade, em ambos os sexos.

Na Região Nordeste, as altas prevalências de baixo peso ao nascer, diarreia e infecções respiratórias agudas são as principais causas de morbimortalidade infantil. Estudos realizados em Pernambuco ratificaram o papel importante da suplementação de Zn, durante os primeiros 6 meses de vida, em crianças que nasciam com baixo peso ao nascer, porém a termo. Observaram uma redução da morbidade, principalmente em crianças que apresentaram um *deficit* moderado no peso. A suplementação com o mineral, diariamente realizada durante um período superior a 6 meses, resultou em uma redução de 28% na prevalência da diarreia e de 33% na da tosse.

Em João Pessoa, Paraíba, foram estudadas 377 crianças na faixa etária de 2 a 5 anos de idade. Os resultados mostraram que 61,9% delas tinham concentrações inadequadas de Zn no cabelo, e 40,1% apresentaram níveis séricos inadequados de fosfatase alcalina.

Estudos realizados na Região Sudeste mostraram que cerca de 13% das crianças de 2 a 7 anos de idade, de baixo nível socioeconômico e moradoras da periferia de Ribeirão Preto, Estado de São Paulo, apresentaram concentrações plasmáticas de Zn consideradas deficientes.

ETIOLOGIA, PATOGENIA, PATOLOGIA MORFOLÓGICA E FUNCIONAL

A desnutrição energético-proteica é frequentemente acompanhada por um fornecimento reduzido de Zn biodisponível. Logo, áreas geográficas onde a prevalência de desnutrição é elevada são consideradas, em princípio, como espaços geográficos de risco para a carência de Zn.

A desnutrição energético-proteica e a deficiência de Zn têm apresentado características clínicas comuns. Alguns autores observaram em crianças uma associação entre a baixa concentração plasmática de Zn com edema nutricional, mas não com o grau do edema ou a concentração de albumina plasmática. Na presença do edema houve uma associação significativa entre concentrações plasmáticas de Zn, retardo do crescimento, ulceração na pele e perda de peso.

No que diz respeito às limitações do crescimento decorrentes da deficiência de Zn, evidências clínicas e epidemiológicas têm sido relatadas em bebês saudáveis do sexo masculino, bem como em crianças em idade escolar, na América do Norte e Canadá. Relatos semelhantes têm sido descritos em pesquisas envolvendo adolescentes em áreas rurais do Egito e República Islâmica do Irã. Autores têm reforçado cada vez mais o papel relevante da deficiência de Zn não só como fator causal da etiologia do retardo do crescimento, como também como fator de risco para o baixo peso ao nascer.

Estimativas mundiais indicam que cerca de 43% de crianças menores de 5 anos, ou seja, 230 milhões, apresentam retardo no crescimento linear, definido pela relação altura/idade, cuja mediana se encontra abaixo de –2 desvios-padrão (DP), segundo dados da WHO/NCHS. Estudo realizado na Guatemala demonstrou alta prevalência de retardo do crescimento linear em crianças, semelhante às observações descritas em populações de baixa renda nos países em desenvolvimento. A deficiência de Zn é comum nos países em desenvolvimento, o qual apresenta alta prevalência com efeito particular na gestante e criança em idade escolar. Logo, considerando-se a estreita relação entre estado nutricional de Zn e padrões de crescimento, deduz-se o importante papel da carência em Zn, como componente biológico de risco, na determinação da alta prevalência de retardo do crescimento linear.

A idade parece ser uma variável importante, considerando-se o binômio deficiência de Zn *versus* desenvolvimento cognitivo da criança. Essa relação se daria em virtude de as crianças serem particularmente vulneráveis à deficiência de Zn durante os períodos de rápido crescimento e desenvolvimento, tais como infância e adolescência. Uma atenção especial deve ser destinada a esse grupo de maior risco.

Evidências têm mostrado que a deficiência em micronutrientes tende a se manifestar de forma global, guardando provável interdependência biológica entre os diversos micronutrientes. Essa interação é possível, uma vez que o Zn é essencial para a síntese da retinol desidrogenase, enzima que converte o retinol em retinol aldeído no intestino e outros tecidos, incluindo a retina ocular, onde existem enzimas Zn-dependentes que participam do ciclo visual.

O mineral parece regular a absorção de vitamina A, além de participar da síntese de RBP (proteína de ligação de retinol) no fígado. Logo, o Zn atuaria tanto na liberação, como no transporte de vitamina A. Em contrapartida, a deficiência grave de vitamina A pode, de forma adversa, afetar a absorção de Zn, por meio do decréscimo na síntese intestinal de ZBP (proteína de ligação do Zn). Por sua vez, tanto o Zn como a vitamina A facilitariam a liberação do ferro hepático, biodisponibilizando esse mineral para a hematopoiese.

A deficiência de Zn e vitamina A poderia ser potencial causa da baixa de imunidade associada à desnutrição, particularmente a diminuição da imunidade celular, a qual retarda a remoção dos agentes patogênicos entéricos. A renovação epitelial ineficaz, resultante de uma infecção entérica aguda, prolonga ainda mais os sintomas diarreicos e a má absorção.

A absorção do Zn se dá ao longo de todo o intestino delgado, sobretudo no duodeno e no jejuno, por meio da mediação de carreadores localizados na borda "em escova" do enterócito, bem como por difusão passiva. No processo absortivo, o Zn se liga à metalotioneína citoplasmática, podendo ser utilizado pelo próprio enterócito ou passar para circulação portal. O Zn absorvido é transportado ao fígado por uma albumina. A mobilização para outras vísceras e tecidos corporais se dá, principalmente, ligado à albumina (60%), a aminoácidos, à α-2-macroglobulina e a transferrina. A quantidade ligada aos aminoácidos (3%) constitui a parte filtrada nos glomérulos e pode ser perdida na urina. Pâncreas, rins e baço têm alta taxa de *turnover* de Zn (meia-vida = 12,5 dias), ao contrário do cérebro e ossos, onde a reciclagem do elemento se dá em torno de 300 dias.

A excreção de Zn no organismo ocorre através dos rins, da pele e do intestino. As perdas intestinais podem variar de 0,5 a 3mg/dia, dependendo da ingestão do mineral. Aproximadamente 0,7mg de Zn/dia é perdido na urina de indivíduos normais. A inanição e o catabolismo muscular aumentam as perdas de Zn na urina e fezes.

O controle homeostático do metabolismo do Zn implica um equilíbrio entre a absorção do Zn da dieta e as secreções endógenas, mediante uma regulação adaptativa programada pelo aporte diário do elemento. O intestino é o órgão-chave para manter esse balanço. Não se conhece ao certo a procedência do Zn endógeno, pois, o mais provável, é que se trata de uma mistura de secreções procedentes do pâncreas e das células intestinais.

O Zn participa na síntese e degradação dos carboidratos, lipídios, proteínas e ácidos nucleicos. A participação do Zn no metabolismo proteico é fundamental, sendo até comparado a um aminoácido essencial. Na sua deficiência, à semelhança da carência de aminoácidos, há anorexia de instalação rápida, retardo do crescimento, sensibilidade aumentada à oferta de nitrogênio, com aumento da amônia e ureia sanguíneas.

Têm sido descritos muitos fatores que favorecem ou dificultam a absorção do Zn. No homem, a inibição da secreção ácida do estômago pode reduzir a absorção do Zn. A histidina e a cisteína, cujas constantes de captação de Zn são elevadas, inibem a absorção do íon em alguns sistemas, mas não em outros. O ácido etilenodiamino tetra-acético (EDTA), é um composto orgânico que age como agente quelante, formando complexos muito estáveis com diversos íons metálicos. Indicado para prevenir e corrigir os estados de carência causados por deficiência e desequilíbrios na assimilação de sinco. O EDTA estimula a utilização do Zn em algumas espécies durante situações específicas de alimentação. Nos ratos, os complexos Zn-EDTA e Zn-metionina reduzem a captação e a absorção de Zn.

Alguns minerais da dieta podem alterar a absorção de Zn. Em doses farmacológicas, o ferro inorgânico pode reduzir a captação do Zn. Trabalhos sugerem que os mecanismos de transporte do cálcio e do Zn são distintos, o que explicaria que o cálcio parece ter escasso efeito na absorção de Zn em ratos e o fato de que nem a vitamina D, nem a 1,25-di-hidroxicolecalciferol influenciam na absorção de Zn. No entanto, os suplementos de cálcio poderiam reduzir a absorção de Zn por um efeito no interior da luz intestinal que aumentaria a perda de Zn. A absorção de Zn pode sofrer alterações por diversos fatores fisiológicos, como no jejum ou na gravidez, ou por processos patológicos, como infecções, cirurgia, insuficiência pancreática e alcoolismo.

As citocinas, sobretudo as interleucinas 1 e 2, influenciam no metabolismo do Zn. Acredita-se que o estresse, a exemplo de uma infecção aguda, no qual se produzem exotoxinas, estimula a secreção de citocinas que têm efeitos múltiplos, dentre os quais a ativação das células imunitárias. Estudos demonstraram que a deficiência grave de Zn é acompanhada por atrofia tímica, resultando numa atividade hormonal deficiente, linfopenia, resposta proliferativa de linfócitos a mitógenos reduzida e uma diminuição seletiva nas células *natural killer* (NK). A deficiência moderada de Zn está associada à anergia, bem como à diminuição da atividade NK, mas não com atrofia tímica ou linfopenia. A deficiência leve de Zn pode, ainda, estar associada à produção prejudicada de interleucina 2.

O conteúdo de Zn nos alimentos mostra ampla variação nas suas concentrações, sendo abundante em alguns mariscos (ostra, camarão), na carne bovina, no frango, no fígado, em peixes, nos germes de alguns cereais e, em menor concentração, nos produtos lácteos, tubérculos e hortaliças.

São vários os fatores dietéticos que influenciam na biodisponibilidade desse oligoelemento. Os aminoácidos cisteína, glicina e lisina e os quelantes naturais ou sintéticos (citrato, EDTA) parecem interferir nessa biodisponibilidade. Cereais, legumes e tubérculos, embora contenham teores significativos de Zn, a presença associada de fitatos, fibra e lignina, reduzem sua biodisponibilidade. Essas substâncias formam complexos insolúveis com o Zn, limitando sua absorção. Por sua vez, o leite de vaca, por conter alta concentração de cálcio e caseína, e o leite de soja, por conter fitato, podem igualmente reduzir sua biodisponibilidade.

As recomendações alimentares de Zn são estabelecidas levando em consideração as variáveis idade, sexo e condições fisiológicas. O Zn é recomendado em quantidades suficientes para manter o funcionamento adequado do organismo, além de seu crescimento, reprodução e lactação. A gravidez normal requer Zn adicional (cerca de 100mg/período) para atender às necessidades do feto em crescimento, além do aumento uterino, placentário, do fluido amniótico e mamário.

A redução na competência imunológica, atribuída à deficiência de Zn, estaria intrinsecamente relacionada ao aumento das infecções e da morbidade de um modo em geral, especialmente da diarreia, pneumonia e malária. É também plausível que a deficiência de Zn contribua para a elevada taxa de mortalidade observada em muitos países em desenvolvimento.

É consenso que a diarreia persistente, definida como episódios diarreicos que têm uma duração superior a 14 dias, seja uma das principais causas da mortalidade específicas na infância. Logo, a efetividade da suplementação com Zn nesse quadro nosológico contribuiria, em última análise, para uma sensível redução na taxa de mortalidade.

Estudos realizados no Vietnã, México, Guatemala, Índia, Jamaica, Papua New Guinea, Brasil e Peru têm avaliado o impacto da suplementação diária de Zn nas infecções em pré-escolares. Esses estudos, em análise de associação, demonstraram não somente benefícios substanciais na diarreia, mas também menos episódios de infecções respiratórias agudas e/ou pneumonia, a primeira causa de morte infantil em muitos países em desenvolvimento. Estudos realizados na Índia mostraram redução de 45% na incidência de infecções respiratórias agudas em crianças suplementadas com Zn em comparação com o grupo que recebeu placebo. A prevalência de dias com febre e anorexia foi também reduzida pelo suplemento de Zn.

NECESSIDADES

As necessidades diárias de Zn variam de acordo com a idade, sexo e condições fisiológicas, como a seguir se demonstra no Quadro XVI.11.1.

QUADRO CLÍNICO

As manifestações clínicas da deficiência de Zn mais frequentemente descritas são: dermatite orificial e acral, diarreia, alopecia, distúrbios do paladar (disgeusia) e retardo do crescimento estatural. Outras manifestações clínicas têm sido descritas, como perda de peso, alterações na função cognitiva, atrofia neuronal, distúrbios na memória, blefaroconjuntivite, fotofobia, dentre outras.

O aumento da susceptibilidade às infecções é outro fenômeno descrito. Evidências têm mostrado que a falta de Zn está associada à atrofia do timo, órgão importante na maturação dos linfócitos T, e que é especialmente vulnerável à deficiência desse mineral. Logo, na deficiência de Zn haveria redução tanto na hipersensibilidade cutânea retardada, mediada pelas células T, quanto na produção de anticorpos.

Os estados deficitários de Zn têm sido demonstrados em várias situações clínicas, tais como hipogonadismo, nanismo, acrodermatite enteropática, anemia falciforme, tuberculose, síndrome de Down, convalescença de cirurgias, provavelmente devido ao estresse agudo ou crônico. Já na fibrose cística, na enterite regional e na doença celíaca, provavelmente, os níveis baixos de Zn são devidos à diminuição da absorção intestinal. Pode, ainda, existir déficit em situações de perdas urinárias excessivas, como acontece na síndrome nefrótica, e em estados hipercatabólicos, tais como fraturas ou jejum prolongado, ou na utilização de algumas drogas, a exemplo das tiazidas.

É possível ainda que a deficiência grave de Zn comprometa o comportamento e a resposta emocional. Isso poderia ser atribuído à disfunção do cerebelo, decorrente do estado carencial.

DIAGNÓSTICO

Não se dispõe, ainda, de nenhum marcador bioquímico ou funcional do estado nutricional de zinco que seja suficientemente sensível para identificar uma deficiência leve ou moderada desse oligoelemento. No entanto, as concentrações desse mineral têm sido determinadas em estruturas celulares, tais como leucócitos e plaquetas, e em fluidos biológicos, como o plasma, o soro, a urina, o sêmen ou ainda em tecidos como pele e cabelos.

A determinação do Zn plasmático é a técnica mais amplamente usada, por responder rapidamente às mudanças no conteúdo de Zn da dieta, ou seja, diminui a sua concentração quando há redução na ingestão desse mineral e, por outro lado, eleva-se por ocasião de uma suplementação. Concentrações inferiores a 10,9µmol/L são forte indicativo de provável deficiência do mineral.

As concentrações de Zn no cabelo humano têm sido um marcador biológico utilizado na avaliação do estado nutricional do mineral. Acredita-se que o teor de Zn no cabelo seria o indicador mais apropriado para avaliar a carência crônica de Zn. Consideram-se como deficiência grave valores inferiores a 1,1 µmol/g de cabelo, deficiência moderada de teores entre 1,1–1,51µmol/g de cabelo e deficiência leve entre 1,51–1,68µmol/g de cabelo.

Vários autores propuseram a determinação da atividade enzimática da fosfatase alcalina, que traduziria apenas o *status* atual do mineral no organismo. A fosfatase alcalina é uma hidrolase fosfato monoéster inespecífica, amplamente distribuída no organismo, com uma possível

Quadro XVI.11.1. Necessidades diárias de zinco

Categoria	Idade	Zinco (mg/dia)
Crianças	0–6 meses	2
	7–12 meses	3
	1–3 anos	3
	4–8 anos	5
Homens	9–13 anos	8
	14–18 anos	11
Mulheres	9–13 anos	8
	14–18 anos	9
Gestantes	≤ 18 anos	13
Lactantes	≤ 18 anos	14

Dietary Reference Intake (RDIs) Estimated Average requeriments. Washington, DC. Disponível em http://www.nap.edu.

função no transporte e na transferência do fosfato celular, bem como na mineralização do osso. A fosfatase alcalina é, ainda, uma enzima que participa no metabolismo dos ácidos nucleicos, das mitoses celulares e da síntese de proteína, pela qual o seu *deficit* estaria relacionado com uma diminuição dessas funções. Têm sido considerados como concentrações inadequadas de atividade enzimática da fosfatase alcalina sérica valores inferiores a 250U/I.

É possível ainda determinar as quantidades e fontes dietéticas de Zn, mediante o consumo de alimentos de origem animal (alta biodisponibilidade), assim como os de origem vegetal (baixa biodisponibilidade). Pode-se ainda medir a razão molar de Zn/fitatos na dieta, quando uma razão superior a 15 seria indicador de baixa disponibilidade.

TRATAMENTO

A suplementação com Zn tem sido utilizada amplamente em humanos. A suplementação de Zn em crianças deve ser considerada quando a dieta é pobre em Zn absorvível, quando há *deficit* de crescimento, na presença de zincemia baixa, ou ambos. A suplementação tem sido recomendada também quando há diarreia persistente. O Zn promove a recuperação da diarreia aquosa, dando margem a que haja menor duração e gravidade do episódio e a diminuição do *deficit* de crescimento associado à diarreia. Dose única diária tem vantagens sobre regimes de múltiplas doses por dia. A duração da terapia ainda está por ser definida.

A administração de Zn em doses fisiológicas para pacientes com essa deficiência é uma prática aceita. O mineral pode exercer efeito terapêutico na duração dos resfriados, atuando como inibidor da replicação viral e também na anemia falciforme, e agindo como antifalcizante por permitir expansão da membrana celular. A administração de Zn em doses terapêuticas pode levar a uma deficiência de cobre, sendo, portanto, útil na prevenção e tratamento da doença de Wilson nos pacientes geneticamente suscetíveis.

Embora incomuns, foram descritas intoxicações aguda por Zn em seres humanos resultantes de altas ingestões de Zn. Os sinais típicos de toxidade aguda por Zn incluem dor epigástrica, diarreia, náusea e vômito. Doses acima de 200mg/dia são tipicamente eméticas. Os sinais aparecem, em média, dentro de 8 horas e incluem hiperpneia, sudorese profusa e fraqueza. Os sinais de toxidade desaparecem 12 a 24 horas depois que o indivíduo é removido do ambiente contaminado com Zn. A principal consequência da ingestão a longo prazo de suplementos excessivos de Zn é a indução de uma deficiência de Cu (cobre) causada pela competição entre esses elementos pela absorção intestinal.

PREVENÇÃO

Resultados de vários ensaios clínicos randomizados têm mostrado de forma consistente que a suplementação com Zn reduz a duração e a gravidade da diarreia em crianças. Por sua vez, resultados de um estudo metabólico indicaram que há perda excessiva de zinco durante o processo diarreico. Logo, seria recomendável incluir a suplementação com Zn na conduta terapêutica da criança com diarreia, principalmente em contextos ecológicos em que haja elevado risco para a deficiência de zinco.

Deve-se enfatizar, ainda, que a suplementação de Zn é importante não só para o tratamento, mas também para a prevenção da enfermidade diarreica. A suplementação de Zn pode também reduzir a incidência de ataques clínicos de malária em crianças. Estudos têm demonstrado que meninos suplementados com Zn alcançaram recuperação mais rápida da massa tímica e de seu estado imunológico em um menor tempo do que os não suplementados, o que foi atribuído à administração de mineral na melhoria da função imunitária de seus pacientes.

A dose apropriada da suplementação de Zn para a prevenção da deficiência desse mineral em diferentes grupos etários e situações clínicas específicas não tem sido sistematicamente estudada. A dose sugerida, com base nas recomendações de ingestão diária para o Zn, seria a de 5mg/dia para crianças de 7 meses a 3 anos de idade e de 10mg/dia para crianças maiores de 3 anos.

BIBLIOGRAFIA

Amaya D, Urrieta R, Gil NM et al. Valores de zinc plamático en una población infantil marginal de Maracaibo, Venezuela. Arch Latinoam Nutr, 1997; 47(1):23-8.

Black RE. Zinc deficiency, immune function, and morbidity and mortality from infectious disease among children in developing coutries. Food and Nutr Bull 2001; 22(2):155-62.

_____. Zinc for Child Health. Child Health Res Proj Spec Rep 1997; 1(1):3-19.

Chevalier P. Zinc and duration of treatment of severe malnutrition. Lancet 1995; 345:1.046-7.

Cousins RJ. Zinc. In: Ziegler EE, Filer LJ (eds.). Conocimientos actuales sobre nutrición. 7. ed. Washington, DC: Organización Panamericana de la Salud; 1997:312-27.

Cunha DF, Cunha SFC. Micronutrientes. In: Oliveira JED, Marchini JS. Ciências Nutricionais. 1ª ed. Saiver, São Paulo, 1998; 9:141-63.

Czajka-Narins DN. Minerais. In: Mahan LK, Stump SE (eds.). Alimentos, Nutrição e Dietoterapia. 9ª ed. Roca. São Paulo, 1998; 7:143-7.

Fernández CMH, Estévez AI. Función del cinc en la recuperación inmunonutricional de lactantes malnutridos. Rev Cubana Aliment Nutr 2000; 14(1):65-70.

Habicht JP, Martorell R, Rivera JA. Nutrition impact of supplementation in the INCAP longitudinal study: analytic strategies and inferences. J Nutr 1995; 125:1042S-1050S.

Hambidge KM. Zinc deficiency in young children. Am J Clin Nutr 1997; 65:160-1.

Hotz C, Brown KH. Overview of zinc nutrition. Food Nutr Bull 2004; 25:S99-S129.

International Centre for Diarrhoea Disease Research, Dhaka, Bangladesh. Zinc supplementation in the treatment of childhood diarrhoea. Indian J Pediatr 1995; 62:181-93.

Kauwell GPA, Bailey LB, Gregory JF et al. Zinc status is not adversely affected by folic acid supplementation and zinc intake does not impair folate utilization in human subjects. J Nutr 1995; 125:66-72.

Kolsteren PW, Rahman SR, Hilderbrand K, Diniz AS. Treatment for iron deficiency anemia with a combined supplementation of iron, vitamin A and zinc in women of Dinajpur, Bangladesh. Eur J Clin Nutr 1999; 53:102-6.

Lira PIC, Ashworth A, Morris SS. Effect of zinc supplementation on the morbidity, immune function, and growth of low-birth-weight, full-term infants in Northeast Brazil. Am J Clin Nutr 1998; 68(suppl):418S-24S.

OMS. Elementos Traço na Nutrição e Saúde Humanas. Roca, Genebra, 1998; 5:63-90.

ONIS M et al. The worldwide magnitude of protein-energy malnutrition: an overview from the WHO global database on child growth. WHO Bull. OMS 1993; 71:703-12.

Penny M. The role of zinc child health. Inst Invs Nutr 2000; Lima, Peru, 1-3.

Rosado JL, Lopes P, Morales M et al. Bioavailability of energy, fat, zinc, iron and calcium from rural and urban Mexican diets. Br J Nutr 1992; 68:45-58.

Sandstead HH. Zinc deficiency. A public health Problem? Am J Dis Child. 1991; 145:853-9.

Silva-Santana SC, Diniz AS, Lóla MMF et al. Zinc status assessment: comparison between hair zinc and serum alkaline phosphatase parameters in preschoolers of João Pessoa, state of Paraíba. Rev. IMIP 2002; 2(3).

CAPÍTULO 12
Desnutrição e Infecção

Anna Cleide Valois Montarroyos de Moraes

INTRODUÇÃO E EPIDEMIOLOGIA

Associações entre a fome e as epidemias de doenças infecciosas têm sido observadas durante toda a história da humanidade. Em 370 a.C, Hipócrates reconheceu que os indivíduos malnutridos eram mais suscetíveis às doenças infecciosas.

A desnutrição é responsável, direta ou indiretamente, por mais de 60% das 10 milhões de mortes que acometem crianças menores de 5 anos de idade, causadas, em sua maior parte, por doenças infecciosas. A nutrição adequada é um dos fatores de maior impacto na saúde infantil.

A incidência de doenças infecciosas na infância é um problema de saúde pública em países em desenvolvimento. Em áreas desfavorecidas, as condições precárias de saneamento somadas à alta prevalência de desnutrição e tratamento inadequado acarretam aumento da severidade e duração das infecções, com o agravamento do estado nutricional, resultando em altas taxa de morbimortalidade.

Dessa forma, carências nutricionais durante a infância podem acarretar disfunções imunológicas e aumento na susceptibilidade a infecções.

A interação entre desnutrição, imunidade e infecção é complexa, porém deve ser considerada à luz do meio ambiente.

Em 2003, o Fundo das Nações Unidas para a Infância (Unicef) revelou que a deficiência de micronutrientes (vitaminas e minerais) foi uma das responsáveis por cerca de 1 milhão de óbitos entre crianças.

INTERAÇÃO: NUTRIÇÃO, INFECÇÃO E SISTEMA IMUNE

A nutrição é um determinante fundamental da resposta imune.

É importante entender os mecanismos de defesa do organismo contra as infecções, classificados em três categorias:

a) *Barreiras naturais*: Representadas pela integridade da pele e das mucosas, pelos movimentos próprios das mucosas (movimento mucociliar do trato respiratório, movimento peristáltico do intestino), fluxos urinário, lacrimal e salivar, secreções respiratórias e digestivas, ácidos graxos da pele, enzimas com atividade antimicrobiana, flora normal da pele, dos tratos digestivo e genital, entre outras;

b) *Imunidade inata ou natural*: Está presente e é efetiva em todos os indivíduos normais mesmo sem exposição prévia ao antígeno, opera sobre os agentes infecciosos da mesma maneira a cada vez que o indivíduo é exposto. Os componentes mais conhecidos são os fagócitos poli e mononucleares, as células NK [*natural killer*], o sistema complemento e também todas as células processadoras de antígenos, entre as quais estão as células dendríticas essenciais para o desenvolvimento da terceira categoria de mecanismos de proteção antiinfecciosa – a imunidade específica;

c) *Resposta adaptativa ou imunidade específica*: Ativada somente após o primeiro contato com um agente estranho ao organismo, quando então se desenvolve a memória imunológica, a qual possibilita identificar os elementos estranhos em contatos subsequentes e distingui-los de componentes do próprio organismo [discriminação entre *próprio* ou *self* e *não próprio* ou *non-self*]; sequencialmente ocorre uma reação rápida e específica como resposta protetora. Dessa forma, é a resposta imune adaptativa que detém os atributos da memória e da especificidade na reação. Os linfócitos T e B são responsáveis pelo reconhecimento imune-específico dos patógenos e pelo desencadeamento das respostas imunes adaptativas. Essas células são derivadas de células-tronco da medula óssea; entretanto, os linfócitos T sofrem um processo de desenvolvimento no timo, enquanto os linfócitos B se desenvolvem na própria medula óssea. A principal função do timo é fornecer o ambiente adequado para a diferenciação, seleção e maturação de linfócitos T, a partir de células progenitoras migrantes da medula óssea.

O comprometimento imunológico está intimamente relacionado ao período do agravo, da duração e da magnitude das carências nutricionais associadas. Na desnutrição grave todas as formas de imunidade podem ser afetadas, mas as defesas inespecíficas e a imunidade celular estão mais alteradas do que as respostas humorais. Tais alterações caracterizam a síndrome da imunodeficiência adquirida nutricionalmente.

A ativação da resposta imune requer aumento da demanda de substratos e nutrientes para fornecer uma fonte imediata de energia, produção de proteínas de fase aguda e de mediadores inflamatórios.

Deficiências graves de nutrientes comprometem uma série de processos fisiológicos, incluindo síntese, maturação, diferenciação e distribuição dos linfócitos T; redução do número de leucócitos circulantes; comprometimento nos processos de fagocitose; desregulação na produção de mediadores pró e anti-inflamatórios; alteração nos linfócitos B e na produção de anticorpos, dentre outras. Essas alterações causam impacto na evolução clínica das infecções em pacientes desnutridos.

INTERAÇÃO: INFECÇÃO E NUTRIENTES

A ingesta adequada de micronutrientes é necessária para a função eficiente do sistema imune. Assim, crianças com deficiência de micronutrientes são mais suscetíveis a desenvolver infecções, inclusive podem apresentar evolução mais grave, como é evidenciado na desnutrição edematosa comparada com o emagrecimento grave.

A ativação da imunidade específica está associada a aumento acentuado da demanda de micronutrientes e substratos para fornecer uma fonte imediata de energia, que pode ser suprida por fontes exógenas e ou de reservas endógenas, na qual vários micronutrientes estão envolvidos.

Vitamina A

Desempenha papel importante na integridade do epitélio e das mucosas. O impacto da deficiência de vitamina A nas doenças infecciosas foi amplamente estudado, destacando infecções respiratórias e gastrointestinais, além do sarampo.

Estudo realizado no Instituto Materno-Infantil de Pernambuco (IMIP) em crianças desnutridas graves hospitalizadas revelou nível inadequado de retinol sérico em 70% das crianças, além de anormalidades na citologia de impressão conjuntival em 46,3% delas, ressaltando a importância de administrar uma megadose de vitamina A no momento da admissão em todas as crianças desnutridas graves.

Vitaminas do complexo B

A deficiência de vitamina B6 está associada à redução na proliferação de linfócitos T e B. A deficiência de vitamina B12 se relaciona com a diminuição da fagocitose e da capacidade bactericida dos neutrófilos.

Vitamina C

Sua deficiência tem sido associada a alterações na quimiotaxia e capacidade bactericida dos neutrófilos e macrófagos.

Vitamina E

Desempenha papel importante na resposta imunológica, interagindo com radicais livres, a fim de prevenir a peroxidação de ácidos e proteínas. Sua deficiência está relacionada com a diminuição da imunidade celular.

Cobre

Tem importante papel no metabolismo do ferro e na eritropoiese. Encontra-se em algumas enzimas, como a ceruloplasmina (ferroxidase I) e ferroxidase II, que oxidam o ferro, sendo transportado do lúmem intestinal e dos sítios de estocagem para os sítios de eritropoiese. Outra enzima que contém cobre é a superóxido-dismutase, a qual tem papel importante no clareamento de radicais livres.

Zinco

É importante para a multiplicação celular e componente essencial de enzimas que participam da síntese de proteínas e RNA.

Sua deficiência acarreta alterações no epitélio intestinal e epiderme, diminui o número de células nucleadas e a proporção de células precursoras linfoides. São observadas atrofia do timo e redução da atividade da timulina, da atividade das células destruidoras naturais, da produção de interleucina-2 e da resposta da hipersensibilidade do tipo tardia.

As infecções também podem contribuir para a deficiência do zinco. A perda do nitrogênio corporal é acompanhada pela perda do zinco, derivada supostamente do músculo, com queda dos níveis plasmáticos como parte da resposta de fase aguda da inflamação.

Magnésio

A deficiência de magnésio tem sido relacionada com diminuição da função imune humoral e celular, relacionada à involução tímica e alteração na função dos linfócitos T e B.

Ferro

Em relação ao metabolismo do ferro, relata-se uma diminuição de transferrina, o que resultaria em maior disponibilidade desse metal "descompartimentalizado", promovendo um sobrecrescimento bacteriano, e esse ferro agiria como um catalítico, convertendo o radical superóxido relativamente arreativo em um radical hidroxil agressivo e danoso.

Na sua deficiência ocorrem diminuição na imunidade celular, atrofia tímica e também diminuição na produção de anticorpos, além de redução de enzimas, como a mieloperoxidase e NADPH-oxidase, importantes na atividade fagocítica.

INTERAÇÃO: PROCESSOS INFECCIOSOS

Na desnutrição grave a resposta contra helmintos pode encontrar-se alterada, com maior susceptibilidade às infecções parasitárias. A resposta protetora de células T contra infecções helmínticas é predominantemente do tipo Th2, incluindo produção de interleucina 4, expansão de eosinófilos e secreção de IgE.

Alteração na arquitetura da mucosa intestinal, redução da disponibilidade de linfócitos da placa de Peye's, diminuição da secreção de imunoglobulina (IgA) secretória e níveis baixos de complemento interferem na função fagocítica contra patógenos invasivos.

A desnutrição grave é apreciada como importante fator de risco para doença da tuberculose, bem como para a infecção de HIV/Aids.

Sepse associada à desnutrição se relaciona com elevadas taxas de mortalidade.

A incidência de bacteriúria é alta, inclusive associada com febre e diarreia.

INVESTIGAÇÃO

A resposta inflamatória aguda em pacientes com desnutrição grave é assunto controverso, com alguns estudos sugerindo diminuição de marcadores inflamatórios enquanto outros sugerem semelhante intensidade da inflamação.

As alterações hematológicas podem ser inespecíficas, com evidência de leucocitose ou leucopenia.

A urianálise é útil para se rastrear infecção urinária; urocultura deve ser realizada diante de alterações, em desnutridos com febre, na suspeita de bacteriúria.

TRATAMENTO

A reposição dos nutrientes no manejo da desnutrição é essencial, uma vez que tais alterações podem ser reversíveis, restaurando a função imune e melhorando a resistência à infecção.

Dentre as diversas condutas do protocolo da OMS para crianças com desnutrição grave, tem-se a correção das deficiências de micronutrientes por meio da solução de eletrólitos e minerais e fórmulas alimentares adequadas.

O leite materno é o melhor exemplo de alimento com propriedades acentuadoras do sistema imune. O leite contém uma ampla gama de componentes imunologicamente ativos, incluindo células (macrófagos, linfócitos T e B, neutrófilos), imunoglobulinas (IgG, IgM, IgD, IgA), lisozima, lactoferrina, citocinas (IL-1, IL6, IL10), IFN gama, FNT alfa, fator transformador de crescimento, fatores de crescimento (epidérmico, insulina-símile), hormônios, vitaminas (A, D, E), aminoácidos (taurina, glutamina), ácidos graxos, aminoaçúcares e nucleotídeos, fatores que evitam a adesão de alguns micro-organismos ao trato gastrointestinal e, portanto, evitam a colonização bacteriana, e fatores que promovem o crescimento bacteriano (bifidobactérias).

A escolha criteriosa do antibiótico e/ou terapêutica específica será de acordo com os critérios de infecção localizada ou gravidade clínica, seguindo orientação de rotina do serviço.

Dados da literatura revelam que o uso da antibioticoterapia para combater infecção oculta, sobretudo nas primeiras 48 horas de tratamento, é um dos fatores que contribuem para redução da mortalidade em crianças desnutridas graves.

CONCLUSÃO

A desnutrição afeta de modo adverso a resposta imunológica específica e inespecífica, aumentando a susceptibilidade às infecções, motivos mais comuns de atendimento do paciente desnutrido nos serviços de saúde. A infecção contribui para uma maior deterioração do estado nutricional, criando-se um ciclo vicioso de desnutrição e doença.

A modulação do sistema imune na desnutrição grave tem implicações importantes, uma vez que deficiências de energia e de nutrientes estão correlacionadas com disfunção imunológica, possibilitando o aparecimento de doenças infecciosas causando impacto na resposta clínica.

A terapia nutricional é essencial no restabelecimento dessa disfunção, uma vez que tais alterações podem ser reversíveis. Dessa forma, deficiências nutricionais específicas devem ser prevenidas e adequadamente tratadas.

BIBLIOGRAFIA

Ambrus JL Sr, Ambrus JL Jr. Nutrition and infectious diseases in developing countries and problems of acquired immunodeficiency syndrome. Exp Biol Med (Maywood) 2004 jun; 229(6):464-72.

Artur FD, Thelma SO, Claudio L et al. Hospital malnutritionand inflammatory response in critically ill children and adolescents admitted to atertiary intensive care unit. Clinics 2008; 63:357-62.

Bagga A, Tripathi P, Jatana V, Hari P, Kapil A, Srivastava RN et al. Bacteriuria and urinary tract infections in malnourished children. India Pediatr Nephrol, 2003 apr; 18(4):366-700

Brasil. Manual de atendimento da criança com desnutrição grave em nível hospitalar. Ministério da Saúde, Secretaria de Atenção à Saúde, Coordenação Geral da Política de Alimentação e Nutrição – Brasília: Ministério da Saúde, 2005.

Cauás RC, Falbo AR, Correia JB, Oliveira KMM, Montenegro FMU. Diarreia por rotavírus em crianças desnutridas hospitalizadas no Instituto Materno-Infantil Prof. Fernando Figueira (IMIP). Rev Bras Saude Mater Infant 2008; 6 (Supl 1):S77-S83.

Cunningham-Rundles S, McNeeley DF, Moon A. Mechanisms of nutrient modulation of the immune response. J Allergy Clin Immunol 2005 jun; 115(6): 1.35-7.

Dantas BCV, Veiga APB, Barroso GS, Jesus EFO, et al. Associação entre concentrações séricas de minerais, índices antropométricos e ocorrência de diarréia entre crianças de baixa renda da região metropolitana do Rio de Janeiro. Rev Nutr 2007; 20(2):159-69.

Falbo AR, Alves JGB, Batista M, Cabral-filho JE. Implementação do protocolo da Organização Mundial de Saúde para manejo da desnutrição grave em hospital no Nordeste do Brasil. Caderno de Saúde Pública 2006; 22(3):561-70.

Falbo AR, Caminha MDFC, Arruda IKG, Paiva L, Lola M. Citologia de impressão conjuntival em crianças desnutridas graves hospitalizadas no Instituto Infantil Prof. Fernando Figueira (IMIP). Rev Bras Saude Mater Infant, 2009.

Keusch GT. The history of nutrition: malnutrition, infection and immunity. J Nutr 2003 jan; 133(1):336S-340S.

Lima FA, Sampaio MC. O papel do timo no desenvolvimento do sistema immune. Pediatria São Paulo 2007; 29(1):33-42.

Rice AL, Sacco L, Black RE. Malnutrition as an underlying cause of childhood deaths associated with infectious diseases in developing countries. Bull Word Health Organ 2000; 78(10):1207-21.

Roche HM, Macdonald IA, Gibney MJ, Nutrição e Metabolismo. ed. Guanabara Koogan, 2003; (13):258-78.

Sato A, Iwasaki A. Peyer's patch dendritic cells as regulators of mucosal adaptive immunity. Cell Mol Life Sci 2005 jun; 62(12):1.333-8.

Savino W, Dardenne M, Velloso LA, Dayse Silva-Barbosa S. The thymus is a common target in malnutrition and infection. Br J Nutr 2007 oct; 98 (Suppl 1):S11-6.

Schaible UE, Kaufmann SHE. Malnutrition and Infection: Complex Mechanisms and Global Impacts. PLoS Med 2007 may; 4(5):e115.

Scrimsha WNS. Historical concepts of interactions, synergism and antagonism between nutrition and infection. J Nutr 2003 jan; 133(1):316S-321S.

Sunguya BF, Koola JI, Atkinson S. Infections associated with severe malnutrition among hospitalised children in East Africa. Tanzan Health Res Bull 2006 sep; 8(3):189-92.

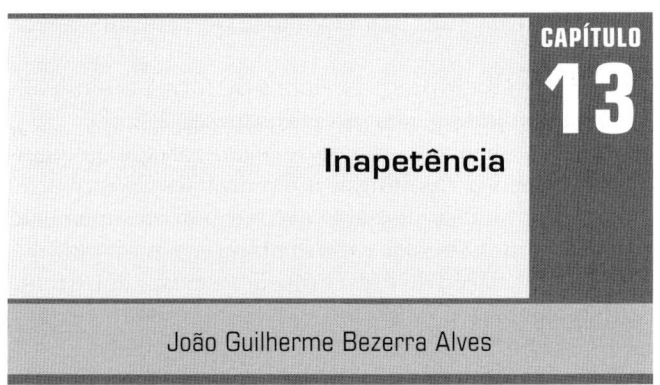

CAPÍTULO 13
Inapetência
João Guilherme Bezerra Alves

Inapetência, falsa anorexia ou falta de apetite é uma das queixas mais comuns na prática pediátrica diária. Entretanto, é preciso que o especialista diferencie as situações em que realmente esteja ocorrendo uma diminuição do apetite ou da fome, com repercussões no crescimento e desenvolvimento da criança, daquelas falsas anorexias em que a quantidade de alimentação aceita pela criança não satisfaz as expectativas dos seus pais, mas atendem plenamente às suas necessidades nutricionais.

O termo *anorexia* (do grego *an* = negação + *orex* = desejo; nesse caso, redução ou perda do apetite) significa ausência ou diminuição do apetite, sendo conceituado como "o desejo de se alimentar, estado consciente, condicionado por experiência e provocado pelo gosto do alimento". Para outros autores, a anorexia também pode ser considerada a ausência ou diminuição da fome, definida como "o estado somático ocasionado pela privação do alimento, que desaparece assim que ocorre a sua ingestão".

Apesar de corresponderem a atividades integradas e utilizados aqui como sinônimos, *apetite* e *fome* representam condições diferentes. O apetite é uma sensação agradável que aparece após várias horas de jejum e que corresponde a um estado afetivo, manifestado pelo desejo de ingerir alimentos. Já a *fome* corresponde a uma sensibilidade visceral, é desagradável, habitualmente se inicia com uma sensação de debilidade geral, "vazio" ou tensão na região epigástrica, associada a irritabilidade, cefaleia, contrações gástricas periódicas e dolorosas.

O controle do apetite e da fome é complexo, ainda não sendo totalmente compreendido. Sabe-se que envolve a função cerebral cortical (procura e escolha dos alimentos), o hipotálamo (centros da saciedade e da fome), níveis circulantes de glicose, lipídios, neuropeptídeos, neurotransmissores, hormônios e terminais sensitivos. As sensações de apetite e fome são controladas ao nível do hipotálamo; o núcleo do apetite ocupa a sua região lateral, e o da saciedade a área ventral mediana. Por meio de estudos em animais, sabe-se que lesões no núcleo lateral levam à inanição, e que danos no núcleo ventral mediano levam à obesidade.

Hoje, são reconhecidos como substâncias estimulantes do apetite o ácido gama-aminobutírico (GABA), a dopamina, a betaendorfina, a encefalina e o neuropeptídeo Y. Como inibidores do apetite temos a serotonina, a norepinefrina, a colecistoquinina, a neurotensina, o TRH, o naloxone, a somatostatina e o peptídeo intestinal vasoativo (VIP). A complexa interação desses componentes que atuam no controle do apetite e da saciedade, determinada por influências psíquicas e orgânicas, é que provoca os quadros de anorexia na infância.

É elevada a ansiedade das mães em relação à alimentação de seus filhos. A expectativa da mãe é quase sempre a de que a criança como uma quantidade tal de alimentos que ela (a mãe) ache suficiente. Muitas vezes se esquece das características individuais de cada pessoa, que apresenta seu metabolismo próprio e necessita de diferentes quantidades de alimento. "A quantidade de alimento que uma criança deve ingerir é a que lhe satisfaça a vontade de se alimentar (necessidade psíquica) e que lhe assegure o bom crescimento e desenvolvimento (necessidade orgânica)." Essas são palavras de Pedro de Alcântara, um dos maiores professores de pediatria que o Brasil já teve.

DIAGNÓSTICO

A falsa anorexia é a causa mais comum de inapetência na criança. Estima-se que nove de cada 10 crianças com queixa de inapetência se enquadram nesse diagnóstico. Essas crianças apresentam crescimento e desenvolvimento normais, além do que a quantidade de alimentos ingerida satisfaz a contento suas necessidades psíquicas. Nessa situação, essa queixa não passa de uma interpretação errônea da família, pois ela simplesmente não come o que a família esperaria que comesse, mas a quantidade necessária de que seu organismo precisa.

Nesse tipo de queixa é comum que os pais comparem a alimentação de seu filho com a de outros, esquecendo as características individuais de um. Na abordagem de uma criança com queixa de anorexia é importante a verificação dos seguintes dados com o intuito de confirmar uma "falsa anorexia":

1. Atitudes maternas (superprodução, angústia, ansiedade etc.) e da criança (rebeldia, tristeza, passividade, ansiedade, hiper-reatividade etc.).
2. Inventário alimentar, inclusive com detalhamento do horário.
3. Observação rigorosa do crescimento físico (utilizar tabelas e gráficos) e do desenvolvimento.
4. Exame físico detalhado e completo.

Observa-se também que essas crianças, além de apresentarem crescimento dentro da normalidade, não têm registro de afecções graves ou infecções de repetição e se mostram ativas (correm, pulam, brincam, são trela etc.), tudo corroborado por um exame físico inteiramente normal.

Para confirmação diagnóstica há necessidade de que o médico da criança faça uma abordagem bastante completa do seu paciente, incluindo a família e a sociedade em que ele vive. Detalhar a história pregressa e os hábitos alimentares, o estado nutricional, o comportamento e a atividade geral da criança, e a família, incluindo as características culturais, devem ser regras básicas a serem seguidas para o diagnóstico diferencial.

A característica principal na anorexia verdadeira ou orgânica é o comprometimento do crescimento, aqui identificado como perda, interrupção ou ganho ponderal insatisfatório. Apenas nos casos de evolução crônica é que se observa acometimento da estatura. As causas são as mais variadas, como quadros infecciosos, doenças inflamatórias, afecções carenciais (ferro, zinco), processos neoplásicos, entre várias outras. Por isso, no caso de uma criança portadora de anorexia, a abordagem deve ser a mais ampla possível, procurando outros sinais e sintomas associados (febre, tosse, vômitos, hepatoesplenomegalia, anemia, acometimento articular etc.) para assim ser feito o diagnóstico diferencial mais direcionado. Quanto à anorexia nervosa, ver capítulo específico.

TRATAMENTO

A prática comumente vista de prescrição de estimulantes do apetite, orexígenos, é totalmente destituída de eficácia. Os pais devem adotar a postura de:

1. Eliminar "manobras" que visem alimentar seus filhos, como prêmios, castigos etc.
2. Proporcionar autodemanda, ou seja, oferecer alimentos que a criança aceite bem e deixá-la comer a quantidade que desejar.
3. Ser indiferentes quanto ao posicionamento de se a criança deve comer ou não. Evitar posturas de desespero ou angústia no horário das refeições.
4. Tratar os fatores psicogênicos quando presentes, como: insegurança afetiva, atmosfera turbulenta, superexcitação, etc.

Mais alguns conselhos: proporcionar alimentação conjunta com crianças da mesma idade e que se alimentem bem e evitar guloseimas.

PREVENÇÃO

Como a grande maioria dos distúrbios relacionados à alimentação tem raízes nas condutas que os pais tomam ao alimentar seus filhos desde os primeiros dias de vida, uma sólida orientação é de fundamental importância na prevenção da falsa anorexia infantil. A seguir algumas orientações importantes para os pais a serem ensinadas pelos pediatras:

a. Sempre transmitir amor e segurança à criança.
b. Proporcionar a "autodemanda", ou seja, a criança deve comer a quantidade que desejar. Respeitar a variação individual de criança para criança. Nunca forçar a alimentação, seja pela forma puramente física ou pelas famosas "recompensas".
c. Evitar desmames inadequados (ver capítulo específico).
d. Não introduzir precocemente e de forma ansiosa alimentos sólidos já nos primeiros meses de vida.
e. Nunca alimentar a criança de forma forçada ou quando ela estiver dormindo. Além do risco de aspiração para os pulmões, esse ato vai contribuir enormemente para elevar o risco de cárie dentária e, o que é pior, suprimir a relação do prazer que deve existir entre fome e saciedade.
f. Ter noção do valor nutritivo de cada alimento.
g. Ter conhecimento das fases e da velocidade de crescimento de seu filho, especialmente da desaceleração que ocorre ao final do primeiro ano de vida.
h. Lembrar que excesso de peso, principalmente nos primeiros meses de vida, não significa saúde para o bebê, muito pelo contrário, pois estimula o crescimento do tecido adiposo e aumenta o risco de obesidade e comorbidades na vida adulta.

i. Ter a noção de que as infecções agudas na infância, mesmo aquelas benignas que são a maioria, cursam com variados graus de inapetência.
j. Pouca atividade física, excesso de tempo gasto frente à TV, computador ou videogame, sono inadequado, monotonia alimentar e excesso de guloseimas são importantes fatores que contribuem para a inapetência.
k. A alimentação deve ser sempre um ato de prazer; por isso, a atmosfera durante as refeições deve ser de tranquilidade e felicidade.

BIBLIOGRAFIA

Alves, JGB. Inapetência. In: Figueira F, Ferreira OS, Alves JGB (eds.). Pediatria – Instituto Materno-Infantil de Pernambuco (IMIP). 2ª ed., Medsi, Rio de Janeiro, 1996.

Campos Jr. D, Veras Neto MC, Silva Filho VL, Leite MF, Holanda MBS, Cunha NF. Suplementação com zinco pode recuperar apetite para refeições de sal. Jornal de Pediatria, 2004; 80(1):55-9.

Gowers S, Bryant-Waugh R. Management of child and adolescent eating disorders: the current evidence base and future directions. J Child Psychol Psychiatry. 2004 jan;45(1):63-83.

Litt IF. Anorexia nervosa and bulimia. In: Behrman RE, Kliegman RM & Jenson HB. Nelson Textbook of Pediatrics. 16th ed. Saunders, Philadelphia, 2000.

Moncada GB. Inapetencia. In: ___. Psicopediatria – Problemas psicológicos del ninño en la práctica diaria. Salvat Editora, Barcelona, 1987.

Nicholls D, Bryant-Waugh R. Eating disorders of infancy and childhood: definition, symptomatology, epidemiology, and comorbidity. Child Adolesc Psychiatr Clin N Am. 2009; 18(1):17-30.

Rosen DS. Eating disorders in children and young adolescents: Etiology, classification, clinical features, and treatment. Adolescent Medicine 2003; 14(1):49-59.

Shaw H, Stice E, Becker CB. Preventing eating disorders. Child Adolesc Psychiatr Clin N Am. 2009; 18(1):199-207

Sigman GS. Eating disorders in children and adolescents. Pediatr Clin North Am. 2003; 50(5):1.139-77.

Yunes, R. El todo y la nada de la alimentación: quándo son patológicas? In: Meneghello J, Fanta E, Martínez AG & Blanco (eds.). Pediatria Práctica en Diálogos. Ed. Panamericana. Argentina, 2001.

SEÇÃO XVII
OFTALMOLOGIA

CAPÍTULO 1
Desenvolvimento da Visão

Luciano Lira de Albuquerque

A visão constitui uma função da maior importância na vida do homem. A diminuição da acuidade visual ou a perda da visão, quando instalada na infância, prejudica o desenvolvimento das aptidões escolares, intelectuais, profissionais e sociais, com graves prejuízos na integração e na participação social, na produção e na capacidade de trabalho.

O sistema visual ainda não se encontra completamente desenvolvido ao nascimento. Muito embora o recém-nascido (RN) possa ver e demonstrar interesse visual quando adequadamente estimulado, como pelo rosto da mãe, a maioria das funções sensoriais e motoras do aparelho visual apresenta considerável desenvolvimento pós-natal.

A maturação da retina e de seus fotorreceptores (cones e bastonetes), a mielinização dos nervos ópticos e das vias nervosas, além do aumento da densidade sináptica do córtex visual, são os substratos anatômicos que permitem o rápido desenvolvimento da visão no primeiro ano de vida. A região ocipital do córtex cerebral, responsável pela visão, é especialmente vulnerável nos primeiros meses de vida. Agressões nessa faixa etária podem implicar graves sequelas para o desenvolvimento da visão.

O olho de um RN a termo apresenta aproximadamente 70% do diâmetro do olho de um adulto, atingindo 95% de diâmetro por volta do terceiro ano de vida. A córnea no período neonatal apresenta 80% do diâmetro do adulto, alcançando 95% no final do primeiro ano de vida. O crescimento ocular pós-natal faz-se máximo durante o primeiro ano de vida, desacelera por volta do terceiro ano e segue lentamente até a puberdade.

Os RNs mantêm seus olhos fechados durante a maior parte do dia, mas eles podem ver, responder às mudanças de iluminação e fixar pontos de contraste. Admite-se que a acuidade visual de um RN, aferida por meio de potenciais evocados de visão, seja equivalente a 20/400 na escala de Snellen. Essa acuidade se desenvolve rapidamente, atingindo 20/30 a 20/20, por volta dos 2 aos 3 anos de idade, quando atinge a visão do adulto normal. O ápice do desenvolvimento da acomodação, capacidade de contração do músculo ciliar para visualização de objetos mais próximos ao olho, ocorre entre 7 e 10 anos, decrescendo após a adolescência.

O reflexo fotomotor está presente desde o nascimento, inclusive em prematuros com idade gestacional acima de 30 semanas. O RN percebe formas desde os primeiros dias de vida, porém a capacidade de fixação em algum objeto apresenta curta duração. Aos 2 meses, a capacidade de fixação já é bem desenvolvida e, aos 3 meses, o lactente consegue acompanhar bem, com os olhos, um objeto dentro do seu campo visual. A habilidade em detectar graduações de luminosidade está presente no RN, embora pouco desenvolvida, enquanto a percepção de cores se inicia por volta dos 2 meses e evolui até o início da adolescência.

Do sexto ao 12º mês, a íris ainda pode pigmentar-se. A partir desta idade, a coloração dos olhos estará então definida, embora possa sofrer modificações até mais tarde na vida.

Lágrimas usualmente não estão presentes com o choro até o segundo ou terceiro mês de vida.

Muitas crianças normais apresentam coordenação imperfeita dos movimentos e alinhamento dos olhos durante as primeiras semanas de vida. Entretanto, a coordenação perfeita deve estar presente, no mais tardar, por volta do sexto mês. Desvio persistente dos olhos exige avaliação especializada o mais cedo possível.

BIBLIOGRAFIA

Greenwald MJ. Visual development in infancy and childhood. The Pediatric Clinics of North America 1983; 30(6):977-995.

Meux PL. Oftalmologia pediátrica. São Paulo: Tecnomed, 2007; (1):19-27.

Mills MD. The eye in childhood. American Family Physician 1999; 60(3):907-916.

Moses RA. Fisiology of the eye. 7 ed., C.V. Mosby, 1981.

Olitsky S. Disorders of the eye. In: Kliegman RM, Jenson HB (eds.). Nelson textbook of pediatrics. 16 ed. Philadelphia, 2000.

Yanoff ophthalmology. USA: Mosby, 1999.

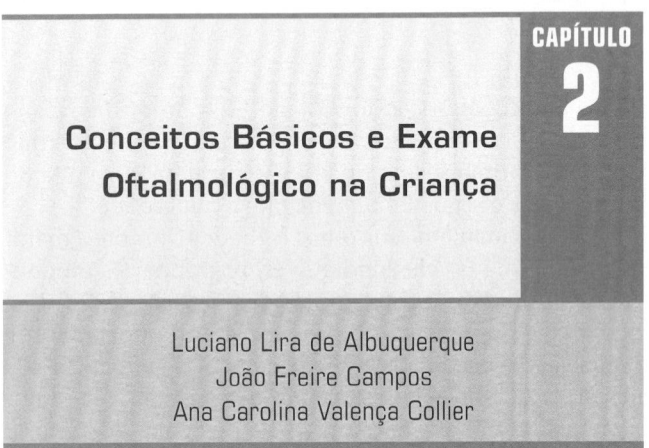

CAPÍTULO 2
Conceitos Básicos e Exame Oftalmológico na Criança

Luciano Lira de Albuquerque
João Freire Campos
Ana Carolina Valença Collier

CONCEITOS BÁSICOS

Para melhor entendimento e tratamento dos problemas visuais na infância, faz-se necessário que alguns conceitos referentes à função visual sejam devidamente estabelecidos.

Apresentaremos a seguir a conceituação básica dos principais termos utilizados na prática oftalmológica diária:

- *Visão:* é a sensação psicológica causada pela percepção do meio ambiente por intermédio do órgão sensor biológico de radiação eletromagnética. A visão é, portanto, um fenômeno psicológico e necessita de aprendizado para que ocorra normalmente. A faixa do espectro eletromagnético perceptível ao olho humano varia entre 400 e 700 nm; 400 nm são perceptíveis como a cor azul e 700nm, como a cor vermelha.

  O ser humano apresenta dois tipos de aptidão visual. A visão fotóptica, que representa a percepção de cores e detalhes e é ativa na faixa de luminosidade intensa, ou seja, durante o dia, e a visão escotóptica, que desempenha o papel da visão em preto e branco, percebendo melhor a forma e os movimentos e sendo ativa na faixa de luminosidade menos intensa, ou seja, à noite.

- *Acuidade visual:* é a capacidade de distinguir dois pontos distintos a uma determinada distância. Mede a atividade macular (visão central).

- *Dioptria:* é a unidade de medição do poder das lentes. Uma lente cujo foco esteja a 1 metro de distância tem 1 dioptria de potência, ou seja:

$$D = 1/F$$

onde: D = potência dióptrica da lente em questão.
F = distância do centro ótico ao foco, em metros.

- *Optotipo:* objeto de tamanho padronizado utilizado na aferição da acuidade visual.

- *Acomodação:* é o fenômeno pelo qual se consegue visualizar os objetos próximos. Ocorre devido à contração do músculo ciliar e à elasticidade da cápsula do cristalino.

EXAME OFTALMOLÓGICO NA CRIANÇA

A avaliação oftalmológica tem início com a anamnese e o registro dos motivos que originaram a consulta. É de particular importância a pesquisa de doenças oftalmológicas entre os familiares. Durante a conversa com os pais, devem-se observar o comportamento visual da criança e a presença de desvios oculares.

No exame do olho, é importante verificar a sua constituição anatômica, o brilho e o tamanho das córneas, o aspecto das pupilas (negras, centrais, redondas, simétricas e reativas) e a presença de desvios oculares (teste de cobertura e motilidade). Também é importante a pesquisa do reflexo vermelho, que será detalhado adiante.

O exame do segmento anterior do globo ocular deve ser feito com iluminação adequada e oblíqua, observando-se bem: órbitas, cílios, fendas palpebrais, conjuntivas, córneas, íris e pupilas.

Nas pálpebras, as aberturas das fendas devem ser simétricas e ter uma distância entre 10 e 12 mm; a proporcionalidade entre o tamanho das fendas e o espaço entre elas, além da conformação do sulco palpebral superior, deve ser observada. As pálpebras devem ocultar, no máximo, 2 mm do limbo corneano superior.

Na conjuntiva, deve-se pesquisar a presença de secreção no fundo de saco, hiperemias localizadas, hipertrofia papilar ou folicular, tumorações e alterações pigmentares.

Na córnea, devem ser observados os diâmetros (que num indivíduo normal chegam a ser de 11 mm na vertical e 12 mm na horizontal), o brilho e a transparência.

A íris é a estrutura anatômica responsável pela cor dos olhos e deve apresentar-se simétrica, com a pupila negra e reagindo à luz de forma simétrica, tanto no reflexo fotomotor direto como no consensual.

TESTE DO RELEXO VERMELHO

O teste do reflexo vermelho (TRV) ou teste do olhinho é recomendado para todas as crianças e deve ser realizado nos primeiros 2 ou 3 meses de vida, pois este é o período crítico do desenvolvimento sensorial da visão, devendo ser repetido periodicamente, pois anormalidades podem não ser detectadas no primeiro exame (por ex., o tumor ainda era pequeno, a catarata estava em desenvolvimento etc.).

O TRV é um exame simples, rápido e indolor e pode ser realizado pelo pediatra, oftalmologista ou enfermeira capacitada em saúde ocular ainda no berçário antes da alta da maternidade.

É necessário um ambiente com pouca luz (penumbra) e um oftalmoscópio direto, posicionado junto ao olho do examinador, entre aproximadamente 50 cm e 1 metro dos olhos da criança, enquanto é observado o reflexo proveniente da retina. Como se trata de um teste de *screening* de anormalidades do segmento posterior do olho e de opacidades no eixo visual, a presença de leucocoria (pupila branca) pode ser observada por meio dele, que pode ter como causas mais relevantes a catarata congênita, a retinopatia da prematuridade em estágio avançado e o retinoblastoma. Outras patologias também podem ser identificadas pelo TRV, entre elas: persistência do vítreo primário hiperplásico (PVPH), doença de Coats, toxocaríase, toxoplasmose, hemorragia vítrea e coloboma.

Caso sejam identificados ausência do reflexo vermelho, assimetria deste entre os olhos, pontos escuros no reflexo ou mesmo em caso de dúvidas, a criança deverá ser referenciada a um oftalmologista, para elucidação diagnóstica e tratamento específico, se necessário.

ACUIDADE VISUAL

A acuidade visual é medida por meio da identificação pelo paciente de um objeto ou letra de tamanho padronizado (optotipo), colocado a uma determinada distância (padronizada em 6 metros). O padrão humano normal de acuidade é de um ângulo de 5' (5 minutos) a 6 m (*snellen*), ou seja, a letra deve formar um ângulo de 5' e os espaços entre as linhas que formam as letras devem ter ângulo de 1' para acuidade visual igual a 20/20. Cabe aqui salientar que o padrão comparativo refere-se a uma fração em que o numerador representa a distância na qual o examinado conseguiu distinguir o optotipo e o denominador corresponde à distância em que um indivíduo normal conseguiria ver aquele mesmo optotipo. Para os indivíduos adultos, o exame da acuidade quase sempre recai sobre o uso de optotipos. Nas crianças, podem ser utilizados:

- Acuidade visual com optotipos.
- Nistagmo optocinético.
- Olhar preferencial.
- Potencial evocado visual (PEV).
- Reação à oclusão.

ACUIDADE VISUAL COM OPTOTIPOS

Aplica-se a crianças que mantenham bom *rapport* e já possuam verbalização suficiente para informar a visualização de um objeto ou figura mostrada.

NISTAGMO OPTOCINÉTICO

Utilizado para crianças menores, consiste na observação da criança frente a um tambor giratório, com listras alternadas brancas e pretas de tamanho padrão. Será possível observar nistagmo a partir do ponto em que se colocar o tambor com listras correspondentes à acuidade visual da criança. Este fenômeno ocorre por que o indivíduo, para fixar um objeto em movimento, acompanha-o com o olhar. Se o movimento é circular ou repetido, há o fenômeno de nistagmo.

OLHAR PREFERENCIAL

Utilizado em crianças na fase pré-verbal. Neste exame, comumente, são usados os cartões de Teller, compostos por cartelas com dois lados: um com listras pretas e brancas de larguras variadas e o outro em branco. A criança será atraída pelo padrão listrado, sendo a acuidade visual presumida pela menor largura que chame a atenção da criança. A observação é feita através de um pequeno orifício existente no centro da cartela. Esse método exige tempo e paciência do examinador.

POTENCIAL EVOCADO VISUAL (PEV)

O PEV corresponde à resposta do córtex visual à estimulação luminosa. O exame é realizado com eletrodos atraumáticos (cúpulas coladas), e a montagem segue normas internacionais. A atenção e a calma da criança são necessárias para se obter um traçado correto. A medida da acuidade visual com a ajuda do PEV na idade pré-verbal fica ainda aos cuidados de centros especializados.

REAÇÃO À OCLUSÃO

Método simples, pode inclusive ser realizado pelos pais da criança. É realizado com a oclusão de um dos olhos quando a criança estiver fixando o olhar num objeto que lhe desperte interesse. Há três reações possíveis:

1. A criança reage à oclusão de apenas um olho: indica grave déficit visual no olho que não reagiu à oclusão.
2. A criança não reage à oclusão de nenhum dos olhos: teste normal, indicando acuidade visual normal em ambos os olhos.
3. A criança não reage por outros motivos: apatia, alterações do SNC etc.

É importante frisar que, se a criança exibe uma reação diferente à oclusão de um dos olhos, ela deve ser examinada por um oftalmologista.

MOTILIDADE OCULAR

O exame da motilidade ocular extrínseca é importante, pois permite examinar a posição dos olhos e o modo como este posicionamento relaciona-se com o esforço acomodativo do paciente.

Uma das etapas consiste em realizar o *cover test* (teste de oclusão), que se baseia na habilidade de o paciente fixar o olhar. Deve ser realizado para longe e para perto. É feito ocluindo-se um olho, enquanto o paciente fixa o objeto com o outro, e então se remove a oclusão, observando-se o movimento do olho ocluído; caso o olho que estava ocluído mova-se de fora em direção à linha média, dizemos que há exoforia; se a movimentação for de dentro para a linha média, dizemos que existe esoforia. Se não houver movimento, o paciente apresenta ortoforia. Nessas situações, os dois olhos fixam o objeto quando estão descobertos. Caso haja um desvio fixo, este é denominado esotropia, quando o desvio fixo ocorre na direção medial, ou exotropia, quando o mesmo ocorre para fora.

O exame das versões é importante para determinar se algum dos seis músculos extrínsecos que movimentam o olho está hiper ou hipofuncionante, o que levaria a um desequilíbrio em determinada posição do olhar. Deve ser sempre feito observando-se inicialmente o movimento de ambos os olhos (versões) e em seguida de cada olho separadamente (duções), e os resultados devem ser anotados.

As posições do olhar são basicamente para baixo e para a direita, para cima e para a direita, para a direita na linha média, para a esquerda e para cima, para a esquerda na linha média e para baixo e para a esquerda. Deve também ser analisado o olhar para cima e para baixo, bem como a posição primária do olhar.

Outros exames podem ser necessários em determinadas situações que fogem ao escopo do médico generalista, como:

- *Biomicroscopia:* consiste no exame do globo ocular por meio da iluminação oblíqua num aparelho chamado lâmpada de fenda.
- *Tonometria:* aferição da pressão intraocular.
- *Teste da refração:* feito para identificar possíveis erros de refração (hipermetropia/astigmatismo/miopia). São usados colírios cicloplégicos para eliminar a acomodação durante o exame.
- *Fundoscopia:* embora quase sempre feita pelo especialista, o exame de fundo de olho é um exame acessível ao médico generalista, desde que este adquira prática em sua realização.
- *Mapeamento de retina:* é uma fundoscopia mais abrangente, realizada com o oftalmoscópio binocular indireto, em que se examina toda a retina, inclusive a periferia. Às vezes, há necessidade de sedação.

BIBLIOGRAFIA

Dantas AM. Oftalmologia pediátrica. Ed. Cultural Médica, 1995.

Fierson WM, Eisenbaum CM. Pedriatrics 2002; 109:980-981.

Kanski JJ. Clinical ophthamology – A sistematic approach. 3 ed. Butterwork Heinemann, 1998.

Meux PL. Oftalmologia pediátrica; São Paulo: Tecnomed 2007; (2):30-66.

Ottar-Pfeifer W. When should children have their eyes checked? Insight 2005; 30(2):17-20.

Verçosa IC, Tartarella MB. Universo Visual 2008; 39:36-40.

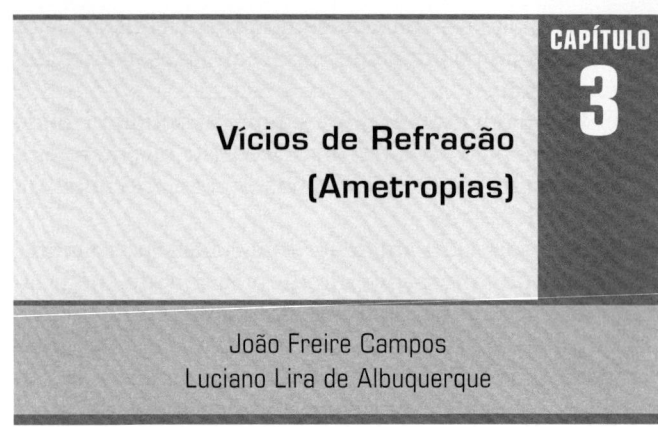

CAPÍTULO 3

Vícios de Refração (Ametropias)

João Freire Campos
Luciano Lira de Albuquerque

INTRODUÇÃO

Os vícios de refração representam qualquer alteração de foco do olho. Estas alterações fazem com que o indivíduo, para visualizar melhor um objeto, realize um esforço acomodativo, nos casos da hipermetropia ou astigmatismo, ou aproxime-se do objeto, na miopia.

As também chamadas ametropias manifestam-se clinicamente por meio de dois sintomas maiores: diminuição da acuidade visual e/ou um conjunto de sintomas que surgem aos esforços visuais (cefaleia, cansaço visual, sensação de vista pesada, olhos vermelhos), denominado astenopia. Esses sintomas decorrem da contração exagerada e continuada do músculo ciliar durante o processo de acomodação, para conservar as imagens enfocadas com nitidez na retina. A acomodação é um processo no qual o cristalino aumenta o seu poder dióptrico para permitir o enfoque das imagens próximas à retina. As crianças apresentam grande amplitude de acomodação, diferentemente dos adultos, cuja acomodação diminui chegando à necessidade de uso de lentes para a visão de perto a partir dos 40 anos.

Os vícios da refração observados na infância são a miopia, a hipermetropia e o astigmatismo.

MIOPIA

Na miopia, o foco da imagem ocorre antes da retina, fazendo com que o indivíduo apresente dificuldade de enxergar objetos distantes. Essas pessoas veem bem os objetos de perto.

A miopia pode resultar do aumento do diâmetro anteroposterior do olho. Na maior parte das vezes, a miopia não é resultado de uma alteração patológica do olho, sendo referida como uma miopia simples ou fisiológica. O seu principal fator determinante é a hereditariedade. Entretanto, num grupo menor de crianças, a miopia pode ser patológica, como na retinopatia da prematuridade, no glaucoma, no ceratocone, na catarata e na uveíte, entre outras. Outras doenças genéticas, como a homocistinúria e as síndromes de Down, Marfan, Lange e Stickler, cursam frequentemente com miopia.

A miopia não é um achado frequente na faixa etária dos lactentes e pré-escolares. Entretanto, alguns estudos recentes apontam para uma prevalência entre 1% e 25% dos recém-nascidos (RNs), sendo maior nos prematuros e portadores de reninopatia da prematuridade. A incidência aumenta na faixa etária escolar, atingindo o pico entre 11 e 13 anos.

A intensidade da miopia pode ser classificada como: baixa, erro de refração inferior a –4.00 dioptrias (D); intermediária, entre –4.00 e –9.00D; e elevada, acima de –9.00D. Miopias de intensidade de até –2.00D, em crianças de baixa idade, podem não necessitar de correção imediata com lentes, embora necessitem de acompanhamento oftalmológico regular.

O paciente míope tem maior propensão a lesões periféricas da retina e consequentemente maior probabilidade de descolamento da retina que o paciente emetrope ou hipermetrope.

A sua evolução é bastante variável. Habitualmente, as crianças que desenvolvem miopia mais tarde apresentam erro de refração final de menor intensidade.

HIPERMETROPIA

Na hipermetropia, o foco da imagem ocorre posterior à retina. Resulta da diminuição do eixo anteroposterior do olho.

A hipermetropia é o erro de refração mais comum na infância. A maioria dos RNs é hipermetrope com erro de refração em torno de + 2,32 dioptrias; esta hipermetropia ascende durante os primeiros 7 anos de vida, numa média de + 0,23 por ano. Após os 7 anos, começa a decrescer, gradualmente.

Quando o indivíduo hipermetrope não consegue compensar o erro refratométrico com o esforço da acomodação, apresenta um quadro de fadiga ocular com os sintomas de astenopia (dor ocular, cefaleia, cansaço visual ou olhos vermelhos), além de baixa acuidade visual para objetos próximos. Esse esforço em alguns pacientes pode gerar um estrabismo acomodativo.

Graus leves ou moderados de hipermetropia na infância não costumam necessitar de correção óptica, pela elevada capacidade de acomodação da criança. Aquelas com graus intensos de hipermetropia têm risco de apresentar ambliopia e esotropia, devendo ser imediatamente tratadas com lentes de correção.

ASTIGMATISMO

Origina-se de uma alteração na curvatura de um dos meridianos da córnea. O indivíduo apresenta o foco da imagem em duas linhas distintas, em vez de um ponto único.

O astigmatismo pode apresentar-se isolado ou, mais frequentemente, associado com miopia ou hipermetropia. Como esse vício da refração depende sobretudo da curvatura corneana e esta se estabiliza ao redor dos 5 anos, em geral a sua intensidade tende a se manter estável.

O paciente astigmata frequentemente refere queda da acuidade visual e os sintomas astenópicos são mais evidentes que nos outros vícios de refração.

O tratamento consiste em correção óptica com lentes cilíndricas. O acompanhamento dos pacientes com astigmatismo pelo oftalmologista é importante, principalmente naqueles em que a refração muda com frequência, pois pode ser a primeira manifestação de doenças como o ceratocone.

BIBLIOGRAFIA

Bullimore MA. What can be done for my child? Optom Vis Sci 2000; 77(8):381-382.

Fern KD, Manny RE. Garza R. Screening for anisometropia in preschool children. Optom Vis Sci 1998; 75(6):407-423.

Gwiazda J, Thorn F. Development of refraction and strabismus. Curr Opin Ophthalmol 1999; 10(5):293-299.

Saw SM, Gazzard G, Au Eong KG, Tan DT. Myopia: attempts to arrest progression. Br J Ophthalmol 2002; 86(11):1.306-311.

Tongue AC. Refractive errors in children. The Pediatric Clinics of North América 1987; 34(6):1.425-1.438.

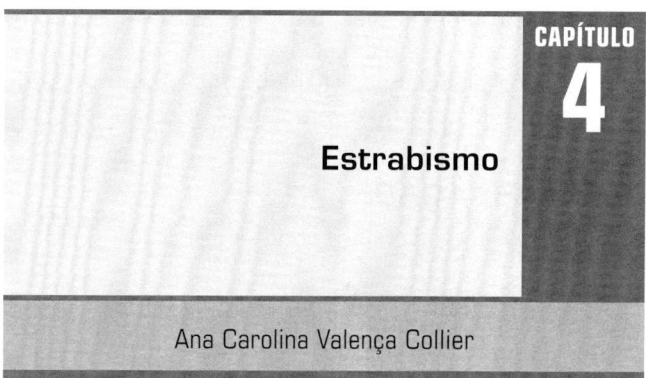

CAPÍTULO 4

Estrabismo

Ana Carolina Valença Collier

INTRODUÇÃO

O estrabismo é o desalinhamento ocular, causado por alterações no controle neuromuscular dos olhos ou anormalidades na visão binocular. Acomete aproximadamente 3% a 5% das crianças em geral e pode atingir até 60% das crianças com paralisia cerebral, devendo ser diagnosticado e tratado o mais precocemente possível. O desvio ocular pode ser o primeiro sinal de algumas afecções mais graves, como retinoblastoma, tumor ocular mais frequente na infância que, ao acometer o olho, provoca diminuição da visão e com isso o desvio.

Para entender melhor o que é o estrabismo e o por que de nos preocuparmos tanto com este problema, vamos falar sobre algumas noções básicas da fisiologia ocular. No final do primeiro mês de vida, a criança começa a desenvolver o fenômeno de fixação (movimento dos olhos para localizar o objeto na fóvea, ponto da retina onde temos a visão de cores e detalhes). A partir deste momento a função visual começa a se desenvolver. Para cada objeto fixado, há um ponto equivalente na retina, que, no paralelismo ocular, são pontos correspondentes, havendo fusão das imagens. É essa fusão que nos permite a percepção de distância, de profundidade e da terceira dimensão dos objetos, o que chamamos de estereopsia. O reflexo da fusão atinge seu desenvolvimento máximo em torno do sexto mês de vida. Nas crianças com menos de 6 meses, pode haver imaturidade do reflexo de fusão, fazendo com que os olhos, às vezes, desviem. O que todos precisam saber é que esses desvios são ocasionais e devem desaparecer após o sexto mês de vida. Qualquer desvio após o sexto mês ou que seja permanente, é patológico e deve ser tratado o mais rápido possível. Quando não há o paralelismo ocular e a fóvea do olho desviado não é estimulada, surge o que chamamos ambliopia, diminuição da acuidade visual por falta de estímulos. A ambliopia só não ocorre nos desvios que aparecem após os 10 anos de idade, quando surge geralmente a diplopia (visão dupla). A ambliopia possui um substrato orgânico representado por anomalias neurológicas, situadas principalmente no corpo geniculado lateral. Isso explica por que quanto mais cedo iniciamos o tratamento melhor o prognóstico. Com isso, iremos evitar a principal complicação do estrabismo que é a ambliopia (ocorre em 50% dos desvios não tratados). Além dos problemas sensoriais, devemos também nos preocupar com o problema emocional. O olho é um dos principais órgãos de relacionamento. O estrabismo pode ser responsável por graves problemas psicossociais.

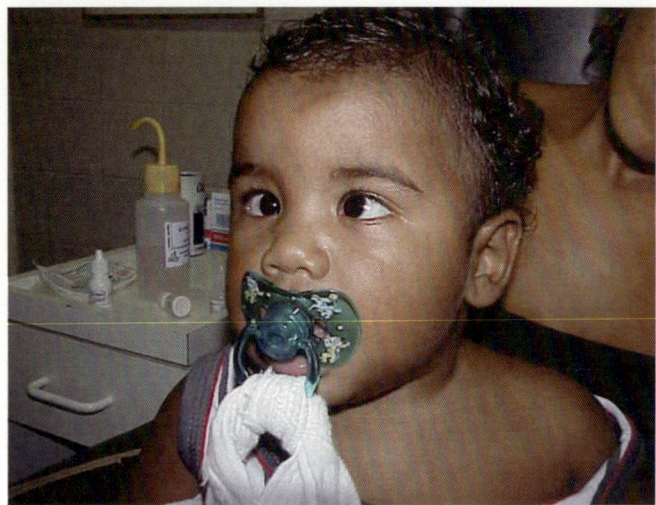

Fig. XVII.4.1. Esotropia congênita.

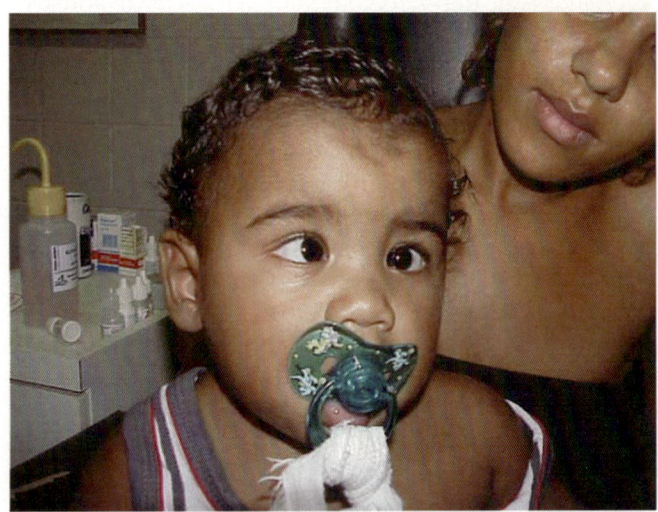

Fig. XVII.4.2. Esotropia congênita.

CLASSIFICAÇÃO

O estrabismo da criança pode ser:

- Convergente (esotropia).
- Divergente (exotropia).
- Vertical (hipo e hipertropia).
- Paralítico.

ESTRABISMO CONVERGENTE (ESOTROPIA)

Congênito, com limitação bilateral de abdução, ou síndrome de ciancia (Figs. XVII.4.1 e 4.2)

As principais características são:

- Surgimento precoce (primeiros meses de vida).
- Desvios grandes.
- Nistagmo sacádico.
- Limitação de abdução.
- Torcicolo típico (cabeça girada para o lado do olho fixador e inclinada para o mesmo lado).
- Hipermetropia baixa (geralmente não há necessidade de prescrição de lentes).
- Baixa incidência familiar.
- Tratamento: cirúrgico (geralmente realizado em torno do primeiro ano de vida).

Esotropia infantil não acomodativa

- Geralmente surge em torno do primeiro ano de vida.
- Incidência familiar mais frequente.
- Ambliopia frequente.
- Pode está associada ou não à hipermetropia alta.
- Tratamento: inicialmente, deve-se tratar a ambliopia e depois corrigir cirurgicamente.

Esotropia acomodativa

É causada por alteração do reflexo de acomodação e convergência. Toda vez que vamos acomodar (focalizar o objeto para perto), surge concomitantemente uma convergência fisiológica. Nesse caso, a criança apresenta uma convergência excessiva desenvolvendo o desvio (Fig. XVII..4.3).

- Geralmente surge no terceiro ou no quarto ano de vida.

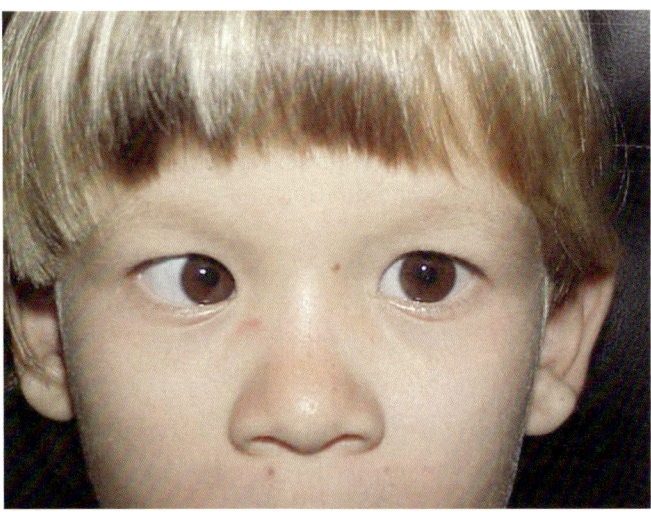

Fig. XVII.4.3. Esotropia acomodativa sem correção.

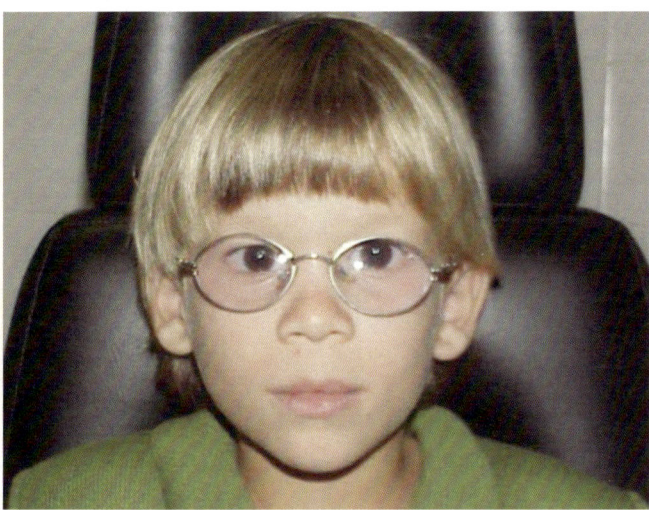

Fig. XVII.4.4. Esotropia acomodativa com correção (óculos).

- Desvios intermitentes inicialmente.
- Tratamento: óculos (mono ou bifocais) (Fig. XVII.4.4).
- Colírios ciclotônicos (pouco usados).

Microtropia
- Pequenos desvios (menor que 10 dioptrias).
- Ambliopia moderada.
- Diminuição da estereopsia.

ESTRABISMO DIVERGENTE (EXOTROPIA) (FIG. XVII.4.5)
Fixo
- Em crianças nos primeiros anos de vida frequentemente está associado a problemas anatômicos que levam à diminuição da visão ou problemas neurológicos.
- Ambliopia frequente e geralmente de difícil tratamento.
- Tratamento: inicialmente, deve-se tratar a ambliopia e depois corrigir cirurgicamente.

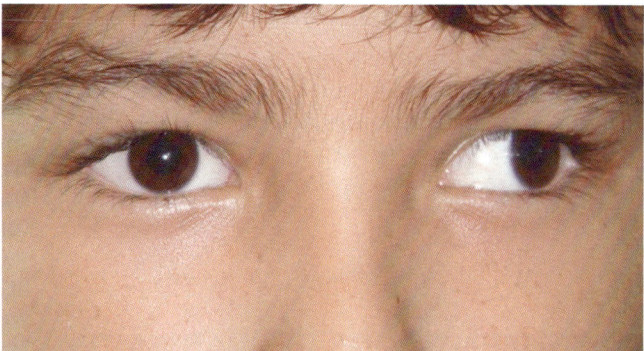

Fig. XVII.4.5. Exotropia.

Intermitente
- Em geral, é percebido mais tardiamente (3 a 4 anos de idade).
- Surge desvio divergente, em alguns momentos, principalmente à luz intensa ou quando o paciente está cansado, sonolento ou distraído.
- Sinal frequente é o fechamento de um dos olhos quando o paciente sai à luz do sol.
- Geralmente não há ambliopia.
- Tratamento: geralmente é cirúrgico e realizado após o quarto ou o quinto ano de vida. Até a cirurgia, usamos lentes negativas para forçar a convergência e evitar o surgimento do desvio e oclusão antissupressiva.

ESTRABISMO VERTICAL
Este tipo de desvio (Fig. XVII.4.6) é menos frequente, sendo patológico em qualquer idade. Algumas vezes, está associado a paralisias oculares, principalmente a de IV par. Nesse caso, é frequente surgir torcicolo congênito, que muitas vezes é tratado como problema ortopédico.

DIAGNÓSTICO DOS ESTRABISMOS
Normalmente, os desvios são percebidos pelos pais e/ou diagnosticados por pediatras, que devem encaminhar a criança ao oftalmologista. Ao exame oftalmológico, fazemos.

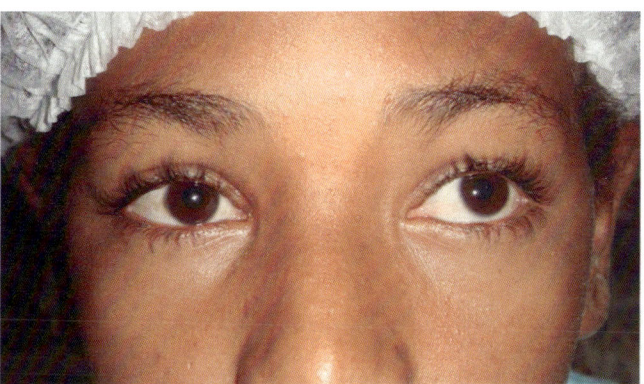

Fig. XVII.4.6. Estrabismo vertical.

- Anamnese completa.
- Medida da acuidade visual.
- Teste da motilidade ocular – realizamos testes com prismas para medir o desvio e testes para a avaliação sensorial.
- Biomicroscopia.
- Fundoscopia.
- Refração sob cicloplegia.

TRATAMENTO DOS ESTRABISMOS

Clínico

- Tratar ambliopia – o tratamento é realizado pela oclusão (oclusores próprios) (Fig. XVII.4.7) do olho fixador para estimular o ambliope a ver (o número de horas por dia é variável e determinado pelo oftalmopediatra), ou uso de colírios cicloplégicos no olho fixador (elimina a acomodação e com isso embaça a visão deste olho). A segunda opção é bem menos usada e menos eficiente.
- Uso de lentes corretivas.

Cirúrgico

- É realizado retrocesso ou são feitos encurtamentos musculares para corrigir o desvio. Em torno de 10% dos casos há necessidade de reintervenção.

Toxina botulínica

- Utilizada em alguns casos específicos.

DIAGNÓSTICO DIFERENCIAL

Algumas crianças apresentam características físicas que sugerem desvios. A mais comum delas é o epicanto, que provoca pseudoestrabismo. Na dúvida, a criança deve ser encaminhada ao oftalmologista.

Existem ainda algumas síndromes especiais da motilidade ocular. A respeito delas, faremos uma breve citação.

Fibrose generalizada de Brown

Há um fibrose generalizada de toda a musculatura ocular. Tem caráter hereditário.

Síndrome de Duane

Limitação da motilidade ocular (para dentro ou para fora) com diminuição da fenda palpebral no movimento oposto.

Fibrose congênita do reto inferior

Limitação de elevação de um olho, que está fortemente em hipotropia (para baixo).

Síndrome de Moebius

Os achados mais frequentes são paralisia do VI e do VII par, levando a estrabismo e lagoftalmia com ressecamento ocular pela paralisia facial.

BIBLIOGRAFIA

Bicas HEA. Visão binocular. Estrabismos. Medicina (Ribeirão Preto) 1997; 30:27-35.

Pavan-Langston D. Manual de oftalmologia – Diagnóstico e tratamento. Rio de Janeiro: Medsi, 2001.

Pediatric Ophtalmology and Strabismus section 6, 2008/2009. American Academy of Ophtalmology.

Prito-Diaz J, Soza-Dias C. Estrabismo. 3 ed. Roca/Editorial JIMS, 2000.

Rahi JS, Cumberland PM, Peckham CS. Does amblyopia affect educational, health, and social outcomes? Findings from 1958 British birth cohort: BMJ 2006 April.

Sousa Dias C. A responsabilidade do pediatra frente a uma criança estrábica. Pediatria (São Paulo) 1981; 3:16-19.

Taylor D, Creig H. Pediatric ophthalmology and strabismus. 3 ed. Elsevier Saunders, 2005.

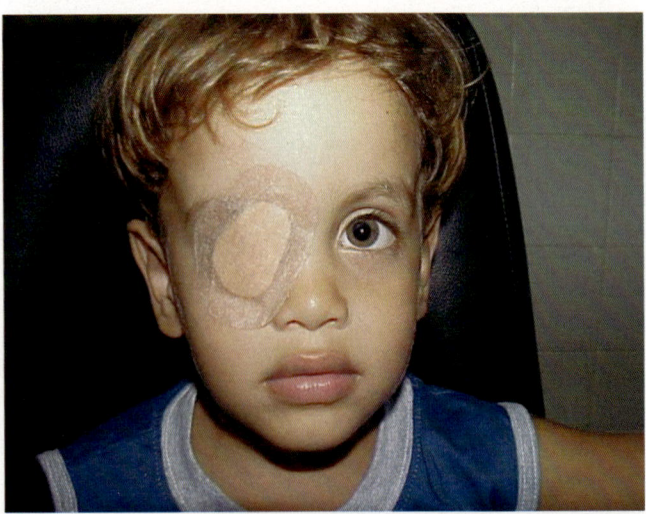

Fig. XVII.4.7. Tratamento oclusivo

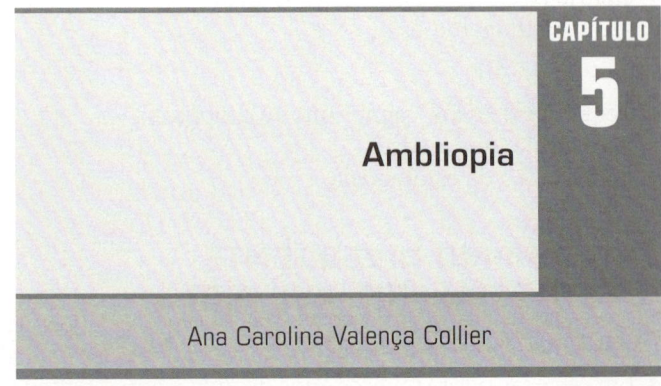

CAPÍTULO 5

Ambliopia

Ana Carolina Valença Collier

INTRODUÇÃO

Ambliopia é definida como a diminuição da acuidade visual em olho sem anormalidade orgânica que a justifique. O cérebro ao receber imagens diferentes dos dois olhos, e não conseguindo fundi-las numa só, suprime a imagem de um olho a fim de evitar a diplopia. O córtex cerebral então se desenvolve sem receber estímulo bilateral, passando a não reconhecer a imagem gerada pelo olho não estimulado.

Sua prevalência é de 2% a 2,5% na população em geral. Sua importância está no fato de que o retardo no diagnóstico e no tratamento pode deixar sequelas irreversíveis para o resto da vida. Quanto mais jovem a criança, maior é o risco da ambliopia, porém melhor é o prognóstico do tratamento.

ETIOLOGIA

- Estrabísmica: causada por um desvio ocular.
- Anisometrópica: quando há diferença refracional muito grande de um olho para outro.
- Ametrópica: erro refrativo forte em ambos os olhos e que, mesmo após a correção óptica, tem que ser estimulado para ver perfeitamente.
- De privação: decorrente de estímulo deficiente de luz ou privação de estímulo, como a catarata congênita (realizada a cirurgia, mesmo assim não se consegue uma boa visão).

DIAGNÓSTICO

A ambliopia é geralmente assintomática, contudo pode ser detectada por um simples programa de triagem. O diagnóstico é baseado na avaliação da acuidade visual. O teste de oclusão é importante e deve ser realizado na avaliação pediátrica de rotina, desde os primeiros meses de vida. Em geral, quando a criança tem um olho amblíope, ela reage muito quando o outro é ocluído.

Desvios ou outros problemas oculares, como a catarata, devem ser imediatamente referidos para a avaliação pelo especialista. A ambliopia anisometrópica é comumente um achado de exame; por isso, recomenda-se a avaliação oftalmológica precoce em todas as crianças, independentemente de queixas.

TRATAMENTO

O tratamento é realizado com o objetivo de estimular o olho com baixa visão. É feito por meio de:

- Correção dos fatores desencadeantes da ambliopia (remoção da catarata, prescrição de óculos etc.).
- Privação do olho bom para obrigar o olho ambliope a "usar" a visão.

A privação pode ser realizada com colírios cicloplégicos e mais comumente com oclusivos. O tempo de oclusão varia de acordo com a faixa etária. É importante um controle clínico rigoroso para evitar a privação do olho que está sendo ocluído.

Os principais itens no tratamento da ambliopia são detecção precoce, intervenção imediata e adesão ao tratamento.

BIBLIOGRAFIA

American Academy of Ophtalmology, Pediatric Ophtalmology and Strabismus. Section 6, 2008/2009.

Pavan-Langston D. Manual de oftalmologia. Diagnóstico e tratamento. Rio de Janeiro: Medsi, 2001.

Taylor D, Creig H. Pediatric ophtalmology and strabismus. 3 ed. Elsevier Saunders, 2005.

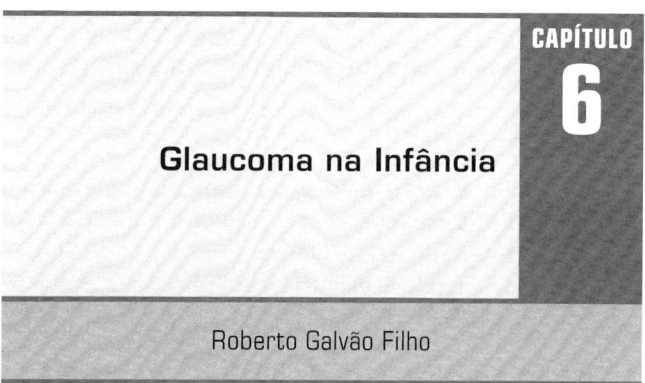

CAPÍTULO 6

Glaucoma na Infância

Roberto Galvão Filho

INTRODUÇÃO

O glaucoma infantil é dividido em três tipos principais: glaucoma congênito primário (GCP), glaucoma do desenvolvimento com anomalias associadas e glaucoma infantil secundário. Independente da sua frequência, o mais grave é o GCP.

O diagnóstico é realizado normalmente entre o nascimento e o primeiro ano de vida, podendo ser mais tardio. Apresenta herança autossômica recessiva em 10% dos casos, com penetrância variável. Condição rara, afeta 1/10.000 crianças, atinge os dois olhos em 75% dos casos. Predominância em meninos: 65% dos casos.

ETIOPATOGENIA

A pressão intraocular (PIO) está elevada para os padrões infantis por causa de uma falha na clivagem das lâminas embriológicas que formam o seio camerular, onde se encontra o aparato de drenagem do olho. A persitência de tecido mesodérmico, em forma de feixes, os ligamentos pectíneos ou uma falsa membrana, denominada membrana de Barkan, nesta região, bloqueiam o escoamento do humor aquoso.

Com o aumento da PIO, o olho pode aumentar de tamanho, uma vez que até perto dos 3 anos de idade a esclera ainda é maleável. A córnea também se apresenta com diâmetro aumentado e, frequentemente, na sua face interna, nota-se um conjunto de linhas paralelas e comumente horizontais, vistas a olho nu: as estrias de Haab. Eventualmente, em resposta a grandes pressões intraoculares, a córnea pode apresentar-se opaca ou esbranquiçada.

CLASSIFICAÇÃO

De acordo com a idade de início, os GCPs podem ser divididos em três tipos:

a. Glaucoma congênito verdadeiro (40% dos casos), no qual a pressão se torna elevada na vida intrauterina.
b. Glaucoma infantil (55% dos casos): aparece antes dos 3 anos de idade.
c. Glaucoma juvenil (raro): aparece depois dos 3 anos de idade, contudo antes do 16º aniversário. Observam-se muitas características do glaucoma primário de ângulo aberto, porém pode apresentar trabeculodisgenesias.

DIAGNÓSTICO

O pediatra/neonatologista é fundamental para o diagnóstico precoce, pois será o primeiro médico a avaliar o recém-nascido e seus olhos.

O diagnóstico deve estar relacionado com a observação de sinais característicos:

1. Buftalmia ou olhos grandes.
2. Opacidade corneana (olhos esbranquiçados ou azulados).
3. Epífora ou lacrimejamento.
4. Blefaroespasmo e/ou fotofobia.
5. Rupturas na membrana de Descemet (estrias de Haab).
6. Escavação aumentada do nervo óptico.

Outro sinal, bastante característico, mas pouco citado e ainda mal explicado, seria o fato de as crianças afetadas apresentarem episódios de espirros nos "banhos de sol".

Um recém-nascido com tais características e provável diagnóstico de glaucoma congênito, por causa de sua relativa raridade, deve ser encaminhado a um especialista em glaucoma, que esteja familiarizado com as técnicas de exame e cirúrgicas necessárias ao controle da pressão em crianças.

Uma avaliação detalhada, em busca dos sinais anteriormente descritos, deve constar de um exame sob narcose, com avaliação da PIO, medida do diâmetro corneano, ecografia com medida do diâmetro anteroposterior do olho, exame gonioscópico e principalmente exame do fundo de olho (Fig. XVII.6.1).

DIAGNÓSTICO DIFERENCIAL

1. Edema corneano: trauma, afecções intrauterinas, mucopolissacaridoses.
2. Diâmetro corneano aumentado: megalocórnea.
3. Lacrimejamento: obstrução das vias lacrimais, conjuntivites, uveítes.

O diagnóstico positivo deve ser seguido imediatamente do tratamento.

TRATAMENTO

O tratamento do glaucoma congênito é cirúrgico e deve ser iniciado imediatamente após o diagnóstico; e seu sucesso está diretamente associado à sua precocidade e à experiência do cirurgião.

Duas técnicas cirúrgicas são empregadas atualmente como primeira escolha, dependendo da transparência corneana: a goniotomia e a trabeculotomia:

Goniotomia: desenvolvida por Barkan em 1936. Esse procedimento só é possível se a córnea estiver transparente, pois exige que um goniótomo seja introduzido dentro do olho afetado (Fig. XVII.6.2), sob visualização

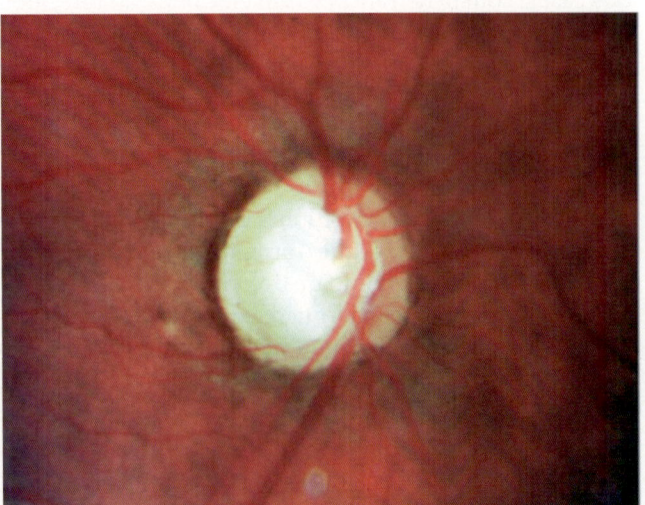
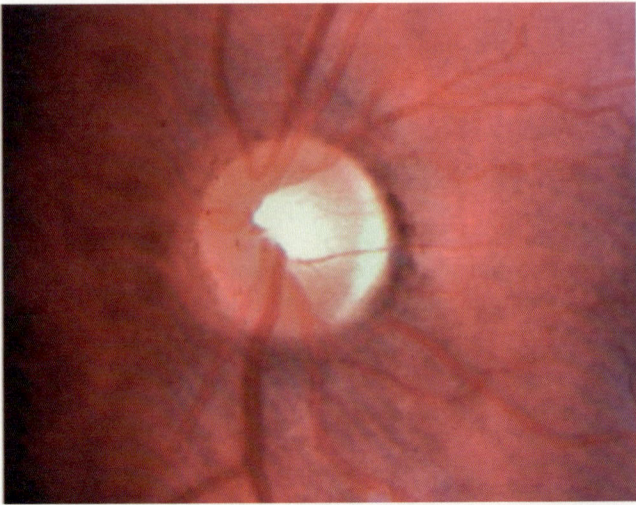

Fig. XVII.6.1. Exame do fundo de olho sob dilatação revela discos ópticos com escavações aumentadas. (Cortesia: Dr. Roberto Galvão.)

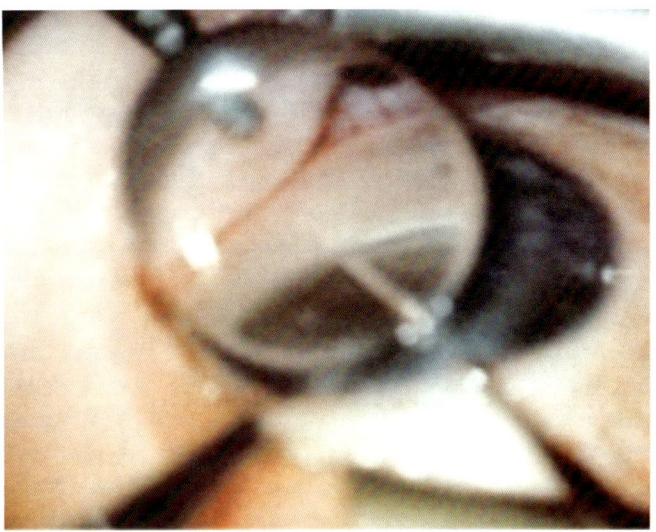

Fig. XVII.6.2. Goniotomia. (Cortesia: Dr. Roberto Sampaolesi.)

direta por uma lente de gonioscopia do tipo Barkan, Swan-Jacobs ou Worst, para se seccionar o tecido anômalo da região trabecular, liberando a drenagem do humor aquoso. Sucesso em 65% dos casos com até três goniotomias.

Trabeculotomia: criada por Harms em 1966. Neste caso, a secção do tecido anormal faz-se por via externa, ao se canalizar o canal de Schlemm (Fig. XVII.6.3) e rompê-lo em direção ao centro da câmara anterior, quebrando a membrana de Barkan. A normalização da pressão ocorre em 96 % dos casos.

Trabeculectomias com antifibróticos (mitomicina C) e até tubos de drenagem podem ser opções de tratamento, se os métodos anteriormente falharem.

Após o procedimento cirúrgico, um novo exame oftalmológico sob anestesia geral deve ser realizado após 1 a 6 meses. PIO, diâmetro corneano e anteroposterior do olho devem ser aferidos, pois pressões altas e/ou crescimento ocular podem significar doença ativa. Deve-se ter cuidado adicional em corrigir frequentes erros refracionais e, assim, evitar a ambliopia.

O glaucoma congênito é uma emergência oftalmológica e como tal deve ser tratado, pensando-se sempre na precocidade do diagnóstico, na avaliação pelo especialista e na condução eficaz do tratamento cirúrgico.

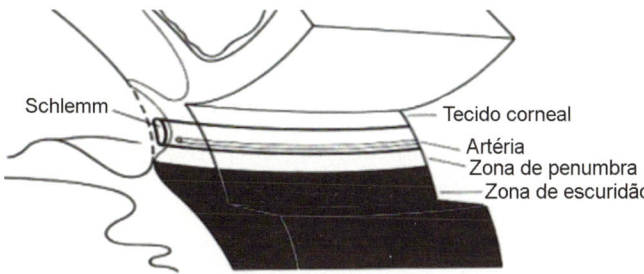

Fig. XVII.6.3. Trabeculotomia. Esquema do limbo e do canal de Schlemm, onde deve haver aplicação do trabeculótomo.

O diagnóstico e/ou tratamento incorreto, hesitante ou tardio, associados à agresssividade da patologia fazem com que, em instituições para deficientes visuais, represente 50% de todos os casos de cegueira.

BIBLIOGRAFIA

Barkan O. Goniotomy for the relief of congenital glaucoma. Br J Ophthalmol 1948; 32(9):701-728.

Barkan O. Technic of goniotomy for congenital glaucoma. Arch Ophthal 1949; 41(1):65-82.

Barkan O, Ferguson WJ Jr. Congenital glaucoma. Pediatr Clin North Am 1958:225-229.

Harms H, Dannheim R. Trabeculotomy – results and problems. Bibl Ophthalmol 1970; 81:121-131.

Spaeth GL. Congenital glaucoma [letter]. Pediatrics 1991; 88(5):1.075-1.076.

Rodrigues AM, Corpa MV et al. Results of the Susanna implant in patients with refractory primary congenital glaucoma. J Aapos 2004; 8(6):576-579.

Sampaolesi R. Ocular pressure and the anterior chamber angle in the normal infant and in congenital glaucoma up to 5 years of age. Doc Ophthalmol 1969; 26:497-515.

Sampaolesi R. Corneal diameter and axial length in congenital glaucoma. Can J Ophthalmol 1988; 23(1):42-44.

Sampaolesi R. New gonioscopic sign in late appearing congenital glaucoma. Bull Soc Ophtalmol Fr 1965; 65(10):869-878.

Sampaolesi R. Ocular echometry, a new parameter in the diagnosis and prevention of the development of congenital glaucoma. Bull Mem Soc Fr Ophtalmol 1983; 95:401-409.

Sampaolesi R. Corneal diameter and axial length in congenital glaucoma. Can J Ophthalmol 1988; 23(1):42-44.

Sampaolesi R. Trabeculotomy as the first operation for congenital glaucoma in infants up to the age of 1 year. Ber Zusammenkunft Dtsch Ophthalmol Ges 1972; 71:645-647.

Yang M, Guo X et al. Investigation of CYP1B1 mutations in Chinese patients with primary congenital glaucoma. Mol Vis 2009; 15:432-7.

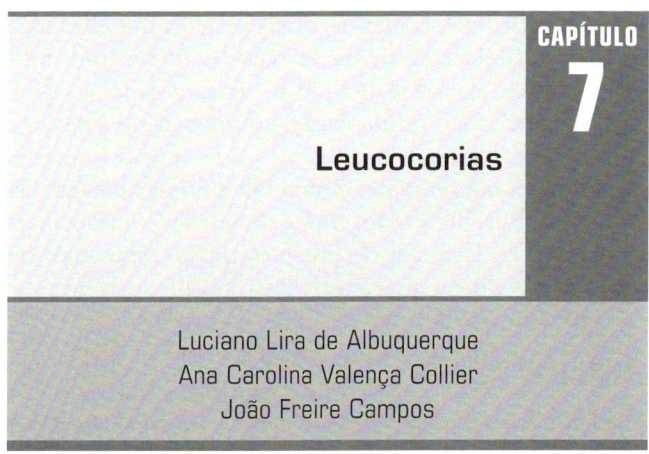

CAPÍTULO 7

Leucocorias

Luciano Lira de Albuquerque
Ana Carolina Valença Collier
João Freire Campos

As leucocorias representam uma pupila branca, em vez de negra, normal. Trata-se de um sinal que deve ser cuidadosamente observado nas crianças, pois a sua presença indica, geralmente, afecção visual importante.

Atualmente, a Sociedade Brasileira de Oftalmologia Pediátrica recomenda que a avaliação oftalmológica de toda criança, que deve ser feita nos primeiros dias de vida, inclua o teste do reflexo vermelho (Ver Seção XVII, Capítulo 2).

As causas mais frequentes de leucocoria na prática pediátrica são:

- Catarata congênita.
- Persistência do vítreo primário hiperplástico.
- Fibroplasia retrolenticular.
- Retinoblastoma.
- Doença de Coats.
- Grande coloboma coriorretiniano.
- Inflamações intraoculares.

O diagnóstico, muitas vezes, pode ser feito por meio do exame direto do olho, pela oftalmoscopia ou biomicroscopia. Exames por imagem também podem ajudar em alguns casos. Em algumas situações, entretanto, a definição do diagnóstico só é realizada por meio do exame histopatológico.

As cataratas congênitas, a fibroplasia retrolenticular (retinopatia da prematuridade) e o retinoblastoma serão abordados a seguir, nos próximos capítulos desta seção; os processos inflamatórios intraoculares são abordados na Seção XIV, Capítulo 18.

A persistência do vítreo primário hiperplástico é uma alteração congênita, não hereditária, geralmente unilateral e sem associação com outras alterações sistêmicas. Em geral, acomete crianças sadias e nascidas a termo. Trata-se de uma alteração no desenvolvimento do sistema vascular embrionário intraocular, que impede o desenvolvimento normal do vítreo secundário.

A doença de Coats manifesta-se geralmente em meninos, no final da primeira década, sob a forma monocular. Caracteriza-se pela presença de malformações aneurismáticas de forma sacular, as quais provocam exsudação subretiniana maciça e perda da visão. Pode ser confundida com retinoblastoma, devido ao aspecto da leucocoria. A biomicroscopia, muitas vezes, demonstra a presença de cristais de colesterol.

O coloboma retiniano é uma falha no fechamento da fenda fetal durante a ontogênese, provocando ausência da membrana coriocapilar de Bruch e epitélio pigmentar da retina, em geral, no qual a esclera se encontra ectásica.

BIBLIOGRAFIA

Brasil. Conselho Brasileiro de Oftalmologia. Sociedade Brasileira de Oftalmologia Pediátrica. Prevenção de cegueira infantil causada por retinopatia da prematuridade – Estratégia de exame e critérios de triagem exame ocular no berçário: como realizá-lo. São Paulo, 2004.

Fierson WM, Eisenbaum AM, Freedman HL, Koller HP. Red reflex examination in infants. Pediatrics 2002; 109(5).

McLaughlin C, Levin AV. The red reflex. Pediatr Emerg Care 2006; 22(2):137-140.

Paysse EA. Detection of red reflex asymmetry by pediatric residents using the Brückner reflex versus the MTI photoscreener. Pediatrics 2001; 108(4):E74.

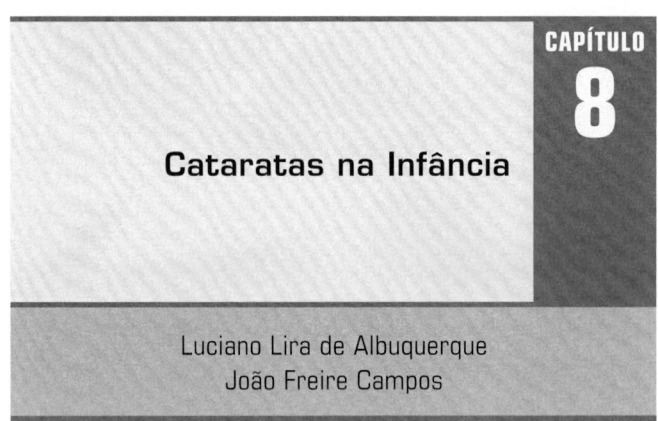

CAPÍTULO 8

Cataratas na Infância

Luciano Lira de Albuquerque
João Freire Campos

INTRODUÇÃO

As cataratas representam toda a opacificação do cristalino, independente de sua causa. O grau de comprometimento visual vai depender de sua localização, densidade e extensão. Podem ser uni ou bilaterais, associadas ou não a outras doenças oculares ou sistêmicas, congênitas (aparecem logo ao nascimento ou pouco depois) ou adquiridas (surgem mais tardiamente e obedecem a causas específicas, como trauma ou infecções).

Nos primeiros anos de vida, a catarata pode interferir no desenvolvimento normal da área do córtex cerebral responsável pela visão (área occipital), por diminuição do estímulo, deixando sequelas irreparáveis, como a ambliopia.

As cataratas na infância respondem por 15% a 20% dos casos de cegueira nos países desenvolvidos. A incidência de catarata congênita varia de 2,2 a 3,4 para cada 10.000 nascimentos.

A classificação das cataratas é baseada em sua localização e morfologia. Em geral, as cataratas localizadas lateralmente no cristalino são associadas a distúrbios sistêmicos ou hereditários. Quanto às cataratas polares anteriores e à persistência de vítreo primário hiperplástico, são características de problemas oculares intrínsecos. Malformações como a subluxação do cristalino podem estar associadas às síndromes de Marfan e de Marchesani.

A etiologia é múltipla. As mais comuns na infância são as infecções intraútero (36%), idiopáticas (31%), hereditárias (23%) e associadas a várias síndromes e distúrbios metabólicos (10%). Um terço dos pacientes tem uma base genética para a sua catarata; entre 8% e 25% das cataratas congênitas isoladas são familiares, sendo a mais comum a de herança autossômica dominante.

Quadro XVII.8.1. Diagnóstico diferencial de catarata na infância

Variantes do desenvolvimento: prematuridade (vacúolos em Y) com ou sem retinopatia
Doenças genéticas: autossômica dominante (mais comum), trissomias, síndromes genéticas (Alport)
Doenças metabólicas: abetalipoproteinemia, galactosemia, homocisteinemia, Niemann-Pick, doença de Wilson
Endocrinopatias: hipoparatireoidismo, diabetes melito
Infecções congênitas: TORCHS*, varicela-zóster
Anomalias oculares: microftalmia, aniridia, coloboma, lenticônus posterior
Outras: idiopática, drogas (corticoide), trauma, radiação

*TORCHS (toxoplasma, rubéola, citomegalovírus, herpes e sífilis).

A rubéola persiste como uma das principais causas de catarata congênita em nosso meio, assim é necessário dar mais atenção às medidas preventivas. A suspeita diagnóstica inicial da catarata é realizada principalmente pelas mães (72,58%) e até os 3 meses de idade (em 93,44%), período ideal para a recuperação da visão.

DIAGNÓSTICO

A apresentação clínica depende da localização, da extensão e da densidade da opacificação. Os sinais mais comuns são a leucocoria (reflexo pupilar branco), o estrabismo e o nistagmo. Entre os lactentes, observam-se falta de atenção visual e fotofobia.

As cataratas anteriores podem ser vistas pelos pais à luz ambiente. O nistagmo manifesta-se, em geral, aos 3 meses de idade, quando a fixação visual amadurece.

A ausência do reflexo vermelho pode ser detectada por meio da oftalmoscopia direta, que deve ser realizada de rotina em todos os recém-nascidos e em todas as consultas programadas regularmente no primeiro ano de vida.

O diagnóstico diferencial e etiológico inclui uma série de afecções do desenvolvimento, doenças inflamatórias e infecciosas, distúrbios metabólicos e danos tóxicos ou traumáticos (Quadro XVII.8.1).

TRATAMENTO

As cataratas congênitas significativas exigem a remoção cirúrgica precoce, a correção da afacia e o tratamento agressivo da ambliopia pós-operatória. Os neonatos com catarata monocular devem ser tratados o mais cedo possível, de preferência nos primeiros dias de vida.

O prognóstico é variável, dependendo de diversos fatores, como natureza da catarata, idade da apresentação e do tratamento, associação com doença ocular ou sistêmica, duração e gravidade da ambliopia.

BIBLIOGRAFIA

Buckley EG. Pediatric catarats and lens anomalies. In: Nelson LB (ed.). Harley's Pediatric Ophthalmology. 4 ed. Philadelphia: WB Saunders, 1998.

Gray JA. A substantial proportion of children with congenital and infantile cataract are not diagnosed by three months of age. Evidence-based Healthcare 2000; 4(1):7.

Lloyd IC, Ashworth J, Biswas S, Abadi RV. Advances in the management of congenital and infantile cataract. Eye, 2007; 21(10):1.301-1.309.

Oliveira MLS, DiGiovani ME, Neto Jr FP, Tartarela MB. Catarata congênita: aspectos diagnósticos, clínicos e cirúrgicos em pacientes submetidos a lensectomia. Arq Bras Oftalmol 2004; 67(6):921-926.

Rahi JS, Botting B. The British Congenital Cataract Interest Group. Ascertainment of children with congenital cataract through the National Congenital Anomaly System in England and Wales. Br J Ophthalmol 2001; 85(9):1.049-1.051.

Rahi JS, Dezateaux C. The British Congenital Cataract Interest Group. Measuring and interpreting the incidence of congenital ocular anomalies: lessons from a national studyof congenital cataract in the UK. Invest Ophthalmol Vis Sci 2001; 42(7):1.444-1.448.

Rahi JS, Dezateux C. Congenital and infantile cataract in the United Kingdom: underlying or associated factors. British Congenital Cataract Interest Group. Invest Ophthalmol Vis Sci 2000; 41(8):2.108-2.114.

Toh T, Morton J, Coxon J, Elder MJ. Medical treatment of cataract. Clin Experiment Ophthalmol 2007; 35(7):664-671.

Wirth MG, Russell-Eggitt IM, Craig JE, Elder JE, Mackey DA. A etiology of congenital and pediatric cataract in an Australian population. Br J Ophthalmol 2002; 86(7):782-786.

Zetterström C, Kugelberg M. Paediatric cataract surgery. Acta Ophthalmol Scand 2007; 85(7):698-710.

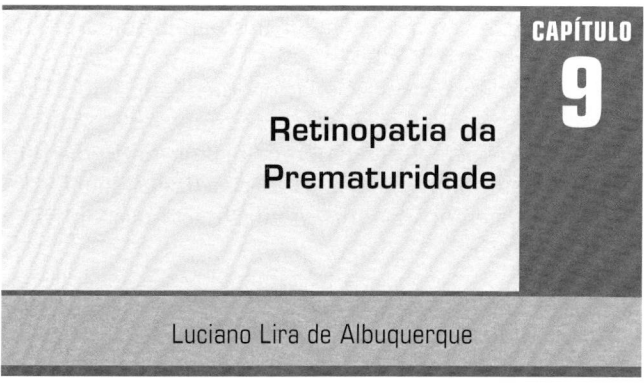

CAPÍTULO 9

Retinopatia da Prematuridade

Luciano Lira de Albuquerque

INTRODUÇÃO

O desenvolvimento normal da vascularização retiniana pode ser alterado na prematuridade e ocorrer neovascularização causando retinopatia (*retinopathy of prematurity*, ROP). Essa neovascularização pode estacionar, apresentar regressão natural ou, ainda, progredir para proliferação fibroglial, conduzindo à tração vitreorretiniana e ao descolamento de retina.

A vascularização da retina do feto faz-se centrifugamente da papila óptica para a periferia. Ela se completa primeiro na retina nasal, que é mais curta. Por este motivo, a ROP acomete mais frequentemente a retina temporal, cujo desenvolvimento completo só ocorre com a gestação a termo.

Os avanços da neonatologia, nos dias atuais, permitem a sobrevivência de crianças cada vez mais imaturas e de muito baixo peso, elevando o risco da ROP.

Nos anos 1960, notou-se que altas doses de oxigênio oferecidas aos neonatos prematuros causavam ROP, o que também foi demonstrado em modelo animal. A tentativa de redução do uso da oxigenoterapia reduziu as taxas de ROP; entretanto, concomitantemente, houve incremento da mortalidade neonatal e da incidência de paralisia cerebral. Com o uso difundido da oximetria monitorando a oxigenação, seguido de melhor regulação na administração do oxigênio, evitando-se assim a flutuação na fração de oxigênio inspirado, os resultados têm-se mostrado promissores com redução da taxa de gravidade da ROP e sem aumento da morbimortalidade neonatal.

Diante disso, o peso ao nascimento e a idade gestacional tornaram-se melhores preditores de ROP do que a própria exposição ao oxigênio. Isso é indicativo de uma interação complexa dos fatores que causam o desenvolvimento dessa afecção. A incidência de ROP é maior quanto menor for a idade gestacional do neonato e quanto menor for o seu peso. O tempo total de exposição à oxigenoterapia apresenta forte correlação positiva. A produção de fatores angiogênicos, como o fator de crescimento de endotélio vascular (VEGF), o fator de crescimento de fibroblasto-2 (FGF-2), associado a uma disfunção em sua regulação por outros mediadores, como, por exemplo, o monóxido de azoto ou o fator de crescimento tipo insulina-1 (FIGF-1), com consequente neovascularização, parecem ter um papel fundamental na patogênese da ROP.

Outras características relacionadas com a ROP incluem: nascimentos múltiplos, síndromes de angústia respiratória (doença da membrana hialina, enfisema pulmonar, pneumotórax e displasia broncopulmonar), sepsis, anemia, hemorragia intracraniana, icterícia, apneia e bradicardia.

CLASSIFICAÇÃO INTERNACIONAL DA RETINOPATIA DA PREMATURIDADE

A classificação internacional corrente da ROP é baseada na localização, na extensão e na gravidade da doença:

1. Localização:
   - Zona I = situa-se na parte posterior do olho, próxima ao disco óptico, circundando uma área cujo raio tem o dobro da distância do disco à mácula.
   - Zona II = anel concêntrico que se estende da Zona I até a *ora serrata* nasal e a uma área próxima ao equador do lado temporal.
   - Zona III = periferia temporal (Fig. XVII.9.1).

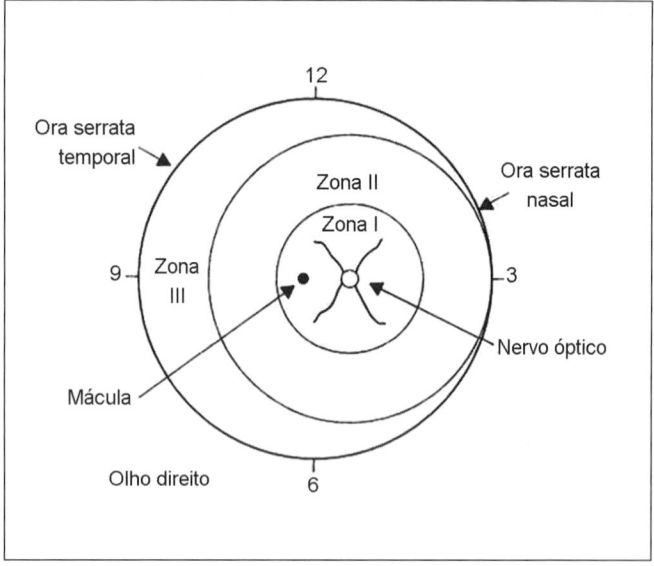

Fig. XVII.9.1. Desenho esquemático do fundo de olho. (Adaptado do comitê internacional para classificação da retinoplatia da prematuridade).

2. Extensão: baseia-se nos ponteiros do relógio; por exemplo, se a ROP se estende de 1:00 até as 5:00, ela tem uma extensão de 4 horas.
3. Gravidade:
   - Estágio I – linha de demarcação branco-acinzentada entre a retina vascularizada e a não vascularizada.
   - Estágio II – espessamento, elevação da linha de demarcação.
   - Estágio III – proliferação fibrovascular retiniana se estendendo para o vítreo.
   - Estágio IV – descolamento parcial da retina.
   - Estágio V – descolamento total da retina, fibroplasia retrolenticular.

Quanto à gravidade, a ROP pode ainda ser denominada doença *plus*, sugerindo um curso mais rápido e de pior prognóstico. Ocorre dilatação e tortuosidade dos vasos sanguíneos próximos ao nervo óptico, incluindo ainda crescimento e dilatação vascular na superfície da íris, rigidez pupilar e turvação vítrea.

DIAGNÓSTICO

É feito por meio da oftalmoscopia binocular indireta, recomendada para todos os neonatos de risco. As recomendações variam, mas de um modo geral devem incluir os RNs com peso ao nascer inferior a 1.500 g e/ou idade gestacional abaixo de 32 semanas.

Os critérios para o exame seguidos no IMIP são os seguintes:

- Neonatos com idade gestacional igual ou menor que 32 semanas de gestação ou com peso menor ou igual a 1.500 g, independente do uso de oxigênio.
- Todos os prematuros com idade gestacional igual ou menor a 35 semanas ou com peso menor ou igual a 1.800 g, que exijam oxigênio suplementar, ou a critério do neonatologista.

Os exames subsequentes (semanais ou quinzenais) são programados de acordo com o exame inicial, até estarmos certos do não desenvolvimento de ROP ou de sua regressão. Existirão casos em que se fará necessária a indicação terapêutica.

TRATAMENTO

Embora inibidores da angiogênese já sejam largamente utilizados no tratamento das doenças da retina no adulto, seu uso pediátrico ainda é limitado. Estudos recentes mostram que a terapia anti-VEGF para doenças vitreorretinianas pediátricas, como a ROP, é promissora, embora estudos controlados mais extensivos sejam necessários para assegurar sua eficácia e segurança.

O tratamento, em geral, consiste em um acompanhamento criterioso de cada caso. Uma vez diagnosticada a ROP em estágios I ou II, a doença pode apresentar duas evoluções: para a cura ou progredir para o estágio III. Nessa última hipótese, continuando a doença ativa e dependendo da sua extensão, indica-se o tratamento da retina avascular com crioterapia ou fotocoagulação com *laser* sob oftalmoscopia indireta. Estudos têm mostrado que a terapia a *laser* é igualmente ou mais efetiva que a crioterapia, menos inflamatória, de mais fácil aplicação na doença posterior e, talvez, menos provável de provocar miopia grave. O tratamento, quando instituído no momento correto, apresenta excelente resultado tanto do ponto de vista anatômico quanto do funcional.

Nos estágios IV e V, o tratamento é cirúrgico, sendo pior o prognóstico visual, sobretudo no estágio V.

BIBLIOGRAFIA

American Academy of Ophthalmology. Pediatric Ophthalmology and Strabismus 2008-2009; (24):325-332.

Askie LM, Henderson-Smart DJ. Early versus late discontinuation of oxygen in preterm or low birth weight infants. Cochrane Database Syst Rev 2001; (4):CD001076.

Kanski JJ. Oftalmologia clínica, 5 ed. Butterworth-Heinemann, 2003; (14):474-478.

Lin KL, Hirose T, Kroll AJ, Lou PL, Ryan EA. Seminars in Ophthalmology 2009; 24(2):70-76.

Repka MX. Ophthalmological problems of the premature infant. Ment Retard Dev Disabil Res Rev 2002; 8(4):249-257.

Meux PL. Oftalmologia pediátrica. São Paulo: Tecnomed, 2007; (4):188-193.

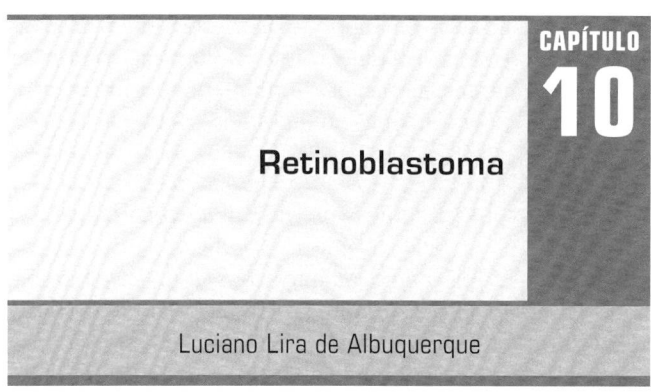

CAPÍTULO 10
Retinoblastoma

Luciano Lira de Albuquerque

INTRODUÇÃO

O retinoblastoma é o tumor maligno ocular mais frequente nas crianças. A incidência é em torno de 1:18.000 nascimentos, sem predileção racial ou por sexo, o que permite uma estimativa de cerca de 350 novos casos por ano no Brasil e 5 mil em todo o mundo. Diagnosticado e tratado de forma oportuna, apresenta alto percentual de cura. Mais de 95% das crianças com retinoblastoma nos EUA e em outros países desenvolvidos sobrevivem a esta malignidade. Nos países pobres e nos em desenvolvimento, a sobrevivência é de cerca de 50%.

Em geral, os casos são diagnosticados até os 18 meses de idade, sendo raros acima dos 5 anos. Cerca de 90% dos casos têm aparecimento esporádico, sendo os 10% restantes de origem familiar, com transmissão autossômica dominante e risco de recorrência de 45%.

O gene do retinoblastoma (RB1) localiza-se no braço longo do cromossomo 13 e atua como um gene supressor do tumor. Quando os eventos mutacionais ocorrem na célula zigoto da criança em formação, estes casos são considerados germinais, com expressão retiniana multicêntrica; se ocorrem em apenas uma célula retiniana do feto em formação, serão unilaterais, unifocais e denominados esporádicos. Os casos germinais, clinicamente, apresentam elevada predisposição ao aparecimento de outras neoplasias e são transmissíveis aos seus descendentes. Dessa forma, são importantes o aconselhamento genético e os exames periódicos dos familiares, até porque, mesmo que um retinoblastoma unilateral esporádico seja geralmente não hereditário, estima-se que 10% a 15% desses apresentem mutação da linhagem germinativa. Testes genéticos utilizando análises de DNA do tumor do paciente e sangue periférico podem ajudar a identificar aqueles com mutação na linhagem germinativa.

O retinoblastoma pode surgir de qualquer célula das camadas nucleadas da retina e apresenta vários graus de diferenciação. O seu crescimento tende a superar a capacidade de irrigação sanguínea, resultando em necrose e calcificações. Os tumores endofíticos surgem das camadas mais internas da retina, crescem em direção ao vítreo e tendem a disseminar-se para outras áreas da retina. Os exofíticos são originados das camadas mais externas da retina e podem produzir o seu descolamento.

Extensão para a órbita pode ocorrer através da invasão do nervo óptico ou da coroide. Disseminação por via linfática ou hematogênica ocasionalmente acontece.

DIAGNÓSTICO

Em geral, os pacientes apresentam leucocoria, muitas vezes observada pela ausência do reflexo vermelho da pupila numa fotografia da criança com *flash*. Estrabismo é habitualmente a primeira queixa. Com o avanço da doença, podem surgir perda de visão, hipópio (falso hipópio), hifema, uveíte (falsa uveíte), buftalmia ou metástases.

O diagnóstico é feito por meio do exame oftalmoscópico pelo especialista, sob analgesia. Exames por imagem, tomografia computadorizada e ecografia ocular em ambos os olhos, são importantes na investigação diagnóstica. A presença de calcificações retinianas em crianças com menos de 4 anos tem como primeira suspeita o retinoblastoma, sobretudo abaixo dos 2 anos. A ressonância magnética é útil na avaliação do acometimento do nervo óptico, da órbita e do cérebro.

Os achados histopatológicos dependerão do grau de diferenciação em nível celular, desde a anaplasia até a formação de estruturas em forma de rosetas, os quais representam uma tentativa primitiva de diferenciação em fotorreceptores. A necrose e a calcificação são achados frequentes.

TRATAMENTO

O objetivo principal é a sobrevivência do paciente e, em segundo lugar, está a preservação do globo ocular. A preocupação com a acuidade visual surge mais tarde, com a criança a salvo e o globo ocular preservado.

A conduta terapêutica será baseada no estadiamento clínico da doença: de início, se é restrita ao olho ou se é disseminada, sendo indispensável a avaliação de um oncologista pediátrico. Tumores pequenos, intraoculares, podem ser tratados de modo conservador, com o uso da hipertermia pelo *laser* diodo, deixando a crioterapia, a radioterapia e a braquiterapia para momentos que se julguem adequados. Tumores volumosos ou com invasão do nervo óptico constituem indicação para a enucleação, salientando-se que a evisceração de um olho portador de retinoblastoma constitui um erro médico grave.

A quimioterapia é usada em praticamente todos os casos, seja no tratamento primário do retinoblastoma intraocular, na quimiorredução ou como coadjuvante de outros procedimentos, assim como no tratamento do retinoblastoma extraocular. A carboplatina, em um ou dois ciclos, já reduz bastante o tumor.

A enucleação primária dos tumores unilaterais e intraoculares leva a uma taxa de cura de mais de 90%, embora qualquer estadiamento intraocular seja passível de tratamento com conservação do globo ocular, desde que o nervo óptico não esteja comprometido, mesmo que parcialmente infiltrado.

Todos os casos de retinoblastoma exigem seguimento a longo prazo, a fim de assegurar a descoberta precoce de novas lesões. Recidivas ocorrem pós-tratamento pela presença de sementes vítreas e/ou retinianas.

BIBLIOGRAFIA

American Academy of Ophthalmology. Pediatric Ophthalmology and Strabismus 2008-2009; 26:390-399.

Butros LJ. Delayed diagnosis of retinoblastoma: analysis of degree, cause, and potential consequences. Pediatrics 2002; 109(3):E45.

Chintagumpala M, Chevez-Barrios P, Paysse EA, Plon SE, Hurwitz R. Retinoblastoma: review of current management. Oncologist 2007; 12(10):1.237-1.246.

Donaldson SS, Egbert PR, Newsham I et al. Retinoblastoma. In: Pizzo PA, Poplack DG (eds.). Principles and practice of pediatric oncology. Philadelphia: JB Lippincott, 1977:733.

Meldrum ML. Pediatric orbital tumors. Ophthalmol Clin North Am 1999; 12(2):279-219A.

Meux PL. Oftalmologia pediátrica. São Paulo: Tecnomed 2007; (9):413-423.

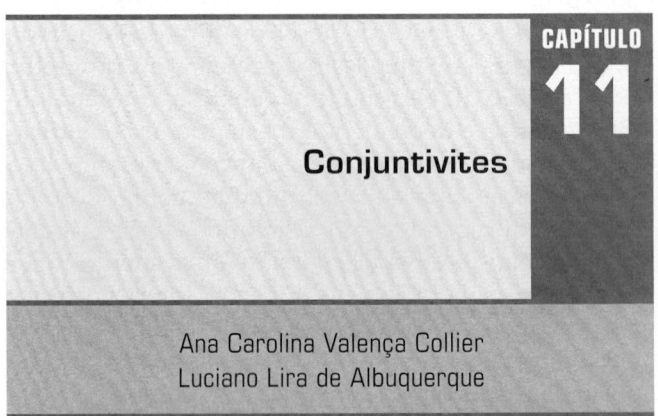

CAPÍTULO 11

Conjuntivites

Ana Carolina Valença Collier
Luciano Lira de Albuquerque

INTRODUÇÃO

A conjuntiva é uma membrana mucosa transparente que recobre a superfície interna palpebral (conjuntiva tarsal), rebate formando o fórnix (superior e inferior) para recobrir a esclera anterior (conjuntiva bulbar), terminando no limbo corneoescleral.

A inflamação desta membrana, seja de etiologia infecciosa ou não, é denominada conjuntivite, a qual evolui com hiperemia, sensação de areia nos olhos, ardor, prurido e, em muitas ocasiões, secreção. Esta última quando mucopurulenta é típica da etiologia bacteriana, quando mucoide ou aquosa, de origem viral, e se mucosa hialina, da conjuntivite alérgica. Salienta-se que a etiologia não infecciosa pode evoluir com infecção secundária. A presença de dor, diminuição visual, intensa fotofobia e blefaroespasmo leva à possibilidade de outros diagnósticos.

CLASSIFICAÇÃO

- Neonatal: surge no primeiro mês de vida.
- Agudas: duração de até 3 semanas.
- Crônicas: duração maior que 3 semanas.

CONJUNTIVITE NEONATAL

É a afecção ocular mais comum no período neonatal. Sendo uma doença potencialmente grave, o diagnóstico e o tratamento devem ocorrer o mais rápido possível.

Patogenia

As formas mais comuns de contágio são:

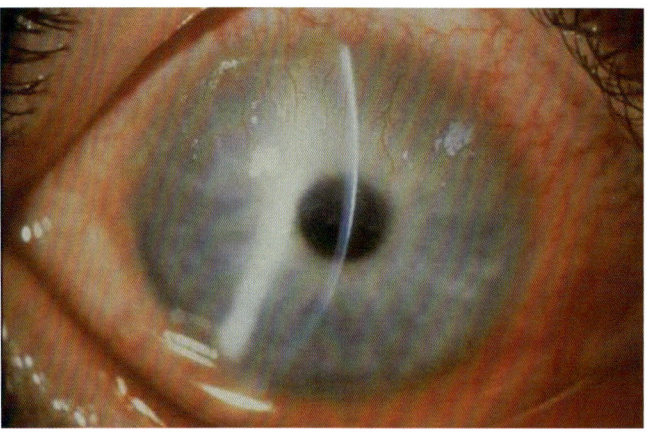

Fig. XVII.11.1. Conjuntivite por clamídia.

- Através do canal de parto (mucosa vaginal).
- Ruptura das membranas durante o parto.
- Manipulação inadequada do RN após o parto.

Etiologia

Podem ser:

a) Infecciosas:
  - Bacterianas (gonococos, clamídia, *Staphylococcus aureus* e outros) (Figs. XVII.11.1 e 11.2).
  - Virais (herpes simples tipo II).
b) Não infecciosas: tóxicas ou químicas; a principal causa é o nitrato de prata.

QUADRO CLÍNICO

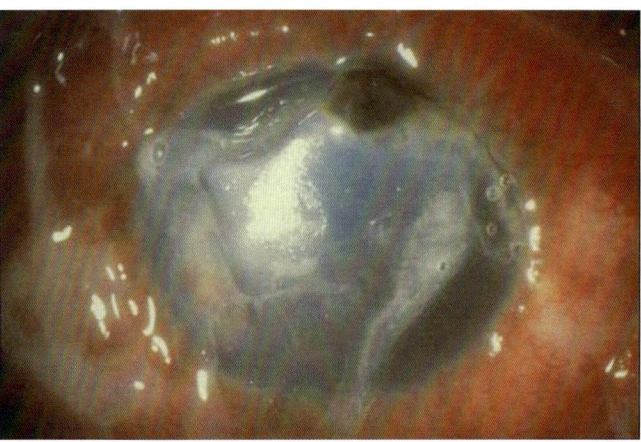

Fig. XVII.11.2. Conjuntivite gonocóccica.

Diagnóstico

Devido à gravidade dessas conjuntivites, devemos sempre fazer raspado de secreção conjuntival para cultura e bacterioscopia:

- *Gram:* diplococos Gram-negativos com leucócitos polimorfos nucleares: gonococos.
- *Cocobacilo Gram-negativos: Haemophilus influenzae.*

Quadro XVII.11.1. Quadro clínico das conjuntivites neonatais

Agente etiológico	Início dos sintomas	Quadro clínico	Diagnóstico
Neisseria Gonorrhoeae	1 a 3 dias após o parto	Secreção conjuntival purulenta e abundante Edema acentuado na pálpebra e na conjuntiva Pode provocar perfuração ocular	Exame bacterioscópico e cultura de secreção
Clamídia	5 a 14 dias após o parto (ou até 28 dias)	Discreta reação inflamatória Presença de exsudato purulento e até pseudomembrana Infecção do trato respiratório associado	Esfregaço conjuntival (inclusões citoplasmáticas através da coloração do Giensa)
Herpes simples	2 a 5 dias de vida	Variável Exsudato conjuntival mucopurulento Envolvimento da pele com vesículas podendo os gonococos comprometerem a córnea	
Irritação química pelo nitrato de prata	6 a 12 h após o parto	Exsudato aquoso Cura espontânea entre 24 e 48 h	

- *Coco Gram-positivos:* Staphylococos, Streptococcus ou Enterococcus.
- *Giemsa:* inclusões intracitoplasmáticas: clamídia.

Tratamento

Conjuntivite gonocócica

O tratamento é sempre sistêmico com a penicilina cristalina por via intravenosa durante 10 dias. Em locais com elevada prevalência de cepas resistentes a este medicamento, usa-se uma cefalosporina de terceira geração, como a ceftriaxona. A terapêutica tópica também deve ser feita: irrigação com soro fisiológico a 0,9% de 1 em 1 hora até melhora da secreção, além dos colírios: quinolona (ciprofloxacino a 0,3%) ou tobramicina a 0,3%, quatro a seis vezes/dia ou, ainda, eritromicinaa 0,5% pomada (quatro vezes/dia).

As quinolonas, mesmo em forma de colírio, devem ser usadas com prudência na infância.

Conjuntivite por clamídia

É tratada com eritromicina, via oral, durante 10 a 14 dias. O tratamento tópico com a eritromicina parece diminuir o risco de *pannus* no limbo corneano. Os pais devem ser tratados sistematicamente com eritromicina ou tetraciclina.

Conjuntivite por herpes

O tratamento das infecções pelo herpes simples é feito com o aciclovir a 3%, aplicado sob a forma de pomada oftálmica.

CONJUNTIVITE PURULENTA AGUDA

Infecção da membrana mucosa da superfície ocular causada por germes piogênicos, caracterizada basicamente pela presença de exsudato mucopurulento, hiperemia e edema conjuntival, além de grau variado de desconforto ocular (Fig. XVII.11.3). Geralmente é uma infecção benigna, embora, às vezes, possa significar uma afecção sistêmica de base no hospedeiro. Os agentes mais frequentes são: *Haemophilus influenzae* não tipável (60% dos casos, geralmente associada a otite média ipsolateral), *Streptococcus pneumoniae* (20% dos casos), *Staphilococcus e Streptococcus*.

Os tecidos superficiais e anexos oculares normalmente são colonizados por *Streptococcus, Stafhilococcus* e cepas de *Corynebacterium*. Alterações nos mecanismos de defesa do hospedeiro (barreira epitelial da conjuntiva, lisozimas e imunoglobulinas presentes na lágrima, além do seu efeito *clearence*) podem acarretar infecções clínicas. Uma alteração da flora pode ocorrer por contaminação externa, disseminação de locais adjacentes ou via hematogênica.

Quando os sinais e sintomas, persistem por mais de 3 semanas a conjuntivite é definida como crônica. Os agentes mais frequentes são o *S. aureus* e a *Moraxella lacunata*. Em geral, está relacionada com a exposição bacteriana continuada, secundária a blefarites ou dacriocistites.

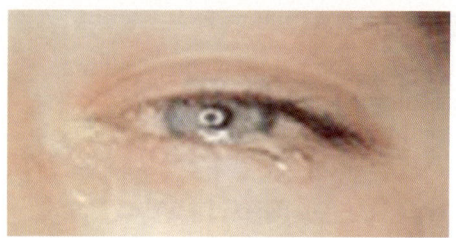

Fig. XVII.11.3. Conjuntivite purulenta aguda.

Diagnóstico

Bacterioscopia e cultura da secreção são úteis na identificação do agente etiológico específico, porém no dia a dia são dispensáveis pela rápida resposta terapêutica. Esses exames devem ser solicitados em casos refratários ao tratamento inicial, em pacientes imunodeprimidos ou com infecções sistêmicas, em casos de doença ocular crônica ou risco de perda de visão.

Tratamento

Pacientes hígidos evoluem rapidamente para cura. Entretanto, o uso de antibiótico tópico encurta a evolução da doença. O tratamento tópico é feito a base de colírios de antibióticos (cloranfenicol, eritromicina, tobramicina) e quinolonas (ciprofloxacina, moxifloxacina e gatifloxacina). Os colírios são instilados a cada 3, 4 ou 6 horas, dependendo do quadro, durante 7 dias. Antibióticos sistêmicos só são usados nas infecções com manifestações sistêmicas ou em pacientes com doenças de base.

CONJUNTIVITES VIRAIS

São menos frequentes que as bacterianas, porém são comuns na infância.

Etiologia

As mais frequentes são causadas pelo adenovírus (febre faringoconjuntival, conjuntivite folicular aguda e ceratoconjuntivite epidêmica) e as mais problemáticas são causadas pelo herpes simples. Outros agentes virais embora de menor dimensão epidemiológica são: o varicela-zoster, o paramixovírus, os picornavírus, o poxovírus e o vírus da imunodeficiência humana (HIV).

Em geral, são benignas e autolimitadas; porém, são mais prolongadas, durando entre 2 e 4 semanas. Caracterizam-se habitualmente por reação conjuntival folicular aguda e adenopatia pré-auricular. As conjuntivites provocadas pelos picornavírus evoluem frequentemente com aspectos hemorrágicos e tendem a apresentar características epidêmicas.

Patogenia

A contaminação geralmente ocorre por contato direto.

Diagnóstico

Nem sempre o diagnóstico clínico é possível; entretanto, algumas características são bem sugestivas.

Adenovírus

Febre faringoconjuntival

Febre, faringite, cefaleia, mialgia, conjuntivite folicular aguda e linfadenopatia regional. A fase febril dura 3 a 4 dias e as alterações conjuntivais prolongam-se um pouco mais, às vezes, podem evoluir para ceratite.

Conjuntivite folicular aguda

Apenas sintomas locais (hiperemia, edema conjuntival e palpebral, hemorragias com duração de aproximadamente 7 dias).

Ceratoconjuntivite epidêmica (adenovírus tipo 8)

Evolui com hiperemia conjuntival, edema palpebral, sensação de corpo estranho e presença de pseudomembranas (devem ser retiradas diariamente para evitar cicatrizes). Geralmente, há comprometimento da córnea. Em geral, inicia-se unilateral e depois acomete o outro olho. Difere da conjuntivite folicular aguda, pois a partir do sétimo dia surge piora do quadro, acompanhado, algumas vezes, de diminuição visual decorrente do surgimento de infiltrados corneanos. A partir daí surgem também as membranas (Figs. XVII.11.4 e 11.5).

Conjuntivite herpética

Usualmente apresenta olho vermelho, irritado e lacrimejando. É unilateral em 80% dos casos. Em geral, vem associada a lesões vesiculares nas pálpebras (Fig. XVII.11.6), linfadenopatia pré-auricular e úlcera herpética superficial (Fig. XVII.11.7) (30% dos casos). Infecções recorrentes são mais observadas em adultos e podem comprometer a córnea.

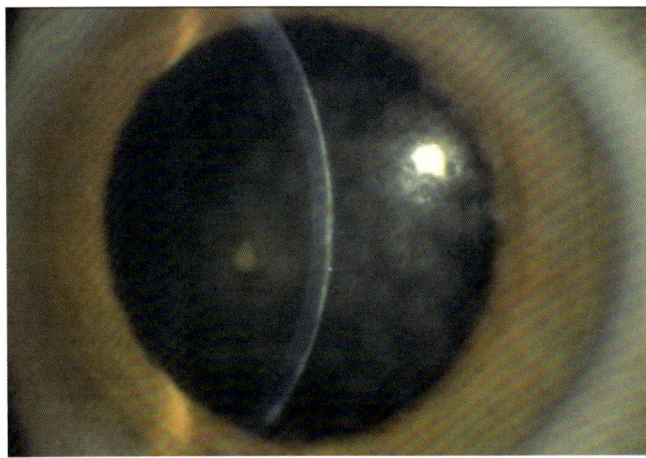

Fig. XVII.11.5. Ceratoconjuntivite por adenovírus. Observam-se infiltrados corneanos.

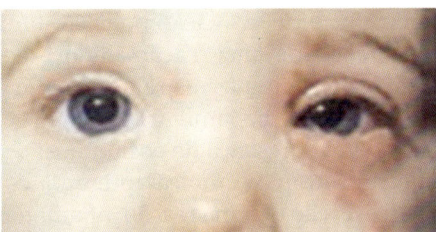

Fig. XVII.11.6. Herpes ocular.

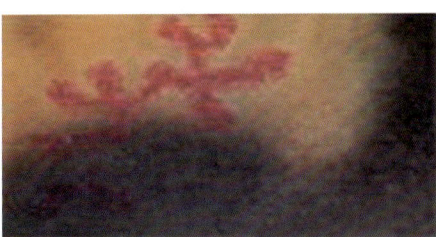

Fig. XVII.11.7. Úlcera herpética (aspecto dendrítico).

O diagnóstico geralmente é clínico. Os exames laboratoriais são caros e demandam tempo, estando indicados em casos especiais. Podem ser realizados: Elisa, imunofluorescência, PCR e testes sorológicos (duas amostras de sangue com intervalo mínimo de 15 dias).

Tratamento

Adenovírus

É sintomático. Não há evidências de que agentes antivirais alterem a história natural da doença. São indicadas compressas geladas e, às vezes, anti-inflamatórios não hormonais tópicos. O uso de corticoide tópico nos casos de ceratite é controvertido.

Conjuntivite herpética

Aciclovir pomada oftálmica a 3%, cinco vezes ao dia, durante 2 semanas. Deve ser evitado uso de colírios com

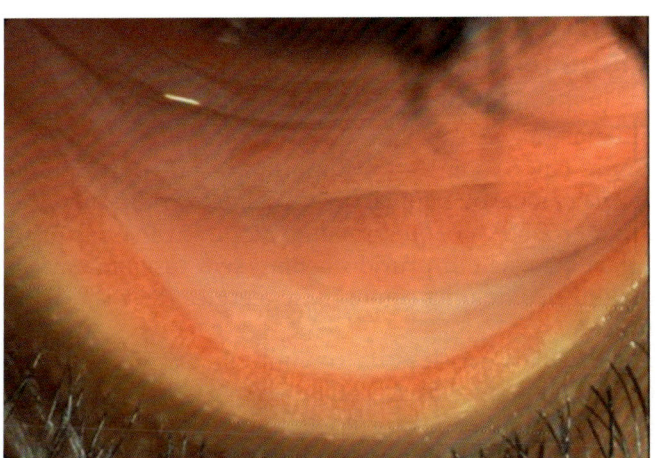

Fig. XVII.11.4. Conjuntivite por adenovírus podendo ser observada a presença de membranas.

corticoide. Essas crianças devem ser acompanhadas pelo oftalmologista.

CONJUNTIVITE ALÉRGICA

As doenças alérgicas atingem aproximadamente 25% da população. A alergia ocular é bastante comum; 32% das crianças alérgicas apresentam manifestações oculares. Apesar da elevada prevalência, raramente causam danos visuais.

A conjuntivite alérgica aguda deve-se a uma reação mediada pela IgE (tipo 1). Essa resposta é estimulada por aeroalérgenos, como poeira domiciliar, pelos de animais, pólen etc.

Quadro clínico

Os sintomas consistem em prurido, ardor nos olhos, hiperemia e edema conjuntival, acompanhado de secreção aquosa ou mucoide. A reação pode ser limitada aos olhos ou fazer parte de uma reação alérgica generalizada, em especial com sintomas respiratórios. Em geral, observa-se história de atopia familiar, e o exame citológico da conjuntiva revela presença de eosinófilos.

A conjuntivite atópica crônica apresenta os mesmos sintomas, com exceção de uma reação inflamatória aguda menos intensa. A conjuntiva exibe discreto edema com hipertrofia papilar e moderada secreção mucopurulenta. O exame citológico revela a presença de numerosos eosinófilos.

As formas clínicas mais comuns de conjuntivites alérgicas crônicas são a conjuntivite alérgica sazonal (CAS) e a perene (CAP), provocadas pela exposição direta da mucosa ocular a aeroalérgenos, seguidas de ceratoconjuntivite primaveril, ceratoconjuntivite atópica e conjuntivite papilar gigante (CPG).

A CAS e a CAP raramente levam à deficiência visual. Das duas, a CAS é a mais comum, representando metade dos casos de conjuntivite alérgica. O início dos sintomas na CAS está relacionado com a circulação dos aeroalérgenos específicos, como, por exemplo, polens de determinadas plantas durante certas épocas do ano. Os sintomas oculares estão frequentemente associados a manifestações nasais ou faríngeas. Prurido ocular, sensação de ardência e lacrimejamento estão habitualmente presentes. A conjuntiva pode apresentar edema, assim como hipertrofia de papilas. Os sintomas são usualmente bilaterais, embora o grau de envolvimento possa ser assimétrico. Os indivíduos afetados frequentemente apresentam história de atopia.

A CAP é na realidade uma variante da CAS, que persiste durante todo o ano, embora 80% delas apresentem exacerbações sazonais. Poeira domiciliar e pelos de animais são os antígenos mais envolvidos. A CAP está mais associada à rinite perene que a CAS (75% versus 12%). A distribuição por idade e sexo é semelhante.

A ceratoconjuntivite primaveril é uma inflamação crônica, comumente associada com história familiar de

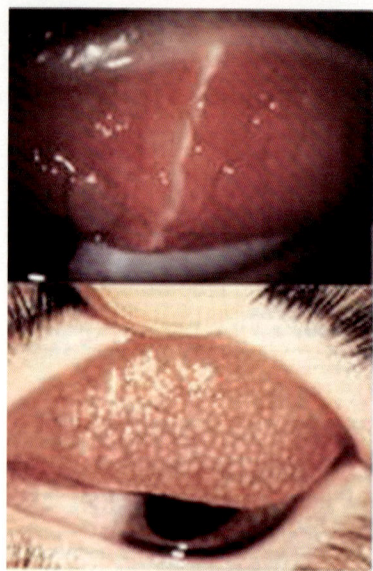

Fig. XVII.11.8. Papilas gigantes.

atopia. Mais de 90% dos pacientes exibem uma ou mais condições de atopia, como asma, eczema ou rinite alérgica. É mais comum nos meses quentes do ano. Ocorre mais comumente em crianças e adultos jovens, com um pico de incidência entre 11 e 13 anos de idade. Os meninos são mais acometidos que as meninas. A doença é autolimitada na infância, com duração média de 4 a 10 anos; em adultos tende a ser mais grave e recorrente.

A ceratoconjuntivite atópica está associada à dermatite atópica; aproximadamente 3% da população apresenta dermatite atópica e, desses, aproximadamente 25% desenvolvem acometimento ocular.

A conjuntivite papilar gigante (CPG) (Fig. XVII.11.8) é uma desordem imunológica da conjuntiva tarsal superior. Como o nome indica, o achado primário é a presença de papilas gigantes (tipicamente maiores que 0,3 mm de diâmetro). Acredita-se que a CPG represente uma reação imunológica a uma variedade de corpos estranhos, que provocam irritação mecânica prolongada na conjuntiva tarsal superior. Lentes de contato são os irritantes mais comuns.

Diagnóstico

O diagnóstico das conjuntivites alérgicas, pode, habitualmente, ser estabelecido por anamnese e observação clínica cuidadosa. Dados importantes são a história de atopia pessoal ou familiar, principalmente rinite alérgica, asma brônquica e/ou dermatite atópica. Uma das principais queixas é o prurido ocular; sem esse sintoma, o diagnóstico de uma conjuntivite alérgica deve ser questionado.

Os sinais clássicos da conjuntivite alérgica incluem congestão dos vasos da conjuntiva e graus variáveis de edema conjuntival e da pálpebra.

Na ceratoconjuntivite primaveril, além do prurido, ocorrem com frequência fotofobia, sensação de corpo estranho, lacrimejamento e blefaroespasmo. Diferentemente da ceratoconjuntivite atópica, as pálpebras raramente são acometidas.

Na ceratoconjuntivite atópica, o sintoma mais comum é o prurido bilateral das pálpebras. Secreção aquosa, vermelhidão, fotofobia e dor podem estar associadas. A pele que recobre as pálpebras pode exibir sinais de dermatite eczematosa.

Na CPG também ocorre prurido ocular com secreção mucosa, similar à encontrada na ceratoconjuntivite primaveril. Outro sintoma encontrado é a sensação persistente de corpo estranho, quando em uso de lentes de contato.

Tratamento

Medidas gerais

1. Identificar e evitar o contato com alérgenos (poeira, pelo de animais etc.), embora saibamos que isso é praticamente impossível em sua totalidade.
2. Evitar coçar os olhos.
3. Irrigar os olhos quando em contato com alérgenos.
4. Utilização correta da medicação.

Medicações usadas/colírios

1. Anti-histamínicos: combatem o prurido e têm início de efeito rápido. Devem ser usados com cautela em crianças pelos seus efeitos colaterais. Drogas: levocabastina a 0,05% e difumarato de emadastina a 0,05%.
2. Estabilizadores de membrana de mastócito: indicados em conjuntivite alérgica com recorrência frequente para diminuir a intensidade e a frequência das crises. Drogas: cromoglicato dissódico a 2% e a 4%, início de ação em 15 dias, quatro vezes/dia; lodoxamida a 0,1%, início de ação entre 7 e 10 dias, quatro vezes/dia (parece ter boa ação na conjuntivite primaveril).
3. Estabilizadores de membrana e anti-histamínicos: não devem ser usados em crianças com menos de 3 anos de idade. Drogas olopatadina a 0,1%, duas vezes/dia; cetotifeno a 0,05%, duas vezes/dia e, mais recentemente, hidroclorido de epinastina, duas vezes ao dia.
4. Coticesteroides: indicados em crises agudas de alergia, devendo ser usados por curto período de tempo e com bastante critério pelos efeitos colaterais que apresentam: catarata, hipertensão ocular, alteração da cicatrização.

O tratamento sistêmico com drogas anti-histamínicas ou mesmo corticosteroides pode ser necessário em casos mais intensos.

BIBLIOGRAFIA

Albuquerque LL, Collier AC. Conjuntivites. In: Alves JG, Ferreira OS, Maggi RS. Fernando Figueira Pediatria Instituto Materno-Infantil de Pernambuco (IMIP). 3 ed. Rio de Janeiro: Guanabara Koogan, 2004:1.403-1.407.

Bielory L, Friedlaender MH. Allergic conjunctivitis. Immunol Allergy Clin North Am 2008; 28(1):43-58.

David SP. Should we prescribe antibiotics for acute conjuntivitis? Am Fam Physician 2002; 66(9):1.649-1.650.

David T, Hoyt C. Pediatric ophthalmology and strabismus. 3 ed. Elsevier Saunders, 2005.

Hovding G. Acute bacterial conjunctivitis. Acta Ophthalmol 2008; 86(1):5-17.

Pavan-Langston D. Manual de oftalmologia – diagnóstico e tratamento. Rio de Janeiro: Medsi, 2001.

Tarabishy AB, Jeng BH. Bacterial conjunctivitis: a review for internists. Vleve Clin J Med 2008; 75(7):507-512.

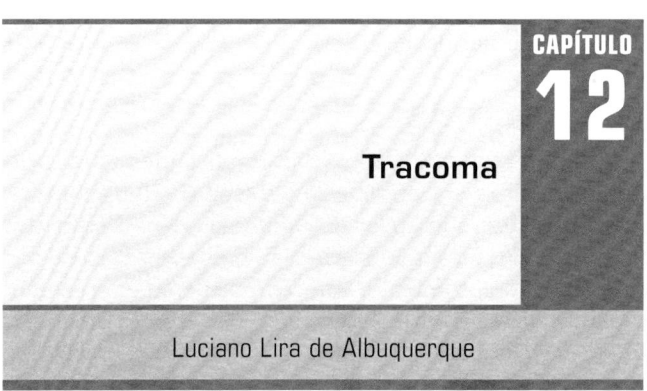

CAPÍTULO 12

Tracoma

Luciano Lira de Albuquerque

INTRODUÇÃO

Tracoma é uma ceratoconjuntivite crônica recidivante, causada pela *Chlamydia trachomatis*. Endêmica em várias regiões do mundo, especialmente prevalente em áreas de baixa condição socioeconômica.

A Organização Mundial de Saúde estima que existam no mundo 150 milhões de pessoas com tracoma. Destas, aproximadamente 6 milhões são cegas.

Com o objetivo de atualizar as informações e a distribuição do agravo no país, o Ministério da Saúde do Brasil vem desenvolvendo, a partir de 2002, inquérito epidemiológico nacional de tracoma em escolares. Dados preliminares revelam prevalências entre 3,8% a 8,3%, com alguns municípios apresentando taxa de detecção de até 20%. Em que pese a real diminuição do tracoma em escala nacional, a doença continua a ser um problema de saúde pública, com ocorrência de tracoma endêmico quase exclusivamente em áreas carentes.

A transmissão se dá de pessoa para pessoa, por meio do contato direto com as mãos contaminadas com a secreção ocular ou contato indireto com objetos contaminados.

Indivíduos até 10 anos de idade com infecção ativa são considerados o maior reservatório de transmissão da doença numa comunidade. Crianças com tracoma também podem portar *C. trachomatis* nos tratos respiratório e gastrointestinal. Não há reservatório animal do tracoma, e a clamídia sobrevive mal fora do hospedeiro humano.

Nos períodos iniciais da infecção, o tracoma aparece na forma de conjuntivite folicular, com hipertrofia papilar e infiltração inflamatória que se estende por toda a conjuntiva, principalmente a conjuntiva tarsal superior. Em casos leves, os folículos regridem e, em casos mais graves, podem tornar-se necróticos, deixando uma pequena cicatriz conjuntival que, dependendo da inflamação, pode evoluir para cicatrizes mais extensas e, com o passar do tempo, causar distorção nas pálpebras, provocando triquíase e entrópio.

Os cílios invertidos tocando a córnea podem provocar ulcerações e consequentemente, opacificação corneana, que é a responsável pela baixa acuidade visual e cegueira.

A gravidade da doença decorre da persistência da infecção tracomatosa, associada a reinfecções e episódios de conjuntivites bacterianas.

DIAGNÓSTICO

Dados epidemiológicos são importantes para a detecção dos casos. Cerca de 25% dos indivíduos com tracoma são assintomáticos. Os sintomas mais frequentes, quando presentes, são: lacrimejamento, sensação de corpo estranho, fotofobia e secreção purulenta em pequena quantidade. Quantidades elevadas de secreção purulenta indicam, habitualmente, infecção bacteriana associada.

Os pacientes que apresentam triquíase e entrópio manifestam desconforto e dor constante, devido ao toque dos cílios na córnea, podendo evoluir para ulceração corneana.

O diagnóstico clínico pode ser estabelecido de acordo com os critérios adotados pela Organização Mundial de Saúde (OMS), em indivíduos que apresentam um ou mais dos seguintes sinais:

- *Tracoma inflamatório folicular (TF):* presença de cinco ou mais folículos, com pelo menos 0,5 mm de diâmetro, na área delimitada da conjuntiva tarsal superior.
- *Tracoma inflamatório intenso (TI):* espessamento inflamatório acentuado da conjuntiva, suficiente para obscurecer em mais da metade dos vasos tarsais profundos.
- *Tracoma cicatricial (TS):* presença de cicatrizes na conjuntiva tarsal superior.
- *Triquíase tracomatosa (TT):* presença de pelo menos um cílio invertido tocando o globo ocular ou removido recentemente.
- *Opacificação corneana (CO):* opacidade na córnea que causa diminuição da acuidade visual.

O diagnóstico da infecção pela *Chlamydia trachomatis* ainda é primordial, devido à frequência de infecções assintomáticas. Na prática, faz-se o raspado conjuntival para a realização de exame laboratorial por imunofluorescência direta para *C. Trachomatis*.

As técnicas de amplificação de ácidos nucleicos permitem utilizar urina para a detecção da clamídia, simplificando a coleta. Apresentam maior sensibilidade que a cultura e os testes mais utilizados, como a imunofluorescência direta e o enzimaimunoensaio. A cultura celular, utilizada como padrão-ouro, tem especificidade de 100% e sensibilidade de 70% a 85%. De acordo com o Centers for Disease Control (CDC), um diagnóstico é considerado definitivo quando positivo em cultura ou em pelo menos dois testes não culturais distintos. Os testes de amplificação são mais dispendiosos que os demais testes não culturais, mas de menor custo que a cultura.

TRATAMENTO

O objetivo do tratamento é a cura da infecção, com a consequente interrupção da cadeia de transmissão da doença. As condutas relacionadas a seguir são recomendadas pela Organização Mundial de Saúde (OMS) e utilizadas no Brasil.

Tratamento tópico

- *Tetraciclina a 1%:* pomada oftálmica, usada duas vezes ao dia durante 6 semanas.
- *Sulfa:* colírio, usado quatro vezes ao dia durante 6 semanas, empregada como segunda opção em substituição à tetraciclina (falta, hipersensibilidade etc.).

Tratamento sistêmico

- *Tratamento seletivo com antibiótico sistêmico, via oral:* indicado para pacientes com tracoma intenso (TI) ou casos de TF ou TI que não respondam bem ao medicamento tópico. Deve ser usado com critério e acompanhamento médico, devido às possíveis reações adversas.
- *Eritromicina:* 250 mg, quatro vezes ao dia, durante 3 semanas (50 mg/kg de peso ao dia).
- *Tetraciclina:* 25 0mg, quatro vezes ao dia, durante 3 semanas (somente para adolescentes com crescimento ósseo definitivo).
- *Doxaciclina:* 100 mg/dia, duas vezes ao dia, durante 3 semanas (somente para maiores de 10 anos).
- *Sulfonamida:* nos casos de intolerância à eritromicina.

Alguns estudos apontam a azitromicina como outra boa opção terapêutica, na dose de 20 mg/kg em dose única.

É importante que todos os pacientes sejam acompanhados por um oftamologista, especialmente aqueles com complicações, como entrópio, triquíase e opacificações da córnea.

BIBLIOGRAFIA

Brasil. Ministério da Saúde. www.portal.saude.gov.br. Acesso em 28/5/2009.

Chiu LM, Amsden GW. Current trachoma treatment methodologies: focus on advancements in drug therapy. Drugs 2002; 62(18):2.573-2.579.

Fraser-Hurt N, Mabev D. Trachoma. Clin Evid 2002; 7:605-615.

Ho VH, Schwab IR. Social economic development in the prevention of global blindness. Br J Ophthalmol 2001; 85(6):653-657.

Medina NH, Gattas VL, Anjos GL, Montuori C, Gentil RM. Trachoma prevalence in preschoolers and schoolchildren in Botucatu, São Paulo State, Brazil. Cad Saúde Pública 2002; 18(6):1.537-1.541.

Resnikoff S, Pararajasegaram R. Blindness prevention programmes: past, present, and future. Bull World Health Organ 2001; 79(3):222-226.

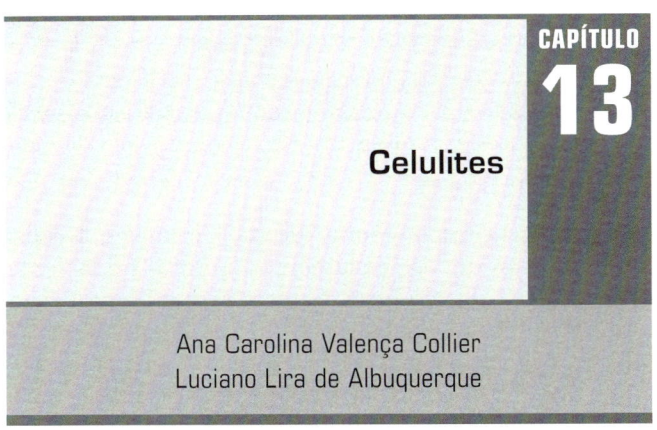

Celulites

CAPÍTULO 13

Ana Carolina Valença Collier
Luciano Lira de Albuquerque

INTRODUÇÃO

São processos inflamatórios perioculares que, em geral, evoluem rapidamente. São mais graves em crianças do que em adultos, daí a importância de um diagnóstico e início de tratamento precoce.

CLASSIFICAÇÃO

- Pré-septal.
- Orbitária.

CELULITE PRÉ-SEPTAL

Processo inflamatório comum em crianças envolvendo os tecidos perioculares anteriores ao septo orbitário.

Quadro clínico

- Edema e hiperemia palpebral.
- Ausência de proptose.
- Globo ocular geralmente permanece sem sinais inflamatórios.
- Ausência de dor.
- Motilidade ocular normal.

Patogenia e etiologia

Geralmente é causada por três fatores:

- Lesão de pele (cortes, mordidas de insetos) – agentes etiológicos mais comuns: *Staphylococcus aureus* e *Streptococcus pyogenes*.
- Secundária a conjuntivites graves e infecções de pele, como impetigo e herpes-zóster.
- Secundária a infecções de vias aéreas superiores – agentes mais comuns: *Streptococcus pneumoniae, S. aureus* e *Haemophilus influenzae*.

Tratamento

- Antibioticoterapia sistêmica oral ou endovenosa.
- Boa resposta ocorre geralmente em 48 a 72 h.
- Complicações como sepses ou meningites bacterianas são raras.

CELULITE ORBITÁRIA

Quadro mais grave, envolvendo os tecidos posteriores ao septo orbitário (Fig. XVII.13.1).

Quadro clínico

- Edema e hiperemia palpebral acentuados.
- Exoftalmia.
- Dores (cefaleia, dor orbitária).
- Alteração da motilidade ocular (dificuldade na movimentação dos olhos).
- Febre.
- Queda do estado geral.
- Congestão nasal.

Patogenia/etiologia

- Geralmente secundária à sinusite frontal e etmoidal.
- Abscesso subperiostal.
- Penetração de corpo estranho orbitário.

Quanto ao agente etiológico mais comum, depende da faixa etária:

- Neonatos: *S. aureus* e bacilos Gram-negativos.
- Lactentes: *S. aureus, S. pneumoniae, H. influenzae*.
- Crianças maiores e adultos: *S. aureus, S. pyogenes, S. Pneumoniae* e várias espécies aeróbias e anaeróbias.
- Imunodeprimidos: geralmente Gram-negativo.

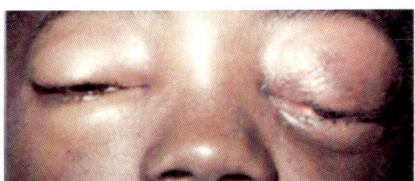
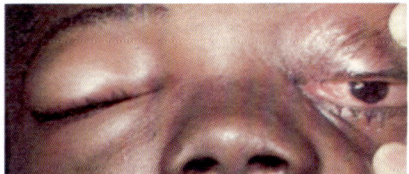

Fig. XVII.13.1. Celulite orbitária.

Diagnóstico

O diagnóstico é eminentemente clínico. Em geral, a criança apresenta história prévia de infecção das vias aéreas superiores e, em seguida, passa a apresentar febre elevada, queda do estado geral, dor ocular ou cefaleia e edema em região orbitária. Ao exame, percebe-se edema com hiperemia em região orbitária com algum grau de exoftalmia e paralisia da movimentação ocular no olho acometido (paralisia lateral externa). Hemograma apresenta sinais de infecção bacteriana (leucocitose, desvio à esquerda e granulações tóxicas em polimorfonucleares).

Hemocultura é habitualmente positiva. Pela contiguidade com o sistema nervoso central, o LCR deve ser colhido para afastar a associação com meningite bacteriana. Exame de imagem, como a tomografia axial computadorizada, deve ser realizado para afastar o diagnóstico de abscesso retro-orbitário.

Diagnóstico diferencial

- Pseudotumor inflamatório.
- Tumores benignos da órbita (linfangioma e hemangioma).
- Rabdomiossarcoma e outros tumores malignos.
- Doença metastática.
- Leucemia.

Complicações

- Abscesso retro-orbitário.
- Trombose do seio cavernoso.
- Extensão intracraniana (meningite bacteriana, abscesso cerebral).
- Ceratite de exposição pela proptose.
- Ceratite neurotrófica.
- Glaucoma secundário.
- Uveíte ou retinite séptica.
- Descolamento de retina exsudativo.
- Neurite inflamatória e infecciosa.
- Oclusão da artéria central da retina.
- Panoftalmite.

Tratamento

Deve ser realizado em hospital com administração de antibioticoterapia venosa e medidas de suporte. O esquema utilizado no IMIP, atualmente, é a associação da oxacilina com o cloranfenicol, empregada pelo tempo mínimo de 10 dias. Em recém-nascidos, a oxacilina é associada à gentamicina.

BIBLIOGRAFIA

Pavan-Langston D. Manual de oftalmologia – diagnóstico e tratamento. Rio de Janeiro. Medsi, 2001.

Pediatric Ophtalmology and Strabismus section 6. American Academy of Ophtalmology, 2008/2009.

Taylor D, Creig H. Pediatric ophtalmology and strabismus. 3 ed. Elsevier Saunders, 2005.

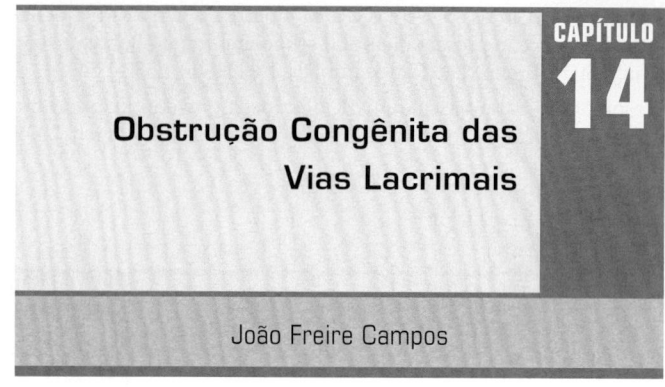

CAPÍTULO 14
Obstrução Congênita das Vias Lacrimais

João Freire Campos

INTRODUÇÃO

A obstrução congênita da via lacrimal é a causa mais comum de lacrimejamento (epífora) no lactente. Cerca de 6% das crianças nascem sem o pleno desenvolvimento dos canalículos e ductos lacrimais, o que acarreta obstrução lacrimal, detectada logo após o nascimento. O ducto nasolacrimal desenvolve-se a partir do ectoderma superficial, formando o ducto propriamente dito, o saco lacrimal e os canalículos lacrimais superior e inferior. Defeitos na canalização de uma dessas estruturas leva à obstrução das vias lacrimais ou dacroestenose.

DIAGNÓSTICO

Habitualmente, essas crianças apresentam lacrimejamento contínuo desde os primeiros dias de vida, secreção em conjuntivas e refluxo de secreção para a conjuntiva à compressão do dorso do nariz.

A infecção do saco nasolacrimal (dacriocistite) é uma complicação comum. *Staphylococcus aureus* é o principal agente etiológico. Evolui com dor, rubor no canto medial e dorso do nariz, epífora e refluxo da secreção pelos canalículos lacrimais.

Além do exame clínico, o teste da permanência de fluoresceína e a dacriocistografia confirmam o diagnóstico.

TRATAMENTO

A evolução para a cura ocorre na maioria dos casos, mesmo sem tratamento. No caso da obstrução com epífora, preconiza-se a massagem do saco lacrimal, associada ao tratamento de infecções secundárias até os 6 meses de idade. Após esta faixa etária, não havendo melhora, indica-se a sondagem terapêutica das vias lacrimais. O tratamento fundamenta-se num regime de massagem do terço superior do canal lacrimal, em regra duas a três vezes por dia, até a resolução do problema. A massagem consiste em se fazer movimentos com um dedo no ângulo superior interno do olho. Esses movimentos devem ser exercidos com certa pressão e no sentido descendente. A massagem visa favorecer a drenagem e esvaziar o canal lacrimal.

Em alguns casos, é necessária a dacriocistorrinostomia a céu aberto ou por via endonasal. Nos casos de dacriocistite com edema, dor e rubor local, é necessário o uso de compressas quentes, antibioticoterapia e, às vezes, cirurgia. É possível a complicação com celulite anterior.

BIBLIOGRAFIA

Belfort Jr. R, Almada AT, Tominatsu P. Doenças externas oculares. São Paulo: Livraria Rocca, 1981.

Kapadia MK, Freitag SK, Woog JJ. Evaluation and management of congenital nasolacrimal duct obstruction. Otolaryngol Clin North Am 2006; 39(5):959-977

Pavan-Langston D. Manual de oftalmologia – diagnóstico e tratamento. Rio de Janeiro: Medsi, 2001.

Pepose JS, Holland GN, Wilhelmus KR. Ocular Infection & Immunity. Mosby, 1995.

Takahashi Y, Kakizaki H, Chan WO, Selva D. Management of congenital nasolacrimal duct obstruction. Acta Ophthalmol 2009:345-349.

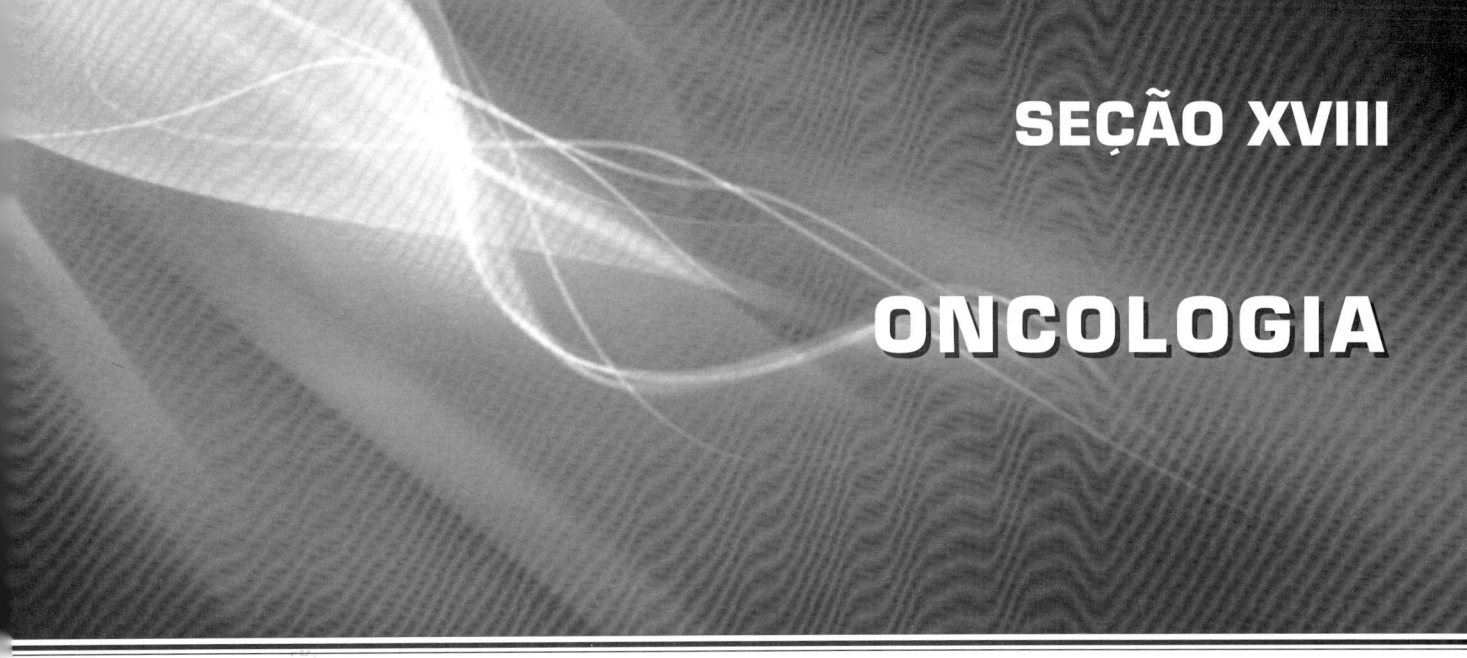

SEÇÃO XVIII
ONCOLOGIA

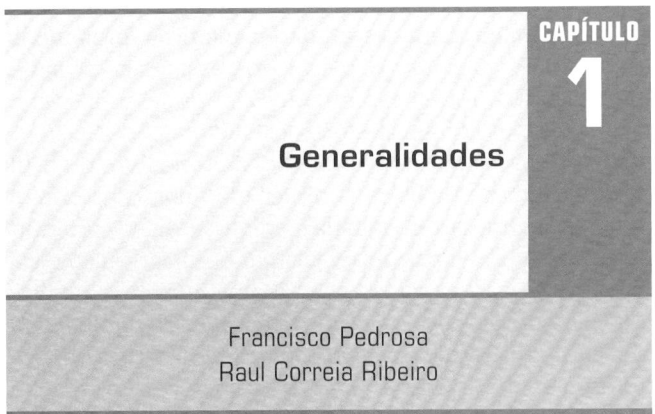

CAPÍTULO 1
Generalidades

Francisco Pedrosa
Raul Correia Ribeiro

Os resultados do tratamento do câncer da criança representam alguns dos sucessos mais espetaculares da medicina moderna. Muitos foram os fatores que contribuíram para esse sucesso, porém existem algumas características marcantes que constituíram os pilares de sustentação da oncologia pediátrica como especialidade e servem como um trampolim à medida que ela se projeta no futuro. A evolução no manejo da leucemia linfoide aguda representa bem a essência da oncologia pediátrica e será descrita com maior detalhe como exemplo.

No início da década de 1930, a leucemia da criança era considerada incurável e a maioria delas morria algumas semanas após o diagnóstico. Pouca coisa podia ser feita além do tratamento paliativo mínimo e das transfusões sanguíneas. Contudo, as transfusões eram geralmente acompanhadas de reações importantes devido ao desconhecimento dos grupos sanguíneos. Qualquer forma de tratamento que se afastasse de analgésicos e morfina era considerado de pouco efeito. A esperança de dias melhores para as crianças com leucemia iniciou-se com observações de que a administração de ácido fólico estimulava a leucemia, contrária à hipótese de que esse medicamento poderia inibir a progressão da doença. Começou então a síntese de compostos com atividade antifólica. Entre muitos análogos, a aminopterina (methotrexate) mostrou-se efetiva e com toxicidade aceitável.

A utilização desse composto em crianças com leucemia linfoide produziu remissão transitória em 40% delas. A descoberta de outros agentes que mostraram eficácia na leucemia linfóide, como a 6-mercaptopurina (1950), corticosteroides (1950), L-asparaginase (1950), antraciclinas (1963) e ciclofosfamida (1963), aumentou o arsenal contra essa doença. A demonstração da eficácia desses agentes e a relativa raridade da doença levaram os investigadores a combinar esforços e a formar grupos colaborativos para aproveitar ao máximo os recursos disponíveis. Os ensaios clínicos rigorosamente conduzidos permitiram a identificação das doses apropriadas e o perfil de toxicidade desses compostos. Nessa época, o diagnóstico de leucemia não era comunicado às crianças, e os pais não participavam do cuidado dos filhos. A visita aos pacientes era de 2 horas por semana, aos sábados.

Propostas para combinar esses diferentes agentes no tratamento da leucemia surgem em Memphis, no St. Jude Children's Research Hospital, confrontando o conhecimento e as normas médicas estabelecidas. Nessa época também iniciou-se um movimento relacionado com as necessidades emocionais das crianças com câncer e das famílias. Vários trabalhos resultaram em modificações de normas hospitalares que passaram a permitir que as famílias pudessem ficar com os filhos durante todo o tratamento. Vários grupos de suporte aos familiares e pacientes com câncer foram formados e a doença, abertamente discutida. Atualmente, estamos atravessando um período importante no tratamento da leucemia. Com quimioterapia intensificada e tratamento de suporte adequado, 80% das crianças podem ser curadas. Além disso, os avanços tecnológicos na área de biologia molecular têm permitido a identificação de subgrupos de leucemia com comportamentos biológicos diversos que merecem tratamento discriminado. Em um futuro muito próximo, as consequências do mapeamento do genoma humano afetarão muitas facetas do tratamento e do diagnóstico da leucemia. Um número enorme de possibilidades está se desdobrando e as implicações, que são ainda difíceis de antecipar, indicam que uma nova etapa na medicina está para acontecer. Com o rápido avanço das comunicações através da internet, podemos ter certeza de que os pacientes e seus familiares serão participantes ativos no processo decisório do tratamento. Em suma, os fundamentos da oncologia pediátrica incluem a dedicação e o compromisso integral do pediatra oncologista com a missão da cura total do câncer da criança e seu retorno à vida normal, o desenvolvimento de investigação científica colaborativa para avançar o tratamento, o enfoque multidisciplinar incorporando o conhecimento de diferentes áreas médicas e psicossociais, e o envolvimento de grupos de apoio da comunidade para permitir que todas as crianças tenham acesso ao tratamento.

Como está sendo a evolução da oncologia pediátrica no Brasil? Ela ainda é relativamente nova entre nós. No início da década de 1970, apenas alguns pediatras brasileiros, muitos deles trabalhando isoladamente em diferentes partes do Brasil e influenciados pelos avanços dessa especialidade em outros países, iniciaram um trabalho voltado para que a oncologia pediátrica fosse reconhecida como tendo características únicas entre as demais áreas da pediatria. Como exemplo dessas dificuldades, em 1975, no Hospital da Clínicas da Universidade Federal do Paraná, as crianças com leucemia, como os outros pacientes pediátricos, eram separadas das famílias e submetidas à regra de visitação diária de 2 horas. Existia resistência importante das enfermeiras em oferecer a esses pacientes qualquer suporte diferenciado. O número de vagas era muito limitado e não existia nenhum suporte comunitário para atender às necessidades das famílias carentes.

A despeito de ser relativamente nova e apesar da resistência dos diretores de hospitais, da enfermagem e da falta do suporte externo, a oncologia pediátrica é talvez uma das especialidades pediátricas que mais se desenvolveram nos últimos anos no Brasil. Como resultado, os índices de sobrevida das crianças com câncer aumentaram de menos de 10% na década de 1970 para mais de 50% na maioria dos estados brasileiros. Vários fatores contribuíram para o aumento da sobrevida, incluindo o acesso a medicações quimioterápicas específicas, protocolos de tratamento efetivos, melhora do tratamento de suporte e redução na taxa de abandono ao tratamento. Contudo, o fator mais importante para o sucesso no controle do câncer da criança brasileira parece ser a criação dos grupos comunitários de suporte. Esses grupos, liderados na maioria por pais de crianças com câncer, foram organizados para proporcionar condições para que as crianças de qualquer nível socioeconômico e cultural pudessem receber tratamento adequado. Eles também enviaram uma mensagem clara na divulgação de que o câncer na criança não deveria ser visto como uma sentença de morte. Penetraram os hospitais brasileiros e denunciaram as condições como esses pacientes eram manejados nos hospitais públicos. Como advogados dessa causa, influenciaram positivamente os diretores de hospitais e as autoridades governamentais da saúde para que mais recursos fossem alocados para o manejo do câncer da criança. Para as crianças portadoras de câncer e suas famílias, os grupos de apoio proporcionaram suporte psicossocial e econômico. Atualmente, quase todos os estados brasileiros que possuem uma unidade de oncologia pediátrica possuem também um grupo comunitário de suporte para as atividades da unidade de oncologia pediátrica. O desenvolvimento da unidade de oncologia pediátrica do Instituto de Medicina Integral Professor Fernando Figueira (IMIP) é um exemplo típico de como a combinação dos esforços da comunidade e de uma instituição hospitalar pode criar uma unidade moderna de oncologia pediátrica.

A Sociedade Brasileira de Oncologia Pediátrica (Sobope), fundada em 1981, também teve um papel importante na divulgação das ações envolvidas no controle do câncer da criança. Diferentemente do que faz a maioria das sociedades de subespecialidades, a Sobope, desde o seu início, estimulou a participação de várias disciplinas envolvidas no manejo da criança com câncer. Dessa forma, além das especialidades médicas diretamente envolvidas, enfermeiros, psicólogos, assistentes sociais e farmacêuticos foram estimulados a apresentar suas contribuições nos congressos da sociedade.

As revisões que são proporcionadas no livro do IMIP vão permitir ao pediatra geral ter uma noção precisa do estado da arte em oncologia pediátrica. Esses capítulos incorporam as etapas essenciais para o diagnóstico e tratamento do câncer da criança. Chama também a atenção que, embora raro, o câncer pediátrico existe e que a cura depende em grande parte do pediatra geral em reconhecer os primeiros sinais e sintomas dos pacientes e encaminhá-los prontamente para receberem o tratamento adequado.

Este prefácio, além de uma apresentação, é um convite ao pediatra geral para participar de uma missão que se iniciou há mais de 40 anos. A cura do câncer da criança é possível. Aquele momento único do encontro do pediatra com a criança, em que existe algum sinal ou sintoma do câncer, é o detalhe que irá fazer a diferença. Não perca essa oportunidade.

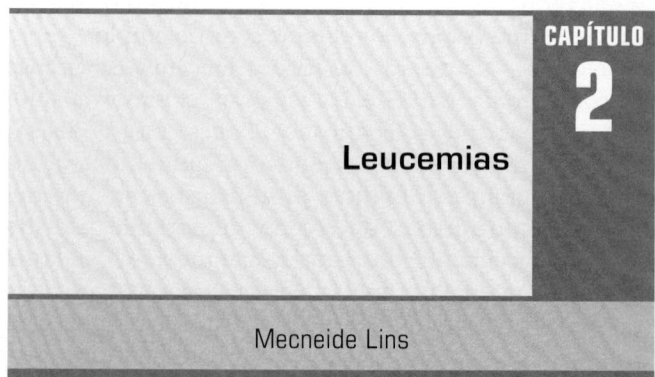

CAPÍTULO 2

Leucemias

Mecneide Lins

INTRODUÇÃO

As leucemias agudas são doenças clonais do sistema hematopoiético que resultam da transformação maligna das células progenitoras hematopoiéticas em determinado estágio de maturação. Constituem um grupo heterogêneo de doenças, sendo o tipo mais comum de câncer na criança, representando 30% de todas as neoplasias malignas infantis, com uma incidência de 40 casos para cada 1.000.000 de crianças menores de 15 anos de idade. É discretamente mais frequente no sexo masculino, e tem maior incidência na faixa etária entre 3 e 5 anos. É muito mais frequente em crianças brancas que nas de raça negra, comparativamente 63% e 27%, respectivamente. Junto com os linfomas, representam cerca de 45% de todas as neoplasias malignas infantis.

ETIOLOGIA

As causas determinantes das leucemias agudas são ainda desconhecidas, contudo alguns fatores estão relacionados ao maior risco para desenvolvimento de leucemias na infância, como o uso de drogas, principalmente os agentes antineoplásicos e os imunossupressores, exposições a radiações ionizantes, anormalidades cromossômicas, como as encontradas na síndrome de Down, síndrome de Bloom, anemia de Fanconi, as imunodeficiências congênitas como a ataxia-telangectasia, a síndrome de Wiscott-Aldrich e as infecções por retrovírus. O mecanismo pelo qual estas condições induzem ao aparecimento de leucemias ainda não está totalmente esclarecido, porém algumas estão associadas a fragilidades cromossômicas e lesões do DNA.

A síndrome de Down merece destaque especial por ser o fator predisponente genético mais comum associado ao risco de leucemia. Crianças portadoras de síndrome de Down têm um risco de 15 a 20 vezes maior do que a população geral de desenvolver leucemia.

Os recém-nascidos com síndrome de Down podem desenvolver um quadro clínico e hematológico semelhante à leucemia aguda, geralmente com hiperleucocitose, com presença de blastos no sangue periférico e medula óssea infiltrada, que é denominado síndrome mieloproliferativa transitória, por apresentar remissão espontânea na maioria dos casos.

As leucemias agudas, como as outras neoplasias malignas, apresentam uma carga genética importante, fazendo com que a sua incidência seja maior dentro de uma mesma família quando comparada com a população em geral. Assim é que irmãos de pacientes com leucemia têm um risco de duas a quatro vezes maior de ter a doença do que a população em geral. Nos casos de irmãos gêmeos univitelinos, quando a doença é diagnosticada em um dos irmãos no primeiro ano de vida, alguns autores consideram em torno de 100% o risco de o outro irmão também adoecer.

A origem pré-natal de alguns casos de leucemia tem sido sugerida por recentes estudos, pela demonstração de eventos genéticos importantes, isto é, fusões gênicas resultantes de translocações ocorridas intraútero, como rearranjo *MLL-AF4* e *TEL-AML*, que foram detectados no sangue neonatal de crianças que desenvolveram leucemia e que apresentaram estes mesmos rearranjos específicos no sangue no momento do diagnóstico

CLASSIFICAÇÃO

Tradicionalmente, as leucemias são agrupadas em duas grandes categorias, de acordo com a linhagem celular envolvida: leucemias linfoides e leucemias mieloides. Um pequeno número de pacientes não apresenta fidelidade imunológica, apresentando antígenos de linhagem mieloide e linfoide. Estes casos são denominadas de leucemias de células mistas.

LEUCEMIA LINFOIDE AGUDA

A leucemia linfóide aguda (LLA) constitui aproximadamente 75% de todas as leucemias da criança e é discretamente mais frequente no sexo masculino, com maior incidência entre 3 e 5 anos de idade. No Serviço de Oncologia Pediátrica do IMIP, no período de 1994 a 2009, foram admitidas 856 crianças com diagnóstico de leucemias; destas, 75% foram LLAs (Fig. XVIII.2.1), compatível portanto com os dados de literatura (75%)

As LLAs têm sido tradicionalmente classificadas de acordo com os critérios do grupo cooperativo francês, americano e britânico (FAB) em L1, L2 e L3. O tipo L1 é o mais comum, representando 80%; L2, 17%; e L3, 3%. Esta classificação tem sido praticamente abandonada pela falta de correlação clínica e com os achados imunofenotípicos e genéticos. Imunofenotipagem por citometria de fluxo é imprescindível para precisa classificação das leucemias. Cerca de 85% das LLAs são originadas dos linfócitos B; destas, cerca de 3% se originam das células B maduras e são classificadas como leucemias tipo Burkitt e que corresponde ao tipo L3 da classificação FAB; o restante, de acordo com o nível de diferenciação, é classificado como pró-B e pré-B. As leucemias de células T representam de 10 a 15% de todas as LLAs. Existe uma grande associação entre os tipos imunofenotípicos e os achados clínicos. As leucemias pró e pré-B acometem principalmente crianças na faixa etária de 3 a 5 anos, costumam ter leucócitos em número não muito aumentado e estão associadas a um melhor prognóstico.

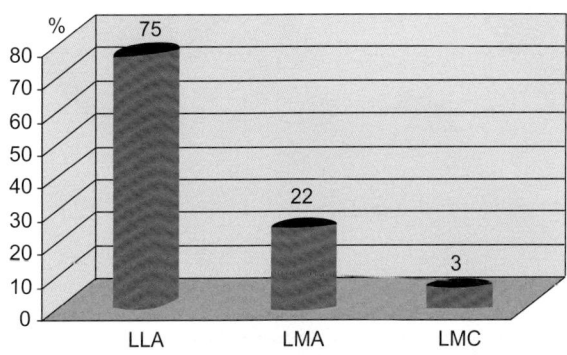

Fig. XVIII.2.1. Percentual dos diversos tipos de leucemias em 391 crianças diagnosticadas com leucemia no período de 1994 a 2009, no Serviço de Oncologia Pediátrica do IMIP. (LLA – leucemia linfoide aguda; LMA – leucemia mieloide aguda; LMC – leucemia mieloide crônica)

As leucemias B maduras (L3) frequentemente se apresentam com grandes massas abdominais, ou com tumores extranodais, e estão associadas a um pior prognóstico. As leucemias de células T geralmente acometem crianças maiores de 10 anos, cursam com grande leucocitose, podem apresentar massa de mediastino e tem um risco maior de infiltrar o sistema nervoso central. Caracterização citogenética e molecular da doença é procedimento importante na avaliação inicial da criança com LLA. Alterações genéticas são encontradas praticamente em todos os casos de LLA e a análise destas alterações tem contribuído para um melhor entendimento da patogênese e do prognóstico. Os pacientes que apresentam hiperdiploidia, a fusão gênica *TEL-AML1* resultante da translocação t(12;21)(p13;q22), apresentam melhor prognóstico, ao contrário dos que são hipodiploides e dos que apresentam determinados rearranjos gênicos, como o *MLL-AF4*, ou a translocação t(9;22) (cromossomo Philadelphia), que são de pior prognóstico.

Clínica

A LLA da criança apresenta-se com grande heterogeneidade sintomatológica, mimetizando doenças prevalentes na infância. Febre é um dos sinais mais comuns, ocorrendo em cerca de 70% dos pacientes. Palidez, astenia, anorexia, dor osteoarticular, pétequias e equimoses são outros achados frequentemente encontrados. Estas queixas geralmente se apresentam de maneira aguda, com história recente, usualmente de menos que 30 dias. A clínica de dor osteoarticular está presente como queixa inicial em cerca de 35% dos pacientes com LLA. O diagnóstico diferencial com doença reumática é importante, pois o uso de corticoide no tratamento da suposta doença reumática poderá dificultar e retardar o diagnóstico da leucemia. Hepatomegalia, esplenomegalia e linfoadenomegalias são achados frequentemente encontrados no exame físico. O envolvimento testicular é encontrado em cerca de 2% dos pacientes. Infiltração do sistema nervoso central é rara no momento do diagnóstico. Os sinais e sintomas de envolvimento do sistema nervo central estão relacionados ao aumento da pressão intracraniana e são: irritabilidade, cefaleia, náuseas e vômitos. Paralisia de pares cranianos, mais comumente do sétimo par, pode estar presente. Pacientes com leucemias de células T podem apresentar massa de mediastino anterior associada ou não a derrame pleural. Esses pacientes frequentemente têm tosse, estridor, dispneia, edema de face e pescoço e pode representar uma emergência médica (Fig. XVIII.2.2A e B).

Diagnóstico

A maioria das crianças com LLA apresenta uma ou mais anormalidades no hemograma. Anormalidade em mais de uma linhagem hematológica é altamente suspeita de leucemia. Anemia com hemoglobina geralmente menor que 10g% é encontrada em praticamente todos os pacientes. A contagem de leucócitos é elevada em cerca de 50% dos casos e, destes, 20% têm mais que 50.000/mm³. Contagem de leucócitos normal abaixo de 10.000/mm³ é encontrada em metade dos pacientes. Neutropenia é um achado comum. Linfócitos e linfoblastos constituem a maioria das células da contagem diferencial. Plaquetopenia é um achado frequente. Mais de 50% dos pacientes têm contagem de plaquetas inferior a 100.000/mm³. Hemorragia significativa, mesmo em pacientes com contagens de plaquetas inferiores a 20.000/mm³, é rara. O mielograma é exame mandatório para o diagnóstico das leucemias, o que é estabelecido por critérios morfológicos. Infiltração medular por 25% ou mais de blastos é requisito necessário para o diagnóstico de leucemia.

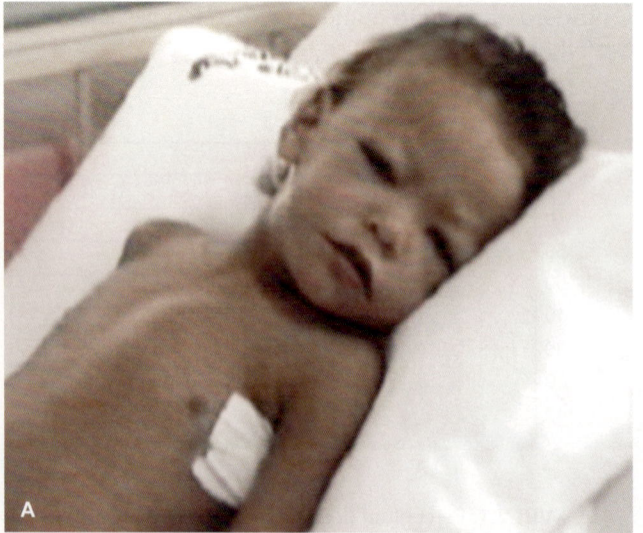
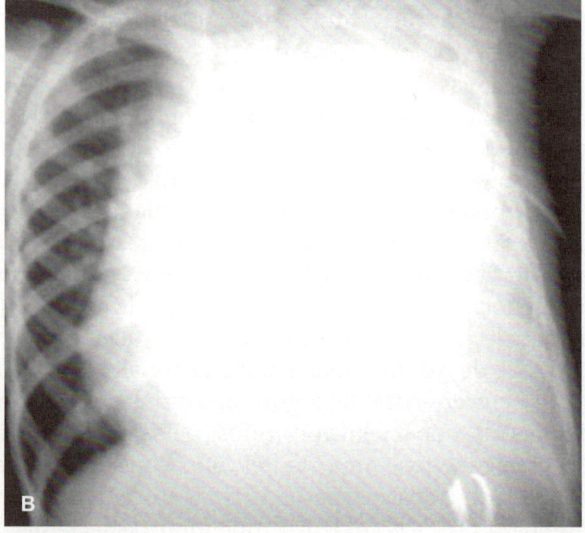

Fig. XVIII.2.2A. Criança portadora de LLA de células T, com abaulamento do hemitórax esquerdo devido à grande massa de mediastino. Edema de pescoço e face; e **B.** Radiografia do tórax de criança portadora de LLA de células T, com grande massa ocupando todo o hemitórax esquerdo. (*Fonte:* Serviço de Oncologia Pediátrica do IMIP.)

Melhor caracterização das células leucêmicas é obtida por meio de exames de citoquímica, imunofenotipagem, citogenética e de biologia molecular.

Devido às mais variadas manifestações clínicas e laboratoriais, a LLA pode simular diversas doenças não malignas e algumas malignas. Doença reumática, como anteriormente mencionado, pode ser erroneamente diagnosticada em pacientes com LLA que apresentam dores ósseas e articulares, que podem ser migratórias. Usualmente esses pacientes apresentam aumento da velocidade de sedimentação das hemácias e aumento da proteína C reativa no soro. Anemia aplástica pode preceder uma LLA. Tipicamente, estes pacientes têm pancitopenia e medula óssea hipocelular sem células leucêmicas. Púrpura trombocitopênica idiopatica (PTI) pode também ser erroneamente diagnosticada como leucemia. Estudo detalhado do hemograma revela que apenas a linhagem plaquetária está alterada na PTI, ao contrário do que acontece na LLA, onde mais de uma linhagem se apresenta alterada.

Doenças virais, como a mononucleose, produzem alterações hematológicas que ocasionalmente podem ser confundidas com LLA. Entre as doenças malignas, diagnóstico diferencial deverá ser feito principalmente com neuroblastoma com infiltração para medula óssea. Pacientes com neuroblastoma, da mesma forma que os portadores de leucemia, apresentam dor óssea e articular, astenia, febre, anemia e petéquias.

Fatores de prognóstico

Apesar do sucesso do tratamento da LLA, cerca de 30% dos pacientes ainda morrem devido à doença. Determinados fatores clínicos e biológicos encontrados naqueles pacientes tendem a ser diferentes dos encontrados nos pacientes que são curados com os atuais esquemas terapêuticos. A identificação de tais fatores permite classificar as LLAs como de melhor ou de pior prognóstico. Vários são os fatores utilizados. Entretanto, a idade do paciente e o número de leucócitos no momento do diagnóstico, somados à resposta terapêutica inicial, são considerados os mais importantes pela maioria dos pesquisadores.

Os fatores que estão associados a um pior prognóstico nos pacientes com LLA incluem: idade menor que 1 ano ou maior que 10, hiperleucocitose, envolvimento do SNC, má resposta ao tratamento inicial, linhagem T, e determinadas alterações citogenéticas. Pacientes portadores de LLA de linhagem B, com idade entre 1 e 9 anos, com contagem de leucócitos menor que 50.000/mm^3, com a fusão gênica *TEL-AML1* e rápida resposta terapêutica são classificados como de prognóstico altamente favorável. Utilizando os critérios acima mencionados, cerca de 60 a 70% dos pacientes seriam classificados como de baixo risco e os 30 a 40% restantes considerados de alto risco. A introdução de técnicas como citometria de fluxo e biologia molecular para avaliar doença residual mínima tem sido fundamental na avaliação inicial do tratamento. Pacientes que por critérios morfológicos são considerados em remissão completa devido à ausência de blastos podem ter doença residual quando analisados pelas técnicas acima mencionadas. Pacientes que têm menos que 0.01% de células leucêmicas na medula óssea no décimo quinto dia da indução são considerados de prognóstico favorável (Quadro XVIII.2.1).

Quadro XVIII.2.1.

DRM (%)	Fim da Indução	14ª semana (Após RC)	32ª semana (Após RC)
Risco Cumulativo de Recaída (%)			
< 0,01	10	10	14
> 0,01 < 0,1	23	56	56
0,1 a < 1	43	100	100
>	72	100	–

DRM = doença residual mínima; RC = remissão completa.

Tratamento

O tratamento da LLA da criança é um dos maiores sucessos da terapia moderna em oncologia pediátrica. Atualmente cerca de 80% das crianças diagnosticadas com LLA estão sendo curadas. No Serviço de Oncologia Pediátrica do IMIP, no período de 1997 a 2005, foram atendidas 363 crianças portadoras de LLA, com protocolo baseado no Total XIIIB do St. Jude Children´s Research Hospital de Memphis (USA), 151 eram de baixo risco e 212 eram de alto risco com sobrevida global em 12 anos de 79% e 59%, respectivamente (Fig. XVIII.2.3).

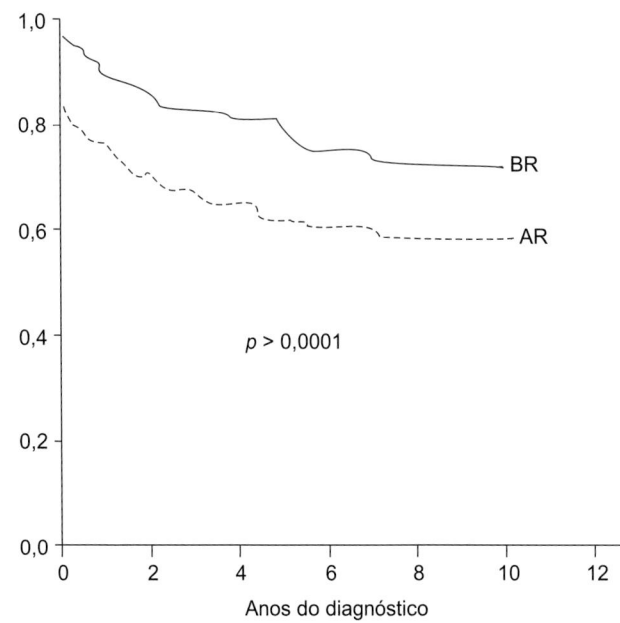

BR: 151 pacientes com LLA de baixo risco
--- AR: 212 pacientes com LLA de alto risco

Tratados com o protocolo Total XIIIB no período de 1997 a 2005.
Serviço de Oncologia Pediátrica do IMIP

Fig. XVIII.2.3. Curva de sobrevida geral (Kaplan-Meyer)

Muitas estratégias e fundamentos de terapia foram adotados ao longo destas últimas três décadas. Um dos mais importantes fundamentos foi o reconhecimento de que a LLA é uma doença heterogênea com muitos subtipos que necessitam tratamentos específicos, o que deu origem aos modernos protocolos terapêuticos e aos grupos de riscos. Cuidadosa análise dos fatores de risco é condição indispensável na escolha do protocolo terapêutico. A maioria dos oncologistas divide as LLAs em de baixo risco ou de alto risco, com tratamento menos agressivo para o primeiro grupo e mais agressivo para os do grupo de alto risco.

Tradicionalmente o tratamento da LLA é dividido em fases: Indução da remissão, consolidação, intensificação ou reindução e manutenção. Os esquemas terapêuticos das diversas fases são estabelecidos de acordo com os protocolos terapêuticos e direcionados a cada grupo de risco

O sistema nervoso central (SNC) funciona como santuário de células leucêmicas. As drogas não atravessam a barreira hemoliquórica em níveis terapêuticos, propiciando recaída no SNC e em seguida na medula óssea. Uma fase importante do tratamento é, portanto, a profilaxia do SNC. Quando não se fazia profilaxia do SNC, 70% dos pacientes recaíam neste sítio. Atualmente somente cerca de 5% dos pacientes apresentam recidiva no SNC.

A prevenção de doença no SNC é feita mediante o uso de drogas por via intratecal ou de altas doses de determinados quimioterápicos por via endovenosa, sendo o principal deles o methotrexate. A radioterapia craniana é cada vez menos utilizada, atualmente menos de 10% dos pacientes considerados de alto risco para desenvolverem doença no SNC necessitam desta modalidade terapêutica.

Envolvimento do SNC no momento do diagnóstico é raro constitui menos que 5%, das crianças com LLA.

Transplante de medula óssea (TMO) tem indicação restrita em crianças com LLA. Pacientes reconhecidamente de alto risco, como aqueles que apresentam translocações sabidamente de má resposta à quimioterapia, como o cromossomo Philadelphia t(9;22), pacientes com má resposta ao tratamento inicial, e pacientes com recaída precoce são candidatos a TMO.

LEUCEMIA MIELOIDE AGUDA

Leucemia mieloide aguda (LMA) é bem menos frequente que a LLA e constitui cerca de 20% das leucemias da criança, representando um grupo de doenças com uma variedade de subtipos citológicos e moleculares. A LMA é mais frequente em crianças menores de 1 ano, quando comparada com a LLA. As LMAs são classificadas de acordo com a diferenciação celular pelo grupo FAB em oito subgrupos denominados de M0 a M7. Os subtipos M1/M2 representam cerca de 35 a 40% dos casos; M3 10%; M4, de 20 a 25%; M5, 20%; e M6/M7, de 5 a 10%.

Aproximadamente 80% das crianças com LMA têm alterações cromossômicas. Crianças menores de 1 ano de idade apresentam uma alta incidência de translocações afetando a banda cromossômica 11q23 envolvendo o gen *MLL*, sendo encontrada em cerca de 60% dos casos. Crianças maiores exibem o mesmo espectro de anormalidades moleculares expressas nos pacientes adultos. A translocação mais frequente em crianças e adultos (1 a 20 anos) é a t(8;21), resultando na fusão gênica *AML-ETO*. Existe uma correlação entre os subtipos morfológicos e os achados de biologia molecular, por exemplo a t(8;21) é mais frequente na LMA M2, t(15;17) na M3 e inv(16) na M4. Dados de uma série de trabalhos internacionais têm demonstrado uma correlação entre as anormalidades cromossômicas e os resultados terapêuticos. As LMAs com inv(16), t(8;21) ou t(15;17) têm prognósticos mais favoráveis do que as que apresentam translocações afetando a banda cromossômica 11q23 e monossomia do cromossomo 7. Há fortes evidências de que o rearranjo 11q23 ocorra na vida intrauterina.

Etiologia

Como em outras neoplasias malignas, a etiologia da LMA envolve uma série de fatores exógenos e endógenos, com ênfase especial para a susceptibilidade genética. Além da forma "De Novo", a LMA pode ocorrer como uma forma secundária a uma doença de base, como as mielodisplasias, ou devido ao uso de algumas drogas quimioterápicas principalmente os agentes alquilantes e inibidores da topoisomerase.

Clínica

Os achados clínicos da LMA na criança em geral lembram aqueles encontrados na LLA e resultam da falência da medula óssea, e da infiltração de órgãos. Entretanto, alguns achados são mais frequentes na LMA, como doença extramedular, principalmente infiltração de pele e massas tumorais, conhecidas como cloromas, que podem ocorrer em qualquer local, sendo os mais comuns órbita, cordão medular e pele (Fig. XVIII.2.4). Alguns subtipos estão relacionados com determinados achados clínicos, como hipertrofia gengival no subtipo M5 e fenômenos hemorrágicos no subtipo M3.

Embora não tão bem definidos como na LLA, vários fatores prognósticos têm sido identificados na LMA. Múltiplos estudos têm demonstrado a importância das anormalidades citogenéticas como os mais importantes fatores de prognóstico. Pacientes com bom prognóstico são aqueles com t(15;17), t(8;21) ou inv(16), e de prognóstico desfavorável aqueles com translocações envolvendo o 11q23, trissomia do 8 e os com perda total ou parcial dos cromossomos 5 e 7. As LMAs que ocorrem como consequência de tratamentos quimioterápicos prévios ou que tenham se desenvolvido a partir de uma doença hematológica, como as síndromes mielodisplásicas, têm pior prognóstico. Existe muita discordância quanto à importância da desnutrição como fator de pior prognóstico para o tratamento do câncer infantil. Estudos realizados

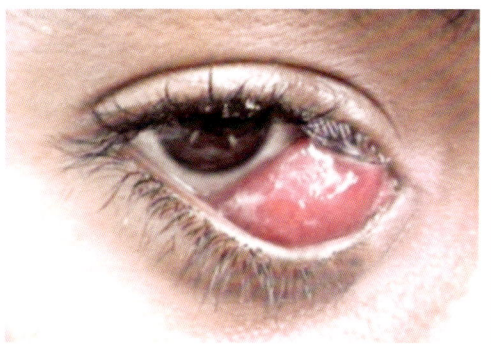 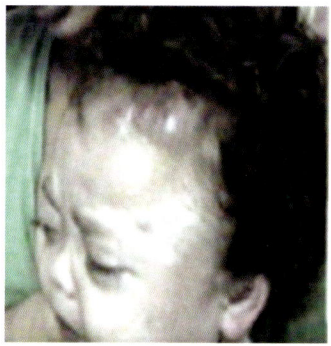 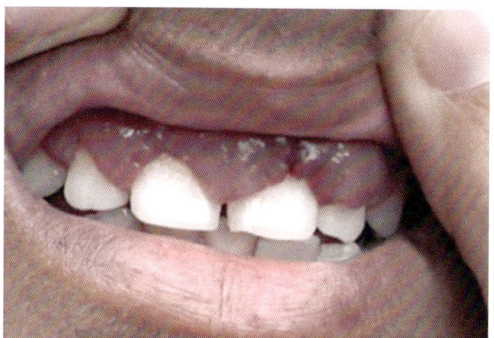

Fig. XVIII.2.4. Doença extramedular em órbita, pele e gengiva, em pacientes portadores de LMA. (*Fonte:* Serviço de Oncologia Pediátrica do IMIP.)

no Recife (PE) e em El Salvad em 285 crianças portadoras de leucemias não conseguiram demonstrar nenhuma correlação entre desnutrição e prognóstico desfavorável.

Diagnóstico

Embora os sinais e sintomas não sejam específicos, tanto o diagnóstico da LMA como da LLA são relativamente fáceis bastando a história clínica, o exame físico e estudo do sangue periférico e da medula óssea. Testes laboratoriais adicionais, como coagulograma e perfil bioquímico, e exames de imagens são importantes, porém não usualmente necessários para o diagnóstico. Crianças com LMA tipicamente apresentam uma história de 1 a 3 meses de fadiga, febre, dores ósseas e articulares, e sangramento. O exame físico poderá evidenciar palidez consistente, com anemia, manchas hemorrágicas, hepatoesplenomegalia e, menos frequentemente, linfoadenomegalia.

Na avaliação laboratorial do sangue periférico podemos ter anemia e plaquetopenia. Grande leucocitose acima de $100.000/mm^3$ é encontrada em menos de 20% dos pacientes, e constitui emergência médica, requerendo pronto atendimento para reduzir a contagem de blastos para prevenir a leuscostase, principalmente a cerebral, evitando problemas circulatórios graves. Nas leucemias promielócticas (M3), alterações nos testes de coagulação são frequentemente encontradas. O exame da medula óssea é indispensável para o diagnóstico, a qual mostra infiltração por blastos leucêmicos com características morfológicas de linhagem mieloide. Exames de imunofenotipagem, citogenética e de biologia molecular são necessários para melhor acurácia diagnóstica, assim como para identificação dos diversos subtipos.

Tratamento

Apesar dos grandes avanços, a maioria das crianças portadoras de LMA morre da doença. Embora grande parte destes pacientes responda inicialmente à quimioterapia, a recaída é comum. Cerca de 30 a 50% das crianças com LMA estão sendo curadas. O objetivo do tratamento é a erradicação do clone leucêmico, com restauração da hematopoiese normal. Isto é usualmente conseguido com o uso de intensa quimioterapia mielodepressora, a qual induz um período de aplasia medular com rápida redução das células leucêmicas. Os protocolos terapêuticos são geralmente compostos de duas fases básicas: indução e pós-remissão. Na indução o objetivo é conseguir remissão completa, e na pós-remissão é erradicar doença residual mínima, a fim de consolidar a cura. A terapia clássica de indução é baseada na combinação de duas drogas: aracytin e daunoblastina. Remissão completa é conseguida em cerca de 80% dos pacientes. Diferentes protocolos têm sido usados na pós-remissão, como a utilização de altas doses de quimioterápicos, e transplante de medula óssea.

O sucesso do tratamento requer um conhecimento detalhado das prováveis complicações, com intervenção precoce para minimizar a toxicidade que põe em risco a vida do paciente. Infecção e hemorragia são as causas principais de morte nestes pacientes. Infecção não prontamente tratada pode ser rapidamente fatal.

LEUCEMIA MIELOIDE CRÔNICA

Na última década estudos clínicos e laboratoriais têm trazido novos e importantes conhecimentos na biologia da leucemia mieloide crônica (LMC). Está bem definida a patogênese da LMC pela atividade da tirosino kinase. Ensaios clínicos têm demonstrado que é possível obter a cura pela eliminação das células leucêmicas, pela atividade imunomediada de linfócitos T alogênicos.

A LMC é uma doença clonal da célula hematopoiética totipotente. A média de idade à apresentação é em torno de 50 anos, mas pode ocorrer em todas as idades, inclusive em crianças, onde representa cerca de 3 a 5% de todas as leucemias. Os sintomas típicos à apresentação são: fadiga, anorexia e perda de peso. Cerca de 40% dos pacientes são assintomáticos, e o diagnóstico é feito incidentalmente pelas alterações encontradas no hemograma. O achado mais frequente ao exame físico é a esplenomegalia, a qual está presente em mais de 70% dos pacientes.

A história natural da LMC é a progressão de uma fase crônica benigna para uma fase aguda denominada crise blástica rapidamente fatal, dentro de 3 a 5 anos. A qual é frequentemente precedida por uma fase chamada acelerada, que se caracteriza pela necessidade de doses mais elevadas dos quimioterápicos para manter uma contagem leucocitária baixa.

As leucemias crônicas da criança são sempre do tipo mieloide, e existe em duas formas. A primeira é a leucemia mieloide crônica (LMC), frequentemente referida como tipo adulto, e a segunda forma previamente chamada de leucemia mieloide crônica juvenil, agora mais apropriadamente denominada de leucemia mielomonocítica juvenil, embora esta última também seja classificada como mielodisplasia. A LMC é uma doença essencialmente mieloproliferativa.

O diagnóstico da LMC é feito pelo hemograma, que usualmente mostra grande leucocitose geralmente acima de 100.000/mm^3, e pelo mielograma, que apresenta uma acentuada hiperplasia granulocitopoiética. A confirmação do diagnóstico é feita pela demonstração, por meio de estudos de citogenética e de biologia molecular, do cromossomo Philadelpia resultante da translocação t(9;22), presente em mais de 90% dos pacientes. A consequência molecular da t(9;22) é a geração de uma proteína resultante da fusão dos genes *BCL-ABR*, que aumenta a atividade da tirosino kinase, fazendo com que as células hematopoiéticas percam o controle de multiplicação e de sobrevida, tornando-as independentes e as transformando em células leucêmicas.

Tratamento

Tratamento definitivo da LMC com finalidade curativa só é conseguido com o TMO alogênico. Trabalhos recentes do registro internacional de transplante de medula óssea e do grupo europeu de TMO têm demonstrado sobrevida de 60% em pacientes transplantados na fase crônica da doença.

Em vista da grande maioria dos pacientes não serem candidatos a transplantes alogênicos de medula óssea, terapias alternativas têm sido estudadas exaustivamente. O alfa interferon pode induzir remissão hematológica e citogenética e já foi considerado como droga de primeira linha para os pacientes não elegíveis para transplante de medula óssea (TMO).

Recentes estudos têm demonstrado resultados promissores com a terapia molecular. Uma das drogas mais estudadas é o mesilato de imatinibe (glivec), é um inibidor da atividade da tirosino kinase capaz de induzir remissão hematológica e molecular sustentável em mais de 60% dos casos. Esta droga tem sido indicada como opção terapêutica para os pacientes que não têm possibilidade de transplante.

BIBLIOGRAFIA

Ahlbom IC, Cardis E, Green A, Linet M, Savitz D, Swerdlow A. Review of the epidemiologic literature on EMF and Health. Environ Health Perspect 2001; 109 Suppl 6:911-33.

Braziel RM, Launder TM, Druker BJ, Olson SB, Magenis RE, Mauro MJ, Sawyers CL, Paquette RL, O'Dwyer ME. Hematopathologic and cytogenetic findings in imatinib mesylate-treated chronic myelogenous leukemia patients: 14 months' experience. Blood 2002; 100:435-41.

Campana D, Behm FG. Immunophenotyping of leukemia. J Immunol Methods 2000; 243:59-75.

Coustan-Smith E, Sancho J, Behm FG, Hancock ML, Razzouk BI, Ribeiro RC, Rivera GK, Rubnitz JE, Sandlund JT, Pui CH, Campana D. Prognostic importance of measuring early clearance of leukemic cells by flow cytometry in childhood acute lymphoblastic leukemia. Blood 2002; 100:52-8.

Ford AM, Fasching K, Panzer-Grumayer ER, Koenig M, Haas OA, Greaves MF. Origins of "late" relapse in childhood acute lymphoblastic leukemia with TEL-AML1 fusion genes. Blood 2001; 98:558-64.

Gurney JG, Severson RK, Davis S, Robison LL. Incidence of cancer in children in the United States. Sex-, race-, and 1-year age-specific rates by histologic type. Cancer 1995; 75:2186-95.

Hall GW. Childhood myeloid leukaemias. Best Pract Res Clin Haematol 2001; 14:573-91.

Litz CE, Davies S, Brunning RD, Kueck B, Parkin JL, Gajl PK, Arthur DC. Acute leukemia and the transient myeloproliferative disorder associated with Down syndrome: morphologic, immunophenotypic and cytogenetic manifestations. Leukemia 1995; 9:1432-9.

Miura M, Yachie A, Hashimoto I, Okabe T, Murata N, Fukuda A, Koizumi S. Coexistence of lymphoblastic and monoblastic populations with identical mixed lineage leukemia gene rearrangements and shared immunoglobulin heavy chain rearrangements in leukemia developed in utero. J Pediatr Hematol Oncol 2000; 22:81-5.

Pedrosa F, Bonilla M, Liu A, Smith K, Davis D, Ribeiro RC, Wilimas JA. Effect of malnutrition at the time of diagnosis on the survival of children treated for cancer in El Salvador and Northern Brazil. J Pediatr Hematol Oncol 2000; 22:502-5.

Pui CH, Campana D, Evans WE. Childhood acute lymphoblastic leukaemia--current status and future perspectives. Lancet Oncol 2001; 2:597-607.

Pui CH, Gaynon PS, Boyett JM, Chessells JM, Baruchel A, Kamps W, Silverman LB, Biondi A, Harms DO, Vilmer E, Schrappe M, Camitta B. Outcome of treatment in childhood acute lymphoblastic leukaemia with rearrangements of the 11q23 chromosomal region. Lancet 2002; 359:1909-15.

Pui CH, Relling MV, Campana D, Evans WE. Childhood acute lymphoblastic leukemia. Rev Clin Exp Hematol 2002; 6:161-80.

Pui CH, Relling MV. Topoisomerase II inhibitor-related acute myeloid leukaemia. Br J Haematol 2000; 109:13-23.

Pui CH, Rubnitz JE, Hancock ML, Downing JR, Raimondi SC, Rivera GK, Sandlund JT, Ribeiro RC, Head DR, Relling MV, Evans WE, Behm FG. Reappraisal of the clinical and biologic significance of myeloid-associated antigen expression in childhood acute lymphoblastic leukemia. J Clin Oncol 1998; 16:3768-73.

Ribeiro RC, Broniscer A, Rivera GK, Hancock ML, Raimondi SC, Sandlund JT, Crist W, Evans WE, Pui CH. Philadelphia chromosome-positive acute lymphoblastic leukemia in children: durable responses to chemotherapy associated with low initial white blood cell counts. Leukemia 1997; 11:1493-6.

Ribeiro RC, Pui CH. Prognostic factors in childhood acute lymphoblastic leukemia. Hematol Pathol 1993; 7:121-42.

Wiemels JL, Xiao Z, Buffler PA, Maia AT, Ma X, Dicks BM, Smith MT, Zhang L, Feusner J, Wiencke J, Pritchard-Jones K, Kempski H, Greaves M. In utero origin of t(8;21) AML1-ETO translocations in childhood acute myeloid leukemia. Blood 2002; 99:3801-5.

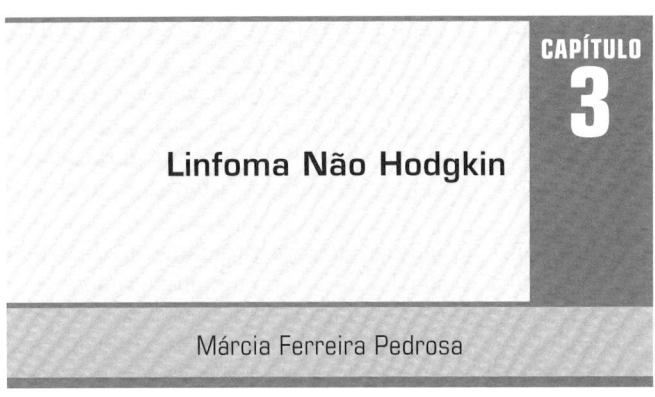

Linfoma Não Hodgkin

Márcia Ferreira Pedrosa

INTRODUÇÃO E EPIDEMIOLOGIA

Os linfomas da criança constituem um grupo heterogêneo de neoplasias malignas do tecido linfoide e representam a terceira neoplasia mais frequente na faixa etária pediátrica, sendo responsáveis por aproximadamente 13% dos novos casos de câncer em crianças e adolescentes diagnosticados nos Estados Unidos, dos quais 60% são representados pelos linfomas não Hodgkin (LNH) e 40%, pelos linfomas de Hodgkin (LH).

Do ponto de vista epidemiológico, os LNHs apresentam manifestação clínico-patológica distinta, dependendo da região geográfica estudada. Na África Equatorial, por exemplo, o LNH do subtipo histológico Burkitt é responsável por cerca de 50% de todas as neoplasias malignas na infância, sendo denominado, nesta região, linfoma africano ou endêmico, para diferenciar dos linfomas de Burkitt que acometem crianças em outras regiões do mundo, onde são denominados de esporádicos.

São mais frequentes na faixa etária entre 7 e 12 anos, porém em países em desenvolvimento observa-se acometimento em crianças de menor idade, com maior incidência entre 3 e 6 anos de idade.

Os LNHs são mais frequentes no sexo masculino, numa proporção de 2:1. Em 213 casos atendidos no período de maio de 1994 a setembro de 2008, no Serviço de Oncologia Pediátrica do IMIP, observamos maior incidência na faixa etária de 3 a 6 anos, representando 61,5% do total dos pacientes (Fig. XVIII.3.1).

Pacientes com imunodeficiência congênita, como os portadores de ataxia-telangiectasia, síndrome de Wiscott-Aldrich, síndrome linfoproliferativa ligada ao cromossomo X e aqueles com imunodeficiência adquirida, como os que utilizam terapia imunodepressora e os pacientes infectados pelo HIV, apresentam maior risco de desenvolver LNH. O vírus Epstein-Barr está quase que invariavelmente associado ao tipo endêmico (africano), diferentemente dos esporádicos, cuja associação é encontrada somente em cerca de 10% a 15% dos casos.

HISTOLOGIA

A classificação histológica para LNH atualmente adotada é a da Organização Mundial de Saúde (OMS, 2001), em que os aspectos clínicos, morfológicos, imuno-fenotípicos e citogenéticos são considerados. Na criança, praticamente todos os LNHs são de alto grau, e podem ser classificados em três grandes grupos:

- Linfoma de Burkitt.
- Linfoma linfoblástico.
- Linfoma de grandes células.

O linfoma de Burkitt é constituído por linfoblastos altamente indiferenciados. A presença de macrófagos dispersos no tecido dá um aspecto histológico clássico conhecido como "céu estrelado". Citologicamente, caracteriza-se pela presença de linfoblastos B maduros, do tipo L3 (classificação FAB), cujo estudo imunofenotípico demonstra a expressão de CD20 e de IgM (κ ou λ) em sua superfície. A alteração citogenética mais comum, presente em mais de 80% dos pacientes, é a t(8;14)(q23;q32).

O linfoma linfoblástico é constituído por linfoblastos, os quais são citologicamente indistinguíveis dos da leucemias linfoide aguda, sendo 80% derivados das células T e 20%, de células B.

Os LNHs de grandes células são constituídos por linfoblastos de grande tamanho, com abundante citoplasma. O estudo imunofenotípico mostra que os linfoblastos podem ser T, B ou não ter marcador específico de linhagem, sendo chamados de não T não B, ou de células nulas. De acordo com a classificação da OMS, os LNHs de grandes células são classificados em linfomas difusos de grandes células B e linfomas anaplásicos de grandes células. Linfomas anaplásicos de grandes células têm como característica imunofenotípica principal a positividade ao anticorpo anti-CD30 (Ki-1) e, em sua grande maioria, são derivados de células T ou nulas (não T não B). Expressão do anticorpo anti-AKL *(anaplastic lymphoma kinase)* é observada em 60% a 85% dos casos e, em sua grande maioria, corresponde à expressão imunofenotípica da translocação envolvendo os cromossomos 2 e 5 t(2;5).

Existe uma correlação importante entre os achados histológicos, imunológicos e anatômicos nos LNHs da criança. Os linfomas de Burkitt são constituídos por células de linhagem B e sua localização primária é abdominal; os linfoblásticos são derivados de células T e seu principal sítio primário é o mediastino anterior, enquanto os linfomas de grandes células não apresentam espe-

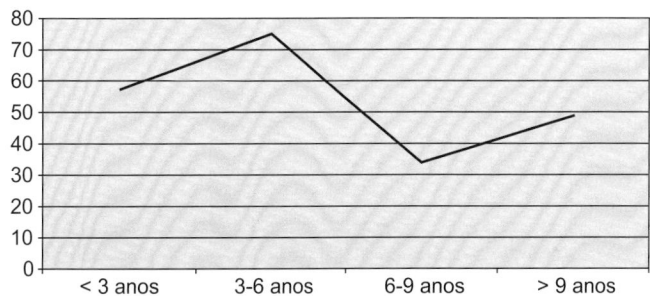

Fig. XVIII.3.1. Distribuição por faixa etária de 213 crianças portadoras de LNH atendidas no Serviço de Oncologia Pediátrica do IMIP no período de 1994 a 2008.

cificidade imunológica, podendo ser B, T, ou não B não T, e não têm apresentação clínica específica, podendo acometer qualquer região; no entanto, apresentam maior envolvimento de pele e osso, em relação aos anteriores.

CLÍNICA

A apresentação clínica do LNH da criança é extremamente variável, dependendo do local inicial do tumor, da extensão (estadiamento) e do tipo histológico. Costuma ser uma doença de evolução muito rápida, com intervalo entre os primeiros sintomas e o diagnóstico geralmente menor que 6 semanas. Oitenta por cento são diagnosticados em estado de doença avançada (estádio III) ou com infiltração para o SNC e/ou a medula óssea (estádio IV) (Fig. XVIII.3.2).

Qualquer tecido linfático pode ser envolvido, incluindo linfonodos, baço, fígado, intestino (placas de Peyer), amígdalas e timo. A extensão extralinfática inclui SNC, medula óssea, osso e pele. Diferentemente do adulto, no qual a doença é essencialmente nodal, na criança o LNH é tipicamente extranodal, envolvendo o abdome, mediastino, cabeça e pescoço e outros locais, em 35%, 30%, 25% e 10% dos casos, respectivamente. Entretanto, nos países em desenvolvimento esta apresentação é diferente, havendo evidente predominância da apresentação abdominal, representando mais de 80% dos casos (Fig. XVIII.3.3).

Uma avaliação clínica e laboratorial criteriosa é necessária para um perfeito estadiamento. O estadiamento do LNH da criança é criticamente importante no sentido de determinar a extensão da doença, as áreas anatômicas envolvidas e a infiltração dos diversos órgãos, para que a terapia adequada seja planejada. A classificação mais aceita é a do St. Jude Children's Research Hospital (SJCRH) (Classificação de Murphy), uma vez que apresenta grande correlação com o prognóstico.

- **Estádio I** – um único tumor nodal ou extranodal, com exceção do mediastino e abdome.
- **Estádio II** – um ou mais tumores (nodais ou extranodais) do mesmo lado do diafragma. Tumor abdominal primário totalmente ressecado.
- **Estádio III** – dois ou mais tumores nodais ou extranodais, acima e abaixo do diafragma. Tumor primário de mediastino. Tumor abdominal irressecável, podendo ter comprometimento de linfonodos paraórticos, retroperitoneais e ascite. Tumor paraespinal ou epidural, independentemente de outras localizações.
- **Estádio IV** – qualquer um dos previamente descritos com envolvimento do SNC e/ou a medula óssea.

Os linfomas abdominais se manifestam clinicamente por aumento do volume abdominal, com massa palpável (geralmente múltiplas), ascite, dor, vômitos e perda de peso. A localização mais frequente é no íleo terminal e no ceco. Alguns casos de doença avançada com massas abdominais volumosas podem se apresentar com quadro de abdome agudo devido à perfuração ou à obstrução intestinal (Fig. XVIII.3.4 A e B).

Quadro de abdome agudo também pode ser encontrado devido à invaginação intestinal, embora seja pouco frequente e esteja geralmente associado a tumores pequenos, que servem como cabeça de invaginação. Nesses casos, podem ser completamente ressecados.

Os LNHs de Burkitt endêmicos (africanos) apresentam característica clínica própria, com alta incidência do tumor primário envolvendo a mandíbula (Fig. XVIII.3.5).

Envolvimento da medula óssea é mais comum nos linfomas de Burkitt esporádicos, enquanto envolvimento de sistema nervoso central é mais observado nos endêmicos.

Os linfomas de mediastino podem se apresentar com grandes massas no mediastino anterior, muitas vezes associadas a grandes derrames pleurais. Costumam se apresentar com sintomas respiratórios, como dor torácica, tosse, estridor e dispneia, além de síndromes compressivas, como insuficiência respiratória aguda e/ou síndrome da veia cava superior, que constituem emergências médicas na oncologia pediátrica e exigem instituição imediata da terapia (Fig. XVIII.3.6 A e B).

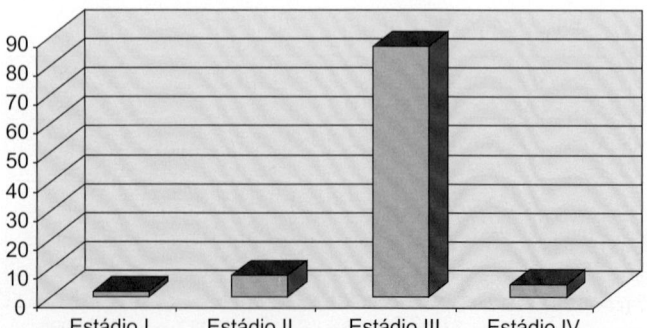

Fig. XVIII.3.2. Distribuição por estadiamento de 110 crianças portadoras de LNH atendidas no Serviço de Oncologia Pediátrica do IMIP no período de 1994 a 2003.

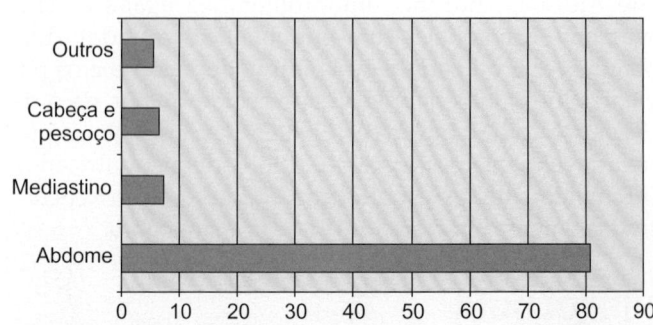

Fig. XVIII.3.3. Distribuição por apresentação inicial da doença de 110 crianças portadoras de LNH atendidas no Serviço de Oncologia Pediátrica do IMIP no período de 1994 a 2003.

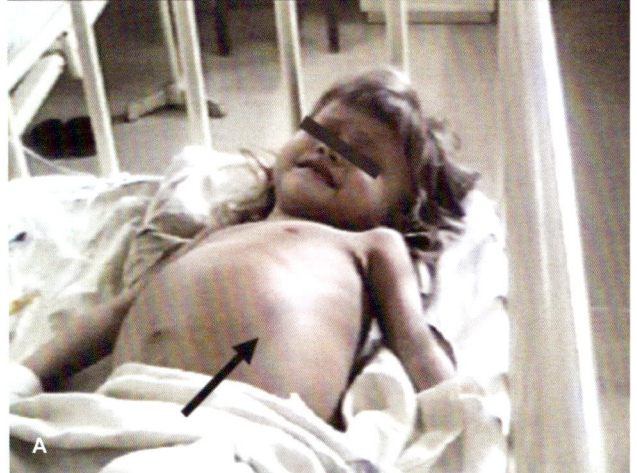

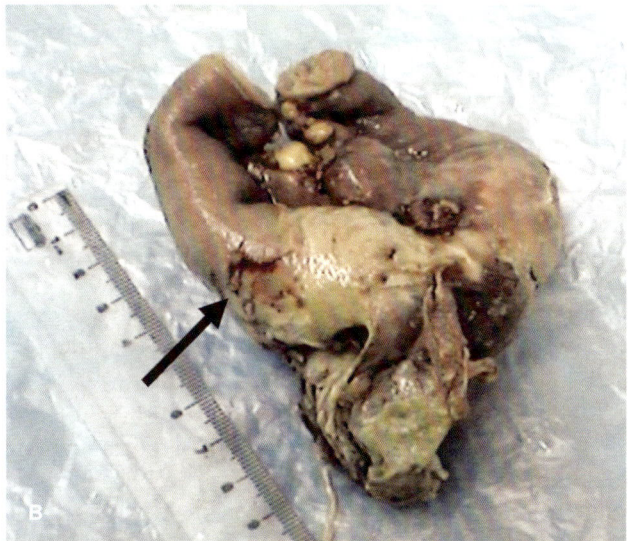

Fig. XVIII.3.4A. Criança de 4 anos de idade portadora de LNH tipo Burkitt, apresentando volumosa massa abdominal com zona de cor violácea devido à perfuração intestinal. **B.** Peça cirúrgica revelando grande tumor envolvendo o intestino, com perfuração.

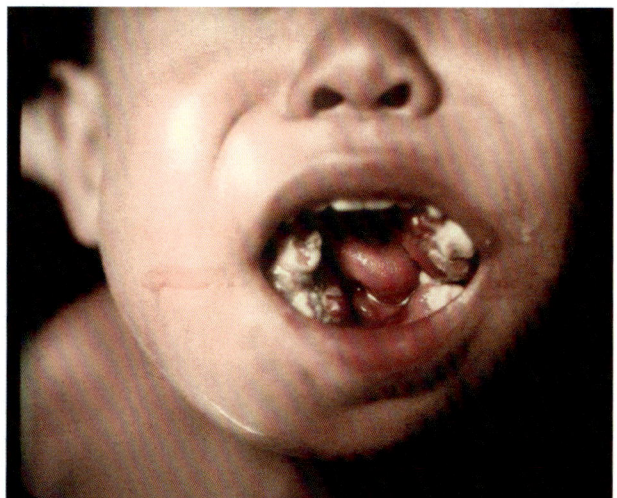

Fig. XVIII.3.5. Criança de 3 anos de idade portadora de LNH tipo Burkitt africano, apresentando volumosa massa na mandíbula. Observa-se deslocamento de todos os dentes da arcada inferior.

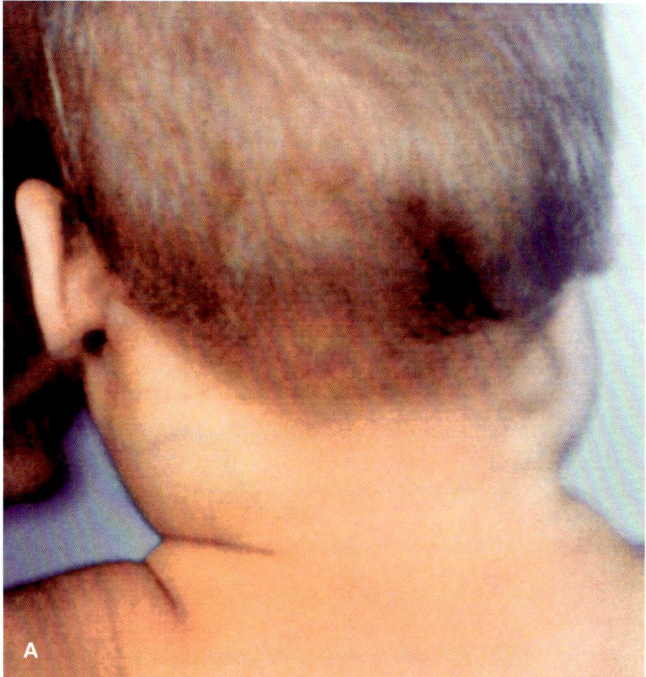

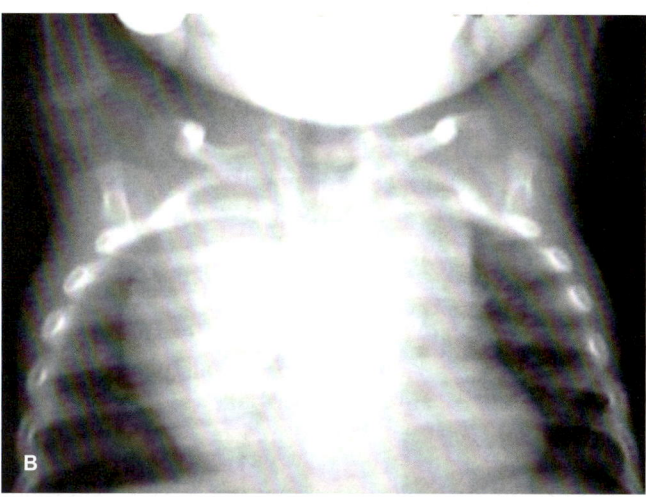

Fig. XVIII.3.6A. Criança portadora de LNH. Adenomegalias cervicais e supraclaviculares bilaterais. **B.** Radiografia do tórax de criança portadora de LNH, com grande massa mediastinal. (*Fonte:* Serviço de Oncologia Pediátrica do IMIP.)

DIAGNÓSTICO

O diagnóstico do LNH da criança baseia-se nos achados da história clínica, do exame físico e dos testes de laboratório. Aumento do ácido úrico e da desidrogenase lática (DHL), devido ao aumento do metabolismo das purinas e da grande lise celular, são achados frequentes nos LNHs, principalmente naqueles com grandes massas tumorais. Avaliação radiológica deve ser feita para estudo do tumor primário e extensão da doença. Mielograma e coleta do líquido cefalorraquidiano devem ser feitos em todos os pacientes, para afastar ou confirmar o envolvimento da medula óssea e/ou do sistema nervoso central. O papel da biópsia de medula óssea não está bem definido no diagnóstico dos LNHs, embora ela seja recomendada pela maioria dos autores. O diagnóstico definitivo é feito pelo estudo histológico do tecido tumoral e/ou pelo estudo citológico do líquido pleural e/ou ascítico. O estudo imunoistoquímico é importante para o diagnóstico dos diversos subtipos de LNH.

Deve-se dar preferência, sempre que possível, a procedimentos diagnósticos menos invasivos, como punção de líquido pleural e ascítico para estudo citológico, biópsia percutânea do tumor primário ou biópsia de linfonodos periféricos.

Atenção especial deve ser dada aos pacientes com grande massa de mediastino. Nesses pacientes, devem-se evitar procedimentos diagnósticos que necessitem de sedação, uma vez que eles são considerados de alto risco para complicações anestésicas.

TRATAMENTO

O tratamento dos LNHs representa um dos maiores sucessos da moderna terapia em oncologia pediátrica, e cerca de 90% das crianças portadoras de LNH estão sendo atualmente curadas com os modernos protocolos terapêuticos.

O LNH da criança é considerado doença sistêmica, em vista da disseminação hematogênica que ocorre precocemente. O tratamento sistêmico com quimioterapia constitui o componente principal no manejo desses pacientes.

A cirurgia tem papel muito limitado, sendo utilizada basicamente para biópsia diagnóstica e, em raros casos, para ressecção de tumores abdominais primários que se apresentam com quadro de obstrução intestinal secundário à invaginação intestinal. A radioterapia praticamente foi abolida do esquema terapêutico dos LNHs, tendo um papel extremamente limitado e podendo ser utilizada em situações de emergência, como no caso de insuficiência respiratória devido à compressão das vias aéreas pelo tumor que não apresenta rápida resposta à quimioterapia instituída.

Os pacientes em estádios I e II são geralmente tratados com os mesmos protocolos, a despeito do subtipo histológico. Os pacientes com doença avançada, em estádios III e IV, são tratados com protocolos diferentes, de acordo com o subtipo histológico e/ou imunofenotípico. Para os pacientes com doença limitada, em estádios I e II, o prognóstico é excelente, com sobrevida livre de doença em 5 anos de 95%.

O LNH tipo Burkitt em estágio avançado apresenta excelente sobrevida, quando tratado com protocolos terapêuticos adequados, os quais consistem na utilização intensiva de altas doses de quimioterapia, em ciclos com intervalos reduzidos e em um período curto de tratamento, de 5 a 8 meses. Devido à sua alta agressividade, a utilização desse protocolo exige uma terapia de suporte extremamente eficiente no sentido de evitar ou minimizar a toxicidade, principalmente para o sistema hematológico e gastrointestinal, assim como o controle das infecções e dos distúrbios metabólicos.

Em um estudo que incluiu todos os pacientes tratados para LNH no Serviço de Oncologia Pediátrica do IMIP, no período de maio de 1994 a maio de 2003, a sobrevida geral em 5 anos foi de 70%, porém, considerando-se o último triênio do estudo, de 2000 a 2003, observou-se melhora significativa da sobrevida desses pacientes, que foi superior a 80% (Fig. XVIII.3.7).

Os LNHs linfoblásticos em estádios III e IV são tratados pela maioria dos profissionais com os mesmos protocolos usados para tratar as leucemias linfoides agudas (LLAs). Estes protocolos utilizam um grande número de fármacos (10 ou mais) por períodos longos de tratamento, geralmente em torno de 30 a 36 meses. Os resultados são os mesmos obtidos no tratamento das LLAs, com sobrevida em 5 anos acima de 75%.

O tratamento dos LNHs de grandes células não é tão bem definido como nos dois subtipos anteriores, talvez pela heterogeneidade biológica destes tumores. A tendência dos profissionais é tratar os linfomas de grandes células de linhagem B com os mesmos protocolos usados para tratar os linfomas de Burkitt, e tratar os de linhagem T com os mesmos protocolos usados no tratamento da LLA. Estes tumores têm um prognóstico mais reservado que os subtipos Burkitt e linfoblástico, com sobrevida entre 50% a 70%.

Pacientes com LNH em estádios III e IV avançados frequentemente apresentam complicações metabólicas, infecciosas, respiratórias, renais, cardiovasculares e neurológicas. Pronto reconhecimento dessas complicações é de fundamental importância para que se estabeleça a terapêutica adequada, visando a diminuir a mortalidade resultante. Devido à alta sensibilidade das células tumorais à quimioterapia, esses pacientes são considerados de alto risco para desenvolver a síndrome de lise tumoral, que é caracterizada por hiperuricemia, hiperfosfatemia, hipercalemia e hipocalcemia. Essa síndrome resulta da intensa destruição celular, com liberação de produtos intracelulares que excede a capacidade de eliminação da função renal. A deposição de ácido úrico ou dos seus precursores hipoxantina ou xantina nos túbulos renais pode levar a

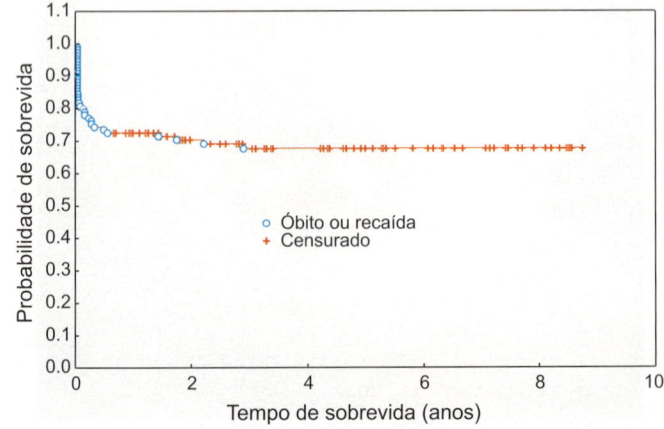

Fig. XVIII.3.7. Curva de sobrevida (Kaplan-Meyer) de 110 pacientes com LNH no Serviço de Oncologia Pediátrica do IMIP no período de maio de 1994 a maio de 2003.

um quadro de insuficiência renal. Esses pacientes necessitam de monitoramento cuidadoso, preferencialmente em unidade de terapia intensiva. Hidratação adequada com solução salina sem potássio na dose de 2 a 5 L/m² antes de iniciar a quimioterapia, para manter bom fluxo urinário, e o uso do alopurinol, que impede a formação do ácido úrico, e mais recentemente da enzima recombinante urato oxidase, que destrói o ácido úrico, têm facilitado dramaticamente a prevenção e o tratamento desta síndrome.

BIBLIOGRAFIA

Aguado GE, Jimenez DP, Pajuelo DA, Ontanilla LA, Lopez Conejos JA. Anesthesia management in tumors of the anterior mediastinum. Apropos of a case. Rev Esp Anestesiol Reanim 1986; 33:268-270.

Cairo MS, Bishop M. Tumour lysis syndrome: new therapeutic strategies and classification. Br J Haematol 2004; 127(1):3-11.

Gurney JG, Severson RK, Davis S, Robison LL. Incidence of cancer in children in the United States. Sex-, race-, and 1-year age-specific rates by histologic type. Cancer 1995; 75:2.186-2.195.

Hvizdala EV, Berard C, Callihan T et al. Nonlymphoblastic lymphoma in children – histology and stage-related response to therapy: a Pediatric Oncology Group study. J Clin Oncol 1991; 9:1.189-1.195.

Linet MS, Ries LA, Smith MA, Tarone RE, Devesa SS. Cancer surveillance series: recent trends in childhood cancer incidence and mortality in the United States. J Natl Cancer Inst 1999; 91:1.051-1.058.

Link MP, Shuster JJ, Donaldson SS, Berard CW, Murphy SB. Treatment of children and young adults with early-stage non-Hodgkin's lymphoma. N Engl J Med 1997; 337:1.259-1.266.

Murphy SB, Fairclough DL, Hutchison RE, Berard CW. Non-Hodgkin's lymphomas of childhood: an analysis of the histology, staging, and response to treatment of 338 cases at a single institution. J Clin Oncol 1989; 7:186-193.

Patte C, Auperin A, Michon J et al. The Societe Française d'Oncologie Pediatrique LMB89 protocol: highly effective multi-agent chemotherapy tailored to the tumor burden and initial response in 561 unselected children with B-cell lymphomas and L3 leukemia. Blood 2001; 97:3.370-3.379.

Patte C. Non-Hodgkin's lymphoma. Eur J Cancer 1998; 34:359-362.

Pedrosa MF, Pedrosa F, Lins MM, Pontes Neto NT, Falbo GH. Non-Hodgkin's lymphoma in childhood: clinical and epidemiological characteristics and survival analysis at a single center in north-east Brazil. J Pediatr (Rio J) 2007; 83(6):547-554.

Pizzo PA, Poplack DG. Magrath IT. Malgnant non-Hodgkin's lymphoma in children. In: Pizzo PA, Poplack DG (eds.). Principles and practice of pediatric oncology. 2ª ed. Philadelphia: J. B. Lippincott-Raven, 1993:537-575. 2002.

Sandlund JT, Downing JR, Crist WM. Non-Hodgkin's lymphoma in childhood. N Engl J Med 1996; 334:1.238-1.248.

Sandlund JT, Fonseca T, Leimig T et al. Predominance and characteristics of Burkitt lymphoma among children with non-Hodgkin lymphoma in north-easte Brazil. Leukemia 1997; 11:743-746.

Taylor AM, Metcalfe JA, Thick J, Mak YF. Leukemia and lymphoma in ataxia telangiectasia. Blood 1996; 87:423-438.

Woessmann W, Seidemann K, Mann G et al. The impact of the methotrexate administration schedule and dose in the treatment of children and adolescents with B-cell neoplasms: a report of the BFM Group Study NHL-BFM95. Blood 2005; 105(3):948-958.

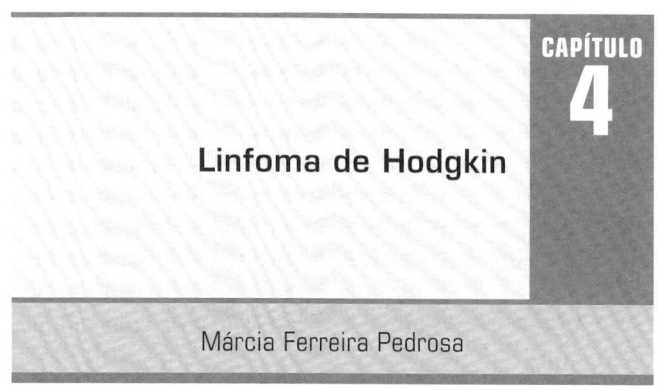

CAPÍTULO 4

Linfoma de Hodgkin

Márcia Ferreira Pedrosa

INTRODUÇÃO E EPIDEMIOLOGIA

Os linfomas de Hodgkin representam 40% dos linfomas diagnosticados em crianças e adolescentes.

O linfoma de Hodgkin (LH) é uma doença linfoproliferativa maligna, com manifestações clínicas, epidemiológicas e patológicas próprias, caracterizada histologicamente pela presença de células de Reed-Sternberg. A maioria das crianças e adolescentes diagnosticada com linfoma de Hodgkin apresenta excelente prognóstico, com sobrevida livre de doença acima de 90%.

O LH é mais frequente no sexo masculino, numa proporção de 2:1, e apresenta uma incidência bimodal em relação à idade. Nos países desenvolvidos, o pico inicial ocorre na segunda metade da 2ª década de vida e um segundo pico, após os 50 anos. Em países em desenvolvimento, há incidência maior em crianças com menos de 12 anos de idade. Em 98 crianças tratadas no Serviço de Oncologia Pediátrica do IMIP, 65% tinham idade inferior a 12 anos no momento do diagnóstico (Fig. XVIII.4.1)

Casos de LH entre indivíduos de uma mesma família ou da mesma raça vêm sendo associados à predisposição genética ou à exposição comum a um agente causal. Vários estudos epidemiológicos têm sugerido que agentes infecciosos, incluindo herpesvírus-6, citomegalovírus (CMV) e principalmente o vírus Epstein-Barr (EBV), estariam envolvidos na etiopatogenia do linfoma de Hodgkin. Relação entre linfoma de Hodgkin e EBV é bem estabelecida, principalmente em crianças menores de 10 anos e com subtipo histológico de celularidade mista.

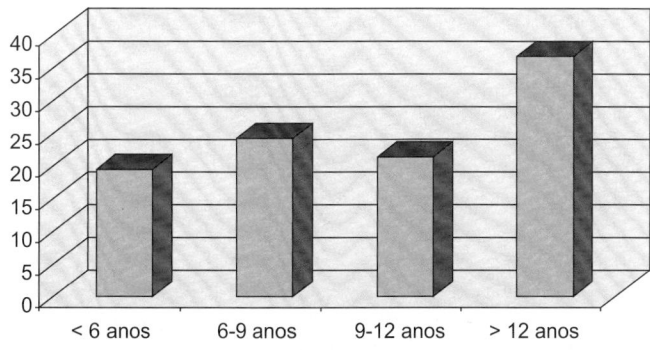

Fig. XVIII.4.1. Distribuição por faixa etária de 52 crianças portadoras de LH atendidas no Serviço de Oncologia Pediátrica do IMIP no período de 1994 a 2002.

HISTOLOGIA

A despeito de ser uma doença com característica histológica e clínica bem definida, o LH tem sido recentemente objeto de intensa pesquisa, levando a melhor conhecimento de suas características imunofenotípicas, moleculares e dos possíveis mecanismos etiopatogênicos. A principal característica histológica do LH é a presença de células de Reed-Sternberg (CRSs). Estas células constituem uma minoria da população celular do tumor (< 1%), sendo o restante representado por componente histológico heterogêneo: linfócitos maduros, histiócitos, eosinófilos, plasmócitos, fibroblastos e outras células reacionais. A presença de CRSs é importante no diagnóstico, embora células histologicamente similares possam ser encontradas em outros processos neoplásicos ou reacionais, incluindo hiperplasia linfoide associada à mononucleose infecciosa, linfoma não Hodgkin, carcinomas e sarcomas. As CRSs são derivadas dos linfócitos B do centro germinativo, são células de grande tamanho, com abundante citoplasma, núcleo multilobulado com um ou mais nucléolos bem evidentes. Do ponto de vista imunoistoquímico, caracterizam-se por serem CD30 e CD15 positivas em mais de 85% dos casos (Fig. XVIII.4.2A-C).

Atualmente, a classificação histológica adotada é a REAL (Revised European American Lymphoma), modificada pela Organização Mundial de Saúde (OMS), que subdividiu o LH em dois grandes subgrupos: linfoma de Hodgkin nodular com predominância linfocitária nodular (PL-LH) e linfoma de Hodgkin clássico (LHC), sendo este último subdivido em quatro subtipos: esclerose nodular (EN-LHC), celularidade mista (CM-LHC), depleção linfocitária (DL-LHC) e rico em linfócitos (RL-LHC).

O PL-LH é caracterizado histologicamente pela presença de células grandes com núcleos multilobulados, conhecidas como *popcorn cells*. As mesmas se caracterizam do ponto de vista de imunofenotipagem por serem negativas para expressão ao CD15, podendo ou não expressar o CD30. Correspondem a cerca de 18% dos LHs em crianças abaixo de 10 anos e 8% em crianças com 10 anos ou mais. Predominam no sexo masculino, que representa 80% desses casos.

Em relação ao LHC, o subtipo RL afeta cerca de 10% a 15% dos pacientes, usualmente apresenta-se como doença localizada (estádios I e II) e possui excelente prognóstico. CM é encontrado em cerca de 30% dos pacientes, frequentemente apresenta-se como doença avançada (estádios III e IV) e com envolvimento extranodal. EN é o subtipo histológico mais comum, afetando cerca de 40% das crianças e 70% dos adolescentes; tem apresentação regional típica, comprometendo linfonodos cervicais baixos, supraclaviculares e mediastinais. DL é uma forma extremamente rara em crianças, apresenta-se geralmente como doença avançada com disseminação para medula óssea e osso.

CLÍNICA

O linfoma de Hodgkin é uma doença essencialmente nodal, que se apresenta com aumento indolor de linfonodos, sendo os cervicais os mais frequentemente envolvidos em cerca de 60% a 90% de todos os pacientes (Fig. XVIII.4.3A). Cerca de 60% dos pacientes apresentam doença em mediastino (Fig. XVIII.4.3B), e 5% a 10% têm como apresentação inicial linfadenomegalia inguinal ou axilar. Doença primária infradiafragmática é pouco frequente, ocorrendo em cerca de 3% dos pacientes.

Esplenomegalia está presente em metade dos pacientes, e hepatomegalia em cerca de um terço deles. Envolvimento dos rins é raro, e infiltração de pele, osso e sistema nervoso central é ainda mais rara. O LH, ao contrário do LNH, é uma doença inicialmente localizada e cresce por contiguidade.

Sintomas sistêmicos, incluindo febre, sudorese noturna e perda de peso (mais de 10% em 6 meses), ocorrem em 25% a 30% dos pacientes e têm impacto negativo no prognóstico, estando normalmente associados a estádios mais avançados. A presença de um ou mais desses sintomas, no momento do diagnóstico, confere ao paciente uma subclassificação desfavorável, denominada "B".

A duração dos sinais e sintomas até o diagnóstico é variável, podendo ser de alguns meses ou até anos. Devido à alteração na imunidade celular, a associação com doenças infecciosas, como a tuberculose, infecções fúngicas e herpes zoster, pode estar presente.

Criteriosa avaliação clínica, laboratorial e de imagens deverá ser realizada para determinar a extensão da doença (estadiamento). O estadiamento, além de proporcio-

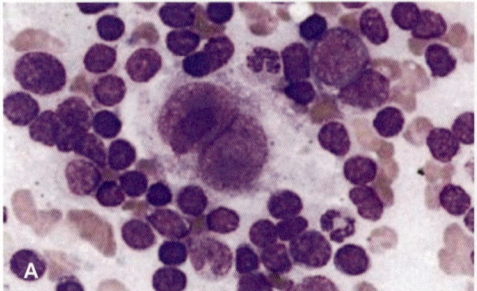
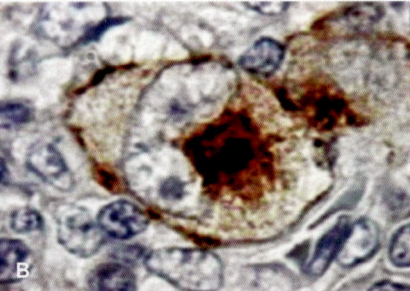
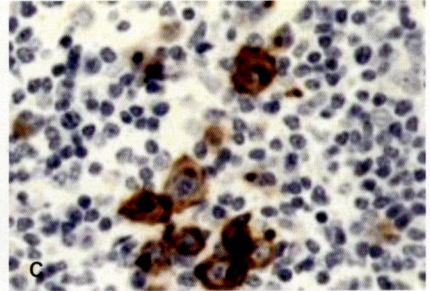

Fig. XVIII.4.2. Linfoma de Hodgkin. **A.** Célula de Reed-Sternberg (HE); **B.** Célula de Reed-Sternberg CD30-positiva; e **C.** Célula de Reed-Sternberg CD15-positiva. (Fonte: Serviço de Oncologia Pediátrica do IMIP.)

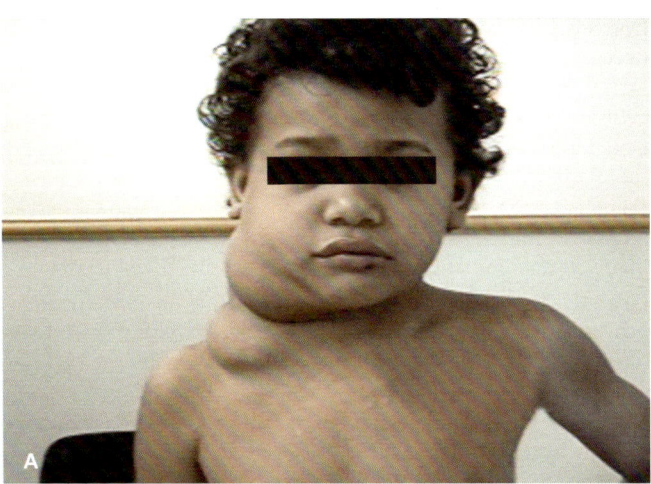

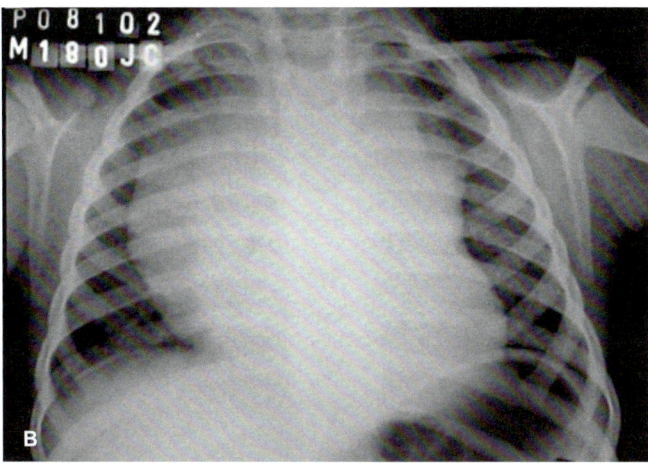

Fig. XVIII.4.3A. Criança com linfoma de Hodgkin, com grande adenomegalia cervical. **B.** Radiografia do tórax de criança com linfoma de Hodgkin, com grande massa mediastinal. (Fonte: Serviço de Oncologia Pediátrica do IMIP.)

nar informações prognósticas, permite determinar o protocolo terapêutico adequado.

O estadiamento mais recomendado e aceito universalmente é o de Ann Habor, adotado desde 1971, que se baseia no número de regiões nodais acometidas, presença de doença extranodal e presença ou ausência de sintomas B:

- **Estádio I** – envolvimento de uma única região nodal (I) ou de um órgão ou sítio extranodal (I_E)
- **Estádio II** – envolvimento de duas ou mais regiões nodais do mesmo lado do diafragma (II), ou envolvimento localizado de um órgão ou sítio extranodal e uma ou mais regiões nodais do mesmo lado do diafragma (II_E)
- **Estádio III** – envolvimento de regiões nodais abaixo e acima do diafragma (III), que pode ser acompanhado por envolvimento esplênico (III_S), envolvimento extranodal (III_E), ou ambos (III_{ES})
- **Estádio IV** – envolvimento difuso ou disseminado de um ou mais órgãos ou tecidos extranodais, como medula óssea, ossos, pulmões, fígado, rins, pele e sistema nervoso central.

Todos os estádios são ainda subclassificados em "A" ou "B" de acordo com a presença ou ausência dos seguintes sintomas: febre inexplicável superior a 38°C, por 3 dias consecutivos ou de caráter intermitente, sudorese noturna e perda de peso maior que 10% em 6 meses. São considerados do subgrupo B todos os pacientes que apresentarem um ou mais desses sintomas.

DIAGNÓSTICO

Diferentemente da maioria das outras neoplasias da infância, o LH comporta-se geralmente como uma doença crônica, com tempo longo entre os primeiros sintomas e sinais e o diagnóstico. A principal queixa está frequentemente associada a aumento do volume ganglionar, que costuma ser lento, indolor, e com ausência de sinais flogísticos.

Exame físico cuidadoso com descrição precisa das linfadenomegalias, como localização, tamanho, consistência, mobilização, alterações de temperatura e coloração da pele, é essencial. Em geral, médicos com pouca vivência em oncologia tendem a superestimar o tamanho dos linfonodos, e às vezes não valorizam sua localização.

Pacientes com aumento persistente e indolor de linfonodos, que não respondem a tratamento com antibióticos por 10 a 14 dias, devem ser considerados para biópsia, com obtenção de material adequado para histologia e imunoistoquímica. Exames laboratoriais de rotina incluem hemograma completo, velocidade de sedimentação das hemácias (VSH) e avaliação bioquímica. Eosinofilia ocorre em aproximadamente 15% dos pacientes, enquanto linfopenia frequentemente está associada à doença avançada. A VSH está usualmente elevada e tende a se normalizar com a resposta ao tratamento. O teste do derivado proteico purificado (PPD) é geralmente negativo, devido ao estado de imunodeficiência destes pacientes.

Radiografia e tomografia computadorizada do tórax, ultrassonografia e tomografia abdominal e pélvica são exames de imagens mandatórios no diagnóstico do LH.

Mas recentemente, a cintilografia com gálio-67 e a tomografia com emissão de pósitrons (PET) vieram ajudar no diagnóstico, sendo particularmente úteis no estadiamento e na avaliação da resposta ao tratamento.

O diagnóstico definitivo é baseado no estudo citológico, histológico e imunofenotípico de amostra do tumor. A presença de CRS e a positividade para os antígenos CD30 e CD15 confirmam definitivamente o diagnóstico de LH.

TRATAMENTO

A maioria das crianças e adolescentes com linfoma de Hodgkin tem um excelente prognóstico com os protocolos terapêuticos atualmente disponíveis. Em vista

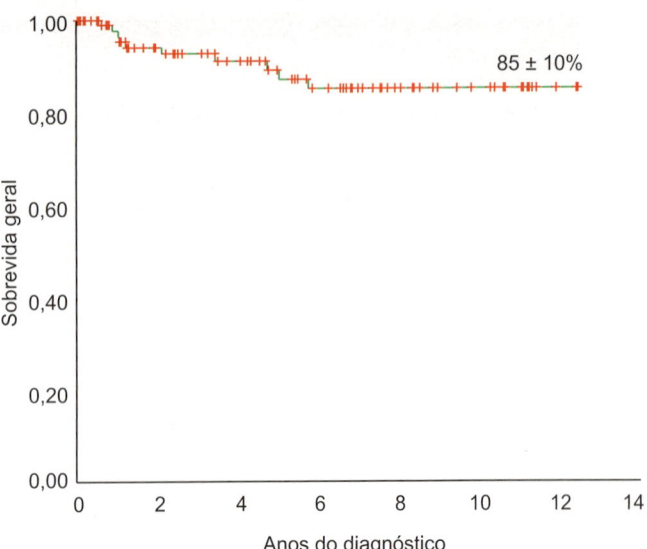

Fig. XVIII.4.4. Curva de sobrevida livre de doença (Kaplan-Meyer) em 98 crianças portadoras de LH tratadas no Serviço de Oncologia Pediátrica do IMIP no período de 1997 a 2008.

da alta curabilidade e da expectativa de que a maioria das crianças com LH sobreviverão por períodos de longa duração, minimizar os efeitos tardios do tratamento é o objetivo principal dos atuais protocolos de pesquisas clínicas. A estratégia dos modernos protocolos é usar uma combinação de quimioterapia, com baixas doses de radioterapia em campo envolvido, como tentativa de reduzir as complicações tardias. O mais temível efeito tardio entre os sobreviventes de LH pediátrico é o aumento do risco para um segundo tumor maligno, principalmente câncer de mama ou outros tumores sólidos, os quais comumente ocorrem em áreas previamente irradiadas. Radioterapia, assim como a quimioterapia, está também implicada no surgimento de disfunção da tireoide, coração, pulmões e gônadas.

Os regimes quimioterápicos mais utilizados são os de associação de fármacos como: ciclofosfamida, vincristina, prednisona e procarbazina (COPP), ou adriamicina, bleomicina, vimblastina e decarbazina (ABVD) ou variantes destes regimes. A radioterapia é usada na dose de 25,5 Gy nas regiões envolvidas pela doença (campo envolvido). Aproximadamente 95% das crianças com estádios iniciais e 85% das crianças com estádios avançados estão sendo definitivamente curadas. No Recife, no Serviço de Oncologia Pediátrica do IMIP, a sobrevida global de 98 crianças tratadas para LH independentemente do estadiamento foi de 85% (Fig. XVIII.4.4).

BIBLIOGRAFIA

Chow LM, Nathan PC, Hodgson DC et al. Survival and late effects in children with Hodgkin's lymphoma treated with MOPP/ABV and low-dose, extended-field irradiation. J Clin Oncol 2006; 24(36):5.735-5.741.

Donaldson SS, Hudson MM, Lamborn KR et al. VAMP and low-dose, involved-field radiation for children and adolescents with favorable, early-stage Hodgkin's disease: results of a prospective clinical trial. J Clin Oncol 2002; 20(14):3.081-3.087.

Donaldson SS. Pediatric Hodgkin's disease – up, up, and beyond. Int J Radiat Oncol Biol Phys 2002; 54(1):1-8.

Friedmann AM, Hudson MM, Weinstein HJ et al. Treatment of unfavorable childhood Hodgkin's disease with VEPA and low-dose, involved-field radiation. J Clin Oncol. 2002; 20(14):3.088-3.094.

Furth C, Denecke T, Steffen I et al. Correlative imaging strategies implementing CT, MRI, and PET for staging of childhood Hodgkin disease. J Pediatr Hematol Oncol. 2006; 28(8):501-512.

Gurney JG, Severson RK, Davis S, Robison LL. Incidence of cancer in children in the United States. Sex-, race-, and 1-year age-specific rates by histologic type. Cancer 1995; 75(8):2.186-2.195.

Hall GW, Katzilakis N, Pinkerton CR et al. Outcome of children with nodular lymphocyte predominant Hodgkin lymphoma – a Children's Cancer and Leukaemia Group report. Br J Haematol 2007; 138(6):761-768.

Nachman JB, Sposto R, Herzog P et al. Randomized comparison of low-dose involved-field radiotherapy and no radiotherapy for children with Hodgkin's disease who achieve a complete response to chemotherapy. J Clin Oncol 2002; 20(18):3.765-3.771.

Pileri SA, Ascani S, Leoncini L et al. Hodgkin's lymphoma: the pathologist's viewpoint. J Clin Pathol 2002; 55(3):162-176.

Razzouk BI, Gan YJ, Mendonca C et al. Epstein-Barr virus in pediatric Hodgkin disease: age and histiotype are more predictive than geographic region. Med Pediatr Oncol 1997; 28:248-254.

Schwartz CL: Special issues in pediatric Hodgkin's disease. Eur J Haematol 2005; (Suppl 66):55-62.

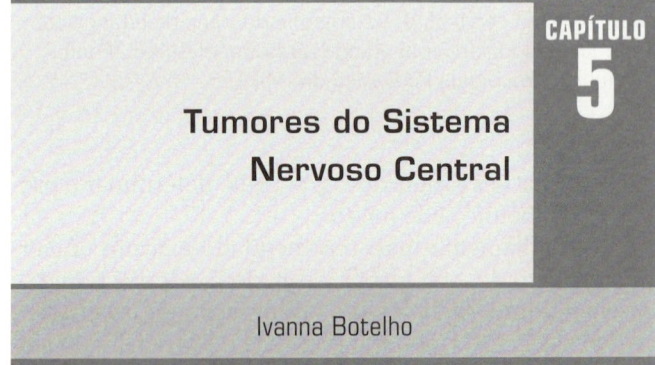

CAPÍTULO 5
Tumores do Sistema Nervoso Central

Ivanna Botelho

INTRODUÇÃO E EPIDEMIOLOGIA

Os tumores do sistema nervoso central (SNC) constituem a segunda neoplasia maligna mais frequente da criança, sendo o tumor sólido mais comum, correspondendo a cerca de 20% de todas as neoplasias malignas da infância. Podem ocorrer em qualquer faixa etária, porém há maior incidência na 1ª década de vida, com discreto predomínio do sexo masculino. Nas crianças com menos de 1 ano de idade, 50% a 60% dos tumores cerebrais são infratentoriais, em contraste com os de adultos, cuja principal localização é supratentorial. Entre os tumores de fossa posterior (infratentoriais) o meduloblastoma é o mais comum, representando 20%

a 25% de todos os tumores do SNC da infância, seguido pelo astrocitoma cerebelar (12% a 15%), glioma de tronco (5% a 10%) e ependimoma (4% a 8%). Em relação aos tumores supratentoriais da infância, a maioria são gliomas, incluindo os astrocitomas de baixo e alto grau de malignidade.

ETIOLOGIA

Embora ainda não seja definida a etiologia dos tumores do SNC, tem sido observada associação com algumas síndromes hereditárias, como as neuroectodermoses, e entre estas, a neurofibromatose e a tuberose esclerosa, que estão associadas principalmente ao astrocitoma de baixo grau. Outra associação ocorre com a síndrome de Li-Fraumeni, na qual vários tumores sólidos da infância (incluindo os do SNC) aparecem em famílias que têm uma incidência elevada de câncer de mama, ossos, pulmões e outros cânceres em adultos jovens. Nessa síndrome, há mutação do gene p53 (gene supressor tumoral), localizado no braço curto do cromossomo 17; o astrocitoma é o tumor mais frequentemente associado a esta síndrome.

Diversos estudos demonstram maior incidência de tumores do SNC em crianças portadoras de leucemias agudas que fizeram radioterapia do crânio como profilaxia de doença no SNC. Vários trabalhos têm mostrado que alguns tumores cerebrais, como ependimomas, estão relacionados com vírus (SV40), porém sua comprovação necessita de estudos complementares.

CLÍNICA

Os tumores do SNC podem ser classificados de acordo com o tipo histológico, localização e grau de malignidade. A frequência dos tumores cerebrais em crianças, no que diz respeito à histologia e à localização, diferem bastante daqueles dos adultos. Histologicamente, os tumores cerebrais pediátricos mais comuns são os gliomas (principalmente astrocitomas), que representam 40% a 65% dos casos (Quadro XVIII.5.1). A maioria destes astrocitomas é de baixo grau de malignidade, enquanto, em adultos, predominam os de alto grau de malignidade (Fig. XVIII.5.1).

O segundo tipo histológico mais comum na infância é constituído pelos meduloblastomas (Fig. XVIII.5.2),

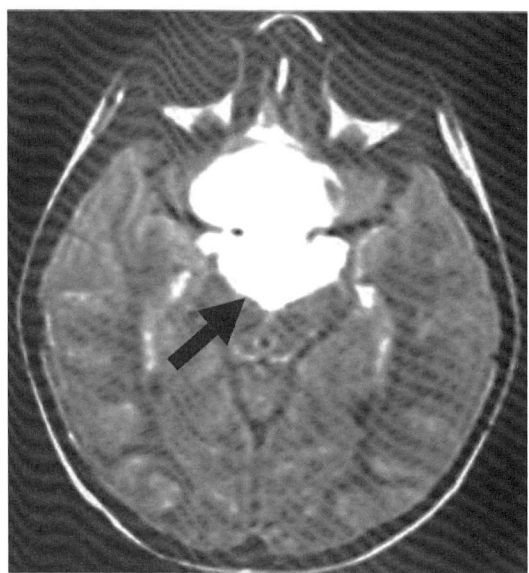

Fig. XVIII.5.1. Ressonância magnética do cérebro, mostrando grande tumor na região do quiasma óptico (astrocitoma) em criança com 4 anos de idade. (*Fonte:* Serviço de Oncologia Pediátrica do IMIP.)

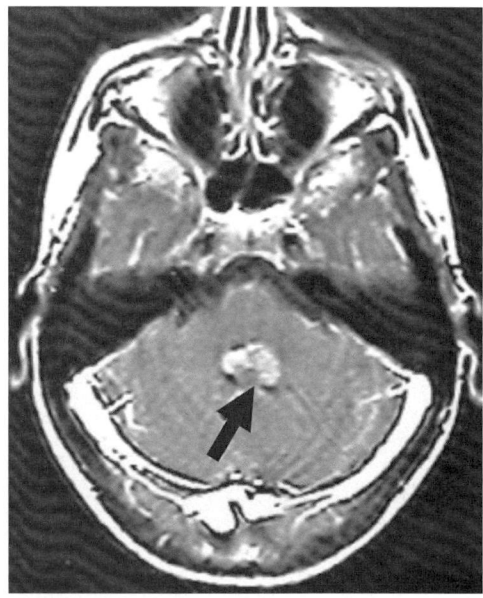

Fig. XVIII.5.2. Ressonância magnética do cérebro, mostrando grande tumor na região do cerebelo (meduloblastoma) em criança com 3 anos de idade. (*Fonte:* Serviço de Oncologia Pediátrica do IMIP.)

Quadro XVIII.5.1. Localização dos tumores do SNC em crianças

Tumores Infratentoriais	Tumores Supratentoriais
Astrocitoma cerebelar	Craniofaringioma
Meduloblastoma	Gliomas diencefálicos
Ependimomas	Tumor das células germinativas (TCG)
Gliomas de tronco cerebral	Tumores de plexo coroide

que são tumores neuroectodérmicos primitivos (PNET), seguidos por ependimomas e craniofaringiomas, todos pouco frequentes nos adultos.

Em relação à localização, 50% a 60% dos tumores cerebrais pediátricos se localizam na fossa posterior (infratentoriais), em contraste com os dos adultos, que são supratentoriais.

Os sinais e sintomas clínicos de uma criança com tumor cerebral irão depender da idade e da localização do tumor. Devido à relativa flexibilidade do crânio, e à não união das suturas, as crianças são capazes de se adaptar ao crescimento de uma lesão expansiva. Os sinais e sintomas precoces geralmente são não específicos e incluem irritabilidade, astenia, cefaleia, vômitos e ataxia. Sinais de aumento da pressão intracraniana, como aumento evidente do tamanho da cabeça e sintomas focais, não são notados até que haja obstrução do fluxo do líquido cefalorraquidiano (LCR).

O diagnóstico precoce é fundamental; para tanto, é de extrema importância o papel do pediatra geral, uma vez que ele é o primeiro a avaliar a criança.

A maioria dos tumores de fossa posterior, incluindo meduloblastomas, astrocitomas cerebelares e ependimomas, tipicamente causa hidrocefalia por obstrução do quarto ventrículo e, por eles se localizarem no cerebelo ou próximo, sinais cerebelares como ataxia, nistagmo e fala disártrica são sintomas frequentemente encontrados. Os tumores de tronco cerebral, diferentemente dos outros tumores de fossa posterior, geralmente não causam hidrocefalia, apresentando paralisia de nervos cranianos, visto que infiltram estruturas do tronco cerebral ou de pedúnculos cerebelares. Os tumores de hemisférios cerebrais podem apresentar sinais focais que irão depender da localização do tumor, como hemiparesias, anormalidades sensoriais, anormalidades de campo visual e convulsões. Os tumores de linha média geralmente são suprasselares e incluem vias ópticas/hipotalâmicas, craniofaringiomas e de região pineal. Estes tumores frequentemente cursam com distúrbios endocrinológicos, como déficit de hormônio do crescimento, puberdade precoce e diabetes insípido.

DIAGNÓSTICO

O advento da tomografia computadorizada (TC) e da ressonância magnética (RM) trouxe grande avanço no diagnóstico e manejo dos pacientes com tumores do SNC. Anteriormente, quando se suspeitava de um tumor do SNC era necessária a realização de exames potencialmente traumáticos e invasivos, como arteriografia e pneumoencefalografia, para se confirmar o diagnóstico, o que gerava indecisão na realização dos mesmos e, consequentemente, retardo do diagnóstico.

O estudo citológico do citocentrifugado do LCR tem importância não só no diagnóstico, como também na avaliação da disseminação do tumor.

A identificação de determinados marcadores tumorais no sangue e no LCR, como alfafetoproteína, β-HCG e fosfatase alcalina placentária (PLAP), é importante para a caracterização dos tumores de células germinativas. O exame histopatológico deverá ser sempre realizado para confirmação do diagnóstico e caracterização do tipo histológico. Exceções são os tumores da ponte, devido ao grande risco cirúrgico (Fig. XVIII.5.3).

TRATAMENTO

O tratamento das crianças portadoras de tumores do SNC tem evoluído significativamente nas últimas 3 décadas, com evidente melhora da sobrevida, a qual atualmente é de 65% para todos os tumores do SNC. O sucesso do tratamento depende de fatores de prognóstico no momento do diagnóstico (Quadro XVIII.5.2). Esta melhora dos resultados, no entanto, não tem sido tão significativa quanto em outras neoplasias malignas da infância, como no caso da leucemia linfoide aguda. Crianças que sobrevivem a tumores do SNC apresentam grande risco de morbidade e mortalidade tardias.

Pouco progresso tem sido observado em alguns subgrupos de pacientes a despeito dos avanços nos métodos radiológicos de diagnóstico, técnicas cirúrgicas, radioterapia e quimioterapia. A modalidade de tratamento difere de acordo com o tipo histológico.

Atualmente, cerca de 25% dos pacientes são tratados só com cirurgia, 40% com cirurgia e radioterapia, e 30% com cirurgia, radioterapia e quimioterapia. Para os tumores de baixo grau, a ressecção completa é curativa, não havendo necessidade de outras formas de tratamento, enquanto para os tumores de alto grau de malignidade, além da cirurgia, a radioterapia e a quimioterapia estão indicadas.

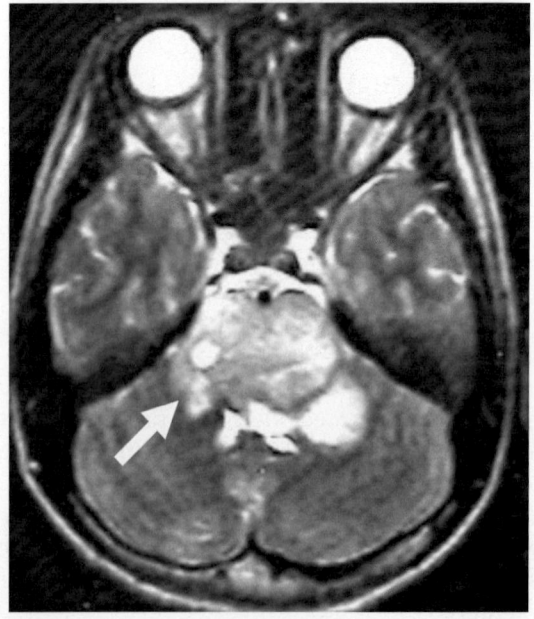

Fig. XVIII.5.3. Ressonância magnética do cérebro, mostrando grande tumor na região do tronco em criança com 10 anos de idade. (*Fonte:* Serviço de Oncologia Pediátrica do IMIP.)

Quadro XVIII.5.2. Fatores prognósticos dos tumores do SNC

Histologia
Idade
Estado funcional neurológico (Karnofsky)
Extensão da ressecção
Localização
Metástase

Avanços na cirurgia, com a utilização de modernas técnicas como a microcirurgia, a coagulação bipolar, o uso de raio *laser* com fotorradiação prévia, a emulsificação e aspiração ultrassônica, têm modificado substancialmente o sucesso do tratamento desses pacientes.

A radioterapia externa de todo o cérebro é a forma de terapia mais utilizada; no entanto, a toxicidade para os tecidos vizinhos limita o uso de doses terapêuticas ideais. Recentemente, o uso da radioterapia tridimensional (3D) tem permitido aumento da dose para o tumor, com os tecidos vizinhos recebendo doses reduzidas. A radioterapia externa é comumente iniciada 2 a 4 semanas depois da cirurgia para permitir boa cicatrização da ferida cirúrgica. Esquemas atuais para tumores primários do SNC incluem dose de 50 a 60 Gy em 25 a 30 frações, ou 64,8 Gy com radioterapia 3D conformal. Para os tumores de alto risco de disseminação para o LCR, a radioterapia cranioespinal com reforço localizado na área do tumor deve ser utilizada. Radiocirurgia ou radioterapia estereotáxica tem indicação específica – o tumor não pode ser maior que 3 ou 4 cm e não deve estar localizado em estruturas críticas como o mesencéfalo e a ponte.

A quimioterapia raramente é utilizada como forma única de tratamento. Derivados da nitrosoureia, vincristina, carboplatina, procarbazina e methotrexate têm sido utilizados em diversos esquemas terapêuticos. Para os tumores com alto risco de disseminação para o LCR, a quimioterapia intratecal tem sido utilizada.

Durante o tratamento, especial atenção deve ser dada ao monitoramento dos efeitos colaterais, que podem influenciar na qualidade de vida dos pacientes. Corticoide, geralmente dexametasona, é utilizado no pré- e pós-operatório e na fase inicial da radioterapia, para diminuir o edema cerebral. O tratamento do tumor primário pode eliminar as convulsões, mas as lesões no SNC podem continuar a predispor a convulsões. Anticonvulsivantes como fenitoína, carbamazepina, fenobarbital e ácido valproico são utilizados no controle das convulsões.

BIBLIOGRAFIA

Davis FG, Freels S, Grutsch J, Barlas S, Brem S. Survival rates in patients with primary malignant brain tumors stratified by patient age and tumor histological type: an analysis based on Surveillance, Epidemiology, and End Results (SEER) data, 1973-1991. J Neurosurg 1998; 88:1-10.

Kimball DV, Gelber RD, Li F et al. Second malignancies in patients treated for childhood acute lymphoblastic leukemia. J Clin Oncol 1998; 16:2.848-2.853.

Phillips MH, Stelzer KJ, Griffin TW, Mayberg MR, Winn HR. Stereotactic radiosurgery: a review and comparison of methods. J Clin Oncol 1994; 12:1.085-1.099.

Pizzo PA, Poplack DG (eds.). Principles and practice of pediatric oncology. Philadelphia: Lippincott-Raven, 1997; 634 p.

Ross F. Pilot test for linking population-based cancer registries with CCG/POG pediatric registries. J Ky Med Assoc 2002; 100:195-199.

Smyth MD, Horn BN, Russo C, Berger MS. Intracranial ependymomas of childhood: current management strategies. Pediatr Neurosurg 2000; 33:138-150.

Walter AW, Hancock ML, Pui CH et al. Secondary brain tumors in children treated for acute lymphoblastic leukemia at St. Jude Children's Research Hospital. J Clin Oncol 1998; 16:3.761-3.767.

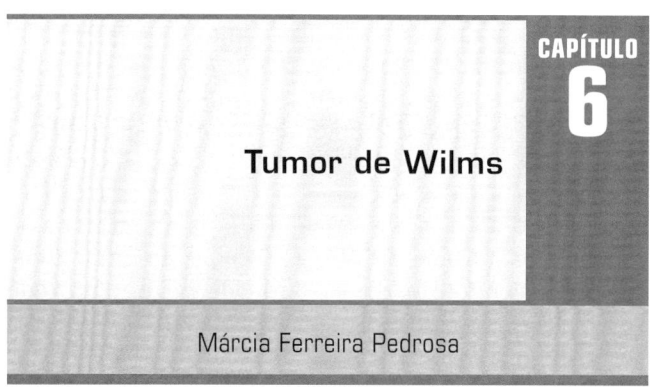

CAPÍTULO 6

Tumor de Wilms

Márcia Ferreira Pedrosa

INTRODUÇÃO

O tumor de Wilms ou nefroblastoma é a neoplasia maligna renal mais frequente da infância. Representa 5% a 6% de todas as neoplasias malignas da criança.

O tumor de Wilms representa um exemplo de história de sucesso da oncologia pediátrica e é um excelente modelo para ilustrar a importância da abordagem multidisciplinar e o desenvolvimento de grupos cooperativos no tratamento de crianças com câncer. No início do século XX, quando a única modalidade terapêutica era a ressecção cirúrgica, apenas 8% dos pacientes eram curados. Atualmente, cerca de 80% a 90% dos pacientes podem ser curados com tratamento que combina cirurgia, radioterapia e quimioterapia.

EPIDEMIOLOGIA

A incidência anual do tumor de Wilms é estimada em aproximadamente oito casos para cada 1 milhão de crianças menores de 15 anos de idade, sendo considerado o segundo tumor sólido extracraniano mais frequente na infância, logo após os neuroblastomas. Incidência mais baixa de tumor de Wilms tem sido relatada em países asiáticos, como Japão, Índia e Cingapura, assim como em crianças de origem asiática que vivem em países ocidentais, enquanto incidência mais alta é relatada em países como Nigéria e Brasil, assim como em crianças de raça negra. Em 842 neoplasias malignas em crianças menores de 15 anos de idade, atendidas no período de 1994 a 2002 no Serviço de Oncologia Pediátrica do IMIP, 84 (9,9%) eram tumores de Wilms, constituindo o terceiro tumor mais frequente.

Não parece haver diferença de incidência em relação ao sexo. Acomete crianças jovens, com média de idade de 3,5 anos ao diagnóstico, com mais de 80% dos pacientes diagnosticados abaixo dos 5 anos.

ETIOPATOGENIA

O tumor de Wilms é considerado uma neoplasia embrionária que tem origem em tecido metanefrético blastêmico. A etiologia precisa do tumor de Wilms permanece obscura, porém a predisposição genética é sugerida devido ao desenvolvimento em crianças jovens, como também a ocorrência de tumores de Wilms familiares e bilaterais e associação com anomalias congênitas, sendo as mais frequentes as anomalias genitourinárias (4,4%), hemi-hipertrofia (2,9%) e aniridia esporádica (1,1%). A associação com estas anomalias sugere algumas hipóteses sobre a genética do tumor de Wilms. O gene WT 1, assim chamado por ter sido o primeiro a ser descoberto, está localizado no cromossomo 11q13 e está associado a tumor de Wilms com anormalidades genitourinárias e aniridia, à síndrome de WAGR (Wilms, aniridia, anormalidades genitourinárias e retardo mental) e à síndrome de Drash (Wilms, hipogonadismo e nefrite). Um segundo gene, ainda não identificado, relacionado com o tumor de Wilms (WT 2) estaria relacionado com a síndrome de Beckwith-Weidemann (gigantismo pré- e pós-natal, hemi-hipertrofia, onfalocele, macroglossia, organomegalias abdominais, neoplasias embrionárias). Existem no mínimo quatro genes envolvidos com o tumor de Wilms, sendo dois familiares (FTW1 e FTW2) ainda não identificados, mas sugere-se que estejam no 17q e 19q.

PATOLOGIA

O tumor de Wilms geralmente é um tumor localizado. Classicamente, à microscopia o tumor é trifásico, com elementos epiteliais, blastêmicos e estromais presentes. A anaplasia, que ocorre em cerca de 5% dos casos de TW, caracterizada pela presença de células grandes (tamanho três vezes maior que o normal), núcleo hipercromático e mitoses anômalas, são histologicamente subdivididas, de acordo com sua distribuição, em anaplasia focal e anaplasia difusa. É considerada focal quando está confinada a uma região bem delimitada dentro do tumor primário e difusa é caracterizada pela presença de anaplasia em sítios metastáticos ou localizada difusamente no tumor primário. O conhecimento desses conceitos é importante, uma vez que o tumor de Wilms é, do ponto de vista histológico, subdividido em histologia favorável (tumores sem anaplasia ou com anaplasia focal) e histologia desfavorável (tumores com anaplasia difusa), tendo esta subclassificação significado prognóstico e implicação terapêutica. Atualmente, acredita-se que o local da anaplasia é mais importante do que a quantidade de anaplasia.

Dois tumores renais que eram considerados subtipos histológicos desfavoráveis de tumor de Wilms são hoje considerados entidades distintas: tumor rabdoide renal, neoplasia altamente maligna frequentemente diagnosticada em crianças em idades mais jovens, e sarcoma de células claras renal, que geralmente acomete crianças mais velhas e apresenta tendência a metastatizar para os ossos.

CLÍNICA

O conhecimento a respeito das manifestações clínicas do TW é extremamente importante para evitar o retardo no diagnóstico. A manifestação clínica mais comum do TW é a presença de massa abdominal de crescimento assintomático, 80% das vezes percebida incidentalmente pelos familiares. O estado geral é frequentemente conservado, e aproximadamente 50% dos pacientes podem se queixar de dor abdominal, vômitos, ou ambos. Hematúria micro ou macroscópica pode estar presente em 30% das crianças. Hipertensão arterial está presente em até 25% dos pacientes, resultante da isquemia renal secundária à compressão da artéria renal.

O TW geralmente se revela ao exame físico como um tumor de superfície lisa, fixo, e que ocupa a loja renal, normalmente não ultrapassando a linha média. São tumores localizados, porém 10% a 15% dos pacientes têm doença metastática ao diagnóstico, sendo o pulmão e o fígado (Fig. XVIII.6.1A e B) os principais sítios de disseminação hematogênica. Cerca de 5% das crianças apresentam tumores bilaterais ao diagnóstico (Fig. XVIII.6.2).

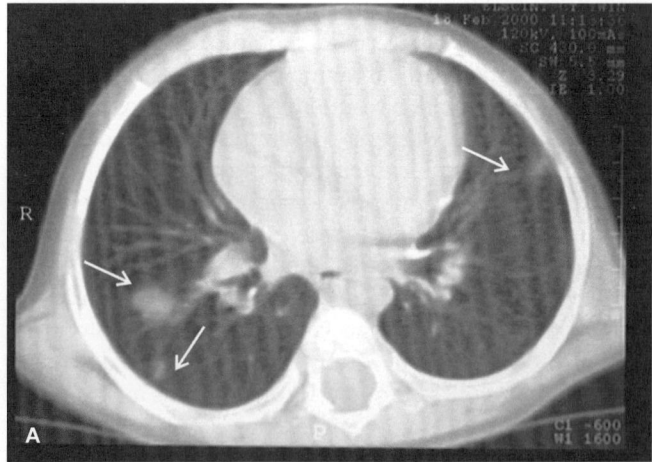

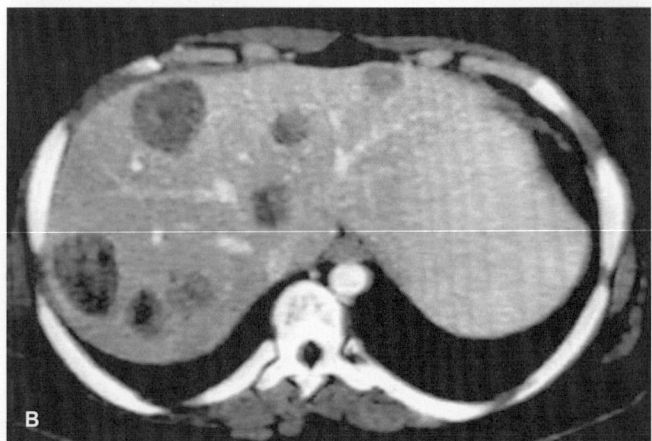

Fig. XVIII.6.1A. Tomografia pulmonar revelando múltiplas metástases em ambos pulmões, em criança portadora de tumor de Wilms; e **B.** Tomografia abdominal revelando múltiplas metástases hepática em criança portadora de tumor de Wilms.

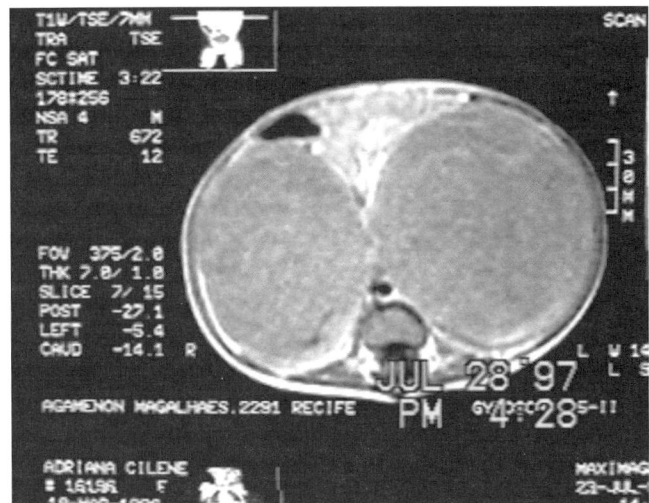

Fig. XVIII.6.2. Tomografia do abdome revelando tumor de Wilms bilateral.

O diagnóstico diferencial inclui outros tumores abdominais, como neuroblastoma, hepatoblastoma, sarcoma de células claras renal, tumor rabdoide, e patologias benignas que envolvem o rim, como displasia renal multicística, hematomas e hidronefrose. Em recém-nascidos e lactentes jovens, a maioria dos tumores renais é benigna, como o nefroma mesoblástico.

DIAGNÓSTICO

Hemograma, dosagens bioquímicas e estudo do sedimento urinário para pesquisa de hematúria microscópica são exames iniciais na avaliação do paciente com suspeita diagnóstica de TW. O estudo por imagens inclui ultrassonografia abdominal que, além de revelar o tumor, avalia a veia renal, a cava inferior para detecção de trombos e o rim contralateral; tomografia computadorizada é importante na definição dos limites do tumor e avaliação dos linfonodos; radiografia do tórax é útil para a avaliação de metástase pulmonar. O papel da tomografia de tórax no diagnóstico é controverso. Não está bem definido se pacientes com metástases pulmonares detectadas apenas pela tomografia exigem tratamentos mais agressivos.

ESTADIAMENTO

O tumor de Wilms geralmente é estadiado de acordo com o National Wilms Tumor Study (NWTS):

- **Estádio I** – tumor confinado ao rim e completamente ressecado. A superfície da cápsula é intacta e não há tumor residual nas margens da ressecção.
- **Estádio II** – o tumor se estende além do rim, mas é totalmente ressecado. Pode haver extensão do tumor para o tecido perirrenal, invasão dos vasos e ruptura da cápsula com disseminação local. O tumor poderá ter sido biopsiado previamente. Ausência de tumor nas margens da ressecção.
- **Estádio III** – tumor confinado ao abdome com um ou mais dos seguintes achados:
  - Envolvimento de linfonodos retroperitoneais.
  - Ruptura tumoral com contaminação difusa.
  - Resto tumoral macroscópico
- **Estádio IV** – metástases a distância, principalmente para os pulmões, linfonodos a distância e fígado.
- **Estádio V** – tumor bilateral.

Em um total de 84 pacientes atendidos no IMIP, 16,6% se encontravam em estádio I, 17,8% em estádio II, 46,5% em estádio III, 14,3% em estádio IV e 4,8% em estádio V (Fig. XVIII.6.3), revelando maior incidência de doença em estádios mais avançados III e IV do que a relatada na literatura.

TRATAMENTO

Grupos cooperativos, destacando-se entre eles o NWTS e a SIOP (Société Internationale d´Oncologie Pédiatrique), concentram esforços com o objetivo de alcançar uma terapia mutimodal, baseada em grupos de risco, intensificando o tratamento para pacientes de alto risco e com pior prognóstico, e reduzindo para aqueles pacientes de baixo risco com melhor prognóstico.

O tratamento utiliza a combinação de cirurgia, quimioterapia e radioterapia. A cirurgia tem como objetivo não só a remoção do tumor, mas também é de fundamental importância para um correto estadiamento; daí a necessidade de que esses pacientes sejam operados por cirurgiões pediátricos com experiência em oncologia pediátrica. Atenção especial deverá ser dada no sentido de se evitar a ruptura do tumor, impedindo a disseminação tumoral para a cavidade abdominal. As veias renais e cava inferior deverão ser examinadas à procura de trombos. Linfonodos retroperitoneais devem ser inspecionados e biopsiados. O rim contralateral deverá ser meticulosamente examinado para afastar a presença de tumor.

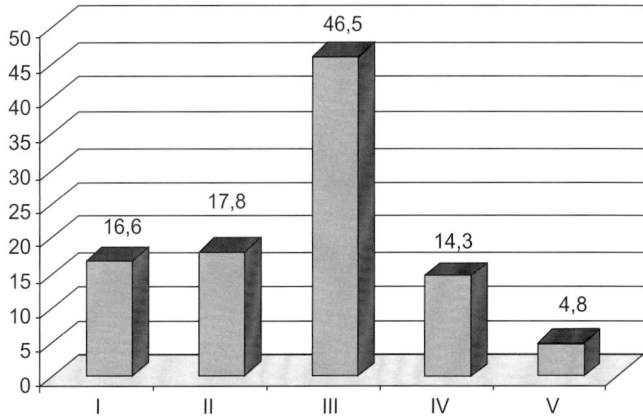

Fig. XVIII.6.3. Distribuição por estadiamento de 84 crianças portadoras de tumor de Wilms atendidas no Serviço de Oncologia Pediátrica do IMIP no período de 1994 a 2002.

Após a cirurgia, tratamento adjuvante com quimioterapia e, quando necessário, radioterapia deverá ser instituído. O tratamento quimioterápico na maioria dos serviços de oncologia pediátrica baseia-se em protocolos do NWTS e da SIOP, e os fármacos mais efetivos são vincristina, actinomicina e adriamicina. A radioterapia é recomendada para estádios mais avançados, sendo omitida em estádios mais baixos e de histologia favorável. O NWTS não adota o uso de quimioterapia pré-operatória, como é preconizada pelo grupo da SIOP. Uma das vantagens da quimioterapia pré-operatória seria a de reduzir o risco de ruptura tumoral peroperatória; a desvantagem seria o uso de quimioterapia desnecessária, no caso de o tumor em questão não ser um tumor maligno, o que acontece em cerca de 5% dos casos. Nos tumores bilaterais (estádio V), o objetivo é preservar o máximo possível de tecido renal funcional. A conduta deve ser individualizada, com judiciosa indicação de cirurgia, radioterapia e quimioterapia. Sobrevida em torno de 80% em pacientes em estádio V é descrita pelo NWTS e SJCRH.

FATORES PROGNÓSTICOS

Mais de 80% dos pacientes com tumores de Wilms estão sendo curados, e os pacientes considerados de baixo risco apresentam taxas de sobrevida próximas a 100%. No Serviço de Oncologia Pediátrica do IMIP, no período de 1994 a 2002, a sobrevida global de 84 crianças portadoras de TW, tratadas com protocolos baseados no NWTS e no grupo brasileiro para tratamento de tumor de Wilms, foi de 69% (Fig. XVIII.6.4), abaixo do que é descrito na literatura, o que se justifica pelo maior número de pacientes em estádios III e IV atendidos no serviço; no entanto, quando analisados por estadiamento, os nossos resultados são próximos aos descritos na literatura (Fig. XVIII.6.5).

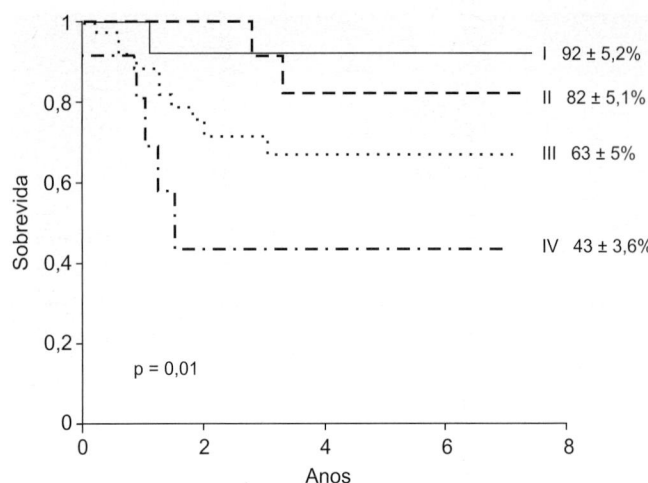

Fig. XVIII.6.5. Sobrevida por estadiamento (Kaplan-Meier) de 84 crianças portadoras de Tumor de Wilms tratadas no Serviço de Oncologia Pediátrica do IMIP no período de 1994 a 2002.

Muitos fatores prognósticos têm sido identificados com o estadiamento, ou seja, a extensão da doença, e a histologia representando as duas variáveis prognósticas mais significativas. Outros fatores prognósticos biológicos vêm sendo recentemente identificados, entre eles a perda de heterozigosidade do 16q e 1p, porém ainda necessitam de estudos que confirmem sua importância.

BIBLIOGRAFIA

Alfer W Jr. de Camargo B, Assuncao MC. Management of synchronous bilateral Wilms tumor: Brazilian Wilms Tumor Study Group experience with 14 cases. Brazilian Wilms Tumor Cooperative Group, São Paulo, Brazil. J Urol 1993; 150(SPT1):1.456-1.459.

Bonadio JF, Storer B, Norkool P et al. Anaplastic Wilms' tumor: clinical and pathologic studies. J Clin Oncol 1985; 3:513-520.

Dome JS, Coppes MJ. Recent advances in Wilms tumor genetics. Curr Opin Pediatr 2002; 14:5-11.

Faria P, Beckwith JB, Mishra K et al. Focal versus diffuse anaplasia in Wilms tumor – new definitions with prognostic significance: a report from the National Wilms Tumor Study Group. Am J Surg Pathol 1996; 20:909-920.

Gurney JG, Severson RK, Davis S, Robison LL. Incidence of cancer in children in the United States. Sex-, race-, and 1-year age-specific rates by histologic type. Cancer 1995; 75:2.186-2.195.

Hing S, Lu YJ, Summersgill B et al. Gain of 1q is associated with adverse outcome in favorable histology Wilms' tumors. Am J Pathol 2001; 158:393-398.

Parkin DM, Stiller CA, Draper GJ, Bieber CA. The international incidence of childhood cancer. Int J Cancer 1988; 42:511-520.

Wagner L, Hill DA, Fuller C et al. Treatment of metastatic rhabdoid tumor of the kidney. J Pediatr Hematol Oncol 2002; 24:385-388.

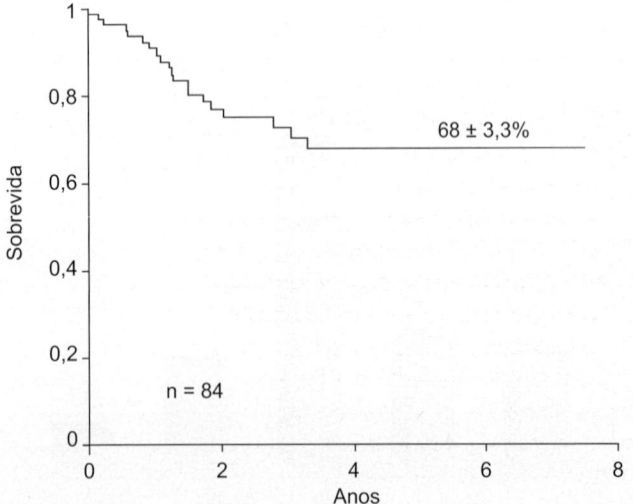

Fig. XVIII.6.4. Sobrevida global (Kaplan-Meier) de 84 crianças portadoras de tumor de Wilms tratadas no Serviço de Oncologia Pediátrica do IMIP no período de 1994 a 2002.

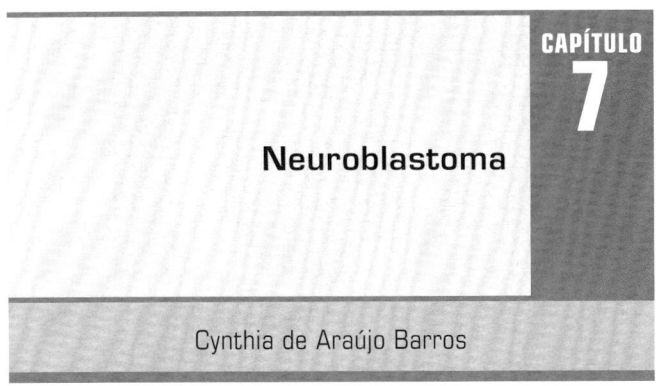

Neuroblastoma

Cynthia de Araújo Barros

INTRODUÇÃO E EPIDEMIOLOGIA

O neuroblastoma é um tumor maligno do sistema nervoso simpático, sendo derivado das células das cristas neurais. Possui comportamento biológico marcante, visto poder apresentar regressão espontânea ou evoluir rapidamente para doença avançada, causando a morte do paciente. É o tumor sólido extracraniano mais frequente da infância, correspondendo a 8% de todos os tumores malignos da infância. Incide principalmente nas crianças com menos de 5 anos, sendo que cerca de 50% acometem crianças abaixo de 2 anos de idade. Em 1.351 diagnósticos de neoplasias malignas em crianças menores de 15 anos de idade, atendidas no período de 1995 a 2005 no Serviço de Oncologia Pediátrica do IMIP, 112 (8,3%) eram neuroblastomas, constituindo o quarto tumor mais frequente, com 88,4% apresentando-se em estádios de doença avançada III e IV (Fig. XVIII.7.1).

HISTOLOGIA

Histologicamente, o neuroblastoma se caracteriza por ser um tumor constituído por células primitivas pequenas e arredondadas, e como tal deve ser distinguido de tumores como linfoma não Hodgkin, sarcoma de Ewing e rabdomiossarcoma. A presença de formação em roseta e o achado de neurofibrilas ajudam no diagnóstico diferencial destes tumores, além da imunoistoquímica, que determina o padrão específico de cada tumor, com positividade para sinaptofisina, enolase e cromogranina no caso do neuroblastoma. Os tumores do sistema nervoso simpático podem apresentar diferentes graus de maturação – desde o estágio de neuroblasto, em que são chamados neuroblastomas, até estágios com diferenciação, em que são chamados ganglioneuroblastomas e ganglioneuromas, sendo respectivamente uma forma transicional (formas maduras e imaturas) e uma forma madura ou tumor benigno. Foi descrita por Shimada uma classificação histológica mais detalhada, considerando o grau de diferenciação celular, o aspecto do estroma celular, o índice mitótico e a idade ao diagnóstico.

CLÍNICA

A apresentação do neuroblastoma varia de acordo com a área anatômica envolvida e a extensão da doença. Cerca de 70% são abdominais; destes, 40% são de medula adrenal e 30%, de gânglios retroperitoneais. Dos 30% restantes, 15% são do mediastino. Os sintomas são variáveis e pode constar de astenia, anorexia, emagrecimento, náusea, dor óssea, dor abdominal e diarreia. Têm sido relatados casos de neuroblastoma associados à diarreia crônica, de modo que se deve considerar a possibilidade do diagnóstico de neuroblastoma na presença de diarreia crônica persistente de causa inexplicável, como deve também ser incluído no diagnóstico diferencial da hipertensão arterial de causa desconhecida da criança. O neuroblastoma abdominal é a forma mais comum de apresentação, em geral crescendo silenciosamente e atingindo grandes tamanhos sem provocar sintomas ou sinais.

Os sintomas são inespecíficos, como dor abdominal, anorexia e alteração do hábito intestinal. O tumor pode se estender para o canal espinal e comprimir a medula, provocando alterações neurológicas como paralisia, parestesia e alteração do ritmo intestinal e urinário. Quando no mediastino, o diagnóstico em geral é mais precoce, devido a sintomas decorrentes da compressão das vias aéreas. Algumas vezes, o paciente apresenta a chamada síndrome de Horner, que consta de miose, ptose palpebral, enoftalmia e anidrose. Quando o neuroblastoma está em fase avançada com doença disseminada, o paciente apresenta acentuado comprometimento do estado geral, podendo manifestar proptose e equimoses periorbitais uni ou bilateralmente (Fig. XVIII.7.2 A e B).

O neuroblastoma muito dificilmente compromete o sistema nervoso central, quer como doença primária ou metastática. Doença metastática pode ocorrer por via linfática ou hematogênica, sendo os principais sítios os ossos, fígado, medula óssea, linfonodos e pele. O envolvimento do esqueleto é frequente, principalmente em pacientes com doença avançada. O paciente apresenta dor óssea, edema local e, em alguns casos, fratura pato-

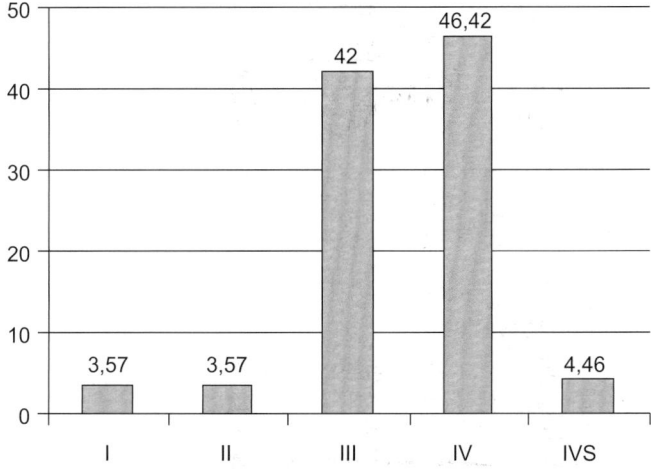

Fig. XVIII.7.1. Distribuição, por estadiamento, de 112 pacientes portadores de neuroblastoma atendidos no Serviço de Oncologia Pediátrica do IMIP de 1995 a 2005.

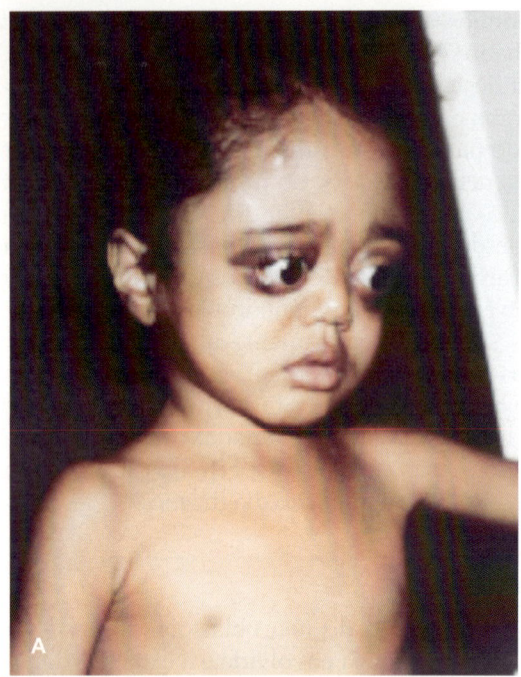

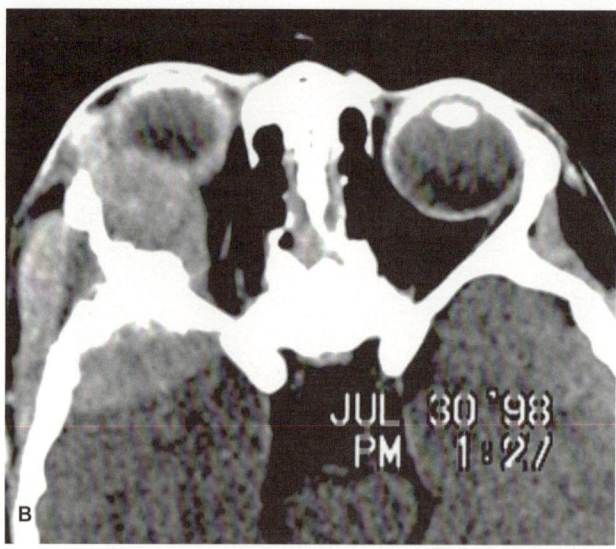

Fig. XVIII.7.2. Criança portadora de neuroblastoma – estádio IV (Serviço de Oncologia Pediátrica do IMIP). **A.** Neuroblastoma, metástases para crânio, exoftalmia e equimoses bipalpebrais; e **B.** Tomografia do crânio mostrando tumor retro-orbitário.

lógica. A infiltração de pele, quando ocorre em crianças menores de 1 ano, tende a se apresentar em forma de nódulos azulados. O neuroblastoma pode estar associado a algumas síndromes como a de Pepper, que ocorre mais em lactentes (Fig. XVIII.7.3) e caracteriza-se por aumento acentuado do fígado, levando a um quadro de insuficiência respiratória por compressão.

Aproximadamente 2% dos casos se apresentam com a síndrome de Kinsbourne, também conhecida como "síndrome da dança dos olhos", caracterizada por opsoclônus, polimioclonias e ataxia cerebelar, que geralmente regridem com o tratamento específico.

Em um levantamento das queixas mais apresentadas pelos pacientes do Serviço de Oncologia Pediátrica do IMIP em um período de 10 anos (1995-2005), as mais comuns foram febre (58,8%), perda de peso (49,5%), aumento de volume e dor abdominal (43,3% e 39,2%), além de palidez (33%).

ESTADIAMENTO

O estadiamento atualmente mais aceito é o INSS (International Neuroblastoma Staging System):

- **Estádio I** – tumor localizado, confinado à área de origem; ressecção completa grosseira, com ou sem doença microscópica residual. Linfonodos ipsolaterais e contralaterais identificáveis microscopicamente negativos.
- **Estádio IIA** – tumor unilateral com ressecção incompleta grosseira. Linfonodos ipsolaterais e contralaterais identificáveis microscopicamente negativos.
- **Estádio IIB** – tumor unilateral com ressecção completa ou incompleta grosseira. Linfonodos ipsolaterais positivos e contralaterais identificáveis microscopicamente negativos.
- **Estádio III** – tumor infiltrando-se além da linha média com ou sem envolvimento de linfonodos regionais, ou tumor unilateral com linfonodos contralaterais positivos, ou tumor da linha média com envolvimento dos linfonodos bilaterais.
- **Estádio IV** – tumor disseminado para linfonodos distantes, medula óssea, ossos, fígado ou outros órgãos.
- **Estádio IVS** – tumor primário localizado como definido no estádio I ou II, com disseminação limitada para o fígado, pele ou medula óssea, sem metástase para ossos.

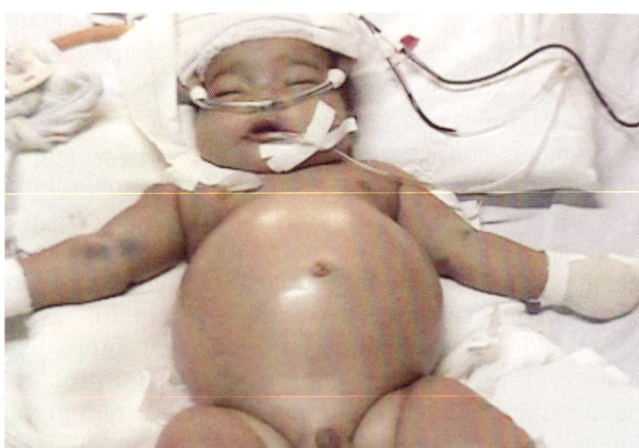

Fig. XVIII.7.3. Lactente portador de neuroblastoma, estádio IVS, com a síndrome de Pepper. Nota-se acentuado aumento do volume abdominal. (*Fonte:* Serviço de Oncologia Pediátrica do IMIP.)

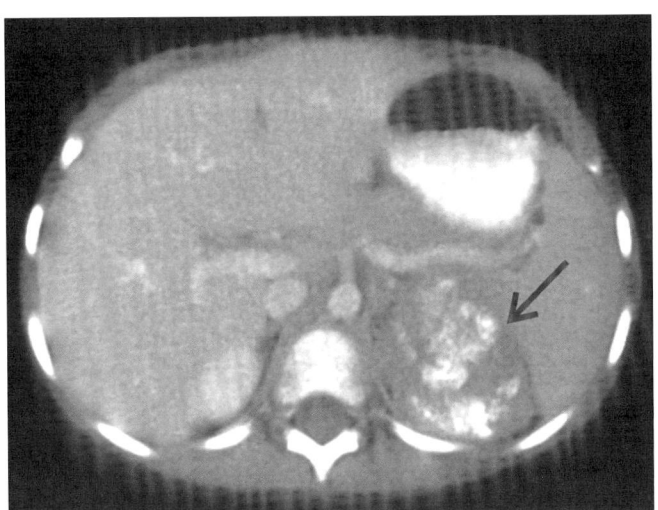

Fig. XVIII.7.4. Tomografia computadorizada do abdome mostrando grande tumor em região de adrenal, com evidentes calcificações grosseiras. (*Fonte:* Serviço de Oncologia Pediátrica do IMIP.)

O prognóstico para pacientes com doença avançada (estádios III e IV) permanece muito baixo mesmo com terapia agressiva, que também aumenta a morbimortalidade. Nos pacientes que evoluíram para óbito no Serviço de Oncologia Pediátrica, 95% tinham doença avançada ao diagnóstico.

Quadro XVIII.7.1. Grupos de risco relacionados ao prognóstico e tratamento proposto

Grupo de Risco	Prognóstico/ sobrevida	Tratamento
Baixo risco	> 90%	Cirurgia
Risco intermediário	80% a 90%	Cirurgia Quimioterapia
Alto risco	< 30%	Cirurgia Quimioterapia Transplante de medula autólogo Terapia experimental

DIAGNÓSTICO

No diagnóstico do neuroblastoma, deve-se considerar a história clínica e imagens radiológicas – radiografia, ultrassonografia, tomografia (Fig. XVIII.7.4), ressonância magnética, cintilografia com Tc99 e iodo-metil-benzilguanidina (IMBG). Dosagens de catecolaminas na urina (VMA e HVA), mielograma, biópsia de medula óssea e biópsia do tumor primário são exames que definem o diagnóstico. O mielograma é exame obrigatório, faz parte da investigação inicial, visto poder determinar o diagnóstico evitando procedimentos mais invasivos.

TRATAMENTO

O tratamento é feito principalmente com base no estadiamento e em algumas características clínicas e biológicas, que constituem os fatores de prognóstico. Os principais fatores de prognóstico são: idade, estadiamento, amplificação do N-MYC, índice de DNA (ploidia), perda de material gênico (1p-, 11p-, 14p-), expressão de receptores TRK-A, B, C e histologia, o que classifica as crianças como de baixo, intermediário e ou de alto risco, como mostrado no Quadro XVIII.7.1. Assim, para pacientes com menos de 1 ano, com estádios I ou II e com o N-MYC não amplificado, o tratamento é apenas cirúrgico, com sobrevida próxima de 100%.

No estádio IVS, a recomendação é expectar, com observação por um período de até 3 meses, pois uma boa porcentagem desses pacientes apresenta remissões espontâneas; no entanto, caso haja evidência de progressão da doença ou se há comprometimento clínico, a quimioterapia deverá ser iniciada imediatamente. Crianças com mais de 1 ano, e as que se enquadram em risco intermediário ou de alto risco, são tratadas com cirurgia e quimioterapia.

BIBLIOGRAFIA

Brodeur GM, Maris JM. Neuroblastoma. In: Pizzo PA, Poplack DG. Principles and Practice of Pediatric Oncology. 5ª ed. Philadelphia: Lippincott Williams & Wilkins, 2006:933-970.

Henry MCW, Tashjian DB, Breuer CK. Neuroblastoma Update. Curr Opin Oncol 2005; 17(1):19-23.

Maris JM, Hogarty MD, Bagatell R, Cohn SL. Neuroblastoma. Lancet 2007; 369(9579):2.106-2.120.

Park JR, Eggert A, Caron K. Neuroblastoma: biology, prognosis, and treatment. Pediatr Clin North Am 2008; 55(1):97-120.

Triche TJ, Hicks J, Sorenden HB. Diagnostic pathology of pediatric malignancies. In: Pizzo PA, Poplack DG. Principles and practice of pediatric oncology. 5ª ed. Philadelphia: Lippincott Williams & Wilkins, 2006:160-184.

Weinstein JL, Katzenstein HM, Cohn SL. Advances in the diagnosis and treatment of neuroblastoma. Oncologist 2003; 8(3):288-292.

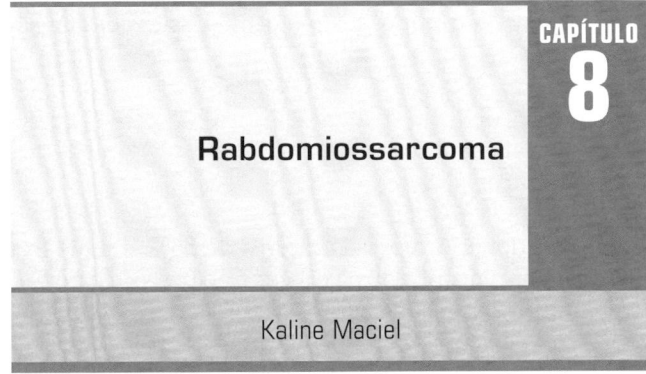

CAPÍTULO 8

Rabdomiossarcoma

Kaline Maciel

INTRODUÇÃO E EPIDEMIOLOGIA

O rabdomiossarcoma (RMS) é o tipo mais comum de sarcoma de partes moles nas primeiras 2 décadas de vida, e é originado de células mesenquimais primitivas. O RMS é um tumor complexo, altamente maligno, que

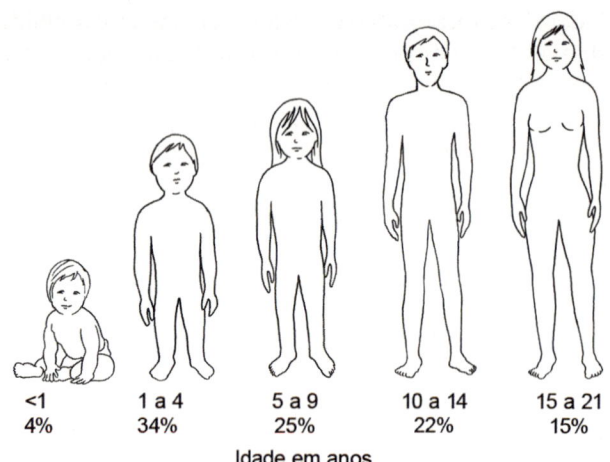

Fig. XVIII.8.1. Incidência de rabdomiossarcoma de acordo com a idade ao diagnóstico. (*Fonte:* Children's Oncology Group.)

pode se originar em qualquer órgão ou tecido que não seja o osso, disseminando-se para os pulmões, medula óssea, ossos, linfonodos e outros locais. Tem potencial para se diferenciar em músculo esquelético, porém pode ocorrer em locais desprovidos de músculo estriado, como o ducto biliar, a bexiga e a vagina.

O RMS representa cerca de 6% de todas as neoplasias malignas da infância, e acomete principalmente as crianças menores de 7 anos de idade, sendo discretamente mais frequente nos meninos (Fig. XVIII.8.1)

ETIOLOGIA

A maioria dos RMS ocorre esporadicamente. Seu desenvolvimento pode estar associado a algumas síndromes familiares, como neurofibromatose, síndrome do alcoolismo fetal, síndrome de Li-Fraumeni (mutação do gene p53), síndrome de Beckwith-Weidemann e determinadas alterações cromossômicas.

HISTOLOGIA

Existem quatro tipos histológicos clássicos de RMS:

- Alveolar.
- Embrionário.
- Embrionário-botrioide.
- Pleomórfico.

O embrionário representa cerca de 56%, é mais frequentemente encontrado na cabeça e no pescoço e no trato genitourinário. O alveolar é o segundo mais frequente, representando 20%; geralmente atinge o tronco, extremidades ou região perianal. Acomete crianças maiores de 13 anos e está correlacionado com pior prognóstico. O botrioide, uma variante do embrionário, ocorre em qualquer local de submucosa e é mais frequentemente encontrado no trato genitourinário e na cabeça e pescoço; acomete crianças menores e representa cerca de 5% de todos os tipos histológicos. O pleomórfico, também conhecido como forma adulta, é, portanto, raro na criança, representando menos de 1%; geralmente se localiza nas extremidades e tronco. O estudo dos marcadores tumorais utilizando técnicas de imunoistoquímica permite melhor identificação dos RMSs. Os principais marcadores são actina, miosina, desmina e mioglobina.

Clínica

Os sinais e sintomas estão relacionados com o local primário do tumor e as metástases. Geralmente, é notada uma massa de crescimento persistente e indolor, podendo originar-se em qualquer parte do corpo, predominando na cabeça e pescoço (35% a 40%), trato genitourinário (25%), extremidades (20%), e outros locais (10%).

Dos RMSs de cabeça e pescoço, 25% são de órbita, 50%, paramenígeos, e 25% em face, orofaringe, laringe e pescoço (Fig. XVIII.8.2). Os de órbita em geral produzem proptose; os paramenígeos frequentemente acometem a nasofaringe, os seios paranasais, o ouvido médio e a mastoide, podendo infiltrar o sistema nervoso central provocando paralisias de nervos cranianos. Os genitourinários são geralmente de bexiga, próstata e vagina, podendo levar a obstrução urinária, hematúria e infecções de repetição. O botrioide de vagina acomete principalmente crianças menores de 4 anos e se apresenta como protrusão em "cacho de uva" (Fig. XVIII.8.3). Os tumores paratesticulares cursam com dor e aumento escrotal unilateral. Deverão ser diferenciados de hidrocele, lipoma de cordão, hérnia encarcerada e torsão de testículo.

Os RMS, de extremidades caracterizam-se por vermelhidão e inchaço no local, que pode ser ou não dolorido. São frequentemente confundidos com hematomas traumáticos, o que pode retardar o diagnóstico. Os tumores primários de retroperitônio usualmente crescem assintomáticos até se transformarem em grandes massas, provocando compressão de estruturas vizinhas e dor. Os

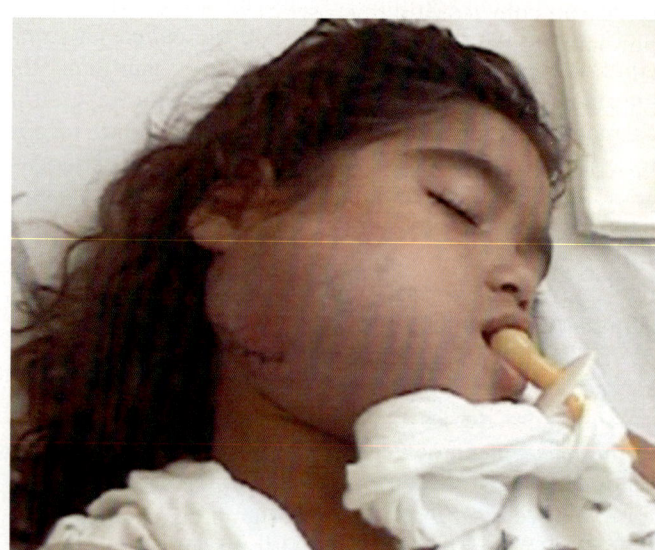

Fig. XVIII.8.2. Rabdomiossarcoma de face. (*Fonte:* Serviço de Oncologia Pediátrica do IMIP.)

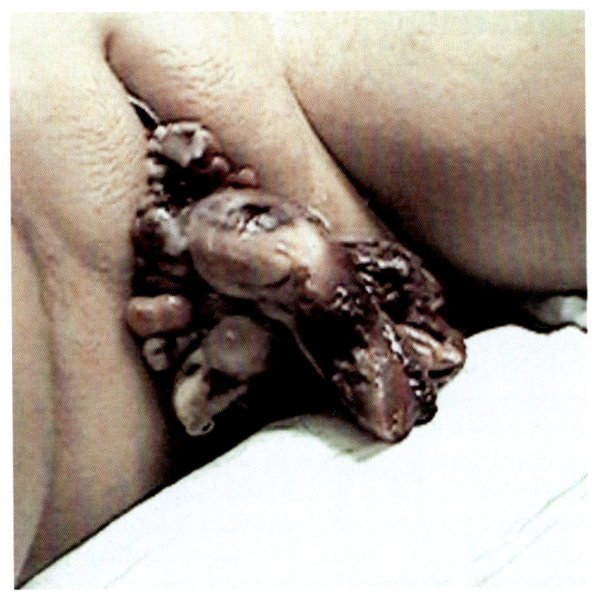

Fig. XVIII.8.3. Rabdomiossarcoma botrioide de vagina. (*Fonte: Serviço de Oncologia Pediátrica do IMIP.*)

de árvore biliar podem apresentar icterícia obstrutiva e febre, e o diagnóstico diferencial deverá ser feito com hepatite e icterícia obstrutiva, como, por exemplo, por cisto de colédoco.

As metástases ocorrem por via hematogênica e linfática, e os locais mais frequentes são pulmões, fígado, medula óssea, ossos, linfonodos e sistema nervoso central.

ESTADIAMENTO

Os estudos IV e V do Intergroup Rhadomyosarcoma Study (IRS) classificam os pacientes de acordo uma combinação de extensão da doença e ressecabilidade cirúrgica, definindo grupos de I a IV. São considerados grupo I, doença localizada, de qualquer tamanho, totalmente ressecada; grupo II, doença localizada com ressecção com resíduo microscópico; grupo III, doença parcialmente ressecada ou apenas biopsiada; e grupo IV, com metástase a distância (Quadro XVIII.8.1). Os pacientes são ainda classificados, de acordo com a localização primária do tumor, em: (a) Estádio I, tumores localizados em órbita, cabeça e pescoço (não parameníngeo), genitourinário (exceto bexiga e próstata); (b) estádio II, os localizados em sítios que não os do estádio I, que tenham tamanho menor que 5 cm de diâmetro e sem linfonodos comprometidos; (c) estádio III, aqueles que ocorrem em locais diferentes do estádio I, que tenham mais de 5 cm de diâmetro e que apresentem linfonodos regionais comprometidos; e (d) estádio IV, doença disseminada.

PROGNÓSTICO

Os principais fatores de prognóstico são extensão da doença (grupo), estadiamento, local do tumor primário e tipo histológico. As crianças menores têm melhor prognóstico, em relação às maiores, assim como os tumores genitourinários (exceto bexiga e próstata), órbita e cabeça e pescoço não parameníngeo. Os pacientes dos grupos I e II (doença totalmente ressecada) têm melhor prognóstico (86% de sobrevida) do que os dos grupos III e IV. O tipo histológico tem grande importância prognóstica, sendo os embrionários de melhor prognóstico (83%), enquanto os alveolares são os de pior prognóstico (55%).

DIAGNÓSTICO

O diagnóstico do RMS da criança é feito por meio dos dados da história clínica, exame físico e exames complementares. O hemograma e dosagens bioquímicas fornecem informações adicionais para a avaliação da doença. Radiografia do tórax, ultrassonografia, tomografia computadorizada, ressonância magnética e cintilografia hepática e do esqueleto são exames necessários para determinar o diagnóstico, mas também para avaliar a extensão da doença.

Estudo citológico do líquido cefalorraquidiano (LCR) é indicado nos tumores parameníngeos de cabeça e pescoço, para identificação de células tumorais, devido à infiltração do SNC.

TRATAMENTO

Notável progresso no tratamento do RMS tem sido observado nos últimos 30 anos, com acentuado aumento da taxa de sobrevida, que era de aproximadamente 25%, em 1970, e atualmente é de 75% (Fig. XVIII.8.4).

Quadro XVIII.8.1. Estadiamento – rabdomiossarcoma

Estádio	Local	Tamanho	Linfonodo	Metástase
I	Órbita, cabeça e pescoço (não parameníngeo), genitourinário (exceto bexiga e próstata)	Todos	N0 ou N1 ou Nx	Ausente
II	Bexiga, próstata, extremidades, parameníngeo, tronco, retroperitônio	≤ 5 cm	N0 ou Nx	Ausente
III	Bexiga, próstata, extremidades, parameníngeo, tronco, retroperitônio	≤ 5 cm > 5 cm	N1 N0 ou N1 ou Nx	Ausente
IV	Todos	Todos	N0 ou N1 ou Nx	Presente

N0, linfonodo regional não comprometido; N1, comprometido; Nx, não estudado.

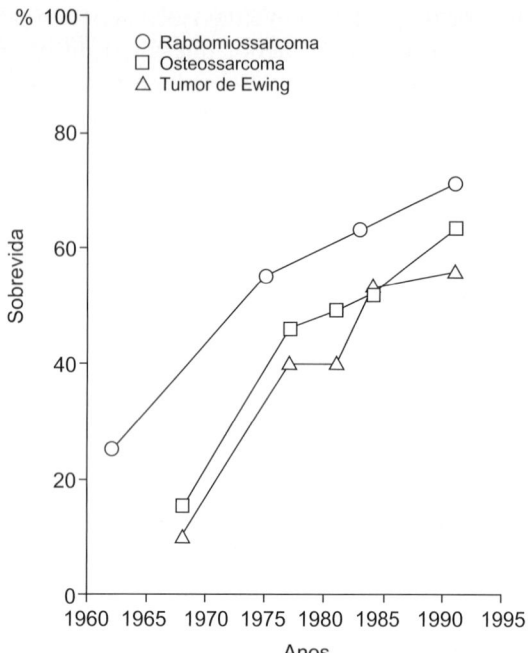

Fig. XVIII.8.4. Sobrevida em 5 anos de crianças portadoras de rabdomiossarcoma, osteossarcoma e tumor de Ewing. Dados de Eilber, Horowitz et al., Crist e Kun, e do Surveillance, Epidemiology, and End Results Program. (Ries L, National Cancer Institute: personal communication.)

Vários fatores são responsáveis por este sucesso. Primeiro, o reconhecimento, no final da década de 1960, de que o RMS é uma doença altamente heterogênea, em termos de localização, apresentação e extensão da doença e histologia, e que cada um destes fatores estava associado à sobrevida.

Em vista de disseminação hematogênica ocorrer precocemente nos RMSs, a quimioterapia é uma arma importante no tratamento desses pacientes e associa-se a cirurgia e radioterapia, as quais têm papel fundamental no controle local da doença. Sempre que possível, deve ser tentada ressecção total do tumor, evitando-se apenas quando implicar perdas funcionais e estéticas inaceitáveis. A radioterapia é altamente efetiva no controle local do tumor; no entanto, se possível, deve ser evitada em crianças menores devido aos seus efeitos colaterais, principalmente no crescimento. A intensidade do tratamento depende dos fatores de prognóstico; assim, em pacientes de bom prognóstico, como os com tumores de cabeça e pescoço, da órbita e genitourinário, a cirurgia não deve ser mutiladora, pois esses pacientes respondem muito bem a uma quimioterapia pouco agressiva com utilização de apenas dois fármacos (vincristina e actinomicina), e a radioterapia é reservada para aqueles com doença não totalmente ressecada. Para os outros pacientes com fatores prognósticos adversos, os regimes de quimioterapia são bem mais agressivos, com associação de vários fármacos, e a radioterapia é sempre utilizada em altas doses.

BIBLIOGRAFIA

Arndt CA, Crist WM. Common musculoskeletal tumors of childhood and adolescence. N Engl J Med 1999; 341:342-352.

Baker KS, Anderson JR, Link MP et al. Benefit of intensified therapy for patients with local or regional embryonal rhabdomyosarcoma: results from the intergroup rhabdomyosarcoma study IV [In Process Citation]. J Clin Oncol 2000; 18:2.427-2.434.

Gurney JG, Severson RK, Davis S, Robison LL. Incidence of cancer in children in the United States. Sex-, race-, and 1-year age-specific rates by histologic type. Cancer 1995; 75:2.186-2.195.

Pappo AS, Anderson JR, Crist WM et al. Survival after relapse in children and adolescents with rhabdomyosarcoma: A report from the intergroup rhabdomyosarcoma study group [In Process Citation]. J Clin Oncol 1999; 17:3.487-3.493.

Qualman SJ, Coffin CM, Newton WA et al. Intergroup Rhabdomyosarcoma Study: update for pathologists. Pediatr Dev Pathol 1998; 1:550-561.

Raney RB. Soft-tissue sarcoma in childhood and adolescence. Curr Oncol Rep 2002; 4:291-298.

Stiller CA, Parkin DM. International variations in the incidence of childhood soft-tissue sarcomas. Paediatr Perinat Epidemiol 1994; 8:107-119.

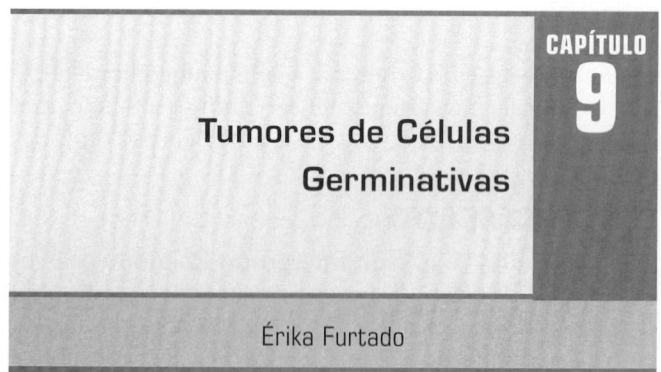

CAPÍTULO 9

Tumores de Células Germinativas

Érika Furtado

INTRODUÇÃO E EPIDEMIOLOGIA

Os tumores de células germinativas (TCG) são originados das células primitivas germinativas ou das células embrionárias totipotentes. Eles podem ser gonadais ou extragonadais, são raros na criança, têm uma incidência de 2,4 casos para cada 1 milhão de crianças menores de 15 anos de idade e representam 1% de todos os tipos de câncer na infância. Os tumores extragonadais são mais frequentes em neonatais e crianças menores e os gonadais predominam em crianças maiores e adolescentes.

TUMORES DO OVÁRIO

Os tumores gonadais do ovário podem ser de células germinativas ou não. Os principais tumores de células germinativas são representados principalmente pelo teratoma benigno. Entre os malignos, os principais são os germinomas, tumores do seio endodérmico, teratomas malignos e carcinomas embrionários; os de células não germinativas são raros e são representados pelos tumores epiteliais e pelos estromais (da granulosa, Sertoli-Leydig e mistos).

CLÍNICA

Clinicamente, caracterizam-se por aumento do volume abdominal, que pode ser acompanhado de dor, na maioria dos casos com características de dor crônica, mas também pode ser aguda, como nos casos de torsão do ovário. Sinais de puberdade precoce podem estar presentes, principalmente nos tumores estromais. Ao exame, o abdome em geral está distendido, com presença de massa palpável comumente de consistência cística, ocupando um dos flancos ou todo o abdome, dependendo do tamanho do tumor.

DIAGNÓSTICO

A ultrassonografia (US) é o exame de escolha para iniciar a investigação, pois determina a localização do tumor e sua característica – se cística ou sólida –, assim como a presença ou não de calcificações. A tomografia computadorizada (TC) ajuda a definir melhor a origem do tumor, sua extensão e a presença de metástases.

Os marcadores tumorais alfafetoproteína (AFP) e betagonadotrofina coriônica (β-HCG) deverão ser utilizados antes da cirurgia e servirão para diagnóstico e monitoramento de resposta ao tratamento.

TRATAMENTO

O tratamento consiste em cirurgia com ressecção total para os tumores benignos e, quando possível, para os tumores malignos. Nos casos dos tumores malignos de difícil ressecção, devem-se evitar cirurgias mutiladoras ou que ponham em risco estruturas vitais, devendo-se optar por ressecção parcial ou biópsia, em vista da boa resposta ao tratamento quimioterápico. Em todos os casos, um inventário rigoroso da cavidade abdominal e pélvica deve ser feito, com biópsias de lesões suspeitadas e do ovário contralateral. A quimioterapia tem papel bem definido no tratamento dos tumores ovarianos; existem vários esquemas quimioterápicos, a maioria deles contendo fármacos efetivos como os derivados da cisplatina, etoposide e bleomicina. A radioterapia tem sua indicação ainda não bem definida.

TUMORES DO TESTÍCULO

Setenta e cinco por cento dos tumores testiculares são de células germinativas, sendo que 70% destes são de seio endodérmico; os restantes são teratomas e carcinomas embrionários. Os TCGs diferem grandemente dos tumores do adulto em relação à incidência, às manifestações clínicas, ao tipo histológico e ao prognóstico. Os seminomas são frequentes nos adultos mas raros na criança. Um fator de risco importante no desenvolvimento dos tumores testiculares é a presença de criptorquidia.

Clinicamente, manifestam-se por aumento do volume do testículo, o qual tem consistência endurecida e é indolor. Cerca de 90% apresentam-se como doença localizada e as metástases são tipicamente para os linfonodos retroperitoneais e tórax.

A ultrassonografia ajuda a caracterizar o tumor e diferenciá-lo de uma simples hidrocele. Marcadores tumorais como a AFP e β-HCG, como nos tumores ovarianos, deverão ser utilizados antes da cirurgia e servirão igualmente para diagnóstico e monitoramento da resposta ao tratamento. Avaliação de doença metastática deve ser feita com US e TC da pelve, abdome e tórax.

A abordagem cirúrgica dos tumores de testículos deve ser sempre por via inguinal, seja para diagnóstico ou tratamento, e inclui orquiectomia inguinal radical com exérese do cordão espermático e do testículo. Para os pacientes com tumor localizado estádio I, a maioria dos autores preconiza a cirurgia como forma única de tratamento, e para os outros estádios, o tratamento consiste em cirurgia associada à quimioterapia.

O prognóstico, tanto para os tumores de ovário quanto para os de testículos, é geralmente muito bom, com sobrevida acima de 80%, e depende basicamente do estádio da doença no momento do diagnóstico.

Os tumores germinativos extragonadais ocorrem em locais de migração aberrante das células germinativas. Nas crianças maiores de 4 anos o mediastino e o cérebro são os principais locais, enquanto nas crianças menores de 4 anos de idade o sítio principal é a região sacrococcígea (Fig. XVIII.9.1). O principal tumor nesta idade é o teratoma e na grande maioria são benignos; os tumores malignos costumam ser do saco vitelino.

Os teratomas são o tipo mais comum de tumor de células germinativas da criança. Podem ser classificados em: teratomas maduros, que são constituídos exclusivamente por tecido maduro; teratomas imaturos, que

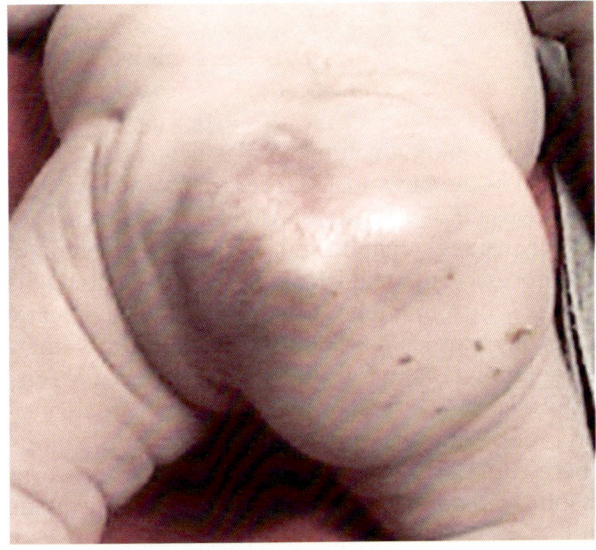

Fig. XVIII.9.1. Recém-nascido atendido no Serviço de Oncologia Pediátrica do IMIP, portador de teratoma em região sacrococcígea.

contêm elementos imaturos mas não contêm elementos com característica histológica maligna; e teratomas malignos, em que se identificam elementos malignos, como tumor de saco vitelino, germinoma e carcinoma embrionário.

BIBLIOGRAFIA

Ross F. Pilot test for linking population-based cancer registries with CCG/POG pediatric registries. J Ky Med Assoc 2002; 100:195-199.

Schropp KP, Lobe TE, Rao B et al. Sacrococcygeal teratoma: the experience of four decades. J Pediatr Surg 1992; 27:1.075-1.078.

CAPÍTULO 10
Tumores Ósseos da Criança e do Adolescente

Antonio Sérgio Petrilli
Carla Renata P. D. Macedo

INTRODUÇÃO

Os tumores malignos primários do osso são relativamente raros na criança, aumentando sua incidência na 2ª década de vida e representando 5% de todos os tumores entre 0 e 21 anos de idade. Os mais comuns são o osteossarcoma e os tumores de família Ewing. Abaixo de 12 anos as lesões malignas ósseas mais comuns são as metastáticas.

O diagnóstico desses tumores, habitualmente, exige uma combinação das características clínicas, estudos radiológicos e avaliação anatomopatológica do tecido comprometido. Os sintomas iniciais são dor na área comprometida, aumento de volume local, sinais inflamatórios e limitação de movimento. Essas características, muitas vezes, provocam demora no diagnóstico, face às hipóteses mais frequentes serem dirigidas para osteomielite, trauma e processos inflamatórios de lesões benignas. O diagnóstico tardio tem impacto muito negativo, aumentando o risco de cirurgias mutiladoras e falhas do tratamento, pelo volume de células presentes. Desta forma, é fundamental, sempre, suspeitarmos da presença de neoplasia e proceder à investigação adequada (imagens e biópsia, se necessário) ou recomendar ao paciente que retorne à consulta, se não houver resposta no tempo adequado à conduta prescrita.

Discutiremos a seguir os principais diagnósticos diferenciais de patologias ósseas benignas e malignas em crianças e adolescentes.

TUMORES BENIGNOS
Osteoma

Lesão formadora de tecido ósseo, constituída por tecido ósseo maduro e bem diferenciada, de crescimento lento.

- **Localização preferencial:** crânio, mandíbula e seios paranasais.
- **Radiografia:** aspecto radiológico de adensamento homogêneo.
- **Tratamento:** acompanhamento clínico
- **Observação:** osteomas múltiplos acompanhados de polipose intestinal, lesões fibromatosas e cistos epidérmicos constituem a síndrome de Gardner.

Osteoma osteoide

Predomina nos adolescentes e adultos jovens, com história de dor localizada em um osso longo, provavelmente pela presença de fibras nervosas no tumor. A queixa clínica típica é uma dor persistente, vaga, que piora à noite e é aliviada pelos salicilatos. Parece não aumentar de volume com a evolução. Representa cerca de 5% dos tumores ósseos da infância e adolescência.

- **Localização preferencial:** diáfise dos ossos longos, especialmente da tíbia e do fêmur (57%). Frequentemente notamos a presença de uma zona periférica de neoformação óssea reativa. Reação articular existe quando localizado na região justa-articular, e espasmo, torcicolo ou escoliose quando localizado na coluna.
- **Radiografia:** nicho radiotransparente oval ou arredondado que em geral não ultrapassa 1,5 cm de diâmetro, com bordas claramente delimitadas, frequentemente com uma zona reacional esclerótica densa ao redor da lesão. O osteoma osteoide é uma lesão autolimitada, com tendência à maturação espontânea em 2 a 5 anos. O nicho progressivamente se calcifica e ossifica-se, confundindo-se com o osso esclerótico ao redor; com a maturação da lesão, a dor diminui.
- **Tratamento:** quando necessária (dor contínua, local inadequado, compressão nervosa) é feita a ressecção em bloco do tumor, com pequena margem de segurança, levando à cura definitiva (não é necessária ressecção de toda a esclerose reacional). As recidivas ocorrem somente com curetagens e ressecções incompletas. O prognóstico é bom, podendo haver cura com a evolução natural ou com a cirurgia.

Osteoblastoma (osteoma osteoide gigante)

É uma lesão benigna ativa que acomete indivíduos na infância e na adolescência, com estrutura histológica semelhante à do osteoma osteoide, do qual se diferencia pelo maior tamanho (geralmente maior que 1,5 cm), pela habitual ausência de uma zona periférica de formação óssea reativa e pela maior agressividade. Não costuma ser tão doloroso como o osteoma osteoide. Representa cerca de 2% dos tumores ósseos da infância e adolescência.

- **Localização preferencial:** vértebras, ocupando parcial ou totalmente o arco vertebral ou mesmo o corpo. Pode aparecer em outras localizações, como ossos longos, ossos curtos das mãos e pés.
- **Radiografia:** frequentemente aparece como uma zona de destruição óssea relativamente bem delimitada. Outras vezes se apresenta com aspecto insuflado e delimitado por fina camada de osso neoformado.

O diagnóstico diferencial, principalmente quando no esqueleto axial, é com o cisto aneurismático, além do osteoma osteoide.

- **Tratamento:** ressecção com margens amplas. Quando isso não é possível, a curetagem cuidadosa da lesão costuma ser eficiente.

Condromas

Podem ser descobertos em crianças ou adolescentes sem nenhuma queixa, que sofrem trauma de mão e a radiografia revela como achado casual a presença de um tumor da falange com ou sem fratura. Em geral desenvolve-se na parte central do osso (encondroma). A lesão pode ser solitária, com quadro clínico pobre, ou fazer parte de uma encondromatose múltipla que afeta vários ossos, provocando deformações grosseiras.

- **Observação:** os casos de encondromatose múltipla com distribuição predominantemente unilateral são designados como enfermidade de Ollier. Quando os encondromas são acompanhados de hemangiomas múltiplos nos tecidos moles são denominados síndrome de Maffucci. Representam cerca de 4% dos tumores ósseos na infância e adolescência.
- **Localização preferencial:** ossos das mãos e dos pés e, com menor frequência, nas costelas e nos ossos longos.
- **Radiografia:** as radiografias mostram uma área lítica, ovoide, de rarefação, que afila e insufla a cortical adjacente. Não costuma haver reação periosteal.
- **Diagnóstico diferencial:** o condroma solitário dos ossos curtos deve ser diferenciado dos cistos epiteliais de inclusão, dos focos isolados de displasia fibrosa, dos fibromas não osteogênicos e dos cistos ósseos solitários.
- **Tratamento:** o tratamento dos encondromas é realizado por meio da curetagem e enxertia, inclusive com banco de osso. É rara a transformação maligna do encondroma solitário, sobretudo o localizado nas mãos e nos pés; no entanto, essa transformação é mais frequente nos casos de encondromatose múltipla.

Osteocondroma

O osteocondroma é uma exostose óssea, que acomete crianças e adolescentes, geralmente assintomática, descoberta incidentalmente nas radiografias ou durante a palpação de uma massa na região acometida. A dor resulta do trauma direto sobre o tumor ou do processo inflamatório que acomete a bolsa adjacente ao osteocondroma. Representa aproximadamente 10% entre todos os tumores ósseos e 30% entre os tumores benignos.

- **Localização preferencial:** os osteocondromas ocorrem em ossos que apresentam ossificação endocondral. A localização principal é a metáfise de um osso longo, quase sempre fêmur, úmero e tíbia.
- **Radiografia:** projeção óssea com a cortical contínua à do osso subjacente, preenchida por osso esponjoso que também é contínuo ao da metáfise.
- **Diagnóstico:** quadro clínico e radiológico.
- **Tratamento:** a ressecção do osteocondroma é indicada quando houver compressão dos nervos, artérias, tendões ou quando a exostose estiver interferindo com o crescimento da extremidade, levando a alterações funcionais ou mecânicas, ou a qualquer sinal de malignização.

Condroblastoma

Comumente apresenta-se em adolescente em bom estado geral, com dor articular e tumefação do joelho. Alguns pacientes podem apresentar como primeiro sinal o derrame sinovial. Representam 1,5% a 2% dos tumores ósseos.

- **Localização preferencial:** epífise proximal da tíbia, distal do fêmur e proximal do úmero, em contato com a placa epifisária cartilaginosa, progredindo às vezes até a metáfise contígua.
- **Radiografia:** área lítica arredondada na epífise de um osso longo, de 1 a 4 cm de diâmetro, geralmente delimitada por um halo de osso esclerótico.
- **Tratamento:** curetagem e enxertia, com extremo cuidado durante a cirurgia, para evitar lesão da placa de crescimento e da cartilagem epifisária.

Condroma fibromixoide

Tumor que acomete crianças na puberdade e adolescência (1%) com queixas de dor e às vezes discreto edema no local acometido.

- **Localização preferencial:** membro inferior, tíbia (50%), fêmur, metatarso e calcâneo.
- **Radiografia:** o fibroma condromixoide aparece como uma área arredondada ou ovalada, disposta excentricamente na região metafisária de um osso longo.
- **Tratamento:** curetagem seguida de auto ou homoenxerto.

TUMORES MALIGNOS

Osteossarcoma central

O osteossarcoma é o tumor ósseo maligno mais frequente em crianças e adolescentes e surge ao redor da 2ª década de vida, totalizando 60% de todos os casos. Predomina no sexo masculino na proporção de 2:1.

O quadro clínico, em geral, é de dor ao redor do joelho, intermitente no início e contínua a seguir, com calor local, aumento de volume e circulação colateral, muitas vezes relacionada com trauma anterior. A duração média dos sintomas é de 3 meses. Sintomas sistêmicos, como febre e perda de peso, ocorrem raramente, a não ser quando a doença se apresenta em estádio avançado.

- **Localização preferencial:** metáfise de ossos longos, sobretudo no fêmur distal (50%), tíbia proximal e úmero proximal.
- **Diagnóstico diferencial:** deve ser feito com outros tumores malignos, além de lesões benignas, como calo ósseo, osteomielite subaguda, miosite ossificante ativa, cisto ósseo aneurismático e granuloma eosinofílico. Na dúvida sempre indicar biópsia.
- **Radiografia:** lesão radiopaca ou lítica irregular na região metafisária, geralmente sem atravessar a placa de crescimento e sem acometer a epífise. Ocorre destruição do padrão trabecular normal do osso, frequentemente acompanhada de levantamento do periósteo ocasionado por osso neoformado normal, reacional à proliferação tumoral intramedular (triângulo de Codman). A reação osteal pode lembrar o aspecto de "raios de sol".

A massa de partes moles frequentemente é observada em doença avançada, já que o tumor inicia seu crescimento na região medular, destrói a cortical, rompe o periósteo e invade os tecidos ósseos adjacentes.

Cintilografia óssea com tecnécio é útil no diagnóstico da extensão do tumor ósseo comprometido, além de auxiliar no diagnóstico das metástases salteadas e em outras regiões do esqueleto. Convém complementá-la com ressonância magnética; radiografia e tomografia computadorizada do tórax são essenciais para a detecção de metástases pulmonares. Aproximadamente 20% dos pacientes com osteossarcoma apresentam doença metastática visível ao diagnóstico nos pulmões e 5%, nos ossos.

- **Biópsia:** se possível, percutânea, para confirmar o diagnóstico e iniciar o tratamento.

Tipos de osteossarcoma

1. Convencional (intramedular):
   - Osteoblástico.
   - Condroblástico.
   - Fibroblástico.
   - Telangiectásico.
   - De pequenas células.
2. Associado ao córtex:
   - Paraosteal.
   - Paraosteal indiferenciado.
   - Periosteal.
   - Osteossarcoma de baixo grau (central)
   - Osteossarcoma multicêntrico

- **Tratamento:** geralmente com a quimioterapia pré-operatória ocorre diminuição do volume tumoral, o que facilita a indicação das cirurgias com técnicas de conservação dos membros, utilizando-se endopróteses ou enxertos ósseos fixados por placas metálicas. No entanto, os pacientes com tumores avançados necessitam de amputação (30%). Os principais fármacos quimioterápicos usados no tratamento do osteossarcoma são: ifosfamida, doxorrubicina, cisplatina e methotrexate em altas doses ($12g/m^2$).

Após a cirurgia, completa-se o tratamento quimioterápico.

O osteossarcoma é um tumor radiorresistente.

PROGNÓSTICO E CONSIDERAÇÕES FUTURAS

O diagnóstico precoce e o benefício da quimioterapia adjuvante no tratamento do osteossarcoma fizeram com que o prognóstico dos pacientes melhorasse dramaticamente nas últimas 3 décadas, evitando-se a recorrência da doença em dois terços dos pacientes. A sobrevida livre de doença em 5 anos, hoje, chega a 50%, indo até 60%. Agressivas técnicas de toracotomia têm sido realizadas para melhorar a sobrevida dos pacientes que se apresentam com metástases ao diagnóstico ou que as desenvolvem após a terapia. A toxicidade relacionada com os regimes quimioterápicos atuais é importante e os efeitos tardios não podem ser esquecidos. A cardiotoxicidade tardia, causada pelas antraciclinas, é uma das mais graves complicações em sobreviventes de osteossarcoma.

Não existem novos medicamentos ativos promissores para o tratamento do osteossarcoma. Melhor conhecimento da biologia do tumor é fundamental para terapêuticas futuras no tratamento do osteossarcoma. A resistência primária aos fármacos e a falha de tratamento do osteossarcoma podem estar associadas ao fenótipo da família de genes de resistência a múltiplos fármacos. Estratégias para reverter esta resistência a múltiplos fármacos com a ciclosporina e análogos menos tóxicos podem ser importantes no manejo da doença recorrente. Avaliação do tamanho e da localização do tumor primário, a presença ou não de metástases, a resposta à quimioterapia e a remissão cirúrgica são fatores prognósticos importantes na sobrevida dos pacientes com osteossarcoma.

Condrossarcoma

É excepcional na infância e extremamente raro na adolescência (0,7%), e pode causar confusão diagnóstica com certas lesões ósseas cartilaginosas que apresentam grande componente condroblástico. Em geral é um tumor de crescimento lento, mas pode produzir metástases em órgãos distantes, geralmente pulmões.

Radiologicamente, é caracterizado por uma expansão da porção medular do osso, espessamento cortical e irregularidade e ondulação endosteal. Aparecimento de calcificações algodonosas ou anelares é frequente.

O tratamento cirúrgico é o de escolha. O condrossarcoma mesenquimal ou indiferenciado com alto grau de proliferação celular anômala deve merecer discussão multidisciplinar com o patologista e oncologista, para a indicação de quimioterapia.

Sarcoma de Ewing

Acomete criança ou adolescente entre 10 e 15 anos com dor óssea localizada, intermitente no início e contínua e intensa a seguir, e frequentemente com febre e queda do estado geral. Evolui com aumento da temperatura local, circulação colateral e massa tumoral palpável nas partes moles. Depois do osteossarcoma é o tumor ósseo mais frequente na infância e adolescência (30%).

- **Localização preferencial:** diáfise de ossos longos (fêmur, tíbia, úmero, fíbula). Os ossos chatos também são acometidos frequentemente, em especial os pélvicos.
- **Radiografia:** são encontradas lesões líticas ou mistas (líticas e escleróticas). O aspecto radiológico é o designado como "casca de cebola", que é o efeito causado pela formação periosteal paralela ao crescimento do tumor, como tentativa de reparação do osso. Encontra-se com frequência a presença de partes moles.
- **Comprovação:** biópsia.
- **Estadiamento:** radiografia de tórax, TC de tórax, mapeamento ósseo, mielograma e biópsia de medula óssea.
- **Tratamento:** poliquimioterapia pré-operatória (ciclofosfamida, adriamicina, actinomicina D, vincristina, ifosfamida e etoposide) seguida de cirurgia e quimioterapia ou radioterapia (5.000 a 6.000 cGY).
- **Prognóstico:** sobrevida livre de doença é de cerca de 60% a 70% em pacientes não metastáticos ao diagnóstico, comparados com 20% a 30% para aqueles com doença metastática.

Fibrossarcoma

Constitui 1,6% dos tumores ósseos da infância. Os achados clínicos e o prognóstico são semelhantes aos do osteossarcoma e o tumor deve ser tratado de modo semelhante.

Fibro-histiocitoma maligno

É um tumor raro, que surge em qualquer idade e apresenta várias semelhanças de comportamento e de histologia com o fibrossarcoma de alto grau.

Metástases ósseas

As lesões metastáticas ósseas são mais frequentes nas crianças e nos adolescentes do que os tumores primários de osso. Os tumores mais frequentes com metástases ósseas são o neuroblastoma, as leucemias, o sarcoma de células claras, o sarcoma renal, o rabdomiossarcoma e o tumor de células germinativas.

Geralmente cursam com tumores primários avançados, com comprometimento sistêmico como febre, emagrecimento, adinamia e dor óssea.

O tratamento é de acordo com o tumor primário.

BIBLIOGRAFIA

Bacci G, Briccoli A, Ferrari S et al. Neoadjuvant chemotherapy for osteosarcoma of the extremities with synchronous lung metastases: treatment with cisplatin, adriamycin and high dose of methotrexate and ifosfamide. Oncol Rep 2000; 7:339-346.

Bacci G, Ferrari S, Bertoni F et al. Long-term outcome for patients with nonmetastatic osteosarcoma of the extremity treated at the Istituto Ortopedico Rizzoli according to the Istituto Ortopedico Rizzoli/osteosarcoma-2 protocol: an updated report. J Clin Oncol 2000; 18:4.016-4.027.

Bacci G, Ferrari S, Bertoni F et al. Neoadjuvant chemotherapy for peripheral malignant neuroectodermal tumor of bone: recent experience at the Istituto Rizzoli. J Clin Oncol 2000; 18:885-892.

Bacci G, Ferrari S, Bertoni F et al. Prognostic factors in nonmetastatic Ewing's sarcoma of bone treated with adjuvant chemotherapy: analysis of 359 patients at the Istituto Ortopedico Rizzoli. J Clin Oncol 2000; 18:4-11.

Bacci G, Ferrari S, Longhi A et al. Delay in diagnosis of high-grade osteosarcoma of the extremities. Has it any effect on the stage of disease? Tumori 2000; 86:204-206.

Bacci G, Ruggieri P, Bertoni F et al. Local and systemic control for osteosarcoma of the extremity treated with neoadjuvant chemotherapy and limb salvage surgery: the Rizzoli experience. Oncol Rep 2000; 7:1.129-1.133.

Bielack SS, Kempf-Bielack B, Delling G et al. Prognostic factors in high-grade osteosarcoma of the extremities or trunk: an analysis of 1,702 patients treated on neoadjuvant cooperative osteosarcoma study group protocols. J Clin Oncol 2002; 20:776-790.

Donati D, Di Liddo M, Zavatta M et al. Massive bone allograft reconstruction in high-grade osteosarcoma. Clin Orthop Relat Res 2000: Aug; 377:186-194.

Forni C, Ferrari S, Loro L et al. Granisetron, tropisetron, and ondansetron in the prevention of acute emesis induced by a combination of cisplatin-adriamycin and by high-dose ifosfamide delivered in multiple-day continuous infusions. Support Care Cancer 2000; 8:131-133.

Leung S, Marshall GM, Al Mahr M et al. Prognostic significance of chemotherapy dosage characteristics in children with osteogenic sarcoma. Med Pediatr Oncol 1997; 28:179-182.

Link MP, Goorin AM, Horowitz M et al. Adjuvant chemotherapy of high-grade osteosarcoma of the extremity. Updated results of the Multi-Institutional Osteosarcoma Study. Clin Orthop Relat Res 1991. Set; 270:8-14.

Link MP, Goorin AM, Miser AW et al. The effect of adjuvant chemotherapy on relapse-free survival in patients with osteosarcoma of the extremity. N Engl J Med 1986; 314:1.600-1.606.

Longhi A, Gamberi G, Bacci G. Brain tumors as second malignant neoplasms in patients with osteosarcoma treated with adjuvant and neoadjuvant chemotherapy: report of 2 cases. J Chemother 2000; 12:261-262.

Longhi A, Porcu E, Petracchi S et al. Reproductive functions in female patients treated with adjuvant and neoadjuvant chemotherapy for localized osteosarcoma of the extremity. Cancer 2000; 89:1.961-1.965.

Meyers PA, Heller G, Healey J et al. Chemotherapy for nonmetastatic osteogenic sarcoma: the Memorial Sloan-Kettering experience. J Clin Oncol 1992; 10:5-15.

Petrilli AS, Gentil FC, Epelman S et al. Increased survival, limb preservation, and prognostic factors for osteosarcoma. Cancer 1991; 68:733-737.

Rosen G, Caparros B, Huvos AG et al. Preoperative chemotherapy for osteogenic sarcoma: selection of postoperative adjuvant chemotherapy based on the response of the primary tumor to preoperative chemotherapy. Cancer 1982; 49:1.221-1.230.

Saenz NC, Hass DJ, Meyers P et al. Pediatric chest wall Ewing's sarcoma. J Pediatr Surg 2000; 35:550-555.

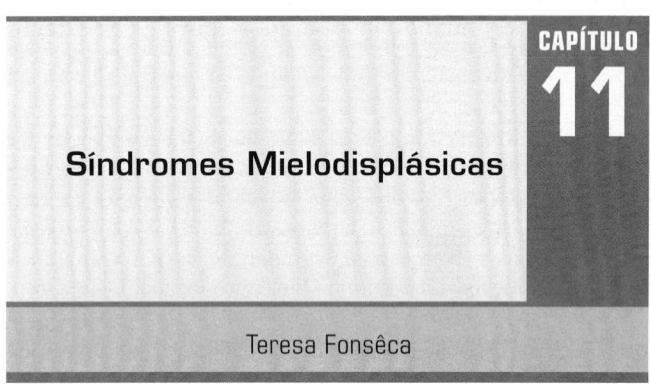

CAPÍTULO 11
Síndromes Mielodisplásicas
Teresa Fonsêca

INTRODUÇÃO

As síndromes mielodisplásicas (SMDs) são doenças hematológicas de natureza clonal, caracterizadas, clínica e morfologicamente, por hematopoiese ineficaz. É uma doença pediátrica incomum, com incidência anual estimada de 0,5 a 4 por 1 milhão. Elas são usualmente diagnosticadas dos 6 aos 8 anos de idade e podem ter curso crônico que pode durar anos ou curso rápido que pode evoluir para leucemia em pouco tempo. Em geral, SMDs são estados pré-leucêmicos nos quais o clone neoplásico já está estabelecido.

ETIOPATOGENIA

A causa da SMD é desconhecida na maioria dos pacientes, porém sabe-se que existe uma associação com exposição à irradiação, aos quimioterápicos, ao benzeno e a outros compostos orgânicos. Doenças constitucionais, como a síndrome de Down, estão presentes em um terço das crianças com SMD. A transformação na SMD maligna ao nível de uma célula-tronco mieloide pode resultar em alterações cromossômicas que agem como marcadores citogenéticos e biológicos da doença. A anormalidade fisiopatológica fundamental da SMD é algum defeito na maturação celular. Algumas alterações cromossômicas são comuns na SMD, como perda ou ganho de todos ou partes dos cromossomos 5, 7, 8 e 20, sendo a monossomia do cromossomo 7 a anormalidade mais comum.

CLASSIFICAÇÃO

O sistema atual de classificação da Organização Mundial de Saúde (OMS) modificado para as SMDs pediátricas foi publicado em 2003 (Quadro XVIII.11.1). Esta classificação exige dois ou mais dos seguintes critérios para o diagnóstico: (*a*) citopenia não explicada e persistente; (*b*) displasia em, pelo menos, duas linhagens; (*c*) anormalidade citogenética clonal; (*d*) contagem de blastos de 5% ou maior. Todos os pacientes com mais de 30% de blastos na medula óssea (MO) são classificados como portadores de leucemia mieloide aguda (LMA).

CLÍNICA

Os pacientes podem apresentar os sinais e sintomas da insuficiência medular, como infecção, sangramento, equimoses, fadiga progressiva e dispneia de esforço, ou podem ser assintomáticos, apresentando alterações hematológicas como anemia, leucopenia e plaquetopenia em avaliação laboratorial de rotina.

DIAGNÓSTICO

O diagnóstico da SMD é baseado nos achados morfológicos da MO em pacientes com evidências clínicas de hematopoiese deficiente, manifestada por trombocitopenia, anemia, neutropenia ou uma combinação de citopenias refratárias a tratamentos. A MO é normal ou hipercelular, com os seguintes achados morfológicos: predominância de células mieloides imaturas, granulócitos maduros hipogranulares, micromegacariócitos, eritroblastos megaloblásticos com múltiplos núcleos e sideroblastos em anel (Fig. XVIII.11.1). No sangue periférico, podemos ter: ovalócitos, granulócitos hipogranulares com anomalia de pseudo-Pelger-Huët e plaquetas gigantes (Fig. XVIII.11.2). O estudo citogenético da MO é fundamental para o diagnóstico.

Quadro XVIII.11.1. Classificação das SMDs (OMS modificada, 2003)

- **Síndrome mielodisplásica/doenças mieloproliferativas**
  - Leucemia mielomonocítica juvenil (LMMJ)
  - Leucemia mielomonocítica crônica (LMMC) – apenas a forma secundária
  - Leucemia mieloide crônica BCR-ABL (cromossomo Philadelphia) – negativa
- **Doença da síndrome de Down (SD)**
  - Mielopoiese anormal transitória (MAT)
  - Leucemia mieloide da SD
- **Síndromes mielodisplásicas (SMD)**
  - Citopenia refratária (CR): blastos em sangue periférico (SP) < 2%, blastos na MO < 5%
  - Anemia refratária com excesso de blastos (AREB): blastos em SP de 2% a 19%, blastos na MO de 5% a 19%
  - Anemia refratária com excesso de blastos em transformação (AREB-T): blastos em SP ou MO de 20% a 29%

Fonte: Hasle H, Kerndrup G, Jacobsen BB. Childhood myelodysplastic syndromes in Denmark: Incidence and predisposing conditions. Leukemia 1995; 9(9):1.569-1.572.

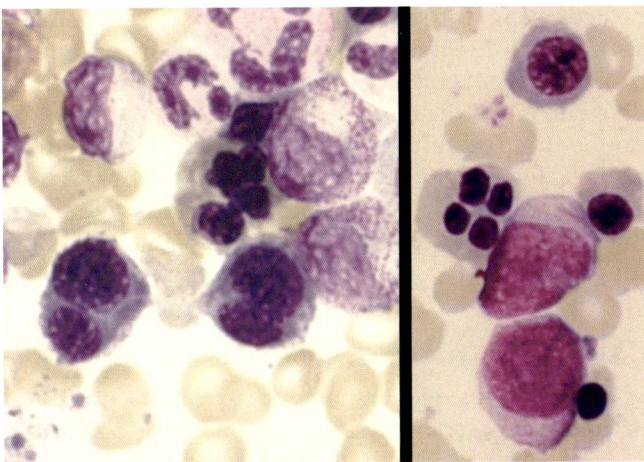

Fig. XVIII.11.1. Medula óssea.

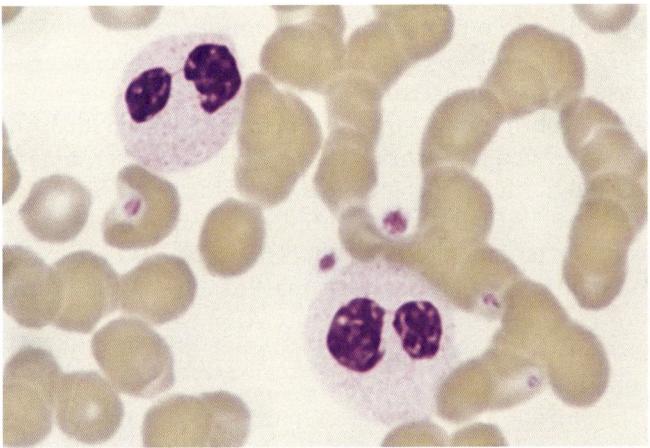

Fig. XVIII.11.2. Sangue periférico (células de Pelger-Huët).

DIAGNÓSTICO DIFERENCIAL

Infecções crônicas pelo vírus Epstein-Barr, herpervírus humano 6 e parvovírus B19, assim como a leishmaniose visceral e outras infecções, podem simular SMD. Intoxicações por metais pesados, medicações, citopenias imunes e deficiências nutricionais também podem provocar displasia na MO.

TRATAMENTO

Os pacientes com SMD respondem mal à quimioterapia intensiva com protocolos-padrão para LMA. A imunomodulação com imunossupressores e anticorpos monoclonais é uma forma promissora de tratamento. Citocinas e fatores de crescimento, como a eritropoetina, fator estimulante de colônia de granulócito (G-CSF) e fator estimulante de crescimento granulócito-macrófago (GM-CSF) são importantes no tratamento de suporte, assim como as transfusões de hemácias e de plaquetas e o uso de agentes anti-infecciosos, quando necessário.

O tratamento curativo mais eficaz é o transplante de células-tronco, quando existe um doador HLA-compatível.

PROGNÓSTICO

Estudos recentes têm mostrado uma taxa de sobrevida livre de doença aos 2 anos de aproximadamente 30%. A monossomia 7 está associada a pior prognóstico.

Pacientes com anemia refratária com excesso de blastos (AREB), idade menor que 2 anos e nível de hemoglobina F = ou > 10% têm mau prognóstico. No entanto, dados disponíveis sugerem que pacientes mais jovens, com contagem baixa de blastos, MO hipocelular e anormalidades constitucionais podem apresentar sobrevida muito melhor, quando comparados com outras categorias de SMD pediátrica.

BIBLIOGRAFIA

Barnard DR, Lange B, Alonzo TA et al. Acute myeloid leukemia and myelodysplastic syndrome in children treated for cancer: comparison with primary presentation. Blood 2002; 100(2): 427-434.

Bennett JM, Kouides PA, Forman SJ. The myelodysplastic syndromes: morphology, risk assessment, and clinical management (2002). Int J Hematol 2002; 76(Suppl 2):228-238.

Elghetany MT. Myelodysplastic syndromes in children: a critical review of issues in the diagnosis and classification of 887 cases from 13 publish series. Arch Pathol Lab Med 2007; 131(7):1.110-1.116.

Hasle H, Kerndrup G, Jacobsen BB. Childhood myelodysplastic syndromes in Denmark: Incidence and predisposing conditions. Leukemia 1995; 9(9):1.569-1.572.

Heaney ML, Golde DW. Myelodysplasia. N Engl J Med 1999; 340(21):1.649-1.660.

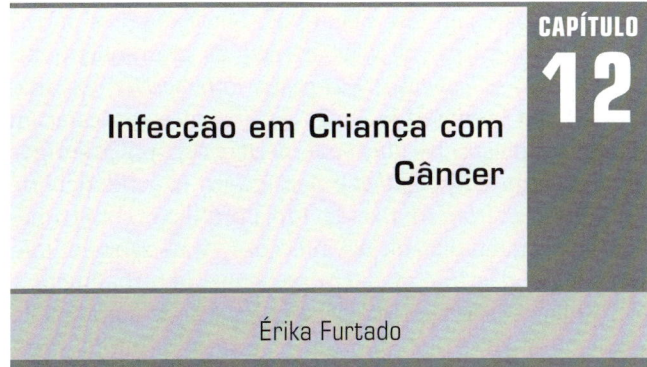

CAPÍTULO 12

Infecção em Criança com Câncer

Érika Furtado

INTRODUÇÃO

As infecções são as maiores causas de morbimortalidade em crianças com câncer. As causas são multifatoriais e variam de acordo com a doença de base e os esquemas quimioterápicos utilizados. Muitos são os fatores de risco na criança com câncer que predispõem à infecção, e os mais importantes são:

• Alterações das barreiras naturais, como lesões de pele e mucosa devido a venopunções repetidas, punções

para mielograma e líquido cefalorraquidiano, e toxicidade dos quimioterápicos.
- Alterações da imunidade inata, em que a principal é a neutropenia (contagem total de neutrófilos inferior a 500/mm^3), além de alterações qualitativas destas células, como deficiência de quimiotaxia e fagocitose.
- Alterações da imunidade adquirida por deficiência quantitativa ou funcional dos linfócitos B (com queda na produção de anticorpos) e dos linfócitos T.
- Presença de corpos estranhos, como cateteres venosos centrais e próteses, internamentos prolongados com uso de antibióticos (ATB) de largo espectro.
- Procedimentos invasivos.

Os sítios mais comuns de infecção são o trato digestivo, o trato respiratório, principalmente seios paranasais e pulmões, os locais de procedimentos invasivos, como acessos venosos, pele e tecido subcutâneo.

Muitas vezes, a infecção se expressa apenas por febre – considera-se febre temperatura oral maior que 38,4°C em uma só tomada ou temperatura de 38°C que persista por mais de 1 hora. Nem sempre os sintomas e sinais clássicos de infecção estão presentes, como hiperemia, calor e dor.

ETIOLOGIA

Em metade dos pacientes com febre não se consegue determinar a causa da infecção, e são diagnosticados como portadores de febre de origem desconhecida. Atualmente, observa-se predominância das bactérias gram-positivas sobre as gram-negativas como causadoras de infecção. As gram-positivas mais frequentes são estafilococos coagulase-negativos, *Staphylococcus aureus* e *Streptococus* sp. e *viridans*, e entre as gram-negativas, são *E. coli*, *Pseudomonas*, *Klebsiela* e *Enterobacter*. Os anaeróbios são menos frequentes e entre eles se destacam o *Clostridium* sp., *Bacillus* sp. e *Bacteroides* sp. Os fungos mais comuns são *Candida* e *Aspergillus*. A incidência de *Pneumocysti carinii* é baixa devido à profilaxia com trimetoprim-sulfametoxazol. As infecções virais representam um quarto das infecções em pacientes neutropênicos e as principais são por herpes simples, varicela-zoster, citomegalovírus, vírus sincicial respiratório, adenovírus, enterovírus, vírus parainfluenza, vírus influenza e vírus coxsackie.

DIAGNÓSTICO

Inicialmente deve-se fazer um interrogatório sobre sinais e sintomas de infecção, avaliar os agentes quimioterápicos utilizados recentemente e sua capacidade de produzir neutropenia e mucosite. Posteriormente, deve-se realizar exame físico meticuloso dando ênfase aos principais sítios de infecção, como boca, pulmões, pele e região perianal, na tentativa de determinar o foco da infecção. Amostras de sangue periférico e de cateteres venosos e arteriais devem ser colhidas, assim como de urina e secreções. Em caso de diarreia, amostras de fezes devem ser coletadas para exame direto e cultura. Radiografia de tórax e outros exames de imagem, como radiografias de seios da face, ultrassonografia e tomografia, são úteis, sendo estas duas últimas importantes no diagnóstico de infecção fúngica visceral.

CLÍNICA/TRATAMENTO

Febre e neutropenia são os achados mais frequentes na infecção da criança em tratamento para câncer. Estudos da década de 1970 foram os primeiros a mostrar a importância do tratamento antibiótico empírico para pacientes neutropênicos e com febre. A introdução da antibioticoterapia empírica nesses pacientes reduziu a mortalidade por infecções por gram-negativos de 80% para 10% a 40%. A escolha do antibiótico ideal deve se basear em alguns critérios: ser de amplo espectro de ação; cobrir organismos mais frequentes da instituição e ter boa cobertura para pseudômonas; ser de fácil posologia; ter poucos efeitos colaterais e ser de custo acessível. Atualmente, a antibioticoterapia mais usada consiste na monoterapia com cefalosporinas de terceira ou quarta geração, sendo as mais usadas o ceftazidime e o cefepime, respectivamente. Alguns serviços usam carbamapenens (imipenem e meropenem) como monoterapia.

Existem alguns critérios para a associação de fármacos mais específicos para gram-positivos, tais como: sinais de infecção de cateteres e de partes moles; pneumonia e sinusite; mucosite; infecção do sistema nervoso central; evidência de sepse, incluindo choque; terapia ou profilaxia recente com quinolonas; infecção prévia (12 semanas) por pneumococo penicilinorresistente e por *Staphylococcus aureus* meticilinorresistente. Por fim, se após 72 horas de uso de antibiótico de largo espectro a criança persistir febril, o fármaco mais usado nestes casos é a vancomicina. A associação de antibióticos específicos para anaeróbios, como o metronidazol, deve ser feita quando da suspeita ou confirmação de infecções causadas por este agente, como, por exemplo, infecções perianais e tiflite, sendo esta última uma infecção da região cecal muito frequente em pacientes com leucemia e neutropenia.

A terapia antifúngica deverá ser instituída se após 4 a 5 dias de uso de antibiótico de largo espectro a criança persistir com febre, pois é nessa fase que ocorrem as infecções fúngicas sistêmicas devido à destruição da flora normal. Na presença de sinais e sintomas de infecção fúngica, como, por exemplo, odinofagia, ou quando exames radiológicos mostrarem lesões fúngicas viscerais, a anfotericina B é o fármaco de escolha. No caso de suspeita de infecções por *Aspergillus*, deve-se associar o itraconazol.

O tratamento das infecções virais só é indicado no caso de infecções confirmadas e dependerá da etiologia da infecção; no caso do *H. simplex* e *V. zoster*, o aciclovir é o fármaco de escolha. Já em infecções causadas por citomegalovírus, o melhor fármaco seria o ganciclovir.

A profilaxia para *Pneumocysti carinii* é indicada para todos os pacientes com câncer que irão se submeter à quimioterapia. É recomendável o uso de antiparasitário para todos os pacientes antes de iniciar o tratamento quimioterápico. Os pacientes deverão ser avaliados diariamente com exame físico meticuloso, e culturas de sangue deverão ser colhidas diariamente, de preferência enquanto o paciente se mantiver febril; após 5 dias, as mesmas poderão ser colhidas a cada 48 horas. Em caso de pacientes que tenham agentes isolados, a antibioticoterapia poderá ser modificada de acordo com a sensibilidade de cada agente. Exames radiológicos poderão ser repetidos em caso de persistência da febre ou aparecimento de sinais clínicos que sugiram, por exemplo, pneumonia ou sinusite. A pesquisa de doença fúngica visceral deverá ser feita se houver persistência de febre por tempo prolongado associada a uso de antibiótico prolongado. Apesar de todo o avanço na terapia de infecções em pacientes oncológicos, sabe-se que a medida mais eficaz no combate às mesmas é a sua prevenção, e de todas as medidas profiláticas a que mais repercute positivamente é a simples lavagem das mãos no manuseio do paciente.

BIBLIOGRAFIA

Bruckner LB, Korones DN, Karnauchow T, Hardy DJ, Gigliotti F. High incidence of penicillin resistance among alpha-hemolytic streptococci isolated from the blood of children with cancer. J Pediatr 2002; 140:20-26.

Cartoni C, Dragoni F, Micozzi A et al. Neutropenic enterocolitis in patients with acute leukemia: prognostic significance of bowel wall thickening detected by ultrasonography. J Clin Oncol 2001; 19:756-761.

Feld R, DePauw B, Berman S, Keating A, Ho W. Meropenem versus ceftazidime in the treatment of cancer patients with febrile neutropenia: a randomized, double-blind trial. J Clin Oncol 2000; 18(21):3.690-3.698.

Hughes WT, Armstrong D, Bodey GP et al. 1997 Guidelines for the use of antimicrobial agents in neutropenic patients with unexplained fever. Infections Diseases Society of America. Clin Infect Dis 1997, Sep; 25(3):551-573.

Johnston DL, Waldhausen JH, Park JR. Deep soft tissue infections in the neutropenic pediatric oncology patient. J Pediatr Hematol Oncol 2001; 23:443-447.

Klaassen RJ, Goodman TR, Pham B, Doyle JJ. "Low-risk" prediction rule for pediatric oncology patients presenting with fever and neutropenia. J Clin Oncol 2000; 18:1.012-1.019.

Klastersky J, Paesmans M, Rubenstein EB et al. The Multinational Association for Supportive Care in Cancer Risk Index: A Multinational Scoring System for Identifying Low-Risk Febrile Neutropenic Cancer Patients. J Clin Oncol 2000; 18:3.038-3.051.

Pizzo PA, Poplack DG, Pizzo PA, Poplack DG (eds.). Principles and practice of pediatric oncology. 2ª ed. Philadelphia: J. B. Lippincott-Raven, 1997; 634 p.

Pizzo PA, Rubin M, Freifeld A, Walsh TJ. The child with cancer and infection. I. Empiric therapy for fever and neutropenia, and preventive strategies [see comments]. J Pediatr 1991; 119:679-694.

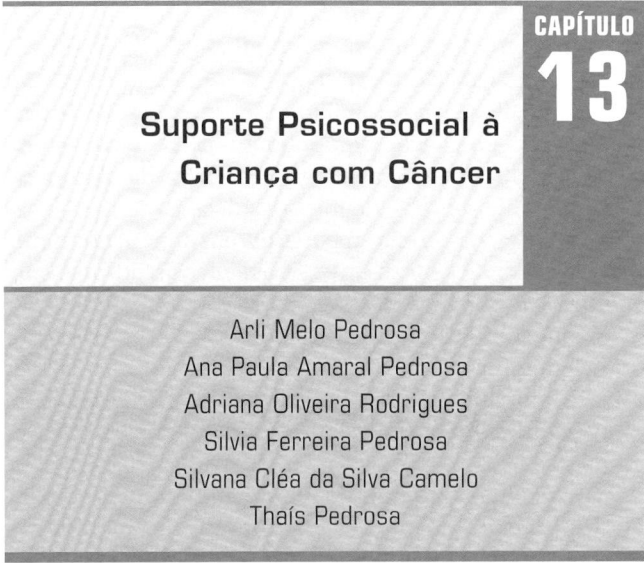

CAPÍTULO 13

Suporte Psicossocial à Criança com Câncer

Arli Melo Pedrosa
Ana Paula Amaral Pedrosa
Adriana Oliveira Rodrigues
Silvia Ferreira Pedrosa
Silvana Cléa da Silva Camelo
Thaís Pedrosa

INTRODUÇÃO

O suporte psicossocial constitui importante componente no atendimento à criança portadora de câncer. Os aspectos sociais da doença são determinantes na condução do tratamento, podendo refletir-se na questão da adesão e aceitação do mesmo, uma vez que a criança está inserida no contexto da família e da comunidade em que vive. Criança e família devem ser acolhidas e orientadas quanto ao enfrentamento da doença e reações adversas do tratamento. A unidade de oncologia pediátrica do Instituto Materno Infantil Prof. Fernando Figueira (IMIP) tem um programa de educação continuada que consiste no uso de livros informativos e interativos com abordagem dos diferentes aspectos da doença e do tratamento, fazendo uso de linguagem clara e de fácil assimilação e tendo como princípio que "informar e educar" a respeito da doença faz com que pacientes e familiares sejam parceiros da equipe multidisciplinar.

Dos pacientes atendidos no IMIP, 85% residem longe do local do tratamento, sendo que 76% são do interior do Estado de Pernambuco e 9% de outros estados (Fonte: Oncologia Pediátrica do IMIP).

Sendo para a criança com câncer o tratamento de longa duração, com necessidade de numerosas consultas e internamentos, seria quase que impossível tratar estes pacientes sem um suporte social e econômico adequado, que assegurasse aos mesmos moradia, transporte e alimentação, enfim, todo o apoio biopsicossocial necessário durante todo o período em que devem ser submetidos ao tratamento. Para este tipo de suporte em Pernambuco, os serviços de oncologia pediátrica contam com o apoio do Núcleo de Apoio à Criança com Câncer (NACC).

Com esta prestação de serviço oferecida por uma instituição não governamental, que visa a proporcionar o atendimento global, procurando atender a todas as necessidades inerentes ao tratamento por meio de campanhas desenvolvidas junto à comunidade e aos programas de saúde da família, focando a necessidade de se evitar um diagnóstico tardio, o trabalho sobre a questão da desmistificação do câncer proporcionou ao Serviço de Oncologia Pediátrica do IMIP reduzir a taxa de abandono do tratamento de 15%, no início da década de 1990, para 0,5%, atualmente, o que repercutiu em significativa melhora da taxa de sobrevida dos pacientes atendidos, com evolução de 30% para 60%.

Conforme descrito em literatura e também registrado em nosso serviço, os percentuais de cura do câncer infantil atingem taxas superiores a 70%, fazendo com que a cada dia a população de sobreviventes de câncer aumente.

A psicologia atua desde o momento do diagnóstico, no acolhimento e como facilitadora de um melhor entendimento de todo o processo e das mudanças na vida da família frente a um diagnóstico de câncer. O acompanhamento acontece durante todo o tratamento, pós-tratamento e, de forma especial, quando o paciente entra no processo não curativo de sua doença (cuidados paliativos) – nem sempre podemos curar, mas devemos investir sempre no cuidar. Com a proposta de trabalhar a perda do ente querido e a quebra do vínculo com a equipe multidisciplinar, o serviço disponibiliza o acompanhamento pós-óbito oferecido aos familiares.

O papel da psicologia é de fundamental importância no sentido de oferecer a esta população a oportunidade de buscar a cura não apenas do ponto de vista biológico, mas também psicológico e social, viabilizando à mesma a possibilidade de reengajamento à sociedade como pessoas normais, aceitas sem nenhum tipo de preconceito ou discriminação.

BIBLIOGRAFIA

Hinds PS, Birenbaum LK, Pedrosa A, Pedrosa F. Guidelines for the recurrence of pediatric cancer. Semin Oncol Nurs 2002; 18(1):50-59.

Howard SC, Pedrosa M, Lins M et al. Establishment of a pediatric oncology program and outcomes of childhood acute lymphoblastic leukemia in a resource-poor area. JAMA 2004; 291(20):2.471-2.475.

Pedrosa AM. Pasta do paciente. Recife: Cehope, 2008. [Pasta disponibilizada aos pacientes com informações sobre o hospital e tratamento].

Pedrosa F, Bonilla M, Liu A et al. Effect of malnutrition at the time of diagnosis on the survival of children treated for cancer in El Salvador and Northern Brazil. J Pediatr Hematol Oncol 2000; 22(6):502-505.

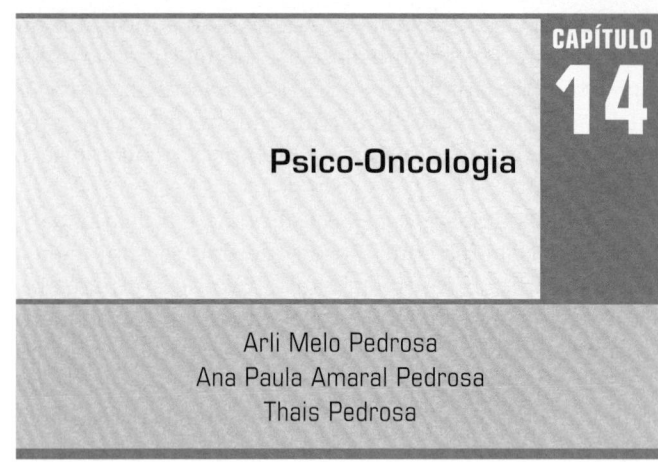

CAPÍTULO 14

Psico-Oncologia

Arli Melo Pedrosa
Ana Paula Amaral Pedrosa
Thais Pedrosa

INTRODUÇÃO

Conforme evolução e desenvolvimento da prática médica, foram sendo identificados aspectos psicossociais ligados à incidência, evolução e remissão do câncer, sendo admitido que aspectos psicológicos podem interferir na aceitação da doença e adesão ao tratamento

A participação e atuação do psicólogo junto ao paciente oncológico inicia-se como uma proposta de possibilitar melhor qualidade de vida aos pacientes durante o tratamento por meio de utilização de técnicas terapêuticas. Surge desta forma uma subespecialidade pertencente à psicologia e à oncologia.

Holland e Rowaland, citados por Stepman (2008, p. 620), afirmam:

"A psico-oncologia é uma subespecialidade da oncologia que estuda as duas dimensões psicológicas presentes no diagnóstico do câncer:

1. O impacto do câncer no funcionamento emocional do paciente, de sua família e dos profissionais envolvidos em seu tratamento.
2. O papel das variáveis psicológicas e comportamentais do câncer e na sobrevivência a ele."

Na década de 1980, no Brasil, já aconteciam iniciativas isoladas de profissionais na área de psico-oncologia trabalhando em instituições de âmbito particular e público.

Em 1989 foi realizado o I Encontro Brasileiro de Psico-Oncologia organizado por Luiz Pedro Pizzato, integrando desta forma a multidisciplinaridade como característica da atuação em psico-oncologia.

Na última década, a psico-oncologia tem concentrado a atenção na discussão e reflexão do impacto causado pelo enfrentamento da doença e seu tratamento nos pacientes e cuidadores. Desta forma, o psico-oncologista vem conquistando espaço junto à equipe multidisciplinar, aliando o cuidar físico com o psicológico, trabalhando de uma forma holística.

No Brasil, em 1994, Maria da Glória Gonçalves Gimenes apresenta a seguinte definição: "A psico-oncologia representa a área de interface entre a psicologia e a oncologia e utiliza conhecimento educacional, profissional e metodológico proveniente da psicologia da saúde para aplicá-lo:

1. Na assistência ao paciente oncológico, à sua família e aos profissionais de saúde envolvidos com a prevenção, o tratamento, a reabilitação e a fase terminal da doença.
2. Na pesquisa e no estudo de variáveis psicológicas e sociais relevantes para a compreensão da incidência, da recuperação e do tempo de sobrevida após o diagnóstico de câncer.
3. Na organização de serviços de oncologia que visem ao atendimento integral do paciente (físico e psicológico), enfatizando de modo especial a formação e o aprimoramento dos profissionais de Saúde envolvidos nas diferentes etapas do tratamento.

Como apresentado através da história e evolução da psico-oncologia, as intervenções podem ser realizadas em três níveis: primário, secundário e terciário, assim como na elaboração de programas preventivos.

Na pediatria as intervenções acontecem ao nível terciário, e estão focadas no processo de busca de melhorias a serem oferecidas no tratamento, proporcionando incremento na curva de sobrevida aliado a uma melhor qualidade de vida.

Atualmente alguns serviços estão trabalhando, junto à população, à equipe de saúde e aos pediatras, para realçar a importância do diagnóstico precoce, visando a alcançar melhores resultados no tratamento do câncer infantil.

SERVIÇO DE PSICO-ONCOLOGIA PEDIÁTRICA NO IMIP

Esta modalidade de atendimento prestado aos pacientes e familiares para o enfrentamento do tratamento teve seu início no ano de 1994 e conta com uma equipe de psicólogo, neuropsicólogo e programa de estágio e residência em psicologia.

A intervenção inicia no momento da admissão com um acolhimento, participação na comunicação do diagnóstico ao paciente, familiares e outros cuidadores.

O suporte é oferecido durante o tratamento e ao término, quando se desenvolve um trabalho visando à reintegração desse paciente e seus familiares à comunidade de origem, e no pós-óbito.

Ao paciente fora de possibilidades terapêuticas e aos seus familiares, o trabalho é desenvolvido no sentido de oferecer suporte para um melhor enfrentamento da terminalidade.

1. **Participação no programa de comunicação de diagnóstico.** A atuação do psicólogo integrada a equipe profissional é de uma escuta atenta, procurando identificar as reações apresentadas pelo paciente e familiares. Normalmente as reações apresentadas são de angústia, medo do desconhecido e desespero. Procuramos neste primeiro momento disponibilizar o atendimento com a proposta de estabelecimento de um vínculo terapêutico, que visa a oferecer meios para um melhor enfrentamento desta nova situação.

A comunicação do diagnóstico é pautada em um protocolo previamente definido pelo serviço, compreendendo as seguintes fases:

a. Atendimento inicial pelo médico para comunicação formal da doença e necessidade de início de tratamento. Nesta oportunidade convoca os pais para informar doença, tratamento e prognóstico.
b. Reunião com equipe multidisciplinar no detalhamento da doença, prognóstico, tratamento, protocolo medicamentoso a ser utilizado, efeitos colaterais, tempo de tratamento, cuidados de enfermagem, normas e rotinas do serviço.
c. Orientações educacionais e entrega de material educativo e explicativo do serviço, ficha de patologia individualizada, orientações quanto ao tratamento e seus efeitos colaterais imediatos e tardios, bem como oferecer instrumentos que possam ajudar na busca de uma melhor qualidade de vida.

Programar e orientar a reinserção à escola e comunidade de origem.

Os livros abordam temas como: quimioterapia, radioterapia, cateter, saúde bucal, dor e histórias de vida escritas pelos pacientes.

d. Acolhimento ao paciente quando da primeira visita à unidade de atendimento dia/ambulatorial.

2. **Acompanhamento durante o tratamento**
- **Enfermaria:**
  - Trabalhado questões referentes ao enfrentamento da doença e do tratamento, oferecendo instrumentos que viabilizem o fortalecimento da estrutura psíquica.
  - Realização de anamnese estruturada, que possibilitará um melhor conhecimento da dinâmica familiar e definição de estratégias de suporte individualizada.
  - Participação na visita médica.
  - Participação em grupos de estudos e supervisão a estagiários e residentes de psicologia.
- **Ambulatório:**
  - Atendimento psicológico individual e em grupo à criança, ao adolescente e à família, trabalhando com técnicas focadas em psicoterapia breve, que envolve a trajetória da doença e suas dificuldades, tais como perda do cabelo, alterações corporais (ganho ou perda de peso), alterações de humor com interferências na autoestima, tendência ao isolamento.
  - Trabalho de aconselhamento e orientação aos pacientes e seus familiares.
  - Trabalho de reinserção/readaptação à escola mediante o contato com a coordenação pedagógica; envio de material educativo/explicativo sobre o câncer aos professores e alunos. O material é composto de carta de apresentação do programa, livro de

orientações sobre os aspectos psicopedagógicos da criança com câncer, e o livro para os alunos *Quando seu colega de escola tem câncer*.

Os materiais fornecem instrumentos que orientam melhor a equipe pedagógica a receber/reinserir o aluno e a trabalhar questões em sala de aula relacionadas a problemática.

3. **Acompanhamento em Cuidados Paliativos:** A intervenção oferecida aos pacientes e familiares quando se encontram na modalidade de cuidados paliativos, que não mais atendem ao processo curativo da sua doença, estão inseridos em plano individualizado de tratamento, sendo assistidos por uma equipe multidisciplinar tanto ao nível hospitalar como domiciliar. A proposta desenvolvida procura favorecer o funcionamento e o ajustamento emocional e social dessa família com menos sofrimento, atuando nas dimensões físicas, psicológicas e espirituais.

4. **Acompanhamento Pós-Óbito**
- **Imediato:**
  – Acolhimento da dor no momento da perda;
  – Viabilizar para que sejam atendidos os desejos expressos ao longo do tratamento pelos pacientes e familiares em relação aos rituais, respeitando os desejos e crenças dos mesmos.
  – Informar a existência do programa de assistência psicológica aos familiares no pós-óbito.
- **Posterior:**
  – Disponibilizar espaço terapêutico (a qualquer tempo), para acompanhamento do processo de luto conforme necessidade e solicitação dos familiares.
  – Intervir como facilitador entre a família e a equipe de saúde.

BIBLIOGRAFIA

Gimenes MG. Definição foco de estudo e intervenção. In: Carvalho, MMM J. Introdução à psico-oncologia. Campinas: Psy; 1994; 2: 35-56.

Holland JC. Psycho-oncology. New York: Oxford University Press; 1998.

Pedrosa A, Pedrosa F, Pedrosa TF, Pedrosa SF. Comunicação do diagnóstico do câncer infantil. In: Perina EM, Nely G. As Dimensões do cuidar em psiconcologia pediátrica. Campinas: Livro Pleno, 2005; 2: 51-64.

Perina EM. Breve histórico da psico-oncologia pediátrica no Brasil. In: Perina EM, Nucci NG. As dimensões do cuidar em psico-oncologia pediátrica. Campinas: Livro Pleno; 2005:19-27.

Pessini L, Bertachini L (Org.). Humanização e cuidados paliativos. São Paulo: Loyola; 2004.

Steen G, Mirro J. Childhood Cancer: a handbook from St. Jude Children's Research Hospital. Cambridge: Perseus; 2000.

Stepman MAC. A psico-oncologia no Brasil: notas sobre o passado e o presente; aspirações e estratégias para o futuro. In: Carvalho, VA, Franco MHP, Kovacs MJ et al. Temas em psico-oncologia. São Paulo: Summus; 2008: 619-633.

Veit MT, Carvalho VA. Psico-oncologia: definições e áreas de atuação. In: Carvalho VA, Franco MHP, Kovacs MJ. Temas em psico-oncologia. São Paulo: Summus; 2008.

CAPÍTULO 15
Cuidados Paliativos em Oncologia Pediátrica

Arli Melo Pedrosa
Carolina Oliveira
Mariana Andrade

A medicina paliativa afirma a vida e reconhece que o morrer é um processo normal do viver.

Leo Pessini

INTRODUÇÃO

A palavra *paliativo* deriva do latim – *pallium* – manta, coberta, o que significa dizer que quando não encontramos a cura ou resposta para uma determinada doença ou problema, as evidências e os sintomas que se apresentam são "cobertos" com tratamento ou apoio específicos.

Breve histórico da origem dos cuidados paliativos e sua definição

As primeiras casas para acolhimento de pessoas pobres e doentes datam do mundo Bizantino, porém a origem da atenção integral ao paciente oncológico teve início em Londres, no St. Luke's Home for Dying Poor, por meio de Cecily Sanders, que foi a criadora dos conceitos do que vêm a ser cuidados paliativos. Em 1982, o Comitê de Câncer da Organização Mundial de Saúde (OMS) definiu, para todos os países, políticas relativas ao alívio da dor e aos cuidados paliativos do tipo *hospice* para doentes com câncer.

Em 1985, foi fundada a Associação de Medicina Paliativa da Grã-Bretanha e Irlanda. Em 1987, o Reino Unido foi o primeiro país a reconhecer a medicina paliativa como uma especialidade médica definida como "o estudo e o controle de pacientes com a doença ativa e progressiva em fase avançada, para os quais o prognóstico é limitado e o foco dos cuidados é a qualidade de vida".

A OMS define cuidados paliativos como "o cuidado ativo total dos pacientes cuja doença não responde mais ao tratamento curativo. O controle da dor e de outros sintomas, o cuidado dos problemas de ordem psicológica, social e espiritual são o mais importante". O objetivo do cuidado paliativo é conseguir a melhor qualidade de vida possível para os pacientes e suas famílias.

ATUAÇÃO

O grupo de cuidados paliativos atua, com base no suporte e na comunicação multidisciplinar, com a equipe médica, de enfermagem, psicólogos, fisioterapeutas, nutricionistas e assistentes sociais, entre outros, para que as necessidades da criança e da família sejam atendidas da melhor maneira possível.

Segundo o Comitê da Sociedade Internacional de Oncologia Pediátrica, o que leva um médico a mudar do tratamento curativo para o paliativo é o fato de a criança não poder mais ser tratada com sucesso pelas terapias disponíveis atuais e exigir terapias específicas, identificadas como paliativas e não curativas, para distúrbios físicos e mentais. Esta transição é bastante delicada e deverá ser discutida com toda a equipe, o paciente (crianças maiores e adolescentes) e os familiares.

A integração do tratamento curativo e paliativo evita a fragmentação, melhora a coordenação e a aceitação da equipe, pacientes e familiares quanto ao novo enfoque: alívio dos sintomas e não mais a cura.

No Serviço de Oncologia Pediátrica do IMIP, os pacientes são inseridos no grupo de cuidados paliativos após exauridas todas as possibilidades terapêuticas e após avaliação da equipe multidisciplinar, que leva em consideração o estado clínico atual do paciente, os tratamentos já realizados e a resposta terapêutica.

Os objetivos de um grupo interdisciplinar de cuidados paliativos seriam então promover a comunicação entre pacientes, familiares e profissionais assistentes, controle da dor, outros sintomas relacionados e, finalmente, promover qualidade de vida para as crianças com câncer em estágio avançado e seus familiares, com suporte posterior ao óbito, como acompanhamento dos familiares no processo de luto.

De acordo com vários estudos, as crianças que passaram por cuidados paliativos vivenciaram significativamente menos sofrimento relacionado com seus sintomas prevalentes, como dor e dispneia, menos estresse psicológico e ansiedade, conforme relato dos seus próprios pais e parentes.

Além disso, o alívio do estresse apresentado pela criança ao final de sua vida pode ter implicações positivas a longo prazo para os pais que foram negativamente afetados pela experiência dolorosa de seus filhos, mesmo vários anos após sua morte.

É importante diferenciar o paciente fora de possibilidades terapêuticas e o paciente terminal. Ambos necessitam de um acompanhamento especializado, mas direcionado para o momento que atravessam.

Os pacientes fora de possibilidades terapêuticas de cura são aqueles em que se esgotam as possibilidades de tratamento, porém conseguem manter uma razoável qualidade de vida, com controle dos sintomas, podendo permanecer a maior parte do tempo em regime ambulatorial, no convívio com a família e exercendo atividades rotineiras da vida.

Pacientes classificados como terminais estão mais próximos ao óbito, necessitando, na maior parte do tempo, de maior controle dos sintomas, mas algumas vezes se faz necessário o internamento.

A PRÁTICA DOS CUIDADOS PALIATIVOS

Controle dos sintomas

Os pacientes com câncer geralmente têm muitos sintomas, decorrentes da própria progressão da doença ou do tratamento e procedimentos instituídos. As queixas mais comuns são dores, fadiga, alterações de comportamento, náuseas e vômitos, constipação intestinal, anemia e sangramentos, perda de apetite, entre outros, que exigem da equipe um manejo especial, em virtude da necessidade de aliviar ao máximo possível os sintomas, inclusive no sentido de evitar procedimentos desnecessários que possam aumentar o sofrimento da criança.

Este suporte pode ser oferecido no domicílio, por meio de assistência prestada por uma equipe especializada nesta modalidade de atendimento, no hospital, podendo ser em regime de internamento ou de hospital-dia, em instituições de apoio ou *hospices* – estes últimos não existentes para crianças em nosso país.

Fadiga

É o sintoma mais comum das crianças com câncer e doença em progressão, com grande variedade de fatores interligados, como anemia, infecções, comprometimento respiratório, distúrbios do sono e fatores psicológicos como ansiedade e depressão. Assim, o controle desses fatores, quando possível, pode aliviar a queixa de astenia. Medidas não farmacológicas, como terapia ocupacional e fisioterapia, podem ajudar nesses casos.

Dor

A dor foi definida pela Associação Internacional para Estudos da Dor como "uma experiência sensorial e emocional desagradável, associada com lesões teciduais reais ou potenciais ou descritas em termos de tais lesões".

Nas crianças com câncer avançado, a maioria dos quadros álgicos se deve à doença, estando presente em cerca de 80% das crianças com câncer terminal.

A OMS determina uma "escada analgésica" (Fig. XVIII.15.1), que deve ser seguida a fim de se utilizar analgésicos mais fortes à medida que a dor progride. Vale ressaltar que, em crianças, poucas vezes lançamos mão de analgésicos não hormonais de forma isolada e também é muito raro o uso de procedimentos invasivos, como ablação neurocirúrgica (p. ex., cordotomia, laminectomia descompressiva).

É importante a classificação do tipo de dor, para seu adequado manejo:

- **Aguda:** início súbito, geralmente relacionada com afecções traumáticas, infecciosas ou inflamatórias. Espera-se que desapareça após intervenção na causa.
- **Crônica:** não é apenas o prolongamento da dor aguda, é mal delimitada no tempo e no espaço e persiste por processos patológicos crônicos, de forma contínua ou recorrente.

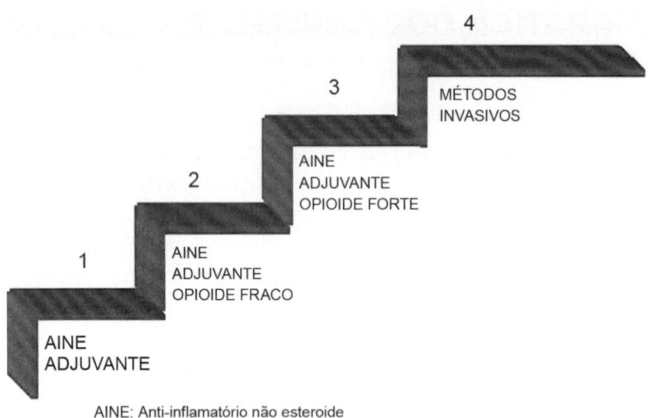

Fig. XVIII.15.1. Escada analgésica da dor (OMS).

- **Nociceptiva:** divide-se em somática e visceral:
  - Somática: aparece a partir de lesões da pele ou tecidos mais profundos, comumente localizadas.
  - Visceral: origina-se em vísceras abdominais e/ou torácicas.
- **Neuropática:** resulta da injúria a um nervo ou de função nervosa anormal em qualquer ponto ao redor das linhas de transmissão neuronal.

Principais fármacos utilizados

Fármacos não opioides

Nos pacientes oncológicos em geral, analgésicos como dipirona e paracetamol são pouco utilizados, por interferirem também na curva térmica do paciente, comprometendo a avaliação de possíveis quadros infecciosos. Nos pacientes de cuidados paliativos, esses analgésicos podem ser utilizados, embora, na maioria das vezes, os pacientes já necessitem de medicações mais fortes. Potentes anti-inflamatórios não enteroidais são pouco utilizados também, devido aos seus conhecidos efeitos colaterais (gástricos, renais e alterações plaquetárias), porém são úteis no manejo da dor em metástases ósseas, na dor torácica pleurítica e dor musculoesquelética.

Fármacos opioides

A analgesia com fármacos opioides não tem teto máximo de ação: a dose pode ser aumentada sem limite, obviamente respeitando-se tolerância e efeitos adversos em cada paciente. É importante ressaltar aos pais e ao próprio paciente que estes analgésicos causam tolerância, ou seja, a dose eventualmente necessita ser aumentada para alcançar o efeito analgésico desejado.

Os mais utilizados em pediatria são:

- **Opioides fracos**
  - **Codeína:** tem em torno de 1/10 da potência da morfina. Encontra-se disponível apenas para uso VO. É uma pró-droga, sendo metabolizada em morfina para exercer efeito analgésico. Estudos farmacogenéticos mostram que entre 4% e 14% dos pacientes não possuem a enzima para conversão (maior incidência na raça negra), portanto, este fármaco não atinge o efeito desejado. Na oncologia pediátrica, é utilizada a codeína pura manipulada como xarope com boa aceitação. A dose inicial é de 0,5 a 1,0 mg/kg/dose a cada 4 a 6 horas.
- **Opioides fortes**
  - **Morfina:** para dores moderadas e fortes. A morfina pode ser administrada por VO, retal, endovenosa, subcutânea, epidural, intratecal ou intraventricular. Tem metabolismo hepático e sua relação entre dose oral e venosa é de 3:1 A dose inicial EV é de 0,05 mg/kg/dose a cada 4 horas, não existindo dose máxima, desde que se observem os efeitos colaterais. Pode ser utilizada em infusão contínua.
  - **Fentanil:** é um opioide sintético, 50 a 100 vezes mais potente que a morfina. Tem alta lipossolubilidade e penetração no SNC, o que lhe confere rápido início de ação, porém curto. É mais utilizado em infusão contínua. Em virtude de ser muito lipossolúvel, duas novas rotas vêm sendo utilizadas em pediatria: a via transdérmica e a via oral transmucosa, com bons resultados. Em crianças em cuidados paliativos, torna-se uma opção bastante útil (em especial a transdérmica), visto permitir a liberação do paciente para casa e evitar punções venosas.
- **Outros opioides fortes**
  - **Hidromorfina:** é seis a oito vezes mais potente que a morfina, sendo conveniente para uso subcutâneo.
  - **Meperidina:** é um opioide sintético e seu metabólito (normeperidina) pode causar alterações tipo disforia, excitação e crises convulsivas, por isso sendo pouco utilizado.
  - **Metadona:** é um fármaco de metabolismo hepático, sendo bem absorvido por via oral, com meia-vida prolongada.
  - **Oxicodona:** é um analgésico mais potente por via oral do que a morfina.

Os opioides possuem muitos efeitos colaterais, que variam de acordo com cada fármaco e cada paciente, e também necessitam de prevenção e tratamento adequados, para que não torne inviável o uso destas medicações. Principais efeitos e manejo:

- **Constipação intestinal:** aumentar ingesta hídrica, alimentos com fibras e uso de laxantes desde o início da prescrição dos opioides.
- **Sedação:** tentar diminuir dose, associar outros analgésicos.
- **Náuseas, vômitos:** uso de antieméticos.
- **Retenção urinária:** manobras de estimulação, cateterismo.
- **Prurido:** uso de anti-histamínicos, troca do opioide.
- **Depressão respiratória:** reduzir dose, uso de naloxane.
- **Disforia, alucinações:** troca de opioides, uso de neurolépticos.

Na prática diária, observam-se efeitos colaterais suportáveis que podem ser adequadamente minimizados, considerando-se o benefício desses fármacos no alívio da dor dos pacientes. Depressão respiratória é um efeito raro; também não observamos com frequência a dependência física desses pacientes, existindo, sim, a necessidade do alívio da dor.

Fármacos adjuvantes

Fazem parte de um grupo heterogêneo de medicamentos que não possuem efeito primariamente analgésico, mas que podem ser utilizados juntamente com outros analgésicos para controle da dor.

- **Antidepressivos tricíclicos:** usados para dor neuropática, sendo a amitripitilina a mais utilizada.
- **Corticoides:** agem no controle da dor por vários mecanismos; efeito anti-inflamatório, redução de edema tumoral.
- **Anticonvulsivantes:** usados no controle da dor neuropática, em especial as lancinantes, presumindo-se que diminuam as descargas neuronais paroxísticas. São mais utilizados a carbamazepina e a gabapentina.

MÉTODOS NÃO FARMACOLÓGICOS PARA CONTROLE DA DOR

Em crianças, vários métodos podem ajudar no controle da dor, diminuindo o uso de medidas farmacológicas, sendo muito importante, neste ponto, a participação do fisioterapeuta, terapeuta ocupacional e psicólogo. Podemos citar:

- **Métodos físicos:** massagem, estimulação elétrica nervosa, acupuntura.
- **Métodos comportamentais:** relaxamento, exercícios, diversão.
- **Método cognitivo:** distração, hipnose, musicoterapia, psicoterapia.

Náuseas e Vômitos

São sintomas comuns dos pacientes em cuidados paliativos, grandes causadores de estresse na criança e nos cuidadores, com piora na qualidade de vida. Podem ter várias causas, muitas vezes associadas: gastrointestinal, neurológica, medicamentosa (iatrogênica), psicogênica.

Os principais fármacos utilizados são:

- **Metoclorpramida:** tem ação central, inibindo o centro do vômito e periférico, com aceleração do esvaziamento gástrico. Tem como efeitos colaterais mais frequentes os sintomas extrapiramidais. Em oncologia pediátrica, utiliza-se usualmente a dose de 0,25 mg/kg/dose, de 8/8 horas, por via oral ou venosa.
- **Antagonistas da serotonina:** são bem utilizados em oncologia, em especial para controle das náuseas e vômitos causados pela quimioterapia. Têm ação central, bloqueando a liberação de serotonina. O mais utilizado é o ondasentron, na dose de 0,15 mg/kg/dose de 8/8 horas.
- **Corticoides:** o mecanismo de ação ainda não foi elucidado, mas se tornam eficazes como antiemético quando usados em conjunto com os fármacos citados. O mais utilizado é a dexametasona.
- **Fenotiazinas:** diminuem a atividade do centro do vômito; são pouco utilizadas por efeitos centrais como extrapiramidais.
- **Anti-histamínicos:** em especial difenidramina e prometazina.
- **Ansiolíticos:** podem ser utilizados nos pacientes com vômitos psicogênicos.

Constipação

É uma queixa frequente dos pacientes oncológicos, especialmente em pacientes sob cuidados paliativos. O uso de opioides, a falta de ingesta alimentar adequada, vômitos e pouca mobilidade contribuem para a constipação intestinal. Utilizamos medicações laxantes, como óleo mineral, contraindicados em pacientes com vômitos ou alterações neurológicas, pela possibilidade de aspiração, e hidróxido de magnésio. Pacientes em cuidados paliativos também se beneficiam com o uso de supositório de glicerina e lavagens intestinais (contraindicados em pacientes aplasiados por tratamento quimioterápico, pelo risco de infecção).

Dispneia

Ocorre em pacientes sob cuidados paliativos por diversas causas: metástases pulmonares, tumores com compressão de vias áreas, tumores abdominais com restrição respiratória, derrames pleurais, por anemia, infecções, fadiga. Em alguns casos, a quimioterapia ou radioterapia paliativa e o uso de oxigênio podem ajudar, lembrando que medidas mais invasivas não deverão ser utilizadas.

Devemos ainda considerar vários pontos em crianças fora de possibilidade terapêutica, pois é necessário seguir o princípio ético da beneficência e da não maleficência, em que procedimentos desnecessários causam apenas prolongamento da dor e do sofrimento.

Crianças sob cuidados paliativos são mais expostas à infecção pela própria queda da imunidade causada pelo tumor, por procedimentos e por tratamentos prévios. Deve ser feito uso de antibióticos orais, se existe a possibilidade de prolongar a vida do paciente sem piora na qualidade da mesma; não é indicado o uso de esquemas antibióticos que mantenham o paciente internado por longos períodos.

Pacientes que estejam em acompanhamento ambulatorial e que se beneficiem com o uso de hemoderivados para controle de sintomas de anemia (astenia, dispneia, tonturas) e/ou de sangramentos podem recebê-los, desde que possuam acesso venoso fácil, como cateteres. Porém pacientes terminais e/ou com dificuldade de acesso venoso não devem ser submetidos a reposições hidroeletrolíticas, hemoderivados que não trarão resultados.

Ainda torna-se necessário o diálogo diário com a criança (quando possível) e com os familiares, incluindo a não indicação de suporte de UTI, ventilação mecânica, alimentação parenteral e outros métodos invasivos de prolongamento da vida e, consequentemente, de sofrimento.

Assim sendo, o papel da equipe multidisciplinar deve ser o de cuidar do paciente como um ser integral, envolvendo o acolhimento, a escuta e, principalmente, procurando reconhecer/conhecer sentimentos e dar suporte à família, proporcionando uma forma de viabilizar a solução de necessidades, o ajustamento emocional e social dessa família, com menos sofrimento.

BIBLIOGRAFIA

Camargo B, Kurashima Ay. Cuidados paliativos em oncologia pediátrica: o cuidar além do curar. São Paulo: Lemar, 2007.

International Association for The Study of Pain. Pain. Disponível em: <http://www.iasp_pain.org>. Acessado em 14 de abril de 2009.

Maciel MGS. A dor crônica no contexto dos cuidados paliativos. Prática Hospitalar 2004; 6(35).

Palliative Care. World Health Organization, 1990. Disponível em: <http://www.who.int/cancer/palliative/en/>. Acessado em 15 de abril de 2009.

Pessini L, Bertachini L (orgs.). Humanização e cuidados paliativos. 2ª ed. São Paulo: Loyola, 2004.

Saunders C, Baines M, Dunlop RJ. Living with dying: a guide to palliative care. New York: Oxford University Press, 1995.

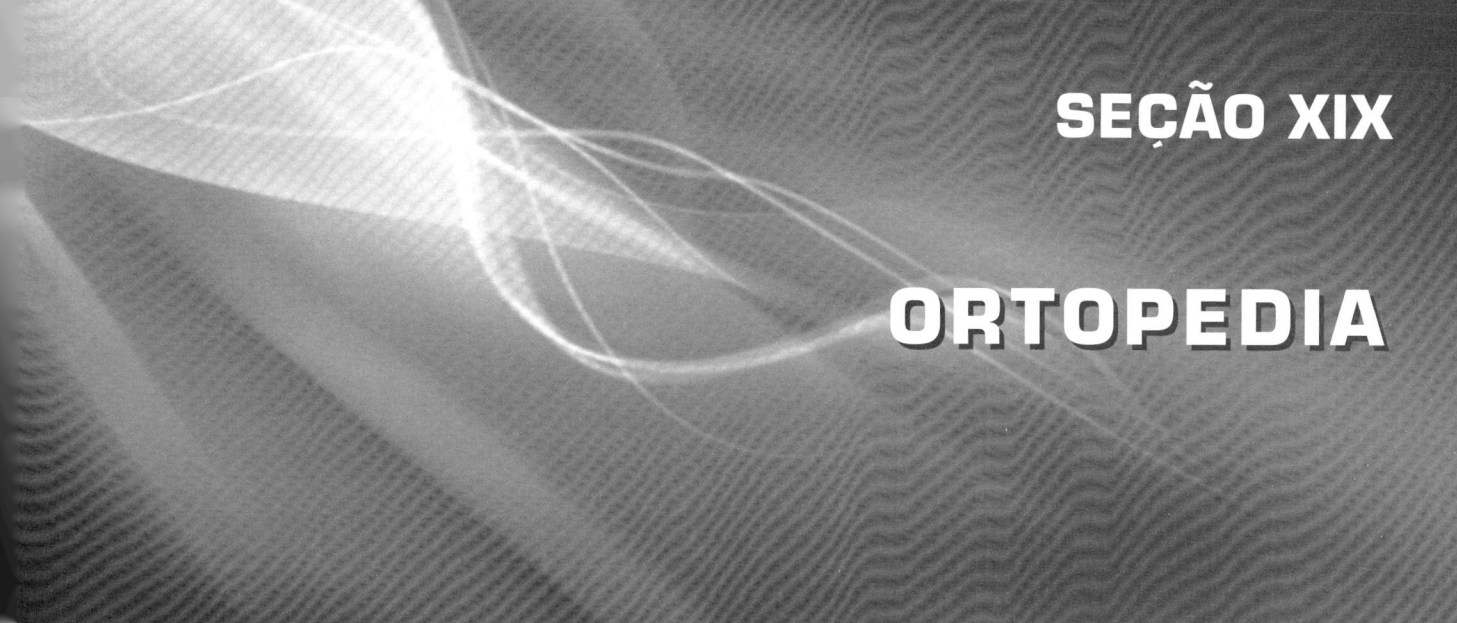

SEÇÃO XIX
ORTOPEDIA

CAPÍTULO 1
Noções de Ortopedia para o Pediatra

Regis Carneiro de Andrade Filho
Guttemberg Alexandre da Cunha Cruz

CONSIDERAÇÕES GERAIS

A ortopedia é o ramo da medicina que trata da preservação e da restauração da função dos sistemas neuromuscular e osteoarticular. Esses sistemas estão intimamente interligados, de forma que o funcionamento de um interfere diretamente sobre o outro.

A palavra ortopedia deriva de duas palavras de origem grega: *orthos*, que significa reto, ereto ou sem defeito, e *paidos*, que significa criança. Foi utilizada inicialmente por Nicholas André, no século XVIII, para enfatizar o sentido preventivo desse ramo da medicina. Atualmente, apesar de todo o progresso tecnológico da medicina e do grande avanço da cirurgia, é sempre bom ressaltar que a prevenção é a melhor forma de tratamento.

Embora o termo ortopedia seja recente (aproximadamente 250 anos), existem evidências de seu reconhecimento como ciência, por meio de esqueletos datados de 5 mil anos atrás. Desenhos encontrados em cavernas com indivíduos utilizando muletas, múmias egípcias com deformidades por sequela de poliomielite, fraturas consolidadas com bom alinhamento, tumores, osteomielites e artrites, demonstram o conhecimento pelos nossos antepassados de tais enfermidades.

Em nosso meio, no qual a carência de recursos técnicos e principalmente humanos é uma constante, é importante que os profissionais da área de saúde conheçam alguns aspectos relacionados com a ortopedia para que as deformidades sejam evitadas.

SEMIOLOGIA ORTOPÉDICA
A história clínica

Na maioria das vezes, o que leva a criança ao consultório do ortopedista é um encaminhamento do pediatra assistente ou a preocupação dos pais e familiares.

As dificuldades enfrentadas para se adquirir uma boa história da doença são mais acentuadas em alguns grupos etários. Em crianças mais jovens, as informações dos responsáveis nem sempre correspondem à realidade, portanto é imprescindível um bom contato com a criança, vencendo seus medos e inibições. A partir da idade escolar, o menor já pode participar da história clínica e suas informações são valiosas, devendo ser avaliadas pelo médico, sempre considerando as limitações do seu crescimento, desenvolvimento e ambiente familiar. Algumas vezes, pode haver simulações e histórias contraditórias, as quais podem confundir o médico. Por exemplo, com objetivo de não fazer educação física na escola, a criança é levada muitas vezes ao médico com queixas vagas, as quais não correspondem à realidade.

De qualquer maneira, é sempre bom salientar que uma história referida pelos responsáveis e pelo próprio paciente deve ser investigada desde o período gestacional até a data da consulta, destacando-se tempo de evolução, fatores agravantes ou causadores, relação com atividades esportivas, característica da dor, localização exata e irradiação.

O exame físico

Algumas crianças cooperam durante o exame, outras não. Deve-se deixar o paciente com a maior liberdade possível, com o objetivo de se ter um ambiente descontraído no momento do exame, porém tranquilo, e sempre respeitar a dignidade da criança, dos pais, dos responsáveis e de outros profissionais que o acompanhem na consulta.

Inicia-se o exame com a inspeção, examinando a criança desde a entrada no consultório, sua maneira de deambular, se claudica ou não, presença de deformidades grosseiras, amputações, espasticidades e flacidez. Examina-se o paciente de pé (posição ortostática), pela frente, pelas costas e lateralmente. O exame deve sempre ser realizado com a criança despida, começando no sentido craniocaudal. No segmento superior, deve-se observar a face, os olhos, o nariz, a implantação das orelhas, as proeminências cranianas, a dentição e outros sinais que levem a suspeitas de deformidades genéticas ou congênitas. No segmento torácico, deve-se observar a presença de desvios vertebrais (escoliose, cifose e lordose) e sinais indiretos de espinha bífida e disrafismo espinhal, como também alterações musculares peitorais e abdominais. Nos quadris, devem-se avaliar alterações que poderão afetar a marcha, como luxações, dismetrias e contraturas. O alinhamento é observado no exame dos joelhos, no qual devem-se determinar valgo e varo, luxações de patela e alterações da tuberosidade da tíbia. Por fim, tornozelos e pés, observando postura e atitudes em repouso, contraturas e flacidez que levam ao pé plano, pé torto, pé cavo e aduto.

Em seguida, passamos para a inspeção dinâmica, quando analisamos, principalmente, a marcha. Essa envolve um complexo de equilíbrio, coordenação e força muscular, assim como uma estrutura osteoarticular íntegra e bem constituída. Normalmente, uma criança deambula com apoio (em móveis, objetos e pessoas) por volta dos 10 meses de idade e inicia sua marcha independente, em torno dos 12 aos 18 meses de idade. Ainda durante a inspeção dinâmica, devem-se analisar, além da marcha convencional, a deambulação com os olhos fechados, a corrida, a inclinação do tronco, o apoio em um único membro (alternando-se), a posição de cócoras e a retomada da posição ortostática original, sem o auxílio dos membros superiores ou de terceiros. Dessa forma, investiga-se algum distúrbio do desenvolvimento normal do aparelho locomotor, o efeito da gravidade, que impõe uma ação perfeita e equilibrada dos músculos antigravitacionais (glúteos, isquiotibiais e tríceps sural).

Depois dessa etapa do exame, passa-se a investigar os membros e articulações, com relação à amplitude dos movimentos. Devem-se observar a simetria dos movimentos, tanto ativos quanto passivos, e os membros superiores e inferiores. Devem-se pesquisar sinais de resistência à movimentação passiva, assim como ruídos e crepitações que porventura ocorram, observando uma atitude compassiva, respeitosa e coerente para obter o máximo de cooperação do menor.

Quando nos deparamos com a presença de deformidades dos membros ou de um segmento do membro, devemos avaliar sua extensão e localização, ou seja, verificar se o comprometimento é primariamente em partes moles (músculos, nervos, tendões, pele) ou nos próprios ossos e articulações. Normalmente, as deformidades flexíveis são à custa de partes moles, enquanto as deformidades ósseas são rígidas e normalmente podem produzir áreas de hiperpressão sob a pele.

O alinhamento do eixo dos segmentos dos membros deve ser observado. Um desvio do eixo, fazendo com que a extremidade fique apontada para longe do plano mediano, é denominado *valgo*. O inverso é denominado *varo*. Quando há desvio para o plano anterior, considera-se como *antecurvado* e o oposto, como *recurvado*.

Outra importante avaliação a ser realizada é com relação à força muscular. Os movimentos ativos, contra e sem resistência, devem ser analisados e comparados com o lado oposto. Podem-se encontrar alterações generalizadas, localizadas em um único grupo muscular ou de um único membro. Pode haver alteração da potência muscular para mais (hipertonicidade) ou para menos (hipotonicidade), caracterizando tipos diferentes de paralisia (espástica e flácida, respectivamente).

Finalmente, o exame neurológico deve ser realizado com o objetivo de caracterizar alguns reflexos mais comuns e se fazer o diagnóstico de afecções, como paralisia braquial obstétrica, em que o membro superior afetado poderá encontrar-se parcial ou totalmente sem movimentos ativos e reflexos abolidos ou diminuidos como o de Moro e de preensão, paralisia cerebral com suas particularidades, que variam desde a espasticidade até a flacidez, e as neuropatias periféricas

Deve-se examinar a criança globalmente, observando todos os aspectos que envolvem sua estrutura estática e dinâmica e, principalmente, levando em consideração seu grau de crescimento e desenvolvimento.

ALGUNS ASPECTOS COMUNS NA PRÁTICA DIÁRIA DO PEDIATRA

O andador

O andador consiste numa estrutura de base com rodas que varia de tamanho, suportando uma armação dura com assento aberto para a passagem das pernas, e normalmente tem acoplada uma bandeja plástica. A sua utilização está muito difundida em nosso meio, sendo utilizado por cerca de 60% a 90% dos lactentes entre 6 e 15 meses, principalmente porque as mães acreditam que o seu uso deixa a criança feliz, com mais facilidade de deambular para se desenvolver melhor.

A Sociedade Brasileira de Pediatria não recomenda o uso do andador devido ao grande número de acidentes que ele pode causar. A literatura indica que traumatismo craniano moderado em crianças com menos de 4 anos é mais frequente nas que utilizam andadores, seguido por brinquedos de *playground*, quedas com contusões que variam desde fraturas até ferimentos cortantes e queimaduras (quando a criança tenta alcançar objetos, como talheres, na mesa ou no fogão etc.).

Não se observa indícios de malefícios sobre os membros inferiores, como deformidades e contraturas. A mãe tem a falsa sensação de que a criança já sabe andar, mas ao colocá-la em pé, perceberá que ela não tem equilíbrio suficiente por ter sido sustentada artificialmente pelo andador. Dessa forma, a grande contraindicação do uso do andador é o fato de que a criança deixa de exercer uma série de atividades fundamentais para o desenvolvimento neuromotor: arrastar-se, engatinhar, rolar pelo chão e levantar-se sozinha para ficar em pé. O uso do andador retarda o desenvolvimento da orientação espacial, terrestre e aérea da criança.

Esses fatores propiciam o aumento do número de quedas, já frequentes nessa idade, quando a criança começa a deambular sem o apoio de terceiros.

Os calçados

A preocupação dos pais com o tipo de sapato a ser usado pelas crianças constitui uma causa frequente de consultas. Muitas vezes, as crianças têm seus calçados deformados ou gastos em apenas um determinado ponto do solado. Os pais atribuem isso a algum problema nos pés para justificarem o desgaste dos calçados.

Após o exame ortopédico, não havendo nenhuma alteração no exame físico, pode-se verificar que o tipo e o material dos calçados são totalmente impróprios, constituindo a causa base do desgaste. Na maior parte das vezes, são pouco flexíveis, duros ou com pseudopalmilhas e solados com material que se deformam com facilidade podendo causar bolhas e calosidades ou apenas dor nos pés.

Algumas alterações da anatomia e da patologia dos pés podem desgastá-los com mais facilidade, deve-se atentar para pés planos, cavos e adutos. Algumas dessas deformidades podem fazer parte do desenvolvimento da criança, como o caso do pé plano, outras devem ser diagnosticadas e tratadas adequadamente.

Os calçados foram inventados com o objetivo de proteção e conforto dos pés. Atualmente, faz parte da moda e do vestuário, sendo a maior preocupação o valor e o benefício comercial e lucrativo. O que é um calçado ortopédico? Na realidade ele não existe! Esse adjetivo "ortopédico" visa seduzir os pais e avós no sentido de que seja um calçado que vá prevenir ou até consertar problemas dos pés, joelhos etc.

O lactente necessita de calçados apenas para proteção e manutenção do pé aquecido, sapatos de lã ou outro tecido macio satisfazem essa fase. No período do ano em que o clima é quente, não há necessidade de sua utilização. A criança que está começando a andar, por volta dos 12 a 15 meses, deve utilizar um calçado com um contraforte no retropé firme na região do calcanhar e um solado flexível. As crianças maiores e adolescentes devem utilizar calçados com boa flexibilidade e confortáveis para evitar dores e calosidades; deve-se lembrar que o sapato tem que se adequar aos pés, e não os pés ao sapato.

As mochilas

As dores nas costas na infância e na adolescência são causas de consultas e preocupação dos pais. Normalmente estão associadas a hábitos posturais incorretos, uso de mochilas com peso exagerado e outras causas específicas que devem ser diagnosticadas ao exame.

As mochilas, atualmente, estão sendo muito usadas por crianças e adolescentes. O seu uso adequado é recomendável, como vem sendo praticado há tantos séculos por viajantes, caminhantes, excursionistas e militares. Deve ser usada nas costas com as duas alças apoiadas nos ombros e não como uma bolsa ou uma pasta. A grande vantagem é deixar as mãos livres e manter a criança com uma boa postura.

Quando a mochila é usada de forma inadequada, levada por uma das mãos ou pendurada em apenas um dos ombros, arrastada pelo chão e, principalmente, com um peso excessivo e desigualdade de força no transporte, trará malefícios à criança.

Quando a criança utiliza mal a mochila ocorre fadiga muscular, atitude postural viciosa e inadequada acarretando dores musculares. O seu rendimento escolar ficará prejudicado.

É recomendável que o peso das mochilas não ultrapasse 10% do peso corporal da criança no ensino fundamental. Observando-se também a maneira do transporte e a postura adequada na escola. Orientações e programas educativos são benéficos, diminuindo os episódios de dores e melhorando a postura da criança.

A prática de esportes

A participação em esportes e atividades físicas geralmente é fundamental para o desenvolvimento e a saúde. Especialistas acreditam que a atividade esportiva prepara melhor as crianças para o sucesso na vida competitiva do mundo dos adultos. A melhor modalidade de esporte é aquela em que a criança sente prazer, que a criança gosta, e não a que os pais gostariam de praticar e, por algum motivo, não o fizeram.

Hoje existe uma preocupação mundial com a obesidade infantil. O sedentarismo gerado pela televisão e pelo computador, substitui atualmente a atividade física, agravando ainda mais o risco da obesidade.

O esporte ensina à criança disciplina, relação interpessoal e minimiza outros problemas da vida diária. É importante lembrar que o esporte deve ter uma característica lúdica, e o excesso de cobrança, por parte dos pais, avós e treinadores pode frustar e deixar a criança desmotivada por não atingir aqueles resultados cobrados.

O excesso de treinamento em busca do melhor resultado pode apresentar risco à criança. Lesões musculares e do aparelho osteoarticular, frustações, alterações comportamentais podem ser enumeradas como malefícios da atividade mal orientada.

As atividades esportivas de pouco impacto podem ser ideais para as crianças menores deixando os esportes mais competitivos para as de maior idade. É importante enfatizar que a musculação não é um esporte! Ela constitui uma atividade física que pode ser usada para melhorar o condicionamento físico, desde que sob a supervisão de um fisicultor ou preparador físico. Ela só deve começar no final do crescimento e da maturação musculoesquelética, sob o risco de alterações estruturais provocadas pelo sobrepeso nas fases de crescimento em um esqueleto em desenvolvimento.

Toda atividade física regular é benéfica para a criança e o adolescente. A idade para o início da prática de cada esporte dependerá da maturidade e da habilidade de cada criança sendo, portanto, uma questão individual. Deve-se tomar cuidados, evitando excessos, pois a prática de esportes auxilia na formação e na manutenção da postura e da saúde em geral.

Pronação dolorosa ou "mal da babá"

A pronação dolorosa é uma entidade clínica que ocorre com muita frequência e, na maioria das vezes, é resolvida espontaneamente sem que seja notificada por algum profissional da área médica.

Costuma ocorrer por volta dos 2 ou 3 anos de idade, sendo rara após os 5 anos. A pronação dolorosa acontece quando se faz uma tração no membro superior com o antebraço pronado e o cotovelo em extensão. Pode acontecer quando a criança é balançada pelos braços, mas também pode ocorrer sem a participação de terceiros, como, por exemplo, quando o braço fica preso na grade do berço ou mesmo durante uma queda.

O diagnóstico se dá pela história característica de dor repentina que surge após um episódio de tração ou queda. A criança mantém o braço ao longo de corpo em posição pronada, dando a falsa impressão do membro paralisado. O exame radiográfico do membro é normal: contudo, se realizado, será para afastar a possibilidade de fraturas no cotovelo, como também em outras partes do membro superior.

O tratamento consiste em redução incruenta, realizando-se uma manobra de supinação do antebraço com flexão do cotovelo, sempre de forma gentil. Nesse momento, palpa-se um clique que representa a redução da cabeça radial sob o ligamento anular do cotovelo. Após 5 ou 10 minutos de uma manobra bem-sucedida, a criança volta a utilizar o membro sem restrições e sem dor. Não há nessecidade de uso de analgésicos ou anti-inflamatórios. A persistência da dor e de imobilidade do membro deverá chamar a atenção para outras causas: fraturas, derrame articular, infecção etc.

A criança espancada

A síndrome da criança espancada é definida como "qualquer criança que sofra lesão não acidental, resultante de atitudes ou omissões por parte de seus pais ou responsáveis". É uma entidade em que a prevalência vem aumentando, perfazendo cerca de 10 crianças em 1.000 atendimentos.

É difícil distinguir esse quadro clínico, assim a percepção do médico em diagnosticar a síndrome deve estar presente nos atendimentos de trauma em geral.

Geralmente acomete crianças de tenra idade, de colo ou que estão aprendendo a andar, que se apresentam na maioria das vezes maltratadas, desnutridas e com fraturas e pequenos traumas, que não são tratados em hospitais ou clínicas e quando se tornam conhecidos já estão numa fase avançada de traumatismo. A família é dispersa e normalmente o acompanhante é uma terceira pessoa; pais jovens desestruturados econômica e familiarmente tornam o quadro mais denunciador.

Uma importante característica dessa síndrome é a presença de múltiplas fraturas em diferentes estágios de consolidação, fraturas em ossos longos e fraturas metafisárias; podem-se também encontrar fraturas na base do crânio e em costelas.

É importante o diagnóstico diferencial com outras síndromes com a osteogênese imperfeita, raquitismo, leucemia, insensibilidade congênita à dor, sífilis, osteomielite, escorbuto e doenças metabólicas.

Ao nos depararmos com uma criança espancada ou se houver suspeita, deve-se ter o máximo de cuidado, no sentido de protegê-la e ampará-la no hospital, e os órgãos fiscalizadores e judiciais devem ser acionados via assistência social.

Essa importante entidade deve sempre ser cogitada no atendimento a menores traumatizados, minimizando as graves sequelas psicológicas e físicas que essa síndrome traz.

BIBLIOGRAFIA

American Academy of Pediatrics. Committee on Injury and Poison Prevention. Injuries associated with infant walkers. Pediatrics 2001; 108:790-792.

Andrade R. A utilização da osteotomia de Chiari no tratamento das seqüelas da doença de Perthes. Dissertação de mestrado, UFPE, Recife, 1982.

Aronsson DD. Exame ortopédico pediátrico. In: Lowell e Winter, Raymond T. morrissy, Stuart L. Weinstein et al. Ortopedia pediátrica. São Paulo: Manole, 2005: 1:106-138.

Crenshaw AH. Campbell's operative orthopaedics. 9 ed. Mosby Year Book, 1998.

Mihran OT. Pediatric orthopedics. 2 ed. W.B. Saunders Company, 1990.

Sharrard WJWS. Paediatric orthopaedics and fratures. 2 ed. Blackwell Scientific Publications, 1979.

Sizinio H. Ortopedia para pediatras. Porto Alegre: Artmed, 2004.

Sizinio H. Ortopedia e traumatologia. 4 ed. Porto Alegre: Artmed, 2009.

Staheli LT. Ortopedia pediátrica na prática. Porto Alegre: Artmed, 2008.

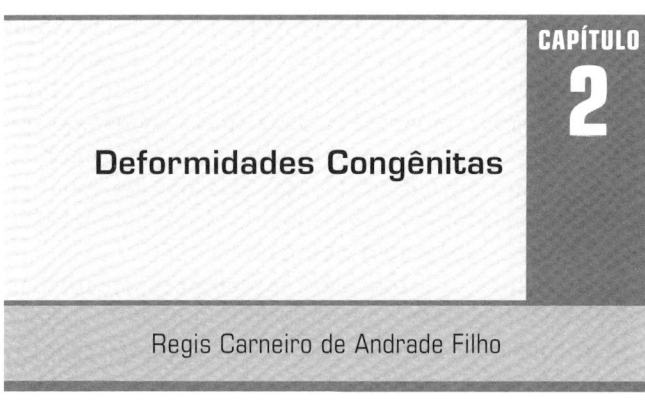

Deformidades Congênitas

CAPÍTULO 2

Regis Carneiro de Andrade Filho

INTRODUÇÃO

A diferença física entre os seres humanos é comum e praticamente sem prejuízos. Quando a variação foge do padrão considerado normal, para se tornar uma alteração que possa comprometer a função ou a aparência, passa a ser classificada como uma deformidade.

A designação deformidade congênita significa que a anomalia se encontra presente antes ou na época do nascimento. O significado dessas alterações varia com o seu tipo: pode ser mínima, como no caso da união de dedos do pé pela pele (sindactilia simples), ou grave, como no caso de ausência proximal do fêmur.

É difícil calcular a incidência exata das deformidades congênitas, não só porque muitas não são visíveis ao nascimento, mas também porque existem alterações normais nos seres humanos. Apesar dessas dificuldades, a incidência das deformidades detectáveis ao nascimento é de aproximadamente 3%, enquanto a incidência das deformidades detectáveis até o primeiro ano de vida chega a 6%. Comparando o sistema músculoesquelético com os outros, verifica-se que, em ordem decrescente, a incidência das deformidades congênitas fica atrás apenas do sistema nervoso central e do sistema cardiovascular.

ETIOLOGIA

As causas das deformidades congênitas podem ser inúmeras, incluindo as seguintes:

- Fatores genéticos.
- Fatores ambientais.
- Interação dos dois fatores.

Fatores genéticos

Os fatores genéticos podem ser herdados do pai ou da mãe, ou mesmo de um ancestral mais remoto, podendo também aparecer pela primeira vez em função de uma mutação recente. Alguns exemplos de deformidades desse tipo são osteogênese imperfeita (fragilidade óssea generalizada ou doença das escleróticas azuis) e deformidade de Sprengel (quando a escápula não migra para o sentido caudal, na época de embriogênese, permanecendo alta).

Fatores ambientais

As influências ambientais podem alterar as células dos pais, antes mesmo da fertilização do óvulo. Podem também alterar o desenvolvimento normal da criança durante o período intrauterino. Os estudos experimentais em animais de laboratório contribuíram muito para o esclarecimento da atuação desses fatores. Concluiu-se que a fase de atuação desses fatores e o seu período de ação exercem influências que podem alterar a forma dos órgãos do sistema musculoesquelético de maneira desastrosa. Na espécie humana, poucos fatores tiveram sua influência teratológica comprovada. Os mais importantes são a infecção materna pelo vírus da rubéola e a ingestão da droga talidomida durante os primeiros 3 meses de gravidez.

Combinação dos fatores genéticos e ambientais

Embora seja muito difícil comprovar esta terceira causa, algumas evidências podem levar a esse raciocínio. A predisposição à luxação congênita do quadril, determinada geneticamente por uma flacidez capsuloligamentar, pode tornar-se real naquelas situações em que manobras passivas (hiperextensão dos quadris de maneira brusca ao nascimento) são realizadas. Associado a esse fato, o costume de imobilizar o recém-nascido com os quadris em extensão e adução, pode ser um elemento determinante na manutenção do desenvolvimento displásico do quadril.

CLASSIFICAÇÃO

As malformações congênitas do sistema musculoesquelético englobam um amplo espectro de deformidades. Uma classificação precisa torna-se muito difícil, porém algumas já foram elaboradas. A Sociedade Americana de Cirurgia da Mão, a Federação Internacional de Sociedades da Mão e a Sociedade Internacional de Órteses e Próteses elaboraram conjuntamente a classificação empregada atualmente. As malformações congênitas dos membros são divididas em sete categorias, com base na falha embriológica que resultou na região malformada.

1. Defeito na formação de parte do membro (parada de desenvolvimento, como na amputação congênita).
2. Falha da diferenciação (defeito na separação das partes do segmento, como na sindactilia, sinostose etc.).
3. Duplicação (polidactilia).
4. Aumento do crescimento em tamanho (gigantismo).
5. Redução do crescimento (hipoplasia).
6. Anel ou banda fibrótica de constricção.
7. Deformidades generalizadas.

DIAGNÓSTICO

A responsabilidade do diagnóstico precoce das malformações congênitas do aparelho locomotor é múltipla.

O neonatologista, o obstetra e a própria família são os que têm o primeiro contato com o RN e, por isso, podem propiciar o diagnóstico mais precoce. Quando surgem dúvidas, o ortopedista é consultado e um diagnóstico mais específico poder ser estabelecido. Algumas deformidades são facilmente visíveis ao nascimento, como o pé torto congênito, a polidactilia, a luxação do joelho etc. Outras são menos perceptíveis, como no caso da luxação congênita do quadril (felizmente, essa é rara em nosso meio). Quando ocorrem deformidades múltiplas, em um mesmo sistema ou envolvendo vários, o auxílio de um geneticista pode ser de grande utilidade para o esclarecimento do processo sindrômico.

PRINCÍPIOS GERAIS DO TRATAMENTO

A maioria das deformidades congênitas do aparelho musculoesquelético é compatível com uma longevidade normal (principalmente aquelas localizadas). Sendo assim, deve-se programar bem um plano de tratamento que seja razoável não só para o médico, mas também para o paciente e sua família. Certamente é aqui que começam as dificuldades. Algumas deformidades localizadas, como o pé torto e a luxação congênita do quadril, tornam-se cada vez mais difíceis de ser tratadas com o passar do tempo, em virtude das alterações estruturais dos tecidos periarticulares que envolvem a região. Por esse motivo, o reconhecimento precoce e a instituição adequada das medidas terapêuticas são importantes na determinação de um prognóstico mais favorável. Em outras situações, não há necessidade de ação tão precoce do médico. A apresentação de uma hemivértebra, por exemplo, pode ser acompanhada durante muitos anos sem que haja prejuízo funcional para o paciente. A sindactilia nas mãos deve ser operada numa época oportuna, após os primeiros anos de vida, assim como a polidactilia, o dedo em gatilho, o torcicolo congênito e outras deformidades congênitas. Uma característica importante de algumas deformidades é o fato de que com desenvolvimento da criança, elas vão cedendo e se tornando menos evidentes. É o caso de desvios rotacionais dos membros inferiores, principalmente dos pés. Esse fato se deve à capacidade de equilíbrio dos movimentos, os quais vão sendo executados gradualmente pela musculatura sadia do RN. Na verdade, essas "deformidades" não constituem verdadeiras anomalias congênitas e simplesmente situações transitórias, resquícios do posicionamento no útero materno. Se não for "agredido" com algum procedimento médico, o organismo se desenvolverá normalmente segundo as expectativas dos pais. É importante que não se preconize o uso de aparelhos (órteses) ou sejam feitas manipulações por pessoas inaptas, uma vez que esses procedimentos podem mudar o curso natural do desenvolvimento fisiológico do segmento.

No serviço de ortopedia do IMIP, tem-se realizado o tratamento de várias deformidades congênitas do aparelho locomotor. Entre as existentes, o pé torto equino varo aduzido é o mais frequente. Essa deformidade pode ser idiopática (unilateral ou bilateral) ou constituir uma anomalia a mais numa síndrome generalizada, como na artrogripose múltipla congênita. O tratamento inicial é a correção passiva por meio de aparelho gessado, o qual é substituído semanalmente. Após 2 ou 3 meses de tratamento obtém-se êxito em mais ou menos 20% dos casos. Aqueles pés que não são totalmente corrigidos devem ser operados. O ideal é que se consiga a correção total da deformidade do pé, antes do início da marcha. Infelizmente, isso não ocorre em todos os casos em função de muitos problemas socioculturais vigentes na região Nordeste. Outro aspecto a ser considerado é o pé torto resultante de sequela de menigomielocele. Trata-se de deformidade grave e muitas vezes associada a outras anomalias, como luxação do quadril e ausência de sensibilidade das extremidades. Nesses casos, prefere-se a cirurgia, não se recorrendo à correção prévia com o uso de aparelhos gessados, em função dos riscos de compressão da pele insensível e da formação de escaras.

A luxação congênita do quadril é rara em nosso meio. Talvez, isso se deva a fatores raciais e culturais. Na pequena experiência do serviço de ortopedia do IMIP, a conduta e os resultados não são diferentes daqueles de outras regiões. Ao se detectar um "clique" na articulação coxofemoral, pode-se suspeitar de um quadril instável. Para esses casos, a manutenção dos membros inferiores em abdução, com o uso de várias fraldas ou algum tipo de almofada (Pavlik, Frejka), é suficiente para que o quadril se desenvolva de forma congruente com o núcleo de ossificação da cabeça femoral. Esse desenvolvimento propiciará uma articulação estável ao final de 3 meses, aproximadamente, desde que esse cuidado tenha ocorrido precocemente, já nas primeiras semanas após o nascimento.

Naqueles casos em que o diagnóstico é tardio, após o terceiro ou quarto mês, a situação exige mais cuidados, como a realização de tração contínua com imobilização e, às vezes, secção dos tendões contraturados (adutores). Quanto mais tardio for o diagnóstico, menor será a chance de se conseguir êxito com o tratamento conservador. Os procedimentos cirúrgicos são reservados para os casos mais antigos e variam dependendo do grau do desenvolvimento da criança.

BIBLIOGRAFIA

Benson MKD, Fixen JA, Macnicol M, Parsch K. Children's orthopaedics and fractures. 2 ed. Churchill Livingstone, 2001.

Lovell WW, Morrissy BT, Winter RB, Morrissy RT, Weinstein SL. Lovell and Winter's pediatric orthopaedics. 5 ed. Emory Univ., 2000.

Steinberg GG, Akins CM, Baran DT. Orthopaedics in primary care. 3 ed. Churchill Livingstone, 1999.

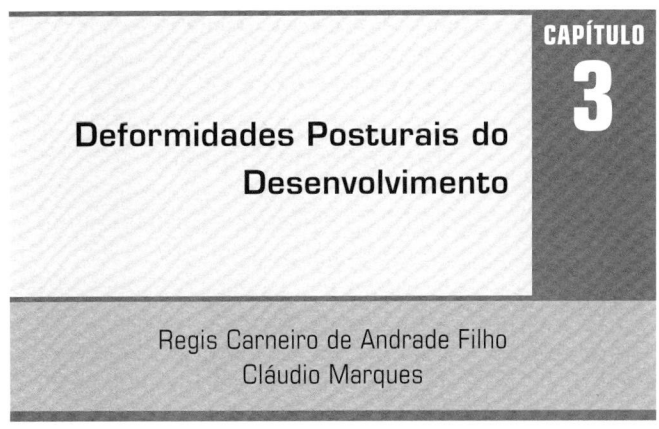

Deformidades Posturais do Desenvolvimento

CAPÍTULO 3

Regis Carneiro de Andrade Filho
Cláudio Marques

INTRODUÇÃO

O reconhecimento das deformidades presentes na infância é facilmente verificado pelos familiares. A sua origem e importância, porém, não são entendidas. Assim, essas deformidades passam a desempenhar um papel incômodo para os pais e são motivo frequente de procura de médicos especialistas.

É importante que o pediatra esteja atento para as principais mudanças fisiológicas que acometem o esqueleto da criança e os momentos em que essas mudanças se corrigem, evitando atrasos diagnósticos que poderão comprometer a estrutura física da criança.

PATOLOGIA MORFOLÓGICA E FUNCIONAL

As fases pelas quais o aparelho locomotor do organismo infantil deve passar são necessárias para o desenvolvimento normal, até que ele se torne adulto. Durante o período de crescimento e desenvolvimento, algumas variações e adaptações vão ocorrendo de forma natural, sendo necessário o seu reconhecimento.

Os principais problemas posturais relacionados com o crescimento demonstram-se nos pés e nos joelhos.

Com relação aos pés, observa-se nas fases iniciais que as estruturas ósseas e cartilaginosas estão ainda imaturas para manterem um arco longitudinal do pé bem desenhado. É suficiente a pressão do próprio peso para o pé se tornar plano. Se a criança fica na ponta dos pés, a musculatura traciona os ossos e o arco longitudinal (cavo) do pé aparece. Esse exercício é muito útil e talvez seja o mais praticado pela criança: quase tudo que ela deseja encontra-se fora do seu alcance e, na tentativa de alcançar, fica sempre na ponta dos pés.

Depois que aprende a andar, a criança sente necessidade de se locomover mais rapidamente, mas para isso lhe falta equilíbrio. Ela terá que aumentar a sua base, afastando os pés. Isso concorre para o aparecimento do joelho valgo, quando os membros inferiores adquirem uma forma em X. Essa deformidade ocorre a partir dos 2 anos de idade e tende a diminuir gradativamente, até os 6 anos.

Nessa idade, a criança domina bem o seu corpo e a sua base se estreita com o aperfeiçoamento do seu equilíbrio. Durante esse período, podemos encontrar o joelho em valgo ou a sua deformidade oposta, o joelho em varo. Importante observar a simetria da deformidade.

QUADRO CLÍNICO

Os pés são os primeiros a se apresentarem como defeituosos para os leigos. A ausência do arco longitudinal interno, caracterizando o pé chato, constitui-se como um dos motivos mais frequentes da consulta com o especialista até os 3 anos de idade.

Deve-se observar a atitude do pé característico do recém-nascido e estar atento para deformidades rígidas, como o pé torto equinovaro e o pé em mata-borrão. Essas deformidades não regridem e se não diagnosticadas e tratadas adequadamente produzem sequelas futuras. O padrão em valgo do pé com queda do arco longitudinal acompanha a criança até em torno dos 5 anos com variações individuais; a dor presente e espontânea deve chamar a atenção para outras doenças. Tranquilizar os pais é o melhor tratamento para essas variações do desenvolvimento.

As crianças apresentam variações fisiológicas do alinhamento do joelho com a idade, que variam do recém-nascido em varo, retificando-se aos 6 meses. De 1 a 4 anos, observa-se valgo com sua diminuição aos 6 anos, quando ocorre a estabilização do desvio angular.

A persistência de alguma dessas deformidades ao longo e fora da faixa etária pode ser patológica. Algumas doenças podem ser responsáveis por essa situação, como doenças osteometabólicas, infecções ósseas, traumatismo, displasias ósseas, lesões tumorais, síndromes e angulações idiopáticas.

O varismo na criança acima de 18 meses deve ser avaliado para descartar a doença de Blount, que está associada à raça negra, sobrepeso e deambulação precoce. Esta entidade deve ser tratada precocemente, sob o risco de sequela incapacitante.

DIAGNÓSTICO E TRATAMENTO

Para fazer um diagnóstico com certeza, além de história e exame físico bem feito, uma radiografia em AP, na posição ortostática, de ambos os membros inferiores, será de grande utilidade. Assim, teremos uma medida exata do desvio do eixo do esqueleto.

Quando não houver doença (a grande maioria dos casos), a conduta deve ser expectante. Uma boa conversa, esclarecendo os pais sobre tais deformidades, é muitas vezes suficiente. Estimular ou induzir o uso de órteses, como botas, é proscrito para correção de deformidades que tendem a se corrigir com a idade, uma vez que, além de onerar o tratamento, não vão modificar o processo de correção. Revisão ambulatorial a cada semestre deverá ser uma medida útil e segura.

Após essa fase de desenvolvimento, a criança começa a apresentar outras enfermidades, relacionadas com o crescimento e o desenvolvimento mais rápidos. A prática de exercícios físicos mais vigorosos e competitivos leva ao aparecimento de quadros de apofisites, mais comuns na tíbia e no calcâneo. Nesses casos, a diminuição da atividade física espontânea é, muitas vezes, suficiente para a melhora do quadro doloroso. Até haver a fusão completa da epífise de crescimento, a sintomatologia dolorosa pode voltar. Esportes de alto impacto em fases iniciais de desenvolvimento podem acarretar hiperpressão sobre as placas de crescimento levando a deformidades.

Na fase da adolescência, podem aparecer deformidades da coluna e também do joelho, como o genovalgo do adolescente e formas raras da tíbia vara. Essas deformidades, em sua maioria, são assimétricas e têm progressão rápida. As deformidades da coluna aparecem com mais frequência. Os desvios laterais, como as escolioses, são as queixas mais frequentes após os 10 anos.

Existem dois tipos de escolioses: a funcional e a estrutural. A primeira, resultante de uma causa localizada fora do corpo vertebral, é fácil de ser detectada e não merece muita atenção. A escoliose estrutural, que poder ser congênita ou adquirida, apresenta mais problemas. Nela ocorre uma torção do corpo da vértebra, levando a uma deformidade mais grosseira do dorso da criança. As escolioses de natureza adquirida podem ser de etiologia conhecida (paralítica, tumoral, infecciosa etc.) ou idiopática. Esse último tipo é o mais frequente. A criança deve ser acompanhada em regime ambulatorial, com exame clínico periódico. Quando ela progride, pode ser necessário um tratamento mais agressivo, por meio do uso do órteses (coletes), e até mesmo cirúrgico.

É importante o conhecimento dos padrões de normalidade nos membros para intervenção precoce e tratamento adequado.

BIBLIOGRAFIA

Crenshaw AH. Campbell's operative orthopaedics. 11 ed. Mosby Year Book, 2007.

Forlin E, Andújar ALF, Alessi S. Padrões de normalidade do exame físico dos membros inferiores em crianças na idade escolar. Rev Bras Ortop 1994; 29:601-607.

Mihran OT. Pediatric orthopedics. 2 ed. W.B. Saunders Company, 1990.

Sharrard WJW. Paediatric orthopaedics and fratures. 2 ed. Blackwell Scientific Publications, 1979.

Volpon JB. Modificações fisiológicas e patológicas do joelho durante o crescimento. Rev Bras Ortop 1995; 30:53-56.

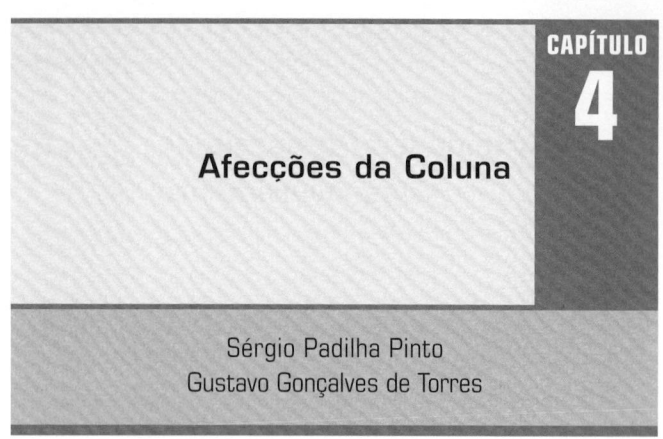

CAPÍTULO 4

Afecções da Coluna

Sérgio Padilha Pinto
Gustavo Gonçalves de Torres

ESCOLIOSES

Introdução e conceituação

Escoliose é uma palavra grega que significa curvatura. Caracteriza-se pela *curvatura da coluna vertebral no plano frontal*, podendo evoluir e alterar o equilíbrio, a coordenação e a função de vísceras, além de provocar danos neurológicos e levar à degeneração precoce da coluna.

A sua incidência na população geral é em torno de 3%. Em relação a flexibilidade, a escoliose pode ser *não estrutural*, quando não ocorrem alterações nas estruturas de seus elementos (vértebras, ligamentos e discos). Este tipo não é evolutivo, a coluna é flexível e é sempre secundário a uma doença de base (postural, compensatória, histérica, irritação de raiz nervosa, inflamatória, tumores vertebrais). Nas escolioses *estruturais*, ocorrem alterações estruturadas de seus elementos (deformidade rotatória ou acunhamento do corpo vertebral e dos discos, retração dos tecidos moles do lado côncavo da curva). É frequentemente progressiva e não é corrigida com manobras de inclinação. As mais frequentes são a idiopática e a congênita.

Dependendo da faixa etária, a escoliose idiopática divide-se em infantil, juvenil e do adolescente, sendo esta última a mais frequente. Tem característica familiar e é de origem desconhecida.

A escoliose congênita tem evolução variável e dependedo tipo e da complexidade do defeito. Estes acontecem na fase embrionária e podem ser de segmentação, de formação ou mistos.

Pacientes com escoliose apresentam descompensação do tronco, gibosidade costal, obliquidade pélvica, e com a evolução, função cardiopulmonar diminuída, além da dor e do comprometimento neurológico.

Diagnóstco

O diagnóstico é feito através da inspeção, inclusive com o teste de inclinação anterior (teste de Adams), onde se observa a gibosidade. Radiografias de frente e perfil da coluna toracolombar são necessárias, devendo incluir as asas do ilíaco, pois sua ossificação orienta o potencial de crescimento (sinal de Risser). Eventualmente, a Ressonância Magnética pode ser solicitada para descartar alteração no canal medular nas seguintes situações: dor; rápida progressão; curvas de padrão atípico (torácica com convexidade voltada para a esquerda); alterações no exame neurológico (ausência de reflexo cutaneoabdomial, perda do controle dos esfíncteres) e estigmas cutâneos que sugiram disrafismo.

Tratamento

O tratamento obedece a uma combinação entre o desvio e o potencial de crescimento do paciente onde serão observados: idade, menarca, caracteres sexuais secundários, Sinal de Risser. Genericamente, podemos citar:

Idiopática

- Curvas até 20, observar a cada 4 meses.
- Curvas de 20 à 40, colete Milwaukee ou OTLS.
- Acima de 40, com potencial de crescimento, tratamento cirúrgico; realizando a fusão de vértebras (artrodese) e correção do valor angular da curva por via posterior com implante metálico de titânio (ganchos, parafusos de pedículo e duas hastes), dispensando imobilização pós-operatória (Fig. XIX.4.1). Em alguns casos se faz necessária uma abordagem anterior, associada à via posterior, seja para aumentar a flexibiliade da curva e melhorar o percentual de correção, seja para evitar a progressão da curva em pacientes abaixo de 11 anos com grande potencial de crescimento.

Congênitas

- Acompanhamento das curvas compensadas a cada 6 meses.
- Curvas descompensadas, indica-se cirurgia. Geralmente é realizada a fusão de vértebras (artrodese), anterior e posterior, sem tentativa de correção da curva (*in situ*).

A fusão acontece de 6 a 8 meses. O uso do gesso de Risser somente se faz necessário na escoliose congênita.

CIFOSE JUVENIL

É o aumento da cifose torácica fisiológica, normalmente com uma angulação de 20 à 45, que se situa entre 45 à 50. Frequentemente negligenciada pelos médicos e familiares, pois a atribuem a vício de postura.

A presença de três ou mais vértebras adjacentes com acunhamento anterior maior que 5 constitui um dos critérios radiográficos de diagnóstico, descritos por Sorensen em 1964, para a **doença de Sheuermann**. A sua etiologia é desconhecida e acomete cerca de 0,4% a 8,3% da população geral.

No exame físico, geralmente observa-se um aumento da cifose torácica acompanhado de um aumento da lordose lombar compensatória. Há contratura dos músculos isqueotibiais.

São necessárias para o diagnóstico, radiografias de frente e perfil. No perfil, os ângulos da cifose e lordose são definidos marcando as vértebras terminais, que estão inclinadas ao máximo para concavidade da curva; o ângulo da placa terminal da vértebra terminal superior e inferior é considerado o ângulo cifótico.

Deve-se fazer o diagnóstico diferencial com espondilite infecciosa (exames laboratoriais, TAC), trauma (comprometimento de uma vértebra), osteocondrodistrofias (Morquio, Hurler), espondilolistese e espondilite anquilosante.

As complicações estão no aspecto estético. Curvas grandes podem aumentar causando dor ou ser transitórias, em uma criança em crescimento com doença de Sheuermann.

O tratamento da Doença de Sheuermann na criança em fase de crescimento está indicado, não só para a correção estética da deformidade, como também para aliviar os sintomas presentes e evitar o desenvolvimento de problemas futuros.

O tratamento é o alongamento da musculatura dos peitorais e isquiotibiais, associado ao uso de colete de Milwaukee, durante 23 horas ao dia por um período de seis meses a um ano, nos pacientes que apresentam o tecido ósseo ainda imaturo.

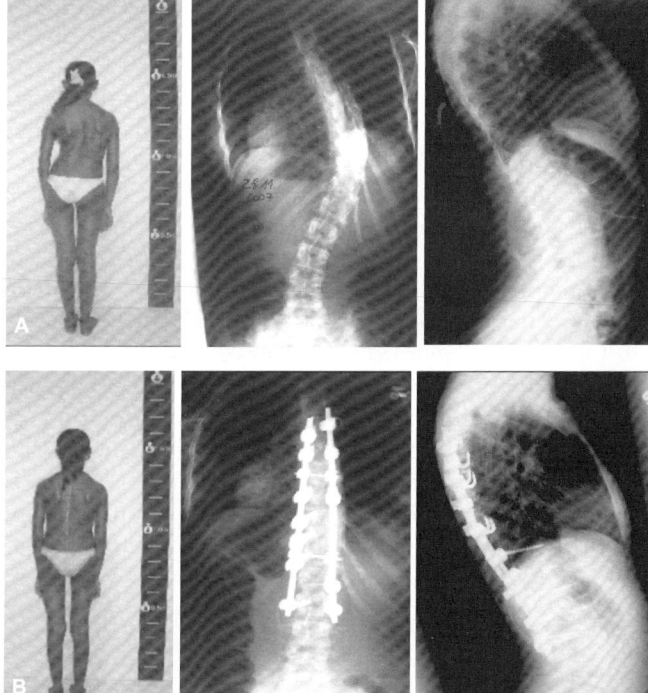

Fig. XIX.4.1. Paciente portadora de escoliose idiopática do adolescente com curva torácica à direita com ângulo de Cobb de 54°. Submetida a artrodese e instrumentação com ganchos e parafusos de pedículo por via posterior em nosso serviço. **A.** Foto e radiografias pré-operatórias. **B.** Foto e radiografias um ano após a cirurgia com redução do valor angular da curva de 54° para 16°.

As condições para avaliar se os pacientes apresentam imaturidade do tecido ósseo são a ausência de caracteres sexuais secundários, menarca e fechamento das epífises ilíacas (Sinal de Risser).

Há indicação cirúrgica nos pacientes com o tecido ósseo maduro e com curva acima de 70°. Realizam-se artrodese (fusão de vértebras) via posterior com instrumentação (ganchos, parafusos de pedículo e duas hastes) e enxerto de ilíaco; não se faz necessário o uso de gesso com esse método.

INFECÇÕES DA COLUNA VERTEBRAL

As infecções da coluna vertebral são causadas por vários agentes infecciosos, sendo as bactérias os mais importantes.

Para que possamos fazer um melhor diagnóstico de uma infecção na coluna é importante o conhecimento de sua patogenia, a qual está relacionada com a vascularização da coluna e estruturas vizinhas.

Etiologia, patogenia

O disco intervertebral na criança é bem vascularizado, e os vasos penetram através da placa cartilaginosa dos planaltos vertebrais adjacentes.

À medida que a coluna amadurece, os vasos diminuem em número, permanecendo apenas aqueles das camadas mais externas do ângulo fibroso. No adulto, o núcleo pulposo e as camadas internas do ânulo fibroso são nutridos por embebição.

No nível do osso subcondral adjacente à placa cartilaginosa, o ramo terminal da artéria nutriente faz uma curva de 360°, retornando pelo mesmo caminho, reproduzindo a circulação metafisária dos ossos longos da criança. Como essas artérias estão confinadas a túneis ósseos rígidos e a velocidade da circulação é lenta, o local torna-se adequado para instalação dos êmbolos bacterianos, que dão início ao processo infeccioso.

Uma vez instalado o processo e não havendo defesas adequadas, a infecção se dissemina. Na criança, como há um número grande de artérias penetrando no disco, o seu comprometimento é mais comum. No adulto, como essa circulação é pobre, a infecção tende a se disseminar pela região paravertebral e/ou drenagem direta no espaço discal.

Baseados nesses aspectos, é provável que as infecções da coluna vertebral, osteomielite ou discite, se iniciem na maior parte dos casos no osso subcondral.

As infecções da coluna vertebral são na grande maioria das vezes de origem hematogênica. Fatores que diminuem a resistência imunológica do indivíduo, seja em nível local ou sistêmico, favorecem a instalação do processo. Como exemplos: diabetes, imunodepressão (drogas, álcool), anemia, tumores malignos, além da desnutrição, principal fator em nosso meio.

As infecções podem ser divididas em três grupos:

- Osteomielite da coluna vertebral
- Discite na criança
- Tuberculose na criança

Osteomielite da coluna vertebral

O agente etiológico mais comum é o *Staphylococcus aureus*. O comprometimento primário e maior é o do corpo vertebral, mas o disco intervertebral também é atingido secundariamente. O diagnóstico nem sempre é fácil de ser feito.

Quadro clínico

O sintoma principal da osteomielite da coluna é a dor, que em geral é constante, não melhorando com o repouso. A febre não está sempre presente, sendo registrada em cerca da metade dos casos. Clinicamente, a contratura paravertebral está presente na maioria dos pacientes.

Diagnóstico

A radiografia simples pode não ter alterações nos primeiros 10 dias de sintomas. Os sinais radiológicos mais precoces são a osteoporose regional, o pinçamento do disco e a presença de abscesso na região paravertebral. A erosão do osso subcondral pode ser notada pela tomografia simples, uma a duas semanas após o início dos sintomas.

A TC é útil para se demonstrar abscessos da região paravertebral, mas a RM é o exame de preferência. Ela permite uma visualização precoce das lesões e nos dá informações precisas sobre a presença de abscessos paravertebrais e do comprometimento do canal vertebral.

O mapeamento ósseo, apesar de não ser específico, permite a localização precoce do processo infeccioso.

Os exames laboratoriais são também importantes, tanto no diagnóstico como no seguimento. O hemograma na grande maioria dos casos está normal ou levemente alterado; leucocitose e desvio a esquerda são indicativos de processo supurativo. A hemossedimentação encontra-se habitualmente acima de 40mm e é um importante parâmetro na monitorização do tratamento do paciente. Nos períodos febris a hemocultura pode ser positiva, permitindo a identificação do agente etiológico. Entretanto, a biópsia, aberta ou por aspiração, é o método que irá fechar o diagnóstico através do exame anátomo-patológico e da cultura.

Tratamento

O tratamento é sempre conservador no início e consiste em repouso no leito e antibioticoterapia específica. O repouso pode ser progressivamente reduzido e substituído pelo uso de órtese à medida que diminui a dor e a contratura muscular. A escolha do melhor antibiótico depende do resultado da cultura, e este será mantido até que haja cura do processo.

A cura pode ser monitorizada do ponto de vista clínico pelo desaparecimento da dor e do espasmo muscular; laboratorialmente pela normalização da hemosedimentação e radiologicamente pela remodelação óssea. O tratamento cirúrgico restringe-se aos casos em que haja ausência de resposta à terapêutica conservadora (manutenção do quadro doloroso mesmo após uma a duas semanas de antibioticoterapia venosa), lesão neurológica, deformidade que comprometa o equilíbrio do tronco ou com potencial de causar lesão neurológica tardia, instabilidade e sepse.

Discite na criança

A discite na criança é, em geral, uma infecção de bom prognóstico, não deixando seqüelas. Esse bom prognóstico tem relação com a boa vascularização do disco intervertebral até os 12 anos de idade.

Quadro clínico e diagnóstico

O diagnóstico da discite na criança é difícil. Em geral a criança apresenta-se com dor intensa e contratura da musculatura paravertebral. A febre nem sempre está presente e a radiografia, nos primeiros dias de doença, apresenta-se normal. Com o decorrer do tempo vai havendo um pinçamento do disco intervertebral e, nos casos mais graves, um comprometimento do osso subcondral das vértebras adjacentes.

O mapeamento com tecnécio, realizado nas suas três fases, permite uma localização precoce da lesão com aparecimento de zona de hipercaptação no nível do disco intervertebral comprometido.

A RM também permite um diagnóstico precoce, demonstrando alteração no sinal do disco intervertebral e do osso subcondral.

A taxa de hemossedimentação em geral está acima de 40mm, sendo a sua importância maior no controle do tratamento.

Punção biópsia com cultura do material não está indicada de rotina, a não ser que o tratamento conservador não seja eficaz ou haja suspeita de tuberculose ou tumor.

Tratamento

O tratamento é sempre conservador de início. O repouso no leito deve ser instituído na fase inicial, podendo ser substituído pelo uso de órtese após a melhora do quadro clínico.

Antibioticoterapia deve ser iniciada assim que é feito o diagnóstico. Não se deve ficar na dependência do resultado das culturas colhidas, uma vez que o agente etiológico mais frequente é o *Staphylococcus aureus* e a antibioticoterapia deve ser específica à essa bactéria. O antibiótico deve ser mantida por um período médio de 3 semanas e os critérios para suspensão do tratamento devem se basear na melhora dos quadros clínicos e radiológicos e na normalização da taxa de hemossedimentação.

Ao contrário de osteomielíte da coluna, a discite, uma vez curada, não deixa sequelas e raramente recidiva, principalmente em crianças abaixo dos 10 anos de idade.

Tuberculose da coluna

Introdução, conceituação e epidemiologia

A tuberculose da coluna vertebral, também conhecida com Mal de Pott, é uma infecção causada pelo *Mycobacterium tuberculosis*. A sua incidência é alta em países subdesenvolvidos como o nosso.

Apesar da cura ser possível graças aos medicamentos quimioterápicos existentes, as suas sequelas são freqüentes em decorrência dos diagnósticos tardios e tratamentos mal conduzidos.

Etiologia, patogenia e patologia

A tuberculose da coluna vertebral corresponde a 50% das tuberculoses osteoarticulares. Na metade dos casos se consegue fazer associação com um foco primário, habitualmente pulmonar.

Ela atinge a coluna vertebral a partir de um foco primário por via hematogênica. Instalando-se no corpo vertebral ou no osso subcondral, dissemina-se para os corpos adjacentes através do descolamento dos ligamentos longitudinal anterior ou posterior.

Tem como característica, diferentemente das infecções inespecíficas, a preservação inicial do espaço intervertebral; este só é comprometido secundariamente pela falta de nutrição, consequente ao seu englobamento pelo abscesso tuberculoso. O abscesso tuberculoso tende a se propagar pelas estruturas justa vertebrais descolando os ligamentos e as fáscias musculares. É freqüente a sua drenagem para a coxa, através da bainha do músculo psoas, nos casos não tratados.

A destruição de um ou mais corpos vertebrais leva ao desenvolvimento de uma cifose de ângulo agudo.

Diagnóstico

O exame radiológico costuma ser normal no início do processo. O primeiro sinal a aparecer é uma osteopenia no nível do osso subcondral, havendo em seguida, destruição do corpo vertebral com acunhamento. O espaço discal, apesar de diminuído, persiste parcialmente conservado mesmo quando há comprometimento da vértebra subjacente. Na radiografia de frente pode-se notar a presença de abscesso paravertebral.

A RNM permite um diagnóstico precoce da lesão. Ocorre uma alteração do sinal que aparece no osso subcondral. O disco intervertebral preserva suas caracterís-

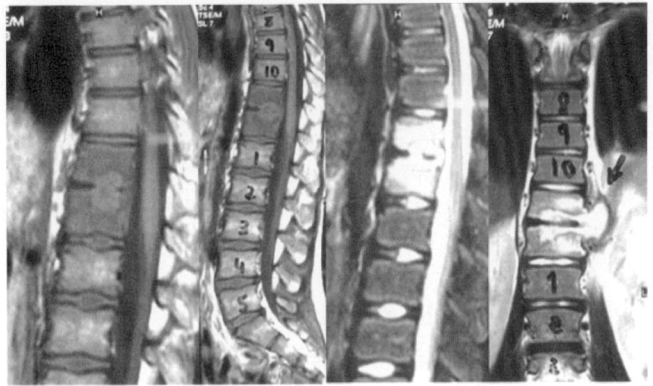

Fig. XIX.4.2. Abscesso pótico.

ticas nas fases iniciais, mesmo quando seqüestrado no abscesso de Pott (Fig. XIX.4.2).

Quanto aos exames laboratoriais, a velocidade de hemosedimentação está elevada e o teste de Mantoux só indica que o paciente já teve um contato prévio com o bacilo. A reação de cadeia de polimerase para tuberculose sendo positivo nos dá fortes indícios, porém, a confirmação do diagnóstico é dada pelo exame anátomo-patológico e pela cultura.

Tratamento

O tratamento da doença na fase ativa é feito com quimioterapia específica (pirazinamida, isoniazida e rifampicina) durante seis meses a um ano, variando com a quantidade de corpos vertebrais acometidos e a resposta do paciente. A grande maioria evolui para melhora, mesmo na presença do abscesso.

O tratamento cirúrgico na fase ativa da doença está reservado para os casos em que haja deterioração da função neurológica, ou não melhora, a despeito do tratamento medicamentoso e presença de cifose localizada com valor angular maior que 30°.

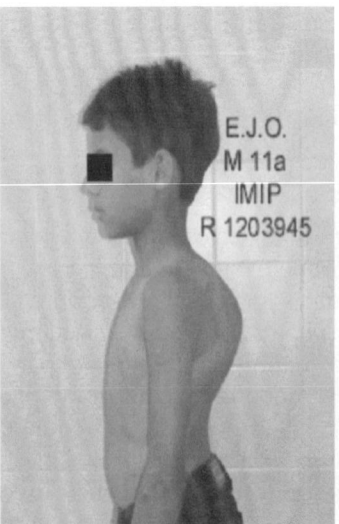

Fig. XIX.4.3. Mal de Pott.

Na fase em que já não há mais atividade da doença, a presença de cifose residual pode levar à lesão neurológica progressiva, principalmente em pacientes com potencial de crescimento, havendo indicação de tratamento cirúrgico para descompressão das estruturas nervosas e correção da deformidade óssea (Fig. XIX.4.3).

BIBLIOGRAFIA

Barney LF. Scoliosis and kyphosis. In: Terry C. Campbell's Operative Orthopaedics. 10th edition. Philadelphia, 2003: 1751-1954.

Barros Filho TEP. Coluna vertebral: diagnóstico e tratamento das principais patologias. Sarvier, 1995.

Bradford DS, Lonstein JE, Moe JH, Winter RS. Escoliose e outras deformidades da coluna. Santos, 1994.

Jutte P C, van Loenhout-Rooyackers J H Routine surgery in addition to chemotherapy for treating spinal tuberculosis. Cochrane Database of Systematic Reviews, Issue 3, 2009.

Paul S. Inflamatory and infectious disorders of the child's spine. In: Ronald LD. Spinal deformities. New York: Thieme, 2003: 694-700.

Ronald LD. Spinal deformities. New York: Thieme, 2003

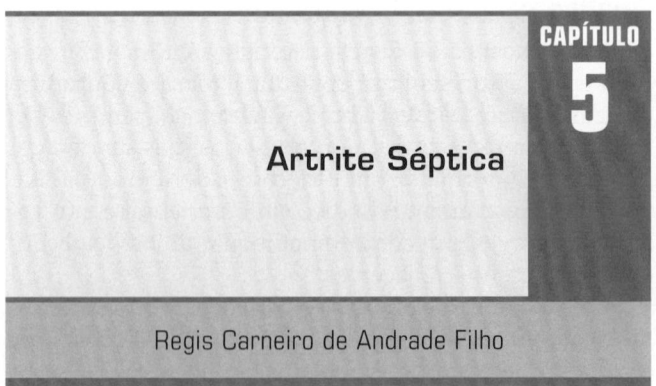

CAPÍTULO 5

Artrite Séptica

Regis Carneiro de Andrade Filho

INTRODUÇÃO, CONCEITUAÇÃO E EPIDEMIOLOGIA

Artrite séptica é uma infecção bacteriana potencialmente grave do espaço articular. É considerada emergência ortopédica devido ao seu potencial de provocar uma rápida destruição articular com perda irreversível da função, dano ao disco epifisário de crescimento e/ou luxação da articulação.

A sua morbimortalidade ainda é considerável, especialmente nos países pobres onde apresenta maior prevalência. É mais comum do que a osteomielite, apresentando maior incidência em lactentes e crianças mais jovens. Apesar de ser relativamente comum na infância, a sua incidência exata não é bem determinada. A taxa de mortalidade pode variar de 10% a 50%, dependendo de algumas características do hospedeiro, principalmente a faixa etária e associação com alguma condição mórbida preexistente ou quando faz parte de um quadro infeccioso sistêmico. Mais de um terço dos pacientes apresenta sequelas articulares e, em algumas articulações, como o quadril, esse percentual ultrapassa 50%. O retardo no diagnóstico é um dos principais fatores de risco para mau prognóstico.

As articulações mais comumente envolvidas, em ordem decrescente de frequência, são: joelho, quadril, tornozelo, ombro e punho. Em lactentes jovens, o quadril é a articulação mais acometida e, nas crianças maiores, o joelho.

ETIOLOGIA, PATOGENIA E PATOLOGIAS MORFOLÓGICA E FUNCIONAL

A etiologia varia com a idade, embora, potencialmente qualquer bactéria possa ocasionar artrite séptica. O *Staphylococcus aureus* continua sendo o agente etiológico mais comum em todas as faixas etárias. Entretanto, é importante o registro de infecções pelo *Streptococcus* beta-hemolítico do grupo B, em menores de 4 meses de idade, do *Haemophylus influenzae*, dos 4 meses aos 4 anos de idade, e do *Streptococcus pyogenes*, em crianças maiores e adolescentes. Com o programa de imunização contra o *H. influenzae*, esse agente etiológico tem-se tornado raro nas áreas onde a vacina anti-*H. influenzae* tipo b tem sido empregada.

O *Streptococcus pneumoniae* é uma causa frequente em pacientes portadores de anemia falciforme, crianças com algum tipo de imunossupressão ou que apresentem infecções graves do trato digestivo ou urinário. Infecções por anaeróbios ou pelo *S. epidermis* são comuns em pacientes diabéticos e portadores de próteses articulares. Vários estudos apontam que, em cerca de 20% dos pacientes, a etiologia permanece indeterminada, mesmo com o cultivo do líquido sinovial ou do sangue.

A infecção gonocócica disseminada é uma forma comum de artrite bacteriana em adolescentes com vida sexual ativa. Nos EUA, vários estudos apontam a *Neisseria gonorrhoeae* como o principal agente etiológico de artrite séptica na adolescência. Ocorre em aproximadamente 1% a 3% dos pacientes infectados pela *N. gonorrhoeae*.

Na maioria dos casos, a artrite resulta da disseminação hematogênica. A sinóvia é extremamente vascularizada e não apresenta uma membrana basal limitante, o que promove o fácil acesso do conteúdo vascular ao espaço sinovial. Certas bactérias, como o *S. aureus* e a *N. gonorrhoeae*, são particularmente propensas a infectar a articulação durante um episódio de bacteremia.

Quando a bactéria atinge o espaço articular fechado, ela promove uma reação celular inflamatória aguda em poucas horas. A membrana sinovial reage com proliferação hiperplásica e elevado influxo de células inflamatórias formando o exsudato purulento, característico da artrite séptica; geralmente, com mais de 100.000/UL leucócitos. Também, em poucos dias, as células inflamatórias liberam citoquinas e proteases, que promovem a degradação da cartilagem e inibição da síntese cartilaginosa, assim como perda óssea irreversível.

Menos comumente, a bactéria pode infectar a articulação diretamente através de um ferimento penetrante, um procedimento cirúrgico ou aplicações intra-articulares de corticoide. A patogênese dessas infecções diretas é idêntica às das infecções pela via hematogênica.

A fonte da infecção piogênica varia de acordo com a idade da criança. No lactente, a artrite piogênica geralmente se desenvolve por propagação direta de uma osteomielite adjacente. Em crianças maiores, se apresenta como uma infecção isolada, usualmente sem envolvimento ósseo. Nos adolescentes, uma afecção sistêmica de base é usualmente a causa.

QUADRO CLÍNICO

Devemos valorizar a história e o exame físico bem detalhado. Sob o aspecto clínico, há uma grande semelhança com as osteomielites. Caracterizam a artrite a presença do derrame articular e a limitação da amplitude dos movimentos articulares, que encontra-se sempre reduzida. As doenças reumáticas devem ser descartadas como diagnóstico diferencial, assim como as sinovites inflamatórias.

A apresentação clássica da artrite bacteriana é a de um quadro agudo com febre e sinais inflamatórios (dor, calor, rubor e tumefação) na articulação acometida. Qualquer articulação pode ser envolvida, mas o joelho é acometido em cerca de 50% dos casos.

Em aproximadamente 10% dos pacientes, ocorre envolvimento multiarticular. Assim, na avaliação de uma criança com monoartrite, a artrite séptica deve ser sempre lembrada, especialmente se o paciente se apresenta febril, demonstra aparência tóxica ou apresenta um foco infeccioso bacteriano extra-articular.

A infecção do quadril é especialmente comum em lactentes. Essas crianças apresentam fácies de sofrimento e dores intensas na mobilização dos membros inferiores. Usualmente, elas mantêm o quadril com as pernas semifletidas, abduzidas, em rotação externa. Raramente, ocorrem sinais de efusão articular e, muitas vezes, a dor é o único sinal inflamatório presente. No exame físico, essas crianças apresentam o quadril imóvel, não conseguindo fazer os movimentos de flexão, extensão, adução ou abdução.

Artrite séptica poliarticular é mais comumente encontrada em pacientes sépticos, portadores de artrite reumatoide ou outra colagenose. Na infecção gonocócica, os sintomas mais comuns são a poliartralgia migratória, tenosinovites, dermatite (máculas e pápulas em tronco ou membros) e febre. Menos de 50% desses pacientes chegam a apresentar efusão articular purulenta, mais frequentemente em joelho e punho.

Os achados radiológicos são inespecíficos. O aumento do espaço articular é difícil de ser mensurado por meio de radiografias. Alterações mais específicas são tardias, como destruição do espaço articular, reabsorção da cartilagem epifisária e erosão metafisária do osso adjacente. O ultrassom pode indicar a presença de efusão articular.

O exame tomográfico e a ressonância magnética (RM) são mais sensíveis do que os exames radiológicos nas fases iniciais da artrite séptica. A tomografia identifica efusões e reações inflamatórias em articulações menos acessíveis ao exame clínico, especialmente a do quadril, a esternoclavicular e a sacroilíaca. A RM demonstra edema em partes moles adjacentes à articulação acometida e abscessos.

Alterações hematológicas também não são específicas. O leucograma geralmente apresenta leucocitose com desvio à esquerda e o VSH encontra-se elevado.

DIAGNÓSTICO

O diagnóstico pode ser confirmado por meio da artrocentese e da análise do líquido sinovial. A contagem de leucócitos na artrite séptica ultrapassa 100.000 células por mm^3 no líquido sinovial, com predomínio dos polimorfonucleares. A bacterioscopia, realizada por profissionais com experiência, apresenta positividade entre 60% a 80%. Os níveis de glicose no líquido sinovial encontram-se geralmente diminuídos e as concentrações do ácido lático e da desidrogenase lática elevadas. A cultura é o exame padrão-ouro para a definição diagnóstica; deve ser sempre realizada, assim como a hemocultura. Os índices de positividade da cultura do líquido sinovial variam de 85% nos casos de infecções pelo H. influenzae para 60%, quando outros agentes estão envolvidos. O líquido articular, que exibe características de infecção piogênica, é estéril em mais de um terço das crianças, devido à capacidade bacteriostática do líquido sinovial.

Exame radiológico, de um modo geral, não demonstra alterações nos primeiros 10 dias de infecção articular. Entretanto, pode evidenciar alargamento do espaço intra-articular. Esse aumento de espaço e a presença de líquido na cavidade articular podem ser detectados pelo exame ultrassonográfico.

TRATAMENTO

A conduta nas artrites sépticas varia segundo a sua localização. Na articulação coxofemoral, a atrotomia (drenagem articular) deve ser feita o quanto antes. A demora em reconhecer e abrir uma artrite séptica do quadril pode significar uma necrose da cabeça do fêmur. Nas demais articulações, o tratamento clínico, por meio de antibióticos, pode ser tentado inicialmente. Naqueles casos em que o quadro evolui desfavoravelmente, devemos indicar de imediato o tratamento cirúrgico. Aqui vale a mesma orientação que foi considerada para o tratamento das osteomielites agudas.

O tratamento com antibioticoterapia deve ter como base a epidemiologia local e, em seguida, modificado de acordo com os achados bacteriológicos. Revisões sistemáticas sobre os regimes antibióticos mais indicados não têm mostrado vantagens de determinados antibióticos sobre outros. A conduta no IMIP tem sido inicialmente a administração de oxacilina por via parenteral, em virtude da especificidade dessa droga para o S. aureus, agente etiológico mais encontrado em nosso meio. Infecções pelo H. influenzae podem ser tratadas com o cloranfenicol ou cefalosporina de segunda ou terceira geração. A duração do tratamento ainda não foi bem determinada em estudos clínicos; a recomendação empírica é em torno de 14 dias. O tratamento pode ser prolongado nas artrites do quadril. A antibioticoterapia pode ser mudada para via oral quando os dados bacteriológicos são conhecidos ou ocorre melhora clínica substancial.

PROGNÓSTICO

O prognóstico da artrite séptica bacteriana não se modificou muito nas últimas décadas, apesar do desenvolvimento de novos antibióticos com maior potência antimicrobiana e novas técnicas cirúrgicas. O prognóstico está mais diretamente relacionado com fatores do hospedeiro e a precocidade com que foi instituído o tratamento. Em adição, o processo inflamatório e a destruição articular podem continuar, a despeito da correta terapia antibiótica e esterilização do líquido articular. Isso pode ocorrer devido à persistência do DNA bacteriano na articulação, fato comprovado em modelos animais.

BIBLIOGRAFIA

Al Saadi MM, Al Zamil FA, Bokhary NA et al. Acute septic arthritis in children. Pediatr Int 2009; 51(3):377-380.

De Boeck H. Osteomyelitis and septic arthritis in children. Acta Orthop Belg 2005; 71(5):505-515.

Garca-De La Torre I. Advances in the management of septic arthritis. Rheum Dis Clin North Am 2003; 29(1):61-7.

Lavy CB. Septic arthritis in Western and sub-Saharan African children – a review. Int Orthop 2007; 31(2):137-144.

Onadeko OO. Index of suspicion. Case 3. Diagnosis: septic arthritis. Pediatr Rev 2000; 21(2):67-70.

Restrepo C. Imaging of osteomyelitis and musculoskeletal soft tissue infections: current concepts. Rheum Dis Clin North Am 2003; 29(1):89-93.

Stengel D. Systematic review and meta-analysis of antibiotic therapy for bone and joint infections. Lancet Infect Dis 2001; 1(3):175-188.

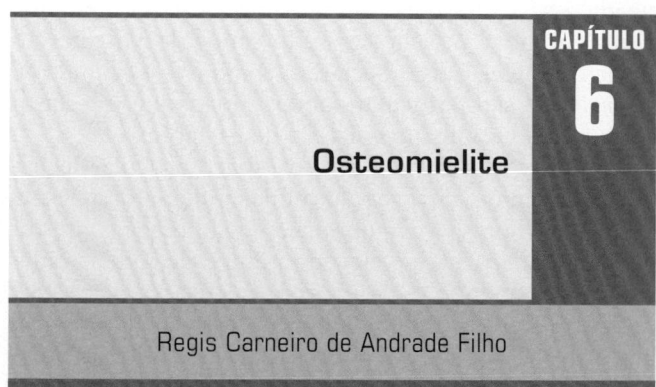

CAPÍTULO 6

Osteomielite

Regis Carneiro de Andrade Filho

INTRODUÇÃO, CONCEITUAÇÃO E EPIDEMIOLOGIA

A osteomielite consiste em uma inflamação do osso causada por um agente infeccioso. Trata-se de uma doença muito antiga, havendo descrições de alterações osteomielíticas em múmias egípcias datadas de 2.000 anos a.C. Nelaton, em 1844, foi o primeiro a utilizar o termo osteomielite.

A incidência da osteomielite aguda hematogênica em crianças não sofreu modificações nas últimas décadas, variando de 1:5.000 a 1:10.000, atingindo duas vezes mais os meninos. Metade dessas crianças tem menos de 5 anos de idade. Os ossos longos são mais frequentemente atingidos: fêmur, tíbia, úmero e pélvis. Entre 5% e 20% das crianças apresentam osteomielite em mais de um foco.

A gravidade do quadro agudo e das sequelas depende de fatores associados ao hospedeiro (situação imunológica, fatores socioeconômicos), do agente infeccioso e de fatores independentes de ambos (diagnóstico e tratamento precoces). A evolução das osteomielites sofreu grande modificação com o advento das potentes drogas antimicrobianas, chegando alguns autores a prever o fim dessa doença. Entretanto, o rápido desenvolvimento de bactérias resistentes aos antibióticos fez com que a osteomielite ainda hoje seja um importante problema clínico e cirúrgico, especialmente em países pobres e nos em desenvolvimento.

ETIOLOGIA, PATOGENIA E PATOLOGIA MORFOLÓGICA E FUNCIONAL

O agente etiológico mais frequente é o *Staphylococcus aureus*, o qual responde por aproximadamente 90% dos casos de osteomielite aguda hematogênica. Outros agentes infecciosos observados são: *Pneumococcus*, *Streptococcus*, *Haemophilus influenzae* e, na associação com a anemia falciforme, as *Salmonellas*. Após o programa de imunização contra o *H. influenzae*, que atingia com certa frequência os lactentes, sua incidência diminuiu de forma significativa. Nas formas atípicas, outros agentes devem ser pesquisados, como bactérias anaeróbicas, fungos, vírus e parasitas.

Destacam-se três formas de osteomielite, quanto à natureza de sua origem:

- *Hematogênica:* a osteomielite aguda hematogênica resulta de um quadro de bacteremia ou septicemia, causadas por germes provenientes de uma infecção da pele, do trato respiratório, do sistema geniturinário ou de qualquer outro local do organismo. Muitas vezes o foco infeccioso primário não é evidente, sendo o quadro clínico da osteomielite aguda o primeiro sinal de infecção. Qualquer organismo sadio pode apresentar quadros de bacteremia, que não se tornam necessariamente quadros de infecção clínica. Isto só ocorrerá naqueles casos de agentes de elevada patogenicidade ou em indivíduos com defesas imunológicas diminuídas ou com fatores predisponentes.
- *Contaminação direta:* a forma de contaminação direta decorre de inoculação do germe piogênico diretamente no osso (fratura exposta, cirurgia ortopédica, punção-biópsia). É muito menos frequente em nosso meio.
- *Contiguidade:* osteomielite por contiguidade é aquela proveniente de uma infecção nas proximidades do tecido ósseo. Se nos lembrarmos da "lei do menor esforço", que rege os princípios da natureza, essa forma de osteomielite deveria ocorrer muito raramente. Isto porque a drenagem de um abscesso extraósseo deveria procurar um local de menor resistência para realizar o seu extravasamento e não o inverso, penetrando em um osso sadio.

No que tange à osteomielite de origem hematogênica, a principal via de contaminação do tecido ósseo é através da artéria nutrícia. O padrão de vascularização mais lento da região perimetafisária leva a uma maior facilidade de instalação de êmbolos sépticos nessas regiões, explicando assim o maior índice de osteomielite aguda hematogênica na região metafisária dos ossos longos. Assim, temos a formação de um microabscesso na região metafisária, que pode ter dois destinos: involuir, sendo dessa forma uma condição frustra de osteomielite, ou transformar esse microabscesso em uma infecção propriamente dita, atingindo grandes proporções. Aparecem as manifestações clínicas, inicialmente com o desencadeamento do processo inflamatório e a expansão e drenagem do abscesso para as camadas mais superficiais do osso. Esse processo produz alterações no tecido ósseo, como osteoporose reacional e depois neoformação óssea periosteal. Essas alterações aparecem ao exame radiográfico em torno da segunda semana após o início do processo infeccioso.

O periósteo funciona como um bloqueio à drenagem do abscesso e pode ser descolado (principalmente na criança em que a aderência à cortical externa é fraca), originando o abscesso subperiosteal. Em conseqüência, pode ocorrer ruptura dos vasos nutrientes periosteais. Esse fato associado ao dano vascular causado pelo acumulo de pus na zona medular do osso torna essa cortical totalmente avascular deixando o osso desvitalizado, condição denominada *sequestro*, característica do quadro da osteomielite crônica. Quando o periósteo se rompe, o abscesso é automaticamente drenado, mas se há retardo, toda a diáfise óssea pode ser desvitalizada, originando um quadro de pandiafisite, com graves consequências para o membro afetado. Nesse estágio, o acometimento de ossos nos quais a região metafisária é intra-articular, como na extremidade proximal do fêmur (quadril) e do rádio (cotovelo), poderá haver contaminação da articulação, com quadro de artrite piogênica concomitante.

QUADRO CLÍNICO

Pode-se fazer o diagnóstico pelas manifestações clínicas sistêmicas e locais. A presença da febre, inapetência, irritabilidade e queda do estado geral são manifestações frequentes. Recém-nascidos e lactentes jovens muitas vezes não apresentam uma clínica tão evidente. A manifestação local mais frequente é dor, principalmente na região metafisária dos ossos longos, comumente associada à história de trauma local mal caracterizado. Esse quadro pode progredir com aumento das manifestações sistêmicas. Assim, as alterações locais da região comprometida vão acentuando-se, com aumento de volume e temperatura, sendo a dor à palpação da região metafisária cada vez mais intensa.

DIAGNÓSTICO

O diagnóstico na fase aguda é eminentemente clínico. O exame radiológico, realizado nos primeiros 7 a 10 dias de evolução, habitualmente, está de acordo com os padrões de normalidade. Quando presentes, as anormalidades são insignificantes, como discretas rarefações ósseas. Nessa fase pode ser detectado leucocitose com desvio para a esquerda, granulações tóxicas em polimorfonucleares, elevação da VHS e algum grau de anemia normocítica e normocrômica.

Após esse período, caso o tratamento não tenha sido instituído, começam a aparecer alterações radiológicas caracterizadas por lise óssea e elevação periosteal, caracterizando a drenagem do abscesso osteomielítico para o espaço subperiosteal. Nesse estágio o diagnóstico clinicorradiológico fica mais evidente. Do ponto de vista radiológico, o diagnóstico diferencial com leucemias e tumor de Ewing deve ser lembrado. Desse estágio em diante, a doença passa a ser considerada osteomielite crônica.

De acordo com o grau de manifestação clínica radiológica, podemos classificar a doença em três tipos:

- *Osteomielite aguda:* acomete a região metafisária do osso e tem manifestações clínicas sistêmicas intensas, como em outras infecções bacterianas agudas; radiologicamente, não se identificam lesões ósseas características.
- *Osteomielite subaguda:* acomete a região epifisária do osso, apresentando manifestações clínicas semelhantes àquelas de uma sinovite inflamatória infecciosa; radiologicamente, percebe-se área de lise no núcleo de ossificação epifisário do osso.
- *Osteomielite crônica:* suas manifestações clínicas estão restritas ao segmento comprometido, podendo haver fístula com presença de secreção seropurulenta; radiologicamente, as alterações podem variar de discreta hipertrofia da cortical óssea até alterações que confirmam a presença de sequestro ósseo.

TRATAMENTO

Estudos recentes têm demonstrado que o tratamento da osteomielite não mudou muito nos últimos 30 anos, assim como o prognóstico dessa infecção. A oxacilina continua sendo a droga mais empregada. Alguns estudos apontam bons resultados da associação da oxacilina com a rifampicina; entretanto, como a tuberculose ainda é endêmica em nosso meio, sua utilização não deve ser estimulada. Outros estudos mostraram que a clindamicina ou as fluoroquinolonas por via oral tiveram eficácia semelhante à oxacilina parenteral. Assim, no IMIP, a oxacilina continua a ser empregada como droga de primeira escolha.

Quanto à duração do tratamento, ainda persiste uma controvérsia. Na realidade, faltam ensaios clínicos randomizados bem conduzidos para que essa determinação seja baseada em evidência científica. O tempo médio de tratamento utilizado no IMIP é de 4 a 6 semanas, com base no que estipula a maior parte da literatura existente sobre o tema.

Em síntese, o tratamento atualmente instituído no IMIP, dependendo do estágio em que se encontra o processo infeccioso, é o seguinte:

- *Osteomielite aguda:* iniciar antibiótico por via intravenosa, oxacilina na dosagem de 100 a 200 mg/kg/dia, com o paciente internado. Cefalotina na dose de 100 mg/kg/dia é uma alternativa eficaz. Associar aminoglicosídio, caso a criança esteja muito comprometida – gentamicina 5 mg/kg/dia. Após 24 horas fazer avaliação clínica; se a resposta não for favorável considerar drenagem ampla e adequada da região ou segmento comprometido. Manter a medicação parenteral pelo menos durante 4 dias e depois, dependendo da evolução, considerar a via oral por mais 3 semanas, em acompanhamento ambulatorial.
- *Osteomielite subaguda:* fazer antibioticoterapia por um período mais longo, no mínimo 6 semanas. Evitar o peso sobre o membro inferior comprometido para que não haja colabamento da cartilagem articular sobre o núcleo de ossificação comprometido, até que ocorra a calcificação radiológica da lesão. Evitar conduta intervencionista porque a agressão ao núcleo de ossificação poderá comprometer a conferência articular.
- *Osteomielite crônica:* nessa fase não há necessidade de utilizar antibióticos. O tratamento consiste em prevenir complicações. Deve-se imobilizar o membro para evitar fratura patológica e realizar tratamento cirúrgico para remover o tecido necrosado e sequestros ósseos, além de fechar fístulas.

BIBLIOGRAFIA

Dessì A, Crisafulli M, Accossu S, Setzu V, Fanos V. Osteo-articular infections in newborns: diagnosis and treatment. J Chemother 2008; 20(5):542-550.

Goergens ED, McEvoy A, Watson M, Barrett IR. Acute osteomyelitis and septic arthritis in children. J Paediatr Child Health 2005; 41(1-2):59-62.

Hartwig NG. How to treat acute musculoskeletal infections in children. Adv Exp Med Biol 2006; 582:191-200.

Jaberi FM, Shahcheraghi GH, Ahadzadeh M. Short-term intravenous antibiotic treatment of acute hematogenous bone and joint infection in children: a prospective randomized trial. J Pediatr Orthop 2002; 22:317-320.

Kaplan SL. Challenges in the evaluation and management of bone and joint infections and the role of new antibiotics for gram positive infections. Adv Exp Med Biol 2009; 634:111-120.

Kothari NA, Pelchovitz DJ, Meyer JS. Imaging of musculoskeletal infections. Radiol Clin North Am 2001; 39:653-671.

Lazzarini L, Lipsky BA, Mader JT. Antibiotic treatment of osteomyelitis: what have we learned from 30 years of clinical trials? Int J Infect Dis 2005; 9(3):127-138.

Maraqa NF, Gomez MM, Rathore MH. Outpatient parenteral antimicrobial therapy in osteoarticular infections in children. J Pediatr Orthop 2002; 22:506-510.

Steer AC, Carapetia JR. Acute hematogenous osteomyelitis in children: recognition and management. Paediatr Drugs 2004; 6(6):333-346.

Stott NS. Review article: Paediatric bone and joint infection. J Orthop Surg 2001; 9:83-90.

Vinod MB, Matussek J, Curtis N, Graham HK, Carapetis JR. Duration of antibiotics in children with osteomyelitis and septic arthritis. J Paediatr Child Health 2002; 38:363-367.

Weichert S, Sharland M, Clarke NM, Faust SN. Acute haematogenous osteomyelitis in children: is there any evidence for how long we should treat? Curr Opin Infect Dis 2008; 21(3):258-262.

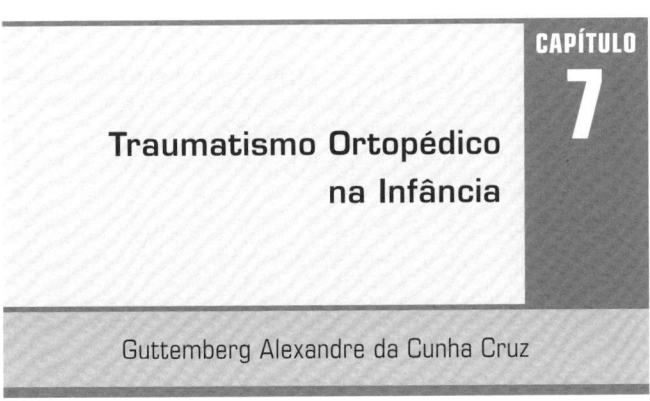

CAPÍTULO 7
Traumatismo Ortopédico na Infância

Guttemberg Alexandre da Cunha Cruz

INTRODUÇÃO

Com o desenvolvimento da sociedade e as revoluções nas áreas industriais e tecnológicas ocorreu uma mudança nos padrões e comportamento das doenças; as causas infecciosas perderam lugar para os traumatismos como uma das principais causas de morbimortalidade da civilização moderna.

Campanhas são realizadas, porém o número de anos perdidos de vida continua crescendo e, nos países industrializados, esses números são mais expressivos.

O trauma é uma entidade que acomete pessoas jovens, com atividade laboral e vem atingindo crianças e adolescentes em incrementos anuais.

Entende-se por lesões ortopédicas na infância os traumatismos que compreendem fraturas, luxações, entorses e contusões.

A estrutura esquelética da criança em formação é constitucionalmente diferente, seja em valores minerais e cartilaginosos como também na conformação, o que lhes confere uma estrutura especial e resistente a traumas, com um poder maior de absorver energia mecânica com relação ao adulto.

As principais diferenças anatômicas, biomecânicas e fisiológicas permitem que os ossos das crianças suportem maior grau de tensão e compressão sem se partirem. Por isso, as crianças estão sujeitas a inúmeras quedas sem, no entanto, sofrerem fraturas.

PATOLOGIA MORFOLÓGICA E FUNCIONAL

O trauma compreende uma lesão que acomete a estrutura osteomuscular produzindo variações de intensidade em graus variados de acometimento da pele, dos músculos, tendões e ossos.

As contusões compreendem traumas diretos nos tecidos moles não apresentando lesões de continuidade da pele. Podem estar presentes hematomas, edemas e hiperemia.

O entorse é uma lesão traumática que envolve um mecanismo torcional, principalmente em articulações, variando de leve a grave, onde poderá comprometer a estabilidade articular.

Luxações são entidades traumáticas em que ocorre perda do contato articular, variando de parcial a total; as mais comuns ocorrem no ombro, no cotovelo e nos dedos.

As fraturas ocorrem nos ossos, acarretando perda de continuidade cortical, que poderá ser exposta, quando houver contato com o meio externo, e fechada, na qual a integridade da pele é mantida. Essas fraturas, quando ocorrem, podem ser classificadas da seguinte maneira:

- Fraturas incompletas.
- Encurvamento traumático.
- Fratura em galho verde.
- Fratura completa; pode ocorrer com ou sem desvio dos fragmentos.
- Fratura metáfise-epifisária, também conhecida como disjunção epifisária.

O mecanismo do trauma envolve forças que agem nos tecidos obedecendo padrões e direções: traumas diretos, torcionais, cisalhamento, em tensão e tração, produzindo fraturas de formas variadas.

Os agentes causadores do trauma compreendem os traumatismos de parto, quedas banais, espancamento, acidentes automobilísticos e motociclísticos e os acidentes com arma de fogo. Existem ainda doenças que ocorrem nos ossos e podem predispor o aparecimento das fraturas (patológicas) com ou sem traumatismo prévio: osteomielite, raquitismo, sífilis congênita, escorbuto, tumores etc.

DIAGNÓSTICO

A história, na maioria das vezes, é simples, registrando-se quedas e apresentação de dores, edema e deformidade no membro acometido. O exame físico é importante, mas devemos lembrar que a criança está com dor e apreensiva. Se possível, devemos radiografar sem traumatizar ainda mais o pequeno paciente. Para isso, podemos fazer imobilização provisória, como tala gessada e levá-la ao gabinete radiológico.

Após adquirir a confiança da criança, podemos verificar alguns sinais importantes: se há sensibilidade da extremidade, se os movimentos dos dedos estão preservados, se o pulso e a perfusão das extremidades são normais. Tudo isso pode ser pesquisado com sutileza e sem aumentar o medo da criança.

Nas fraturas expostas, em que há comunicação do foco de fratura com o meio externo é importante cuidados com limpeza, remoção de contaminantes grosseiros, imobilização adequada e tratamento especializado.

Pode ocorrer um tipo especial de fratura na criança em que não há deformidade, acometendo a estrutura óssea sob o mecanismo de compressão; são conhecidas como fraturas em *torus* e seu tratamento segue os mesmos padrões das fraturas simples.

TRATAMENTO

A dor deve ser o primeiro sinal a ser combatido. A imobilização do foco de fratura dever ser suficiente para abolir a dor.

Algumas fraturas são tratadas de maneira bem simples, como as fraturas da clavícula, nas quais é suficiente apenas o uso de uma tipoia por 2 ou 3 semanas. Outras fraturas, como aquelas incompletas ou mesmo completas sem desvio, deverão ser imobilizadas com um aparelho gessado durante 3 a 6 semanas (dependendo do osso comprometido e da idade da criança). As fraturas em galho verde, ou aquelas completas com desvio, exigem redução e imobilização. Raramente se opera uma fratura na infância. Apenas as fraturas do colo do fêmur, colo do rádio desviado, côndilo externo do úmero e fraturas expostas, são passíveis de tratamento cirúrgico (redução e fixação interna). É lógico que surgem casos atípicos; por exemplo, quando ocorre síndrome compartimental com evolução para isquemia de Volkman, a cirurgia se impõe e tem caráter de urgência.

A regeneração óssea na criança é muito rápida, devido ao periósteo desenvolvido observado nessa fase. Dificilmente teremos retardo da consolidação ou falta de união das fraturas. A recuperação da função é rápida e espontânea. A rigidez articular é muito rara. Em algumas articulações, como no cotovelo, a recuperação da amplitude dos movimentos é muito lenta. Devemos aguardar com calma e não forçar, em hipótese nenhuma, os movimentos por meio de fisioterapia, a qual muito raramente é necessária para a reabilitação das fraturas na infância. Após a imobilização ser removida, a criança tem um sistema de autodefesa perfeito. Elas próprias procuram desenvolver as atividades físicas mais adequadas para as suas restrições e com isso chegam rapidamente à cura.

BIBLIOGRAFIA

Carvalho Júnior LH, Cunha FM, Ferreira FS, Morato AEP, Rocha LH, Medeiros RF. Lesões ortopédicas traumáticas em crianças e adolescentes. Rev Bras Ortop 2000; 35:80-87.

Crenshaw AH. Campbell's operative orthopaedics. 9 ed. Mosby Year Book, 1998.

Cunha FM, Braga GF, Abrahão LC, Vilela JCS, Silva CE. Fraturas expostas em crianças e adolescentes. Rev Bras Ortop 1998; 33:431-435.

Mihran OT. Pediatric orthopedics. 2 ed. W.B. Saunders Company, 1990.

Sharrard WJW. Paediatric orthopaecdics and fratures. 2 ed. Blackwell Scientific Publications, 1979.

SEÇÃO XX

PNEUMOLOGIA E OTORRINOLARINGOLOGIA

CAPÍTULO 1

Resfriado, Gripe e Amigdalite Aguda

Getúlio de Albuquerque Trigueiro
Taciana Sá Barreto Carneiro de Albuquerque
Georgia Veras de Araujo
Patrícia Gomes de Matos Bezerra
Rita de Cássia Coelho Moraes de Brito

RESFRIADO

Introdução, conceituação e epidemiologia

O resfriado comum constitui um conjunto de sinais e sintomas característicos das vias aéreas superiores que apresenta, na maior parte das vezes, curso benigno, mas, em razão das diferentes etiologias virais, a evolução pode ser variada e, algumas vezes, apresentar maior gravidade, especialmente em pacientes de risco. Normalmente as crianças são muito mais acometidas, principalmente as que frequentam creches, sendo o número de episódios de resfriados por ano inversamente proporcional à idade do paciente.

O resfriado comum é uma infecção viral aguda, autolimitada que acomete o trato respiratório superior (mucosa nasal, paranasal e faríngea). É a infecção humana mais frequente. Estima-se que anualmente cerca de 25 milhões de norte-americanos procurem assistência médica, em razão de infecções de vias aéreas superiores não complicadas, e que aproximadamente 30% dessas visitas resultem em prescrição inadequada de antibióticos, ocasionando gastos diretos e indiretos relacionados com o absenteísmo escolar e no trabalho. Crianças são mais frequentemente afetadas, podendo ocorrer, em menores de 5 anos imunocompetentes, cinco a oito episódios por ano e habitualmente com evolução mais prolongada do que nos adultos.

O resfriado comum pode ocorrer em qualquer mês do ano. A distribuição ao longo do ano nos EUA apresenta aumento da prevalência durante o outono e o inverno com diferentes vírus ocorrendo na comunidade. Essas epidemias iniciam com aumento de infecções por rinovírus em setembro, seguindo-se a infecção por parainfluenza em outubro e novembro. Nos meses de inverno há aumento de infecções pelo vírus sincicial respiratório (VSR), pelo vírus influenza e pelo coronavírus. O adenovírus ocorre nos meses mais quentes. A epidemia finaliza com pequeno aumento de casos de rinovírus em março e abril.

Um grupo especial de pacientes merece maior atenção, como os pacientes com alergias respiratórias, como asma e rinite alérgica, pois as crises tornam-se mais frequentes e a associação de quadros virais e atopia traz desafios diagnósticos e incremento da morbidade entre as crianças. Caberá ao pediatra diagnosticar de maneira adequada cada uma dessas doenças e reconhecer a interação entre os quadros alérgicos e as doenças infecciosas.

Etiologia

No início da década de 1980, a pesquisa etiológica pôde ser mais eficaz em razão da melhoria de métodos laboratoriais capazes de cultivo e identificação viral, permitindo identificar vários vírus implicados na etiologia do resfriado comum. O agente patogênico mais intimamente envolvido nessa situação é o rinovírus. Outros vírus também estão associados ao resfriado comum, como o VSR, parainfluenza, adenovírus e enterovírus. Embora também possam estar relacionados com quadros de resfriado, apresentam, mais comumente, maior espectro de sintomas e diferentes gravidades, como bronquiolite (adenovírus, VSR), laringite (parainfluenza) e herpangina (coxsackie). Recentemente tem sido associado ao metapneumovírus humano (HMPV) um quadro clínico do trato respiratório alto, assim como pneumonia viral e bronquiolite.

Patogenia e patologia

A transmissão do vírus pode acontecer por meio da inalação de aerossol contida em gotículas, eliminadas durante a tosse e os espirros, ou pelo contato de mãos contaminadas com a via aérea de indivíduos sadios por um período muito curto. Os vírus depositam-se na mucosa nasal e conjuntiva; cerca de 2 dias após a inoculação viral ocorre um afluxo de polimorfonucleares para a submucosa e o epitélio nasal, o que determinará mudança na coloração da secreção nasal, que pode tornar-se esverdeada, não significando infecção bacteriana secundária, e aumento da permeabilidade vascular na submucosa nasal, resultando em obstrução.

Quadro clínico

A apresentação clínica do resfriado comum varia de acordo com a faixa etária. Enquanto adultos apresentam dois a três episódios por ano, caracterizados por sintomas, como congestão nasal predominante e febre habitualmente ausente, com duração em torno de 7 dias, crianças com menos de 6 meses apresentam seis a oito episódios anuais com sintomas que persistem por até 14 dias. Essa frequência poderá ser maior naquelas crianças que frequentam creches ou que são precocemente admitidas em escolas.

A febre é comum nos primeiros 3 dias de doença, assim como secreção nasal associada a espirros, tosse, irritabilidade, dificuldade para dormir e alimentar-se, com redução do apetite. Ao exame podem ser observados hiperemia de orofaringe, conduto auditivo, amígdalas, adenomegalia cervical e roncos na ausculta pulmonar.

Nas crianças maiores podem surgir rinorreia, dor de garganta, coriza, obstrução nasal, espirros, tosse seca e febre de intensidade variável, cefaleia, mialgias e calafrios.

Diagnóstico

O diagnóstico é clínico na maioria das vezes, não sendo necessária a realização de exames complementares.

Complicações

As infecções virais do trato respiratório podem evoluir com algumas complicações, como conjuntivite, faringite e epistaxe, além de outras, como:

- *Otite média:* a disfunção da tuba de Eustáquio é frequente no curso do resfriado comum, ocorrendo em cerca de um terço das crianças menores acometidas por essa doença. A otite média caracteriza-se por inflamação da membrana timpânica e presença de líquido no ouvido médio, diminuindo a efetividade do movimento mucociliar na expulsão das bactérias.
- *Sinusite:* a persistência de secreção nasal, tosse, sobretudo noturna, descarga nasal esverdeada ou amarronzada por período superior a 10 a 14 dias, pode significar infecção bacteriana secundária dos seios paranasais. O diagnóstico da sinusite baseia-se no quadro clínico e na duração dos sintomas.
- *Pneumonia:* a persistência de febre ou a ocorrência de novo quadro febril associado à tosse produtiva, dor abdominal, desconforto respiratório, taquipneia, são sinais sugestivos de pneumonia bacteriana, cujo diagnóstico pode ser complementado por radiografia de tórax.

Tratamento

Até o momento não há tratamento específico e eficiente direcionado para os vírus em geral. Porém, algumas medidas podem ser adotadas, como repouso no período febril, higiene e desobstrução nasal, uso de antitérmicos e analgésicos, para melhor conforto do paciente.

Em janeiro de 2008, o Food and Drug Administration (FDA) publicou uma recomendação para o tratamento de resfriado comum, orientando que drogas como descongestionantes, antitussígenos e anti-histamínicos não devem ser utilizadas, sobretudo em crianças com menos de 2 anos. Vale ressaltar que, no ano de 2005, três mortes em crianças com menos de 6 meses foram atribuídas ao uso de medicações para resfriado comum. Essas mortes foram relacionadas com o uso de medicações que continham associações com a pseudoefedrina, carbinoxamina, dextrometorfano e paracetamol.

A seguir, apresentamos uma lista de medicações pouco benéficas ou não recomendadas para o resfriado:

- *Anti-histamínicos:* os efeitos anticolinérgicos dos anti-histamínicos de primeira geração (p. ex., difenidramina) podem ajudar a reduzir as secreções associadas ao resfriado comum. Em razão da potencial toxicidade e da falta de eficácia comprovada, os anti-histamínicos devem ser utilizados apenas em crianças com mais de 12 meses de idade e com o conhecimento de que a sedação pode ser o único efeito benéfico dessa droga.
- *Antitussígenos:* a tosse é uma queixa comum durante os episódios de resfriado comum e, frequentemente, os pais procuram uma solução para suprimir o ato de tossir. Entretanto, a tosse é um mecanismo eficaz responsável pela limpeza do trato respiratório, evitando o acúmulo de secreções nas vias aéreas inferiores. Estudos comparando placebo com antitussígenos não evidenciaram benefícios relacionados com o uso dessas drogas. Efeitos colaterais, como insônia e depressão respiratória em associação com falta de eficácia comprovada desses medicamentos, fazem com que seu uso

não seja recomendado em pediatria. Cabe ao médico tranquilizar os pais e identificar outros possíveis diagnósticos para a tosse.
- *Descongestionantes:* são medicamentos que causam vasoconstrição da mucosa nasal. Estão disponíveis em formulações orais e tópicas. Porém, não existem estudos demonstrando a eficácia desses medicamentos em crianças. Os efeitos secundários podem incluir taquicardia, elevação da pressão arterial diastólica e palpitações. Em razão do risco substancial de efeitos colaterais associados à não comprovação de benefício, os descongestionantes não são recomendados para uso pediátrico. É concebível que os adolescentes mais velhos poderão beneficiar-se com essas medicações.
- *Zinco:* a eficácia do zinco no tratamento do resfriado comum ainda não está esclarecida. Os seus efeitos secundários podem incluir mau gosto, náuseas, irritação da garganta e diarreia.
- *Vitamina C:* antigos estudos sobre o uso de grandes doses de vitamina C sugeriam diminuição da duração dos sintomas do resfriado comum, mas esses estudos apresentavam problemas metodológicos. Uma revisão sistemática realizada em 2007 não comprovou a eficácia do uso de vitamina C contra o resfriado comum em crianças e adultos.
- *Mel:* tem sido sugerido que uma única dose de mel ao deitar pode ser eficaz na redução da tosse noturna em crianças com resfriado. Porém, não há provas suficientes para ser recomendado como um tratamento para a tosse do resfriado. Além disso, o mel deve ser evitado em crianças com menos de 1 ano, devido ao risco de botulismo.
- *Antibióticos:* não há papel para os antibióticos no tratamento do resfriado comum; além disso, eles não impedem a infecção bacteriana secundária, podendo causar efeitos colaterais significativos, bem como contribuir para aumentar a resistência bacteriana.

GRIPE
Introdução e conceituação

Influenza ou gripe é uma doença infecciosa aguda que acomete o aparelho respiratório, facilmente transmissível por via aérea e causada por um dos três tipos de ortomixovírus classificados como influenza A, B e C, destacando o tipo A, por cursar com caráter epidêmico e mesmo pandêmico.

No século XX foram registradas três grandes pandemias de influenza: a de 1918-1919, a de 1957-1958 e a de 1967-1968. A pandemia de 1918-1919 teve grande impacto em todo o mundo: estima-se que 50% da população foi infectada e que houve 30 milhões de óbitos. Essa pandemia ficou conhecida como *gripe espanhola*, expressão atribuída mais à ampla divulgação na imprensa daquele país do que ao impacto da mortalidade – 30 mil óbitos estimados, número inferior a vários outros países do mundo. Já a pandemia de 1957-1958 ficou conhecida como *gripe asiática*.

A pandemia de 1968, conhecida como *gripe de Hong-Kong* (H3N2), foi responsável por cerca de 1 milhão de óbitos. Essa epidemia, semelhante à de 1957, acometeu pessoas de faixas etárias mais elevadas.

Desde 1997, a circulação aumentada de vírus influenza de origem aviária, altamente patogênica, tem sido detectada em aves domésticas e selvagens, principalmente na Ásia. Além disso, 373 casos humanos de influenza aviária, com 236 mortes, foram reportados pela Organização Mundial da Saúde (OMS) até março de 2008.

Dos antigos grandes flagelos infecciosos da humanidade, a influenza é um dos últimos a permanecer com caráter pandêmico, apesar da melhoria das condições de vida de boa parcela da humanidade. Parece claro que tais epidemias continuarão a ocorrer regularmente, afetando todos os grupos populacionais, aparentemente sem discriminação.

No final de 2008 e início de 2009 presenciou-se uma nova pandemia, causada pelo vírus influenza A (H1N1), que ainda não havia circulado entre os seres humanos. A maioria dos casos foi considerada leve, com taxas de letalidade inferiores a 1%.

Etiologia, patogenia e patologia

Os vírus influenza pertencem à família *Orthomyxoviridae*, gênero *Influenzavirus*. A subdivisão em tipos A, B e C baseia-se nas diferenças antigênicas da nucleoproteína (NP) e da proteína de matriz (M1). São vírus envelopados, cujo genoma é constituído de segmentos de RNA de fita simples e polaridade negativa, existindo diferenças significativas entre os três tipos de vírus no que concerne à organização genética, estrutura protéica e hospedeiro, além das características clínicas e epidemiológicas. Os anticorpos produzidos contra os antígenos nucleoproteicos A, B e C aparecem regularmente nas infecções naturais, são de curta duração e parecem não ser protetores. São reconhecidos por meio de reação sorológica de fixação do complemento.

A hemaglutinina faz-se necessária para que ocorra a união do vírus infectante com a membrana da célula hospedeira; os anticorpos específicos, identificados por reação sorológica de inibição da hemaglutinação, são neutralizantes da infectividade viral e representam a melhor verificação da imunidade contra a influenza.

Dos três tipos antigênicos do vírus influenza, os tipos B e C têm os seres humanos como hospedeiros conhecidos; já o tipo A, ao contrário, tem ampla distribuição na natureza: além de seres humanos, acomete também porcos, cavalos, galinhas, perus, patos e outras aves migratórias. Todos os três tipos podem produzir doença respiratória de intensidade variável, eventualmente grave, mas é o tipo A o que mais comumente se associa a situações epidêmicas e pandêmicas.

Acredita-se que o modo mais comum de transmissão seja de pessoa a pessoa, por contato direto ou por meio de grandes partículas aéreas formadas pela tosse e pelo espirro, as quais são inaladas.

A influenza é altamente contagiosa, particularmente entre as populações institucionalizadas, com a contagiosidade máxima tendo início 1 dia antes do adoecimento e durante o pico da sintomatologia. A excreção respiratória viral tem seu pico coincidindo com os sintomas clínicos.

Para estabelecer a infecção, o vírus influenza deve atravessar a camada de muco que reveste o trato respiratório, escapando dos inibidores inespecíficos e dos anticorpos específicos existentes; o local principal da infecção são as células do epitélio colunar ciliado. Sequencialmente são observados: necrose das células ciliadas de nariz e traqueia; edema e infiltrado inflamatório local por linfócitos, histiócitos, plasmócitos e neutrófilos; reparação do epitélio (que começa entre o 3º e o 5º dia): de início, resposta pseudometaplásica do epitélio indiferenciado (máxima entre 9 e 15 dias) e, posteriormente, reaparecimento dos cílios e da produção de muco (após 15 dias). Quando ocorre infecção bacteriana secundária, há destruição e inflamação mais extensas, com consequente retardo na regeneração. A pneumonia na influenza pode ocorrer na dependência de infecção viral primária, superinfecção bacteriana ou combinação de ambos os fatores.

Afora o trato respiratório, tem sido notada, em casos fatais de influenza, a presença de miocardite focal ou difusa, de linfadenite mediastinal e de edema cerebral difuso.

A imunidade contra o vírus influenza resulta dos mecanismos secretórios (IgA secretória de mucosa), humorais (anticorpos séricos específicos) e celulares; os anticorpos locais desempenham importante papel de defesa, embora os anticorpos séricos também contribuam para a resistência contra o vírus influenza.

Após a infecção natural pelo vírus da influenza aparecem tanto anticorpos locais como séricos. A imunidade local, no nível de secreções nasais, desempenha importante papel na prevenção da infecção transmitida por tosse ou espirros; já a imunidade local, em nível traqueobrônquico, e a imunidade sérica parecem ser importantes na neutralização do vírus transmitido por aerossol diretamente ao trato respiratório inferior ou na prevenção de extensão da infecção aos pulmões. A imunidade desenvolvida para a glicoproteína neuraminidase (NA) está correlacionada com redução da gravidade da doença e dos índices de transmissão pessoa a pessoa.

A duração da imunidade e o grau de proteção contra a exposição a cepas heterólogas do vírus influenza parecem ser variáveis, e a proteção contra a doença clínica parece persistir por vários anos, mas parece ser de duração mais curta em lactentes e crianças pequenas. Reinfecções subclínicas provavelmente ocorrem após curtos intervalos. Com o passar dos anos haverá intensificação da proteção contra cepas relacionadas do vírus influenza.

Quadro clínico

O vírus da influenza pode produzir quadros clínicos variados, dependendo de diversos fatores: condição geral de saúde e estado de imunidade do indivíduo, virulência e patogenicidade da cepa viral.

A caracterização clínica frequentemente se assemelha à de outras viroses respiratórias agudas (vírus parainfluenza, VSR, adenovírus e rinovírus).

O período de incubação varia de 1 a 6 dias, porém mais comumente se situa em 2 ou 3 dias. O quadro clássico da influenza costuma ser mais observado em adultos, adolescentes e crianças maiores. Já nas crianças menores e recém-nascidos podem ocorrer manifestações clínicas especiais.

O início é abrupto, com febre que persiste comumente por 2 a 3 dias, mas pode ter duração de até 5 dias, calafrios, cefaleia, mialgia e mal-estar; a febre oscila entre 39°C e 40°C, em geral em inversa correlação com a idade. Embora a tosse seca e a coriza sejam manifestações precoces, podem de início passar despercebidas em razão da intensidade das manifestações sistêmicas. A dor de garganta ocorre em mais da metade dos casos e acompanha-se habitualmente de faringite não exsudativa. As manifestações oculares incluem lacrimejamento, fotofobia, ardência e dor à movimentação ocular.

As crianças pequenas apresentam-se moderadamente toxemiadas, com tosse, coriza clara e irritabilidade; a orofaringite costuma estar presente; 5% a 10% dos casos evoluem com evidências de comprometimento pulmonar. Discreta erupção cutânea passageira, macular ou maculopapular pode ser observada. Manifestações digestivas, como dor abdominal, diarreia e vômitos, não são incomuns em lactentes e pré-escolares, em contraste com o observado em crianças maiores e nos adultos. No período neonatal, o adoecimento pelo vírus da influenza pode sobrepor-se ao quadro de sepse bacteriana, com letargia, pobre aceitação alimentar, petéquias, alterações cutâneas e períodos de apneia.

Diagnóstico

O diagnóstico clínico da influenza-gripe pode ser facilmente suspeitado na vigência de epidemias; casos esporádicos merecem suspeita clínica, mas poderão exigir outro diagnóstico. O diagnóstico definitivo pode ser realizado por:

- Isolamento viral de secreções respiratórias, já que o estado de portador do vírus influenza é muito raro.
- Elevação significativa de anticorpos específicos (amostra de fase aguda e de convalescença): tais anticorpos podem ser pesquisados por reação de fixação do complemento (anticorpos tipo-específicos e transitórios); reação de inibição da hemaglutinação (anticorpos subtipo-específicos e duradouros e, por isso, de maior valia); ensaio imunoenzimático (com possibilidade de pesquisar anticorpos de classe IgG, IgA e IgM contra a hemaglutinina).

- Pesquisa de antígenos virais, por imunofluorescência, em material obtido da nasofaringe. As amostras de secreção nasofaríngea, por *swab* ou aspirado nasal, devem ser obtidas preferencialmente durante as primeiras 72 horas de doença, uma vez que a quantidade eliminada de vírus diminui após esse período.
- Reação em cadeia da polimerase (PCR) para pesquisa de partículas virais com sensibilidade e especificidade elevadas.

Tratamento

Os casos de influenza não complicada devem ser tratados apenas com medicações sintomáticas, repouso, hidratação e alimentação leve. Nas situações em que há indicação médica podem ser utilizadas duas classes de drogas: os bloqueadores do canal M2 do envelope viral (amantadina e rimantadina) ou os inibidores da neuraminidase (INA): oseltamivir e zanamivir.

As medicações do primeiro grupo agem inibindo a atividade da proteína M2, necessária para a liberação do material genético viral dentro das células. São ativas apenas contra a influenza A, pois o tipo B não possui a proteína M2. São aprovadas para crianças acima de 1 ano de idade. A eficácia dessa classe é limitada por dois fatores importantes: o desenvolvimento de resistência e os efeitos adversos.

Os efeitos adversos mais frequentes são as manifestações gastrointestinais e do sistema nervoso central (SNC), principalmente náusea e insônia (5% a 10%). Também ocorrem com menor frequência (1% a 5%) ansiedade, nervosismo, irritabilidade, boca seca, cefaleia, fadiga e diarreia. Apresentam boa absorção via oral. São necessários ajustes nas dosagens e supervisão nos casos de insuficiência renal e hepática.

As do segundo grupo atuam contra a influenza A e B; e os fenômenos de resistência viral foram pouco observados até o momento. Os INA inibem a molécula de NA, presente na superfície dos vírus influenza A e B, indispensável para a liberação dos vírus recém-formados das células infectadas. Também são ativos contra o vírus aviário.

O oseltamivir é aprovado para tratamento e profilaxia em crianças acima de 1 ano de idade e o zanamivir é aprovado para tratamento em crianças com mais de 7 anos e profilaxia nas com mais de 5 anos. Reduzem a duração da doença em aproximadamente 1 ou 2 dias, quando usados dentro de 48 horas desde o início da doença. O início precoce do tratamento é decisivo para sua eficácia. O zanimivir pode desencadear broncoespasmo em pessoas asmáticas.

Estudos de prevenção mostraram que o uso dos INA de maneira profilática diminui o risco de desenvolver influenza em 60% a 90% dos casos. Dois medicamentos desse grupo, já mencionados, são de uso aprovado para o tratamento da influenza: a zanamivir, que é aplicado através de aerossol, e o oseltamivir, administrado via oral, durante 5 dias.

Quadro XX.1.1. Doses diárias recomendadas de zanamivir e oseltamivir

Zanamivir		
1-6 anos	Não aprovado	
> 6 anos	10mg, 2 vezes ao dia	
Oseltamivir		
Peso	Dose	Frequência
Menos de 15kg	30mg	(2 vezes ao dia)
De 15 a 23kg	45mg	(2 vezes ao dia)
De 23 a 40kg	60mg	(2 vezes ao dia)
Acima de 40kg	75mg	(2 vezes ao dia)

O zanamivir possui meia-vida plasmática curta, mas pode ser encontrado na árvore traqueobrônquica mais de 24 horas após a inalação de uma única dose. Não deve ser recomendado para pacientes com doença respiratória de base (asma ou doença pulmonar obstrutiva crônica) por causa da possibilidade de broncoespasmo e diminuição da função pulmonar. O oseltamivir, por outro lado, exige a redução na dosagem para pacientes com baixo *clearance* de creatinina (< 30mL/min). Intolerância gastrointestinal (que dura geralmente menos de 1 dia) ocorre em 5% a 15% dos pacientes tratados com oseltamivir, mas raramente (< 2%) é motivo para a interrupção do uso do medicamento (Quadro XX.1.1).

Deve-se ajustar a dosagem do medicamento nas seguintes situações:

- Pacientes que apresentam obesidade mórbida (IMC > 40): ajustar de acordo com o peso.
- Em pacientes sondados deve-se dobrar a dose indicada.

Quimioprofilaxia

É indicada nas seguintes situações:

- Em profissionais de laboratório que tenham manipulado amostras clínicas que contenham a nova influenza A (H1N1) sem o uso de equipamento de proteção individual (EPI) ou que o utilizaram de maneira inadequada.
- Em trabalhadores de saúde que estiveram envolvidos na realização de procedimentos invasivos (geradores de aerossóis) ou manipulação de secreções de um caso suspeito ou confirmado de infecção pela nova influenza A (H1N1) sem o uso de EPI ou que o utilizaram de maneira inadequada.
- Dosagem recomendada: 75mg, uma vez ao dia, por 10 dias.

As complicações bacterianas, sugeridas pelo prolongamento da febre ou pelo seu reaparecimento na convalescença devem merecer caracterização clínica e, se possível, etiológica para tratamento direcionado. Formas graves de pneumonia (viral, bacteriana ou ambas) poderão necessitar de suporte respiratório, até mesmo de ventilação mecânica.

Pacientes que venham a necessitar de hospitalização devem ser submetidos a apropriado isolamento.

Prognóstico

As complicações bacterianas do trato respiratório são as mais frequentes, com destaque para as otites médias, sinusites e pneumonias. A incidência das mesmas em avaliações comunitárias, incluindo crianças de todas as idades, é de aproximadamente 10%, sendo a otite média a mais comum.

Caracteristicamente, tais complicações surgem no início da convalescença do quadro de influenza, na dependência da invasão bacteriana no trato respiratório. A etiologia bacteriana mais comum da pneumonia é o *Streptococcus pneumoniae*. A pneumonia estafilocócica pode ocorrer em combinação sinérgica com o vírus influenza, com comprometimento pulmonar difuso e rápida progressão deletéria.

A pneumonia primária pelo vírus influenza constitui evento potencialmente grave, mais verificada em adultos do que em crianças, sobretudo em pacientes que tenham condições preexistentes, como doenças cardíacas e pulmonares crônicas e gestação (terceiro trimestre), em situação de epidemia. Clinicamente há taquidispneia e, radiologicamente, observa-se quadro broncopneumônico difuso.

A miosite aguda pode instalar-se subitamente no início da convalescença, sendo causada mais pelo vírus influenza B do que pelo A; embora outros grupos musculares possam estar comprometidos, predomina nas panturrilhas bilateralmente, podendo até provocar recusa na deambulação de crianças. Trata-se de condição geralmente autolimitada, mas rabdomiólise, provocando mioglobinúria, e insuficiência renal aguda têm sido descritas.

A síndrome de Reye é uma rara complicação da influenza, principalmente do tipo B, mas também do A, que pode ocorrer em crianças e que se associa ao uso de salicilatos eventualmente utilizados durante a fase aguda da infecção viral. Cursa com degeneração gordurosa do fígado e edema cerebral difuso.

Outras complicações da influenza são incomuns, pois a infecção de outros órgãos é rara, e o vírus raramente produz viremia. Contudo, são descritas encefalite, síndrome de Guillain-Barré, mielite transversa, miocardite, pericardite, parotidite aguda e glomerulonefrite.

Grupos com risco maior de complicações relacionadas com a influenza

- Indivíduos com mais de 65 anos de idade.
- Residentes de creches ou institucionalizados de qualquer idade e acometidos de condições médicas crônicas.
- Adultos e crianças acometidos por doenças crônicas pulmonares e cardiovasculares, incluindo crianças com asma.
- Adultos e crianças que necessitaram de acompanhamento médico regular, na dependência de doenças metabólicas crônicas (incluindo diabetes melito), insuficiência renal, hemoglobinopatias e imunodepressão (inclusive medicamentosa).
- Crianças e adolescentes (6 meses a 18 anos) que estejam recebendo aspirina cronicamente, os quais podem estar sob risco de desenvolvimento de síndrome de Reye após a influenza.

Prevenção

Medidas gerais

Como medida geral de prevenção e controle de doenças de transmissão respiratória são recomendados:

- Higiene das mãos com água e sabão depois de tossir ou espirrar e de usar o banheiro e antes de comer e de tocar os olhos, a boca ou o nariz.
- Evitar tocar os olhos, o nariz ou a boca após contato com superfícies contaminadas; usar lenço de papel descartável.
- Proteger com lenços a boca e o nariz ao tossir ou espirrar para evitar disseminação das gotículas.
- Orientar o doente para que evite sair de casa ou trabalhar enquanto estiver no período de transmissão da doença.
- Conservar o ambiente doméstico arejado e recebendo luz solar, pois essas medidas ajudam a eliminar os possíveis agentes das infecções respiratórias.
- Hábitos saudáveis, como alimentação balanceada e ingestão de líquidos.
- Parturientes: após o nascimento do bebê, se a mãe estiver doente, deve usar máscara e lavar bem as mãos com água e sabão antes de amamentar e após manipular suas secreções. Essas medidas devem ser seguidas durante 5 dias após o início dos sintomas. A parturiente deve evitar tossir ou espirrar próximo ao bebê.
- Bebês: priorizar o isolamento em berçários. Os profissionais e as mães devem lavar bem as mãos e os utensílios (como termômetros).

Vacinação

Para a prevenção da influenza sazonal utiliza-se uma vacina trivalente, com as cepas de maior circulação dos vírus influenza A/H1N1, A/H3N2 e influenza B. A eficácia é tipo e subtipo-específica, variando de 90% (indivíduo sadio) a 40% (idosos). Mesmo com baixa eficácia para proteger da doença o grupo-alvo da vacinação anual, essa vacina induz redução da frequência e da gravidade das complicações da gripe, sendo utilizada, portanto, como medida de redução de dano.

Em razão das variações antigênicas anuais dos vírus influenza, a composição da vacina também precisa ser atualizada anualmente.

No Brasil, desde 1999 vêm sendo realizadas campanhas anuais de vacinação contra a influenza para os idosos, atingindo altas coberturas vacinais. Essa vacina também faz parte do calendário de vacinação da população indígena e é disponibilizada nos Centros de Referência de Imunobiológicos Especiais (CRIE) de cada Estado, para uso em indivíduos que pertencem aos grupos de risco já mencionados. É indicada para os indivíduos acima de 60 anos de idade e os acima de 6 meses de vida que tenham os seguintes problemas de saúde: cardiopatias e pneumopatias crônicas, doença renal crônica, diabetes e imunossupressão congênita ou adquirida.

AMIGDALITE AGUDA

Introdução, conceituação, etiologia e epidemiologia

A faringoamigdalite aguda estreptocócica (FAE) é a infecção aguda da orofaringe produzida pelo *Streptococcus pyogenes* (estreptococo β-hemolítico do grupo A). É a amigdalite bacteriana mais comum. Atinge predominantemente crianças com mais de 3 anos de idade, com pico de incidência entre 5 e 10 anos de vida. O período de incubação é de 2 a 5 dias.

O meio mais comum de contágio é pelo contato direto com o doente por secreções respiratórias. Fora de períodos epidêmicos é mais frequente no final do inverno e início da primavera. A FAE é responsável por cerca de 15% a 30% dos casos de faringoamigdalite aguda na infância.

A importância dessa doença está no fato de que, além de sua alta frequência, suas complicações trazem sérios agravos para a saúde pública. Existem complicações supurativas provocadas diretamente pela infecção e as não supurativas que podem desencadear reações tardias, como febre reumática (FR) e glomerulonefrite difusa pós-estreptocócica (GNPE), de acordo com o tipo de cepa. Segundo estimativas da OMS, no Brasil, ocorrem anualmente cerca de 10 milhões de casos de FAE; desses, 30 mil evoluirão para FR e 15 mil terão acometimento das valvas cardíacas. A FR pode ser evitada com a prescrição de antibiótico de boa eficácia e baixo custo.

Quadro clínico

A amigdalite tem início súbito, com febre alta, dor faríngea, odinofagia, otalgia reflexa, prostração e, por vezes, cefaleia, calafrios, náusea, vômitos e dor abdominal. Habitualmente há ausência de sintomatologia nasal ou laringotraqueal. Na visualização da orofaringe há enantema em palato, edema e hiperemia de amígdalas, com presença de exsudato purulento, além de adenomegalia cervical dolorosa em 60% dos casos.

Diagnóstico

O diagnóstico de FAE é basicamente clínico. É de extrema importância diferenciar uma faringotonsilite viral de uma bacteriana. Assim, se pediatras se depararem com uma criança com febre, "dor de garganta" e os sintomas supracitados, devem realizar o diagnóstico presuntivo de doença bacteriana e tratar com antimicrobiano.

O teste rápido para detecção de *Streptococcus pyogenes* em orofaringe é baseado na identificação de antígeno-anticorpo e reação de aglutinação. Sua leitura pode ser realizada em cerca de 15 minutos. Possui alta especificidade e baixa sensibilidade. Quando disponível, deve ser utilizado para confirmação do diagnóstico. Não é necessário realizar o exame de cultura (padrão-ouro) para os testes rápidos com resultado positivo. A relação custo-benefício do teste rápido ainda é alta para que seja utilizado em nosso meio.

Diagnóstico diferencial

Os vírus são responsáveis por cerca de 70% das faringites, sendo os mais comuns o rinovírus, o adenovírus, a influenza, a parainfluenza, os citomegalovírus, a coxsackie A (herpangina), a coxsackie A-16 (síndrome "mão-pé-boca"), o herpes simples (gengivoestomatite) e o vírus Epstein-Barr (mononucleose infecciosa). Agentes bacterianos, como os *Chlamydia pneumoniae* e *Mycoplasma pneumoniae*, são encontrados em crianças de mais idade e adolescentes.

A difteria, causada pelo *Corinebacterium diphteriae*, é cada vez mais rara em razão da vacinação antidiftérica. Algumas cepas de *Staphylococcus aureus*, *Haemophilus sp.* e *Moraxella catarrhalis* estão envolvidas na produção de betalactamase, enzima que inativa a penicilina, dificultando a terapia habitual antiestreptocócica.

Tratamento

Devem ser orientadas medidas gerais de suporte, como hidratação, repouso relativo no período febril, e o uso de analgésicos, como dipirona, ibuprofeno ou paracetamol.

O uso de antimicrobianos realizados nas primeiras 48 horas está relacionado com a melhora dos sintomas e a redução na incidência de complicações. As diretrizes americanas sugerem a penicilina V oral como primeira escolha, porém a amoxicilina continua sendo mais usada em nosso meio.

A colonização crônica por estreptococos do grupo A é relativamente comum. Pacientes portadores que carreiam a bactéria sem sinal de infecção ou resposta inflamatória geralmente não necessitam de tratamento, já que o risco de contágio é baixo. Mesmo assim, se esses pacientes forem tratados, podem persistir com a bactéria por até 1 ano em suas amígdalas.

Antibióticos e doses recomendadas

- Fenoximetilpenicilina (penicilina V oral):
  - Doses: < 25kg: 400.000U (250mg), 8/8 horas, por 10 dias.
  >25kg: 800.000U (500mg), 8/8 horas, por 10 dias.
- Penicilina G benzatina:
  - Doses: < 25kg: 600.000U, IM profunda, dose única.
  > 25kg: 1.200.000U, IM profunda, dose única.
- Amoxacilina: 40 a 50mg/kg/dia, VO, 8/8 horas ou 12/12 horas, por 10 dias.
- Eritromicina (alérgicos à penicilina): 40mg/kg/dia, 6/6h, por 10 dias.
- Azitromicina: 10mg/kg/dia, uma tomada ao dia, por 5 dias.
- Cefalexina pode ser usada como alternativa, caso as medicações descritas não possam ser usadas.

Em caso de insucesso com antibióticos de primeira escolha ou em casos de amigdalites agudas de repetição, pode-se prescrever o uso de amoxacilina associada ao ácido clavulânico por 10 dias ou cefalosporinas de segunda geração.

Medicação não recomendada

Sulfametoxazol-timetroprima não é indicada no tratamento de FAE em virtude do alto índice de resistência do estreptococo a essa droga.

Prognóstico

Habitualmente, o *S. pyogenes* é universalmente sensível à penicilina e derivados, e a boa resposta clínica é visível por volta de 48 horas após o início do tratamento.

Entretanto, as amigdalites agudas podem evoluir para complicações supurativas, como linfadenite cervical, abscesso de linfonodo cervical, abscesso periamigdaliano/retrofaríngeo, bacteremia, pneumonia, endocardite, mastoidite, meningite e otite média, ou complicações não supurativas, como a febre reumática e a glomerulonefrite pós-estreptocócica.

BIBLIOGRAFIA

American Academy of Pediatrics Subcommittee on Management of acute otitis media diagnosis and management of acute otitis media. Pediatrics 2004: 113:1.451-1.465.

American Academy of Pediatrics. Committee on Infectious Diseases. Antiviral therapy and prophylaxis for influenza in children. Pediatrics 2007; 119(4):852-860.

Red Book: 2006 Report of the Committee on Infectious Diseases. Influenza. In: Pickering LK, Baker CJ, Long SS, McMillan JA (eds.). American Academy of Pediatrics. 27 ed. Elk Grove Vilage, IL: 401-11.

Beigel JH, Farrar J, Han AM et al. Avian influenza A (H5N1) infection in humans. N Engl J Med 2005; 353(13):1.374-1.385.

Black M, Armstrong P. An Introduction to avian and pandemic influenza. NSW Public Health Bull 2006; 17(7-8):99-103.

Brasil. Ministério da Saúde. Protocolo de Manejo Clínico e Vigilância Epidemiológica da Influenza. Atualizado em 5/8/2009. Disponível em: www.saude.gov.br.

Cheng KF, Leung PV. What happened in China during the 1918 influenza pandemic? Int J Infect Dis 2007; 11(4):360-364.

Choby BA. Diagnosis and treatment of streptococcal pharyngitis. American Family Physician 2009; 79(5):383-390.

Douglas R, Hemila H, Chalker E, Treacy B. Vitamin C for preventing and treating the common cold. Cochrane Database Syst Rev 2007; CD000980.

Duarte DMG, Botelho C. Perfil clínico de crianças menores de cinco anos com infecção respiratória aguda. J Pediatr (Rio J) 2000; 76:207-212.

Friedman MJ, Attia MW. Clinical predictors of influenza in children. Arch Pediatr Adolesc Med 2004; 158:391-394.

Garbutt JM, Godstein M, Geliman E, Shannon W, Littenberg B. A randomized, placebo-controlled trial of antimicrobial treatment for children with clinically diagnosed acute sinusitis. Pediatrics 2001; 107(4):619-625.

Gonzales R, Malone DC, Maselli JH, Sande MA. Excessive antibiotic use for acute respiratory infections in the United States. Clin Infect Dis 2001; 33:757.

Heikkinen T, Jarvinen A. The common cold. Lancet 2003; 361:51.

Herendeen NE, Szilagy PG. Infections of the upper respiratory tract. In: Behrman RE, Kliegman RM, Jenson HB (eds.). Nelson textbook of pediatrics. 16 ed. Philadelphia: W.B. Saunders Company, 2000:1.261-1.266.

Munoz FM. The impact of influenza in children. Semin Pediatr Infect Dis 2002; 13:72-78.

Nash DR, Harman J, Wald ER, Kelleher KJ. Antibiotic prescribing by primary care physicians for children with upper respiratory tract infections. Arch Pediatr Adolesc Med 2002; 156(11): 1.114-1.119.

O'Brien MA, Uyeki TM, Shay DK et al. Incidence of outpatien visists and hospitalizations related to influenza in infants and young children. Pediatrics 2004; 113:585-593.

Palese P, Shaw M. Orthomyxoviridae: the viruses and their replication. In: Knipe DM, Howley PM et al. Virology. 5 ed. Philadelphia: Lippincott-Raven, 2007:1.647-1.689.

Patterson KD, Pyle GF. The geography and mortality of the 1918 Influenza Pandemic. Bull Hist Med 1991; 65:4-21.

Pitrez PMC, Pitrez JLB. Infecções agudas das vias aéreas superiores – diagnóstico e tratamento ambulatorial. J Pediatr (Rio de Janeiro) 2003; 79(7):s77.

Poeling KA, Edwards KM, Weinberg GA et al. The under-recognized burden of influenza in young children. N Engl J Med 2006; 355:31-40.

Revai K, Dobbs LA, Nair S et al. Incidence of acute otitis media and sinusitis complicating upper respiratory tract infection: the effect of age. Pediatrics 2007; 119:e1.408.

Whitley RJ, Hayden FG, Reisinger KS, Young N, Dutkowski R, Ipe D et al. Oral oseltamivir treatment if influenza in children. Pediatr Infect Dis J 2001; 20(2):127-133.

Winther B, Alper CM, Mandel EM et al. Temporal relationships between colds, upper respiratory viruses detected by polymerase chain reaction, and otitis media in young children followed through a typical cold season. Pediatrics 2007; 119:1.069.

CAPÍTULO 2

Laringite Aguda, Laringite Estridulosa, Epiglotite e Traqueíte Bacteriana

Karla Danielle Xavier do Bomfim
Patrícia Gomes de Matos Bezerra
Rita de Cássia Coelho Moraes de Brito
Isabel Cristina de Vasconcelos Maranhão

INTRODUÇÃO, CONCEITUAÇÃO E EPIDEMIOLOGIA

O termo *crupe* é usado para descrever uma variedade de condições respiratórias na criança, incluindo laringite, laringotraqueíte (LT), laringotraqueobronquite (LTB), crupe espasmódico, epiglotite e traqueíte bacteriana. Em conjunto, essas doenças podem ser referidas como síndrome do crupe (SC). No passado, esse termo também foi adotado para descrever os quadros de laringite diftérica ou crupe membranoso. Atualmente, alguns autores preferem usá-lo referindo-se apenas às LT ou LTB virais.

A SC caracteriza-se por estridor inspiratório, tosse, rouquidão e graus variáveis de dispneia, sintomas que podem resultar de inflamações da laringe e da via aérea subglótica. Em geral é considerada uma doença autolimitada, usualmente com sintomas leves. No entanto, obstrução grave da via aérea superior, falência respiratória e óbito podem ocorrer numa minoria dos casos.

Poucas informações epidemiológicas existem a respeito dessas afecções em crianças brasileiras, porém estudos internacionais referem que a SC acomete principalmente crianças na faixa etária de 6 meses a 3 anos de idade, sendo pouco observada em escolares. A incidência anual estimada é de 2% a 6% das crianças. É mais observada em meninos (4:1). Estima-se que 13% de todas as crianças possam apresentar um quadro de SC durante a infância. Atualmente, sabe-se que o pico de incidência para a LTB viral situa-se entre 1 e 2 anos e para a epiglotite, entre 2 e 6 anos.

A maior parte dos casos de SC tende a ocorrer nos meses frios, e as maiores incidências coincidindo com a maior atividade do vírus parainfluenza tipo 1 e menores picos ocorrendo durante os períodos de atividade do vírus sincicial respiratório (VSR) e do vírus influenza. Estima-se que 4% das crianças com SC necessitem de hospitalização e apenas 1 em cada 170 das crianças hospitalizadas (ou seja, 1 em cada 4.500 crianças com SC) necessite de intubação traqueal. A procura de emergências em virtude de sintomas dessa síndrome ocorre mais frequentemente entre 22 e 4 horas da manhã.

O uso disseminado na população de vacinas contra agentes bacterianos invasivos (*H. influenzae* e *C. diphitheriae*) representou importante impacto na redução do número de casos graves de SC.

ETIOLOGIA, PATOGENIA E PATOLOGIA MORFOLÓGICA E FUNCIONAL

Os agentes virais são responsáveis pela grande maioria dos casos da SC, excetuando-se os casos de epiglotite, os de difteria (*Corynebacterium diphtheriae*) e os de traqueíte bacteriana. Em algumas regiões do Brasil em razão das condições de pobreza, associadas a uma possível cobertura vacinal insatisfatória, a difteria deveria sempre ser lembrada em crianças com quadros de laringite.

A maioria das LTB é causada pelo vírus parainfluenza tipo 1, seguida pelos tipos 2 e 3. O vírus parainfluenza tipo 1 é considerado o principal agente etiológico da forma epidêmica; o tipo 2 causa quadros mais brandos e o tipo 3 causa casos esporádicos de LTB que tendem a ter sintomatologia mais grave, em comparação com os tipos virais 1 e 2.

Um grande número de vírus que provocam doença típica das vias aéreas inferiores também pode ser causa de quadros respiratórios das vias aéreas superiores (VAS), incluindo a SC: o VSR e o adenovírus são causas relativamente frequentes de SC (usualmente, o acometimento laringotraqueal da doença tende a ser menos significativo em relação ao da via aérea inferior); o vírus do sarampo é uma causa importante de SC nas áreas que persistem com casos prevalentes de sarampo; o vírus influenza é uma causa incomum de SC, no entanto crianças hospitalizadas por infecção em razão desse vírus tendem a permanecer mais tempo internadas e apresentam maior risco de readmissão após a alta hospitalar, em face do retorno dos sintomas laríngeos, quando comparadas aos quadros causados pelo grupo parainfluenza; os rinovírus, os enterovírus (especialmente coxsackie tipos A9, B4 e B5 e echovírus tipos 4, 11 e 21) e o vírus herpes simples são causas ocasionais de casos esporádicos de SC com sintomatologia branda; os metapneumovírus causam, inicialmente, doença do trato respiratório inferior similar à causada pelo VRS, sendo descritos sintomas de vias aéreas superiores em poucos casos.

A LTB também pode ter causa bacteriana. O *Mycoplasma pneumoniae* foi implicado como agente etiológico em casos leves. Infecção bacteriana secundária pode ocorrer em crianças com LTB, LT ou laringotraqueobroncopneumonite. Os agentes bacterianos mais implicados nesses casos são o *Staphylococcus aureus*, o *Streptococcus pyogenes* e o *S. pneumoniae*.

O *Staphylococcus aureus* é o principal agente da traqueíte bacteriana que, em alguns casos, pode ter etiologia inicialmente viral.

O *Haemophilus influenzae* tipo b (Hib) era o agente etiológico mais importante da epiglotite, antes da utilização em massa da vacina anti-Hib em crianças. As bactérias que também estão associadas à epiglotite nas etapas pré e pós-vacinais anti-Hib são: *H. influenzae* tipos A, F e cepas não tipáveis, *H. parainfluenzae, Streptococcus pneumoniae, Staphylococcus aureus*, estreptococos β-hemolíticos dos grupos A, B e F. A *Pseudomonas aeruginosa* e espécies de *Candida* podem estar associadas à epiglotite no hospedeiro imunocomprometido. Casos raros podem ser causados por vírus: *herpes simples* (HSV) tipo 1, vírus parainfluenza tipo 3 e vírus influenza B. Já houve relatos de algumas doenças não infecciosas como causa de epiglotite (ingestão de cáusticos, injúrias térmicas por ingestão de líquidos quentes, doença linfoproliferativa pós-transplante, doença do enxerto *versus* hospedeiro).

Por fim, *Neisseria sp., E. coli, Klebsiella sp.* e *C. trachomatis* foram outros agentes etiológicos isolados em pacientes com SC.

Fatores ligados ao hospedeiro que podem contribuir para o desenvolvimento da SC incluem maior suscetibilidade da criança à obstrução da via aérea superior e possíveis variações na resposta imunológica.

Em comparação com os adultos, a criança apresenta diferenças anatômicas e funcionais que predispõem o desenvolvimento de insuficiência respiratória aguda, isto é, quando há comprometimento da patência das vias aéreas, associado à fadiga que se instala pelo esforço respiratório para gerar pressões necessárias para manter o fluxo aéreo:

- *Calibre das vias aéreas diminuído:* favorece maior resistência ao deslocamento de ar.
- *Ângulo formado entre a glote e a epiglote mais agudo:* favorece maior obstrução da via aérea.
- *Tecido submucoso supraglótico frouxo:* favorece a instalação mais rápida do edema.
- *Cartilagem supraglótica menos rígida:* favorece colabamento da via aérea.
- *Região infraglótica mais rígida:* qualquer acúmulo de secreção favorece a redução do calibre dessa aérea.

Outros fatores ligados ao hospedeiro que predispõem redução significativa do calibre das VAS incluem: obstrução anatômica (estenose subglótica e membrana laríngea); hiperatividade das vias aéreas (possivelmente agravada pela atopia, como sugerido para crianças com crupe espasmódico ou recorrente); papilomas de laringe e cicatrizes pós-intubação.

A contribuição potencial do sistema imune na patogênese da SC foi demonstrada em estudos que compararam a resposta imune em crianças com vírus parainfluenza associado à SC com crianças com vírus parainfluenza não associado à SC. No primeiro grupo foram evidenciados aumento da produção de IgE específica contra o vírus, aumento da resposta linfoproliferativa contra antígenos do parainfluenza e supressão diminuída das respostas de transformação linfocitária induzida pela histamina.

Os vírus que causam SC inicialmente infectam o epitélio das mucosas nasais e faríngeas e disseminam-se localmente ao longo do epitélio respiratório para a laringe e a traqueia.

A marca anatômica da LT é a redução da luz traqueal na região subglótica. Essa porção da traqueia é circundada por um firme anel cartilaginoso e, na vigência de processo inflamatório, há redução da luz no local. Associada a essa redução "fixa" do calibre da via aérea existe obstrução mecânica da traqueia extratorácica abaixo do anel cartilaginoso, que pode ocorrer quando a criança chora ou fica agitada. A obstrução dinâmica ocorre em combinação com a alta pressão negativa existente na traqueia distal extratorácica, bem como com a menor complacência da parede da traqueia na criança.

A avaliação laringoscópica de pacientes com LT evidencia hiperemia e edema das paredes laterais da traqueia. Em casos graves, a via aérea subglótica pode ficar reduzida a 1 a 2mm de diâmetro; associados ao edema e hiperemia de mucosa podem também estar presentes exsudato fibrinoso e, ocasionalmente, pseudomembranas, contribuindo para maior redução do calibre da via aérea. As cordas vocais e os demais tecidos laríngeos tornam-se edemaciados, e a mobilidade das cordas vocais pode ficar prejudicada. Estudos de necrópsia em crianças com LT mostram infiltração de histiócitos, linfócitos e neutrófilos na lâmina própria, na submucosa e na adventícia da laringe e da traqueia.

No crupe espasmódico, achados de laringoscopia demonstram edema não inflamatório, sugerindo que não há envolvimento viral direto no epitélio traqueal.

Pacientes com traqueíte bacteriana têm superinfecção bacteriana que leva à supuração no lúmen da traqueia subglótica. Podem ocorrer ulcerações, pseudomembranas e microabscessos na superfície da mucosa. Os tecidos supraglóticos geralmente estão normais.

A epiglote compõe a parede posterior do espaço valecular, abaixo da base da língua. Está conectada por meio de ligamentos à cartilagem tireoide e ao osso hioide. A epiglote consiste numa fina cartilagem coberta por epitélio escamoso estratificado. A epiglotite é, usualmente, uma celulite da epiglote, ariepiglote e tecidos adjacentes. O processo inflamatório causa edema e expansão dos tecidos inflamados, obstruindo a entrada de ar na laringe, dificultando a fase inspiratória, podendo levar à hipoxemia e à hipercapnia. A região subglótica, usualmente, não é afetada. Em infecções por *H. influenzae*, a bacteremia pode ocorrer em cerca de 75% dos casos.

DIAGNÓSTICO DA SÍNDROME DO CRUPE (SC)

O diagnóstico da SC é clínico, baseado na presença de tosse estridente ou "ladrante", rouquidão, estridor e graus variáveis de dispneia.

Elementos importantes da história clínica a serem abordados são os fatores associados a maior gravidade da doença: início súbito; progressão rápida dos sintomas (em menos de 12 horas); episódios prévios de SC;

anomalias subjacentes das vias aéreas; condições clínicas que predispõem a falência respiratória (p. ex.: doenças neuromusculares).

Alguns aspectos do exame físico são úteis para avaliar uma criança com diferentes graus de obstrução da via aérea superior e determinar a gravidade da doença:

- *Aparência geral:* a criança está calma, confortável, interativa, ansiosa, quieta, agitada?
- *Posição adotada:* a criança prefere permanecer sentada, retificando as vias aéreas (pescoço com leve flexão e cabeça levemente estendida), como se quisesse cheirar algo (*sniffing position*)? Essa posição permite melhor patência das VAS durante significativa obstrução da via aérea superior?
- *Qualidade da voz:* há rouquidão ou choro com potência diminuída? A voz "camuflada" (como se estivesse com uma batata quente na boca) é sugestiva de epiglotite, abscesso retrofaríngeo ou abscesso peritonsilar.
- Presença de estridor em repouso, que é sinal de alerta para obstrução de VAS.
- *Grau de dispneia:* sinais de aumento importante do trabalho respiratório incluem: retrações subcostais e supraesternais, batimento de asas de nariz, gemido e uso de musculatura acessória.
- *Volume tidal:* há boa expansão pulmonar, indicando adequada entrada de ar?
- *Exame pulmonar:* existem outros sons respiratórios, além do estridor? A presença de estertores pulmonares sugere acometimento do trato respiratório baixo (LTB, LTBP, traqueíte bacteriana).
- *Estado de hidratação:* redução da ingestão oral e aumento das perdas.

O exame da orofaringe pode detectar os seguintes sinais: epiglote hiperemiada e edemaciada (sugestivos de epiglotite); hiperemia da orofaringe (leve na LT e mais pronunciada na epiglotite ou laringite); salivação excessiva (sugestiva de epiglotite); membrana diftérica (na difteria); assimetria de tonsilas palatinas ou desvio da úvula (sugestivos de abscesso peritonsilar); edema de linha média ou unilateral da parede posterior da faringe (abscesso retrofaríngeo); linfonodos cervicais aumentados de volume (sugestivos de abscesso retrofaríngeo ou abscesso peritonsilar); outros sinais físicos sugestivos de quadros virais (exantema, conjuntivite, faringite exsudativa e adenopatia são sugestivos de infecção por adenovírus); otite média (aguda ou com efusão) pode estar presente em processo bacteriano secundário.

A avaliação da criança deve incluir os sinais vitais e a oximetria de pulso.

Crianças portadoras de anomalias estruturais das VAS devem ser consideradas de maior risco, pois podem ter predisposição a quadros mais graves.

A necessidade de intubação traqueal deve ser antecipada em crianças que apresentam progressiva deterioração do quadro respiratório. A falência respiratória pode ser identificada a partir dos seguintes sinais:

- Fadiga.
- Retrações marcantes da musculatura torácica durante o trabalho respiratório (importante: as retrações podem diminuir com o aumento da obstrução, associada à diminuição da entrada de ar nos pulmões).
- Diminuição ou desaparecimento dos sons respiratórios.
- Redução do nível de consciência.
- Taquicardia desproporcional à febre.
- Cianose ou palidez.

A apresentação clínica da SC depende do tipo específico da doença e do grau de obstrução da via aérea superior.

DIAGNÓSTICO DA LARINGOTRAQUEOBRONQUITE VIRAL

Na prática, a LT e a LTB são indistinguíveis clinicamente, sendo referidas como sinônimos. A LT refere-se à inflamação da laringe e da traqueia. Apesar de os sinais de comprometimento da via aérea inferior estarem ausentes, uma típica tosse "ladrante" estará presente. A LTB ocorre quando a inflamação estende-se até os brônquios, resultando em sinais de envolvimento da via aérea inferior (sibilos, taquipneia), sendo uma doença mais grave do que a LT isolada. Maior extensão da inflamação nas pequenas vias aéreas inferiores resulta em laringotraqueobroncopneumonite, a qual pode ser complicada com superinfecção bacteriana (p. ex.: pneumonia, broncopneumonia, traqueíte bacteriana).

O quadro da LTB viral tem início como leve infecção de VAS – coriza, obstrução nasal –, mas após 12 a 48 horas progride para tosse "ladrante", rouquidão, disfonia ou afonia e um estridor inspiratório de grau variável. As manifestações gerais de infecção – febre, toxemia, astenia – não são marcantes. O curso tende a ser insidioso, com pico de sintomas no 3º ou 4º dia, piorando à noite e regredindo após 3 ou 7 dias, com retorno gradual à normalidade. Na persistência dos sintomas por tempo mais prolongado deve-se rever o diagnóstico de LTB.

Nas crianças com obstrução grave das vias aéreas estão presentes taquipneia e retrações supraesternal e supraclavicular, juntamente com a presença de estridor e elevação do pulso paradoxal (pelo aumento das pressões negativas intratorácicas).

A presença de estridor prolonga a fase inspiratória e é um elemento-chave para a avaliação da gravidade da doença. Nesse caso, a criança torna-se ansiosa, agitada, e o choro piora o estridor em razão da fadiga ou ausência do fluxo aéreo decorrente de obstrução grave, podendo surgir cianose. Sem intervenção, a hipóxia e a fadiga muscular podem conduzir à falência respiratória e ao óbito.

O diagnóstico, portanto, é sugerido pela história clínica e pelo exame físico. Tipicamente, o diagnóstico laboratorial não se faz necessário, sendo reservado para os casos mais graves, para guiar o manejo dos pacientes.

O leucograma é inespecífico: a contagem de leucócitos pode estar baixa, normal ou alta, sendo comuns leucocitoses acima de 10.000/mm³, com predominância de neutrófilos ou linfócitos. O aumento do número de neutrófilos imaturos (desvio à esquerda) pode sugerir infecção bacteriana secundária.

A confirmação radiográfica da LTB não é requerida pela vasta maioria dos pacientes. As radiografias de tórax e/ou traqueia superior devem ser solicitadas nos casos de falhas na resposta terapêutica, curso atípico da doença, suspeita de aspiração/deglutição de corpo estranho (apesar de a maior parte dos corpos estranhos ser radiopaca) e recorrência dos sintomas. Nas crianças com LTB, uma radiografia do tórax em incidência posteroanterior evidencia estreitamento da traqueia superior na região subglótica (Fig. XX.2.1), e a incidência lateral demonstra distensão da hipofaringe durante a inspiração e a estreitamento subglótico (Fig. XX.2.2). A epiglote tem aparência normal nesses casos.

Os achados laringoscópicos incluem mucosa laríngea hiperemiada e edema do tecido subglótico.

Por ser uma doença autolimitada, a confirmação do agente etiológico não se faz necessária. Em alguns centros adota-se a detecção de antígenos virais nas secreções de nasofaringe ou garganta, nos casos em que há necessidade de tratamento com antivirais (influenza), bem como para adoção de medidas de isolamento e monitoração epidemiológica.

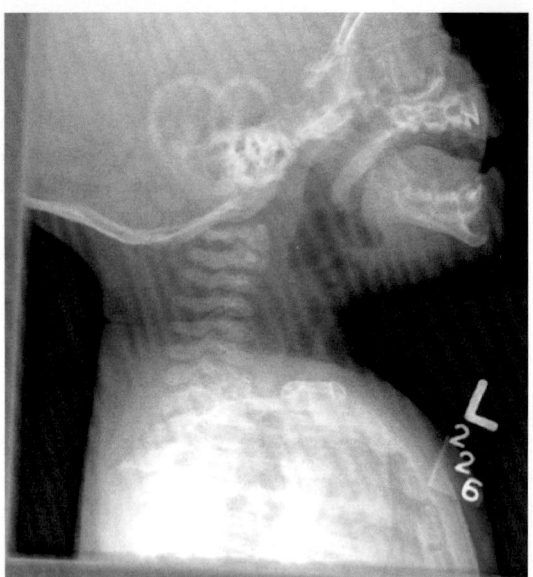

Fig. XX.2.2. Vista radiográfica lateral do pescoço mostrando estreitamento subglótico e distensão da hipofaringe, sinais consistentes com laringotraqueíte. (*Fonte*: http://www.uptodate.com/online/content/author.do?topicKey=pedi_id/22768.)

TRATAMENTO DA LARINGOTRAQUEOBRONQUITE VIRAL

Antes de iniciar o tratamento é necessário decidir se há necessidade ou não de internamento hospitalar. (Ver algoritmo de tratamento da laringotraqueobronquite na Fig. XX.2.3.)

Até o momento não há evidências científicas que confirmem a efetividade do ar umidificado. Teoricamente, o vapor de água fria produz resfriamento da mucosa, provocando a vasoconstrição e a diminuição do edema, juntamente com a redução da viscosidade das secreções. No entanto, estudos demonstram que o tamanho das partículas gerado por nebulizadores não é adequado para a deposição na laringe. Experimentos com animais com edema laríngeo induzido também demonstraram que o ar seco, quente ou frio, produziu maior redução da resistência da via aérea, enquanto o ar quente umidificado não resultou em nenhuma alteração. Desse modo, não há justificativa para indicação de tratamento de primeira linha com ar umidificado. Além disso, a umidificação do ar pode intensificar o broncoespasmo em crianças com dificuldade respiratória.

O uso de sintomáticos como antitussígenos, mucolíticos e anti-inflamatórios também deve ser desencorajado, não se mostrando útil para o tratamento.

O benefício dos esteroides no tratamento da LTB está bem estabelecido. Revisões sistemáticas de ensaios clínicos com esteroides demonstraram que houve melhora na gravidade e redução do tempo da doença, decréscimo do tempo de permanência na emergência, diminuição das internações hospitalares e da necessidade de intubação traqueal. Houve também menor número de readmissões hospitalares ou visitas ambulatoriais nas semanas subse-

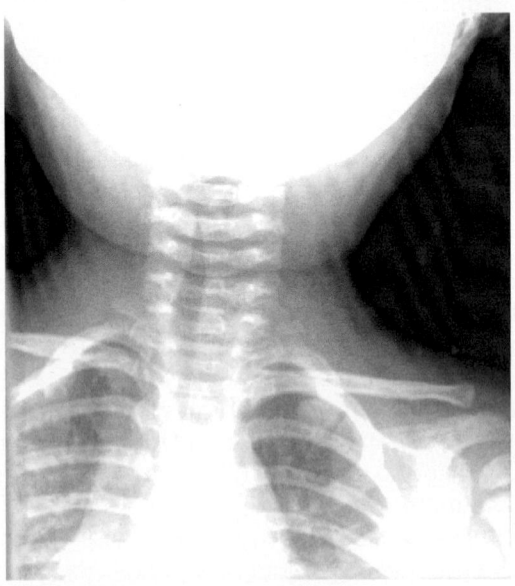

Fig. XX.2.1. Laringotraqueobronquite (LTB) evidenciada em radiografia de tórax em incidência posteroanterior, na qual se observa redução da luz da traqueia superior. Esse achado também pode ser simulado em crianças normais, nas diferentes fase da respiração. (*Fonte*: http://www.uptodate.com/online/content/author.do?topicKey=pedi_id/22768.)

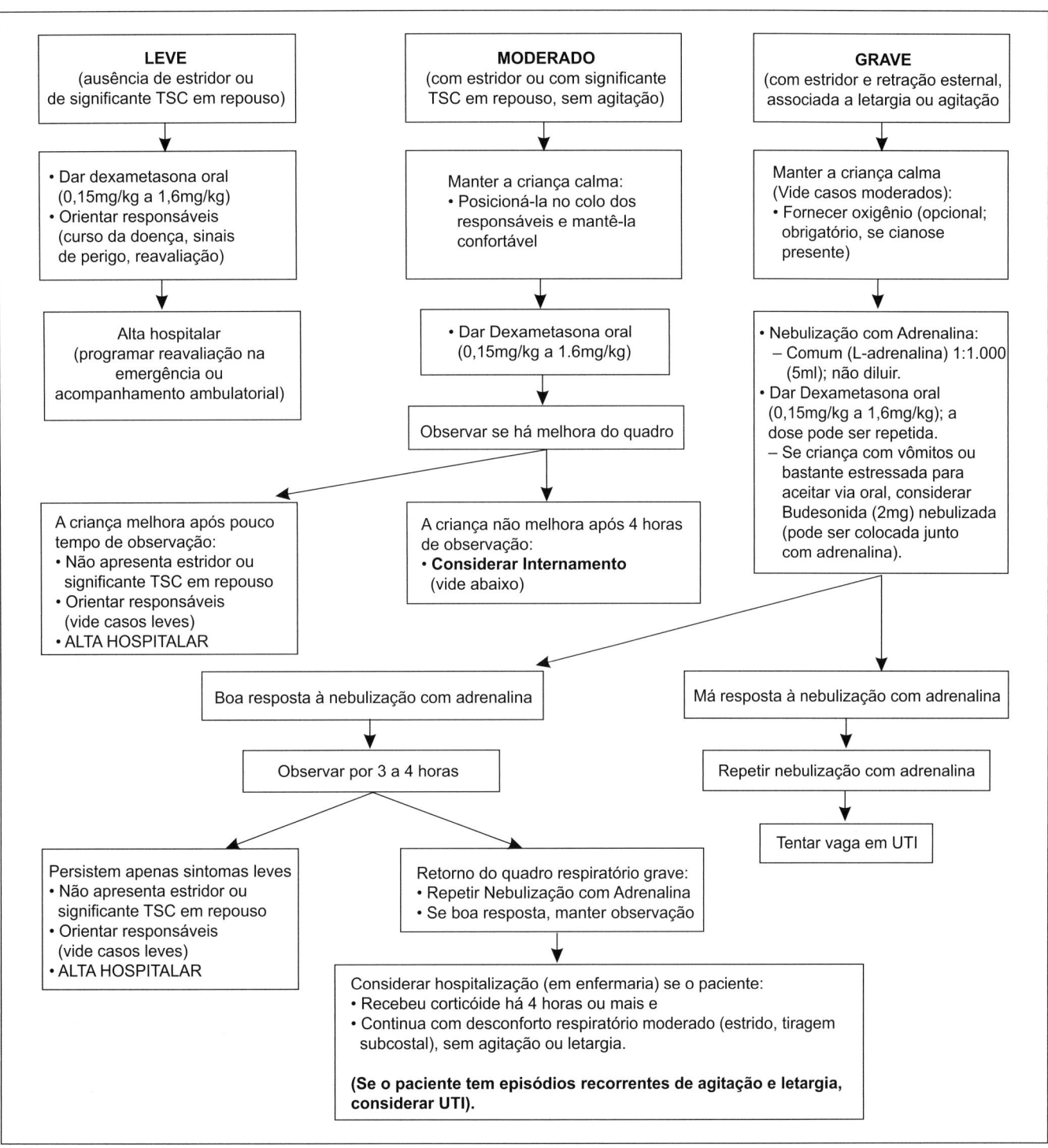

Fig. XX.2.3. Algoritmo de tratamento da laringotraqueobronquite no setor de emergência. (Adaptada de Paediatr Child Health 2007; 12(6):473-477.)

quentes à alta hospitalar. Os corticoides administrados por via oral, bem como por via intravenosa ou intramuscular, foram igualmente efetivos; uma dose única de dexametasona pode ser suficiente na maioria dos casos. A dexametasona por via oral ou intramuscular mostrou-se efetiva ao aliviar a sintomatologia por um período de 6 a 12 horas, não havendo, no entanto, efeito adicional após 24 horas. Apenas dois estudos utilizaram dexametasona via nebulização, havendo poucas evidências para a recomendação do seu uso rotineiro na LTB.

Os corticoides diminuem o edema da mucosa laríngea pela ação anti-inflamatória. Na ausência de mais evidências, uma única dose oral de dexametasona (0,6mg/kg) deve ser de escolha, em razão de sua segurança, eficácia, custo-efetividade, e alcançar picos séricos em tempo semelhante à via intramuscular, além de não provocar dor, como essa última. Em crianças que apresentam vômitos podem ser administradas budesonida por nebulização ou dexametasona intramuscular. Ainda são necessários estudos para determinar se a dexametasona tem ação melhor por via oral ou intramuscular, bem como qual a melhor dose a administrar (0,15mg/kg ou 0,6mg/kg). A melhora clínica após a dose de corticoide costuma ocorrer em 2 a 3 horas da administração; ainda existem poucas evidências sobre o benefício adicional de doses múltiplas de corticoide. A fluticasona mostrou-se um pouco menos efetiva do que a dexametasona e a budesonida após 6 horas da administração, não sendo recomendada como tratamento de escolha.

A adrenalina demonstrou reduzir substancialmente o desconforto respiratório nos primeiros 10 minutos após a sua administração, mantendo-se efetiva por mais de 1 hora, sendo observada duração do efeito por até 2 horas. A adrenalina racêmica e a comum (L-epinefrina) mostraram-se igualmente efetivas. Acredita-se que o mecanismo de ação seja a estimulação de receptores alfa-adrenérgicos com subsequente constrição de capilares arteriolares. Isso resulta em reabsorção de fluidos em vez de secreção para o espaço intersticial e consequente decréscimo do edema da mucosa laríngea. Efeitos colaterais, incluindo taquicardia e hipertensão, podem limitar sua utilização. Recentes revisões e avaliações de recomendações sugerem que é seguro liberar uma criança que recebeu nebulização com adrenalina na emergência, após 3 ou 4 horas de observação, se houver desaparecimento do estridor, se o nível de consciência e a cor estiverem normais e se a criança receber uma dose de dexametasona por via oral ou intramuscular.

Porém, mesmo com essas observações, a nebulização com adrenalina deve ser indicada criteriosamente e ser reservada para crianças com episódios moderados ou graves. A dose da adrenalina comum é de 5mL da solução de 1:1.000 (1mg/mL), via nebulização, por 10 minutos e oxigênio com fluxo de 6 a 8 litros/minuto. Deve ser usada cautelosamente em pacientes com taquicardia e outras patologias cardíacas como tetralogia de Fallot ou obstrução de saída ventricular por causa dos possíveis efeitos adversos.

Atualmente, muitos centros utilizam a adrenalina e o corticoide para tratar crianças com LTB. A adrenalina age primeiro, produzindo rápido alívio dos sintomas até que os esteroides comecem a agir por tempo mais prolongado, persistindo sua ação após o desaparecimento dos efeitos da adrenalina.

Uma mistura de hélio e oxigênio (heliox) tem sido usada em alguns centros médicos. O hélio é um gás inerte, não tóxico e de baixa viscosidade, e suas propriedades podem ajudar a mover mais facilmente um fluxo laminar de gás pela via aérea obstruída e diminuir o trabalho da musculatura respiratória. Quando combinado com oxigênio, resulta em aumento da oxigenação. Em pacientes com quadros graves, essa mistura pode tornar o processo respiratório mais confortável e diminuir a necessidade de intubação traqueal. Em nossos serviços de saúde não observamos o uso desse tipo de terapia.

Algumas crianças podem necessitar de intubação após o uso das terapias já citadas. A decisão de intubar baseia-se em critérios clínicos, como ameaça de falência respiratória, incluindo aumento do estridor, frequências respiratória e cardíaca, retrações, surgimento de cianose, exaustão ou mudança de estado mental. A intubação, geralmente, é necessária por um breve período até a resolução do edema laríngeo.

DIAGNÓSTICO DA LARINGOTRAQUEOBRONQUITE ESPASMÓDICA

A laringotraqueobronquite espasmódica ou crupe espasmódico também ocorre em crianças de 3 meses a 3 anos de idade. Não se demonstrou claramente a participação de agentes virais na sua origem, fato que faz supor outros mecanismos etiopatogênicos: alérgicos e/ou psíquicos. Pode haver predisposição familiar para o crupe espasmódico, sendo mais comum em famílias com história de atopia.

Em contrastaste com a LTB viral, o crupe espasmódico tende a ser sempre deflagrado à noite ou, menos frequentemente, no início da manhã. A duração dos sintomas é curta, com cessação abrupta. Febre está tipicamente ausente e faltam os sinais e sintomas de doença infecciosa; sintomas leves de vias aéreas superiores (p. ex.: coriza) podem estar presentes. A criança que dormia calmamente inicia tosse rouca, estridor e dispneia. Pode haver, muito raramente, grau acentuado de hipoxemia. Com frequência, precedendo esse quadro e/ou concomitante a ele, registram-se fenômenos de vias aéreas superiores: coriza, espirros e obstrução nasal. Não há febre. A evolução ocorre usualmente com o desaparecimento rápido dos sintomas e, no dia seguinte, a criança apresenta-se melhor.

Uma característica importante do crupe espasmódico é a sua natureza recorrente: os episódios podem recorrer na mesma noite em que surgem ou nas 2 ou 4 noites subsequentes. Esse crupe pode ter início dramático, porém com curso benigno, e durante o curso clínico inicial pode ser difícil de ser diferenciado da LTB. No entanto, com a progressão do quadro, a natureza episódica do crupe espasmódico e o bem-estar da criança durante os ataques, são elementos que ajudam a diferenciar as duas entidades, visto que na LTB viral os sintomas têm curso contínuo.

TRATAMENTO DA LARINGOTRAQUEOBRONQUITE ESPASMÓDICA

Os sintomas são aliviados quando se mantém a criança menos ansiosa e confortável. Na maioria dos casos, a melhora é espontânea. O tratamento deve incluir instruções aos pais quanto ao caráter recidivante da afecção, o uso de vapor produzido por chuveiro elétrico ou nebulização com soro fisiológico. Raramente se observa algum benefício com a administração de corticoide e/ou adrenalina nebulizada. O uso de sintomáticos também deve ser desencorajado.

DIAGNÓSTICO DA TRAQUEÍTE BACTERIANA

A traqueíte bacteriana também constitui uma emergência médica, pois pode resultar em obstrução súbita das vias aéreas e morte. Pode apresentar-se como uma infecção primária ou secundária. Na infecção primária existe início agudo dos sintomas de obstrução da via aérea superior (estridor, tosse rouca), associado à febre e toxemia. Na infecção secundária, existe marcante deterioração clínica de um quadro prévio de LTB viral, em que o paciente apresenta febre alta, toxemia e aumento do desconforto respiratório secundário à obstrução traqueal em virtude da secreção purulenta. Em ambos os quadros e em menor intensidade podem estar presentes sinais de doença do trato respiratório baixo, como sibilos e estertores.

TRATAMENTO DA TRAQUEÍTE BACTERIANA

Por conta da grande quantidade de secreção na traqueia, quase todos os pacientes necessitam do estabelecimento de uma via aérea artificial. A radiografia lateral da região cervical pode demonstrar sinais inespecíficos de edema, membranas intraluminares e irregularidades da parede da traqueia (Fig. XX.2.4).

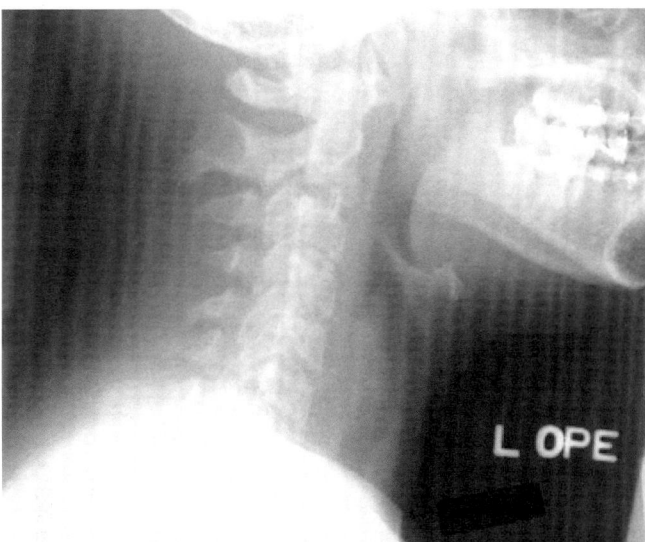

Fig. XX.2.4. Vista radiográfica lateral do pescoço, mostrando membranas intraluminais e irregularidades na parede traqueal em um paciente com traqueíte bacteriana. (*Fonte*: http://www.uptodate.com/online/content/author.do?topicKey=pedi_id/22768.)

A mucosa traqueal pode aparecer irregular, como resultado da formação de uma pseudomembrana. O leucograma revela discreta leucocitose com desvio à esquerda. As hemoculturas geralmente são negativas. A cultura de secreção traqueal pode revelar o agente causal.

A criança deverá ser admitida em UTI pediátrica para intubação traqueal e aspiração cuidadosa das secreções. A antibioticoterapia deve ser dirigida para *S. aureus*, *H. influenzae* e *S. pneumoniae*: oxacilina, na dose de 100 a 200mg/kg/dia + cloranfenicol 100mg/kg/dia, ou uma cefalosporina de terceira geração durante 10 ou mais dias de tratamento. Há pouca resposta à nebulização com adrenalina.

DIAGNÓSTICO DA EPIGLOTITE

A epiglotite é uma emergência médica rapidamente progressiva que pode ser fatal. Seu início é abrupto, com febre alta, dor de garganta e tosse, sintomas que progridem para o desenvolvimento do estridor, disfagia, dispneia e toxemia em poucas horas. Na história clínica não encontramos antecedentes de infecções de vias aéreas superiores. Logo ao primeiro exame constata-se uma criança ansiosa, toxemiada, com verdadeira "fome de ar". Ela adota uma postura característica na tentativa de retificar sua via aérea e torná-la mais permeável: sentada, inclina o corpo para a frente e hiperestende o pescoço, como se estivesse tentando "cheirar algo" (do inglês, *sniffing position*). Nesse caso, obstrução completa e fatal das vias aéreas pode ocorrer subitamente e sem aviso prévio, independentemente da idade da criança.

Manobras semióticas para a confirmação diagnóstica (p. ex.: usar abaixador de língua para avaliar a orofaringe) devem ser realizadas apenas após o estabelecimento de uma via aérea artificial, pois pode ser desencadeada a obstrução total daquela via aérea. No entanto, publicações de duas séries de casos de pacientes com LTB ou epiglotite não encontraram associação com deterioração clínica súbita, após exame direto da orofaringe.

Os achados clássicos da radiografia lateral do pescoço incluem: aumento de volume da epiglote ("sinal do polegar", Fig. XX.2.5), espessamento das pregas aritenoepiglóticas e distensão da hipofaringe.

Os achados laringoscópicos incluem: epiglote muito edemaciada, cor de cereja e edema das pregas aritenoepiglóticas. O leucograma evidencia leucocitose com desvio à esquerda. É importante que seja colhido sangue para hemocultura para a identificação do agente causal.

TRATAMENTO DA EPIGLOTITE

Na suspeita de epiglotite, a prioridade da abordagem ainda é estabelecer uma via respiratória artificial. A maioria dos estudos demonstra que a intubação é a primeira escolha em relação à traqueostomia, por apresentar menos complicações e menor tempo de ventilação mecânica. A criança deverá ser abordada de forma tranquila; de preferência, deve ficar com um dos pais, sendo

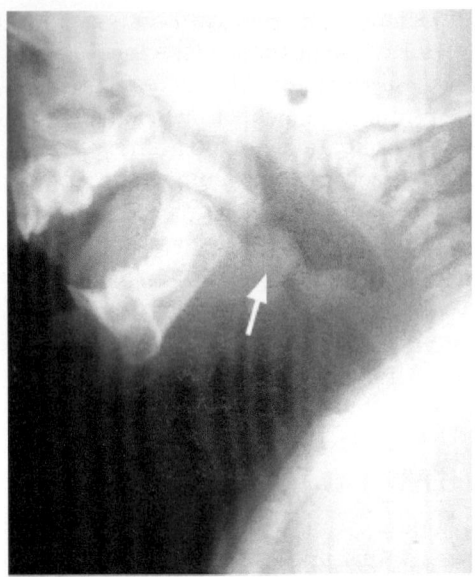

Fig. XX.2.5. Radiografia lateral do pescoço, demonstrando epiglote edemaciada ("sinal do polegar") em criança com epiglotite secundária ao *Haemophilus influenzae* tipo b. (*Fonte*: http://www.uptodate.com/online/content/author.do?topicKey=pedi_id/22768.)

então encaminhada para uma UTI pediátrica ou bloco cirúrgico.

A cobertura inicial deverá ser para o *H. influenzae* tipo b: cloranfenicol 100mg/kg/dia + ampicilina 200mg/kg/dia. Outras opções incluem cefotaxima 100 a 200mg/kg/dia ou cefuroxima 75 a 150mg/kg/dia por um período de 10 dias.

Alguns cuidados devem ser observados, tais como a contenção da criança no leito para evitar extubação acidental, o que poderá ser fatal, o exame clínico cuidadoso à procura de outros focos da doença invasiva (pneumonia, meningite, artrite etc.) e a realização de profilaxia antibiótica contra *H. influenzae* nos contactantes.

DIAGNÓSTICO DIFERENCIAL

O diagnóstico diferencial da SC inclui outras causas de estridor e/ou desconforto respiratório. Prioritariamente, devem ser considerados para a diferenciação diagnóstica os quadros de início agudo.

Fazem parte do diagnóstico diferencial de SC:

- *Causas infecciosas: laringite* (inflamação limitada à laringe que se manifesta clinicamente por rouquidão; usualmente ocorre em crianças mais velhas e adultos e, de forma similar à LTB, frequentemente tem causa viral); *laringite diftérica* (história de imunização antidiftérica inadequada; pródromo de 3 dias de sintomas de faringite; febre baixa, rouquidão, tosse "ladrante", estridor e disfagia; característica membrana faríngea ao exame da orofaringe); *abscesso retrofaríngeo* (toxemia variável, edema de linha média ou unilateral da parede posterior da faringe, linfonodos cervicais aumentados, extensão do pescoço, tosse rouca usualmente ausente); *abscesso peritonsilar* (toxemia variável, assimetria de tonsilas palatinas ou desvio da úvula, linfonodos cervicais aumentados de volume, extensão do pescoço, tosse rouca usualmente ausente); *celulite dos tecidos cervicais pré-vertebrais* e outras *infecções dolorosas de orofaringe*.

- *Não infecciosas: reação alérgica aguda* ou *edema angioneurótico* (início súbito, sem antecedentes de febre ou sintomas de VAS; os primeiros sintomas podem ser edema de lábios e língua, *rash* urticariforme, disfagia sem rouquidão e, algumas vezes, estridor inspiratório; pode haver história de alergia ou quadro semelhante prévio; *corpo estranho* (se inalado, pode localizar-se na laringe, produzindo rouquidão e estridor; se deglutido, o corpo estranho pode alojar-se na porção superior do esôfago, resultando em distorção da traqueia extratorácica, produzindo tosse "ladrante" e estridor); *injúrias das vias aéreas superiores por agentes físicos e/ou químicos* (ausência de pródromos; história de contato com fumaça, queimaduras ou intoxicação exógena); *anomalias das VAS* (p. ex.: membranas laríngeas, laringomalacia, paralisia das cordas vocais, estenose subglótica congênita, hemangioma subglótico, papilomas laríngeos etc.; têm curso crônico, porém a sintomatologia pode ser exacerbada em vigência de infecções virais de vias aéreas); *trauma da região cervical e tetania por hipocalcemia*.

PROGNÓSTICO

Com a introdução da vacina contra o *H. influenzae* tipo b (Hib) no calendário oficial de imunizações, a incidência de todas as doenças atribuídas ao Hib declinou muito no Brasil. Portanto, a epiglotite por Hib praticamente já não é mais observada em nosso meio, sobressaindo-se apenas casos em pacientes imunodeprimidos e por outros agentes etiológicos (*S. pyogenes, S. aureus,* entre outros).

Os estudos sobre o uso adequado dos corticoesteroides no tratamento das laringotraqueítes virais também colaboraram para a diminuição da morbidade e mortalidade nos pequenos pacientes.

Mesmo assim, em alguns casos da SC, complicações serão observadas: *edema pulmonar,* após o alívio da obstrução das vias respiratórias; *barotraumas,* após traqueostomia ou intubação traqueal; *granuloma* ou *estenose subglótica,* após intubação traqueal; *encefalopatia hipóxico-isquêmica e óbito*.

PREVENÇÃO

Na atenção primária, a ampla cobertura com a vacina contra o Hib garante que doenças invasivas como a epiglotite sejam infrequentes nas emergências de pediatria.

O reconhecimento pelo médico de causas potencialmente fatais de obstrução aguda de vias aéreas permite rápido diagnóstico diferencial, uso oportuno de medicações, como os corticosteroides nas laringotraqueobronquites, ou de antibioticoterapia adequada nas traqueítes bacterianas e a instalação de via aérea artificial antes da evolução para obstrução respiratória completa.

BIBLIOGRAFIA

Bjornson CL, Johnson DW. Croup in the paediatric emergency department. Paediatr Child Health 2007; 12(6):473-477.

Britto MCA, Bezerra PGM, Barbosa SMF. Epiglotite, laringotraqueobronquite viral e espasmódica e traqueíte bacteriana. In: Alves JGB, Ferreira OS, Maggi RS (Eds.). Pediatria: Fernando Figueira. Recife: Medsi 2004:604-608.

Mazza D, Wilkinson F, Turner T, Harris C. Evidence based guideline for the management of croup. Disponível em: http://www.racgp.org.au/Content/NavigationMenu/Publications/AustralianFamilyPhys/2008issues/afp200806paediatricconditions/200806supplementcroup.pdf. Acesso em: 7/7/2009.

Moore M, Little P. Humidified air inhalation for treating croup. Cochrane Database of Systematic Reviews. In: The Cochrane Library, Issue 2, Art. No. CD002870. DOI: 10.1002/14651858.CD002870.pub3. Disponível em: http://cochrane.bvsalud.org/cochrane/show.php?db=reviews_en&mfn=&id=_ID_CD002870&lang=pt&dblang=en&lib=COC. Acesso em: 7/7/2009.

Moore M, Little P. Humidified air inhalation for treating croup: a systematic review and meta-analysis. Family Practice 2007; 24(4):295-301; DOI:10.1093/fampra/cmm022.

Russell KF, Wiebe N, Saenz A, Ausejo SM, Johnson DW, Hartling L, Klassen TP. Glucocorticoids for croup. Cochrane Database of Systematic Reviews. In: The Cochrane Library, Issue 2, Art. No. CD001955. DOI: 10.1002/14651858.CD001955.pub1. Disponível em: http://cochrane.bvsalud.org/cochrane/show.php?db=reviews_en&mfn=&id=_ID_CD001955&lang=pt&dblang=en&lib=COC. Acesso em: 7/7/2009.

Woods CH. Clinical features, evaluation, and diagnosis of croup. Disponível em: http://www.uptodate.com/online/content/author.do?topicKey=pedi_id/22768. Acesso em: 7/7/2009.

Woods CH. Epiglotitis. Disponível em: http://www.uptodate.com/online/content/author.do?topicKey=pedi_id/15899. Acesso em: 7/7/2009

Worrall G. Croup. Can Fam Physician 2008; 54(4):573-574.

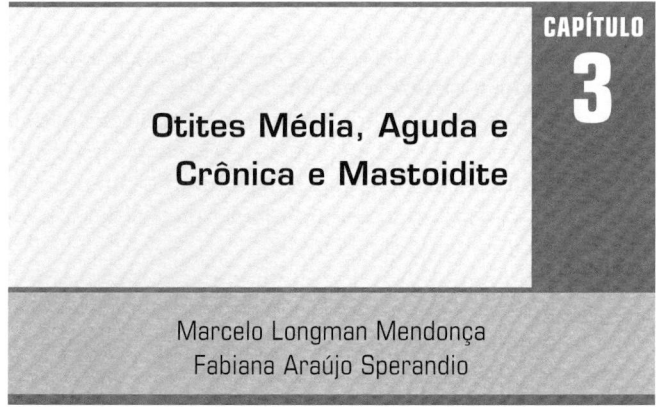

CAPÍTULO 3
Otites Média, Aguda e Crônica e Mastoidite

Marcelo Longman Mendonça
Fabiana Araújo Sperandio

INTRODUÇÃO

A orelha média da criança pode apresentar um amplo e complexo conjunto de doenças. A mais comum é a otite média aguda (OMA), que geralmente se apresenta em episódios isolados e deve ser diagnosticada e tratada pelo pediatra. Há, por outro lado, a otite média, que se apresenta em surtos agudos muito frequentes, e existe também o paciente que apresenta ouvido médio cronicamente infectado. Essas últimas são doenças mais prejudiciais para o organismo da criança, devendo ser tratadas por equipe multidisciplinar que inclui, além do pediatra, o otorrinolaringologista e o fonoaudiólogo.

Por definição, otite média é a inflamação do mucoperiósteo que reveste a orelha média, sem referência à etiologia específica, patogênese ou tempo de evolução. A inflamação pode estender-se à mastoide, uma vez que esse espaço é contíguo à orelha média. Pode ocorrer exsudato ou efusão na orelha média, que fica exposta a diversas complicações.

Após as infecções das vias aéreas superiores, a otite média é a doença mais comum na infância, sendo um dos maiores motivos de visitas aos consultórios de pediatria. Estima-se que a doença atinja 30% a 60% das crianças no 1º ano de vida e que 75% das crianças apresentem pelo menos um episódio de otite média até o 3º ano de vida. Essa doença é responsável pela maioria das prescrições de antibióticos em crianças com menos de 10 anos, fato que pode adquirir importância ecológica, já que os episódios repetidos de otites podem gerar resistência bacteriana pelo uso excessivo de antimicrobiano.

Essas infecções têm grande importância em saúde pública e, paradoxalmente, exigem pouca sofisticação diagnóstica. A presença de um pediatra treinado, munido de um otoscópio com boa iluminação, que deve estar disponível em todos os consultórios de atenção primária à saúde, sela o diagnóstico na grande maioria dos casos. Atenção especial deve ser dada à tentativa de educar a população e os médicos quanto à prevenção, à diminuição dos fatores de risco, ao diagnóstico e ao tratamento adequados.

Acredita-se que a disposição anatômica e a imaturidade da tuba auditiva na criança sejam os fatores mais importantes na gênese das infecções da orelha média. A tuba auditiva da criança é mais curta, horizontalizada e tem relativamente um diâmetro maior, quando comparada à do adulto. Além disso, a imaturidade muscular e cartilaginosa agrava sua disfunção. Esses fatores dificultam o *clearance* da orelha média e favorecem a ascensão de germes da cavidade nasal e da rinofaringe.

Outro fator que sabidamente aumenta a incidência de otites médias em crianças com menos de 5 anos de idade é a elevada ocorrência de infecções de vias aéreas superiores (média de seis a oito episódios/ano). Os vírus alteram o sistema mucociliar, aumentando a produção de muco e dificultando a drenagem.

Rinossinusites, atopia, hipertrofia sintomática de adenoides e amígdalas palatinas e mesmo uma problemática mais complexa, como deficiência imunológica e malformação craniofacial, podem funcionar como fatores predisponentes ao surgimento dessas infecções.

Nota-se, também, um favorecimento ao desenvolvimento das otites em crianças que frequentam ambientes fechados, como creches e escolinhas, que sofrem exposição ao tabagismo passivo, que têm frequente contato com cloro (piscinas), recebem aleitamento artificial, que usam chupetas e crianças que habitualmente recebem alimentos deitadas.

Há ainda uma nítida concentração familiar dessa doença. Há aumento de infecções crônicas ou recorrentes da orelha média quando os pais apresentaram histórico dessa doença ou os irmãos têm problemática semelhante.

CLASSIFICAÇÃO

As doenças infecciosas da orelha média são classificadas em:

- Otite média aguda (OMA).
- Otite média aguda recorrente (OMAR).
- Otite média secretora (OMS).
- Otite média crônica não colesteatomatosa.
- Otite media crônica colesteatomatosa.

OTITE MÉDIA AGUDA (OMA)

Inflamação reversível do mucoperiósteo que reveste a orelha média com duração inferior a 2 ou 3 semanas e, em geral, é de origem infecciosa, podendo ser viral ou bacteriana.

Em recém-nascidos, a OMA tem maior incidência de bacilos gram-negativos (20%). Após essa fase, o *Streptococcus pneumoniae* é o agente que mais frequentemente infecta a orelha média, chegando a acometer 40% a 50% dos casos, seguido do *Haemophilus influenzae* (20% a 30%) e da *Moraxella catarrhalis* (10% a 15%). Ocasionalmente, pode haver infecção por *S. aureus* e pseudomonas. É importante salientar que é cada vez mais frequente entre os germes as cepas produtoras de β-lactamase ou multirresistentes, levando à crescente resistência a antimicrobianos β-lactâmicos. Cerca de 90% das moraxelas são resistentes a β-lactâmicos, 45% dos hemófilos já são resistentes à penicilina, e a resistência do pneumococos varia de 20% a 50%.

Alguns vírus, especialmente adenovírus, rinovírus, sincicial respiratório e coxsackie, além de micoplasma, podem causar OMA, porém o quadro é menos intenso do que o da doença bacteriana, tendendo à cura espontânea em 5 a 7 dias.

A OMA é traduzida clinicamente por otalgia, febre, irritabilidade, hipoacusia e plenitude auricular, geralmente precedida por quadro de resfriado. Em crianças menores que não conseguem expressar-se, podem estar presentes inapetência, choro, irritabilidade, manipulação da cabeça ou da orelha afetada, letargia, diarreia e vômitos. Em geral, a febre é menor do que 39ºC. Temperaturas mais altas sinalizam possível bacteremia ou complicação.

A otoscopia de boa qualidade confirma o diagnóstico. O otoscópio deve ter bateria carregada e lâmpada nova. O espéculo deve ser o maior permitido e o conduto auditivo deve estar livre de cera e secreção. É importante obter o máximo do exame, que é um pilar importante

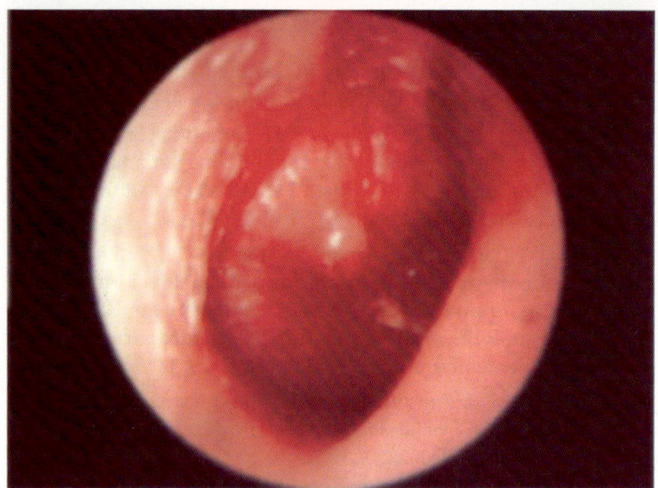

Fig. XX.3.1. Otite média aguda.

para o manejo do caso, sobretudo para a indicação do antibiótico. Também é essencial que se conheçam o aspecto normal da membrana timpânica e as alterações percebidas na OMA, na qual a membrana timpânica está abaulada, avermelhada ou intensamente hiperemiada e opaca (Fig. XX.3.1). Quando se faz a otoscopia pneumática, pode haver diminuição da mobilidade da membrana timpânica. Algumas vezes, quando há OMA com supuração, pode-se notar microperfuração pulsátil da membrana timpânica com secreção purulenta no conduto auditivo externo.

É importante ressaltar que hiperemia isolada não define o diagnóstico e pode decorrer de choro excessivo, manipulação da membrana timpânica ou infecção viral de via aérea superior. O abaulamento e a opacificação da membrana timpânica são sinais que têm um valor preditivo maior.

TRATAMENTO

O tratamento da otite média aguda permanece sendo um desafio na assistência primária à saúde, apesar de ser uma das doenças mais frequentes na população pediátrica. A crescente prevalência de infecções em virtude de germes multirresistentes, particularmente o pneumococo penicilino-resistente, convida-nos a reconsiderar condutas até então bem estabelecidas.

O uso do antibiótico no tratamento da OMA é empírico e tem sido apontado como importante colaborador para o aumento progressivo da resistência bacteriana. Alguns estudos mostram que 60% a 80% das OMA evoluem para cura espontânea em 7 a 14 dias. A conduta de observação inicial sem tratamento com antibiótico de OMA não grave e não complicada em crianças com menos de 2 anos de idade encontra respaldo na literatura e é atualmente uma prática rotineira em vários países. Por outro lado, sabemos que o antimicrobiano melhora, de maneira mais precoce e consistentemente, a sintomatologia e que o acentuado declínio das complicações supurativas da orelha média, sobretudo das otites médias crônicas, foi atribuído ao uso do antibiótico no tratamento da OMA.

É importante a decisão correta de usar ou não o antibiótico. O médico assistente deve tentar identificar os pacientes que não necessitam ou que tenham alta chance de cura sem antibacterianos e os que necessitam desse tratamento. Pacientes com quadro secretório de vias aéreas superiores e/ou inferiores por alguns dias, associado à febre e a outros sinais gerais de infecção, além de otalgia ou irritabilidade e otoscopia evidenciando hiperemia e abaulamento, devem ser tratados com antimicrobianos, assim como aqueles com otorreia de surgimento recente e otoscopia com membrana timpânica rota.

Se os dados de infecção de via aérea superior forem pouco intensos e não estiverem associados à otalgia nem a sinais tão marcantes de otite média à otoscopia, não se deve indicar antibioticoterapia. Otalgia sem febre com membrana timpânica pouco avermelhada ou inconclusiva também deverá ser expectada em relação à indicação do antimicrobiano. Para essas situações deve-se programar reavaliação da criança.

De acordo com a American Academy of Pediatrics (AAP) e a American Academy of Family Physicians (AAFP), a ênfase na observação e no acompanhamento em pacientes selecionados é uma opção em:

- Crianças com mais de 2 anos de idade, com sintomas não graves (febre ≤ 39ºC; otalgia leve a moderada que melhora com sintomáticos) ou diagnóstico otoscópico incerto.
- Crianças entre 6 meses e 2 anos de idade com sintomas não graves e diagnóstico otoscópico incerto.

O tratamento clássico para otite média aguda em pacientes que não fizeram uso de antibioticoterapia no último mês é a amoxicilina 40mg/kg/dia, de 12/12 ou 8/8 horas. Há estudos mostrando que o esquema de duas doses é tão eficiente quanto o de três, e pode garantir melhor adesão ao tratamento.

Nos pacientes que utilizaram amoxicilina no último mês, nos casos em que o quadro é intenso, com febre alta associada a certo grau de toxemia ou naqueles em que houve falha terapêutica com amoxicilina em doses habituais, podemos fazer uso de alguns esquemas terapêuticos tais como:

1. Amoxicilina na dose de 80mg/kg/dia, usando também o esquema de duas ou de três vezes ao dia. O aumento da dose diária total visa tratar as infecções por pneumococo com sensibilidade reduzida às penicilinas (parcialmente resistentes). É a recomendação da AAP e da AAFP para o tratamento de primeira linha para a maioria das crianças com OMA.
2. Amoxicilina + clavulanato, usando 40mg/kg/dia da penicilina. Deve-se lembrar que nesse caso o pneumococo parcialmente resistente à penicilina estará descoberto.
3. Amoxicilina + clavulanato, usando 80mg/kg/dia da penicilina. Esse esquema cobre o pneumococo parcialmente resistente e os β-lactamases produtores. É a recomendação da AAP/AAFP para o tratamento de primeira linha dos pacientes com OMA e sintomas graves (febre ≥ 39ºC, otalgia moderada a grave, ou seja, apresentando difícil controle com sintomáticos).
4. Ampicilina + sulbactam, 30 a 50mg/kg/dia da penicilina, em duas tomadas por dia (pneumococo parcialmente resistente descoberto).
5. Cefuroxima axetil (30mg/kg/dia, 12/12 horas), cobre os pneumococos parcialmente resistentes e os β-lactamases produtores.

O tratamento curto de 5 dias da OMA não complicada é uma possibilidade terapêutica e há experiência internacional que indica que esse tratamento é tão eficaz quanto o mais longo. Em nosso meio, faltam estudos sobre esse tema. Porém, já é admissível quando o diagnóstico é precoce, em criança nutrida com mais de 2 anos, que não usa antibióticos repetidamente e quando a família ajuda no acompanhamento cuidadoso. Os fármacos são os mesmos e nas mesmas doses recomendadas para o tratamento de 10 dias.

Em casos de alergia ou intolerância à penicilina, recomenda-se prescrever cefuroxima (30mg/kg/dia) e não outras cefalosporinas orais. A ceftriaxona é reservada como conduta de exceção para pacientes que vomitam repetidamente a medicação oral ou que são extremamente difíceis de ser medicados e nos casos resistentes ao tratamento oral. Nesses casos podem ser utilizados 50mg/kg/dia IM em 3 a 5 doses. O sulfametoxazol-trimetoprim, atualmente, tem utilidade questionada, já que os pneumococos penicilino-resistentes também o são a essa associação. Permanece como alternativa para a população carente. Os macrolídeos não devem ser empregados rotineiramente para o tratamento da OMA, sendo reservados aos casos de alergia a penicilinas e cefalosporinas.

Devem ser prescritos analgésicos e antitérmicos, além de irrigação nasal com soro fisiológico. Gotas otológicas, descongestionantes nasais e anti-inflamatórios não são necessários.

A miringotomia com aspiração e coleta de material para cultura é indicada após falha terapêutica de pelo menos dois esquemas antibióticos corretamente realizados, com dados clínicos de infecção importante.

OTITE MÉDIA AGUDA RECORRENTE (OMAR)

A OMAR pode ser definida como a presença de três episódios de infecção em um período de 6 meses ou de quatro ou mais episódios em 12 meses, com normalização completa nas intercrises.

Os possíveis fatores de risco envolvidos na gênese da OMAR são os mesmos citados no início deste capítulo. Estudos recentes associam o aumento do risco de OMAR a genótipos específicos, como o alelo PAI-1 (*plasminogen activator inhibitor*-1) 4G/4G, que induz dificuldade à cicatrização tecidual após infecção da orelha média. Ainda nesse sentido, um polimorfismo genético inato de genes responsáveis pela resposta imunológica, como os alelos TNFA-376G, TNFA-238G, IL10-1082A e IL6-174G, pode resultar em alteração da produção de citocinas e resposta inflamatória alterada, contribuindo para uma condição pró-otite. A associação de diversos fatores de risco parece ser importante na predisposição à recorrência da infecção (IVAS, frequência a creches e escolinhas, natação, uso de chupetas, atopia, história familiar, DRGE, falta de aleitamento materno, hipertrofia de adenoides, exposição ao tabagismo passivo, idade, imaturidade imunológica, alterações craniofaciais).

Para crianças gravemente afetadas com OMAR, apesar do tratamento adequado com antibiótico durante os episódios e da correção dos fatores de risco, indica-se a colocação de tubo de ventilação com ou sem adenoidectomia. Antibioticoterapia profilática deve ser desencorajada, uma vez que aumenta o risco de colonização por cepas multirresistentes de pneumococos.

A imunoprofilaxia pode promover alguma proteção contra OMAR. A vacina contra influenza mostrou redução de 36% na ocorrência de OMA em crianças de creche em nosso meio. Pode ser usada a partir dos 6 meses de idade, devendo ser aplicada anualmente, de preferência antes do inverno. A vacina pneumocócica polivalente para crianças com mais de 2 anos protege contra episódios causados por pneumococos. Em crianças menores, a eficácia da vacina pneumocócica conjugada 7-valente ainda necessita ser estabelecida. A vacina contra hemófilos tipo b não possui valor na prevenção da OMA. A vacina anti-influenza também se tem mostrado eficaz na prevenção da OMAR.

Por fim, se o problema da OMAR não for visto como algo sufocante e quando não ocorrem alterações estruturais na membrana timpânica, o tratamento de menor risco a longo prazo consiste no uso de antibióticos nos episódios individuais, uma vez que eles tendem a tornarem-se menos frequentes e menos intensos com o crescimento da criança.

OTITE MÉDIA SECRETORA (OMS)

Também conhecida como otite média com efusão, a OMS consiste na presença de efusão na orelha média, por período prolongado, sem sinais ou sintomas de inflamação aguda, com membrana timpânica íntegra, geralmente acompanhada de comprometimento da audição. Representa o estágio inicial de alterações histopatológicas, infiltrado inflamatório e edema de mucosa passíveis de reversão com tratamento clínico ou colocação de tubo de ventilação.

Pode ocorrer secundária a um episódio de OMA ou ser decorrente de obstrução da tuba auditiva (adenoides, rinossinusites, IVAS, atopia). A maioria dos episódios resolve-se espontaneamente em 1 a 2 meses.

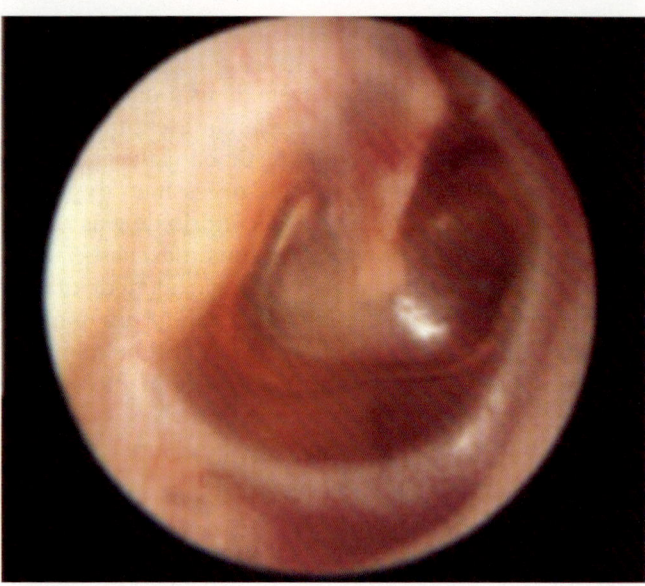

Fig. XX.3.2. Otite média secretora.

Em geral, é paucissintomática, levando à perda auditiva tipo condutiva ou à OMA de repetição. Frequentemente é descoberta por acaso em exame clínico de rotina. Tem grande importância clínica por ser a maior causa de perda auditiva adquirida em pré-escolares. Otalgia e febre geralmente não acompanham o quadro.

Ao exame físico nota-se membrana timpânica opaca, retraída, amarelada ou azulada, com aumento da vascularização periférica. Às vezes é possível observar nível hidroaéreo com formação de bolhas. A otoscopia pneumática revela diminuição da mobilidade timpânica (Fig. XX.3.2).

O diagnóstico é confirmado pela audiometria, que mostra perda auditiva tipo condutiva, e pela imitanciometria, que exibe curva timpanométrica tipo B.

O tratamento exige correção dos possíveis fatores desencadeantes (rinites, hipertrofia de adenoide, sinusites, piscinas, DRGE) e não inclui uso rotineiro de antimicrobiano, descongestionantes e anti-histamínicos. O uso do antibiótico deve ser restrito à sobreposição de infecção aguda (OMA), à concomitância de IVAS que não cedeu após 15 dias ou às crianças que seriam candidatas à colocação de tubo de ventilação como última alternativa antes do procedimento cirúrgico. O uso de esteroides orais é controverso.

O tratamento cirúrgico consiste na colocação de tubo de ventilação com ou sem adenoidectomia e está indicado nas seguintes situações:

- Perda auditiva condutiva bilateral maior do que 20 dB durante pelo menos 3 meses ou de pelo menos 6 meses, se a efusão for unilateral.
- OMA recorrente com falha no tratamento clínico adequado.
- Retração importante da membrana timpânica com possibilidade de atelectasia.
- Alterações de fala e linguagem ou de equilíbrio (nesse caso, a indicação pode ser mais precoce).

OTITE MÉDIA CRÔNICA NÃO COLESTEATOMATOSA

É a forma mais comum de otite média crônica (OMC) e caracteriza-se por perfuração de membrana timpânica de qualquer etiologia (traumática ou infecciosa), apresentando supurações recorrentes ou, em casos mais intensos, otorreia constante.

Leva a alterações histopatológicas mais importantes, como fibrose, timpanosclerose, lesão de cadeia ossicular, osteítes e formação de tecido de granulação. Assim, sua expressão clínica é bem mais intensa, acarretando supuração frequente, perda auditiva mais importante, complicações mais graves e, geralmente, é refratária ao tratamento clínico. Raramente é acompanhada de otalgia. À otoscopia, quando não há supuração, observamos perfuração de membrana timpânica (central, marginal ou atical), mucosa pouco edemaciada rósea e brilhante e ossículos algumas vezes erodidos (Fig. XX.3.3). Se houver supuração, podemos encontrar secreção amarelo-esverdeada de odor fétido e mucosa bastante edemaciada com tecido de granulação e pólipos.

A perda auditiva pode ser leve e apenas de condução ou pode ocorrer comprometimento neurossensorial gerando disacusias mistas.

Se houver supuração importante, o tratamento é feito com antibióticos sistêmicos e gotas auriculares como tentativa de esfriar o processo. O tratamento definitivo é cirúrgico e consiste em timpanoplastias e mastoidectomias. É fundamental recomendar ao paciente que não molhe o ouvido afetado.

OTITE MÉDIA CRÔNICA COLESTEATOMATOSA

Consiste de um crescimento anormal de tecido epitelial dentro da orelha média, o qual forma uma massa de queratina descamada envolta por tecido fibroepite-

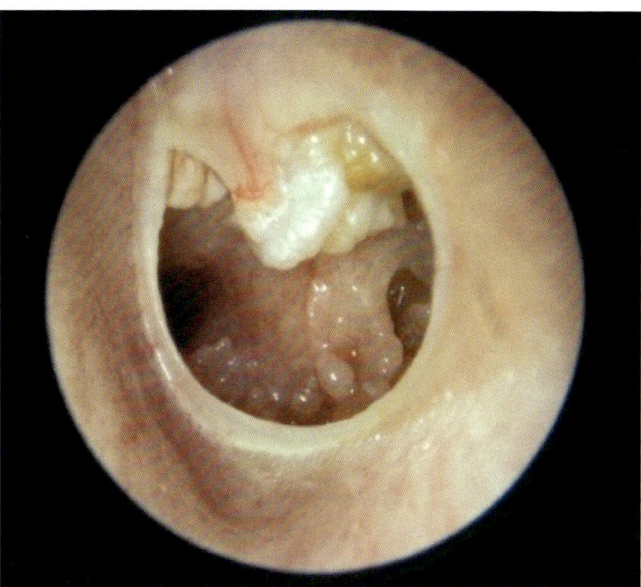

Fig. XX.3.4. Otite média crônica colesteatomatosa.

lial com intensa atividade inflamatória. O colesteatoma comporta-se como um pseudotumor que cresce e absorve as estruturas adjacentes por compressão e pela ação de enzimas proteolíticas. Frequentemente leva à infecção secundária por germes anaeróbios.

A sintomatologia é bastante exuberante e consiste em otorreia purulenta constante, fétida, com raios de sangue. À otoscopia evidencia-se secreção amarelo-esverdeada de odor muito fétido, descamação, pólipo, material queratínico peroláceo (colesteatoma), retração posterossuperior da membrana timpânica ou perfuração ampla ou posteromarginal, além de edema de mucosa e abundante tecido de granulação (Fig. XX.3.4).

A perda auditiva secundária é geralmente mais importante do que nas outras formas de OMC, podendo ser do tipo condutiva, mas frequentemente tem um componente neurossensorial associado.

As complicações são mais comuns e incluem zumbidos agudos, crise de vertigem, surdez súbita, paralisia facial periférica, meningite e abscessos cerebrais.

O tratamento é cirúrgico e visa prevenir complicações, acabar com o processo infeccioso e preservar a audição.

MASTOIDITE AGUDA

O termo clínico mastoidite caracteriza uma complicação intratemporal das otites. A mastoidite pode ocorrer em qualquer uma das formas de otite média, sendo mais comum nas otites médias agudas e na crônica colesteatomatosa. O quadro pode ser evitado pelo tratamento oportuno e correto da otite média.

O termo é empregado clinicamente para designar a presença de um abscesso subperiosteal mastoideo, apresentando-se com aumento de volume retroauricular e deslocamento anterior do pavilhão auricular, associado a

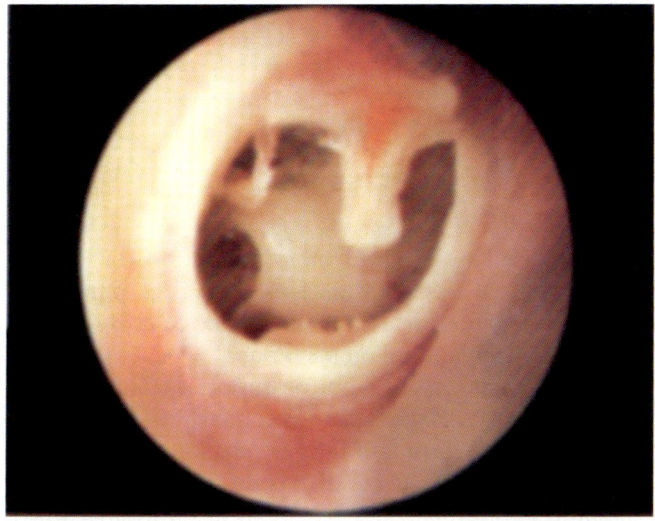

Fig. XX.3.3. Otite média crônica não colesteatomatosa.

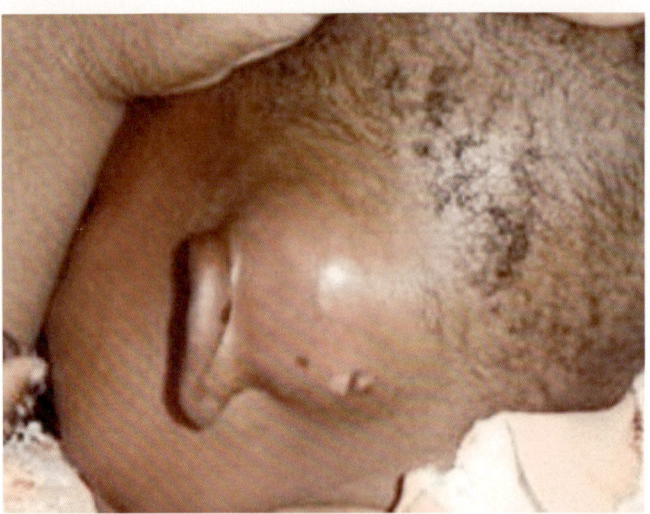

Fig. XX.3.5. Mastoidite aguda.

sinais flogísticos, como dor, hiperemia e edema da região mastóidea (Fig. XX.3.5). Há sinais sistêmicos de infecção importante com toxemia e queda do estado geral, com leucograma de característica bacteriana. A otorreia pode estar presente na vigência de perfuração de membrana timpânica. A tomografia computadorizada dos ossos temporais é de grande importância para o diagnóstico e o estadiamento dessa complicação.

Os germes em geral são os mesmos da OMA e da OMC. O tratamento exige internação e antibioticoterapia intravenosa. Nesses pacientes é importante o acompanhamento do especialista, sendo frequentemente necessárias a drenagem do abscesso e a miringotomia, nos casos de membrana timpânica íntegra.

BIBLIOGRAFIA

American Academy of Pediatrics, Subcommittee on Management of Acute Otitis Media. Diagnosis and management acute otitis media. Pediatrics 2004; 113:1.451-1.465.

Appleman CL, Bossen PC, Dunk JH, van de Lisdonk EH, de Melker RA, van Weert HC. Guidline: Acute Otitis Media. Utrecht, Netherlands: Dutch College of General Practitioners, 1990.

Consenso sobre Otites Médias – Sociedade Brasileira de Otorrinolaringologia. Revista Brasileira de Otorrinolaringologia 2002: 68(3):Supl. 2.

Emonts M et al. Genetic polymorphisms in immunoresponse genes TNFA, IL6, IL10 and TLR4 are associated with recurrent acute otitis media. Pediatrics 2007; 120(4):814-823.

Emonts M et al. The 4G/4G plasminogen activator inhibitor-1 genotype is associated with frequent recurrence of acute otitis media. Pediatrics 2007; 120(2):e317-323.

Giebink S. Otite média aguda. In: Sih T. Infectologia em otorrinopediatria. Rio de Janeiro: Revinter, 2001:175-182.

Glasziou PP, Del Mar CB, Sanders SL, Hayem M. Antibiotics for acute otitis media in children (Cochrane Review). In: The Cochrane Library, Issue 1, 2006.

Harrison CJ. The laws of acute otitis media. Prim Care 2003; 30:109-135.

Kozyrskyj AL et al. Short course antibiotics for acute otitis media. (Cochrane Review). In: The Cochrane Library, Issue 1, 2006.

Little P, Moore M, Warner G, Dunleavy J, Williamson I. Longer term outcomes from a randomized trial of prescribing strategies in otitis media. Br J Gen Pract 2006; 56(524):176-182.

Palmu AA, Saukkoriipi A, Jokinen J, Leinonen M, Kilpi TM. Efficacy of pneumococcal conjugate vaccine against PCR-positive acute otitis media. Vaccine 2009; 27(10):1.490-1.491.

Paradise J, Bluestone C et al. Adenoidectomy and adenotonsillectomy for recurrent acute otitis media. JAMA 1999; 282(10):945-953.

Paradise J, Feldman H et al. Effect of early or delayed insertion of tympanostomy tubes for persistent otitis media on developmental outcomes at the age of three years. N Engl J Med 2001; 344(16):1.179-1.186.

Paradise J. Managing otitis media: a time for change. Pediatrics 1995; 96(4):712-715.

Pelton SI. Otoscopy for the diagnosis of otitis media. Pediatr Infect Dis J 1998; 17:540-543.

Prymula R et al. Pneumococcal capsular polysaccharides conjugated to protein D for prevention of acute otitis media caused by both Streptococcus pneumoniae and non-typable Haemophilus influenza: a randomized double-blind efficacy study. Lancet 2006; 367(9.512):740-748.

Schwartz B. Controvérsias em antibióticos e a otite média aguda. In: Sih T. Infectologia em otorrinopediatria. Rio de Janeiro: Revinter, 2001:183-185.

Schwartz B. Otite média com efusão. In: Sih T. Infectologia em Otorrinopediatria. Rio de Janeiro: Revinter, 2001:203-207.

Spiro DM, Tay KY, Arnold DH, Dziura JD, Baker MD, Shapiro ED. Wait-and-see prescription for the treatment of acute otitis media: a randomized controlled trial. JAMA 2006; 296(10):1.235-1.241.

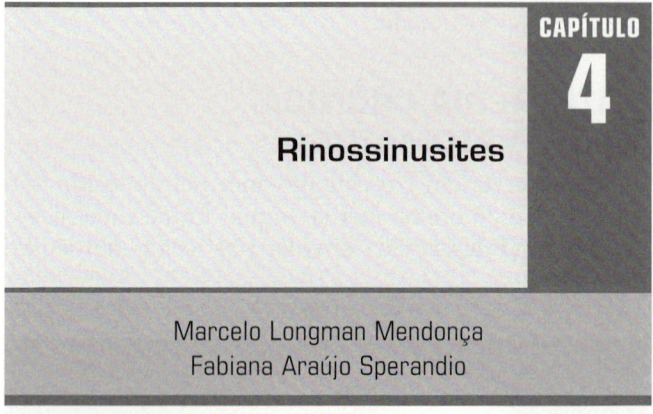

CAPÍTULO 4

Rinossinusites

Marcelo Longman Mendonça
Fabiana Araújo Sperandio

RINOSSINUSITE AGUDA

Introdução, conceituação e epidemiologia

Rinossinusite aguda é uma inflamação da mucosa que reveste as fossas nasais e as cavidades paranasais com duração inferior a 4 semanas. Pode ser de origem alérgica, irritativa, viral ou bacteriana.

Nas últimas décadas, houve importante aumento do número de casos diagnosticados como rinossinusite aguda. Contribuem para isso fatores relacionados com mudanças no estilo e nas condições de vida da população (trabalho feminino, frequência a creches, escolarização e desmame precoce, prática da natação, poluição ambiental, tabagismo passivo), além de uma medicina mais preparada para o diagnóstico.

As rinossinusites bacterianas constituem um grupo peculiar dentro das infecções das vias aéreas superiores, uma vez que, ao contrário das otites e amigdalites, apresentam difícil comprovação diagnóstica, sendo, consequentemente, um problema para a intervenção terapêutica. Esse fato é de grande importância se considerarmos que crianças na fase pré-escolar e escolar podem apresentar seis a oito episódios de infecções virais das vias aéreas superiores durante o ano e que apenas 0,5% a 5% deles complicam com infecção bacteriana das cavidades paranasais. Muitas dessas viroses evoluem com rinorreia purulenta, mesmo sem componente bacteriano. Dessa forma, é muito importante um diagnóstico correto a fim de evitar uso excessivo de antimicrobiano, o qual não beneficia o quadro viral.

Etiologia

Os agentes etiológicos mais comuns das infecções nasossinusais na faixa etária pediátrica, correspondendo a mais de 70% dos casos, são o *Streptococcus pneumoniae* e o *Haemophilus influenzae*. Com menos frequência encontram-se o *Moraxella catarrhalis*, o *Staphilococcus aureus* e o *Streptococcus pyogenes*.

Fisiopatologia

Os seios maxilares e etmoidais estão presentes ao nascimento, embora com dimensões bastante reduzidas. Os seios frontais e esfenoidais iniciam sua aeração a partir do 4º ano de vida. Essas cavidades comunicam-se com as fossas nasais por meio de pequenos óstios, de onde recebem o ar inspirado para aquecimento, filtração e umidificação e por onde drenam a secreção mucoide normalmente aí produzida. A integridade anatômica e funcional dos seios paranasais depende da patência dos óstios de drenagem, do adequado *clearance* mucociliar, da qualidade da secreção produzida e do sistema imunológico, uma vez que, continuamente, gases irritantes, partículas em suspensão no ar e micro-organismos atingem esses sítios anatômicos.

A fisiopatologia das sinusites é determinada por fatores relacionados com o paciente (locais e sistêmicos) e com o ambiente. Condições que obstruem a drenagem da secreção nasossinusal (resfriados, desvio septal, rinite, pólipos, barotrauma, deformidades anatômicas da parede lateral do nariz, hipertrofia de adenoides) levam à estagnação da secreção, favorecendo o desenvolvimento bacteriano. O mesmo ocorre em situações que alteram o *clearance* mucociliar (resfriados, mucoviscidose, discenesia ciliar). Contribuem também para o desenvolvimento de infecções sinusais fatores que diminuem a imunidade local e sistêmica (transplantes, quimioterapia, diabetes, imunodeficiências congênitas e adquiridas). Os fatores ambientais geralmente são os desencadeantes das inflamações sinusais e são constituídos por vírus, alérgenos, irritantes (cloro, tabagismo passivo), poluentes inalados, variações bruscas de temperatura e umidade e bactérias (geralmente decorrentes de mergulho em água contaminada).

Quadro clínico

O quadro clínico muitas vezes é difícil de ser diferenciado de um quadro de infecção viral de vias aéreas superiores. Na doença de origem viral, geralmente a febre, a inapetência e o mal-estar melhoram em 3 a 5 dias, mas a tosse, a coriza e a obstrução nasal podem persistir por um período maior. Nesses casos, a secreção nasal pode ainda tornar-se de aspecto mucopurulento, esverdeada e espessa, não sendo importante para o reconhecimento do diagnóstico clínico de rinossinusite bacteriana, podendo ser parte de um quadro gripal não complicado.

Diagnóstico

Dessa forma, o diagnóstico da sinusite é baseado em evidências clínicas e na duração dessa sintomatologia. Suspeitamos de rinossinusite bacteriana quando a sintomatologia de um resfriado comum (tosse, obstrução nasal e rinorreia) persiste, sem melhora clínica, por mais de 10 a 14 dias ou quando há piora súbita dos sintomas com febre alta ($\geq 39°C$), edema e dor facial. Outros sintomas que podem acompanhar o quadro são cefaleia, halitose, diminuição do olfato, irritação na garganta e otalgia.

No exame físico podem ser notados edema e hiperemia dos cornetos, secreção mucopurulenta em fossa nasal, drenando, principalmente, da região do meato médio, edema e eritema na região malar, frontal e orbital. Na oroscopia, pode-se observar secreção mucopurulenta drenando pela parede posterior da faringe. A otoscopia pode exibir retração de membrana timpânica ou presença de secreção na orelha média.

Exames de imagem não são, em geral, necessários para confirmar o diagnóstico de sinusite aguda em crianças com menos de 6 anos de idade. O valor da radiografia simples de seios paranasais é controverso e discutível, tem pouca acurácia e não avalia com exatidão a extensão da inflamação, notadamente no etmoide, o seio mais acometido. Quando realizada, deve ser solicitada na posição ortostática e reservada para crianças com mais de 6 anos com sintomas vagos ou pouca resposta terapêutica. Achados radiológicos incluem opacificação difusa, nível líquido e espessamento mucoso maior do que 4mm. Deve-se lembrar que um quadro gripal pode alterar a radiografia, sendo os achados inespecíficos. Portanto, imagens anormais das cavidades paranasais não podem ser a única evidência diagnóstica de rinossinusite aguda bacteriana, sendo o exame radiológico dispensável diante de um exame físico benfeito com evidências clínicas de rinossinusite.

A tomografia computadorizada dos seios da face é o melhor exame de imagem para diagnóstico da inflamação sinusal, sendo indicada para casos agudos compli-

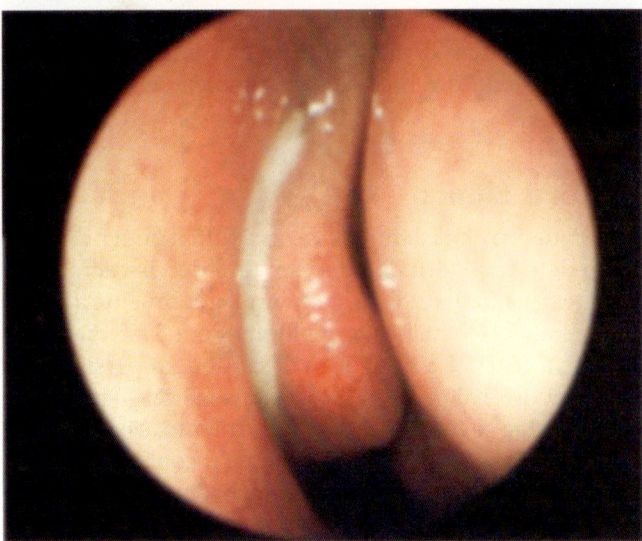

Fig. XX.4.1. Vista endoscópica da cavidade nasal mostrando drenagem de secreção purulenta de meato médio direito.

cados ou que não estão evoluindo bem com tratamento clínico, para casos crônicos e recorrentes e para os casos em que há indicação cirúrgica.

A ressonância magnética tem uso restrito e limitado a complicações, especialmente intracranianas, e ao diagnóstico diferencial de processos neoplásicos.

A nasofibroscopia ajuda no diagnóstico do quadro agudo. Fácil de ser realizada, rápida, pode identificar não somente a infecção, mas também a presença de fatores predisponentes, como adenoides, rinite, desvio septal e polipose. A secreção mucopurulenta drenando para o meato médio (Fig. XX.4.1), recesso esfenoetmoidal e meato superior é patognomônica para o diagnóstico de rinossinusite aguda e dispensa exames radiológicos nos casos não complicados.

A punção com coleta de secreção para cultura é o padrão-ouro para o diagnóstico, porém não deve ser indicada rotineiramente, uma vez que se trata de procedimento invasivo. Está reservada para pacientes imunodeprimidos e para casos de rinossinusites agudas complicadas. É importante lembrar que a cultura de secreção proveniente da fossa nasal muitas vezes é contaminada por germes que colonizam a mucosa nasal e tem baixa concordância com a cultura das secreções obtidas dos seios paranasais.

Tratamento

Como a rinossinusite aguda geralmente ocorre concomitante ao quadro de rinofaringite viral, correspondendo a um quadro benigno, autolimitado, com poucos sintomas e duração inferior a 7 a 10 dias, resta-nos a difícil tarefa de indicar ou não o antimicrobiano.

Nos casos em que há dúvidas sobre a necessidade de antibiótico deve ser salientada a importância da supressão dos fatores predisponentes e mantenedores (piscinas, creches e berçários, tabagismo passivo), iniciada irrigação nasal com solução salina e programada uma reavaliação.

Em alguns casos, o quadro clínico, inicialmente viral, pode agravar-se, marcado principalmente por febre persistente e, às vezes, dor facial. Alguns autores o denominam complicação precoce intrassinusal. Nesses casos, iniciam-se antimicrobianos específicos.

Outra situação com a qual frequentemente nos deparamos é a rinossinusite aguda persistente, que consiste na permanência dos sintomas iniciais, especialmente tosse diuturna e secreção nasal, por mais de 14 a 20 dias. Em geral, não há febre. Nesses casos, sugerimos a avaliação conjunta com o otorrinolaringologista e, se possível, a realização de nasofibroscopia que, além de estabelecer o diagnóstico, pode evidenciar fatores agravantes, como rinopatia hipertrófica, hipertrofia adenoideana, desvio septal, atresia coanal, entre outras. Nessas formas clínicas, afastando outras possibilidades causais, também se indica antibioticoterapia.

A amoxicilina é a droga de primeira escolha, na dosagem mínima de 40mg/kg/dia, nas infecções leves ou moderadas tipo rinossinusite aguda persistente. Alguns autores defendem o uso de amoxicilina em doses elevadas (80mg/kg/dia) objetivando tratar o *Streptococcus pneumoniae* parcialmente resistente nos casos de doença grave. Mesmo considerando a resistência de parte dos *Haemophilus influenzae* e da quase totalidade das *Moraxella catarrhalis*, o resultado desse tratamento tem-se mostrado satisfatório em cerca de 90% dos casos.

O uso de dose elevada de amoxicilina ou amoxicilina-clavulanato (40mg/kg/dia da penicilina) ou ampicilina-sulbactam (30 a 50mg/kg/dia da penicilina em duas tomadas por dia) ou cefuroxima (30mg/kg/dia, de 12/12horas) deve ser reservado para casos em que ocorrem falha terapêutica com doses convencionais, história de uso recente de amoxicilina (menos de 1 mês), sintomas prolongados (mais de 30 dias) ou na sinusopatia crônica. É importante salientar que as associações entre amoxicilina-clavulanato e ampicilina-sulbactam nas doses citadas deixam descoberto o pneumococo parcialmente resistente à penicilina, atingindo apenas bactérias β-lactamases produtoras. Já a cefuroxima-axetil tem espectro de ação que engloba tanto o pneumococo parcialmente resistente quanto as bactérias β-lactamases produtoras. A duração da antibioticoterapia, na maioria dos pacientes, é em torno de 10 a 14 dias.

Os macrolídeos não são indicados rotineiramente para o tratamento da sinusite aguda, sendo empregados nos casos de alergia às penicilinas e seus derivados. Nesses casos, a azitromicina ou a claritromicina podem ser utilizadas como primeira opção. Ainda como alternativa para os pacientes alérgicos cita-se o sulfametoxazol/trimetropim.

No tratamento da sinusite aguda na criança não é recomendado o uso de anti-inflamatórios não hormonais, anti-histamínicos, descongestionantes sistêmicos ou tópicos e mucolíticos. Essas drogas potencialmente causam mais danos do que benefícios. Em pacientes alérgicos, quando o edema e a congestão da mucosa nasal e do corneto inferior são importantes, provocando dor e obstrução acentuadas, os corticosteroides tópicos nasais podem ser utilizados de forma parcimoniosa, reduzindo o edema e permitindo ventilação e drenagem mais eficazes das cavidades paranasais.

A água continua sendo o fluidificante por excelência das secreções do aparelho respiratório. A ingestão adequada de água e a lavagem nasal (aplicada com seringa ou conta-gotas) com solução fisiológica, em preparação caseira, duas vezes ao dia, são satisfatórias como tratamento auxiliar dos episódios de sinusite aguda, sem os riscos potenciais e as inconveniências do uso de drogas, além da comodidade e do baixo custo.

A abordagem cirúrgica raramente é necessária na sinusite aguda e está indicada em episódios com disseminação infecciosa extrassinusal, principalmente abscessos subperiosteais de lâmina papirácia (mais comum), orbitário e intracraniano. Esses pacientes devem ser hospitalizados, receber antibioticoterapia intravenosa e drenagem cirúrgica adequada.

Complicações

As complicações maiores das rinossinusites são raras e envolvem a disseminação da infecção para órbita, osso ou sistema nervoso central.

Infecção orbital pode manifestar-se como edema palpebral, proptose e diminuição da motilidade ocular extrínseca. É a complicação mais frequente e atinge a faixa etária pediátrica mais comumente. Por ordem crescente de gravidade, temos a celulite periorbitária, o abscesso subperiosteal, a celulite orbital, o abscesso orbital e a neurite óptica. É importante salientar que um quadro pode ser precursor de outro mais grave; por isso, o diagnóstico precoce e a terapêutica adequada devem ser instituídos. Todos merecem internação com administração de antibiótico intravenoso (ceftriaxona ou penicilina cristalina ou amoxicilina-clavulanato), associado à corticoterapia. Nos casos de abscesso, em geral, é necessária drenagem cirúrgica associada à drenagem dos seios acometidos.

Infecção intracraniana é sugerida por sinas de aumento da pressão intracraniana, irritação meníngea e déficits neurológicos focais. Podem manifestar-se como abscessos epidural, subdural e cerebral, além de trombose de seio sagital e cavernoso. Exigem abordagem multidisciplinar com pediatra, otorrino e neurologista.

As osteomielites frontais e maxilares tornarem-se raras após o advento da antibioticoterapia. Manifestam-se com aumento de volume local, amolecido e, em razão da cronicidade do quadro, pouco dolorosas. Recebem o nome de tumor de Pott quando acometem o seio frontal. O tratamento é feito por meio de drenagem cirúrgica associada ao uso prolongado de antibiótico.

RINOSSINUSITES CRÔNICAS E RECORRENTES

A sinusite é considerada crônica quando a manifestação clínica continua por um período superior a 3 meses, podendo haver fases de piora denominadas de exacerbações agudas.

Alguns fatores têm sido relacionados com a rinossinusite crônica e devem ser lembrados: alteração mucociliar (fibrose cística e discinesia ciliar primária ou secundária), alergia, asma, imunodeficiência congênita ou adquirida, alterações anatômicas da cavidade nasal, fatores genéticos e ambientais (tabagismo passivo, frequência a creches e piscina). Muitos ainda carecem de evidência científica que comprovem sua relação causal com a rinossinusite crônica.

A fisiopatologia da rinossinusite crônica ainda não foi totalmente esclarecida. Elementos como fungos, biofilmes e superantígenos podem desencadear resposta inflamatória com liberação de interleucinas e outros mediadores inflamatórios que levam à eosinofilia e cronificam o processo.

A sinusite aguda recorrente, mais comum em crianças do que a forma crônica, consiste em múltiplos episódios de infecção (três ou mais em 6 meses), entre os quais há remissão completa dos sinais e sintomas entre as crises.

A suspeita clínica baseia-se essencialmente na história, que deve tentar caracterizar os episódios da doença e os períodos intercríticos. Nem sempre é fácil a diferenciação entre quadros virais, rinite alérgica e rinossinusite bacteriana, e a história deve ser detalhada, abrangendo um longo período de tempo.

Os sintomas são os mesmos da infecção aguda, porém menos intensos e incluem tosse, obstrução nasal, rinorreia purulenta, halitose e secreção retronasal. Febre e cefaleia são pouco usuais. Muitas vezes, porém, o quadro é paucissintomático e, eventualmente, os sintomas ocorrem isoladamente. Não é raro que a tosse seja a única manifestação do quadro crônico.

O exame endoscópico da cavidade nasal é essencial e deve buscar alterações anatômicas locorregionais que estejam favorecendo a cronificação da infecção (hipertrofia de tonsila faríngea, polipose, desvio septal, rinite hipertrófica, obliteração do complexo óstio-meatal).

Todos os pacientes com doença crônica devem ser submetidos à avaliação com tomografia computadorizada, que, além de auxiliar o diagnóstico, é fundamental para a programação terapêutica.

Em casos selecionados de sinusopatia crônica, principalmente aqueles relacionados com imunodeficiência, mucoviscidose ou discinesia ciliar primária, a punção maxilar pode auxiliar a melhora clínica e a coleta de material para cultura e antibiograma.

Em relação à microbiologia, nos casos recorrentes, assemelha-se à da rinossinusite aguda. Na sinusite crônica, os anaeróbios têm papel significativo, representando cerca de 70% dos germes encontrados. Predominam cocos anaeróbios e *Bacteroides sp.* Infecções mistas (aeróbios e anaeróbios) também são frequentes, e *Streptococcus sp.* e *Staphilococcus aureus* estão entre os aeróbios predominantes.

A antibioticoterapia dos casos recorrentes asssemelha-se ao tratamento proposto para os casos agudos, pois os agentes etiológicos são os mesmos. Devem ser buscados fatores mantenedores para prevenção de recidivas.

Nos pacientes com sinusite crônica, em razão da presença mais frequente de germes anaeróbios, pode-se dar preferência às associações de amoxicilina-clavulanato ou ampicilina-sulbactam ou à clindamicina. Nesses casos, cursos mais longos de antibioticoterapia (3 a 4 semanas) podem ser necessários. O uso de corticosteroides tópicos por tempo prolongado suprime a resposta inflamatória eosinofílica e deve ser recomendado.

Recomenda-se também a irrigação da cavidade nasal com solução salina isotônica ou hipertônica, que melhora a depuração mucociliar e diminui a obstrução nasal, além de remover crostas e secreção. Utiliza-se a solução de Parsons: água fervida (250mL), sal marinho (1 colher de chá) e bicarbonato de sódio (1 colher de chá). A solução deve ser renovada a cada semana.

A abordagem terapêutica dos quadros recorrentes e crônicos deve objetivar a eliminação de fatores fisiopatogênicos. Sempre que possível, deve ser evitado frequentar creches e berçários, assim como a exposição a piscinas e tabagismo passivo. As crianças alérgicas devem ser identificadas para tratamento específico, assim como alterações otorrinolaringológicas predisponentes (hipertrofia de adenoide, hipertrofia de cornetos inferiores, desvio septal etc.) e também patologias sistêmicas específicas, como deficiência imunológica, discinesia ciliar primária e fibrose cística.

Em relação à sinusopatia crônica ou recidivante, a cirurgia mais indicada é a adenoidectomia, nos casos de obstrução coanal por adenoide hipertrófica. Outro procedimento, a cirurgia endoscópica funcional dos seios da face, tem alcançado bons resultados em casos selecionados.

RINOSSINUSITES EM PACIENTES IMUNOCOMPROMETIDOS

Pacientes imunossuprimidos, especialmente em vigência de quimioterapia ou pós-transplantes, apresentam infecções de diversas origens. Os trabalhos mostram que 30% deles desenvolvem sinusites que, em razão da baixa imunidade celular, geralmente são oligossintomáticas, sendo febre de origem obscura frequentemente a única manifestação.

Nesses casos, a suspeição diagnóstica é muito importante, e os exames de imagem são fundamentais para o diagnóstico, o qual não pode ser retardado.

Em relação à etiologia, existe uma incidência aumentada de infecção por germes gram-negativos e fungos. Esses pacientes exigem abordagem diferenciada. Indica-se punção maxilar para colheita de material com mais liberdade, a fim de identificar o agente causal e instituir terapia antimicrobiana direcionada.

Drenagem cirúrgica deve ser indicada para casos com evolução desfavorável e para suspeita de sinusite fúngica invasiva.

BIBLIOGRAFIA

American Academy of Pediatrics. Subcommittee on the Manegment of Sinusitis and Committee on Quality Improvement. Clinical practice guidline: management of sinusitis. Pediatrics 2001; 108:798-808.

Berger G, Steinberg DM, Popovtzer A, Ophir D. Endoscopy versus radiology for the diagnosis of acute bacterial rhinosinusitis. Eur Arch Otorhinolaryngol 2005; 262(5):416-422.

Clement P et al. Management of rhinosinusitis in children. Arch Otolaryngol Head Neck Surg 1998; 124:31-34.

Diretrizes Brasileiras de Rinossinusites. Revista Brasileira de Otorrinolaringologia 2008; 74(Suppl. 2):1-59.

Ejzenberg B, Sih T, Haetinger RG. Conduta diagnóstica e terapêutica na sinusite da criança. Jornal de Pediatria 1999; 75(6):419-432.

European position paper on rhinosinusitis and nasal polyposis. Rhinology 2007; 45(Suppl. 20):1-

Ioannidis JPA, Lau J. American Academy of Pediatrics. Technical report: evidence for the diagnosis and treatment of acute uncomplicated sinusitis in children: a systemic overview. Pediatrics 2001; 108(3):57-

Morris P, Leach A. Antibiotics for persistent nasal discharge (rhinosinusitis) in children (Cochrane Review). In: The Cochrane Library, Issue 1, 2006. Oxford: Update Software.

Nash D, Wald E. Sinusitis. Paediatrics in Review 2001; 22(4):111-116.

Programa de atualização em otorrinolaringologia, ciclo 1, módulo 4, 2006:41-84.

Swartz B. Rinossinusite viral ou bacteriana: secreção nasal aquosa e verde/amarela. Quando tratar? In: Sih T et al. Infectologia em otorrinopediatria. Rio de Janeiro: Revinter, 2001:103-107.

CAPÍTULO 5

Obstrução das Vias Aéreas Superiores por Hipertrofia da Tonsila Faríngea e das Tonsilas Palatinas

Marcelo Longman Mendonça
Fabiana Araújo Sperandio

INTRODUÇÃO, CONCEITUAÇÃO E EPIDEMIOLOGIA

As doenças produzidas pelas anormalidades das tonsilas palatinas (amígdalas) e/ou da tonsila faríngea (adenoide) são frequentemente encontradas na população pediátrica. Queixas de dor de garganta, infecções do trato respiratório superior, obstrução nasal e doenças otológicas, isoladas ou associadas, representam um grande número de consultas pediátricas em setores primários de saúde.

A adenoidectomia e/ou a amigdalectomia (juntamente com a colocação de tubos de ventilação na orelha média) permanecem como os procedimentos cirúrgicos mais frequentemente realizados em crianças. A hipertrofia excessiva das tonsilas palatinas e/ou da tonsila faríngea que obstrui a via aérea superior em algumas vezes, a via digestiva – e as infecções de repetição são as mais citadas causas de cirurgia.

Grandes avanços ocorreram no controle das infecções desses sítios anatômicos, diminuindo consideravelmente o número de tonsilectomias por essa indicação. Por outro lado, importantes alterações em virtude do aumento do volume das tonsilas palatinas e/ou da tonsila faríngea passaram a ser mais conhecidas e estudadas, e a mais comum indicação cirúrgica atualmente se deve ao fator obstrutivo.

PATOGÊNESE

A hipertrofia das tonsilas palatinas e da tonsila faríngea é justificada pela localização anatômica e pela função imunológica desses órgãos. Estrategicamente situadas na entrada do trato aerodigestivo superior, fazendo parte do chamado anel linfático de Waldeyer, as amígdalas e a adenoide têm contato direto com múltiplos e variados micro-organismos e antígenos do meio ambiente.

Parte importante do sistema de defesa do organismo, essas estruturas atuam como tecido imunocompetente local e sistêmico, secretando e produzindo imunoglobulinas, sendo a primeira linha de defesa contra doenças infecciosas no trato respiratório superior.

O tecido linfoide da criança, especialmente o da faringe, tem curva de crescimento singular. Pouco abundante ao nascimento, começa a crescer quando a criança passa a ter contato mais íntimo com os estímulos imunogênicos, principalmente com as infecções respiratórias virais, por volta dos 9 meses de idade. Entre 4 e 7 anos de idade, o processo de hiperplasia do tecido linfoide alcança o máximo. A involução, também fisiológica, começa após essa idade e o tamanho observado no adulto apresenta-se depois da puberdade.

Habitualmente, mesmo na fase em que esse tecido alcança o pico máximo do crescimento, a respiração nasal e a deglutição processam-se normalmente, ou seja, a adenoide e as amígdalas não obstruem a passagem de ar e/ou de alimentos.

Em algumas crianças surge o problema obstrutivo, que decorre de um crescimento exuberante, excessivo. Porém, a presença da obstrução não depende apenas do tamanho das amígdalas e/ou da adenoide, mas também de outros fatores, como a estrutura esquelética facial, o diâmetro da nasofaringe, a posição do paciente (supina) e a intensidade do relaxamento da musculatura faríngea que ocorre durante o sono. As alterações clínicas dessas anormalidades tornam-se mais evidentes com a criança dormindo na posição supina.

Não há teoria única para explicar a patogênese da hiperplasia adenotonsilar. Infecção viral específica, colonização bacteriana crônica, fatores ambientais e relacionados com o hospedeiro, como dieta, características genéticas, atopia, poluição ambiental, refluxo gastroesofágico e o uso indiscriminado de antibióticos de largo espectro, podem ter participação no processo.

Estudos sugerem que, na vigência de infecção pelo vírus Epstein-Barr ocorre intensa expansão monoclonal de células B, assim como proliferação de células T supressoras. Essas alterações podem causar diminuição da produção de anticorpos, persistência de patógenos potenciais, estimulação antigênica contínua, infecção crônica e hiperplasia por proliferação de células B, todos fatores condicionantes do crescimento excessivo desses tecidos.

A nasofaringe é o principal sítio de aquisição de bactérias patogênicas para o trato respiratório, sendo que a maioria dos indivíduos mantém um estado de colonização crônica assintomática. A literatura recente tem chamado a atenção para o papel da adenoide como reservatório de bactérias, tanto na forma planctônica como na de biofilme. A carga bacteriana com antígenos específicos em grande número é fator importante e pode estimular ou suprimir seletivamente células T e B. Espécies específicas de bactérias parecem fazer parte dessa etiologia, principalmente o *Streptococcus pyogenes* e o *Haemophilus influenzae* β-lactamase produtor, ambos relacionados com a hiperplasia adenoamigdaliana. A persistência desses antígenos na superfície epitelial especializada das criptas amigdalianas pode levar à estimulação contínua do órgão, com proliferação de células T e B, resultando em hiperplasia e consequente hipertrofia dessas estruturas. Estas alterações podem provocar função imunológica anormal e doença.

Porém, ainda não há informação suficiente na literatura para afirmar se o aumento adenotonsilar ocorre em resposta a antígenos específicos contidos nessas bactérias ou se o estado de hiperplasia está associado a alterações imunológicas locais que predispõem a infecção.

QUADRO CLÍNICO

A hipertrofia sintomática do tecido adenoideano é observada principalmente entre 2 e 6 anos de idade. A criança apresenta essencialmente quadro de obstrução da via aérea superior e história clínica caracterizada pela respiração bucal ou mista, ronco noturno e voz hiponasal. Rinorreia, secreção nasal posterior e tosse crônica noturna são sintomas comuns, mas não específicos, sendo necessário o diagnóstico diferencial com adenoidite e rinossinusite crônicas.

Patologias da orelha média ocasionadas pela obstrução mecânica do óstio da tuba auditiva e estase de secreção em rinofaringe com colonização bacteriana crônica são frequentes, principalmente a otite média aguda recorrente e a otite média secretora.

A diminuição ou ausência de fluxo aéreo nasal prejudica demais a olfação, ocasionando, na criança, alterações relacionadas com o paladar e o apetite. Quando a hiperplasia adenoideana está associada também à hiperplasia tonsilar, o ato de mastigação e deglutição compete com a respiração bucal obrigatória, levando a comprometimento da ingestão alimentar. Não é incomum os pais referirem que a criança apresenta nítida preferência por alimentos líquidos e pastosos.

Alterações do sono podem ocorrer em um espectro amplo que depende do grau de obstrução. Em geral, ocorre alteração da qualidade do sono, com predomínio do sono superficial. Os pais referem que o sono é agitado, intranquilo, com movimentos bruscos e que episódios compatíveis com apneia obstrutiva frequentemente são testemunhados. Como consequência da má qualidade do sono, as crianças tendem a apresentar irritabilidade diurna, déficit de atenção e hiperatividade, o que pode acarretar mau rendimento escolar. Ainda se pode observar aumento da prevalência de enurese noturna que, geralmente, melhora após a correção da obstrução.

O exame físico confirma a história clínica. À inspeção, a clássica *fácies adenoideana*, caracterizada pela boca constantemente aberta, hipodesenvolvimento e hipoplasia do terço médio da face e cianose infraorbitária, é característica da obstrução nasal crônica. A mandíbula tende a assumir posição retrognática, deslocada posteriormente, e o palato duro torna-se ogival, com diminuição do seu diâmetro transverso. Essas alterações favorecem modificações na mordida que, frequentemente, apresenta-se aberta anteriormente e/ou cruzada. Somam-se a isso alterações miofuncionais, como lábio superior encurtado e lábio inferior evertido, vícios de mastigação e articulações compensatórias de linguagem.

Obstruções respiratórias graves podem gerar uma condição de hipoventilação alveolar crônica que pode evoluir com hipertensão pulmonar, insuficiência de câmaras direitas e *cor pulmonale*.

É importante salientar que em crianças portadoras de anomalias craniofaciais, patologias neuromusculares e síndrome de Down, a apneia tende a se apresentar de forma mais grave.

O exame das fossas nasais e da rinofaringe inclui a rinoscopia anterior e posterior. Em crianças maiores, a primeira deve ser realizada com espéculo nasal apropriado e luz frontal. Nos pacientes menores, pode-se utilizar o otoscópio com um espéculo grande. Observar sinais de rinite, avaliando o aspecto da mucosa nasal (edema, palidez), hipertrofia de cornetos inferiores, desvio de septo nasal, outras patologias nasais obstrutivas e presença de secreção patológica são dados importantes para o diagnóstico diferencial. Hoje, a rinoscopia posterior para visualização da adenoide é realizada com muita competência pela nasofibroscopia. (Ver Diagnóstico.)

O exame físico da orofaringe com abaixador de língua e iluminação adequada deve ser sempre realizado, caracterizando o grau de hiperplasia amigdaliana e seu comprometimento obstrutivo em faringe. No exame físico da hiperplasia amigdaliana utiliza-se a classificação de Brodsky, sendo considerado grau 0 (normal) a amígdala que não ultrapassa os limites da loja amigdaliana (pilar

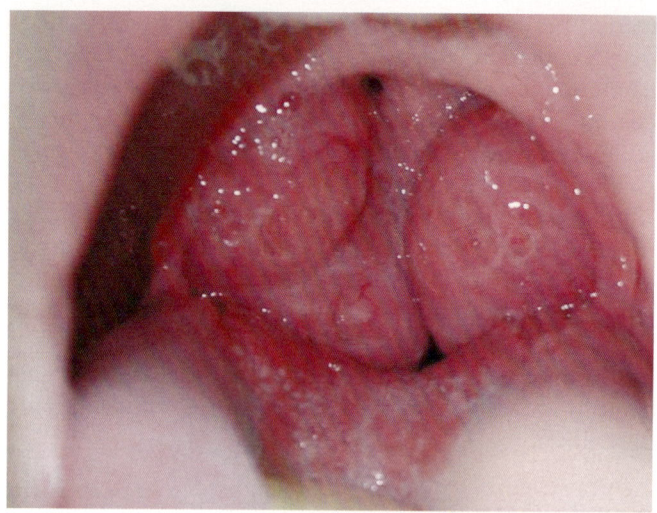

Fig. XX.5.1. Hipertrofia amigdaliana acentuada (grau IV).

anterior da orofaringe). Com o crescimento da amígdala, em razão da hiperplasia, ela ultrapassa medialmente os limites da loja, causando obstrução da orofaringe em direção à linha média. Classificamos então, de forma progressiva, os graus I, II, III e IV quando a amígdala hiperplásica, respectivamente, ultrapassa os limites da loja amigdaliana em até 25%, 25% a 50%, 50% a 75% e mais de 75% do seu volume em direção à linha média (Fig. XX.5.1).

Apesar de as tonsilas palatinas estarem normalmente localizadas apenas na orofaringe, em razão do crescimento excessivo, elas podem estender-se superiormente em direção à nasofaringe, apresentando eventual insuficiência velofaríngea ou obstrução nasal. É mais comum o crescimento amigdaliano ocorrer inferiormente, em direção à hipofaringe, ocasionando também disfagia.

Um alerta deve ser dado à assimetria amigdaliana, pois o aumento de volume unilateral pode estar relacionado com infecção atípica crônica (micobacteriose, doença fúngica ou actinomicose) ou com malignidade, geralmente linfoma. Porém, a grande maioria dessas crianças apresenta assimetria em razão de fatores estruturais, sem sinais ou sintomas sugestivos de um processo maligno, tais como crescimento rápido em período inferior a 6 semanas, adenopatia cervical maior do que 3cm, sangramento, disfagia, suores noturnos e febre.

Informações adicionais, mais precisas, principalmente relacionadas com o pólo inferior e com o comprometimento obstrutivo de hipofaringe, podem ser obtidas mediante nasofibrolaringoscopia flexível.

No exame físico, ainda se pode observar um déficit de crescimento ponderal e estatural que pode ser atribuído à hiporexia, às infecções respiratórias recorrentes e à má qualidade do sono, que levariam à diminuição da secreção de hormônio do crescimento. Um desequilíbrio postural global, com aumento da lordose lombar e da cifose dorsal e relaxamento da cabeça e ombros, a fim de favorecer a respiração, também pode ser evidenciado.

DIAGNÓSTICO

Como a adenoide não é visível ao exame físico, é necessário um exame complementar para confirmar o diagnóstico. A radiografia de perfil de rinofaringe (radiografia de *cavum*) evidencia redução da coluna aérea do *cavum* na topografia da adenoide, confirmando o diagnóstico (Fig. XX.5.2).

A nasofibroscopia representa uma avaliação real, tridimensional, fisiológica e dinâmica – *in loco* – das fossas nasais e da rinofaringe. É possível realizar uma avaliação do comportamento obstrutivo da adenoide durante a respiração (principalmente inspiração) e deglutição. Além disso, é de extrema importância a avaliação da relação da adenoide com as estruturas das fossas nasais (coanas e cornetos inferiores) e da rinofaringe (óstios tubáreos). Realizado em ambiente ambulatorial, o exame é rápido, avalia o paciente no colo do responsável, após instilação de lidocaína *spray* a 2% nas narinas. Pode ser gravado, ficando disponível para comparação após eventual tratamento clínico. Utiliza-se para estadiamento o percentual relacionado com o espaço da coana obstruído pela adenoide hipertrófica. Geralmente, hiperplasia adenoideana com obstrução coanal acima de 30% é sintomática. Pode ser ainda classificada como leve, moderada e grave a hipertrofia que obstrui, respectivamente, menos de um terço da coana (< 30%), entre um terço e dois terços (30% a 70%) e obstrução maior do que dois terços (> 70%) (Fig. XX.5.3).

A polissonografia é o padrão-ouro do diagnóstico da apneia obstrutiva do sono. Infelizmente, a literatura é pobre a respeito do padrão de normalidade em crianças. É um exame que exige cooperação do paciente, sendo incômodo e de difícil realização em crianças. Além disso, é dispendioso realizar o exame em todas as crianças de que dele necessitam, ficando sua indicação restrita a casos selecionados, nos quais o diagnóstico é duvidoso ou há alto risco cirúrgico. Na prática, quando a história clínica é consistente com os achados físicos, a polissonografia não é solicitada.

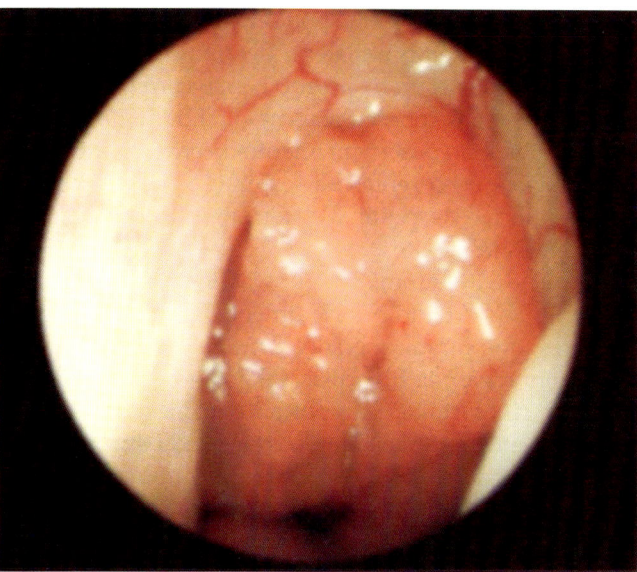

Fig. XX.5.3. Exame endoscópico nasal mostrando hipertrofia acentuada de adenoides (grau III).

TRATAMENTO

Orientações relativas à higiene ambiental, principalmente relacionada com poeira doméstica, animais domésticos (cães e gatos), contato com irritantes (tabagismo passivo e cloro de piscina, principalmente) e frequência a escolinhas e creches, devem ser dadas a todos os pacientes com hiperplasia adenoideana. Em pacientes com hipertrofia adenoideana leve a moderada, anti-histamínicos orais e, principalmente, corticoterapia tópica nasal, associados a cuidados higiênico-ambientais, podem ser utilizados com sucesso. Hipertrofias graves de adenoide geralmente têm indicação de tratamento cirúrgico.

Apesar dos avanços da terapêutica clínica, a adeno-amigdalectomia continua sendo o tratamento de escolha para a doença obstrutiva adenotonsilar que não responde satisfatoriamente ao tratamento clínico. A indicação é bem definida e é baseada na história clínica e no exame físico armado (nasofaringoscopia) ou radiografia de *cavum*. Não há idade mínima para remoção cirúrgica das amígdalas e da adenoide. O que dita a indicação é a necessidade clínica do procedimento cirúrgico. Porém, em geral, procuramos, sempre que possível, realizar – principalmente a amigdalectomia – após os 2 anos de idade, respeitando então o amadurecimento do sistema imunológico da criança.

Em relação ao caráter obstrutivo, as indicações podem ser divididas didaticamente em relativas e absolutas. As informações colhidas durante a anamnese referentes a características do sono, relatadas geralmente pela mãe ou responsável, como sono inquieto, respiração bucal, ronco e apneia noturna, são de grande importância para definir a estratégia de tratamento.

As indicações absolutas são: apneia obstrutiva do sono, *cor pulmonale* secundário, dificuldade para alimen-

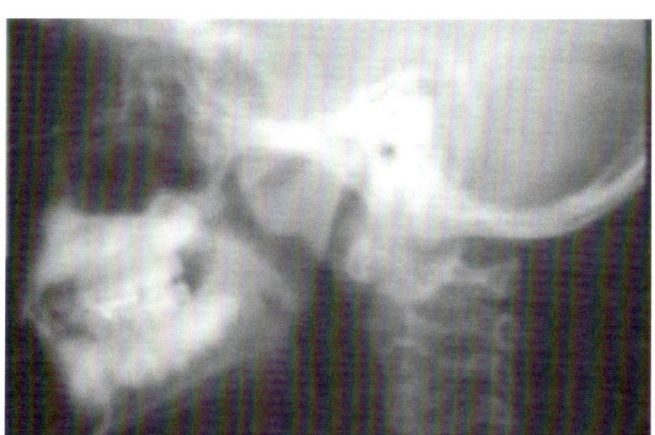

Fig. XX.5.2. Radiografia de perfil do *cavum* mostrando redução da coluna aérea por hipertrofia de tecido adenoideano.

tação com déficit de ganho ponderal e suspeita de malignidade em aumento unilateral de amígdala. As indicações relativas variam de acordo com o caráter clínico da obstrução e suas repercussões na qualidade de vida, no crescimento e no desenvolvimento da criança, alterações craniofaciais decorrentes da respiração bucal e complicações infecciosas vizinhas recorrentes ou crônicas, tais como sinusites e otites.

A recidiva sintomática após adenoidectomia não é frequente, ocorrendo principalmente naqueles pacientes menores, que foram operados com menos de 2 anos de idade, em razão da hiperplasia fisiológica do tecido linfoide da rinofaringe. É importante, principalmente nas recidivas em pacientes atópicos, o diagnóstico diferencial da obstrução nasal (rinite e hipertrofia de cornetos inferiores), assim como o controle pós-operatório da atopia e dos fatores irritantes referidos.

BIBILIOGRAFIA

Agren K et al. Haemophilus influenzae and Streptococcus pyogenes group A challenge induce a Th 1 type of cytokine response in cells obtained from tonsillar hypertrophy and recurrent tonsillitis. J Otorhinolaryngol Relat Spec 1998; 60(1):35-41.

Bernstein J. Papel imunológico das tonsilas palatinas e adenóides. In: Sih T et al. Infectologia em otorrinopediatria. Rio de Janeiro: Revinter 2001; 7:39-44.

Brodsky L. Tonsillitis, tonsillectomy and adenoidectomy. In: Bailey B. Head & Neck surgery – otolaryngology. Chapter 86. Multimedia Library. Lippincott-Raven, 1998.

Casselbrant M. Atualização nas indicações e contra-indicações das adenotonsilectomias. In: Sih T et al. Infectologia em otorrinopediatria. Rio de Janeiro: Revinter 2001; 12:63-67.

Darrow D. Formal indications for adenotonsillectomy. Laryngoscope 2002; 112:6-10.

Endo L et al. Detection of Epstein-Barr virus in tonsillar tissue of children and the relationship wiyh recurrent tonsillitis. Int J Pediatr Otorhinolaryngol 2001; 58(1):9-15.

Kuhle S, Urschitz MS, Eitner S, Poets CF. Interventions for obstructive sleep apnea in children: a systematic review. Sleep Med Rev 2009; 13(2):123-131.

Lim J, McKean M. Adenotonsillectomy for obstructive sleep apnoea in children (Cochrane Review). In: The Cochrane Library, Issue 1, 2006, Oxford.

Musiatowicz M et al. Lymphocyte subpopulations in hypertrophied adenoid in children. Int J Pediatr Otorhinolaryngol 2001; 59(1):7-13.

Poole M. Pediatric obstructive sleep apnea. In: Bailey B. Head & Neck surgery – otolaryngology. Multimedia Library, Chapter 77. Philadelphia, PA. USA. Lippincott-Raven, 1998.

Section on Pediatric Pulmonology, Subcommitee on Obstructive Sleep Apnea Syndrome. Clinical practice guidline: diagnosis and management of childhood obstructive sleep apnea syndrome. Pediatrics 2002; 109:704-712.

Zhang L, Mendoza-Sassi RA, César JA, Chadha NK. Intranasal corticosteroids for nasal airway obstruction in children with moderate to severe adenoidal hypertrophy. Otolaryngol Head Neck Surg 2009; 140(4):451-454.

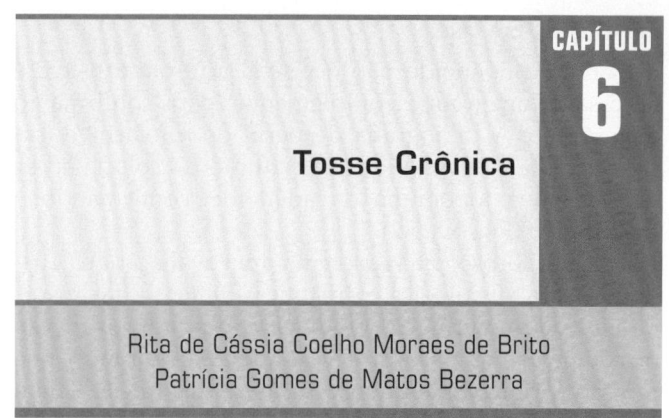

CAPÍTULO 6

Tosse Crônica

Rita de Cássia Coelho Moraes de Brito
Patrícia Gomes de Matos Bezerra

INTRODUÇÃO E CONCEITUAÇÃO

Tossir é um importante reflexo de defesa do trato respiratório que tem como finalidade proteger as vias aéreas da presença de secreções e agentes agressores.

Tosse é um sintoma frequente na prática pediátrica, sendo uma das queixas mais comuns no atendimento do ambulatório de pediatria. Crianças saudáveis apresentam, em média, 11 episódios de tosse a cada 24 horas. É um sintoma que causa grande ansiedade e angústia, pois afeta negativamente o sono e acarreta angústia e preocupações aos pais, que vão desde o medo de a criança morrer asfixiada à possibilidade de que seu filho seja portador de doença pulmonar permanente. É motivo de grande número de absenteísmo escolar e de falta ao trabalho pelos pais; é ainda uma das principais causas de uso inadequado e desnecessário de medicação na faixa etária pediátrica, gerando grande custo ao serviço de saúde em razão da realização de exames complementares.

PATOGENIA

A tosse é um importante mecanismo de defesa do trato respiratório, assim como o sistema mucociliar, enzimas, o sistema linfático e os mecanismos imunes que, juntos, formam excepcional barreira para os vários tipos de agressões que continuamente atingem o aparelho respiratório. A tosse e o sistema mucociliar são os principais mecanismos de depuração para a proteção das vias aéreas inferiores com relação à entrada de partículas oriundas do meio ambiente. Vários são os benefícios da tosse, destacando-se: eliminação das secreções das vias aéreas; proteção contra aspiração de elementos, secreções e corpos estranhos; proteção contra arritmias potencialmente fatais. Porém, a tosse também pode estar envolvida na disseminação de micro-organismos presentes nas vias aéreas, permitindo a transmissão de diversas doenças e pode ser o sintoma de alerta para doenças pulmonares ou extrapulmonares graves.

FISIOPATOLOGIA

Tossir é um ato reflexo, iniciado pelo estímulo dos receptores da tosse que se encontram em toda a mucosa das vias aéreas superiores, até a bifurcação dos brônquios de médio calibre, seios paranasais, conduto auditivo externo, membrana timpânica, pleura, pericárdio, diafragma, estômago e esôfago. O estímulo irritativo (químico, mecânico, térmico e inflamatório) nesses receptores é transmitido através do nervo vago até um centro da tosse no cérebro que fica difusamente localizado na medula. Não se sabe ao certo o local exato desse centro, de onde partem os impulsos eferentes através dos nervos vago, frênico e outros nervos motores, estimulando a laringe, a árvore traqueobrônquica, os músculos constritores torácicos e abdominais, desencadeando o ato de tossir.

A mecânica dos acontecimentos da tosse pode ser dividida em três fases:

- *Fase inspiratória:* inalação, que gera o volume necessário para uma tosse eficaz.
- *Fase de compressão:* fechamento da laringe combinado com a contração dos músculos da parede torácica, diafragma e parede abdominal, o que irá resultar em rápido aumento da pressão intratorácica.
- *Fase expiratória:* a glote abre-se, resultando em alto fluxo expiratório e ruído característico da tosse. O elevado fluxo de ar arrasta o muco das vias aéreas, permitindo a sua remoção da árvore traqueobrônquica.

O sistema respiratório da criança difere do adulto em vários aspectos. O diâmetro da via respiratória subglótica é menor do que o da supraglote em 92% das crianças. A forma arqueada e o fato de quase metade da prega vocal ser rígida reduzem a capacidade vibratória da estrutura e limitam seu uso como órgão fonador. Uma diferença básica observada no trato vocal infantil com relação ao do adulto é a posição mais alta da laringe no pescoço, o que permite respirar e deglutir simultaneamente até a idade de 3 a 4 meses. A traqueia, também curta, torna-se vulnerável à entrada de bactérias e substâncias irritantes, pois o ar segue direto da cavidade nasal aos pulmões. Existe um alinhamento relativamente horizontal da caixa torácica, que tem a forma arredondada e, em razão de sua natureza cartilaginosa e do ângulo horizontal de inserção do diafragma, dificulta a ação dos músculos intercostais e auxiliares.

As vias aéreas apresentam diâmetro reduzido: 0,4mm nos brônquios e 0,1mm nos bronquíolos, comparados com 12mm e 0,6mm nos adultos; além disso, existem maior número de glândulas mucosas no epitélio, menor quantidade de elastina e colágeno no interstício e menor número de alvéolos e de comunicações interalveolar e bronquioloalveolar.

Portanto, uma pequena quantidade de muco e edema nas vias respiratórias desses pacientes provoca resistência ao fluxo aéreo aumentado. Nas vias aéreas de um lactente, um edema de 1mm de circunferência resulta em redução de 50% do diâmetro e do raio das vias aéreas, em comparação com a redução de 20% nas vias aéreas do adulto. Condições que resultem em acúmulo de muco nas vias aéreas da criança podem levar à angústia respiratória significativa.

Durante o aumento do esforço respiratório, retrações torácicas são vistas em crianças. Retrações torácicas podem contribuir para a angústia respiratória aumentando o trabalho da respiração e reduzindo a eficiência da ventilação. Os músculos intercostais são subdesenvolvidos e sua função principal é estabilizar o tórax até que os músculos respiratórios estejam desenvolvidos e se tornem aptos para o trabalho da respiração. Crianças utilizam a respiração diafragmática (respiração abdominal) até os 7 anos, quando ela será substituída pela respiração torácica. Os imaturos e débeis músculos da respiração na criança fazem com que a tosse seja menos enérgica e eficaz na desobstrução das vias respiratórias na presença de secreção ou corpo estranho.

QUADRO CLÍNICO

A tosse pode ser classificada, quanto ao tempo de duração, em aguda e crônica. Não há consenso quanto ao tempo de permanência na definição de tosse crônica em crianças. O American College of Chest Physicians, a Thoracic Society da Austrália e Nova Zelândia e muitos estudos têm definido tosse crônica como a que dura mais de 4 semanas, porque a maioria das infecções respiratórias agudas em crianças tende a se resolver neste intervalo. Em comparação, as orientações da British Thoracic Society definem tosse crônica como aquela que dura mais de 8 semanas. Nas Diretrizes Brasileiras de Manejo da Tosse Crônica de 2006 define-se tosse como:

- *Aguda:* é a presença da tosse por um período de até 3 semanas.
- *Subaguda:* tosse persistente por período entre 3 e 8 semanas.
- *Crônica:* tosse com duração maior do que 8 semanas.

Quanto às suas características, a tosse pode ser seca, quando não há presença de secreções; a tosse é irritativa, podendo ser paroxística, estridulosa, "ladrante" etc. Algumas causas de tosse seca são asma, aspiração de corpo estranho, irritantes inalatórios e agentes como *B. pertussis, Chlamydia* e outros. A tosse seca pode evoluir para produtiva.

A tosse produtiva é caracterizada pela presença de secreção. Na criança pequena, a secreção será arremessada à boca e, como ela não sabe escarrar, realizará a deglutição desse conteúdo ou o eliminará por vômito. Algumas doenças caracterizam-se pela produção maior de secreções no trato respiratório, determinando o tipo de tosse produtiva, como pode ser observado em infecções virais, bacterianas, discinesia ciliar primária, fibrose cística, fístulas traqueoesofágicas, doença do refluxo gastroesofágico (DRGE), infecções respiratórias recorrentes etc.

Quanto à eficácia, a tosse será eficaz quando desempenhar adequadamente sua função de limpeza do aparelho respiratório; quanto maior for a fase inspiratória da tosse, melhor será seu papel na expulsão de secreções. A tosse ineficaz ocorre na presença de fatores que interferem no reflexo da tosse ou alteram a sua capacidade de limpeza da via respiratória. É o que se observa em pessoas que têm a musculatura respiratória comprometida em razão das lesões neuromusculares, alterações na propriedade reológica do muco, deformidade da caixa torácica e das vias aéreas. Esses fatores fazem com que a pessoa não consiga gerar os fluxos necessários para a efetiva eliminação de secreções, o que pode resultar em risco de atelectasia, pneumonia de repetição e doença crônica das vias aéreas a partir de aspiração e retenção de secreções.

DIAGNÓSTICO

Tosse é um sintoma que pode ocorrer em uma grande variedade de afecções pulmonares e extrapulmonares, sendo de fundamental importância a elucidação de sua etiologia. Na investigação diagnóstica de tosse, história clínica detalhada abordando fatores de exposição ambiental (como fumo, poeira, odores fortes, fumaças, exposição a animais etc.), história de alergia familiar e na criança (dermatite, alergia alimentar e medicamentosa, urticárias, rinites e asma), doenças respiratórias prévias (bronquiolite, pneumonias, tuberculose), melhora com uso de drogas, aspiração de corpo estranho, é fundamental para apontar em que direção o médico deve prosseguir na investigação da sua etiologia. Em razão da multiplicidade de causas de tosse, é imprescindível que se determine sua etiologia para que o tratamento seja direcionado à causa e não ao sintoma. A maior parte das tosses em crianças pré-escolares é causada por infecções respiratórias, sendo a segunda causa a crise de asma.

As causas da tosse crônica em crianças podem ser bastante diferentes das dos adultos; por esse motivo, na avaliação dos sintomas em menores de 15 anos, esse fato deve ser levado em consideração, não devendo a investigação diagnóstica de tosse crônica em pediatria ser baseada em protocolos utilizados para pacientes adultos.

O diagnóstico diferencial da tosse crônica em crianças inclui quadros de evolução subaguda e crônica (p. ex., infecção por pertussis, micoplasma e tuberculose), aspiração de corpo estranho, asma dominante. Refluxo gastroesofágico, gotejamento retronasal, sinusite e outras patologias menos frequentes devem ser excluídos se a tosse for intensa e/ou frequente ou quando houver indícios de atraso no crescimento, escarro purulento, colapso pela dispneia, hipoxemia, dor torácica ou hemoptise.

Estudos epidemiológicos da tosse em crianças têm sido dificultados pela presença de outros sintomas concomitantes, como sibilância, e pela falta de parâmetros clínicos objetivos amplamente aceitos para medir a gravidade da tosse. Apesar dessas limitações, a tosse crônica parece ser bastante comum, com prevalência estimada de 5% a 7% em crianças pequenas e 12% a 15% em crianças mais velhas (Quadro XX.6.1).

Quadro XX.6.1. Causas de tosse em pediatria

Tosse	Causas
Tosse aguda	Rinofaringite aguda Faringite aguda Laringite aguda Laringotraqueobronquite aguda Bronquiolite aguda Asma Otite média aguda Aspiração de corpo estranho Pneumonias Sinusite aguda Exposição ao cigarro/irritantes Infecções virais recorrentes (pré-escolares) Asma – tosse variante de asma
Tosse crônica	
Recém-nascidos	Infecções de vias aéreas por vírus Irritação das vias aéreas por poluentes (fumaça) Pneumonia por Chlamydia DRGE Fístula traqueoesofágica Fenda palatina Paralisia das cordas vocais Doença cardíaca congênita
Em lactentes	Infecções virais Hiper-reatividade das vias aéreas Sinusite subaguda e crônica Irritação das vias aéreas por fumo Aspiração de corpo estranho Pneumonias
Escolares	Infecções virais Hiper-reatividade das vias aéreas Sinusite Irritantes das vias aéreas Rinite alérgica Fibrose cística Pneumonia por tuberculose
Adolescentes	Infecções virais e bacterianas Hiper-reatividade brônquica Sinusite Inalação de irritantes respiratórios Tosse psicogênica Discinesia ciliar primária

O diagnóstico será alicerçado na história clínica e em achados de exame físico para, a partir deles, serem direcionados os exames laboratoriais que serão solicitados. A avaliação clínica é abrangente em razão da multiplicidade de causas e deve seguir a sequência normal e detalhada de uma consulta médica.

Inicialmente, a história clínica deve ser clara, precisa e ter cronologia em relação aos fatos e ao aparecimento dos sintomas. Alguns aspectos deverão sempre ser abordados no paciente com essa queixa: idade e as circunstâncias de início, história neonatal, malformações congênitas (como traqueobroncomalácia), alimentação, engasgos, possibilidade de aspiração de corpo estranho e condições predisponentes para aspiração (como fístula traqueoesofágica, fenda laríngea, úvula bífida ou um distúrbio neurológico), alergias, dermatites, contato com portadores de tuberculose, tratados ou não, história familiar de asma, bronquite, tosse crônica, fibrose cística, discinesia ciliar, contato e/ou exposição a fatores ambientais (fumaça de cigarro, tinta fresca, almofadas, tapetes, carpetes, objetos guardados, mofo etc.), drogas utilizadas, tempo de uso, efeitos colaterais observados e respostas (agentes betabloqueadores, inibidores da ECA, drogas antineoplásicas, nitrofurantoína, etc.). É importante caracterizar o tipo de tosse, a sua intensidade, a interferência com o sono e com as outras atividades do dia a dia, a duração e o aspecto da secreção, entre outros fatores. Na criança, geralmente, a tosse vem associada com outros sintomas que poderão guiar a investigação.

O exame físico deve ser minucioso e completo, incluindo análise do crescimento ponderoestatural, desenvolvimento neurológico, malformações da caixa torácica e do abdome. Devem ser observados indícios de doença sistêmica, grave e crônica (hipóxia, baqueteamento digital, cianose e outros aspectos), alterações dermatológicas, cardíacas e abdominais que sugiram doença sistêmica. A semiótica respiratória deve incluir inspeção, palpação e ausculta detalhadas.

No roteiro diagnóstico da tosse aguda na infância, a história clínica é fundamental, pois fornece informações

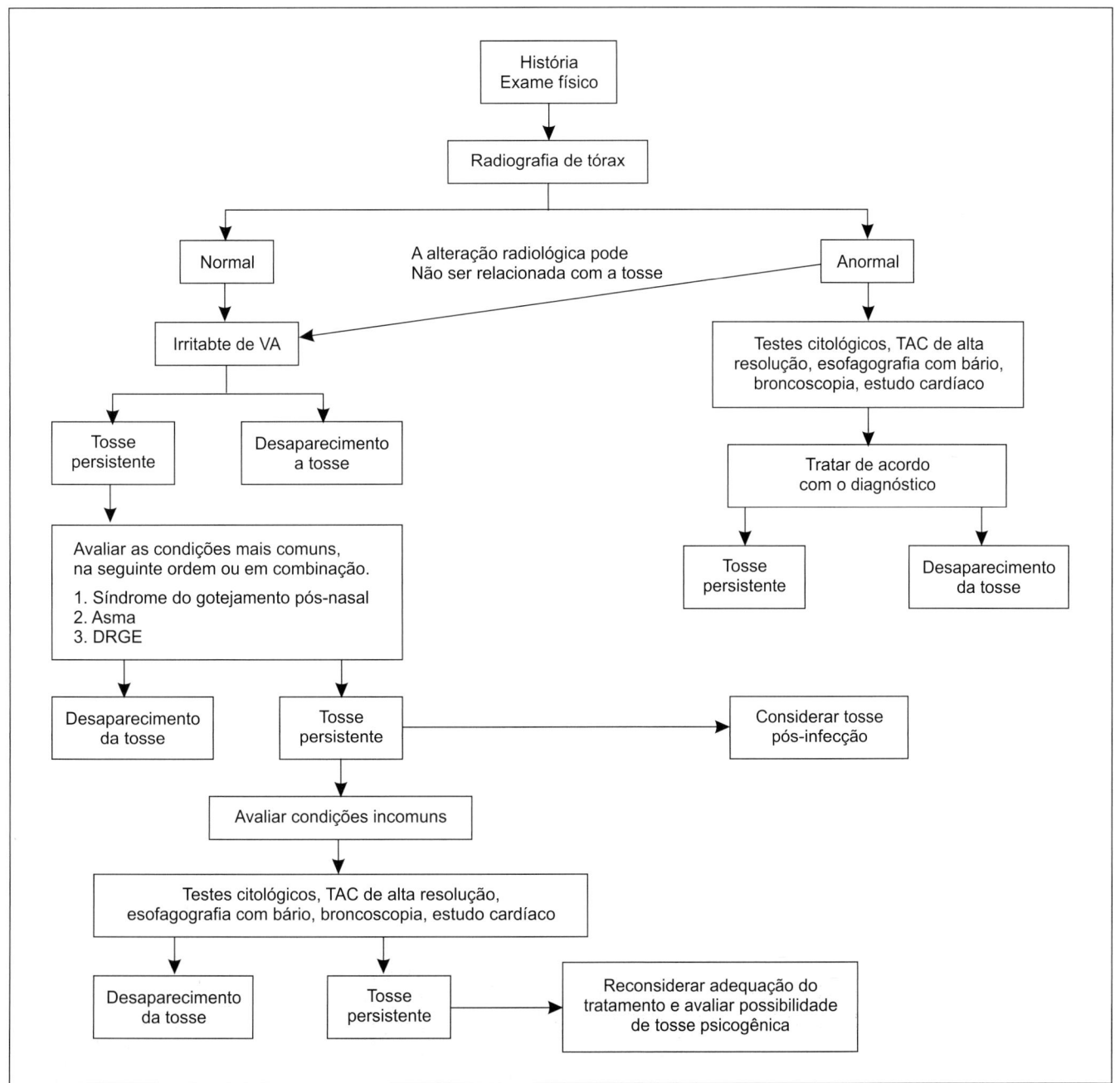

Fig. XX.6.1. Algoritmo de investigação.

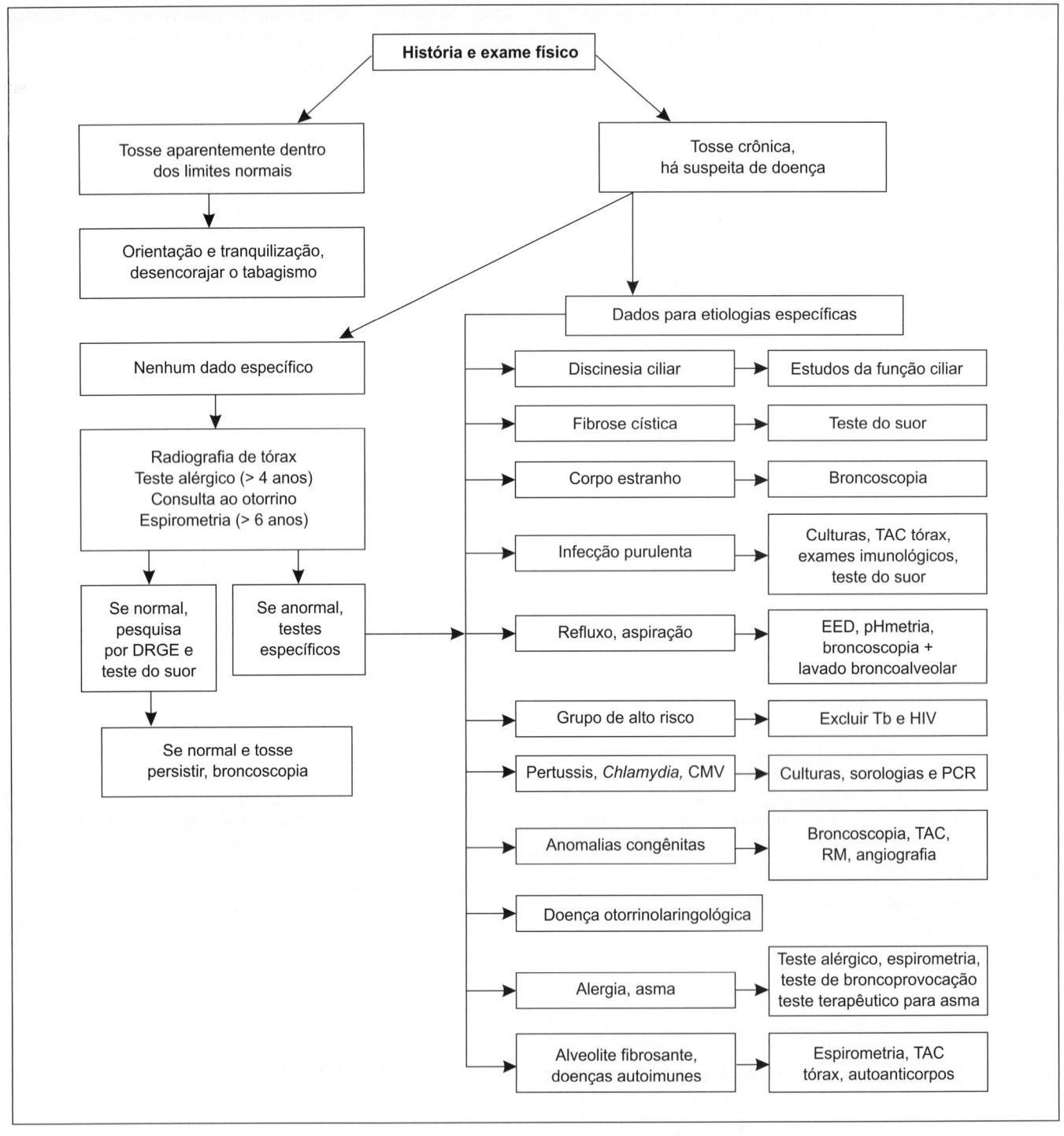

Fig. XX.6.2. Algoritmo de investigação.

preciosas, fazendo com que muitas vezes a radiografia de tórax não seja um exame necessário.

Entre as crianças com tosse crônica, a história, o exame físico, a radiografia torácica e a espirometria são exames que podem sugerir uma causa específica. Outras características sugestivas de tosse específica incluem achados do exame físico, como sibilância ou estertores finos, alterações na ausculta cardíaca, anormalidades neurológicas, atraso no crescimento, dificuldades na alimentação ou hemoptise. Esses sinais ou sintomas estreitam as possibilidades diagnósticas e apelam para novos testes específicos, como avaliação cardíaca, pHmetria e TAC de tórax, entre outros (Fig. XX.6.1 e 6.2).

TRATAMENTO

Apesar de a tosse ser um sintoma incômodo, não é recomendado suprimi-la, em razão da sua função protetora da via respiratória. A tosse não é uma doença, mas um sintoma que deve ter sua etiologia esclarecida. Estudos revelam que ocorre sucesso terapêutico em 98% dos pacientes que tiveram a terapêutica direcionada para a etiologia da tosse.

Até o presente momento, estudos não têm comprovado a eficácia dos antitussígenos no tratamento da tosse na infância, e as doses terapêuticas dessa classe de drogas são próximas das doses tóxicas, podendo causar sonolência, náuseas e depressão do sistema nervoso central (SNC). A codeína foi a droga antitussígena que se mostrou mais eficaz no controle da tosse em adultos, porém seu efeito em crianças é errático, e a dose terapêutica está próxima da dose tóxica. Três estudos envolvendo 57, 50 e 100 crianças avaliaram a eficácia de dextrometorfano e de codeína com placebo em dose única ou três tomadas ao dia. Em nenhum dos estudos houve diferença significativa que justificasse o uso dessas drogas no tratamento da tosse aguda quando comparadas ao placebo, tanto na intensidade da tosse quanto na sua ação sobre o sono.

Resultados semelhantes são observados em estudos de comparação de placebo com mucolíticos, anti-histamínicos e descongestionantes.

Os broncodilatadores (formoterol), assim como o brometo de ipratrópio e o cromoglicato de sódio, mostraram-se eficazes no tratamento da tosse. Quando a etiologia da tosse está associada a situações de hiper-reatividade, como asma, exposição a fumaça ou outros poluentes, essas drogas mostram-se eficazes no controle da tosse.

Salientamos que o uso dessas drogas deve ser muito cauteloso, sendo somente indicado, e com ressalvas, quando a tosse for irritativa e atrapalhar o sono. A grande exceção são as crianças com menos de 1 ano, em que o uso de antitussígenos, sobretudo opiáceos, aumenta o risco de depressão respiratória.

BIBLIOGRAFIA

Bricks LF, Judicious use of medication in children; J Pediatr (Rio J) 2003; 79(Supl. 1):S107-S114.

Bush A. Paediatric problems of cough. Pulm Pharmacol Ther 2002; 15:309.

Chang AB, Landau LI, Asperen PP van et al. Cough in children: definitions and clinical of the Thoracic Society of Australia and New Zealand: MJA 2006;184:8.

Chang AB, Landau LI, Van Asperen PP et al. Cough in children: definitions and clinical evaluation. Med J Aust 2006; 184:398.

Chang AB, Powell CV. Non-specific cough in children: diagnosis and treatment. Hosp Med 1998; 59:680.

Chang AB. Cough, cough receptors, and asthma in children. Pediatr Pulmonol 1999; 28:59.

Chang, AB, Asher MI. A review of cough in children. J Asthma 2001; 38:299.

Chang, AB, Glomb, WB. Guidelines for evaluating chronic cough in pediatrics: ACCP evidence-based clinical practice guidelines. Chest 2006; 129:260S.

De Jongste Jc, Shields Md. Chronic Cough In Children. Thorax 2003; 58:998.

Hay AD, Wilson AD. The natural history of acute cough in children aged 0 to 4 years in primary care: a systematic review. British Journal of General Practice, 2002; 401-9.

II Diretrizes Brasileiras no Manejo da Tosse Crônica; J Bras Pneumol 2006; 32(Supl. 6): S403-S446.

McCool FD. Global physiology and pathophysiology of cough: ACCP evidence-based clinical practice guidelines. Chest 2006; 129:S48.

Morice AH and committee members. The diagnosis and management of chronic cough. Eur Respir J 2004; 24:481-492.

Morice AH, Geppetti P. Cough. 5: The type 1 vanilloid receptor: a sensory receptor for cough. Thorax 2004; 59:257.

Munyard P, Bush A. How much coughing is normal?. Arch Dis Child 1996; 74:531.

Over-the-counter medications for acute cough in children and adults in ambulatory settings (Review) 11 Copyright © 2009 The Cochrane Collaboration. Published by JohnWiley & Sons, Ltd.

Shields MD, Bush A, Everard ML et al. BTS guidelines: Recommendations for the assessment and management of cough in children. Thorax 2008; 63(Suppl. 3):iii1.

Stein RT, Holberg CJ, Sherrill D et al. Influence of parental smoking on respiratory symptoms during the first decade of life: the Tucson Children's Respiratory Study. Am J Epidemiol 1999; 149:1.030.

Tekdemir I, Aslan A, Elhan A. A clinic-anatomic study of the auricular branch of the vagus nerve and Arnold's ear-cough reflex. Surg Radiol Anat 1998; 20:253.

Widdicombe JG. Sensory neurophysiology of the cough reflex. J Allergy Clin Immunol 1996; 98:S84.

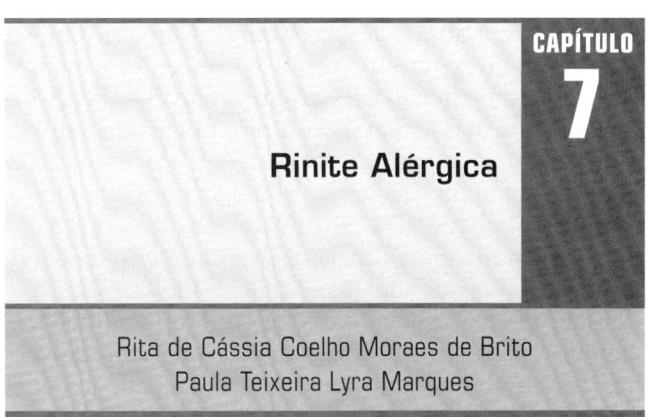

CAPÍTULO 7

Rinite Alérgica

Rita de Cássia Coelho Moraes de Brito
Paula Teixeira Lyra Marques

INTRODUÇÃO, CONCEITUAÇÃO E EPIDEMIOLOGIA

Rinite é a inflamação da mucosa de revestimento nasal, caracterizada pela presença de um ou mais dos seguintes sintomas: congestão nasal, rinorreia, espirros, prurido e hiposmia. Pode ser classificada de acordo com critérios clínicos, frequência e intensidade dos sintomas, citologia nasal e fatores etiológicos. O objetivo deste capítulo é o estudo da rinite alérgica definida como inflamação da mucosa de revestimento nasal mediada por IgE, após exposição a alérgenos.

Rinite alérgica e asma estão entre as doenças alérgicas mais frequentes em todo o mundo, acometendo pessoas de todas as idades. São doenças que apresentam baixa letalidade e alta morbidade, estando a gravidade dos sintomas da asma e da rinite associada à diminuição na capacidade de executar as atividades diárias, o que muitas vezes leva as pessoas acometidas a apresentarem baixa produtividade, absenteísmo escolar, falta ao trabalho, bem como a redução da participação na vida familiar. É comum a ocorrência concomitante dos sintomas de rinite alérgica e asma, mas nem todos os pacientes com rinite alérgica apresentam asma, ocorrendo também o inverso. Pessoas acometidas com sintomas de rinite alérgica fazem frequentes visitas às unidades de emergência em razão de crises de asma, resultando em elevados custos aos serviços de saúde e comprometendo a qualidade de vida dos indivíduos, determinando impactos pessoal, social e econômico muito importantes.

Por meio dos dados obtidos na fase 1 do protocolo ISAAC (International Study on Asthma and Allergies in Childhood) em 1996, demonstrou-se que a prevalência mundial de sintomas relacionados com rinite alérgica foi de 0,8%-14,9% para a faixa etária de 6 a 7 anos e de 1,4% a 39,7% entre os adolescentes. Asher et al., em 2006, avaliaram as mudanças nas prevalências de asma, rinite alérgica e eczema atópico, por meio da fase 3 do ISAAC, e determinaram que a prevalência de rinite alérgica no mundo apresenta variação de 4,5% a 45,1%. Essa ampla variação na prevalência de rinite alérgica também foi percebida nos resultados obtidos entre as cidades brasileiras que participaram dessa fase (8,9% a 28,5%).

Em Pernambuco, as prevalências de asma e rinite alérgica foram analisadas em Recife e Caruaru. Em Recife, observou-se que 14,5% dos adolescentes têm rinoconjuntivite, enquanto em Caruaru a prevalência estabelecida foi de 15,4%. Em 2006, Brito, utilizando 940 dos questionários do protocolo ISAAC aplicados em 2002, observou uma prevalência de rinite alérgica em adolescentes escolares de 9,7% (91/940; IC 95%: 7,9%-13%).

Avaliando a prevalência da associação rinite alérgica/asma, 5,1% dos adolescentes (48/940; IC 95%: 3,8%-6,6%) apresentavam sintomas no nariz e no pulmão. O aumento nessas prevalências sugere que modificações nas características epidemiológicas das doenças alérgicas estão ocorrendo em todo o mundo, o que vem sendo atribuído a diversos fatores relacionados com o estilo de vida, como mudanças na dieta, maior tempo de permanência em locais fechados, exposição aos aeroalérgenos ambientais e menor nível socioeconômico. É necessária uma monitoração contínua com o objetivo de alertar os médicos a respeito da importância do diagnóstico precoce e da abordagem diferenciada desses pacientes.

ETIOLOGIA, PATOGENIA E PATOLOGIA MORFOLÓGICA E FUNCIONAL

Há aproximadamente 6 décadas vêm sendo registradas na literatura observações sobre a associação entre rinite e asma em estudos da fisiopatologia, epidemiologia e tratamento. A descrição de um processo inflamatório único envolvido na fisiopatologia de ambas as doenças, associado aos estudos que mostram o controle da asma em pacientes tratados para rinite, utilizando corticoides nasais, e o reconhecimento do remodelamento das vias aéreas, sugerido em 1992, que pode ser encontrado em tecidos inflamados tanto na mucosa nasal quanto na mucosa brônquica de pacientes com rinite alérgica e asma, vem solidificando o conceito de que rinite alérgica e asma não devam ser consideradas doenças distintas, mas resultariam de um processo patológico único, de natureza inflamatória, que compromete diferentes partes do aparelho respiratório.

Em 1999, Mygind e Dahl coordenaram uma extensa revisão da literatura, com a participação de vários especialistas, cujo objetivo era descrever os fenômenos moleculares e celulares que ocorrem no nariz e no pulmão, e que contribuiria para a estruturação desse novo paradigma – o da *unicidade das vias aéreas* –, a partir do qual surgiu a noção de que provavelmente se trata de uma mesma doença: a síndrome alérgica respiratória crônica; porém, esse novo paradigma, apesar de ser o prevalente, ainda não se tornou consenso na comunidade científica. Parece estarmos atravessando a área de transição para um novo conceito.

Em virtude das evidências epidemiológicas dessa associação e da importância do tema, consensos para o diagnóstico e o tratamento da rinite alérgica foram publicados. Até que, em 2001, uma extensa revisão de fatores epidemiológicos, genéticos, mecanismos fisiopatológicos, análise de diagnóstico e tratamento resultou na iniciativa ARIA.

A iniciativa ARIA (Allergic Rhinitis its Impact on Asthma) é uma organização não governamental que tem sido adaptada para uso em diferentes países cuja finalidade é fornecer um guia para orientação de especialistas, clínicos gerais e pediatras.

Apesar da origem embriológica diferente, existem importantes semelhanças entre o nariz e os pulmões. Em pessoas saudáveis, as mucosas do nariz e dos brônquios apresentam uma estrutura semelhante, constituída por um epitélio colunar pseudoestratificado ciliar, em razão da presença, nas submucosas, de glândulas mucosas, vasos sanguíneos, tecido conectivo, nervos e células inflamatórias, representadas por eosinófilos, mastócitos, linfócitos T e células da linhagem monocítica.

No processo da respiração, o nariz e os pulmões estão anatômica e fisiologicamente envolvidos. O nariz retém as partículas sólidas, filtra, aquece e umidifica o ar inspirado por meio do contato do ar inalado com a mucosa nasal. É uma importante barreira imunológica, por ser o primeiro órgão encontrado por micro-organismos que penetram as vias aéreas. Condições patológicas no nariz que comprometam essas funções aumentam a exposição das vias aéreas inferiores aos alérgenos, podendo as mudanças inflamatórias nasais determinar hiper-reatividade brônquica. O sistema mucociliar é um importante mecanismo capaz de regular as condições das vias aéreas, removendo partículas inaladas presen-

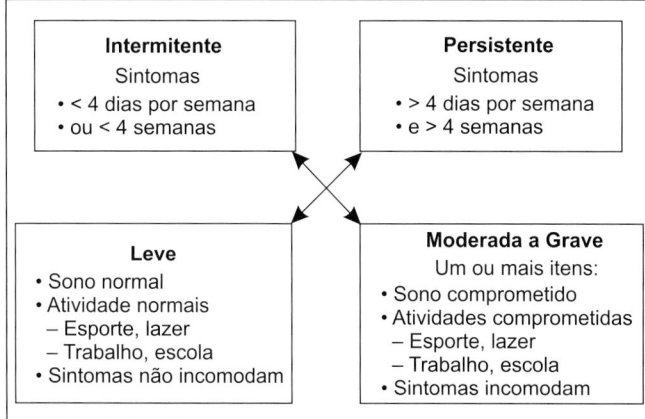

Fig. XX.7.1. Classificação da rinite alérgica, segundo ARIA

tes no nariz, na tuba de Eustáquio, nos seios paranasais, na árvore traqueobrônquica e na faringe. Na rinite alérgica e na sinusite, as secreções nasais contendo células e mediadores inflamatórios, além de serem responsáveis pelos sintomas nasais, podem ser aspiradas, sendo responsáveis pelo envolvimento inflamatório das vias aéreas inferiores.

Segundo recomendações da iniciativa ARIA e da Organização Mundial da Saúde (OMS), a classificação da rinite alérgica deve ser baseada na duração e na gravidade dos sintomas, incluindo aspectos relacionados com a qualidade de vida. Na Fig. XX.7.1 encontra-se a classificação da rinite alérgica segundo a ARIA.

QUADRO CLÍNICO E DIAGNÓSTICO

A criança com rinite alérgica tem frequentemente infecções de vias aéreas superiores que tendem a agravar a rinite e podem acarretar complicações. Rinite por aeroalérgenos é pouco observada até os 4 ou 5 anos de vida, havendo aumento de sua incidência com o progredir da idade, atingindo seu pico entre a adolescência e o adulto jovem. Na abordagem diagnóstica do paciente com rinite é necessária uma anamnese detalhada incluindo no interrogatório sintomatológico os sintomas relacionados com o nariz, pois muitas vezes eles não são valorizados pelos familiares e pelo médico, porque, durante a consulta de rotina, muitas vezes o nariz é um órgão pouco abordado. Igual importância tem a história parental de doenças alérgicas e pessoais de outros sintomas alérgicos, como dermatite atópica, asma e alergia alimentar, presença de fatores desencadeantes e antecedentes patológicos que frequentemente estão associados à rinite alérgica, como sinusite e otites de repetição.

O diagnóstico baseia-se na história clínica com associação de vários dos sintomas a seguir: espirros em salva, coriza clara e abundante, obstrução nasal e intenso prurido nasal e/ou do palato, olhos, ouvidos e garganta, geralmente acompanhados de lacrimejamento. Os sintomas oculares podem ser predominantes, ocorrendo ainda hiperemia conjuntival, fotofobia e dor local.

Congestão nasal é frequente, podendo ser permanente ou intermitente, uni ou bilateral e tende a ser mais intensa à noite.

A fricção frequente do nariz com a palma da mão é conhecida como "saudação alérgica". Na faixa etária pediátrica pode ocorrer frequentemente epistaxe em razão da fragilidade capilar da mucosa, dos episódios de espirros e do ato de assoar o nariz vigorosamente. A congestão nasal grave pode comprometer a aeração e a drenagem dos seios paranasais e na trompa de Eustáquio, o que resultará em cefaleia e otalgia, respectivamente. Alguns pacientes podem ainda referir diminuição da acuidade auditiva, sensação de ouvido tampado, ou estalido durante a deglutição. A obstrução nasal crônica resultará em respiração oral, sendo a rinite a principal causa de respiração oral na criança, roncos, voz anasalada, alterações do olfato, secura na garganta. Podem ocorrer sintomas sistêmicos, como astenia, irritabilidade, redução na concentração, anorexia e tosse.

Os exames complementares mais importantes para auxiliar o diagnóstico de rinite são os testes cutâneos de hipersensibilidade imediata pela técnica de punctura e a avaliação dos níveis séricos de IgE alérgeno-específica com o objetivo de identificar a etiologia da alergia, para que medidas dirigidas de prevenção de exposição sejam realizadas. Uma limitação dos testes cutâneos é a maior chance de falsos-negativos em crianças menores e idosos, enquanto a pesquisa de IgE específica é dispendiosa, assim como os eosinófilos sofrem interferências de parasitoses frequentes em nosso meio.

A avaliação da cavidade nasal é necessária e auxilia o diagnóstico de outras causas de obstrução nasal, como pólipos, corpo estranho, hipertrofia de conchas nasais, desvios de septos, entre outras. A citologia nasal sugere rinite alérgica na presença de eosinófilos, porém o exame é difícil de ser realizado em crianças e exige boa técnica de coleta.

Nos pacientes que apresentam obstrução nasal por hipertrofia das adenóides é necessária a radiografia simples da rinofaringe; porém, esse exame não é necessário para o diagnóstico de rinite alérgica, assim como a tomografia computadorizada e a ressonância magnética, devendo esses exames ficar reservados para avaliar doenças neoplásicas, fúngicas ou esfenoidais (Fig. XX.7.2).

TRATAMENTO

As recomendações terapêuticas devem ser baseadas em evidências, levando em consideração alguns aspectos importantes, como despoluição do ambiente, uma vez que os aeroalérgenos ambientais são importantes fatores desencadeantes da crise alérgica, educação do paciente quanto à redução de exposição a aeroalérgenos, cumprimento da prescrição indicada e custo dos fármacos escolhidos.

A escolha terapêutica depende da gravidade do quadro clínico e do comprometimento da qualidade de vida

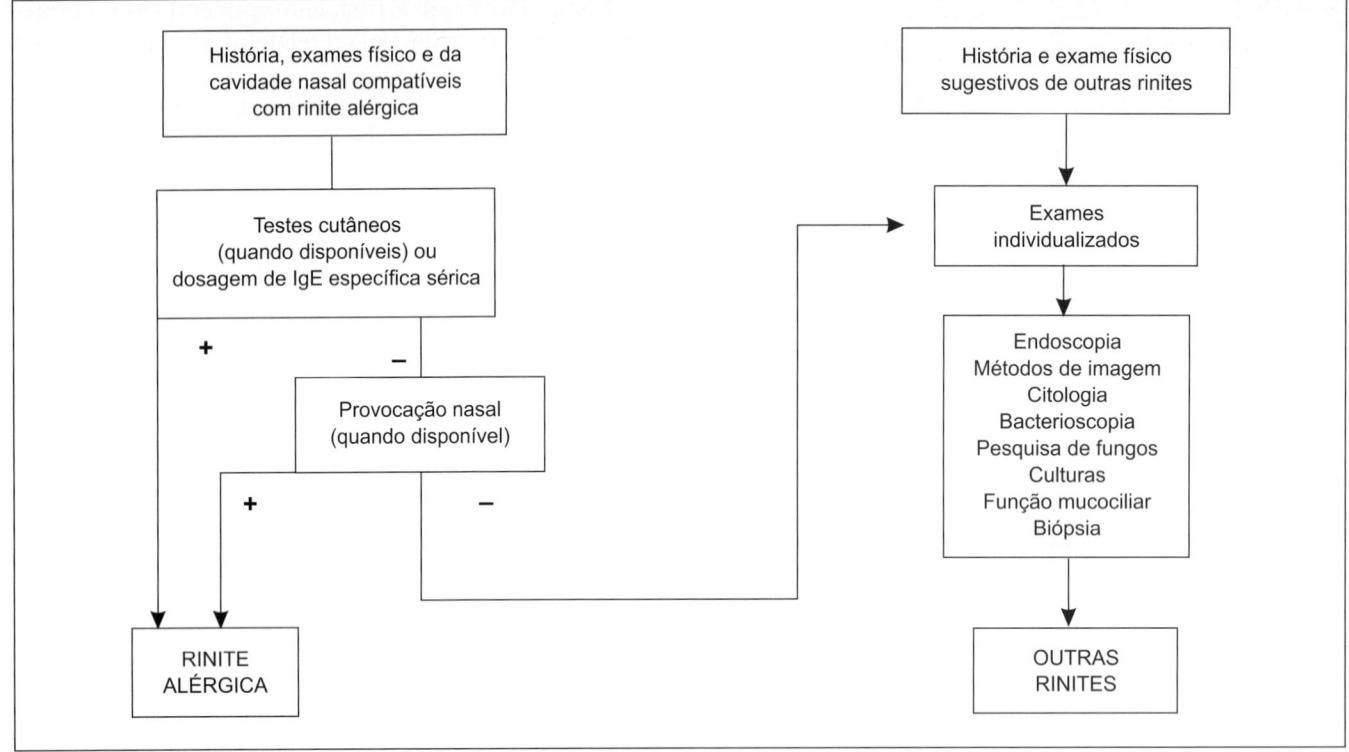

Fig. XX.7.2. Roteiro para o diagnóstico das rinites

do indivíduo. Na rinite intermitente leve indica-se o tratamento da crise com anti-histamínico oral ou tópico. Os anti-histamínicos são as principais drogas utilizadas no controle dos sintomas de rinite alérgica, por serem eficazes no controle do prurido nasal, espirros em salva e coriza. Vários são os anti-histamínicos que têm uso autorizado em crianças (Quadros XX.7.1 e XX.7.2).

Na rinite intermitente moderada a grave e na persistente leve estão indicadas medicações de uso contínuo, como corticosteroide tópico, anti-histamínico oral ou tópico ou cromoglicato de sódio. Esses pacientes deverão ser reavaliados em 2 a 4 semanas para ajustar a medicação ou dar continuidade ao uso das drogas indicadas. Recomendam-se para os lactentes os anti-histamínicos clássicos (dexclorfeniramina, hidroxizina) e os não clássicos como cetirizina e desloratadina. Nos pacientes portadores de rinite persistente moderada a grave, a droga de escolha é um corticosteroide tópico; no entanto, naqueles com obstrução grave podem ser utilizados por um período curto corticoides sistêmicos (prednisona/prednisolona, 1 a 2mg/kg/dia). O paciente deve ser reavaliado em 2 a 4 semanas e, se houver persistência dos sintomas, deve ser asssociado anti-histamínico oral.

Os corticosteroides tópicos são a opção terapêutica mais segura e eficaz no tratamento da rinite alérgica. Porém, mesmo os de uso tópico são absorvidos e, dependendo da dose utilizada, podem provocar efeitos adversos, locais (irritação local, sangramento, perfuração septal) ou sistêmicos (efeitos oculares, efeito sobre o crescimento, reabsorção óssea etc.). As doses recomendadas pelo II Consenso de Rinites e as faixas etárias para uso dos corticosteroides estão no Quadro XX.7.3.

Recentemente foi introduzida no mercado a ciclesonida sob a forma de *spray* nasal.

Outras drogas que podem ser utilizadas no controle da rinite alérgica, principalmente em pacientes que também apresentam sintomas de asma, são os antagonistas dos leucotrienos, opção também para o tratamento de crianças que não aceitam medicação tópica nasal.

Na consulta médica, é importante a orientação quanto ao modo de administração do corticoide nasal, que frequentemente é utilizado de maneira incorreta, o que pode comprometer a sua eficácia. Deve-se sempre orientar o jato para o canto do olho, o que favorecerá a entrada da medicação.

É crescente o emprego de tratamentos alternativos (homeopatia, ervas naturais, acupuntura, etc.) para controle dos sintomas de rinite alérgica, porém recente revisão da literatura mostrou que não há evidências clínicas ou científicas que justifiquem o seu uso.

CONSIDERAÇÕES FINAIS

Crianças acometidas de rinite alérgica frequentemente apresentam infecções das vias aéreas superiores que tendem a agravar a rinite, podendo acarretar complicações, como otite de repetição, sinusite, hipertrofia de adenoide e respiração oral, entre outras. Entretanto, esses sintomas, por não ser considerados graves, muitas vezes são esquecidos durante a consulta médica. Diante

Quadro XX.7.1. Anti-histamínicos H1 clássicos

Nome	Apresentação	Posologia	
		Crianças	Adultos e crianças > 12 anos
Cetotifeno	Xarope: 0,2mg/mL Solução oral: 1mg/mL. Comprimidos: 1mg	6 meses a 3 anos: 0,05mg/kg 2 × ao dia > 3 anos: 5mL 2 × ao dia	1 cápsula a cada 12 horas
Clemastina	Xarope: 0,05mg/mL Comprimidos: 1mg	Menores de 1 ano: 2,5 a 5mL a cada 12 horas 3 a 6 anos: 5mL a cada 12 horas 6 a 12 anos: 7,5mL a cada 12 horas	20mg a cada 12 horas ou 1 comprimido a cada 12 horas
Dexclorfeniramina	Xarope: 2mg/5mL Comprimidos: 2mg Drágeas: 6mg	2 a 6 anos: 1,25mL a cada 8 horas 6 a 12 anos: 2,5mL a cada 8 horas	5mg ou 1 comprimido a cada 8 horas (máximo de 12mg/dia)
Hidroxizina	Xarope (2mg/mL) ou comprimidos (10 e 25mg)	Até 6 anos até 50mg/dia	Até 150mg/dia
Prometazina	Xarope: 5mg/5mL Comprimidos: 25mg	Maiores de 6 anos: até 100mg/dia 1mg/kg por dia em 2 ou 3 vezes ao dia	20 a 60mg/dia

Quadro XX.7.2. Anti-histamínicos H1 não clássicos

Nome	Apresentação	Posologia	
		Crianças	Adultos e crianças > 12 anos
Cetirizina	Gotas: 10mg/mL Comprimidos: 10mg Solução oral: 1mg/mL	2 a 6 anos: 2,5mg/dose a cada 12 horas 6 a 12 anos: 5mg/dose a cada 12 horas	10mg/dia
Desloratadina	Solução oral: 0,5mg/mL Comprimidos: 5mg	6 meses a 2 anos: 2mL, 1 vez ao dia 2 a 6 anos: 2,5mL, 1 vez ao dia 6 a 11 anos: 5mL, 1 vez ao dia	5mg/dia
Ebastina	Xarope: 1mg/mL Comprimidos: 10mg	2 a 6 anos: 2,5mL, 1 vez ao dia 6 a 12 anos: 5mL, 1 vez ao dia	10mg/dia
Epinastina	Comprimidos: 10mg ou 20mg	6 a 11 anos: 30 a 60mg/dia	10 a 20mg/dia
Fexofenadina	Comprimidos: 30, 60, 120 e 180mg	Acima de 5 anos: 5mg/dia	60mg a cada 12 horas ou 120mg, 1 vez ao dia
Levocetirizina	Comprimidos: 5mg	Maiores de 2 anos menores de 30kg: 5mg/dia Maiores de 30kg: 10mg/dia	5mg/dia
Loratadina	Solução oral: 5mg/mL Comprimidos: 10mg		10mg/dia
Rupatadina	Comprimidos: 10mg		10mg/dia

Quadro XX.7.3. Corticosteroides de uso tópico nasal

Corticosteroide	Dosagem e administração	Dose	Idade
Beclometasona	50 e 100mcg/jato 1-2 jatos/narina 1-2 ×/dia	100-400mcg/dia	> 6 anos
Budesonida	32, 54, 50 e 100mcg/jato 1-2 jatos/narina 1×/dia	100-400mcg/dia	> 4 anos
Fluticasona	50mcg/jato 1-2 jatos/narina 1×/dia	100-200mcg/dia	> 4 anos
Momecasona	50mcg/jato 1-2 jatos/narina 1×/dia	100-200mcg/dia	> 2 anos
Triancinolona	55mcg/jato 1-2 jatos/narina 1-2×/dia	100-440mcg/dia	> 6 anos

do paradigma emergente, a iniciativa ARIA recomenda que pacientes com rinite persistente devem ser avaliados para asma, e pacientes com asma persistente, avaliados para rinite. E a estratégia terapêutica deve combinar o tratamento das vias aéreas superiores e inferiores em termos de eficácia e segurança. Em 2006, Brito, em um estudo realizado com adolescentes, observou que 65,1% (86/132) dos que apresentavam esse diagnóstico não reconheciam os sintomas de rinite, evidenciando que se trata de doença subdiagnosticada em nosso meio. Entretanto, o reconhecimento precoce de pacientes com esses sintomas permitirá intervir na marcha alérgica, o que será de grande benefício para as crianças que padecem dessa enfermidade.

BIBLIOGRAFIA

Annesi-Maesano I. Epidemiological evidence of the occurrence of rhinitis and sinusitis in asthmatics. Allergy 1999; 54(Suppl. 57):7-13.

Asher M, Montefort S, Björkstein B, Lai CKW, Strachan DP, Weiland SK, Williams H and the ISAAC Phase Three Study Group. Worldwide time trends in the prevalence of symptoms of asthma, allergic rhinoconjuntivitis, and eczema in childhood: ISAAC Phases One and Three repeat multicountry cross-sectional surveys. Lancet 2006; 368:733-743.

Bousquet J, Van Cauwenberg P, Khaltaev N, Aria Workshop Group, World Health Organization. Allergic rhinitis and its impact in asthma. J Allergy Clin Immunol 2001; 108(Suppl. 5):S147-334.

Braunstahl GJ, Fokkens W. Nasal involvement in allergic asthma. Allergy 2003; 58:1.235-1.243.

Brito RCCM. Prevalência da associação rinite alérgica/asma e o impacto na gravidade da síndrome alérgica respiratória crônica. Tese de Mestrado do Programa de Saúde da Criança e do Adolescente da UFPE, Recife, 2007.

Britto M, Bezerra PGM, Brito RCCM, Rego JC, Burity EF, Alves JGB. Asthma in schoolchildren from Recife, Brazil. Prevalence comparison: 1994-95 and 2002. J Pediatr (Rio de Janeiro).2004; 80:391-400.

Casele TB, Dykewcz MS. Clinical implications of the allergic rhinitis-asthma link. The American Journal of the Medical Sciences 2004; 327:127-138.

Mygind N, Dahl R, Nielsen LP. Effect of nasal inflamation and of intranasal anti-inflamatory treatment on bronchial asthma. Respir Med 1998; 92:547-9.

Passalacqua G, Bousquet PJ, Carlsen KH, Kemp J, Lockey RF, Niggemann B, Pawankar R, Price D, Bousquet J. ARIA update: I – Systematic review of complementary and alternative medicine for rhinitis and asthma. J Allergy Clin Immunol 2006; 117(5):1.054-1.062.

Pawankar R. Allergic rhinitis and asthma: are they manifestations of one syndrome ? Clinical and Experimental Allergy 2006; 36;1-4.

Peroni DG, Piacentini GL, Alfonsi L, Zerman L, Di Blasi P, Visona G, Nottegar F. Rhinitis in pre-school children: prevalence, association with allergic diseases and risk factors. Clin Exp Allergy 2003; 33:1.349-1.354.

Sherril DL, Guerra S, Minervini MC, Wright AL, Martinez FD. The relation to recurrent cough and wheezing: a longitudinal study. Respiratory Medicine 2005; 99:1.377-1.385.

Solé D, Mello Junior JF, Weck LLM, Rosário Filho NA. II Consenso Brasileiro sobre Rinites 2006; Rev Bras Aler Imunopatol 2006; 29(1).

Solé D, Wandalsen GF, Camelo-Nunes IC, Naspitz CK, ISAAC-Grupo Brasileiro. Prevalence of symptoms of asthma, rhinitis and atopic eczema among Brazilian children and adolescents identified by International Study of Asthma and Allergies in Childhood (ISAAC) – Phase 3. J Pediatr (Rio de Janeiro) 2006; 82.

Thomas M, Kocevar VS, Zhang Q, Yin DD, Price D. Asthma-related health care resource use among asthmatic children with and without concomitant allergic rhinitis. Pediatrics 2005; 115:129-134.

Weiss K, Sullivan SD. The health economics of asthma and rhinitis. I. Assessing the economic impact. J Allergy Clin Immunol 2001; 107:3-8.

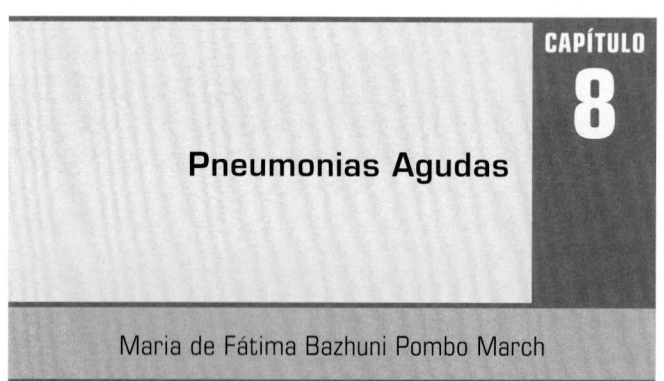

CAPÍTULO 8

Pneumonias Agudas

Maria de Fátima Bazhuni Pombo March

INTRODUÇÃO, CONCEITUAÇÃO E EPIDEMIOLOGIA

Infecções respiratórias agudas (IRA) são doenças de etiologia viral ou bacteriana que acometem qualquer segmento do trato respiratório e cujo início se deu há menos de 7 dias. Englobam várias síndromes clínicas: resfriado, otite, sinusite, amigdalite e laringite, pneumonia e bronquiolite. Entre as IRA, a pneumonia assume maior importância por sua maior gravidade e elevada frequência.

Apesar dos grandes avanços da medicina e da facilidade aparente do diagnóstico de pneumonia aguda na criança, ainda convivemos com taxas elevadas de mortalidade por essa infecção em crianças menores de 5 anos e, principalmente, entre os menores de 6 meses de vida, nos países em desenvolvimento.

No mundo, aproximadamente 4 milhões de crianças com menos de 5 anos morrem anualmente por IRA, a maioria por pneumonia. Metade dessas mortes acomete lactentes pequenos, abaixo de 6 meses, e 90% ocorrem em países em desenvolvimento ou subdesenvolvidos.

Quanto à morbidade nas Américas, as IRA de uma forma geral são a principal causa de consulta de crianças menores de 5 anos, principalmente nos meses de inverno, representando entre 40% e 60% das consultas aos serviços de saúde. Estima-se que 50% a 90% desses casos recebam tratamento inadequado, com antibioticoterapia desnecessária e prejudicial, pelos efeitos colaterais e risco de aumento da resistência bacteriana.

Fatores de risco para maior gravidade das IRA e, portanto, maior frequência de pneumonia são mais prevalentes em países em desenvolvimento: desnutrição, deficiência de vitamina A, desmame precoce, tabagismo passivo, baixa escolaridade materna ou do responsável, poluição ambiental e confinamento.

Define-se pneumonia como a inflamação do parênquima pulmonar, causada, na maioria das vezes, por micro-organismos e, raramente, por agentes não infecciosos. Pode ser classificada radiológica ou anatomopatologicamente como lobar ou lobular, alveolar ou intersticial, dependendo da sua localização anatômica. No entanto, a classificação etiológica comprovada ou provável seria mais relevante, para orientação diagnóstica e terapêutica, se pudesse ser realizada rotineiramente.

No estudo da epidemiologia das pneumonias é importante destacar que, quanto à mortalidade, os países desenvolvidos conseguiram diminuir expressivamente a mortalidade por IRA em crianças com menos de 5 anos, em virtude da melhora das condições socioeconômicas da população e de antibioticoterapia precoce e eficaz nos pacientes com pneumonia. O mesmo não ocorre nos países em desenvolvimento, onde a mortalidade por IRA é 10 a 50 vezes maior do que nos países desenvolvidos. Ainda nos anos 1990, Brasil e Chile, por exemplo, detinham taxas de mortalidade por IRA cerca de 10 vezes maiores do que o Canadá, apesar de a Organização Mundial da Saúde (OMS), desde a década de 1980, ter sugerido a esses países o estabelecimento de normas de diagnóstico e tratamento da doença.

Os dados epidemiológicos fornecidos por países em desenvolvimento nem sempre são ideais, podendo haver subnotificação de óbitos, com valores, portanto, ainda inferiores aos da realidade. Outro fator que agrava essa situação é a morte domiciliar. Estudo brasileiro, realizado em Porto Alegre, por meio de inquérito domiciliar, analisou 475 óbitos infantis por pneumonia, do total de 527 ocorridos com menores de 5 anos, constatando-se 267 mortes domiciliares e 208 hospitalares, de 1986 a 1991. Observou-se que 75,3% dos casos que foram a óbito no domicílio não haviam sido sequer levados aos serviços médicos, enquanto 24,7% procuraram atendimento que, porém, não impediu o óbito. O grupo de menores de 1 ano representou 89,3% das mortes no domicílio, enquanto a faixa etária de 1 a 4 anos constituiu 10,7%.

Os óbitos ocorridos em domicílio – 75,3% do total – geralmente não são notificados, gerando resultados inferiores aos da realidade. Ficou patente a necessidade de melhoria no diagnóstico e no tratamento das IRA, com maior divulgação dos sinais de gravidade à comunidade e garantia de melhor atendimento nos serviços de saúde da região. Ressalta-se, porém, que o sul do Brasil é considerado uma das regiões mais desenvolvidas do país. Provavelmente, as regiões mais pobres encontram-se em pior situação epidemiológica, com óbitos subnotificados.

Em relação à morbidade, observa-se que, nos países em desenvolvimento, a incidência anual de pneumonia é maior em crianças pequenas, ao contrário do resfriado, que ocorre com a mesma frequência nos países desenvolvidos e em desenvolvimento. A incidência anual de pneumonia mantém-se em torno de 3% a 4% nos países desenvolvidos e de 10% a 20%, chegando a até 80% naqueles em desenvolvimento. Esses valores refletem-se nos elevados gastos em internações por pneumonia. No Brasil, em 1996, a análise do custo de internações pelo Ministério da Saúde revelou que, do total de gastos com crianças no setor público, 36% o foram por IRA e, portanto, por pneumonia; 13,2% por afecções perinatais, 10,6% por doenças diarreicas e 7,4% por asma.

Muitas internações resultam da falta de uso de antibiótico e de desconhecimento do responsável sobre os sinais de gravidade da IRA. Além disso, o uso excessivo de medicamentos, desnecessário e nocivo às doenças do aparelho respiratório, agrava o problema da internação por pneumonia. Em muitos países, os recursos destinados à compra de medicamentos ineficazes poderiam financiar o custo de todos os antibióticos empregados para tratar os casos de pneumonia.

ETIOLOGIA, PATOGENIA E PATOLOGIA MORFOLÓGICA E FUNCIONAL

Mesmo nos países desenvolvidos, onde a maioria dos casos de pneumonia é de etiologia viral, até hoje existe preocupação quanto à identificação das pneumonias bacterianas, demonstrando dificuldade de ordem prática no dia a dia dos pediatras. Em países em desenvolvimento, essa preocupação deve ser ainda maior pelo predomínio dos quadros bacterianos, além dos fatores de risco. Estudos etiológicos mostram que, em aproximadamente 60% de aspirados pulmonares de crianças hospitalizadas com pneumonia sem uso prévio de antibioticoterapia, há crescimento de bactérias. Nos lactentes pequenos, a inespecificidade do quadro clínico dificulta ainda mais o diagnóstico. A radiografia de tórax, método complementar mais utilizado para definição diagnóstica, nem sempre está disponível e/ou é esclarecedora.

Entre os agentes etiológicos de pneumonias destacam-se o *Streptococcus pneumoniae* (pneumococo) e o *Haemophilus influenzae* do tipo b nos menores de 5 anos. Os agentes gram-negativos e o *Streptococcus* β-hemolítico do tipo B são também prevalentes entre os menores de 2 meses. Em geral, correspondem aos quadros de maior gravidade, podendo-se evitar muitas mortes com o uso correto da antibioticoterapia. A abordagem correta desses casos é essencial para que se abrevie o sofrimento da criança e evite sua evolução para o óbito.

Desde o início da década de 1980, a OMS/OPAS/Ministério da Saúde do Brasil têm unido esforços no sentido de incrementar medidas de controle para modificar a situação das doenças mais prevalentes na infância: desnutrição, diarreia e IRA. Foram criadas as Ações Básicas de Saúde, que consistem num conjunto de normas diagnósticas e terapêuticas dirigidas a essas afecções. Atualmente, a estratégia desenvolvida pela OMS/OPAS/UNICEF, denominada Atenção integrada às doenças prevalentes da infância (AIDPI), tem como um dos objetivos reduzir a mortalidade, a ocorrência e a gravidade dessas doenças, garantindo a melhoria da qualidade de atendimento à criança nos serviços de saúde.

Em relação à ação de saúde contra a IRA foram estabelecidos critérios clínicos de altas sensibilidade e especificidade para avaliação e classificação de crianças menores de 5 anos com IRA, visando ao diagnóstico de pneumonia e consequente tratamento adequado. Os casos devem ser avaliados considerando-se dois grupos etários – 0 a 2 meses e 2 meses a 5 anos – e classificados como *pneumonia grave, pneumonia* e *não pneumonia*.

Diversos fatores contribuem para a maior gravidade das IRA nos países em desenvolvimento. É reconhecida a maior probabilidade de ocorrência das IRA do trato respiratório inferior – principalmente as pneumonias de etiologia bacteriana com possibilidade de óbito – diante de condições adversas. A literatura mundial avalia muitos fatores, embora estudos desse tipo sejam escassos em países em desenvolvimento. Alguns aspectos variam de importância, dependendo da comunidade estudada, como, por exemplo, desnutrição, baixo peso ao nascer e frequência a creches. No entanto, outros fatores parecem ser de importância universal: idade inferior a 1 ano, aleitamento artificial e aglomeração domiciliar.

Baixo peso ao nascer

Baixo peso ao nascer, isto é, peso inferior a 2.500g, está relacionado com maior taxa de mortalidade por IRA tanto no período neonatal como no 1º ano de vida. O papel do baixo peso ao nascer na mortalidade por IRA já foi bem comprovado por Victora e cols. em Pelotas (RS), que mostraram taxa aproximadamente 50% maior de risco de pneumonia nesses bebês, quando comparados àqueles com peso superior a 2.500 gramas. Atribui-se esse achado à resposta imunológica deficiente, à redução do calibre das grandes vias aéreas ou à obstrução das pequenas vias aéreas. A incidência de baixo peso ao nascer varia entre 20% e 40% nos países em desenvolvimento e entre 6% e 7% nos países industrializados, possivelmente devido à baixa ingestão alimentar da mãe, a trabalhos físicos excessivos na gestação, à baixa idade da mãe, à elevada paridade e ao pequeno intervalo entre os partos.

Fatores nutricionais

A deficiência proteica e de vitaminas parece inibir a formação de anticorpos específicos e impedir o bom funcionamento dos mecanismos de defesa pulmonares. Estudos longitudinais revelam relação direta entre desnutrição e mortalidade da IRA, mais especificamente por pneumonia. No nordeste do Brasil, estudo com 650 crianças menores de 2 anos mostrou que a desnutrição foi o mais importante fator de risco para pneumonia na população estudada. A maioria das crianças apresentava algum grau de desnutrição, mas o risco elevado de pneumonia grave foi estatisticamente significativo, mesmo naquelas com desnutrição de grau leve. A associação entre desnutrição e mortalidade por IRA já foi avaliada em alguns países em desenvolvimento. Em Papua-Nova Guiné, crianças desnutridas tinham risco oito vezes maior de morrer por IRA do que os eutróficos. Nas Filipinas, esse risco mostrou-se três vezes maior. No Brasil, Victora e cols., na Região Sul, em 1994, mostraram risco cinco vezes maior de pneumonia grave em desnutridos. Conclui-se que a desnutrição proteico-calórica gera importante impacto tanto na morbidade como na mortalidade por pneumonia.

O desmame precoce associa-se também à maior gravidade de infecções virais e bacterianas, pela perda de proteção conferida pelo leite materno, o qual fornece proteção passiva contra os patógenos, por meio substâncias antivirais e antibacterianas, como IgA secretória, lactoferrina e oligossacarídeos, além de células de defesa, como macrófagos, linfócitos e neutrófilos. O leite materno também estimula o sistema imunológico e oferece o fator bífidus, que impede a colonização de germes gram-negativos. Segundo Victora e cols., em 1989, a suplementação alimentar com outros alimentos diferentes do leite de vaca mostrou-se importante fator de proteção, reduzindo em um terço o risco de pneumonia, talvez pela presença de vitamina A, zinco e outros micronutrientes nesses alimentos.

Observa-se que a deficiência de vitamina A torna as crianças mais vulneráveis ao sarampo e às infecções respiratórias. A IRA pode deflagrar grave deficiência de vitamina A em crianças previamente portadoras de deficiência leve da vitamina, levando a lesões oculares, como xeroftalmia e cegueira. A deficiência dessa vitamina causa depressão de imunidade, principalmente celular, e diminuição da produção de muco, tornando mais fácil o acesso da bactéria à mucosa respiratória.

Ambiente doméstico

O número de pessoas na família mostra relação direta com o risco de IRA do trato inferior, ou seja, de maior gravidade. Famílias com mais de oito pessoas têm risco duas vezes maior de casos de pneumonia que outras com dois a quatro componentes. Embora autores não descrevam associação entre risco de pneumonia e número de pessoas dormindo no mesmo quarto que a criança, estudo semelhante, realizado na Malásia, concluiu de forma diferente. Considerando aglomeração famílias com mais de cinco pessoas, esse estudo identificou maior risco de adoecimento por IRA nessas do que em famílias de menor número. Também foi observado que dormir com mais de três pessoas no mesmo quarto era um fator de risco isolado para maior incidência de episódios de IRA.

A contaminação do ar doméstico pela queima de madeira para calefação e cocção de alimentos, e principalmente a fumaça de cigarro, pode aumentar a suscetibilidade do trato respiratório à IRA.

Em nosso meio, a fumaça do cigarro é mais importante. Trabalhos demonstram maior prevalência de problemas respiratórios em menores de 7 anos que convivem com fumantes do que naqueles cujos familiares não fumam. O tempo de exposição à fumaça do cigarro também é importante, sendo maior a prevalência de problemas respiratórios em crianças cujas mães fumam, pois elas ficam mais tempo em casa. Outros autores sugerem associação do tabagismo passivo a outras formas de IRA, como bronquiolite e asma, não encontrando importante associação entre o tabagismo passivo e a pneumonia.

Idade

Entre as crianças com menos de 5 anos com IRA, 50% das que evoluem para óbito têm menos de 6 meses de vida e 90% vivem em países em desenvolvimento. Esse grupo etário tem características anatômicas que o predispõem a contrair IRA, como a maior resistência das vias aéreas e a menor complacência pulmonar, facilitando o fechamento dos canalículos aéreos e a retenção de secreções. A fragilidade da musculatura diafragmática diminui a capacidade da tosse, importante mecanismo de defesa do aparelho respiratório. Além disso, a imaturidade do sistema de defesa do aparelho respiratório predispõe as infecções graves. Nesses bebês o reconhecimento da doença respiratória é difícil, muitas vezes indistinguível de sepse e meningite.

Outros fatores de risco são estudados em vários países em desenvolvimento, observando-se importância variada nas diversas populações: frequência às creches, falta de imunização, baixa escolaridade dos pais, baixa idade materna, pneumonias prévias ou sibilância e baixo nível socioeconômico. No entanto, fatores de risco como baixo peso ao nascer, desnutrição, desmame precoce e idade menor do que 6 meses aparecem como atributos importantes isoladamente em quase todos os estudos realizados nessas populações.

Os estudos sobre os agentes etiológicos demonstram que, nos países desenvolvidos, os vírus (vírus sincicial respiratório ([VSR], adenovírus, parainfluenza, influenza A e B) e o *Mycoplasma pneumoniae (M. pneumoniae)* são os agentes mais comuns de pneumonias e bronquiolites. Outros germes, além do *M. pneumoniae*, podem estar envolvidos na etiologia de pneumonias atípicas, embora menos frequentemente: *Coxiella burnetti, Francisella tularensis* e *Legionella pneumophila*. Entre as bactérias, predominam *Streptococcus pneumoniae* (pneumococo), *Haemophilus influenzae* tipo B (*H. influenzae*) e *Staphylococcus aureus*, sendo que nesses países representam causa pouco frequente de pneumonia na infância. Até os 2 meses de vida, destaca-se a importância de bactérias gram-negativas, do *Streptococcus* β-hemolítico do grupo B, do *S. aureus*, da *Chlamydia trachomatis*, do *Ureaplasma urealyticum*, citomegalovírus e outros vírus respiratórios.

Nos países em desenvolvimento, vários estudos realizados por punção pulmonar em crianças com pneumonia sem uso prévio de antibióticos mostram a predominância de bactérias – pneumococo e *H. influenzae* – na etiologia das pneumonias comunitárias agudas. O *S. aureus* predomina no lactente – exceto no período neonatal – como complicação do sarampo ou como agente de pneumonia hospitalar. Existem poucos estudos sobre a etiologia de pneumonia em crianças de 0 até 2 meses de vida, principalmente nos países em desenvolvimento, mas admite-se que os agentes sejam semelhantes aos descritos na mesma faixa etária nos países desenvolvidos. No entanto, ao contrário desses países, alguns relatos já mostram que o isolamento do *Streptococcus* β-hemolítico do grupo B tem sido pouco comum, enquanto o pneumococo e o *H. influenzae* são mais prevalentes. Vírus não são as causas mais frequentes de pneumonia nos países em desenvolvimento, mas deve-se levar em conta que nesses locais poucos centros têm tecnologia adequada para sua identificação e que infecções virais muitas vezes predispõem infecções secundárias por bactérias.

Nos países em desenvolvimento, a colonização do trato respiratório superior pelo pneumococo é observada em quase 100% das crianças até os 4 anos. Nos países desenvolvidos, esse percentual não ultrapassa 50%. Trabalho brasileiro de Sutmoller e Nascimento, realizado em 1981, na Fundação Oswaldo Cruz (RJ), reforça a importância dos vírus na etiologia das doenças do trato respiratório inferior na criança.

O protozoário *Pneumocystis carinii* é importante em desnutridos e imunodeprimidos.

Nas crianças com SIDA, em nosso meio, as bactérias são consideradas os mais frequentes agentes etiológicos de pneumonia, com distribuição por faixa etária semelhante à de crianças sem SIDA.

No estudo da *patogenia* das pneumonias agudas sabe-se que normalmente as vias aéreas são estéreis desde a região subglótica até os alvéolos, sendo protegidas por vários mecanismos: filtração de partículas inaladas nas narinas, reflexos da tosse, expulsão de micro-organismos pelo muco e células ciliadas, ingestão de bactérias pelos macrófagos alveolares com neutralização por substâncias locais e drenagem linfática de agentes nocivos. Se algum desses mecanismos não exerce bem a sua função, a bactéria atinge o pulmão por via hematogênica ou aspirativa, causando pneumonia. A via aspirativa é a mais comum, e infecção viral prévia frequentemente é responsável por prejudicar os mecanismos de defesa do aparelho respiratório. Quando a bactéria atinge os bronquíolos terminais em diante, ocorre importante reação inflamatória local com edema alveolar e infiltrado leucocitário. Macrófagos removem restos celulares e bacterianos. Brônquios, vasos sanguíneos e linfáticos, parênquima pulmonar e alvéolos são acometidos durante o processo. As lesões alveolares são as mais conhecidas, dependem do agente etiológico, e sua evolução natural é influenciada pelo tratamento. As lesões pulmonares, tomando por modelo a pneumonia pneumocócica, passam por quatro fases: congestão, hepatização vermelha, hepatização cinzenta e resolução. A hepatização vermelha é o aspecto mais característico da pneumonia pneumocócica e corresponde à congestão dos vasos interalveolares e à invasão alveolar por exsudato de fibrina e leucócitos que pode conter a bactéria. É possível nessa fase o acometimento da pleura, com derrame.

Os vírus atingem as vias aéreas por via aspirativa ou contato direto e invadem as pequenas vias aéreas e alvéolos por continuidade ou implantação direta. Podem causar inicialmente destruição do epitélio ciliar e processo inflamatório difuso e progressivo, caracteristicamente rico em células mononucleares. Acometem todo o epitélio respiratório, até os alvéolos e o espaço intersticial.

QUADRO CLÍNICO

Clinicamente, a pneumonia é diagnosticada por frequência respiratória elevada e/ou tiragem subcostal em crianças menores de 5 anos com história clínica de tosse e/ou dificuldade respiratória há 7 ou, no máximo, 10 dias. Em crianças com menos de 2 meses, tanto a frequência respiratória aumentada (60 respirações por minuto ou mais) como a tiragem são consideradas de alto valor preditivo de pneumonia grave. Nas crianças de 2 meses a 4 anos, os valores da frequência respiratória selecionados para se considerar que uma criança tem pneumonia são de 50 ou mais respirações por minuto, se a criança tem de 2 a 11 meses, e 40 ou mais, se tem de 1 a 4 anos. A tiragem subcostal é considerada como sinal de pneumonia grave em crianças de 2 meses a 4 anos.

A visão programática do problema formula uma definição de pneumonia mais prática e realista, que se baseia em dados clínicos de baixa complexidade e de elevadas sensibilidade e especificidade. Podem ser verificados, em situações especiais, por qualquer profissional da equipe de saúde ou da comunidade que receba treinamento.

Na pneumonia aguda da criança há início súbito com febre alta, calafrios, sinais de dificuldade respiratória e prostração. Eventualmente, o início pode ser insidioso, com tosse, febre baixa e discreta queda do estado geral. À ausculta respiratória é possível detectar murmúrio vesicular (MV) diminuído, estertores crepitantes e/ou sopro tubário, frêmito toracovocal aumentado e percussão com submacicez, pela condensação do parênquima; se houver complicação com derrame pleural, o frêmito deverá estar diminuído e, à percussão, haverá macicez.

No recém-nascido, as manifestações respiratórias são ainda menos evidentes, pois costumam predominar os sinais gerais de sepse, como recusa alimentar, letargia, hipotonia, convulsões, vômitos, distensão abdominal, palidez, cianose, hipotermia, com grau variável de comprometimento respiratório (taquipneia, episódios de apneia, tiragem, batimento de asas do nariz e gemido).

Nos lactentes e crianças pequenas, as pneumonias costumam iniciar-se com um quadro febril brusco. À medida que o quadro progride aparecem manifestações de maior gravidade, como: letargia, recusa alimentar, tiragem subcostal, taquipneia, gemido expiratório, cianose, distensão abdominal e taquicardia.

Na pneumonia pelo *Mycoplasma pneumoniae* (causa mais frequente de pneumonia atípica), o início é gradual com mal-estar, febre, cefaleia e tosse irritativa, que se manifestam a partir do 3º ao 5º dia de doença, acometendo principalmente crianças em fase escolar. A ausculta não é significativa, quando comparada à intensidade da tosse. Eventualmente, pode acompanhar-se de derrame pleural, miringite bolhosa ou otite média, exantemas e meningite.

A *Chlamydia trachomatis* é outro agente causador de pneumonia afebril, principalmente nos lactentes, nos seus primeiros 4 meses de vida, nascidos de parto normal. O quadro clínico caracteriza-se por início gradual e curso subagudo, com acessos prolongados de tosse intensa, taquipneia e estertores finos bilaterais. Chama a atenção o estado regular geral do paciente.

DIAGNÓSTICO

O conhecimento da etiologia das pneumonias é fundamental para a instituição de medidas preventivas e terapêuticas adequadas visando à queda da mortalidade por IRA. No entanto, a comprovação etiológica das pneumonias é muito difícil. Para facilitar o estudo dos métodos diagnósticos, pode-se agrupar os agentes etiológicos de pneumonias agudas em dois grupos: vírus e bactérias.

Vírus

Vírus podem ser identificados por meio da inoculação de secreções nasofaríngeas e aspirados pulmonares em cultura de células. O diagnóstico rápido pode ser obtido pela detecção de antígenos virais em secreções respiratórias por meio de imunofluorescência e método imunoenzimático (Elisa). Esta técnica, além de permitir identificação mais rápida do vírus, fornece maior percentual de amostras positivas e evita o risco de contaminação dos sistemas de culturas celulares. O maior problema para sua utilização no Brasil é a importação de reagentes, além do cuidado necessário para a coleta do aspirado nasofaríngeo e seu transporte ao laboratório. A pesquisa de anticorpos antivirais no soro não é muito útil em crianças, porque a produção de anticorpos pode não ser adequada, e a coleta de sangue, em crianças muito pequenas, causa problemas de ordem técnica, já que exige profissionais experientes pelo pequeno calibre dos vasos sanguíneos.

Bactérias

A cultura de escarro ou de secreção, obtida do trato respiratório superior, fornece resultados imprecisos, já que existe grande número de portadores sãos dos patógenos respiratórios, principalmente em países em desenvolvimento, onde a colonização da nasofaringe pelo pneumococo é mais frequente e precoce do que em países desenvolvidos. Além disso, durante a coleta das secreções podem ser carreados germes contaminantes diferentes do contido nos tecidos pulmonares e responsáveis pela pneumonia. No adolescente, assim como no adulto, o exame direto (Gram) e a cultura de escarro podem ser úteis.

Apenas a hemocultura e a cultura obtida por aspiração transtraqueal ou punção pulmonar mostram-se capazes de definir de modo fidedigno a etiologia de pneumonias. A sensibilidade da hemocultura é muito baixa: observam-se bactérias em menos de um terço das crianças. A aspiração transtraqueal não tem sido muito difundida em crianças por dificuldades técnicas na realização e por eventuais complicações iatrogênicas.

A punção pulmonar aspirativa seria o melhor método para diagnóstico etiológico das pneumonias na infância. No entanto, não é usada rotineiramente pelos riscos potenciais que traz ao paciente. Alguns autores relatam a importância do acompanhamento do paciente após a punção, pelo risco de complicações.

Como a maioria das pneumonias bacterianas contraídas na comunidade é causada por agentes que possuem cápsulas polissacarídeas – pneumococo e *H. influenzae* –, foram desenvolvidas técnicas imunológicas para detecção de antígenos capsulares no soro e na urina, como a aglutinação no látex e a contraimunoeletroforese. Os antígenos capsulares persistem no soro e na urina vários dias após a infecção e são resistentes ao calor, permitindo a conservação das amostras sem refrigeração. No entanto, existem 84 tipos diferentes de antígenos capsulares de pneumococo e seis de *H. influenzae* que necessitam de anticorpos específicos para serem detectados. Estuda-se a possibilidade de pesquisa de um único antígeno capsular do pneumococo – o polissacarídeo C, presente em todas as cepas invasivas. O teste de aglutinação pelo látex é realizado com técnica simples, no soro ou na urina, mostrando maior sensibilidade para a pesquisa do hemófilo que a contraimunoeletroforese. Essa técnica exige maior complexidade. Testes sorológicos para pesquisa de anticorpos não têm sido muito úteis em crianças, especialmente em menores de 2 anos, em virtude da produção insuficiente de anticorpos aos polissacarídeos capsulares. Métodos mais específicos e quantitativos para estudos epidemiológicos, como Elisa e radioimunoensaio, encontram-se em estudo. O custo elevado limita a utilização rotineira, em larga escala, desses métodos.

TRATAMENTO

Os conceitos antes empregados permitem, por eles mesmos, uma abordagem da criança, a classificação do caso e a orientação terapêutica (ver Quadros XX.8.1 e XX.8.2). A criança com menos de 5 anos, com tosse e/ou dificuldade para respirar, é avaliada por qualquer membro treinado da equipe de saúde. A peculiaridade desse procedimento é a possibilidade de sua realização, independentemente da presença de um médico e de um estetoscópio, o que é importante em algumas regiões do nosso país e do mundo. Se a criança apresenta algum sinal de gravidade, ou seja, de risco de vida, será imediatamente encaminhada para o hospital. Caso contrário, será pesquisada taquipneia. Se presente, será classificada como caso de pneumonia e prescrita antibioticoterapia. Se for detectada tiragem subcostal, será classificada como pneumonia grave e encaminhada para internação hospitalar. Lactentes até 2 meses com taquipneia e/ou tiragem subcostal são sempre classificados como portadores de pneumonia grave. O tratamento padrão dos casos no domicílio ou no hospital visa garantir o fornecimento e evitar o uso inapropriado de antibióticos.

O conceito programático não desvaloriza a presença do médico para o diagnóstico e tratamento de pneumonia na criança, mas, por meio do estabelecimento de normas, procura evitar a perda de casos e a ocorrência de óbitos por pneumonia na sua ausência. Esse aspecto pode não parecer importante nas zonas urbanas de grandes cidades, mas num país extenso como o Brasil e com tantas disparidades sociais torna-se relevante, podendo salvar muitas vidas.

A *conduta ambulatorial* e a *conduta hospitalar* das pneumonias agudas na infância serão abordadas separadamente.

CONDUTA AMBULATORIAL

É importante estar atento para outras recomendações sobre a antibioticoterapia das pneumonias agudas na criança:

- Não são recomendadas a fenoximetil-penicilina (penicilina V) e a penicilina benzatina.
- Em nosso meio, a cefuroxima e a amoxicilina + clavulanato podem ser recomendados como drogas de segunda escolha, quando a resposta inicial aos antimicrobianos de primeira linha não é satisfatória. A cefuroxima é uma cefalosporina de segunda geração e a dose diária que deve ser empregada é de 20 a 30mg/kg/dia, de 12/12h, por via oral. A dose da amoxicilina + clavulanato é de 50mg/kg/dia de amoxicilina, de 8/8h. A utilização desses antibióticos, assim como a do cloranfenicol, visa às infecções causadas pelo *H. influenzae*, produtor de penicilinase, que são pouco frequentes em nosso meio. A utilização da cefalexina para tratamento de pneumonia ambulatorial em crianças menores de 5 anos não é adequada pela possibilidade etiológica de *H. influenza*, que não faz parte do espectro de ação desse antimicrobiano.
- Em algumas situações, quando a resposta às drogas de primeira linha também não é boa, o cloranfenicol pode ser usado. A dose diária é de 50 mg por kg, de 6/6 horas, por via oral ou intramuscular. No Brasil, não se recomenda o uso da droga em recém-nascidos, pelo risco de graves efeitos colaterais. Mesmo nas crianças maiores, sua utilização vem sendo restrita a casos especiais em razão dos efeitos colaterais que, embora raros, podem apresentar extrema gravidade. O risco de anemia aplástica, por exemplo, é de cerca de 1 em 40 mil casos, mas trata-se, em geral, de complicação

irreversível e letal. A toxicidade hemopoética constitui um efeito direto sobre a medula óssea e, em geral, está relacionada com a dose aplicada, sendo reversível. Pode-se detectar esse efeito indesejável logo no início se, durante o tratamento, forem feitos exames de sangue com regularidade, incluindo contagem de reticulócitos, o que frequentemente não ocorre na prática. Entre os primeiros sinais de perigo incluem-se queda no nível de hemoglobina e contagem baixa de reticulócitos. Entretanto, quando se emprega o cloranfenicol durante 7 a 10 dias, é raro haver toxicidade clinicamente significativa.

Todos os pacientes que iniciam antibioticoterapia domiciliar devem ter *consulta de reavaliação* (*retorno*) garantida após 48 ou 72 horas. Aspectos clínicos que devem ser considerados na consulta de reavaliação dos casos e conduta estão descritos no Quadro XX.8.3.

Os responsáveis devem ser orientados para retornar ao serviço de saúde até mesmo antes desse período, caso haja o aparecimento de sinais de piora ou gravidade, como respiração mais difícil ou mais rápida, impossibilidade de ingerir líquidos e piora do estado geral.

A pneumonia aguda na criança maior de 5 anos, geralmente, é causada pelo *Streptococcus pneumoniae*, sendo um quadro de início abrupto de febre moderada a alta, tosse produtiva, queda do estado geral e variáveis graus de dificuldade respiratória. Dor abdominal aguda, sugerindo quadro de abdome agudo, por acometimento pleural, pode ser uma forma de apresentação da doença. O tratamento proposto é semelhante ao das crianças de 2 meses a 4 anos. Os casos de pneumonias atípicas serão discutidos no item 5.

Alguns cuidados gerais durante o tratamento das pneumonias devem ser lembrados, como repouso relativo, manutenção da alimentação em quantidades menores e com mais frequência, inclusive o aleitamento materno, oferta frequente de líquidos, cuidados para evitar broncoaspiração, fluidificação da secreção nasal, não utilização de xaropes ou sedativos para a tosse, não utilização de anti-inflamatórios, tratamento da febre e aquecimento de bebês com menos de 2 meses (maior risco de hipotermia).

CONDUTA HOSPITALAR

Os casos classificados como "pneumonia grave" (ver Quadros XX.8.1, XX.8.2 e XX.8.3) devem ser encaminhados para tratamento hospitalar.

Outros critérios de indicação de internação são: falha do tratamento ambulatorial, presença de doença grave concomitante, sinais radiológicos de gravidade (derrame pleural, pneumatoceles, abscessos, condensações extensas), outros sinais clínicos de gravidade (batimento de asa de nariz, gemido, cianose, impossibilidade de beber ou mamar, vômitos incoercíveis, convulsões), insuficiência respiratória e graves problemas sociais.

Alguns métodos diagnósticos podem ser utilizados em crianças internadas, embora o tratamento possa ser corretamente instituído com base em dados clínicos e epidemiológicos conhecidos sobre os agentes etiológicos (Quadro XX.8.1).

- *Radiografia de tórax*: é o método mais utilizado na prática para auxiliar o diagnóstico de pneumonia, diferenciar quadros bacterianos de virais ou avaliar a extensão do processo, embora sua análise nem sempre seja conclusiva. Algumas características radiológicas, no entanto, devem ser valorizadas. Hipotransparências alveolares, principalmente envolvendo um ou mais segmentos, abscessos, derrames, adenopatias, são indicadoras prováveis de processo bacteriano. Bactérias tendem a causar exsudato alveolar, consolidações lobares e segmentares e derrames pleurais. Produzem imagens frequentemente mais localizadas, pouco difusas (Figs. XX.8.1 e 8.2). Algumas vezes, a consolidação pneumônica assume surpreendente forma arredondada, podendo até mesmo lembrar tumor. Essas "pneumonias redondas" são geralmente grandes, únicas, indicando processo parenquimatoso. Embora comumente se associe pneumonia lobar à etiologia pneumocócica, também pode ocorrer acometimento pulmonar segmentar

Quadro XX.8.1. Conduta na criança menor de 2 meses com tosse ou dificuldade respiratória

Sinais	Tiragem persistente e/ou respiração rápida, mantida (60 irpm ou mais)	Sem tiragem e sem respiração rápida (menos de 60 irpm)
Classificar como	Pneumonia grave	Não é pneumonia
Conduta	Referir urgentemente para internação hospitalar Manter o bebê aquecido Iniciar oxigenoterapia Tratar a febre	Orientar a mãe sobre os cuidados em casa: Manter o bebê aquecido Amamentar com frequência Limpar o nariz Retornar se a criança: Respira com dificuldade Respira rapidamente Tem dificuldade de se alimentar Piora o seu estado geral

Irpm: incursões respiratórias por minuto.

Quadro XX.8.2. Conduta na criança de 2 meses a 4 anos com tosse ou dificuldade respiratória

Sinais	Tiragem	Sem tiragem	Sem tiragem
	Com ou sem respiração rápida	Respiração rápida – 50irpm ou mais se tem de 2 a 11 meses; 40irpm ou mais se tem de 1 a 4 anos	Sem respiração rápida
	Tratar a sibilância, se houver*		
Classificar como	Pneumonia grave	Pneumonia	Não pneumonia
Conduta	Referir para internação hospitalar Iniciar a oxigenoterapia Tratar a febre Tratar a sibilância*	Orientar para tratamento domiciliar Dar o antibiótico** Orientar para retorno em 48 horas, ou antes, se piorar	Orientar para tratamento domiciliar Tratar a febre e a sibilância Avaliar e tratar a dor de garganta, dor de ouvido, estridor ou outros problemas Se estiver com tosse há mais de 30 dias, encaminhar para avaliação

Irpm: incursões respiratórias por minuto.
*Se, após o uso de broncodilatador, desaparecer ou diminuir muito a tiragem, reclassificar o caso, pois a hospitalização pode ser evitada.
**Para o tratamento ambulatorial de pneumonia em crianças de 2 meses a 4 anos de idade são recomendados três antibióticos de primeira linha por um período de 7 dias: (a) amoxicilina: 50mg/kg/dia, de 8/8h, por via oral; (b) ampicilina: 100mg/kg/dia, de 6/6h, por via oral; (c) penicilina procaína: 400.000UI/dia por via intramuscular nas crianças até 20kg; acima de 20kg, pode ser empregada a dose de 400.000UI de 12/12h.
Essa opção terapêutica deve ser considerada caso o paciente não tolere a via oral, por exemplo, em vigência de vômitos ou em situações de dificuldades operacionais que impeçam a administração correta da droga por via oral.

Quadro XX.8.3. Reavaliação e conduta na consulta de retorno

Piora clínica	Presença de tiragem ou outros sinais de gravidade	Internação hospitalar
Quadro inalterado		Indicar internação ou mudar o antibiótico · No caso de estar recebendo penicilina procaína, indicar internação · Se o antimicrobiano for amoxicilina ou ampicilina, substituir por penicilina procaína e reavaliar em 48 horas como um caso novo. A medicação por via oral pode não estar sendo administrada ou absorvida corretamente. Caso persista o quadro, indicar internação · Se o antimicrobiano for amoxicilina, ampicilina ou penicilina procaína, substituir por cefuroxima, amoxicilina + clavulanato ou cloranfenicol e reavaliar em 48 horas como um caso novo. Caso persista o quadro, indicar internação
Melhora clínica	Respiração mais lenta Aceita melhor a alimentação Melhora da febre	Manter o antibiótico por 7 dias

ou subsegmentar. O *H. influenzae* causa pneumonia lobar, focal ou difusa, algumas vezes associada a derrame pleural ou pericárdico. A pneumonia estafilocócica tem curso grave, acomete principalmente lactentes, com imagens radiológicas de consolidações mais difusas, pneumotórax, pneumatoceles e empiema. Tais características não constituem regra absoluta. Por exemplo, pode ocorrer derrame pleural com evolução favorável, de etiologia pneumocóccica. A maioria dos derrames pleurais é de etiologia pneumocócica.

Doenças das vias aéreas com *air trapping* (aprisionamento do ar, hiperinsuflação), atelectasias e infiltrados intersticiais de baixa densidade, bilaterais, com adenomegalias hilares, são provavelmente de etiologia não bacteriana, possivelmente viral (Fig. XX.8.3).

• *Hemograma:* a identificação de leucocitose com desvio para esquerda indica quadro bacteriano; leucopenia sugere agente bacteriano gram-negativo; anemia in-

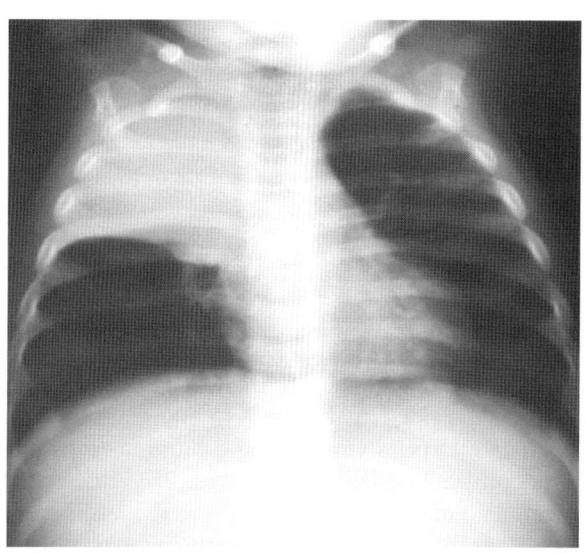

Fig. XX.8.1. Pneumonia lobar.

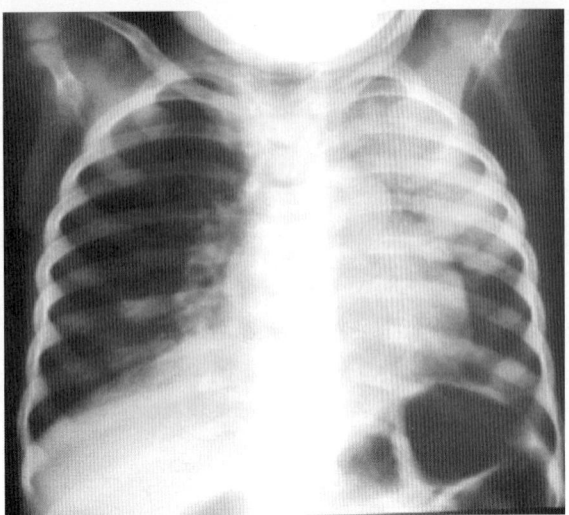

Fig. XX.8.2. Broncogramas aéreos.

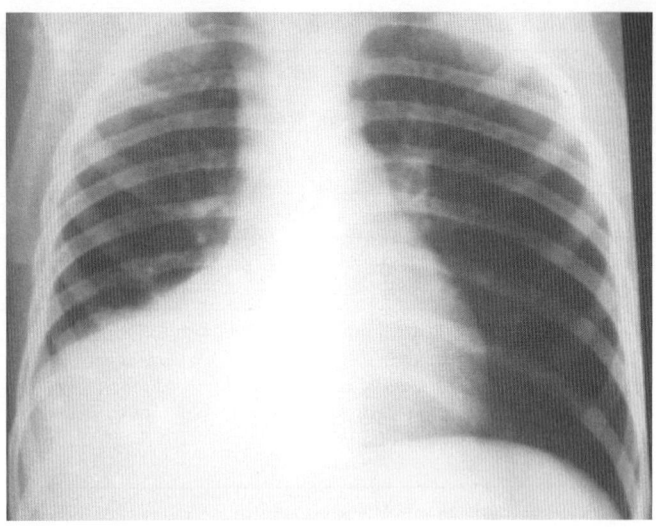

Fig. XX.8.3. Complicação de pneumonia – atelectasia do lobo inferior direito.

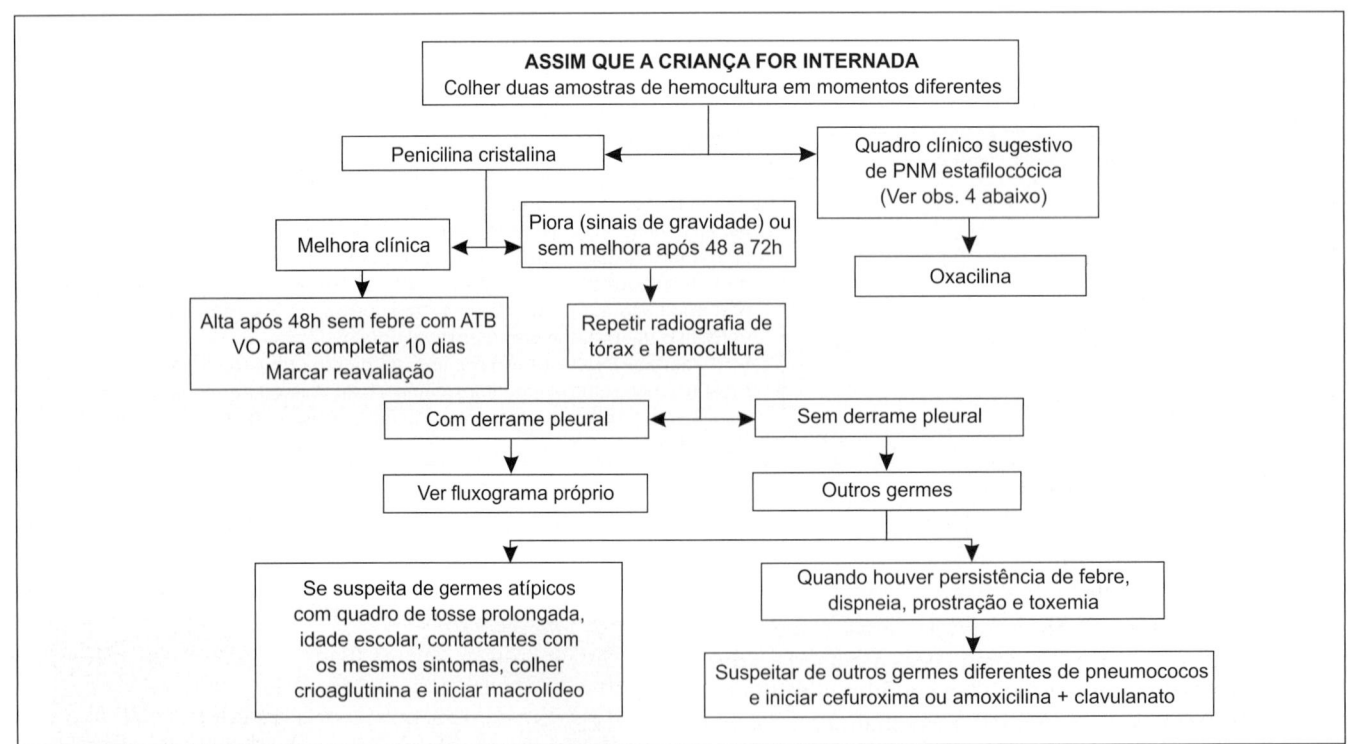

Fig. XX.8.4. Tratamento hospitalar da pneumonia comunitária.

tensa, *Staphylococcus aureus*, eosinofilia na pneumonia por clamídia ou micoplasma.
- *Hemocultura:* permite a definição da etiologia de pneumonias. No entanto, a sensibilidade é muito baixa: observam-se bactérias em menos de um terço das crianças. Estudos realizados em Bangladesh, Brasil, Paquistão, Papua-Nova Guiné e Filipinas mostraram hemoculturas positivas em 17% a 27% das crianças hospitalizadas com pneumonia grave. Deve ser realizada, sempre que possível, antes do início da antibioticoterapia.

- *Toracocentese:* deve ser realizada na presença de derrame pleural de médio ou grande volume. O material obtido deve ser submetido à bacterioscopia pelo método de Gram, ao exame citológico e à cultura.
  Os esquemas de tratamento hospitalar de pneumonia aguda sem e com derrame pleural encontram-se nas Figs. XX.8.4 e XX.8.5.
- No caso de pneumonia grave que não responde à penicilina ou ao cloranfenicol ou em que a radiografia do tórax acuse pneumatocele ou empiema, pode-se administrar oxacilina durante cerca de 3 semanas, princi-

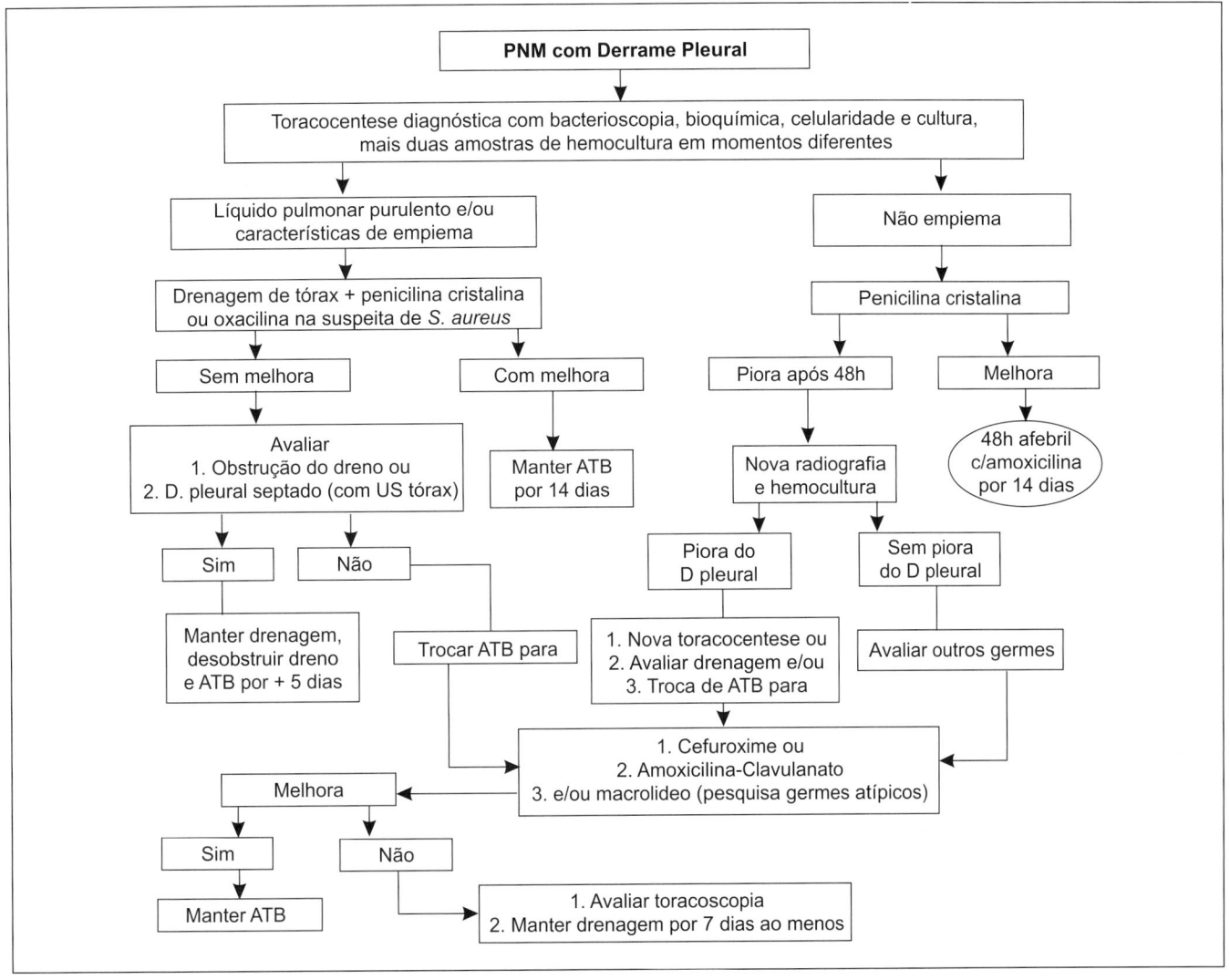

Fig. XX.8.5. Tratamento hospitalar da pneumonia comunitária com derrame pleural na infância.

palmente se tratando de crianças com porta de entrada cutânea ou desnutridas. A oxacilina atuará melhor visando à possibilidade de pneumonia por *S. aureus*. A dose é de 200mg/kg/dia de 4/4 ou 6/6 horas. Em menores de 2 meses, se a resposta à associação de penicilina cristalina e gentamicina não for adequada, pode-se usar oxacilina e gentamicina.

RESISTÊNCIA BACTERIANA DO PNEUMOCOCO E DO *H INFLUENZAE* E O TRATAMENTO DAS PNEUMONIAS

A resistência do pneumococo à penicilina foi inicialmente descrita no final da década de 1960 como baixa ou intermediária, isto é, com concentração inibitória mínima (MIC) de 0,1 a 1µg/mL, podendo tornar-se elevada posteriormente. A resistência elevada do *Streptococcus pneumoniae* à penicilina é rara em nosso meio e, do ponto de vista prático, não se observam também diferenças significativas na evolução clínica ou na gravidade das infecções pulmonares causadas por cepas penicilino-resistentes ou suscetíveis. A resistência ou sensibilidade intermediária também não representa limitação ao uso da penicilina, porque corresponde a cepas da bactéria que necessitam de níveis séricos mais elevados do antibiótico que já são normalmente obtidos com doses usadas habitualmente para o tratamento.

No Brasil, Sessegolo e cols. estudaram 262 amostras de pneumococo de pacientes do Rio de Janeiro, de São Paulo e Ribeirão Preto, de 1988 a 1992. Os espécimes eram sangue (n = 144), secreções respiratórias (n = 74), líquor (n = 50) e outros (n = 64). Os sorotipos isolados com mais frequência foram: 14, 6B, 23F, 5, 19F, 6A, 1 e 4. Quarenta e sete (17,9%) espécimes mostraram resistência intermediária à penicilina, e duas amostras, resistência elevada.

Friedland, na África do Sul, estudou 108 crianças com infecção pneumocócica: 78 com pneumonia, 21 com sepse e nove com peritonite. Dessas, 35 (32%) tinham pneumococo resistente, e apenas uma, resistência elevada. As crianças com pneumonia foram tratadas com penicilina ou derivados, como a amoxicilina por via oral em doses habituais, e tiveram boa evolução. Não houve diferença significativa quanto à duração da febre, dispneia ou uso de oxigênio nos dois grupos (pneumococo resistente e não resistente).

O estudo multicêntrico Caribe, patrocinado pela OPAS na América Latina para avaliar a resposta clínica de crianças com pneumonia pneumocócica com germes sensíveis e resistentes à penicilina, concluiu, em 2008, que não houve relação entre falha terapêutica e resistência *in vitro* do pneumococo, recomendando a penicilina cristalina como droga de escolha para tratamento de pneumonia aguda em áreas onde a MIC não ultrapasse 2μg/mL.

Estudo de coorte retrospectivo, realizado na Argentina e no Uruguai em crianças menores de 5 anos, hospitalizadas com doença invasiva por pneumococo resistente à penicilina, evidenciou boa resposta ao tratamento com penicilina, apesar da resistência do pneumococo. O uso de penicilina ou ampicilina nos 3 meses anteriores, a posse de plano de saúde e, consequentemente, várias consultas médicas e uso indiscriminado de antibióticos foram fatores de risco importantes.

O pico sérico da amoxicilina após uma dose de 15mg/kg é de 6 a 14 μg/mL, o que representa MIC bem maior do que o necessário para tratamento de pneumococo de resistência intermediária. Desse modo, a resistência intermediária à penicilina é pouco significativa na conduta frente à pneumonia. Nas cepas de alta resistência, a vancomicina é a droga de eleição.

A resistência do *H. influenzae* aos β-lactâmicos, como, por exemplo, à ampicilina, foi comprovada em 1972, e essa prevalência varia muito pelo mundo. A OMS pesquisou o padrão de resistência em 426 amostras de crianças de países em desenvolvimento, encontrando resistência média de 6%. Nos EUA, essa taxa situava-se em torno de 20% em 1986 e, no Brasil, em São Paulo, na década de 1990, a resistência ficou em torno de 9%. Logo, tanto em relação ao pneumococo quanto ao *H influenzae*, o tratamento preconizado para pneumonia aguda que prevê a utilização de penicilina pode ser mantido com segurança.

Da mesma forma, o CDC/EUA recomenda para manuseio de pneumonias comunitárias na criança o uso de antibióticos β-lactâmicos por via oral ou intravenosa em caso de hospitalização. Atualmente, pode-se considerar que o pneumococo, nos casos de pneumonia, é sensível se a MIC da penicilina for menor ou igual a 2μg/mL; de sensibilidade intermediária, se a MIC variar de 2 a 4μg/mL; e resistente se a MIC for maior ou igual a 8μg/mL. Essa recomendação reitera a conduta preconizada pelo MS/Brasil para tratamento dos casos de pneumonia.

PREVENÇÃO

Os principais aspectos preventivos envolvem ações educativas contra o uso indiscriminado de antibióticos e de antibióticos de amplo espectro, além da vacina antipneumocóccica.

BIBLIOGRAFIA

Barros RR, March MFBP. Infecções das vias aéreas superiores e inferiores. In: Coutinho MFG, Barros RR. Adolescência: uma abordagem prática. Rio de Janeiro: Atheneu, 2001:81-94.

Brasil. Secretaria de Assistência à Saúde. Coordenação Materno-infantil. Manual de assistência e controle das infecções respiratórias agudas (IRA). 4 ed. Brasília. Centro de Documentação do MS, 1994.

Cardozo MR et al. Penicillin resistant pneumococcus and risk of treatment failure in pneumonia. Arch Dis Child 2008; 93:221-225.

Cjyde Jr WA. Infections fo the respiratory tract due to Mycoplasma pneumoniae. In: Kendig Jr, Chernick V (eds.). Disorders of the respiratory tract in children. 5 ed, Philadelphia: Saunders, 1990:403-411.

Diretrizes brasileiras em pneumonias adquiridas na comunidade em pediatria – 2007. J Bras Pneumol 2007; 33(Suppl. 1):S31-S50.

Friedland IR. Comparison of the response to antimicrobial theraphy of penicilin-resistant and penicilin-susceptible pneumococcal disease. Pediatr Infect Dis J 1995:885-890.

Heffelfinger JD, Dowell, SF, Jorgensen JH et al. Management of community-acquired pneumonia in the era of pneumococcal resistance: a report from the drug-Resistant. Streptococcus pneumoniae Therapeutic Working Group. Arch Intern Med, 2000; 160(10):1.399-1.408.

March MFBP. Avaliação de sinais e sintomas preditivos de pneumonia comunitária em lactentes de 0 a 6 meses. Rio de Janeiro. 127p. Tese (Doutorado em Doenças Infecciosas e Parasitárias), Universidade Federal do Rio de Janeiro, 2000.

March MFBP. Pneumococo resistente em pneumonias. Pulmão RJ 2000; 9:29-30.

Organización Panamericana de la Salud. Los antibióticos en el tratamiento de las infecciones respiratorias agudas en niños menores de cinco años. Washington, DC, 1991; trad. Fontenelle, MA (revisão Alves R.), mimeo.

Sessegolo JF, Levin ASS, Levy CE et al. Distribution of serotypes and antimicrobial resistance of Streptococcus pneumoniae strains isolated in Brazil from 1988 to 1992. J Clin Microbiol 1994; 32(4):906-911.

Sociedade Brasileira de Pediatria – Programa Nacional de Educação Continuada em Pediatria – PRONAP. Curso de antimicrobianos na prática clínica pediátrica. Aminoglicosídeos e sulfonamidas. Fascículo 5, Módulo A, Ano I, nº 5.

Sociedade Brasileira de Pediatria – Programa Nacional de Educação Continuada em Pediatria – PRONAP. Curso de antimicrobianos na prática clínica pediátrica. Macrolídeos, glicopeptídeos e tetraciclinas. Fascículo 6, Módulo A, Ano I, nº 6.

Sociedade Brasileira de Pediatria – Programa Nacional de Educação Continuada em Pediatria – PRONAP. Curso de antimicrobianos na prática clínica pediátrica. Cloranfenicol, tianfenicol, polimixinas e drogas antifúngicas. Fascículo 8, Módulo A, Ano II, nº 8.

Tavares W. Manual de antibióticos e quimioterápicos antiinfecciosos. 2 ed. São Paulo: Atheneu, 1996.

Tonelli E. Doenças infecciosas na infância. Rio de Janeiro: Medsi, 1987.

Victora CG, Fuchs SC, Flores JA, Fonseca W, Kirkwood B. Risk factors for pneumonia among children in a brazilian metropolitan area. Pediatrics 1994; 96:977-85.

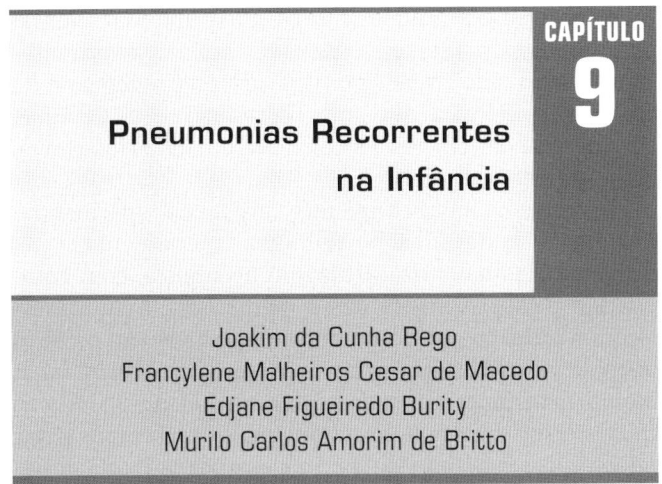

Pneumonias Recorrentes na Infância

Joakim da Cunha Rego
Francylene Malheiros Cesar de Macedo
Edjane Figueiredo Burity
Murilo Carlos Amorim de Britto

INTRODUÇÃO

As infecções respiratórias agudas constituem uma das maiores causas de mortalidade infantil em todo o mundo. Estudos populacionais evidenciam que podem repetir-se de seis a oito vezes por ano nos primeiros anos de vida e que um terço desses episódios pode envolver o trato respiratório inferior. As pneumonias adquiridas na comunidade têm incidência de 15 a 40/1.000 crianças em países desenvolvidos, sendo mais comuns e mais graves em regiões de menor poder aquisitivo. No Brasil, são responsáveis por 11% das mortes em crianças com idade inferior a 1 ano e por 13% na faixa etária de 1 a 4 anos.

Pneumonias são infecções que acometem predominantemente os alvéolos e o interstício pulmonar. Sua recorrência pode ser casual ou, na maioria dos casos, associada a algum fator predisponente ou doença de base. Num estudo retrospectivo realizado no Canadá envolvendo 2.952 crianças hospitalizadas por pneumonia, 238 (8%) preencheram os critérios para pneumonias recorrentes e, em 92% dessas crianças, foi identificado o diagnóstico etiológico. Apesar da ausência de critérios validados por estudos clínicos e anatomopatológicos para a definição de pneumonias recorrentes, convenciona-se o termo como mais de três episódios agudos de pneumonia num período de 1 ano, com regressão clínico-radiológica completa entre os episódios. Outros autores conceituaram o termo como, no mínimo, dois episódios bem documentados de pneumonia em 1 ano ou ainda três ou mais episódios em qualquer época da vida, também com intervalo clínico-radiológico normal.

ETIOPATOGENIA

O aparelho respiratório é normalmente estéril desde a região subglótica até o parênquima pulmonar graças a mecanismos anatômicos e funcionais, como o filtro nasal, a tosse, o sistema ciliar e fatores imunológicos locais e sistêmicos. Qualquer distúrbio em algum desses mecanismos pode levar à colonização de micro-organismos e consequente infecção.

Para facilitar o estudo da etiologia das pneumonias recorrentes classifica-se o processo de acordo com a distribuição anatômica das infecções. As pneumonias recorrentes de localização fixa, ou seja, aquelas que ocorrem ou predominam em um segmento, lobo ou pulmão, estão geralmente associadas a um processo anatômico, como obstrução brônquica secundária a corpo estranho, compressão extrínseca por gânglio ou estruturas mediastinais, ou anormalidades estruturais de vias aéreas ou parênquima pulmonar. O acometimento subsequente de áreas diferentes do pulmão pode estar relacionado com algum distúrbio funcional, como deficiência nos mecanismos de depuração mucociliar e/ou imunodeficiências locais ou sistêmicas, caracterizando a pneumonia recorrente de localização variável. Deve ser lembrado que causas de pneumonias de localização fixa podem-se disseminar por outras áreas previamente não acometidas e que doenças funcionais podem provocar sequelas, como bronquiectasias ou atelectasias, que podem ser fonte de pneumonia de localização fixa.

No Quadro XX.9.1 encontram-se as principais afecções envolvidas nas pneumonias recorrentes.

Pneumonias recorrentes de localização fixa

Uma causa importante de obstrução brônquica em crianças é a aspiração de corpo estranho. O agente pode causar obstrução total de uma via aérea de maior calibre, determinando quadros graves e agudos, ou obstruir vias de pequeno calibre, causando sintomatologia menos intensa, com tosse crônica, pneumonias recorrentes, sibilância, atelectasias e bronquiectasias.

As principais causas de obstrução de vias aéreas por compressão brônquica extrínseca são tuberculose ganglionar, massas tumorais, aneis vasculares e cardiomegalia. Ocorrem predominantemente no brônquio do lobo médio, que é estreito, longo, muito circundado por linfonodos e no lobo menos protegido por ventilação colateral.

A síndrome do lobo médio é uma síndrome clínico-radiológica que cursa com atelectasia crônica do lobo médio. Em geral, é secundária à asma ou infecções (tuberculose, por exemplo). A doença pode cursar com infecções reincidentes e supuração crônica.

Bronquiectasias correspondem a dilatações brônquicas decorrentes da perda de cartilagem que compõe a sua parede, podendo ser congênitas (síndrome de Williams-Campbell) ou, o que é mais comum, secundárias a pneumonias inespecíficas (sobretudo por *S. aureus* e adenovírus) ou específicas (por tuberculose, sarampo ou coqueluche). Outras causas adquiridas são: fibrose cística, discinesia ciliar e imunodeficiências. A doença pode ser oligo ou assintomática, ou ainda causar infecções pulmonares de repetição, geralmente em lobos inferiores. É importante enfatizar que, na maioria das vezes, as infecções pulmonares secundárias às bronquiectasias não ocorrem como pneumonias, mas como bronquites, que se apresentam de forma mais leve, sutil e protraída.

Quadro XX.9.1. Causas de pneumonias recorrentes

De localização fixa

Obstrução intraluminal
    Aspiração de corpo estranho
    Tumores brônquicos (papilomas, adenomas ou lipomas)

Compressão extrínseca
    Linfadenopatias (tuberculose, histoplasmose, coccidioidomicose, sarcoidose)
    Tumores mediastinais (timomas, teratomas, linfomas, neurogênicos)
    Distúrbios de tireoide e paratireoide
    Hérnias diafragmáticas
    Cistos de desenvolvimento
    Anomalias esofágicas
    Tumores de parede torácica (rabdomiossarcomas, neuroectodérmicos primitivos)
    Cardiopatias congênitas/aneis vasculares

Anormalidades estruturais
    Brônquio traqueal
    Estenose ou atresia brônquica
    Traqueomalacia e broncomalacia
    Bronquiectasias localizadas (congênitas ou pós-infecciosas)
    Síndrome do lobo médio
    Sequestro pulmonar
    Doença cística congênita (cisto broncogênico, enfisema lobar, malformação adenomatoide cística)

De localização variável

Síndromes aspirativas
    DRGE
    Incoordenação cricofaríngea
    Fístula traqueoesofágica
    Fissura laríngea (*cleft*)

Imunodeficiências primárias
    Distúrbios de imunidade humoral: deficiência de IgA, hipogamaglobulinemia comum variável, doença de Bruton, deficiência de subclasses de imunoglobulinas
    Distúrbios de imunidade celular: deficiência de ADA, síndrome de Di George
    Distúrbios do complemento: deficiência de C3, deficiência de fator H e fator I.
    Distúrbios dos fagócitos: doença granulomatosa crônica, síndrome de Chédiak-Higashi
    Imunodeficiências combinadas

Imunodeficiências secundárias
    Desnutrição grave
    Infecções: HIV, sarampo, EBV
    Medicamentosas: corticosteroides, imunossupressores
    Câncer

Outras doenças pulmonares
    Asma
    Fibrose cística
    Discinesia ciliar primária
    Displasia broncopulmonar
    Hemossiderose pulmonar
    Fibrose pulmonar idiopática

O sequestro pulmonar é um tecido pulmonar anômalo e não funcionante, sem conexão com a árvore brônquica, vascularizado apenas por uma artéria proveniente da circulação sistêmica, que pode representar sede de infecções repetitivas, em geral localizadas em lobos inferiores, sobretudo à esquerda.

O enfisema lobar congênito consiste na hiperinsuflação uniforme de um lobo pulmonar (geralmente superior), por anomalia da cartilagem brônquica, com compressão de lobos adjacentes e mediastino. Evolui mais frequentemente com desconforto respiratório no período neonatal, porém também pode cursar com sibilância ou infecções respiratórias recorrentes em lactentes.

Os cistos congênitos pulmonares representam sítios de infecções repetidas pela drenagem inadequada de secreções respiratórias ou pela compressão do parênquima adjacente e podem ser únicos, caracterizando os cistos broncogênicos, ou múltiplos, como na malformação adenomatoide cística.

Pneumonias recorrentes de localização variável

Envolvem diferentes lobos ou segmentos de um mesmo ou de ambos os pulmões. Decorrem de anormalidades do *clearance* mucociliar, de aspiração de secreções ou ainda de distúrbios de natureza metabólica ou imunológica. Com certa frequência, afecções que determinam pneumonias de localização fixa podem predispor a aspiração, causando pneumonias de localização variável. Bibi e cols. encontraram alta incidência de refluxo gastroesofágico em crianças com traqueomalacia, que se tornam, assim, predispostas a infecções recidivantes não somente pela obstrução da via aérea, mas também por aspiração de alimentos para o trato respiratório. Sugerimos remover essas duas frases. Primeiro, porque a traqueomalacia provoca infecção de localização variável, já que é de via central. Em segundo lugar, a associação encontrada por Bibi e cols. não parece ser causal, pois existe associação entre refluxo primário e doenças traqueoesofágicas pela própria embriogênese.

Aspiração crônica é provavelmente a causa mais comum de pneumonias recorrentes, aparecendo como causa primária em 10% a 48% dos casos de acordo com alguns estudos. As síndromes aspirativas podem ocorrer em crianças aparentemente hígidas, ou com alguma predisposição, como retardo neuropsicomotor ou malformações do trato respiratório ou digestivo. Distúrbios de deglutição podem ser causados por desordens do SNC, doenças neuromusculares, anormalidades anatômicas de orofaringe, prematuridade e uso de drogas. A doença do refluxo gastroesofágico, associada ou não a distúrbios da deglutição, pode causar aspiração pulmonar e doença respiratória recorrente.

Muitas crianças com diagnóstico de pneumonias recorrentes, na verdade, apresentam apenas crises asmáticas não complicadas. Mello e cols. por meio de um estudo transversal observaram que 11% dos pacientes encaminhados ao ambulatório de pneumologia pediátrica para investigação de pneumonias de repetição apresentavam, na realidade, crises recorrentes de asma. Essas crises, quando acompanhadas de atelectasia, podem apresentar quadro clínico e radiológico muito semelhante a processos pneumônicos. No entanto, é possível que asmáticos mal controlados estejam mais predispostos a pneumonias.

Outro mecanismo importante na gênese de infecções pulmonares recidivantes de caráter difuso é a alteração das características bioquímicas do muco. Nesse contexto, merecem destaque a fibrose cística e a discinesia ciliar primária. A primeira é a doença genética letal mais comum na raça branca (v. capítulo específico). A discinesia ciliar primária predispõe infecções de repetição pela drenagem inadequada das secreções, decorrente de anormalidades estruturais e/ou funcionais dos cílios do epitélio respiratório. Quando acompanhada de *situs inversus*, sinusites e bronquiectasias caracterizam a síndrome de Kartagener.

As imunodeficiências são causas relativamente frequentes de pneumonias recorrentes em crianças e adolescentes avaliados em centros especializados, estando presentes em 5% a 10% das crianças avaliadas com essa condição de acordo com alguns estudos. As imunodeficiências secundárias são mais frequentes que as primárias e podem ser causadas por desnutrição, drogas imunossupressoras, doenças metabólicas ou consumptivas (p. ex., câncer) e viroses (HIV, sarampo e Epstein-Barr).

A displasia broncopulmonar resulta da toxicidade do oxigênio administrado em altas concentrações em pulmões imaturos por longos períodos e pode representar causa de infecções pulmonares.

DIAGNÓSTICO

A investigação do diagnóstico etiológico da criança com pneumonia recorrente, na maioria dos casos, exige o acompanhamento em conjunto do especialista. É importante estar atento para alguns dados da anamnese, do exame clínico e avaliar minuciosamente todos os exames radiológicos atuais e anteriores para direcionar e facilitar o diagnóstico diferencial.

Anamnese

- *Idade:* sintomas que se iniciam no período neonatal sugerem malformações congênitas do sistema respiratório ou digestivo superior, embora algumas delas possam apresentar-se em crianças mais velhas, como o sequestro pulmonar. Crianças com aspiração secundária à DRGE tendem a ter menos de 2 anos de idade enquanto aquelas com pneumonias recorrentes por asma, em geral, são mais velhas. Aspiração de corpo estranho ocorre com mais frequência entre os 6 meses e 2 anos de vida.
- *Características dos sintomas:* devem ser pesquisados frequência e duração da tosse, sibilância, sintomas de infecção de vias aéreas superiores e resposta ao tratamento com antibiótico, broncodilatadores e outros. A gravidade da infecção e a necessidade de hospitalização também são importantes.
- *Achados associados:* a associação com sintomas digestivos, como náuseas, regurgitações ou vômitos sugerem DRGE. Sintomas de má absorção, diarreia e ganho de peso insuficiente podem ser indícios de fibrose cística.
- *Antecedentes:* a presença de infecções pregressas envolvendo outros órgãos e tecidos pode direcionar o diagnóstico para imunodeficiência. História de prematuridade e exposição prolongada a oxigênio sugerem displasia broncopulmonar. Antecedentes familiares de atopia, doença respiratória grave, tabagismo, infecção por HIV e contato com BK devem ser pesquisados.

Exame físico

Atraso no crescimento e no desenvolvimento, cianose e baqueteamento digital, anormalidades torácicas, cardíacas ou neurológicas indicam doença grave. Amígdalas hipoplásicas podem sugerir hipogamaglobulinemia congênita. Polipose nasal pode estar presente nas crianças com fibrose cística e naquelas portadoras de rinite alérgica.

Exames complementares

Os exames complementares devem ser solicitados de acordo com a hipótese formulada para o diagnóstico etiológico por meio da anamnese e do exame físico. A seguir são discutidos alguns exames de importância na investigação das pneumonias recorrentes.

- *Hemograma:* anemia pode sugerir DRGE, assim como policitemia pode indicar hipoxemia crônica. A contagem diferencial dos leucócitos pode ser útil para o diagnóstico das neutropenias na infância. Plaquetopenia pode estar presente na síndrome de Wiscott-Aldrich.
- *Teste do suor:* a iontoforese por estimulação com pilocarpina para dosagem de cloretos é obrigatória na investigação inicial da maioria das pneumonias de repetição para afastar a possibilidade de fibrose cística.
- *Exames de imagem:* radiografias de tórax em PA sequenciadas são importantes na avaliação inicial. Direcionam a investigação para processos de localização fixa ou variada, ou mesmo sugerem o diagnóstico etiológico. É importante lembrar que as pneumonias agudas podem determinar alterações radiológicas persistentes durante meses após a cura da infecção. Infiltrados em região peri-hilar e paracardíaca podem refletir atelectasias, que acabam sendo frequentemente interpretadas como condensações pneumônicas, levando ao uso inapropriado de antibióticos e, com certa frequência, ao diagnóstico equivocado de pneumonias de repetição. A tomografia computadorizada do tórax de alta resolução é indispensável para a avaliação mais deta-

lhada do parênquima pulmonar. A ultrassonografia serve para avaliar quadros com comprometimento pleural ou lesões parenquimatosas próximas à parede torácica.

- *Avaliação das síndromes aspirativas:* o estudo radiológico contrastado do esôfago, estômago e duodeno, apesar de pouco acurado para diagnóstico de DRGE, é válido para delinear a anatomia desses órgãos. A cintilografia com tecnécio pode complementar o estudo anterior, permitindo a visualização do fenômeno aspirativo. A pHmetria de 24 horas é o padrão-ouro para o diagnóstico de DRGE e pode fornecer informações sobre sua associação com a doença respiratória. A videofluoroscopia da deglutição serve para detecção de incoordenação cricofaríngea e outras síndromes aspirativas.
- *Avaliação imunológica:* crianças e adolescentes devem ser submetidos a avaliação imunologica nas seguintes circunstâncias: infecções de repetição concomitantes de outros sistemas, como trato gastrointestinal e pele; episódios isolados graves ou com curso arrastado e complicado; infecções por germes oportunistas (*P. giroveci*, micobactérias atípicas, fungos, citomegalovírus); fenômenos autoimunes ou neoplasias associadas. Na abordagem inicial devem fazer parte: hemograma, dosagem de imunoglobulinas, isoemaglutininas, teste do NBT, dosagem de complemento hemolítico CH50, testes de hipersensibilidade cutânea tardia (teste de Mantoux, candidina, tricofitina), estreptoquinase, estreptodornase, contagem diferencial dos linfócitos e sorologia para HIV.
- *Outros exames:* a broncoscopia é indicada nas pneumonias recorrentes de localização fixa, oferecendo a documentação anatômica da via aérea internamente e, algumas vezes, atuando terapeuticamente, como na aspiração de corpo estranho. Os testes de função pulmonar podem ser realizados nas crianças com mais de 5 anos de idade para o diagnóstico de doenças obstrutivas ou restritivas e para quantificação do dano funcional, além da avaliação da hiper-reatividade brônquica.

TRATAMENTO

O tratamento das pneumonias recorrentes baseia-se no estabelecimento do diagnóstico etiológico acurado. Em pneumonias decorrentes de síndromes aspirativas, a etiologia é muitas vezes polimicrobiana, envolvendo inclusive *S. aureus*, gram-negativos e anaeróbios. Em imunodeficientes, devem ser considerados esquemas terapêuticos envolvendo medicamentos contra gram-negativos e gram-positivos, além de germes oportunistas e fungos. O tratamento de suporte deve incluir fisioterapia respiratória e suporte nutricional, assim como o tratamento das complicações associadas, como *cor pulmonale*. Terapêutica empírica com repetidos cursos de antibióticos resulta em maiores custos e não traz um bom controle da doença na maioria dos casos.

BIBLIOGRAFIA

Bibi H. The prevalence of gastroesophageal reflux in children with tracheomalacia and laryngomalacia. Chest 2001; 119:409-413.

Grumach AS. Alergia e imunologia na infância e na adolescência. São Paulo: Atheneu, 2001.

Kumar A. HIV infection among children in Barbados. West Indian Med 2000; 49:43-46.

Medina JF. Recurrent pneumonia in children. Fronteras Med 1996; 4:133-138.

Mello MG. Pneumonias de repetição em ambulatório de pneumologia pediátrica: conceito e prevalência. J Pediatr 2000; 76:44-48.

Owayed AF. Underlying causes of recurrent pneumonia in children. Arch Pediatr Adolesc Med 2000; 154:190-194.

Rozov T. Doenças pulmonares em pediatria: diagnóstico e tratamento. São Paulo: Atheneu, 1999.

Rubin BK. The evaluation of the child with recurrent chest infections. Pediatr Inf Dis J 1985; 4:88-98.

Schidlom DV. Doenças respiratórias em pediatria. Rio de janeiro: Revinter, 1999.

Sociedade Brasileira de Pneumologia e Tisiologia. Diretrizes brasileiras em pneumonia adquirida na comunidade em pediatria – 2007. J Bras Pneumol 2007; 33:31-50.

Vaughan D, Katkin JP. Chronic and recurrent pneumonias in children. Seminars in Respiratory infections 2002; 17:72-84.

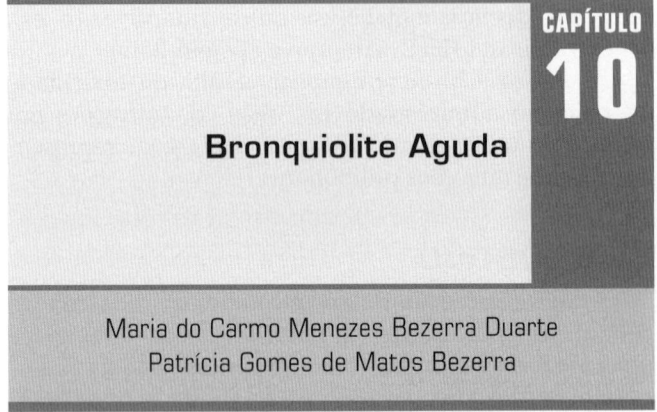

CAPÍTULO 10

Bronquiolite Aguda

Maria do Carmo Menezes Bezerra Duarte
Patrícia Gomes de Matos Bezerra

INTRODUÇÃO, CONCEITUAÇÃO E EPIDEMIOLOGIA

Bronquiolite aguda é a infecção do trato respiratório inferior mais comum em crianças com menos de 2 anos. O agente etiológico mais frequente da bronquiolite aguda é o vírus sincicial respiratório (VSR), podendo ser causada também pelo metapneumovírus humano (HMPV), parainfluenza, adenovírus, influenza, coronavírus, bocavírus, entre outros.

Em geral, é uma doença autolimitada. No entanto, a bronquiolite aguda é considerada a causa mais comum de hospitalização em crianças nos EUA e no Reino Unido e a causa mais frequente de falência respiratória aguda nas unidades de terapia intensiva pediátrica do Reino Unido. Estudos reportam taxas de admissão hospitalar nos EUA e na Europa por bronquiolite ao redor de 30 por

1.000 crianças menores de um ano. Das crianças hospitalizadas, 1% a 2% necessitam de suporte ventilatório para tratamento da falência respiratória aguda ou da apneia. A taxa de letalidade da doença é baixa (< 1%), embora possa ser mais elevada (30%) em crianças portadoras de doença crônica. A infecção não garante imunidade a longo prazo. Os vírus causam infecção, a despeito da presença de anticorpos maternos, e reinfecções, apesar da presença de anticorpos séricos. Ademais, tanto crianças quanto adultos podem ser reinfectados pelo mesmo sorotipo viral. Além disso, apesar dos avanços no entendimento da patogênese da bronquiolite aguda, o tratamento permanece baseado em medidas de suporte, não existindo até o momento imunização ativa segura e efetiva contra os vírus respiratórios.

Bronquiolite aguda é uma doença viral aguda que acomete crianças com menos de 2 anos, caracterizada por sinais e sintomas prévios de infecção respiratória alta, seguidos de infecção respiratória baixa com desconforto respiratório. A sibilância é comum, mas não invariavelmente deve estar presente, podendo ser recorrente. Considera-se a bronquiolite grave quando há sinais e sintomas de infecção respiratória baixa associada a desconforto respiratório e dificuldade para alimentar-se. O desconforto respiratório caracteriza-se por taquipneia, batimento de asa de nariz e hipoxemia (saturometria de oxigênio < 90%).

A bronquiolite aguda é uma doença sazonal, com epidemias anuais ocorrendo no inverno em climas temperados e durante estações chuvosas em países de clima tropical. Epidemias anuais de VSR no hemisfério norte ocorrem entre o final do outono e a primavera (outubro a março).

No Brasil, estudo realizado em São Paulo, durante o ano de 2003, com a finalidade de estabelecer a etiologia das infecções respiratórias agudas e a epidemiologia desses vírus evidenciou que os surtos de VSR começam no final do outono ou no início do inverno, com picos em maio e duração de 5 meses. Nos surtos epidêmicos de VSR, observou-se padrão dependente da temperatura e nenhuma associação com precipitação pluviométrica, com picos nos meses mais frios do ano. Esse padrão dos surtos de VSR é semelhante àquele observado nos países sul-americanos do Extremo Sul, como Chile, Uruguai e Argentina. Além disso, os dados também mostraram que os surtos de HMPV ocorreram durante o outono, inverno e primavera, com a maioria dos casos positivos na primavera. No entanto, os autores chamam a atenção para o fato de que o verdadeiro padrão temporal da infecção por HMPV ainda precisa ser determinado, necessitando de estudos em períodos mais longos de tempo.

O VSR é altamente contagioso. Estudos relatam que 87% das crianças menores de 18 meses têm anticorpos contra o VSR, e potencialmente todas as crianças aos 3 anos de idade já foram infectadas. A bronquiolite pelo VSR ocorre mais frequentemente em crianças entre 2 e 5 meses de idade, não sendo frequente nas crianças com mais de 2 anos. Hospitalização por bronquiolite é mais comum em meninos e em grupos socioeconômicos de baixa renda.

Os fatores de risco associados à bronquiolite são: história de irmãos mais velhos, frequentar berçários/creches, fumo passivo, em especial o materno, e aglomerados domésticos. Outrossim, fatores de alto risco para doença grave e/ou complicações são: prematuridade (idade gestacional < 37 semanas) e baixo peso ao nascimento, crianças menores de 12 meses, doença pulmonar crônica (fibrose cística, displasia broncopulmonar e anomalias pulmonares), doença cardíaca congênita com *shunt* (esquerda para a direita), doenças neurológicas associadas com hipotonia e incoordenação faríngea, imunodeficiências e defeitos anatômicos ou congênitos das vias aéreas. Além disso, estudo realizado no Reino Unido (2009) evidenciou que doença preexistente/comorbidade, em particular doenças preexistentes múltiplas e anomalias cardíacas, estava associada a risco significativamente mais alto de morte em crianças com bronquiolite grave pelo VSR.

Como já relatado, morte por bronquiolite é rara em crianças previamente saudáveis, e a maioria delas evolui para recuperação completa da doença. Entretanto, algumas crianças com bronquiolite desenvolvem subsequentemente episódios recorrentes de sibilância e tosse, sugestivos de asma.

ETIOLOGIA

O VSR é o principal agente etiológico da bronquiolite viral aguda. Ele foi isolado pela primeira vez em 1957 por Chanock e Finberg em lactentes com infecção do trato aéreo inferior. Desde então, o VSR vem sendo apontado como responsável por cerca de 80% dos casos de bronquiolite em lactentes. Aos 5 anos de idade, aproximadamente 100% das crianças já terão tido contato com o vírus.

Os outros agentes etiológicos que podem causar a bronquiolite incluem o metapneumovírus humano, adenovírus, rinovírus influenza, parainfluenza, enterovírus e *Mycoplasma pneumonia*. Eventualmente, podem ocorrer coinfecções por dois ou mais vírus.

Existem dois tipos de VSR: os do grupo A e os do grupo B, classificados de acordo com uma de suas proteínas de superfície, a proteína G. Alguns estudos observaram que, em lactentes jovens hospitalizados por bronquiolite, a infecção pelo VSR do grupo A está associada a uma doença mais grave, especialmente se os pacientes apresentarem prematuridade ou comorbidade. Contudo, ainda não está claro se a infecção por um determinado grupo ou genótipo afeta a patogenicidade. O genoma viral é composto por 15.000 nucleotídeos e codifica 10 proteínas. O genoma viral é encapsulado pelo complexo nucleocapsídeo, constituído pelas proteínas N, a fosfoproteína P e a polimerase L. Além delas, o VSR codifica uma proteína da matriz, a proteína M, e três proteínas de superfície, a de adesão G, a de fusão F e uma pequena proteína hidrofóbica, SH. A proteína de adesão G possui quase 300 aminoácidos e é responsável pela adesão do vírus às células. A grande variabilidade antigênica dessa proteína é responsável pelas diferenças entre os dois grupos de VSR (A e B). A proteína F promove a fusão da membrana viral com a membrana celular, resultando na transferência do material genético viral, e a fusão de membranas celulares infectadas e adjacentes, causando a formação de sincícios. Os sincícios são os elementos marcantes do efeito citopático do VSR e são necessários para a transmissão viral entre as células.

O metapneumovírus humano já circula entre as populações há mais de 50 anos, porém só foi isolado em 2001 por Van den Hoogen. Após uma série de estudos sorológicos, constatou-se que o HMPV é o segundo agente etiológico associado à bronquiolite, sendo responsável por cerca de 10% a 15% dos casos. À semelhança do VSR, o HMPV é um paramixovírus (RNA) pertencente ao gênero pneumovírus e circula durante as mesmas estações. O quadro clínico também é semelhante, sendo, porém, mais grave em pacientes com comorbidades. Na ocorrência de coinfecções, a associação mais encontrada é exatamente a do VSR com o HMPV. Entretanto, mais estudos precisam ser realizados para se determinar se essa coinfecção resulta em casos mais graves de bronquiolite.

Quanto aos outros agentes etiológicos, merecem destaque adenovírus, subtipos 1, 3, 7 e 21, pelo fato de estarem associados a infecções graves e elevada morbidade, entre elas a bronquiolite obliterante. Os rinovírus também são isolados em pacientes com bronquiolite, porém seu papel definitivo nessa doença ainda não está bem esclarecido.

PATOGENIA E IMUNIDADE

O impacto da IRA viral no hospedeiro depende de sua capacidade de desenvolver uma resposta imune apropriada frente ao vírus, mantendo a estrutura das vias aéreas normais. Essa proteção é realizada inicialmente por resposta imune inata inespecífica e completada pelas respostas imunes adaptativas celulares e humorais, que estabelecem uma memória específica para prevenção de reinfecção.

A resposta imune precoce do hospedeiro frente à IRA viral desenvolve-se na mucosa respiratória com a interação do vírus e células endoteliais. A resposta imunológica está associada à liberação de grandes quantidades de citocinas pró-inflamatórias (como o fator de necrose tumoral alfa e a interleucina-6), de quimiocinas (como a interleucina-8) e ao recrutamento de células inflamatórias. No entanto, muitos vírus podem escapar a essa resposta imune inata inespecífica e transitória, necessitando o hospedeiro de mecanismo de defesa antígeno-específico para erradicar o patógeno e prevenir a reinfecção. Dessa forma, a resposta imune inata é rápida, mas não determina expansão clonal e memória imunológica.

A imunidade adaptativa é compreendida pela resposta imune humoral e a resposta mediada por células. A resposta mediada por células promove a eliminação viral, enquanto a humoral está primariamente envolvida na imunidade protetora. A resposta imune adaptativa inicia-se com as células apresentadoras de antígeno, que são ativadas pelo interferon gama (IFN-γ) e pela interleucina-12 (IL-12), produzidos pelos macrófagos, linfócitos T-gama e delta e as células *natural killer* durante a resposta imune inata. Essas citocinas (IFN-γ e IL-12) têm papel central na diferenciação das células precursoras Th1 e Th2, promovendo a diferenciação das células Th1 e inibição das células Th2.

Infecções virais tipicamente induzem respostas celulares, caracterizadas por níveis altos de produção de IFN-γ, IL-2 e FNT. No entanto, em algumas circunstâncias, dependendo de fatores virais ou específicos do hospedeiro, uma resposta imune alterada pode determinar significativa imunopatologia. Respostas Th2 são caracterizadas pela secreção de IL-4, IL-10 e IL-13 e promovem a resposta imune humoral, incluindo do tipo IgE e IgG1 (ou IgG4 em humanos). Essas respostas alteradas também estão relacionadas com atopia e asma.

Paralelamente, os linfócitos B capturam os antígenos virais solúveis e os apresentam aos linfócitos T CD4 antígeno-específicos, que produzem o sinal necessário para a proliferação e diferenciação dos linfócitos B imaturos antígeno-específicos em linfócitos B de memória e plasmócitos produtores de anticorpos.

Após erradicação dos vírus respiratórios a inflamação se resolve. O número de células T virais específicas declina dramaticamente, deixando uma pequena população de células de memória. Essas células de memória são responsáveis por uma resposta acelerada durante um novo contato com o vírus 17.

PATOLOGIA

O vírus respiratório infecta rapidamente o epitélio do trato respiratório, causando necrose epitelial e destruição ciliar. Dessa forma, os vírus respiratórios são espalhados no trato respiratório primariamente pela transferência do vírus célula a célula. A replicação viral induz a produção de mediadores inflamatórios pelas células epiteliais respiratórias, contribuindo para a patogênese da doença. Há uma intensa resposta inflamatória com infiltração celular de linfócitos e neutrófilos e edema de submucosa e desequilíbrio das citocinas, com excesso de citocinas Th2. O aumento da produção de muco das *goblet cells* em combinação com as células epiteliais dizimadas resulta em rolhas de muco. Os tampões de muco causam obstrução dos bronquíolos e consequente aprisionamento aéreo, determinando áreas de hiperinflação e colapso das vias aéreas. A descamação das células epiteliais, o edema da superfície mucosa e o aumento da reatividade da musculatura lisa das vias aéreas ocasionam os sintomas respiratórios da bronquiolite aguda. A obstrução do lúmen das pequenas vias aéreas, devido aos tampões mucosos, causa hiperinsuflação e atelectasias que, por sua vez, resultam em hipóxia e, nos casos mais graves, em insuficiência respiratória aguda.

QUADRO CLÍNICO

Bronquiolite é uma doença de diagnóstico clínico. Tipicamente, é descrita em crianças de 2 a 6 meses de idade que apresentam piora do desconforto respiratório precedido de 2 a 3 dias de sintomas e sinais de infecção do trato respiratório alto (febre e coriza). A criança apresenta-se com tosse, taquipneia, retração torácica associada com aceitação inadequada de alimentos. Febre pode estar presente, porém, quando é alta, outros diagnósticos devem ser investigados. Na ausculta pulmonar podem ser observadas expansão torácica diminuída (padrão ventilatório apical), sibilância expiratória e crepitações finas na inspiração, mas não são pré-requisitos para o diagnóstico. Muitos apresentam o abdome distendido devido à hiperinsuflação dos pulmões. Nos casos graves, insuficiência respiratória aguda com cianose pode ocorrer. Em crianças jovens, especialmente nas com história de prematuridade, episódios de apneia podem ser a primeira manifestação de bronquiolite. A criança raramente apresenta toxicidade sistêmica, e se houver sinais e sintomas, como sonolência, letargia, irritabilidade, palidez, pele mosqueada e taquicardia, outro diagnóstico deve ser prontamente pesquisado. Entre os achados descritos relacionados com a bronquiolite grave destacam-se: aparência geral "tóxica" ou "doente", saturometria de oxigênio < 95%, idade gestacional ao nascimento < 34 semanas, frequência respiratória ≥ 70 irpm e idade < 3 meses.

DIAGNÓSTICO

Para o diagnóstico clínico da bronquiolite há necessidade de anamnese e de exame físico com os seguintes elementos: lactente que apresente sinais e sintomas de resfriado comum e que após 2 a 3 dias evolua para um quadro de obstrução variável de vias aéreas inferiores. O elemento importante para o diagnóstico é a presença de sibilância, que costuma ser o primeiro episódio para o lactente.

Os exames complementares geralmente não são necessários para o diagnóstico da bronquiolite. Na grande maioria dos casos, o hemograma e a radiografia de tórax não auxiliam, pois vários estudos demonstraram que os achados são muito inespecíficos. A radiografia pode ser indicada em situações mais graves que necessitem de hospitalização. Entretanto, a função principal do exame não seria diagnosticar a bronquiolite em si, mas sim avaliar complicações como atelectasias, pneumotórax, pneumonia e excluir malformações pulmonares. A oximetria de pulso (ou saturometria de oxigênio) é o melhor método não invasivo para a avaliação da hipoxemia e da resposta à oxigenoterapia, podendo ser realizada rapidamente na sala de emergência para uma avaliação inicial e depois mantida continuamente durante o internamento. Por outro lado, a gasometria arterial é um método invasivo, indicado para pacientes que necessitem de internação na unidade de terapia intensiva pediátrica por apresentarem insuficiência respiratória.

Para a identificação laboratorial do agente etiológico têm sido utilizados o isolamento do vírus, a detecção antigênica e a resposta sorológica. Pode-se realizar a coleta por aspiração de uma amostra de secreção da nasofaringe e, nos pacientes graves submetidos a ventilação mecânica, a amostra pode ser obtida por meio do lavado broncoalveolar, ponderando-se, contudo, os riscos e os benefícios desse procedimento. As vantagens do diagnóstico laboratorial consistem em conhecer o agente etiológico e corroborar o diagnóstico clínico, direcionar adequadamente o tratamento, reduzindo a utilização de antibióticos, e adotar medidas de prevenção de infecções associadas à assistência hospitalar. Entretanto, ainda é incerto se a identificação viral de rotina altera a conduta clínica ou influencia o prognóstico. Alguns hospitais realizam rotineiramente a pesquisa do VSR com o objetivo de internar os pacientes positivos para o VSR na mesma enfermaria e, assim, reduzir a transmissão para outros pacientes, especialmente aqueles com fatores de risco e comorbidades. Porém, mais pesquisas são necessárias para confirmar se essa abordagem impede o desenvolvimento de bronquiolite mais grave ou previne a transmissão de outros vírus. A pesquisa viral é feita utilizando-se métodos de identificação rápida de antígenos, como a imunofluorescência indireta e os ensaios imunoenzimáticos. A sensibilidade desses testes é em torno de 80% a 90%. A reação em cadeia da polimerase (PCR) multíplex permite a identificação simultânea de diversos vírus, com elevada sensibilidade e rapidez (menos de 24 horas), porém o custo elevado da PCR impede seu uso na prática clínica.

TRATAMENTO
Ambulatorial/domiciliar

Após o diagnóstico de bronquiolite, o médico deverá decidir se o lactente deverá ser internado ou não. Como não há tratamento específico para a doença, a indicação para admissão hospitalar recai sobre a necessidade de suplementação com oxigênio, de alimentação por sonda gástrica, de fluidoterapia venosa ou de indicação de suporte respiratório. Existem vários esquemas de escores clínicos para guiar o tratamento, porém as evidências são insuficientes para afirmar que eles são melhores do que o julgamento clínico do médico. As indicações absolutas para internamento são:

- Cianose ou desconforto respiratório grave (FR > 70ipm, batimento de asas de nariz e/ou gemido, tiragem grave).
- Letargia grave e recusa alimentar (< 50% da ingestão habitual nas últimas 24 horas).
- Episódios de apneia e toxemia e/ou febre > 40°C.

As indicações relativas são:

- Lactente com menos de 2 meses.
- Lactentes com comorbidades (cardiopatia congênita, doença pulmonar, imunodeficiência, síndrome de Down), sobreviventes de prematuridade extrema, lactentes cujos familiares estejam extremamente ansiosos ou inseguros de ficar com a criança em casa.

Para os lactentes que não precisam ser internados, os familiares devem ser orientados para a possibilidade de agravamento nas primeiras 48 a 72 horas de início do quadro. Caso isso venha a ocorrer, o lactente deverá ser reavaliado e internado.

Nos casos leves deve-se estimular a alimentação normal em pequenos volumes e com maior frequência, destacando a importância da adequada hidratação. Fluidificar secreções das narinas com solução fisiológica (SF), sempre que necessário. Manter decúbito ligeiramente elevado, respeitando o conforto do lactente.

A nebulização com β_2-adrenérgico é uma conduta controvertida. As revisões sistemáticas revelam que, em casos leves, há pequena melhora em alguns escores de sintomas, mas, mesmo assim, de curta duração. O teste terapêutico no serviço pode ser realizado em casos selecionados e o β_2 pode ser mantido caso haja uma resposta aparente. Não se deve prescrever esse tratamento para uso em casa, se não houver resposta satisfatória. A nebulização é prescrita com dose de β_2 adrenérgico de 1gt/3kg, mínimo de cinco gotas a cada 4 ou 6 horas, acrescidas de 3mL de SF, com fluxo de O_2 de 6 a 8L/min, por cerca de 6 minutos e com máscara completamente acoplada à face do paciente. A duração desse tratamento dependerá da evolução clínica.

Hospitalar

Para o lactente que precisar de internação, deve-se posicioná-lo em decúbito ligeiramente elevado, respeitando o conforto do lactente. Iniciar hidratação venosa e avaliar posteriormente. Com a melhora do desconforto respiratório, verificar a possibilidade de reintroduzir a alimentação por sonda em pequenos volumes e com maior frequência, progredindo para a via oral. Monitorar de forma contínua a saturometria de O_2. Radiografar tórax apenas nas suspeitas de complicações e instalar O_2 sob cateter, caso a saturação de O_2 esteja abaixo de 90%. A concentração de O_2 deve ser suficiente para manter a saturação entre 92% e 94%. A nebulização com β_2-adrenérgico, mesmo nos quadros moderados, também é uma conduta controvertida. O teste terapêutico pode ser realizado e o β_2 só deve ser mantido se a resposta for satisfatória. As revisões sistemáticas realizadas em pacientes internados por BVA não demonstraram benefícios nos escores clínicos ou diminuição no tempo de hospitalização. Além disso, o β_2-adrenérgico pode aumentar o *shunt* direita-esquerda e agravar a hipoxemia. A associação do β_2-adrenérgico com anticolinérgico não é indicada. Não há indicação para nebulização com adrenalina. As revisões sistemáticas revelam que ainda são necessários ensaios clínicos de maior casuística para demonstrar efeito terapêutico satisfatório.

Não há indicação para nebulização com corticoide inalatório. Os estudos não demonstram efeito benéfico na fase aguda da BVA nem efeito sobre a prevenção da sibilância pós-bronquiolite. Não há indicação para o uso do corticoide sistêmico. As evidências de seus benefícios são escassas. Não há indicação para a fisioterapia respiratória, nem estudos que comprovem seu benefício, e o esforço respiratório pode piorar nos lactentes com taquipneia. A monitoração clínica e com oximetria deve ser realizada a cada 3 horas, principalmente nas primeiras 24 horas do internamento. A alta hospitalar pode ser dada após estabilização clínica e saturação de O_2 acima de 95%. Caso haja agravamento do quadro, deve-se indicar internação em unidade de terapia intensiva pediátrica (UTIP). Enquanto aguarda o leito, deve-se manter a criança em O_2 contínuo através de pronga nasal ou máscara de Venturi. Manter decúbito elevado e os pais ao lado da criança. Oximetria de pulso contínua. Dieta suspensa, hidratação venosa. Não nebulizar, nesse momento, com β_2-adrenérgico, devido ao risco de agravamento da hipoxemia.

PROGNÓSTICO

A evolução clínica dos pacientes com BVA é favorável. A grande maioria tem resolução em torno de 1 a 2 semanas, com desaparecimento da tosse e sibilância. A evolução tende a ser lenta em pacientes portadores de outras afecções associadas (cardiopatas, fibrocísticos, imunodeficientes, desnutridos etc.); nesse grupo, a mortalidade também pode ser elevada. Em alguns casos, entretanto, a tosse e a sibilância podem persistir ao longo de várias semanas ou meses, mesmo em crianças previamente hígidas. Diante dessa evolução, o médico deve reconhecer os pacientes que podem cursar com sibilância persistente nos primeiros anos de vida, mas que desaparece ao longo do tempo, e aqueles que podem evoluir para uma condição conhecida como bronquiolite obliterante, apesar de ser rara.

PREVENÇÃO

Até o momento, não existem vacinas para os principais agentes etiológicos da BVA, especialmente para o VSR. A prevenção fica reservada, então, às orientações que diminuam a exposição aos vírus causadores de BVA em lactentes e crianças pequenas, especialmente aquelas portadoras de comorbidades. Entre as orientações destacam-se: evitar o contato com pessoas que estejam apresentando evidência de infecção viral das vias aéreas, os locais com aglomeração ou sem boa circulação de ar, assim como o contato com a fumaça de tabaco ou outros poluentes. No contexto hospitalar, os pacientes internados com BVA devem receber atenção especial com o objetivo de não ocorrer a propagação de agentes virais. Entre esses cuidados destacam-se: medidas de precaução de contato e também para gotículas (lavagem das mãos e uso de equipamentos de proteção individuais).

A profilaxia passiva deve ser indicada aos pacientes que apresentem risco de infecção grave. Ela é feita pelo uso do anticorpo monoclonal humanizado para o VSR, chamado palivizumabe. As administrações são mensais e devem durar toda a estação de maior ocorrência do vírus. O seu custo elevado, todavia, tem limitado seu uso.

BIBLIOGRAFIA

Adams M, Doull I. Management of bronchiolitis. Symposium: respiratory medicine. Disponível online 13 May 2009.

American Academy of Pediatrics Subcommittee on Diagnosis and Management of Bronchiolitis. Diagnosis and management of bronchiolitis. Pediatrics 2006; 118(4):1.774-1.793.

Arbiza JR, Chiparelli H, Orvell C et al. Antigenic characterization of respiratory syncytial virus associated with acute respiratory infection in Uruguayan children from 1985 to 1987. J Clin Microbiol 1989; 27:1.464-1.466.

Bush A, Thomson AH. Acute bronchiolitis. BMJ 2007; 335;1.037-1.041.

Carvalho WB, Johnston C, Fonseca MC. Bronquiolite aguda: uma revisão atualizada. Rev Assoc Med Bras 2007; 53(2):182-188.

Chanok R, Finberg L. Recovery from infants with respiratory illness of a virus related to chimpanzee coryza agent (CCA). Am J Hyg 1957; 66:291-300.

Dakhama A, Lee YM, Gelfand EW. Virus-induced airway dysfunction: pathogenesis and biomechanisms. Pediatr Infect Dis J 2005; 24(Suppl. 11):S159-69, discussion S166-7.

Gadomski AM, Bhasale AL. Bronchodilators for bronchiolitis. Cochrane Database of Systematic Reviews 2006, Issue 3. Art. nº CD001266. DOI: 10.1002/14651858.CD001266.pub2.

Hall CB. Respiratory syncytial virus and parainfluenza virus. N Engl J Med 2001; 344:1.917-1.928.

Hart CA, Cuevas LE. Acute respiratory infections in children. Rev Bras Saúde Matern Infant 2007; 7:23-29.

Hartling L, Wiebe N, Russell KF, Patel H, Klassen TP. Epinephrine for bronchiolitis. Cochrane Database of Systematic Reviews 2004, Issue 1. Art. nº CD003123. DOI: 10.1002/14651858. CD003123. pub2.

Heidema J, Kimpen JLL, Bleek GM. Pathogenesis of respiratory syncytial virus bronchiolitis: immunology and genetics. In: Kimpen JL, Ramilo O (eds.). The microbe-host interface in respiratory tract infections. Norfolk: Horizon Bioscience, 2005: 233-252.

Legg JP, Hussain IR, Warner JA, Johnston SL, Warner JO. Type 1 and type 2 cytokine imbalance in acute respiratory syncytial virus bronchiolitis. Am J Respir Crit Care Med 2003; 168(6):633-639.

McNamara PS, Smyth RL. The pathogenesis of respiratory syncytial virus disease in childhood. Br Med Bull 2002; 61:13-28.

McNamara PS, Smyth RL. The pathogenesis of respiratory syncytial virus disease in childhood. Br Med Bull 2002; 61:13-28.

Meissner HC. Selected populations at increased risk from respiratory syncytial virus infection. Pediatr Infect Dis J 2003; 22(Suppl. 2):S40-S44; discussion S44-S45.

Plint AC et al Epinephrine and dexamethasone in children with bronchiolitis. N Engl J Med 2009; 360:2.079-2.089.

Russi JC, Delfraro A. Clinical and epidemiologic characteristics of respiratory syncytial virus subgroups A and B infections in Santa Fe, Argentina. J Med Virol 2000; 61:76-80.

Simoes EA, Carbonell-Estrany X. Impact of severe disease caused by respiratory syncytial virus in children living in developed countries. Pediatr Infect Dis J 2003; 2:S13-S18.

Smyth RL, Openshaw PJM. Bronchiolitis. Lancet 2006; 368:312-322.

Smyth RL. Innate immunity in respiratory syncytial virus bronchiolitis. Exp Lung Res 2007; 33(10):543-547.

Thomazelli1 LM, Vieira S, Leal AL et al. Surveillance of eight respiratory viruses in clinical samples of pediatric patients in Southeast Brazil. J Pediatr 2007; 83(5):422-428.

Thorburn K. Pre-existing disease is associated with a significantly higher risk of death in severe respiratory syncytial virus infection. Arch Dis Child 2009; 94:99-103.

Van den Hoogen BG, de Jong JC, Groen J. A newly discovered human pneumovirus isolated from young children with respiratory tract disease. Nat Med 2001; 7:719-724.

Yanney M, Vyas H. The treatment of bronchiolitis. Arch Dis Child 2008; 93(9):793-798.

CAPÍTULO 11

Síndrome do Lactente Sibilante

Joakim da Cunha Rego
Francylene Malheiros Cesar de Macedo

INTRODUÇÃO, CONCEITUAÇÃO E EPIDEMIOLOGIA

A queixa de chiado no peito, referida pelos familiares de um lactente, é uma das mais comuns em pediatria, motivo de grande preocupação tanto para a família como para o pediatra assistente, que se vê diante de um diagnóstico diferencial amplo, que inclui desde patologias benignas e transitórias do pulmão, de excelente evolução, até outras, graves, como a fibrose cística, tornando extremamente importante o diagnóstico precoce e o tratamento.

O termo *chiado* é um sintoma referido pelos familiares de um lactente e deve ser avaliado com cuidado, pois uma rinofaringite aguda pode cursar com respiração ruidosa e ser referida como chiado; uma obstrução nasal crônica, associada ou não à rinorreia, pode produzir roncos de transmissão e também ser referida como chiado pelos familiares. Observamos ainda que muitas mães mencionam chiado quando põem a palma da mão no tórax da criança e sentem uma vibração, enquanto outras relatam que escutam a criança chiando. Portanto, esse termo possui um grande número de significados, devendo ser explorado com cuidado na anamnese, não devendo ser confundido com sibilância, que é um sinal, detectado por profissional de saúde no exame físico.

O uso do termo *lactente*, em vez de bebê chiador, é mais fidedigno, pois abarca uma faixa etária mais ampla que vai até o 2º ano de vida.

Não há, na literatura, uma padronização que defina com precisão quando considerar uma criança um lactente chiador. Uma definição útil e simples é dada por Solé e cols., que consideram a presença de três ou mais episódios de sibilância no período de 6 meses.

A frequência de sibilância nos primeiros anos de vida tem sido reportada como sendo elevada. Um estudo brasileiro encontrou prevalência de 45% de pelo menos um episódio de sibilância em lactentes com menos de 1 ano de vida, com 22% dos casos apresentando três ou mais episódios. Outro estudo brasileiro, feito em lactentes de família de baixa renda, relatou que 80% apresentaram episódios de sibilância no 1º ano de vida e 43% apresentaram três ou mais crises. Um estudo americano, o coorte de Tucson, encontrou prevalência de um ou mais episódios de sibilância em 40% dos casos nos primeiros anos de vida. A sibilância recorrente no lactente representa, portanto, importante problema e deve ser corretamente avaliada pelo pediatra assistente.

FATORES PREDISPONENTES E FISIOPATOLOGIA

O lactente apresenta uma série de fatores anatômicos e fisiológicos que o predispõe a ter obstrução de vias aéreas. Entre os mais importantes, temos:

a. *Imaturidade e formato anormal da caixa torácica:* na caixa torácica do lactente, o diâmetro anteroposterior é semelhante ao laterolateral, o que dificulta o movimento de elevação das costelas. A complacência aumentada torna mais difícil manter expandido o parênquima, predispondo a atelectasia. A inserção do diafragma é mais horizontal, o que acarreta contração muscular menos eficiente com aumento do trabalho respiratório (Fig. XX.11.1).
b. *Vias aéreas:* existe aumento da resistência ao fluxo aéreo nas pequenas vias, o qual as torna predispostas à obstrução e ao colabamento, quando inflamadas ou expostas a irritantes, possibilitando hiperinsuflação pulmonar, alteração na relação ventilação-perfusão e aumento do trabalho respiratório.
c. *Parênquima:* existem menos poros de comunicação entre os alvéolos (poros de Khon) e bronquioloalveolares (canais de Lambert), o que diminui a ventilação colateral e predispõe a atelectasia. O parênquima pulmonar do lactente é mais rígido, o que também aumenta o trabalho respiratório e predispõe a evolução mais rápida para falência respiratória diferente em crianças maiores e adultos.

A sibilância é um fenômeno produzido pela obstrução em grandes vias aéreas, quando o fluxo de ar, elevado nesses locais, passa por uma zona de obstrução, produzindo uma vibração na parede da via aérea que se transmite ao ar circundante, caracterizando um som agudo contínuo que conhecemos como sibilo. O processo obstrutivo pode ter uma ou mais causas, como compressão extrínseca de grandes vias aéreas por cistos, gânglios ou massas, obstrução intrínseca da via aérea por corpo estranho ou tumor ou flacidez da via aérea por malácia congênita ou adquirida.

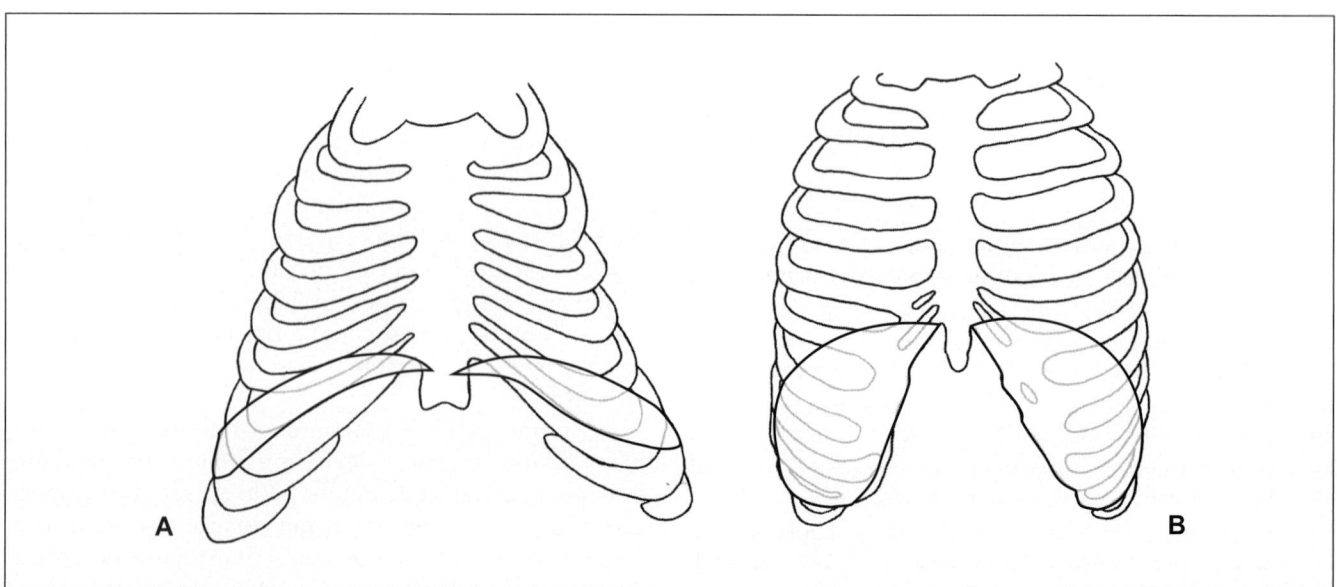

Fig. XX.11.1A. Tórax e diafragma de lactente. **B.** Tórax e diafragma de criança maior e adulto. Observar a forma do tórax e inserção do diafragma.

QUADRO CLÍNICO
Fenótipos de sibilância no lactente

O consenso Practall, elaborado conjuntamente pela Academia Europeia de Asma, Alergia e Imunologia e Academia Americana de Asma, Alergia e Imunologia, descreve quatro padrões de sibilância durante a infância, bem como sua evolução:

1. Sibilância transitória: crises de sibilância durante os primeiros 2 a 3 anos de vida com regressão das mesmas após esse período.
2. Sibilância não atópica: crises de sibilância desencadeadas, principalmente, por vírus com tendência a desaparecer com o avançar da idade.
3. Asma persistente, que se caracteriza por sibilância associada a:
   - Manifestações de atopia: eczema atópico; rinite e conjuntivite alérgica; alergia alimentar; presença de eosinofilia e/ou elevação nos níveis séricos de IgE total.
   - Sensibilização comprovada a alimentos e aeroalérgenos em razão da presença de IgE específica.
   - Sensibilização comprovada a aeroalérgenos antes dos 3 anos de idade, especialmente se houver exposição persistente em domicílio em níveis elevados desses alérgenos.
   - Ter pai ou mãe com asma.
4. Sibilância intermitente grave: episódios de crises graves de sibilância associadas a:
   - Mínima morbidade nos períodos intercrises.
   - Presença de características de atopia, como eczema, sensibilização alérgica e eosinofilia em sangue periférico.

Sibilância precoce e asma

Como já mencionado, nem toda sibilância evolui para asma, não havendo ainda um marcador específico que prediga quais lactentes se tornarão asmáticos. Vários pesquisadores têm tentado desenvolver um escore para detectar precocemente o grupo de lactentes mais predispostos a evoluir para asma, uma vez que esse grupo poderia beneficiar-se de um tratamento precoce. Castro-Rodrigues e cols. desenvolveram um escore (Quadro XX.11.1) na tentativa de identificar esse grupo. Seu estudo envolveu crianças com menos de 3 anos de idade que apresentaram sibilância recorrente frequente. De acordo com este escore, os lactentes com um dos dois critérios maiores ou dois dos três critérios menores tinham risco cerca de 4 a 10 vezes maior de desenvolver asma entre 6 e 13 anos com valor preditivo positivo de 75% e valor preditivo negativo de 95%, de forma que podemos estar diante de um instrumento útil para o diagnóstico precoce de asma, cuja aplicabilidade deverá ser confirmada por outros estudos no futuro.

DIAGNÓSTICO

A importância de se realizar uma correta investigação do lactente com sibilância recorrente está na sua evolução frequente para asma e nas diversas afecções, congênitas e adquiridas, que podem causar sibilância.

No Quadro XX.11.2 apresentamos os principais grupos de afecções que fazem parte da síndrome do lactente sibilante.

A avaliação diagnóstica do lactente com sibilância recorrente, pelos motivos já citados, deve ser realizada de forma criteriosa, para que se chegue ao diagnóstico correto sem incorrer na solicitação de exames desnecessários, que podem ter custo elevado ou serem invasivos. É fundamental história clínica e exame físico adequados para direcionar a investigação. Uma forma clinicamente útil de iniciar a investigação é dividir esses pacientes em dois grupos, avaliando fundamentalmente a gravidade do quadro respiratório, a presença de indicadores de doença específica e o estado nutricional.

No primeiro grupo, classificamos as crianças com estado nutricional preservado, sem doença de base reconhecível, vacinação em dia (com marca de BCG visível) e com quadro respiratório recorrente leve, associado a rinofaringites, sem internamentos hospitalares frequentes ou prolongados, e que apresentam exame físico normal. Nesse grupo, podemos ser mais conservadores na investigação. A radiografia de tórax, o hemograma com VHS e o parasitológico de fezes são, na maioria das vezes, os únicos exames necessários.

As crianças do segundo grupo apresentam fatores de risco já mencionados. Nesse grupo, temos que ser mais invasivos em nossa investigação, porém não devemos simplesmente solicitar todos os exames possíveis para estabelecer o diagnóstico diferencial, e sim tentar classificar a criança dentro de grupos de diagnósticos sindrômicos para tornar mais objetiva a investigação.

A seguir apresentamos uma classificação sindrômica dos principais grupos de doenças que podem estar associados à síndrome do lactente chiador, bem como os principais exames a serem solicitados em cada grupo.

1. Síndromes aspirativas – exames: Estudo contrastado de esôfago, estômago e duodeno com deglutograma, associado ou não à pesquisa de fístula em H, pHmetria, cintilografia para pesquisa de refluxo, videofluoroscopia da deglutição, broncoscopia, endoscopia digestiva alta, tomografia de tórax de alta resolução.

Quadro XX.11.1. Índice clínico proposto para identificar grupo de lactentes de risco para desenvolver asma

Critérios maiores	Critérios menores
1. História familiar de asma[a]	1. Rinite alérgica[c]
2. Eczema atópico[b]	2. Sibilância sem IVAS
	3. Eosinofilia > 4%[d]

a, b, c: diagnosticado por médico.
d: deve-se afastar, antes, parasitose intestinal.

Quadro XX.11.2. Principais causas de sibilância no lactente

Infecções	Pneumopatias Crônicas
Sibilância viral recorrente	Fibrose cística
Bronquiolopatia pós-viral	Bronquiectasia pós-infecciosa
Rinossinusite recorrente/crônica	Displasia broncopulmonar
Parasitoses intestinais	Síndrome do lobo médio
Toxocaríase	Fibrose pulmonar secundária à SARA
Tuberculose	Fibrose pulmonar secundária a drogas
Histoplasmose	Pneumonias intersticiais
Agentes Ambientais	Discinesia ciliar
Exposição à fumaça de cigarro	Pneumonias eosinofílicas
Exposição a poluentes extradomiciliares	Deficiência de alfa-1-antitripsina
Exposição a antígenos orgânicos	Hemossiderose pulmonar
	Imunodeficiências
Doença Atópica	Deficiência seletiva de IgA
Asma	Deficiência de subclasses de IgG
Alergia a leite de vaca	Hipogamaglobulinemia transitória da infância
Malformações	Síndrome de hiper-IgM
Laringomalacia-traqueomalacia-broncomalacia	Agamaglobulinemia
Estenose subglótica	Doença granulomatosa crônica
Membrana traqueal	**Adenomagalia Mediastinal**
Cisto broncogênico	Adenite bacteriana/viral inespecífica
Malformação adenomatoide cística	Tuberculose
Hipoplasia pulmonar	Histoplasmose
Sequestro pulmonar	Linfoma
Enfisema lobar congênito	Leucemia
Hérnia diafragmática	Sarcoidose
Anel vascular	Doença de Castleman
Síndromes Aspirativas	**Tumores**
Doença do refluxo gastroesofágico	Papiloma de vias aéreas
Incoordenação da deglutição	Adenoma brônquico
Aspiração de corpo estranho	Neuroblastoma em mediastino posterior
Cleft laríngeo (fenda laríngea)	Neurofibromas
Fístula traqueoesofágica (fístula em H)	**Miscelânea**
Anel vascular	Cardiopatia congênita
Malformações de esôfago	*Cor pulmonale*
Cisto de parede	Anemia falciforme
Cisto de duplicação	Imunodeficiências
Vólvulo gástrico	Disautonomia familiar
	Hipertensão pulmonar primária
	Proteinose alveolar pulmonar
	Doenças de depósito (Gauchet-Nie)

2. Infecções – exames: hemograma com VHS, radiografia de tórax AP e de perfil, radiografia de seios da face, teste de Mantoux, dosagem de imunoglobulinas, sorologias específicas (*Toxocara, Aspergillus, Histoplasma* etc.), tomografia de tórax de alta resolução.
3. Pneumopatias crônicas – exames: dosagem de cloro no suor pela iontoforese por pilocarpina, radiografia de tórax AP e de perfil, tomografia de tórax de alta resolução, biópsia pulmonar, dosagem de α1-antitripsina, dosagem de marcadores para doenças do colágeno.
4. Sibilância sem doença de base – como já mencionado, essas crianças têm, na maioria dos casos, a nutrição conservada e uma sintomatologia respiratória de leve a moderada intensidade. Não há infecções respiratórias de repetição, nem internamentos frequentes por sibilância. Os exames para investigar doença de base, como os explicitados anteriormente, são normais. Tais crianças frequentemente recebem, por exclusão de patologias específicas, o diagnóstico de sibilância viral ou sibilância transitória da infância.

TRATAMENTO

O tratamento específico será instituído após o diagnóstico etiológico. No momento da primeira consulta, mesmo antes da confirmação definitiva da doença de base, existem medidas que podem ser tomadas, levando em consideração alguns aspectos comuns na síndrome do lactente sibilante; tais medidas englobam orientações gerais sobre higiene ambiental e tratamento dos episódios agudos de sibilância.

PROGNÓSTICO

A maioria dos lactentes com sibilância sem doença de base evolui com regressão dos sintomas respiratórios antes do 3º ano de vida. Nos casos de sibilância associados a doenças, como malformações pulmonares, pneumopatias crônicas ou aspiração de corpo estranho, o prognóstico depende da gravidade da doença e da qualidade de assistência médica prestada.

PREVENÇÃO

A profilaxia primária da asma constitui um assunto controverso quanto à sua eficácia e em relação às medidas que poderiam ser adotadas. A Academia Americana de Pediatria (AAP), em uma publicação de 2007, não recomenda nenhuma restrição dietética materna durante a gravidez ou lactação. Existe evidência de que o aleitamento materno exclusivo pelo menos durante 4 meses previne a ocorrência de sibilância no lactente.

Como profilaxia secundária, existem evidências de que a higiene ambiental pode ser uma medida eficaz para prevenir crises agudas de sibilância em crianças com asma. O consenso Practall recomenda evitar alérgenos quando se comprova uma relação evidente entre exposição e crise asmática; entretanto, para que essa medida seja eficaz seria necessária a eliminação total do alérgeno, o que nem sempre é possível. A mesma publicação recomenda como medida essencial de higiene ambiental que todas as crianças, de qualquer idade, e todas as mulheres grávidas não se exponham à fumaça de cigarro.

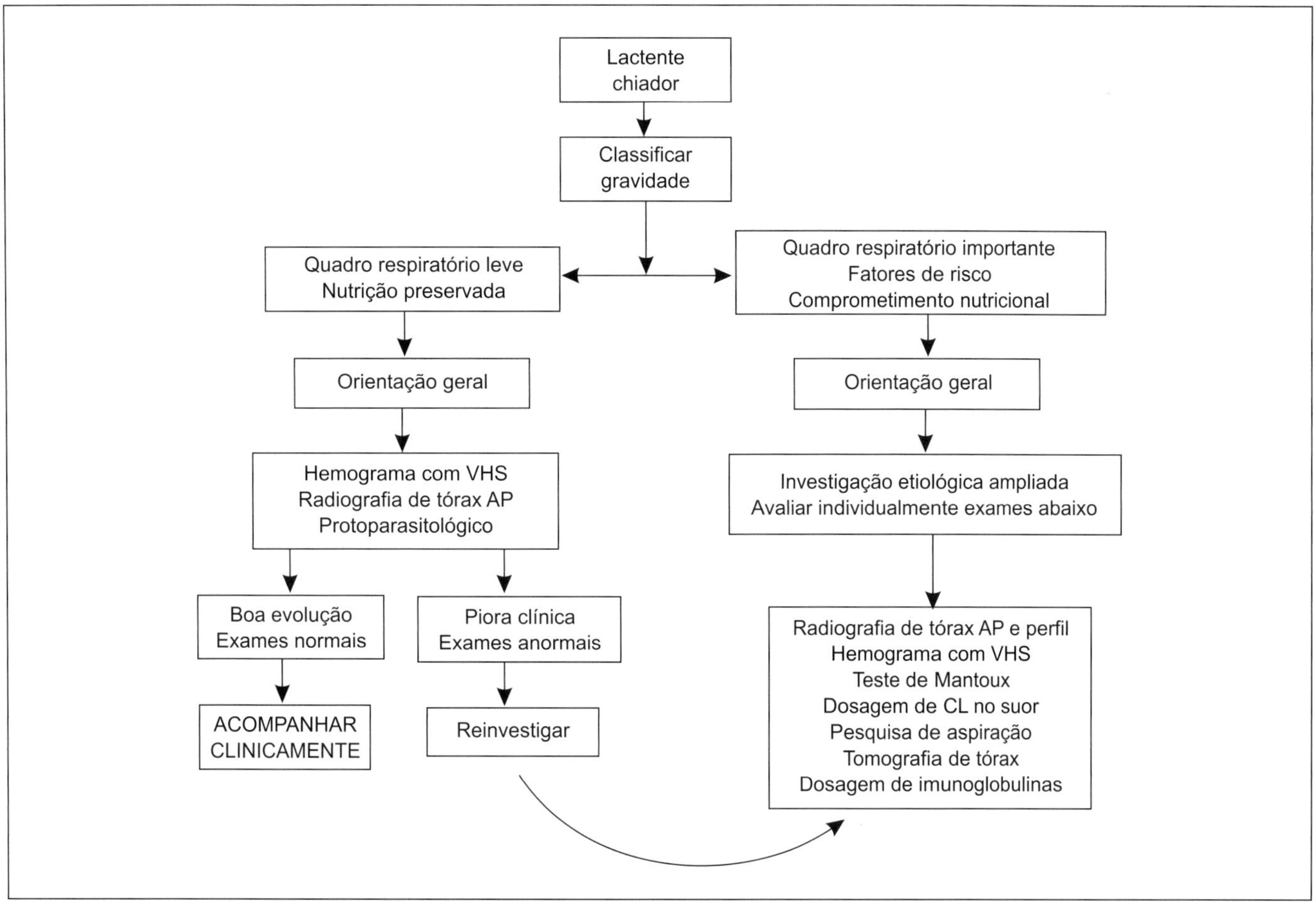

Fig. XX.11.2. Organograma simplificado para investigação de chiado recorrente.

BIBLIOGRAFIA

Bacharier LB, Boner A, Carlsen KH, EigEnmann PA, Frischer T et al. Diagnosis and treatment of asthma in childhood: a Practall consensus report. Allergy 2008; 63:5-34.

Castro-Rodrigues J, Holberg CJ, Wright AL, Martinez FD. A clinical index to define risk of asthma in young children with recurrent wheezing. Am J Resp Crit Care Med 2000; 162:1.403.

Greer FR, Sicherer SH, Burks AW, and the Committee on Nutrition and Section on Allergy and Immunology Guidance for the Clinician in Rendering Pediatric Care. Effects of early nutritional interventions on the development of atopic disease in infants and children: the role of maternal dietary restriction, breastfeeding, timing of introduction of complementary foods, and hydrolyzed formulas. American Academy of Pediatrics. Pediatrics 2008; 121:183-191.

IV Diretrizes Brasileiras para o Manejo da Asma. J Bras Pneumol 2006; 32(Supl. 7):S447-474.

Martinez FD, Wright AL, Taussig LM, Holberg CJ, Halonen M, Morgan WJ. Asthma and wheezing in the first six years of life. NEJM 1995; 332:133.

Neto HJN, Rosário NA, Solé D, Mallol J. Prevalence of recurrent wheezing in infants. J Pediatr (Rio J) 2007; 83:357-362.

Sherriff A, Golding J, and ALSPAC study team. Hygiene levels in a contemporary population cohort are associated with wheezing and atopic eczema in preschool infants. Arch Dis Child 2002; 87:26.

Solé D. Sibilância na infância [editorial]. J Bras Pneumol 2008; 34:337-339.

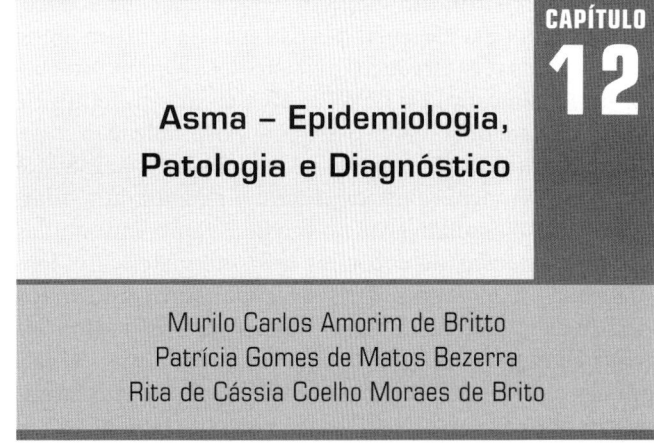

CAPÍTULO 12

Asma – Epidemiologia, Patologia e Diagnóstico

Murilo Carlos Amorim de Britto
Patrícia Gomes de Matos Bezerra
Rita de Cássia Coelho Moraes de Brito

INTRODUÇÃO

A asma é uma doença inflamatória crônica que resulta da interação entre predisposição genética e exposição ambiental a alérgenos e irritantes. Seus substratos fisiopatológicos são a hiper-responsividade das vias aéreas inferiores e a limitação ao fluxo aéreo, reversível espontaneamente ou com tratamento, que se manifestam por episódios recorrentes de sibilância, dispneia, aperto no peito e/ou tosse, principalmente à noite e ao despertar.

Embora mais comumente apresente-se ao pediatra de forma simples, algumas vezes pode ser difícil defini-la e diagnosticá-la, como é o caso da asma no lactente e em pesquisa clínica ou epidemiológica. Isso se deve à falta de conhecimento da etiopatogenia e dos marcadores da doença.

É uma afecção comum no grupo etário pediátrico, sendo responsável, inclusive, por elevada ocorrência de atendimentos de urgência e de hospitalização. É também causa importante de absenteísmo escolar e de perda de trabalho, além de gerar gastos importantes aos serviços de saúde e às famílias.

EPIDEMIOLOGIA

A asma é uma afecção frequente no mundo e no Brasil. De acordo com o Projeto Isaac, um estudo multicêntrico que envolveu 56 países, a tendência mundial da prevalência de sintomas em escolares de 6 a 7 e de 13 a 14 anos, comparada num intervalo de 5 a 10 anos, variou de 11,1% a 11,6% nos mais jovens e de 13,2% a 13,7% nos adolescentes. Houve redução nas diferenças da prevalência entre os países, que caiu na Europa ocidental, manteve-se estável na América Latina e aumentou onde era inicialmente mais baixa, como na Europa oriental e na África. Também como parte do estudo Isaac no Brasil, no grupo de 13 a 14 anos em 2001 a 2003, a prevalência de sibilância nos últimos 12 meses foi de 27,7%, de asma diagnosticada, 14,7%, de sibilância grave, 5,2%, tosse noturna, 32,6%, e sibilância com exercício, 23,6%.

Mas o seu impacto epidemiológico não se resume à alta prevalência. Os custos com a doença são importantes, como demonstrou um inquérito com 90 pacientes adultos atendidos no Hospital das Clínicas da Universidade de São Paulo. Os asmáticos persistentes tiveram um custo direto semestral de US$ 125,45 e os intermitentes de US$ 15,58, sendo a maior parte com hospitalização.

Segundo o Datasus, a asma é responsável por mais de 360 mil internações por ano, sendo a terceira ou a quarta causa de hospitalização no Brasil. É também uma das principais causas de consultas em emergência. Evidências atuais sugerem que o manejo adequado, conforme as diretrizes internacionais e nacionais, permite reduzir os internamentos e as consultas de urgência. Todavia, seja por desconhecimento da comunidade médica, por tabus ou por falta de acesso à medicação, o tratamento adequado ainda é subutilizado. Conforme um estudo realizado em duas unidades de atendimento secundário do SUS em Recife, 84% dos pacientes internados não frequentavam serviço especializado de tratamento de asma e 87% não utilizavam tratamento profilático.

No que concerne à mortalidade, a asma é causa de pouca relevância. Conforme dados da Fundação Nacional de Saúde e do Datasus, a mortalidade específica no Brasil em 2000 foi de 1,53/100.000 habitantes, sendo que no grupo etário de 0 a 35 anos correspondeu a 15% do total.

Fatores de risco

Os fatores de risco para asma podem ser divididos em predisponentes do surgimento da doença, desencadeantes de sintomas e os que podem exercer ambos os efeitos.

Fatores genéticos

Embora não haja dúvidas a respeito da hereditariedade na gênese da doença, seu modo de herança é complexo, poligênico e ainda mal determinado. Alguns estudos têm demonstrado associação entre hereditariedade e níveis elevados de IgE, com hiper-responsividade brônquica, com resposta a β2-agonistas, corticosteroides e antagonistas de leucotrienos.

Sexo

Até a adolescência, o risco da doença é mais elevado no sexo masculino, invertendo-se na idade adulta. Possivelmente, o responsável é o estreitamento relativo do calibre das vias aéreas.

Exposição a alérgenos

Apesar de os aeroalérgenos serem reconhecidamente desencadeantes de sintomas, seu papel como predisponentes de doença não é claro. Em uma coorte prospectiva de nascimento com 1.611 crianças inglesas, a exposição precoce a ácaros não se relacionou com a asma aos 6 anos de vida, diferentemente de exposição a pelo de gato.

Exposição a animais domésticos

Com respeito à exposição a cães, uma coorte no Arizona com crianças seguidas até os 13 anos demonstrou relação de proteção para sibilância frequente quando não havia história pregressa de asma entre os pais, o que não ocorreu naqueles com história familiar de atopia, ou seja, houve proteção para sibilância não atópica, mas não para asma. A presença de cão em casa não foi considerada fator de risco para asma. Sobre a exposição a gatos, uma coorte na Alemanha também mostrou relação com asma aos 10 anos e exposição a pelo de gato. Já uma metanálise incluindo estudos de coorte e caso-controle demonstrou que exposição a cães aumenta discretamente o risco de asma, enquanto a gatos tem efeito inverso. Em suma, o papel da exposição a cão e a gato no desenvolvimento de asma é complexo e ainda mal conhecido.

Residência em área rural

Evidências sugerem que a residência em fazendas, possivelmente por exposição precoce a animais como galinhas, porcos, caprinos e bovinos, reduz o risco de asma.

Infecção

A exposição precoce a micróbios parece ter efeito protetor sobre o desenvolvimento subsequente de asma e atopia. Um estudo de coorte alemão demonstrou que rinofaringites frequentes na infância, assim como infecções herpéticas, são protetoras para o desenvolvimento de asma. Já infecções virais do trato aéreo inferior tiveram efeito contrário. Esses achados são corroborados por duas coortes norte-americanas.

Helmintíases

Com respeito às helmintíases, estudos epidemiológicos sugerem que exerçam efeito protetor no desenvolvimento de atopia, visto que suas prevalências exibem padrões geralmente opostos. Todavia, um ensaio randomizado realizado no Equador com crianças em idade escolar demonstrou que o uso periódico de anti-helmíntico não aumenta a prevalência de atopia ou sibilância.

Higiene anti-infecciosa

Corroborando as evidências sobre o fator protetor de residir em área rural, uma coorte com crianças inglesas demonstrou que exposição à rigorosa higiene anti-infecciosa aumenta o risco de desenvolvimento de atopia. Um estudo transversal com crianças suecas também relatou menor prevalência de atopia e asma naquelas que possuíam um estilo de vida antroposófico (que utilizam antibióticos, antitérmicos e vacinas de forma restrita, além de consumirem alimentos produzidos localmente e vegetais preservados por fermentação espontânea). Partindo da premissa de que exposição a germes teria um efeito protetor para atopia, além de evidências de estudos observacionais, Balicer e cols. realizaram uma metanálise para avaliar a relação entre atopia e vacinação BCG e antipertussis. Dos 12 estudos avaliados que envolveram cerca de 228 mil crianças não foram encontradas evidências que suportassem essa associação.

Pobreza

Com base na teoria da higiene (ver Patogênese) poderia esperar-se que viver em condições socioeconômicas desfavoráveis durante os primeiros anos de vida reduziria risco de desenvolvimento de atopia. Todavia, os estudos mostram resultados conflitantes. Um inquérito norte-americano com mais de 17 mil crianças e adolescentes mostrou uma relação direta entre pobreza e asma. Já um estudo de prevalência de sintoma de asma de acordo com o projeto Isaac em Cingapura revelou maior prevalência de sintomas de asma nos socioeconomicamente mais favorecidos. Todavia, estudos nacionais demonstraram não haver relação entre desenvolvimento de asma e pobreza. É possível que o conceito de pobreza/más condições socioeconômicas seja heterogêneo nos diversos estudos, que o seu efeito ocorra de forma diversa em locais diferentes do mundo ou que, como descreve Rona, a pobreza seja não um fator predisponente do surgimento da doença, mas de formas mais graves, uma vez que dificulta o acesso a serviços de saúde e a medicamentos, entre outros.

Aleitamento natural

Sua relação com a asma não é clara, possivelmente por falta de uniformização metodológica. Uma revisão sistemática sobre o assunto com mais de 8 mil crianças acompanhadas em média até os 4,1 anos demonstrou um efeito protetor em cerca de 50% de sibilância recorrente e de asma referida por médico, tendo esse efeito sido maior nos primeiros 2 anos de vida. Diversamente, duas coortes com participantes seguidos até os 6, 9 e 26 anos demonstraram aumento de risco de asma com aleitamento exclusivo.

Consumo de vegetais e frutas, cereais e peixe

Existem evidências de que dietas ricas em vegetais e frutas (possivelmente pela atividade antioxidante), nozes, castanhas e ácidos graxos poli-insaturados, comuns à dieta do Mediterrâneo, protegem contra o desenvolvimento de asma e atopia. Um ensaio randomizado com gestantes dinamarquesas demonstrou que a suplementação de óleo de peixe reduziu o risco de asma em seus filhos, quando avaliados aos 16 anos de idade.

Ingestão de probióticos

Alguns autores atribuem o surgimento da asma a um desequilíbrio da regulação imune. A microbiota intestinal é o sinal mais importante para a maturação pós-natal do sistema imunológico. Embora existam evidências de que o consumo de probióticos favoreça o desenvolvimento imunológico e reduza o risco de atopia, ainda não se pode recomendar esse recurso como parte do tratamento das afecções alérgicas.

Aditivos e preservativos da dieta

Essas substâncias são conhecidas como desencadeantes de sintomas de asma e de outras reações atópicas. As mais comuns são: sulfitos, glutamato monossódico, tartrazina e benzoatos.

Obesidade

A obesidade parece não ser um fator desencadeante de asma. Pode, contudo, agravá-la afetando a função pulmonar e a capacidade muscular. A perda de peso determina melhora da asma em razão da diminuição do colapso das vias aéreas, estimulação da atividade adrenal, redução da ingestão de sal e, possivelmente, de alérgenos da dieta. Uma metanálise com mais de 300 mil adultos mostrou que o índice de massa corporal maior que 25 está relacionado com frequência de asma 50% maior e que existe relação de dose-resposta.

Exposição a poluentes intradomiciliares e macroambientais

Entre os poluentes, o fumo passivo merece destaque. Uma revisão sistemática sobre o assunto mostrou uma relação positiva entre a exposição e a asma na idade escolar. Todavia, essa relação não parece estar associada à atopia, uma vez que outra revisão não mostrou haver risco entre exposição pré-natal ou pós-natal ao fumo passivo com testes alérgicos, febre do feno ou eczema. Com respeito aos poluentes macroambientais, do tipo produtos de emissão de veículos automotores e de indústrias, evidências mostram relação com o desencadeamento de crises e o agravamento de doença já estabelecida. Exposição a partículas de óleo diesel após provocação alergênica em indivíduos sensibilizados resulta em aumento da resposta Th2.

Consumo de medicamentos

Duas classes de medicamentos merecem destaque – antibióticos e antitérmicos. Com base na teoria da higiene (ver Patogênese), foi postulado que o consumo excessivo de antibióticos faria com que o organismo não reagisse naturalmente contra infecções bacterianas, favorecendo a resposta inflamatória Th2. Todavia, as evidências epidemiológicas não mostram uma relação de risco com esses fármacos, como mostra uma coorte inglesa, na qual foram seguidas crianças até os 8 anos de idade. Em relação aos antitérmicos, as evidências sugerem que o consumo de paracetamol aumenta o risco de desenvolvimento de asma.

Atividade física e natação

O exercício é reconhecidamente desencadeante de sintomas de asma em escolares, adolescentes e adultos. Todavia, a atividade física regular por tempo prolongado tem efeito reverso, bem como melhora a capacidade física e a qualidade de vida. Entre os esportes recomendados para asmáticos, a natação tem se destacado em virtude do menor risco de provocar asma induzida por exercício. Todavia, evidências recentes têm demonstrado os efeitos nocivos dos derivados clorados para o trato respiratório e para o agravamento da asma.

História natural

A asma inicia-se na maioria das vezes na infância, e sua persistência na idade adulta é mais comum do que se normalmente estima. Estudos de coorte até a idade adulta na Inglaterra e na Nova Zelândia demonstraram uma proporção de persistência de sintomas de 43% a 73%.

Um estudo clássico relativo à sibilância em crianças, a coorte de Tucson, EUA, trouxe importante contribuição para o conhecimento da história natural da doença. Nesse estudo, foram seguidas crianças a partir do nascimento até os 6 anos de vida. Dos 48% que apresentaram sibilância, três fenótipos de sibilância, ou de asma como consideram alguns, foram identificados: um primeiro grupo que apresentava sibilância recorrente até os 3 anos de vida e parava a seguir, no qual não se notou relação com atopia, mas com exposição ao fumo durante a gestação e com redução da função pulmonar ao nascer. No segundo grupo, a sibilância recorrente iniciava-se antes dos 3 anos e persistia além dessa faixa etária. E no terceiro grupo, os sintomas se iniciavam após os 3 anos de idade. Nestes houve associação com atopia. Uma coorte similar efetuada em Pelotas, RS, com crianças até os 10 a 12 anos, demonstrou que sibilância transitória esteva associada a baixa renda, desmame precoce e infecções respiratórias no 1º ano de vida. Foram fatores de risco para sibilância persistente: sexo masculino e infecções respiratórias no 1º ano. Para sibilância tardia, infecções respiratórias no 1º ano de vida foram consideradas fatores de proteção. Antecedentes de atopia foram descritos como fatores de risco em todos os três grupos.

PATOGÊNESE

A asma, como outras afecções, resulta da interação entre a predisposição genética e fatores ambientais que propiciam o seu surgimento ou agravamento. Dois grandes grupos são definidos: a asma atópica e a não atópica.

Teoria da higiene

Essa teoria foi elaborada há 20 anos para explicar o aumento na prevalência das doenças alérgicas no Ocidente nas últimas décadas. De acordo com essa teoria, a redução da exposição aos micróbios em uma fase precoce da vida em que o sistema imunológico está-se desenvolvendo, como decorrência da melhoria das condições de vida e da higiene anti-infecciosa, geraria desequilíbrio entre as respostas Th1/Th2, que são antagônicas, havendo predomínio de Th2, que estimula a resposta alérgica, em detrimento de Th1, importante na resposta infecciosa.

A despeito de sua vasta aceitação, evidências epidemiológicas têm "fissurado o paradigma" dessa teoria:

1. A prevalência de asma em algumas regiões tem-se mantido estável, enquanto a de eczema tem aumentado.
2. Onde a prevalência de asma declinou, os padrões de higiene anti-infecciosa não pioraram.
3. A prevalência de asma é mais alta em alguns países onde reconhecidamente as condições higiênicas são piores do que outros nos quais a prevalência da afecção é mais baixa.
4. Evidências recentes sugerem que os estímulos geradores de resposta Th1 podem ocorrer também em uma fase mais tardia da vida.

Todavia, essas anomalias enfraquecem, mas não invalidam a teoria da higiene.

Resposta IgE-mediada

Pouco se conhece sobre a patogênese da asma não atópica. O conhecimento da patogênese da asma origina-se basicamente da asma atópica, cuja resposta é classificada como hipersensibilidade do tipo I. Apesar de a asma se manifestar clinicamente de modo bastante variado, tanto em tipo quanto em intensidade de sintomas, a característica típica da doença é a inflamação nas vias aéreas, que persiste mesmo durante os períodos assintomáticos. A inflamação é similar tanto nas formas alérgicas quanto nas não alérgicas.

Uma vez que o fenótipo de predisposição atópica já esteja estabelecido, o contato de antígenos com macrófagos possibilita que as células exponham os determinantes antigênicos e os apresentem a mastócitos e eosinófilos, que são responsáveis pela broncoconstrição precoce e tardia, respectivamente. Essas células são então ativadas em razão do contato com o antígeno e liberam histamina, triptase, quimase, leucotrienos, fator ativador plaquetário e citocinas (IL-4, IL-5, TNFα), entre outros, que promovem, por um lado, mais recrutamento de células inflamatórias (eosinófilos, basófilos, linfócitos Th2, neutrófilos, plaquetas) e, por outro, hiper-responsividade brônquica, ativação de fibroblastos e degradação de neuropeptídios.

Na musculatura lisa dos brônquios e bronquíolos ocorrem constrição, hipertrofia e posteriormente hiperplasia. No epitélio respiratório ocorrem desnudamento e edema; nas glândulas mucosas, hiperplasia e hipersecreção de muco; e na circulação sanguínea, vasodilatação, trombose e extravasamento de plasma e células para o interstício. Com a persistência da inflamação surge remodelamento das vias aéreas, que se caracteriza por metaplasia das células globulares, deposição de colágeno no espaço subepitelial, hiperplasia muscular lisa, proliferação de glândulas submucosas e aumento da vascularização. Como consequência do remodelamento, pode haver agravamento da obstrução brônquica e reversão incompleta do estreitamento das vias aéreas pelo tratamento com anti-inflamatórios.

Alérgenos

Vários alérgenos têm sido associados ao desencadeamento de asma, embora só alguns tenham comprovação epidemiológica na relação de risco. Destacam-se entre os aeroalérgenos: poeira domiciliar, pelos de cão e gato, barata e mofo. O principal componente da poeira domiciliar são antígenos de dermatofagoides: *D. pteronyssimus*, *D. farinae* e *B. tropicalis*. Os gêneros mais comuns de mofo são os *Alternaria* e *Aspergillus*.

FISIOPATOLOGIA

A asma é classicamente definida como uma doença pulmonar obstrutiva que cursa com hiper-responsividade das vias aéreas. O estreitamento aéreo, decorrente de edema, broncoespasmo e hipersecreção de muco é difuso, mas compromete principalmente os brônquios de menor calibre. A obstrução acontece geralmente durante a expiração, quando o calibre dos brônquios é reduzido pela compressão da caixa torácica, promovendo hiperinsuflação por aumento do volume residual. Quando a obstrução ocorre tanto na inspiração quanto na expiração, surge atelectasia.

A insuficiência respiratória decorre de distúrbio na relação/ventilação perfusão. Leva inicialmente à hipóxia com hipocapnia e, quando o processo intensifica-se, surge hipercapnia. O processo pode reverter espontaneamente ou como resultado de terapia.

As provas de função pulmonar demonstram que, quando há obstrução de vias aéreas e redução do volume expiratório forçado no primeiro segundo (VEF_1) mais acentuada do que o da capacidade vital forçada (CVF), também se verifica melhora ou normalização com administração de broncodilatador, ou queda exagerada com provocação por substâncias broncoconstritoras, como metacolina, histamina ou carbacol. A medida de pico de fluxo expiratório (PFE) pode demonstrar queda exagerada dos valores aferidos à noite quando comparada com medidas matinais, denotando exacerbação da variação circadiana do calibre das vias aéreas.

DIAGNÓSTICO

Clínico

Como a maioria dos casos da doença refere-se a formas leves (asma intermitente), o diagnóstico geralmente é clínico, baseado na história e no exame físico (Quadro XX.12.1). Exames complementares são indicados nas formas persistentes, na sibilância recorrente do lactente e nos casos atípicos ou nos que o médico tenha dúvida quanto ao diagnóstico.

São questões importantes de anamnese para considerar o diagnóstico da afecção:

- Se ocorrem crises de dispneia com sibilância.
- A presença de tosse seca noturna.
- Se o paciente tem tosse, sibilância ou dor torácica após exercício.
- Se ocorre sibilância, aperto no peito ou tosse após contato com aeroalérgeno ou poluente aéreo.
- Se os sintomas melhoram com tratamento adequado com broncodilatadores e corticoide sistêmico.

A frequência e a intensidade dos sintomas podem variar desde episódios leves e ocasionais de tosse até dispneia e sibilância perenes, com comprometimento do sono, da capacidade física e da qualidade de vida, além de episódios graves que motivam internamentos ou podem ser fatais.

É importante considerar na avaliação da gravidade da doença o nível de controle, visto que um paciente pode ter asma persistente e estar assintomático, se estiver usando medicação apropriada (Quadro XX.12.2).

Com relação ao exame físico, na maioria das vezes é normal. Durante as exacerbações, podem estar presentes sibilos, estertores grossos e finos. Diminuição do murmúrio vesicular pode ocorrer na presença de atelectasia ou quando há obstrução brônquica difusa intensa. Nesses

Quadro XX.12.1. Classificação da asma conforme a gravidade*

Intermitente
Sintomas (tosse, sibilância ou aperto no peito) menos de uma vez por semana
Crises de dispneia leves e de curta duração
Sintomas noturnos menos de duas vezes por mês
Raramente necessita de broncodilatadores de ação curta
VEF_1 ou PFE ≥ 80% do previsto
Variação diuturna de PFE < 20%

Persistente leve
Sintomas mais de uma vez por semana, porém menos de uma vez ao dia
Crises de dispneia que podem afetar o sono e as atividades diárias
Sintomas noturnos mais de duas vezes por mês
Uso eventual de broncodilatadores de ação curta
VEF_1 ou PFE ≥ 80% do previsto
Variação diuturna de PFE entre 20% e 30%

Persistente moderada
Sintomas diários
Crises de dispneia que podem afetar o sono e as atividades diárias
Sintomas noturnos mais de duas vezes por semana
Uso diário de broncodilatadores de ação curta
VEF_1 ou PFE entre 60% e 80% do previsto
Variação diuturna de PFE > 30%

Persistente grave
Sintomas diários
Sintomas mais de uma vez por semana, porém menos de uma vez ao dia
Crises de dispneia frequentes
Sintomas noturnos frequentes
Uso diário de broncodilatadores de ação curta
VEF_1 ou PFE ≤ 60% do previsto
Variação diuturna de PFE > 30%

* O pior achado determina a classificação.

casos, os sibilos podem estar presentes apenas durante respiração forçada.

Complementar

Quando o diagnóstico não é claro por meio do exame clínico, utilizam-se exames de função pulmonar e testes alérgicos.

Os testes de função pulmonar são também indicados nos casos suspeitos de asma persistente e para monitoração sequenciada da gravidade da doença, geralmente a cada 6 a 12 meses. Dois exames são úteis: a espirometria com teste de broncoprovocação ou de broncodilatação (conforme a espirometria basal, isto é, VEF_1 normal ou reduzido, respectivamente) e a medida domiciliar do pico de fluxo expiratório. Atualmente, as provas de função pulmonar estão normatizadas apenas para pacientes a partir da idade escolar. Provas de função pulmonar de pré-escolares em breve estarão disponíveis para a prática clínica.

Os testes alérgicos disponíveis são os testes cutâneos por puntura e a dosagem de IgE-específica. Ambos são feitos para os aeroalérgenos: poeira domiciliar, mofo, pelo de cão e de gato e barata. Possuem acurácia similar, sendo o teste cutâneo de menor custo financeiro. Os pacientes atópicos tornam-se positivos geralmente a partir da idade escolar, algumas vezes mais precocemente.

Com certa frequência observam-se casos nos quais ocorre agravamento clínico e suspeita-se de comorbidade associada. Por exemplo: um portador de asma persistente leve que passa a apresentar asma persistente moderada ou grave, principalmente quando se afasta a possibilidade de agravamento por exposição a desencadeantes e de tratamento inadequado. Nessa situação, as comorbidades mais importantes a se investigar são: rinite alérgica, sinusopatia, doença de refluxo gastroesofágico e síndrome de Loffler.

Outros exames para diagnóstico diferencial

Em casos de asma atípica ou de sibilância recorrente no lactente e pré-escolar, muitas vezes se suspeita de

Quadro XX.12.2. Classificação da asma conforme o nível de controle

Característica	Controlada (todos abaixo)	Parcialmente controlada (algum dos abaixo)	Descontrolada
Sintomas diários	≤ 2/semana	> 2/semana	≥ Três achados da asma parcialmente controlada em pelo menos 1 semana
Limitação de atividade	Nenhuma	Alguma	
Sintomas noturnos	Nenhuma	Alguma	
Medicação de alívio	≤ 2/semana	> 2/semana	
PEFR ou VEF_1	Normal	< 80% do previsto	
Exacerbações	Nenhuma	≥ 1/ano	> 1/ano

outras afecções, como fibrose cística, bronquiolite obliterante, displasia broncopulmonar, doença de refluxo gastroesofágico, incoordenação cricofaríngea, tuberculose pulmonar, imunodeficiências, síndromes eosinofílicas etc. Nesses casos, podem ser úteis: dosagem de cloretos no suor por iontoforese com pilocarpina, tomografia computorizada de tórax de alta resolução, pHmetria, videofluoroscopia da deglutição, teste de Mantoux, testes para imunodeficiência, hemograma e pesquisa de eosinófilos no lavado broncoalveolar, entre outros.

Outros exames

Em um futuro próximo estarão disponíveis para a prática clínica a pesquisa de células e mediadores inflamatórios no escarro, obtido por nebulização com solução salina hipertônica. Da mesma forma, a detecção de mediadores inflamatórios no condensado respiratório exalado e a dosagem do óxido nítrico exalado.

BIBLIOGRAFIA

Aligne CA, Auinger P, Byrd RS, Weitzman M. Risk factors for pediatric asthma contributions of poverty, race, and urban residence. Am J Respir Crit Care Med 2000; 162:873-877.

Alm JS, Swartz J, Lilja G , Scheynius A, Pershagen G. Atopy in children of families with an anthroposophic lifestyle. Lancet 1999; 353:1.485-1.488.

Balicer RD, Grotto I, Mimouni M, Mimouni D. Is childhood vaccination associated with asthma? A meta-analysis of observational studies. Pediatrics 2007; 120:e1.269-1.277.

Barr RG, Wentowski CC, Curhan GC, Somers SC, Stampfer MJ, Schwartz J, Speizer FE, Camargo Jr CA. Prospective study of acetaminophen use and newly diagnosed asthma among women. Am J Respir Crit Care Med 2004; 169:836-841.

Basaran S, Guler-Uysal F, Ergen N, Seydaoglu G, Bingol-Karakoc G, Altintas DU. Effects of physical exercise on quality of life, exercise capacity and pulmonary function in children with asthma. Rehabil Med 2006; 38:130-135.

Beasley R, Clayton T, Crane J, von Mutius E, Lai CK, Montefort S, Stewart A, ISAAC Phase Three Study Group. Association between paracetamol use in infancy and childhood, and risk of asthma, rhinoconjunctivitis, and eczema in children aged 6-7 years: analysis from Phase Three of the ISAAC programme. Lancet 2008; 372:1.039-1.048.

Beuther DA, Sutherland ER. Overweight, obesity, and incident asthma – a meta-analysis of prospective epidemiologic studies. Am J Respir Crit Care Med 2007; 175:661-666.

Boushey Jr HA, Corry DB, Fahy JV, Burchard EG, Woodruff PG. Asthma. In: Murray and Nadel's textbook of respiratory medicine WB Saunders Co. 2005.

Britto MCA, Freire EFC, Bezerra PGM, Brito RCCM, Rego JC. Baixa renda como fator de proteção contra asma em crianças e adolescentes usuários do Sistema Único de Saúde. J Bras Pneumol 2008; 34:251-255.

Chatzi L, Apostolaki G, Bibakis I, Skypala I, Bibaki-Liakou V, Tzanakis N, Kogevinas M, Cullinan P. Protective effect of fruits, vegetables and the Mediterranean diet on asthma and allergies among children in Crete. Thorax 2007; 62:677-683.

Chew FT, Goh DY, Lee BW. Under-recognition of childhood asthma in Singapore: evidence from a questionnaire survey. Ann Trop Paediatr 1999; 19:83-91.

Cook DG, Strachan DP. Parental smoking and prevalence of respiratory symptoms and asthma in school age children. Thorax 1997; 52:1.081-1.094.

Cooper PJ, Chico ME, Vaca MG, Moncayo AL, Bland JM, Mafla E, Sanchez F, Rodrigues LC, Strachan DP, Griffin GE. Effect of albendazole treatments on the prevalence of atopy in children living in communities endemic for geohelminth parasites: a cluster-randomised trial. Lancet 2006; 367:1.598-1.603.

Douwes J, Pearce N. Commentary: the end of the hygiene hypothesis? Int J Epidemiol 2008; 37:570-572.

Douwes J, Strien R, Doekes G, Smit J, Kerkhof M, Gerritsen J, Postma D, Jongste J, Travier N, Brunekreef B. Does early indoor microbial exposure reduce the risk of asthma? The prevention and incidence of asthma and mite allergy birth cohort study. J Allergy Clin Immunol 2006; 117:1.067-1.073.

Forastiere F, Agabiti N, Corbo GM, Pistelli R, Dell'Orco V, Ciappi G, Perucci CA. Passive smoking as a determinant of bronchial responsiveness in children. Am J Respir Crit Care Med 1994; 149:365-370.

Fritscher CC, Solé D, Rosário N. IV Diretrizes Brasileiras para o Manejo da Asma. J Pneumol 2006; 32(Supl. 7):S447-474.

Gdalevich M, Mimouni D, Mimouni M. Breast-feeding and the risk of bronchial asthma in childhood: a systematic review with meta-analysis of prospective studies. J Pediatr 2001; 139:261-266.

Global Initiative for Asthma. Global strategy for asthma management and prevention. Geneva: NHLBI/WHO workshop, report 2008.

Harris JM, Mills P, White C, Moffat S, Taylor AJN, Cullinan P. Recorded infections and antibiotics in early life: associations with allergy in UK children and their parents. Thorax 2007; 62:631-637.

Illi S, Mutius E, Lau S, Bergmann R, Niggemann B, Sommerfeld C, Wahn U, and the MAS Group. Early childhood infectious diseases and the development of asthma up to school age: a birth cohort study. BMJ 2001; 322;390-395.

Jackson DJ, Gangnon RE, Evans MD, Roberg KA, Anderson EL, Pappas TE, Printz MC, Lee WN, Shult PA et al. Wheezing rhinovirus illnesses in early life predict asthma development in high-risk children. Am J Respir Crit Care Med 2008; 178:667-672.

Kercsmar CM. Wheezing in older children: asthma. In: Chernick V, Boat TF, Wilmott RW, Bush A. Kendig´s disorders of the respiratory tract in children. 7 ed. Philadelphia: WB Saunders, 2006:810-838.

Lau S, Illi S, Platts-Mills TAE, Riposo D, Nickel R, Gruber C, Niggemann B, Wahn U, The Multicentre Allergy Study Group. Longitudinal study on the relationship between cat allergen and endotoxin exposure, sensitization, cat-specific IgG and development of asthma in childhood – report of the German Multicentre Allergy Study (MAS 90). Allergy 2005; 60:766-773.

Martinez FD, Stern DA, Wright AL, Taussig LM, Halonen M, GHM Associates. Association of nonwheezing lower respiratory tract illnesses in early life with persistently diminished serum IgE levels. Thorax 1995; 50:1.0671.072.

Martinez FD, Wright AL, Taussig LM, Holberg CJ, Halonen M, Morgan WJ, and the group health medical associates. Asthma and wheezing in the first six years of life. N Engl J Med 1995:133-138.

Muiño A, Menezes AMB, Reichert FF, Duquia RP, Chatkin M. Padrões de sibilância respiratória do nascimento até o início da adolescência: coorte de Pelotas (RS) Brasil, 1993-2004. J Bras Pneumol 2008; 34:347-355.

Mutius E. The environmental predictors of allergic disease. J Allergy Clin Immunol 2000; 105:9-19.

Naleway AL. Asthma and atopy in rural children: is farming protective? Clin Med Res 2004; 2:5-12.

Olsen SF, Osterdal ML, Salvig JD, Mortensen LM, Rytter D, Secher NJ, Henriksen TB. Fish oil intake compared with olive oil intake in late pregnancy and asthma in the offspring: 16 year of registry-based follow-up from a randomized controlled trial. Am J Clin Nutr 2008; 88:167-175.

Pearce N, Aït-Khaled N, Beasley R, Mallol J, Keil U, Mitchell E, Robertson C and the ISAAC Phase Three Study Group. Worldwide trends in the prevalence of asthma symptoms: phase III of the International Study of Asthma and Allergies in Childhood (ISAAC). Thorax 2007; 62:757-765.

Pekkanen J, Sunyer J, Anto JM, Burney P, on behalf of the European Community Respiratory Health Study (ECRHS). Operational definitions of asthma in studies on its aetiology. Eur Respir J 2005; 26:28-35.

Ponte E, Franco RA, Souza-Machado A, Souza-Machado C, Cruz AC. Impacto de um programa para o controle da asma grave na utilização de recursos do Sistema Único de Saúde. J Bras Pneumol 2007; 33:15-19.

Prescott SL, Bjorksten B. Probiotics for the prevention or treatment of allergic diseases. J Allergy Clin Immunol 2007; 120:255-262.

Reindal L, Oymar K. Hospital admissions for wheezing and asthma in childhood – are they avoidable? J Asthma 2006; 43:801-806.

Remes ST, Castro-Rodriguez JA, Holberg CJ, Martinez FD, Wright AL. Dog exposure in infancy decreases the subsequent risk of frequent wheeze but not of atopy. J Allergy Clin Immunol 2001; 108:509-515.

Rona RJ. Asthma and poverty. Thorax 2000; 55:239-244.

Santo AH. Mortalidade relacionada à asma, Brasil, 2000: um estudo usando causas múltiplas de morte. Cad Saúde Publ 2006; 22:41-52.

Santos LA, Oliveira MA, Faresin SM, Santoro IL, Fernandes ALG. Direct costs of asthma in Brazil: a comparison between controlled and uncontrolled asthmatic patients. Braz J Med Biol Res 2007; 40:943-948.

Sarinho E, Queiroz GRS, Dias MLCM, Silva AJQ. A hospitalização por asma e a carência de acompanhamento ambulatorial. J Bras Pneumol 2007; 33(4):365-371.

Sears MR, Greene JM, Willan AR, Taylor DR, Flannery EM, Cowan JO, Herbison GP, Poulton R. Long-term relation between breast-feeding and development of atopy and asthma in children and young adults: a longitudinal study. Lancet 2002; 360:901-907.

Sears MR, Greene JM, Willan AR, Wiecek EM, Taylor DR, Flannery EM, Cowan JO, Herbison GP, Silva PA, Poulton R. A longitudinal, population-based, cohort study of childhood asthma followed to adulthood. N Engl J Med 2003; 349:1.414-1.422.

Sherriff A, Golding J, Alspac Study Team. Hygiene levels in a contemporary population cohort are associated with wheezing and atopic eczema in preschool infants. Arch Dis Child 2002; 87:26-29.

Solé D, Camelo-Nunes IC, Wandalsen GF, Mallozi MC, Naspitz CK, Brazilian ISAAC's Group. Is the prevalence of asthma and related symptoms among Brazilian children related to socioeconomic status? J Asthma 2008; 45:19-25.

Solé D, Melo KC, Camelo-Nunes IC, Freitas LS, Britto MCA, Rosario N, Jones M, Fischer GB, Naspitz C. Changes in prevalence of asthma and allergic diseases among Brazilian schoolchildren (13-14 years old): comparison between ISAAC phases one and three. J Trop Ped 2007; 53:13-21.

Strachan DP, Butland BK, Anderson HR. Incidence and prognosis of asthma and wheezing illness from early childhood to age 33 in a national British cohort. BMJ 1996; 312:1.195-1.199.

Takkouche B, Gonzalez-Barcala FJ, Etminan M, FitzGerald M. Exposure to furry pets and the risk of asthma and allergic rhinitis: a meta-analysis. Allergy 2008; 63: 857-864.

Tarlo SM, Sussman GL. Asthma and anaphylactoid reactions to food additives. Can Fam Physician l993; 39:1.119-1.123.

Torrent M, Sunyer J, Garcia R, Harris J, Iturriaga MV, Puig C, Vall O, Anto JM, Taylor AJN, Cullinan P. Early-life allergen exposure and atopy, asthma, and wheeze up to 6 years of age. Am J Respir Crit Care Med 2007; 176:446-453.

Turato G, Barbato A, Baraldo S, Zanin ME, Bazzan E, Lokar-Oliani K, Calabrese F, Panizzolo C, Snijders D, Maestrelli P, Zuin R, Fabbri LM, Saetta M. Nonatopic Children with multitrigger wheezing have airway pathology comparable to atopic asthma. Am J Respir Crit Care Med 2008; 178:476-482.

Uyan ZS, Carraro S, Piacentini G, Baraldi E. Swimming pool, respiratory health, and childhood asthma: should we change our beliefs? Pediat Pulmonol 2009; 44:31-37.

Vercelli D. Mechanisms of the hygiene hypothesis – molecular and otherwise. Cur Opin Immunol 2006; 18:733-737.

Weinberger M, Abu-Hasan MN. Asthma in the preschool child. In: Chernick V, Boat TF, Wilmott RW, Bush A. Kendig's disorders of the respiratory tract in children. 7 ed. Philadelphia: WB Saunders, 2006:795-809.

Wright AL, Holberg CJ, Taussig LM, Martinez FD. Factors influencing the relation of infant feeding to asthma and recurrent wheeze in childhood. Thorax 2001; 56:192-197.

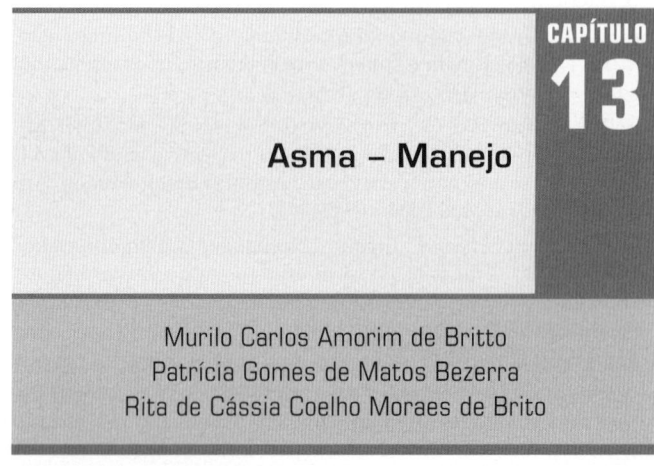

CAPÍTULO 13

Asma – Manejo

Murilo Carlos Amorim de Britto
Patrícia Gomes de Matos Bezerra
Rita de Cássia Coelho Moraes de Brito

INTRODUÇÃO

Não se dispõe ainda de tratamento curativo para a asma. Todavia, é possível controlá-la de forma efetiva. São metas para o bom controle, que devem sempre ser buscadas pelos profissionais de saúde, familiares e pacientes:

- Minimizar os sintomas.
- Manter atividade física dentro do normal.
- Prevenir crises/exacerbações.
- Manter a função pulmonar próxima do normal.
- Evitar efeitos colaterais das medicações.
- Prevenir óbitos.

O processo para o manejo efetivo da asma envolve:

1. O estabelecimento de parceria entre os profissionais de saúde, a família e o paciente. Para tanto, é necessário que eles recebam informações sobre como surge a doença, quais são seus fatores de risco, como preveni-la e como tratá-la.
2. O objetivo da parceria é o automanejo, tutorado pelos profissionais de saúde.
3. A parceria é formada por meio da discussão entre os profissionais de saúde e a família/paciente, desenvolvendo-se planos individualizados de manejo, incluindo automonitoramento e revisões periódicas, de forma participativa, não normativa.

Este capítulo abordará o manejo das crises/exacerbações e da doença a longo prazo e a prevenção primária da asma.

MANEJO DAS CRISES/ EXACERBAÇÕES

Na abordagem inicial de um paciente com crise aguda, devem ser identificados os fatores de risco para episódios graves: asma persistente grave, crise no último ano com necessidade de internamento em UTI, dois ou mais internamentos nos últimos 12 meses, uso frequente de corticosteroide sistêmico e uso diário de broncodilatador de ação curta. A presença desses fatores dirige o manejo de forma mais agressiva.

No planejamento terapêutico, é útil classificar a crise aguda, segundo a intensidade, em: leve/moderada, grave e muito grave (Quadro XX.13.1). A avaliação continuada e a quantificação da gravidade são importantes para acompanhar a evolução e instituir medidas terapêuticas conforme o quadro determina.

O tratamento com broncodilatador deve ser instituído o mais precocemente possível. As famílias e/ou os pacientes devem ser instruídos para iniciar β2-agonistas de ação curta no início dos primeiros sintomas. Caso não haja melhora, o paciente deve ser levado a um serviço de emergência. A via inalatória é a preferida, uma vez que o fármaco chega mais rapidamente ao local de ação e a dose necessária é menor do que a utilizada por via sistêmica. Nas crises com hipoventilação e obstrução grave das vias aéreas é possível que o β2-venoso seja mais eficaz.

Quando a via inalatória é escolhida, é possível administrar broncodilatadores por nebulização, inalador dosimetrado com espaçador (ID) ou inalador de pó. Esse é utilizado apenas nas exacerbações leves, em escolares e adolescentes que já usam esses dispositivos. Quanto à escolha entre ID e nebulizador, há uma tendência a preferir o primeiro. Uma revisão sistemática da Cochrane, comparando os dois modos de administrar β2, mostrou em crianças que ambos têm eficácia similar. Todavia, o uso com nebulizador provoca mais efeitos colaterais. Além

Quadro XX.13.1. Classificação da intensidade da crise de asma

Achados*	Muito grave	Grave	Moderada/ leve
Gerais	Cianose, sudorese, exaustão	Sem alterações	Sem alterações
Nível de consciência	Agitação, confusão, sonolência	Normal	Normal
Dispneia	Grave	Moderada	Ausente/leve
Fala	Frases curtas e monossilábicas Lactente: choro entrecortado e dificuldade alimentar	Frases incompletas Lactente: choro entrecortado e dificuldade alimentar	Frases completas. Lactente: choro forte
Uso de musculatura acessória	Retrações acentuadas ou em declínio (exaustão)	Retrações subcostais e/ou esternocleidomastóideas acentuadas	Retração intercostal leve ou ausente
Sibilos	Ausentes com MV**** diminuídos, difusos ou localizados	Localizados ou difusos	Ausentes com MV normal, localizados ou difusos
FR (ipm)**	Aumentada	Aumentada	Normal/aumentada
FC (bpm)	> 140 ou bradicardia	> 110	≤ 110
PFE***	< 30%	30% a 50%	> 50%
SO_2	≤ 90%	91% a 95%	> 95%
PaO_2	< 60mmHg	60mmHg	Normal
$PaCO_2$	> 45mmHg	< 40mmHg	< 40mmHg

*A presença de vários parâmetros (não necessariamente todos) indica a classificação da crise.
**Frequência respiratória conforme a idade: < 2 meses: < 60; 2 a 11 meses: < 50; 1 a 5 anos < 40; 6 a 8 anos: < 30; > 8 anos: < 20.
***Pico de fluxo expiratório (percentual do previsto).
****MV = murmúrio vesicular.

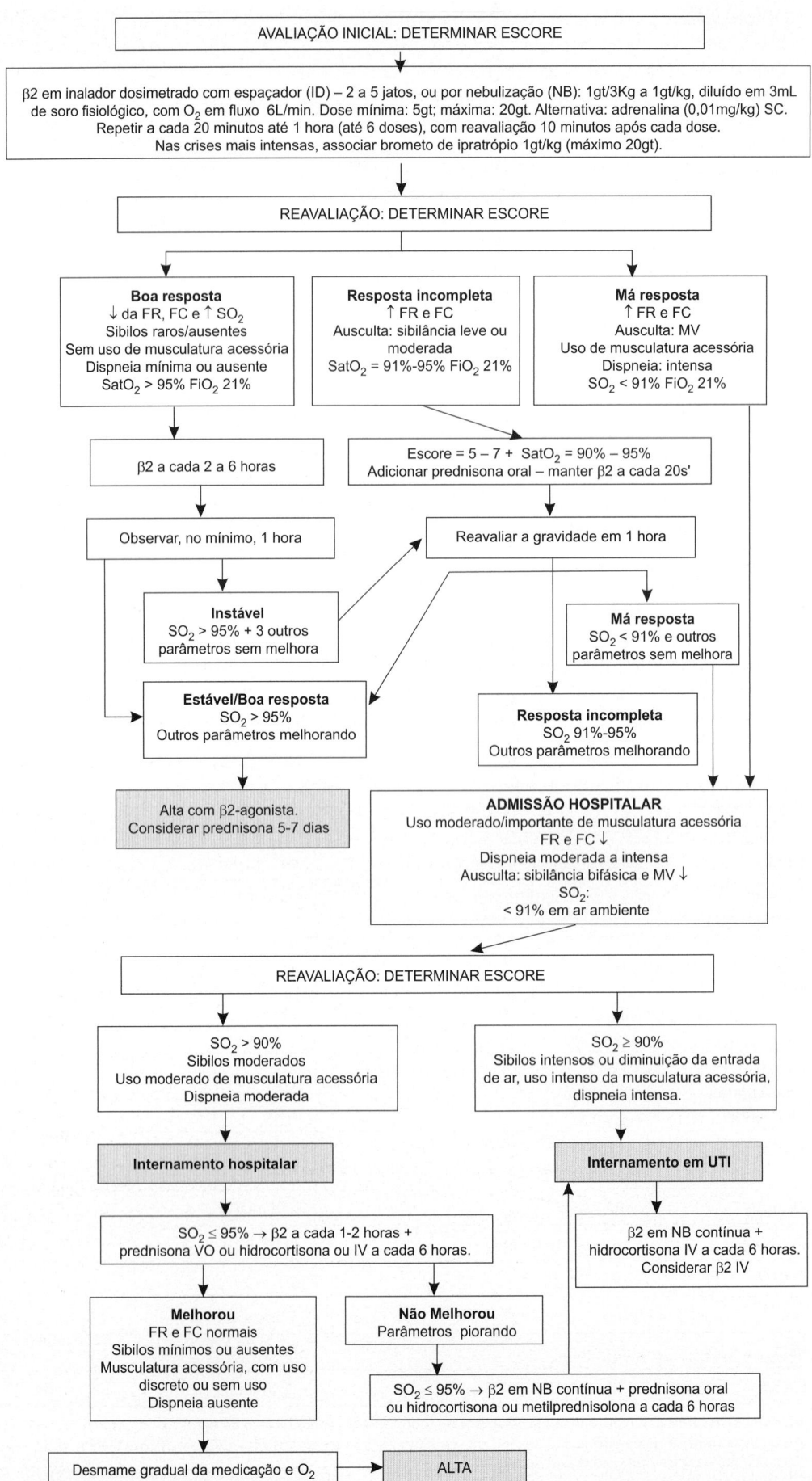

Fig. XX.13.1. Fluxograma de manejo da asma aguda.

do mais, o risco de infecção secundária e os cuidados de manutenção são maiores com o nebulizador. O custo financeiro também é significativamente menor quando se utiliza ID. Porém, apresenta desvantagens, como necessidade de maior aprendizado; além disso, é visto como um tabu por muitos médicos. Tanto os nebulizadores quanto os espaçadores devem ser utilizados em lactentes com máscaras. Crianças maiores que conseguem realizar respiração bucal voluntariamente devem usar boquilhas com esses dispositivos.

O brometo de ipratrópio é útil como adjuvante nas crises moderadas ou graves, como pode-se observar em uma revisão sistemática feita por Plotnik e Ducharme, na qual o uso em múltiplas doses reduziu o risco de hospitalização.

Os corticoides sistêmicos devem ser administrados no início da abordagem, se a crise inicia-se de forma grave ou se persiste por mais de 48 a 72 horas.

A abordagem terapêutica é instituída de acordo com o fluxograma da Fig. XX.13.1.

MANEJO DA DOENÇA A LONGO PRAZO

O tratamento de manutenção, indicado para os asmáticos persistentes, consiste em avaliação regular, medidas educativas e terapia. Embora o tratamento seja padronizado conforme a gravidade, o ajuste do esquema terapêutico deve ser individualizado.

Educação familiar e do paciente

Visa, como exposto previamente, fornecer conhecimento sobre a doença – como surge, quais os principais fatores de risco, como identificar a doença e como tratá-la. O processo educativo, participativo, não normativo, visa habilitar o paciente e a família para o automanejo. Deve ser contínuo e abordar diagnóstico, diferenças entre medicações de alívio e de controle da asma, efeitos colaterais potenciais dos fármacos, uso de dispositivos inalatórios, prevenção dos sintomas, sinais que sugerem piora e que medidas tomar, monitoração da doença e quando e como procurar atendimento médico. Para tanto, o médico deve fornecer um plano escrito de autotratamento individualizado, além de supervisão regular.

Também com o intuito de garantir adesão ao tratamento, deve-se utilizar linguagem e meios de comunicação claros e compreensíveis, tanto para famílias mais privilegiadas culturalmente quanto para as mais simples, considerando ainda possíveis diferenças socioculturais e religiosas.

Controle ambiental

Uma revisão sistemática de ensaios randomizados, atualizada recentemente, demonstrou que medidas de controle ambiental para redução de exposição à poeira domiciliar não trazem benefício em relação à redução de sintomas, uso de medicação de alívio ou melhora da função pulmonar, em crianças e adultos asmáticos previamente sensibilizados. Considerando essa importante evidência, não se recomendam mais, em pacientes que já apresentam sintomas desencadeados por poeira domiciliar ou que tenham testes alérgicos positivos para ácaros, medidas de redução de poeira, como forração de travesseiros e colchões com plástico, remoção de ventiladores do ambiente, limpeza com vassoura ou espanador etc.

Contudo, medidas para controlar o mofo e a exposição a baratas são ainda preconizadas.

Tratamento farmacológico

Existem duas classes de medicamentos para tratamento da asma:

1. Fármacos de alívio dos sintomas: β2-agonistas ação rápida, brometo de ipratrópio e xantinas.
2. Fármacos de controle da doença: corticosteroides inalatórios e sistêmicos, antagonistas de leucotrienos, xantinas e anticorpo monoclonal anti-IgE (omalizumabe).

As cromonas não estão mais disponíveis no Brasil para o tratamento da asma. Os β2-agonistas de ação lenta (LABA) são uma classe à parte de broncodilatadores não utilizados para o tratamento de crises e sim como potencializadores dos corticosteroides inalados. Os corticosteroides sistêmicos são importantes nas crises asmáticas intensas ou prolongadas.

β2-agonistas

São classificados, conforme a duração de ação, em de curta duração (salbutamol e fenoterol), média duração (efeito broncodilatador de 4 a 6 horas) e de longa duração (salmeterol e formoterol), com efeito de 8 a 12 horas. São administrados de forma inalatória, oral, intravenosa e subcutânea. Atuam estimulando a adenilciclase e a produção de AMP-cíclico e, subsequentemente, a ativação da proteína quinase A. São os fármacos de escolha para o tratamento inicial de alívio das exacerbações/ crises. Os de longa ação são utilizados como adjuvantes dos corticosteroides inalatórios na terapia de manutenção. A via preferencial de uso é a inalatória.

Anticolinérgicos

O brometo de ipratrópio é o representante dessa classe. Possui início lento de ação, com efeito máximo em 1 a 2 horas após a administração. É usado por via inalatória e atua reduzindo o tônus colinérgico intrínseco das vias aéreas, resultando em relaxamento passivo da musculatura lisa. Sua ação broncodilatadora é inferior à obtida com os β2-agonistas. Uma revisão sistemática de literatura em crianças e adolescentes mostrou que esse anticolinérgico associado a β2-agonistas nas crises em dose única não reduz o risco de hospitalização quando comparado aos β2 isolados. Contudo, o uso combinado em múltiplas doses em crises moderadas e graves reduziu em 25% o risco de internamento. Nesses casos, o número necessário para evitar um internamento foi de 12 crianças tratadas. Quando o tratamento foi restrito a crises graves, esse número diminuiu para sete. Não houve aumento da frequência de efeitos colaterais. Em suma, é um fármaco que deve ser utilizado em múltiplas doses nas crises agudas moderadas e graves.

Xantinas

A teofilina e a aminofilina são broncodilatadores de baixa potência e elevado potencial de efeitos colaterais. Além do efeito broncodilatador, possui ação anti-inflamatória discreta. Podem ser usadas por via oral e intravenosa. Seu mecanismo de ação não é claro, mas age possivelmente por inibição da fosfodiesterase ou antagonismo dos receptores de adenosina. Seu uso é limitado às crises graves, sem resposta ao tratamento convencional. A teofilina de liberação lenta pode ser administrada como medicamentos de controle da doença.

Corticosteroides

Os corticosteroides inalados são a primeira escolha no tratamento de manutenção dos pacientes com asma persistente, uma vez que apresentam melhor relação custo/efetividade que os outros fármacos. Os sistêmicos são utilizados como adjuntos no tratamento das crises intensas e/ou persistentes. Os primeiros diferenciam-se por possuírem alta potência tópica devido à maior afinidade aos receptores de superfície celular e pela mínima biodisponibilidade sistêmica e por serem inativados na primeira passagem pelo fígado, após absorção sistêmica. Os tipos disponíveis são: beclometasona, budesonida, fluticasona, a ciclesonida e a mometasona. A fluticasona, ciclesonida e mometasona possuem aproximadamente o dobro da potência da budesonida e da beclometasona. Deve-se considerar que a budesonida com dispositivo de inalação de pó Turbuhaler® exibe potência equivalente aos corticosteroides inalados mais potentes, uma vez que duplica sua deposição pulmonar. Os corticosteroides inalados também são eficazes em pré-escolares e lactentes, como foi demonstrado em uma metanálise recente. Além da eficácia comprovada, esses medicamentos são também seguros, como mostram uma revisão narrativa e uma sistemática, nas quais não foram associados a efeitos colaterais importantes, como alteração do crescimento estatural, redução da densidade óssea, insuficiência suprarrenal, catarata, glaucoma e outras complicações graves que são inerentes aos corticosteroides sistêmicos. Seus efeitos adversos comuns resumem-se à candidíase oral e rouquidão, que são minimizados com bochechos ou escovação bucal após o uso.

Os corticosteroides sistêmicos mais utilizados são: prednisona, prednisolona, metilprednisolona e hidrocortisona, pois têm meia-vida curta, induzem menos efeitos de supressão hipotálamo-hipófise-suprarrenal.

Antagonistas dos leucotrienos

O representante da classe no Brasil é o montelucaste. Tem potência anti-inflamatória menor do que os corticosteroides inalados. É administrado por via oral. Atua bloqueando a síntese ou a interação com os receptores dos leucotrienos. É indicado para crianças de qualquer faixa etária com asma persistente leve, asma induzida por exercício e como adjuvante no tratamento da asma persistente grave. O custo alto comparado ao corticosteroide inalado dificulta o seu uso. É seguro e, em geral, não provoca efeitos colaterais, que podem ser: cefaleia, tosse, fadiga, dor abdominal, *rash* cutâneo, reações alérgicas e outros.

Abordagem farmacológica conforme a gravidade

O tratamento de manutenção deve ser iniciado o mais precoce possível, visto que a normalização da função pulmonar ocorre mais rapidamente. Além disso, acredita-se que previna o remodelamento das vias aéreas, embora ainda não haja evidências conclusivas a respeito.

O esquema proposto a seguir serve como regra, devendo o tratamento ser ajustado para cada paciente (Quadro XX.13.2).

1. Asma intermitente: utiliza-se apenas medicação de alívio – β2 de ação curta. Nas crises persistentes ou intensas associa-se corticosteroide sistêmico.
2. Asma persistente leve: a terapia anti-inflamatória de manutenção é indicada. A primeira escolha é corticosteroide inalado em doses baixas – beclometasona na dose máxima diária de 400µg/dia ou outro CI em dose equivalente. Alternativa: montelucaste.
3. Asma persistente moderada: utiliza-se CI nas mesmas doses da forma persistente leve associado a um β2 de ação longa, ou duplica-se a dose de CI (até 800µg/dia de beclometasona ou outro CI em dose equivalente).
4. Asma persistente grave: utiliza-se CI em doses elevadas (acima de 800µg/dia de beclometasona ou outro CI em dose equivalente), mesmo associado à β2 de ação longa. Quando não se obtém controle satisfatório – nesse grupo não se espera controlar os sintomas e normalizar a função pulmonar como nas formas mais leves – pode-se associar corticosteroide sistêmico por via oral na menor dose necessária para controle dos sintomas ou omalizumabe.

O tratamento de alívio para as formas persistentes é o mesmo da asma intermitente.

Após estabilização clínica, indicada por sintomas esporádicos, normalização da função pulmonar e uso ocasional de β2-agonistas para alívio, por período de pelo menos 3 meses, são reduzidas gradativamente as doses das medicações.

Quadro XX.13.2. Abordagem terapêutica da asma a longo prazo baseada no controle

Nível de controle	Ação terapêutica
Controlada	Manter ou reduzir um passo
Parcialmente controlada	Considerar aumentar um passo
Descontrolada	Aumentar um ou mais passos até o controle

Passo 1	Passo 2	Passo 3	Passo 4	Passo 5
Medidas educativas e controle ambiental (para irritantes, mofo, baratas)				
β2 de alívio	β2 de alívio nas crises			
Não necessita de medicação de controle	Escolher um	Escolher um	Adicionar um ou mais	Adicionar um ou ambos
	CI* em dose baixa	CI* em dose baixa + LABA**	CI* em dose média + LABA**	Corticoide oral
	Montelucaste	CI em dose média	Montelucaste	Omalizumabe
		CI em dose baixa + montelucaste	Teofilina de liberação lenta	

*CI: corticoide inalado.
**LABA: β2 de longa ação.

Outras medidas terapêuticas

Imunoterapia

A imunoterapia pode ser indicada na asma persistente leve quando o paciente é comprovadamente sensível a um alérgeno que não pode ser removido com controle ambiental, como no caso dos dermatofagoides. Uma revisão sistemática da Cochrane mostrou que a imunoterapia reduz os sintomas e a hiper-responsividade brônquica. No entanto, seu custo-efetividade é inferior à terapia farmacológica e tem efeito potencial de provocar reações alérgicas, sendo assim utilizada apenas em casos excepcionais.

Homeopatia

Os efeitos da homeopatia na asma não são comprovados por evidências de boa qualidade. Uma revisão sistemática da Cochrane sobre o assunto mostrou que são necessários estudos mais bem conduzidos e observacionais que documentem os diferentes métodos terapêuticos homeopáticos.

PREVENÇÃO PRIMÁRIA

Todo médico que lida com crianças desde os primeiros momentos de vida, seja pediatra ou médico de família, deve compreender a importância de atuar preventivamente no desenvolvimento de doenças futuras. A asma é uma afecção na qual se pode intervir efetivamente na prevenção primária. Para isso devem ser considerados os fatores de risco de desenvolvimento da doença (ver Capítulo XX.12, *Asma – epidemiologia, patologia e diagnóstico*).

A seguir são listadas recomendações específicas para bebês assintomáticos, porém com história de atopia em um ou mais parentes de primeiro grau (pais, irmãos ou avós):

1. Estimular o aleitamento materno: mesmo que alguns estudos tenham demonstrado risco aumentado de asma com o aleitamento materno, existem mais argumentos favoráveis ao seu estímulo:
   a. Há estudos bem controlados que demonstram efeito protetor.
   b. A plausibilidade biológica aponta redução do risco de atopia com o aleitamento natural, uma vez que favorece a microbiota estimuladora da resposta Th1, não fornece proteínas alergênicas, fator de crescimento do epitélio intestinal, entre outros.
   c. O aleitamento natural oferece inúmeros outros benefícios, além da prevenção de atopia e asma.
2. Fazer o desmame de crianças com antecedentes familiares de atopia com dieta hipoalergênica: existem evidências de sua eficácia, sendo recomendação da Academia Norte-americana de Pediatria o uso de fórmula hidrolisada no desmame de crianças de risco de atopia.
3. Estimular uma dieta rica em probióticos, peixe, vegetais e ácidos graxos poli-insaturados.
4. Estimular a vida no campo.
5. Retirar animais domésticos de casa em casos especiais: portadores de asma persistente grave, quando testes alérgicos mostraram reação positiva a pelo de cão ou de gato e quando não houver um prejuízo emocional

importante para o paciente com a remoção dos animais de sua casa.
6. Estimular a prática de exercícios e não incentivar a prática de natação em piscina clorada: pelo fato de a asma muitas vezes ser desencadeada por exercício, pode, para o médico menos atualizado, ser um motivo para contraindicar a prática de esportes e desestimular atividades físicas. Asmáticos em crise não devem praticar atividades físicas. Todavia, devem ser tratados e estimulados à prática após o controle.
7. Não retirar a criança de berçários, creches e escolas.
8. Evitar a exposição ao fumo passivo e ativo.
9. Utilizar antiparasitário periódico em escolares de risco de helmintíases, conforme recomenda a Organização Mundial da Saúde (OMS).

BIBLIOGRAFIA

Abramson MJ, Puy RM, Weiner JM. Allergen immunotherapy for asthma. Cochrane Database of Systematic Reviews 2003, Issue 4.

Allen DB. Inhaled steroids for children: effects on growth, bone, and adrenal function. Endocrinol Metab Clin N Am 2005; 34:555-564.

Castro-Rodriguez JA, Rodrigo GJ. Efficacy of inhaled corticosteroids in infants and preschoolers with recurrent wheezing and asthma: a systematic review with meta-analysis. Pediatrics 2009; 123:E519-E525.

Cates CJ, Crilly JA, Rowe BH. Holding chambers (spacers) versus nebulisers for beta-agonist treatment of acute asthma. Cochrane Database of Systematic Reviews 2006, Issue 2.

Fritscher CC, Solé D, Rosário N. IV Diretrizes brasileiras para o manejo da asma. J Pneumol 2006; 32 (Supl. 7):S447-474.

Global Initiative for Asthma. Global strategy for asthma management and prevention. Geneva: NHLBI/WHO workshop, report. 2008.

Gotzsche PC, Johansen HK. House dust mite control measures for asthma: systematic review. Allergy 2008; 63:646-659.

Greer FR, Sicherer SH, Burks AW and the Committee on Nutrition and Section on Allergy and Immunology. Effects of early nutritional interventions on the development of atopic disease in infants and children: the role of maternal dietary restriction, breastfeeding, timing of introduction of complementary foods, and hydrolyzed formulas. Pediatrics 2008; 121:183-191.

Lasserson TJ, Cates CJ, Ferrara G, Casali L. Combination fluticasone and salmeterol versus fixed dose combination budesonide and formoterol for chronic asthma in adults and children. Cochrane Database of Systematic Reviews 2008, Issue 1.

Leone FT, Fish JE, Szefler SJ, West SL. Systematic review of the evidence regarding potential complications of inhaled corticosteroid use in asthma. Chest 2003; 124:2.329-2.340.

McCarney RW, Linde K, Lasserson TJ. Homeopathy for chronic asthma. Cochrane Database of Systematic Reviews 2004, Issue 1.

Plotnick L, Ducharme F. Combined inhaled anticholinergics and beta2-agonists for initial treatment of acute asthma in children. Cochrane Database of Systematic Reviews 2000, Issue 3.

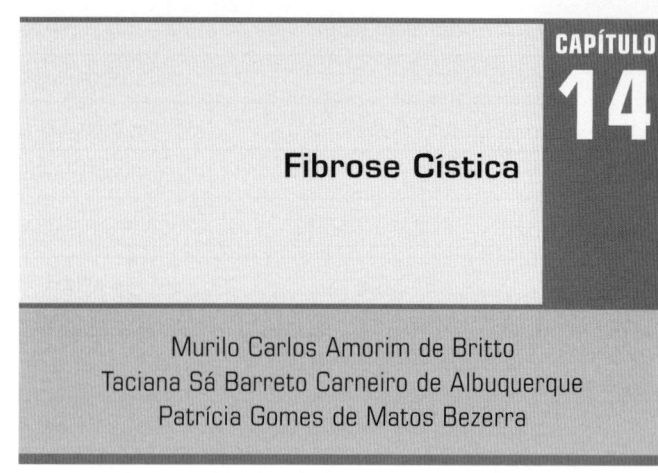

CAPÍTULO 14

Fibrose Cística

Murilo Carlos Amorim de Britto
Taciana Sá Barreto Carneiro de Albuquerque
Patrícia Gomes de Matos Bezerra

INTRODUÇÃO

Fibrose cística (FC) é uma doença genética autossômica recessiva, progressiva e ainda incurável, de grande letalidade. Anteriormente, era reconhecida de acordo com um espectro de manifestações clínicas razoavelmente uniforme e grave. Hoje, sabe-se que a FC é uma enfermidade pleomórfica, cujos sinais e sintomas variam desde formas graves, em que ocorrem infecções pulmonares recorrentes, insuficiência pancreática e concentrações elevadas de cloretos no suor – as formas clássicas –, até as oligossintomáticas, benignas, sem infecções pulmonares frequentes, com função pancreática normal e níveis de cloretos no suor limítrofes ou normais, consideradas como formas não clássicas.

Embora raro, pediatras e médicos de saúde da família devem estar alertas para o problema, pois o diagnóstico precoce pode aumentar consideravelmente a sobrevida dos seus portadores e melhorar a qualidade de vida. Além disso, estima-se que apenas 65% dos fibrocísticos que nascem no Brasil têm diagnóstico firmado, o que leva a crer que a observação de Fernando Figueira, o primeiro pesquisador a realizar o diagnóstico *in vivo* da doença no Brasil, em 1958, ainda continua válida: "Não é raro a criança desnutrida apresentar crises diarreicas e infecções respiratórias de repetição, componentes estes peculiares à fibrose cística do pâncreas. Supomos, assim, que muitos casos desta última afecção sejam rotulados como desnutrição."

A FC exige tratamento em hospitais de alta complexidade e equipe multiprofissional composta por médicos, fisioterapeutas respiratórios, psicólogos, nutricionistas, assistentes sociais e enfermeiros especializados. O manejo com essa infraestrutura comprovadamente aumenta a sobrevida e a qualidade de vida dos pacientes.

Este capítulo tem como objetivo fornecer noções atuais sobre a doença ao pediatra e ao médico de saúde da família com ênfase no diagnóstico e manejo em nível ambulatorial.

EPIDEMIOLOGIA

A doença afeta principalmente caucasoides, descendentes de populações do Norte da Europa. Na Europa,

Canadá e EUA, a incidência em brancos varia de 1:2.000 a 1:5.000, sendo de 1:15.000 em negros nos EUA e de 1:350.000 na população em geral no Japão. Na América Latina, a frequência estimada é de 1:4.000 a 1:10.000. No Brasil, a incidência varia de 1:2.000, no Rio Grande do Sul, até cerca de 1:10.000 em outros Estados do Sul e Sudeste.

A sobrevida média da FC tem aumentado progressivamente. Em Minas Gerais, no início da década de 1990, a sobrevida média era de 12,6 anos. Estima-se que uma criança que nasça hoje no Reino Unido tenha uma expectativa de vida de 50 anos. No Brasil, as projeções são menos otimistas, uma vez que o diagnóstico é feito mais tardiamente, as condições de vida da população em geral são mais desfavoráveis do que nos países ricos e com menor desigualdade social e em razão da qualidade da assistência médica, que por ser complexa e de alto custo fica aquém do desejado.

PATOGÊNESE
Genética

A FC é uma doença genética do tipo autossômico recessivo, ou seja, só se manifesta na presença de dois alelos mutantes. Isso também implica que pais heterozigóticos têm uma probabilidade de terem crianças com FC de 25%. Quando um dos pais é heterozigótico e o outro não carreia o gene, há 50% de chance de haver filhos heterozigóticos e nenhum doente.

O defeito básico caracteriza-se por uma mutação na região 7q31 do braço longo do cromossomo 7, que codifica a proteína RTFC (CF *transmembrane regulator*, ou reguladora da condutância transmembrana). Mais de 1.500 tipos de mutação já foram detecta dos, sendo a mais comum a ΔF508, que ocorre em cerca de 70% dos caucasoides europeus e em 30% dos americanos de descendência africana. A G542X, a segunda mutação mais comum, predomina em alguns grupos, como os norte-americanos brancos e latinos.

As mutações da RTFC são classificadas em seis tipos:

1. Falta de produção.
2. Defeito no transporte para a membrana celular.
3. Defeito na ativação pelo ATP ou AMPc.
4. Redução do transporte de cloro na membrana apical.
5. Defeito de entrelaçamento com redução da produção.
6. *Turnover* acelerado.

As três primeiras classes são associadas a formas mais graves e insuficiência pancreática (Fig. XX.14.1).

Genes modificadores

A variabilidade da gravidade da doença em indivíduos com as mesmas mutações, corroborada por estudos com gêmeos, evidenciou que a herança monogênica *per se* não explica as características fenotípicas. Hoje são conhecidos genes que interferem nessas características. São eles os codificadores das proteínas: ligadora de manose (MBL), óxido nítrico sintetase (NOS), α1-antitripsina, sistema antigênico leucocítico humano (HLA), fator de necrose tumoral-α (TNF-α) glutationa-S-transferase (GST), fator transformador de crescimento-β1 (TGF-β1), enzima conversora da angiotensina-I (ECA II) etc.

Transporte iônico

A síntese anormal da RTFC quantitativa ou qualitativamente dificulta a secreção de íons cloro para fora da célula por mecanismo dependente de AMPc e também de íons sódio, desidratando e espessando as secreções

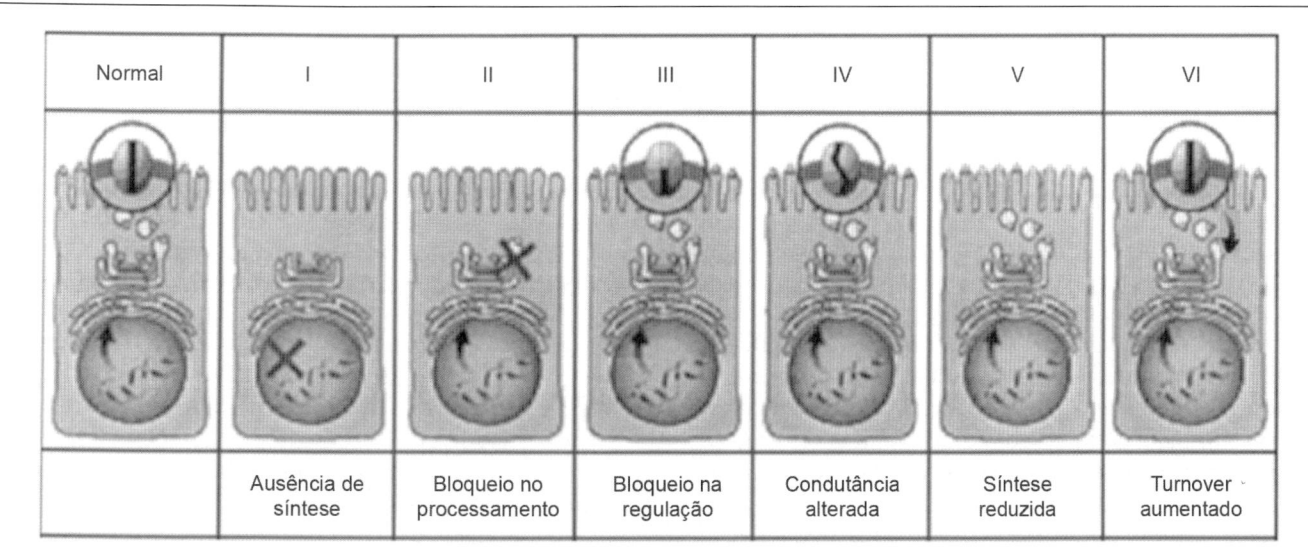

Fig. XX.14.1. Classes de mutações de fibrose cística conforme o tipo de defeito da RTFC.

mucosas. Nas glândulas sudoríparas, dificulta a sua absorção, elevando a concentração no suor. Sabe-se ainda que a RTFC também participa de outros mecanismos reguladores de transporte iônico, incluindo a inibição do transporte epitelial de sódio, regulação dos canais de ATP, acidificação das organelas intracelulares, inibição dos canais de cloro ativados por cálcio, da troca de cloro-bicarbonato, entre outros.

Alterações do muco

Nas formas clássicas, o muco torna-se progressivamente espessado com o passar do tempo. Parte dessa alteração é devida ao defeito genético da RTFC, que modifica funcionalmente a mucosa do trato aéreo. Todavia, as bronquites recorrentes exercem um papel importante, gerando inflamação crônica. Fazem parte desse processo: alterações das glicoproteínas, necrose celular, que aumenta a concentração de DNA local, inibição das antiproteases intrínsecas (como a α1-antitripsina), entre outros. A produção de enzimas pelas bactérias que causam essas infecções, como elastase, proteases e proteinases alcalinas, também aumenta a viscosidade do muco.

Infecção

É típica da FC uma imunodeficiência localizada no trato respiratório que predispõe infecções repetidas por bactérias como *P. aeruginosa* e outros coliformes gram-negativos.

A disfunção da RTFC impede a secreção de eletrólitos e, passivamente, de água para o lúmen das vias aéreas, reduzindo o líquido periciliar e o *clearance* mucociliar. Nessas condições, os mecanismos de lise bacteriana tornam-se prejudicados. Adicionalmente, as bactérias estimulam uma reação inflamatória predominantemente neutrofílica, com liberação de IL-8, IL-6, fator estimulador de crescimento de granulócitos/macrófagos, fator de necrose tumoral, IL-1β, IL-10, If-γ, entre outros. Secundariamente à colonização crônica, desenvolve-se reação imunológica mediada por imunocomplexos, com produção de anticorpos e ativação de complemento, síntese de quimiopeptídios estimulantes da migração de neutrófilos, secreção de enzimas lisossomais e radicais de oxigênio, que potencializam o efeito citolítico e a inflamação tecidual.

Os portadores de FC nascem com pulmões histologicamente normais. No decorrer dos primeiros anos de vida, são colonizados e infectados por *S. aureus*. Posteriormente, o *P. aeruginosa* passa a predominar como patógeno colonizador. As cepas de pseudomonas, inicialmente não mucoides, tornam-se mucoides com a colonização pulmonar crônica, passando a exibir uma matriz externa de alginato que reduz a opsonização e a fagocitose dos macrófagos e neutrófilos e aumenta a viscosidade do muco. Outras substâncias produzidas pelas *Pseudomonas*, como a elastase e a protease, aumentam a agressão tissular. A exotoxina A atua inibindo os macrófagos.

Já as piocianinas reduzem a proliferação linfocitária. Um percentual significativo de fibrocísticos torna-se colonizado por bactérias do complexo *Burkholderia cepacia*, germes multirresistentes aos antibióticos disponíveis e que provocam infecções mais graves. Outros germes podem colonizar o trato aéreo de fibrocísticos: *H. influenzae, E. coli, Klebsiella* sp., *Serratia* sp., *S. maltophylia, A. xylosoxidans,* fungos (*Aspergillus* sp.) e micobactérias atípicas. No IMIP, centro de referência de atendimento de FC de Pernambuco, cerca de 65% dos pacientes são colonizados por *P. aeruginosa*, 30% por *S. aureus*, 29% por *B. cepacia* e 20% por *H. influenzae*.

PATOLOGIA E FISIOPATOLOGIA

As alterações pulmonares iniciais surgem nas vias respiratórias inferiores e caracterizam-se por hipertrofia e dilatação das glândulas mucosas. Com o início das infecções surgem as alterações inflamatórias, metaplasia escamosa e desarranjo da arquitetura ciliar. O envolvimento tissular é predominantemente bronquial, sendo mínima a agressão ao parênquima. Isto é, a manifestação infecciosa pulmonar comum é a bronquite; pneumonias não são tão frequentes. Embora menos agressivas que as pneumonias, as bronquites provocam dano pulmonar progressivo devido à frequência com que ocorrem. Como consequência, surgem bronquiectasias, atelectasias, hiperinsuflação, ruptura alveolar e fibrose, que provocam hipóxia e alteram a vasculatura pulmonar. Em decorrência, surgem hipertensão pulmonar e *cor pulmonale*, a principal causa de óbito dos portadores da afecção. Funcionalmente, desenvolve-se distúrbio ventilatório do tipo obstrutivo, que predomina nas vias respiratórias menores. Com a evolução do processo, surge padrão restritivo, porém com predomínio de obstrução.

No pâncreas, a obstrução dos ductos por secreção espessada provoca inflamação e fibrose, poupando as ilhotas de Langerhans até uma fase tardia da doença. Desenvolve-se insuficiência pancreática na grande maioria dos pacientes. Diabetes é pouco frequente: ocorre tardiamente e é de mais fácil controle do que as formas usuais de diabetes da criança.

No fígado pode haver icterícia neonatal em razão da obstrução dos canalículos biliares, embora seja um evento raro. Em pacientes de mais idade podem ocorrer esteatose e cirrose biliar focal. Colecistite e colelitíase por impactação de muco podem estar presentes.

Outros órgãos e sistemas são também acometidos, como intestinos, aparelho genital e articulações.

DIAGNÓSTICO

O diagnóstico precoce é um dos principais determinantes do aumento da sobrevida e da melhora na qualidade de vida. Para tanto, necessita-se do teste de triagem neonatal, além de encaminhamento precoce dos casos suspeitos a centros especializados para confirmação. A implementação do teste de triagem é controvertida em países desenvolvidos, uma vez que o retardo diagnóstico nesses locais não é tão significativo. Todavia, no Brasil ainda é uma afecção pouco lembrada, o que torna o método importante. Em um inquérito realizado em três cidades de Pernambuco, Paraíba e Ceará, abrangendo mais de 90% dos médicos das unidades de cuidados primários do SUS em 2009, apenas 38% dos entrevistados conheciam os sinais e sintomas comuns da doença.

Existem diversas circunstâncias nas quais o médico pode suspeitar da doença: na presença de sintomas sugestivos e quando exames pré-natais sugerem a doença, como a presença de peritonite meconial detectada pela ultrassonografia gestacional. Também quando há casos diagnosticados na família ou se o teste de triagem neonatal mostra-se alterado.

O espectro de manifestações da FC varia largamente. Pode haver desde casos de morte intrauterina por peritonite meconial até indivíduos oligossintomáticos, descobertos durante investigação de infertilidade na idade adulta ou de sinusites recorrentes. O médico que lida com crianças deve estar alerta e não esperar casos graves com bronquiectasias, baqueteamento digital e esteatorreia para suspeitar da afecção, pois pode deixar de diagnosticar doença leve, precoce ou formas não clássicas. No Quadro XX.14.1 são descritos alguns sinais e sintomas segundo o grupo etário.

Teste de triagem neonatal com tripsina imunorreativa

É o método de triagem atualmente utilizado que determina o dano pancreático presente nos primeiros dias de vida e ocorre mesmo em mutações de classe IV e V, associadas à suficiência pancreática. É feito com uma gota de sangue periférico. São considerados valores normais até 70ng/mL. Exames anormais exigem confirmação por meio da dosagem de cloretos do suor, pesquisa de mutações ou da medida da diferença de potencial transepitelial.

Dosagem de sódio e cloretos do suor por iontoforese com pilocarpina

Ainda é o padrão-ouro para confirmação da doença. Deve ser feito obrigatoriamente por estimulação com pilocarpina, segundo técnica de Gibson e Cook. Outros métodos de coleta de suor por estimulação com o calor são inacurados. Necessita-se de pelo menos 100mg de suor para a dosagem, pois quantidades menores prejudicam a acurácia. Níveis de cloretos acima de 60mEq/L são compatíveis com FC. Valores entre 40 e 60mEq/L são considerados limítrofes e necessitam de investigação adicional. O método alternativo de coleta por Macroduct e análise de eletrólitos por condutância tem mostrado acurácia aceitável, embora tenha custo mais alto do que a técnica de Gibson e Cooke.

Quadro XX.14.1. Manifestações clínicas de FC conforme a faixa etária

Recém-nascidos
Síndrome obstrutiva ileal
Íleo meconial (10% a 15%)
Atresia ileal
Peritonite meconial
Retardo na eliminação de mecônio
Icterícia obstrutiva (rara)
Hipoprotrombinemia

Lactentes
Desnutrição/baixa estatura
Hipoprotrombinemia/edema
Desidratação hiponatrêmica
Manifestações pulmonares: bronquiolite, sibilância recorrente, tosse crônica, pneumonia intersticial, atelectasia, hiperinsuflação pulmonar localizada, bronquite (60%)
Manifestações gastrointestinais: esteatorreia (85%), prolapso retal (20%), doença de refluxo gastroesofágico, invaginação intestinal, obstrução ileal

Crianças maiores
Vias aéreas superiores: otite recorrente, sinusite, polipose nasal (6% a 36%)
Manifestações pulmonares: tosse crônica, bronquite, bronquiectasias, baqueteamento digital, deformidades torácicas, hemoptise, doença pulmonar obstrutiva crônica/*cor pulmonale*
Manifestações gastrointestinais: dor abdominal recorrente, insuficiência pancreática (85%), pancreatite, deficiências vitamínicas (A, D, E e K), aumento de parótidas
Manifestações hepatobiliares: esteatose hepática, cirrose biliar (15% a 25%), hipertensão portal (2% a 5%), colecistite, colelitíase
Manifestações articulares: osteoartropatia hipertrófica/ sinovite transitória

Adolescentes e adultos
Retardo do desenvolvimento sexual
Diabetes melito
Pancreatite recorrente
Redução da fertilidade/esterilidade
Pólipos endocervicais
Amenorreia secundária

Pesquisa de mutações de FC

A pesquisa por meio da análise do DNA por reação de cadeia da polimerase permite o diagnóstico tanto do doente quanto do portador (heterozigoto). A pesquisa de 25 mutações detecta 85% dos casos de FC. No Brasil, dispõe-se de laboratórios aptos a pesquisar mais de 64 mutações. É, contudo, um exame caro e não disponível pelo SUS.

Diferença de potencial transepitelial

Possibilita o diagnóstico tanto das formas clássicas quanto das não clássicas, quando o teste do suor é limítrofe ou normal e a pesquisa de mutações é negativa. É um exame caro, disponível apenas em poucos centros do Brasil.

São critérios de confirmação diagnóstica:

- Presença de sinais e sintomas sugestivos ou
- Evidência de doença por exames antenatais ou
- Antecedentes familiares da doença, juntamente com
- Duas ou mais dosagens de sódio e cloretos do suor com valores anormais ou
- Presença de duas mutações no estudo genético ou
- Diferença de potencial transepitelial anormal.

Outros exames complementares

Outros exames podem ser úteis na determinação da disfunção de órgãos, como: de insuficiência pancreática, azoospermia, insuficiência hepática ou diabetes.

São indicados também exames para tratamento e monitoração clínica, como a cultura de secreção pulmonar, testes de função pulmonar ou a tomografia computorizada de tórax de alta resolução.

A cultura de secreção pulmonar, obtida pelo escarro ou de aspirado nasotraqueal, é um método importante para monitoração de colonizações e infecções pulmonares. Em virtude da complexidade de germes que podem acometer os portadores da afecção, deve ser feita com diversos meios, inclusive os específicos para *B. cepacia*. Recomenda-se que a confirmação de identificação do complexo *B. cepacia* e a determinação de seus genomovares sejam feitas por meio de reação de cadeia de polimerase.

Estudos de determinação de insuficiência pancreática exócrina

O método mais acurado é a dosagem enzimática por tubagem duodenal após estimulação com pancreozimina-secretina. Contudo, é de alto custo e difícil execução. O balanço de gordura fecal de 72 horas pelo método de Van der Kamer fornece uma medida indireta da insuficiência pancreática e da adequação da suplementação de enzimas pancreáticas.

Radiografias simples, tomografia computorizada de tórax de alta resolução e testes de função pulmonar

São úteis para seguimento e determinação do grau de lesão pulmonar (Fig. XX.14.2).

Para o diagnóstico da gravidade da doença e seu acompanhamento são utilizados escores clínicos. Desses, o mais utilizado é o de Schwachman (Quadro XX.14.2).

Diagnóstico diferencial

Assim como o espectro da FC é variado, são também inúmeras as afecções que entram no diagnóstico diferencial. No Quadro XX.14.3 são listadas algumas dessas afecções.

TRATAMENTO

Embora o manejo da FC ainda não seja curativo, excetuando-se o transplante pulmonar, cuja letalidade e custo ainda são altos, o tratamento melhora significativamente a sobrevida e a qualidade de vida.

De acordo com Corey e cols., o acompanhamento dos fibrocísticos em clínicas especializadas aumenta a sobrevida e melhora a qualidade de vida.

O tratamento deve ser individualizado, conforme a gravidade e as particularidades de cada paciente. As metas básicas são: promover crescimento adequado, permitir bom desenvolvimento psicossocial e manter dinâmica familiar satisfatória.

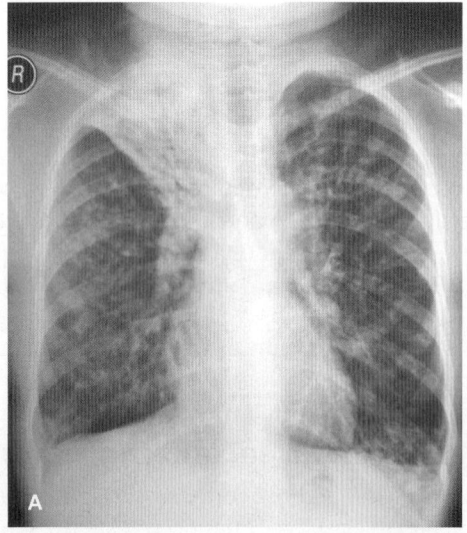
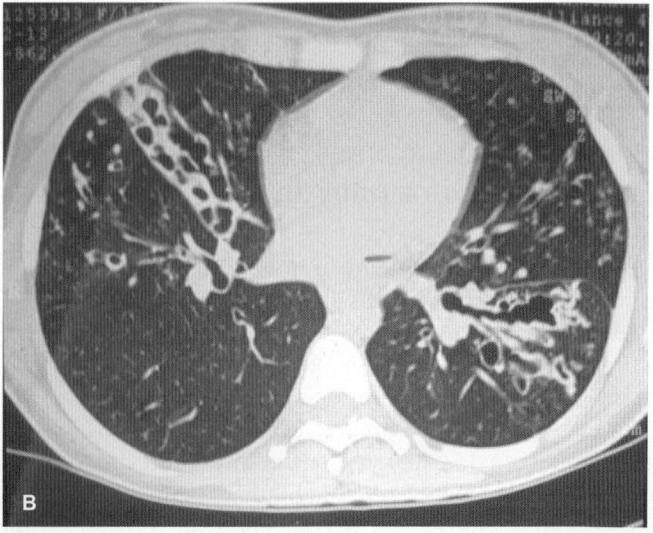

Fig. XX.14.2A. Radiografia de tórax, na qual são vistos atelectasia de lobo superior direito, hiperinsuflação e infiltrado peri-hilar e nas bases pulmonares. **B.** Tomografia computadorizada de outro paciente, na qual são observadas hiperinsuflação pulmonar e bronquiectasias bilaterais.

Quadro XX.14.2. Escore de Schwachman e pontuação de gravidade

Pontos	Anamnese	Exame físico e tosse	Crescimento e nutrição	Radiografia de tórax
25	Atividade plena Desenvolvimento motor normal Bom humor e personalidade Boa frequência escolar	Sem tosse. Boa postura Sem baqueteamento Sem hiperinsuflação FR e FC normais Ausculta pulmonar normal	Peso e altura > 25%* Musculatura normal Boa maturação sexual Bom apetite Fezes normais	Normal
20	Discreta limitação de atividade Desenvolvimento motor insatisfatório Ocasionalmente passivo ou irritado Bom rendimento escolar	Tosse produtiva ocasional Baqueteamento de ± a + Pulso e respiração normais Discreta hiperinsuflação Roncos ocasionais	Peso e Altura > 10%* Musculatura normal Tecido subcutâneo discretamente reduzido Pouco retardo na maturação sexual	Discreta hiperinsuflação Espessamento peri-hilar Sem infiltrados ou atelectasia
15	Moderada limitação de atividade Retardo leve no desenvolvimento motor Passivo ou irritado	Tosse moderada matinal Baqueteamento + a + + FR e pulso pouco alterados	Peso e altura > 3%* Atrofia muscular leve Tecido subcutâneo algo reduzido Leve distensão peri-hilar Roncos ou sibilos localizados Ligeiramente encurvado	Hiperinsuflação moderada Espessamento abdominal Imaturidade sexual evidente Fezes moles malformadas
10	Atividade física limitada Dispneia de esforço Retardo motor moderado Irritado e apático Má frequência escolar	Tosse frequente Baqueteamento + + a + + + FR e pulso alterados Deformidade torácica Maturidade sexual Roncos e sibilos frequentes Cianose	Peso e altura < 3%* Massa muscular pobre Gordura escassa Distensão e hiperinsuflação abdominal moderada Fezes malformadas e fétidas	Hiperinsuflação evidente Atelectasia lombar/segmentar Infiltrados persistentes Cistos localizados
5	Atividade física francamente limitada Ortopneia Inativo e apático Não vai à escola	Tosse paroxística Vômica e hemoptise ocasionais Baqueteamento + + + a + + + + Cianose Tórax em barril Roncos, sibilos e estertores difusos Postura pobre Taquicardia e taquipneia	Desnutrido Abdome distendido Prolapso retal frequente Esteatorreia	Hiperinsuflação acentuada Atelectasia e infiltrados locais ou difusos Bronquiectasias e cistos

*% = percentil. Observação: o escore deve ser utilizado a cada 6 a 12 meses de intervalo.

Pontuação de gravidade

	Leve	Moderada	Grave
1. Escore de Schwachman:	> 80	80 a 50	< 50
2. VEF_1*:	> 60	60 a 40	<40

*Valores dados em percentual do previsto para a altura. Valor normal > 80%.

Quadro XX.14.3. Diagnóstico diferencial segundo os sintomas apresentados

Sinais e sintomas	Afecção
Íleo meconial	Sífilis congênita, citomegalovirose, prematuridade
Icterícia obstrutiva	Infecção congênita, colangiopatia obstrutiva neonatal
Déficit ponderoestatural	Desnutrição secundária, refluxo gastroesofágico, doença celíaca, doença de Crohn, endocrinopatias, infecção urinária
Síndrome do lactente sibilante	Asma, doença do refluxo gastroesofágico, bronquiolite
Bronquiectasias	Bronquiectasias pós-infecciosas, pneumonia estafilocócica e por adenovírus, discinesia chiar, aspiração de derivados de petróleo
Pneumonias/bronquites	Bronquiectasias, doença do refluxo gastroesofágico, incoordenação cricofaríngea, imunodeficiências
Esteatorreia/prolapso retal	Giardiase, estrongiloidíase, tricocefalíase, desnutrição, alergia gastrointestinal, síndrome de Schwachman, deficiência de sais biliares, enteropatia perdedora de proteínas
Cirrose biliar e hipertensão portal	Hepatite crônica, esquistossomose, atresia de vias biliares

Consultas regulares trimestrais ou quadrimestrais são importantes para monitoração do crescimento e do desenvolvimento e prevenir ou tratar precocemente os diversos problemas que acometem os portadores da doença. Nos pacientes colonizados com patógenos pulmonares, medidas de prevenção de contaminação cruzada devem ser sistematicamente implementadas e mantidas. Conforme o tipo de colonização – *P. aeruginosa*, *B. cepacia*, *S. aureus* meticilino-resistente –, colonizados e não colonizados devem ser atendidos em dias diferentes. A lavagem de mãos antes do exame físico e limpeza rigorosa do ambiente e de materiais contaminados com secreções são indispensáveis para reduzir a disseminação dos patógenos.

Além da imunização básica, devem ser vacinados os pacientes contra influenza e pneumococo.

Antibióticos são utilizados nos pacientes com infecção pulmonar, durante a primeira colonização por *P aeruginosa* e nos cronicamente colonizados com esse germe (Quadro XX.14.4).

Dornase-alfa e salina hipertônica são mucolíticos eficazes e estão indicados nos portadores de doença pulmonar.

Ensaios randomizados demonstraram que a azitromicina contínua é um anti-inflamatório eficaz a pacientes que apresentam exacerbação rápida da doença pulmonar.

Com respeito ao aporte nutricional, orienta-se uma cota calórica 20% a 50% acima dos valores basais, normolipídica, normoproteica e normoglicídica. Quase todos os pacientes necessitam de suplementação de enzimas pancreáticas e de vitaminas lipossolúveis.

Fisioterapia respiratória e reabilitação pulmonar

A fisioterapia respiratória é um recurso terapêutico muito utilizado em portadores de FC com doença pulmonar. As técnicas fisioterápicas utilizadas são as conservadoras ou tradicionais (drenagem postural, vibração e percussão torácica), as técnicas modernas (de expiração forçada, de ciclo ativo da respiração e a drenagem autogênica) e as instrumentais (uso de pressão positiva expiratória, *flutter*, *acapella*, ventilação percussiva intrapulmonar e compressão torácica de alta frequência, entre outros).

Embora exista uma tendência para utilização de técnicas modernas, uma revisão sistemática de literatura demonstrou que as outras técnicas são equivalentes em melhoria da função pulmonar. Mesmo existindo evidências sobre o efeito benéfico a curto prazo, sua eficácia a longo prazo ainda é controversa.

Segundo um consenso do comitê de terapia respiratória da Cystic Fibrosis Foundation, a fisioterapia respiratória deve ser recomendada nos portadores da doença que apresentem comprometimento pulmonar, e o modo fisioterápico dependerá das preferências de cada paciente.

Quadro XX.14.4. Alguns antimicrobianos utilizados na FC

Droga	Via	Dose	Intervalo	Dose máxima
Amicacina	IV IN*	30mg/kg 300 a 750mg	12h 6 a 12h	
Aztreonam	IV	150mg/kg	6h	8.000mg
Carbenicilina	IV	400 a 600mg/kg	4 a 6h	
Cefalotina	IV	100mg/kg	6h	
Ceftazidima	IV	150 a 250mg/kg	6 a 8h	
Ciprofloxacina	VO	30mg/kg	12h	
Cloranfenicol	IV	100mg/kg	6h	100mg/kg
Colistin	IN*	80 a 160mg/kg	12 a 24h	
Cotrimoxazol	VO, IV	8 a 12mg/kg (trimetoprim)	12h	
Gentamicina	IV IN*	10mg/kg 40 a 80mg	8h 8 a 12h	
Imipenem	IV	50 a 100mg/kg	6h	4.000mg
Meropenem	IV	60 a 120mg/kg	8h	6.000mg
Ticarcilina	IV	500 a 750mg/kg	6h	30.000mg
Tobramicina	IV IN*	10mg/kg 150 a 300mg	12h 12 a 24h	
Vancomicina	IV	40 a 60mg/kg	6h	

*IN = inalada.

O transplante pulmonar é o único procedimento curativo atualmente disponível. O pulmão transplantado não exibe sinais bioquímicos de doença. Tem custo e mortalidade ainda muito altos, embora já seja uma alternativa terapêutica no Brasil.

PERSPECTIVAS

Em nível nacional, é possível que a sobrevida de portadores dessa afecção melhore em um futuro próximo com a melhoria do diagnóstico, por meio do teste de triagem neonatal, de atividades educativas com a classe médica sobre a apresentação da doença e seu manejo, além do aumento do número de centros de atendimento.

Em nível mundial, a FC é uma doença extensamente pesquisada. Embora a terapia gênica não seja ainda viável a curto ou médio prazo, terapias específicas para as diversas classes de mutações estão em investigação em fase dois e fase três. O tratamento precoce da colonização por *P. aeruginosa* possivelmente terá um impacto significativo no aumento da sobrevida. Fármacos dirigidos para a inflamação neutrofílica e para a produção de óxido nítrico são perspectivas bem viáveis em um futuro próximo. Possivelmente essas e outras terapias possibilitarão aumento maior na sobrevida e na qualidade de vida dos portadores dessa doença, aproximando-se cada vez mais da expectativa de vida da população normal.

BIBLIOGRAFIA

Ahmed NN, Durie PR. Nonpulmonary manifestations of CF. In: Kendig's disorders of the respiratory tract in children. Philadelphia, PA. W.B. Saunders, 2006:887-901.

Cochrane Database Syst Rev 2005; (1):CD002011.

Corey M, Farewell V. Determinants of mortality from cystic fibrosis in Canada, 1970-1989. Am J Epidemiol 1996; 143:1.007-1.017.

Cutting GR, Zeitlin PL. Genetics and pathophysiology of cystic fibrosis. In: Kendig's disorders of the respiratory tract in children. W.B. Saunders, 2006:848-860.

Cystic Fibrosis Foundation. Drug development pipeline. 2009. Disponível em: http://www.cff.org/research/DrugDevelopmentPipeline/

Davis PB. Pulmonary disease in CF. In: Kendig's disorders of the respiratory tract in children. Philadelphia, PA. W. B. Saunders, 2006:873-886.

Figueira FJSS. Mucoviscidose (fibrose cística do pâncreas). Estudo clínico e anatomopatológico. Tese. Recife, 1958.

Govan JRW. Other gram-negative organisms: Burkholderia cepacia complex and Stenotrophomonas maltophilia In: Bush A, Alton EWFW, Davies JC, Griesenbach U, Jaffe A. Cystic Fibrosis in the 21st Century. Prog Respir Res. Basel: Karger, 2006; 34:145-152.

Karczeski BA, Cutting GR Diagnosis of Cystic Fibrosis, CFTR-Related Disease and Screening. In: Bush A, Alton EWFW, Davies JC, Griesenbach U, Jaffe A (eds.). Cystic fibrosis in the 21st Century. Prog Respir Res. Basel: Karger, 2006; 34:69-76.

Knowles MR, Durie, PR. What is cystic fibrosis? [Editorial]. N Engl J Med 2002; 347:439-442.

Lester MK, Flume PA. Airway-clearance therapy guidelines and implementation. Respir Care 2009; 54:733-750.

Lima RS, Monteiro RD, Albuquerque LV, Britto MCA, Bezerra PGM. Conhecimento de médicos de unidades de cuidados primários sobre fibrose cística no interior urbano do Nordeste do Brasil.

XIII Congresso Norte-Nordeste de Pneumologia e Cirurgia Torácica e I Jornada Paraibana Interdisciplinar de Doenças do Aparelho Respiratório. João Pessoa, 2009.

Magalhães M, Britto MCA, Bezerra PGM, Veras A. Prevalência de bactérias potencialmente patogênicas em espécimes respiratórios de fibrocísticos do Recife. J Bras Patol Med Lab 2004; 40:223-227.

Main E, Prasad A, Schans C. Conventional chest physiotherapy compared to other airway clearance techniques for cystic fibrosis. Cochrane Database Syst Rev 2005; 1:CD002011.

Mastella G, Di Cesare G, Borruso A, Menin L, Zanolla L. Reliability of sweat-testing by the Macroduct collection method combined with conductivity analysis in comparison with the classic Gibson and Cooke technique. Acta Paediatr 2000; 89:933-937.

O'Sullivan BP, Freedman SD.Cystic fibrosis. Lancet 2009; 373:1.891-1.904.

Raskin S, Phillips JA, Krishnamani MR, Vnencak-Jones C, Parker RA, Rozov T et al. DNA analysis of cystic fibrosis in Brazil by direct PCR amplification from Guthrie cards. Am J Med Gen 1993; 46:665-669.

Ratjen F. Update in Cystic Fibrosis 2008. Am J Respir Crit Care Med 2009; 179:445-448.

Ribeiro JD, Ribeiro MAGO, Ribeiro AF. Controvérsias na fibrose cística – do pediatra ao especialista. J Pediatr (Rio de Janeiro) 2002; 78(Supl. 2):S171-S186.

Rowe SM, Miller S, Sorscher EJ. Cystic Fibrosis. N Engl J Med 2005; 352:1.992-2.001.

Santos CIS, Ribeiro MAGO, Morcillo AM, Ribeiro JD. Técnicas de depuração mucociliar: o que o pneumologista precisa saber? História, evidências e revisão da literatura. Pulmão RJ 2009; Supl. 1:S54-S60.

Sliekera MG, Sandersb EAM, Rijkersb GT, Ruvenc HJT, van der Ent CK. Disease modifying genes in cystic fibrosis. J Cyst Fibros 2005; 4:7-13.

Walis C. Diagnosis and presentation of cystic fibrosis. In: Kendig's disorders of the respiratory tract in children. Philadelphia, PA. W.B. Saunders, 2006:866-872.

Wolfenden LL, Schechter MS. Genetic and non-genetic determinants of outcomes in cystic fibrosis. Paediatr Respir Rev 2009; 10:32-36.

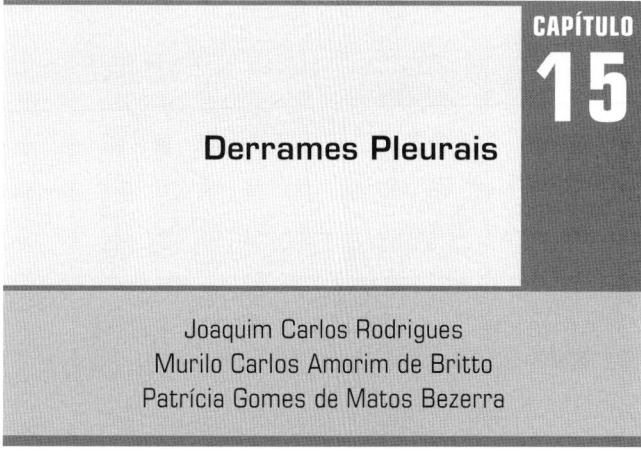

CAPÍTULO 15

Derrames Pleurais

Joaquim Carlos Rodrigues
Murilo Carlos Amorim de Britto
Patrícia Gomes de Matos Bezerra

INTRODUÇÃO, CONCEITUAÇÃO E EPIDEMIOLOGIA

Os derrames pleurais caracterizam-se pelo acúmulo anormal de líquido no espaço pleural resultante de um desequilíbrio fisiológico das forças que regulam a formação e a reabsorção do líquido pleural ou de eventos fisiopatológicos, decorrentes de processos inflamatórios ou infiltrativos dos folhetos pleurais.

No Brasil, os derrames denominados parapneumônicos são relativamente frequentes em crianças e adolescentes, sendo, na maioria das vezes, consequentes à pneumonia aguda.

Os derrames parapneumônicos são classificados de acordo com suas fases evolutivas em não complicados, característicos da primeira fase, a exsudativa; complicados, que ocorrem na fase fibrinopurulenta. Se o processo progride, tornam-se empiemáticos ainda nessa segunda fase. No último estágio, o organizacional, ocorre o encarceramento pulmonar. É importante que o pediatra que conduz essas crianças, seja clínico ou cirurgião, tenha noção dessas fases com clareza para que possa intervir o mais precoce e efetivamente possível, reduzindo o tempo de hospitalização, as complicações e o custo do tratamento.

ETIOLOGIA, PATOGENIA E PATOLOGIA MORFOLÓGICA E FUNCIONAL

Os derrames pleurais são classificados de acordo com seu mecanismo de formação em transudatos e exsudatos. Nas afecções que determinam transudatos não há envolvimento inflamatório das pleuras e o acúmulo de líquido resulta do aumento da pressão hidrostática sistêmica ou pulmonar ou da diminuição da pressão coloidosmótica do plasma.

Os exsudatos resultam de processos patológicos que determinam reação inflamatória pleural, com consequente aumento da permeabilidade capilar e extravasamento de proteínas para o espaço pleural. Em adição, ocorre incremento de pressão hidrostática em razão da aumento do fluxo sanguíneo local secundário ao processo inflamatório. Esses fatores determinam o excesso de formação de um líquido rico em proteínas, denominado exsudato. Os exsudatos podem também ocorrer por impedimento ou redução da drenagem linfática nas afecções que determinam aumento da pressão venosa sistêmica, linfoadenopatia mediastinal (linfomas), espessamento da pleura parietal (tuberculose), obstrução do ducto torácico (quilotórax) ou hipoplasia dos canais linfáticos (linfedema hereditário).

Na Fig. XX.15.1 estão ilustrados os principais mecanismos fisiopatológicos de formação de transudatos e exsudatos.

Os derrames pleurais podem ainda ser classificados em quilosos (quilotórax) e hemorrágicos (hemotórax). O quilotórax ocorre por acúmulo de linfa e resulta da obstrução do ducto torácico ou da veia subclávia esquerda. É o tipo de derrame mais comum no período neonatal, sendo que o aspecto do líquido obtido por punção ou

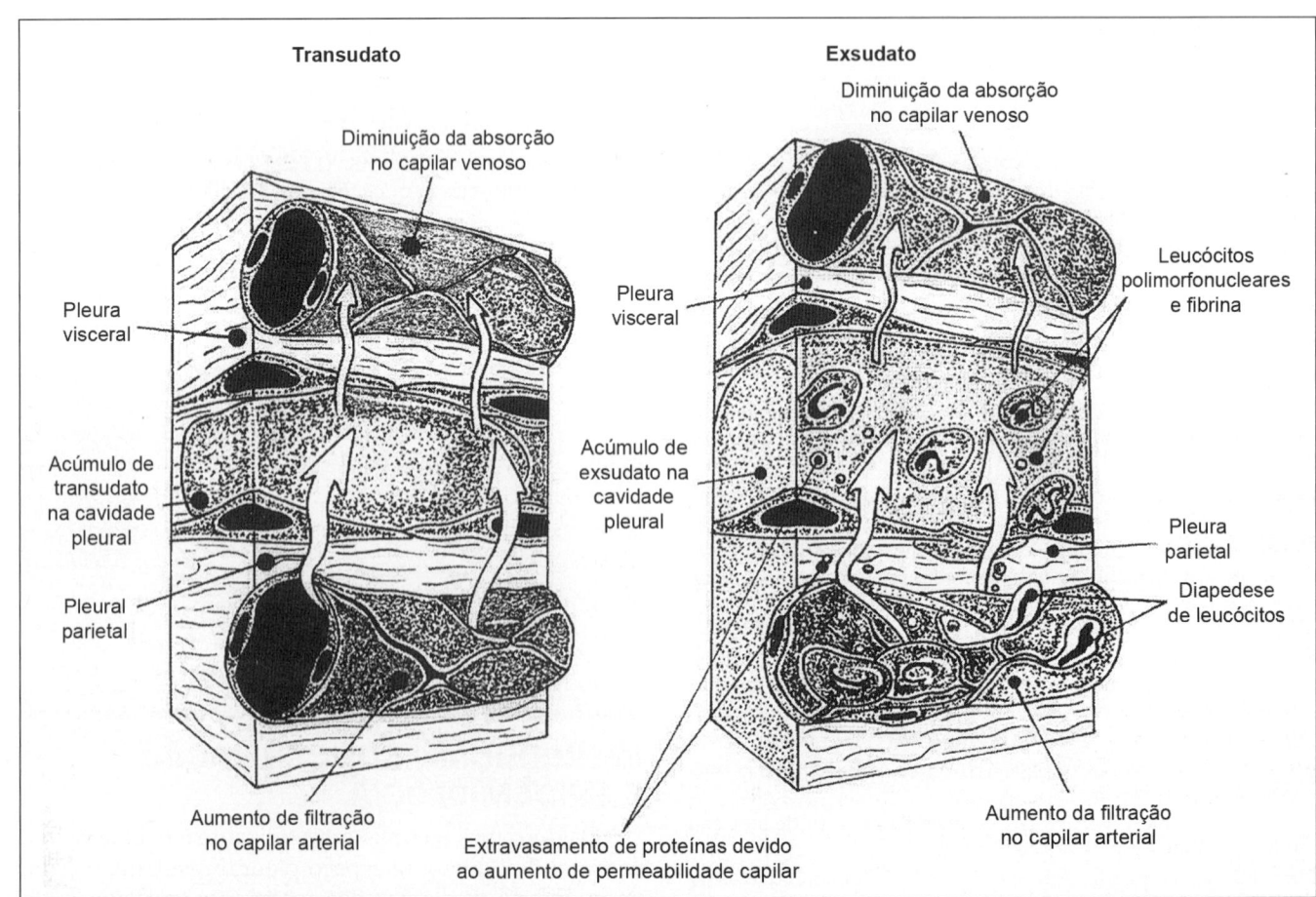

Fig. XX.15.1. Mecanismos fisiopatológicos envolvidos na formação de transudatos e exsudatos.

Quadro XX.15.1. Principais causas e seus mecanismos fisiopatológicos dos derrames pleurais

Tipo	Fisiopatologia	Afecções
Transudatos	Aumento da pressão hidrostática capilar pulmonar Redução da pressão coloidosmótica plasmática	Glomerulonefrite difusa aguda Insuficiência cardíaca congestiva Pericardite Hipertensão pulmonar Síndrome nefrótica Cirrose hepática Desnutrição grave
Exsudatos	Aumento da permeabilidade capilar por processo inflamatório pleural	Pneumonia com comprometimento pleural Tuberculose Colagenoses (LES, artrite reumatoide) Sarcoidose Pleurite por toxina circulante (p. ex., febre tifoide) Embolia pulmonar
Exsudatos e/ou quilosos	Redução ou obstrução na drenagem linfática	Síndrome da veia cava superior Tuberculose Pericardite Pancreatite Abscesso subfrênico Tumores mediastinais Linfedema hereditário Quilotórax congênito
Hemorrágicos	Lesão vascular por tumores ou iatrogênica	Discrasias sanguíneas Traumas torácicos

drenagem é leitoso em virtude de seu alto conteúdo em gorduras. O hemotórax pode ocorrer por traumatismos de caixa torácica, erosão vascular por neoplasias, ruptura espontânea de vasos subpleurais, ou de grandes vasos, ou hérnia diafragmática estrangulada ou ainda por lesão vascular iatrogênica durante a toracocentese ou drenagem pleural e em diáteses hemorrágicas.

O Quadro XX.15.1 resume as principais causas e seus mecanismos dos derrames pleurais em crianças. É evidente que uma única desordem pode causar derrame pleural por meio de um ou mais mecanismos. No entanto, outros problemas clínicos podem coexistir e influenciar a gênese do derrame. Esses fatos explicam a grande variação observada nas características clínicas e bioquímicas dessa entidade.

Diferenciação entre transudatos e exsudatos

Para a abordagem terapêutica correta de um derrame pleural é importante reconhecer precocemente as condições clínicas que o determinaram e classificá-lo como transudato ou exsudato. Para tanto, são utilizados em crianças os mesmos critérios laboratoriais que foram estabelecidos por Light e cols. para adultos com derrames pleurais, que estão sumarizados na Quadro XX.15.2.

A grande maioria dos derrames pleurais pediátricos tem origem infecciosa, seguidos de insuficiência cardíaca congestiva (ICC) e de doenças neoplásicas. As doenças do colágeno, pancreatite e infarto pulmonar são causas frequentes de derrames pleurais em adultos, mas raras em crianças. As crianças com anemia falciforme podem apresentar infarto pulmonar, porém raramente desenvolvem derrame pleural.

Os derrames infecciosos de origem não bacteriana são mais comuns em crianças do que em adultos. As causas mais comuns são as infecções virais (por adenovírus, influenza, parainfluenza e citomegalovírus) e por *M. pneumoniae*. Cerca de 20% dos casos de tuberculose pulmonar em crianças e adolescentes são acompanhados de derrame pleural. As infecções por *Pneumocystis jiroveci* em crianças com síndrome da imunodeficiência adquirida estão associadas a derrames pleurais em cerca de 5% dos casos.

O quilotórax em crianças pode ser idiopático ou associado a tocotraumatismo ou a anomalias congênitas, sendo a causa mais comum de derrame pleural na primeira semana de vida. O hemotórax é raro em crianças e habitualmente resulta de trauma torácico, toracocentese, tumores metastáticos e mais raramente de erosão vascular por neoplasias.

Quadro XX.15.2. Diagnóstico diferencial entre transudato e exsudato

	Transudato	Exsudato
Proteína líquido pleural	< 3g/100mL	> 3g/100mL
Proteína líquido pleural/proteína plasma	< 0,5	> 0,5
DHL líquido pleural	< 200UI	> 200UI
DHL líquido pleural/DHL plasma	< 0,6	> 0,6

Por serem a causa mais comum, os derrames parapneumônicos terão ênfase especial neste capítulo.

Derrames pleurais parapneumônicos

São sempre exsudatos que resultam da reação inflamatória pleural causada pelo processo infeccioso.

No seu processo evolutivo ocorrem três estágios que não possuem delimitação clara, mas são um espectro contínuo que pode progredir até o último ou parar precocemente, conforme a reação do hospedeiro contra o agente infeccioso, além da precocidade e efetividade do tratamento médico.

PATOLOGIA

Nos derrames parapneumônicos, o agente etiológico atinge o espaço pleural por via hematogênica linfática ou por contiguidade e determina alterações locais em consequência dos mecanismos de resposta imune do hospedeiro à infecção. Classifica-se a reação das pleuras ao processo infeccioso em três estágios consecutivos sem demarcações nítidas.

1. *Fase inicial ou exsudativa:* caracteriza-se pela formação de líquido seroso, rico em proteínas e com baixo conteúdo celular. Nessa fase, o líquido ainda contém bactérias, a concentração de glicose e o pH são normais e há aumento de polimorfonucleares. Caracteriza o derrame não complicado. Tem duração média de 48 horas.
2. *Fase fibrinopurulenta:* ocorrem aumento do volume de líquido, surgimento de bactérias, aumento da concentração de polimorfonucleares e deposição de fibrina, que recobre a área inflamada desde a pleura visceral até a parietal. Se há progressão, a deposição de fibrina divide o espaço pleural em múltiplas cavidades, o que dificulta a drenagem pleural cirúrgica. O nível de glicose e o pH estão baixos nessa fase. Esse estágio engloba o derrame pleural complicado e o empiema, que se caracteriza pela presença de pus. O derrame complicado e o empiema são usualmente consequência das pneumonias agudas; no entanto, podem também resultar de infecções originárias de outros sítios e ocorrer após trauma, cirurgia torácica ou perfuração intratorácica do esôfago. Dura de 3 a 7 dias.
3. *Fase de organização:* ocorre proliferação fibroblástica nas superfícies pleurais, com formação de uma membrana espessa e inelástica que restringe consideravelmente a expansibilidade pulmonar. Se não adequadamente tratado, o aumento da fibrose resulta em paquipleuris, e o líquido espesso pode drenar espontaneamente produzindo abaulamento na parede torácica (empiema de necessidade) ou resultar em fístula broncopleural. Essa fase dura cerca de 14 a 21 dias.

Portanto, a sequência das alterações anatomopatológicas e o período de evolução do processo podem modificar-se ou estacionar, dependendo da fase do diagnóstico, da introdução precoce de terapêutica antimicrobiana adequada e do estado imunitário do hospedeiro.

Nas Figs. XX.15.2 e XX.15.3 estão ilustrados os estágios e principais eventos fisiopatológicos dos derrames parapneumônicos.

Penetração de micro-organismos nos alvéolos subpleurais

↓

Migração e aderência dos polimorfonucleares no endotélio subjacente

↓

Liberação de metabólitos oxigenados, constituintes granulares e metabólitos do ácido aracdônico

↓

Lesão endotelial dos vasos pulmonares pleurais

↓

Aumento da permeabilidade capilar

↓

Extravasamento de água e proteínas para o espaço pleural

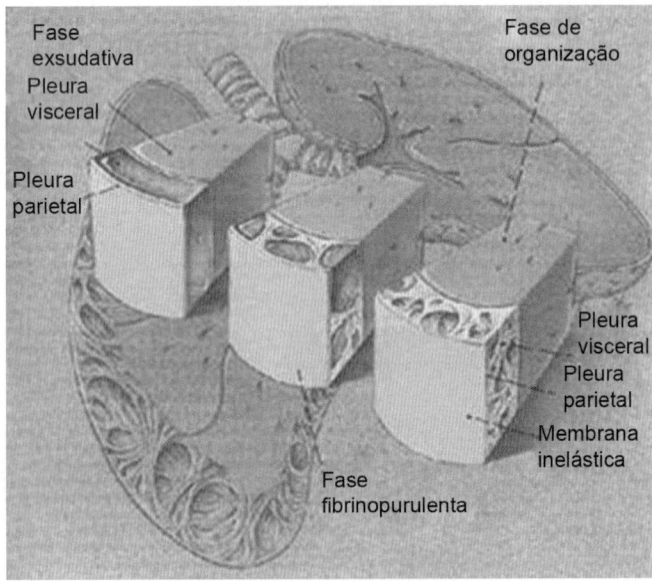

Fig. XX.15.2. Fisiopatologia dos derrames parapneumônicos.

Fig. XX.15.3. As três fases de formação de um derrame parapneumônico: exsudativa, fibrinopurulenta e de organização.

ETIOLOGIA

Demonstraram-se mudanças significativas na proporção e na predominância dos vários agentes etiológicos através do tempo. Germes anteriormente raros emergiram como predominantes, em virtude da ação seletiva de antimicrobianos introduzidos em épocas diferentes. Assim, na era pré-antibiótica houve predomínio do pneumococo e dos estreptococos do grupo hemolítico, que diminuíram em frequência na era da sulfa e da penicilina, quando prevaleceu o *S. aureus* até a década de 1960.

Nas duas últimas décadas, após a disponibilidade de drogas antiestafilocócicas, observaram-se declínio relativo na frequência de casos por *S. aureus* e aumento concomitante de casos por *H. influenzae*, permanecendo a frequência do *S. pneumoniae* alta e estável.

Na revisão dos estudos etiológicos de derrames parapneumônicos no Brasil e na América Latina observou-se, nas últimas duas décadas, maior frequência de isolamento do *S. pneumoniae* (entre 31% e 46%), seguido pelo *H. influenzae* e em menor frequência pelo *S. aureus*. Observou-se também que o *S. pneumoniae* foi o agente predominante em todas as faixas etárias, exceto em crianças com menos de 1 ano de idade, nas quais predominaram *S. aureus* e *H. influenzae*.

Em estudo retrospectivo realizado, entre 1989 e 1996, no Instituto da Criança do Hospital das Clínicas da FMUSP, foram analisadas 308 crianças e encontrou-se o seguinte perfil de isolamento: *S. pneumoniae* (23,3%), *H. influenzae* (10,7%), *S. aureus* (4,5%), enterobactérias (3,1%) e não identificados (55,8%). A alta proporção de agentes não identificados e a queda na frequência de pneumococos foi atribuída ao uso de antibioticoterapia prévia.

As bactérias anaeróbias raramente são isoladas nos derrames parapneumônicos. No entanto, têm sido recuperadas em crianças e adolescentes portadores de derrames consequentes a pneumonias aspirativas e de abscessos pulmonares, subdiafragmáticos, de origem dentária e de orofaringe.

As enterobactérias, em geral, ocorrem em pequena proporção de casos, estando associadas à infecção do trato gastrointestinal.

Outros agentes etiológicos como adenovírus, *Micoplasma pneumoniae* e *Chlamydia trachomatis* estão implicados em menor proporção de casos.

A distribuição dos agentes etiológicos por grupos etários mostra que o *S. pneumoniae* ocorre em todas as faixas etárias, havendo predomínio em crianças acima dos 2 anos de idade. Os derrames por *S. aureus* são mais comuns no 1º ano de vida. O *H. influenzae* acomete mais frequentemente crianças com menos de 3 anos de idade. No 1º ano de vida, os pneumococos, o *S. aureus* e o *H. influenzae* ocorrem em proporções semelhantes. No 2º ano, ocorre maior frequência dos pneumococos e do *H. influenzae*.

EPIDEMIOLOGIA

Como os derrames parapneumônicos, na grande maioria, são consequências de pneumonia aguda, estima-se que sua incidência seja maior em países subdesenvolvidos; intermediária, nos países em desenvolvimento; e rara, nos desenvolvidos. É o que parece demonstrar a comparação de um estudo descritivo de um hospital de referência de Angola, Luanda, no qual em 8 meses foram diagnosticados 152 casos de empiema pleural em crianças de 2 a 11 anos, com um estudo realizado no nordeste da Inglaterra, onde em 5 anos foram coletados 47 casos.

Os derrames parapneumônicos ocorrem, segundo relatos de diferentes autores em países e períodos diferentes, em 1,5% a 40% das crianças com pneumonias agudas bacterianas. Em um estudo retrospectivo com 4.000 crianças internadas em São Paulo entre 1986 e 1996 com pneumonia aguda, Cirino e cols. encontraram derrame pleural em 14,6% e empiema em 2,9% dos casos. Em um estudo transversal com menores de 5 anos hospitalizados com pneumonia grave no IMIP, 25% apresentaram derrame pleural. Foram fatores associados para derrame parapneumônico: procedência de zona rural, baixa condição socioeconômica e baixo peso ao nascer.

Uma vez que os derrames na criança são na grande maioria de origem parapneumônica e há escassez de estudos sobre fatores de risco específicos para derrames pleurais, é possível considerar que os fatores de risco dessas afecções são similares aos das pneumonias agudas. Assim, sexo masculino, baixa idade, aglomeração domiciliar, pobreza, baixo peso ao nascer, desmame precoce, exposição à fumaça de tabaco, cobertura vacinal incompleta e doença de base (pulmonar, cardíaca, neurológica ou imunológica) são relacionados com a afecção. Em um estudo transversal realizado com menores de 5 anos em 2000 e 2001 no Recife, residência em zona rural, baixa renda e baixo peso ao nascer estavam associados a derrame pleural.

A letalidade por derrames parapneumônicos é relativamente elevada, mesmo na vigência de terapêutica adequada, ocorrendo em 1% a 8,8% dos casos. É significantemente maior nas crianças com menos de 2 anos de idade, naquelas cujo agente é o *S. aureus* e nas com empiemas de aquisição intra-hospitalar.

DIAGNÓSTICO

Anamnese e exame físico

O quadro clínico dos derrames parapneumônicos sobrepõe-se ao das pneumonias, podendo ocorrer febre diária persistente, queda do estado geral, toxemia, dispneia e gemência. Dor torácica no ombro ou no abdome, que piora com a tosse e a inspiração profunda e modifica-se com alternância de decúbito, pode estar relacionada diretamente com acometimento pleural.

Pode ocorrer distensão abdominal em consequência de íleo infeccioso.

Em toda criança com derrame parapneumônico devem ser avaliados cuidadosamente o estado nutricional e a presença de doença de base. Um percentual expressivo das crianças com empiema por *H. influenzae* pode apresentar meningite associada, mesmo na ausência de sinais de irritação meníngea.

Na semiologia torácica dos pequenos derrames pode-se auscultar atrito pleural. À medida que aumenta o derrame, o atrito pleural desaparece e surgem sinais que caracterizam os derrames moderados e graves: diminuição de frêmito toracovocal, diminuição ou abolição do murmúrio vesicular e estertores finos, entre outros. Pode-se observar escoliose côncava no lado do hemitórax acometido por atitude antálgica. Deve ser lembrado que esses sinais podem não estar presentes em crianças pequenas mesmo nos derrames significativos, uma vez que, embora relativamente volumosos, a quantidade absoluta de líquido não é suficiente para determinar essas manifestações semióticas.

Exame radiológico

Na radiografia de tórax em projeção posteroanterior dos pequenos derrames observa-se obliteração do ângulo costofrênico. Os derrames moderados ascendem ao longo da parede torácica e apagam a imagem diafragmática formando uma imagem triangular radiopaca com base no diafragma.

Quando a radiografia posteroanterior deixa dúvidas quanto à presença de derrame, é possível realizar adicionalmente uma radiografia com raios horizontais, com o paciente em decúbito lateral do lado acometido. Nessa situação, podem ser demonstrados o deslocamento líquido (desde que o derrame não esteja loculado) e os derrames subpulmonares, localizados no segmento diafragmático do espaço entre a base do pulmão e o diafragma.

Nos grandes derrames são observados opacidade homogênea em todo o hemitórax, deslocamento da imagem cardíaca e do mediastino para o lado oposto, preenchimento isolateral dos espaços intercostais e rebaixamento diafragmático (Fig. XX.15.4).

O piopneumotórax pode ser documentado radiologicamente quando existe imagem com nível de separação entre ar e líquido e que se estende na porção lateral do hemitórax.

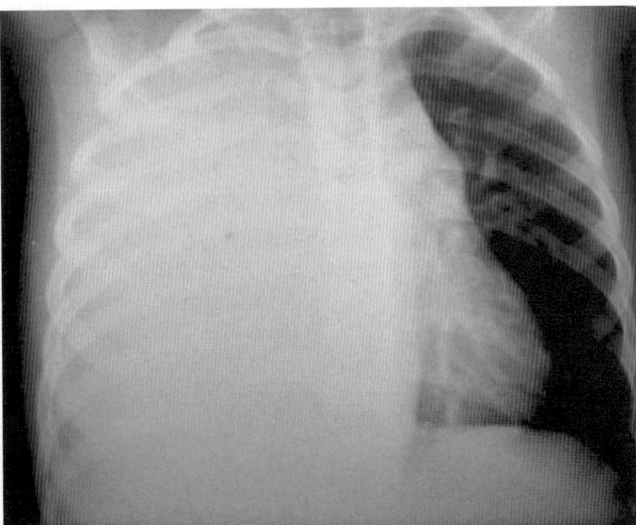

Fig. XX.15.4. Imagem radiológica de opacificação completa do hemitorax direito por condensação pneumônica e derrame parapneumônico.

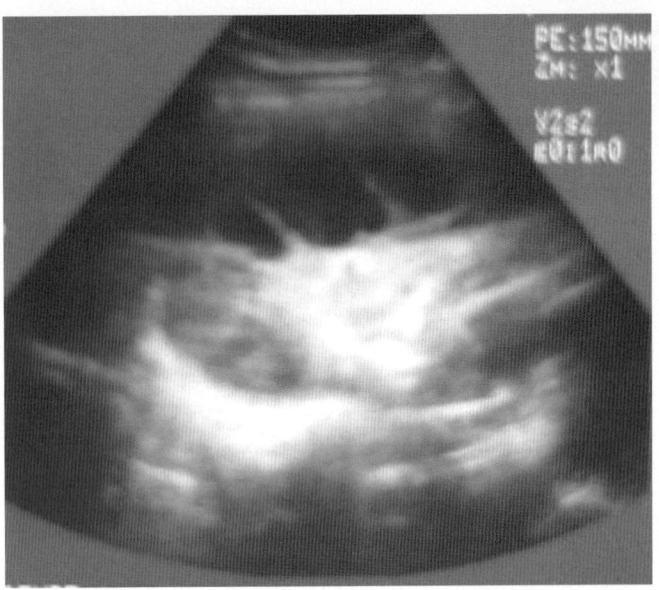

Fig. XX.15.5. Imagem ultrassonográfica de derrame parapneumônico com septações e aspecto multiloculado.

A tomografia computadorizada pode ser realizada nos casos em que houver dúvida em relação ao diagnóstico diferencial com abscesso pulmonar, na suspeita de pneumonia necrotizante e nos derrames com má evolução clínica.

Ultrassonografia

A ultrassonografia de tórax pode detectar derrames pleurais muito pequenos, impossíveis de serem visualizados radiologicamente. Possibilita também estimar o volume de líquido, seu aspecto e conteúdo fibrinoso, sua localização e a presença de septações, bem como orientar o local ideal para a toracocentese. Pode ainda fornecer informações importantes com relação à evolução clínica, eficiência da drenagem e avaliação do espessamento pleural (Fig. XX.15.5).

Análise laboratorial do líquido pleural

A toracocentese com obtenção do líquido pleural para exame bioquímico, citológico e microbiológico é fundamental para a caracterização do estágio do derrame e para investigação etiológica, ambos com finalidade terapêutica.

A punção pleural deve ser realizada preferencialmente sob anestesia local, no quinto ou sexto espaço intercostal, na linha axilar média ou posterior, no bordo superior da costela inferior para preservar o feixe vasculonervoso. Nos derrames loculados, a punção pode ser realizada sob orientação ultrassonográfica. Após a toracocentese, deve-se realizar controle radiológico com o objetivo de detectar possíveis complicações.

Se o líquido pleural aspirado for de aspecto purulento, o diagnóstico é de empiema e o material deverá ser enviado apenas para análise microbiológica. Se o líquido pleural for de aspecto seroso (amarelo citrino), deve-se também enviar material para determinação do pH, da glicose e desidrogenase láctica. A colheita do material para medida do pH deve ser realizada anaerobicamente, em seringa heparinizada, conservada em gelo, de maneira semelhante à técnica utilizada para a determinação dos gases arteriais. A finalidade desse procedimento é detectar derrame pleural complicado, uma fase anterior à empiemática, mas que também necessita de drenagem pleural. Nesses casos, observam-se geralmente pH < 7,1, glicose < 40mg/dL e DHL > 1000UI/L.

Para o estudo bioquímico do líquido pleural com o objetivo de diferenciação entre transudato e exsudato, é útil a dosagem concomitante de proteínas totais e desidrogenase láctica (DHL) no sangue e no líquido pleural. As dosagens isoladas da proteína total e da DHL são menos acuradas.

Independentemente do aspecto do líquido pleural obtido por punção, o material deve ser encaminhado para análise microbiológica. Essa análise consiste em bacterioscopia pelo método de Gram, cultura para bactérias aeróbias e anaeróbias e, quando possível, contraimunoeletroforese e/ou aglutinação pelo látex, utilizando-se antissoro polivalente para os 83 tipos de pneumococos existentes e antissoro para *H. influenzae* tipo b. Esses testes imunológicos são úteis como método auxiliar no diagnóstico etiológico, particularmente na situação em que ocorra utilização de antibioticoterapia prévia, quando frequentemente os resultados das culturas são estéreis.

Os antígenos capsulares bacterianos podem persistir por vários dias no líquido pleural e serem detectados por antissoros específicos, mesmo na vigência de antibioticoterapia adequada.

Hemocultura e outros exames

A positividade das hemoculturas nos derrames parapneumônicos é relativamente baixa, em média em cerca de 20% dos casos. No entanto, constitui um método complementar no diagnóstico etiológico, particularmente nos derrames parapneumônicos em fase exsudativa ainda não contaminados e para a caracterização de eventual disseminação hematogênica e septicemia associada. Já a positividade média da cultura para aeróbios no líquido pleural é de 50%. As menores taxas de isolamento bacteriano ocorreram nos estudos em que houve referência ao uso prévio de antimicrobianos.

A detecção de DNA bacteriano por reação de cadeia de polimerase, método ainda incipiente no Brasil, tem-se mostrado importante para a investigação epidemiológica e para a melhora no diagnóstico específico em termos de sensibilidade, especificidade e rapidez de resultados. Em um estudo com 37 crianças com derrame parapneumônico em Porto Alegre, o percentual de detecção bacteriana elevou-se de 33% para 95%.

TRATAMENTO
Tratamento clínico

De acordo com a Sociedade Torácica Britânica, toda criança com derrame pleural deve ser hospitalizada. A despeito dessa recomendação, cujo nível de evidência é baixo, achamos conveniente tratar ambulatorialmente os casos leves, sem doença de base, passíveis de reavaliação frequente.

Diante de criança portadora de um derrame parapneumônico, duas decisões são importantes: a introdução de uma terapêutica antimicrobiana empírica adequada e a necessidade de drenagem pleural.

Terapêutica antimicrobiana

A escolha da antibioticoterapia ideal deve levar em conta o resultado do exame bacterioscópico do líquido pleural, faixa etária, estado geral do paciente, presença de toxemia, doenças de base, outras infecções prévias, recentes e concomitantes, e as condições imunológicas do hospedeiro. No entanto, em virtude da demora nos resultados das culturas e do grande percentual de culturas estéreis decorrentes principalmente do uso prévio de antibióticos, a conduta inicial é geralmente empírica e orientada por dados clínicos e exames complementares.

Assim, recomendamos a utilização do seguinte esquema terapêutico inicial até o reconhecimento do agente etiológico e sua sensibilidade antimicrobiana:

- *Menores de 2 anos de idade:* quando o estado geral é bom, não há toxemia ou sinais de insuficiência respiratória e o derrame é de pequena monta, recomenda-se o uso de ampicilina. Na ausência de melhora clínica após 72 horas, recomenda-se a verificação dos resultados antimicrobianos. Caso não forneçam a informação adicional, deve-se considerar a possibilidade de *H. influenzae* produtor de betalactamase. Recomenda-se então a administração de amoxicilina-clavulanato, ampicilina-sulbactam ou uma cefalosporina de segunda ou de terceira geração com atividade anti-hemófila. Nos pacientes inicialmente mais graves, com comprometimento de estado geral, toxemiados e/ou com outras complicações (pneumatoceles, abscessos, piopneumotórax) é prudente a cobertura antimicrobiana dos três principais agentes (pneumococo, *Haemophilus* e *S. aureus*) até que os resultados bacteriólogicos sejam conhecidos. Nesse caso, pode-se utilizar a associação amoxicilina-clavulanato ou cefalosporina de segunda ou terceira geração associada à oxacilina.
- *Crianças maiores de 2 anos de idade:* a ampicilina é a droga de escolha. Nas pneumonias graves com derrame pleural, acompanhadas de insuficiência respiratória, de focos múltiplos de condensação e/ou pneumatoceles e de comprometimento do estado geral, deve-se suspeitar de *S. aureus* e introduzir a oxacilina. A mesma conduta deve ser seguida se houver trauma torácico com ou sem solução de continuidade.

A duração da antibioticoterapia é variável e depende fundamentalmente do agente isolado, da resposta inicial à terapêutica empregada, da presença de outros focos infecciosos concomitantes (meningite, pericardite, diarreia, septicemia) e da ocorrência de complicações (empiema septado, abscesso pulmonar). Geralmente, os derrames estafilocócicos não complicados devem ser tratados por um período mínimo de 3 a 4 semanas, enquanto aqueles causados pelo *H. influenzae, S. pneumoniae* e outros estreptococos, por 10 a 14 dias.

DRENAGEM PLEURAL

Os objetivos da drenagem pleural são: permitir a completa reexpansão pulmonar, reduzir o desconforto respiratório e prevenir a formação de uma camada pleural que restrinja a expansibilidade pulmonar. Dessa forma, o tratamento cirúrgico apropriado não deve ser retardado e, se possível, instituído na fase de derrame complicado, quando a deposição de fibrina e a formação de septos são mínimas ou ausentes.

Os derrames serosos devem ser completamente esvaziados durante a punção pleural e o material enviado para análise microbiológica e bioquímica. Se pH > 7,1, glicose > 60mg/dL e DHL < 1.000 UI/L, trata-se de derrame benigno em fase exsudativa sem necessidade de drenagem. Se pH < 7,1, glicose < 40mg/dL e DHL > 1.000 UI/L, com bacterioscopia e/ou cultura e/ou testes imunológicos positivos (contraimunoeletroforese, aglutinação pelo látex), trata-se de derrame complicado, devendo-se nos casos em que haja quantidade de líquido de moderada a intensa proceder-se à drenagem pleural.

Crianças portadoras de derrames parapneumônicos serosos cujo pH seja maior que 7,1 devem ser submetidas a punções e ultrassonografias repetidas. Se durante a evolução houver reacúmulo de líquido pleural, a punção esvaziadora pode ser realizada a cada 48 a 72 horas por duas a três vezes consecutivas. Se não houver melhora clínica e radiológica ou se a análise seriada dos parâmetros bioquímicos demonstrarem evolução para empiema, indica-se drenagem pleural.

Nos derrames purulentos moderados e graves indica-se a drenagem pleural fechada ou por toracostomia videoassistida. Deve ser mantida até que a quantidade de material drenado seja mínima, a coluna líquida pare de oscilar na sua posição mais distal e não existam evidências de fístula broncopleural. Se a drenagem de secreção pleural exigir um tempo de permanência maior do que 15 dias, realiza-se a drenagem pleural aberta, uma vez que nesse período já não há risco de colapso pulmonar na ausência de selo d'água. A suspeita de fístula broncopleural ocorre quando existe borbulhamento espontâneo no frasco de drenagem na fase expiratória ou durante a tosse voluntária.

O procedimento deve ser feito preferentemente sob anestesia geral, e o dreno a ser inserido deve ser o menor possível para reduzir o desconforto, uma vez que drenos mais grossos não reduzem o tempo de drenagem ou o risco de obstrução.

Na drenagem pleural fechada indica-se o uso concomitante de substâncias fibrinolíticas. A estreptoquinase e a estreptodornase foram utilizadas inicialmente; no entanto, os estudos mostraram reação antigênica e pirogênica que mimetizavam a persistência do empiema. Atualmente, recomenda-se a instilação intrapleural de uroquinase, que causa menos reações febris ou alérgicas. Cada dose consiste de 40.000 unidades de uroquinase diluída em 40mL de solução salina estéril a 0,9%, administrada duas vezes ao dia por 3 dias. A solução é instilada pelo dreno e mantida no espaço pleural por clampeamento do dreno por pelo menos 2 a 4 horas.

A escolha do tipo de abordagem cirúrgica dos derrames parapneumônicos em crianças – drenagem pleural fechada *versus* toracoscopia videoassistida – ainda é motivo de discussão, e muitos tendem a adotar condutas mais conservadoras – como a drenagem fechada –, justificando a boa recuperação observada, ainda que mais lenta.

A cirurgia torácica videoassistida (CTVA) foi inicialmente aplicada em situações de falência do tratamento conservador como alternativa à toracotomia. A utilização da técnica em crianças vem aumentando e são várias as descrições de seus benefícios. Avansino e cols. em revisão sistemática, comparando a CTVA (363 casos) com a drenagem pleural fechada (3.418 casos) na abordagem primária do empiema em crianças, observaram menores letalidade, necessidade de reintervenção e duração de antibioticoterpia, drenagem torácica e admissão hospitalar. Uma revisão sistemática da Cochrane sobre o tema evidencia, embora com apenas um ensaio randomizado, resultados que também favorecem a CTVA.

Todavia, um ensaio randomizado comparando CTVA com drenagem fechada com uroquinase em crianças com empiema demonstrou evolução similar nos dois grupos, justificando, assim, a associação de fibrinolíticos quando não se utiliza o procedimento endoscópico. Na Fig. XX.15.6 observa-se a evolução radiológica de um paciente com empiema multiloculado submetido à CTVA.

A toracotomia aberta tem sido proposta para tratamento dos derrames pleurais com a mesma finalidade da CTVA há cerca de 100 anos. É classicamente indicada quando o empiema encontra-se multiloculado e não se dispõe da CTVA. Por ser uma cirurgia de maior porte, é mais propensa a efeitos indesejáveis mais frequentes.

EVOLUÇÃO

Crianças com derrames pleurais parapneumônicos, em geral, têm um tempo prolongado de permanência hospitalar. Em uma série do Rio Grande do Sul, 95% das crianças com derrame não complicado permaneceram internadas por mais de 7 dias. Os drenados

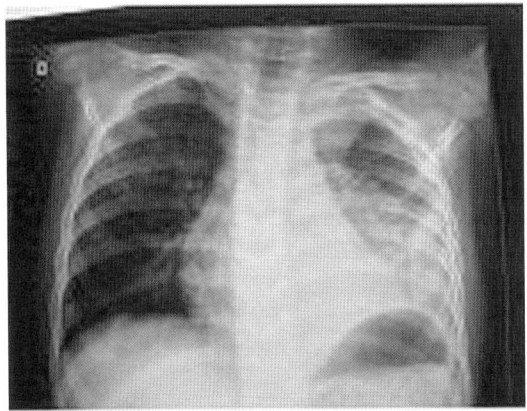
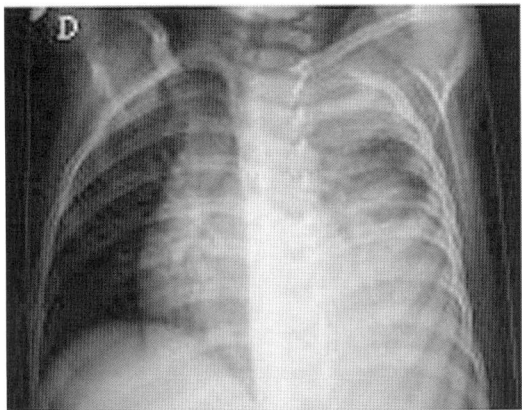
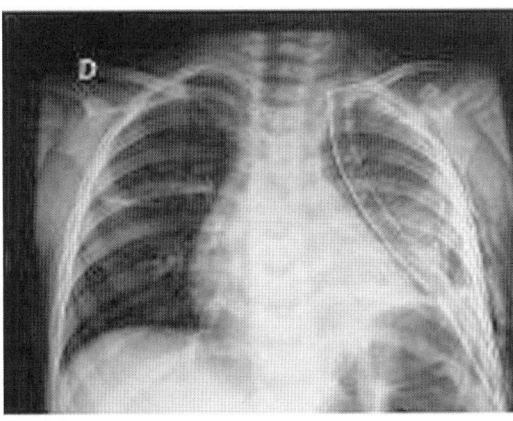

Fig. XX.15.6. Evolução radiológica (da esquerda para a direita) de empiema multiloculado após intervenção cirúrgica e drenagem por toracoscopia videoassistida.

permaneceram em média 17 dias. A resolução radiológica, em geral, ocorre após 3 meses. Um estudo de seguimento a longo prazo mostrou que os testes de função pulmonar normalizam-se após 18 meses. Apesar de a evolução ser favorável na criança, embora faltem estudos que corroborem essa postura, é recomendável seguir clínica e radiologicamente de forma periódica esses pacientes até seu completo restabelecimento. Se houver persistência de infiltrados, espessamento pleural e outras alterações radiológicas a longo prazo, será útil realizar tomografia computorizada de tórax e outros exames necessários.

BIBLIOGRAFIA

Avansino JR, Goldman B, Sawin RS, Flum DR. Primary operative versus nonoperative therapy for pediatric empyema: a meta-analysis. Pediatrics 2005; 115:1.652-1.659.

Balfour-Lynn IM, Abrahamson E, Cohen G, Hartley J, King S, Parikh D et al. BTS guidelines for the management of pleural infection in children. Thorax 2005; 60(Suppl. 1):i1-i21.

Britto MCA, Silvestre SMMC, Duarte MCM, Bezerra PGM. Clinical profile of pleural empyema and associated factors with prolonged hospitalization in paediatric tertiary centre in Angola, Luanda. Trop Doctor 2008; 38:118-120.

Cirino LM, Gomes FM, Batista BN. The etiology of extensive pleural effusions with troublesome clinical course among children. São Paulo, Med J 2004; 122:269-272.

Coote N, Kay ES. Surgical versus non-surgical management of pleural empyema. Cochrane Database of Systematic Reviews 2005, Issue 4.

Eastham KM, Freeman R, Kearns AM, Eltringham G, Clark J, Leeming J, Spencer DA. Clinical features, aetiology and outcome of empyema in children in the north east of England. Thorax 2004; 59:522-525.

Fraga JC, Kim P. Surgical treatment of parapneumonic pleural effusion and its complications. J Pediatr (Rio de Janeiro) 2002; 78(Suppl 2):S161-S170.

Givan DC, Eigen H. Common pleural effusions in children. Clin Chest Med 1998; 19:363-369.

Light RW, MacGregor MI, Luchsinger PC, Ball WC, Jr. Pleural effusions: the diagnostic separation of transudates and exudates. Ann Intern Med 1972; 77:507-513.

Maggi RR, Alves JG. Analysis of social and environmental risk for pleural involvement in severe pneumonia in children younger than 5 years of age. Rev Panam Salud Publica 2004; 15:104-109.

McLaughlin FJ, Goldmann DA, Rosenbaum DM, Harris GB, Schuster SR, Strieder DJ. Empyema in children: clinical course and long-term follow-up. Pediatrics 1984; 73:587-593.

Menezes-Martins LF, Menezes-Martins JJ, Michaelsen VS, Aguiar BB, Ermel T, Machado DC. Diagnosis of parapneumonic pleural effusion by polymerase chain reaction in children. J Pediat Surg 2005; 40:1.106-1.110.

Mocelin HT, Fischer GB. Epidemiology, presentation and treatment of pleural effusion. Paediatr Respir Rev 2002; 3:292-297.

Montgomery M, Sigalet D. Air and liquid in the pleural space. In: Chernick V, Boat TF, Wilmott RW, Bush A. Kendig's disorders of the respiratory tract in children. 7 ed. Philadelphia: WB Saunders-Elsevier, 2006:368-387.

Rodrigues JC, Rozov T, Melles CEA, Brandileone MCC, Borcardin NC, Okay Y. Derrames pleurales parapneumônicos en la infância: analisis de la importância de los métodos de laboratório em el diagnóstico etiológico. In: Investigaciones operativas sobre el control de las infecciones respiratorias agudas (IRA) en Brasil – Benguigui Y (ed.). Washington, DC, OMS/Opas, 1999. 173p. (OPAS, Série HCT/AIEPI-2.E)

Rodrigues JC. Derrames pleurais. In: Rozov T. Doenças pulmonares em pediatria: diagnóstico e tratamento. São Paulo: Atheneu, 1999:233-244.

Saglani S, Harris KA, Wallis C, Hartley JC. Empyema: the use of broad range 16S rDNA PCR for pathogen detection. Arch Dis Child 2005; 90:70-73.

Sonnappa S, Cohen G, Owens CM, van DC, Cairns J, Stanojevic S et al. Comparison of urokinase and video-assisted thoracoscopic surgery for treatment of childhood empyema. Am J Respir Crit Care Med 2006; 174:221-227.

Sonnappa S, Jaffe A. Treatment approaches for empyema in children. Paediatr Respir Rev 2007; 8:164-170.

Victora CG. Fatores de risco nas IRA baixas. In: Benguigui Y, Antuñano FJL, Schmunis G, Yunes J. Infecções respiratórias em crianças. Opas/OMS. Washington, DC, 1998.

CAPÍTULO 16
Diagnóstico por Imagem nas Doenças Respiratórias

Eduardo Just da Costa e Silva
Silvio Cavalcanti de Albuquerque

INTRODUÇÃO

Os métodos de diagnóstico por imagem são ferramentas úteis no dia a dia de um profissional que se dedique ao tratamento das doenças respiratórias da criança, sendo necessário que qualquer pessoa que os solicite conheça os fundamentos da sua interpretação. Mesmo com o surgimento de novas técnicas de avaliação do tórax, a principal modalidade ainda é a radiografia simples, sendo esse método bastante disponível e de baixo custo. O conhecimento adequado de clínica pediátrica e de semiologia da radiografia de tórax permite diagnósticos precisos e evita a solicitação desnecessária de exames de maior custo e complexidade.

Serão discutidos aspectos peculiares da radiologia pediátrica com ênfase na radiografia simples. Por se tratar de um capítulo de diagnóstico por imagem em um livro de clínica pediátrica, a ênfase será dada à imagem, já que os aspectos clínicos das doenças abordadas estão devidamente discutidos nos capítulos correspondentes. É desnecessário lembrar que todos os sinais radiológicos aqui discutidos só fazem sentido quando observados à luz da clínica.

NOÇÕES DE PROTEÇÃO RADIOLÓGICA EM PEDIATRIA

Partindo do objetivo de "não causar dano", sabemos que, antes de submeter os pacientes a qualquer procedimento, devemos conhecer os "danos" potenciais. Esse princípio é usado diariamente antes de uma prescrição de medicamentos (quais os efeitos adversos possíveis?) ou uma indicação de cirurgia (quais os riscos?). Aplica-se, assim, a noção de risco *versus* benefício. No entanto, quando se trata de solicitar exames de imagem, esse princípio frequentemente é negligenciado. Parte disso se deve ao desconhecimento de muitos profissionais sobre os riscos potenciais da exposição à radiação em crianças. Esse risco é particularmente preocupante com a tomografia computadorizada (TC), uma vez que se trata do método de diagnóstico por imagem que fornece a maior dose de radiação ionizante, bastante superior à da radiografia simples. Embora uma discussão detalhada sobre os riscos da exposição à radiação em crianças seja imprópria neste capítulo, algumas noções básicas podem ser úteis:

- Crianças são mais sensíveis à radiação ionizante do que adultos.
- Exames de imagem são utilizados para obter diagnósticos. Assim, o melhor exame não é o que fornece a imagem mais "bonita", mas sim o que fornece o diagnóstico com menor radiação e custo (Fig. XX.16.1).
- Exames de imagem devem ser adaptados às crianças, não sendo adequado realizar exames pediátricos com técnicas empregadas em adultos.
- Antes de se solicitar qualquer exame de imagem, algumas perguntas devem ser respondidas:
  - O que eu espero deste exame?
  - Quais os possíveis resultados do exame a ser solicitado e qual será a mudança que esse resultado determinará na minha conduta? Um exemplo interessante seria a solicitação de um estudo radiográfico simples dos seios paranasais de uma criança com diagnóstico clínico de sinusite aguda. Quais seriam as nossas respostas a essas duas perguntas? Elas justificam a solicitação? Faça o mesmo exercício na Fig. XX.16.1.

Provavelmente, a melhor resposta à pergunta – "Quantas radiografias e/ou TC uma criança pode fazer?" – seria: "Nenhuma que não seja realmente necessária!"

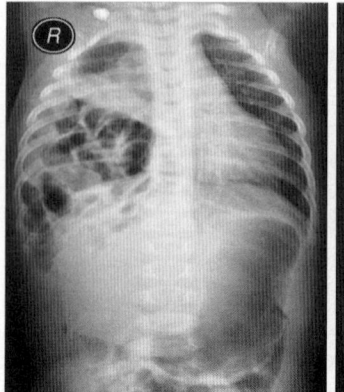 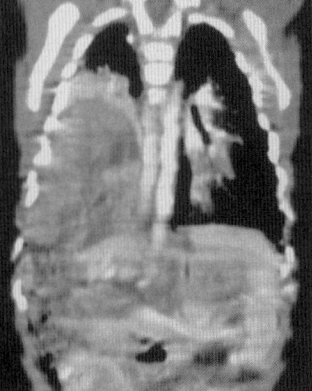

Fig. XX.16.1. Paciente com hérnia diafragmática congênita. À esquerda, a radiografia simples e, à direita, a TC em reformatação coronal. Qual a contribuição que a TC deu ao diagnóstico final?

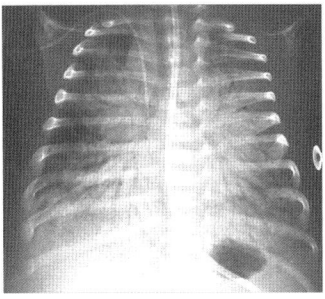 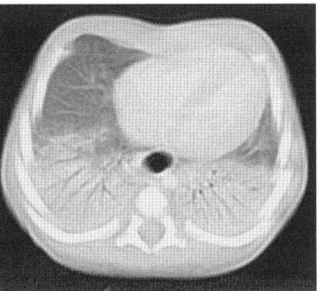

Fig. XX.16.2. À esquerda notam-se vários broncogramas aéreos nesta radiografia simples de uma criança com diagnóstico de SARA. À direita, observar o aspecto de broncogramas em uma TC de outro paciente.

INTERPRETAÇÃO DE EXAMES DE IMAGEM DO TÓRAX

Sinal do broncograma aéreo

O sinal do broncograma aéreo é um dos mais conhecidos em radiologia torácica. Embora a maioria dos profissionais e estudantes que manuseiam radiografias torácicas o conheça, uma abordagem mais detalhada pode ser útil. Sua presença é definida na observação de brônquios aerados em uma área de pulmão opaco pela ausência de ar nos alvéolos, causada, na maioria das vezes, pela substituição do ar por algum material denso (exsudato na pneumonia, sangue na hemorragia pulmonar etc.) ou colapso do alvéolo (atelectasia). Usualmente, é observado em radiografias simples e TC (Fig. XX.16.2), embora possa ser detectado também em ultrassonografia (USG) e ressonância magnética (RM).

Particularidades do tórax pediátrico

Por várias razões, a aparência radiográfica do tórax pediátrico difere da do adulto. Crianças tendem a não colaborar com a realização do exame, o que torna comum a obtenção de radiografias de má qualidade. Imagens de tórax obtidas na fase expiratória e/ou com algum grau de rotação são vistas no dia a dia e a sua interpretação torna-se, muitas vezes, um desafio. Entretanto, um ponto importante a ser levantado é que as radiografias não são feitas para serem bonitas, mas sim diagnosticadas. Em outras palavras, uma radiografia, mesmo que seja de má qualidade, só deverá ser repetida se não estiver respondendo a pergunta que se propôs a esclarecer.

Radiografias obtidas com o paciente em graus variados de rotação são comuns em crianças. Nesses casos, deslocamentos de estruturas mediastinais, alterações volumétricas pulmonares ou outras condições poderão ser suspeitados. É importante sempre verificar se existe rotação do paciente antes de interpretar qualquer anormalidade. Em crianças pequenas, os processos espinhosos não são aparentes em radiografias simples, de modo que não é muito útil o método comum em adultos de verificar a simetria das distâncias das extremidades mediais das clavículas em relação a essas estruturas. A simetria das distâncias entre a projeção mais lateral dos arcos costais e suas extremidades anteriores é mais útil em crianças (Fig. XX.16.3).

Radiografias obtidas na fase expiratória da respiração são comuns em crianças, sendo outra causa de interpretação equivocada, o mesmo ocorrendo em TC (Fig. XX.16.4).

Uma peculiaridade típica do tórax pediátrico é a presença da imagem do timo normal. Esse órgão mediastinal anterior tem tamanho e formato variáveis, o que pode determinar a formação de imagens bastante confusas, simulando massas de mediastino, cardiomegalia, linfonodomegalias hilares e consolidações pulmonares. O primeiro passo para se atribuir origem tímica a uma imagem suspeita na radiografia simples é observar a sua localização mediastinal anterior. Essa tarefa é mais fácil quando se dispõe da incidência em perfil (Fig. XX.16.5).

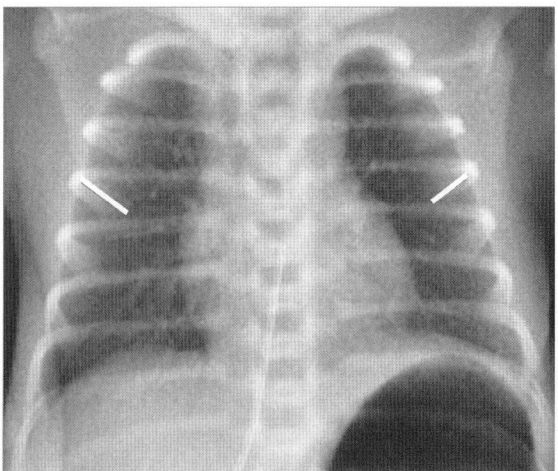 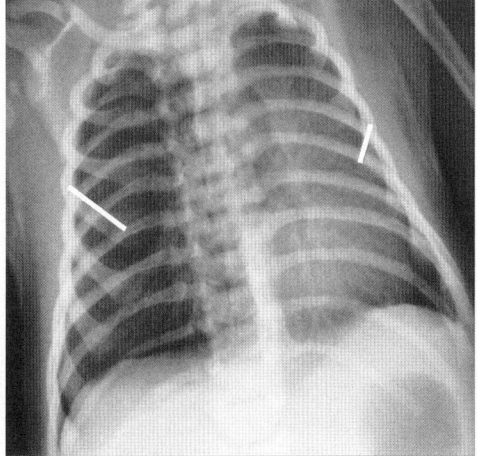

Fig. XX.16.3. Rotação do paciente. A radiografia da esquerda está bem posicionada. Verificar a simetria dos arcos costais anteriores (*linhas vermelhas*). Comparar com o paciente da direita.

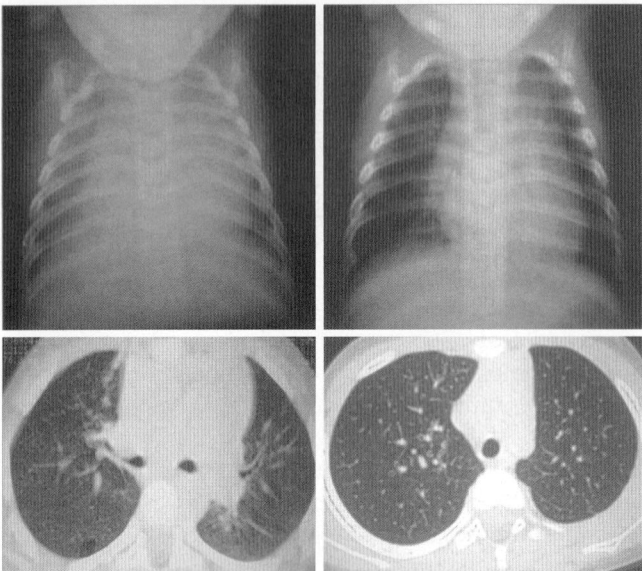

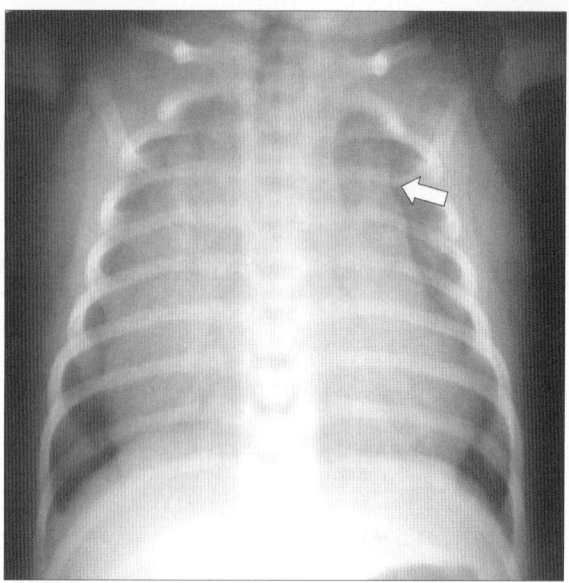

Fig. XX.16.4. Radiografias obtidas da mesma criança. A imagem superior à esquerda foi obtida na fase expiratória, simulando aumento difuso da densidade dos pulmões, alargamento mediastinal e cardiomegalia. A radiografia superior à direita foi obtida com boa aeração pulmonar, eliminando os achados anormais. As imagens inferiores são de TC de outra criança. Do mesmo modo, a imagem à esquerda foi obtida em expiração e a da direita em inspiração. Notar que, à esquerda, os pulmões têm maior valor de atenuação, simulando um padrão intersticial, não verificado à direita.

Fig. XX.16.6. A *seta* na figura à direita indica o sinal da onda. (Ver texto.)

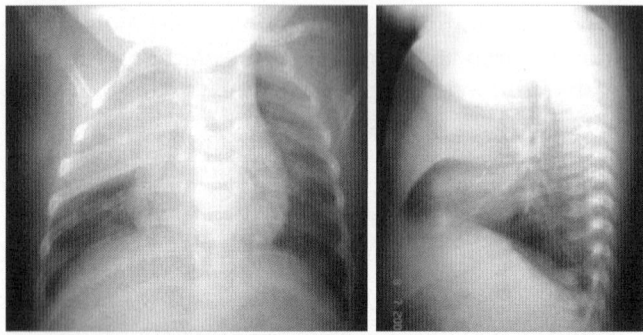

Fig. XX.16.5. Em um contexto clínico apropriado, a imagem vista na incidência AP poderia ser atribuída a uma pneumonia do lobo superior direito. No perfil, entretanto, pode-se notar que a imagem é de localização mediastinal anterior, com a configuração típica do timo.

Alguns achados adicionais são úteis na radiografia simples para caracterizar que uma lesão pode representar o timo, como os sinais da onda, que está relacionado com a compressão sofrida pelo tecido tímico, que é flácido, pela cartilagem costal anterolateral, produzindo uma ondulação na superfície da lesão, e o sinal da vela de barco (Figs. XX.16.5 e XX.16.6).

Em casos duvidosos, tanto a TC quanto a RM podem ser úteis na caracterização do timo normal, embora a USG se destaque pela sua disponibilidade e custo baixo, além de não utilizar radiação ionizante ou necessitar de anestesia. Em nosso serviço, a USG tem sido o método de escolha nesses casos mais difíceis.

Achados anormais que indicam doenças pulmonares

Os principais achados que refletem doenças pulmonares estão relacionados com alterações na densidade radiográfica (opacidades e hipertransparências) ou no volume (redução ou aumento dos dois pulmões, de apenas um deles ou mesmo de partes, como um lobo). É muito importante ter em mente que muitas situações podem apresentar as duas características, como uma atelectasia, que determina opacidade e redução volumétrica e o aprisionamento aéreo, que pode causar hipotransparência e aumento volumétrico. (Ver discussão adiante.) A divisão proposta é apenas uma forma de organizar o pensamento inicial diante de uma anormalidade radiográfica, sendo necessário "juntar os pedaços" na impressão final.

Alterações na densidade pulmonar

A anormalidade básica na aparência pulmonar em um exame de imagem, seja radiografia simples ou TC, é uma mudança na densidade (no caso da radiografia) ou da atenuação (TC) do pulmão.

Lesões caracterizadas por aumento da densidade ou atenuação pulmonar

Uma área anormal na radiografia que seja mais densa do que o esperado na sua projeção caracteriza uma opacidade, termo genérico, já que não indica um substrato patológico específico e nem mesmo indica a topografia, podendo estar relacionada com um processo pulmonar,

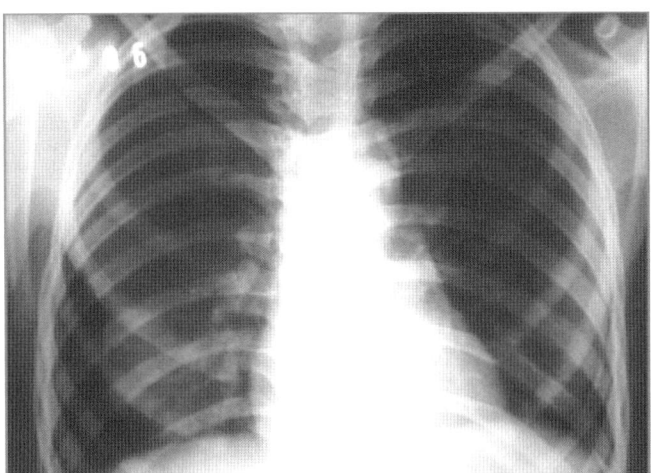

Fig. XX.16.7. A opacidade no hemitórax direito poderia ter topografia pulmonar, mas tratava-se apenas da sombra da mama desta adolescente.

pleural, mediastinal, de parede torácica ou mesmo externo (Fig. XX.16.7). O primeiro passo ao se detectar uma opacidade seria, portanto, determinar sua origem, tarefa que pode ser bastante facilitada pela incidência em perfil.

Uma opacidade pulmonar bastante comum em pediatria é a consolidação que, por definição patológica, indica a substituição do ar nos alvéolos por outra substância (exsudato na pneumonia). Caracteriza-se radiograficamente por uma opacidade homogênea que determina perda da visualização dos vasos intrapulmonares e, frequentemente, contém broncogramas aéreos, tendo características semelhantes na TC (ver Fig. XX.16.2). As causas mais comuns de consolidações em pediatria são processos infecciosos, edema pulmonar e hemorragia, embora outras condições possam determinar esse padrão (Fig. XX.16.8).

Cuidado especial deve ser tomado com a região retrocardíaca, especialmente a esquerda. Devemos ter em mente que existe grande área de parênquima pulmonar posterior ao coração, que é pouco visualizada nas incidências frontais. A sombra cardíaca deve ter densidade homogênea, de modo que áreas mais densas podem indicar doença pulmonar, às vezes grande (Fig. XX.16.9).

Uma opacidade pulmonar vista na TC parecida com a consolidação é o padrão de vidro fosco, que representa uma área densa no campo pulmonar, semelhante à consolidação, porém menos acentuada e que não determina perda da visualização dos vasos intrapulmonares (Fig. XX.16.10). Esse padrão possui, em crianças, diagnóstico diferencial muito parecido com o da consolidação.

Quando uma opacidade pulmonar assume uma configuração arredondada, que meça até 3cm, recebe o nome de nódulo (lesões maiores são chamadas de massas). Esse tipo de lesão é comum em qualquer faixa etária, podendo ocorrer isoladamente ou surgir como um padrão difuso de múltiplos nódulos distribuídos pelos pulmões. Nesse segundo caso (padrão nodular), é usual que suas medidas situem-se entre 2 e 10mm. É também usual o termo

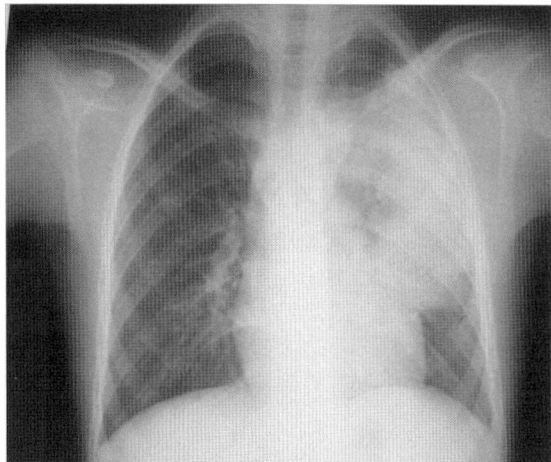

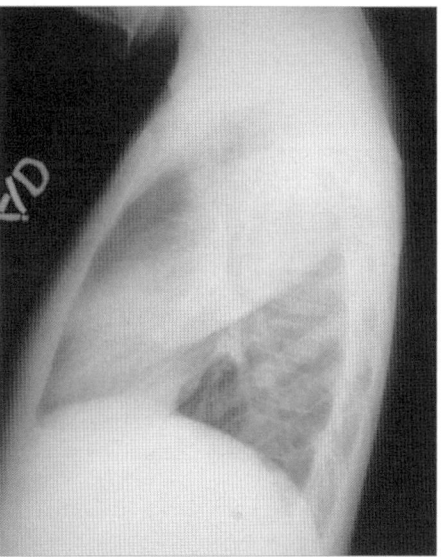

Fig. XX.16.8. Consolidação no lobo superior esquerdo em um menino com diagnóstico clínico de pneumonia bacteriana. Observar os broncogramas aéreos.

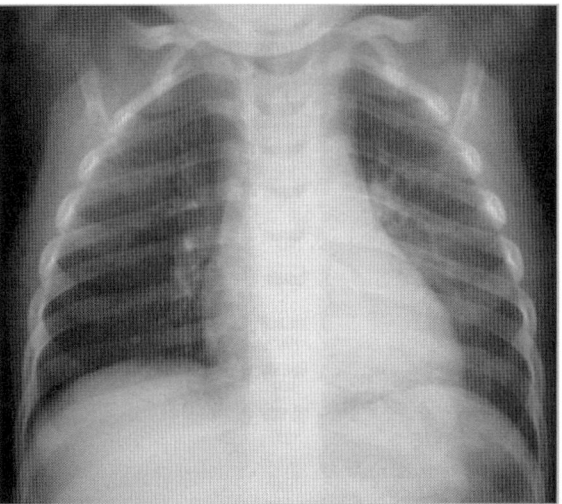

Fig. XX.16.9. Consolidação retrocardíaca esquerda. Notar que a densidade da sombra cardíaca é maior à esquerda do que à direita, com broncogramas.

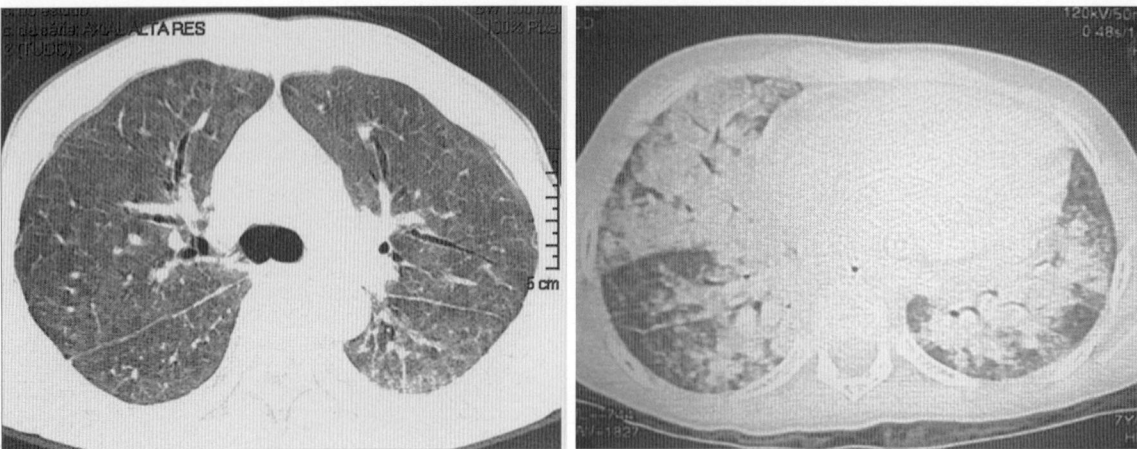

Fig. XX.16.10. Padrão em vidro fosco. A TC à esquerda mostra aumento difuso da atenuação dos pulmões, porém sem obscurecer os vasos intrapulmonares. Comparar com a TC à direita, na qual as áreas mais densas determinaram perda da visualização dos vasos, definindo uma consolidação.

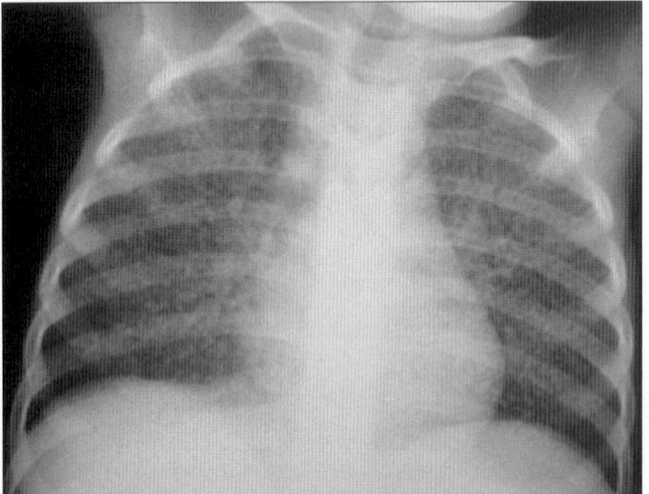

Fig. XX.16.11. Padrão micronodular em um paciente com tuberculose miliar.

micronódulo, que indica nódulos com diâmetros inferiores a 3mm (Fig. XX.16.11).

As causas de múltiplos nódulos pulmonares em crianças são muitas e incluem doenças infecciosas (incluindo tuberculose, embolia séptica e doenças fúngicas), neoplasias (metástases, doenças linfoproliferativas), vasculites, fibrose cística e outras. A associação entre o padrão nodular e os dados clínicos usualmente é suficiente para estabelecer o diagnóstico adequado (Fig. XX.16.12).

O nódulo pulmonar solitário é um achado comum em TC de adultos, e um grande número de estudos está disponível na literatura relacionados com seu manuseio adequado. Essa preocupação é relevante em razão da possibilidade de representar uma neoplasia primária ou secundária. Em crianças, entretanto, neoplasias pulmonares primárias são raras, sendo a maioria dos nódulos solitários de natureza benigna, como um granuloma residual (Fig. XX.16.13). Evidentemente o contexto clínico é importante, como, por exemplo, o caso de uma criança

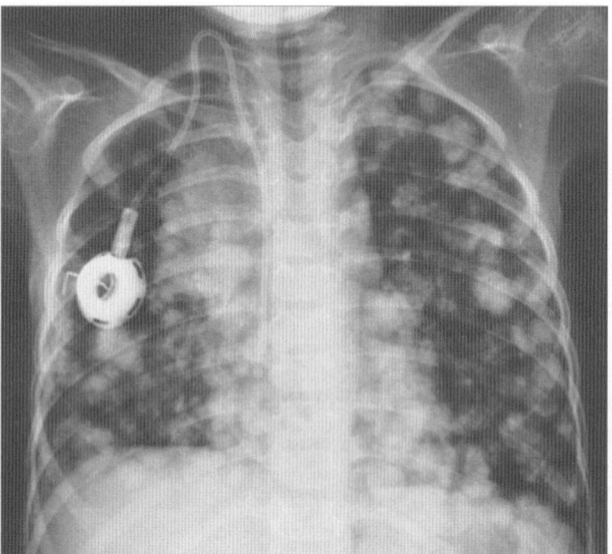
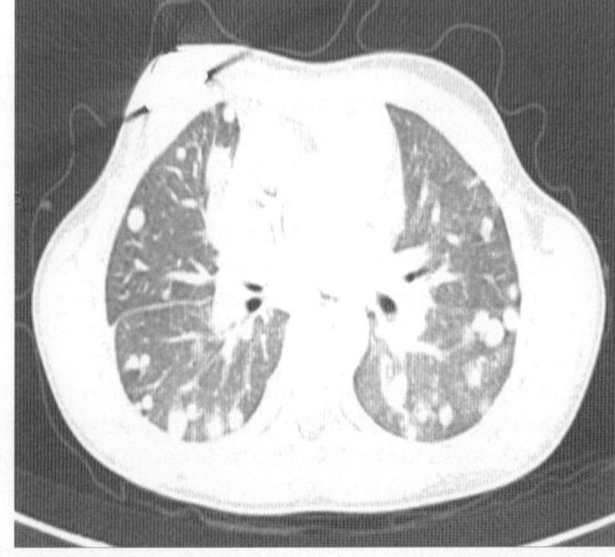

Fig. XX.16.12. Nódulos em um paciente com metástases pulmonares e mediastinais de tumor de Wilms.

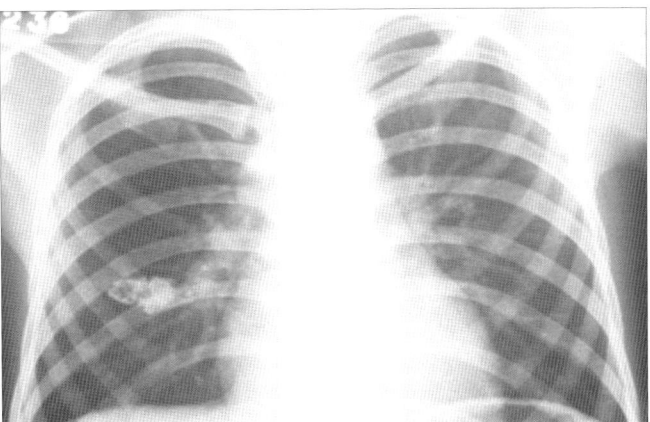

Fig. XX.16.13. Nódulo pulmonar solitário calcificado em uma criança – granuloma residual.

portadora de uma neoplasia com potencial de gerar metástases pulmonares.

Uma forma de opacidade nodular/massa particular da criança é a pneumonia redonda, usualmente encontrada em pacientes com menos de 8 anos de idade. No contexto clínico apropriado, o diagnóstico não é difícil, e eventuais controles de cura por imagem poderão mostrar a resolução do processo (Fig. XX.16.14).

É muito importante ter em mente que essa é uma situação especial na qual o controle de cura por imagem poderá ser útil. Na grande maioria dos casos de pneumonias em crianças, as radiografias de controle de cura não são indicadas, especialmente se for lembrado que a cura radiológica com frequência é lenta e não reflete a resposta ao tratamento antibiótico. Opacidades persistentes em crianças que melhoram são documentadas em até 4 semanas.

Opacidades lineares também podem ser detectadas e indicar atelectasias segmentares/subsegmentares. (Ver adiante.) Outras possibilidades incluem espessamento dos septos interlobulares (edema pulmonar, doenças metabólicas, linfangite carcinomatosa) e bandas parenquimatosas (displasia broncopulmonar).

Bronquiectasias também podem apresentar opacidades lineares, difusas, com padrão intersticial. Representam dilatações brônquicas irreversíveis, localizadas ou difusas, sendo usualmente observadas após processos infecciosos (bem como em infecções crônicas), obstruções brônquicas, fibrose ou anormalidades brônquicas congênitas. A observação de bronquiectasias difusas em crianças usualmente determina a suspeita de imunodeficiências, fibrose cística e discinesia ciliar primária, embora sejam observadas também na aspergilose broncopulmonar alérgica, na tuberculose e na hipergamaglobulinemia. Radiografias simples são pouco sensíveis para a detecção de bronquiectasias, além de inespecíficas, sendo a TC o método de escolha. Os principais achados em radiografias simples, quando presentes, estão relacionados mais com o espessamento das paredes brônquicas do que com a dilatação em si do brônquio e incluem opaci-

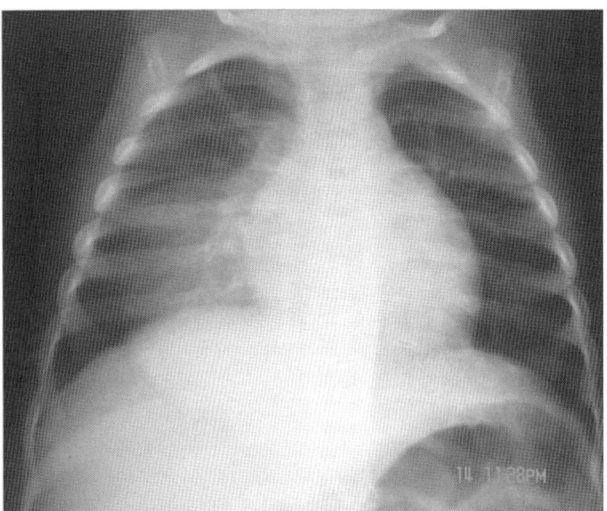
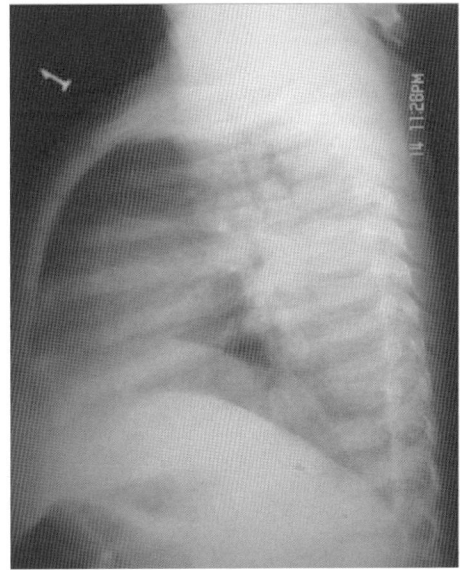
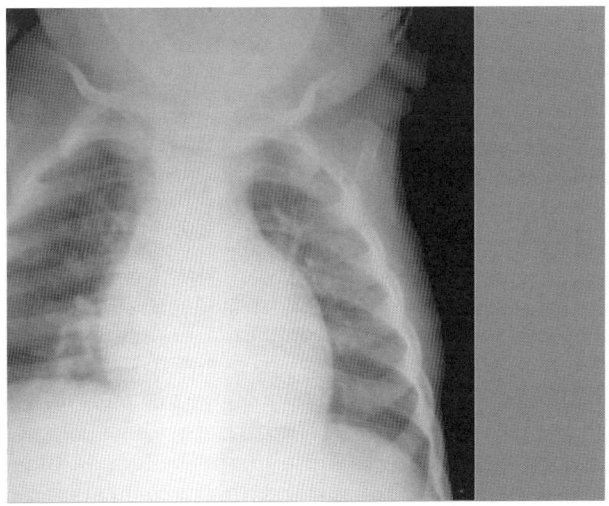

Fig. XX.16.14. Pneumonia redonda. Nas imagens superiores, uma lesão pulmonar arredondada no lobo inferior direito, vista em uma criança com quadro clínico de pneumonia bacteriana. Por definição radiológica, uma massa. Abaixo, controle de cura, excluindo a possibilidade de lesão congênita ou neoplásica associada.

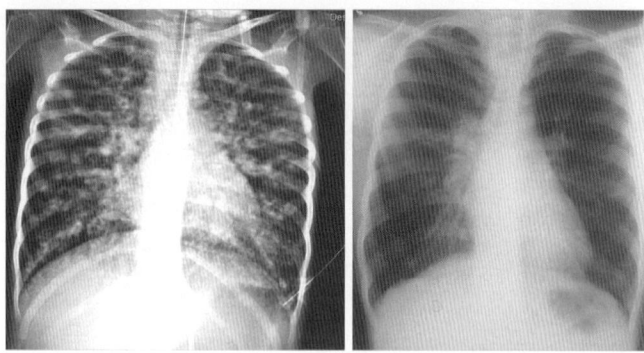

Fig. XX.16.15. Radiografias simples de dois pacientes portadores de fibrose cística, com bronquiectasias. O paciente da esquerda apresenta opacidades hilares, algumas lineares e outras formando aneis. O paciente da direita mostra as imagens semelhantes a trilhos de trem na região paracardíaca direita.

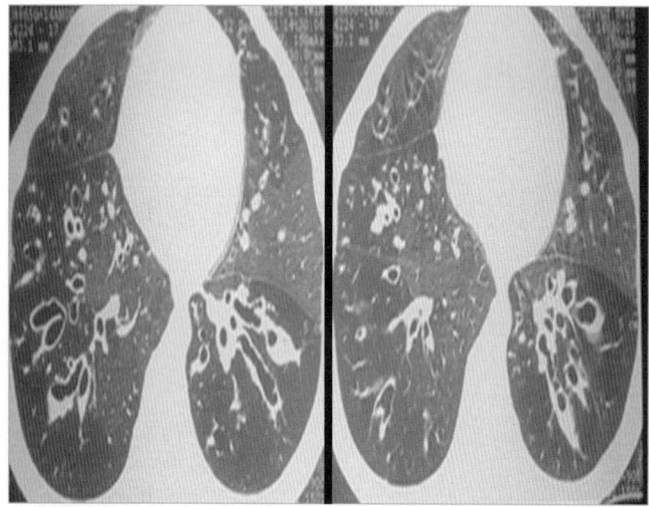

Fig. XX.16.16. Bronquiectasias em TC de alta resolução.

dades lineares nos hilos pulmonares, às vezes formando linhas paralelas semelhantes a trilhos de trem, além da visualização das paredes espessadas formando imagens anelares, quando o brônquio é visto de forma axial (Fig. XX.16.15).

A TC, além de mais sensível, é mais específica, sendo feito o diagnóstico quando o diâmetro do brônquio excede o da artéria que o acompanha. O sinal do anel de sinete é característico, assim como a ausência de redução do calibre do brônquio à medida que se distancia do hilo, com paredes espessadas (trilho do trem) e a visualização de brônquios a uma distância inferior a 1cm da pleura (Fig. XX.16.16). Os sinais secundários incluem aprisionamento aéreo distal à bronquiectasia (por bronquiolite) e impactação mucoide.

O leitor deve ter em mente que existem outras apresentações por imagem das bronquiectasias, algumas de caracterização mais difícil, não sendo sua abordagem apropriada aos objetivos deste texto.

Lesões hipertransparentes

Incluem o achado de anormalidades pulmonares em exames de imagem caracterizadas por hipertransparências, podendo ser difusas ou localizadas.

Áreas arredondadas com densidade de gás são comuns em todas as faixas etárias, podendo ser congênitas ou adquiridas, sendo as últimas mais comuns.

Uma forma de lesão arredondada com gás é a pneumatocele, presumivelmente causada por uma combinação de necrose do parênquima associada a um mecanismo de obstrução valvular da via aérea, tendo como etiologias principais pneumonia, trauma e aspiração de hidrocarbonetos. Sua aparência radiográfica é a de uma lesão cística aérea de paredes finas (Fig. XX.16.17).

Um diagnóstico diferencial importante das pneumatoceles é a malformação adenomatoide congênita (MAC), anomalia possivelmente decorrente de uma falha no desenvolvimento broncoalveolar no início da vida fetal, determinando uma massa de tecido pulmonar desorganizado, frequentemente acompanhada de cistos, que pode manifestar-se radiograficamente como múltiplos cistos aéreos (Fig. XX.16.18). Exames de imagem anteriores, mostrando se havia ou não uma lesão prévia, são definitivos na diferenciação, embora nem sempre es-

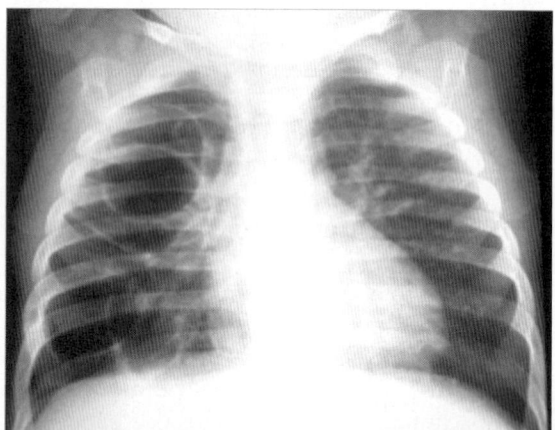

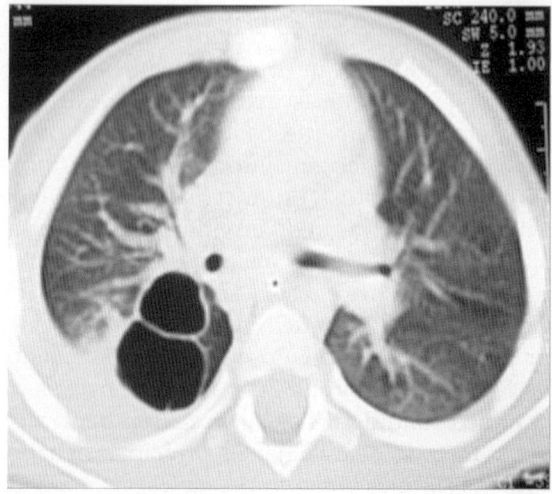

Fig. XX.16.17. Cavidades císticas aéreas de paredes finas, caracterizando pneumatoceles.

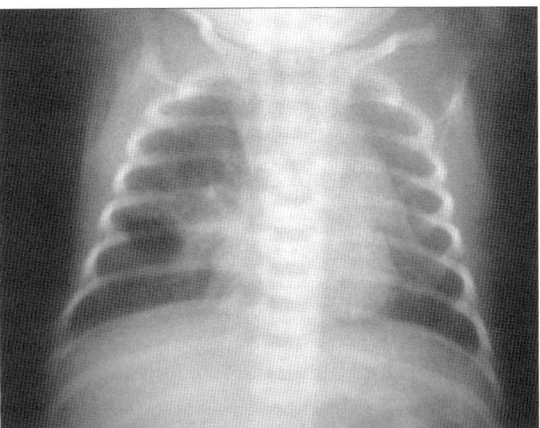

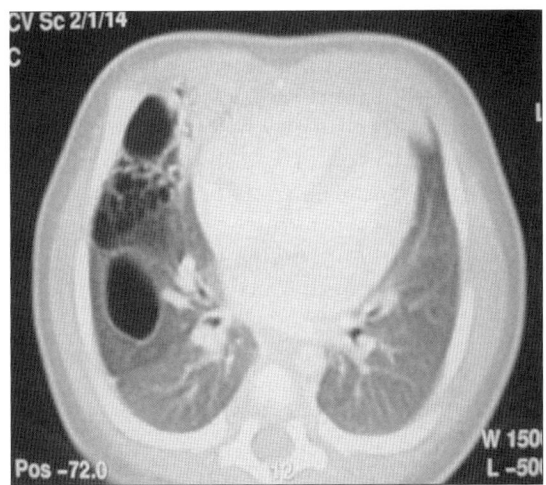

Fig. XX.16.18. Múltiplos cistos aéreos no pulmão direito de um recém-nascido, com diagnóstico confirmado de MAC.

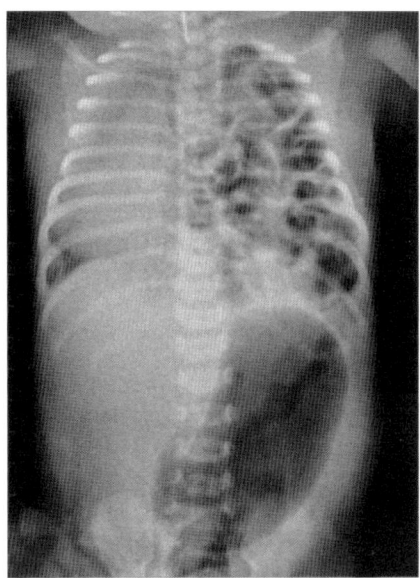

Fig. XX.16.19. Cistos aéreos no hemitórax esquerdo, em paciente com HDC. Notar a continuidade da lesão com o gás abdominal, por falha lateral do diafragma, e a quantidade reduzida de gás no abdome.

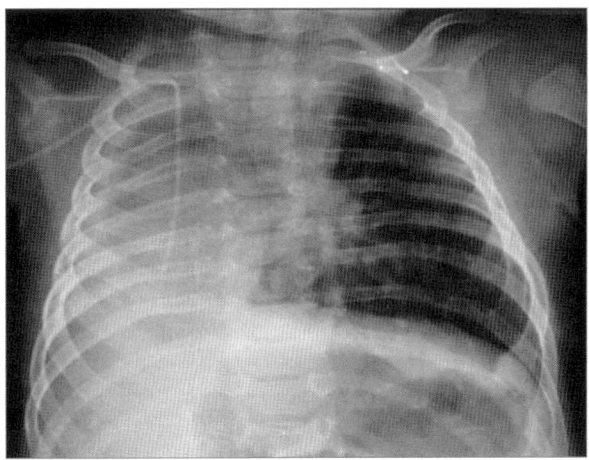

Fig. XX.16.20. Agenesia pulmonar direita.

tejam disponíveis. Nesses casos, o acompanhamento por imagem pode ser útil, já que pneumatoceles tendem a desaparecer após períodos variáveis.

Em um recém-nascido, os principais diagnósticos diferenciais de múltiplas lesões císticas pulmonares são MAC e hérnia diafragmática congênita (HDC), embora outras lesões, como sequestro, enfisema lobar congênito, enfisema intersticial localizado e mesmo pneumatoceles (se houver pneumonia prévia) possam ser incluídas. O diagnóstico diferencial com HDC pode ser feito pela observação da continuidade do diafragma e a presença de distribuição normal de gás no abdome (Figs. XX.16.1 e XX.16.19).

Outras causas de cistos aéreos múltiplos são a embolia séptica, infecções fúngicas, tuberculose, metástases cavitadas, histiocitose, entre outras, a serem consideradas no contexto clínico apropriado.

Alterações do volume pulmonar

Várias condições podem determinar modificações no volume pulmonar, seja de todo o pulmão ou partes, podendo ainda ser bilaterais.

Atelectasia é a redução da insuflação de um pulmão ou parte dele, sendo muito comumente causada por absorção do ar distal a uma obstrução. Do ponto de vista radiográfico, apresenta uma combinação dos dois padrões discutidos neste capítulo: opacidade e perda de volume de parte ou de todo o pulmão. No caso da atelectasia de todo o pulmão, é comum a expressão *colapso pulmonar*. Nesse caso, ficará evidente na radiografia um hemitórax opaco, associado ao desvio das estruturas mediastinais para o lado da opacidade (ver Fig. XX.16.9). Especialmente em crianças pequenas, o diagnóstico diferencial será com uma anomalia congênita pulmonar do complexo agenesia/hipoplasia (Fig. XX.16.20). Radiografias prévias mostrando um pulmão normal, se disponíveis, confirmam o diagnóstico de atelectasia.

Muito comuns são as atelectasias lobares, nas quais um lobo pulmonar está comprometido. Nesse caso, ha-

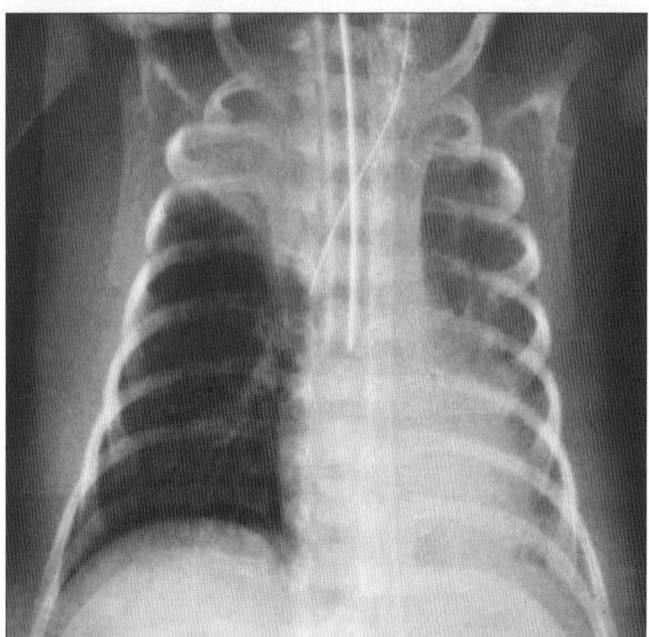

Fig. XX.16.21. Paciente com atelectasia do lobo superior direito, caracterizada por opacificação deste lobo, elevação do hilo pulmonar e da pequena cisura, com hiperexpansão compensatória dos demais lobos deste lado. Notar ainda a posição baixa do tubo traqueal. Atelectasias do lobo superior direito são fáceis de identificar, em razão de sua configuração típica. O diagnóstico diferencial deve ser feito com o lobo direito do timo normal e com a consolidação do lobo superior.

verá uma opacidade na projeção do lobo doente, associada a sinais de redução volumétrica desse lobo. Os sinais que indicam redução volumétrica, nesse caso, incluem deslocamento de cisuras, dos hilos pulmonares e do mediastino, assim como hiperaeração compensatória dos lobos não colapsados ipsolaterais e redução dos espaços intercostais (Fig. XX.16.21).

Outro aspecto importante da radiologia no que diz respeito às atelectasias é a capacidade de, em alguns casos, identificar a etiologia, como um tubo mal posicionado, um corpo estranho, etc. (ver Fig. XX.16.21).

Às vezes, as atelectasias comprometem apenas segmentos/subsegmentos e não lobos inteiros (atelectasias lineares), cuja manifestação radiográfica será a de opacidades lineares de tamanhos variados, usualmente com origem central e direcionadas à pleura.

Outras formas e classificações de atelectasias são descritas, mas não serão abordadas. Por exemplo, a síndrome de desconforto respiratório neonatal (deficiência de surfactante) é uma forma de atelectasia difusa, por colapso alveolar.

Em algumas situações, os pulmões estão com volume aumentado, sendo esse aspecto associado, muitas vezes, à redução difusa ou focal da densidade do parênquima. Esse achado é sugestivo de condições que estejam causando dificuldade de eliminação do ar dos alvéolos, o que inclui doenças pulmonares com obstrução das pequenas vias aéreas (nível bronquiolar ou distal), bem como obstruções das vias aéreas mais centrais. Exemplos típicos do primeiro caso são asma, bronquiolites de qualquer causa (inclusive relacionadas com bronquiectasias, descritas anteriormente), fibrose cística e displasia broncopulmonar. Obstruções centrais incluem qualquer condição congênita ou adquirida, transitória ou permanente, intrínseca ou extrínseca, de obstrução das vias aéreas maiores, o que inclui, por exemplo, aspiração de corpo estranho ou um anel vascular.

A hiperaeração pulmonar em lactentes é detectada quando o diafragma se projeta abaixo de sete ou mais arcos costais anteriores na incidência anteroposterior (Fig. XX.16.22). Os diafragmas normais de lactentes apresentam convexidade superior, de modo que a retificação das cúpulas é outro achado de hiperaeração, mais bem apreciado no perfil.

É frequente que doenças das vias aéreas determinem comprometimentos obstrutivos diferentes em áreas pulmonares diversas, o que leva a uma radiografia que se caracteriza por uma mistura de hiperaeração com focos de atelectasias. As doenças que se caracterizam por inflamação das vias aéreas podem apresentar ainda espessamento do interstício peribroncovascular, com opacificação dos hilos pulmonares que, associada às atelectasias lineares, vai determinar um aspecto de "pulmão sujo", comum em infecções pulmonares, especialmente virais (mas não exclusivo, já que é comum em micoplasma, clamídia e pertussis), asma, fibrose cística, aspiração crônica e imunodeficiências (Fig. XX.16.23).

A TC tem maior sensibilidade para a detecção de doenças das pequenas vias aéreas, sendo caracterizada por uma alternância de áreas pulmonares com valores de atenuação diferentes, sendo umas mais claras e outras

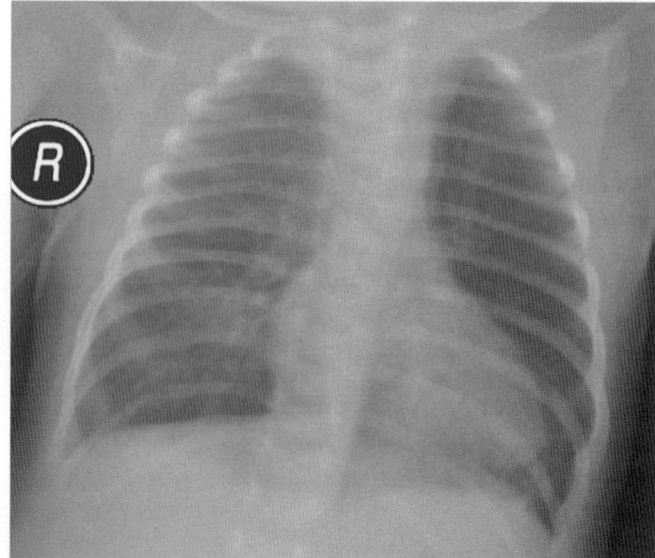

Fig. XX.16.22. Exemplo de hiperinsuflação pulmonar. Na incidência AP nota-se o diafragma abaixo do oitavo arco costal anterior direito, além de retificação das cúpulas. Esta criança apresentava estridor, e o diagnóstico final foi de duplo arco aórtico.

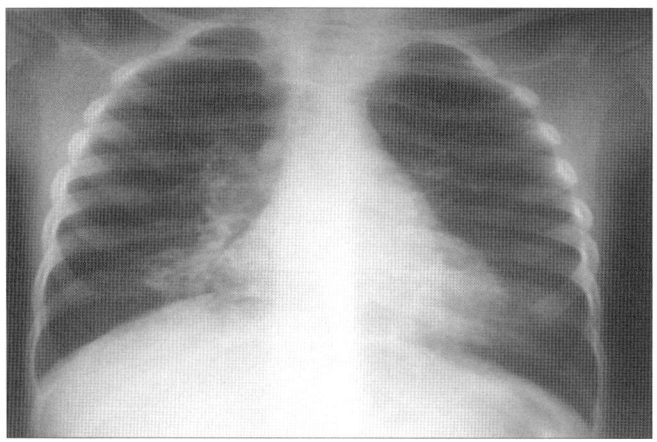

Fig. XX.16.23. Aspecto de "pulmão sujo" em um paciente asmático. (Ver texto.)

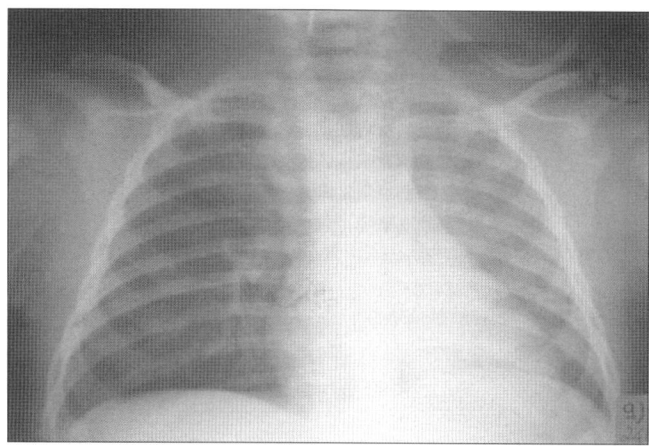

Fig. XX.16.25. Uma criança com duplo arco aórtico, na qual se identifica um desvio da traqueia para a esquerda.

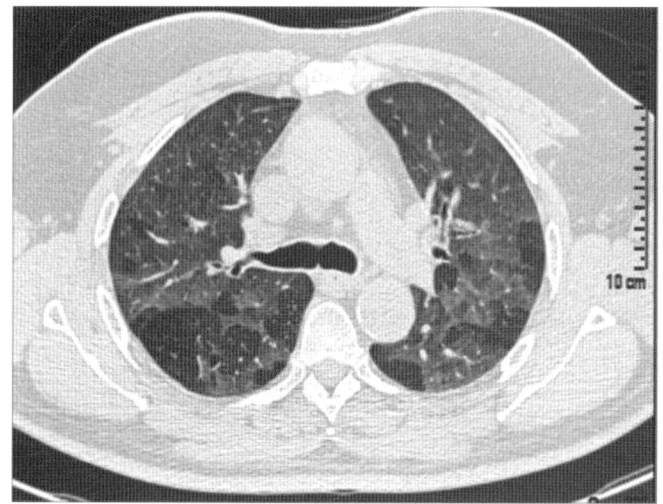

Fig. XX.16.24. Padrão de perfusão em mosaico. (Ver descrição no texto.)

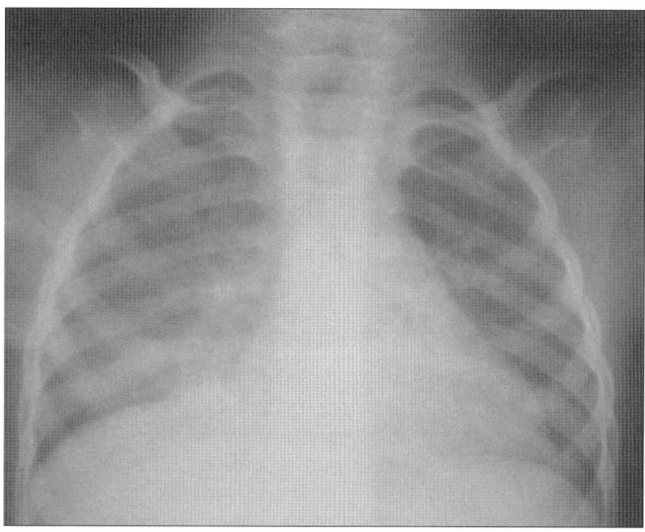

Fig. XX.16.26. Desvio traqueal para a direita, normal, indicando que a crossa da aorta localiza-se à esquerda.

mais escuras, aspecto comumente referido como padrão de perfusão em mosaico (Fig. XX.16.24). O primeiro ponto a se considerar em uma imagem como esta é: quais são as áreas anormais? As mais claras ou as mais escuras? No primeiro caso (as imagens mais claras são as doentes), o padrão seria, na verdade, de vidro fosco. Na segunda opção, as áreas escuras representam focos de aprisionamento aéreo, sendo normais as áreas mais claras, caracterizando a perfusão em mosaico. Uma forma de diferenciar as duas opções é obter imagens em expiração, já que na perfusão em mosaico as diferenças entre as áreas claras e as escuras serão ainda mais acentuadas, pelo aumento da atenuação das áreas normais, que não têm impedimento ao esvaziamento aéreo. Caso o padrão seja de vidro fosco, o pulmão se tornará homogeneamente branco. Essa manobra não é, entretanto, sempre necessária, já que a diferenciação poderá ser feita pelo calibre dos vasos pulmonares. Notar na Fig. XX.16.24 que os vasos nas regiões mais escuras apresentam menor calibre do que nas demais, fato que ocorre devido à redistribuição do fluxo pulmonar para áreas efetivas na troca aérea. Em crianças, esse padrão é usualmente indicativo de asma, bronquiolite de qualquer causa ou fibrose cística.

As estruturas mediastinais devem ser avaliadas atentamente no que diz respeito a desvios que possam indicar que a obstrução está relacionada com uma massa ou anel vascular. As posições da traqueia e do arco aórtico são particularmente úteis (Fig. XX.16.25). Convém lembrar que a traqueia é mais frequentemente desviada para a direita em razão do arco aórtico localizado à esquerda (Fig. XX.16.26).

Em casos suspeitos, um estudo contrastado do esôfago poderá ser útil, assim como TC ou RM, dependendo do caso e disponibilidade (Fig. XX.16.27).

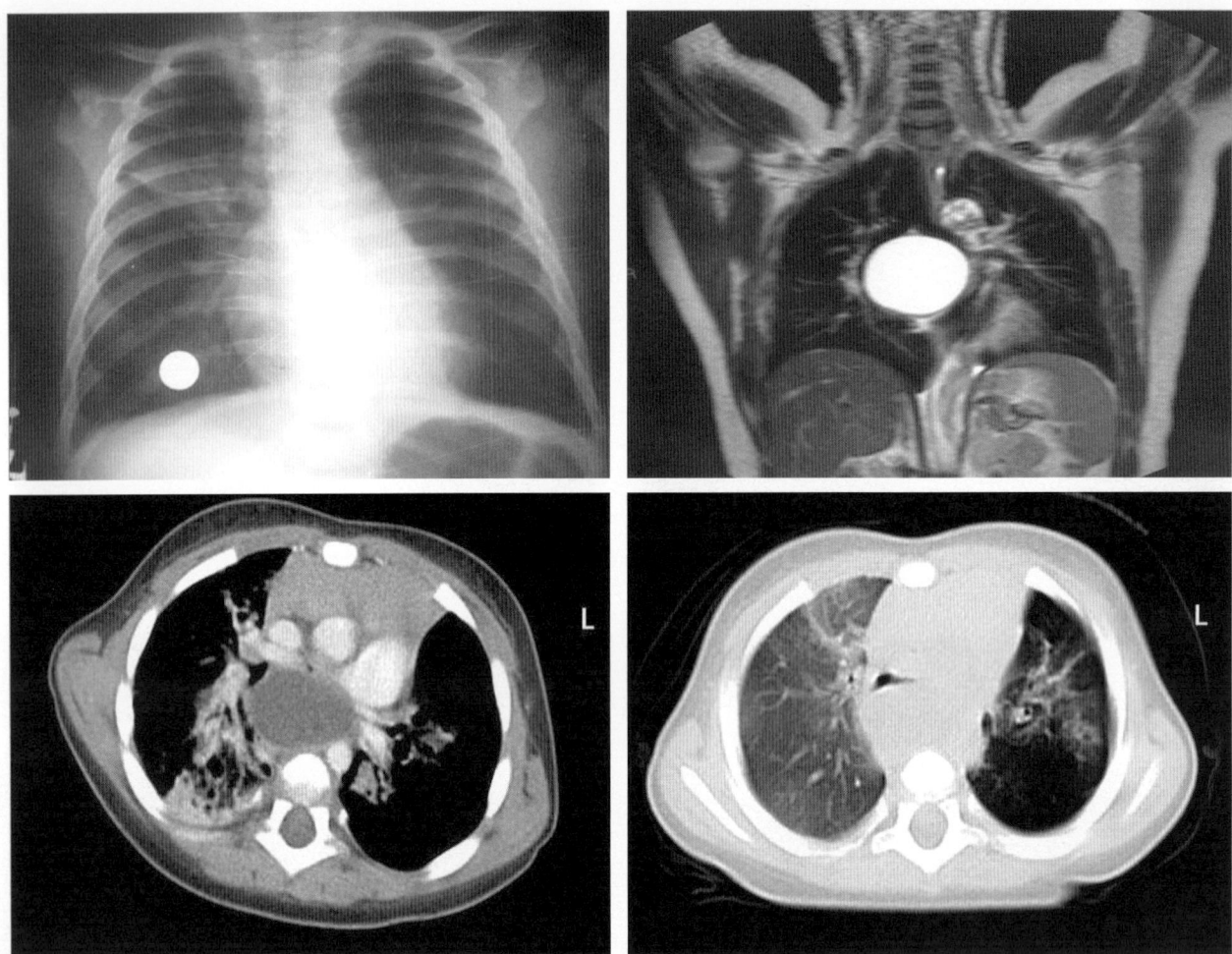

Fig. XX.16.27. Cistos broncogênicos em três pacientes diferentes. A imagem superior à esquerda (paciente 1) mostra hiperinsuflação pulmonar bilateral com áreas de atelectasias nos lobos superior direito e inferior esquerdo. A figura superior à direita (paciente 2) mostra um corte coronal ponderado em T2, no qual se identifica uma lesão cística subcarinal. Os cortes ponderados em T1 (não mostrados) mostraram sinal de água e ausência de realce. As imagens inferiores (paciente 3-TC) mostram uma lesão mediastinal com atenuação de líquido (*esquerda*). Notar o efeito compressivo sobre as vias aéreas, mais bem evidenciado pela hiperinsuflação do pulmão esquerdo e áreas de atelectasias à direita.

Doenças pleurais

Comprometimento do espaço pleural é comum em pediatria, na maioria das vezes acompanhando uma doença pulmonar. Derrame pleural e pneumotórax são diagnósticos do dia a dia da pediatria, na grande maioria das vezes definidos pela radiografia simples, sem a necessidade de outros métodos de imagem. Em casos duvidosos, a USG é um método simples e rápido de confirmar um derrame pleural, tendo a vantagem de permitir avaliação adicional das características do líquido, como septações.

A aparência em radiografia simples do líquido na pleura vai depender da posição do paciente, assim como da quantidade e mobilidade desse líquido. Caso o paciente se encontre em posição ortostática, pelo efeito da gravidade, se o líquido for livre, vai acumular-se nas porções mais baixas da cavidade pleural, determinando opacidade periférica ocupando o seio costofrênico e se alongando superiormente, com margem superior que forma uma curva bem definida de convexidade voltada para a parede torácica. Espessamento dos tecidos paraespinhais e distância aumentada entre a superfície externa do pulmão e as costelas são achados adicionais úteis (Fig. XX.16.28).

Derrames pleurais septados costumam ter aparências diferentes, já que o fluido não tem a mobilidade livre. Uma opacidade periférica (adjacente à superfície pleural), com formato elíptico e convexidade voltada para o pulmão, sugere massa pleural ou derrame pleural, usualmente indicando empiema, já que massas pleurais são incomuns em crianças (Fig. XX.16.29).

A USG tem capacidade de mostrar as septações pulmonares com grande sensibilidade, superior até a da TC, sendo adotada de forma bastante frequente em nosso serviço.

Os achados radiográficos do pneumotórax são bem descritos, sendo a condição usualmente reconhecida sem dificuldades. A visualização de uma linha paralela à pleu-

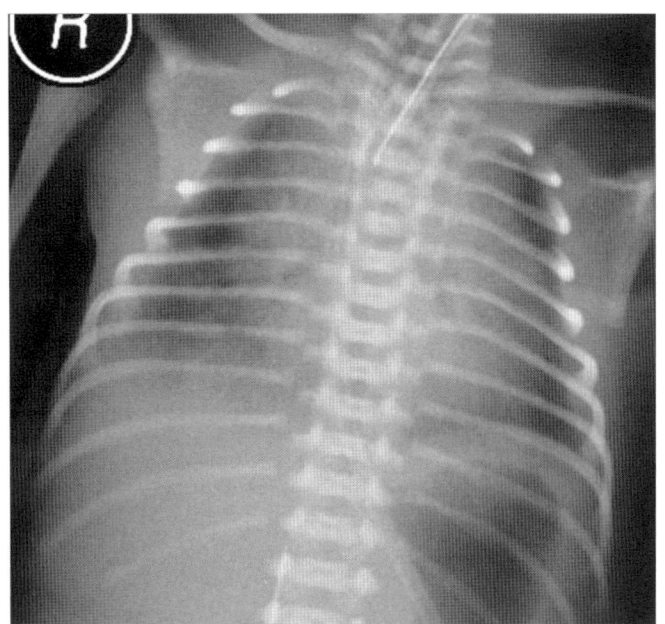

Fig. XX.16.28. Derrame pleural bilateral. Observar a distância aumentada entre o limite lateral do pulmão e as costelas.

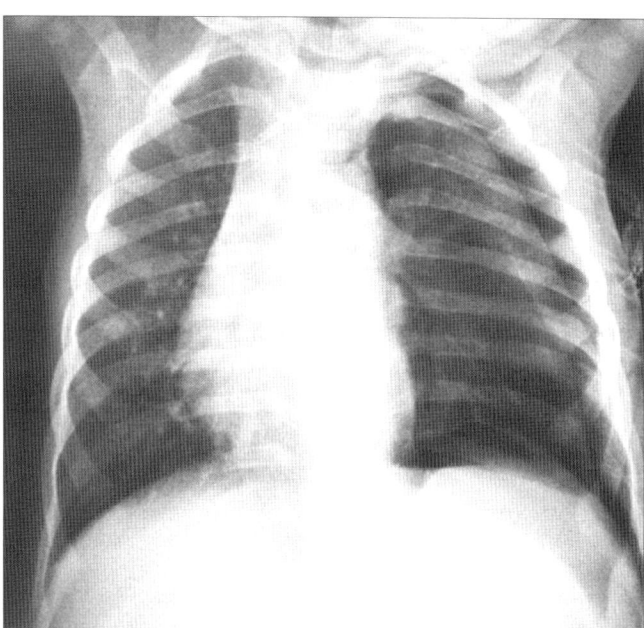

Fig. XX.16.30. Pneumotórax evidenciado à esquerda, caracterizado pela linha periférica paralela à pleura.

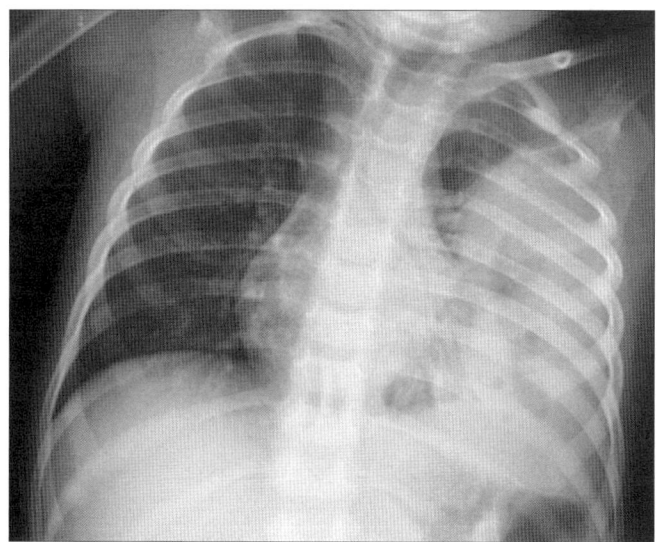

Fig. XX.16.29. Empiema. A opacidade periférica (adjacente à pleura) tem convexidade voltada para o pulmão, o que sugere que o derrame é septado. Nesse caso, notar ainda a presença de gás no espaço pleural, representado pela coleção vertical de ar (piopneumotórax).

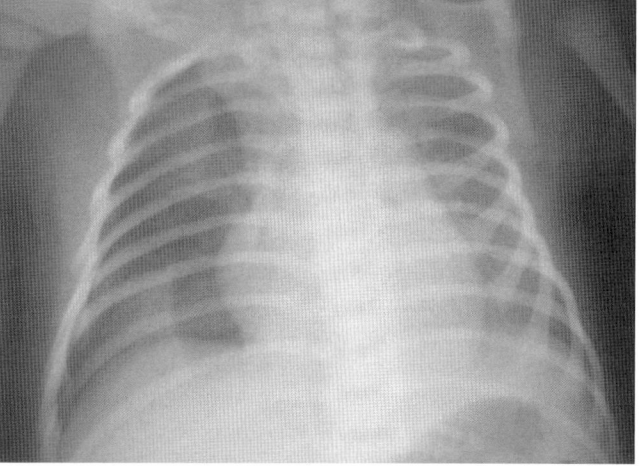

Fig. XX.16.31. Sinais úteis de pneumotórax. Observar as margens muito definidas do diafragma e mediastino direitos, comparando com o outro lado. Nota-se ainda hipertransparência na posição esperada da pequena cissura. O sinal do sulco profundo é demonstrado, já que o seio costo-frênico direito é bem mais baixo e transparente do que o esquerdo, havendo também hipertransparência do hipocôndrio deste lado (na projeção da sombra hepática).

ra, demarcando uma área periférica de hipertransparência sem vasos, caracteriza a condição (Fig. XX.16.30).

Alguns casos mais difíceis podem não exibir a linha periférica e nem ausência de vasos, sendo o diagnóstico sugerido por hipertransparência do hemitórax. O sinal do sulco profundo representa hipertransparência associada à depressão mais acenuada do seio costofrênico do lado acometido, sendo muito útil na detecção do pneumotórax nesses casos. Outros sinais úteis são hiperlucência na porção hipocondrial do hemitórax, depressão diafragmática, visualização muito demarcada da margem do diafragma e do mediastino por uma hipertransparência interposta com o pulmão e gás na pequena cisura (Fig. XX.16.31). A presença de septações pleurais dificulta ainda mais o diagnóstico, muitas vezes impedindo o diagnóstico diferencial com pneumatoceles. Nesses casos, uma boa dica é que coleções de gás pleural tendem a ser verticais, seguindo o sentido da pleura, enquanto

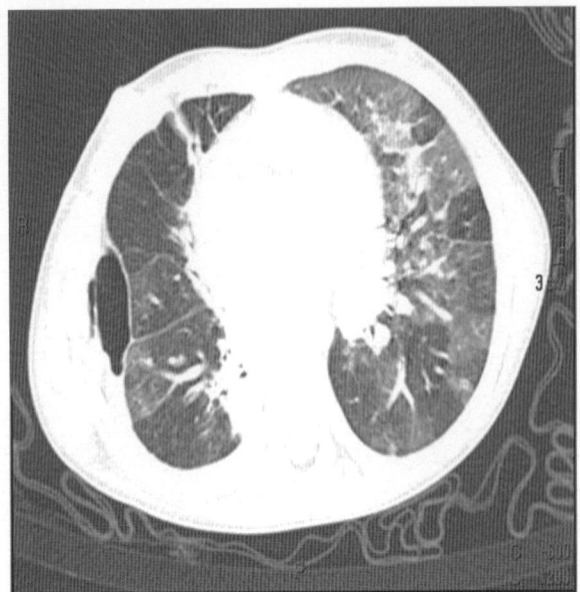

Fig. XX.16.32. Pneumotórax septado. A coleção de gás à direita segue o sentido da pleura. Além disso, a linha densa que atravessa o pulmão do hilo até a coleção representa uma cisura, mostrando que a lesão não respeitou a anatomia lobar. Estas características indicam localização pleural.

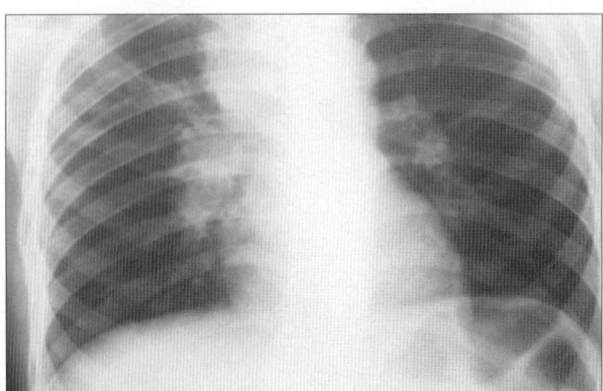

Fig. XX.16.33. Linfadenomegalias hilar e mediastinal em paciente com tuberculose. O hilo direito apresenta-se denso, assimétrico em relação ao esquerdo e lobulado. O mediastino superior direito está igualmente alargado.

pneumatoceles costumam ser arredondadas. (Essa regra nem sempre funciona.). Comparem as Figs. XX.16.17 e XX.16.29. Além do mais, lesões pulmonares usualmente respeitam os limites dos lobos (cisuras), enquanto doenças pleurais não o fazem (Fig. XX.16.32).

Linfonodos

A detecção de linfadenomegalia mediastinal ou hilar em estudos por imagem frequentemente é um dado de grande valor diagnóstico. Muitas doenças infecciosas e neoplásicas (entre outras menos comuns) da criança podem comprometer linfonodos torácicos. Embora, algumas vezes, a presença de crescimento linfonodal seja evidente em radiografias simples, frequentemente esse achado é difícil de ser caracterizado, sendo necessário utilizar outros métodos, como ultrassonografia (USG) ou TC. Essa dificuldade está relacionada com a grande quantidade de estruturas com densidades diferentes que normalmente ocupam essas regiões, como vasos, brônquios, nervos, linfonodos e, especialmente na criança, o timo. Embora a acurácia da radiografia simples seja considerada de modo geral baixa, especial atenção à semiologia radiológica do tórax pode ser bastante útil.

Hilos pulmonares assimétricos, aumentados e muito arredondados podem ser indicativos de anormalidade linfonodal, assim como alargamento mediastinal lobulado (Fig. XX.16.33).

Cuidado deve ser tomado com o timo. Uma importante dica é que o timo é muito maleável, não causando desvio de estruturas locais, sendo especialmente útil verificar desvios e compressões/estreitamentos da traqueia e brônquios (Fig. XX.16.34). Cuidado com os desvios nor-

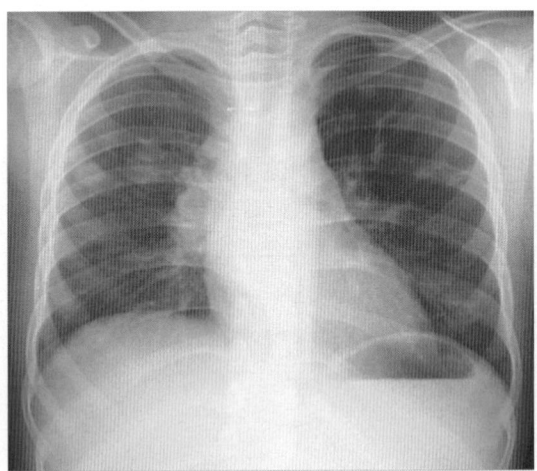

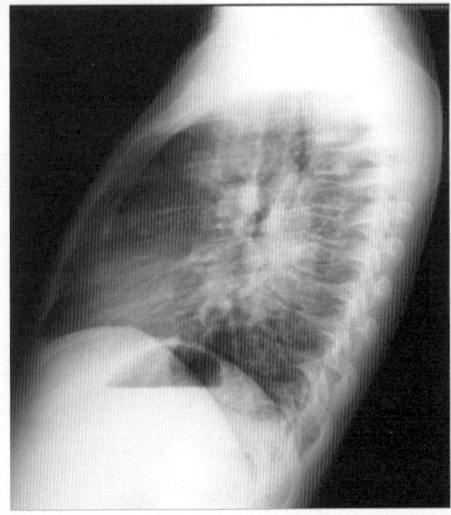

Fig. XX.16.34. Linfadenomegalias em paciente com linfoma. O hilo pulmonar direito é maior e mais denso do que o esquerdo, sendo lobulado. A traqueia mostra-se desviada para a esquerda. No perfil, notar o importante aumento volumétrico e da densidade da região central, indicando crescimento linfonodal hilar e mediastinal. Nódulos pulmonares também são evidentes à direita.

mais (ver Fig. XX.16.24). A radiografia em perfil pode ser útil, ao mostrar de forma mais consistente o alargamento dos hilos pulmonares (Fig. XX.16.34).

BIBLIOGRAFIA

Agrons GA, Courtney SE, Stocker JT, Markowitz RI. From the archives of the AFIP: Lung disease in premature neonates: radiologic-pathologic correlation. Radiographics 2005; 25(4):1.047-1.073.

Bosch-Marcet J, Serres-Creixams X, Borras-Perez V, Coll-Sibina MT, Guitet-Julia M, Coll-Rosell E. Value of sonography for follow-up of mediastinal lymphadenopathy in children with tuberculosis. J Clin Ultrasound 2007; 35(3):118-124.

Bramson RT, Griscom NT, Cleveland RH. Interpretation of chest radiographs in infants with cough and fever. Radiology 2005; 236(1):22-29.

Coley BD. Pediatric chest ultrasound. Radiologic Clinics of North America 2005; 43(2):405-418.

Delacourt C, Mani TM, Bonnerot V, de Blic J, Sayeg N, Lallemand D et al. Computed tomography with normal chest radiograph in tuberculous infection. Archives of Disease in Childhood 1993; 69(4):430-432.

Donnelly LF. Imaging in immunocompetent children who have pneumonia. Radiologic Clinics of North America 2005; 43(2):253-265.

Franco A, Mody NS, Meza MP. Imaging evaluation of pediatric mediastinal masses. Radiologic Clinics of North America 2005; 43(2):325-353.

Goske MJ, Applegate KE, Boylan J, Butler PF, Callahan MJ, Coley BD et al. The Image Gently campaign: working together to change practice. AJR 2008; 190(2):273-274.

Hansell DM, Bankier AA, MacMahon H, McLoud TC, Muller NL, Remy J. Fleischner Society: glossary of terms for thoracic imaging. Radiology 2008; 246(3):697-722.

Javidan-Nejad C, Bhalla S. Bronchiectasis. Radiologic Clinics of North America 2009; 47(2):289-306.

Kong A. The deep sulcus sign. Radiology 2003; 228(2):415-416.

Krejci CS, Trent EJ, Dubinsky T. Thoracic sonography. Respiratory Care 2001; 46(9):932-939.

Land CE. Studies of cancer and radiation dose among atomic bomb survivors. The example of breast cancer. Jama 1995; 274(5):402-407.

Linet MS, Kim KP, Rajaraman P. Children's exposure to diagnostic medical radiation and cancer risk: epidemiologic and dosimetric considerations. Pediatric Radiology. 2009; 39 (Suppl. 1):S4-26.

Lucaya J, Le Pointe HD. High-Resolution CT of the lung in children. In: Lucaya J, Strife JL (eds.). Pediatric chest imaging: chest imaging in infants and children. 2 ed. Berlim: Springer, 2007:77-121.

Newman B. Imaging of medical disease of the newborn lung. Radiologic Clinics of North America 1999; 37(6):1.049-1.065.

Paterson A. Imaging evaluation of congenital lung abnormalities in infants and children. Radiologic Clinics of North America 2005; 43(2):303-323.

Pipavath SN, Stern EJ. Imaging of small airway disease (SAD). Radiologic Clinics of North America 2009; 47(2):307-316.

Preston DL, Kusumi S, Tomonaga M, Izumi S, Ron E, Kuramoto A et al. Cancer incidence in atomic bomb survivors. Part III. Leukemia, lymphoma and multiple myeloma, 1950-1987. Radiation Research 1994; 137(Suppl. 2):S68-97.

Preston DL, Ron E, Tokuoka S, Funamoto S, Nishi N, Soda M et al. Solid cancer incidence in atomic bomb survivors: 1958-1998. Radiation Research 2007; 168(1):1-64.

Souza Jr AS, Araujo Neto CD, Jasinovodolinsky D, Marchiori E, Kavakama J, Irion KL et al. Terminologia para a descrição de tomografia computadorizada do tórax: sugestões iniciais para um consenso brasileiro. Radiol Bras 2002; 35:125-128.

Swingler GH, du Toit G, Andronikou S, van der Merwe L, Zar HJ. Diagnostic accuracy of chest radiography in detecting mediastinal lymphadenopathy in suspected pulmonary tuberculosis. Archives of Disease in Childhood 2005; 90(11):1.153-1.156.Costa e Silva EJ, Silva GA. Eliminating unenhanced CT when evaluating abdominal neoplasms in children. AJR 2007; 189(5):1.211-1.214.

Taylor GA, Atalabi OM, Estroff JA. Imaging of congenital diaphragmatic hernias. Pediatric Radiology. 2009; 39(1):1-16.

Zylak CJ, Eyler WR, Spizarny DL, Stone CH. Developmental lung anomalies in the adult: radiologic-pathologic correlation. Radiographics 2002; 22 (Spec No):S25-43.

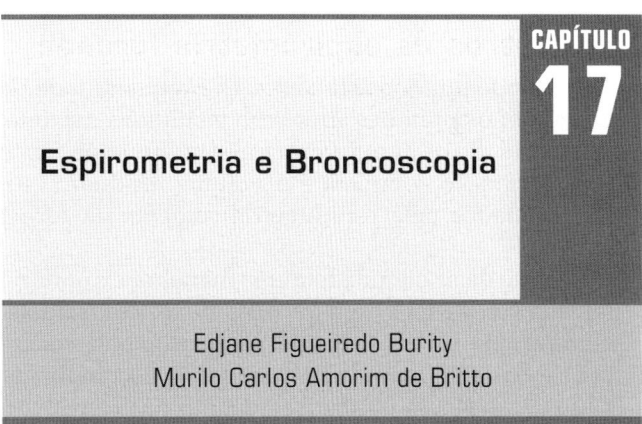

CAPÍTULO 17

Espirometria e Broncoscopia

Edjane Figueiredo Burity
Murilo Carlos Amorim de Britto

ESPIROMETRIA

Provas de função pulmonar, como o nome define, são testes utilizados para aferir volumes e capacidades pulmonares. Várias técnicas e aparelhos estão disponíveis, específicos para os diversos parâmetros. Para medida do volume residual, capacidade residual funcional e capacidade pulmonar total, utiliza-se a pletismografia de corpo inteiro ou a optopletismografia. Todavia, a espirometria forçada efetuada com pneumotacógrafo de fluxo ou com aparelho de ventoinha é a mais utilizada no dia a dia, porque disponibiliza os principais parâmetros, seu custo é menor e sua execução é mais simples.

A espirometria mede o volume e os fluxos expiratórios do ar inspirado e expirado. Em geral, é realizada durante uma manobra expiratória forçada – o indivíduo faz uma inspiração lenta e profunda seguida de uma expiração tão forte e rápida quanto possível, até exalar todo o ar inspirado. Exige certo grau de compreensão e colaboração do paciente. Por isso, é essencialmente utilizada em maiores de 6 anos de idade, embora possa ser aplicada em pré-escolares ou mesmo em lactentes, sendo nesses casos necessários equipamentos e *softwares* especiais e de alto custo.

Apesar de ter sido introduzida na pediatria já há quase três décadas, ainda é muito pouco utilizada pelo pediatra.

A espirometria é útil para:

- Determinar alterações mecânicas em portadores de sintomas respiratórios.
- Quantificar o grau de disfunção pulmonar.
- Definir o tipo de distúrbio ventilatório: obstrutivo, restritivo ou misto.
- Determinar hiper-reatividade das vias aéreas.
- Avaliar a progressão do comprometimento respiratório.
- Estabelecer o efeito, benéfico ou indesejado, de intervenções terapêuticas clínicas ou cirúrgicas.
- Avaliar o risco cirúrgico e de intervenções diagnósticas invasivas.
- Determinar o prognóstico e as sequelas.
- Realizar pesquisa clínica ou epidemiológica.

Parâmetros da espirometria forçada

- Capacidade pulmonar total (CPT): é a quantidade de ar retida nos pulmões após uma inspiração máxima. A quantidade de ar que permanece nos pulmões após uma expiração completa é o volume residual (VR). São avaliados pela espirometria somente de forma indireta.
- O volume de ar eliminado numa manobra expiratória forçada desde a CPT até o VR denomina-se capacidade vital forçada (CVF). É o parâmetro mais importante, por ser bastante acurado e reprodutível. Está reduzido tanto nas doenças obstrutivas quanto nas restritivas. São valores normais aqueles situados acima de 80% do previsto para a idade, o sexo e a altura.
- O volume expiratório forçado no primeiro segundo (VEF_1) é aquele que ocorre no primeiro segundo da CVF. Sua redução reflete obstrução ao fluxo aéreo tanto nas vias de pequeno quanto de grosso calibre, sendo mais comprometido nas doenças pulmonares obstrutivas (asma, bronquiectasias, fibrose cística, etc.). Nas doenças restritivas (pneumonia, doenças neuromusculares, anomalias da caixa torácica, etc.) sua diminuição é menos intensa e proporcional à queda da CVF. Os valores normais situam-se acima de 80% do previsto para a idade, o sexo e a altura.

Além da CVF e do VEF_1, outros parâmetros são também úteis:

- Relação VEF_1/CVF, ou índice de Tiffeneau: nas doenças obstrutivas o VEF_1 reduz proporcionalmente mais do que a CVF, diferentemente das doenças restritivas, nas quais a redução é proporcional em ambos.
- Fluxo expiratório forçado 25% a 75% ($FEF_{25\%-75\%}$): sua redução reflete obstrução e comprometimento das vias de médio e pequeno calibre. Seus limites inferiores situam-se abaixo de 70% do previsto.
- Pico de fluxo expiratório (PFE): sua redução reflete obstrução das vias aéreas de grosso calibre. É esforço-dependente, sendo assim sujeito à grande variabilidade. Havendo disponibilidade de outros parâmetros, como a CVF e o VEF_1, o PFE é útil apenas para avaliar a força expiratória ou a qualidade da prova espirométrica. A medida do PFE pode também ser utilizada para monitoramento da asma. Nesse caso, o paciente utiliza um monitor portátil de pico de fluxo, registrando em domicílio geralmente duas vezes ao dia os valores de PFE. Utiliza como referência o seu melhor valor pessoal. Variações entre as aferições do dia e da noite maiores do que 20% representam descontrole da doença.
- Outras variáveis são obtidas pela espirometria forçada, porém são de importância secundária: $VEF_{0,5}$, VEF_3, VEF_6, relação $VEF_{0,5}/CVF$, FEF_{25-75}/CVF etc.

Na Fig. XX.17.1 podem ser observados os volumes e as capacidades pulmonares.

A avaliação morfológica da curva fluxo-volume é importante para verificar se a colaboração do paciente no início da manobra expiratória forçada foi adequada. Já a curva volume-tempo é mais importante para análise dos critérios de final do teste.

Na Fig. XX.17.2 estão representados a curva de fluxo-volume e os seus parâmetros.

Padrões de referência

Para que se possa determinar se os valores obtidos em uma espirometria estão normais ou o quanto se afastam da normalidade, são necessários padrões de referência. Os mais utilizados são o de Polgar e o de Wang, estrangeiros, e o Pneumobil, que utilizou uma amostra brasileira.

Hiper-responsividade brônquica

Durante a realização de uma prova espirométrica, muitas vezes é útil avaliar se existe hiper-responsividade das vias aéreas, seja para realização do diagnóstico de asma como doença de base ou superajuntada a outra afecção, ou para definir a utilidade de broncodilatadores no tratamento.

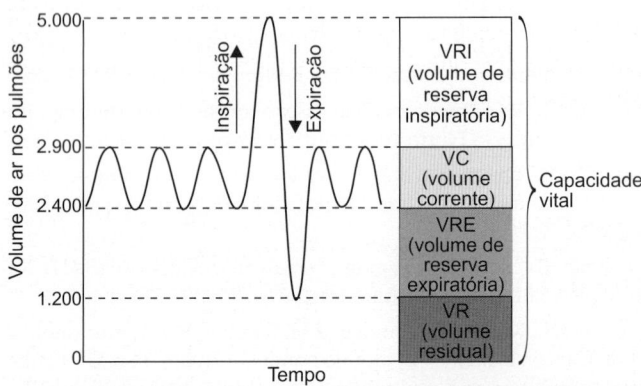

Fig. XX.17.1. Volume e capacidade pulmonares.

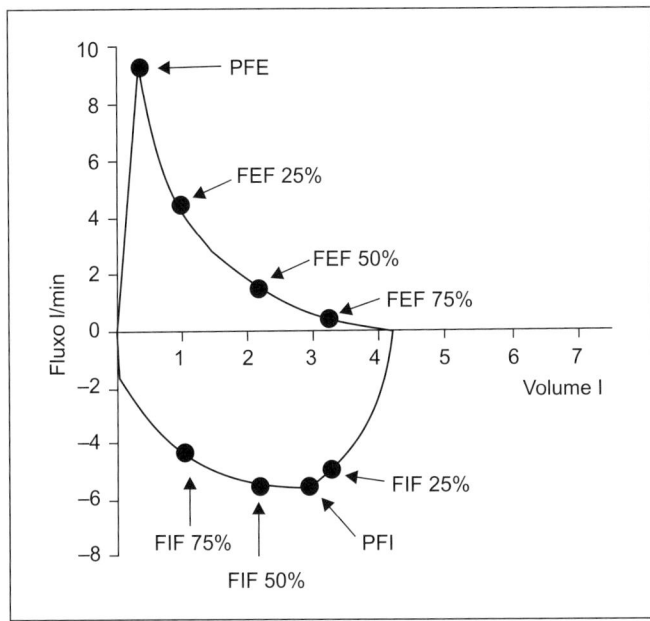

Fig. XX.17.2. Curva fluxo-volume

Quando a prova espirométrica basal mostra valores de VEF_1 abaixo de 80% do previsto, utiliza-se a seguir um teste de resposta a broncodilatador, aplicando-se 400mcg de salbutamol *spray* com espaçador. Considera-se resposta positiva aumento no VEF_1 pós-broncodilatador maior do que 7% do previsto ou 12% do valor basal.

Se, por outro lado, o VEF_1 basal ficar acima de 80% do previsto, a resposta a broncodilatador estará comprometida. Nesses casos, utilizam-se testes de provocação com agentes broncoconstritores, como histamina, metacolina ou carbacol. Após a prova de função pulmonar basal realizam-se nebulizações sequenciadas com concentrações crescentes do broncoconstritor seguidas de espirometrias, até que se observe queda de 20% do VEF_1. A dose provocativa responsável por essa queda é denominada de PD_{20}. Indivíduos normais apresentam broncoconstrição com histamina, metacolina ou carbacol, mas só com concentrações (PD_{20}) mais altas. Considera-se resposta positiva quando o PD_{20} é obtido com 6,6 micromoles ou menos de histamina ou metacolina.

Testes de provocação com exercício de corrida livre, esteira ou bicicleta ergométrica também são utilizados para determinar hiper-responsividade brônquica, porém são menos acurados.

BRONCOSCOPIA

A broncoscopia é um procedimento secular, tendo sido idealizada em 1897 por Gustav Killian. Há pouco mais de 50 anos, Shigeto Ikeda desenvolveu o broncoscópio flexível de fibra óptica, que posteriormente foi aperfeiçoado e reduzido em seu diâmetro externo, permitindo o uso em crianças. Hoje são disponíveis até aparelhos flexíveis para recém-nascidos pré-termo.

Dois tipos de broncoscópio são disponíveis: o flexível ou de fibra óptica e o rígido. O flexível, ou broncofibroscópio, está disponível em diâmetros a partir de 2,2mm, o que possibilita a penetração em pequenos brônquios, cavitações ou vias aéreas de recém-nascidos pré-termo. Esses geralmente não possuem canal de aspiração nem de instrumentação. Dos diversos tipos de broncoscópio rígido, o modelo mais apropriado para uso pediátrico é o de Doesel-Huzly, que possui três entradas independentes para ventilação, visualização e instrumentação.

O broncofibroscópio é utilizado basicamente para fins diagnósticos, e o rígido, com objetivos terapêuticos. O aparelho flexível apresenta como vantagens poder ser utilizado com sedação à beira do leito, permitir a avaliação das vias aéreas superiores com o paciente acordado, ser mais adequado para avaliação da voz e da fala, possibilitar a exploração das vias distais com o paciente entubado, visualizar vias aéreas mais distais e ser utilizado para entubações difíceis. É também preferido para coleta de lavado broncoalveolar. O broncoscópio rígido é indicado para remoção de corpo estranho, possibilita melhor ventilação e aspiração das vias aéreas e, quando associado à lente de Hopkins, possui visibilidade superior.

Efeitos adversos

Complicações graves são raras com broncofibroscopia. Apenas dois casos fatais foram registrados na literatura. Os efeitos mais comuns são: hipóxia, bradicardia, sedação prolongada, obstrução traumática de vias aéreas superiores, sangramento e infecção.

Casos fatais são descritos em broncoscopia rígida para remoção de corpo estranho, porém com letalidade inferior a 1%. Os mesmos efeitos adversos descritos na broncofibroscopia podem ocorrer com esse procedimento.

Indicações

1. Obstrução crônica ou recorrente de vias aéreas superiores é a principal indicação de broncoscopia. Os sintomas e sinais decorrentes variam conforme o local e a intensidade da obstrução. Quando é acentuada, os achados são contínuos e geralmente prejudicam o sono ou a alimentação. Também podem causar sufocação ou apneia, além de doença de refluxo gastroesofágico. Obstrução menos intensa determina sinais e sintomas recorrentes, que surgem durante o choro, atividade física mais intensa ou infecções de vias aéreas superiores.

   As principais causas em ordem de frequência são: laringomalacia, paralisia de cordas vocais, estenose subglótica congênita ou pós-extubação, papilomas, traqueomalacia congênita ou adquirida e cistos laríngeos ou traqueais.

   Aspectos semióticos: nas afecções que obstruem as vias extratorácicas, o estridor é predominantemente inspiratório. Nas obstruções intratorácicas, predomina na fase expiratória. A presença de choro ou voz rouca ou afônica sugere envolvimento de cordas vocais, o que não ocorre na laringomalacia e está presente na paralisia de cordas vocais, hemangioma ou estenose subglótica, papiloma ou cistos laríngeos. Hemangioma cavernoso cutâneo sugere a presença de hemangioma subglótico. História prévia de entubação, especialmente se traumática ou prolongada, é indicativa de estenose subglótica adquirida. Atresia de esôfago, traqueíte infecciosa e cardiopatia congênita com dilatação de câmaras cardíacas ou de grandes vasos associadas a estridor expiratório sugerem traqueomalacia.

2. Avaliação da fala/voz: outra importante indicação de exame endoscópico das vias aéreas. O modo mais adequado é com aparelho de fibra óptica, com o paciente acordado, quando se solicita sejam emitidos sons e palavras para avaliação dinâmica. As causas mais comuns de rouquidão são os nódulos de cordas vocais e os papilomas.
3. Pneumonia ou atelectasia recorrente/persistente, de localização fixa: essas formas de acometimento pulmonar muitas vezes são decorrentes de corpos estranhos ou de compressões extrínsecas, como adenomegalias hilares ou compressões por estruturas mediastinais. O exame broncoscópico pode solucionar o diagnóstico ou remover a causa quando se trata de corpo estranho.
4. Lavado broncoalveolar: o procedimento pode ser indicado para fins diagnósticos em infecções em pacientes imunocomprometidos, em casos graves refratários ao tratamento empírico, para diagnóstico de síndromes eosinofílicas pulmonares e doenças intersticiais. Mais raramente pode ser útil para tratamento, em casos de proteinose alveolar ou algumas formas de mucopolissacaridoses.
5. Biópsia transbrônquica: indicada em casos de bronquiolite obliterante pós-transplante ou para diagnóstico de pneumonias intersticiais.
6. Tosse crônica: quando procedimentos diagnósticos menos invasivos não são elucidativos em crianças e adolescentes com tosse crônica, a broncofibroscopia pode ser útil, demonstrando uma possível traqueomalacia, compressão brônquica, corpo estranho, etc.
7. Outras: o exame broncoscópico também é útil para revisões sequenciadas de traqueostomia, avaliação de hemoptise, etc.

BIBLIOGRAFIA

American Thoracic Society Documents. An official American Thoracic Society/European Respiratory Society Statement: pulmonary function testing in preschool children. Am J Respir Crit Care Med 2007; 175:1.304-1.345.

Barbato A, Magarotto M, Crivellaro M, Novello Jr A, Cracco A, de Blic J, Scheinmann P, Warner JO, Zach M. Use of the paediatric bronchoscope, flexible and rigid, in 51 European centres. European Respiratory Journal 1997; 10:1.761-1.766.

Holinger L, Green CG, Benjamin B, Sharp JK. Tracheobronchial tree. In: Holinger LD, Lusk RP, Green CG. Pediatric laryngology & bronchoesophagology. Philadelphia: Lippincott-Raven, 1997:187-213.

Holinger LD. Congenital laryngeal anomalies. In: Holinger LD, Lusk RP, Green CG. Pediatric laryngology & bronchoesophagology. Philadelphia: Lippincott-Raven, 1997:137-164.

Lusk RP, Wooley AL, Holinger LD. Laryngotracheal stenosis. In: Holinger LD, Lusk RP, Green CG. Pediatric laryngology & bronchoesophagology. Philadelphia: Lippincott-Raven, 1997:165-186.

Mancuso RF. Estridor em neonatos. Clínicas Pediátricas da América do Norte 1996; 6:1.241-1.262.

Nicolai T. Pediatric bronchoscopy (state of the art). Pediatric Pulmonology 2001; 31:150-164.

Pereira CAC. Espirometria. J Pneumol 2002; 28(Supl 3):S1-S82.

Polgar GJ, Weng TR. The functional development of the respiratory system. Am Rev Respir Dis 1979; 120:625-695.

Programa Pneumobil: dados preliminares do inquérito epidemiológico, clínico e funcional do aparelho respiratório em indivíduos adultos e crianças em cidades do Estado de São Paulo e Belo Horizonte. Rev Bras Alergol Imunopatol 1990; 13:76-85.

Rodrigues JC, Cardieri JMA, Bussamra MHCF, Nakaie CMA, Almeida MBA, Silva Filho LVS, Adde FV. Provas de função pulmonar em crianças e adolescentes. J Bras Pneumol 2002; 28:S207-S221.

Rubin AS, Pereira CAC, Neder JA, Fiterman J, Pizzichini MMM. Hiper-responsividade brônquica. J Bras Pneumol 2002; 28:S101-121.

Wang XW, Dockery DW, Wypij D, Fay ME, Ferris BG. Pulmonary function between 6 and 18 years of age. Ped Pulmonol 1993; 15:75-88.

Zalzal GH. Estridor e comprometimento das vias respiratórias. Clínicas Pediátricas da América do Norte 1989; 6:1.465-1.479.

CAPÍTULO 18

Terapia Inalatória

Murilo Carlos Amorim de Britto
Patrícia Gomes de Matos Bezerra

INTRODUÇÃO

Inaloterapia é um método de administração de fármacos nas vias respiratórias por meio de inalação. Compreende as seguintes modalidades: nebulização, inalação dosimetrada (ID) e inalação de pó (IP).

Vaporização é a administração de vapor de água obtido por ebulição. Embora as partículas liberadas desse modo sejam pequenas, coalescem facilmente e atingem grande diâmetro, impossibilitando a deposição pulmonar de medicamentos. Dessa forma não é utilizada para esse fim.

Nebulização é a administração de névoa para o trato aéreo. Pode ser obtida pela atomização ou efeito de Bernoulli, por vibração ultrassônica ou por microbombeamento.

Os ID, também conhecidos como *sprays*, são dispositivos que liberam doses padronizadas em forma gasosa. Os IP disponibilizam fármacos sob a forma de pó.

A inalação já era utilizada pelas civilizações antigas. Sabe-se que em 2600 a.C. a inalação de infusão de uma planta contendo efedrina para a asma já era indicada na China. Todavia, foi somente na segunda metade do século XIX que a terapia inalatória foi formalmente reconhecida como terapia médica, quando concomitantemente surgiu o primeiro nebulizador. Os ID surgiram em 1955, porém o grande impacto da inaloterapia deu-se após a comercialização do salbutamol em 1969, que era mais eficaz e menos tóxico do que a isoprenalina, fármaco previamente comercializado.

A aplicação da inaloterapia tem-se expandido além da asma, sua principal indicação. É eficaz no tratamento de outras afecções e síndromes respiratórias, como fibrose cística, displasia pulmonar e sibilância do lactente. Também tem sido utilizada para administração de vacinas em doenças infecciosas, de insulina no diabetes e para terapia gênica na fibrose cística e no câncer etc.

O objetivo deste capítulo é fornecer noções ao pediatra para a utilização dos dispositivos inalatórios comumente utilizados na prática clínica.

NEBULIZADORES

A nebulização consiste no tratamento das vias aéreas por meio de névoa, disponibilizada por nebulizadores mecânicos ou a jato, que utilizam o princípio de Venturi; existem os nebulizadores ultrassônicos, que operam por vibração ultrassônica, e os nebulizadores de microbombeamento.

As principais indicações terapêuticas para uso em crianças são:

- *Asma:* beta-adrenérgicos, anticolinérgicos e corticosteroides.
- *Crupe:* budesonida e adrenalina.
- *Fibrose cística:* antibióticos, antifúngicos, dornase-alfa e salina hipertônica.
- *Bronquiectasias:* antibióticos.

Nebulizadores mecânicos

Nebulizador mecânico é um dispositivo composto por uma câmara de nebulização e um compressor, que libera ar comprimido ou oxigênio. A câmara de nebulização é composta por:

1. Reservatório, no qual são depositados o medicamento e o veículo (geralmente solução salina).
2. Sistema de Venturi, em que o gás, proveniente de um compressor externo, acelera o seu fluxo em um tubo progressivamente estreito, criando pressão negativa que atrai partículas da mistura formando a névoa.
3. Defletor, que atua retendo as partículas maiores, que retornam à solução do reservatório.

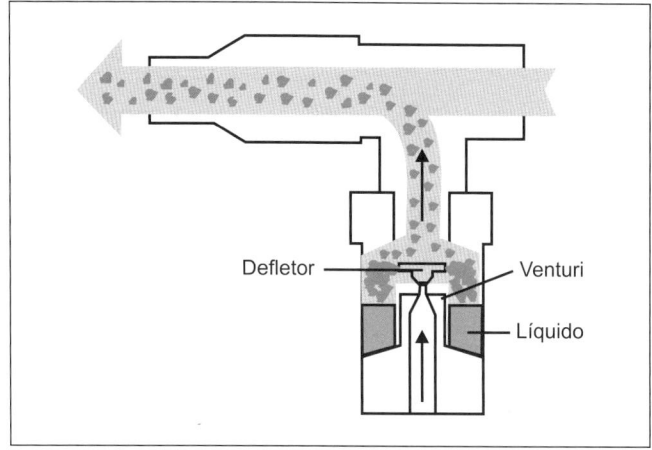

Fig. XX.18.1. Esquema de um nebulizador mecânico.

4. Adaptador bucal, que pode ser uma máscara ou uma boquilha (Fig. XX.18.1).

Durante a inspiração, dependendo do volume corrente do paciente, todo o fluxo liberado de mistura pode ser inspirado. A metade restante é exalada. Cerca de 60% ficam retidos no nebulizador no final do tratamento. Do montante liberado às vias aéreas, 50% são de partículas entre 0,5 e 5μm, diâmetro adequado para deposição nas pequenas vias aéreas. Assim, em uma nebulização mecânica eficaz, cerca de 10% do que é nebulizado chega ao local de ação.

Aperfeiçoamentos adicionais foram desenvolvidos para minimizar a baixa deposição de fármaco nos pulmões. Dispõe-se de um nebulizador "respiração-assistido" que possui uma válvula que se abre durante a inspiração e permite aumento do fluxo de ar no interior da câmara, promovendo maior fluxo de névoa (Pari LC-Jet Plus®). Outros artifícios, como, por exemplo, um espaçador interposto entre o reservatório e o paciente, também foram elaborados com essa finalidade.

Entre os nebulizadores, os mecânicos são os mais utilizados, prestando-se tanto para o uso de broncodilatadores, como de corticosteroides inalados e outros fármacos, como a dornase-alfa, antibióticos e salina hipertônica. São mais econômicos e de manutenção mais simples do que os aparelhos ultrassônicos. Todavia, necessitam de manutenção do compressor e troca do nebulizador semestral ou anualmente. Aparelhos de diferentes marcas geram partículas respiráveis e diâmetro mediano de massa de aerossol (DMMA) com grandes variações entre si. Da mesma forma que os nebulizadores ultrassônicos, podem veicular bactérias e ser fonte de infecção, merecendo cuidado especial o uso em ambiente hospitalar, efeito adverso raramente observado nos ID e IP. Uma vez que o tempo médio de nebulização, seja mecânica ou ultrassônica, é bem superior à administração de um *spray* ou de um IP, os nebulizadores são menos úteis para tratamento a longo prazo, como no tratamento farmacológico de intercrise da asma, pois dificultam o cumprimento da prescrição.

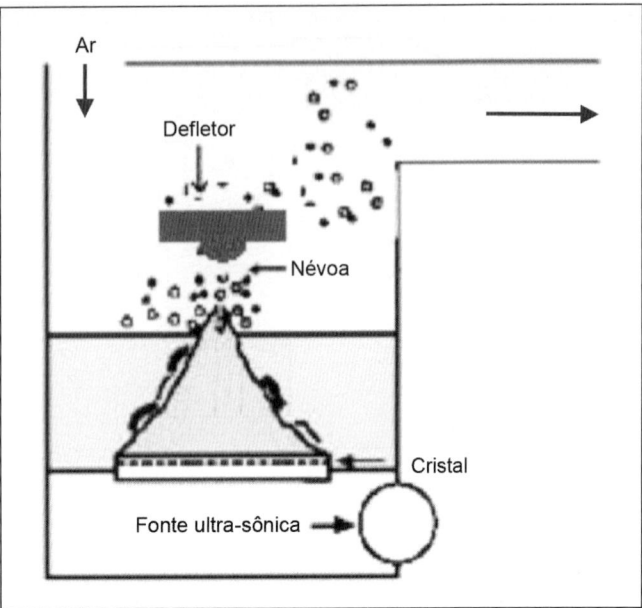

Fig. XX.18.2. Esquema de um nebulizador ultrassônico.

No tratamento da asma aguda com β2-agonistas, o custo com nebulizador mecânico é significativamente maior do que via ID com espaçador.

Nebulizadores ultrassônicos

Funcionam por meio de vibrações de um cristal em frequências ultrassônicas, dentro de um reservatório contendo a solução do veículo com o medicamento, fazendo que se forme névoa. Da mesma forma que os aparelhos mecânicos, também possuem um defletor, que retém as partículas maiores e permite a saída das partículas menores para o paciente (Fig. XX.18.2).

O nebulizador ultrassônico tem, de modo geral, as mesmas indicações do aparelho mecânico. Todavia, por esquentar a solução, desnatura alguns fármacos, não podendo ser utilizado com budesonida, dornase-alfa e alguns antibióticos.

Com relação à eficácia, quando comparado ao nebulizador mecânico, são poucos e conflitantes os estudos publicados, porém favorecem o nebulizador a jato. Um ensaio cruzado com cromoglicato dissódico em escolares e adolescentes fibrocísticos mostrou eficácia equivalente. Em outro ensaio com cromoglicato em crianças nascidas pré-termo, observou-se eficácia inferior com o nebulizador ultrassônico. Um ensaio randomizado com salbutamol em 113 crianças e adolescentes com asma aguda mostrou aumento significativamente superior do VEF_1 com o nebulizador mecânico.

Esses aparelhos são de manutenção mais cara do que os nebulizadores a jato.

Nebulizadores de microbombeamento

Nos últimos anos, um novo tipo de aparelho foi desenvolvido. Trata-se de um dispositivo que utiliza uma membrana vibratória em frequência inferior à ultrassônica com cerca de mil furos de diâmetro microscópico, que liberam partículas com DMMA de aproximadamente 4μm em um fluxo bem mais elevado do que os nebulizadores convencionais (0,2 a 0,6mL/min), além de volume residual baixo (0,2mL). Diferentemente dos nebulizadores ultrassônicos, esses aparelhos não desnaturam fármacos como a dornase-alfa ou a budesonida, além de serem portáteis e silenciosos. Todavia, são de alto custo e ainda não foram liberados para uso no Brasil (Fig. XX.18.3).

Manutenção e limpeza dos nebulizadores

Não está estabelecido o método ideal de desinfecção dos nebulizadores. Entre o uso por um paciente diferente e outro, as máscaras, as câmaras de nebulização e os circuitos devem ser desinfectados.

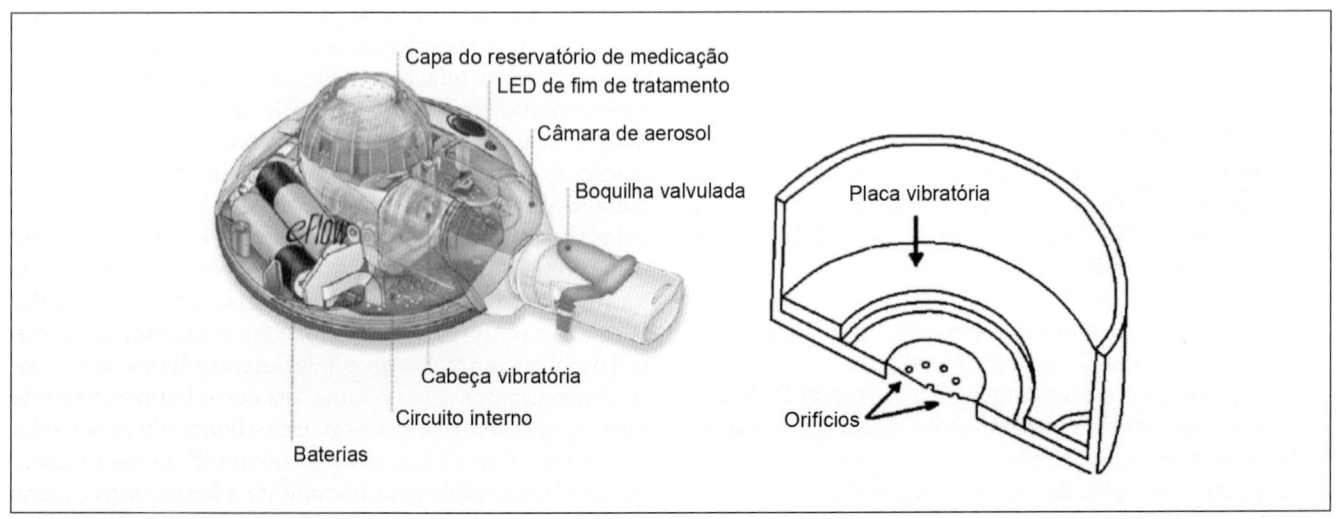

Fig. XX.18.3. Nebulizador de microbombeamento eFlow® (*esquerda*) e esquema de seu dispositivo de membrana vibratória (*direita*).

Os compressores devem ser revisados de acordo com as recomendações do fabricante ou pelo menos anualmente. As câmaras de nebulização devem ser trocadas conforme recomendação do fabricante (geralmente a cada 6 meses se for de uso individual). Os demais componentes devem ser trocados também de acordo com a recomendação do fabricante.

INALADORES DOSIMETRADOS

Os ID são, até o momento, a forma mais eficiente e comum de administrar medicamentos para asma. São sistemas em que o medicamento é acondicionado em uma câmara juntamente com um gás (CFC ou HFA) que, sob pressão, são acondicionados liquefeitos. Durante o disparo, uma quantidade predeterminada é liberada (Fig. XX.18.4).

Espaçadores

Em virtude da menor deposição pulmonar de fármaco quando o ID é administrado diretamente pela boca, sobretudo em crianças, foram idealizados dispositivos para aumentar a eficácia do sistema – os espaçadores. São estruturas cilíndricas ou ovaladas, metálicas ou plásticas, compostas de uma porção anterior, na qual há uma máscara ou boquilha que se adapta à face ou à boca; uma intermediária, o reservatório; e uma posterior, onde o ID é adaptado para uso (Fig. XX.18.5). Sua finalidade é aumentar a deposição de fármacos nas pequenas vias aéreas, ao mesmo tempo que reduz a deposição total no organismo. Além disso, o espaçador possibilita o uso de ID em crianças e indivíduos maiores que não têm coordenação adequada.

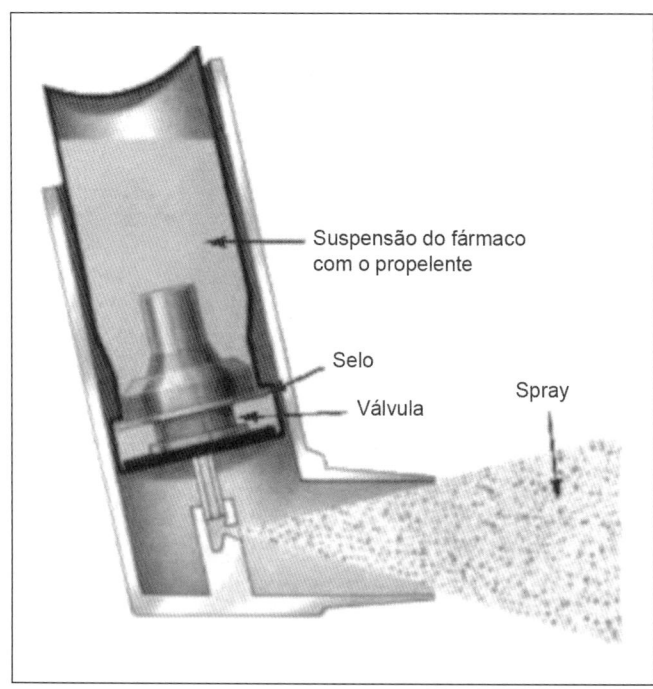

Fig. XX.18.4. Esquema de um inalador dosimetrado.

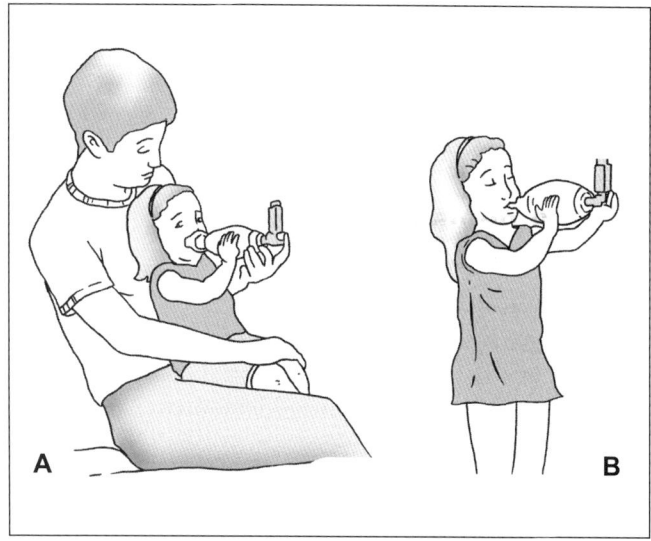

Fig. XX.18.5. Utilização do *spray* com espaçador em crianças pequenas com máscara (**A**) e maiores com boquilha (**B**).

Um disparo de ID com clorofluorcarbono (CFC) libera partículas de cerca de 20μm a uma velocidade de 110km/h. O espaçador permite que as partículas reduzam seu tamanho por evaporação do gás, penetrando as vias aéreas com menor diâmetro e velocidade, otimizando a deposição pulmonar.

O tipo de espaçador também interfere na deposição pulmonar do fármaco. Espaçadores valvulados depositam maior quantidade de medicamento inalado do que os não valvulados, uma vez que a válvula impede o extravasamento da mistura presente na câmara durante a expiração. Todavia, espaçadores não valvulados, improvisados com garrafas plásticas ou copos plásticos, são também efetivos.

O uso de boquilha, quando comparado à máscara, aumenta a deposição pulmonar em cerca de 50% e diminui a deposição nas vias aéreas superiores, por evitar as fossas nasais, estruturas que possuem capacidade de filtração.

O material do dispositivo também interfere na variação da deposição pulmonar de fármaco. Espaçadores de metal, por não reterem carga eletrostática, são mais eficazes do que os plásticos, especialmente em locais com baixa umidade do ar. Quando são utilizados espaçadores plásticos, a lavagem com detergentes sem enxágue posterior, secando por evaporação, tem efeito similar na redução da carga eletrostática.

Quando se utiliza espaçador com máscara, é importante verificar se ela se adapta por completo na face da criança. Para tal, é necessário que possua formato anatômico e que seja de borracha macia. Também é importante possuir um espaço morto reduzido.

O tamanho do espaçador deve ser adequado conforme o volume corrente pulmonar. Lactentes e pré-escolares beneficiam-se com espaçadores de menor volume, como o Flumax Baby®, o Elefantair®, o AgaChamber® ou o Aerochamber®. Já crianças maiores necessitam de espaçadores de 750mL, como o Flumax®.

Quando são utilizados múltiplos disparos simultâneos, recomenda-se utilizar um intervalo de cerca de 1 minuto entre os disparos, visto que a dose nominal pode reduzir quando aplicadas doses sequenciadas sem intervalo.

Técnica de uso dos inaladores dosimetrados

Sem espaçador

Indicada para escolares ou adolescentes que conseguem utilizar os ID da mesma forma do que os adultos que necessitem utilizar broncodilatadores. Corticoides inalados mesmo em pessoas desse grupo demandam o uso de ID com espaçador.

1. Agitar e destampar o ID, posicionando-o verticalmente, de cabeça para baixo, a 2cm da boca.
2. Pressionar o frasco e inspirar pela boca, devagar e profundamente.
3. Prender a respiração por 5 a 10 segundos e expirar a seguir.
4. Se necessário, repetir a dose após 1 minuto.

Com espaçador

1. Agitar e destampar o ID, posicionando-o verticalmente, de cabeça para baixo, encaixado na parte posterior do espaçador.
2. Em lactentes e pré-escolares, adaptar o espaçador de máscara sobre o nariz e a boca, de modo a não haver escape de ar pelas laterais da máscara. Em crianças maiores que conseguem aspirar por bocal, usar espaçador de boquilha, sejam hábeis ou não para realizar apneia no final da inspiração.
3. Para crianças que não conseguem realizar apneia, disparar o ID e esperar que o paciente respire quatro a seis vezes consecutivas sem afastar o espaçador da face. Para aqueles que têm coordenação adequada, após o disparo, inspirar pela boca, devagar e profundamente, prendendo a respiração a seguir por 5 a 10 segundos.
4. Repetir a dose após 1 minuto, se necessário.

A dose de medicamento administrado através de ID não está ainda bem estabelecida. De acordo com Devadason e LeSoeuf, a posologia pode empiricamente ser ajustada pela fórmula:

Dose total = dose/kg × 2 (se lactente) × 2 (se usa espaçador com máscara).

INALADORES DE PÓ

São dispositivos que permitem a administração do fármaco sob a forma de pó (Fig. XX.18.6). Têm a vantagem de dispensar o disparo antes da inspiração, exigindo menos coordenação do que os ID. Por outro lado, exigem cooperação e alguma força muscular inspiratória, sendo restrito o seu uso por escolares, adolescentes ou adultos. O custo é comparável ao dos ID. Segundo o manual de normas de asma do norte da Inglaterra, estruturado de acordo com padrões de medicina com base em evidências, não há diferença na eficácia entre esses dispositivos, e a escolha pode ser baseada no custo.

Por outro lado, os diversos tipos de dispositivos exibem diferenças na eficácia. Um ensaio randomizado em crianças, comparando o sistema turbuhaler com o diskus, mostrou uma deposição média de 30% *versus* 8%, respectivamente. Além da eficácia, outros fatores devem ser considerados, como o custo, a facilidade de uso e a percepção da utilização do medicamento. O diskus e o turbuhaler demandam menos procedimentos do que o aerolizer, sendo, portanto de mais simples utilização. Por outro lado, este permite visualizar se a dose foi completamente consumida e é de menor custo.

A técnica de utilização difere pouco da dos ID:

1. Destampar o IP e carregá-lo, ativando a dose ou colocando a cápsula em seu interior e perfurando-a, conforme o tipo de dispositivo utilizado.

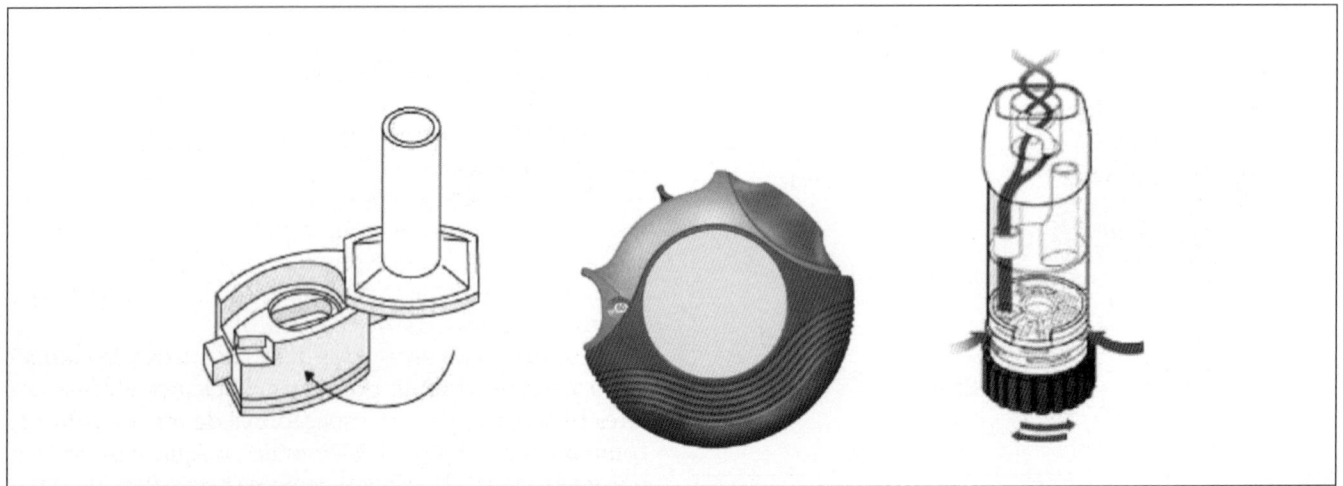

Fig. XX.18.6. Alguns inaladores de pó disponíveis no Brasil: o Aerolizer, o Diskus e o Turbuhaler.

2. Posicionar o frasco horizontalmente, diretamente na boca e inspirar pela boca, rápida e profundamente.
3. Prender a respiração por 5 a 10 segundos e expirar em seguida.
4. Repetir a dose, se necessário, sem intervalo.

Escolha do dispositivo inalatório conforme a idade

- 1 a 3 anos: ID com espaçador valvulado com máscara.
- 3 a 5 anos: ID com espaçador valvulado com boquilha.
- Mais de 5 anos: IP ou ID com espaçador valvulado com boquilha.
- Nebulizador: segunda escolha para todas as idades.

As vantagens e desvantagens desses dispositivos podem ser comparadas no Quadro XX.18.1.

FATORES QUE INTERFEREM NA DEPOSIÇÃO PULMONAR DE FÁRMACOS

Os pulmões são órgãos estéreis, protegidos por diversas barreiras contra quase todas as partículas inaláveis. Uma inaloterapia eficaz implica vencer os mecanismos de proteção das vias aéreas, que incluem as fossas nasais, a faringe e os pontos de divisão das vias aéreas, além do *clearance* mucociliar e os macrófagos alveolares.

O tamanho das partículas é um dos principais determinantes da deposição pulmonar de medicação inalada. É referido como diâmetro mediano de massa aerodinâmica (DMMA). O DMMA, que permite uma adequada deposição pulmonar por sedimentação gravitacional, situa-se entre 0,5 e 5µm. Partículas maiores do que 5µm ficam retidas na faringe devido à inércia, e as menores que 0,5µm, por serem muito leves, não se sedimentam por atração gravitacional, ficando em suspensão e sendo em grande parte exaladas (movimento browniano).

São inúmeros os fatores que interferem no tamanho do aerossol e podem ser agrupados em dependentes dos dispositivos e do paciente. Alguns desses fatores são comuns aos tipos de dispositivos, outros são específicos dos nebulizadores, dos ID e IP.

Fatores específicos dos ID

- *Espaçador:* Newman e cols. observaram que a deposição pulmonar de fármaco marcado com isótopo radioativo em adultos sadios aumentou com o uso de espaçador, de cerca de 9% para 21%, enquanto a deposição na faringe foi reduzida de 81% para 16,5%.
- *Tipos de gás propelente:* existem no comércio brasileiro ID com propelente do tipo CFC e hidrofluoralcano (HFA). O primeiro deverá ser abandonado, visto ser mais viscoso, além de ser lesivo para a camada de ozônio terrestre. Em uma revisão sistemática, comparando CFC e HFA, observou-se o dobro da deposição pulmonar com o segundo propelente.

Fatores específicos dos IP

Os diversos tipos de dispositivos de inaladores de pó existentes no mercado exibem diferentes padrões de efi-

Quadro XX.18.1. Vantagens e desvantagens dos diferentes dispositivos

Dispositivo	Vantagens	Desvantagens
Nebulizador mecânico	Pode ser usado em todas as idades Não necessita de coordenação	Maior custo e ruído Consome tempo Necessita de energia elétrica Necessita de limpeza e manutenção regular Muitas medicações necessitam de preservativos Osmolaridade e pH variáveis Fonte potencial de infecção
Nebulizador ultrassônico	Mais silencioso e portátil do que os mecânicos	Não se presta para uso de corticosteroides, dornase-alfa e alguns antibióticos Fonte potencial de infecção
Nebulizador de microbombeamento	Silencioso e portátil Rápido Baixo desperdício de fármaco	Dispositivo mais caro Fonte potencial de infecção
ID	Portátil Menor custo Não necessita de limpeza e de manutenção regular	Necessita de espaçador para crianças Espaçadores de plástico são afetados pela carga eletrostática
IP	Portátil Menor custo Não necessita de limpeza e de manutenção regular Dispensa espaçador	É esforço-dependente, não sendo recomendado para menores de 5 anos

cácia e efetividade. Um ensaio randomizado em crianças mostrou superioridade do turbuhaler comparado com o diskus na deposição pulmonar de fármaco.

Fatores específicos dos nebulizadores

- *Fluxo de gás do compressor/reservatório:* o aumento do fluxo de gás dos aparelhos de nebulização mecânica reduz o tamanho das partículas e o tempo de tratamento. A Fig. XX.18.7 ilustra os resultados de um estudo de Everard e cols. com nebulização mecânica de cromoglicato dissódico em modelo de laboratório. A partir desse e de outros estudos, estipula-se um fluxo adequado de 6 a 10L/min para nebulizadores mecânicos.
- *Viscosidade do veículo:* teoricamente, quanto menor for a tensão superficial da solução nebulizada, mais partículas respiráveis serão formadas. Algumas substâncias, como alguns antibióticos, são muito viscosas e necessitam de nebulizadores e compressores razoavelmente potentes para depositá-las eficazmente nos pulmões. Soluções muito concentradas tendem a se tornar mais viscosas, da mesma forma que soluções em temperaturas mais baixas (normalmente a temperatura cai cerca de 10°C durante uma nebulização com aparelho mecânico). Elevada umidade do ar aumenta o tamanho das partículas, dificultando a deposição nas vias aéreas inferiores. Isso não ocorre com os ID. Alguns IP que possuem a dose total acondicionada não em cápsulas, mas no aparelho, podem sofrer alguma influência da umidade, embora faltem estudos a esse respeito.
- *Distância da máscara à face:* em um estudo de laboratório, observou-se que, quando a máscara era afastada 1cm do coletor que correspondia à face, a deposição de cromoglicato caía de 1,2mg para 0,5mg; e afastada 2cm, caía para 0,2mg.

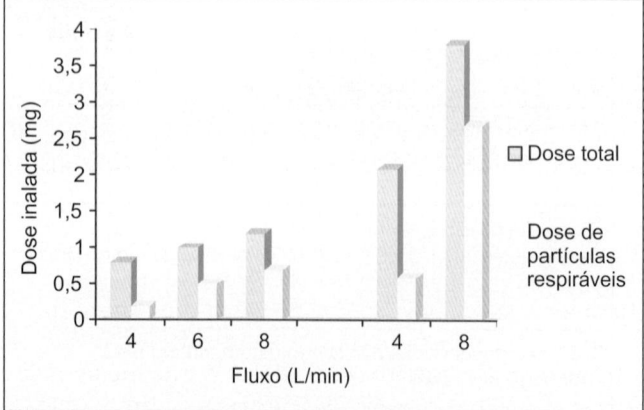

Fig. XX.18.7. Relação entre fluxo de gás e dose inalada de cromoglicato dissódico em nebulizador mecânico.

Fatores comuns aos IDs e nebulizadores

- *Adaptador facial:* tanto as nebulizações quanto o uso de ID devem ser efetuados preferencialmente com adaptador bucal em vez de máscara. Quando se utiliza boquilha, evita-se passagem da solução pela rinofaringe – filtro natural de ar do ser humano, possibilitando maior deposição de medicamento nos pulmões. Isso foi evidenciado por Everard e cols., em um estudo com adultos sadios, que observou uma redução de cerca de 50% da deposição de fármaco com o uso de máscara *versus* boquilha. Assim, em princípio, recém-nascidos, lactentes e pré-escolares, por dificuldades de operacionalização, devem utilizar nebulizador ou ID com máscara. Já as crianças maiores devem usar aparelhos com peça bucal.

Fatores dependentes do paciente

- *Volume corrente:* sendo o volume corrente proporcional à estatura do indivíduo, crianças inalam menos medicamento do que adultos, seja durante uma nebulização ou por meio aspiração de um ID ou IP. Essa é uma das razões pelas quais se recomenda, para administração de salbutamol por nebulização na asma aguda, uma dose mínima de 1,25mg. O mesmo é aplicável a outros broncodilatadores.
- *Condições das vias aéreas:* a obstrução das vias aéreas pode prejudicar a deposição de fármacos nos pulmões ou fazer com que penetrem áreas menos comprometidas. Recomenda-se nas crises asmáticas intensas o uso de nebulizadores em vez de ID ou IP.
- *Técnica:* o uso do espaçador possibilita que crianças de qualquer idade utilizem ID de forma efetiva. Todavia, o uso coordenado na forma de disparo, seguido de inspiração profunda e apneia, duplica a deposição pulmonar.
- *Tabus e crenças:* na década de 1960, o uso difundido desses dispositivos foi relacionado com o aumento de crises graves e de mortes por asma. Isso fez com que tanto médicos quanto leigos encarassem esse dispositivo como nocivo, independentemente do fármaco nele contido. Esse conceito equivocado persiste ainda hoje. Uma revisão sistemática da literatura demonstrou que os β2-agonistas administrados por ID são tão eficazes quanto por nebulização na asma aguda em adultos e crianças e determinam menos efeitos colaterais. Já as diretrizes brasileiras de manejo da asma apontam que são dispositivos seguros tanto nas crises quanto para tratamento a longo prazo.

PERSPECTIVAS

Aperfeiçoamentos dos sistemas atuais e desenvolvimentos de novos dispositivos estão em andamento, os quais incluem o desenvolvimento de sistemas mais eficientes do ponto de vista de energia (baterias recarregáveis para nebulizadores), mais compactos e confortáveis e que permitam a utilização dos pulmões para a liberação de medicações sistêmicas, como a insulina, o hormônio do crescimento e os analgésicos.

Atualmente já são produzidos nebulizadores dosimetrados, como o Respimat (Boehringer Ingelheim Pharmaceuticals, Inc) e o AERx® Pulmonary Drug Delivery System (Aradigm; Haywood, CA), que podem facilitar ainda mais a inaloterapia.

CONCLUSÕES

Os ID e IP são, no caso da asma, mais apropriados para o tratamento a longo prazo e têm maior custo-benefício na terapia das crises agudas. No tratamento de outras afecções, como a fibrose cística, os nebulizadores têm ainda um papel importante. Os médicos, fisioterapeutas, enfermeiros e outros profissionais de saúde que utilizam esses dispositivos devem ter conhecimento a respeito de seu modo de ação, cuidados com manutenção e custos, vantagens e limitações tanto das medicações quanto dos dispositivos, para que possam utilizá-los da forma mais efetiva possível.

BIBLIOGRAFIA

Agertoft L, Pedersen S. Lung deposition and systemic availability of fluticasone Diskus and budesonida Turbuhaler in children. Am J Respir Crit Care Med 2003; 1:168:779-782.

Amirav I, Newhouse MT. Review of optimal characteristics of facemasks for valved-holding chambers (VHCs). Pediatric Pulmonology 2008; 43:268-274.

Bisgaard H, Anhoj J, Klug B, Berg E. A non-electrostatic spacer for aerosol delivery. Arch Dis Child 1995; 73:226-230.

Boe J, Dennis JH, O'Driscoll BR, Bauer TT, Carone M, Dautzenberg B, Diot P, Heslop P and Lannefors L. Guidelines prepared by a European Respiratory Society Task Force on the use of nebulizers. Eur Respir J 2001; 18:228-242.

Cates CJ, Crilly JA, Rowe BH. Holding chambers (spacers) versus nebulisers for beta agonist treatment of acute asthma. Cochrane Database Systematic Reviews 2006, Issue 2. Art. No: CD000052.

Devadason SG, Le Souëf PN. Aerosol delivery systems in children. In: Wilmott RW. The pediatric lung: respiratory pharmacology and pharmacotherapy. Basel: Birkhauser, 1997:1-26.

Everard ML, Clark AR, Milner AD. Drug delivery from jet nebulisers. Arch Dis Child 1992; 67:586-591.

Everard ML, Hardy JG, Milner AD. Comparison of nebulised aerosol deposition in the lungs of healthy adults following oral and nasal inhalation. Thorax 1993; 48:1.045-1.046.

Fernandes ALG, Cabral ALB, Faresin SM. I Consenso Brasileiro de Educação em Asma. J Pneumol 1996; 22(Suppl. 1):1-24.

Fritscher CC, Solé D, Rosário N. IV Diretrizes Brasileiras para o Manejo da Asma. J Pneumol 2006; 32 (Suppl. 7):S447-S474.

Ibiapina CC, Cruz AA, Camargos PAM. Hidrofluoralcano como propelente dos aerossóis de dose-medida: histórico, deposição pulmonar, farmacocinática, eficácia e segurança. J Pediatr (Rio de Janeiro) 2004; 80:441-446.

Köhler E, Jilg G, Avenarius S, Jorch G. Lung deposition after inhalation with various nebulisers in preterm infants. Arch Dis Child Fetal Neonatal Ed 2008; 93:F275-F279.

Köhler E, Sollich V, Schuster-Wonka R, Hühnerbein J. Lung deposition in cystic fibrosis patients using an ultrasonic or a jet nebulizer. J Aerosol Med 2003; 16:37-46.

Lange CF, Finlay WH. Liquid atomizing: nebulizing and other methods of producing aerosols. J Aerosol Med 2006; 19:28-35.

Murphy S, Kelly HW. The management of acute exacerbation of childhood asthma. In: Hilman BC. Pediatric respiratory disease: diagnosis and treatment. Philadelphia: WB Saunders Co., 1993:627-642.

Nakanishi AK, Lamb BM, Foster C, Rubin BK. Ultrasonic nebulization of albuterol is no more effective than jet nebulization for the treatment of acute asthma in children. Chest 1997; 111:1505-158.

Newman SP, Millar AB, Lennard-Jones TR, Moren F, Clarke SW. Improvement of pressurised aerosol deposition with nebuhaler spacer device. Thorax 1984; 39:935-941.

North of England Asthma Guideline Development Group. North of England evidence based guidelines development project: summary version of evidence based guideline for the primary care management in adults. BMJ 1996; 312:762-766.

O'Callaghan C, Barry PW. The science of nebulised drug delivery Thorax 1997; 52(Suppl. 2):S31-S44.

Pierart F, Wildhaber JH, Vrancken I, Devadason SG, Le Souef PN. Washing plastic spacers in household detergent reduces electrostatic charge and greatly improves delivery. Eur Respir J 1999; 13:673-678.

Rau JL, Restrepo RD, Deshpande V. Inhalation of single vs multiple metered-dose bronchodilator actuations from reservoir devices. An in vitro study. Chest 1996; 109:969-974.

Sanders M. Inhalation therapy: an historical review. Prim Care Resp J 2007; 16:71-81.

Tablan OC, Williams WW, Pearson ML, Shapiro CN, Deitchmen SD et al. Guidelines for prevention of nosocomial pneumonia. MMWR 1997; 46:1-80.

Zar HJ, Brown G, Donson H, Brathwaite N, Mann MD, Weinberg EG. Home-made spacers for bronchodilator therapy in children with acute asthma: a randomised trial. Lancet 1999; 354:979-982.

Zhang G, David A, Wiedmann TS. Performance of the vibrating membrane aerosol generation device: aeroneb micropump nebulizer. J Aerosol Med 2007; 20:408-416.

CAPÍTULO 19

Fisioterapia Respiratória e Reabilitação Pulmonar

Lívia B. Andrade
Murilo Carlos Amorim de Britto

A fisioterapia respiratória (FR) surgiu em 1901, quando Wiliam Ewart descreveu o efeito benéfico da drenagem postural no tratamento da bronquiectasia. Dessa época aos dias de hoje, inúmeras técnicas e procedimentos foram criados, além da introdução dos dispositivos mecânicos que surgiram para auxiliar o tratamento fisioterapêutico. Paralelamente, ocorreram o aprimoramento dos conhecimentos da fisiologia respiratória e o surgimento de métodos diagnósticos, de técnicas cirúrgicas e de procedimentos terapêuticos, como a ventilação mecânica, que possibilitaram sua evolução como especialidade na área da saúde.

A fisioterapia respiratória pode ser definida como a aplicação terapêutica de intervenções mecânicas com base na fisiologia respiratória, sendo uma intervenção que visa evitar ou reverter distúrbios no transporte do oxigênio.

Possui objetivos bem definidos: minimizar ou reduzir a obstrução brônquica (objetivo primário). Visa ainda à prevenção e ao tratamento de atelectasias e de áreas hipoventiladas, de hiperinsuflação pulmonar, de fraqueza muscular respiratória e do aumento do trabalho muscular.

A literatura demonstra evidências contraditórias quanto à validade da FR na doença respiratória pediátrica. Boa parte dessas evidências refere-se aos efeitos da terapia de higiene brônquica usada nessas crianças com metodologia emprestada das doenças respiratórias de pacientes adultos.

O arsenal terapêutico é cada vez mais vasto e cresce com o surgimento de novas técnicas manuais e, sobretudo, de novos instrumentais. As técnicas manuais são classificadas conforme a topografia das vias aéreas em:

- Para as vias extratorácicas: técnicas inspiratórias forçadas.
- Para as vias intratorácicas proximais: técnicas expiratórias forçadas.
- Para as vias intratorácicas médias: técnicas expiratórias lentas.
- Para as vias periféricas: técnicas inspiratórias e expiratórias lentas.

No conjunto de dispositivos instrumentais citam-se os que utilizam pressão positiva expiratória, pressão positiva oscilante (intratorácica e na caixa torácica), para treinamento muscular com carga linear e alinear, e a ventilação não invasiva.

A idade determina o caráter ativo ou passivo da técnica a ser aplicada; considera-se também para melhor adesão ao tratamento a inserção dos familiares e cuidadores como parte essencial no sucesso do tratamento.

As indicações da FR em crianças são:

1. Quando o acúmulo de secreções compromete a função pulmonar ou a troca gasosa e ocorrem alterações radiológicas pulmonares importantes (bronquiectasias, atelectasias, displasia broncopulmonar, doenças neuromusculares e supurativas crônicas, distúrbios ventilatórios no pós-operatório de cirurgias torácicas).
2. Quando houver fraqueza ou encurtamento muscular comprometendo força e *endurance* de músculos respiratórios (doenças neuromusculares de caráter não progressivo, nos dependentes de ventilação mecânica).
3. Quando houver inabilidade ou incapacidade de realizar a tosse efetiva.
4. Quando houver comprometimento pulmonar ou da caixa torácica que prejudique o alinhamento corporal e a postura.

Doenças pulmonares obstrutivas crônicas podem, a longo prazo, deformar a caixa torácica. A fisioterapia respiratória por meio de um programa utilizando alongamentos e exercícios de flexibilização pode atuar na prevenção e no tratamento desses distúrbios posturais.

Outros métodos, como o reequilíbrio toracoabdominal (RTA) e a reeducação postural global (RPG), visam à reeducação da respiração e à reestruturação da postura por meio do alongamento, melhora do tônus e fortalecimento muscular do corpo de forma progressiva por meio de programas desenvolvidos individualmente.

Em neonatologia, a higiene brônquica por meio da FR é favorável em pacientes com rolhas de muco e na prevenção das atelectasias pós-extubação e reintubações.

Todavia, uma revisão sistemática recente não demonstrou evidências para recomendar o uso rotineiro da FR na redução da morbidade respiratória de lactentes em ventilação mecânica, pela falta de ensaios randomizados.

Com relação à eficácia da FR em lactentes com bronquiolite aguda sem uso de ventilação mecânica, uma revisão sistemática também demonstrou que o uso de percussão e vibração não reduz o tempo de estadia hospitalar, a necessidade de oxigênio ou melhora do escore clínico.

Sobre o uso da FR em terapia intensiva pediátrica e neonatal, uma revisão concluiu que ela é eficaz em pacientes com hipersecreção brônquica e na atelectasia pós-extubação.

Em 2009, foi publicado um guidelines sobre FT na fibrose cística, no qual se recomenda que as técnicas de remoção de secreção sejam realizadas regularmente em todos os pacientes sintomáticos. O documento aponta não haver superioridade de uma técnica sobre outra. Recomenda ainda a prática de exercícios aeróbicos como terapia adjunta, além de seus benefícios sobre a saúde geral.

Muita atenção tem sido dada à promoção e ao restabelecimento da capacidade física aeróbica de crianças e adolescentes. Há estudos que atestam que a prática de exercício físico regular em fibrocísticos pode reduzir a obstrução traqueobrônquica, diminuir a resistência à insulina, melhorar a composição corporal e aumentar a autoestima, melhorar o desenvolvimento ósseo, estimular o fator de crescimento *insuline-like* (IGF-1), melhorar a função imunológica e diminuir a frequência cardíaca de repouso.

A atividade física aeróbica regular induz adaptações da musculatura esquelética. Estudos mostram que esses músculos, quando submetidos ao treinamento de resistência ou *endurance*, aumentam sua atividade metabólica aeróbica, evidenciada por aumento do número de capilares nas fibras e mitocôndrias em suas células.

Gulmans e cols. verificaram efeitos benéficos de um programa de treinamento com exercícios em casa para crianças com FC, com relação ao consumo de oxigênio, ao aumento da força muscular e à percepção da capacidade.

Schneiderman-Walker e cols., em ensaio randomizado, utilizaram treinamento de *endurance* de três vezes por semana em 65 participantes com fibrose cística, por um período de 3 anos, e observaram retardo do comprometimento da função pulmonar no grupo de intervenção em relação ao grupo-controle.

Observou-se também aumento do volume e da extração de oxigênio durante o exercício em crianças portadoras de cardiopatias congênitas com o uso rotineiro de exercícios físicos, sugerindo que essa forma de tratamento pode reduzir a morbidade de crianças com cardiopatias complexas.

Basaran e cols. analisaram os efeitos do exercício físico na qualidade de vida, na capacidade de exercício e na função pulmonar de crianças com asma, submetidas durante 8 semanas a exercícios submáximos regulares; foram observados benefícios na qualidade vida e na capacidade funcional de exercício.

Em recente revisão sistemática publicada, demonstrou-se que existe evidência dos benefícios da atividade física para jovens (adolescentes) com desenvolvimento deficiente, incluindo melhora na capacidade aeróbica, da função motora grossa e do nível de satisfação dos participantes e parentes.

A equipe de reabilitação cardiopulmonar deve ser multiprofissional, formada por fisioterapeutas, médicos, enfermeiros, psicólogos, nutricionistas, terapeutas ocupacionais e assistentes sociais. Seu objetivo primordial é restaurar a condição física e laborativa, além de otimizar a condição psicológica, envolvendo ações educativas, nutricionais, de atividade física e atendimento psicológico.

Em suma, a eficácia da fisioterapia respiratória a curto prazo está bem estabelecida em algumas doenças pediátricas com comprometimento respiratório. Todavia, sua eficácia a longo prazo é essencialmente presuntiva, sendo necessários ensaios randomizados nas diversas áreas em que as evidências não estão bem definidas.

BIBLIOGRAFIA

Al-Alaiyan S, Dyer D, Khan B. Chest physiotherapy and post-extubation atelectasis in infants. Pediatric Pulmonology 1996; 21:227-230.

Basaran S, Guler-Uysal F, Ergen N, Seydaoglu G, Bingol-Karakoç G, Altintas DU. Effects of physical exercise on quality of life, exercise capacity, and pulmonary function in children with asthma. Journal Rehabilitation Medicine 2006; 38:130-135.

Bloomfield FH, Teele RL, Voss M, Knight DB, Harding JE. The role of neonatal chest physiotherapy in preventing postextubation atelectasis. Journal Pediatrics 1998; 133:269-271.

Cooper M. Exercise and cystic fibrosis: the search for a therapeutic optimum (guest editorial). Pediatr Pulmonol 1998; 25:143-144.

Flenady VJ, Gray PH. Chest physiotherapy for preventing morbidity in babies being extubated from mechanical ventilation (Cochrane Review) In: The Cochrane Library 2006; Issue I: Oxford Update Software.

Flume PA, Robinson KA, O'Sullivan BP et al. Cystic Fibrosis Pulmonary Guidelines: Airway Clearance Therapies. Respir Care 2009; 54:522-537.

Gulmans VAM, Meer K, Brackel HJL, Faber JAJ, Berger R, Helders PJM. Outpatient exercise training in children with cystic fibrosis: physiological effects, perceived competence, and acceptability. Pediatric Pulmonol 1999; 28:39-46.

Holloszy JO, Edward, FC. Adaptations of skeletal muscle to endurance exercise and their metabolic consequences. J Appl Physiol 1984; 56:831-838.

Hough JL, Flenady V, Johnston L, Woodgate PG. Chest physiotherapy for reducing respiratory morbidity in infants requiring ventilator support (Cochrane Review) In: Cochrane Database of Systematic Review 2008; Issue 3: Oxford Update Software.

Johnson CC. The benefits of physical activity for youth with developmental disabilities: a systematic review. American Journal of Health Promotion 2009; 23(3):157-167.

Lewis JA, Lacey JL, Henderson-Smart DJ. A review of chest physiotherapy in neonatal intensive care units in Australia. Journal Paediatric Child Health 1992; 28:297.

Mcllwaine M. Physiotherapy and airway clearance techniques and devices. Paediatric Respiratory Reviews 2006; 7S:220-222.

Nicolau CM, Lahóz AL. Fisioterapia respiratória em terapia intensiva pediátrica e neonatal: uma revisão baseada em evidência. Pediatria (São Paulo) 2007; 29:216-221.

Orenstein DM, Hovell MF, Mulvihill M, Keating KK, Hofstetter CR, Kelsey S et al. Strength vs aerobic training in children with cystic fibrosis. A randomized controlled trial. CHEST 2004; 126:1.204-1.214.

Parker A, Prasad A. Pediatria. In: Pryor J, Webber BA. Fisioterapia para problemas respiratórios e cardíacos. Rio de Janeiro: Guanabara Koogan, 2002:234-265.

Perrota C, Ortiz Z, Roque M. Chest Physiotherapy for acute bronchiolitis in paediatric patients between 0 and 24 months old (Cochrane Review) In: Cochrane Database of Systematic Review 2007; Issue 1: Oxford Update Software.

Postiaux G. Obstrução e hiperinsuflação. In: Postiaux G. Fisioterapia respiratória pediátrica. Porto Alegre: Artmed, 2000:31-53.

Rhodes J, Curran TJ, Camil L, Rabideau N, Fulton DR, Gauthier NS, Gauvreau K, Jenkis KJ. Impact of cardiac rehabilitation on the exercise function of children with serious congenital heart disease. Pediatrics 2005; 116:1.339-1.345.

Schneiderman-Walker J, Pollock SL, Corey M, Wilkes DD, Canny GJ, Pedder L, Reisman JJ. A randomized controlled trial of a 3-year home exercise program in cystic fibrosis. J Pediatr 2000; 136:304-310.

Selvadurai HC, Blimkie CJ, Meyers N, Mellis CM, Cooper PJ, Van Asperen PP. Randomized controlled study of in-hospital exercise training programs in children with cystic fibrosis. Pediatric Pulmonol 2002; 33:194-200.

Verril D, Barton C, Beasley W, Lippard WM. The effects of short-term and long term pulmonary rehabilitation on functional capacity, perceived dyspnea, and quality of life. Chest 2005; 128:673-683.

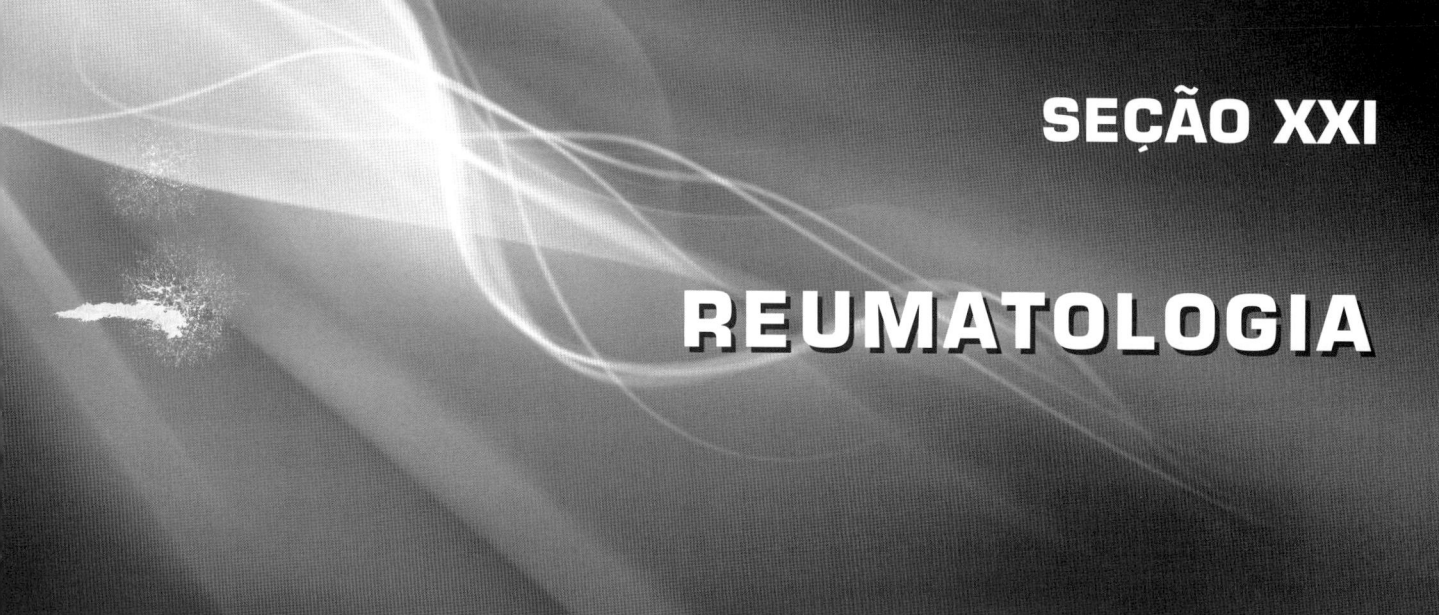

SEÇÃO XXI
REUMATOLOGIA

CAPÍTULO 1

Artrite Idiopática Juvenil

Renata Carneiro de Menezes
Izabel Ribeiro da Cunha Lima
Zelina Barbosa de Mesquita

DEFINIÇÃO

Artrite idiopática juvenil (AIJ) não é uma doença única, mas um termo que engloba todas as formas de artrite que começam antes dos 16 anos, persistem por mais de 6 semanas e têm etiologia desconhecida. É a doença reumatológica crônica mais comum na infância sendo importante causa de incapacidade funcional musculoesquelética a curto e a longo prazo.

CLASSIFICAÇÃO

A Liga Internacional de Associações de Reumatologia (ILAR) estabeleceu a última classificação em 1994, modificada em 1997, que divide a AIJ em sete subtipos, com base nas manifestações apresentadas nos primeiros 6 meses de doença:

- Artrite sistêmica.
- Oligoartrite.
- Poliartrite fator reumatoide (FR) negativo.
- Poliartrite FR positivo.
- Artrite relacionada com a entesite.
- Artrite psoriásica.
- Artrite indiferenciada.

ARTRITE SISTÊMICA

Representa 10% a 20% de todos os casos de AIJ. Ocorre em ambos os sexos e em qualquer faixa etária, mas observa-se predomínio em crianças entre 18 e 24 meses. Caracteriza-se por artrite crônica em uma ou mais articulações com febre por mais de 2 semanas maior que 39°C, associadas a uma ou mais das seguintes manifestações: *rash* evanescente, linfadenopatia, serosite ou hepatoesplenomegalia.

Os exames laboratoriais são inespecíficos, entretanto as provas inflamatórias de fase aguda – proteína C reativa (PCR) e velocidade de hemossedimentação (VSH) – frequentemente estão elevadas e no hemograma são comuns anemia, neutrofilia e plaquetose. O fator reumatoide é negativo.

Os principais diagnósticos diferenciais são infecções, leucemia, neuroblastoma, doença de Kawasaki, lúpus eritematoso sistêmico e vasculites primárias.

OLIGOARTRITE

É a forma mais comum de AIJ, correspondendo a cerca de 50% de todos os casos; ocorre preferencialmente em meninas entre 1 e 3 anos de idade.

Trata-se de artrite crônica que acomete até quatro articulações nos primeiros 6 meses de doença. Pode ser subdividida em persistente, se permanecer no máximo em quatro articulações em todo o curso da doença e, estendida, se acometer mais de quatro articulações após o sexto mês de doença. Pode comprometer qualquer articulação, entretanto é mais frequente no joelho. A manifestação extra-articular mais comum é a uveíte anterior, geralmente assintomática, presente em 20% a 30% das crianças.

As provas de fase aguda (PCR e VSH) estão normais ou discretamente elevadas. O fator antinúcleo (FAN) está presente em 50% a 70% dos casos e está relacionado com maior risco de uveíte.

POLIARTRITE FR NEGATIVO

Caracteriza-se por artrite em cinco ou mais articulações durante os primeiros 6 meses de doença, com FR negativo. Uveíte anterior pode ocorrer em aproximadamente 5% dos casos.

As provas de fase aguda (PCR e VSH) estão elevadas e o FAN é positivo em cerca de 40% dos pacientes.

POLIARTICULAR FR POSITIVO

Essa forma de AIJ é mais observada em adolescentes do sexo feminino. Artrite em cinco ou mais articulações durante os primeiros 6 meses de doença, com FR positivo em duas ou mais ocasiões com intervalo mínimo de 3 meses. Acomete preferencialmente punhos e pequenas articulações das mãos. Ocasionalmente, febre baixa pode estar presente no início da doença. É frequente a presença de erosão articular precoce que pode determinar deformidade e incapacidade funcional permanente.

As provas de fase aguda (PCR e VSH) estão elevadas e a anemia é comum. FAN é negativo na maioria dos pacientes.

ARTRITE RELACIONADA COM A ENTESITE

É mais frequente em meninos com mais de 6 anos de idade; existe predisposição familiar. Caracteriza-se pela presença de artrite associada a entesite ou artrite ou entesite com duas das seguintes manifestações: dor em sacroilíacas ou em coluna lombossacra, HLA-B27 positivo, artrite em menino maior de 6 anos, uveíte anterior aguda, história de doença relacionada com HLA-B27 em parentes de primeiro grau. A artrite ocorre principalmente em membros inferiores e o envolvimento precoce de quadril é comum. Em alguns casos, há progressão da doença articular para sacroilíacas e coluna, resultando em quadro clínico de espondilite anquilosante.

As provas de fase aguda (PCR e VSH) podem estar elevadas e a presença do HLA-B27 é comum e ajuda a estabelecer o diagnóstico.

ARTRITE PSORIÁSICA

Tem início entre 7 e 10 anos de idade e há discreto predomínio no sexo feminino. É definida por artrite e psoríase ou por artrite ou psoríase com dois dos seguintes distúrbios: dactilite, alterações ungueais, história de psoríase em parente de primeiro grau. A artrite é assimétrica de grandes e pequenas articulações e, em geral, acontece 2 anos após o diagnóstico de psoríase; no entanto, pode preceder o mesmo por anos. Uveíte assintomática ocorre em até 15% dos pacientes.

FAN é positivo em mais de 50% dos pacientes e FR é negativo.

ARTRITE INDIFERENCIADA

Neste grupo são incluídos pacientes que preenchem critérios para mais de um subtipo ou que não se enquadram em nenhum dos subtipos anteriores. São acompanhados com diagnóstico de artrite crônica e em alguns casos surgem sinais e sintomas que ajudam no estabelecimento do diagnóstico, como entesite e psoríase.

TRATAMENTO

Princípios gerais

O objetivo do tratamento da AIJ é suprimir a inflamação, evitar o dano articular, proteger o paciente contra as comorbidades relacionadas com a doença e melhorar a qualidade de vida da criança ou do adolescente.

É importante o atendimento por uma equipe multidisciplinar, coordenada pela reumatologia pediátrica e composta pela ortopedia, oftalmologia, enfermagem, nutrição, fisioterapia e psicologia.

O início precoce do tratamento e o controle da atividade da doença são fundamentais para minimizar o risco de deformidades e limitações articulares irreversíveis.

Tratamento medicamentoso

O tratamento medicamentoso depende da forma de início da doença.

FORMA SISTÊMICA

O tratamento dos pacientes com AIJ de início sistêmico necessita de monitoração cuidadosa, porque as reações às drogas e a síndrome de ativação macrofágica são mais comuns neste subtipo de AIJ.

ANTI-INFLAMATÓRIOS NÃO HORMONAIS (AINHS) (QUADRO XXI.1.1)

São eficazes em muitos pacientes com AIJ sistêmica. A indometacina é extremamente eficaz no controle da febre recalcitrante. Se ineficazes, agentes de segunda linha como corticosteroides ou metotrexato devem ser considerados.

Quadro XXI.1.1. Anti-inflamatórios não hormonais (AINHs) utilizados na AIJ

AINH	Dose e intervalo	Dose máxima
Naproxeno	7,5-10 mg/kg/dose 2×/dia	1.000 mg/dia
Ibuprofeno	10 mg/kg/dose 3-4×/dia	2.400 mg/dia
Indometacina	1,5-3 mg/kg/dia 3-4×/dia	150 mg/dia
Piroxicam	0,2-0,3 mg/kg 1×/dia	20 mg/dia
Meloxicam	0,25 mg/kg/dia	15 mg/dia
Ácido acetilsalicílico (AAS)	80-100 mg/kg/dia 3-4×/dia	2.500 mg/dia

Quadro XXI.1.2. Drogas antirreumáticas modificadoras do curso da doença (DMARD)

Droga	Início de ação	Dose usual	Monitoramento
Metotrexato	4 a 8 semanas	0,3-0,8 mg/kg/dose ou 12-15 mg/m^2/dose semanal (VO, SC, IM)	Hemograma, enzimas hepáticas, creatinina
Sulfassalazina	1 a 3 meses	30-50 mg/kg/dia em 2× (até 2 g/dia)	Hemograma, enzimas hepáticas
Leflunomida	1 a 2 meses	Até 10-20 mg/dia	Hemograma, enzimas hepáticas, creatinina
Ciclosporina	2 a 4 meses	3-5 mg/kg/dia em 2×	PA, creatinina
Hidroxicloroquina	3 a 6 meses	Até 6,5 mg/kg/dia	Exame oftalmológico semestral e leucometria
Azatioprina	2 a 3 meses	1-3 mg/kg/dia (até 2 g/dia)	Hemograma, enzimas hepáticas

Corticosteroides (CE)

Usados com cautela na AIJ sistêmica para minimizar a toxicidade. CE oral a longo prazo e em altas doses deve ser evitado devido à alta incidência de efeitos colaterais, particularmente retardo de crescimento e osteoporose. Podem ser necessários durante a fase aguda da doença para preservar a capacidade funcional diária. Devem ser minimizadas a dose e a duração da terapia. Sempre que possível, deve-se manter dose menor que 0,5 mg/kg/dia de prednisona (ou equivalente) por menos de 6 meses. Alguns autores têm advogado a pulsoterapia com CE no controle da inflamação porque apresenta menos efeitos colaterais. Metilprednisolona: 10 a 30 mg/kg/dose diária por 1 a 3 dias.

DROGAS ANTIRREUMÁTICAS MODIFICADORAS DA DOENÇA (DMARDS)

Hidroxicloroquina (Quadro XXI.1.2)

Muitas crianças melhoram, mas em geral é utilizada em associação. Tem eficácia incerta quando utilizada isoladamente.

Metotrexato (MTX)

É eficaz no controle da doença em muitos pacientes com AIJ de início sistêmico. Ácido fólico (5 mg uma vez por semana) deve ser prescrito para minimizar os efeitos colaterais gastrointestinais.

Drogas citotóxicas

Ciclofosfamida oral ou intravenosa, clorambucil e azatioprina têm sido utilizados na forma sistêmica da AIJ com sucesso variável. Geralmente, essas substâncias são reservadas às crianças com doença progressiva apesar do uso extenso de outras medicações menos tóxicas. Leucopenia, infecções, risco de esterilidade e de neoplasia subsequente limitam a sua utilidade. Clorambucil é a droga de escolha no tratamento da amiloidose secundária à AIJ. Atualmente, os agentes biológicos anticitocina são preferíveis com relação às drogas citotóxicas.

Imunoglobulina Intravenosa

Apesar de descrita como altamente eficaz em estudos preliminares com pacientes com AIJ sistêmica, não demonstrou benefício estatisticamente significante em estudos controlados. No momento, não há dados que compensem seu alto custo, toxicidade potencial e benefícios limitados.

Ciclosporina

Utilizada com maior eficácia no tratamento da síndrome de ativação macrofágica. Alguns pacientes com a forma sistêmica de AIJ apresentam benefício importante em virtude de sua utilização.

Agentes biológicos

São indicados para os pacientes com doença refratária à terapia convencional. A AIJ de início sistêmico está associada a níveis elevados de várias citocinas. Anticorpos monoclonais ou receptores solúveis que atuem no bloqueio de citocinas inflamatórias, como TNF-α, IL-1 e IL-6 (Quadro XXI.1.3), auxiliam o controle da inflamação. Em geral, os inibidores do TNF apresentam maior benefício na forma poliarticular da AIJ que na sistêmica. Uma grande limitação para o seu uso e disponibilidade é o elevado custo desses medicamentos.

Quadro XXI.1.3. Agentes biológicos utilizados na AIJ

Agente biológico	Mecanismo de ação
Etanercept (Enbrel)	Anti-TNF-α
Adalimumabe (Humira)	Anti-TNF-α
Infliximabe (Remicade)	Anti-TNF-α
Anakinra	Anti-IL-1
Abatacept	Anti-CTLA 4
Tocilizumab	Anti-IL-6
Rituximab	Anti-CD20

Talidomida

Eficaz na supressão das citocinas TNF-α e IL-6 e no bloqueio da angiogênese, tendo eficácia demonstrada na AIJ de início sistêmico. É um agente teratogênico e por isso tem seu uso clínico controlado, sendo a contracepção um pré-requisito para o seu uso em adolescentes. É extremamente eficaz em alguns pacientes nos quais falharam outra terapia, sendo especialmente importante em países em que os agentes biológicos não estão disponíveis.

Terapia com múltiplas drogas

Pode trazer maior benefício para crianças com AIJ sistêmica grave. No entanto, a associação de agentes biológicos não é recomendada.

Transplante de célula-tronco autóloga

Indicado para doença refratária à terapia com anti-TNF-α. O protocolo ainda está em desenvolvimento e o procedimento ainda está associado à alta taxa de mortalidade para uma doença que não apresenta tipicamente um prognóstico fatal.

Complicações

Síndrome de ativação macrofágica (SAM)

Complicação grave da AIJ sistêmica e com risco de morte que ocorre geralmente nos primeiros dias ou nas primeiras semanas após o início de terapia com AINH's, sulfassalazina ou sais de ouro ou após infecções bacterianas e virais. Entretanto, pode ocorrer sem qualquer evidência de evento precipitante. Parece ser causada pela ativação de linfócitos T e macrófagos, resultando na liberação descontrolada de citocinas inflamatórias ("tempestade de citocinas").

O tratamento consiste em ciclosporina 3 a 5 mg/kg/dia com ou sem pulsoterapia de metilprednisolona. Suspender AINH e droga antirreumática, exceto CE e ciclosporina. Agentes anti-TNF podem ajudar no controle da SAM. Entretanto, existem relatos associando o desenvolvimento da SAM a essas drogas.

FORMA OLIGOARTICULAR

Anti-inflamatórios não hormonais (AINHs)

É a terapia de primeira linha. Auxilia a redução da dor e da inflamação, mas não retarda nem previne o dano articular. Os AINHs aprovados para uso na infância estão descritos na Quadro XXI.1.1.

Corticosteroide (CE) intra-articular

Indicado nos casos refratários aos AINHs. Em caso de recorrência da artrite, pode ser repetido a cada 4 meses no período de 1 ano.

Hexacetonido de triancinolona: 1 mg/kg/articulação para grandes articulações; 0,5 mg/kg/articulação para médias articulações.

Drogas antirreumáticas modificadoras da doença (DMARD'S)

Indicadas nos casos refratários aos AINHs ou a injeções intra-articulares de corticosteroide, bem como na forma oligoarticular extendida. O metotrexato (MTX) é a DMARD mais utilizada (Quadro XXI.1.2).

Agentes biológicos

Raramente são necessários na forma oligoarticular da AIJ. No momento, seu uso está reservado para os casos com provas de atividade inflamatória elevada e que tendem a um curso de doença "estendida". Estão relacionados no Quadro XXI.1.3.

Uveíte

Inicialmente, é tratada com medicações tópicas. Em casos de inflamação refratária, podem ser utilizados corticosteroides sistêmicos e/ou MTX. Nos casos graves e não responsivos, indica-se o uso de ciclosporina, adalimumabe ou infliximabe.

FORMA POLIARTICULAR FATOR REUMATOIDE (FR) NEGATIVO E FORMA POLIARTICULAR FR POSITIVO

AINH's

São tradicionalmente as drogas de primeira linha (Quadro XXI.1.1).

DMARD's

Nos casos FR negativos, devem ser iniciadas logo que se perceba a falta de controle da inflamação pelos AINHs isoladamente. Na forma poliarticular FR positivo, devem ser iniciadas precocemente, na ocasião do diagnóstico, devido ao maior risco de artrite erosiva. O Quadro XXI.1.2 ilustra as principais DMARDs utilizadas na AIJ.

- Metotrexato (MTX): é a terapia-padrão para pacientes com a forma poliarticular da AIJ. É eficaz na maioria dos pacientes, mas apresenta início de ação lento. Os principais efeitos colaterais (EC) são leucopenia e/ou trombocitopenia, elevação de enzimas hepáticas e, raramente, reações de hipersensibilidade pulmonar. A evidência de toxicidade significativa exige redução ou descontinuação do MTX. Efeitos colaterais gastrointestinais, como mucosite e glossite, são geralmente evitados com a suplementação de ácido fólico (5 mg 1 vez por semana), que deve ser iniciado junto com o MTX.
- Sulfassalazina: para pacientes com doença erosiva, deve-se preferir MTX ou anti-TNF-α. Pode ocorrer re-

ação de hipersensibilidade grave relacionada com essa droga.
- Ciclosporina A: eficaz na dactilite não responsiva à sulfassalazina e indicada no controle das manifestações sistêmicas da AIJ e no tratamento da síndrome de ativação macrofágica (SAM), isolada ou associada à metilprednisolona em alta dose. Tem como principais efeitos colaterais: hierplasia gengival e hirsutismo, hipertensão e insuficiência renal.
- Azatioprina: assim como a sulfassalazina, foi utilizada no passado em pacientes com resposta insuficiente a AINHs e MTX. É menos eficaz que os biológicos e perdeu a preferência dos médicos para esta nova classe de drogas.
- Hidroxicloroquina: pouco eficaz quando utilizada isoladamente, geralmente se associa a outra DMARD.
- Leflunomida: alternativa terapêutica na falha do MTX.

Agentes biológicos

Forma de terapia direcionada para inibir as citocinas e os fatores biológicos inflamatórios envolvidos na fisiopatologia da doença (Quadro XXI.1.3). A terapia biológica revolucionou o tratamento e o prognóstico da artrite potencialmente incapacitante, alterando de forma importante o curso e o prognóstico da doença. Indicados nos casos refratários à terapia convencional e, de forma precoce, nos casos graves e incapacitantes (por ex., forma sistêmica, forma poliarticular e artrite psoriásica).

São contraindicados nos casos de: infecção ativa, infecção recorrente grave e tuberculose ativa ou latente, devendo-se sempre realizar a triagem (radiografia de tórax, teste de Mantoux e epidemiologia) e, nos casos com indicação, a quimioprofilaxia adequada. Eventualmente podem ocorrer reativação de tuberculose, infecções oportunistas e por fungos (histoplasmose).

- Anti-TNF-α.
  - Etanercept (Enbrel): proteína de fusão do receptor solúvel do TNF-α. Embora comumente administrado na dose 0,8 mg/kg (máximo 50 mg) semanalmente via subcutânea, dados de estudos clínicos estão disponíveis com dose 0,4 mg/kg duas vezes por semana.
  - Adalimumabe (Humira): anticorpo (Ac) monoclonal totalmente humanizado anti-TNF-α. Aprovado para o tratamento de AIJ poliarticular em pacientes com mais de 4 anos.
  - Infliximabe (Remicade): Ac monoclonal quimérico anti-TNF-α. Dose: 3 a 6 mg/dose nas semanas 0, 2, 6 e, a cada 8 semanas, infusão intravenosa. Efeitos colaterais: formação de Ac anti-infliximabe, infecção e reações associadas à infusão são as principais.
- Anti-IL-1 (Anakinra): 1-2 mg/kg/dose, injeção SC diária.
- Anti-CTLA (Abatacept): proteína de fusão totalmente humana, inibe seletivamente a coestimulação da célula T. Dose: 10 mg/kg a cada 28 dias.
- Anti-IL-6 (Tocilizumab): anticorpo monoclonal aprovado para a forma sistêmica da AIJ refratária à terapia convencional. Dose: 8 mg/kg/dose a cada 4 semanas.
- Ac anti-CD20 (Rituximab): adolescentes com doença FR+ e refratários a outros agentes podem beneficiar-se deste tratamento.

ARTRITE RELACIONADA COM ENTESITE

O tratamento da artrite é semelhante ao da oligoartrite e poliartrite. A maioria responde bem à injeção intra-articular de CE e alguns podem necessitar de sulfassalazina ou metotrexato. Nos casos de maior gravidade, é útil pulsoterapia com metilprednisolona.

Pacientes com entesite geralmente necessitam de AINH. Em geral, a indometacina e o piroxicam têm melhor resposta. Injeção de CE na inserção da fáscia plantar é útil, bem como modificação do calçado com elevação do calcâneo.

Estas medidas não modificam o curso da doença, especialmente a inflamação axial. Os únicos agentes eficazes para a doença axial são os anti-TNF-α que devem ser iniciados precocemente na doença axial, antes da ocorrência de dano irreversível como erosão e fusão articular.

ARTRITE PSORIÁSICA

O tratamento é semelhante ao da oligoartrite. CE intra-articular é útil na artrite e os AINH melhoram os sintomas, como rigidez matinal. O metotrexato é de grande benefício tanto para artrite como para lesões cutâneas. A ciclosporina é eficaz na dactilite não responsiva à sulfassalazina. Na doença mais agressiva, os anti-TNF-α estão indicados.

BIBLIOGRAFIA

Carrasco R, Smith JA, Lovell D. Biologic agents for the treatment of juvenile rheumatoid arthritis: current status. Paediatr Drugs 2004; 6:137.

Foeldvari I, Szer IS, Zemel LS et al. A prospective study comparing celecoxib with naproxen in children with juvenile rheumatoid arthritis. J Rheumatol 2009; 36:174.

Haines KA. Juvenile idiopathic arthritis – therapies in the 21st century. Bulletin of the NYU Hospital for the Joint Diseases 2007; 65(3):205-211.

Horneff G, Schmeling H, Biedermann T et al. The German etanercept registry for treatment of juvenile idiopathic arthritis. Ann Rheum Dis 2004; 63:1.638.

Irigoyen PI, Olson J, Horn C et al. Treatment of systemic onset juvenile rheumatoid arthritis with anakinra. Arthritis Rheum 2004; 50:S437.

Lehman TJ, Schechter SJ, Sundel RP et al. Thalidomide for severe systemic onset juvenile rheumatoid arthritis: A multicenter study. J Pediatr 2004; 145:856.

Mouy R, Stephan JL, Pillet P et al. Efficacy of cyclosporine A in the treatment of macrophage activation syndrome in juvenile arthritis: Report of five cases. J Pediatr 1996; 129:750.

Padeh S, Passwell JH. Intraarticular corticosteroid injection in the management of children with chronic arthritis. Arthritis Rheum 1998; 41:1.210.

Ravelli A, DeBenedetti F, Viola S, Martini A. Macrophage activation syndrome in systemic juvenile rheumatoid arthritis successfully treated with cyclosporine. J Pediatr 1996; 128:275.

Ravelli A, Martini A. Juvenile idiopathic arthritis. Lancet 2007; 369:767-778.

Ruperto N, Nikishina I, Pachanov ED et al. A randomized, double-blind clinical trial of two doses of meloxicam compared with naproxen in children with juvenile idiopathic arthritis: short- and long-term efficacy and safety results. Arthritis Rheum 2005; 52:563.

Silverman E, Mouy R, Spiegel L et al. Leflunomide or methotrexate for juvenile rheumatoid arthritis. N Engl J Med 2005; 352:1.655.

Tynjala P, Lindahl P, Honkanen V et al. Infliximab and etanercept in the treatment of chronic uveitis associated with refractory juvenile idiopathic arthritis. Ann Rheum Dis 2007; 66:548.

Vazquez-Cobian LB, Flynn T, Lehman TJ. Adalimumab therapy for childhood uveitis. J Pediatr 2006; 149:572.

Wallace CA, Sherry DD. Trial of intravenous pulse cyclophosphamide and methylprednisolone in the treatment of severe systemic-onset juvenile rheumatoid arthritis. Arthritis Rheum 1997; 40:1.852.

Wallace CA. The use of methotrexate in childhood rheumatic diseases. Arthritis Rheum 1998; 41:381.

Woo P, Laxer RM, Sherry DD. Juvenile idiopathic arthritis (JIA). In: Woo P, Laxer RM, Sherry DD. Pediatric rheumatology in clinical practice. Springer, 2007:23-46.

Woo P, Southwood TR, Prieur AM et al. Randomized, placebo-controlled, crossover trial of low-dose oral methotrexate in children with extended oligoarticular or systemic arthritis. Arthritis Rheum 2000; 43:1.849.

Yokota S, Miyamae T, Imagawa T et al. Therapeutic efficacy of humanized recombinant anti-interleukin-6 receptor antibody in children with systemic-onset juvenile idiopathic arthritis. Arthritis Rheum 2005; 52:818.

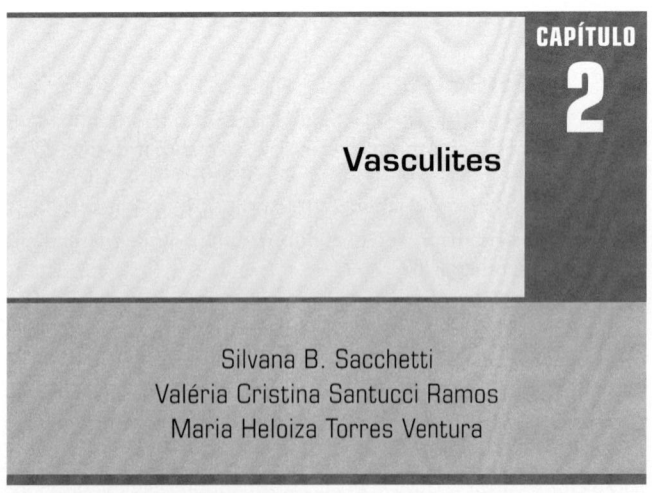

CAPÍTULO 2

Vasculites

Silvana B. Sacchetti
Valéria Cristina Santucci Ramos
Maria Heloiza Torres Ventura

INTRODUÇÃO

As vasculites incluem um grupo heterogêneo de doenças que apresentam inflamação e, em alguns casos, necrose dos vasos sanguíneos. O processo pode localizar-se na pele ou envolver outros órgãos e sistemas, como rins, intestinos, nervos e articulações. Podem ser primárias ou secundárias a infecções, drogas, malignidades ou doenças do tecido conectivo.

Em 2005, na Conferência Internacional de Consenso da Liga Europeia de Reumatologia Pediátrica (EULAR), Sociedade Europeia de Reumatologia (PReS), membros do Colégio Americano de Reumatologia (ACR) e da Sociedade Europeia de Nefrologia Pediátrica (ESPN), foi estabelecido um critério de classificação das vasculites para a faixa etária pediátrica (Quadro XXI.2.1).

Quadro XXI.2.1. Nova classificação das vasculites pediátricas (Consenso Internacional, Viena, 2005)

I. Vasculite predominante de grandes vasos
Arterite de Takayasu
II. Vasculites predominantes de médios vasos
Poliarterite nodosa da infância Poliarterite cutânea Doença de Kawasaki
III. Vasculites predominantes de pequenos vasos
A. Granulomatosas
Granulomatose de Wegener Síndrome de Churg-Strauss
B. Não granulomatosas
Poliangiite microscópica Púrpura de Henoch-Schönlein Vasculite leucocitoclástica cutânea isolada Vasculite urticariforme hipocomplementêmica
IV. Outras vasculites
Doença de Behçet Vasculites secundárias a infecções, incluindo poliarterite nodosa associada à hepatite B, malignidades, drogas, incluindo vasculite de hipersensibilidade Vasculite associada a doenças do tecido conectivo Vasculite isolada de sistema nervoso central Síndrome de Cogan Não classificáveis

ARTERITE DE TAKAYASU

Definição

Vasculite de células gigantes que afeta a aorta e seus principais ramos, levando à formação de aneurismas e de estenoses.

Epidemiologia

Afeta 8 a 10 vezes mais o sexo feminino; 30% dos casos foram descritos em adolescentes.

Etiologia

É desconhecida, embora a histopatologia e a imuno-histoquímica sugiram primariamente mecanismos mediados pela célula T. A maior reatividade dos pacientes ao teste tuberculínico (PPD) sugere a associação da doença com a tuberculose.

Quadro clínico

Na fase inflamatória inicial, que pode durar meses a anos, ocorrem febre, perda de peso, fadiga, anorexia e mialgia. Nesse período, o paciente ainda apresenta pulsos palpáveis e, muitas vezes, é tratado como se fosse portador de outra doença. Na fase isquêmica, podem ocorrer claudicação, sobretudo em membros superiores, cefaleia, vertigem e distúrbios visuais. No exame físico, podemos observar diminuição ou ausência de pulsos, sopro abdominal e hipertensão arterial.

A arterite de Takayasu deve ser lembrada sempre nos casos de crianças e adolescentes com hipertensão arterial.

Diagnóstico

Alterações angiográficas (arteriografia convencional, tomografia computadorizada ou ressonância magnética) da aorta ou seus ramos principais (critério obrigatório) e um ou mais dos seguintes critérios:

- Diminuição de pulso de artéria periférica e/ou claudicação de extremidades.
- Diferença da pressão arterial maior que 10 mmHg entre os braços.
- Sopro na aorta ou nos ramos principais.
- Hipertensão arterial.

Os exames laboratoriais são inespecíficos. Em geral, a velocidade de hemossedimentação (VHS), assim como outras provas de fase aguda estão aumentadas na fase inicial e de atividade da doença. Pela possível associação com a tuberculose, deve-se realizar radiografia de tórax e PPD.

A arteriografia da aorta e dos seus principais ramos demonstra lesões estenóticas e/ou aneurismáticas (Fig. XXI.2.1). O ecocardiograma é útil na avaliação da doença coronariana. A ressonância magnética permite visualizar toda a aorta e seus ramos. A ultrassonografia e a tomografia com emissão de pósitron são técnicas promissoras para avaliar vasculites de grandes vasos, inclusive como medida de atividade.

Tratamento

O tratamento nas fases ativas, exige altas doses de corticosteroide oral (prednisona 1 a 2 mg/kg/dia, máximo 60 mg/dia), durante 4 a 8 semanas, seguido de regressão criteriosa. Cerca de 40% dos pacientes não respondem ao corticosteroide, podendo ser utilizadas baixas doses de metotrexato, ciclofosfamida oral ou intravenosa, ciclosporina A, azatioprina, micofenolato de sódio ou anticorpos monoclonais anti-TNF-α.

O controle da hipertensão arterial é importante, os inibidores da enzima de conversão devem ser usados com cautela pelo risco de deterioração renal.

Outras drogas incluem o uso de antiagregante plaquetário (ácido acetilsalicílico: 3 a 5 mg/kg/dia, dose única, ou dipiridamol: 2 a 6 mg/kg/dia, em três doses) e tratamento da tuberculose, nos casos de PPD forte reator.

A angioplastia transluminal percutânea pode ser útil no controle da hipertensão arterial, restaurando o fluxo vascular renal.

Prognóstico

É determinado pela presença de complicações. Pacientes com a doença controlada e sem evidências de sequelas têm sobrevida de 98% em 6 anos. Já nos pacientes com doença resistente à terapêutica ou com aneurismas e/ou estenoses, a sobrevida cai para 55%.

POLIARTERITE NODOSA (PAN)

Definição

Poliarterite nodosa (PAN) é uma vasculite necrosante de artérias musculares de pequeno e médio calibre. As lesões são segmentares, com predileção pela bifurcação dos vasos; as áreas comprometidas apresentam alteração de perfusão levando a isquemia, úlcera, infarto ou atrofia.

Etiologia

Há relatos de associação de PAN com os vírus das hepatites B e C, estreptococo β-hemolítico do grupo A, estafilococo, citomegalovírus, parvovírus B19 e HIV.

Epidemiologia

Sua incidência é maior em indivíduos com idade entre 40 e 60 anos, sendo rara na infância, com pico entre 9 e 10 anos e discreto predomínio do sexo masculino (1,6-2:1).

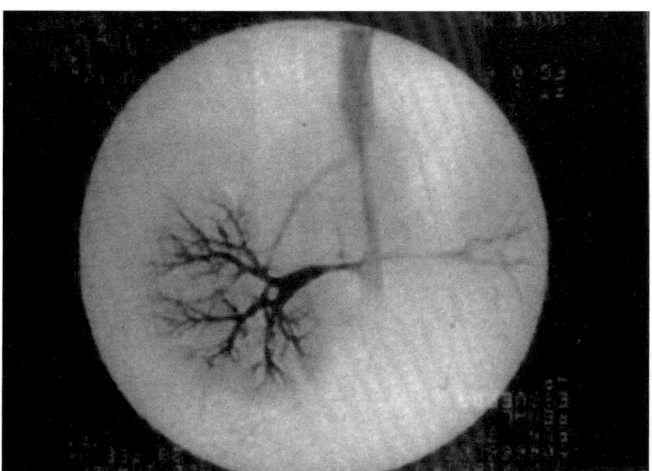

Fig. XXI.2.1. Lesão estenótica da arteriografia da aorta.

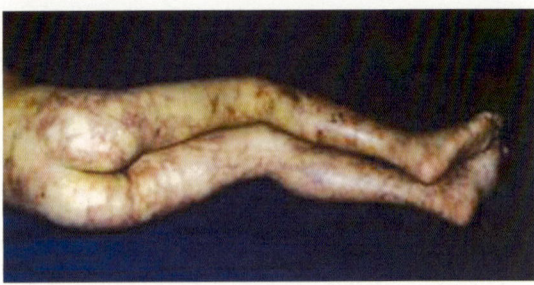
Fig. XXI.2.2. Livedo reticular.

Quadro cínico

Na maioria dos casos, o início é insidioso com sintomas vagos, como febre, astenia, perda de peso, mal-estar, dor abdominal, cefaleia e mialgia. A PAN pode afetar qualquer artéria muscular.

As manifestações variam de acordo com o sistema orgânico comprometido:

Pele: lesões maculopapulares, urticariformes, purpúricas, livedo reticular, gangrena periférica e nódulos subcutâneos dolorosos, localizados predominantemente em membros inferiores, geralmente em trajeto de vasos sanguíneos (Fig. XXI.2.2).

Sistema nervoso: mononeurite múltipla, paralisia de nervos cranianos, parestesia, alteração de comportamento, cefaleia, convulsão, hemiplegia, afasia, disfunção cerebelar e hemorragia subaracnoide; sendo predominante o comprometimento do sistema nervoso periférico.

Rins: hipertensão arterial, proteinúria, hematúria, cilindrúria e menos frequentemente síndrome nefrótica.

Coração: disfunção sistólica, regurgitação da válvula mitral e tricúspide, espessamento pericárdico, miocardite e cardiomegalia; microaneurismas de coronárias podem estar presentes e evoluir com dor precordial e infarto.

Gastrointestinal: náuseas, vômitos, distensão abdominal com ou sem diarreia sanguinolenta, perfuração intestinal, principalmente de intestino delgado, pancreatite, vasculite de apêndice e vesícula biliar. A dor abdominal por vasculite mesentérica é frequente e pode ser a primeira manifestação da PAN.

Musculoesqueléticas: artralgia, artrite e mialgia, principalmente em membros inferiores.

Genitais: edema, nódulos e atrofia testicular; orquite e epididimite são pouco frequentes, porém a maioria dos pacientes apresenta alterações histológicas compatíveis com PAN na biópsia de testículo.

Diagnóstico

Doença sistêmica, caracterizada pela presença de vasculite necrosante de artérias de pequeno e médio calibre ou anormalidades arteriográficas, aneurismas ou oclusões, e mais dois dos seguintes critérios:

- Livedo reticular, nódulo subcutâneo doloroso e outras lesões de vasculite.
- Mialgia ou sensibilidade muscular.
- Hipertensão arterial.
- Mononeuropatia ou polineuropatia.
- Alteração de sedimento urinário e/ou função renal (taxa de filtração glomerular menor que 50% do normal para a idade).
- Dor ou sensibilidade testicular.
- Sinais ou sintoma sugestivos de vasculite em outro sistema orgânico (gastrointestinal, cardíaco, pulmonar ou sistema nervoso central).

As alterações laboratoriais incluem: anemia, leucocitose, plaquetose e eosinofilia; VHS, proteína C reativa (PCR) e antígeno relacionado com o fator VIII (fator de von Willebrand) elevados, indicando doença ativa; fator reumatoide (FR) positivo em 50%, anticorpo antinuclear (ANA) negativo, antígeno HbS positivo em 10% a 45%, antiestreptolisina O (ASLO) pode estar elevada, anticorpos anticardiolipina e contra o citoplasma de neutrófilos no padrão perinuclear (p-ANCA) podem ser positivos. As alterações do sedimento urinário podem indicar comprometimento renal.

A biópsia deve ser do local comprometido, pois as lesões são segmentares. A biópsia renal deve ser evitada pelo risco de ruptura de microaneurismas renais.

Na arteriografia, pequenos aneurismas segmentares nas artérias renais, celíaca, mesentérica e coronariana são altamente sugestivos de PAN.

O diagnóstico diferencial inclue: púrpura de Henoch-Schönlein, endocardite bacteriana, lúpus eritematoso sistêmico, artrite idiopática juvenil de início sistêmico e doença de Kawasaki.

Tratamento

Corticosteroide oral (prednisona 2 mg/kg/dia, em três doses, máximo 60 mg/dia). Nos casos graves, com manifestações cutâneas importantes ou comprometimento sistêmico, pode ser considerada a possibilidade de corticosteroide intravenoso (metilprednisolona 30 mg/kg/dia, máximo 1 g, por 3 dias), seguido de corticosteroide oral. A dose será reduzida gradativamente de acordo com o controle clínico e laboratorial do processo inflamatório.

Ciclofosfamida oral ou intravenosa, azatioprina, metotrexato e anticorpos monoclonais anti-TNF-α estão indicados na presença de atividade persistente ou reativação mesmo em uso de corticosteroides.

Nos casos em que há evidência de estreptococcia anterior, indica-se a erradicação e a profilaxia secundária com penicilina benzatina, a cada 21 dias, para prevenir as recorrências.

Prognóstico

Com o diagnóstico precoce e o tratamento adequado houve melhora do prognóstico.

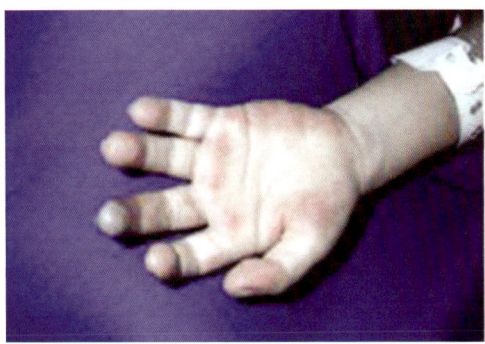

Fig. XXI.2.3. Vasculite palmar, edema e isquemia da falange distal do terceiro dedo.

POLIARTERITE NODOSA CUTÂNEA

É uma forma benigna de PAN, localizada na pele, no sistema musculoesquelético e, em alguns casos, no sistema nervoso periférico. Sua etiologia é desconhecida, há relatos de associação com estreptococo β-hemolítico do grupo A e hepatite C.

Os pacientes apresentam febre, mialgia, artralgia, nódulos subcutâneos dolorosos, lesões não purpúricas, com ou sem livedo reticular, úlceras e lesões isquêmicas digitais (Fig. XXI.2.3).

Nos exames laboratoriais, podem ser observados: anemia, provas de fase aguda elevadas e ANCA negativo. A antiestreptolisina O (ASLO) frequentemente está elevada, indicando associação com infecção estreptocócica prévia.

O tratamento é feito com corticosteroide oral ou intravenoso nas mesmas doses da PAN e nos casos mais graves, indica-se o uso de ciclofosfamida ou azatioprina, metotrexato e anticorpos monoclonais anti-TNF-α. Quando há evidência de infecção estreptocócica prévia, indica-se a erradicação e a profilaxia secundária com penicilina benzatina, a cada 21 dias, para prevenir as recorrências.

DOENÇA DE KAWASAKI (DK)
Definição

Doença febril aguda e multissistêmica, caracteriza-se arterite de vasos de médio e grande calibre.

Epidemiologia

Afeta principalmente crianças com menos de 5 anos de idade (80%), com pico de incidência entre 12 e 24 meses com pequena porcentagem de casos ocorrendo em crianças maiores e adolescentes. Predomina no sexo masculino (1,5:1) e em asiáticos, embora ocorra em todos os grupos raciais.

ETIOLOGIA

A etiologia ainda é desconhecida. Muitas de suas características clínicas, laboratoriais e epidemiológicas sugerem causa infecciosa de alta transmissibilidade e baixa virulência, que produz, em pacientes predispostos, alterações imunológicas capazes de provocar a vasculite.

Vários micro-organismos já foram considerados: estreptococo β-hemolítico do grupo A, estafilococo, *Propionibacterium acne*, vírus Epstein-Barr, herpes humano, parvovírus B19, entre outros. Entretanto, extensa investigação não revelou nenhum agente causador consistente. O restrito grupo etário afetado sugere um agente ao qual virtualmente os adultos são imunes; a relativa raridade antes dos 6 meses de idade provavelmente deve-se à proteção por anticorpos maternos.

QUADRO CLÍNICO

A doença pode ser dividida em três fases:

- Fase aguda: dura de 7 a 10 dias e caracteriza-se por:
  1. Febre: ocorre em 100% dos casos, geralmente elevada, súbita, contínua ou remitente, que não cede com antibióticos e marca o primeiro dia de doença. Pode ser prolongada (2 a 3 semanas) em pacientes não tratados.
  2. Hiperemia conjuntival: congestão bilateral das conjuntivas sem exsudato.
  3. Alteração da mucosa oral: eritema difuso da orofaringe, lábios ressecados com eritema e fissura, podendo ocorrer sangramento e formação de crostas. Língua "em framboesa", devida à hipertrofia de papilas linguais, semelhante à observada na escarlatina. Não há formação de aftas, vesículas ou pseudomembranas (Fig. XXI.2.4).
  4. Alterações das extremidades: edema doloroso e eritema de mãos e pés que impossibilitam a deambulação e o uso das mãos.
  5. Exantema: variado, pode ser macular, papular, escarlatiniforme, polimorfo, mas nunca bolhoso.

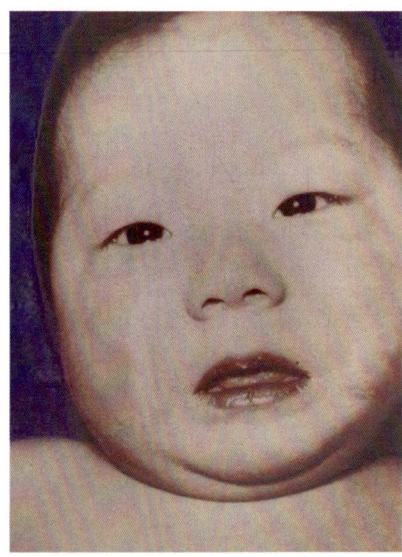

Fig. XXI.2.4. Hiperemia conjuntival, lábios ressecados e hiperemiados, língua "em framboesa".

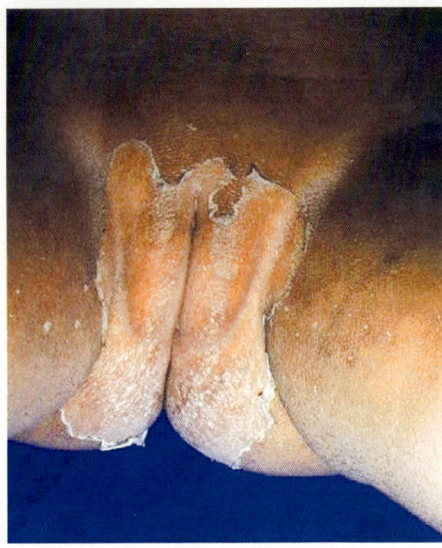

Fig. XXI.2.5. Descamação na região do períneo.

Acomete principalmente o tronco e as superfícies extensoras dos membros, muitas vezes em períneo, que pode descamar em 10% dos casos.

6. Linfadenopatia cervical: não supurativa, com mais de 1,5 cm de diâmetro, geralmente unilateral, embora possa acometer outras cadeias.

- *Fase subaguda:* geralmente do 10º ao 24º dia do início da doença; nesta fase, há desaparecimento de febre, exantema e linfadenopatia, podendo persistir irritabilidade, anorexia e congestão conjuntival. A descamação periungueal de dedos e artelhos, a artrite, a artralgia e a disfunção miocárdica ocorrem nessa fase. Os aneurismas coronarianos surgem em 15% a 20% das crianças não tratadas e em menos de 4%, quando tratadas. Os aneurismas podem ser pequenos (< 4 mm), médios (4 a 8 mm) ou gigantes (> 8 mm), geralmente de localização proximal. São raros após 6 semanas do início da febre. A maioria tem melhora ou resolução entre 6 meses e 5 anos. Embora o percentual de óbitos seja baixo (< 1%), é nessa fase que alcança maior incidência principalmente por infarto do miocárdio ou ruptura de aneurisma.
- *Fase de convalescença:* inicia-se com o desaparecimento dos sinais clínicos e continua até a normalização da VHS, geralmente após 6 a 8 semanas do início da doença.

Outras manifestações incluem: irritabilidade, meningite asséptica (25%), artralgia e artrite (30%), disfunção hepática, hidropisia de vesícula biliar, diarreia, otite média, uveíte, eritema e endurecimento do local de inoculação da BCG.

As recidivas estão associadas a um maior risco de doença coronariana e se apresentam como febre e pelo menos outro sinal agudo.

DIAGNÓSTICO

Febre pelo menos durante 5 dias sem causa definida e a presença de quatro das seguintes condições:

- Congestão conjuntival bilateral estéril.
- Alteração da mucosa de orofaríngea: lábios eritematosos, edemaciados e fissurados, eritema difuso da orofaringe, língua "em morango" ou "framboesa".
- Alteração de extremidades: edema ou eritema de palmas das mãos ou plantas dos pés, descamação periungueal dos dedos das mãos ou pés e da região perineal.
- Exantema polimorfo.
- Linfadenopatia cervical, maior que 1,5 cm, geralmente unilateral.

O diagnóstico é feito pela presença de febre e quatro dos demais critérios ou apenas três, se há evidência de aneurisma coronariano.

Nos exames complementares, o hemograma evidencia plaquetose, na segunda ou terceira semana da doença; VHS se eleva desde o início e permanece até o final da fase de convalescença; ANA e FR são negativos; o eletrocardiograma (ECG) avalia principalmente as alterações miocárdicas e arritmias e o ecocardiograma, que deve ser realizado ao diagnóstico e semanalmente no primeiro mês, é importante na detecção de aneurismas

O diagnóstico diferencial inclui: doenças mediadas pelas toxinas do estreptococo β-hemolítico do grupo A e estafilococo, infecções virais e doenças alérgicas.

Tratamento

O tratamento tem por objetivo reduzir a inflamação do miocárdio e artérias coronárias, além de impedir a formação de aneurisma e trombose.

Na fase aguda: ácido acetilsalicílico (80 a 100 mg/kg/dia, em 4 doses, máximo 2 a 3 g/dia) e gamaglobulina intravenosa, que deve ser dada até o 14º dia do início da febre, 2 g/kg em infusão por 12 horas.

Na fase subaguda: ácido acetilsalicílico (3 a 5 mg/kg/dia, dose única, máximo 100 mg/dia) e/ou dipiridamol (2 a 6 mg/kg/dia, em três doses), durante o período de plaquetose ou por tempo indeterminado nos casos de aneurisma coronariano, mesmo se houver desaparecimento ao ecocardiograma. A associação com terapia anticoagulante oral é indicada nos casos de aneurismas gigantes.

O uso de corticosteroide, na forma de pulsoterapia (30 mg/kg/dia intravenosa, correr em 1 hora), em combinação com o AAS é indicado em pacientes não responsivos à terapêutica convencional com a gamaglobulina intravenosa. Outros tratamentos, nos casos resistentes, incluem: metotrexato, anticorpos monoclonais anti-TNF-α e ciclofosfamida.

Prognóstico

É uma doença autolimitada. Com exceção das complicações cardiovasculares, as outras manifestações são benignas e não deixam sequelas.

GRANULOMATOSE DE WEGENER (GW)

Definição

Vasculite sistêmica necrosante que compromete artérias e veias de médio calibre do sistema respiratório superior e/ou inferior e rins.

Etiologia

Desconhecida. As hipóteses incluem autoimunidade, hipersensibilidade ou reação alérgica a antígenos desconhecidos e sensibilização do trato respiratório a bactérias.

Epidemiologia

Rara na infância e na adolescência, ocorre principalmente após os 20 anos de idade. Quanto ao sexo, os dados são controversos e alguns estudos demonstram predomínio do sexo feminino.

Quadro clínico

Em geral, o início é inespecífico com febre, mal-estar, perda de peso, artrite/artralgia e doenças do trato respiratório superior e/ou inferior.

Rinorreia, úlcera de mucosa nasal, epistaxe, tosse persistente, drenagem e dor dos seios paranasais, erosão e perfuração do septo nasal, levando à deformidade nasal, otite média recorrente, perda de audição e estenose subglótica são os sinais de comprometimento das vias aéreas superiores.

O paciente com comprometimento pulmonar pode ser assintomático ou apresentar dispneia, tosse, dor torácica, pneumonia, infiltrados e nódulos pulmonares.

A doença renal pode ser assintomática por um longo período e posteriormente apresentar hematúria, proteinúria, insuficiência renal e menos frequentemente hipertensão e hematúria macroscópica.

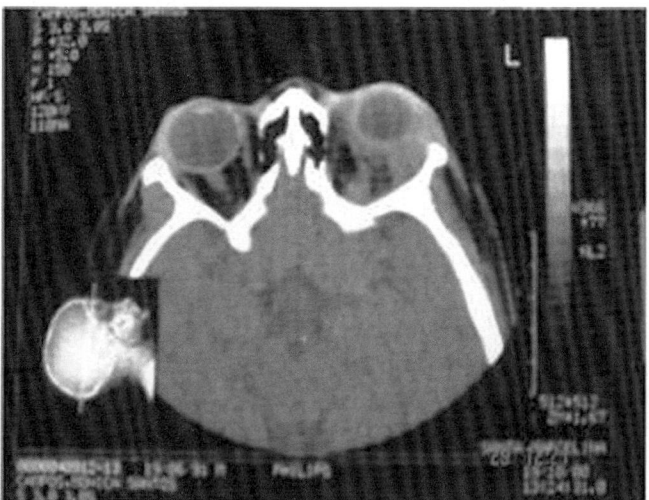

Fig. XXI.2.6. Pseudotumor orbital no olho esquerdo.

Púrpuras, petéquias, vesículas, pápulas e nódulos subcutâneos são as principais manifestações cutâneas.

O comprometimento ocular é descrito em 25% dos casos, as principais manifestações clínicas são: conjuntivite, visão turva, esclerite, episclerite, úlcera de córnea e vasculite do nervo óptico. Pseudotumor orbital, decorrente do processo inflamatório retrobulbar, pode causar proptose ou protrusão do olho comprometido (Fig. XXI.2.6).

Artralgia e mialgia, frequentes nas crianças, são as principais manifestações do sistema musculoesquelético e, muitas vezes, podem preceder a exacerbação da doença.

Diagnóstico

Presença de pelo menos três dos seguintes critérios:

- Anormalidades urinárias: hematúria e/ou proteinúria significantes.
- Inflamação granulomatosa na biópsia, a biópsia renal mostra caracteristicamente glomerulonefrite necrosante pauci-imune.
- Inflamação dos seios paranasais.
- Estenose subglótica, traqueal ou endobrônquica.
- Radiografia ou tomografia computadorizada de tórax anormal.
- Presença de p-ANCA ou c-ANCA.

Na avaliação laboratorial, o hemograma mostra anemia e plaquetose. As provas de fase aguda estão geralmente elevadas e podem ser utilizadas para monitorar a atividade da doença. O antígeno relacionado com o fator VIII (fator de von Willebrand) pode estar elevado. Nos pacientes com comprometimento renal, o sedimento urinário evidencia hematúria, proteinúria e/ou cilindros hemáticos.

O anticorpo contra o citoplasma de neutrófilos (c-ANCA) foi descrito como um exame com alta especificidade e sensibilidade para o diagnóstico e controle da atividade na GW, sendo considerado o anticorpo mais importante; entretanto, pode ser negativo mesmo na atividade e em pacientes pediátricos tem sido pouco encontrado. O anticorpo antinuclear é em geral negativo.

Radiografia de tórax deve ser realizada em todos os pacientes, pois um terço dos casos com alteração radiográfica são assintomáticos.

A tomografia computadorizada dos seios da face evidencia o espessamento ou opacificação dos seios paranasais. A biópsia, em geral, é realizada do trato respiratório superior, pela alta frequência de comprometimento dessa região, podendo ser feita também biópsia pulmonar ou renal.

Tratamento

O tratamento se baseia na associação de corticosteroides, em altas doses, oral ou intravenosa, associados a metotrexato, ciclofosfamida, azatioprina, micofenolato de sódio ou bloqueadores do TNF-α.

Sulfametoxazol/trimetopim é utilizado como profilaxia para processos infecciosos, particularmente do trato respiratório que poderiam ativar a inflamação vascular.

Prognóstico

O prognóstico melhorou muito com a associação de corticosteroides e imunossupressores, induzindo a remissão em até 97% dos casos. Recidivas ocorrem em 50% dos pacientes.

SÍNDROME DE CHURG-STRAUSS

Definição

A síndrome de Churg-Strauss ou granulomatose alérgica é extremamente rara na infância, compromete vasos de pequeno e médio calibres.

Quadro clínico

O comprometimento pulmonar, caracterizado pela presença de asma, pode preceder a doença durante anos e ser acompanhado de febre, mal-estar, fadiga e perda de peso. Outras lesões são descritas: derrame pleural, condensações nodulares, cavitações, sinusite paranasal e polipose nasal.

Púrpura palpável, nódulos cutâneos dolorosos, eritema, urticária, infarto cutâneo e livedo reticular estão presentes em 60% a 70% dos casos.

A mononeurite múltipla é a manifestação mais comum (70%) de neuropatia periférica.

Úlceras gástricas, isquemia e perfurações intestinais, colite ulcerativa, gastrite, enterite, sangramento intestinal, apendicite e pancreatite estão presentes em 40% dos pacientes.

Diagnóstico

Os critérios de classificação da síndrome de Churg-Strauss de acordo com o *American College Rheumatology* (1990)* são os seguintes:

- Asma.
- Eosinofilia superior a 10%.
- Neuropatia.
- Opacificação transitória ou migratória pulmonar.
- Anormalidade de seios paranasais.
- Eosinófilo extravascular na biópsia.

As alterações laboratoriais são inespecíficas. No hemograma, eosinofilia está presente em mais de 80% dos pacientes. Provas de fase aguda, níveis séricos de IgE e gamaglobulina estão elevados. O p-ANCA está presente em 70% dos pacientes.

---

* Para o diagnóstico da síndrome de Churg-Strauss, o paciente deve apresentar pelo menos quatro critérios.

Na biópsia de pele, pulmão, rim, nervo ou músculo, observam-se pequenos granulomas necrosantes, bem como vasculite necrosante de pequenas artérias e vênulas.

Tratamento

O corticosteroide oral (prednisona: 1 a 2 mg/kg/dia) é a droga de escolha. Corticosteroide intravenoso é usado em situações de risco de vida e pode ser associado a imunossupressores (ciclofosfamida).

Prognóstico

Miocardite grave e doença gastrointestinal estão associadas a pior prognóstico.

PÚRPURA DE HENOCH-SCHÖNLEIN (PHS)

Definição

Vasculite leucocitoclástica, caracterizada pela deposição de imunocomplexos, principalmente IgA e C3, acometendo vasos de pequeno calibre em vários órgãos e sistemas.

Epidemiologia

É a vasculite mais comum na infância, com incidência maior no sexo masculino (2:1) e faixa etária entre 2 e 15 anos.

Etiologia

A etiologia é desconhecida, vários agentes são descritos como possíveis desencadeantes, entre eles o estreptococo β-hemolítico do grupo A. Três quartos dos pacientes têm antecedente de infecção de vias aéreas superiores ou gastrointestinal. São descritas associações com medicações, vacinas, alimentos, exposição ao frio e picada de inseto.

Quadro clínico

O comprometimento cutâneo ocorre em todos os pacientes, principalmente em membros inferiores e na região glútea. As lesões iniciam-se como eritema macular ou ur-

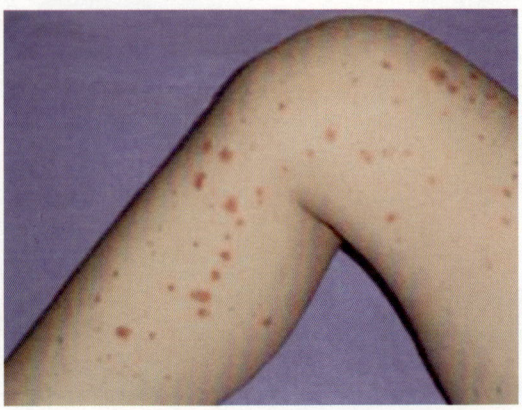

Fig. XXI.2.7. Púrpura palpável.

ticariforme em face dorsal de pernas e próximo aos tornozelos; após 12 a 24 horas, evoluem para púrpura e, às vezes, coalescem e formam equimoses que podem ulcerar. Evolui para cura em 15 a 30 dias, sem deixar sequelas.

O comprometimento articular ocorre em 60% a 85% dos casos, sendo as articulações mais envolvidas joelhos e tornozelos. O quadro é transitório e não deixa sequela, podendo preceder as lesões cutâneas.

Os sintomas gastrointestinais ocorrem em 50% a 80% dos pacientes. A manifestação mais característica é a dor abdominal, em cólica, que pode estar associada a vômito, simulando abdome agudo. Em alguns casos, evolui com sangramento intestinal, evacuação "em geleia de morango", decorrente da intussuscepção intestinal.

O comprometimento renal ocorre em 20% a 50% dos casos. As manifestações podem ser: hematúria, proteinúria, menos frequentemente síndrome nefrótica, nefrítica, hipertensão arterial e falência renal (1% a 2%). Normalmente a lesão renal ocorre nos primeiros 3 meses da doença e nas recidivas pode ser mais tardia.

Outras manifestações incluem: hepatoesplenomegalia, infarto do miocárdico, hemorragia pulmonar, derrame pleural, comprometimento de sistema nervoso central (mudança de comportamento, cefaleia, déficit focal) e periférico (mononeuropatias), edema escrotal e torção testicular.

DIAGNÓSTICO

Púrpura palpável (critério maior), na presença de pelo menos um dos seguintes critérios (Fig. XXI.2.7):

- Dor abdominal difusa.
- Biópsia mostrando predominantemente depósito de IgA.
- Artrite aguda ou artralgia de qualquer articulação.
- Comprometimento renal (hematúria e/ou proteinúria).

Não há teste laboratorial específico. Elevação de ASLO é encontrada em 30% dos casos. Nível aumentado do antígeno relacionado com o fator VIII (fator de von Willebrand) pode ser utilizado como marcador de dano endotelial.

A biópsia renal é indicada em pacientes com síndrome nefrótica, deterioração progressiva da taxa de filtração glomerular, sugestiva de curso rapidamente progressivo, e síndrome nefrítica, hipertensão arterial ou insuficiência renal que persiste durante 2 a 4 semanas. A biópsia de pele mostra vasculite leucocitoclástica com depósitos de IgA, C3 e fibrina nos vasos dérmicos.

Tratamento

Na grande maioria dos casos não há necessidade de tratamento medicamentoso, somente orientação quanto à hidratação e monitoração das complicações abdominais e renais. As lesões cutâneas resolvem-se espontaneamente.

O quadro articular melhora com analgésico ou anti-inflamatório não hormonal, ibuprofeno (20 a 30 mg/kg/dia, dividido em três doses, máximo 2,4 g/dia) e naproxeno (15 a 20 mg/kg/dia, em 2 doses, máximo 1 g/dia). Corticosteroide oral (prednisona: 1-2 mg/kg/dia com redução em 4 semanas), indicado nas manifestações gastrointestinais e renais. Nos casos com hemorragia gastrointestinal e nefrite grave, o corticosteroide intravenoso (metilprednisolona: 30 mg/kg/dose) é utilizado. Nas nefrites não responsivas ou proliferativas difusas e nas complicações graves, como hemorragia pulmonar ou cerebral, a associação com imunossupressores (azatioprina, metotrexato ou ciclofosfamida) é indicada. Nas lesões cutâneas persistentes ou recorrentes, pode-se utilizar a dapsona (1 mg/kg, máximo 100 mg/dia).

Prognóstico

Na maioria dos pacientes, a doença é autolimitada em 4 semanas; porém, aproximadamente 16% a 40% dos pacientes apresentam uma ou mais recorrências, que podem eclodir após o início do quadro. A mortalidade na fase aguda deve-se a complicações gastrointestinais e insuficiência renal aguda. A morbidade e a mortalidade, a longo prazo, relacionam-se com a insuficiência renal crônica.

Crianças sem alterações renais devem ser acompanhadas pelo menos durante 5 anos, com avaliações periódicas da função renal.

VASCULITE DE HIPERSENSIBILIDADE

Historicamente conhecida como doença do soro, foi descrita após tratamento para difteria e tétano. Atualmente é observada após tratamento de botulismo, mordida de cobra ou uso de globulina antitimócito em pacientes transplantados. Medicações também são descritas: penicilina, sulfonamida, quinolona, alopurinol, diurético tiazídico e anti-inflamatórios não hormonais.

Quadro clínico

A sintomatologia inicia-se 1 a 14 dias após a exposição ao antígeno e caracteriza-se por febre, artralgia, artrite, mialgia, linfadenopatia e eritema. As lesões cutâneas são: púrpura palpável, mácula purpúrica ou eritematosa, pápulas, urticária, vesículas, bolhas hemorrágicas e úlceras. Normalmente aparecem em membros inferiores.

Diagnóstico

Os critérios de classificação da vasculite de hipersensibilidade de acordo com *American College Rheumatology* (1990)* são:

---

* Para o diagnóstico são necessários no mínimo três dos critérios. Em crianças, o critério idade não é utilizado.

- Idade maior que 16 anos.
- Medicação no início da doença.
- Púrpura palpável.
- Exantema maculopapular.
- Neutrófilos polimorfonucleares na parede vascular.
- Eosinófilos na biópsia.

No hemograma, leucocitose pode estar presente e geralmente se acompanha de eosinofilia. Na biópsia de pele, observa-se vasculite com infiltrado celular contendo numerosos neutrófilos e eosinófilos.

Tratamento

A primeira medida é tentar identificar e afastar o agente desencadeante. O uso de medicamentos é restrito a anti-histamínico sistêmico, nas lesões cutâneas, e antiinflamatório não hormonal, quando o quadro articular é intenso. Corticosteroide oral (prednisona: 0,5 a 1 mg/kg/dia) é indicado nos quadros cutâneos extensos, até a melhora da sintomatologia, com reduções rápidas.

Prognóstico

É autolimitada e aguda, com duração de 2 a 4 semanas, podendo evoluir em surtos ou tornar-se crônica.

DOENÇA DE BEHÇET
Definição

Vasculite inflamatória, sistêmica, crônica, caracterizada pela presença de aftas orais recorrentes, úlcera genital e doença ocular.

Etiologia

É desconhecida: em adultos há associação com o HLA-B5 e o B51. Altos títulos de anticorpos para o estreptococo β-hemolítico do grupo A, vírus herpes simples, vírus da hepatite C e parvovírus B19 já foram detectados em pacientes com doença de Behçet.

Epidemiologia

É mais comum nos países do leste europeu e asiáticos. Ocorre, em geral, após a puberdade entre 20 e 40 anos, sendo rara na infância.

Em adultos, a relação masculino:feminino é de 2:1; na puberdade, não há predomínio de sexo.

QUADRO CLÍNICO

Aftas orais recorrentes (pelo menos três em 1 ano) aparecem em quase todos os pacientes e, frequentemente, é a primeira manifestação da doença, principalmente em pacientes cujo início ocorre antes dos 16 anos (87%); duram de 7 a 14 dias, são dolorosas e não deixam cicatrizes.

Úlceras genitais também são recorrentes, dolorosas, geralmente têm início após a puberdade e evoluem com cicatrizes. No sexo masculino, são descritas na glande e, no sexo feminino, na vulva e na vagina. Úlceras perianais são observadas na doença com início antes da puberdade.

Manifestações cutâneas: lesões papulopustulares, úlceras, eritema multiforme e eritema nodoso. Reação de patergia consiste em uma lesão, pápula ou pústula, que aparece 24 a 48 horas após a picada com agulha; esta reação é característica, porém não é patognomônica.

Manifestações oculares, mais frequentes no sexo masculino, incluem: uveíte aguda, anterior, posterior ou total, vasculite de retina, conjuntivite, papiledema e atrofia do nervo óptico.

As manifestações neuropsiquiátricas são menos frequentes e incluem: cefaleia, meningite asséptica, hipertensão intracraniana benigna, paresia, neuropatia periférica, distúrbio psiquiátrico orgânico, depressão, perda de memória e alteração de personalidade.

Aneurisma e trombose venosa arterial ocorrem principalmente por vasculite e não são secundários à alteração de coagulação.

Outras manifestações, menos freqüentes, incluem: gastrointestinais (dor abdominal, diarreia, hepatomegalia, esplenomegalia, colite ulcerativa, gastrite), pulmonares (hemoptise, dor torácica, tosse, trombose venosa pulmonar, linfadenopatia e aneurisma pulmonar), cardíacas (miocardite e arritmia), renais (proteinúria e hematúria), artrite e artralgia.

Diagnóstico

Critérios de classificação da doença de Behçet de acordo com o *International Study Group for Behçet's Disease* (1990) são:

Úlcera oral recorrente e mais dois dos seguintes critérios:

- Úlcera genital recorrente: úlcera ou cicatriz.
- Lesão ocular: uveíte posterior típica, com trombose e artérias e veias.
- Lesões de pele: eritema nodoso, pseudofoliculite ou lesão papulopustular, ou nódulos acneiformes em pacientes após a adolescência ou o uso de corticosteroide.
- Patergia: reação cutânea 24 a 48 horas após picada com agulha.

O intervalo entre a primeira manifestação, que em geral são as úlceras orais recorrentes, e a segunda pode demorar anos; nessee caso, o preenchimento dos critérios ocorrerá já na adolescência ou na idade adulta.

Tratamento

Nas lesões de mucosas são utilizadas colchicina oral (1,5 mg/dia), talidomida (2 mg/kg dia) e corticosteroide tópico, hexacetonida de triancinolona nas úlceras orais e betametasona nas úlceras genitais. Corticosteroides sistêmicos estão indicados para as alterações oculares e neuropsiquiátricas, com melhores resultados quando associados a imunossupressores, ciclofosfamida, azatioprina, metotrexato, clorambucil ou ciclosporina A e mais recentemente bloqueadores do TNF-α.

Prognóstico

Pacientes jovens e do sexo masculino têm pior prognóstico.

BIBLIOGRAFIA

Akikusa JD, Schneider R, Harvey YEA, Heber D, Thorner PS, Laxer RM et al. Clinical features and outcome of pediatric Wegener's granulomatosis. Arthritis Rheum 2007; 57:837-844.

Albuquerque P, Terreri MT, Len C, Hilário MOE. Doença de Behçet na infância. J Pediatr (RJ) 2002; 78:128-132.

Almeida JL, Campos LM, Paim LB et al. Renal involvment in Henoch-Schölein purpura: a multivariate analysis of initial prognostic factors. J Pediatr (RJ) 2007; 83(3):259-266.

Bahabri SA, AL-Mazyed A, AL-Balaa S, EL-Ramahi L, Al-Dalaan A. Juvenile Behçet'disease in Arab children. Clin Exp Rheumatol 1996; 14:331-335.

Dajani AS, Taubert KA, Takahashi M. Guidelines for long-term management of patients with Kawasaki disease. Circulation 1994; 89(2):916-922.

Dale RC, Saleem MA, Daw S. Treatment of severe complicated Kawasaki disease with oral prednisolone and aspirin. J Pediatr 2000; 137(5):723-726.

Dedeoglu F, Sundel RP. Vasculitis in children. Pediatr Clin N Am 2005; 52:547-575.

Dowain AW, Newburger JW Baker A. Treatment of immune globulin-resistant Kawasaki disease with pulsed doses of corticosteroids. J Pediatr 1996; 128(1):146-149.

Fraga A, Medina F. Takayasu's arteritis. Curr Rheumatol Rep 2002; 4:30-38.

Franco FG, Giorgi D, Gutierrez P. The patient is a 11-year-old girl with Takayasu arteritis and heart failure. Arq Bras Cardiol 2001; 77:587-589.

Hall S, Buchbinder R. Takayasu's arteritis. Rheum Dis North Am 1990; 16:411-421.

Hirschheimer SMS, Ferriani VPLM, Barbosa CMPL et al. Vasculite. In: Terreri MTRA, Sacchetti SB (eds.). Reumatologia para o pediatra. Sociedade de Pediatria de São Paulo, Departamento de Reumatologia. São Paulo: Atheneu, 2008:111-129.

Karageorgaki ZT, Mavragani CP, Papathanasiou MA, Skopouli FN. Infliximabe in Takayasu arteritis: a safe alternative? Clin Rheumatol 2007; 26:984-987.

Kiss MK. Vasculites. Rev Bras Reumatol 2000; 40:S14-S16.

Koné-Paul I, Yurdakul S, Bahabri AS, Shafae N et al. Clinical features of Behçet'disease in children: an international collaborative study of 86 cases. J Pediatr 1998; 132:721-725.

Langford CA. Update on Wegener granulomatosis. Clevelan Clinic Journal of Medicine 2005; 72: 689-697.

Lindesley CB. Granulomatous vasculitis, giant cell arteritis, and sarcoidosis. In: Cassidy JT, Petty RE (eds.). Textbook of pediatric rheumatology. 4 ed. Philadelphia: Saunders, 2001:604-627.

Morales E, Peneda C. Takayasu's arteritis in children. J Rheumatol 1991; 18:1.081-1.084.

Oliveira SKF. Vasculites. In:Oliveira SKF, Azevedo EC. Reumatologia pediátrica. 2 ed. Rio de Janeiro: Revinter, 2001:350-363.

Ozen S, Anton J, Arisoy N et al. Juvenile poliarteritis: results of a multicenter survey of 110 children. J Pediatr 2004; 145:517-522.

Ozen S, Duzova A, Bakkaloglu A, Bilginer Y, Cil BE, Demircian M et al. Takayasu arteritis in children: preliminary experience with cyclophosphamide induction and corticosteroids fllowed by methotrexate. J Pediatr 2007; 150:72-76.

Ozen S, Ruperto N, Dillon MJ et al. Eular/PReS endorsed consensus criteria for the classification of childhood vasculitides. Ann Rheum Dis 2006; 65:936-941.

Petty RE, Cassidy JT. Behcet's disease and other vasculitides. In: Cassidy JT, Petty RE (eds.). Textbook of pediatric rheumatology. 4 ed. Philadelphia: Saunders, 2001:629-638.

Petty RE, Cassidy JT. Leukocytoclastic vasculitis. In: Cassidy JT, Petty RE (eds.). Texbook of pediatric rheumatology. 4 ed. Philadelphia: Saunders, 2001:569-579.

Petty RE, Cassidy JT. Polyarteritis nodosa and related vasculitides. In: Cassidy JT, Petty RE (eds.). Textbook of pediatric rheumatology. 4 ed. Philadelphia: Saunders, 2001:595-603.

Roane DW, Griger DR. An Approach to diagnosis and initial management of systemic vasculitis. Am Fam Physician 1999; 60:1.421-30.

Sabbadini M, Bozzolo E, Baldissera E. Takayasu's arteritis. J Nephrol 2001; 14(6):525-531.

Scartz NE, Alauoui S, Vignon-Pennamenm.D, Cordoliani F, Fermand JP, Morel P, Rybojad M. Successful treatment in two cases of steroid-dependent cutaneous polyarteritis nodosa with low-dose methotrexate. Dermatology 2001; 203(4):336-338.

Schmidt WA, Blockmans D. Use of ultrasonografy and positron emission tomography in the diagnosis and assessment of large-vessel vasculitis. Curr Opin Rheumatol 2004; 17:9-15.

Shinjo K, Pereira MR, Tizziani VAP, Radu AS, Levy Neto M. Mycophenolato mofetil reduces disease activity and steroid dosage in Takayasu arteritis. Clin Rheumatol 2007; 26:1.871-1.875.

Silva CAA, Vecchi AP. Vasculites. In: Silva CAA. Doenças reumáticas na criança e no adolescente. São Paulo: Manole, 2008:127-143.

Silvac A, Campos LM, Liphaus BL et al. Púrpura de Henoch-Schönlein na criança e adolescente. Rev Bras Reumatol 2000; 40(3):128-136.

Stockhein JA, Innocentini N, Shulman ST. Kawasaki disease in older children and adolescents. J Pediatr 2000; 137(2):250-252.

Vecchi AP, Silva CAA, Liphaus BL, Campos LMMA, Fujimura MD, Groszmann VHKK, Kiss MHB. Granulomatose de Wegener na faixa etária pediátrica: relato de cinco casos e revisão da literatura. Rev Bras Reumatol 2001; 41(6):337-346.

Vellaichamy M, Myones BL. Polyarteritis nodosa. Disponível em: http://www.emedicine.com/ped/topic 1844.htm. Acesso em: 3/3/2002.

Yoshitsugu K., Kaoru N, Sunao H. Renal involvement in Henoch-Schölein purpura: A multivariate analysis of prognostic factors. Kidney International 1998; 53:1.755-1.759.

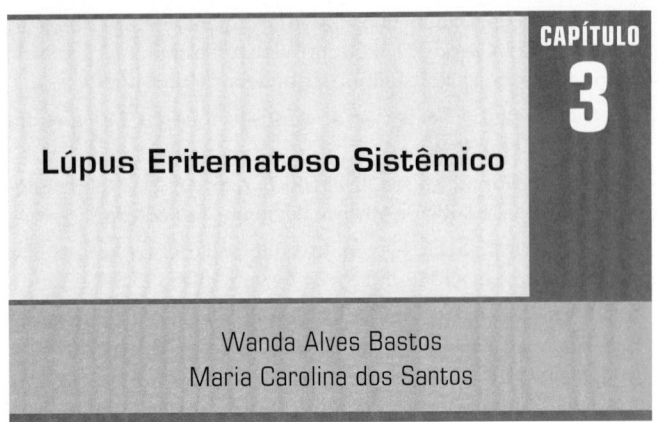

CAPÍTULO 3

Lúpus Eritematoso Sistêmico

Wanda Alves Bastos
Maria Carolina dos Santos

INTRODUÇÃO

Lúpus eritematoso sistêmico (LES) é uma doença crônica, autoimune, multissistêmica, caracterizada por distúrbio imunológico que resulta na produção de autoanticorpos e formação de imunocomplexos, ativação do complemento, com consequente processo inflamatório em vários tecidos. A história natural do LES é imprevisível. Sua apresentação clínica é muito variada, podendo iniciar-se com manifestações que mimetizam outras doenças, assim permanecendo por meses ou anos, ou se apresentar com quadro agudo grave de comprometimento multissitêmico. Evolui com remissões e exacerbações no curso da doença.

A etiologia do LES é desconhecida; entretanto, vários fatores, como predisposição genética, fatores hormonais, imunológicos e ambientais, estão associados ao seu desenvolvimento.

A incidência do LES nos EUA, em crianças com menos de 15 anos, foi de 0,5 a 0,6/100.000 por ano na década de 1970 e é de 0,36/100.000 por ano no Canadá. Em nosso meio, não existe estatística para esta doença na infância.

É mais frequente nas raças negra e amarela, com relação à raça branca.

Pouco frequente em crianças com menos de 5 anos de idade, seu pico de incidência ocorre na segunda década de vida.

Quanto ao sexo, observa-se que, na faixa etária entre 0 e 9 anos, a relação menino:menina é de 3:4, entre 10 e 14 anos, de 1:4 e, entre 15 e 19 anos, de 1:9.

MANIFESTAÇÕES CLÍNICAS

As manifestações clínicas do LES podem variar de um quadro crônico, insidioso, com sintomas inespecíficos, como astenia, febre e artralgias, até queixas agudas e, às vezes, de evolução fatal.

O Colégio Americano de Reumatologia elaborou 11 critérios para a classificação do LES, que também são usados para diagnóstico e apresentam uma sensibilidade de 96% e especificidade de 100% no LES na infância. A presença de quatro critérios é suficiente para o diagnóstico (Quadro XXI.3.1).

Manifestações constitucionais

Febre intermitente ou contínua, astenia, perda de peso e anorexia são sintomas muito frequentes como primeira manifestação ou nas reagudizações. O LES deve ser também considerado na exploração de febre de origem indeterminada.

Manifestações mucocutâneas

O clássico eritema em "asa de borboleta" (Fig. XXI.3.1) ocorre em apenas um terço das crianças como manifestação inicial. Trata-se de um eritema macular ou maculopapular, fotossensível, acometendo a região malar bilateralmente e o dorso de nariz, mas poupando os sulcos nasolabiais. Cura sem deixar cicatrizes. Eritema maculopapular pode ocorrer em qualquer área do corpo, principalmente nas áreas expostas. As lesões cutâneas do LES costumam ser fotossensíveis. São frequentes a vasculite palmoplantar, o eritema periungueal e as lesões petequiais ou purpúricas. Outras manifestações cutâneas menos frequentes incluem urticária, angioedema e paniculite. Ulcerações e gangrena podem refletir quadro de vasculite grave ou trombose arterial associada à síndrome antifosfolípide.

Lesão discoide é menos frequente em crianças e manifesta-se como lesões eritematodescamativas com região central atrófica que evoluem com cicatriz e alteração da pigmentação.

O fenômeno de Raynaud é descrito em 30% dos pacientes, e o livedo reticular também apresenta alta incidência, localizando-se principalmente nos membros inferiores.

Úlceras de mucosas são frequentes (em 30% dos casos) e podem ocorrer em palato mole ou duro, no septo nasal e nos órgãos genitais (Fig. XXI.3.2). Geralmente,

Quadro XXI.3.1. Critérios para classificação do lúpus eritematoso sistêmico

Rash malar
Úlceras de mucosa
Fotossensibilidade
Rash discoide
Artrite não erosiva
Nefrite: proteinúria > 0,5 g/dia e/ou cilindrúria
Sistema nervoso: convulsões e/ou psicose
Serosite: pleurite e/ou pericardite
Citopenia: anemia hemolítica, trombocitopenia, leucopenia e/ou linfocitopenia
FAN positivo
Anti-DNA dupla hélice positivo, anti-Sm e/ou anticorpo antifosfolípide: anticorpos anticardiolipina IgG ou IgM, ou anticoagulante lúpico, ou reação sorológica para sífilis falso-positiva, por pelo menos 6 meses

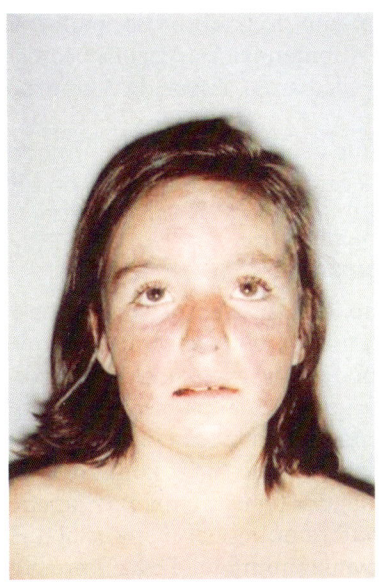

Fig. XXI.3.1. Eritema facial maculopapular em asa de borboleta.

grandes articulações; excepcionalmente, é acompanhada por erosão articular e/ou deformidade permanente. Diante de crianças com quadros articulares que não preenchem os critérios de Jones para febre reumática, nem as do Colégio Americano de Reumatologia para artrite idiopática juvenil, e cuja pesquisa diagnóstica não indica artrite bacteriana ou viral, relacionada com leucose, o LES deve fazer parte do diagnóstico diferencial. Mialgia e fraqueza muscular podem estar presentes e refletem um quadro agudo.

Manifestações neurológicas

Complicações neuropsiquiátricas constituem importante causa de morbidade e mortalidade, ocorrendo em 20% a 40% das crianças, e incluem manifestações clínicas agudas e crônicas, assim como alterações difusas e focais. As principais manifestações psiquiátricas consistem em depressão, labilidade emocional, dificuldade de con-

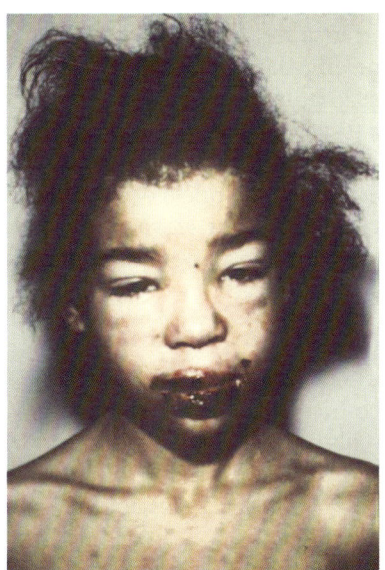

Fig. XXI.3.2. Edema palpebral e úlceras nos lábios.

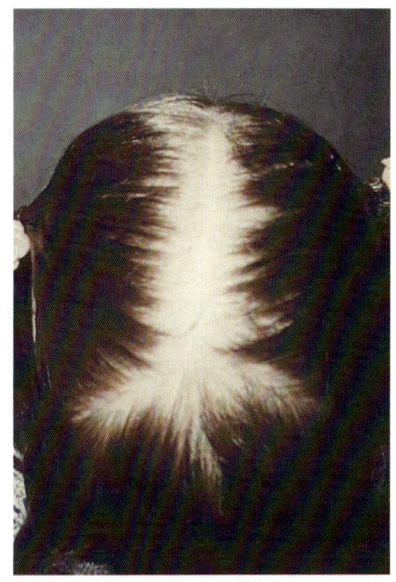

Fig. XXI.3.3. Alopecia.

são indolores, podendo tornar-se dolorosas na presença de infecção secundária.

A alopecia geralmente se manifesta como perda difusa de cabelo, que regride com o controle de atividade da doença, mas lesões discoides podem ocorrer no couro cabeludo, evoluindo com cicatriz e perda definitiva do cabelo (Fig. XXI.3.3).

É importante a pesquisa do LES diante de quadros de lesões cutâneas variadas, fotossensíveis e de duração prolongada (Fif. XXI.3.4).

Manifestações musculoesqueléticas

Artrite e/ou artralgia estão presentes com grande frequência no LES. A artrite pode acometer pequenas e

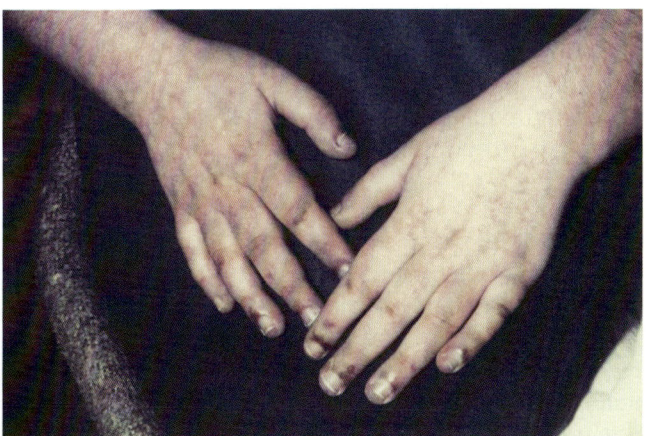

Fig. XXI.3.4. Eritema periungueal.

centração e memória, dificuldade no acompanhamento escolar e psicose.

Em 1999, o Colégio Americano de Reumatologia (ACR) *ad hoc Committee on Neuropsichiatric Lupus Nomenclature* elaborou definições de 19 síndromes neuropsiquiátricas do LES e estabeleceu recomendações para a avaliação clínica padrão mínima e laboratorial, além de técnicas de imagem e testes neuropsicológicos necessários para o diagnóstico.

Uma queixa frequente é cefaléia, que pode ser causada por diferentes fatores e, algumas vezes, fica difícil determinar sua relação com o comprometimento lúpico do SNC.

Crises convulsivas podem ocorrer por hipertensão, trombose, hemorragia, vasculite e anticorpos contra células neuronais. Processos infecciosos e uremia podem desencadeá-las, devendo ser excluídos.

Muitas vezes, a coreia é a primeira manifestação da doença lúpica, precedendo as outras alterações, podendo estar associada a anticorpos antifosfolípides. É importante o diagnóstico diferencial com coreia reumática em adolescente do sexo feminino que apresente coreia pura.

Acidente vascular cerebral pode resultar de vasculite ou trombose decorrente da síndrome do anticorpo antifosfolípide. Acometimento do sistema nervoso periférico também pode ocorrer.

Manifestações hematológicas

Anemia hemolítica ou púrpura trombocitopênica idiopática isoladas podem constituir as primeiras manifestações do LES, precedendo em meses ou anos outros sintomas. Neste caso, os pacientes deverão ser acompanhados e investigados periodicamente para a detecção do LES.

Síndrome do anticorpo antifosfolípide secundária

Atualmente é descrita maior incidência da síndrome do anticorpo antifosfolípide em pacientes com LES, a qual é definida pela ocorrência de eventos trombóticos (arteriais e venosos recorrentes) e presença de autoanticorpos contra fosfolípide, como o anticoagulante lúpico e/ou anticorpo anticardiolipina IgG ou IgM e/ou antibeta-2-glicoproteína 1. Seu diagnóstico deve ser investigado pela gravidade que representa, afetando os sistemas nervoso e cardíaco.

Manifestações cardíacas

O comprometimento cardíaco no LES pode ocorrer no pericárdio, no miocárdio e no endocárdio.

A manifestação cardíaca mais frequente é a pericardite, geralmente silenciosa e muitas vezes isolada, diferentemente da febre reumática, na qual se observa pancardite. O comprometimento do miocárdio é representado por insuficiência cardíaca congestiva (ICC) e arritmias. O comprometimento do endocárdio manifesta-se pela endocardite de Libman-Sacks (vegetações não infecciosas das válvulas cardíacas) associada à síndrome antifosfolípide.

Atualmente vem sendo descrito aumento da incidência da doença cardíaca aterosclerótica no LES.

Manifestações pulmonares

A pleurite, com ou sem derrame, é a manifestação mais comum do aparelho respiratório no LES. O derrame pleural pode ocorrer associado a síndrome nefrótica, insuficiência cardíaca e infecções, como tuberculose. Derrames pleurais volumosos são raros. Pneumonite lúpica aguda pode manifestar-se com um quadro de febre, tosse, dispneia, dor pleurítica e hipóxia, podendo ser seguida pela doença pulmonar intersticial difusa.

A hemorragia pulmonar é rara, porém grave, potencialmente fatal, e pode iniciar-se com dor torácica, hemoptise e queda abrupta do hematócrito.

As alterações tromboembólicas geralmente estão associadas à presença de anticorpos antifosfolípides e podem ser a causa de dispneia e cianose transitórias ou episódicas inexplicáveis.

Hipertensão pulmonar manifesta-se por dispneia aos esforços, dor torácica e tosse crônica improdutiva.

Outra alteração do aparelho respiratório que pode estar relacionada com dispneia é a disfunção do diafragma, que se caracteriza por elevação uni ou bilateral da cúpula diafragmática à radiografia de tórax.

Manifestações oculares

Uveíte anterior ou iridociclite, vasculite retiniana e xerostomia com ceratoconjuntivite são alterações decorrentes do envolvimento ocular. Corpos citoides são evidenciados ao exame do fundo de olho e caracterizam-se por manchas brancas adjacentes aos vasos retinianos.

Manifestações renais

A nefrite lúpica caracteriza-se por diferentes lesões histológicas, com predomínio do acometimento glomerular.

A doença renal é frequente, de instalação precoce e grave nas crianças lúpicas. Diante da presença de hematúria microscópica ou proteinúria isoladas, sem definição da etiologia, a possibilidade diagnóstica do lúpus deve ser considerada.

De acordo com os achados histológicos do glomérulo à microscopia óptica (MO), de imunofluorescência (IF) e eletrônica (ME), foi elaborado um sistema de classificação pela OMS, revisto em 1995 (Quadro XXI.3.2). Esta classificação foi novamente revista pela Sociedade Internacional de Nefrologia e pela Sociedade de Patologia Renal, em 2004, o que permitiu ampliar a graduação histopatológica da nefrite lúpica das classes proliferativas com descrição dos índices de atividade e cronicidade.

Quadro XXI.3.2. Classificação histológica da nefrite lúpica

Classe I – Glomérulo normal
Normal (por todas as técnicas)
Normal à MO, mas com deposição de imunocomplexos à IF ou à ME
Classe II – Nefrite mesangial
Expansão mesangial e/ou hipercelularidade leve (+)
Hipercelularidade (++)
Classe III – Glomerulonefrite segmentar e focal
Com lesões ativas necrosantes
Com lesões ativas e esclerosantes
Com lesões esclerosantes
Classe IV – Glomerulonefrite proliferativa difusa
Sem lesões segmentares
Com lesões ativas necrosantes
Com lesões ativas e esclerosantes
Com lesões esclerosantes
Classe V – Glomerulonefrite membranosa difusa
Glomerulonefrite membranosa pura
Associada com lesões da Classe II
Classe VI – Glomerulonefrite esclerosante

Quadro XXI.3.3. Correlações clínico-histológicas da nefrite lúpica

Classe (OMS)	Manifestações clínicas
Glomerulonefrite mesangial (II)	Ausentes ou hematúria microscópica e/ou proteinúria leve e transitória
Glomerulonefrite proliferativa focal (III)	Proteinúria, hematúria, hipertensão, insuficiência renal e síndrome nefrótica podem ocorrer
Glomerulonefrite proliferativa difusa (IV)	Hematúria, proteinúria/síndrome nefrótica, insuficiência renal
Glomerulonefrite membranosa (V)	Proteinúria persistente/síndrome nefrótica Hipertensão/ função renal ↓ podem ocorrer
Esclerose glomerular (VI)	Síndrome nefrótica, hipertensão, insuficiência renal terminal

A nefrite lúpica pode manifestar-se com evidências clínicas e laboratoriais; às vezes somente com manifestações laboratoriais e, mais raramente, somente com manifestações histopatológicas.

O espectro clínico varia desde quadros assintomáticos com manifestação de hematúria e/ou proteinúria ao exame de sedimento urinário até insuficiência renal rapidamente progressiva (Quadro XXI.3.3).

Manifestações do sistema reticuloendotelial (SRE)

Hepatoesplenomegalia e linfadenopatia são comuns nas crianças com LES no início da doença. A adenomegalia pode ser generalizada ou localizada, e geralmente é de média intensidade.

Manifestações do aparelho digestivo

O esôfago pode apresentar alterações da motilidade, geralmente assintomáticas. Náuseas, vômitos, dor abdominal e diarreia, assim como síndrome de má absorção e colite inespecífica, podem ser observados. Isquemia mesentérica é rara, mas constitui fator de risco de vida. Pancreatite é uma complicação grave, relacionada com a própria doença e também agravada pela corticoterapia.

LABORATÓRIO

O fator antinúcleo (FAN) apresenta-se positivo em todos os indivíduos com a doença em atividade. É um teste sensível, mas não específico, podendo ser positivo em outras situações, como doenças do tecido conectivo, doenças infecciosas e também em indivíduos sadios. Na presença de FAN positivo, recomenda-se a pesquisa de anticorpos mais específicos, como anti-DNA dupla hélice e anti-Sm. O Consenso Brasileiro de fator anti-núcleo em células Hep-2 definiu os padrões de imunofluorescência dos anticorpos antinúcleo que estão associados a provável doença autoimune (Quadro XXI.3.4).

Os testes laboratoriais são importantes tanto para o diagnóstico inicial e das execerbações, como para a escolha do tratamento adequado e acompanhamento do paciente (Fig. XXI.3.5).

Exames para avaliação do comprometimento de determinados órgãos conforme as manifestações e/ou suspeitas clínicas:

- *Rim:* sedimento urinário, urocultura e proteinúria de 24 horas, níveis de creatinina, ureia, albumina plasmáticas e *clearance* de creatinina. Pesquisa do anticorpo anti-DNA, complemento total e suas frações (C3 e C4) séricas. Biópsia renal é indicada nas crianças com LES com anormalidades do sedimento urinário e/ou função renal diminuída.

Quadro XXI.3.4. Padrões de imunofluorescência dos anticorpos antinúcleo associados a provável doença autoimune, segundo o Consenso Brasileiro de fator antinúcleo em células Hep-2

FAN	Quando positivo, indica pesquisa de anticorpos específicos
Padrões de fluorescência nuclear	
Nuclear homogêneo	Anticorpo anti-DNA nativo, marcador do LES
Pontilhado grosso	Anticorpo anti-Sm, marcador do LES
Pontilhado pleomórfico/ PCNA	Anticorpo contra núcleo de células em proliferação, marcador do LES
Nuclear pontilhado fino	Anticorpo SS-A/Ro, LES e lúpus neonatal
Nuclear pontilhado fino	Anticorpo SS-B/La, LES e lúpus neonatal

Quadro XXI.3.5. Exames laboratoriais para diagnóstico de LES

FAN	Quando positivo, indica a pesquisa de anticorpos específicos
Anticorpo anti-DNA	Marcador/atividade lúpica
Anticorpo anti-Sm	Marcador/ atividade lúpica
Anticorpo anti-Ro/SSA	Lúpus discoide, lúpus cutâneo subagudo, pneumonite intersticial, trombocitopenia idiopática, doença renal, lúpus neonatal
Anticorpos antifosfolípides: Anticardiolipina e anticoagulante lúpico	Síndrome antifosfolípide
Sistema complemento	Complemento total (CH50) e suas frações (C3 e C4) diminuídos na fase ativa do LES e na nefrite lúpica
Anormalidades hematológicas	Anemia normocítica e normocrômica, anemia hemolítica autoimune, leucopenia, trombocitopenia
Reações de fase aguda alteradas	VHS elevada, eletroforese de proteínas com aumento de α_2 e gamaglobulina, proteína C reativa elevada

- *Sistema nervoso*: exame do líquido cefalorraquidiano para excluir infecção ou hemorragia subaracnoide; eletroencefalograma para evidenciar anormalidade difusa e focal; técnicas de neuroimagem: tomografia computadorizada, ressonância magnética cerebral, angiorressonância magnética, SPECT (tomografia computadorizada com emissão de prótons) para avaliar lesões focais, sangramentos, isquemia e perfusão cerebral.
- *Cardíaco*: radiografia de tórax, ECG, ecocardiograma, cintilografia miocárdica para avaliar perfusão miocárdica, dosagem de enzimas musculares cardíacas, dosagem de colesterol total e frações e triglicérides para avaliar doença aterosclerótica.
- *Pulmonar*: radiografia de tórax, prova de função pulmonar, tomografia computadorizada pulmonar de alta resolução e cintilografia pulmonar.

TRATAMENTO

A etiologia do LES permanece desconhecida. Várias drogas vêm sendo utilizadas no seu tratamento, porém ainda não existe cura para essa enfermidade.

Devido ao comprometimento de vários sistemas orgânicos e às peculiaridades desse acometimento, variável entre os pacientes, cada criança deverá ser avaliada quanto a extensão e gravidade da sua doença e a terapêutica planejada individualmente.

Os objetivos do tratamento são: controlar a atividade da doença, evitar a sua progressão e oferecer melhor qualidade de vida ao paciente.

Medidas gerais

- Manutenção do estado nutritivo e do equilíbrio hidroeletrolítico com restrição de sal e suplementação de potássio (principalmente nos pacientes em uso de corticosteroides e diuréticos).
- Prevenção da obesidade, da osteoporose e da hiperlipidemia.
- Uso de cremes com filtro solar com fator de proteção maior ou igual a 15, quando da exposição ao sol e à luz fluorescente (emissão de raios UVB).
- Controle rigoroso da pressão arterial.
- Tratamento imediato dos processos infecciosos com doses efetivas de antibióticos.
- Profilaxia com antibióticos, antes de qualquer procedimento cirúrgico, mesmo dentário, pois bactérias podem alojar-se nas formações verrucosas da endocardite de Libman-Sacks e desenvolver endocardite bacteriana.
- Imunização contra o pneumococo em todos os lúpicos (asplenia funcional, embora rara, pode ocorrer e leva a possibilidade de processos infecciosos causados por essa bactéria).
- Orientação sexual para a adolescente lúpica, esclarecendo-a sobre os anticoncepcionais que poderão ser usados e sobre o perigo da gravidez durante a fase ativa da doença (gravidez somente após, pelo menos, 6 meses de doença inativa e com firme acompanhamento do obstetra e do reumatologista).
- Esclarecimento à família e ao paciente sobre a cronicidade da doença e o potencial de morbidade e mortalidade que ela encerra, enfatizando a necessidade de total adesão ao tratamento.
- Acompanhamento psicológico para a família e o paciente. Estamos tratando de indivíduos em crescimento e desenvolvimento e as alterações na sua imagem, devido à doença (lesões de pele) e ao tratamento – obesidade, acne, estrias, atraso do crescimento (corticosteroides), alopecia (citotóxicos) – podem produzir graves reações depressivas, principalmente no adolescente, com consequente falta de adesão e mesmo abandono de tratamento.
- Controle cuidadoso dos efeitos colaterais das drogas.
- Com a doença em remissão, o paciente pode levar vida normal e voltar à escola e às atividades diárias, evitando a fadiga excessiva.

Tratamento com drogas

1. Tratamento de indução da fase aguda, tratamento agressivo para controlar a doença.
2. Tratamento de manutenção da fase crônica, no qual todo esforço será feito para manter a doença sob controle, evitando, no máximo possível, os efeitos colaterais das drogas.

As principais drogas, suas indicações e doses estão descritas no Quadro XXI.3.6.

Lúpus Eritematoso Sistêmico

Quadro XXI.3.6. Principais drogas e suas indicações e doses no tratamento do LES

Droga	Indicação	Efeitos colaterais	Dose	Dose máxima
Antimaláricos:	Manifestações cutâneas e articulares, poupador de esteroides, diminuição dos níveis de colesterol e triglicérides, ação antitrombótica, diminuição dos riscos de recorrências do LES	Toxicidade para retina (necessidade de exames oftalmológicos a cada 3 meses) Em pacientes com deficiência de G6PD, risco de anemia aplástica		
Difosfato de cloroquina			3-5 mg/kg/dia VO	250 mg/dia
Hidroxicloroquina			5-6 mg/kg/dia VO	400 mg/dia
Glicocorticoides (GC):		Síndrome de Cushing, HAS, dislipidemia, retenção de sódio, hipopotassemia, osteoporose, diabetes, supressão do crescimento, suscetibilidade a infecções, psicose, supressão do eixo hipotálamo-adrenal, catarata, glaucoma		
Prednisona em dose baixa	Febre, lesões cutâneas, artrite, serosite, nefrite mesangial		0,5 mg/kg/dia VO	
Prednisona em dose alta	Doença renal grave, doença do sistema nervoso, doença do parênquima pulmonar, doença cardíaca grave, anemia hemolítica, trombocitopenia		1-2 mg/kg/dia VO	60 mg/dia
Metilprednisolona (pulsoterapia IV)	Doença grave aguda em risco de vida, doença renal grave, anemia hemolítica, trombocitopenia, doença pulmonar aguda, doença do sistema nervoso	Monitorar temperatura, frequência cardíaca e respiratória, pressão arterial antes, durante e após a pulsoterapia	30 mg/kg/dia em 3 dias consecutivos em intervalos mensais ou menores (não administrar prednisona nesses dias)	1 g/dia
Azatioprina	Falta de resposta ao tratamento com GC e/ou toxicidade à corticoterapia, ajuda na redução dos glicocorticoides, glomerulonefrite proliferativa focal (GNPF) leve Droga de manutenção após a fase de indução com ciclofosfamida	Toxicidade gastrointestinal, hepatotoxicidade, leucopenia e plaquetopenia	1,5-2 mg/kg/dia VO	100 mg/dia
Metotrexato	Manifestações cutâneas e/ou articulares refratárias ao tratamento com antimaláricos e/ou glicocorticoides em baixas doses	Hepatotoxicidade, leucopenia, mucosite (necessidade de reposição de ácido fólico: 1 mg/dia VO)	10-15 mg/m² de superfície corpórea (VO ou SC) ou 0,4-0,6 mg/kg/semana	
Ciclofosfamida	GNPF grave, glomerulonefrite proliferativa difusa, lúpus neuropsiquiátrico, lúpus ativo que não responde a doses toleráveis de glicocorticoides	Náuseas e vômitos que respondem bem aos antieméticos (dimenidrinato e ondansentron) Risco de cistite hemorrágica e câncer de bexiga (necessidade de hidratação vigorosa e administração de mercaptoetano sulfonato de sódio)	Via oral: 1-2 mg/kg/dia Via intravenosa: 500 mg/m², aumentando para 750 mg/m² e 1 g/m² nas seguintes doses São feitos sete pulsos mensais e, posteriormente, um a cada 3 meses (36 meses)	40 mg/kg
Ciclosporina	GNPF grave, GNPD com proteinúria maciça, nefrite membranosa grave sem resposta a outras drogas, poupadora de corticosteroides	Hipertensão, hipertricose, hiperplasia gengival, dispepsia, nefrotoxicidade (efeito mais grave)	2,5-5 mg/kg/dia VO	
Micofenolato mofetil	Glomerulonefrite proliferativa difusa refratária ao tratamento com pulsoterapia de ciclofosfamida Pode ser usado como droga de manutenção após o tratamento de indução com ciclofosfamida	Efeitos gastrointestinais, cefaleia, sonolência, leucopenia, úlcera de mucosa, infecção, alopecia	22 mg/kg/dia ou 900 mg/m²/dia VO	
Gamaglobulina	Trombocitopenia refratária a outros tratamento, lúpus grave com falhas com o uso de outras terapêuticas		2 g/kg intravenoso (dose única)	

Tratamento das complicações tromboembólicas

- Em caso de acidente vascular cerebral e outras manifestações de trombose: anticoagulação com heparina intravenosa seguida de *warfarina* oral.
- Para pacientes sem eventos trombóticos, mas com anticorpos antifosfolípides em títulos altos e persistentes: AAS, via oral, em dose única diária de 3 mg/kg/dia.
- Diálise e transplante renal: pacientes que evoluíram com insuficiência renal crônica.
- Outras modalidades de tratamento: associação de múltiplas drogas imunossupressoras. Plasmaférese nos casos de hemorragia pulmonar e vasculite generalizada. Transplante de medula óssea e drogas biológicas necessitam de maiores estudos.

Pela gravidade da doença lúpica e dos efeitos colaterais importantes do tratamento a curto e longo prazos, a criança com LES deverá ser tratada pelo reumatologista pediátrico.

PROGNÓSTICO

O prognóstico do LES na infância melhorou muito com relação às últimas décadas. Provavelmente, vários fatores influenciaram a melhora do prognóstico, como melhor conhecimento da doença, diagnóstico precoce, novas técnicas de laboratório para monitorar atividade da doença, introdução de novos antibióticos e drogas anti-hipertensivas mais eficazes e terapêutica mais agressiva com corticosteroides e imunossupressores.

Atualmente, a infecção constitui a primeira causa de óbito nessas crianças, seguida por doenças cardiovasculares.

LÚPUS ERITEMATOSO NEONATAL (LEN)

A síndrome do LEN é resultante da passagem transplacentária de autoanticorpos maternos específicos (anti-Ro-SSA, anti-La-SSB). As manifestações clínicas mais comuns são: cardíacas, cutâneas, hematológicas e hepáticas.

O comprometimento cardíaco no LEN é o mais grave e ocorre frequentemente no final do segundo ou no início do terceiro trimestre de gestação, coincidindo com a passagem de imunoglobulina IgG materna através da placenta. É representado, principalmente, por defeitos de condução e bloqueio atrioventricular (BAV) cardíaco congênito, que na maioria das vezes se apresenta de maneira isolada, podendo também estar associado a outras lesões cardíacas, como fibroelastose endocárdica e persistência do canal arterial. Bradicardia fetal é indício de BAV cardíaco, que deverá ser confirmado pela ultrassonografia e ecocardiografia fetais. Anticorpos anti-Ro e anti-La maternos deverão ser pesquisados. Em 20% a 93% dessas crianças serão necessários marca-passos, e a sua colocação ocorrerá no período neonatal em mais de 50% dos pacientes.

Lesões cutâneas fotossensíveis semelhantes às lesões do lúpus cutâneo subagudo geralmente estão presentes na sexta semana de vida, podendo surgir mais tardiamente, na 12ª semana. Consistem em placas arredondadas, eritemato-descamativas com centro claro e atrófico. As áreas mais acometidas são a face e o couro cabeludo, mas também podem aparecer em outros locais. Estas lesões são transitórias, geralmente curam sem cicatriz, embora possam evoluir com discreta atrofia da epiderme.

Citopenias podem ocorrer, refletindo a presença de autoanticorpos contra plaquetas e neutrófilos. Geralmente, resolvem-se em algumas semanas, sem necessidade de tratamento. Raramente ocorre sangramento e, nesta situação, doses altas de glicocorticoide ou imunoglobulina IV são necessárias.

Hepatomegalia e níveis anormais das enzimas hepáticas podem apresentar-se isoladamente ou associados a outras manifestações do LEN. São alterações transitórias, sem necessidade de tratamento.

As mães das crianças com LEN podem apresentar LES, outras doenças autoimunes ou serem assintomáticas.

BIBLIOGRAFIA

ACR ad hoc Committee on Neuropsychiatric Lupus Nomenclature. The American College of Rheumatology Nomenclature and case definitions for neuropsychiatric lupus syndromes. Arthritis and Rheum 1999; 42:599-608.

Bastos WA, Sacchetti SB, Santos MC. Lúpus eritematoso sistêmico. In: Oliveira SKF, Azevedo ECL. Reumatologia Pediátrica. 2 ed. Rio de Janeiro. Revinter, 2001:231-254.

Belmont HM. Lupus clinical overview. Disponível em: http://cerebel.com/lupus/overview.html. Acesso em: 18/2/02.

Buyon PJ, Clancy MR. Neonatal lupus. In: Wallace JD, Hahn BH et al. Dubois' Lupus erythematosus. 7 ed. Philadelphia: Lippincott Willians and Wilkins, 2007:1.058-1.080.

Cassidy JT, Laxer RM. Systemic lupus erythematosus. In: Cassidy JT, Laxer RM, Lindsley CB, Petty RE. Textbook of pediatric rheumatology. 5 ed. Philadelphia: Elsevier Saunders, 2005:342-391.

Cruz OD. Antimalary therapy: a panacea for mild lupus? Lúpus 2001; 10:148-151.

Dellavance A, Gabriel JA, Cintra FU et al. Consenso Brasileiro de fator antinuclear em células Hep-2. Rev Bras Reumatol 2003; 12:129-140.

Jansen NM, Genta MS. The effects of immunossupressive and anti-inflammatory medications on fertility, pregnancy and lactation. Arch Intern Med 2000; 160:610-619.

Klein-Gitelman MS. Systemic lupus erythematosus. Disponível em: http://www.emedicine.com/PED/topic2199.htm. Acesso em: 18/2/2002.

Laxer MR. Pharmacology and drug therapy. In: Cassidy JT, Petty RE, Laxer RM, Lindsley CB. Pediatric rheumatology. 5 ed. Philadelphia: Elsevier Saunders, 2005:76-141.

Lehman JT. Systemic lupus erythematosus in childhood and adolescence. In: Wallace JD, Hahn BH. Dubois' Lupus erythematosus. 7 ed. Philadelphia: Lippincott: Willians and Wilkins, 2007:848-869.

Lehman JT. Um guia prático para o lúpus eritematoso sistêmico. Clin Pediatr North Am 1995; 5:103-107.

Lockshin MD. Which patients with antiphospholipid antibody should be treated and how? Rheum Dis Cli North Am 1993; 19:235-247.

Ravelli A, Caporalli R, Di Fuccia G et al. Anticardiolipin antibodies in pediatric systemic lupus erythematosus. Arch Pediatr Adolesc Med 1994; 148:398-402.

Ravelli A, Martini A. Antiphospholipid antibody syndrome in pediatric patients. Rheum Dis Clin North Am 1997; 23:657-676.

Reiclin M, Harley JB. Antibodies to Ro/SSA and La/SSB. In: Wallace JD, Hahn BH. Dubois'Lupus erythematosus. 7 ed. Baltimore: Willians and Wilkins 2007:497-499.

Shahan B, Bernstein BH. The rheumatic disease of childhood systemic lupus erythematosus. In: Weisman MH, Weinblat ME. Treatment of the rheumatic diseases. Philadelphia: WB Saunders, 1995:241-270.

Silverman E. What's new in the treatment of pediatric SLE? J Rheumatol 1996; 23:1.657-1.660.

Silverman ED, Spence D, Hamilton RM. Neonatal lupus erythematosus. In: Cassidy JT, Petty RE. Textbook of pediatric rheumatology. 5 ed. Philadelphia: WB Saunders Company, 2005:392-406.

Weening JJ, D'Agati VD, Scwartz MM et al. The classification of glomrulonephritis in systemic lupus erythematosus revisited. J Am Soc Nephrol 2004; 15:241-250.

Woo P, Laxer RM, Sherry DD. Systemic lupus erythematosus. In: Woo P, Laxer RM, Sherry DD. Pediatric rheumatologyin clinical practice. London: Springer, 2007:47-65.

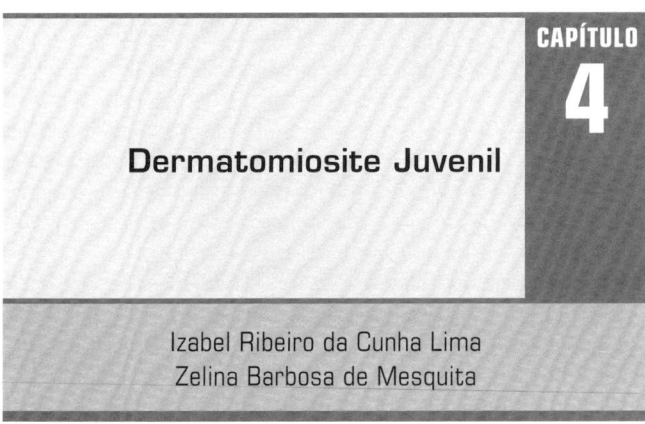

CAPÍTULO 4
Dermatomiosite Juvenil

Izabel Ribeiro da Cunha Lima
Zelina Barbosa de Mesquita

INTRODUÇÃO, CONCEITUAÇÃO E EPIDEMIOLOGIA

É uma doença inflamatória multissistêmica crônica que afeta primariamente pele e músculos, sendo a mais comum das miopatias inflamatórias idiopáticas, formando um grupo heterogêneo de doenças que se caracterizam por comprometimento da musculatura esquelética e envolvimento de múltiplos órgãos e sistemas.

CLASSIFICAÇÃO CLÍNICA DAS MIOPATIAS INFLAMATÓRIAS IDIOPÁTICAS

- Dermatomiosite juvenil.
- Polimiosite juvenil.
- Miosite associada a síndromes de sobreposição.
- Miosite eosinofílica.
- Miosite granulomatosa.
- Miosite nodular ou focal.
- Miosite orbitária.
- Miosite por corpúsculo de inclusão.
- Miosite proliferativa.
- Miosite associada a neoplasias.

EPIDEMIOLOGIA

É uma doença rara na infância, com incidência anual de 2 a 4 casos/1.000.000 de crianças. Estima-se que 15% a 20% dos casos de dermatomiosite se iniciam na idade pediátrica. Afeta todas as raças e ambos os sexos, com predomínio do feminino numa proporção de 3:1. A média de idade ao diagnóstico é de 7 anos, mas registra-se distribuição bimodal com outro pico na faixa dos 10 aos 14 anos.

ETIOLOGIA, PATOGENIA E PATOLOGIA MORFOLÓGICA E FUNCIONAL

A etiologia é desconhecida, mas vários fatores associados têm sido estudados. A observação de maior incidência em algumas épocas do ano levanta suspeita de infecções como possíveis agentes desencadeantes da dermatomiosite juvenil (DMJ) num hospedeiro suscetível. Vírus respiratórios (coxsackie, influenza), *Toxoplasma gondii*, parvovírus B19, citomegalovírus e Epstein-Barr já foram relatados em alguns pacientes previamente ao início da doença, mas os achados não são consistentes. O estreptococo β-hemolítico já foi implicado, e estudos sugerem um mecanismo de mimetismo molecular entre a miosina esquelética e a proteína M5 da bactéria.

Imunidade mediada por células e imunocomplexos também participam da patogênese. Estudos já demonstraram efeito citotóxico dos linfócitos de pacientes com DMJ em culturas de músculos *in vitro*. Ativação de complemento e deposição de imunocomplexos nos vasos sanguíneos têm sido descritas e parecem iniciar ou perpetuar uma vasculopatia imunomediada.

A ocorrência familiar é rara, mas há relatos de aumento da incidência de outras doenças autoimunes em membros da mesma família. Associação com HLA-B8, HLA-DR3 e mais recentemente com HLA-DQA1*0501 colabora com a hipótese de predisposição genética.

QUADRO CLÍNICO

Na maioria das vezes o início é insidioso, com sintomas gerais: mal-estar, febre, fadiga, anorexia, perda de peso. Irritabilidade e regressão dos marcos de desenvolvimento são observadas em crianças pequenas. O tempo entre o início dos sintomas e o diagnóstico é variável, em média 6 a 8 meses.

- Envolvimento muscular: o quadro inicial típico é de fraqueza da musculatura proximal, especialmente cinturas escapular e pélvica. Dificuldade para andar, subir escadas, pentear os cabelos e levantar-se de uma cadeira, além de quedas frequentes são relatadas pelos pais. O sinal de Gowers é observado quando a criança apoia as mãos no próprio corpo na tentativa de se levantar. Quando ocorre comprometimento da musculatura cervical e dorsal, a criança pode ser incapaz de sustentar o pescoço e se manter sentada. Nos casos mais graves, o paciente torna-se imóvel. Os músculos afetados apresentam-se ainda edemaciados, endurecidos e dolorosos ao toque. A musculatura distal pode ser acometida na progressão do quadro, em geral com menos intensidade. Musculaturas do palato, faringe e porção inicial do esôfago podem estar comprometidas levando a disfonia (voz anasalada) e disfagia, com regurgitação de líquidos pelo nariz e risco de aspiração. Insuficiência respiratória pode acontecer nos casos mais avançados por fraqueza da musculatura respiratória.

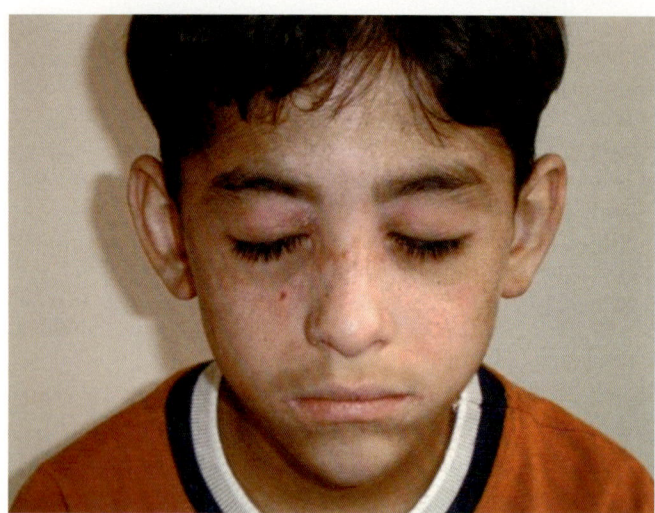

Fig. XXI.4.2. Heliotropo e exantema em face.

- Envolvimento cutâneo: em geral, ocorre nas primeiras semanas após o início do comprometimento muscular; raramente, é a primeira manifestação da doença. As lesões são características em 70% dos pacientes e envolvem principalmente face e superfícies extensoras de dedos. O heliotropo caracteriza-se por *rash* eritematovioláceo em pálpebras superiores e, em alguns casos, está associado a lesões mais difusas em face e exantema em "asa de borboleta" (Fig. XXI.4.2). Edema peripalpebral pode ocorrer (Fig. XXI.4.1). O sinal de Gottron ocorre em superfícies extensoras de articulações, mais comumente interfalangianas e metacarpofalangianas, e observam-se placas eritematosas, brilhantes, lisas ou escamosas que evoluem para áreas despigmentadas e atróficas (Fig. XXI.4.3). Outro achado característico da DMJ é o eritema periungueal; e quando realizada capilaroscopia são encontradas alças dilatadas, trombose e hemorragia. As ulcerações cutâneas podem ocorrer e es-

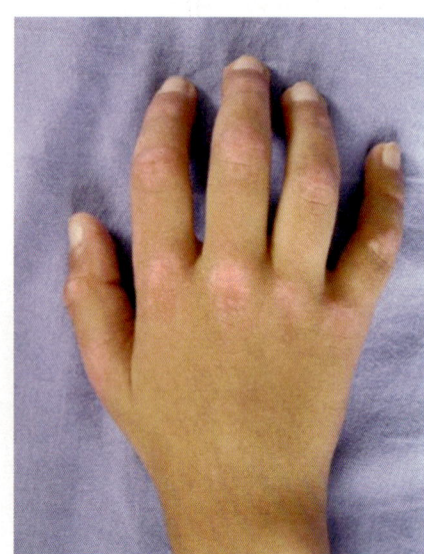

Fig. XXI.4.3. Sinal de Gottron.

tão relacionadas com casos mais graves da doença. Exantema cutâneo mais extenso com aspecto infiltrado e fotossensibilidade também são descritos.

A polimiosite é uma forma muito rara da doença na infância em que se observa comprometimento muscular característico, porém sem alterações cutâneas.

A dermatomiosite amiopática é ainda mais rara e caracteriza-se por alterações cutâneas típicas de dermatomiosite, porém sem envolvimento muscular.

- Envolvimento articular: podem ocorrer artralgia e artrite; esta última, em geral, transitória e não deformante. A presença de contraturas articulares é mais comum, especialmente em joelhos, tornozelos, cotovelos e punhos e decorrem de comprometimento musculotendíneo. Tenossinovite e nódulos subcutâneos também são descritos.

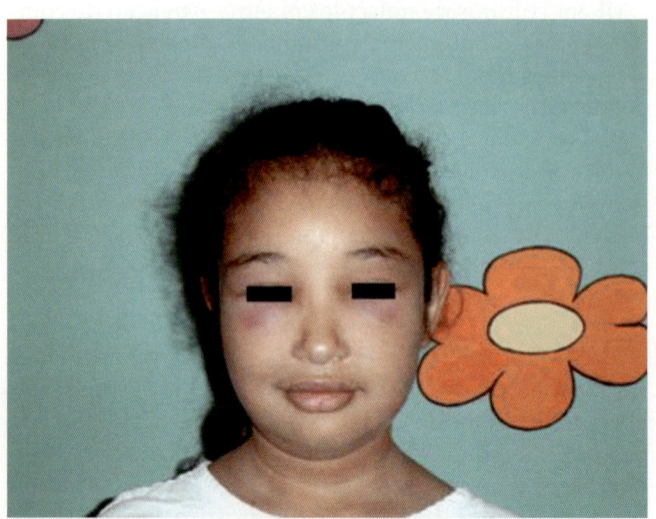

Fig. XXI.4.1. Heliotropo e edema peripalpebral.

- Envolvimento cardiopulmonar: as alterações cardíacas mais comuns são sopros inespecíficos e cardiomegalia. Distúrbios de condução assintomáticos também são encontrados e, em geral, regridem com o controle da doença. Pericardite e miocardite são menos frequentes. Doença pulmonar intersticial é rara, mas associada a altas morbidade e mortalidade. Fraqueza da musculatura respiratória resulta em doença pulmonar restritiva em alguns pacientes.
- Envolvimento gastrointestinal: vasculite visceral, quando ocorre, é geralmente precoce e indica pior prognóstico. Dor abdominal difusa, pancreatite, melena e hematêmese são decorrentes da vasculite da mucosa ou de infarto mesentérico. Ulceração difusa com peritonite e pneumoperitônio são manifestações graves.
- Lipodistrofia: tem sido descrita na DMJ em 20% a 50% dos pacientes e caracteriza-se por lenta e progressiva perda de tecido adiposo subcutâneo, localizada ou generalizada.

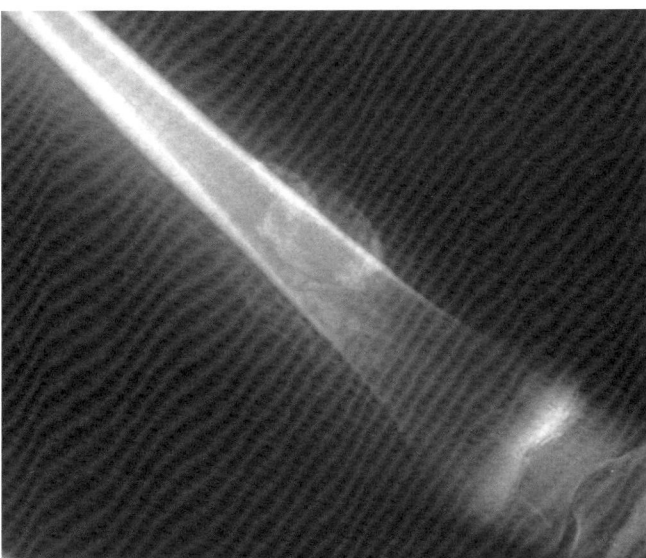

Fig. XXI.4.4. Calcinose.

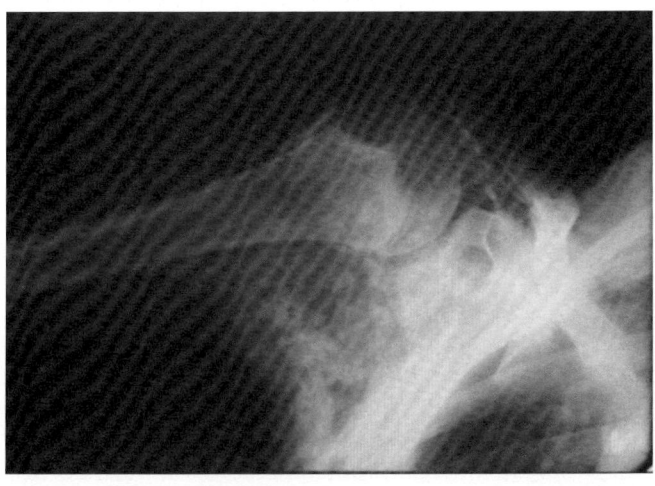

Fig. XXI.4.5. Calcinose.

- Calcinose: calcificação distrófica ocorre em cerca de 40% dos pacientes e tem sido associada a atraso no diagnóstico e tratamento inadequado. Pode apresentar-se em forma de nódulos ou placas, confinados a pele e tecido subcutâneo, formações tumorais extensas e mais profundas, ao longo de fáscias e tendões e ainda uma forma bem mais extensa e grave, o exoesqueleto (Fig. XXI.4.4). Dependendo da extensão e da localização pode levar a deformidades e limitação funcional significativas (Fig. XXI.4.5). Tem evolução variável, com resolução espontânea em alguns casos; ulceração e drenagem, em outros. Alguns pacientes apresentam piora progressiva e pouca resposta aos tratamentos instituídos, principalmente nos quadros mais extensos.

DIAGNÓSTICO

Deve-se sempre suspeitar em pacientes com fraqueza muscular associada a lesões cutâneas características. Bohan e Peter estabeleceram critérios para o diagnóstico da DMJ*:

1. Fraqueza muscular simétrica e proximal.
2. Erupção cutânea típica.
3. Aumento dos níveis de enzimas musculares.
4. Eletroneuromiografia típica de miopatia.
5. Alterações histológicas típicas de miosite inflamatória.

- Laboratório: o hemograma, em geral, é normal e as provas de fase aguda (VHS, proteína C reativa) tendem a mostrar correlação com o grau da inflamação. As enzimas musculares são importantes para o diagnóstico e monitoração do tratamento. Observa-se aumento de creatinofosfoquinase (CPK), desidrogenase láctica (DHL), aldolase, aspartato aminotransferase (TGO) e alanina aminotransferase (TGP). É necessário dosar todas as enzimas já que nem sempre todas estão elevadas. Após o início do tratamento, os níveis séricos tendem a diminuir 3 a 4 semanas antes da melhora clínica. O FAN é positivo em 80% dos pacientes, porém os anticorpos específicos da miosite são vistos em menos de 10% dos casos (anti-Jo1, anti-Mi2).
- Biópsia muscular: deve ser feita em músculos proximais não atróficos, sendo indicada em casos duvidosos de DMJ e na suspeita de polimiosite. Os achados característicos são atrofia ou necrose perifascicular, migração nuclear central e basofilia. Variação no tamanho das fibras musculares e infiltrado de linfócitos e macrófagos também são encontrados. Áreas de necrose focal são substituídas numa fase cicatricial por proliferação de tecido conectivo e gordura.
- Eletroneuromiografia: útil em casos atípicos e para determinar o local para biópsia muscular. Observa-se padrão miopático e desnervação.

DMJ definida: manifestação cutânea mais três ou quatro dos demais critérios.
Polimiosite: quatro critérios sem a presença de erupção cutânea.

- Ressonância magnética: tem sido usada para demonstrar gravidade e extensão da inflamação muscular, com boa sensibilidade no início da doença e no acompanhamento da involução durante o tratamento. Também pode ser utilizada para determinação o local da biópsia muscular.

DIAGNÓSTICO DIFERENCIAL

- Miosites associadas a outras doenças do tecido conectivo (lúpus, esclerodermia).
- Outras miopatias inflamatórias idiopáticas, como miosite por corpúsculo de inclusão e miosite orbitária, todas muito raras.
- Miosites infecciosas. Neste grupo são incluídas as miosites virais (por exemplo, associadas a infecções por influenza) e as piomiosites bacterianas, quando há formação de abscessos decorrentes de traumas, que podem ser únicos ou múltiplos.
- Doenças neuromusculares como as distrofias.

TRATAMENTO

Os principais objetivos do tratamento são: reduzir a inflamação dos músculos e as complicações da doença e manter a funções muscular e articular. A doença é crônica e não há droga curativa, mas observa-se remissão em 2 a 3 anos em grande parte dos pacientes.

- Medidas gerais: na fase aguda deve ser orientado repouso no leito com membros em boa posição para evitar contraturas. Com a melhora clínica, um programa de fisioterapia deve ser iniciado objetivando aumentar a força muscular e movimentar articulações. Nos casos mais graves, pode ser necessário suporte ventilatório e alimentação enteral, se houver risco de aspiração.
- Cuidados com a pele são importantes para evitar ulcerações em pontos de pressão e infecções secundárias. Hidratantes e fotoprotetores devem ser instituídos prontamente. Corticosteroide tópico pode melhorar o exantema, mas seu efeito é controverso e, em geral, não recomendado devido ao risco de atrofia local, quando o uso é prolongado.
- Corticosteroide: principal responsável pela melhora no prognóstico da doença ao longo dos anos. Antes do uso dos corticosteróides, a taxa de mortalidade decorrente de DMJ chegava a 40%; atualmente, este índice é de 3%. As sequelas e complicações também reduziram drasticamente. Recomenda-se iniciar o tratamento com doses altas de prednisona (2 mg/kg/dia) em três tomadas diárias. Em pacientes graves, em que é necessária uma resposta rápida, ou quando há dúvidas quanto à absorção gastrointestinal, o tratamento deve ser iniciado sob a forma de pulsoterapia com metilprednisolona. Pulsoterapia subsequente pode ser utilizada em esquemas variáveis, em geral por 6 meses, ajuda no controle da miosite, além de possibilitar redução mais rápida da corticoterapia oral, minimizando seus efeitos colaterais. O tempo de tratamento é variável e deve ser orientado pela melhora clínica e das enzimas musculares.
- Miopatia secundária aos corticosteroides: efeito adverso pouco comum; porém, pode ser confundido com uma exacerbação da doença. Ocorre início insidioso de fraqueza, principalmente dos flexores do quadril, mas não há elevação das enzimas musculares, o que ajuda a diferenciar da reativação da doença.
- Imunossupressores: classicamente são indicados nos pacientes resistentes ou dependentes dos corticosteroides. O metotrexato tem sido o mais amplamente utilizado e alguns autores têm defendido seu uso numa fase inicial da doença. Estudos mostram que, quando empregado precocemente, promove resposta eficaz no controle da atividade da doença, além de possibilitar redução rápida na dose dos corticosteroides. Ciclofosfamida é utilizada em pulsoterapia nos casos mais graves, especialmente quando há ulcerações cutâneas ou de trato gastrointestinal e comprometimento pulmonar. Ciclosporina é considerada por alguns autores a droga de primeira escolha na DMJ, porém se deve ter cautela em sua indicação pelo grande número de efeitos adversos, como hipertensão arterial e toxicidade renal. Azatioprina também é uma possibilidade terapêutica.
- Imunoglobulina: há poucos estudos em crianças, mas pode ser utilizada em casos graves e rapidamente progressivos e quando há pouca resposta ou intolerância aos tratamentos anteriores. A dose recomendada é 2 g/kg mensalmente; efeitos adversos, como febre, náuseas, cefaleia, hipertensão e anafilaxia, não são raros.
- Agentes biológicos: antagonistas do TNF-α (infliximabe e etanercept) e anticorpo monoclonal de células B (rituximab) têm sido utilizados com resultados promissores em algumas séries de casos, mas há necessidade de mais estudos para estabelecer seu papel no tratamento da DMJ.
- Transplante autólogo de células-tronco já foi realizado em algumas doenças autoimunes com boa resposta, porém o risco de complicações e a pouca experiência ainda limitam sua indicação.

O tratamento da calcinose ainda é um desafio e nenhum medicamento já utilizado se mostrou comprovadamente eficaz. Bloqueadores de canal de cálcio (diltiazem), probenecid, warfarina, hidróxido de alumínio e bisfosfonatos têm sido utilizados com alguns resultados benéficos, mas não consistentes. Excisão cirúrgica pode ser necessária nos quadros com limitação funcional importante. Ocorre regressão espontânea em alguns pacientes quando a doença se torna inativa.

PROGNÓSTICO

Apesar da melhora significativa nas últimas décadas, muitos pacientes ainda apresentam elevada morbidade e, pela heterogeneidade na apresentação da doença, é difícil prever o prognóstico. Alguns fatores de risco que indicam pior evolução são: comprometimento da faringe, doença cardiopulmonar e atraso no diagnóstico e tratamento. As principais causas de óbito são vasculite gastrointestinal com sangramento e perfuração, infecções recorrentes devido ao tratamento imunossupressor e insuficiência respiratória. A DMJ pode ter um curso monocíclico, de melhor evolução, que apresenta boa resposta ao tratamento e entra em remissão num período médio de 2 anos. Os cursos policíclico e crônico têm prognóstico mais reservado, associam-se frequentemente a contraturas, atrofia e calcinose e não entram em remissão prolongada.

BIBLIOGRAFIA

Cassidy JT, Lindsley CB. Juvenile dermatomyositis. In: Cassidy J, Petty RE. Textbook of pediatric rheumatology. 5 ed. Philadelphia: Elsevier Saunders, 2005:407-441.

Machado CSM. Miopatias inflamatórias idiopáticas. In: Oliveira SKF, Azevedo ECL. Reumatologia pediátrica. 2 ed. Rio de Janeiro: Revinter, 2001:265-267.

McCann LJ, Juggins AD, Maillard SM, Wedderburn LR, Davidson JE, Murray KJ et al. The juvenile dermatomyositis national registry and repository (UK and Ireland) – clinical characteristics of children recruited within the first 5 yr. Rheumatol 2006; 45:1.255-1.260.

Miles L, Bove KE, Lovell D, Wargula JC, Bukulmez H, Shao M et al. Predictability of the clinical course of juvenile dermatomyositis based on initial muscle biopsy: a retrospective study of 72 patients. Arthritis Rheum 2007; 57(7):1.183-1.191.

Murray KJ. Juvenile dermatomyositis: advances in understanding and management. J Rheumatol 2003; 6: 50-63.

Oliveira SKF. Dermatomiosite juvenil. In: Oliveira SKF, Azevedo ECL. Reumatologia pediátrica. 2 ed. Rio de Janeiro: Revinter, 2001:268-289.

Ramanan AV, Campbell-Webster N, Ota S, Parker S, Tran D, Tyrrel PN et al. The effectiveness of treating juvenile dermatomyositis with methotrexate and aggressively tapered corticosteroids. Arthritis Rheum 2005; 52(11):3.570-3.578.

Reed AM, Lopez M. Juvenile dermatomyositis – recognition and treatment. Pediatr Drugs 2002; 4(5):315-321.

Stringer E, Feldman BM. Advances in the treatment of juvenile dermatomyositis. Curr Opin Rheumatol 2006; 18:503-506.

Stringer E, Singh-Grewal D, Feldman BM. Predicting the course of juvenile dermatomyositis. Arthritis Rheum 2008; 58(11):3.585-3.592.

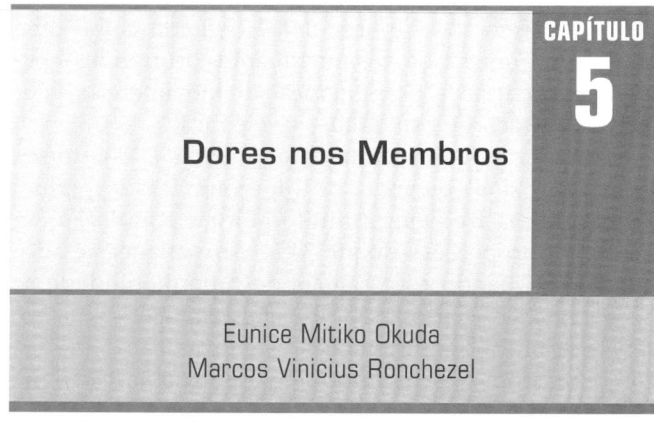

CAPÍTULO 5

Dores nos Membros

Eunice Mitiko Okuda
Marcos Vinicius Ronchezel

INTRODUÇÃO

A dor nos membros (DM) ou dor musculoesquelética recorrente na criança é uma queixa que frequentemente leva os pais ao consultório do pediatra. Apenas a cefaleia e a dor abdominal são observações mais comumente feitas pelos familiares.

A DM engloba, na maioria das vezes, um grupo de doenças de origem não inflamatória (Quadro XXI.5.1). A correta identificação da causa da DM é essencial para o esclarecimento aos pais e o acompanhamento da criança. A anamnese detalhada e o exame físico minucioso serão fundamentais para o diagnóstico correto e a terapêutica adequada.

Inicialmente, é importante o estabelecimento do tempo de evolução da dor e, de forma geral, considera-se dor crônica ou recorrente aquela caracterizada pela ocorrência de pelo menos três episódios dolorosos, com duração superior a 3 meses e com intensidade suficiente para interferir nas atividades habituais da criança. Esta será o motivo da abordagem neste capítulo.

A presença de manifestações sistêmicas, como febre, perda de peso, anemia, astenia e outras, acompanhando o quadro doloroso, deverá orientar o pediatra a aprofundar a investigação na tentativa de identificar uma etiologia orgânica.

A anamnese deverá conter:

- Características da dor: início da queixa, localização (tecido mole, articulação, osso), intensidade (superficial, profunda), horário, interferência na atividade física e fatores de melhora/piora. A intensidade da dor poderá ser avaliada por escalas visuais e numéricas, já estabelecidas, as quais podem ser úteis no acompanhamento desses pacientes.
- Sintomas associados: febre, emagrecimento, fraqueza muscular, alterações gastrointestinais, distúrbios do sono, alterações emocionais.
- Caracterização do ambiente escolar/social (prática de esportes).
- História familiar.

O exame físico deverá ser realizado com a criança despida (preservando o mínimo de vestimenta), acompanhada do responsável:

- Observação criteriosa da fácies, dificuldade ou não à marcha, postura, assimetrias ou hipotrofias em membros e alterações cutâneas.
- Exame geral: desde a verificação da pressão arterial, palpação dos pulsos nos quatro membros, exame de mucosas orais e perineais.
- Exame especifico: avaliação da força muscular, das articulações, incluindo amplitude dos movimentos, pesquisa dos pontos dolorosos; verificação ainda da possibilidade de entesite (inflamação do local de inserção de um tendão ou músculo no osso), especialmente na cabeça dos metatarsos, base do quinto metatarso, inserção do tendão de Aquiles e da fáscia plantar no calcâneo, tuberosidade anterior da tíbia, posições de 10, 2 e 6 horas da patela, grande trocanter, sínfise púbica, crista ilíaca e espinha ilíaca anterossuperior.

A investigação por métodos complementares vai depender da suspeita clínica mas, numa avaliação inicial, é necessário estudar o hemograma, a velocidade de hemossedimentação (VHS) e outras provas de atividade inflamatória, as enzimas musculares (ou pelo menos a desidrogenase lática) e a radiografia da área afetada e da contralateral para a comparação.

Alguns dados são úteis na distinção entre as condições funcionais e orgânicas como determinantes das DMs (Quadro XXI.5.2). Em mais de 90% dos casos, a dor é idiopática, e somente 3% a 4% dos pacientes apresentam uma causa orgânica.

Na avaliação de uma criança com DM é importante, para o pediatra, determinar se ela é causada por trauma, infecção ou neoplasia, antes de considerar outras possibilidades, pois o retardo no diagnóstico dessas condições poderá ter graves consequências.

Sempre vale o alerta de que as neoplasias na infância, especialmente as leucemias, podem apresentar manifestações musculoesqueléticas e, muitas vezes, podem constituir os achados iniciais da doença ou predominar com relação aos outros sinais e sintomas.

Quadro XXI.5.1. Diagnóstico diferencial das DM

I – Distúrbios mecânicos e degenerativos
Síndrome da hipermobilidade articular
Osteocondroses
Osteocondrite dissecante
Epifisiólise
Lesões traumáticas
Displasias ósseas

II – Doenças inflamatórias
Artrite séptica
Artrite tuberculosa
Artrite reativa
Artrites virais
Osteomielites
Sífilis congênita
Discite
Miopatias inflamatórias
Artrite idiopática juvenil
Colagenoses
Síndrome da imunodeficiência adquirida

III – Doenças neoplásicas e hematológicas
Anemia falciforme
Leucemias
Linfomas
Neuroblastoma
Tumores ósseos e cartilaginosos
Diáteses hemorrágicas

IV – Doenças metabólicas e endócrinas
Hipotireoidismo
Hiperparatireoidismo
Osteoporose juvenil idiopática
Raquitismo
Escorbuto

V – Síndromes dolorosas idiopáticas
Dores de crescimento
Distrofia simpática reflexa
Fibromialgia
Reumatismo psicogênico

Quadro XXI.5.2. Características das dores funcionais e dores orgânicas

Dores funcionais	Dores orgânicas
Difusas, indefinidas	Localizadas
Passageiras	Presentes em qualquer horário do dia ou da noite
Presentes no final do dia	Dor e rigidez pela manhã
Noturnas, aliviadas por analgésicos e massagens	Noturnas, não aliviadas por analgésicos e que pioram com massagens
Aliviadas pelo repouso, pioram com a atividade	Aliviadas pela atividade e presentes ao repouso
Relação com estresse (escolar, familiar)	Sem relação com estresse
Ausência de alterações locais	Presença de alterações locais
Sem sinais de artrite	Artrite
Hipermobilidade articular	Rigidez articular
Sem dor óssea	Dor óssea
Força muscular normal	Fraqueza muscular
Sem claudicação	Claudicação, recusa a andar ou ficar em pé
Exames laboratoriais e/ou radiológicos normais	Presença de sinais ou sintomas sistêmicos (febre, anemia, perda de peso, hepatoesplenomegalia, linfoadenopatia, erupções cutâneas, alterações hemorrágicas, alterações neurovasculares)
	Exames alterados

Neste capítulo serão abordadas a síndrome da hipermobilidade articular, as lesões por esforços repetitivos e as principais síndromes dolorosas idiopáticas: dores do crescimento, fibromialgia e distrofia simpático-reflexa, ou síndromes de amplificação dolorosa que apresentam um componente emocional significativo.

SÍNDROME DE HIPERMOBILIDADE ARTICULAR (SHA)

A hipermobilidade articular é definida como uma amplitude aumentada dos movimentos de grandes e pequenas articulações. Essa alteração do movimento articular varia de acordo com idade, sexo e raça.

A maioria dos pacientes hipermóveis é assintomática, e um sinal ou mais de hipermobilidade podem ocorrer numa frequência muito alta na população em geral, em proporções de até 34% entre crianças e adolescentes. Quando esses sinais de hipermobilidade se encontram associados à dor musculoesquelética, na ausência de outras manifestações sistêmicas, são definidos como síndrome de hipermobilidade articular benigna (SHAB).

Etiopatogenia

A SHA é considerada uma manifestação de doença benigna do tecido conectivo, geneticamente determinada (penetração dominante), em que ocorre uma alteração do colágeno, com perda da força de tensão e aumento da fragilidade dos tecidos envolvidos, causando frouxidão ligamentar. Pode estar associada a doenças hereditárias, como as síndromes de Ehlers-Danlos e de Marfan.

Quadro clínico e diagnóstico

- Manifestações articulares: hipermobilidade articular; associação com escoliose, hiperlordose, deslocamentos recorrentes do quadril e ombros ou patelas; dor simétrica nos membros, que ocorre durante o movimento e melhora com repouso; artralgias, raramente artrites, e mialgias; sintomas relacionados com o *overuse* (uso exagerado).
- Manifestações extra-articulares: cútis *laxa* e estrias; fragilidade óssea, favorecendo as fraturas, principalmente de estresse; lombalgia; às vezes ocorre associação com sinais e sintomas de fibromialgia, porém isso ainda é controverso.

Os critérios diagnósticos utilizados atualmente para SHA consistem na presença de cinco ou mais sinais definidos na escala de Beighton (Quadro XXI.5.3).

Os quatro primeiros critérios devem ser pesquisados em ambos os lados (valendo 1 ponto para cada lado); o último critério vale apenas 1 ponto. Total de 9 pontos.

As crianças são normais aos exame físico e laboratorial, apresentando apenas os sinais de hipermobilidade. Portanto, o diagnóstico é clínico, sem necessidade de exames complementares para tal definição. No entanto, devem ser sempre excluídas outras causas de dores em membros.

Quadro XXI.5.3. Critérios diagnósticos de hipermobilidade articular (escala de Beighton)

1. Aposição passiva do polegar ao antebraço até encostar (Fig. XXI.5.1)
2. Hiperextensão passiva dos dedos da mão ao antebraço até que os dedos fiquem paralelos ao antebraço (Fig. XXI.5.2)
3. Hiperextensão do cotovelo acima de 10 graus (Fig. XXI.5.3)
4. Hiperextensão do joelho acima de 10 graus (Fig. XXI.5.4)
5. Capacidade de flexionar o tronco e espalmar as mãos no solo sem dobrar os joelhos (Fig. XXI.5.5)

Tratamento

As crianças com HMAB devem evitar a prática de esportes competitivos, balé e atividades que causem excesso de uso das estruturas musculoesqueléticas.

Deve-se estimular o fortalecimento muscular por meio de esportes aquáticos; exercícios de baixo impacto, monitorados por fisioterapeutas, e exercícios de resistência para os músculos extensores do antebraço, quadríceps e músculos abdominais, podem ser realizados com o cuidado de proteger as articulações.

O tratamento medicamentoso raramente é necessário. Analgésicos podem ser prescritos nos casos de dor acentuada.

LESÕES POR ESFORÇOS REPETITIVOS (LER)

As LER são afecções que acometem a unidade musculotendínea, consequentes à realização de movimentos contínuos e posturas inadequadas por um período de tempo prolongado, agravados pelo estresse.

É uma doença que pode atingir qualquer pessoa que exerça atividades físicas capazes de exigir esforços que superem suas reservas funcionais, sejam digitadores, caixas de banco, músicos, atletas de algumas modalidades, praticantes de balé. Acometem pessoas jovens, principalmente dos 18 aos 35 anos, sendo que apenas 1% dos casos é observado antes dos 18 anos. Há nítida predominância do sexo feminino.

Na criança e no adolescente, a dor decorrente de esforço repetitivo está mais relacionada com atividades, como *videogame* e uso de computador, assim como com o tamanho e o peso de mochilas, ocasionando dor na região dorsal e cervical, embora não exista consenso sobre a relação entre o peso da mochila e a dor nas costas.

Quadro clínico e diagnóstico

As queixas mais comuns entre os pacientes com LER são dores localizadas, irradiadas ou generalizadas, desconforto, fadiga e sensação de peso. Muitos relatam formigamento, dormência, sensação de diminuição de força, edema e enrijecimento muscular, sensação de choque,

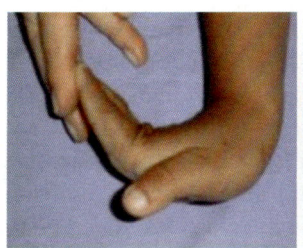
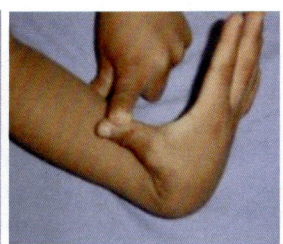
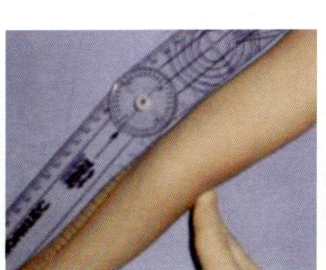
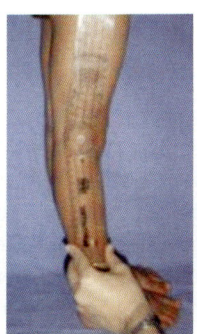
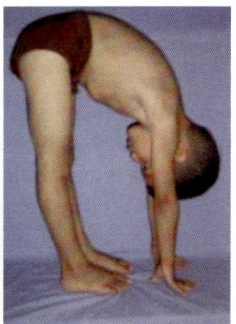

Figs. XXI.5.1 a 5.5. Dores em membros: exame físico – sinais de hipermobilidade.

falta de firmeza nas mãos, sudorese excessiva, alodinia (sensação de dor como resposta a estímulos não nocivos em pele normal).

Manifestam-se em qualquer segmento do corpo, principalmente nos membros superiores e na coluna, nas regiões cervical e lombar. O início dos sintomas é insidioso, com predominância nos períodos de atividade, ocorrendo alívio com o repouso noturno e nos finais de semana. Com o passar do tempo, os sintomas aparecem espontaneamente e tendem a se manter continuamente, com a ocorrência de crises de dor intensa, geralmente desencadeadas por movimentos bruscos, pequenos esforços físicos, mudança de temperatura ambiente, nervosismo, insatisfação e tensão. Às vezes, as crises ocorrem sem nenhum fator desencadeante aparente.

Os achados do exame físico podem ser extremamente discretos e, muitas vezes, os exames complementares nada evidenciam, restando apenas as queixas do paciente, que são subjetivas.

Devem-se pesquisar quadros de tendinites, tenossinovites e epicondilites em membros superiores, assim como bursites, síndromes de compressão nervosas, como o do túnel do carpo, que é muito rara nas crianças e adolescentes.

É fundamental lembrar que, nas LER, pode ser encontrado um ou mais quadros clínicos, juntamente com quadros álgicos vagos e sem território definido.

As principais lesões decorrentes do balé são: lombalgia; tendinite do iliopsoas, do tendão de Aquiles, do flexor longo do hálux, do tibial posterior; dor patelofemoral; fratura de estresse de tíbia, fíbula e segundo metatarso; hálux rígido e sacroiliíte.

O excesso de peso das mochilas, principalmente quando transportadas de forma inadequada, pode determinar lombalgia, como já mencionado, ou dor interescapulovertebral.

O uso do computador, com movimentos repetitivos e manutenção na mesma posição, muitas vezes inadequada, pode determinar dor cervical com contraturas musculares, tendinites de mãos e punhos, do lado em que se utiliza o *mouse* além de obesidade e cefaleia.

O diagnóstico é clínico, e os métodos de diagnóstico por imagem, principalmente a ultrassonografia, podem demonstrar alterações morfológicas dos tecidos moles dos membros superiores associadas às LER.

Tratamento

O afastamento da atividade desencadeante é a medida mais importante e obrigatória para o tratamento.

Após o afastamento, e se houver necessidade, vários recursos terapêuticos podem ser usados, entre eles medicamentos (analgésicos e anti-inflamatórios), fisioterapia, acupuntura e exercícios de relaxamento. O tratamento depende do grau de evolução da doença. O nível educacional e o socioeconômico têm demonstrado um papel significativo para o bem-estar das crianças.

No caso das LER causadas pelo balé, aquecimento e alongamento antes dos ensaios, alimentação e repouso adequados, limite no número de dias de treinamento, não realização de exercícios repetitivos, combate ao estresse psicológico e valorização das queixas podem impedir ou pelo menos atenuar as manifestações clínicas e proporcionar um tratamento adequado e precoce.

Atenção especial deverá ser dada à utilização de mochilas. Embora não provado cientificamente, o limite de peso da mochila proposto é de 10% a 15% do peso corporal. As mochilas com rodas seriam as mais adequadas, ou então a diminuição do seu peso.

A postura correta no computador inclui: mobília adequada, com posicionamento correto na cadeira e com relação ao computador; os olhos devem permanecer a 60 a 70 cm de distância e num ângulo de 10 a 15 graus com relação à tela; o braço deve estar apoiado em ângulo reto com o antebraço, os pés apoiados no chão ou em suporte que permita que os joelhos fiquem em um ângulo de 60 graus, evitando pressão do assento da cadeira na parte posterior da coxa; o espaldar da cadeira deve fazer o apoio da região lombar.

O cuidado com o posicionamento adequado, alongamentos e limite de tempo na mesma atividade proporcionarão um aprendizado adequado e uma diversão sem causar lesões que, além de desagradáveis, podem causar incapacidade futura.

DOR DO CRESCIMENTO

A dor de crescimento (DC) é a apresentação mais frequente da dor recorrente nos membros na infância. Constitui uma entidade clínica controversa, de etiologia desconhecida, e que tem sua denominação consagrada pelo uso. Estudos em escolares mostram que 10% a 20% apresentam DC.

A DC caracteriza-se por duração do sintoma por mais de 3 meses, de localização não articular e intensidade variável, que muitas vezes interfere nas atividades habituais da criança.

Etiopatogenia

Não se conhece a etiopatogenia da DC, mas alterações ortopédicas, fadiga, distúrbios emocionais e antecedentes familiares de quadros dolorosos podem estar relacionados com o quadro. Não há relação com o crescimento, que é um processo fisiológico não doloroso, e a faixa etária de maior incidência não coincide com o estirão de crescimento. Esses pacientes apresentariam um limiar de dor diminuído com relação às crianças sem dor. A DC representaria também uma síndrome de *overuse* localizada, afetando os membros inferiores e determinando fadiga óssea nas crianças com baixo limiar doloroso, segundo os estudos mais recentes.

Quadro clínico e diagnóstico

A DC ocorre em crianças saudáveis, com idade entre 3 e 12 anos, no final da tarde e à noite, podendo acordar a criança durante o sono, com duração de 10 a 15 minutos.

A dor é extra-articular, mais frequente em membros inferiores (região anterior da tíbia, panturrilha, cavo poplíteo e região anterior da coxa), bilateral, de localização difusa e profunda, tendo uma relação variável com a atividade física e estresse.

Melhoram com massagens, pomadas e analgésicos. Geralmente, está associada a cefaleia e dor abdominal em quase um terço dos casos e frequentemente existem conflitos emocionais e casos semelhantes na família. Sintomas constitucionais e claudicação estão ausentes.

Na avaliação dos pacientes com DC não é infrequente a detecção de alterações ortopédicas estruturais (pés planos, genuvaro ou valgo, anteversão do colo do fêmur, diferença de comprimento dos membros inferiores e escoliose) e mesmo alterações radiológicas (escoliose, diferença de comprimento de membros ao escanograma, defeito fibroso subcortical e exostoses).

Esta alta frequência de alterações, entretanto, não permite concluir que sejam determinantes da DC, pois elas melhoram na evolução, independente da presença das alterações ortopédicas e do tratamento.

Também não é rara a constatação da elevação dos níveis séricos da desidrogenase lática, rotineiramente solicitada nesses pacientes. Já foi demonstrado que cerca de 51% de portadores de DC apresentam essa enzima e outras enzimas musculares anormalmente elevadas. Esta observação pode persistir numa segunda dosagem de forma discreta (cerca de 30% acima do limite superior da normalidade). Tem sido sugerido que essas alterações estariam relacionadas com a atividade física da criança.

É importante ressaltar que não ocorrem alterações das provas de atividade inflamatória e do hemograma nesses pacientes com elevação da DHL e não se identifica doença de base que justifique essa elevação.

O diagnóstico é clínico e de exclusão. Ainda que os exames sejam normais, é fundamental o acompanhamento ambulatorial da criança a longo prazo para que o diagnóstico seja feito com maior segurança.

Tratamento

O tratamento restringe-se à utilização de calor local, massagens e analgésicos orais nos casos de dor intensa e persistente. É importante tranquilizar os familiares e pacientes com relação à dor e orientá-los quanto ao prognóstico favorável.

A fobia escolar pode desencadear um quadro de dor musculoesquelética, que difere da dor de crescimento clássica por surgir pela manhã, antes de a criança ir para a escola, mas não aparece nos finais de semana e feriados. O médico deve esclarecer a família e promover o retorno às atividades escolares o mais rápido possível.

FIBROMIALGIA

A fibromialgia (FM) caracteriza-se pela presença de dor musculoesquelética funcional, não inflamatória, generalizada, crônica e frequentemente acompanhada de fadiga. Ocorre principalmente na mulher jovem, mas pode acometer pessoas do sexo masculino.

Crianças e adolescentes também podem apresentar FM (FM juvenil), que se inicia principalmente entre 11 e 15 anos. Representam cerca de 7% dos casos dos centros de referência em reumatologia pediátrica.

Etiopatogenia

A causa da FM permanece desconhecida. Pesquisas recentes têm demonstrado a existência de predisposição genética, incluindo o papel do polimorfismo de genes serotoninérgicos, dopaminérgicos e catecolaminérgicos, além da influência de fatores externos, como agentes infecciosos, estresse emocional e traumas. Distúrbios neuroendócrinos e de neurotransmissores, incluindo a substância P e alteração no eixo hipotálamo-hipófise-adrenal, podem ser uma ponte para a predisposição. Pesquisas no padrão do sono de pacientes com FM têm demonstrado que a fase profunda do sono ("não REM") é interrompida pela presença da onda alfa (característica da fase superficial), impedindo assim o repouso restaurador e provocando fadiga.

Quadro clínico e diagnóstico

Uma condição necessária para a FM é a presença de dor difusa e crônica tanto na criança quanto no adulto.

As manifestações mais frequentes são: dor difusa, cefaleia e distúrbio do sono. Outros sintomas como rigidez matinal, edema subjetivo e fadiga são mais raros em crianças.

A dor pode ser do tipo em ardência, queimação ou latejante, podendo migrar de um local para outro e piorar com estresse, clima frio e tanto atividade quanto inatividade excessivas. A dor melhora de intensidade com repouso e clima quente.

Com relação à fadiga, alguns pacientes referem que se sentem exaustos. Outros referem fraqueza e frustração.

A rigidez matinal é observada em alguns doentes que dormem numa mesma posição, melhorando com a movimentação ou banho quente.

A cefaleia é do tipo enxaqueca; alterações do humor, como irritabilidade, depressão, ansiedade, alterações cognitivas, também podem ocorrer.

Outros achados são a síndrome do colón irritável, alternando obstipação e diarreia, dor torácica, sintomas de cistite, disfagia, palpitação e dor em pontos sensíveis.

A FM pode estar associada a outras doenças sistêmicas, como hipotireoidismo, hiperparatireoidismo, espondiloartropatias, lúpus eritematoso sistêmico e neoplasias. Antes a FM era definida como primária e secundária, conforme a presença dessas doenças, mas atualmente essa distinção não é mais utilizada.

O diagnóstico é clínico. Na criança e no adolescente, os critérios de diagnóstico são controversos. Entre os adultos, o critério mais utilizado é o do Colégio Americano de Reumatologia (1990). Na população pediátrica, os critérios de Yunus e Mais, de 1985, parecem ser mais apropriados. Quando a FM está associada a outras doenças sistêmicas, o exame físico deve demonstrar as alterações específicas.

Critérios para Classificação da FM – Colégio Americano de Reumatologia (1990)

1. História de dor generalizada – para ser considerada generalizada a dor deve ser referida em todos os locais citados a seguir: lados esquerdo e direito do corpo, acima e abaixo da cintura. Ainda deve estar associada dor na coluna cervical, torácica ou lombar.
2. Dor em 11 dos 18 pontos dolorosos ou sensíveis à pressão digital (Fig. XXI.5.6).
   A. Inserção dos músculos suboccipitais.
   B. Cervical, face anterior do ligamento de C5-C7.
   C. Trapézios, no terço médio, borda superior.
   D. Supraespinhosos, na sua origem, acima da espinha escapular.
   E. Segunda articulação costocondral, justalateral.
   F. Epicôndilos laterais a 2 cm distalmente.
   G. Quadrante superior externo dos glúteos.
   H. Face posterior do grande trocanter do fêmur.
   I. Joelhos, próximos à interlinha articular.

A digitopressão deve ser realizada com o polegar com força aproximada de 4 kg/cm ou até que o leito ungueal se torne pálido.

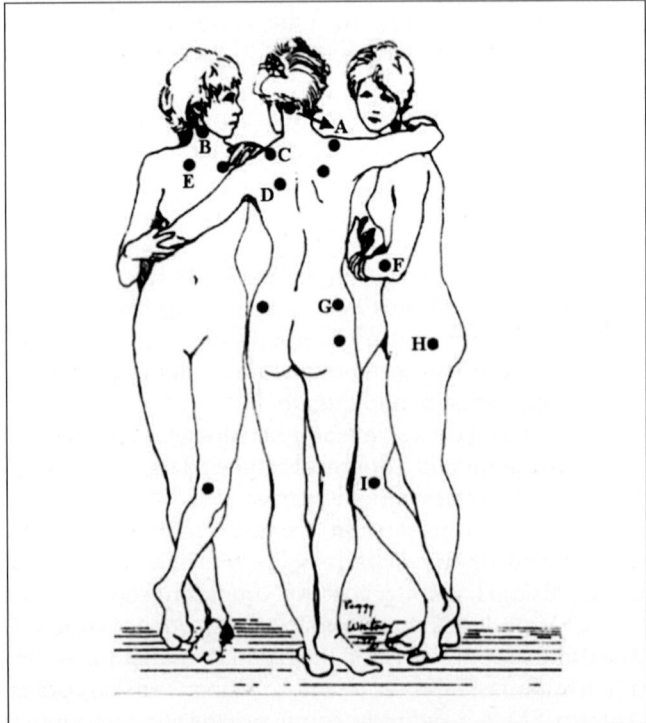

Fig. XXI.5.6. Os pontos dolorosos – *As três Graças*. (Retirada de Wolfe *et al.* Arthritis Rheum 1990; 33:169.)

O paciente deve referir dor à palpação, e não apenas sensibilidade. A dor deve estar presente por pelo menos 3 meses.

Critérios para Fibromialgia Primária Juvenil – Yunus e Masi (1985)

Presença dos quatro critérios maiores e pelo menos três dos 10 critérios menores indica o diagnóstico de FM primária juvenil.

- *Critérios maiores:*
  1. Dor difusa em pelo menos três locais por pelo menos 3 meses.
  2. Ausência de condições ou causas que justifiquem a dor.
  3. Exames laboratoriais normais.
  4. Cinco pontos dolorosos dos 18.
- *Critérios menores:*
  1. Ansiedade ou tensão crônica.
  2. Fadiga.
  3. Sono não relaxante.
  4. Cefaléia crônica.
  5. Síndrome do cólon irritável.
  6. Edema subjetivo de tecido mole.
  7. Perda de sensibilidade.
  8. Modulação da dor por atividade física.
  9. Modulação da dor por fatores climáticos.
  10. Modulação da dor por ansiedade ou estresse.

Tratamento

Como a patogenia é desconhecida, o tratamento visa a melhoria da dor, da capacidade funcional e da qualidade de vida diária.

Envolve o esclarecimento ao paciente e à família quanto à doença, além de explicações sobre o caráter não progressivo e o curso cíclico, às vezes muito prolongado.

São indicados exercícios que aumentem as condições cardiocirculatórias, como atividades aeróbicas, e que causem pouco impacto, como caminhar, andar de bicicleta, hidroginástica e natação. Técnicas de relaxamento muscular e alongamento, além da reeducação postural, auxiliam o tratamento da FM.

A terapia de apoio psicológico consiste em descobrir situações de conflitos que possam desencadear as crises, assim como controlar a ansiedade e a depressão.

Anti-inflamatórios, analgésicos e antidepressivos têm sido utilizados com resultados parciais. Os corticosteroides e os anti-inflamatórios não hormonais (AINH) não oferecem bons resultados. No entanto, doses analgésicas de alguns AINH podem auxiliar a fase aguda da dor, como o ibuprofeno (5 a 10 mg/kg/dose, a cada 6 a 8 horas) e o naproxeno (5 a 10 mg/kg/dose a cada 12 horas). Em alguns pacientes, a associação de drogas analgésicas com antidepressivos tricíclicos que promovem sono profundo e relaxamento muscular obtém bons resultados, mas em crianças esta experiência ainda é pequena. Pode-se utilizar imipramina, que é um antidepressivo tricíclico (adolescentes: 25 a 50 mg/dia em duas

doses; dose máxima: 100 mg/dia). Relaxantes musculares, como a ciclobenzaprina, devem ser considerados em casos selecionados.

O tratamento medicamentoso auxilia a fase aguda da FM, porém alguns trabalhos demonstram uma resposta parcial algumas semanas ou meses após a terapêutica administrada. Como o curso é crônico e pode perdurar por anos, algumas modalidades não medicamentosas têm sido propostas com bons resultados, como, por exemplo, a acupuntura, apesar de se tratar de observações isoladas.

DISTROFIA SIMPÁTICO-REFLEXA (DSR)

Também conhecida como algodistrofia, causalgia, doença de Sudek ou síndrome dolorosa regional complexa, acomete as extremidades e se caracteriza por dor musculoesquelética, edema, limitação do movimento, instabilidade vasomotora, alterações cutâneas e desmineralização óssea. Frequentemente começa após trauma, cirurgia ou alteração vascular. A dor é intensa, localizada, afetando geralmente um membro. Dois tipos de doença são reconhecidos: tipo I – não há lesão nervosa; tipo II – há lesão nervosa identificada. Acomete mais pacientes do sexo feminino, com início entre os 5 e 17 anos. De forma diferente do adulto, crianças apresentam maior comprometimento dos membros inferiores e não têm um evento precipitante claro.

Etiopatogenia

A DSR é gerada por um reflexo simpático anormal que compreende estados dolorosos que variam de intensidade, mas que não estão de acordo com a proporção esperada para um trauma de tecidos moles, fraturas ou imobilização prolongada. Há nítida relação com o estresse emocional.

Os mecanismos propostos para a dor persistente e a alodinia (dor desencadeada por um estímulo não doloroso) são a liberação de mediadores inflamatórios (interleucina-6, 1β e fator de necrose tumoral) e neuropeptídios do sistema nervoso periférico.

Na infância, provavelmente é pouco diagnosticada, por ser pouco conhecida. Ao contrário do que ocorre no adulto, a maioria das crianças não apresenta história prévia de trauma; entretanto, eventos precipitantes relatados em crianças incluem: artroscopia do joelho, púrpura de Henoch-Schonlein, estresse emocional e vacinação contra hepatite B.

Quadro clínico e diagnóstico

A principal evidência para o diagnóstico é a constatação de postura imóvel, bizarra, de um membro, de forma repentina, com edema justa-articular difuso, além de dor contínua, que se intensifica ao menor toque. Geralmente, ocorre alteração da cor e da temperatura do membro.

A dor tem a característica de queimação, intensifica-se com o passar dos dias, piora com um simples toque ou pela tentativa de movimento e pode acometer toda a extremidade com o tempo. Em geral, é acompanhada de edema e rigidez, que também se intensificam progressivamente. Numa fase inicial, são comuns o rubor, o aumento da temperatura e o enchimento capilar acelerado do segmento acometido, inicialmente localizado (decorrente da vasodilatação arterial e venosa). Encontra-se também hiper-hidrose.

Com a progressão são comuns a palidez cutânea (vasoconstrição arterial) e cianose (vasoconstrição venosa), além de diminuição de temperatura e tempo de enchimento capilar prolongado.

A pele, inicialmente brilhante devido ao edema, endure posteriormente, com a atrofia do tecido celular subcutâneo. Formas parciais, não típicas, podem não ser diagnosticadas.

Os achados radiológicos podem aparecer após semanas ou meses, mas em 70% das crianças descritas são normais. Deve-se sempre comparar o lado afetado com o lado normal. Pode-se detectar desmineralização óssea subcondral ou metafisária. Nos casos crônicos, pode-se verificar osteopenia difusa, semelhante à imobilização prolongada. A termografia pode mostrar assimetria na emissão de calor entre o segmento afetado e o normal. A cintilografia óssea pode revelar, numa fase inicial, uma captação aumentada que precede as alterações radiológicas, mas hipocaptação já foi descrita em mais de 65% das crianças e adultos jovens estudados, além de captação normal. A densidade óssea pode estar reduzida em até um terço dos casos crônicos.

O diagnóstico é clínico, sendo sugerido pela presença de dor intensa e prolongada restrita a um segmento corpóreo, acompanhada de alterações tróficas, da temperatura e da cor, edema e rigidez. Na presença deste quadro doloroso devem estar presentes pelo menos duas das manifestações de neuropatia (queimação, disestesia, parestesia ou hiperalgesia ao frio), além de duas manifestações de disfunção autonômica (extremidade fria, edema, cianose, hiper-hidrose ou livedo reticular).

Tratamento

Se não tratada adequadamente, a condição progride.

O tratamento precoce envolvendo uma equipe multidisciplinar é aconselhável. Além do reumatologista pediátrico, a equipe deve incluir fisioterapeuta, psicólogo, terapeuta ocupacional e anestesista. O objetivo do tratamento é o retorno à função, e é mais efetivo quando iniciado precocemente, envolvendo o paciente e a família.

O aspecto mais importante do tratamento é evitar o repouso e a instituição imediata de um programa de exercícios.

Várias modalidades de tratamento são propostas para o alívio da dor, e o sucesso é obtido quando iniciado precocemente. Se o paciente não responder em alguns dias, outra opção terapêutica deve ser iniciada.

As modalidades de tratamento inclu... terapia, estimulação nervosa elétrica transcutânea (TENS – *transcutaneous electrical nerve stimulation*), terapia comportamental, AINH, antidepressivos tricíclicos, opioides, corticosteroides, anticonvulsivantes, bloqueio simpático, simpatectomia química ou cirúrgica. De modo geral, as crianças e adolescentes têm um curso mais leve da doença e parecem ser mais responsivos que os adultos. A taxa de recorrência é baixa.

BIBLIOGRAFIA

Araujo LMPG, Terreri MT, Hilário MOE et al. Dor em membros: características clínicas e níveis de enzimas musculares. Rev Paul Ped 1998; 16(1):33.

Barbosa CMPL, Hangai L, Terreri MT et al. Dor e membros em um serviço de reumatologia pediátrica. Rev Paul Ped 2005; 23(2):63-68.

Bica BERG. Distrofia simpático-reflexa. In: Oliveira SKF, Azevedo ECL. Reumatologia pediátrica. 2 ed. Rio de Janeiro: Revinter, 2001:660-663.

Boyle KL, Riegger-Krugh C. The hypermobility syndrome and the reliability of Beighton and Horan's joint mobility index. J Orthop Sport Phys Ther 1998; 27:85.

Brandimiller PA. O corpo no trabalho, guia de conforto e saúde para quem trabalha em microcomputadores. São Paulo: Senac, 1999.

Bresolin AMB, Sucupira ACSL, Kiss MHB et AL. Dores em membros. In: Marcondes E, Leone C, Oselka GW, Corradini HB. Roteiros diagnósticos em pediatria. São Paulo: Sarvier, 1987:154-165.

Cassidy JT, Petty RE (eds.). Philadelphia: W.B. Saunders Co., 2001:381-394.

Dequeker J. Benign familial hypermobility syndrome and trendelenburg sign in a painting "The three Graces" by Peter Paul Rubens (1577-1640). Ann Rheum Dis 2001; 60:894-895.

Gedalia A, Person DA, Brewer EJ, Giannini EH. Hypermobility of the joints in juvenile episodic arthritis/arthralgia. J Pediatr 1985; 107:873-876.

Goldenberg DL. Coping with fibromyalgia. In: Beth Ediger (ed.). Toronto: LRH Publications, 1993:1-37.

Goldenberg DL. Fibromyalgia syndrome a decade later. What have we learned? Arch Intern Med 1999; 159:777-785.

Kennedy M, Felson DT. A prospective long-term study of fibromyalgia syndrome. Arthritis Rheum 1996; 39:682-685.

Kimura Y, Walco GA. Clinical manifestations and diagnosis of fibromyalgia in children and adolescents. Disponível em: www.uptodate.com. Acesso em 2/1/2009.

Klemp P. Hypermobility. Ann Rheum Dis 1997; 56:573-575.

Maeno M, Almeida IM, Martins MC, Toledo LF, Paparelli R. Diagnóstico, tratamento, reabilitação, prevenção e fisiopatologia das LER/DORT. Brasília, Distrito Federal: Ministério da Saúde, 2001:1-64.

Malleson PN, Beauchamp RD. Diagnosing musculoskeletal pain in children. CMAJ 2001; 168:183-188.

Manners P. Are growing pains a myth? Aust Fam Physician 1999; 28:124-127.

Marini R, Romanelli PRS. Síndrome de amplificação dolorosa. Reumatologia para o pediatra. São Paulo: Atheneu, 2008:143-149.

Mease P. Fibromyalgia syndrome: review of clinical presentation, pathogenesis, outcome measures, and treatment. J Rheumatol 2005; 32:6-21.

Moysés MAA, Kiss MHB, Bresolin AMB et al. Pains in the limbs during infancy: preliminary results in 71 children. Pediatria (São Paulo) 1986; 8:50-56.

Olfe F, Smythe HA, Yunus MB et al. The American College of Rheumatology 1990 criteria for classification of fibromyalgia. Report of the multicenter criteria committee. Arthritis Rheum 1990; 33:160-172.

Oliveira SKF. Diagnóstico diferencial das dores em membros em crianças. Temas de Pediatria Nestlé n° 66, 1998.

Oliveira, SKF. Dor de crescimento. In: Oliveira SKF, Azevedo ECL. Reumatologia pediátrica. 2 ed. Rio de Janeiro: Revinter, 2001:653-654.

Peterson H. Growin pains. Pediatr Clin North Am 1986; 33:1.365-1.372.

Ronchezel MV, Lotufo S. Dor musculoesquelética recorrente em membros. Reumatologia para o pediatra. São Paulo: Atheneu, 2008:137-142.

Sarzi-Puttini P, Buskila D, Carrabba M et al. Treatment strategy in fibromyalgia syndrome: where are we now? Semin Arthritis Rheum 2008; 37:353-365.

Sheon RP, Perez M. Complex regional pain syndrome (CRPS) in children. Disponível em; www.uptodate.com. Acesso em 1/1/2009.

Sherry DD, Malleson PN. Idiopathic musculoskeletal pain syndromes. In: Cassidy ST, Petty RD (eds.). Textbook of pediatric rheumatology. 4 ed., Philadelphia: WB Saunders Co. 2001:381-94.

Silva CAA. Dores e lesões musculoesqueléticas associadas a computadores e videogames em crianças e adolescentes. Pediatria (São Paulo) 1999; 21:298-301.

Solomon R, Brown T, Gerbino PG, Micheli LJ. The young dancer. Clin Sports Med 2000; 19(4):717-739.

Terreri M.T, Peixoto ALS, Vieira ES. Dor em membros na infância. In: Vieira ES, Hilário MOE. Diagnóstico e tratamento em reumatologia pediátrica e do adulto. Vitória: Ed. do Autor, 1998:391-406.

Usiel Y, Hashkes PJ. Growing pains in children. Pediatr Rheumatol Online J 2007; 5:1-4.

Wilder RT, Berde CB, Wolohan M et al. Reflex sympathetic dystrophy in children. Clinical characteristics and follow-up of seventy patients. J Bone Joint Surg 1992; 74: 910.

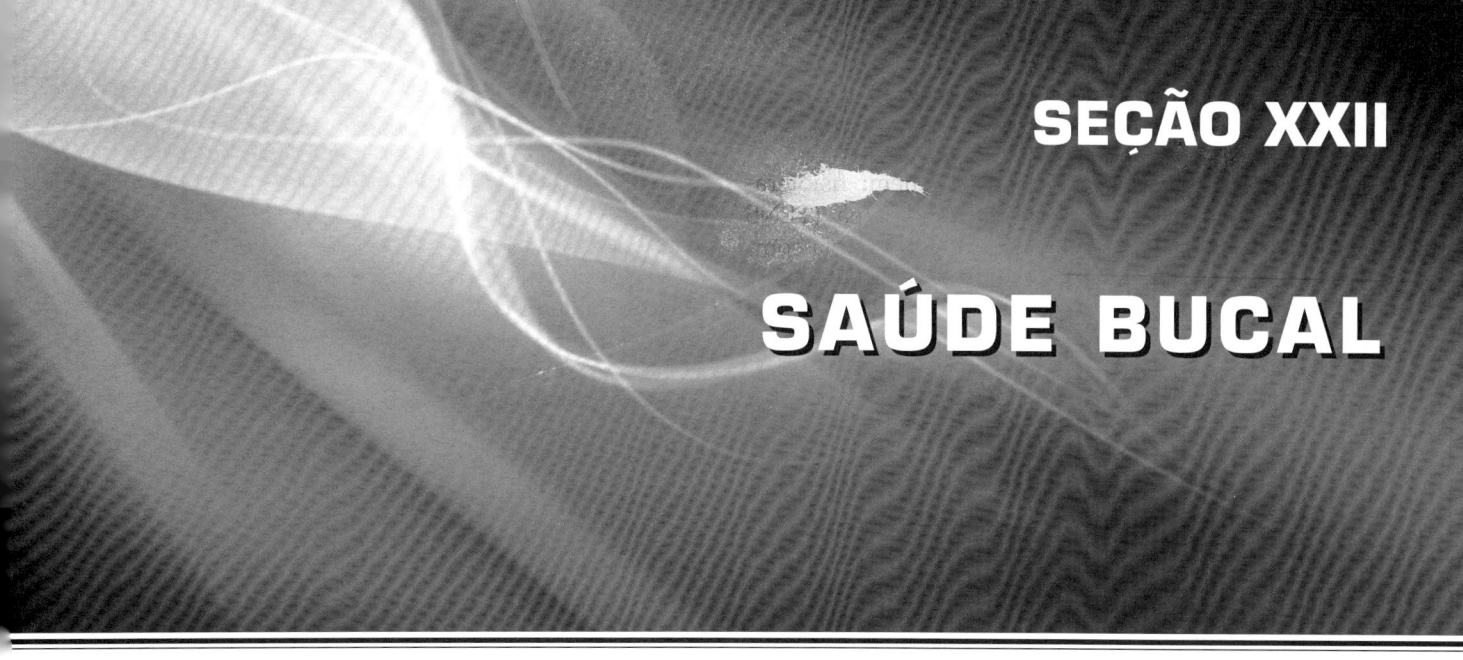

SEÇÃO XXII
SAÚDE BUCAL

Atenção Odontológica
CAPÍTULO 1

Parte A
Atenção Odontológica na Infância

Sônia Margarete Lustosa Franca
Maria Goretti de Lima Ramos
Verônica Maria da Rocha Kozmhinsky

INTRODUÇÃO

Nos últimos anos, a visão preventiva na prática odontológica sofreu modificações. Um dos fatores de mudança desse novo paradigma é a atenção odontológica na primeira infância, fase que corresponde à idade de 0 a 36 meses, e que antes, geralmente não se enquadrava na odontologia. Com frequência, os métodos preventivos eram utilizados quando a criança já apresentava a dentição decídua (de leite) comprometida pela cárie dentária, ameaçando os dentes permanentes.

Uma vez acometida pela cárie dentária, sua reabilitação bucal depende, antes de tudo, da conscientização e da cooperação dos responsáveis pela criança, com relação ao processo carioso e às medidas preventivas para a manutenção da saúde. A necessidade de realizar uma reabilitação bucal em crianças pequenas, vítimas da falta de oportunidades e informações dos responsáveis, reforça a necessidade de intervenção, o mais precocemente possível, de preferência no primeiro ano de vida.

O papel do odontopediatra é também o de educar, e deve ser compartilhado com outros profissionais de saúde que têm contato mais precocemente com a criança e seus responsáveis. O pediatra, por ser geralmente o primeiro profissional da saúde a ter esse contato, atua também como orientador e instaurador de hábitos saudáveis, permitindo um bom desenvolvimento da criança.

A importância da atenção odontológica na primeira infância não se resume apenas aos cuidados preventivos e à realização de tratamentos de boa qualidade, mas também confere a oportunidade de criar no bebê, por meio de consultas sucessivas, um relacionamento positivo com a odontologia para que, no futuro, essa criança seja um adulto sem cáries dentárias, problemas gengivais ou psicológicos.

O objetivo deste capítulo é fazer com que o pediatra tenha noções básicas de odontopediatria e seja capaz de detectar e orientar, precocemente, os problemas relacionados com a cavidade bucal, atuando na promoção e na manutenção da saúde bucal.

ASPECTOS PSICOLÓGICOS NA PRIMEIRA INFÂNCIA NO ATENDIMENTO ODONTOLÓGICO

Para a realização de um tratamento odontológico satisfatório, é de fundamental importância o controle do comportamento do paciente infantil. O profissional necessita de noções sobre psicologia, para um relacionamento com o seu paciente, facilitando sua comunicação e sensibilidade quanto aos sentimentos, emoções e necessidades da criança.

O atendimento odontológico depende de uma tríade: pais, criança e odontopediatra.

A criança

A habilidade de cooperação de uma criança durante o atendimento odontológico depende também do seu grau de desenvolvimento psicológico, associado às influências dos pais com relação ao tratamento. Ela aprende captando a habilidade de quem a conduz, absorvendo os hábitos e as atitudes dos que a rodeiam.

A cooperação da criança em idade inferior a 3 anos é limitada e imprevisível, porém é importante que se compreenda que o choro e a recusa do atendimento são reações normais. À medida que a criança vai frequentando um serviço odontológico, tem a oportunidade de crescer, sentindo-se segura e tranquila durante sua vivência na odontologia, levando consigo esses aspectos para o futuro.

Os pais

O meio familiar exerce grande influência sobre a criança: as atitudes dos pais levam a diferentes comportamentos, que se refletem no atendimento odontológico. Para que uma criança cresça e se comporte de maneira normal, o meio ambiente que a rodeia deverá estar dentro dos limites de normalidade. Atitudes extremas dos pais geram crianças com alterações de comportamento, como medo, timidez, autoritarismo, egoísmo etc., que podem diminuir sua disponibilidade e receptividade para um relacionamento emocional saudável.

Os pais devem ser previamente orientados sobre a importância dos cuidados odontológicos precoces, como ocorre o atendimento odontológico na primeira infância e como cuidar bem da boca dos seus filhos, visando a manutenção da saúde bucal.

O profissional

Algumas vezes, a imagem do odontopediatra e do seu consultório é associada à dor, local de sofrimento. Entretanto, esse profissional visa apenas uma ação profilática, preventiva e educativa.

Dedicar-se a tratar crianças exige, antes de tudo, que o profissional saiba relacionar-se com elas, respeitando sua individualidade e compreendendo suas emoções diante do atendimento odontológico, além de, obviamente, deter conhecimentos de odontopediatria e psicologia infantil.

Um odontopediatra preparado, tanto do ponto de vista técnico-científico como psicológico, poderá fazer com que seus pequenos pacientes cresçam e se desenvolvam de maneira saudável e sem transtornos psicológicos, valorizando a saúde bucal.

CARACTERÍSTICAS ANATÔMICAS DA BOCA DO RECÉM-NASCIDO

Com a tendência mundial e a divulgação da atenção odontológica precoce, tornou-se cada vez mais frequente os odontopediatras atenderem crianças antes da erupção dos primeiros dentes, inclusive os recém-nascidos. Dessa forma, tornam-se necessários conhecimentos a respeito das estruturas anatômicas bucais do bebê.

Principais características da cavidade bucal do bebê

Ao nascer, a criança apresenta a maxila e a mandíbula pequenas com relação às outras estruturas da cabeça. A maxila tem forma arredondada, enquanto a mandíbula tem forma de U. A mandíbula encontra-se mais retraída (para trás) com relação à maxila.

Apresenta ainda a dimensão vertical da face reduzida (altura do terço inferior da face) devido à ausência do osso alveolar entre as faces incisais e oclusais (ponta dos dentes anteriores e posteriores, respectivamente).

A parte média do lábio superior apresenta projeções vilosas (*sucking pad*), que servem de apoio para sucção. Essas múltiplas projeções aumentam de volume quando a criança entra em contato com o peito da mãe, servindo de pega para o aleitamento. São mais desenvolvidas nas crianças de menor idade e que mamam no peito da mãe.

O recém-nascido apresenta também o freio labial superior que liga o lábio superior à margem gengival. Sua inserção ocorre a alguns milímetros acima da margem gengival. À medida que os dentes incisivos vão erupcionando, e com o desenvolvimento do osso alveolar, o freio assume uma posição mais alta.

As bridas laterais são pregas localizadas lateralmente ao freio. Auxiliam a fixação do lábio superior na maxila.

O freio labial inferior liga a porção interna do lábio inferior ao tecido gengival. Lateralmente, encontram-se as bridas, que são menos desenvolvidas que no arco superior.

O rodete gengival separa o vestíbulo (face voltada para o lábio) da cavidade bucal propriamente dita. No recém-nascido, é coberto em toda sua extensão por tecido gengival, de coloração rosada, firmemente aderida. Está presente em ambas as arcadas.

O cordão fibroso de Robin e Magitot está presente em ambos os rodetes (superior e inferior), sobre a região de incisivos e caninos. Apresenta-se flácido e fibroso, sendo bem desenvolvido no recém-nascido; e vai desaparecendo à medida que se aproxima a erupção dos dentes decíduos. Considera-se que ele atue no vedamento dos maxilares contribuindo na sucção.

Os processos alveolares são cobertos pelos abaulamentos gengivais que logo se segmentam para indicar os locais de desenvolvimento dos dentes.

O palato apresenta-se pouco profundo e com as rugosidades palatinas bem evidenciadas. Na porção anterior do palato, encontra-se a papila palatina e, na porção mediana, a rafe palatina. Posteriormente, temos a transição do palato duro para o palato mole; a coloração do palato mole é mais avermelhada.

O sulco alveolar interno está presente na transição do palato com o rodete, desde a linha mediana até a região molar, onde cruza o rodete e caminha obliquamente para o vestíbulo. Está presente também no arco inferior.

A língua, quando em repouso, posiciona-se entre os rodetes gengivais de tal modo que os tecidos moles preenchem o espaço que futuramente será ocupado pelos dentes.

O freio lingual une a língua ao assoalho lingual. Às vezes, o freio é curto, fazendo com que a ponta da língua fique presa ao assoalho, o que é chamado de anquiloglossia.

Alterações de desenvolvimento mais frequentes

Dentes natais e neonatais

São dentes que irrompem precocemente na cavidade bucal quando do nascimento da criança (dentes natais) ou que aparecem nas primeiras semanas de vida (dentes neonatais). Podem estar presentes em RNs normais ou associados a determinadas síndromes.

Morfologicamente os dentes natais e neonatais podem apresentar-se cônicos ou com tamanho e forma normais, de coloração amarelo-amarronzada opaca. Geralmente, não apresentam inserção óssea extensa, limitando-se à mucosa gengival e, em consequência, apresentando grande mobilidade.

O exame radiológico deve ser feito para verificar se é um dente supranumerário ou da série normal com erupção precoce.

Após avaliação clínica e radiológica, seguem-se as seguintes opções:

- *Dentes da série normal:* devem ser preferencialmente conservados. Caso estejam traumatizando o mamilo durante a amamentação, ou a língua, pode-se alisar a borda cortante com lixas apropriadas. Os pais devem ser orientados quanto aos cuidados preventivos com relação à cárie e aos traumas, além da necessidade de acompanhamento odontológico precoce.
- *Dentes supranumerários:* deverão ser removidos, de preferência entre o sétimo e o 25º dia após o nascimento.

Pérolas de Epstein, nódulos de Bohn e cistos da lâmina dentária

Trata-se de pequenas alterações que surgem na mucosa alveolar do recém-nascido. Podem ser consideradas remanescentes de estruturas embrionárias epiteliais, as quais, na maioria das vezes, desaparecem no primeiro mês de vida. Entretanto, algumas aumentam de volume e tornam-se volumosas por volta do terceiro mês.

Apresentam pequeno tamanho e coloração branco-acinzentada ou branco-amarelada. Em geral, são múltiplas e não aumentam de tamanho.

Quanto à localização e à origem, são classificadas em:

- *Pérolas de Epstein:* localizam-se ao longo da rafe palatina mediana e são consideradas reminiscências de tecidos epiteliais aprisionados ao longo da rafe.
- *Nódulos de Bohn:* localizam-se nas porções vestibulares (voltadas para o lábio), palatinas ou linguais, dos rodetes gengivais. São consideradas reminiscências de tecido de glândulas mucosas.
- *Cisto de lâmina dentária:* localiza-se na crista dentária das arcadas superior e inferior. São consideradas reminiscências da lâmina dentária.

Não necessitam de tratamento específico, pois desaparecem de forma espontânea em algumas semanas.

Epúlide congênita do recém-nascido

É um tumor gengival, congênito e benigno, cuja evolução cessa após o nascimento. Ocorre exclusivamente em recém-nascidos e apresenta maior frequência no sexo feminino.

É de origem mesenquimal, sendo de etiologia desconhecida.

Clinicamente, apresenta-se como uma massa séssil ou pediculada, com superfície lisa ou lobulada, de coloração rósea, semelhante à da mucosa adjacente. Seu tamanho pode variar consideravelmente e alcançar alguns centímetros. É mais comumente encontrada na região anterior da maxila.

A maioria dos autores recomenda a excisão cirúrgica, sendo rara a recidiva. Entretanto, devido à possibilidade de regressão espontânea, nos casos em que não cause dificuldades na respiração ou alimentação, a conduta pode ser apenas de observação.

Cisto de erupção ou hematoma de erupção

Refere-se a uma dilatação do espaço folicular em volta da corda de um dente em erupção, causada por acúmulo de líquido ou de sangue.

A lesão aparece como uma tumefação translúcida, circunscrita, flutuante, da crista alveolar sobre o dente em erupção. Quando a cavidade cística que circunda a coroa contém sangue, a tumefação tem cor violácea ou azul-escura, daí a denominação "hematoma de erupção" (Fig. XXII.1.1).

Também apresenta etiologia desconhecida, embora alguns autores levantem a hipótese de trauma. Em geral, não exige tratamento, pois em poucos dias o dente brota através do tecido e a lesão desaparece. Em raras ocasiões, pode ser necessário remover uma porção do tecido que recobre o dente.

ERUPÇÃO DENTÁRIA

A erupção dentária é motivo de interesse não só para odontopediatras, mas também para pediatras e clínicos

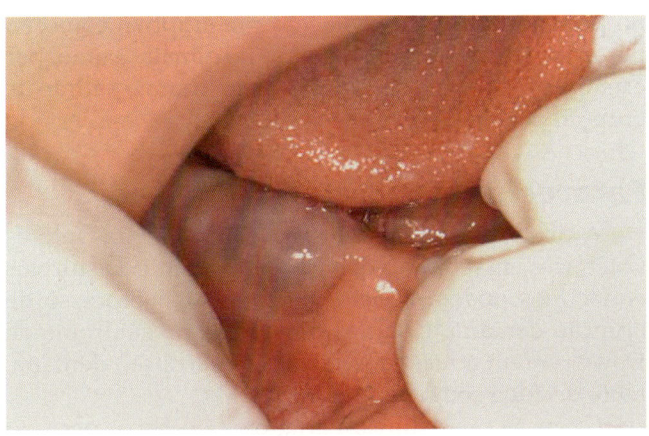

Fig. XXII.1.1. Cisto ou hematoma de erupção.

gerais que lidam com crianças. Provoca ansiedade por parte dos pais, que atribuem vários sinais e sintomas do lactente à erupção dentária.

Muitos consideram a erupção dentária como o momento em que o dente irrompe na cavidade bucal, porém esta é apenas uma das fases de todo o fenômeno, que tem início na odontogênese e acompanha o órgão dentário para toda a vida.

A época da erupção dentária não é fixa. Tem início habitualmente por volta do sétimo mês de vida; variações de até 6 meses podem estar dentro da normalidade. Essa dentição decídua (dentes de leite) se completa por volta dos 2 anos de idade. Os 20 dentes de leite, dez na arcada superior e dez na arcada inferior, distribuem-se na seguinte ordem:

1. Incisivo central (4).
2. Incisivo lateral (4).
3. Primeiro molar (4).
4. Canino (4).
5. Segundo molar (4).

Existem certos fatores que influenciam a erupção dentária, podendo atrasar ou acelerar este processo. Esses fatores podem ser: genéticos, ambientais, locais ou sistêmicos.

Os fatores genéticos interagem com uma variedade de fatores ambientais. A raça, a etnia e o sexo são fatores que compõem o mesmo esquema hereditário.

Na dentição decídua, a maioria dos autores concorda que, em relação ao sexo, não há diferença na cronologia de erupção dentária entre os sexos masculino e feminino.

Fatores ambientais (socioeconômicos, nutricionais e urbanização)

De acordo com Salete (1998), os reflexos das condições socioeconômicas afetam sensivelmente a nutrição da criança e do adolescente, fazendo com que seja um dos fatores mais citados como responsável pelo retardo na erupção dentária.

A nutrição pode afetar as estruturas dentais tanto no período do desenvolvimento pré-eruptivo como no pós-eruptivo, ocorrendo alteração no esmalte, como, por exemplo, hipoplasia de esmalte, assim como o padrão de erupção dentária.

Fatores sistêmicos

A dentição decídua é menos vulnerável aos fatores sistêmicos em relação à dentição permanente. Distúrbios endócrinos podem acelerar ou retardar o processo de erupção dentária. Crianças portadoras de síndrome de Down sofrem atraso na sequência de erupção dentária, tanto decídua como permanente.

Crianças prematuras, portadoras de baixo peso ou com problemas sistêmicos, tendem a sofrer atraso na erupção dos primeiros dentes decíduos, devido ao fato de a erupção dentária estar relacionada, também, com o desenvolvimento físico da criança.

Fatores locais

A presença de cistos ou hematomas de erupção pode retardar a erupção dentária.

Sintomatologia associada à erupção dentária

O aparecimento de manifestações orgânicas locais ou gerais associadas ao processo de erupção dentária é um assunto bastante polêmico no meio médico-odontológico. Com frequência, o profissional que lida com essa faixa etária também é muito questionado pelos pais, avós ou responsáveis pela criança, acerca desse assunto. A literatura é controvertida, além de não ser vasta. Atualmente, existem três escolas com diferentes opiniões:

1. A primeira considera a erupção um processo patológico ou "dentição difícil", observando que existe uma relação evidente entre sintomas gerais e erupção.
2. Para a segunda, a erupção é um processo fisiológico e os sintomas não passam de mera coincidência com a erupção dentária.
3. A terceira considera que há, em certas ocasiões, desconforto no processo fisiológico normal.

Existe uma variação muito grande de sintomas gerais supostamente associados ao irrompimento dos dentes decíduos, como febre, falta de apetite, erupção cutânea, coriza, aumento de salivação e diarreia, entre outros.

Existem também algumas teorias que tentam justificar alguns sintomas. Uma delas seria a irritação do nervo trigêmeo que causa desordem local reflexa, produzida pela pressão dentária.

Outra, relacionada à salivação, associada à dor e ao desconforto experimentado pela criança nesse período de erupção, seria a da simples mudança na qualidade da saliva, devido à maturação das glândulas salivares, aumentando sua viscosidade e dificultando a deglutição. Outros autores justificam os sintomas pelas alterações anatomofisiológicas impostas pela irritação tecidual provocada pela erupção dentária: excitação parassimpática, além da própria origem do dente (tecido nervoso); terminações do nervo vago encontradas nos rebordos; presença de um processo inflamatório que ocorre antes e imediatamente após a erupção dentária, com acúmulo de linfócitos.

As observações clínicas nos levam a uma posição cautelosa diante deste assunto. O fator coincidência não deve ser desprezado, e não podemos esquecer que, na idade de início da erupção dentária (dos 6 aos 8 meses), ocorrem algumas alterações fisiológicas, dietéticas e socioculturais na vida da criança. Nessa época, anticorpos maternos adquiridos na vida intrauterina começam a declinar seus níveis circulantes, acarretando diminuição na imunidade do lactente, tornando-o mais vulnerável aos agentes infecciosos. A criança, a partir dessa idade, começa a receber outros alimentos na sua dieta, tornando possíveis reações alimentares e aquisição de infecções pela via oral. A criança também começa a entrar em contato com o chão, leva objetos constantemente à boca, inicia sua vida social ao ter mais contato com outras crianças, frequenta berçários, escolinhas, festinhas de aniversário etc. Tudo isso favorece a aquisição de infecções, sobretudo as de etiologia viral, habitualmente autolimitadas.

CÁRIE PRECOCE NA INFÂNCIA

A cárie precoce na infância é um assunto de grande importância, pois pode contribuir para uma infância com sofrimento e comprometer o crescimento (Fig. XXII.1.2).

Essa doença predomina em menores provenientes de famílias de baixa renda e representa um importante problema de saúde pública. É considerada pela OMS como a doença mais comum na humanidade.

Estudo realizado em São Paulo por Brandão e colaboradores, em 2006, em crianças com idade de 24 a 35 meses, mostrou uma prevalência de 28,2% de cárie. Em Recife, Feitosa e Colares (2004) encontraram uma prevalência de 47% em crianças com 4 anos de idade. Estudo realizado por Leite e Rosenblatt, em 2006, na cidade do Recife, mostrou uma prevalência de 14,3%. Estudo epidemiológico realizado pelo Ministério da Saúde (SB Brasil, 2003) apresentou um índice de 26,91%.

As consequências da cárie na criança vão desde prejuízos na sua nutrição até alterações na mastigação, fonação, estética, oclusão e problemas psicológicos.

O termo cárie precoce na infância foi recomendado pelos Centros de Prevenção e Controle de Doenças (CDC), numa conferência realizada em Atlanta (EUA), por ser menos específico e por melhor refletir os fatores etiológicos associados a essa enfermidade. Antes, este tipo de cárie no Brasil, era conhecida como cárie de mamadeira, cárie de amamentação, cárie do lactente ou cárie de peito.

A cárie precoce na infância é uma doença de evolução aguda e rápida. Acomete com maior frequência crianças que fazem uso prolongado e inapropriado de mamadeira, associado à ausência de higiene oral.

Os fatores etiopatogênicos são múltiplos e apresentam algumas particularidades:

- *Flora:* o *Streptococos mutans* não está presente no RN, porém sua transmissão ocorre antes dos 12 meses, sendo a mãe a fonte primária de infecção.
- *Dieta:* líquidos fermentáveis (leite, sucos etc.) oferecidos várias vezes ao dia entre as refeições principais, inclusive durante a noite.
- *Tempo:* exposição prolongada.

A criança, ao adormecer com leite ou bebida açucarada na boca, acumula restos alimentares em volta dos dentes anteroposteriores, servindo como meio de cultura para os microrganismos acidogênicos. Durante o sono diminuem o fluxo salivar e os movimentos de deglutição, o que acarreta decréscimo do *clearance* na cavidade bucal.

Esses fatores, associados a uma higiene bucal inadequada, propiciam o aparecimento dessa doença.

A cárie precoce na infância caracteriza-se pela presença de lesões cariosas rampantes, de aparecimento súbito e progressão rápida, envolvendo inicialmente os incisivos superiores, seguidos pelos molares superiores, inferiores e caninos. Os incisivos inferiores em geral não são atingidos devido à proteção da língua e das saídas de glândulas salivares. A cárie pode variar desde lesões de mancha branca a evidentes cavitações, algumas vezes levando à destruição completa da coroa dentária.

Reabilitar uma criança portadora dessa doença exige mão de obra especializada e representa um elevado custo.

O tratamento é realizado de acordo com a intensidade das lesões. Na maioria das vezes, é necessário tratamento endodôntico (de canal) e colocação de coroas. Associado ao tratamento curativo, faz-se necessária a utilização de medidas preventivas. A principal fonte de atenção devem ser os pais, orientados e conscientizados das necessidades odontológicas de seus filhos:

1. Amamentar exclusivamente até os 6 meses de idade.
2. A partir dos 6 meses, introduzir alimentos sólidos sem a adição de adoçantes (sacarose, glicose ou mel, substâncias cariogênicas).
3. Desestimular a alimentação durante o sono após os 6 meses de idade.
4. Introduzir hábitos de higiene oral o mais precocemente possível. Caso a criança não tenha dentes, orientar a higiene da cavidade bucal com gaze ou fralda limpa umedecida em água filtrada. Se a criança tiver dentes, orientar o uso de escova adequada com quantidade mínima de creme dental fluoretado (até os 2 anos de idade pode-se usar escova com água filtrada).
5. Orientar os pais quanto à procura de odontopediatra, de preferência antes dos 12 meses.

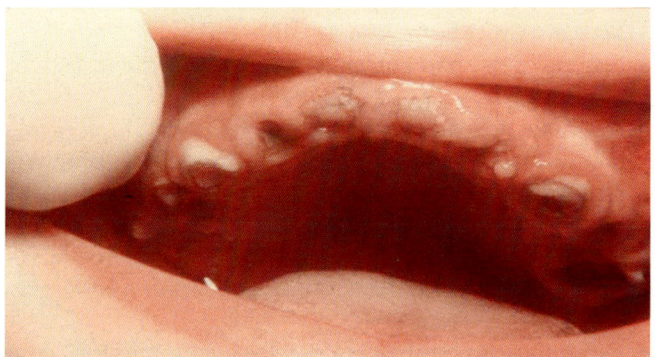

Fig. XXII.1.2. Cárie precoce em criança com menos de 3 anos.

TRAUMATISMO DENTÁRIO

O traumatismo dentário é considerado um problema de saúde pública devido à sua alta incidência. É ocasionado por impactos de origem acidental ou intencional que atingem os elementos dentários e/ou estruturas circunvizinhas e que, dependendo de sua proporção e da falta de atendimento odontológico imediato, podem provocar desequilíbrios psicológicos acentuados, pois na maioria das vezes atingem os dentes anteriores, comprometendo a estética.

Os traumas mais comuns na primeira infância, em especial dos 12 aos 36 meses, relacionam-se a quedas, pois o crescimento e o desenvolvimento da criança exigem atividades com movimentos mais independentes, como iniciar os primeiros passos e depois correr, sem que tenha desenvolvido ainda coordenação motora suficiente para sua autoproteção.

Dos 7 aos 14 anos há novo risco das lesões traumáticas, pois se inicia a prática de esportes e brincadeiras mais agressivas. O aumento da violência e dos acidentes automobilísticos também é um importante fator para a ocorrência dos traumatismos dentários.

Devemos também considerar algumas particularidades que predispõem a sua ocorrência. São elas:

- *Má oclusão*: protrusão dos dentes anterossuperiores, com consequente falta de proteção labial. É mais observada em pacientes com uso prolongado de chupetas, mamadeiras, sucção de polegar e respiradores bucais.
- *Crises convulsivas*.
- *Deficientes mentais*.

Segundo Veigas e colaboradores, determinados aspectos, como vulnerabilidade social e escolaridade materna, influenciam a prevalência do trauma.

As lesões traumáticas mais frequentes são:

- *Fratura do elemento dentário:* deve-se orientar o paciente/familiares a levar o fragmento quebrado (em um recipiente com soro fisiológico, leite ou água) hidratado para melhor recuperação da estética.
- *Escurecimento do dente:* ocorre uma migração de sangue da polpa para os canalículos dentinários, manchando o esmalte; deve ser acompanhado até a troca do elemento dentário, se for "de leite".
- *Intrusão:* o elemento dentário entra no alvéolo, devendo ser acompanhado radiograficamente até que retorne ao seu local na arcada. Se com a intrusão ele atingir o germe do dente permanente, indica-se a sua remoção.
- *Avulsão ou perda do dente:* quando o dente sai totalmente do alvéolo. Neste caso, reimplantar nem sempre é aconselhável. Se o dente for "de leite", poderá prejudicar o germe do permanente, comprometendo muito mais do que a estética. Se o dente for permanente, o reimplante sempre é indicado, devendo ser realizado imediatamente após o acidente, garantindo um prognóstico favorável. O elemento dentário deve ser lavado com água corrente, sem ser friccionado, e hidratado para ser transportado ao consultório.

Na abordagem da criança, deve-se inicialmente realizar uma anamnese detalhada, seguida de um exame clínico completo, observando o aspecto geral da criança como um todo.

Após o exame da cavidade bucal detalhado, verifica-se a necessidade de avaliação radiológica.

Dependendo do tipo de lesão, pode ser necessário o acompanhamento multiprofissional, envolvendo odontopediatra, pediatra, cirurgião bucomaxilofacial e neuropediatra. Deve-se lembrar também da necessidade de vacinação antitetânica, dependendo do local onde ocorreu o acidente.

De uma maneira geral, o paciente sempre deverá ser encaminhado ao odontopediatra, que terá uma conduta específica para cada tipo de lesão.

PREVENÇÃO DOS TRAUMATISMOS

A aparência de uma dentição mutilada por fratura ou perda de dentes não pode mais ser aceita social e psicologicamente. Embora muitos avanços tenham ocorrido no âmbito do tratamento odontológico, os profissionais e as instituições de saúde têm prestado pouca atenção às formas de prevenção. No intuito de esclarecer a população sobre como prevenir e proceder em situações de traumatismos, campanhas educativas e preventivas constituem medidas baratas e eficazes.

Orientações

- Incentivar o aleitamento materno, evitando o uso de bicos, pois a protrusão ("dente de coelho"), com a falta de selamento labial, facilita a ocorrência de traumatismos.
- Não deixar crianças sozinhas em lugares altos, perto de janelas e escadas; recomendam-se telas, grades e portões.
- Nas práticas esportivas, como futebol, caratê e jiu-jítsu, usar sempre protetor bucal.
- No ciclismo, usar capacete, protetor bucal e evitar terrenos acidentados.
- No *skate* e nos patins, colocar fita antiderrapante no *skate* e usar protetor bucal.
- Nas piscinas, não correr nem empurrar quem estiver nas bordas.
- No caso dos automóveis, a engenharia de controle determina a presença de *airbag*, cinto de segurança e painéis de proteção, além de cadeiras especiais para o transporte de crianças e campanhas educativas que visam desestimular os motoristas a dirigir em alta velocidade ou alcoolizados, o que pode levar a sérias punições.
- Estimular campanhas em escolas e comunidades contra a violência e maus-tratos.

O protetor bucal é um tipo de aparelho que se encaixa nos dentes para protegê-los de qualquer tipo de impacto. Em geral, ele cobre os dentes superiores, devendo ser flexível, resistente e cômodo. Deve ser confeccionado pelo cirurgião-dentista junto com o protético, respeitando a anatomia e facilitando a fala e a respiração.

Como vimos, os traumatismos dentários podem causar danos irreversíveis, comprometendo não só a estética e o estado emocional, mas também a função mastigatória, fazendo-se necessário alertar a população para esses agravos. Nestes casos, a prevenção deve ser considerada a melhor forma para evitá-los.

BIBLIOGRAFIA

Araújo LA, Costa LA, Gama MBC, Nunes ACR, Souza SR. O bebê e seu sistema estomatognático. Anais XVIII Congresso Brasileiro de Odontopediatria 2002; 5(26):27.

Ayhan H, Suskan E, Yildirim S. The effect of nursing or rampant carie on height, body weight and head circumference. J Clin Pediatr Dent 1996; 20(3):209-212.

Azevedo TDPL, Toledo OA. Cárie severa da infância: discussão sobre a nomenclatura. J Brás Odontopediatr Odontol Bebê 2002; 5(26):336-334.

Botelho KVG et al. Protocolo atualizado de tratamento dos traumatismos em dentes decíduos e permanentes: guia prático para o clínico. Rev ABO nac. 2006; XIII (6 – supl. 1).

Brandão IMG. Cárie precoce: influência de variáveis sócio-comportamentais e do lócus de controle de saúde em um grupo de crianças de Araraquara, São Paulo, Brasil. Cad Saúde Pública (Rio de Janeiro) 2006; 22:6.

Castro ME, Cruz MRS, Freitas JSA, Barata JS. Fatores determinantes e influenciadores no comportamento da criança durante o atendimento odontológico. J Bras Odontopediatr Odontol Bebê 2001; 4(21):387-391.

Corrêa MSNP, Villena RS, Frascino SMV. Características da cavidade bucal e ocorrência de anomalias em recém-nascidos. Rev Paul Odont 1997; 7:34-40.

Corrêa MSNP. Odontopediatria na primeira infância. São Paulo: Santos, 1998.

Duarte DA et al. Lesões traumática em dentes decíduos: tratamento e controle. São Paulo: Santos, 2000.

Feitosa S, Colares V. Prevalência de cárie dentária em pré-escolares da rede pública de Recife, Pernambuco, Brasil, aos quatro anos de idade. Cad Saúde Pública (Rio de Janeiro) 2004; 20:604-609.

Freitas RL. Avulsão traumática na primeira infância – uma abordagem psicológica. Monografia (Pós-Graduação – Odontopediatria), FOP-UPE, Camaragibe, 2001.

Guedes-Pinto AC. Odontopediatria. 5 ed. São Paulo: Santos, 1995.

Kozmhinsky V, Rosenblatt A. Colagem heterógena de dentes decíduos armazenados a seco. Reabilitação oral de paciente portador de cárie de mamadeira. 4º Livro Anual do Grupo Brasileiro de Professores de Ortodontia e Odontopediatria. 1995. 57p.

Kozmhinsky V, Rosenblatt A. Reabilitação oral em pacientes com cárie de mamadeira: apresentação de um caso. Ver IMIP 1994; 8:49-52.

Leite ACGL. Prevalência da cárie na primeira infância em crianças da cidade do Recife [dissertação de mestrado]. Camaragibe: Faculdade de Odontologia da Universidade de Pernambuco, 2007.

McDonald RE, Avery DR. Odontopediatria. 4 ed. Rio de Janeiro: Guanabara Koogan, 1986.

Prestes MP, Rios D, Tenuta LMA, Honório HM, Machado MAAM. Tratamento curativo em bebês: condutas clínicas. Anais do Congresso Brasileiro de Odontopediatria 2002; 5(26):44.

Rosenblatt A. Clínica odontopediátrica: uma abordagem preventiva. UPE: Recife, 1998.

Sabino MFP, Ramos MG, Kozmhinsky V. Traumatismo dentário. In: Lima EJF, EJF, Souza MFT, Brito RCCM (eds.). Pediatria ambulatorial. Rio de Janeiro: Medbook, 871-873, 2008.

Shafer WG, Hine MK, Levy BM. Tratado de patologia bucal. 4 ed. Rio de Janeiro: Guanabara Koogan, 1987.

Souza MFT, Brito RCCM (eds.). Pediatria ambulatorial. Rio de Janeiro: Medbook, 871-873, 2008.

Tinannoff N. Introduction to the early childfood caries; inicial description and current understanding. Community Dent Oral Epidemiol 1998; 26(Suppl. 1):5-7.

Toledo AO. Odontopediatria. Fundamentos para a prática clínica. 3 ed. São Paulo: Premier, 267-287, 2005.

Veigas CMS, Godoi PFS, Ramos ML, Ferreira EF, Zarzar PMPA. Traumatismo na dentição decídua: prevalência, fatores etiológicos e predisponentes. Arquivos em Odontologia (Belo Horizonte) 2006; 42(4):257-336.

Walter LRF, Antunes KB, Inada DY, Jesus CM. Epúlide congênita no recém-nato. JBP 1999; 2(6):156-157.

Walter LRF, Ferrelle A, Issao M. Odontologia para o bebê. Porto Alegre: Artes Médicas, 1996.

Yared FNFG, Yared KFG. Dentes natais e neonatais: diagnóstico, decisões de tratamento e atenção ao traumatismo dental precoce. JBP 2002; 5(23):22-26.

Parte B
Atenção Odontológica a Pacientes Especiais

Ana Catarina Gaioso Lucas Leite
Maria de Fátima Pessoa de Araújo Sabino
Verônica Maria da Rocha Kozmhinsky

INTRODUÇÃO

A atenção odontológica a pacientes portadores de necessidades especiais (PNE) é tão importante quanto a atenção odontológica a indivíduos saudáveis. Uma boca livre de doenças e alterações traz bem-estar para todo o organismo. De acordo com a OMS, 10% da população apresentam algum desvio da normalidade, o que faz com que esses indivíduos tenham necessidades especiais, porém apenas 3% recebem atendimento odontológico (Brasil, 1993).

Para Varellis (2005), um número tão baixo de atendimentos reflete falta de informação e/ou comprometimento dos responsáveis com o tratamento, falta de acessibilidade e falta de capacitação profissional e de grupos de estudo que discutam métodos facilitadores de prevenção e tratamento odontológico voltados para esses pacientes.

Realmente, é comum a demora no encaminhamento do PNE para tratamento odontológico. Fato que se agrava, muitas vezes, porque os profissionais de outras áreas que mantêm o primeiro contato com a criança, assim como escolas e centros de reabilitação, não estão atentos quanto à importância da saúde bucal e à necessidade do encaminhamento odontológico precoce.

O objetivo desta seção é abordar questões relacionadas com o tratamento odontológico de PNE em algumas situações específicas, assim como destacar a importância da interação multidisciplinar na promoção e manutenção da saúde.

CARDIOPATIAS

A atenção à manutenção de uma perfeita saúde bucal na criança portadora de determinadas doenças cardíacas deve ser encarada com rigor; a atenção deve ser maior do que a dispensada a crianças normais, visto que a precariedade da condição bucal (alto índice de placa, cárie, gengivite etc.) é capaz de produzir bacteremia e consequente endocardite em indivíduos de risco.

DIABETES

As crianças com diabetes são mais suscetíveis às doenças da cavidade bucal, como cárie de evolução rápida (devido ao aumento no nível de glicose na saliva), cálculo dental, periodontites, xerostomia, aumento da parótida e alterações do paladar.

Em relação a essas pacientes, deve-se:

- Verificar a glicemia do paciente antes do atendimento.
- Avaliar a necessidade de antibioticoterapia profilática antes de realizar procedimentos invasivos.

PACIENTES SOROPOSITIVOS

As alterações bucais causadas pelo HIV/AIDS oferecem ao cirurgião-dentista um importante papel no diagnóstico precoce da infecção e manutenção da saúde geral dos pacientes.

As manifestações bucais mais comuns nesses pacientes são infecções fúngicas (candidíase pseudomembranosa), infecções bacterianas (principalmente formas graves de doença periodontal), infecções virais (herpes simples e leucoplasia pilosa), neoplasias (sarcoma de Kaposi), lesões ulceradas persistentes e xerostomia.

PORTADORES DE DOENÇAS RENAIS

As manifestações na cavidade bucal dependem do tipo de doença instalada: halitose (ureia na saliva), cárie de rápida evolução, cálculo dental, processos inflamatórios, sangramento espontâneo, problemas periodontais e candidíase.

PACIENTES PORTADORES DE DISTÚRBIOS NEUROLÓGICOS

As alterações bucais mais frequentes nesses pacientes são má oclusão, devido a disfunções musculares, bruxismo, deglutição atípica, respiração bucal, pressão atípica da língua, hipoplasia de esmalte, cárie dentária (dieta cariogênica, dificuldade de higiene causada pelos problemas motores, defeito de esmalte) e problemas periodontais, devido a uso de medicação anticonvulsivante, má oclusão e má higiene bucal.

PACIENTES ONCOLÓGICOS

O tratamento médico do paciente deve ser planejado em conjunto com o cirurgião-dentista, antes do início da quimioterapia ou radioterapia, visando melhor prognóstico, pois uma boa condição de saúde bucal auxilia na plena recuperação do paciente. Sabe-se também que o tratamento do câncer provoca efeitos colaterais na cavidade bucal.

O principal efeito colateral da quimioterapia é a mucosite. Com a radioterapia, além da mucosite, podem ser observados: xerostomia, osteorradionecrose, disfagia, alterações do ligamento periodontal, trismo muscular, sangramento, alteração do paladar e cárie de radiação. Estudos apontam a laserterapia como uma boa alternativa para prevenção das mucosites

ABORDAGEM ODONTOLÓGICA PREVENTIVA

O atendimento odontológico de um paciente com necessidade especial, desde aqueles que de alguma forma colaboram com o profissional até os que não oferecem qualquer possibilidade de cooperação, deve ser realizado de acordo com uma prática preventiva. É importante conhecer as condutas relacionadas com a natureza das deficiências físicas, intelectuais, emocionais e/ou sociais apresentadas, assim como a etiopatogenia das doenças bucais e os recursos disponíveis para sua prevenção. Entre as doenças bucais mais frequentes, temos a cárie dentária e a gengivite. Portanto, deteremo-nos na orientação sobre sua prevenção.

Controle da dieta

- O aconselhamento dietético deve respeitar as condições socioeconômicas e as necessidades calóricas do paciente.
- O consumo de açúcar entre as refeições deve ser evitado. Não é a quantidade de carboidrato consumido, mas sim a frequência de consumo que determina o aumento do risco de cárie.

Fluxo salivar

A saliva apresenta um importante efeito protetor em relação à cárie dentária, devido à presença de fatores antimicrobianos (anticorpos IgA, principalmente, e outros fatores como a lisozima e a lactoferrina) e à sua capacidade-tampão (presença de radicais de carbonato, fosfato, proteínas etc.) de controlar o pH bucal. Determinadas medicações causam a redução do fluxo salivar, levando o paciente a maior risco de cárie.

Higiene bucal

- Uso diário do fio dental, principalmente à noite.
- Utilização de escovas dentais com cerdas macias após cada refeição.
- Em pacientes neurológicos, orientar os pais quanto ao uso de abridores de boca para facilitar a higiene bucal.

Uso do Flúor

- Aplicação tópica profissional realizada a cada atendimento.
- Prescrição de flúor caseiro, em concentrações baixas, dependendo do risco de cárie do paciente.

BIBLIOGRAFIA

Brasil. Ministério da Saúde. Atenção à pessoa portadora de deficiência no Sistema Único de Saúde. Brasília, 1993:48.

Burns JC, Ferrieri P, Gardner T, Goff D, Gerber D, Bonow RO et al. Prevention of infective endocarditis – Guidelines from the American Heart Association. A Guideline from the American Heart Association Rheumatic Fever, Endocarditis, and Kawasaki Disease Committee, Council on Cardiovascular Disease in the Young, and the Council on Clinical Cardiology, Council on Cardiovascular Surgery and Anesthesia, and the Quality of Care and Outcomes Research Interdisciplinary Working Group. Circulation published online apr 19, 2007.

Corrêa EMC, Andrade ED. Tratamento odontológico em pacientes HIV/AIDS. Revista Odonto Ciência. Fac. Odonto/PUCRS 2005; 20(49).

Corrêa MSNP. Odontopediatria na primeira infância. 2 ed. São Paulo: Livraria Santos Editora, 2005:847.

Corrêa MSNP. Sucesso no atendimento odontopediátrico: aspectos psicológicos. São Paulo: Livraria Santos Editora, 659, 2002.

Costa CC, Resende GB, Souza JM et al. Estudo das manifestações bucais em crianças com diabetes e suas variáveis de correlação. Arq Bras Endocrinol Metab 2004; 48(3).

Costa CG, Morais TMN, Tortamano IP, Rocha RG, Silva A. Profilaxia antibiótica para tratamento odontológico de pacientes cardíacos: atualização. Rev Soc Cardiol Estado de São Paulo 2004; 14(Supl. 2):10-18.

Fourniol A Filho. Pacientes especiais e a odontologia. São Paulo: Livraria Santos Editora, 1998, p. 472.

Kelner N, Castro JFL. Appl Cancer Res 2007; 27(4):182-187.

Resende VLS, Castilho LS, Souza ECV, Jorge WV. Atendimento odontológico a pacientes com necessidades especiais. Anais do VIII Encontro de Extensão da UFMG. Belo Horizonte, 2005.

Santos ATL, Couto GBL. Atendimento odontológico ao paciente portador de paralisia cerebral. International Journal of Dentistry 2008; 7(2).

Toledo OA. Odontopediatria: fundamentos para a prática clínica. 3 ed. São Paulo: Editorial Premier, 390, 2005.

Varellis MLZ. O paciente com necessidades especiais na odontologia: manual prático. São Paulo: Livraria Santos Editora, 511, 2005.

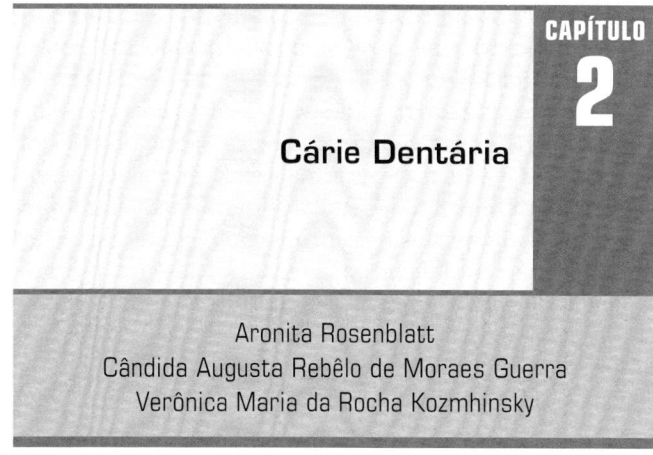

CAPÍTULO 2

Cárie Dentária

Aronita Rosenblatt
Cândida Augusta Rebêlo de Moraes Guerra
Verônica Maria da Rocha Kozmhinsky

INTRODUÇÃO, CONCEITUAÇÃO E EPIDEMIOLOGIA

O programa globalizado, Pessoas Saudáveis, 2001 (DHHS, EUA), estabeleceu um compromisso universal de eliminar disparidades em saúde, tendo como referência grupos saudáveis. Saúde bucal é um componente importante da saúde geral.

Nos últimos 20 anos, tanto nos países industrializados quanto nos em desenvolvimento, tem-se observado o declínio da prevalência da cárie dentária; entretanto, esta doença continua sendo um grave problema de saúde publica e o mais prevalente em crianças.

Na história da civilização, a cárie dentária tem sido responsável por mais dor e sofrimento do que qualquer outra doença infecciosa. É ainda a principal causa de perdas de dentes.

As desigualdades socioeconômicas influenciam a qualidade de vida das pessoas, tirando delas oportunidades e colocando-as em situação de risco para a aquisição de doenças como a cárie dentária, que tem sua prevalência maior nos grupos menos favorecidos.

A cárie é uma doença infecciosa que afeta as estruturas mineralizadas dos dentes (esmalte, dentina e cemento). É provocada pela ação de microrganismos sobre os açúcares fermentáveis da dieta, resultando em desmineralização da porção inorgânica, seguida da desintegração da porção proteica. Tem desenvolvimento crônico e, quando não tratada, progride até a destruição total do elemento dentário.

O declínio da cárie dentária tem sido observado universalmente, inclusive no Brasil.

Estudos nacionais realizados em escolas públicas e em escolas do SESI, em 1993, entre crianças com 12 a 36 meses de idade, revelaram uma prevalência de cárie dentária de 30%; 10 anos depois, levantamento epidemiológico realizado pelo Ministério da Saúde apresentou um percentual de 26%. Estudo epidemiológico realizado na cidade do Recife, em 2006 (Faculdade de Odontologia de Pernambuco, Prefeitura da Cidade do Recife e Ministério da Saúde), revelou decréscimo dessa afecção na ordem de 23%. A diferença tem sido gradativa, mas continua tão prevalente quanto um resfriado comum.

Em 10 anos, a prevalência de cárie precoce da infância se mantém, sem apresentar diminuição estatisticamente significante.

Estudo realizado na cidade do Recife com 1.205 escolares de 7 a 12 anos de idade, das redes pública e privada, revelou que 38% das crianças na escola pública apresentavam cárie em primeiros molares permanentes, comparadas com 15% nas escolas privadas. A idade de maior diferença percentual entre as escolas foi aos 10 anos: prevalência de 41% para as escolas públicas e 14% para as escolas privadas.

ETIOLOGIA, ETIOPATOGENIA E PATOLOGIA MORFOLÓGICA E FUNCIONAL

A cárie é uma doença multifatorial, causada pela interação de três fatores: hospedeiro (dente), microflora (bactéria) e dieta. Posteriormente, foi incorporado um quarto fator, o tempo de exposição.

Portanto, a cárie é considerada uma doença infecciosa (sem bactérias não ocorre cárie), endógena (as bactérias responsáveis fazem parte da própria microbiota bucal), transmissível e multifatorial.

Dentes

Cada grupo de dentes possui uma morfologia característica. As superfícies lisas, como nos dentes anteriores, são menos suscetíveis à cárie, quando comparadas à região de sulcos e fissuras, como molares e pré-molares. Esses sulcos e fissuras constituem nichos para a colonização de bactérias. Defeitos nas estruturas do esmalte aumentam o risco de cárie.

Microflora e colonização

O *Streptococcus mutans* é o principal microrganismo responsável pela cárie na infância.

O número de colônias do *S. mutans* presentes na cavidade bucal aumenta com a idade e com o número de dentes. Esse microrganismo transforma o açúcar dos alimentos em ácidos, que se aderem à superfície dentária através de uma película de glucano, promovendo o desequilíbrio iônico do meio e causando as perdas minerais (processo conhecido como desmineralização). Este processo pode ser revertido pela ação do flúor disponível do meio bucal (processo conhecido como remineralização).

Saliva

A saliva apresenta importante efeito protetor em relação à cárie dentária, devido à presença de fatores antimicrobianos (anticorpos IgA, principalmente, e outros fatores, como a lisozima e a lactoferrina) e à sua capacidade-tampão (presença de radicais de carbonato, fosfato, proteínas e outros) de controlar o pH bucal.

A saliva funciona como agente de limpeza, "lavando" os detritos alimentares, bactérias e seus produtos da superfície dentária. Um fluxo salivar normal permite que sua capacidade-tampão mantenha a eficiência do fenômeno de desmineralização e remineralização, enquanto um fluxo salivar reduzido diminui esse funcionamento.

Dieta

Os carboidratos fermentáveis, principalmente a sacarose (açúcar de cana e beterraba), são alimentos com elevado potencial cariogênico, por promoverem a rápida colonização pelo *S. mutans*.

Os principais açúcares associados à cárie são: sacarose, frutose e glicose, sendo a sacarose considerada o mais cariogênico dos alimentos.

A cariogenicidade dos alimentos depende do tipo e da quantidade de carboidrato presente, além do tempo de exposição na boca. Esse período é influenciado pela consistência e adesividade do alimento, assim como pelas características próprias de cada pessoa, entre elas, o fluxo e a viscosidade salivar, a anatomia dental e os movimentos musculares.

A placa dental, atualmente conhecida como biofilme dental, é um depósito aderente de bactérias e seus produtos, que se forma em toda a superfície do dente. Quando a superfície do esmalte é exposta ao ambiente bucal, ela é envolvida por um filme orgânico amorfo, chamado película. A colonização dessa película se dá à medida que esse filme se torna mais espesso, e está na dependência do pH do meio.

Fatores ambientais

O risco de cárie está intimamente relacionado com fatores sociais, sendo as populações carentes as mais afetadas.

Pacientes de risco são aqueles portadores de doenças sistêmicas crônicas, seja pela doença de base, seja pelas intervenções terapêuticas (medicamentos que reduzem o fluxo salivar, xaropes etc.), além do fato de essas doenças apresentarem com mais frequência hipoplasia do esmalte.

A desnutrição crônica tem sido apontada como causa de cárie, sendo também um fator de risco de hipoplasia de esmalte. Seu mecanismo causal ainda não está bem esclarecido, admitem-se como principais fatores a redução do volume e a alteração da composição salivar.

DIAGNÓSTICO

A lesão de cárie pode ser orientada em uma escala que vai desde uma perda mineral inicial, em nível ultraestrutural, até a total destruição do dente.

Clinicamente, a cárie inicial manifesta-se com coloração esbranquiçada e superfície opaca e rugosa no dente. Esse estágio ainda é passível de regressão. Quando não tratada, evolui para cavitação, podendo atingir, além do esmalte dentário, estruturas mais internas, como a dentina; nesse estágio, habitualmente apresenta sintomatologia dolorosa. A polpa, formada por tecido conjuntivo, vasos e nervos, quando atingida, além de provocar dor, pode evoluir para um abscesso dentário.

O diagnóstico é realizado por meio de visão direta, com auxílio ou não de sonda exploradora e fio dental. Ainda podemos lançar mão de exames complementares, como imagens radiográficas e outros.

TRATAMENTO

Nas lesões iniciais, manchas brancas e sem cavitação, a orientação alimentar no sentido de que se evite o consumo de açúcar entre as refeições, associada à higienização dos dentes com creme dental fluoretado, geralmente reverte o processo. Nos casos de cavitação, além das medidas citadas anteriormente, realiza-se o tratamento restaurador convencional: utilização de técnicas atraumáticas, minimamente invasivas, uso de cariostáticos, que permitem a estagnação da cárie e evitam novas lesões, além da aplicação de verniz fluoretado, a cada 6 meses, e diaminofluoreto de prata (cariostático), uma vez por ano. Se a cárie atingir a polpa, causando abscesso dentário, há necessidade de antibioticoterapia (penicilinas e derivados), termoterapia, além de tratamento endodôntico (canal). Como última opção, realiza-se a exodontia do elemento dentário. Todos os procedimentos devem ser associados a medidas de controle alimentar e de higiene bucal.

PREVENÇÃO

Como já citado anteriormente, o desenvolvimento da cárie dentária depende da interação do dente, da bactéria e da dieta. Sendo assim, para a sua prevenção faz-se necessário interferir nesse processo para impedir o seu aparecimento.

Entre os fatores citados, podemos intervir em dois:

Bactérias

O número elevado de contagem de colônias do *S. mutans* no biofilme dental e na saliva está associado a maior risco de cárie. Portanto, é necessário um melhor controle por meio de higienização bucal com escovas, cremes dentais fluoretados e fio dental.

É extremamente importante um fluxo salivar normal, devido aos seus mecanismos de defesa e à sua atuação no processo de remineralização. Caso exista alguma diminuição do seu fluxo, devem ser empregadas medidas para estimulá-lo, como, por exemplo, mastigação de alimentos duros e/ou com forte sabor, como verduras cruas, amendoim, queijo, frutas frescas e gomas de mascar desprovidas de açúcares.

Dieta

Conhecendo-se o papel da dieta na etiologia da cárie, torna-se fundamental estimular a formação de hábitos alimentares saudáveis.

O aconselhamento dietético deve respeitar as condições socioeconômicas e as necessidades calóricas do paciente. De preferência, deve ser iniciado ainda durante a gestação, estimulando o consumo de açúcar em sua forma natural (frutas frescas e vegetais), sais minerais, vitaminas e calorias adequadas. O consumo de açúcares extracelulares (açúcar de cana, xaropes de milho etc.), refinados ou não, que são absorvidos facilmente, não deve ser estimulado.

Após o nascimento, o bebê deve ser amamentado exclusivamente até os 6 meses, devido às inúmeras vantagens da amamentação. Ao introduzir outros alimentos, estes deverão ser oferecidos em copos, pratos e colheres, evitando, assim, o uso de mamadeiras, que trazem problemas de oclusão. Após a erupção dos dentes, deve-se evitar alimentar a criança durante o sono, a fim de prevenir a cárie precoce, conhecida também como a cárie de mamadeira.

Deve haver disciplina nos horários de alimentação da criança, e deve-se evitar a ingestão de carboidratos entre as refeições principais. Esses carboidratos podem ser oferecidos como sobremesa. No lanche, deve-se dar preferência aos alimentos não cariogênicos.

Determinados alimentos apresentam características de inibição da cárie (alimentos protetores), por exemplo:

- *Alimentos gordurosos:* parecem formar uma barreira protetora no esmalte ou circundando os carboidratos, tornando-os menos disponíveis e facilitando sua remoção da boca mais rapidamente. Alguns ácidos graxos possuem também efeito antibacteriano e parecem inibir a glicólise na placa bacteriana.
- *Alimentos duros e fibrosos:* estimulam a salivação e têm efeito tamponante diante dos ácidos produzidos pelas bactérias cariogênicas.
- Outros alimentos, como castanhas, nozes, amendoim, pipoca salgada, têm a capacidade de elevar o pH da placa, neutralizando a ação acidogênica de alguns alimentos.
- A mastigação do queijo estimula o fluxo salivar, podendo reduzir o número de bactérias cariogênicas.

Flúor

O flúor é um elemento químico que apresenta comprovada efetividade na prevenção e no tratamento da doença da cárie. Vários estudos confirmam a sua eficácia. Pode ser utilizado sob forma sistêmica (ingestão de alimentos contendo flúor, água fluoretada, comprimidos de flúor) ou tópica (bochechos, aplicações realizadas por profissional ou uso caseiro em concentrações mais baixas e dentifrícios fluoretados).

Atualmente, uma das formas mais amplas de utilização do flúor é nos dentifrícios fluoretados, o que contribuiu em 35% para o declínio da cárie dentária. Deve ser lembrado que as pastas dentárias brasileiras contêm um nível elevado de flúor (entre 1.000 e 1.500 ppm), aumentando o risco de intoxicação pelo flúor (fluorose), uma vez que as crianças com menos de 5 anos chegam a ingerir cerca de 30% da quantidade da pasta utilizada na escovação. Por isso, é extremamente importante a supervisão adequada dos pais quando os filhos forem escovar os dentes. A fluorose dental, forma de hipomineração do esmalte e da dentina, caracteriza-se pela presença de manchas brancas ou marrons na superfície do esmalte; a gravidade e a aparência clínica dependem da dose de flúor ingerida.

O risco de cárie apresentado pelo paciente determina a necessidade da utilização do flúor. Este é utilizado com finalidade terapêutica, uma vez que contribui para a paralisação do processo cariótico. Pacientes com baixo risco de cárie não necessitam de flúor. Pediatras e odontopediatras devem estar atentos para o risco de fluorose, não prescrevendo flúor sistêmico, especialmente em regiões onde a água disponível já seja fluoretada ou em crianças que façam uso regular de pastas com flúor.

BIBLIOGRAFIA

Basic Oral Health Package. Emergency care, prevention, and treatment. Acesso em 14/4/2009. Disponível em: http://www.whoccnijmegen.nl/bpoc.htm.

Beiruti N, Frencken JE, Van't Hof MA, van Palenstein Helderman WH. Caries preventive effect of resin-based and glass ionomer sealants over time: a systematic review. Community Dent Oral Epidemiol 2006; 34:403-409.

Cardoso RJA, Gonçalves EAN. Odontopediatria: prevenção. São Paulo: Artes Médicas, 2002.

Feldens EG, Feldens CA, Raupp SMM, Wessler ALM, Graeff SL, Kramer PF. Avaliação da utilização de dentifrícios fluoretados por crianças de 2 a 5 anos de idade de três escolas da cidade de Porto Alegre. J Bras Odontopediatrodontol Bebê, 2001; 4(21):375-382.

Mohan A, Morse DE, O'Sullivan DM, Tinanoff N. The relationship between bottle usage/content, age, and number of teeth with mutans streptococci colonization in 6-24-month-old children. Coomm Oral Epidemiol 1998; 26:12-20.

Projeto SB Brasil 2003. Condições de saúde bucal da população brasileira 2002-2003. Acesso em 14/8/2008. Disponível em: http://www.apcd.org.br/prevencao/arquivos/projeto_sb_brasil.pdf.

Rosenblatt A, Stamford TC, Niederman R. Silver diamine fluoride: a caries "silver-fluoride bullet". J Dent Res 2009; (2):116-125.

Rosenblatt A. Clínica odontopediátrica: uma abordagem preventiva. Recife: Editora UPE, 1998, 193p.

Seow WK, Biological mechanism of early childhood caries. Community Dent Oral Epidemiolo1998; 26(Suppl.1):8-27.

SESI. Estudo epidemiológico: prevenção da cárie dental em crianças de 3 a 14 anos. Serviço Social da Indústria, Departamento Nacional. Brasília, 1995.

Vieira MCS, Rosenblatt A. Cárie dentária em primeiros molares permanentes: um estudo epidemiológico em escolares de 7 a 12 anos de idade na cidade do Recife. Tese de Doutorado da Faculdade de Odontologia de Pernambuco – UPE, 2002.

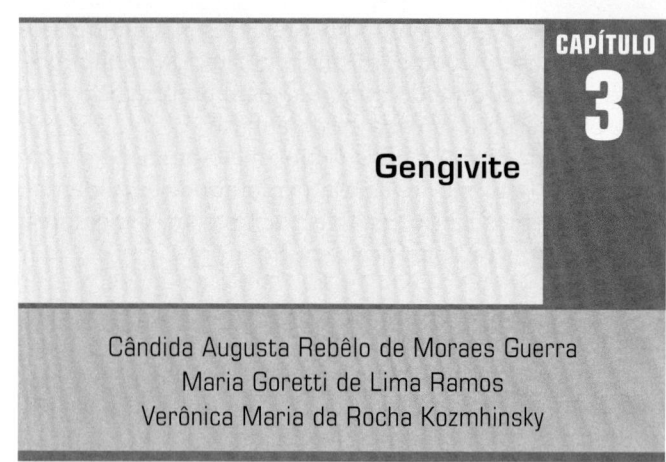

CAPÍTULO 3

Gengivite

Cândida Augusta Rebêlo de Moraes Guerra
Maria Goretti de Lima Ramos
Verônica Maria da Rocha Kozmhinsky

INTRODUÇÃO, CONCEITUAÇÃO E EPIDEMIOLOGIA

As doenças periodontais, de um modo geral, são divididas em gengivite e periodontite. A gengivite é a forma mais prevalente e comum, assim como a mais encontrada em crianças, atingido seu pico de prevalência na dentição mista.

Entende-se por periodonto as estruturas que estão ao redor do dente, como gengiva, ligamento periodontal, osso alveolar e cemento.

Enquanto a gengivite é uma doença que atinge a gengiva, a periodontite compromete, além da gengiva, estruturas de suporte do dente como o ligamento periodontal, causando sua destruição, com ou sem perda óssea alveolar, mobilidade dentária e possível perda do elemento dentário. Raramente é observada na infância.

Entre as doenças periodontais, iremos abordar a gengivite, devido a sua elevada prevalência nas crianças.

A gengivite é uma doença periodontal inflamatória, na qual não existe destruição óssea clínica ou radiograficamente detectável.

Alguns estudos longitudinais e transversais em diversos grupos etários revelaram que a prevalência e a gravidade da gengivite aumentam com a idade.

Jahn e Jahn (1997), numa pesquisa realizada em 83 crianças de 1 a 5 anos de idade de classe social baixa de Interlagos (SP), constataram que 84,34% delas apresentaram gengivite. Estudo epidemiológico feito por Cardoso e colaaboradores (2000) em 437 adolescentes de 6 a 12 anos de idade, na rede municipal de Pareci Novo (RS), verificou que 100% das crianças examinadas apresentavam sangramento gengival e placa visível. Um estudo realizado no Brasil, com 26.641 crianças, constatou que a prevalência de alterações gengivais em crianças de 5 anos foi um pouco superior a 6% (SB Brasil, 2003).

ETIOLOGIA E ETIOPATOGENIA

Os microrganismos da placa bacteriana constituem o principal fator etiológico da doença periodontal. Existem certos fatores que predispõem o acúmulo da placa, como restaurações defeituosas, mau posicionamento dentário, presença de cálculos (tártaros) e demais depósitos que dificultam a higiene e proporcionam um meio favorável para a proliferação bacteriana, retendo microrganismos e toxinas em contato com a gengiva.

Vários estudos demonstram a presença, na cavidade bucal, do *Actinobacillus actinomycetemcomitans*, em pessoas de família em que exista um ou mais indivíduos com periodontite. Não se conhece se essas populações bacterianas, relacionadas com a doença periodontal e identificadas em crianças e adolescentes, irão se manter na cavidade bucal ou provocarão destruição periodontal.

Fatores como a composição da placa bacteriana, a resposta celular inflamatória, o sistema imune e os fatores hormonais estão envolvidos no processo da gengivite, pois diferenças funcionais na capacidade de defesa do indivíduo levam à destruição tecidual em adolescentes e adultos, apresentando comportamento diferente na criança, em que é menos intensa.

DIAGNÓSTICO

A gengiva apresenta-se clinicamente com alterações em sua cor, forma, contorno e textura; torna-se hiperemiada, hipertrofiada e, principalmente, com sangramentos provocados. As regiões mais precocemente envolvidas são a papila interdental e a margem gengival. Posteriormente, atinge áreas da gengiva inserida.

O diagnóstico é realizado por meio da inspeção visual e da pressão papilar interdental, com utilização de instrumental apropriado (sonda periodontal ou espátula plástica).

A gengivite em estágio inicial na criança é de difícil diagnóstico, devido às características da gengiva estarem muito próximas da normalidade. Entretanto, a presença de sangramento indica doença instalada, não havendo dúvidas quanto ao diagnóstico.

TRATAMENTO

O tratamento da gengivite resume-se à remoção da placa bacteriana por meio da higiene realizada com técnica adequada sempre após as refeições com o uso da escova dentária e do fio dental. A escovação de crianças com menos de 6 anos de idade deve ser realizada por um adulto. Crianças maiores que não tenham destreza manual, não estejam motivadas ou crianças especiais, que não sejam capazes de escovar os dentes sozinhas, também necessitam da ajuda do adulto.

PREVENÇÃO

A prevenção está associada a hábitos saudáveis de higiene oral. Quando esses hábitos são estabelecidos precocemente na vida da criança, acompanham o indivíduo na fase adulta.

BIBLIOGRAFIA

Cardoso L, Rösing CK, Kramer PF. Doença periodontal em crianças. Levantamento epidemiológico através dos índices de placa visual e de sangramento gengival. J Bras Odontopediatr Odontol Bebê 2000; 3(11):55-61.

Charlier SC, Barcelos R, Vianna RBC. Periodontite de acometimento precoce – Diagnóstico em odontopediatria. J Bras Odontopediatr Odontol Bebê 2002; 5:(23):75-79.

Jahn MR, Jahn RS. Fique atento, criança também tem gengivite. Rev Assoc Paul Cir Dent 1997; 25(4):355-358.

Projeto SB Brasil 2003. Condições de saúde bucal da população brasileira 2002-2003. Acesso em 14/8/2008. Disponível em: http://www.apcd.org.br/prevencao/arquivos/projeto_sb_brasil.pdf.

Tinoco BEM, Tinoco NMB. Diagnóstico e prevenção das doenças periodontais. In: Buischi YP. Promoção de saúde bucal na clínica odontológica. São Paulo: Artes Médicas, v. 22 p. 101-109, 2000.

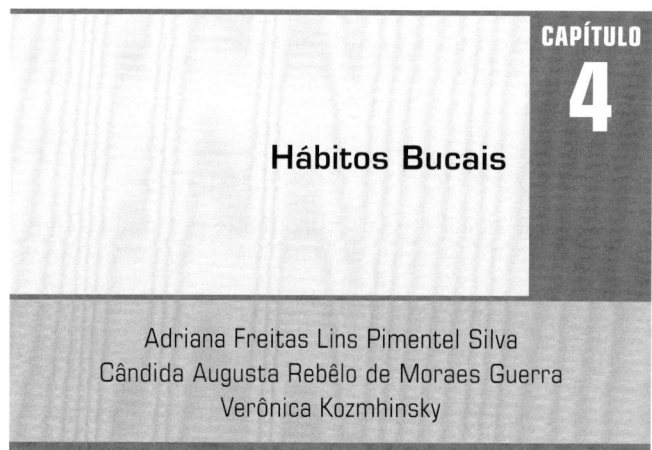

CAPÍTULO 4

Hábitos Bucais

Adriana Freitas Lins Pimentel Silva
Cândida Augusta Rebêlo de Moraes Guerra
Verônica Kozmhinsky

INTRODUÇÃO E CONCEITUAÇÃO

O hábito resulta da repetição de um ato com determinada finalidade. No início, a realização do ato é consciente mas, gradativamente, pela repetição, automatiza-se e torna-se inconsciente, ficando cada vez mais resistente a mudanças. Geralmente, o hábito se instala por ser agradável e provocar satisfação e prazer ao indivíduo.

Quanto à sua etiologia, o aspecto psicológico é muito forte pois, muitas vezes, trata-se de uma válvula de segurança contra pressões emocionais, físicas ou psíquicas. Em geral, um hábito surge respondendo a uma ansiedade ou necessidade física e emocional, e a sua instalação ocorre quando, por meio dele, há suprimento dessa carência.

Além disso, a sensação de fome e a necessidade de sucção surgem simultaneamente, fazendo parte do processo de desenvolvimento e alimentação do bebê. O ideal seria que a sucção e a fome fossem saciadas ao mesmo tempo, o que muitas vezes não acontece, principalmente em crianças que não são amamentadas no seio materno, nas quais, após a alimentação, mesmo estando satisfeitas, sem fome, a necessidade de sucção não está saciada, aparecendo choro e inquietação logo a seguir. É neste momento que geralmente se inicia a utilização de chupetas, como forma de "consolo", ou até mesmo a procura de satisfação por parte do bebê pela sucção dos dedos.

Baseando-se no efeito que o hábito provoca sobre o desenvolvimento da oclusão e o crescimento dos maxilares, classificamos os hábitos bucais em: normais (desejáveis) ou deletérios (indesejáveis). Os hábitos bucais desejáveis englobam as funções que contribuem para o estabelecimento de uma oclusão normal e favorecem a liberação do potencial de crescimento facial em toda sua plenitude, sem desvios. Essas funções exigem o uso correto da musculatura intrabucal e facial durante a respiração, deglutição, mastigação e postura. Quando as funções bucais apresentam fatores etiológicos em potencial para a deterioração da oclusão e a alteração do padrão normal de crescimento da face, são considerados os hábitos bucais deletérios, que estão envolvidos na etiologia da má oclusão. Não podemos esquecer, no entanto, que para haver deformação é necessário que haja predisposição individual, que a idade seja a dos surtos de crescimento e/ou que as condições nutricionais sejam insatisfatórias, além da dependência de fatores como persistência, duração e intensidade do hábito.

HÁBITOS BUCAIS DESEJÁVEIS

A saúde bucal passa não somente por dentes livres de cárie, gengiva e tecidos sadios, mas também por bocas bem desenvolvidas, capazes de realizar plenamente as suas funções.

As funções bucais neonatais estão presentes desde o nascimento, sendo vitais para a sobrevivência do bebê. São os reflexos incondicionados, como respiração, sucção e deglutição. Os reflexos condicionados surgem durante o crescimento e o desenvolvimento normais, como a mastigação (sucção com evolução neurológica), a deglutição madura e os reflexos aprendidos, que podem ser desejáveis ou não.

Os principais estímulos fisiológicos para o correto desenvolvimento são respiração nasal, amamentação e mastigação.

A respiração nasal, reflexo inato, permite a passagem de ar pelas fossas nasais. É mantida por meio da atividade muscular da língua, das paredes da faringe e da postura anterior da mandíbula. Excita as terminações nervosas que geram respostas; entre as mais importantes estão a amplitude do movimento torácico, o desenvolvimento tridimensional das fossas nasais, cuja base é o palato, a ventilação e o tamanho dos seios maxilares, além de inúmeros estímulos vitais para todo o organismo.

Na amamentação, o bebê realiza movimentos posteroanteriores com sua mandíbula, numa "ordenha" à custa de grande esforço muscular. Esses movimentos vão gerar crescimento em comprimento, que compensará o relacionamento mais retraído da mandíbula em relação à maxila, presente no recém-nascido. Além de toda a musculatura mastigatória ir ganhando tônus, o que mais tarde permitirá mastigação de alimentos duros e fibrosos, o reflexo de respiração nasal fica mais reforçado, pois, para conseguir o leite, o bebê precisa fazer um selamento hermético da cavidade bucal (lábios contra seio materno).

O reflexo da mastigação é aprendido. Criança que não "ordenha", terá mais dificuldade para mastigar. A mandíbula começa a deslizar para a esquerda e a direita, esboçando o movimento funcional correto da mastigação lateroprotrusiva. Com a repetição desses movimentos, os circuitos neurais da mastigação vão maturando e estabelecendo um padrão mastigatório normal, desencadeando um circuito simétrico e sincrônico de desenvolvimento para a maxila e a mandíbula. Para que isto ocorra, o tipo de dieta tem grande influência, pois somente os alimentos duros, secos e fibrosos solicitam movimentos mandibulares de lateralidade.

HÁBITOS BUCAIS INDESEJÁVEIS

Os padrões habituais anormais e deletérios de conduta muscular frequentemente estão associados a crescimento ósseo anormal, más posições dentárias, distúrbios de hábitos respiratórios, dificuldades na fala, perturbação no equilíbrio da musculatura facial e problemas psicológicos.

Os hábitos indesejáveis mais frequentes, que alteram o padrão normal de crescimento dentofacial, são:

1. Distúrbios de sucção não nutritiva:
   - Sucção digital.
   - Sucção de chupeta.
2. Distúrbios funcionais:
   - Mastigação: onicofagia e bruxismo.
   - Deglutição atípica.
   - Respiração bucal.

Distúrbios de sucção não nutritiva

A sucção é um reflexo presente desde a vida intrauterina. Por meio da sucção, a criança realiza os primeiros contatos com o mundo exterior pois, no primeiro ano de vida, a boca é a região mais importante do corpo devido à sua alta sensibilidade tátil; as crianças levam objetos à boca para ajudá-las na percepção do tamanho e da textura. A sucção satisfaz, além das necessidades de nutrição, necessidades afetivas (sucção não nutritiva), podendo representar um mecanismo para descarregar energia e tensão, servindo como fonte de prazer e segurança.

Podemos verificar que a sucção é um reflexo normal até os 2 ou 3 anos de idade. Faz parte do padrão de comportamento do lactente e não representa um hábito, podendo ser considerada um reflexo durante os primeiros 2 anos de vida.

Sucção digital

A maioria dos hábitos de sucção digital começa em idade muito precoce, às vezes intraútero, e quase sempre são superados até os 3 ou 4 anos de idade. Algumas vezes, ocorre a persistência do hábito, o que provoca alterações nas estruturas bucais, ou seja, quebra do equilíbrio muscular entre lábios, bochecha e língua, alterando o desenvolvimento normal da oclusão.

Existem três teorias que tentam explicar o prolongamento dos hábitos de sucção considerados não nutritivos: a teoria psicanalítica freudiana, a da sucção insuficiente e a teoria do aprendizado.

A freudiana ressalta a importância da fase oral no primeiro ano de vida, quando a boca é a região de maior atividade.

A segunda teoria está de acordo com as observações de Massler, segundo o qual a causa primária do hábito oral é uma sucção insuficiente no seio. É interessante notar que muitos bebês, após a lactação artificial, levam seus dedos à boca para satisfazer suas carências psicoemocionais, como já foi citado anteriormente.

A teoria do simples aprendizado do hábito é sustentada por diversos autores, os quais sugerem que o hábito inicial de sucção é um desejo insatisfeito durante os primeiros anos de vida. O seu prolongamento não é nada mais que um costume, a repetição de um comportamento aprendido.

A sucção do polegar, ou de outros dedos, constitui a causa das maiores alterações no equilíbrio do aparelho estomatognático.

Segundo Moyers, muitas crianças praticam o hábito de sucção digital sem qualquer deformidade dentofacial evidente. Entretanto, a pressão exercida durante o hábito de sucção pode ser a causa direta de uma má oclusão grave.

Na sucção digital, frequentemente, a superfície ventral do polegar toca o palato e apoia-se sobre os incisivos inferiores, atuando como alavanca. A pressão exercida pelo dedo tem o potencial para interferir no crescimento craniano (Fig. XXII.4.1) Além disso, esse hábito pode ocasionar problemas de pele e deformidades na posição e função dos dedos.

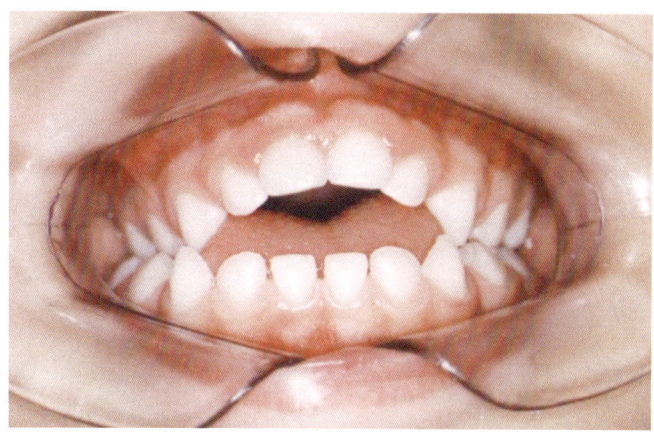

Fig. XXII.4.2. Mordida aberta anterior.

Para que se estabeleça uma má oclusão, devido à presença de hábitos de sucção, alguns fatores devem ser considerados, como a intensidade, frequência e duração do hábito (tríade de Graber), bem como a predisposição individual, condicionada a fatores hereditários.

Entre as deformidades oclusais mais frequentes, provocadas pela sucção digital, podemos citar:

1. Mordida aberta.
2. Movimento vestibular dos incisivos superiores e lingual dos inferiores.
3. Constrição maxilar.

A mordida aberta anterior caracteriza-se pela falta de contato entre os incisivos superiores e inferiores, quando os outros dentes estão em oclusão, ocorrendo porque o dedo descansa diretamente nos incisivos (Fig. XXII.4.2).

O movimento vestibulolingual dos incisivos depende de como o paciente coloca o dedo na boca. Geralmente, ocorre uma pressão sobre a face palatina dos incisivos superiores, em direção ao lábio, e sobre os incisivos inferiores, em direção lingual.

A constrição do arco superior é um colapso sofrido pela maxila devido à falta de equilíbrio entre a musculatura bucal e a língua, que deixa de exercer força de contraequilíbrio devido a uma hipotonia originada pela presença do hábito. Essa constrição pode levar ao aparecimento da mordida cruzada unilateral ou bilateral, que poderá inibir o crescimento da maxila (Fig. XXII.4.3).

Sucção de chupeta

Com relação ao hábito de sucção de chupeta, o aspecto cultural relacionado com seu uso na sociedade, para a qual este utensílio faz parte do enxoval do bebê, é um fator importante para o início do hábito. Pesquisas demonstram aumento na frequência e na duração da chupeta nos últimos 15 anos. Seu uso fora de casa já é comum e parece fazer parte da indumentária infantil.

Em relação às deformações dentárias adquiridas por esse hábito, podemos verificar que são semelhantes às

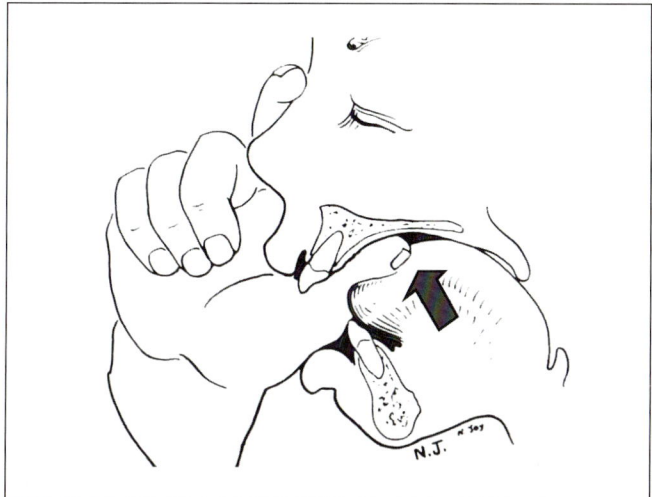

Fig. XXII.4.1. Adaptação da musculatura bucal e facial à sucção do polegar.

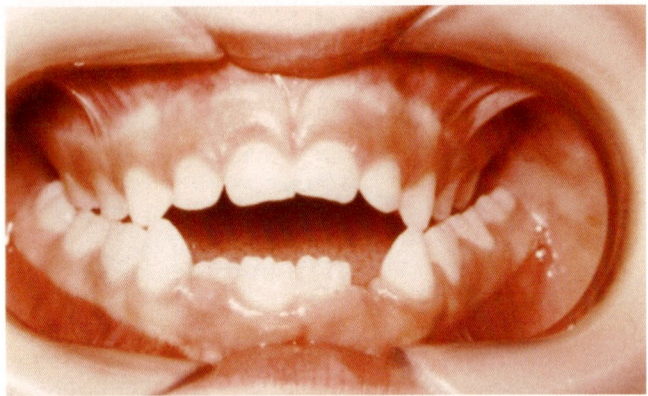

Fig. XXII.4.3. Mordida aberta anterior e mordida cruzada posterior por constrição maxilar.

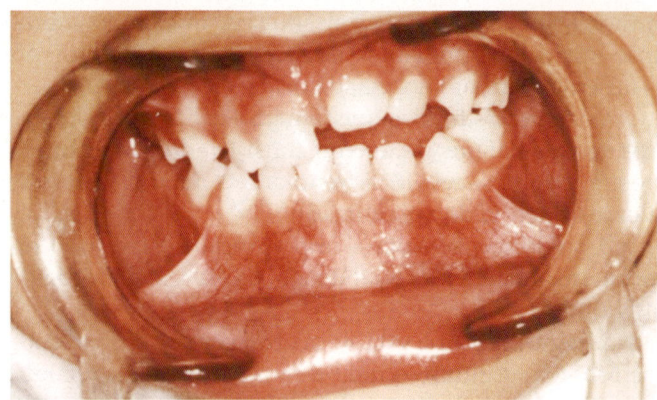

Fig. XXII.4.5. Mordida aberta anterior acentuada para a esquerda.

produzidas pelos hábitos de sucção digital. Observam-se constantemente mordidas abertas anteriores e constrição maxilar (Figs. XXII.4.4 e 4.5). Entretanto, a movimentação dos incisivos pode não ser tão intensa, embora se apresente com elevada frequência.

Em relação aos tipos de chupeta, é cada vez maior a variedade de cores e formas que invadem o mercado, a fim de despertar o interesse das crianças. Existem grandes contradições entre os autores em relação às chupetas ortodônticas. Alguns acreditam que elas sejam anatômicas, adaptando-se perfeitamente à cavidade bucal da criança e, dessa forma, acompanham bem o movimento de sucção. Os fabricantes chegam a informar que os "bicos" são muito parecidos com o seio materno, não sendo nocivos à dentição. No entanto, muitos autores acreditam que não há diferença significativa quanto ao tipo de chupeta, mas sim em relação à intensidade, frequência e duração do hábito. A Agência Nacional de Vigilância Sanitária (Anvisa) passou a exigir dos fabricantes de bicos, mamadeiras e chupetas que constasse nos rótulos desses produtos a seguinte advertência: "O Ministério de Saúde informa: a criança que mama no peito não necessita de mamadeira, bico ou chupeta. O uso da mamadeira, bico ou chupeta prejudica a prática do aleitamento materno."

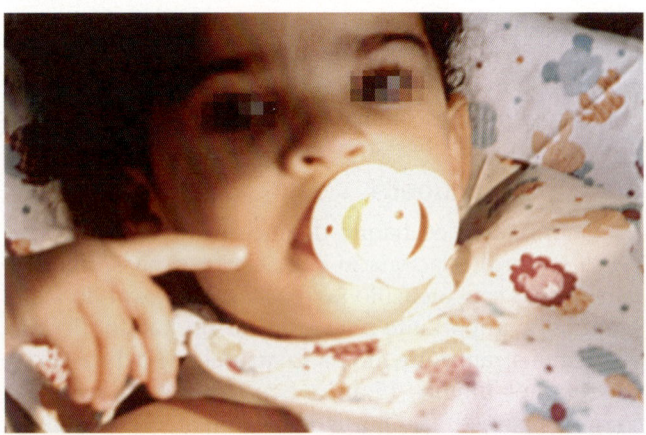

Fig. XXII.4.4. Criança com uso da chupeta mais desviada para esquerda.

TRATAMENTO

Alguns autores acreditam que as deformidades provocadas pelos hábitos bucais sofrem um processo de autocorreção espontânea, caso o hábito seja eliminado ainda na dentição decídua (por volta dos 4 anos de idade) ou no início da dentição mista. Caso se verifique a permanência do hábito além dessa idade, o profissional deve interferir. Esta é a melhor fase para a remoção desse hábito, pois a criança já é capaz de compreender e aceitar as explicações dadas.

Vários aspectos devem ser levados em consideração quando partimos para a erradicação do hábito. A primeira atitude que deve ser tomada pelo profissional é solicitar ao paciente e/ou aos pais que observem cuidadosamente como e em que situações o hábito ocorre, qual a sua frequência, como se sentem a respeito do mesmo e se observam alguma consequência relacionada com o hábito.

A criança deve ter a oportunidade de suspender espontaneamente o hábito, antes que erupcionem os dentes permanentes. Deve-se ter em mente o cuidado para não provocar a transferência de hábitos, por exemplo, o hábito de sucção pode ser substituído pela onicofagia (hábito de roer unhas).

Para que qualquer tratamento obtenha sucesso, é necessário que a criança queira abandonar o hábito. Ela deve ser desencorajada a usar a chupeta ou o dedo, de forma gradativa e com assistência e apoio dos pais. É importante que sejam avaliados aspectos emocionais envolvidos com o hábito, pois pode ser necessária a participação de psicólogos.

A linguagem utilizada deve ser sempre positiva e de fácil acesso. O profissional deve orientar a criança e os familiares quanto aos efeitos danosos provocados pelo hábito. Devem-se evitar qualquer ameaça ou medidas punitivas que, além de não corrigirem o hábito, agravam o problema. Métodos restritivos, como cobrir os dedos ou limitar a movimentação dos braços e das mãos, devem ser evitados, pois não atuam nas causas geradoras do problema. A melhor forma de acabar com o hábito é dar carinho, atenção e muito amor – uma forma simples que trará excelentes resultados.

Algumas condutas podem auxiliar a eliminação do hábito de sucção. O tratamento inicial deve ser comportamental, podendo variar entre o sistema de recompensa, no qual a criança recebe prêmios após os objetivos serem alcançados, e o sistema de cartão, no qual se registra cada dia de sucesso ou de falha. Esse tipo de programa é aconselhável para crianças com hábitos pouco frequentes e de baixa intensidade.

Alguns autores propõem um recurso de sugestão noturna. A técnica consiste em orientar a mãe ou quem cuida da criança a utilizar frases positivas, sem o uso das palavras "não" e "nunca". As frases devem ser curtas e objetivas: "Você é capaz de abandonar este costume!"; "A chupeta estraga os dentes!". As frases devem ser ditas quando a criança adormece. A repetição é importante para reforçar o comportamento desejado. Esse método é muito eficaz quando as crianças apresentam hábitos noturnos, ou seja, enquanto adormecem.

Black sugere tratar o hábito de sucção com a própria sucção. Este método propõe eliminar o hábito pela prática da função à qual se relaciona. Sendo assim, sempre que o paciente sentir vontade de chupar o dedo, deverá chupar uma chupeta ortodôntica, se possível, de maneira adequada, por 5 minutos consecutivos.

Os métodos psicológicos exigem tato e bom senso na abordagem da criança. Incluem, entre outros recursos, dar pouca atenção ao hábito, desviar a atenção da criança para outras atividades, apelar para o orgulho e força de vontade e, até mesmo, recompensar a criança pelo esforço para deixar o hábito.

Existem ainda aparelhos ortodônticos que funcionam como recordatórios de hábitos. Só devem ser utilizados com total consentimento da criança, a partir dos 5 anos de idade, pois nessa faixa etária ela já adquiriu capacidade de compreensão, o que facilita a relação com o profissional.

Por fim, pode-se observar que vários métodos poderão ser utilizados para remoção do hábito de sucção, mas não se deve esquecer que a sucção é um ato fisiológico e deve ser respeitada como tal. É fundamental a compreensão da criança e a colaboração dos pais ou responsáveis, sendo imprescindível que estes aceitem a orientação prescrita e não interfiram desfavoravelmente, castigando a criança ou supervalorizando o problema. O odontopediatra deve conduzir o paciente a um tratamento efetivo, a fim de proporcionar crescimento e desenvolvimento dentofacial favorável.

Distúrbios funcionais
Mastigação: onicofagia e bruxismo

Entre os atos da fase bucal desenvolvidos pela criança, a mastigação é um dos que apresenta maior importância. Deve ocorrer com os lábios fechados e os músculos mastigatórios mantendo os dentes em forte oclusão, para que esta função ocorra com maior estabilidade.

A mastigação correta estimula diretamente a expansão das arcadas dentárias e o crescimento da mandíbula. Dessa forma, trará inúmeros benefícios à saúde bucal da criança. Por outro lado, a sua inadequação poderá causar diversos distúrbios.

Onicofagia

Os hábitos mastigatórios indesejáveis abrangem todo ato sem o objetivo de nutrição, como roer unhas, tampa de caneta e morder o lábio e/ou a bochecha.

A etiologia da onicofagia inclui estresse, imitação de outros membros da família, hereditariedade, transferência do hábito de sucção de polegar e falta de trato de unhas e cutículas. É mais frequente entre crianças de 3 a 6 anos (início da fase escolar, período de frustrações e ansiedade), acometendo ambos os sexos com a mesma frequência. Ocorre aumento da incidência na adolescência, especialmente entre os meninos.

O hábito de roer unhas está confinado às unhas das mãos. Atinge as unhas de todos os dedos de forma igual, que se apresentam habitualmente muito curtas e irregulares.

Alguns autores acreditam que a onicofagia esteja relacionada com a necessidade não satisfeita de morder, acrescida de ansiedade.

É possível observar, nas crianças com onicofagia, cutícula ferida e unha com pontas ásperas, sangramento ou deformidades nas bordas. Infecções fúngicas ou bacterianas secundárias podem ocorrer e vir a contaminar a cavidade bucal, além de causar danos nas estruturas dentárias (desgastes da superfície dental e reabsorções das raízes).

A onicofagia pode causar também algum tipo de disfunção da articulação temporomandibular (ATM), dependendo da sua frequência e intensidade.

O tratamento deve estar direcionado às causas que levam ao estresse e à tensão. Sendo possível descobri-las, a atenção deve estar voltada para melhorar a autoestima da criança; neste caso, o aconselhamento psicológico alcançará melhores resultados. Os pais devem ajudar seus filhos a remover o hábito, dando-lhes carinho e suporte emocional; críticas não são desejáveis. A prática de atividade física ajuda a criança a descarregar suas energias. Atividades lúdicas, como o desenho, também ajudam, pois a criança usará a mente, as mãos e as emoções.

É importante o desenvolvimento do querer, dando-lhes suporte com muito carinho, estimulando-as com atividades diversas e sempre valorizando as suas realizações.

Bruxismo

O bruxismo é definido como um constante apertar, ranger ou cerrar de dentes. Trata-se da falta de coordenação dos músculos da mastigação. Também pode manifestar-se sob a forma de tiques nervosos e estalos na articulação temporomandibular.

Esse hábito é relativamente frequente em crianças, adolescentes e adultos, afetando de forma igual ambos os sexos.

A etiologia é multifatorial, podendo ser causada pela combinação de fatores locais e psicológicos. Por volta dos 3 anos de idade, a criança deve apresentar sua função neuromuscular mastigatória completa. Caso isso não seja alcançado, pode surgir o bruxismo, como uma tentativa de suprir essa necessidade, estendendo-se até os 6 anos.

A criança entre 2 e 4 anos, com capacidade motora bastante desenvolvida, busca novas atividades. É uma fase de muita criação e fantasia. As respostas motoras ou de compreensão, às vezes não são suficientes, levando a desconforto emocional, e a criança poderá apresentar gagueira ou distúrbios do sono, como bruxismo e terror noturno.

Para alguns autores, certas afecções são responsáveis pelo surgimento do bruxismo. Entre as mais significativas estão as doenças alérgicas (rinite alérgica, asma e efusão do ouvido médio), prurido anal ou oxiuríase, uma vez que o prurido anal intenso causa sofrimento à criança.

Segundo Christensen e Fields, o bruxismo pode ocorrer devido a fatores locais, como interferências oclusais, deficiências nutricionais subclínicas, alergias e endocrinopatias, e psicológicos, por desordem da personalidade ou estresse. As crianças com alterações musculoesqueléticas (paralisia cerebral) e as que sofrem retardo mental rangem os dentes com frequência.

O bruxismo pode ocorrer durante o dia ou à noite, de forma inconsciente. À noite, ocorre durante a fase REM do sono. Os sons e movimentos realizados decorrem da ausência do reflexo protetor do sistema mastigatório, permitindo a atuação de forças nocivas sobre o sistema estomatognático, ocasionando distúrbios na ATM caracterizados por dor articular, fadigas musculares, estalidos, cliques ou até deslocamento mandibular.

O diagnóstico é baseado na história clínica e na presença de sinais patognomônicos articulares, musculares e dentários (desgastes atípicos nos dentes) observados no paciente. Os sintomas subjetivos, como dor muscular e dores de cabeça, são ocasionais e leves na criança.

O tratamento é complexo devido às dificuldades encontradas na determinação de sua etiologia. A atuação local para correção das desarmonias oclusais pode ser realizada por meio de procedimentos restauradores, tratamento ortodôntico e placas de mordida. Em alguns casos, pode ser necessário tratamento sistêmico, com o uso de medicação e acompanhamento médico (distúrbios neurológicos, deficiências nutricionais), tratamento psicológico e/ou fonoterápico.

BIBLIOGRAFIA

Aragão W. Regulador de função de aragão – tratamento das doenças sistêmicas a partir do sistema estomatognático. São Paulo: Livraria Editora Santos, 2007.

Blomberg B, Jarnerot G, Kjelcander J, Danielsson D, Kraaz W, Unge G. Prevalence of Campylobacter pylori in na unselected swedish population of patients refered for gastroscopy. Scand J Gastroenterol l988; 23:358-362.

Carvalho GD. SOS. Respirador bucal: uma visão funcional e clínica da amamentação. São Paulo: Editora Lovise, 2003.

Casanova D. Hábitos orais. Disponível em: www.fonoaudiologia.com, 1999. Acesso em: 18/05/2009.

Christensen JR, Fields HW Jr. Hábitos bucais. In: Pinkham. Odontopediatria da infância à adolescência. São Paulo: Artes Médicas, 1996:400-407.

Corrêa MSNP, Dissenha RMS, Weffort SYK. Saúde bucal do bebê ao adolescente: guia de orientação para gestantes, pais, profissionais de saúde e educadores. São Paulo: Editora Santos, 2007.

Cunha SRT, Corrêa MSNP, Leber PM, Schalka MMS. Hábitos bucais. In: Corrêa MSNP. Odontopediatria na primeira infância. São Paulo: Editora Santos, 2005:683-702.

Jorge TM et al. Hábitos bucais – interação entre odontopediatria e fonoaudiologia. JBP 2002; 342-350.

Lino AP. Fatores extrínsecos determinantes de maloclusões. In: Guedes-Pinto AC. Odontopediatria. São Paulo: Editora Santos, p. 782-789, 2006.

Massler M. Oral habits: development and management. J Ped 1983; 7(2):109-119.

Mercadante MMN. Hábitos em ortodontia. In: Ferreira FV. Ortodontia: diagnóstico e planejamento clínico. São Paulo: Artes Médicas, p. 245-271, 2006.

Modesto A, Azevedo GT. Hábito de sucção do polegar: como descontinuá-lo? Rev Odontopediatr (São Paulo) 1997; 5(2):41-47.

Moyers RE. Ortodontia. 4 ed. Rio de Janeiro: Guanabara Koogan, 1988.

Müller MGA. Etiologia das irregularidades dentofaciais. Ortodontia para clínicos. 4 ed. São Paulo: Editora Santos, 1988:109-128.

Pinto E, Colares V, Rosenblatt A. Hábitos bucais deletérios. In: Rosenblatt A. Clínica odontopediátrica – uma abordagem ortodôntica. Recife: EDUPE, p. 57-112, 2000.

Ramos-Jorge ML, Reis MCS, Serra-Negra JMC. Como eliminar os hábitos de sucção não nutritiva? JBP 2000; 49-54.

Sant'Anna AT. Alterações posturais e sistêmicas do respirador bucal- importância no desenvolvimento infantil. Disponível em: www.ceaodontofono.com, 1999. Acesso em: 18/05/2009.

Souza SHM. Saúde bucal – um ponto de vista mais integral. J Aboprev 1994; 2-3.

Tollendal ME. Hábitos e ritmo. Psicologia em odontopediatria. São Paulo: Artes Médicas, p. 153-158, 1985.

Zuanon ACC et al. Relação entre hábito bucal e maloclusão na dentadura decídua. JBP 2000; 104-108.

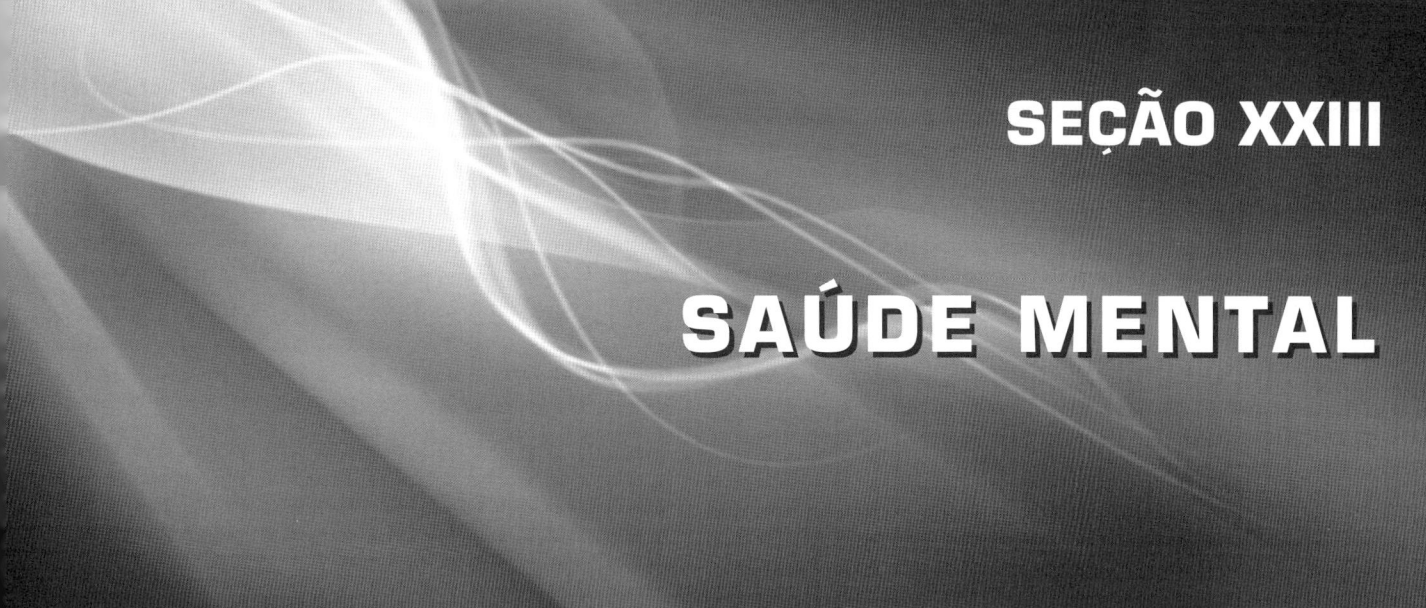

SEÇÃO XXIII
SAÚDE MENTAL

CAPÍTULO 1

A Importância dos Papéis Familiares no Desenvolvimento Infantil

Ana Paula Amaral Pedrosa
Eliane Nóbrega Albuquerque
Janaína Viana Zoby do Prado

Neste capítulo busca-se situar o que se denomina família e a sua importância na constituição do sujeito. O conceito de família não é unívoco, vários autores buscam defini-la e uma maioria a considera uma instituição universal. Osório utiliza uma definição de família de acordo com uma perspectiva de cunho operativo: "Família é uma unidade grupal na qual se desenvolvem três tipos de relações pessoais – aliança (casal), filiação (pais/filhos) e consanguinidade (irmãos) – e que, a partir dos objetivos genéricos de preservar a espécie, nutrir e proteger a descendência a fornecer-lhe condições para aquisição de suas identidades pessoais, desenvolveu através dos tempos funções diversificadas de transmissão de valores éticos, estéticos, religiosos e culturais."

A família é o lugar onde se ouvem as primeiras falas, com as quais se constroem a autoimagem e a imagem do mundo exterior. Assim, é fundamentalmente como lugar de aquisição de linguagem que a família define seu caráter social. Nela, aprende-se a falar e, por meio da linguagem, a ordenar e dar sentido às experiências vividas. A família, seja como for composta, vivida e organizada, é o filtro pelo qual se começa a ver e a significar o mundo. Esse processo inicia-se ao nascer e estende-se ao longo de toda a vida, a partir dos diferentes lugares que se ocupa na família.

O ser humano, diferentemente de outros seres vivos, não é um organismo capaz de vida independente, necessitando, portanto, de uma instituição social especial que o ajude durante o período de imaturidade. A família, assim, tem dupla função no seu papel estruturador. Primeiro, na satisfação de necessidades básicas, como alimentação, calor, abrigo e proteção; em segundo lugar, proporcionando-lhe um ambiente no qual possa desenvolver ao máximo suas capacidades físicas, mentais e sociais.

A psicanálise é unânime em reconhecer a importância das primeiras relações familiares e suas repercussões na constituição do sujeito. Freud em 1915, no artigo intitulado *Instinto e vicissitudes*, observa que o bebê encontra na mãe, ou substituta, satisfação de suas necessidades fisiológicas e a partir daí se cria uma ligação afetiva.

Outro estudioso das relações familiares foi René Spitz, que, em 1945, desenvolveu um trabalho em orfanatos. Nesse estudo observou que crianças que tinham satisfação nas suas necessidades básicas (alimentação, sono), mas não recebiam afeto (colo, embalo), apresentavam dificuldades em seu desenvolvimento físico e, ao longo do tempo, apresentavam desinteresse em se relacionar com o outro, podendo até levar à morte. Spitz afirma que a ausência dos pais e de afeto é um fator determinante no desenvolvimento da criança.

Erikson ressalta a importância dos primeiros anos do desenvolvimento enfatizando o surgimento gradativo de um senso de identidade, que ocorre com a interação do sujeito com o meio ambiente. Afirma que o principal provedor de cuidados, geralmente, a mãe, é de fundamental importância no estabelecimento pela criança de um senso de confiança básica.

Segundo Winnicott, a figura materna é responsável pela integração do bebê, sendo necessário que a mãe desempenhe os cuidados físicos e psíquicos de forma adequada. Havendo falhas nesses primeiros cuidados poderão surgir afecções mentais.

Bowlby, em sua teoria, afirma que o apego é uma necessidade básica e vital do ser humano. Para Bowlby, um vínculo bem formado vai proporcionar à criança segurança e bem-estar; por isso, esse laço afetivo tem que ser estável e harmônico, sem ameaças questionadas. Complementa dizendo que, para uma criança poder lidar eficazmente com o seu meio físico e social, quando se tornar adulta, é necessária uma atmosfera de afeição e segurança.

As relações iniciais entre a criança e seus pais são consideradas um modelo para todas as relações futuras. A criança precisa ter seu desenvolvimento afetivo preservado e, para que isso ocorra, necessitará da presença dos pais. Os pais de um futuro bebê já têm o papel materno e o paterno internalizados, com base em suas experiências da infância com seus próprios pais, que serão revividos e reeditados na relação com o seu bebê, mesmo que não seja de forma consciente.

Na primeira infância, os principais vínculos, cuidados e estímulos necessários ao crescimento e desenvolvimento são fornecidos pela família. A qualidade do cuidado, nos aspectos físicos e afetivos sociais, decorre de condições estáveis de vida, tanto socioeconômicas quanto psicossociais.

As primeiras interações parentofiliais são dadas na relação mãe-bebê e no papel da mãe na satisfação das necessidades básicas da criança. Não há dúvidas quanto à importância da relação mãe-bebê nos primeiros anos de vida. Sabe-se que muito do destino da criança depende da relação inicial estabelecida com a mãe desde a concepção. É por meio dos vários cuidados maternos com o bebê que o vínculo entre eles é estabelecido e intensificado.

Função materna e função paterna implicam, portanto, adultos que desejem a criança e sejam continentes de determinados atributos que os tornem capazes de exercer cuidados físicos e psíquicos para com o bebê. A função materna prepara e auxilia a instauração da função paterna. Nessa etapa bem inicial, a função do pai é também de tolerar a exclusão temporária dessa relação dual e aguardar a oportunidade de participar de forma mais ativa, mais tarde.

A função paterna representa a oportunidade que o bebê tem de conhecer novas relações, novos elementos do mundo. Se ao pai cabe garantir uma presença amorosa que dê sustentação para que a mãe cuide de seu filho, é ele também que, simbolicamente, vai tirando-o do colo materno e lhe apresentando possibilidades de crescimento, podendo aliviar, assim, as ansiedades decorrentes. A função paterna tem como tarefa servir de ponte para a apresentação e a aceitação da realidade à criança. O pai, portanto, é a lei, o limite, a realidade. Também é importante na preparação, estruturação e elaboração do complexo de Édipo, assim como na estruturação de leis internas (Dor).

A importância da figura paterna serve como modelo para identificações dos filhos no processo de formação de sua identidade, tanto sexual quanto de papéis sociais.

Estudos sobre associação entre estimulação ambiental e cognição concluem que mães orientadas a estimularem seus bebês, por meio de uma variedade de experiências perceptivas com pessoas, objetos e símbolos, contribuem para o desenvolvimento cognitivo das crianças, observando-se efeitos positivos a longo prazo. O sentimento e o comportamento da mãe em relação a seu bebê são também profundamente influenciados por suas experiências pessoais prévias, especialmente aquelas que teve ou ainda esteja tendo com seus próprios pais. É esse padrão de relacionamento parental que dará origem à forma como ambos os pais irão vincular-se ao filho, provendo ou não suas necessidades físicas e emocionais.

É nesse sentido que Bowlby reforça a importância de os pais fornecerem uma base segura a partir da qual uma criança ou um adolescente podem explorar o mundo exterior e a ele retornar, certos de que serão bem-vindos, nutridos física e emocionalmente, confortados se houver um sofrimento e encorajados se estiverem ameaçados. A consequência dessa relação de apego é a construção, por volta da metade do 3º ano de idade, de um sentimento de confiança e segurança da criança em relação a si mesma e, principalmente, em relação àqueles que a rodeiam, sejam esses suas figuras parentais ou outros integrantes de seu círculo de relações sociais.

Se uma pessoa teve a sorte de crescer em um bom lar, ao lado de pais afetivos dos quais pôde contar com apoio incondicional, conforto e proteção, consegue desenvolver estruturas psíquicas suficientemente fortes e seguras para enfrentar as dificuldades da vida cotidiana. Nessas condições, crianças seguramente apegadas aos 6 anos são aquelas que tratam seus pais de uma forma relaxada e amigável, estabelecendo com eles uma intimidade de forma fácil e sutil, além de manter com eles um fluxo livre de comunicação (Bowlby).

O mesmo autor aponta as consequências da situação inversa, ou seja, se essa mesma pessoa vem a crescer em circunstâncias diferentes, seu núcleo de confiança estará esvaziado, ficando prejudicadas as relações com outros semelhantes, havendo, pois, prejuízos nas demais funções de seu desenvolvimento.

Pais negligentes, hostis, não amorosos ou que não conseguem exercer um controle parental consistente e apropriado ao desenvolvimento da criança podem gerar comportamentos agressivos nos filhos como expressão de hostilidade e rejeição parental, não ajudando no desenvolvimento de padrões adequados de conduta social e controles internos.

À medida que a criança amadurece, seu relacionamento com os pais torna-se mais amplo, complexo e sutil. Na fase pré-escolar percebem-se características mais amplas e globais do comportamento parental como norteador do desenvolvimento emocional da criança. O calor ou a frieza parental, o cuidado afetuoso, a permissividade e o controle, a expressão de afeto, a democracia e o autoritarismo, a facilidade de comunicação entre pais e filhos são alguns exemplos do desenvolvimento que antecede o comportamento social e as características de personalidade.

Durante seu crescimento, e avanço na escolaridade, os horizontes e influências também se ampliam: professores, amigos (grupo de iguais), televisão, computador (internet). Porém, o relacionamento pais-filhos continua sendo o fator ambiental mais significativo em sua luta pela maturidade. Os jovens caracterizam-se precisamente pela busca de outros referenciais para a construção de sua identidade fora da família, como parte de seu processo de afirmação individual e social. Necessitam falar de si no plural, recriando "famílias" (como construção de "nós"), fora de seu âmbito familiar de origem, por meio dos vários grupos de pares, seja em torno de música (*rock*, *rap*), outras atividades culturais, esportivas ou outras formas de expressão dos jovens no espaço público.

A importância fundamental da família para o jovem está precisamente nessa possibilidade de manter o eixo de referências simbólicas que a família representa, como lugar de apego, de segurança, como rede de proteção, mas que nesse momento – mais radicalmente, ainda, do que em outros do ciclo de vida familiar – precisa abrir espaço para o outro, justamente para continuar a ser ponto de referência.

A família, inclusive para os adultos, continua tendo essa função de dar sentido às relações entre os indivíduos e servir de espaço de elaboração das experiências vividas. Essa concepção permite pensar o processo de "crescimento" na família como uma questão que diz respeito não apenas às crianças, mas a todos os seus membros, ao longo de suas vidas, uma vez que as experiências podem ser permanentemente reelaboradas. "Crescer", assim, desvincula-se do mero processo biológico e constitui-se, também, em um processo simbólico. As condições favoráveis para que uma criança "cresça" ou um jovem se desenvolva na família ampliam-se quando seu pai, sua mãe ou quem deles cuide possam pensar-se, eles mesmos, como alguém em permanente crescimento, em cada novo lugar que ocupe na família.

É importante para constituição do sujeito que o mesmo possa ser reconhecido, seja pelos pais, pela família ou pela comunidade. Quando a família oferece esse lugar de reconhecimento, dá suporte ao desamparo da criança e favorece o processo de subjetivação infantil, abrindo caminho para a etapa seguinte de investimento nos outros e no mundo ao seu redor.

BIBLIOGRAFIA

Erikson E. O ciclo vital completo (1998). Porto Alegre: Artmed, 1980.

Bowlby J. Uma base segura: aplicações clínicas da teoria do apego. Porto Alegre: Artes Médicas, 1989.

Brum EHM, Schermann L. Vínculos iniciais e desenvolvimento infantil: abordagem teórica em situação de nascimento de risco. Ciência & Saúde Coletiva, 2004; 9(2):457-467.

Dor J. O pai e a sua função em psicanálise. Rio: Jorge Zahar Editor, 1991.

Mondardo AH, Valentina DD. Psicoterapia infantil: ilustrando a importância do vínculo materno para o desenvolvimento da criança. Psicol Reflex Crit 1998; 11(3):621-630.

Mussen PH, Conger JJ, Kagan J. Desenvolvimento e personalidade da criança. 4 ed. São Paulo: Hasbra, 1977.

Osório LC. Casais e famílias: uma visão contemporânea. Porto Alegre: Artmed, 2002.

Sarti CA. A família como ordem simbólica. Psicologia USP 2004; 15(3):11-28.

Signorelli EC. Função materna e função paterna. Integral Sistema de Ensino. Disponível em: http://www.integral.br/artigos/resultado.asp?categoria=43&codigo=56. Acesso em: 18/8/2009.

Spitz R. Hospitalism: an inquiry into the genesis of psychiatric conditions in early childhood, 1945 (1):53-75. Psychoanal Study Child. Imago, Londres.

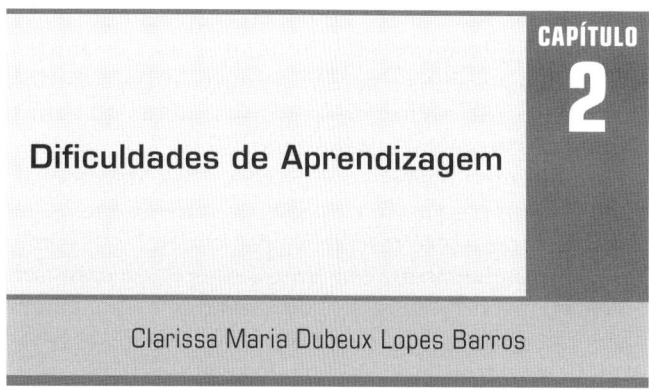

CAPÍTULO 2

Dificuldades de Aprendizagem

Clarissa Maria Dubeux Lopes Barros

INTRODUÇÃO

O que leva um sujeito a querer conhecer algo? O que dificulta a aquisição do conhecimento? O que levaria algumas crianças a apresentar dificuldades que extrapolam os recursos pedagógicos? Questões como essas são suscitadas diante de crianças e jovens com histórico de repetência/atraso escolar. Este capítulo objetiva apresentar de forma geral os principais eixos explicativos sobre as dificuldades de aprendizagem, dando subsídios para uma abordagem médica que contemple, para além dos fenômenos orgânicos causadores de tais dificuldades, os aspectos psicológicos envolvidos na questão. Para esse fim, pretende-se iniciar por um breve histórico da expressão *dificuldades de aprendizagem*, indo para a compreensão sobre o processo de aprendizagem propriamente dito, em suas diversas vertentes, e daí chegar aos possíveis descaminhos implícitos no aprender.

A expressão *dificuldades de aprendizagem* origina-se de um campo novo, iniciado por volta dos anos 1960, e tem revelado um interesse crescente e permanente por parte de uma variedade de profissionais – médicos, educadores, psicólogos, nutricionistas, assistentes sociais, fonoaudiólogos e outros – empenhados no estudo de processos que respondam às necessidades das crianças cuja aprendizagem não se dá de forma satisfatória.

Ao analisar a literatura existente, verifica-se que foi proposta uma variedade de terminologia que tenta circunscrever as dificuldades escolares; no entanto, é da ordem de um fracasso que se apresenta a questão "esta criança não aprende". Fracasso amplamente discutido no rol das instituições escolares, família e do sujeito envolvido.

Embora haja boas tentativas de definir e especificar o que seria uma dificuldade de aprendizagem, não existe ainda uma definição consensual acerca dos critérios e nem mesmo do termo. Em função disso, partindo para a história, tem-se a expressão *dificuldades de aprendizagem* surgindo oficialmente no ano de 1963, quando Samuel Kirk, psicólogo educacional de referência em educação especial, popularizou tal expressão (*learning disability*). Diz ele:

"Usei o termo dificuldades de aprendizagem para descrever um grupo de crianças que têm desordens no desenvolvimento da linguagem, da fala, da leitura e das habilidades associadas à comunicação necessária para a interação social. Neste grupo, eu não incluo crianças que têm déficits sensoriais, tais como cegueira ou surdez, porque temos métodos para lidar com os cegos e surdos. Eu também não excluo desse grupo crianças que apresentam atraso mental generalizado."

Prosseguindo nessa perspectiva, Kirk defende alguns critérios para as dificuldades de aprendizagem e situa as crianças que apresentam tal sintomatologia, como: "a) crianças que mostravam uma discrepância entre seu potencial de aprendizagem e de execução; b) que não tinham aprendido pelos métodos usuais e que necessitavam de métodos especiais de instrução."

Utilizando as duas principais fontes de indicações diagnósticas, o DSM IV (Diagnostic and Statistical Manual of Mental Disorders – Fourth Edition) e a CID (Classificação Estatística Internacional de Doenças e Problemas Relacionados com a Saúde), observamos as seguintes definições:

- Segundo a classificação do DSM IV, "os transtornos da aprendizagem são diagnosticados quando os resultados do indivíduo em testes padronizados e individualmente administrados de leitura, matemática ou expressão escrita estão substancialmente abaixo do esperado para sua idade, escolarização e nível de inteligência".
- O CID-10 denomina o fenômeno das dificuldades escolares, predominantemente no capítulo intitulado *Transtorno do desenvolvimento das habilidades escolares*, descrevendo-o como "transtornos nos quais as modalidades habituais de aprendizado estão alteradas desde as primeiras etapas do desenvolvimento. O comprometimento não é somente a consequência da falta de oportunidade de aprendizagem ou de um retardo mental, e ele não é devido a um traumatismo ou doenças cerebrais".

Existem várias ordens causais no âmbito da construção explicativa para as dificuldades de aprendizagem, e entre as principais destacam-se as ordens funcionais, neuroquímicas, cognitivas e psicodinâmicas.

O estudo das dificuldades de aprendizagem configura um campo amplo e complexo, envolvendo determinantes sociais, culturais, pedagógicos, psicológicos e orgânicos. Um trabalho interdisciplinar torna-se fundamental para que se evitem orientações alienadas e reducionistas.

O pediatra possui um lugar privilegiado nesse sentido, pois é um dos primeiros profissionais, fora do universo escolar e familiar, que pode testemunhar, de alguma forma, os atrasos de aprendizagem. Deve-se, nesse sentido, estar atento às especificidades das trajetórias pessoais, onde cada sujeito aprende com um estilo, ritmo e desejos próprios. Torna-se fundamental, não somente para pediatras, mas para todo profissional de saúde, cuidar para que sua palavra não propicie o reforço de estigmas que leve a criança a situações paralisantes maiores ao que já existe no âmago do fracasso escolar.

O SUJEITO, A ESCOLA E AS DIFICULDADES DE APRENDIZAGEM

Os atrasos e problemas de aprendizagem foram durante muito tempo considerados uma deficiência em determinada habilidade. Em vez da busca por uma área comprometida, considera-se a interação de uma série de fatores que se implicam.

As dificuldades de aprendizagem provêm de diversas condições. A resposta à pergunta "Por que esta criança não aprende?" não possui apenas uma causa. Não é recomendável considerar a organicidade como a única base para justificar os problemas de aprendizagem. Bem como não podemos apenas utilizar as explicações de cunho psicológico sem ter outras inserções de compreensão, como, por exemplo, a referente ao campo pedagógico.

Em geral, o discurso sobre "a criança não aprende" vem da escola e pode ou não ser assegurado pelo discurso médico. Entre a criança, seu organismo e seu corpo, há seu desejo e inteligência. E ao lado desses aspectos está a escola. Como esta tem reconhecido o saber da criança? Que condições tem dado para a abertura de um saber prévio da mesma? Como a escola tem tratado os erros e as avaliações?

Embora essas questões não apontem um campo de domínio e ação do profissional de saúde, tais considerações não deverão ser abandonadas nas reflexões, para que a atitude médica, de alguma forma, não seja descontextualizada dos aspectos sociais, em especial se referindo aos projetos político-pedagógicos das escolas.

A entrada na escola constitui-se como um marco privilegiado na promoção da aprendizagem, bem como nas estratégias de superação das mesmas. Em toda dificuldade de aprender do aluno há um professor, e essa relação é permeada pela afetividade, confiança e desejo de reconhecimento.

De modo que, para compreender a problemática das dificuldades de aprendizagem, devem-se supor duas ordens de causas: 1) externas à estrutura familiar e individual do que fracassa em aprender, evidenciando a relação do professor e da escola; 2) internas à estrutura familiar e individual. Significa recolocar o peso do diagnóstico, não se contentando na descrição dos fenômenos obedecendo aos critérios classificatórios, mas tentando compreender qual a função que o fracasso escolar exerce para o sujeito, sua família e a sociedade.

TEORIAS DA APRENDIZAGEM

Torna-se importante comentar o processo de aprendizagem, enquanto função psicológica, bastante ampla e valorativa na humanidade, e que não se resume aos desempenhos ligados à vida escolar. Para conceituar a aprendizagem é preciso referir-se às suas consequências sobre a conduta. A aprendizagem propicia uma modificação do comportamento, mesmo que a mudança não se mostre automaticamente.

No entanto, só essa definição não é suficiente. A maior parte dos estudiosos refere dois critérios para discriminar as mudanças de comportamento: a) a duração dessas mudanças; b) necessidade de experiências ou treino anterior.

De acordo com Morgan, "a aprendizagem é qualquer mudança relativamente permanente no comportamento e que resulta de experiência ou prática".

Tais mudanças decorrentes da aprendizagem podem ter resultados mais duradouros ou ser vinculadas à aprendizagem associativa, mais superficial traduzindo uma mudança pontual, local e reversível.

Toda situação de mudança engloba resultados, processos e condições práticas que devem atuar em conjunto e em harmonia.

Para que ocorra aprendizagem, devem existir as três dimensões colocadas a seguir, que são responsáveis por determinadas funções e estão vinculadas às integridades básicas da aprendizagem.

1. Psicodinâmica – Função na qual residem primordialmente os aspectos psicológicos. Eixo argumentativo que responde de onde provêm os sentidos atribuídos ao aprender e ao não aprender. As dificuldades de aprendizagem podem manifestar-se de forma sintomática, inibitória ou mesmo apenas como reflexo pontual de uma etapa legítima dentro da construção do conhecimento. São os chamados erros construtivos. Nesse caso, deve-se atentar para o nível de compreensão do desenvolvimento, ou seja, determinados erros são considerados esperados, já que a criança ainda não possui a capacidade cognitiva compatível com a natureza do estímulo. A criança posiciona-se de onde ela pode responder.
2. Sistema nervoso periférico – Responsável pelo bom funcionamento dos receptores sensoriais.
3. Sistema nervoso geral – Encarregado de coordenar o armazenamento, processamento e elaboração da informação.

- **Enfoque racionalista (inatismo):**
  - Todo conhecimento é anterior à experiência.
  - Desenvolvimento: processo interno fruto do amadurecimento progressivo das estruturas pré-formadas.
  - Aprendizagem: processo externo que se beneficia dos avanços do desenvolvimento para ocorrer atualização daquilo que desde o nascimento já sabemos.
- **Enfoque empirista (comportamentalista):**
  - Tanto o desenvolvimento como a aprendizagem são processos idênticos, resultantes da ação do meio sobre o sujeito.
  - Fatores endógenos não são valorizados e o desenvolvimento é explicado como decorrência da aprendizagem; técnica de memorização bastante utilizada.
  - Conhecimento como mera cópia do real; conhecimento de fora para dentro.
- **Enfoque construtivista:**
  - Teoria de Piaget: epistemologia genética.
  - Interacionismo: conhecimento resulta da interação entre o sujeito que aprende e o objeto a ser aprendido.
  - Pressupostos: o conhecimento exige uma interpretação ou assimilação do sujeito sobre aquilo que pretende conhecer; sujeito é ativo, pensante, construtor de hipóteses sobre a realidade que o cerca.
- **Enfoque sócio-histórico:**
  - Teoria de Lev Vygotsky.
  - Fundamento epistemológico: materialismo histórico e dialético.
  - Construção do conhecimento: ação compartilhada, uma vez que as relações entre sujeito e objeto estabelecem-se por meio de outros.
  - Característica mediadora e dialógica.

Os estudos de Jean Piaget aprofundam os temas do pensamento, inteligência e desenvolvimento intelectual da criança. A teoria piagetiana considera que as formas de pensamento constroem-se na interação da criança com os objetos, por meio da ação. O sujeito conhece o objeto, assimilando-o a seus esquemas ou estruturas intelectuais. Durante o desenvolvimento, a criança passa a reorganizar e reconstruir esses esquemas, diversificando-os e diferenciando-os.

Três operações marcam os conceitos fundamentais no estudo do desenvolvimento intelectual, na visão de Piaget: assimilação, acomodação e equilibração.

A assimilação é definida como um mecanismo de incorporação das qualidades dos objetos aos esquemas ou estruturas intelectuais que o sujeito dispõe em certo momento. É a abertura para a busca ativa dos objetos.

A acomodação refere-se ao mecanismo complementar em que os esquemas ou estruturas do sujeito devem ajustar-se às propriedades e particularidades do objeto.

A equilibração é o processo geral em que o sujeito contemporiza os obstáculos, dificuldades encontradas, e o que já está estabelecido, em um fluir construtivo. Nesse sentido, Piaget desenvolverá a noção de desenvolvimento intelectual, como originado de "uma equilibração progressiva, uma passagem contínua de um estado de menos equilíbrio para um estado de equilíbrio superior".

Cada estágio do desenvolvimento intelectual constitui uma forma particular de equilíbrio. Quando o equilíbrio é atingido, a estrutura alcançada num certo período integra-se em um novo sistema de formação que se equilibrará outra vez. O movimento constante entre assimilar e acomodar é resultante de conflito e tensão diante dos objetos, o que implica que, para obter ganhos, haverá renúncia e perdas, aspectos importantes que irão marcar um lugar próprio no campo psicológico propriamente dito.

Outro sistema teórico que contribui para a compreensão da aprendizagem foi promovido pelos estudos de Vygotsky. Este sistema é conhecido como sócio-histórico ou sociocultural.

Como o próprio nome indica, a cultura prevalece na construção do conhecimento. Nessa abordagem, aprendizagem é o efeito da interação dinâmica da criança com a cultura, na constituição de sua capacidade cognitiva e da relação com o mundo.

Em que pesem as especificidades das abordagens, registra-se grande contribuição em relação ao meio. Como se trata de abordagens interacionistas ou sociointeracionistas, o homem não é compreendido fora de seu meio. Não há, propriamente falando, uma espécie de natureza humana. O conhecimento só poderá ser constituído a partir dessa interação com a cultura. Daí a importância da qualidade das trocas sociais e culturais.

RELAÇÃO DA CRIANÇA COM O SABER E COM O CONHECIMENTO

A relação da criança com o saber e com o conhecimento configura-se anterior aos conteúdos ligados à aprendizagem escolar. Todo investimento da criança para aprender parte de seu desejo. É sobre essa questão que a psicanálise tem contribuído muito para o entendimento da gênese e da constituição do desejo inconsciente e suas vias de representação.

As dificuldades da aprendizagem colocam em causa esse desejo, e os profissionais de educação e saúde por fim trabalham, por um lado, no aprimoramento dos métodos de aprendizagem para prevenir tais dificuldades e, por outro, criando terapêuticas para solucioná-las.

Freud observa durante a trajetória das investigações sexuais que a criança é despertada por uma curiosidade e lança-se na exploração de seu corpo. A primeira tentativa de conhecer tem por base as pesquisas sexuais nas quais a criança coloca a sua investigação a partir do desejo de conhecer a questão sexual. Sobre esse desejo de saber, a criança vai deparar-se com a questão: "De onde vêm os bebês?". Questão fundamental que metaforiza os enigmas da existência e que promove a construção de teorias sexuais infantis.

Marca-se a diferença na passagem da pulsão do saber à pulsão de conhecer. A pulsão do saber está atrelada às origens, no tocante ao enigma da existência e às diferenças sexuais, ou seja, ao que se chama trama desejante, enquanto a pulsão de conhecer é ligada ao aparato cognitivo, como, por exemplo, a capacidade de reter dados na memória e processá-los.

Quando a pulsão de saber, de alguma forma, é interditada, o desejo pode ficar abandonado. Esse interdito provém, geralmente, das próprias dificuldades dos pais. Encontra-se, então, uma estrutura geradora de promoção de sintomas de ordem psicológica. Essa situação pode ser mais intensa, quando o imperativo "tem que aprender" sufoca a criança, ocasionando outras formas de manifestação desse desejo, donde uma das vias constitui-se o campo das dificuldades.

Se a criança não conhece sua anterioridade, se não a situa em sua história, não pode saber de si, de suas origens, haverá possivelmente dificuldades de conhecer o que vem posteriormente ao saber. É nessa perspectiva que se encontra uma leitura não orgânica para as dificuldades de aprendizagem, colocando-a a partir da função desse sintoma no meio parental.

Há um sentido no não aprendizado, em que ele pode vir a ser interpretável, a partir de uma escuta pelo subjacente ao discurso. Há um protesto surdo na produção desse sintoma, protesto contra o que há de doentio na estrutura familiar e social. Nessa perspectiva, cumpre salientar que o significado do sintoma refere-se ao produto de uma resposta à organização parental inconsciente, em que constitui, de algum modo, a resposta da criança às neuroses de seus pais.

Aprender supõe desejar, implica um projeto, uma perspectiva e não apenas compreensão. O fracasso escolar é revestido por uma inibição do pensamento que muitas vezes se apresenta como uma defesa contra os excedentes do não saber. Sendo assim, a inibição pode cumprir uma função de proteção da integridade do psiquismo.

ASPECTOS IMPORTANTES NO ATENDIMENTO À CRIANÇA E À SUA FAMÍLIA

Os problemas de aprendizagem traduzem-se como uma anulação das capacidades e bloqueio de possibilidades. O que as crianças com dificuldades de aprendizagem têm em comum é o baixo desempenho escolar. A relação que cada uma desenvolverá com essa situação é muito particular e singular. No entanto, quanto mais tempo as dificuldades de aprendizagem permanecem sem reconhecimento, mais provável é que os problemas comecem a aumentar.

O "não aprender" torna-se um impedimento que traz consequências importantes na vida do sujeito, em especial afetando a sua autoestima e seus movimentos desejantes.

Na presença ou ausência de uma causa orgânica que traz consequências ligadas às dificuldades de aprendizagem, alguns valores morais surgem, colocando no fracasso nomes como preguiça, desinteresse, apatia, "não dá para estudos" etc. Muitas avaliações apressadas tendem a considerar que o sujeito não aprende porque simplesmente não presta atenção ou não quer aprender.

A reação dos pais frente ao fracasso do filho é fundamental para a duração das dificuldades. Tanto a desaprovação quanto a indiferença podem ser sentidas como falta de amor e credibilidade pela criança.

É preciso que o profissional de saúde investigue como é o modelo cultural dos pais em relação à aprendizagem, pois a criança pode responder por meio de sintomas, muitas vezes inconscientemente, às necessidades dos pais. Para que se realize uma investigação mais cuidadosa e interdisciplinar é importante que cada profissional tenha em mente as seguintes considerações:

- Cada criança é única e não pode ser reduzida à sua dificuldade.
- Cognição e emoção não são aspectos passíveis de serem separados.
- A família é um elemento que precisa ser considerado sempre, pois interfere de maneira favorável ou não no processo de aprendizagem.
- O imperativo "tem que aprender" deve ser atenuado antes de se verificar a dimensão de proteção que o sintoma promove.

Diante do atendimento à criança e a sua família, ressalta-se a importância das observações da dinâmica familiar, em especial na focalização da modalidade de circulação do conhecimento e da informação entre os membros da família.

Um trabalho interdisciplinar deve, portanto, reassegurar a importância do vivido nos atendimentos, nos conhecimentos que a relação equipe-paciente propicia, nas trocas dos saberes e dos limites que os enigmas em forma de sintoma promovem.

BIBLIOGRAFIA

Associação Psiquiátrica Americana (APA). Association of diagnostic and statistical manual of mental disorders – Fourth edition (Manual diagnóstico e estatístico de doenças mentais – 4ª ed.). Acesso em: 6/5/2009. Disponível em: http://virtualpsy.locaweb.com.br/index.php?sec=19&art=49.

Braghirolli E. Psicologia geral. Porto Alegre: Vozes, 1990.

Cordié A. Os atrasados não existem: psicanálise de crianças com fracasso escolar. Porto Alegre: Artes Médicas, 1996.

Cruz V. Dificuldades de aprendizagem – fundamentos. Lisboa: Porto Editora, 1999.

Fernández A. A inteligência aprisionada. Abordagem psicopedagógica clínica da criança e sua família. Porto Alegre: Artmed, 1991.

Freud S. Edição standard brasileira das obras psicológicas completas de Sigmund Freud. Rio de Janeiro: Imago, 1982.

Grupo de Trabalho Hans. A criança e o saber. Rio de Janeiro: Revinter, 1999.

Organização Mundial de Saúde. Classificação de transtornos mentais e de comportamento da CID-10: descrições clínicas e diretrizes diagnósticas Porto Alegre: Artes Médicas, 1993.

Piaget J. Seis estudos de psicologia. Rio de Janeiro: Forense Universitária, 1998.

CAPÍTULO 3

A Violência Doméstica e suas Repercussões na Infância

Eduarda Pontual Santos
Roberta Hollanda Pedrosa Monteiro
Thais Ferreira Pedrosa

A violência representa atualmente uma das principais causas de morbidade e mortalidade, principalmente na população de adolescentes e adultos jovens das grandes cidades, assumindo características de epidemia e constituindo importante problema de saúde pública. O Ministério da Saúde caracteriza a violência como um fenômeno de conceituação complexa, polissêmica e controversa. Entretanto, assume-se que ela é representada por ações humanas realizadas por indivíduos, grupos, classes, nações, numa dinâmica de relações ocasionando danos físicos, emocionais, morais e espirituais a outrem.

A violência contra crianças e adolescentes acompanha a trajetória da humanidade desde os tempos antigos. É, portanto, uma forma secular de relacionamento das sociedades, variando em expressões e explicações. Sua superação é feita pela construção histórica que "desnaturaliza" a cultura adultocêntrica, dominadora e patriarcal da sociedade brasileira. Esse tipo de violência pode ser definido como atos ou omissões dos pais, parentes, responsáveis, instituições, em última instância, da sociedade em geral, que redundem em danos físicos, emocionais, sexuais e morais às vítimas, seres em formação.

É no seio da família que as primeiras manifestações identificáveis como comportamento violento aparecem. Entretanto, com isso não podemos afirmar que haja um protótipo de família que gere indivíduos violentos.

A violência intrafamiliar é produzida frequentemente tendo como justificativa educar e corrigir erros de comportamento de crianças e adolescentes.

No Brasil, o conhecimento sobre a dimensão da violência familiar, entendida como aquela que acontece no lar (ou no espaço simbólico representado pelo lar), é ainda escasso. Além de crianças e adolescentes, a violência intrafamiliar afeta toda a sociedade. Todavia, existem evidências apontando um cenário merecedor de enfrentamento imediato que, portanto, deve ser identificado e abordado por profissionais de assistência à saúde. Apesar da ausência de consenso em torno das demarcações tipológicas, é possível discernir a existência de vários tipos de violência; entre elas, as mais comuns e conhecidas são:

- *Abuso físico* – tipicamente definido como um ato de perpetração por um cuidador da criança; porém sua definição pode especificar um ato, um ato e uma consequência ou, meramente, uma consequência da ação parental.
- *Violência sexual* – todo ato ou jogo sexual, relação hetero ou homossexual cujo agressor esteja em estágio de desenvolvimento psicossocial mais adiantado do que a criança ou o adolescente. Tem por intenção estimulá-la sexualmente ou utilizá-la para obter satisfação sexual. Essas práticas eróticas são impostas pela violência física, ameaça ou indução de sua vontade.
- *Violência psicológica* – é o conjunto de atitudes, palavras e ações dirigidas para envergonhar, censurar e pressionar a criança de forma permanente, e inclui ameaças, humilhações, gritos, injúrias, privação de amor, rejeição, etc.
- *Negligência* – engloba atos de omissão e também as consequências prejudiciais ou ameaçadoras relacionadas com essas ações. Pode ser o ato de educar os filhos de forma incorreta – sem limites ou de forma rígida demais – ou ainda quando os cuidadores não suprem as necessidades básicas da criança, como alimentação, saúde e lazer.

Definir os diferentes tipos de violência; entretanto, é apenas uma forma didática de compreender o problema, que muitas vezes ocorre de forma dinâmica e simultânea.

Inicialmente, os estudos abordavam apenas as consequências traumáticas do abuso físico; atualmente, há uma ênfase também nos graves riscos que a violência intrafamiliar representa no desenvolvimento da criança, tanto no momento em que ocorrem como em fases posteriores da vida de suas vítimas. Outro enfoque refere-se às possíveis consequências psicológicas para a saúde da criança do testemunho da violência entre os pais.

Gelles afirma que, independentemente da tipologia da violência doméstica, as consequências podem ser devastadoras, podendo ser percebidas no nível físico (variando de pequenas lesões até danos permanentes e morte) e no nível psicológico (desde baixa autoestima até desordens psíquicas graves), sendo que, nesse último, podemos perceber consequências no desenvolvimento socioemocional, comportamental e cognitivo.

A gravidade dessas consequências depende da união de vários fatores, como desenvolvimento psicológico, vínculo afetivo entre o agressor e a vítima, representação da violência para a criança, sua duração e natureza da agressão.

Nesse sentido, as consequências podem ser imediatas, a médio ou a longo prazo. As imediatas são mais facilmente identificadas, já que tendem a deixar marcas visíveis. As de médio e longo prazo (consequências emocionais) são de difícil identificação.

Os agravos da violência física podem ser apresentados em formas de traumatismos cranianos, fraturas ósseas, luxações e escoriações como principais exemplos. Também não são raros os cortes, as queimaduras e até roturas de vísceras.

Os estudos mostram que as principais vítimas da violência sexual são as meninas. Deve-se destacar que a maioria desses abusos ocorre sem quaisquer sinais físicos. Em apenas uma pequena parcela de casos é possível identificar lesões físicas que demonstrem a ocorrência desse tipo de abuso.

A violência psicológica pode estar associada a distúrbios do crescimento e do desenvolvimento psicomotor, intelectual e social. Provoca prejuízos à formação da identidade e da subjetividade, gerando pessoas medrosas ou agressivas que dificilmente demonstrarão à sociedade todo o potencial que poderiam desenvolver.

Na negligência, podemos observar crianças que apresentam acidentes domésticos ou lesões de pele por repetição, subnutrição, calendário vacinal desatualizado, inadequação do nível de escolaridade à idade cronológica ou absenteísmo da escola. A negligência é caracterizada basicamente pela omissão da atenção à criança pelos seus guardiões nas várias situações do cotidiano.

Diante do problema da violência contra crianças e adolescentes que vem assumindo maior visibilidade nos estudos, nas campanhas (como as da Sociedade Brasileira de Pediatria), nas iniciativas dos Ministérios da Saúde, da Justiça, da Assistência Social e outros, tem-se observado um grande despreparo dos profissionais, das diferentes áreas, que lidam com a questão da violência.

Com o objetivo de diminuir o impacto da violência sobre a saúde de crianças e adolescentes, é fundamental que os profissionais da área estejam capacitados para enfrentar esses agravos. Assim, a atenção à saúde, nos seus diversos níveis, precisa ser intersetorial e multiprofissional, visando a ações efetivas que levem a contribuir para romper o ciclo da violência e diminuir suas sequelas.

Diante do impacto da violência sobre a saúde de crianças e adolescentes, sem quaisquer tipos de discriminação, é fundamental que os profissionais da área estejam capacitados para o enfrentamento dos agravos que, cada vez mais, aparecem nas unidades de saúde, desde a atenção básica até os serviços de emergência. Assim, a atenção precisa ser intersetorial e multiprofissional, visando-se ações efetivas que levem a romper o ciclo da violência.

É reconhecido que um dos avanços que marcaram a saúde pública, no Brasil foi a implementação de novas estratégias de Atenção Básica, como a Saúde da Família, a dos Agentes Comunitários de Saúde, que atuam no corpo a corpo e no dia a dia das comunidades e famílias, em que se deparam cotidianamente com o resultado de várias modalidades de violência, fazendo elo entre a rede de saúde básica e as redes sociais.

Na última década, tem-se firmado a consciência de que o setor saúde não pode restringir-se apenas a registrar e a atender as vítimas de violência, devendo adotar um papel mais ativo em distintas esferas. A Organização Mundial da Saúde (OMS) reconhece que "de maneira geral, a resposta do setor de saúde à violência é extremamente reativa e terapêutica" e recomenda a busca de parcerias com outros setores e com a sociedade civil. Na perspectiva da promoção da saúde, "a paz e a segurança pessoal e política figuram entre os pré-requisitos básicos para a saúde".

Reforçando a complexidade de lidar com a violência doméstica e de uma forma geral, observa-se que a paz e a violência não são atribuições ou domínio exclusivo do setor de saúde. É preciso reconhecer, entretanto, sua responsabilidade direta em relação a essas temáticas, já que sua missão é promover o bem-estar e a qualidade de vida da população. Para cumpri-la com efetividade, não poderá atuar isoladamente, mas promovendo uma articulação "intersetorial, interdisciplinar, multiprofissional e com organizações da sociedade civil e comunitárias".

Há muito o que fazer diante de tudo que foi exposto. Ao se analisar a realidade, não se pode deixar de constatar a distância entre a teoria e a prática. A dificuldade de transformar a letra da lei, expressa no art. 227 da Constituição e no Estatuto da Criança e do Adolescente (ECA), em ações concretas e reais.

BIBLIOGRAFIA

Brasil. Constituição da República Federativa do Brasil de 1988. Art. 227. Brasília, 2004.

Brasil. Ministério da Saúde. Atenção integral para mulheres e adolescentes em situação de violência doméstica e sexual. Brasília, 2006. Disponível em: http:/ministeriodasaude.org.br. Acesso em: 8/4/2009.

Brasil. Ministério da Saúde. Estatuto da Criança e Adolescente. 3 ed. Brasília: Editora do Ministério da Saúde, 2008.

Gelles RJ. 1997 Family violence. Sage Publications. London, 188pp.

Lima CA (coord.). Violência faz mal à saúde. Brasília: Ministério da Saúde, 2005.

Minayo MCS, Souza ER. Violência e saúde como campo interdisciplinar e de ação coletiva. História, Ciências, Saúde 1988; 4:513-531.

Osório LC. Casais e famílias – uma visão contemporânea. Porto Alegre: Artmed, 2002.

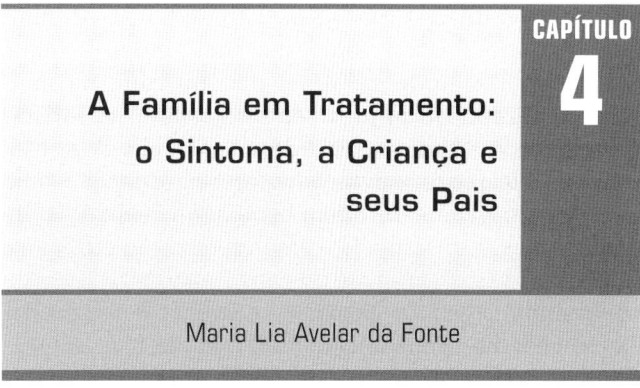

CAPÍTULO 4

A Família em Tratamento: o Sintoma, a Criança e seus Pais

Maria Lia Avelar da Fonte

INTRODUÇÃO

Este capítulo utiliza como ponto de partida a ideia de que o sintoma da criança tem origem na família e mantém estreita relação com o desejo dos pais. Advém dessa origem a importância de incluí-los no processo terapêutico.

Essa inclusão propicia, além de benefícios da palavra sobre o sintoma, efeitos na prevenção de distúrbios nocivos à constituição psíquica da criança. A intervenção do psicanalista na trama simbólica da família pode favorecer a prevenção de futuros padecimentos psíquicos.

Se aos conflitos parentais – alienados no sintoma – é oferecida uma escuta analítica, haverá a possibilidade de, ao transformar o sofrimento em palavras, dar um lugar propício à criança onde ela possa erigir a sua subjetividade.

As considerações sobre a participação da família no tratamento da criança serão desenvolvidas a partir de pressupostos da psicanálise, fundamentados nas teorias de S. Freud e J. Lacan.

O SINTOMA, A CRIANÇA E A FAMÍLIA

A alienação primordial da criança na família faz parte de um processo relevante e imprescindível à constituição psíquica do sujeito. Esse processo é promovido pela imaturidade fisiológica do bebê ao nascimento, ao condicionar sua sobrevivência física e psíquica aos cuidados e investimentos afetivos dos seus pais ou responsáveis.

O modo como a mãe se dirige ao bebê – seu olhar, sua voz e as palavras que emprestam sentido às diversas sensações e expressões corporais do filho – imprime marcas indeléveis no corpo, no psíquico e na maneira como, futuramente, a criança irá construir a sua relação com o mundo.

As marcas psíquicas inscritas no corpo de uma criança são inconscientes. Abrigam traços mnêmicos irredutíveis e dão suporte às experiências dos pais em relação às suas vivências na própria família de origem. Refletem dificuldades em relação aos seus pais, irmãos ou pessoas significativas em sua infância. Muitas dessas experiências estão relacionadas com situações de rejeição, rivalidades fraternas, mágoas e ressentimentos recalcados, assim como segredos, mitos e tabus familiares. De modo geral, os pais buscam, na imagem idealizada do filho, a reparação de uma satisfação narcísica há muito perdida na infância. A aposta inconsciente recai, inevitavelmente, na criança – sua majestade o bebê – de quem esperam a realização de seus desejos. Em resposta a essa idealização edifica-se o sintoma.

O sintoma da criança expressa a verdade – camuflada e encoberta – do casal parental. Denuncia sua impossibilidade em reconhecer e expressar em palavras seus traumas, conflitos e impasses diante da vida, da morte e do sexo. A criança, ao suportar o peso da tensão que advém desse silêncio, assimila os efeitos que se impõem tão mais intensamente quanto mais se guarda o segredo familiar.

Além de apontar a verdade do casal, o sintoma da criança indica dificuldades na subjetividade da mãe. Nesse caso, a criança ocupa o lugar de objeto nas fantasias maternas, no intuito de preencher suas faltas. E, caso o pai não interfira nessa relação, a criança permanece exposta às capturas e caprichos da mãe. A relação dual e exclusiva entre a mãe e a criança afeta a constituição subjetiva e o acesso da criança ao seu próprio desejo. A garantia máxima da alienação da criança à mãe se expressa na emergência de um sintoma somático.

No cerne dessa problemática reside o complexo de Édipo, dispositivo correlato à função paterna, responsável pela interdição do incesto e da renúncia às moções pulsionais – sexualidade e agressividade. O Édipo promove uma dupla interdição – proíbe o desejo incestuoso da criança pela mãe e impede a mãe de reintegrar seu produto. Ao mesmo tempo, ele agencia a existência do sujeito, o seu acesso ao universo simbólico das palavras e a assunção da identidade sexual.

Quando isso não se opera, a criança sofre as consequências de bloqueios em seu desenvolvimento. Pode tornar-se instável ou extremamente submissa, além de apresentar dificuldades nas relações sociais. O complexo de Édipo, presente em toda organização familiar, é o marco inaugural e imprescindível à entrada do sujeito na civilização. O modo como a família se organiza, em torno da experiência edípica, permite ao psicanalista delinear a estrutura e a qualidade do sintoma que ela produz. Portanto, pode-se dizer que sintoma, criança e família encontram-se estreitamente interligados.

A FAMÍLIA: ALGUMAS CONSIDERAÇÕES

A família é um fenômeno universal, presente praticamente em todas as sociedades humanas. Comporta, além de laços consanguíneos, processos sociais de alianças e trocas simbólicas entre sujeitos. Além do mais, a família compõe o cenário no qual será desenvolvido o processo de interdição do incesto, imprescindível à entrada do homem na cultura e na civilização.

A família é uma das grandes conquistas da cultura. Sua origem remonta à passagem do animal à condição humana, com prevalência da razão sobre o afeto e sobre a natureza. Em *Totem e tabu*, Freud reporta-se à teoria antropológica da família, fundada na culpa e na lei moral, subsequente ao mito do assassinato do pai primevo.

O mito freudiano do pai da horda primitiva fundamenta-se na concepção darwiniana do pai violento, único ao direito de acesso a todas as fêmeas da tribo. Os filhos, à medida que cresciam, eram expulsos da horda. Um dia, reúnem-se para contestar o despotismo do pai e decidir sua morte. Num ritual canibalesco, matam e devoram o pai para incorporar a sua força. Mais tarde, num gesto de arrependimento e ternura, sentem-se culpados e erigem o pacto da interdição do incesto. Esse pacto reedita-se simbolicamente, em cada sujeito, na experiência do complexo de Édipo. Durante séculos, a família esteve submetida à regência soberana de um pai autoritário, ora inspirado nas figuras do heroi guerreiro, ora encarnado na figura do próprio Deus. Inspirado no regime monoteísta, o pai ditava, tiranicamente, as leis e submetia suas mulheres e filhos a castigos e privações. A função de cada um na família era delimitada por um pai detentor do domínio e da autoridade.

Com o passar do tempo, o poder absoluto do pai abate-se sob os efeitos de transformações sociopolíticas, econômicas, culturais e religiosas, com mudanças significativas nos costumes, valores e práticas sociais. A família autoritária de outrora dá lugar à família fragilizada de hoje, ao predomínio da indefinição de papéis, práticas individualistas e violências silenciosas.

O declínio da função paterna acentua-se com a expansão de um discurso de cunho capitalista e tecnocientífico, trazendo como consequência o estímulo ao consumismo desregrado, o apagamento das diferenças e o esvanecimento de princípios éticos que regem a sociedade.

A debilidade do poder paterno favorece a queda de barreiras de proteção aos atos destrutivos com prejuízo à alteridade, à liberdade e à dignidade humana. Predominam a busca do prazer a qualquer preço e a satisfação narcísica por excelência.

O sujeito, em sofrimento, sente-se impotente para lidar com os desafios dos paradigmas da vida pós-moderna, sem garantias do desejo da mãe pelo pai, da proteção da criança à voracidade materna, nem das vias que transportam o sujeito ao seu desejo.

Ao comentar como são criadas as crianças hoje, Eric Laurent sublinha que, em tempos de grandes transições, como as que vivemos atualmente, as crianças são as primeiras a sofrer o impacto das mudanças. Diante da perda de valores e princípios que norteiam a família, os pais sofrem por não saber como orientar seus filhos. Perdem a confiança em si mesmos e transferem o saber para fora da família. Não é à toa que, cada vez mais, constata-se a inquietação dos profissionais cuidadores de crianças diante de certas demandas impossíveis dos pais: respostas rápidas e soluções imediatas para os sintomas dos filhos.

Esse cenário em que estão envolvidos – criança, sintoma e família – convoca profissionais de diferentes áreas da saúde ao diálogo e à reflexão visando à elaboração de novos conhecimentos. Considera-se, assim, a possibilidade de um novo olhar sobre a criança frente aos desafios que se impõem na atualidade na tentativa de inventar novas formas de intervenção.

O PEDIATRA E A FAMÍLIA

Na maioria das vezes, o consultório do pediatra é a porta de entrada para o tratamento psicanalítico da criança. A boa qualidade da relação médico-família desempenha uma função relevante no sentido de facilitar a identificação do distúrbio e sua origem na estrutura familiar. O modo como o profissional apreende o sintoma e como faz o encaminhamento pode favorecer o início e a continuidade do processo terapêutico.

O enfoque na saúde e no bem-estar da criança, sob diferentes perspectivas, somado ao vínculo afetivo e de confiança entre pediatra e família, constituem instrumentos valiosos no sentido de investigar e identificar, de forma mais precisa, a problemática infantil.

Cabe, portanto, algumas reflexões com o propósito de facilitar o reconhecimento do sintoma e sua particular relação com o psíquico. Assim, é possível contribuir para a melhor avaliação e decisão de encaminhar, ou não, a criança ao psicanalista.

Na direção do tratamento, reconhecer as condições em que surgiu o sintoma merece um lugar de destaque. Fatos da vida cotidiana, como separações, perdas, mortes, crises financeiras, entre outros, podem desestabilizar emocionalmente uma criança, sem configurar, necessariamente, um distúrbio psicológico. Nessas ocasiões, mudanças súbitas de atitudes podem ser apenas indicativas de defesa a uma situação que ela não pode assumir.

A observação de como a criança reage às frustrações, tensões familiares e crises do dia a dia ou o fato de falar ou manter-se em silêncio são elementos relevantes nessa avaliação. Quando os sintomas insistem, limitam a vida da criança e somam-se a uma dinâmica familiar problemática, tornando-se evidente a indicação do tratamento devido à angústia que se produz.

A sensibilidade do pediatra, em perceber as diversas expressões do sofrimento infantil, é fundamental para um encaminhamento adequado e favorece o psicanalista, possibilitando diagnóstico precoce e intervenção mais eficaz. Quando a indicação não é feita, a criança, sem tratamento, permanece envolvida na trama familiar. Absorve, cada vez mais, de forma inconsciente, uma função complementar nas dificuldades dos pais. Assim, paga com seu corpo o preço da desordem familiar.

O PSICANALISTA E A FAMÍLIA

Em geral, a criança chega ao consultório do analista levada pelos pais ou responsáveis. São eles que elegem o profissional e tomam a iniciativa da primeira entrevista.

A presença inicial dos pais é um dado preliminar e inevitável e impõe ao profissional um desafio: manejar a transferência e demanda dos pais, além de preservar a singularidade subjetiva da criança, sua palavra e seu desejo.

O trabalho analítico gera a possibilidade de desalojar o desejo da criança, até então alienado no desejo dos pais. Essa experiência propicia a queda das máscaras encobridoras do sintoma, ao intervir na produção de uma nova configuração familiar. O analista acolhe o discurso – único e singular – da criança, sem intenção de responder à demanda dos pais. Mas, ampara suas resistências quando o filho apresenta mudanças, ao reconhecer que remanejar sintomas provoca angústia, por vezes difíceis de lidar. Não seria esse o momento de ouvi-los e, quem sabe, encaminhá-los para o próprio tratamento?

Os pais geralmente demandam a rápida extinção do sintoma. As queixas, as mais diversas, estão relacionadas com a história pessoal de cada um: dificuldades escolares, agressividade, transtornos alimentares, alterações de humor, do ritmo de sono, retardo ou impossibilidade na aquisição da linguagem, dificuldades no desenvolvimento libidinal, além de queixas psicossomáticas e distúrbios precoces do desenvolvimento infantil.

Para iniciar o tratamento, o analista interroga-se: de quem é a demanda, da criança ou de seus pais? Os pais se implicam no conflito? Suportam apropriar-se da parte que lhes cabe na formação do sintoma? Expressam maturidade para lidar com os impasses? O lugar da criança na família está bem delimitado? O pai é capaz de exercer sua função a fim de favorecer a adequada constituição psíquica do filho? Impõe limites necessários e imprescindíveis ao equilíbrio familiar? E quanto à mãe? Ela reconhece e respeita o posicionamento do pai? Ou reina absoluta conforme sua livre vontade? Que tipo de relação existe entre a mãe e a criança? Exige do filho o impossível, algo que a ela própria se mostrou inefável?

Nas entrevistas preliminares define-se o tratamento. Nos casos de maior gravidade, a criança toma lugar no cenário psicanalítico. No entanto, a análise propriamente dita só se inicia na virada no discurso – quando a criança, ela própria, se dirige ao analista, supondo-lhe um saber sobre os mistérios de seu sintoma.

Se os pais estão disponíveis e abertos à palavra, prosseguem nas entrevistas, não sendo necessária, por vezes, a participação da criança. Suas palavras podem ser suficientes para elucidar e remanejar os conflitos.

Quando surge a resistência, o analista acolhe a criança e adia a intervenção mais imediata com os pais. A resistência põe à prova a habilidade e maleabilidade do profissional, visto que, potencialmente, provoca a interrupção do tratamento. Isso ocorre quando o processo de cura mobiliza a família e instala a criança no seu verdadeiro lugar, ao esquivar-se da missão que antes lhe era destinada.

A psicanálise, método de investigação do inconsciente, articula desejo, linguagem e transferência. O analista, em seu ato, refina sua escuta e busca apreender na história dos sujeitos significantes, o que, de alguma forma, deixaram marcas na história da criança.

A psicanálise de criança é a psicanálise, diz-nos Mannoni. São os mesmos os princípios que as norteiam.

No atendimento à criança, além da presença dos pais, o analista confronta-se com a limitação ou mesmo ausência das suas associações verbais. A técnica da observação ganha relevo, tal como as brincadeiras, desenhos, jogos e até mesmo os silêncios. A palavra toma corpo e adquire seu valor e dimensão, à medida que alguém se dispõe a ouvi-la. Na busca da simbolização, o analista empresta suas palavras e dá sentido às diferentes formas de expressão da criança. Françoise Dolto recomenda que o profissional dirija-se à criança e fale com ela sobre as causas de seu sofrimento. O desafio da psicanálise com criança reside em incluir os pais no tratamento e na invenção do "saber-fazer" com o sintoma, e assim romper as amarras para permitir que o desejo deslize nos desfiladeiros da vida.

BIBLIOGRAFIA

Checchinato D. Psicanálise de pais: criança, sintoma dos pais. Rio de Janeiro: Companhia de Freud, 2007.

Dolto F. A dificuldade de viver. Porto Alegre: Artes Médicas, 1988.

Dolto F. Tudo é linguagem. São Paulo: Martins Fontes, 1999.

Dor J. O pai e sua função em psicanálise. Rio de Janeiro: Jorge Zahar Editor, 1991.

Freud S. Obras Completas. Sobre o narcisismo: uma introdução. Rio de Janeiro: Imago, 1972; 14.

Lacan J. O seminário. Livro 23: O sintoma. Rio de Janeiro: Jorge Zahar Editor, 2007.

Lacan J. Outros escritos. Nota sobre a criança. Rio de Janeiro: Jorge Zahar Editor, 2003.

Laurent E. Como são criadas as crianças hoje. Entrevista. Disponível em: www.ebp.org.br/bahia/agente/agente_digital_02.pdf.

Mannoni M. A criança, sua "doença" e os outros: o sintoma ou a palavra. Rio de Janeiro: Jorge Zahar Editor, 1983:254-259.

Mannoni M. A primeira entrevista em psicanálise. In: Dolto F. Prefácio. Rio de Janeiro: Campus, 1982.

Queiroz T. Do desmame ao sujeito. São Paulo: Casa do Psicólogo, 2005.

Roudinesco E. A família em desordem. Rio de Janeiro: Jorge Zahar Editor, 2003.

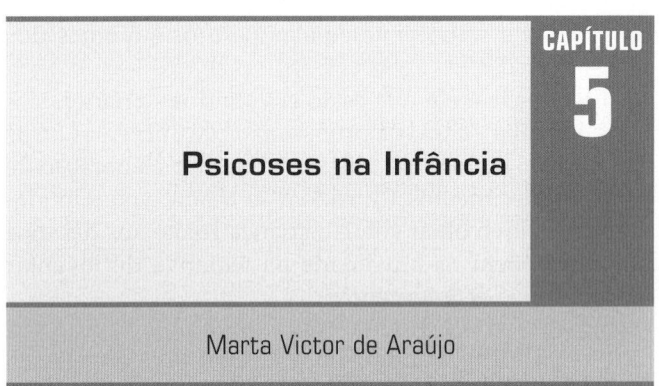

CAPÍTULO 5

Psicoses na Infância

Marta Victor de Araújo

INTRODUÇÃO

Psicose é uma desordem mental na qual o pensamento, a resposta afetiva e a capacidade de perceber a realidade estão comprometidos.

Alucinações e delírios são sintomas típicos desse transtorno, bem como pensamento desorganizado e comportamento claramente bizarro.

A definição de psicose na infância apresenta certas peculiaridades, já que os conceitos de realidade da criança vão-se alterando durante o processo de desenvolvimento. A capacidade de desenvolver o pensamento formal correspondente ao do adulto só é adquirida plenamente na adolescência. Assim, crenças fantasiosas fazem parte do universo da criança normal e não constituem necessariamente delírio.

As psicoses podem ser classificadas quanto à etiologia em orgânicas, funcionais e psicogênicas. Nas psicoses orgânicas, pode-se detectar uma causa orgânica para o quadro em oposição às funcionais nas quais isso não é possível. As psicogênicas estariam associadas a um fator psicodinâmico desencadeante. Quanto ao início e à duração dos sintomas, as psicoses podem ser divididas em agudas ou crônicas.

A principal representante das psicoses funcionais é a esquizofrenia, que será importante objeto de estudo deste capítulo. Os demais quadros psicóticos serão descritos mais sucintamente no item sobre diagnóstico diferencial.

Durante muitos anos, o autismo infantil foi considerado um quadro psicótico crônico de início muito precoce, com difícil diferenciação em relação à esquizofrenia. Nas classificações psiquiátricas atuais, o autismo não é mais visto como psicose e sim como um transtorno invasivo do desenvolvimento, já que o quadro clínico, a história familiar, a idade de início e o curso dos dois transtornos são bem distintos entre si, como veremos a seguir.

ESQUIZOFRENIA – CONCEITO

O conceito de esquizofrenia vem evoluindo com o passar dos anos. Foi descrita em 1852, inicialmente por Morel (1809-1873), então chamada "demência precoce", uma forma peculiar e rápida de degeneração mental de início na adolescência, caracterizada por isolamento, negligência e estranhos maneirismos, evoluindo com deterioração intelectual. Atualmente é conceituada na *Classificação de transtornos mentais e de comportamento da CID-10* como um transtorno mental caracterizado por distorções fundamentais e características do pensamento e da percepção e por afeto inadequado ou embotado. A consciência clara e a capacidade intelectual estão usualmente mantidas, embora certos déficits cognitivos possam surgir no curso do tempo. A perturbação envolve as funções mais básicas que dão à pessoa normal um senso de individualidade, unicidade e de direção de si mesma.

EPIDEMIOLOGIA

A esquizofrenia acomete cerca de 1% da população, com um pico de prevalência entre 15 e 30 anos de idade. A expressão *esquizofrenia de início precoce* refere-se à idade de início anterior a 17-18 anos, e *esquizofrenia de início muito precoce*, quando o início ocorre antes dos 13 anos de idade.

É rara em crianças pré-púberes, estimando-se que ocorra com menos frequência do que o transtorno autista; 0,1% a 1% dos casos ocorre antes dos 10 anos e 4% antes dos 15 anos de idade. É raramente diagnosticada em crianças com menos de 5 anos.

A esquizofrenia de início precoce, especialmente a de início muito precoce, ocorre predominantemente em meninos, com a razão de 2:1. Com o aumento da idade, a proporção iguala-se entre os sexos. Os sintomas em geral surgem de forma insidiosa e os critérios diagnósticos são satisfeitos com o passar do tempo. O início mais precoce está comumente relacionado com anormalidades pré-mórbidas de personalidade, como estranheza, excentricidade, comportamento isolado, ansioso e fóbico. Dificuldades pré-mórbidas no aprendizado e na linguagem, bem como na coordenação motora, são mais frequentes na população de início muito precoce. Quando o quadro inicia-se na adolescência, mais de 50% dos pacientes contam com um funcionamento pré-mórbido normal.

A prevalência de esquizofrenia entre os pais de crianças afetadas é aproximadamente de 8%, cerca de duas vezes a prevalência de esquizofrenia em pais de pacientes que iniciam a doença na vida adulta.

ETIOLOGIA

A esquizofrenia é causada por fatores complexos. Fatores biológicos são primários, mas o transtorno é influenciado por fatores psicossociais.

Estudos familiares e genéticos mostram que a esquizofrenia é bem mais prevalente entre parentes de primeiro grau de pessoas afetadas do que na população em geral. Estudos de adoção demonstram que a condição ocorre principalmente em parentes biológicos em relação aos adotivos. Há alta taxa de concordância de esquizofrenia em gêmeos monozigóticos em relação aos dizigóticos. O modo de hereditariedade permanece desconhecido. Modelos de estudo propõem que a esquizofrenia resulta da combinação de ação de múltiplos genes de pequeno efeito, os quais conferem suscetibilidade para o fenótipo esquizofrênico. Estudos apontam, na última década, a esquizofrenia como um transtorno do neurodesenvolvimento. Há uma hipótese de que a causa primária da esquizofrenia poderia ser uma "lesão" que ocorreria durante o desenvolvimento cerebral fetal. Lesão essa de origem neurogenética ou ambiental (infecção viral, hipóxia fetal). Não há explicação, porém, nessa teoria, do porquê da longa latência entre a lesão e o início dos sintomas. Outra proposta de acordo com o modelo do neurodesenvolvimento seria a de uma excessiva eliminação sináptica e/ou dendrítica ocorrendo durante a infância e adolescência, produzindo conectividade neuronal aberrante e, consequentemente, o surgimento de sintomas psicóticos. Certos achados neurobiológicos, encontrados em pacientes esquizofrênicos, fornecem subsídios a esse modelo: diminuição volumétrica do cérebro, aumento dos ventrículos laterais, além da diminuição do lobo temporal na região do hipocampo.

Os fatores ambientais parecem interagir com os fatores de risco biológicos para mediar o tempo de início, o curso e a gravidade do transtorno. Estressores psicossociais, incluindo aumento da emoção expressa, caracterizada por respostas muito críticas na família, influenciam o início e/ou a exacerbação dos episódios agudos e o índice de recaída. As interações entre os fatores psicológicos, sociais e os relacionados com o transtorno são complexas e bidirecionais. Por exemplo, dificuldades na interação familiar podem, em certos casos, não causar o transtorno, mas podem ser consequências da convivência com um paciente gravemente doente.

QUADRO CLÍNICO

A esquizofrenia de início muito precoce (< 13 anos) tem um início insidioso, podendo levar meses ou anos para satisfazer todos os critérios diagnósticos. Em adolescentes, a doença pode iniciar-se de forma aguda (no período de até 1 ano) ou de forma insidiosa.

Cerca de 90% dos pacientes com esquizofrenia na infância apresentam anormalidades pré-mórbidas: isolamento social, transtorno do comportamento disruptivo, dificuldades acadêmicas, problemas na fala e linguagem e atraso dos marcos motores.

Os sintomas da esquizofrenia dividem-se em dois grandes grupos: positivos e negativos. Os sintomas positivos representam manifestações novas e produtivas do processo: alucinações, delírios, transtorno do pensamento. As alucinações auditivas costumam ocorrer nas crianças, que ouvem vozes fazendo comentários críticos às suas ações, comandando atitudes. Vozes que são identificadas como de alguém familiar ou de um estranho. Alucinações visuais estão presentes em um número significativo de crianças e, em geral, são aterrorizadoras: podem ver o diabo, esqueletos, faces assustadoras ou criaturas do espaço. Os delírios manifestam-se em mais da metade das crianças acometidas e tomam várias formas, inclusive persecutórias, grandiosas e religiosas. São também manifestações comuns as alterações formais do pensamento, inclusive afrouxamento das associações, bloqueio do pensamento, bem como pensamento ilógico e pobre. Crianças tendem a falar menos do que outras com o mesmo potencial intelectual e tendem a ser ambíguas na forma como se referem às pessoas, objetos e acontecimentos.

Os sintomas negativos ou deficitários caracterizam-se pela perda de funções psíquicas, empobrecimento global da vida psíquica e social do indivíduo: distanciamento afetivo, retraimento social, empobrecimento da linguagem e do pensamento, redução da fluência verbal, diminuição da vontade e apragmatismo, autonegligência e lentificação psicomotora.

Alucinações, transtorno do pensamento e empobrecimento do afeto têm sido consistentemente encontrados na infância. Delírios complexos e sintomas catatônicos são menos frequentes.

Diferenças na linguagem e no potencial cognitivo da criança antes da instalação da esquizofrenia afetam a extensão e a qualidade da apresentação sintomática do transtorno. Crianças mais desenvolvidas e inteligentes tendem a apresentar delírios mais sistematizados e ricos, enquanto crianças com menor potencial cognitivo tendem a exibir sintomatologia mais deficitária. Pelo menos 10% a 20% das crianças com esquizofrenia tem QI (coeficiente intelectual) limítrofe ou abaixo da média. Estima-se que a proporção ainda possa ser maior porque muitos estudos têm excluído pacientes com retardo mental. O retardo mental pode ser uma condição preexistente, representando um risco geral para a psicopatologia, porém a própria esquizofrenia leva a déficits cognitivos que produzem impedimento funcional em pessoas previamente normais.

A esquizofrenia é um transtorno fásico, cuja apresentação sintomatológica tem grande variabilidade individual. As fases do transtorno são descritas a seguir.

- *Pródromos:* a maior parte dos pacientes apresenta deterioração funcional antes do início dos sintomas psicóticos, incluindo isolamento social, preocupações bizarras, comportamentos não usuais, falência acadêmica, deterioração das habilidades de autocuidado, disforia, sintomas ansiosos, alteração no sono e no apetite. Essas alterações podem estar associadas a comportamento agressivo ou outros problemas de conduta, incluindo abuso de substâncias que frequentemente confunde o quadro clínico. Os sintomas podem surgir em dias, semanas, meses ou anos. Podem significar uma mudança marcante no funcionamento básico da criança ou do adolescente ou apenas uma acentuação de características comportamentais ou de personalidade preexistentes.
- *Fase aguda:* nessa fase há predominância de sintomas positivos (descritos anteriormente) e uma significativa deterioração do funcionamento. Em geral, dura de 1 a 6 meses, podendo durar mais, dependendo em parte da resposta ao tratamento (que poderá encurtar esse período). Com a progressão do quadro, os sintomas positivos tendem a dar lugar aos sintomas negativos.
- *Fase de recuperação:* período de vários meses que se segue à fase aguda, no qual o paciente continua a experimentar um significativo grau de impedimento, principalmente devido aos sintomas negativos, embora os positivos possam persistir.
- *Fase residual:* período prolongado sem sintomas positivos, marcadamente caracterizada por sintomas negativos.

Muitos pacientes permanecem cronicamente sintomáticos, apesar do tratamento adequado. A esquizofrenia classicamente segue um padrão caracterizado por ciclos compostos pelas fases descritas, com deterioração aumentada após cada ciclo. Entretanto, após aproximadamente 10 anos, a fase aguda do transtorno tende a remitir, levando a um estado residual permanente. Algumas crianças, no entanto, podem ter apenas um ciclo e recuperar-se posteriormente, o que não é o mais comum. Ao contrário, estudos apontam que a recuperação é incompleta em 80% dos casos.

De maneira geral, a esquizofrenia de início na infância caracteriza-se por um início mais insidioso, sintomas negativos, comportamento desorganizado, alucinações visuais e auditivas e poucos delírios elaborados.

DIAGNÓSTICO

O diagnóstico de esquizofrenia é instituído em crianças e adolescentes quando os critérios diagnósticos da CID 10 (Classificação internacional das doenças) e do DSM IV (*Manual diagnóstico e estatístico dos transtornos mentais*) são preenchidos. Esses critérios são os mesmos adotados para os adultos (Quadro XXIII.5.1).

É preciso ainda que sejam descartadas outras condições médicas para que o diagnóstico seja confirmado, como veremos adiante.

Realiza-se uma entrevista com a criança, com a família, uma revisão detalhada sobre o início, a duração, o tipo e a combinação dos sintomas, história médica e do desenvolvimento da criança, assim como história médica e psiquiátrica da família. Informações de outros

Quadro XXIII.5.1. Critério diagnóstico proposto para a CID-10 (Organização Mundial de Saúde, 1992) – características essenciais

Presença de sintomas de pelo menos um dos seguintes subgrupos, durante o período mínimo de 1 mês:
a. Eco do pensamento, inserção ou roubo do pensamento, difusão do pensamento
b. Delírios de controle, passividade, percepção delirante
c. Alucinações auditivas de primeira ordem
d. Delírios bizarros de conteúdo político, religioso ou de grandeza
ou
Presença de sintomas de pelo menos dois dos seguintes subgrupos, durante o período mínimo de 1 mês:
e. Alucinações, em geral acompanhadas de delírios pouco estruturados
f. Incoerência do pensamento, neologismos
g. Comportamento catatônico
h. Sintomas negativos, como apatia, embotamento afetivo, pobreza do discurso, isolamento social
Ausência de sintomas afetivos proeminentes
Ausência de doenças cerebrais, intoxicações por drogas ou síndromes de abstinência

membros da família, de professores e de outras pessoas que convivam com a criança são muito úteis. A realização do exame do estado mental da criança é essencial, embora seja difícil num corte transversal, na fase aguda dos sintomas, diferenciar a esquizofrenia das psicoses associadas ao transtorno de humor. É importante que se investigue o uso de drogas ilícitas e medicamentos. Outras técnicas, como exames laboratoriais e de imagem, são usadas principalmente no diagnóstico diferencial de outras patologias para afastar as psicoses orgânicas.

A avaliação neurológica deve ser realizada em todas as crianças e adolescentes que agudamente exibam sintomatologia psicótica. Essa avaliação orgânica tem a função principalmente de excluir as causas raras tratáveis de psicose, mais do que contribuir no manejo da maioria dos casos, nos quais uma etiologia suscetível à intervenção médica ou cirúrgica não é comumente encontrada. É sempre importante avaliar também os delírios e as alucinações, relacionando-os com a maturação psicológica da criança, seus aspectos culturais e religiosos. Crenças culturais ou religiosas podem ser erroneamente interpretadas como sintomas psicóticos.

O surgimento dos sintomas esquizofrênicos resulta em marcada alteração do estado mental da criança e do adolescente e do seu nível de funcionamento global. O paciente deve ser sempre avaliado longitudinalmente para que o diagnóstico seja confirmado no acompanhamento.

DIAGNÓSTICO DIFERENCIAL

A maioria das crianças que reportam alucinações não são esquizofrênicas, nem apresentam outro transtorno psicótico.

Ansiedade e estresse são provavelmente as causas mais importantes de alucinação em pré-escolares, e o prognóstico desses fenômenos é normalmente benigno. Em escolares, no entanto, os fenômenos psicóticos tendem a ser mais persistentes e mais comumente associados à toxicidade medicamentosa ou doença mental significativa.

Transtornos do humor

Na fase aguda do transtorno psicótico, muitas vezes se torna difícil a diferenciação entre transtorno afetivo bipolar e esquizofrenia. Ambos tipicamente apresentam uma variedade de sintomas afetivos e psicóticos. Os sintomas negativos da esquizofrenia podem ser confundidos com depressão, bem como quadros de mania exibem alucinações, delírios e transtorno do pensamento. É a evolução da sintomatologia e as características do seu curso que determinarão o diagnóstico com maior acurácia. O transtorno do humor tem curso mais benigno e melhor prognóstico, geralmente contando com recuperação completa dos sintomas entre os episódios.

Condições médicas gerais

Uma detalhada anamnese e um completo exame físico e do estado mental poderão levantar a suspeita diagnóstica de uma psicose orgânica. Desorientação, confusão mental e flutuação do nível de consciência caracterizam o *delirium*, síndrome organocerebral, de instalação aguda ou subaguda, causada por transtornos próprios do sistema nervoso central (SNC) ou por transtornos com origem fora do SNC que levam a envolvimento sistêmico e repercussão no SNC. Outros quadros que precisam ser descartados são: transtornos convulsivos, lesões do SNC (tumor cerebral, malformação congênita, traumatismo craniano), doenças neurodegenerativas (coreia de Huntington, doenças de depósito), doenças infecciosas (encefalite, meningite, síndromes relacionadas com o vírus da imunodeficiência adquirida), doenças metabólicas (endocrinopatias, doença de Wilson), encefalopatias tóxicas secundárias ao uso de anfetaminas, cocaína, alucinógenos, fenciclidina, álcool, maconha, solventes ou secundárias ao uso de medicamentos (estimulantes, corticosteroides, anticolinérgicos) e outras toxinas como metais pesados.

Testes e procedimentos diagnósticos são justificados e selecionados de acordo com os aspectos da anamnese e do exame físico peculiares de cada paciente.

Uso e abuso de drogas ilícitas devem ser sempre investigados em adolescentes. Mais de 50% dos pacientes com o primeiro surto de esquizofrenia têm história de abuso de substância ilícita. Os sintomas apresentados podem estar relacionados apenas com intoxicação agu-

Quadro XXIII.5.2. Principais quadros orgânicos com manifestação esquizofreniforme

Doenças do sistema nervoso central (SNC)

1. Infecções: sífilis, AIDS, tuberculose, meningites e encefalites virais, meningococcemia, herpes, raiva, tifo, toxoplasmose, malária, cisticercose tripanossomíase e criptococose
2. Tumores: processos expansivos diversos, neoplasias primárias e metastáticas, abscessos, hematomas, hemorragia intracraniana e hidrocefalia de pressão normal
3. Doenças degenerativas: doença de Wilson, doença de Huntington, doença de Niemann-Pick e doença de Fahr
4. Epilepsia, especialmente do lobo temporal
5. Traumatismos cranioencefálicos
6. Doenças desmielinizantes: esclerose múltipla, leucodistrofia metacromática e doença de Marchiafava-Bigmani
7. Malformações: agenesia de corpo caloso, poriocefalia e aneurismas

Quadros sistêmicos

1. Infecções: diversos agentes, resultando em encefalite ou meningite e endocardite bacteriana subaguda
2. Doenças autoimunes: lúpus eritematoso sistêmico e outras doenças do colágeno
3. Endocrinopatias: doença de Addison, doença de Cushing, hipotireoidismo, hipertireoidismo, hiper e hipoparatireoidismo
4. Intoxicações com metais pesados: mercúrio, chumbo, manganês, arsênio, tálio
5. Deficiências vitamínicas: tiamina (Wernicke-Korsakoff), folato, cianocobalamina e niacina (pelagra)
6. Distúrbios metabólicos: insuficiência renal, insuficiência hepática, hiponatremia, hipercalcemia, hipoglicemia, porfiria aguda intermitente, hipóxia secundária à insuficiência cardiorrespiratória ou anemias
7. Farmacodependências (intoxicação aguda, dependência ou síndrome de abstinência): alcoolismo (alucinose alcoólica, paranoia alcoólica), estimulantes (anfetamina, cocaína), alucinógenos (LSD, fenciclidina), maconha, mescalina e barbitúricos

Medicamentos

1. Corticoides
2. Estimulantes: efedrina, fenfluramina, dietilpropiona
3. Anticolinérgicos: atropina e triexifenidil
4. Catecolaminérgicos: L-dopa, amantadina, bromocriptina
5. Outros: digitálicos, dissulfiram, cimetidina e metoclopramida

da, porém se persistirem por mais de uma semana, apesar da desintoxicação da substância, deve-se pensar em transtorno psicótico primário apenas desencadeado pelo uso da substância (Quadro XXIII.5.2).

Transtornos comportamentais e emocionais não psicóticos

Crianças e adolescentes que foram submetidos a graves e repetidos traumas psicológicos podem apresentar alucinações auditivas e visuais, flutuação no afeto e na consciência e deterioração no funcionamento adaptativo. Alucinações associadas a trauma são caracterizadas por pesadelos, estados de "transe", com boa resposta às intervenções psicoterapêuticas, às mudanças ambientais positivas, ao afastamento do fator estressor. Essas crianças, apesar das alterações do comportamento, continuam emocional e socialmente conectadas às pessoas ao seu redor, bem como não apresentam alterações pré-mórbidas.

Adolescentes que apresentam transtorno de personalidade *borderline* (instabilidade emocional, distúrbio da autoimagem, sentimentos crônicos de vazio, propensão a repetidas crises emocionais e atos impulsivos) podem apresentar breves episódios psicóticos, especialmente sobre a influência de drogas. Podem relatar alucinações transitórias, porém alterações formais persistentes do pensamento não são usuais e eles mantêm a capacidade de conexão emocional com aqueles que o cercam, diferentemente do que é visto na esquizofrenia.

Transtornos invasivos do desenvolvimento – autismo

No autismo e nos outros transtornos invasivos do desenvolvimento, os sintomas psicóticos estão ausentes ou são transitórios. O início precoce e a ausência de um período normal de desenvolvimento são indicativos desse transtorno, embora crianças esquizofrênicas, em geral, tenham uma história longa de atraso no desenvolvimento. Entretanto, as anormalidades precoces presentes nos transtornos invasivos tendem a ser mais graves e marcantes. Desse modo, os transtornos invasivos do desenvolvimento costumam ser diagnosticados em torno dos 3 anos de idade; a esquizofrenia raramente pode ser diagnosticada antes dos 5 anos.

Transtorno obsessivo-compulsivo (TOC)

Crianças com TOC apresentam pensamentos intrusivos e comportamentos ritualísticos repetitivos, sintomas que podem ser confundidos com psicose. No entanto, pacientes com TOC geralmente reconhecem os seus sintomas como excessivos e uma produção do seu próprio pensamento.

Transtornos do desenvolvimento da linguagem

Crianças com transtorno de fala e linguagem podem ser erroneamente diagnosticadas como tendo transtorno do pensamento. Tais crianças não apresentam, no entanto, sintomas típicos da esquizofrenia, como delírios, alucinações, excentricidade e isolamento social.

TRATAMENTO

O tratamento da esquizofrenia em crianças e adolescentes inclui terapias específicas dirigidas à sintomatologia característica (positiva e negativa) e terapias gerais dirigidas às necessidades psicológicas, sociais, educacionais e culturais da criança e da família. Muitas crianças necessitam também tratar condições comórbidas (abuso de substâncias), estressores biopsicossociais e sequelas relacionadas com o desenvolvimento associadas à doença.

Tratamento medicamentoso

Os antipsicóticos são as medicações de escolha. A sua eficácia no tratamento da esquizofrenia está bem estabelecida em adultos: reduzem os sintomas psicóticos, ajudam na prevenção de recaídas e melhoram o funcionamento a longo prazo. Há poucos estudos randomizados e controlados examinando a eficácia e a segurança desses medicamentos em crianças e adolescentes. Estudos avaliados sugerem que o padrão de resposta é similar aos adultos. A esquizofrenia de início precoce está mais relacionada, porém, com a resistência ao tratamento.

Os antipsicóticos tradicionais, antagonistas de receptores de dopamina, em geral, são a primeira escolha para o tratamento. Os de alta potência, como o haloperidol é uma boa opção, com a dose variando de 1 a 10 mg/dia (em média). Outros medicamentos desse grupo podem ser utilizados de acordo com o perfil do paciente (clorpromazina, levomepromazina, pimozida). No entanto, a intolerância aos efeitos colaterais assim como a resistência dos pacientes ao medicamento podem limitar o seu uso (Quadro XXIII.5.3). Como opção, há os antipsicóticos atípicos, antagonistas da serotonina-dopamina, como a risperidona, a olanzapina e a clozapina, que parecem ser tão efetivos quanto os tradicionais nos sintomas positivos e mais efetivos nos sintomas negativos (Quadro XIII.5.4).

Um período inicial de 4 a 6 semanas de tratamento é necessário para avaliar a eficácia de qualquer antipsicótico. O efeito imediato da medicação está mais comumente relacionado com a sedação; os efeitos antipsicóticos tornam-se mais evidentes após a primeira ou segunda semana. Iniciar o tratamento com doses altas não acelera a recuperação, e mais frequentemente resulta num perfil de piores efeitos colaterais. Se após 4 a 6 semanas de tratamento não é observada qualquer melhora, outro antipsicótico deve ser iniciado. Após a fase aguda com a melhora do quadro, deve-se diminuir a dose administrada para reduzir os efeitos colaterais. Na fase de manutenção é preciso acompanhar o paciente sistematicamente, mantendo a medicação até mesmo por tempo indeterminado para evitar recaídas. Para crianças que não respondem a dois ensaios clínicos com agentes antipsicóticos, há opção da clozapina, que exige monitoração constante pelo risco de agranulocitopenia.

Quadro XXIII.5.3. Principais antipsicóticos típicos

Psicofármaco	Posologia média
Haloperidol	0,5 a 10mg/dia
Clorpromazina	25 a 400mg/dia
Levomepromazina	25 a 400mg/dia
Pimozida	1 a 4mg/dia

Quadro XXIII.5.4. Principais antipsicóticos atípicos

Psicofármaco	Posologia média
Risperidona	0,25 a 4mg/dia
Olanzapina	2,5 a 10mg/dia
Quetiapina	100 a 600mg/dia
Ziprasidona	40 a 160mg/dia
Clozapina	50 a 400mg/dia

Terapias psicossociais

São indicadas as chamadas terapias psicoeducacionais para o paciente, incluindo educação sobre a doença, orentação a respeito das opções de tratamento, treinamento de habilidades sociais, prevenção de recaída, treinamento das atividades de vida diária e desenvolvimento de habilidades e estratégias de resolução de problemas. Terapias essas também voltadas para a família, proporcionando o conhecimento da doença, esclarecimento sobre as opções de tratamento, prognóstico e desenvolvimento de estratégias para enfrentar os sintomas dos pacientes. O apoio à equipe educacional escolar é de suma importância, pois essas crianças dificilmente se adaptarão a uma sala de aula comum. O educador deve proporcionar nível baixo de estimulação, currículo individualizado que reconheça o seu prejuízo cognitivo potencial, possa trabalhar com as habilidades ainda presentes e tenha a capacidade de lidar com "crises" usuais da criança.

Hospitalização

Há ocasiões em que a hospitalização em regime de internação ou hospital-dia é necessária, para garantir um ambiente seguro, com poucos estímulos, reduzindo os riscos de auto e heteroagressões, sobretudo quando há ambiente familiar de risco, comportamento suicida, labilidade de humor intensa, impulsividade importante, estresse, ou falha no tratamento ambulatorial rigoroso. Infelizmente, no Brasil, não temos instituições psiquiátricas em número suficiente, sobretudo especializadas em atendimento infantil e de adolescente.

PROGNÓSTICO

Poucos estudos, em sua maioria retrospectivos, examinam o curso longitudinal e prognóstico da esquizofrenia de início precoce. Características pré-mórbidas, melhores habilidades cognitivas e bom funcionamento anterior à doença predizem melhor prognóstico, assim como início mais tardio, fator precipitante claro, início agudo, antecedente social favorável, predominância de sintomas positivos, melhor resposta ao tratamento. Em um estudo de evolução a longo prazo de pacientes com esquizofrenia com início antes dos 14 anos de idade, os piores prognósticos estavam associados ao diagnóstico anterior aos 10 anos de idade e ao diagnóstico de transtorno de personalidade preexistente.

Em geral, as crianças não apresentam recuperação completa após o surto e tendem a apresentar novos episódios posteriores.

O risco de suicídio ou morte acidental diretamente associada ao comportamento psicótico é aproximadamente de 5%.

A esquizofrenia na infância tem prognóstico reservado, apesar das novas possibilidades terapêuticas (antipsicóticos atípicos), principalmente pelo seu início precoce e pela predominância dos sintomas negativos (deficitários) atuando num ser ainda em desenvolvimento.

É necessário investir nessa área, com a realização de pesquisas clínicas e psicofarmacológicas e a criação de novos serviços de saúde mental especializados no atendimento de crianças e adolescentes, propiciando diagnóstico precoce, atencioso diagnóstico diferencial e tratamento adequado, sistemático e regular.

BIBLIOGRAFIA

Assumpção Jr F, Curatolo E. Esquizofrenia. In: Assunpção Jr F, Curatolo, E. Psiquiatria infantil. Guia prático. São Paulo: Manole, 2004.

Assumpção Jr FB, Kuczynski E. Psiquiatria da infância e adolescência. In: Louza Neto MR, Elkis (eds.). Psiquiatria básica. Porto Alegre: Artmed, 2007; 28:429-441.

Dalgalarrondo P. Psicopatologia e semiologia de transtornos mentais. Porto Alegre: Artes Médicas, 2000:201-204.

Dorneles C (tradução). DSM IV-TR – Manual diagnóstico e estatístico de transtornos mentais. 4 ed. revisada. Porto Alegre: Artmed, 2002:303-343.

Ferrari MC. Esquizofrenia infantil. In: Assumpção Jr F, Kuczynski E. Tratado de psiquiatria da infância e adolescência. São Paulo: Atheneu, 2003:297-306.

Gogtay N, Rapoport J. Childhood onset schizophrenia and other early-onset psychotic disorders. In: Martin A, Volkman FG (eds.). Lewis's child and adolescent psychiatry – a comprehensive textbook. Philadelphia: Lippincott Williams and Wilkins, 2007:493-503.

Hollis C. Schizophrenia and allied disorders. In: Rutter M, Taylor E et al. Child and adolescent psychiatry. London: Blackwell Publishing, 2002:612-635.

Marriage K. Schizophrenia and related psychoses. In: Kutcher S. Pratical child and adolescent psychopharmacology. Cambridge: Cambridge University Press, 2002:134-157.

McClellan J, Werry J et al. Pratice parameter for the assessment and treatment of children and adolescent with schizophrenia. J Am Acad Child Adolesc Psychiatry 2001; 40 (Supl. 7):4S-23S.

Organização Mundial de Saúde. Classificação de transtornos mentais e de comportamento da CID-10. Descrições clínicas e diretrizes diagnósticas. Porto Alegre: Artes Médicas, 1993:85-107.

Sadock BJ, Sadock VA. Kaplan e Sadock – Compêndio de psiquiatria: ciências do comportamento e psiquiatria clínica. Porto Alegre: Artmed, 2007; 50:1368-1372.

Schmitt R, Tramontina S. Emergências psiquiátricas em crianças e adolescentes. In: Quevedo J, Schmitt R, Kapczinski F (eds.). Emergências psiquiátricas. Porto Alegre: Artmed, 2008:265-278.

Tengan S, Maia A. Psicoses funcionais na infância e adolescência. Jornal de Pediatria 2004; 80:S3-S10.

Vallada Filho H, Busatto Filho G. Esquizofrenia. In: Almeida OP, Dratcu

L, Laranjeira R (eds.). Manual de psiquiatria. Rio de Janeiro: Guanabara Koogan, 9:127-150.

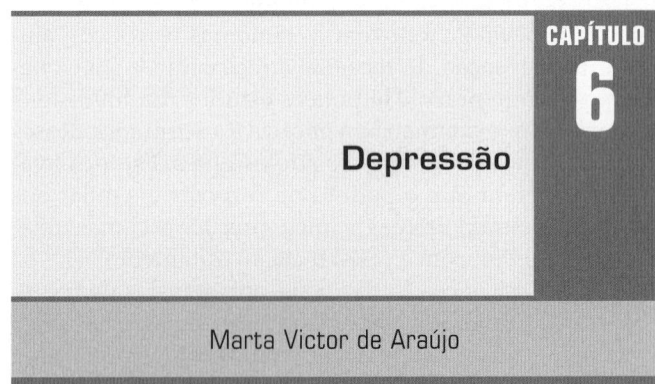

CAPÍTULO 6

Depressão

Marta Victor de Araújo

INTRODUÇÃO

A depressão tem sido descrita em crianças há séculos, porém sua existência vinha sendo questionada, sobretudo pelas teorias psicanalíticas que consideravam a depressão produto do superego persecutório e, assim, os pré-adolescentes não poderiam manifestá-la em função de sua imaturidade superegoica.

Tendencialmente, pensa-se na infância como um período feliz, livre de preocupações ou de responsabilidades, porém está provado que transtornos persistentes do humor ocorrem em crianças de todas as idades e sob várias circunstâncias.

Tristeza secundária a perdas ou raiva decorrente de frustrações podem ser consideradas reações afetivas normais e passageiras, não exigindo tratamento. Quando a tristeza e a irritabilidade são intensas, persistentes e apresentam-se acompanhadas por outros sintomas, há forte indício de depressão.

Os transtornos depressivos frequentemente são recorrentes, de ocorrência familiar e associados a alta morbidade psicossocial e mortalidade. A identificação precoce e o tratamento efetivo podem reduzir o impacto da depressão na família, restaurar o convívio social e o funcionamento acadêmico de crianças e adolescentes, reduzir o risco de suicídio, o abuso de substâncias e a persistência dos transtornos depressivos na idade adulta.

EPIDEMIOLOGIA

A prevalência de depressão em crianças é de 2% e, de 4% a 8%, em adolescentes. Na infância, acomete meninos e meninas com a mesma proporção, sendo duas vezes mais frequente em adolescentes do sexo feminino em comparação com os do sexo masculino.

Poucos estudos epidemiológicos reportam a prevalência da distimia em 0,6% a 1,7% das crianças e 1,6% a 8% dos adolescentes.

Observa-se que a cada geração sucessiva, desde 1940, é maior o risco de desenvolver o transtorno depressivo e que esses transtornos têm-se manifestado numa idade mais precoce.

ETIOLOGIA/FATORES DE RISCO

A depressão é causada pela interação de fatores genéticos e ambientais.

Fatores genéticos

Estudos realizados em gêmeos demonstram que sintomas depressivos têm maior concordância entre gêmeos monozigóticos do que entre os dizigóticos, com hereditariedade em cerca de 40%-65%. A hereditariedade é mais bem percebida nos casos com início na adolescência, quando comparada aos quadros pré-puberais. Tais estudos sugerem maior componente genético nas depressões de início na adolescência comparadas com as de início na infância. Essas últimas, de etiologia mais reativa, são freqüentemente resultantes da convivência em ambientes caóticos.

Quando um dos pais da criança tem depressão, o risco de a criança apresentar o transtorno na infância ou no início da vida adulta é duas vezes maior, em comparação a uma criança sem história familiar. A presença de depressão em ambos os pais quadruplica esse risco.

Em alguns casos, os fatores genéticos agem aumentando a vulnerabilidade aos eventos adversos da vida. Há aspectos da personalidade, do temperamento, fatores biológicos e cognitivos que podem atuar aumentando essa vulnerabilidade à depressão: tendência a culpar-se, baixa autoestima, visão pessimista e do mundo. Esses aspectos interferem na percepção e no processamento pessoais dos eventos adversos.

Fatores ambientais

Sobretudo em crianças menores observa-se que o transtorno depressivo surge após eventos estressantes, como separação dos pais, ocorrência de intimidação escolar, situações de abuso físico, sexual e emocional. Depressão nos pais pode interferir no humor da criança não apenas em virtude de mecanismos genéticos, mas também fornecendo um modelo de distorção cognitiva, ou seja, transmitindo ideias derrotistas em relação a si e ao mundo, ou mesmo, eles próprios, mantendo uma postura passiva ou hostil em relação às crianças.

Maus-tratos e negligência aumentam o risco não apenas de depressão infantil, mas também de abuso de substâncias, transtornos de comportamento disruptivo, transtornos de estresse pós-traumático e tentativas de suicídio. Os efeitos deletérios dos eventos adversos tendem a ser mais importantes, quanto mais graves e duradouros sejam esses eventos. Luto devido à perda de irmãos, pais ou amigos, está associado a risco aumentado para depressão, especialmente se há história familiar positiva para transtorno de humor.

Ocorre frequentemente na depressão um padrão recorrente de conflitos da criança ou do adolescente com amigos, pais ou outras figuras de autoridade, como, por exemplo, professores. A relação entre conflitos e depressão é bidirecional porque a depressão também deixa a pessoa mais irritável, amplia a tensão interpessoal, tendendo a afastá-la do seu grupo, levando a uma experiência por parte do paciente de solidão e falta de suporte.

O ambiente escolar também é de extrema importância. A escola representa um local onde a criança passa muitas horas diariamente, desenvolve inúmeras relações afetivas, recebe informações acadêmicas, mas é onde, sobretudo, desenvolve o senso ético, moral e social. Tanto problemas na escola relativos ao aprendizado, baixo rendimento, quanto associados ao relacionamento com colegas, como rejeições, intimidações, constrangimentos, predispõem o surgimento de quadros depressivos. De outro modo, quadros depressivos também se manifestam com baixo rendimento escolar e dificuldade no aprendizado, constituindo relações bidirecionais, causa↔consequência.

Doenças crônicas

As doenças crônicas geram maior suscetibilidade à morbidade psiquiátrica e maior incidência de transtornos mentais. Podem funcionar de várias formas como um fator estressor sobre o paciente e a família. Assim como a própria convivência com a doença e seus sintomas e a dificuldade de aceitá-la, são importantes também os procedimentos diagnósticos e terapêuticos associados que podem ser dolorosos e causar efeitos colaterais indesejáveis. Alterações físicas associadas geram dificuldades de relacionamento com colegas na escola, especialmente nos adolescentes (deformações corporais e atraso puberal). As demandas relativas ao tratamento (restrições dietéticas, refeições programadas, atividades físicas restritas) representam uma sobrecarga no relacionamento com a família e os amigos, interferindo na prática de esportes e nas atividades de lazer, com consequente prejuízo na socialização. A múltipla hospitalização pode aumentar bastante o impacto negativo potencial que a doença crônica traz à vida do paciente.

Também foi observado que manifestações de ansiedade, depressão, delírio e embotamento afetivo em pacientes pediátricos hospitalizados em unidades de terapia intensiva são mais intensas do que naqueles internados em enfermaria, com esses comportamentos sendo influenciados de maneira significativa pela gravidade da doença, duração da hospitalização, números de internações prévias, como também pela presença de transtornos de humor preexistentes.

QUADRO CLÍNICO
Depressão

O quadro clínico de depressão em crianças e adolescentes é semelhante ao quadro apresentado pelos adultos, porém o reconhecimento de sintomas depressivos nessa faixa etária parece ser mais difícil. Estudos demonstram que a síndrome depressiva pode variar em sua apresentação clínica de acordo com o funcionamento cognitivo, a habilidade social e o grau de desenvolvimento biológico de cada indivíduo. Assim, uma criança pode ter dificuldade em reconhecer, nomear e demonstrar seus próprios sentimentos.

A seguir serão descritos os sintomas mais comuns em cada faixa etária.

Lactentes

Antes da aquisição da linguagem verbal, uma criança manifesta depressão pela expressão facial, postura corporal e pela falta de resposta aos estímulos visuais, verbais e táteis, como, por exemplo, abraços. São comuns mudanças de comportamento, como inquietação, retraimento e choro fácil, recusa alimentar, redução do sono, perda de interesse pelas atividades de lazer e desânimo. Perda de habilidades previamente adquiridas, como regressão da linguagem, ecolalia e enurese são comuns em crianças que adquiriram linguagem recentemente.

Pré-escolares

Crianças nesta idade, quando deprimidas, apresentam diminuição do apetite, dificuldade em adquirir o peso esperado, fisionomia triste ou séria, irritação, agitação psicomotora ou hiperatividade, insônia, acompanhada de ansiedade, balanceios, estereotipias ou outros movimentos repetitivos, agressividade contra os outros e contra si mesma. Já apresentam anedonia, ou seja, perda da capacidade de sentir prazer, perda de iniciativa para brincadeiras, perda de interesse por atividades e jogos que antes apreciavam. Queixam-se de tédio por não saber com o que brincar. Queixas vagas ou inespecíficas de cefaleia, dor abdominal ou dor muscular são freqüentes, além de cansaço excessivo ou falta de energia.

Escolares

Crianças na idade escolar, além de aparentarem tristeza, baixa autoestima, sentimentos de culpa, podem mostrar-se irritadiças ou instáveis. A irritabilidade é um sintoma pouco específico, mas muito comum em crianças e adolescentes deprimidos. A perturbação diante de qualquer estímulo e a hiper-reatividade desagradável, hostil e eventualmente agressiva, bem como mudanças súbitas de comportamento não justificadas por fatores de estresse, são de extrema importância e devem ser sempre investigadas, considerando a possibilidade de depressão ou mesmo de transtorno bipolar.

Observam-se ainda nessa faixa etária perda ou aumento do apetite, pesadelos ou despertares noturnos, bem como insônias acompanhadas de ansiedade ou rituais noturnos. Aumento da distração e dificuldade de memorização são comuns e levam à piora do desempenho escolar, podendo assim haver confusão diagnóstica com transtorno do déficit de atenção e hiperatividade.

Adolescentes

Os adolescentes já relatam claramente os sentimentos depressivos. Demonstram desesperança, pequena expectativa em relação ao futuro, dificuldade de concentração, irritabilidade e hostilidade, assim como insônia ou hipersonia, alteração do apetite e do peso, perda de energia e desinteresse em atividades de lazer, isolamento social voluntário, sensibilidade exagerada à rejeição ou ao fracasso. O uso e abuso de álcool e outras substâncias de ação no SNC podem ser frequentes e muitas vezes são resultantes de tentativas de "automedicação" para alívio do sofrimento. A sensação de desamparo, somada à desesperança, pode levá-los a apresentar tentativas de suicídio.

DISTIMIA

A distimia é menos conhecida pela população em geral e menos pesquisada durante as fases de desenvolvimento.

É vista como uma depressão crônica, na qual os pacientes apresentam diversos sintomas depressivos de pequena intensidade se comparada à depressão maior. Tem início insidioso, começando muitas vezes na infância ou adolescência, com curso prolongado, persistindo durante toda a vida do indivíduo. É frequentemente negligenciada ou não diagnosticada. Embora os sintomas sejam menos graves do que os da depressão, a distimia também causa impedimento funcional, às vezes mais intenso.

AVALIAÇÃO E DIAGNÓSTICO

Uma avaliação psiquiátrica atenta, composta por anamnese completa e realização do exame do estado mental, é a mais importante ferramenta para realização do diagnóstico dos transtornos depressivos. Até o momento não há qualquer marcador biológico seguro ou exame de imagem clinicamente avaliável, útil para o diagnóstico. A avaliação deve incluir entrevistas diretas com a criança, com os pais e/ou cuidadores. Informações dos professores, pediatras e outros profissionais que acompanham a criança são essenciais para melhor compreensão do funcionamento geral da criança. O diagnóstico de transtorno depressivo deve ser considerado se os sintomas descritos anteriormente estão presentes na maior parte do tempo, afetam o funcionamento psicossocial da criança e são mais intensos do que é esperado para a idade cronológica e psicológica da criança. Devem ser pesquisados na entrevista ou por meio de exames laboratoriais doenças orgânicas e uso de medicamentos e/ou de abuso de drogas.

São usados os mesmos critérios diagnósticos utilizados para os adultos, encontrados na classificação de transtornos mentais e de comportamento da CID-10 e no manual diagnóstico e estatístico de transtornos mentais (DSM IV-TR).

No DSM-IV estão expostas certas diferenças entre o quadro infantil e o adulto. O humor irritável na criança pode substituir o humor depressivo e, na distimia, é necessário apenas 1 ano de sintomatologia (diferentemente do adulto em que são necessários 2 anos) para que se estabeleça o diagnóstico. Raramente, crianças com o diagnóstico de transtorno depressivo maior apresentam sintomas psicóticos (delírios e alucinações), esses são mais comuns em adolescentes (Quadros XIII.6.1 e 6.2).

Quadro XXIII.6.1. Critérios diagnósticos para episódio depressivo maior

A. No mínimo, cinco dos seguintes sintomas estão presentes durante o mesmo período de 2 semanas e representando uma alteração a partir do funcionamento anterior; pelo menos um dos sintomas consiste em (1) humor deprimido ou (2) perda do interesse ou prazer.
  1. Humor deprimido ou irritável na maior parte do dia (sente-se triste ou vazio) ou observação feita por terceiros (p. ex., chora muito)
  2. Acentuada diminuição do prazer ou interesse em todas ou quase todas as atividades na maior parte do dia, quase todos os dias
  3. Perda ou ganho de peso significativo sem estar em dieta (p. ex., mais de 5% do peso corporal em 1 mês) ou diminuição ou aumento do apetite quase todos os dias, considerando a incapacidade de ganhos de peso esperados
  4. Insônia ou hipersonia quase diariamente
  5. Agitação ou retardo psicomotor quase todos os dias (observáveis por outros, não meramente sensações subjetivas de inquietação ou de estar mais lento)
  6. Fadiga ou perda de energia quase todos os dias
  7. Sentimento de inutilidade ou culpa excessiva ou inadequada
  8. Capacidade diminuída de pensar ou concentrar-se, ou indecisão, quase todos os dias (por relato subjetivo ou observação feita por outros)
  9. Pensamentos de morte recorrentes (não apenas medo de morrer), ideação suicida, tentativa de suicídio ou plano específico para cometer suicídio

B. Os sintomas causam sofrimento clinicamente significativo ou prejuízo social ou ocupacional ou em outras áreas importantes da vida da criança ou do adolescente
C. Os sintomas não se devem aos efeitos diretos de uma substância (droga ou medicação) ou de uma condição médica geral (p. ex., hipotireoidismo)
D. Os sintomas não são mais bem explicados por luto (morte de ente querido)

Quadro XXIII.6.2. Critérios diagnósticos para transtorno distímico

A. Humor deprimido ou irritável na maior parte do dia, na maioria dos dias, indicado por relato subjetivo ou observação feita por terceiros, pelo período mínimo de 1 ano

B. Presença, enquanto deprimido, de duas (ou mais) das seguintes características:
  1. Apetite diminuído ou hiperfagia
  2. Insônia ou hipersonia
  3. Baixa energia ou fadiga
  4. Baixa autoestima
  5. Fraca concentração ou dificuldade em tomar decisões
  6. Sentimentos de desesperança

C. Durante o período de 1 ano de perturbação, a criança ou o adolescente jamais esteve sem os sintomas dos critérios A e B por mais de 2 meses de cada vez
D. A perturbação não é mais bem explicada por um transtorno depressivo maior crônico
E. Jamais houve um episódio maníaco
F. O transtorno não ocorre exclusivamente durante o curso de um transtorno psicótico crônico, como esquizofrenia
G. Os sintomas não devem ser efeitos fisiológicos diretos de uma substância (p. ex., droga de abuso ou medicamento) ou de uma condição médica geral (p. ex., hipotireoidismo)
H. Os sintomas causam sofrimento clinicamente significativo ou prejuízo no funcionamento social ou ocupacional ou em outras áreas importantes da vida da criança ou do adolescente

Os pensamentos sobre a própria morte ou de outros, o desejo de morrer, as ideações, o planejamento da forma e finalmente tentativas de suicídio estão presentes em todas as faixas etárias, alterando-se apenas na intensidade e frequência em diferentes momentos do desenvolvimento. As tentativas de suicídio são menos comuns em crianças e mais frequentes na adolescência. A ideação suicida e as tentativas de suicídio são mais comuns em adolescentes do sexo feminino, enquanto o suicídio consumado é mais comum no sexo masculino.

COMORBIDADES

Em amostras clínicas é mais comum diagnosticar mais de um transtorno mental na criança e no adolescente do que apenas o transtorno depressivo, unicamente. Transtornos ansiosos são frequentemente precursores do transtorno do humor e podem também ocorrer simultaneamente com depressão. O transtorno do déficit de atenção e da hiperatividade (TDAH) e depressão frequentemente são comórbidos e podem ser cotransmitidos nas famílias. O abuso de álcool, drogas e o tabagismo estão associados à depressão e estudos longitudinais sugerem uma causalidade bidirecional com abuso de substâncias levando à depressão, ou ocorrendo como consequência da mesma. Transtorno de conduta é frequentemente comórbido com depressão, principalmente em pré-púberes.

Estudos epidemiológicos mostraram que o transtorno mais comum associado à depressão é o de conduta, ocorrendo em média em 40% dos casos de depressão. Essa correlação entre os dois pode ser explicada, em parte, por partilharem os mesmos fatores de risco, como a disfunção familiar.

DIAGNÓSTICO DIFERENCIAL

Transtornos psiquiátricos (transtornos ansiosos, distimia, TDAH, transtorno desafiador de oposição, transtornos invasivos do desenvolvimento, abuso de substâncias) e condições médicas (hipotireoidismo, mononucleose, anemia, certos tipos de câncer, doenças autoimunes, transtorno disfórico pré-menstrual, síndrome da fadiga crônica), assim como luto ou reações depressivas aos estressores, podem mimetizar o transtorno depressivo ou ocorrer simultaneamente.

Os sintomas de tais doenças podem coincidir com os sintomas da depressão (fadiga, baixa concentração, distúrbios do sono e alimentar), dificultando o diagnóstico diferencial. Alguns medicamentos (estimulantes, corticosteroides, contraceptivos) também podem induzir uma sintomatologia *depressão-like*. O diagnóstico de depressão maior, porém, só poderá ser feito na coexistência desses quadros quando os sintomas depressivos não forem apenas secundários às doenças clínicas e se a criança preencher completamente os critérios para o transtorno depressivo maior.

TRATAMENTO

A abordagem da depressão na criança e no adolescente é múltipla, visando a uma compreensão do quadro e a uma intervenção sob o ponto de vista biológico, psicológico e social. O plano de tratamento será, então, individualizado, determinado pelas condições do paciente que, em presença de risco de suicídio, será submetido à hospitalização. A decisão pela hospitalização dependerá dos sintomas, presença marcante de ideação suicida ou homicida, sintomas psicóticos, dependência de substâncias, agitação, adesão ao tratamento, psicopatologia parental e inadequação ao ambiente familiar.

TRATAMENTO MEDICAMENTOSO

Os inibidores seletivos de recaptação de serotonina (ISRS) são considerados uma intervenção farmacológica de primeira linha em transtornos depressivos moderados e graves em crianças e adolescentes. Estudos duplos-cegos controlados verificaram que esses agentes são eficazes para depressão nessa população, além de apresentarem um perfil benigno de efeitos adversos, com baixa letalidade em superdosagem. Todos os ISRS disponíveis, incluindo fluoxetina, sertralina, paroxetina e citalopran, são escolhas favoráveis. As doses iniciais para crianças pré-púberes são mais baixas do que as recomendadas para adultos, e os adolescentes, em geral, são tratados com as mesmas doses para os adultos (Quadro XXIII.6.4).

Os antidepressivos tricíclicos mostraram-se clinicamente eficazes em vários estudos abertos, mas poucos estudos controlados por placebo comprovaram que os tricíclicos fossem superiores ao placebo. Como também não têm sido usados como primeira escolha em razão do perfil desfavorável de efeitos colaterais que se estendem dos mais leves, como boca seca, constipação, visão turva, sedação, retenção urinária, até os mais graves cardiotóxicos (taquicardia, achatamento das ondas T, prolongamento do intervalo QT e depressão do segmento ST no registro eletrocardiográfico) (Quadro XXIII.6.3).

Alguns novos agentes, como a venlafaxina e a mirtazapina, em teoria, em função das suas propriedades neuroquímicas, poderiam resultar em eficácia superior ou mais rápida ação, porém esses fármacos precisam ser mais bem investigados.

O tratamento com um antidepressivo deve ser tentado por pelo menos 8 a 12 semanas em dose terapêutica para que seja observada resposta clínica. Em caso de remissão dos sintomas deve-se fazer a continuação da mesma dose que induziu a remissão por 6 meses, e a suspensão deve ser gradual, com aumento imediato, caso ocorram sinais de recaída. A continuação por 9 a 12 meses é indicada em casos de remissão dos sintomas com persistência de prejuízo funcional, numa fase do ciclo de vida vulnerável, numa evolução prolongada e difícil e em caso de uma ou mais tentativas de suicídio. Quando se trata de um transtorno depressivo já recorrente, é necessária manutenção por 18 a 24 meses, com a mesma dose que remitiu os sintomas. Se houver recaída, cogita-se de 2 a 3 anos de tratamento de manutenção.

Quadro XXIII.6.3. Principais antidepressivos tricíclicos utilizados

Psicofármaco	Posologia média
Imipramina	1 a 5mg/kg/dia
Amitriptilina	0,5 a 5mg/kg/dia
Clomipramina	1 a 3mg/kg/dia
Nortriptilina	1 a 3mg/kg/dia

Quadro XXIII.6.4. Principais ISRS utilizados nos transtornos depressivos na infância

Psicofármaco	Posologia média
Fluoxetina	2,5 a 40mg/dia
Sertralina	25 a 200mg/dia
Citalopram	10 a 40mg/dia
Paroxetina	10 a 30mg/dia
Fluvoxamina	12,5 a 200mg/dia

Tratamento psicoterápico

Em quadros de depressão leve, alguns autores preconizam iniciar psicoterapia 4 a 6 semanas antes do tratamento medicamentoso; se houver falha terapêutica, deve-se iniciar o antidepressivo. Nas depressões moderadas e graves é consenso entre os especialistas a opção pelo tratamento medicamentoso associado ao psicoterápico. Psicoterapias de linha cognitiva, treino de habilidades sociais ou interpessoais podem ser úteis às crianças e aos adolescentes deprimidos, mas alguns estudos não demonstraram eficácia significativamente maior do que as simples intervenções de suporte, nem maior eficácia do que o placebo. No entanto, é opinião compartilhada pela maioria dos profissionais de saúde mental infantil que a psicoterapia é insuficiente como modalidade terapêutica isolada, mas necessária como componente do tratamento.

CURSO CLÍNICO E PROGNÓSTICO

A duração média de um episódio depressivo em populações clínicas é de 8 meses e em amostras comunitárias de 1 a 2 meses. Embora a maior parte das crianças e dos adolescentes recupere-se após o primeiro episódio depressivo, estudos longitudinais de amostras clínicas e comunitárias têm mostrado que a probabilidade de recorrência é de 20% a 60%, 1 a 2 anos após a remissão, subindo para 70% após 5 anos. Recorrências podem persistir pela vida, e uma substancial proporção de crianças e de adolescentes continuará apresentando episódios depressivos durante a vida adulta. Além disso, 20% a 40% das crianças que apresentam um episódio depressivo poderão desenvolver transtorno afetivo bipolar.

Em geral, maior gravidade, cronicidade, episódios múltiplos recorrentes, comorbidades, sentimentos de desesperança, presença de sintomas subsindrômicos residuais, estilo cognitivo negativo, problemas familiares, baixo nível socioeconômico, exposição a eventos adversos na vida são associados a pobre prognóstico. A distimia poderá durar em média 3 a 4 anos e é associada a risco maior de episódio depressivo subsequente ou transtorno de abuso de substâncias.

Diante do exposto, percebe-se a importância do diagnóstico precoce da síndrome depressiva, visando a melhor adaptação da criança em seu meio familiar, social e acadêmico, diminuindo o risco de suicídio e o abuso de substâncias em adolescentes e, principalmente, evitando a persistência dos sintomas e do desajuste social na vida adulta.

BIBLIOGRAFIA

Assumpção Jr F, Kuczynski E. Transtornos do humor. In: Assumpção Jr FB, Kuczynski E (eds.). Tratado de psiquiatria da infância e adolescência. São Paulo: Atheneu, 2003:307-320.

Assumpção Jr FB, Kuczynski E. Psiquiatria da infância e adolescência. In: Louzã Neto MR, Elkis H (eds.). Psiquiatria básica. Porto Alegre: Artmed, 2007; 28:429-441.

Birmaher B, Brent D et al. Practice parameter for the assessment and treatment of children and adolescents with depressive disorders. J Am Acad Child Adolesc Psychiatry 2007; 46:1.503-1.522.

Brent D, Weersing R. Depressive disorders. In: Martin A, Volkmar F eds. Lewis's child and adolescent psychiatry: a comprehensive textbook. Philadelphia: Lippincott Williams e Wilkins, 2007; 54:503-513.

Dorneles C (tradução). DSM IV-TR – Manual diagnóstico e estatístico de transtornos mentais. 4 ed. revisada. Porto Alegre: Artmed, 2002:345-417.

Fu IL, Curatolo E, Friedrich S. Transtornos afetivos. Revista Brasileira de Psiquiatria 2000; 22:s2.

Fu IL. Depressão na infância e na adolescência. In: Fu IL et al. Transtorno bipolar na infância e adolescência. São Paulo: Segmento Farma, 2007:23-31.

Harrington R. Affective disorders. In: Rutter M, Taylor E et al. Child and adolescent psychiatry. London: Blackwell Publishing, 2002; 29:463-485.

Kabacznik I, Pereira A. Suicídio e transtorno bipolar na infância e na adolescência. In: Fu IL et al. Transtorno bipolar na infância e na adolescência. São Paulo: Segmento Farma, 2007:63-75.

Kuczynski E. Aspectos psicológicos em doenças somáticas. In: Assumpção Jr FB, Kuczynski E (eds.). Tratado de psiquiatria da infância e adolescência. São Paulo: Atheneu, 2003:449-455.

Organização Mundial de Saúde. Classificação de transtornos mentais e de comportamento da CID-10. Descrições clínicas e diretrizes diagnósticas. Porto Alegre: Artes Médicas, 1993:108-129.

Ryan N. Depression. In: Kutcher S et al. Practical child and adolescent psychopharmacology. Cambridge: Cambrigde University Press 2002:91-105.

Sadock BJ, Sadock VA. Transtorno do humor e suicídio em crianças e adolescentes. Kaplan e Sadock – Compêndio de psiquiatria: ciências do comportamento e psiquiatria clínica. Porto Alegre: Artmed, 2007; 49:1.359-1.367.

CAPÍTULO 7

Transtorno do Déficit da Atenção e da Hiperatividade

Adélia Maria de Miranda Henriques-Souza

INTRODUÇÃO

Admite-se que a descrição do transtorno do déficit da atenção e da hiperatividade (TDAH) como entidade clínica ocorreu em 1902, quando George Still, em Londres, apresentou um trabalho no qual descreveu 43 crianças com características de agressividade, desobediência, emotividade, desinibição, atenção limitada e deficiência de comportamento. Desde então a sua nomenclatura vem sofrendo alterações: lesão cerebral mínima (LCM), disfunção cerebral mínima (DCM), distúrbio do déficit de atenção (DDA) e, finalmente, TDAH.

O TDAH não pode ser considerado meramente um comportamento mais exuberante de um pequeno grupo de crianças, uma vez que se associa ao comprometimento funcional da vida acadêmica, profissional e de relação. Ele também não pode ser considerado secundário a problema na educação recebida dos pais ou cuidadores, uma vez que a prevalência do transtorno é semelhante em culturas distintas. Estudo recente de um grupo brasileiro revisou artigos publicados entre 1978 e 2005 na América do Norte, América do Sul, Europa, Ásia, África, Oceania e Oriente Médio. Foram incluídos 102 estudos (171.756 sujeitos) de todas as regiões do mundo. A estimativa global da prevalência foi de 5,29%, não havendo diferença entre a prevalência nesses continentes.

Segundo dados do IBGE, a população de crianças de 0 a 14 anos no Brasil em 2006 era de 55.013.127; portanto, estima-se um total de 2.750.656 portadores de TDAH (5%), ou seja, em cada 20 crianças em idade escolar, uma é portadora de TDAH.

A doença persiste na idade adulta em até 60% dos casos, tendo prevalência em adultos de 2,5% a 4%. Kooij JJ e cols., em estudo epidemiológico recente, demonstraram, por meio de análise fatorial de sintomas autorrelatados numa população adulta, a validade do diagnóstico de TDAH em adultos: aqueles indivíduos com maior número de sintomas nucleares de TDAH apresentavam piores indicadores de funcionamento global.

Na infância é mais comum em meninos, enquanto na idade adulta não há diferença entre sexos.

O impacto social desse transtorno é enorme, considerando o seu alto custo financeiro, o estresse familiar, o prejuízo nas atividades acadêmicas e vocacionais, bem como os efeitos negativos na autoestima de crianças e adolescentes.

FATORES DE RISCO: GENÉTICOS E AMBIENTAIS

O TDAH é uma patologia bastante heterogênea; entretanto, a influência de fatores genéticos e ambientais é bem determinada.

É improvável que exista o "gene do TDAH", porém há indícios de que vários genes de pequeno efeito, que se interagem, sejam responsáveis por uma suscetibilidade genética ao transtorno, à qual se somam diferentes agentes ambientais.

O risco para o TDAH parece ser de duas a oito vezes maior nos pais das crianças afetadas do que na população em geral. Irmãos de pacientes com TDAH apresentam prevalência maior da doença do que meios-irmãos. Há grande concordância dessa patologia significativamente maior entre gêmeos monozigóticos do que entre dizigóticos. A herdabilidade estimada é bastante alta, ultrapassando 0,70, sugerindo forte influência genética. Entretanto, o fato de a herdabilidade ser menor do que 1 também é evidência da existência de fatores ambientais contribuindo para

etiologia do TDAH. As evidências mais fortes de herdabilidade do TDAH são fornecidas pelos estudos com crianças adotadas, uma vez que conseguem distinguir melhor o efeito genético dos efeitos ambientais.

Algumas adversidades psicossociais que atuam no funcionamento adaptativo e na saúde emocional geral da criança, como discórdia marital grave, classe social baixa, família muito numerosa, criminalidade dos pais, psicopatologia materna, colocação em lar adotivo, parecem ter participação importante no surgimento e na manutenção da doença. Alguns autores encontraram uma associação positiva entre esses fatores e o TDAH. Alguns estudos têm relacionado exposição ao álcool e ao fumo pela mãe durante a gravidez com TDAH. É importante ressaltar que há apenas algumas evidências entre associação desses fatores e TDAH, não sendo possível estabelecer relação clara entre causa e efeito.

BASE NEUROBIOLÓGICA

Vários estudos são consistentes com a ideia de que alterações dopaminérgicas e noradrenérgicas têm papel importante na fisiopatologia do TDAH. O sistema dopaminérgico inerva estruturas distintas no cérebro, que são em grande parte responsáveis por mecanismos de recompensa e de regulação da resposta motora. O sistema noradrenérgico projeta-se difusamente por todo o cérebro e controla o estado de alerta, a atenção e a orientação seletiva, bem como a resposta à estimulação sensorial. Dois sistemas neuroanatômicos distintos, o anterior e o posterior, poderiam estar envolvidos na origem e manutenção do TDAH. O sistema anterior, primariamente dopaminérgico, envolveria áreas corticais frontais enquanto o sistema posterior, noradrenérgico, incluiria áreas como a região parietal e o *locus ceruleus*. Estudos mais recentes indicam que o sistema serotoninérgico também pode ser importante na fisiopatologia do TDAH.

QUADRO CLÍNICO E DIAGNÓSTICO

As características nucleares do TDAH na infância são a desatenção, a hiperatividade e a impulsividade. É um transtorno dimensional. As principais deficiências do TDAH incluem diminuição da capacidade de comportamento orientado em uma variedade de ambientes, falta de inibição de respostas impulsivas a desejos e necessidades ou estímulos externos.

Logo nos primeiros anos de vida, algumas crianças podem mostrar-se mais irritadas, chorar muito nos primeiros meses de vida, ter acessos de birra, sono agitado e múltiplos despertares. Algumas mães relatam que os filhos "mexiam muito" durante a gestação. Após a aquisição da marcha, os pais já podem perceber que a criança é mais agitada do que outras de sua idade, necessitando de vigilância contínua. Em geral, essas crianças quebram mais os brinquedos, machucam-se com muita frequência, podem apresentar dificuldades nas habilidades linguísticas – são "desajeitadas". Após a entrada na escola, como há possibilidade de comparação com outras crianças da mesma faixa etária, os sintomas ficam mais evidentes.

O processo de avaliação diagnóstica envolve necessariamente a anamnese detalhada com os pais e a criança e um relatório da escola. A história da concepção, da gestação e do parto deverá ser cuidadosamente coletada. O desenvolvimento neuropsicomotor, cognitivo e o funcionamento escolar, a relação com os seus pares, a organização familiar e como a criança é inserida nesse contexto e o relato de doenças ou agravos vividos pela criança ou adolescente devem ser pesquisados. História de doenças psiquiátricas na família, em especial TDAH, é parte essencial dessa anamnese (Quadro XXIII.7.1).

Alguns pontos essenciais deverão ser ressaltados: o TDAH é um diagnóstico clínico, exige avaliação em ambientes distintos, e a ausência de sintomas no consultório não exclui o diagnóstico. Deve ser lembrado que no desenvolvimento normal de uma criança há uma atividade mais intensa, característica de pré-escolares. Portanto, devemos ter cautela no diagnóstico antes dos 6 anos de idade.

O advento do *Manual de Estatística e Diagnóstico* (DSM), atualmente em sua quarta edição (DSM-IV), publicado pela Associação Americana de Psiquiatria, trouxe benefícios incontestáveis, por permitir elevada confiabilidade diagnóstica. De acordo com o DSM-IV, deve haver um número mínimo de sintomas para o diagnóstico: seis sintomas de desatenção e/ou hiperatividade/impulsividade persistentes por um período mínimo de 6 meses, em grau mal adaptativo e inconsistente com o nível de desenvolvimento. Caso o paciente tenha seis ou mais sintomas de desatenção, ele é portador do tipo predominantemente desatento; caso apresente seis ou mais sintomas de hiperatividade/impulsividade, pertence ao tipo predominantemente hiperativo; caso tenha seis ou mais sintomas de um e de outro tipo, a criança é portadora do tipo combinado. O tipo com predomínio de sintomas de desatenção é mais frequente no sexo feminino; o tipo predominantemente hiperativo/impulsivo é mais comum em meninos, sendo as crianças portadoras mais agressivas, tendendo a apresentar altas taxas de rejeição e impopularidade entre os colegas. O tipo combinado, que é o mais frequente, apre-

Quadro XXIII.7.1. Critérios diagnósticos para TDAH (DSM-IV)

Ou (1) ou (2)
1. Seis (ou mais) dos seguintes sintomas de desatenção persistiram pelo menos por 6 meses, em grau mal-adaptativo e inconsistente com o nível de desenvolvimento:
Desatenção: a. Frequentemente deixa de prestar atenção a detalhes ou comete erros por descuido em atividades escolares, de trabalho ou outras b. Com frequência tem dificuldade de manter a atenção em tarefas ou atividades lúdicas c. Com frequência parece não escutar quando lhe dirigem a palavra d. Com frequência não segue instruções e não termina seus deveres escolares, tarefas domésticas ou deveres profissionais (não devido a comportamento de oposição ou incapacidade de compreender instruções) e. Com frequência tem dificuldade para organizar tarefas e atividades f. Com frequência evita, antipatiza ou reluta a envolver-se em tarefas que exijam esforço mental constante (como tarefas escolares ou deveres de casa) g. Com frequência perde coisas necessárias para tarefas ou atividades (por ex., brinquedos, tarefas escolares, lápis, livros ou outros materiais) h. É facilmente distraído por estímulos alheios às tarefas i. Com frequência apresenta esquecimento das atividades diárias
2. Seis (ou mais) dos seguintes sintomas de hiperatividade persistiram por pelo menos 6 meses, em grau mal-adaptativo e inconsistente com o nível de desenvolvimento:
Hiperatividade: a. Frequentemente agita as mãos ou os pés ou se remexe na cadeira b. Frequentemente abandona sua cadeira em sala de aula ou outras situações nas quais se espera que permaneça sentado c. Frequentemente corre ou escala em demasia, em situações nas quais isso é inapropriado (em adolescentes e adultos, pode estar limitado a sensações subjetivas de inquietação) d. Com frequência tem dificuldade para brincar ou se envolver silenciosamente em atividades de lazer e. Está frequentemente ."a mil por hora" ou muitas vezes age como se estivesse a todo vapor f. Frequentemente fala em demasia
Impulsividade: a. Frequentemente dá respostas precipitadas antes de as perguntas terem sido completadas b. Com frequência tem dificuldade para aguardar sua vez c. Frequentemente interrompe ou se mete em assuntos de outros (p. ex., intromete-se em conversas ou brincadeiras) d. Alguns sintomas de hiperatividade/impulsividade ou desatenção que causaram prejuízo estavam presentes antes dos 7 anos de idade e. Algum prejuízo causado pelos sintomas está presente em dois ou mais contextos (p. ex., na escola [ou trabalho] e em casa) f. Deve haver claras evidências de prejuízo clinicamente significativo no funcionamento social, acadêmico ou ocupacional g. Os sintomas não ocorrem exclusivamente durante o curso de um transtorno invasivo do desenvolvimento, esquizofrenia ou outro transtorno psicótico e não são mais bem explicados por outro transtorno mental (p. ex., transtorno do humor, de ansiedade, dissociativo ou um da personalidade)

senta maior prejuízo no funcionamento global, quando comparado aos dois outros grupos.

O DSM-IV e a CID-10 incluem um critério de idade de início dos sintomas causando prejuízo (antes dos 7 anos) para o diagnóstico do TDAH. Entretanto, esse critério é derivado apenas da opinião de um comitê de especialistas em TDAH, sem qualquer evidência científica que sustente a sua validade clínica. Sugere-se que o clínico não descarte a possibilidade do diagnóstico em pacientes que apresentem sintomas causando comprometimento após os 7 anos. É importante lembrar que, como os adolescentes já convivem com os sintomas há bastante tempo, desenvolvem um grau de ajustamento a eles. Embora seja necessário histórico de sintomas de desatenção e/ou hiperatividade/impulsividade remontando à infância ou ao início da adolescência, não deve ser usada uma idade-limite específica. O relato de início precoce dos sintomas não se associa necessariamente a relato de comprometimento funcional concomitante, especialmente nos casos de predomínio de desatenção.

Como a compreensão neurobiológica atual do TDAH enfatiza a interação entre vulnerabilidade biológica e meio ambiente, aqueles indivíduos com vulnerabilidades biológicas intermediárias podem demonstrar os aspectos fenotípicos do transtorno apenas em ambientes de alta demanda, característicos da vida adulta.

O diagnóstico do TDAH pode envolver também avaliações complementares com outros profissionais. Uma avaliação das capacidades auditiva e visual da criança é necessária, já que dificuldades atentivas podem ocorrer na vigência desses déficits sensoriais. Sugere-se também o encaminhamento para a escola de escalas objetivas para avaliação de desatenção, hiperatividade e impulsividade que possam ser facilmente preenchidas pelos professores (escala de Conners e SNAP-IV) (Quadro XXIII.7.2). A avaliação neuropsicológica por vezes torna-se necessária, sendo importante instrumento para descartar a presença de retardo mental. A avaliação psicopedagógica nas crianças com lacunas no aprendizado é de suma importância.

Quadro XXIII.7.2. Escala de Conner e SNAP-IV*

Nome: _____

Série: _____ Idade: _____

Para cada item escolha a coluna que melhor descreve o(a) aluno(a) (marque um x):

	Nenhum	Só um pouco	Bastante	Demais
1. Não consegue prestar muita atenção a detalhes ou comete erros por descuido nos trabalhos da escola ou tarefas.				
2. Tem dificuldade de manter a atenção em tarefas ou atividades de lazer				
3. Parece não estar ouvindo quando se fala diretamente com ele				
4. Não segue instruções até o fim e não termina deveres de escola, tarefas ou obrigações				
5. Tem dificuldade para organizar tarefas e atividades				
6. Evita, não gosta ou se envolve contra a vontade em tarefas que exigem esforço mental prolongado				
7. Perde coisas necessárias para atividades (p. ex.: brinquedos, deveres da escola, lápis ou livros)				
8. Distrai-se com estímulos externos				
9. É esquecido em atividades do dia a dia				
10. Mexe com as mãos ou os pés ou se remexe na cadeira				
11. Sai do lugar na sala de aula ou em outras situações em que se espera que fique sentado				
12. Corre de um lado para outro ou sobe demais nas coisas em situações em que isto é inapropriado				
13. Tem dificuldade em brincar ou envolver-se em atividades de lazer de forma calma				
14. Não para ou frequentemente está a "mil por hora"				
15. Fala em excesso				
16. Responde às perguntas de forma precipitada antes de terem sido terminadas				
17. Tem dificuldade de esperar sua vez				
18. Interrompe os outros ou se intromete (p.ex.: mete-se nas conversas/jogos)				

*Versão em português validada por Mattos P et al., 2005.

Sintomas associados

- Baixa autoestima.
- Sonolência diurna.
- Pavio curto.
- Necessidade de ler mais de uma vez para fixar o que leu.
- Dificuldade de "se ativar" pela manhã.
- Adiamento constante das coisas.
- Mudança de interesse o tempo todo.
- Intolerância a situações monótonas ou repetitivas.
- Busca frequente por coisas estimulantes.
- Variações frequentes de humor.

Os exames neurofisiológicos (eletroencefalograma, mapeamento cerebral, potencial evocado, processamento auditivo central) e de neuroimagem (tomografia, ressonância magnética (RM), a espectroscopia por RM, a tomografia por emissão de fóton único (SPECT) e a tomografia por emissão de pósitrons (PET) ainda permanecem restritos a situações de pesquisa, não tendo, até o momento, qualquer função clínico-diagnóstica em razão do seu baixo valor preditivo.

COMORBIDADES

O termo *comorbidade* é formado pelo prefixo latino *cum*, que significa contiguidade, correlação, companhia, e pela palavra *morbidade*, originada de *morbus*, que designa estado patológico ou doença. Portanto, só deve ser utilizado para designar a coexistência de transtornos ou doenças em um mesmo indivíduo. Para haver comorbidade são importantes a relação e a continuidade temporal entre os dois transtornos, que podem surgir simultaneamente ou um preceder o outro.

Mais de 70% dos pacientes com TDAH que procuram ambulatórios especializados apresentam comorbidades. Há alta taxa de comorbidade entre TDAH e os transtornos disruptivos do comportamento (transtorno de conduta e transtorno opositivo desafiador), situada em torno de 30% a 50%. Nas outras doenças, as taxas de comorbidade variam: depressão (15% a 20%), transtorno de ansiedade (25%), transtorno de aprendizagem (10% a 25%). Vários estudos têm demonstrado alta taxa de comorbidade entre TDAH e abuso ou dependência de drogas na adolescência e, principalmente, na idade adulta (9% a 40%). Outras comorbidades também podem associar-se na infância: tiques, distúrbios de linguagem, transtorno de humor bipolar, epilepsia.

Recentemente, vários estudos tem sido realizados no sentido de delimitar as fronteiras entre TDAH e transtorno de humor bipolar (THB) na infância e adolescência. A importância clínica dessa diferenciação e de seu reconhecimento reside na diferente indicação terapêutica. Suspeita-se que estamos diante de uma criança com THB quando ela apresenta alteração de humor marcada e episódica (crianças diferentemente dos adolescentes e adultos com esse transtorno são "cicladores rápidos") e história familiar fortemente positiva para THB. Outra dica é observar transtornos precoces da sexualidade, geralmente não encontrados em TDAH. Enfim, humor bastante irritável associado a sintomas depressivos e descontroles frequentes e intensos dos impulsos ("tempestades afetivas") ocorre simultaneamente ou com rápidas mudanças, ao longo do dia, e deve levar o profissional que lida com TDAH a suspeitar de THB.

TDAH EM MENINAS

Constitui 10% a 25% dos casos de TDAH. Em geral, as meninas são subdiagnosticadas porque apresentam poucos sintomas de agressividade/impulsividade, baixas taxas de transtorno de conduta e alto nível de comorbidade com transtorno de humor e ansiedade. No gênero feminino, o TDAH tipo combinado é mais frequente (59%) em relação ao desatento (27%), e o de menor frequência é o tipo hiperativo/impulsivo (7%), apesar de as meninas apresentarem mais chance de ter TDAH tipo desatento. A idade de diagnóstico tende a ser mais avançada em relação aos meninos.

TDAH EM PRÉ-ESCOLARES

Embora os sintomas iniciais de TDAH possam ser evidenciados precocemente, em torno dos 3 anos, normalmente a idade em que o diagnóstico é confirmado só ocorre entre 7 e 10 anos. Estudos epidemiológicos têm demonstrado que cerca de 2% a 6% dos pré-escolares preenchem critérios para TDAH. O subtipo mais frequentemente encontrado em crianças com menos de 6 anos de idade é o hiperativo/impulsivo.

Pré-escolares portadores de TDAH apresentam hiperatividade exuberante, dizem mentiras frequentemente, têm comportamento antissocial, são agressivos e desobedientes, brigam com os seus colegas, sendo por isso mais suspensos ou expulsos das escolas e creches em razão deste comportamento disruptivo. Eles também sofrem mais prejuízos acadêmicos e necessitam de educação especial quando comparados aos controles. Frequentemente apresentam comorbidades, como transtorno de linguagem, de conduta e ansiedade.

O tratamento de pré-escolares portadores de TDAH com metilfenidato é utilizado *off-label* e, geralmente, são administradas doses menores em crianças maiores.

TRATAMENTO

A aliança terapêutica com pacientes, pais, responsáveis e professores é crucial para o planejamento e implementação do tratamento. O plano de tratamento deverá ser individualizado, proporcionando acompanhamento periódico e sistematizado focalizado nos resultados atingidos e nos efeitos adversos relatados. Os objetivos do tratamento devem ser realísticos, possíveis de atingir e mensuráveis.

O tratamento do TDAH envolve uma abordagem múltipla, englobando intervenções psicossociais e psicofarmacológicas. No âmbito das intervenções psicossociais, o primeiro passo deve ser educacional, por meio de informações claras e precisas à família a respeito do transtorno. É importante que eles conheçam as melhores estratégias para o auxílio de seus filhos na organização e no planejamento das atividades. Os pais devem ser orientados a ter conhecimento sobre o assunto, obtendo tais dados na internet (www.tdah.org.br) ou em livros disponíveis em língua portuguesa dirigidos aos pais.

A psicoterapia individual de apoio ou de orientação analítica pode ser indicada na abordagem das comorbidades e dos sintomas que comumente acompanham o TDAH (baixa autoestima, dificuldade de controle de impulsos etc.). A modalidade psicoterápica mais bem estudada e com maior evidência científica de eficácia para os sintomas centrais do TDAH (desatenção, hiperatividade e impulsividade) é a terapia cognitivo-comportamental.

Intervenções no âmbito escolar também são importantes, como orientar os professores a respeito da necessidade de uma sala de aula bem estruturada, com poucos alunos, rotinas diárias consistentes, tarefas mais curtas e explicadas passo a passo. Estratégias de ensino ativo que incorporem atividade física são fundamentais. O aluno deverá ser colocado na primeira fila, próximo à professora e longe da janela. O acompanhamento psicopedagógico e reeducativo psicomotor pode ser indicado para melhorar a organização e o planejamento das atividades, assim como o controle dos movimentos.

Os resultados do MTA (Multimodal Treatment of ADHD) – ensaio clínico multicêntrico, que acompanhou 579 crianças com TDAH entre 7 e 9,9 anos por 14 meses, divididas em quatro grupos: (tratamento apenas medicamentoso [metilfenidato], apenas psicoterápico comportamental com orientação aos pais e professores, terapia combinada e tratamento comunitário orientado pelo médico da família ou pediatra) – demonstram claramente a eficácia superior da medicação dos sintomas centrais do TDAH quando comparada à abordagem psicoterápica e ao tratamento comunitário. Entretanto, a abordagem combinada (medicação + abordagem psicoterápica comportamental e orientação para pais e professores) não resultou em eficácia maior nos sintomas centrais do transtorno, quando comparada à abordagem apenas medicamentosa. A interpretação mais cautelosa dos dados sugere que o tratamento medicamentoso adequado é fundamental no manejo do transtorno.

A literatura apresenta os estimulantes como medicações de primeira escolha. Existem mais de 150 estudos controlados, bem conduzidos metodologicamente, demonstrando a eficácia desses fármacos. No Brasil, o único estimulante encontrado no mercado é o metilfenidato em apresentações de curta ação (Ritalina® 10mg) e de longa ação (Ritalina LA® 20, 30 e 40mg e Concerta® 18, 36 e 54mg). A dose terapêutica normalmente se situa entre 0,5 e 1mg/kg/dia. Para o metilfenidato de curta ação, devem ser utilizadas duas ou três doses diárias – uma pela manhã, outra ao meio-dia – e a terceira, no meio da tarde. Para os de longa ação usar dose única diária pela manhã. Cerca de 70% dos pacientes respondem adequadamente aos estimulantes e os toleram bem. Essas medicações parecem ser a primeira escolha nos casos de TDAH sem comorbidades e nos casos com comorbidade com transtornos disruptivos, depressivos, de ansiedade, de aprendizagem e retardo mental leve.

Rotineiramente os pacientes deverão ser pesados e medidos, a fim de detectar perda progressiva de peso e parada da curva de crescimento – efeitos colaterais possíveis relacionados com o uso de metilfenidato.

Não há estudos sobre tempo ideal de manutenção do tratamento, porém sugere-se que, após 1 ano com o paciente assintomático ou quando ocorra melhora importante da sintomatologia, suspenda-se a droga e observe-se. Quanto às interrupções em finais de semana e férias, não há consenso, porém nas crianças em que os sintomas causam prejuízos mais intensos apenas na escola podem ser indicadas essas pausas.

TRATAMENTO DO TDAH ASSOCIADO A COMORBIDADES

TDAH e transtornos de ansiedade

O estudo do MTA demonstrou que essa comorbidade é a única na qual a utilização de intervenção psicossocial (terapia comportamental) determina um efeito tanto nos sintomas básicos do transtorno quanto em indicadores mais gerais do funcionamento similares aos do uso adequado de estimulantes. No que tange a intervenções farmacológicas, sugere-se o uso do metilfenidato associado a inibidores seletivos de recaptura de serotonina (ISRS).

TDAH e transtornos depressivos

O metilfenidato parece ser a medicação de escolha, já que há evidência de sua eficácia em ambos os transtornos. Diferentemente dos adultos, não há evidência de eficácia dos antidepressivos tricíclicos nos quadros depressivos da infância. A atomoxetina, indisponível no Brasil, pode ser uma alternativa.

TDAH e transtorno bipolar

O tratamento dos sintomas de humor é prioritário. Somente após a estabilização do quadro bipolar passa-se ao tratamento dos sintomas do TDAH. É comum iniciar-se com um estabilizador de humor ou antipsicótico atípico e, posteriormente, após melhora, associa-se metilfenidato ou bupropiona, se persistirem os sintomas de desatenção, hiperatividade ou impulsividade. Atenção ao se usarem antidepressivos: deve-se observar se há piora do quadro ou virada maníaca.

TDAH e transtorno de conduta

A primeira escolha é o metilfenidato. A associação de metilfenidato com risperidona também é uma opção, já

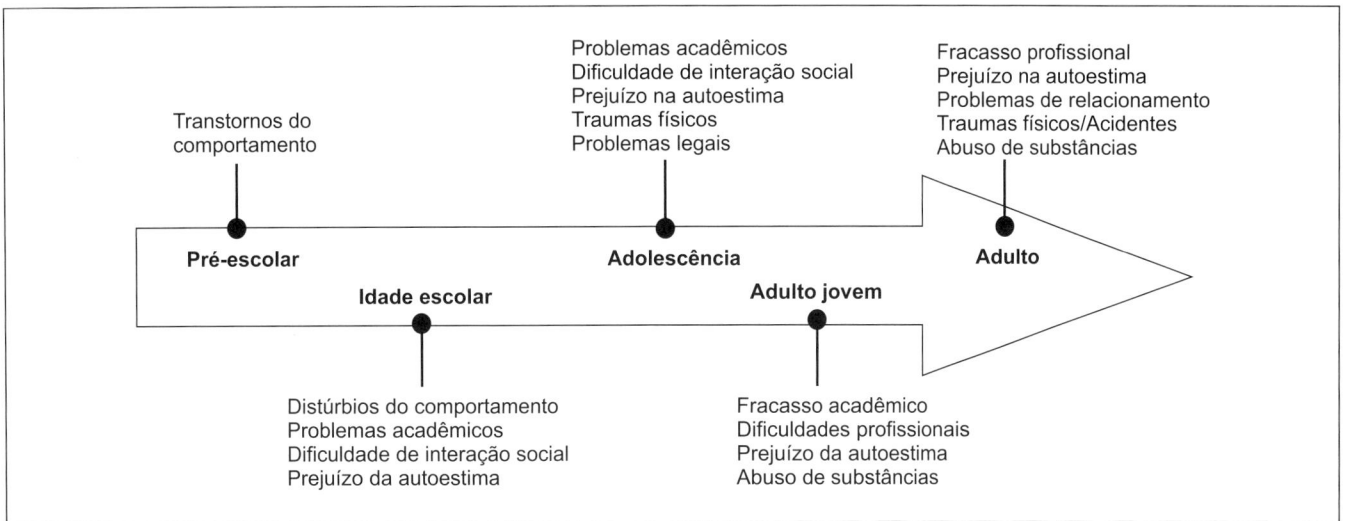

Fig. XXIII.7.1. Impacto do TDAH ao longo da vida.

que esse antipsicótico demonstrou eficácia no tratamento de transtornos disruptivos de crianças. Outra opção é o uso de clonidina.

TDAH e transtorno de tiques/tourette

A clonidina aparece como alternativa para essa condição. Estudos têm sugerido eficácia da atomoxetina no tratamento de tiques. Embora seja descrito que o metilfenidato possa exacerbar os tiques em crianças com TDAH, estudos recentes não confirmaram o agravamento desse sintoma. A associação do metilfenidato com risperidona, pimozida ou até mesmo haloperidol pode ser outra escolha para o tratamento da comorbidade.

PROGNÓSTICO

O TDAH associa-se a significativo comprometimento em diversas áreas na vida do portador e não pode ser considerado um transtorno benigno ou de impacto reduzido. O TDAH associa-se a maior incidência de delinquência, acidentes, desemprego e suspensão da carteira de motorista. Um estudo em nosso meio identificou 54% de portadores de TDAH numa instituição para adolescentes delinquentes de ambos os sexos. Um histórico significativamente mais grave de abuso de álcool e drogas pode ser observado. Tabagismo é mais comum em portadores de TDAH. A incidência de problemas conjugais e os índices de divórcio são maiores nos portadores de TDAH.

Enfim, o impacto do TDAH ao longo da vida do portador desde a infância até a vida adulta é assustador. Portanto, o reconhecimento precoce pelos profissionais e o adequado tratamento fazem-se necessários para minimizar os importantes prejuízos no funcionamento dos indivíduos acometidos.

BIBLIOGRAFIA

American Academy of Pediatrics. Clinical practice guideline: diagnosis and evaluation of the child with attention-deficit/hyperactivity disorder. Pediatrics 2000; 105(5):1.170-2.000.

American Psychiatric Association. Diagnostic and statistical manual of mental disorders (DSM-IV). 4 ed. Washington, DC: APA, 1994.

Andrade RC, Silva VA, Assumpção FB. Preliminary data on the prevalence of psychiatric disorders in brazilian male and female juvenile delinquents. Brazilian Journal of Medical and Biological Research 2004; 37:1.155-1.160.

Biederman J, Faraone SV, Mick E. Clinical correlates of ADAH in females: findings from a large group of girls ascertained from pediatric and psychiatry referral sources. J Am Acad Child Adolesc Psychiatry 1999; 38:966-967.

Biederman J, Mick E, Faraone SV et al. Influence of gender on ADAH in children referred to a psychiatric clinic. J Am Acad Child Adolesc Psychiatry 2002; 159:36-42.

Biederman J, Milberger S, Faraone SV et al. Impact of adversity on functioning and comorbidity in children with attention-deficit hyperactivity disorder. J AM Acad Child Adolesc Psychiatry 1995; 34(11):1.495-1.503.

Campbell SB, Ewing LJ. Follow-up of hard-to-manage preschoolers: adjustment at age 9 and predictors of continuing symptoms. J Child Psychol Psychiatry 1990; 31(6):871-889.

Cantwell DP. Attention deficit disorder: a review of the past 10 years. J Am Acad Child Adolesc Psychiatry 1996; 8(35):978-987.

Greenhill LL, Posner K, Vaughan BS, Kratochvil CJ. Attention deficit/ hyperactivity disorder in preschool children. Child and Adolescent Psychiatric Clinics of North America 2008; 17(2):347-366.

Kooij JJ, Buitelaar JK, van den Oord EJ et al. Internal and external validity of attention-deficit hyperactivity disorder in a population-based sample of adults. Psychol Med 2005; 35(6):817-827.

Lavigne JV, Gibbons RD, Christoffel KK et al. Prevalence rates and correlates of psychiatric disorders among preschool children. J Am Acad Child Adolesc Psychiatry 1996; 35(2):204-214.

Martins S, Tramontina S, Rohde LA. Integrando o processo diagnóstico. In: Rohde LA, Mattos P (eds.). Princípios e práticas em TDAH. Porto Alegre: Artmed, 2003:151-160.

Mattos P, Palmini A, Salgado CA et al. Consenso Brasileiro de Especialistas sobre diagnóstico do TDAH. Disponível em: www.tdah.org.br.

Polanczyk G, Lima MS, Horta BL, Biederman J, Rohde LA. The worldwide prevalence of ADHD: a systematic review and metaregression analysis. Am J Psychiatry 2007; 164:942-948.

Rohde LA, Barbosa G, Tramontina S, Polanczyk G. Transtorno de déficit de atenção/hiperatividade. Rev Bras Psiquiatr 2000; 22(Supl. 2):7-11.

Rohde LA, Mattos P. Introdução. In: Rohde LA, Mattos P (eds.). Princípios e práticas em TDAH. Porto Alegre: Artmed, 2003:11-14.

Rohde LA, Miguel Filho EC, Benetti L, Gallois C, Kieling C. Transtorno do déficit de atenção/hiperatividade na infância e adolescência: considerações clínicas e terapêuticas. Rev Psiq Clin 2004; 31(3):124-131.

Roman T, Schmitz, Polanczyk GV, Hutz M. Etiologia. In: Rohde LA, Mattos P (eds.). Princípios e práticas em TDAH. Porto Alegre: Artmed, 2003:35-52.

The MTA Cooperative Group. A 14-month randomized clinical trial of treatment strategies for attention-deficit/hyperactivity disorder. Arch Gen Psychiatry 1999; 56:1.073-1.086.

CAPÍTULO 8

Deficiência Mental: em que Evoluímos no Cuidado dos que não Avançam?

Andréa Echeverria
Pedro Gabriel Bezerra da Fonseca

INTRODUÇÃO: BREVE HISTÓRIA DA MENTE E DA DOENÇA MENTAL

Poucos termos são tão controversos na história dos saberes quanto o termo mente. Muito antes de a psicologia moderna tecer suas conjecturas sobre os aspectos mais sediciosos desse instigante *mistério*, ela, a mente, foi durante a história exaustivamente tomada como objeto das mais diversas investigações. Já desde a nascente de nossa cultura, no berço mesmo do Ocidente, os gregos reservaram algumas de suas mais desassossegadas páginas para a discussão desse aspecto humano desde sempre associado ao intelecto.

Desde os gregos, o termo tem sido coligado à capacidade de pensar – tal como definiram Platão e Aristóteles – e vem desde remotos séculos recebendo nomes como *nous* e *noesis* (na antiga Grécia), *intellectus* (na Idade Média), inteligência (na modernidade científica) e, em época mais recente, *mente* (termo criado na contemporaneidade).

Platão definia as boas habilidades do espírito humano (*nous*) como sendo a competência para determinar os limites, a ordem e a medida das coisas. Aristóteles, por sua vez, criará uma nova palavra (*noesis*) para se referir a ela, definindo-a como "o conjunto de atividades superiores da alma", expressas na capacidade de emitir um bom juízo sobre as coisas. Lembremos que Parmênides e Anaxágoras, antes de Platão e Aristóteles, já se haviam debruçado sobre o tema e definido, cada um ao seu modo, mente ou intelecto como aquilo graças ao qual a alma compreende e raciocina (o que parece ser o pontapé inicial do estudo desse atributo humano).

Essas concepções demonstram que, desde a nascente de nosso pensamento, a capacidade (contemporaneamente) chamada de *mental* sempre foi associada genericamente à capacidade de dar um sentido ao mundo, às coisas, de efetuar escolhas e o bem raciocinar. Esse significado genérico manteve-se na Idade Média, persistindo incólume até o advento do Romantismo. Antes, porém, da incidência desse movimento, Tomás de Aquino já chamou a mente de *intelligere*, etimologicamente *ler dentro* (*intus legere*), associando-a a uma espécie de essência do sujeito ou à capacidade de discernir sobre os próprios estados anímicos.

Com a chegada do já referido movimento literário/humanístico (o Romantismo), o intelecto (ou a mente), a partir de Ficht, deixa de estar associado ao conhecer e passa a estar associado ao raciocínio abstrato, à imaginação e ao "entendimento". Desse modo, os ditos déficits de "entendimento" ou dificuldades na capacidade de conhecer ou raciocinar passaram a ser passíveis de uma investigação num contexto clínico e, posteriormente, psicopatológico (no sentido nosológico do termo).

A natureza psicopatológica da deficiência mental teve sua inscrição no século XIX, quando Pinel em 1809, acrescentou o *idiotismo* à categorização de alienação mental em sua obra clássica *Tratado Médico-Filosófico sobre a Alienação Mental*. O *idiotismo* de Pinel não era concebido como loucura, mas significava "carência ou insuficiência intelectual". Posteriormente, mais precisamente em 1838, Esquirol amplia a concepção de Pinel, afirmando que a *idiotia* ou *imbecilidade* devia-se a causas maturacionais.

Ao final do século XX, a concepção de deficiência mental estava associada à perspectiva exclusivamente organicista, de natureza neurológica, identificada pelo atraso no desenvolvimento dos processos cognitivos. Em 1955, Bleuler, em seu *Tratado de psiquiatria,* irá incorporar aspectos dinâmicos às chamadas doenças mentais. Abre-se espaço para as questões subjetivas, admitindo a perspectiva de multicausalidade.

Embora a investigação desse tema remonte aos tempos mais remotos, é notável que seu estudo científico (falando em termos mais especificamente clínicos) seja tão recente. Os recorrentes e antiquíssimos rituais de expulsão das crianças defeituosas talvez expliquem essa "omissão" teórica no estudo defectológico sugerindo que as crianças defeituosas (do latim *de-fecto*, ou seja, *feitas diferentes*) sempre foram causadoras de horror.

Isso pode ser atestado na mitologia quando Édipo, portador de uma diferença, uma maldição que era então tratada como uma doença, é condenado à morte para que sobre ele não se cumpra o vaticínio que afetaria o rei Laio e toda a cidade de Tebas. Atestamos esse dado também na própria história antiga em que civilizações assassinavam crianças defeituosas/deficientes para que elas não se tornassem um peso para o Estado (o próprio Platão sugere isso em seu célebre *A República*).

OBJETIVOS

Dentro do contexto já exposto, este texto tentará abordar a deficiência mental pelo viés da psicologia, objetivando fornecer informações aos pediatras que, geralmente antes de qualquer outro especialista, entram em contato com a criança e com seus cuidadores nos primeiros anos de vida. Objetiva-se fornecer a esses profissionais elementos que lhes possibilitem detectar precocemente o "risco" do quadro a fim de que se possa informar/orientar os cuidadores e a família que essa criança apresenta alguma alteração no desenvolvimento (evento que é de capital importância, já que oferece a oportunidade de se buscar ajuda o mais cedo possível).

DIAGNOSE

Quase sempre o diagnóstico da deficiência mental está a cargo de médicos e psicólogos clínicos. Ele pode ser realizado em consultórios, hospitais, centros de reabilitação e clínicas. Equipes interdisciplinares de instituições educacionais também o realizam. De um modo geral, a demanda atende a propósitos educacionais, ocupacionais, profissionais e de intervenção. A prática do diagnóstico, na história epidemiológica da doença, é de capital importância, pois o que é observado na prática cotidiana é um lamentável atraso no diagnóstico, em alguns casos, por desconhecimento dos próprios profissionais e, em outros, por se acreditar que muitos dos sinais e sintomas na infância podem vir a se alterar quando da entrada da criança na escola.

A realização do diagnóstico exige instrumentos e recursos que garantam resultados confiáveis. Os manuais de psiquiatria e os sistemas internacionais de classificação estão entre os referenciais que mais orientam esse procedimento. Entrevistas de anamnese e testes psicológicos (particularmente de mensuração da inteligência) são as técnicas mais comumente utilizadas, associando-se ao julgamento clínico, para a condução do processo.

O diagnóstico de deficiência mental envolve a compreensão de quatro grupos de fatores etiológicos: biomédicos, comportamentais, psicossociais e educacionais. A ênfase em elementos dessas dimensões depende do enfoque e da fundamentação teórica que orientam a concepção dos estudiosos, bem como do profissional que fará o diagnóstico/tratamento.

A psicanálise, trazida ao mundo por Sigmund Freud, acrescenta mais uma dimensão para a compreensão da etiologia e do tratamento desse quadro. Para essa tão importante área de investigação, o quinto fator seria a *afetividade*, ou seja, as relações familiares desenvolvidas na imbricada teia de relações em que a criança encontra-se envolvida antes mesmo de seu nascimento.

Desse modo, a psicanálise sugere que os investimentos afetivos direcionados à criança têm peso decisivo no modo como a criança se estruturará no mundo: quando os pais, por exemplo, escolhem um nome, ele é dotado de uma representatividade que carrega traços da história familiar, que investem na criança uma expectativa intergeracional, cuja adesão (ou não) pode ser manifesta de modo psicopatológico. Por exemplo: não é sem efeitos que uma criança (muitas vezes nem nascida ainda) recebe de seu pai um uniforme de um clube de futebol, por exemplo.

A psicanálise sugere também, de maneira inovadora, que a inteligência (bem como toda a vida mental das crianças) é uma construção, algo que não viria de modo necessário e natural com o simples crescimento. As visões tradicionais giram em torno de um pressuposto aristotélico essencialista em que, dito em termos gerais, uma semente de laranja produziria naturalmente uma laranjeira desde que lhe fosse fornecido o ambiente suficiente e necessário para seu desabrochar.

Retomando uma antiga ideia platônica, Freud, em seus trabalhos, sugere que o intelecto (linguagem enquanto aptidão para compreender e interpretar o mundo e inteligência enquanto capacidade de resolução de problemas) seria fruto de uma construção simbólica que admitiria em seu percurso diversos produtos, não sendo então fruto de um mero desenvolvimento. Dito em outras palavras, a herança psicanalítica nega que o homem seja um portador de sementes, mas um campo fértil em que qualquer coisa pode ser plantada e que, tal qual uma seara (mesmo das mais férteis), pode inclusive não conhecer arado ou semeadura (mantendo-se, improdutivamente, em seu nada originário).

A consideração de tais visões, que embora aparentemente conflitantes podem ser tomadas em íntima interlocução, é fundamental para a identificação, o tratamento e a orientação às famílias. A complexidade desse quadro tão delicado (e as suas inúmeras variações conforme nos atesta a clínica) sugere que devemos lançar mão, do modo mais tenaz possível, de todas as concepções explicativas que acrescentam algum elemento explicativo/terapêutico ao quadro. Lembramos aqui outra valiosa contribuição de Sigmund Freud para a clínica em geral (e que encontramos diluída em toda a sua vastíssima obra): a ideia de que o par diagnóstico/tratamento será tão mais ético quanto mais bem aplicado àquele quadro específico (ao singular de cada caso).

DEFINIÇÃO – MANUAIS DIAGNÓSTICOS ATUAIS

Em 1876 foi criada em Washington a AAMR (American Association on Mental Retardation). Essa associação dedica-se à produção de conhecimentos acerca da deficiência mental, definindo classificações, modelos teóricos e orientações de intervenção em diferentes áreas. Está em permanente atualização a partir dos novos trabalhos publicados na área.

A definição utilizada pela Associação Americana sobre Deficiência Mental diz que: "A deficiência mental refere-se a um funcionamento intelectual geral significativamente abaixo da média, juntamente com deficiência na conduta adaptativa que se manifesta durante o período do desenvolvimento."

Esse modelo incorpora, na explicação da deficiência mental, cinco dimensões. São elas:

- Habilidades intelectuais.
- Comportamento adaptativo.
- Participação, interações, papéis sociais.
- Saúde.
- Contextos.

A deficiência mental caracteriza-se pelo desenvolvimento intelectual insuficiente, e esse atraso pode ou não ser acompanhado por manifestações patológicas. Segundo o DSM-IV, os critérios para o diagnóstico da DM são: funcionamento intelectual significativamente inferior à média, déficits ou prejuízos concomitantes no funcionamento adaptativo e início antes da fase adulta.

O DSM-IV (abreviatura de *Diagnostic and statistical manual of mental disorders* – Fourth edition) é o chamado *Manual diagnóstico e estatístico de doenças mentais* em sua quarta edição. É uma publicação da Associação Psiquiátrica Americana (APA) em Washington (sua primeira edição foi lançada em 1994). Juntamente com a CID (*Classificação estatística internacional de doenças e problemas relacionados com a saúde*, ou, em inglês, *International statistical classification of diseases and related health problems* [ICD]), atualmente em sua décima edição, constituem-se nos dois principais manuais diagnósticos utilizados no mundo.

Com a finalidade de identificar o déficit intelectual/mental foi instituído um índice atribuído às competências anímicas de modo a se considerar deficitário o desempenho mental que for classificado aquém ou abaixo dessa média geral. Essa média normalmente é definida em correlação com uma variável psicológica chamada *quociente de inteligência* (QI), obtido mediante avaliação psicológica por meio de um teste (ou uma bateria deles) de inteligência padronizado de aplicação individual (por exemplo, Escala Wechsler de Inteligência para Crianças – revisada, Stanford-Binet, Bateria Kaufman de Avaliação para Crianças etc.) sempre aplicado por psicólogos capacitados para tais mensurações.

Em suma, QI é uma medida obtida por meio de testes desenvolvidos para avaliar as capacidades cognitivas de uma pessoa em comparação com os demais do seu grupo etário. A medida do QI é parametrizada para que o valor médio de cada categoria de sujeitos seja de 100 e que tenha um determinado desvio padrão, geralmente de 15 pontos.

Esses testes já foram bastante criticados por não levar em conta o contexto social e cultural em que cada sujeito é avaliado, tomando-os universalmente e desconsiderando as diferenças individuais (considerando a faixa etária como única variável de correlação). Essa limitação em sua aplicação é uma falha quando não indica as potencialidades, os graus e as formas de adaptação de cada sujeito, em seu potencial adaptativo e o que cada um traz de único em sua história.

A utilização de um teste de QI irá indicar uma deficiência mental, informando se o desempenho for significativamente inferior à média, ou seja, um escore de 70 ou menos. Paralelamente serão avaliados os déficits adaptativos em que deverá levar em conta a comunicação, os cuidados pessoais, as atividades da vida diária, as habilidades sociais e interpessoais, o uso dos recursos comunitários, a independência, a linguagem, as habilidades cognitivas, de aprendizagem, o trabalho, o lazer, a saúde e a segurança.

NÍVEIS DE GRAVIDADE DA DEFICIÊNCIA MENTAL

O DSM-IV prevê quatro níveis de gravidade que podem ser especificados tendo como referência o nível de prejuízo intelectual e o comprometimento de habilidades. São eles: leve, moderado, grave e profundo.

Retardo mental leve

A deficiência leve era, até alguns anos atrás, categorizada pedagogicamente como sendo o grupo dos "educáveis", o qual constitui o maior segmento (cerca de 85%) dos indivíduos com o transtorno. Os indivíduos com esse nível de retardo mental tipicamente desenvolvem habilidades sociais e de comunicação durante os anos pré-escolares (dos 0 aos 5 anos), têm prejuízo quase imperceptível nas áreas sensório-motoras e com frequência, não são distinguidos em relação a crianças sem retardo mental (até uma idade mais tardia em que as características tornam-se mais evidentes). Contando com o apoio adequado, os indivíduos com retardo mental leve habitualmente podem viver sem problemas na comunidade, alguns até desenvolvendo atividades remuneradas.

Retardo mental moderado

Esse grupo constitui cerca de 10% de toda a população de indivíduos com retardo mental. São capazes de adquirir habilidades de comunicação durante os primeiros anos da infância e, mesmo em idade avançada, são geralmente capazes de cuidar de si mesmos. Seu intelecto é geralmente comparado, academicamente, ao nível de segunda série.

Retardo mental grave

Neste grupo estão incluídos 3% a 4% dos indivíduos com retardo mental. Durante seus primeiros anos de infância, essas crianças adquirem pouca ou nenhuma fala comunicativa. Beneficiam-se muito limitadamente, no decorrer de suas vidas, de fala, instruções básicas de higiene e do conteúdo escolar posteriores ao da pré-escola (familiaridade com o alfabeto e contagem simples). Não obstante, podem dominar habilidades de reconhecimento visual e sentenças orais fundamentais à sobrevivência.

Retardo mental profundo

Esse grupo compreende aproximadamente 1% a 2% dos indivíduos com deficiência mental. Nessa categoria encontramos a maior frequência de uma condição neurológica correlacionada com a deficiência mental (geralmente considerada como sua causa). Possuem prejuízos sensório-motores desde os primeiros anos de infância.

Retardo mental de gravidade inespecificada

A chamada gravidade inespecificada no caso de deficiência mental aplica-se quando existe uma forte suposição de retardo mental, mas o indivíduo não pode ser adequadamente testado pelos instrumentos habituais de medição da inteligência. Isso pode se dar tanto nos casos em que não há cooperação com a testagem e/ou nos casos em que o prejuízo é tamanho a ponto de impossibilitá-la. Quando há suposição desse quadro em bebês, a gravidade sempre se mantém inespecificada (também pela impossibilidade da aferição). Costuma-se dizer, em geral, que quanto menor a idade, mais difícil é a avaliação da presença de deficiência mental (exceto nos casos mais prototípicos de um comprometimento profundo em que o diagnóstico é feito mais facilmente). A especificação do seu grau também se torna cada vez mais difícil nas idades menores.

FATORES CAUSAIS

De acordo com Ajuriaguerra, as principais causas da deficiência mental podem ser divididas em dois grupos:

1. *Deficiência mental subcultural:* compreende fatores herdados, conhecidos como retardo mental primário, fatores psicossociais, práticas educacionais restritas e deficiência nutricional.
2. *Doenças orgânicas:* podem ser de caráter *genético* (como a síndrome de Down, doença mental autossômica), *congênito* (como má formação cerebral em razão do uso de drogas ou de abortivos na gravidez, por exemplo) ou adquiridos após o nascimento.
    2.1. Causas pré-natais:
    – Aberrações autossômicas.
    – Causas gênicas.
    – Malformações cerebrais.
    – Ambientais: infecciosas (rubéola, CMV, HIV, toxoplasmose, sífilis, listeriose), drogas (álcool, tabaco, cocaína e antiepiléticos), desnutrição intrauterina, radiações.

2.2. Causas perinatais:
– Anoxia ou hipoxia.
– Prematuridade.
– Baixo peso.
– Infecções.
2.3. Causas pós-natais:
– Infecções (meningecefalites e encefalites).
– Traumas cranianos.
– Desmielizações.
– Subnutrição.
– Intoxicações exógenas.
– Radiações.
– Convulsões.

DIAGNÓSTICO PRECOCE

Os distúrbios infantis do desenvolvimento podem ser detectados precocemente. O médico pediatra que acompanha a criança desde o seu nascimento tem a oportunidade e a responsabilidade de informar os pais acerca de qualquer alteração no desenvolvimento infantil esperado. Esses comportamentos quase sempre aparecem no discurso dos pais que trazem a criança à consulta. Expressões como "O meu filho é diferente das outras crianças" ou "Doutor, observo que ele não responde adequadamente" ou ainda "Tenho observado que ele é um pouco atrasado" são pistas preciosas que devem ser consideradas.

O diagnóstico deve ser feito a partir da consideração de alguns fatores que não devem escapar às consultas de rotina no acompanhamento mensal do pediatra durante o 1º ano de vida da criança. São eles:

- A história clínica da criança.
- O acompanhamento do desenvolvimento motor, adaptativo, da linguagem, visual, sensorial e psicossocial.
- O exame físico e possíveis atrasos cognitivos, motores, da fala e sociais.
- As alterações neurológicas e possíveis malformações físicas.
- Desenvolvimento psicointelectual.

O diagnóstico antes do 1º ano de vida da criança irá preparar os pais para o cuidado necessário que deverá ser prestado à criança durante toda a sua infância e quase sempre depois dela. Os pais deverão ser orientados sobre a necessidade da ajuda de outros profissionais nesse tratamento que envolverá fortemente toda a comunidade, pois ela desenvolve papel fundamental na formação de uma criança com o quadro de deficiência mental, ajudando-a a desenvolver melhor suas capacidades e provendo-lhe, em alguns casos, engajamento profissional.

O trabalho com bebês e crianças pequenas deve ser iniciado o mais precocemente possível, muitas vezes logo após o nascimento (se detectada alguma evidência). Essas intervenções precoces visam estimular a criança para que desenvolva suas potencialidades biológicas, psicológicas e sociais comprometidas.

Paralelamente ao trabalho desses profissionais, é necessário o acompanhamento psicológico aos pais do bebê.

Trabalhos recentes apontam a importância do conhecimento de sinais de sofrimento psíquico em bebês. Esses sinais podem ser detectados pela equipe médica que acompanha esses bebês seja em hospitais ou em consultas de rotina.

A partir da teoria psicanalítica foram desenvolvidos indicadores clínicos de risco para o desenvolvimento infantil (IRDI) observáveis nos primeiros 18 meses de vida da criança. Esses indicadores clínicos (IRDI) podem ser empregados pelos pediatras e por outros profissionais de saúde da atenção básica em consultas nas unidades básicas e/ou centros de saúde e podem ser úteis para detectar, em idade tenra, transtornos psíquicos do desenvolvimento infantil.

Os indicadores de risco para o desenvolvimento psíquico de uma criança podem ser detectados por qualquer profissional com um conhecimento sobre a perspectiva de formação do sujeito na qual se baseia a psicanálise (psicólogos ou psiquiatras com formação analítica, por exemplo).

A psicanálise parte do princípio de que a subjetividade é um aspecto central e organizador do desenvolvimento em todas as suas vertentes. Essa subjetividade, por sua vez, é construída pela inserção da criança na linguagem e na cultura.

O que caracteriza o bebê humano é o fato de que seus instintos pré-formados são ressignificados por seu meio ambiente, evento que o distancia do funcionamento animal em sua dimensão puramente etológica.

Nessa perspectiva, a linguagem terá um lugar fundamental no desenvolvimento infantil. Esse estabelecimento comunicativo entre a criança e sua mãe (ou cuidadores) irá marcar e organizar as funções orgânicas, anatômicas, musculares e neurofisiológicas da criança.

A seguir, listamos ainda mais alguns eixos que devem ser avaliados em consultas de rotina a partir do primeiro mês de nascimento da criança, oriundos das contribuições psicanalíticas. São eles:

- *Estabelecimento da demanda:* deve ser observado se a criança com o seu choro estabelece uma comunicação com a sua mãe, ou seja, se a mãe consegue interpretar o choro do bebê (atribuindo a ele alguma causa mesmo que hipotética, o que aponta para a construção de um vínculo).
- *Suposição de sujeito:* deve ser observado se a mãe ou cuidadores interpretam o que é demandado com o choro, supondo aí a existência de um sujeito desejante (que demanda algo de um outro).
- *Alternância de presença-ausência:* deve ser observado se as idas e vindas da mãe ou cuidador instauram o lugar da falta na criança, o que irá propiciar ao bebê o espaço simbólico (que em psicanálise chamamos campo da linguagem). Com essa falta será fundado o espaço mediador entre o corpo da mãe e o do bebê.
- *Função paterna:* instaura a separação definitiva da criança com o corpo da mãe e introduz a criança no mundo simbólico no qual ela poderá procurar a sua satisfação fora do corpo a corpo materno direcionando-se para o mundo que a rodeia. A função paterna (nem sempre exercida pelo pai propriamente dito) repete em caráter simbólico, nas primeiras relações estabelecidas pela criança, a separação *real* ocorrida quando do corte do cordão umbilical).

TRATAMENTO: INDICAÇÃO, TRABALHO COM OS PAIS E ACOMPANHAMENTO DA CRIANÇA

A indicação terapêutica para uma criança com deficiência mental quase sempre contempla uma equipe interdisciplinar. A *estimulação precoce* ou intervenção precoce levará em conta um conjunto de ações que desde o nascimento objetiva proporcionar oportunidades de trabalhar uma série de experiências e estímulos visando ao desenvolvimento das potencialidades do bebê.

Profissionais de diversas especialidades com experiência em neuropediatria, psicologia, psicanálise, psiquiatria infantil, fisioterapia, fonoaudiologia, psicopedagogia, enfermagem etc., participam desse processo, que dirige ações no sentido de estimular e individualizar o desenvolvimento infantil num trabalho integrado.

A participação dos pais nesse processo é fundamental. Parte-se do pressuposto de que a escuta aos pais por um profissional da área de saúde mental deverá ser proposta, pois eles, abalados narcisicamente com o diagnóstico do seu bebê, necessitarão de um espaço de escuta e de fala para levar adiante o tratamento. A casuística atesta-nos de modo impressionantemente convincente que os melhores resultados desses trabalhos são obtidos com a participação ativa dos pais.

BIBLIOGRAFIA

Abbagnano N. Dicionário de filosofia. São Paulo: WMF Martins Fontes, 2003.

Ajuriaguerra J. Manual de psiquiatria infantil. 2 ed. São Paulo: Masson, 1983.

American Association on Mental Retardation (AAMR). Disponível em: http://www.aamr.org/. Acesso em: maio/2009.

Associação Psiquiátrica Americana. Manual diagnóstico e estatístico de transtornos mentais. 4 ed. Porto Alegre: ArtMed, 1994.

Carvalho ENS, Maciel DM. Nova concepção de deficiência mental segundo a American Association on Mental Retardation – AAMR: sistema 2002. Temas em Psicologia da SBP 2003: 147-156.

Fichtner M (org.). Prevenção, diagnóstico e tratamento dos transtornos mentais da infância e da adolescência: um enfoque desenvolvimental Porto Alegre: Artes Médicas, 1997.

Freud S. Edição standard brasileira das obras psicológicas completas de Sigmund Freud. Rio de Janeiro: Imago, 1982.

Gnu Free Documentation License – GFDL. Wikipedia. Disponível em: http://pt.wikipedia.org/wiki/Quociente_de_intelig%C3%AAncia. Acesso em maio/2009.

Jerusalinsky A. (org.). Escritos da criança. Porto Alegre: Centro Lydia Coriat, 1990.

Matias JC. Consideraciones sobre el retraso mental. Fort Da 2006:9.

Ministério da Saúde. F70-F79 Retardo Mental. Disponível em: www.datasus.gov.br/cid10/v2008/webhelp/f70_f79.htm. Acesso em 10/2/2009.

Misès R. A criança deficiente mental: uma abordagem dinâmica. Rio de Janeiro: Zahar, 1977.

Moncada GB, Richmond JB, Tarjan G. Psicopediatria: problemas psicológicos del nino en la prática diária. Barcelona: Salvat Editores, 1987.

Organização Mundial de Saúde. Classificação de transtornos mentais e de comportamento da CID-10: descrições clínicas e diretrizes diagnósticas. Porto Alegre: Artes Médicas, 1993.

Perez BS. EduPsi – Clínica psicoanalítica con sujetos diagnosticados con retraso mental. Disponível em: www.edupsi.com/retraso. Acesso em dezembro/2008.

Perez BS. Psicoanálisis con niños que presentam discapacidad intelectual. Fort Da. 2006 Diciembre; 9.

Pinel P. Tratado médico-filosófico sobre a alienação mental ou a mania. Porto Alegre: UFRGS, 2007.

Platão. A República. 11 ed. Lisboa: Calouste Gulbenkian, 2008.

Reale G, Antiseri D. História da filosofia. São Paulo: Paulus, 2005.

Reale G. História da filosofia antiga. São Paulo: Loyola, 1995.

Sofocles. A trilogia tebana. 9 ed. Rio de Janeiro: Jorge Zahar Editor, 2001.

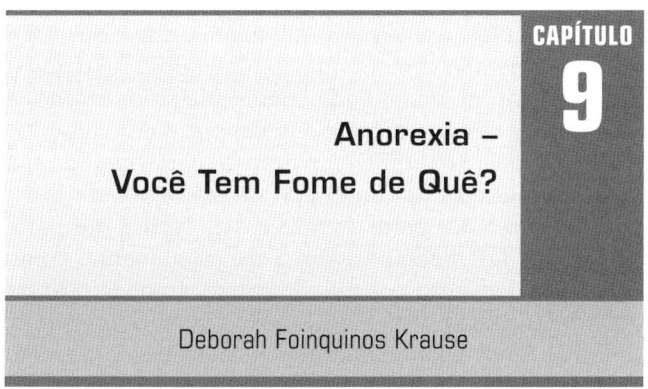

CAPÍTULO 9

Anorexia – Você Tem Fome de Quê?

Deborah Foinquinos Krause

> *Não encontrei o alimento de que gostasse. Se o tivesse encontrado, acredito que não teria chamado tanto a atenção e que teria me empanturrado como tu e todos.*
>
> Franz Kafka, in O artista da fome

A HISTÓRIA DA ALIMENTAÇÃO, A CONSTITUIÇÃO DO EU E OS TRANSTORNOS ALIMENTARES

A alimentação faz parte da história da cultura de todos os povos e dos sujeitos em particular. Os alimentos sempre tiveram uma representação simbólica, social e religiosa. De acordo com Flandrin e Montanari, a "alimentação torna-se progressivamente elemento da estruturação dos grupos, de expressão de uma identidade própria e origem de um pensamento simbólico".

O homem civilizado come não apenas para a satisfação da necessidade, expressa pela fome, mas também para restabelecer laços com as lembranças ligadas à representação das experiências na relação com o outro que o amamentou e cuidou. É por meio desse outro, a mãe, na grande maioria dos sujeitos, que chegam o alimento e as primeiras sensações. A mãe, ou o cuidador da criança, torna-se um veículo de transmissão não apenas do alimento, mas do que é dito, olhado, cheirado, tocado e sentido nas primeiras experiências de alimentação. Assim, o alimento representa muito mais do que a comida e a satisfação da necessidade em si mesma. O mundo, no seu sentido mais amplo, entra pela boca da criança.

A alimentação permite que seja instalado um estilo de relação entre a dupla mãe-criança. Estilo como aquilo que instaura uma identidade por meio da repetição vida afora.

É o alimento que cria o espaço de relação da criança com o corpo e o psiquismo do outro, bem como com seu próprio corpo e psiquismo. O alimento como portador da saciedade, do prazer, do eu e do não eu, do dentro e do fora de mim. Não foi por acaso que Freud afirmou que o eu é antes de tudo corporal. O eu tem como fonte constitutiva as primeiras relações e sensações do corpo.

Para a psicanálise, o eu, o corpo, o alimento e a sexualidade estão sempre relacionados. Entenda-se sexualidade como fonte de prazer, de diminuição do desprazer ou da sensação de angústia. Logo no início da vida, a criança vive intensamente a fase oral na qual sua zona de prazer é a boca e o trato digestivo. O reconhecimento e a significação das primeiras experiências passam pela boca. O corpo e a consequente constituição do eu passam a ser territórios privilegiados da inscrição de significados, ou seja, das experiências vividas e, muitas vezes, esquecidas.

Não podemos deixar de reconhecer que os transtornos da conduta alimentar fizeram uma reestreia bombástica na sociedade há pelo menos 20 ou 30 anos. Quer seja pelas reportagens de revista ou televisão, a bulimia e a anorexia apareceram como uma grande novidade, um novo sintoma. Sabemos que a anorexia santa ou a santa anorexia já vinha preocupando a sociedade desde o século XIV. É célebre o caso de Catarina de Siena (1348), que decide deixar de comer, adoece e morre. As moças da época, impossibilitadas de expressar suas insatisfações, tomavam o imperativo da religião como a forma mais sublime de servir aos desígnios de Deus. Não comiam "por vontade de Deus" e não pelas próprias dificuldades em enfrentar as repressões sociais e os consequentes conflitos pessoais. O nada comer era sua grande fonte de sustentação. Observou-se que a recusa alimentar religiosa ocultava um grande apetite ou tendência psíquica para a morte. É importante lembrar que essas anorexias perderam sua representatividade mediante a veiculação de uma bula papal, quando Urbano VIII excluiu, para essas jovens, a possibilidade de canonização.

Cada época ou sociedade veste seus sintomas com diferentes roupagens, mas não podemos esquecer que tanto nas anorexias santas quanto nos atuais transtornos alimentares há algo semelhante que insiste em reaparecer: a recusa alimentar, ainda que por motivos e objetivos diferenciados. Há sempre a impossibilidade de falar das insatisfações pessoais. A doença manifesta-se no e pelo corpo e em casos extremos, não raros, pode levar à morte. Se é por meio do corpo que o eu constitui-se, é também por meio do corpo que o eu padece e desaparece. As taxas de mortalidade variam entre 5% e 20%.

Neste trabalho propomo-nos a abordar alguns aspectos da clínica psicológica atual da anorexia e a importância do encaminhamento médico ao tratamento pela equipe multi e transdisciplinar.

A CONSTITUIÇÃO DO SINTOMA ANORÉXICO

A chegada nos consultórios médicos, via de regra, dos pacientes com transtornos alimentares ocorre no início da puberdade ou da adolescência. Mas as alterações e as recusas alimentares podem ser evidenciadas desde os primeiros dias de vida.

A fome, como as demais necessidades biológicas, é contaminada pelo fato de estar implicada em outro tipo de satisfação. Muito embora os pacientes digam conscientemente que não se alimentam por não ter fome e que não há nenhum outro motivo, a perda do apetite e da vontade de comer têm suas relações com a perda da libido do prazer em comer, em ser alimentado, de sentir-se satisfeito. Prazer em viver e prazer em manter ou fazer novos laços sociais.

Partindo dos pressupostos sustentados por Perez, existem três momentos mais vulneráveis para a constituição do sintoma anoréxico:

A lactância

É o tempo privilegiado para o surgimento de desordens alimentares. A mãe, diante do poder de gerar e dar a vida ao bebê, investe-se de uma posição muitas vezes absoluta sobre seu filho. Considera-se como única a saber o que seu filho deseja e apenas ela pode satisfazê-lo. Assim, não permite que o bebê expresse seus desejos, seus gostos e sua futura subjetividade.

A clínica mostra que na maioria dos casos são mães de comportamento rígido, intrusivas e controladoras. Essas características prejudicam sobremaneira o diálogo entre a díade.

Em contraposição, há também mães que nada sabem sobre o bebê, acham-se incapazes para alimentá-lo ou têm fantasias que seu leite não alimenta a criança ou não o produz em quantidade suficiente para satisfazê-lo. Essas mães parecem estar prejudicadas na sua capacidade antecipatória frente ao bebê, ou seja, são incapazes de atribuir outros significados aos sons, gestos, olhares ou sinais emitidos pelo bebê que demandam uma comunicação não verbal nesse momento. Todo choro é interpretado como fome. É fundamental que as mães possam fantasiar o surgimento de um futuro sujeito onde existe o bebê.

Quando a mãe se acha onipotente ou insuficiente para cuidar do bebê e alimentá-lo, detecta-se uma falha no estabelecimento do diálogo. Ou ela empanturra insistentemente o bebê, não percebendo quando está saciado, ou não entende que não está gostando do leite e, assim, chora insistentemente. De acordo com Perez, "muitas vezes, o bebê recusa o leite materno porque ele realmente vem fraco, mas fraco não de substâncias químicas, fraco de significado, de investimento materno, fraco de algo que está além do valor nutritivo de leite". Recusa o alimento que não vem recheado de afeto, aquele que é ofertado sem graça e sem sabor.

Esse diálogo mãe-bebê também é constitutivo das noções de presença e ausência ou falta. É importante que o bebê possa angustiar-se minimamente e possa usar o choro para comunicar seu desconforto e para fazer o apelo pela volta da mãe. É a falta que promove o exercício de sua capacidade de tentar chamar o outro, nesse momento por meio do choro e, logo mais, por meio do balbucio e das tentativas de verbalizar as primeiras palavras.

A primeira infância

É na primeira infância que aparece a posição subjetiva em que a criança rechaça o alimento. Instala-se o jogo do desejo de não comer nada. O alimento é reduzido à sua condição de nada, nada comer. Nesse momento, a mãe muitas vezes confunde o apelo por amor como necessidade pela comida e empanturra a criança. Por sua vez, estabelece-se um novo tipo de diálogo, o da insistência ansiosa por parte da mãe e o da recusa por parte da criança. Entendemos assim a recusa alimentar como um modo de reação positiva da criança frente à postura invasiva e insistente da mãe. Reação e, ao mesmo tempo, um sinal. Sinal de que a mãe deveria perceber como mensagem de que a relação estabelecida entre ela, a criança e o alimento não vai bem.

A puberdade

A puberdade marca a possibilidade de revivência do complexo de Édipo. Tempo de rever as questões de relacionamento com o mesmo sexo, com o sexo oposto, com a própria sexualidade e com os limites impostos à condição humana. Esses aspectos são fundamentais para a constituição sexual de cada sujeito. Pai, mãe e adolescente vão, aos poucos, reorganizando as percepções que têm em relação ao outro e a si mesmo. O pai já não pode mais ser aquele que apoia as ordens insensatas proferidas pela mãe ou aquele que não intervém na dinâmica familiar. Há por parte da anoréxica um movimento de recusa, que não se restringe apenas à comida, mas também a não aceitar ter que se submeter à lei ou à necessidade de alimentar-se. Nesse comportamento existe uma recusa aparentemente silenciosa, um protesto velado. Recusa que se manifesta ainda na não aceitação da própria feminilidade, na passagem da adolescência para a idade adulta. Período de intensas transformações corporais, biológicas e psicológicas. Não por acaso, as adolescentes passam por longos períodos de amenoreia e diminuição ou perda dos caracteres sexuais secundários. Já nos adolescentes verifica-se diminuição do desejo sexual. Em ambos os casos vê-se a ocorrência de alterações psicológicas, metabólicas e nos padrões funcionais.

A ANOREXIA

Incluída nos chamados transtornos alimentares, a anorexia manifesta-se por alterações drásticas nos padrões alimentares, em que é ingerida, conscientemente, uma quantidade mínima de alimentos, com valores calóricos baixos e muito aquém das necessidades diárias. O DSM-IV-TR sugere perda de 85% do peso esperado para a idade. O discurso dos pacientes revela-se extremamente racional baseado na cultura do politicamente saudável. São frequentes as distorções na imagem corporal. A sombra e o reflexo no espelho são bem mais gordos do que o corpo da realidade; outros fatores relevantes são a crescente necessidade de isolamento, a recusa em sair ou em fazer parte de um grupo social, a dificuldade na comunicação e a tendência ao perfeccionismo exagerado.

Para a Organização Mundial de Saúde (OMS), de acordo com a Classificação Internacional das Doenças (CID-10), a anorexia é:

"Transtorno no qual as principais características são recusa ativa e persistente de comer e acentuada perda de peso. [...] o transtorno inicia-se tipicamente em moças adolescentes, mas pode às vezes ter início antes da puberdade, ocorrendo de modo raro nos homens."

Para Ceron-Litvoc e Napolitano existem três tipos de fatores envolvidos na anorexia: predisponentes, como a história familiar, o sexo e a idade; precipitantes, como a puberdade e o período de transição para idade adulta; de perpetuação, como a biologia e a estrutura psicológica.

Entendemos que, muitas vezes, a dieta pode ser apenas o precursor ou gatilho do alarme para a instalação do transtorno alimentar, que pode ser subdividido em três grandes grupos: anorexia, bulimia, obesidade, além dos transtornos ocasionais da alimentação.

No que diz respeito às causas, seria ingenuidade atribuir a grande ocorrência da anorexia simplesmente a fatores externos, muito embora sejam inegáveis a contribuição dos valores contemporâneos e a crescente cultura do narcisismo. Vivemos numa sociedade em que as mensagens e os valores repassados são ambíguos, há uma oferta e variedade de alimentos extraordinárias, mas, em contraposição, nunca se exigiu tanto em termos de aparência, da beleza a qualquer custo. Beleza essa sempre associada à magreza custe o que custar, inclusive a própria vida, como acontece com frequência entre modelos, desportistas ou com o adolescente comum do dia a dia das famílias. Observamos um quadro de causas multifatoriais que engloba aspectos genéticos, biológicos, bioquímicos, psicológicos, alterações nos padrões familiares e com o ambiente, o contexto sociocultural, a influência da mídia e dos ideais de uma época. Vale salientar que não se trata de fatores isolados, mas da conjunção de alguns deles com a singularidade do momento e da história vivida por cada sujeito.

Para a psicanálise, a anorexia constitui-se, em princípio, pelas alterações na relação com a mãe enquanto aquela que introduz o alimento e o mundo na criança. Como dissemos, parece haver algum "curto-circuito" na comunicação mãe-alimento-bebê.

Mãe e criança completam-se de modo que à criança não seja permitido desejar nada além do desejo proferido pela mãe. O desejo materno é tomado como imperativo: coma, faça, seja. A mãe deseja que a criança assuma seus desejos enquanto ela se faz incapaz de escutar os sinais de desejos emitidos pela criança. Assim, a recusa na anorexia torna-se o veículo de uma mensagem que não pode ser captada pela mãe. Apelo último, grito silencioso de um corpo sufocado pelos desejos e demandas maternas. Recusa radical em atender aos desejos maternos.

Recusar o alimento é também recusar o acesso à sexualidade, primeiramente pela via da satisfação da necessidade e, posteriormente, pela via do fazer-se desejante aos olhos do pai. O pai também é peça fundamental nessa articulação, é seu olhar sobre a filha que a torna engraçada, bonita, querida e posteriormente passível de ser desejada por outros homens. O não comer a torna magra em excesso, repulsiva, descarnada. Nesse sentido, podemos pensar que a falha ou falta do olhar do pai torna a menina ainda mais vulnerável ao desenvolvimento da anorexia.

Como já dito, a necessidade não é só de alimento, ele é apenas um complemento pelo qual se faz o trânsito de afetos, olhares, toques e desejos múltiplos da mãe, do pai e da criança.

Mesmo nos estágios mais avançados, a recusa em se alimentar ainda é uma reação, uma atitude de não comer ou nada comer. Apesar da aparente fragilidade física, o desejo das anoréxicas tem um vigor espantoso. O desejo de nada comer supera a necessidade fisiológica de ter de comer e as sensações desagradáveis da fome. Não é à toa que são consideradas as "campeãs do desejo". Nelas, o prazer de comer é deslocado para o prazer do controle da sensação de fome até sua completa extinção. Dessa forma, percebe-se uma alternância entre a busca de sensações, por meio da excitação pela fome e de um apaziguamento caracterizado pelo controle da não satisfação da necessidade. A recusa ao alimento da necessidade serve à satisfação do desejo na sua insatisfação permanente.

Não seria exagero dizer que a anoréxica desenvolve enorme prazer pelo controle. Controle do desejo da mãe, controle da própria necessidade de comer e controle da equipe que a acompanha.

Apesar desse aparente desejo de morte, Bruch nos diz que elas não buscam a morte, mas o controle da própria vida e o alcance de algum senso de identidade. Mesmo não buscando diretamente a morte, elas podem encontrá-la, ao ter sucesso completo no controle da fome.

O TRATAMENTO

Nesses casos, a convocação de uma equipe multi e transdisciplinar que mantenha boa relação com a família e a paciente é imprescindível, havendo ou não necessidade de hospitalização. Essa constituição de pessoas/profissionais em torno da paciente pode, se bem conduzida, facilitar o surgimento de novas relações. A sensibilidade e a competência profissional são de grande valia nesses casos.

Não raro, é indicado acompanhamento psicoterápico para a família e para a paciente, com distintos profissionais. Afinal, como já dito, houve certo atrapalho na decodificação de mensagens vindas de parte a parte. A filha tinha fome de afeto e a mãe escutava como pedido de alimento puro e simples. A filha solicitava um pai ativo enquanto o pai mostrava-se esquivo e frágil para enfrentar a voracidade dos desejos da companheira. Esses são apenas alguns dos fatores, talvez os mais previsíveis; outros singulares escapam-nos da generalização e apontam a importância do estudo e do acompanhamento caso a caso.

Duas dificuldades devem ser destacadas: a entrada em psicoterapia e o fim do tratamento. Segundo Ménard, "o sujeito não abre a boca para falar da mesma maneira que não abre a boca para comer". É a oferta do tratamento que deve suscitar a sua necessidade e importância.

Não podemos esquecer as palavras de Freud quando diz: "Não se deve recorrer à psicanálise quando se trata de eliminar com rapidez fenômenos perigosos, como, por exemplo, a anorexia histérica." Entendemos com isso que a psicoterapia continua sendo indicada, mas que não opera milagres imediatos: ela é um processo, por mais curta que seja. A pronta eliminação dos sintomas não deve ser, tanto nesses como em outros casos, o objetivo principal do tratamento. A ansiedade dos pais e da equipe pela rápida ingestão de alimentos por parte do paciente pode comprometer e, não raro, compromete todo o curso do tratamento. Chegar aos limites mínimos de absorção calórica deve ser uma decorrência da proposta de tratamento consensual da equipe e acordada com os pais e não seu objetivo primeiro.

Entendemos que o trabalho em equipe serve para reflexão conjunta sobre o caso para a construção do caso para que os profissionais possam orientar-se na própria conduta, reconhecendo as dificuldades e as tomadas de decisão consensuais.

Com isso, não estamos querendo minimizar os riscos de exposição à recusa alimentar grave, mas tão somente refletir a partir da prática que essa conduta agudiza ainda mais os sintomas com que se deseja trabalhar. Quanto maior a insistência, maior a recusa. Muitas vezes, a equipe não se dá conta de que repete, dessa forma, a conduta familiar insuportável para o paciente. A recusa, por paradoxal que seja, é a única via de acesso e de recuperação do paciente. Obstáculos e possibilidades caminham lado a lado na direção do tratamento. Recomendável seria iniciar o tratamento aos primeiros sinais de alterações na conduta alimentar e não quando da cronificação desses padrões, fato que ocorre em sua grande maioria.

Concordamos com a psicanalista Sapoznik, coordenadora do Projeto de Investigação e Intervenção na Clínica da Anorexia e Bulimia do Instituto Sedes Sapientae, quando diz: "A clínica dos transtornos alimentares é marcada pela metáfora dos opostos. Lidamos o tempo todo com a ideia de cheio-vazio, excesso-falta, há uma oscilação entre a fusão total com o outro e o movimento total de afastamento."

Para finalizar, recorremos a Michel Foucault, para quem a escolha de um alimento é, em sua estrutura, uma escolha existencial pela qual se chega à constituição de si mesma. Entendemos que a recusa pelo alimento também revela uma escolha existencial, radical a ser trabalhada.

Nossas últimas palavras dirigem-se para a importância do olhar da saúde pública no tocante à anorexia. Em 1920, Winslow definia assim a saúde pública: "A arte e a ciência de prevenir a doença, prolongar a vida, promover a saúde e a eficiência física e mental mediante o esforço organizado da comunidade (...)." Prevenir a anorexia é atuar no tempo da constituição das primeiras relações. Se, nesses casos, a prevenção nem sempre é factível, uma vez que ela extrapola os dados da realidade e sucumbe às artimanhas do inconsciente, melhor seria a intervenção adequada no tempo possível. Para tanto, as equipes de saúde precisam estar alertas à escuta dos primeiros sinais de alteração na relação mãe-bebê-alimento-outros. Assim, entendemos que o diagnóstico precoce e o tratamento das doenças físicas e/ou psicológicas também fazem parte da atual noção de saúde pública. Deles dependem a condução e a direção do tratamento.

BIBLIOGRAFIA

Bruch H. La jaula: el enigma de la anorexia nerviosa. Barcelona: Paidós Ibérica, 2001.

Ceron-Litvoc D, Napolitano I C. Transtornos alimentares. Disponível em: www.medicinanet.com.br/conteudos/revisoes/1176/transtornos_alimentares.html.

DSM-IV. Manual diagnóstico e estatística de transtornos mentais. Porto Alegre: Artmed, 1995.

Flandrin JL, Montanari M. História da alimentação. São Paulo: Estação Liberdade, 1998:52.

Freud S. Obras completas. Vol. XIX. Rio de Janeiro: Imago, 1980:238.

Justus D. Anorexia, uma cega tenacidade. Estados Gerais da Psicanálise 2001. Disponível em: http://www.estadosgerais.org/gruposvirtuais/justus_daisy-anorexia.shtml.

Lacan, J. Outros escritos. Rio de Janeiro: Jorge Zahar Editor, 2003:41.

Ménard A. La Petite Giraffe (Revue de l'Institut du Champ Freudien). Paris: Editions Agalma, 2007; 26. [Tradução Elisabete Siqueira.]

Perez E. Desordenes de la alimentación. Acheronta Revista de Psicanálise e Cultura [série online] 2003; Dezembro nº 18. Disponível em: www.acheronta.org.

Robell S. A mulher escondida: anorexia nervosa. São Paulo: Summus, 1997.

Sapoznik A. Distúrbios alimentares. Mente e cérebro. Anorexia, Bulimia & Obesidade 2005; 152:46.

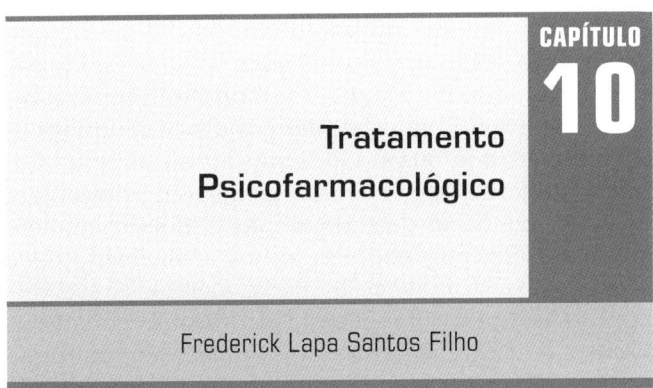

CAPÍTULO 10
Tratamento Psicofarmacológico

Frederick Lapa Santos Filho

INTRODUÇÃO

A década de 1950 representa um marco na psiquiatria. Até então, apesar da rica contribuição europeia, no que se referia ao conhecimento nosológico, e de uma criteriosa descrição dos quadros clínicos, poucos eram os recursos terapêuticos disponíveis. Os raros fármacos existentes atuavam mais sobre os sintomas, não sendo substâncias capazes de modificar as bases fisiopatológicas, pouco conhecidas até então.

Com relação às outras modalidades terapêuticas de cunho biológico (em contraposição aos recursos psicoterápicos), a maioria caiu no ocaso, como a malarioterapia, a insulinoterapia e a lobotomia. A exceção refere-se à eletroconvulsoterapia, ainda ferramenta de grande utilidade clínica quando adequadamente indicada.

É nesse contexto histórico que foram sintetizados os psicofármacos que até hoje servem de paradigma para o tratamento dos transtornos psiquiátricos. Na década de 1950 inicia-se o uso da clorpromazina para quadros psicóticos, da imipramina para quadros depressivos e dos sais de lítio para o transtorno bipolar, então conhecido como psicose maníaco-depressiva.

A partir da observação de que essas drogas tinham impacto terapêutico em tais situações clínicas, foi possível levantar hipóteses sobre a fisiopatologia dos transtornos mentais. Isso significou grande passo para a compreensão da dimensão biológica desses distúrbios, permitindo que tais pressupostos fossem aplicados de modo mais refinado na síntese das demais medicações que surgiriam futuramente.

Por psicofármacos entendem-se medicações capazes de alterar o funcionamento do sistema nervoso central (SNC) com finalidade terapêutica, sendo esse o seu principal emprego. Tal ressalva é importante, uma vez que reconhecidamente outras medicações também podem ter efeitos no SNC, sem necessariamente serem classificadas como psicofármacos. Têm-se o exemplo dos corticoides, passíveis de induzir variadas manifestações psicopatológicas.

A escolha de um psicofármaco deve seguir os mesmos critérios utilizados na prática médica. Cuidadosa história clínica e exame mental são cruciais. A partir deles delimita-se um diagnóstico sindrômico, do qual será feito diagnóstico diferencial entre os diversos transtornos que justifiquem essa sintomatologia. Definir se o presente quadro psiquiátrico justifica-se por uma condição médica geral, pelo uso de medicamentos ou de substâncias psicoativas é outro passo fundamental.

Considerados esses aspectos diagnósticos, somar-se-ão considerações relativas à gravidade do quadro, aos sintomas que têm maior proeminência, às comorbidades e às interações medicamentosas potenciais. Assim, ante um paciente cardiopata, há de ser ponderada a possibilidade de efeitos simpaticomiméticos, de alargamento do intervalo QTc, de elevação da pressão arterial e de inibição de isoenzimas do citocromo P450 que metabolizem as medicações prescritas para o controle da patologia cardiológica.

Uma maneira de classificar os psicofármacos é por meio do principal uso clínico que os notabilizou. Assim, utilizam-se os termos *antidepressivos*, *antipsicóticos* e *anticonvulsivantes*. A limitação dessa classificação é dar a falsa impressão de o uso dessas medicações restringir-se a essa condição nosológica. No entanto, trata-se da forma mais comum e consagrada de agrupá-los, sendo utilizada neste capítulo (Quadro XXIII.10.1).

Para cada uma dessas classes ainda são feitas subdivisões, como entre os antipsicóticos, usualmente separados em convencionais e atípicos. Além disso, deve-se notar que um subgrupo pode pertencer a duas classes distintas, como no caso dos antipsicóticos atípicos, também estabilizadores do humor.

Quadro XXIII.10.1. Psicofármacos

1. Antipsicóticos
Antipsicóticos convencionais
Antipsicóticos atípicos
2. Estabilizadores do humor
Sais de lítio
Anticonvulsivantes
Antipsicóticos atípicos
3. Antidepressivos
Antidepressivos tricíclicos
Inibidores da monoaminoxidase (IMAO)
Inibidores seletivos da recaptação da serotonina (ISRS)
Inibidores da recaptação da serotonina e noradrenalina (IRSN)
4. Benzodiazepínicos
5. Psicoestimulantes

ANTIPSICÓTICOS CONVENCIONAIS

A introdução da clorpromazina e posteriormente do haloperidol possibilitou, pela primeira vez, tratar casos graves de psicose com medicamentos, permitindo a desinstitucionalização de muitos pacientes que tendiam a permanecer cronicamente internados. Assim, criaram-se as condições para o acompanhamento ambulatorial desses indivíduos.

Os antipsicóticos convencionais são assim chamados porque foram os primeiros a ser sintetizados. Têm como mecanismo de ação predominante o antagonismo das vias dopaminérgicas, particularmente por meio dos receptores D2. A partir da constatação de sua eficácia clínica, foi possível verificar a importância da dopamina na gênese de sintomas psicóticos. Alguns desses medicamentos também antagonizam receptores colinérgicos e histamínicos.

A intensidade do antagonismo dos receptores D2 e o efeito anticolinérgico/anti-histamínico permitem dividir os antipsicóticos convencionais em duas subclasses: incisivos (também conhecidos como de alta potência) e sedativos (ou de baixa potência). Essa divisão é importante no que concerne à escolha do antipsicótico convencional, conforme a diferença de efeitos colaterais entre os dois grupos (Quadro XXIII.10.2).

Alguns desses medicamentos estão disponíveis em apresentações para aplicação parenteral, seja para uso agudo intramuscular ou intravenoso (em particular na agitação psicomotora), seja para depósito intramuscular (nos casos em que há frequente descontinuação por baixa adesão). A formulação parenteral de ação rápida do haloperidol é a mais comumente utilizada. Para o depósito intramuscular, as opções mais usuais são o haloperidol (com meia-vida de 21 dias) e a flufenazina (com meia-vida de 15 dias).

Nas psicoses primárias, como esquizofrenia, transtorno esquizoafetivo e transtorno delirante persistente, eles não constituem mais as opções de primeira linha, posição ocupada atualmente pelos antipsicóticos atípicos. No entanto, representam alternativa de baixo custo, sendo muitas vezes os únicos medicamentos disponíveis para o tratamento desses distúrbios.

Nas psicoses secundárias a outros quadros psiquiátricos (como em pacientes com transtorno bipolar em fase maníaca com delírios de grandeza), eles são úteis em um primeiro momento. Consistem em terapêutica adjuvante, de forma a atenuar os sintomas psicóticos ou a agitação psicomotora, não sendo o fármaco principal do tratamento. Devem ser retirados brevemente, assim que as condições clínicas permitirem.

Nas psicoses secundárias a distúrbios orgânicos, geralmente têm sua utilização circunscrita ao período sintomático, como na psicose lúpica ou na induzida por corticosteroides. Em alguns casos, precisam ser prescritos cronicamente, em particular nos danos neurológicos irreversíveis nos quais a interrupção do antipsicótico acarrete retorno dos sintomas. Na agitação psicomotora do estado confusional agudo, o haloperidol é comumente empregado, pois não tem efeitos anticolinérgicos, é pouco propenso a interações medicamentosas e está disponível tanto em apresentação oral quanto parenteral. Além das síndromes psicóticas, também tem aplicação no controle dos tiques da síndrome de Tourette ou da agressividade em pacientes com transtornos invasivos do desenvolvimento.

Efeitos colaterais relativos ao antagonismo dos receptores dopaminérgicos D2 ocorrem particularmente com os antipsicóticos convencionais incisivos. Esses receptores participam da regulação da atividade do córtex temporal (no qual disfunções levam à gênese de muitos dos sintomas psicóticos), encontrando-se também em outras regiões do SNC, como nos gânglios da base e no sistema hipotálamo-hipofisário.

Os neurônios dopaminérgicos dos gânglios da base exercem atividade inibitória sobre as vias extrapiramidais, as quais participam da regulação da musculatura esquelética. A doença de Parkinson, na qual há dano a esses neurônios, é um exemplo clínico do que ocorre quando as vias extrapiramidais encontram-se patologicamente desinibidas. Assim, o antagonismo dopaminérgico nos gânglios da base resulta iminentemente em efeitos colaterais motores, quadros vulgarmente conhecidos como impregnação neuroléptica.

Síndrome parkinsoniana (com bradicinesia, hipertonia, marcha em pequenos passos e tremores) é uma forma de apresentação. Distonias agudas, que podem acometer os mais diversos grupos musculares (como membros, tronco, pescoço ou músculos extrínsecos dos olhos), são outra expressão clínica da liberação extrapiramidal. A acatisia é outra manifestação possível, consistindo em intensa inquietação motora, caracteristicamente dos membros inferiores, na qual mesmo o paciente tentando permanecer parado continua a movimentar as pernas (comumente como se estivesse marchando).

Esses quadros são reversíveis com a substituição da medicação por uma alternativa de menor impacto sobre os receptores dopaminérgicos D2. Esses efeitos co-

Quadro XXIII.10.2 Antipsicóticos convencionais

1. Antipsicóticos convencionais incisivos
Droperidol
Flufenazina
Haloperidol
Penfluridol
Pimozida
Pipotiazina
Trifluperazina
Zuclopentixol
2. Antipsicóticos convencionais sedativos
Clorpromazina
Levomepromazina
Periciazina
Tioridazina

laterais também podem ser controlados com o uso de fármacos com propriedades anticolinérgicas, seja para abreviar a sintomatologia (como na distonia aguda), seja para manter o antipsicótico convencional (muitas vezes a única opção terapêutica disponível). Como os neurônios colinérgicos exercem efeito inibitório sobre as vias dopaminérgicas dos gânglios da base, esse antagonismo constitui recurso para contrapor a desinibição do sistema extrapiramidal. Os medicamentos mais utilizados com essa finalidade são o biperideno e a prometazina (um anti-histamínico com propriedades anticolinérgicas).

As vias dopaminérgicas que se dirigem ao sistema hipotálamo-hipofisário inibem a liberação de prolactina na corrente sanguínea. Antagonizadas pelos antipsicóticos convencionais, acarretam hiperprolactinemia de origem medicamentosa. Assim, devem ser evitados em paciente com hiperprolactinemia prévia, pois acarretarão piora sintomática.

Os efeitos anticolinérgicos dos antipsicóticos convencionais sedativos causam sintomas, como boca seca, visão turva, constipação intestinal e retenção urinária. Histórico ou predisposição para glaucoma de ângulo fechado, trata-se de contraindicação para o emprego desses medicamentos. Os efeitos anti-histamínicos consistem em sedação e ganho de peso. A sedação é vantajosa em pacientes com agitação psicomotora, mas constitui empecilho na manutenção do medicamento e na qualidade de vida do paciente. O ganho de peso é um dos problemas mais comuns relacionados com psicofármacos das mais diversas classes.

Os antipsicóticos convencionais tendem a reduzir o limiar convulsivo, cabendo uso cauteloso em pacientes com fatores de risco para desenvolver convulsões. Lentificação da condução cardíaca e alargamento do intervalo QTc podem ocorrer com qualquer antipsicótico, porém tioridazina e pimozida são mais propensas a causar tais efeitos. Pigmentação da córnea, cristalino ou retina está associada ao uso de antipsicóticos convencionais sedativos.

Duas complicações clínicas graves correlacionam-se ao emprego dos antipsicóticos convencionais (em particular dos incisivos), sendo incomuns quando do uso dos antipsicóticos atípicos. São elas a discinesia tardia e a síndrome neuroléptica maligna.

A discinesia tardia caracteriza-se por movimentos involuntários repetitivos, geralmente coreicos, também podendo apresentar natureza atetoica ou balística. Podem ser suprimidos voluntariamente, embora apenas de forma temporária. Classicamente afetam a musculatura orofacial, com os lábios realizando movimentos de sugar, franzir ou beijar, e a língua projetando-se continuamente para a frente e para trás ou realizando movimentos de torção. Tais sintomas afetam em variados graus a fala e a deglutição. Outras manifestações orofaciais são movimentos ao piscar, caretas ou franzir das sobrancelhas. Embora menos frequente, pode ocorrer o acometimento de grupos musculares dos membros e tronco.

São fatores de risco exposição crônica a antipsicóticos convencionais (especialmente os incisivos), doses elevadas e uso de apresentações de depósito intramuscular. O tratamento consiste na retirada gradual do antipsicótico convencional, trocando-o por um atípico, preferencialmente a clozapina. Detecção precoce com estabelecimento da adequada conduta terapêutica é condição determinante para melhor prognóstico, embora não o assegure, pois tanto os sintomas podem desaparecer, quanto continuar intensos, apesar do adequado manejo do caso.

A síndrome neuroléptica maligna é condição grave, com sintomatologia similar à da hipertermia maligna, embora tenha etiologia distinta, relacionando-se com a hipersensibilidade dos receptores dopaminérgicos D2. Seu quadro mais característico compõe-se de febre, hipertonia e sintomas disautonômicos (como taquicardia, taquipneia e instabilidade da pressão arterial). Na esfera neurológica, tremores são frequentes, podendo ocorrer mioclonias, convulsões, estado confusional ou mesmo coma. No que concerne aos exames laboratoriais, a elevação acentuada da CPK confere maior consistência ao diagnóstico. O paciente pode falecer por estado de mal convulsivo, arritmias, complicações clínicas decorrentes de crise hipertensiva refratária ou por insuficiência renal secundária a rabdomiólise.

A conduta apropriada consiste na retirada imediata do antipsicótico convencional, hidratação adequada, cuidadosa monitoração clínica, conduzindo as complicações supracitadas com as medidas terapêuticas necessárias. Indica-se a introdução de um agonista dopaminérgico, como a bromocriptina. Deve-se considerar a vulnerabilidade para o desencadeamento de novo surto psicótico nos dias ou semanas subsequentes, tanto pela suspensão do antipsicótico, quanto pela introdução temporária do agonista dopaminérgico. Quadro psicótico estabelecido nessas condições constitui indicação precisa de eletroconvulsoterapia, sendo o antipsicótico de escolha para uso posterior à clozapina.

ANTIPSICÓTICOS ATÍPICOS

Também conhecidos como antipsicóticos de segunda geração (Quadro XXIII.10.3), representam avanço em relação aos antipsicóticos convencionais, tanto por apresentarem melhor tolerabilidade (no que concerne às síndromes extrapiramidais, discinesia tardia e síndrome neuroléptica maligna), quanto por terem mecanismo de ação diferenciado, permitindo, no caso da esquizofrenia, atuação sobre os sintomas da esfera negativa.

A afinidade desses medicamentos pelos receptores dopaminérgicos D2 é menos acentuada, variando amplamente entre os diversos representantes dessa classe (maior para a risperidona e menor para a clozapina). Exercem antagonismo sobre outros receptores dopaminérgicos (como D1, D3 e D4), além de participarem da regulação das vias serotoninérgicas. A perspectiva da síntese de fármacos capazes de interferir na atividade

Quadro XXIII.10.3. Antipsicóticos atípicos

Aripiprazol
Clozapina
Olanzapina
Paliperidona
Quetiapina
Risperidona
Ziprasidona

glutamatérgica tem lançado expectativas com relação ao que seria uma terceira geração de antipsicóticos.

Compartilham indicações clínicas similares às dos antipsicóticos convencionais, exceto pela comprovada propriedade estabilizadora do humor. Representam medicamentos de primeira linha no tratamento dos transtornos psicóticos primários, como esquizofrenia, transtorno delirante persistente e transtorno esquizoafetivo. Podem ser utilizados nas síndromes psicóticas secundárias a outros transtornos psiquiátricos ou a causas orgânicas. Na agitação psicomotora do estado confusional agudo, risperidona e quetiapina têm perfil apropriado pela baixa atividade anticolinérgica. São úteis no controle da agressividade ou impulsividade presentes em quadros como retardo mental com alteração comportamental.

Por serem estabilizadores do humor, tornam-se drogas de escolha no transtorno bipolar do humor, consistindo em grande diferencial quanto aos antipsicóticos convencionais (os quais podem ser utilizados nas fases maníacas ou depressivas com sintomas psicóticos, mas apenas no intuito de reduzir a agitação psicomotora ou amenizar os sintomas psicóticos). Os antipsicóticos atípicos podem ser empregados no transtorno bipolar do humor tanto em monoterapia, como associados a outros estabilizadores (como o carbonato de lítio e anticonvulsivantes). No transtorno depressivo maior, a combinação fluoxetina-olanzapina tem sido estudada como esquema de potencialização do antidepressivo em casos refratários.

Embora desencadeiem menos frequentemente quadros extrapiramidais e tenham menor propensão para causar discinesia tardia ou síndrome neuroléptica maligna, trazem à tona outros efeitos colaterais que devem ser considerados quando da escolha do antipsicótico. Como compõem grupo heterogêneo de medicamentos, tanto estruturalmente quanto no que concerne à afinidade pelos diversos sistemas de neurotransmissores, o perfil desses efeitos adversos varia bastante de acordo com cada fármaco.

Particularmente preocupantes são alterações relativas à esfera endócrina e cardiovascular, acarretando ganho de peso, hipertensão arterial, hiperglicemia ou dislipidemias. O ganho de peso é mais intenso com a olanzapina, podendo também ser significativo com a clozapina e a risperidona. Ziprasidona e quetiapina representam as opções com menor impacto nesses parâmetros. Os antipsicóticos convencionais também podem induzir os efeitos supracitados, embora a introdução das medicações atípicas tenha trazido à tona a discussão sobre essas complicações metabólicas. Alargamento do intervalo QTc pode ocorrer com o uso dos antipsicóticos atípicos, sendo a ziprasidona o fármaco mais relacionado com esse efeito.

Redução do limiar convulsivo é outro efeito colateral possível, sendo dose-dependente e potencializado pela combinação de vários antipsicóticos, assim como por interação medicamentosa. Entre os antipsicóticos atípicos, a clozapina é a medicação mais associada a convulsões, sendo esse um dos motivos de sua gradual titulação até se chegar à dose terapêutica. Ante a utilização de dosagens mais elevadas desse fármaco preconiza-se a utilização concomitante com um anticonvulsivante, sendo o ácido valproico uma das escolhas preferenciais.

A risperidona é o antipsicótico atípico que mais se assemelha aos medicamentos convencionais, pois também detém importante antagonismo dos receptores D2. Ainda assim, apresenta menor incidência de efeitos extrapiramidais do que os fármacos de primeira geração, possivelmente por sua elevada afinidade por receptores serotoninérgicos 5HT2A, contrabalanceando o antagonismo dopaminérgico nos gânglios da base. Saliente-se que, entre os antipsicóticos atípicos, se trata da medicação de custo mais acessível, importante fator, considerando-se o elevado valor dos demais representantes dessa classe, sendo frequentemente a primeira escolha no tratamento de quadros psicóticos.

A clozapina é considerada, entre todos os antipsicóticos, uma medicação singular, com vasta literatura demonstrando sua superioridade em relação às demais no tratamento da esquizofrenia. Essa diferença é extremamente expressiva no subgrupo de pacientes com esquizofrenia refratária, pois até 70% desses indivíduos apresentam substancial melhora quando a terapêutica com a clozapina é implementada. Considera-se um paciente portador de esquizofrenia refratária quando não apresenta resposta adequada após a utilização de pelo menos dois ou três antipsicóticos de classes estruturais diferentes, tendo sido tais medicamentos utilizados em doses efetivas e por tempo adequado.

A utilização da clozapina implica cuidadoso acompanhamento, já que cerca de 1% dos pacientes desenvolve agranulocitose, podendo ocasionar quadros infecciosos potencialmente letais. Como a queda dos neutrófilos usualmente é gradativa, o monitoramento com hemogramas é capaz de detectar quando o paciente se aproxima da faixa de risco potencial, na qual a medicação deve ser descontinuada.

Desse modo, desenvolveu-se protocolo mundial, indicando monitoramento com hemogramas semanais nas primeiras 18 semanas (quando ocorrem até dois terços dos casos de agranulocitose), seguido posteriormente por hemogramas mensais enquanto o paciente estiver utilizando a clozapina. Também devem ser acompanhadas as séries plaquetária e vermelha.

CARBONATO DE LÍTIO

A introdução dos sais de lítio na prática psiquiátrica remonta a 1949, quando foi constatada ação terapêutica em pacientes com quadros maníacos. Embora seu uso tenha-se disseminado na Europa ao longo dos anos seguintes, foi aprovado para utilização nos EUA apenas na década de 1970 devido aos prévios relatos de grave intoxicação: o lítio havia sido utilizado nos anos 1940 como substituto do sal de cozinha. O momento da sua liberação nos EUA equivale à época em que se encontravam bem estabelecidos os parâmetros para a monitoração de seu nível sérico.

O lítio é um metal alcalino da família IA da tabela periódica. Atravessa com facilidade os canais de sódio da membrana neuronal, penetrando o meio intracelular, no qual exerce seu efeito terapêutico. Esse se relaciona à ação sobre mensageiros secundários (como o trifosfato de inositol), resultando na modulação de diversos sistemas neurotransmissores (como serotonina, noradrenalina, dopamina, glutamato e ácido gama-aminobutírico [GABA]).

Como se trata de um íon, após sua absorção no trato gastrointestinal, não sofre metabolização, sendo excretado por via renal. Sua hidrossolubilidade implica baixa ligação às proteínas plasmáticas, permitindo ser dialisado nos casos de intoxicação, característica que o torna diferente dos demais psicofármacos. Outra implicação do seu caráter hidrofílico é a lenta passagem pela barreira hematoencefálica (também ao contrário da maioria dos psicofármacos). Dessa forma, em quadros de intoxicação, a remissão dos sintomas pode ser lenta, mesmo após os níveis séricos estarem baixos.

Embora vários sais de lítio já tenham sido disponibilizados para uso clínico, o carbonato de lítio tornou-se a principal apresentação dessa medicação, sendo no momento a única comercializada no Brasil. Sua principal indicação é no tratamento do transtorno bipolar do humor (TBH), como estabilizador do humor (EH). Uma medicação é considerada um EH quando é capaz de causar remissão de pelo menos uma das fases do TBH (depressiva ou maníaca), sem o potencial para induzir outra (como os antidepressivos, que predispõem a virada maníaca) ou quando tem a capacidade de manter o paciente eutímico, evitando o desencadeamento de novas fases. O carbonato de lítio é considerado um EH completo, sendo eficaz tanto na fase depressiva, quanto na maníaca e na de manutenção. Dessa forma, distingue-se da maioria dos EH, incapazes de agir nesses três momentos do tratamento.

No transtorno esquizoafetivo com sintomas maníacos, pode ser associado ao antipsicótico com a finalidade de amenizar sintomas como euforia, irritabilidade, logorreia e agitação psicomotora. Na esquizofrenia super-refratária (que não respondeu ao uso isolado da clozapina), é uma das estratégias de potencialização do efeito antipsicótico. Tem aplicabilidade em quadros em que a agressividade e a impulsividade são expressivas.

No transtorno depressivo maior, sua associação ao antidepressivo como potencializador é uma opção em casos refratários, embora pouco frequente na prática clínica.

Seu uso clínico deve ser monitorado a cada aumento por meio da dosagem sérica, o que torna o seu emprego trabalhoso. Esse cuidado é necessário para que o lítio encontre-se dentro de uma faixa terapêutica na qual seus efeitos clínicos prestem-se de forma adequada (entre 0,8 e 1,2 mEq/litro nas fases agudas e entre 0,6 e 0,8 mEq/litro no período de manutenção). Abaixo dessa faixa, seu efeito terapêutico costuma ser inadequado. Acima desses valores podem surgir sintomas de intoxicação, perfazendo desde quadros leves até situações dramáticas, com potencial desfecho fatal.

O carbonato de lítio pode causar efeitos adversos em vários sistemas do organismo, sendo os mais comuns poliúria, polidipsia, tremores das mãos, diarreia, náuseas e ganho de peso. Alguns pacientes podem apresentar fraqueza muscular, lentidão cognitiva e dificuldades de memória. Entre os efeitos dermatológicos destacam-se *rash* cutâneo, queda de cabelo e, em pacientes portadores de psoríase, piora das lesões, sendo essa uma situação na qual outro EH deve ser escolhido.

A interferência do lítio no funcionamento tireoidiano é bem conhecida, sendo capaz de induzir hipotireoidismo ao competir com o iodo. Desse modo, seu uso deve ser feito com ressalvas em pacientes com histórico de doença tireoidiana. Mesmo quando não há relato dessas comorbidades, é importante a solicitação da dosagem do TSH, tanto ao iniciar o tratamento, quanto em controles posteriores. Deve-se considerar que o hipotireoidismo é uma das principais causas de síndromes depressivas orgânicas.

No eletrocardiograma pode causar achatamento ou inversão da onda T, alterações essas de caráter benigno. Efeito adverso preocupante é a depressão do nodo sinoatrial, que pode desencadear bloqueios cardíacos, arritmias e síncope. A exposição do feto ao lítio, durante o primeiro trimestre da gestação, aumenta substancialmente o risco do desenvolvimento da anomalia de Ebstein, cardiopatia congênita rara.

A intoxicação pelo lítio baseia-se na avaliação de parâmetros clínicos e laboratoriais (por meio da dosagem do seu nível sérico). Sempre que essa complicação ocorrer, a causa deve ser investigada, sendo as mais comuns ingestão excessiva (acidental ou deliberada), desidratação, infecção, hiponatremia, nefropatia ou interações medicamentosas.

Na intoxicação leve, os níveis séricos de lítio estão entre 1,5 e 2 mEq/litro. A sintomatologia contempla a esfera neurológica (ataxia, tonturas, fala arrastada, nistagmo, letargia ou agitação psicomotora) e gastrointestinal (vômitos, dor abdominal e boca seca). Na intoxicação moderada, os valores séricos encontram-se entre 2 e 2,5 mEq/litro. Os sintomas neurológicos são mais exuberantes, com fasciculações, mioclonias, hiper-reflexia, convulsões, estado confusional agudo, podendo evoluir para coma. Anormalidades cardiovasculares podem estar presentes, como hipotensão arterial, bloqueios cardíacos e arritmias. Na intoxicação grave, o lítio sérico apresenta-se acima de 2,5 mEq/litro, podendo o paciente evoluir para estado de mal convulsivo, insuficiência renal e óbito.

O tratamento consiste na interrupção do lítio, hidratação vigorosa, correção da hiponatremia, monitoração de parâmetros clínico-laboratoriais (função renal, eletrólitos, ECG) e terapêutica adequada para as complicações neurológicas e cardiopulmonares. Se os níveis séricos estiverem acima de 4 mEq/litro (independentemente da sintomatologia) ou houver insuficiência renal com taxas séricas do lítio entre 2 e 4 mEq/litro, indica-se hemodiálise.

ANTICONVULSIVANTES

Os anticonvulsivantes constituem um dos três grupos de estabilizadores do humor (EH) disponíveis para o tratamento do transtorno bipolar do humor (TBH), junto com o carbonato de lítio e os antipsicóticos atípicos. Na década de 1960, o ácido valproico foi o primeiro anticonvulsivante a ser aplicado como um EH (embora seu uso para tal finalidade só tenha sido liberado nos EUA na década de 1990). No início dos anos 1970, a carbamazepina começou a ser empregada no tratamento do TBH.

Por se tratar de um grupo bastante heterogêneo (Quadro XXIII.10.4), os efeitos dos diversos anticonvulsivantes também são variados. Podem reduzir a atividade excitatória glutamatérgica, em razão da inibição de canais de sódio e cálcio pré-sinápticos, assim como aumentar a responsividade neuronal ao GABA.

Sua principal utilização na prática psiquiátrica relaciona-se com as propriedades como um EH. O divalproato de sódio (mistura do ácido valproico e valproato) é atualmente o fármaco mais prescrito nos EUA para tratar o TBH, tendo as três ações esperadas de um EH completo (nas fases maníaca, depressiva e de manutenção). Os demais anticonvulsivantes não têm esse perfil, atuando consistentemente em uma ou duas dessas fases. Medicamentos como o fenobarbital e a fenitoína não têm atividade estabilizadora do humor.

Também têm aplicação no controle da agressividade e da impulsividade, presentes nos transtornos de conduta ou no retardo mental com alteração comportamental. Na esquizofrenia super-refratária podem ser utilizados como esquema de potencialização do antipsicótico (em particular pela atividade antiglutamatérgica).

O ácido valproico tem como efeitos adversos mais comuns sintomas da esfera gastrointestinal (náuseas, vômitos, diarreia e dispepsia), neurológica (tremores e sedação), ganho de peso e queda de cabelo. A formulação de liberação entérica do divalproato de sódio é mais bem tolerada no que se refere aos efeitos gastrointestinais. Embora a elevação benigna das transaminases seja comum, deve-se considerar o risco de alguns pacientes desenvolverem grave hepatotoxicidade, sendo esse um dos maiores cuidados na monitoração de indivíduos que estão utilizando essa medicação. Relatam-se alterações hematológicas, raramente evoluindo para aplasia medular.

A carbamazepina é um EH eficaz na fase maníaca, porém com pobre ação antidepressiva, tendo seu emprego limitado como monoterapia no TBH. Efeitos colaterais comuns são tontura, sonolência, ataxia, diplopia, náuseas e vômitos. Como pode causar bradicardia, deve ser evitada em pacientes com bloqueios cardíacos. Está associada ao desencadeamento de anemia aplásica e agranulocitose, estando contraindicada em pacientes com distúrbios hematológicos.

A lamotrigina ganhou espaço entre os EH por ser uma opção eficaz na fase depressiva do TBH. No entanto, tem ação antimaníaca questionável. O principal problema associado ao seu emprego relaciona-se com a esfera dermatológica, podendo causar desde *rash* cutâneo leve até síndrome de Stevens-Johnson, evento raro, mas potencialmente letal. Para diminuir a chance de ocorrerem esses efeitos, sua dose deve ser elevada gradualmente. O uso associado ao ácido valproico implica maior risco para o desencadeamento de reações cutâneas. A lamotrigina também pode causar distúrbios gastrointestinais, cefaleia, sonolência, tonturas, incoordenação, ataxia e diplopia.

Todos os anticonvulsivantes têm potencial teratogênico, em especial no que concerne à má formação do tubo neural, devendo ser ponderado esse efeito na eventualidade de serem utilizados por mulheres em idade fértil. O primeiro trimestre consiste no período mais preocupante, devendo-se ressaltar que o ácido valproico tem potencial teratogênico superior ao dos demais medicamentos dessa classe.

ANTIDEPRESSIVOS TRICÍCLICOS

Como antidepressivos, compreendem-se as classes de medicações cuja aplicação clínica inicial referia-se ao tratamento das síndromes depressivas, tendo como mecanismo de ação o aumento da atividade das vias serotoninérgicas, noradrenérgicas ou dopaminérgicas no SNC.

Os antidepressivos tricíclicos (ADT) são assim chamados por compartilhar uma estrutura de base, formada por um núcleo de aneis benzênicos (Quadro XXIII.10.5). A imipramina marcou sua introdução na prática clínica simultaneamente com os inibidores da monoaminoxidase (IMAO), e, até a década de 1980, essas eram as únicas classes de antidepressivos disponíveis.

O mecanismo de ação envolve incremento da neurotransmissão serotoninérgica e noradrenérgica no SNC,

Quadro XXIII.10.4. Anticonvulsivantes

Ácido valproico/divalproato de sódio
Carbamazepina
Lamotrigina
Oxcarbazepina
Topiramato

Quadro XXIII.10.5 Antidepressivos tricíclicos (ADT)

Amitriptilina
Clomipramina
Desipramina
Imipramina
Nortriptilina

devido ao aumento da disponibilidade desses neurotransmissores na fenda sináptica, da sensibilização/dessensibilização de receptores pré e pós-sinápticos, assim como da produção de fatores neurotróficos. As propriedades anticolinérgica e anti-histamínica são responsáveis por muitos de seus efeitos colaterais.

A observação do efeito terapêutico dos ADT e a consideração do envolvimento da serotonina e da noradrenalina na origem dos transtornos depressivos possibilitaram a formulação de compreensão fisiopatológica para essas condições clínicas (conhecida como hipótese monoaminérgica da depressão).

A principal indicação dos ADT consiste no tratamento do transtorno depressivo maior, embora com o advento dos inibidores seletivos da recaptação da serotonina (ISRS) tenham deixado de ser as medicações de primeira linha. Na fase depressiva do transtorno bipolar do humor (TBH), sua utilização deve ser muito parcimoniosa e restrita a casos refratários, por serem os antidepressivos mais associados à virada maníaca.

Apesar do termo *antidepressivo*, o uso dos ADT não se restringe ao tratamento de quadros depressivos. São opções no tratamento do transtorno do pânico, transtorno obsessivo compulsivo, fobia social, transtorno de ansiedade generalizada, transtorno de estresse pós-traumático e transtornos alimentares.

Os vários representantes dessa classe diferem entre si particularmente em relação à potência de suas ações serotoninérgicas, noradrenérgicas, anticolinérgicas e anti-histaminérgicas. A amitriptilina possui forte ação anticolinérgica e anti-histamínica, o que dificulta seu uso em doses mais elevadas. Tem reconhecida propriedade antálgica, útil no tratamento de sintomas dolorosos que acompanham quadros depressivos e ansiosos.

A clomipramina tem ação serotoninérgica mais proeminente do que a noradrenérgica, sendo por isso um dos tratamentos clássicos do transtorno obsessivo-compulsivo. A nortriptilina apresenta perfil inverso ao da clomipramina, com ação noradrenérgica preponderante e baixa atividade serotoninérgica, permitindo sua associação com ISRS. Comparada aos demais ADT, tem melhor perfil de segurança quanto à indução de arritmias, convulsões ou sedação.

A titulação dos ADT é mais trabalhosa do que a dos ISRS, a fim de amenizar os efeitos colaterais, sendo elevados gradualmente, até atingir a margem terapêutica. Outra estratégia para minimizar esses efeitos adversos é fragmentar sua cota diária em duas ou três doses.

Os efeitos colaterais mais comuns resultam da atividade anticolinérgica (boca seca, visão turva, constipação intestinal e retenção urinária) e anti-histamínicas (ganho de peso e sedação). Esses problemas constituem frequente motivo de descontinuação desses medicamentos. Fármacos com propriedades anticolinérgicas são desencadeadores de estado confusional agudo em pacientes com fatores predisponentes (como desidratação, infecção, nefropatia ou hepatopatia).

Podem induzir taquicardia, achatamento da onda T e alargamento do intervalo QTc. Como lentificam a condução cardíaca, são contraindicados em pacientes com defeitos de condução preexistentes. A associação com psicofármacos notoriamente arritmogênicos (como tioridazina, pimozida e ziprasidona) deve ser evitada.

Reduzem o limiar convulsivo, sendo menos seguros do que os ISRS em pacientes com fatores de risco para desenvolver convulsões. São exemplos pacientes com diagnóstico prévio de epilepsia, com atividade epileptiforme subclínica, ou na associação com fármacos com elevado potencial de induzir convulsões.

INIBIDORES DA MONOAMINOXIDASE

Os inibidores da monoaminoxidase (IMAO) foram descobertos casualmente, no década de 1950, a partir da observação dos efeitos antidepressivos em pacientes com tuberculose tratados com a iproniazida (um tuberculostático). O estudo subsequente desse fármaco mostrou suas propriedades inibidoras da MAO, abrindo terreno para a hipótese monoaminérgica da depressão. Posteriormente foram sintetizadas a tranilcipromina e a fenelzina, os IMAO mais utilizados na prática psiquiátrica.

A MAO é uma enzima encontrada na membrana mitocondrial, capaz de degradar diversas monoaminas (como serotonina, noradrenalina, dopamina e tiramina). Contribui para a manutenção do equilíbrio entre a síntese e o catabolismo dessas substâncias. É encontrada no SNC, sistema nervoso simpático, no fígado e no trato gastrointestinal. Nesse último, funciona como um mecanismo protetor contra a absorção excessiva de aminas que provoquem reações adversas, como a tiramina (responsável por liberação de noradrenalina na corrente sanguínea, resultando em crises hipertensivas).

São encontrados dois tipos de MAO: MAO-A e MAO-B. A primeira relaciona-se com o metabolismo da noradrenalina e da serotonina, ao passo que a segunda degrada aminas neurotóxicas, atuando na prevenção de processos neurodegenerativos, como a doença de Parkinson. Ambos os tipos de MAO agem sobre a dopamina e a tiramina.

Como a inibição promovida pelos IMAO (Quadro XXIII.10.6) pode ser reversível/irreversível ou seletiva/não seletiva, caracterizam-se duas formas de subclassificá-los. Assim, tranilcipromina e fenelzina são IMAO irreversíveis e não seletivos, ao passo que a moclobemida é um inibidor reversível e seletivo da MAO-A. A selegilina, inibidor irreversível e seletivo da MAO-B, tem emprego no tratamento da doença de Parkinson.

Quadro XXIII.10.6 Inibidores da monoaminoxidase (IMAO)

Fenelzina
Moclobemida
Tranilcipromina

Em virtude de seus efeitos colaterais potencialmente fatais e a necessidade de uma dieta restritiva para impedi-los, o uso dos IMAO encontra-se indicado apenas em situações muito particulares e de refratariedade, particularmente no transtorno depressivo maior e na fase depressiva do transtorno bipolar do humor (tratando-se de um dos antidepressivos com menor chance de induzir a virada maníaca).

O efeito colateral principal dos IMAO é o desencadeamento de crises hipertensivas, secundárias à ingestão de alimentos contendo tiramina. A inativação da MAO intestinal impossibilita a degradação desse aminoácido, permitindo sua chegada à corrente sanguínea, com intenso efeito vasopressor. Assim, os pacientes em uso de IMAO não podem fazer uso de inúmeros alimentos (entre eles, alguns tipos de queijo, peixes, carnes defumadas, bebidas alcoólicas). Os IMAO reversíveis e seletivos, como a moclobemida, têm risco relativamente baixo de induzir crises hipertensivas, porém à custa de redução de sua eficácia. Mesmo após a suspensão de um IMAO irreversível, o paciente deve passar duas semanas seguindo a dieta restritiva, tempo no qual a enzima terá sido reposta em níveis seguros.

Outra condição clínica preocupante associada ao uso de IMAO é a síndrome serotoninérgica, geralmente decorrente da associação entre antidepressivos com mecanismo de ação envolvendo a serotonina, como ADT e ISRS. Caracteriza-se por alterações do comportamento (como estado confusional, agitação psicomotora), do sistema nervoso autonômico (como diarreia, diaforese, febre, hipertensão arterial, náuseas e vômitos) e do sistema muscular (como mioclonia, hiper-reflexia e tremores). O tratamento consiste em suporte clínico, podendo ser feito uso de medicamentos como dantrolene, metisergida, ciproeptadina. A fim de evitar essa complicação, ao se trocar um IMAO irreversível por outro antidepressivo, deve-se respeitar o intervalo de 15 dias necessário para restituir os níveis da MAO.

INIBIDORES SELETIVOS DA RECAPTAÇÃO DA SEROTONINA

Até a década de 1980 estavam disponíveis duas classes de antidepressivos, representadas pelos ADT e os IMAO. Apesar de serem medicamentos eficazes, apresentavam expressivos efeitos colaterais, relacionados com a inespecificidade de sua ação farmacológica. Além disso, eram potencialmente letais em superdosagens, acarretando grande perigo quando utilizados como recurso nas tentativas de suicídio.

A introdução da fluoxetina, o primeiro ISRS bem-sucedido representou grande mudança no panorama do tratamento de quadros depressivos e ansiosos, em virtude de seu perfil superior de tolerabilidade e segurança em comparação aos fármacos previamente existentes. Sua simplicidade posológica consistiu em outro elemento para a difusão da sua utilização. Apesar da diversidade estrutural, os ISRS lançados posteriormente compartilham essas vantagens farmacológicas (Quadro XXIII.10.7).

Tais medicamentos constituem o resultado da aplicação prática de princípios teóricos que ligavam a patogênese da depressão a alterações relacionadas principalmente com as vias serotoninérgicas. Desse modo, seu mecanismo de ação relaciona-se essencialmente ao aumento da atividade daquelas vias, não apenas devido à inibição da recaptação da serotonina, mas também pela sensibilização/dessensibilização de receptores pré e pós-sinápticos. A alteração da sensibilidade dos receptores envolve mecanismos complexos, tornando compreensível a demora para o início da ação antidepressiva, esperada usualmente entre 2 e 3 semanas, podendo demorar mais de acordo com a resposta individual do paciente e também se houver necessidade de escalonamento de doses superiores para se atingir a meta terapêutica.

Apesar da notória seletividade pelas vias serotoninérgicas, em doses mais elevadas, os ISRS são capazes de atuar em outros neurotransmissores. Assim, a paroxetina tem o potencial de agregar ação noradrenérgica, enquanto a sertralina pode acrescentar estímulo dopaminérgico. Tais características explicam em parte a variabilidade de resposta entre os diversos pacientes, apesar de todos esses medicamentos pertencerem a um mesmo grupo.

Os ISRS são considerados fármacos de primeira linha no transtorno depressivo maior e em vários subtipos do heterogêneo grupo de transtornos ansiosos. Têm como outras aplicações clínicas os transtornos alimentares, assim como as demais síndromes depressivas, a exemplo da fase depressiva do transtorno bipolar (associados a um EH) e na depressão pós-esquizofrênica (associados ao antipsicótico).

A escolha de um ISRS deve levar em consideração comorbidades clínicas e o potencial de interação medicamentosa. Fluvoxamina, paroxetina e fluoxetina são os fármacos que mais inibem isoenzimas do citocromo P450, enquanto sertralina, citalopram e escitalopram interferem pouco nessas enzimas hepáticas. Como a paroxetina possui efeitos anticolinérgicos, seu uso deve ser avaliado com cuidado em pacientes com elevado risco de desenvolver estado confusional agudo.

Quadro XXIII.10.7. Inibidores da recaptação da serotonina (ISRS)

Citalopram
Escitalopram
Fluoxetina
Fluvoxamina
Paroxetina
Sertralina

Os efeitos colaterais mais comuns dos ISRS são gastrointestinais (como náuseas, vômitos e diarreia). Cefaleia acomete alguns pacientes, embora sejam fármacos igualmente utilizados para tratamento desses quadros. Ganho de peso é mais comum com a paroxetina, não sendo o caso com as demais medicações. Muitos pacientes em uso de fluoxetina apresentam redução do apetite, usualmente por tempo limitado.

Disfunção sexual pode comprometer as várias fases do ato sexual, desde o desejo até o orgasmo. Como esse efeito indesejado está muito relacionado com a ação serotoninérgica, não é exclusivo dos ISRSs. Entre as estratégias para amenizá-lo, pode-se recorrer a menores doses da medicação, utilizar ciproeptadina (um antagonista serotoninérgico) pouco antes do intercurso sexual, associar ou trocar o ISRS por um fármaco com baixo impacto na esfera sexual, como bupropiona, mirtazapina ou trazodona. Como os ISRS podem causar retardo ejaculatório, essa ação é útil no tratamento da ejaculação precoce.

INIBIDORES DA RECAPTAÇÃO DA SEROTONINA E NORADRENALINA

Embora os antidepressivos tricíclicos exerçam efeito terapêutico em razão da ação tanto no sistema serotoninérgico quanto noradrenérgico, carecem de especificidade, também atuando em vários outros receptores, acarretando assim diversos efeitos colaterais, resultando na limitação do seu perfil de segurança e na necessidade de elevação gradual da dose.

Os IRSN trazem o benefício dessa dupla ação (também sendo conhecidos como antidepressivos duais) sem o inconveniente dos efeitos colaterais anticolinérgicos e anti-histamínicos. Seu mecanismo de ação parte dos mesmos princípios compartilhados pelos ADT e ISRS.

Seus principais representantes são a venlafaxina e a duloxetina. Mais recentemente foi lançada a desvenlafaxina, medicação cuja prática clínica ainda se encontra incipiente (Quadro XXIII.10.8). São indicados no transtorno depressivo maior, no grupo dos transtornos de ansiedade, no transtorno de estresse pós-traumático e nos transtornos alimentares.

A venlafaxina tem-se mostrado particularmente útil no tratamento do transtorno de ansiedade generalizada, condição clínica que costuma ser crônica e responder mal à farmacoterapia (ao contrário de outros transtornos ansiosos, como a síndrome do pânico).

Um dos efeitos colaterais mais preocupantes dos IRSN é o aumento da pressão arterial, mais proeminente no caso da venlafaxina do que da duloxetina. Assim, diante de pacientes já hipertensos ou com potencial para complicações ante tal condição (como pacientes com insuficiência cardíaca), deve ser adequadamente ponderado o risco-benefício do seu uso, além de serem feitos aumento parcimonioso e monitoração cuidadosa.

Quadro XXIII.10.8. Inibidores da recaptação da serotonina e noradrenalina (IRSN)

Desvenlafaxina
Duloxetina
Venlafaxina

BENZODIAZEPÍNICOS

Medicamentos introduzidos na década de 1960, que compartilham similaridade estrutural, devido ao radical 2-aminobenzodiazepina-4-oxidato, e atuam na regulação da atividade do GABA. Antes da introdução dos benzodiazepínicos, uma variedade de outros compostos era utilizada no tratamento dos quadros ansiosos e da insônia, como os brometos, paraldeídos, hidrato de cloral e barbitúricos. Os benzodiazepínicos, com melhor perfil de segurança, relegaram o uso dessas substâncias ao passado.

Exercem seu efeito em sítio ligante específico no receptor do GABA, por meio de regulação alostérica, modificando sua conformação e elevando a afinidade pelo neurotransmissor. Carecem da capacidade de, isoladamente, ativar o sistema GABAérgico, característica que resulta em certa proteção ante superdosagens. Ao contrário, os barbitúricos atuam em sítio distinto, ativando o receptor do GABA sem a necessidade do estímulo do neurotransmissor, tornando-se perigosos em doses inapropriadas.

Como o GABA é o principal neurotransmissor inibitório do SNC, são claras as consequências da ação GABAérgica dos benzodiazepínicos. Desse modo, exercem efeitos ansiolítico, hipnótico, miorrelaxante e anticonvulsivante. Cada um desses efeitos varia em intensidade e duração para os diversos fármacos disponíveis, permitindo ao médico selecionar qual o benzodiazepínico mais apropriado às necessidades de cada paciente.

A maioria dos benzodiazepínicos está disponível para uso por via oral, variando a velocidade de absorção e de ação de acordo com o fármacos. Formulações com absorção sublingual são apropriadas para crises agudas de ansiedade. O lorazepam e o midazolam podem ser administrados por via intramuscular, sendo úteis em situações de agitação psicomotora, que impossibilitam a obtenção de acesso venoso. O diazepam não deve ser utilizado por essa via, pois sua absorção intramuscular é errática e imprevisível. O uso intravenoso do diazepam, lorazepam ou midazolam deve ser feito com muita cautela, lentamente ao longo de 1 ou 2 minutos. O emprego da via intravenosa exige profissional devidamente treinado e equipado para lidar com a possibilidade de insuficiência respiratória aguda.

Os benzodiazepínicos podem ser subclassificados considerando seu efeito mais expressivo (Quadro XXIII.10.9), em ansiolíticos (como o diazepam, o clonazepam e o lorazepam) e hipnótico-sedativos (como o midazolam e o flunitrazepam). Também podem ser agrupados considerando-se a potência ansiolítica e o tempo de meia-vida. Tais divisões auxiliam a escolha do ben-

Quadro XXIII.10.9. Benzodiazepínicos

1. Benzodiazepínicos ansiolíticos
Alprazolam
Bromazepam
Clobazam
Clonazepam
Cloxazolam
Clordiazepóxido
Diazepam
Lorazepam
Oxazepam

2. Benzodiazepínicos hipnótico-sedativos
Estazolam
Flunitrazepam
Flurazepam
Midazolam
Nitrazepam
Triazolam

zodiazepínico, de acordo com os sintomas que se deseja contemplar. Assim, pacientes com insônia inicial e com pouca ansiedade ao longo do dia beneficiam-se do uso de um benzodiazepínico hipnótico de meia-vida curta, ao passo que pacientes com ansiedade durante a maior parte do dia obtêm melhor alívio com medicações de forte ação ansiolítica e longa meia-vida.

A indicação mais usual dos benzodiazepínicos refere-se ao controle de quadros ansiosos ou de insônia. Sintomas ansiosos caracteristicamente aparecem nos vários transtornos de ansiedade (como transtorno do pânico, agorafobia, fobia social, transtorno de ansiedade generalizada e transtorno obsessivo-compulsivo). Embora de grande utilidade para amenizar a ansiedade nesses pacientes, devem ser utilizados, sempre que possível, por período limitado, tanto pelo risco de dependência, quanto por não modificarem as bases fisiopatológicas desses distúrbios.

A insônia pode ser primária, o que equivale a uma pequena parcela dos casos, ou secundária a quadros psiquiátricos ou condições orgânicas. As principais causas psiquiátricas de insônia são os transtornos ansiosos e o depressivo maior. Também para os quadros de insônia vale o raciocínio de tentar identificar a condição clínica de base e, por meio do tratamento efetivo dessa última, obter a restauração do sono fisiológico. Os benzodiazepínicos podem ser utilizados em quadros de agitação psicomotora, acatisia e nas síndromes catatônicas.

Sonolência diurna é um efeito colateral comum aos benzodiazepínicos com meia-vida prolongada, repercutindo na capacidade de aprendizado, concentração e execução das tarefas cotidianas. Em tais casos, a troca por um fármaco de meia-vida mais curta e com menor potencial sedativo é a conduta mais adequada. Pacientes muito sensíveis aos efeitos sedativos podem apresentar quedas ou incoordenação motora.

Pacientes com importantes sintomas ansiosos, ao utilizarem benzodiazepínicos de curta meia-vida, podem apresentar ansiedade rebote pela queda dos níveis séricos, sendo necessária a permuta para um medicamento com maior meia-vida. Alguns pacientes podem apresentar ansiedade e agitação psicomotra paradoxal quando do uso desses fármacos.

A utilização dos benzodiazepínicos em pacientes com doença hepática pode desencadear ou agravar encefalopatia hepática. O emprego desses medicamentos na apneia do sono pode resultar em piora do quadro, em virtude do efeito miorrelaxante sobre a musculatura do palato. Embora frequente em pacientes epilépticos, deve-se ter cautela com relação à associação entre benzodiazepínicos e barbitúricos, já que ambos têm ação GABAérgica. Esse mesmo princípio é válido para pacientes que fazem uso concomitante de álcool.

A dependência de benzodiazepínicos constitui importante problema de saúde pública, já que são amplamente prescritos, muitas vezes de modo crônico e sem o adequado tratamento do transtorno de base (em particular nos pacientes com transtorno depressivo maior e transtornos ansiosos). Entre os fatores de risco para o desenvolvimento de dependência ressaltam-se o uso prolongado, doses elevadas e fármacos com perfil de alta potência ansiolítica.

PSICOESTIMULANTES

Fármacos com ação simpaticomimética, alguns dos quais pertencem ao grupo das anfetaminas, o que resulta em clara implicação no perfil de efeitos colaterais e na possibilidade de acarretarem abuso e dependência. São exemplos de psicoestimulantes utilizados com finalidade clínica o metilfenidato, o dexmetilfenidato, a dextroanfetamina e a pemolina (Quadro XXIII.10.10). Essa última tem uso mais restrito em razão do potencial de ocasionar grave hepatotoxicidade.

Seu principal representante é o metilfenidato, derivado piperidínico, estruturalmente similar à anfetamina. Tem curta meia-vida (entre 2 e 3 horas), de modo que sua formulação simples precisa ser administrada em múltiplas tomadas diárias (três a quatro doses), comprometendo a adesão terapêutica. Outras formulações do metilfenidato, como a de liberação sustentada (com meia-vida entre 4 e 5 horas) e a prolongada (com meia-vida entre 6 e 8 horas), amenizam essa dificuldade.

A anfetamina e o metilfenidato têm mecanismos de ação similares, causando liberação de noradrenalina, serotonina e dopamina nos terminais nervosos pré-sinápticos. Não exercem efeito agonista diretamente nos receptores pós-sinápticos, sendo conhecidos como aminas de ação indireta.

Quadro XXIII.10.10. Psicoestimulantes

Dexmetilfenidato
Dextroanfetamina
Metilfenidato
Pemolina

A indicação clínica mais comum dos psicoestimulantes refere-se ao transtorno do déficit de atenção e hiperatividade (TDAH). Também são tratamento de primeira linha na narcolepsia. Na depressão refratária podem ser utilizados como potencializadores do esquema antidepressivo, embora essa não seja uma aplicação frequente.

Redução do apetite é comum, em geral regredindo com o tempo de uso. Insônia, cefaleia, ansiedade, disforia e irritabilidade também são efeitos colaterais bastante encontrados. Na esfera cardiovascular, podem induzir aumento da pressão arterial e arritmias. Estão associados à ocorrência de convulsões, psicose tóxica e estado confusional agudo. Desse modo, devem ser usados com cuidado em pacientes com histórico de transtornos ansiosos, hipertensão, doenças cardiovasculares, hipertireoidismo, convulsões e transtornos psicóticos.

Em virtude do potencial de induzirem movimentos anormais, como tiques e discinesias, devem ser evitados em pacientes com histórico de transtornos dos movimentos, particularmente na síndrome de Tourette. Nesses casos, o uso da clonidina ou de um antidepressivo pode ser uma alternativa terapêutica no tratamento do TDAH. Usualmente, os movimentos induzidos pelo psicoestimulante cessam pouco tempo após a redução da dose ou suspensão da medicação. Contudo, podem permanecer por vários meses, tendendo a desaparecer por completo ao longo desse período.

Deve-se estar atento ao potencial abusivo de tal medicamento, seja por parte do paciente, seja por parte de familiares. É adequado avaliar fatores de risco, como história pregressa de dependência de outras substâncias. O abuso crônico pode ocasionar o desenvolvimento de quadros psicóticos paranoides, com delírios persecutórios, ideias autorreferentes e alucinações auditivas, visuais ou táteis.

BIBLIOGRAFIA

Arana GW, Rosenbaum JF. Terapêutica medicamentosa em psiquiatria. Rio de Janeiro: Revinter, 2006.

Cordás TA, Moreno RA. Condutas em psiquiatria: consulta rápida. Porto Alegre: Artmed, 2008.

Lieberman JA, Tasman A. Manual de medicamentos psiquiátricos. Porto Alegre: Artmed, 2008.

Marangell LB, Silver JM, Martinez JM, Yudofsky SC. Psicofarmacologia. Porto Alegre: Artmed, 2004.

Oliveira IR, Sena EP. Manual de psicofarmacologia clínica. Rio de Janeiro: Guanabara Koogan, 2006.

Sadock BJ, Sadock VA, Sussman N. Manual de farmacologia psiquiátrica de Kaplan & Sadock. Porto Alegre: Artmed, 2007.

Schatzberg AF, Cole JO, DeBattista C. Manual de psicofarmacologia clínica. Porto Alegre: Artmed, 2009.

Stahl SM. Psicofarmacologia – base neurocientífica e aplicações práticas. Rio de Janeiro: Medsi, 2002.

ÍNDICE REMISSIVO

A

AAS, 56
Abdome, 624
- agudo, 246
- - no lactente, 243
- - no pré-escolar e escolar, 246
- exame do, 932
- superior, ultrassonografia de, 624
Abscessos profundos, 400
Absorção do colesterol, inibidor da, 564
Abstinência, síndrome de, pelo uso de fármacos pela mãe, 1019
Acesso venoso, 85
- adequado e hidratação, 78
- central, 739
Aciclovir, 1207
Acidente(s), 61-93
- afogamento, 82-87
- - epidemiologia, 83
- - investigação complementar, 84
- - quadro clínico e gasométrico, 84
- aspiração e ingestão de corpos estranhos, 69-73
- - identificação dos, 71
- - no esôfago, 72
- - no nariz, 71
- - no trato digestivo, 71
- - quadro clínico, 69
- - tratamento, 70
- choque elétrico, 80-82
- - atendimento inicial seguindo o ABCDE do trauma, 82
- - tratamento, 82
- na criança e no adolescente, 61-69
- - intoxicações exógenas, 62
- - - atendimento ao paciente com, 63
- - - exame físico, 64
- - - exames complementares, 65
- - - registros de, em Pernambuco em 2008, 63
- - - tratamento direcionado, 65
- - - tratamento sintomático, 69
- - introdução e aspectos epidemiológicos relevantes, 61
- por animais peçonhentos, 73-76
- - botrópico, 75
- - crotálico, 75
- - escorpionismo, 73
- - hospitais que devem ser procurados em, 76
- - laquético, 75
- - ofidismo, 74
- prevenção de, 87-93
- - com brinquedos, 93
- - com pedestres, 89
- - da ingestão e aspiração de corpo estranho, 93
- - das intoxicações exógenas, 91
- - das quedas e ferimentos, 90
- - das queimaduras, 91
- - de afogamento, 92
- - do choque elétrico, 92
- - em ocupantes de ônibus escolar, 89
- - em ocupantes de veículos motorizados, 88
- - em parquinhos, 90
- queimaduras, 76-80
- - atendimento imediato, 77
- - - acesso venoso adequado e hidratação, 78
- - - assegurar a permeabilidade de vias aéreas, 78
- - - avaliação inicial, 77
- - - curativos, 79
- - - manuseio da dor, 79
- - - transporte, 79
- - classificação, 77
- - complicações, 80
- - definição, 77
- - encaminhamento ao serviço especializado, 79
- vascular cerebral, 1020
Ácido(s), 578
- biliares, resinas ligadoras de, 564
- fólico, 1294
- - deficiência de, 1289
- - pteroilglutâmico, 1289
- valproico, 1022
Acidose, 892
- correção da, 169
- metabólica, 848
- - correção da, 578
- tubular renal, 890
- - ânion *gap* urinário no diagnóstico da, 893
- - distal ou clássica, 891
- - hipercalêmica tipo 4, 893
- - proximal, 892
- - tipo 3, 893
Acidúria glutárica tipo 1, 1164
Aconselhamento genético, 696
Acuidade visual, 1323
Adenite, 401
Adenosina deaminase, deficiência de, 767
Adenovírus, 1339
- infecção pelo, 783
Adiponecrose, 955
Aditivos e preservativos da dieta, 1473
Adolescência
- crescimento e desenvolvimento na infância e na, 24-36
- - aspectos específicos do, 30
- - fatores que influenciam o, 24
- - - ambientais, sociais e econômicos, 24
- - - doenças agudas repetidas ou crônicas, 24
- - - genéticos, 24
- - - nutrição, 24
- - - sistema neuroendócrino, 25
- - - pós-natal, 25
- - - caderneta da criança, 28
- - - dados antropométricos, 27
- - - índices antropométricos, 27
- - - pré-natal, 25
- - - puberal, 33
- - - feminino, 35
- - - masculino, 34
- obesidade na infância e, 1255

Adolescente(s)
- acidentes na criança e no, 61-69
- - intoxicações exógenas, 62
- - - atendimento ao paciente com, 63
- - - exame físico, 64
- - - exames complementares, 65
- - - registros de, em Pernambuco em 2008, 63
- - - tratamento direcionado, 65
- - - tratamento sintomático, 69
- - introdução e aspectos epidemiológicos relevantes, 61
- epilepsias da criança e do, 1069
- manejo de crianças e, após aferição da pressão arterial, 867
- tumores ósseos da criança e do, 1376-1380
- - benignos, 1376
- - - condroblastoma, 1377
- - - condroma fibromixoide, 1377
- - - condromas, 1377
- - - osteocondroma, 1377
- - - osteoma, 1376
- - - osteoma osteoide, 1376
- - - osteoma osteoide gigante, 1376
- - malignos, 1377
- - - osteossarcoma central, 1377
Adrenalina, 947
Adsorventes, 58
Afecções
- ambulatoriais, 211
- - anomalias da fenda branquial, 217
- - cisto tireoglosso, 216
- - distopia testicular, 214
- - ectopia testicular, 215
- - fimose, 211
- - hérnias, 213
- - orifícios pré-auriculares, 217
- - sinéquia de pequenos lábios, 213
- - testículo retrátil, 215
- da coluna, 1398-1401
- - cifose juvenil, 1399

- - discite, 1401
- - escolioses, 1398
- - infecções da coluna vertebral, 1400
- - osteomielite da coluna vertebral, 1400
- - tuberculose da coluna, 1401
- urológicas, 268
- - refluxo vesicoureteral, 268
- - válvula da uretra posterior, 269
Afogamento, 82-87
- epidemiologia, 83
- investigação complementar, 84
- prevenção de acidentes por, 92
- quadro clínico e gasométrico, 84
Agamaglobulinemia, 769
- autossômica recessiva, 770
- ligada ao X, 769
Agente(s)
- anticoagulantes, 742
- antimicrobianos, 609
- biológicos, 1529
- imunossupressivos, 789
- inotrópicos, 163
- tóxico, aumento da excreção do, 66
- trombolíticos, 743
Agranulocitoses e anemia aplásica, 789
Água, 934
- corporal, 1267
- - distribuição da, e dos eletrólitos, 983
- perda insensível de, 984
AIDPI, estratégias da, 3-13
- algumas experiências com a implementação da, nas Américas, 7
- - Bolívia, 8
- - Brasil, 7
- - Peru, 8
- - República Dominicana, 9
- componente da, 7
- - comunitário, 6
- - neonatal, 6
- - para enfermagem, 7
- desafios para o futuro da, 10
- situação da mortalidade infantil na região das Américas, 3
AIDS, 506
- na infância, 793-804
- - acompanhamento ambulatorial, 802
- - conceituação e epidemiologia, 793
- - diagnóstico, 794
- - - em maiores de 18 meses, 794
- - - em menores de 18 meses, 794
- - estágios da, 796
- - etiologia, 793
- - exclusão da infecção, 794
- - patogenia, 793
- - patologia morfológica e funcional, 793
- - quadro, 797
- - - clínico, 796
- - - gastrointestinal, 797

- - - neurológico, 797
- - - pulmonar, 797
- - sinais e sintomas, 796
- - tuberculose e, 372
Aleitamento materno, 1234-1246
- e asma, 1473
Alérgenos, 1475
- exposição a, e asma, 1472
Alergia, 1113
- alimentar, 638
- - alterações do sistema digestório causadas por, 638
- - manifestações digestivas secundárias a, 638
- ao látex, 1113
Alimentação, 933-942
- complementar no primeiro ano de vida, 1246-1255
- do recém-nascido prematuro, 933-942
- - avaliação bioquímica, 940
- - avaliação da composição corpórea, 940
- - avaliação do crescimento, 939
- - comprimento, 939
- - manejo alimentar, 936
- - monitoração nutricional, 939
- - necessidades nutricionais, 933
- - - água, 934
- - - cálcio e fósforo, 935
- - - calorias, 934
- - - carboidratos, 935
- - - ferro, 936
- - - lipídios, 934
- - - oligoelementos, 935
- - - proteínas, 934
- - - vitaminas, 936
- - perímetro braquial, 940
- - perímetro cefálico, 940
- - peso, 939
- - técnica de administração da dieta, 938
- - tolerância alimentar, 939
Alport, síndrome de, 878
Alta hospitalar, critérios para, 1278
Alteração(ões)
- cardíacas, 304
- - fetais passíveis de intervenção intraútero, 208
- corporais, emocionais e comportamentais, 589
- da linguagem no autismo infantil, 590
- da motilidade colônica, 630
- do sistema digestório causadas por alergia, 638
- genitais na hiperplasia adrenal congênita, 910
- posturais, 589
Altura, comprimento e, 27
Ambiguidade genital, definição de, 557
Ambliopia, 1328
- diagnóstico, 1329
- etiologia, 1329
- tratamento, 1329
Amebíase, 433
Ametropias, 1324

Amigdalite aguda, 1415
Amiodarona, 147
Amiotrofia espinal infantil, 1191
Amniocentese, 908
Amniodrenagem, 915
Amnioinfusão e amniodrenagem, 915
Amostra de urina, 855
Analgesia, 472
- indicações de, 1028
Analgésicos, 719
Análogo da somatostatina, 977
Ancilostomíase, 438
Andador, uso de, 1392
Anemia(s), 515, 1006, 1269
- aplástica, 720-726
- - agranulocitoses e, 789
- - definição, 722
- - diagnóstico, 722
- - epidemiologia, 720
- - etiologia, 721
- - evolução clonal, 721
- - fisiopatologia, 721
- - história natural da, 720
- - severa, 722
- - - tratamento da, 722
- carenciais, 1225, 1279-1295
- causada por perdas sanguíneas, 1006
- crônica, transfusão e, 747
- diagnóstico diferencial das, 709-714
- - classificação, 711
- - e exames complementares, 712
- - epidemiologia, 710
- - fisiologia, 710
- - manifestações clínicas, 711
- e doença falciforme, 714-720
- - alteração molecular e fisiopatologia da falcização, 715
- - epidemiologia, 714
- falciforme, 787
- ferropriva, 1280
- fetal, insuficiência cardíaca de alto débito por, 204
- fisiológica e da prematuridade, 1006
- grave, 1276
- hemolítica autoimune, 726-730
- - classificação, 727
- - diagnóstico, 728
- - etiologia, 727
- - fisiopatogenia, 727
- - incidência, 726
- - manifestações clínicas, 727
- - tratamento, 728
- megaloblástica(s), 1289
- - aguda, 1294
- - resposta ao tratamento das, 1294
- por defeito dos eritrócitos, 1008
- - adquiridos, 1009
- - hereditário, 1008
- por deficiência de ferro, 639
- por hemólise, 1007
Anestésicos locais, intoxicação por, 1019

Anfotericina B, 454
Angiocardiografia, cateterismo cardíaco e, 102
Angioedema, 282
Angiografia, cateterismo cardíaco e, 105
Animais
- domésticos, exposição a, e asma, 1472
- peçonhentos, acidentes por, 73-76
- - botrópico, 75
- - crotálico, 75
- - escorpionismo, 73
- - hospitais que devem ser procurados em, 76
- - laquético, 75
- - ofidismo, 74
Ânion *gap* urinário no diagnóstico da acidose tubular renal, 893
Anomalias (v.t. Anormalidades)
- cardíacas fetais, 200
- - com obstrução da via de saída do ventrículo direito, 199
- - com obstruções do lado esquerdo do coração, 200
- cromossômicas, técnicas de análise e, 687
- da diferenciação sexual, 552-563
- - abordagem diagnóstica das, 559
- - classificação, 558
- - critérios diagnósticos nas, 557
- - embriologia do aparelho genital, 554
- - mecanismos moleculares envolvidos no processo de determinação gonadal, 555
- - tratamento, 561
- - uma nova terminologia, 553
- da fenda branquial, 217
- do sistema nervoso central, 909
Anorexia, 1613
Anormalidades (v.t. Anomalias)
- cardíacas fetais, 202
- - diagnosticadas na vida fetal pela ecocardiografia, 198
- - do músculo cardíaco, 204
- - fatores de risco, 195
- - funcionais e da circulação fetal, 202
- cromossômicas, 786
- dos ductos biliares, 996
Antagonistas
- da purina, 791
- dos canais de cálcio, 147
- dos leucotrienos, 1482
Antiarrítmicos, classificação dos, 186
Antibióticos, 843
Antibioticoterapia, 86, 836, 967
Anticoagulantes, 742
Anticolinérgicos, 1481
Anticonvulsivantes, 791, 843, 1622
- de segunda linha, 1021
Anticorpo(s), 533
- antiendomísio, 647

- antifosfolípide secundário, síndrome do, 1544
- antigliadina, 647
- antitireoidianos, 533
- antitransglutaminase, 647
- deficiência de, 768
Antidepressivos tricíclicos, 1622
Antidiarreicos, 57
- fármacos adsorventes, 58
- fármacos que alteram a motilidade intestinal, 58
- fármacos que diminuem a secreção intestinal, 58
- probióticos, 58
Antídotos, 67
Antiepilépticos, 1022
Antiestreptolisina, 842
Antígeno catiônico de Vogt, teoria do, 841
Anti-histamínicos, 59
Anti-inflamatórios não hormonais, 1029, 1528, 1530
Antimeningococo B, 498
Antimicrobianos, 469
Antimoniais pentavalentes, 454
Antipiréticos, uso de, 54
- AAS, 56
- conceito da febre, 54
- dipirona, 56
- febre e defesas imunológicas, 54
- ibuprofeno, 56
- meios físicos, 57
- paracetamol, 56
- possíveis desvantagens do estado febril, 56
- riscos do tratamento da hipertermia, 56
- tratar sempre a febre, 55
Antipsicóticos, uso de, 1618
- atípicos, 1619
- convencionais, 1618
Antirretroviral, uso de, 807
- nas gestantes, 806
- no momento do parto, 807
- no recém-nascido, 807
Antirreumáticos, 1529
Antropometria, 27
Aorta, coarctação da, 113, 116, 866
- achados anatômicos, 113
- fisiopatologia, 114
- justaductal, 114
- pós-ductal, 114
- pré-ductal, 113
- quadro clínico, 114
- tratamento, 117
Aparelho
- auditivo, diferença entre, e implante coclear, 596
- cardiovascular, 192
- genital, embriologia do, 554
- geniturinário, exame do, 932
Apendicite aguda, 246
Apgar, escore de, 946
Aplasia, 773
- e hipoplasia do cerebelo, 1173
- tímica congênita, 773
Apoptose, alterações do processo de, 820

Apraxia oculomotora, ataxia com, 1174
Aprendizagem, 1211
- dificuldades de, 1581
- distúrbios da, 1211
Arritmias cardíacas, 171-188, 911
- correção de, 85
- diagnóstico, 171
- em particular, 173
- etiologia, 171
- fetais, 206
- mecanismos das, 171
- quadro clínico, 171
- sinusal, 173
- supraventriculares, tratamento das, 182
- tratamento, 186
- ventriculares, tratamento das, 183
Artemis, deficiência de, 768
Artérias, transposição completa das grandes, 124
- achados, 127
- - eletrocardiográficos, 125
- - hemodinâmicos, 127
- anatomia, 124
- aspectos radiológicos, 126
- ecocardiograma, 126
- fisiopatologia, 124
- manifestações clínicas, 125
- tratamento, 127
Arterite de Takayasu, 1532
Artrite, 132
- idiopática juvenil, 1527-1532
- - classificação, 1527
- - definição, 1527
- - forma oligoarticular, 1530
- - forma poliarticular, fator reumatoide, 1530
- - - negativo, 1530
- - - positivo, 1530
- - forma sistêmica, 1528
- - indiferenciada, 1528
- - oligoartrite, 1527
- - poliartrite, 1527
- - psoriásica, 1528, 1531
- - relacionada com entesite, 1528, 1531
- - sistêmica, 1527
- - tratamento, 1528
- séptica, 402, 1402-1404
- - conceituação e epidemiologia, 1402
- - diagnóstico, 1404
- - etiologia, 1403
- - patogenia, 1403
- - patologias morfológica e funcional, 1403
- - prognóstico, 1404
- - quadro clínico, 1403
- - tratamento, 1404
Ascaridíase, 436
Áscaris, infestação maciça por, 247
Ascite, 913
Asfixia, 943
- intraparto, 943
- perinatal, 948-953
- - etiopatogenia, 949

- - fisiopatologia, 949
- - manifestações clínicas, 949
- - marcadores da, 950
- - prognóstico, 953
- - tratamento, 952
Asma, 1471-1478
- diagnóstico, 1475
- epidemiologia, 1472
- fisiopatologia, 1475
- manejo, 1478-1483
- - da doença a longo prazo, 1481
- - das crises, exacerbações, 1479
- - prevenção primária, 1483
- patogênese, 1474
- sibilância precoce e, 1469
Aspiração, 93
- ingestão e, de corpos estranhos, 69-73
- identificação dos, 71
- - no esôfago, 72
- - no nariz, 71
- - no trato digestivo, 71
- - prevenção de acidentes por, 93
- - quadro clínico, 69
- - tratamento, 70
- meconial, 966
- - síndrome de, 972
Asplenia, 787
- anatômica ou funcional, vacinação em paciente com, 504
- congênita, 787
Assistência a saúde, infecções relacionadas a, 456
- conceituação e epidemiologia, 456
- diagnóstico, 459
- etiologia, 458
- prevenção, 460
- quadro clínico, 459
- tratamento, 460
Assistência ao recém-nascido em sala de parto, 943-948
- asfixia intraparto, 943
- escore de Apgar, 946
- etapas do atendimento, 943
- fisiologia da transição, 943
- líquido amniótico meconizado, 945
- massagem cardíaca externa, 947
- medicações, 947
- reavaliação do recém-nascido, 945
- uso de oxigênio na reanimação, 946
Assoalho pélvico, disfunção do, 634
Astigmatismo, 1325
Ataxia(s), 1169
- aguda, 1170
- autossômicas recessivas, 1173
- causas de, 1169
- cerebelar aguda, 1170
- com apraxia oculomotora, 1174
- crônica, 1172
- de Friedreich, 1173
- doença mitocondrial com, 1175
- espástica autossômica recessiva de Charlevoix-Saguenay, 1175

- espinocerebelar(es), 1173
- - autossômicas dominantes, 1173
- - de início precoce, 1175
- hereditárias, 1173
- - ligada ao X, 1175
- recorrente, 1171
- - familiar, 1171
- telangectasia, 773, 1174, 1179
Atenção odontológica, 1561-1567
- a pacientes portadores de necessidades especiais, 1567
- aspectos psicológicos na primeira infância na, 1561
- características anatômicas da boca do recém-nascido, 1562
- cárie dentária precoce, 1565
- erupção dentária, 1563
- traumatismo dentário, 1566
Atenuação pulmonar, 1502
Aterosclerose, fatores de risco para, 38
- baixo peso ao nascer, 44
- desmame precoce, 44
- diabetes melito, 43
- dislipidemias, 38
- hipertensão arterial, 40
- obesidade, 41
- sedentarismo, 41
- tabagismo, 43
Ativação macrofágica, síndrome de, 1530
Atividade física e asma, 1473
Atresia, 963
- congênita do piloro, 218
- das vias biliares, 238
- do esôfago, 222, 963
- jejunoileal, 220
Atrofia muscular espinal, 700
Atropina, sulfato de, 67
Audição, exame da, 1067
Audiologia, 591
Autismo infantil, alterações da linguagem no, 590
Autoimunidade, 816-823
- doenças autoimunes, 816
- genes envolvidos na, 820
AZT, 912
Azul de metileno, 68

B

Babá, pronação doloroda ou mal da, 1394
Baço, 1060
Bacteremia, 401
Bactérias, 833
- e saúde bucal, 1571
- no trato urinário, contaminação ascendente de, 834
- uropatogênicas, 833
- infecção por (v. Infecção bacteriana)
Bacteriologia, 842
Bacteriúria assintomática, 836
Baixo peso ao nascer, 44
Balismo, 1168
Barbitúricos, 1109
Barreira mucosa intestinal, 638

BCG, vacina, 372, 305, 477
Becker, distrofia muscular de, 697
Behçet, doença de, 1540
Bell, paralisia de, 1204
- tratamento, 1206
Benzodiazepínicos, 1625
Betabloqueadores, 146, 164
Bexiga, 900
- neurogênica, 830
- preguiçosa, síndrome da, 900
Bicarbonato de sódio, 947
Bilirrubina, 989
- direta, 992
- indireta, 991
- metabolismo da, 989
Biópsia
- de tecidos fetais, punção e, 909
- de vilosidades coriônicas, 908
- do intestino delgado, 647
- duodenojejunal, 435
- endomiocárdica, 143, 149
- renal, 843
Biperideno, 67
Blaschko, linhas de, 296
Bloqueadores H2, 86
Bloqueio atrioventricular total, 207
Boca, exame da, 931
Bócio endêmico, 1226
Bohn, nódulos de, 1563
Botão hemostático, avaliação da formação do, 731
Botrópico, acidentes por, 75
Bradiarritmias, 177
- tratamento das, 183
Braquicefalia, 1119
Brinquedos, prevenção de acidentes com, 93
Broncograma aéreo, sinal do, 1501
Broncoscopia, 1515
Bronquiolite aguda, 1462-1467
- conceituação e epidemiologia, 1462
- diagnóstico, 1465
- etiologia, 1463
- patogenia e imunidade, 1464
- patologia, 1464
- prevenção, 1466
- prognóstico, 1466
- quadro clínico, 1465
- tratamento, 1465
Brown, fibrose generalizada de, 1328
Brugada, síndrome de, 179, 180
Bruton, síndrome de, 769
Bruxismo, 1577

C

Cabeça, exame da, 931
Caderneta da criança, 28
Calazar, 447
- clássico, 450
Calçados, 1393
Cálcio, 472, 855
- canais de, antagonistas dos, 147
- distúrbio do, 978

- e fósforo, 935
- metabolismo do, 569
Calcitonina, 570
Calculose, 871
- renal em recém-nascidos de baixo peso, 871
- vesical endêmica, 871
Calorias, 934
Canal
- arterial, 108
- - constrição prematura do, 202
- - persistência do, 106, 108
- - - conduta, 108
- - - fisiopatologia, 107
- - - investigação, 107
- - - quadro clínico, 107
- atrioventricular, defeito completo do, 100
- de cálcio, antagonistas do, 147
Câncer, 773
- infecção em criança com, 1381
- - clínica, 1382
- - diagnóstico, 1382
- - etiologia, 1382
- - tratamento, 1382
- suporte psicossocial a criança com, 1383
Candidíase, 289
- mucocutânea crônica, 773
Caput succedaneum, 955
Carboidratos, 935, 1242
- intolerância aos, 636
Carbonato de lítio, 1621
Cardiologia, 95-209
- arritmias cardíacas, 171-188
- - diagnóstico, 171
- - em particular, 173
- - etiologia, 171
- - mecanismos das, 171
- - quadro clínico, 171
- - tratamento, 186
- cardiomiopatias, 139-152
- - arritmogênica do ventrículo direito, 151
- - conceituação e epidemiologia, 139
- - dilatada, 140
- - hipertrófica, 143
- - restritiva, 147
- cardiopatia, 1568
- cardiopatias congênitas, 95-129, 515, 967
- - coarctação da aorta, 113
- - comunicação, 103
- - - interatrial, 96
- - - interventricular, 103
- - defeitos septais atrioventriculares, 99
- - estenose, 109
- - - aórtica, 117
- - - pulmonar, 109
- - persistência do canal arterial, 106
- - tetralogia de Fallot, 120
- - transposição completa das grandes artérias, 124
- crises hipoxêmicas, 167-171
- - conceituação e epidemiologia, 167

- - diagnóstico, 168
- - etiologia, 168
- - exames complementares, 168
- - patogenia, 168
- - patologia morfológica e funcional, 168
- - quadro clínico, 168
- - tratamento, 169
- doença de Kawasaki, 188-195
- - conceituação e epidemiologia, 188
- - diagnóstico, 190
- - - diferencial, 193
- - etiologia, 188
- - patogenia, 188
- - patologia morfológica e funcional, 188
- - prevenção, 194
- - prognóstico, 194
- - quadro clínico, 190
- - tratamento, 193
- endocardite infecciosa, 134-139
- - conceituação e epidemiologia, 134
- - diagnóstico, 136
- - etiologia, 135
- - patogenia, 135
- - patologia morfológica e funcional, 135
- - profilaxia, 139
- - quadro clínico, 135
- - tratamento, 137
- febre reumática, 129133
- - conceituação e epidemiologia, 129
- - diagnóstico, 131
- - - clínico, 131
- - - por métodos complementares, 131
- - etiologia, 130
- - patogenia, 130
- - patologia morfológica e funcional, 130
- - profilaxia secundária, 133
- - quadro clínico, 130
- - tratamento, 132
- fetal, 195-209
- - alterações cardíacas passíveis de intervenção intraútero, 208
- - anormalidades cardíacas diagnosticadas na vida fetal pela ecocardiografia, 198
- - conceituação e epidemiologia, 195
- - época de realização dos exames, 198
- - focos ecogênicos, 207
- - implicações do diagnóstico intrauterino, 208
- - riscos para anormalidades cardíacas fetais, 195
- insuficiência cardíaca, 158-167
- - classificação, 158
- - conceituação e epidemiologia, 158
- - diagnóstico, 160
- - etiologia, 159
- - exames complementares, 161

- - patogenia, 159
- - patologia morfológica e funcional, 159
- - tratamento, 162
- pericardite, 152-158
- - aguda, 153
- - conceituação e epidemiologia, 152
- - constritiva, 156
Cardiomiopatia(s), 139-152
- arritmogênica do ventrículo direito, 151
- conceituação e epidemiologia, 139
- dilatada, 140
- hipertrófica, 143
- restritiva, 147
Cardiopatia(s), 1568
- congênita, 95-129, 515, 967
- - coarctação da aorta, 113
- - - achados anatômicos, 113
- - - fisiopatologia, 114
- - - justaductal, 114
- - - pós-ductal, 114
- - - pré-ductal, 113
- - - quadro clínico, 114
- - - tratamento, 117
- - comunicação interatrial, 96
- - - conduta, 98
- - - investigação diagnóstica, 97
- - - quadro clínico, 96
- - comunicação interventricular, 103
- - - fisiopatologia, 103
- - - quadro clínico, 104
- - - tratamento, 106
- - defeitos septais atrioventriculares, 99
- - - achados eletrocardiográficos, 101
- - - anatomia e fisiopatologia, 99
- - - quadro clínico, 101
- - - tratamento, 103
- - estenose aórtica, 117
- - - achados anatômicos, 117
- - - fisiopatologia, 117
- - - quadro clínico, 118
- - - tratamento, 120
- - estenose pulmonar, 109
- - - conduta, 112
- - - fisiopatologia, 110
- - - quadro clínico, 110
- - persistência do canal arterial, 106
- - - conduta, 108
- - - fisiopatologia, 107
- - - investigação, 107
- - - quadro clínico, 107
- - tetralogia de Fallot, 120
- - - fisiopatologia, 120
- - - quadro clínico, 121
- - - tratamento, 123
- - transposição completa das grandes artérias, 124
- - - achados eletrocardiográficos, 125
- - - achados hemodinâmicos, 127
- - - anatomia, 124
- - - aspectos radiológicos, 126

Índice Remissivo

- - - ecocardiograma, 126
- - - fisiopatologia, 124
- - - manifestações clínicas, 125
- - - tratamento, 127
Cardiotocografia fetal, 906
Cardite, 132
Carência de iodo, 530
Cárie dentária, 1569
- conceituação e epidemiologia, 1569
- diagnóstico, 1570
- etiologia, 1570
- etiopatogenia, 1570
- patologia morfológica e funcional, 1570
- precoce, 1565
- prevenção, 1571
- tratamento, 1571
Cariótipo, indicações para a análise do, 691
Carvão ativado, 66
Catarata, 1332
- diagnóstico, 1333
- tratamento, 1333
Catárticos, 66
Cateteres intravasculares, 470
Cateterismo, 86
- cardíaco, 105
- - cardiomiopatia, 1409
- - - dilatada, 143
- - - hipertrófica, 146
- - - restritiva, 149
- - coarctação da aorta, 116
- - comunicação, 105
- - - interatrial, 98
- - - interventricular, 105
- - crises hipoxêmicas, 169
- - e angiocardiografia, 102
- - e angiografia, 105
- - estenose aórtica, 118
- - persistência do canal arterial, 108
- - tetralogia de Fallot, 122
- vesical, 86
Cavidade bucal do bebê, principais características da, 1562
Caxumba, 319
- complicações, 321
- conceituação, 319
- diagnóstico, 321
- - diferencial, 322
- epidemiologia, 319
- etiologia, 320
- patogênese, 320
- patologia morfológica e funcional, 320
- prevenção, 322
- quadro clínico, 320
- tratamento, 322
Cefaleias da infância e da adolescência, 1101
Célula(s), 811
- B e T, imunodeficiências de, 767
- de Langerhans, histiocitose de, 788
- do sistema imune, 757
- efetoras, 811
- falciformes, doença de, 879

- germinativas, tumores de, 1374-1376
- - do ovário, 1374
- - do testículo, 1375
- - epidemiologia, 1374
Células-tronco, transplante de, 1530
- alogênico, de doador aparentado compatível, 724
- autóloga, 1530
Celulite, 395
- orbitária, 1343
- pré-septal, 1343
Ceratoconjuntivite epidêmica, 1339
Cereais, consumo de, 1473
Cerebelite, 1170
Cerebelo, aplasia e hipoplasia do, 1173
Cetoacidose diabética, 575
- complicações, 578
- diagnóstico laboratorial, 576
- fisiopatologia, 575
- quadro clínico, 576
- tratamento, 576
Chagas, doença de, 1053
Charlevoix-Saguenay, ataxia espástica autossômica recessiva de, 1175
Chediak-Higashi, síndrome de, 775, 779
Choque, 470
- elétrico, 80-82
- - atendimento inicial seguindo o ABCDE do trauma, 82
- - prevenção de acidente por, 92
- - tratamento, 82
- ondas de, litotripsia extracorpórea por, 873
- séptico, 1273
- - tratamento do, 470
- tóxico, síndrome do, 402
Choro, 930
- excessivo do lactente, 613-616
- - causas de, 614
- - conceituação e epidemiologia, 613
- - diagnóstico e intervenção terapêutica primária, 614
Chupeta, sucção de, 1575
Churg-Strauss, síndrome de, 1538
Ciclo dor-retenção-dor, 630
Ciclofosfamida, 791
Ciclosporina, 790, 1529
Cifose juvenil, 1399
Cintilografia, 533
- com tecnécio, 625
- da tireoide, 533
- do miocárdio, 142
Cintura, distrofias musculares da, 699
Circulação, 63
- cerebral, 1208
- do recém-nascido, 943
- êntero-hepática, aumento da, 995
- fetal, anormalidades cardíacas fetais funcionais e da, 202

Circunferência occipitofrontal, 27
Cirurgia(s), 211-271
- afecções ambulatoriais, 211
- - anomalias da fenda branquial, 217
- - cisto tireoglosso, 216
- - distopia testicular, 214
- - ectopia testicular, 215
- - fimose, 211
- - hérnias, 213
- - orifícios pré-auriculares, 217
- - sinéquia de pequenos lábios, 213
- - testículo retrátil, 215
- afecções urológicas, 268
- - refluxo vesicoureteral, 268
- - válvula da uretra posterior, 269
- desconforto respiratório, 222
- - atresia do esôfago, 222
- - cisto(s), 230
- - - broncogênico, 229
- - - pulmonar, 230
- - enfisema lobar congênito, 232
- - hérnia diafragmática congênita, 226
- - malformação adenomatoide cística, 231
- - sequestro pulmonar, 231
- dor abdominal, 242
- - abdome agudo, 246
- - - no lactente, 243
- - - no pré-escolar e escolar, 246
- - apendicite aguda, 246
- - hérnia inguinal encarcerada, 243
- - infestação maciça por áscaris, 247
- - e traumas, 791
- endoscópica, fetoscópica, 915
- - enterocolite necrosante, 260
- fetais, 913
- - abertas, 915
- - percutânea ou fechada, 913
- hemorragia digestiva na infância, 255
- - divertículo de Meckel, 256
- - duplicação intestinal, 257
- - hemorroidas, 257
- - hipertensão porta, 257
- - invaginação intestinal, 256
- - pólipos do cólon, 257
- - volvo intestinal, 256
- hidronefrose, 263
- icterícia, 238
- - atresia das vias biliares, 238
- - cisto do colédoco, 240
- - malformações congênitas da parede abdominal, 233
- - gastrosquise, 233
- - onfalocele, 235
- massa abdominal, 248
- - cisto(s), 253
- - - de mesentério e de omento, 250
- - - de ovário no período neonatal, 253
- - duplicação do trato gastrointestinal, 251
- - plastrão apendicular, 249

- - pseudocisto de pâncreas, 252
- - rim multicístico, 252
- - tricobezoar, 253
- megacólon congênito, 258
- obstrução intestinal no período neonatal, 217
- - atresia, 220
- - - congênita do piloro, 218
- - - jejunoileal, 220
- - íleo meconial, 221
- - má rotação intestinal, 220
- - obstrução duodenal, 218
Cistite, 836
- hemorrágica, 879
Cisto(s), 240
- broncogênico, 229
- da lâmina dentária, 1563
- de mesentério e de omento, 250
- de ovário, 523
- - no período neonatal, 253
- do colédoco, 240
- do pulmão, 230
- tireoglosso, 216
Citocinas, 758
Citomegalovírus, 784
- infecção por, e transfusão, 752
Clamídia, conjuntivite por, 1338
Clavícula, fratura da, 955
Cloretos, dosagem de sódio e, no suor, 1487
Cloridrato, 947
- de difenidramina, 67
- de naloxona, 947
Coagulação, 80
- alteração da, 739
- ativação da, 732
- intravascular disseminada, 80
- regulação da, 732
Coarctação da aorta, 113, 116, 866
- achados anatômicos, 113
- fisiopatologia, 114
- justaductal, 114
- pós-ductal, 114
- pré-ductal, 113
- quadro clínico, 114
- tratamento, 117
Cobalamina, 1291
- erros inatos do metabolismo da, 1293
Cobre, 1268, 1315
Coinfecção leishmânia-HIV, 451
Colágeno, doenças do, 155
Coleções
- sanguíneas, reabsorção de, 995
- urinárias, 913
Colédoco, cisto do, 240
Colestase intra-hepática, 996
Colesterol, 855
- inibidor da absorção do, 564
Coleta de urina para cultura, 832
Cólica, 872
- do lactente, 613
- renal, 872
Cólon, pólipos do, 257
Colostro, 1243
Coluna, 1201
- afecções da, 1398-1401
- - cifose juvenil, 1399
- - discite, 1401

- - escolioses, 1398
- - infecções, 1400
- - osteomielite, 1400
- - tuberculose, 1401
- e membros, exame da, 932
- ressonância magnética da, 1201
- traumatismo da, e da medula espinhal, 958
Comorbidades, 1599
Complexo
- B, vitaminas do, 1315
- esclerose tuberosa, 1177
- extrofia-epispádia, 829
Composição corpórea, avaliação da, 940
Comprimento-altura, 27
Comprometimento ocular, 304
Comunicação
- interatrial, 96, 98
- - conduta, 98
- - investigação diagnóstica, 97
- - quadro clínico, 96
- - tipo *ostium primum*, 99
- interventricular, 103, 105, 198
- - fisiopatologia, 103
- - quadro clínico, 104
- - tratamento, 106
Condroblastoma, 1377
Condroma fibromixoide, 1377
Condrossarcoma, 1378
Conjuntivite(s), 1335
- alérgica, 1340
- folicular aguda, 1339
- gonocócica, 1338
- hemorrágica aguda, 336
- neonatal, 1337
- por clamídia, 1338
- por herpes, 1338
- purulenta aguda, 1338
- quadro clínico, 1337
- virais, 1338
Conn, escala de, 84
Constipação intestinal, 628-636
- conceituação e epidemiologia, 628
- crônica, 639
- diagnóstico, 632
- etiologia, 629
- patogênese, 629
- patologia morfológica e funcional, 629
- prevenção, 635
- prognóstico, 635
- quadro clínico, 631
- tratamento, 633
Constrição prematura do canal arterial, 202
Consumo alimentar, 1230
Contato, eczema de, 281
Convulsão(ões), 1017-1024
- abordagem, 1020
- controle de, 85
- duração da terapia, 1022
- eletroencefalograma, 1022
- etiologia, 1018
- febril, 56
- neonatal benigna, 1020
- - familial, 1020
- - idiopática, 1020

- prognóstico, 1024
- terapia(s), 1021
- - anticonvulsivante, 1021
- - de manutenção, 1022
- - específicas, 1022
- tipos de, 1018
Coqueluche, 424
- conceituação e epidemiologia, 424
- diagnóstico, 426
- etiologia, 425
- patogênese, 425
- patologia morfológica e funcional, 425
- prevenção, 427
- quadro clínico, 425
- tratamento, 426
- vacina contra difteria, tétano e, *Haemophilus* tipo B, 482
Coração, transplante de, 143
Cordas vocais, paralisia unilateral das, 956
Cordocentese, 908
Coreia, 133, 1158
- de Huntington juvenil, 1163
- de Sydenham, 1158
- formas de, 1159
Corpo(s) estranho(s), aspiração e ingestão de, 69-73
- identificação, 71
- no esôfago, 72
- no nariz, 71
- no trato digestivo, 71
- prevenção de acidentes por, 93
- quadro clínico, 69
- tratamento, 70
Córtex cerebral, desenvolvimento do, 1128
Corticoides, 416, 729, 977
Corticosteroides, 504, 734, 856, 1109, 1482, 1529
- intra-articular, 1530
Corticoterapia, 86, 469
Crânio, neuroimagem do, 1138
Cranioestenose, 114
- total, 1126
Creatinina, 855
Crescimento e desenvolvimento, 27, 31
- dor do, 1556
- hormônio de, 516
- na infância e na adolescência, 24-36
- - aspectos específicos do, 30
- - fatores que influenciam o, 24
- - - ambientais, sociais e econômicos, 24
- - - doenças agudas repetidas ou crônicas, 24
- - - genéticos, 24
- - - nutrição, 24
- - - sistema neuroendócrino, 25
- - - pós-natal, 25
- - - caderneta da criança, 28
- - - dados antropométricos, 27
- - - pré-natal, 25
- - - puberal, 33
- - - - feminino, 35
- - - - masculino, 34

- normal e patológico, 509-518
- - critérios de avaliação, 509
- - - estatura alvo, 512
- - - estatura e peso, 509
- - - idade óssea, 512
- - - velocidade de crescimento, 512
- - deficiente, 514
- - - causas endócrinas do, 515
- - - índice de massa corporal, 513
- - retardo constitucional do, e puberdade, 525
- - tratamento, 527
- velocidade de, 27, 31
Criança(s) (v.t. Infância)
- acidentes na, e no adolescente, 61-69
- - intoxicações exógenas, 62
- - - atendimento ao paciente com, 63
- - - exame físico, 64
- - - exames complementares, 65
- - - registros de, em Pernambuco em 2008, 63
- - - tratamento direcionado, 65
- - - tratamento sintomático, 69
- - introdução e aspectos epidemiológicos relevantes, 61
- epilepsias da, e do adolescente, 1069
- espancada, síndrome da, 1394
- hipotônica, síndrome da, 1182
- manejo de, e adolescentes após aferição da pressão arterial, 867
- políticas de saúde para a, no Brasil, 13-18
- - no período que antecede o SUS, 13
- - programas de redução da mortalidade infantil e a estruturação da, 15
- - SUS e as repercussões na saúde da, 14
- tumores ósseos da, e do adolescente, 1376-1380
- - benignos, 1376
- - - condroblastoma, 1377
- - - condroma fibromixoide, 1377
- - - osteocondroma, 1377
- - - osteoma osteoide, 1376
- - - osteoma osteoide gigante, 1376
- - malignos, 1377
- - - osteossarcoma central, 1377
- - - prognóstico e considerações futuras, 1378
Crioprecipitado, transfusão de, 750
Criptorquidia, 215
Criptosporidíase, 435
Crise(s)
- álgicas, 718
- convulsivas, 1018
- de asma, 1479
- epilépticas, 1071, 1085 (v.t. Epilepsia)
- febris, 1089

- hipertensiva, 862
- hipoglicêmica, 579
- - diagnóstico, 579
- - mecanismos contrarreguladores, 579
- - tratamento, 580
- hipoxêmicas, 167-171
- - conceituação e epidemiologia, 167
- - diagnóstico, 168
- - etiologia, 168
- - exames complementares, 168
- - patogenia, 168
- - patologia morfológica e funcional, 168
- - quadro clínico, 168
- - tratamento, 169
Cristalização, inibidores da, 870
Critério(s)
- de Roma, 617
- de Tanner, 34
Cromossomos humanos, 687
Crotálico, acidentes por, 75
Crupe, síndrome do, 1418
Cuidados paliativos em oncologia, 1386
- a prática dos, 1387
- - controle dos sintomas, 1387
- - dor, 1387
- - - métodos não farmacológicos para controle da, 1389
- - fadiga, 1387
- - atuação da equipe, 1386
- breve histórico da origem dos, e sua definição, 1386
Cultivo celular, vacina de, 347
Cultura de urina, 832, 1036
Curativos, uso de, em queimaduras, 79

D

Dados antropométricos, 27
Dantrolene, 68
Débito urinário, 985
Decúbito dorsal, observação em, 1067
Defeito(s) (v.t. Anomalias)
- congênitos dos fagócitos, 775
- da parede abdominal, 963
- do desenvolvimento cerebral, 1020
- dos eritrócitos, anemia por, 1009
- - adquiridos, 1009
- - hereditário, 1008
- na adesão de leucócitos, 776
- septais atrioventriculares, 99, 199
- - achados eletrocardiográficos, 101
- - anatomia e fisiopatologia, 99
- - quadro clínico, 101
- - tratamento, 103
Deferoxamina, 68
Defesas imunológicas, febre e, 54
Deficiência(s)
- da piruvato desidrogenase, 1172
- de ácido fólico, 1289

- de adenosina deaminase, 767
- de anticorpos, 768
- de Artemis, 768
- de creatina, 1164
- de ferro, 782
- - anemia por, 639
- de gonadotrofinas, 526
- de IgA, 771, 779
- de JAK 3, 768
- de micronutrientes, 1275
- de piridoxina, 1019
- de subclasses de IgG, 772
- de transcobalamina II, 1292
- de vitamina(s), 1174
- - A, distúrbios da, 1295-1304
- - B_{12}, 1291
- - E, 1174
- de zinco, 1309-1314
- do hormônio de crescimento, 516
- enzimáticas, 787
- isolada de gonadotrofinas, 526
- mental, 1608

Déficit
- de atenção, transtorno do, e hiperatividade, 1213, 1601
- neurológico, 63

Deformidade(s) (v.t. Defeitos)
- congênitas, 1395
- - classificação, 1395
- - diagnóstico, 1395
- - etiologia, 1395
- - fatores ambientais, 1395
- - fatores genéticos, 1395
- - - combinação dos, e ambientais, 1395
- - tratamento, 1396
- posturais do desenvolvimento, 1397
- - diagnóstico, 1397
- - patologia morfológica e funcional, 1397
- - quadro clínico, 1397
- - tratamento, 1397

Deglutição, 588
- atípica, 588
- distúrbios da, 672-677
- - diagnóstico, 675
- - disfagia, 674
- - - na fase esofágica, 674
- - - nas fases oral e faríngea, 674
- - patologia morfológica e funcional, 674

Dengue e febre hemorrágica da dengue, 349
- conceituação e epidemiologia, 349
- definição de caso de dengue, 354
- diagnóstico, 353
- - diferencial, 354
- etiologia, 350
- manifestações incomuns, 352
- patogênese, 350
- patologia morfológica e funcional, 350
- prevenção, 359
- prognóstico, 359
- quadro clínico, 351
- tratamento, 355

Densidade pulmonar, alterações na, 1502
Densitometria óssea, alterações da, 982
Dentes, 1570
- natais e neonatais, 1563
Deposição pulmonar, fatores que interferem na, 1521
Depressão, 1596
- neurológica, síndrome de, 65
Derivação
- intraútero, 914
- toracoamniótica, 914
- ventriculoamniótica, 914
Dermatite seborreica, 281
Dermatofitoses, 289
Dermatologia, 273
- angioedema, 282
- cuidados com a pele normal, 278
- discromias, 295
- doenças ezcematosas, 279
- erupções por picadas de insetos, 294
- infecções, 283
- métodos diagnósticos clínicos e laboratoriais, 273
- miliária, 294
- princípios gerais da terapêutica na doença dermatológica, 278
- urticária, 282
Dermatomiosite juvenil, 1549-1553
- classificação clínica das miopatias inflamatórias idiopáticas, 1549
- conceituação e epidemiologia, 1549
- diagnóstico, 1551
- epidemiologia, 1549
- etiologia, 1549
- patogenia, 1549
- patologia morfológica e funcional, 1549
- prognóstico, 1552
- quadro clínico, 1549
- tratamento, 1552
Dermatoses infecciosas, 296
Derrame pleural, 914, 1491-1500
- conceituação e epidemiologia, 1491
- diagnóstico, 1495
- drenagem pleural, 1498
- epidemiologia, 1495
- etiologia, 1492, 1494
- evolução, 1494
- parapneumônicos, 1494
- patogenia, 1492
- patologia, 1492, 1494
- tratamento, 1497
Desconforto respiratório, 966
- causas cirúrgicas de, 222
- - atresia do esôfago, 222
- - cisto(s), 230
- - - broncogênico, 229
- - - pulmonar, 230
- - enfisema lobar congênito, 232

- - hérnia diafragmática congênita, 226
- - malformação adenomatoide cística, 231
- - sequestro pulmonar, 231
- síndrome do, 966
Desenvolvimento
- cerebral, 1128
- - defeitos do, 1020
- - distúrbios do, 1128
- crescimento e (v. Crescimento e desenvolvimento)
- da linguagem, transtornos do, 1594
- da visão, 1321
- deformidades posturais do, 1397
- - diagnóstico, 1397
- - patologia morfológica e funcional, 1397
- - quadro clínico, 1397
- - tratamento, 1397
- do sistema urinário normal, 263
- psicomotor do lactente, avaliação do, 1069
- sensório-motor oral, 610-613
- - aspectos do, 610
- - comportamento adaptativo, 610
- - e alimentar, 610
- - introdução da alimentação complementar, 612
- transtornos invasivos do, 1594
Desidratação, 985, 1273
Desmame, 1253
- orientação para o, 1253
- precoce, 44
Desnutrição, 514
- aspectos geopolíticos e epidemiológicos da, 1223
- e infecção, 1314-1317
- energético-proteica, 781, 1224, 1262-1279
Desordens
- gastrointestinais funcionais, 616-621
- - conduta na urgência, 619
- - diagnóstico, critério de Roma, 617
- - fisiopatogenia e origem dos sintomas, 617
- - tratamento, 618, 620
- hereditárias trombóticas, 744
Desoxicolato de anfotericina B, 454
Desregulação imune, doenças de, 775
Desvio(s)
- fonéticos e fonológicos, 590
- tônico-paroxístico do olhar vertical, 1093
Diabete(s), 784, 912
- e atenção odontológica, 1568
- materno, hipertrofia miocárdica fetal secundária ao, 204
- melito, 43, 321, 784
- - tipo 1, 536-548
- - - breve histórico da insulina, 542

- - - classificação, 536
- - - diagnóstico, 536
- - - epidemiologia, 538
- - - etiopatogenia, 538
- - - gestacional, 536
- - - insulinoterapia, 544
- - - quadro clínico, 541
- - - regulação da secreção de insulina, 542
- - - tipos de insulina, 543
- - - tratamento, 542
- - tipo 2, 548-552
- - - aspectos clínicos e laboratoriais, 549
- - - fisiopatologia e fatores de risco, 549
- - - tratamento, 549
- - transitória do recém-nascido, 978
Diagnóstico
- genético, 695
- intrauterino, 208
Diálise peritoneal, 67, 850, 885
Diário miccional, 835
Diarreia, 652-664
- aguda, 652-661
- - conceituação e epidemiologia, 652
- - diagnóstico, 654
- - etiologia, 653
- - fisiopatologia, 653
- - patogênese, 653
- - patologia morfológica e funcional, 653
- - prognóstico, 660
- - quadro clínico, 654
- - tratamento, 657
- persistente, 661-664
- - conceituação e epidemiologia, 661
- - diagnóstico, 662
- - etiologia, 662
- - patogênese, 662
- - patologia morfológica e funcional, 662
- - prevenção, 664
- - prognóstico, 663
- - tratamento, 663
Diástole, 144
Diazepínicos, 1021
Diazóxido, 977
Dieta, 937, 977
- aditivos e preservativos da, 1473
- técnica de administração da, 938
Difenidramina, cloridrato de, 67
Diferenciação sexual, anomalias da, 552-563
- abordagem diagnóstica das, 559
- classificação, 558
- critérios diagnósticos nas, 557
- embriologia do aparelho genital, 554
- mecanismos moleculares envolvidos no processo de determinação gonadal, 555
- tratamento, 561
- uma nova terminologia, 553

Difteria, 411
- complicações, 414
- conceituação e epidemiologia, 411
- diagnóstico, 414
- etiologia, 412
- patogênese, 412
- patologia morfológica e funcional, 412
- prevenção, 417
- prognóstico, 417
- quadro clínico, 413
- tratamento, 414
- vacina contra, tétano, coqueluche e *Haemophilus* tipo B, 482
DiGeorge, síndrome de, 773
Digitálicos, 163
Diltiazem, 147
Dimercaprol, 68
Dipirona, 56
Diplegia, 1151
Discinesias paroxísticas, 1093
Discite, 1401
Discromias, 295
Disfagia, 674
- na fase esofágica, 674
- nas fases oral e faríngea, 674
Disfonia, 590
Disfunção(ões) (v.t. Distúrbios)
- do assoalho pélvico, 634
- do trato urinário inferior, 896-901
- - avaliação clínica, 898
- - classificação, 896
- - estudo urodinâmico, 899
- - fisiologia, 896
- - fisiopatologia, 897
- - quadro clínico, 898
- - tratamento, 899
- miccional, 900
Disgenesia reticular, 768
Dislexia, 1213
Dislipidemia, 38, 563-565
- avaliação da, na infância, 563
- classificação das, 563
- tratamento, 563
Disopiramida, 147
Dispepsia funcional, 619
Displasia focal, 1132
Dispositivo inalatório, escolha do, conforme a idade, 1521
Dissomia uniparental, 686
Distonia, 1160
- de torção idiopática, 1160
- hereditária progressiva com flutuação diurna, 1161
- paroxística do lactente, 1093
Distopia testicular, 214
Distrofia(s), 697
- congênita, 1193
- das cinturas, 699
- de Becker, 697
- de Duchenne, 697
- facioescapuloumeral, 699
- miotônica, 699
- - forma congênita de, 1196
- simpático-reflexa, 1559

Distúrbio(s) (v.t. Disfunções)
- adquiridos, 527, 1011
- congênitos, 526, 1012
- da aprendizagem, 1211
- da deficiência de vitamina A, 1295-1304
- da deglutição, 672-677
- - diagnóstico, 675
- - disfagia, 674
- - patologia morfológica e funcional, 674
- de aquisição da linguagem, 589
- de plaquetas, 1012
- de sucção não nutritiva, 1574
- do desenvolvimento cerebral, 1128
- do íleo terminal, 1292
- do movimento, 1157
- - relacionados com o sono, 1099
- do potássio, 987
- do ritmo circadiano, 1098
- do sódio, 986
- do sono, 1095, 1099
- dos leucócitos, 1014
- eletrolítico, 1275
- hematológicos, 1005-1016
- - adquiridos, 1011
- - anemia, 1006
- - - causada por perdas sanguíneas, 1006
- - - fisiológica e da prematuridade, 1006
- - - por defeito hereditário dos eritrócitos, 1008
- - - por defeitos adquiridos dos eritrócitos, 1009
- - - por hemólise, 1007
- - congênitos, 1012
- - hematopoese intrauterina e neonatal, 1005
- - policitemia, 1009
- hidroeletrolíticos, 848
- metabólico, 975-983
- - diabetes melito transitório do recém-nascido, 978
- - do cálcio, 978
- - do magnésio, 979
- - doença óssea, 981
- - hipercalcemia neonatal, 979
- - hiperglicemia neonatal, 977
- - hipocalcemia neonatal, 979
- - hipoglicemia neonatal, 975
- monogênicos, 679
- multifatoriais, 693
- neurológicos, 1567
- paroxísticos não epilépticos, 1092
- respiratórios, 965-975
- - síndrome(s), 967
- - - de aspiração meconial, 972
- - - do desconforto respiratório, 967
- - taquipneia transitória do recém-nascido, 965
Diuréticos, 85, 164, 843, 849, 967, 1109
Divertículo de Meckel, 256
Doença(s)
- agudas repetidas ou crônicas, 24

- alérgicas, hipersensibilidades e, 810-816
- autoimunes, 821
- - classificação das, 816
- - diagnóstico, 821
- - epidemiologia, 818
- - etiologia, 818
- - genômica das, 820
- - investigação laboratorial, 821
- - patogenia, 818
- - prevenção, 822
- - prognóstico, 822
- - quadro clínico, 820
- - tratamento, 822
- cardiovasculares, 737
- celíaca, 643-648
- - complicações, 647
- - conceituação e epidemiologia, 643
- - diagnóstico, 646
- - etiologia, 643
- - patogênese, 643
- - patologia morfológica e funcional, 643
- - prognóstico, 647
- - quadro clínico, 644
- - tratamento, 647
- crônicas não transmissíveis do adulto, prevenção na infância de, 37-45
- - aterosclerose, fatores de risco para, 38
- - - baixo peso ao nascer, 44
- - - desmame precoce, 44
- - - diabetes melito, 43
- - - dislipidemias, 38
- - - hipertensão arterial, 40
- - - obesidade, 41
- - - sedentarismo, 41
- - - tabagismo, 43
- da membrana hialina, 966
- da urina do xarope de bordo, 1171
- de Behçet, 1540
- de células falciformes, 879
- de Chagas, 1053
- de desregulação imune, 775
- de Graves, 534
- - fetal, neonatal, 536
- de Hallervorden-Spatz, 1162
- de Hartnup, 1172
- de Hodgkin, 789
- de inclusão citomegálica, 1056
- de Kawasaki, 188-195, 1535
- - conceituação e epidemiologia, 188
- - diagnóstico, 190
- - - diferencial, 193
- - etiologia, 188
- - patogenia, 188
- - patologia morfológica e funcional, 188
- - prevenção, 194
- - prognóstico, 194
- - quadro clínico, 190
- - tratamento, 193
- de Lafora, 1166
- de Lesch-Nyhan, 1164
- de Louis-Bar, 1174

- de mãos-pés e boca, 334
- de Moyamoya, 1210
- de Steinert, 1196
- de Unverricht-Lundborg, 1166
- de Wilson, 1160
- dermatológicas, 295
- - angioedema, 282
- - cuidados com a pele normal, 278
- - discromias, 295
- - erupções por picadas de insetos, 294
- - ezcematosas, 279
- - infecções, 283
- - - bacterianas, 283
- - - fúngicas, 289
- - - parasitárias, 293
- - - virais, 291
- - métodos diagnósticos clínicos e laboratoriais, 273
- - miliária, 294
- - princípios gerais da terapêutica, 278
- - urticária, 282
- do colágeno, pericardite das, 155
- do grupo herpesvírus, 292
- do refluxo gastroesofágico, 622-627
- - conceituação e epidemiologia, 622
- - etiologia, 622
- - investigação complementar, 624
- - manifestações clínicas, 624
- - patogênese, 622
- - quando indicar o especialista, 627
- - tratamento, 625
- do sistema nervoso central, 526
- do sobressalto, 1093
- falciforme, anemia e, 714-720
- - alteração molecular e fisiopatologia da falcização, 715
- - epidemiologia, 714
- gastrointestinal, 515
- genéticas, tratamento de, 696
- granulomatosa crônica, 775
- hematológicas e infiltrativas, 788
- hemolítica, 910
- - do recém-nascido secundária a incompatibilidade Rh, 1007
- - perinatal, 910, 914
- hepática crônica, 515
- hereditárias, 786
- inflamatória intestinal, 648-652
- - diagnóstico, 650
- - etiologia, 649
- - etiopatogenia, 649
- - patologia morfológica e funcional, 649
- - prognóstico, 651
- - quadro clínico, 649
- - tratamento, 650
- meningocócica, 380
- - conceituação e epidemiologia, 380

- - diagnóstico, 384
- - etiologia, 381
- - patogênese, 382
- - patologia morfológica e funcional, 382
- - prevenção, 388
- - prognóstico, 387
- - quadro clínico, 383
- - tratamento, 385
- metabólicas, 995, 1171
- mitocondrial com ataxia, 1175
- neurológicas, 1203
- neuromusculares, 697
- - aspectos clínicos da hipotonia muscular decorrente de, 1184
- - genéticas, 697
- - - atrofia muscular espinhal, 700
- - - distrofia miotônica, 699
- - - distrofia muscular, 699
- orgânica em crianças com regurgitação, sinais de alerta para, 618
- órgão-específicas, 784
- óssea, 981
- parenquimatosa renal, 865
- pelo vírus herpes simples, 1054
- péptica, 664-670
- - a fisiologia do estômago, 664
- - conceituação e epidemiologia, 664
- - e infecção por *Helicobacter pylori*, 666
- - - diagnóstico, 668
- - - prevenção, 669
- - - prognóstico, 669
- - - quadro clínico, 667
- - - tratamento, 669
- - etiologia, 665
- - patogênese, 665
- - patologia morfológica e funcional, 665
- pleurais, 1510
- por toxinas estafilocócicas, 402
- Prevalentes da Infância, Atenção Integrada as (v. AIDPI)
- pulmonares, achados anormais que indicam, 1502
- renal(is), 1567
- - crônica, 515
- - - terminal *versus* insuficiência renal crônica, 883
- - policística, 830
- renovascular, 866
- respiratória(s), 514
- - crônica, 514
- - diagnóstico por imagem nas, 1500-1513
- - - interpretação de exames de imagem do tórax, 1501
- - - noções de proteção radiológica, 1500
- sistêmicas, manifestações hematológicas das, 735-738
- - endócrinas, 735
- - hepática, 726

- tromboembólica, 738-745
- - definição, 738
- - diagnóstico, 741
- - fisiopatogenia, 739
- - incidência, 738
- - manifestações clínicas, 740
- - recomendações especiais, 744
- - tratamento, 742
Doença(s) infecciosa(s), 299-508, 783
- bacterianas, 411
- - coqueluche, 424
- - difteria, 411
- - estreptococcias, 389
- - infecções estafilocócicas, 398
- - leptospirose, 428
- - meningite bacteriana, 374
- - meningocócica, 380
- - tétano, 418
- - tuberculose, 360
- parasitárias, 432-508
- - esquistossomose mansônica, 441
- - imunizações, 473
- - infecções relacionadas a assistência a saúde, 456
- - leishmaniose visceral, 447
- - parasitoses intestinais, 432
- - sepse, 463
- virais, 299-360
- - caxumba, 319
- - dengue e febre hemorrágica da dengue, 349
- - enteroviroses, 333
- - - não pólio, 334
- - hepatites virais, 323
- - - A, 323
- - - B, 325
- - - C, 329
- - - conceituação, 323
- - - D, 332
- - - E, 332
- - - epidemiologia, 323
- - - etiologia, 323
- - - G, 332
- - - patogênese, 323
- - - patologia morfológica e funcional, 323
- - poliomielite, 334
- - raiva, 338
- - roséola, 313
- - rubéola, 307
- - - adquirida ou pós-natal, 307
- - - conceituação, 307
- - - congênita ou pré-natal, 310
- - - epidemiologia, 307
- - sarampo, 299
- - varicela-zóster, 315
Dopamina, 849
Dopplervelocimetria, 907
Dor(es), 1025-1031, 1387
- abdominal, 242
- - causas cirúrgicas de, 242
- - - abdome agudo no lactente, 243
- - - abdome agudo no pré-escolar e escolar, 246
- - - apendicite aguda, 246

- - - hérnia inguinal encarcerada, 243
- - - infestação maciça por áscaris, 247
- - funcional, 620
- analgesia, 1029
- - farmacológica, 1029
- - indicações de, 1028
- - não farmacológica, 1029
- avaliação da, 1027
- consequências da, 1026
- epidemiologia da, 1025
- métodos não farmacológicos para controle da, 1389
- neurofisiologia da, no feto e no recém-nascido, 1025
- nos membros, 1553-1560
- - distrofia simpático-reflexa, 1559
- - do crescimento, 1556
- - fibromialgia, 1557
- - lesões por esforços repetitivos, 1555
- - síndrome de hipermobilidade articular, 1554
Down, síndrome de, 690, 786
Drenagem, 1498
- liquórica, 1109
- pleural, 1498
Droga(s)
- antirreumáticas, 1529
- citotóxicas, 791, 1529
- considerações práticas sobre a excreção de, no leite materno, 1245
- vasoativas, 86
Duane, síndrome de, 1328
Duchenne, distrofias musculares de, 697
Ductos biliares, anormalidades dos, 996
Duplicidade
- intestinal, 257
- pielocaliciana, 830

E

Ecocardiografia fetal, 907
- anormalidades cardíacas diagnosticadas na vida fetal pela, 198
Ecocardiograma, 102, 126
- cardiomiopatia(s), 145
- - arritmogênica do ventrículo direito, 151
- - dilatada, 142
- - hipertrófica, 145
- - restritiva, 149
- crises hipoxêmicas, 169
- pericardite aguda, 154
Ectima, 395
Ectopia testicular, 215
Eczema(s), 281
- atópico, 279
- de contato, 281
Edema pulmonar não cardiogênico, 751
EDTA-cálcico, 68
Eixo hipotalâmico-hipofisário-tireoidiano, 529

Eletroencefalografia, 952
Eletroencefalograma interictal, 1086
Eletrólitos, 1268
- cota de, 984
- distribuição da água e dos, 983
Eletroneuromiografia, 1201
Emergência hipertensiva, manuseio da, 868
Encefalite, 304
- aguda, 304, 1143
- por herpes simples, 1144
Encefalomielite disseminada aguda, 1146
Encefalopatia(s), 1018
- bilirrubínica aguda e *kernicterus*, 990
- crônicas progressivas, 1154
- epiléptica infantil precoce, 1020
- hipóxico-isquêmica, 1018
- mioclônica precoce, 1020
- não progressiva, 797
- progressiva, 797
Endocardite, 401
- infecciosa, 134-139
- - conceituação e epidemiologia, 134
- - diagnóstico, 136
- - etiologia, 135
- - patogenia, 135
- - patologia morfológica e funcional, 135
- - profilaxia, 139
- - quadro clínico, 135
- - tratamento, 137
Endocrinologia, 509-581
- anomalias da diferenciação sexual, 552-563
- - abordagem diagnóstica das, 559
- - classificação, 558
- - critérios diagnósticos nas, 557
- - embriologia do aparelho genital, 554
- - mecanismos moleculares envolvidos no processo de determinação gonadal, 555
- - tratamento, 561
- - uma nova terminologia, 553
- crescimento normal e patológico, 509-518
- - critérios de avaliação, 509
- - deficiente, 514
- - índice de massa corporal, 513
- diabetes, 538
- - mitocondrial, 538
- - tipo 1, 536-548
- - tipo 2, 548-552
- - dislipidemia, 563-565
- - avaliação da, na infância, 563
- - classificação das, 563
- - tratamento, 563
- hipertireoidismo, 534-536
- - diagnóstico, 535
- - doença de Graves, 534
- - - fetal, neonatal, 536
- - epidemiologia, 535
- - patogênese, 535

- - quadro clínico, 535
- - tratamento, 535
- hipotireoidismo, 528-534
- - acompanhamento, 534
- - adquirido, 531
- - congênito, 529
- - controle da função tireoidiana, 528
- - diagnóstico, 532
- - prognóstico, 534
- - quadro clínico, 531
- - tratamento, 533
- osteogênese imperfeita, 569-575
- - classificação, 573
- - diagnóstico diferencial, 574
- - metabolismo, 569
- - - da vitamina D, 570
- - - do cálcio e do fósforo, 569
- - - ósseo, 569
- - paratormônio e calcitonina, 570
- - patogênese, 573
- - quadro clínico, 573
- - radiologia, 573
- - raquitismo, 570
- - tratamento, 574
- puberdade, 518-528
- - atrasada, 524-528
- - - classificação, 525
- - - definição, 524
- - - fisiologia da puberdade normal, 525
- - - investigação clínica, 527
- - - investigação laboratorial, 527
- - - quadro clínico, 525
- - - tratamento, 527
- - precoce, 518-524
- - - administração de esteroides sexuais, 523
- - - causas genéticas, 523
- - - cistos ovarianos, 523
- - - classificação, 519
- - - diagnóstico, 521
- - - etiopatogenia, 519
- - - exames de imagem, 521
- - - fisiologia da, 519
- - - gonadotrofina-dependente, 520
- - - gonadotrofina-dependente periférica ou pseudopuberdade precoce, 522
- - - hiperplasia adrenal congênita, 524
- - - hipotireoidismo primário, 523
- - - quadro clínico, 519
- - - síndrome de McCune-Albright, 523
- - - tratamento, 522
- - - tumores adrenais, 523
- - - tumores ovarianos, 523
- - - tumores testiculares, 523
- síndrome metabólica, 565-569
- - definição, 565
- - epidemiologia, 565
- - fisiologia e fisiopatologia, 566
- - tratamento, 567
- - urgências em, 575
- - cetoacidose diabética, 575

- - crise hipoglicêmica, 579
- - insuficiência adrenal aguda, 580
Endomiocardiofibrose, 147
Endoscopia digestiva alta, 624
Enfisema lobar congênito, 232
Enterobíase, 438
Enterocolite, 260
- e enteropatia perdedora de proteínas, 639
- necrosante, 260
Enteropatia, 672
- ambiental, 671
- - apresentação clínica, 671
- - conceituação, 671
- - prognóstico, 672
- - sobrecrescimento bacteriano, 671
- - tratamento, 672
- perdedora de proteínas, 639, 784
Enteroviroses, 333
- não pólio, 334
- - diagnóstico, 336
- - quadro clínico, 334
- - tratamento, 337
Entesite, artrite relacionada com, 1528, 1531
Entrevista médico-paciente, 51
Enxerto-*versus*-hospedeiro, reação de, 752
Eosinofilia, 1015
Epiglotite, 1417
- diagnóstico da, 1423
- tratamento da, 1423
Epilepsia, 113
- da criança e do adolescente, 1069
- mioclônica, 1166
- - associada as fibras vermelhas rasgadas, 1166
- - progressiva, 1166
Epstein, pérolas de, 1563
Epúlide congênita do recém-nascido, 1563
Equilíbrio hidroeletrolítico, 983-988
- distribuição da água corpórea e dos eletrólitos, 983
- distúrbios, 986
- - do potássio, 987
- - do sódio, 986
- mecanismo do, 983
- terapia hídrica e eletrolítica, 984
Erisipela, 395
Eritrócitos, defeitos do, 1008
- anemia por, 1008
- da estrutura, 994
Eritroenzimopatias, 993
Eritropoese, 710
Erradicação do foco estreptocócico, 132
Erros inatos do metabolismo, 691, 1019
- da cobalamina, 1293
Erupção(ões)
- dentária, 1563
- por picadas de insetos, 294
Escabiose, 293
Escafocefalia, 1116

Escala
- de Conn, 84
- de Glasgow, 84
Escarlatina, 394
Escolioses, 1398
Escore de Apgar, 946
Escorpionismo, acidentes por, 73
Esforços repetitivos, lesões por, 1555
Esôfago, 72
- atresia do, 222, 963
- corpo estranho no, 72
Esotropias, 1326
Espaçadores, 1519
Espirometria, 1513
Esplenectomia, 729, 792
Esportes, a prática de, 1393
Esquistossomose mansônica, 441
- conceituação e epidemiologia, 441
- diagnóstico, 445
- etiologia, 442
- patogênese, 442
- patologia morfológica e funcional, 442
- prevenção, 446
- prognóstico, 446
- quadro clínico, 444
- tratamento, 446
Esquizencefalia, 1129
Esquizofrenia, 1591
Estado
- de hipercoagulabilidade, 739
- de mal epiléptico, 1078
- febril, possíveis desvantagens do, 56
- hidroeletrolítico, avaliação do, 984
Estafilodermias, 284
Estase vascular, 739
Estatinas, 564
Estatura-alvo, 512
Estatura e peso, 27
- avaliação da, 509
Estenose, 118
- aórtica, 117
- - achados anatômicos, 117
- - fisiopatologia, 117
- - quadro clínico, 118
- - tratamento, 120
- da junção, 829
- - ureteropélvica, 828
- - ureterovesical, 829
- pulmonar, 109
- - conduta, 112
- - fisiopatologia, 110
- - quadro clínico, 110
Esternocleidomastóideo, fibroma do, 955
Esteroides sexuais, administração de, 523
Estímulo, teste de, do hormônio tireoidiano, 533
Estômago, fisiologia do, 664
Estrabismo, 956, 1325
- convergente, 1326
- diagnóstico de, 1327
- divergente, 1327

- tratamento dos, 1328
- vertical, 1327
Estreptococcias, 389
- classificação, 391
- conceituação e epidemiologia, 389
- diagnóstico, 396
- etiologia, 391
- imunidade, 392
- infecções cutâneas, 394
- patogênese, 391
- patologia morfológica e funcional, 391
- prevenção, 397
- quadro clínico, 393
- tratamento, 397
Estreptococos do grupo B, infecções pelos, 395
Estreptodermias, 284
Estreptoquinase, 743
Estrongiloidíase, 439
Estudo(s)
- da pediatria, algumas razões para o, 1
- do líquido cefalorraquidiano, 1036
- *FEBSTAT STUDY*, 1091
- radiológico contrastado esofágico-gastroduodenal, 624
Esvaziamento gástrico, 86
Ewing, sarcoma de, 1379
Exame(s)
- da fácies, 930
- de fezes, 434
- do fluido duodenal, 435
- neurológico, 1214
- - do recém-nascido e do lactente, 1067
- - evolutivo, 1214
- oftalmológico, 1322
Expansor de volume, 947
Exposição, asma e, 1473
- a alérgenos, 1472
- a animais domésticos, 1472
- a poluentes intradomiciliares e macroambientais, 1473
Exsanguinotransfusão, 1001
Exsudatos, diferenciação entre transudatos e, 1493
Extrassistolia, 177
- atrial, 206
- - juncional, 173
- ventricular, 177

F

Fácies, exame da, 930
Fadiga, 1387
Fagócitos, 756
- defeitos congênitos dos, 775
Fallot, tetralogia de, 120, 122, 200
- fisiopatologia, 120
- quadro clínico, 121
- tratamento, 123
Família, 1489
- o pediatra e a, 1589
- o psicanalista e a, 1489
Faringoamigdalite, 392
Farmácia, 51

Fármacos
- adsorventes, 58
- fatores que interferem na deposição pulmonar de, 1521
- não opioides, 1388
- opioides, 1388
- pericardite induzida por, 155
- que alteram a motilidade intestinal, 58
- que diminuem a secreção intestinal, 58
- síndrome de abstinência pelo uso de, pela mãe, 1019
Febre, 718
- amarela, 506
- - vacina contra a, 487
- conceito da, 54
- crises febris, 1089
- e defesas imunológicas, 54
- faringoconjuntival, 1339
- hemorrágica da dengue, dengue e, 349
- - conceituação e epidemiologia, 349
- - definição de caso de dengue, 354
- - diagnóstico, 353
- - - diferencial, 354
- - etiologia, 350
- - manifestações incomuns, 352
- - patogênese, 350
- - patologia morfológica e funcional, 350
- - prevenção, 359
- - prognóstico, 359
- - quadro clínico, 351
- - tratamento, 355
- possíveis desvantagens do estado febril, 56
- reumática, 129133
- - conceituação e epidemiologia, 129
- - diagnóstico, 131
- - - clínico, 131
- - - por métodos complementares, 131
- - etiologia, 130
- - patogenia, 130
- - patologia morfológica e funcional, 130
- - pericardite da, 155
- - profilaxia secundária, 133
- - quadro clínico, 130
- - tratamento, 55, 132
FEBSTAT STUDY, 1091
Fenda branquial, anomalias da, 217
Fenitoína, 1021
Fenobarbital, 1021
Fenótipos de sibilância no lactente, 1469
Ferimentos, 90
- cortocontusos de partes moles, 955
- prevenção das quedas e, 90
Ferro, 936, 1268, 1315
- deficiência de, 782
- - anemia por, 639
- metabolismo do, 1280

Feto (v. Neonatologia)
Fetoscopia, 909
Fezes, exames de, 434
Fibra(s), 1166
- alimentar, 633
- vermelhas rasgadas, epilepsia mioclônica associada as, 1166
Fibratos, 564
Fibrilação, 85
- atrial, 175
- ventricular, 85, 177
Fibrina, avaliação da formação da, 731
Fibro-histiocitoma maligno, 1379
Fibroma do esternocleidomastóideo, 955
Fibromialgia, 1557
Fibrose, 1328
- cística, 1484-1491
- - diagnóstico, 1486
- - epidemiologia, 1484
- - fisiopatologia, 1486
- - patogênese, 1485
- - patologia, 1486
- - perspectivas, 1491
- - tratamento, 1488
- congênita do reto inferior, 1328
- generalizada de Brown, 1328
Fibrossarcoma, 1379
Fígado, 1060
Fimose, 211
Fisioterapia respiratória e reabilitação pulmonar, 1490
Fissura labiopalatina, atenção fonoaudiológica ao portador de, 585
Flacidez do sistema coletor, 265
Fluido(s)
- duodenal, exame do, 435
- oferta de, 848
Fluidoterapia, 470
Flumazenil, 67
Flúor, 1569, 1571
Flutter atrial, 175, 206
Fluxo
- salivar, 1567
- sanguíneo cerebral, medida da velocidade do, 951
Foco(s)
- de infecção, controle do, e tuberculose, 373
- estreptocócico, erradicação do, 132
- sépticos, retirada cirúrgica de, 469
Fôlego, perda de, 1093
Fonoaudiologia, 583-601
- atenção fonoaudiológica ao portador de fissura labiopalatina, 585
- audiologia, 591
- avaliação otoneurológica, 598
- linguagem, 589
- motricidade oral, 584
- tecnologias das próteses auditivas, 593
- voz, 590

Forame oval, restrição intrauterina do, 204
Fosfato, reposição de potássio e, 577
Fosfodiesterase, inibidores da, 164
Fósforo, 935
- cálcio e, 935
- metabolismo do, 569
Fototerapia, 999
Fratura(s), 957
- da clavícula, 955
- de ossos longos, 957
Friedreich, ataxia de, 1173
Frio, resposta metabólica ao, 959
Frutas, consumo de, 1473
Função
- pulmonar, teste de, 1488
- renal, 983
- tireoidiana, 532
- - controle da, 528
Fungos, infecção por (v. Infecções fúngicas)
Furosemida, 967

G
Gagueira, 590
Galactosemia, 787
Gastrectomia total, 1292
Gastroenterologia, 603-677
- choro excessivo do lactente, 613-616
- - causas de, 614
- - conceituação e epidemiologia, 613
- - diagnóstico e intervenção terapêutica primária, 614
- constipação intestinal, 628-636
- - conceituação e epidemiologia, 628
- - diagnóstico, 632
- - etiologia, 629
- - patogênese, 629
- - patologia morfológica e funcional, 629
- - prevenção, 635
- - prognóstico, 635
- - quadro clínico, 631
- - tratamento, 633
- desenvolvimento sensório-motor oral, 610-613
- - aspectos do, 610
- - comportamento adaptativo, 610
- - e alimentar, 610
- - introdução da alimentação complementar, 612
- desordens gastrointestinais funcionais, 616-621
- - conduta na urgência, 619
- - diagnóstico, critério de Roma, 617
- - fisiopatogenia e origem dos sintomas, 617
- - tratamento, 618

- diarreia, 652-664
- - aguda, 652-661
- - - conceituação e epidemiologia, 652
- - - diagnóstico, 654
- - - etiologia, 653
- - - fisiopatologia, 653
- - - patogênese, 653
- - - patologia morfológica e funcional, 653
- - - prognóstico, 660
- - - quadro clínico, 654
- - - tratamento, 657
- - persistente, 661-664
- - - conceituação e epidemiologia, 661
- - - diagnóstico, 662
- - - etiologia, 662
- - - patogênese, 662
- - - patologia morfológica e funcional, 662
- - - prevenção, 664
- - - prognóstico, 663
- - - tratamento, 663
- distúrbios da deglutição, 672-677
- - deglutição, 672
- - diagnóstico, 675
- - disfagia, 674
- - patologia morfológica e funcional, 674
- doença celíaca, 643-648
- - complicações, 647
- - conceituação e epidemiologia, 643
- - diagnóstico, 646
- - etiologia, 643
- - patogênese, 643
- - patologia morfológica e funcional, 643
- - prognóstico, 647
- - quadro clínico, 644
- - tratamento, 647
- doença do refluxo gastroesofágico, 622-627
- - conceituação e epidemiologia, 622
- - etiologia, 622
- - investigação complementar, 624
- - manifestações clínicas, 624
- - patogênese, 622
- - quando indicar o especialista, 627
- - tratamento, 625
- doença inflamatória intestinal, 648-652
- - diagnóstico, 650
- - etiologia, 649
- - etiopatogenia, 649
- - patologia morfológica e funcional, 649
- - prognóstico, 651
- - quadro clínico, 649
- - tratamento, 650
- doença péptica, 664-670
- - a fisiologia do estômago, 664
- - conceituação e epidemiologia, 664

- - e infecção por *Helicobacter pylori*, 666
- - etiologia, 665
- - patogênese, 665
- - patologia morfológica e funcional, 665
- enteropatia ambiental, 671
- - apresentação clínica, 671
- - conceituação, 671
- - prognóstico, 672
- - sobrecrescimento bacteriano, 671
- - tratamento, 672
- intolerância alimentar, 636-642
- - a lactose, 637
- - alergia alimentar, 638
- - aos carboidratos, 636
- - diagnóstico, 640
- - prevenção, 642
- - tratamento, 641
- microbiota intestinal, 603-610
- - fatores que regulam a colonização da, 607
- - funções da, 603
- - importância, 604
- - instalação da, 607
- - localização e composição da, 603
- - micróbios benéficos e potencialmente patogênicos, 604
Gastrosquise, 233, 963
Genes, 1485
- envolvidos na autoimunidade, 820
- modificadores, 1485
Genética, 679-701, 1485
- aconselhamento genético, 696
- bioquímica, 691
- cromossomos humanos, 687
- diagnóstico genético, 695
- dismorfologia, 694
- distúrbios, 693
- - monogênicos, 679
- - multifatoriais, 693
- doenças neuromusculares genéticas, 697
- - atrofia muscular espinhal, 700
- - distrofia muscular, 697
- - - da cintura, 699
- - - de Becker, 697
- - - de Duchenne, 697
- - - facioescapuloumeral, 699
- - - miotônica, 699
- tratamento de doenças genéticas, 696
Gengivite, 1572
Genitália, desenvolvimento da, 34
- feminina, 35
- masculina, 34
Genômica das doenças autoimunes, 820
Gerstmann, síndrome de, 1213
Gestação e diabetes melito tipo 1, 536
Gestantes, uso de terapia antirretroviral nas, 806
Giardíase, 434

Glândula tireoidiana, desenvolvimento da, 528
Glasgow, escala de, 84
Glaucoma, 1329
- classificação, 1330
- diagnóstico, 1330
- etiopatogenia, 1329
- tratamento, 1330
Glicocorticoides, 790
Glicogenose tipo 1b, 787
Glicose, 472
- infusão de, 977
- reposição de, 472
Glomerulonefrite difusa aguda, 877
- pós-estreptocócica, 840-844
- - complicações, 842
- - conceituação e epidemiologia, 840
- - etiologia, 840
- - evolução e prognóstico, 843
- - exames complementares, 842
- - patogenia, 840
- - patologia morfológica e funcional, 840
- - prevenção, 844
- - quadro clínico, 842
Glucagon, 68, 977
Golpes dorsais, manobra dos, 70
Gonadotrofina, 525
- deficiência de, 526
- - isolada, 526
- retardo puberal, 525
- - com níveis baixos de, 525
- - com níveis elevados de, 525
Gonadotrofina-dependente, 520
- periférica ou pseudopuberdade precoce, 522
Gorduras, 1242
Granulomatose de Wegener, 1537
Graves, doença de, 534
- fetal, neonatal, 536
Gripe, 58, 1411
- anti-histamínicos, 59
- conceituação e importância, 58
- etiopatogenia, 59
- evidências científicas, 59
- legislação, 60
- pseudoefedrina, 59
- vasoconstritor, 60
Guillain-Barré, síndrome de, 1200

H

Hábito(s)
- bucais, 1573
- intestinal, 835
- parafuncionais, 589
- urinário, 835
Haemophilus, 490
- *influenzae*, 1457
- tipo B, vacina contra difteria, tétano e coqueluche, 482
- vacina 10-valente conjugada ao, não tipificável, 490
Hallervorden-Spatz, doença de, 1162

Hanseníase, 285
- dimorfa, 286
- indeterminada, 286
- tuberculoide, 286
- virchowiana, 287
Hartnup, doença de, 1172
Heat stroke, 56
Heimlich, manobra de, 70
- criança consciente, 70
- criança inconsciente, 71
Helicobacter pylori, infecção por, 670
- doença péptica e, 666
- - diagnóstico, 668
- - prevenção, 669
- - prognóstico, 669
- - quadro clínico, 667
- - tratamento, 669
- pontos importantes na, 670
Helmintíases, 436, 1472
Hemácias, transfusão de, 746, 1015
- e hemoderivados, 1015
Hematologia, 703-753
- anemia, 720-726
- - aplástica, 720
- - diagnóstico diferencial das, 709-714
- - - classificação, 711
- - - e exames complementares, 712
- - - epidemiologia, 710
- - - fisiologia, 710
- - - manifestações clínicas, 711
- - doença tromboembólica, 738
- - e doença falciforme, 714
- - hemolítica autoimune, 726
- - hemograma, 703
- - manifestações hematológicas das doenças sistêmicas, 735
- - manifestações hemorrágicas, 730-732
- - exames laboratoriais, 731
- - história clínica e exame físico, 730
- - história familiar, 731
- - mielograma, 706
- - púrpura trombocitopênica imune, 732
- - transfusão de hemocomponentes, 745
Hematoma subgaleal, 956
Hematopoese, 726
- alteração da, 726
- intrauterina e neonatal, 1005
Hematúria(s), 876-881
- classificação, 876
- conceituação e epidemiologia, 876
- do trato urinário, 879
- etiologia, 877
- familiar benigna, 878
- glomerulares, 877
- intersticiais, 878
- macroscópica, 880
- microscópica, 880
- patogenia, 877
- patologia, 877
- vasculares, 878

Hemimegalencefalia, 1129
Hemiplegia, 1151
Hemocomponentes, transfusão de, 745-753
- anemia crônica, 747
- comitês transfusionais, 745
- conceitos, 745
- de concentrado de hemácias, 746, 748
- de concentrado de plaquetas, 748
- de crioprecipitado, 750
- de plasma fresco, 750
- em recém-nascidos, 746
- infecções por citomegalovírus, 752
- irradiação, 748
- riscos transfusionais, 745
- terapêutica, 749
Hemocultura, 1036
Hemodiálise, 66, 886
- intermitente, 850
Hemoglobinopatias, 994
Hemoglobinúria paroxística noturna, 721
Hemograma, 440, 703
Hemólise, anemia por, 1007
Hemoperfusão, 66
Hemorragia(s), 257
- conjuntival, 955
- digestiva, causas cirúrgicas de, 255
- - divertículo de Meckel, 256
- - duplicação intestinal, 257
- - hemorroidas, 257
- - hipertensão porta, 257
- - invaginação intestinal, 256
- - pólipos do cólon, 257
- - volvo intestinal, 256
- intracraniana, 958, 1018
Hemorroidas, 257
Hemossiderose, 752
- tratamento da, 722
Hemostasia, alteração da, 737
Henoch-Schönlein, púrpura de, 877, 1538
Heparina, 742
- de baixo peso molecular, 743
- não fracionada, 742
Hepatite, 323
- A, 323, 492, 506
- - profilaxia, 325
- - quadro clínico, 324
- - tratamento, 324
- B, 325, 478, 506
- - diagnóstico, 326
- - imunoglobulina humana contra, 503
- - profilaxia, 329
- - quadro clínico, 326
- - tratamento, 328
- C, 329
- - crônica, esquema de tratamento atual da, 331
- - diagnóstico, 331
- - tratamento, 331
- - conceituação, 323
- D, 332
- E, 332

- epidemiologia, 323
- etiologia, 323
- G, 332
- patogênese, 323
- patologia morfológica e funcional, 323
Herança, 685
- autossômica, 680
- - dominante, 680, 891
- - - ligada ao X, 683
- - recessiva, 680
- - - ligada ao X, 682
- ligada ao Y, 685
- mitocondrial ou citoplasmática, 687
- não mendeliana, 686
Hérnia(s), 213
- diafragmática congênita, 226
- epigástrica, 215
- inguinal(is), 214
- - encarcerada, 243
- umbilical, 214
Herpangina, 334
Herpes, 783
- conjuntivite por, 1338
- simples, 292, 1205
- - 1 e 2, 783
- - doença pelo vírus, 1054
- - encefalite por, 1144
- zóster, 292
Heterogeneidade genética, 685
Heterotopias, 1131
Hidratação, 717
- acesso venoso adequado e, 78
- e cetoacidose diabética, 576
Hidrocefalia, 1112, 1132
Hidrocortisona, 472
Hidronefrose, 263
- neonatal, 838
- tratamento cirúrgico para, 266
Higiene bucal, 1569
Hinman, síndrome de, 900
Hiperatividade, transtorno do déficit de atenção e, 1213, 1601
Hiperbilirrubinemia, 999
- grave, prevenção da, 997
- tratamento da, 999
Hipercalcemia neonatal, 979
Hipercalciúria idiopática, 879
Hipercoagulabilidade, estado de, 739
Hiperfenilalaninemias, 692
Hiperglicemia neonatal, 977
Hiper-IgM, síndrome de, 772, 779
Hiperinsulinismo, 976
Hiperekplexia, 1093
Hiperlipidemia, 853
Hipermagnesemia neonatal, 980
Hipermetropia, 1325
Hipermobilidade articular, síndrome de, 1554
Hipernatremia, 987, 1019
Hiperplasia adrenal congênita, 524
- alterações genitais na, 910
Hiperpotassemia, 987
Hiper-responsividade brônquica, 1514

Hipersensibilidade(s), 810-816
- e doenças alérgicas, 810
- reação de, 810
- - do tipo II, 812
- - do tipo III, 814
- - do tipo IV, 814
- - imediata, 810
Hipersonias de origem central, 1097
Hipertensão, 40, 849, 858-869
- classificação da, 862
- conceito de, 859
- diagnóstico, 864
- impacto da, em saúde pública, 859
- indicadores de risco para, 862
- intracraniana, 1106
- manejo de crianças e adolescentes após aferição da pressão arterial, 876
- porta, 257
- pulmonar persistente do recém-nascido, 966
- recomendações para aferição da pressão arterial, 860
- técnica de aferição da pressão arterial, 859
Hipertermia, 961
- riscos do tratamento da, 56
Hipertireoidismo, 534-536, 913
- diagnóstico, 535
- doença de Graves, 534
- - fetal, neonatal, 536
- epidemiologia, 535
- patogênese, 535
- quadro clínico, 535
- tratamento, 535
Hipertrofia
- da tonsila faríngea, obstrução das vias aéreas superiores por, e das tonsilas palatinas, 1434
- - conceituação e epidemiologia, 1434
- - diagnóstico, 1437
- - patogênese, 1435
- - quadro clínico, 1435
- - tratamento, 1437
- miocárdica fetal secundária ao diabetes materno, 204
- ventricular, 863
Hiperventilação, 86, 1109
Hipoalbuminemia, 853
Hipocalcemia, 1019
- neonatal, 979
Hipocromias secundárias, 296
Hipogamaglobulinemia transitória da infância, 772
Hipoglicemia, 1019, 1272
- neonatal, 975
Hipogonadismo, 517
- hipergonadotrófico, 525
- - em meninas, 526
- - em meninos, 527
- - tratamento, 528
- hipogonadotrófico, 526
- - funcional, 526
- - - tratamento, 528
- - tratamento, 528

Hipomagnesemia, 1019
- neonatal, 980
Hipomelanose de Ito, 1182
Hiponatremia, 986, 1019
Hipoplasia, aplasia e, do cerebelo, 1173
Hipopotassemia, 987
Hipospádia, 829
Hipotensores, 843
Hipotermia, 959, 1272
Hipotireoidismo, 528-534, 913
- acompanhamento, 534
- adquirido, 531
- congênito, 529
- - carência de iodo, 530
- - permanente, 530
- - primário, 530
- - resistência aos hormônios tireoidianos, 530
- - secundário, terciário, 530
- - transitório, 529
- controle da função tireodiana, 528
- diagnóstico, 532
- pericadite do, 156
- primário, 523
- prognóstico, 534
- quadro clínico, 531
- tratamento, 533
Hipotonia, 1182
- aspectos clínicos da, decorrente de doença neuromuscular, 1184
- primária, 1182
- secundária, 1182
Hipovitaminose, 782
- A, 782, 1225
- C, 1304-1306
- D, 1306-1309
Histiocitose de células de Langerhans, 788
HIV, 451, 506, 912
- infecção pelo, 783
- transmissão materno-infantil do, prevenção da, 804
HIV-positivo, vacinação em, 505
Hodgkin
- doença de, 789
- linfoma de, 789, 1359-1362
- - clínica, 1360
- - diagnóstico, 1361
- - epidemiologia, 1359
- - histologia, 1360
- - tratamento, 1361
- linfoma não, 1355-1359
- - clínica, 1356
- - diagnóstico, 1357
- - epidemiologia, 1355
- - histologia, 1355
- - tratamento, 1358
Homeopatia, 1483
Hormônio(s), 472
- de crescimento, 516
- tireoidiano, 472
- - biossíntese dos, 529
- - resistência aos, 530
- - teste de estímulo do, 533
- - transporte dos, 529

Hospitais que devem ser procurados em acidentes por animais peçonhentos, 76
HPV, vacina contra, 499
Humor, transtorno do, 1593
Huntington, coreia de, juvenil, 1163

I

Ibuprofeno, 56
Icterícia, 240
- causas cirúrgicas de, 238
- - atresia das vias biliares, 238
- - cisto do colédoco, 240
- neonatal, 988-1005
- - acompanhando um paciente com, 997
- - consulta do recém-nascido com, 990
- - diagnóstico diferencial, 991
- - encefalopatia bilirrubínica aguda e *kernicterus*, 990
- - metabolismo da bilirrubina, 989
- - prevenção da hiperbilirrubinemia grave, 997
Idade, 512
- óssea, 521, 533
- - avaliação da, 512
- perímetro cefálico para, 27
- peso para, 27
IgA, 771
- deficiência de, 771, 779
- nefropatia por, 878
IgE, produção de, 810
IgG, deficiência de subclasses de, 772
IgM, 772
Íleo, 221
- meconial, 221
- terminal, distúrbio do, 1292
Imagem, diagnóstico por, nas doenças respiratórias, 1500-1513
- interpretação de exames de imagem do tórax, 1501
- noções de proteção radiológica, 1500
IMIP, 1385
- medicina fetal no, 916
Imobilização cervical, 85
Impedância intraluminal esofágica, técnica da, 625
Impetigo, 394
Implante coclear, 596
- avaliação do candidato ao, 597
- critérios que contraindicam o, 598
- diferença entre aparelho auditivo e, 596
- funcionamento do, 596
Impressão genômica, 686
Imunidade, 1267
- adquirida, 756
- celular, 763
- humoral, 763
- inata, 756

Imunização(ões), 47, 473, 717
  (v.t. Vacina)
- ativa, 312
- - artificial, 474
- considerações gerais sobre imunidade, 474
- contra a poliomielite, 479
- contraindicações e precauções, 475
- epidemiologia *versus* sorotipos, 489
- hepatite, 478
- - A, 492
- - B, 478
- imunoglobulina, 501
- - hiperimune para varicela, 501
- - humana, 501
- - - antirrábica, 502
- - - antitetânica, 501
- - - contra hepatite B, 503
- - - normal para uso intramuscular, 501
- influenza, 493
- lactentes prematuros, 507
- novas vacinas contra o meningococo B, 498
- passiva, uso de imunoglobulinas e soros, 500
- soro antitetânico, 502
- vacina(s), 496, 503
- - antimeningocócicas, 496
- - - conjugadas, 497
- - - polissacarídicas, 496
- - BCG, 477, 505
- - conjugadas, 489
- - - quadrivalentes, 497
- - contra a febre amarela, 487
- - contra difteria, tétano, coqueluche e *Haemophilus* tipo B, 482
- - contra HPV, 499
- - contra meningococos B 498
- - - polissacarídicas e conjugadas, 496
- - contra pneumococos conjugadas 7, 10 e 13, valente e polissacarídica, 488
- - contra rotavírus, 486
- - contra sarampo-caxumba-rubéola, 485
- - contra sarampo-rubéola, 485
- - contra varicela, 494
- - disponíveis, 486
- - dupla bacteriana, 483
- - monovalente, 486
- - não polissacarídicas, 498
- - pentavalente, 487
- - polissacarídica, 491
- - tetravalente, 483
- - tríplice bacteriana, 482
- - 10-valente, conjugada ao *Haemophilus* não tipificável, 490
- - 13-valente, 491
- vacinação, 503
- - em imunodeprimidos, 503
- - em paciente HIV-positivo, 505
Imunocomprometidos, rinossinusite em, 1434

Imunodeficiência(s), 504, 761
- comum variável, 770
- primárias, 504, 761, 763-780
- - classificação, 764
- - conceituação, 763
- - diagnóstico, 777
- - epidemiologia, 763
- - quadro clínico, 765
- - tipos de, 766
- - tratamento, 778
- - vacinação, 779
- secundárias, 761, 781-792
- - agentes imunossupressivos, 789
- - cirurgias e traumas, 791
- - doenças, 783
- - - hematológicas e infiltrativas, 788
- - - hereditárias, 786
- - - infecciosas, 783
- - - órgão-específicas, 784
- - linfomas, 788
- - nutricionais, 781
- síndromes de, 773
Imunodeprimidos, vacinação dos, 503
- comunicantes de, 506
Imunoglobulina(s), 318, 758
- anti-D, 734
- endovenosa, 734
- hiperimune para varicela, 501
- humana, 501
- - antirrábica, 502
- - antitetânica, 501
- - contra hepatite B, 503
- - normal para uso intramuscular, 501
- intravenosa, 1529
- - humana, indicações de, 823-826
- uso de, e soros, 500
Imunologia, 756
- AIDS na infância, 793-804
- autoimunidade, 816-823
- hipersensibilidades e doenças alérgicas, 810-816
- - imunodeficiências, 763
- - primárias, 763-781
- - secundárias, 781-792
- indicações de imunoglobulina intravenosa humana, 823-826
- infecções respiratórias de repetição, 760
- prevenção da transmissão materno-infantil, 804
- - do HIV, 804
- - do vírus linfotrópico humano I, 808
- sistema imune, 756-759
Imunossupressão, 143
Imunossupressores, 729, 856
Imunoterapia, 1483
- passiva, 318
Inalação, lesão por, 80
Inaladores, 1519
- dosimetrados, 1519
- em pó, 1520
Inapetência, 1317-1319

Inclusão citomegálica, doença de, 1056
Incompatibilidade materno-fetal, 992, 1007
Incontinência pigmentar, 1182
Índices antropométricos, 27
Infância (v.t. Criança)
- AIDS na, 793-804
- - acompanhamento ambulatorial, 802
- - conceituação e epidemiologia, 793
- - diagnóstico, 794
- - - em maiores de 18 meses, 794
- - - em menores de 18 meses, 794
- - estágios da, 796
- - etiologia, 793
- - exclusão da infecção, 794
- - patogenia, 793
- - patologia morfológica e funcional, 793
- - quadro, 796
- - - clínico, 796
- - - gastrointestinal, 797
- - - neurológico, 797
- - - pulmonar, 797
- - - sinais e sintomas, 796
- Atenção Integrada as Doenças Prevalentes da (v. AIDPI)
- avaliação da dislipidemia na, 563
- crescimento e desenvolvimento na, e na adolescência, 24-36
- - aspectos específicos do, 30
- - fatores que influenciam o, 24
- - - ambientais, sociais e econômicos, 24
- - - doenças agudas repetidas ou crônicas, 24
- - - genéticos, 24
- - - nutrição, 24
- - - sistema neuroendócrino, 25
- - - pós-natal, 25
- - - dados antropométricos, 27
- - - índices antropométricos, 27
- - - caderneta da criança, 28
- - pré-natal, 25
- - puberal, 33
- - - feminino, 35
- - - masculino, 34
- - mortalidade infantil e na, 18
- prevenção na, de doenças crônicas não transmissíveis do adulto, 37-45
- - aterosclerose, fatores de risco para, 38
- - - baixo peso ao nascer, 44
- - - desmame precoce, 44
- - - diabetes melito, 43
- - - dislipidemias, 38
- - - hipertensão arterial, 40
- - - obesidade, 41
- - - sedentarismo, 41
- - - tabagismo, 43
Infecção(ões), 783, 1049, 1400
- bacterianas, 783, 879

- congênitas, 912
- - e perinatais, 1049-1060
- - - doença de inclusão citomegálica, 1056
- - - doença pelo vírus herpes simples, 1054
- - - doença de Chagas, 1053
- - - prevenção, 1059
- - - prognóstico, 1059
- - - toxoplasmose congênita, 1049
- - HIV, 912
- - parvovírus B19, 912
- - sífilis, 912
- - tireoidopatias, 913
- - toxoplasmose, 912
- cutâneas, 400
- da coluna vertebral, 1400
- dermatológicas, 283
- - bacterianas, 283
- - fúngicas, 289
- - parasitárias, 293
- - virais, 291
- desnutrição e, 1314-1317
- do trato urinário, 831-840, 870
- - conceituação e epidemiologia, 831
- - diagnóstico, 832
- - - laboratorial, 832
- - - por imagem, 834
- - fúngica, 838
- - prevenção, 839
- - suspeita clínica da, 831
- - tratamento da, 835
- - - esquemas terapêuticos alternativos, 837
- - - medicamentos recomendados na profilaxia da, 838
- - - terapêutica medicamentosa, 836
- em criança com câncer, 1381
- - clínica, 1382
- - diagnóstico, 1382
- - etiologia, 1382
- - tratamento, 1382
- estafilocócicas, 398
- - conceituação e epidemiologia, 398
- - diagnóstico,
- - etiologia, 399
- - manifestações clínicas, 400
- - patogênese, 399
- - patologia, 399
- - prevenção, 406
- - prognóstico, 406
- - tratamento, 405
- fúngicas, 783
- intracraniana, 1019
- no paciente queimado e complicações sépticas, 80
- oculares, 400
- pelo adenovírus, 783
- pelo HIV, 783
- pelos estreptococos do grupo B, 395
- por citomegalovírus e transfusão, 752

- por *Helicobacter pylori*, 666
- - doença péptica e, 666
- - - diagnóstico, 668
- - - prevenção, 669
- - - prognóstico, 669
- - - quadro clínico, 667
- - - tratamento, 669
- - pontos importantes na, 670
- relacionadas à assistência a saúde, 456
- - conceituação e epidemiologia, 456
- - diagnóstico, 459
- - etiologia, 458
- - prevenção, 460
- - quadro clínico, 459
- - tratamento, 460
- respiratórias de repetição, 760-763
- - atopia, 761
- - avaliação clínica e laboratorial, 761
- - conceituação, 760
- - diagnóstico laboratorial, 763
- - imunodeficiências, 761
- - - primárias, 761
- - - secundárias, 761
Infestação maciça por áscaris, 247
Influenza, 493, 506, 783
Ingestão, aspiração e, de corpos estranhos, 69-73
- identificação dos, 71
- no esôfago, 72
- no nariz, 71
- no trato digestivo, 71
- prevenção de acidentes por, 93
- quadro clínico, 69
- tratamento, 70
Ingurgitamento mamário, 1243
Inibidor(es), 164, 564
- da absorção do colesterol, 564
- da fosfodiesterase, 164
- da monoaminoxidase, 1623
- da recaptação da serotonina e noradrenalina, 1625
- seletivos da recaptação da serotonina, 1624
Insetos, picadas de, erupções por, 294
Insônia, 1095
Instabilidade, 786
- cromossômica, síndromes de, 786
- vesicoesfincteriana, 835, 838
Instituto de Medicina Integral Professor Fernando Figueira de Pernambuco (v. IMIP)
Insuficiência, 158, 580
- adrenal aguda, 580
- - diagnóstico, 581
- - etiologia, 580
- - quadro clínico, 580
- - tratamento, 581
- cardíaca, 158-167
- - classificação, 158
- - conceituação e epidemiologia, 158
- - de alto débito por anemia fetal ou por anomalias vasculares distantes do coração, 204

- - diagnóstico, 160
- - etiologia, 159
- - exames complementares, 161
- - patogenia, 159
- - patologia morfológica e funcional, 159
- - tratamento, 162
- - - considerações especiais, 166
- - - novos em estudo, 166
- - - transplante, 165
- hepatocelular, graus variados de, 80
- pancreática exócrina, estudos de determinação de, 1488
- renal, 844, 882
- - aguda, 844-852
- - - diagnóstico, 845
- - - fisiopatologia, 844
- - - tratamento, 848
- - crônica, 882-889
- - - achados laboratoriais, 884
- - - definição, 882
- - - doença renal crônica terminal *versus*, 883
- - - epidemiologia, 882
- - - etiologia, 883
- - - fisiopatologia, 883
- - - prognóstico, 887
- - - quadro clínico, 884
- - - transplante renal, 886
- - - tratamento, 885
- - - uso de medicamentos na, 886
- - pericardite da, 155
Insulina, 542
- breve histórico da, 542
- regulação da secreção de, 542
- resistência à, 566
- - consequências da, 566
- - e obesidade, 566
- sistema de infusão contínua de, 546
- tipos de, 543
Insulinoterapia, 544, 577
Interação médico-pais, 51
Interrogatório sintomatológico, 47
Intervenção, 208
- fonoaudiológica na neonatologia, 584
- intraútero, alterações cardíacas fetais passíveis de, 208
Intestino, 620
- delgado, biópsia do, 647
- irritável, síndrome do, 620
Intolerância alimentar, 636-642
- a lactose, 637
- alergia alimentar, 638
- aos carboidratos, 636
- diagnóstico, 640
- prevenção, 642
- tratamento, 641
Intoxicação(ões), 62, 404
- alimentar, 404
- exógenas, 62
- - atendimento ao paciente com, 63
- - exame(s), 64
- - - complementares, 65
- - - físico, 64

- - prevenção de acidentes por, 91
- - registros de, em Pernambuco em 2008, 63
- - tratamento, 65
- - - direcionado, 65
- - - sintomático, 69
- - por anestésicos locais, 1019
Intubação traqueal, 947
Invaginação intestinal, 243, 256
Iodo, 529
- carência de, 530
- metabolismo do, 529
Ionograma, 855
Iontoforese, dosagem de sódio e cloretos no suor por, com pilocarpina, 1487
Irradiação, pericardite após, 156
Isoimunização plaquetária, 915
Isolamento do paciente, 415
Isquemia miocárdica, 144
Ito, hipomelanose de, 1182

J

JAK 3, deficiência de, 768
Jato urinário, 835
Jervell, síndrome de, 180
Junção, 263
- ureteropélvica, estenose da, 828
- ureteropiélica, obstrução da, 263
- ureterovesical, estenose da, 829

K

Kawasaki, doença de, 188-195, 1535
- conceituação e epidemiologia, 188
- diagnóstico, 190
- - diferencial, 193
- etiologia, 188
- patogenia, 188
- patologia morfológica e funcional, 188
- prevenção, 194
- prognóstico, 194
- quadro clínico, 190
- tratamento, 193
Kernicterus, 990
Kinsbourne, síndrome de, 1165, 1170
Klippel-Trenaunay, síndrome de, 1182
Kostmann, síndrome de, 775
Kwashiorkor, 1270

L

Lábios, sinéquia de pequenos, 213
Lactação, 1237
- fisiologia da, 1237
- problemas que podem surgir durante a, 1243
Lactente(s), 243
- abdome agudo do, 243
- choro excessivo do, 613-616
- - causas de, 614

- - conceituação e epidemiologia, 613
- - diagnóstico e intervenção terapêutica primária, 614
- cólica do, 613
- distonia paroxística do, 1093
- exame neurológico do recém-nascido e do, 1067
- prematuros, 507
Lactose, intolerância a, 637
Lafora, doença de, 1166
Lâmina dentária, cistos da, 1563
Laminocultivo, emprego de, 833
Lange-Nielsen, síndrome de, 180
Langerhans, células de, histiocitose de, 788
Laquético, acidentes por, 75
Laringite, 303
- aguda, 1417
- estridulosa, 1417
Laringotraqueíte, 303
Laringotraqueobronquite, 1419
- espasmódica, 1422
- - diagnóstico da, 1422
- - tratamento da, 1422
- viral, 1419
- - diagnóstico da, 1419
- - tratamento da, 1420
Larva *migrans*, 294
Látex, alergia ao, 1113
Lavagem gástrica, 66
Leishmaniose visceral, 447
- conceituação e epidemiologia, 447
- diagnóstico, 452
- etiologia, 448
- patogênese, 448
- patologia morfológica e funcional, 448
- prevenção, 455
- quadro clínico, 450
- tratamento, 453
Leite materno, 1236
- composição do, 1239
- considerações práticas sobre a excreção de drogas no, 1245
- e suas vantagens, 1236
Lennox-Gastaut, síndrome de, 1085
Leptospirose, 428
- conceituação e epidemiologia, 428
- diagnóstico, 430
- etiologia, 428
- patogênese, 428
- patologia morfológica e funcional, 428
- profilaxia, 432
- quadro clínico, 429
- tratamento, 431
Leptospirosemia, 429
LER (v. Lesões por esforços repetitivos)
Lesão(ões), 80, 311
- auditivas, 311
- cutaneomucosas, 1061
- de pele, 954
- do ouvido externo, 956

- gastroduodenal, diagnóstico da, 668
- hipertransparentes, 1506
- oculares, 311
- ósseas, 311, 1062
- por esforços repetitivos, 1555
- por inalação, 80
- vasculares, 311
- viscerais, 311, 1061

Lesch-Nyhan, doença de, 1164
Leucemias, 789, 1348-1354
- classificação, 1349
- etiologia, 1349
- linfoide aguda, 1349
- - clínica, 1350
- - diagnóstico, 1350
- - fatores de prognóstico, 1351
- - tratamento, 1351
- mieloide, 1352
- - aguda, 1352
- - - clínica, 1352
- - - diagnóstico, 1353
- - - etiologia, 1352
- - - tratamento, 1353
- - crônica, 1353
- - - tratamento, 1354

Leucócitos, 776
- defeito na adesão de, 776
- distúrbios dos, 1014
Leucocorias, 1331
Leucograma, 1036
Leucotrienos, antagonistas dos, 1482
Leviracetam, 1022
Lidocaína, 1021
Linfadenopatia generalizada, 1062
Linfócitos, 756
- *natural killer*, 756
- T, resposta imune mediada por, 758
Linfoma(s), 788
- de Hodgkin, 1359-1362
- - clínica, 1360
- - diagnóstico, 1361
- - epidemiologia, 1359
- - histologia, 1360
- - tratamento, 1361
- não Hodgkin, 1355-1359
- - clínica, 1356
- - diagnóstico, 1357
- - epidemiologia, 1355
- - histologia, 1355
- - tratamento, 1358
Linfonodos, 1512
- exame de, 931
Linfopenia, 1015
Linguagem, 589
- alterações da, no autismo infantil, 590
- distúrbios da aquisição da, 589
- transtornos do desenvolvimento da, 1594
Linhas de Blaschko, 296
Lipídios, 934
Lipofuscinoses ceroides, 1167
Lipopolissacarídeo, 499
Líquido, 945
- amniótico meconizado, 945

- cefalorraquidiano, 1051, 1063, 1201
- - estudo do, 1036
- pleural, análise laboratorial do, 1496
Lissencefalia, 1130
- tipo 2, 1130
Litíase urinária, 263, 870-875, 879
- conduta, 871
- fisiopatologia, 870
- fundamentos do diagnóstico, 871
- tratamento clínico, 872
Lítio, carbonato de, 1621
Litotripsia extracorpórea por ondas de choque, 873
Lobo temporal, epilepsia do, 1074
Louis-Bar, doença de, 1174
Lúpus eritematoso sistêmico, 1542-1549
- laboratório, 1545
- manifestações clínicas, 1542
- - cardíacas, 1544
- - constitucionais, 1542
- - do aparelho digestivo, 1545
- - do sistema reticuloendotelial, 1545
- - hematológicas, 1544
- - mucocutâneas, 1542
- - musculoesqueléticas, 1543
- - neurológicas, 1543
- - oculares, 1544
- - pulmonares, 1544
- - renais, 1544
- - síndrome do anticorpo antifosfolípide secundária, 1544
- neonatal, 1548
- prognóstico, 1548
- tratamento, 1546

M

Má
- absorção, 1292
- rotação intestinal, 220
Mãe canguru, método, 918
Magnésio, 1268, 1315
- distúrbio do, 979
Mal epiléptico, estado de, 1078
Mal-estar, 56
Malformação(ões), 231, 827, 1110
- adenomatoide cística, 231
- cerebelares, 1173
- congênitas da parede abdominal, 233
- - gastrosquise, 233
- - onfalocele, 235
- de Chiari tipo II, 1112
- do sistema nervoso, 1110
- do trato urinário, 827-831
- - megaureter primário não refluxivo, 829
- - uropatias, 828
- - - mistas, 830
- - - não obstrutivas, 829
- - - obstrutivas congênitas, 828

Mamas, anatomia das, 1236
Manchas vasculares, 296
Manitol, 86
Manobra, 70
- de Heimlich, 70
- - criança70
- - - consciente, 70
- - - inconsciente, 71
- dos golpes dorsais, 70
Manometria esofágica, 624
Mãos-pés e boca, doença de, 334
Marasmo, 1270
Marcadores, 833
- de resposta inflamatória, imunológica a infecção, 833
- ultrassonográficos do 1º trimestre, 905
Marcapasso variável, 173
Marinesco-Sjögren, síndrome de, 1175
Massa abdominal, 248
- cisto, 250
- - de mesentério e de omento, 250
- - de ovário no período neonatal, 253
- - duplicação do trato gastrointestinal, 251
- - plastrão apendicular, 249
- - pseudocisto de pâncreas, 252
- - rim multicístico, 252
Massagem cardíaca externa, 947
Mastigação, 1577
Mastoidite, 1425
- aguda, 1429
Masturbação, 1094
McCune-Albright, síndrome de, 523
Meckel, divertículo de, 256
Medicamento(s), 52
- dosagem do, 52
- tópicos (v. Tópicos)
Medicina fetal, 903-917
- histórico, 903
- infecções congênitas, 912
- - HIV, 912
- - parvovírus B19, 912
- - sífilis, 912
- - tireoidopatias, 913
- - toxoplasmose, 912
- no IMIP, 916
- perspectivas, 915
- prevenção e tratamento clínico de intercorrências fetais, 909
- - alterações genitais na hiperplasia adrenal congênita, 910
- - anomalias do sistema nervoso central, 909
- - arritmias, 911
- - diabetes, 912
- - doença hemolítica perinatal, 910
- - prematuridade, 911
- procedimentos terapêuticos e tratamento cirúrgico fetal, 913
- - cirurgia(s), 913
- - - endoscópica, fetoscópica, 915

- - - fetais abertas, 915
- - - fetal percutânea ou fechada, 913
- propedêutica invasiva, 908
- - amniocentese, 908
- - biópsia de vilosidades coriônicas, 908
- - cordocentese, 908
- - fetoscopia, 909
- - punção e biópsia de tecidos fetais, 909
- propedêutica não invasiva, 903
- - cardiotocografia fetal, 906
- - consulta em, 903
- - dopplervelocimetria, 907
- - ecocardiografia fetal, 907
- - marcadores ultrassonográficos do 1º trimestre, 905
- - perfil biofísico fetal, 906
- - ressonância magnética, 908
- - ultrassonografia, 904
- - - morfológica, 905
- - - tridimensional e 4D, 905
Medula, 504
- espinhal, traumatismo da coluna e da, 958
- transplante de, ou órgãos sólidos, 504
Megacólon congênito, 258
Megaureter, 264
- não obstrutivo ou refluente, 265
- obstrutivo, 264
Melanose neurocutânea, 1182
Membrana hialina, doença da, 966
Membros, 932
- dores nos, 1553-1560
- - distrofia simpático-reflexa, 1559
- - do crescimento, 1556
- - fibromialgia, 1557
- - lesões por esforços repetitivos, 1555
- - síndrome de hipermobilidade articular, 1554
- exame da coluna e, 932
Menarca precoce, 520
Meningite, 402
- bacteriana, 374
- - conceituação e epidemiologia, 374
- - diagnóstico, 376
- - etiologia, 375
- - patogênese, 375
- - patologia morfológica e funcional, 375
- - prevenção e controle, 379
- - prognóstico, 378
- - tratamento, 377
- meningocócica, 386
- sepse meningocócica com ou sem, 386
Meningococo(s), 496
- B, 498
- - novas vacinas contra o, 498
- - vacina contra, 498
- C, 506
- vacinas contra, polissacarídicas e conjugadas, 496

MERRF (v. Epilepsia mioclônica associada as fibras vermelhas rasgadas)
Mesentério, cisto de, e de omento, 250
Mesilato de pralidoxima, 67
Metabolismo, 529
- da bilirrubina, 989
- da vitamina D, 570
- do cálcio, 569
- do ferro, 1280
- do fósforo, 569
- do iodo, 529
- erros inatos do, 691, 1019
- - da cobalamina, 1293
- ósseo, 569
Metástases ósseas, 1379
Metileno, azul de, 68
Método mãe canguru, 918
Metotrexato, 1529
Micção, 835
- disfunção da, 900
Micróbios benéficos e potencialmente patogênicos, 604
Microbiota intestinal, 603-610
- fatores que regulam a colonização da, 607
- funções da, 603
- importância, 604
- - ação metabólica e nutricional, 606
- - antibacteriana, 605
- - imunoestimuladora e moduladora, 605
- instalação da, 607
- localização e composição da, 603
- micróbios benéficos e potencialmente patogênicos, 604
Microlisencefalia, 1129
Micronutrientes, 1268
- deficiência de, 1275
Microtropia, 1327
Mielograma, 706
Mielomeningocele, 1110
- rota, 1111
Migrânea, 1103
- tipos de, 1104
Miliária, 294
Miller-Fisher, síndrome de, 1171, 1202
Minerais, 1242
Mineralização óssea, fatores que influenciam a, 981
Miocárdio, cintilografia do, 142
Miocardiopatia, 205
- dilatada, 205
- hipertrófica fetal, 205
- restritiva, 205
Miocardite, 416
Mioclonia(s), 1165
- benigna, 1094
- fisiológica do sono, 1165
- palpebrais, epilepsia-ausência com, 1076
- periorais, epilepsia-ausência com, 1076
- velopalatina, 1165

Miopatias, 1195
- congênitas, 1195
- inflamatórias idiopáticas, classificação clínica das, 1549
- metabólias, 1196
Miopia, 1324
Miorrelaxantes, 422
Mochilas, uso de, 1393
MODY, 538
Möebius, síndrome de, 1328
Moldes auriculares, considerações sobre acústica dos, 595
Molusco contagioso, 291
Monitoração, 951
- da pressão intracraniana, 951
- nutricional, 939
Monoaminoxidase, inibidores da, 1623
Morbidade infantil, 21
Mortalidade, 18
- na região das Américas, situação da, 3
- programas de redução da, e a estruturação da política de saúde da criança, 15
Mosaicismo, 686
Motilidade, 58
- colônica, alterações da, 630
- intestinal, fármacos que alteram a, 58
- ocular, 1323
Motricidade oral, 584
Movimento, distúrbios do, 1157
- relacionados com o sono, 1099
Moyamoya, doença de, 1210
Mucopolissacaridoses, 693
Músculo cardíaco fetal, anormalidades do, 204
Mutação genética, 685

N

N-acetilcisteína, 67
Naloxona, 67
- cloridrato de, 947
Nariz, 71
- corpo estranho no, 71
- exame do, 931
Nebulizadores, 1517
- de microbombeamento, 1518
- manutenção e limpeza dos, 1518
- mecânicos, 1517
- ultrassônicos, 1518
Necessidades nutricionais, 933
- água, 934
- cálcio e fósforo, 935
- calorias, 934
- carboidratos, 935
- ferro, 936
- lipídios, 934
- oligoelementos, 935
- proteínas, 934
- vitaminas, 936
Necrose, 955
- de tecido subcutâneo ou adiponecrose, 955
- estriatal familiar, 1164

Nefrocalcinose, 878
Nefrologia, 827-901
- disfunção do trato urinário inferior, 896-901
- glomerulonefrite difusa aguda pós-estreptocócica, 840-844
- hematúria, 876-881
- hipertensão arterial, 858-869
- infecções do trato urinário, 831-840
- insuficiência renal, 844, 882
- - aguda, 844-852
- - crônica, 882-889
- litíase urinária, 870-875
- malformações do trato urinário, 827-831
- síndrome nefrótica, 852-858
- tubulopatias, 889-896
Nefropatia por IgA, 878
Neonatologia, 903-1065
- alimentação do recém-nascido prematuro, 933-942
- - avaliação, 939
- - - bioquímica, 940
- - - da composição corpórea, 940
- - - do crescimento, 939
- - comprimento, 939
- - manejo alimentar, 936
- - monitoração nutricional, 939
- - necessidades nutricionais, 933
- - perímetro, 940
- - - braquial, 940
- - - cefálico, 940
- - peso, 939
- - técnica de administração da dieta, 938
- - tolerância alimentar, 939
- asfixia perinatal, 948-953
- - etiopatogenia, 949
- - fisiopatologia, 949
- - manifestações clínicas, 949
- - marcadores da, 950
- - prognóstico, 953
- - tratamento, 952
- assistência ao recém-nascido em sala de parto, 943-948
- - asfixia intraparto, 943
- - escore de Apgar, 946
- - etapas do atendimento, 943
- - fisiologia da transição, 943
- - líquido amniótico meconizado, 945
- - massagem cardíaca externa, 947
- - medicações, 947
- - reavaliação do recém-nascido, 945
- - uso de oxigênio na reanimação, 946
- atenção humanizada ao recém-nascido de baixo peso, 918-921
- - aplicação do método, 919
- - conceito, 919
- - histórico, 918
- classificação e exame físico do recém-nascido, 926-933
- - abdome, 932
- - aparelho geniturinário, 932

- - avaliação da placenta, 929
- - boca, 931
- - cabeça, 931
- - choro, 930
- - coluna e membros, 932
- - especial, 931
- - fácies, 930
- - linfonodos, 931
- - nariz, 931
- - olhos, 931
- - ouvido, 931
- - pele, 930
- - pescoço, 931
- - postura, 930
- - sistema nervoso, 933
- - tórax, 931
- convulsões, 1017-1024
- - abordagem, 1020
- - duração da terapia, 1022
- - eletroencefalograma, 1022
- - etiologia, 1018
- - prognóstico, 1024
- - terapias, 1022
- - tipos de, 1018
- distúrbios hematológicos, 1005-1016
- - anemia, 1006
- - hematopoese intrauterina e neonatal, 1005
- - policitemia, 1009
- distúrbios metabólicos, 975-983
- - diabetes melito transitório do recém-nascido, 978
- - do cálcio, 978
- - do magnésio, 979
- - doença óssea, 981
- - hipercalcemia neonatal, 979
- - hiperglicemia neonatal, 977
- - hipocalcemia neonatal, 979
- - hipoglicemia neonatal, 975
- distúrbios respiratórios, 965-975
- - síndrome, 967
- - - de aspiração meconial, 972
- - - do desconforto respiratório, 967
- - taquipneia transitória do recém-nascido, 965
- dor, 1025-1031
- - analgesia, 1029
- - - farmacológica, 1029
- - - não farmacológica, 1029
- - avaliação da, 1027
- - consequências da, 1026
- - epidemiologia da, 1025
- - indicações de analgesia, 1028
- - neurofisiologia da, no feto e no recém-nascido, 1025
- equilíbrio hidroeletrolítico, 983-988
- - distribuição da água corpórea e dos eletrólitos, 983
- - distúrbios, 986
- - - do potássio, 987
- - - do sódio, 986
- - mecanismo do, 983
- - terapia hídrica e eletrolítica, 984

- icterícia neonatal, 988-1005
- - acompanhando um paciente com, 997
- - consulta do recém-nascido com, 990
- - diagnóstico diferencial, 991
- - encefalopatia bilirrubínica aguda e *kernicterus*, 990
- - metabolismo da bilirrubina, 989
- - prevenção da hiperbilirrubinemia grave, 997
- infecções congênitas e perinatais, 1049-1060
- - doença(s), 1053
- - - de Chagas, 1053
- - - de inclusão citomegálica, 1056
- - - pelo vírus herpes simples, 1054
- - prevenção, 1059
- - prognóstico, 1059
- - toxoplasmose congênita, 1049
- intervenção fonoaudiológica na, 584
- medicina fetal, 903-917
- - histórico, 903
- - infecções congênitas, 912
- - no IMIP, 916
- - perspectivas, 915
- - prevenção e tratamento clínico de intercorrências fetais, 909
- - procedimentos terapêuticos e tratamento cirúrgico fetal, 913
- - propedêutica, 903
- - - invasiva, 908
- - - não invasiva, 903
- prematuridade, 921-926
- - ambiente, 924
- - cuidados, 924
- - especulações, 923
- - *follow-up*, 922
- regulação térmica, 958
- - fisiologia da, 959
- - hipertermia, 961
- - hipotermia, 959
- sepse neonatal, 1031-1049
- - conceituação, 1031
- - diagnóstico, 1036
- - etiologia, 1034
- - fatores de risco, 1033
- - prevenção, 1046
- - quadro clínico, 1034
- - tratamento, 1038
- sífilis congênita, 1060-1065
- - conceituação e epidemiologia, 1060
- - diagnóstico, 1062
- - - diferencial, 1064
- - etiologia, 1060
- - patogenia, 1060
- - patologia morfológica e funcional, 1060
- - quadro clínico, 1061
- - tratamento, 1064
- tocotraumatismo, 954-958
- - classificação, 954

- - conceituação, 954
- - etiologia, 954
- - traumas, 954
- transporte do recém-nascido, 961
- - material básico necessário para o, 963
Neoplasias, 156
- do sistema nervoso central, 1172
- pericardite das, 156
Neuraminidases, teoria das, 841
Neurite, 416
Neuroblastoma, 1369-1371
- clínica, 1369
- diagnóstico, 1371
- epidemiologia, 1369
- estadiamento, 1370
- histologia, 1369
- tratamento, 1371
Neurocisticercose, 1136
Neuroesquistossomose medular, 1140
Neurofibromatose, 1175
- tipo 1, 1175
- tipo 2, 1177
Neurologia, 1067-1215
- ataxia, 1169
- cefaleias da infância e da adolescência, 1101
- crises febris, 1089
- distúrbio(s), 1095
- - da aprendizagem, 1211
- - do movimento, 1157
- - do sono, 1095
- - paroxísticos não epilépticos, 1092
- doença(s), 1208
- - cerebrovasculares, 1208
- - de Moyamoya, 1210
- encefalite aguda, 1143
- encefalopatias crônicas progressivas, 1154
- epilepsias da criança e do adolescente, 1069
- estado de mal epiléptico, 1078
- exame neurológico do recém-nascido e do lactente, 1067
- hipertensão intracraniana, 1106
- malformações do sistema nervoso, 1110
- paralisia, 1148
- - cerebral, 1148
- - facial periférica, 1203
- parasitoses do sistema nervoso, 1136
- síndrome(s), 1082
- - da criança hipotônica, 1182
- - de Guillain-Barré, 1200
- - de Lennox-Gastaut, 1085
- - de West, 1082
- - neurocutâneas, 1175
Neuropatia axonal, 1202
- motora aguda, 1202
- motora-sensitiva aguda, 1202
Neutropenia congênita grave, 775
Nifedipina, 147
Nistagmo optocinético, 1323
Nitrito, teste do, 833
Nódulos de Bohn, 1563

Noradrenalina, inibidores da recaptação da serotonina e, 1625
Nutrição, 24, 717, 1217-1319
- aleitamento materno, 1234-1246
- alimentação complementar no primeiro ano de vida, 1246-1255
- anemias carenciais, 1279-1295
- aspectos geopolíticos e epidemiológicos da desnutrição, 1223-1234
- conceituação e epidemiologia, 1217
- da patogenia ao modelo causal, 1217
- deficiência de zinco, 1309-1314
- desnutrição, 1262, 1314
- - e infecção, 1314-1317
- - energético-proteica, 1262-1279
- distúrbios da deficiência de vitamina A, 1295-1304
- espectro de problemas, 1219
- hipovitaminose, 1304-1309
- - C, 1304-1306
- - D, 1306-1309
- inapetência, 1317-1319
- obesidade na infância e adolescência, 1255-1262
- perspectivas para a, 1222
- requerimentos nutricionais, 1218

O

Obesidade, 41
- e asma, 1473
- e hipertensão arterial, 864
- na infância e adolescência, 1255
- resistência a insulina e, 566
Obstrução(ões), 263, 1434
- congênita das vias lacrimais, 1344
- da junção ureteropiélica, 263
- da(s) via(s), 199, 1434
- - aéreas superiores por hipertrofia da tonsila faríngea e das tonsilas palatinas, 1434
- - - conceituação e epidemiologia, 1434
- - - diagnóstico, 1437
- - - patogênese, 1435
- - - quadro clínico, 1435
- - - tratamento, 1437
- - de saída do ventrículo direito, anomalias cardíacas fetais com, 199
- do lado esquerdo do coração, anomalias cardíacas fetais com, 200
- do trato urinário, 870
- duodenal, 218
- intestinal no período neonatal, 217
- - atresia, 218
- - - congênita do piloro, 218
- - - jejunoileal, 220
- - íleo meconial, 221

- - má rotação intestinal, 220
- - obstrução duodenal, 218
Ocitocina, 1238
Oclusão, reação a, 1323
Octeotrida, 977
Odontologia (v. Atenção odontológica)
Ofidismo, acidentes por, 74
Oftalmologia, 1321-1345
- ambliopia, 1328
- cataratas, 1332
- celulite, 1343
- conceitos básicos e exames oftalmológicos, 1322
- conjuntivites, 1335
- desenvolvimento da visão, 1321
- estrabismo, 1325
- glaucoma, 1329
- leucocorias, 1331
- obstrução congênita das vias lacrimais, 1344
- retinoblastoma, 1335
- retinopatia da prematuridade, 1333
- tracoma, 1341
- vícios de refração, 1324
Ohtahara, síndrome de, 1020
Olhar, 1093
- preferencial, 1323
- vertical, desvio tônico-paroxístico do, 1093
Olhos, exame dos, 931
Oligoartrite, 1527
Oligoelementos, 935
Omenn, síndrome de, 768
Omento, cisto de mesentério e de, 250
Oncologia, 1347-1390
- cuidados paliativos em, 1386
- - a prática dos, 1387
- - - controle dos sintomas, 1387
- - - dor, 1387
- - - fadiga, 1387
- - - métodos não farmacológicos para controle da dor, 1389
- - atuação da equipe, 1386
- - breve histórico da origem dos, e sua definição, 1386
- generalidades, 1347
- infecção em criança com câncer, 1381
- leucemias, 1348-1354
- - classificação, 1349
- - etiologia, 1349
- - linfoide aguda, 1349
- - mieloide, 1352
- - - aguda, 1352
- - - crônica, 1353
- linfoma, 1355-1362
- - de Hodgkin, 1359-1362
- - não Hodgkin, 1355-1359
- neuroblastoma, 1369-1371
- psico-oncologia, 1384
- rabdomiossarcoma, 1371-1374
- síndromes mielodisplásicas, 1380
- suporte psicossocial a criança com câncer, 1383

- tumor(es), 1362-1368, 1374-1370
- - de células germinativas, 1374-1376
- - de Wilms, 1365-1368
- - do sistema nervoso central, 1362-1365
- - ósseos da criança e do adolescente, 1376-1380
- - - benignos, 1376
- - - malignos, 1377
- - - osteossarcoma central, 1377
Ondas de choque, litotripsia extracorpórea por, 873
Onfalocele, 235, 963
Ônibus escolar, prevenção de acidentes em ocupantes de, 89
Onicofagia, 1577
Opioides, 1029, 1388
Opsoclono-mioclonia-ataxia, síndrome do, 1170
Órgãos sólidos, transplante de medula ou, 504
Orifícios pré-auriculares, 217
Ortopedia, 1391-1408
- afecções da coluna, 1398-1401
- artrite séptica, 1402-1404
- deformidades, 1395
- - congênitas, 1395
- - posturais do desenvolvimento, 1397
- noções de, 1391
- - alguns aspectos comuns na prática diária do pediatra, 1392
- - - a criança espancada, 1394
- - - as mochilas, 1393
- - - esportes, 1393
- - - o andador, 1392
- - - os calçados, 1393
- - - pronação dolorosa ou mal da babá, 1394
- - considerações gerais, 1391
- - semiologia ortopédica, 1391
- osteomielite, 1404-1407
- traumatismo ortopédico, 1407
Ossos longos, fratura de, 957
Osteoblastoma, 1376
Osteocondroma, 1377
Osteogênese imperfeita, 569-575
- classificação, 573
- diagnóstico diferencial, 574
- metabolismo, 569
- - da vitamina D, 570
- - do cálcio e do fósforo, 569
- - ósseo, 569
- paratormônio e calcitonina, 570
- patogênese, 573
- quadro clínico, 573
- radiologia, 573
- raquitismo, 570
- tratamento, 574
Osteoma, 1376
- osteoide, 1376
- - gigante, 1376
Osteomielite, 402, 1404-1407
- conceituação e epidemiologia, 1404
- da coluna vertebral, 1400

- diagnóstico, 1406
- etiologia, 1405
- patogenia, 1405
- patologia morfológica e funcional, 1405
- quadro clínico, 1405
- tratamento, 1406
Osteossarcoma, 1377
- central, 1377
- - prognóstico e considerações futuras, 1378
- tipos de, 1378
Otite, 303, 1425
- aguda, 1425
- crônica, 1425
- média, 1425
- - aguda, 303
- - - recorrente, 1427
- - - crônica, 1429
- - - colesteatomatosa, 1429
- - - não colesteatomatosa, 1429
- - secretora, 1428
Otorrinolaringologia, pneumologia e, asma, 1471-1478
- broncoscopia, 1515
- bronquiolite aguda, 1462-1467
- derrames pleurais, 1491-1500
- diagnóstico por imagem nas doenças respiratórias, 1500-1513
- espirometria, 1513
- fibrose cística, 1484-1491
- fisioterapia respiratória e reabilitação pulmonar, 1523-1525
- manejo, 1478-1483
- pneumonias, 1448-1462
- - agudas, 1448-1459
- - recorrentes, 1459-1462
- rinite alérgica, 1443-1448
- síndrome do lactente sibilante, 1467-1471
- terapia inalatória, 1516-1523
- tosse crônica, 1438-1443
Ouvido, 931
- exame do, 931
- externo, lesão do, 956
Ovário(s), 736
- cisto(s) de, 523
- - no período neonatal, 253
- tumores do, 523, 1374
Óxido nitroso, 1293
Oxigênio, 85
- administração de, 85
- inalatório, indicação de, 946
- uso de, na reanimação, 946
Oxigenoterapia, 967
Oximas, 67

P

Paciente(s), 415, 1434
- HIV-positivo, vacinação em, 505
- imunocomprometidos, rinossinusite em, 1434
- isolamento do, 415

- oncológicos e atenção odontológica, 1567
- queimado (v. Queimadura)
- soropositivos e atenção odontológica, 1567
Pancitopenia, 1015
Pâncreas, pseudocisto de, 252
Panencefalite, 304
- esclerosante subaguda, 304, 1165
- rubeólica, 311
Pan-hipopituitarismo idiopático, 526
Papilomavírus humano (v. HPV)
Paquigiria, 1130
Paracetamol, 56
Paralisia(s), 956, 1151
- braquial, 956
- cerebral, 1148
- - formas clínicas de, 1151
- - principais problemas apresentados pelas crianças portadoras de, 1152
- diafragmática, 957
- facial(is), 956
- - causas, 1207
- - periférica, 1203
- - - idiopática, 1204
- unilateral das cordas vocais, 956
Parasitoses, 784
- do sistema nervoso, 1136
- intestinais, 432
- - ancilostomíase, 438
- - conceituação e epidemiologia, 432
- - criptosporidíase, 435
- - diagnóstico, 433
- - enterobíase, 438
- - estrongiloidíase, 439
- - giardíase, 434
- - helmintíases, 436
- - manifestações clínicas, 432
- - prevenção, 433
- - protozooses, 433
- - quadro clínico, 433
- - tricuríase, 440
Parassonias, 1098
Paratormônio, 570
Parede, 739
- abdominal, defeitos da, 963
- - malformações congênitas da, 233
- - - gastrosquise, 233
- - - onfalocele, 235
- vascular, alteração da, 739
Paroxismos, 1072
- occipitais, epilepsias parciais idiopáticas com, 1073
- prevenção de acidentes em, 90
- rolândicos ou centrotemporais, epilepsias parcial benigna com, 1072
Partes moles, ferimentos cortocontusos de, 955
Parto, 943, 1113
- escolha da via de, 1113
- sala de, assistência ao recém-nascido em, 943-948
- - asfixia intraparto, 943

- - escore de Apgar, 946
- - etapas do atendimento, 943
- - fisiologia da transição, 943
- - líquido amniótico meconizado, 945
- - massagem cardíaca externa, 947
- - medicações, 947
- - reavaliação do recém-nascido, 945
- - uso de oxigênio na reanimação, 946
- uso da terapia antirretroviral no momento do, 807
Parvovírus B19, 912
Patologias urinárias cirúrgias, 838
Pedestres, prevenção de acidentes com, 89
Pediatra, 1, 1589
- e a família, 1589
- estudo da, algumas razões para o, 1
Pediculose, 293
Peixe, consumo de, 1473
Pele, 404
- escaldada, síndrome da, 404
- exame da, 930
- lesões de, 954
Pelos pubianos, desenvolvimento dos, 34
- feminino, 35
- masculino, 34
Penicilamina, 68
Pequenos lábios, sinéquia de, 213
Perclorato, teste do, 533
Perda(s), 1006
- de fôlego, 1093
- sanguíneas, anemia causada por, 1006
Perfil biofísico fetal, 906
Pericardite, 152-158, 402
- aguda, 153
- - da febre reumática, 155
- - da insuficiência renal, 155
- - da síndrome pós-pericardiotomia, 156
- - das doenças do colágeno, 155
- - das neoplasias, 155
- - do hipotireoidismo, 156
- - induzida por fármacos, 155
- - pós-irradiação, 156
- - purulenta bacteriana, 155
- - tuberculosa, 155
- - viral ou idiopática, 155
- conceituação e epidemiologia, 152
- constritiva, 156
- - tratamento, 158
Perímetro, 27
- braquial, 27, 940
- cefálico, 27, 940
- - determinação do, 1068
- - para idade, 27
- torácico e abdominal, 27
Permeabilidade das vias aéreas, 78
Pérolas de Epstein, 1563

Persistência do canal arterial, 106, 108
- conduta, 108
- fisiopatologia, 107
- investigação, 107
- quadro clínico, 107
Pescoço, exame do, 931
Peso, 27, 939
- baixo ao nascer, 14
- estatura e, avaliação da, 509
- para estatura, 27
- para idade, 27
Petéquias faciais, 955
pH urinário, 66
- alteração do, 870
- manipulação do, 66
pHmetria esofágica, 624
Picadas de insetos, erupções por, 294
Piedras, 290
Pielonefrite, 878
- aguda, 836
Pilocarpina, dosagem de sódio e cloretos no suor por iontoforese com, 1487
Piloro, atresia congênita do, 218
Piodermites, 283
Piridoxina, 68
- deficiência de, 1019
Piruvato desidrogenase, deficiência da, 1172
Pitiríase versicolor, 290
Pituitária, 736
Placenta, avaliação da, 929
Plagiocefalia, 1117
- posterior, 1126
Plaquetas, 1012
- diminuição na produção de, 1013
- distúrbios de, 1012
- transfusão de concentrado de, 748
Plasma fresco, transfusão de, 750
Plastrão apendicular, 249
Pneumococo(s), 506
- resistência bacteriana do, e do *Haemophilus influenzae* e o tratamento das pneumonias, 1457
- vacinas conjugadas 7, 10 e 13, valente e polissacarídica, contra, 488
Pneumologia e otorrinolaringologia, 1409-1525
- amigdalite aguda, 1415
- asma, 1471-1478
- - manejo, 1478-1483
- broncoscopia, 1515
- bronquiolite aguda, 1462-1467
- derrames pleurais, 1491-1500
- diagnóstico por imagem nas doenças respiratórias, 1500-1513
- epiglotite, 1417
- espirometria, 1513
- fibrose cística, 1484-1491

- fisioterapia respiratória e reabilitação pulmonar, 1523-1525
- gripe, 1411
- laringite, 1417
- - aguda, 1417
- - estridulosa, 1417
- - mastoidite, 1425
- obstrução das vias aéreas superiores por hipertrofia da tonsila faríngea e das tonsilas palatinas, 1434-1438
- otite, 1425
- - aguda, 1425
- - crônica, 1425
- - média, 1425
- pneumonias, 1448-1462
- - agudas, 1448-1459
- - recorrentes, 1459-1462
- resfriado, 1409
- rinite alérgica, 1443-1448
- rinossinusites, 1430
- síndrome do lactente sibilante, 1467-1471
- terapia inalatória, 1516-1523
- tosse crônica, 1438-1443
- traqueíte bacteriana, 1417
Pneumonia(s), 303, 401, 966
- agudas, 1448-1459
- - conceituação e epidemiologia, 1448
- - conduta, 1453
- - - hospitalar, 1454
- - - laboratorial, 1453
- - diagnóstico, 1452
- - etiologia, 1449
- - patogenia, 1449
- - patologia morfológica e funcional, 1449
- - prevenção, 1458
- - quadro clínico, 1452
- - resistência bacteriana do pneumococo e do *Haemophilus influenzae* e o tratamento das, 1457
- - tratamento, 1453
- - recorrentes, 1459-1462
- - de localização, 1459
- - - fixa, 1459
- - - variável, 1460
- - diagnóstico, 1461
- - etiopatogenia, 1459
- - tratamento, 1462
Pó, inaladores em, 1520
Pobreza, 1473
Poliarterite nodosa, 1533
- cutânea, 1535
Poliartrite, 1527
Policitemia, 995, 1009
- neonatal, 967
Polimerase, reação em cadeia da, 1055, 1064
Polimicrogiria, 1131
Polineuropatias hereditárias sensitivo-motoras, 1192
Poliomielite, 334, 505
- diagnóstico, 336
- imunizações contra a, 479

- quadro clínico, 336
- tratamento, 337
Poliovírus, 337
- atenuados, vacina oral de, 337
- inativados, vacina injetável de, 337
Pólipos do cólon, 257
Polirradiculoneuropatia inflamatória desmielinizante aguda, 1202
Políticas de saúde para a criança no Brasil, 13-18
- no período que antecede o SUS, 13
- programas de redução da mortalidade infantil e a estruturação da, 15
- SUS e as repercussões na saúde da criança, 14
Poluentes intradomiciliares e macroambientais, exposição a, e asma, 1473
Pós-natal, 25, 307
- crescimento e desenvolvimento, 25
- rubéola adquirida ou, 307
- - diagnóstico, 309
- - - diferencial, 309
- - - laboratorial, 309
- - etiologia, 308
- - interpretação dos resultados do exame sorológico, 309
- - patogênese, 308
- - patologia morfológica e funcional, 308
- - profilaxia, 310
- - prognóstico, 310
- - quadro clínico, 308
- - tratamento, 310
Postura, exame de, 930
Potássio, 1268
- distúrbios do, 987
- reposição de, e fosfato, 577
Potencial evocado, 1214
- cognitivo, 1214
- visual, 1323
Pralidosima, mesilato de, 67
Prega cutânea, espessura da, 940
Prematuridade, 911, 921-926
- ambiente, 924
- anemia fisiológica e da, 1006
- cuidados, 924
- especulações, 923
- *follow-up*, 922
- retinopatia da, 1333
- - classificação internacional da, 1334
- - diagnóstico, 1334
- - tratamento, 1335
Pré-natal, 25, 310
- crescimento e desenvolvimento, 25
- rubéola congênita ou, 310
- - diagnóstico diferencial, 311
- - diagnóstico laboratorial, 312
- - epidemiologia, 310
- - patogenia, 311
- - profilaxia, 312

- - quadro clínico, 311
- - tratamento, 312
Prescrição médica, cumprimento da, 49-53
- conceituação, 50
- epidemiologia, 50
- fatores envolvidos na melhora do, 52
- - doença, 52
- - farmácia, 52
- - interação médico-pais, 52
- - medicação, 52
- - médico, 52
- fatores envolvidos no, 51
- - demográficos familiares e socioeconômicos, 51
- - doença, 51
- - farmácia, 51
- - interação médico-pais, 51
- - medicação, 51
- - médico, 51
- - paciente, 51
- - psicológicos, 51
- importância da obediência, 50
- técnicas para avaliação do, 51
- - contagem de pílulas ou dosagem do líquido, 52
- - dosagem do medicamento, 52
- - entrevista médico-paciente, 51
- - êxito do tratamento, 52
- - observação, 52
Pressão, 86, 951
- arterial, 859
- aferição da, 859
- - - manejo de crianças e adolescentes após, 867
- - - recomendações para, 860
- - - técnica de, 859
- - percentil da, 863
- intracraniana, 86
- - controle da, 86
- - monitoração da, 951
- positiva contínua das vias aéreas, 970
Priapismo, 719
Probióticos, 58, 839
- ingestão de, 1473
Proctocolite, 639
Programas de redução da mortalidade infantil e a estruturação da política de saúde da criança, 15
Prolactina, 1237
Pronação dolorosa ou mal da babá, 1394
Prontuário médico em pediatria, 45-49
- arquivo do, e novas perspectivas, 49
- aspectos bioéticos, 46
- componentes do, 46
- - anamnese, 47
- - evolução por problemas, 48
- - exame físico, 47
- - hipóteses diagnósticas, 48
- - identificação do paciente, 46
- - prescrição, 48
- - tipos de, 49

Prostaglandinas, 169
Proteção radiológica, noções de, 1500
Proteína(s), 934, 1239
- C reativa, 1037
- de superfície, 498
- enteropatia perdedora de, 639, 784
- vacinas de, vesicular, 498
Proteinúria, 853
- de 24 horas, 855
- mecanismo da, 853
Prótese(s) auditiva(s), 592
- candidatos ao uso de, 596
- características, 594
- - eletroacústicas das, 595
- - físicas das, 594
- seleção, indicação e adaptação de, 592
- tecnologias das, 593
- verificação do desempenho das, 595
Protidograma, 855
Protozooses, 433
Prunne Belly, síndrome de, 829
Pseudocisto de pâncreas, 252
Pseudocrises epilépticas, 1093
Pseudoefedrina, 59
Pseudopuberdade, 522
Psicanalista e a família, 1589
Psicoestimulantes, 1626
Psico-oncologia, 1384
Psico-Serviço de, no IMIP, 1385
Psicoses na infância, 1590
Pubarca precoce, 519
Puberdade, 33, 518, 524
- atrasada, 524-528
- - classificação, 525
- - definição, 524
- - fisiologia da puberdade normal, 525
- - investigação, 527
- - - clínica, 527
- - - laboratorial, 527
- - quadro clínico, 525
- - tratamento, 527
- final da, 36
- inicial, 36
- média, 36
- muito inicial, 33
- precoce, 518-524
- - administração de esteroides sexuais, 523
- - causas genéticas, 523
- - cistos ovarianos, 523
- - classificação, 519
- - diagnóstico, 521
- - - clínico, 521
- - - laboratorial, 521
- - etiopatogenia, 519
- - exames de imagem, 521
- - fisiologia da, 519
- - gonadotrofina-dependente, 520
- - - periférica ou pseudopuberdade - 522
- - hiperplasia adrenal congênita, 524
- - hipotireoidismo primário, 523
- - quadro clínico, 519
- - síndrome de McCune-Albright, 523
- - tratamento, 522
- - tumores, 523
- - - adrenais, 523
- - - ovarianos, 523
- - - testiculares, 523
- ratardo constitucional do crescimento e, 525
- - tratamento, 527
Pulmões, 1061
Punção(ões), 909
- e biópsia de tecidos fetais, 909
- fetais, 913
Purina, antagonistas da, 791
Púrpura, 304, 734, 877
- de Henoch-Schönlein, 877, 1538
- pós-transfusionais, 752
- trombocitopênica imune, 304, 732-735
- - abordagem na doença crônica, 734
- - diagnóstico, 733
- - fisiopatologia, 732
- - tratamento, 733

Q

QT, síndrome do, 179
- curto, 179, 181
- longo, 179, 181
Quedas, prevenção de das, e ferimentos, 90
Queimaduras, 76-80, 791
- atendimento imediato, 77
- - acesso venoso adequado e hidratação, 78
- - assegurar a permeabilidade de vias aéreas, 78
- - avaliação inicial, 77
- - curativos, 79
- - manuseio da dor, 79
- - transporte, 79
- - classificação, 77
- - complicações, 80
- - definição, 77
- - encaminhamento ao serviço especializado, 79
- - prevenção de acidentes por , 91
Quimioprofilaxia e tuberculose, 373
Quinolonas fluoradas, 837

R

Rabdomiossarcoma, 1371-1374
- clínica, 1372
- diagnóstico, 1373
- epidemiologia, 1371
- estadiamento, 1373
- etiologia, 1372
- histologia, 1372
- prognóstico, 1373
- tratamento, 1373
Radiação, 790
Radiografia de tórax, 1488
- cardiomiopatia(s), 141
- - dilatada, 141
- - hipertrófica, 145
- - restritiva, 149
- crises hipoxêmicas, 168
- pericardite aguda, 153
Radiologia, 102, 573
Raiva, 338
- características, 348
- - do ferimento, 348
- - importantes do agente agressor, 348
- conceituação, 338
- diagnóstico, 343
- - diferencial, 344
- epidemiologia, 338
- esquema, 346
- - com vacina de cultivo celular, 347
- - de pós-exposição, 347
- - pré-exposição, 346
- etiologia, 342
- imunização ativa, vacinas, 344
- limpeza da lesão, 347
- medidas preventivas e saúde pública, 349
- opções para pré-medicação, 346
- patogênese, 342
- patologia morfológica e funcional, 342
- profilaxia da, humana, 344
- quadro clínico, 342
- reexposição ao vírus, 348
- soro antirrábico e imunoglobulina humana antirrábica, 345
- tratamento, 344
- vacinas produzidas em substratos isentos de tecido nervoso, 345
Raquitismo, 570
- carencial, 1306
Reabilitação pulmonar, fisioterapia respiratória e, 1490
Reabsorção de coleções sanguíneas, 995
Reação(ões), 751, 810, 1064
- à oclusão, 1323
- de enxerto-versus-hospedeiro, 752
- de hipersensibilidade, 810
- - do tipo II, 812
- - do tipo III, 814
- - do tipo IV, 814
- - imediata, 810
- em cadeia da polimerase, 1055, 1064
- transfusionais, 750
- - imediatas, 751
Reagentes de fase aguda, 1037
Reanimação em sala de parto, uso de oxigênio na, 946
Recém-nascido, 933 (v.t. Neonatologia)
- assistência ao, em sala de parto, 943-948
- - asfixia intraparto, 943
- - escore de Apgar, 946
- - etapas do atendimento, 943
- - fisiologia da transição, 943
- - líquido amniótico meconizado, 945
- - massagem cardíaca externa, 947
- - medicações, 947
- - reavaliação do recém-nascido, 945
- - uso de oxigênio na reanimação, 946
- características anatômicas da boca do, 1562
- classificação e exame físico do, 926-933
- - abdome, 932
- - aparelho geniturinário, 932
- - avaliação da placenta, 929
- - boca, 931
- - cabeça, 931
- - choro, 930
- - coluna e membros, 932
- - especial, 931
- - fácies, 930
- - linfonodos, 931
- - nariz, 931
- - olhos, 931
- - ouvido, 931
- - pele, 930
- - pescoço, 931
- - postura, 930
- - sistema nervoso, 933
- - tórax, 931
- de baixo peso, 918
- - atenção humanizada ao, 918-921
- - - aplicação do método, 919
- - - conceito, 919
- - - histórico, 918
- - calculose renal em, 871
- epúlide congênita do, 1563
- exame neurológico do, e do lactente, 1067
- hipertensão pulmonar persistente do, 966
- prematuro, alimentação do, 933-942
- - avaliação, 939
- - - bioquímica, 940
- - - da composição corpórea, 940
- - - do crescimento, 939
- - - comprimento, 939
- - - manejo alimentar, 936
- - - monitoração nutricional, 939
- - - necessidades nutricionais, 933
- - - - água, 934
- - - - cálcio e fósforo, 935
- - - - calorias, 934
- - - - carboidratos, 935
- - - - ferro, 936
- - - - lipídios, 934
- - - - oligoelementos, 935
- - - - proteínas, 934
- - - - vitaminas, 936
- - - perímetro, 940
- - - - braquial, 940
- - - - cefálico, 940
- - - peso, 939
- - técnica de administração da dieta, 938
- - tolerância alimentar, 939

- reflexos do, 1238
- transfusão em, 745
- transporte do, 961
- - material básico necessário para o, 963
- uso da terapia antirretroviral no, 807
Reeducação alimentar, 1261
Reentrada nodal, taquicardia juncional paroxística por, 174
Reflexo(s), 1068, 1237
- da mãe, 1237
- do recém-nascido, 1238
- primários, 1068
- - exame dos, 1068
- - pesquisa de, 1068
- - vermelho, teste do, 1322
Refluxo, 268, 622
- gastroesofágico, 639
- - doença do, 622-627
- - - conceituação e epidemiologia, 622
- - - etiologia, 622
- - - investigação complementar, 624
- - - manifestações clínicas, 624
- - - patogênese, 622
- - - quando indicar o especialista, 627
- - - tratamento, 625
- vesicoureteral, 268, 829
Refração, vícios de, 1324
Refratariedade plaquetária, 750
Região, 70
- infraglótica, corpo estranho na, 70
- sacral, avaliação da, 835
- supraglótica, corpo estranho na, 70
Regulação térmica, 958
- fisiologia da, 959
- hipertermia, 961
- hipotermia, 959
Regurgitação infantil, 618
- aspectos relevantes na, 627
Relação proteína-creatina urinária, 855
Remoção extracorpórea, 66
Reposição de potássio e fosfato, 577
Requerimentos nutricionais, 1218
Resfriado, 1409
Resinas ligadoras de ácidos biliares, 564
Resistência bacteriana do pneumococo e do *Haemophilus influenzae* e o tratamento das pneumonias, 1457
Respiração, 63
- do recém-nascido, 943
- oral, 588
Resposta, 309, 758
- imune, 309
- - humoral, 309
- - mediada por linfócitos T, 758
- - mecanismos efetores da, 758

- inflamatória, imunológica a infecção, marcadores de, 833
- metabólica ao frio, 959
Ressonância magnética, 908
- cardiomiopatia arritmogênica do ventrículo direito, 151
- da coluna, 1201
- de sela túrcica, 533
Restrição intrauterina do forame oval, 204
Retardo, 1086, 1610
- mental, 1086, 1610
- - de gravidade inespecificada, 1611
- - grave, 1610
- - leve, 1610
- - moderado, 1610
- - profundo, 1611
- puberal (v. Puberdade atrasada)
Retinoblastoma, 1335
- diagnóstico, 1335
- tratamento, 1335
Retinopatia da prematuridade, 1333
- classificação internacional da, 1334
- diagnóstico, 1334
- tratamento, 1335
Retossigmoidoscopia, 440
Reumatologia, 1527-1560
- artrite idiopática juvenil, 1527-1532
- - classificação, 1527
- - definição, 1527
- - forma oligoarticular, 1530
- - forma poliarticular, 1530
- - - fator reumatóide negativo, 1530
- - - reumatoide positivo, 1530
- - forma sistêmica, 1528
- - indiferenciada, 1528
- - oligoartrite, 1527
- - poliartrite, 1527
- - psoriásica, 1528, 1531
- - relacionada, 1528
- - - com a entesite, 1528, 1531
- - sistêmica, 1527
- - tratamento, 1528
- dermatomiosite juvenil, 1549-1553
- - classificação clínica das miopatias inflamatórias idiopáticas, 1549
- - conceituação e epidemiologia, 1549
- - diagnóstico, 1551
- - epidemiologia, 1549
- - etiologia, 1549
- - patogenia, 1549
- - patologia morfológica e funcional, 1549
- - prognóstico, 1552
- - quadro clínico, 1549
- - tratamento, 1552
- dores nos membros, 1553-1560
- lúpus eritematoso sistêmico, 1542-1549

- - laboratório, 1545
- - manifestações clínicas, 1542
- - neonatal, 1548
- - prognóstico, 1548
- - tratamento, 1546
- vasculites, 1532-1541
Rh, incompatibilidade, 1007
Rim(ns), 1267
- multicístico, 252
- - displásico, 830
Rinite, 1061
- alérgica, 1443-1448
- - conceituação e epidemiologia, 1443
- - diagnóstico, 1445
- - etiologia, 1444
- - patogenia, 1444
- - patologia morfológica e funcional, 1444
- - quadro clínico, 1445
- - tratamento, 1445
Rinossinusite, 1430
- aguda, 1430
- crônica, 1433
- em pacientes imunocomprometidos, 1434
- recorrente, 1433
Ritmo circadiano, disstúrbio do, 1098
Roma, critério de, 617
Roséola, 313
- conceituação, 313
- diagnóstico, 314
- - diferencial, 314
- epidemiologia, 313
- etiologia, 313
- patogênese, 313
- patologia morfológica e funcional, 313
- prevenção, 315
- quadro clínico, 313
- tratamento, 314
Rotavírus, vacina contra, 486, 487
Roturas viscerais, 957
Rubéola, 307
- adquirida ou pós-natal, 307
- - diagnóstico, 309
- - - diferencial, 309
- - - laboratorial, 309
- - etiologia, 308
- - interpretação dos resultados do exame sorológico, 309
- - patogênese, 308
- - patologia morfológica e funcional, 308
- - profilaxia, 310
- - prognóstico, 310
- - quadro clínico, 308
- - tratamento, 310
- conceituação, 307
- congênita ou pré-natal, 310
- - diagnóstico, 311
- - - diferencial, 311
- - - laboratorial, 312
- - epidemiologia, 310
- - patogenia, 311
- - profilaxia, 312

- - quadro clínico, 311
- - tratamento, 312
- epidemiologia, 307
Ruminação infantil, síndrome da, 618

S

Sal, consumo de, e hipertensão arterial, 864
Sala de parto, assistência ao recém-nascido em, 943-948
- asfixia intraparto, 943
- escore de Apgar, 946
- etapas do atendimento, 943
- fisiologia da transição, 943
- líquido amniótico meconizado, 945
- massagem cardíaca externa, 947
- medicações, 947
- reavaliação do recém-nascido, 945
- uso de oxigênio na reanimação, 946
Saliva, 1570
Salmonelose, 407
- achados laboratoriais, 409
- etiologia, 408
- medidas de controle, 410
- patogênese, 408
- patologia morfológica e funcional, 408
- quadro clínico, 408
- tratamento, 410
Sandifer, síndrome de, 1094
Sangue, 722
- coagulação do, 732
- - ativação da, 732
- - regulação da, 732
- transfusão de, 722
Sarampo, 299, 505, 783
- complicações, 303
- conceituação, 299
- diagnóstico, 304
- - diferencial, 305
- epidemiologia, 299
- etiologia, 301
- patogênese, 301
- patologia morfológica e funcional, 301
- prevenção, 306
- quadro clínico, 302
- tratamento, 305
Sarampo-caxumba-rubéola, vacina contra, 485
Sarampo-rubéola, vacina contra, 485
Sarcoidose, 788
Sarcoma de Ewing, 1379
Saúde
- bucal, 1561-1578
- - atenção odontológica, 1561-1567
- - - a pacientes portadores de necessidades especiais, 1567
- - - aspectos psicológicos na primeira infância na, 1561
- - - características anatômicas da boca do recém-nascido, 1562

- - - cárie dentária precoce, 1565
- - - erupção dentária, 1563
- - - traumatismo dentário, 1566
- - cárie dentária, 1569
- - - conceituação e epidemiologia, 1569
- - - diagnóstico, 1570
- - - etiologia, 1570
- - - etiopatogenia, 1570
- - - patologia morfológica e funcional, 1570
- - - prevenção, 1571
- - - tratamento, 1571
- - gengivite, 1572
- - hábitos bucais, 1573
- mental, 1579-1627
- - a família em tratamento, o sintoma, a criança e seus pais, 1587
- - a importância dos papéis familiares no desenvolvimento infantil, 1579
- - a violência doméstica e suas repercussões na infância, 1585
- - anorexia, 1613
- - deficiência mental, 1608
- - depressão, 1596
- - dificuldades de aprendizagem, 1581
- - psicoses na infância, 1590
- - transtorno do déficit da atenção e da hiperatividade, 1601
- - tratamento psicofarmacológico, 1617
- política de (v. Política de saúde)
- - impacto da hipertensão arterial em, 859
Secreção intestinal, fármacos que diminuem a, 58
Sedação, 472, 1109
Sedativos, 422
Sedentarismo, 41
Sela túrcica, ressonância magnética de, 533
Selênio, 935
Semiologia ortopédica, 1391
Sensibilidade anorretal diminuída, pacientes com, 634
Sepse, 463, 966
- complicações, 473
- conceituação e epidemiologia, 463
- diagnóstico, 467
- etiologia, 463
- meningocócica com ou sem meningite, 386
- neonatal, 1031-1049
- - conceituação, 1031
- - diagnóstico, 1036
- - etiologia, 1034
- - fatores de risco, 1033
- - prevenção, 1046
- - quadro clínico, 1034
- - tratamento, 1038
- patogênese, 463

- patologia morfológica e funcional, 463
- prognóstico, 473
- quadro clínico, 466
- tratamento, 468
Septo atrioventricular, defeitos do, 99, 199
- achados eletrocardiográficos, 101
- anatomia e fisiopatologia, 99
- quadro clínico, 101
- tratamento, 103
Sequestro pulmonar, 231
Serotonina, inibidores, 1624
- da recaptação da, e noradrenalina, 1625
- seletivos da recaptação da, 1624
Sialidose, 1167
Sibilância, 1469
- no lactente, fenótipos de, 1469
- precoce e asma, 1469
Sífilis, 912
- congênita, 1060-1065
- - conceituação e epidemiologia, 1060
- - diagnóstico, 1062
- - - diferencial, 1064
- - etiologia, 1060
- - patogenia, 1060
- - patologia morfológica e funcional, 1060
- - quadro clínico, 1061
- - tratamento, 1064
Simpatomiméticos, 163
Síncope, 1092
- cardíaca, 1092
- não cardíaca, 1092
Síndrome(s), 404, 1182
- anticolinérgica, 64
- colinérgica, 65
- da bexiga preguiçosa, 900
- da criança, 1182
- - espancada, 1394
- - hipotônica, 1182
- da imunodeficiência adquirida (v. AIDS)
- da pele escaldada, 404
- da ruminação infantil, 618
- da varicela congênita, 317
- das ausências fantasmas, 1076
- de abstinência pelo uso de fármacos pela mãe, 1019
- de Alport, 878
- de aspiração meconial, 972
- de ativação macrofágica, 1530
- de Brugada, 179, 180
- de Bruton, 769
- de Chediak-Higashi, 775, 779
- de Churg-Strauss, 1538
- de depressão neurológica, 65
- de DiGeorge, 773
- de Down, 690, 786
- de Duane, 1328
- de Gerstmann evolutiva, 1213
- de Guillain-Barré, 1200
- de Hinman, 900
- de hiper-IgM, 772, 779
- de hipermobilidade articular, 1554

- de imunodeficiências, 773
- de instabilidade cromossômica, 786
- de Jervell, 180
- de Kinsbourne, 1165, 1170
- de Klippel-Trenaunay, 1182
- de Kostmann, 775
- de Lange-Nielsen, 180
- de Lennox-Gastaut, 1085
- de liberação extrapiramidal, 65
- de Marinesco-Sjögren, 1175
- de McCune-Albright, 523
- de Miller-Fisher, 1171, 1202
- de Möebius, 1328
- de Ohtahara, 1020
- de Omenn, 768
- de Prunne Belly, 829
- de Sandifer, 1094
- de Sturge-Weber, 1180
- de Tourette, 393
- de Weil, 430
- de West, 1082
- de Wiskott-Aldrich, 775, 779
- do anticorpo antifosfolípide secundário, 1544
- do choque tóxico, 402
- do crupe, diagnóstico da, 1418
- do desconforto respiratório, 966, 967
- do intestino irritável, 620
- do lactente sibilante, 1467-1471
- - conceituação e epidemiologia, 1467
- - diagnóstico, 1469
- - fatores predisponentes e fisiopatologia, 1468
- - prevenção, 1470
- - prognóstico, 1470
- - quadro clínico, 1469
- - tratamento, 1470
- do opsoclono-mioclonia-ataxia, 1170
- do QT, 179
- - curto, 179, 181
- - longo, 179, 181
- do X frágil, 684
- dos vômitos cíclicos, 618
- e epilepsias generalizadas, 1074
- epilépticas, classificação das, 1072
- metabólica, 565-569
- - definição, 565
- - epidemiologia, 565
- - fisiologia e fisiopatologia, 566
- - tratamento, 567
- meta-hemoglobinêmica, 65
- miastênica congênita não autoimune, 1192
- mielodisplásicas, 721, 1380
- - classificação, 1380
- - clínica, 1380
- - diagnóstico, 1380
- - - diferencial, 1381
- - etiopatogenia, 1380
- - prognóstico, 1381
- - tratamento, 1381
- nefrótica, 785, 852-858, 878
- - conceituação e epidemiologia, 852

- - diagnóstico laboratorial, 855
- - etiologia, 852
- - mecanismos fisiológicos da, 853
- - patogênese da, 854
- - prognóstico, 858
- - quadro clínico, 854
- - terapêutica específica, 856
- - tratamento, 855
- pós-pericardiotomia, pericardite da, 156
- simpatomimética, 65
- torácica aguda, 719
- tóxica, reconhecimento da, e identificação do agente causal, 64
Sinéquia de pequenos lábios, 213
Sistema, 265, 757
- coletor, flacidez do, 265
- de infusão contínua de insulina, 546
- digestório, alterações no, causadas por alergia, 638
- imune, 756, 1314
- - células do, 757
- musculoesquelético, 1061
- neuroendócrino, 25
- reticuloendotelial, 1545
- Único de Saúde (v. SUS)
- urinário normal, desenvolvimento do, 263
Sistema nervoso, 1269
- central, 422, 1061
- - anomalias do, 909
- - doenças do, 526
- - neoplasias do, 1172
- - repercussões dos fenômenos circulatórios isquêmicos e hemorrágicos sobre o, 1150
- - tumores do, 1362-1365
- - - clínica, 1363
- - - diagnóstico, 1364
- - - epidemiologia, 1362
- - - etiologia, 1363
- - - tratamento, 1364
- exame do, 933
- malformações do, 1110
- parasitoses do, 1136
Sístole, 144
Sobressalto, doença do, 1093
Sódio, 1268
- bicarbonato de, 947
- distúrbio do, 986
- dosagem de, e cloretos no suor por iontoforese com pilocarpina, 1487
Solução emetizante aniônica, 66
Solutos urinários, hipersaturação de, 870
Somatostatina, análogo da, 977
Sono, 1095
- distúrbio do, 1095
- - movimento relacionados com o, 1099
- mioclonias fisiológica do, 1165
Sonolência excessiva diurna, 1097
Soro(s), 415
- antidiftérico, 415

- antitetânico, 502
- uso de imunoglobulinas e, 500
Sorologia, 435
Spina bifida aberta, 1110
Steinert, doença de, 1196
Sturge-Weber, síndrome de, 1180
Sucção, 1574
- de chupeta, 1575
- digital, 1574
- distúrbios de, não nutritiva, 1574
Sulfato de atropina, 67
Suor, dosagem de sódio e cloretos no, por iontoforese com pilocarpina, 1487
Suporte psicossocial a criança com câncer, 1383
Surdez, 311
Surfactante pulmonar exógeno, 970
SUS, 13
- e as repercussões na saúde da criança, 14
- saúde da criança no período que antecede o, 13
Sydenham, coreia de, 1158

T

Takayasu, arterite de, 1532
Talidomida, 1530
Tabagismo, 43
Tanner, critérios de, 34
Taquicardia, 173, 206
- atrial, 173
- - paroxística, 173
- - sustentada, 206
- juncional paroxística por reentrada nodal, 174
- paroxística por via anômala, 175
- sinusal inapropriada, 175
- ventricular, 85, 177
Taquipneia transitória do recém-nascido, 965
Tecido(s), 955
- fetais, punção e biópsia de, 909
- subcutâneo, necrose de, 955
Tecnécio, cintilografia com, 625
Técnica(s), 625
- da impedância intraluminal esofágica, 625
- de análise e anomalias cromossômicas, 687
Telarca precoce, 519
Temperatura corporal, 1267
Terapia, 806, 1516
- anticonvulsivante, 1021
- antirretroviral, uso da, 806
- - nas gestantes, 806
- - no momento do parto, 807
- - no recém-nascido, 807
- gênica, 915
- hídrica e eletrolítica, 984
- inalatória, 1516-1523
- - fatores que interferem na deposição pulmonar de fármacos, 1521

- - inaladores, 1519
- - - dosimetrados, 1519
- - - em pó, 1520
- - nebulizadores, 1517
- - perspectivas, 1522
- - inotrópica, 470
- - vasodilatadora, 470
- - vasopressora, 470
Teste(s), 304, 533
- bacterioscópico, 833
- de estímulo do hormônio tireoidiano, 533
- de função pulmonar, 1488
- de triagem neonatal com tripsina imunorreativa, 1487
- do nitrito, 833
- do perclorato, 533
- do reflexo vermelho, 1322
- sorológicos, 304, 646
Testículo(s), 736
- retrátil, 215
- tumores de, 1375
Testotoxicose familiar, 523
Tétano, 418
- conceituação e epidemiologia, 418
- diagnóstico, 421
- etiologia, 418
- patogênese, 418
- patologia morfológica e funcional, 418
- prevenção, 423
- quadro clínico, 419
- tratamento, 422
- vacina contra, difteria, coqueluche e *Haemophilus* tipo B, 482
Tetralogia de Fallot, 120, 122, 200
- fisiopatologia, 120
- quadro clínico, 121
- tratamento, 123
Tetraplegia, 1151
Thionembutal, 1021
Tinea nigra, 290
Tiques, 1168
Tireoglobulina, dosagem de, 533
Tireoide, 735
- cintilografia da, 533
- ultrassonografia da, 533
Tireoidopatias, 913
Tocotraumatismo, 954-958
- classificação, 954
- conceituação, 954
- etiologia, 954
- traumas, 954
- - graves, 956
- - leves, 954
- - moderados, 955
Tolerância alimentar, 939
Tomografia computadorizada de tórax de alta resolução, 1488
Tonsila faríngea, hipertrofia da, obstrução das vias aéreas superiores por, e das tonsilas palatinas, 1434
- conceituação e epidemiologia, 1434
- patogênese, 1435
- quadro clínico, 1435

- diagnóstico, 1437
- tratamento, 1437
Tônus, 1068
- ativo, avaliação do, 1068
- passivo, avaliação do, 1068
Tópicos do tratamento sintomático na clínica pediátrica, 53-60
- - antidiarreicos, 57
- - fármacos, 58
- - - adsorventes, 58
- - - que alteram a motilidade intestinal, 58
- - - que diminuem a secreção intestinal, 58
- - probióticos, 58
- antipiréticos, 54
- - AAS, 56
- - conceito da febre, 54
- - dipirona, 56
- - febre e defesas imunológicas, 54
- - ibuprofeno, 56
- - meios físicos, 57
- - paracetamol, 56
- - possíveis desvantagens do estado febril, 56
- - riscos do tratamento da hipertermia, 56
- - tratar sempre a febre, 55
- gripe, 58
- - anti-histamínicos, 59
- - conceituação e importância, 58
- - etiopatogenia, 59
- - evidências científicas, 59
- - legislação, 60
- - pseudoefedrina, 59
- - vasoconstritor, 60
Topiramato, 1022
Tórax, 141, 931
- exame do, 931
- interpretação de exames de imagem do, 1501
- particularidades do, 1501
- radiografia de, 1488
- - cardiomiopatia(s), 141
- - - dilatada, 141
- - - hipertrófica, 145
- - - restritiva, 149
- - crises hipoxêmicas, 168
- - pericardite aguda, 153
- - tomografia computadorizada de, de alta resolução, 1488
Torção idiopática, distonia de, 1160
Torcicolo, 955
- congênito, 955
- paroxístico benigno, 1094
Tosse crônica, 1438-1443
- conceituação, 1438
- diagnóstico, 1440
- fisiopatologia, 1438
- patogenia, 1438
- quadro clínico, 1439
- tratamento, 1442
Tourette, síndrome de, 393
Tóxico, 66
Toxina(s), 402
- botulínica, 1328

- estafilocócicas, doenças causadas por, 402
Toxoplasmose, 912
- congênita, 1049
Tracoma, 1341
- diagnóstico, 1342
- tratamento, 1342
Transcobalamina II, deficiência de, 1292
Transfusão, 745, 914
- de concentrado de hemácias, 1015
- de hemácias e hemoderivados, 1015
- de hemocomponentes, 745-753
- - anemia crônica, 747
- - comitês transfusionais, 745
- - conceitos, 745
- - de concentrado, 746
- - - de hemácias, 746, 748
- - - de plaquetas, 748
- - de crioprecipitado, 750
- - de plasma fresco, 750
- - em recém-nascidos, 746
- - infecções por citomegalovírus, 752
- - irradiação, 748
- - riscos transfusionais, 745
- - terapêutica, 749
- fetal, 914
- sanguínea, 722
Transplante, 143, 504
- alogênico de células-tronco hematopoiéticas de doador aparentado compatível, 724
- cardíaco, 143
- de células-tronco autóloga, 1530
- de medula ou órgãos sólidos, 504
- renal, 886
Transporte, 79
- do paciente queimado, 79
- do recém-nascido, 961
- - material básico necessário para o, 963
- iônico, 1485
Transposição, 124
- completa das grandes artérias, 124
- - achados, 125
- - - eletrocardiográficos, 125
- - - hemodinâmicos, 127
- - anatomia, 124
- - aspectos radiológicos, 126
- - ecocardiograma, 126
- - fisiopatologia, 124
- - manifestações clínicas, 125
- - tratamento, 127
- dos grandes vasos, 200
Transtorno(s), 1213
- alimentares, história da alimentação, a constituição do eu e os, 1613
- comportamentais e emocionais não psicóticos, 1594
- do déficit da atenção e da hiperatividade, 1213, 1601
- do desenvolvimento da linguagem, 1594

- do humor, 1593
- invasivos do desenvolvimento, 1594
- obsessivo-compulsivo, 1594
Transudatos, diferenciação entre, e exsudatos, 1493
Traqueíte, 401
- bacteriana, 1417
- - diagnóstico da, 1423
- - tratamento da, 1423
Trato, 71
- digestivo, corpo estranho no, 71
- gastrointestinal, duplicação do, 251
Trato urinário, 831
- contaminação ascendente da bactéria no, 834
- hematúria do, 879
- infecções do, 831-840, 870
- - conceituação e epidemiologia, 831
- - diagnóstico, 832
- - - laboratorial, 832
- - - por imagem, 834
- - fúngica, 838
- - prevenção, 839
- - suspeita clínica da, 831
- - tratamento da, 835
- - - esquemas terapêuticos alternativos, 837
- - - medicamentos recomendados na profilaxia da, 838
- - - terapêutica medicamentosa, 836
- inferior, disfunção do, 896-901
- - avaliação clínica, 898
- - classificação, 896
- - estudo urodinâmico, 899
- - fisiologia, 896
- - fisiopatologia, 897
- - quadro clínico, 898
- - tratamento, 899
- malformações do, 827-831
- - megaureter primário não refluxivo, 829
- - uropatias, 828
- - - mistas, 830
- - - não obstrutivas, 829
- - - obstrutivas congênitas, 828
- obstrução do, 870
Trauma(s), 792
- ABCDE do, 82
- céfalo-hematoma, 955
- cirurgias e, 791
- graves, 956
- leves, 954
- moderados, 955
Traumatismo(s), 958
- da coluna e da medula espinhal, 958
- dentário, 1566
- ortopédico, 1407
- - diagnóstico, 1407
- - patologia morfológica e funcional, 1407
- - tratamento, 1408

Tremor, 1168
Treponema, pesquisa de, em campo escuro, 1063
Triagem, 591
- auditiva neonatal, 591
- neonatal, teste de, com tripsina imunorreativa, 1487
Tricobezoar, 253
Tricuríase, 440
Triglicérides, 855
Trigonocefalia, 1125
Tripsina imunorreativa, teste de triagem neonatal com, 1487
Trombocitopenia imune neonatal, 1012
Trombolíticos, 743
Trombose, 737
- alteração da, 737
- de veia porta, 741
Tuberculose, 360
- conceituação e epidemiologia, 360
- controle do foco de infecção, 373
- da coluna, 1401
- diagnóstico, 363
- - diferencial, 369
- e AIDS, 372
- etiologia, 361
- melhoria de condições sociais, 373
- patogênese, 361
- patologia morfológica e funcional, 361
- profilaxia, 372
- quimioprofilaxia, 373
- tratamento, 369
- vacina BCG, 372
Tubulopatias, 889-896
- acidose tubular renal, 890
- - distal ou clássica, 891
- - hipercalêmica, tipo 4, 893
- - proximal, 892
- - tipo 3, 893
- classificação, 889
- clínica e diagnóstico, 891, 892
- etiologia, 889
- patogenia, 889
- prognóstico, 892
- tratamento, 891, 893
Tumor(es), 876
- adrenais, 523
- de células germinativas, 1374-1376
- - do ovário, 1374
- - do testículo, 1375
- - epidemiologia, 1374
- de Wilms, 1365-1368
- - clínica, 1366
- - diagnóstico, 1367
- - epidemiologia, 1365
- - estadiamento, 1367
- - etiopatogenia, 1366
- - fatores prognósticos, 1368
- - patologia, 1366
- - tratamento, 1367
- do sistema nervoso central, 1362-1365
- - clínica, 1363

- - diagnóstico, 1364
- - epidemiologia, 1362
- - etiologia, 1363
- - tratamento, 1364
- ovarianos, 523
- testiculares, 523
Tumores ósseos da criança e do adolescente, 1376-1380
- benignos, 1376
- - condroblastoma, 1377
- - condroma(s), 1377
- - - fibromixoide, 1377
- - osteocondroma, 1377
- - osteoma, 1376
- - - osteoide, 1376
- malignos, 1377
- - osteossarcoma central, 1377
- - - prognóstico e considerações futuras, 1378

U
Ultrassonografia, 521, 905
- da tireoide, 533
- de abdome superior, 624
- morfológica, 905
- pélvica, 521
- tridimensional e 4D, 905
Unverricht-Lundborg, doença de, 1166
Ureia, 855
Uremia, 785
Ureter retrocaval, 264
Ureterocele, 829
Uretra posterior, válvula de, 265, 269, 829
Urgeincontinênica, 899
Urgência(s), 575, 868
- em endocrinologia, 575
- - cetoacidose diabética, 575
- - - complicações, 578
- - - diagnóstico laboratorial, 576
- - - fisiopatologia, 575
- - - quadro clínico, 576
- - - tratamento, 576
- - crise hipoglicêmica, 579
- - - diagnóstico, 579
- - - mecanismos contrarreguladores, 579
- - - tratamento, 580
- - insuficiência adrenal aguda, 580
- - - diagnóstico, 581
- - - etiologia, 580
- - - quadro clínico, 580
- - - tratamento, 581
- hipertensiva, manuseio da, 868
Urgessíndrome, 899
Urina, 832, 1171
- amostra de, 855
- coleta de, para cultura, 832
- cultura de, 1036
- doença da, do xarope de bordo, 1171
- sumário de, 855
- tipo 1, 832

Urocultura, 832
Uropatias, 828, 914
- mistas, 830
- não obstrutivas, 829
- obstrutivas, 828
- - congênitas, 828
- - derivações nas, 914
Urticária, 282
Uveíte, 1530

V
Vacina(s), 318, 498
  (v.t. Imunização)
- antimeningocócicas, 496
- - conjugadas, 497
- - polissacarídicas, 496
- BCG, 372, 477, 505
- conjugadas, 489
- - quadrivalentes, 497
- contra a febre amarela, 487
- contra difteria, tétano, coqueluche e Haemophilus tipo B, 482
- contra HPV, 499
- contra meningococos B, 498
- - polissacarídicas e conjugadas, 496
- contra pneumococos conjugadas 7, 10 e 13, valente e polissacarídica, 488
- contra rotavírus, 486
- contra sarampo-caxumba-rubéola, 485
- contra sarampo-rubéola, 485
- contra varicela, 494
- coqueluche, 427
- de cultivo celular, 347
- de proteína vesicular, 498
- de rotavírus, 487
- disponíveis, 486
- doenças meningocócica, 388
- dupla bacteriana, 483
- injetável de poliovírus inativados, 337
- meningite bacteriana, 379
- monovalente, 486
- não polissacarídicas, 498
- oral de poliovírus atenuados, 337
- pentavalente, 487
- polissacarídica, 491
- tetravalente, 483
- tríplice bacteriana, 482
- 10-valente, conjugada ao Haemophilus não tipificável, 490
- 13-valente, 491
Vacinação, 503
- dos comunicantes de imunodeprimidos, 506
- em imunodeprimidos, 503
- em paciente, 504
- - com asplenia anatômica ou funcional, 504
- - HIV-positivo, 505
Válvula de uretra posterior, 265, 269, 829

Varicela, 506
- complicações da, 317
- congênita, síndrome da, 317
- imunoglobulina hiperimune para, 501
- vacina contra, 494
Varicela-zóster, 315
- conceituação, 315
- diagnóstico, 317
- epidemiologia, 315
- esquema vacinal e via de administração, 318
- etiologia, 316
- imunoterapia passiva, 318
- neonatal, 316
- patogênese, 316
- patologia morfológica e funcional, 316
- profilaxia, vacinas e imunoglobulinas, 318
- prognóstico, 318
- quadro clínico, 316
- tratamento, 317
- vírus da, 1205
Vasculites, 1532-1541
- arterite de Takayasu, 1532
- de hipersensibilidade, 1539
- diagnóstico, 1539
- doença, 1535
- - de Behçet, 1540
- - de Kawasaki, 1535
- granulomatose de Wegener, 1537
- poliarterite nodosa, 1533
- - cutânea, 1535
- púrpura de Henoch-Schönlein, 1538
- síndrome de Churg-Strauss, 1538

Vasoconstritor, 60
Vasodilatadores, 164
Vasos, transposição dos grandes, 200
Vegetais, consumo de, 1473
Veia porta, trombose de, 741
Veículos motorizados, prevenção de acidentes em ocupantes de, 88
Velocidade de crescimento, 27, 31
Ventilação, 63
- com pressão positiva, indicação de, 946
- mecânica assistida, 970
- protetora, 86
Ventrículo direito, 151
- cardiomiopatias arritmogênica do, 151
- obstrução da via de saída do, anomalias cardíacas fetais com, 199
Verrugas, 291
Vertigem paroxística benigna, 1094
Vias, 78, 238
- aéreas, 63
- - permeabilidade das, 78
- - pressão positiva contínua das, 970
- - superiores, obstrução das, por hipertrofia da tonsila faríngea e das tonsilas palatinas, 1434
- - - conceituação e epidemiologia, 1434
- - - diagnóstico, 1437
- - - patogênese, 1435
- - - quadro clínico, 1435
- - - tratamento, 1437

- biliares, atresia das, 238
- lacrimais, obstrução congênita das, 1344
Vida fetal, anormalidades cardíacas diagnosticadas na, pela ecocardiografia, 198
Vigabatrina, 1022
Vilosidades coriônicas, 908
Violência doméstica e suas repercussões, 1585
Vírus, 808
- da imunodeficiência humana (v. HIV)
- da varicela-zóster, 1205
- herpes simples, doença pelo, 1054
- linfotrópico humano I, transmissão materno-infantil do, prevenção da, 808
Visão, 1067
- desenvolvimento da, 1321
- exame da, 1067
Vitamina(s), 936, 1242
- A, 1268, 1315
- - deficiência de, distúrbios da, 1295-1304
- B12, 1295
- - deficiência de, 1291
- B6, 68
- C, 1315
- D, metabolismo da, 570
- do complexo B, 1315
- E, 1315
- - deficiência de, 1174
- K1, 68
Vogt, antígeno catiônico de, teoria do, 841
Volume pulmonar, alterações do, 1507
Volvo intestinal, 256

Vômitos, 618
- cíclicos, síndrome dos, 618
- recorrentes, sinais de alerta para causa orgânica na criança com, 619
Voz, 590
Vulnerabilidade genética, 643
Vulvovaginite, 835

W

Wegener, granulomatose de, 1537
Weil, síndrome de, 430
West, síndrome de, 1082
Wilms tumor de, 1365-1368
- clínica, 1366
- diagnóstico, 1367
- epidemiologia, 1365
- estadiamento, 1367
- etiopatogenia, 1366
- fatores prognósticos, 1368
- patologia, 1366
- tratamento, 1367
Wilson, doença de, 1160
Wiskott-Aldrich, síndrome de, 775, 779

X

Xantinas, 1482
Xarope de bordo, doença da urina do, 1171

Z

Zidovudina (v. AZT)
Zinco, 935, 1268, 1315
- deficiência de, 1309-1314